N. Menche (Hrsg.)

Biologie Anatomie Physiologie

Dieses Buch begleitet mich durch Ausbildung und Beruf

Mit diesem Buch lernt:

....

Ich bin im Kurs:

....

Meine Ausbildungsstätte ist:

....

Meine Kontaktdaten sind:

....

Nicole Menche (Hrsg.)

BIOLOGIE ANATOMIE PHYSIOLOGIE

Kompaktes Lehrbuch für Pflegeberufe

10. Auflage

Herausgegeben von: Dr. med. Nicole Menche, Langen

Mit Beiträgen von: Dr. med. Nicole Menche, Langen; Dr. rer. nat. Katharina Munk, Idstein; Dr. med. Herbert Renz-Polster, Vogt

Autoren der Vorauflage: Dr. med. Bernd Guzek, Hamburg; Dr. med. Hubert Hasel, Wangen

Zeichnungen von: Gerda Raichle, Ulm

ELSEVIER

Elsevier GmbH, Bernhard-Wicki-Str. 5, 80636 München, Deutschland
Wir freuen uns über Ihr Feedback und Ihre Anregungen an kundendienst@elsevier.com

ISBN 978-3-437-26805-2
eISBN 978-3-437-05462-4

Wichtiger Hinweis
Die medizinischen Wissenschaften unterliegen einem sehr schnellen Wissenszuwachs. Der stetige Wandel von Methoden, Wirkstoffen und Erkenntnissen ist allen an diesem Werk Beteiligten bewusst. Sowohl der Verlag als auch die Autorinnen und Autoren und alle, die an der Entstehung dieses Werkes beteiligt waren, haben große Sorgfalt darauf verwandt, dass die Angaben zu Methoden, Anweisungen, Produkten, Anwendungen oder Konzepten dem aktuellen Wissensstand zum Zeitpunkt der Fertigstellung des Werkes entsprechen.
Der Verlag kann jedoch keine Gewähr für Angaben zu Dosierung und Applikationsformen übernehmen. Es sollte stets eine unabhängige und sorgfältige Überprüfung von Diagnosen und Arzneimitteldosierungen sowie möglicher Kontraindikationen erfolgen. Jede Dosierung oder Applikation liegt in der Verantwortung der Anwenderin oder des Anwenders. Die Elsevier GmbH, die Autorinnen und Autoren und alle, die an der Entstehung des Werkes mitgewirkt haben, können keinerlei Haftung in Bezug auf jegliche Verletzung und/oder Schäden an Personen oder Eigentum, im Rahmen von Produkthaftung, Fahrlässigkeit oder anderweitig übernehmen.

Für die Vollständigkeit und Auswahl der aufgeführten Medikamente übernimmt der Verlag keine Gewähr.
Geschützte Warennamen (Warenzeichen) werden in der Regel besonders kenntlich gemacht (®). Aus dem Fehlen eines solchen Hinweises kann jedoch nicht automatisch geschlossen werden, dass es sich um einen freien Warennamen handelt.

Bibliografische Information der Deutschen Nationalbibliothek
Die Deutsche Nationalbibliothek verzeichnet diese Publikation in der Deutschen Nationalbibliografie; detaillierte bibliografische Daten sind im Internet über https://www.dnb.de abrufbar.

23 24 25 26 27 5 4 3 2 1

In ihren Veröffentlichungen verfolgt die Elsevier GmbH das Ziel, genderneutrale Formulierungen für Personengruppen zu verwenden. Um jedoch den Textfluss nicht zu stören sowie die gestalterische Freiheit nicht einzuschränken, wurden bisweilen Kompromisse eingegangen. Selbstverständlich sind **immer alle Geschlechter** gemeint.

Planung: Hilke Nüssler, München
Projektmanagement: Birgit Pietzsch, München
Redaktion: Esther Kinateder, Waldkirchen
Herstellung: Birgit Pietzsch, München
Rechteklärung: Katja Sieger-Schauer, München
Satz: abavo GmbH, Buchloe/Deutschland; TnQ, Chennai/Indien
Druck und Bindung: Drukarnia Dimograf Sp. z o. o., Bielsko-Biała/Polen
Umschlaggestaltung: FAVORITBUERO, München; SpieszDesign, Neu-Ulm
Umschlagherstellung: SpieszDesign, Neu-Ulm
Titelabbildungen/-fotografien: Herz: © iStock.com/magicmine; Lunge: © iStock.com/jm1366; Kniegelenk: © SciePro – stock.adobe.com

Aktuelle Informationen finden Sie im Internet unter **www.elsevier.de**

VORWORT

Gesundheit und Krankheit haben Menschen zu allen Zeiten beschäftigt. Das Bemühen, kranke, alte und auch neugeborene Menschen bestmöglich zu behandeln und zu pflegen, kennzeichnet die Geschichte des Menschen seit vielen Jahrtausenden.

Allerdings ist es ist ein relativ „moderner" Gedanke, dass systematisches Wissen und das Verständnis der körperlichen Funktionen Voraussetzungen für eine fachgerechte Pflege von Kranken sind. Und erst seit ungefähr 400 Jahren haben sich Anatomie, Biologie und Physiologie zu Bezugswissenschaften für die Pflege entwickelt. Was kennzeichnet diese drei Wissenschaften:

- Die **Biologie** als Grundlagenwissenschaft untersucht die Gesetzmäßigkeiten des Lebens und der Lebewesen unserer Erde. Biologisches Wissen ist für Pflegende vor allem im Rahmen der Zellfunktionen (Zellbiologie) und der Genetik (Vererbungslehre) von Bedeutung.
- In der **Anatomie** werden der menschliche Körper, seine Organe und Gewebe, sowohl von außen als auch von innen betrachtet. Diese Betrachtung kann mit dem bloßen Auge, mit der Lupe oder dem Lichtmikroskop oder elektronischen Geräten wie etwa dem Elektronenmikroskop erfolgen.
- Die **Physiologie** dagegen will präzise erfassen und verstehen, wie der Körper funktioniert. Dazu gehört z.B., warum das Blut durch den Körper fließt oder wie der Sauerstoff aus den Lungen ins Blut kommt. Dazu gehören aber auch extrem komplexe Fragestellungen wie etwa nach der Funktion des Immunsystems bis hinunter zur molekularen Ebene, nach den Vorgängen im Gehirn oder bei der Entstehung menschlichen Lebens.

Als Herausgeberin habe ich versucht, das für Pflegende relevante Wissen dieser drei Fächer in einem **kompakten Lehrbuch** zusammenzufassen.

Wir hoffen, dass sich dieses Buch auch in der 10. überarbeiteten und aktualisierten Auflage im Lernalltag bewähren wird. Das Buch berücksichtigt die anatomischen und physiologischen Besonderheiten von Kindern und alten Menschen und eignet sich somit für alle Pflegeausbildungen und -berufe.

Passend zum Lehrbuch haben Sie in dieser Auflage erstmals online Zugriff auf Videos zu den Organsystemen des menschlichen Körpers. Die Videos wurden basierend auf der weltweit fortschrittlichsten 3D-Anatomie-Plattform und App **Complete Anatomy** entwickelt und werden Ihnen helfen, Bau und Funktion des menschlichen Körpers besser zu verstehen.

Ganz herzlich bitte ich als Herausgeberin – auch im Namen des Verlags und der Autoren – weiterhin um Ihre Anregungen und Kritik: Nur so kann das Buch in der nächsten Auflage noch besser werden.

Langen im Dezember 2022
Nicole Menche

FEHLER GEFUNDEN?

An unsere Inhalte haben wir sehr hohe Ansprüche. Trotz aller Sorgfalt kann es jedoch passieren, dass sich ein Fehler einschleicht oder fachlich-inhaltliche Aktualisierungen notwendig geworden sind.

Sobald ein relevanter Fehler entdeckt wird, stellen wir eine Korrektur zur Verfügung. Mit diesem QR-Code gelingt der schnelle Zugriff.

https://else4.de/978-3-437-26805-2

Wir sind dankbar für jeden Hinweis, der uns hilft, dieses Werk zu verbessern. Bitte richten Sie Ihre Anregungen, Lob und Kritik an folgende E-Mail-Adresse: kundendienst@elsevier.com

ABBILDUNGSNACHWEIS

Der Verweis auf die jeweilige Abbildungsquelle befindet sich bei allen Abbildungen im Werk am Ende des Legendentextes in eckigen Klammern. Alle nicht besonders gekennzeichneten Grafiken stammen von Gerda Raichle, Ulm, alle Mindmaps auf den Kapitelauftaktseiten von Heike Hübner, Berlin.

E260	Waugh, A., Grant, A.: Ross and Wilsons Anatomy and Physiology in Health and Illness. Churchill Livingstone/ Elsevier, 11 ed., 2010, 978-0702032271
E277	Prof. Dr. Mathias Freund, Rostock
E337	Solomon, E.: Introduction to human anatomy and physiology. Saunders/Elsevier, 3ed. 2009, 9781416044055
E355	Goldmann, L., Ausiello, D.: Goldman Cecil Medicine. Saunders/Elsevier, 23ed. 2008, 978-1-4160-2805-5
E362	Thibodeau, G., Patton, K.: Structure & Function of the Body. Mosby/Elsevier, 14 ed. 2011, 978-0323077224
E363	Rumack, C.,Wilson,S., Charboneau, J.W., Johnson, J.A. : Diagnostic Ultrasound. Mosby/Elsevier, 3 ed., 2004, 978-0323020237
E364	Drake et al.: Gray's Anatomy for Students. Churchhill Livingstone/Elsevier 2005, 9780443066122
E365	James, W., Berger,T., Elston.D.: Andrew's Diseases of the Skin, Saunders/Elsevier, 10 ed, 2006, 978-0-7216-2921-6
E366	Sanders, M., McKenna, K.: Mosby's paramedic textbook Elsevier 3 ed., 2006, 978-0323046916
E367	Hoffbrand,V.: Color Atlas of Clinical Hematology, Mosby, 4 ed. 2009, 978-0-323-04453-0
E368	Rodak,B., Fritsma,G., Doig,K.: Hematology. Saunders/ Elsevier, 3ed., 2007, 978-1-4160-3006-5
E369	Patton, K., Thibodeau,G., Diehl,J.: The Human Body in Health & Disease, Elsevier, 4ed., 2005, 9780323036429
E371	Patton, K., Thibodeau,G.: Anatomy & Physiology. Mosby/ Elsevier, 7ed. 2009, 978-0-323-05532-1
E437	Salvo S.: Mosby's Pathology for massage therapists. Fig.5-6 b+c.Mosby/Elsevier, 2 ed. 2008,978-0323055888
E449	Goodman, C., Fuller, K., Boissonnault, W.: Pathology: Implications for the Physical Therapist. Elsevier, 2 ed. 2002, 9780721692333
E457	Herring, J.A.: Tachdjian's Pediatric Orthopaedics. Saunders/ Elsevier, 4 ed. 2008, 978-1-4160-2221-3
E458	Kelley/Petersen: Sectional Anatomy for Imaging Professionals 2e. 2007 Elsevier
E460	Drake et al.: Gray's Atlas of Anatomy. Churchhill Livingstone/Elsevier 2008, 9780443067211
E581	Moore, K., Persaud, T.: The developing human: clinically oriented embryology. Saunders/ Elsevier, 7 ed., 2003. 978-0721694122
E645	Telser, A., Young, J.K., Baldwin,K.: Elsevier's Integrated Histology. Mosby/Elsevier, 1 ed., 2007, 978-0323033886
E745	Thibodeau, G., Patton, K.: Structure & Function of the Body. Mosby/Elsevier, 13 ed. 2007, 978-0323049917
F221	Waterland, R.: Epigenetic mechanisms and gastrointestinal development. In: American Academy of pediatrics, Volume 149, Issue 5, 2006
F222	Kouzi-Koliakos, K.; et al. Prebypass histological and ultrastructural evaluation of the long saphenous vein as a predictor of early graft failure. In: Cardiovascular Pathology, 15, 6, 336–346, fig. 7
F989-003	Frankenburg, W. K./Dodds, J. B.: The Denver Developmental Screening Test. In: The Journal of Pediatrics. Volume 71, Issue 2, Pages 181–191. Elsevier, August 1967.
G401	Habif, T., Campbell, J., Chapmann, M.: Skin Disease Diagnosis and Treatment, Mosby/Elsevier, 2 ed, 2004, 9780323031691
G1163	McSweeney, P../ McNamara, J.: Encyclopedia of Dairy Sciences, 3rd Edition. Elsevier Ltd. 2022.
G1164	Winn, H.R,: Youmans & Winn Neurological Surgery, Eighth Edition. Elsevier Inc. 2023.
J751-100	iStockphoto.com/ Watcom
J751-101	iStockphoto.com/ leonello
J751-102	iStockphoto.com/ Inok
J787	Colourbox.com
K115	Andreas Walle, Hamburg
K157	Werner Krüper, Bielefeld
K303	Gerhard Westrich, Berlin
K324	Michaela Mejta, Wien
L190	Gerda Raichle, Ulm
L253	Dr. Wolfgang Zettlmeier, Barbing
M121	Nicole Menche, Langen
M375	Prof. Dr. med. Dr. rer. nat. Ulrich Welsch, München
M500	Prof. Dr. med. G. W. Kauffmann, Radiologische Universitätsklinik Heidelberg
O405	Stefanie Schröder, München
O408	Martina Gärtner, Gauting
O530	Prof. Dr. med. Dr. sci. nat. Christoph Klein
O568	Prof. Dr. med. G. Wennemuth/ I. Lang
R174	Male, D. Immunologie. 1. Aufl. Elsevier 2005
R177	Kugler, P.: Zelle Organ Mensch- Bau, Funktion und Krankheiten. Elsevier/Urban & Fischer. 1.Aufl., 2006
R252	Welsch,U.: Atlas Histologie. Elsevier/Urban & Fischer. 7. Aufl., 2005 9783437431418. Abb. 341
R285	Böcker, D. et al.: Pathologie. Elsevier/Urban & Fischer. 5. Aufl., 2012
R309	Drake, R. L., Vogl, A. W., Mitchell, A. Paulsen, F. (editors): Gray's Anatomie für Studenten, 1. Aufl., Urban & Fischer 2007
R319	Oestmann, J.-W.: Die 50 wichtigsten Fälle. Bildgebende Verfahren. Elsevier/Urban & Fischer. 1.Aufl., 2014
R403	Hagendorff: Basiswissen Echokardiografie. Elsevier/Urban & Fischer. 2017
S700	Sobotta-Archiv: Sobotta. Atlas der Anatomie des Menschen, div. Aufl., Elsevier Urban & Fischer
T077	Prof. Dr. Bruno Imthurn, Klinikdirektor, Klinik für Reproduktions-Endokrinologie, UniversitätsSpital, Zürich
T192	Dr. med. Kay Goerke, Rheine
T332-01	Dr. Volker Brinkmann, MPI für Infektionsbiologie, Berlin
T451	Prof. Dr. med. Stephan Miller, Tübingen
T484	PD Dr. med. Andreas Kreft, Mainz
U244	Medtronic GmbH, Meerbusch
V655	Dr. Gundolf Meyer-Hentschel, Saarbrücken
V658	AIDAmed e.K. Ortho Medical System
W193-06	© Statistisches Bundesamt (Destatis), Wiesbaden – Bevölkerung Deutschlands bis 2060, 2015
W193-011	© Statistisches Bundesamt (Destatis), Wiesbaden – Pflegestatistik 2019
W801	Hardt, Herkner, Menz, Safari zum Urmenschen, Kleine Senckenberg Reihe 51, 2009. Copyright senckenberg gesellschaft für naturforschung, www.Schweizerbart.de/ 9783510613953
X141	Dr. med. Wolfgang Frank, Gauting
X221-036	Tobias Hoffmann, Robert Koch-Institut (RKI)
X243	Heinz Günter Beer, Oberasbach

INHALTSVERZEICHNIS

1

BEGRIFFE ZUR BESCHREIBUNG DES MENSCHEN

LERNZIELÜBERSICHT

1.1 Kennzeichen des Lebens

- Als Kennzeichen von Lebewesen werden üblicherweise Aufbau aus Zellen, Stoffwechsel, Erregbarkeit und Kommunikation, Motilität (aktive Bewegungsfähigkeit), Vermehrung sowie Wachstum und Entwicklung angesehen.

1.2 Aufbau des Körpers

- Kleinste selbstständig lebensfähige „Einheit" ist die Zelle. Zellen bilden Gewebe, diese wiederum Organe, die zu Organsystemen zusammengefasst sind.
- Den Organen übergeordnet ist die Psyche bzw. das Bewusstsein.

1.3 Regulations- und Anpassungsvorgänge

- Um auf Dauer bestehen zu können, muss der Organismus sich ständig an veränderte Umweltbedingungen anpassen und seine Körperfunktionen regulieren können. Dies geschieht in komplexen Regelkreisen.
- Nach dem Prinzip des Regelkreises werden z. B. der Blutdruck oder die Körpertemperatur reguliert.

1.4 Lebensphasen

- Menschsein bedeutet auch Veränderung: Beim Menschen werden als große Lebensphasen die Kindheit und Jugend, das Erwachsenenalter sowie das Alter unterschieden.

1.5 Körperabschnitte

- Der Körper kann in verschiedene Abschnitte unterteilt werden. Kopf, Hals und Rumpf bilden den Körperstamm, Schultergürtel, Arme und Hände sowie Becken(gürtel), Beine und Füße die Extremitäten.
- Seröse Höhlen sind flüssigkeitsgefüllte Spalträume, welche vor allem die Verschieblichkeit von Organen gewährleisten.

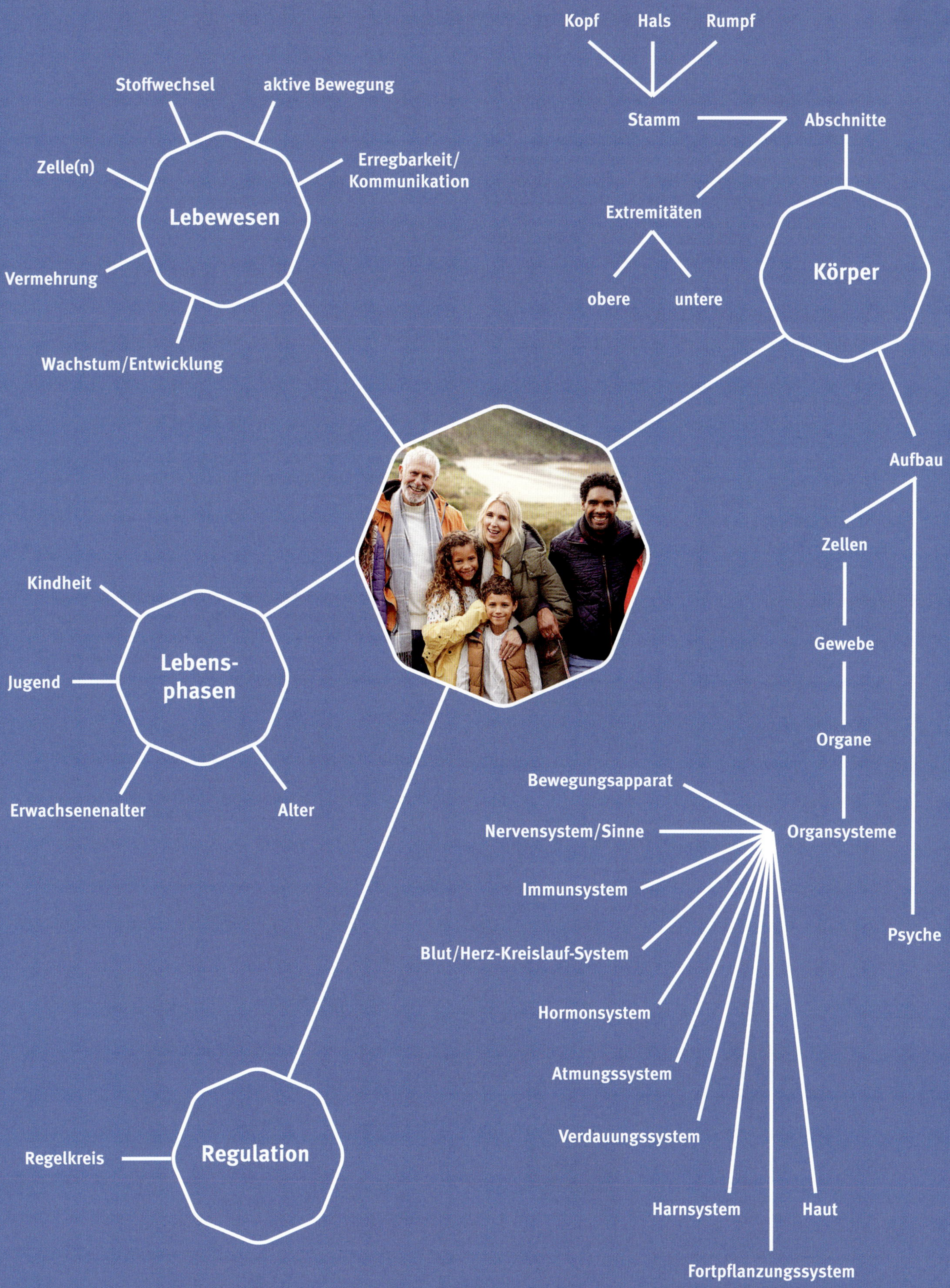
Lebewesen
Stoffwechsel
aktive Bewegung
Erregbarkeit/
Kommunikation
Zelle(n)
Vermehrung
Wachstum/Entwicklung
Körper
Abschnitte
Stamm
Kopf
Hals
Rumpf
Extremitäten
obere
untere
Aufbau
Zellen
Gewebe
Organe
Organsysteme
Psyche
Bewegungsapparat
Nervensystem/Sinne
Immunsystem
Blut/Herz-Kreislauf-System
Hormonsystem
Atmungssystem
Verdauungssystem
Harnsystem
Haut
Fortpflanzungssystem
Lebens-
phasen
Kindheit
Jugend
Erwachsenenalter
Alter
Regulation
Regelkreis

[J787]

Ziel dieses Buches ist es, den Aufbau **(Anatomie)** und die Funktionsweise **(Physiologie)** des gesunden menschlichen Körpers zu vermitteln.

Wesentliche Grundlage dafür ist die **Biologie,** die Lehre vom Leben im Allgemeinen und den Besonderheiten der Lebewesen. Dazu gehören unter anderem die **Molekularbiologie,** die **Zytologie** *(Zellbiologie, Zelllehre),* die **Genetik** *(Vererbungslehre)* und die **Evolutionsbiologie.**

Ferner sind zum Verständnis der Physiologie und Biologie Grundkenntnisse der **Chemie** und **Biochemie** erforderlich.

1.1 Kennzeichen des Lebens

Trotz der enormen Unterschiede zwischen den verschiedenen **Lebewesen** (man denke etwa an Bakterien, Moose, Blumen, Würmer, Vögel, Elefanten und auch den Menschen) lassen sich Gemeinsamkeiten ausmachen, die Lebewesen gegenüber **nicht lebenden Strukturen** auszeichnen. Dabei müssen *alle* der folgenden Kriterien erfüllt sein (→ Abb. 1.1):

- Aufbau aus einer oder mehreren Zellen
- Stoffwechsel (Metabolismus)
- Erregbarkeit und Kommunikation
- Motilität (aktive Bewegungsfähigkeit)
- Vermehrung (Reproduktion)
- Wachstum und Entwicklung.

Aufbau aus Zellen

Jedes Lebewesen ist aus *einer* oder *mehreren* **Zellen** aufgebaut. Sie sind die kleinsten selbstständig lebensfähigen Einheiten.

Die Zellen von **Prokaryonten** *(Prokaryoten),* beispielsweise Bakterien, enthalten keinen Zellkern (das Erbgut schwimmt lose in der Zelle) und sind insgesamt einfach gebaut. **Eukaryonten** *(Eukaryoten),* zu denen auch der Mensch gehört, zeichnen sich durch komplizierter gebaute Zellen mit Zellkern aus (Details → Kap. 3).

Stoffwechsel

Unter **Stoffwechsel** *(Metabolismus)* versteht man sämtliche im Organismus ablaufenden chemischen Reaktionen.

Es gibt mehrere Möglichkeiten, den Stoffwechsel einzuteilen. Alle Reaktionen, welche die Energie erzeugen, die der Organismus zur Aufrechterhaltung seiner Lebensvorgänge benötigt, werden z. B. als **Katabolismus** *(Abbaustoffwechsel)* zusammengefasst. Den chemischen Abbau von Nahrungsstoffen bezeichnet man auch als *Verbrennung,* wobei die Energie unter Sauerstoffverbrauch gewonnen wird *(oxidative Energiegewinnung).*

Demgegenüber wird beim **Anabolismus** *(Aufbaustoffwechsel)* die durch katabole Prozesse gewonnene Energie dazu verwendet, neue Bausteine für den Organismus (z. B. Moleküle, Organellen, Zellen, Gewebe) aufzubauen.

Erregbarkeit und Kommunikation

Erregbarkeit *(Reizbarkeit)* ist die Fähigkeit eines Organismus, Informationen über die Verhältnisse inner- und außerhalb des Organismus (etwa Lichtverhältnisse, Temperatur) aufzunehmen, diese ggf. weiterzuleiten, zu verarbeiten und zu beantworten. Selbst Einzeller müssen z. B. Nahrung in der Umgebung wahrnehmen (und danach aufnehmen) können.

Organismen, die aus mehreren Zellen bestehen, sind außerdem auf die Fähigkeit zur **Kommunikation** angewiesen, also Informationen von einer Körperregion bzw. Körperzelle zur anderen weiterzuleiten. Hoch spezialisierte Kommunikationssysteme des Menschen sind das *Nerven-, Hormon-* und *Immunsystem.*

Motilität

Weiteres Merkmal von Lebewesen ist die **Motilität,** die *aktive Bewegungsfähigkeit.* Dazu zählen Bewegungen von Zellbestandteilen, etwa des Zytoplasmas oder des Zytoskeletts, ebenso wie z. B. die Flucht des Lebewesens bei Bedrohung. Hierzu benötigen Lebewesen *aktiv bewegliche* **(kontraktile)** Strukturen.

Vermehrung

Zellen können sich teilen und besitzen dadurch die Fähigkeit zur **Vermehrung** *(Reproduktion).* Dies ist eine der wesentlichen Voraussetzungen für das Wachstum, die kontinuierliche Neubildung von Zellen mit nur kurzer Lebensdauer (z. B. Blutkörperchen), die Heilungsprozesse nach Verletzungen, aber auch die Fortpflanzung und die Vererbung.

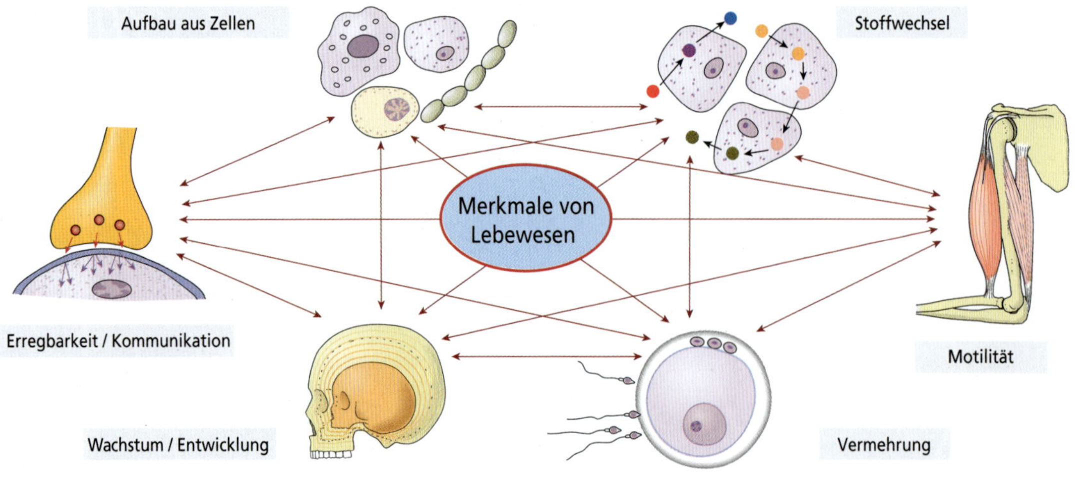

Abb. 1.1 Die Kennzeichen des Lebens.

Wachstum und Entwicklung

Schon Einzeller können durch Substanzaufnahme größer werden. **Wachstum** bei mehrzelligen Organismen kann auf mehrere Arten erfolgen:

- Über eine Vergrößerung bereits vorhandener Zellen
- Über eine Erhöhung der Zellzahl durch Teilung von Zellen
- Über eine Vermehrung nichtzellulärer Strukturen (z. B. Mineralsubstanz des Knochens).

Mehrzellige Organismen zeigen darüber hinaus **Entwicklung,** von der Entstehung und einer durch Wachstum geprägten Phase über Alterungsvorgänge bis zum **Tod.** Sterben bzw. Tod bedeutet dabei nicht nur den Individualtod des Organismus: Während des gesamten menschlichen Lebens ist es notwendig, dass Zellen durch den *programmierten Zelltod,* die **Apoptose** (→ 3.8), kontrolliert zugrunde gehen. Nur so können sich beispielsweise die Organe regelrecht entwickeln.

SPICKZETTEL

Kennzeichen des Lebens: Eigenschaften, die alle vorhanden sein müssen, um als lebend zu gelten. Umfassen in aller Regel Aufbau aus Zellen, Stoffwechsel, Erregbarkeit/Kommunikation, Motilität (aktive Bewegungsfähigkeit), Vermehrung, Wachstum/Entwicklung.

1.2 Aufbau des Körpers

Zelle

Die **Zelle** stellt wie erwähnt die Grundeinheit aller lebenden Organismen dar. Sie ist selbstständig lebensfähig.

Jede Zelle des menschlichen Körpers besitzt einen *Zellkern* mit dem Erbgut und das *Zytoplasma,* die wässrige Grundsubstanz der Zelle. Das Zytoplasma enthält *Organellen,* spezielle abgetrennte Räume für bestimmte Aufgaben. Die *Zellmembran* grenzt die Zelle nach außen hin ab (Details zum Zellaufbau → Kap. 3).

Gewebe

Zellen ähnlichen Baus, die in der Regel eine gemeinsame Funktion erfüllen, schließen sich zu einem **Gewebe** zusammen. Muskelzellen beispielsweise bilden die drei Typen des Muskelgewebes, das Organteilen, Organen und dem ganzen Menschen Bewegungsfähigkeit verleiht (Details zu den Geweben → Kap. 5).

Organ

Mehrere räumlich beieinanderliegende Gewebe bilden ein **Organ** wie z. B. Leber oder Niere. Organe haben in aller Regel eine charakteristische Gestalt und sind mit dem bloßen Auge erkennbar. Sie sind aus unterschiedlichen Geweben zusammengesetzt (Funktionsgewebe = **Parenchym** und Bindegewebe = **Stroma,** → 5.1), die letztlich jedoch eine gemeinsame Funktion erfüllen.

Organsystem

Unter einem **Organsystem** versteht man mehrere Organe, die in enger Beziehung miteinander stehen, indem sie einer gemeinsamen Aufgabe dienen (→ Tab. 1.1).

So besteht beispielsweise das Organsystem des Atmungstrakts aus den Organen Nase, Rachen, Kehlkopf, Luftröhre, Bronchien und Lungen. Seine Hauptaufgabe ist der Gasaustausch mit der Umgebung.

Psyche

Die *Seele* **(Psyche)** wird in aller Regel den Organsystemen übergeordnet. Der Psyche kann kein spezielles Körperorgan zugeordnet werden, sie ist aber aufs Engste mit dem (zentralen) Nervensystem und dabei insbesondere dem Großhirn verbunden. Die Psyche ermöglicht dem Menschen z. B. Entscheidungsfreiheit und das Setzen von Werten und Zielen.

SPICKZETTEL

Aufbau des Körpers: Zelle → Gewebe → Organ → Organsystem. Psyche meist als übergeordnet betrachtet.

1.3 Regulations- und Anpassungsvorgänge

Inneres Milieu bezeichnet die Gesamtheit der für das Funktionieren der Zellen maßgeblichen (konstanten) Umgebungsbedingungen. Kann der Körper, der ständig mit der Umwelt in Kontakt steht und somit ein offenes System ist, sein inneres Milieu konstant halten, nennt man diesen Gleichgewichtszustand **Homöostase.**

Die Homöostase ist keine Selbstverständlichkeit, sondern eine Leistung des Organismus. Sie ist gleichzeitig die wichtigste Voraussetzung dafür, dass der Mensch auf Dauer existieren kann, denn die Körperzellen können ihre speziellen Aufgaben nur bei gleichbleibenden und möglichst guten Bedingungen erfüllen. Um die Homöostase trotz unterschiedlichster Umgebungsbedingungen zu gewährleisten, müssen in unserem Körper in jeder Sekunde tausendfach **Regulationsvorgänge** ablaufen.

Ein Beispiel: Noch schlaftrunken und ohne nachzudenken stehen wir morgens aus dem Bett auf und recken uns, um wach zu werden. Dabei ändern sich binnen Sekunden die Druckverhältnisse in den Blutgefäßen durch die veränderte Körperhaltung, zusätzlich verbraucht die Muskulatur durch die Bewegung mehr Blut als zuvor im Bett. Regulationsvorgänge sorgen nun ganz schnell dafür, dass die Blutzufuhr zum Gehirn trotz der Veränderungen nicht leidet – eine Mangelversorgung der Gehirnzellen ließe uns in kürzester Zeit bewusstlos werden. Gleichzeitig muss sich der Körper vor einem Wärmeverlust schützen – denn kalt ist es im Schlafzimmer obendrein.

Eng verknüpft mit der Regulation ist die **Anpassung.** Sie bezeichnet in der Physiologie meist die Einstellung von Zellen, Geweben, Organen oder des ganzen Organismus auf Veränderungen in der Umgebung. Beispiele sind die sekundenschnelle Anpassung des Auges auf veränderte Lichtverhältnisse oder das Muskelwachstum durch vermehrte körperliche Beanspruchung über Monate.

Beide Begriffe sind aber nicht scharf voneinander getrennt und werden vielfach gleichbedeutend benutzt.

Regelkreis

Alle Regulationsvorgänge in unserem Körper folgen einem einheitlichen Prinzip, dem des **Regelkreises** (→ Abb. 1.2).

Die Größe, die konstant gehalten werden soll (etwa der Blutdruck), heißt **Regelgröße. Messfühler** (*Sensoren,* früher auch *Rezeptoren*) im Körper registrieren ständig den aktuellen **Istwert** dieser Größe (z. B. Blutdruck 90/50 mmHg) und melden ihn an den **Regler** (meist ein bestimmtes Gehirngebiet) weiter, der den Istwert mit einem vorgegebenen **Sollwert** (z. B. 120/80 mmHg) vergleicht. Bei deutlichen Regelabweichungen, verursacht durch **Störgrößen** (z. B. einen Blutverlust), werden **Stellglieder** aktiviert, die den Istwert durch Korrekturmaßnahmen dem Sollwert

Tab. 1.1 Die Organsysteme des Menschen. Viele Kliniker zählen das Blut als eigenständiges elftes Organsystem.

... dazu gehören	Wichtige Aufgaben
Bewegungs- und Stützapparat (→ Kap. 6, → Kap. 7)	
Skelett (Knochen, Knorpel), Muskeln, Hilfseinrichtungen (z. B. Sehnen)	• (Willkürliche) Bewegungen • Stütz- und Haltefunktion • Ort der Blutzellenbildung • Mineralspeicher • Wärmeproduktion
Haut (→ Kap. 8)	
Haut, Hautanhangsgebilde (Haare, Nägel, Hautdrüsen)	• Schutz vor Außeneinflüssen • Sinnesorgan (z. B. für Druck) • Mitregulation v. a. von Temperatur, Flüssigkeitshaushalt • Vitamin-D-Synthese • Fettspeicher (Unterhaut)
Nervensystem und Sinnesorgane (→ Kap. 9, → Kap. 10)	
Zentrales und peripheres Nervensystem, Sinneszellen/-organe	• Informationsaufnahme, -verarbeitung • (Überwiegend schnelle) Regulation des inneren Milieus und fast aller Körperaktivitäten • Ursprung aller willkürlichen Aktivitäten, bewussten Empfindungen und Gedanken, strukturelle Grundlage der Psyche
Hormonsystem (→ Kap. 11)	
Alle hormonproduzierenden Einzelzellen, Zellgruppen und Drüsen	• (Überwiegend mittelschnelle und langsame) Regulation des inneren Milieus und fast aller Aktivitäten des Körpers
Abwehrsystem (→ Kap. 12, → Kap. 13)	
Weiße Blutkörperchen, primäre (Thymus, Knochenmark) und sekundäre (z. B. Lymphknoten, Milz) lymphatische Organe	• Bekämpfung von körpereigenen/-fremden schädlichen Substanzen • Immunologisches Gedächtnis • Mithilfe bei Entzündungs-/Heilungsvorgängen
Herz-Kreislauf-System, Blut (→ Kap. 14, → Kap. 15, → Kap. 12)	
Herz, Blutgefäße, Blut	• Transport von Sauerstoff, Nährstoffen und Stoffwechselprodukten • Aufnahme der Lymphe • Regulation der Körpertemperatur • Verschluss von Blutungsquellen (Gerinnungssystem)
Atmungssystem (→ Kap. 16)	
Atemwege (Nase, Rachen, Kehlkopf, Luftröhre, Bronchien, Bronchiolen) und Lungen	• Sauerstoffaufnahme • Kohlendioxidabgabe • Mitregulation des Säure-Basen-Gleichgewichts
Verdauungssystem (→ Kap. 17)	
Mund, Speiseröhre, Magen, Darm, Leber, Bauchspeicheldrüse	• Aufnahme von Flüssigkeit und Nahrungsmitteln • Verdauung und Resorption von Nährstoffen • Ausscheidung • Bauchspeicheldrüse: Bereitstellung von Verdauungsenzymen • Leber: Gallenproduktion, „Stoffwechselzentrale", Mitregulation des inneren Milieus
Harnsystem (→ Kap. 18)	
Nieren, Harnleiter, Harnblase, Harnröhre	• Urinproduktion und -ausscheidung • Mitregulation von Blutdruck, Flüssigkeits-, Elektrolyt-, Säure-Basen-Haushalt
Fortpflanzungssystem (→ Kap. 19, → Kap. 20)	
Äußere und innere Geschlechtsorgane	• Unterschiedliches Aussehen von Mann und Frau, Libido (Geschlechtstrieb) • Fortpflanzung (Erhaltung der Art) • Bei der Frau: Ernährung des Säuglings

annähern. So ziehen sich bei einem zu niedrigen Blutdruck die Arteriolen (kleine Blutgefäße → 15.1.2) zusammen, damit der Blutdruck wieder steigt. Die Veränderungen des Istwerts (hier der Blutdruckanstieg) werden an den Regler zurückgemeldet, der daraufhin die Aktivierung der Stellglieder zurücknimmt **(negative Rückkopplung).** Dieses ganze, in sich geschlossene (quasi kreisförmige), sich selbst regulierende System wird als Regelkreis bezeichnet.

Wesentlich seltener ist die **positive Rückkopplung,** bei der die Abweichung nicht gegenreguliert, sondern verstärkt wird. Sie ist nur kurzzeitig möglich, da sich das System sonst immer weiter aufschaukeln und schließlich zusammenbrechen würde. Bei-

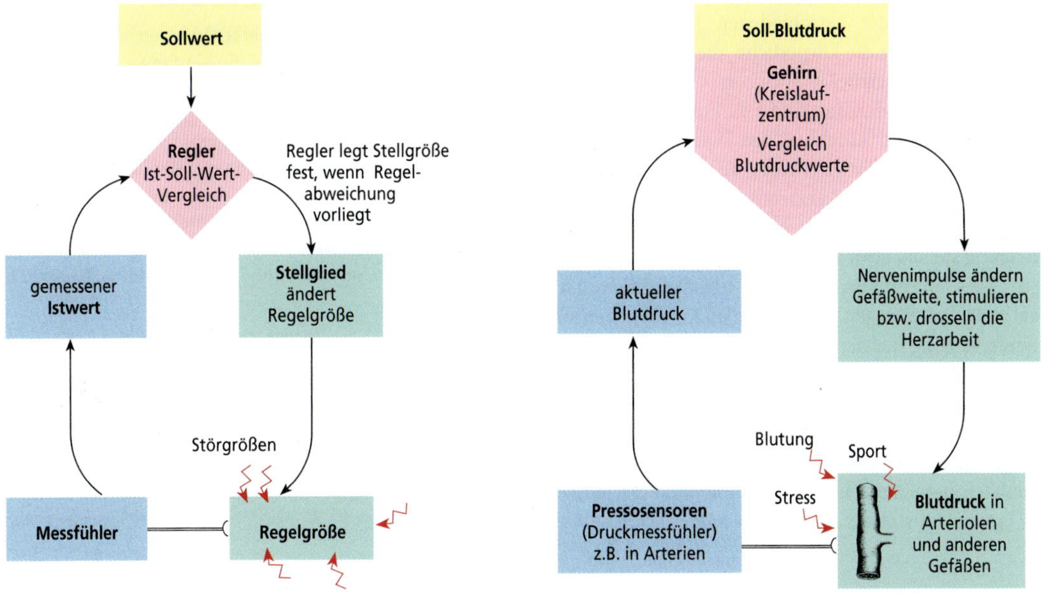

Abb. 1.2 Allgemeiner Regelkreis mit negativer Rückkopplung (links) sowie Regelkreis am Beispiel der Blutdruckregulation (rechts, vereinfacht).

spielsweise fördern sich Natriumleitfähigkeit und Natriumeinstrom zu Beginn einer Nervenzellerregung (eines Aktionspotenzials) gegenseitig (→ 9.2.3). Nach Zustandekommen des Aktionspotenzials schließen sich aber die Natriumkanäle schnell, sodass die positive Rückkopplung unterbrochen wird, denn einen ständig steigenden Natriumeinstrom könnte die Nervenzelle nicht verkraften.

Komplexität physiologischer Regelkreise

Ein einzelner Regelkreis mit einer überschaubaren Zahl von veränderlichen Größen ist noch recht einfach zu verstehen. In unserem Körper sind die Verhältnisse aber wesentlich komplizierter:

- Die Regelkreise haben in der Regel mehrere Stellglieder. So sind z. B. nicht nur die Arteriolen Stellglieder der Blutdruckregulation, sondern auch Herz und Blutvolumen
- Fast immer greifen mehrere Regelkreise ineinander. Der Blutdruck ist einerseits Sollwert des Regelkreises „Blutdruckregulation", aber auch Stellglied des Regelkreises „Volumenregulation"
- Bei einigen Regelkreisen ist der Sollwert nicht konstant, sondern veränderlich. Bei Fieber z. B. ist der Sollwert der Körpertemperatur zu höheren Werten hin verschoben.

Regulation und Anpassung in „Biologie Anatomie Physiologie"

Folgende besonders wichtige Regulations- und Anpassungsvorgänge behandelt „Biologie Anatomie Physiologie" ausführlich:

- Abwehr gegen Körperfremdes → 13
- Anpassung an körperliche Arbeit → 6.4
- Höhenpolyglobulie → 12.2.6
- Regulation der Atmung → 16.12
- Regulation des Blutdrucks → 15.3.5
- Regulation des Blutvolumens → 15.3.4
- Regulation des Blutzuckers → 17.9.4
- Regulation der Herzleistung → 14.6.2
- Regulation des Hormonhaushalts → 11.1.5
- Regulation des Kalziumhaushalts → 11.5, → 18.8.3
- Regulation der Körpertemperatur → 15.4
- Regulation der Muskelgrundspannung und Reflexe → 6.3.6, → 9.10
- Regulation der Nahrungsaufnahme → 17.9.3
- Regulation des Säure-Basen-Haushalts → 18.8
- Regulation des Wasserhaushalts → 18.6
- Weiblicher Monatszyklus → 19.2.6

SPICKZETTEL

Homöostase: Aufrechterhaltung eines in etwa gleichbleibenden inneren Milieus im (menschlichen) Körper.
Regulation: In der Biologie meist Sammelbegriff für Vorgänge zur (Wieder-)Herstellung des inneren Gleichgewichts des Körpers.
Regelkreis: In sich geschlossener Vorgang, um eine bestimmte Größe trotz verschiedenster Störgrößen bei einem Sollwert zu halten. Besteht aus Regelgröße (z. B. Blutdruck), Messfühlern (z. B. Drucksensoren), Regler (z. B. Kreislaufzentrum im Gehirn) und Stellgliedern (z. B. Herzleistung, Blutgefäßweite).
Anpassung: Bezeichnet in der Physiologie meist die Einstellung von Zellen, Geweben, Organen oder Lebewesen auf veränderte äußere Bedingungen.

1.4 Lebensphasen

Menschsein bedeutet auch *Entwicklung*, und zwar bis ins hohe Alter. Diese Entwicklung, die sowohl genetisch bestimmt als auch von Umweltfaktoren beeinflusst wird, ist die Grundlage für die Einteilung des (nachgeburtlichen) menschlichen Lebens in verschiedene **Lebensphasen.** Meist werden **Kindheit und Jugend, Erwachsenenalter** und **Alter** unterschieden.

Einheitliche Definitionen gibt es allerdings nicht – so hängen z. B. die „Altersgrenzen" der verschiedenen Lebensabschnitte auch davon ab, ob man eher die körperliche, die psychische oder die soziale Entwicklung betrachtet.

Bei der biologischen Entwicklung sind z. B. Pubertät, Erreichen der Fortpflanzungsfähigkeit, Abschluss des Wachstums und bei der Frau die Wechseljahre wichtige „Meilensteine".

Die Psychologie verknüpft die Lebensphasen v. a. mit *Entwicklungsaufgaben,* also Problemen, die sich dem Menschen während seiner Entwicklung stellen, etwa Entwicklung von Bindungsfähigkeit, Erlangen eines Selbstbildes, Ablösung von den Eltern, Entwicklung von Wertvorstellungen, Anpassung an körperliche Defizite, Auseinandersetzung mit der eigenen Vergänglichkeit. Sie ist eng verbunden mit der sozialen Entwicklung. Wesentliche Schritte hier sind beispielsweise die Einschulung, der Eintritt in den Beruf oder das Erlangen der finanziellen Unabhängigkeit.

Außerdem gehen die verschiedenen Abschnitte nicht abrupt, sondern allmählich ineinander über und können zudem je nach individueller Entwicklung etwas früher oder später erreicht werden.

Kindheit und Jugend

Die ersten Lebensjahre von der Geburt bis etwa zum 18. Lebensjahr werden als Kindheit und Jugend bezeichnet. Die Entwicklung verläuft hier besonders rasant mit einer Fülle von Entwicklungsaufgaben, die in Kapitel 21 detailliert dargestellt werden.

Erwachsenenalter

Vom 18. Lebensjahr an spricht man vom Erwachsenen. Die weitere Unterteilung des Erwachsenenalters ist vollkommen uneinheitlich, die genauen Bezeichnungen aber eigentlich ohne Belang:

- Bis etwa zum 25. Lebensjahr sind Abschluss der Identitätsfindung, Berufseinstieg und Partnerwahl die Hauptthemen, gleichzeitig wird der Höhepunkt der körperlichen Leistungsfähigkeit erreicht
- Die folgenden 20–25 Jahre werden als Plateau auf hohem Niveau empfunden. Zwar lässt die körperliche Leistungsfähigkeit in Teilbereichen schon nach, Familiengründung, Erziehung von Kindern und hohes berufliches Engagement bedeuten aber insgesamt eine höchst aktive Phase
- Etwa ab dem 45.–50. Lebensjahr bemerken die meisten Erwachsenen ein gewisses Nachlassen der körperlichen Leistungsfähigkeit, Frauen durchleben mit den Wechseljahren (Klimakterium, → 19.2.6) eine weitere hormonelle Umstellung, und erste „Alterserscheinungen" wie etwa Hautfalten oder graue Haare treten auf. Die jungen Jahre sind vorbei – nicht wenige Menschen geraten durch diese Erkenntnis etwa in der Lebensmitte in eine Lebenskrise (oft **Midlife-Crisis** genannt).

Alter

Der Beginn des Alters als „Teilphase" des Erwachsenenalters wird von den meisten Autoren um das 65. Lebensjahr, von einigen aber auch fünf oder gar zehn Jahre früher oder fünf Jahre später angesetzt.

Infolge der demografischen Entwicklung wird der Anteil alter Menschen an der Gesamtbevölkerung steigen. Gleichzeitig nehmen ältere Menschen aufgrund der im Alter zunehmenden Gesundheitsprobleme die Gesundheitseinrichtungen stärker in Anspruch, weshalb auch dem älteren Menschen ein eigenes Kapitel gewidmet ist.

PFLEGE

Die **Besonderheiten der verschiedenen Lebensabschnitte** haben Einfluss auf die Pflege. So sind etwa bei Kleinkindern ganz andere Werte für Puls oder Blutdruck normal als bei Erwachsenen, und die Bedürfnisse älterer Erwachsener unterscheiden sich erheblich von denen jüngerer.
Organbezogene (pflegerelevante) Veränderungen in den verschiedenen Lebensabschnitten werden in den jeweiligen Organkapiteln dargestellt, Informationen zu den besonderen Bedürfnissen und Problemen von Kindern oder älteren Menschen finden Sie hingegen in den Kapiteln 21 bzw. 22.

SPICKZETTEL

Lebensphasen: Durch bestimmte Merkmale/Entwicklungen gekennzeichnete Zeitabschnitte im Leben eines Lebewesens. Beim Menschen werden üblicherweise **Kindheit und Jugend, Erwachsenenalter** und **Alter** unterschieden. Die weitere Unterteilung dieser Lebensphasen ist nicht einheitlich.

1.5 Körperabschnitte

Man kann den menschlichen Körper nicht nur nach funktionellen Aspekten in verschiedene *Organsysteme* (→ Tab. 1.1) gliedern, sondern außerdem nach anatomischen Gesichtspunkten in verschiedene **Körperabschnitte** (→ Abb. 1.3).

Körperstamm

Am unpaaren **Körperstamm** werden **Kopf, Hals** und **Rumpf** unterschieden. Dabei werden am Rumpf nochmals **Brust** *(Thorax),* **Bauch** *(Abdomen)* und **Becken** *(Pelvis)* differenziert.

Brust. Innerhalb der Brust liegt die **Brusthöhle** *(Brustraum, Cavitas thoracis),* die von außen durch die Rippen, die Brustwirbelsäule und das Brustbein begrenzt wird. Nach unten wird die Brusthöhle durch das Zwerchfell verschlossen, während nach oben keine scharfe Grenze zur Halsregion existiert.

Bauch und Becken. Der **Bauch-Becken-Raum** wird von der äußeren Bauchmuskulatur, der Lendenwirbelsäule, dem knöchernen Beckenring sowie nach oben vom Unterrand des Zwerchfells begrenzt.

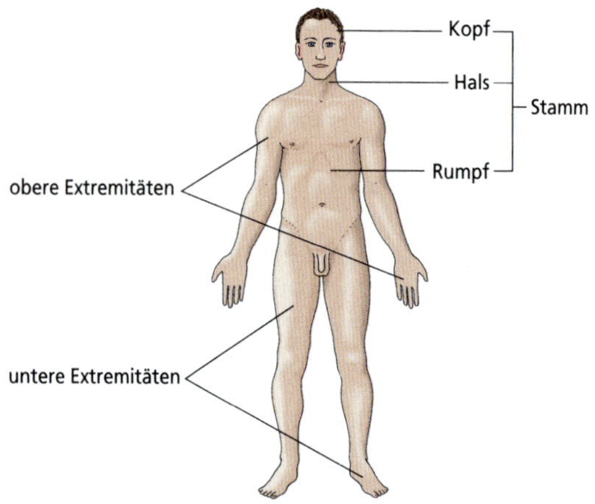

Abb. 1.3 Die verschiedenen Körperabschnitte.

Meist wird aus praktischen Gründen der Raum *oberhalb* einer *Linea terminalis* genannten Kante im knöchernen Becken (→ 7.5.1) als **Bauchhöhle** *(Cavitas abdominalis)*, der Raum darunter bis hin zum Beckenboden als **kleines Becken** oder kurz *Becken* bezeichnet. In ihm liegen Blase, Mastdarm und die Mehrzahl der Geschlechtsorgane.

Extremitäten

Schultergürtel, Arme und Hände bilden die **oberen Extremitäten** *(obere Gliedmaßen)*. Dabei stellt der *Schultergürtel* die Verbindung zum Rumpf her, Arme und Hände bilden die bewegliche *freie obere Extremität.*

Entsprechend werden Beckengürtel (kurz Becken), Beine und Füße als **untere Extremitäten** *(untere Gliedmaßen)* bezeichnet, mit dem *Becken (Beckengürtel)* als Verbindung zum Rumpf und Beinen und Füßen als *freier unterer Extremität.*

Die Extremitäten sind paarig angelegt und äußerst beweglich. Beim Menschen stellen die Arme und Hände hoch spezialisierte Greifwerkzeuge dar, die Beine und Füße tragen die Körperlast und dienen der Fortbewegung.

Seröse Höhlen

Im Bereich des Körperstamms liegen die **serösen Höhlen.** Dies sind schmale Spalträume, die mit *seröser Flüssigkeit* gefüllt sind und die Verschieblichkeit der Organe beispielsweise bei Bewegungen gewährleisten. Ausgekleidet sind die serösen Höhlen von der **Serosa** *(seröse Haut)*, einer aus zwei Blättern bestehenden „Haut", die auch die seröse Flüssigkeit produziert.

Serosa und seröse Höhlen haben jeweils Eigennamen:

- Die beiden **Pleurahöhlen** *(Brustfellhöhlen)*, begrenzt von der **Pleura** *(Brustfell)*, umschließen die Lungen (→ 16.8)
- Die ebenfalls im Brustraum gelegene **Perikardhöhle** *(Herzbeutelhöhle)* nimmt das Herz (→ 14.3.3) auf. Das innere Blatt des **Herzbeutels** heißt **Epikard,** das äußere **Perikard**
- Im Bauchraum umgibt das *Bauchfell* **(Peritoneum)** die *Bauchfell-* oder **Peritonealhöhle** (→ 17.1.3).

Über die Orientierung am menschlichen Körper

Neben Kenntnissen über den Aufbau des menschlichen Körpers spielt in der Medizin auch die Kenntnis der Lage einzelner Strukturen eine wichtige Rolle. Zur Orientierung am menschlichen Körper ist die bloße Benennung des Körperabschnitts nicht genau genug. Hauptachsen und Hauptebenen des Körpers sowie gebräuchliche Bezeichnungen für (Bewegungs-)Richtungen am menschlichen Körper zur exakten Angabe von Lagebeziehungen finden Sie im hinteren Buchdeckel.

SPICKZETTEL

Körperabschnitt: Große Körperregion. Beim Menschen **Kopf, Hals** und **Rumpf** (mit **Brust, Bauch** und **Becken**) und **Extremitäten.** Kopf, Hals und Rumpf werden auch zum **Körperstamm** zusammengefasst.

WIEDERHOLUNGSFRAGEN

1. Welche sechs Merkmale haben alle Lebewesen gemeinsam? (→ 1.1)
2. Die Fähigkeit zur Reproduktion ist für Zellen und Gewebe nicht nur im Rahmen der Schaffung von Nachkommen unerlässlich, sondern auch im Rahmen weiterer Stoffwechselvorgänge. Welche sind dies? (→ 1.1)
3. Was verstehen wir unter „Stoffwechsel"? (→ 1.1)
4. Was ist ein Gewebe? (→ 1.2)
5. Was ist der Unterschied zwischen Gewebe und Organ? (→ 1.2)
6. In welche Organsysteme lässt sich der Mensch einteilen? (→ Tab. 1.1)
7. Was sind die Grundbestandteile eines Regelkreises? (→ 1.3)
8. Welche Lebensphasen werden üblicherweise unterschieden? (→ 1.4)
9. In welche großen Abschnitte kann man den menschlichen Körper gliedern? (→ 1.5)
10. Was sind seröse Höhlen? (→ 1.5)

2

CHEMIE UND BIOCHEMIE

LERNZIELÜBERSICHT

2.1 Chemische Elemente

- Alle Materie besteht aus Atomen.
- Bei chemischen Elementen sind alle Atome gleich.
- Im menschlichen Organismus am häufigsten sind Kohlenstoff, Sauerstoff, Stickstoff und Wasserstoff.

2.2 Aufbau der Atome

- Atome haben einen Kern mit Protonen (positiv) und Neutronen (neutral) sowie eine Hülle aus Elektronen (negativ).
- Die verschiedenen Elemente unterscheiden sich durch die Anzahl der Protonen und damit die Ordnungszahl.

2.3 Periodensystem der Elemente

- Im Periodensystem der Elemente sind diese waagerecht nach Ordnungszahlen und senkrecht nach chemischem Verhalten sortiert.
- Vereinfacht wird der Atomkern von mehreren Elektronenschalen umgeben. In die erste Schale passen maximal zwei Elektronen, bei den Hauptgruppenelementen in die äußerste Schale acht. Bei Erreichen dieser Maximalzahl sind Atome besonders stabil (Edelgaskonfiguration).

2.4 Chemische Bindungen

- Bei der Ionenbindung gibt ein Bindungspartner Elektronen ab und der andere nimmt sie auf, sodass beide die Edelgaskonfiguration erreichen.
- Bei der kovalenten Bindung benutzen die Partner Elektronenpaare gemeinsam.
- Wasserstoffbrücken sind schwache Bindungen zwischen „Mini-Ladungen".

2.5 Chemische Reaktionen

- Chemische Reaktionen bestehen aus dem Knüpfen oder Lösen von chemischen Bindungen.
- Bei katabolen Reaktionen werden aus größeren Einheiten kleinere, meist wird Energie frei. Anabole Reaktionen bauen Substanz auf und verbrauchen Energie (also Adenosintriphosphat, ATP).

2.6 Chemische Verbindungen

- Anorganische Verbindungen enthalten in aller Regel keinen Kohlenstoff.
- Organische Verbindungen bestehen v. a. aus Kohlen- und Wasserstoffatomen.

2.7 Anorganische Verbindungen

- Wasser aus einem Sauerstoff- und zwei Wasserstoffatomen dient u. a. als Lösungsmittel und Reaktionspartner.
- Säuren können Wasserstoff-Ionen (H^+) abgeben, Basen aufnehmen.
- Der pH-Wert von 0 bis 14 gibt die Menge der H^+-Ionen in einer Lösung an; pH 7 = neutral, pH $<$ 7 = sauer, pH $>$ 7 = basisch.
- Puffer wie beispielsweise das Kohlensäure-Bikarbonat-System gleichen Überschuss (Azidose) oder Mangel (Alkalose) an H^+ aus.

2.8 Organische Verbindungen

- Hauptenergieträger für den Menschen sind Kohlenhydrate. Glukose wird für die ATP-Synthese über Glykolyse, Zitratzyklus und Atmungskette restlos abgebaut.
- Zu den Lipiden zählen z. B. Triglyzeride (Neutralfette, zur Energiegewinnung) und Cholesterin (v. a. zum Aufbau von Zellmembranen und Hormonen).
- Proteine (Eiweiße) sind für Struktur und Stoffwechsel unabdingbar. Sie bestehen aus großen Ketten von Aminosäuren.
- Nukleinsäuren bestehen aus organischen Basen, Zuckermolekülen und Phosphatgruppen. Die Desoxyribonukleinsäure (DNA) ist Träger der genetischen Information. Eine wichtige Aufgabe der Ribonukleinsäuren (RNA) ist die „Übersetzung" dieser Information in Proteine.
- Das Nukleotid ATP ist der Energiespeicher der Zelle.

2.9 Oxidation und Reduktion

- Oxidation (Elektronenabgabe) und Reduktion (Elektronenaufnahme) sind stets aneinander gekoppelt (Redoxreaktion).

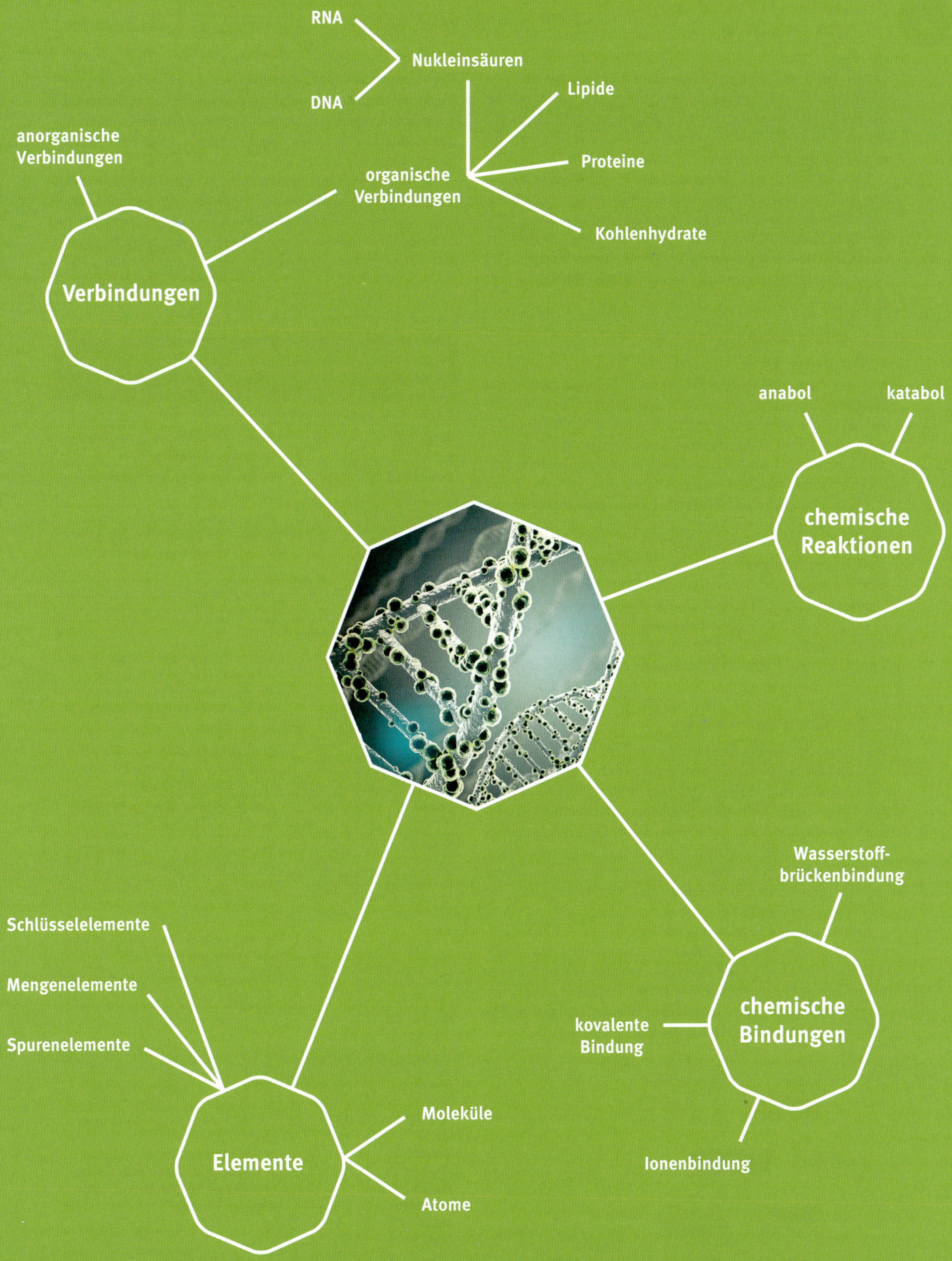
RNA
DNA
Nukleinsäuren
Lipide
Proteine
Kohlenhydrate
organische Verbindungen
anorganische Verbindungen
Verbindungen
anabol
katabol
chemische Reaktionen
Wasserstoff-brückenbindung
kovalente Bindung
chemische Bindungen
Ionenbindung
Schlüsselelemente
Mengenelemente
Spurenelemente
Elemente
Moleküle
Atome

[J787]

Chemie bezeichnet die Lehre von Aufbau, Eigenschaften und Veränderungen bzw. Umwandlung von Stoffen. Die **Biochemie** ist, wie der Name schon sagt, an der Schnittstelle von Biologie und Chemie angesiedelt und befasst sich mit den chemischen Stoffen und Vorgängen in Lebewesen.

Alle Gegenstände und Lebewesen bestehen aus **Materie,** also etwas, das Raum beansprucht und Masse besitzt. Materie kann in festem, flüssigem oder gasförmigem **Aggregatzustand** vorliegen und aus einem **Stoffgemisch** oder einem **Reinstoff** bestehen (→ Abb. 2.1). Letztlich ist aber jede Materie aus winzig kleinen, chemisch nicht weiter teilbaren Bausteinen zusammengesetzt, den **Atomen.**

2.1 Chemische Elemente

Kommt nur eine Art von Atomen in einer Substanz vor, so spricht man von einem **chemischen Element,** das durch ein **chemisches Symbol** *(Elementsymbol)* abgekürzt werden kann. Das chemische Symbol leitet sich meist vom lateinischen Namen des Elements ab.

Von den derzeit nachgewiesenen 118 Elementen kommen 91 in der Natur vor und nur etwa zwei Dutzend sind für den menschlichen Organismus von Bedeutung (→ Tab. 2.1).

Allein vier „Schlüsselelemente" bilden ungefähr 96 % der Körpermasse: **Sauerstoff** (chemisches Symbol *O*), **Kohlenstoff** *(C),* **Wasserstoff** *(H)* und **Stickstoff** *(N).*

Die sieben **Mengenelemente** (→ 17.9.10) **Kalzium** *(Ca),* **Phosphor** *(P),* **Kalium** *(K),* **Schwefel** *(S),* **Natrium** *(Na),* **Chlor** *(Cl)* und **Magnesium** *(Mg)* bilden noch einmal etwa 3 % der Körpermasse. Ungefähr 1 % bilden die **Spurenelemente** (→ 17.9.10), die nur in geringsten Mengen – eben Spuren – anzutreffen sind. Mengen- und Spurenelemente werden als **Mineralstoffe** zusammengefasst.

2.2 Aufbau der Atome

Jedes Atom besteht aus zwei Hauptteilen: dem Atomkern im Zentrum und der Elektronenhülle am Rand (→ Abb. 2.2).

Der **Atomkern** enthält die elektrisch positiv geladenen **Protonen** sowie – außer beim Wasserstoffatom – die elektrisch neutralen **Neutronen.** Da jedes Proton eine positive Ladung trägt, ist der Kern insgesamt positiv geladen. Protonen und Neutronen werden als **Nukleonen** zusammengefasst (*nucleus* = Kern). Die Nukleonen machen praktisch die gesamte Masse des Atoms aus, wobei ein Proton etwa die gleiche Masse hat wie ein Neutron.

Elektronen sind negativ geladene Partikel, die den Kern „umkreisen" und die **Elektronenhülle** des Atoms bilden. Die Anzahl der negativ geladenen Elektronen entspricht immer der der positiv geladenen Protonen, sodass sich ihre Ladungen ausgleichen und das Atom als Ganzes nach außen elektrisch neutral ist. Die Masse der Elektronen ist vernachlässigbar.

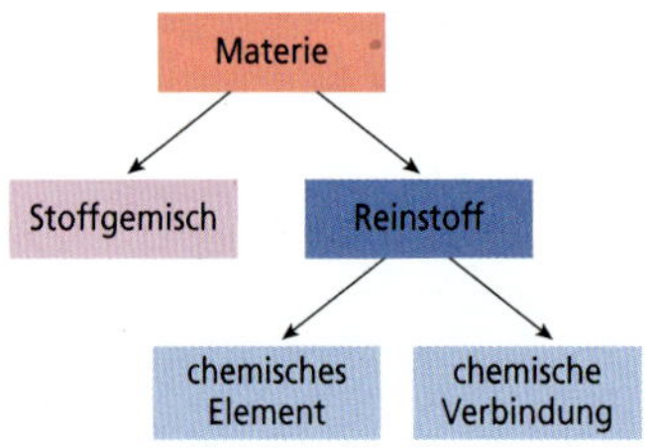

Abb. 2.1 Einteilung von Materie

Atome verschiedener Elemente

Die Atome verschiedener Elemente unterscheiden sich durch die *Anzahl der Protonen im Kern* und, da jedes Atom nach außen elektrisch neutral ist, damit auch die *Gesamtzahl der Elektronen in der Elektronenhülle.*

Die Anzahl der Protonen eines Atoms bzw. Elements wird als **Ordnungszahl** *(Kernladungszahl)* bezeichnet, die Summe der Protonen und Neutronen als **Massenzahl.** So hat Stickstoff (N) die Ordnungszahl 7 und die Massenzahl 14, da sich neben den sieben Protonen auch sieben Neutronen im Kern befinden (→ Abb. 2.3).

Tab. 2.1: Die chemischen Elemente des menschlichen Körpers.

Chemisches Element (Symbol)	Anteil am Körpergewicht	Biologische Funktion
Ca. 96 % „Schlüsselelemente"		
Sauerstoff *(O)*	65,0 %	Bestandteil von Wasser und vielen organischen Molekülen
Kohlenstoff *(C)*	18,5 %	Bestandteil jedes organischen Moleküls
Wasserstoff *(H)*	9,5 %	Bestandteil von Wasser und organischen Molekülen; als Ion (H^+) verantwortlich für die Säureeigenschaft einer Lösung
Stickstoff *(N)*	3,2 %	Bestandteil vieler organischer Moleküle, z. B. aller Proteine, Nukleinsäuren
Ca. 3 % Mengenelemente		
Kalzium *(Ca)*	1,5 %	Bestandteil von Knochen und Zähnen; beteiligt an der Freisetzung von Neurotransmittern sowie der elektromechanischen Koppelung bei Muskelkontraktionen
Phosphor *(P)*	1,0 %	Bestandteil vieler Biomoleküle wie Nukleinsäuren und ATP; Bestandteil von Knochen und Zähnen
Kalium *(K)*	0,4 %	Nötig zur Weiterleitung von Nervenimpulsen und für Muskelkontraktionen
Schwefel *(S)*	0,3 %	Bestandteil vieler Proteine, besonders der kontraktilen Filamente des Muskels
Natrium *(Na)*	0,2 %	Notwendig zur Weiterleitung von Nervenimpulsen sowie für Muskelkontraktionen; Hauption des Extrazellulärraums, wesentlich für die Aufrechterhaltung der Wasserbilanz
Chlor *(Cl)*	0,2 %	Wesentlich für die Aufrechterhaltung der Wasserbilanz
Magnesium *(Mg)*	0,1 %	Bestandteil vieler Enzyme
Ca. 1 % Spurenelemente		
Chrom *(Cr)* **Eisen** *(Fe)* **Fluor** *(F)* **Jod** *(J)* **Kobalt** *(Co)* **Kupfer** *(Cu)* **Mangan** *(Mn)* **Molybdän** *(Mo)* **Selen** *(Se)* **Zink** *(Zn)*	Alle jeweils weniger als 0,1 % → Tab. 17.6	Weiter gibt es fragliche Spurenelemente – sie sind im Körper nachweisbar und werden mit der Nahrung zugeführt, aber es sind weder der tägliche Bedarf noch Mangelerscheinungen bekannt. Zu ihnen zählen **Arsen** *(As),* **Nickel** *(Ni),* **Silizium** *(Si),* **Vanadium** *(V),* **Zinn** *(Sn).*

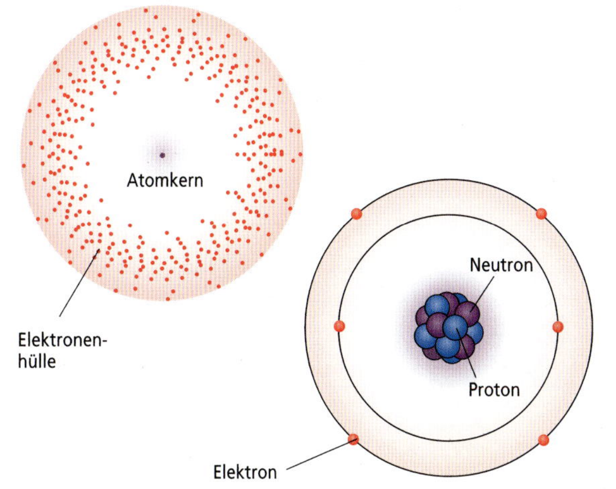

Abb. 2.2 Der Aufbau eines Atoms. Oben mit eher realitätstreuen Proportionen, unten mit stark vergrößertem Kern, sodass Protonen und Neutronen erkennbar sind. Weiter sind schematisch zwei Elektronenschalen dargestellt.

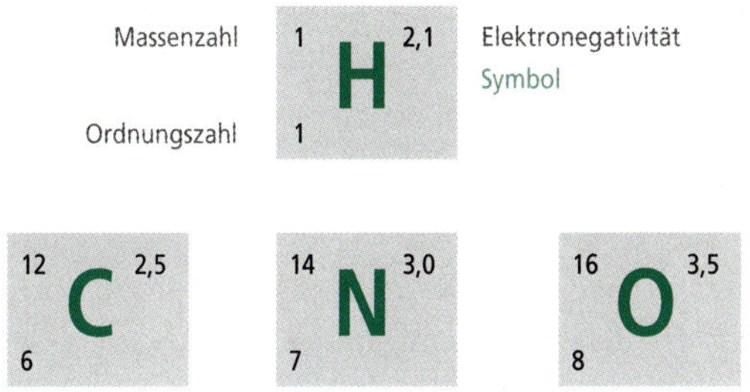

Abb. 2.3 Symbol, Ordnungszahl, Massenzahl und Elektronegativität am Beispiel der vier „Schlüsselelemente".

Isotope

Manchmal sind nicht alle Atome eines Elements genau gleich: **Isotope** haben die gleiche Zahl von Protonen und Elektronen, aber eine unterschiedliche Zahl von Neutronen. Der Körper kann die Isotope eines Elements nicht unterscheiden, sie werden im Stoffwechsel auf die gleiche Weise verarbeitet.

MEDIZIN

Insbesondere bei Elementen hoher Ordnungszahl gibt es instabile **radioaktive Isotope,** die von selbst unter Freisetzung energiereicher Strahlung zerfallen. Sie werden in der Nuklearmedizin diagnostisch (z. B. Szintigrafie) oder therapeutisch (z. B. Radiojodtherapie) genutzt.

SPICKZETTEL

Atom: Kleinster Baustein jeder Materie. Bestehend aus dem **Atomkern** mit den positiv geladenen **Protonen** und den neutralen **Neutronen** und der **Elektronenhülle** mit den negativ geladenen **Elektronen.**
Ordnungszahl *(Kernladungszahl):* Zahl der Protonen im Atomkern.
Massenzahl: Summe der Protonen und Neutronen.
Element: Substanz, bei der alle Atome die gleiche Protonenzahl im Kern haben, z. B. Sauerstoff.

2.3 Periodensystem der Elemente

Die Elemente werden üblicherweise im **Periodensystem der Elemente** *(PSE)* dargestellt. Dabei werden sie nach zwei Kriterien angeordnet (→ Abb. 2.5):

- Waagerecht nach steigender Ordnungszahl in sieben **Perioden**
- Senkrecht nach chemischer Ähnlichkeit in 18 **Gruppen.** Dabei werden acht **Hauptgruppen** und zehn **Nebengruppen** (eingeschoben nach der zweiten Hauptgruppe) unterschieden.

Schalenmodell der Elektronenhülle

Es gibt verschiedene **Atommodelle,** also Vorstellungen vom Aufbau der Atome und damit auch der Elektronenhülle. Eines davon ist das **Schalenmodell.**

Ein den Atomkern umkreisendes Elektron bewegt sich nicht auf einer einfachen Bahn, sondern nimmt einen größeren *Raum* ein. Wie groß dieser Raum ist, hängt von der Energie des Elektrons ab. Modellhaft stellt man sich diesen Raum als **Elektronenschale** vor. Elektronen mit gleicher Energie bewegen sich somit in der gleichen Elektronenschale (→ Abb. 2.4).

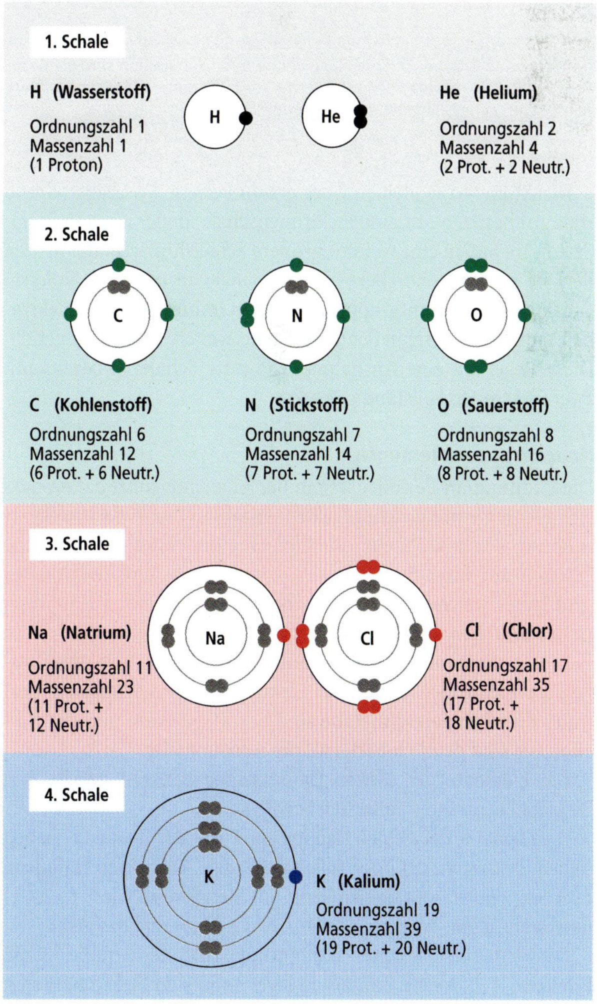

Abb. 2.4 Aufbau der Elektronenschalen bei einigen wichtigen Elementen. Die Elektronen sind zur Vereinfachung jeweils paarweise abgebildet.

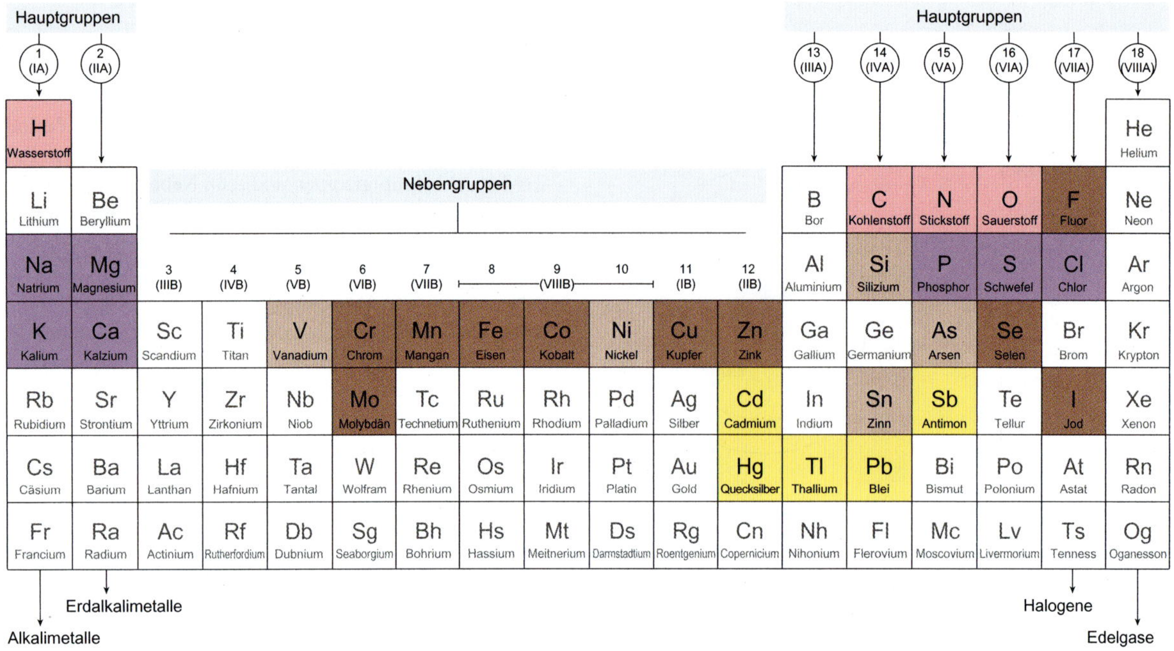

Abb. 2.5 Auszug aus dem Periodensystem der Elemente. Waagerecht nebeneinanderstehende Elemente bilden jeweils eine Periode, senkrecht untereinanderstehende eine Gruppe. Entsprechend der neueren Konvention sind die Gruppen in arabischen Ziffern nummeriert (in Klammern die ältere Nummerierung). Die vier „Schlüsselelemente" des Lebens sind rosa, die sieben Mengenelemente violett, die Spurenelemente braun, fragliche Spurenelemente hellbraun und einige toxische (giftige) Elemente gelb unterlegt.

Die Atome bzw. Elemente der ersten Periode (Wasserstoff und Helium) besitzen nur eine Elektronenschale, in der zweiten Periode kommt außen eine weitere, größere Schale hinzu. In der dritten Periode schließt sich abermals eine Schale an usw. Die äußerste Schale darf bei Hauptgruppenelementen immer nur acht Elektronen enthalten, anschließend wird eine weitere Schale aufgefüllt. Diese Regel hat eine Ausnahme: Die erste Schale ist bereits mit zwei Elektronen vollständig besetzt.

Hauptgruppenelemente

Die Ordnung im Periodensystem der Elemente rührt daher, dass sich Elemente mit gleicher Elektronenzahl in der *äußersten* Elektronenschale stark ähneln: Alle Elemente der ersten Hauptgruppe besitzen auf ihrer äußersten Elektronenschale ein Elektron. Es sind lauter weiche Metalle, die **Alkalimetalle** mit den Hauptvertretern *Natrium* und *Kalium.*

Die Elemente der zweiten Hauptgruppe besitzen in ihrer äußersten Elektronenschale zwei Elektronen. Die wichtigsten Vertreter dieser **Erdalkalimetalle** sind das *Magnesium* und das *Kalzium,* sie sind deutlich härter als die Alkalimetalle.

Die Elemente der dritten Hauptgruppe besitzen jeweils drei Elektronen auf ihrer äußersten Schale usw.

Die Elemente der siebten Hauptgruppe bzw. der Gruppe 17 haben sieben Elektronen auf ihrer äußersten Schale. Sie heißen **Halogene** oder *Salzbildner,* weil sie sich leicht mit Metallen zu *Salzen* (→ 2.4.1) umsetzen lassen. Zu ihnen zählen z. B. das *Chlor* und das *Fluor.*

Die Elemente der achten Hauptgruppe bzw. der Gruppe 18, die **Edelgase** (z. B. *Neon*), besitzen in ihrer äußersten Elektronenschale acht Elektronen. Ausnahme ist das Helium mit nur einer Schale und zwei Elektronen. Eine solche voll besetzte äußerste Schale stellt einen extrem stabilen und damit besonders reaktionsträgen Zustand dar, die **Edelgaskonfiguration.** Deshalb gehen die Edelgase praktisch keine chemische Reaktion ein und spielen im Stoffwechsel keine Rolle.

Die Elemente der siebten und achten Hauptgruppe, *Wasserstoff, Kohlenstoff, Stickstoff, Sauerstoff, Phosphor* und *Schwefel,* zählen zu den **Nichtmetallen.**

Nebengruppenelemente

Nebengruppenelemente haben auf ihrer äußersten Elektronenschale zwei Elektronen, sie unterscheiden sich in ihren inneren Elektronenschalen. Alle Nebengruppenelemente sind (Übergangs-)Metalle, sie verhalten sich chemisch vergleichsweise ähnlich. Nebengruppenelemente sind z. B. *Kupfer* und *Eisen.*

Valenz und Valenzelektronen

Die stabile Edelgaskonfiguration ist auch für die anderen Elemente „erstrebenswert", und je näher sie dieser Edelgaskonfiguration bereits sind, desto stärker versuchen sie, diese tatsächlich zu erreichen. Dies gelingt ihnen, indem sie von anderen Atomen Elektronen aufnehmen oder abgeben oder Elektronen gemeinsam mit anderen Atomen benutzt werden.

Die Anzahl der Elektronen auf der äußeren Schale bzw. die Zahl der Elektronen, die zum Erreichen der Edelgaskonfiguration fehlt, hat somit bei allen chemischen Prozessen eine enorme Bedeutung. Die Zahl der fehlenden Elektronen heißt **Valenz** oder *Wertigkeit* des Atoms. Die Außenelektronen heißen entsprechend **Valenzelektronen.**

Elektronegativität

Elemente wie *Fluor* oder *Sauerstoff,* die im Periodensystem rechts stehen, sind sehr bestrebt, Elektronen aufzunehmen. Sie üben eine große Anziehungskraft auf fremde Elektronen aus, um sie auf ihre äußerste Elektronenschale herüberzuziehen. Ein Maß für die Anziehungskraft eines Elements auf Fremdelektronen ist die **Elektronegativität** (je höher die Elektronegativität, desto größer diese Anziehungskraft). Die höchste Elektronegativität (4,0) hat Fluor.

Nimmt ein Stoff Elektronen auf, wird er **reduziert** – gibt er Elektronen ab, wird er **oxidiert** (→ 2.9).

Stoffmenge in mol

Das Periodensystem ist auch unerlässlich für die in der Chemie üblichen Stoffmengenangaben in **Mol** (Zeichen *mol*). Die Stoffmenge 1 mol bedeutet, dass die Anzahl der Teilchen in dieser Menge gleich der Anzahl der Kohlenstoffatome in 12 g Kohlenstoff mit dem Isotop ^{12}C ist. Dies sind unvorstellbare $6{,}023 \times 10^{23}$ Teilchen! Ein Mol einer beliebigen Substanz (egal ob Zucker oder Wasser) enthält immer $6{,}023 \times 10^{23}$ Teilchen (z. B. Atome, Moleküle).

Die Umrechnung von Mol in Gramm läuft dann recht einfach über das Periodensystem. Bei jedem Element ist seine durchschnittliche (relative) **Atommasse** verzeichnet, also wie viel schwerer ein Atom des betreffenden Elements ist im Vergleich zu einem Zwölftel eines ^{12}C-Atoms. Diese Zahl ist oft keine ganze Zahl, weil viele Elemente mehrere unterschiedlich schwere Isotope haben. Die Atommasse ist fast gleich der Massenzahl. Elementarer Wasserstoff hat z. B. die durchschnittliche relative Atommasse 1,008. Versieht man diese Zahl mit der Einheit g (Gramm), so erhält man die Wasserstoffmasse, die einem Mol entspricht: 1 mol H entspricht 1,008 g H.

Bei Molekülen werden die einzelnen Atommassen der aneinandergebundenen Atome addiert: Wasser etwa besteht aus H_2O-Molekülen. 1 mol H_2O (H Atommasse 1,008; O Atommasse 15,999) entspricht also $2 \times 1{,}008\,g + 15{,}999\,g = 18{,}015\,g$.

Entsprechend ihrer Stoffmenge in mol gibt man die Konzentration auch in Mol pro Liter (mol/l) an **(Molarität).** Zur Herstellung einer 1-molaren Lösung gibt man die Stoffmenge 1 mol in ein Gefäß und füllt dieses mit dem Lösungsmittel zu einem Gesamt*volumen* von 1 l auf. Bei der ganz ähnlichen **Molalität** wird die Stoffmenge in Mol bezogen auf die *Masse* des Lösungsmittels (mol/kg).

SPICKZETTEL

Periodensystem der Elemente *(PSE):* Tabellarische Darstellung der chemischen Elemente. Sortiert waagerecht nach steigender Ordnungszahl in **Perioden,** senkrecht ursprünglich nach chemischer Ähnlichkeit in **Gruppen (Haupt-, Nebengruppen).** Letztlich bestimmt die Elektronenkonfiguration eines Elements dessen Stellung im Periodensystem der Elemente.
Valenzelektronen: Elektronenzahl auf der äußersten Schale (nach dem Schalenmodell der Elektronenhülle).
Elektronegativität: Maß für die Anziehungskraft eines Elements auf Fremdelektronen.
Mol: Stoffmenge mit $6{,}023 \times 10^{23}$ Teilchen.

2.4 Chemische Bindungen

Wie erwähnt kann die erstrebenswerte, stabile Edelgaskonfiguration im Wesentlichen durch Elektronenaufnahme, Elektronenabgabe und gemeinsames Benutzen erreicht werden. Alle drei führen zu einer **Bindung** von Atomen aneinander.

Im Folgenden sind einige Formen der chemischen Bindung beschrieben.

2.4.1 Ionenbindung

Natrium steht in der ersten Hauptgruppe und hat demgemäß ein Elektron auf seiner äußersten Elektronenschale. Chlor steht in der siebten Hauptgruppe, hat also sieben Elektronen auf seiner äußersten Schale. Reagieren diese beiden nun miteinander, so erfolgt wegen der starken Anziehungskraft des Chloratoms auf weitere Elektronen ein **Elektronenübergang:** Das Außenelektron des Natriums wird vom Chloratom „eingefangen". Dadurch haben beide Partner die Edelgaskonfiguration erreicht.

Natrium tritt hier als **Elektronenspender,** Chlor als **Elektronenempfänger** auf:

- Das Chlor besitzt nun 18 Elektronen, jedoch nur 17 Protonen im Kern (Ordnungszahl 17). Damit ist ein elektrisch negativ geladenes Partikel entstanden. Man schreibt Cl^-
- Das Natrium hingegen hat ein Elektron verloren und somit nur noch zehn Elektronen. Dem stehen elf Protonen im Kern (Ordnungszahl 11) gegenüber, sodass ein Partikel mit positiver Ladung entstanden ist, das Na^+.

Allgemein werden elektrisch geladene Partikel als **Ionen** bezeichnet. Positiv geladene Ionen (wie das Na^+-Ion) nennt man **Kationen,** negativ geladene (wie das Cl^--Ion) **Anionen.** Die Bindung, die durch die elektrische Anziehung der gegensätzlich geladenen Ionen entsteht, heißt **Ionenbindung.**

Verbinden sich gegensätzlich geladene Ionen durch Ionenbindung miteinander, entsteht ein **Salz.** Salze sind also durch Ionenbindung zustandekommende **Ionenverbindungen.**

Kochsalz

Die bekannteste Ionenverbindung ist das im Volksmund als „Salz" bezeichnete **Kochsalz** aus Na^+- und Cl^--Ionen (NaCl → Abb. 2.6). Seine Ionen bilden, wie die meisten Salze, ein dreidimensionales **Kristallgitter** (→ Abb. 2.7), wobei jedes Natrium-Ion von sechs Chlorid-Ionen und jedes Chlorid-Ion von sechs Natrium-Ionen umgeben ist. Dieser Gitterverband ist insgesamt elektrisch neutral, und die Ionen sind nicht beweglich, da sie im Gitterverband festgehalten werden.

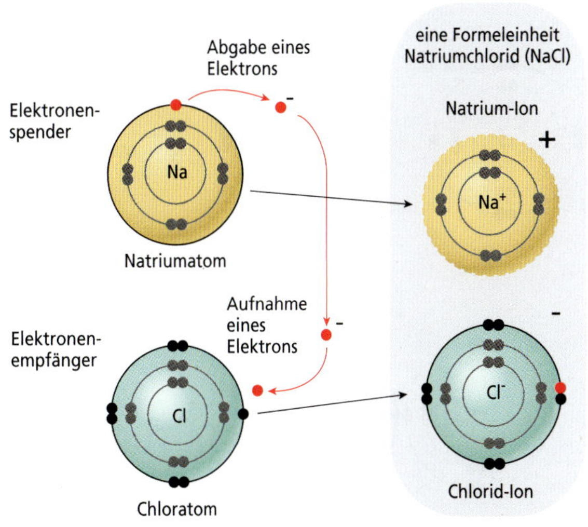

Abb. 2.6 Ionenbindung am Beispiel des Na^+Cl^-. Natrium gibt sein Außenelektron an Chlor ab. Dadurch erreichen beide die Edelgaskonfiguration.

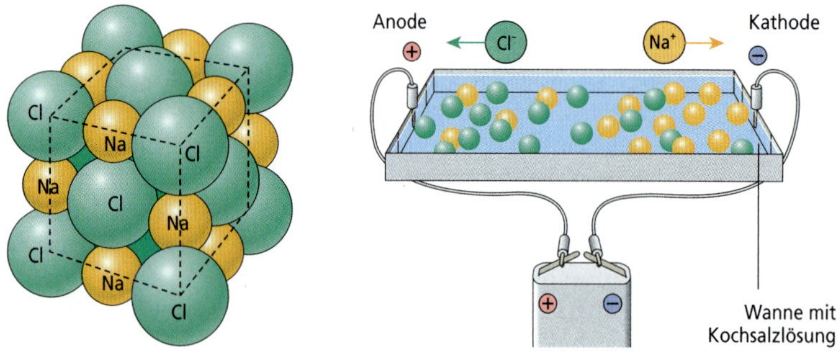

Abb. 2.7 Links NaCl-Kristallgitter, rechts wässrige NaCl-Lösung. Die Ionen sind nun frei beweglich und wandern im elektrischen Feld zur Kathode (Minuspol) bzw. Anode (Pluspol).

Löst man Salzkristalle in Wasser, so dringen Wassermoleküle in das Kristallgitter ein und lösen es auf. Die Ionen liegen nun frei beweglich in einer wässrigen Lösung vor (→Abb. 2.7) – man spricht von einer **Elektrolytlösung.**

2.4.2 Kovalente Bindung

Zwischen Atomen des gleichen Elementes oder Elementen mit nur geringem Unterschied in der *Elektronegativität* (→2.3) wie z. B. Wasserstoff und Kohlenstoff sind Elektronenübergänge nicht möglich. Solche Atome gehen eine andere Bindung ein, die **kovalente Bindung** (*Elektronenpaar-, Atombindung* →Abb. 2.8). Die kovalente Bindung kommt im menschlichen Organismus wesentlich häufiger vor als die Ionenbindung.

Durch kovalente Bindungen entstehen **Moleküle:** Ein Molekül besteht aus mindestens zwei Atomen, die durch kovalente Bindungen aneinandergekoppelt sind.

Bei einer kovalenten Bindung rücken die Atome so eng zusammen, dass sie jeweils ein Elektron gemeinsam benutzen. Auf diese Weise entsteht ein **Elektronenpaar.** Auch hierdurch entsteht ein stabiler Zustand. Bei der kovalenten Bindung zweier Chloratome beispielsweise bildet sich ein Elektronenpaar aus **(Einfachbindung).** Jedes der beteiligten Chloratome hat nun acht Elektronen auf seiner äußersten Schale. Das Teilchen Cl–Cl oder Cl_2 heißt *Chlormolekül* (→Abb. 2.8).

Doppel- und Dreifachbindung

Die Bildung des *Sauerstoffmoleküls* (O_2) verläuft in gleicher Weise: Sauerstoff steht in der sechsten Hauptgruppe, hat also sechs Elektronen auf seiner äußersten Schale. Zur stabilen Edelgaskonfiguration fehlen jedem Sauerstoffatom zwei Elektronen. Deshalb werden von jedem Sauerstoffatom nicht nur ein, sondern zwei Elektronen gemeinsam benutzt. Da nun *zwei* Elektronenpaare von beiden Partnern gemeinsam benutzt werden, spricht man von einer **Doppelbindung** (O=O). Bei der Bildung des *Stickstoffmoleküls* (N_2) wird sogar eine **Dreifachbindung** (drei gemeinsame Elektronenpaare →Abb. 2.8) ausgebildet.

Die so entstandenen Moleküle sind stabiler als die unverknüpften Atome, auch **Radikale** genannt. Radikale können den Organismus schädigen, indem sie mit lebenswichtigen Molekülen reagieren und deren Eigenschaften verändern. Radikale, insbesondere Sauerstoffradikale, werden auch mit der Entstehung einiger Erkrankungen wie etwa der Arteriosklerose (→15.1.2) und dem Alterungsprozess (→15.1.2) in Zusammenhang gebracht.

Wasserstoffmolekül

Beim Wasserstoff ist die äußerste Elektronenschale mit der ersten identisch. Diese kann aber statt acht nur zwei Elektronen aufnehmen, d. h. Wasserstoff erreicht die stabile Edelgaskonfiguration bereits mit zwei Elektronen auf seiner Elektronenschale.

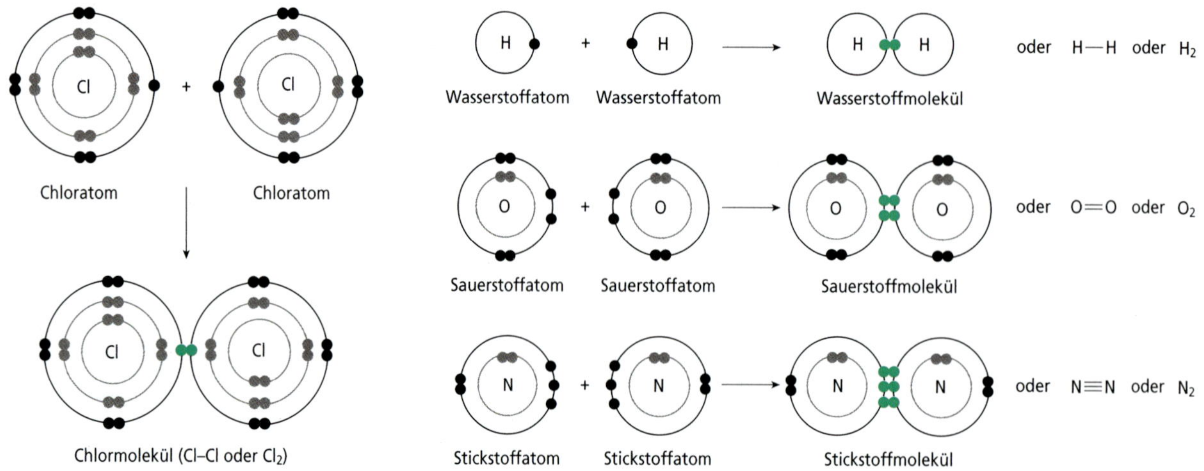

Abb. 2.8 Kovalente Bindungen. Links kovalente Bindung von zwei Chloratomen zum Chlormolekül, rechts von Wasserstoff-, Sauerstoff- und Stickstoffatomen zu ihren jeweiligen Molekülen. Nach Zahl der gemeinsam benutzten Elektronen werden Einfach-, Doppel- und Dreifachbindung unterschieden.

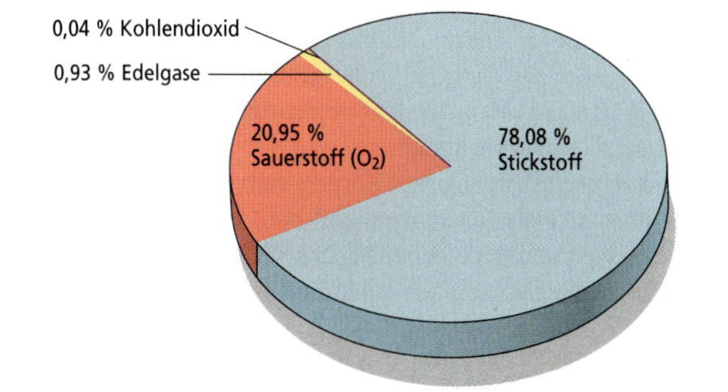

Abb. 2.9 Zusammensetzung trockener Luft. Normaltemperierte Raumluft enthält außerdem 1–2 % Wasserdampf, Ozon und Staub.

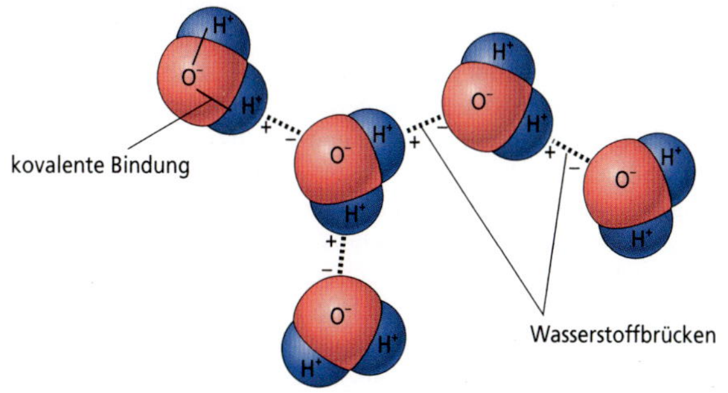

Abb. 2.11 Fünf Wassermoleküle und die sie verbindenden Wasserstoffbrücken.

Da der Wasserstoff nur aus einem Proton und einem Elektron besteht, ist zur Bildung des *Wasserstoffmoleküls* (H–H oder H_2) die Ausbildung *eines* gemeinsam benutzten Elektronenpaares zwischen zwei Wasserstoffatomen erforderlich und ausreichend (→ Abb. 2.8).

Moleküle der Luft

Luft ist ein Gasgemisch aus etwa 78 % Stickstoff und fast 21 % Sauerstoff. Dabei liegen beide fast ausschließlich in der stabilen Molekülform (O_2 bzw. N_2) vor (→ Abb. 2.9).

Chemische Verbindungen

Kovalente Bindungen existieren nicht nur zwischen zwei gleichen Atomen eines Elements, sondern können zwischen unterschiedlichen (und beliebig vielen) Atomen eingegangen werden. Beim Methanmolekül z. B. treten vier Wasserstoffatome mit einem Kohlenstoffatom in Kontakt, wobei vier kovalente Bindungen ausgebildet werden.

Derartige Substanzen, die aus Atomen *verschiedener* Elemente in festem Verhältnis zueinander bestehen, nennt man **chemische Verbindungen** (→ Abb. 2.10). Sie werden durch **chemische Formeln** dargestellt (z. B. CH_4 für Methan).

Polare kovalente Bindung

Bei kovalenten Bindungen zwischen Atomen mit deutlich unterschiedlicher Elektronegativität zieht das Atom mit der höheren Elektronegativität die gemeinsam benutzten Elektronen ein Stück weit zu sich herüber.

Das entstehende Molekül ist zwar nach außen hin elektrisch neutral. Innerhalb des Moleküls sind die Ladungen aber nicht symmetrisch verteilt. Vielmehr hat das Molekül an einem Ende eine positive und am anderen eine negative „Schlagseite". So sind etwa beim Wassermolekül die beiden Wasserstoffatome leicht positiv und das Sauerstoffmolekül leicht negativ geladen. Man bezeichnet dies als **polare** *(polarisierte)* **kovalente Bindung.**

2.4.3 Weitere Bindungsformen

Von den weiteren Bindungsformen sind v. a. die **Wasserstoffbrücken** von Bedeutung für den Organismus. Sie sind zwar keine echten Bindungen, werden aber trotzdem oft als Wasserstoffbrücken*bindungen* bezeichnet (→ Abb. 2.11).

Entgegengesetzte Ladungen ziehen sich an. Dies gilt auch für die „Mini-Ladungen" bei polaren Atombindungen. Die leicht positive Ladung des Wasserstoffatoms und die leicht negative Ladung z. B. des Sauerstoffatoms ziehen sich an. Diese Kräfte sind zwar mit 5–10 % der Stärke einer kovalenten Bindung gering, halten aber aufgrund ihrer Vielzahl die Moleküle doch stark zusammen.

Wasserstoffbrücken bilden sich nicht nur *zwischen* Molekülen aus, sondern auch *innerhalb* großer Moleküle und tragen dadurch z. B. zur Stabilisierung und Struktur von Eiweißen bei (→ 2.8.3).

SPICKZETTEL

Ionenbindung: Chemische Bindung mit Elektronenübergang und Bildung von **Ionen** (**Kation** = positiv, **Anion** = negativ geladen) mit starker elektrostatischer Anziehung. Beispiel Bindung zwischen Natrium (Na, hier Elektronenspender) und Chlor (Cl, hier Elektronenempfänger) mit Entstehung eines Natrium-Ions (Na^+) und eines Chlorid-Ions (Cl^-).

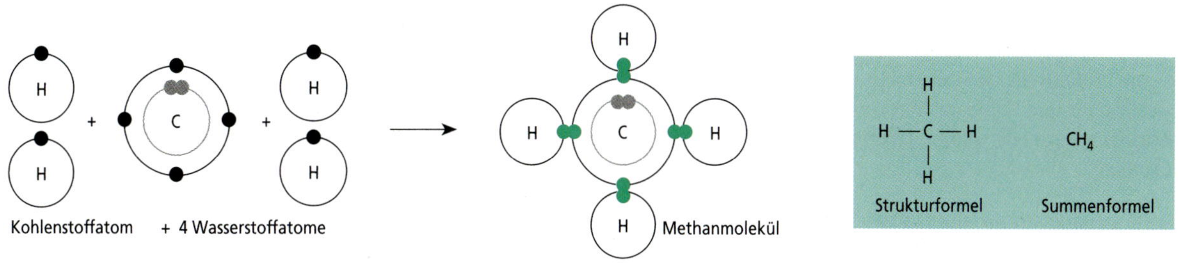

Abb. 2.10 Methan (CH_4). Ein Kohlenstoffatom ist mit vier Wasserstoffatomen durch kovalente Bindung verknüpft.

Kovalente Bindung *(Elektronenpaar-, Atombindung):* Chemische Bindung mit gemeinsamer Elektronenbenutzung und Ausbildung **bindender Elektronenpaare,** z. B. zwischen zwei Sauerstoffatomen (O_2). Bei unterschiedlichen Atomen **polare kovalente Bindung** mit positiver und negativer Teilladung an den Enden möglich.
Molekül: Mindestens zwei durch kovalente Bindung verbundene (gleiche oder unterschiedliche) Atome.
Wasserstoffbrückenbindung: Schwache elektrostatische Anziehung zwischen einem kovalent gebundenen H-Atom mit positiver Teilladung und einem anderen Atom mit negativer Teilladung, z. B. einem ebenfalls kovalent gebundenen O-Atom.

2.5 Chemische Reaktionen

Bei **chemischen Reaktionen** geschieht nichts anderes als das Knüpfen von neuen Bindungen zwischen Atomen oder das Aufbrechen von bestehenden chemischen Bindungen. Dabei geht nichts verloren, d. h. die Gesamtzahl der Atome bleibt gleich. Die Atome werden nur umgruppiert, wobei durch die geänderte Verknüpfung der Atome neue Moleküle mit neuen Eigenschaften entstehen.

Chemische Reaktionen finden in jeder menschlichen Zelle ständig und in großem Ausmaß statt. Nur mit ihrer Hilfe kann der Organismus seine vielfältigen Funktionen erfüllen, vom Sehen und Bewegen bis zum Aufbau neuer Strukturen beim Wachstum.

Anabole Reaktionen

Verbinden sich mehrere Atome, Ionen oder Moleküle zu einer größeren Einheit, so bezeichnet man dies als **anabole Reaktion.** Diese *Stoffvereinigung* heißt auch **(chemische) Synthese.**

Ein einfaches Beispiel ist die *Ammoniaksynthese* (NH_3) aus einem Molekül Stickstoff (N_2) und drei Molekülen Wasserstoff (H_2):

$$N_2 + 3\,H_2 \rightarrow 2\,NH_3$$

Weitaus komplizierter ist z. B. die *Proteinsynthese,* der Aufbau der Körpereiweiße: Sie sind *Riesenmoleküle* **(Makromoleküle),** die durch die Verbindung zahlreicher kleinerer Moleküle entstanden sind.

Katabole Reaktionen

Katabole Reaktionen sind das Gegenteil von anabolen Reaktionen: Größere Einheiten werden in kleinere zerlegt. Diese Stoffzerlegung heißt auch **(chemische) Analyse.** Beispielsweise kann Ammoniak unter geeigneten Bedingungen wieder zerlegt werden:

$$2\,NH_3 \rightarrow N_2 + 3\,H_2$$

Im Organismus spielen katabole Reaktionen z. B. bei der Verdauung eine große Rolle, weil die meist riesigen Nährstoffmoleküle (Fette, Eiweiße und Kohlenhydrate) erst nach der Spaltung in kleine Bruchstücke von der Darmschleimhaut ins Blut überführt werden können.

Energiebereitstellung durch ATP

Anabole Reaktionen sind üblicherweise an die Zufuhr von Energie gebunden, die vom „Zellakku" **ATP** (Adenosintriphosphat → 2.8.5) bereitgestellt wird.

Im Gegensatz dazu wird bei katabolen Reaktionen in aller Regel Energie frei, die üblicherweise zur Regeneration des verbrauchten ATP verwendet wird. Der Wirkungsgrad dieser Energieumwandlung in ATP ist jedoch nicht 100-prozentig, sodass als Nebenprodukt zusätzlich Wärme anfällt.

Die Wachstumsvorgänge des Körpers vollziehen sich im Wesentlichen über anabole Reaktionen und benötigen deshalb Energie. Diese Energie stammt aus dem Abbau von Nährstoffmolekülen, also aus katabolen Reaktionen, bei denen Energie freigesetzt wird.

SPICKZETTEL

(Chemische) Reaktion: Knüpfen oder Lösen chemischer Bindungen. **Anabole Reaktionen** sind aufbauende, **katabole Reaktionen** sind abbauende Reaktionen.

2.6 Chemische Verbindungen

Wie erwähnt bestehen chemische Verbindungen aus Atomen verschiedener Elemente in festem Verhältnis zueinander. Dabei werden als große Gruppen die anorganischen und die organischen Verbindungen unterschieden. Beide sind für den Menschen lebensnotwendig.

Anorganische Verbindungen

Anorganische Verbindungen zeichnen sich dadurch aus, dass in ihnen gewöhnlich *kein Kohlenstoff* enthalten ist. Zu ihnen gehören viele Salze, Säuren, Laugen, Wasser und als Ausnahme die Kohlenstoffverbindungen Kohlendioxid (CO_2) und -monoxid (CO).

Organische Verbindungen

Organische Verbindungen bestehen hauptsächlich aus *Kohlenstoff-* und *Wasserstoffatomen* und werden überwiegend durch *kovalente Bindungen* zusammengehalten (→ 2.4.2). Alle Schlüsselmoleküle des Lebens wie Kohlenhydrate, Fette, Eiweiße und Nukleinsäuren gehören dazu (→ 2.8).

SPICKZETTEL

(Chemische) Verbindung: Substanz aus Atomen mindestens zweier chemischer Elemente in festem Verhältnis zueinander, z. B. Wasser (H_2O). **Anorganische Verbindungen** in der Regel ohne Kohlenstoff, **organische Verbindungen** mit Kohlen- und Wasserstoff als wesentlichen Bestandteilen.

2.7 Anorganische Verbindungen

2.7.1 Wasser

Die Zellen unseres Körpers bestehen zu rund 60 % aus Wasser **(intrazelluläres Wasser).** Die Flüssigkeit, welche die Zellen umgibt **(extrazelluläres Wasser),** enthält sogar zu über 90 % Wasser. Folglich spielen sich im Organismus alle chemischen Reaktionen und damit alle Lebensvorgänge in einem **wässrigen Milieu** ab.

Wasser chemisch gesehen

Das Wassermolekül besteht aus einem Sauerstoff- und zwei Wasserstoffatomen, die über kovalente Bindungen in leicht abgewinkelter Stellung zusammengehalten werden. Zwischen den Wassermolekülen bilden sich zahlreiche Wasserstoffbrücken aus (→ Abb. 2.11).

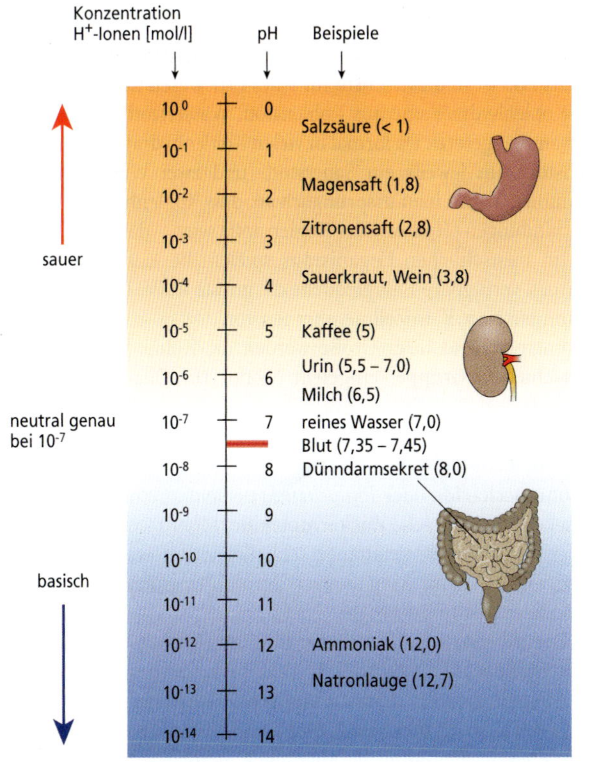

Abb. 2.12 pH-Werte bekannter Flüssigkeiten.

Funktionen des Wassers im Organismus

Wasser ist ein ausgezeichnetes **Lösungsmittel.** Lebenswichtige Substanzen wie Sauerstoff- oder Nährstoffmoleküle können über das extrazelluläre Wasser alle Zellen erreichen und von diesen verwertet werden. Umgekehrt können Stoffwechselprodukte abtransportiert werden und z. B. über die Nieren den Organismus verlassen. Bei chemischen Reaktionen ermöglicht das Wasser den beteiligten Molekülen die Annäherung aneinander. Wasser ist zudem selbst Reaktionspartner bei vielen chemischen Reaktionen.

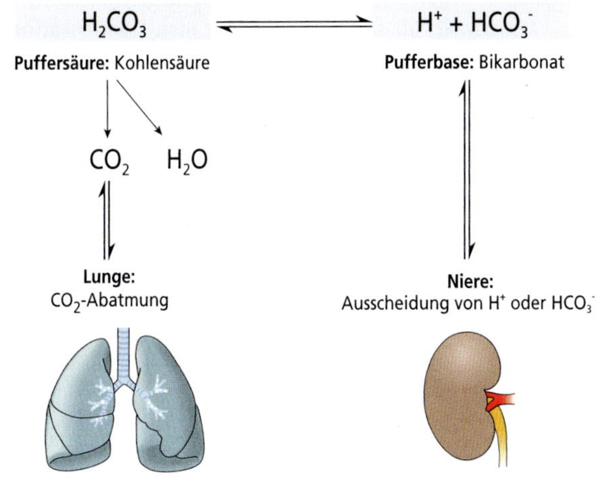

Abb. 2.13 Kohlensäure und Bikarbonat als lebenswichtiges Puffersystem.

Daneben ist Wasser z. B. ein Hauptbestandteil von Schleimen und dient dadurch als *Schmiermittel.* Außerdem nimmt Wasser Wärme nur langsam auf und gibt sie ebenso langsam ab – es isoliert.

2.7.2 Säuren und Basen

Werden Salze wie z. B. das Kochsalz (→ 2.4.1) in Wasser gelöst, zerfallen sie, d. h. die im Kristallgitter gebundenen Ionen lösen sich voneinander und liegen nun frei beweglich vor.

Ähnliches passiert mit **Säuren** und **Basen,** wenn sie in Wasser gelöst werden:

- Beim Chlorwasserstoff (HCl) z. B. werden H^+-Ionen (Wasserstoff-Ionen) frei; das Wasser wird *sauer,* es entsteht *Salzsäure*
- Beim Natriumhydroxid (NaOH) werden dagegen Hydroxid-Ionen (OH^-) frei, welche H^+-Ionen aufnehmen können; das Wasser wird *basisch* und es entsteht *Natronlauge* (**Laugen** sind wässrige basische Lösungen).

Dieser Vorgang wird allgemein **Dissoziation** genannt.

Als Säuren bezeichnet man (nach *Brönsted*) chemische Verbindungen, die H^+-Ionen abgeben können (z. B. HCl), als Basen solche, die H^+-Ionen aufnehmen können (z. B. KOH). Eine (Puffer-)Säure und die dazugehörende (Puffer-)Base werden auch als **korrespondierendes Säure-Basen-Paar** bezeichnet (etwa HCl = Puffersäure und Cl^- = Pufferbase oder H_2O = Puffersäure und OH^- = Pufferbase oder H_2CO_3 = Puffersäure und HCO_3^- = Pufferbase, → Abb. 2.13).

Je mehr H^+-Ionen sich in einer Lösung befinden, desto **saurer** *(azider)* ist diese Lösung. Je weniger H^+-Ionen sich darin befinden, desto **basischer** *(alkalischer)* ist die Lösung. Entsprechend spricht man auch von **Azidität** bzw. **Alkalität** *(Basizität)* einer Lösung,

2.7.3 pH-Wert

Azidität oder Alkalität einer Lösung lassen sich laborchemisch messen, wobei aber die H^+- und OH^--Konzentrationen sehr gering sind. Deshalb wurde als Maßeinheit der **pH-Wert** festgelegt, der als *negativer dekadischer Logarithmus* der H^+-Ionen-Konzentration definiert ist:

- Neutrale Lösungen (z. B. reines Wasser) haben einen pH-Wert von 7,0. Die Konzentration der H^+- und auch der OH^--Ionen beträgt hier 10^{-7} mol/l
- Saure Lösungen haben mehr H^+-Ionen als OH^--Ionen und somit einen pH-Wert < 7
- Alkalische Lösungen haben weniger H^+-Ionen als OH^--Ionen und einen pH-Wert > 7.

Je kleiner also der pH-Wert einer Flüssigkeit ist, desto saurer ist sie (→ Abb. 2.12).

2.7.4 Puffer

Die pH-Werte in verschiedenen Körperflüssigkeiten sind sehr unterschiedlich, der pH-Wert der meisten Körperflüssigkeiten wird aber konstant gehalten. Dafür sorgen u. a. die **Puffer.** Das sind Substanzen, die überschüssige H^+-Ionen auffangen oder bei Mangel wieder abgeben. Sie puffern („federn") also pH-Schwankungen ab.

Die Puffer alleine reichen allerdings nicht zur Konstanthaltung des pH-Wertes. Es sind auch Regulationsprozesse (→ 1.3) beteiligt. So können die Nieren – allerdings wesentlich langsamer – die Ausscheidung sowohl von H^+ als auch HCO_3^- regulieren.

Kohlensäure-Bikarbonat-System

Ein wichtiges Puffersystem im menschlichen Körper ist das **Kohlensäure-Bikarbonat-System** (→ Abb. 2.13). Wie jedes Puffersystem besteht es aus einer Säure und der dazugehörigen Base:

- H_2CO_3 (Kohlensäure = Puffersäure)
- HCO_3^- (Bikarbonat = Pufferbase).

Bei Säureüberladung (**Azidose,** → 18.8) nimmt die Pufferbase (HCO_3^-) H^+-Ionen auf und es entsteht die Puffersäure (H_2CO_3). Diese dissoziiert in H_2O und CO_2, wobei CO_2 rasch über die Lunge abgeatmet wird. Auf diese Weise werden „saure Valenzen" aus dem Körper entfernt.

Bei Basenüberladung (**Alkalose,** → 18.8) dagegen kann die Abgabe von CO_2 in begrenztem Maße durch verminderte Atmung gedrosselt werden. Die vermehrt zurückgehaltene Puffersäure H_2CO_3 gibt H^+ ab, welche die überschüssigen OH^- aufnehmen und zu Wasser (H_2O) neutralisieren.

Solche Puffersysteme, die im Austausch mit ihrer Umgebung stehen, heißen **offene Puffersysteme.** Sie puffern besser als **geschlossene Puffersysteme** ohne diese Möglichkeit.

Weitere Puffersysteme

Neben dem Kohlensäure-Bikarbonat-Puffer tragen v. a. zwei weitere Puffer zur Aufrechterhaltung des pH-Wertes bei:

- **Proteinpuffer.** Zu diesem gehören das Hämoglobin (→ 12.2.2) in den Erythrozyten sowie die Plasmaproteine
- **Phosphatpuffer.** Seine Pufferkomponenten sind anorganische Phosphate.

SPICKZETTEL

Säuren (nach *Brönsted*): Verbindungen, die H^+-Ionen abgeben können.
Basen (nach *Brönsted*): Verbindungen, die H^+-Ionen aufnehmen können.
pH-Wert: Maß für die H^+-Ionen-Konzentration einer wässrigen Lösung. pH = 7 heißt neutral, pH > 7 heißt basisch (mehr OH^-- als H^+-Ionen), pH < 7 heißt sauer (mehr H^+- als OH^--Ionen).
Puffer: Substanzen bzw. Gemische, die H^+-bzw. OH^--Ionen abfangen, sodass sich der pH-Wert weniger stark ändert als ohne Puffer.

2.8 Organische Verbindungen

2.8.1 Kohlenhydrate

Kohlenhydrate *(Saccharide)* spielen für das Leben auf der Erde eine zentrale Rolle. Sie werden von den grünen Pflanzen im Rahmen der **Fotosynthese** aus Kohlendioxid und Wasser mithilfe von Sonnenlicht in gigantischen Mengen gebildet. Die *Sonnenenergie* wird hierbei als *chemische Energie* in den Kohlenhydraten gespeichert und ist in dieser Form für jedes Lebewesen nutzbar.

Kohlenhydrate sind aus Kohlenstoff, Wasserstoff und Sauerstoff zusammengesetzt. Da formal in vielen Kohlenhydraten auf ein Kohlenstoffatom jeweils ein Sauerstoff- und zwei Wasserstoffatome kommen, nahm man ursprünglich an, dass Kohlenhydrate Wasserverbindungen *(Hydrate)* des Kohlenstoffs seien – daher der Name.

Im menschlichen Organismus spielen die Kohlenhydrate als schnell verfügbare Energiequelle die größte Rolle. Darüber hinaus kommen sie z. B. in Zellmembranen vor.

Entsprechend ihrer Größe werden die Kohlenhydrate in vier verschiedene Gruppen eingeteilt: Mono-, Di-, Oligo- und Polysaccharide.

Monosaccharide

Monosaccharide oder *Einfachzucker* (*mono* = eins, *Saccharide* = Zucker) sind einfache **Zuckermoleküle.** Monosaccharide mit fünf oder sechs Kohlenstoffatomen schließen sich in wässrigem Milieu überwiegend zum Ring, sodass ihr Kohlenstoffgerüst ein Fünf- oder Sechseck bildet (→ Abb. 2.14).

Der wichtigste Einfachzucker im menschlichen Organismus ist die **Glukose** *(Traubenzucker, Dextrose).* Sie besteht aus sechs C-Atomen, zwölf H-Atomen und sechs O-Atomen und wird deshalb mit $C_6H_{12}O_6$ abgekürzt. Glukose kann von den meisten Zellen zur Energiegewinnung herangezogen werden – Glukose ist der Hauptenergieträger des menschlichen Körpers!

Andere sehr häufige Monosaccharide mit *sechs* C-Atomen sind die **Fruktose** *(Fruchtzucker, Lävulose)* und die **Galaktose** *(Schleimzucker).*

Ribose und **Desoxyribose,** zwei Monosaccharide mit *fünf* C-Atomen, sind Bestandteile der Nukleinsäuren (→ 2.8.4).

Disaccharide

Reagieren zwei Monosaccharide miteinander, so entsteht ein *Zweifachzucker* (**Disaccharid,** *di* = zwei).

Saccharose *(Rohr-, Rüben-, Haushalts-, Kristallzucker)* beispielsweise wird aus Glukose und Fruktose gebildet, **Laktose** *(Milchzucker)* aus Glukose und Galaktose, **Maltose** *(Malzzucker)* aus zwei Glukosemolekülen.

Beim Aufbau eines Zweifachzuckers wird ein Wassermolekül abgespalten (→ Abb. 2.14). Solche Verknüpfungsreaktionen, bei denen Wassermoleküle frei werden, nennt man **Kondensationsreaktionen.**

Disaccharide können wieder in Monosaccharide gespalten werden. Dabei wird im Gegenzug ein Wassermolekül verbraucht.

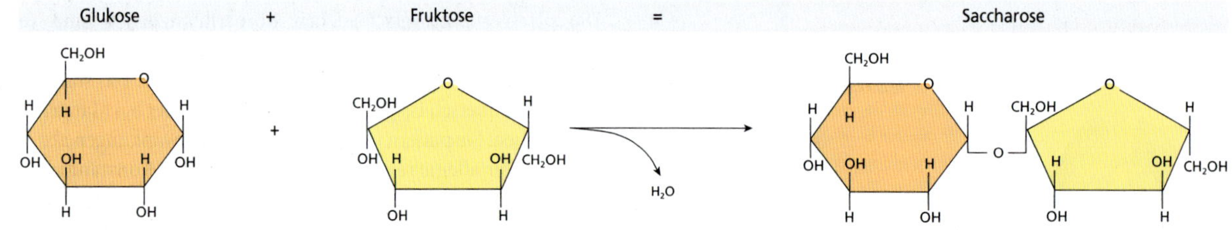

Abb. 2.14 Bildung des Zweifachzuckers (Disaccharids) Saccharose aus den Monosacchariden Glukose und Fruktose. Einer gängigen Schreibweise folgend sind die C-Atome an den Eckpunkten des Rings nicht ausgeschrieben, wohl aber hiervon abweichende Atome wie die O-Atome.

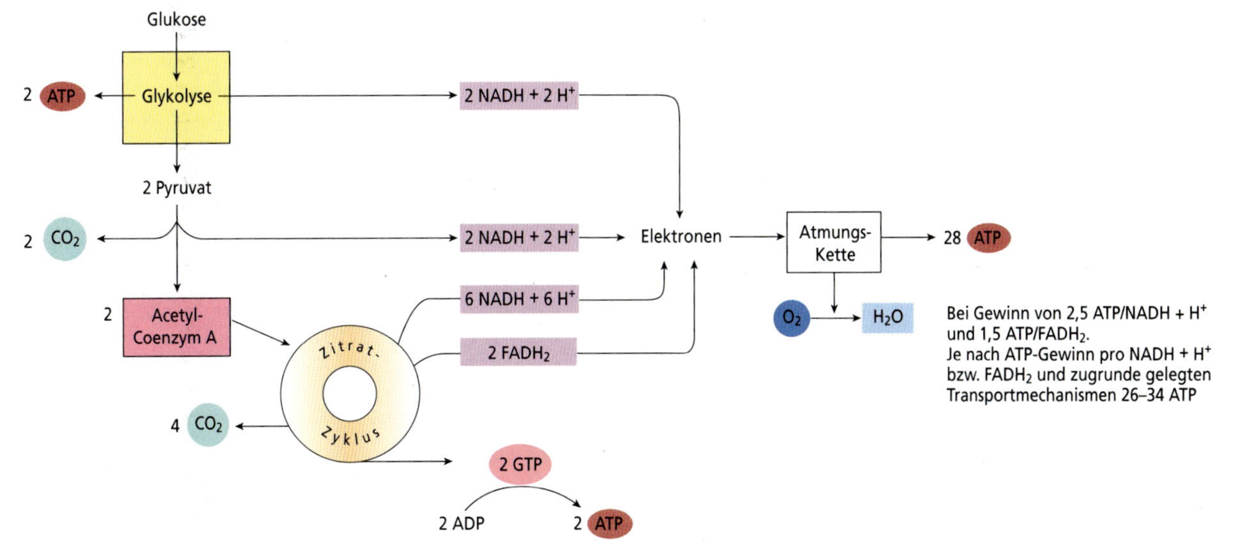

Abb. 2.15 Die vier Phasen der Energiegewinnung aus Glukose. GTP (Guanosintriphospat) ist wie ATP ein energiereiches Phosphat.

Oligosaccharide

Ketten aus 3–10 Monosacchariden heißen **Oligosaccharide** (*oligos* = wenig).

Im menschlichen Körper kommen Oligosaccharide in erster Linie in oder auf Zellmembranen vor, gebunden an Fette (Lipide →2.8.2) oder Proteine (Eiweiße →2.8.3). Auf den Erythrozyten beispielweise sind Oligosaccharide die Träger der AB0-Blutgruppen (→12.2.7).

Polysaccharide

Manche Disaccharide können durch Verknüpfung mit weiteren Einfachzuckern zu **Polysacchariden** (*Vielfachzuckern, poly* = viele, →Tab. 2.2) reagieren, wobei riesige Makromoleküle entstehen. **Homoglykane** bestehen nur aus einer Zuckerart (z. B. Glykogen), **Heteroglykane** aus mehreren (z. B. Heparin).

Ein Beispiel ist die **Stärke:** Sie ist die pflanzliche Speicherform der durch Fotosynthese aufgebauten Glukose. Kartoffeln, Weizen und Mais enthalten sehr viel Stärke. Nimmt der Mensch eine stärkehaltige Mahlzeit zu sich, so wird die Stärke im Verdauungstrakt wieder zerlegt.

Auch die **Zellulose,** ein weiteres pflanzliches Kohlenhydrat, ist nur aus Glukosemolekülen zusammengesetzt. Da diese aber anders verknüpft sind als in der Stärke, kann der Mensch die Zellulose im Darm nicht aufspalten.

Tierische und auch menschliche Speicherform der Glukose ist das **Glykogen.**

Energiegewinnung aus Kohlenhydraten

Durch die Verdauung werden die Poly- und Disaccharide in die Monosaccharide Glukose, Fruktose und Galaktose gespalten (→17.7.2, →17.9.4). Nach Aufnahme im Dünndarm gelangen diese zur Leber, wo Fruktose und Galaktose ebenfalls in Glukose umgewandelt werden. Die Leber ist das *einzige* Organ, das hierfür die nötigen Enzyme besitzt. Der weitere Stoffwechselweg entspricht dann dem der Glukose.

Die Glukose wird von den meisten Zellen des menschlichen Körpers als *Rohstoff zur Energiegewinnung* bevorzugt. Wird Energie benötigt, so wird die Glukose in den Zellen oxidiert („verbrannt"). Die gewonnene Energie wird in kleinen Bausteinen, dem *Adenosintriphosphat* **(ATP)** „zwischengelagert" (→2.8.5).

Tab. 2.2: Übersicht über einige Polysaccharide. Unterschiede bestehen in der Art der Grundbausteine, der Art der Verknüpfung und der Größe des entstehenden Moleküls.

Polysaccharid	Vorkommen und Bedeutung
Glykogen	Tierische Speicherform der Glukose
Stärke (genau: 80 % **Amylopektin,** 20 % **Amylose**)	Pflanzliche, vom Menschen verwertbare Speicherform der Glukose
Zellulose	Vom Menschen nicht verwertbare Gerüstsubstanz von Pflanzen; sog. Ballaststoff (→17.9.11)
Inulin	Wasserlösliches, pflanzliches Kohlenhydrat, das nicht vom Menschen, aber von einigen Darmbakterien verwertet werden kann (→17.9.11)
Pektin	Pflanzliche Gerüstsubstanz mit hoher Wasserbindungsfähigkeit; sog. Ballaststoff (→17.9.11)

Der Verbrennungsvorgang, auch *Zellatmung* oder *innere Atmung* genannt, erfolgt vereinfacht in vier Schritten (→Abb. 2.15):

1. **Glykolyse.** Aus einem Molekül Glukose entstehen im Zytoplasma der Zelle (→3.1) zwei Moleküle **Pyruvat** *(Brenztraubensäure)* und zwei Moleküle ATP. Hierzu wird kein Sauerstoff benötigt
2. **Umwandlung von Pyruvat in Acetyl-Coenzym A.** Bei Vorhandensein von Sauerstoff wird Pyruvat in die Mitochondrien („Zellkraftwerke" →3.3.6) eingeschleust und reagiert dort mit *Coenzym A* zu Acetyl-Coenzym A (Acetyl-CoA). Außerdem wird das Coenzym NAD^+ *(Nikotinamid-Adenin-Dinukleotid),* (→2.9) reduziert, d. h. es nimmt Elektronen auf
3. **Zitratzyklus.** Es folgt im Mitochondrium eine Serie von Reaktionen, die als Zitratzyklus zusammengefasst werden. Im Zitratzyklus werden sowohl energiereiche Phosphate (aus denen direkt ATP gewonnen werden kann) als auch weitere reduzierte Coenzyme gebildet, die in der Atmungskette verwertet werden

4. **Atmungskette** *(Elektronentransportkette)*. Die Atmungskette in den Mitochondrien führt nun die in den beiden vorherigen Reaktionsketten an die Coenzyme gebundenen Elektronen dem Sauerstoff zu. Dabei entstehen Wasser und viel Energie, die zur Regeneration von ATP verwendet wird.

Glykogen

Ist genügend Glukose in den Zellen vorhanden bzw. der Energiebedarf gering, so kann die Glukose in Leber sowie Skelettmuskulatur in Form von **Glykogen** gespeichert werden. Glykogen ist ein Polysaccharid und chemisch nahe mit der pflanzlichen Speicherform der Glukose, der *Stärke*, verwandt. Die Aufnahme von Glukose in die Zelle sowie ihre Überführung in Glykogen wird durch das Hormon *Insulin* (→ 17.9.4) gefördert.

Der Erwachsene kann insgesamt etwa 300–500 g Glykogen speichern. Hieraus ist ein Energiegewinn von etwa 1.200–2.000 kcal möglich, was bei einem Erwachsenen nicht einmal einen Tag reicht. Im Vergleich zu den großen Fettspeichern des Organismus ist der Glukosevorrat somit klein.

Werden trotz voller Glykogenspeicher weiter Kohlenhydrate aufgenommen, so werden diese in Fett umgewandelt.

Glukoneogenese

Bei der **Glukoneogenese** (→ Abb. 2.16) wird Glukose aus Nicht-Kohlenhydrat-Vorstufen neu gebildet. Sie findet zu etwa 90 % in der Leber und zu etwa 10 % in der Nierenrinde statt.

Ziel ist, auch bei fehlender Nahrungszufuhr und leeren Glykogenspeichern die lebensnotwendige Glukose bereitzustellen: Der Körper baut Fette und Proteine (Eiweiße) ab und gewinnt in verschiedenen Umbauschritten Glukose daraus. Man kann die Glukoneogenese auch als Umkehrvorgang der *Glykolyse* (→ Abb. 2.15) sehen. Es müssen aber drei Schritte der Glykolyse (unter Energieverbrauch) umgangen werden, da sie nur in Richtung der Glykolyse ablaufen.

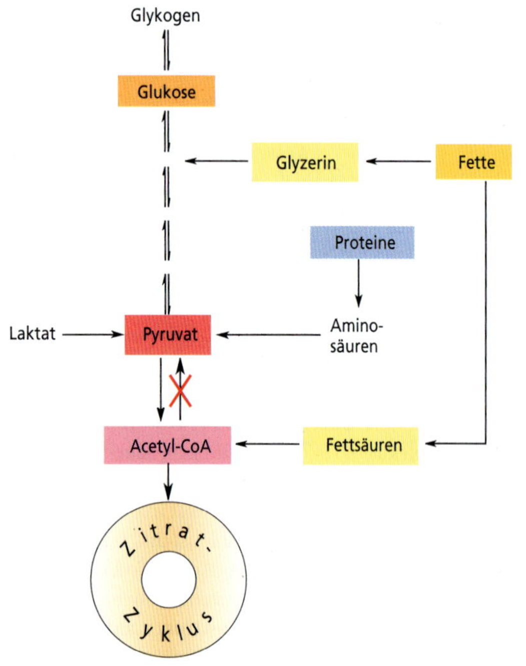

Abb. 2.16 Glukoneogenese. Verschiedene Ausgangsstoffe (Lakat, Glyzerin, Aminosäuren) können an unterschiedlichen Stellen in die Glukoneogenese eintreten. Aus Fettsäuren kann im menschlichen Körper hingegen keine Glukose gebildet werden, weil Acetyl-CoA nicht in Pyruvat überführt werden kann.

SPICKZETTEL

Kohlenhydrate *(Saccharide):* Organische Verbindungen aus Kohlen-, Sauer- und Wasserstoff, meist im Verhältnis 1 : 1 : 2. Im menschlichen Körper wichtige Energieträger, auch Bestandteil z. B. von Zellmembranen. Je nach Kettenlänge unterteilt in
- **Monosaccharide** *(Einfachzucker)* aus einem „Grundmolekül", z. B. **Glukose** *(Traubenzucker)*, **Fruktose** *(Fruchtzucker)*
- **Disaccharide** *(Zweifachzucker)* aus zwei Monosacchariden, z. B. **Saccharose** *(Rohrzucker)*, **Laktose** *(Milchzucker)*
- **Oligosaccharide** aus 3–10 Monosacchariden, oft an Zellmembranen gebunden, z. B. die ABO-Blutgruppen-Merkmale
- **Polysaccharide** *(Vielfachzucker)* aus über zehn Monosacchariden, z. B. **Glykogen, Stärke** (Speicherformen der Glukose).

2.8.2 Lipide

Lipide *(Fette und fettähnliche Stoffe)* sind eine Gruppe von Substanzen mit:
- Schlechter Löslichkeit in Wasser
- Guter Löslichkeit in **unpolaren** *(apolaren)* Lösungsmitteln wie Chloroform oder Ether. Unpolar heißt, dass die elektrischen Ladungen im Molekül (fast) gleichmäßig verteilt sind, das Molekül also keine „Mini-Ladungen" an den Enden hat.

Wichtige Lipide im menschlichen Körper sind:
- Fettsäuren
- Triglyzeride (Neutralfette)
- Cholesterin
- Phospholipide.

Lipide dienen als Energiespeicher und sind z. B. Bestandteil von Zellmembranen und Ausgangsstoffe für einige Hormone.

Fettsäuren

Fettsäuren sind lange Kohlenwasserstoffketten mit meist 16 oder 18 C-Atomen. Sie können mit der Nahrung aufgenommen oder vom menschlichen Organismus selbst hergestellt werden. Je nachdem, ob das Kohlenstoffgerüst der Fettsäuren Doppelbindungen enthält, unterscheidet man:
- **Gesättigte Fettsäuren,** die nur Einfachbindungen enthalten (Beispiel *Palmitinsäure, Stearinsäure*)
- **Einfach ungesättigte Fettsäuren** mit einer Doppelbindung (Beispiel *Ölsäure*)
- **Mehrfach ungesättigte Fettsäuren** mit zwei oder mehr Doppelbindungen (Beispiel *Linol-, Linolen-, Arachidonsäure*).

Bei ungesättigten Fettsäuren ist die Kohlenstoffkette an den Doppelbindungen nicht mehr frei drehbar. Je nach Stellung der Wasserstoffatome (bzw. der restlichen Kohlenstoffkette) werden **Cis- und Trans-Fettsäuren** unterschieden (Merkhilfe: cis klingt wie zusammen = auf der gleichen Seite). Im menschlichen Organismus überwiegen die Cis-Fettsäuren bei Weitem. Physiologisch bedeutsam ist außerdem die Lage der letzten Doppelbindung, gerechnet vom Omega(ω)-Ende, also dem C-Atom, das am weitesten weg vom Carboxylende ist. Besonders wichtig sind **Omega-6-** und **Omega-3-Fettsäuren.**

Linolsäure und *Linolensäure* enthalten Doppelbindungen, die der menschliche Organismus aufgrund ihrer Position (weit weg vom Glyzerinmolekül) nicht selbst einfügen kann. Solche lebensnotwendigen Fettsäuren, die mit der Nahrung zugeführt werden müssen, heißen **essenzielle Fettsäuren.**

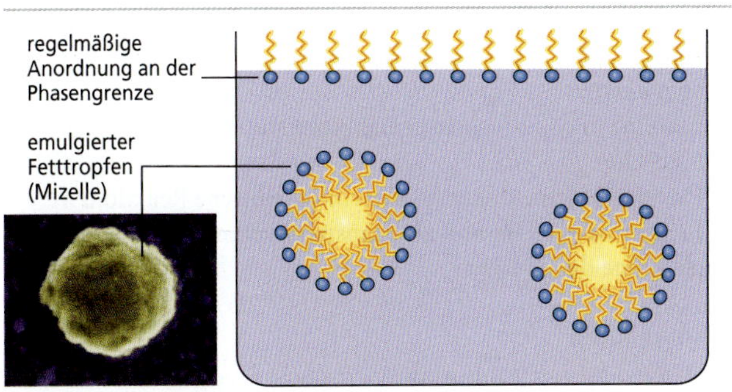

Abb. 2.17 Fettsäuren in Wasser. Die Fettsäuremoleküle richten ihre hydrophoben Enden zum Fetttropfen hin. An der Wasseroberfläche weisen die hydrophoben Enden vom Wasser weg. [Foto: G1163]

Fett- und Wasserlöslichkeit

Fettsäuren vereinigen zwei unterschiedliche chemische Eigenschaften:

- Der lange „Schwanz" aus CH-Gruppen ist *unpolar.* Deshalb werden keine Wasserstoffbrücken (→ 2.7.1) ausgebildet, sodass dieser Molekülteil ausgesprochen gut fettlöslich bzw. schlecht wasserlöslich ist. Man nennt dies **lipophil** (fettfreundlich) bzw. **hydrophob** (wasserfeindlich)
- Der kleine „Kopf" (die Carboxylgruppe → 2.8.3) der Fettsäure ist dagegen *polar* und kann somit Wasserstoffbrücken ausbilden. Er ist gut wasserlöslich **(hydrophil)** bzw. schlecht fettlöslich **(lipophob).**

Gibt man nun Fettsäuren in Wasser, so bilden sie an der Wasseroberfläche einen dünnen Film, indem sich die Köpfe zum Wasser hin und die Fettsäureschwänze von ihm weg orientieren. Im Wasserinnern bilden sich „Kugeln" **(Mizellen),** wobei die hydrophoben Fettsäureschwänze ins Innere der Kugeln zeigen. Aufgrund dieser gegensätzlichen Eigenschaften sind Fettsäuren in der Lage, lipophile Substanzen in Wasser zu **emulgieren,** d. h. ganz fein zu verteilen (→ Abb. 2.17), und so zu transportieren.

Triglyzeride

Die größte Gruppe der Nahrungslipide sind Gemische von **Triglyzeriden** *(Neutralfetten).* Bei Zimmertemperatur feste Triglyzeride heißen auch **Fette,** bei Zimmertemperatur flüssige **Öle.**

Jedes Triglyzerid ist aus *einem* **Glyzerin**- und *drei* **Fettsäuremolekülen** zusammengesetzt. Dies können drei gleiche Fettsäuren sein oder auch drei verschiedene (→ Abb. 2.18).

Triglyzeride sind nach den Kohlenhydraten der zweitwichtigste Rohstoff zur Energieerzeugung. Sie enthalten mehr als doppelt so viel Energie wie die Kohlenhydrate (9,3 statt 4,1 kcal/g, entsprechend 37 bzw. 17 kJ/g, jeweils physiologische Brennwerte → 17.9.7). Diese Energie kann allerdings nicht so leicht freigesetzt werden wie bei den Kohlenhydraten, da die Fettsäuren schwer abbaubar sind.

Bei Energiemangel werden Triglyzeride in Glyzerin und Fettsäuren gespalten **(Lipolyse).** Die Fettsäuren werden dann in den Mitochondrien durch die **β-Oxidation** schrittweise verkürzt und die entstehenden reduzierten Coenzyme und Acetyl-CoA zur Energiegewinnung verwertet (→ Abb. 2.15). Übersteigt der Acetyl-CoA-Anfall die Kapazität des Zitratzyklus, so werden Ketonkörper daraus gebildet (→ 2.8.3).

Ist genug Energie vorhanden, werden Triglyzeride v. a. im Fettgewebe als Energiereserve für „Notzeiten" gespeichert. Wie erwähnt kann auch ein Zuviel an Energie aus Kohlenhydraten oder Eiweißen in Form von Triglyzeriden gespeichert werden. Den Triglyzeridaufbau bezeichnet man als **Lipogenese.**

Cholesterin

Cholesterin (→ Abb. 2.19) ist eine für den Organismus wichtige Substanz, die vom Körper selbst hergestellt und über tierische Nahrungsmittel aufgenommen werden kann. In Pflanzen kommt es nicht vor.

Cholesterin ist ein:

- Wichtiger Bestandteil der Zellmembranen (→ 3.2)
- Vorläufer von Steroidhormonen wie etwa Östrogen und Testosteron (→ Tab. 11.1)
- Vorläufer von Gallensäuren (→ 17.6.4).

Gemeinsamer Bestandteil dieser Substanzen ist das aus vier Ringen zusammengesetzte **Sterangerüst** (→ Abb. 2.19).

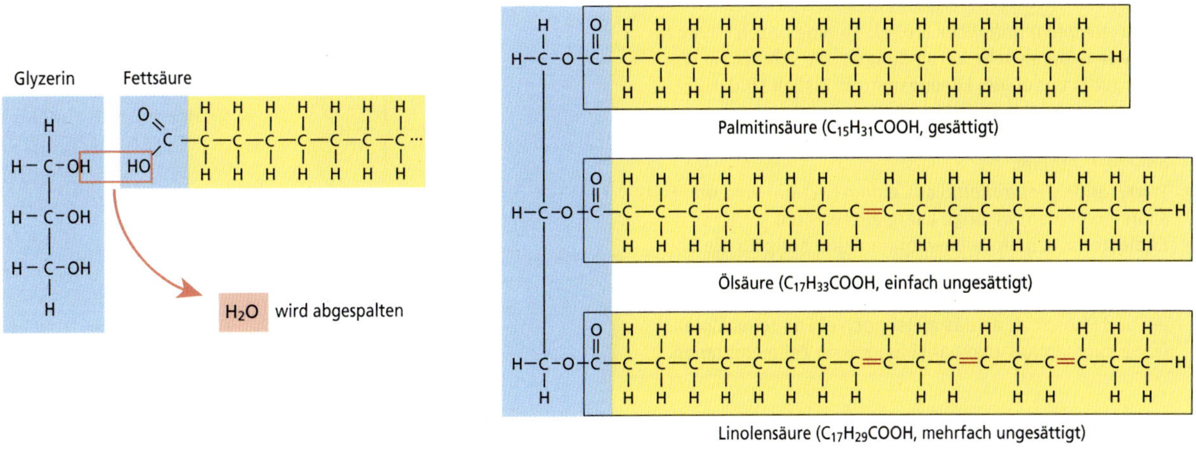

Abb. 2.18 Links Verknüpfung einer Fettsäure mit Glyzerin unter Abspaltung von H_2O (Kondensationsreaktion). Rechts Triglyzeridbildung – alle drei Bindungsstellen des Glyzerins sind mit einer Fettsäure verknüpft. Die unten rechts abgebildete Linolensäure ist eine Omega-3-Fettsäure – die letzte Doppelbindung liegt am dritten C-Atom vom Methylende aus.

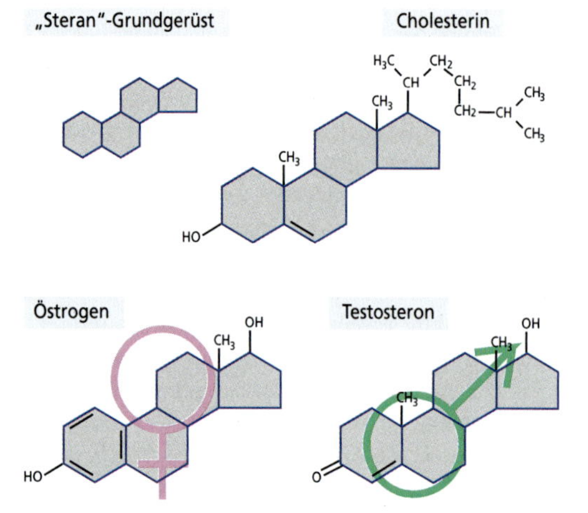

Abb. 2.19 Das auf dem Sterangerüst basierende Cholesterin und zwei Abkömmlinge, die Hormone Östrogen und Testosteron.

MEDIZIN

Idealerweise sollte ein Gleichgewicht zwischen dem aufgenommenen bzw. selbst produzierten Cholesterin sowie dem ausgeschiedenen und verarbeiteten Cholesterin bestehen. Funktioniert diese Regulation nicht, steigt die Cholesterinkonzentration im Blut **(Hypercholesterinämie)** und damit die Gefahr einer Arteriosklerose (→15.1.2). Diese erhöht das Risiko, an einem Herzinfarkt oder Schlaganfall zu erkranken.

Phospholipide

Phospholipide sind ähnlich aufgebaut wie Triglyzeride, wobei jedoch nur zwei Fettsäuren mit dem Glyzerin verknüpft sind. Die dritte Bindungsstelle ist über eine Phosphatgruppe meist mit einem stickstoffhaltigen Alkohol verknüpft. Ihre größte Bedeutung besitzen die Phospholipide im Organismus als Bestandteile der Zellmembranen (→Abb. 3.2).
Bekanntestes Phospholipid ist das *Lezithin.*

SPICKZETTEL

Lipide *(Fette und fettähnliche Stoffe):* Sammelbezeichnung für verschiedene organische Verbindungen, die schlecht in Wasser und gut in unpolaren Lösungsmitteln löslich sind. Hauptvertreter im menschlichen Körper

- **Fettsäuren,** lange Kohlenwasserstoffketten mit meist 16 oder 18 C-Atomen
- **Triglyzeride** *(Neutralfette)* aus einem Glyzerin- und drei Fettsäuremolekülen, wichtige Energielieferanten
- **Cholesterin,** z. B. in Zellmembranen und nötig für die Bildung von Gallensäuren und einigen Hormonen
- **Phospholipide** aus einem Glyzerin-, zwei Fettsäuremolekülen und Phosphat, an das meist noch ein anderes Molekül (etwa ein Alkohol) angehängt ist, z. B. in Zellmembranen.

2.8.3 Proteine (Eiweiße)

Proteine *(Eiweiße)* sind sowohl für die *Struktur* als auch für die *Funktion* des Menschen von überragender Bedeutung:

- Proteine sind ganz maßgeblich für die Gestalt eines Menschen
- Proteine der Zellmembranen kontrollieren die Passage von Stoffen in die Zelle und aus der Zelle heraus und sind Teile von Signalketten
- Proteine in den Muskeln ermöglichen die Beweglichkeit des Menschen
- Proteine beschleunigen als Enzyme chemische Reaktionen
- Proteine dienen im Blut als Transportproteine und als Immunglobuline der Abwehr.

Aminosäuren

Proteine sind aus **Aminosäuren** zusammengesetzt. Alle Aminosäuren sind prinzipiell gleich aufgebaut. Sie besitzen ein zentrales Kohlenstoffatom, das mit vier verschiedenen Gruppen bzw. Atomen verbunden ist:

- Einer COOH-Gruppe **(Carboxylgruppe)**
- Einer NH_2-Gruppe **(Aminogruppe)**
- Einem Wasserstoffatom
- Dem variablen Rest **R** (→Abb. 2.20) – durch ihn unterscheiden sich die verschiedenen Aminosäuren.

20 Aminosäuren kommen in menschlichen Proteinen vor. Sie heißen **proteinogene Aminosäuren.**

- Davon sind acht **essenzielle Aminosäuren,** d. h. sie können vom Körper nicht aus anderen Molekülen synthetisiert werden und müssen über die Nahrung aufgenommen werden. Dies sind **Isoleucin, Leucin, Lysin, Methionin, Phenylalanin, Threonin, Tryptophan** und **Valin.** Für Säuglinge sind zusätzlich **Arginin** und **Histidin** essenziell
- Dagegen können die zehn **nichtessenziellen Aminosäuren** vom Körper selbst hergestellt werden: **Alanin, Asparagin, Aspartat, Cystein, Glutamin, Glutamat, Glycin, Prolin, Serin, Tyrosin.**

Darüber hinaus gibt es im Körper weitere Aminosäuren, die aber nicht Bestandteil von Proteinen sind. Zu diesen **nichtproteinogenen Aminosäuren** zählt z. B. der Überträgerstoff *GABA* (*Gamma-Aminobuttersäure,* →9.3.2).

Verkettung der Aminosäuren

Werden zwei Aminosäuren unter Wasserabspaltung miteinander verknüpft, entsteht ein **Dipeptid.** Die Bindung heißt entsprechend **Peptidbindung** (→Abb. 2.21). Jedes Peptid besitzt an seinem

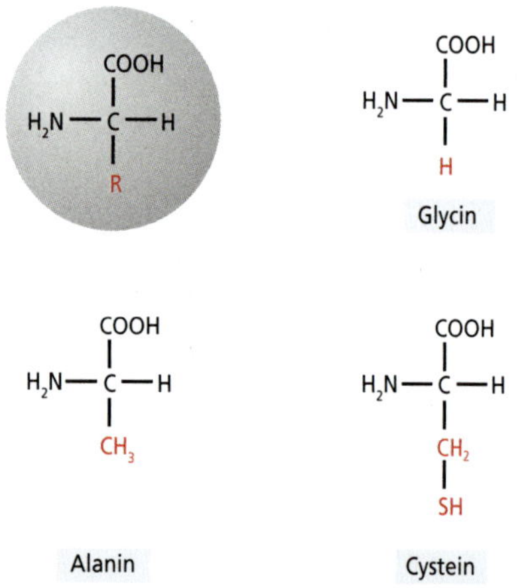

Abb. 2.20 Prinzipieller Aufbau einer Aminosäure (links oben) und drei Beispiele. Sie unterscheiden sich nur im variablen Rest (R).

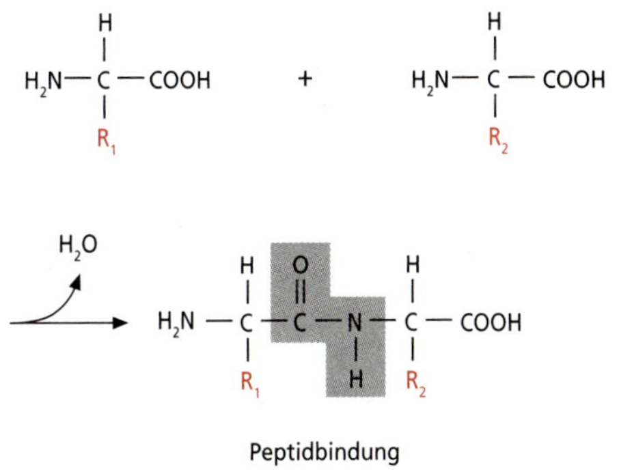

Abb. 2.21 Die Peptidbindung zur Verkettung von Aminosäuren.

einen freien Ende eine COOH-Gruppe und am anderen eine NH_2-Gruppe, an denen weitere Aminosäuren in gleicher Weise angelagert werden können.

Wird so an ein Dipeptid eine dritte Aminosäure angelagert, entsteht ein **Tripeptid.** Bis zu einer Länge von zehn Aminosäuren spricht man von **Oligopeptiden,** bei mehr als zehn Aminosäuren von **Polypeptiden** (*poly* = viele). Polypeptide aus über 100 Aminosäuren mit einer bestimmten räumlichen Struktur heißen **Proteine.** Die Übergänge sind allerdings fließend ohne genaue „Grenzen" für die Aminosäurenzahl.

Die meisten menschlichen Proteine bestehen aus 100–500 Aminosäuren. Da einerseits 20 verschiedene Aminosäuren für den Aufbau von Proteinen verwendet werden und andererseits die Reihenfolge der einzelnen Aminosäuren veränderlich ist, ergibt sich eine riesige Zahl unterschiedlicher Proteine.

Ebenen der Proteinstruktur

Bei den Proteinen werden vier Strukturebenen differenziert (→ Abb. 2.22):

- Die Aminosäurefolge eines Proteins wird auch als **Primärstruktur** bezeichnet
- Aufgrund von Wasserstoffbrücken nimmt die Aminosäurekette dann eine bestimmte räumliche Form an, sie windet sich z. B. spiralig zur Helix oder ähnelt einem Faltblatt. Diese Anordnung heißt **Sekundärstruktur.** Ein Protein kann in verschiedenen Abschnitten unterschiedliche Sekundärstrukturen zeigen
- Für die Funktionsfähigkeit des Proteins, z. B. als Enzym, ist entscheidend, dass sich die Aminosäurekette außerdem zu einem dreidimensionalen Gebilde formiert. Diese vollständige dreidimensionale Struktur der *gesamten* Aminosäurekette heißt **Tertiärstruktur.** Man kann sich eine solche Struktur z. B. wie ein Wollknäuel vorstellen
- Häufig lagern sich mehrere Aminosäureketten bzw. Proteine zu einem noch größeren Komplex zusammen – eine **Quartärstruktur** bildet sich aus.

MEDIZIN

Geht die dreidimensionale Struktur eines Proteins z. B. durch Hitzeeinwirkung verloren **(Eiweißdenaturierung),** kann es seine biologische Funktion nicht mehr erfüllen. So können bei **Desinfektion** und **Sterilisation** Bakterien- und Virusproteine durch Hitze unschädlich gemacht werden.

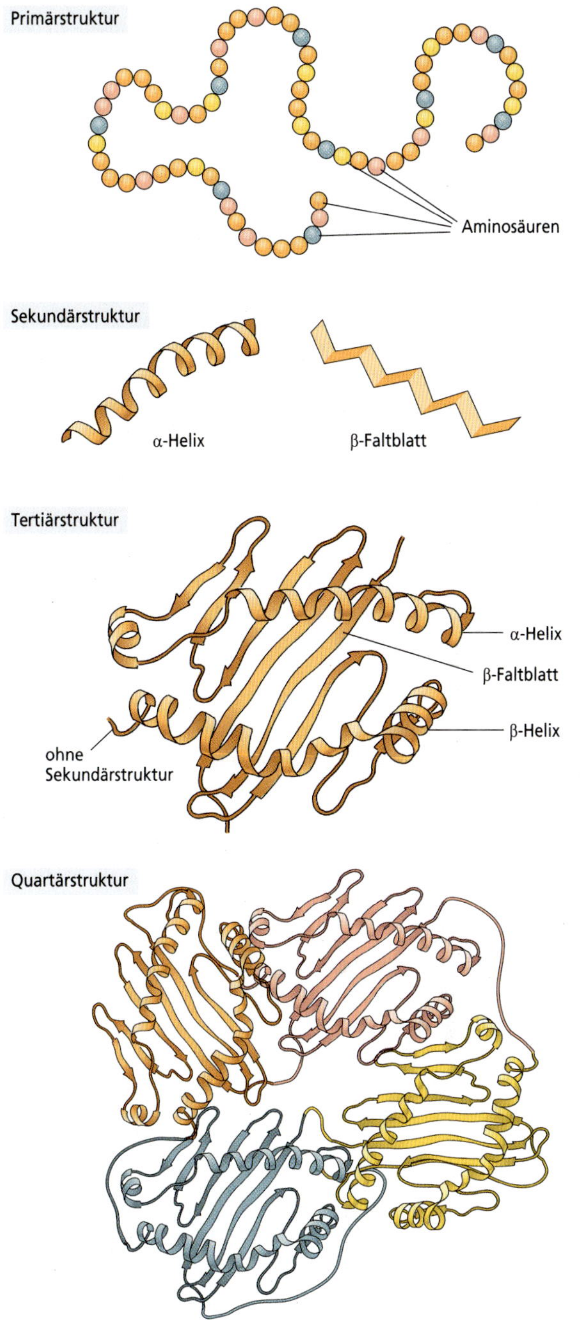

Abb. 2.22 Proteinstruktur.

Protein- und Aminosäurenstoffwechsel

Während der Verdauung werden Proteine (Eiweiße) in ihre Bausteine, die Aminosäuren, zerlegt, welche über die Pfortader zunächst zur Leber gelangen. Auch im Körper werden ständig Proteine abgebaut **(Proteinkatabolismus)** und Aminosäuren freigesetzt. Die frei gewordenen Aminosäuren werden je nach Bedarf des Organismus unterschiedlich umgesetzt:

- Zum Ersten können die frei gewordenen Aminosäuren zum Aufbau körpereigener Eiweiße dienen **(Proteinanabolismus),** etwa bei Wachstumsvorgängen

- Hierzu können einige Aminosäuren in andere Aminosäuren umgewandelt werden, je nachdem, welche Aminosäuren gerade knapp sind. Nur die essenziellen Aminosäuren müssen über die Nahrung aufgenommen werden
- Aus **glukogenen Aminosäuren** kann im Rahmen der Glukoneogenese (→ 2.8.1) Glukose hergestellt werden. Die Abbauprodukte **ketogener Aminosäuren** hingegen können zur Bildung von **Ketonkörpern** (→ 17.9.7, → 18.4.2) oder Fettsäuren (→ 2.8.2) verwendet werden. Bei einem Teil der Aminosäuren ist beides möglich. Unter dem Begriff Ketonkörper werden – etwas ungenau – die Substanzen *Azeton, Acetessigsäure* und *Betahydroxybuttersäure* zusammengefasst (Letztere enthält nicht die Ketogruppe C=O), die z. B. beim Fasten vermehrt entstehen. Ketonkörper können im Hungerzustand in Gehirn und Muskeln zur Energiegewinnung verwendet werden. Im Übermaß führen sie zur *Ketoazidose*
- Manche Aminosäuren können zu Acetyl-CoA abgebaut und nach Einschleusen in den Zitratzyklus (→ 2.8.1) direkt zur Energiegewinnung herangezogen werden. Dieser Stoffwechselweg ist jedoch eher die Ausnahme
- Aus einigen Aminosäuren können durch **Decarboxylierung** (CO_2-Abspaltung) **biogene Amine** gebildet werden, etwa der Neurotransmitter Serotonin aus Tryptophan.

Enzyme

Chemische Reaktionen werden im Reagenzglas durch Wärmezufuhr erheblich beschleunigt, ja oft erst möglich. Nun ist der menschliche Organismus auf schnelle und fein gesteuerte chemische Reaktionen angewiesen, ohne diese über Wärmezufuhr steuern zu können – der Körper erträgt keine großen Temperaturschwankungen. Der Stoffwechsel *katalysiert* deshalb bestimmte Reaktionen, d. h. er beschleunigt sie um das Tausend- bis Millionenfache durch den Einsatz von (lebenswichtigen) Hilfsstoffen, den **Enzymen** *(Biokatalysatoren).* Voraussetzung für die Funktionsfähigkeit eines Enzyms ist das **aktive Zentrum.** Hier ist die Polypeptidkette des Enzyms so gefaltet, dass das **Substrat** (die umzusetzende Substanz) genau passt **(Schlüssel-Schloss-Prinzip).** Das Substrat oder die Substrate binden an das aktive Zentrum, werden umgesetzt, und das oder die **Reaktionsprodukte** verlassen das Enzym wieder. Enzyme sind *substrat- und reaktionsspezifisch,* d. h. sie binden nur ein oder wenige Substrate und beschleunigen nur eine bestimmte chemische Reaktion.

Die meisten Enzyme benötigen für ihre Funktion einen zusätzlichen „Helfer“, ein **Coenzym,** denn das Enzym nimmt selbst an der chemischen Reaktion *nicht* teil, sondern bringt lediglich die beteiligten Partner in geeigneter Weise zusammen. Nur das *Coenzym* wird bei der Enzymreaktion verändert, indem es vom **Substrat** abgespaltene Elektronen bzw. Atome aufnimmt oder diese dem Substrat entsprechend zur Verfügung stellt (→ Abb. 2.23). Coenzyme sind meist sehr kompliziert aufgebaute organische Moleküle und im Gegensatz zu den Enzymen grundsätzlich *keine* Proteine. Coenzyme leiten sich häufig von *Vitaminen* (→ 17.9.9) ab.

SPICKZETTEL

Aminosäure: Organische Verbindung aus einem Kohlenstoffatom, an das eine Carboxylgruppe, eine Aminogruppe, ein Wasserstoffatom und ein variabler Rest angehängt sind.
Dipeptid: Zwei miteinander verknüpfte Aminosäuren.
Oligopeptid: Kette aus 3–10 Aminosäuren.
Polypeptid: Kette von mehr als zehn bis etwa 100 Aminosäuren.
Protein *(Eiweiß):* Kette von mehr als 100 Aminosäuren, die dann eine spezifische räumliche Struktur annimmt. Im menschlichen Körper wichtig u. a. als Struktur-, Transport-, Signalproteine und Enzyme.
Enzym: Substanz, die eine bestimmte chemische Reaktion beschleunigt, selbst aber unverändert wieder aus dieser hervorgeht.

2.8.4 Nukleinsäuren

Proteine sind lebenswichtig für den menschlichen Organismus. Art und Reihenfolge der Aminosäuren müssen daher für jedes Protein im Erbgut exakt festgelegt sein und bei der Proteinsynthese fehlerfrei umgesetzt werden. Dies erfolgt durch die verschiedenen **Nukleinsäuren.** Dabei unterscheidet man prinzipiell **DNA** *(Desoxyribonukleinsäure, DNS,* engl. *acid* = Säure) und **RNA** *(Ribonukleinsäure, RNS).*

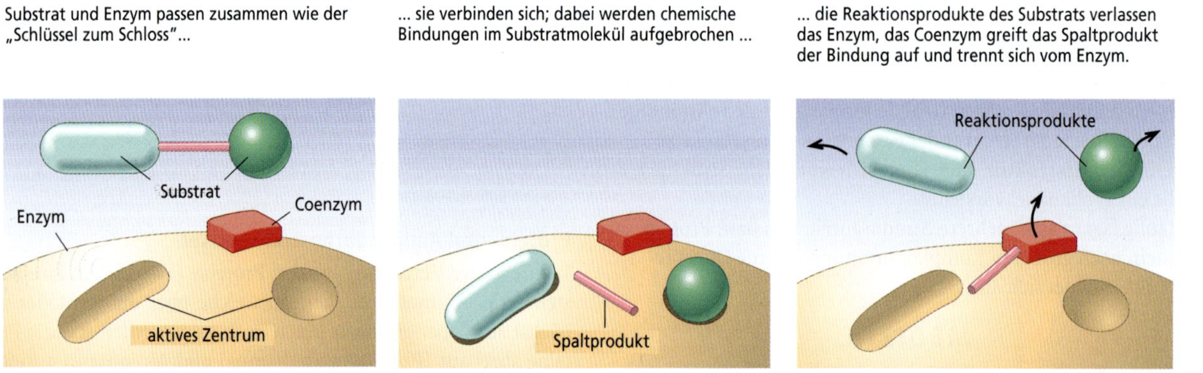

Abb. 2.23 Enzymvermittelte Spaltung eines Substrats mit beteiligtem Coenzym. Die neu gebildeten Reaktionsprodukte entfernen sich dann von der Enzymoberfläche, das unveränderte Enzym kann neue Substratmoleküle binden.

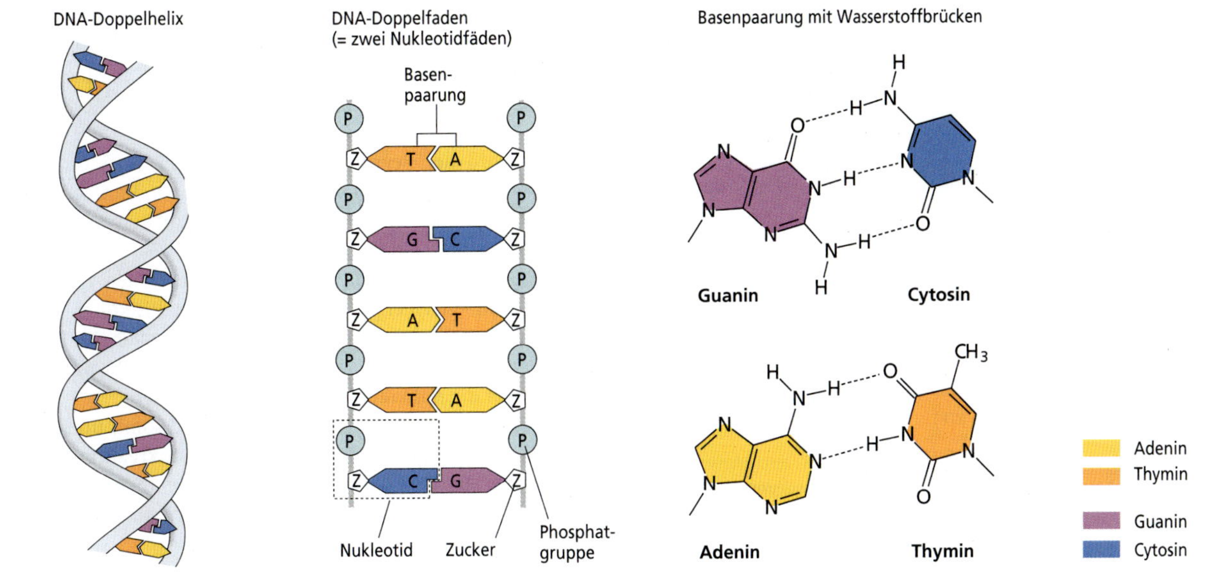

Abb. 2.24 Aufbau der DNA. Zuckermoleküle (Z) und Phosphatgruppen (P) sind abwechselnd aneinander geheftet und bilden zwei Stränge. Von den Zuckermolekülen aus bilden Basenpaare über Wasserstoffbrückenbindungen die „Sprossen“ der „Strickleiter“ [links L253]

Aufbau der DNA

Die DNA kann in ihrem Aufbau mit einer Strickleiter verglichen werden (→ Abb. 2.24):

- Die seitlichen Stränge bestehen aus sich abwechselnden Zuckermolekülen und Phosphatgruppen. Das Zuckermolekül ist immer **Desoxyribose.** Jedes Zuckermolekül ist mit einer Phosphatgruppe und jede Phosphatgruppe wiederum mit einem Zuckermolekül fest verknüpft. Die Richtung der beiden Stränge ist gegenläufig
- Die „Sprossen“ der Strickleiter gehen jeweils von den Zuckermolekülen aus und werden von je zwei *stickstoffhaltigen Basen* gebildet, und zwar entweder aus **Adenin (A)** und **Thymin (T)** oder aus **Guanin (G)** und **Cytosin (C).** Die **Basenpaarung** zwischen den beiden Basen erfolgt über Wasserstoffbrückenbindungen (→ 2.4.3).

Aufgrund von Größe und chemischer Struktur der Basen ist Adenin immer mit einem gegenüberliegenden Thymin und Guanin immer mit einem gegenüberliegenden Cytosin gepaart. Andere Kombinationen sind nicht möglich.

Deshalb bestimmt die *Basenreihenfolge* **(Basensequenz)** des einen Stranges immer auch die des anderen. Beide Stränge sind einander *komplementär,* vergleichbar mit dem Negativ und dem Positiv einer Fotografie.

Nukleosid und Nukleotid

Die Kombination einer dieser Basen mit einem Zuckermolekül heißt **Nukleosid** (z. B. **Adenosin, Guanosin**). Werden an ein Nukleosid ein, zwei oder drei Phosphatgruppen gehängt, entsteht ein **Nukleotid** (*Nukleosinmonophosphat, -diphosphat, -triphosphat* → Abb. 2.25).

Da in der DNA nur vier verschiedene Basen vorkommen, gibt es in ihr auch nur vier verschiedene Nukleotide. Die beiden Stränge der DNA sind nun aus gut 6,5 Milliarden solcher Nukleotide zusammengesetzt – oder anders ausgedrückt, die „Strickleiter“ hat ca. 3,3 Milliarden „Sprossen“.

Gen

Die DNA ist in Informations- oder Erbeinheiten gegliedert, die als **Gene** bezeichnet werden.

Der Mensch hat ca. 20.000 proteincodierende Gene – von unter 200 bis ca. 2,5 Millionen Basenpaaren lang (mehr zu Gen und Protein → 3.6).

Aufbau der RNA

Die zweite Art von Nukleinsäuren ist die RNA. Im Gegensatz zur DNA:

- Ist die RNA nur einsträngig
- Findet man in der RNA als Zucker die **Ribose**
- Ist die Base Thymin in der RNA durch **Uracil** ersetzt.

Es gibt mehrere Arten von RNA, die überwiegend Teilaufgaben im Rahmen der Proteinsynthese erfüllen (→ 3.6).

SPICKZETTEL

Nukleinsäure: Organische Verbindung aus vielen Nukleotiden.
- **DNA** *(Desoxyribonukleinsäure).* Doppelsträngig. Basen Adenin, Thymin, Guanin, Cytosin, Zucker Desoxyribose. Träger der genetischen Information im Zellkern
- **RNA** *(Ribonukleinsäure).* Einsträngig. Basen Adenin, Uracil, Guanin, Cytosin, Zucker Ribose. Vor allem verschiedene Aufgaben bei der Proteinsynthese.

Nukleosid: Nukleinbase plus Fünferzucker.
Nukleotid: Nukleosid plus 1–3 Phosphatgruppen.

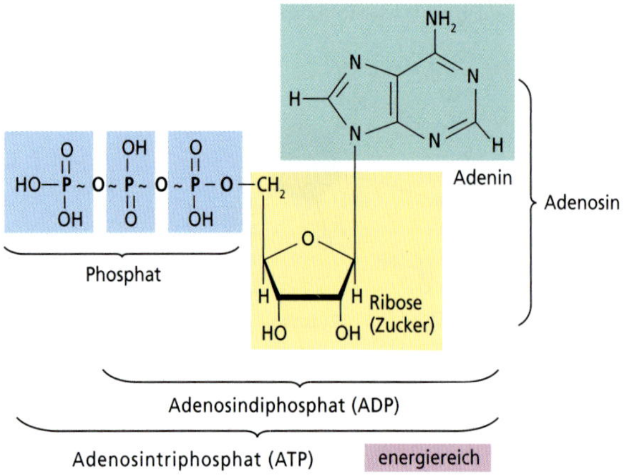

Abb. 2.25 ATP besteht aus Adenosin (Adenin plus Ribose) und drei Phosphatgruppen. ADP besitzt nur zwei Phosphatgruppen.

2.8.5 Adenosintriphosphat (ATP)

Nukleotide stellen auch im Energiehaushalt in Form von **ATP** (*Adenosintriphosphat,* → Abb. 2.25) eine der Schlüsselsubstanzen dar. ATP ist gewissermaßen ein Zell-„Akku“: Es speichert Energie und gibt sie bei Bedarf wieder ab.

Eine Zelle kann nur überleben, wenn sie genügend ATP hat. Leben ist an die Anwesenheit von Energie und damit von ATP gebunden – man findet es in *allen* Organismen der Erde.

ATP besteht aus der Base Adenin, dem Zuckermolekül Ribose und drei Phosphatgruppen.

Die Bindungen zwischen den Phosphatgruppen sind sehr energiereich: Wird die dritte Phosphatgruppe unter Mithilfe von Wasser *(hydrolytische Reaktion)* abgespalten, so wird Energie verfügbar, welche die Zelle für energieverbrauchende Vorgänge verwendet.

Anschließend muss das entstehende *Adenosindiphosphat* **(ADP)** wieder zu ATP regeneriert werden, wozu Energie verbraucht wird. Diese Energie stammt aus der „Verbrennung“ energiereicher Nährstoffmoleküle (v. a. Glukose) unter Verbrauch von Sauerstoff in der Zelle.

SPICKZETTEL

ATP *(Adenosintriphosphat):* Energiereiches Nukleotid aus Adenin, Ribose und drei Phosphatgruppen. Universeller Energiespeicher der Zellen.

2.9 Oxidation und Reduktion

Ursprünglich bezeichnete **Oxidation** *(Oxidationsreaktion)* die Reaktion eines Stoffes mit Sauerstoff zu einem Oxid. Beispiel ist die Reaktion von Magnesium und Sauerstoff zu Magnesiumoxid ($2\,Mg + O_2 \leftrightarrow 2\,MgO$).

Heute wird der Begriff weiter gefasst: Von einer Oxidation spricht man, wenn ein Molekül *Elektronen abgibt.* Im Organismus erfolgt dies oft über die Abgabe von Wasserstoffatomen (also von jeweils einem Elektron und einem Proton).

Im Gegenzug müssen die abgegebenen Elektronen von einem anderen Stoff – in einer praktisch umgekehrten Reaktion – wieder aufgenommen werden. Diese Elektronenaufnahme heißt **Reduktion** *(Reduktionsreaktion).* Im Organismus geschieht dies ebenfalls oft über die Aufnahme von Wasserstoffatomen.

Oxidations- und Reduktionsreaktionen sind somit untrennbar miteinander verbunden – man spricht von **Redoxreaktion.** Wann immer eine Substanz oxidiert wird, wird eine andere reduziert. Beispiel ist die Umwandlung von **Laktat** *(Milchsäure)* in **Pyruvat** (*Brenztraubensäure,* → Abb. 2.26).

Im Stoffwechsel spielen die *Coenzyme* eine bedeutende Rolle als Überträger von Elektronen bzw. Wasserstoffatomen. Meist nehmen sie vom Substrat Protonen und Elektronen entgegen oder geben diese bei Bedarf wieder ab.

Ein wichtiges Coenzym ist z. B. das **NAD^+** *(Nikotinamid-Adenin-Dinukleotid),* das sich von dem Vitamin Niazin (→ 17.9.9) ableitet. Es kann in einer Reduktionsreaktion ein Proton und zwei Elektronen aufnehmen ($NAD^+ + 2\,H^+ + 2$ Elektronen $\leftrightarrow NADH + H^+$). Ähnlich funktioniert das **FAD** *(Flavin-Adenin-Dinukleotid).*

Bei Oxidationsreaktionen wird gewöhnlich Energie frei. Die Hauptmenge entsteht, wenn die Coenzyme ihre aufgenommenen Elektronen auf Sauerstoff übertragen. Diese Energie wird dazu verwendet, aus ADP und Phosphat wieder ATP zu bilden.

SPICKZETTEL

Oxidation: Chemische Reaktion mit Elektronenabgabe.
Reduktion: Chemische Reaktion mit Elektronenaufnahme.

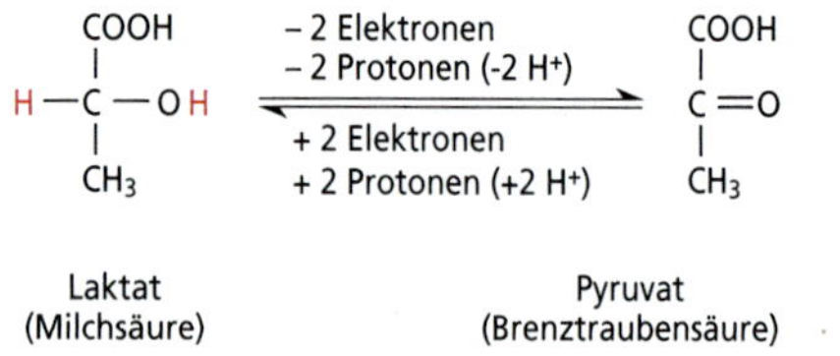

Abb. 2.26 Oxidationsreaktion bei der Umwandlung von Laktat zu Pyruvat.

WIEDERHOLUNGSFRAGEN

1. Welche vier Elemente bezeichnet man als Schlüsselelemente des Organismus? (→ 2.1)
2. Wie unterscheiden sich Ordnungs- und Massenzahl eines Atoms? (→ 2.2)
3. Nach welchen Prinzipien sind die Elemente im Periodensystem eingeordnet? (→ 2.3)
4. Was ist die Edelgaskonfiguration? (→ 2.3)
5. Was ist eine Ionenbindung? (→ 2.4.1)
6. Was ist eine kovalente Bindung? (→ 2.4.2)
7. Woraus ist die Luft zusammengesetzt? (→ 2.4.2)
8. Woher nimmt der Körper die für anabole Reaktionen benötigte Energie? (→ 2.5)
9. Was sind anorganische Verbindungen? (→ 2.6)
10. Wie sind Säuren und Basen definiert? (→ 2.7.2)
11. Welchen pH-Wert haben neutrale Lösungen wie z. B. chemisch reines Wasser? (→ 2.7.3)
12. Wie werden Kohlenhydrate gebildet, was sind die Grundmerkmale der einzelnen Gruppen? (→ 2.8.1)
13. Wie kann der Mensch Glukose speichern? (→ 2.8.1)
14. Was versteht man unter der Glukoneogenese? (→ 2.8.1)
15. Wie sind Triglyzeride aufgebaut, welche Funktion haben sie? (→ 2.8.2)
16. Wie heißen die Bausteine der Proteine? (→ 2.8.3)
17. Durch welche Begriffe wird die Proteinstruktur beschrieben? (→ 2.8.3)
18. Wie können Proteine im Körper verstoffwechselt werden (mindestens zwei Möglichkeiten)? (→ 2.8.3)
19. Welche wichtigen Eigenschaften zeichnen die Enzyme aus? (→ 2.8.3)
20. Welche Nukleinsäuren gibt es im menschlichen Organismus, und wie sind sie aufgebaut? (→ 2.8.4)
21. Wie speichert die Zelle Energie, die sie für Stoffwechselvorgänge benötigt? (→ 2.8.5)
22. Was ist Oxidation, was Reduktion? (→ 2.9)

3

ZYTOLOGIE (ZELLLEHRE)

LERNZIELÜBERSICHT

3.1 Zelle als elementare Funktionseinheit

- Die Zelle ist die kleinste lebensfähige Einheit des Organismus.
- Alle Zellen bestehen aus dem Zellkern sowie dem Zytoplasma mit (weiteren) Zellorganellen.

3.2 Zellmembran

- Jede Zelle wird von einer Zellmembran umschlossen. Chemisch betrachtet ist diese eine Lipid-Doppelschicht.
- Die Zellmembran kontrolliert v. a. den Durchtritt von Stoffen in die und aus der Zelle (selektive Permeabilität).

3.3 Zellorganellen

- Der Zellkern enthält die genetische Information in Form der 46 Chromosomen.
- Die Ribosomen sind die Organellen für die Proteinsynthese.
- Das endoplasmatische Retikulum ist ein verzweigtes Kanalsystem v. a. für die Protein- und Lipidsynthese. Es steht in enger Beziehung zum Golgi-Apparat, der v. a. Ausscheidungsfunktion hat.
- Aufgabe der Mitochondrien ist die Bereitstellung von Energie.
- Das Zytoskelett gibt der Zelle Form und Halt, die Zentriolen spielen eine wichtige Rolle bei der Zellteilung.

3.4 „Wasserbasis" des Organismus

- Kinder bestehen zu ca. 70 %, Erwachsene zu ca. 60 % aus Wasser, wobei sich der Großteil davon in den Zellen findet.

3.5 Stofftransport

- Stoffaustausch mit der Umgebung ist für die Zelle lebenswichtig.
- Passive Transporte sind Diffusion, Osmose und Filtration.
- Beim aktiven Transport wird Stoffwechselenergie eingesetzt, um Stoffe zu transportieren, oft gegen ein Konzentrationsgefälle.
- Bei Endo- und Phagozytose werden größere Stoff- oder Flüssigkeitsmengen bzw. Partikel ins Zellinnere aufgenommen.

3.6 Proteinsynthese

- Proteine (Eiweiße) werden nach den Anweisungen der Erbsubstanz DNA aufgebaut. Die Reihenfolge der Basentripletts der DNA legt die Aminosäurenfolge im Protein fest.
- Bei der Transkription im Zellkern wird von Teilen der DNA eine RNA-Kopie hergestellt. Diese übernimmt selbst eine Funktion in der Zelle oder wandert als mRNA (messenger-RNA) zu den Ribosomen ins Zytoplasma.
- Die mRNA wird im Zuge der „eigentlichen" Proteinsynthese, der Translation, an den Ribosomen mithilfe von tRNA-Molekülen (transfer-RNA) in ein Eiweißmolekül übersetzt.

3.7 Teilung von Zellen

- Bei der Mitose teilt sich eine Mutterzelle in zwei Tochterzellen mit identischer DNA. Erst erfolgt die Kern-, dann die Zellteilung.
- Bei der Meiose zur Bildung der Keimzellen werden die Chromosomen auf zwei Zellen verteilt und der Chromosomensatz halbiert. Erst nach der Verschmelzung von männlicher und weiblicher Keimzelle ist der Chromosomensatz wieder komplett.
- Während der Meiose werden die entsprechenden Chromosomen väterlicher und mütterlicher Herkunft zufällig verteilt und teilweise genetisches Material zwischen ihnen ausgetauscht, sodass neue Genkombinationen entstehen.

3.8 Zelltod

- Bei der Apoptose stirbt die Zelle kontrolliert ab.
- Eine Nekrose ist durch Schädigung von außen verursacht.

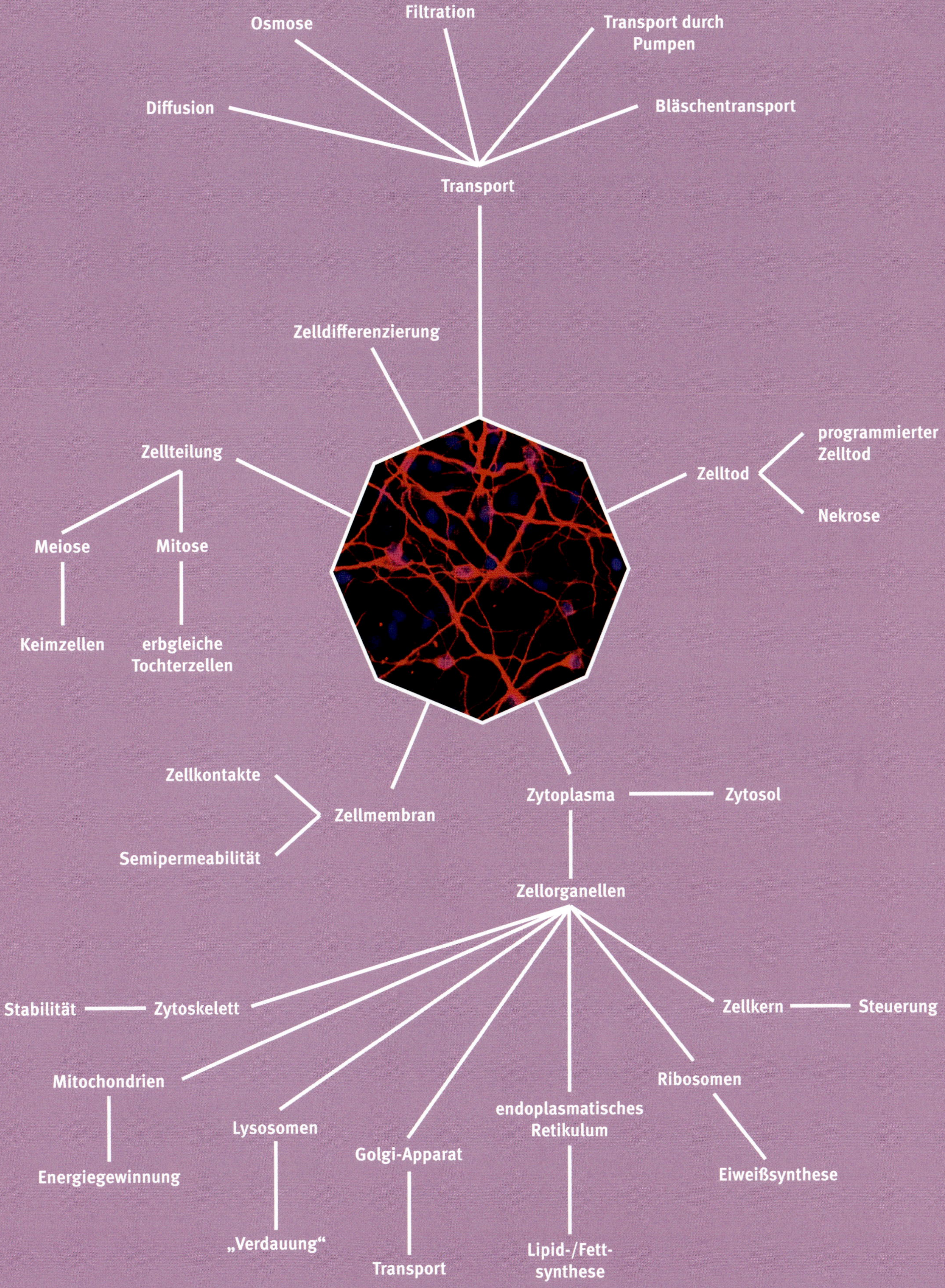
Osmose
Filtration
Transport durch Pumpen
Diffusion
Bläschentransport
Transport
Zelldifferenzierung
Zellteilung
Meiose
Mitose
Keimzellen
erbgleiche Tochterzellen
Zelltod
programmierter Zelltod
Nekrose
Zellkontakte
Zellmembran
Semipermeabilität
Zytoplasma
Zytosol
Zellorganellen
Stabilität
Zytoskelett
Zellkern
Steuerung
Mitochondrien
Energiegewinnung
Lysosomen
„Verdauung“
Golgi-Apparat
Transport
endoplasmatisches Retikulum
Lipid-/Fett-synthese
Ribosomen
Eiweißsynthese

[G1164]

3.1 Zelle als elementare Funktionseinheit

Zellen sind die kleinsten Bau- und Funktionseinheiten des Organismus (→ 1.1). Große Organismen wie der Mensch bestehen nicht etwa aus besonders großen, sondern aus ungeheuer vielen Zellen: Der Körper eines 70-kg-Menschen besteht aus schätzungsweise 30.000–100.000 Milliarden (3×10^{13}–10^{14}) menschlichen Zellen. Ebenso unvorstellbar: Pro Sekunde gehen mehrere Millionen Zellen zugrunde, und ebenso viele werden neu gebildet.

Zelldifferenzierung

Alle Zellen des Menschen haben sich durch zahlreiche Teilungen aus einer einzigen Zelle entwickelt. Dabei haben sie sich im Dienste des Gesamtorganismus spezialisiert, Drüsenzellen z. B. auf die Sekretbildung oder Sinneszellen auf die Reizwahrnehmung. Nur durch diese **Differenzierung** zu mehr als 200 **Zelltypen** kann der Organismus seine vielfältigen Aufgaben optimal erfüllen. Die Differenzierung der Körperzellen spiegelt sich auch in ihrer unterschiedlichen Form und Größe wider (→ Abb. 3.1).

Die Lebensdauer der Zellen schwankt von wenigen Tagen (beispielsweise einige Epithel- oder Blutzellen) bis zu Jahrzehnten (Nervenzellen).

MEDIZIN

Stammzellen sind unbegrenzt teilungsfähige, undifferenzierte Zellen mit noch nicht festgelegter Entwicklung. **Totipotente Stammzellen** können zu einem vollständigen Lebewesen heranreifen. **Pluripotente Stammzellen** können sich zu allen Zelltypen eines Organismus entwickeln, aber nicht mehr zu einem eigenständigen Organismus. **Multipotente Stammzellen** können nur noch die verschiedenen Zellen „ihrer Linie" bilden (z. B. Blutstammzellen alle Blutzellen).
Ethisch höchst umstritten ist die Verwendung **embryonaler Stammzellen.** Sie werden gewonnen aus abgegangenen oder abgetriebenen Feten, aus nicht benötigten Embryonen bei Reagenzglasbefruchtungen oder durch Übertragung von Zellkernen aus bereits differenzierten Körperzellen in „entkernte" Eizellen **(therapeutisches Klonen).** Die Arbeit mit embryonalen Stammzellen ist in Deutschland durch das **Embryonenschutzgesetz** nur sehr begrenzt erlaubt, das therapeutische Klonen verboten.
Ethisch weit weniger problematisch, aber auch mit geringeren Differenzierungsmöglichkeiten sind **adulte Stammzellen.** Die *Blutstammzelltransplantation* mit Blutstammzellen aus Nabelschnurblut, Knochenmark oder Blut ist heute eine risikobehaftete, aber etablierte Behandlung z. B. bei Leukämien.
Mittlerweile können pluripotente Stammzellen auch durch Reprogrammierung ausgereifter Körperzellen künstlich hergestellt werden. Diese **induzierten pluripotenten Stammzellen** sind jedoch derzeit noch nicht therapeutisch nutzbar.

Gemeinsamkeiten aller Zellen

Trotz aller Unterschiede gibt es grundlegende Gemeinsamkeiten aller Zellen.

Schon mit einfachen *Lichtmikroskopen* sah man, dass die Zelle von einer Hülle, der **Zellmembran,** umschlossen und aus mindestens zwei Bestandteilen zusammengesetzt ist: der *Grundsubstanz* **(Zytoplasma)** und dem **Zellkern** (*Nukleus* → Abb. 3.2). Mit verbesserter Mikroskopiertechnik entdeckte man dann noch wesentlich kleinere „Zellorgane", die **Zellorganellen** (→ Abb. 3.4). Deren Feinbau konnte jedoch erst mithilfe des *Elektronenmikroskops* näher betrachtet werden.

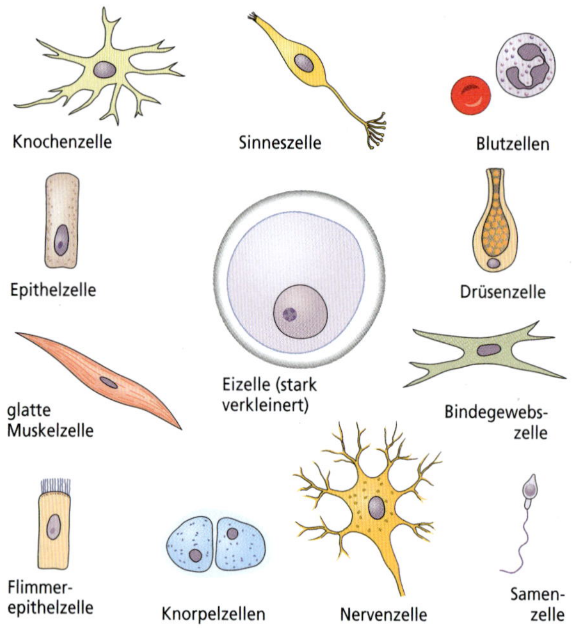

Abb. 3.1 Beispiele für die Differenzierung menschlicher Zellen (Größenverhältnisse zwischen den Zelltypen nicht maßstabsgetreu, insbesondere ist die Eizelle stark verkleinert).

Die Zellorganellen nehmen etwa 50 % des gesamten Zellvolumens ein. Der verbleibende Rest des Zytoplasmas wird als **Zytosol** bezeichnet. Das Zytosol besteht zu 70–95 % aus Wasser. Den Rest bilden darin gelöste Moleküle, v. a. Proteine, Fette, Kohlenhydrate und Ionen.

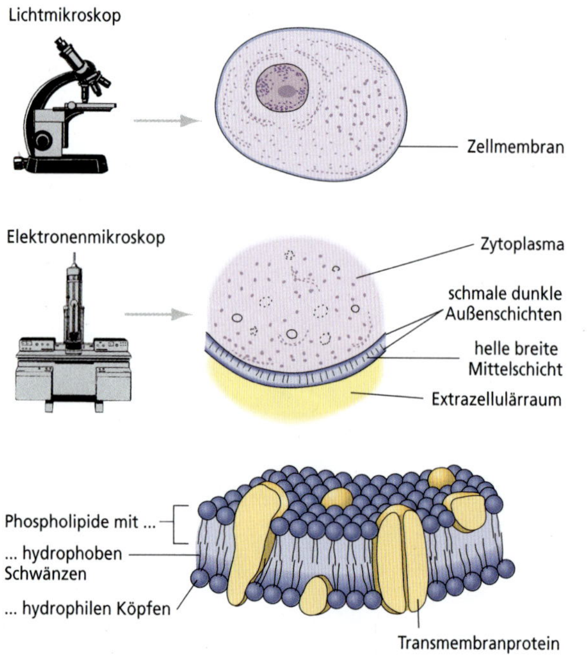

Abb. 3.2 Die Zellmembran unter verschiedenen Vergrößerungen.

SPICKZETTEL

Zelle: Kleinste selbstständig lebensfähige Baueinheit aller Organismen. Die **Zellmembran** umhüllt das **Zytoplasma** mit **Zellkern,** weiteren **Zellorganellen** und **Zytosol.**
Stammzelle: Unbegrenzt teilungsfähige, noch nicht ausdifferenzierte Zelle.

3.2 Zellmembran

Jede Zelle ist von einer hauchdünnen, knapp ein hunderttausendstel Millimeter (5–8 nm) dicken Membran umschlossen, der **Zellmembran** *(Zytoplasmamembran, Plasmalemm).* Die Zellmembran gibt der Zelle eine flexible Hülle und schützt ihren Inhalt.

Ganz ähnliche Membranen kommen auch im Zellinneren vor, weshalb man auch von der **Einheitsmembran** spricht.

3.2.1 Aufbau der Zellmembran

Lipid-Doppelschicht

Die Zellmembran ist aus einer Doppelschicht fettähnlicher Substanzen **(Lipid-Doppelschicht)** aufgebaut, v. a. den **Phospholipiden** mit einer Phosphatgruppe und den **Glykolipiden** mit einer Zuckerseitenkette. Dazwischen eingelagert ist Cholesterin.

Ein Lipidmolekül besteht jeweils aus einem *hydrophilen* (Wasser anziehenden) Kopf und zwei *hydrophoben* (Wasser abweisenden) Schwänzen (➔ 2.8.2). In der Zellmembran stehen sich jeweils zwei Lipidmoleküle gegenüber, wobei die Schwänze jeweils nach innen und die Köpfe nach außen gerichtet sind. Hieraus resultiert der dreischichtige Aufbau in der Elektronenmikroskopie: Die Schwänze der Lipidmoleküle bilden die breite helle Schicht in der Mitte, die Köpfe die beiden äußeren dunklen Schichten (➔ Abb. 3.2).

Die Lipid-Doppelschicht ist nicht starr, sondern dynamisch; Lipidmoleküle wie auch Membranproteine sind beweglich. Diese Membraneigenschaft heißt auch **fluide** (flüssig).

Membranproteine

Für die meisten Membranfunktionen wie Rezeptor- oder Transportfunktion sind die **Membranproteine** verantwortlich.

- **Integrale Membranproteine** sind tief in die Membran eingelagert und durchdringen sie oft ganz **(Transmembranproteine)**
- **Peripere Membranproteine** sind nur außen oder innen an die Membran an- bzw. eingelagert, reichen aber nicht bis zur Mittelschicht. Die Bindung erfolgt z. B. über Wasserstoffbrücken-, Ionen- oder kovalente Bindung, etwa bei **Lipidankerproteinen** über den sog. *Lipidanker.*

Glykokalix

An den Membranlipiden und -proteinen hängen oftmals Zuckermoleküle, die in ihrer Gesamtheit eine Hülle um die Zelle bilden, die **Glykokalix.** Sie schützt die Zelle und spielt bei vorübergehenden Zellkontakten eine Rolle.

3.2.2 Semipermeabilität der Zellmembran

Die Zellmembran reguliert den Durchtritt von Stoffen und bestimmt damit, welche Stoffe in die Zelle eintreten bzw. sie verlassen. Diese Eigenschaft heißt *selektive Permeabilität* oder **Semipermeabilität.** Sie hängt im Wesentlichen ab von:

- Molekülgröße. Sehr kleine Moleküle, z. B. Wasser, Sauerstoff (O_2) und Kohlendioxid (CO_2), können die Membran ungehindert überwinden, während sie für große Moleküle wie die meisten Proteine ein unüberwindbares Hindernis darstellt
- Fettlöslichkeit. Je besser eine Substanz in Fett löslich ist *(lipophil),* desto leichter kann sie die Zellmembran passieren. Steroidhormone beispielsweise sind gut fettlöslich und können die Membran daher relativ leicht durchdringen
- Elektrische Ladung. Elektrisch geladene Teilchen (Ionen) können die Membran kaum überwinden.

Hydrophile und geladene Teilchen müssen aber dennoch durch Membranen transportiert werden. Hier ist die Zelle auf **Membrantransportproteine** angewiesen. Alle Membrantransportproteine sind Transmembranproteine (➔ 3.2.1):

- **Kanalproteine** bilden hydrophile Poren (Kanäle) durch die Zellmembran. Beim Ionentransport spricht man von **Ionenkanälen,** Wasserkanäle heißen **Aquaporine**
- **Carrierproteine** (*Carrier* = Träger) schleusen die Substanz durch Änderung der räumlichen Struktur durch die Membran. Einige Carrier transportieren eine Substanz **(Uniport),** andere zwei **(Cotransport),** entweder in der gleichen oder in entgegengesetzter Richtung (**Symport** bzw. **Antiport**)
- **Ionenpumpen** wie etwa die **Natrium-Kalium-Pumpe** (➔ 3.5.7) transportieren Ionen aktiv und unter Energieverbrauch durch die Membran.

Die Semipermeabilität der Zellmembran ist unabdingbare Voraussetzung, um die für viele Substanzen nötigen Konzentrationsunterschiede zwischen dem Zellinneren und der äußeren Umgebung (Interstitium) aufrechtzuerhalten.

3.2.3 Zellkontakte

Viele Zellen stehen über **Zellkontakte** (➔ Abb. 3.3) miteinander in Verbindung. An diesen Zellkontakten ist die Zellmembran wesentlich mitbeteiligt.

- **Haftkontakte** *(Adhäsionskontakte)* wie etwa die fleckförmigen **Desmosomen** *(Maculae adhaerentes)* oder die gürtelartigen **Zonulae adhaerentes** dienen der mechanischen Verbindung von Zellen. Desmosomen bestehen aus beidseits verdichteten

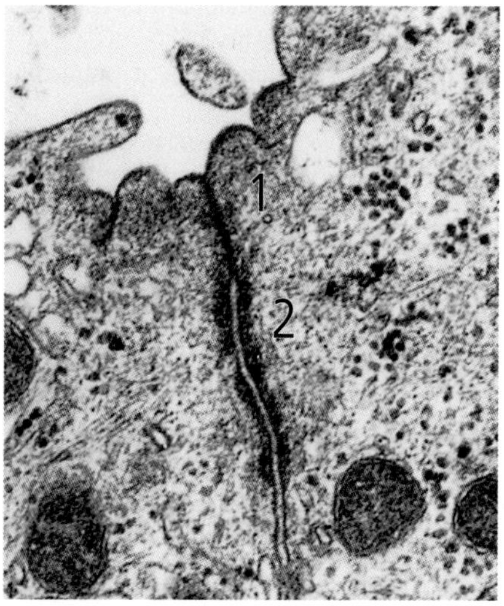

Abb. 3.3 Zellkontakte, hier im Harnleiterepithel (elektronenmikroskopische Aufnahme). Bei 1 ein Verschlusskontakt (Zonula occludens), bei 2 eine Zonula adhaerens als Beispiel eines Haftkontaktes. [M375]

Membranabschnitten und dazwischen liegender Kittsubstanz. Besonders ausgeprägt sind sie in Epithelien

- **Verschlusskontakte** *(Tight Junctions, Zonulae occludentes)* dichten Zwischenzellräume ab. So verhindern sie in Epithelien nahe der Oberfläche, dass Stoffe unkontrolliert durch die Zwischenzellräume in die Tiefe dringen
- **Kommunikationskontakte** verbinden benachbarte Zellen metabolisch oder elektrisch miteinander. **Nexus** *(Gap Junctions)* bilden einen „Tunnel" zwischen Zellen, der in geöffnetem Zustand die Passage von Ionen oder anderen Substanzen erlaubt. Sie spielen bei der Erregungsausbreitung im Herzen eine große Rolle. Auch die **Synapsen** des Nervengewebes zählen zu den Kommunikationskontakten (→ 9.3.1).

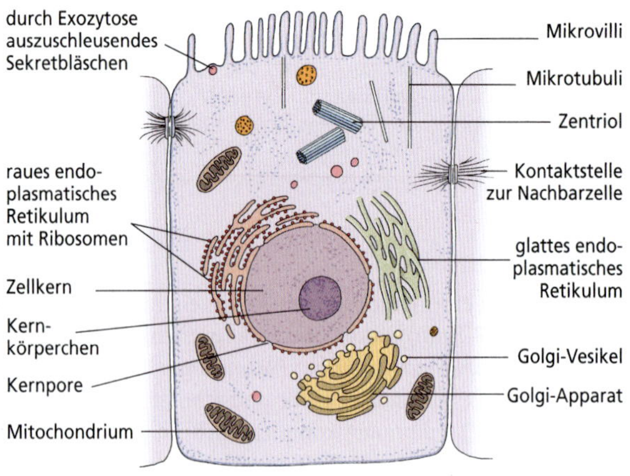

Abb. 3.4 Schnitt durch eine Zelle.
Die Organellen bieten der Zelle abgeteilte Räume für unterschiedliche Funktionen.

SPICKZETTEL

Zellmembran: Flexible äußere Umhüllung jeder Zelle aus einer **Lipid-Doppelschicht** mit auf- und eingelagerten Membranproteinen. Schützt die Zelle, kontrolliert die Passage von Substanzen in die Zelle und aus ihr heraus und dient der Signalübermittlung.

3.3 Zellorganellen

Die überwiegend membranumhüllten **Zellorganellen** (→ Abb. 3.4) sind die „Organe" der Zelle. Gesamtzahl und Typen der Organellen variieren von Zelle zu Zelle je nach ihrer Funktion.

3.3.1 Zellkern

Der **Zellkern** *(Nukleus,* → Abb. 3.5) ist mit ca. 15 % des Zellvolumens die größte (Einzel-)Struktur innerhalb der Zelle. Er beherbergt die genetische Information und ist das Steuerungszentrum der Zelle. Die meisten Körperzellen besitzen einen einzigen Kern. Es gibt jedoch Ausnahmen: Skelettmuskelfasern haben mehrere Kerne, reife rote Blutkörperchen und Blutplättchen gar keinen.

Wenn sich der Kern nicht teilt, ist er von der **inneren** und der **äußeren Kernmembran** umgeben, die zusammen die **Kernhülle** bilden. Diese ist von zahlreichen **Kernporen** durchsetzt. Die *äußere Kernmembran* geht in die Membran des endoplasmatischen Retikulums über (→ Abb. 3.4, → Abb. 3.5).

Alle Bestandteile des Kerninnenraums zusammen heißen **Karyoplasma.** Es besteht aus:

- Der Erbsubstanz DNA (→ 2.8.4), die in 46 Untereinheiten, den **Chromosomen,** gruppiert vorliegt
- Einem oder mehreren **Kernkörperchen** *(Nukleoli).* In diesen werden die (ribosomale) RNA (→ 2.8.4) und die Ribosomen-Untereinheiten gebildet
- Dem löslichen Anteil des Karyoplasmas, dem **Nuklear-Sol,** das aus einem Gemisch vieler verschiedener Proteine besteht.

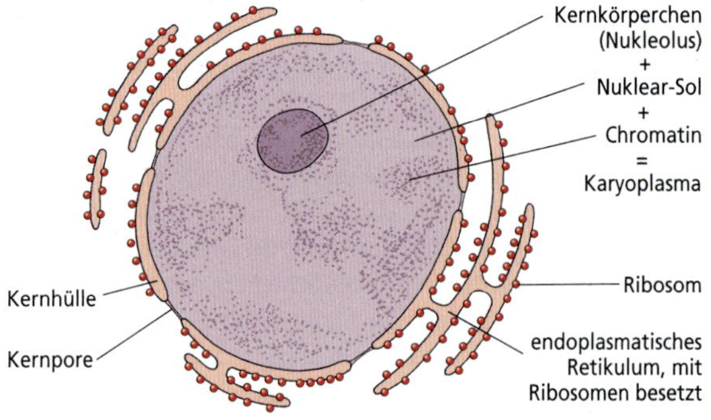

Abb. 3.5 Zellkern.
Die drei Hauptbestandteile des Karyoplasmas – Nuklear-Sol, Chromatin und Kernkörperchen – sind deutlich zu erkennen.

Chromosomen

Der doppelsträngige DNA-Faden jeder Zelle ist zwar sehr dünn (und lichtmikroskopisch nicht sichtbar), aber ca. 2 m lang! Er muss mithilfe spezialisierter Proteine **(Histone)** in eine kompakte Struktur verpackt werden, damit er in den Zellkern „passt". Je acht Histone bilden einen **Histonkomplex,** um den sich ein Stückchen DNA wickelt. Dieser DNA-Histon-Komplex heißt **Nukleosom.** Aus den Nukleosomen ragen kleine Histon„schwänze" heraus (→ Abb. 3.6). Hinzu kommen weitere **Nicht-Histon-Proteine,** z. B. Enzyme.

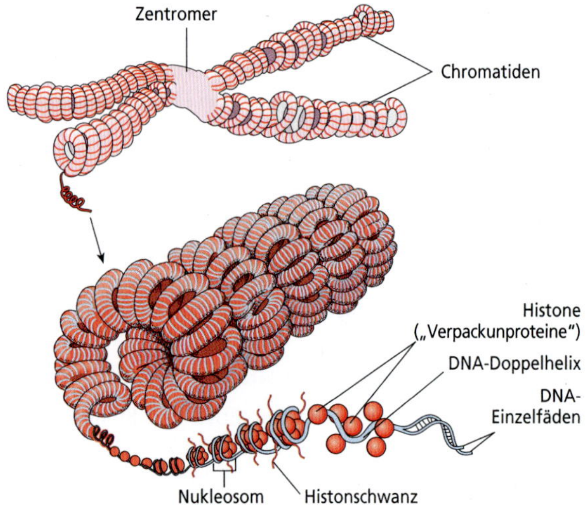

Abb. 3.6 Feinbau eines Chromosoms.

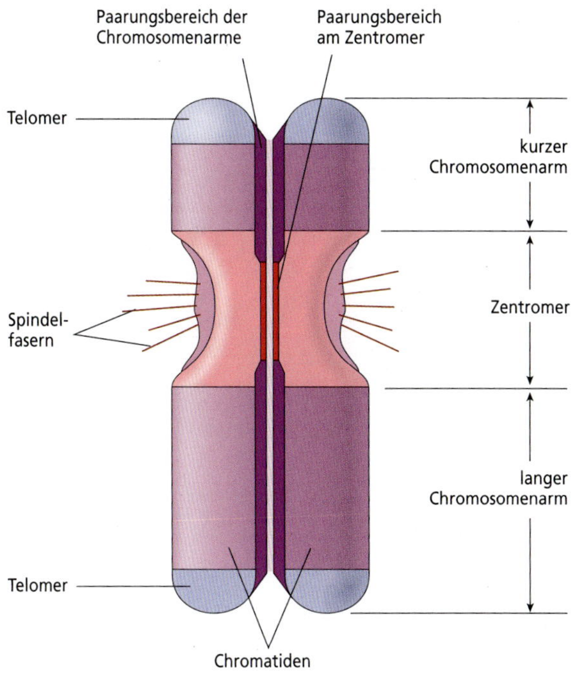

Abb. 3.7 Chromosom. Im Bereich des Zentromers setzen an Proteinauflagerungen bei der Teilung die Spindelfasern an. Die Telomere an den Chromosomenenden spielen bei der Replikation der DNA eine Rolle, an ihnen wie auch an den Zentromeren wird keine genetische Information abgelesen.

Der Komplex aus DNA und Proteinen, das **Chromatin**, kann durch Anfärben sichtbar gemacht werden. Das schollige **Heterochromatin** ist stark kondensiert, an ihm wird keine Information abgelesen. **Euchromatin** ist aufgelockerter, es entspricht entspiralisierter DNA, an der gerade Information abgelesen wird (Transkription → 3.6).

Nur während der Kernteilung sind die Chromosomen für kurze Zeit im Mikroskop sichtbar, weil sie dann extrem kompakt „aufgeknäuelt" sind. Die sichtbaren Chromosomen sind x-förmige Gebilde. Die Einschnürung in der Mitte heißt **Zentromer** (→ Abb. 3.6, → Abb. 3.7). Das Zentromer gliedert das Chromosom in zwei meist unterschiedlich lange **Chromosomenarme** *(Chromosomenschenkel).*

Chromosomensatz des Menschen

Die 46 Chromosomen der menschlichen Körperzellen bestehen aus 23 **Chromosomenpaaren,** wobei jeweils 23 Chromosomen von der Mutter und 23 vom Vater stammen. Da jedes Chromosom also zweimal vorhanden ist, spricht man auch vom **diploiden Chromosomensatz.**

Mit bestimmten Färbetechniken kann jedes Chromosom durch seine charakteristischen Bandenmuster gekennzeichnet werden. Solch eine Chromosomenkarte heißt **Karyogramm** (→ Abb. 4.1), die Gesamtheit der Chromosomen eines Menschen **Karyotyp.**

Die Chromosomenpaare gleichen sich allerdings nicht völlig: Nur 22 der 23 Chromosomenpaare, die **Autosomen,** sind in Form, Größe und Bandenmuster identisch. Das verbleibende Chromosomenpaar sind die **Geschlechtschromosomen** *(Gonosomen).* Sie sind bei Mann und Frau unterschiedlich: Männer haben ein **X-** und ein wesentlich kleineres **Y-Chromosom,** Frauen zwei X-Chromosomen.

Verdoppelung der Chromosomen

Vor jeder Kernteilung werden die beiden Chromosomenarme verdoppelt, wodurch zwei identische Untereinheiten entstehen, die **Chromatiden.** Die beiden Chromatiden sind zunächst noch am Zentromer miteinander verbunden. Im Laufe der Kernteilung ziehen jedoch die *Mikrotubuli* der *Mitosespindel* die beiden Chromatiden am Zentromer auseinander (→ 3.3.7).

SPICKZETTEL

Zellkern *(Nukleus):* „Steuerzentrum" der Zelle mit
- **Kernhülle** aus zwei **Kernmembranen**
- **Karyoplasma** aus **Chromatin** (Erbsubstanz DNA plus Proteine, bei maximaler „Kompaktheit" mikroskopisch als **Chromosomen** sichtbar), **Kernkörperchen** (*Nukleolus,* zur Herstellung der Ribosomen) und löslichem **Nuklear-Sol.**

3.3.2 Ribosomen

Ribosomen finden sich in Millionenzahl in jeder Zelle. Sie sind aus einer kleineren und einer größeren Untereinheit zusammengesetzt, bestehen hauptsächlich aus Proteinen und *ribosomaler RNA* **(rRNA)** und dienen der Proteinbiosynthese (→ 3.6). Häufig sind zahlreiche Ribosomen kettenförmig zu **Polysomen** zusammengelagert (→ Abb. 3.19).

3.3.3 Endoplasmatisches Retikulum

Das Zytoplasma der meisten Zellen enthält ein reich verzweigtes, membranumschlossenes Hohlraumsystem, das **endoplasmatische Retikulum** *(ER).* Ist seine Membran mit Ribosomen besetzt, spricht man von **rauem endoplasmatischem Retikulum** (→ Abb. 3.8, → Abb. 3.9), ansonsten von **glattem endoplasmatischem Retikulum** (→ Abb. 3.4).

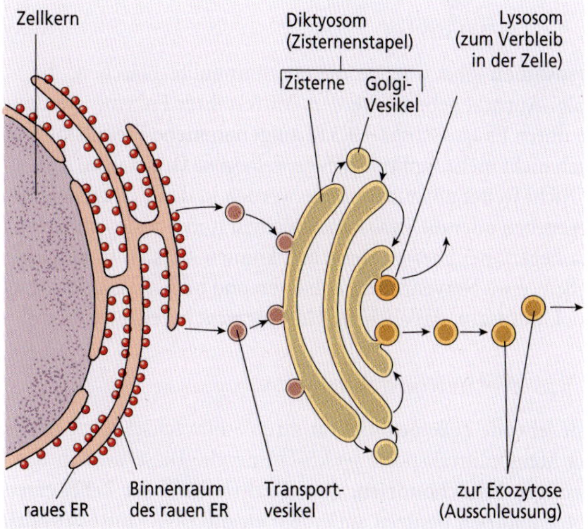

Abb. 3.8 Raues endoplasmatisches Retikulum und Golgi-Apparat. Im rauen endoplasmatischen Retikulum werden Proteine gebildet und mithilfe von Transportvesikeln zum Golgi-Apparat gebracht. Bei ihrer „Wanderung" von der Aufnahme- zur Abgabeseite des Golgi-Apparats werden die Proteine modifiziert und nach Bestimmungsort sortiert. Die Lysosomen bleiben in der Zelle, die Sekretgranula werden ausgeschleust.

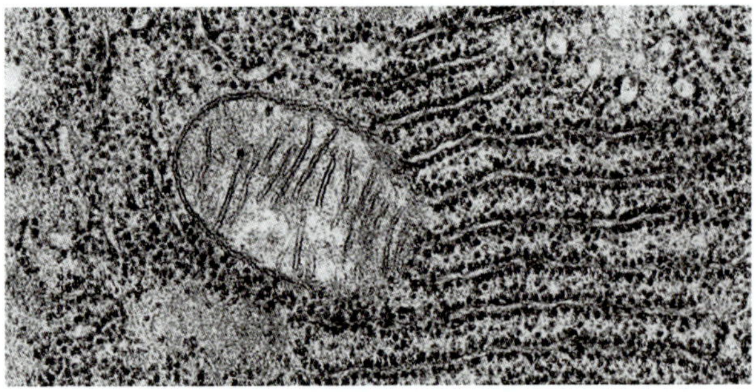

Abb. 3.9 Raues endoplasmatisches Retikulum und Mitochondrium, elektronenmikroskopische Aufnahme. [M375]

Im rauen endoplasmatischen Retikulum werden Proteine synthetisiert (→ 3.6). Das glatte endoplasmatische Retikulum spielt v. a. eine Rolle bei der Lipidsynthese und bei der Lipidverteilung innerhalb der Zelle, in Muskelzellen auch als Kalziumspeicher (→ 6.3.4).

3.3.4 Golgi-Apparat

Typischerweise in Kernnähe findet man ein System aus napfförmigen Membransäckchen, die in Stapeln von 5–10 dicht gepackt aufeinanderliegen. Ein einzelner Stapel wird als **Diktyosom** bezeichnet, die Gesamtheit aller Diktyosomen ist der **Golgi-Apparat** (→ Abb. 3.8). Von Rand und Innenseite der Diktyosomen schnüren sich substanzgefüllte Bläschen ab, die **Golgi-Vesikel.**

Der Golgi-Apparat erhält Substanzen vom endoplasmatischen Retikulum, modifiziert und „adressiert" sie (z. B. für Ausschleusung durch *Exozytose* → 3.5.8, zum Verbleib in der Zelle als *Lysosom* → 3.3.5) und schnürt sie dann portionsweise ab. Der Golgi-Apparat ist deshalb in hormon- und sekretbildenden Zellen besonders ausgeprägt.

3.3.5 Lysosomen

Lysosomen sind winzige membranumhüllte Bläschen, die vom Golgi-Apparat gebildet werden. Mittels ihrer Enzyme „verdauen" sie durch Phagozytose (→ 3.5.8) aufgenommene Fremdstoffe, aber auch nicht mehr funktionsfähige, *zelleigene* Organellen.

Nicht weiter abbaubare Reste werden in den Extrazellulärraum abgegeben oder die Lysosomen bleiben funktionslos im Zytoplasma liegen. Bei älteren Menschen können sie sich in langlebigen Zellen (etwa Nervenzellen) anhäufen und bilden das gelb-bräunliche **Lipofuszin,** das auch als *Alterspigment* bezeichnet wird.

3.3.6 Mitochondrien

Jede lebende Zelle benötigt für ihren Stoffwechsel sowie die *aktiven* Membrantransporte (→ 3.5.7) Energie. Diese wird in den eiförmigen **Mitochondrien,** den „Kraftwerken" der Zelle, erzeugt. Mitochondrien besitzen außerdem eigene DNA (**mitochondriale DNA,** *mtDNA*) und Ribosomen, sodass sie selbst Proteine herstellen können.

Mitochondrien haben eine **innere** und eine **äußere Mitochondrienmembran.** Zur Oberflächenvergrößerung bildet die innere Membran zahlreiche Auffaltungen (→ Abb. 3.9, → Abb. 3.10). Im Innenraum der Mitochondrien **(Matrixraum)** sind die Enzyme

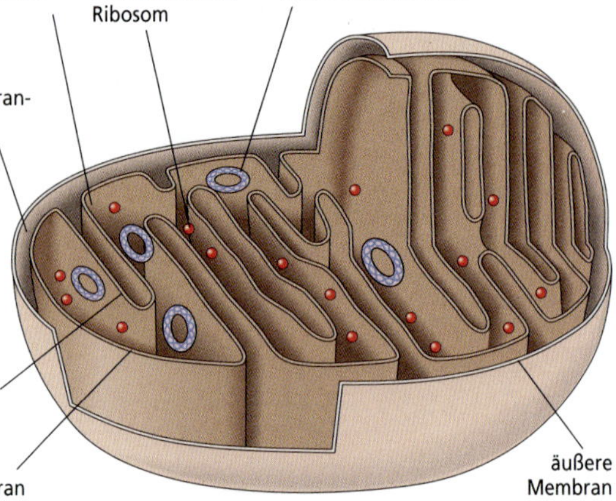

Abb. 3.10 Mitochondrium in der Schemazeichnung. Die Auffaltungen der inneren Membran sind unterschiedlich geformt, z. B. leistenförmig (Cristae) oder röhrenförmig (Tubuli).

für den Zitratzyklus und den Fettsäureabbau lokalisiert (→ 2.8.1, → 2.8.2). Die entstehenden Protonen und Elektronen werden in die Atmungskette an der inneren Membran eingeschleust. Hier findet die ATP-Synthese statt.

Die Zahl der Mitochondrien spiegelt den Energiebedarf einer Zelle wider. Herzmuskelzellen etwa haben viele Mitochondrien, Knorpelzellen nur wenige.

3.3.7 Zytoskelett und Zentriolen

Das Zytoplasma besitzt stabilisierende Strukturen, die in ihrer Gesamtheit als **Zytoskelett** *(Zellskelett)* bezeichnet werden.

Filamente

Mikrofilamente *(Aktinfilamente)* sind lange, fadenförmige Gebilde aus dem Protein *Aktin.* Sie lagern sich meist zu Bündeln **(Fibrillen)** zusammen, die in den verschiedenen Zelltypen unterschiedlich ausgeprägt vorkommen. Mikrofilamente versteifen Zellmembran und Zellfortsätze (z. B. Mikrovilli) und sind Bestandteile vieler Zellkontakte (→ 3.2.3). Je nach Funktion sind die Filamente mit anderen Proteinen verbunden, z. B. mit dem Motorprotein *Myosin,* das sich an das Aktin anlagert und es verschiebt. Bei den auf die Vernichtung von Bakterien spezialisierten Phagozyten wird so die Beweglichkeit der Zelle möglich, und bei Muskelzellen erlauben *Myofibrillen* ein Zusammenziehen der Muskelzelle (→ 6.3.4).

Als **Intermediärfilamente** werden verschiedene Eiweiße mit Stützfunktion zusammengefasst, die etwas dicker als die Mikrofilamente sind. Beispiel sind die *Neurofilamente* in Nervenzellen.

Mikrotubuli

Mikrotubuli sind verschieden lange, über das ganze Zytoplasma verstreute „Röhren" aus dem Protein *Tubulin.* Mikrotubuli tragen zur Erhaltung der Zellform bei, sind Bestandteile anderer Organellen wie z. B. der Kinozilien (Flimmerhaare) und Zentriolen und dienen als Transportschienen. Auch die *Mitosespindeln,* die während der Zellteilung die beiden Chromatiden voneinander trennen, bestehen aus Mikrotubuli.

Die **Zentriolen** sind winzige L-förmige Gebilde, die als *Zentriolenpaar* (**Zentrosom,** *Zentralkörperchen*) typischerweise in Kernnähe gelegen sind. Jedes Zentriol besteht aus neun parallelen Mikrotubuli. Zentriolen spielen als Teil des Spindelapparates eine wichtige Rolle bei der Zellteilung (➔ Abb. 3.22).

3.3.8 Zelleinschlüsse

Zelleinschlüsse sind Ansammlungen verschiedenster Substanzen, die in der Regel von der Zelle selbst produziert werden und teilweise aufgrund ihrer Form oder Farbe zu erkennen sind.

So wird z. B. das Hauptpigment *Melanin* (➔ 8.2.1) von bestimmten Zellen der Haut gebildet, *Lipofuszingranula* (➔ 3.5) sind Reste von Lysosomen. Glykogentröpfchen (➔ 2.8.1) finden sich hauptsächlich in Leber- und Skelettmuskelzellen. Auch Fetttröpfchen bilden Zelleinschlüsse, insbesondere in den Zellen des Fettgewebes, aber auch in Leberzellen.

SPICKZETTEL

Zellorganellen: Innerhalb der Zelle gelegene, abgegrenzte und meist membranumhüllte Strukturen mit spezieller Funktion für die Zelle.
Ribosomen: Aus zwei Untereinheiten bestehende Organellen zur Proteinsynthese.
Endoplasmatisches Retikulum *(ER):* Membranbegrenztes Hohlraumsystem
- Mit Ribosomen besetzt **(raues ER),** Aufgabe Proteinsynthese
- Ohne Ribosomen **(glattes ER),** Aufgabe v. a. Lipidsynthese.

Golgi-Apparat: Viele Stapel von Membranzisternen. Nimmt Proteine und Lipide des ER auf, verändert, „verpackt" und „versendet" sie.
Lysosomen: Membranumschlossene Bläschen zum Abbau zelleigener oder -fremder Substanzen.
Mitochondrien: Eiförmige Organellen mit aufgefalteter innerer Membran zur Energieversorgung der Zelle. Der Matrixraum ist der Ort von Zitratzyklus und Fettsäureoxidation, an der Innenmembran erfolgen Atmungskette und ATP-Synthese.
Zytoskelett *(Zellskelett):* Gesamtheit der überwiegend faden- oder röhrenförmigen Stützstrukturen der Zelle.

3.4 „Wasserbasis" des Organismus

Wasser macht beim „Durchschnittserwachsenen" ca. 60 %, beim „Durchschnittskind" ca. 70 % des Körpergewichts aus (Details ➔ 18.7).

Altersabhängige Körperwasserverteilung

Mit ca. 40 % des Körpergewichts befindet sich mehr als die Hälfte des Körperwassers als Hauptbestandteil des Zytosols *in* den Zellen **(intrazelluläre Flüssigkeit).** Bei einem Erwachsenen mit 70 kg Körpergewicht sind dies etwa 30 l.

Die **extrazelluläre Flüssigkeit** *außerhalb* der Zellen verteilt sich auf drei Räume (➔ Abb. 3.11):

- Den **Intravasalraum** *(Plasmaraum).* Die Flüssigkeit in den Blutgefäßen (Blutplasma ➔ Abb. 12.1) macht altersunabhängig ca. 5 % des Körpergewichts aus
- Den **interstitiellen Flüssigkeitsraum** *(Interstitium, Zwischenzellraum).* Er umgibt alle Körperzellen – jeder Stoff, der zur Zelle gelangen soll oder von der Zelle abgegeben wird, kann dies nur über die interstitielle Flüssigkeit. Zwischen Interstitium und Zellen sowie Blutplasma besteht ein reger Stoffaustausch. Zur interstitiellen Flüssigkeit zählt auch die aus dem Interstitium in die Lymphkapillaren abfließende **Lymphe** (➔ 13.8.1, ➔ 15.1.3). Der interstitielle Flüssigkeitsraum ist beim Kind prozentual größer als beim Erwachsenen (25 % zu 15 %)
- Die **transzellulären Flüssigkeiten,** u. a. Liquor cerebrospinalis (➔ 9.14.4), Kammerwasser des Auges und Synovialflüssigkeit der Gelenke. Ihr Volumen ist insgesamt gering.

SPICKZETTEL

Gesamtkörperwasser: Gesamtmenge des Wassers im Körper. Wasseranteil bei Erwachsenen ca. 60 % des Körpergewichts, bei Kindern mehr. Unterteilt in **intrazelluläres Wasser** und **extrazelluläres Wasser** (v. a. Blutplasma, interstitielles Wasser, Liquor).

3.5 Stofftransport

Alle Zellfunktionen erfordern einen Transport bzw. Austausch von Stoffen innerhalb des Organismus: So müssen z. B. Sauerstoff und Nährstoffe zu und in die Zellen gebracht und Stoffwechselprodukte wie etwa Kohlendioxid aus der Zelle abtransportiert werden. Dafür müssen die Stoffe mehrere Grenzbarrieren wie Kapillarwände und Zellmembranen überwinden.

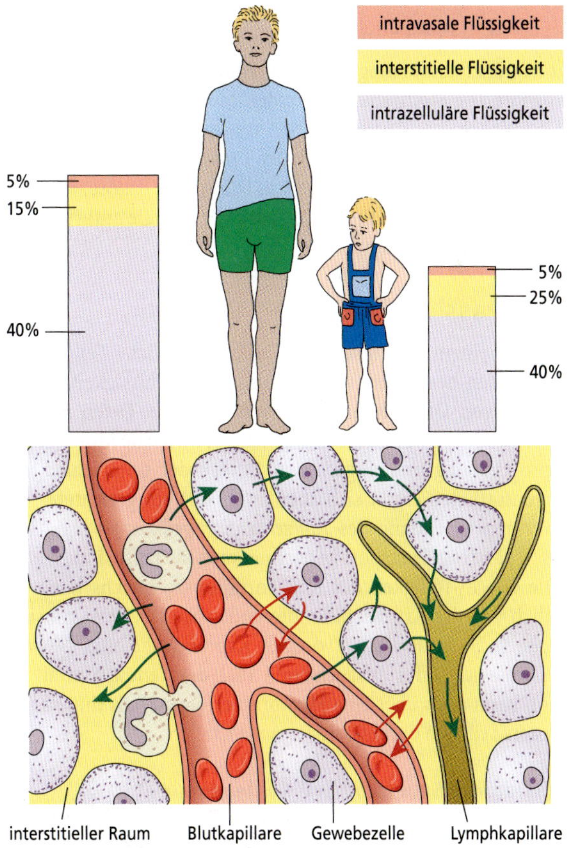

Abb. 3.11 Oben altersabhängige Größe der Flüssigkeitsräume des Menschen (in Prozent des Körpergewichts). Unten der Stoffaustausch im Kapillargebiet; rote Pfeile O_2-/CO_2-Austausch; grüne Pfeile Nährstoffe. Zwischen Kapillaren, Gewebezellen und interstitiellem Raum findet ein ständiger gegenseitiger Stoffaustausch statt. Die Flüssigkeitsbewegung im Bereich der Lymphgefäße ist hingegen einseitig vom interstitiellen Raum zur Lymphkapillare gerichtet.

3.5.1 Stoffaustausch zwischen Kapillaren und Interstitium

Die riesige Austauschfläche der kleinsten Blutgefäße *(Kapillaren)* stellt die Grenze zwischen dem Blutplasma und dem interstitiellen Raum dar. Durch die Kapillarwände (Aufbau → 15.1.3) findet ein reger, aber geregelter Flüssigkeitsaustausch statt: Wasser und kleine Moleküle werden aus dem Blut ins Gewebe abgepresst, wohingegen Blutzellen, größere Proteine und andere größere Partikel die Kapillarwand nicht durchdringen können und im Plasma zurückbleiben.

3.5.2 Stoffaustausch zwischen Interstitium und Lymphkapillaren

Die interstitielle Flüssigkeit steht nicht nur mit den Blutkapillaren, sondern auch mit *Lymphkapillaren* in Verbindung (→ Abb. 3.11). Diese Lymphkapillaren vereinigen sich zu größeren Lymphgefäßen und erreichen als erste Station kleine Lymphknoten, die fast überall im Körper zu finden sind. Stoffe, die aus dem Kapillargebiet in die Lymphe *abgefiltert* werden, werden also direkt in die Lymphknoten transportiert. Dort kommen sie mit dem körpereigenen Immunsystem (→ 13.1) in Kontakt.

3.5.3 Stoffaustausch zwischen Interstitium und Zelle

Wie erwähnt (→ 3.2.2) sind Zellmembranen für die meisten Stoffe nur begrenzt durchlässig und somit Hindernisse für den Teilchentransport. Die Stofftransporte an den Membranen unterteilt man in:

- **Passive Transporte,** das heißt der Transport durch die Membran verbraucht keine Energie (z. B. Diffusion, Osmose, Filtration)
- **Aktive Transporte,** für welche die Zelle Energie aufbringen muss (z. B. Ionenpumpen).

3.5.4 Passiver Transport – Diffusion

Sobald in einem Flüssigkeitsraum unterschiedliche Teilchenkonzentrationen herrschen, wandern die in der Flüssigkeit gelösten Teilchen von Orten höherer Konzentration zu Orten niedriger Konzentration. Zwar ist die ursächliche **Brownsche Molekularbewegung** zufällig und ungerichtet. Infolge der unterschiedlichen Konzentrationen ergibt sich aber insgesamt ein gerichteter Teilchentransport entlang des *Konzentrationsgefälles* (→ Abb. 3.12). Diesen passiven Transport bezeichnet man als **Diffusion.**

Die Geschwindigkeit des Konzentrationsausgleichs hängt wesentlich von der Art des diffundierenden Stoffes, der Diffusionsstrecke (z. B. Entfernung zwischen Kapillarwand und Gewebe), der Größe der Diffusionsfläche und auch der Temperatur ab. Diffusion kann auch über eine Membran erfolgen, falls diese für die gelösten Teilchen durchlässig *(permeabel)* ist.

Diffusion von Sauerstoff und Kohlendioxid

So diffundiert z. B. der Sauerstoff (O_2) aus den Kapillaren entlang seines Konzentrationsgefälles über das Interstitium in die Zellen, wo er verbraucht wird. Durch den ständigen Sauerstoffverbrauch in den Zellen findet kein Konzentrationsausgleich statt; das Konzentrationsgefälle als treibende Kraft für die Diffusion bleibt erhalten.

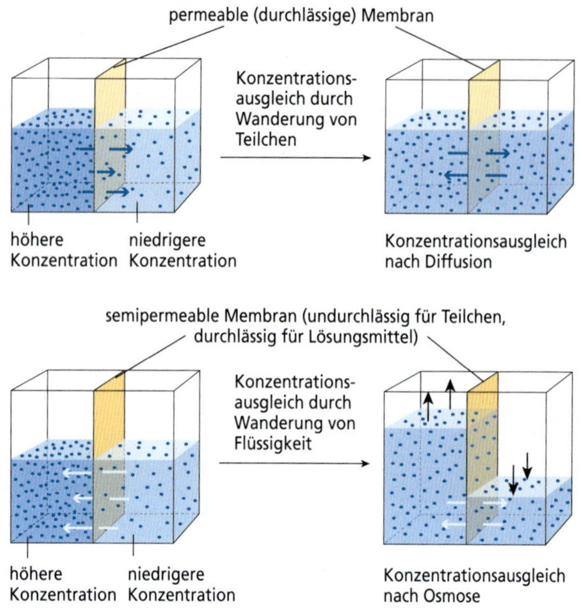

Abb. 3.12 Oben Diffusion, unten Osmose. Bei der Diffusion treten die Teilchen bis zum Konzentrationsausgleich durch die Membran. Bei der Osmose fließt hingegen das Lösungsmittel (beim Menschen Wasser) von der Seite niedriger zur Seite hoher Teilchenkonzentration. Nach dem Konzentrationsausgleich entspricht die hydrostatische Druckdifferenz (Höhenunterschied der Flüssigkeitssäulen) dem osmotischen Druck.

Ein genau entgegengesetztes Konzentrationsgefälle besteht für das in den Zellen ständig anfallende Kohlendioxid (CO_2): Es diffundiert durch die Zellmembran ins Interstitium und von dort ins Blut, aus dem es durch Abatmung in der Lunge ständig entfernt wird.

Erleichterte Diffusion

Sehr große oder schlecht fettlösliche Moleküle können die Zellmembran mithilfe entsprechender Carrier- oder Kanalproteine (→ 3.2.2) durch Diffusion überwinden. Diese Diffusion, die an geeignete Transportproteine gebunden ist, heißt **erleichterte Diffusion.** So gelangen die meisten Zucker (z. B. *Glukose*) in die Zelle.

3.5.5 Passiver Transport – Osmose

Osmose bezeichnet einen nicht energieverbrauchenden *Lösungsmitteltransport* (beim Menschen immer Wasser) durch eine semipermeable Membran, die zwei Lösungen unterschiedlicher Teilchenkonzentration voneinander trennt. Die semipermeable Membran ist durchlässig für die Lösungsmittelmoleküle, jedoch *nicht* für die größeren, darin gelösten Teilchen (→ Abb. 3.12).

Auch die Osmose erfolgt entlang eines Konzentrationsgefälles, indem das Lösungsmittel vom Ort niedriger Teilchenkonzentration (also hoher Lösungsmittelkonzentration) durch die Membran zum Ort höherer Teilchenkonzentration (also niedriger Lösungsmittelkonzentration) diffundiert, bis ein Ausgleich erreicht ist.

Infolge des Einstroms von Lösungsmittel in den Raum mit höherer Teilchenkonzentration steigt dort der **hydrostatische Druck** (Druck der Wassersäule), der einem weiteren Transport von Lösungsmittel entgegenwirkt und schließlich den Osmosevorgang beendet. Die hydrostatische Druckdifferenz der Flüssigkeitssäulen entspricht dem **osmotischen Druck.** Er hängt ab von der Konzentration der Teilchen, welche die semipermeable Membran nicht passieren können:

- Eine hohe Teilchenkonzentration erzeugt einen starken Lösungsmitteleinstrom und dadurch einen hohen osmotischen Druck
- Eine niedrige Teilchenkonzentration erzeugt durch geringen Lösungsmitteleinstrom einen niedrigen osmotischen Druck.

Osmolarität

Aufgrund der Abhängigkeit des osmotischen Drucks von der *Konzentration osmotisch wirksamer Teilchen* wurde ähnlich der *Molarität* (Konzentrationsangabe in mol/l, → 2.7.1) die **Osmolarität** (in osmol/l) eingeführt.

Bei Lösungen mit *mehreren* gelösten Bestandteilen, z. B. dem Blutplasma, ist die Osmolarität von der *Gesamtkonzentration* aller osmotisch wirksamen Teilchen abhängig und beträgt beim Blutplasma etwa 0,3 osmol/l = 300 mosmol/l.

Lösungen (beispielsweise Infusionen), die dieselbe Osmolarität wie das Blutplasma aufweisen, heißen **isoton.** Bekannteste isotone Lösung ist die *physiologische Kochsalzlösung* mit 9 g NaCl/l Lösung.

MEDIZIN

Die **Plasmaosmolarität** muss konstant gehalten werden, da es sonst zu lebensgefährlichen Flüssigkeitsverschiebungen zwischen den Flüssigkeitsräumen kommt.

Kolloidosmotischer Druck

Der **kolloidosmotische Druck** ist der osmotische Druck, der durch sehr fein verteilte Makromoleküle *(Kolloide)* in den Gefäßen erzeugt wird, v. a. Proteine. Die meisten Proteine können aufgrund ihrer Größe die Membranen nicht passieren und bewirken, dass Flüssigkeit aus dem Interstitium wieder in die Kapillaren aufgenommen wird.

Sinkt die Konzentration von Plasmaeiweißen (insbesondere des Albumins → 12.1.4) im Blutplasma, lagert sich Wasser im Gewebe ein **(Ödeme).**

3.5.6 Passiver Transport – Filtration

Unter **Filtration** versteht man den passiven Transport von Flüssigkeiten durch eine semipermeable (halbdurchlässige) Membran, wobei eine *hydrostatische Druckdifferenz* zwischen beiden Seiten der Membran die treibende Kraft ist. Die Menge des Filtrats hängt von dieser Druckdifferenz und der Membranfläche ab.

Im menschlichen Organismus erfolgt die Filtration vorwiegend im Bereich der Blutkapillaren, wobei der durch den Herzschlag erzeugte Druck in den Kapillaren, der *hydrostatische Druck,* das Blutplasma ins Interstitium abpresst.

3.5.7 Aktiver Transport

Aktiver Transport bedeutet die Beförderung einer Substanz durch die Zellmembran unter Verbrauch von Energie, die aus dem Zellstoffwechsel zur Verfügung gestellt wird. Diese energieverbrauchenden Vorgänge erfordern immer Transportproteine. Ein aktiver Transport kann eine Substanz auch *gegen* ein Konzentrationsgefälle durch die Membran hindurch befördern.

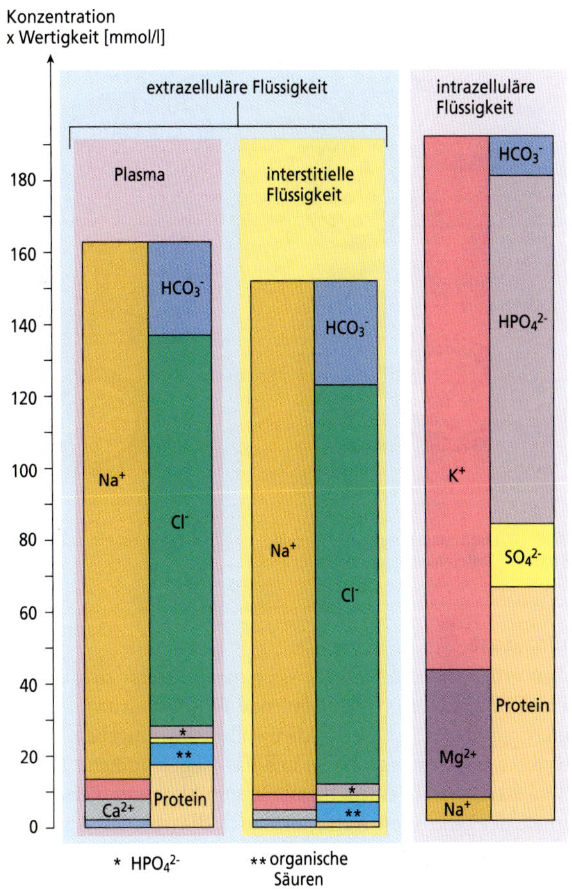

Abb. 3.13 Elektrolytkonzentrationen von Plasma, Interstitium und intrazellulärer Flüssigkeit (unter Berücksichtigung der Ionenwertigkeiten). Die K^+-Konzentration in der Zelle ist viel höher als im Plasma und im Interstitium. Dagegen ist die Na^+-Konzentration im Plasma und im Interstitium höher als in der Zelle.

Über aktive Transportmechanismen werden insbesondere unterschiedliche Ionenkonzentrationen zwischen dem Zellinneren und dem Interstitium aufrechterhalten (→ Abb. 3.13).

Ein Beispiel ist die **Natrium-Kalium-Pumpe,** ein Transmembranprotein, das Kalium-Ionen in die Zelle hinein und Natrium-Ionen aus ihr herauspumpt (→ 9.2.1). Da die Energie hier direkt für den gewünschten Transport verwendet wird, spricht man von **primär aktivem Transport.** Wird hingegen ein aktiver Transport als Motor für den Transport anderer Substanzen genutzt, handelt es sich um einen **sekundär aktiven Transport.** So ist z. B. die Aufnahme von Glukose oder Aminosäuren im Darm an die Natrium-Kalium-Pumpe gekoppelt.

3.5.8 Bläschentransport

Die beschriebenen aktiven und passiven Transporte beziehen sich auf kleinmolekulare Substanzen. Für *größere* Partikel (z. B. Reste abgestorbener Zellen, Proteine) ist die Membran an sich undurchlässig. Der Transport solcher Teilchen erfordert besondere Mechanismen.

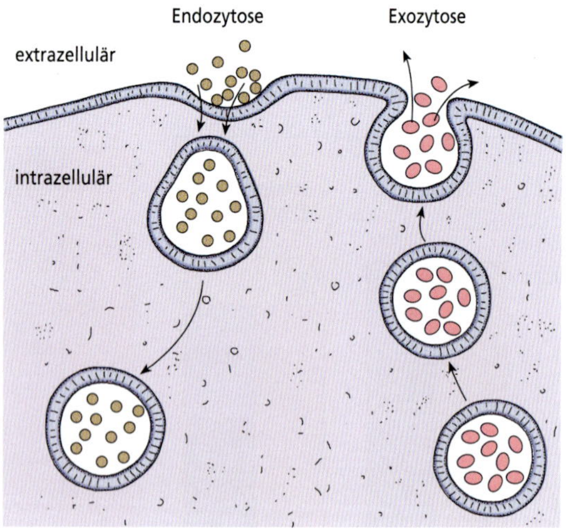

Abb. 3.14 Endo- und Exozytose. Mit Endo- und Exozytose ist ein ständiger Umbau der Zellmembran verbunden.

Endozytose

Sollen größere Teilchen in die Zelle *hinein,* stülpt sich die Zellmembran ein und das aufzunehmende Teilchen wird von Zellausläufern umflossen. Ist das Teilchen vollständig umgeben, schließt sich die Membraneinstülpung, und das aufgenommene Teilchen befindet sich nun in einem membranumschlossenen *Bläschen* innerhalb der Zelle. Diese Aufnahme durch **Bläschentransport** *(Vesikeltransport, membranverlagernder Transport)* heißt **Endozytose** (→ Abb. 3.14). Der Inhalt dieses Bläschens kann z. B. von Lysosomen (→ 3.3.5) abgebaut werden.

Phagozytose („Zellfressen") bezeichnet die Endozytose ganzer Zellen. Viele Abwehrzellen, v. a. weiße Blutkörperchen *(Leukozyten),* sind auf Phagozytose spezialisiert und können so defekte körpereigene Zellen oder Bakterien „auffressen" (→ Abb. 3.15).

Exozytose

Zellen (z. B. Drüsen- oder hormonbildende Zellen) können größere Moleküle nach außen hin abgeben. Dann läuft der Bläschentransport in umgekehrter Richtung ab und heißt **Exozytose.**

SPICKZETTEL

Passiver Transport: Teilchentransport über eine Membran entlang eines Konzentrations-/elektrochemischen Gefälles ohne Energieverbrauch.
Diffusion: Ausgleich von Konzentrationsunterschieden in einer Lösung durch Wanderung der gelösten Teilchen. Passiver Transport. Sonderfall **erleichterte Diffusion** (Diffusion über die Zellmembran mithilfe von Membranproteinen).
Osmose: Ausgleich von Konzentrationsunterschieden in einer Lösung mit einer **semipermeablen** *(halbdurchlässigen)* **Membran** durch Wanderung der Lösungsmittelteilchen durch die Membran. Passiver Transport.
Filtration: Transport von Flüssigkeit und (kleinen) Teilen über eine semipermeable Membran infolge einer hydrostatischen Druckdifferenz. Passiver Transport.
Aktiver Transport: Teilchentransport über eine Membran unter Energieverbrauch, z. B. durch Ionenpumpen. Auch entgegen einem Konzentrations-/elektrochemischem Gefälle.
Bläschentransport *(Vesikeltransport):* Transport größerer Teilchen durch die Zelle mit Membranverlagerung.

- **Endozytose** (Teilchenaufnahme durch Bläschentransport) mit Umschließen des Teilchens von der Zellmembran, dann Wiederverschluss der Zellmembran, sodass ein abgeschnürtes Bläschen mit dem Teilchen im Zellinneren entsteht
- **Exozytose** (Teilchenabgabe durch Bläschentransport) durch Umhüllen des Teilchens mit zelleigener Membran, Verschmelzen des Bläschens mit der Zellmembran und Öffnen nach außen.

3.6 Proteinsynthese

Proteine (*Eiweiße* → 2.8.3) sind für Aufbau und Funktion der Zellen unerlässlich. Ihre Herstellung ist also eine wesentliche Aufgabe aller menschlichen Zellen.

Sieht man von den Mitochondrien ab (→ 3.3.6), so findet beim Menschen die **Proteinbiosynthese** (Herstellung von Eiweißen) an den Ribosomen im Zytoplasma statt, während die Erbinformation in Form der DNA im Zellkern lagert. Aufgrund dieser Trennung zwischen dem Sitz der genetischen Information (Zellkern) und der Produktion der Proteine (Ribosomen im Zytoplasma) ist eine *Zwischenkopie* erforderlich, welche die Erbinformation vom Zellkern ins Zytoplasma bringt.

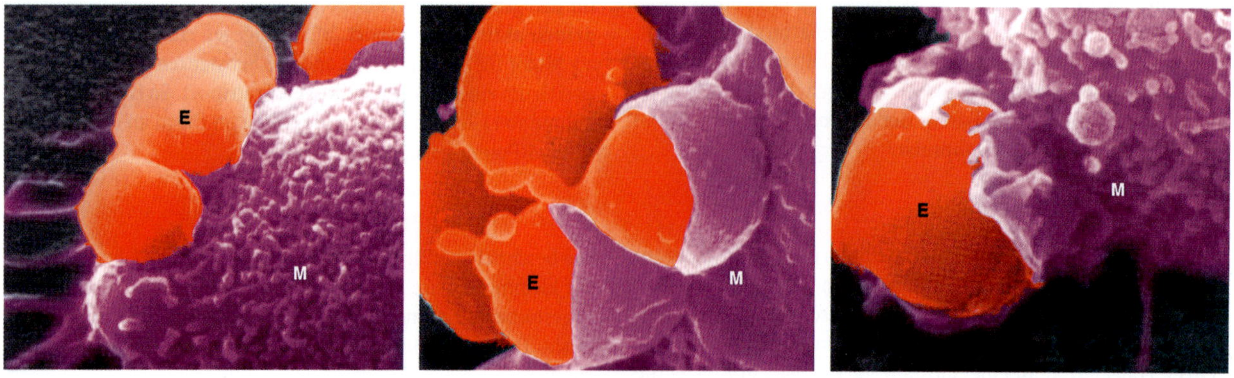

Abb. 3.15 Kolorierte rasterelektronenmikroskopische Aufnahmen eines Makrophagen (M), der beschädigte rote Blutkörperchen (E = Erythrozyt) phagozytiert. Links Blutkörperchen angelagert, Mitte teilweise, rechts fast vollständig umflossen. [E362]

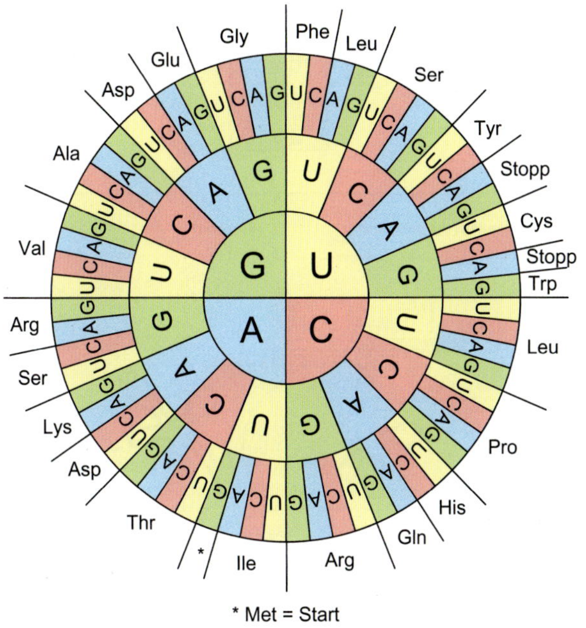

Abb. 3.16 Code-Sonne (bezogen auf mRNA). Von innen nach außen abgelesen zeigt sie, welches Basentriplett welche Aminosäure verschlüsselt. [L253]

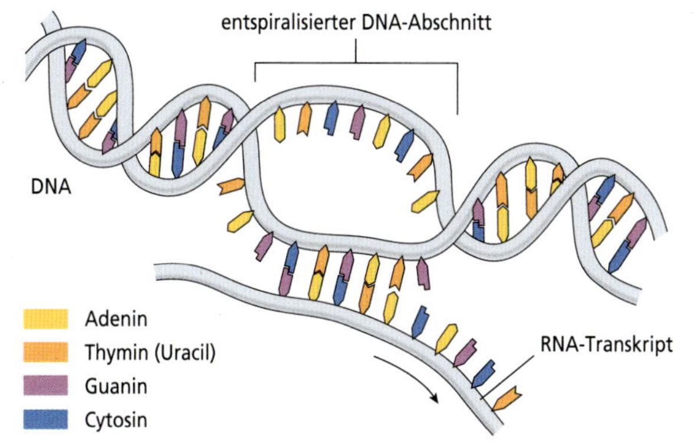

Abb. 3.17 Transkription. Am entspiralisierten DNA-Abschnitt wird eine einsträngige Zwischenkopie (RNA-Transkript) des DNA-Strangs gebildet. An jede Base des abzulesenden DNA-Strangs wird die komplementäre Base am RNA-Strang angebaut, wobei jedoch bei der RNA Uracil statt Thymin verwendet wird.

Genetischer Code und Transkription

Zum Verständnis dieser Vorgänge bereits hier ein kleiner Ausflug in die Genetik:

Genetischer Code. Jeweils drei aufeinanderfolgende Basen des DNA-Stranges (→ 2.8.4) bilden eine Dreiergruppe. Ein solches **Basentriplett** *(DNA-Triplett, Codon)* der DNA codiert jeweils eine Aminosäure, die Bestandteil eines bestimmten Proteins wird. So codiert das Triplett Adenin – Cytosin – Adenin die Aminosäure Threonin, das Triplett Adenin – Adenin – Adenin hingegen die Aminosäure Lysin. Die meisten Aminosäuren werden durch *mehrere* Tripletts codiert, außerdem gibt es **Start-** und **Stopp-Codons** für Beginn bzw. Ende des Ablesens. Die vier DNA-Basen Adenin, Thymin, Guanin und Cytosin können also als Buchstaben der Nukleinsäure-Schrift bezeichnet werden. Ordnet man den verschiedenen Basentripletts die unterschiedlichen Aminosäuren zu, so erhält man den **genetischen Code** (→ Abb. 3.16). Er ist die „Übersetzungsvorschrift" für die Übersetzung der genetischen Information in Proteine. Fast alle Organismen arbeiten mit dem gleichen Code – der genetische Code ist (fast) *universell.*

Transkription. Der erste Schritt der Übertragung genetischer Information vom Zellkern ins Zytoplasma besteht in der Herstellung einer Zwischenkopie der DNA, der **RNA** *(Ribonukleinsäure).* Dieser Vorgang wird als **Transkription** bezeichnet.

Für die Transkription sind **RNA-Polymerasen** erforderlich. Sie binden an die DNA, entspiralisieren sie und der Doppelstrang zwischen den korrespondierenden Basen wird aufgebrochen (→ Abb. 3.17). An den nun frei liegenden Tripletts lagern sich nach dem *spezifischen Basenpaarungsprinzip* (→ 2.8.4) RNA-Nukleotide an. Diese werden mithilfe der RNA-Polymerasen verkettet, und es entsteht die *einsträngige RNA.* Die Tripletts der RNA sind sozusagen das Spiegelbild der Tripletts auf dem DNA-Strang. Bei der RNA ist aber im Unterschied zur DNA die Base Thymin durch **Uracil** ersetzt, und anstatt des Zuckermoleküls *Desoxyribose* findet *Ribose* Verwendung.

Die neu gebildete RNA wird noch im Kern weiter modifiziert, denn die DNA enthält nicht nur proteincodierende Abschnitte, die **Exons,** sondern auch Abschnitte mit regulatorischen und bisher unklaren Funktionen. Diese nichtcodierenden Abschnitte innerhalb eines Gens heißen **Introns** (*engl.* intragenic regions). Bei dieser **RNA-Prozessierung** *(RNA-Reifung)* im Kern werden unter anderem nichtcodierende Abschnitte „herausgeschnitten" **(Spleißen)** und die entstehenden RNA-Stücke wieder verknüpft. Durch Spleißen können aus *einem* Gen *mehrere* Proteine entstehen, durch **alternatives Spleißen** (unterschiedliches Herausschneiden) in den Geweben sogar *verschiedene* Proteine trotz gleicher DNA. Dies ist mit ein Grund, weshalb der Mensch mit „nur" gut 20.000 Genen auskommt.

Nach den Modifikationen übernimmt die RNA entweder selbst eine Funktion innerhalb der Zelle oder wandert, dann als *messenger-RNA* **(mRNA)** bezeichnet, durch die Poren der Kernhülle zu den Ribosomen ins Zytoplasma, wo sie bei der Translation als Vorlage für die Eiweißsynthese dient (Übersicht über die RNA-Typen → Tab. 3.1).

Ein **Gen** wird meist definiert als ein aus vielen Basentripletts bestehender Abschnitt der DNA, der die Information für die Bildung *eines* funktionell aktiven RNA-Moleküls enthält.

Tab. 3.1 Wichtige RNA-Typen.

Typ von RNA	Aufgabe
miRNA *(micro-RNA)*	Kleine haarnadelförmige RNAs, die durch Bindung und teilweise Abbau von mRNA an der Genregulation beteiligt sind
mRNA *(messenger-RNA)*	DNA-Zwischenkopie, bringt die Information zur Aminosäurenreihenfolge eines Proteins aus dem Kern zu den Ribosomen im Zytoplasma
rRNA *(ribosomale RNA)*	Bestandteil der Ribosomen, beteiligt an der Peptidbindung
snRNA *(small nuclear-RNA)*	Kleine RNA im Zellkern, beteiligt am Spleißen
tRNA *(transfer-RNA)*	Kleeblattförmige RNA, setzt die Basenreihenfolge der RNA in die Aminosäurenreihenfolge des Proteins um

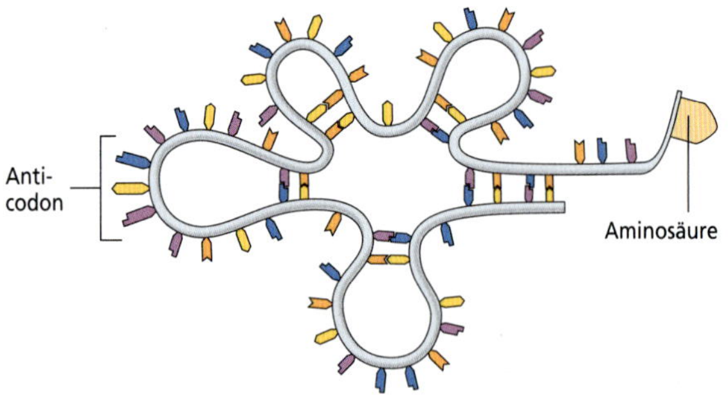

Abb. 3.18 tRNA. Die kleeblattförmige tRNA enthält am einen „Ende" ein Basentriplett (Anticodon) und am anderen die dazugehörige Aminosäure. So „übersetzen" die tRNAs die Basentriplett- in eine Aminosäuresequenz.

Translation

Die „eigentliche" Proteinsynthese, d.h. die Übersetzung des mRNA-Codes in die Aminosäuresequenz der Proteine an den Ribosomen (→ 3.3.2), erfolgt durch die **Translation.**

Sobald die mRNA ein Ribosom erreicht, kann die Proteinsynthese beginnen. Als Adaptermoleküle fungieren dabei die relativ kleinen und beweglichen *transfer-RNAs* **(tRNA),** die an gegenüberliegenden Enden je eine Bindungsstelle für das Basentriplett der mRNA **(Anticodon)** und eine für die von diesem Basentriplett codierte Aminosäure besitzen (→ Abb. 3.18). Im Verlauf der Proteinsynthese wandert nun das Ribosom entlang der mRNA von Codon (Basentriplett) zu Codon, die passenden tRNA-Moleküle lagern sich mit ihrem Anticodon an, und ihre anhängenden Aminosäuren werden dabei an die wachsende Peptidkette angefügt (→ Abb. 3.19, → Abb. 3.20).

Das Ende des Zusammenbaus eines Proteins am Ribosom wird durch Stopp-Codons signalisiert. Auf diese passt kein entsprechendes Anticodon einer tRNA; somit kann dem Peptidstrang keine Aminosäure hinzugefügt werden und sein Aufbau ist beendet. Die Aminosäurekette wird dann ins Zytoplasma freigesetzt.

Die fertigen Proteine werden in der Regel noch *posttranslational* (= nach der Translation) verändert und stehen dann z.B. als Enzym, Strukturprotein oder Hormon zur Verfügung. Sie können in der Zelle verbleiben oder ausgeschleust werden.

SPICKZETTEL

Proteinbiosynthese: Herstellung von Eiweißen in der Zelle durch

- **Transkription** = Herstellung von **mRNA** *(messenger-RNA)* als „Zwischenkopie"
- Transport der mRNA aus dem Zellkern ins Zytoplasma
- **Translation** = eigentliche Eiweißproduktion an den Ribosomen, indem sich mit einer passenden Aminosäure beladene **tRNA** *(transfer-RNA)* an die mRNA anlagert, diese Aminosäure mit der bereits vorhandenen Aminosäurekette verknüpft und sich dann wieder löst
- Ggf. weitere Veränderungen des Proteins.

Gen: DNA-Abschnitt, der *ein* funktionell aktives RNA-Molekül codiert.

Genetischer Code: Verschlüsselung der Aminosäurenfolge eines Proteins durch die Basenreihenfolge (genauer Folge von **Basentripletts** = Basen-Dreierkombination) der DNA/mRNA.

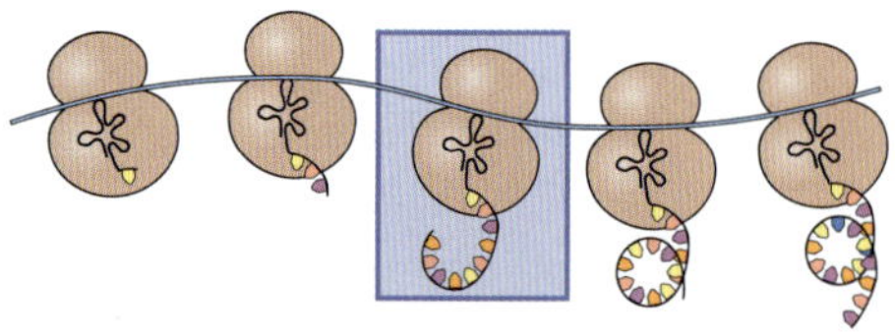

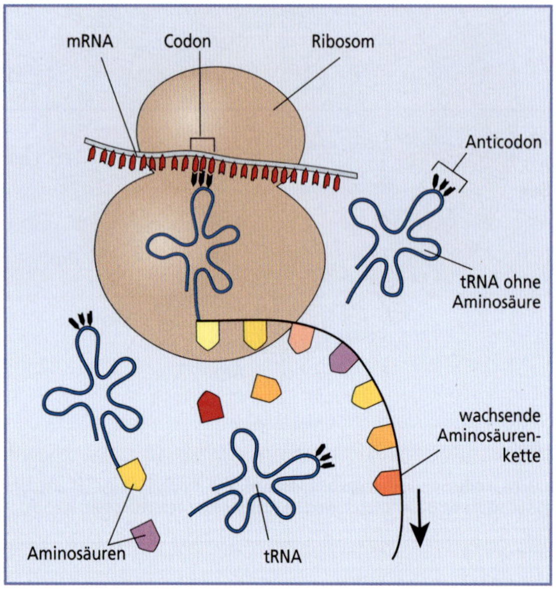

Abb. 3.19 Translation. An die mRNA lagern sich entsprechende tRNA-Moleküle an. Nach Knüpfen der Aminosäureverbindung verlässt die tRNA ihre Aminosäure, um sich mit einer frei im Zytoplasma umherschwimmenden Aminosäure neu zu beladen.

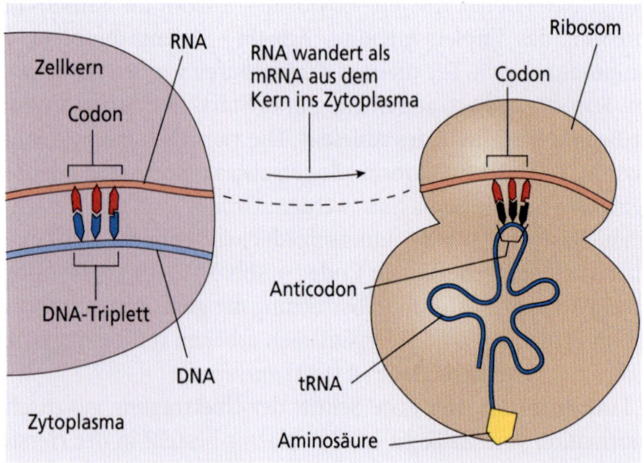

Abb. 3.20 Zusammenfassung der Proteinsynthese. Die Transkription, bei der eine einsträngige RNA-Kopie der DNA erstellt wird, erfolgt im Zellkern. Die gebildete mRNA verlässt den Kern und wandert ins Zytoplasma, wo sie im Ribosom übersetzt wird (Translation). Das Basentriplett auf der tRNA (Anticodon) ist also wieder identisch mit dem Basentriplett auf der DNA.

3.7 Teilung von Zellen

Neue Körperzellen entstehen ausschließlich durch *Teilung* bereits vorhandener Zellen. Tag für Tag müssen Zellen neu gebildet werden, um *Wachstum* zu ermöglichen und zugrunde gegangene Zellen zu *ersetzen.* Diese Zellneubildung und -vermehrung von Körperzellen erfolgt über eine *Kernteilung,* die **Mitose** (→ Abb. 3.22), mit nachfolgender Aufteilung des Zytoplasmas in der *Zellteilung* **(Zytokinese).**

3.7.1 Mitose

Die häufigste Art der Kernteilung ist die **Mitose,** wobei sich die **Mutterzelle** letztlich in zwei *erbgleiche* **Tochterzellen** teilt.

Interphase: DNA-Replikation

Wenn beide Tochterzellen nach der Mitose die gleiche DNA enthalten sollen wie die Mutterzelle, muss die DNA vor der Mitose verdoppelt werden. Diese **DNA-Replikation** findet in der **Interphase** (Phase zwischen zwei Zellteilungen) statt.

Die DNA wird wie ein Reißverschluss in der Mitte, also zwischen den korrespondierenden Basen, aufgetrennt (→ Abb. 3.21). An die frei werdenden Basen beider Stränge lagern sich dann die jeweils korrespondierenden Basen an, sodass schließlich zwei neue Doppelstränge entstehen, die mit dem ursprünglichen Doppelstrang *völlig identisch* sind. Unabdingbar für diesen Vorgang ist die **DNA-Polymerase,** die nicht nur die neuen DNA-Stränge

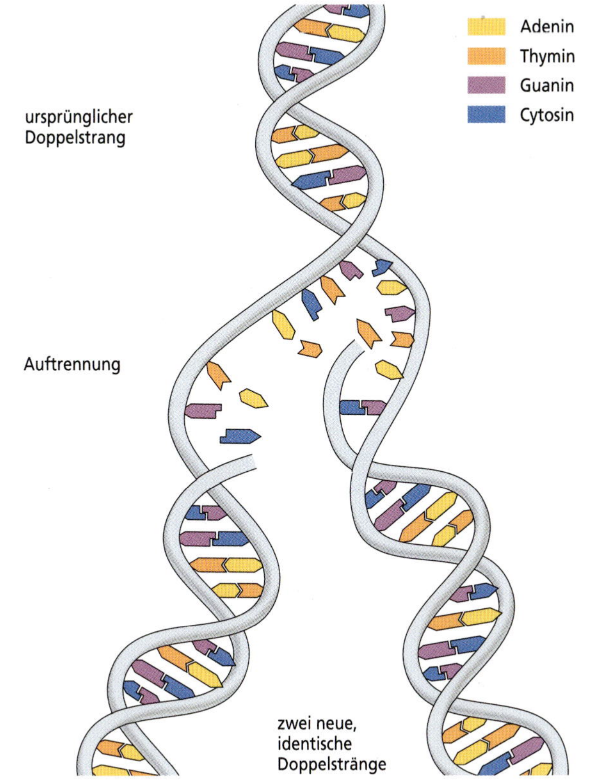

Abb. 3.21 Replikation der DNA (vereinfacht). Wie ein Reißverschluss wird die DNA in der Mitte zwischen ihren korrespondierenden Basen aufgetrennt. An die freien Basen lagern sich korrespondierende Basen an, die zu einem neuen Strang verknüpft werden.

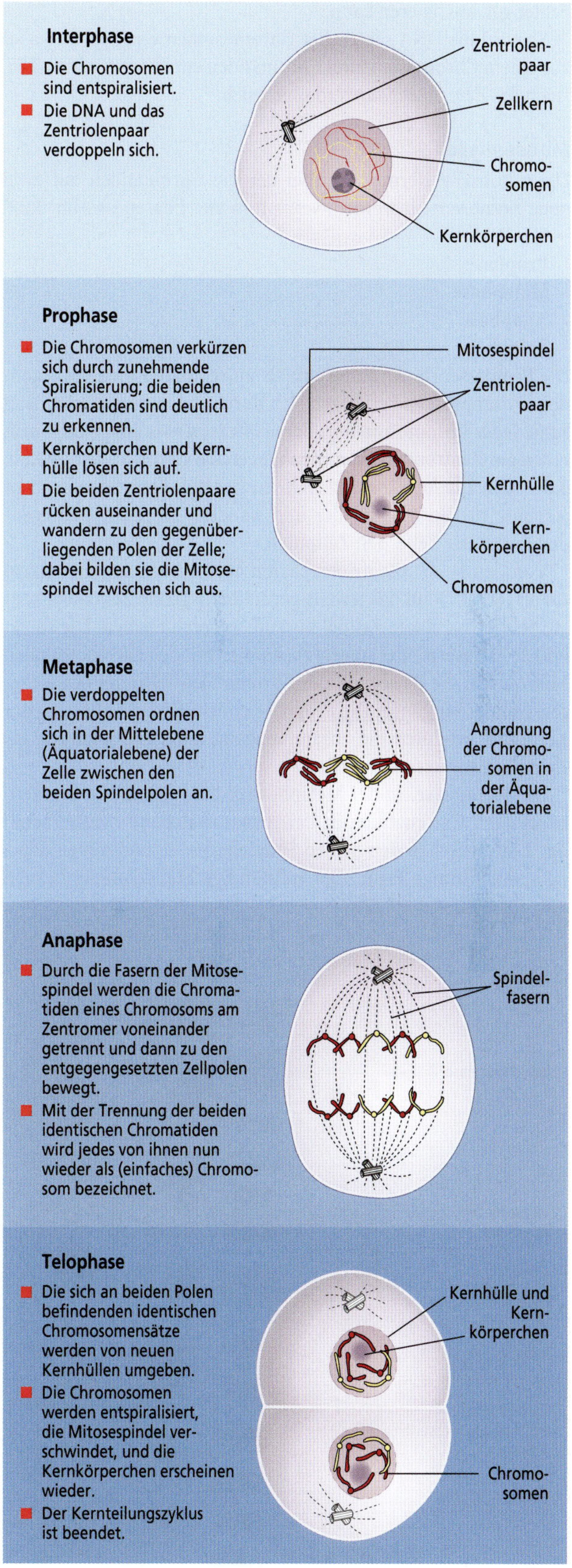

Abb. 3.22 Der Zellzyklus mit der Interphase und den vier Phasen der Mitose (Prophase, Metaphase, Anaphase, Telophase).

herstellen, sondern diese auch auf falsche Basen überprüfen und Fehler ggf. korrigieren kann.

So wird die DNA sämtlicher Chromosomen verdoppelt, wobei aus einem Chromosom zwei Chromatiden entstehen (→ Abb. 3.6). Auch das *Zentriolenpaar* verdoppelt sich.

Mitosephasen

Die mitotische Kernteilung, bei der die Chromatiden auf zwei neue Kerne verteilt werden, verläuft in vier Phasen (→ Abb. 3.22, → Abb. 3.23):

- **Prophase**
- **Metaphase**
- **Anaphase**
- **Telophase**

Die **Prophase.** Die im Ruhekern als unsichtbare Fäden vorliegenden Chromosomen verkürzen sich durch zunehmende Spiralisierung. Jedes Chromosom liegt bereits in seiner verdoppelten Form – den am Zentromer zusammenhängenden Chromatiden (→ Abb. 3.6) – vor. Die *Kernkörperchen* lösen sich auf, die beiden *Zentriolenpaare* rücken auseinander und wandern zu gegenüberliegenden Enden der Zelle, den **Zellpolen.**

Von den beiden Zentriolenpaaren ausgehend wachsen Mikrotubuli (→ 3.3.7) auf das jeweils gegenüberliegende Zentriolenpaar zu, bis sie von einem Zellpol bis zum anderen reichen. Die so gebildete **Mitosespindel** steuert zusammen mit den chromosomalen Mikrotubuli die Bewegung der Chromatiden während der weiteren Teilungsvorgänge. Die Prophase endet mit der Auflösung der Kernhülle, wodurch die zusammenhängenden Chromatiden ins Zytoplasma freigesetzt werden.

Die **Metaphase.** In der Metaphase ordnen sich die zusammenhängenden Chromatiden in der **Äquatorialebene** (Mittelebene) der Zelle zwischen den beiden Spindelpolen an und bilden dabei eine sternförmige Figur. Die vollständige Mitosespindel besteht nun aus Mikrotubuli, die:

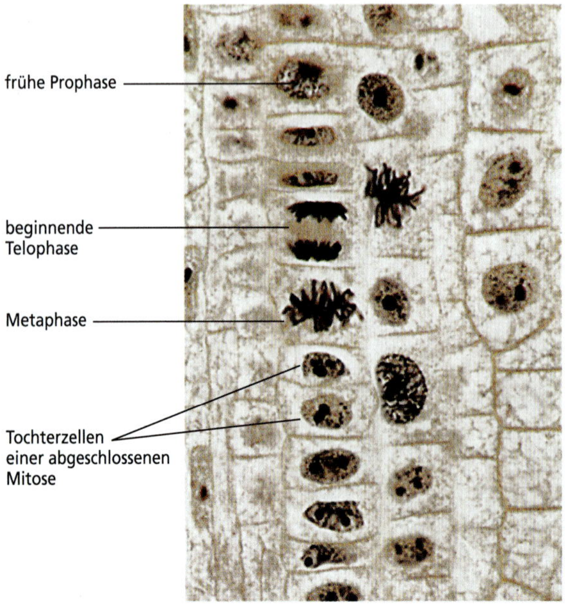

Abb. 3.23 Verschiedene Mitosestadien sich gerade teilender Zellen, hier an der Wurzelspitze einer Pflanze. [M375]

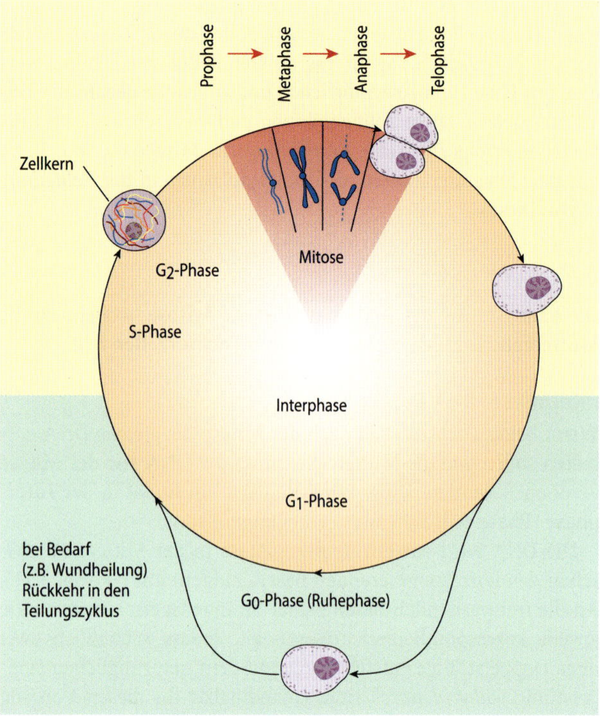

Abb. 3.24 Schematische Darstellung des Zellzyklus.

- Sowohl von Zellpol zu Zellpol reichen
- Als auch als **Spindelfasern** an den Zentromeren ansetzen.

Die **Anaphase.** Die Anaphase beginnt mit dem Auseinanderweichen der Zentromere aller Chromosomen. Die so voneinander getrennten Chromatiden werden dann durch die an den beiden Zentromerenhälften ansetzenden Spindelfasern zu den entgegengesetzten Zellpolen bewegt. Mit der Trennung der beiden identischen (doppelten) Chromatiden wird jedes von ihnen wieder als (einfaches) Chromosom bezeichnet.

Die **Telophase.** Die an beiden Polen befindlichen identischen Chromosomensätze werden von Membranen umgeben, sodass neue Kerne entstehen. Die Chromosomen in den neuen Kernen werden entspiralisiert, und das typische Chromatinmuster des Zellkerns in Ruhe erscheint. Die Mitosespindel verschwindet, die Kernkörperchen erscheinen wieder.

Eine intakte DNA, ihre fehlerfreie Replikation, Transkription und Translation sowie koordiniertes Zellwachstum und Zellteilung sind lebenswichtig für den Organismus. Vielfältige Kontroll- und Reparaturmechanismen auf den verschiedensten Ebenen sollen Fehler minimieren. So gibt es beispielsweise **DNA-Reparatursysteme,** die fehlerhafte DNA-Abschnitte ausschneiden und ausbessern.

Zytokinese

Die *Kern*teilung wird üblicherweise von der *Zell*teilung begleitet. Diese **Zytokinese** beginnt meist schon in der späten Anaphase und wird in der Telophase abgeschlossen. Hierbei schnürt sich die Zellmembran etwa in Zellmitte vom Rand her zunehmend ein, bis zwei etwa gleich große Tochterzellen mit eigenem Zytoplasma und Organellen entstanden sind.

3.7.2 Phasen des Zellzyklus

Mitose und Zytokinese umfassen im **Zellzyklus** der meisten Zellen nur einen kurzen Zeitraum. Wesentlich länger ist der Zeitraum zwischen zwei Zellteilungen, die **Interphase** (→ Abb. 3.24):

Nach der Mitose tritt die neu gebildete Zelle zunächst in die **G_1-Phase** *(präsynthetische Wachstumsphase)* ein. Protein- und RNA-Biosynthese laufen auf Hochtouren, die Zelle wächst. Die Dauer dieser Phase schwankt zwischen wenigen Stunden und mehreren Jahren und bestimmt im Wesentlichen die Dauer des gesamten Zellzyklus. Viele ausdifferenzierte Zellen verlassen diese Phase normalerweise nicht, man spricht dann auch von **G_0-Phase.** Nur im Sonderfall, z. B. nach einer Verletzung, treten sie wieder in den Zellzyklus ein.

In der sich anschließenden, etwa 5–10 Stunden dauernden **S-Phase** *(Synthesephase)* wird die DNA verdoppelt.

Die letzte, etwa vierstündige Phase vor der Mitose heißt **G_2-Phase** *(postsynthetische Wachstumsphase)*. Sie bereitet die Mitose vor, u. a. wird die gebildete DNA auf Fehler kontrolliert.

3.7.3 Meiose

Die Kernteilung zur Weitergabe der Erbinformation von Generation zu Generation ist die **Meiose.**

Damit sich bei der Vereinigung von Eizelle und Spermium das Erbgut nicht verdoppelt, ist bei der Entwicklung der **Keimzellen** *(Geschlechtszellen, Gameten)* eine besondere Form der Kernteilung erforderlich. Hierbei wird der normale **diploide** Chromosomensatz (2 × 23 Chromosomen) auf einen **haploiden** Satz (1 × 23 Chromosomen) reduziert – man spricht deshalb auch von *Reduktionsteilung.*

Die Keimzellen sind *erbungleich.*

Erste und zweite Reifeteilung

Die Meiose verläuft in *zwei* Schritten (→ Abb. 3.25, → Abb. 3.26):

- Zunächst werden in der **ersten Reifeteilung** die **homologen** (d. h. einander entsprechenden) **Chromosomen** väterlicher und mütterlicher Herkunft auf zwei Tochterzellen verteilt
- Nach einer Ruhephase, **Interkinese** genannt, werden in der **zweiten Reifeteilung** die Chromatiden voneinander getrennt.

Wie in der Mitose werden auch bei den Reifeteilungen jeweils Prophase, Metaphase, Anaphase und Telophase unterschieden.

In der Prophase der *ersten Reifeteilung* verkürzen und verdichten sich die bereits verdoppelten Chromosomenfäden, um die typische Chromosomenform (→ Abb. 3.6) anzunehmen.

Danach lagern sich die homologen Chromosomen in der Äquatorialebene der Zelle parallel aneinander, wobei die eng beieinanderliegenden Abschnitte der Chromatiden sich überkreuzen können (→ Abb. 3.26). Werden die eng zusammenliegenden Chromosomen anschließend wieder auseinandergezogen, können in seltenen Fällen an solchen Überkreuzungsstellen **(Chiasmata)** die Chromatiden derart auseinanderbrechen und wieder neu verschmelzen, dass Bruchstücke des väterlichen und des mütterlichen Chromosoms vertauscht werden. Dieses **Crossing-over** führt zu einer Neuverknüpfung der Gene *innerhalb* von Chromosomen und zu einer Durchmischung des Erbguts. Diese **Rekombination** bei der Meiose ist eine der Hauptursachen für die genetische Einzigartigkeit jedes Individuums (von eineiigen Zwillingen abgesehen) und gleichzeitig „Triebfeder" für den Fortschritt der Arten im Rahmen der Evolution (→ 4.7).

In den weiteren Phasen der ersten Reifeteilung werden die beiden homologen Chromosomen auf die Tochterkerne verteilt, in-

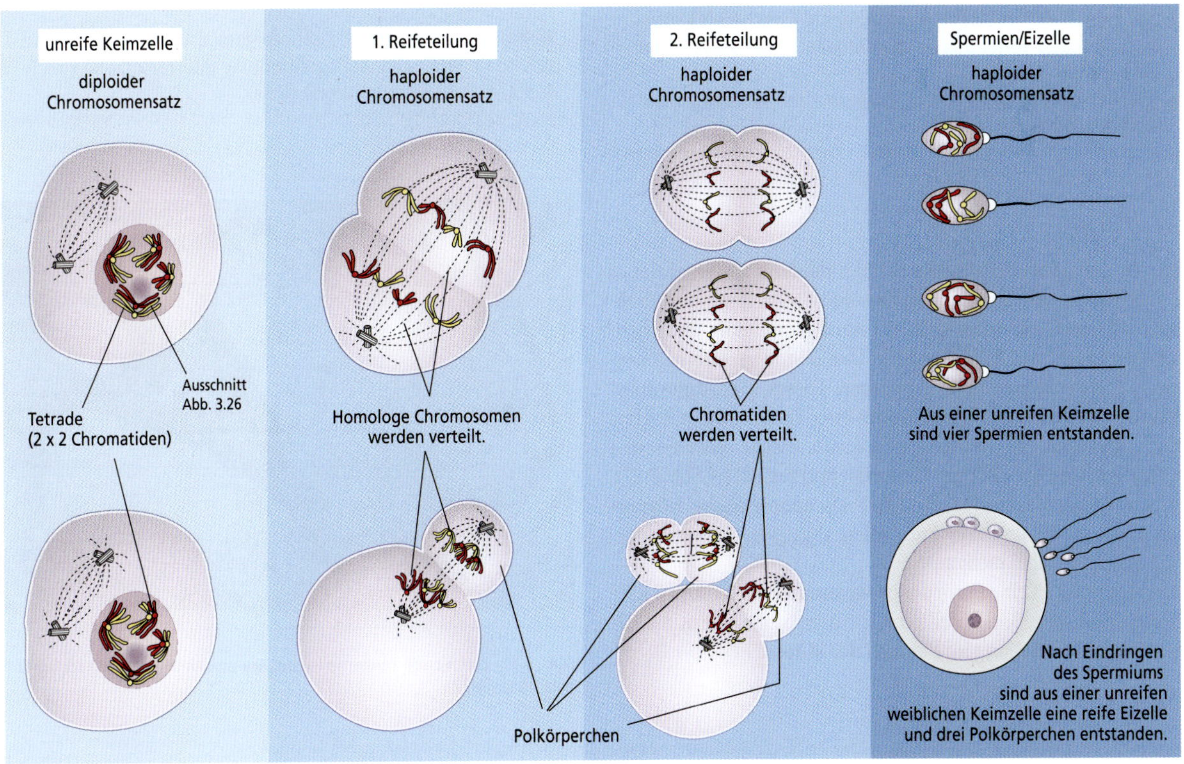

Abb. 3.25 Meiose. Aus den unreifen Keimzellen mit diploidem Chromosomensatz entstehen reife Keimzellen mit haploidem Chromosomensatz. Aus einer unreifen männlichen Keimzelle entstehen vier Spermien (oben), aus einer unreifen weiblichen Keimzelle hingegen eine Eizelle und drei Polkörperchen (unten).

dem sie vom Spindelapparat zu den Zellpolen gezogen werden. Da väterliche und mütterliche Chromosomen dabei zufällig auf die beiden Tochterkerne verteilt werden, erfolgt auch hierdurch eine Durchmischung des Erbgutes.

Durch die parallel einsetzende *Zellteilung* entstehen zwei Tochterzellen mit 23 Chromosomen aus je zwei Chromatiden.

Die sich anschließende *zweite Reifeteilung* entspricht einer normalen mitotischen Teilung, wobei jetzt die Chromatiden getrennt und auf die Tochterzellen verteilt werden.

Details zur Spermien- und Eizellbildung → 19.1.4, → 19.2.2

Haploide Chromosomensätze

Nach den beiden Reifeteilungen sind aus einer männlichen unreifen Keimzelle mit normalem diploidem Chromosomensatz vier reife Spermien mit *haploidem* Chromosomensatz (1 × 23 Chromosomen) entstanden. Bei der unreifen weiblichen Keimzelle entsteht nur eine große reife Eizelle mit drei kleinen Polkörperchen, die schließlich absterben (→ Abb. 3.25).

Wenn männliche und weibliche Kerne bei der Befruchtung miteinander verschmelzen, enthält die entstandene Zygote wieder den normalen *diploiden* Chromosomensatz.

SPICKZETTEL

Mitose: Kernteilung bei der Vermehrung von Körperzellen. Phasen **Prophase, Metaphase, Anaphase, Telophase.** Gefolgt von der **Zytokinese** mit Aufteilung des Zytoplasmas, sodass schließlich zwei Tochterzellen mit gleichem Erbgut entstehen.
Interphase: Zeitraum zwischen zwei Mitosen.
Meiose *(Reife-, Reduktionsteilung):* Kernteilung bei der Keimzellbildung mit Halbierung des Chromosomensatzes und Entstehung von Zellen mit unterschiedlichem Erbgut. Bestehend aus

- **Erster Reifeteilung** mit **Crossing-over** (Austausch von Erbgut zwischen homologen = einander entsprechenden Chromatiden) und Verteilung der homologen *Chromosomen* auf zwei Zellen
- **Zweiter Reifeteilung** mit Trennung der *Chromatiden* voneinander (wie bei der Mitose).

3.8 Zelltod

Auch im gesunden Organismus sterben dauernd Zellen ab (etwa die sich ständig erneuernden Epithel- oder Blutzellen), und Embryogenese oder Wachstum sind nur durch Untergang und nachfolgenden Ersatz von Zellen möglich. Der Zelltod im Rahmen normaler Lebensvorgänge heißt **Apoptose.** Dieses „Selbstmordprogramm" wird von der Zelle selbst oder ihrer Umgebung (z. B. Hormone) ausgelöst. Es werden selbstzerstörerische Eiweiße und Enzyme gebildet, der Zellkern schrumpft und zerfällt (→ Abb. 3.27). Kern- und Zytoplasmastücke werden als **apoptotische Körperchen** abgeschnürt und von Fresszellen abgebaut. Entzündungsprozesse treten dabei nicht auf.

Die Apoptose ist eine Form des **programmierten Zelltods.** Eine weitere Form ist z. B. der Zelltod nach massiven Fehlern bei der Chromosomenverteilung im Rahmen der Mitose.

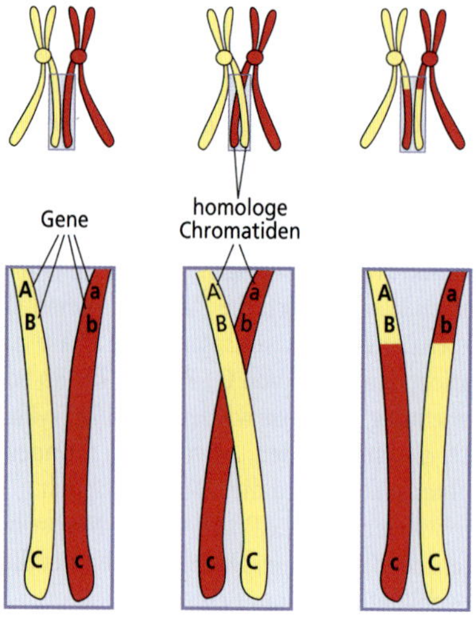

Abb. 3.26 Crossing-over. Es kommt zum Stückaustausch zwischen homologen Chromatiden väterlicher und mütterlicher Herkunft mit der Folge neuer Genkombinationen.

Dem gegenüber steht die **Nekrose** oder der *provozierte Zelltod* durch Schädigungen von außen. Hier schwillt die Zelle zunächst an, und im weiteren Verlauf sind Entzündungszeichen zu beobachten.

SPICKZETTEL

Apoptose: Form des **programmierten,** d. h. kontrollierten **Zelltods** („Selbstmordprogramm" der Zelle), z. B. für Geweberegeneration.
Nekrose: „Ungeplanter" Zelluntergang z. B. bei Verbrennung, Infektion. Im Gegensatz zur Apoptose mit Freisetzung von Zytoplasma und Entzündungszeichen.

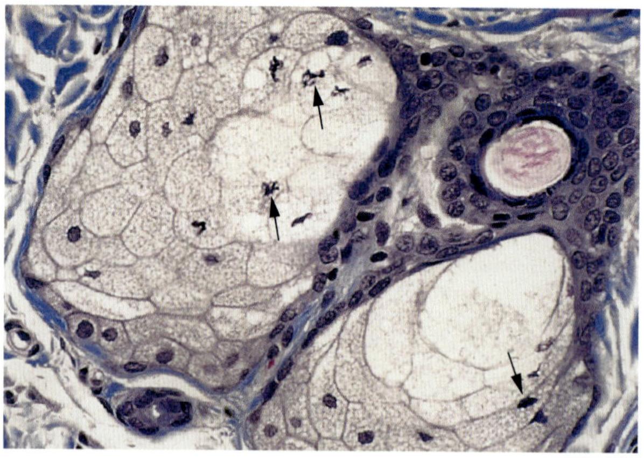

Abb. 3.27 Zerfallende Zellkerne (→) bei Apoptosen in einer menschlichen Talgdrüse. [M375]

WIEDERHOLUNGSFRAGEN

1. Wie ist die Zellmembran aufgebaut? (→3.2.1)
2. Was versteht man unter Semipermeabilität? (→3.2.2)
3. Wie heißen die wichtigsten Zellorganellen und welche Funktion haben sie? (→3.3)
4. Welche Funktion hat der Zellkern? (→3.3.1)
5. Wie sind die Chromosomen des Menschen aufgebaut? (→3.3.1)
6. Auf welche Flüssigkeitsräume ist das Körperwasser verteilt, wie unterscheidet sich die Körperwasserverteilung des Kindes von der des Erwachsenen? (→3.4)
7. Worin unterscheiden sich aktiver und passiver Transport? (→3.5.3)
8. Welche passiven Transportmechanismen sind für den Organismus von Bedeutung? (→3.5.3, →3.5.4, →3.5.5, →3.5.6)
9. Wie kann man den osmotischen Druck veranschaulichen? (→3.5.5)
10. Wie gelangen größere Partikel in die Zelle? (→3.5.8)
11. Warum ist die Zelle bei der Herstellung von Eiweißen gleich auf zwei Vorgänge, Transkription und Translation, angewiesen? (→3.6)
12. Was ist die Transkription, wie läuft sie ab? (→3.6)
13. Was ist die Funktion der tRNA? (→3.6)
14. Durch welche Vorgänge teilt sich eine Zelle in zwei völlig identische Tochterzellen? (→3.7.1)
15. Was geschieht während der Interphase? (→3.7.2)
16. Warum sind bei der Meiose zwei Reifeteilungen erforderlich? (→3.7.3)
17. Was ist ein Crossing-over? (→3.7.3)

4

GENETIK, EPIGENETIK UND EVOLUTION

LERNZIELÜBERSICHT

4.1 Gene und Chromosomen

- Das Erscheinungsbild eines Organismus ist der Phänotyp, die „dahinterstehenden" Gene bilden den Genotyp. Die gesamte genetische Information eines Organismus wird als Genom bezeichnet.
- Alle Gene liegen in doppelter Ausführung vor. Sind die zwei Allele eines Gens identisch, ist der Betreffende bezüglich dieses Merkmals homozygot (reinerbig), sonst heterozygot (mischerbig).

4.2 Dominanz und Rezessivität

- Beim häufigen dominanten Erbgang tritt bei Heterozygotie das Merkmal des „stärkeren" dominanten Allels phänotypisch zutage. Das „schwächere" rezessive Allel kann sich nur durchsetzen, wenn es doppelt vorliegt, der Betreffende also homozygot ist.
- Beim kodominanten und intermediären Erbgang sind die Allele gleichwertig und treten bei Heterozygotie nebeneinander bzw. als Mischung zutage.

4.3 Grundregeln der Vererbung

- Bei der Kreuzung zweier Individuen, die sich nur in einem Merkmal unterscheiden, sind alle Tochterorganismen gleichartig (Uniformitätsregel).
- Kreuzt man diese Tochterorganismen untereinander, kommt es zu einer charakteristischen Aufspaltung der Merkmale (Aufspaltungsregel).
- Werden mehrere Merkmale betrachtet, deren Gene auf verschiedenen Chromosomen liegen, vererben sich diese Merkmale unabhängig voneinander (Unabhängigkeitsregel).

4.4 Verschiedene Erbgänge beim Menschen

- Prinzipiell gilt das in 4.2 und 4.3 Gesagte auch für den Menschen.
- Auf dem X-Chromosom liegen zahlreiche Gene. Da Männer nur ein X-Chromosom, also nur ein Allel der dort lokalisierten Gene haben, reicht bei ihnen schon ein Gen für die Merkmalsausprägung; hierzu gehört beispielsweise die Bluterkrankheit.

4.5 Epigenetik

- Die Basenfolge ist nicht die einzige Information, die die DNA trägt. Epigenetische Mechanismen, etwa Anhängen von Molekülen an die DNA, verändern die Genaktivität trotz gleicher Basenfolge.

4.6 Genetisch bedingte Krankheiten

- Genetisch bedingte Krankheiten liegen z. B. vor bei überzähligen Chromosomen (etwa Trisomie 21 = Down-Syndrom) oder bei fehlenden Chromosomen (z. B. Turner-Syndrom).
- Des Weiteren können einzelne Chromosomen defekt sein, indem z. B. Teile von ihnen fehlen (strukturelle Chromosomenaberration).
- Genmutationen betreffen ein einzelnes Gen; einzelne Basen sind verloren gegangen, hinzugekommen oder vertauscht.

4.7 Evolution

- Evolution ist ein permanenter Prozess, bei dem durch Mutation, Isolation und Selektion Organismen entstehen, die besser an ihre Umwelt angepasst sind und/oder sich besser gegen andere Organismen durchsetzen können.
- Die ersten (teilweise) aufrecht gehenden menschlichen Vorfahren tauchten vor ca. 5 Millionen Jahren auf der Erde auf.

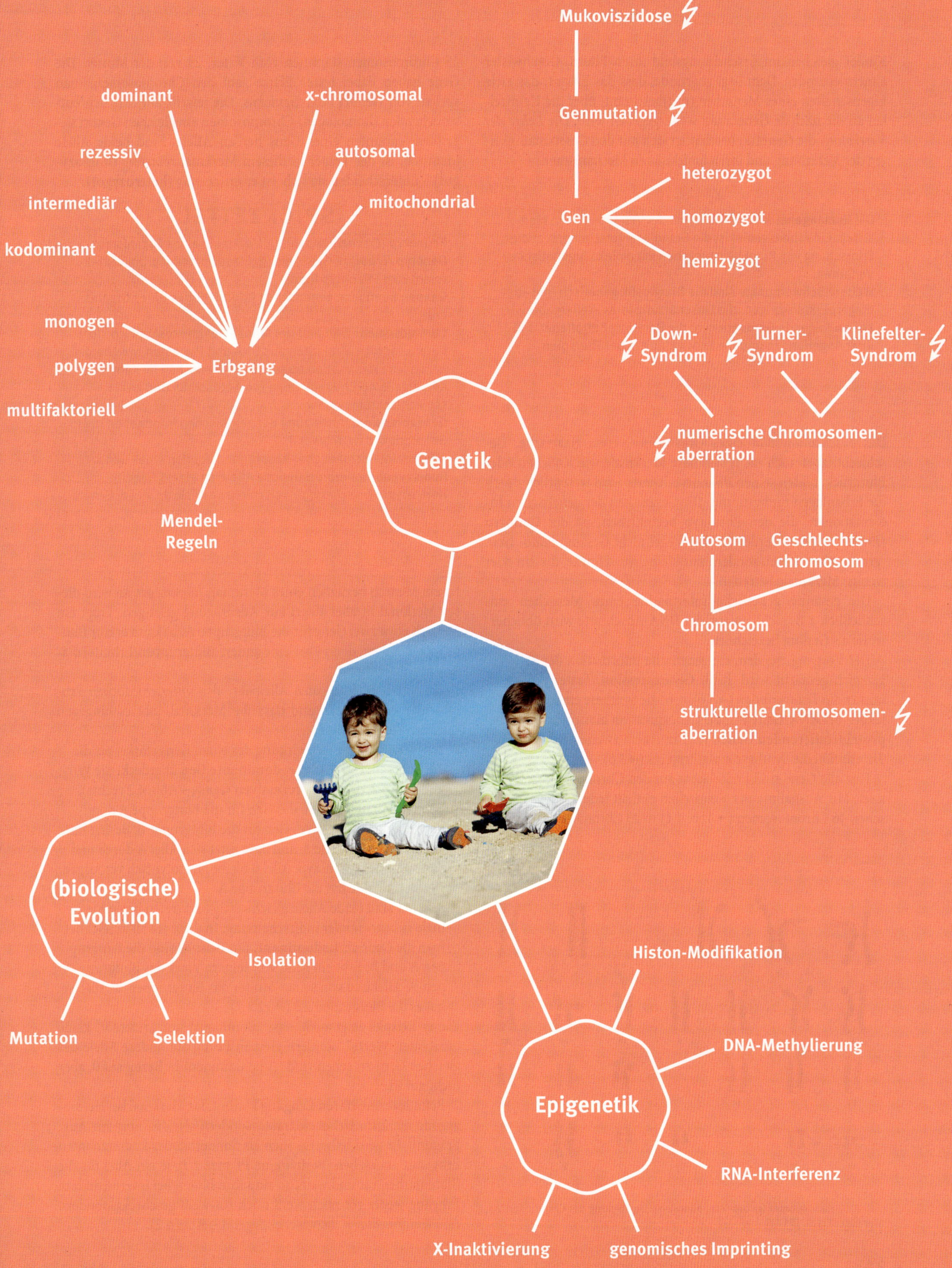
Genetik
Erbgang
dominant
rezessiv
intermediär
kodominant
x-chromosomal
autosomal
mitochondrial
monogen
polygen
multifaktoriell
Mendel-Regeln
Gen
Genmutation
Mukoviszidose
heterozygot
homozygot
hemizygot
Chromosom
Autosom
Geschlechts-chromosom
numerische Chromosomen-aberration
Down-Syndrom
Turner-Syndrom
Klinefelter-Syndrom
strukturelle Chromosomen-aberration
(biologische) Evolution
Isolation
Mutation
Selektion
Epigenetik
Histon-Modifikation
DNA-Methylierung
RNA-Interferenz
genomisches Imprinting
X-Inaktivierung

[J787]

Kinder gleichen im Erscheinungsbild ihren Eltern, Geschwister ähneln einander. Dem liegt zugrunde, dass das Erbgut, das viele Eigenschaften eines Menschen (mit)bestimmt, über die Keimzellen an die nächste Generation weitergegeben wird. Die *Lehre der Vererbung*, die **Genetik,** beschäftigt sich mit den Gesetzmäßigkeiten der Vererbung und ihren molekularen Mechanismen.

MEDIZIN

Die **Humangenetik** befasst sich mit der Vererbung beim Menschen. Ein Arbeitsgebiet ist die Grundlagenforschung, v. a. die Erforschung von Krankheitsursachen mit molekulargenetischen Verfahren.
Weitere Schwerpunkte sind die Diagnostik genetisch (mit-)bedingter Erkrankungen, die Einschätzung ihres Weitergaberisikos an folgende Generationen, die Beratung Betroffener und ihrer Angehörigen und die Entwicklung neuer Therapien.

4.1 Gene und Chromosomen

Das *Erscheinungsbild* eines Organismus, etwa Haarfarbe, Geschlecht, aber auch nicht sichtbare Merkmale wie Knochen oder Blutdruck, bilden seinen **Phänotyp.** Dieser wird wesentlich durch die Erbanlagen mitbestimmt. Die Gesamtheit der genetischen Informationen, die den Phänotyp beeinflussen, ist der **Genotyp** *(Erbbild).* Dabei werden in aller Regel nicht Gesamtphäno- bzw. -genotyp betrachtet, sondern nur kleine Ausschnitte, die ein oder wenige Merkmale betreffen.

Die gesamte genetische Information eines Menschen einschließlich z. B. nichtcodierender DNA-Abschnitte wird üblicherweise als **Genom** bezeichnet.

Der Vorgang, bei dem die genetische Information der Zelle zugänglich gemacht wird, heißt **Genexpression.** Erster Schritt ist immer die *Transkription* (→ 3.6), d. h. die Synthese eines RNA-Moleküls. Bei **RNA-Genen** ist die Genexpression hiermit beendet, bei **proteincodierenden Genen** folgt in einem zweiten Schritt in der *Translation* die Synthese eines Proteins (→ 3.6).

Fast alle Gene sind im Zellkern auf den **Chromosomen** lokalisiert. Mit Ausnahme der Keimzellen enthält jede Zelle des Menschen 46 Chromosomen (→ Abb. 4.1) in 23 Chromosomenpaaren: 23 Chromosomen stammen vom Vater, 23 von der Mutter. Die Gene haben dabei feste „Plätze" auf den Chromosomen, man spricht von **Genort** oder *Genlokus.* Die jeweils auf den sich entsprechenden (homologen) Chromosomen am gleichen Genort liegenden Varianten eines Gens heißen **Allele.** Sind beide Allele identisch, ist der Träger in diesem Merkmal *reinerbig* **(homozygot)** – unterscheiden sie sich, ist er *mischerbig* **(heterozygot).**

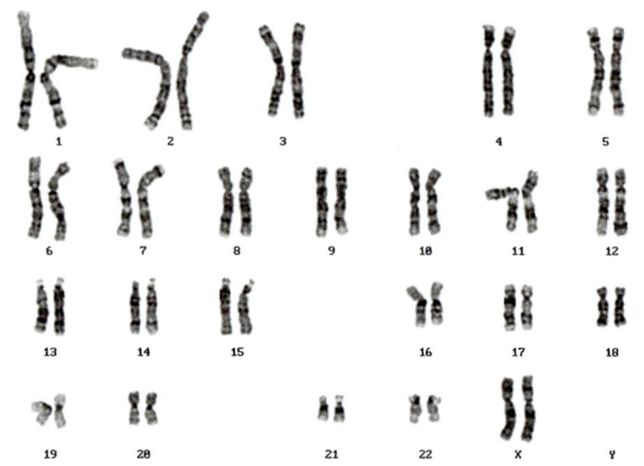

Abb. 4.1 Karyogramm (geordnete, paarweise Darstellung der Chromosomen, hier einer Frau). [R177]

SPICKZETTEL

Phänotyp *(Erscheinungsbild):* Merkmale eines Organismus.
Genotyp *(Erbbild):* Gene, die (ggf. zusammen mit Umweltfaktoren) zum Phänotyp führen.
Genom: Sämtliche genetischen Informationen eines Organismus.
Chromosomen: Während der Mitose lichtmikroskopisch sichtbare, x-förmige Strukturen aus DNA und Proteinen, welche die genetische Information tragen. Beim Menschen im Kern jeder Körperzelle 46 Chromosomen (44 Autosomen und zwei Geschlechtschromosomen).
Genexpression: Umsetzung der genetischen Information in ein Genprodukt bzw. Merkmal.
Allele: (Unterschiedliche) Ausprägungsformen eines Gens.
Homozygot *(reinerbig):* Gleiche Allele an einem Genort.
Heterozygot *(mischerbig):* Verschiedene Allele an einem Genort.

4.2 Dominanz und Rezessivität

Ist ein Mensch bezüglich eines Merkmals *homozygot,* so wird dieses Merkmal in aller Regel zur Ausprägung gelangen. Trägt ein Mensch etwa zwei Gene für die Blutgruppe A, so kann er nur Blutgruppe A haben, denn über eine andere Blutgruppen-Erbinformation verfügt er nicht.

Bei einem *heterozygoten* Allelpaar, also *unterschiedlichen* Erbinformationen für ein und dasselbe Merkmal, gibt es hingegen mehrere Möglichkeiten:

- Sehr häufig ist die Genwirkung des einen Gens stärker als die des anderen: Das stärkere, **dominante Gen** überdeckt die Wirkung des schwächeren, **rezessiven Gens** (→ Abb. 4.2 rechts). Beim Menschen ist z. B. das Gen für die Blutgruppe A dominant über das (rezessive) Gen für die Blutgruppe 0. Besitzt nun ein Mensch die Allele A und 0, so setzt sich Allel A durch und bestimmt den Phänotyp, Allel 0 bleibt phänotypisch verborgen: Der Betreffende hat die Blutgruppe A
- Seltener sind beide Allele gleichwertig und treten beide Merkmale *nebeneinander* in Erscheinung. In diesem Fall bezeichnet man die Gene als **kodominant.** Ein Beispiel sind die Blutgruppen A und B: Erbt ein Kind von seinem Vater das Blutgruppen-A-Allel und von seiner Mutter das Blutgruppen-B-Allel, so hat es die Blutgruppe AB (→ 12.2.7).

Dieses Beispiel zeigt auch, dass „dominant" und „rezessiv" keine „absoluten Werte", sondern stets in Bezug auf andere Allele des gleichen Gens zu sehen sind (A ist dominant in Bezug auf 0, aber nicht auf B).

Beim **intermediären Erbgang** kommt das Merkmal bei Heterozygotie nicht im Nebeneinander, sondern als *Mischung* zur Ausprägung. Er wird teilweise auch als Sonderfall des kodominanten Erbgangs angesehen. Besitzt eine Pflanze z. B. je ein Allel für die Blütenfarben rot und weiß, so sind ihre Blüten bei intermediärem Erbgang weder rot noch weiß noch rot-weiß gescheckt, sondern *rosa* (*intermediär* = dazwischenliegend → Abb. 4.2).

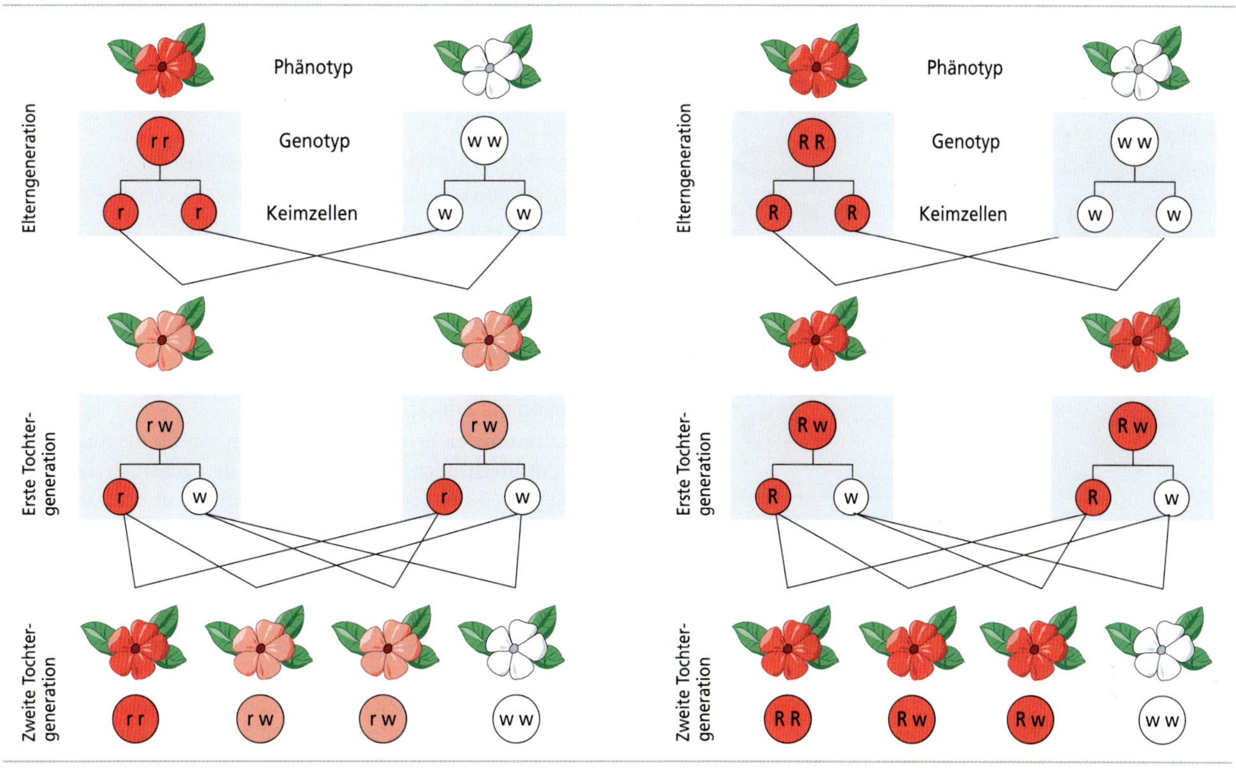

Abb. 4.2 Kreuzung einer homozygot rot blühenden (rr bzw. RR) mit einer homozygot weiß blühenden (ww) Pflanze. Die erste Tochtergeneration ist immer heterozygot und phänotypisch einheitlich für das Merkmal Blütenfarbe, beim intermediären Erbgang (links) rosa und beim dominanten Erbgang (rechts) rot. In der folgenden zweiten Tochtergeneration ist je eine Pflanze reinerbig rot, eine reinerbig weiß und zwei heterozygot für das Merkmal Blütenfarbe. Phänotypisch spalten sie sich je nach Erbgang unterschiedlich auf beim intermediären Erbgang im Verhältnis 1:2:1 (eine rot, zwei rosa und eine weiß blühende Pflanze), beim dominanten Erbgang im Verhältnis 3:1 (drei rot, eine weiß blühende Pflanze, wobei zwei der drei rot blühenden Pflanzen heterozygot sind).

4.3 Grundregeln der Vererbung

Bereits Mitte des 19. Jahrhunderts deckte der Mönch *Gregor Mendel* aufgrund von Tausenden Kreuzungsversuchen mit Erbsen grundlegende Gesetzmäßigkeiten der Vererbung auf. Die von ihm aufgestellten drei **Mendel-Regeln** sind im Wesentlichen heute noch gültig (und durch unser heutiges Wissen ursächlich erklärbar).

Uniformitätsregel

Im einfachsten Fall werden zwei homozygote Pflanzen gekreuzt, die sich nur in *einem* Merkmal unterscheiden, z. B. der Blütenfarbe oder der Samenform. Diese Pflanzen bilden die *Parental-* oder **Elterngeneration.**

Alle Pflanzen der **ersten Tochtergeneration** *(erste Filialgeneration, F_1-Generation)* sehen dann gleich aus (**Uniformitätsregel** oder *1. Mendel-Regel*).

Klassisch ist die Kreuzung einer reinerbig rot mit einer reinerbig weiß blühenden Japanischen Wunderblume (→ Abb. 4.2 links). Der einfache Chromosomensatz der Keimzellen der rot blühenden Pflanze enthält das Allel **r** (mit der Anlage für rot), derjenige der weiß blühenden Pflanze das Allel **w** (mit der Anlage für weiß). Nach der Befruchtung kann im diploiden Chromosomensatz immer nur **r** mit **w** vereinigt sein.

Alle Pflanzen der ersten Tochtergeneration sind daher in Bezug auf die Blütenfarbe *heterozygot* oder **Hybride** und haben – da es sich um einen intermediären Erbgang handelt – rosafarbene Blüten.

Aufspaltungsregel

Kreuzt man nun Organismen dieser ersten Tochtergeneration miteinander, so spaltet sich die **zweite Tochtergeneration** *(zweite Filialgeneration, F_2-Generation)* phänotypisch in einem bestimmten Zahlenverhältnis auf, wobei stets die beiden Merkmale der Elterngeneration wieder erscheinen (**Aufspaltungsregel** oder *2. Mendel-Regel*).

Im oben genannten Beispiel werden von der ersten Tochtergeneration zwei Typen von Keimzellen gebildet: solche, die das Chromosom mit dem Allel **r** enthalten, und gleich viele, die das Chromosom mit dem Allel **w** besitzen. Bei der Befruchtung entstehen in der zweiten Tochtergeneration jetzt Pflanzen mit den Allelkombinationen **rr, rw** und **ww** im Zahlenverhältnis 1 : 2 : 1. Entsprechend sind 25 % der Pflanzen rot blühend, 50 % rosa blühend und 25 % weiß blühend (→ Abb. 4.2 links).

Angenommen, das Merkmal rot blühend sei dominant über das Merkmal weiß blühend (→ Abb. 4.2 rechts):

- Auch hier sind in der ersten Tochtergeneration nach der Uniformitätsregel alle Pflanzen einheitlich, und zwar rot blühend
- In der zweiten Tochtergeneration nun ist das Aufspaltungsverhältnis im Phänotyp 3 : 1, wobei rot blühende Pflanzen zu ⅔ heterozygot und zu ⅓ homozygot sind.

Unabhängigkeitsregel

Kreuzt man homozygote Organismen miteinander, die sich in *mehreren* Merkmalen voneinander unterscheiden, so vererben sich die einzelnen Merkmale unabhängig voneinander (**Unabhängigkeitsregel** oder *3. Mendel-Regel*), wobei *neue* Merkmalskombi-

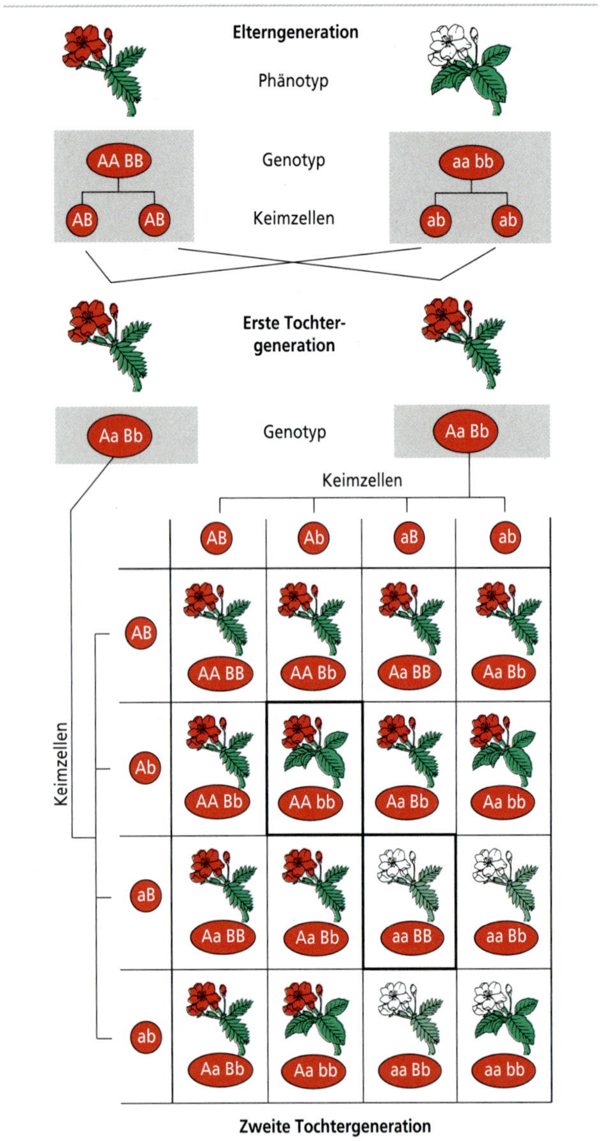

Abb. 4.3 Kreuzung einer homozygot rot blühenden Pflanze mit gezackten Blättern und einer homozygot weiß blühenden Pflanze mit glatten Blättern, wobei rot blühend und gezackt jeweils dominant sind und die Gene auf verschiedenen Chromosomen liegen. In der zweiten Tochtergeneration sind zwei für beide Merkmale homozygote Pflanzen mit neuen Merkmalskombinationen aufgetreten (Felder stärker gerahmt).

nationen entstehen können (→ Abb. 4.3). Bei nur zwei unterschiedlichen Merkmalen der Elterngeneration sind in der zweiten Tochtergeneration schon neun verschiedene Genotypen möglich (→ Abb. 4.3). Bei zehn unterschiedlichen Merkmalen (immer noch sehr wenig im Vergleich zum Menschen) erhält man bereits knapp 60.000 Genotypen!

Heute weiß man, dass diese Regel nur gilt, wenn die Gene, die für die Ausprägung der untersuchten Merkmale verantwortlich sind, auf *verschiedenen* Chromosomen liegen. Nur dann werden die Merkmale aufgrund der Neuzusammenstellung des Erbgutes während der Meiose nach dem Zufallsprinzip neu verteilt.

Liegen die betreffenden Gene hingegen auf *einem* Chromosom, so werden sie gemeinsam vererbt. Eine Allelkombination so gekoppelter Gene heißt auch **Haplotyp** (kurz für *haploider Genotyp*). Diese **Genkoppelung** kann allerdings durch *Crossing-over* (→ 3.7.3, → Abb. 3.25) durchbrochen werden.

4.4 Verschiedene Erbgänge beim Menschen

Prinzipiell gelten die Mendel-Regeln auch für den Menschen, und zwar sowohl für die Vererbung physiologischer (z. B. Blutgruppe) als auch pathologischer Merkmale (z. B. Bluterkrankheit). Das Folgende konzentriert sich der klinischen Bedeutung wegen auf pathologische Merkmale.

Autosomale Erbgänge

Bei **autosomalen Erbgängen** ist das Gen, das für die Ausprägung des entsprechenden Merkmals bzw. der genetisch bedingten Krankheit (→ 4.6) verantwortlich ist, auf einem der Autosomen (→ 3.3.1) lokalisiert.

Beim **autosomal-dominanten Erbgang** reicht bereits *ein* pathologisches Gen zum Auftreten der Erkrankung aus. Er ist etwa bei den meisten Fällen von **Achondroplasie** zu beobachten, einer Knorpelbildungsstörung mit Minderwuchs, Extremitätenverkürzung und anderen Skelettdeformitäten.

Meist ist ein Elternteil betroffen und heterozygot für das krank machende Gen; der andere Elternteil hat zwei gesunde Gene. Die nächste Generation hat – unabhängig vom Geschlecht – ein Risiko von 50 %, das dominante, krank machende Gen des betroffenen Elternteils zu erben und damit selbst krank zu sein (→ Abb. 4.4). Dabei ist es egal, ob der Vater oder die Mutter das krank machende Gen trägt. Homozygot Erkrankte sind beim autosomal-dominanten Erbgang selten, wahrscheinlich führt Homozygotie oft zum Absterben des Embryos.

Demgegenüber tritt die Erkrankung beim **autosomal-rezessiven Erbgang** erst zutage, wenn der bzw. die Betroffene homozygot für das krank machende Gen ist (→ Abb. 4.5). Heterozygote Genträger bzw. Genträgerinnen sind klinisch nicht zu erkennen. Stoffwechseldefekte, z. B. die **Mukoviszidose** (→ 4.6.2) oder die **Phenylketonurie** (→ 17.9.8), werden oft autosomal-rezessiv vererbt.

In der Regel sind die Eltern eines bzw. einer Betroffenen beim autosomal-rezessiven Erbgang gesund, jedoch beide heterozygot für das krank machende Gen. Ihre Nachkommen sind zu 25 % krank und zu 75 % gesund. ⅔ der gesunden Kinder sind allerdings heterozygot für das krank machende Gen. Für die Kinder Betroffener besteht bei einem homozygot gesunden Partner kein Erkrankungsrisiko, alle Kinder sind jedoch heterozygot. Auch beim autosomal-rezessiven Erbgang spielt das Geschlecht keine Rolle.

Geschlechtschromomen-gebundene Erbgänge

Ein besonderes Bild ergibt sich bei **geschlechtschromosomengebundenen** *(gonosomalen)* **Erbgängen,** d. h. Merkmalen, deren Gene auf den Geschlechtschromosomen (→ 3.3.1) lokalisiert sind. Während das X-Chromosom zahlreiche Gene besitzt, die sowohl rezessiv als auch dominant vererbt werden können **(X-chromosomaler Erbgang),** haben **Y-chromosomale Erbgänge** keine praktische Bedeutung. Klinisch am bedeutsamsten ist der **X-chromosomal-rezessive Erbgang,** der z. B. bei der *Bluterkrankheit* **(Hämophilie),** einer erblichen Blutgerinnungsstörung, zu beobachten ist.

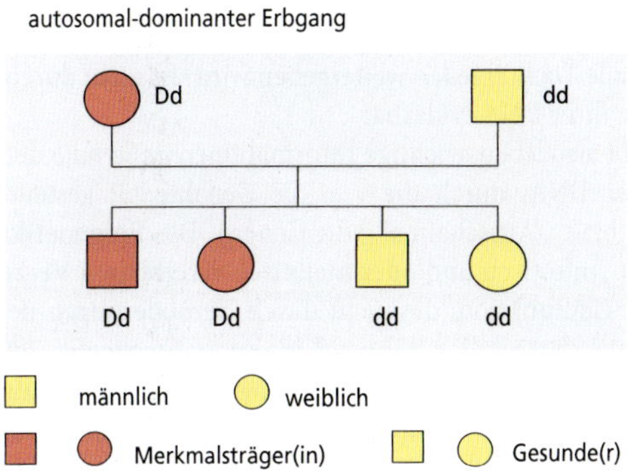

Abb. 4.4 Autosomal-dominanter Erbgang. Meist vererbt ein erkrankter (heterozygoter) Elternteil das krank machende dominante Gen (D). Ist der Partner/die Partnerin gesund (dd), haben Kinder unabhängig vom Geschlecht eine Wahrscheinlichkeit von 50 %, das krank machende Gen zu erben.

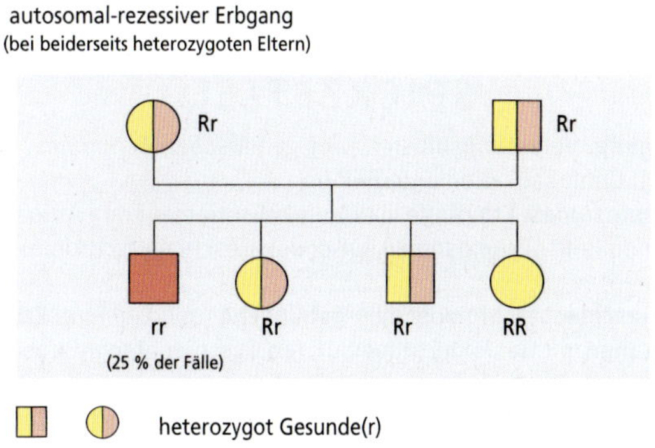

Abb. 4.5 Autosomal-rezessiver Erbgang. Beide Eltern tragen das krank machende rezessive Gen (r), sind jedoch selbst gesund, da sie zusätzlich ein gesundes Gen (R) besitzen. Durchschnittlich 25 % der Nachkommen erben von beiden Elternteilen das krank machende Gen und sind damit krank (rr).

Die Rezessivität des krank machenden Gens (X') spielt nur beim weiblichen Geschlecht eine Rolle. Frauen mit *einem* kranken Gen sind gesund, da sie diesem ein gesundes, dominantes Gen entgegensetzen können. Frauen, die auf *beiden* X-Chromosomen das kranke Gen tragen, sind klinisch krank. Beim Mann hingegen, der nur ein X-Chromosom und damit auch nur ein *einzelnes* Gen besitzt (**Hemizygotie,** auf dem Y-Chromosom ist kein entsprechendes Gen lokalisiert), führt ein krankes Gen *in jedem Fall* zur Erkrankung.

Aus der Verbindung eines kranken Mannes (X'Y) mit einer homozygot gesunden Frau gehen nur klinisch gesunde Kinder hervor: Die Söhne erhalten von ihrem Vater das nicht beteiligte Y-Chromosom und von ihrer Mutter ein gesundes X-Chromosom. Die Töchter erben von ihrem Vater stets ein krankes X-Chromosom, dessen Wirkung aber von dem gesunden Gen der Mutter überdeckt wird. Die Töchter sind also alle klinisch gesund, tragen aber das krankhafte Gen und können es an die nächste Generation weitergeben. Man bezeichnet sie deshalb als *Überträgerinnen* oder **Konduktorinnen** (→ Abb. 4.6).

In einer Partnerschaft mit einem gesunden Mann gibt diese Konduktorin nun das rezessive, kranke Gen mit 50-prozentiger Wahrscheinlichkeit an ihre Töchter und Söhne weiter. Die Töchter sind alle klinisch gesund, da sie vom Vater auf jeden Fall ein gesundes X-Chromosom bekommen. Ihr Risiko, selbst Konduktorin zu sein, beträgt 50 %. Die Söhne erben zu 50 % das gesunde Gen der Mutter und sind dann gesund. Diejenigen 50 % der Söhne aber, die das kranke Gen von der Mutter geerbt haben, sind von der Krankheit betroffen (→ Abb. 4.6 rechts).

Mitochondriale Erbgänge

Außerdem gibt es noch die **mitochondrialen Erbgänge,** z. B. bei der mit variablen Sehstörungen einhergehenden **Leber-Optikusatrophie.** Während die Kern-DNA eines Kindes zu gleichen Teilen von Mutter und Vater stammt, stammt die mitochondriale DNA fast ausschließlich von der Mutter, da der Spermienkopf, der in die Eizelle eindringt, in aller Regel keine Mitochondrien enthält. Solche Erkrankungen werden nur von Frauen weitergegeben, nicht über Männer.

Besonderheiten

Ganz so einfach wie oben dargestellt sind die Verhältnisse beim Menschen jedoch nicht immer.

Beispielsweise können klinisch gleichen Merkmalen bzw. Erkrankungen *unterschiedliche,* nichtallele Gene zugrunde liegen (**Heterogenie,** z. B. bei bestimmten Formen angeborener Taubheit). Dann sind bei autosomal-rezessivem Erbgang alle Kinder klinisch gesund, aber für beide krank machenden Gene heterozygot.

Bei **Polygenie** sind an der Ausprägung eines Merkmals *mehrere* Gene beteiligt. Sie liegt z. B. bei der Hautfarbe vor. Bei der **multifaktoriellen Vererbung** müssen mehrere Gene *und* Umwelteinflüsse zusammenwirken, damit es zur Merkmalsausprägung kommt. Dies ist etwa bei Lippen-Kiefer-Gaumen-Spalten der Fall. Polygene und multifaktorielle Vererbung können oft nicht sicher voneinander getrennt werden.

Manchmal brechen dominant vererbte Krankheiten trotz Vorhandenseins eines fehlerhaften Gens nicht immer oder nicht im-

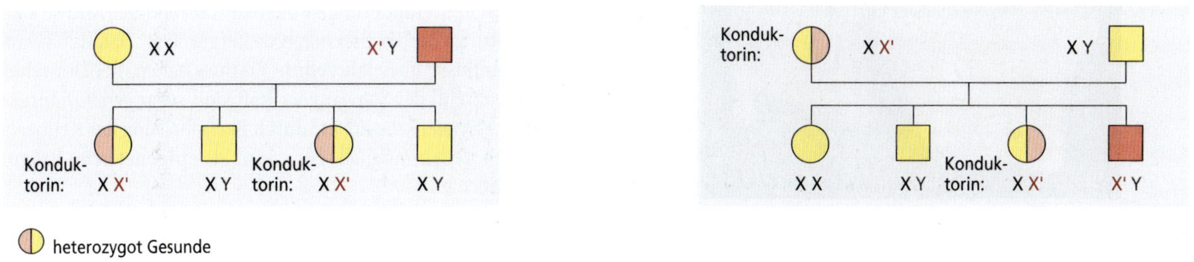

Abb. 4.6 X-chromosomal-rezessiver Erbgang. Die Kinder einer gesunden Frau und eines kranken Mannes (links) sind klinisch gesund, alle Töchter sind jedoch Konduktorinnen (XX'). Die Töchter einer Konduktorin und eines gesunden Partners (rechts) sind alle klinisch gesund, die Hälfte der Söhne ist aber krank.

mer in gleicher Stärke aus. Dies wird als unvollständige **Penetranz** bzw. schwankende **Expressivität** bezeichnet.

SPICKZETTEL

Erbgang: Vererbungsmuster, -weg genetischer Merkmale.
Nach Genlokalisation unterteilt in:
- **Autosomale Erbgänge** mit Genlokalisation auf den Autosomen (alle Chromosomen außer den Geschlechtschromosomen)
- **Geschlechtschromosomen-gebundene** *(gonosomale)* **Erbgänge** mit Genlokalisation auf den Geschlechtschromosomen, i. d. R. X-chromosomale Erbgänge
- **Mitochondriale Erbgänge** durch Gene auf der Mitochondrien-DNA. Weitergabe nur über die Eizelle und damit die Mutter.

Nach „Stärkeverhältnis" der Allele unterschieden in:
- **Dominante Erbgänge,** d. h. bei *Heterozygotie* kommt nur das stärkere, dominante Gen zum Ausdruck
- **Rezessive Erbgänge,** d. h. das (schwächere, rezessive) Gen führt nur bei *Homozygotie* zur Merkmalsausprägung
- **Kodominante Erbgänge,** d. h. bei Heterozygotie treten beide Gene *nebeneinander* in Erscheinung
- **Intermediäre Erbgänge,** d. h. bei Heterozygotie resultiert ein *zwischen* den Ausprägungen der Einzelgene liegendes Erscheinungsbild.

Heterogenie: Hervorrufen des gleichen Merkmals durch unterschiedliche Gene.
Polygenie: Beteiligung mehrerer Gene an der Ausprägung eines Merkmals.
Penetranz: Ausprägungswahrscheinlichkeit, Manifestationshäufigkeit eines Genotyps.
Expressivität: Ausprägungsstärke eines genetisch bedingten Merkmals.
Multifaktorielle Vererbung: Zusammenwirkung von mehreren Genen *und* Umwelteinflüssen bei der Ausprägung eines Merkmals.

4.5 Epigenetik

Einige Beobachtungen sind mit dem „konventionellen" Bild der DNA schwer oder gar nicht zu erklären (→ Abb. 4.7). Es gibt z. B. eine Leinkraut-Variante, die bei gleicher DNA-Basenfolge ganz andere Blüten ausbildet als das gewöhnliche Leinkraut und diese veränderte Blütenform auch an ihre Nachkommen weitergibt. Auch die Zelldifferenzierung bei der menschlichen Entwicklung (die an alle Tochterzellen weitergeben wird) ist nicht durch die Basenfolge ihrer DNA erklärbar.

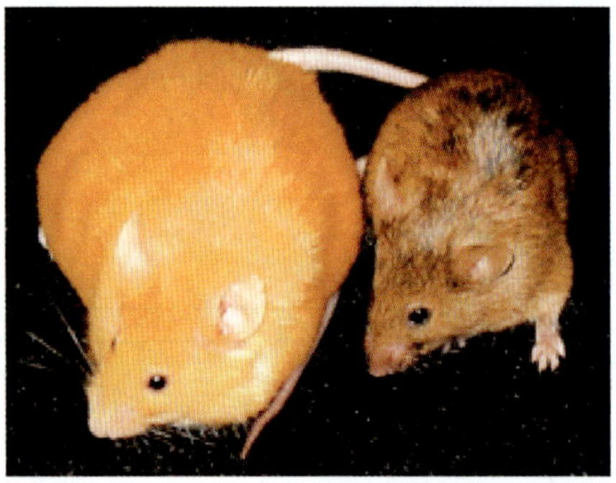

Abb. 4.7 Unterschiedliches Aussehen durch epigenetische Phänomene. Diese gut drei Monate alten Mäusezwillinge unterscheiden sich nicht in der Basenfolge ihrer DNA, sondern lediglich im Ausmaß der DNA-Methylierung. Bei der linken Maus ist das Agouti-Gen wenig methyliert und dadurch aktiv. Sie hat deshalb ein helles Fell und ist übergewichtig. [F221]

Es gibt also lebenswichtige Informationen *außerhalb* der Basenfolge der DNA, durch die v. a. die Genaktivität gesteuert wird („Ein-" bzw. „Ausschalten" von Genen). Die **Epigenetik** befasst sich mit „mitotisch und/oder meiotisch vererbbaren Veränderungen der Genfunktion, die nicht durch Veränderungen der DNA-Sequenz erklärt werden können." (B. Kegel, Epigenetik, 2009)

Die oben dargestellten Beobachtungen lassen sich dadurch erklären, dass zwar die Basenfolge der DNA und damit die Gene gleich waren, dass das Gen aber bei dem einen Teil der Organismen aktiv war und in RNA umgesetzt wurde und bei dem anderen abgeschaltet, sodass kein Genprodukt entstand.
- Ein bedeutender Mechanismus zum Ruhigstellen eines Gens ist **DNA-Methylierung**
- **Histonmodifikation** mit Anhängen von Methyl- oder Azetylgruppen an die Histon-„schwänze" der DNA (→ Abb. 3.6) kann zur Änderung der räumlichen Struktur führen, sodass die für die Transkription erforderlichen Enzyme an die DNA besser oder schlechter herankommen
- Bei der **RNA-Interferenz** spalten kurze RNA-Stücke mithilfe von Enzymen die mRNA. So verhindern sie die Proteinbildung und schalten das Gen gewissermaßen aus.

Auch beim Menschen gibt es epigenetische Mechanismen:
- Bei ca. 100 autosomalen Genen ist nur das mütterliche *oder* väterliche Allel aktiv und das andere durch DNA-Methylierung in der frühen Embryonalentwicklung ausgeschaltet. Dies heißt **genomisches Imprinting** oder *genomische Prägung.* Bei der Keimzellentwicklung wird die Methylierung komplett entfernt (das *Imprintingmuster* gelöscht) und geschlechtsspezifisch neu methyliert. Spermien erhalten ein männliches, Eizellen ein weibliches Imprintingmuster
- In der frühen Embryonalentwicklung wird in den Zellen weiblicher Embryonen zufallsabhängig eines der beiden X-Chromosomen inaktiviert. Diese **X-Inaktivierung** verhindert, dass bei Frauen RNA oder Proteine X-chromosomaler Gene in doppelter Menge hergestellt werden im Vergleich zu Männern. Bei der Mitose bleibt die Inaktivierung erhalten, bei der Keimzellentstehung wird sie gelöscht
- Auch die erwähnte Zelldifferenzierung und deren Weitergabe an die Tochterzellen kann durch Epigenetik erklärt werden
- Durch epigenetische Mechanismen können Umweltfaktoren Einfluss auf die DNA nehmen; ein Bezug zu Krankheiten, z. B. Tumoren, ist teilweise belegt. Mithilfe epigenetischer Veränderungen ist auch zu erklären, dass sich eineiige Zwillinge im Laufe des Lebens unterschiedlich entwickeln.

Epigenetische Veränderungen bleiben während der Mitose stabil, werden also an die Tochterzellen weitergegeben. Dadurch können Umwelteinflüsse über Jahrzehnte Einfluss haben, bei Umwelteinflüssen während der Schwangerschaft sind sogar *generationsübergreifende epigenetische Effekte* durch Beeinflussung der Keimzellen des Ungeborenen möglich. Dies wird als **epigenetische Prägung** bezeichnet.

Davon abzugrenzen ist die **epigenetische Vererbung,** also die Weitergabe über mehrere Generationen. Sie ist z. B. bei Pflanzen gesichert und bei Mäusen wahrscheinlich. Beim Menschen ist eine epigenetische Vererbung vorstellbar (wenn epigenetische Marker der Löschung „entgehen"), aber noch offen.

SPICKZETTEL

Epigenetik: Lehre von den mitotisch und/oder meiotisch verebbaren Veränderungen der Genfunktion, die nicht durch Veränderungen der DNA-Sequenz bedingt sind, sondern z. B. durch Veränderungen der Histone und damit der Ablesbarkeit der DNA.

4.6 Genetisch bedingte Krankheiten

Wie bereits erwähnt, können Veränderungen des Erbmaterials zu Erkrankungen führen. Diese **genetisch bedingten Krankheiten** können mit je nach Erbgang unterschiedlichem Risiko an die Nachkommen weitergegeben werden, man spricht dann von einer **Erbkrankheit.** Oft werden beide Bezeichnungen synonym gebraucht.

4.6.1 Chromosomenaberrationen

Während der Meiose kommt es nicht nur zu einer Reduktion des diploiden Chromosomensatzes auf die Hälfte, sondern auch zu einer Neukombination des genetischen Materials (→3.7.3). Die Neukombination erhöht die genetische Vielfalt und schafft damit die Möglichkeit für neue, evtl. besser an veränderte Umweltbedingungen angepasste Merkmale.

Fehler während dieses komplizierten Vorgangs können jedoch Konstellationen entstehen lassen, die zu teils schweren Entwicklungsstörungen führen. Auf ungefähr 200 ausgetragene Schwangerschaften kommt eine mit einer **Chromosomenaberration** *(Chromosomenanomalie),* also einer (lichtmikroskopisch sichtbaren) Chromosomenveränderung.

Numerische Chromosomenaberrationen

Eine Verminderung oder Erhöhung der *Chromosomenzahl* wird als **numerische Chromosomenaberration** bezeichnet.

Werden die homologen Chromosomen während der Meiose nicht richtig getrennt, kommt es zu einer ungleichen Verteilung *einzelner* Chromosomen. Die Wahrscheinlichkeit solcher Chromosomenfehlverteilungen steigt vor allem mit zunehmendem mütterlichem Alter: So beträgt das Risiko für ein Down-Syndrom bei unter 30-jährigen Müttern weniger als 0,1 % (1 : 1.000), bei 35-jährigen knapp 0,3 % (1 : 350), bei 40-jährigen über 1 % (1 : 85) und bei 45-jährigen mehr als 3 % (1 : 30).

Bei **Monosomien** ist ein Chromosom im ansonsten diploiden Chromosomensatz nur *einfach* vorhanden. Von **Trisomien** spricht man, wenn ein Chromosom *dreifach* vorliegt.

Der Verlust eines Autosoms führt in aller Regel zum Fruchttod. Auch bei Trisomien stirbt die Frucht in der weit überwiegenden Mehrzahl der Fälle ab, wenn Autosomen betroffen sind.

Die häufigste (lebensfähige) Trisomie ist mit einer Häufigkeit von ungefähr 1 : 700 Lebendgeborenen das dreifache Vorhandensein des Chromosoms 21 (**Down-Syndrom,** *Trisomie 21* →Abb. 4.8). Körperliche Auffälligkeiten sind z. B. ein eher flaches, rundes Gesicht mit schräg gestellten Lidachsen, eine „Vierfingerfurche" an der Hand, eine „Sandalenfurche" zwischen der ersten und zweiten Zehe, gehäuft Fehlbildungen innerer Organe (insbesondere Herzfehler und Verschlüsse im Magen-Darm-Trakt) sowie eine Muskelschwäche. Menschen mit Down-Syndrom sind oft infektanfälliger, ihr Leukämierisiko ist erhöht. Die geistige Beeinträchtigung der Betroffenen ist unterschiedlich ausgeprägt. Gezielte Förderung vorausgesetzt, machen viele Kinder gute Fortschritte und können als Erwachsene „begrenzt selbstständig" leben. Die Lebenserwartung liegt derzeit bei ca. 60 Jahren.

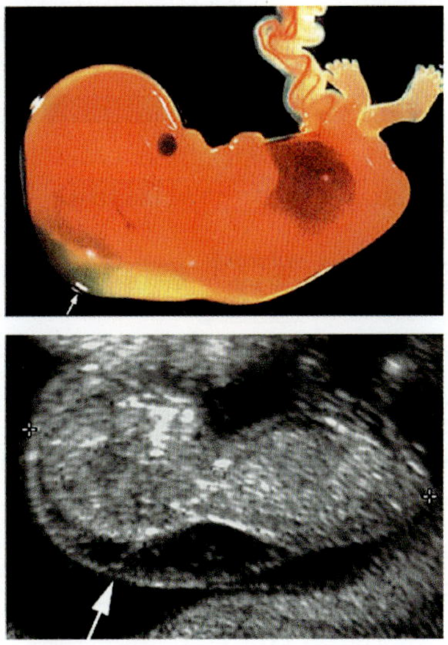

Abb. 4.8 Verdickte Nackentransparenz. Bei Feten mit Down-Syndrom kommt es überzufällig häufig zu einer ausgeprägten subkutanen Flüssigkeitsansammlung im Nacken, die in der 11.–14. Schwangerschaftswoche im Ultraschall als verdickte Nackentransparenz darstellbar ist. Beweisend ist dies aber nicht. [E363]

Eine Fehlverteilung bei den **Geschlechtschromosomen** *(Gonosomen)* hat weniger tief greifende Folgen: Sowohl ein überzähliges als auch ein fehlendes Gonosom führt in der Regel nicht zu schwerer Behinderung. Lediglich die Fortpflanzungsfähigkeit ist meist aufgehoben. Ungefähr einer von 500–1.000 neugeborenen Knaben hat z. B. ein **Klinefelter-Syndrom:** Die Jungen besitzen neben ihren normalen X- und Y-Chromosomen ein oder (selten) mehrere *zusätzliche* X-Chromosomen (Karyotyp z. B. XXY). Sie zeigen meist einen Hochwuchs, ihre Hoden sind klein, die Schambehaarung spärlich.

Ungefähr eins von 5.000 neugeborenen Mädchen hat ein **Ullrich-Turner-Syndrom,** dem das Fehlen eines X-Chromosoms zugrunde liegt (*Monosomie X0,* sprich „X-Null"). Die Neugeborenen fallen meist durch Hand- und Fußrückenödeme, Hautfalten seitlich am Hals *(Pterygium colli)* sowie verschiedene leichtere äußerliche Auffälligkeiten auf. Fehlbildungen an Herz und Nieren treten gehäuft auf. Spätere Leitsymptome sind Minderwuchs, fehlende sekundäre Geschlechtsmerkmale und Unfruchtbarkeit.

Strukturelle Chromosomenaberrationen

Bei **strukturellen Chromosomenaberrationen** ist die Zahl der Chromosomen normal, eines oder mehrere Chromosomen ist/sind aber durch Umbauvorgänge in seiner/ihrer Struktur verändert (→Abb. 4.9).

Bei einer **Deletion** ist nach einem Chromosomen- oder Chromatidenbruch ein Chromosomenstück verloren gegangen *(partielle Monosomie).* Größere Deletionen führen nicht selten zum Absterben des Embryos, auch kleinere Deletionen haben oft schwerwiegende Folgen. Beispielsweise fehlt beim **Katzenschrei-Syndrom** *(Cri-du-chat-Syndrom)* am kurzen Arm des Chromosoms 5 ein Stück unterschiedlicher Größe. Kinder mit dieser Ano-

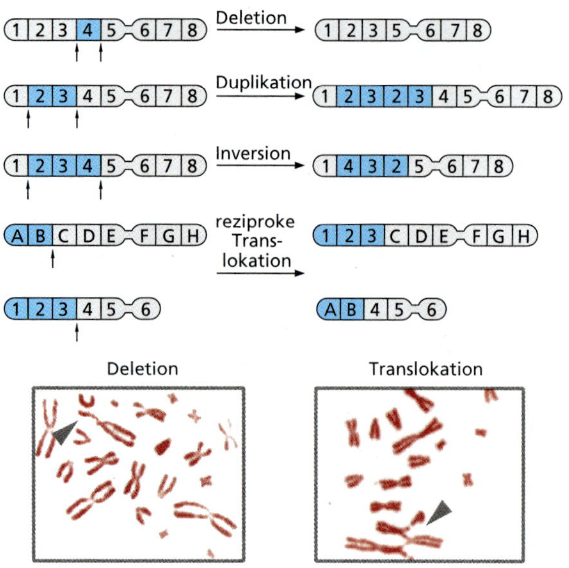

Abb. 4.9 Strukturelle Chromosomenaberration. Unter einer Translokation versteht man die Übertragung eines Chromosomenstücks auf ein anderes Chromosom. Eine Deletion ist der Verlust eines Chromosomenbruchstücks. Die Pfeile zeigen sowohl in der oberen als auch in den unteren Abbildungen die Bruchstellen am Chromosom. [R177, L253]

malie schreien aufgrund einer Unterentwicklung des Kehldeckels wie junge Katzen (Name!). Sie bleiben in ihrer geistigen und körperlichen Entwicklung stark zurück.

Sind Chromosomenteile verdoppelt, spricht man von einer **Duplikation** *(partielle Trisomie).* Als Faustregel kann gelten, dass die Folgen desto schwerwiegender sind, je größer das verdoppelte Stück ist.

Bei einer **Inversion** wird ein Stück herausgebrochen und umgekehrt wieder eingefügt. Eine Inversion kann mit oder ohne Symptome einhergehen.

Bei einer **Translokation** kommt es zum Stückaustauch zwischen Chromosomen. Sind daran nichthomologe Chromosomen beteiligt, spricht man von **reziproker Translokation.** Träger *balancierter Translokationen,* bei denen weder Erbgut verloren gegangen noch hinzugekommen ist, zeigen meist keine Symptome. Bei ihren Nachkommen treten jedoch gehäuft *unbalancierte Translokationen* auf, die in aller Regel zu Fehlbildungen und geistiger Behinderung führen.

Karyogramm

Bei entsprechendem Verdacht kann man von speziell präparierten Zellen des bzw. der Betroffenen, der Eltern und/oder eines Ungeborenen ein *Karyogramm* anfertigen (→ Abb. 4.1). Bei der mikroskopischen Untersuchung der Chromosomen wird vor allem geachtet auf:

- Zahl der Chromosomen (numerische Chromosomenaberration?)
- Anfärbungsmuster bei Chromosomenfärbungen, Lage des Zentromers und Länge der Chromosomen (strukturelle Chromosomenaberrationen?).

Kleine Veränderungen, die im klassischen Karyogramm nicht sichtbar sind, lassen sich durch **DNA-Mikro-Array** nachweisen. Eine in viele Felder unterteilte Platte wird mit DNA-Bruchstücken beschichtet und in die Felder dann Patientenproben gegeben. Bei Bindung von Patienten-DNA an die „passende" komplementäre DNA der Platte kommt es z. B. zur Fluoreszenz.

4.6.2 Genmutationen

Mutation bezeichnet ganz allgemein eine Veränderung des genetischen Materials.

Unter **Genmutationen** oder *Einzelgen-Mutationen* versteht man Veränderungen, die nur *ein* Gen betreffen, d. h. innerhalb der DNA eines einzelnen Gens ist die Basensequenz verändert.

Durch Verlust, Wegfall oder Einfügen einzelner oder mehrerer Basen kann eine Aminosäure verändert oder die Translation beendet werden. Mögliche Folge ist z. B. ein funktionsuntüchtiges Protein mit resultierender *Stoffwechselerkrankung,* da bestimmte biochemische Stoffwechselwege nur noch unvollkommen funktionieren.

Viele Genmutationen können heute durch PCR-basierte molekulargenetische Untersuchungsverfahren diagnostiziert werden. Mittels **PCR** *(Polymerase-Kettenreaktion)* werden die gesuchten DNA-Stücke sehr stark vervielfältigt und können danach nachgewiesen werden.

Mukoviszidose

Eine der häufigsten Erkrankungen durch Genmutation ist die **Mukoviszidose** oder *zystische Fibrose.*

Durch einen Defekt im Chloridtransport durch die Zellmembran sind die Drüsensekrete der Betroffenen abnorm zähflüssig, was schon bei Kindern z. B. zu Darmverschlüssen, langwierigen Bronchitiden und Lungenentzündungen, Funktionsstörung der Bauchspeicheldrüse und Gedeihstörung führt. Die Erkrankung wird autosomal-rezessiv vererbt. Lokalisiert ist der Gendefekt auf Chromosom 7. Etwa 4 % aller Menschen in Deutschland sind heterozygote Genträger. Sind beide Partner heterozygot, so besteht ein Risiko von 25 %, dass ein Kind beide Allele für die Mukoviszidose bekommt und erkrankt. Bis heute ist nur eine symptomatische Therapie möglich, durch deren Fortschritte die Lebenserwartung auf über 50 Jahre gestiegen ist.

MEDIZIN

Bei **Gentherapien** werden DNA oder RNA in Zellen eingeschleust, um Krankheiten zu bessern oder zu heilen. In Deutschland zulässig ist die **somatische Gentherapie,** bei der das „neue" Erbmaterial nur in betroffene Organe oder Körperzellen des Erkrankten selbst eingeschleust wird. Gentherapien zielen vor allem auf durch Einzelgen-Mutation bedingte schwere Krankheiten: Sie sind durch konventionelle Therapien nicht zu heilen, gleichzeitig aber genetisch „überschaubar", da nur ein Gen betroffen ist. Mittels Gentherapie soll das defekte Gen durch ein gesundes ersetzt werden.

Bereits länger wird versucht, z. B. durch Viren als „Genfähren" das intakte Gen ins Erbgut Erkrankter einzubauen. Neue Ansätze sind sog. **Genom-Editing-Verfahren** wie etwa die „Genschere" **CRISPR/CAS,** mit denen u. a. die Zielgenauigkeit des Geneinbaus verbessert werden soll, sowie im Überschneidungsbereich zur Immuntherapie die **CART-T-Zell-Therapie** bei Leukämien, bei der T-Zellen genetisch verändert werden und die bösartigen Zellen erkennen und vernichten sollen. Gentherapien sind aber bislang bis auf wenige Ausnahmen experimentell. Ende August 2022 waren in Europa 13 **Gentherapeutika** (zentralisiert) zugelassen.

SPICKZETTEL

Mutation: Dauerhafte Veränderung des genetischen Materials, die an die Nachkommen der betroffenen Zelle weitergegeben wird. Kann beim Menschen Körper- oder Keimzellen betreffen und wird im letzten Fall an die nächste Generation vererbt. Kann sich für das betroffene Individuum gar nicht, günstig oder ungünstig auswirken.
Chromosomenaberration *(Chromosomenanomalie):* Lichtmikroskopisch sichtbare Veränderung von Chromosomenzahl **(numerische Chromosomenaberration)** oder Chromosomenstruktur/-aufbau **(strukturelle Chromosomenaberration).**
Genmutation: Veränderung eines einzelnen Gens.

4.7 Evolution

4.7.1 Entwicklung der Zelle

Vor gut 4 Milliarden Jahren bestand die Atmosphäre der Erde aus Wasserdampf, Methan, Kohlendioxid, Ammoniak, Stickstoff und Schwefelwasserstoff. Daraus bildeten sich nach heutiger Kenntnis spontan anorganische wie organische Verbindungen, z. B. Aminosäuren.

Die ersten Makromoleküle haben sich wahrscheinlich in „abgeschlossenen“ Räumen wie Gesteinsspalten entwickelt. Möglicherweise lagerten sie sich spontan in Tröpfchenform zusammen. Umschlossen diese Tröpfchen zufällig enzymartige Strukturen (etwa Metall-Ionen) zur Bildung von weiteren Makromolekülen, dann war eine solche „Zelle“ zu ersten Stoffwechselleistungen in der Lage. Durch Zusammenlagerung von Phospholipiden könnten die ersten Membranen entstanden sein, welche die Zelle „stabilisierten“. Auch der Zusammenschluss von „Zellen“ mit unterschiedlichen Leistungen könnte sich als vorteilhaft erwiesen haben. Die Entwicklung des genetischen Apparates aus Nukleinsäuren ermöglichte diesen ersten „Lebewesen“ dann die selbstständige Vermehrung.

4.7.2 Grundprinzipien der Evolution

Einzelne Zellen waren sehr erfolgreich, aber noch erfolgreicher stellten sich vielzellige Organismen dar. Ein vielzelliger Organismus kann beispielsweise einzelne Zellen ersetzen und ist länger überlebensfähig, auch die Differenzierung der Zellen bringt Vorteile.

Einen weiteren enormen Schub für die Entwicklung brachte die geschlechtliche Fortpflanzung: Die beschriebenen Variationsmöglichkeiten bei den Reduktionsteilungen und die „Fehler“ bei der Vererbung sorgen ständig für genetisch neue Individuen einer Art. Gleichzeitig sind sie Triebfeder für die Fortentwicklung neuer Arten im Rahmen der *Entwicklungsgeschichte* **(Evolution):** Zwar ziehen viele Erbgutveränderungen *(Mutationen)* Nachteile für das betroffene Individuum nach sich. Manchmal führt eine Mutation aber auch zu einem *Auslesevorteil* **(Selektionsvorteil)** gegenüber anderen Artgenossen. Dadurch kann das mutierte Individuum bevorzugt zur Fortpflanzung gelangen und sich das mutierte Gen vor allem bei kleinen, *isolierten* Fortpflanzungsgemeinschaften im Laufe der Zeit allmählich durchsetzen.

Die unterschiedlichen Anforderungen der jeweiligen örtlichen Lebensverhältnisse führen zu unterschiedlichen Ausleseprozessen, sodass sich die Populationen genetisch immer weiter auseinanderentwickeln. Zunächst entstehen so verschiedene *Rassen.* Schließlich hat sich die isolierte Population genetisch so weit von der ursprünglich genetisch identischen Nachbarpopulation entfernt, dass eine Kreuzung keine zeugungsfähigen Nachkommen mehr hervorbringt. Eine neue *Art* ist entstanden.

Die drei Grundphänomene Mutation, Selektion und Isolation bilden die Eckpfeiler der **Evolutionsbiologie,** der zufolge letztlich auch der Mensch das Resultat einer evolutionären Fortentwicklung vom primitiven Wirbeltier zum hochentwickelten Säugetier in der Gruppe der Primaten darstellt. Der Prozess, bei dem neue Organismen und Arten durch genetische Variation und anschließende natürliche Selektion entstehen, heißt **biologische Evolution.**

4.7.3 Evolution des Menschen

Im Vergleich zur Erdgeschichte ist die Geschichte des Lebens und erst recht die des Menschen kurz: Stellt man sich die Erdgeschichte – von der Entstehung der Erde vor etwa 4,6 Milliarden Jahren bis heute – in 60 Minuten zusammengefasst vor, so entwickelten sich die ersten vielzelligen Lebewesen vor umgerechnet neun Minuten, die ersten Tiere vor etwa sechs Minuten, die ersten Säugetiere vor vier Minuten und Primaten vor weniger als einer Minute. Die ersten Menschen-Ahnen traten vor nicht einmal fünf Sekunden auf!

Vor etwa 7–5 Millionen Jahren trennten sich in Afrika die Abstammungslinien von Mensch und Menschenaffen aus einem gemeinsamen Vorfahren. Die Entwicklung zum heutigen Menschen verlief nicht geradlinig. Vielmehr gab es verschiedene Seitenlinien, von denen mit einer Ausnahme alle ausgestorben sind (→ Abb. 4.10, → Abb. 4.11). Diese Ausnahme ist der **Homo sapiens.**

Der aufrechte Gang entstand recht früh. Er „machte die Hände frei“, sodass sie sich zu speziellen Greifhänden mit *opponierbarem* (den Fingern gegenübergestelltem) Daumen umwandeln konnten. Es ist anzunehmen, dass sich in den riesigen afrikanischen Waldsavannen unterschiedliche Varianten aufrecht gehender Vormenschen entwickelten.

Die ersten unanfechtbar aufrecht gehenden menschlichen Vorfahren sind die **Australopithecinen.** Ihnen wird ein Hirnvolumen von rund 500 ml zugeordnet (zum Vergleich: bei Schimpansen beträgt das durchschnittliche Hirnvolumen 400 ml).

Die Gattung **Homo** entstand mit **Homo rudolfensis** und **Homo habilis** vor vermutlich 2,5 Millionen Jahren, also zu einer Zeit, als es noch Australopithecinen gab. Der steile Anstieg der kulturellen Fähigkeiten vor etwa 2–1,5 Millionen Jahren findet seine Entsprechung in der Gehirnentwicklung bei **Homo erectus,** bei dem das Gehirnvolumen von 780 ml auf 1.300 ml zunimmt und damit annähernd heutige Werte erreicht (1.200–1.700 ml). Homo-erectus-Populationen stellten erste Steinwerkzeuge her, bauten Hütten, beherrschten erstmalig das Feuer und entwickelten eine Jagdkultur. Homo erectus verließ vor über zwei Millionen Jahren Afrika und breitete sich in mehreren „Wellen“ nach Europa und Asien aus.

Vor rund 200.000 Jahren entstanden während der letzten Eiszeit in Europa als direkte Homo-erectus-Nachfolger die klassischen **Neandertaler** *(Homo neanderthalensis).* Sie starben vor 35.000 Jahren aus. Charakteristisch für den Neandertaler sind der äußerst massive Knochenbau und das fliehende Kinn (→ Abb. 4.11).

Der jüngere Stammbaum des modernen Homo sapiens ist umstritten. Wie Funde in West-, Süd- und Ostafrika belegen, lebte der frühe archaische Homo sapiens vor etwa 500.000–200.000 Jahren

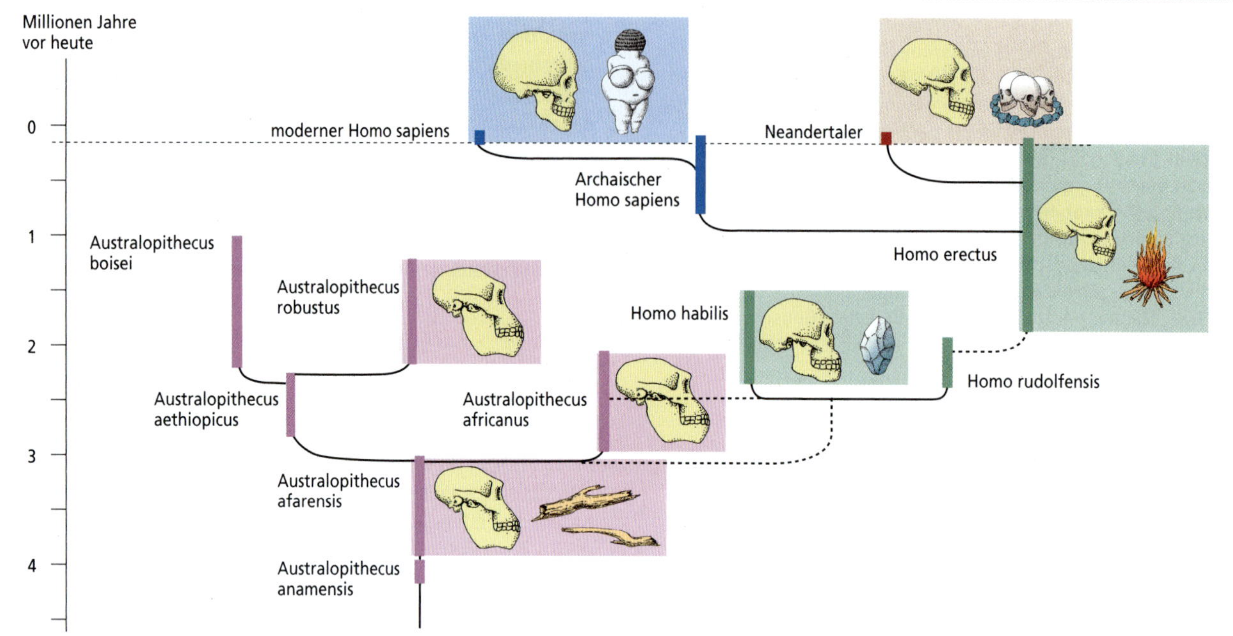

Abb. 4.10 Entwicklungsgeschichte des Menschen. Dargestellt sind jeweils Schädelform und ein Gegenstand, der, wie man aufgrund von Funden annimmt, typischerweise im Gebrauch war.

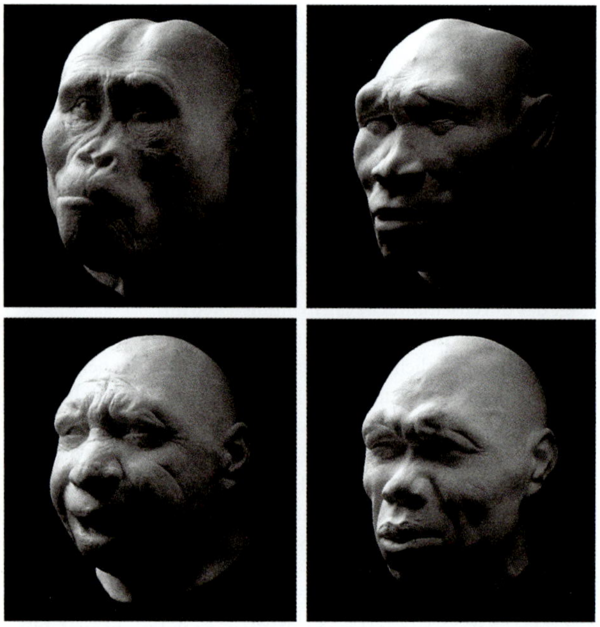

Abb. 4.11 (Rekonstruierte) Kopfmodelle verschiedener Vorfahren des heutigen Menschen. Links oben Australopithecus afarensis, rechts oben Homo erectus, links unten Homo neanderthalensis, rechts unten (archaischer) Homo sapiens. [W801]

in Afrika. Funde zeugen auch von der Existenz des modernen Homo sapiens in Afrika vor 160.000 Jahren, in Südostasien, Australien und Europa vor 45.000 Jahren. Die oft vertretene **Out-of-Africa-Hypothese** geht davon aus, dass sich der moderne Homo sapiens vor ca. 160.000 Jahren in Afrika entwickelt und von dort aus über die Erde ausgebreitet hat. Die geistigen Leistungen, das Geschick und die Mobilität des Homo sapiens lassen ihn, wie schon Homo erectus vor ihm, sämtliche Kontinente besiedeln. Die verschiedenen menschlichen Populationen haben sich dann auf den verschiedenen Erdteilen aufgrund der unterschiedlichen Umweltbedingungen herausgebildet.

Für etwa 10.000 Jahre entwickelte sich und lebte Homo sapiens parallel zum Neandertaler. Dabei ist es auch zu einer (geringen) genetischen Vermischung von Neandertaler und Homo sapiens gekommen.

Inwieweit das Aussterben des Neandertalers im Zusammenhang mit dem Auftauchen des modernen Menschen in Europa steht, ist noch unklar.

SPICKZETTEL

Biologische Evolution: Veränderung von Lebewesen einer Bevölkerung über viele Generationen durch zufällige Mutationen und Rekombinationen des Erbguts mit nachfolgender Selektion von Varianten mit Fortpflanzungsvorteil. Umfasst auch die Entwicklung des Menschen.

WIEDERHOLUNGSFRAGEN

1. Was versteht man unter Phänotyp, was unter Genotyp eines Organismus? (→4.1)
2. Wann ist ein Individuum in einem Vererbungsmerkmal homozygot? (→4.1)
3. Was versteht man unter der rezessiven Wirkung eines Gens? (→4.2)
4. Was bedeutet Kodominanz der Gene? (→4.2)
5. Wie sehen nach der 1. Mendel-Regel die beiden folgenden Generationen bei einem intermediären Erbgang aus, wenn eine reinerbig rot blühende mit einer reinerbig weiß blühenden Pflanze gekreuzt wird? (→4.3)
6. Warum erkranken bei autosomal-rezessivem Erbgang einer Erbkrankheit und diesbezüglich heterozygoten Eltern rund 25 % der Nachkommen? (→4.4)
7. Was ist die Besonderheit bei geschlechtsgebundenen Erbgängen? (→4.4)
8. Wie kommt es zu einer numerischen Chromosomenaberration? (→4.6.1)
9. Welche Chromosomenstörung liegt beim Down-Syndrom vor? (→4.6.1)
10. Mit welchen Folgen ist bei einer Fehlverteilung der Geschlechtschromosomen zu rechnen? (→4.6.1)
11. Welches sind die drei Grundphänomene der Evolutionstheorie? (→4.7)

5

HISTOLOGIE (GEWEBELEHRE)

LERNZIELÜBERSICHT

5.1 Vier Grundgewebe

- Es gibt vier Grundgewebe: Epithel-, Binde- und Stütz-, Muskel-, Nervengewebe.
- Die verschiedenen Gewebe sind sehr unterschiedlich zur Erneuerung fähig.

5.2 Epithelgewebe

- Im Epithelgewebe liegen die Zellen dicht beieinander.
- Oberflächenepithelien bedecken die äußeren und inneren Körperoberflächen.
- Drüsenepithelien sind auf Bildung und Abgabe von Sekreten spezialisiert.
- Sinnesepithelien nehmen Sinnesreize auf.

5.3 Binde- und Stützgewebe

- Binde- und Stützgewebe verleihen dem Körper Form und Festigkeit. Ihre Interzellulärsubstanz besteht aus Grundsubstanz und Fasern, wobei Kollagen-, elastische und retikuläre Fasern unterschieden werden.
- Man unterscheidet lockeres und straffes kollagenes Bindegewebe (z. B. Organstroma bzw. Sehnen) sowie retikuläres Bindegewebe (in den lymphatischen Organen).
- Fettgewebe ist aus Fettzellen aufgebaut. Als Baufett polstert es mechanisch belastete Regionen und hält Organe in ihrer Lage. Speicherfett (v. a. im Unterhautgewebe) ist ein wichtiger Energiespeicher. Fett schützt zudem vor Wärmeverlust.
- Im sehr druckfesten Knorpelgewebe sind einzelne Knorpelzellen oder kleine Zellgruppen von viel Grundsubstanz und Fasern umgeben. Hyaliner Knorpel findet sich z. B. an den Gelenkflächen, elastischer Knorpel in der Ohrmuschel und Faserknorpel in den Bandscheiben.
- Knochengewebe, nach Bauweise unterteilt in Geflecht- und Lamellenknochen, ist sehr hart. Die Knochenmatrix besteht aus Kollagenfasern und Kalksalzen, darin liegen die Knochenzellen (Osteozyten).

5.4 Muskelgewebe

- Muskelgewebe ermöglicht die Bewegungen von Organen und des ganzen Körpers.
- Mithilfe der quergestreiften Skelettmuskulatur werden die willentlichen Bewegungen ausgeführt. Ihre Kontraktionen werden vom zentralen Nervensystem ausgelöst.
- Die Herzmuskulatur zeigt zwar eine Querstreifung, wird aber autonom gesteuert, unterliegt also nicht dem Willen.
- Glatte Muskulatur zeigt keine Querstreifung und wird ebenfalls autonom gesteuert. Sie findet sich u. a. in Magen-Darm-Trakt und Blutgefäßwänden.

5.5 Nervengewebe

- Nervengewebe besteht aus Nervenzellen (Neuronen) und Stützzellen (Gliazellen).
- Neurone sind zur Erregungsbildung und Erregungsleitung fähig. Sie bestehen aus Zellkörper und Fortsätzen (Dendriten zur Erregungsaufnahme, Axon zur Erregungsweiterleitung).
- Die Kontaktzonen zweier Neurone heißen Synapsen.
- Gliazellen stützen, ernähren und schützen die Neurone.
- Ein Axon und seine Markscheide bilden eine Nervenfaser, Bündel von Nervenfasern einen Nerv.

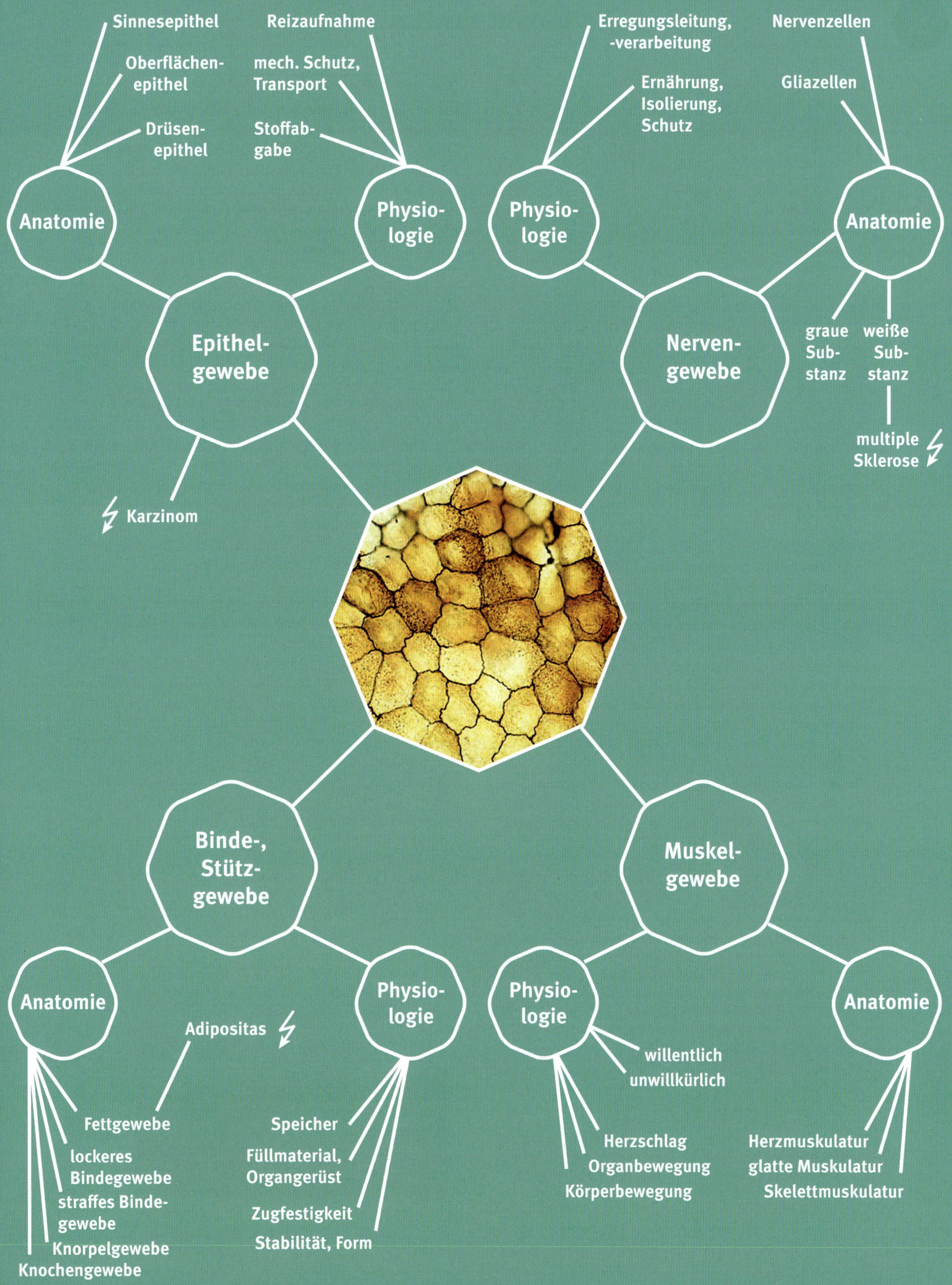
Epithelgewebe
Anatomie
Sinnesepithel
Oberflächenepithel
Drüsenepithel
Physiologie
Reizaufnahme
mech. Schutz, Transport
Stoffabgabe
Karzinom
Nervengewebe
Physiologie
Erregungsleitung, -verarbeitung
Ernährung, Isolierung, Schutz
Anatomie
Nervenzellen
Gliazellen
graue Substanz
weiße Substanz
multiple Sklerose
Binde-, Stützgewebe
Anatomie
Fettgewebe
lockeres Bindegewebe
straffes Bindegewebe
Knorpelgewebe
Knochengewebe
Adipositas
Physiologie
Speicher
Füllmaterial, Organgerüst
Zugfestigkeit
Stabilität, Form
Muskelgewebe
Physiologie
willentlich
unwillkürlich
Herzschlag
Organbewegung
Körperbewegung
Anatomie
Herzmuskulatur
glatte Muskulatur
Skelettmuskulatur

[M375]

5.1 Vier Grundgewebe

Verbände von Zellen gleicher oder ähnlicher Funktion und Bauart einschließlich der dazwischenliegenden Substanz heißen **Gewebe.** Die Lehre von den Geweben ist die **Histologie.**

Nach ihrer Entwicklungsgeschichte, Struktur und Funktion unterscheidet man vier Grundgewebe:

- **Epithelgewebe**
- **Binde- und Stützgewebe**
- **Muskelgewebe**
- **Nervengewebe.**

Parenchym, Stroma und Interzellulärsubstanz

Verschiedene Gewebe zusammen bilden ein **Organ.** Die Zellen, die für die eigentliche Organfunktion zuständig sind, bilden das **Parenchym.** Das bindegewebige **Stroma** *(Interstitium)* baut das Gerüst des Organs und enthält die versorgenden Gefäße und Nerven.

Der je nach Gewebe unterschiedlich weite *Zwischenzell-* oder **Interzellulärraum** zwischen den Zellen ist ausgefüllt mit **Interzellulärsubstanz** (*Zwischenzellsubstanz, extrazellulärer Matrix,* → 5.3.2). Sie ist elementar sowohl für den Stoffaustausch zwischen Blut und Zellen als auch für die mechanischen Eigenschaften des jeweiligen Gewebes.

Geweberegeneration

Die Fähigkeit zu Zellersatz und Regeneration ist in den verschiedenen Geweben sehr unterschiedlich:

- Die Zellen von **Wechselgeweben** *(labilen Geweben)* leben nur Tage bis Monate. Daher müssen ständig Zellen ersetzt werden. Die neuen Zellen werden durch Teilung von Stammzellen gebildet. Typische Wechselgewebe sind z. B. Schleimhautepithelien, rote und weiße Blutzellen
- Bei **stabilen Geweben** beträgt die Lebensdauer der Zellen Monate bis Jahre. Entsprechend ist die Zellteilungsrate weit niedriger als in den Wechselgeweben. Stabile Gewebe sind z. B. das Lebergewebe und endokrine Drüsengewebe
- Die Zellen der **Ruhegewebe** *(Dauergewebe, permanente Gewebe)* haben ihre Teilungsfähigkeit im Verlauf der Gewebeentwicklung verloren. Hierzu zählen hoch spezialisierte Gewebe wie z. B. Nerven- und Sinnesgewebe und Zähne.

MEDIZIN

Je weniger stoffwechselaktiv ein Gewebe und je niedriger seine Zellteilungsrate ist, desto schlechter ist in aller Regel seine **Regenerationsfähigkeit nach Gewebeschäden:** Oberflächliche (Schleim-)Hautwunden beispielsweise heilen in etwa einer Woche. Bei Knochenbrüchen dauert die Heilung länger, es wird aber wieder funktionell hochwertiger Knochen gebildet. Hingegen ist die Regerationsfähigkeit von Knorpel und Sehnen schlecht. Auch untergegangenes Herzmuskelgewebe nach einem Infarkt wird lediglich durch eine funktionell minderwertige, bindegewebige Narbe ersetzt.

SPICKZETTEL

Gewebe: Verband von Zellen gleicher oder ähnlicher Funktion und Bauart einschließlich deren Interzellulärsubstanz. Die vier Grundgewebe sind *Epithel-, Binde- und Stütz-, Muskel-, Nervengewebe.*

5.2 Epithelgewebe

Die flächigen **Epithelgewebe** erfüllen eine Reihe unterschiedlicher Funktionen: Sie schützen beispielsweise die äußeren und inneren Körperoberflächen vor schädigenden Einflüssen, sondern Sekrete wie z. B. Schweiß ab, resorbieren Nährstoffe aus dem Darm, haben Transportfunktion und können Sinnesreize aufnehmen.

In der Regel werden Epithelgewebe nach ihrer Hauptfunktion aufgeteilt in:

- Oberflächenepithelien
- Drüsenepithelien
- Sinnesepithelien.

In Epithelgeweben liegen die Zellen dicht beieinander. Lücken zwischen den Zellen sind lichtmikroskopisch nicht erkennbar, Interzellulärsubstanz ist sehr spärlich. Die meisten Epithelgewebe erneuern sich ständig, sind also gut regenerationsfähig. Epithelien besitzen keine Blut- und Lymphgefäße, sondern werden durch Diffusion vom tiefer liegenden Bindegewebe ernährt.

Zwischen Epithel- und Bindegewebe befindet sich ein feines „Häutchen" aus mehreren Kollagentypen und Makromolekülen (Glykoproteinen und Proteoglykanen, → 5.3.2), die lichtmikroskopisch sichtbare **Basalmembran.** Sie hat gleichzeitig trennende und verbindende Funktionen. Basalmembranen sind allerdings nicht epithelspezifisch, sie umhüllen v. a. auch Muskel- und Fettzellen.

Epithelzellen bilden untereinander viele *Zellkontakte* (→ 3.2.3) aus. Außerdem sehen Epithelzellen an ihrer „oberen" (**apikalen,** oberflächennahen) Seite anders aus als an ihrer „unteren" (**basalen,** zur Basalmembran gerichteten) Seite, man sagt, sie sind **polar differenziert.** Kennzeichnend sind vor allem die **Oberflächendifferenzierungen der Epithelzellen:**

- Stäbchenartige Zytoplasmafortsätze heißen **Mikrovilli.** Zahlreiche Mikrovilli dicht nebeneinander bilden einen *Stäbchen-* oder **Bürstensaum.** Mikrovilli dienen vor allem der Oberflächenvergrößerung bei hauptsächlich resorbierenden oder sezernierenden Epithelien, etwa der Darmschleimhaut. Den Mikrovilli sehr ähnlich, aber länger sind die **Stereozilien**
- **Kinozilien** (*Flimmerhaare* → Abb. 5.1) sind aktiv bewegliche feine „Härchen". Durch viele Kinozilien entsteht ein transportierendes **Flimmerepithel,** etwa in den Atemwegen, wo es Staubpartikel der Einatemluft abfängt, in Richtung Rachen befördert und so eine Verschmutzung der Lungenbläschen verhindert
- Sinneshaare → Kap. 10
- Crusta → 5.2.1.

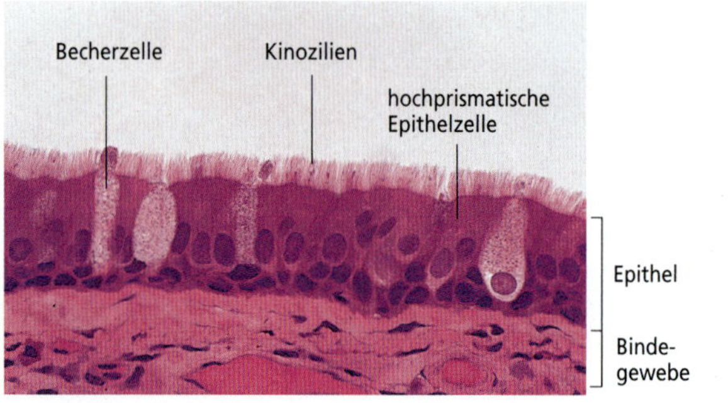

Abb. 5.1 Mehrreihiges hochprismatisches Flimmerepithel in den Atemwegen. [M375]

MEDIZIN

Wie aus allen sich teilenden Zellen, so können auch aus Epithelzellen Tumoren entstehen. Bösartige Tumoren des Epithels heißen **Karzinome** und gehören zu den häufigsten bösartigen Tumoren überhaupt.
Ist die Basalmembran noch intakt, spricht man von einem **Carcinoma in situ.** Seine Prognose ist sehr gut. Ist die Basalmembran durchbrochen, handelt es sich um ein **invasives Karzinom.** Je tiefer es vordringt, desto größer ist die Gefahr von **Metastasen** *(Tochtergeschwülsten)*, die in aller Regel prognoseentscheidend sind.

5.2.1 Oberflächenepithelien

Oberflächenepithelien (*Deckepithelien,* → Abb. 5.2) bedecken die innere und äußere Oberfläche des Körpers.

Das Epithelgewebe der Haut schützt den Körper vor Umwelteinflüssen und kontrolliert den Substanzübertritt.

Im Körperinneren kleiden Epithelien z. B. Magen-Darm-Trakt, Gallen- und Harnblase aus. Diese Epithelien werden zusammen mit dem darunter liegenden Bindegewebe als **Schleimhäute** bezeichnet, da Drüsen in ihnen ein schleimiges Sekret produzieren, das sich dann wie ein dünner Film auf das Epithel legt.

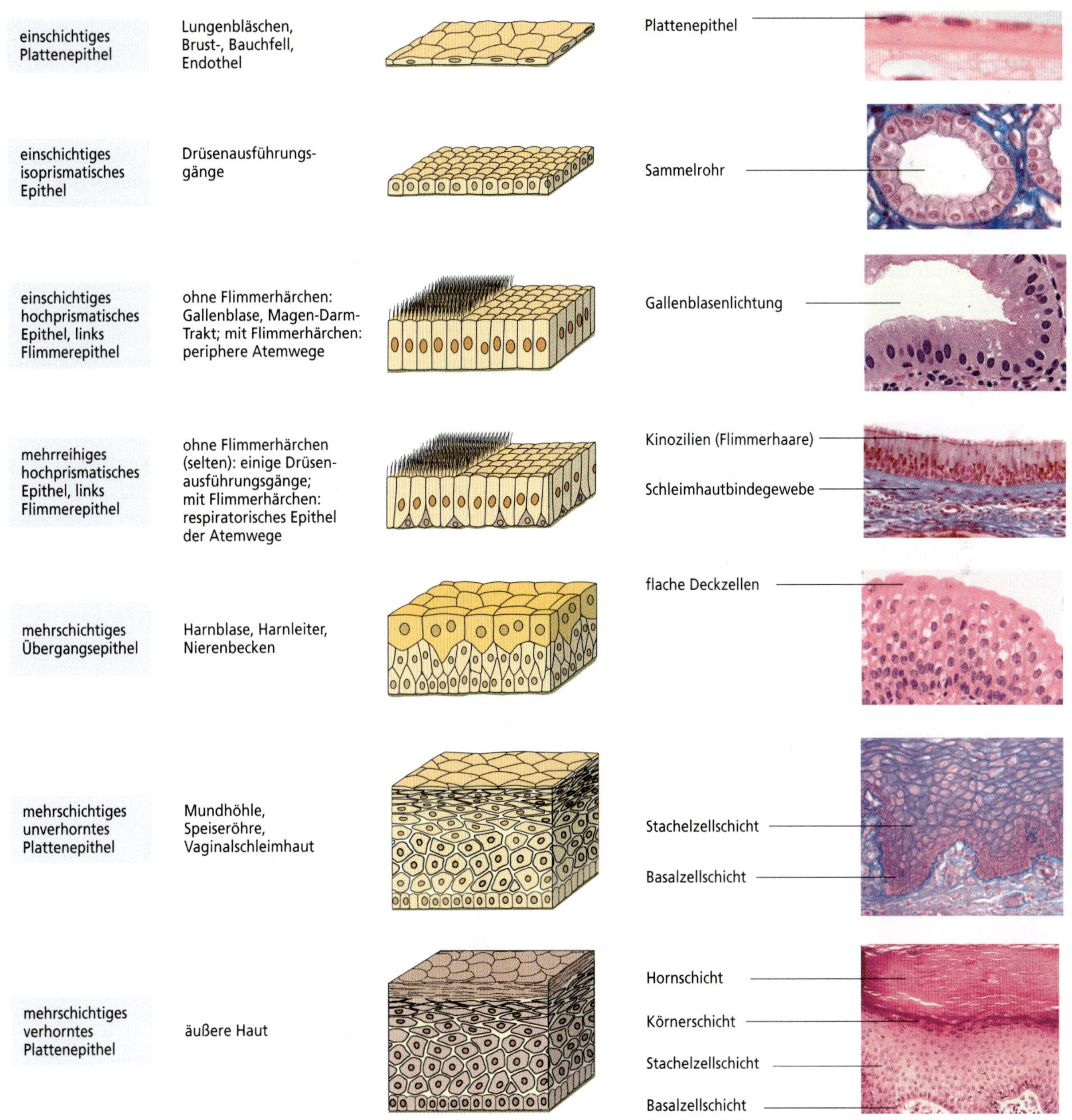

Abb. 5.2 Verschiedene Oberflächenepithelien. [M375, O568]

Das Oberflächenepithel der Gefäß- und Herzinnenräume heißt *Endothel* (→ 15.1.2), das der serösen Höhlen (→ 1.5) **Mesothel.**

Einteilung der Oberflächenepithelien

Oberflächenepithelien werden nach der Form ihrer Zellen sowie deren Anordnung im Zellverband differenziert (→ Abb. 5.2).
Nach der Form der Zellen unterscheidet man:

- **Plattenepithel,** bei dem die Zellen im histologischen Bild (Schnitt senkrecht zur Oberfläche) niedrig und breit sind
- **Isoprismatisches** *(kubisches)* **Epithel,** dessen Zellen in etwa ebenso hoch wie breit sind
- **Hochprismatisches** *(zylindrisches)* **Epithel** mit hohen, schmalen Zellen.

Die verschiedenen Zellformen entsprechen unterschiedlichen funktionellen Erfordernissen: Bei den platten Epithelien steht die Schutz- und Abgrenzungsfunktion im Vordergrund, bei den prismatischen Epithelien die Stoffaufnahme (Resorption) oder -abgabe (Sekretion).

Auch die Anordnung der Zellen in den Zellverbänden ist unterschiedlich:

- Beim **einschichtigen Epithel** haben alle Zellen Kontakt mit der Basalmembran
- Gleiches gilt für die Zellen des **mehrreihigen Epithels,** bei dem jedoch nicht alle Zellen die Epitheloberfläche erreichen
- Beim **mehrschichtigen Epithel** hat nur die unterste Zellschicht Kontakt zur Basalmembran. Für die Namensgebung nach der Zellform ist hier die Zellform der obersten (oberflächennahen) Schicht maßgeblich.

Als Sonderform betrachtet wird das *Übergangsepithel* **(Urothel)** des Harntrakts. Es ist überwiegend mehrschichtig, gebietsweise auch zweireihig. Sein Erscheinungsbild hängt vom Füllungsgrad der Harnblase ab: Je voller die Harnblase ist, desto weniger Schichten scheint das Urothel zu haben und desto flacher und breiter sind die *Deckzellen* an der Oberfläche.

Kennzeichnend für Urothelzellen ist außerdem die **Crusta,** eine lichtmikroskopische Verdichtung des Zytoplasmas zur Harnblasenoberfläche hin, die mit der Schutzfunktion und Dehnungsfähigkeit des Urothels in Zusammenhang steht.

5.2.2 Drüsenepithelien

Drüsen *(Glandulae)* sind einzelne spezialisierte Epithelzellen oder Ansammlungen von Epithelzellen, die **Sekrete** (überwiegend flüssige Stoffgemische) absondern. Nach der Art der Sekretausscheidung lassen sich *exokrine* und *endokrine* Drüsen unterscheiden.

Exokrine Drüsen

Exokrine Drüsen wie etwa Tränen- oder Schweißdrüsen sondern ihr Sekret an die Oberfläche von Haut oder Schleimhäuten ab, meist über einen Ausführungsgang. Einfachste Form sind die Becherzellen des Darms, die nur aus einer einzigen Zelle bestehen. Die Regel sind aber komplexe Gebilde aus mehreren sekretorisch aktiven Zellen **(Drüsenendstücke),** deren **Ausführungsgänge** mit Deckzellen ausgekleidet sind (→ Abb. 5.3).

Einige exokrine Drüsen, z. B. die Speicheldrüsen, haben außen an den Endstücken **Myoepithelzellen,** die durch ihre Kontraktion die Endstücke „auspressen“ und so den Sekretfluss fördern.

Es gibt mehrere Möglichkeiten, exokrine Drüsen einzuteilen, z. B. nach Aufbau, Art des Sekrets oder der Sekretabgabe.

Kriterien bei der Klassifikation nach dem Drüsenaufbau sind das Aussehen der Endstücke und des Gangsystems (→ Abb. 5.3):

- **Tubulöse Drüsen** haben schlauchförmige, **azinöse Drüsen** beerenförmige und **alveoläre Drüsen** bläschenförmige Drüsenendstücke. Mischformen (z. B. tubuloazinös) sind möglich
- **Einfache Drüsen** haben keinen Ausführungsgang oder einen ohne Verästelungen. Bei **verzweigten** *(verästelten)* **Drüsen** münden mehrere Endstücke in einen Ausführungsgang. **Zusammengesetzte Drüsen** haben ein verzweigtes Ausführungsgangsystem.

Sondert eine Drüse vornehmlich wässrige Sekrete ab, so heißt sie **seröse Drüse,** sezerniert sie vor allem schleimige Sekrete, wird sie **muköse Drüse** genannt (→ Abb. 5.4). **Gemischte Drüsen** produzieren je nach Bedarf sowohl seröse als auch muköse Sekrete.

Exokrine Drüsen können zum Dritten nach der Art der Sekretabgabe unterteilt werden:

- Die sehr häufigen **merokrinen Drüsen,** z. B. Ohrspeichel- und Brustdrüse, schleusen ihr Sekret durch Exozytose (→ 3.5.8) aus. Die Drüsenzelle scheint danach unverändert

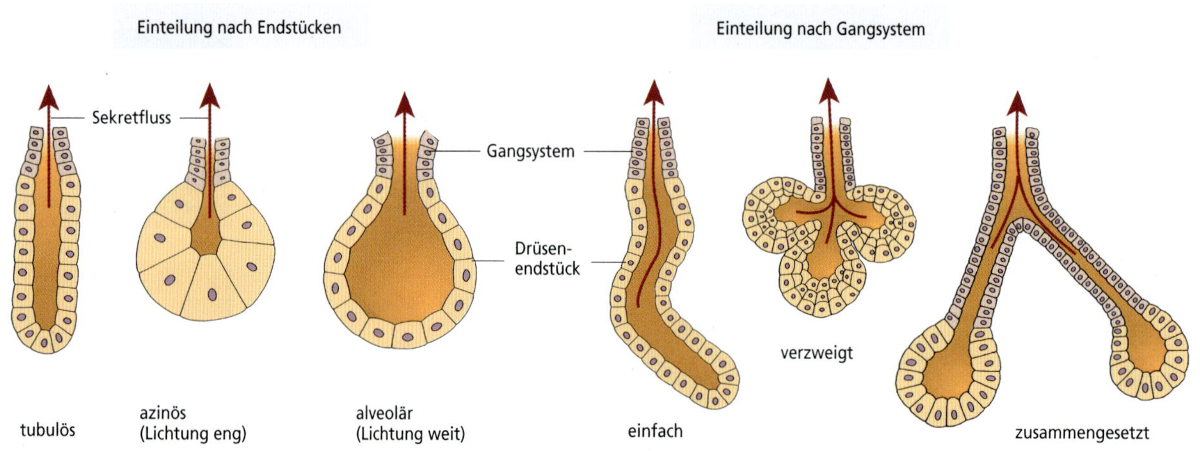

Abb. 5.3 Verschiedene exokrine Drüsen (endokrine Drüsen → 11.1). Links Einteilung nach dem Aussehen der Endstücke in tubulöse, azinöse und alveoläre Drüsen. Rechts Einteilung nach dem Bau des Gangsystems in einfache, verzweigte und zusammengesetzte Drüsen.

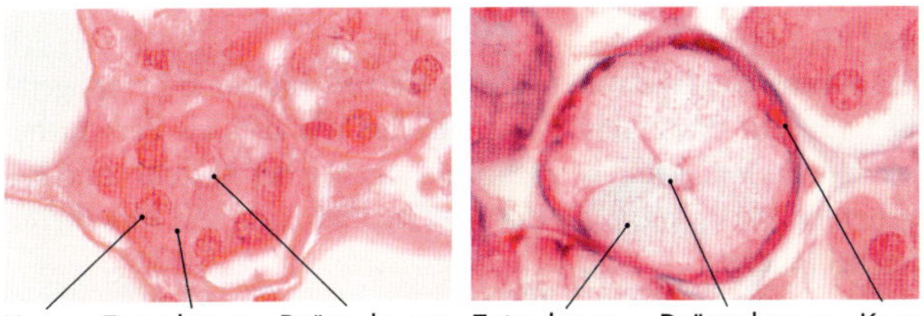

Abb. 5.4 Links seröse, rechts muköse exokrine Drüse. [O568]

- **Ekkrine Drüsen** sind unscharf definiert. Meist bezeichnen sie nur die Sekretabgabe der Schweißdrüsen, bei denen $NaCl^-$ u. a. Ionen aktiv und Wasser passiv durch die Zellmembran transportiert werden, ohne dass besondere Sekretionsmechanismen sichtbar sind
- Bei **apokrinen Drüsen** (z. B. Duftdrüsen der Achselregion) schnürt sich der oberflächennahe Anteil der Zelle ab, sodass Zytoplasma verloren geht
- **Holokrine Drüsen** (z. B. Talgdrüsen) gehen bei der Sekretabgabe zugrunde und werden mit dem Sekret ausgestoßen.

Endokrine Drüsen

Endokrine Drüsen wie die Schilddrüse heißen auch **Hormondrüsen** (Details → Kap. 11). Sie brauchen keinen Ausführungsgang, denn ihre Sekrete – die *Hormone* – diffundieren in die Blutkapillaren und erreichen über den Blutkreislauf die Zielzellen oder werden lokal wirksam *(parakrine Sekretion).*

5.2.3 Sinnesepithelien

Die hoch spezialisierten **Sinnesepithelien** (Details → Kap. 10) können (Sinnes-)Reize aufnehmen und weiterleiten. Hierzu gehören z. B. die lichtaufnehmenden Stäbchen und Zapfen der Netzhaut im Auge.

SPICKZETTEL

Epithelgewebe: Flächige, gefäßlose Gewebe mit eng beieinanderliegenden Zellen und wenig Interzellulärsubstanz, durch die lichtmikrospisch sichtbare **Basalmembran** vom darunter liegenden Gewebe getrennt. Zellen typischerweise mit polarer Differenzierung und vielen Zellkontakten.
Nach Hauptfunktion unterschieden in:

- **Oberflächenepithelien** *(Deckepithelien).* Aufgabe Schutz der inneren und äußeren Körperoberflächen, geregelter Stoffaustausch mit der Umgebung. Beispiele Oberhaut, Schleimhäute des Magen-Darm-Trakts, Gefäßendothel. Weitere Differenzierung der Oberflächenepithelien nach Zellform in **Plattenepithel, isoprismatisches** *(kubisches)* **Epithel** und **hochprismatisches** *(zylindrisches)* **Epithel** sowie nach Zellschichtung in **einschichtiges, mehrreihiges** und **mehrschichtiges Epithel**
- **Drüsenepithelien.** Aufgabe Produktion und Abgabe von Sekreten, entweder an die äußere oder innere Körperoberfläche (**exokrine Drüsen,** z. B. Speicheldrüsen) oder an die Umgebung bzw. ins Blut (**endokrine Drüsen,** z. B. Schilddrüse). Weitere Unterteilung nach Bau der Drüse und des Gangsystems sowie Art der Sekretabgabe
- **Sinnesepithelien.** Aufgabe Aufnahme und Weiterleitung spezifischer Reize, z. B. Netzhaut des Auges.

5.3 Binde- und Stützgewebe

Binde- und Stützgewebe sind entscheidend an Formgebung und -erhalt des Körpers beteiligt. Zu den Bindegeweben gehören das kollagene und retikuläre Bindegewebe (→ 5.3.3, → 5.3.4) sowie das Fettgewebe (→ 5.3.5). Die Stützgewebe unterteilt man in Knorpel und Knochen (→ 5.3.6, → 5.3.7).

Die besonderen mechanischen Eigenschaften der Binde- und Stützgewebe gehen zu einem großen Teil auf deren sehr reichliche *Zwischenzell-* oder **Interzellulärsubstanz** zurück (Ausnahme: Fettgewebe).

5.3.1 Bindegewebszellen

Bei den Zellen der Binde- und Stützgewebe wird zwischen *ortsständigen* und *freien Bindegewebszellen* unterschieden.

- Die verschiedenen **ortsständigen** *(fixen)* **Bindegewebszellen** können ihre Lage nicht verändern. Sie produzieren die bereits oben erwähnte Interzellulärsubstanz
- Die **freien** *(mobilen)* **Bindegewebszellen** sind beweglich. Es handelt sich in erster Linie um Abwehrzellen des *Monozyten-Makrophagen-Systems* (→ 13.2.2, → Tab. 13.2), die aus dem Blut ins Bindegewebe einwandern und Gewebetrümmer, Fremdkörper oder Mikroorganismen beseitigen.

5.3.2 Interzellulärsubstanz

Die **Interzellulärsubstanz** gibt dem Gewebe unterschiedliche Stärke und Festigkeit. Für jedes Bindegewebe ist die Mischung aus einer *Grundsubstanz* verbunden mit einem oder mehreren *Fasertypen* charakteristisch.

Grundsubstanz

Die von den Bindegewebszellen gebildete **Grundsubstanz** ist eine homogene, kittartige Masse. Sie besteht hauptsächlich aus Wasser, *Glykoproteinen* (Eiweiß mit daran gebundenem Kohlenhydrat) und *Proteoglykanen* (Riesenmoleküle mit hohem Polysaccharid- und geringerem Proteinanteil). Die Proteoglykane binden Wasser und andere Substanzen und machen die Grundsubstanz dadurch zähflüssig bis fest. Bei den Stützgeweben Knorpel und Knochen hat die Grundsubstanz vor allem mechanische Funktion. Im Übrigen ist sie Reservoir der extrazellulären Flüssigkeit und von großer Bedeutung für den Stoffaustausch zwischen Zellen und Blut.

Fasern

Bei den **Fasern** unterscheidet man kollagene, elastische und retikuläre Fasern.

Kollagenfasern (→ Abb. 5.5) finden sich im ganzen Körper, vor allem aber in Sehnen und Gelenkbändern. Kollagenfasern sind sehr zugfest, aber nur wenig dehnbar und dadurch besonders geeignet für Haltefunktionen. Die rund zwei Dutzend verschiedenen Kollagentypen im menschlichen Körper unterscheiden sich in der Aminosäurefolge ihrer Ketten.

Die sehr dehnbaren **elastischen Fasern** verleihen z. B. den Arterien (→ 15.1.2) ihre hohe Elastizität und verhindern somit, dass die Gefäßwände platzen, wenn das Blut mit hohem Druck hineingepresst wird. Auch die Elastizität von Lungen und Haut beruht auf deren Gehalt an elastischen Fasern.

Die verzweigten **retikulären Fasern** *(Gitterfasern)* bilden dreidimensionale, verform- und dehnbare Netze. Retikuläre Fasern kommen z. B. in lymphatischen Organen, um Muskel- und Fett-

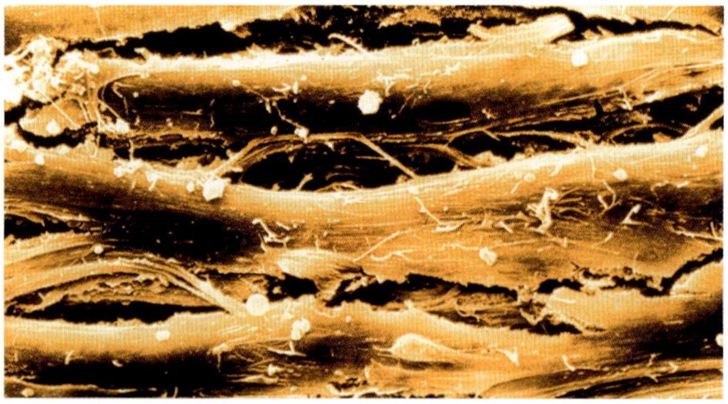

Abb. 5.5 Kollagenfasern im rasterelektronenmikroskopischen Bild. [X243]

zellen, Kapillaren und Nerven vor. Außerdem sind sie ein Bestandteil der Basalmembranen.

SPICKZETTEL

Binde- und Stützgewebe: Gewebe mit weiter entfernt voneinander liegenden Zellen und viel Interzellulärsubstanz, die aus Fasern und Grundsubstanz besteht und maßgeblich für Eigenschaften und damit Funktionen des Gewebes ist. Weiter unterteilt in **Bindegewebe** (v. a. *kollagenes Bindegewebe, retikuläres Bindegewebe, Fettgewebe*) und **Stützgewebe** *(Knorpel-, Knochengewebe).*

5.3.3 Kollagenes Bindegewebe

Die ortsständigen Zellen des **kollagenen Bindegewebes** sind die *Bindegewebszellen im engeren Sinne,* die **Fibroblasten** und **Fibrozyten.** Fibroblast bezeichnet meist die aktive und Fibrozyt die ruhende Zelle. Über lange Zytoplasmafortsätze stehen sie miteinander in Verbindung und bilden so eine Art weitmaschiges Netz.

Lockeres Bindegewebe

Das faserarme **lockere Bindegewebe** (→ Abb. 5.6) füllt als bindegewebiges Stützgerüst überall im Körper Hohlräume zwischen ganzen Organen und einzelnen Teilen eines Organs aus. Es bildet

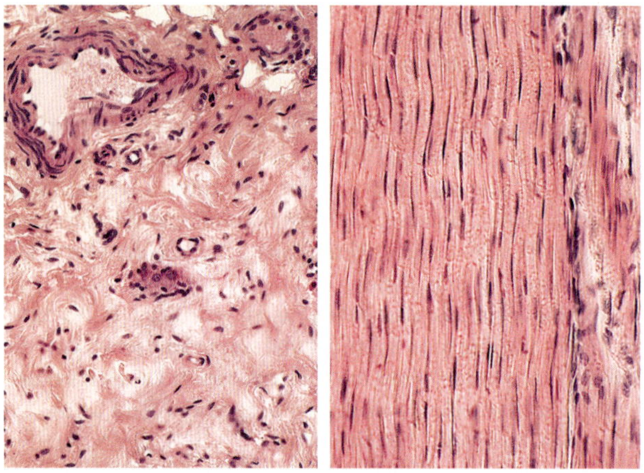

Abb. 5.6 Kollagenes Bindegewebe. Links lockeres Bindegewebe (oben links ein kleines Blutgefäß), rechts straffes, parallelfaseriges Bindegewebe. [M375]

also das *Stroma.* Auf diese Weise erhält es die Form der Organe und des Körpers.

Lockeres Bindegewebe begleitet Nerven, Blut- und Lymphgefäße und dient sowohl als Wasserspeicher wie auch als Verschiebeschicht. Zudem erfüllt es wichtige Aufgaben bei Abwehr- und Regenerationsvorgängen, da es viele Entzündungs- und Abwehrzellen beherbergt.

Straffes Bindegewebe

Das faserreiche **straffe Bindegewebe** wird unterteilt in geflechtartiges und parallelfaseriges Bindegewebe. Die kollagenen Fasern des **geflechtartigen Bindegewebes** bilden einen filzartigen Verband. Es kommt vor allem in der Lederhaut des Auges, der Hirnhaut und den Organkapseln vor. Das **parallelfaserige Bindegewebe** (→ Abb. 5.6) findet sich in den Sehnen.

5.3.4 Retikuläres Bindegewebe

Das **retikuläre Bindegewebe** besteht aus den sternförmigen **Retikulumzellen,** die ein dreidimensionales Netzwerk bilden und denen die retikulären Fasern anliegen. Außerdem enthält es zahlreiche freie Bindegewebszellen (→ 5.3.1). Retikuläres Bindegewebe ist das Bindegewebe der (sekundären) lymphatischen Organe, z. B. der Lymphknoten.

5.3.5 Fettgewebe

Fettgewebe ist eine Sonderform des retikulären Bindegewebes. In die **Fettzellen** *(Adipozyten)* sind kugelförmige Fetttröpfchen aus Neutralfetten (Triglyzeriden → 2.8.2) eingelagert. Retikuläre Fasern flechten sich um die einzelnen Fettzellen (→ Abb. 5.7) und fassen sie zu **Fettläppchen** zusammen. Viele Fettläppchen bilden das Fettgewebe, das durch reichlich Kapillaren (→ 15.1.3) mit Blut versorgt wird.

Weißes Fettgewebe

Die allermeisten Fettzellen des Erwachsenen enthalten *einen* großen Fetttropfen (daher *univakuoläres Fettgewebe*), der Zytoplasma und Zellkern an den Rand drängt. Wegen seiner weiß-gelben Farbe heißt dieses Fettgewebe **weißes Fettgewebe.**

- **Baufett** polstert mechanisch beanspruchte Körperregionen (z. B. Gesäß, Fußsohlen, Wangenfettpfropf bei Säuglingen) und hält Organe in ihrer Position (z. B. Niere, Augapfel)
- Im **Speicherfett** hortet der Körper fast seinen gesamten Energievorrat, um ihn bei Energiemangel wieder zu mobilisieren
- Fettgewebe schützt außerdem vor Wärmeverlust.

Das (prozentuale) Gesamtkörperfett unterliegt großen individuellen Schwankungen; darüber hinaus ist seine Verteilung alters- und geschlechtsabhängig. Bei gesunden jungen Männern liegt der Körperfettanteil bei rund 15 %, bei Frauen als „Reserve" für Schwangerschaft und Stillzeit ca. 10 % darüber. Kinder haben einen geringeren Körperfettanteil, ältere Menschen einen höheren. Während Männer das Speicherfett insbesondere im Unterhautbindegewebe des Bauches „einlagern", füllt sich bei Frauen oft besonders die Hüft- und Gesäßregion.

Fettgewebe ist allerdings kein träger Speicher, sondern stoffwechselaktiv: Neben Zytokinen, Enzymen und Angiotensinogen (→ 18.3.1) produziert es z. B. geringe Mengen an Östrogenen (weibliche Geschlechtshormone → 19.2.5) und Leptin (→ 11.8), das an der Appetitregulation beteiligt ist. Umgekehrt ist es Zielgewebe für Insulin, Glukagon, Adrenalin und Kortisol.

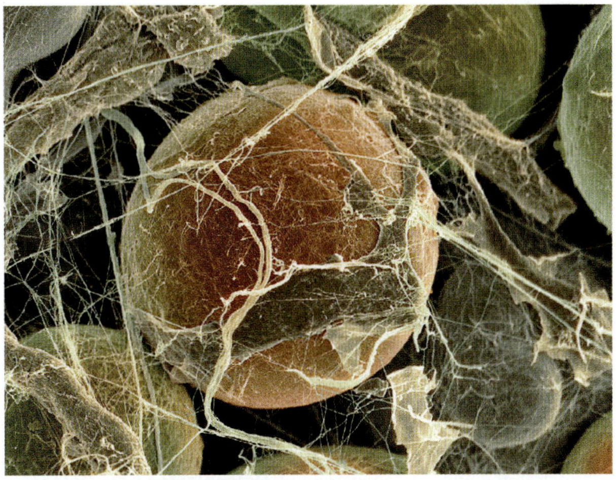

Abb. 5.7 Weißes Fettgewebe. Die dicht aneinanderliegenden, kugeligen Zellen werden von einigen retikulären Fasern umgeben. [E260]

MEDIZIN

Bei Nahrungsmangel wird das **Speicherfett** aufgezehrt, bei Nahrungsüberschuss wieder aufgefüllt. Dabei ändert sich beim Erwachsenen kaum die Zahl der Fettzellen, sondern v. a. das Volumen der einzelnen Fettzellen – Fettzellen können über 0,1 mm groß werden. Bei übergewichtigen Kindern hingegen nimmt die Gesamtzahl der Fettzellen zu, was eine Gewichtsabnahme im späteren Leben (zusätzlich) erschwert.

Braunes Fettgewebe

Braunes Fettgewebe hat kleinere Zellen mit vielen kleinen Fetttröpfchen *(plurivakuoläres Fettgewebe)* und zahlreichen Mitochondrien. Es dient der zitterfreien Wärmebildung, da das abgebaute Fett vor allem in Wärme umgesetzt wird (→ 15.4.3).

Säuglinge haben zum Schutz vor Auskühlung vergleichsweise viel braunes Fettgewebe am Körperstamm (Neugeborene 2–5 % des Körpergewichts). Mit zunehmendem Alter nimmt es ab bis auf ca. 50–100 g beim Erwachsenen, wobei die Aktivität dieses Fettgewebes bei den meisten Erwachsenen bei Raumtemperatur gering ist.

SPICKZETTEL

Kollagenes Bindegewebe: Bindegewebe mit **Fibroblasten** bzw. **Fibrozyten** als Zellen und **Kollagenfasern** als dominierenden Fasern. Unterteilt in
- Das faserarme **lockere Bindegewebe** mit zusätzlich vielen Abwehrzellen (Stroma der Organe, Verschiebeschicht)
- Das faserreiche **straffe Bindegewebe** (geflechtartig, z. B. in Organkapseln, oder parallelfaserig, z. B. in Sehnen).

Retikuläres Bindegewebe: Bindegewebe mit **Retikulumzellen** als Zellen und **retikulären Fasern** als Hauptfasern, außerdem vielen freien Zellen. Bildet das Gerüst lymphatischer Organe wie etwa Lymphknoten.

Fettgewebe: Bindegewebe mit **Fettzellen** *(Adipozyten)* als Zellen, die durch zarte retikuläre Fasern zusammengehalten werden. Unterteilt in
- **Weißes Fettgewebe** (**Baufett** als „Polsterung", **Speicherfett** als Energiereservoir)
- **Braunes Fettgewebe** zur Wärmebildung.

5.3.6 Knorpelgewebe

Das besonders druckfeste **Knorpelgewebe** gehört zu den Stützgeweben. Es widersteht mechanischen Beanspruchungen, insbesondere Scherkräften.

Die *Knorpelzellen* **(Chondrozyten)** liegen in kleinen Gruppen zusammen. In ihrer unmittelbaren Umgebung lässt sich die Grundsubstanz besonders stark anfärben. Dieser Bereich heißt **Knorpelhof.** Chondrozyten und Knorpelhof zusammen bilden ein **Chondron.** Die hohe Druckfestigkeit des Knorpelgewebes entsteht dadurch, dass viel feste Grundsubstanz die Chondrozyten und Fasern umlagert.

Abgesehen vom Gelenkknorpel wird Knorpel von dem bindegewebigen, gefäß- und nervenreichen **Perichondrium** *(Knorpelhaut)* umhüllt.

Knorpelgewebe hat keine Nerven, Lymph- und Blutgefäße und wird allein durch Diffusion (→ 3.5.4) aus den umgebenden Geweben versorgt. Seine Stoffwechselaktivität ist niedrig.

MEDIZIN

Die **Regenerationsfähigkeit von Knorpelgewebe** ist gering, weshalb Knorpelverletzungen nur schlecht heilen.

Man differenziert hyalinen, elastischen und Faserknorpel (→ Abb. 5.8). Deren verschiedene physikalische Eigenschaften ergeben sich v. a. aus dem unterschiedlichen Faseranteil sowie dem (hauptsächlichen) Fasertyp in der Interzellulärsubstanz.

Hyaliner Knorpel

Durch **hyalinen Knorpel** scheint das Licht wie durch mattes Glas. Die in ihm enthaltenen Kollagenfasern sind im Lichtmikroskop nicht zu sehen. Hyaliner Knorpel ist sowohl druckfest als auch elastisch.

Hyaliner Knorpel überzieht Gelenkflächen, bildet die Rippenknorpel, einen Teil der Nasenscheidewand, das Kehlkopfgerüst und die Spangen der Luftröhre. Viele Knochen werden außerdem über die Zwischenstufe eines Modells aus hyalinem Knorpel gebildet (→ 6.1.3), eine Erklärung für die höhere Elastizität des kindlichen Skeletts.

Elastischer Knorpel

Der Aufbau des **elastischen Knorpels** entspricht prinzipiell dem des hyalinen Knorpels. Elastischer Knorpel hat aber zusätzlich viele elastische Fasern, die seine Elastizität erhöhen und ihm seine gelbe Farbe geben.

Der Kehldeckel und die Knorpel der Ohrmuscheln bestehen aus dieser sehr biegsamen Knorpelart.

Faserknorpel

Die Interzellulärsubstanz des **Faserknorpels** wird von zahlreichen, dicht gepackten kollagenen Bindegewebsfasern durchzogen, was ihn besonders widerstandsfähig gegenüber mechanischen Einflüssen macht. Faserknorpel bildet die Bandscheiben der Wirbelsäule, die halbmondförmigen Menisken des Kniegelenks und verbindet die beiden Schambeine (→ Abb. 5.8).

Altersveränderungen des Knorpels

Mit steigendem Alter nehmen Wassergehalt und Zellzahl des Knorpels ab, Kollagenfasern werden „demaskiert" und es bilden sich Verkalkungen. Folgen sind vermindertes Volumen (z. B. der

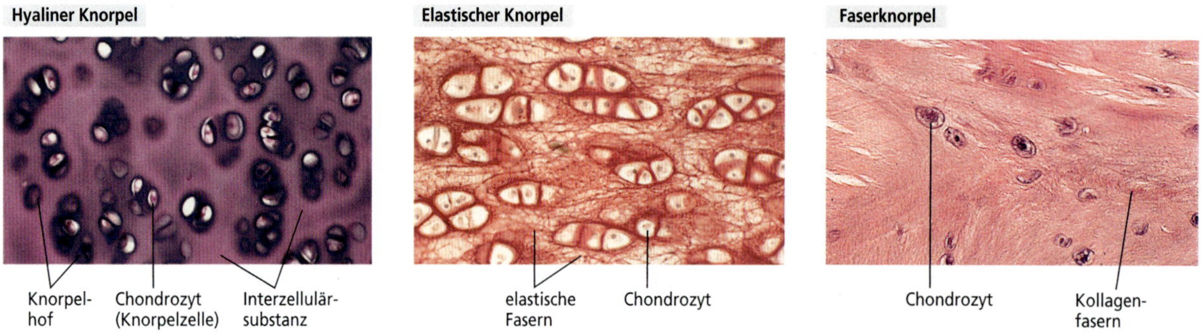

Abb. 5.8 Übersicht der drei Knorpelarten. [M375]

Bandscheiben) sowie geringere Elastizität und Belastbarkeit des Knorpels. Auch der im Alter zunehmende Bewegungsmangel führt zu Schäden besonders des Gelenkknorpels, der dadurch schlechter ernährt wird. All dies begünstigt degenerative Meniskus-, Wirbelsäulen- und Gelenkveränderungen.

5.3.7 Knochengewebe

Das **Knochengewebe** ist das am höchsten differenzierte Stützgewebe des Menschen. Seine Struktur macht den Knochen außerordentlich widerstandsfähig gegenüber Druck, Biegung und Drehung.

Diese Festigkeit erlangt das Knochengewebe insbesondere durch die Eigenschaften seiner Interzellulärsubstanz, der **Knochenmatrix:** Zwischen kollagenes Bindegewebe sind reichlich Kalksalze (insbesondere Kalzium und Phosphat) eingelagert (Knochenstoffwechsel →6.1.2).

Die ortsständigen *Knochenzellen,* die **Osteozyten** (im teilungsfähigen Zustand **Osteoblasten** genannt), werden ringsum von dieser Knochenmatrix eingemauert. Sie besitzen viele feine Fortsätze, über die sie den Kontakt untereinander und mit den sie ernährenden Blutgefäßen halten, denn durch die feste Grundsubstanz können die Nährstoffe nicht diffundieren. Gegenspieler der Osteoblasten sind die knochenabbauenden **Osteoklasten** (→6.1.2).

Knochengewebe ist gut durchblutet und regenerationsfähig.

Arten von Knochengewebe

Es gibt zwei Arten von Knochengewebe: den feinfaserigen **Lamellenknochen** (→6.1.2) und den grobfaserigen **Geflechtknochen** (→6.1.2).

Im Skelett des Erwachsenen kommt fast nur Lamellenknochen vor. Seine komplizierte Struktur entsteht jedoch erst durch langwierige Wachstumsprozesse: Beim Neugeborenen überwiegt noch der Geflechtknochen, der allmählich zu Lamellenknochen umgebaut wird.

SPICKZETTEL

Knorpelgewebe: Stützgewebe aus wenigen, gruppenförmig angeordneten **Chrondrozyten** *(Knorpelzellen),* verschiedenen Fasern und reichlich Grundsubstanz.
- **Hyaliner Knorpel** mit Kollagenfasern, bildet z. B. den Gelenkknorpel
- **Elastischer Knorpel** mit zusätzlichen elastischen Fasern, bildet z. B. den Ohrknorpel
- **Faserknorpel** mit Kollagenfasern, bildet z. B. die Bandscheiben.

Knochengewebe: Stützgewebe aus **Osteoblasten** bzw. **Osteozyten,** Kollagenfasern und der **Knochenmatrix** mit reichlich Kalksalzen, die dem Knochen seine Festigkeit verleihen. Unterteilt in
- **Geflechtknochen,** grobfaserig, überwiegt beim Neugeborenen
- **Lamellenknochen,** feinfaserig, hoch differenziert, überwiegt beim Erwachsenen.

5.4 Muskelgewebe

Ohne Muskeln wäre der Mensch völlig unbeweglich. Für die Fortbewegung, den Herzschlag und andere lebenswichtige Funktionen des Körpers sorgen die lang gestreckten, faserartigen **Muskelzellen** *(Myozyten).* Fadenförmige Eiweißmoleküle **(Myofibrillen),** die im Inneren der Muskelzellen teleskopartig ineinandergreifen, ermöglichen ein Zusammenziehen **(Kontraktion)** und damit eine Verkürzung der Zelle (Näheres →6.3.5).

Der Körper besitzt drei unterschiedliche Typen von Muskulatur (→Abb. 5.9):
- Skelettmuskulatur
- Herzmuskulatur
- Glatte Muskulatur.

5.4.1 Skelettmuskulatur

Die quergestreifte **Skelettmuskulatur** (vereinfachend oft auch *quergestreifte Muskulatur* genannt) bildet die Extremitäten- und Rumpfmuskulatur, aber auch die Zungen-, Kehlkopf- und Schlundmuskulatur sowie das Zwerchfell.

Jede einzelne **Skelettmuskelzelle** *(Myozyt)* ist im Vergleich zu anderen Zellen sehr groß (bis zu 0,1 mm dick und ca. 15 cm lang) mit vielen randständigen Zellkernen (→Abb. 5.9). Sie heißt deshalb auch **(Skelett-)Muskelfaser.**

Die lichtmikroskopisch sichtbare Querstreifung der Skelettmuskulatur entsteht dadurch, dass ihre Myofibrillen, die abwechselnd aus hellen und dunklen Elementen zusammengesetzt sind, ganz regelmäßig angeordnet sind.

Die typische rote Farbe des Muskelgewebes beruht zum einen auf dem Muskelfarbstoff **Myoglobin,** der mit dem Blutfarbstoff Hämoglobin (→12.2.2) verwandt ist, zum anderen auf dem Blutreichtum des Muskelgewebes.

Die Kontraktionen quergestreifter Muskelzellen werden vom zentralen Nervensystem ausgelöst und sind größtenteils dem

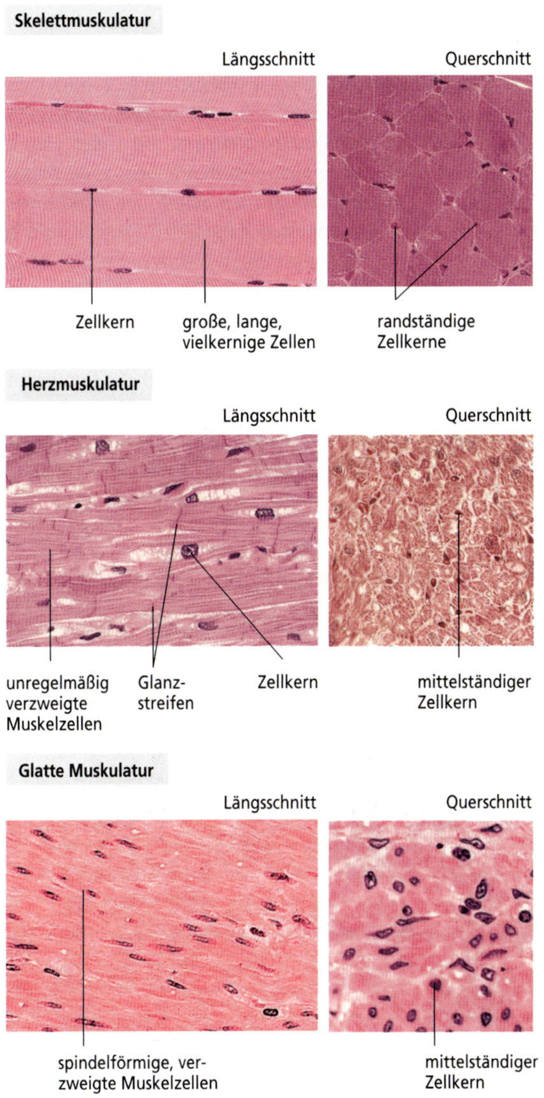

Abb. 5.9 Längs- und Querschnitt durch Skelett-, Herz- und glatte Muskulatur. [M375]

Willen unterworfen. Die Skelettmuskulatur ermüdet relativ schnell.

Ein **Skelettmuskel** setzt sich aus vielen Muskelfasern zusammen. Von außen ist er mit Bindegewebe umhüllt, der **Muskelfaszie.** Im Inneren des Muskels umhüllt (lockeres) Bindegewebe die einzelnen Muskelfasern sowie größer werdende Muskelfasergruppen (Details ➔6.3.4). Das Bindegewebe erlaubt die Verschieblichkeit der Muskelfasergruppen gegeneinander und führt Nerven und Blutgefäße.

5.4.2 Herzmuskulatur

Die **Herzmuskulatur** (➔Abb. 5.9) ist zwar wie der Skelettmuskel quergestreift, gleichzeitig hat sie aber Kerne in der Zellmitte wie die glatte Muskulatur. Die Zellen sind durch **Glanzstreifen** *(Kittlinien)* verbunden und bilden ein fest verknüpftes Flechtwerk.

Auch funktionell nimmt die Herzmuskulatur eine Sonderstellung ein. Sie besitzt spezialisierte Muskelzellen zur eigenständigen Erregungsbildung und -leitung (➔14.5.1), ist nicht dem Willen unterworfen und ermüdet nicht.

5.4.3 Glatte Muskulatur

Glatte Muskulatur (➔Abb. 5.9) findet sich in den Muskelwänden des Magen-Darm-Trakts (Ausnahme: obere Speiseröhre), in Urogenitaltrakt, Blutgefäßen und Haarbälgen.

Die glatte Muskulatur besteht aus länglichen, gelegentlich verzweigten Zellen. In der Mitte jeder Zelle liegt ein einzelner Zellkern.

Die Kontraktionen der glatten Muskulatur verlaufen langsam und unwillkürlich. Auch in Ruhe sind die glatten Muskelzellen immer etwas angespannt (*Ruhetonus* ➔6.3.8). Kontraktionen der glatten Muskulatur werden autogen (d.h. durch den Muskel selbst), durch lokale Faktoren (z.B. Darmdehnung), durch Hormone (etwa Wehen) oder durch das vegetative Nervensystem ausgelöst (➔9.13).

SPICKZETTEL

Muskelgewebe: Gewebe, das durch seine **Muskelzellen** *(Myozyten)* bzw. die darin enthaltenen **Myofibrillen** eine ausgeprägte *Kontraktilität* (Fähigkeit sich zu verkürzen) erhält und dadurch die (aktive) Beweglichkeit des Körpers ermöglicht.
- **Skelettmuskulatur,** quergestreift, fast immer willkürlich steuerbar, schnelle Ermüdung, z.B. in Extremitäten- und Rumpfmuskulatur
- **Herzmuskulatur,** quergestreift, aber unwillkürlich tätig, mit spezialisierten Zellen zur Reizbildung und -leitung, für die ununterbrochene Herztätigkeit
- **Glatte Muskulatur,** keine Querstreifung („glatt"), unwillkürlich tätig, keine rasche Ermüdung, v.a. in der Wand von Hohlorganen.

5.5 Nervengewebe

Das Nervengewebe besteht aus zwei unterschiedlichen Zelltypen:
- Den **Neuronen** *(Nervenzellen)* und
- Den **Gliazellen** *(Stützzellen).*

Altersveränderungen des Nervensystems ➔22.3

5.5.1 Neuron

Neurone – 100 Milliarden davon enthält allein das Gehirn – besitzen die gleichen Grundstrukturen wie alle anderen Körperzellen. Sie unterscheiden sich von ihnen aber in drei grundlegenden Eigenschaften:
- Neurone haben eine Zellmembran, die elektrische Signale erzeugt und mithilfe von Botenstoffen und Rezeptoren Signale empfangen kann. Dies unterscheidet sie von vielen, aber nicht allen anderen Zellen (die Zellen des Reizbildungs- und Reizleitungssystems des Herzens können es beispielsweise auch)
- Besondere Zellfortsätze, *Dendriten* und *Axone* genannt, bilden für die Informationsübermittlung spezielle Kontaktstellen zu anderen Nervenzellen, Drüsen- oder Muskelzellen aus. Ein einzelnes Neuron hat meist mehrere Tausend solcher *Synapsen*
- Dafür haben die Neurone andere, elementarere Fähigkeiten verloren, z.B. die Ernährungsfunktion. Reife Neurone können sich auch nicht mehr teilen. Selbst beim Erwachsenen gibt es aber **neuronale Stammzellen,** aus denen unter bestimmten,

im Detail noch nicht geklärten Bedingungen reife Neurone entstehen können.

Neurone können nach unterschiedlichen Kriterien differenziert werden, beispielsweise je nach *Richtung der Signalleitung* in *afferente, efferente und Interneurone:* **Afferente Neurone** leiten Impulse von den Sensoren (Rezeptoren) oder peripher liegenden Nervenzellen *zum ZNS hin,* während **efferente Neurone** Impulse *vom ZNS weg* zu den Zielzellen in der Peripherie (z. B. zu Muskel- oder Drüsenzellen) leiten.

Gehirn und Rückenmark werden als **zentrales Nervensystem** bezeichnet (kurz *ZNS*), im Gegensatz zum **peripheren Nervensystem,** kurz *PNS,* das alle durch den Körper ziehenden peripheren Nerven umfasst. **Interneurone** verbinden Nervenzellen innerhalb des ZNS miteinander.

Aufbau des Neurons

Ein Neuron besteht aus einem Zellkörper und Zellfortsätzen (→ Abb. 5.10, → Abb. 5.11, → Abb. 9.8).

Zum **Zellkörper** gehören der Zellkern und das Zytoplasma mit den Zellorganellen. Hier erfolgen Eiweißsynthese und Zellstoffwechsel. Typisch für Neurone sind **Nissl-Schollen** (Anhäufungen von freien Ribosomen und rauem endoplasmatischem Retikulum, → 3.3.2, → 3.3.3) und stützende **Neurofibrillen.**

Fortsätze der Neurone

Die Fortsätze der Neurone heißen Dendriten und Axone:

- **Dendriten** sind kurze, baumartig verzweigte Ausstülpungen des Zytoplasmas. Sie sind zuführende Fortsätze, d. h. sie nehmen Erregungsimpulse aus benachbarten Zellen auf und leiten sie weiter zum Zellkörper
- **Axone** *(Neuriten)* sind längliche Ausstülpungen des Zytoplasmas. Sie entspringen am **Axonhügel,** der Verbindungsstelle zum Zellkörper, ziehen dann als dünne kabelartige Fortsätze weiter und teilen sich am Ende in viele **Endverzweigungen** *(Axonterminale)* auf. Als wegführende Fortsätze leiten sie elektrische Impulse zu anderen Nerven-, Drüsen- oder Muskelzellen weiter. Die Länge von Axonen variiert von wenigen Millimetern (z. B. innerhalb des ZNS) bis zu über einem Meter (z. B. vom Rückenmark zum Fuß).

Am häufigsten sind **multipolare Neurone** mit vielen Dendriten und einem Axon. **Bipolare Nervenzellen** haben einen Dendriten und ein Axon an gegenüberliegenden Seiten des Zellkörpers, bei **pseudounipolaren Nervenzellen** haben sich Dendrit und Axon im Anfangsteil vereinigt, sodass ein T-förmiges Erscheinungsbild resultiert.

Synapsen

Die Axone übertragen ihre Impulse meist auf die Dendriten des nächsten Neurons. Dies geschieht über unzählige **Synapsen** (→ 9.3.1) als Schaltstellen für die Kommunikation zwischen Neuronen oder zwischen Neuronen und anderen Zielzellen, etwa

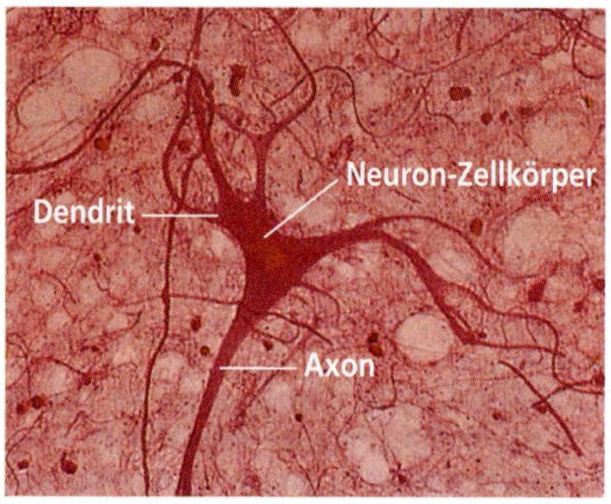

Abb. 5.11 Nervenzelle aus dem Rückenmark mit Zellkörper und Axon. [X141]

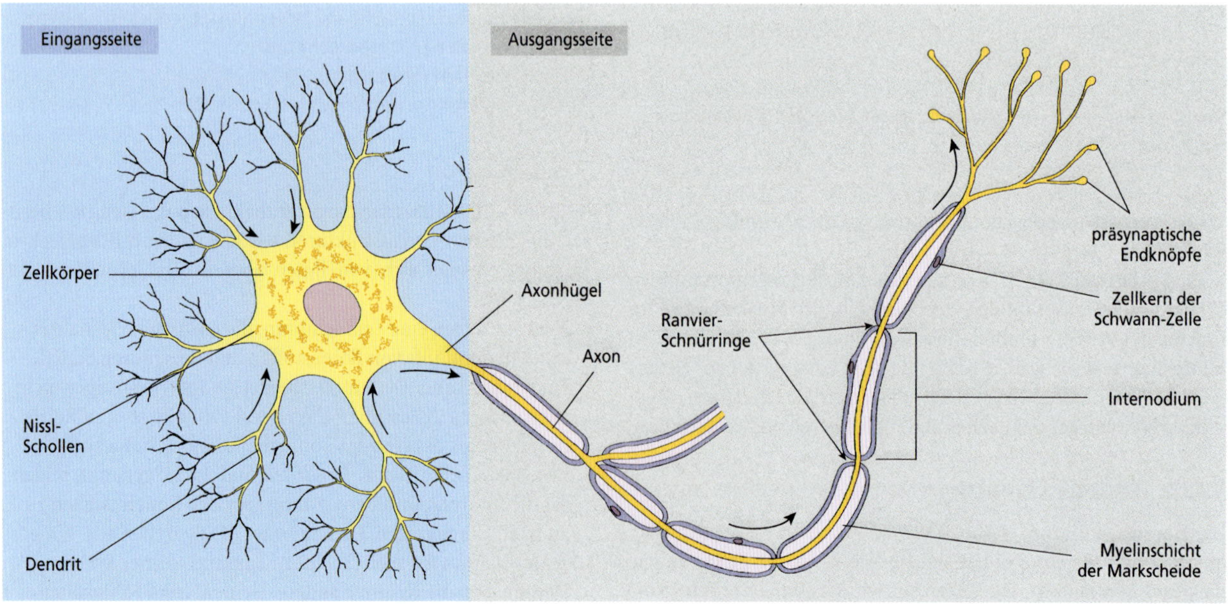

Abb. 5.10 Aufbau eines Neurons. Die linke, hellblau unterlegte Bildhälfte stellt die „Eingangsseite" des Neurons dar, wo Informationen aufgenommen werden. Die rechte, grau hinterlegte Bildhälfte ist die „Ausgangsseite", die Informationen fortleitet – zu anderen Nerven-, Drüsen- oder Muskelzellen. Die Pfeile geben die Richtung der Erregungsleitung von den Dendriten über den Zellkörper zum Axon an.

Muskelzellen. Die Axonenden sind vielfach verzweigt und an jeder Synapse knopfförmig zu **präsynaptischen Endknöpfen** aufgetrieben. Diese enthalten Bläschen **(synaptische Vesikel),** in denen die Überträgerstoffe für die synaptische Übermittlung, die **Neurotransmitter** (→ 9.3.2), gespeichert werden.

5.5.2 Gliazellen

Gliazellen *(Stützzellen)* sind nicht zur Erregungsbildung oder -leitung fähig, sondern erfüllen Stütz-, Ernährungs-, elektrische und immunologische Schutzfunktionen für die Neurone. In ihrer Gesamtheit bilden sie die **Neuroglia** *(Nervenhüllgewebe).*
Im ZNS gibt es vier Arten von Gliazellen:

- **Astrozyten** sind sternförmige Zellen mit zahlreichen Fortsätzen. Sie bilden zum einen ein stützendes Netzwerk für die Neurone. Zum anderen stehen die Astrozyten mit den Blutkapillaren des ZNS in enger Verbindung und beeinflussen den Übergang von Stoffen aus dem Blut zu den Neuronen. Damit die empfindlichen Neurone vor schädlichen Stoffen geschützt werden, lässt diese als **Blut-Hirn-Schranke** bezeichnete Barriere aus Kapillarendothel, Basalmembran und Astrozyten viele Substanzen (z. B. Giftstoffe, Stoffwechselprodukte, bestimmte Medikamente) nicht passieren
- **Oligodendrozyten** bilden im ZNS die *Markscheiden* (→ 5.5.3), die dort als elektrische Isolierung wirken. Astrozyten und Oligodendrozyten werden zusammen auch als **Makrogliazellen** bezeichnet
- **Mikrogliazellen** sind kleine, bewegliche Phagozyten, die der Abwehr im ZNS dienen
- **Ependymzellen** kleiden die Hohlräume in Gehirn und Rückenmark aus (Liquorräume → 9.14.5).

MEDIZIN

Nach einer **Verletzung von Nervengewebe im ZNS** bilden Astrozyten einen narbigen Ersatz *(Glianarbe)*. Warum die Fähigkeit zur Regeneration durch neuronale Stammzellen vom Organismus so wenig „genutzt" wird, ist bis heute unklar.

Die Hauptgliazellen des peripheren Nervensystems sind die **Schwann-Zellen.**

5.5.3 Markscheiden

Bei den peripheren Nerven wird jedes Axon schlauchartig von den Schwann-Zellen umhüllt. Axon und umgebende Schwann-Zelle bezeichnet man als **Nervenfaser.**

Markhaltige Nervenfasern

Bei einem Teil der Nervenfasern wickelt sich die Schwann-Zelle *mehrfach* um das Axon und bildet eine dicke Hülle aus einem Fett-Eiweiß-Gemisch, dem **Myelin.** Diese schützende Myelinummantelung wird **Markscheide** *(Myelinscheide)* genannt. Im Querschnitt ähnelt eine **markhaltige Nervenfaser** einem Draht, der von einer Isolierung umgeben ist (→ Abb. 5.12). Durch die dicke Myelinschicht erhöht sich die Übertragungsgeschwindigkeit für ausgehende Nervensignale (→ 9.2.6).

Markscheidenentwicklung beim Kind

Die Markscheidenentwicklung beginnt bereits vor der Geburt und dauert bis ins zweite Lebensjahrzehnt. Sie spiegelt sich z. B. in den steigenden motorischen Fähigkeiten des wachsenden Kindes wider.

Saltatorische Erregungsleitung

Die Myelinschicht der markhaltigen Nervenfasern ist immer wieder kurz unterbrochen (→ Abb. 5.10, → Abb. 5.12). Diese Bereiche werden **Ranvier-Schnürringe** genannt. Nur hier tritt das elektrische Nervensignal mit der umgebenden Interzellulärsubstanz in Kontakt, was verhältnismäßig viel Zeit beansprucht. In den dazwischenliegenden myelinisierten Abschnitten, den **Internodien,** entfällt aufgrund der „elektrischen Isolierung" der Kontakt zwischen elektrischem Signal und Umgebung, sodass sich das Signal in großen Sprüngen direkt auf den nächsten Ranvier-Schnürring ausbreitet. Auf diese Weise wird Leitungszeit eingespart, die Erregung „springt" von Schnürring zu Schnürring (*saltatorische Erregungsleitung; saltatorisch* = sprunghaft, → 9.2.6).

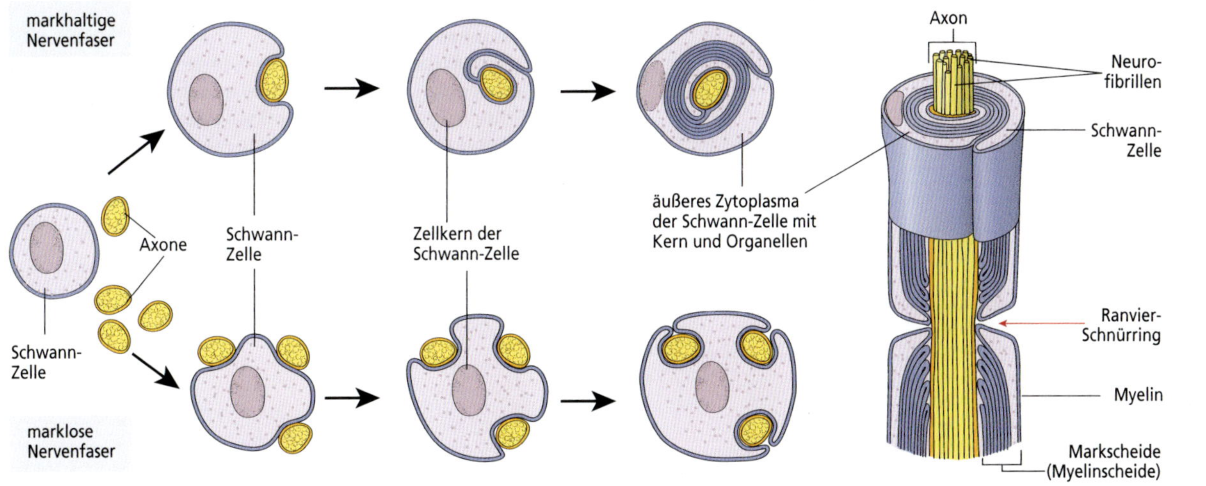

Abb. 5.12 Links Entwicklung einer marklosen und einer markhaltigen Nervenfaser. Bei markhaltigen Nervenfasern legt sich die Schwann-Zelle an das Axon an, umwickelt es und bildet durch mehrere Lagen ihrer Zellmembran die Myelinschicht. Bei marklosen Nervenfasern hingegen werden mehrere Axone von einer Schwann-Zelle umflossen, eine Myelinscheide bildet sich nicht. Rechts Längsschnitt durch eine markhaltige Nervenfaser.

Multiple Sklerose

Bei der **multiplen Sklerose** *(MS)* werden die Markscheiden in Gehirn und/oder Rückenmark herdförmig durch Autoimmunvorgänge angegriffen.

Folge ist eine Störung der Erregungsleitung, die je nach Lokalisation der Herde zu den unterschiedlichsten neurologischen Ausfällen führen kann.

Marklose Nervenfasern

Marklose Nervenfasern (→Abb. 5.12) haben nur eine dünne Myelinschicht und dadurch eine geringe Leitungsgeschwindigkeit, da das Nervensignal nicht „springen" kann, sondern Stück für Stück am Axon entlang„gehen" muss (→9.2.6).

5.5.4 Nervenfasern und Nerven

Nervenfasern, die vom ZNS zur Peripherie ziehen, heißen *efferente Nervenfasern.* Versorgen diese einen Skelettmuskel, nennt man sie auch **motorische Nervenfasern.**

Umgekehrt heißen zum ZNS ziehende Nervenfasern *afferente Nervenfasern.* Leiten sie Informationen von Sinneszellen oder -organen, werden sie auch als **sensible** oder **sensorische** Nervenfasern bezeichnet.

Jede einzelne Nervenfaser ist von einer zarten Bindegewebshülle umgeben, dem **Endoneurium.** Bündel parallel verlaufender Nervenfasern werden wiederum gemeinsam in eine Bindegewebshülle eingebettet, das **Perineurium.** Bündel solcher Nervenfaserstränge bilden schließlich den sichtbaren **Nerv** (→Abb. 5.13), der von **Epineurium** umhüllt und mit der Umgebung verbunden wird.

Ein Nerv kann sich in seinem Verlauf mehrere Male aufteilen oder sich auch mit anderen Nerven vereinigen. Er kann nur motorische Fasern **(motorischer Nerv),** nur sensible Fasern **(sensibler Nerv)** oder auch beide enthalten **(gemischter Nerv).**

5.5.5 Weiße und graue Substanz

Myelin erscheint makroskopisch weiß. Die Bereiche im ZNS, in denen die markhaltigen Nervenfasern verlaufen (im Gehirn **Bahnen** genannt), werden deshalb als **weiße Substanz** bezeichnet.

Eine größere Ansammlung von eng beieinanderliegenden Nervenzellkörpern mit ihren Dendriten – im Gehirn **Kerne** oder **Rindenfelder** genannt – erscheint dagegen eher grau und wird entsprechend **graue Substanz** genannt (→Abb. 9.13, →Abb. 9.14).

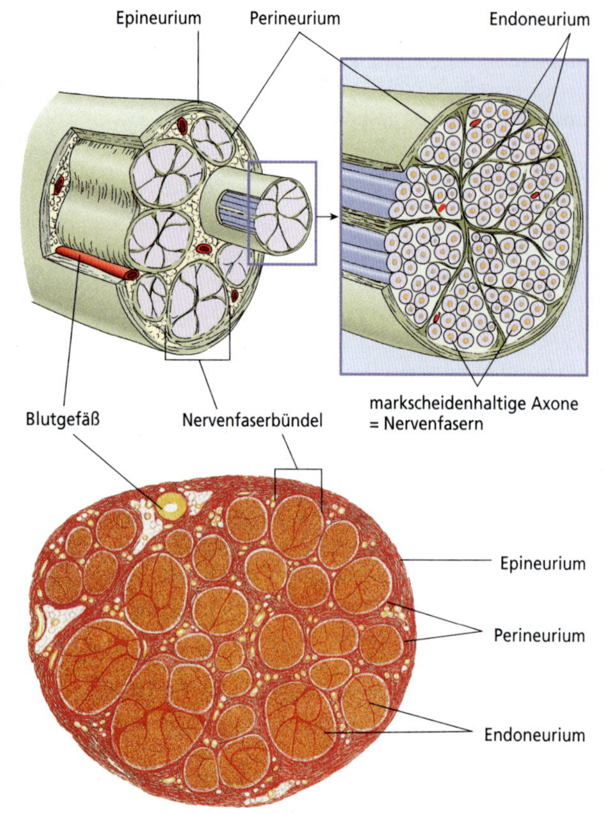

Abb. 5.13 Aufbau eines größeren Nervs und seiner Hüllstrukturen, oben in der Schemazeichnung, unten im lichtmikroskopischen Bild (die fetthaltigen Markscheiden erscheinen hier gelb). [Foto M375]

SPICKZETTEL

Nervengewebe: Hoch differenziertes Gewebe zur Signalaufnahme, -weiterleitung und -verarbeitung aus
- **Neuronen** *(Nervenzellen)* aus Zellkörper, **Dendriten** (zur Signalaufnahme) und **Axon** (*Neurit*, zur Signalweitergabe). Bilden zur Signalübermittlung spezielle Kontaktstellen aus, die **Synapsen**
- **Gliazellen** *(Stützzellen)* mit u. a. Ernährungs-, Schutz- und Stützfunktion für die Neuronen. Die verschiedenen Gliazellen sind z. B. auch die strukturelle Grundlage der **Blut-Hirn-Schranke** und bilden die **Markscheiden,** welche die Leitungsgeschwindigkeit der Axone erhöhen.

Nervenfaser: Axon plus Markscheide.
Nerv: Bündel von Nervenfasern einschließlich ihrer Umhüllung.

WIEDERHOLUNGSFRAGEN

1. Welche Gewebearten gibt es? (→ 5.1)
2. Welche Funktionen haben die Oberflächenepithelien? (→ 5.2.1)
3. Wie werden die Oberflächenepithelien eingeteilt? (→ 5.2.1)
4. Nach welchen Kriterien können exokrine Drüsen weiter differenziert werden? (→ 5.2.2)
5. Wovon hängen Stärke und Festigkeit des Bindegewebes ab? (→ 5.3)
6. Wie sind Binde- und Stützgewebe aufgebaut? (→ 5.3.1, → 5.3.2)
7. Welche Bindegewebsarten gibt es? (→ 5.3.3, → 5.3.4)
8. Welche Art von Zellen hält sich im Netzwerk des retikulären Bindegewebes auf? (→ 5.3.4)
9. Wozu braucht der Körper Fettgewebe, welche alters- und geschlechtsabhängigen Unterschiede gibt es beim Fettgewebe? (→ 5.3.5)
10. Welche Knorpelarten gibt es? (→ 5.3.6)
11. Wo findet man Faserknorpel im Körper? (→ 5.3.6)
12. Welche Knochengewebsart überwiegt in welchem Lebensalter? (→ 5.3.7)
13. Wo befindet sich quergestreifte Muskulatur am Körper? (→ 5.4.1, → 5.4.2)
14. Wie unterscheidet sich quergestreifte von der Herzmuskulatur? (→ 5.4.2)
15. Wodurch werden die Kontraktionen der glatten Muskulatur ausgelöst? (→ 5.4.3)
16. Aus welchen Zelltypen besteht das Nervengewebe? (→ 5.5.1)
17. Was sind die besonderen Kennzeichen von Neuronen? (→ 5.5.1)
18. Welche Funktion haben die Gliazellen? (→ 5.5.2)
19. Welchen Zweck erfüllt die Myelinscheide des Axons? (→ 5.5.3)
20. Woraus besteht ein Nerv? (→ 5.5.4)

6

KNOCHEN, GELENKE UND MUSKELN

LERNZIELÜBERSICHT

6.1 Knochen und Skelett

- Skelett, Skelettmuskeln und ihre Hilfseinrichtungen bilden den Bewegungsapparat.
- Die Knochen sind nur oberflächennah sehr dicht. Im Innern bestehen sie aus Knochenbälkchen, zwischen denen sich das Knochenmark befindet. Diese Leichtbauweise spart Gewicht und ist gleichzeitig stabil.
- Osteoblasten sind Zellen, die Knochen aufbauen; Osteoklasten bauen ihn ab. Knochen wird ständig umgebaut und ist sehr regenerationsfähig.
- Die meisten Knochen werden zunächst als Knorpel„modell" angelegt, welches dann verknöchert.
- Sehnen und Bänder verbinden die Knochen mit Muskeln bzw. untereinander.

6.2 Gelenke

- Gelenke verbinden Knochen miteinander.
- Gelenke mit Gelenkspalt und Beweglichkeit um 1–3 Achsen heißen Diarthrosen, unbewegliche Gelenke ohne Gelenkspalt Synarthrosen.
- Diarthrosen sind von einer Gelenkkapsel eingehüllt. Die Gelenkoberflächen sind von glattem Knorpel bedeckt, die Gelenkhöhle ist mit Synovia ausgefüllt.
- Disken/Menisken schonen den Gelenkknorpel, Bänder stabilisieren ein Gelenk.

6.3 Muskulatur

- Die Skelettmuskulatur ermöglicht durch ihre Kontraktionsfähigkeit willkürliche Bewegungen und die aufrechte Körperhaltung und ist beteiligt an Wärmeproduktion und Energieumsatz.
- Aktin- und Myosinfilamente bilden den eigentlichen kontraktilen Apparat der Muskeln.
- Herzmuskelgewebe ist quergestreift, aber nicht willentlich zu beeinflussen.
- Das glatte Muskelgewebe bildet den „Bewegungsapparat" der inneren Hohlorgane (z. B. Magen, Darm, Blase).

6.4 Körperliche Arbeit

- Körperliche Arbeit beansprucht nicht nur die Skelettmuskulatur, sondern auch Herz-Kreislauf- und Atmungssystem.
- Arbeiten über der Dauerleistungsgrenze müssen schließlich wegen Erschöpfung abgebrochen werden.

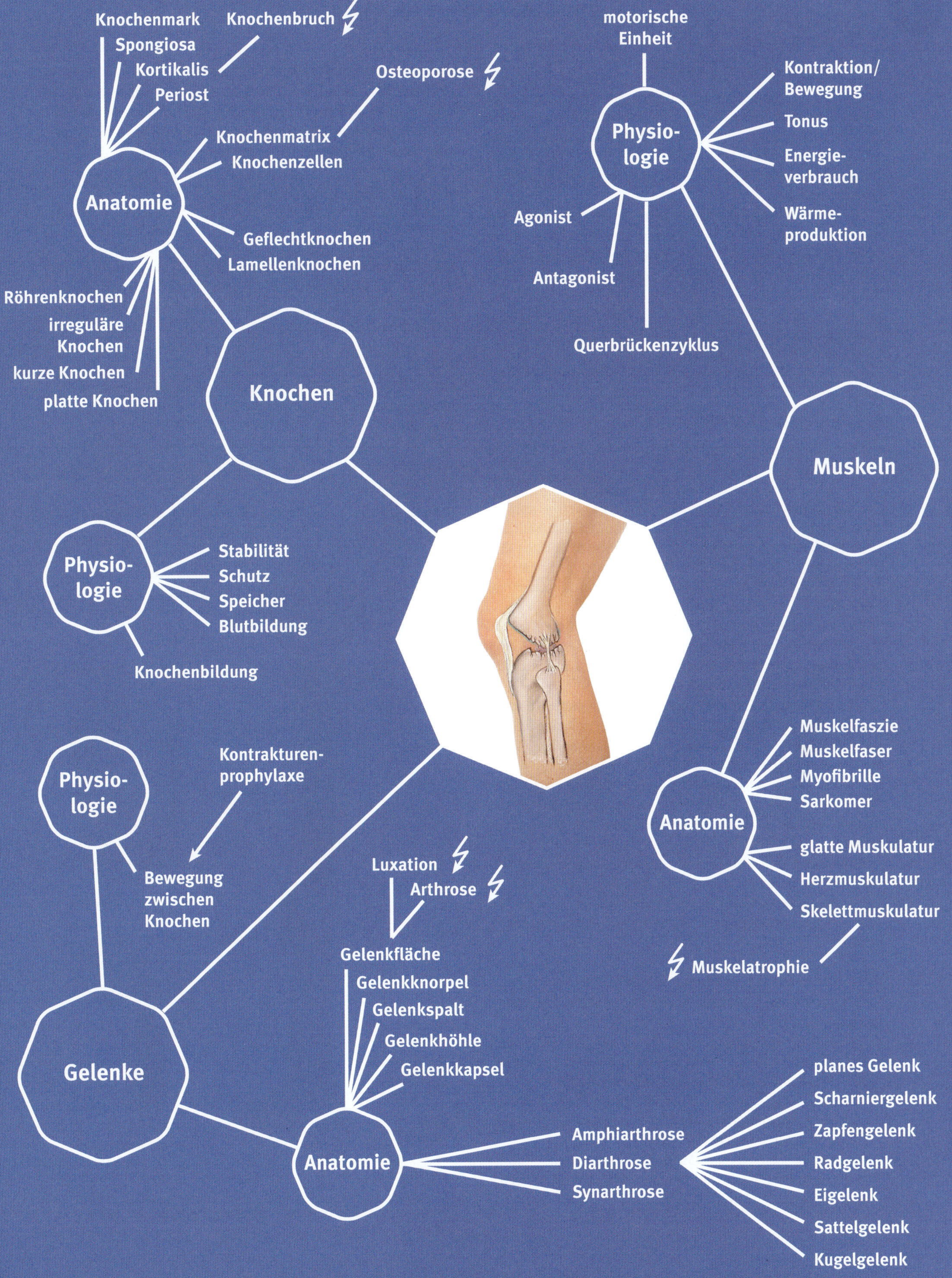
Knochen
Anatomie
Knochenmark
Spongiosa
Kortikalis
Periost
Knochenbruch
Osteoporose
Knochenmatrix
Knochenzellen
Geflechtknochen
Lamellenknochen
Röhrenknochen
irreguläre Knochen
kurze Knochen
platte Knochen
Physiologie
Stabilität
Schutz
Speicher
Blutbildung
Knochenbildung
Muskeln
Physiologie
motorische Einheit
Kontraktion/ Bewegung
Tonus
Energieverbrauch
Wärmeproduktion
Agonist
Antagonist
Querbrückenzyklus
Anatomie
Muskelfaszie
Muskelfaser
Myofibrille
Sarkomer
glatte Muskulatur
Herzmuskulatur
Skelettmuskulatur
Muskelatrophie
Gelenke
Physiologie
Kontrakturenprophylaxe
Bewegung zwischen Knochen
Anatomie
Luxation
Arthrose
Gelenkfläche
Gelenkknorpel
Gelenkspalt
Gelenkhöhle
Gelenkkapsel
Amphiarthrose
Diarthrose
Synarthrose
planes Gelenk
Scharniergelenk
Zapfengelenk
Radgelenk
Eigelenk
Sattelgelenk
Kugelgelenk

[K324]

6.1 Knochen und Skelett

Knochen- und Knorpelgewebe bilden ein stabiles Gerüst, das die äußere Gestalt beeinflusst und im Zusammenspiel mit den Muskeln die Bewegung einzelner Körperteile und des ganzen Körpers erlaubt. Dieses Gerüst ist das **Skelett.** Skelett und Skelettmuskulatur sowie ihre Hilfseinrichtungen werden als **Bewegungsapparat** zusammengefasst.

Das Skelett *schützt* außerdem innere Organe vor Verletzungen und *speichert* Mineralien, insbesondere Kalzium und Phosphat. Schließlich bietet das Skelett im Inneren vieler Knochen die Produktionsstätte für die Blutzellen (*Hämatopoese* → 12.1.3).

SPICKZETTEL

Bewegungsapparat: Skelett, Skelettmuskulatur und deren Hilfseinrichtungen (z. B. Sehnen).

6.1.1 Knochenformen

Die über 200 Knochen des Menschen werden meist nach ihrer *Form* eingeteilt.
Folgende **Knochenformen** werden differenziert:
Die **Röhrenknochen** oder *langen Knochen,* etwa der Oberarmknochen, bestehen aus einem langen, röhrenförmigen *Schaft* mit zwei verdickten Enden. Während sie außen aus einer sehr dichten Knochenschicht *(Kortikalis)* bestehen, haben sie innen meist eine aufgelockerte Struktur *(Spongiosa)* und enthalten dort Knochenmark (→ 6.1.2).

Kurze Knochen sind meist würfel- oder quaderförmig, z. B. die Handwurzelknochen. Ihre Außenschicht ist dünner als bei Röhrenknochen und geht ohne scharfe Grenze in die schwammartige (spongiöse) Innenschicht über.

Flache, kompakte Knochen bezeichnet man als **platte Knochen.** Zwischen zwei festen Außenschichten befindet sich eine schmale spongiöse Innenschicht. Beispiele sind Schädelknochen, Brustbein, Rippen, Schulterblätter und Darmbeinschaufeln.

Daneben gibt es noch unregelmäßig geformte, in kein Schema passende Knochen, die üblicherweise als **irreguläre Knochen** bezeichnet werden. Zu ihnen zählen viele Knochen des Gesichtsschädels.

Sesambeine sind kleine, in Muskelsehnen eingebettete Knochen. Sie finden sich bevorzugt dort, wo Sehnen besonderen Belastungen ausgesetzt sind, z. B. im Handgelenk. Ihre Zahl variiert, die *Kniescheiben* als größte Sesambeine sind jedoch immer vorhanden.

Durchtrittstellen von Leitungsbahnen

Viele Knochen haben spezielle Ausformungen, um Leitungsbahnen hindurchzulassen:

- Ein *Loch* oder **Foramen** ist eine Öffnung, durch die Blutgefäße, Nerven, Bänder oder, z. B. im Falle des großen Hinterhauptloches (→ Abb. 7.6), das Rückenmark hindurchziehen
- Andere Knochen besitzen eine *Grube* **(Fossa),** *Rinne* **(Sulcus)** oder einen *Einschnitt* **(Incisura),** in der Muskeln, Sehnen oder andere Strukturen versenkt verlaufen
- Durch einen längeren *Gang* **(Meatus)** im Inneren eines Knochens verlaufen z. B. die Ohrtrompete (→ Abb. 10.14), Nerven oder Gefäße.

Pneumatisierte (luftgefüllte) Hohlräume

Um Gewicht zu reduzieren, enthalten einige Schädelknochen luftgefüllte, mit Schleimhaut ausgekleidete Hohlräume, z. B. die Nasennebenhöhlen (→ Abb. 16.3). Hierzu gehören Stirn-, Sieb- und Keilbein sowie Oberkiefer.

6.1.2 Aufbau eines Knochens

Äußere Struktur

Den Schaft eines Röhrenknochens nennt man **Diaphyse,** seine beiden Enden heißen **Epiphyse,** der Abschnitt zwischen Epi- und Diaphyse ist die **Metaphyse** (→ Abb. 6.1). Die beiden Epiphysen sind von einer dünnen Schicht aus hyalinem Knorpel bedeckt, der in Gelenken die Reibung herabsetzt (→ 6.2.2).

Periost

Außerhalb der Gelenkflächen ist der Knochen von dickem, gelblichen **Periost** *(äußere Knochenhaut)* umgeben. Es liegt dem Knochen fest an.

In der Wachstumsphase setzt sich das Periost aus drei Schichten zusammen: der äußeren, gefäßreichen *Adventitia des Periosts,* der mittleren *Faserschicht des Periosts* aus Kollagen und elasti-

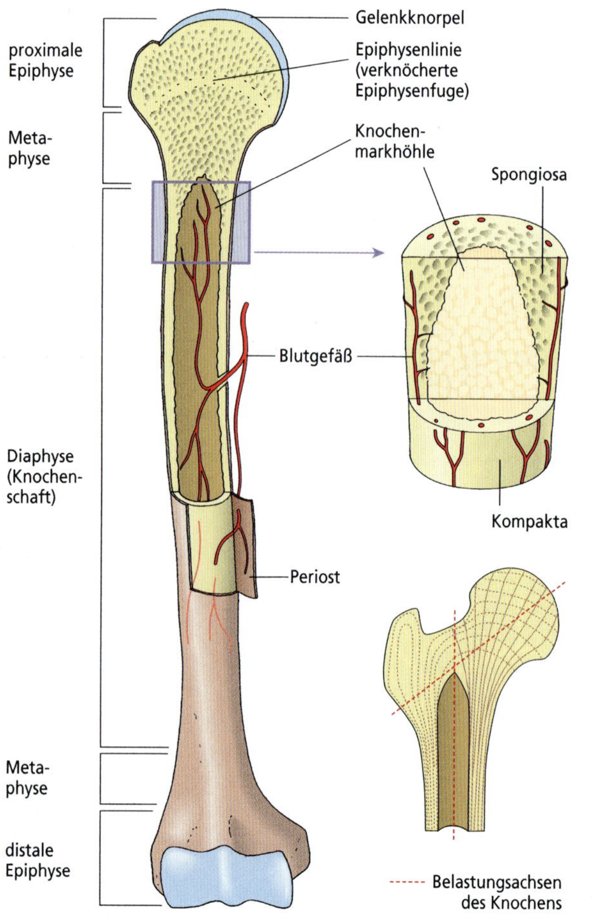

Abb. 6.1 Links und rechts oben Aufbau eines Röhrenknochens. Rechts unten Anordnung der Knochenbälkchen in Richtung der Hauptbelastungsachsen (hier am Hüftkopf).

schen Fasern sowie der inneren *Keimschicht des Periosts* mit Knochenstammzellen. Beim Erwachsenen ist das Periost dünner und die Schichten sind schlecht abgrenzbar. Auch hier enthält es aber Knochenstammzellen, Gefäße zur Versorgung des Knochens sowie Nerven (das Periost ist schmerzempfindlich).

Neben der Schutz- und Ernährungsfunktion für den Knochen dient das Periost auch dem Ansatz von Sehnen und Bändern, mit denen es sich reißfest verbindet.

Kortikalis und Spongiosa

Bei den meisten größeren Knochen ist nur die Außenschicht, die **Kortikalis** *(Knochenrinde)*, aus dichtem Knochengewebe aufgebaut. Die Dicke der Kortikalis richtet sich nach funktionellen Anforderungen. Bei den Röhrenknochen ist die Kortikalis der Diaphyse sehr dicht und relativ breit und heißt dort **Kompakta.**

Der wesentlich größere Anteil im Inneren des Knochens besteht aus zarten Knochenbälkchen, der **Spongiosa** *(Schwammknochen)*. Die Bälkchen sind dabei in Richtung des größten Drucks und Zugs ausgerichtet, die mechanisch wenig belasteten Stellen dazwischen bleiben hohl *(trajektorielle Bauweise)*.

Durch diesen Bau wird mit einem Minimum an Material ein Maximum an Stabilität erreicht und enorm Gewicht eingespart – man spricht auch von der **Leichtbauweise** des menschlichen Skeletts: Durchschnittlich beträgt das Skelettgewicht nur etwa 10 % des Körpergewichts!

Ein Mehr würde den Organismus nur belasten, denn die zusätzliche Knochenmasse müsste nicht nur ernährt werden, sondern würde auch eine noch stärker ausgebildete Skelettmuskulatur erfordern – die Bewegungen würden kraftaufwendiger und schwerfälliger.

Endost

Die inneren Knochenoberflächen, also die Innenseite der Kortikalis und die Spongiosabälkchen, aber auch die gefäßführenden Knochenkanäle, sind von **Endost** *(innere Knochenhaut)* überzogen. Die flachen **endostalen Saumzellen** liegen auf einer dünnen Faserschicht und können bei Bedarf zu Osteoblasten differenzieren.

Knochenmark

Die Hohlräume zwischen den Knochenbälkchen (**Knochenmarkhöhle,** *Markhöhle*) werden von **Knochenmark** ausgefüllt.

Blutbildendes **rotes Knochenmark** findet sich beim Erwachsenen in den meisten kurzen, platten oder irregulären Knochen, außerdem in den Epiphysen der Röhrenknochen von Oberarm und Oberschenkel (→ Abb. 12.4). Die Markhöhlen der übrigen Knochen sind nur beim Kind mit rotem Mark gefüllt, das nach und nach in fetthaltiges **gelbes Knochenmark** *(Fettmark)* umgewandelt wird.

Ernährung des Knochens

Der Knochen wird auf zwei Wegen mit Blut und so mit Nährstoffen versorgt: Einerseits sprossen aus dem Periost winzige Blutgefäße in den Knochen ein und versorgen ihn von außen. Andererseits durchbohren größere Arterien die Kortikalis, ziehen zum Markraum und verzweigen sich dort zu einem Gefäßnetz, das den Knochen von innen versorgt. Im Inneren der Kompakta ziehen die kleinen Gefäße in den längs verlaufenden **Havers-Kanälen.** Querverbindungen dazwischen heißen **Volkmann-Kanäle** (→ Abb. 6.2). Sie verbinden auch die beiden Versorgungssysteme untereinander.

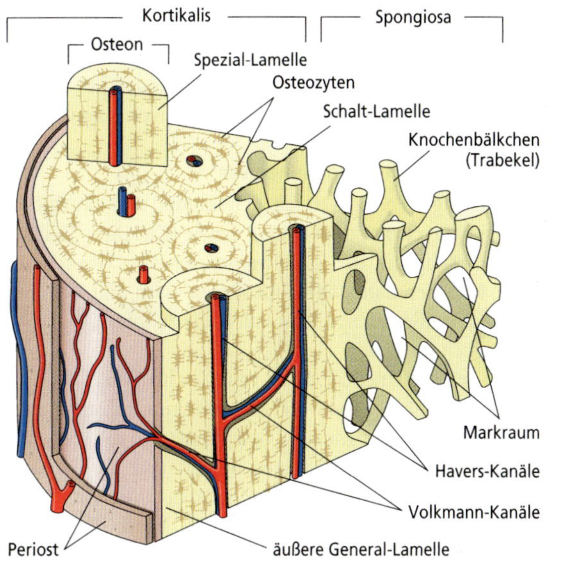

Abb. 6.2 Aufbau von Lamellenknochen. Blutgefäße durchstoßen in radiär verlaufenden Volkmann-Kanälen den Knochen und treffen auf die Havers-Kanäle, in denen sich die Blutgefäße weiter verzweigen, um das Gewebe zu versorgen.

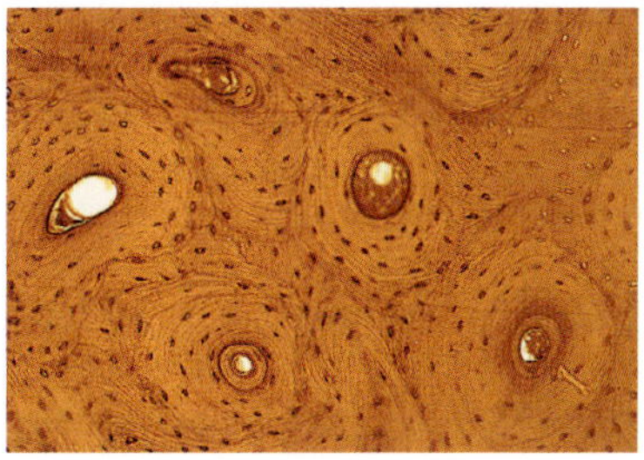

Abb. 6.3 Lichtmikroskopisches Bild der Kortikalis eines Lamellenknochens mit mehreren quer geschnittenen Osteonen. [M375]

Feinbau: Geflecht- und Lamellenknochen

Geflechtknochen besteht aus einem dreidimensionalen Geflecht von **Knochenbälkchen** *(Trabekel)* mit ungeordneten Kollagenfasern und Knochenzellen. Neugeborene haben überwiegend Geflechtknochen, der allmählich zum stärker differenzierten und stabileren Lamellenknochen umgebaut wird. Bei Erwachsenen kommt Geflechtknochen nur an wenigen Stellen vor (z. B. den Schädelnähten), außerdem bei der Knochenbruchheilung.

Im deutlich stabileren **Lamellenknochen** sind die kollagenen Fasern der Knochengrundmasse geordnet und bilden feine, dünne Plättchen, die **Lamellen,** die Bruchteile von Millimetern dick sind (→ Abb. 6.2, → Abb. 6.3). In der Spongiosa verlaufen diese Lamellen ungefähr parallel zur Bälkchenoberfläche. In Kortikalis bzw. Kompakta werden verschiedene Lamellenformen unterschieden:

- Etwa 30 dünne **Spezial-Lamellen** *(Osteon-Lamellen)* ordnen sich röhrenförmig um einen Havers-Kanal mit dem sie ernährenden kleinen Gefäß. So entsteht eine Vielzahl feiner Säulen, die *Havers-Säulen* oder **Osteone.** Sie bilden die Baueinheit des Knochens. Osteone sind 0,1–0,4 mm dick und wenige Millime-

ter bis Zentimeter lang. Sie verlaufen vorwiegend in Längsrichtung und bestimmen so die Biegefestigkeit des Knochens
- **Schalt-Lamellen** füllen die Lücken zwischen den Osteonen
- Große **General-Lamellen** umgeben zirkulär den Röhrenknochen und begrenzen ihn zum Periost und nach innen.

Knochenmatrix und Knochenzellen

Das Knochengewebe gehört zu den Binde- und Stützgeweben (→ 5.3). Entsprechend findet man neben (Knochen-)Zellen viel Interzellulärsubstanz, die *Knochengrundsubstanz* **(Knochenmatrix).** Die Knochenmatrix enthält Kollagenfasern und – als Besonderheit – in großer Menge Mineralien, die zu ihrer „Verkalkung" und Festigkeit führen.

Es gibt drei verschiedene Arten von Knochenzellen:

Die **Osteoblasten** bauen die Knochengrundsubstanz auf. Sie bilden zunächst eine *organische* Grundsubstanz, die vornehmlich aus Kollagen und Glykoproteinen besteht und als **Osteoid** bezeichnet wird. Auch an der nachfolgenden *Mineralisation* oder „Verkalkung" der Grundsubstanz sind die Osteoblasten beteiligt, indem sie *anorganische* Kalziumphosphate und Kalziumkarbonate in den interstitiellen Raum ausscheiden. Da diese Salze schlecht löslich sind, kristallisieren sie entlang der Kollagenfasern aus und mauern so die Osteoblasten ein. Von der Umgebung weitgehend abgeschnitten, verlieren sie ihre Fähigkeit zur Zellteilung und heißen dann **Osteozyten.** Über lange, dünne Fortsätze bleiben die Osteozyten miteinander in Verbindung. Schließlich verhärtet sich das Gewebe und bildet die extrem belastbare Knochenstruktur.

Gegenspieler sind die mehrkernigen **Osteoklasten,** die sich aus Blutstammzellen im Knochenmark entwickeln und zum Monozyten-Makrophagen-System gehören (→ 13.2.2). Sie können Knochen wieder auflösen, was in Umbauphasen wie im Wachstum oder nach Knochenbrüchen notwendig ist.

Zeitlebens wird Knochengewebe in einem *dynamischen Gleichgewicht* neu gebildet und abgebaut und werden ständig Knochenminerale in die Blutbahn abgegeben und von dort wieder aufgenommen. Dadurch kann sich der Knochen veränderten Anforderungen anpassen oder während einer Schwangerschaft Knochenminerale zur Verfügung stellen. Mitentscheidend für diesen Umbau sind die auf den Knochen einwirkenden mechanischen Belastungen: Belastung fördert die Osteoblastentätigkeit und damit Knochenaufbau und -mineralisation.

Knochenmasse

Bei Kindern, Jugendlichen und jungen Erwachsenen nimmt die **Knochenmasse** kontinuierlich zu. Nach Erreichen der **maximalen Knochenmasse** *(peak bone mass)* mit etwa 30 Jahren nimmt die Knochenmasse wieder ab, zunächst bei Männern und Frauen gleich schnell, ab den Wechseljahren bei Frauen stärker als bei Männern (→ Abb. 6.4).

Osteoporose

Die **Osteoporose** ist eine generalisierte Knochenerkrankung mit verminderter Knochenmasse *und* veränderter Knochenmikroarchitektur (→ Abb. 6.5): Der Knochen wird brüchig, oft sintern Wirbelkörper zusammen (die Betroffenen werden mehrere Zentimeter kleiner und bekommen einen Rundrücken), und nicht selten führen „banale" Verletzungen zu Knochenbrüchen. Betroffen sind vor allem ältere Frauen, wobei dem Östrogenmangel nach den Wechseljahren eine bedeutende Rolle zugeschrieben wird.

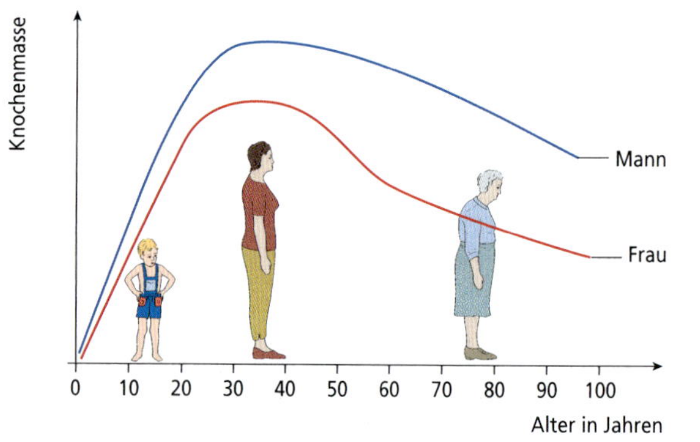

Abb. 6.4 Knochenmasse in Abhängigkeit vom Alter. Frauen verlieren vor allem in den Wechseljahren deutlich schneller an Knochenmasse als Männer.

Wichtiges Hilfsmittel in der Diagnostik ist die **Knochendichtemessung,** bei der der für die Knochenstabilität bedeutsame Mineralgehalt des Knochens mit radiologischen Verfahren bestimmt wird.

Die Knochenarchitektur ist bisher nur indirekt und begrenzt beurteilbar.

Behandelt wird die Osteoporose derzeit vor allem mit Kalzium, Vitamin D und Bisphosphonaten (z. B. Fosamax®). Die normale Knochendichte und -struktur kann aber nicht wiederhergestellt werden.

PRÄVENTION

Je höher die maximale Knochenmasse ist und je langsamer der Knochen in der zweiten Lebenshälfte abgebaut wird, desto länger dauert es, bis die Knochendichte eine „kritische" Grenze unterschreitet.

Entsprechend sollten alle Menschen zu einer **„knochengesunden" Lebensweise** beraten werden:
- Genügend körperliche Bewegung, möglichst im Freien wegen der besseren Vitamin-D-Bildung
- Ausreichende Kalziumzufuhr, aber auch ausreichende Versorgung mit anderen Mineralstoffen und Vitaminen
- Möglichst kein Untergewicht
- Rauchverzicht

Das Frakturrisiko wird außerdem von Faktoren wie Muskelkraft und Koordination beeinflusst. Insbesondere ältere Menschen werden daher zusätzlich zur **Sturzprophylaxe** beraten (→ 22.5.2).

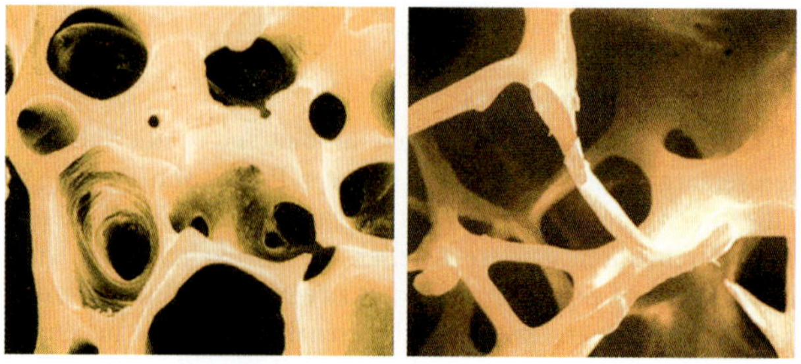

Abb. 6.5 Links gesunder, rechts osteoporotischer Knochen mit zu wenigen und zu schmalen Knochenbälkchen. [E437]

SPICKZETTEL

Knochen: Zum einen gleichbedeutend mit Knochengewebe (→ 5.3.6) gebraucht, zum anderen Bezeichnung für die festen Skelettteile, die in ihrer Gesamtheit zusammen mit geringen Knorpelanteilen das **Skelett** bilden. Beim Erwachsenen ca. 210 Knochen sehr unterschiedlicher Größe und Form.
Von außen nach innen aufgebaut aus:

- **Periost** *(äußere Knochenhaut).* Bindegewebige Knochenhülle mit Gefäßen und Nerven
- **Kortikalis** *(Knochenrinde)* aus dichtem Knochengewebe, bei Röhrenknochen besonders dick und **Kompakta** genannt
- **Spongiosa** *(Schwammknochen)* aus einem dreidimensionalen Netz von Knochenbälkchen
- **Endost** *(innere Knochenhaut)*
- Knochenmark.

Histologisch beim Erwachsenen überwiegend **Lamellenknochen,** in Kortikalis/Kompakta mit Bildung zylindrischer **Osteone** mit kreis- bzw. zylinderförmigen Lamellen um einen gefäßführenden **Havers-Kanal.**
Zeitlebens ständiger Knochenumbau mit Knochenaufbau durch **Osteoblasten** und Knochenabbau durch **Osteoklasten.**

6.1.3 Knochenentwicklung

Der Vorgang der Knochenbildung heißt **Ossifikation** *(Verknöcherung).* In einem ersten Entwicklungsschritt bilden sich an den Stellen der späteren Knochen zusammenhängende Stränge aus *embryonalem Bindegewebe.* Von diesem Stadium aus gibt es zwei Möglichkeiten: die direkte Verknöcherung *(desmale Ossifikation)* und die Verknöcherung über knorpelige Zwischenstufen *(chondrale Ossifikation).* In beiden Fällen entsteht zunächst *Geflechtknochen,* der dann zu *Lamellenknochen* umgebaut wird.

Desmale Ossifikation

Die Knochen des Schädeldaches, die meisten Gesichtsknochen und das Schlüsselbein verknöchern direkt durch **desmale Ossifikation.** Osteoblasten häufen sich im embryonalen Bindegewebe an und bilden Knochengrundsubstanz, die dann vor und nach der Geburt in Form der Knochenbälkchen (Trabekel) verkalkt. Über desmale Ossifikation gebildete Knochen werden auch als *Bindegewebsknochen* bezeichnet.

Chondrale Ossifikation

Die meisten Knochen des Körpers entwickeln sich jedoch über einen Umweg:

- Zunächst entstehen aus den embryonalen Bindegewebssträngen Stäbe aus glasartigem *hyalinem Knorpel* (→ 5.3.6)
- In einem zweiten Schritt wird der Knorpel Stück für Stück durch Knochengewebe ersetzt (**chondrale Ossifikation** → Abb. 6.6).

Daher heißen die so gebildeten Knochen auch *Ersatzknochen.*

Bei dieser Verknöcherung der knorpeligen Zwischenstufe unterscheidet man zwei Formen, die parallel zueinander stattfinden:

- Die **enchondrale Ossifikation** im Knorpelinneren. Blutgefäße dringen in den Knorpelstab ein. Im Innern des Knorpelstabes entsteht ein **primärer Knochenkern,** der durch schichtweise Auflösung von Knorpel und Anlagerung von Knochen allmählich größer wird. Überwiegend erst nach der Geburt entstehen so auf vergleichbare Weise **sekundäre Knochenkerne** in den Knorpelenden (Epiphysen)
- Die vom Perichondrium ausgehende **perichondrale Ossifikation.** Hierbei bildet sich innen am Perichondrium eine Hülle aus Osteoblasten, die eine dünne, strohhalmartige Knochenmanschette erzeugen.

Die perichondrale Knochenmanschette verschmilzt mit den aus dem Knocheninneren herauswachsenden primären und sekundären Knochenkernen. Durch weiteren Umbau entwickelt sich dann oberflächennah die dichte *Kortikalis* und im Inneren größerer Knochen die *Spongiosa* (→ 6.1.2).

Epiphysenfugen

Nach Ausbildung der sekundären Knochenkerne ist das Knorpelgewebe der Epiphyse mit zwei Ausnahmen vollständig durch Knochen ersetzt: Auf der Gelenkfläche der Epiphyse verbleibt der hyaline Knorpel als hoch belastbarer **Gelenkknorpel** und in Richtung Diaphyse die knorpelige **Epiphysenfuge** *(Längenwachstumszone, Wachstumsplatte).*

Von der Epiphysenfuge geht das weitere Längenwachstum des Röhrenknochens aus, bis sie zur **Epiphysenlinie** verknöchert („sich verschließt") und somit das Skelettwachstum abgeschlossen ist.

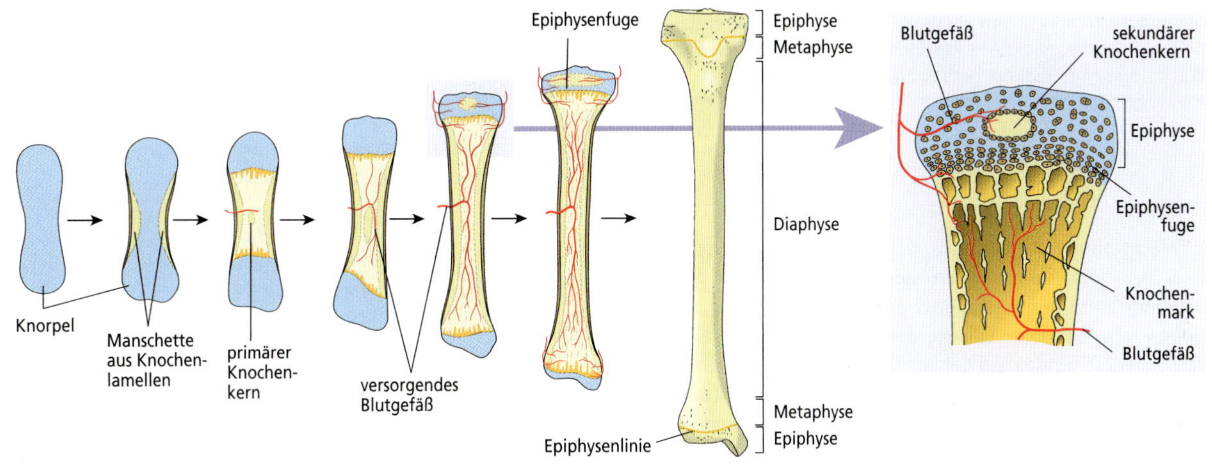

Abb. 6.6 Ablauf der chondralen Ossifikation.

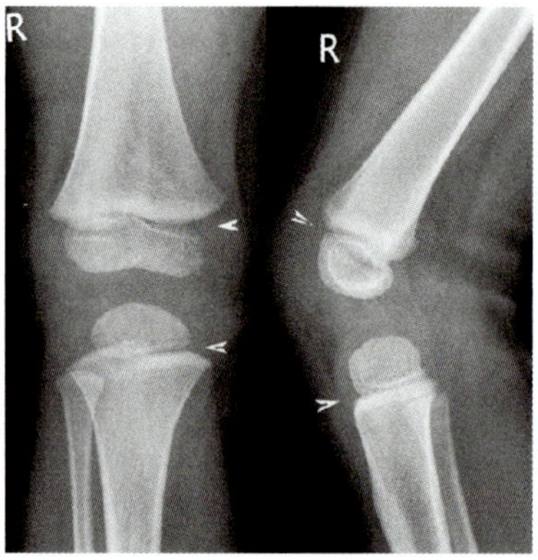

Abb. 6.7 Röntgenaufnahme des Kniegelenks eines Vierjährigen mit deutlich sichtbaren Epiphysenfugen (Pfeilspitzen) und Epiphysenkernen von Oberschenkelknochen und Schienbein. Der Epiphysenkern des Wadenbeins fehlt noch. [M500]

Skelettalter

Beim Neugeborenen bestehen unter anderem Epiphysen, Hand- und Fußwurzel aus Knorpel. Auftreten und Wachstum von Knochenkernen und Schluss der Epiphysenfugen sind von Knochen zu Knochen unterschiedlich und folgen einem festen Muster (→ Abb. 6.7), sodass Atlanten mit typischen „Knochenbildern" für Jungen bzw. Mädchen bestimmten Alters erstellt wurden.

PÄDIATRIE

Durch Vergleich meist einer Röntgenaufnahme der linken Hand mit Standardbildern kann z. B. bei Verdacht auf Wachstumsstörungen das *Knochen-* oder **Skelettalter** eines Kindes bestimmt werden. Es weicht normalerweise nicht mehr als ein Jahr vom Lebensalter ab.

SPICKZETTEL

Ossifikation: Knochenbildung, Verknöcherung.

- **Desmale** *(direkte)* **Ossifikation** unmittelbar aus Bindegewebe → *Bindegewebsknochen,* z. B. Schädelknochen
- **Chondrale** *(indirekte)* **Ossifikation** über hyalinen Knorpel, der dann durch Knochen ersetzt wird → *Ersatzknochen,* z. B. Röhrenknochen
- In beiden Fällen zuerst Geflechtknochen, dann Umbau zu Lamellenknochen.

Epiphysenfuge *(Längenwachstumszone, Wachstumsplatte):* Bei Röhrenknochen im Rahmen der chondralen Ossifikation verbleibende Knorpelschicht zwischen bereits verknöcherter *Metaphyse/Diaphyse* und ebenfalls schon verknöcherter *Epiphyse.* Ausgangspunkt des weiteren Längenwachstums. Nach Wachstumsende Verknöcherung zur **Epiphysenlinie.**

6.1.4 Knochenwachstum und Wachstumshormon

Die Wachstumsgeschwindigkeit des Knochens wird vor allem durch das *Wachstumshormon* bestimmt (→ 11.2.2). Solange Wachstumshormon ausgeschüttet wird, bilden sich auf der zur Epiphyse zeigenden Grenzfläche der Epiphysenfuge neue Knorpelzellen. Diese werden auf der zur Diaphyse zeigenden Grenzfläche der Fuge durch Knochenzellen ersetzt. So bleibt die Dicke der Epiphysenfuge ziemlich konstant, während der knöcherne Anteil auf der Diaphysenseite wächst.

Zu Beginn der Pubertät kommt es durch das Zusammenwirken von Wachstumshormon mit den Sexualhormonen Östrogen und Testosteron zum *pubertären Wachstumsschub* (→ 21.3.1). Gegen Ende der Pubertät werden durch die Sexualhormone und das Absinken des Wachstumshormonspiegels die epiphysären Knorpelzellen zunehmend inaktiv.

Schließlich hören sie auf, sich zu teilen, die knorpelige Epiphysenfuge wird knöchern durchbaut, und das Längenwachstum des entsprechenden Knochens ist unwiderruflich beendet.

6.1.5 Mineralhaushalt des Knochens

Der ständige Auf- und Abbau von Knochengewebe muss auch nach dem Abschluss des Knochenwachstums fein reguliert werden, damit es nicht zu Funktionsstörungen kommt:

- Als Grundvoraussetzung muss die Nahrung ständig ausreichend **Kalzium** und **Phosphat** enthalten – sie verleihen der Knochenmatrix Festigkeit. Zu wenig Kalzium in der Nahrung begünstigt eine Osteoporose. Vor allem in Schwangerschaft, Stillperiode und Alter sollte auf eine ausreichende Kalziumzufuhr, z. B. durch reichlich Milchprodukte, geachtet werden (→ 18.8.3). Ein Mangel an Phosphat dagegen ist selten
- **Vitamin-D-Hormon** (*Kalzitriol* → 11.5) entsteht aus Vitamin-D-Vorstufen, welche unter UV-Bestrahlung in der Haut gebildet und mit der Nahrung aufgenommen werden. Unser Körper braucht Vitamin D unter anderem für die Aufnahme von Kalzium aus dem Darm
- Die Regulation des Kalziumhaushalts übernehmen die Hormone **Parathormon** und **Kalzitonin** unter Mitwirkung des Vitamin-D-Hormons (Details → 11.5)
- Auch die Sexualhormone **Östrogen** (bei der Frau, → 19.2.5) und **Testosteron** (beim Mann, → 19.1.3) unterstützen beim Erwachsenen den Knochenerhalt
- Schließlich sind auch die **Vitamine A, B_{12}** und **C** (→ 17.9.9) für die Regulation der Osteoblasten- und Osteoklastentätigkeit und die Aufrechterhaltung der Knochengrundsubstanz von Bedeutung.

6.1.6 Sehnen und Bänder

Über bindegewebige, derbe **Sehnen** (*Tendines,* Sing. *Tendo*) sind die Muskeln an die Knochen angeheftet. An vielen Körperstellen sind auch Knochen untereinander zur besseren Stabilität direkt durch sehnenähnliche derbe Bindegewebszüge verknüpft – die **Bänder** (*Ligamenta,* Sing. *Ligamentum*).

Wo Sehnen in unmittelbarer Knochennähe verlaufen oder umgelenkt werden, sind sie nicht selten von **Sehnenscheiden** (*Vaginae tendinum,* Sing. *Vagina tendinis*) umhüllt, etwa die langen Sehnen an Händen und Füßen. Diese doppelwandigen, ähnlich wie eine Gelenkkapsel aufgebauten Röhren führen die Sehnen und vermindern durch geringste Flüssigkeitsmengen zwischen den beiden „Wänden" die Reibung bei Bewegungen.

MEDIZIN

Bei Überlastung können sich die Sehnenscheiden entzünden. Diese **Sehnenscheidenentzündung** *(Tendovaginitis)* zeigt sich durch starke Schmerzen bei Bewegung.

Oberflächenstrukturen von Knochen

Die Anhaftungsstellen von Sehnen und Bändern an der Knochenoberfläche müssen hohen mechanischen Belastungen standhalten. An solchen **Knochenanhaftungsstellen** bildet der Knochen speziell ausgeformte *Oberflächenstrukturen,* z. B.:

- *Knochenleisten* (**Cristae,** z. B. die Crista iliaca des Hüftknochens → Abb. 7.36)
- *(Gelenk-)Knorren* (**Condylus**) mit Fortsätzen darauf (*Obergelenkknorren,* **Epicondylus**), die Muskeln als Ursprung dienen, z. B. beim Oberarmknochen (→ Abb. 7.25)
- *Aufrauungen* (**Tuberositas**) zum Ansatz von Bändern oder Sehnen
- Schmale spitze Ausläufer (Dornfortsätze der Wirbelkörper → Abb. 7.11).

SPICKZETTEL

Sehne *(Tendo):* Verbindung zwischen Muskel und Knochen aus straffem, parallelfaserigem Bindegewebe. Überträgt die Muskelkraft auf das Skelett.
Band *(Ligamentum):* Verbindung zwischen Knochenstücken. Meist aus straffem, parallelfaserigem Bindegewebe. Stabilisiert v. a. Gelenke und kann inner- oder außerhalb des Gelenks liegen.

6.1.7 Frakturen

Bei einer **Fraktur** *(Knochenbruch)* ist die Kontinuität des Knochens unterbrochen – mindestens zwei Knochenbruchstücke werden durch einen **Frakturspalt** voneinander getrennt (→ Abb. 6.8).

Traumatisch bedingte Frakturen sind Folge starker äußerer Kräfte, z. B. eines Autounfalls; bei *pathologischen Frakturen* bricht ein z. B. durch Tumor oder Osteoporose vorgeschädigter Knochen (fast) ohne Gewalteinwirkung. Ist die Haut über der Bruchstelle intakt, handelt es sich um eine *geschlossene Fraktur.* Bei einer gleichzeitigen Haut- und Weichteilverletzung im Frakturbereich spricht man von einer *offenen Fraktur.* Es besteht das Risiko einer (bakteriellen) **Ostitis** und **Osteomyelitis,** einer bedrohlichen Infektion von Knochen und Knochenmark.

Ziel jeder Frakturbehandlung ist der stabile Wiederaufbau des Knochens über den Frakturspalt hinweg. Je nach Lokalisation und Art des Knochenbruchs wird entweder *konservativ* (durch festen *Gips- bzw. Kunststoffverband* oder ruhigstellende *Orthese*) oder *operativ* behandelt (*Osteosynthese* mit operativem Zusammenfügen von Knochenstücken, z. B. mittels Schrauben oder Metallplatten).

PFLEGE

Noch **nicht stabilisierte Frakturen** sind sehr schmerzempfindlich. Die betroffene Extremität wird in einer Schiene ruhiggestellt. Umlagerungen werden zur Verhinderung von Schmerzen, Gefäß- und Nervenschäden auf ein Minimum beschränkt und erfolgen behutsam, ggf. nach vorheriger Schmerzmittelgabe.

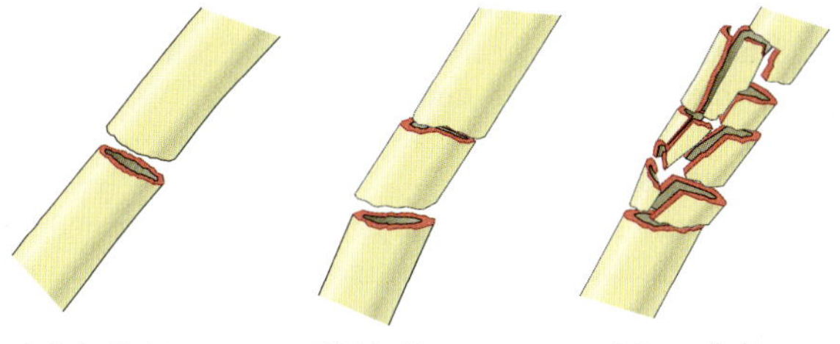

Abb. 6.8 Frakturen. Einteilungskriterien sind u. a. der Verlauf der Frakturlinie (z. B. Querfraktur, links, und Schrägfraktur) oder die Zahl der Knochenbruchstücke (z. B. einfache, Stück-, Trümmerfraktur).

Frakturheilung

Werden die Knochenbruchstücke durch Osteosynthese unter Druck genau passend aufeinandergepresst, so erfolgt der Durchbau direkt **(primäre Frakturheilung).**

Liegen jedoch die Knochenbruchstücke nicht genau aneinander oder ist der Bruch nicht absolut ruhiggestellt, entsteht an den Bruchenden zunächst ein knorpelartiger **Kallus,** der die Bruchstelle nach und nach verlötet. Er wird sekundär über viele Monate wie bei der chondralen Ossifikation (→ 6.1.3) in Knochen umgewandelt **(sekundäre Frakturheilung).**

Kindliche Knochenbrüche

Generell heilen Knochenbrüche bei Kindern schneller als bei Erwachsenen. Darüber hinaus gibt es zwei Besonderheiten:

- Zum einen sind insbesondere am Unterarm **Grünholzfrakturen** nicht selten, bei der Knochen und Periost auf einer Seite intakt bleiben
- Zum anderen kann bei kindlichen Frakturen die Epiphysenfuge geschädigt werden. Wachstumsstörungen sind die mögliche Folge. Nach bestimmten Frakturen sind deshalb spätere Kontrollen anzuraten.

6.2 Gelenke

6.2.1 Gelenkarten

Körperbewegungen finden nicht an den Knochen selbst statt, sondern an den Verbindungsstellen zwischen den Knochen – den **Gelenken.**

Bei den meisten Gelenken besteht zwischen den gelenkbildenden Knochen eine „richtige Lücke“, der *Gelenkspalt.* Diese Gelenke heißen **Diarthrosen,** *echte* oder *freie Gelenke,* und sind überwiegend gut beweglich. Sehr straffe Diarthrosen mit geringer Beweglichkeit nennt man **Amphiarthrosen** *(straffe Gelenke).* Zu ihnen gehört das Sakroiliakalgelenk zwischen Darmbein und Kreuzbein (→ Abb. 7.35).

Es gibt aber auch unbewegliche Gelenke *ohne* Gelenkspalt. Solche **Synarthrosen** *(Fugen, Haften)* sollen Knochen möglichst unverrückbar zusammenhalten:

- **Syndesmosen** *(Bandhaften)* sind durch straffes kollagenes Bindegewebe fest überbrückt (z. B. die Membrana interossea → 7.7.3)
- **Synchondrosen** *(Knorpelhaften)* sind knorpelige Verbindungen wie z. B. an der Symphyse (Schambeinfuge → 7.5.1) oder zwischen Rippen und Brustbein
- **Synostosen** *(Knochenhaften)* entstehen, wenn das Bindegewebe zwischen zwei Knochen im Laufe der Entwicklung durch Knochen ersetzt wird, z. B. bei der Verknöcherung des Kreuzbeins aus fünf Wirbelsegmenten (→ Abb. 7.12).

6.2.2 Aufbau von Diarthrosen

Die meist gute Beweglichkeit in Diarthrosen wird durch folgende Grundstrukturen ermöglicht (→ Abb. 6.9):

- Die **Gelenkflächen.** Die gelenkbildenden Knochenenden werden von hyalinem **Gelenkknorpel** überzogen, der die weißliche, spiegelglatte Gelenkfläche bildet
- Die **Gelenkhöhle,** die durch *Gelenkflüssigkeit (Synovia)* ausgefüllt wird. Der zwischen den gelenkbildenden Knochenflächen befindliche Teil der Gelenkhöhle heißt **Gelenkspalt**

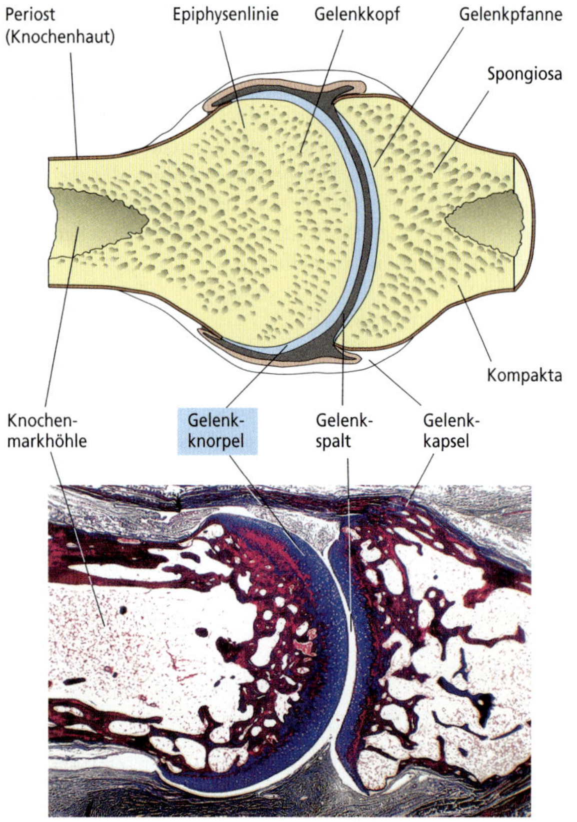

Abb. 6.9 Längsschnitt durch eine Diarthrose, oben Schemazeichnung, unten lichtmikroskopisches Bild. [Foto M375]

- Die **Gelenkkapsel** als straffe Umhüllung des Gelenkraums. Sie besteht aus zwei Schichten: außen die *Membrana fibrosa* aus kollagenem Fasermaterial, die durch ihren festen Halt vor Verrenkungen schützt, und innen die *Membrana* synovialis (**Synovialmembran**) mit elastischen Fasern, Gefäßen und Nerven, welche die Synovia absondert
- Die **Synovia,** eine klare, fadenziehende, eiweiß-, fett- und muzinhaltige (*muzin* = Schleim) Flüssigkeit. Sie schmiert wie ein Getriebeöl die Gelenkflächen und ernährt den gefäßlosen Knorpel durch Diffusion (→3.5.4). Ihre Bildung und ihr Eindringen in den Knorpel werden durch Bewegung des Gelenks gefördert.

In die Gelenkkapsel sind oft **Bänder** eingeflochten, derbe Verstärkungsstränge, welche die Knochen direkt verbinden und das Gelenk in ungünstigen Belastungssituationen stabilisieren (z. B. das Innen- und Außenband des oberen Sprunggelenks).

MEDIZIN

Bei einer **Luxation** *(Verrenkung, Auskugelung)* verschieben sich die Gelenkflächen, sodass sie keinen Kontakt mehr zueinander haben. Begleitverletzungen z. B. von Gelenkkapsel oder Bändern sind häufig. Je beweglicher ein Gelenk ist, desto größer ist das Luxationsrisiko.

Schleimbeutel

Um Gewebeschäden durch Reibung bei Körperbewegungen zu verhindern, sind an vielen Stellen in der Nähe oder am Rand der Gelenkhöhle dünnwandige, mit Synovialmembran ausgekleidete Säcke ausgebildet, die **Schleimbeutel** *(Bursae synoviales).* Sie verteilen an druckbelasteten Stellen den Druck gleichmäßiger, erleichtern das Aufeinandergleiten der beteiligten Strukturen und dienen als Puffer bei Bewegungen.

Disken und Menisken

In manchen Gelenkhöhlen liegt ein scheiben- oder ringförmiger Zwischenknorpel. Ein **Diskus** unterteilt den Gelenkspalt vollständig, ein **Meniskus** unvollständig. Disken und Menisken schonen den Gelenkknorpel, indem sie den Druck gleichmäßiger verteilen und Krümmungsungleichheiten zwischen den Gelenkflächen ausgleichen. Medizinisch bedeutsam sind insbesondere die Menisken des Knies (→7.5.5).

Altersveränderungen der Gelenke

Im Alter wird der Gelenkknorpel dünner, weniger elastisch und vor allem an mechanisch besonders belasteten Stellen rau. Sehnen und Bänder verlieren an Dehnbarkeit und reißen leichter.

GERIATRIE

Eine sehr häufige Gelenkerkrankung älterer Menschen ist die **Arthrose.** Altersveränderungen des Knorpelgewebes (→5.3.6), gefördert durch starke Belastung (etwa bei Übergewicht), aber auch Bewegungsmangel, lassen den Gelenkknorpel rau und dünn werden und schließlich schwinden, sodass Knochen auf Knochen reibt. Zuerst schmerzen die Gelenke nur zu Bewegungsbeginn und nach längerer Belastung, in schweren Fällen lassen **Knie-** und **Hüftgelenkarthrose** (*Gon-* bzw. *Coxarthrose*) als häufigste Formen jeden Schritt zur Qual werden. Behandelt wird so lange wie möglich konservativ (Bewegung bei geringer Belastung, ggf. Medikamente). Bei starken Schmerzen und erheblicher Bewegungseinschränkung kann die Implantation einer *Gelenkprothese (Endoprothese)* unumgänglich sein.

6.2.3 Gelenkformen und -beweglichkeit

Auch Diarthrosen sind sehr unterschiedlich beweglich. Die Bewegungsmöglichkeiten eines Gelenks – man spricht von **Freiheitsgraden** – werden dabei entscheidend von der Gestalt der gegenüberstehenden Gelenkflächen mitbestimmt. Es gibt sechs verschiedene Grundformen von Gelenken (→Abb. 6.10):

Scharniergelenk

Bei einem **Scharniergelenk** wird eine nach außen gewölbte *(konvexe)* Gelenkfläche in Rollenform von einer nach innen gewölbten *(konkaven)* Gelenkfläche schalenförmig umgriffen. Ähnlich wie ein Türscharnier das Öffnen oder Schließen einer Tür ermöglicht, also eine Bewegung um *eine* Achse in zwei Richtungen, haben auch **Scharniergelenke** nur *einen* Freiheitsgrad. Scharniergelenke finden sich zwischen Finger- und Zehengliedern.

Zapfen- und Radgelenk

Auch bei Zapfen- und Radgelenken steht eine *konvexe,* zylindrisch geformte Gelenkfläche einer *konkaven* gegenüber. Zapfen- und Radgelenke haben nur einen Freiheitsgrad:

- Beim **Zapfengelenk** dreht sich die konvexe Gelenkfläche innerhalb eines Bandes, das die konkave Gelenkfläche zum Ring ergänzt. Ein Beispiel hierfür ist das proximale Radioulnargelenk am Ellenbogen (→Abb. 6.10)

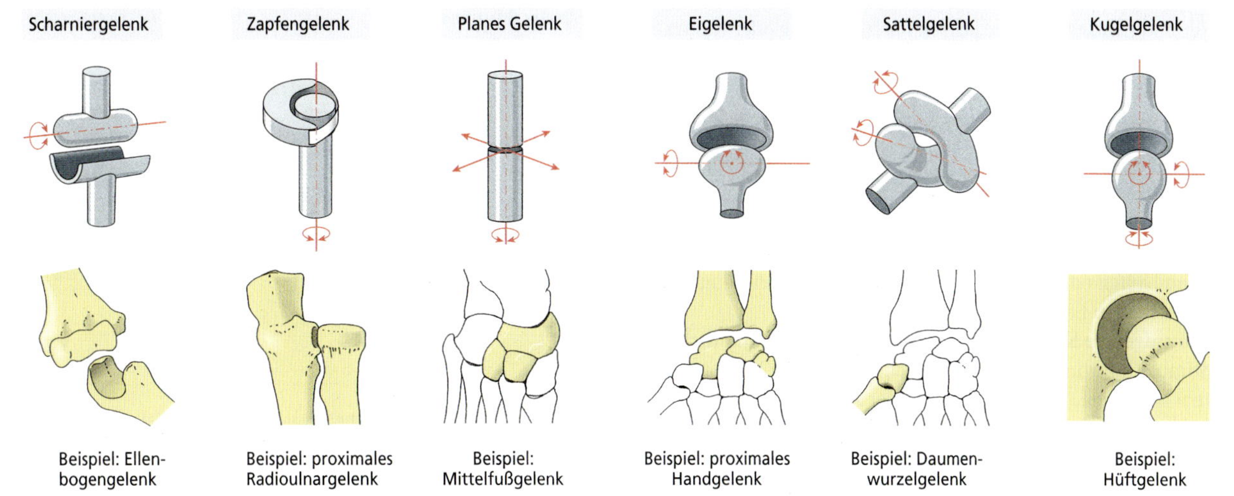

Abb. 6.10 Verschiedene Gelenkformen.

- Beim **Radgelenk** bewegt sich die konkave Gelenkfläche um die konvexe (z. B. das distale Radioulnargelenk → Abb. 7.20).

Planes Gelenk

Plane Gelenke haben flache oder allenfalls leicht gewölbte Gelenkflächen. Sie erlauben Rotation sowie Gleitbewegungen, wobei für Letztere als Besonderheit keine einheitliche Bewegungsachse angegeben werden kann. Ihre Beweglichkeit wird aber in aller Regel durch kräftige Bänder ganz erheblich eingeschränkt. Plane Gelenke befinden sich beispielsweise in der Hand- und Fußwurzel, auch die Zwischenwirbelgelenke sind plane Gelenke.

Eigelenk

Beim **Eigelenk** *(Ellipsoidgelenk)* stehen *ellipsenförmige* konvexe und konkave Gelenkflächen einander gegenüber. Eigelenke erlauben Bewegungen um *zwei* Achsen, nämlich die Beuge-Streck- und die Seit-zu-Seit-Bewegung (Abduktion bzw. Adduktion). Sie besitzen also *zwei* Freiheitsgrade.

Das proximale Handgelenk zwischen Speiche und Elle einerseits und Handwurzelknochen andererseits ist ein solches Eigelenk.

Sattelgelenk

Beim **Sattelgelenk** besitzt eine Gelenkfläche die Form eines Sattels, während die andere der Form eines Reiters auf seinem Sattel ähnelt. Ein Sattelgelenk erlaubt die Seit-zu-Seit-Bewegung und die Vorwärts-rückwärts-Bewegung, hat also *zwei* Freiheitsgrade.

Beispiel für ein Sattelgelenk ist das Daumenwurzelgelenk.

Kugelgelenk

Die meisten Bewegungsmöglichkeiten bietet ein **Kugelgelenk.** Hier sitzt eine kugelige Gelenkfläche, der **Gelenkkopf,** in einer schüsselförmig ausgehöhlten **Gelenkpfanne.** In Kugelgelenken, wie z. B. dem Schulter- oder Hüftgelenk, sind Bewegungen in allen *drei* Freiheitsgraden möglich (→ Abb. 6.10):

- Beugung und Streckung (Flexion und Extension)
- Seit-zu-Seit-Bewegung (Abduktion und Adduktion)
- Drehung (Innen- und Außenrotation).

PFLEGE

Werden Gelenke längere Zeit wenig oder gar nicht bewegt (etwa bei Ruhigstellung, schmerzbedingter Schonhaltung oder Lähmung), droht die dauerhafte Verkürzung von Muskeln, Sehnen und Bändern mit der Folge einer bleibenden *Gelenkversteifung* **(Kontraktur).** Einschätzung der Kontrakturgefährdung und **Kontrakturenprophylaxe** sind eine wesentliche Aufgabe der Pflege. Die Kontrakturenprophylaxe fußt vor allem auf regelmäßigem Lagerungswechsel sowie (passiven und aktiven) Bewegungsübungen.

SPICKZETTEL

Gelenk: Verbindung zwischen zwei oder mehr Skelettteilen, meist Knochen.
Diarthrose *(echtes, freies Gelenk):* Gelenk mit einem Spalt zwischen den gelenkbildenden Skelettteilen, meist gut beweglich.
- Aufgebaut aus **Gelenkflächen** (mit einem Überzug aus hyalinem **Gelenkknorpel**), **Gelenkhöhle** mit **Gelenkspalt** und **Synovia,** umhüllender **Gelenkkapsel**
- Beweglichkeit abhängig v. a. von der Gelenkform. Drei Freiheitsgrade (= drei Bewegungsachsen, höchste Beweglichkeit) beim **Kugelgelenk,** zwei Freiheitsgrade bei **Ei-, Sattel-, planem Gelenk,** ein Freiheitsgrad bei **Scharnier-, Zapfen-, Radgelenk.**

Synarthrose *(Fuge, Haft):* Gelenk mit Bindegewebe oder Knorpel zwischen den gelenkbildenden Skelettteilen, kaum beweglich.

6.3 Muskulatur

Es gibt wie erwähnt drei Grundtypen von Muskelgewebe: *Skelett-, Herz-* und *glatte Muskulatur.* Stand in Kapitel 5 die Histologie im Vordergrund (→ Abb. 5.8), sollen hier anatomische und funktionelle Aspekte einschließlich der molekularen Grundlagen der Kontraktion dargestellt werden (→ auch Tab. 6.1).

Alle Muskelzellen sind hoch spezialisiert mit folgenden vier Grundeigenschaften:

- Sie sind *erregbar,* d. h. sie können auf Nervenreize reagieren
- Sie sind *kontraktil,* d. h. sie können sich verkürzen

- Sie sind *dehnbar,* d. h. sie lassen sich auseinanderziehen
- Sie sind *elastisch,* d. h. sie kehren nach Dehnung oder Kontraktion in ihre ursprüngliche Ruhelage zurück.

6.3.1 Skelettmuskulatur und Skelettmuskeln

Die **Skelettmuskulatur** erfüllt mehrere wichtige Aufgaben:

- Die **aktive Bewegung des Körpers.** Die aktive Bewegung des Körpers kommt durch den Wechsel zwischen Anspannung und Erschlaffung der Skelettmuskulatur zustande. Sie ist sichtbar beim Laufen oder Rennen und bei lokalisierten Bewegungen wie z. B. dem Ergreifen eines Bleistifts
- Die **aufrechte Körperhaltung.** Infolge einer kontinuierlichen Stimulation von Muskelzellen durch das zentrale Nervensystem wird der Körper in sitzender oder stehender Position gehalten, ohne dass wir bewusst darauf achten
- **Wärmeproduktion.** Von der Energie, die zur Muskelarbeit eingesetzt wird (bereits in Ruhe entfallen 20–25 % des Energieumsatzes auf die Muskulatur), können nur 45 % für die Kontraktion selbst verwendet werden. Als „Abfallprodukt" entsteht die Körperwärme. Wenn wir vor Kälte zittern, dient die Muskelkontraktion sogar *ausschließlich* der Wärmeproduktion. Insgesamt werden bis zu 85 % der Körperwärme durch Muskeln erzeugt.

Geschlechts- und altersbedingte Unterschiede

Männer haben wesentlich mehr Skelettmuskulatur als Frauen. Dafür verantwortlich ist vor allem das Sexualhormon *Testosteron* (→ 19.1.3), das stark muskelaufbauend wirkt. Noch stärker weicht die maximale Muskelkraft voneinander ab – Frauen vermögen durchschnittlich nur 65 % der Kraft des „Durchschnittsmannes" zu entwickeln.

Ab etwa dem 30. Lebensjahr nimmt die Muskelmasse jährlich um ca. 0,5–1 % ab, die geschwundenen Muskeln werden in der Regel durch Fett ersetzt. Die Ursache ist noch nicht im Detail geklärt, sicher spielt aber auch der bei älteren Menschen häufige Bewegungsmangel eine Rolle.

PRÄVENTION

Durch **Training** kann auch im höheren Alter die Muskelmasse wieder zunehmen, zusätzlich wirkt sich das Training positiv auf Fraktur- und Herz-Kreislauf-Risiko aus.

6.3.2 Mechanik der Skelettmuskeln

Ansatz und Ursprung eines Skelettmuskels

Skelettmuskelkontraktionen erzeugen Bewegung durch die Ausübung von Zug auf die Sehnen, welche die Zugkräfte auf die Knochen übertragen, an denen sie angeheftet sind. Als **Muskelursprung** ist in der Regel der *kranial* (kopfwärts), bei Armen und Beinen der *proximal* (rumpfwärts) befestigte Teil definiert, als **Muskelansatz** die *kaudal* bzw. *distal* davon liegende Befestigung. Die zwischen Ansatz und Ursprung liegende fleischige Portion des Muskels heißt **Muskelbauch.**

Agonist und Antagonist

Für flüssige Bewegungen ist meist das Zusammenspiel gegensätzlich wirkender Muskeln erforderlich. Ein **Agonist** *(Spieler)* führt eine bestimmte Bewegung aus, sein **Antagonist** *(Gegenspieler)* ist für die entgegengesetzte Bewegung verantwortlich (→ Abb. 6.11).

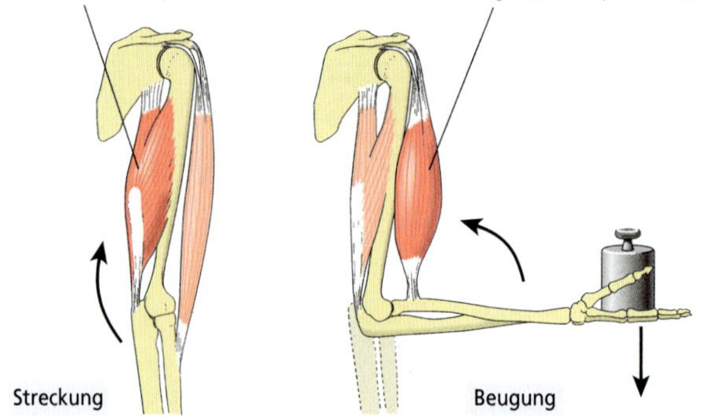

Abb. 6.11 Die Beziehung zwischen Agonist und Antagonist am Beispiel des Zusammenspiels von Beuger (M. biceps brachii) und Strecker (M. triceps brachii) am Ellbogengelenk.

Je nach beabsichtigter Bewegungsrichtung wirkt ein und derselbe Muskel als Agonist *oder* als Antagonist. Soll z. B. der Unterarm *gebeugt* werden, muss sich der M. biceps brachii zusammenziehen, er ist *Agonist.* Gleichzeitig muss sich sein Gegenspieler, der M. triceps brachii, entspannen. Er ist *Antagonist.* Soll der Ellbogen nun *ausgestreckt* werden, ist der M. triceps brachii der Agonist und der M. biceps brachii der (sich entspannende) Antagonist. Kontrahieren sich Agonist und Antagonist gleichzeitig mit gleicher Kraft, so entsteht keine Bewegung (*isometrische Kontraktion,* → 6.3.6).

Muskeln, die sich in ihrer Arbeit unterstützen, nennt man **Synergisten.** So unterstützt der M. brachialis (→ Abb. 7.25) die Arbeit des M. biceps brachii bei der Armbeugung.

6.3.3 Namensgebung der Skelettmuskeln

Die meisten der über 400 Skelettmuskeln werden nach einem oder mehreren der folgenden Kriterien benannt:

- Dem **Faserverlauf.** Beispiele: Die Fasern des M. *transversus* abdominis verlaufen rechtwinklig (quer = *transvers*) zur Körpermittellinie. Die Fasern des M. *obliquus* externus abdominis liegen diagonal (schräg = *obliquus*) zur Mittellinie
- Der **Lage** des Muskels. Der *M. temporalis* liegt nahe dem Os temporale (Schläfenbein). Der M. *tibialis anterior* verläuft am vorderen Anteil der Tibia (Schienbein)
- Der **Größe** bzw. **Länge** des Muskels. *Maximus* bedeutet der größte, *minimus* der kleinste, *longus* der lange und *brevis* der kurze. Beispiele hierfür sind der M. gluteus *maximus,* M. gluteus *minimus,* M. fibularis *longus* sowie der M. fibularis *brevis*
- Der **Zahl der Ursprünge.** Der M. *bi*ceps brachii besitzt *zwei,* der M. *tri*ceps brachii *drei* und der M. *quadri*ceps femoris *vier* Ursprünge
- Die **Muskelform,** z. B. beim M. *deltoideus* (bedeutet dreieckig), M. *trapezius* (bedeutet trapezförmig) oder M. *serratus* anterior (bedeutet sägezahnförmig)
- Der **Lokalisation von Ursprung** (bzw. Ursprüngen) und Ansatz, z. B. entspringen der M. *obturatorius* externus und internus an der Membrana *obturatoria.*

6.3.4 Aufbau eines Skelettmuskels

Der elementare Baustein des Skelettmuskelgewebes ist die quergestreifte **Skelettmuskelfaser** (→ Abb. 6.12b, c). Sie ist eine riesige

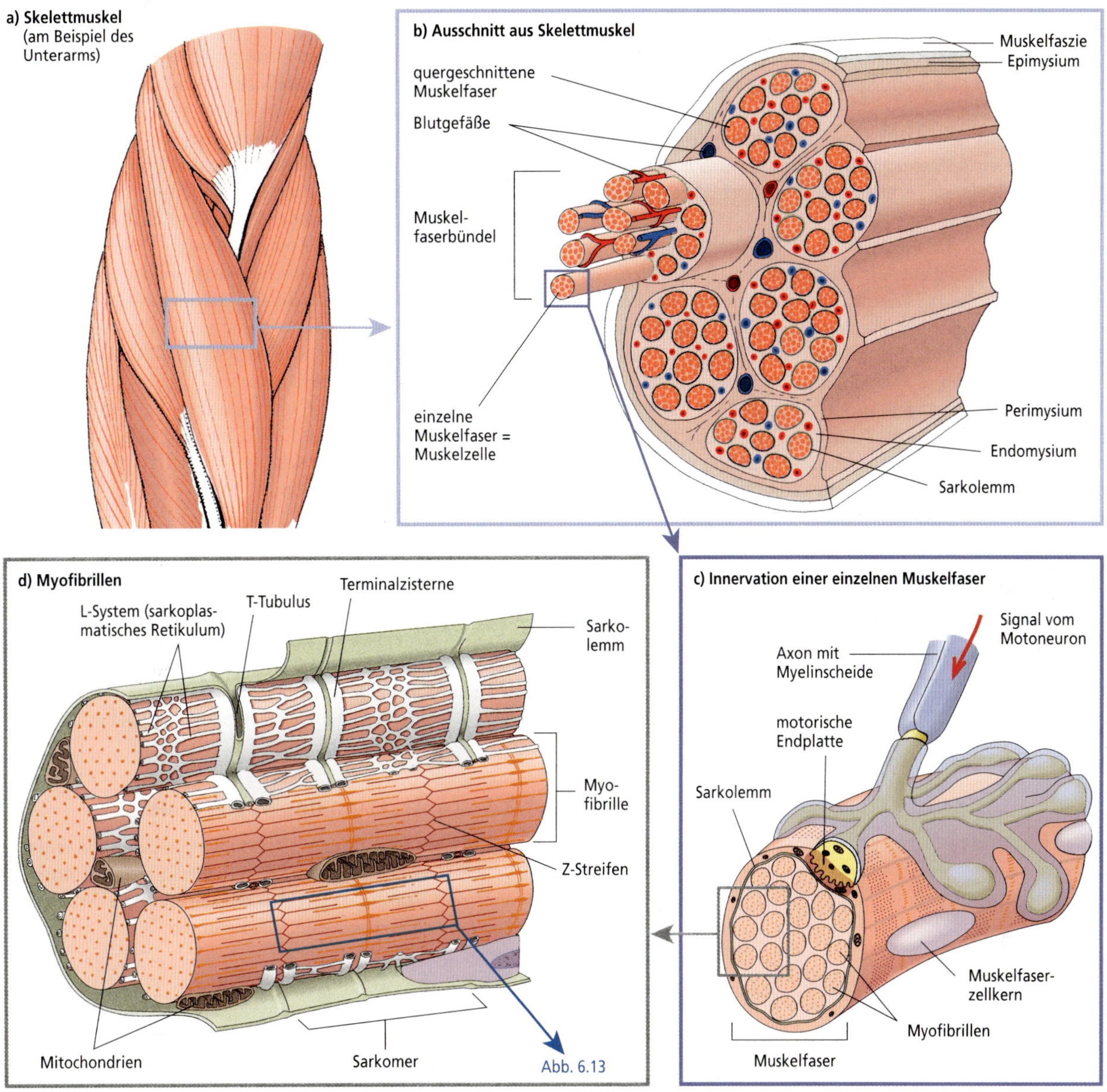

Abb. 6.12 Skelettmuskel in einer stufenweise stärkeren Vergrößerung von der makroskopischen Ansicht (a) bis hin zur nur noch elektronenmikroskopisch erfassbaren Elementarstruktur (d).

vielkernige Zelle, die bis zu 15 cm lang und ca. 0,1 mm dick werden kann und daher oft mit dem bloßen Auge zu erkennen ist.

Hüllstrukturen

Jede einzelne Muskelfaser ist von einem feinen Bindegewebsmantel umhüllt, dem **Endomysium.** Mehrere Muskelfasern sind durch stärkere Bindegewebssepten, das **Perimysium,** zu **Muskelfaserbündeln** zusammengefasst, und jeder anatomisch benannte Muskel (bestehend aus vielen Muskelfaserbündeln) besitzt eine äußere Bindegewebshülle, das **Epimysium** (→ Abb. 6.12b). Das Epimysium mit der weiter außen aufliegenden **Muskelfaszie** *(Muskelhülle)* hält den Muskel in seiner Form. Zusammen mit Ausläufern von Perimysien und Endomysien setzt sich die Muskelfaszie am Muskelende als *Sehne* (→ 6.1.6) aus straffem kollagenem Bindegewebe fort. Teilweise werden mehrere Muskeln nochmals von einer **Gruppenfaszie** begrenzt, sodass **Muskellogen** entstehen können, etwa am Unterschenkel.

Nerven- und Blutversorgung

Der Skelettmuskel ist reich mit Nerven und Blutgefäßen versorgt. Im Allgemeinen begleiten eine Arterie und 1–2 Venen jeden Nerv, der durch das Bindegewebe in den Muskel eindringt. Die zuführenden Gefäße zweigen sich in ein Kapillarnetz auf, das im Endomysium verlaufend jede einzelne Muskelfaser umspinnt. Die rote Farbe verdankt der Muskel seinem Blutreichtum, aber auch dem roten Farbstoff **Myoglobin,** der ähnlich dem *Hämoglobin* (→ 12.2.2) als Sauerstoffträger fungiert. Die Nerven teilen sich wie die Gefäße auf.

Aufbau der Muskelfasern

Wie jede Zelle ist auch die Muskelfaser von einer Zellmembran umgeben, die hier **Sarkolemm** heißt. Sie bildet quere Einstülpungen, die **T-Tubuli** (*T-System, transversales System,* T = transversal = quer, → Abb. 6.12d).

Im Zytoplasma jeder Muskelfaser, dem **Sarkoplasma,** befinden sich neben vielen Zellkernen auch zahlreiche *Mitochondrien.* Ihre Zahl steht in direktem Verhältnis zum Energiebedarf des jeweiligen Muskels.

Charakteristisch für Muskelfasern und Grundlage ihrer Kontraktionsfähigkeit sind aber die fadenförmigen **Myofibrillen,** welche die Faser parallel in Längsrichtung durchziehen und sich kontrahieren können. Jede Myofibrille ist von feinen, längs verlaufenden Röhrchensystemen umschlossen, den **L-Tubuli** (*L-System, longitudinales System,* L = longitudinal = längs). Durch Verbindung mit quer dazu angeordneten **Terminalzisternen** entsteht ein netzförmiges Bild (→ Abb. 6.12d). Die Röhrchen sind eine Sonderform des glatten endoplasmatischen Retikulums und werden entsprechend als **sarkoplasmatisches Retikulum** bezeichnet. Sie dienen als Kalziumspeicher.

Sarkomer

Myofibrillen wiederum sind Bündel von aneinandergereihten dünnen und dicken Proteinfäden, den **Myofilamenten.** Durch deren regelmäßige Anordnung entsteht die Querstreifung der Skelettmuskulatur im mikroskopischen Bild. Diese Streifen spiegeln viele aneinandergereihte funktionelle Untereinheiten wider, die **Sarkomere.** Ihre Begrenzungen sind mikroskopisch erkennbar feine querverlaufende Linien, die **Z-Streifen** (→ Abb. 6.12d).

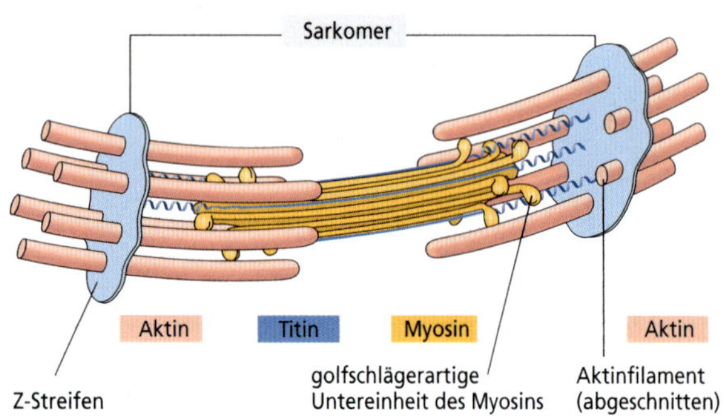

Abb. 6.13 Sarkomer und Myofilamente. Bei der Muskelkontraktion verkürzt sich das Sarkomer durch Ineinandergleiten der Aktin- und Myosinfilamente.

Im Sarkomer sind drei verschiedene Myofilamente ganz regelmäßig angeordnet:

- Das dicke **Myosinfilament** ist aus golfschlägerähnlichen Untereinheiten geformt. Die Kopfteile der „Golfschläger" ragen nach außen (→ Abb. 6.13, → Abb. 6.14) und besitzen eine Bindungsstelle für den bei jeder Kontraktion benötigten „Energiespender" ATP
- Zwischen die Myosinfilamente ragen die dünnen **Aktinfilamente.** Sie berühren sich in der Mitte nicht
- Durch das gesamte Sarkomer erstrecken sich die **Titinfilamente.** Sie überspannen den Abstand zwischen Z-Streifen und Myosinfilamenten als *elastische* Federn und verlaufen dann *steif* gebunden an Myosin bis zur Sarkomermitte. So stabilisieren sie einerseits das Sarkomer und sind andererseits mitverantwortlich für die elastische Rückstellkraft (und damit die reversible Dehnbarkeit) des Muskels.

Begleitproteine stabilisieren und vernetzen die Filamente und regulieren die Kontraktion mit, z. B. **Tropomyosin** und **Troponin** (Troponin als Herzinfarktmarker → 14.7.2). **Dystrophin** verbindet das Aktin mit dem Sarkolemm.

PÄDIATRIE

Defekte von Muskelproteinen sind Ursache der **Muskeldystrophien,** einer Gruppe von Erkrankungen mit fortschreitender Muskelschwäche. Die häufigsten Formen, die X-chromosomal vererbten **Muskeldystrophien Typ Duchenne und Typ Becker-Kiener,** sind durch einen Dystrophindefekt bedingt und zeigen sich bereits im Kindes- oder Jugendalter, anfangs oft durch Gehprobleme. Die Behandlung ist rein symptomatisch.

6.3.5 Kontraktion des Skelettmuskels

Damit sich ein Skelettmuskel kontrahiert, muss er von einer motorischen Nervenzelle einen Reiz erhalten. Dieses **Motoneuron** *(motorisches Neuron)* nähert sich mit seinem *Axon* (→ 5.5.1) dem Sarkolemm, ohne dieses jedoch zu berühren.

Motorische Endplatte

Die Erregungsübertragung vom Motoneuron zur Skelettmuskelfaser erfolgt an einer speziellen Synapse, der **motorischen Endplatte** (→ Abb. 6.12c). Dort befinden sich in den Endknöpfchen des Motoneurons Sekretbläschen *(synaptische Vesikel)* mit dem Neurotransmitter (Überträgerstoff) **Azetylcholin** (→ 9.3.2).

Kommt eine Erregung (ein Aktionspotenzial → 9.2.3) am Axonende an, dringen Kalzium-Ionen aus der Umgebung ins Axonende ein und bewirken die Ausschüttung von Azetylcholin aus den Endknöpfchen in den *synaptischen Spalt* zwischen Motoneuron

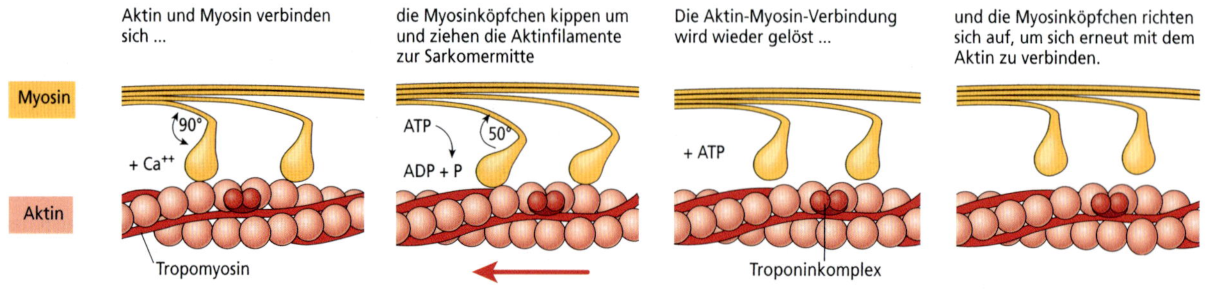

Abb. 6.14 Der Mechanismus der Muskelkontraktion nach dem Modell des Querbrückenzyklus (stark vereinfacht).

und Sarkolemm. Am Sarkolemm vereinigen sich die Azetylcholinmoleküle mit Rezeptoren.

Dadurch verändert sich die Durchlässigkeit des Sarkolemms für Natrium- und Kalium-Ionen, und die Erregung breitet sich über das Sarkolemm einschließlich seiner T-Tubuli aus (→ 9.3.1).

Ektromechanische Koppelung

Die „Übersetzung" der Erregung in Kontraktion heißt **elektromechanische Koppelung.** Die Erregung des Sarkolemms führt zur Freisetzung von Kalzium aus dem sarkoplamatischen Retikulum, die Kalziumkonzentration im Sarkoplasma steigt. Troponin und Tropomyosin ändern ihre Form und der Kopf des Myosinfilaments verbindet sich *querbrückenartig* mit dem Aktinfilament. Dann kippt der Kopf des Myosinfilaments um (→ Abb. 6.14), sodass Aktin- und Myosinfilament ein winziges Stück aneinander vorbeigleiten und die Aktinfilamente stärker zwischen die Myosinfilamente gezogen werden **(Filamentgleittheorie).** Die Z-Streifen nähern sich einander, das Sarkomer verkürzt sich.

Bei wiederholten Zyklen mit Querbrückenschlag bewegt sich das Kopfteil des Myosinfilaments ruderschlagförmig auf der Oberfläche des Aktinfilaments. Dieser **Querbrückenzyklus** erfordert ATP als Energielieferant. Fehlt es, so können sich Aktin- und Myosinfilament nicht voneinander lösen, der Muskel wird starr.

Kontrahieren sich viele Myofibrillen gleichzeitig und viele Male nacheinander, verkürzt sich der gesamte Skelettmuskel sichtbar. Zwischen Azetylcholinausschüttung und Beginn der Muskelkontraktion vergeht nur etwa 1 ms, die **Latenzzeit.**

Ende der Erregung

Solange Azetylcholin im synaptischen Spalt vorhanden ist, wird die Muskelfaser *erregt.* Erst wenn Azetylcholin durch das Enzym **Azetylcholinesterase** gespalten ist, ist die Erregung beendet. Das Spaltprodukt Cholin wird wieder ins Axonende aufgenommen.

Nach Ende der Erregung wird das im Rahmen der elektromechanischen Koppelung freigesetzte Kalzium wieder aktiv aus dem Sarkoplasma ins sarkoplasmatische Retikulum zurückgepumpt, der Muskel *erschlafft.*

Motorische Einheit

Eine **motorische Einheit** wird aus einem Motoneuron und der von ihm innervierten *Gruppe* von Muskelfasern gebildet. Bei Muskeln, die einer äußerst präzisen Steuerung bedürfen, z. B. den Augenmuskeln, bilden weniger als zehn Muskelfasern eine motorische Einheit. In anderen Muskeln sind bis zu 2.000 Muskelfasern in einer motorischen Einheit zusammengefasst.

Refraktärzeit

Wird eine motorische Einheit zweimal unmittelbar hintereinander gereizt, reagieren ihre Muskelfasern auf den ersten, jedoch nicht auf den zweiten Reiz. Nach dem ersten Reiz befindet sich die motorische Einheit in der **Refraktärzeit,** einer „Schutzpause" (→ 9.2.5). Nach ca. 1 ms reagiert die motorische Einheit wieder.

Alles-oder-nichts-Gesetz

Nach dem **Alles-oder-nichts-Gesetz** kontrahiert sich jede Muskelfaser einer motorischen Einheit maximal, sobald ein ausreichend starker Reiz die motorische Endplatte erreicht. „Halbe" Kontraktionen einer motorischen Einheit gibt es nicht. In der Regel kontrahieren sich aber nicht *alle* motorischen Einheiten eines

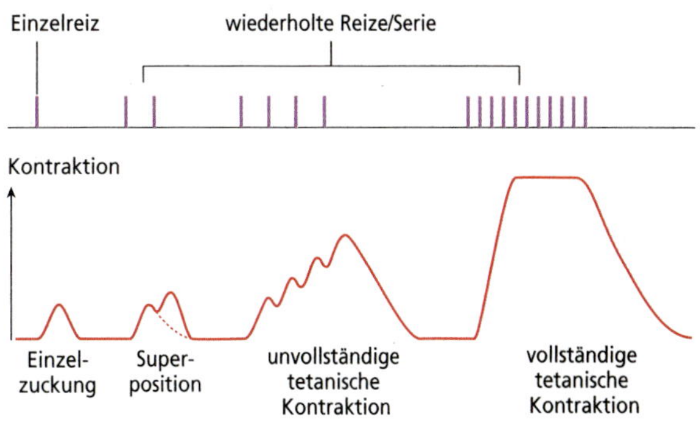

Abb. 6.15 Superposition (Überlagerung) von Einzelzuckungen und tetanische Kontraktion beim Skelettmuskel.

Muskels. *Abwechselnde* Aktivierung von jeweils nur einem Teil der motorischen Einheiten eines Muskels verhindert, dass der Muskel frühzeitig ermüdet. Nur so sind Dauerleistungen möglich.

Im Gegensatz zu motorischen Einheiten können sich *Muskeln* durchaus in verschiedenem Ausmaß kontrahieren: Da sich der Muskel aus vielen hundert motorischen Einheiten zusammensetzt, wird eine abgestufte Zusammenziehung durch Kontraktion unterschiedlich vieler motorischer Einheiten gleichzeitig erreicht (z. B. 10, 100, 1.000). Auch schneller aufeinanderfolgende Erregungen (also eine höhere Aktionspotenzialfrequenz) steigern die Kontraktion im Skelettmuskel bis zur kurzzeitigen **tetanischen Kontraktion** *(Dauerkontraktion, Tetanus):* Die Muskelzuckung dauert länger als die Refraktärzeit und die einzelnen Zuckungen überlagern sich (→ Abb. 6.15, auch → Tab. 6.1).

Energielieferanten des Muskels

Skelettmuskeln enthalten zwar viel ATP, dennoch reicht es meist nur für 5–6 s Daueraktivität. Danach greift die Skelettmuskelfaser zunächst auf das energiereiche **Kreatinphosphat** zurück, um durch dessen Spaltung die ATP-Speicher rasch wieder zu regenerieren. Damit hat der Muskel bei maximaler Arbeit Energie für ca. 15 s.

Dauert die Muskelarbeit länger, so erschöpft sich auch der Kreatinphosphatvorrat, und es muss **Glukose** *(Traubenzucker)* verstoffwechselt werden (→ 2.8.1). Im Skelettmuskel wird Glukose in seiner Speicherform **Glykogen** gelagert, das bei Bedarf in der *Glykogenolyse* zu Glukose gespalten werden kann. Die Glukose muss jedoch weiter zerlegt werden, bevor sie zur Regeneration des ATP genutzt werden kann, und zwar:

- Bei Sauerstoffmangel im Muskel über die Glykolyse zum Pyruvat und weiter zum Laktat. Hierbei entstehen 2 mol ATP pro mol Glukose **(anaerober Energiestoffwechsel)**
- Bei ausreichend Sauerstoff über Pyruvat im Zitratzyklus zu CO_2 und H_2O. Dies ergibt 16-mal mehr ATP **(aerober Energiestoffwechsel).**

Rote und weiße Muskelfasern

Es gibt zwei Typen quergestreifter Muskelfasern:

- **Rote** *(langsame, Typ-1-)***Muskelfasern** entwickeln nicht so viel Kraft, sind aber sehr ausdauernd („Typ Dauerläufer"). Sie enthalten viel Myoglobin und zahlreiche Mitochondrien zur aeroben Energiegewinnung. Sie überwiegen z. B. in Muskeln mit Haltefunktionen

- **Weiße** *(schnelle, Typ-2-)***Muskelfasern** entwickeln kurzzeitig viel Kraft, ermüden aber schnell („Typ Sprinter"). Sie kommen mit dem aeroben Stoffwechsel nicht aus, sondern greifen auf den anaeroben Stoffwechsel zurück.

SPICKZETTEL

Skelettmuskel: Kontraktiles Organ aus vielen quergestreiften Skelettmuskelfasern und Hilfsgeweben wie etwa der bindegewebigen **Muskelfaszie.** Hauptaufgaben aktive Bewegungen, Erhalt der aufrechten Körperhaltung, Wärmeproduktion. Typischerweise über Sehnen an mindestens zwei Stellen an Knochen befestigt, wobei die proximale/kraniale Befestigung als **Muskelursprung** und die distale/kaudale als **Muskelansatz** bezeichnet wird.
Sarkomer: Kleinste funktionelle Einheit der **Myofibrillen** und damit auch der Muskelfaser, bestehend aus drei **Myofilamenten (Myosin-, Aktin-, Titinfilamenten)** und weiteren Proteinen. Kontraktion durch wiederholte Bindung der Myosin- an die Aktinfilamente (**Querbrückenzyklus,** „Ruderbewegung") unter Energieverbrauch, dadurch Vorbeischieben der Myosin- an den Aktinfilamenten **(Filamentgleittheorie)** und Sarkomerverkürzung.

6.3.6 Formen der Muskelkontraktion

Muskeltonus

Unter normalen Bedingungen sind immer einige Muskelfasern eines Muskels kontrahiert und andere entspannt. Diese Teilanspannung des Muskels erzeugt den **Muskeltonus** *(Muskelgrundtonus),* der u. a. die aufrechte Haltung des Körpers ermöglicht. Zum Beispiel verhindert so die Nackenmuskulatur, dass der Kopf beim Sitzen vornüberkippt; sie zieht den Kopf aber nicht nach hinten.

Isotonische und isometrische Kontraktion

Nach außen hin kann eine muskuläre Kontraktion zwei Effekte haben (→ Abb. 6.16):

- Bei einer **isotonischen Kontraktion** verkürzt sich der Muskel und erzeugt so eine Bewegung. Der Muskeltonus verändert sich nur wenig. Beispiele sind die Kontraktionen der Beinmuskulatur beim Gehen
- Bei einer **isometrischen Kontraktion** wird der Muskel fixiert (z. B. durch Antagonisten) und kann sich nicht oder nur minimal verkürzen; die Muskelspannung steigt dabei erheblich an. Obwohl hier keine Bewegung erzeugt wird, wird trotzdem Energie verbraucht. Beispiel ist das Tragen einer Tasche am hängenden Arm.

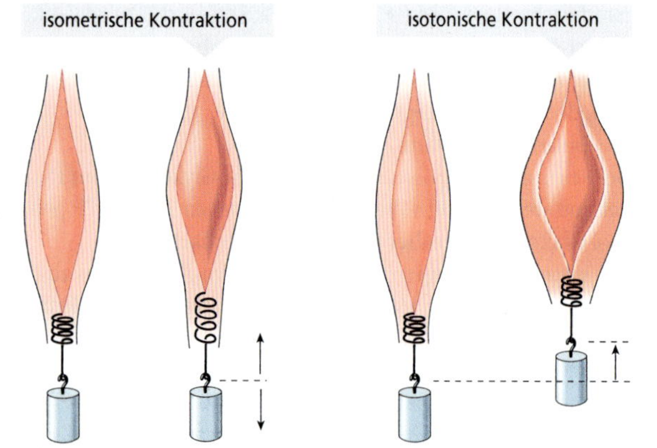

Abb. 6.16 Skelettmuskel in Ruhe, bei isometrischer Kontraktion (links) und bei isotonischer Kontraktion (rechts). Die Federn spiegeln den Muskeltonus wider. Er bleibt bei einer rein isotonischen Kontraktion konstant.

PRÄVENTION

Bei längerer Nichtbeanspruchung kommt es zur **Muskelatrophie** *(Muskelschwund).* **Isometrische physiotherapeutische Übungen** können z. B. bei längerer Bettlägerigkeit diesem Muskelabbau entgegenwirken und den Kreislauf anregen. Einzelne Muskelgrupppen, z. B. Oberschenkel- oder Armmuskulatur, werden für 8 s angespannt und dann für maximal 12 s entspannt. Danach folgen eine erneute Anspannung und wiederum Entspannung. Geübt werden sollte 3- bis 5-mal täglich mit jeweils mindestens 10-maligem Wechsel zwischen Anspannung und Entspannung.

6.3.7 Herzmuskulatur

Die Herzwand besteht hauptsächlich aus **Herzmuskulatur,** dem *Myokard* (→ 14.3.2). Dieses ist quergestreift wie die Skelettmuskulatur, zeichnet sich jedoch durch einige Besonderheiten aus (→ auch Tab. 6.1):

- Im Gegensatz zu den vielen peripher gelegenen Zellkernen der Skelettmuskelzellen besitzen die meisten Herzmuskelzellen nur einen einzigen, zentral liegenden Zellkern, gelegentlich 2–3 Zellkerne
- Die Herzmuskelzellen sind unregelmäßig verzweigt und haben untereinander End-zu-End-Verbindungen, wodurch sie ein Netzwerk bilden und elektrisch miteinander gekoppelt sind
- Während die Skelettmuskulatur sich normalerweise willkürlich („gewollt") als Reaktion auf Nervenimpulse kontrahiert, kontrahiert sich der Herzmuskel unwillkürlich ungefähr 70-mal pro Minute ohne auszusetzen; dies ist die Folge einer inneren Impulsbildung *(Schrittmacher)* im Sinusknoten (→ 14.5.2)
- Das für die elektromechanische Koppelung nötige Kalzium stammt teilweise aus dem sarkoplasmatischen Retikulum und teilweise aus dem Extrazellulärraum
- Das Herzmuskelgewebe besitzt eine hundertfach längere Refraktärzeit (ca. 300 ms) als die Skelettmuskulatur, wodurch dem Herzen eine Erholung zwischen den Herzschlägen garantiert wird. Eine (tödliche) Dauerkontraktion ist somit nicht möglich.

6.3.8 Glatte Muskulatur

Glatte Muskulatur findet sich in den Wänden der meisten Hohlorgane, beispielsweise im Magen-Darm-Trakt oder in den Gefäßwänden. Die glatte Muskulatur arbeitet *unwillkürlich.* Selbst in Ruhe sind die glatten Muskelzellen immer etwas angespannt *(Ruhetonus).*

Weitere Kennzeichen sind (→ auch Tab. 6.1):

- Die glatte Muskelfaser ist beträchtlich kleiner als die Skelettmuskelfaser und hat Spindelform
- In jeder Faser befindet sich nur ein einzelner ovaler, in der Mitte liegender Kern

Tab. 6.1 Skelettmuskulatur, Herzmuskulatur und glatte Muskulatur im Vergleich (Histologie → 5.4).

	Skelettmuskulatur	Herzmuskulatur	Glatte Muskulatur
Vorkommen (teilweise Auswahl)	Extremitäten-, Rumpf-, Zungen-, Schlund-, Kehlkopfmuskulatur, Zwerchfell	Herzmuskel	Wände von Magen-Darm-, Urogenitaltrakt, Blutgefäßen
Histologie	• Lange (bis 15 cm), nicht verzweigte Fasern • Viele randständige Zellkerne • Querstreifung	• Spiralige, verzweigte Fasern • Ein mittig liegender Zellkern • Querstreifung	• Kurze, verzweigte Fasern • Ein mittig liegender Zellkern • Keine Querstreifung
Motorische Endplatte	Ja	Nein	Nein
Tätigkeit	Willkürlich	Unwillkürlich	Unwillkürlich
Latenzzeit	Kurz	Mittellang	Lang
Kontraktionszeit	Kurz	Mittellang	Lang
Ermüdung	Rasch	Nein	Langsam
Tetanisierbarkeit	Ja	Nein	Ja
Schrittmacherzellen (Automatie)	Nein (Erregung durch Nervenreiz von außen)	Ja (Erregungsbildungssystem)	Teilweise (beim Single-unit-Typ)

- Bei glatten Muskeln vom **Single-Unit-Typ** *(myogenen Typ)* sind die Fasern eng vermascht und bilden ein kontinuierliches Netzwerk. Dadurch wird eine Erregung von Faser zu Faser weitergeleitet und es kommt zur *wellenförmigen* (peristaltischen) Kontraktion, etwa im Magen-Darm-Trakt. Dieser Muskeltyp kann selbst Erregungen bilden, die durch das vegetative Nervensystem oder lokale Faktoren (beispielsweise durch Dehnung, den pH-Wert oder durch Sauerstoffkonzentration) beeinflusst werden.
  Beim **Multi-Unit-Typ** *(neurogenen Typ,* beispielsweise Ziliarmuskel des Auges) sind die Muskelfasern gegeneinander isoliert und die Kontraktionen werden vom vegetativen Nervensystem ausgelöst
- Die Kontraktion der glatten Muskelfaser dauert 5- bis 500-mal länger als die der Skelettmuskelfaser.

6.4 Körperliche Arbeit

Bei schwerer **körperlicher Arbeit** benötigt die Muskulatur bis zu 50-mal mehr Sauerstoff als in Ruhe, auch müssen die vermehrt anfallenden Stoffwechselprodukte *Kohlendioxid* und *Milchsäure* **(Laktat)** abtransportiert werden.

Beides erfordert eine verstärkte Durchblutung der Muskulatur sowie Anpassungsvorgänge von Herz-Kreislauf-System und Atmung.

Vasodilatation der kleinsten Gefäße

In den ersten Minuten gewinnt die Muskulatur die notwendige Energie vor allem durch den *anaeroben* (= ohne Sauerstoff ablaufenden) Stoffwechsel (→ 6.3.5). Die hierbei vermehrt anfallenden Stoffwechselprodukte führen zu einer Weitstellung der kleinsten Blutgefäße *(Vasodilatation).*

Zusätzlich wirkt auch der lokal fallende Sauerstoffpartialdruck gefäßerweiternd, sodass die Durchblutung der Muskulatur erheblich ansteigt.

Am besten ist die Durchblutung der Muskulatur bei **rhythmisch-dynamischen Arbeiten,** bei denen Kontraktion und Erschlaffung einander abwechseln, wie es z. B. beim Gehen oder Ballspielen der Fall ist.

Hingegen wird bei **statischer Haltearbeit** (z. B. Hakenhalten in Operationssaal) die Durchblutung dadurch behindert, dass der ununterbrochen angespannte Muskel seine eigenen Gefäße abdrückt; er ermüdet daher schnell.

Steigerung der Herzleistung

Binnen weniger Minuten nach Belastungsbeginn steigt die *Herzfrequenz* an, z. B. bei leichter Belastung von ca. 70 Schlägen/min in Ruhe auf ungefähr 130 Schläge/min. Dies ist ein typischer Wert im Gleichgewicht *(Steady-State),* der über viele Stunden im Arbeitsalltag aufrechterhalten werden kann.

Bei kurzzeitiger, maximaler Anstrengung erhöht sich die Herzfrequenz beim jüngeren Menschen sogar bis auf 180–200 Schläge/min.

Gleichzeitig nimmt auch das **Schlagvolumen** (→ 14.6.1) zu, beim Untrainierten und bei maximaler Belastung auf knapp 100 ml, beim Trainierten auf über 150 ml.

Das *Herzminutenvolumen* kann durch diese Mechanismen von 5 l/min bis auf 20 l/min beim Untrainierten ansteigen und erreicht Werte von 30 l/min bei Hochleistungssportlern.

Hingegen bleibt die Durchblutung der inneren Organe wie etwa Niere und Magen-Darm-Trakt bei körperlicher Arbeit gleich oder sinkt sogar, sodass ihr relativer Anteil am Herzminutenvolumen kleiner wird.

Bei körperlicher Belastung findet also eine *Umverteilung* des Blutvolumens statt (→ 15.3, → Abb. 6.17).

Bei **leichter und mittelschwerer Arbeit** pendeln sich Laktatkonzentration und Herzfrequenz bald auf einen mittleren, konstanten Wert *(Steady-State)* ein – es tritt hierbei keinerlei Ermüdung ein.

Bei **schwerer Arbeit** jedoch kann das Herz die erforderliche Dauerleistung nicht aufbringen; es ermüdet (→ Abb. 6.18). Diese Ermüdung wird durch steigende *Laktatkonzentrationen* verstärkt, die dadurch entstehen, dass das anfallende Laktat nicht abgebaut werden kann. Die dadurch verursachte metabolische Azidose (→ 18.8.2) bedingt letztlich den Leistungsabbruch.

Die bei Arbeitsbeginn entstehende **Sauerstoffschuld** wird nach Beendigung der Arbeit wieder getilgt (abgebaut, → Abb. 6.18).

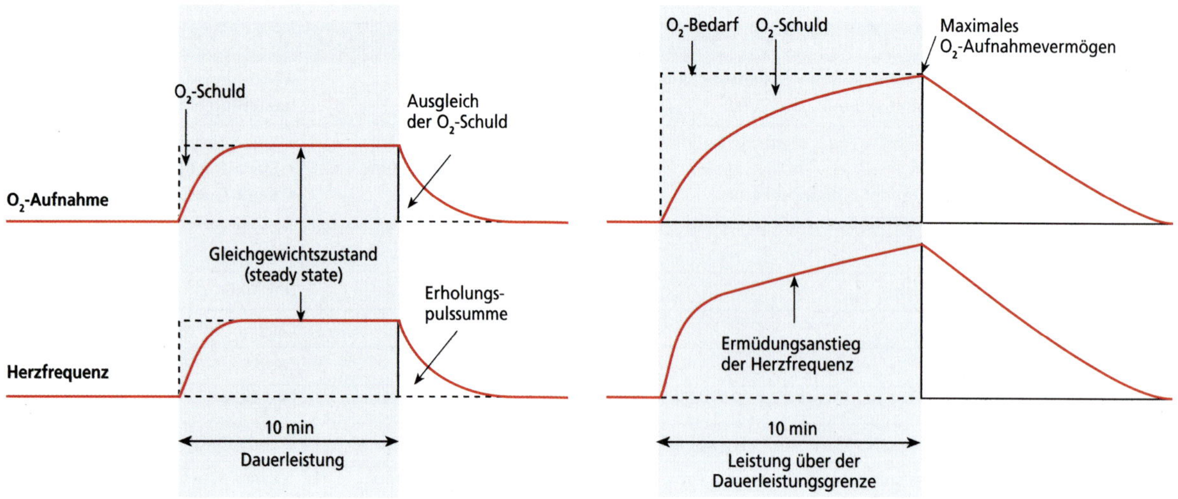

Abb. 6.18 Herzfrequenz und O_2-Aufnahme bei nichtermüdender Arbeit (links) und bei Arbeit oberhalb der Dauerleistungsgrenze (rechts).

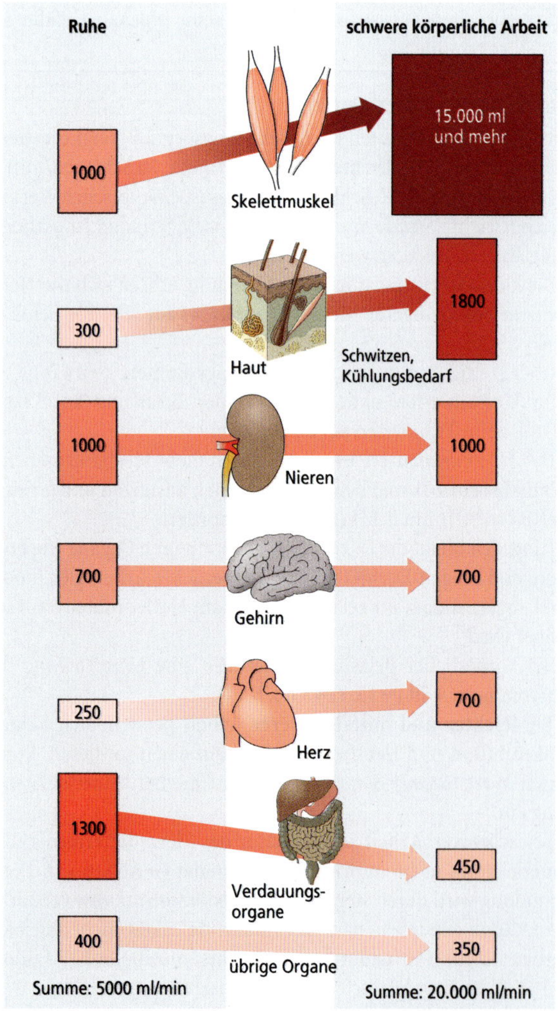

Abb. 6.17 Organdurchblutung in Ruhe und bei schwerer körperlicher Arbeit.

Deshalb schlägt das Herz auch nach Arbeitsende im höheren Takt, wie man auch noch einige Minuten lang „außer Atem“ ist. Als Maß für die Sauerstoffschuld gilt die *Erholungspulssumme,* d.h. die Gesamtzahl der Herzschläge nach Arbeitsende bis zum Wiedererreichen des „Pulsruhewertes“.

Steigerung der Atmung

Auch die Atmung muss bei körperlicher Arbeit gesteigert werden – sowohl *Atemfrequenz* als auch *Atemzugvolumen* nehmen zu. Das *Atemminutenvolumen* (→ 16.10) steigt von etwa 7 l/min in Ruhe auf über 100 l/min bei extremer Anstrengung. Beim Gesunden ist die Atmung in aller Regel nicht der limitierende Faktor bei der Arbeit.

PRÄVENTION

Regelmäßige körperliche Aktivität beugt insbesondere Übergewicht, Diabetes mellitus (Typ 2) und Herz-Kreislauf-Erkrankungen vor, steigert das Selbstwertgefühl und bessert das Allgemeinbefinden.
Besonders geeignet sind Ausdauersportarten; gerade bei älteren Menschen spielt die Bewegung im täglichen Alltag eine wichtige Rolle. Auch Menschen z. B. mit Lungen-, Herz-Kreislauf- oder Krebserkrankungen profitieren von angepasster Bewegung.
Pflegende ermutigen Patientinnen und Patienten zu mehr Bewegung, geben Anregungen zu körperlicher Aktivität im Alltag und machen auf geeignete Angebote der Sportvereine, Volkshochschulen oder Krankenkassen (z. B. Koronarsportgruppen) aufmerksam.

WIEDERHOLUNGSFRAGEN

1. Welche Knochentypen gibt es? (→ 6.1.1)
2. Wie ist ein Röhrenknochen aufgebaut? (→ 6.1.2)
3. Wie verändert sich die Knochenmasse während des Lebens? (→ 6.1.2)
4. Wie wird Knochengewebe gebildet? (→ 6.1.3)
5. Wie unterscheiden sich desmale und chondrale Ossifikation? (→ 6.1.3)
6. Welche Substanzen sind für den Aufbau von gesundem Knochengewebe unentbehrlich? (→ 6.1.5)
7. Wie unterscheiden sich Sehnen und Bänder? (→ 6.1.6)
8. Wie sind Diarthrosen aufgebaut? (→ 6.2.2)
9. Welche Gelenkformen gibt es? (→ 6.2.3)
10. Wie heißen die Grundtypen des Muskelgewebes? (→ 6.3)
11. Welche wichtigen Aufgaben erfüllt der Skelettmuskel? (→ 6.3.1)
12. Woraus besteht ein Sarkomer? (→ 6.3.4)
13. Wie kontrahiert sich ein Skelettmuskel? (→ 6.3.5)
14. Was ist eine motorische Einheit? (→ 6.3.5)
15. Wie unterscheiden sich isotonische und isometrische Kontraktion? (→ 6.3.6)
16. Durch welche Besonderheiten zeichnet sich das Herzmuskelgewebe aus? (→ 6.3.7)
17. Wo befindet sich glattes Muskelgewebe hauptsächlich? (→ 6.3.8)
18. Auf welche Muskelarten können wir keinen bewussten Einfluss nehmen? (→ 6.3.8)
19. Welche Anpassungsvorgänge laufen bei körperlicher Anstrengung im Körper ab? (→ 6.4)

7

BEWEGUNGSAPPARAT

LERNZIELÜBERSICHT

7.1 Menschliche Gestalt

- Die menschliche Gestalt ist genetisch und durch Umweltfaktoren beeinflusst.
- Skelett und Skelettmuskeln machen den Körper stabil und gleichzeitig beweglich.
- Das Skelett ist in Schädel, Schultergürtel, Arme, Wirbelsäule, Brustkorb, Becken(gürtel) und Beine gegliedert.

7.2 Regionen des Kopfes

- Der Schädel setzt sich aus Hirn- und Gesichtsschädel zusammen. Beide bestehen aus vielen einzelnen Knochen.
- Die untere Seite des Hirnschädels wird als Schädelbasis bezeichnet.
- Die Knochen des Hirnschädels sind durch Schädelnähte verbunden.
- Beim Neugeborenen gibt es noch weite Öffnungen zwischen den Hirnschädelknochen, die Fontanellen.
- Am Gesichtsschädel setzen Muskeln für Mimik und Kauen an.

7.3 Körperstamm

- Hals, Wirbelsäule und Brustkorb gehören wie der Kopf zum Körperstamm.
- Die Wirbelsäule besteht aus sieben Hals-, zwölf Brust- und fünf Lendenwirbeln, gefolgt von Kreuz- und Steißbein. Ihre doppelt S-förmige Krümmung entwickelt sich in der frühen Kindheit.
- Die Bandscheiben zwischen den Wirbeln puffern Belastungen ab.
- An den Wirbeln setzen Muskeln an, die in ihrer Gesamtheit die autochthone Rückenmuskulatur bilden. Sie stabilisiert und bewegt die Wirbelsäule.
- Die ersten beiden Halswirbel (Atlas und Axis) sind besonders geformt, um die große Kopfbeweglichkeit zu ermöglichen.
- An den Brustwirbeln finden sich zwölf bogenförmige Rippenpaare, die vorn miteinander verbunden sind.
- Das Zwerchfell sowie die kleinen Zwischenrippenmuskeln dienen der Atembewegung.
- Die Bauchwand wird durch mächtige Muskelpakete abgedeckt.
- Im Bereich der Leiste liegt der Leistenkanal, durch den beim Mann der Samenstrang läuft.

7.4 Obere Extremität

- Die obere Extremität dient als Greif- und Tastorgan.
- Der Schultergürtel aus Schlüsselbein und Schulterblatt verbindet Arm und Körperstamm. Viele Muskeln zur Bewegung des Oberarms entspringen am Schulterblatt.
- Der Oberarmknochen (Humerus) ist der größte Knochen der oberen Extremität.
- Der Unterarm hat zwei Knochen, Elle und Speiche (Ulna bzw. Radius). Auch sie sind von Muskulatur umgeben und bilden den Ursprung für Muskeln zur Bewegung der Hand.
- Die Hand besteht aus der Handwurzel mit acht Handwurzelknochen; daran setzen die Mittelhandknochen und dann die Fingerglieder an. Zahlreiche Muskeln ermöglichen die fein abgestimmte Handbeweglichkeit.

7.5 Untere Extremität

- Das knöcherne Becken (Beckengürtel) verbindet Körperstamm und Beine. Er besteht aus zwei Hüftbeinen (aus Darm-, Sitz- und Schambein) sowie dem Kreuzbein als Rückwand.
- Anteile von Darm-, Sitz- und Schambein bilden die Hüftgelenkpfanne für den Oberschenkelknochen (Femur), den größten Knochen des Menschen.
- Vom Becken entspringen auch die mächtigen Muskeln zur Bewegung des Oberschenkels.
- Das Beckeninnere wird in großes und kleines Becken unterteilt.
- Der Beckenboden stellt eine Platte aus Muskeln und Bändern dar, durch den Mastdarm, Harnröhre und Scheide nach außen münden.
- Der Oberschenkelknochen wird von zahlreichen, teils kräftigen Muskeln umgeben.
- Auch der Unterschenkel besitzt zwei Knochen: Schien- und Wadenbein (Tibia bzw. Fibula).
- Am Kniegelenk beteiligen sich Oberschenkelknochen, Schienbein und Kniescheibe. Eine Besonderheit sind die Menisken, die das Kniegelenk unvollständig unterteilen. Innen wird das Kniegelenk durch die Kreuzbänder zusammengehalten.
- An den Unterschenkel schließt sich der Fuß an, die gelenkige Verbindung heißt oberes Sprunggelenk.
- Das Fußskelett besteht aus Fußwurzel-, Mittelfuß- und Zehenknochen.
- Der Fuß hat ein physiologisches Längs- und Quergewölbe.

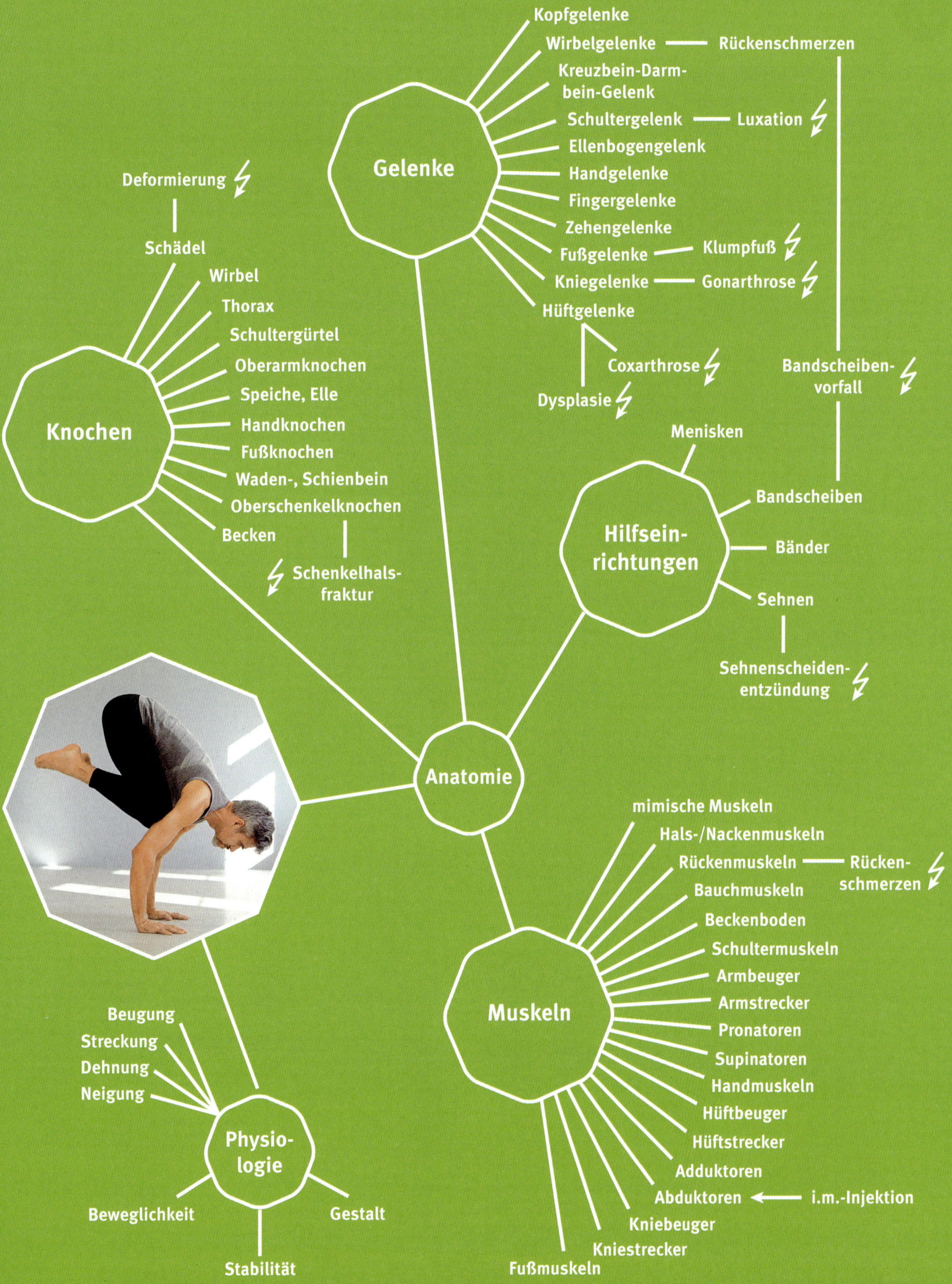
Anatomie
Gelenke
Kopfgelenke
Wirbelgelenke
Rückenschmerzen
Kreuzbein-Darm-bein-Gelenk
Schultergelenk
Luxation
Ellenbogengelenk
Handgelenke
Fingergelenke
Zehengelenke
Fußgelenke
Klumpfuß
Kniegelenke
Gonarthrose
Hüftgelenke
Coxarthrose
Dysplasie
Bandscheiben-vorfall
Knochen
Deformierung
Schädel
Wirbel
Thorax
Schultergürtel
Oberarmknochen
Speiche, Elle
Handknochen
Fußknochen
Waden-, Schienbein
Oberschenkelknochen
Becken
Schenkelhals-fraktur
Hilfsein-richtungen
Menisken
Bandscheiben
Bänder
Sehnen
Sehnenscheiden-entzündung
Muskeln
mimische Muskeln
Hals-/Nackenmuskeln
Rückenmuskeln
Rücken-schmerzen
Bauchmuskeln
Beckenboden
Schultermuskeln
Armbeuger
Armstrecker
Pronatoren
Supinatoren
Handmuskeln
Hüftbeuger
Hüftstrecker
Adduktoren
Abduktoren
i.m.-Injektion
Kniebeuger
Kniestrecker
Fußmuskeln
Physio-logie
Beugung
Streckung
Dehnung
Neigung
Beweglichkeit
Stabilität
Gestalt

[J787]

7.1 Menschliche Gestalt

Schon auf den ersten Blick erkennen wir große Unterschiede in **Körpergröße, -bau** und **-gestalt** unserer Mitmenschen. Diese Merkmale werden durch Gene *und* Umwelt beeinflusst. So ist z. B. die Größe im Wesentlichen genetisch bestimmt, gelangt aber erst im Laufe der ca. 20-jährigen Wachstumsperiode zur Ausprägung (→21.3.1). Bei länger dauernder Unterernährung wird allerdings die genetisch festgelegte „Soll-Größe" nicht erreicht.

7.1.1 Skelett

Das **Skelett** des Erwachsenen (→Abb. 7.1) besteht aus über 200 Knochen, das eines Kindes sogar aus über 300 Knochen, da einige Knochen wie etwa das Hüftbein erst im Laufe des Wachstums miteinander verschmelzen.

Zusammen mit Muskeln, Sehnen und Bändern gibt das Skelett dem Körper seine Stabilität und ermöglicht zugleich seine Beweglichkeit.

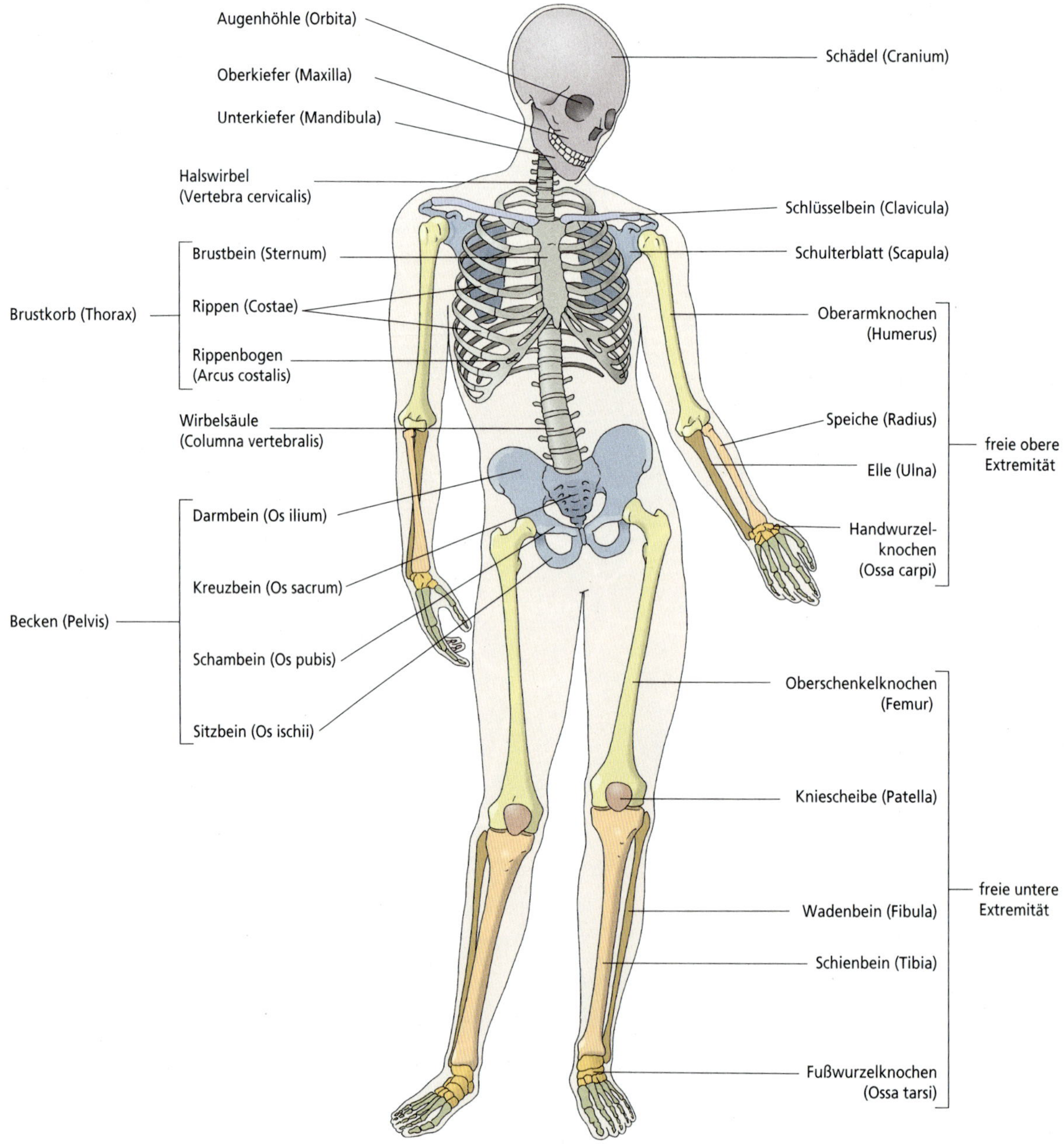

Abb. 7.1 Übersicht über das menschliche Skelett. Bei den Extremitäten symbolisieren gleiche Farben einander entsprechende Knochengruppen.

Das Skelett lässt sich in verschiedene Knochengruppen unterteilen:

- Den **Schädel** *(Cranium)*
- Die **Wirbelsäule** *(Columna vertebralis)*
- Den knöchernen **Brustkorb** *(Thorax)*
- Den **Schulter**- und den **Beckengürtel**
- Freie obere und untere Extremitäten (**Arme bzw. Beine**).

Weibliches und männliches Skelett

Im Vergleich zum weiblichen enthält das männliche Skelett längere und schwerere Knochen. Diese haben größere Aufrauungen und Knochenvorsprünge, da dort auch größere Muskeln ansetzen. Außerdem besitzt die Frau ein anders geformtes, vor allem breiteres Becken als der Mann (Details → 7.5.1).

7.1.2 Übersicht über die Skelettmuskulatur

Die über 600 Skelettmuskeln ermöglichen durch ihre Kontraktionen sämtliche Bewegungen des Körpers. Die großen Übersichtsabbildungen auf dieser und der nächsten Seite zeigen die oberflächliche Skelettmuskulatur in der Vorder- und Rückenansicht (→ Abb. 7.2, → Abb. 7.3).

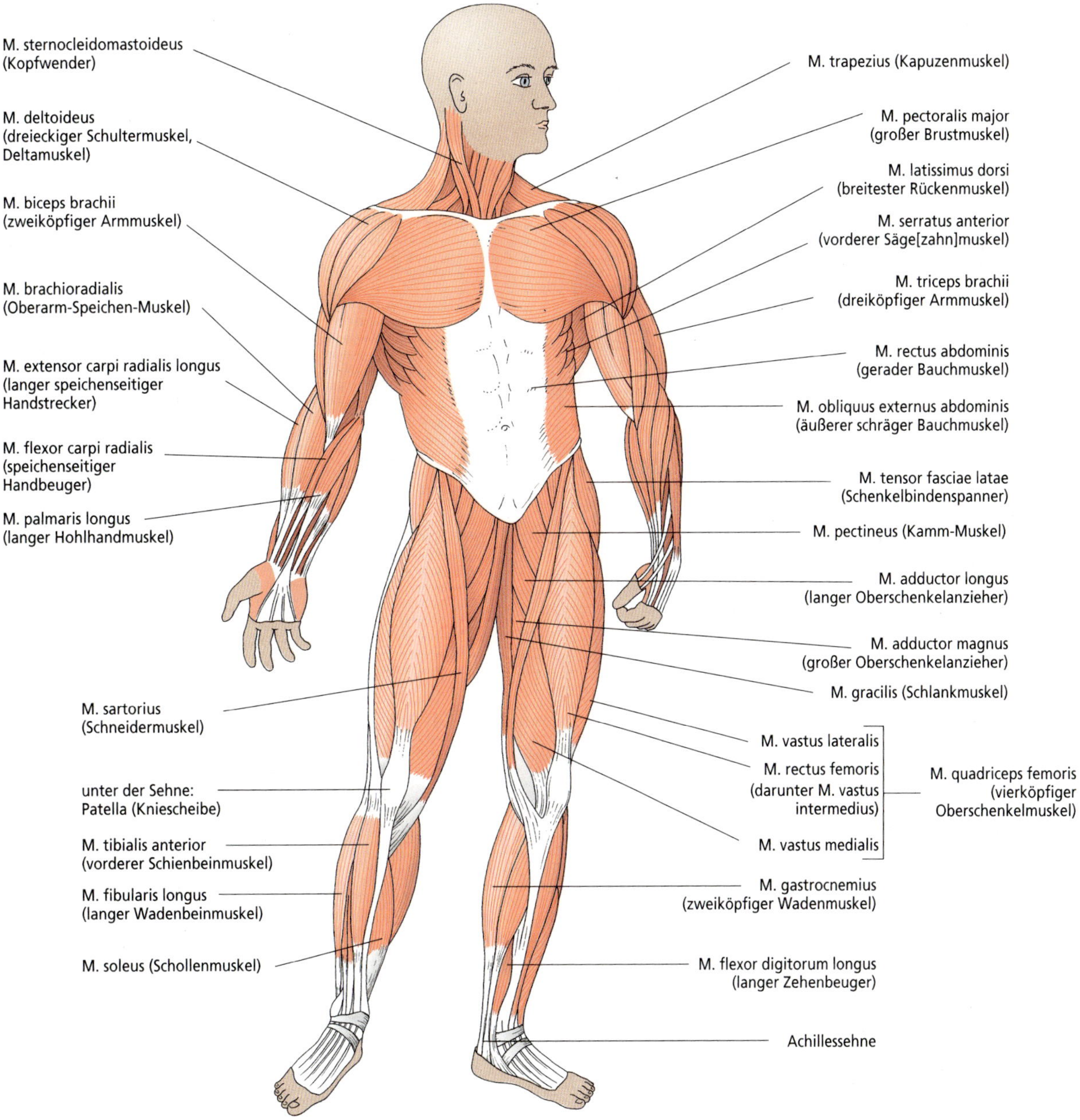

Abb. 7.2 Oberflächliche Skelettmuskulatur (von vorn).

7.2 Regionen des Kopfes

7.2.1 Hirn- und Gesichtsschädel

Der Schädel (→ Abb. 7.4, → Abb. 7.5, → Tab. 7.1) sitzt auf der Wirbelsäule und besteht aus zwei Knochengruppen: dem *Hirn-* und dem *Gesichtsschädel.*

Hirn- und Gesichtsschädel

Zum **Hirnschädel** *(Neurocranium)* werden meist gezählt:
- Das **Stirnbein** *(Os frontale)*
- Das paarige **Scheitelbein** *(Os parietale)*
- Das paarige **Schläfenbein** *(Os temporale)*
- Das **Hinterhauptbein** *(Os occipitale)*
- Das **Keilbein** *(Os sphenoidale)*
- Das **Siebbein** *(Os ethmoidale).*

Zum **Gesichtsschädel** *(Viscerocranium)* gehören üblicherweise:
- Das **Nasenbein** *(Os nasale)*
- Der **Oberkiefer** *(Os maxillare, Maxilla)*
- Das paarige **Jochbein** *(Os zygomaticum)*
- Der **Unterkiefer** *(Os mandibulare, Mandibula)*
- Das paarige **Tränenbein** *(Os lacrimale)*
- Das paarige **Gaumenbein** *(Os palatinum)*
- Die paarige **untere Nasenmuschel** *(Concha nasalis inferior)*
- Das **Pflugscharbein** *(Vomer)*
- Das **Zungenbein** (*Os hyoideum,* → Abb. 16.5)
- Die **Gehörknöchelchen** (→ 10.7.2).

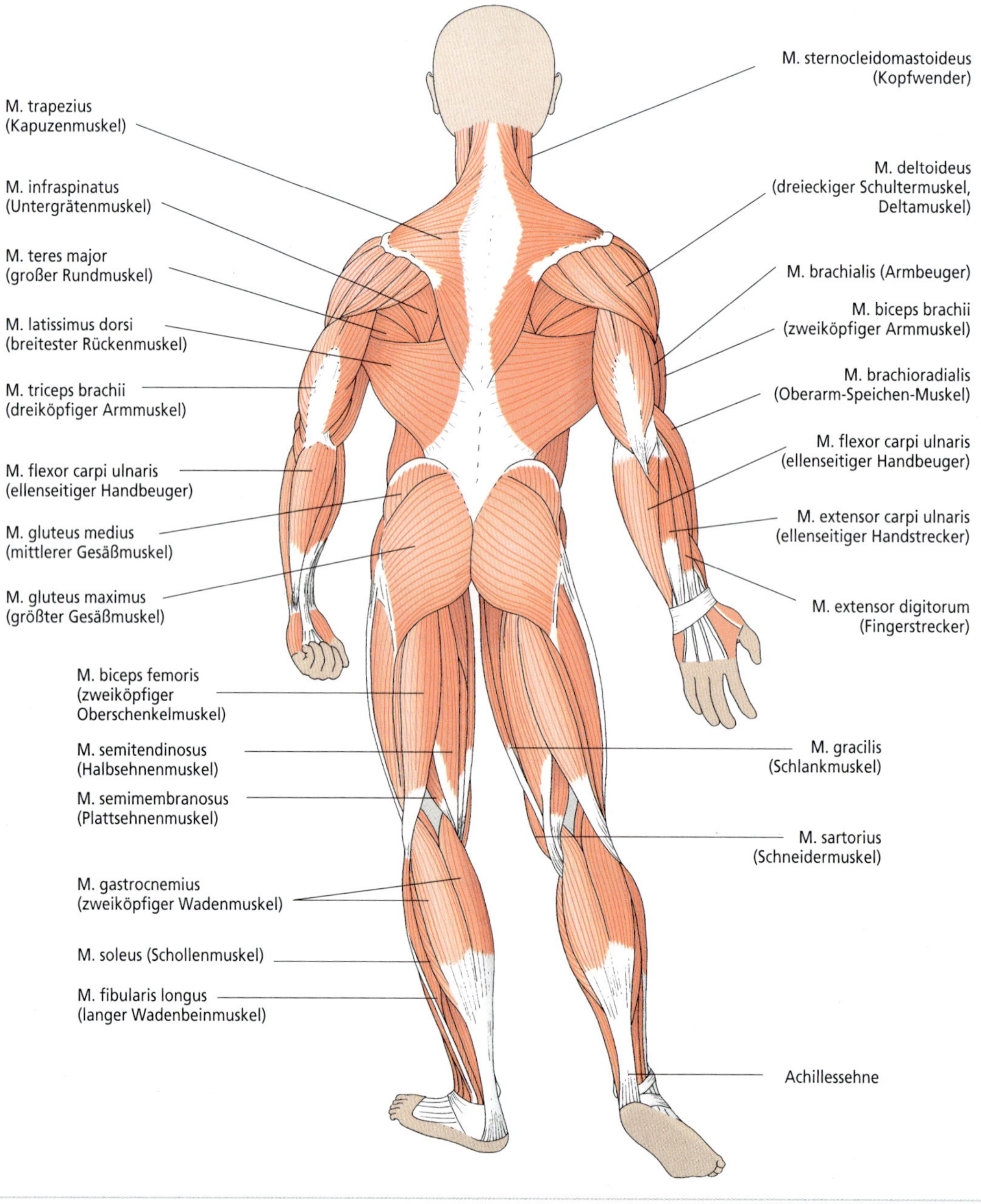

Abb. 7.3 Oberflächliche Skelettmuskulatur (von hinten).

Schädelbasis und Schädelkalotte

Die acht Knochen des Hirnschädels umschließen die längsovale **Schädelhöhle,** die das Gehirn enthält. Das Gehirn ruht auf der knöchernen **Schädelbasis** (*Schädelgrundplatte* →Abb. 7.5) und wird von der **Schädelkalotte** *(Schädeldach)* kapselartig umgeben. So ist das Gehirn geschützt, kann sich aber kaum ausdehnen.

Im Bereich der Schädelkalotte sind die Knochen platt und schollenartig und über die Schädelnähte (→Abb. 7.4, →Abb. 7.6) verbunden. An der Schädelbasis sind die Knochen zum Teil bizarr geformt und mit Hohlräumen. Dort finden sich auch viele Löcher und Furchen, die Gefäße und Nerven aus dem Schädelinneren zum Körper bzw. umgekehrt durchtreten lassen.

7.2.2 Schädel beim Säugling

Schädelnähte

Beim Neugeborenen ist der Kopf, v. a. der Hirnschädel, im Vergleich viel größer als beim Erwachsenen (→21.3.1). Der Hirnschädel des Neugeborenen besteht aus schollenartigen Knochenplatten, die über die *desmale Ossifikation* aus Bindegewebe entstanden sind (→6.1.3) und (noch) nicht aneinanderstoßen.

Die Spalträume dazwischen, **Schädelnähte** *(Suturae)* genannt, sind bei der Geburt durch Bindegewebe verschlossen, die Knochenplatten lassen sich also gegeneinander verschieben. Dies erleichtert den Durchtritt durch den Geburtskanal und ermöglicht das weitere Hirnwachstum nach der Geburt (→Abb. 7.4, →Abb. 7.6).

- Die **Stirnnaht** *(Sutura frontalis)* trennt die Stirnbeinhälften
- Die **Kranznaht** *(Sutura coronalis)* grenzt das Stirnbein von den beiden Scheitelbeinen ab

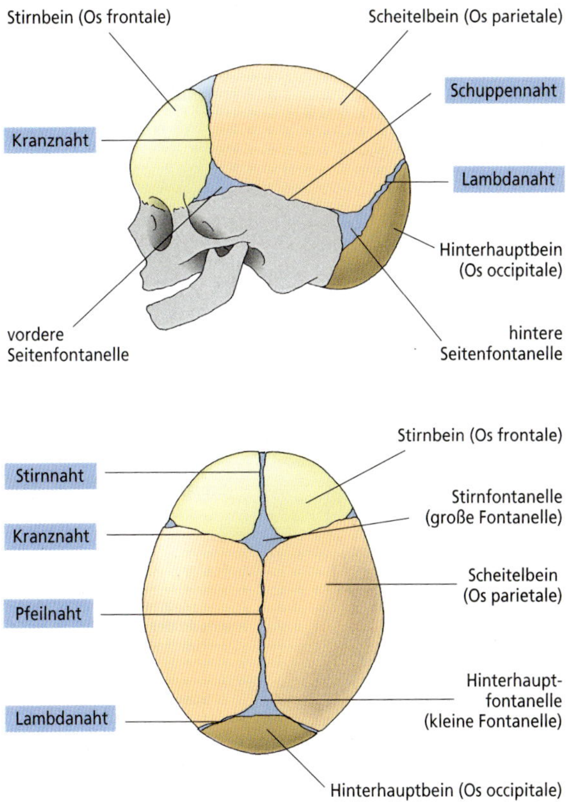

Abb. 7.6 Fontanellen und Schädelnähte beim Säugling.

- Die von vorn nach hinten ziehende **Pfeilnaht** *(Sutura sagittalis)* liegt zwischen den beiden Scheitelbeinen, etwa unterhalb eines gedachten Mittelscheitels
- Die **Lambdanaht** *(Sutura lambdoidea)* ist die Grenze zwischen Scheitelbeinen und Hinterhauptbein
- Die **Schuppennaht** *(Sutura squamosa)* liegt zwischen Schläfen- und Scheitelbein.

PÄDIATRIE

Bis auf die Stirnnaht verknöchern die Schädelnähte erst nach Abschluss des Wachstums. Bei einer vorzeitigen Verknöcherung können **Schädeldeformitäten** die Folge sein, so z. B. ein **Turmschädel** bei zu frühem Schluss der Kranznaht.

Fontanellen

Bei der Geburt klaffen in den Bereichen, in denen drei oder mehr Knochenplatten aneinanderstoßen, relativ weite Lücken. Diese weichen, bindegewebig überbrückten Stellen heißen **Fontanellen** (*Fonticuli,* →Abb. 7.6). Sie sind gut durch die Haut tastbar und haben eine charakteristische Form. Dadurch ermöglichen sie dem Geburtshelfer unter der Geburt eine gute Orientierung über die Lage des kindlichen Kopfes im mütterlichen Becken.

- Die rautenförmige **Stirnfontanelle** *(große Fontanelle, Fonticulus anterior)* befindet sich als größte Fontanelle zwischen den Scheitelbeinen und den Stirnbeinhälften. Sie kann bis in das dritte Lebensjahr hinein offen bleiben
- Die **Hinterhauptfontanelle** *(Fonticulus posterior)* befindet sich am Hinterkopf zwischen dem Hinterhauptbein und den hinteren Winkeln der Scheitelbeine. Sie ist dreieckig und wird oft auch *kleine Fontanelle* genannt. Sie schließt sich in der Regel schon im dritten Lebensmonat
- Zu den **Seitenfontanellen** zählen die **vordere Seitenfontanelle** *(Keilbeinfontanelle, Fonticulus sphenoidalis)* beidseits zwischen Stirn-, Scheitel- und Keilbein sowie die **hintere Seitenfontanelle** *(Warzenfontanelle, Fonticulus mastoideus)* zwischen Scheitel-, Schläfen- und Hinterhauptbein. Auch sie schließen sich bereits beim Säugling bzw. kurz danach.

PFLEGE VON KINDERN

Bei der **Beobachtung des Säuglings** gibt die große Fontanelle wichtige Hinweise: Normalerweise liegt sie im Hautniveau und bei aufgelegtem Finger ist der Pulsschlag zu spüren. Bei Flüssigkeitsmangel, z. B. durch Wasserverlust bei Durchfall, ist die Fontanelle eingefallen. Eine gespannte Fontanelle kann auf einen erhöhten Hirndruck hinweisen, z. B. bei Meningitis (Hirnhautentzündung).

7.2.3 Schädelbasis

Die **innere Schädelbasis** enthält von vorn nach hinten treppenförmig abfallend drei **Schädelgruben,** die die verschiedenen Lappen des Gehirns aufnehmen (→Abb. 7.5).

Die **vordere Schädelgrube** liegt am höchsten – oberhalb der Augenhöhlen – und wird von Teilen des Stirnbeins, des Siebbeins und den kleinen Keilbeinflügeln gebildet. Hier liegen Teile des Riechhirns und die Stirnlappen des Großhirns.

Die **mittlere Schädelgrube** trägt die Schläfenlappen des Gehirns. Sie wird vom Keilbein und von den **Felsenbeinen,** den inneren Anteilen der Schläfenbeine, gebildet. Der Keilbeinkörper nimmt in der Mitte eine besondere Form an, die an einen türkischen Pferdesattel erinnert; aus diesem Grunde wird er **Türkensattel** *(Sella turcica)* genannt. In einer knöchernen Vertiefung liegt hier gut geschützt die **Hypophyse** *(Hirnanhangsdrüse)*, eine wichtige Hormondrüse (→ Abb. 11.6).

Die **hintere Schädelgrube** wird vorne aus den Rückseiten des Türkensattels *(Dorsum sellae)* und den Felsenbeinpyramiden und hinten aus dem Hinterhauptbein mit dem **Foramen magnum** *(großes Hinterhauptloch)* gebildet. Dieser Grube liegt das Kleinhirn auf.

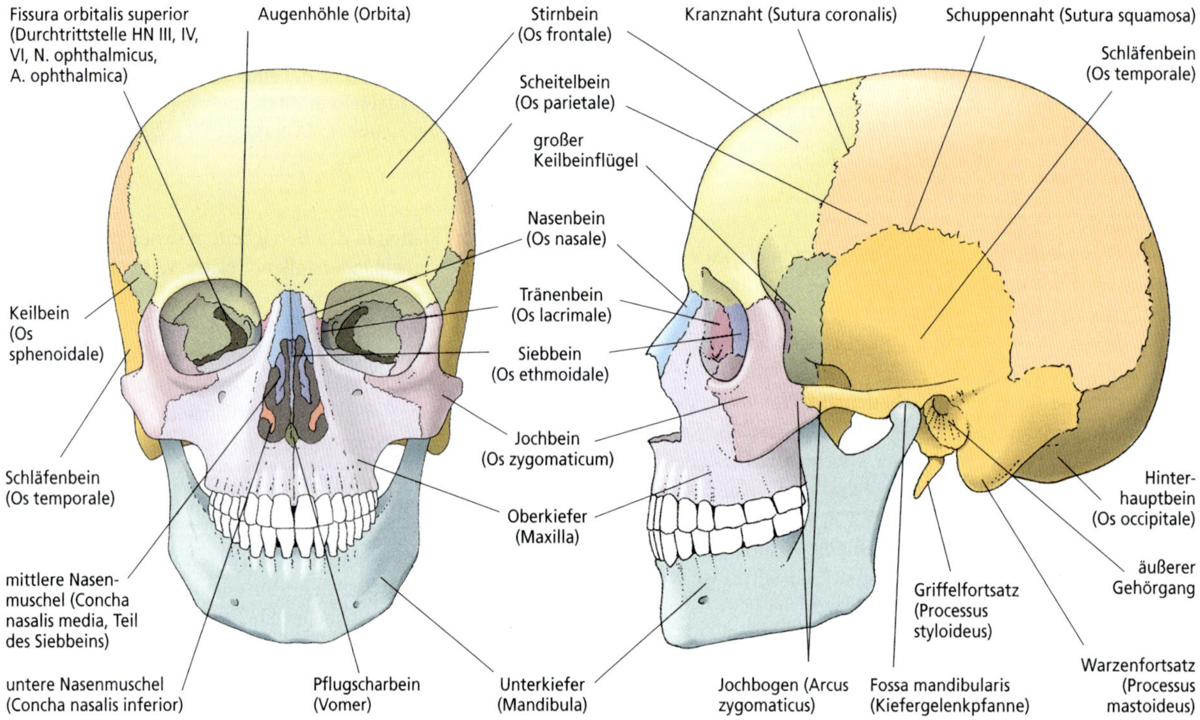

Abb. 7.4 Schädel in der Vorder- und in der Seitenansicht. Die Vorderansicht ist geprägt durch die Augenhöhlen, Nasen- und Mundöffnung. HN = Hirnnerven.

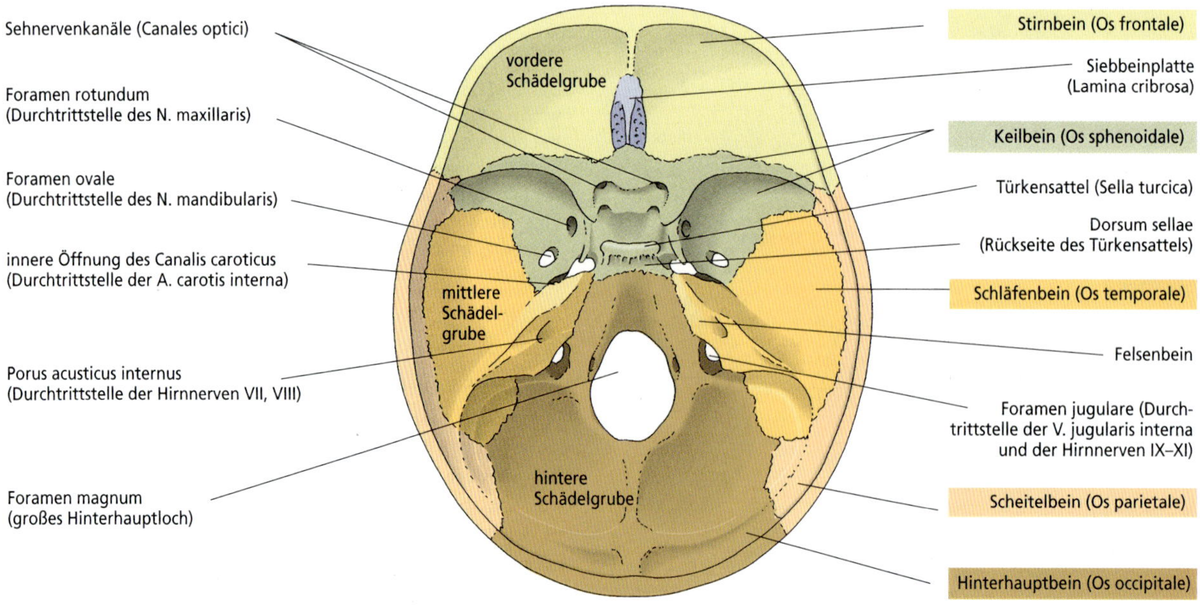

Abb. 7.5 Innere Schädelbasis nach Entfernung der Schädelkalotte und des Gehirns, Ansicht von oben.

Tab. 7.1 Übersicht über die Schädelknochen (→Abb. 7.4, →Abb. 7.5). Gehörknöchelchen →10.7.2, Zungenbein →Abb. 16.5.

Knochen	Kurzcharakteristik
Hirnschädel	
Stirnbein *(Os frontale)*	• Bildet die vordere obere Schädelkalotte inkl. Stirn, das Dach der Augenhöhle und den Großteil der vorderen Schädelgrube • Enthält die Stirnhöhlen (→16.1.3) als lufthaltige Räume
Scheitelbeine *(Ossa parietalia)*	• Bilden hinten oben und seitlich den größten Teil der Schädelkalotte
Schläfenbeine *(Ossa temporalia)*	• Liegen seitlich hinten am Kopf, beteiligt an Schädelbasis und -kalotte. Die **Felsenbeine** sind pyramidenförmige, in die Schädelhöhle (nach oben) vorspringende Teile der Schläfenbeine • Sind vorne mit je einem Fortsatz an der Bildung der **Jochbögen** („Wangenknochen") beteiligt • Beherbergen in den Felsenbeinen Gehörgänge, Mittel- und Innenohr • Tragen unten die hinter den Ohren tastbaren **Warzenfortsätze** *(Processus mastoidei)* mit den Warzenfortsatzzellen (→10.7.2) • Formen die Kiefergelenkpfannen
Hinterhauptbein *(Os occipitale)*	• Bildet den hinteren Teil der Schädelkalotte und fast die ganze hintere Schädelgrube • Umfasst das **Foramen magnum** *(großes Hinterhauptloch),* durch das das Rückenmark und die Aa. vertebrales ziehen • Hat im unteren Bereich den gut von außen tastbaren äußeren **Hinterhaupthöcker** • Hat unten eine Gelenkfläche für den ersten Halswirbel (Atlas, →7.3.3)
Keilbein *(Os sphenoidale)*	• Fledermausförmiger Knochen in der Mitte des Schädels • Enthält die luftgefüllte Keilbeinhöhle (→16.1.3) • Formt einen kleinen Teil der Schädelaußenseite, die hintere Augenhöhlenwand, den **Türkensattel** *(Sella turcica,* für die Hypophyse) und Teile der mittleren Schädelgrube und lässt u. a. die Nn. optici (Sehnerven) von der Augen- in die Schädelhöhle durchtreten
Siebbein *(Os ethmoidale)*	• Kleiner Knochen zwischen den beiden Augenhöhlen • Enthält die lufthaltigen Siebbeinzellen (→16.1.3) • Ist mit seinem unteren senkrechten Teil an der Nasenscheidewand und oben mit der **Siebbeinplatte** (durch die der N. olfactorius = Riechnerv zieht) am Nasendach beteiligt • Formiert die beiden **oberen und mittleren Nasenmuscheln** an der seitlichen Nasenwand
Gesichtsschädel	
Nasenbein *(Os nasale)*	• Kleiner Knochen, der den oberen Teil des Nasenrückens bildet
Oberkiefer *(Os maxillare, Maxilla)*	• In der Mitte des Gesichts • Beteiligt an Boden und vorderem mittlerem Rand der Augenhöhlen • Umfasst die Nasenöffnung und enthält die luftgefüllten Kieferhöhlen (→16.1.3) • Bildet den vorderen Teil des harten Gaumens und trägt die obere Zahnreihe
Jochbeine *(Ossa zygomatica)*	• Sind an der seitlichen und unteren Augenhöhlenwand beteiligt • Bilden hinten mit je einem Fortsatz zusammen mit den Schläfenbeinen die Jochbögen
Unterkiefer *(Os mandibulare, Mandibula)*	• Gebogener, einziger beweglicher Schädelknochen (über das **Kiefergelenk**) • Trägt die untere Zahnreihe • Hat an den aufsteigenden Seitenästen jeweils den Gelenkkopf des Kiefergelenks • Bildet in der Mitte unten das Kinn
Tränenbeine *(Ossa lacrimalia)*	• Kleine, dünne Knochen an der Außenseite der Nasenwand und der Innenseite der Augenhöhlen
Gaumenbeine *(Ossa palatina)*	• L-förmige Knochen, welche den hinteren Teil des harten Gaumens und der Nasenseitenwände ausmachen
Untere Nasenmuscheln *(Conchae nasales inferiores)*	• Kleine Knochen seitlich an der Nase, die lediglich die (namengebenden) unteren Nasenmuscheln bilden
Pflugscharbein *(Vomer)*	• An der unteren Nasenscheidewand beteiligt

SPICKZETTEL

Schädel *(Cranium):* Knochen des Kopfes. Abgesehen vom Unterkiefer (im **Kiefergelenk**) unbeweglich.
- **Hirnschädel** *(Neurocranium),* unterteilt in **Schädelkalotte** *(Schädeldach)* und **Schädelbasis** *(Schädelgrundplatte).* Umschließt die **Schädelhöhle** und schützt das Gehirn. Besteht aus **Stirnbein** *(Os frontale),* **Scheitelbeinen** *(Ossa parietalia),* **Schläfenbeinen** *(Ossa temporalia),* **Hinterhauptbein** *(Os occipitale),* **Keilbein** *(Os sphenoidale),* **Siebbein** *(Os ethmoidale)*
- **Gesichtsschädel** *(Viszerocranium),* bildet den vorderen unteren Teil des Schädels mit Augen-, Mund-, Nasenhöhlen. Zusammengesetzt aus **Nasenbein** *(Os nasale),* **Oberkiefer** *(Os maxillare, Maxilla),* **Jochbeinen** *(Ossa zygomatica),* **Unterkiefer** *(Os mandibulare, Mandibula),* **Tränenbeinen** *(Ossa lacrimalia),* **Gaumenbeinen** *(Ossa palatina),* **unteren Nasenmuscheln** *(Conchae nasales inferiores),* **Pflugscharbein** *(Vomer),* **Zungenbein** *(Os hyoideum),* **Gehörknöchelchen.**

Fontanellen: Bindegewebig überbrückte Lücken zwischen den Hirnschädelknochen des Säuglings. Verknöchern ebenso wie die Spalträume zwischen den Hirnschädelknochen zu den **Schädelnähten.**

7.2.4 Mimische Muskulatur

Die **mimische Muskulatur** (→ Abb. 7.7) ermöglicht uns, Gefühlsregungen wie Staunen und Entsetzen, Freude oder Trauer auszudrücken. Die meisten dieser Muskeln nehmen eine Sonderstellung unter den Skelettmuskeln ein, da sie nicht über Gelenke hinwegziehen, sondern *direkt* an der Gesichtshaut ansetzen. Sie lassen deshalb Falten, Runzeln und Grübchen entstehen und verleihen dem Gesicht so seinen Reichtum an Ausdrucksmöglichkeiten.

Wichtige mimische Muskeln sind:
- Der **M. frontalis** *(Stirnmuskel),* der von den Augenbrauen schräg nach oben zieht, die Stirn runzelt, die Augenbrauen hebt und die Kopfhaut verschiebt
- Der **M. orbicularis oculi** *(Augenringmuskel),* der kreisförmig um die Augen verläuft und die Augen schließt
- Der **M. orbicularis oris** *(Ringmuskel des Mundes),* der einen Ring um den Mund bildet, den Mund schließt und die Lippen zusammenpresst
- Der **M. zygomaticus** *(Jochbeinmuskel)* vom Mundwinkel zum Jochbein, der die Mundwinkel nach oben seitlich zum Lächeln hebt
- Der **M. buccinator** *(Wangenmuskel),* der die muskuläre Grundlage der Wange bildet und den Mundhöhlenvorhof verkleinert
- Der **M. risorius** *(Lachmuskel),* der die „Lachgrübchen" entstehen lässt, indem er die Mundwinkel zur Seite zieht.

Platysma (Halshautmuskel) → 7.3.1

7.2.5 Kaumuskulatur

Die **Kaumuskulatur** bewegt den Unterkiefer. Die Kaumuskulatur ermöglicht das Beißen, Kauen und Zermahlen der Nahrung und beteiligt sich außerdem an der Lautbildung und am Sprechen.

Beim Kauen spielen Bewegungen in drei verschiedene Richtungen eine Rolle:
- Öffnen und Schließen des Mundes
- Seitverschieben und Zurückziehen des Mundes
- Kreisförmige Mahlbewegungen des Unterkiefers.

Vier am Unterkiefer ansetzende Muskeln sind im Wesentlichen für diese Bewegungen im Kiefergelenk verantwortlich (→ Abb. 7.8):
- Der **M. temporalis** *(Schläfenmuskel)* zieht vom Schläfenbein hinab zum Unterkiefer
- Der **M. masseter** *(Kaumuskel)* entspringt am Jochbogen und setzt am Unterkieferwinkel an
- Die **Mm. pterygoidei** *(Flügelmuskeln)* ziehen vom Keilbein zum Unterkieferwinkel, wobei aufgrund des unterschiedlichen Faserverlaufs der **M. pterygoideus lateralis** *(seitlicher Flügelmuskel)* zur Kieferöffnung und der **M. pterygoideus medialis** *(mittlerer Flügelmuskel)* zum Kieferschluss beiträgt.

Zusätzlich beteiligen sich auch die Wangen-, Mundboden-, Lippen-, Zungenbein- und Zungenmuskeln am Kauvorgang.
Obere Zungenbeinmuskeln → 7.3.1

SPICKZETTEL

Mimische Muskulatur *(Gesichtsmuskulatur):* An der Haut von Schädel und Gesicht ansetzende Skelettmuskeln, welche das Mienenspiel ermöglichen.
Beispiele **M. frontalis** (*Stirnmuskel*, Stirnrunzeln), **M. orbicularis oculi** (*Augenringmuskel*, Augenschluss), **M. orbicularis oris** (*Ringmuskel des Mundes*, Mundschluss), **M. zygomaticus** (*Jochbeinmuskel*, Lächeln)
Kaumuskulatur: Skelettmuskeln zur Bewegung des Unterkiefers. Vor allem **M. temporalis** *(Schläfenmuskel),* **M. masseter** *(Kaumuskel),* **Mm. pterygoidei** *(Flügelmuskeln).*

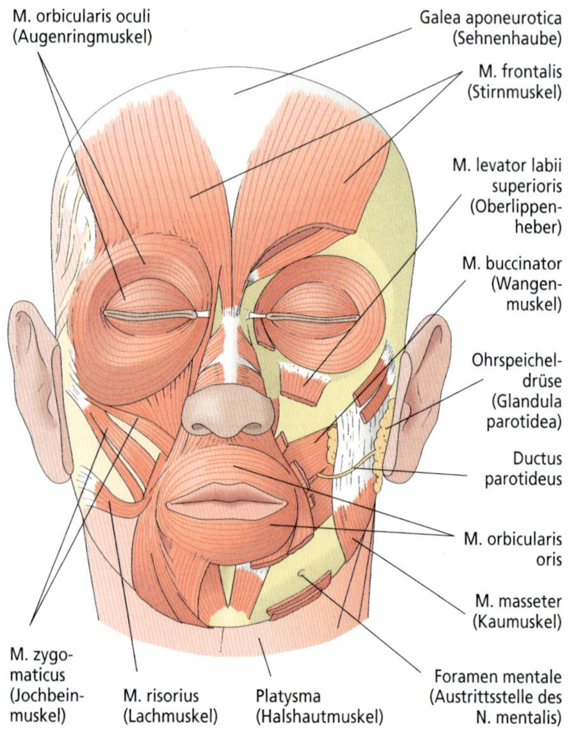

Abb. 7.7 Mimische Muskulatur. In der rechten Gesichtshälfte die oberflächliche Schicht, in der linken die tiefere Schicht, der M. masseter und die Ohrspeicheldrüse mit ihrem Ausführungsgang, dem Ductus parotideus.

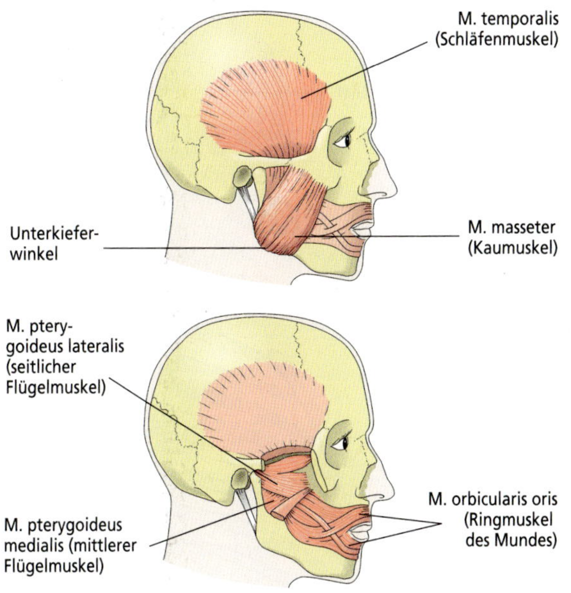

Abb. 7.8 Kaumuskulatur, oben oberflächliche, unten tiefe Schicht, sowie der M. orbicularis oris als Teil der mimischen Muskulatur.

7.3 Körperstamm

SPICKZETTEL

Körperstamm: Kopf, Hals und Rumpf.

Kopf → 7.2

7.3.1 Hals

Knöcherne Strukturen

Der **Hals** als Verbindungsabschnitt zwischen Kopf und Schultergürtel enthält als knöcherne Strukturen in seinem hinteren Teil die **Halswirbelsäule** mit sieben **Halswirbeln** (→ 7.3.2) und vorne oben das hufeisenförmige **Zungenbein** (*Os hyoideum* → Abb. 7.9, → Abb. 16.4, → Abb. 16.5). Die Lage des Zungenbeins ist von außen durch eine quere Falte am Hals sichtbar. Unter dem Zungenbein befindet sich der aus mehreren gegeneinander beweglichen Knorpeln bestehende, gut tastbare **Kehlkopf.** Zungenbein und Kehlkopf bewegen sich beim Schlucken nach oben.

Halsmuskulatur

Die feingliedrige **Halsmuskulatur** kann in zwei Gruppen eingeteilt werden, die durch die großen Halsleitungsbahnen (Speise- und Luftröhre) getrennt sind.

Zu den **vorderen Halsmuskeln** (→ Abb. 7.9) zählen:

- Das **Platysma** *(Halshautmuskel),* ein flächiger Muskel, der seiner Funktion nach noch zur mimischen Muskulatur gehört
- Der **M. sternocleidomastoideus** *(Kopfwender),* der den Brustkorb mit dem Kopf verbindet. Bei einseitiger Kontraktion neigt er den Kopf zur gleichen Seite und dreht ihn zur Gegenseite, bei beidseitiger kippt er den Kopf nach hinten
- Die **oberen Zungenbeinmuskeln** *(suprahyoidalen Muskeln),* die von Schädelbasis oder Unterkiefer zum Zungenbein ziehen. Da sie durch Hirnnerven versorgt werden, gehören sie eigentlich zu den Kopfmuskeln. Die oberen Zungenbeinmuskeln bilden den **Mundboden** mit, d. h. sie verschließen die Mundhöhle nach unten. Bei fixiertem Unterkiefer ziehen sie außerdem das Zungenbein nach oben bzw. bei fixiertem Zungenbein den Unterkiefer nach unten und unterstützen Mundöffnung, Kau- und Schluckbewegungen.
  Zu den oberen Zungenbeinmuskeln zählen **M. digastricus** *(zweibäuchiger Muskel),* **M. stylohyoideus** *(Griffelfortsatz-Zun-*

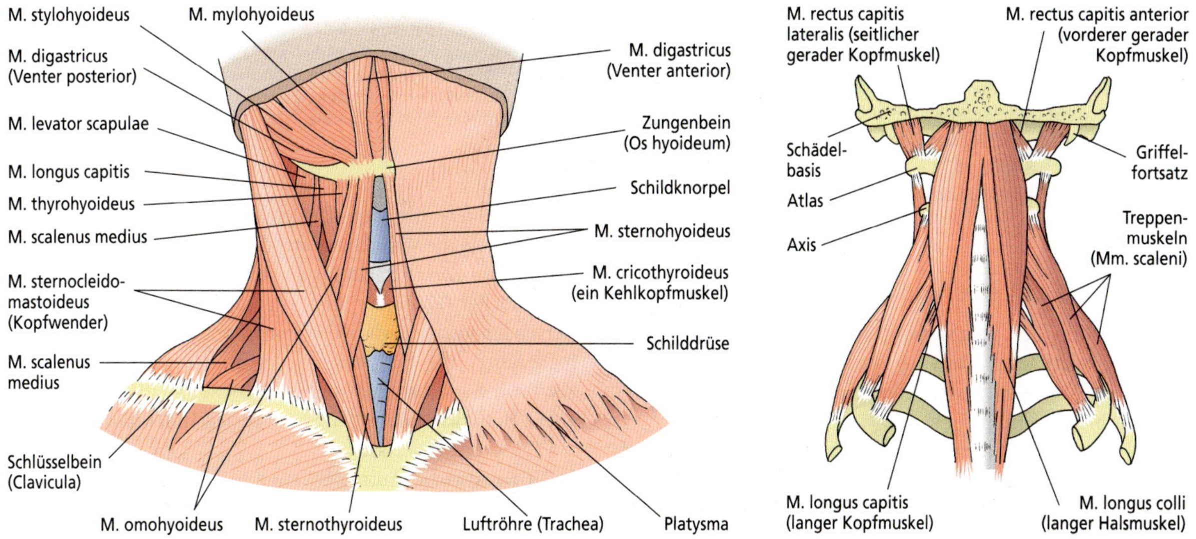

Abb. 7.9 Halsmuskulatur. Links vordere Halsmuskulatur (auf der rechten Halsseite Platysma entfernt). Rechts hintere Halsmuskulatur (vor der Wirbelsäule) und tiefe Nackenmuskulatur (hinter der Wirbelsäule, größtenteils verdeckt). Sie stützen den Kopf und unterstützen Kopfbewegungen.

genbein-Muskel), **M. mylohyoideus** *(Unterkiefer-Zungenbein-Muskel)* und **M. geniohyoideus** *(Kinn-Zungenbein-Muskel)*
- Die Gruppe der **unteren Zungenbeinmuskeln** *(infrahyoidalen Muskeln, Rectus-Gruppe; rectus* = gerade). Sie verlaufen vom Zungenbein abwärts zu Kehlkopf, Brustbein oder Schulterblatt. Entsprechend bewegen die unteren Zungenbeinmuskeln das Zungenbein nach unten und sind v. a. für Schlucken und Lautbildung bedeutsam.
  Zu den unteren Zungenbeinmuskeln gehören der **M. sternohyoideus** *(Brustbein-Zungenbein-Muskel),* der **M. sternothyroideus** *(Brustbein-Schildknorpel-Muskel),* der **M. thyrohyoideus** *(Schildknorpel-Zungenbein-Muskel)* und der **M. omohyoideus** *(Schulterblatt-Zungenbein-Muskel).*

Hinter Luft- und Speiseröhre liegen die **hinteren Halsmuskeln.**

Zu den hinteren Halsmuskeln gehören die **Treppenmuskeln** *(Mm. scaleni),* bestehend aus **M. scalenus anterior, medius und posterior** *(vorderer, mittlerer und hinterer Treppenmuskel)* seitlich am Hals (→ Abb. 7.9). Sie unterstützen die Einatmung, indem sie die ersten Rippen anheben. Außerdem wirken sie bei der Beugung und Seitwärtsdrehung der Halswirbelsäule mit. In ihrem gesamten Verlauf von den Querfortsätzen der sieben Halswirbel bis zur ersten und zweiten Rippe überziehen sie zeltförmig einen Teil des oben offenen knöchernen Thorax.

Zu den hinteren Halsmuskeln rechnen außerdem die **tiefen** oder *prävertebralen* **Halsmuskeln,** welche unmittelbar *vor* der Wirbelsäule liegen. Sie unterstützen bei einseitiger Kontraktion die Seitwärtsbewegung und bei beidseitiger die Vorbeugung des Kopfes (→ Abb. 7.9).

Tiefe Nackenmuskeln

Die **tiefen** (oder *kurzen*) **Nackenmuskeln** verlaufen *hinter* der Wirbelsäule zwischen dem ersten oder zweiten Halswirbel und dem Hinterhauptbein. Sie zählen zur *autochthonen Rückenmuskulatur* (→ 7.3.4).

SPICKZETTEL

Hals: Körperabschnitt zwischen Kopf und Rumpf mit
- **Halswirbelsäule** (*HWS,* umschließt das Rückenmark), **Zungenbein** *(Os hyoideum),* **Kehlkopf** *(Larynx)*
- **Halsmuskeln,** unterteilt in **vordere Halsmuskeln (Platysma** = *Halshautmuskel,* **M. sternocleidomastoideus** = *Kopfwender,* **obere** und **untere Zungenbeinmuskulatur), hintere Halsmuskeln (Mm. scaleni** und **tiefe** = *prävertebrale* **Halsmuskeln), tiefe** *(kurze)* **Nackenmuskeln** (Teil der autochthonen Rückenmuskulatur)
- Luft-und Speiseröhre, Schilddrüse.

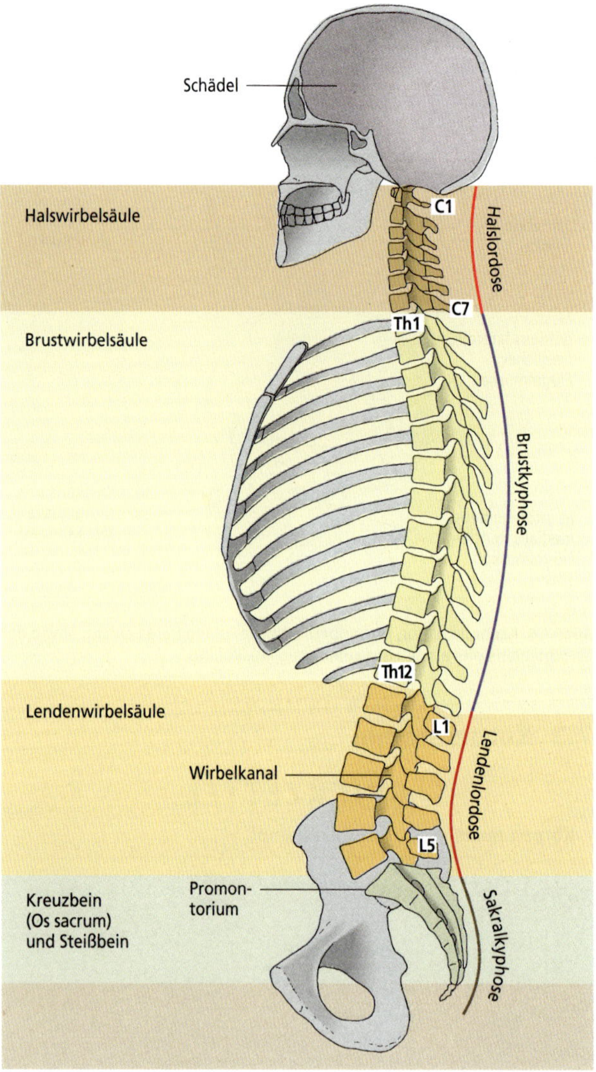

Abb. 7.10 Aufbau der Wirbelsäule im Längsschnitt mit den vier physiologischen Krümmungen. Aus dem Wirbelkanal ziehen die Spinalnerven (→ Abb. 9.20) durch die Zwischenwirbellöcher in die Körperperipherie. Der unterste Abschnitt der Wirbelsäule, das Kreuzbein, verbindet sich mit den beiden Hüftbeinen zum Beckenring.

7.3.2 Übersicht über die Wirbelsäule

Die **Wirbelsäule** *(Columna vertebralis)* bildet die große Längsachse unseres Skeletts. Sie besteht aus 24 segmentförmigen Knochen, den **Wirbeln** *(Vertebrae),* sowie dem **Kreuzbein** und dem **Steißbein** (→ Abb. 7.10, → Abb. 7.11).

Die Wirbelsäule umschließt und schützt das Rückenmark, welches durch die Wirbellöcher nach unten zieht. Sie trägt den Kopf und dient der Anheftung der Rippen und der Rückenmuskulatur.

Die Wirbel sind gegeneinander beweglich und erlauben dadurch Bewegungen nach vorn, hinten, links, rechts und um die Längsachse. Diese Beweglichkeit wird von den *Bandscheiben* (→ 7.3.3) unterstützt, die außerdem zusammen mit vielen Bändern und Muskeln die Wirbelsäule stabilisieren.

Zwischen den Wirbeln liegen Öffnungen, die man **Zwischenwirbellöcher** *(Foramina intervertebralia)* nennt. Durch sie treten Nerven hindurch, die vom Rückenmark ausgehen oder zum Rückenmark führen, die *Rückenmark-* oder *Spinalnerven* (→ 9.11.2).

Die Wirbelsäule hat fünf Abschnitte (→ Abb. 7.10):
- Die **Halswirbelsäule** *(HWS)* mit sieben **Halswirbeln** (kurz C1–C7, C = Zervix = Hals)
- Die **Brustwirbelsäule** *(BWS)* mit zwölf **Brustwirbeln,** die mit den Rippen gelenkig verbunden sind (Th1–Th12, Th = Thorax = Brustkorb)
- Die **Lendenwirbelsäule** *(LWS)* mit fünf **Lendenwirbeln** (L1–L5, L = Lumbus = Lende)

- Das **Kreuzbein** *(Os sacrum)* – fünf **Kreuzbeinwirbel** (*Sakralwirbel*, S1–S5) sind hier zu einem kompakten Knochen verschmolzen
- Das **Steißbein** *(Os coccygis)* aus etwa vier verkümmerten Steißwirbeln.

Krümmungen der Wirbelsäule

Von vorn gesehen ist die gesunde Wirbelsäule nahezu gerade. Betrachtet man die Wirbelsäule des Erwachsenen jedoch von der Seite, so zeigt sie vier leichte Krümmungen (→ Abb. 7.10):

- Bei zwei Krümmungen ist der Bogen nach vorn gewölbt; sie heißen **Halslordose** und **Lendenlordose**
- Bei den anderen beiden weist die Bogenkrümmung nach hinten. Sie werden als **Brustkyphose** und **Sakralkyphose** bezeichnet.

Diese Krümmungen verleihen der Wirbelsäule eine hohe Stabilität. Die Belastungen bei den verschiedenen Bewegungen werden dadurch auf alle Wirbel gleichmäßig verteilt.

Wirbelsäule beim Säugling und Kleinkind

Die Krümmungen der Wirbelsäule sind nicht von Geburt an vorhanden: Beim Säugling ist die gesamte Wirbelsäule leicht bogenförmig nach hinten gekrümmt (kyphosiert). Zuerst entwickelt sich beim älteren Säugling mit zunehmender Fähigkeit, den Kopf zu halten, die Halslordose. Im Krabbelalter flacht die Kyphose ab, und durch die Belastungen beim Stehen und Gehen bildet sich bis etwa zum Ende der Kindergartenzeit die charakteristische Doppel-S-Form der Wirbelsäule aus.

Fehlbelastungen der Wirbelsäule

Durch Fehlbelastungen können sich die Krümmungen der Wirbelsäule krankhaft verstärken: Es kann dann ein *Hohlkreuz* bei durch Fehlhaltung verstärkter Lendenlordose oder ein *Rundrücken* („Buckel") bei stärkerer Brustkyphose entstehen. Solche Fehlhaltungen begünstigen das Auftreten von *chronischen Rückenschmerzen*, vor allem im LWS-Bereich.

PRÄVENTION

Rückenschmerzen sind in unserer Gesellschaft weitverbreitet: Während Kinder bis zum Ende des Grundschulalters selten Rückenschmerzen haben, steigt deren Häufigkeit ab der Pubertät stetig an. Ab einem Alter von etwa 30 Jahren bei Frauen und 40 Jahren bei Männern geben 30 % oder mehr an, über mindestens drei Monate fast täglich Rückenschmerzen zu haben.
Vorbeugend ist vor allem eines wichtig: Bewegung, möglichst täglich und möglichst vielseitig. Für Kinder bedeutet dies z. B. Fußballspielen draußen statt am PC, Laufen, Springen und Klettern in der realen statt der virtuellen Welt, Kräftemessen mit echten Freunden im Sportverein statt in sozialen Netzwerken. Erwachsene sollten möglichst oft auf das Auto verzichten und Rad fahren oder zu Fuß gehen (z. B. auch die Kinder mit dem Rad zur Schule begleiten), dazu v. a. bei bewegungsarmer Berufstätigkeit Ausgleichssport treiben.
Hinzu kommt richtiges Hebe- und Trageverhalten: Lasten nicht in Rundrückenhaltung, sondern körpernah, symmetrisch und mit geradem Rücken heben und tragen (nicht hinunterbeugen, sondern ggf. in die Knie gehen). Als ganz wesentlich erwiesen

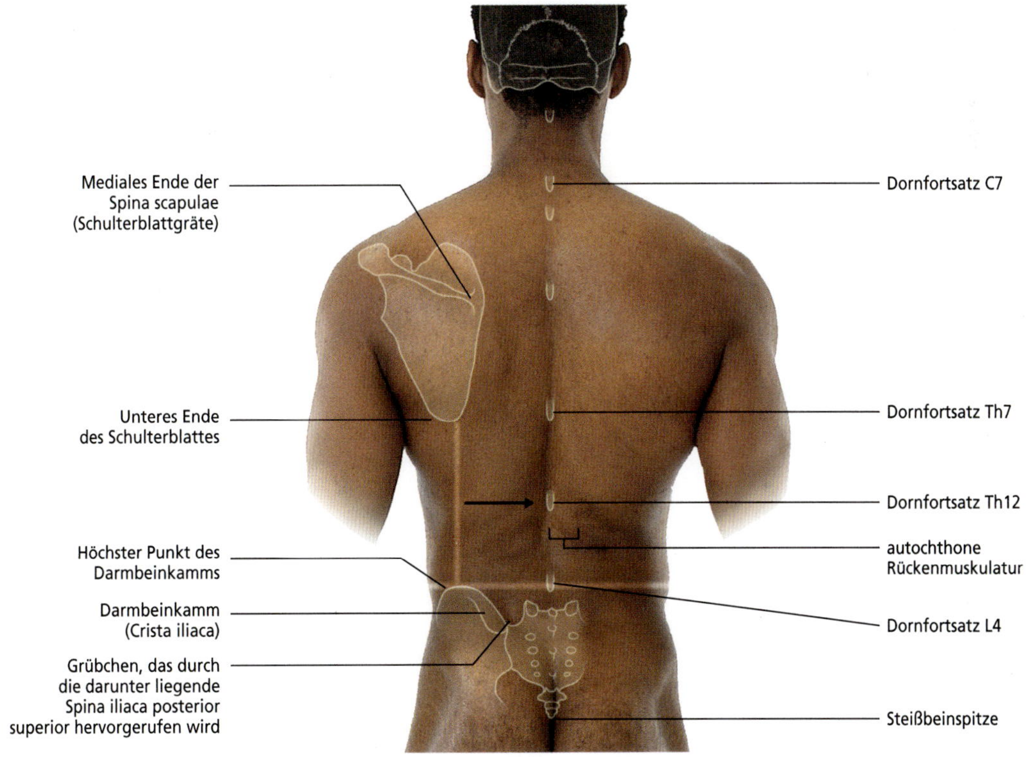

Abb. 7.11 Oberflächenanatomie des Rückens . [E364]

hat sich eine starke Rücken- und Bauchmuskulatur – entsprechende Übungen werden zusammen mit Dehnübungen zum Erhalt der Beweglichkeit in sog. **Rückenschulen** vermittelt. Diese Grundsätze gelten auch für Pflegende, deren Wirbelsäule durch das Heben der Patientinnen und Patienten stark beansprucht wird. Mithilfe der **Kinaesthetics®** können Pflegende zudem Erkrankte in ihren Bewegungsabläufen ohne Heben und Tragen unterstützen und ihnen helfen, eigene Ressourcen einzusetzen.

Wirbel

Die Wirbel haben vom dritten Hals- bis zum fünften Lendenwirbel einen einheitlichen Aufbau, auch wenn sie sich in den einzelnen Wirbelsäulenabschnitten in Größe und Form unterscheiden (→ Abb. 7.13). Diese unterschiedlichen Formen spiegeln die funktionellen Anforderungen wider: Die Halswirbel sind zierlich und hoch beweglich, die Brustwirbel haben spezielle Gelenkflächen für die Rippen und die Lendenwirbel sind sehr stabil gebaut, da sie die größte Last tragen.

Der **Wirbelkörper** *(Corpus vertebrae)* als dicke, rundliche, sehr belastbare „Knochenscheibe" bildet den Gewicht tragenden Teil der Wirbelsäule. Da alle Wirbelkörper übereinanderliegen, sind sie für die charakteristische Säulenform unserer Körperachse verantwortlich.

An der Hinterfläche des Wirbelkörpers setzt eine Knochenspange an, der **Wirbelbogen** *(Arcus vertebrae).* Er umgibt das **Wirbelloch** *(Foramen vertebrale).* Alle Wirbellöcher zusammen bilden den **Wirbelkanal** *(Spinalkanal, Canalis vertebralis),* durch den das Rückenmark vom **Foramen magnum** *(großes Hinterhauptloch)* nach unten zieht.

Vom Wirbelbogen gehen zum einen drei Knochenfortsätze aus, an denen Muskeln entspringen und ansetzen: der nach hinten unten zeigende, oft sicht- und tastbare **Dornfortsatz** *(Processus*

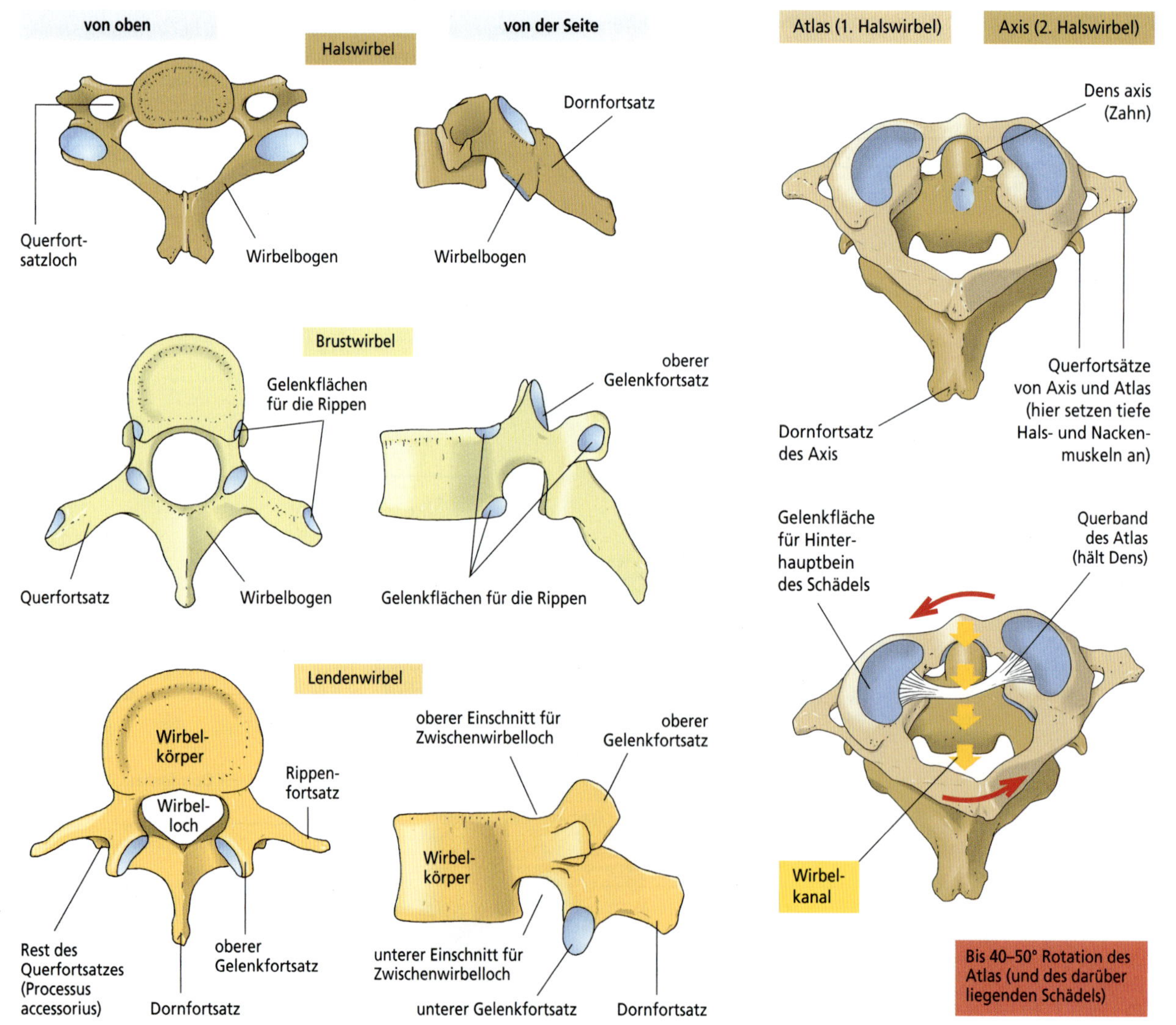

Abb. 7.13 Links und Mitte Halswirbel, Brustwirbel und Lendenwirbel im Vergleich (links von oben, in der Mitte von der Seite). Rechts Atlas (erster Halswirbel) und Axis (zweiter Halswirbel) in Normalstellung (oben) und bei rotiertem Kopf (unten).

spinosus, → Abb. 7.11, → Abb. 7.13) und links und rechts je ein **Querfortsatz** *(Processus transversus).*

Etwa auf Höhe der Querfortsätze entspringen dem Wirbelbogen zum anderen je zwei **Gelenkfortsätze** nach oben und unten (*Processus articularis superior* und *inferior*). Sie verbinden die Wirbel über die paarigen **Wirbelbogengelenke** *(kleine Wirbelgelenke, Facettengelenke)* untereinander.

Zwischen den unteren Gelenkfortsätzen und dem zugehörigen Wirbelkörper bleibt immer ein Freiraum, ebenso zwischen oberem Gelenkfortsatz und Wirbelkörper. Diese beiden Einschnitte liegen bei benachbarten Wirbeln direkt übereinander und umschließen das jeweilige **Zwischenwirbelloch** (*Foramen intervertebrale* → Abb. 7.12, → Abb. 7.13). Durch die Zwischenwirbellöcher verlassen die Spinalnerven den Wirbelkanal.

Bandscheiben

Zwischen den Wirbelkörpern der Hals-, Brust- und Lendenwirbelsäule sowie zwischen LWK 5 und Kreuzbein liegen die **Bandscheiben** *(Zwischenwirbelscheiben, Disci intervertebrales).* Durchschnittlich sind die Bandscheiben etwa 5 mm dick (die Dicke nimmt von oben nach unten zu). Sie bestehen aus zwei Schichten Bindegewebe:

- Einem äußeren *Faserring,* dem **Anulus fibrosus,** aus derben kollagenen Fasern und Faserknorpel
- Einem *Gallertkern,* dem **Nucleus pulposus.** Dieser gleicht wie ein Wasserkissen die Druckunterschiede zwischen zwei Wirbeln aus, wenn diese sich bewegen (→ Abb. 7.12).

Die Bandscheiben sind verformbar, aber nicht komprimierbar, sie ändern ihr Volumen also nicht. Sie erhöhen die Beweglichkeit der Wirbelsäule, indem sie sich entsprechend mit verformen, und fangen wie ein Stoßdämpfer Stauchungen der Wirbelsäule ab, z. B. beim Springen.

Bänder der Wirbelsäule

Stabilisiert wird die Wirbelsäule durch mehrere Bänder: **Vorderes** und **hinteres Längsband** (*Ligamentum longitudinale anterius* und *posterius*) ziehen vor bzw. hinter den Wirbelkörpern entlang der *gesamten* Wirbelsäule. Dazu kommen noch kurze Bänder, etwa die **Zwischenbogenbänder** *(Ligamenta flava)* zwischen einzelnen Wirbelbögen und die **Zwischendornfortsatzbänder** *(Ligamenta interspinalia)* zwischen einzelnen Dornfortsätzen.

Altersveränderungen der Wirbelsäule

Bereits ab dem 20.–30. Lebensjahr nimmt der Wassergehalt des Nucleus pulposus ab und der Anulus fibrosus bekommt kleine Risse. Dadurch wird die Bandscheibe niedriger und weniger elastisch und kann Stöße nicht mehr so gut abfedern. Außerdem kommt es zu winzigen Bewegungen in den angrenzenden Knochen mit der Folge von knöchernen Veränderungen der benachbarten Wirbelkörper und Wirbelbogengelenke („Randzacken", „Spangen").

Bandscheibenvorfall

Die genannten Veränderungen können außerdem zu einer Vorwölbung des Nucleus pulposus führen **(Bandscheibenprotusion).** Beim **Bandscheibenvorfall** gleitet der Nucleus pulposus sogar aus dem Anulus fibrosus und drückt auf die austretende Nervenwurzel, was oft starke Schmerzen auslöst. Liegen keine Lähmungen vor, soll der Patient bzw. die Patientin unter angemessener Schmerzbehandlung möglichst rasch zu normalen Bewegungsmustern zurückkehren. *Stufenbettlagerung* wird allenfalls kurzzeitig empfohlen. Langfristig wichtig ist Stärkung der Rücken- und Bauchmuskulatur.

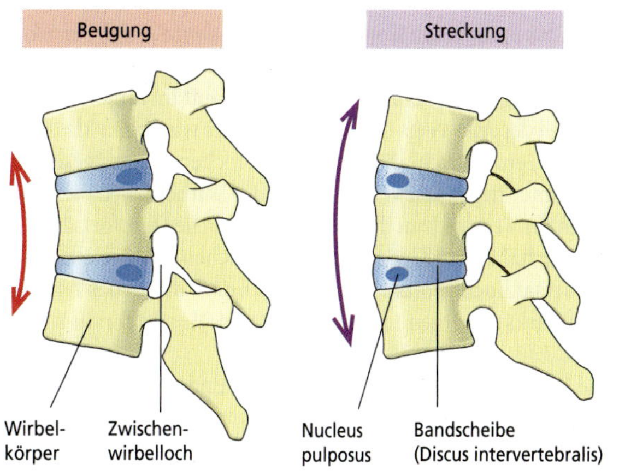

Abb. 7.12 Die Bandscheibenfunktion. Der Nucleus pulposus verschiebt sich innerhalb der Bandscheibe je nach Bewegung der Wirbelsäule.

SPICKZETTEL

Wirbelsäule *(Columna vertebralis):* Längsachse des Rumpfes aus 24 **Wirbeln,** den dazwischenliegenden **Bandscheiben** *(Zwischenwirbelscheiben, Disci intervertebrales),* **Kreuzbein** *(Os sacrum)* und **Steißbein** *(Os coccygis).* Über das *obere Kopfgelenk* mit dem Kopf und das *Iliosakralgelenk* mit dem Becken verbunden. Stützt und bewegt Kopf und Rumpf und umschließt das Rückenmark.

Wirbel *(Vertebra):* Knochen der Wirbelsäule. Ab dem dritten Halswirbel im Wesentlichen einheitlicher Bau aus

- **Wirbelkörper** *(Corpus vertebrae)*
- **Wirbelbogen** *(Arcus vertebrae)* mit **Wirbelloch** *(Foramen vertebrale)*
- Einem **Dornfortsatz** *(Processus spinosus)* nach hinten
- Zwei **Querfortsätzen** *(Processus transversi)* zur Seite
- Vier **Gelenkfortsätzen** *(Processus articulares)* nach oben und unten, welche die **Wirbelbogengelenke** *(kleine Wirbelgelenke, Facettengelenke)* bilden.

Bandscheibe *(Zwischenwirbelscheibe, Discus intervertebralis):* Druckelastischer Puffer zwischen den Wirbelkörpern, bestehend aus einem derben **Anulus fibrosus** außen und einem gallertigen **Nucleus pulposus** innen.

7.3.3 Wirbelsäulenabschnitte

Halswirbelsäule (HWS)

Die Halswirbelsäule ist der beweglichste Teil der gesamten Wirbelsäule.

Atlas und Axis, also erster und zweiter Halswirbel, haben eine besondere Form und Funktion (→ Abb. 7.13):

- Der *erste Halswirbel* **(Atlas)** hat anstelle eines Wirbelkörpers die Form eines knöchernen Rings, auf dessen Oberfläche sich zwei Gelenkflächen befinden, denen der knöcherne Schädel mit den entsprechenden Gelenkflächen des Hinterhauptbeins aufsitzt. Dieses **obere Kopfgelenk** oder *Atlanto-Okzipital-Gelenk* ermöglicht die Nickbewegung und Seitneigung des Kopfes
- Der *zweite Halswirbel,* **Axis** genannt, hat einen kleinen Wirbelkörper mit einem vorne in den Ring des Atlas emporragenden

Knochenzapfen. Um diesen *Dens axis* oder **Axiszahn** dreht sich der Atlas im **unteren Kopfgelenk** oder *Atlanto-Axial-Gelenk,* wodurch Kopfdrehungen ermöglicht werden. Vom Dens durch eine Bindegewebsmembran getrennt verläuft im hinteren, größeren Teil des Atlasrings das Rückenmark; es wird beim klassischen „Genickbruch" durch den abgebrochenen Dens geschädigt. Die darunter liegenden Wirbelkörper der Wirbel C3–C7 sind relativ klein im Vergleich zu ihrem Wirbelloch. Die Querfortsätze sind platt und haben im Gegensatz zur restlichen Wirbelsäule je ein **Querfortsatzloch** *(Foramen transversarium),* durch das hirn- und rückenmarksversorgende Gefäße (A. und V. vertebralis) ziehen (→ Abb. 7.13, → Abb. 9.36).

Die Dornfortsätze C2–C6 sind an ihren Enden meist zweigeteilt. Der siebte Wirbel (C7) wird auch *Vertebra prominens* genannt, da sein Dornfortsatz am weitesten nach dorsal vorspringt. Er ist leicht durch die Haut tastbar (→ Abb. 7.11) und bietet einen guten Anhaltspunkt für den Übergang zwischen Hals- und Brustwirbelsäule.

Brustwirbelsäule (BWS)

Die Brustwirbelsäule ist wenig beweglich – die Haltefunktion für den Brustkorb steht im Vordergrund. Die Brustwirbel sind beträchtlich größer und stärker gebaut als die Halswirbel. Das Wirbelloch ist annähernd rund und etwa fingerdick.

Als Besonderheit hat jeder Brustwirbel mehrere Gelenkflächen für die Verbindung mit den Rippen: an den Wirbelkörpern Th2–Th9 rechts und links je eine obere und untere halbe Gelenkfläche sowie eine weitere an jedem Querfortsatz (→ Abb. 7.13). Die Wirbelkörper Th1 und Th10–Th12 haben anders lokalisierte bzw. ganze Gelenkflächen für die Rippen, an Th11 und 12 fehlen die Gelenkflächen an den Querfortsätzen.

Lendenwirbelsäule (LWS)

In der Lendenwirbelsäule finden sich die größten Wirbel des Menschen. Sie besitzen einen massigen Körper und ein vergleichsweise kleines, annähernd dreieckiges Wirbelloch. Sie sind nicht mehr mit Rippen verbunden, besitzen aber einen **Rippenfortsatz** *(Processus costalis),* der entwicklungsgeschichtlich einer verkümmerten Rippe entspricht. Die Dornfortsätze der Lendenwirbel zeigen relativ gerade nach hinten. Der fünfte Lendenwirbelkörper ist keilförmig, ebenso der darunter liegende erste Kreuzbeinwirbel. Sie bilden den markanten Übergang von der Lendenlordose zur Sakralkyphose, das **Promontorium.**

Kreuzbein und Steißbein

Das Kreuzbein (→ Abb. 7.14) ist ein dreieckiger abgeplatteter Knochen, der aus fünf Wirbeln besteht, die etwa bis zum 25. Lebensjahr miteinander verschmelzen. Das Kreuzbein bildet den hinteren Mittelteil des Beckens und ist mit beiden Hüftknochen über die nahezu unbeweglichen *Iliosakralgelenke* verbunden. Entsprechend den Zwischenwirbellöchern der übrigen Wirbelsäule stehen vier paarige **Kreuzbeinlöcher** *(Foramina sacralia)* mit dem **Kreuzbeinkanal** *(Canalis sacralis)* in Verbindung. Durch sie verlaufen die vorderen und hinteren *Sakralnerven,* wie die Spinalnerven in diesem Bereich heißen. Der Kreuzbeinkanal ist die Verlängerung des Wirbelkanals und nach unten offen *(Hiatus sacralis).* An der Hinterfläche des Kreuzbeins befinden sich zudem verkümmerte Dorn- und Rippenfortsätze.

Nach oben ist das Kreuzbein über die beiden Wirbelbogengelenke sowie eine relativ große Wirbelkörperfläche und die Bandscheibe (sog. *Lumbosakralgelenk*) mit dem fünften Lendenwirbelkörper verbunden, nach unten über ein weitestgehend unbewegliches Gelenk mit dem Steißbein (→ Abb. 7.14). Letzteres besteht aus 4–5 Wirbelresten, die bis etwa zum 30. Lebensjahr miteinander verschmelzen.

SPICKZETTEL

Halswirbelsäule *(HWS):* Oberer Wirbelsäulenabschnitt aus sieben Halswirbeln (C1–C7). Sehr beweglich. Zierliche Wirbel, wobei der erste und zweite Halswirbel (**Atlas** bzw. **Axis**) besonders geformt sind. Zwischen Hinterhauptbein und Atlas **oberes Kopfgelenk** (*Atlanto-Okzipital-Gelenk,* Kopfbeugung/-streckung und Seitwärtsneigung), zwischen Atlas und Axis **unteres Kopfgelenk** (*Atlanto-Axial-Gelenk,* Kopfdrehung).
Brustwirbelsäule *(BWS):* Mittlerer Wirbelsäulenabschnitt aus zwölf Brustwirbeln (Th1–Th12). Insgesamt wenig beweglich, mit Gelenkflächen für die Rippen.
Lendenwirbelsäule *(LWS):* Unterer Wirbelsäulenabschnitt aus fünf Lendenwirbeln (L1–L5). Mäßig beweglich. Große Wirbel.
Kreuzbein *(Os sacrum):* Dreieckiger Knochen aus fünf verschmolzenen Kreuzbeinwirbeln (S1–S5) mit dem **Kreuzbeinkanal** *(Canalis sacralis)* für die Spinalnerven. Nach oben über die unterste Bandscheibe und zwei Gelenkfortsätze Verbindung zu L5, zur Seite über die *Iliosakralgelenke* zum Becken.
Steißbein *(Os coccygis):* Kleiner Knochen aus verkümmerten, verschmolzenen Steißwirbeln.

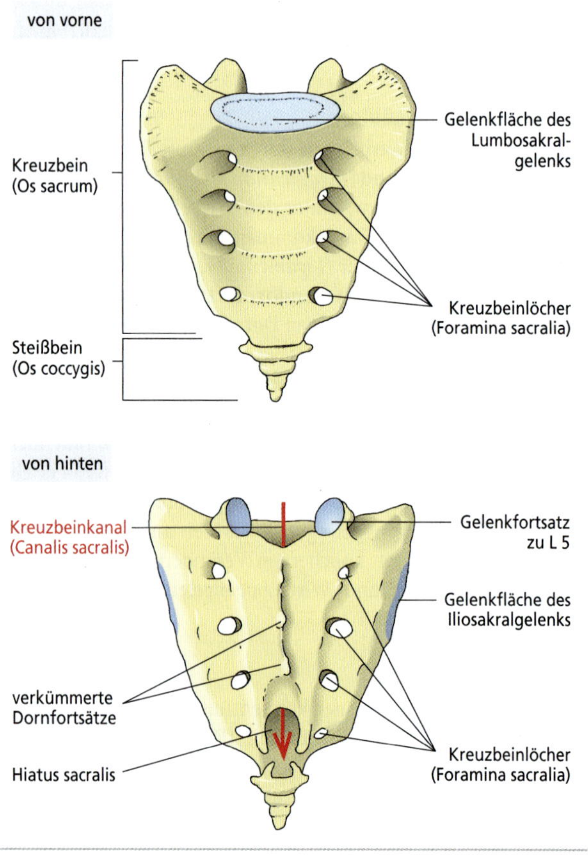

Abb. 7.14 Kreuzbein und Steißbein.

7.3.4 Rückenmuskulatur

Autochthone Rückenmuskulatur

Obwohl die Wirbel gegeneinander nur begrenzt beweglich sind, ist die Beweglichkeit der Wirbelsäule insgesamt doch erheblich. Diese Beweglichkeit wird vor allem ermöglicht durch ein komplexes System aus sich überlappenden Muskelfaserzügen, das zwei Muskelstränge beidseits der Dornfortsätze bildet und in seiner Gesamtheit als **autochthone Rückenmuskulatur** bezeichnet wird (→ Abb. 7.15). Diese Muskeln strecken die Wirbelsäule und drehen sie um die eigene Achse.

- Der oberflächlichere **laterale Trakt** der autochthonen Rückenmuskulatur besteht v. a. aus dem **M. iliocostalis** (*Darmbein-Rippen-Muskel,* am weitesten seitlich gelegen), dem **M. longissimus** (*längster Muskel,* vom Hinterhaupt bis zum Kreuzbein) sowie den **Mm. splenii** *(Riemenmuskeln)* im Kopf-Hals-Bereich. Die Muskeln des lateralen Trakts verspannen die Wirbelsäule, neigen bei einseitiger Kontraktion die Wirbelsäule zur Seite und beugen sie bei beidseitiger Kontraktion nach hinten
- Der tiefer gelegene **mediale Trakt** verbindet sämtliche Wirbel an Dorn- und Querfortsätzen miteinander, auch über mehrere Wirbel hinweg. Er wird meist in zwei Systeme gegliedert. Zum *gerade* verlaufenden *spinalen System* gehören die **Mm. interspinales** (*Zwischendornmuskeln,* zwischen benachbarten Dornfortsätzen) und die **Mm. spinales** *(Dornmuskeln),* welche die Dornfortsätze mehrerer Wirbel verbinden. Die Muskeln des *transversospinalen Systems* verlaufen *schräg* vom Querfortsatz eines unteren zum Dornfortsatz eines oberen Wirbels. Dazu rechnet man die **Mm. rotatores** *(Drehmuskeln),* **Mm. semispinales** *(Halbdornmuskeln)* und **Mm. multifidi** *(vielgefiederte Muskeln).* Der mediale Trakt stabilisiert zusammen mit dem Bandapparat die Wirbelsäule und formt ihre physiologischen Krümmungen. Im Gegensatz zur Bewegungsmuskulatur werden diese Muskelgruppen der **Haltemuskulatur** zugeordnet
- Zur autochthonen Rückenmuskulatur zählen schließlich auch die **tiefen** *(kurzen)* **Nackenmuskeln** zwischen dem ersten oder zweiten Halswirbel und dem Hinterhauptbein, die an Kopfhaltung, Drehung, Neigung und Dorsalflexion des Kopfes beteiligt sind.

Einteilung und Nomenklatur sind allerdings nicht einheitlich. So bezeichnete **M. erector spinae** *(Rumpfaufrichter)* früher die gesamte autochthone Rückenmuskulatur, heute teilweise auch nur den M. iliocostalis, longissimus und spinalis.

Die autochthone Rückenmuskulatur heißt auch *ortsständige Rückenmuskulatur,* da sie sich in der Embryonalzeit neben der Wirbelsäule entwickelt und ihre Lage somit nicht verändert hat. Sie wird von den *hinteren* Spinalnervenästen (→ 9.11.2) versorgt.

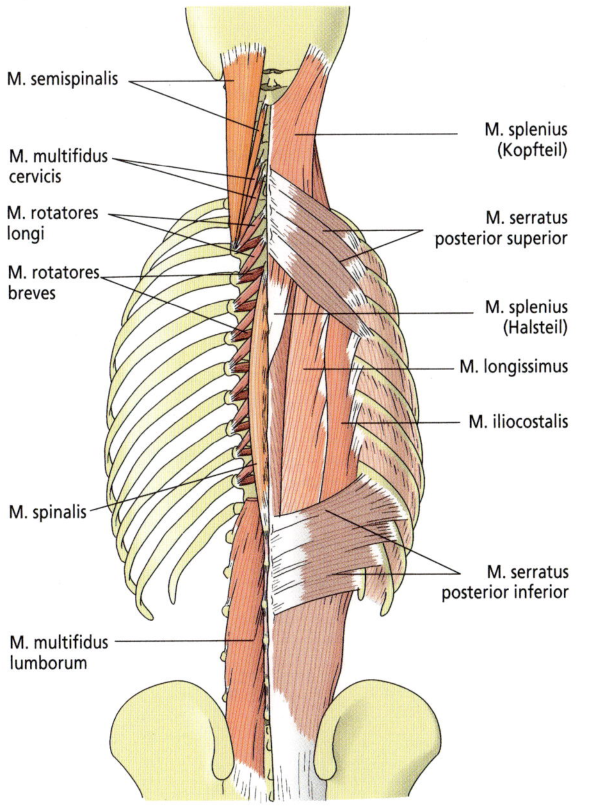

Abb. 7.15 Autochthone Rückenmuskulatur. Die autochthone Rückenmuskulatur gliedert sich in zwei Muskelgruppen den medialen Trakt (links im Bild) und lateralen Trakt (rechts im Bild). Über die autochthone Rückenmuskulatur legen sich M. serratus posterior superior und M. serratus posterior inferior. Sie ziehen von der Wirbelsäule zu den Rippen; beide gehören zur Atemhilfsmuskulatur (→ 16.9.3).

Eingewanderte Rückenmuskulatur

Hingegen stammt die oberflächliche **eingewanderte Rückenmuskulatur** aus dem Extremitätenbereich und hat sich von dort auf den Rücken verlagert. Vertreter sind u. a. der *M. trapezius,* der *M. levator scapulae,* der *M. latissimus dorsi* und die *Mm. rhomboidei.* Die eingewanderte Rückenmuskulatur wird von den *vorderen* Spinalnervenästen (→ 9.11.2) innerviert und bewegt v. a. Schultergürtel und Oberarm (→ 7.4, → 7.5.1).

Gebeugt wird die Wirbelsäule insbesondere durch die vordere Bauchwandmuskulatur (→ 7.3.7) und den M. psoas major (→ 7.5.3).

SPICKZETTEL

Autochthone *(ortsständige)* **Rückenmuskulatur:** Aus vielen Muskeln bestehende Muskelstränge rechts und links der Wirbelsäule, welche die Wirbelsäule strecken und drehen.
Eingewanderte Rückenmuskulatur: Entwicklungsgeschichtlich aus dem Extremitätenbereich stammende Skelettmuskeln oberflächlich am Rücken, z. B. M. latissimus dorsi.

7.3.5 Knöcherner Thorax

Der knöcherne **Thorax** oder *Brustkorb* wird vom **Brustbein** *(Sternum),* von den **Rippen** *(Costae)* und der Brustwirbelsäule gebildet. Er umschließt die Brusthöhle mit Herz und Lungen sowie den oberen Anteil der Bauchhöhle (→ Abb. 14.1). Er hat die Form eines nach oben und unten offenen ovalen Bienenkorbes, d. h. sein Umfang vergrößert sich von oben nach unten. Dorsal in der Mitte liegt die Brustwirbelsäule, deren Wirbelkörper in den Brustraum hineinragen (→ Abb. 7.16).

Thoraxform im Laufe des Lebens

Säuglinge haben einen sehr tiefen Thorax mit fast horizontalen Rippen (→ 16.9.3). Mit zunehmendem Alter bildet sich die typische Form aus. Bei älteren Menschen ist der Thorax flach, vor allem im unteren Bereich schmaler und weniger elastisch als in jungen Jahren.

Rippen

Am Aufbau des Thorax beteiligen sich zwölf Rippenpaare. Jede Rippe besteht aus einem dorsalen *knöchernen* und einem ventralen *knorpeligen* Anteil, die zusammen etwa die Form eines halben Herzens bilden. Ihre Länge nimmt bis zur siebten Rippe zu, danach wieder ab.

Die ersten zehn Rippen sind über jeweils zwei Gelenke an **Rippenkopf** und **Rippenhöckerchen** mit Wirbelkörper bzw. Querfortsatz „ihres" Brustwirbels verbunden, die 11.–12. Rippe nur mit den entsprechenden Wirbelkörpern.

Die Knorpel der 1.–7. Rippe stehen in direkter gelenkiger Verbindung mit dem Brustbein. Diese Rippen nennt man **echte Rippen** *(Costae verae).*

Die restlichen fünf Rippen werden als **falsche Rippen** *(Costae spuriae)* bezeichnet, weil sie entweder nur indirekten Kontakt zum Brustbein haben (8.–10. Rippe) oder frei enden (11.–12. Rippe, **freie Rippen**). Die Rippenknorpel 8–10 sind untereinander über Knorpelstege verbunden, die den **Rippenbogen** *(Arcus costalis)* bilden. Ein solcher Knorpelsteg führt auch zur siebten Rippe und stellt die Verbindung zum Brustbein her.

Die Gelenkverbindungen der Rippen gewährleisten die Beweglichkeit des knöchernen Thorax, sodass er sich bei Rippenhebung ausdehnen und umgekehrt auch wieder zusammenziehen kann. Das ist sehr wichtig für die Atemmechanik (→ 16.9).

Der Zwischenraum zwischen den einzelnen Rippen heißt *Interkostal-* oder **Zwischenrippenraum** *(ICR).* Er wird von den **Zwischenrippenmuskeln** *(Interkostalmuskeln)* überspannt. Am Oberrand jedes Zwischenrippenraums (also am Unterrand der jeweiligen Rippe) verlaufen eine **Zwischenrippenarterie,** eine **Zwischenrippenvene** und ein **Zwischenrippennerv.**

Brustbein

Das **Brustbein** *(Sternum)* ist ein flacher, schmaler Knochen und bildet das ventrale Mittelstück des Brustkorbs. Es besteht von oben nach unten aus drei Teilen (→ Abb. 7.16):

- Dem *Handgriff,* **Manubrium sterni,** einer kurzen breiten Knochenplatte, die sich vertikal zwischen Schlüsselbein und zweitem Rippenpaar erstreckt und an dem viele der vorderen Hals- und Zungenbeinmuskeln entspringen oder ansetzen
- Dem *Brustbeinkörper,* **Corpus sterni,** einer längs verlaufenden schmalen Knochenplatte mit Gelenkflächen für die 3.–7. Rippe (die für die zweite Rippe befindet sich am Übergang zwischen Manubrium und Corpus)
- Dem frei nach unten ragenden *Schwertfortsatz,* **Processus xiphoideus,** der Brust- und Bauchwandmuskeln als Ansatz dient.

7.3.6 Atemmuskulatur

Zwerchfell

Das **Zwerchfell** *(Diaphragma)* ist eine Muskel-Sehnen-Platte, die kuppelförmig zwischen Brustbein, unteren sechs Rippen und LWS verspannt ist und die Brust- von der Bauchhöhle trennt. Bei Säuglingen und Kleinkindern steht das Zwerchfell höher, bei älteren Menschen tiefer als bei Erwachsenen im mittleren Lebensalter.

Das Zwerchfell ist der wichtigste Atemmuskel. Wenn es sich zusammenzieht, werden die Lungen nach unten gezogen, was zu einem Unterdruck in der Brusthöhle und somit zum Einstrom von Luft in die Lungen führt (Einatmung, → 16.9.3). Bei Erschlaffung des Zwerchfells steigen die Lungen passiv wieder nach oben (Ausatmung).

In seinem mittleren und hinteren Bereich hat das Zwerchfell drei Aussparungen, durch die V. cava inferior (untere Hohlvene), Aorta und Ösophagus vom Brust- in den Bauchraum treten (→ Abb. 7.16).

Zwischenrippenmuskeln

Auch die **Zwischenrippenmuskeln** *(Interkostalmuskeln)* sind aktiv an der Atmung beteiligt:

- Die **äußeren Zwischenrippenmuskeln** *(Mm. intercostales externi)* ziehen schräg von hinten oben nach vorne unten. Sie heben die Rippen und erweitern so den Thorax
- Die umgekehrt verlaufenden **inneren Zwischenrippenmuskeln** (*Mm. intercostales interni* → Abb. 16.16) senken die Rippen und verkleinern damit den Thorax.

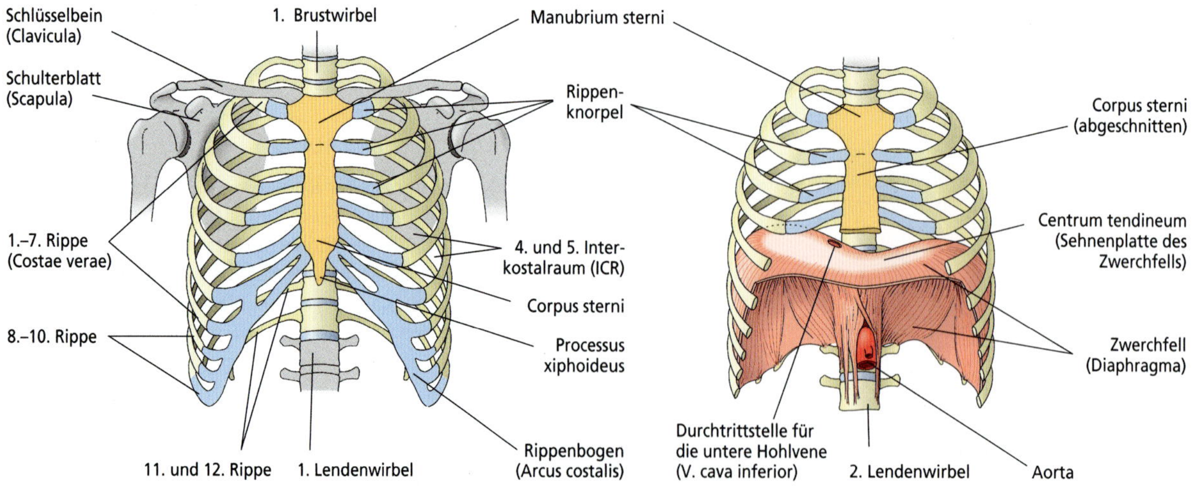

Abb. 7.16 Brustkorb in der Vorderansicht (knöcherne und knorpelige Anteile). Links mit Darstellung des knöchernen Schultergürtels. Rechts mit Darstellung des Zwerchfells und der Durchtrittstellen für die großen Gefäße (Brustbein und Rippen abgeschnitten).

Atemhilfsmuskulatur

Bei erschwerter Atmung können weitere Muskeln bei der Ein- oder Ausatmung helfen, die als **Atemhilfsmuskulatur** zusammengefasst werden. Sie werden bei der Atemmechanik dargestellt (➔ 16.9).

SPICKZETTEL

Knöcherner Thorax: Knöchernes Gerüst des Brustkorbs, bestehend aus dem **Brustbein** *(Sternum)* vorne, der Wirbelsäule hinten und beidseits zwölf **Rippen** *(Costae)* an der Seite. Umschließt und schützt v. a. Herz und Lungen.
Atemmuskulatur: Skelettmuskeln, welche das Brustkorbvolumen vergrößern oder verkleinern und dadurch die Ein- bzw. Ausatmung ermöglichen. Im engeren Sinne die Hauptatemmuskeln **Zwerchfell** *(Diaphragma)*, **äußere Zwischenrippenmuskeln** *(Mm. intercostales externi)* bei der Einatmung, **innere Zwischenrippenmuskeln** *(Mm. intercostales interni)* bei der Ausatmung.

7.3.7 Bauchwandmuskulatur

Die **Bauchwand** schließt die Bauchhöhle nach vorn und zur Seite ab und besteht aus mehreren Muskelschichten (➔ Abb. 7.17, ➔ Abb. 7.18). Diese verlaufen zwischen dem unteren Rippenbogen und dem Becken. Je nach Verlauf wirken sie bei der Rumpfbeugung und -drehung mit. Ziehen sich alle Muskelschichten zusammen, werden die Bauchorgane zusammengepresst (**Bauchpresse** ➔ 16.9.4) und so die Darm- und Harnblasenentleerung unterstützt.

Der **M. rectus abdominis** *(gerader Bauchmuskel)* liegt am oberflächlichsten und spannt sich zwischen den Rippenknorpeln 5–7,

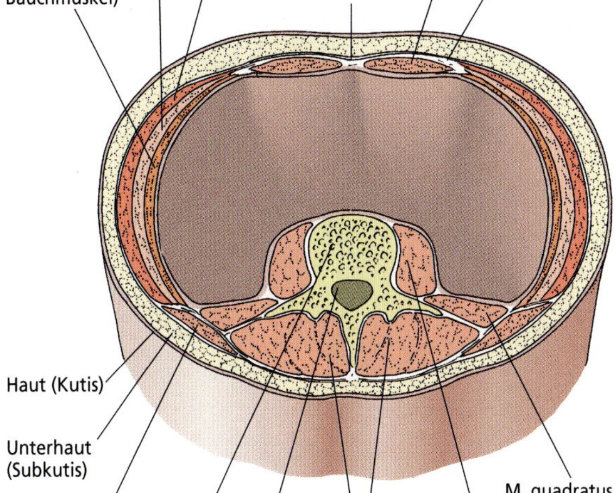

Abb. 7.18 Querschnitt durch den Rumpf im Lendenbereich mit Bauch- und Rückenmuskulatur.

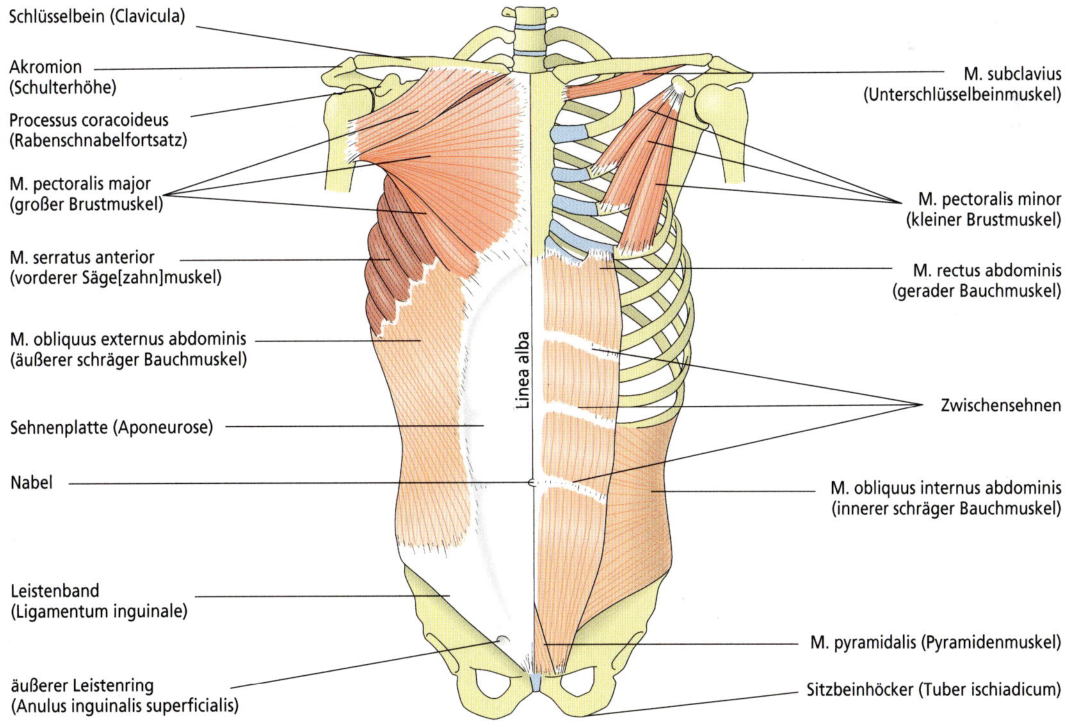

Abb. 7.17 Muskulatur der vorderen Rumpfwand. Durch Abtragen der oberflächlichen Sehnenplatte und des M. pectoralis major erkennt man auf der linken Körperseite den M. rectus abdominis, den M. obliquus internus abdominis und den M. pectoralis minor. Der unter dem M. obliquus internus abdominis liegende M. transversus abdominis ist nicht sichtbar.

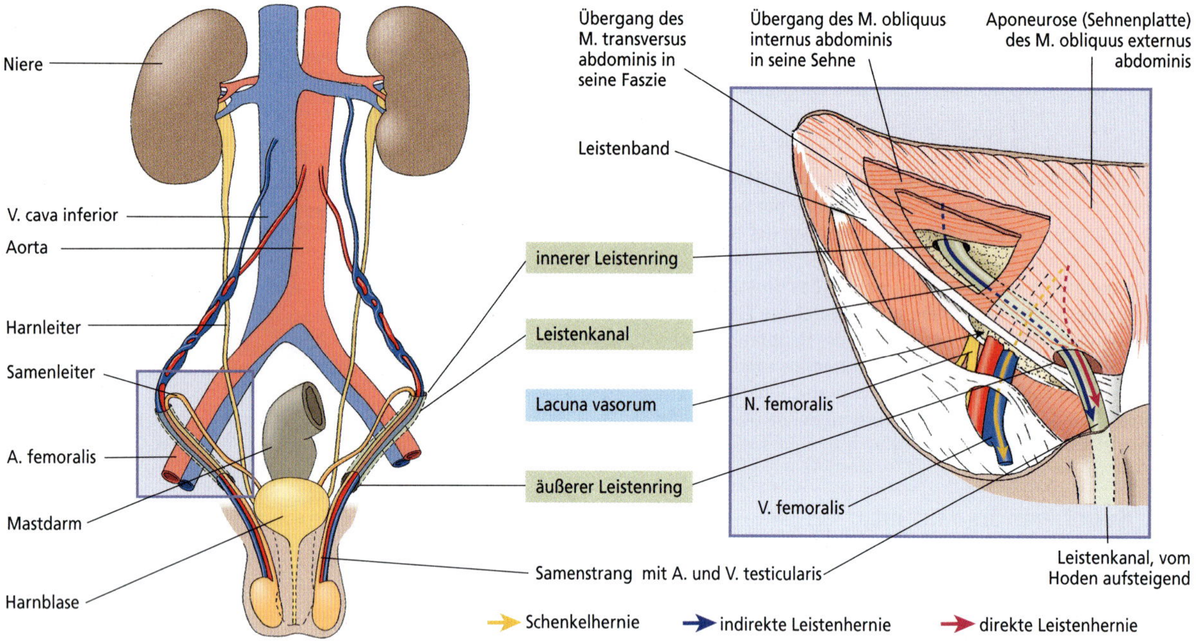

Abb. 7.19 Anatomie des Leistenkanals beim Mann. Links Übersichtszeichnung der räumlichen Anordnung der Organe ohne Muskulatur. Rechts Detailzeichnung mit der Bauchwandmuskulatur.

dem Processus xiphoideus des Brustbeins und dem Schambein (Os pubis) aus. In diesem langen Verlauf ist er durch drei Zwischensehnen unterbrochen (→ Abb. 7.17).

Seitlich des M. rectus abdominis verlaufen die beiden *schrägen Bauchmuskeln* (**M. obliquus externus abdominis** und **M. obliquus internus abdominis**). Als Merkregel für den Verlauf des M. obliquus externus gilt, dass dieser der Armhaltung bei in den Hosentaschen steckenden Händen entspricht. Der M. obliquus internus verläuft fächerförmig vom Darmbein(stachel) zur Mitte und unterkreuzt dabei teilweise die Faserzüge des M. obliquus externus. Die sehnigen Ansätze beider Muskeln vereinigen sich vorn zu einem breiten **Sehnenband** *(Aponeurose).*

Die tiefste Schicht der Bauchwandmuskeln wird vom *queren Bauchmuskel* (**M. transversus abdominis**) gebildet (→ Abb. 7.18, → Abb. 7.19). Er verläuft gürtelförmig von der Seite zur vorderen Bauchwand und setzt dort, ähnlich wie die schrägen Bauchmuskeln, in einer breiten Sehnenplatte an.

Der M. rectus abdominis wird von den Sehnenplatten der Obliquus- und des Transversus-Bauchmuskels umschlossen. Weil er so an ein Schwert in der Scheide erinnert, wird dieser Bereich auch **Rektusscheide** genannt.

In der Mitte zwischen linkem und rechtem geradem Bauchmuskel vereinigen sich die drei Sehnenplatten. Dieser straffe Bindegewebsstreifen heißt **Linea alba** *(weiße Linie).*

PFLEGE

Schmerzlindernd bei Bauchschmerzen oder nach Bauchoperationen wirkt oft eine **bauchdeckenentlastende Lagerung,** bei der die Pflegenden die Patientin bzw. den Patienten mit leicht erhöhtem Oberkörper lagern und ein Kissen oder eine zusammengerollte Decke unter die Knie legen.

7.3.8 Leistenkanal

Der **Leistenkanal** (*Canalis inguinalis* → Abb. 7.19) ist eine 4–5 cm lange röhrenförmige Verbindung zwischen Bauchhöhle und äußerer Schamgegend. Er durchstößt alle Muskelschichten der Bauchdecke, und zwar von lateral oben innen nach medial unten außen. Die Durchtrittstelle durch die Sehne des M. transversus abdominis wird als **innerer Leistenring,** die Lücke im M. obliquus externus abdominis als **äußerer Leistenring** bezeichnet.

Vor der Geburt wandern die Hoden aus der Bauchhöhle durch den Leistenkanal in den Hodensack. Beim Mann verläuft durch den Leistenkanal der Samenstrang auf seinem Weg vom Hoden zur Prostata.

Bei der Frau enthält der Leistenkanal ein bindegewebiges Band und Fettgewebe.

Hernien

An Schwachstellen der Bauchwand kann sich eine **Hernie** *(Bruch)* entwickeln: Es kommt zu einer abnormen Ausstülpung des Bauchfells mit Hervortreten von Bauchorganen oder Teilen davon (meist Darmschlingen). Hernien können durch Entzündung oder Einklemmung gefährlich werden und werden deshalb meist frühzeitig operiert.

PÄDIATRIE

Der Leistenkanal verschließt sich erst relativ spät in der Entwicklung. Entsprechend sind **Leistenhernien** *(Leistenbrüche)* und dabei vor allem *indirekte Leistenhernien,* die dem Verlauf des Leistenkanals folgen, bei Säuglingen die häufigsten Hernien überhaupt. Bei Jungen sind sie häufiger als bei Mädchen, bei Frühgeborenen häufiger als bei reif Geborenen.

SPICKZETTEL

Bauchwandmuskulatur: Skelettmuskeln zwischen unterem Rippenbogen und Becken, welche den Rumpf beugen, zur Seite neigen und drehen.

- **M. rectus abdominis** *(gerader Bauchmuskel)* vorne von oben nach unten
- **M. obliquus externus abdominis** *(äußerer schräger Bauchmuskel)* von hinten oben nach vorne unten
- **M. obliquus internus abdominis** *(innerer schräger Bauchmuskel)* fächerförmig, überwiegend aufsteigend, von hinten nach vorne
- **M. transversus abdominis** *(querer Bauchmuskel)* an der Seite quer von hinten nach vorne.

Leistenkanal *(Canalis inguinalis):* Mehrere Zentimeter lange röhrenförmige Verbindung zwischen Bauchhöhle und äußerer Schamgegend. Verläuft oberhalb des **Leistenbands** schräg von seitlich oben nach vorne unten. Enthält beim Mann den Samenstrang.

7.4 Obere Extremität

Mit dem aufrechten Gang wurde die **obere Extremität** (*obere Gliedmaße,* →Abb. 7.20) als Stütz- und Gehorgan überflüssig. Stattdessen hat sie sich zu einem komplexen Greif- und Tastorgan entwickelt.

Die obere Extremität wird unterteilt in *Schultergürtel* und *Arm (freie obere Extremität).* Der Arm lässt sich wiederum in drei Abschnitte einteilen: *Oberarm, Unterarm* und *Hand.*

7.4.1 Schultergürtel

Der **Schultergürtel** verbindet den Körperstamm mit den Armen. Er besteht aus jederseits zwei Knochen, dem Schlüsselbein und dem Schulterblatt.

Schlüsselbein

Das **Schlüsselbein** (*Clavicula* →Abb. 7.17, →Abb. 7.20) ist ein relativ dünner, annähernd S-förmiger Knochen, der an beiden Enden Gelenkflächen besitzt. Er liegt dem Brustkorb vorn oben auf und ist medial über das **Sternoklavikulargelenk** *(Brustbein-Schlüsselbein-Gelenk, mediales Schlüsselbeingelenk)* mit dem **Brustbein** *(Sternum)* verbunden. Lateral bildet das Schlüsselbein ein Gelenk mit dem dorsal liegenden Schulterblatt, das **Akromioklavikulargelenk** *(Schultereck-Schlüsselbein-Gelenk, laterales Schlüsselbeingelenk).*

Schulterblatt und Schultergelenk

Das **Schulterblatt** *(Scapula)* ist ein etwa dreieckiger, platter Knochen, an dessen Rückwand die **Spina scapulae** *(Schulterblattgräte)* auf breiter Fläche hervorspringt (→Abb. 7.20). Deren freies Ende, das **Akromion** *(Schulterhöhe),* steht mit dem Schlüsselbein in Ver-

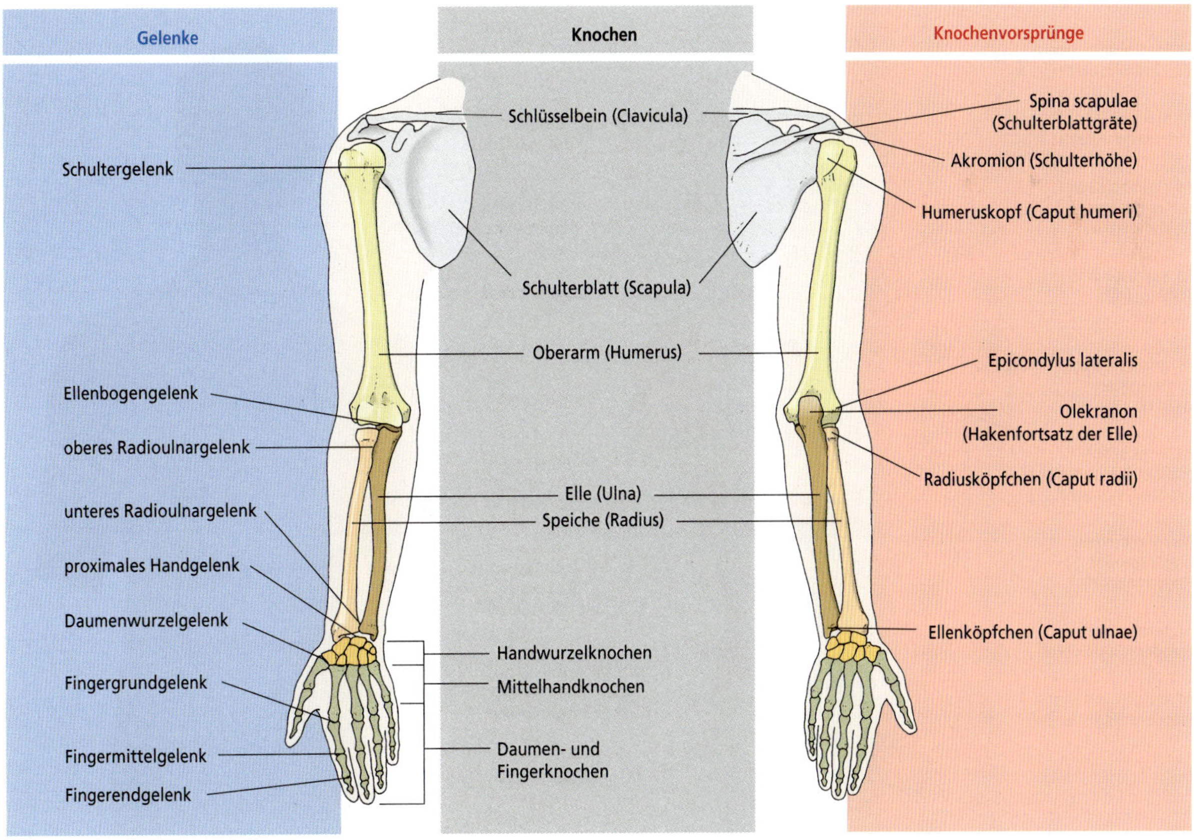

Abb. 7.20 Übersicht über die Knochen der oberen Extremität, links Ansicht von vorne und rechts Ansicht von hinten.

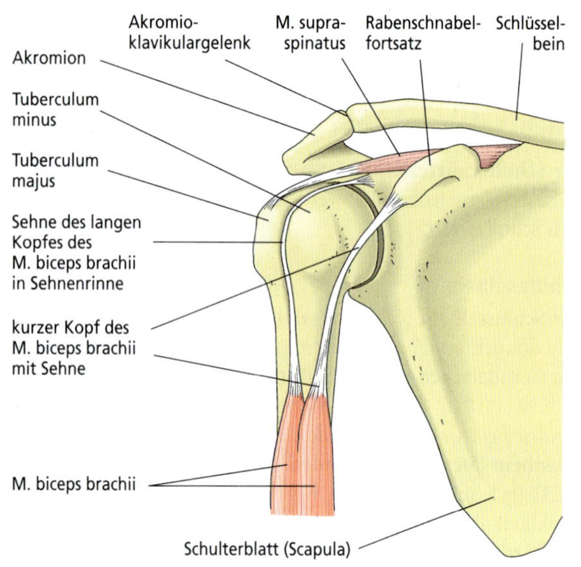

Abb. 7.21 Schulterblatt und Schultergelenk, Ansicht von vorn mit Verlauf der Sehnen des M. biceps brachii.

bindung. Eine muldenförmige Vertiefung in der oberen äußeren Schulterblattecke ist die **Schultergelenkpfanne** *(Cavitas glenoidalis),* die mit dem Kopf des Oberarmknochens das **Schultergelenk** *(Articulatio humeri)* bildet, ein Kugelgelenk (→ Abb. 7.21). Etwas oberhalb der Schultergelenkpfanne ragt der **Rabenschnabelfortsatz** *(Processus coracoideus)* nach vorne hervor. Er bildet zusammen mit dem Akromion und verbindenden Bändern das **Schulterdach.**

Über die Schultergelenkpfanne besteht die einzige Verbindung des Armes zum Schultergürtel und damit zum Rumpf. Da sie relativ klein und flach ist, kann sie nicht den ganzen Oberarmkopf aufnehmen.

Damit das Schultergelenk stabil bleibt, ist es von Muskeln umschlossen, das Schultergelenk ist ein sog. **muskelgeführtes Gelenk.** Von besonderer Bedeutung sind der **M. deltoideus** *(dreieckiger Schultermuskel, Deltamuskel* → Abb. 7.22) sowie die **Rotatorenmanschette** aus:

- **M. infraspinatus** *(Untergrätenmuskel)*
- **M. supraspinatus** *(Obergrätenmuskel)*
- **M. subscapularis** *(Unterschulterblattmuskel)*
- **M. teres minor** *(kleiner Rundmuskel).*

Auch Bänder und die Sehnen des langen Bizepskopfes sowie des M. supraspinatus sichern das Gelenk mit (→ Abb. 7.21, → Abb. 7.22).

MEDIZIN

Das Schultergelenk ist das beweglichste Gelenk unseres Körpers.
Preis der Beweglichkeit ist das hohe Risiko einer **Schulterluxation** (Verrenkung, Auskugelung → 6.2.2).

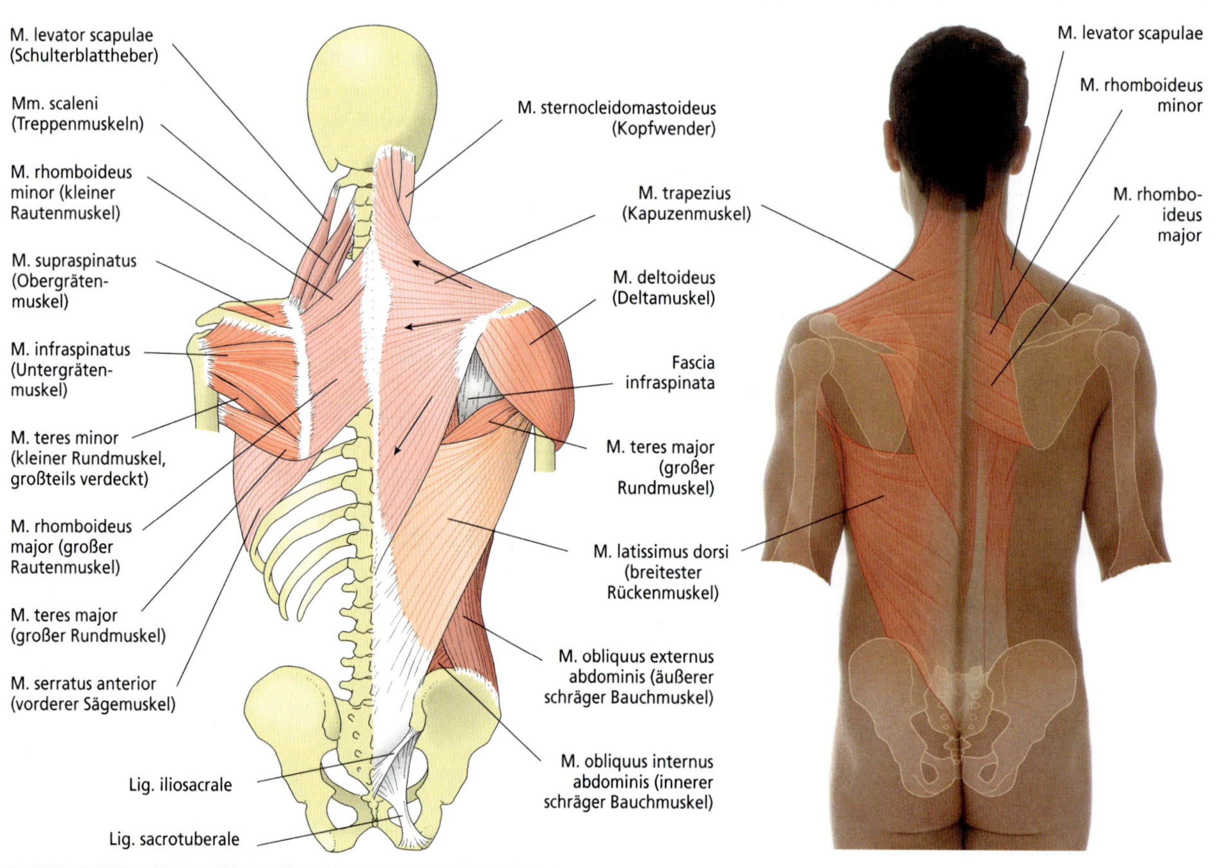

Abb. 7.22 Hintere Schultergürtel- und Schultermuskulatur. [rechts E460]

Schultergürtelmuskulatur

Die Muskulatur des Schultergürtels fixiert das Schulterblatt und ermöglicht Gleitbewegungen des Schulterblatts auf der hinteren Brustwand. Die Fixierung ist die Voraussetzung für die Funktion der vom Schulterblatt entspringenden Armmuskeln: Um den Arm im Schultergelenk bewegen zu können, müssen sie einen „fest sitzenden" Ursprung als Widerlager haben, gegen das sie den Arm ziehen. Das Schlüsselbein wird dabei passiv mitbewegt.

Zur **vorderen Schultergürtelmuskulatur** *(ventrale Schultergürtelmuskulatur, Brustmuskulatur)* zählen (→ Abb. 7.17):

- Der **M. subclavius** *(Unterschlüsselbeinmuskel)*, der von der ersten Rippe zum Schlüsselbein zieht und das Schlüsselbein herabzieht
- Der **M. pectoralis minor** *(kleiner Brustmuskel)*, der von der 3.–5. Rippe zum Schulterblatt zieht und das Schulterblatt nach vorne unten zieht. Gleichzeitig ist er ein Atemhilfsmuskel (→ 16.9.3), da er bei fixiertem Schulterblatt die (oberen) Rippen hebt
- Der **M. serratus anterior** *(vorderer Säge[zahn] muskel)*, der von der 1.–9. Rippe zum Schulterblatt zieht. Er dreht das Schulterblatt nach oben und zur Seite. Weil er bei fixiertem Schulterblatt die Rippen hebt, ist auch er ein Atemhilfsmuskel.

Zur **hinteren** *(dorsalen)* **Schultergürtelmuskulatur,** die zur oberflächlichen, *eingewanderten Rückenmuskulatur* gehört, zählen (→ Abb. 7.22):

- Der **M. trapezius** *(Kapuzenmuskel)*, ein breitflächiger Muskel, der fächerförmig von Hinterhauptbein und allen Hals- und Brustwirbeln zu Schlüsselbein und Schulterblatt zieht. Infolge der großen Ursprungsfläche zeigen die Fasern unterschiedliche Verläufe und unterstützen somit auch unterschiedliche Bewegungen. So ziehen die quer verlaufenden Fasern das Schulterblatt nach medial (hinten), während der obere und untere Anteil des Muskels das Schulterblatt so drehen, dass die Gelenkpfanne höher bzw. tiefer tritt. Der M. trapezius ist sehr gut an der Schulter tastbar
- Der **M. levator scapulae** *(Schulterblattheber)*, der vom 1.–4. Halswirbel zum Schulterblatt zieht und das Schulterblatt hebt
- Der **M. rhomboideus major** und **minor** (*großer* und *kleiner Rautenmuskel*), die von den Dornfortsätzen der oberen Brust- und unteren Halswirbelsäule zum Schulterblatt ziehen und die Medial- und Aufwärtsbewegungen des Schulterblattes bewirken.

SPICKZETTEL

Schultergürtel: Knochen, welche das Rumpfskelett mit dem Oberarmknochen verbinden.

- **Schulterblatt** *(Scapula)*. Hinten am Thorax den Rippen aufliegend, etwa dreieckig. Oben seitlich über das **Schultergelenk** mit dem Oberarm und über das **Akromioklavikulargelenk** *(Schultereck-Schlüsselbein-Gelenk, laterales Schlüsselbeingelenk)* mit dem Schlüsselbein verbunden
- **Schlüsselbein** *(Clavicula)*. Vorne liegend, Röhrenknochen. Seitlich über das Akromioklavikulargelenk mit dem Schulterblatt und zur Mitte über das **Sternoklavikulargelenk** *(Brustbein-Schlüsselbein-Gelenk, mediales Schlüsselbeingelenk)* mit dem Brustbein verbunden.

Schultergelenk *(Articulatio humeri)*: Sehr bewegliches Kugelgelenk zwischen Schulterblatt und Oberarmknochen. Stabilisiert durch den **M. deltoideus** und die **Rotatorenmanschette** aus vier Muskeln, welche vom Schulterblatt zum Oberarmkopf ziehen und so das Schultergelenk umfassen.

Schultergürtelmuskulatur: Muskeln, die das Schulterblatt fixieren bzw. bewegen. Unterteilt in

- **Vordere Schultergürtelmuskulatur** *(ventrale Schultergürtelmuskulatur, Brustmuskulatur)*. Hauptvertreter **M. pectoralis minor** *(kleiner Brustmuskel)*, **M. serratus anterior** *(vorderer Säge[zahn] muskel)*
- **Hintere Schultergürtelmuskulatur** *(dorsale Schultergürtelmuskulatur)* mit **M. trapezius** *(Kapuzenmuskel)*, **M. levator scapulae** *(Schulterblattheber)*, **M. rhomboideus major/minor** *(großer/kleiner Rautenmuskel)*.

7.4.2 Oberarm

Der **Oberarm** ist der proximale Armabschnitt. Er ist über das *Ellenbogengelenk* mit dem *Unterarm* verbunden.

Oberarmknochen und Ellenbogengelenk

Der **Oberarmknochen** *(Humerus)* ist der längste und größte Knochen der oberen Extremität. Das proximale Ende ist im Schultergelenk mit dem Schulterblatt, das distale über das Ellenbogengelenk mit Elle und Speiche verbunden.

Der **Humeruskopf** *(Caput humeri)* liegt etwas schräg medial am proximalen Ende des Oberarmknochens. Fast auf gleicher Höhe befinden sich lateral ein etwas *größerer* und ein *kleiner Knochenhöcker* (**Tuberculum majus** und **minus**). Der kurze Steg zwischen Kopf und Höckern bzw. Humerusschaft wird *Collum anatomicum* genannt. Der sich anschließende **Humerusschaft** *(Corpus humeri)* ist röhrenförmig und der längste Teil des Humerus. Mehrere Knochenleisten und Aufrauungen sowie die beiden schon erwähnten Höcker dienen dem Ansatz von Muskeln und Bändern (→ Abb. 7.23).

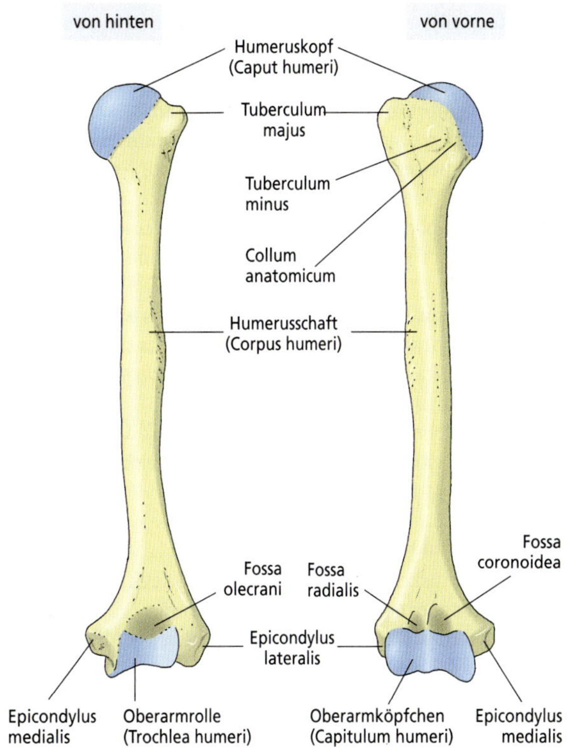

Abb. 7.23 Rechter Oberarmknochen (Humerus).

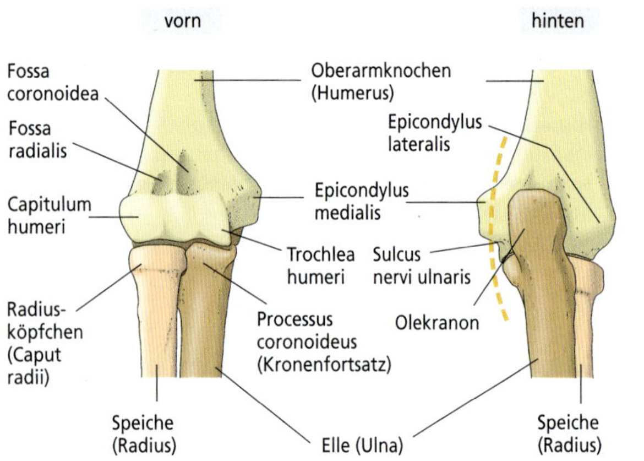

Abb. 7.24 Das Ellenbogengelenk von vorn und von hinten. Die gestrichelte Linie skizziert den Verlauf des in diesem Abschnitt leicht verletzbaren N. ulnaris (Ellennerv). Der N. ulnaris lässt sich leicht als druckschmerzhafte Stelle zwischen Olekranon und Epicondylus medialis ertasten.

Distal verbreitert sich der Schaft wieder und läuft aus in den *inneren* und *äußeren Oberarmknorren* (**Condylus medialis** bzw. **lateralis humeri**) mit ihren Fortsätzen, dem **Epicondylus medialis** und **lateralis (humeri).**

Zwischen diesen Epikondylen liegt die Gelenkfläche für das **Ellenbogengelenk** *(Articulatio cubiti).* Diese Gelenkfläche wird in die **Oberarmrolle** *(Trochlea humeri)* und das **Oberarmköpfchen** *(Capitulum humeri)* unterteilt. Die beiden Epikondylen liegen außerhalb des Gelenks und dienen verschiedenen Muskeln als Ursprung.

Oberhalb des Gelenks befindet sich dorsal die *Ellenbogengrube* **(Fossa olecrani),** die den *Hakenfortsatz* der Elle **(Olekranon)** aufnimmt. In gleicher Höhe befinden sich vorn zwei kleinere Gruben. Die mediale *Kronenfortsatzgrube* **(Fossa coronoidea)** bietet Platz für den Kronenfortsatz der Elle bei Beugestellung des Gelenks. Die seitliche *Speichenkopfgrube* **(Fossa radialis)** nimmt während bestimmter Armbewegungen den Speichenkopf auf (→ Abb. 7.24).

Außer dem Oberarmknochen beteiligen sich auch Elle und Speiche am Ellenbogengelenk, das also aus insgesamt drei Teilgelenken (mit einer gemeinsamen Gelenkhöhle und Gelenkkapsel) besteht:

- Dem **Humeroulnargelenk** zwischen Humerus und Elle
- Dem **Humeroradialgelenk** zwischen Humerus und Speiche
- Dem **oberen Radioulnargelenk** *(oberen Speichen-Ellen-Gelenk)* zwischen Elle und Speiche.

Insgesamt ergeben sich für das Ellenbogengelenk damit die Bewegungsmöglichkeiten eines *Dreh-Scharnier-Gelenks* (Beugung – Streckung, Pronation – Supination).

Schultermuskulatur

Nur zwei der Muskeln, die über das Schultergelenk zum Oberarmknochen ziehen, entspringen am Körperstamm:

- Der **M. pectoralis major** (*großer Brustmuskel,* → Abb. 7.17), der von Schlüsselbein, Brustbein und oberen Rippen zum Oberarmknochen zieht und entsprechend den Oberarm nach vorne führt (Anteversion), adduziert und nach innen dreht
- Der **M. latissimus dorsi** (*breitester Rückenmuskel,* → Abb. 7.22), der von unterer Brust- und Lendenwirbelsäule, unteren Rippen, Kreuz- und Darmbein kommt und entsprechend den Oberarm nach hinten führt (Retroversion), adduziert, nach unten zieht und nach innen dreht.

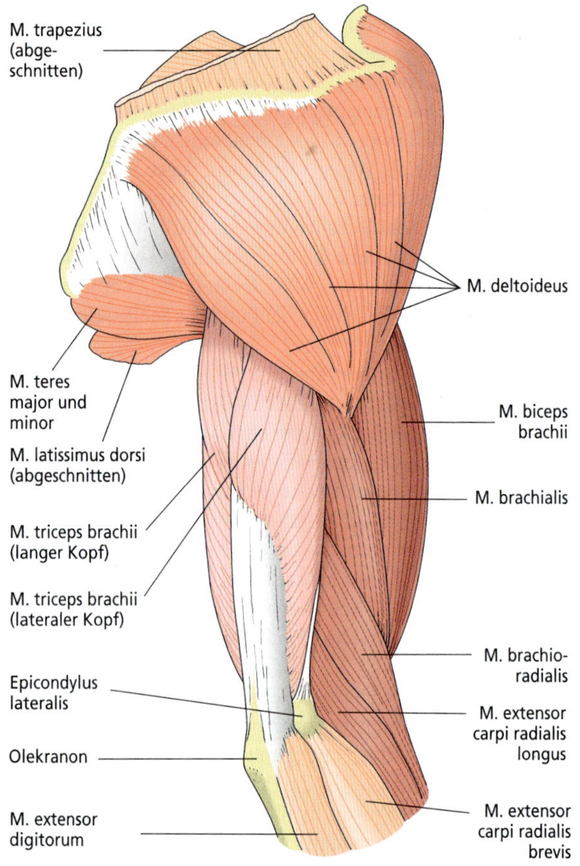

Abb. 7.25 Muskeln der rechten Schulter und des rechten Oberarmes. Ansicht von dorsolateral (hinten-seitlich).

Die übrigen Muskeln entspringen am Schulterblatt. Von besonderer Bedeutung ist der **M. deltoideus** (*dreieckiger Schultermuskel, Deltamuskel* → Abb. 7.2, → Abb. 7.25). Er verläuft dreiecksförmig von einer breiten Ursprungsfläche an Spina scapulae, Akromion und Außenrand des Schlüsselbeins zur Außenfläche des Oberarmknochens. Der Faserverlauf umfasst also drei Richtungen, weshalb der M. deltoideus an allen sechs Bewegungen im Schultergelenk beteiligt ist. Seine Hauptfunktion ist dabei die Armhebung. Mit Unterstützung weiterer Schultermuskeln kann der M. deltoideus den Arm im Schultergelenk auch drehen, vor- und zurückführen sowie anwinkeln.

PFLEGE

Der **M. supraspinatus** (*Obergrätenmuskel* → Abb. 7.21) hält den Oberarmknochen in der Gelenkpfanne des Schulterblatts. Hierzu ist ein gewisser Grundtonus erforderlich.
Bei einer Lähmung, etwa nach einem Schlaganfall, ist dieser Grundtonus nicht mehr vorhanden, sodass schon das Herunterhängen des Armes zu einer **Überdehnung von Nerven und Bandapparat des Schultergelenks** und somit starken Schulterschmerzen führt. Pflegende gehen deshalb mit dem gelähmten

Arm vorsichtig um, unterstützen ggf. den gelähmten Arm, stabilisieren das Schultergelenk und vermeiden jeglichen Zug am gelähmten Arm. Sie leiten den Patienten bzw. die Patientin und ggf. auch Angehörige entsprechend an.

Oberarmmuskulatur

Die **Oberarmmuskeln** entspringen am Oberarmknochen bzw. am Schultergürtel unter Umgehung des Schultergelenks und ziehen zu den Unterarmknochen. Sie sind für die Beugung, Streckung und Drehung im Ellenbogengelenk (ein Drehscharniergelenk →6.2.3) zuständig.

Der wichtigste Unterarmbeuger ist der **M. biceps brachii** (*zweiköpfiger Armmuskel,* kurz *Bizeps,* →Abb. 7.2, →Abb. 7.25). Wie der Name sagt, besitzt er zwei Muskelköpfe. Sie entspringen getrennt oberhalb des Schultergelenks (→Abb. 7.21). Die Sehne des langen Muskelkopfes zieht durch eine Knochenrinne zwischen Tuberculum majus und minus. Die Sehne des kurzen Kopfes verläuft dagegen direkt vom Processus coracoideus (Rabenschnabelfortsatz), einem nach vorne herausragenden Knochenvorsprung des Schulterblatts, abwärts (→Abb. 7.21). Beide setzen über eine gemeinsame Sehne am Speichenkopf an. Zuvor umschlingt diese Sehne die Speiche noch teilweise, sodass der Bizeps den Unterarm nicht nur beugt, sondern auch etwas nach außen drehen kann (Supination).

Auch der **M. brachialis** (*Armbeuger*) und der **M. brachioradialis** (*Oberarm-Speichen-Muskel,* →Abb. 7.25, →7.4.4) wirken als Beuger im Ellenbogengelenk.

Der **M. triceps brachii** (*dreiköpfiger Armmuskel,* kurz *Trizeps* →Abb. 7.25) verläuft an der Hinterseite des Oberarmes und setzt an der Ellenhinterseite an. Er streckt den Unterarm im Ellenbogengelenk, ist also Gegenspieler (Antagonist →6.3.2) des M. biceps brachii.

SPICKZETTEL

Oberarm: Abschnitt des Arms zwischen Schulter- und Ellenbogengelenk.
Oberarmknochen *(Humerus)*: Großer Röhrenknochen im Oberarm. Proximal über das Schultergelenk mit dem Schulterblatt, distal über das Ellenbogengelenk mit Elle und Speiche verbunden.
Ellenbogengelenk *(Articulatio cubiti)*: Dreh-Scharnier-Gelenk zwischen Ober- und Unterarm aus den drei Teilgelenken **Humeroulnargelenk** zwischen Oberarmknochen und Elle, **Humeroradialgelenk** zwischen Oberarmknochen und Speiche und **oberem Radioulnargelenk** *(oberem Speichen-Ellen-Gelenk)* zwischen Elle und Speiche.
Schultermuskulatur: Von Körperstamm/Schulterblatt zum Oberarmknochen ziehende Skelettmuskeln, die das Schultergelenk bewegen. Vor allem **M. deltoideus** (*dreieckiger Schultermuskel, Deltamuskel,* beteiligt an allen sechs Bewegungsrichtungen), **M. latissimus dorsi** (*breitester Rückenmuskel,* v. a. Retroversion, Adduktion), **M. pectoralis major** (*großer Brustmuskel,* v. a. Anteversion, Adduktion).
Oberarmmuskulatur: Von Schultergürtel/Oberarmknochen zu den Unterarmknochen ziehende Skelettmuskeln, die das Ellenbogengelenk bewegen. Hauptvertreter

- **M. biceps brachii** (*zweiköpfiger Armmuskel,* v. a. Unterarmbeuger)
- **M. brachialis** (*Armbeuger,* Unterarmbeuger)
- **M. triceps brachii** (*dreiköpfiger Armmuskel,* v. a. Unterarmstrecker).

7.4.3 Unterarm

Der **Unterarm** reicht vom Ellenbogengelenk bis zur Handwurzel. Er besitzt zwei Knochen, **Elle** *(Ulna)* und **Speiche** *(Radius).*

Elle

An ihrem oberen Ende, am Ellenbogengelenk also, weist die Elle (→Abb. 7.26) einen tiefen, halbrunden Ausschnitt auf, der vorn vom kleinen hakenförmigen *Kronenfortsatz* **(Processus coronoideus)** und hinten vom großen, ebenfalls hakenförmigen **Olekranon** begrenzt bzw. überragt wird. Der Einschnitt dazwischen dient als Gelenkpfanne für das Ellenbogengelenk (→Abb. 7.24) und nimmt die Oberarmrolle (Trochlea humeri) in sich auf (→7.5.1). Das Olekranon ist von außen gut zu tasten.

Ein kleiner Einschnitt neben dem Processus coronoideus, die *Incisura radialis,* dient als Gelenkfläche für das **Radiusköpfchen** *(Speichenköpfchen, Caput radii)* und beteiligt sich am bereits erwähnten oberen Radioulnargelenk.

An der Elle befinden sich verschiedene Knochenleisten und Aufrauungen für den Ansatz von Muskeln.

Am unteren schmalen Ende der Elle befindet sich das **Ellenköpfchen** *(Caput ulnae),* das an seiner Rückseite einen kleinen Knochenfortsatz, den **Processus styloideus ulnae** *(Griffelfortsatz der Elle),* besitzt.

Speiche

Die Speiche (→Abb. 7.26) liegt lateral der Elle, also auf der Seite des Daumens. An ihrem oberen Ende befindet sich das Radius-

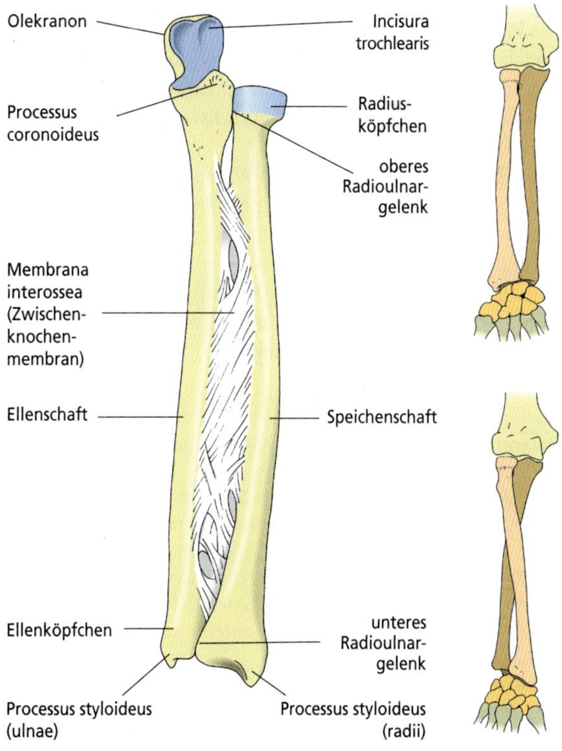

Abb. 7.26 Elle und Speiche. Links Ansicht von vorne. Rechts oben Knochenstellung bei Supination, rechts unten bei Pronation.

köpfchen, das etwa die Form einer dicken, oben eingedellten Scheibe hat. Es bildet mit der Elle ein Zapfengelenk (→6.2.3, →Abb. 6.10).

Der Speichenschaft bietet Ansatz für mehrere Muskeln und weist entsprechende Leisten und Aufrauungen auf. Er ist etwas kantiger und schmaler als der Ellenschaft.

Das untere Ende der Speiche ist kolbig verdickt und trägt dort die Gelenkflächen für die Handwurzelknochen. Ähnlich wie bei der Elle findet sich auch an der Speiche ein **Processus styloideus (radii)** oder *Griffelfortsatz (der Speiche)*, hier jedoch am lateralen Ende.

An ihren distalen Enden sind Speiche und Elle durch ein Radgelenk (→6.2.3) miteinander verbunden (**unteres Radioulnargelenk,** *unteres Speichen-Ellen-Gelenk*).

Elle und Speiche sind fast über ihre gesamte Länge durch eine fibröse *Zwischenknochenmembran* verbunden, die **Membrana interossea des Unterarms.**

PÄDIATRIE

Bei Kleinkindern ist der Radiuskopf relativ klein. Dadurch kann er bei ruckartigem Zug am gestreckten Arm (etwa bei drohendem Sturz eines an der Hand gehenden Kleinkindes) leicht herausrutschen, sodass das ringförmige Halteband zwischen Radiuskopf und Oberarmköpfchen eingeklemmt wird. Diese **Radiusköpfchensubluxation** zeigt sich durch eine typische Schonhaltung des Arms und kann in aller Regel mit wenigen Handgriffen von Arzt bzw. Ärztin behoben werden.

Unterarmmuskulatur

Die **Unterarmmuskeln** können ihrer Funktion nach in vier Gruppen eingeteilt werden:

- Die **Pronatoren.** Sie ermöglichen eine Drehung von Elle und Speiche um ihre Längsachse nach innen (*Pronation* →Abb. 7.26)
- Die **Supinatoren.** Sie bewirken die entgegengesetzte Drehung von Elle und Speiche um ihre Längsachse nach außen (*Supination* →Abb. 7.26)
- **Hand-** und **Fingerbeuger,** die im Wesentlichen ihren Ursprung am Epicondylus medialis des Oberarms haben
- **Hand-** und **Fingerstrecker,** die am Epicondylus lateralis entspringen.

Da die Unterarmmuskulatur in engem funktionellem Zusammenhang mit den Hand- und Fingermuskeln stehen, werden sie dort erläutert (→7.4.4, →Abb. 7.30, →Abb. 7.31).

SPICKZETTEL

Unterarm: Abschnitt des Arms zwischen Ellenbogen- und proximalem Handgelenk.
Elle *(Ulna)*: Kleinfingerseitig gelegener Röhrenknochen des Unterarms, proximal kräftiger als distal. Proximal über das Humeroulnargelenk mit dem Oberarmknochen und das **obere Radioulnargelenk** (*obere Speichen-Ellen-Gelenk*, Zapfengelenk) mit der Speiche verbunden. Distal Gelenkbildung mit der Speiche im **unteren Radioulnargelenk** (*unteres Speichen-Ellen-Gelenk*, Radgelenk).
Speiche *(Radius)*: Daumenseitig gelegener Röhrenknochen des Unterarms, distal kräftiger als proximal. Mit der Elle über das obere und untere Radioulnargelenk und mit der Handwurzel im *proximalen Handgelenk* verbunden.

7.4.4 Hand

Die **Hand** *(Manus)* mit *Handwurzel, Mittelhand* und *Fingern* bildet den distalen Abschnitt der oberen Extremität.

Handwurzelknochen

Die **Handwurzel** *(Carpus)* besteht aus acht vielkantigen **Handwurzelknochen** *(Ossa carpi)*. Sie sind durch Bänder verbunden und in zwei Reihen zu je vier Knochen angeordnet. Jeweils von radial (Daumenseite) nach ulnar (Kleinfingerseite) sind das (→Abb. 7.27):

- In der proximalen Reihe: **Kahnbein** *(Os scaphoideum)*, **Mondbein** *(Os lunatum)*, **Dreieckbein** *(Os triquetrum)*, **Erbsenbein** *(Os pisiforme)*
- In der distalen Reihe: **großes Vieleckbein** *(Os trapezium, Trapezbein)*, **kleines Vieleckbein** *(Os trapezoideum, trapezähnliches Bein)*, **Kopfbein** *(Os capitatum)*, **Hakenbein** *(Os hamatum)*.

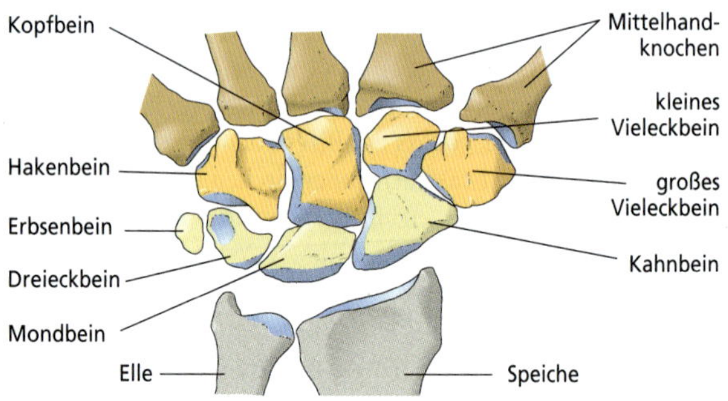

Abb. 7.27 Die Handwurzelknochen der rechten Hand in „Explosionsansicht" von palmar (Blick auf die Hohlhand).

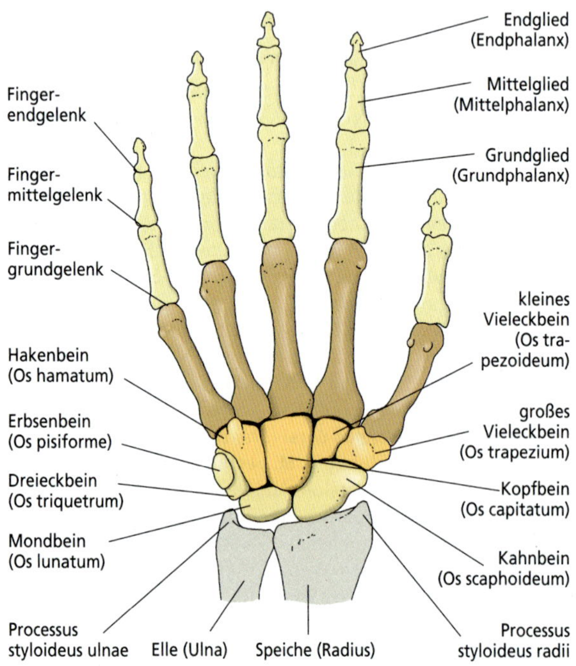

Abb. 7.28 Das Handskelett (Ansicht von palmar).

Merkspruch: Ein **Kahn,** der fuhr im **Mond**enschein im **Dreieck** um das **Erbsen**bein; **Vieleck groß, Vieleck klein** – am **Kopf,** da muss ein **Haken** sein.

Kahnbein, Mondbein und Dreieckbein weisen auf ihrer proximalen Seite jeweils eine Gelenkfläche auf. Diese Flächen bilden zusammen mit der Gelenkfläche der Speiche sowie einem Discus (Zwischenknorpel, → 6.2.2) distal des Ellenköpfchens das **proximale Handgelenk.** Dieses wirkt als *Eigelenk* (→ Abb. 6.10), weil die drei Gelenkflächen der Handwurzelknochen zusammengenommen eine Eiform bilden. So sind **Palmarflexion** und **Dorsalextension** (Beugung und Streckung) sowie Radial- und Ulnarabduktion (Ziehen der Hand zu Speiche bzw. Elle hin) möglich. Zwischen proximaler und distaler Reihe der Handwurzelknochen verläuft wellenförmig das **distale Handgelenk,** das eine geringe Beugung und Streckung erlaubt. Die übrigen Gelenke zwischen den Handwurzelknochen sind straffe Gelenke praktisch ohne Bewegungsmöglichkeit.

Mittelhandknochen

An die Handwurzelknochen schließen sich die Röhrenknochen der **Mittelhand** *(Metacarpus)* an (→ Abb. 7.28). Proximale (Basis) und distale Enden (Köpfchen) der **Mittelhandknochen** *(Ossa metacarpi)* tragen Gelenkflächen zur Verbindung mit der Handwurzel bzw. mit den Fingerknochen. Der Mittelhandknochen des ersten Fingers (Daumen) ist über das **Daumenwurzelgelenk,** ein Sattelgelenk, mit der Handwurzel verbunden (→ Abb. 7.20). Dabei ist die Gelenkfläche des großen Vieleckbeins der Sattel, auf dem der Mittelhandknochen „reitet". In diesem Gelenk wird der Daumen den anderen Fingern gegenübergestellt. Diese **Opposition des Daumens** ist unverzichtbar für feines Greifen (Pinzettengriff). Die anderen Gelenke zwischen Handwurzel und Mittelhand sind durch straffe Bänder fixiert und praktisch unbeweglich.

Fingerknochen

Es folgen die **Finger** *(Digiti manus)* mit den **Fingerknochen** *(Ossa digitorum manus),* die beim Daumen aus zwei, sonst aus drei **Fingergliedern** *(Phalangen)* bestehen. Von der Mittelhand ausgehend nach distal heißen sie **Grund-, Mittel-** und **Endglied** (*Grund-, Mittel-* und *Endphalanx,* beim Daumen *Grund-* und *Endphalanx*). Sie sind über kleine Gelenke miteinander verbunden. Die Verbindungen zwischen den Mittelhandknochen und den Grundgliedern heißen **Fingergrundgelenke** *(Metakarpophalangealgelenke, MCP-Gelenke),* die zwei Gelenkreihen zwischen den Gliedern **Fingermittelgelenke** bzw. **Fingerendgelenke** (*proximale* bzw. *distale Interphalangealgelenke,* abgekürzt *PIP-* bzw. *DIP-Gelenke* → Abb. 7.28, → Abb. 7.29).

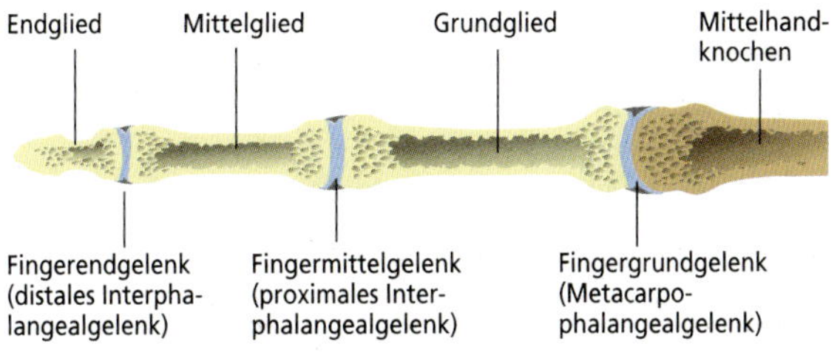

Abb. 7.29 Fingerskelett und -gelenke.

Die Fingergrundgelenke sind mit Ausnahme des Daumengrundgelenks nach der Form ihrer Gelenkflächen *Kugelgelenke,* d. h. sie sind von der Anlage her in allen drei Freiheitsgraden beweglich. Beim Daumengrundgelenk und allen Interphalangealgelenken handelt es sich um reine *Scharniergelenke* (→ Abb. 6.9). Hier sind nur Beugung und Streckung möglich.

Hand- und Fingermuskulatur

Die langen, schlanken Muskelbäuche der **Hand- und Fingermuskulatur** verlaufen in jeweils zwei Muskelschichten an der Streck- bzw. Beugeseite des Unterarms. Die Muskeln jeweils einer Schicht sind für die Bewegung der gesamten Hand, die der anderen für die Bewegung der einzelnen Finger zuständig.

Alle Beuge- und Streckmuskeln entspringen am distalen Oberarm oder Unterarm und setzen mit langen dünnen Sehnen an Hand und Fingern an. Würden sich die Muskelbäuche bis auf die Hand fortsetzen, wäre durch den vermehrten Umfang keine Bewegung mehr möglich.

Sowohl Beuge- als auch Strecksehnen verlaufen zum großen Teil durch eine Art „Führungsschiene", d. h. sie werden durch Bänder in ihrer Position gehalten. So überdeckt das **Retinaculum extensorum** die Strecksehnen an der Dorsalseite der Handwurzel; das **Retinaculum flexorum** *(Lig. carpi transversum, queres Handwurzelband)* überspannt die Beugesehnen auf der Ventralseite der Handwurzel. Die Anordnung der Handwurzelknochen bildet in diesem Bereich eine Längsrinne *(Sulcus carpi),* durch die die Beugesehnen und der N. medianus verlaufen. Dieser wie ein Tunnelgewölbe überdachte Raum wird auch **Karpaltunnel** genannt. Die Handfläche wird von einer festen Sehnenplatte, der **Palmaraponeurose,** überspannt.

MEDIZIN

Beispielsweise durch Entzündungen oder Bindegewebsvermehrung kann es im Karpaltunnel „zu eng" und der N. medianus durch Druck geschädigt werden. Erstes Zeichen eines solchen **Karpaltunnelsyndroms** sind oft nächtliche Missempfindungen oder Schmerzen in der Hand. Helfen konservative Maßnahmen nicht, muss der Karpaltunnel operativ entlastet werden.

Damit trotz der ständigen Bewegung der Streck- und Beugesehnen in den Haltebändern keine Reizung auftritt, sind sie hier von bindegewebigen Sehnenscheiden umschlossen, die durch einen Flüssigkeitsfilm an der Innenseite das reibungslose Gleiten der Sehnen ermöglichen.

Sechs Muskeln bewegen die Hand im Handgelenk, drei von ihnen entspringen vom Epicondylus medialis des Oberarmknochens. Vom Epicondylus lateralis entspringen drei Streckmuskeln. Je nach ihrem Verlauf und Ansatz können fünf dieser Muskeln die Hand nicht nur nach dorsal und palmar, also in Richtung von Handrücken oder -fläche, strecken bzw. beugen, sondern auch nach ulnar und radial abduzieren, das heißt zur Daumenseite oder zur Kleinfingerseite hin ziehen.

Zu den **Handbeugern** gehören (→ Abb. 7.2, → Abb. 7.3, → Abb. 7.30):

- Der **M. flexor carpi radialis** *(speichenseitiger Handbeuger)*
- Der **M. flexor carpi ulnaris** *(ellenseitiger Handbeuger)*
- Der **M. palmaris longus** *(langer Hohlhandmuskel).*

Bei ca. 20 % der Menschen fehlt allerdings der M. palmaris longus – sie haben also nur fünf Muskeln.

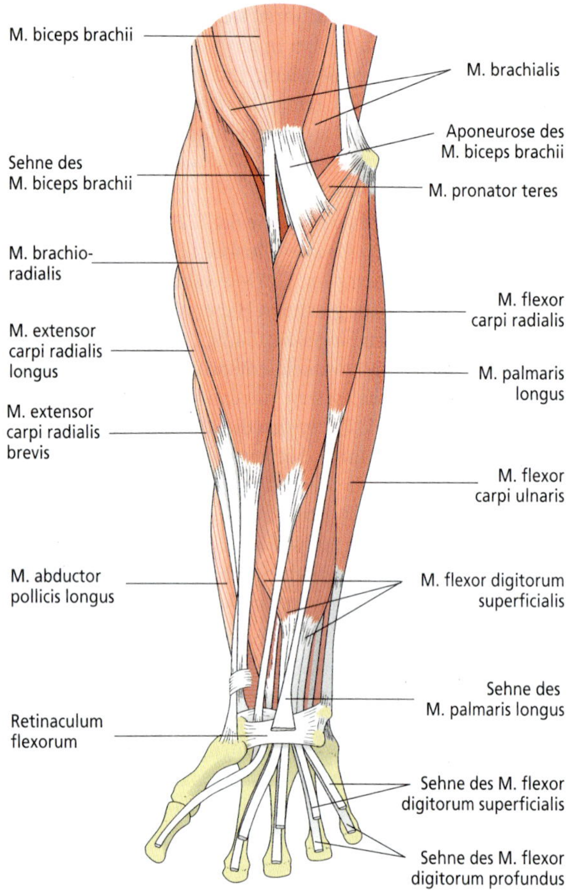

Abb. 7.30 Unterarmmuskulatur von vorn (ventral). Deutlich zu erkennen sind die langen, dünnen Sehnen, mit denen viele der Muskeln an Hand und Fingern ansetzen.

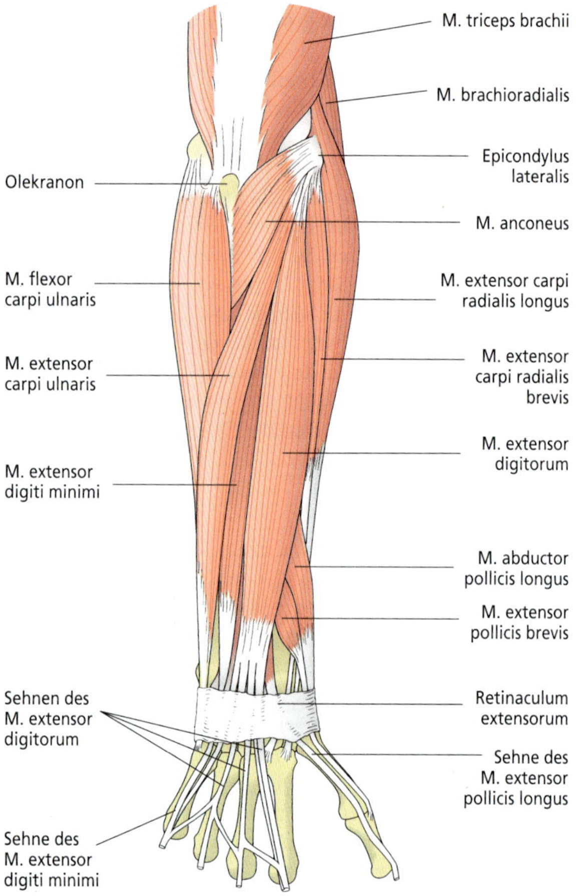

Abb. 7.31 Unterarmmuskulatur von hinten (dorsal).

Zu den **Handstreckern** gehören (→ Abb. 7.2, → Abb. 7.3, → Abb. 7.31):

- Der **M. extensor carpi radialis longus** *(langer speichenseitiger Handstrecker)*, er bewirkt gleichzeitig eine Radialabduktion
- Der **M. extensor carpi radialis brevis** *(kurzer speichenseitiger Handstrecker)*
- Der **M. extensor carpi ulnaris** *(ellenseitiger Handstrecker)*, er führt gleichzeitig zu einer Ulnarabduktion.

Beugung und Streckung sowie Radial- und Ulnarabduktion sind jedoch für die Beweglichkeit von Hand und Unterarm nicht ausreichend; die Hand muss sich auch einwärts und auswärts drehen können.

Dies wird als **Supination** *(Auswärtsdrehung)* oder **Pronation** *(Einwärtsdrehung)* bezeichnet (→ Abb. 7.26).

Reine **Supinatoren** *(Auswärtsdreher)* sind (→ Abb. 7.30):

- Der **M. biceps brachii** *(Bizeps, zweiköpfiger Armmuskel)*, der den Arm gleichzeitig im Ellenbogengelenk beugt
- Der **M. supinator** *(Auswärtsdreher)*, der vom Epicondylus lateralis des Oberarms zur Vorderfläche der Speiche führt.

Reine **Pronatoren** *(Einwärtsdreher)* sind:

- Der **M. pronator teres** *(runder Einwärtsdreher)*, der vom Epicondylus medialis des Oberarms über die Elle hinweg und um die Speiche herum zu deren Hinterfläche zieht und somit auch im Ellenbogengelenk beugt
- Der kurze **M. pronator quadratus** *(viereckiger Einwärtsdreher)*; von der Vorderfläche der Elle zur Vorderfläche der Speiche.

Der **M. brachioradialis** (*Oberarm-Speichen-Muskel*, → Abb. 7.30) beugt im Ellenbogengelenk und bringt den Unterarm aus Pronation und Supination in Mittelstellung. Er ist also sowohl Pronator als auch Supinator.

Die hohe Beweglichkeit der *Finger* wird durch einen sehr komplexen Aufbau der Fingermuskulatur ermöglicht. Muskeln, die auf die Fingergelenke wirken, entspringen entweder am Arm oder an der Hand selbst. Entsprechend heißen sie **lange** bzw. **kurze Fingermuskeln.** Die Muskelbäuche der langen Fingermuskeln liegen am Unterarm, und nur ihre Sehnen ziehen über das Handgelenk.

Zu den **Fingerbeugern** gehören (→ Abb. 7.30, → Abb. 7.32, → Abb. 7.33):

- Der **M. flexor digitorum superficialis** *(oberflächlicher Fingerbeuger)*, dessen Sehne nach Aufsplitterung in vier Einzelsehnen zu den Mittelgliedern der Finger II–V zieht
- Der **M. flexor digitorum profundus** *(tiefer Fingerbeuger)*, dessen Sehnen ebenfalls zu den Fingern II–V ziehen, jedoch zu den Endgliedern
- Der **M. flexor pollicis longus** *(langer Daumenbeuger)*, der lediglich den Daumen beugt.

Das Endstück der Sehne des oberflächlichen Fingerbeugers spaltet sich und setzt links und rechts an den Mittelgliedern der Finger

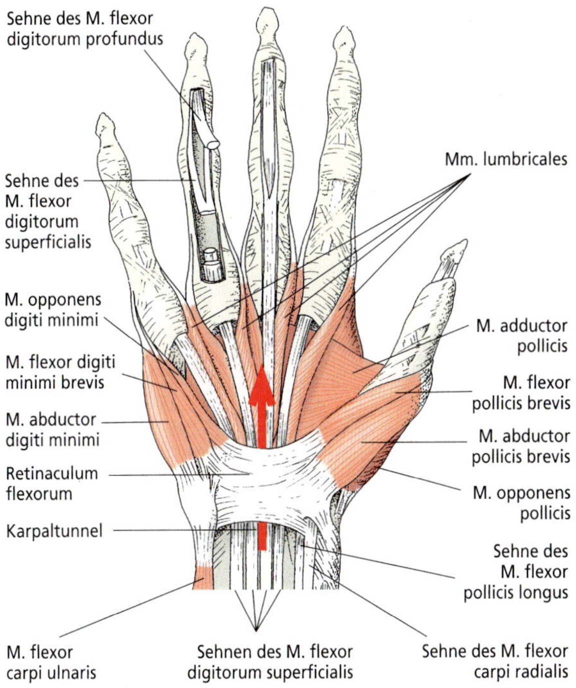

Abb. 7.32 Muskulatur der Hohlhand. Unter dem Lig. carpi transversum liegt der Karpaltunnel, durch den die Beugesehnen, aber auch der N. medianus verlaufen (Pfeil).

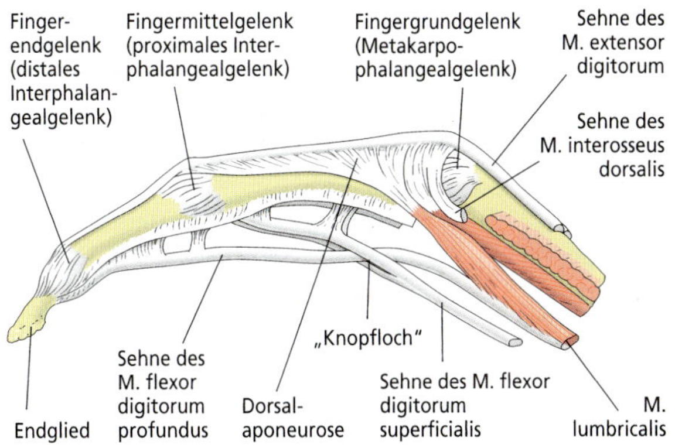

Abb. 7.33 Beuge- und Strecksehnenapparat eines Fingers. Die Sehne des M. flexor digitorum profundus zieht durch die Aufspaltung („Knopfloch") der Sehne des M. flexor digitorum superficialis. Der M. flexor digitorum superficialis beugt den Finger im Grund- und Mittelgelenk, der M. flexor digitorum profundus zusätzlich im Endgelenk, da die Sehne länger ist.

an. Durch dieses „Knopfloch" (→ Abb. 7.33) zieht die Sehne des M. flexor digitorum profundus bis zum Fingerendglied und setzt dort an der Ventralseite ungeteilt an. So beugt der M. flexor digitorum superficialis den Finger im Grund- und Mittelgelenk und der M. flexor digitorum profundus zusätzlich im Endgelenk. Damit die Sehnen sich auf dem Finger nicht verschieben, sind sie durch feste Bänder gesichert.

Zu den **Fingerstreckern,** die auf der Rückseite der Hand verlaufen, gehören:

- Der **M. extensor digitorum** (*langer Fingerstrecker* → Abb. 7.32). Auf der Dorsalseite jedes Fingers bildet er zusammen mit kleinen Fingermuskeln eine Sehnenplatte, die bis zum Endglied reicht. So vermag er die Finger in Grund-, Mittel- und Endgelenk zu strecken
- Der **M. extensor digiti minimi** *(Kleinfingerstrecker);* dies ist ein eigener Streckmuskel des kleinen Fingers zusätzlich zum langen Fingerstrecker
- Der **M. extensor indicis** *(Zeigefingerstrecker);* dies ist ein zusätzlicher Streckmuskel des Zeigefingers.

Auch der *Daumen* verfügt über eigene Streckmuskeln:

- Den **M. extensor pollicis brevis** *(kurzer Daumenstrecker),* der zum Grundglied zieht und den Daumen dort streckt
- Den **M. extensor pollicis longus** *(langer Daumenstrecker),* der bis zum Endglied des Daumens zieht
- Den **M. abductor pollicis longus** (*langer Daumenabspreizer* → Abb. 7.31), der den Daumen nach radial zieht und von den Fingern entfernt.

An der Hand selbst verlaufen die **kurzen Handmuskeln** (→ Abb. 7.34). Sie entspringen von den Mittelhandknochen (**Mm. interossei palmares** und **dorsales**) bzw. von den Sehnen des tiefen Fingerbeugers **(Mm. lumbricales)** und setzen alle seitlich auf den Streckseiten der Finger II–V an. Die Mm. interossei dorsales und palmares spreizen die Finger in den Grundgelenken (dorsale Gruppe) bzw. ziehen sie wieder zusammen (palmare Gruppe). Außerdem beugen sie die Finger zusammen mit den Mm. lumbricales im Grundgelenk und strecken sie im Mittel- und Endgelenk.

Am Retinaculum flexorum entspringen mehrere Muskeln, die zu Daumen bzw. Kleinfinger ziehen (→ Abb. 7.34):

- Der **M. flexor pollicis brevis** *(kurzer Daumenbeuger)*
- Der **M. flexor digiti minimi brevis** *(kurzer Kleinfingerbeuger)*
- Der **M. abductor pollicis brevis** *(kurzer Daumenabspreizer)*
- Der **M. abductor digiti minimi** *(kurzer Kleinfingerabspreizer).*

Auf der *Daumenrückseite* zieht der *Daumengegensteller* **(M. opponens pollicis).** Nur er kann den Daumen den anderen Fingern gegenüberstellen.

Der *Daumenanzieher* **(M. adductor pollicis)** führt den Daumen an die anderen Finger heran. Er verläuft quer unterhalb der langen oberflächlichen Beugesehnen des Mittel- und Zeigefingers zum Daumen (→ Abb. 7.34).

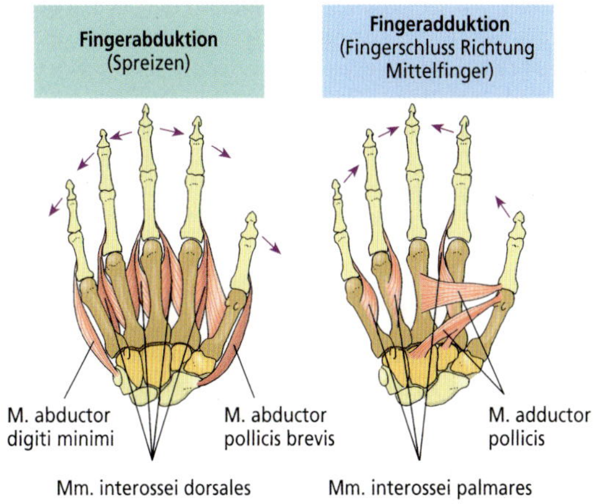

Abb. 7.34 Ab- und Adduktion der Finger. M. abductor digiti minimi, M. abductor pollicis brevis und die Mm. interossei dorsales spreizen die Finger (Fingerabduktion). Die Mm. interossei palmares und der M. adductor pollicis schließen die Hand (Fingeradduktion).

PFLEGE

Die Beweglichkeit der Finger ist wesentlich für die Selbstständigkeit eines Menschen. Ist die **Beweglichkeit der Gebrauchshand** eingeschränkt, fühlt sich der Patient bzw. die Patientin schnell abhängig. Deshalb sollte z. B. eine Venenverweilkanüle möglichst nicht an die Gebrauchshand gelegt werden.

GERIATRIE

Auf Becken und unterer Extremität ruht das ganze Körpergewicht, sodass die Gelenke stark belastet werden. So wundert es nicht, dass **Knie- und Hüftgegelenkarthrose** (*Gon-* bzw. *Coxarthrose*) zu den häufigsten Arthrosen älterer Menschen gehören.

SPICKZETTEL

Hand *(Manus):* Distaler Abschnitt der oberen Extremität aus **Handwurzel** *(Carpus)*, **Mittelhand** *(Metacarpus)* und **Fingern** *(Digiti manus)*. Greiforgan des Menschen.
Handskelett: Knöchernes Gerüst der Hand aus 27 Knochen
- Acht **Handwurzelknochen** *(Ossa carpi)*, angeordnet in zwei Reihen. Die proximale Reihe ist über das **proximale Handgelenk** (Eigelenk) mit der Elle verbunden, zwischen proximaler und distaler Reihe liegt das wenig bewegliche **distale Handgelenk**
- Fünf **Mittelhandknochen** *(Ossa metacarpi)*, nach proximal über die **Handwurzel-Mittelhand-Gelenke** *(Karpometakarpalgelenke)* verbunden mit der Handwurzel, nach distal über die **Fingergrundgelenke** *(Metakarpophalangealgelenke, MCP-Gelenke)* mit den Fingergrundgliedern
- Am Daumen zwei, am 2.–5. Finger je drei kleine Röhrenknochen **(Grund-, Mittel-, Endglied)** mit den **Fingermittel-** bzw. **-endgelenken** (*proximale* bzw. *distale Interphalangealgelenke*) dazwischen
- Besonderheit: große Daumenbeweglichkeit durch das **Daumenwurzelgelenk** zwischen Handwurzel und erstem Mittelhandknochen (Sattelgelenk).

Unterarm-, Hand- und Fingermuskulatur: Muskeln, die Unterarm, Hand und Finger bewegen.
- **Pronatoren.** Drehen Elle und Speiche um ihre Längsachse nach innen, z. B. **M. pronator teres** *(runder Einwärtsdreher)*
- **Supinatoren.** Drehen Elle und Speiche um ihre Längsachse nach außen, z. B. M. biceps brachii, **M. supinator** *(Auswärtsdreher)*
- **Hand- und lange Fingerbeuger.** Ziehen meist vom Epicondylus medialis des Oberarmknochens zu Hand- oder Fingerknochen, z. B. M. **flexor carpi radialis** und **ulnaris** (*speichen-* bzw. *ellenseitiger Handbeuger*), **M. flexor digitorum superficialis** und **profundus** (*oberflächlicher* bzw. *tiefer Fingerbeuger*)
- **Hand- und lange Fingerstrecker.** Ziehen meist vom Epicondylus lateralis des Oberarmknochens zu Hand- oder Fingerknochen, z. B. M. **extensor carpi radialis longus** und **brevis** (*langer* bzw. *kurzer speichenseitiger Handstrecker*), **M. extensor carpi ulnaris** *(ellenseitiger Handstrecker)*, **M. extensor digitorum** *(langer Fingerstrecker)*
- **Kurze Handmuskeln.** Verlaufen nur im Hand-Finger-Bereich, z. B. **Mm. interossei, Mm. lumbricales, M. opponens pollicis** *(Daumengegensteller)*.

7.5 Untere Extremität

Durch die Spezialisierung der oberen Extremität auf das Greifen wurde die **untere Extremität** *(untere Gliedmaße)* allein für das Gehen und Laufen verantwortlich. Entsprechend der großen Belastungen wurden ihre Knochen und Gelenke im Verlauf der Evolution (→ 4.7) stärker ausgebildet.

Vergleichbar der oberen Extremität wird die untere Extremität in *Becken(gürtel)* und *Bein (freie untere Extremität)* unterteilt. Am Bein werden dann *Oberschenkel*, *Unterschenkel* und *Fuß* unterschieden (→ Abb. 7.35).

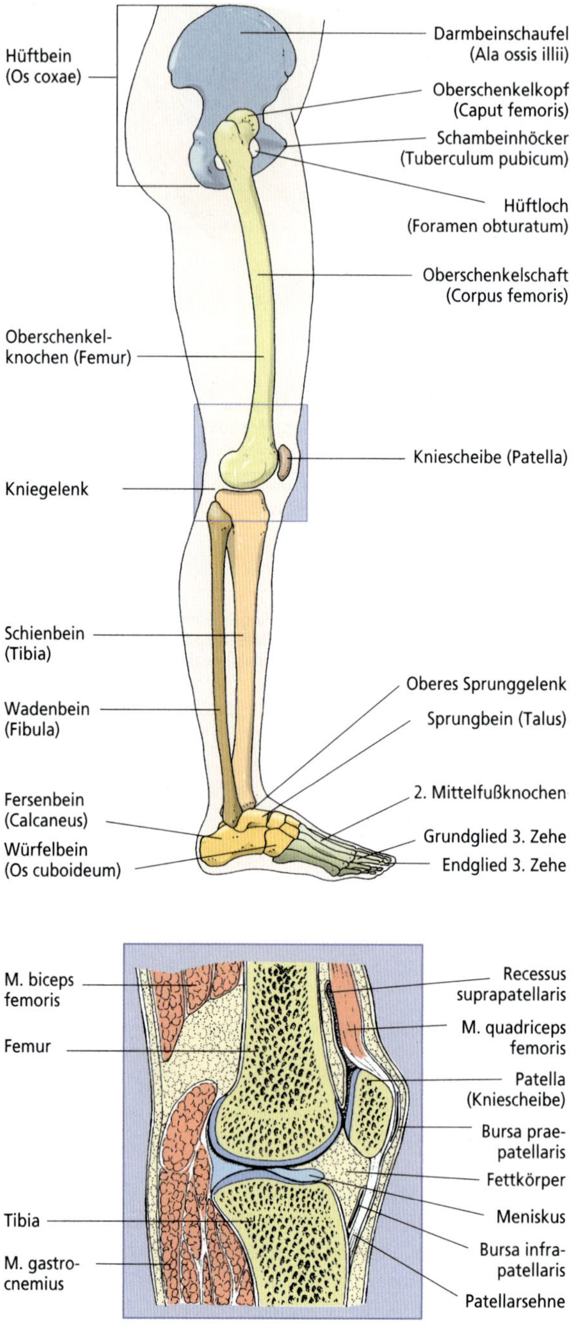

Abb. 7.35 Knöcherner Aufbau der unteren Extremität von der Seite mit Längsschnitt durch das Kniegelenk.
Oberschenkelknochen (Femur) und Schienbein (Tibia) haben keinen direkten Kontakt miteinander, da zwei knorpelige Strukturen, die Menisken, zwischengeschaltet sind.

Beinachsen bei Kindern

Von vorne betrachtet sind die Beine bei älteren Kindern und Erwachsenen fast gerade. Normal hingegen ist:

- Bei Säuglingen eine leichte **O-Bein-Stellung** *(Genu varum)*, d. h. die inneren Femurkondylen weichen auseinander bei sich berührenden Fußinnenknöcheln
- Bei Klein- und Kindergartenkindern eine leichte **X-Bein-Stellung** *(Genu valgum)*, d. h. die Fußinnenknöchel weichen auseinander bei sich berührenden inneren Femurkondylen.

7.5.1 Becken(-gürtel)

Über das knöcherne **Becken** (*Pelvis* → Abb. 7.36) stehen die Beine mit dem Rumpfskelett in Verbindung. Es wird auch *Beckenring* oder *Beckengürtel* genannt, weil die drei beteiligten Knochen ringförmig zusammengeschlossen sind.

Das **Kreuzbein** (*Os sacrum* → Abb. 7.14) bildet die Rückwand des knöchernen Beckens. Es liegt zwischen den beiden **Hüftbeinen** *(Ossa coxae)*, deren Ausläufer in einem Bogen nach vorne führen und dort über eine etwa 1 cm breite knorpelige Verbindung, die **Symphyse** *(Schambeinfuge)*, zusammengefügt sind. Die beiden **Iliosakralgelenke** (*ISG, Sakroiliakalgelenke, Kreuzbein-Darmbein-Gelenke)* zwischen Kreuz- und Hüftbein sind durch einen festen Bandapparat gesichert und nahezu unbeweglich.

Die Hüftbeine bestehen aus jeweils drei Knochen: dem **Darmbein** *(Os ilium)*, dem **Sitzbein** *(Os ischii)* und dem **Schambein** *(Os pubis)*. Im Laufe der Wachstumsperiode verschmelzen diese drei Knochen, sodass ihre Begrenzungen im Erwachsenenalter nicht mehr sichtbar sind. Da das Darmbein rotes, also blutbildendes Knochenmark enthält, ist der (gut tastbare) *Becken-* oder **Darmbeinkamm** (*Crista iliaca* → Abb. 7.36) mit die am besten zugängliche Stelle zur Knochenmarkpunktion.

Das Darmbein hat vier charakteristische Knochenvorsprünge: Die dorsalen Knochenvorsprünge heißen **Spina iliaca posterior inferior** (*unterer hinterer Darmbeinstachel* → Abb. 7.36) und **Spina iliaca posterior superior** *(oberer hinterer Darmbeinstachel)*. Der am weitesten vorspringende und als einziger leicht durch die Haut tastbare Vorsprung wird **Spina iliaca anterior superior** (*vorderer oberer Darmbeinstachel,* → Abb. 7.36) genannt. Darunter liegt die **Spina iliaca anterior inferior** *(vorderer unterer Darmbeinstachel)*. Darmbeinkamm und Spina iliaca anterior superior sind wichtige Orientierungspunkte bei der *ventroglutealen Injektion* (→ Abb. 9.29).

Hüftgelenk

Anteile aller drei Hüftknochen bilden gemeinsam die **Hüftgelenkpfanne** (*Acetabulum,* → Abb. 7.36). Die schüsselförmig vertiefte Hüftgelenkpfanne nimmt den Hüftkopf (Kopf des Oberschenkelknochens) auf und bildet mit ihm das **Hüftgelenk** (*Articulatio coxae,* → Abb. 7.37). Da das Hüftgelenk nicht nur viele Bewegungen ermöglicht, sondern auch starke Gewichts- und Bewegungsbelastungen aushalten muss, ist es durch einen sehr festen und straffen Bandapparat gesichert. Die **Hüftgelenkbänder** ziehen von Darm-, Sitz- und Schambein zum Oberschenkelknochen und werden in ihrer Gesamtheit wegen ihres schraubenartigen Verlaufs auch als **Bänderschraube** bezeichnet.

Anteile von Sitz- und Schambein umschließen das **Hüftloch** *(Foramen obturatum)*. Es ist durch eine derbe Bindegewebsmembran **(Membrana obturatoria)** verschlossen, die Gefäße und Nerven durchtreten lässt und Ursprung mehrerer Muskeln ist.

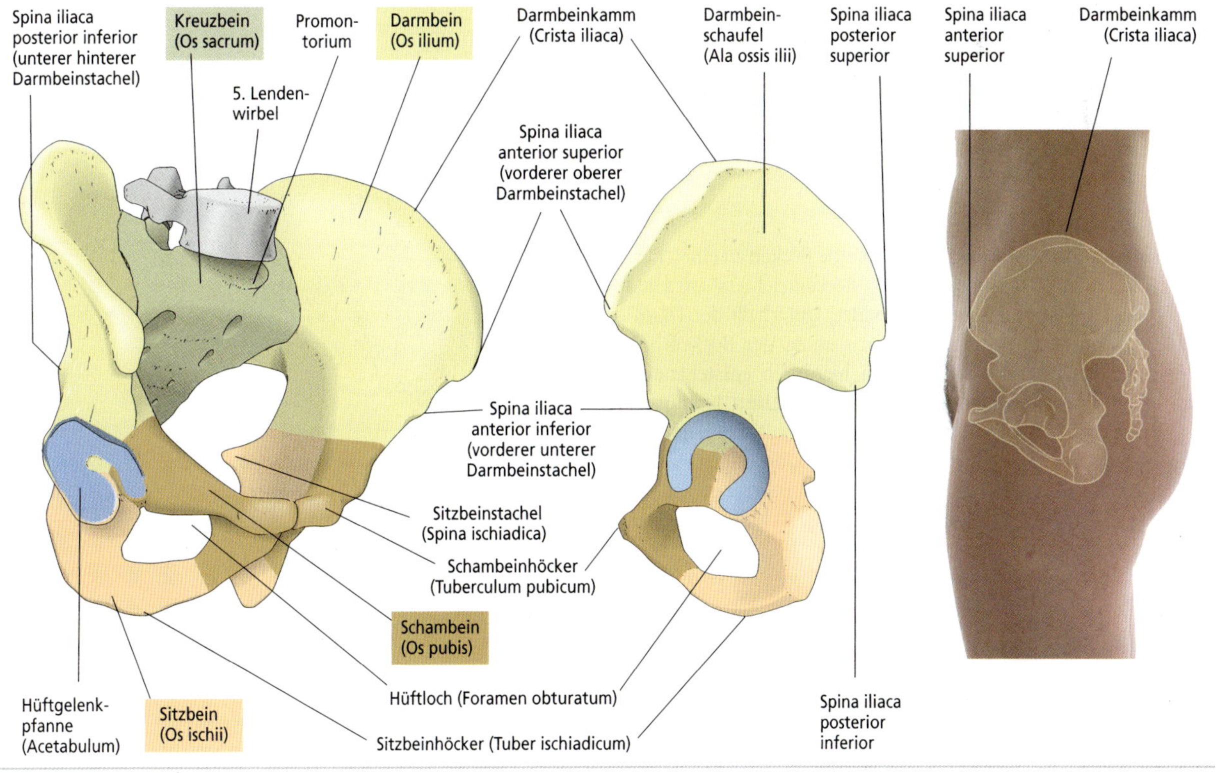

Abb. 7.36 Knöchernes Becken mit Kreuzbein und Hüftbeinen. Links in der Ansicht schräg von vorne, Mitte und rechts von der Seite. Darmbein, Sitzbein und Schambein bilden zusammen die Hüftgelenkpfanne. [rechts E460]

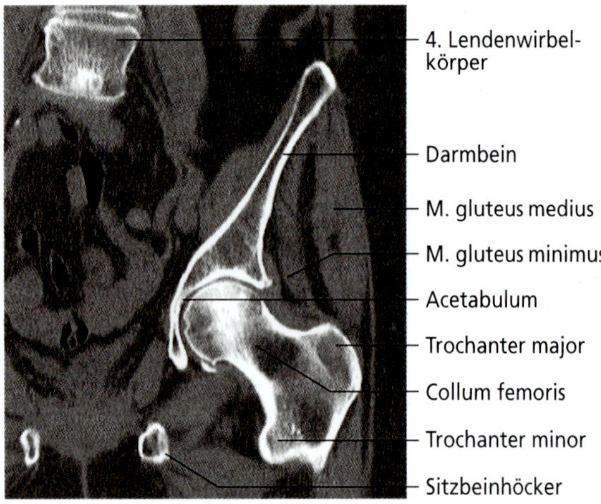

Abb. 7.37 CT des Hüftgelenks. [E460]

Hüftgelenk beim Säugling und Kind

Bei Kindern sind die Anteile der drei Hüftknochen noch durch Knorpelfugen getrennt, die dann später verknöchern. Die Hüftgelenkpfanne des Neugeborenen steht physiologischerweise steiler und ist flacher als beim älteren Kind und Erwachsenen. Erst im Laufe des Wachstums wird sie weniger steil und tiefer.

PÄDIATRIE

Eine häufige Entwicklungsstörung ist die **angeborene Hüftgelenkdysplasie.** Die Hüftgelenkpfanne ist noch steiler und flacher als beim Neugeborenen physiologisch, sodass der Hüftkopf aus der Pfanne „herausrutscht" **(Hüftgelenkluxation)** und das Gelenk Schaden nimmt. Bei frühzeitiger Behandlung reichen meist längere Hüftabduktion durch „breites Wickeln" oder Spreizverbände/-schienen (→Abb. 7.38). Eine (zu) späte Behandlung ist langwieriger, invasiver und weniger erfolgreich. Ein **Hüftscreening** mit Ultraschalluntersuchung der Hüftgelenke ist heute Bestandteil der U3.

Großes und kleines Becken

In seiner Gesamtheit erinnert das knöcherne Becken an einen kurzen Trichter. Die obere Öffnung dieses „Beckentrichters" wird von den großen **Darmbeinschaufeln** gebildet. Unterhalb der Darmbeinschaufeln erfolgt schräg nach vorn unten der Beckenringschluss der beteiligten Knochen. Den hierdurch entstehenden, nach innen vorspringenden Rand nennt man **Linea terminalis** (→Abb. 7.39). Der Bereich oberhalb dieser Linea terminalis wird als **großes Becken** bezeichnet. Unterhalb der Linie folgen ein Teil des Kreuzbeins mit Steißbein und die Bögen der Sitz- und Schambeine. Dieser engere Bereich des „Trichters" heißt **kleines Becken.**

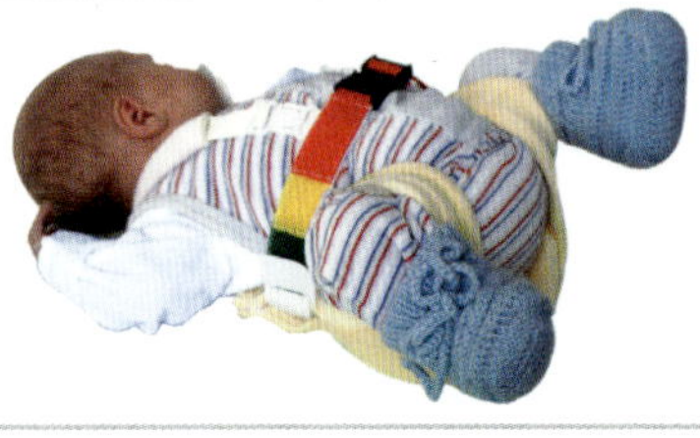

Abb. 7.38 Spreizhose/-bandage. Sie sieht zwar unbequem aus, beeinträchtigt die Babys aber kaum und reicht bei frühzeitigem Behandlungsbeginn zur Therapie der angeborenen Hüftgelenkdysplasie aus. [V658]

Weibliches und männliches Becken

Bei Jungen und Mädchen ist die Beckenform in etwa gleich. Während der Pubertät bilden sich dann die Unterschiede zwischen **weiblichem** und **männlichem Becken** heraus (→Abb. 7.39):

- Das weibliche Becken ist niedriger und leichter als das männliche mit weiteren, flacher gestellten Darmbeinschaufeln
- Der weibliche **Beckeneingang,** die von der Linea terminalis und dem Promontorium (→Abb. 7.10, →Abb. 7.39) markierte Grenze zwischen großem und kleinem Becken, ist größer und rundlich-oval, der männliche herzförmig
- Bei der Frau steht das Promontorium nicht so weit hervor wie beim Mann
- Der weibliche **Beckenausgang** – von Unterrand der Symphyse, Sitzbeinhöckern und Steißbeinspitze markiert – ist wesentlich weiter
- Das weibliche Kreuzbein ist kürzer, breiter und im unteren Teil nach vorne gebogen
- Der **Schambeinwinkel** (der Winkel zwischen den beiden Schambeinbögen →Abb. 7.39) ist bei der Frau stumpf (> 90°), beim Mann jedoch spitzwinklig (< 90°).

Alle Merkmale des weiblichen Beckens lassen sich aus den Erfordernissen des Geburtsvorgangs verstehen. Beispielsweise muss der Beckeneingang im Bereich der Linea terminalis ausreichend weit sein, damit das Kind bei der Geburt ins kleine Becken (den Geburtskanal) eintreten kann. Zusätzlich lockern die hormonellen Einflüsse in der Schwangerschaft (→20.4) das Bindegewebe auf. Damit verlieren auch die sehr straffen Bänder und knorpeligen Verbindungen des Beckenrings in den letzten Wochen vor der Geburt ihre Starrheit und werden elastisch, um eine Dehnung des Beckens während der Geburt zu ermöglichen und den Durchtritt des Kindes durch den engen Geburtskanal zu erleichtern.

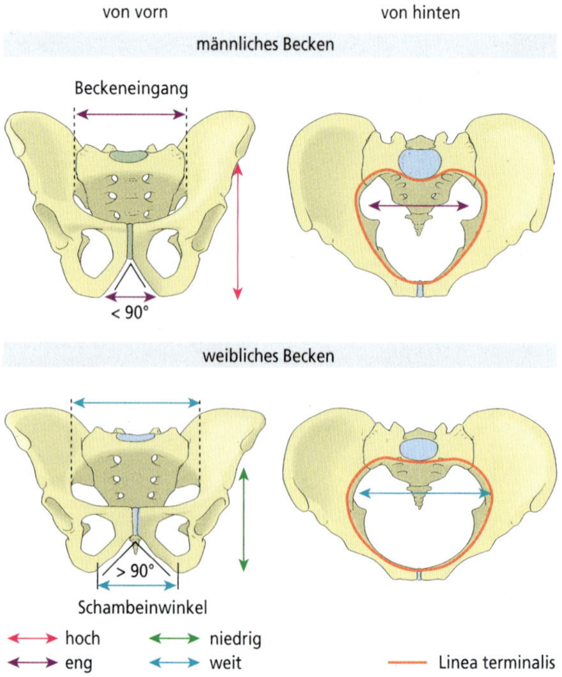

Abb. 7.39 Becken von Mann und Frau.

7.5.2 Beckenboden

Da der knöcherne Beckenausgang offen ist, auf ihm aber das Gewicht sämtlicher innerer Organe lastet, ist er durch eine Platte aus Muskeln und Bändern abgeschlossen. Diese untere Begrenzung des kleinen Beckens heißt **Beckenboden.** Die Muskeln des Beckenbodens halten dabei durch einen relativ straffen Grundtonus das Gewicht der Eingeweide und sind für die Kontinenz wesentlich. Zu ihnen zählen (➔ Abb. 7.40):

- Der **M. levator ani** *(Afterhebermuskel),* der bis auf einen vorderen symphysennahen Bereich, den **Levatorschlitz,** den gesamten Beckenausgang auskleidet. Der M. levator ani bildet zusammen mit seinen Faszien das **Diaphragma pelvis**
- Der **M. transversus perinei profundus** *(tiefer querer Dammmuskel),* der sich zwischen beiden Schambeinästen erstreckt und damit den Levatorschlitz überbrückt. Zusammen mit je einer Faszie an seiner Ober- und Unterseite und einem zwischen den Schambeinästen verlaufenden Band bildet er das **Diaphragma urogenitale.** Da der M. transversus perinei profundus bei Frauen nur schwach ausgeprägt ist, wird teilweise auch von **Membrana perinei** gesprochen
- Der **M. transversus perinei superficialis** *(oberflächlicher querer Dammmuskel),* der die beiden Sitzbeinhöcker quer verspannt und mit dem hinteren Teil des Diaphragma urogenitale verflochten ist
- Der **M. bulbospongiosus** *(Vorhofschwellkörpermuskel),* der zusammen mit dem *äußeren Afterschließmuskel* **(M. sphincter ani externus)** das Schließmuskelsystem für die im Becken liegenden Organe Blase, Darm sowie Gebärmutter und Scheide unterstützt
- Der **M. ischiocavernosus** *(Sitzbein-Schwellkörper-Muskel),* der links und rechts zwischen Sitzbeinast und Rücken von Penis bzw. Klitoris verläuft.

PFLEGE

Schwangerschaften und Geburten beanspruchen und dehnen den Beckenboden (zu) stark. Mit zunehmendem Alter nimmt die Elastizität der Bänder und Muskeln auch im Beckenboden ab, wodurch sich v. a. bei Mehrgebärenden Scheide und Gebärmutter senken können. Dadurch ändert sich die räumliche Beziehung zwischen Harnblase und Harnröhre. Insbesondere bei Druckspitzen im Bauchraum durch Niesen, Husten oder Lachen kann dann der Blasenschließmuskel die Blase nicht mehr vollständig verschließen, und es kommt zum unfreiwilligen Abgang von Urin (Stress-Inkontinenz).
Vorbeugend sollten Frauen nach einer Geburt die Beckenbodenmuskulatur durch **Beckenbodengymnastik** wieder kräftigen und straffen. Auch bei Gebärmuttersenkung kann Beckenbodengymnastik eine Harninkontinenz oft vermeiden oder bessern.

SPICKZETTEL

Becken(gürtel): Knochen, welche das Rumpfskelett mit dem Oberschenkelknochen verbinden.
- **Kreuzbein**
- **Hüftbeine** *(Ossa coxae),* die durch Verschmelzung von **Darmbein** *(Os ilium),* **Sitzbein** *(Os ischii)* und **Schambein** *(Os pubis)* entstanden sind.

Iliosakralgelenk *(ISG, Sakroiliakalgelenk, Kreuzbein-Darmbein-Gelenk):* Gelenk zwischen Kreuz- und Hüftbein. Amphiarthrose.
Hüftgelenk *(Articulatio coxae):* Sehr bewegliches und durch feste Bänder (Bänderschraube) stabilisiertes Kugelgelenk zwischen Hüftbein und Oberschenkelknochen.
Beckenboden: Bindegewebig-muskuläre Platte, welche das (kleine) Becken nach unten verschließt.

7.5.3 Hüft- und Oberschenkelmuskulatur

Das Hüftgelenk ist das größte Kugelgelenk des Menschen. Es ermöglicht Bewegungen um alle drei Achsen:

- Um die Horizontalachse: Beugung des Beines nach vorn gegen den Rumpf *(Anteversion),* Streckung des Beines nach hinten vom Rumpf weg *(Retroversion)*
- Um die Sagittalachse: Abspreizen des Beines zur Seite *(Abduktion),* Heranziehen des Beines *(Adduktion)*
- Um die Longitudinalachse: Drehung des Beines nach innen *(Innenrotation)* und außen *(Außenrotation).*

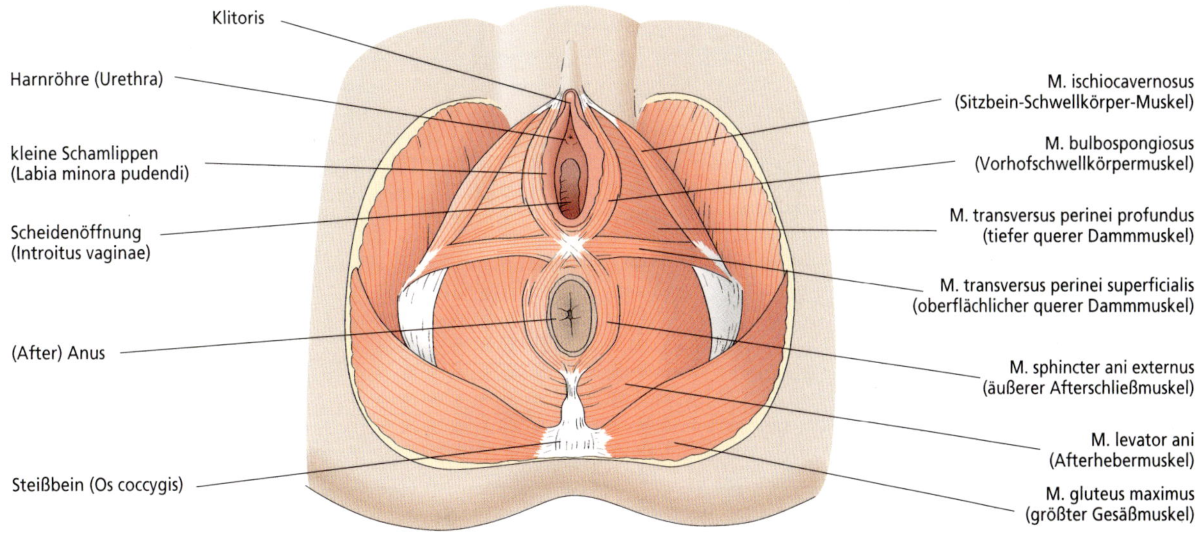

Abb. 7.40 Beckenboden der Frau.

Die Muskeln der unteren Extremität sind viel mächtiger als diejenigen der oberen Extremität, da jedes Bein große Gewichte stabilisieren, halten und bewegen muss. Insbesondere die Intaktheit der **Hüftmuskulatur** (und hier vor allem der Streckmuskulatur) ist für den normalen aufrechten Gang des Menschen unabdingbar. Auch ein Teil der **Oberschenkelmuskulatur** entspringt bereits in der Hüftregion und zieht über Hüft- *und* Kniegelenk. Daher soll die Oberschenkelmuskulatur bereits an dieser Stelle besprochen werden.

Beuger im Hüftgelenk

Der wichtigste Beugemuskel im Hüftgelenk ist der **M. iliopsoas** *(Darmbein-Lenden-Muskel)*. Er hat zwei Anteile, den **M. iliacus** *(Darmbeinmuskel)* und den **M. psoas major** *(großer Lendenmuskel)*, die funktionell eine Einheit bilden (→ Abb. 7.41). Der M. iliopsoas zieht von den Lendenwirbelkörpern (M. psoas major) bzw. von der Innenseite des Darmbeinkamms (M. iliacus) hinunter zum Oberschenkelknochen. Wie alle Beugemuskeln verläuft er *vor* dem Hüftgelenk. Er beugt die Beine gegen den Rumpf.

Weiterer bedeutender Beuger ist der **M. rectus femoris** *(gerader Schenkelmuskel* → Abb. 7.41, → Abb. 7.2). Er zieht von Spina iliaca anterior inferior und Oberrand der Hüftgelenkpfanne zur Vorderseite des Oberschenkels und über das Knie zum Unterschenkel. Er beugt dadurch im Hüftgelenk und streckt im Kniegelenk. Der M. rectus femoris ist ein Teil des mächtigen **M. quadriceps femoris** *(vierköpfiger Oberschenkelmuskel)*. Seine drei anderen Köpfe, der **M. vastus medialis, M. vastus lateralis** und **M. vastus intermedius** *(innerer, äußerer* und *mittlerer Oberschenkelmuskel*), entspringen am Oberschenkelknochen und ziehen zum Unterschenkel, strecken also nur im Kniegelenk. Der M. vastus intermedius verläuft dabei unter dem M. rectus femoris. Alle vier Muskeln setzen in einer einzigen breiten Sehne an der Vorderseite des oberen Schienbeins an. Diese enthält über dem Kniegelenk ein Sesambein (→ 6.1.1), die **Kniescheibe** *(Patella)*, und wird deshalb auch **Patellarsehne** genannt.

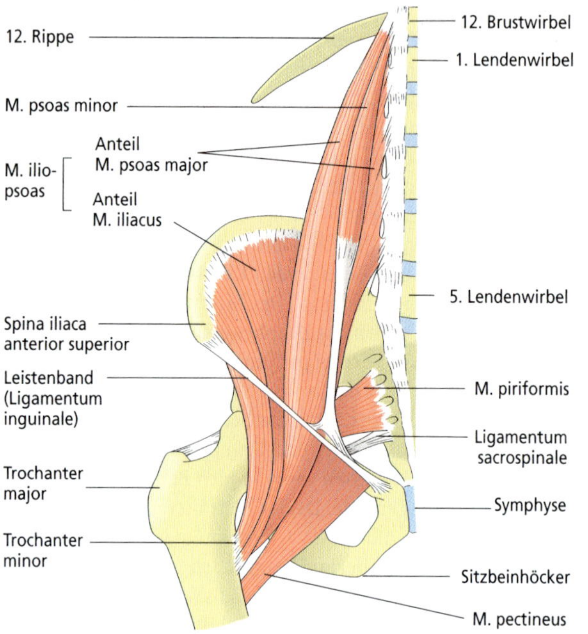

Abb. 7.41 Innere (d. h. an der inneren Beckenwand entspringende) Hüftmuskulatur, Beuger im Hüftgelenk. Der M. iliopsoas besteht aus dem M. iliacus und dem M. psoas major. Sie vereinigen sich und ziehen unter dem Leistenband zum Oberschenkelknochen. Der wenig bedeutsame M. psoas minor strahlt in die Faszie des M. iliopsoas ein. Der M. pectineus ist Hüftbeuger und Adduktor.

Zur Hüftbeugung trägt weiter der **M. sartorius** *(Schneidermuskel)* bei, der von der Spina iliaca anterior superior des Beckens schräg über den vorderen Oberschenkel zur medialen Seite des oberen Schienbeins zieht (→ Abb. 7.41, → Abb. 7.2). Er ist der längste Muskel des Menschen.

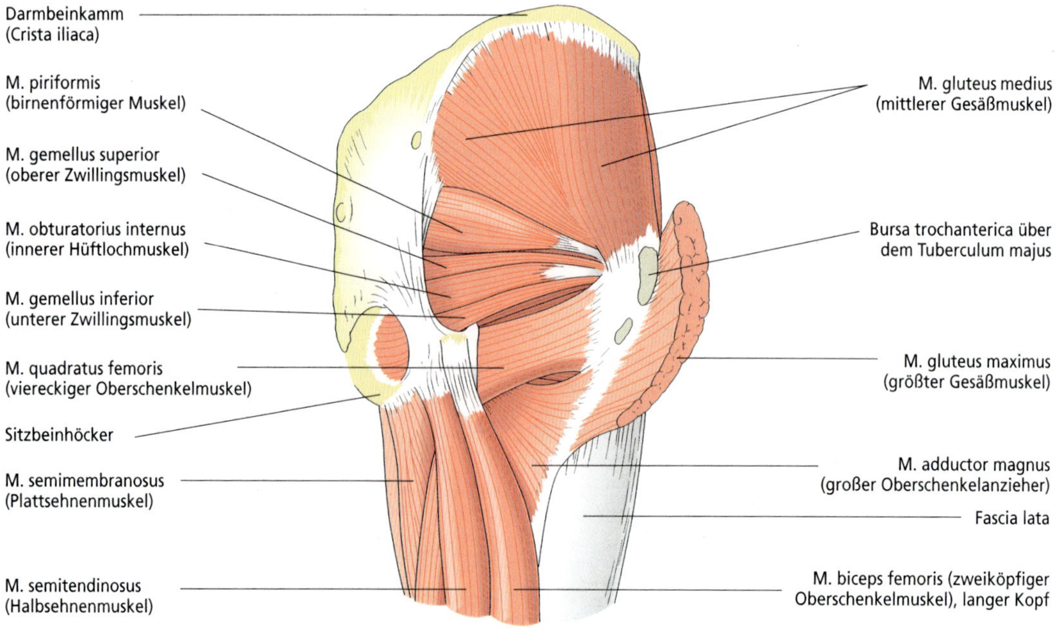

Abb. 7.42 Äußere (d. h. an der äußeren Beckenwand entspringende) Hüftmuskulatur. Blick von der Seite auf die Hüfte. (M. gluteus maximus entfernt).

Strecker im Hüftgelenk

Die Streckmuskeln ziehen *hinter* dem Hüftgelenk vom Becken zum Oberschenkelknochen. Der wichtigste Strecker ist der **M. gluteus maximus** (*größter Gesäßmuskel,* teils kurz *großer Gesäßmuskel* genannt, → Abb. 7.42, → Abb. 7.43). Er ist ein mächtiger Muskel, der zudem bei der Hebung des Oberkörpers mitwirkt und verhindert, dass der Rumpf beim Stehen nach vorn kippt. Er entspringt breitflächig an der Hinterseite von Darm- und Kreuzbein und zieht an die Hinterseite des Oberschenkelknochens. Er ist maßgeblich für die typische Form der Gesäßbacken verantwortlich. Ist er gelähmt, sind Aufrichten aus der Hocke oder Treppensteigen nicht mehr möglich.

Drei weitere Muskeln unterstützen den M. gluteus maximus in seiner Streckfunktion (→ Abb. 7.42, → Abb. 7.43):

- Der **M. biceps femoris** *(zweiköpfiger Oberschenkelmuskel)*
- Der **M. semitendinosus** *(Halbsehnenmuskel)*
- Der **M. semimembranosus** *(Plattsehnenmuskel).*

Alle drei Muskeln verlaufen *hinter* dem Hüft- und Kniegelenk zum Unterschenkel und fungieren deshalb nicht nur als Hüftstrecker, sondern auch als Kniebeuger. Da sich ihr Ansatz hinten *lateral* bzw. *medial* unterhalb des Kniegelenks befindet, können sie im Kniegelenk auch nach innen bzw. außen rotieren (→ Abb. 7.43).

Abduktoren und Adduktoren im Hüftgelenk

Als *Abspreizer* **(Abduktoren)** im Hüftgelenk verlaufen der *mittlere* und *kleinste Gesäßmuskel* (**M. gluteus medius** und **minimus,** → Abb. 7.42), halb bedeckt vom M. gluteus maximus, von der Außenfläche der Darmbeinschaufel hinab zum Trochanter major des Oberschenkelknochens. Sie haben eine wichtige statische Aufgabe beim Laufen: Durch Kontraktion auf der Seite des jeweiligen Standbeines ziehen sie das Becken dort etwas hinunter und verhindern beim Laufen ein Abkippen des Beckens zur Spielbeinseite (der Seite, auf der das Bein gehoben und der nächste Schritt eingeleitet wird). Die Mm. glutei medius und minimus unterstützen auch die Innen- und Außenrotationen im Hüftgelenk.

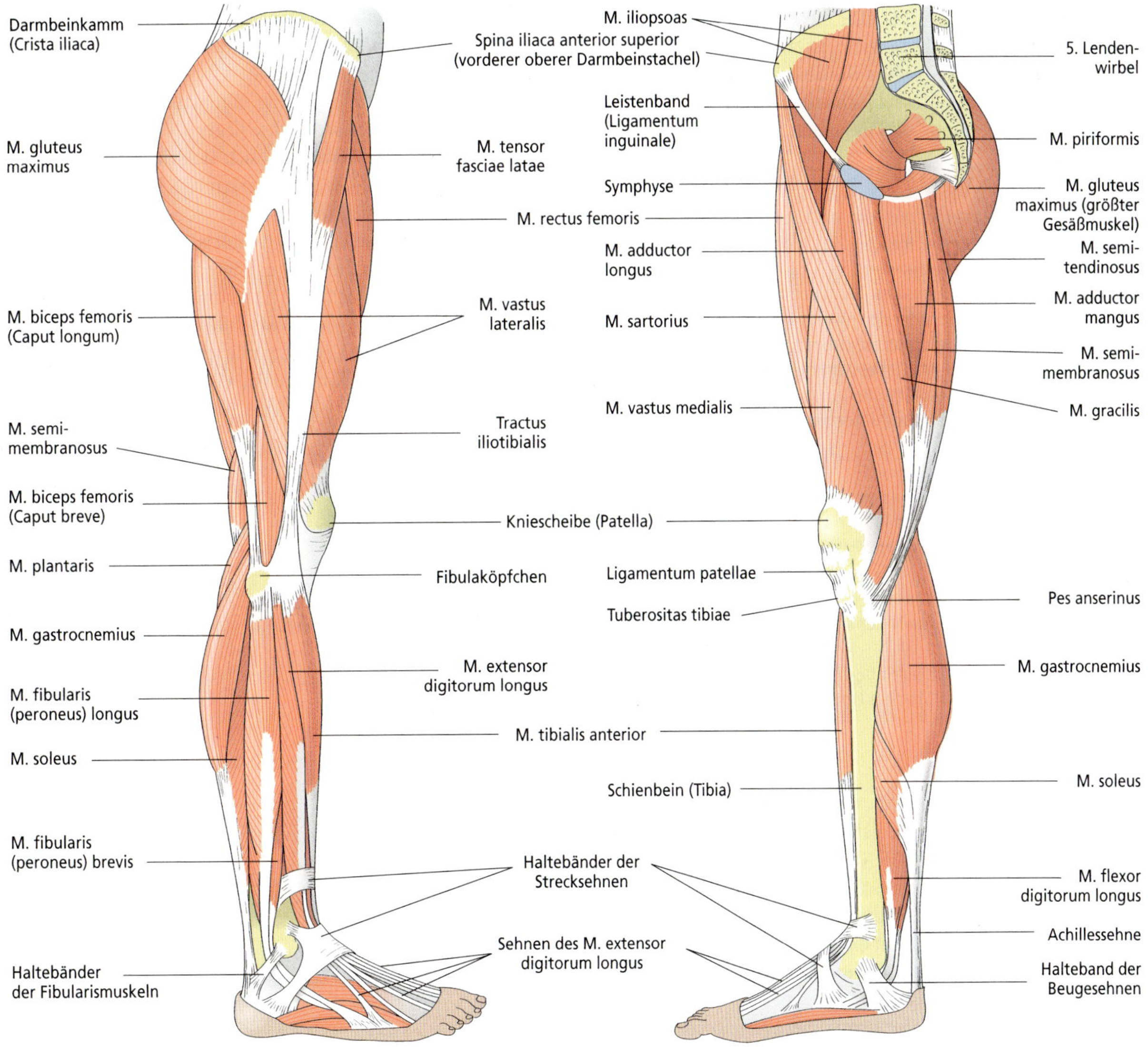

Abb. 7.43 Hüft- und Beinmuskulatur, links Ansicht von lateral, rechts Ansicht von medial.

PFLEGE

Die meisten intramuskulären Injektionen werden in den M. gluteus medius verabreicht. Um große Gefäße und Nerven zu schonen, wird bei Erwachsenen die **ventrogluteale Injektion nach Hochstetter** (→ 9.11.3, → Abb. 9.29) bevorzugt.

Fünf Muskeln ziehen das Bein nach Abspreizung wieder an den Körper heran (**Adduktoren** → Abb. 7.44). Vier von ihnen ziehen von Sitz- und Schambein zur Innenseite des Oberschenkelknochens und setzen dort an einer rauen Knochenleiste an, die sich über den gesamten Oberschenkelschaft nach unten zieht und **Linea aspera** genannt wird (→ Abb. 7.44). Zu den Adduktoren gehören:

- Der **M. adductor longus** *(langer Oberschenkelanzieher)*
- Der **M. adductor brevis** *(kurzer Oberschenkelanzieher)*
- Der **M. adductor magnus** *(großer Oberschenkelanzieher)*
- Der **M. gracilis** (*Schlankmuskel*, setzt am Schienbein an)
- Der **M. pectineus** *(Kamm-Muskel)*.

Fascia lata

Alle Muskeln, die außen am Oberschenkel entlangziehen, werden durch eine derbe Bindegewebshülle, die **Fascia lata** *(Oberschenkelbinde)*, zusammengehalten. Diese ist an der Außenseite des Oberschenkels verstärkt (**Tractus iliotibialis** genannt) und wird dort durch einen eigenen Muskel (*Schenkelbindenspanner* oder **M. tensor fasciae latae** → Abb. 7.43) gespannt.

SPICKZETTEL

Hüftmuskulatur: Muskeln, die vom knöchernen Becken bis zum proximalen Oberschenkelknochen ziehen, das Hüftgelenk umfassen und bewegen. Unterteilt in

- **Hüftbeuger,** z. B. **M. iliopsoas** *(Darmbein-Lenden-Muskel)*, **M. rectus femoris** *(gerader Schenkelmuskel)*
- **Hüftstrecker,** z. B. **M. gluteus maximus** *(größter Gesäßmuskel)*
- **Hüftabduktoren,** z. B. **M. gluteus medius** und **minimus** (*mittlerer* und *kleinster Gesäßmuskel*)
- **Hüftadduktoren,** z. B. **M. adductor magnus** *(großer Oberschenkelanzieher)*.

Oberschenkelmuskulatur: Muskeln, die den Oberschenkel umhüllen und das Kniegelenk bewegen. Unterteilt in

- **Kniebeuger,** z. B. **M. biceps femoris** *(zweiköpfiger Oberschenkelmuskel)*, **M. semitendinosus** *(Halbsehnenmuskel)*, **M. semimembranosus** *(Plattsehnenmuskel)*, die alle auch die Hüftbeugung unterstützen
- **Kniestrecker,** z. B. **M. quadriceps femoris** *(vierköpfiger Oberschenkelmuskel)*.

Trennung beider Gruppen uneinheitlich und unscharf, da einige Muskeln vom Becken bis zum Unterschenkel ziehen.

7.5.4 Oberschenkel

Als **Oberschenkel** wird der Beinabschnitt zwischen Leiste bzw. Gesäß und Knie bezeichnet. Der **Oberschenkelknochen** (*Femur* → Abb. 7.45) ist der längste und schwerste Knochen des Körpers. An seinem proximalen Ende befindet sich der **Oberschenkelkopf** *(Hüftkopf, Caput femoris)*, der mit der Hüftpfanne des Beckens das Hüftgelenk bildet. Das distale Ende steht mit dem **Schienbein** *(Tibia)* in gelenkiger Verbindung.

Der Oberschenkelkopf ist über den schräg abzweigenden **Schenkelhals** *(Collum femoris)* mit dem Knochenschaft verbunden. Der Winkel zwischen Schenkelhals und Oberschenkelschaft heißt **CCD-Winkel** *(Centrum-Collum-Diaphysen-Winkel)*. Der CCD-Winkel beträgt beim Neugeborenen 140–150° und sinkt dann bis auf 125° beim Erwachsenen. Beim alten Menschen kann er noch niedriger sein, was das Risiko einer Schenkelhalsfraktur erhöht.

Am Übergang vom Schenkelhals zum Schaft befinden sich zwei Knochenvorwölbungen, oben seitlich der *große* und hinten innen der *kleine Rollhügel* (**Trochanter major** und **minor**). An beiden setzen Hüftmuskeln an. Der Trochanter major ist gut durch die Haut tastbar und dadurch dekubitusgefährdet (→ 8.5).

GERIATRIE

Eine der häufigsten Frakturen bei älteren Menschen ist die **Schenkelhalsfraktur.** Meist führt ein verhältnismäßig leichter Sturz auf die Hüfte (etwa nach Ausrutschen) zur Fraktur des durch Osteoporose brüchigen Knochens. Die Betroffenen haben Schmerzen und können die Hüfte nicht belasten, das Bein ist typischerweise verkürzt und nach außen gedreht. Die Behandlung erfolgt in der Regel operativ, bei älteren Menschen überwiegend durch Einsetzen einer *Endoprothese,* meist einer *Totalendoprothese* (Ersatz von Pfanne und Kopf).

Auf dem sich anschließenden **Oberschenkelschaft** *(Corpus femoris)* finden sich mehrere Aufrauungen und Knochenleisten, an denen ebenfalls Hüftmuskeln ansetzen (Linea aspera → Abb. 7.44, → Abb. 7.45). Der Oberschenkelschaft zieht schräg nach medial, sodass die Kniegelenke näher zur Körperachse liegen als die Hüftgelenke. An seinem distalen Ende verbreitert sich der Oberschenkelknochen kolbenförmig. Ähnlich wie der Oberarmknochen (→ 7.4.2) besitzt der Oberschenkel medial und lateral je einen *Gelenkknorren,* den **Condylus medialis** und **lateralis (femoris),** mit einem Fortsatz darauf, dem **Epicondylus medialis** und **lateralis (femoris).** An seiner Unterfläche befinden sich die gekrümmten Gelenkflächen zum Schienbein, die noch ein kleines Stück bis auf die Hinterfläche des Knochens ziehen. Dieser Verlauf ermöglicht die Rollbewegung beim Beugen und Strecken im Kniegelenk (→ 7.5.5).

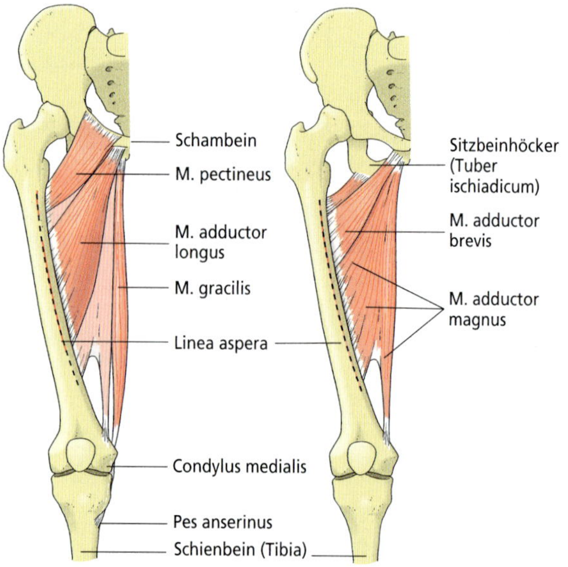

Abb. 7.44 Adduktoren des Oberschenkels. Links die oberflächliche, rechts die tiefere Schicht. Der M. obturatorius externus, ein Außenrotator des Hüftgelenks, liegt unter dem M. adductor brevis und ist deshalb nicht sichtbar.

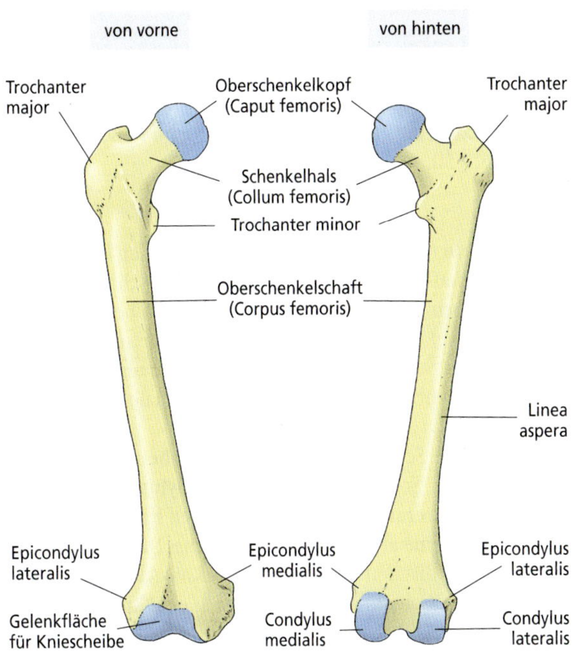

Abb. 7.45 Rechter Oberschenkelknochen (Femur).

Oberschenkelmuskulatur → 7.5.3

7.5.5 Kniegelenk

Das **Kniegelenk** *(Articulatio genus)* ist aus zwei Teilgelenken in einer gemeinsamen Gelenkkapsel zusammengesetzt:

- Im **Femorotibialgelenk** artikulieren die Gelenkflächen der Kondylen von Oberschenkelknochen und Schienbein miteinander
- Am **Femoropatellargelenk** sind der Oberschenkelknochen und die knorpelige Rückseite der **Kniescheibe** beteiligt. Diese ist in die Sehne des M. quadriceps femoris eingelagert, die das Kniegelenk ventral überzieht und an einer Aufrauung des Schienbeins unterhalb des Kniegelenks ansetzt **(Tuberositas tibiae).**

Im Gegensatz zum Hüftgelenk sind im Kniegelenk fast nur Beuge- und Streckbewegungen möglich. Nur im gebeugten Zustand sind zusätzlich eine geringe Innen- und Außenrotation möglich.

Oberschenkelknochen und Schienbein haben jedoch keinen direkten Kontakt miteinander, da zwei knorpelige Strukturen, die *Menisken,* zwischengeschaltet sind (→ Abb. 7.46, → Abb. 7.47). Diese liegen medial und lateral und werden demgemäß als **Innen-** und **Außenmeniskus** bezeichnet. Der innere hat eine Halbmond-, der äußere eine nahezu geschlossene Kreisform. Sie sind zwar an ihrem verdickten Außenrand mit der Gelenkkapsel verwachsen, aber doch so beweglich, dass sie auf den Gelenkflächen des Schienbeins verschiebbar sind. So bieten sie dem Oberschenkelknochen eine der jeweiligen Gelenkstellung angepasste Pfanne. Weil die Menisken außerdem eine gewisse Elastizität besitzen, gleichen sie Belastungen aus, die auf das Knie einwirken.

Die **Kreuzbänder,** zwei starke, sich überkreuzende Bänder (*vorderes* und *hinteres Kreuzband*), verhindern eine Verschiebung der beiden Gelenkanteile v. a. nach vorn oder hinten (→ Abb. 7.46, → Abb. 7.47). Die Kreuzbänder liegen *innerhalb* der Gelenkkapsel und damit außerhalb der eigentlichen Gelenkhöhle.

An den Außenseiten wird die Kniegelenkskapsel durch die **inneren** und **äußeren Seitenbänder** (kurz *Innen-* bzw. *Außenband*) verstärkt (→ Abb. 7.46, → Abb. 7.47), die als kräftige Faserzüge die vorne gelegene Patellarsehne ergänzen. Die Bänder spielen eine zentrale Rolle bei der Sicherung und Bewegungsführung des Kniegelenks.

Ein **Kniegelenksfettkörper** vor dem Gelenk dient als „Füllmasse" (→ Abb. 7.35, → Abb. 7.47), sorgt durch seine Verformbarkeit für Bewegungsausgleich und vermindert die Reibung der Sehnen an den Knochen bei Beugung und Streckung.

Damit keine Schäden an den über das Gelenk ziehenden Sehnen entstehen, sind an besonderen Reibungspunkten oberhalb, vor und unterhalb des Knies Schleimbeutel **(Recessus suprapatellaris, Bursa praepatellaris, Bursa infrapatellaris)** eingelassen (→ Abb. 7.35).

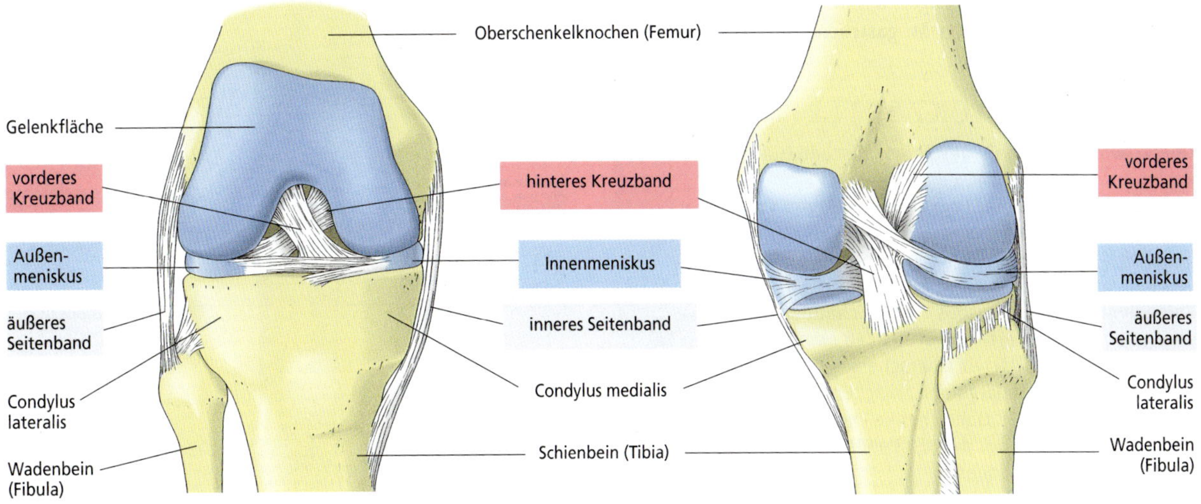

Abb. 7.46 Rechtes Kniegelenk. Links in der Ansicht von vorne in Beugestellung, rechts von hinten und in Streckstellung.

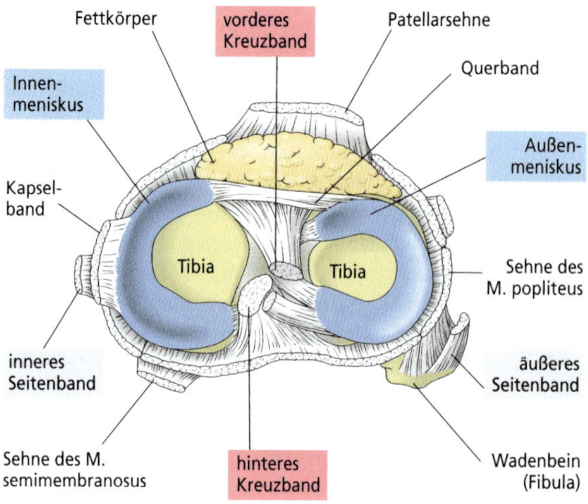

Abb. 7.47 Blick auf das eröffnete rechte Kniegelenk von oben.

Auf das Kniegelenk wirkende Muskeln

Das Kniegelenk wird schließlich auch durch die darauf wirkende Muskulatur stabilisiert. Diese Muskeln entspringen größtenteils dem Beckenbereich und wurden dort schon erklärt (→Abb. 7.43).

Als **Kniegelenksstrecker** betätigt sich der M. quadriceps femoris mit seinen vier Anteilen (M. rectus femoris, M. vastus medialis, M. vastus lateralis und M. vastus intermedius).

Zu den **Kniegelenksbeugern** gehören:

- Der **M. biceps femoris** *(zweiköpfiger Oberschenkelmuskel)*
- Der **M. sartorius** *(Schneidermuskel)*
- Der **M. gracilis** *(Schlankmuskel)*
- Der **M. semitendinosus** *(Halbsehnenmuskel)*
- Der **M. semimembranosus** *(Plattsehnenmuskel).*

Ein einziger kleiner Muskel, der **M. popliteus** (*Kniekehlenmuskel,* →Abb. 7.52), gehört ausschließlich zum Kniegelenk und unterstützt dort Beugung und Innenrotation des Unterschenkels. Außerdem zieht er den Außenmeniskus bei der Kniebeugung nach hinten und verhindert die Einklemmung der Gelenkkapsel.

Ein weiterer Kniegelenksbeuger, der allerdings zu den Unterschenkelmuskeln zählt, ist der **M. gastrocnemius,** der *Zwillingswadenmuskel.*

SPICKZETTEL

Oberschenkel: Abschnitt des Beins zwischen Hüft- und Kniegelenk.
Oberschenkelknochen *(Femur):* Großer Röhrenknochen im Oberschenkel. Proximal über das Hüftgelenk mit dem Becken, distal über das Kniegelenk mit Schienbein und Kniescheibe verbunden.
Kniegelenk *(Articulatio genus):* Dreh-Scharnier-Gelenk zwischen Ober- und Unterschenkel aus den zwei Teilgelenken **Femorotibialgelenk** zwischen Oberschenkelknochen und Schienbein und **Femoropatellargelenk** zwischen Oberschenkelknochen und Kniescheibe. Oberschenkelknochen und Schienbein berühren sich wegen des dazwischenliegenden **Innen- und Außenmeniskus** nicht direkt.

7.5.6 Unterschenkel

Der **Unterschenkel** zwischen Knie- und oberem Sprunggelenk enthält zwei Röhrenknochen (→Abb. 7.48), **Schienbein** *(Tibia)* und **Wadenbein** *(Fibula),* sowie eine um diese Knochen angeordnete Muskulatur, die größtenteils hinunter zum Fuß zieht (→Abb. 7.49, →Abb. 7.50, →Abb. 7.51, →Abb. 7.52).

Schienbein

Das **Schienbein** *(Tibia)* ist der kräftigere von beiden Knochen. Der **Schienbeinschaft** *(Corpus tibiae)* hat im Querschnitt die Form eines nach vorn spitz zulaufenden Dreiecks. Die Vorderkante *(Margo anterior)* ist durch die Haut gut tastbar und Zielort des „Tritts vor das Schienbein". Seiner Dreiecksform entsprechend besitzt der Schienbeinschaft zudem einen medialen und einen lateralen Rand (*Margo medialis* und *lateralis*).

Das proximale Schienbeinende, der **Schienbeinkopf** *(Caput tibiae),* ist an zwei Seiten aufgetrieben (**Condylus medialis tibiae** und **Condylus lateralis tibiae**). Zwischen den Kondylen trägt der Schienbeinkopf eine abgeflachte Gelenkfläche. Diese ist mit ihrem Gegenstück am distalen Femurende am Kniegelenk beteiligt. In der Mitte dieser Gelenkfläche befindet sich eine knöcherne Erhebung, an der die Kreuzbänder befestigt sind. Am lateralen Kondylus des Schienbeinkopfes liegt eine weitere sehr kleine Gelenkfläche für den Wadenbeinkopf.

Das distale Schienbeinende ist ebenfalls etwas verbreitert und besitzt medial einen Knochenzapfen, der von außen als **Innenknöchel** *(Malleolus medialis)* zu tasten ist.

Proximal und distal sind Schien- und Wadenbein über die **Schienbein-Wadenbein-Gelenke** verbunden, eine Amphiarthrose bzw. Syndesmose. Außerdem überbrückt ein straffes Band, die **Membrana interossea des Unterschenkels,** den Spalt zwischen Schien- und Wadenbein vollständig, sodass Bewegungen zwischen Schien- und Wadenbein kaum möglich sind.

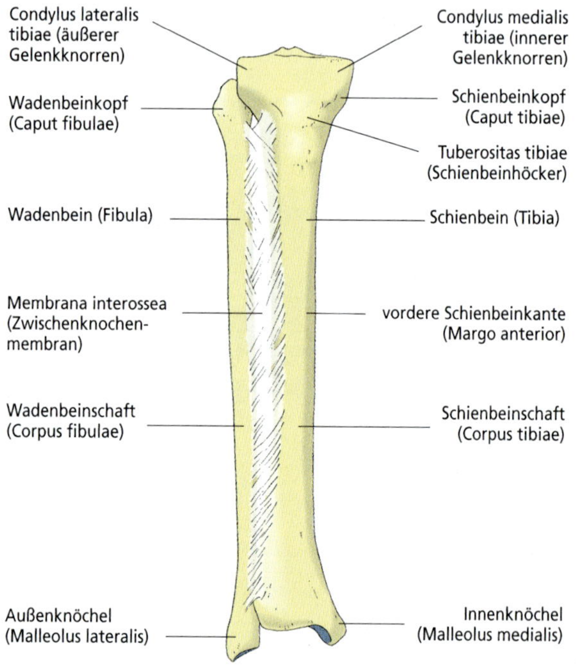

Abb. 7.48 Schienbein (Tibia) und Wadenbein (Fibula) in der Ansicht von vorne.

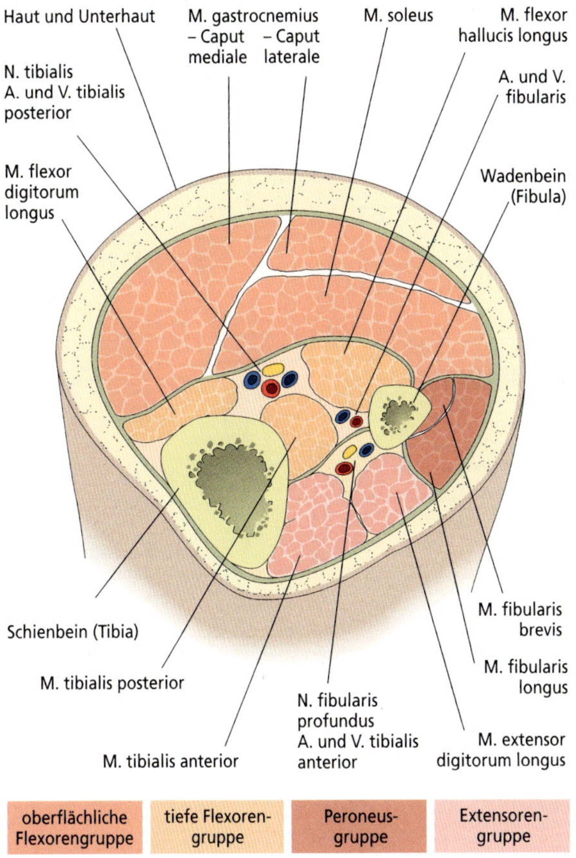

Abb. 7.49 Querschnitt des proximalen (oberen) Unterschenkels.

Wadenbein

Das **Wadenbein** *(Fibula)* ist ein sehr dünner Röhrenknochen lateral vom Schienbein. Sein etwas verbreitertes oberes Ende (*Caput fibulae,* **Wadenbeinkopf**) hat eine gelenkige Verbindung zum lateralen Kondylus des Schienbeines. Der Wadenbeinkopf ist als knöcherner Vorsprung seitlich unterhalb des Kniegelenks durch die Haut tastbar. Das deutlich verbreiterte untere Ende des Wadenbeines bildet den sichtbaren und gut zu tastenden **Außenknöchel** am Fuß *(Malleolus lateralis).* Am Wadenbeinschaft ist ebenfalls auf voller Länge die Membrana interossea befestigt.

Malleolengabel

Beide Knöchel sowie das zwischen ihnen liegende Schienbeinende sind an der Bildung des *oberen Sprunggelenks* (→ 7.5.7) beteiligt. Die besondere Form der Knochenvorsprünge, die hier die obere Gelenkfläche des Sprungbeins (Talus) umklammern, heißt **Malleolengabel.** Distal schließt sich das *untere Sprunggelenk* (→ 7.5.7) an. Beide Sprunggelenke bilden eine funktionelle Einheit.

Unterschenkelmuskulatur – lange Fußmuskeln

Die charakteristische Form des Unterschenkels wird von mehreren Muskelbäuchen gebildet, von denen sich die meisten fußwärts verjüngen, woraus sich die äußere Form der Wade ergibt (→ Abb. 7.43, → Abb. 7.50).

Die Muskulatur ist durch Knochen, Membrana interossea und *bindegewebige Trennwände* **(Septen)** abgeteilt, wodurch vier kaum dehnbare **Muskellogen** mit vier Muskelgruppen entstehen (→ Abb. 7.49):

- Vorne die Loge der **Extensorengruppe**
- Vorne seitlich die Loge der **Peroneusgruppe** *(Fibularisgruppe)*
- In der Mitte des Unterschenkels mit enger Verbindung zu Schien- und Wadenbein die **tiefe Flexorengruppe**
- Hinten an der Wade die **oberflächliche Flexorengruppe.**

PFLEGE

Bei Muskelschwellung oder Blutung in eine Muskelloge (z. B. nach einem Knochenbruch) steigt der Druck in dieser Loge stark an, da die Logen kaum dehnbar sind. Dies kann zum gefürchteten **Kompartment-Syndrom** mit irreversiblen Muskelnekrosen und Nervenschäden führen. Zur frühzeitigen Erkennung werden nach Unterschenkelfrakturen oder Gipsneuanlagen Puls, Sensibilität, Beweglichkeit und Hautfarbe des Fußes bzw. der Zehen stündlich überprüft.

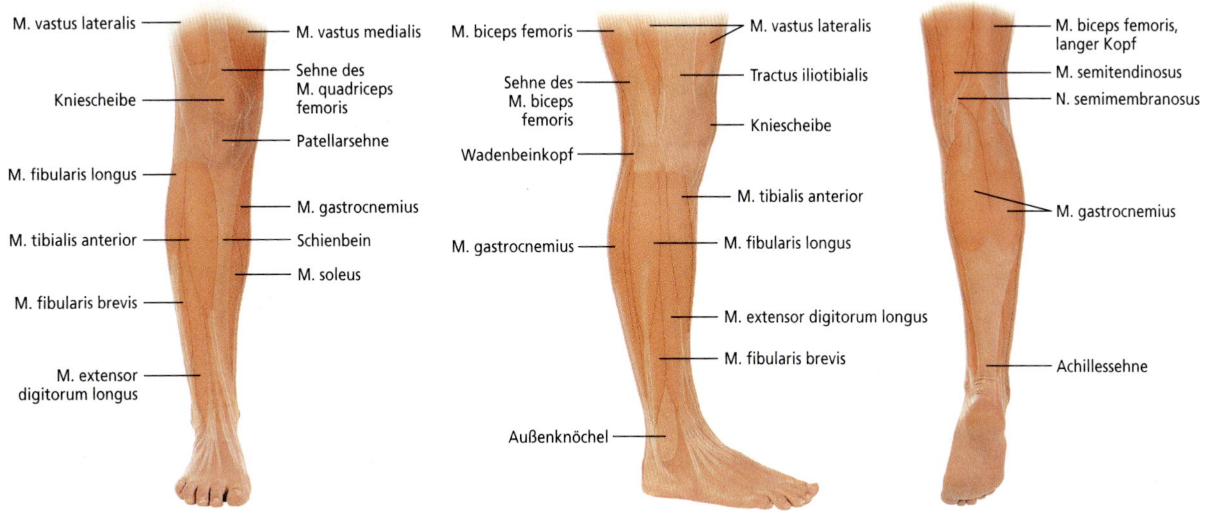

Abb. 7.50 Unterschenkelmuskulatur in der Projektion auf die Körperoberfläche. [E460]

Alle Unterschenkelmuskeln setzen am Fuß an und bewegen ihn in den Sprung- und Zehengelenken. Da sie alle am Unterschenkel entspringen und auf die Fußgelenke wirken, werden sie auch **lange Fußmuskeln** genannt, im Gegensatz zu den **kurzen Fußmuskeln,** die ausschließlich am Fuß entspringen und ansetzen.

Ihrer Funktion entsprechend unterscheidet man bei der Unterschenkelmuskulatur Beuge- und Streckmuskeln. Die Strecker ziehen sowohl den Fuß als auch die Zehen nach oben **(Dorsalextension),** die Beuger nach unten **(Plantarflexion).** Sämtliche Beuger mit Ausnahme der Peroneusgruppe neigen auch die Fußunterfläche nach medial **(Supination);** alle Strecker sind an der **Pronation,** der Bewegung des Fußaußenrandes nach lateral oben, beteiligt.

Der größte Unterschenkelmuskel, **M. triceps surae** *(dreiköpfiger Wadenmuskel)* genannt, verläuft dorsal und besitzt seinem Namen gemäß drei Köpfe (→Abb. 7.3): Er setzt sich zusammen aus dem zweiköpfigen **M. gastrocnemius** *(Zwillingswadenmuskel)* und dem **M. soleus** *(Schollenmuskel).* Alle drei verlaufen als oberflächliche Flexoren in einer gemeinsamen Muskelloge und setzen mit einer gemeinsamen Sehne, der **Achillessehne,** am Fersenbeinhöcker an. Diese ist als dicker Strang oberhalb der Ferse gut sicht- und tastbar. Die Wadenmuskeln beugen den Fuß im oberen Sprunggelenk (→7.5.7) nach plantar (zur Fußsohle hin).

Ein weiterer Beuger im oberen Sprunggelenk ist der **M. tibialis posterior** *(hinterer Schienbeinmuskel).* Er verläuft zusammen mit den beiden anderen tiefen Flexoren, dem *langen Großzehen-* und dem *langen Zehenbeuger* (**M. flexor hallucis longus** und **M. flexor digitorum longus**), in der Muskelloge der tiefen Flexorengruppe (→Abb. 7.52). In dieser Hülle verlaufen auch, etwa in der Mitte des Unterschenkels, die großen Unterschenkelgefäße und -nerven. Während der M. tibialis posterior an den Fußwurzel- und Mittelfußknochen ansetzt, ziehen die Sehnen des M. flexor digitorum longus bis zu den Endphalangen der 2.–5. Zehe.

Auch die Muskeln der lateralen Muskelloge, der **M. fibularis** *(peroneus)* **longus** und **M. fibularis** *(peroneus)* **brevis** (*langer* bzw. *kurzer Wadenbeinmuskel,* →Abb. 7.49, →Abb. 7.50, →Abb. 7.51), haben Beugefunktion, heben jedoch im Wesentlichen die laterale Fußkante nach oben (Pronation). Sie ziehen beide um den Außenknöchel herum und setzen an Fußwurzel- und Mittelfußknochen an.

In der vorderen Muskelloge liegen die Fußstrecker (Extensoren). Der **M. tibialis anterior** (*vorderer Schienbeinmuskel* →Abb. 7.49, →Abb. 7.50, →Abb. 7.51) zieht wie der lange Zehen- und Großzehenstrecker auf der Vorderseite des Unterschenkels zum Fußrücken. Dort setzt er an der Fußwurzel und an den Mittelfußknochen an. Der *lange Zehenstrecker* **(M. extensor digitorum longus)** zieht weiter bis zur Dorsalfläche der Zehen.

Alle langen Fußmuskeln gehen noch *oberhalb* des Sprunggelenks in ihre Sehnen über. Diese ziehen dann zu ihren entsprechenden Ansatzorten. Einige unterstützen – zusammen mit kurzen Fußmuskeln und Fußbändern – auch die Verspannung der Fußgewölbe.

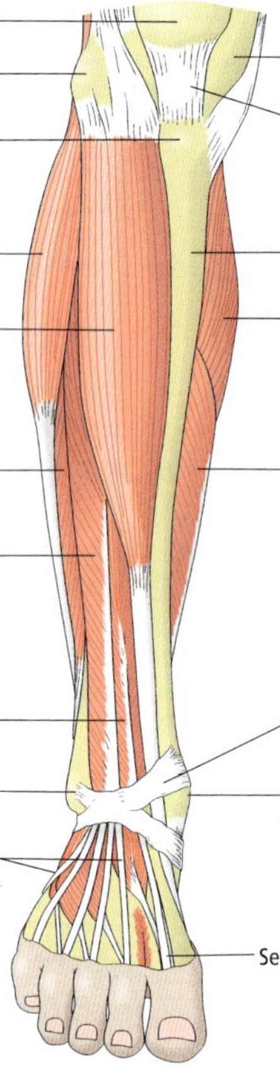

Abb. 7.51 Unterschenkelmuskulatur von vorn.

SPICKZETTEL

Unterschenkel: Abschnitt des Beins zwischen Knie- und oberem Sprunggelenk.
Schienbein *(Tibia):* Zur Mitte hin gelegener, kräftiger Röhrenknochen des Unterschenkels. Proximal Gelenkverbindung über das **Femorotibialgelenk** mit dem Oberschenkelknochen, seitlich über die **Schienbein-Wadenbein-Gelenke** mit dem Wadenbein und distal über das **obere Sprunggelenk** mit dem Sprungbein. Außerdem seitlich über die **Membrana interossea** fast unbeweglich mit dem Wadenbein verbunden.

Wadenbein *(Fibula):* Seitlich gelegener, schmaler Röhrenknochen des Unterschenkels. Bildet mit dem Schienbein die beiden Schienbein-Wadenbein-Gelenke und ist ebenfalls am **oberen Sprunggelenk** beteiligt.
Unterschenkelmuskeln *(lange Fußmuskeln):* Muskeln, die den Fuß und teils auch die Zehen bewegen.

- **Fußbeuger.** Bewegen den Fuß nach unten (Plantarflexion) und überwiegend auch die Fußinnenfläche zur Mitte (Supination), z. B. **M. triceps surae** *(dreiköpfiger Wadenmuskel),* **M. tibialis posterior** *(hinterer Schienbeinmuskel),* **M. flexor digitorum longus** *(langer Zehenbeuger)*
- **Fußstrecker.** Ziehen den Fuß nach oben (Dorsalextension) und heben den Fußaußenrand (Pronation), z. B. **M. tibialis anterior** *(vorderer Schienbeinmuskel),* **M. extensor digitorum longus** *(langer Zehenstrecker)*
- **Pronatoren.** Heben den Fußaußenrand, Vertreter **M. fibularis longus** und **brevis** (*langer* bzw. *kurzer Wadenbeinmuskel*).

7.5.7 Fuß

Der **Fuß** *(Pes)* ist der am meisten belastete Körperteil, da er unser gesamtes Gewicht tragen muss. Er hat deshalb besonders kompakte Knochen und eine Vielzahl stützender Bänder und Halt gebender Muskeln.

Er besteht wie die Hand aus drei Abschnitten (→Abb. 7.53): *Fußwurzel, Mittelfuß und Zehen.*

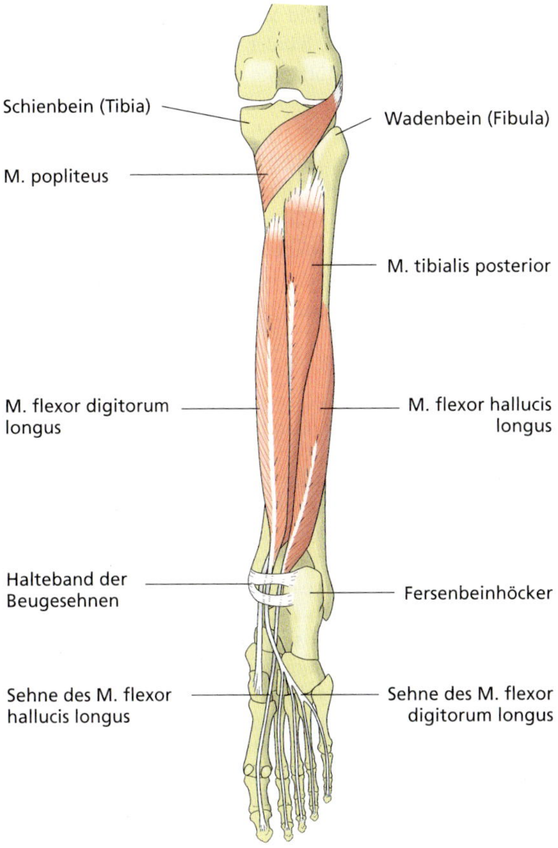

Abb. 7.52 Tiefe Fußbeuger und ihr Sehnenverlauf an der Fußsohle. Ansicht von hinten nach Entfernung von M. gastrocnemius und M. soleus.

Fußwurzelknochen

Die **Fußwurzel** *(Tarsus)* enthält insgesamt sieben **Fußwurzelknochen** *(Ossa tarsi)*. Das **Fersenbein** *(Calcaneus)* ist der größte Fußwurzelknochen und liegt am weitesten dorsal. Seine dorsale Begrenzung, der **Fersenbeinhöcker** *(Tuber calcanei, Fersenhöcker)*, dient der Achillessehne als Ansatz und bildet den hinteren Pfeiler des Fußlängsgewölbes. Dem Fersenbein liegt das **Sprungbein** *(Talus)* auf (→ Abb. 7.53).

Zehenwärts vom Sprungbein liegt das **Kahnbein** *(Os naviculare)*. An die ventralen Gelenkflächen des Kahnbeins und des Fersenbeins schließen sich die drei **Keilbeine** *(Ossa cuneiformia)* bzw. das **Würfelbein** *(Os cuboideum)* an, die kettenförmig nebeneinanderliegen.

Alle Fußwurzelknochen erinnern in ihrer Form an vielseitige Würfel.

Sprunggelenke

Das Sprungbein bildet nach proximal mit den unteren Gelenkflächen von Schien- und Wadenbein das **obere Sprunggelenk** *(OSG)*, ein Scharniergelenk. Das obere Sprunggelenk ist von einer dünnen Kapsel umgeben, die durch mehrere Bänder (oft vereinfachend als **Innen-** und **Außenband** bezeichnet) verstärkt wird. Der Fuß wird im oberen Sprunggelenk gehoben (dorsalextendiert) und gesenkt (plantarflektiert).

Am **unteren Sprunggelenk** *(USG)* sind Fersen-, Sprung- und Kahnbein beteiligt. Das untere Sprunggelenk ermöglicht die Supination und Pronation des Fußes.

Die übrigen Gelenke der Fußwurzelknochen untereinander und zu den Mittelfußknochen sind straffe Gelenke praktisch ohne Bewegungsmöglichkeiten.

Mittelfußknochen

An die Keilbeine und das Würfelbein der Fußwurzel schließen sich strahlenförmig nebeneinanderliegend die fünf **Mittelfußknochen** *(Ossa metatarsi)* des **Mittelfußes** *(Metatarsus)* an. Das proximale Ende der Mittelfußknochen wird Basis, das distale Kopf genannt. Beide Enden tragen Gelenkflächen, die proximal über die **Fußwurzel-Mittelfuß-Gelenke** *(Tarsometatarsalgelenken)* mit der Fußwurzel und distal über die **Zehengrundgelenke** *(Metatarsophalangealgelenke)* mit den Grundgliedern der Zehen verbunden sind.

Zehenknochen

Die **Zehen** *(Digiti pedis)* enthalten die **Zehenknochen** *(Ossa digitorum pedis)*. Wie bei der Hand sind es Röhrenknochen, jedoch kürzer und plumper. Die **Großzehe** *(Hallux)* hat zwei, die übrigen Zehen jeweils drei Glieder *(Phalangen)*. Die Zehengrundgelenke sind der Form ihrer Gelenkflächen nach Kugel-, die distal davon gelegenen **Zehenmittel- und -endgelenke** (*proximale* bzw. *distale Interphalangealgelenke*) sind Scharniergelenke. Die Zehen sind nicht so beweglich wie die Finger.

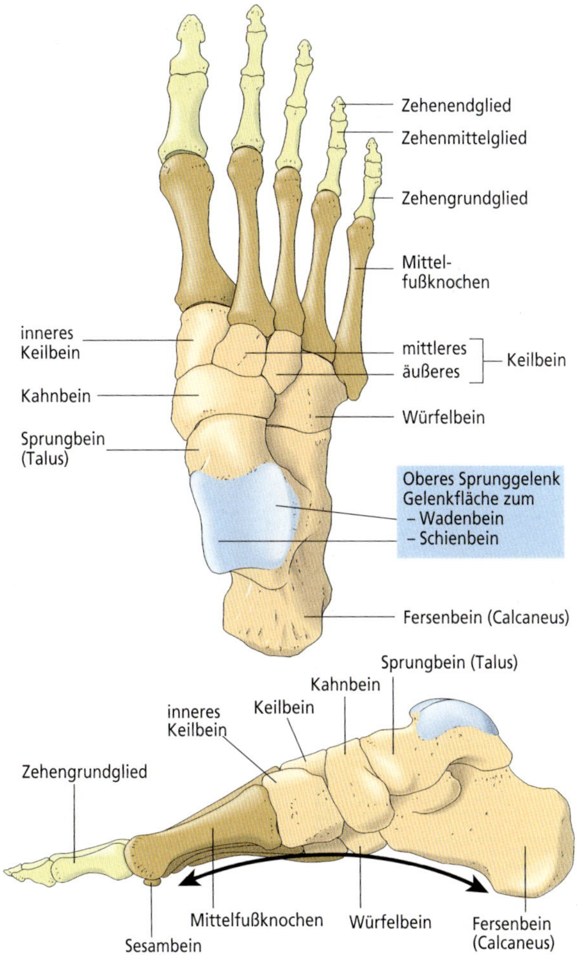

Abb. 7.53 Fußskelett von oben und von medial. Der Pfeil zeigt das Längsgewölbe des gesunden Fußes.

Kurze Fußmuskeln

Die **kurze Fußmuskulatur** wird in vier Gruppen eingeteilt (→ Abb. 7.54):

- Die **Muskeln des Fußrückens**
- Die **Muskeln im Großzehenfach** (medialer Fußsohlenbereich)
- Die **Muskeln im Mittelfach** (mittlerer Fußsohlenbereich)
- Die **Muskeln im Kleinzehenfach** (lateraler Fußsohlenbereich).

Die drei Muskelgruppen der Fußsohle werden von einer derben Sehnenplatte, der **Aponeurosis plantaris,** bedeckt. Sie entspringt am Unterrand des Fersenbeines und strahlt breitflächig nach vorn aus. Zwei Zwischenwände *(Septen)* laufen zwischen den Fußsohlenmuskeln senkrecht in die Tiefe zu den Fußknochen. Sie unterteilen die drei Fußsohlenfächer.

Zusammen mit einigen der Fußsohlenmuskeln verstärkt die Plantaraponeurose das Längsgewölbe.

Fußgewölbe

Das Fußskelett hat ein **Quer**- und ein **Längsgewölbe** (→ Abb. 7.53, → Abb. 7.55). Trotz Verspannung durch straffe Bänder, Sehnen und Muskeln besitzen sie eine gewisse Flexibilität, um auf den Fuß einwirkende Belastungen federnd abpuffern zu können.

Das **Längsgewölbe** ist an der Innenseite des Fußes stärker ausgeprägt als außen und wird an drei Hauptbelastungspunkten abgestützt: den Köpfchen des ersten und fünften Mittelfußknochens und dem Fersenbein. Ein typischer Fußabdruck, z. B. in feuchtem Sand, bildet nur diesen gerade beschriebenen bogenförmigen Belastungsverlauf ab. Das Längsgewölbe wird durch eine Vielzahl kurzer Fußmuskeln unterstützt (→ Abb. 7.54).

Das **Quergewölbe** überspannt zwischen den lateralen und medialen Anteilen der Fußwurzel- und Mittelfußknochen quer das Längsgewölbe. Bänder und Sehnen, wie die Sehne des *M. peroneus longus,* spannen sich zwischen den Knochen des Quergewölbes aus. Sämtliche Fußwurzel- und Mittelfußknochen sind zusätzlich untereinander durch straffe Bänder verbunden, was die Stabilität des Gewölbes noch unterstützt und die nötige Elastizität gewährleistet.

Ferse und Vorfuß als hauptsächlich belastete Zonen sind durch eine Fettschicht gepolstert. Diese schützt die darunter liegenden Strukturen vor Druckschäden durch das Körpergewicht.

Das Fußgewölbe bildet sich erst mit dem Laufenlernen aus. Durch das fehlende Fußgewölbe und gute „Unterfütterung" der Fußsohle mit Fett erscheint der Fuß des Säuglings „platt". Dieser „Säuglingsplattfuß" ist normal!

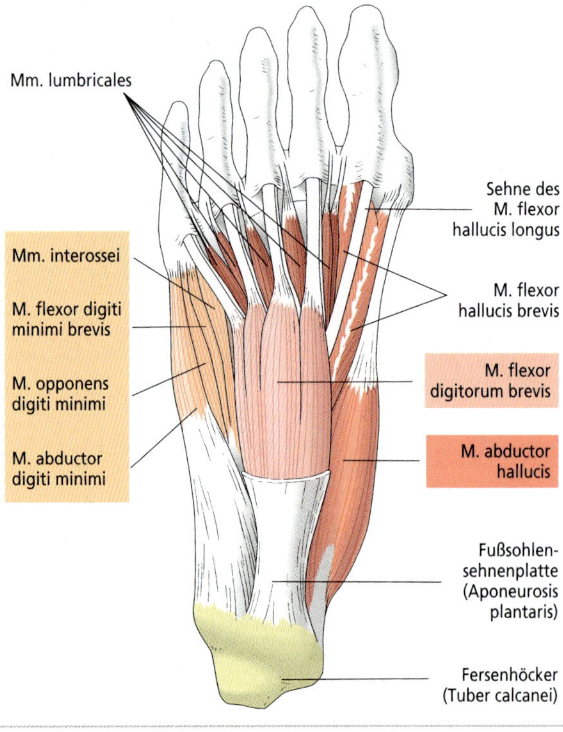

Abb. 7.54 Die drei Muskelgruppen der Fußsohle.

SPICKZETTEL

Fuß *(Pes)*: Distaler Abschnitt der unteren Extremität aus **Fußwurzel** *(Tarsus)*, **Mittelfuß** *(Metatarsus)* und **Zehen** *(Digiti pedis)*. Gehorgan des Menschen.

Fußskelett: Knöchernes Gerüst des Fußes aus 26 Knochen

- Sieben **Fußwurzelknochen** *(Ossa tarsi),* angeordnet in zwei Reihen. Die proximale Reihe ist über das **obere Sprunggelenk** (*OSG*, Scharniergelenk) mit Schien- und Wadenbein verbunden, das Sprungbein im **unteren Sprunggelenk** *(USG)* mit dem Fersen- und Kahnbein
- Fünf **Mittelfußknochen** *(Ossa metatarsi),* nach proximal über die praktisch unbeweglichen **Fußwurzel-Mittelfuß-Gelenke** *(Tarsometatarsalgelenke)* verbunden mit der Fußwurzel, nach distal über die **Zehengrundgelenke** *(Metatarsophalangealgelenke)* mit den Zehengrundgliedern
- An der Großzehe zwei, an der 2.–5. Zehe je drei kleine Röhrenknochen **(Grund-, Mittel-, Endglied)** mit den **Zehenmittel-** bzw. **-endgelenken** (*proximale* bzw. *distale Interphalangealgelenke*) dazwischen.

Kurze Fußmuskeln: Verlaufen nur im Fuß-Zehen-Bereich, bewegen die Zehen und verspannen die Fußgewölbe.

Fehlfunktionen der Fußgewölbe

Fehlfunktionen der Fußgewölbe sind häufig, v. a.:

- Ein **Spreizfuß** durch Abflachung des Quergewölbes. Der Abstand zwischen den Mittelfußknochen vergrößert sich, deren Köpfchen sind stärkeren Belastungen ausgesetzt.
- Ein **Senkfuß** oder **Plattfuß** durch Abflachen bzw. Zusammenbrechen des Längsgewölbes. Beim Gehen liegt dann fast die ganze Fußsohle dem Boden auf (→ Abb. 7.55).
- Ein **Knickfuß** durch Abrutschen des Sprungbeins über das Fersenbein nach medial unten
- Ein **Hohlfuß** mit zu hohem Längsgewölbe. Ferse und Vorfuß sind stärker belastet (→ Abb. 7.55)

Angeborener Klumpfuß

Ungefähr 1–2 von 1.000 Neugeborenen haben einen **angeborenen Klumpfuß** (→ Abb. 7.56), eine komplexe Fußdeformität aus:

- Hohlfuß
- **Spitzfuß** (fixierte Plantarflexion des Fußes)
- **Sichelfuß** (sichelförmige Wölbung des medialen Fußrandes)
- Supination des Fersenbeins, sodass die Fußsohle nach innen zeigt.

Die Behandlung ist langwierig und umfasst konservative und teils auch operative Maßnahmen. Bei frühzeitigem Behandlungsbeginn und konsequenter Durchführung sind aber meist gute Ergebnisse zu erzielen.

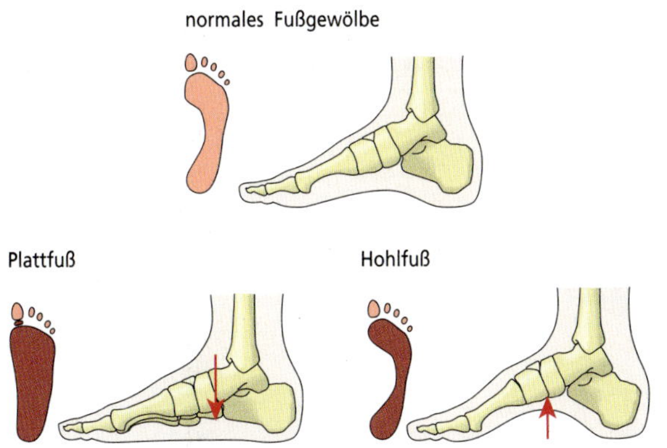

Abb. 7.55 Oben gesundes Fußgewölbe in der Seitenansicht mit typischem Fußabdruck. Unten links ein Plattfuß mit Abflachung des Längsgewölbes (ist das Quergewölbe abgeflacht, so spricht man von einem Spreizfuß). Unten rechts ein Hohlfuß mit überhöhtem Längsgewöbe.

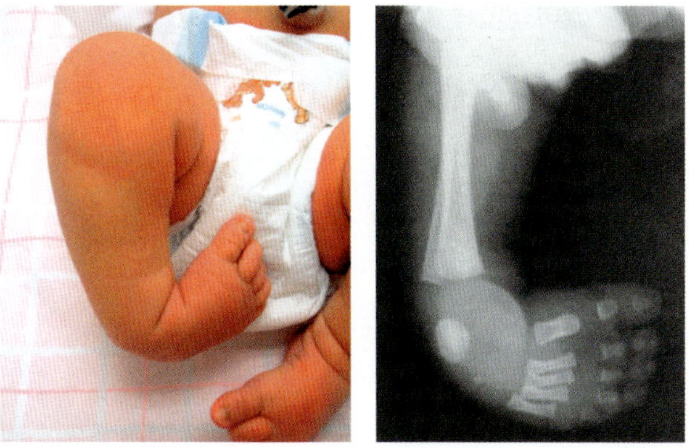

Abb. 7.56 Links Säugling mit angeborenem Klumpfuß, rechts ein Röntgenbild. [E457]

WIEDERHOLUNGSFRAGEN

1. Aus welchen beiden Knochengruppen besteht der Schädel? Nennen Sie für jede Gruppe drei Knochen. (→7.2.1)
2. Warum sind die Fontanellen wichtige Anhaltspunkte für den Geburtshelfer? (→7.2.2)
3. Aus welchen Anteilen besteht die Schädelbasis? (→7.2.3)
4. Aufgrund welcher Besonderheit verleihen die mimischen Muskeln dem Gesicht seinen Reichtum an Gefühlsausdrücken? (→7.2.4)
5. Aus wie vielen Wirbeln ist die Wirbelsäule zusammengesetzt, wie ist ein Wirbel aufgebaut? (→7.3.2)
6. Welche Krümmungen hat die Wirbelsäule physiologischerweise, wie entwickeln sie sich? (→7.3.2)
7. Wie heißen die ersten beiden Halswirbel, was sind ihre Besonderheiten? (→7.3.3)
8. Benennen Sie die verschiedenen Anteile der Wirbelsäule, charakterisieren Sie einen davon genauer. (→7.3.3)
9. Wie sind die Bandscheiben aufgebaut? (→7.3.3)
10. Was ist die autochthone Rückenmuskulatur, welche Aufgaben hat sie? Wie wird sie gegliedert? (→7.3.4)
11. Aus welchen knöchernen Anteilen besteht der Thorax (Brustkorb)? (→7.3.5)
12. Welche Muskeln werden zur Atemmuskulatur gerechnet? (→7.3.6)
13. Wie heißen die vier großen Muskeln, welche die vordere Bauchwand bilden? (→7.3.7)
14. Welche Strukturen verlaufen beim Mann durch den Leistenkanal? (→7.3.8)
15. Aus welchen Knochen besteht der Schultergürtel, was ist das besondere Merkmal des Schultergelenks? (→7.4.1)
16. Wie ist das Ellenbogengelenk aufgebaut? (→7.4.2)
17. Wie heißen die Beuger und Strecker im Ellenbogengelenk? (→7.4.2)
18. Was sind die Knochen des Unterarms, wie ist ihre Beziehung zueinander? (→7.4.3)
19. Wie viele Knochen bilden die Handwurzel? (→7.4.4)
20. Wie heißen die Fingergelenke? (→7.4.4)
21. Welche Bewegungen sind im Handgelenk möglich? (→7.4.4)
22. Aus welchen Knochen ist der Beckenring aufgebaut? (→7.5.1)
23. Welche Stelle des Beckens wird zur Knochenmarkpunktion genutzt? (→7.5.1)
24. Welches sind die wichtigsten Unterschiede zwischen männlichem und weiblichem Becken und wie sind diese Unterschiede funktionell erklärbar? (→7.5.1)
25. Welche Knochen sind am Hüftgelenk beteiligt? Um welchen Gelenktyp handelt es sich bei dem Hüftgelenk? (→7.5.1, →7.5.3)
26. Was ist der Beckenboden, welche Funktionen hat er? (→7.5.2)
27. Wie heißt der wichtigste Beugemuskel im Hüftgelenk? (→7.5.3)
28. Welcher ist der wichtigste Streckmuskel im Hüftgelenk? (→7.5.3)
29. Welche beiden Muskeln verhindern, dass das Becken beim Gehen zum Schwungbein hin abkippt? (→7.5.3)
30. Welche Gelenkflächen bilden das Kniegelenk? (→7.5.5)
31. Welche Bandstrukturen gehören zum Kniegelenk? (→7.5.5)
32. Welche weiteren Strukturen stabilisieren das Kniegelenk? (→7.5.5)
33. Welche Funktion haben Fettkörper und Schleimbeutel im Kniegelenk? (→7.5.5)
34. Wie heißt der größte Wadenmuskel? (→7.5.6)
35. Welche Knochen bilden das obere Sprunggelenk, welche Bewegungen sind hier möglich? (→7.5.7)
36. An welchem Knochen setzt die Achillessehne an? (→7.5.7)
37. Mit welchen Knochen steht das Fersenbein in Verbindung? (→7.5.7)
38. Wie heißen die Knochen von Mittelfuß und Zehen? (→7.5.7)

8

HAUT

LERNZIELÜBERSICHT

8.1 Einführung

- Die Haut ist das größte Körperorgan. Sie hat u. a. Schutz-, Sinnes-, Abwehr-, Stoffwechsel- und Regulationsfunktion.
- Die Haut besteht aus Oberhaut (Epidermis) und Lederhaut (Dermis), darunter liegt die Unterhaut (Subkutis).

8.2 Oberhaut

- Die Zellen der außen gelegenen Oberhaut sind die Keratinozyten. Sie werden basal gebildet, wandern zur Hautoberfläche und bilden dort die feste, Wasser abweisende Hornschicht.
- Das von den Melanozyten gebildete Pigment Melanin bestimmt wesentlich die Hautfarbe.
- Dendritische Zellen gehören zum immunologischen „Frühwarnsystem" der Haut.

8.3 Lederhaut

- Unter der Oberhaut liegt die Lederhaut mit kollagenen und elastischen Fasern, Gefäßen und Nerven.
- Alle Hautschichten enthalten außerdem Sinnessensoren, z. B. für Druck.

8.4 Unterhaut

- Unter der Lederhaut liegt die Unterhaut, oft mit vielen Fettzellen.

8.5 Altersveränderungen der Haut und Dekubitus

- Im Alter wird die Haut dünner, trockener und empfindlicher.
- Bei längerer Druckbelastung der gleichen Hautstelle entstehen flächige, schmerzhafte Geschwüre (Dekubitus).

8.6 Hautanhangsgebilde

- Haare sind Hornfäden mit beim Menschen eher geringer Schutz- und Sinnesfunktion. Sie werden in einer in der Lederhaut gelegenen Matrix gebildet und in Haarschaft und Haarwurzel (umgeben vom Haarfollikel) unterteilt.
- Jedes Haar ist mit einer Talgdrüse assoziiert, die ein fettiges Sekret abgibt.
- Schweißdrüsen geben Flüssigkeit für die Thermoregulation des Körpers ab.
- Duftdrüsen produzieren v. a. Duftstoffe.
- Durch das Zusammenspiel der verschiedenen Hautdrüsen entstehen der Säureschutzmantel der Haut und der individuelle Körpergeruch.
- Nägel sind feste Hornplatten an den Enden von Fingern bzw. Zehen. Sie bieten mechanischen Schutz und ermöglichen feines Greifen.

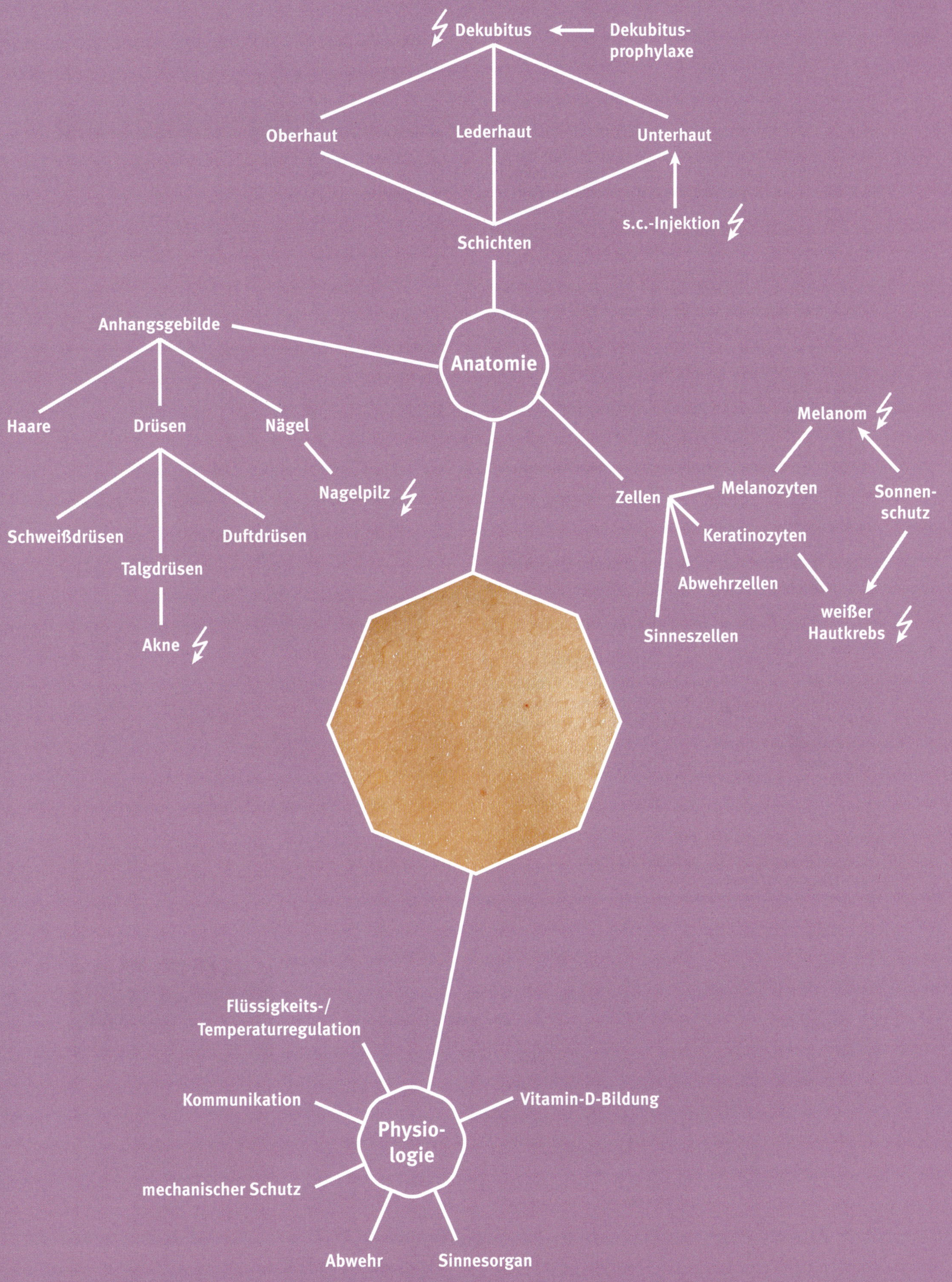

Dekubitus
Dekubitus-
prophylaxe
Oberhaut
Lederhaut
Unterhaut
s.c.-Injektion
Schichten
Anhangsgebilde
Anatomie
Haare
Drüsen
Nägel
Nagelpilz
Schweißdrüsen
Talgdrüsen
Duftdrüsen
Akne
Melanom
Zellen
Melanozyten
Sonnen-
schutz
Keratinozyten
Abwehrzellen
Sinneszellen
weißer
Hautkrebs
Flüssigkeits-/
Temperaturregulation
Kommunikation
Physio-
logie
Vitamin-D-Bildung
mechanischer Schutz
Abwehr
Sinnesorgan

[J787]

8.1 Einführung

Aufgaben der Haut

Mit einer Fläche von 1,5–2 m^2 und einem Gewicht von ca. 3,5 kg beim Erwachsenen (einschließlich des Unterhautfettgewebes evtl. über 10 kg) ist die **Haut** *(Kutis)* das größte Organ des Menschen. Bei Kindern ist die Körper- und damit Hautoberfläche relativ zum Körpergewicht noch größer (→ 21.3.1). An den Körperöffnungen geht die Haut in die Schleimhäute der inneren Körperoberflächen (→ 5.2) über.

Die wichtigsten Funktionen der Haut sind:

- Abgrenzung der „Innenwelt" von der „Außenwelt" und Schutz des Körpers sowohl vor unkontrolliertem Verlust körpereigener Substanzen als auch vor schädlichen Umwelteinflüssen
- Aufnahme von Sinneseindrücken aus der Außenwelt
- Speicher- und Stoffwechselaufgaben, z. B. Fettspeicherung, Vitamin-D-Bildung
- Teil der Immunabwehr, z. B. als äußere Schutzbarriere und durch die in ihr enthaltenen Abwehrzellen
- Mitregulation von Wasserhaushalt (z. B. in Form von Schweiß) und Körpertemperatur, Beteiligung an der Aufrechterhaltung der Homöostase (→ 1.3)
- Und nicht zuletzt Kommunikation, etwa durch Erröten vor Scham, aber auch Tätowierungen.

Aufteilung der Hautoberfläche beim Kind und Erwachsenen

Bei manchen Erkrankungen (z. B. Verbrennungen) oder großflächiger äußerer Anwendung von Medikamenten ist es wichtig zu wissen, welchen Anteil der betroffene/behandelte Bezirk an der Hautoberfläche hat.

Für Erwachsene gilt die **Neunerregel nach Wallace,** bei der die Hautoberfläche in 11 × 9 % und 1 % für das äußere Genitale eingeteilt wird. Eine andere Möglichkeit, v. a. bei mehreren verteilten Bezirken, ist die Regel, dass die Handfläche beim Erwachsenen 1 % der Hautoberfläche entspricht.

Für Kinder gelten andere Werte, insbesondere hat der Kopf einen größeren Anteil (→ Tab. 8.1).

Aufbau der Haut

Die **Haut** besteht aus (→ Abb. 8.1):

- Der **Oberhaut** *(Epidermis)* als äußerster Schicht
- Der **Lederhaut** *(Dermis)*

Tab. 8.1: Prozentuale Aufteilung der Hautoberfläche in den verschiedenen Altersgruppen.

Hautbezirk	Säugling	Kind	Erwachsener*
Kopf/Hals	20 %	16 %	9 %
Brust/Bauch, Rücken (jeweils)	15 %	16 %	18 %
Arme (jeweils)	10 %	9 %	9 %
Beine (jeweils)	15 %	17 %	18 %

* zuzüglich 1 % für das äußere Genitale

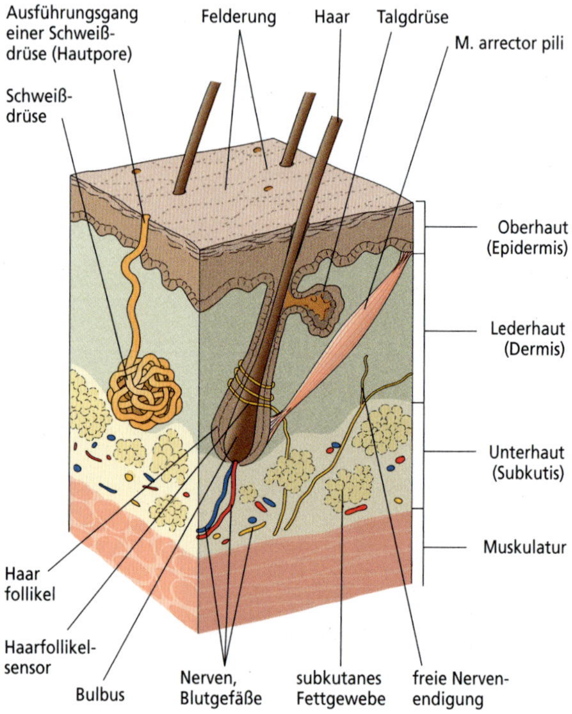

Abb. 8.2 Felderhaut mit Haaren, Talg- und Schweißdrüse. Die Haarwurzel entspringt der unteren Leder- oder oberen Unterhaut. Jedes Haar besitzt eine Talgdrüse, die ihr Sekret entlang des Haares an die Hautoberfläche abgibt.

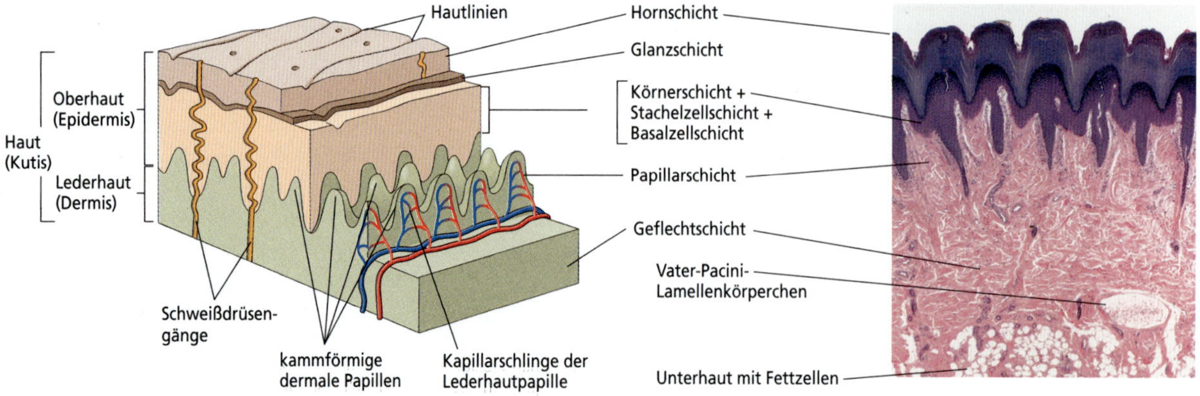

Abb. 8.1 Aufbau der Haut (links Schemazeichnung, rechts lichtmikroskopisches Bild). [rechts E645]

Darunter liegt die **Unterhaut** *(Subkutis).* Alle drei Schichten bilden zusammen die **Hautdecke,** werden jedoch im allgemeinen Sprachgebrauch oft kurz als Haut zusammengefasst.

PÄDIATRIE

Eine häufige Hauterkrankung mit besonders starker Ausprägung bei Kindern ist die **atopische Dermatitis** oder *Neurodermitis,* eine chronische, stark juckende Hautentzündung. Bei ihrer Entstehung spielen genetische Veranlagung, gestörte Barrierefunktion der Haut und eine veränderte Immunantwort eine Rolle.

Leisten- und Felderhaut

Ferner unterscheidet man zwei Hauttypen:

- Die **Leistenhaut** (→ Abb. 8.1) der Handinnenflächen und Fußsohlen (einschließlich der Finger und Zehen) mit einem individuellen Leistenmuster
- Die **Felderhaut** (→ Abb. 8.2) aller übrigen Körperregionen, bei der die Hautoberfläche in Felder aufgeteilt erscheint.

Die Leistenhaut enthält nur Schweißdrüsen, die Felderhaut zusätzlich Haare, Talg- und Duftdrüsen.

SPICKZETTEL

Haut *(Kutis):* Äußere „Hülle" und mit 1,5–2 m² und 3,5 kg (beim Erwachsenen) größtes Organ des Menschen. Hauptaufgaben Abgrenzung des Menschen zur Umwelt einschließlich Schutz vor unkontrolliertem Stoffaustausch und äußeren Einflüssen, Wahrnehmung, Mitbeteiligung an Vitamin-D-Bildung, Abwehr, Regulation von Wasser- und Wärmehaushalt. Eingeteilt nach

- Aufbau in **Oberhaut** *(Epidermis)* und **Lederhaut** *(Dermis)*
- Oberflächenrelief in **Leistenhaut** (Handinnenflächen, Fußsohlen) und **Felderhaut** (übrige Haut).

8.2 Oberhaut

8.2.1 Zellen und Schichten der Oberhaut

Die gefäßlose **Oberhaut** *(Epidermis)* aus einem mehrschichtigen verhornten Plattenepithel ist die äußerste Schicht der Haut. Bei Erwachsenen ist die Oberhaut der Felderhaut ca. 0,1 mm dick, die der Leistenhaut ca. 0,5 mm (an Schwielen bis ca. 2 mm).

Keratinozyten und Hautschichten

Hauptzellen der Oberhaut sind die **Keratinozyten,** die sich in *Hornzellen* **(Korneozyten)** umwandeln und die Hornsubstanz **Keratin** produzieren. Keratin bildet eine Wasser abweisende und schützende Schicht und verleiht der Haut Festigkeit.

Die Keratinozyten sind in vier Lagen geschichtet, an Stellen größter mechanischer Belastung (z. B. Hand- und Fußsohlen) sogar in fünf Schichten (→ Abb. 8.1, → Abb. 8.3):

- Die **Basalzellschicht** *(Stratum basale)* ganz unten ist eine einfache Zellschicht mit sich ständig teilenden epidermalen Stammzellen, wobei die neu gebildeten Zellen zu Keratinozyten ausdifferenzieren und sich laufend in Richtung Oberfläche vorschieben. Die Basalzellschicht führt spezialisierte, berührungsempfindliche Hautzellen, die *Merkel-Zellen* (→ 10.2)
- Die **Stachelzellschicht** *(Stratum spinosum)* besteht aus mehreren Reihen von zum Teil pigmenthaltigen Zellen mit stacheligen Ausläufern, über welche die Zellen miteinander verbunden sind. Die Zellen bilden über diese Brücken ein Gerüst, das die Oberhaut stabil hält
- Die **Körnerschicht** *(Stratum granulosum)* ist aufgebaut aus etwa drei Reihen flacher Zellen. Die Keratinozyten bilden hier *Keratohyalinkörnchen,* verlieren ihren Kern und verhornen. Ferner werden ölähnliche Substanzen gebildet, die die Oberhaut geschmeidig machen
- Die **Glanzschicht** *(Stratum lucidum)* aus mehreren Reihen durchsichtiger flacher Zellen ist nur an Handtellern und Fußsohlen vorhanden. Sie schützt die Haut vor mechanischer Belastung
- Die **Hornschicht** *(Stratum corneum)* enthält 25–30 Reihen flacher und vollständig mit Keratin gefüllter Korneozyten mit einer fetthaltigen Dichtsubstanz dazwischen, vergleichbar einer Steinmauer mit Mörtel. Die Hornschicht stellt die eigentliche Trennschicht zwischen Körperinnerem und Außenwelt dar.

Verhornung der Oberhaut

Die Hornsubstanz gibt der Haut ihre Wasser abweisende Eigenschaft. Die in der Basalschicht gebildeten Zellen werden Richtung Hautoberfläche geschoben. Während dieser Wanderung verschwinden Zytoplasma, Zellkern und Organellen und werden durch die Hornsubstanz Keratin ersetzt. Der ganze Prozess von der Neubildung einer Zelle bis zur Abschilferung dauert etwa vier Wochen, davon ungefähr die Hälfte in der Hornschicht.

MEDIZIN

Bei der **Schuppenflechte** *(Psoriasis)* sind Zellvermehrung und Verhornung der Oberhaut gesteigert, der Weg von der Basalzellschicht bis zur Abstoßung dauert nur noch eine Woche. Die namengebenden silbrigen Hornschuppen sind meist an Ellenbogen, Knien, Steißbein und behaartem Kopf besonders ausgeprägt.

Melanozyten

In der Basal- und Stachelzellschicht sowie im Haarfollikel (→ 8.6.1) findet man die **Melanozyten** (→ Abb. 8.3). Sie produzieren das Pigment **Melanin,** das der Haut Farbe verleiht und die tieferen Hautschichten vor schädlichem *UV-Licht* schützt. Nicht die Melanozytenzahl, wohl aber der Melaningehalt der Haut ist unterschiedlich und für die verschiedenen Hautfarben verantwortlich.

Säuglinge sind aufgrund eines geringeren Melaningehalts ihrer Haut hellhäutiger als Erwachsene – ein wesentlicher Grund für ihre weitaus höhere Empfindlichkeit gegenüber Sonneneinstrahlung.

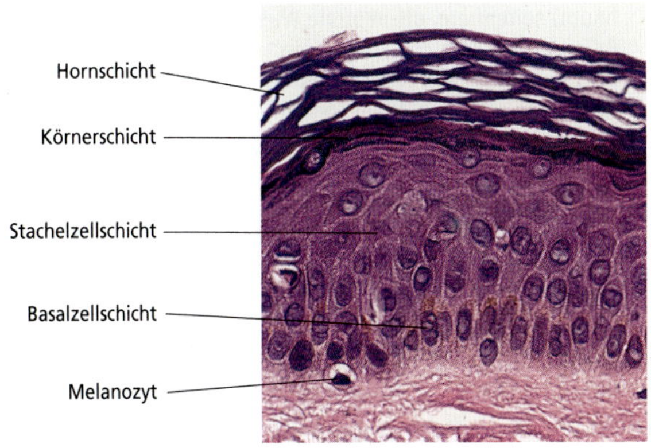

Abb. 8.3 Schichten der Oberhaut (lichtmikroskopisches Bild, 450-fache Vergrößerung). [M375]

Bei älteren Menschen bilden sich durch unregelmäßige Pigmentproduktion v. a. an Händen, Unterarmen und Unterschenkeln typische braune Hautflecken, die sog. **Altersflecken.**

PRÄVENTION

Der klinisch bösartigste **Hautkrebs** ist das **maligne Melanom** *(schwarzer Hautkrebs),* das aus entarteten Melanozyten entsteht und schon im mittleren Lebensalter möglich ist. Wichtige Risikofaktoren sind Sonnenbrände in Kindheit und Jugend, aber auch kurzzeitige exzessive Sonneneinstrahlung im Erwachsenenalter. Bei den beiden anderen Hautkrebsformen, dem **Plattenepithelkarzinom der Haut** *(spinozellulären Karzinom)* und dem **Basalzellkarzinom** *(Basaliom),* scheint eher die „Gesamtsumme" an Sonne maßgeblich zu sein. Dieser *weiße Hautkrebs* tritt v. a. bei älteren Menschen auf.
Pflegende beraten insbesondere Eltern von Säuglingen und Kleinkindern sowie hellhäutige Menschen, wie sie ihr persönliches Risiko durch geeigneten **Sonnenschutz** (Kleidung, Sonnenschutzmittel, kein Solarium) möglichst gering halten. Bei Männern mit lichtem Kopfhaar ist der Schutz des Kopfes wichtig. Außerdem achten die Pflegenden bei allen Patientinnen und Patienten auf blutende, unregelmäßig gefärbte/geformte braune Hautmale sowie verhornte, krustige Hautstellen und „nicht verheilende Wunden", da sich ein Hautkrebs dahinter verstecken kann.

Dendritische Zellen

In der Oberhaut finden sich außerdem **Langerhans-Zellen,** ein Typ *dendritischer Zellen* (→ 13.2.2), die wie alle Immunzellen aus dem Knochenmark stammen. Sie sind antigenpräsentierende Zellen (→ Tab. 13.2) und bilden somit ein immunologisches „Frühwarnsystem" nahe der Außenfläche des Körpers.

Die kindliche (Ober-)Haut

Bei Säuglingen und Kleinkindern ist die Oberhaut dünner und empfindlicher und die Hornschicht weniger kompakt, sodass ihre Haut empfindlicher ist und leichter austrocknet. Außerdem produzieren die Melanozyten weniger Melanin, weshalb Kinder schneller als Erwachsene einen Sonnenbrand bekommen.

PFLEGE VON KINDERN

Für die Hautpflege bei Säuglingen und Kleinkindern gilt:
- Nicht täglich, nicht zu lange und nicht zu warm baden, da dies die Haut austrocknet. 1- bis 2-mal pro Woche reicht bei Säuglingen. Keine Seife verwenden, sondern (wenn überhaupt) seifenfreie, pH-neutrale Waschlotionen, evtl. Badeöl
- Beim Abtrocken nicht „abrubbeln"
- Für die Hautpflege Produkte ohne Duftstoffe verwenden
- Vor Sonne schützen, insbesondere Hautrötungen/Sonnenbrände vermeiden.

8.2.2 Hautfarbe

Die Hautfarbe wird bestimmt durch:
- Das **Melanin** der Melanozyten (→ 8.2.1)
- Das **Karotin,** ein Pigment der Leder- und Unterhaut
- Ablagerung weiterer Pigmente, etwa des Gallenfarbstoffs Bilirubin (→ 17.6.4), Farbpigmenten bei Tätowierungen
- Die **Blutkapillaren** der Lederhaut (z. B. rosige Haut bei guter Durchblutung).

MEDIZIN

Beim **Albinismus** besteht eine angeborene Störung der Melaninproduktion. Die Betroffenen sind sehr blass und extrem sonnenempfindlich. Aufgrund der fehlenden Filterfunktion des Melanins ist das Risiko für Hauttumoren groß.

8.3 Lederhaut

Die unter der Oberhaut liegende bindegewebige **Lederhaut** (*Dermis,* früher auch *Korium*) ist an Hand- und Fußsohlen bis zu 2,4 mm dick, an Augenlidern und Penis dagegen nur 0,3 mm dünn.

Die Lederhaut verleiht der Haut einerseits Reißfestigkeit und andererseits Elastizität. Da die Lederhaut von Blutgefäßen durchzogen wird, enthält sie außerdem alle im Blut vorkommenden Abwehrzellen und ist deshalb von immunologischer Bedeutung. Die Interzellulärsubstanz der Lederhaut kann sehr viel Wasser binden und ist dadurch wesentlich am normalen **Hautturgor** (Spannungszustand der Haut) beteiligt.

PFLEGE

Bei Flüssigkeitsmangel lässt der Hautturgor nach: Die Haut wirkt trocken, faltig und eingefallen. Eine am Handrücken nach oben gezogene Hautfalte bleibt dann für einige Sekunden stehen. Pflegende können so den Wasserhaushalt des Patienten bzw. der Patientin orientierend beurteilen.
Beim älteren Menschen sind diese **stehenden Hautfalten** allerdings aufgrund der Altersveränderungen der Haut wenig zuverlässig.

Papillar- und Geflechtschicht

Der obere Abschnitt der Lederhaut, die **Papillarschicht** *(Stratum papillare),* besteht aus lockerem Bindegewebe mit feinen elastischen Fasern. Die Grenze zur Oberhaut ist durch kleine, zapfenartige Ausziehungen **(dermale Papillen)** vergrößert, in denen die Blutgefäße zur Versorgung der Oberhaut verlaufen (→ Abb. 8.1). Einige dermale Papillen enthalten Berührungssensoren, die *Meissner-Tastkörperchen* (vor allem im Bereich der Fingerbeeren → 10.2).

Der untere Abschnitt der Lederhaut, die **Geflechtschicht** *(Stratum reticulare),* ist aus straffem geflechtartigen Bindegewebe aufgebaut, das außerdem elastische Fasern, Blutgefäße, Fettgewebe, Haarfollikel, Nerven, Drucksensoren *(Ruffini-Körperchen),* Talgdrüsen und Schweißdrüsen(gänge) enthält (→ Abb. 8.2). Die Kombination von kollagenen und elastischen Fasern macht die Haut dehnbar und trotzdem stabil. Die Hauptausrichtung der Kollagenfasern führt zu den **Hautspaltlinien.** Hautschnitte und andere Wunden in Richtung dieser Spannungslinien klaffen nicht so stark und hinterlassen weniger auffällige Narben als solche quer dazu.

PFLEGE

Bei manchen Schwangeren (aber auch starkem Übergewicht) entstehen durch die enorme Hautdehnung kleine Risse in der Lederhaut. Diese zunächst roten Hautdehnungsstreifen, bei Schwangeren **Schwangerschaftsstreifen** genannt, sind bleibend, werden aber nach der Entbindung feiner und deutlich blasser. Der vorbeugende Effekt von hautfettenden und durchblutungsfördernden Maßnahmen (Eincremen, Bürstenmassagen, Wechselduschen) ist begrenzt, weil an der Entstehung auch erbliche und hormonelle Faktoren beteiligt sind.

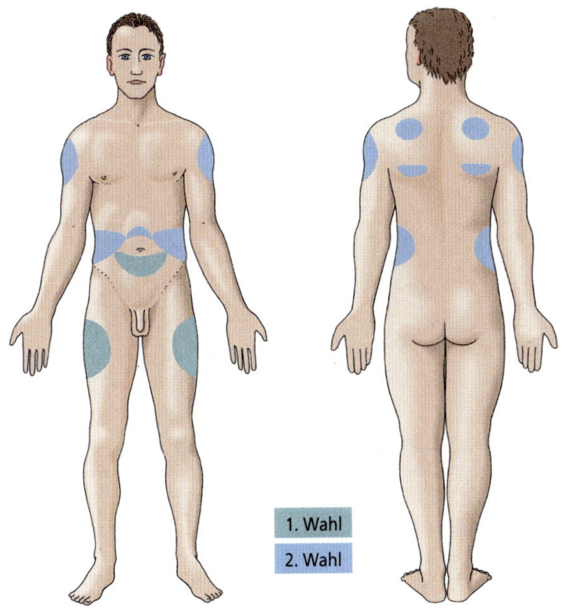

Abb. 8.4 Injektionsstellen für die subkutane Injektion.

SPICKZETTEL

Oberhaut *(Epidermis):* Obere, überwiegend 0,1–0,5 mm dicke Hautschicht aus einem gefäßlosen, mehrschichtigen verhornten Plattenepithel. Enthält als Zellen

- **Keratinozyten,** die sich zur Oberfläche hin in die **Keratin** *(Hornstoff)* enthaltenden **Korneozyten** *(Hornzellen)* umwandeln
- In den unteren Schichten **Melanozyten,** die das Hautpigment **Melanin** bilden
- Die zum Abwehrsystem zählenden **Langerhans-Zellen** (antigenpräsentierende *dendritische Zellen*)
- **Merkel-Zellen** (Druckwahrnehmung).

Lederhaut *(Dermis):* Untere, 0,3 bis über 2 mm dicke Hautschicht, die in zwei Schichten gegliedert wird, die obere **Papillarschicht** *(Stratum papillare)* aus lockerem Bindegewebe und die untere **Geflechtschicht** *(Stratum reticulare)* aus straffem Bindegewebe. Enthält Gefäße, Nerven, **Meissner-Tastkörperchen** (Berührungswahrnehmung), **Ruffini-Körperchen** (Druckwahrnehmung), Hautdrüsen/-gänge, Haarfollikel.

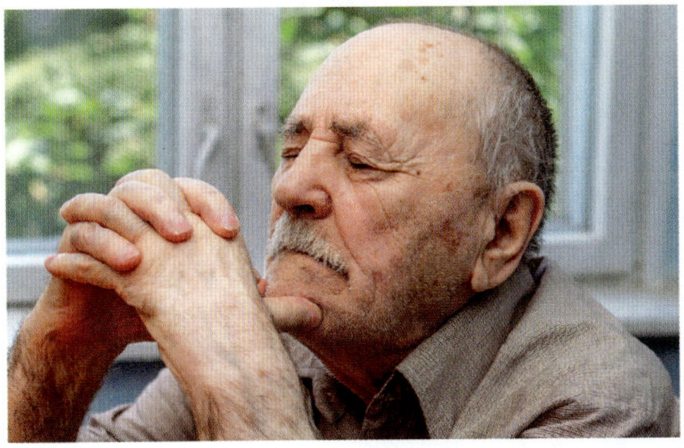

Abb. 8.5 Mann mit typischen Altersveränderungen der Haut. [J787]

8.4 Unterhaut

Die **Unterhaut** *(Subkutis)* besteht aus lockerem Bindegewebe. Sie ist die Verschiebeschicht der Kutis zu den darunter liegenden Schichten wie den Hüllstrukturen der Muskeln oder des Periosts (Knochenhaut).

In der Unterhaut liegen Schweißdrüsen und Haarwurzeln sowie spezielle Druck- und Vibrations-Tastkörperchen, die *Vater-Pacini-Lamellenkörperchen* (→ Abb. 10.1).

In die Unterhaut sind Fettzellhaufen eingelagert. Dieses **subkutane Fettgewebe** dient als Stoßpuffer, Kälteschutz und Energiespeicher.

Das subkutane Fettgewebe entwickelt sich erst während der letzten Schwangerschaftswochen (Frühgeborenen fehlen die typischen „Rundungen“ des Neugeborenen) und ist im weiteren Leben je nach Geschlecht, Körperbau und Körperregion sehr unterschiedlich ausgeprägt.

PFLEGE

Die gering durchblutete Unterhaut eignet sich als Injektionsort für Medikamente, die lange wirken und deshalb langsam resorbiert werden sollen, z. B. den Blutzuckersenker Insulin (→ 17.6.7) und den Gerinnungshemmer Heparin (→ 12.4.5). Die bevorzugten Injektionsstellen für diese **subkutane Injektion** *(s. c. Injektion)* sind die Haut um den Nabel und der Oberschenkel. Hier ist die Subkutis besonders dick (→ Abb. 8.4).

SPICKZETTEL

Unterhaut *(Subkutis):* Schicht aus lockerem Bindegewebe unter der Haut, teils mit sehr vielen Fettzellen **(subkutanes Fettgewebe).** Verschiebeschicht, Kälteschutz, Energiespeicher. Enthält Haarwurzeln, Schweißdrüsen, **Vater-Pacini-Lamellenkörperchen** (Druck-, Vibrationswahrnehmung).

8.5 Altersveränderungen der Haut und Dekubitus

Die Altersveränderungen der Haut sind – abgesehen von den bereits erwähnten Altersflecken – v. a. durch Veränderungen von Leder- und Unterhaut bedingt.

Etwa mit 35 Jahren zeigen sich oft die ersten Falten, häufig um die Augen. Ursachen sind ein Elastizitätsverlust durch geringeren Kollagengehalt und ein verminderter Hautturgor durch abnehmende Wasserbindungsfähigkeit der Lederhaut.

Auch ein Schwund des Unterhautfettgewebes trägt zu schlafferer Haut und damit Faltenbildung bei, und die Gesichtszüge werden oftmals härter als in jüngeren Jahren (→ Abb. 8.5). UV-Strahlen beschleunigen die Hautalterung.

Durch nachlassende Talgdrüsenaktivität wird die Haut trockener (*Sebostase*), entsprechend ist bei der Hautpflege auf ausreichende Rückfettung zu achten. Bei vielen älteren Menschen wird die Haut außerdem verletzlicher und die Wundheilung langsamer.

Dekubitus

Bereits geringer Druck kann die kleinsten Blutgefäße in der Haut komprimieren. Da der Gesunde jedoch in kurzen Abständen immer wieder seine Lage wechselt, dauert der Druck nie lange an und entsteht kein Schaden.

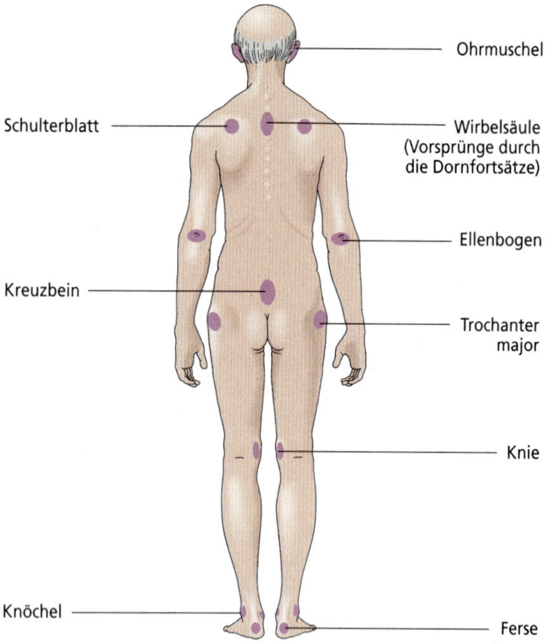

Abb. 8.6 Besonders dekubitusgefährdete Regionen.

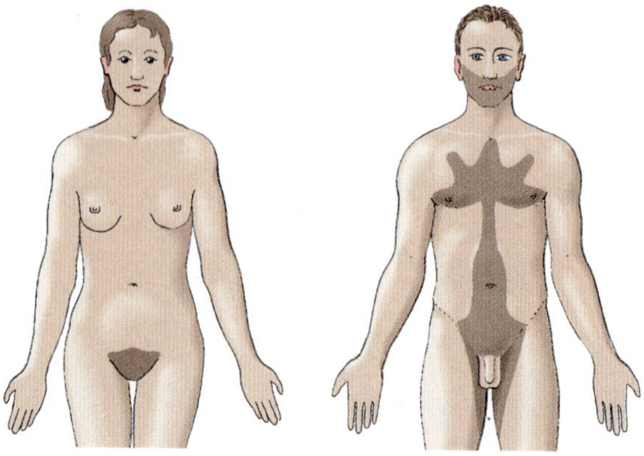

Abb. 8.7 Weiblicher und männlicher Behaarungstyp. Auch am übrigen Körper, z. B. Armen und Beinen, sind Männer durchschnittlich stärker behaart als Frauen.

Bei länger dauernder Druckeinwirkung auf den gleichen Hautbezirk kommt es jedoch zum Sauerstoffmangel der Haut und zunächst zu Hautrötung. Hält der Druck weiter an, stirbt Gewebe ab, und es bilden sich Defekte, die bis zu Muskeln und Knochen reichen können. Gefährdet für einen solchen **Dekubitus** *(Wundliegen)* sind vor allem bettlägerige Menschen. Besonders betroffen sind die Körperregionen, an denen die Haut dem Knochen direkt aufliegt (→ Abb. 8.6).

PFLEGE

Zur **Dekubitusprophylaxe** wird jeder bettlägerige Mensch alle zwei Stunden umgelagert, wobei Spezialmatratzen die Lagerungsintervalle verlängern können. Da Hautschäden jeglicher Art das Risiko eines Dekubitus erhöhen, beugt auch gute Hautpflege einem Dekubitus vor.

8.6 Hautanhangsgebilde

Zu den **Hautanhangsgebilden** zählen Haare, Hautdrüsen und Nägel. Sie alle durchstoßen die Oberhaut und münden auf die Hautoberfläche.

8.6.1 Haare

Haare finden sich fast überall in der Felderhaut. Kopfhaare schützen den Schädel vor zu starker Sonneneinstrahlung. Augenbrauen und -wimpern bewahren das Auge vor Fremdkörpern. Haare in den Nasenlöchern verhindern, dass Insekten oder Schmutzpartikel eingeatmet werden.

Die Haare des Fetus heißen *Lanugo-* oder **Flaumhaare.** Nach der Geburt unterscheidet man üblicherweise die kaum sichtbaren **Wollhaare** *(Vellushaare)* von den **Terminalhaaren,** die auf dem Kopf, als Augenbrauen und Wimpern, im Bart-, Brust- und Schambereich, im äußeren Gehörgang und am Naseneingang wachsen.

Das **Behaarungsmuster** ist alters- und geschlechtsspezifisch. Bei Kindern bedecken Wollhaare den größten Teil der Haut. Ab der Pubertät bildet sich der **weibliche** bzw. **männliche Behaarungstyp** (→ Abb. 8.7) aus. Terminalhaare bedecken bei Frauen ca. 30 %, bei Männern ungefähr 90 % der Körperoberfläche, wobei aber die Ausprägung der Behaarung sehr unterschiedlich ist.

Haaraufbau

Anatomisch gesehen muss man sich ein Haar als einen Faden von zusammengeflochtenen, verhornten Zellen vorstellen. Der die Hautoberfläche überragende Teil des Haares heißt **Haarschaft,** der nicht von außen sichtbare Teil des Haares **Haarwurzel.**

Die Haarwurzel wird vom **Haarfollikel** umschlossen. Er besteht aus der **inneren** und **äußeren epithelialen Wurzelscheide,** umgeben von der **bindegewebigen Wurzelscheide** *(Haarbalg).* Um die Haarfollikel herum enden Nervenfasern und bilden die *Haarfollikelsensoren* (→ 10.2). Sie sind sehr empfindlich und registrieren auch feinste Haarbewegungen wie z. B. durch einen leichten Luftzug.

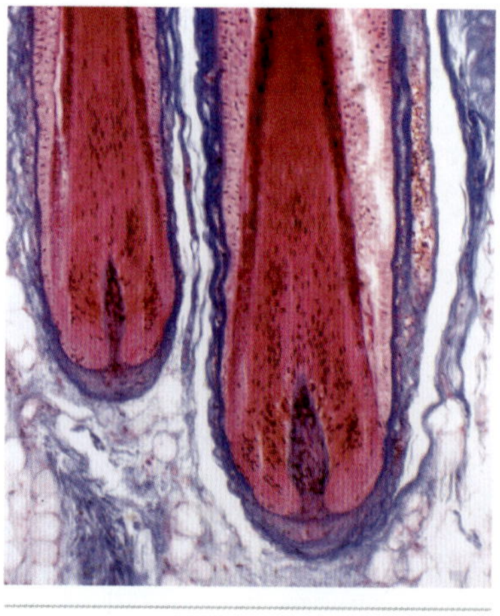

Abb. 8.8 Zwei leicht schräg angeschnittene Haarzwiebeln (Haarbulbi) mit Papille in der Unterhaut. [M375]

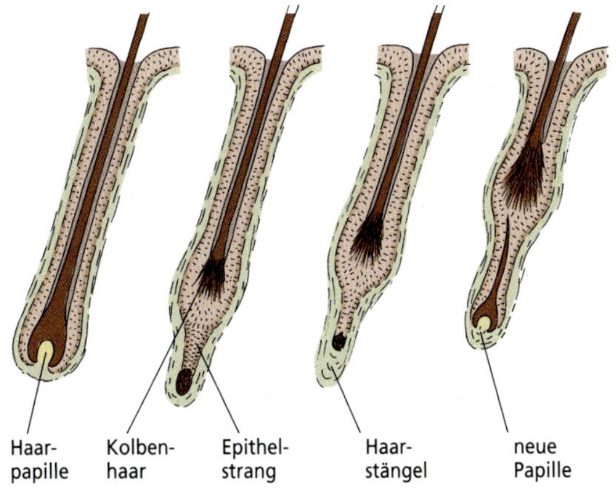

Abb. 8.9 Haarzyklus. Am längsten dauert die Wachstumsphase des Haares. Nach einer kurzen Übergangsphase folgt die Ruhephase. Das abgestorbene Haar, nun als Kolbenhaar bezeichnet, wird langsam zur Hautoberfläche hin geschoben. Ein neues Haar wächst nach.

Das in der Haut gelegene Ende eines jeden Haares verbreitert sich in eine zwiebelförmige Struktur, die **Haarzwiebel** oder den *Haarbulbus* (→ Abb. 8.2, → Abb. 8.8). Sie reicht bis in die Lederhaut, manchmal bis in die Unterhaut. In ihrem Kern befindet sich die **Haarpapille,** die viele Blutgefäße enthält und das wachsende Haar mit Nahrung versorgt. Die Haarzwiebel enthält außerdem die Zellschicht **(Haarmatrix),** von der aus neue Haarzellen gebildet werden.

Jedes Haar ist mit einer Talgdrüse verbunden, deren Ausführungsgang an der Grenze zwischen Haarwurzel und -schaft mündet. Entlang des Haarfollikels verläuft ein Bündel glatter Muskelzellen (**M. arrector pili** → Abb. 8.2), die das Haar bei Kälte und Stress aufrichten können (Gänsehaut).

Haarfarbe

Die **Haarfarbe** wird vom Melaningehalt in den verhornten Zellen bestimmt. Eine verminderte Melaninproduktion und gleichzeitige Lufteinschlüsse im Haarschaft sind für den grauweißen Haarton des älteren Menschen verantwortlich.

Haarzyklus

Ein Haar hält nicht ein Leben lang. Wimpern „halten" nur wenige Monate, Kopfhaare mehrere Jahre. Ein gesunder Erwachsener verliert ca. 70–100 Kopfhaare pro Tag, was durch die normale Wachstumsgeschwindigkeit von 0,4 mm pro Tag und den natürlichen Regenerationszyklus (→ Abb. 8.9) kompensiert wird.

Verstärkter Haarausfall

Durch Erkrankungen, Medikamente (z. B. Zytostatika), Bestrahlungen, höheres Lebensalter, hormonelle und genetische Einflüsse kann es zum *verstärkten Haarausfall* (**Effluvium**) bis zur *Haarlosigkeit* (**Alopezie**) kommen.

Fast physiologisch ist die **chronische androgenetische Alopezie** des Mannes. Sie beginnt typischerweise im Schläfenbereich mit *Geheimratsecken* und kann bis zum völligen Haarverlust fortschreiten. Der Haarausfall wird durch das männliche Sexualhormon *Testosteron* (→ 19.1.3) und eine genetisch bedingte Veranlagung beeinflusst. Bei der Frau ist diese Form der Alopezie selten.

SPICKZETTEL

Haare: Aus der Haut herausragende Hornfäden im Bereich der Felderhaut, unterteilt in die hellen, zarten **Wollhaare** *(Vellushaare)* und die unterschiedlich gefärbten, festen **Terminalhaare,** welche z. B. Kopfhaare, Augenbrauen, Wimpern und die geschlechtstypische Behaarung bilden. Aufgebaut aus **Haarwurzel** (mit **Haarpapille** und umgeben vom **Haarfollikel**) unter und **Haarschaft** über der Hautoberfläche.

8.6.2 Hautdrüsen

Bei den Hautdrüsen unterscheidet man *Talg-, Schweiß-* und *Duftdrüsen.* Außerdem gibt es im äußeren Gehörgang Drüsen, die Ohrenschmalz produzieren. Auch die *Brustdrüse* (→ 19.2.9) zählt anatomisch betrachtet zu den Hautdrüsen.

Talgdrüsen

Die holokrinen (→ 5.2.2) **Talgdrüsen** (→ Abb. 8.10) sind im Allgemeinen an Haarfollikel gebunden. Ihr sekretproduzierender Teil liegt in der Lederhaut und öffnet sich in den Haarfollikel. **Talg** *(Sebum)* enthält v. a. Cholesterin, andere Fette, Eiweiß und Elektrolyte. Er bewahrt Haut und Haare vor Austrocknung, erhält die Haut geschmeidig und hemmt das Wachstum bestimmter Bakterien.

Die Talgdrüsenaktivität ist stark altersabhängig: Beim Neugeborenen sind die Talgdrüsen durch den Einfluss der mütterlichen Hormone zunächst gut ausgebildet und bilden sich dann zurück. In der Pubertät steigt die Talgproduktion wieder. Im Alter nimmt die Talgproduktion ab, was zur trockenen und oft infektionsanfälligen Haut älterer Menschen führt.

MEDIZIN

In der Pubertät verstopfen oft Talgdrüsengänge durch hormonell bedingte übermäßige Talgproduktion *(Seborrhoe)* und verstärkte Verhornung der Oberhaut. Der Talg staut sich, und es bilden sich zuerst weißliche und dann schwarze **Mitesser** *(Komedonen).* Ihre schwarze Farbe entsteht durch Melanin und oxidierte Fettanteile. Da Talg ein guter Nährboden für Bakterien ist, können sich die Mitesser entzünden und daraus Pusteln („Pickel") entstehen. Als Verursacher gelten vor allem die Bakterien *Propionibacterium acnes* und *Staphylococcus epidermidis.* Bei **Akne** sitzen viele, zum Teil entzündete Mitesser in talgdrüsenreichen Bezirken wie Gesicht (→ Abb. 8.11), Nacken, Brust und Rücken.

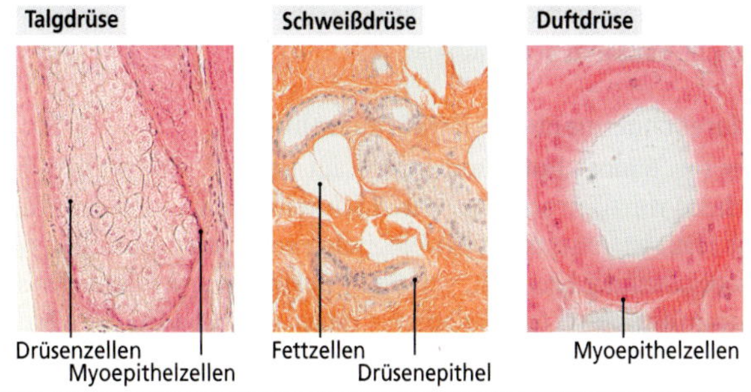

Abb. 8.10 Die verschiedenen Hautdrüsen. [O568]

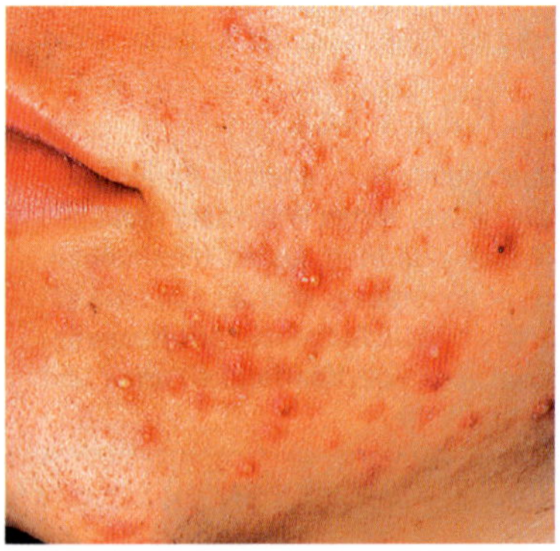

Abb. 8.11 Typische Gesichtsakne mit fettig glänzender Haut, Mitessern sowie zahlreichen Papeln (Knötchen) und Pusteln („Pickeln"). [E365]

Ohrenschmalz

Spezialisierte Talgdrüsen im Gehörgang produzieren ein gelblich-bräunliches Sekret, das **Ohrenschmalz** *(Cerumen).* Es transportiert Schmutz und kleine Fremdkörper in Richtung Ohrmuschel, kann aber auch als *Zeruminalpfropf* den Gehörgang verlegen und zu vorübergehender Schwerhörigkeit führen.

Schweißdrüsen

Schweißdrüsen (→ Abb. 8.10) liegen fast überall in der Haut, am dichtesten an Hand- und Fußsohlen sowie der Stirn. Die Schweißdrüsenknäuel liegen in der unteren Lederhaut und oberen Unterhaut, ihre Ausführungsgänge enden unabhängig von Haaren in einer Hautpore. Die Schweißdrüsen sind merokrine Drüsen (→ 5.2.2).

Schweiß ist an sich geruchlos, der Geruch entsteht erst durch Einwirkung von Bakterien. Die Schweißsekretion hängt nicht nur von Umgebungstemperatur und Ausmaß der körperlichen Anstrengung, sondern auch von vegetativen und psychischen Faktoren ab. Beim Erwachsenen können unter Extrembedingungen bis zu 10 l **Schweiß** täglich gebildet werden.

Schweiß enthält u. a. Wasser, Salz, Harnstoff, Harnsäure, Aminosäuren, Ammoniak, Zucker, Milchsäure und Ascorbinsäure (Vitamin C). Mit den Sekreten der anderen Hautdrüsen bildet der saure Schweiß (pH 4,5) den sog. **Säureschutzmantel** der Haut. Dieser schützt zusammen mit bakterienhemmenden Proteinen und Lipiden sowie der normalen Hautflora vor Infektionen.

Duftdrüsen

Apokrine (→ 5.2.2) **Duftdrüsen** (→ Abb. 8.10) befinden sich in den Achselhöhlen, der Schamregion und im Bereich der Brustwarzen. Sie produzieren ab der Pubertät ein duftendes Sekret, dessen Geruch zusammen mit dem typischen Schweißgeruch einen individuellen Körpergeruch entstehen lässt. Die Sekretion ist durch psychische Faktoren beeinflussbar.

Säureschutzmantel und Hautmikrobiom

Der sog. **Säureschutzmantel** der Haut ist ein *Hydrolipidfilm*, bestehend vor allem aus dem sauren Schweiß (pH 4,5) und dem Talg. Die Haut ist außerdem physiologischerweise von zahlreichen Mikroorganismen besiedelt, vor allem Bakterien und Pilzen. Dieses **Hautmikrobiom** *(physiologische Hautflora)* schadet dem Menschen nicht, sondern ist sogar nützlich, indem es die Vermehrung schädlicher Bakterien hemmt und bakterienhemmende Substanzen produziert.

Säureschutzmantel, Hautmikrobiom, verschiedene bakterienhemmende Proteine und Lipide sind Bestandteile des Infektionsschutzes einer intakten Haut.

PRÄVENTION

Durch häufiges Waschen werden Säureschutzmantel und Lipide abgetragen und das physiologische Hautmikrobiom beeinträchtigt. Die Haut wird trocken, rissig und anfälliger für Entzündungen. Bei häufigem Kontakt mit Wasser einschließlich des Händewaschens ist deshalb regelmäßiges und sorgfältiges Eincremen der Hände wichtig, um eine gewisse Rückfettung zu erreichen.

SPICKZETTEL

Hautdrüsen: Aus Epithelzellen der Oberhaut entstandene exokrine Drüsen der Haut. Unterteilt in
- **Talgdrüsen.** In der Lederhaut, holokrin, i. d. R. Mündung in Haartrichter. Aufgaben Geschmeidighalten der Haut, bakterienhemmend
- **Schweißdrüsen.** In der unteren Leder- und oberen Unterhaut, merokrin. Mitbeteiligt am Temperaturhaushalt, bakterienhemmend
- **Duftdrüsen.** In der Unterhaut v. a. der Achsel-, Schamregion, apokrin. Entscheidend für den individuellen Körpergeruch.

8.6.3 Nägel

Nägel sind Platten von dicht gepackten, harten, verhornten Zellen der Oberhaut. Sie erleichtern das Greifen (insbesondere die Feinmotorik) und verhindern Verletzungen an den Finger- und Zehenenden.

Der überwiegende Teil des sichtbaren Nagels, die **Nagelplatte,** erscheint wegen des darunter liegenden, gut durchbluteten **Nagelbetts** rosafarben. Auf diesem Nagelbett schiebt sich der Nagel nach vorne. Der weißliche, halbmondförmige Abschnitt am unteren Nagelende wird **Lunula** genannt (→ Abb. 8.12).

Unter der Lunula endet auch die **Nagelmatrix,** von der das Nagelwachstum ausgeht. Dabei wandeln sich die Oberflächenzellen

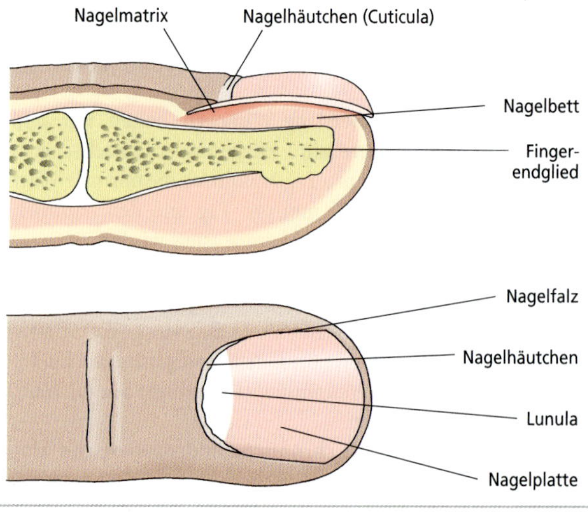

Abb. 8.12 Längsschnitt durch Fingerspitze und Nagel.

der Matrix in verhornte, tote Nagelzellen um. Hinten steckt die Nagelplatte in der **Nageltasche,** seitlich im **Nagelfalz,** der Hautwulst darüber heißt **Nagelwall.** Das **Nagelhäutchen** *(Cuticula)* ist eine Fortsetzung dieses Nagelfalzes, es hat keine direkte Funktion und entspricht vom Aufbau der Hornschicht der Oberhaut.

Die Nägel wachsen ungefähr 0,5–1 mm pro Woche (bei älteren Menschen eher weniger), wobei die Zehennägel langsamer wachsen als die Fingernägel.

Bei Neugeborenen und jungen Säuglingen sind die Nägel noch ganz dünn und müssen nicht geschnitten werden, sondern schilfern von selbst ab. Bei älteren Menschen werden die Fingernägel eher dünner, die Zehennägel hingegen dicker.

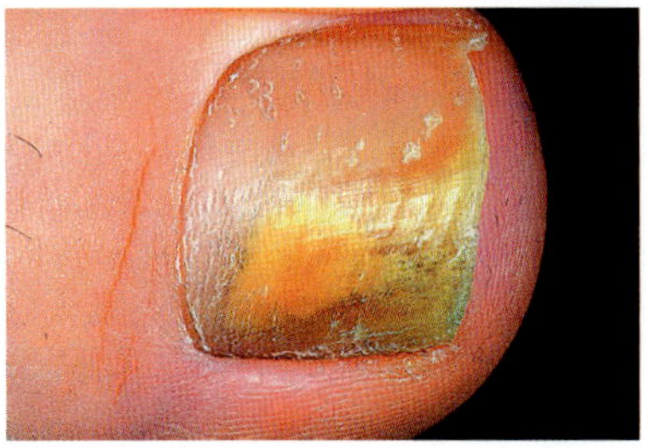

Abb. 8.13 Nagelmykose der Zehennägel. [G401]

PFLEGE

Da die Nägel transparent sind, gibt die Farbe des durchscheinenden Nagelbetts Hinweise auf **Gewebedurchblutung und Sauerstoffversorgung:** Rosige Fingernägel machen eine ausreichende Sauerstoffsättigung des Blutes wahrscheinlich, blasse oder blaue hingegen deuten auf Frieren oder Sauerstoffmangel hin.

Nagelinfektionen

Der Nagelfalz ist eine Gefahrenstelle für bakterielle Infektionen, die als **Nagelumlauf** *(Paronychie)* bekannt sind.

Besonders anfällig sind Menschen mit Diabetes mellitus, weshalb bei ihnen auch kleinste Verletzungen beim Nägelschneiden vermieden werden sollten. In Zweifelsfällen sollte eine ausgebildete Fachkraft für Maniküre oder Pediküre diese Tätigkeiten übernehmen.

Auch die Nägel selbst können infiziert werden, etwa von Pilzen bei den sehr häufigen **Fußpilzerkrankungen.** Typisch für diese **Nagelmykose** (*Onychomykose,* → Abb. 8.13) sind gelb verfärbte, verdickte und gleichzeitig brüchige Nägel.

SPICKZETTEL

Nägel: Hornplatten an Finger- und Zehenendgliedern zum Schutz vor Verletzung und Erleichterung von Greifen und Tasten. Der sichtbare Teil heißt **Nagelplatte,** darunter liegt das **Nagelbett.** Unter dem proximalen Ende der Nagelplatte und dem anschließenden **Nagelfalz** liegt die **Nagelmatrix,** von der das Nagelwachstum ausgeht.

WIEDERHOLUNGSFRAGEN

1. Welche Aufgaben hat die Haut? (→ 8.1)
2. Aus welchen Schichten besteht die Haut? (→ 8.1)
3. Wie unterscheiden sich Felder- und Leistenhaut? (→ 8.1)
4. Wie ist die Oberhaut aufgebaut? (→ 8.2.1)
5. Welche Funktion haben die Melanozyten? (→ 8.2.1)
6. Charakterisieren Sie die Lederhaut. (→ 8.3)
7. Wie unterscheidet sich die Haut eines Säuglings, eines Jugendlichen und eines älteren Menschen von der eines Erwachsenen mittleren Alters? (→ 8.2.1, → 8.3, → 8.4)
8. Wie ist das Haar aufgebaut? (→ 8.6.1)
9. Welche Drüsen gibt es in der Haut, welche Funktionen haben ihre Sekrete? (→ 8.6.2)
10. Aus welchem Material sind die Nägel aufgebaut? (→ 8.6.3)

9

NERVENSYSTEM

LERNZIELÜBERSICHT

9.1 Aufgaben und Organisation des Nervensystems

- Das Nervensystem steuert durch Informationsaufnahme, -verarbeitung und -abgabe alle Organsysteme.
- Es wird nach Lage in zentrales und peripheres, nach Funktion in somatisches und vegetatives Nervensystem unterteilt.

9.2 Funktionen des Neurons

- In Ruhe ist das Zellinnere gegenüber dem Zelläußeren negativ geladen, das Ruhe(membran)potenzial ist negativ.
- Durch Reizung der Zelle können die positiven Ladungen im Innern zunehmen (Depolarisation). Beim Aktionspotenzial ist das Zellinnere sogar kurzzeitig positiv geladen. Danach ist die Zelle für kurze Zeit nicht erregbar (Refraktärzeit). Durch Repolarisation wird das Ruhepotenzial wiederhergestellt.

9.3 Zusammenarbeit von Neuronen

- Das Aktionspotenzial wird entlang des Axons elektrisch fortgeleitet. Am Axonende wird die Information an Synapsen chemisch mithilfe von Überträgerstoffen (Neurotransmittern) an die nächste Zelle weitergegeben.
- Wichtige Neurotransmitter sind z. B. Azetylcholin und Glutamat.
- Kotransmitter und Neuropeptide verändern die „Langzeiteinstellung" der Erregbarkeit.

9.4 Überblick über das Gehirn

- Das Gehirn gliedert sich in Großhirn, Zwischenhirn, Hirnstamm (aus Mittelhirn, Brücke und verlängertem Mark) und Kleinhirn.

9.5 Großhirn

- Das Großhirn liegt unter der Schädelkalotte. Es ist Grundlage aller bewussten Empfindungen, Handlungen und Gedanken.
- Die Axone der Neurone aus dem primären motorischen Rindenfeld in der vorderen Zentralwindung laufen als Pyramidenbahn zum Rückenmark. Sie sind Ursprung aller willkürlichen Bewegungen.
- Die Basalganglien im Inneren des Großhirns gehören zum extrapyramidal-motorischen System und steuern Bewegungsabläufe mit.
- Alle Informationen aus den Sinnessensoren enden im primären sensorischen Rindenfeld der hinteren Zentralwindung.
- Dem limbischen System kommt eine besondere Rolle bei Gefühlen zu.

9.6 Zwischenhirn

- Zum Zwischenhirn zählen Thalamus, Epithalamus, Hypothalamus, Hypophyse.
- Der Hypothalamus ist Bindeglied zwischen Nerven- und Hormonsystem.

9.7 Hirnstamm

- Im Hirnstamm liegen auf- und absteigende Nervenbahnen sowie Regelzentren für lebenswichtige Funktionen (z. B. Atmung).

9.8 Kleinhirn

- Das Kleinhirn ist ein Koordinationszentrum für die Motorik.

9.9 Rückenmark

- Das Rückenmark verbindet das Gehirn mit der Peripherie. Man unterscheidet Hals-, Brust-, Lenden-, Kreuzbein- und Steißbeinsegmente.
- Die graue Substanz liegt schmetterlingsförmig innen (Vorder-, Seiten-, Hinterhorn), die weiße Substanz außen (Vorder-, Seiten-, Hinterstrang).

9.10 Reflexe

- Reflexe sind vom Willen unabhängige, immer gleiche Reaktionen auf Reize. Sie führen z. B. zu Schutzbewegungen.
- Bei Eigenreflexen liegen Reizaufnahme und -antwort im selben Muskel, bei Fremdreflexen an verschiedenen Orten.

9.11 Peripheres Nervensystem

- Die zwölf Paar Hirnnerven haben sensorische, motorische und/oder vegetative Funktionen, v. a. im Bereich des Kopfes.
- Aus dem Rückenmark austretende Nervenfaserbündel bilden die Spinalnerven. In Hals-, Lenden- und Beckenhöhe verflechten sich mehrere Spinalnerven zu Plexus, aus denen die peripheren Nerven hervorgehen.

9.12 Lähmungen

- Nach Ort der Ursache werden zentrale und periphere Lähmung mit unterschiedlichem Bild differenziert.

9.13 Vegetatives Nervensystem

- Das vegetative Nervensystem dient der unbewussten Steuerung lebenswichtiger Funktionen.
- Sympathikus und Parasympathikus wirken meist entgegengesetzt: Der Sympathikus fördert die Leistungsbereitschaft, der Parasympathikus die Ruhe.
- Das Darmnervensystem reguliert die Verdauungsfunktionen.

9.14 Versorgungs- und Schutzeinrichtungen des ZNS

- Das ZNS ist von drei Hirnhäuten (Meningen) umgeben: Dura mater, Arachnoidea und Pia mater.
- In Gehirnventrikeln und Subarachnoidalraum zirkuliert der Liquor (cerebrospinalis). Er schützt das Gehirn wie ein Wasserkissen vor Stößen.
- Zur Deckung seines hohen Sauerstoffverbrauchs hat das Gehirn ein vernetztes Arteriensystem.

9.15 Lernen und Gedächtnis

- Beim Gedächtnis unterscheidet man sensorisches, Kurz- und Langzeit- sowie deklaratives und nichtdeklaratives Gedächtnis.

9.16 Gehirnveränderungen im Laufe des Lebens

- Das Gehirn ist erst nach der Pubertät ausgereift.
- Altersveränderungen zeigen sich spät und sind sehr variabel.

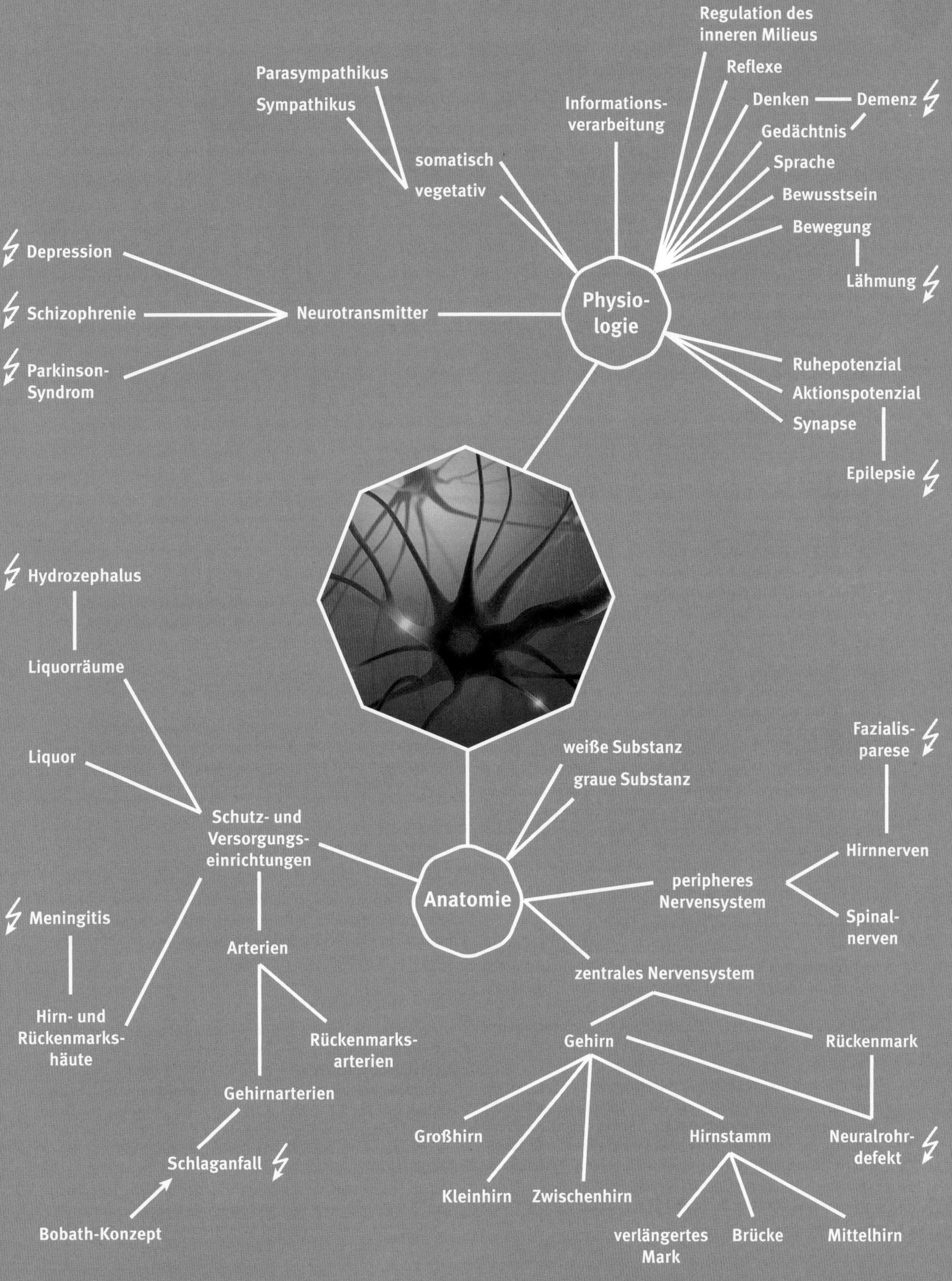
Physiologie
Anatomie
Regulation des inneren Milieus
Reflexe
Denken
Demenz
Gedächtnis
Sprache
Bewusstsein
Bewegung
Lähmung
Informationsverarbeitung
Parasympathikus
Sympathikus
somatisch
vegetativ
Depression
Schizophrenie
Parkinson-Syndrom
Neurotransmitter
Ruhepotenzial
Aktionspotenzial
Synapse
Epilepsie
Hydrozephalus
Liquorräume
Liquor
Schutz- und Versorgungseinrichtungen
Meningitis
Hirn- und Rückenmarkshäute
Arterien
Rückenmarksarterien
Gehirnarterien
Schlaganfall
Bobath-Konzept
weiße Substanz
graue Substanz
Fazialisparese
Hirnnerven
peripheres Nervensystem
Spinalnerven
zentrales Nervensystem
Gehirn
Rückenmark
Großhirn
Hirnstamm
Neuralrohrdefekt
Kleinhirn
Zwischenhirn
verlängertes Mark
Brücke
Mittelhirn

[J787]

9.1 Aufgaben und Organisation des Nervensystems

9.1.1 Aufgaben des Nervensystems

Die Gesamtheit der Nervengewebe (Details → 5.5) bildet das **Nervensystem.** Das Nervensystem:

- Erfasst mit spezialisierten Messfühlern (*Sensoren, Rezeptoren,* → Kap. 10) Informationen aus dem Körper und der Außenwelt
- Übermittelt diese über *afferente* (hinführende) Nervenfasern an übergeordnete Zentren
- Verarbeitet und speichert die Informationen
- Antwortet über *efferente* (wegführende) Nervenfasern mit entsprechenden Reaktionen.

In Zusammenarbeit mit dem Hormonsystem werden so die Leistungen aller Organsysteme geregelt, koordiniert und den sich ständig ändernden Anforderungen angepasst.

Höhere Hirnfunktionen

Das menschliche Nervensystem leistet jedoch weit mehr. Das menschliche Nervensystem, genauer das Gehirn, ist auch die Grundlage für:

- **Bewusstsein** (z. B. Wissen um die Endlichkeit des Lebens)
- **Sprache** und damit zur Verständigung auf hohem Niveau
- **Seelisches Empfinden** (beispielsweise Freude, Glück, Ekel)
- **Ethische Wertvorstellungen** (wie etwa, dass man sich fremdes Eigentum nicht einfach nehmen darf)
- **Denken** und **Abstraktionsvermögen** (*abstrahieren* = aus dem konkreten Fall auf Allgemeines schließen)
- **Lernen** und **Gedächtnis**
- **Motivation** und **Antrieb** ohne äußeren Reiz oder physiologische Notwendigkeit
- **Kreativität,** also die Fähigkeit, „Neues" zu entwerfen.

Diese Leistungen werden üblicherweise als **höhere Hirnfunktionen** oder *höhere Hirnleistungen* bezeichnet. Teilweise synonym verwendet wird der Begriff **integrative Hirnfunktionen.** Dieser ist jedoch unscharf definiert und umfasst u. a. auch die Biorhythmen wie etwa den Schlaf-wach-Rhythmus. Teilweise werden sogar alle Leistungen des Nervensystems darunter verstanden, die Verarbeitungsprozesse erfordern, also auch Wahrnehmung oder bewusste Bewegungen.

9.1.2 Organisation des Nervensystems

Zentrales und peripheres Nervensystem

Nach der Lage wird das Nervensystem in **zentrales** und **peripheres Nervensystem** unterteilt. Zum *zentralen Nervensystem (ZNS)* gehören die übergeordneten Zentren Gehirn und Rückenmark, zum *peripheren Nervensystem (PNS)* alle Nervenzellen und Nervenbahnen außerhalb davon. Sie verbinden die Körperorgane und -peripherie mit dem zentralen Nervensystem (→ Abb. 9.1).

Willkürliches und vegetatives Nervensystem

Außerdem unterscheidet man nach der Funktion das **somatische** *(willkürliche)* **Nervensystem,** das v. a. Umwelt- und Körperreize empfängt und verarbeitet sowie Bewegungen steuert, und das **vegetative** *(autonome)* **Nervensystem,** welches hauptsächlich die Funktionen der inneren Organe reguliert. Es ist durch den Willen nur wenig beeinflussbar. Beide sind weder von der Funktion noch vom Aufbau her eindeutig trennbar.

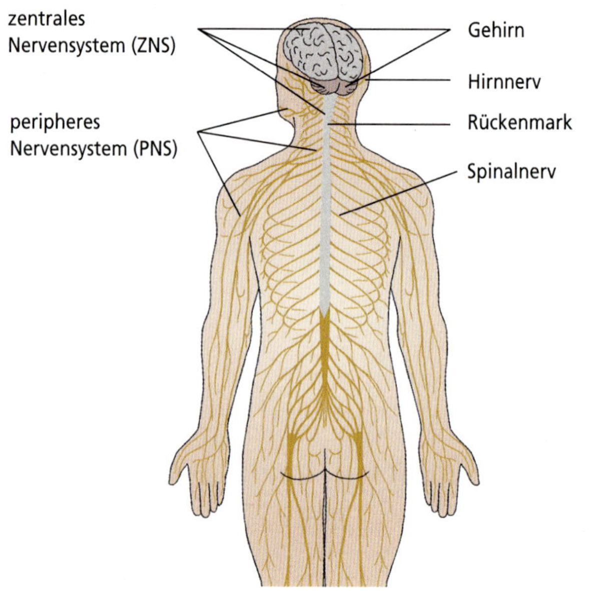

Abb. 9.1 Zentrales und peripheres Nervensystem. Gehirn und Rückenmark gehören zum zentralen, Hirn- und Spinalnerven zum peripheren Nervensystem.

SPICKZETTEL

Nervensystem: Gesamtheit der Nervengewebe. Hochkomplexes System, das letztlich alle Körperfunktionen steuert und die höheren Hirnfunktionen wie Bewusstsein, Sprache ermöglicht. Unterteilt nach

- Lokalisation in **zentrales Nervensystem** (*ZNS* = Gehirn, Rückenmark) und **peripheres Nervensystem** (*PNS* = alle Nervengewebe außerhalb davon)
- Funktion in **somatisches** *(willkürliches)* **Nervensystem,** Aufgabe bewusste Wahrnehmungen und Bewegungen, und **vegetatives** *(autonomes, unwillkürliches)* **Nervensystem,** Aufgabe unbewusste Steuerung der Organtätigkeiten.

9.2 Funktionen des Neurons

Grundelement jeglicher Informationsübertragung und -verarbeitung im Nervensystem ist die *Nervenzelle,* das **Neuron.** Ihre Fähigkeit, Informationen in Form von elektrischen Signalen aufzunehmen, zu verarbeiten und weiterzuleiten, beruht auf elektrischen und biochemischen Vorgängen.

9.2.1 Ruhepotenzial

Wie bei allen lebenden Zellen so besteht auch beim Neuron eine elektrische Spannung (Potenzialdifferenz) über der Zellmembran, das **Membranpotenzial.**

Das Membranpotenzial in Ruhe, **Ruhe(membran)potenzial** genannt (→ Abb. 9.2, → Abb. 9.3), beträgt bei Neuronen in etwa −70 mV wobei das Zellinnere gegenüber dem Extrazellulärraum negativ geladen ist (deshalb −70 mV). Zum Vergleich: eine handelsübliche Batterie hat 1.500 mV = 1,5 V.

Erste Voraussetzung hierfür sind unterschiedliche Ionenkonzentrationen innerhalb und außerhalb der Zelle, die durch die ständig aktive *Natrium-Kalium-Pumpe* aufrechterhalten werden.

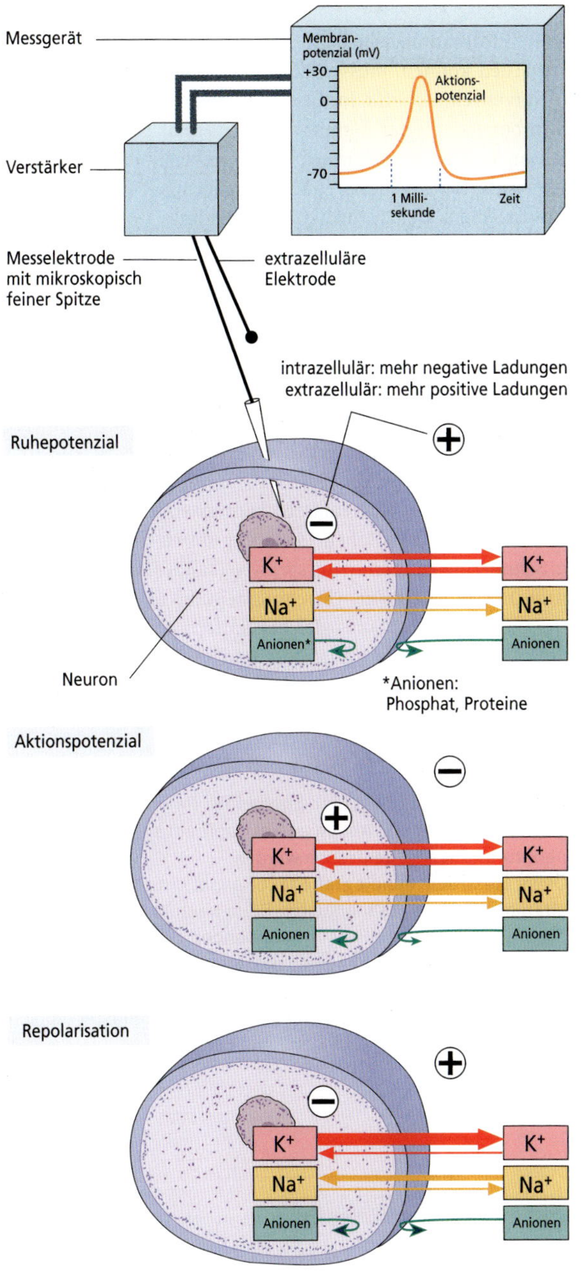

Abb. 9.2 Ladungsverhältnisse an der Zellmembran eines Neurons. Während des Ruhepotenzials, das im Wesentlichen durch Kaliumdiffusion durch die Zellmembran verursacht ist, ist das Zellinnere negativ gegenüber dem Außenraum geladen. Bei ausreichender Reizstärke nimmt plötzlich die Membrandurchlässigkeit für Natrium zu, und ein Aktionspotenzial entsteht. Am Höhepunkt dieser Ladungsumkehr nimmt die Membrandurchlässigkeit für Natrium wieder ab, und es kommt zu einem verstärkten Kaliumausstrom. Die Ladungsverhältnisse kehren sich wieder um (Repolarisation).

Diese pumpt pro Zyklus drei Natrium-Ionen aus der Zelle heraus und zwei Kalium-Ionen in sie hinein, sodass die K^+-Konzentration in der Zelle 40-mal höher als außerhalb ist, die Na^+-Konzentration dagegen außerhalb der Zelle 12-mal höher als innerhalb. Durch diese Konzentrationsunterschiede entstehen *Diffusionskräfte* (→3.5.4), die Kalium-Ionen (K^+) aus der Zelle hinaus- und Natrium-Ionen (Na^+) hineintreiben.

Zweite Voraussetzung des Ruhepotenzials ist die (unterschiedliche) Durchlässigkeit der Zellmembran für Ionen. Im Ruhezustand sind Neurone viel durchlässiger für Kalium- als für Natrium-Ionen. Diese vergleichsweise hohe Durchlässigkeit für Kalium-Ionen lässt die positiv geladenen Kalium-Ionen entlang ihres chemischen Gradienten (Gefälles) durch die Zellmembran nach außen diffundieren, sodass sich außen positive Ladungen anhäufen. Im Zellinneren dagegen entsteht ein Mangel an positiven Teilchen, sodass die negative Ladung überwiegt.

Der Ausstrom von Kalium-Ionen begrenzt sich allerdings selbst: Der zunehmende negative Ladungsüberschuss an der Zellmembran-Innenseite wirkt schließlich einem weiteren Ausstrom von Kalium-Ionen entgegen, da mit steigendem elektrischen Ungleichgewicht (elektrischen Gradienten) ein *Kalium-Ionen-Rückstrom* einsetzt. Schließlich stellt sich ein Gleichgewichtszustand ein, bei dem der Kaliumausstrom genauso groß ist wie der -einstrom.

Negativ geladene Ionen verlassen die Zelle nicht: Entweder können sie die Zellmembran nicht passieren (z. B. Phosphat-Ionen, Eiweiße) oder ihre Konzentration ist im Zellinneren geringer als außen.

9.2.2 Generatorpotenzial

An der Eingangsseite des Neurons (Dendriten und Zellkörper, →5.1) befinden sich spezielle Kontaktstellen, die *Synapsen* (→5.1, →9.3.1). Sobald diese aktiv werden, ändert sich an der Empfängerzelle das Membranpotenzial. Manche Synapsen lassen das Membranpotenzial ansteigen **(Depolarisation),** andere senken es ab **(Hyperpolarisation).** Das Membranpotenzial kann dabei fein abgestuft verschiedene Werte annehmen, je nachdem, wie viele und welche ankommenden Synapsen aktiviert werden. Geht der *Gesamt*effekt in Richtung Depolarisation, spricht man vom **Generatorpotenzial.**

9.2.3 Aktionspotenzial

Wird bei der Depolarisation ein bestimmter Schwellenwert erreicht, wird schlagartig nach dem *Alles-oder-nichts-Gesetz* ein **Aktionspotenzial** ausgelöst: Spannungsaktivierbare Natriumkanäle an der Ausgangsseite des Neurons (Axonhügel und Axon, →5.1) öffnen sich bei Erreichen eines bestimmten Membranpotenzials, die Durchlässigkeit der Nervenzellmembran für Natrium-Ionen nimmt explosionsartig zu. Aufgrund der geringen Na^+-Konzentration und der negativen Ladung im Zellinneren setzt sofort ein starker Na^+-Einstrom in die Zelle ein. Die Ladungsverhältnisse kehren sich um: Jetzt überwiegt an der Innenseite der Membran die positive Ladung, sie beträgt +30 mV. Damit ist das Aktionspotenzial entstanden (→Abb. 9.2, →Abb. 9.3).

An der Eingangsseite des Neurons kann kein Aktionspotenzial entstehen, da (praktisch) keine spannungsaktivierbaren Natriumkanäle vorhanden sind.

Das Aktionspotenzial ist der zweite Schaltzustand („Ein") des Neurons neben dem Ruhepotenzial als Ruhezustand („Aus"). Es wird über das Axon bis zu dessen Synapsen weitergeleitet.

9.2.4 Repolarisation

Damit sich nach einer solchen Signalgebung der Ruhezustand rasch wiederherstellt, nimmt die Leitfähigkeit der Zellmembran für Natrium-Ionen am Höhepunkt einer Depolarisation schnell

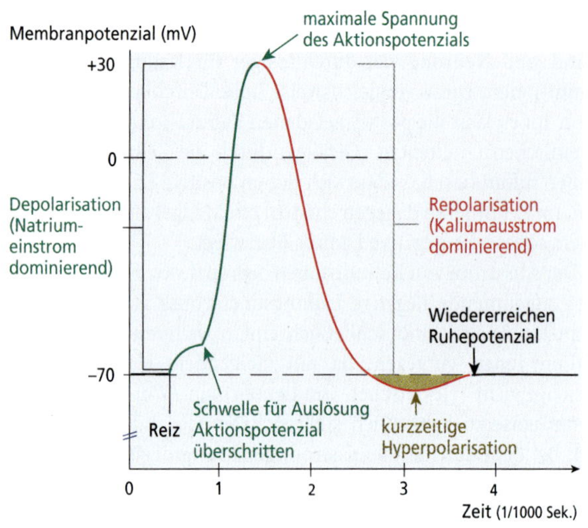

Abb. 9.3 Der Spannungsverlauf an der Zellmembran bei Ablauf eines Aktionspotenzials.

wieder ab, und die Leitfähigkeit für Kalium-Ionen steigt für kurze Zeit sehr stark an. Der Na^+-Einstrom in die Zelle stoppt und Kalium-Ionen strömen aus der Zelle.

Schon nach 1 ms überwiegt an der Innenseite der Membran wieder die negative Ladung, kurzzeitig entsteht sogar eine **Hyperpolarisation** (→ Abb. 9.2, → Abb. 9.3). Danach ist der ursprüngliche Zustand, das Ruhepotenzial, wiederhergestellt. Dieser Vorgang heißt **Repolarisation.**

9.2.5 Refraktärzeit

Während und unmittelbar nach einem Aktionspotenzial ist ein Neuron nicht erneut erregbar. In dieser **Refraktärzeit** *(-phase, -periode)* lösen eintreffende Reize oder Erregungsimpulse aus vorgeschalteten Neuronen kein weiteres Aktionspotenzial aus, da sich die spannungsaktivierbaren Natrium-Ionenkanäle nicht öffnen können. Die Refraktärzeit schützt die Neuronen vor Dauererregung und verhindert, dass das Aktionspotenzial auf dem Axon in Richtung Zellkörper zurückwandert.

SPICKZETTEL

Ruhe(membran)potenzial: Elektrische Spannung zwischen Zellinnerem und -äußerem in Ruhe („Aus"-Zustand) infolge unterschiedlicher Ionenkonzentrationen innerhalb und außerhalb der Zelle. Bei einem Neuron (Nervenzelle) -70 mV, d. h. das Zellinnere ist leicht negativ geladen.
Aktionspotenzial: Änderung des Membranpotenzials mit schneller, kurzzeitiger Ladungsumkehr bei erregbaren Zellen (Zellinneres positiv, „Ein"-Zustand). Grundlage der Informationsweiterleitung.
Erregungsablauf:
- **Reiz**
- → **Generatorpotenzial** (langsame **Depolarisation** = Änderung des Membranpotenzials zu weniger negativen Werten hin)
- → bei einem Schwellenwert Auslösung eines **Aktionspotenzials** mit schneller weiterer Depolarisation, kurzzeitiger Ladungsumkehr
- → **Repolarisation** zum Ruhepotenzial.

9.2.6 Fortleitung von Nervensignalen

Damit Informationen in Form von Aktionspotenzialen übermittelt werden können, müssen diese von ihrem Entstehungsort an der Nervenzellmembran fortgeleitet werden.

Ein bereits erregter Membranabschnitt hat gegenüber seinem noch unerregten benachbarten Membranbezirk eine entgegengesetzte elektrische Ladung (+30 mV gegenüber –70 mV). Dies führt zu einem **elektrotonischen Stromfluss** (Stromfluss durch Ladungsausgleich) vom positiven in den negativen Bereich, der jedoch schnell verebbt und für die beim Menschen nötige Entfernung nicht reicht.

Der Stromfluss depolarisiert aber die benachbarte Axonmembran so stark, dass wiederum ein Aktionspotenzial entsteht. So pflanzt sich das Aktionspotenzial *schrittweise* über das gesamte Axon bis zum nächsten Neuron fort. Diese mit ca. 0,5–3 m/s recht langsame **kontinuierliche Erregungsleitung** findet sich bei marklosen Nervenfasern (→ Abb. 9.4).

Bei markhaltigen Nervenfasern kann das Aktionspotenzial infolge der guten elektrischen Isolierung durch die Markscheiden von Schnürring zu Schnürring *springen* **(saltatorische Erregungsleitung).** Dies spart Zeit (Erregungsleitungsgeschwindigkeit bis 80 m/s) und Energie, da bei gleicher Entfernung weniger Zeit kostende Aktionspotenziale ausgelöst und weniger Ionen aktiv zurückgepumpt werden müssen (→ Abb. 9.4). Dieser Vorgang ist bei der multiplen Sklerose gestört (→ 5.5.3).

MEDIZIN

Die mit der Hirntätigkeit einhergehenden Potenzialveränderungen können über Elektroden an der Kopfhaut schmerz- und nebenwirkungsfrei gemessen werden.
Diese **Elektroenzephalografie** *(EEG)* ergibt ein aktivitäts- und altersabhängiges Wellenmuster: Beim wachen Menschen sind die Wellen schneller als beim schlafenden (→ Abb. 9.5), bei Kindern und Jugendlichen langsamer und unregelmäßiger als bei Erwachsenen.
Bei bestimmten Erkrankungen ist dieses Wellenmuster typisch verändert (z. B. *spikes and waves* bei Epilepsie).

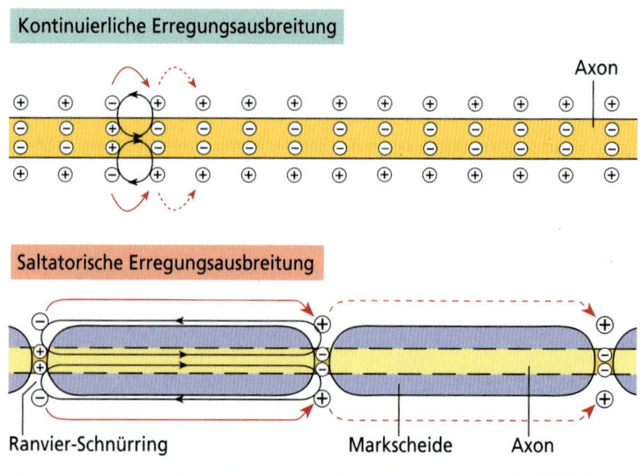

Abb. 9.4 Oben kontinuierliche Erregungsausbreitung einer marklosen Nervenfaser, unten saltatorische Erregungsausbreitung einer markhaltigen Nervenfaser. Die schwarzen Pfeile bezeichnen den elektrotonischen Stromfluss, die roten die Fortbewegung des Aktionspotenzials.

Epilepsie

Bei **epileptischen** *(zerebralen)* **Anfällen** kommt es zu einer unkontrollierten, synchronisierten Nervenzellaktivität in einem bestimmten Gehirngebiet (alle Nervenzellen feuern gewissermaßen gleichzeitig). Die Beschwerden im Anfall hängen von der Funktion des betroffenen Hirnareals ab. Bekannteste Form ist der **Grand-Mal-Anfall** mit Bewusstseinsverlust und Zuckungen der Extremitäten.

Bei der **Epilepsie** treten epileptische Anfälle mehrfach ohne besondere Auslöser wie eine Gehirnentzündung auf.

SPICKZETTEL

Kontinuierliche Erregungsleitung: Langsame Erregungsleitung durch „Wandern" des Aktionspotenzials entlang der Nervenzellmembran bei marklosen Nervenfasern.
Saltatorische Erregungsleitung: Schnelle Erregungsleitung durch „Springen" des Aktionspotenzials von Schnürring zu Schnürring bei markhaltigen Nervenfasern.

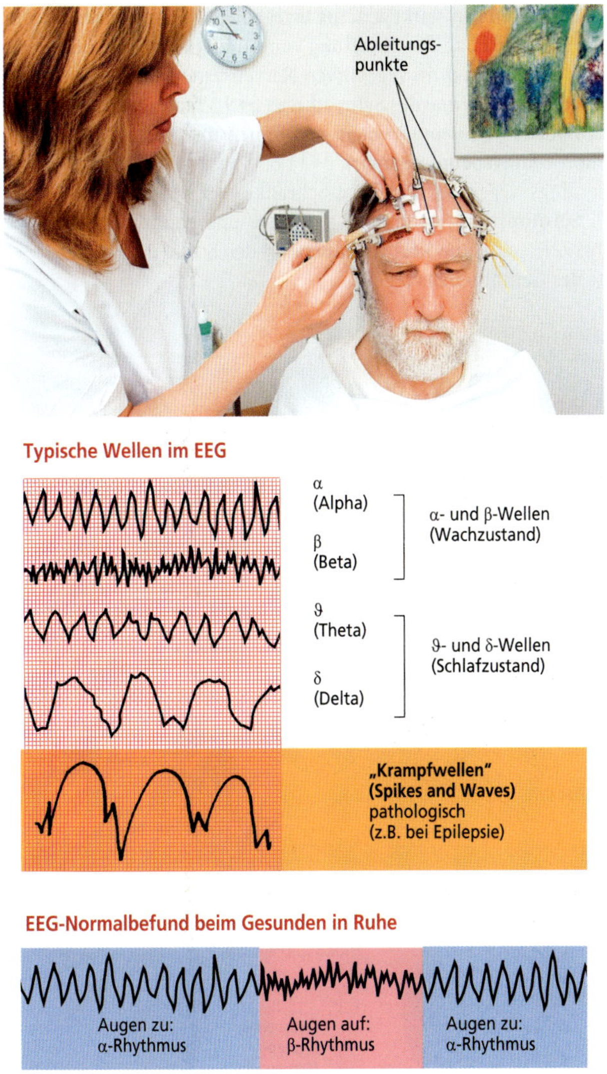

Abb. 9.5 EEG (Elektroenzephalografie). Über Kopfhautelektroden lassen sich elektrische Spannungen der Hirnrinde aufzeichnen. Die noch schnelleren γ-Wellen (bei Konzentration) sind im normalen EEG-Ausdruck nicht zu erkennen. [Foto: K115]

9.3 Zusammenarbeit von Neuronen

9.3.1 Erregungsüberleitung an den Synapsen

Informationen müssen nicht nur innerhalb eines Neurons weitergegeben werden, sondern auch an andere Zellen. Dies geschieht an den **Synapsen** (→ Abb. 9.6, → Abb. 9.7, → Abb. 9.8).

Synapsen verbinden meist Neurone miteinander (in der Regel das Axon eines Neurons mit Dendriten eines anderen Neurons), aber auch Neurone mit Muskel- oder Drüsenzellen. Die Synapse zwischen einem Axon und einer Muskelzelle heißt **motorische Endplatte** (→ 6.3.5, → Abb. 6.12).

Aufbau einer (chemischen) Synapse

Die meisten Synapsen des Menschen sind *chemische* Synapsen. *Elektrische* Synapsen, bei denen spezielle Kontaktstrukturen die Zellen elektrisch miteinander koppeln, sind selten.
Chemische Synapsen bestehen aus drei Anteilen (→ Abb. 9.7):

- Dem **präsynaptischen Endknopf.** Das Axon des **präsynaptischen Neurons** (*prä* = vor) ist vielfach verzweigt und an den „Zweigenden" zu präsynaptischen Endknöpfen aufgetrieben. Diese enthalten **synaptische Bläschen** mit **Neurotransmittern** (Überträgerstoffe, → 9.3.2)
- Der **postsynaptischen Membran** der nachgeschalteten **postsynaptischen Zelle** (*post* = nach). Sie beinhaltet die Rezeptoren für die Transmitter
- Dem **synaptischen Spalt** zwischen prä- und postsynaptischer Zelle. Dieser ist mit Extrazellulärflüssigkeit gefüllt.

Funktion einer Synapse

Trifft an den Endaufzweigungen des präsynaptischen Axons ein Erregungsimpuls ein, so werden dort kalziumabhängig **Neurotransmitter** (*Überträgerstoffe* für die synaptische Informationsübermittlung) aus den synaptischen Bläschen in den synaptischen Spalt freigesetzt. Die Neurotransmitter binden an die Rezeptoren der postsynaptischen Membran. Dadurch verändern sich an der postsynaptischen Membran Ionenkanäle und damit die Membranleitfähigkeit, ein **postsynaptisches Potenzial** entsteht:

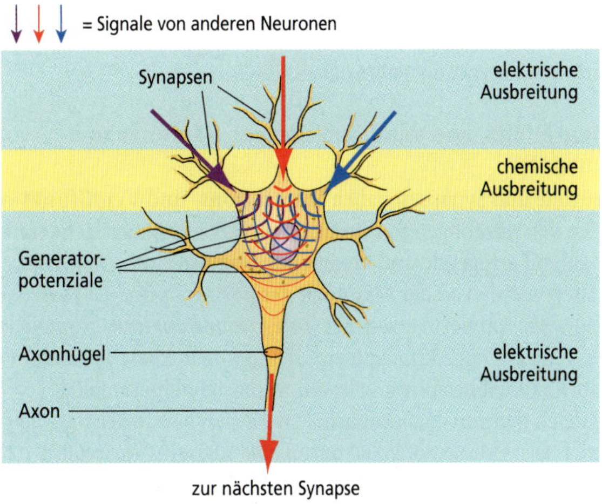

Abb. 9.6 Erregungsweiterleitung. Die am Axon elektrisch fortgeleitete Erregung wird an der Synapse chemisch übertragen. An der Membran des nachgeschalteten Neurons werden die eingegangenen Informationen zunächst als Generator- und dann als Aktionspotenzial wieder elektrisch weitergeleitet.

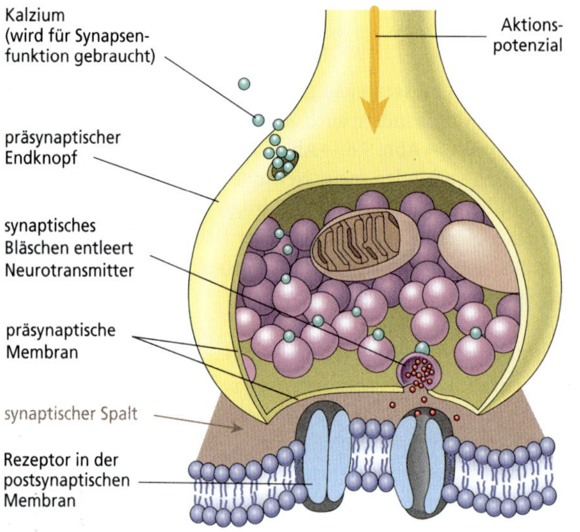

Abb. 9.7 Aufbau einer Synapse. Bei Erregung werden die in den synaptischen Bläschen gespeicherten Neurotransmitter in den synaptischen Spalt freigesetzt. Auf der postsynaptischen Membran befinden sich Rezeptoren, an die sich der Transmitter anheftet.

- Bei **erregenden Synapsen** *depolarisiert* der Neurotransmitter die postsynaptische Membran (*erregendes postsynaptisches Potenzial,* **EPSP**)
- An **hemmenden Synapsen** wirkt der Transmitter *hyperpolarisierend,* d. h. er senkt das Ruhepotenzial weiter zum Negativen ab und vermindert die Erregbarkeit an der postsynaptischen Membran (*inhibitorisches postsynaptisches Potenzial,* **IPSP**).

Nach der Reaktion mit dem Rezeptor diffundiert der Neurotransmitter weg oder wird rasch wieder inaktiviert, indem er von Enzymen abgebaut oder in den präsynaptischen Endknopf zurücktransportiert wird.

Die einmalige Aktivität einer einzelnen erregenden Synapse reicht in aller Regel nicht zur Auslösung eines Aktionspotenzials. Nur wenn mehrere Impulse aus einer Synapse kurz hintereinander **(zeitliche Summation)** *oder* Impulse mehrerer Synapsen gleichzeitig **(räumliche Summation)** am postsynaptischen Neuron ankommen, wird das Generatorpotenzial ausreichend stark, um ein Aktionspotenzial auszulösen.

Integrations- und Ventilfunktion von Neuronen und Synapsen

Neurone und Synapsen haben **Integrations- und Ventilfunktion:**

- An den unzähligen Synapsen eines Nervenzelloberfläche treffen laufend erregende und hemmende Impulse ein (→ Abb. 9.8). Diese werden an der Membran des postsynaptischen Neurons zu *einer* Antwort verrechnet *(Integrationsfunktion)* – entweder es entsteht ein Aktionspotenzial oder nicht. Diese Form der Informationsübermittlung ist am wenigsten fehleranfällig.
- Gleich mehrere Sicherungsmechanismen gewährleisten, dass sich das Aktionspotenzial nur in *eine* Richtung fortpflanzt *(Ventilfunktion).* Zellkörper und Dendriten haben kaum oder keine spannungsgesteuerten Natriumkanäle, die Refraktärzeit verhindert ein „Zurücklaufen" des Aktionspotenzials, und auch die Synapse ist eine Einbahnstraße, da die präsynaptische Membran keine Rezeptoren für die Transmitter besitzt.

9.3.2 Neurotransmitter und Neuropeptide

Neurotransmitter sind Botenstoffe, welche vom präsynaptischen Neuron freigesetzt werden und *erregend* oder *hemmend* auf die postsynaptische Membran wirken. Sie sind wesentlich an der Steuerung von Organfunktionen, Befinden und Verhalten beteiligt.

Klassische Neurotransmitter

Die **klassischen Neurotransmitter** sind – abgesehen vom Azetylcholin – Aminosäuren oder leiten sich von diesen ab.

Der wohl häufigste erregende Transmitter im ZNS ist die Aminosäure **Glutamat.** Sie ist z. B. an Lern- und Gedächtnisfunktionen beteiligt.

Auch **Azetylcholin** wirkt grundsätzlich erregend auf die nachgeschalteten Zellen. Es ist der Neurotransmitter für die Übertragung des Nervensignals vom efferenten Neuron auf den Muskel, wirkt also klassischerweise an der motorischen Endplatte (→ Abb. 6.12). Darüber hinaus spielt es eine große Rolle im vegetativen Nervensystem (→ 9.13). Azetylcholin wird durch das Enzym **Azetylcholinesterase** rasch wieder abgebaut.

Noradrenalin wirkt v. a. als erregender Neurotransmitter. Im ZNS ist es z. B. an der Steuerung von Aufmerksamkeit und Wachheit beteiligt und im vegetativen Nervensystem verwenden es die efferenten Neurone des Sympathikus (→ 9.13) als Überträgerstoff.

Zudem wird Noradrenalin zusammen mit Adrenalin als Hormon vom Nebennierenmark (→ 11.6.5) ausgeschüttet, erreicht allerdings wegen der Blut-Hirn-Schranke (→ 5.5.2) nicht das ZNS.

Serotonin hat zahlreiche periphere und zentrale Wirkungen. Im ZNS soll es die Körpertemperatur, den Schlaf und auch Aspekte des Gefühlslebens regeln.

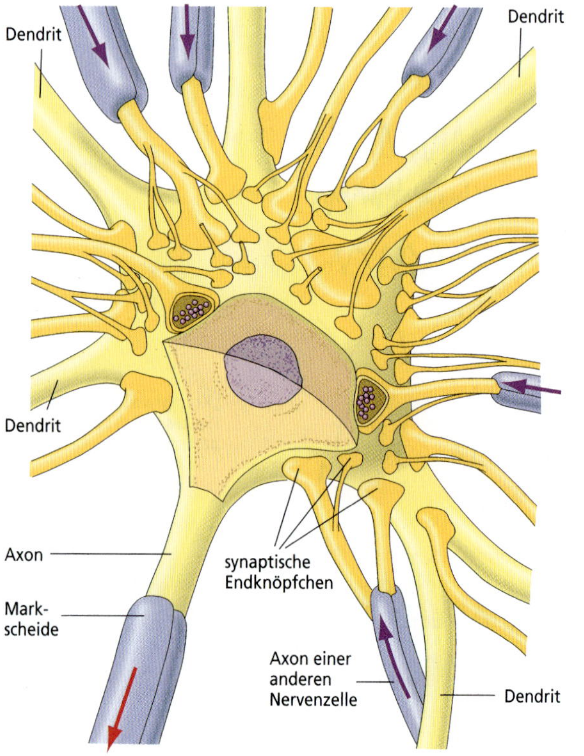

Abb. 9.8 Oberfläche eines Nervenzellkörpers im ZNS.

Dopamin ist ebenfalls ein erregender Neurotransmitter, der emotionale und geistige Reaktionen sowie Bewegungsentwürfe mit steuert.

Zahlreiche Synapsen im Zentralnervensystem benutzen als Neurotransmitter *Gamma-Aminobuttersäure,* kurz **GABA.** Die postsynaptischen Zellen werden durch GABA *hyperpolarisiert,* d. h. es handelt sich um einen hemmenden Neurotransmitter.

MEDIZIN

Viele neurologische und psychiatrische Erkrankungen sind durch Veränderungen im Neurotransmitterhaushalt (mit) verursacht:

- Ein Mangel an Noradrenalin und Serotonin im ZNS gilt als eine Ursache von **Depressionen**
- Das bei Kindern häufige **Aufmerksamkeits-Defizit-Hyperaktivitäts-Syndrom** *(ADHS)* mit Störungen der Konzentration und der Impulskontrolle sowie oft motorischer Unruhe wird v. a. mit dem Dopaminhaushalt in Verbindung gebracht
- Das vornehmlich bei älteren Menschen auftretende **Parkinson-Syndrom** ist durch einen Untergang Dopamin produzierender Neurone im Mittelhirn bedingt. Leitsymptome sind Störungen des normalen Bewegungsablaufs (*Hypo-/Akinese* = Bewegungsarmut, *Rigor* = erhöhter Muskeltonus, *Tremor* = Zittern)
- Auch bei der **Schizophrenie** wird eine Funktionsstörung des Dopaminsystems vermutet
- Bei der Entstehung der **Migräne** könnte der Serotoninhaushalt beteiligt sein.

Entsprechend greifen die meisten Psychopharmaka (aber auch einige Migränemedikamente) in den Neurotransmitterhaushalt ein.

Kotransmitter

Kotransmitter sind Substanzen, z. B. Neuropeptide, die gemeinsam mit Neurotransmittern freigesetzt werden, meist aber erst bei stärkerer Aktivierung der Synapse. Sie führen nicht zu einem postsynaptischen Potenzial, sondern schwächen oder verstärken für Sekunden bis Minuten die Wirksamkeit der klassischen Neurotransmitter. Diese Veränderung der *Effektivität* der synaptischen Übertragung über einen vergleichsweise langen Zeitraum heißt auch **Neuromodulation** und ist z. B. für Lernprozesse von Bedeutung.

Neuropeptide

Neuropeptide *(neuroaktive Peptide)* sind ebenfalls von Nervenzellen synthetisierte Botenstoffe. Als Aminosäureketten sind sie deutlich größer als die meisten klassischen Neurotransmitter.

- Neuropeptide wirken zum einem als Kotransmitter bzw. Neuromodulatoren, d. h. in ihrer unmittelbaren Umgebung (→ 11.1)
- Zum anderen können sie als **Neurohormone** *(neurosekretorische Peptidhormone)* über das Blut im ganzen Körper verteilt werden und wirken.

Viele Neuropeptide wurden zudem nicht im Nervensystem, sondern v. a. im Magen-Darm-Trakt zuerst entdeckt. Aus diesen Gründen werden sie oft zwischen den (klassischen) Neurotransmittern und den Hormonen eingeordnet.

Neuropeptide sind z. B. an der Steuerung von Hunger, Schlaf, Sexualtrieb, an Gefühlen und Schmerzempfindung beteiligt.

Die bekanntesten neuromodulatorisch wirkenden Neuropeptide sind die *körpereigenen Opioide* oder **Endorphine.** Sie binden wie Morphin und andere körperfremde Opiate (z. B. Heroin) an verschiedene Opiatrezeptoren in den Membranen schmerzvermittelnder Neurone und modulieren im ZNS die Schmerzaufnahme und -wahrnehmung (→ 10.3). Außerdem sind Endorphine am Zustandekommen von Glücksgefühlen beteiligt, aber auch an den „Rauschwirkungen" von Drogen.

Weitere Neuropeptide sind z. B. **Substanz P, Neuropeptid Y, Neurotensin** und **Calcitonin Gene-Related Peptide** *(CGRP).* Sie spielen u. a. bei der Schmerzwahrnehmung und der Magen-Darm-Tätigkeit eine Rolle.

SPICKZETTEL

(Chemische) Synapse: Spezielle Kontaktstelle v. a. zwischen Neuronen oder einem Neuron und einer Muskelzelle **(motorische Endplatte)** zur Weitergabe eines Aktionspotenzials. Zusammengesetzt aus

- **Präsynaptischem Neuron** mit **präsynaptischen Endknöpfen,** welche **synaptische Bläschen** mit **Neurotransmittern** enthalten. Bei Eintreffen eines Aktionspotenzials am präsynaptischen Endknopf werden die Neurotransmitter freigesetzt
- **Synaptischem Spalt** zwischen prä- und postsynaptischer Zelle
- **Postsynaptischer Zelle** mit **postsynaptischer Membran.** Binden die Neurotransmitter an dort befindliche Rezeptoren, ändert sich das Membranpotenzial (De- oder Hyperpolarisation).

Neurotransmitter: Überträgerstoff im Nervensystem, z. B. Azetylcholin, Dopamin, Glutamat, Noradrenalin.

9.4 Überblick über das Gehirn

Das **Gehirn** *(Encephalon)* ist die „oberste Steuerzentrale" des Nervensystems. Es wiegt beim Erwachsenen etwa 1.300–1.400 g und wird üblicherweise gegliedert in (→ Abb. 9.9, → Abb. 9.10):

- Großhirn (→ 9.5)
- Zwischenhirn (→ 9.6)
- Mittelhirn (→ 9.7.1)
- Brücke (→ 9.7.2)
- Verlängertes Mark (→ 9.7.3)
- Kleinhirn (→ 9.8).

Mittelhirn, Brücke und verlängertes Mark bilden zusammen den **Hirnstamm.**

SPICKZETTEL

Gehirn *(Encephalon):* Im Schädel liegender Teil des zentralen Nervensystems (ZNS). Übergeordnetes Steuerzentrum. Unterteilt in **Hirnstamm** (aus **verlängertem Mark, Brücke, Mittelhirn**), **Kleinhirn, Zwischenhirn** und **Großhirn.**

9.5 Großhirn

9.5.1 Aufbau des Großhirns

Das **Großhirn** *(Cerebrum, Endhirn, Telencephalon)* liegt direkt unter der knöchernen Schädelkalotte und stülpt sich als größter Hirnabschnitt wie der Hut eines Pilzes über Mittel- und Zwischenhirn.

Das Großhirn ist der Sitz aller bewussten Empfindungen und Handlungen und der höheren Hirnfunktionen.

Furchen und Lappen

Die äußere Oberfläche des Großhirns ist geprägt durch zahlreiche **Windungen** (*Gyri,* Sing. *Gyrus*) und **Furchen** (*Sulci,* Sing. *Sulcus*). Besonders tiefe Furchen heißen **Fissuren.**

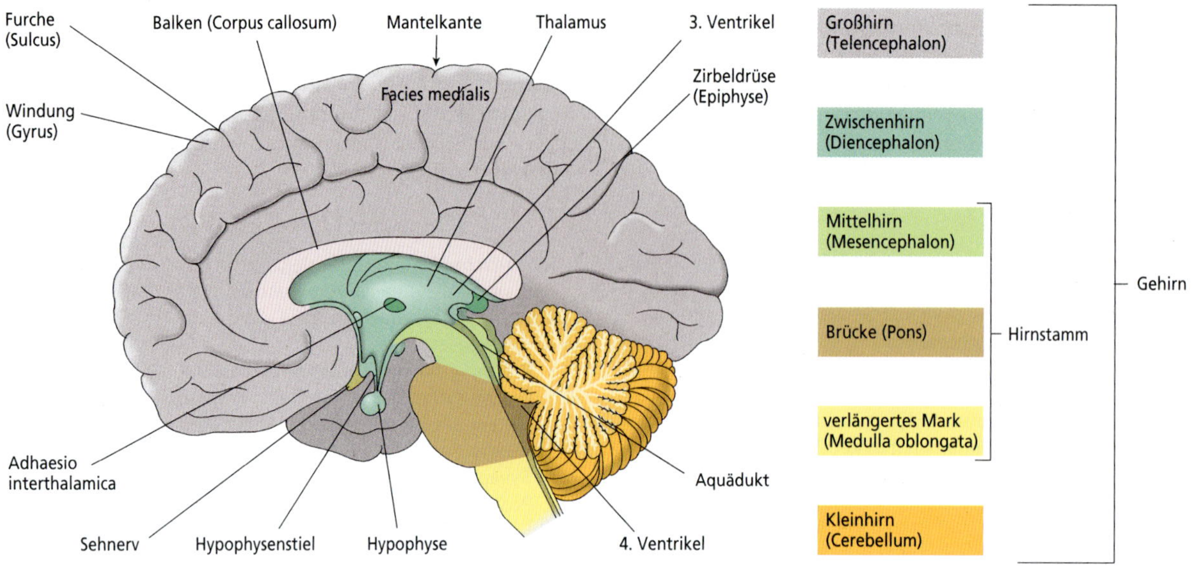

Abb. 9.9 Sagittalschnitt durch das Gehirn.

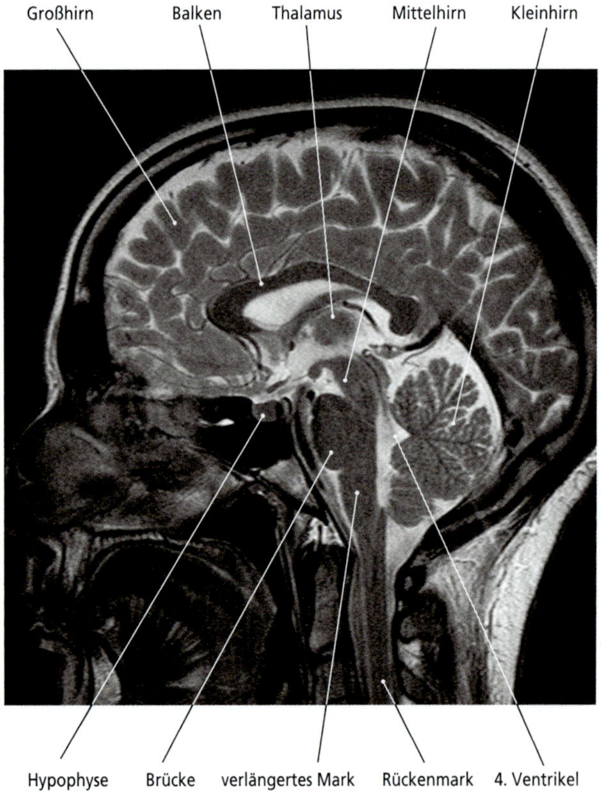

Abb. 9.10 Kernspintomogramm des Kopfes [S007-3-23]

Die augenfälligste, von vorne nach hinten verlaufende **Längsfurche** *(Fissura longitudinalis)* teilt das Großhirn in zwei Hälften, die rechte und die linke **Großhirnhemisphäre.** Nur in der Tiefe sind beide durch ein breites, quer verlaufendes Fasersystem, den **Balken** *(Corpus callosum),* miteinander verbunden.

Neben der großen Längsfurche gibt es noch weitere Fissuren, die jede Großhirnhemisphäre in vier **Großhirnlappen** *(Lobi,* Sing. Lobus) unterteilen (→ Abb. 9.11):

- Die **Zentralfurche** *(Sulcus centralis)* bildet eine markante Trennungslinie zwischen **Stirnlappen** *(Lobus frontalis)* und **Scheitellappen** *(Lobus parietalis)*
- Die **seitliche Großhirnfurche** *(Sulcus lateralis)* trennt den **Schläfenlappen** *(Lobus temporalis)* vom Scheitellappen ab
- Die **Scheitel-Hinterhaupt-Furche** *(Sulcus parieto-occipitalis)* begrenzt den **Hinterhauptlappen** *(Lobus occipitalis)* nach vorn.

Graue Substanz des Großhirns

Die **Großhirnrinde** *(Cortex cerebri),* eine dünne Schicht aus *grauer Substanz* (→ Abb. 9.14), bedeckt die gesamte Großhirnoberfläche. Sie enthält 70 % aller Neuronen des Gehirns, angeordnet überwiegend in sechs Schichten. Dabei liegen Verbände von Neuronen mit ähnlichen Funktionen in *Rindenfeldern* beieinander (→ 9.5.2).

Weitere „graue" Nervenzellanhäufungen liegen in der Tiefe des Großhirns inmitten der weißen Substanz. Diese werden als **Großhirnkerne** bezeichnet, z. B. die Basalganglien (→ 9.5.5).

GERIATRIE

Bei der **Demenz** kommt es durch Absterben von Neuronen zum fortschreitenden Verlust v. a. von Großhirnfunktionen. Die häufigste Form, die **Alzheimer-Demenz,** betrifft meist ältere Menschen (→ 22.5.4). Sie beginnt mit Gedächtnisstörungen und führt nach Jahren zu Pflegebedürftigkeit und schließlich Tod.

Weiße Substanz des Großhirns

Die Gesamtheit der weißen Substanz des Großhirns bildet das **Großhirnmark** *(Marklager)* in der Tiefe unter der Großhirnrinde. Die Nervenfaserbündel verbinden verschiedene Hirnabschnitte:

- **Kommissurenbahnen** verlaufen quer und verbinden linke und rechte Großhirnhemisphäre. Die mächtigste Kommissurenbahn ist der erwähnte Balken (→ Abb. 9.9)

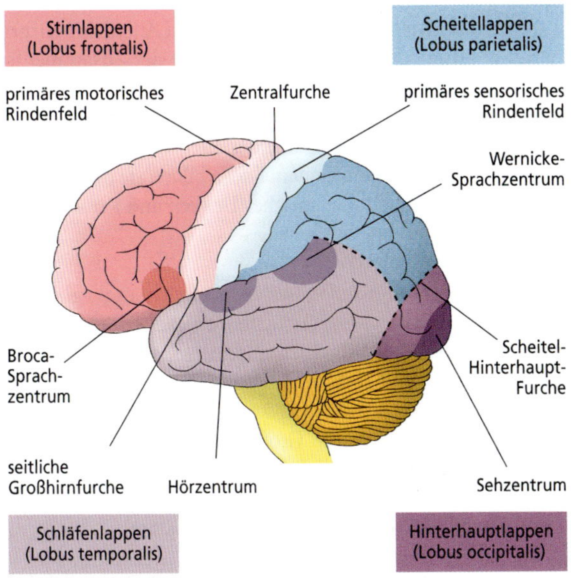

Abb. 9.11 Hirnlappen des Großhirns mit ihren primären und sekundären sensorischen und motorischen Rindenfeldern. Seitenansicht.

- **Assoziationsbahnen** (*assoziieren* = verbinden) leiten Impulse innerhalb einer Hemisphäre hin und her
- **Projektionsbahnen** verbinden das Großhirn mit tiefer gelegenen Gehirnabschnitten und dem Rückenmark.

9.5.2 Rindenfelder des Großhirns

Wie erwähnt liegen Verbände von Neuronen mit ähnlicher Funktion in **Rindenfeldern** zusammen. Diese können äußerlich nicht voneinander unterschieden werden.

Motorische Rindenfelder steuern die Skelettmuskulatur. Die *motorischen* Nervenzellimpulse laufen von der Hirnrinde weg zum Muskel; sie sind demnach *efferent* (→ 9.1.1). In **sensorischen Rindenfeldern** werden die Sinneseindrücke verarbeitet, die von den Sinnessensoren aufgenommen und zum Gehirn geleitet werden; die *sensorischen* Neurone sind also *afferent.*

Eine andere Einteilung unterscheidet primäre und sekundäre Rindenfelder sowie Assoziationsfelder: Ein **primäres Rindenfeld** steht direkt, also über „Punkt-zu-Punkt-Verbindungen", mit peripheren Körperteilen in Verbindung. In den **sekundären Rindenfeldern** sind Erfahrungen und Gedächtnisbilder gespeichert. Die **Assoziationsfelder** verknüpfen („assoziieren") verschiedene Rindenfelder miteinander und ermöglichen die Zusammenführung und Interpretation komplexer Sinneseindrücke.

Primäre Rindenfelder

Der Großteil des **primären motorischen Rindenfelds** befindet sich in der vor der Zentralfurche liegenden Hirnwindung, der **vorderen Zentralwindung** *(Gyrus precentralis).* Hier liegen alle Neurone für die Steuerung bewusster Bewegungen auf engem Raum beieinander, wobei jede Körperregion auf einem eigenen Abschnitt repräsentiert wird. Die Größe des motorischen Rindenfelds richtet sich dabei nicht nach der Größe des dazugehörigen Körperteils, sondern nach der Differenziertheit an Bewegungsmustern, die dieser Körperteil ausführt (z. B. ist das Rindenfeld für die Hände wesentlich größer als das für den Rumpf). Würde man diese Körperregionen auf den Hirnrindenabschnitten „nachzeichnen", ergäbe sich ein Menschlein mit bizarren Proportionen **(Homunkulus),** weil die feinmotorischen Körperteile überrepräsentiert sind (→ Abb. 9.12).

Das **primäre sensorische Rindenfeld** für die bewussten Empfindungen liegt in der Hirnwindung hinter der Zentralfurche, der **hinteren Zentralwindung** *(Gyrus postcentralis).* Es erhält seine Informationen von den peripheren Sinnessensoren (z. B. in Haut, Muskeln, Gelenken, inneren Organen). Auch die Größe eines sensorischen Rindenfelds wird nicht von der Größe des Körperteils bestimmt, von dem es Informationen erhält, sondern von der Anzahl und Empfindlichkeit der dort befindlichen Sinnessensoren. So ist das sensorische Rindenfeld für die Lippen größer als das für die Rumpfhaut. Entsprechend könnte man auch hier wieder auf der Hirnrinde einen seltsamen Homunkulus „rekonstruieren" (→ Abb. 9.12).

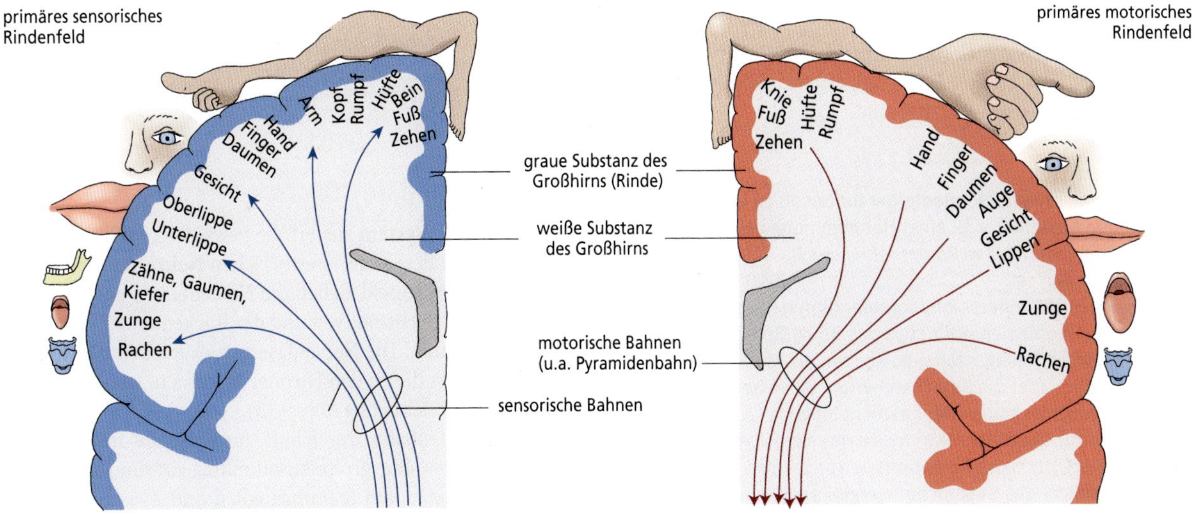

Abb. 9.12 Homunkulus im Bereich des primären sensorischen (links) und primären motorischen Rindenfeldes (rechts). In beiden Fällen steht das Körperschema „auf dem Kopf".

Sekundäre Rindenfelder

Die primären motorischen Rindenfelder senden willkürliche Impulse zu den quergestreiften Muskeln. Dazu erhalten sie von **sekundären motorischen Rindenfeldern** Informationen, wie der Bewegungsablauf früher am günstigsten erfolgt ist und jetzt ebenfalls zweckmäßigerweise zu erfolgen hat. Das sekundäre motorische Rindenfeld ist also ein dem primären Feld übergeordnetes Koordinations- und Gedächtniszentrum. Ein Beispiel ist das **Broca-Sprachzentrum** im seitlichen unteren Stirnlappen, das die einzelnen Bewegungen der Kehlkopf-, Lippen- und Zungenmuskeln beim Sprechen koordiniert. Es ist bei 90 % der Rechtshänder und 60 % der Linkshänder in der linken Hemisphäre lokalisiert.

Vergleichbar stehen die primären sensorischen Rindenfelder mit **sekundären sensorischen Rindenfeldern** in Verbindung. Dort sind Erfahrungen über frühere Empfindungen gespeichert, sodass neu eintreffende Sinneseindrücke damit verglichen, erkannt und gedeutet werden können.

Rindenfelder der Sinnesorgane

Während die Informationen des Geschmackssinnes ebenfalls in der hinteren Zentralwindung enden, werden die Empfindungen aus den großen Sinnesorganen Sehen, Hören und Riechen speziellen Rindenfeldern außerhalb der hinteren Zentralwindung zugeleitet.

Das **Sehzentrum** liegt im Hinterhauptlappen (→ Abb. 9.11). In der **primären Sehrinde** endet die Sehbahn. In der **sekundären Sehrinde** werden die Bilder weiterverarbeitet, z. B. mit früheren optischen Eindrücken verglichen, sodass das Gesehene nicht nur wahrgenommen („große Frau mit Locken und weißem Kittel"), sondern auch identifiziert („Stationsleiterin Helga Lehmann") werden kann. Zu den sekundären Sehzentren gehört auch das **Lesezentrum** im hinteren Scheitellappen.

Das **Hörzentrum** ist im Schläfenlappen (→ Abb. 9.11) direkt unterhalb der seitlichen Großhirnfurche lokalisiert. Im **primären Hörzentrum** endet die Hörbahn. Das **sekundäre Hörzentrum** ermöglicht die Identifizierung der Höreindrücke. Für das *Sprachverständnis* ist ein besonderes Rindenfeld im hinteren seitlichen Schläfen- und angrenzenden Scheitellappen identifiziert worden, das **Wernicke-Sprachzentrum.** Das Wernicke-Sprachzentrum ist mit dem sekundären Hörzentrum verbunden und arbeitet eng mit dem Broca-Sprachzentrum zusammen.

Die Informationen des Geruchssinnes enden in entwicklungsgeschichtlich älteren Teilen der Großhirnrinde, die mit dem limbischen System (→ 9.5.6) verknüpft sind.

MEDIZIN

Schädigungen primärer Rindenfelder führen oft zu eng umschriebenen Ausfällen, z. B. einer Handlähmung bei Läsion des primären motorischen Rindenfelds, das für die Motorik der Hand „zuständig" ist.
Schädigungen sekundärer Rindenfelder führen hingegen zu komplexeren Problemen: Fällt etwa das Broca-Sprachzentrum z. B. durch einen Schlaganfall aus, können die Muskeln zwar bewegt werden, aber die Sprachsteuerung ist so beeinträchtigt, dass Sprechen kaum oder gar nicht möglich ist. Bei Läsion des Wernicke-Sprachzentrums ist das Sprachverständnis schwer gestört, der bzw. die Betroffene spricht zwar flüssig und verständlich, das Gesprochene ergibt aber keinen Sinn. Man spricht von **motorischer** bzw. **sensorischer Aphasie.**

Assoziationsfelder

Die **Assoziationsfelder** machen einen großen Anteil der Hirnrinde aus. Sie dienen der *Integration* (das heißt der Zusammenführung und weiteren Verarbeitung) von Sinneseindrücken und motorischen Handlungsentwürfen. Durch die Verbindungen der verschiedenen sensorischen Rindenfelder aller Sinne untereinander sowie zu den motorischen Rindenfeldern bilden sie die Grundlage für viele Hirnleistungen wie logisches Denken und Kreativität.

Hemisphärenasymmetrie

Rechte und linke Großhirnhemisphäre sind nicht exakt gleichwertig. Viele sprachliche und sprachnahe Fähigkeiten, etwa Sprachverständnis, Sprechen, Schreiben und Lesen, sind bei über 95 % der Rechtshänder und 70 % der Linkshänder in der linken Großhirnhemisphäre „lokalisiert". Für komplexe räumliche Aufgaben hingegen ist eher die rechte Großhirnhemisphäre „zuständig". Auch bei Gedächtnis und Gefühlen lassen sich gewisse Unterschiede ausmachen.

Die Ursache dieser **Hemisphärenasymmetrie** ist bislang unklar. Sie entsteht bereits sehr früh. Bei Gehirnschädigung im Baby- oder Kleinkindalter können die Funktionen aber von der anderen Hemisphäre übernommen werden.

SPICKZETTEL

Großhirn *(Cerebrum, Endhirn, Telencephalon):* Größter, unmittelbar unter der Schädelkalotte liegender Gehirnteil. Strukturelle Grundlage bewusster Wahrnehmungen und Bewegungen und der höheren Hirnleistungen.
Von außen in zwei **Großhirnhemisphären** geteilt, getrennt durch die **Längsfurche** *(Fissura longitudinalis),* jeweils mit **Stirnlappen** *(Lobus frontalis),* **Scheitellappen** *(Lobus parietelis),* **Schläfenlappen** *(Lobus temporalis)* und **Hinterhauptlappen** *(Lobus occipitalis).*
Innerer Aufbau aus
- **Großhirnrinde.** Graue Substanz an der Oberfläche, in **Furchen** und **Windungen** gelegt. Funktionell in **Rindenfelder** aufgeteilt
- **Großhirnmark** *(Marklager).* Weiße Substanz unter der Großhirnrinde, unterschieden in **Kommissurenbahnen** zwischen rechts und links (z. B. **Balken**), **Assoziationsbahnen** innerhalb einer Hemisphäre, **Projektionsbahnen** zu tieferen ZNS-Abschnitten
- **Großhirnkernen.** Graue Substanz in der Tiefe, z. B. die **Basalganglien**
- **Seitenventrikeln** als liquorführenden Räumen.

9.5.3 Pyramidales System

Das **pyramidale System** steuert die bewussten, willkürlichen Bewegungen. Von den **ersten motorischen Neuronen** im primären motorischen Rindenfeld ziehen die Nervenfasern zu den motorischen Kernen der Hirnnerven und des Rückenmarks **(zweite motorische Neurone).** Die Nervenfasern zum Rückenmark, im weiteren Sinne auch die zu den Hirnnervenkernen, werden als **Pyramidenbahn** bezeichnet (→ Abb. 9.13).

Die Pyramidenbahn durchläuft zunächst die **innere Kapsel** *(Capsula interna),* eine große Ansammlung auf- und absteigender Bahnen im Bereich von Stammganglien und Zwischenhirn, und zieht dann weiter in den Hirnstamm. Die meisten Pyramidenbahnfasern kreuzen im unteren Hirnstamm zur Gegenseite und bilden dort die namengebenden Vorwölbungen (→ 9.7.3). Deshalb versorgt die Pyramidenbahn der rechten Großhirnhälfte die linke Körperhälfte und umgekehrt (→ 9.7.3). Die übrigen Fasern verlaufen zunächst ungekreuzt weiter und kreuzen auf Rückenmarksebene zur Gegenseite.

9.5.4 Extrapyramidales System

Das **extrapyramidale System** ist vor allem für unwillkürliche Muskelbewegungen zuständig, modifiziert die Willkürmotorik und steuert den Muskeltonus.

An der flüssigen Ausführung bewusster Bewegungen sowie an Koordination, Gleichgewichts- und Stützmotorik sind weitere motorische Kerngebiete im Gehirn beteiligt, deren Fasern *außerhalb* der Pyramidenbahn verlaufen und die deshalb als *extrapyramidalmotorische* oder **extrapyramidale Bahnen** zusammengefasst werden. Diese Neurone liegen in Kerngebieten unterhalb der Hirnrinde, u. a. in den Basalganglien des Großhirns und im Hirnstamm. Die extrapyramidalen Kerngebiete stehen mit Großhirnrinde, Kleinhirn, visuellem System sowie Gleichgewichtssinn in Verbindung.

Das extrapyramidale ist dem pyramidalen System parallel geschaltet und funktionell kaum davon zu trennen. Daher ist das Konzept umstritten. Es wird aber überwiegend weiter genutzt, z. B. wegen der unterschiedlichen Folgen einer Schädigung: Lähmungen bei Pyramidenbahnschädigung, Störungen von automatischen Bewegungsabläufen, Koordination und Muskeltonus bei Schädigung des extrapyramidalen Systems.

SPICKZETTEL

Pyramidenbahn: Von der motorischen Großhirnrinde durch die innere Kapsel und den Hirnstamm zu Hirnnervenkernen bzw. Rückenmark verlaufende Nervenfasern, welche die willkürlichen Bewegungen übermitteln.
Extrapyramidale Bahnen: Verschiedene von Mittelhirn und Hirnstamm absteigende motorische Bahnen, die nicht zur Pyramidenbahn gehören. Steuern v. a. die Halte- und Grobmotorik des Stammes und modifizieren die willkürlichen Bewegungen.

9.5.5 Basalganglien

Die **Basalganglien** *(Stammganglien)* sind tief *(basal)* gelegene Kerngebiete des Großhirns und Zwischenhirns (→ Abb. 9.13, → Abb. 9.14). Gemeinsam mit untergeordneten Kerngebieten von Zwischenhirn und Hirnstamm gehören sie als wichtige motorische Koordinationszentren zum *extrapyramidalmotorischen System.*

Die größte Kernanhäufung der Basalganglien ist der **Streifenkörper** oder *Corpus striatum.* Er wird durch die dicken Faserzüge der Pyramidenbahn in Höhe der inneren Kapsel in zwei Anteile aufgeteilt (→ Abb. 9.13): den **Schweifkern** *(Nucleus caudatus)* und den **Schalenkern** *(Putamen).*

Aufgrund einer alten anatomischen Einteilung wird der Schalenkern mit dem *blassen Kern* **(Globus pallidus)** zum **Linsenkern** *(Nucleus lentiformis)* zusammengefasst, weil sie räumlich eng zusammenliegen. Funktionell unterscheiden sie sich jedoch stark voneinander; der Schalenkern wird zum Großhirn, der Globus pallidus zum Zwischenhirn gerechnet.

Zu den Basalganglien zählt außerdem der **Mandelkern** *(Corpus amygdaloideum).* Er ist auch Teil des limbischen Systems (→ 9.5.6).

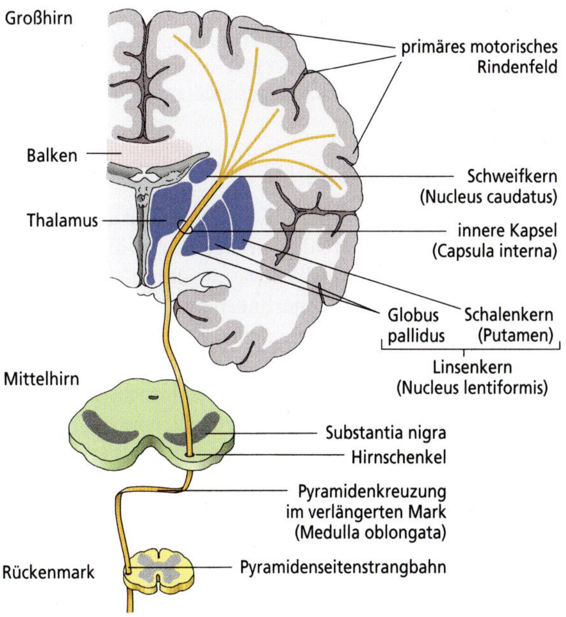

Abb. 9.13 Verlauf der Pyramidenbahn. Ausgehend vom primären motorischen Rindenfeld durchläuft die Pyramidenbahn die innere Kapsel und zieht weiter durch den Hirnstamm. Im verlängerten Mark kreuzt die Mehrheit der Fasern zur Gegenseite (nicht kreuzende Fasern sind nicht dargestellt).

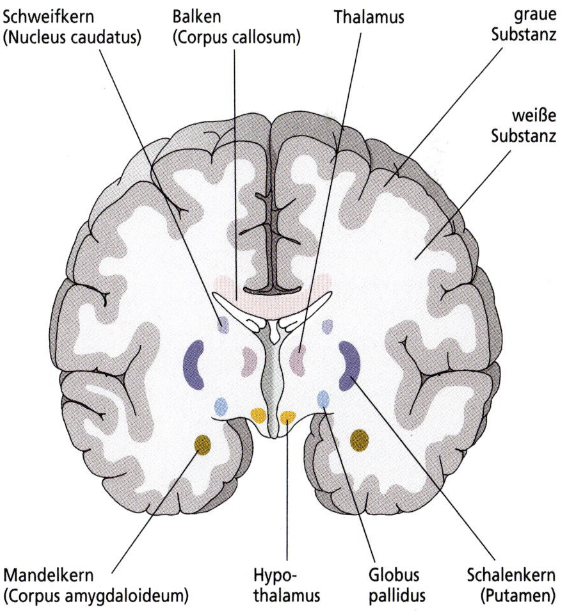

Abb. 9.14 Die Lage der Basalganglien im Hirnquerschnitt.

MEDIZIN

Erkrankungen der Basalganglien führen zu Störungen der normalen Bewegungsabläufe. Am häufigsten ist das **Parkinson-Syndrom** (→ 9.3.2).

SPICKZETTEL

Basalganglien *(Stammganglien)*: Zum extrapyramidalen System gehörende Kerne von Groß- und Zwischenhirn mit dem **Streifenkörper** *(Corpus striatum)* als größtem Kern.

9.5.6 Limbisches System

Das **limbische System** ist eine *funktionelle* Einheit aus Strukturen von Groß-, Zwischen- und Mittelhirn. Es umgibt die Kerngebiete des Hirnstamms und den Balken wie ein „Saum" *(limbus)*. Zum limbischen System gehören unter anderem:

- Der **Mandelkern** *(Corpus amygdaloideum)*
- Der **Hippocampus** *(Ammonshorn)*
- Teile des **Hypothalamus,** eines Zwischenhirnabschnitts, so die **Mamillarkörper,** die über den **Fornix,** eine gewölbeartige Faserbahn (→ Abb. 9.15), mit dem Hippocampus verbunden sind.

Das limbische System hat zentrale Bedeutung für Gefühle und Triebe (etwa Furcht, Wut, sexuelle Wünsche), Antrieb, Lernen und Gedächtnis.

Über den Hypothalamus nimmt das limbische System außerdem auf zahlreiche Organfunktionen Einfluss und bindet dadurch den Gefühlshaushalt in vegetative und hormonelle Funktionen ein. Beispiele dafür sind der Durchfall, der Blutdruckanstieg und die erhöhte Herzfrequenz vor beängstigenden Situationen wie Prüfungen.

SPICKZETTEL

Limbisches System: Funktionelle Einheit aus grauer und weißer Substanz in Groß-, Zwischen- und Mittelhirn (z. B. **Mandelkern** = *Corpus amygdaloideum*, **Hippocampus** = *Ammonshorn*, Teile des **Hypothalamus**), die an Emotionen, Trieben, Lernen und Gedächtnis wesentlich beteiligt ist.

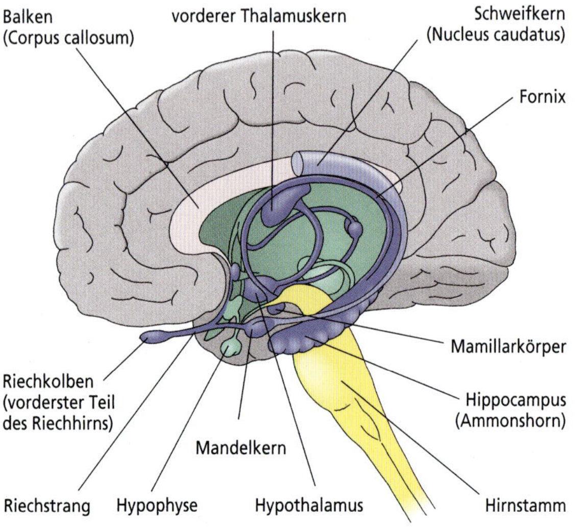

Abb. 9.15 Limbisches System. Die Strukturen des limbischen Systems (violett) formieren sich wie ein Saum um Balken und Hirnstamm. Sie sind miteinander vielfach verflochten.

9.6 Zwischenhirn

Das **Zwischenhirn** *(Diencephalon)* ist die Schaltstelle zwischen Großhirn und Hirnstamm. Es liegt um den 3. Ventrikel herum.

Hauptbestandteile des Zwischenhirns sind der **Thalamus** und der **Hypothalamus,** an dem wie ein dicker Tropfen die **Hypophyse** *(Hirnanhangsdrüse)* hängt. Zwischen beiden liegt der **Hypophysenstiel** *(Infundibulum)*. Zum Zwischenhirn gehört außerdem der **Epithalamus** mit der **Epiphyse** (*Zirbeldrüse,* → 11.3).

9.6.1 Thalamus

Der **Thalamus** liegt unterhalb der Seitenventrikel zwischen 3. Ventrikel und innerer Kapsel (→ Abb. 9.13). Er besteht hauptsächlich aus grauer Substanz, die zahlreiche **Thalamuskerne** bildet.

Alle Informationen aus der Umwelt oder der Innenwelt des Körpers (mit Ausnahme des Geruchssinnes) gelangen über aufsteigende Bahnsysteme zum Thalamus. Dort werden sie gesammelt, miteinander verschaltet und verarbeitet, bevor sie über Projektionsbahnen (→ Abb. 9.12) der Großhirnrinde zugeleitet und dort zu bewussten Empfindungen verarbeitet werden. Weitere Verbindungen bestehen zum limbischen System. Der Thalamus wirkt wie ein Filter, den nur für den Gesamtorganismus bedeutsame Erregungen passieren können, und schützt dadurch das Bewusstsein vor „Signalüberflutung".

9.6.2 Hypothalamus und Hypophyse

Der **Hypothalamus** liegt als unterster Abschnitt des Zwischenhirns unterhalb des Thalamus. Er hat bei der Steuerung zahlreicher körperlicher und psychischer Lebensvorgänge überragende Bedeutung. Diese Steuerung erfolgt zum Teil *nerval* über das vegetative Nervensystem und zum Teil *hormonell* über das Blut. Der Hypothalamus stellt dadurch ein zentrales Bindeglied zwischen dem Nervensystem und dem Hormonsystem dar.

Vom Hypothalamus werden viele Funktionen kontrolliert:

- *Thermosensoren* messen die Körpertemperatur
- *Osmosensoren* kontrollieren den Wasser- und Salzhaushalt
- Andere *Sensoren* überwachen Kreislauffunktionen, Gastrointestinaltrakt und Blasenfunktion
- Über ein *Durst-, Hunger-* und *Sättigungszentrum* werden Nahrungs- und Flüssigkeitsaufnahme gesteuert
- Auch an der Entstehung von Gefühlen ist der Hypothalamus als Teil des limbischen Systems beteiligt.

Im *Nucleus supraopticus* und *Nucleus paraventricularis* des Hypothalamus werden die Hormone **ADH** *(antidiuretisches Hormon, Adiuretin)* und **Oxytocin** gebildet (Näheres → 11.2.1), die auf *nervalem* Weg zum *hinteren* Anteil der Hypophyse gelangen, dem **Hypophysenhinterlappen** *(Neurohypophyse)*. Dort werden sie gespeichert und bei Bedarf ins Blut abgegeben. Diese **Neurosekretion** (→ 9.3.2, → Abb. 11.5) wandelt nervale (elekrophysiologische) in hormonelle (chemische) Signale um.

In anderen Kerngebieten des Hypothalamus werden *Releasing- und Inhibiting-Hormone* (freisetzende bzw. freisetzungshemmende Hormone → 11.2.1) gebildet, welche die Ausschüttung von Hypophysenvorderlappenhormonen steuern. Sie erreichen über spezielle Blutgefäße den *vorderen* Anteil der Hypophyse, den **Hypophysenvorderlappen.** Der Hypophysenvorderlappen ist eine wichtige *Hormondrüse* (→ 11.2.2), die *glandotrope* (übergeordnete, auf Drüsen wirkende) Hormone aussendet.

SPICKZETTEL

Zwischenhirn *(Diencephalon)*: Unterhalb des Großhirns gelegener Gehirnabschnitt. Hauptstrukturen
- **Thalamus.** Verarbeitung von Informationen aus Körper und Umwelt, Filterfunktion für das Großhirn
- **Hypothalamus.** Regulation des inneren Milieus, Teil des limbischen Systems, Bindeglied zwischen Nerven- und Hormonsystem, Hormonproduktion
- **Hypophyse** *(Hirnanhangsdrüse)*. Übergeordnete Hormondrüse
- **Epiphyse** *(Zirbeldrüse)*. An der Steuerung von Biorhythmen (z. B. Schlaf-wach-Rhythmus) beteiligte Hormondrüse
- **3. Ventrikel** als liquorführender Raum.

9.7 Hirnstamm

Der **Hirnstamm** ist der unterste Gehirnabschnitt. Er wird in *Mittelhirn, Brücke* und *verlängertes Mark* gegliedert. Das verlängerte Mark geht auf der Höhe des Hinterhauptlochs in das Rückenmark über (→ Abb. 9.16).

Der Hirnstamm besteht aus auf- und absteigenden Leitungsbahnen (weiße Substanz) und Ansammlungen von Neuronen (graue Substanz).

9.7.1 Mittelhirn

Als **Mittelhirn** *(Mesencephalon)* wird das nur 1,5 cm lange „Mittelstück" zwischen Zwischenhirn und Oberrand der Brücke bezeichnet.

Im Querschnitt durch das Mittelhirn lassen sich abgrenzen (→ Abb. 9.17):
- Das **Mittelhirndach** *(Tectum mesencephali)* mit der **Vierhügelplatte,** einem akustischen und optischen Reflexzentrum
- Die **Hirnstiele** *(Pedunculi cerebri)*. Sie bestehen im vorderen Teil aus langen Leitungsbahnen, die in zwei Wülsten zur Großhirnbasis verlaufen und die Fasermassen der Groß- und Kleinhirnverbindungen sowie die Pyramidenbahn enthalten. Diese **Hirnschenkel** *(Crura cerebri)* dienen dem Austausch von motorischen und sensiblen Informationen zwischen Rückenmark, verlängertem Mark, Brücke, Kleinhirn, Thalamus und Großhirn. Im hinteren Anteil der Hirnstiele liegt die **Mittelhirnhaube** *(Tegmentum mesencephali)*, die neben der Formatio reticularis (→ 9.7.4) die Ursprungszellen des III. und IV. Hirnnervs enthält.

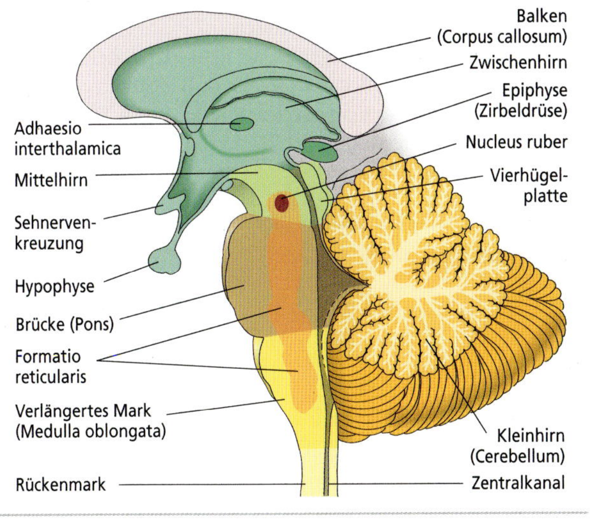

Abb. 9.16 Hirnstamm (mit Formatio reticularis) und Kleinhirn.

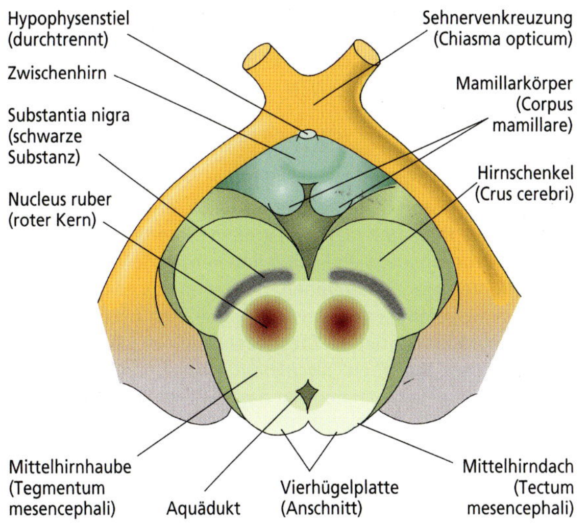

Abb. 9.17 Querschnitt durch das Mittelhirn (Ansicht von unten).

Das Mittelhirn enthält außerdem Kerngebiete des extrapyramidalen Systems. Sie heißen wegen ihrer Färbung in mikroskopischen Hirnschnitten *schwarze Substanz* **(Substantia nigra)** und *roter Kern* **(Nucleus ruber).** Beides sind Schaltzentren, die unwillkürliche Bewegungen von Augen, Kopf und Rumpf auf die Eindrücke von Augen und Ohren abstimmen.

Das Mittelhirn wird zwischen Mittelhirndach und Mittelhirnhaube vom **Aquädukt** *(Aqueductus mesencephali)* durchzogen, dem feinen liquorführenden Kanal zwischen dem 3. und dem 4. Ventrikel (→ Abb. 9.17, → Abb. 9.35).

9.7.2 Brücke

In der **Brücke** *(Pons)* setzen sich die längs verlaufenden Bahnen zwischen Großhirn und Rückenmark fort. In quer verlaufenden Faserbündeln verbindet die Brücke Groß- und Kleinhirn.

In der Brücke befinden sich außerdem die Ursprungsgebiete des V.–VII. und zum Teil des VIII. Hirnnerven sowie Teile des Regulationszentrums für die Atmung.

9.7.3 Verlängertes Mark

Das **verlängerte Mark** *(Medulla oblongata)* bildet den unteren Anteil des Hirnstamms und damit den Übergang zum Rückenmark. Es enthält in seiner weißen Substanz auf- und absteigende Bahnen vom und zum Rückenmark. In diesem Bereich kreuzt der überwiegende Teil der Pyramidenbahnfasern zur Gegenseite (→ 9.5.3) und bildet zwei Vorwölbungen, die **Pyramiden** – daher hat die Pyramidenbahn ihren Namen.

In der grauen Substanz des verlängerten Marks liegen Steuerungszentren für lebenswichtige Regelkreise und Reflexhandlungen, z. B. **Herz-Kreislauf-, Atem-, Schluck-, Husten-, Nies-** und **Brechzentrum.** Die erforderlichen Informationen erhalten diese Zentren über zuführende Bahnen des vegetativen Nervensystems

(z. B. vom IX. und X. Hirnnerv); zum Teil befinden sich die Sensoren (z. B. für pH-Wert, Sauerstoff- und Kohlendioxidpartialdruck) auch direkt im verlängerten Mark. Schließlich liegen im verlängerten Mark Kerngebiete des VIII.–XII. Hirnnervs.

MEDIZIN

Durch die Konzentration lebenswichtiger Zentren im verlängerten Mark ist dessen Schädigung oft tödlich, etwa bei Einklemmung des verlängerten Marks im großen Hinterhauptloch infolge eines Druckanstiegs im Schädelinneren. Andererseits können Patienten bzw. Patientinnen, bei denen das gesamte Großhirn ausgefallen, der Hirnstamm aber erhalten ist, evtl. ohne Apparate weiterleben. Diese Menschen im **Syndrom der reaktionslosen Wachheit** (*Wachkoma,* früher *apallisches Syndrom*) sind aber vollkommen von der Pflege anderer abhängig.

9.7.4 Formatio reticularis

Im gesamten Hirnstamm bis hin zum Thalamusbereich des Zwischenhirns liegen Neuronenverbände, die keine scharf abgegrenzten Kerne bilden, sondern mit ihren zugehörigen Nervenfasern ein netzartiges Aussehen haben und deshalb **Formatio reticularis** („netzartiges Gebilde") genannt werden.

Die Formatio reticularis stellt ein Regulationszentrum für die Aktivität des gesamten Nervensystems dar. Sie spielt bei der Steuerung der Bewusstseinslage und des Schlaf-wach-Rhythmus eine entscheidende Rolle.

Bewusstseinslagen

Je nach der Aktivität der Formatio reticularis entstehen unterschiedliche Bewusstseinslagen, von „gespannter Aufmerksamkeit" bis zum Schlaf. Der Bewusstseinszustand kann durch *Alkohol* und *Drogen,* aber auch *Meditation* beeinflusst werden. Schädigungen des Gehirns können sogar zur völligen Ausschaltung des Bewusstseins, zum **Koma,** führen.

SPICKZETTEL

Hirnstamm: Unterster Gehirnabschnit. Gegliedert in
- **Mittelhirn** *(Mesencephalon)* mit Bahnen, Kernen des III. und IV. Hirnnerven, optischen/akustischen Reflexzentren
- **Brücke** *(Pons)* mit Bahnen, Kernen des V.–VII. und Teilen des VIII. Hirnnerven, Teilen der Atemzentren
- **Verlängertes Mark** *(Medulla oblongata)* mit Bahnen (u. a. Pyramidenbahn), Zentren für lebenswichtige Funktionen (z. B. Herz-Kreislauf-, Atemzentren), Kernen des VIII.–XII. Hirnnerven
- **Aquädukt, 4. Ventrikel** (zwischen Brücke und Kleinhirn) als liquorführenden Räumen.

9.7.5 Schlaf und Biorhythmen

Rund ein Drittel unseres Lebens verbringen wir im **Schlaf.** Schlaf ist kein „Abschalten", sondern eine lebensnotwendige Erholungsphase mit engen Wechselbeziehungen z. B. zum Energie- und Hormonhaushalt.

Schlafphasen und -stadien

Man kann beim Schlaf verschiedene **Schlafphasen** und **-stadien** unterscheiden (→ Abb. 9.18):
- Die Phase des **REM-Schlafes** *(paradoxen Schlafes)* mit schnellen Bewegungen der Augäpfel *(rapid eye movements).* Außerdem werden Puls und Atmung schneller und unregelmäßig, der Blutdruck zeigt große Schwankungen, der Muskeltonus ist herabgesetzt, und der Betroffene träumt häufig
- Die Phase des **Non-REM-Schlafes** *(orthodoxen Schlafes),* ruhigere Schlafphasen ohne die typischen Augenbewegungen des REM-Schlafes. Die vegetativen Funktionen sinken ab, Träume sind selten. Der Non-REM-Schlaf wird nach der Schlaftiefe in die Schlafstadien 1–4 (**Übergangsstadium, leichter, mittlerer** und **tiefer Schlaf**) unterteilt.

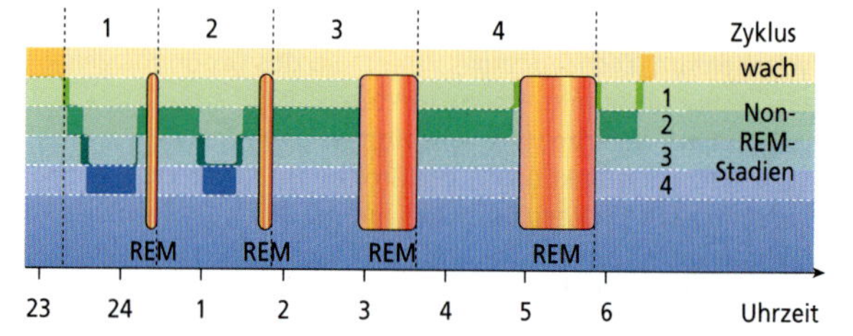

Abb. 9.18 Schlafprofil einer Nacht mit vier vollständigen Schlafzyklen.

REM- und Non-REM-Schlaf-Phasen wechseln sich etwa 3- bis 5-mal während einer Nacht ab. Dabei werden die REM-Phasen allmählich länger und die Non-REM-Phasen kürzer und weniger tief.

Schlafveränderungen im Laufe des Lebens

Das Schlafprofil ist altersabhängig. Als Faustregel kann gelten, dass Gesamtschlafdauer, REM-Schlaf- und Tiefschlaf-Anteil während des Lebens abnehmen (→ Tab. 9.1).

Bei Säuglingen dauert es meist 2–3 Monate, bis sie einen Tag-Nacht-Rhythmus entwickelt haben. Im weiteren Verlauf des ersten Lebensjahres schlafen sie weniger über Tag und lernen durchzuschlafen. Mit 2,5–5 Jahren (je nach Anstrengung über Tag und Länge des Nachtschlafes) brauchen Kinder keinen Mittagsschlaf mehr.

Schlafstörungen

Ein- und **Durchschlafstörungen** können in jedem Alter auftreten. Besonders häufig sind sie aber bei älteren Menschen.

Manchmal kommt es Betroffenen nur so vor, als schliefen sie zu wenig, denn bei älteren Menschen ist die Gesamtschlafdauer physiologischerweise geringer und die Tiefschlafphasen nehmen ab, sodass der Schlaf störbarer ist. Tagsüber ist das Ruhebedürfnis erhöht bis hin zu kurzen Einschlafphasen.

Bei „echten" Schlafstörungen ist als Erstes Ursachenforschung angesagt: Neben körperlichen Ursachen (z. B. Schmerzen, Fieber) sind Schlafstörungen häufig psychisch (z. B. Stress, Depression), durch Lärm oder ungewohnte Schlafumgebung bedingt.

Tab. 9.1 Schlafdauer und -profil im Laufe des Lebens.

Altersgruppe	Schlafdauer	Davon REM-Schlaf
Säugling	16–13 h	50–30 %
Kleinkind	Ca. 13 h	30–25 %
Kindergartenkind	Ca. 11 h	Ca. 25 %
Schulkind	9–11 h	Ca. 20 %
Jugendlicher	Ca. 9 h	Ca. 20 %
Erwachsener	7–8 h	Ca. 20 %
Alter Mensch	5,5–7 h	Ca. 20 %

PRÄVENTION

Nichtmedikamentöse Maßnahmen wie eine angemessene Tagesstruktur und Einschlafrituale sind in allen Altersgruppen meist das Beste gegen **Schlafstörungen:**

- Tagsüber für ausreichend Bewegung sorgen, so wenig Zeit wie möglich im Bett zubringen
- Sich tags nicht nur im Zimmer, sondern auch im Freien aufhalten. Gerade bei älteren Menschen wird ein Zusammenhang der Schlafstörungen mit einem Mangel an Tageslicht diskutiert, das normalerweise den Schlaf-wach-Rhythmus (mit) steuert
- Nicht zu viele, zu lange oder zu späte Schläfchen über Tag. Ein Kleinkind, das von 14–17 Uhr schläft, wird kaum zur „Schlafenszeit" um 20 Uhr müde sein, ein alter Mensch nach einem langen Mittagsschlaf wahrscheinlich einschlafen, aber sehr früh aufwachen
- Abends nur leichte Mahlzeiten essen
- Möglichst immer zur gleichen Zeit ins Bett gehen und aufstehen
- Zimmer vor der Nachtruhe lüften, ggf. Heizung herunterdrehen
- Einschlafrituale pflegen, z. B. Gutenachtgeschichte, Buch lesen. Vorhandene Einschlafrituale sollten im Krankenhaus oder einer Pflegeeinrichtung weitestmöglich berücksichtigt werden
- Bei Erwachsenen: beruhigende Kräuter-Einschlaftees und Baldrianpäparate, bei kalten Füßen ein warmes Fußbad oder eine Wärmflasche
- Bei alten Menschen zusätzlich: abendliche Tasse Kaffee ausprobieren, die einen zu niedrigen Blutdruck erhöht und so die Gehirndurchblutung und möglicherweise den Schlaf verbessert.

Schlafmittel *(Hypnotika)* wie etwa *Benzodiazepine* (z. B. Adumbran®) oder *Benzodiazepinanaloga* (z. B. Zolpidem AbZ®) sollten nur kurzzeitig bei einem definierten Anlass (z. B. vor einer Operation oder nach Tod eines Angehörigen) eingesetzt werden. Sie helfen zwar beim Einschlafen, verändern aber das Schlafprofil und verringern dadurch den Erholungswert des Schlafes. Weitere Nebenwirkungen sind ein erhebliches Gewöhnungsrisiko und nach dem Absetzen verstärkte Einschlafprobleme sowie ausgeprägte REM-Phasen, möglicherweise mit Albträumen. Bei älteren Menschen sind außerdem Kreislaufstörungen (etwa beim Toilettengang) und ein „Nachhängen" (hang-over) am Folgetag mit erhöhter Sturzgefahr häufig.

Biorhythmen

Beim Gesunden läuft der Wechsel von Schlafen und Wachen innerhalb eines regelmäßigen, etwa 24-stündigen Rhythmus ab, dem **zirkadianen Rhythmus** (*dies* = Tag). Auch viele weitere körperliche und psychische Funktionen unterliegen dieser Rhythmik. So zeigt z. B. der Blutdruck typische tageszeitliche Schwankungen.

Der zirkadiane Rhythmus wird von Kerngebieten im Hypothalamus gesteuert, wahrscheinlich unterstützt durch die Epiphyse. Er ist lichtabhängig, bleibt aber auch bei Abkopplung vom Tag-Nacht-Wechsel zunächst bestehen – eine Erklärung für die Anpassungsschwierigkeiten an Schicht- und insbesondere Nachtdienste.

Neben dem zirkadianen Rhythmus gibt es weitere Rhythmen durch „innere Zeitgeber", so einen 90-min-Rhythmus, der von alten Kerngebieten im Hirnstamm unabhängig vom Lichteinfall gesteuert wird und unsere Aufmerksamkeitsphasen regelt. Auch die hormonelle Sekretion unterliegt verschieden langen Biorhythmen. Als Beispiele seien der nur wenige Stunden dauernde Rhythmus bei der Freisetzung des Hormons LH und der vierwöchige Menstruationszyklus der Frau genannt.

SPICKZETTEL

Formatio reticularis: Netzartig im Hirnstamm verteilte Nervenzellverbände zur Steuerung der Aktivität des Nervensystems (z. B. Bewusstseinslage, Schlaf-Wach-Rhythmus).
Schlaf: Lebensnotwendige Erholungsphase. Unterteilt in **REM-Schlaf** *(paradoxer Schlaf)* mit häufigen Träumen und **NON-REM-Schlaf** *(orthodoxer Schlaf)* weitgehend ohne Träume und mit unterschiedlicher Schlaftiefe **(Schlafstadien 1–4).** Schlafdauer und REM-Schlaf-Anteil altersabhängig.

9.8 Kleinhirn

Das **Kleinhirn** *(Cerebellum)* liegt in der *hinteren Schädelgrube* unterhalb des Hinterhauptlappens des Großhirns (→ Abb. 9.9).

Sein Mittelteil, der **Kleinhirnwurm,** verbindet die seitlich davon gelegenen **Kleinhirnhemisphären,** deren Oberfläche sehr feine Furchen und Windungen zeigt. An der Oberfläche des Klein-

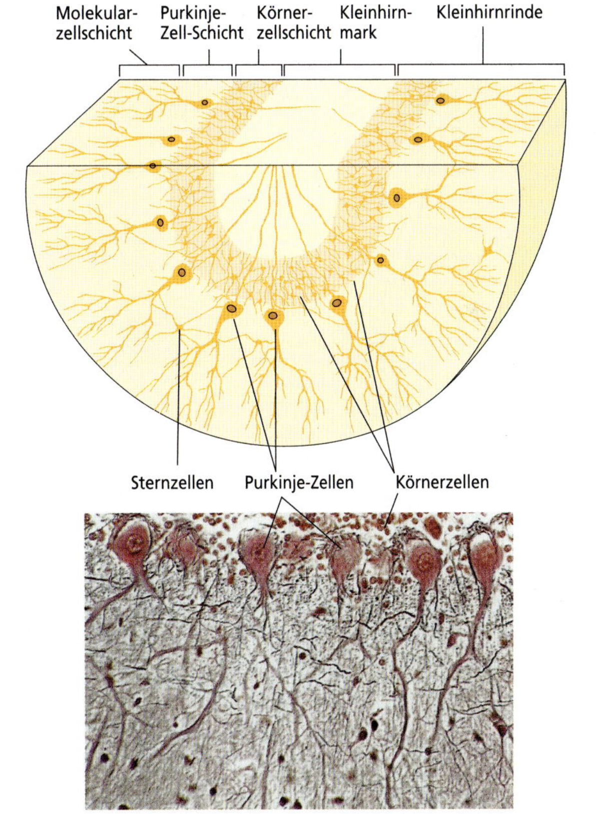

Abb. 9.19 Oben Detailzeichnung von Kleinhirnrinde und -mark. Die Kleinhirnrinde hat drei Schichten (von innen nach außen Körnerzell-, Purkinje-Zell- und Molekularzellschicht). Nur die Axone der Purkinje-Zellen verlassen die Kleinhirnrinde und ziehen zum größten Teil in die Kleinhirnkerne. Die Sternzellen verbinden die einzelnen Purkinje-Zellen miteinander. Unten mikroskopische Darstellung der Purkinje-Zellen. [Foto M375]

hirns liegt die nur 1 mm dicke **Kleinhirnrinde** aus grauer Substanz (→ Abb. 9.16, → Abb. 9.19). Darunter liegen die Nervenfasern der weißen Substanz **(Kleinhirnmark)** mit eingelagerter grauer Substanz, den **Kleinhirnkernen.**

Das Kleinhirn ist durch auf- und absteigende Bahnen, gebündelt in den **Kleinhirnstielen,** mit Rückenmark und Mittelhirn und über die Brücke mit dem Großhirn und dem Gleichgewichtsorgan verbunden. Diese Verbindungen ermöglichen die Arbeit des Kleinhirns als *koordinierendes motorisches Zentrum.*

Das Kleinhirn reguliert mit dem Großhirn über Fasern des extrapyramidalen Systems die Grundspannung der Muskeln und stimmt Bewegungen aufeinander ab. Mithilfe der Informationen aus dem Gleichgewichtsorgan steuert es die Körperstellungen zur Aufrechterhaltung des Gleichgewichts.

Entsprechend sind eine erniedrigte Muskelgrundspannung, Gleichgewichts- und Koordinationsstörungen Leitsymptome einer Kleinhirnschädigung.

SPICKZETTEL

Kleinhirn (*Cerebellum):* In der hinteren Schädelgrube gelegener Gehirnabschnitt.

- Von außen gegliedert in den **Kleinhirnwurm** in der Mitte und die **Kleinhirnhemisphären** seitlich davon
- Binnenstruktur **Kleinhirnrinde** (graue Substanz, mit vielen feinen Furchen und Windungen), **Kleinhirnmark** (weiße Substanz), **Kleinhirnkerne** (graue Substanz, in der Tiefe).

Über drei in den Hirnstamm ziehende **Kleinhirnstiele** mit dem gesamten ZNS verbunden. Hauptaufgaben Regulation des Muskeltonus, Erhalt des Gleichgewichts, Bewegungskoordination.

9.9 Rückenmark

Das **Rückenmark** *(Medulla spinalis)* ist die Verbindung zwischen dem Gehirn und den Rückenmarknerven *(Spinalnerven).* Es leitet über große auf- und absteigende Leitungsbahnen (weiße Substanz) Nervenimpulse vom Gehirn zur Peripherie und umgekehrt.

Darüber hinaus ist das Rückenmark **Reflexzentrum** und (niederes) Steuerzentrum: In seiner grauen Substanz liegen Schaltstellen, in denen über **Reflexe** schnell erforderliche, teils lebenswichtige motorische Reaktionen sofort ausgelöst werden.

9.9.1 Aufbau des Rückenmarks

Das Rückenmark geht in Höhe des großen Hinterhauptlochs als etwa zentimeterdicker Strang aus dem verlängerten Mark hervor und zieht im Wirbelkanal hinab. Beim Erwachsenen ist es ca.

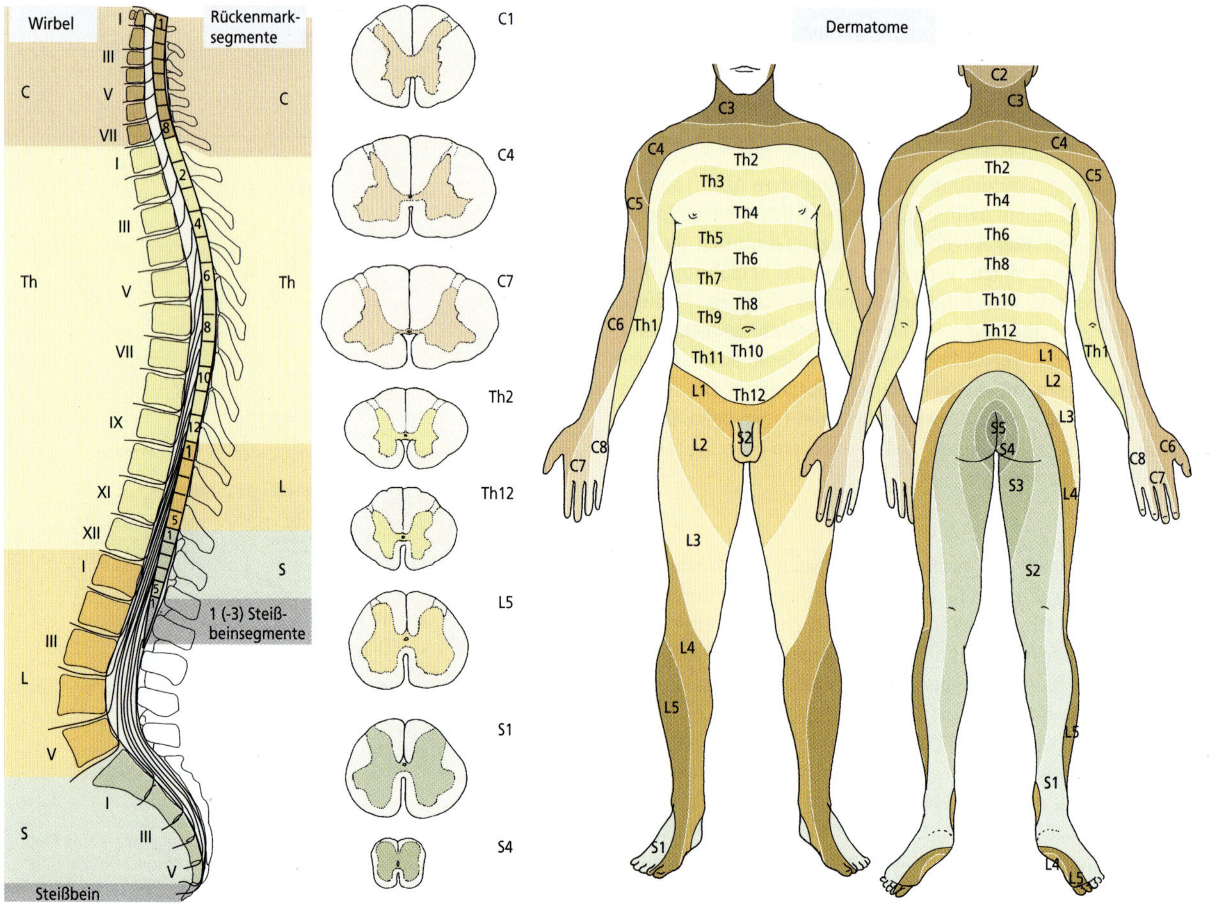

Abb. 9.20 Links und Mitte das Rückenmark und die Spinalnerven. Rechts orientierend die Dermatome der Spinalnerven an Hals, Rumpf und Extremitäten (der Hinterkopf wird von C2 versorgt, das Gesicht vom N. trigeminus → 9.11.1).

45 cm lang. Das untere, spitz zulaufende Ende des Rückenmarks heißt **Conus medullaris.**

Über die gesamte Rückenmarklänge entspringen beidseits in regelmäßigen Abständen insgesamt 31 Paare von **Nervenwurzeln,** die sich jeweils zu den *Rückenmarknerven* **(Spinalnerven)** vereinigen. Dadurch wird das Rückenmark in 31 **Rückenmarksegmente** unterteilt. Jedes Segment enthält eigene Reflex- und Verschaltungszentren. Man unterscheidet (→ Abb. 9.20):

- Acht **Halssegmente** (C1–C8), die neben der Atemmuskulatur insbesondere die oberen Extremitäten versorgen
- Zwölf **Brustsegmente** (Th1–Th12), deren Nervenwurzeln unter anderem den größten Teil der Rumpfwand innervieren
- Fünf **Lendensegmente** (L1–L5), die zusammen mit den
- Fünf **Kreuzbeinsegmenten** (S1–S5) die unteren Extremitäten, die äußeren Geschlechtsorgane und den After versorgen
- 1–3 **Steißbeinsegmente** (Co1–Co3), die den Hautbereich über dem Steißbein innervieren.

Die Segmente C7 und L5 sind stark verdickt (**Zervikal-** bzw. **Lumbalanschwellung**), weil sie Arme bzw. Beine versorgen.

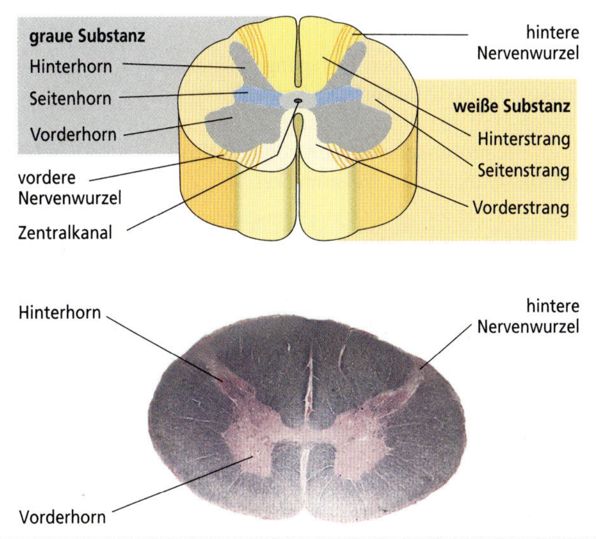

Abb. 9.21 Das Rückenmark im Querschnitt (oben Schemazeichnung, unten ca. 3-fach vergrößert). [Foto M375]

Entwicklung des Rückenmarks

PÄDIATRIE

Rückenmark und Gehirn entstehen in der Embryonalzeit aus einer Rinne, die sich dann zum Rohr schließt. Störungen führen zu einem **Neuralrohrdefekt** mit Fehlbildung von Haut, Schädelknochen bzw. Wirbelsäule, Hirnhäuten und Gehirn bzw. Rückenmark. Die Symptome sind sehr unterschiedlich von Symptomlosigkeit über Lähmungen und Querschnittssyndrom bis zum Tod noch vor der Geburt bei schwerer Gehirnfehlbildung. Vorbeugend wirkt Folsäureeinnahme vor und in der ersten Phase der Schwangerschaft.

In einer frühen Entwicklungsphase ist das Rückenmark so lang wie der Wirbelkanal, bleibt dann aber im Wachstum zurück: Beim Säugling endet das Rückenmark auf Höhe des dritten, beim Erwachsenen auf Höhe des 1.–2. Lendenwirbels. Dadurch sind die Rückenmarksegmente gegenüber „ihren" Wirbeln nach oben versetzt und man findet im unteren Bereich des Wirbelkanals ein Bündel von Nervenwurzeln, die zu ihrem jeweiligen Zwischenwirbelloch ziehen. Wegen seines pferdeschwanzähnlichen Aussehens heißt dieses Nervenwurzelbündel **Cauda equina.**

9.9.2 Innere Struktur des Rückenmarks

Im Zentrum des Rückenmarks liegt schmetterlingsförmig die graue Substanz aus Nervenzellkörpern. Um sie herum liegen auf- und absteigende Nervenfasersysteme (weiße Substanz, → Abb. 9.21).

Die äußeren Anteile der grauen Substanz werden „Hörner" genannt:

- Im **Vorderhorn** liegen *motorische* Neurone, die **Motoneurone.** Die größeren α-**Motoneurone** versorgen die Skelettmuskelfasern, die kleineren γ-**Motoneurone** die intrafusalen Muskelfasern in den Skelettmuskelspindeln (→ Abb. 10.3). Die Axone dieser **Vorderhornzellen** bilden die **Vorderwurzel** und ziehen im Spinalnerv bzw. in seinen Ästen zur quergestreiften Muskulatur
- Zum **Hinterhorn** ziehen *sensible* Nervenfasern. Sie leiten Nervenimpulse aus der Peripherie über den Spinalnerv und die **Hinterwurzel** zum Rückenmark. Ihre Zellkörper liegen im **Spinalganglion** (→ Abb. 9.22, **Ganglion** = Ansammlung von Neuronen außerhalb des ZNS). Das von einer Spinalnervenwurzel sensibel versorgte Hautgebiet heißt **Dermatom** (→ Abb. 9.20)
- Im **Seitenhorn** der Brustsegmente liegen efferente und afferente Neuronen des *vegetativen Nervensystems* (→ 9.13). Die Axone der efferenten Zellen verlassen das Rückenmark wie die motorischen Nervenfasern über die vordere Wurzel, trennen sich aber kurz nach dem Austritt aus dem Wirbelkanal vom Spinalnerv, um Anschluss an den Grenzstrang (→ 9.13.3, → Abb. 9.31) zu finden.

In der dreidimensionalen Betrachtung spricht man auch von **Vorder-, Hinter-** und **Seitensäule.**

Im schmalen Bereich der grauen Substanz in der Mitte liegt der **Zentralkanal** *(Canalis centralis).* Er durchzieht – beim Erwachsenen streckenweise verödet – das gesamte Rückenmark und ist mit den Liquorräumen des Gehirns (→ 9.14.5) verbunden.

Eine tiefe vordere und eine flachere hintere Spalte unterteilen die *weiße Substanz* in zwei Hälften. Durch den Austritt von vorderen und hinteren Nervenwurzeln wird jede Hälfte in drei Stränge unterteilt. Sie werden nach ihrer Lage **Vorderstrang, Seitenstrang** und **Hinterstrang** genannt (→ Abb. 9.21). Vorder- und Seitenstrang werden meist zum **Vorderseitenstrang** zusammengefasst. Jeder Strang enthält entsprechend der Richtung der Signalleitung aufsteigende und/oder absteigende Bahnen.

Die aufsteigenden **Hinterstrangbahnen** leiten Informationen von Sensoren in Haut, Muskeln, Sehnen und Gelenken an das Gehirn weiter. Die aufsteigenden **Vorderseitenstrangbahnen** übermitteln Informationen über groben Druck, Schmerz und Temperatur. Ein Teil der afferenten Fasern wird allerdings nicht zum Gehirn weitergeleitet, sondern im gleichen oder in einem benachbarten Segment auf ein motorisches Neuron umgeschaltet – ein *Reflex* ist die Folge (→ 9.10).

Die wichtigsten absteigenden Bahnen des Rückenmarks sind die Bahnen des pyramidalen und extrapyramidalen Systems (→ 9.5.3, → 9.5.4). Die Pyramidenbahnfasern (also die Axone des *ersten motorischen Neurons*), die bereits im verlängerten Mark gekreuzt haben, ziehen als **Pyramidenseitenstrangbahn** im Seitenstrang, die ungekreuzten als **Pyramidenvorderstrangbahn** im Vorderstrang bis zu „ihrem" Rückenmarksegment. Dort werden sie auf die motorischen Neurone der Vorderhörner umgeschaltet *(zweites motorisches Neuron).*

An allen willkürlichen Bewegungen sind somit zwei Neurone beteiligt: das **erste motorische Neuron** vom primär motorischen Rindenfeld zu den Hirnnervenkernen bzw. zum Rückenmark und das **zweite motorische Neuron** von den Hirnnervenkernen bzw. vom Rückenmark zum Skelettmuskel.

SPICKZETTEL

Rückenmark *(Medulla spinalis):* Im Wirbelkanal liegender, strangförmiger Teil des ZNS. Verbindung zwischen Gehirn und peripheren Nerven, Reflex- und niederes Steuerzentrum.
Im Querschnitt etwa kreisförmig, ganz innen der liquorführende **Zentralkanal,** umgeben von der schmetterlingsförmigen grauen Substanz mit **Vorder-, Seiten- und Hinterhorn,** außen weiße Substanz, gegliedert in **Vorderseiten-** und **Hinterstrang.**
Segmentale Gliederung mit
- Acht **Halssegmenten** (C1–C8, für Atemmuskulatur, obere Extremitäten)
- Zwölf **Brustsegmenten** (Th1–Th12, für die Rumpfwand)
- Fünf **Lendensegmenten** (L1–L5)
- Fünf **Kreuzbeinsegmenten** (S1–S5, zusammen mit den Lendensegmenten für untere Extremitäten, äußere Geschlechtsorgane, Analregion)
- 1–3 **Steißbeinsegmenten** (Co1–Co3).

Pro Segment rechts und links Abgang je einer vorderen und hinteren Nervenwurzel (**Vorder-** bzw. **Hinterwurzel**), die sich zum **Spinalnerven** *(Rückenmarknerven)* vereinigen und durch die Zwischenwirbellöcher in den Körper ziehen. Im unteren LWS-Bereich durch den Höhenversatz zwischen Rückenmark- und Wirbelsäulensegmenten Bildung eines Nervenwurzelbündels, der **Cauda equina.**

9.10 Reflexe

Reflexe sind vom Willen unabhängige, immer gleich ablaufende Reaktionen auf Reize. Sie erfolgen zum Teil blitzschnell in Situationen, in denen bewusste Überlegungen zu viel Zeit in Anspruch nehmen würden, so z. B., wenn beim Stolpern die Hände den Körper abstützen. Darüber hinaus regeln Reflexe ständig Körperfunktionen, sodass dafür keine bewusste Kontrolle erforderlich ist, etwa den Muskeltonus (Muskelgrundspannung → 6.3.6).

Reflexbogen

Reflexe werden über **Reflexbögen** vermittelt:
- Ein *Sensor (Rezeptor)* nimmt einen Reiz auf
- Dieser wird über *sensible Nervenfasern* zu einem
- *Reflexzentrum* im ZNS, z. B. dem Rückenmark, übermittelt. Hier wird die Reflexantwort gebildet
- *Motorische Nervenfasern* leiten die Reflexantwort zum
- Ausführenden Organ *(Effektor),* z. B. einem Muskel.

Eigen- und Fremdreflexe

Bei **Eigenreflexen** erfolgen Reizaufnahme und -antwort an demselben Organ, und zwar stets an Muskeln mit Muskelspindeln (→ 10.4) als Dehnungssensoren. Werden diese durch Muskeldehnung gereizt, wird die Erregung über afferente Nervenfasern (Hinterwurzel) dem Rückenmark übermittelt und dort unmittelbar auf motorische Vorderhornzellen umgeschaltet, sodass sich der gedehnte Muskel kontrahiert. Es ist also nur eine Synapse zwischengeschaltet, weshalb die Eigenreflexe auch *monosynaptische Reflexe* heißen (*mono* = eins).

Ein Beispiel für einen Eigenreflex ist der **Patellarsehnenreflex** *(PSR):* Ein kurzer Schlag auf die Sehne des M. quadriceps femoris unterhalb der Kniescheibe dehnt den Muskel, das vorher im Kniegelenk gebeugte Bein wird schlagartig gestreckt (→ Abb. 9.22). Andere klinisch wichtige Eigenreflexe sind der **Achilles-, Bizeps-** und **Trizepssehnenreflex.** Da diese Reflexe in ganz bestimmten Rückenmarksegmenten verschaltet werden, geben Reflexprüfungen Aufschluss über die Höhe einer Rückenmarkschädigung.

Eigenreflexe laufen jedoch auch ohne Erregung von außen ständig ab und regulieren Muskellänge und -tonus und dadurch die Körperhaltung. Die Empfindlichkeit der Muskelspindeln wird durch die γ-Motoneurone „eingestellt" und der jeweiligen Situation angepasst.

Bei **Fremdreflexen** finden Reizaufnahme und -antwort an unterschiedlichen Organen statt. Der Reflexbogen verläuft hier über mehrere Schaltstellen zwischen sensiblen und motorischen Neuronen, weshalb Fremdreflexe auch als *polysynaptische Reflexe*

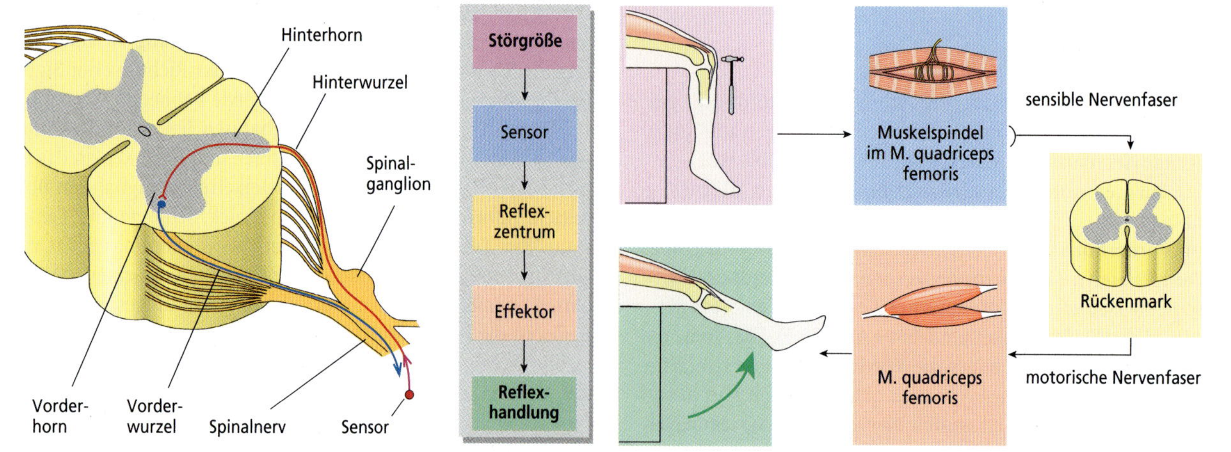

Abb. 9.22 Reflexbogen beim Eigenreflex. Links: Die Erregung erreicht über einen Spinalnerv das Hinterhorn des Rückenmarks. Im Vorderhorn findet eine Umschaltung auf eine motorische Vorderhornzelle statt. Über die Vorderwurzel verlässt der Impuls das Rückenmark, wird über den Spinalnerv an den gleichen Muskel zurückgeleitet und bewirkt dort eine Reizantwort. Mitte und rechts Schema eines Reflexbogens und Reflexbogen beim Patellarsehnenreflex.

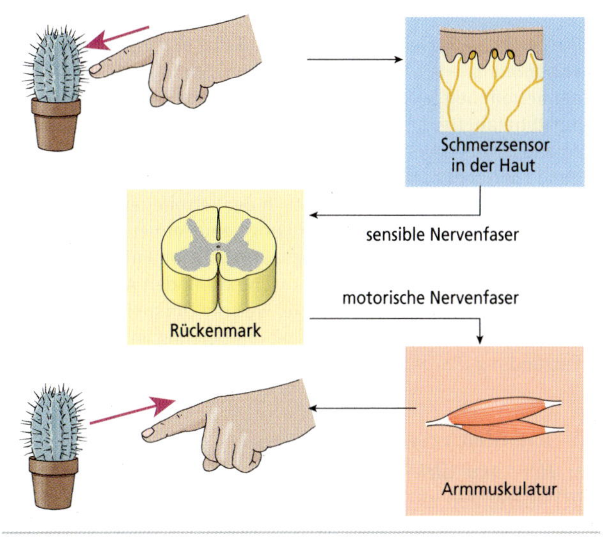

Abb. 9.23 Schema eines Fremdreflexes am Beispiel einer Fluchtreaktion nach Schmerzreiz. Reizaufnahme und -antwort erfolgen an verschiedenen Organen.

bezeichnet werden (*poly* = viel). Viele Fremdreflexe sind Schutzreflexe, etwa das Wegziehen des Armes bei einem Schmerzreiz am Finger (→ Abb. 9.23).

Ein Beispiel für einen diagnostisch genutzten Fremdreflex ist der **Bauchhautreflex.** Dabei löst eine Reizung der Bauch*haut* durch leichtes Bestreichen eine Anspannung der Bauch*muskeln* aus.

Vegetative Reflexe

Auch die inneren Organe werden über Reflexe mit gesteuert. Diese werden über das vegetative Nervensystem (→ 9.13) vermittelt und deshalb **vegetative Reflexe** genannt.

An **viszero-viszeralen Reflexen** ist nur das vegetative Nervensystem beteiligt. Hier sind der **Blasen-** und **Mastdarmreflex** beispielhaft zu nennen.

Haben sensible Erregungen aus einem inneren Organ reflektorisch Auswirkungen auf Skelettmuskeln, spricht man von einem **viszero-somatischen Muskelreflex.** Beispielsweise führt eine Appendizitis (Wurmfortsatzentzündung) oft reflektorisch zu einer Anspannung der Bauchmuskulatur. In diesem Fall werden die Empfindungen über vegetative Fasern zum Rückenmark hin geleitet, die Reflexantwort hingegen wird über somatische Fasern vermittelt.

Auch innere Organe und Haut können sich wechselseitig beeinflussen. Beispielsweise kann die Erkrankung eines inneren Organes zu einer Hautrötung führen **(viszero-kutaner Reflex),** umgekehrt können Anwendungen auf der Haut wie etwa Wärmepackungen innere Organe beeinflussen **(kuti-viszeraler Reflex).**

SPICKZETTEL

Reflex: Unwillkürliche, stereotype Reaktion auf Reize. Vermittelt über einen **Reflexbogen** (Sensor → sensible Nervenfasern → Reflexzentrum im ZNS → motorische Nervenfasern → ausführendes Organ).

Eigenreflex *(monosynaptischer Reflex):* Reflex, bei denen Reizaufnahme und -antwort im gleichen Organ (immer einem Skelettmuskel) erfolgen und nur eine Synapse zwischengeschaltet ist. Regulieren Muskellänge und damit Körperhaltung.

Fremdreflex *(polysynaptischer Reflex):* Reflex, bei denen Reizaufnahme und -antwort an verschiedenen Stellen erfolgen und mehrere Synapsen zwischengeschaltet sind. Beispielsweise Schutzreflexe, vegetative Reflexe.

9.11 Peripheres Nervensystem

Zum **peripheren Nervensystem** zählen alle Nervenbahnen und Nervenzellansammlungen außerhalb des ZNS. Nach ihrem Austrittsort aus dem zentralen Nervensystem werden *Hirnnerven* und *Spinalnerven* unterschieden.

9.11.1 Hirnnerven

Die **Hirnnerven** umfassen alle Nervenfaserbündel, die oberhalb des Rückenmarks das ZNS verlassen. Es gibt *zwölf Paare* von Hirnnerven (kurz HN = Hirnnerv oder N. = Nervus), die mit *römischen Ziffern* von I bis XII und mit Eigennamen benannt werden. Alle Hirnnerven verlassen das Gehirn durch kleine Öffnungen in der Schädelbasis (→ Abb. 7.6). Sie versorgen Kopf und Hals sowie einen Großteil der inneren Organe und verbinden Sinnesorgane mit dem Gehirn (→ Abb. 9.24).

Der erste Hirnnerv zieht ins Groß-, der zweite ins Zwischenhirn. Die übrigen entspringen bzw. ziehen in den Hirnstamm.

Funktionelle Einteilung der Hirnnerven

Nach ihrer Funktion unterscheidet man:

- *Sensorische* Hirnnerven (HN I, II, VIII), die die Empfindungen aus den Sinnesorganen zum Gehirn leiten
- Überwiegend *willkürmotorische* Hirnnerven (HN III, IV, VI, XI, XII)
- *Gemischte* Hirnnerven (HN V, VII, IX, X), die sich aus verschiedenen Fasern zusammensetzen (willkürmotorisch, sensorisch und parasympathisch).

Riech- und Sehnerv

Die ersten beiden Hirnnerven sind rein sensorisch:

- Der *Riechnerv* (**N. olfactorius,** *HN I*) übermittelt die Geruchsempfindungen (→ 10.5.1)
- Der *Sehnerv* (**N. opticus,** *HN II*) leitet die Eindrücke des Sehsinns zum Gehirn (→ 10.6.3).

Drei Augenmuskelnerven

Es gibt drei **Augenmuskelnervern:**

- Der **N. oculomotorius** *(HN III, Augenbewegungsnerv)* versorgt motorisch den *M. levator palpebrae superioris (Oberlidheber)* und vier der sechs äußeren Augenmuskeln (→ Tab. 10.1) sowie parasympathisch den *Ziliarmuskel* für die Nah-Fern-Akkommodation (→ 10.6.3) und den *M. sphincter pupillae* für die Pupillenverengung (→ Abb. 10.6)
- Der **N. trochlearis** *(HN IV, Augenrollnerv)* sowie der **N. abducens** *(HN VI, Augenabziehnerv)* sind für die beiden verbleibenden äußeren Augenmuskeln zuständig (→ Tab. 10.1).

Nervus trigeminus

Der *Drillingsnerv* (**N. trigeminus,** *HN V*) ist ein Gesichtsnerv. Er teilt sich in drei große Äste:

- Den **Augenhöhlennerv** *(N. ophthalmicus, V_1)*, der sensibel Augenhöhle und Stirn versorgt

- Den **Oberkiefernerv** *(N. maxillaris, V_2)*, der Teile der Gesichtshaut, die Nasenschleimhaut, die Oberlippe und die Zähne des Oberkiefers sensibel innerviert
- Den **Unterkiefernerv** *(N. mandibularis, V_3)*, der sensibel den Unterkieferbereich (Unterlippe, Zahnfleisch und Zähne) und motorisch alle Kau- und Mundbodenmuskeln versorgt.

Wird der N. trigeminus gereizt, können starke Schmerzen in seinem Versorgungsgebiet die Folge sein **(Trigeminusneuralgie).**

Nervus facialis

Der *Gesichtsnerv* (**N. facialis,** *HN VII*) ist ein gemischter Nerv. Er führt:

- Motorische Fasern für die mimische Muskulatur und den M. stapedius im Mittelohr (→ 10.7.2)
- Sensorische Fasern für die Geschmacksempfindungen der vorderen zwei Drittel der Zunge
- Parasympathische Fasern für die Tränen-, Unterkiefer- und Unterzungendrüse.

PFLEGE

Die periphere **Fazialisparese** ist die häufigste *periphere Nervenlähmung* (→ 9.12). Augenschluss und Stirnrunzeln sind auf der betroffenen Seite nicht mehr möglich, der Mundwinkel hängt herab. Der unvollständige Lidschluss erfordert Tränenersatzflüssigkeit über Tag sowie Augensalbe und Uhrglasverband zur Nacht zum Schutz der Hornhaut vor Austrocknen. Häufig sammeln sich Speisereste in der betroffenen Wangentasche, die evtl. *aspiriert* (in die Lunge eingeatmet) werden. *Mundpflege* nach jeder Nahrungsaufnahme mit Entfernung evtl. Speisereste in der Wangentasche verhindert Aspiration und dient der *Parotitisprophylaxe,* weil die Ohrspeicheldrüse (Glandula parotis → Abb. 17.10) oft mit beteiligt ist und zur Entzündung *(Parotitis)* neigt.

Hör- und Gleichgewichtsnerv

Der *Hör- und Gleichgewichtsnerv* (**N. vestibulocochlearis,** *HN VIII*) übermittelt als dritter rein sensorischer Hirnnerv die Erre-

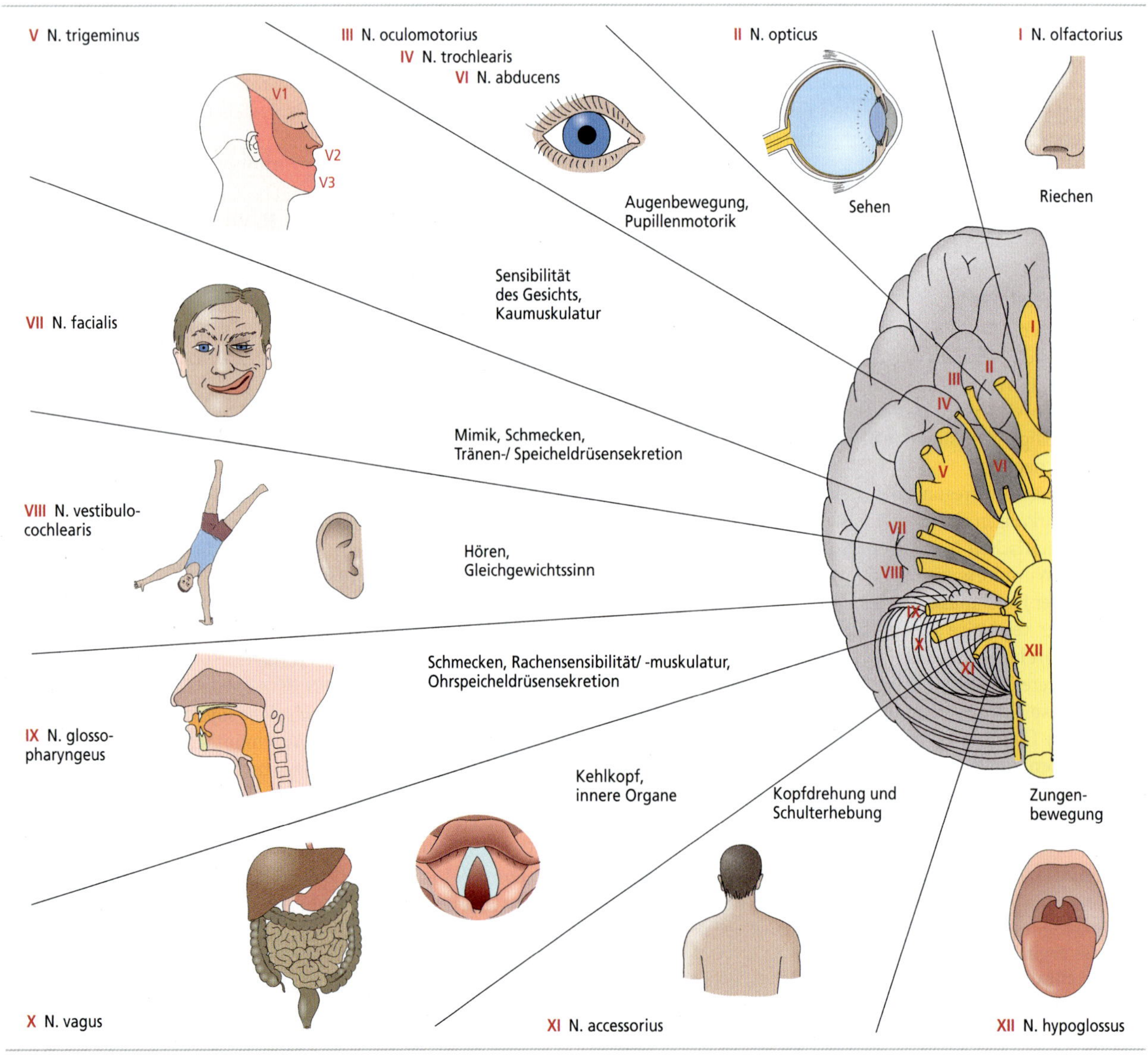

Abb. 9.24 Übersicht über die zwölf Hirnnerven und ihre Funktionen (Hirnansicht von unten).

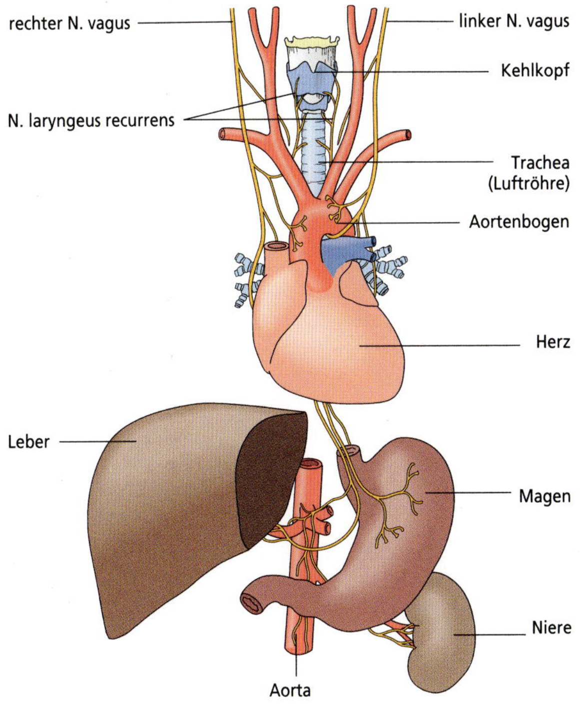

Abb. 9.25 Verlauf des N. vagus, des X. Hirnnervs.

gungen aus dem Gleichgewichts- und Hörorgan zum Gehirn (→ 10.7.3, → 10.7.4).

N. glossopharyngeus

Der **N. glossopharyngeus** *(Zungen-Rachen-Nerv, HN IX)* ist ein gemischter Nerv mit:

- Motorischen Fasern für die Rachenmuskeln
- Sensiblen Fasern v. a. für die Rachenschleimhaut
- Sensorischen Fasern für die Geschmacksempfindungen des hinteren Zungendrittels
- Parasympathischen Fasern für die Ohrspeicheldrüse.

N. vagus

Der **N. vagus** *(Eingeweidenerv, HN X)* versorgt als Hauptnerv des parasympathischen Nervensystems einen Teil der Halsorgane, die Brust- und einen großen Teil der Baucheingeweide (Verlauf → Abb. 9.25). Er leitet dabei sowohl sensible Impulse von Organen zum ZNS als auch efferente Impulse für die Motorik glatter Muskeln und für die Sekretion zu den inneren Organen. So kann er z. B. Häufigkeit und Kraft des Herzschlages beeinflussen. Einige wenige Fasern versorgen außerdem sensibel und motorisch den Kehlkopfbereich und sind dadurch am Sprechen und Schlucken beteiligt.

N. accessorius

Der **N. accessorius** *(HN XI, Halsnerv)* ist zusammen mit Ästen des Plexus cervicalis zuständig für zwei Halsmuskeln, den *M. sternocleidomastoideus* und den *M. trapezius* (beide → Abb. 7.24).

Zungennerv

Der **N. hypoglossus** *(HN XII, Zungennerv)* ist ein rein motorischer Nerv für die Zungenmuskulatur.

SPICKZETTEL

Hirnnerven: Beidseits je zwölf periphere Nerven mit Abgang vom Gehirn. Versorgen Kopf, Hals und innere Organe.

- **N. olfactorius** *(Riechnerv, HN I)*. Sensorisch, eigentlich vorgeschobener ZNS-Teil, für den Geruchssinn
- **N. opticus** *(Sehnerv, HN II)*. Sensorisch, eigentlich vorgeschobener ZNS-Teil, für den Sehsinn
- **N. oculomotorius** (*Augenbewegungsnerv, HN III,* gemischt), **N. trochlearis** (*Augenrollnerv, HN IV,* motorisch), **N. abducens** (*Augenabziehnerv, HN VI,* motorisch). Für innere und äußere Augenmuskeln
- **N. trigeminus** *(Drillingsnerv, HN V)*. Gemischt, für Gesichtssensibilität, Kau- und Mundbodenmuskulatur
- **N. facialis** *(Gesichtsnerv, HN VII)*. Gemischt, für Geschmackssinn, Speichel-, Tränendrüsen, mimische Muskulatur
- **N. vestibulocochlearis** *(Hör- und Gleichgewichtsnerv, HN VIII)*. Sensorisch, für Gleichgewichts- und Hörsinn
- **N. glossopharyngeus** *(Zungen-Rachen-Nerv, HN IX)*. Gemischt, für Rachensensibilität, -muskulatur, Geschmackssinn, Speicheldrüsen
- **N. vagus** *(Eingeweidenerv, HN X)*. Gemischt, für Kehlkopfsensibilität, -muskulatur, parasympathische Versorgung der Hals-, Brust- und Bauchorgane
- **N. accessorius** *(HN XI, Halsnerv)*. Motorisch, teils aus dem Rückenmark, für M. sternocleidomastoideus und M. trapezius
- **N. hypoglossus** *(HN XII, Zungennerv)*. Motorisch, für die Zungenmuskulatur.

9.11.2 Spinalnerven

Aus jedem Rückenmarksegment geht links und rechts je eine *vordere* und eine *hintere Nervenwurzel* (**Vorder**- bzw. **Hinterwurzel**) hervor, die sich zum **Spinalnerven** *(Rückenmarknerven)* zusammenschließen (→ Abb. 9.26).

Die Spinalnerven verlassen den Wirbelkanal der Wirbelsäule seitlich durch die Zwischenwirbellöcher (Öffnungen zwischen benachbarten Wirbeln, → Abb. 7.13). Unmittelbar danach teilt sich jeder Spinalnerv in zwei Äste auf:

- Die **hinteren Spinalnervenäste** versorgen die Haut und die autochthone Rückenmuskulatur (→ 7.3.4) vom Hals bis zur Kreuzbeinregion

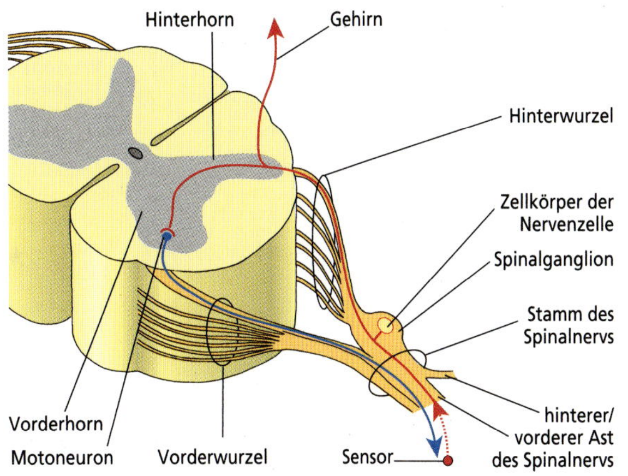

Abb. 9.26 Aufbau eines Spinalnervs. Vorderwurzel (motorische Fasern) und Hinterwurzel (sensible Faser) vereinigen sich zu einem Spinalnerv. Er ist somit ein gemischter Nerv.

- Die **vorderen Spinalnervenäste** aus dem 2.–11. Brustsegment versorgen als **Zwischenrippennerven** *(Interkostalnerven, n. intercostales)* gürtelförmig die Haut und die Muskeln im Bereich von Brustkorb und Bauch. Die vorderen Äste der übrigen Spinalnerven hingegen bilden *Nervengeflechte*, **Spinalnervenplexus** genannt, bevor sie durch erneute Aufteilung einzelne **periphere Nerven** bilden, welche Arme und Beine versorgen (→ Abb. 9.26).

9.11.3 Spinalnervenplexus und periphere Nerven

Die Geflechte der Spinalnerven werden nach dem Abschnitt benannt, aus dem sie entspringen (→ Abb. 9.27):

Plexus cervicalis

Der **Plexus cervicalis** *(Halsgeflecht)* bildet sich seitlich der oberen Halswirbelsäule aus den Halssegmenten C1–C4. Er versorgt Haut und Muskeln in der Hals- und Schulterregion und mit dem **N. phrenicus** *(Zwerchfellnerv)* das Zwerchfell.

Plexus brachialis

Der **Plexus brachialis** (*Armgeflecht*, C5–Th1) liegt am unteren seitlichen Hals und um die A. axillaris. Aus ihm entspringen neben kleineren Ästen zum Nacken und zur Schulter (→ Abb. 9.28):

- Der **N. axillaris** *(Achselnerv)* ist zuständig v. a. für den M. deltoideus und einen Hautbezirk an der Seite von Schulter und Oberarm
- Der **N. radialis** *(Speichennerv)* versorgt motorisch die Strecker des Ober- und Unterarms, sensibel die Streckseite von Ober- und Unterarm sowie einen Teil des Handrückens
- Der **N. musculocutaneus** *(Muskel-Haut-Nerv)* innerviert motorisch die Oberarmbeuger (z. B. den M. biceps brachii) sowie sensibel Haut am vorderen seitlichen Unterarm

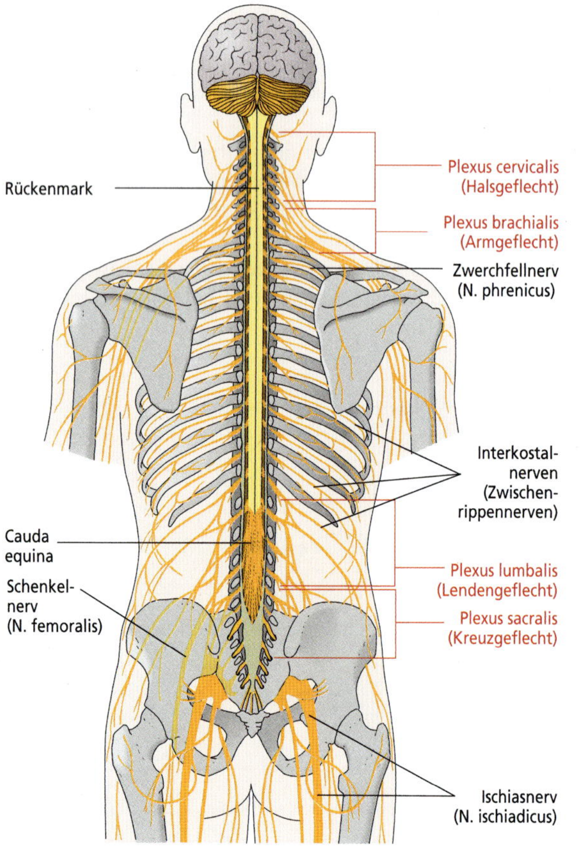

Abb. 9.27 Überblick über die Spinalnervenplexus und die peripheren Nerven (Hirnnerven → Abb. 9.24).

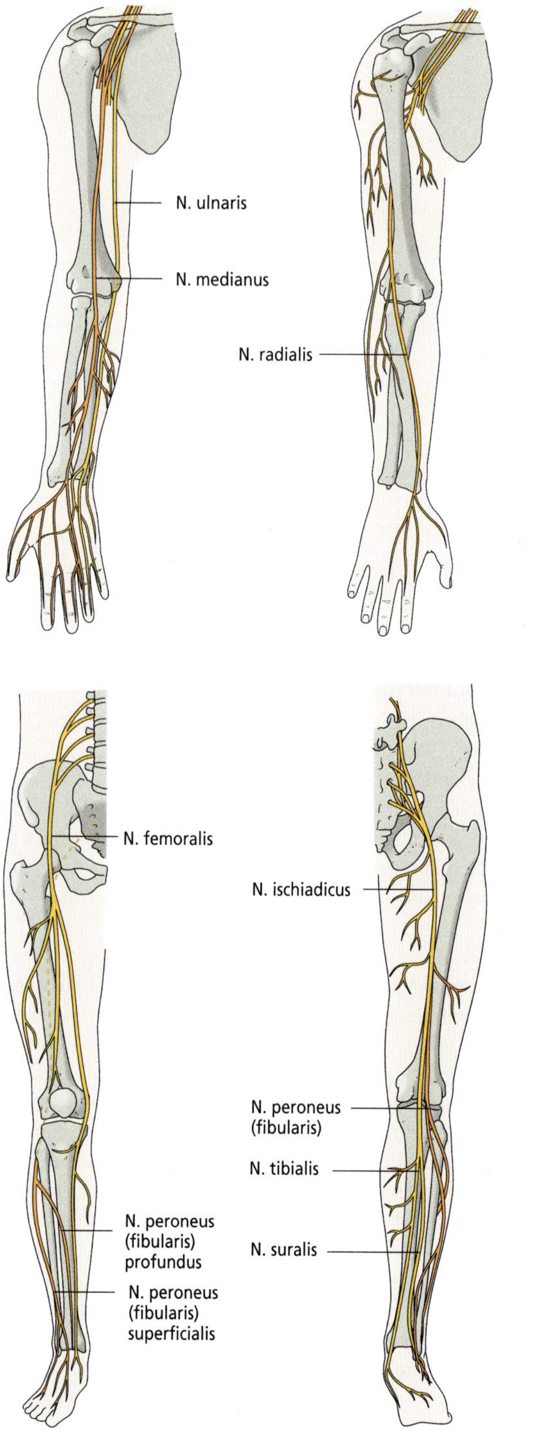

Abb. 9.28 Verlauf wichtiger peripherer Nerven der oberen und unteren Extremität.

- Der **N. medianus** *(Mittelnerv)* versorgt Beugemuskeln am Unterarm und Daumen und Hautbezirke der Finger 1–4
- Der **N. ulnaris** *(Ellennerv)* versorgt motorisch Beugemuskeln am Unterarm sowie Handmuskeln, sensibel Hautbezirke der Finger vier und fünf und des angrenzenden Handrückens.

Plexus lumbalis

Die Nerven aus dem **Plexus lumbalis** (*Lendengeflecht,* L1–L4, seitlich der Wirbelsäule hinter dem M. psoas major) versorgen untere Bauchwand, äußere Geschlechtsorgane sowie Hautgebiete und Streckmuskeln an den Beinen.

Der wichtigste Nerv aus diesem Geflecht ist der **N. femoralis** (*Schenkelnerv* ➔Abb. 9.28). Er verläuft an der Vorderseite des Oberschenkels und versorgt dort die Haut und die *Streckermuskeln,* darunter den M. quadriceps femoris.

Plexus sacralis

Der **Plexus sacralis** (*Kreuzgeflecht,* L4–S3) im kleinen Becken ist das größte Nervengeflecht. Er versorgt das Gesäß, einen Teil des Damms und die unteren Gliedmaßen mit Nervenästen. Auch der längste und dickste Nerv des Menschen, der **N. ischiadicus** *(Ischiasnerv),* entspringt aus diesem Geflecht. Er verläuft im Gesäßbereich schräg abwärts zur Rückseite des Oberschenkels und versorgt dort die Beugemuskeln. Oberhalb der Kniekehle teilt er sich in zwei Äste auf: den **N. tibialis** *(Schienbeinnerv)* und den **N. peroneus** *(N. fibularis, Wadenbeinnerv).* Sie versorgen Haut und Muskeln an Unterschenkel und Fuß.

Plexus pudendus

Der **Plexus pudendus** (*Schamgeflecht,* S3–S5) versorgt Beckeneingeweide, Damm und äußeres Genitale.

PFLEGE

Insbesondere bei oberflächen-, knochen- oder gelenknah verlaufenden Plexus und Nerven besteht die Gefahr einer **Nervenschädigung** durch länger dauernden Druck bei Lagerung oder Gipsverband oder zu starke Dehnung, v. a. wenn die Patienten bzw. Patientinnen bewusstlos sind oder Sensibilitätsstörungen haben:

- Bei einer zu starken Abspreizung des Armes ist der *Plexus brachialis* im Schulter-Oberarm-Bereich durch Überdehnung gefährdet
- Der *N. ulnaris* verläuft an der Rückseite des Oberarms sehr oberflächlich und ist besonders in Rückenlage gefährdet
- An der Außenseite des Knies verläuft der *N. peroneus,* der unterhalb des Wadenbeinkopfes nur von Haut bedeckt liegt
- Der *N. ischiadicus* war durch die früher übliche intramuskuläre Injektion in den oberen äußeren Quadranten des Gesäßes durch Verletzungen gefährdet. Heute wird die risikoarme Methode der *ventroglutealen Injektion nach Hochstetter* empfohlen (➔Abb. 9.29).

SPICKZETTEL

Spinalnerven *(Rückenmarknerven):* Periphere Nerven mit Abgang vom Rückenmark. Entstehen in jedem Rückenmarksegment aus dem Zusammenschluss von Vorder- und Hinterwurzel und teilen sich dann wieder in einen

- **Hinteren Spinalnervenast** zur Versorgung der Haut am Rücken und der autochthonen Rückenmuskulatur
- **Vorderen Spinalnalnervenast** für die Zwischenrippennerven (Interkostalnerven) und damit die Haut und Muskulatur seitlich und vorne an Brustkorb und Bauch sowie die (Spinalnerven)Plexus für die Extremitätenversorgung.

Nervenplexus: Nervengeflecht.

Spinalnervenplexus: Geflecht aus Nervenfasern mehrerer vorderer Spinalnervenäste, aus denen nach Umgruppierung der Fasern die peripheren Nerven mit Fasern aus verschiedenen Rückenmarksegmenten hervorgehen.

- **Plexus cervicalis** *(Halsgeflecht).* Aus C1–C4 → Hals, Schulter, **N. phrenicus** *(Zwerchfellnerv* → Zwerchfell)
- **Plexus brachialis** *(Armgeflecht).* Aus C5–Th1 → **N. radialis** *(Speichennerv),* **N. ulnaris** *(Ellennerv),* **N. medianus** *(Mittelnerv)* → Arm, Hand
- **Plexus lumbalis** *(Lendengeflecht).* Aus L1–L4 → untere Bauchwand, äußere Geschlechtsorgane, **N. femoralis** *(Schenkelnerv* → Streckseiten der Beine)
- **Plexus sacralis** *(Kreuzgeflecht).* Aus L4–S3 → **N. ischiadicus** *(Ischiasnerv)* → Beugeseite Oberschenkel, Unterschenkel, Fuß
- **Plexus pudendus** *(Schamgeflecht).* Aus S3–S5 → Becken, äußere Geschlechtsorgane.

9.12 Lähmungen

Auf jeder Ebene des motorischen Systems sind Unterbrechungen möglich, die eine Lähmung zur Folge haben:

- Bei der **peripheren Lähmung** sind die motorischen Vorderhornzellen im Rückenmark oder ihre Axone geschädigt. Dadurch ist die Impulsweiterleitung zu den jeweiligen Muskeln unterbrochen, eine *schlaffe Lähmung* ist die Folge (z. B. Kinderlähmung)
- Liegt die Störung weiter oberhalb, z. B. im primären motorischen Rindenfeld oder im Bereich der Pyramidenbahn, spricht man von einer **zentralen Lähmung.** Aufgrund der erhaltenen Schaltkreise für die Muskelreflexe und der fehlenden zentralen Steuerung tritt in der Regel eine *spastische Lähmung* (*spasmos* = Krampf) mit einem erhöhten muskulären Ruhetonus auf (beispielsweise Lähmungen nach Schlaganfall).

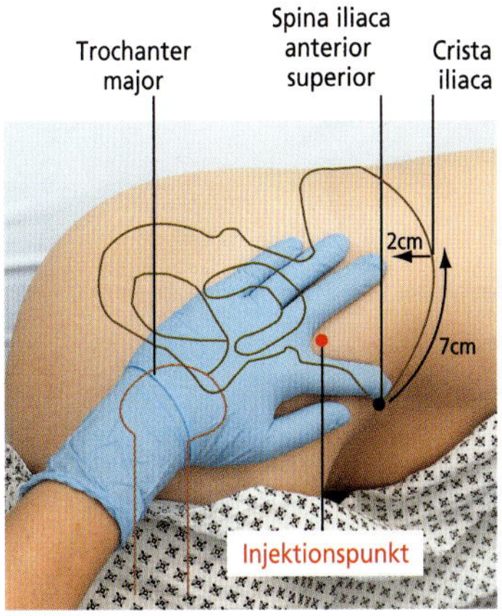

Ertasten der knöchernen Anhaltspunkte und Drehung der Hand um ca. 2 cm

Abb. 9.29 Ventrogluteale Injektion nach Hochstetter. Um große Gefäße und Nerven zu schonen, wird bei Erwachsenen diese intramuskuläre Injektion bevorzugt. [K115]

Unabhängig von der Ursache bezeichnet **Plegie** oder *Paralyse* eine vollständige Lähmung, wohingegen die Bewegungsfähigkeit bei der **Parese** vermindert, aber nicht völlig aufgehoben ist.

MEDIZIN

Das **Querschnittssyndrom** entsteht durch eine Unterbrechung des Rückenmarks.
Wenn der gesamte Rückenmarkquerschnitt betroffen ist und alle auf- und absteigenden Bahnen unterbrochen sind, fallen alle sensiblen Empfindungen und alle willkürlichen Bewegungen unterhalb des Schädigungsorts aus. Die Lähmungen unterhalb der Schädigung sind zentrale, also *spastische Lähmungen.* Auf der Höhe der Schädigung kommt es durch die Zerstörung der motorischen Vorderhornzellen zu peripheren, also *schlaffen Lähmungen.*
Außerdem sind vegetative Funktionen (z. B. Blasen-, Darm-, Sexualfunktion) beeinträchtigt.

9.13 Vegetatives Nervensystem

Das **vegetative Nervensystem** steuert lebenswichtige Organfunktionen wie z. B. Atmung, Kreislauf, Stoffwechsel und Wasserhaushalt. Diese unbewusste Steuerung ist durch den Willen kaum beeinflussbar. Das vegetative Nervensystem wird unterteilt in *Sympathikus, Parasympathikus* und *Darmnervensystem.*

9.13.1 Sympathikus und Parasympathikus

Lange bekannt sind **Sympathikus** und **Parasympathikus.** Sie haben oft gegensinnige Wirkungen (→ Abb. 9.30, → Tab. 9.2). Der Sympathikus wird v. a. bei nach *außen* gerichteten Aktivitäten erregt (z. B. körperliche Arbeit, Stress). Der Parasympathikus dominiert dagegen bei nach *innen* gerichteten Körperfunktionen (z. B. Essen). Durch das Zusammenspiel beider erfolgt ständig eine optimale Anpassung an die jeweiligen Bedürfnisse des Körpers.

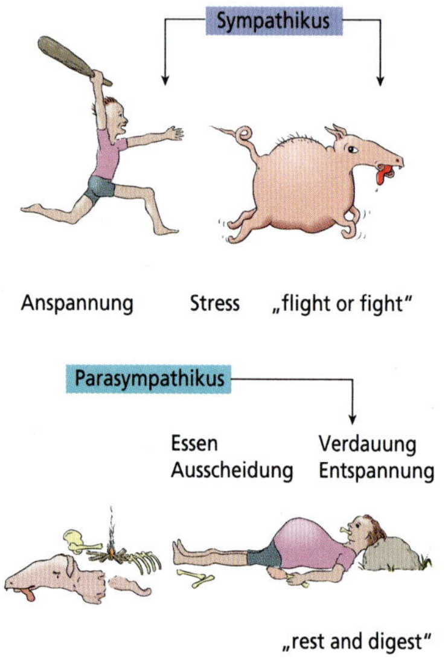

Abb. 9.30 Die gegensätzlichen Funktionen von Sympathikus und Parasympathikus.

9.13.2 Zentrale Anteile von Sympathikus und Parasympathikus

Die zentralen Anteile des vegetativen Nervensystems (→ Abb. 9.31) regeln die Aktivitäten der Organe, die durch das periphere vegetative System innerviert werden. Diese Regelung kann auf unterschiedlichen Ebenen erfolgen:

- Darm-, Harnblasen- und Sexualfunktionen werden teilweise schon auf Rückenmarksebene reguliert
- Die Regulationszentren für Atmung, Herz und Kreislauf liegen im Hirnstamm
- Komplexere vegetative Funktionen, z. B. die Körpertemperatur, werden vom Zwischen- und zum Teil Großhirn gesteuert.

9.13.3 Periphere Anteile von Sympathikus und Parasympathikus

Beim vegetativen Nervensystem besteht der *periphere* efferente Leitungsweg im Gegensatz zum willkürlichen Nervensystem immer aus *zwei* Neuronen.

Peripherer Sympathikus

Der **periphere Sympathikus** hat seinen Ursprung in Neuronen in den Seitenhörnern des Rückenmarks. Über die Vorderwurzel verlassen die Axone gemeinsam mit dem jeweiligen Spinalnerv das Rückenmark und ziehen zum nur wenige Zentimeter vom Wirbelkörper entfernten rechten oder linken **Grenzstrang** (→ Abb. 9.31). Dort sind die segmentartig angelegten **Grenzstrangganglien** perlschnurartig über Nervenfasern miteinander verknüpft.

Die **präganglionären Axone** (vom ZNS zum Ganglion) zur Versorgung der Kopf-, Hals- und Brustregion werden in den Grenzstrangganglien auf **postganglionäre Neurone** (vom Ganglion zum Endorgan) umgeschaltet. Von den Grenzstrangganglien aus ziehen die Nervenfasern des Sympathikus wieder zu den Spinalnerven und mit diesen zu den einzelnen Organen.

Im Bauch- und Beckenbereich ziehen die sympathischen Nervenfasern ohne Umschaltung durch den Grenzstrang und werden dann in **prävertebralen Ganglien** nahe den großen Arterien umgeschaltet. Von hier aus schließen sich die sympathischen – z. T. auch parasympathischen – Nervenfasern zu großen Nervengeflechten (Plexus) zusammen. Beispiele sind der **Plexus coeliacus** und der **Plexus aorticus abdominalis** im Bauchraum.

Eine Besonderheit des peripheren Sympathikus ist das **Nebennierenmark.** Die postganglionären Neurone haben sich hier zu den sog. **chromaffinen Zellen** des Nebennierenmarks umgewandelt und setzen bei Sympathikusreizung Adrenalin und Noradrenalin frei (→ 11.6.5).

Peripherer Parasympathikus

Der Ursprung des **peripheren Parasympathikus** liegt in Kerngebieten des Hirnstamms und den Seitenhörnern des Sakralmarks (S2–S4 → Abb. 9.31). Von dort aus ziehen die Axone zusammen mit Hirn- oder Spinalnerven zu den **parasympathischen Ganglien,** die im Gegensatz zu den sympathischen Ganglien weit entfernt vom Rückenmark in unmittelbarer Nähe oder sogar innerhalb der Erfolgsorgane liegen. Sie können z. B. als Nervengeflechte an oder in der Wand von Hohlorganen liegen. Solche Nervengeflechte, an denen auch sympathische Fasern enden, liegen z. B. in der Wand von Magen, Darm, Blase und Gebärmutter.

Die Hirnnerven III, VII und IX versorgen parasympathisch den Kopf (III Pupillenmotorik, Akkommodation; VII und IX Tränen-, Nasenschleim- und Speichelsekretion), der X. Hirnnerv (N. vagus) versorgt den gesamten Brustraum und große Teile des Bauchraums. Unterer Bauchraum und Becken werden durch die parasympathischen Fasern aus dem Sakralmark versorgt.

Tab. 9.2 Wichtige Funktionen von Sympathikus und Parasympathikus. In Klammern jeweils der Rezeptortyp, über den die Wirkung vermittelt wird (α_1-, β_1-, β_2-Rezeptoren, muskarinische Azetylcholinrezeptoren = Ach). Die Rezeptorausstattung eines Organs bestimmt, welche Wirkung der Sympathikus bzw. Parasympathikus hat.

Organ	Sympathikuswirkung	Parasympathikuswirkung
Herzmuskel	Zunahme von Herzfrequenz und Kontraktionskraft (β_1)	Abnahme von Herzfrequenz und Kontraktionskraft der Vorhöfe (ACh)
Haut-, Schleimhaut-, Eingeweidegefäße	Verengung (α_1), Erweiterung (β_2)	Keine Wirkung bekannt
Muskelgefäße	Erweiterung (β_2)/Verengung (α_1) je nach Aktivität	Keine Wirkung bekannt
Bronchien	Erweiterung (β_2)	Verengung (ACh)
Speicheldrüsen	Produktion geringer Mengen eines viskösem Sekrets (α_1)	Produktion reichlich dünnflüssigen Sekrets (ACh)
Magen-Darm-Trakt	Verminderung von Tonus und Bewegungen (β_2), Kontraktion der Sphinkteren (α_1)	Steigerung von Tonus und Bewegungen; Entspannung der Sphinkteren (ACh)
Verdauungsdrüsen	Verminderung der Sekretion (β_2)	Steigerung der Sekretion (ACh)
Harnblase	Kontraktion des Sphinkters (α_1), Erschlaffung des Detrusors (β_2)	Kontraktion des Detrusors (ACh)
Schweißddrüsen	Steigerung der Sekretion (ACh)	Keine Wirkung bekannt
Pupille	Erweiterung (α_1)	Verengung (ACh)

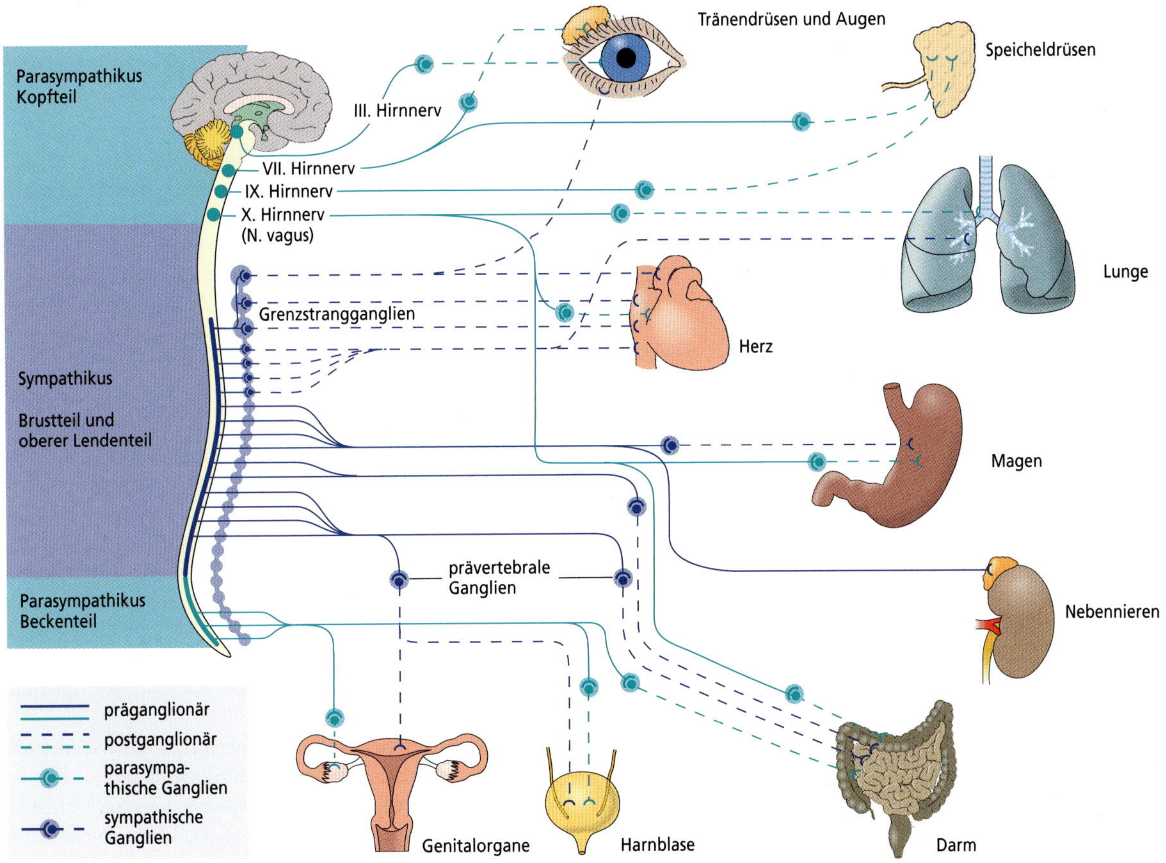

Abb. 9.31 Übersicht über das vegetative Nervensystem. Die Fasern des Parasympathikus ziehen über die Hirnnerven III, VII, IX und X sowie aus dem Sakralmark zu den Organen. Die Fasern des Sympathikus entstammen dem unteren Halsmark, dem Brust- und oberen Lendenmark und ziehen nach Umschaltung im Grenzstrang bzw. in den prävertebralen Ganglien zu den Organen.

9.13.4 Darmnervensystem

Dritter Teil des vegetativen Nervensystems ist das **Darmnervensystem** oder *enterische Nervensystem* (kurz *ENS*). Es steuert die Blutversorgung und die Bewegungen des Magen-Darm-Trakts ebenso wie die Verschlusskraft der Schließmuskeln und die Sekretion der Verdauungssäfte.

Das Darmnervensystem funktioniert auch vollkommen ohne Einfluss des zentralen Nervensystems. Das ZNS kann aber verstärkend oder hemmend auf das Darmnervensystem einwirken und so die Verdauungsfunktionen mit den übrigen Körperfunktionen koordinieren.

Die 100 Millionen Neurone des Darmnervensystems (etwa so viele wie im Rückenmark!) liegen hauptsächlich in zwei Geflechten innerhalb der Darmwand (→ 17.1.4):

- Dem schleimhautnahen **Plexus submucosus** *(Meissner-Plexus)* und
- Dem tiefer gelegenen **Plexus myentericus** *(Auerbach-Plexus).*

Als Transmitter im Darmnervensystem fungieren Azetylcholin (Förderung der Verdauungstätigkeit), Noradrenalin (Hemmung der Verdauungstätigkeit) und Neuropeptide (Hemmung der Verdauungstätigkeit).

SPICKZETTEL

Vegetatives Nervensystem: Teil des Nervensystems zur unbewussten Steuerung von Organfunktionen, z. B. Atmung, Herz-Kreislauf-, Magen-Darm-Tätigkeit.

- **Parasympathikus.** Ursprung in Hirnstamm und Kreuzbeinsegmenten des Rückenmarks. Prinzipiell erholungsfördernd, z. B. Abnahme der Herzfrequenz, Förderung der Verdauungstätigkeit
- **Sympathikus.** Ursprung in Hals-, Brust- und oberen Lendensegmenten des Rückenmarks. Besonderheit Nebennierenmark = umgewandeltes sympathisches Ganglion. Prinzipiell leistungsfördernd, z. B. Anstieg der Herzfrequenz, Hemmung der Magen-Darm-Bewegungen
- **Darmnervensystem** *(enterisches Nervensystem, ENS).* Nervenzellgeflechte in der Darmwand (keine zentralen Anteile) zur Steuerung der Magen-Darm-Tätigkeit.

9.14 Versorgungs- und Schutzeinrichtungen des ZNS

Das empfindliche Gehirn und Rückenmark liegt geschützt im knöchernen Schädel bzw. Wirbelkanal. Zusätzlichen Schutz gewähren drei bindegewebige *Hirnhäute,* die **Meningen,** die Gehirn und Rückenmark bedecken. Von außen nach innen sind dies *Dura mater, Arachnoidea* und *Pia mater.* Zwischen Arachnoidea und Pia mater befindet sich der mit **Liquor** *(Gehirn-Rückenmark-Flüssigkeit)* gefüllte **Subarachnoidalraum,** der das Gehirn wie ein Wasserkissen vor Stößen und schnellen Bewegungen schützt.

MEDIZIN

Bei einer **Meningitis** *(Hirnhautentzündung)* sind die Hirn- und Rückenmarkshäute entzündet, meist infolge einer Infektion. Leitsymptome sind Fieber, Kopfschmerzen, Nackensteife, Lichtempfindlichkeit, Übelkeit und Bewusstseinstrübung. Bei Meningitisverdacht ist immer eine sofortige Krankenhauseinweisung nötig – es besteht Lebensgefahr!

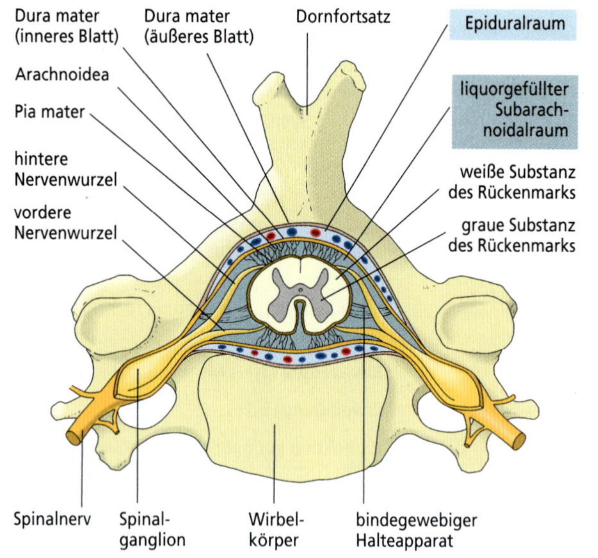

Abb. 9.32 Die Rückenmarkshäute. Da äußeres und inneres Blatt der Dura mater im Gegensatz zum Schädelraum getrennt sind, existiert ein größerer Epiduralraum.

9.14.1 Dura mater

Die aus straffem Bindegewebe (→ 5.3.3) gebildete *harte Hirnhaut* **(Dura mater)** bildet die äußere Hülle des ZNS.

Dura mater des Rückenmarks

Beim Rückenmark besteht die Dura mater aus zwei Blättern (→ Abb. 9.32). Ihr äußeres Blatt liegt dem Wirbelkanal innen an. Ihr inneres Blatt umgibt als derber bindegewebiger Schlauch das Rückenmark und die Wurzeln der Spinalnerven.

Zwischen beiden Durablättern liegt der **Epiduralraum,** hier auch *Periduralraum* genannt, der Fett und Bindegewebe enthält. Dieses Polster schützt das Rückenmark bei Bewegungen der Wirbelsäule.

Dura mater im Schädelraum

Im Schädelraum sind beide Durablätter größtenteils miteinander und mit dem inneren Periost des Schädels verwachsen (→ Abb. 9.33).

An einigen Stellen bildet die Dura feste, bindegewebige Trennwände **(Durasepten)** zwischen den großen Hirnabschnitten, welche die Hirnteile bei Kopfbewegungen in ihrer Position halten:

- Die **Großhirnsichel** *(Falx cerebri)* trennt als senkrechte Wand beide Großhirnhemisphären
- Sie geht in der hinteren Schädelgrube in die **Kleinhirnsichel** *(Falx cerebelli)* über, die entsprechend beide Kleinhirnhemisphären trennt
- Zwischen Groß- und Kleinhirn überspannt das **Kleinhirnzelt** *(Tentorium cerebelli)* horizontal das Kleinhirn.

An manchen Stellen sind die ansonsten fest verwachsenen Durablätter jedoch voneinander getrennt. Dadurch entstehen starrwandige Kanäle, die **Sinus,** die das Venenblut aus dem gesamten Schädelraum auffangen und über die V. jugularis interna (→ Abb. 15.11) in die obere Hohlvene ableiten.

9.14.2 Arachnoidea

Die mittlere Schicht heißt wegen ihres spinnwebenartigen Aussehens *Spinnwebenhaut* oder **Arachnoidea.** Sie ist fast gefäßlos und liegt der Dura mater innen an. Zwischen Dura mater und Arachnoidea liegt der extrem schmale **Subduralraum** (→ Abb. 9.33).

Im Bereich der Sinus stülpen sich knopfförmige Wucherungen der Arachnoidea in den venösen Raum vor: die **Arachnoidalzotten.** Aus diesen Zotten wird der Liquor aus den Hohlräumen von Rückenmark und Gehirn in das Venensystem abgeleitet (→ 9.14.4).

9.14.3 Pia mater

Die zarte *innere Hirnhaut* (**Pia mater** → Abb. 9.32, → Abb. 9.33) enthält zahlreiche Blutgefäße und bedeckt unmittelbar die Oberfläche des Nervengewebes. Sie folgt ihr bis in alle Vertiefungen hinein.

Zwischen Arachnoidea und Pia mater liegt der erwähnte Subarachnoidalraum. Feine Bindegewebstrabekel der Arachnoidea spannen sich durch den Subarachnoidalraum und bewirken zusammen mit dem Liquor eine stoßsichere Aufhängung des Gehirns in der Schädelhöhle.

An einigen Stellen im Gehirn erweitert sich der Subarachnoidalraum zu weiteren Räumen – den **Liquorzisternen** (z. B. zur Kleinhirnzisterne → Abb. 9.35).

Arachnoidea und Pia mater werden auch als **weiche Hirnhaut** zusammengefasst.

MEDIZIN

Rückenmarksnahe Leitungsanästhesien nutzen die enge räumliche Beziehung der Nervenwurzeln zueinander zur Schmerzausschaltung in Unterbauch, unterer Extremität, Geschlechtsorganen und Analgegend:

- Wird das Lokalanästhetikum in den Epiduralraum gespritzt, handelt es sich um eine **Periduralanästhesie** *(Epiduralanästhesie).* Sie ist im gesamten Wirbelsäulenbereich möglich, wird jedoch meist im Lendenwirbelsäulenbereich durchgeführt
- Bei der **Spinalanästhesie** wird der liquorhaltige Subarachnoidalraum im Bereich der Lendenwirbelsäule unterhalb des Rückenmarks punktiert.

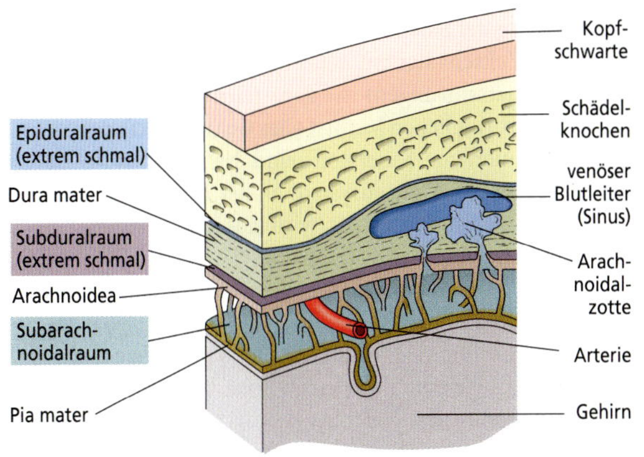

Abb. 9.33 Die Hirnhäute. Die beiden Blätter der Dura mater sind im Hirnbereich verwachsen, ein Epiduralraum existiert praktisch nicht.

SPICKZETTEL

Meningen *(Hirn- und Rückenmarkshäute):* Bindegewebige Schichten, welche das ZNS umhüllen und schützen. Von außen nach innen

- **Dura mater** *(harte Hirnhaut).* Derbe Schicht aus zwei Blättern, die im Schädel miteinander verwachsen sind. Bildet im Gehirn die **Durasepten** und die **venösen Sinus,** im Rückenmarkbereich umschließen die beiden Blätter den **Epiduralraum**
- **Subduralraum.** Sehr schmaler Spalt unterhalb der Dura
- **Arachnoidea** *(Spinnwebenhaut).* Lockere bindegewebige Schicht innen an der Dura
- **Subarachnoidalraum.** Durch Arachnoideatrabekel überspannter und mit *Liquor* gefüllter Raum zwischen Arachnoidea und Pia mater
- **Pia mater** *(innere Hirnhaut).* Lockere bindegewebige Schicht mit Blutgefäßen unmittelbar auf dem Gehirn. Pia mater und Arachnoida bilden die **weiche Hirnhaut.**

9.14.4 Liquor

Der **Liquor** *(Liquor cerebrospinalis, Gehirn-Rückenmark-Flüssigkeit)* ist eine klare, farblose Flüssigkeit, die die Hohlräume im Gehirn sowie den Subarachnoidalraum ausfüllt. Ein Erwachsener hat ca. 150 ml Liquor.

Durch den Liquor wird das Nervengewebe gestützt und wie von einem Wasserkissen vor der Schwerkraft, schädigender Stoßeinwirkung, Reibung oder Druck geschützt. Daneben hat der Liquor wichtige Funktionen beim Stoffaustausch zwischen Blut und Nervengewebe: Er erhält Nährstoffe aus dem Blut, versorgt damit das Nervensystem und transportiert Stoffwechselprodukte aus dem Nervengewebe ab.

Gebildet wird der Liquor in **Plexusepithelzellen** (spezialisierten Ependymzellen → 5.5.2) der **Plexus choroidei.** Dies sind gefäßreiche und mit Ependym überzogene Ausstülpungen der Pia mater in die Ventrikel. Der Liquor durchströmt die Ventrikel (Hohlräume des Gehirns, → 9.14.5, → Abb. 9.34) und gelangt dann in den Subarachnoidalraum. Dort wird er von den Arachnoidalzotten resorbiert und in die Sinus, also das Venensystem, abgeleitet (→ Abb. 9.35). Beim Erwachsenen werden täglich ca. 500 ml Liquor gebildet und umgekehrt resorbiert.

9.14.5 Liquorräume

Man unterscheidet innere und äußere Liquorräume im ZNS.

Innere Liquorräume

Zu den **inneren Liquorräumen** rechnet man das Ventrikelsystem des Gehirns und den Zentralkanal im Rückenmark (→ Abb. 9.34, → Abb. 9.35).

Es gibt vier **Ventrikel** *(Hirnventrikel, Hirnkammern):* Die beiden **Seitenventrikel** (*1.* und *2. Ventrikel*) sind lange, bogenförmige Hohlräume in den Großhirnhemisphären. Sie stehen über die beiden **Zwischenkammerlöcher** *(Foramina interventricularia)* mit dem **3. Ventrikel** im Zwischenhirn in Verbindung.

Über den **Aquädukt,** einen schmalen Kanal im Mittelhirn, besteht eine Verbindung zwischen dem 3. und **4. Ventrikel.** Der 4. Ventrikel setzt sich in den **Zentralkanal** des Rückenmarks fort und hat außerdem drei Öffnungen zum Subarachnoidalraum. Durch diese Öffnungen stehen die inneren Liquorräume mit den äußeren in Verbindung.

Äußerer Liquorraum

Der Subarachnoidalraum (→ Abb. 9.32, → Abb. 9.33, → Abb. 9.35) mit den Zisternen umschließt als **äußerer Liquorraum** Gehirn und Rückenmark.

Blut-Liquor-Schranke

Der Liquor wird in den Plexus choroidei durch Filtrations- und Sekretionsvorgänge aus Blutplasma gebildet. Damit dabei keine schädlichen Stoffe aus dem Blut zum Nervengewebe gelangen, besteht dort eine der Blut-Hirn-Schranke (→ 5.5.2) entsprechende Barriere, die **Blut-Liquor-Schranke.** Sie wird von Kapillarendothel, Basalmembran und Plexusepithelzellen gebildet.

Die Blut-Liquor-Schranke ist klinisch bedeutsam, da sie (außer, wenn sie z. B. bei Meningitis entzündet und damit undicht ist) nur von wenigen *liquorgängigen* Medikamenten passiert werden kann.

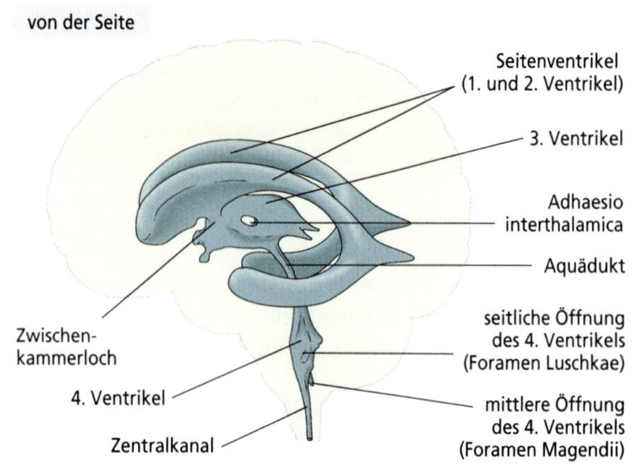

Abb. 9.34 Das Ventrikelsystem des Gehirns. Die beiden Seitenventrikel sind über Zwischenkammerlöcher mit dem 3. und 4. Ventrikel verbunden. Der dünne Aquädukt verbindet 3. und 4. Ventrikel. Von dort aus bestehen zwei seitliche und eine mittlere Öffnung zum Subarachnoidalraum.

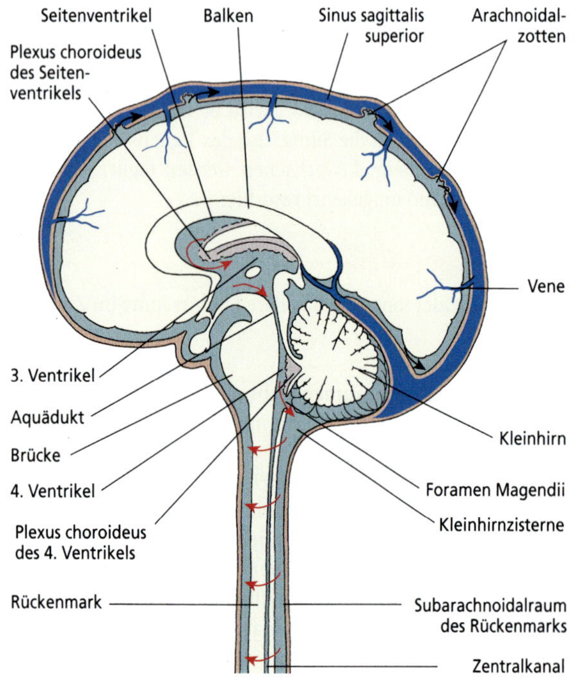

Abb. 9.35 Die Liquorräume mit Bildungsorten und Strömungsrichtung (Pfeile) des Liquors. Der Liquor wird in den Plexus choroidei der Ventrikel gebildet, umspült Gehirn und Rückenmark und tritt über die Arachnoidalzotten ins venöse System über.

Lumbalpunktion

Einige Erkrankungen des ZNS und/oder seiner Hüllen (z. B. Meningitis, → 9.14) verändern die Liquorzusammensetzung, sodass die laborchemische und mikroskopische **Liquoruntersuchung** wichtige diagnostische Hinweise geben kann.

Zur Liquorentnahme wird der Subarachnoidalraum in der Regel im unteren LWS-Bereich punktiert **(Lumbalpunktion).** Der Patient bzw. die Patientin liegt oder sitzt mit gekrümmtem Rücken. Dann werden zwischen den Dornfortsätzen des dritten und vierten Lendenwirbels Haut und Bänder der Wirbelsäule bis zum liquorgefüllten Wirbelkanal durchstochen. Hier ist die Punktion gefahrlos, da das Rückenmark bereits auf Höhe des zweiten Lendenwirbelkörpers endet.

Hydrozephalus

Ist das Gleichgewicht zwischen Liquorproduktion und -resorption gestört, kommt es zum **Hydrozephalus** mit einer vermehrten Liquormenge in den Ventrikeln *(Hydrocephalus internus)* oder im Subarachnoidalraum *(Hydrocephalus externus).* Bei Kleinkindern vergrößert sich außerdem der Schädel.

SPICKZETTEL

Liquor *(Liquor cerebrospinalis, Gehirn-Rückenmark-Flüssigkeit):* Wässrige Flüssigkeit in den Hohlräumen von Gehirn und Rückenmark und im Subarachnoidalraum. Ernährungs- und Schutzfunktion für das ZNS **(Blut-Liquor-Schranke).**
Liquorräume: Liquor führende Räume in und um das ZNS. Unterteilt in

- **Innere Liquorräume (Ventrikel** im Gehirn, **Zentralkanal** im Rückenmark)
- **Äußeren Liquorraum** (Subarachnoidalraum).

9.14.6 Blutversorgung des ZNS

Arterien des Gehirns

Das Gehirn hat einen sehr hohen Sauerstoffbedarf und reagiert gleichzeitig sehr empfindlich auf Sauerstoffmangel: Schon eine Unterbrechung der Sauerstoffzufuhr für wenige Minuten kann zu irreparablen Zellschäden mit neurologischen Ausfällen (Lähmungen, Sensibilitätsstörungen) bis zum **Hirntod** führen, das heißt dem unwiederbringlichen Verlust aller Gehirnfunktionen.

Die kontinuierliche Sauerstoff- und Nährstoffzufuhr des Gehirns wird über ein Arteriensystem an der **Hirnbasis** (Unterseite des Gehirns) gewährleistet. Es wird aus den paarigen *inneren Halsschlagadern* **(Aa. carotides internae)** und in geringerem Umfang den *Wirbelschlagadern* **(Aa. vertebrales)** gespeist (→ Abb. 9.36, → Abb. 9.37).

- Die A. carotis interna gibt zunächst Äste zum Auge und zur Hirnanhangsdrüse ab. Ihre beiden Endäste – die *vordere* und *mittlere Großhirnschlagader* (**A. cerebri anterior** und **media**) – versorgen die vorderen und mittleren Hirngebiete
- Die Aa. vertebrales vereinigen sich nach Durchtritt durch das große Hinterhauptloch an der Hirnbasis zur *Schädelbasisarterie* **(A. basilaris).** Aa. vertebrales und A. basilaris versorgen Hirn-

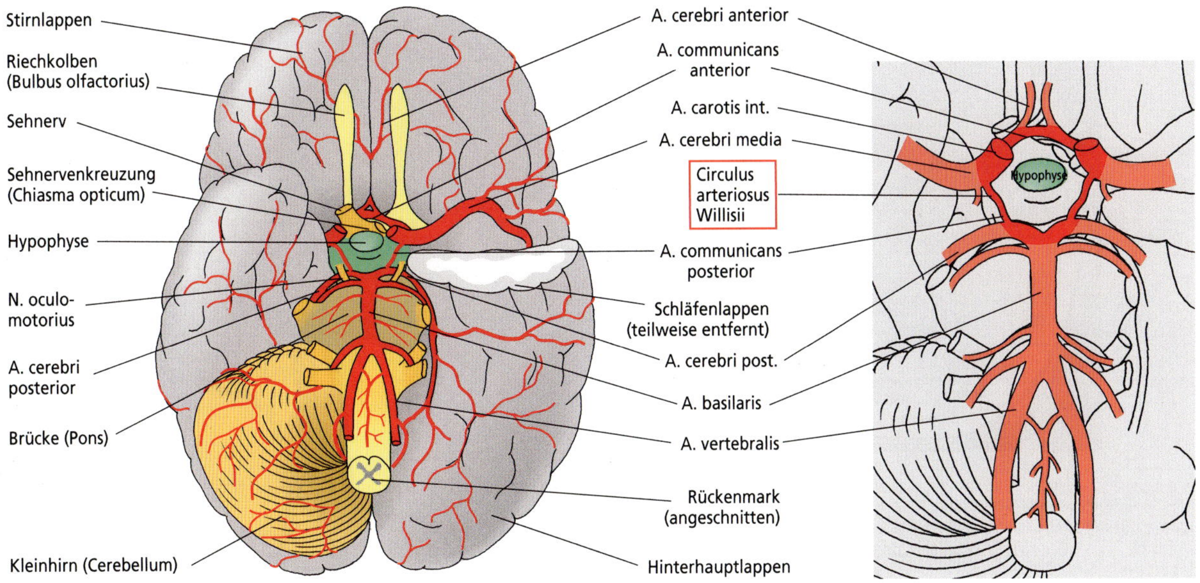

Abb. 9.36 Links die Hirnarterien im Bereich der Hirnbasis (Ansicht von unten). Rechts Circulus arteriosus Willisii im Detail.

stamm und Kleinhirn. Später teilt sich die A. basilaris in die beiden *hinteren Großhirnschlagadern* **(Aa. cerebri posteriores)** zur Versorgung von Hirnbasis und hinteren Hirnarealen

- Damit eine Unterbrechung der Blutzufuhr in einem dieser Gefäße nicht sogleich zum Untergang von Hirngewebe führt, sind die Arterien über Verbindungsäste (**A. communicans anterior** und **posterior,** *vordere* bzw. *hintere Verbindungsarterie*) zu einem Gefäßring (**Circulus arteriosus Willisii** = *Circulus arteriosus cerebri*) verbunden. Bei nicht wenigen Menschen ist dieser allerdings nicht vollständig ausgebildet.

Arterien des Rückenmarks

Das Rückenmark wird über Arterien aus der A. vertebralis, den Zwischenrippenarterien und der Aorta versorgt. Sie gelangen durch die Zwischenwirbellöcher in den Wirbelkanal und bilden dort ein Arteriennetz.

Schlaganfall

MEDIZIN

Eine der häufigsten Erkrankungen des Gehirns v. a. im höheren Alter und wesentliche Ursache für Pflegebedürftigkeit ist der **Schlaganfall** *(zerebraler Insult)*.

Beim Schlaganfall geht Hirngewebe durch eine arterielle Durchblutungsstörung zugrunde (→ Abb. 9.38). Am häufigsten ist eine Einengung oder ein Verschluss einer großen Hirnarterie die Ursache, oft infolge Arteriosklerose. Seltener liegt eine Blutung aus einer Hirnarterie zugrunde.

Von einem Schlaganfall ist vor allem die A. cerebri media (→ Abb. 9.36) betroffen. Gemäß ihrem Versorgungsgebiet (→ Abb. 9.37, → Abb. 9.38) fallen die Willkürmotorik und/oder die Sensibilität auf der *gegenüberliegenden* Körperseite aus, denn durch die Kreuzung der Pyramidenbahn und der aufsteigenden sensiblen Bahnen ist jeder Körperbereich in der gegenüberliegenden Hirnhälfte repräsentiert. Die Halbseitenlähmung (Hemiparese/Hemiplegie) ist in der Akutphase eine *schlaffe* Lähmung, die später häufig in eine *spastische* Lähmung übergeht (→ 9.12). Je nach Ausdehnung des Schlaganfalls können zusätzliche Ausfälle wie Sprach- oder Sehstörungen oder eine Bewusstseinstrübung bestehen.

Die genannten neurologischen Störungen können auch nur kurzzeitig auftreten. Solche flüchtigen Ausfälle sind als Warnzeichen eines drohenden „großen" Schlaganfalls zu werten und müssen unverzüglich diagnostisch abgeklärt werden.

Evtl. kann versucht werden, das verschlossene Gefäß durch Medikamente oder mechanische Thrombusentfernung wiederzueröffnen. Ansonsten soll die medikamentöse Behandlung einen

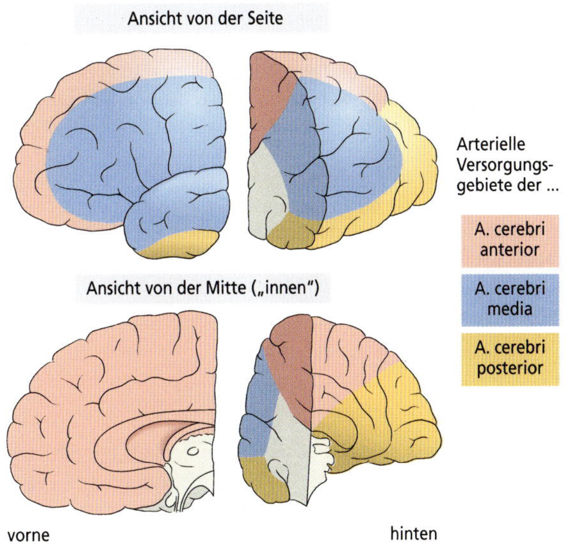

Abb. 9.37 Die arterielle Versorgung des Großhirns.

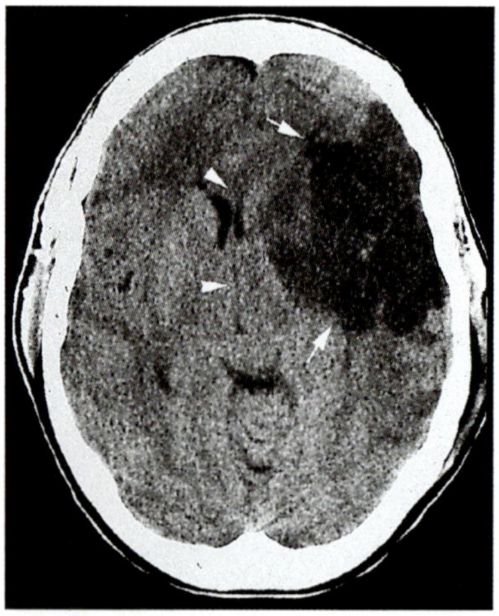

Abb. 9.38 CT des Schädels einen Tag nach einem Schlaganfall. Das untergegangene Gehirngewebe ist dunkler als das gesunde (→), und durch die Raumforderung sind die Ventrikel zusammengedrückt und ist die Mittellinie verlagert (►). [M500]

weiteren Nervenzelluntergang in der Umgebung der abgestorbenen Zellen verhindern und das Risiko erneuter Schlaganfälle vermindern.

PFLEGE

Patienten und Patientinnen mit einem ausgedehnten **Schlaganfall** sind meist halbseitengelähmt und haben nicht selten Sprachstörungen oder sind psychisch verändert. Entsprechend umfangreich ist ihre Pflege:

Neben der Dekubitus- und Kontrakturenprophylaxe gilt den Schluckstörungen besonderes Augenmerk, da eine Aspiration nicht selten prognoseentscheidend ist. Bei Blasenentleerungsstörungen muss ggf. katheterisiert werden.

Nicht nur Lähmungen, sondern z. B. auch Störungen im Handlungsentwurf **(Apraxien)** erschweren alltägliche Handlungen oder machen sie gar unmöglich – der bzw. die Betroffene hat z. B. „vergessen", wie man sich anzieht.

Am besten geeignet zur Wahrnehmungs- und Bewegungsförderung ist das **Bobath-Konzept.** Es greift in alle Aktivitäten des täglichen Lebens ein, der bzw. die Erkrankte wird dadurch gewissermaßen den ganzen Tag behandelt. Die stärker betroffene Seite wird von Anfang an in alle Tätigkeiten mit einbezogen, bei allen Aktivitäten werden normale, beidseitige Bewegungsmuster gefördert.

Ganz wichtig ist auch fortwährende psychische Unterstützung der Betroffenen, die oft von einem Augenblick auf den anderen ihre Selbstständigkeit verloren haben. Durch konsequente, möglichst früh beginnende aktivierende Pflege und Physiotherapie erlangen aber viele zumindest einen Teil der Fähigkeiten zurück.

9.14.7 Venen des Gehirns

Der venöse Abfluss aus dem Schädelraum verläuft in erster Linie durch dünnwandige, klappenlose Venen, die zum großen Teil unabhängig von den Arterien verlaufen.

- Die **äußeren Hirnvenen** sammeln das Blut von der Oberfläche des Gehirns und leiten es über **Brückenvenen** in die verschiedenen **Sinus** (→ 9.14.1), muskelfreie, starrwandige Venenkanäle

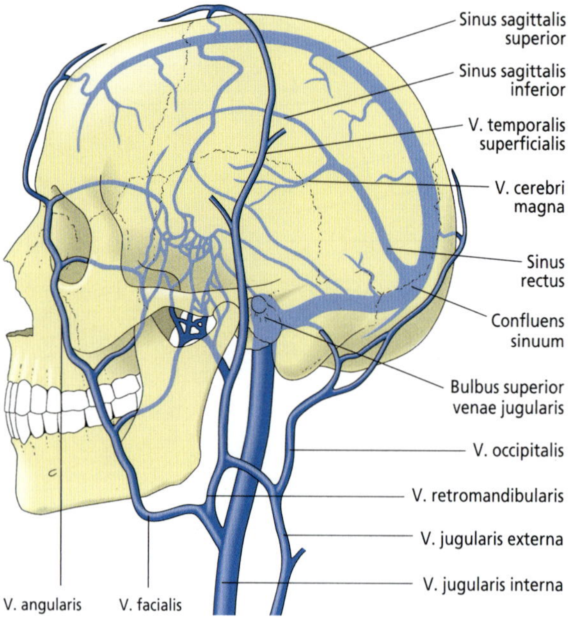

Abb. 9.39 Gehirnvenen und -sinus.

- Die **inneren Hirnvenen** führen das Blut aus den zentralen Teilen des Gehirns und münden letztlich über die **V. cerebri magna** (*große Gehirnvene,* → Abb. 9.39) in den *Sinus rectus*
- Größter Sinus ist der **Sinus sagittalis superior** *(oberer Längsleiter)* am oberen Ansatz der Großhirnsichel. Entsprechend verläuft der **Sinus sagittalis inferior** *(unterer Längsleiter)* am unteren Rand der Großhirnsichel und geht dann in den **Sinus rectus** *(gerader Blutleiter)* über. Sinus rectus und Sinus sagittalis superior fließen am Hinterkopf zusammen und münden über die beiden **Sinus transversus** (*quere Blutleiter* quer über das Hinterhauptbein) in die S-förmigen **Sinus sigmoidei** *(Sigma-Sinus)*
- Die Sinus sigmoidei führen das Blut zur rechten und linken V. jugularis interna (innere Drosselvene), die das Blut über rechte und linke V. brachiocephalica letztlich in die V. cava superior (obere Hohlvene) ableiten (→ 15.2.3).

SPICKZETTEL

Gehirnversorgende Arterien:

- **A. carotis interna** *(innere Halsschlagader)* → v. a. **A. ophthalmica** *(Augenschlagader)*, **A. cerebri anterior** und **media** (*vordere* und *mittlere Großhirnschlagader*), für vordere und mittlere Gehirnteile
- **Aa. vertebrales** *(Wirbelschlagadern)* → **A. basilaris** (*Schädelbasisschlagader* → Hirnstamm, Kleinhirn) → **Aa. cerebri posteriores** *(hintere Großhirnschlagadern)*, für Hirnbasis und hintere Gehirnteile.

Circulus arteriosus Willisii *(Circulus arteriosus cerebri):* Gefäßring an der Hirnbasis aus Aa. cerebri anteriores, Aa. cerebri mediae und Aa. cerebri posteriores sowie Verbindungsarterien.

Hirnvenen: Klappenlose Venen, die aus der Tiefe oder der Oberfläche des Gehirns kommend letztlich alle in die **Sinus** *(venösen Blutleiter)* der Dura münden.

9.15 Lernen und Gedächtnis

Für den Menschen ganz wichtige „höhere“ Leistungen sind **Lernen und Gedächtnis,** also die Fähigkeit, neue Gedächtnisinhalte aufzunehmen und wieder abzurufen (zu erinnern).

An der Bildung von Gedächtnisinhalten sind stets viele Neurone beteiligt. Man stellt sich vor, dass zahlreiche Neurone miteinander verknüpft sind und so eine Art Netz oder Kreis bilden, in dem ein bestimmter *Gedächtnisinhalt* **(Engramm)** gespeichert ist. Dieses Netz heißt **neuronales Ensemble.**

Die Tatsache, dass jedes Neuron durch unterschiedliche Verknüpfung mit anderen Neuronen an vielen Netzen beteiligt sein kann, erklärt sowohl, dass das Gedächtnis im Gehirn nicht genau lokalisiert werden kann, als auch die unüberschaubare Zahl verschiedener Gedächtnisinhalte, die unser Gehirn speichern kann.

Sensorisches, Kurz- und Langzeitgedächtnis

Unser Gedächtnis kann nur eine begrenzte Menge an Informationen speichern, und es wäre auch gar nicht sinnvoll, sämtliche Sinneseindrücke unabhängig von ihrer Bedeutung für immer zu speichern.

Das Gedächtnis funktioniert wie mehrere hintereinanderliegende Speicher, die sich u. a. in maximal möglichem Zufluss pro Zeiteinheit, Funktionsweise, Speicherkapazität und -dauer unterscheiden (**Mehrspeichermodell** → Abb. 9.40).

In jeder Sekunde empfängt unser Gehirn unzählige Sinneseindrücke. Diese werden, ohne dass wir uns dessen bewusst sind, durch den **sensorischen Informationsspeicher** *(Ultra-Kurzzeitgedächtnis)* für wenige Millisekunden bis etwa eine Sekunde bereitgehalten und dann mit neuen Informationen „überschrieben“. Innerhalb dieser Zeit wird u. a. geprüft, ob die Wahrnehmungen von Bedeutung sind oder nicht. Wahrscheinlich beruht der sensorische Speicher auf flüchtigen elektrischen Erregungen.

Das **Kurzzeitgedächtnis** hält schon etwas länger vor, und zwar einige Minuten. Seine Kapazität ist gering, auch hier werden ältere Inhalte ständig durch neue ersetzt. Als neurophysiologische Grundlage des Kurzzeitgedächtnisses gilt die **frühe Langzeitpotenzierung:** Wird ein Neuron besonders stark oder oft gereizt, so werden neben **AMPA**- auch **NMDA-Rezeptoren** für den Transmitter Glutamat aktiviert. Über mehrere Zwischenschritte resultiert eine Empfindlichkeitssteigerung der AMPA-Rezeptoren und damit eine anhaltende Verstärkung des postsynaptischen Potenzials auch nach Einzelreizen (→ 9.3.1).

Nur besonders wichtige Gedächtnisinhalte werden vom Kurzzeit- in das **Langzeitgedächtnis** überführt und teilweise ein Leben lang gespeichert. Bei länger dauernder starker Erregung einer Nervenzelle werden im Zellkern bestimmte Gene aktiviert und die Synthese der „entsprechenden“ Proteine gesteigert. Dies führt beispielsweise zur Bildung neuer Synapsen oder Rezeptoren. Dieser Vorgang wird als **späte Langzeitpotenzierung** bezeichnet. Auch epigenetische Mechanismen (→ 4.5) sind möglicherweise beteiligt.

Voraussetzung von Kurz- und Langzeitgedächtniss sind „lernfähige“, *plastische Synapsen,* die nach ihrem „Entdecker“ *Donald Hebb* als **Hebb-Synapsen** bezeichnet werden. Im Gegensatz zu „normalen“ Synapsen können sie durch eintreffende Erregungen verändert werden.

Deklaratives und nichtdeklaratives Gedächtnis

Neben der zeitlichen Unterteilung gibt es eine qualitative Unterteilung des Gedächtnisses:

- Das **deklarative** oder *explizite* **Gedächtnis** beinhaltet das Faktenwissen, z. B. Namen oder Jahreszahlen von Ereignissen. Diese Inhalte können in Sprachform (deklarativ) wiedergegeben werden
- Das **nichtdeklarative** oder *implizite* **Gedächtnis** speichert u. a. Informationen über die Fähigkeiten, bestimmte Dinge auszuführen, z. B. zu schreiben oder ein Instrument zu spielen.

MEDIZIN

Bei einer **Amnesie** kommt es zu einer Gedächtnislücke in Zusammenhang mit einem schädigenden Ereignis.

- Bekannt ist die **retrograde Amnesie** nach einem Schädel-Hirn-Trauma, bei der sich der bzw. die Betroffene an die letzten Minuten *vor* dem Unfall nicht mehr erinnern kann
- Bei der **anterograden Amnesie** besteht eine Gedächtnislücke für die Zeit *nach* der Schädigung.

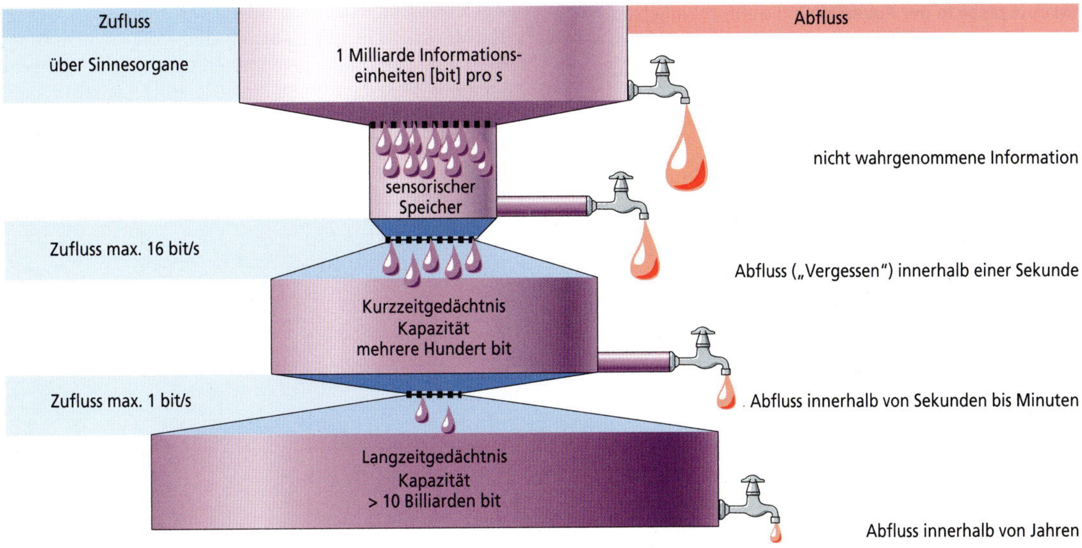

Abb. 9.40 Mehrspeichermodell des Gedächtnisses mit sensorischem Speicher, Kurz- und Langzeitgedächtnis

SPICKZETTEL

Gedächtnis: Fähigkeit, Informationen aufzunehmen, zu speichern und wieder abzurufen. Unterteilt nach
- Zeit in **sensorischen Informationsspeicher** *(Ultra-Kurzzeitgedächtnis,* höchstens etwa eine Sekunde), **Kurzzeitgedächtnis** (einige Minuten), **Langzeitgedächtnis** (bis lebenslang)
- Art des Wissens in **deklaratives Gedächtnis** *(explizites Gedächtnis,* bewusstes Faktenwissen) und **nichtdeklaratives Gedächtnis** *(implizites Gedächtnis,* nicht bewusstes Können von Fertigkeiten, Gewohnheiten, Verhalten)

9.16 Gehirnveränderungen im Laufe des Lebens

Gehirn des Kindes und Jugendlichen

Das Gehirn ist mit der Geburt nicht ausgereift. Zwar sind bei der Geburt schon fast alle Neurone vorhanden. Zum einen findet aber ein wesentlicher Teil der Markscheidenbildung (→ 5.5.3) erst nach der Geburt statt (vor allem in den ersten zwei Lebensjahren, geringer bis ins zweite Jahrzehnt). Zum anderen verändern sich die Synapsen ganz wesentlich: In den ersten drei Lebensjahren vervielfacht sich die Zahl der Synapsen und ermöglicht dem Kind unendlich viele Verknüpfungsmöglichkeiten für Erfahrungen.

Schon früh beginnt aber auch ein Um- und Abbau je nach Aktivität der Synapsen: Häufig gebrauchte Synapsen werden gestärkt, nicht genutzte „zurückgebaut". Dieses „Zurechtstutzen" wird auch als **Pruning** bezeichnet.

Ein zweiter starker Umbau findet während der Pubertät statt: Kurz vor der Pubertät vermehren sich die Synapsen abermals, um in den Folgejahren je nach Beanspruchung wiederum „ausgedünnt" zu werden. Diese Umbauvorgänge im Gehirn werden heute als Mitursache für Stimmungsschwankungen, schlechtes Einfühlungsvermögen und manchmal wenig vorausschauendes Handeln Pubertierender angesehen.

Im Erwachsenenalter dann ist das Gehirn nicht mehr ganz so flexibel, arbeitet dafür aber umso schneller.

MEDIZIN

Die **Umbauprozesse in der Pubertät** sind wahrscheinlich auch der Grund dafür, dass Alkohol und andere Drogen während dieser Zeit besonders großen Schaden anrichten und besonders schnell zur Abhängigkeit führen.

Altersveränderungen des Gehirns

Bei älteren Menschen lassen sich verschiedene Altersveränderungen des Gehirns feststellen:
- Eine (eher geringe) Abnahme der Nervenzellzahl
- Eine Abnahme der Synapsen und Änderungen im Neurotransmitterhaushalt
- Eine relativ starke Abnahme von Ganglienzellen und Astrozyten
- Die Einlagerung eines gelblich-braunen „Alterspigments", des Lipofuszins (→ 3.3.5)
- Sog. senile Plaques und neurofibrilläre Degeneration
- Eine Verschmälerung der Hirnwindungen und Erweiterung der Liquorräume **(Hirnatrophie)**
- Bindegewebige Verdickungen der Hirnhäute.

Wie genau diese beobachtbaren Veränderungen in Zusammenhang stehen mit Funktionseinbußen des Gehirns, ist nach wie vor in weiten Bereichen unklar. Hinzu kommt, dass viele Gehirnleistung kaum zu messen sind. Objektivierbar bei älteren Menschen sind beispielsweise Veränderungen im Schlafprofil (→ 9.7.5) oder eine langsamere Reaktion bei Reaktionstests (die Nervenleitungsgeschwindigkeit nimmt bis zum 70. Lebensjahr um ca. 20 % ab).

Viele „höhere" Funktionen bleiben aber sehr lange konstant oder eine Einbuße in einem Teilbereich wird durch einen Zugewinn in anderen Bereichen wettgemacht, so beispielsweise bei der *Intelligenz:*
- Die *kristalline Intelligenz* beinhaltet bildungs-, erfahrungs- und übungsabhängige Leistungen wie z. B. Wortverständnis und Sprachflüssigkeit. Diese Fähigkeiten nehmen mit biologischem Alter kaum ab und sind durch Aktivität und Training sogar noch steigerbar
- Die *fluide Intelligenz* umfasst unter anderem die Fähigkeit zum Wissenserwerb und die Problemlösungsfähigkeit, etwa die (schnelle) Orientierung in neuer Umgebung oder die Beurteilung komplexer Situationen. Sie wird anschaulich oft als „geistige Beweglichkeit" bezeichnet. Die fluide Intelligenz nimmt bereits früh ab, kann aber ebenfalls trainiert werden. Viele ältere Menschen beklagen v. a. eine schlechtere Gedächtnisbildung.

PFLEGE ALTER MENSCHEN

Auch wenn Altersveränderungen des Gehirns v. a. bei sehr alten Menschen nicht zu leugnen sind – die Reserve ist groß und merkbare Einschränkungen treten sehr spät auf. Entscheidend ist außerdem, dass Umbau (also letztlich **Lernen**) zwar nicht mehr so leicht fällt wie in jungen Jahren, aber zeitlebens möglich ist! Viele ältere Menschen, die aufgeschlossen gegenüber Neuem sind und sich geistig betätigen, sind intellektuell leistungsfähiger als 20 Jahre jüngere „Untrainierte".

WIEDERHOLUNGSFRAGEN

1. Wie kann man das Nervensystem gliedern? (→9.1.2)
2. Was ist das Ruhe-, was das Aktionspotenzial, und wie kommen sie zustande? (→9.2.1 →9.2.2, →9.2.3)
3. Wie wird das Ruhepotenzial nach einem Aktionspotenzial wiederhergestellt? (→9.2.4)
4. Wozu braucht das Neuron eine Refraktärzeit? (→9.2.5)
5. Wie ist eine Synapse aufgebaut? (→9.3.1)
6. Welche Funktion haben die Neurotransmitter? (→9.3.2)
7. Wo wirkt Azetylcholin hauptsächlich? (→9.3.2)
8. Welche Funktion hat das Großhirn? (→9.5.1)
9. Woraus besteht die graue Substanz des Großhirns? (→9.5.1)
10. Woraus besteht die weiße Substanz? (→9.5.1)
11. Was befindet sich in der vorderen Zentralwindung des Großhirns? (→9.5.2)
12. Wie unterscheiden sich primäre und sekundäre sensorische Rindenfelder? (→9.5.2)
13. Welche Funktion erfüllt die Pyramidenbahn? (→9.5.3)
14. Wofür ist das extrapyramidale System zuständig? (→9.5.4)
15. Welche Funktion erfüllen die Basalganglien? (→9.5.5)
16. Worauf nimmt das limbische System Einfluss? (→9.5.6)
17. Welches sind die Hauptbestandteile des Zwischenhirns? (→9.6)
18. Wofür ist der Thalamus zuständig? (→9.6.1)
19. Welche Strukturen werden zum Hirnstamm gerechnet? (→9.7)
20. Aus welchen Strukturen besteht das Mittelhirn? (→9.7.1)
21. Wo befinden sich die für das Überleben erforderlichen Steuerungszentren? (→9.7.3)
22. Wie unterscheiden sich der Schlaf beim Säugling, Erwachsenen und alten Menschen? (→9.7.5)
23. Nennen Sie zwei Beispiele für Biorhythmen. (→9.7.5)
24. Wofür ist das Kleinhirn verantwortlich? (→9.8)
25. Wie ist das Rückenmark aufgebaut, welche Funktionen erfüllt es? (→9.9)
26. Wie ist ein Reflexbogen aufgebaut, welche Gruppen von Reflexen werden unterschieden (jeweils mit einem Beispiel)? (→9.10)
27. Welche Funktionen haben die zwölf Hirnnerven? (→9.11.1)
28. Wie sind Spinalnerven aufgebaut, und welche Funktionen haben sie? (→9.11.2, →9.11.3)
29. Welche Wirkungen haben Sympathikus und Parasympathikus? (→9.13.1, →9.13.2, →9.13.3)
30. Welche Aufgaben hat das Darmnervensystem, was zeichnet es aus? (→9.13.4)
31. Wie heißen die drei Hirnhäute? (→9.14.1, →9.14.2, →9.14.3)
32. Welche Funktionen hat der Liquor? (→Abb. 9.14.4)
33. Welche Liquorräume gibt es? (→9.14.5)
34. Stellen Sie kurz die arterielle Blutversorgung des Gehirns dar. (→9.14.6)
35. Wie stellt man sich das Funktionieren des Gedächtnisses vor? (→9.15)

10

SENSIBILITÄT UND SINNESORGANE

LERNZIELÜBERSICHT

10.1 Einführung

- Sinneszellen bzw. -organe informieren das ZNS über den Körper und die Außenwelt.
- Sinnesmodalitäten (Sinne) sind z. B. Hören, Sehen und Schmecken.

10.2 Hautsensibilität

- Die verschiedenen Hautsensoren nehmen Berührung, Druck, Vibration, Juckreiz, Schmerz und Temperatur wahr.

10.3 Nozizeption und Schmerz

- Nozizeptoren warnen als lebensnotwendige Alarmgeber vor schädigenden Einflüssen.
- Man unterscheidet somatischen, viszeralen, neurogenen und psychogenen Schmerz.

10.4 Tiefensensibilität

- Durch Sensoren in Muskeln, Sehnen und Gelenken wird das Gehirn ständig über die Stellung der Glieder informiert.

10.5 Geruchs- und Geschmackssinn

- Geruchssensoren in der Nase nehmen eine Vielfalt von Gerüchen wahr.
- Die Geschmackssensoren sind v. a. im Bereich der Zunge lokalisiert. Sie nehmen die Qualitäten süß, sauer, bitter, salzig, umami und evtl. fettig wahr.

10.6 Auge und Sehsinn

- Das Auge nimmt Lichtreize wahr.
- Durch Hornhaut und Linse werden die Lichtstrahlen gesammelt und auf die Netzhaut projiziert. Hier liegen die Lichtsinneszellen: die Zapfen für die Farb- und die Stäbchen für die Hell-Dunkel-Wahrnehmung.
- Durch Veränderung der Linsenform kann sich das Auge auf verschiedene Entfernungen einstellen (Akkommodation).
- Die Fähigkeit des Auges, sich an unterschiedliche Helligkeiten anzupassen, heißt Hell-Dunkel-Adaptation.
- Die äußeren Augenmuskeln ermöglichen dem Augapfel feine Beweglichkeit.

10.7 Hör- und Gleichgewichtsorgan

- Das Hörorgan reagiert auf Schallreize.
- Man unterscheidet das äußere Ohr mit Ohrmuschel und (äußerem) Gehörgang, das Mittelohr mit Paukenhöhle und Gehörknöchelchen und das Innenohr.
- Im schneckenförmigen Innenohr liegt das Corti-Organ als sinnesaufnehmende Struktur. Die Höreindrücke werden über den N. vestibulocochlearis (HN VIII) zum Gehirn geleitet.
- Ebenfalls im Innenohr liegt das Gleichgewichtsorgan aus Vorhof und drei Bogengängen. Es informiert das Gehirn über Lage und Beschleunigung des Körpers.

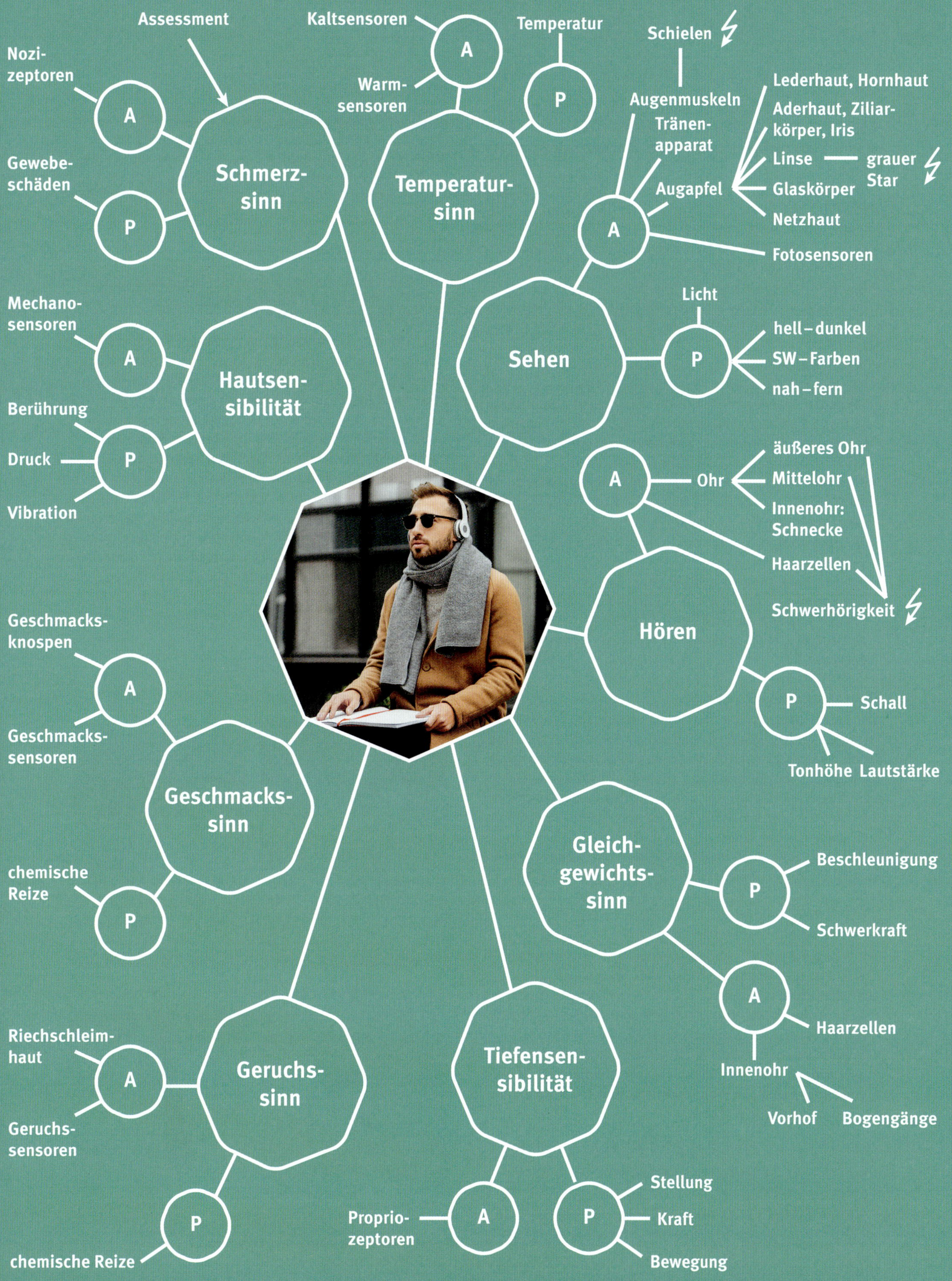

Assessment
Nozi-zeptoren
A
Gewebe-schäden
P
Schmerz-sinn
Kaltsensoren
A
Warm-sensoren
Temperatur
P
Temperatur-sinn
Schielen
Augenmuskeln
Tränen-apparat
Augapfel
Lederhaut, Hornhaut
Aderhaut, Ziliar-körper, Iris
Linse
grauer Star
Glaskörper
Netzhaut
Fotosensoren
A
Sehen
Licht
P
hell – dunkel
SW – Farben
nah – fern
Mechano-sensoren
A
Hautsen-sibilität
Berührung
Druck
P
Vibration
A
Ohr
äußeres Ohr
Mittelohr
Innenohr: Schnecke
Haarzellen
Schwerhörigkeit
Hören
P
Schall
Tonhöhe
Lautstärke
Geschmacks-knospen
A
Geschmacks-sensoren
Geschmacks-sinn
chemische Reize
P
Gleich-gewichts-sinn
P
Beschleunigung
Schwerkraft
A
Haarzellen
Innenohr
Vorhof
Bogengänge
Riechschleim-haut
A
Geruchs-sensoren
Geruchs-sinn
P
chemische Reize
Tiefensen-sibilität
Proprio-zeptoren
A
P
Stellung
Kraft
Bewegung

[J787]

10.1 Einführung

Sensibilität ist die Fähigkeit, Reize aus der Umwelt oder dem Körperinneren wahrzunehmen. Die Sinneseindrücke können über einzelne **Sinneszellen** oder komplexe **Sinnesorgane** vermittelt werden.

Sensoren

Sinnesrezeptoren oder **Sensoren** sind spezialisierte Strukturen oder Zellen (häufig Neurone), die von bestimmten Reizen angeregt werden und diese dann in Form von elektrischen Impulsen oder chemischen Reaktionen weiterleiten.

Ein Reiz ausreichender Stärke bewirkt an einem für diese Reizart empfänglichen Sensor eine Veränderung des Membranpotenzials (→ 9.2).

- In **primären Sinneszellen** entsteht ein *Aktionspotenzial,* das über das Axon der Sinneszelle fortgeleitet wird
- **Sekundäre Sinneszellen** bilden ein *Sensorpotenzial,* teils auch als *Generatorpotenzial* bezeichnet. Sie sind über eine chemische Synapse (→ 9.3.1) mit einer afferenten Nervenfaser verknüpft, welche das Aktionspotenzial bildet und weiterleitet.

Die Sensoren reagieren spezifisch auf eine bestimmte Reizart:

- **Mechanosensoren** reagieren auf mechanische Einwirkungen, etwa Druck oder Zug
- **Thermosensoren** *(Temperatursensoren)* melden Kälte bzw. Wärme
- **Fotosensoren** sprechen auf Licht an
- **Chemosensoren** reagieren z. B. auf Geschmacksstoffe im Mund bzw. Geruchsstoffe in der Nase
- **Nozizeptoren** leiten Schmerzreize infolge von Gewebeschädigungen weiter.

Sinnesmodalität und -qualität

Alle Sinneseindrücke, die durch ein bestimmtes Sensorsystem vermittelt werden, bezeichnet man als *Sinnesmodalität,* kurz **Sinn.** Die fünf klassischen Sinne sind Sehen und Hören als **Fernsinne** sowie Schmecken, Riechen und Tasten als **Nahsinne.** Die Physiologie differenziert (allerdings nicht einheitlich) zusätzliche Sinne, meist den Gleichgewichtssinn, die Tiefensensibilität, Temperatur- und Schmerzempfindung.

Innerhalb einer Sinnesmodalität gibt es verschiedene **Sinnesqualitäten** *(Sinnessubmodalitäten),* etwa das Schmecken von bitter.

Reizleitung und Reizverarbeitung

Die von den Sensoren aufgenommenen und in Nervenimpulse übersetzten Informationen werden über Nerven zu Rückenmark und/oder Gehirn fortgeleitet.

- In Rückenmark und Hirnstamm bewirken sie *unbewusste* Antworten in Form von Reflexen (→ 9.10)
- Impulse, die im Zwischenhirn den Thalamus erreichen, werden dort gefiltert. Nur solche Impulse, die als wichtig beurteilt werden, werden an die Großhirnrinde übermittelt, wo sie eine *bewusste Empfindung* auslösen.

SPICKZETTEL

Sinn *(Sinnesmodalität):* Von einem Sensorsystem/Sinnesorgan vermittelte Wahrnehmung, z. B. Geschmack.
Sinnesqualität: Eigenschaften innerhalb eines Sinnes, z. B. süß, salzig.

Sensor *(Sinnesrezeptor, Rezeptor):* Spezialisierte Zelle, die einen bestimmten Reiz registriert und in elektrische Potenziale umwandelt. **Primäre Sinneszellen** bilden selbst Aktionspotenziale und leiten sie über ein Axon weiter. **Sekundäre Sinneszellen** bilden Sensorpotenziale, die an einem nachgeschalteten Neuron ein Aktionspotenzial hervorrufen.

10.2 Hautsensibilität

In der Haut – als Grenze zur Außenwelt – liegen zahlreiche Sensoren. Als *Oberflächen-* oder **Hautsensibilität** werden üblicherweise zusammengefasst:

- Der **Tastsinn.** Registrierung von *Berührung, Druck und Vibration* durch *Mechanosensoren* ermöglicht die Wahrnehmung äußerer Gegenstände und über „Umweltkontakte" (etwa einen harten Stuhl) auch die Erfahrung der eigenen Körperoberfläche
- Temperatur- und Schmerzempfindung, deren Sensoren allerdings an vielen weiteren Stellen im Körper vorkommen.

Entsprechend gibt es verschiedene **Hautsensoren** (→ Abb. 10.1), die auf bestimmte Reizarten spezialisiert und unterschiedlich dicht auf der Körperoberfläche verteilt sind. Die Hautsensoren bestehen aus Fortsätzen von sensiblen Nervenzellen, die frei in der Haut enden oder in Epithelien oder bindegewebige Strukturen eingebettet sind. Ihre Erregungen werden an die sensorischen Rindenfelder der Großhirnrinde übermittelt (→ Abb. 9.11, → Abb. 9.12).

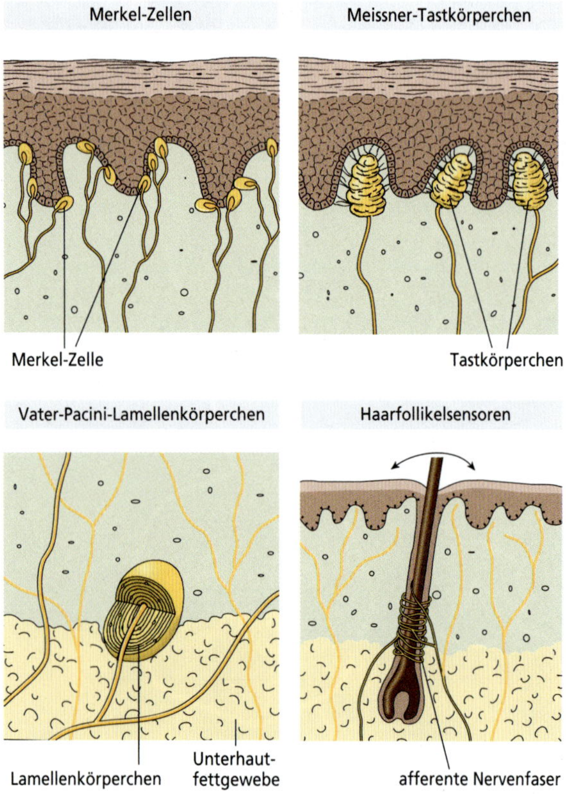

Abb. 10.1 Vier wichtige Mechanosensoren der Haut.

Mechanosensoren

- **Merkel-Zellen** (→ Abb. 10.1) sind spezialisierte Hautzellen in der Oberhaut haarloser Körperregionen (Leistenhaut → 8.1). Besonders reichlich kommen sie an Handflächen und Fußsohlen vor. Die **Ruffini-Körperchen** finden sich in der Lederhaut der behaarten und unbehaarten Haut. Bei beiden handelt es sich um *Drucksensoren*
- Die eiförmigen **Meissner-Tastkörperchen** (→ Abb. 10.1) kommen in der oberen Lederhaut der unbehaarten Haut vor, vor allem in Finger- und Zehenspitzen, Augenlidern und Lippen und äußerem Genitale. Sie registrieren *Berührungen.* In der behaarten Haut erfüllen **Haarfollikelsensoren** diese Aufgabe, das sind Nervengeflechte, welche die Haarwurzeln umgeben
- Die zwiebelartig aufgebauten **Vater-Pacini-Lamellenkörperchen** (→ Abb. 10.1) finden sich in Unterhaut, inneren Organen, Muskeln und Gelenken. Sie sind *Vibrationssensoren*
- **Freie Nervenendigungen** sind afferente Nervenfasern ohne Hülle. Sie dienen nicht nur als Mechanosensoren, sondern nehmen auch Temperatur- und Schmerzreize sowie Juckreiz wahr.

Im Alter lässt die Hautsensibilität und dabei vor allem der Vibrationssinn nach.

PFLEGE VON KINDERN

Die **Haut als größtes Sinnesorgan** hat großen Einfluss auf das Wohlgefühl des Menschen – von Anfang des Lebens an. Babys brauchen körperliche Zuwendung für ihre Entwicklung und beruhigen sich oft durch körperliche Nähe und Streicheln. Säuglinge sollten nicht schnell und „nebenher“, sondern mit Ruhe und bewusster Berührung versorgt werden.

Thermosensoren

Das ZNS wird über **Thermosensoren,** die vermutlich als freie Nervenendigungen überall in der Haut, im Körperinneren und im ZNS lokalisiert sind, ständig über die Temperatur an der Körperoberfläche und im Körperinneren informiert.

Warm- und **Kaltsensoren** registrieren im Zusammenspiel Temperaturen von 10–45 °C. Darüber und darunter werden vorwiegend **Nozizeptoren** *(Schmerzsensoren)* stimuliert.

SPICKZETTEL

Hautsensibilität *(Oberflächensensibilität):* Wahrnehmungen durch in der Haut/Unterhaut liegende Sensoren.

- Druck durch **Merkel-Zellen, Ruffini-Körperchen.** Berührung durch **Meissner-Tastkörperchen** und **Haarfollikelsensoren.** Vibration durch **Vater-Pacini-Lamellenkörperchen** (alle **Mechanosensoren**)
- Temperatur durch **Thermosensoren,** unterteilt in **Kalt-** und **Warmsensoren**
- Schmerz durch **Nozizeptoren** *(Schmerzsensoren).*

10.3 Nozizeption und Schmerz

Nach der *International Association for the Study of Pain* ist „**Schmerz** ein unangenehmes Sinnes- und Gefühlserlebnis, das mit einer tatsächlichen oder drohenden Gewebeschädigung verknüpft ist …“.

Aus dieser Definition wird die Sonderstellung der **Schmerzempfindung** deutlich: sie ist *subjektiv* und *unangenehm* – im Gegensatz z. B. zu der *objektiven, neutralen* Wahrnehmung „stumpf“. Deshalb wird oft zwischen Schmerz als subjektivem Empfinden und **Nozizeption** als objektivem Vorgang unterschieden.

10.3.1 Schmerzentstehung

Nozizeptoren *(Nozisensoren, Schmerzsensoren),* vorwiegend freie Nervenendigungen, kommen überall in der Haut und in vielen Regionen des Körperinneren vor. Sie reagieren auf Reize, die Zellen schädigen können, und chemische Stoffe, die bei Gewebeschädigungen (z. B. Quetschung, Entzündung) freigesetzt werden, etwa *Prostaglandine* oder *Histamin.*

Die Erregungen aus den Nozizeptoren gelangen über periphere Nerven (bzw. aus den inneren Organen über Fasern des vegetativen Nervensystems) zum Rückenmark. Neurotransmitter sind hier *Glutamat* und *Substanz P.* Von dort werden sie über den Thalamus zu den sensorischen Rindenfeldern des Großhirns weitergeleitet, wo der Schmerz bewusst wird **(aufsteigendes Aktivierungssystem).**

Diese Weiterleitung kann vom Gehirn durch das **absteigende Hemmsystem** (→ Abb. 10.2) gehemmt werden. Vom Gehirn absteigende Bahnen mit *Serotonin* als Transmitter führen an Rückenmarksneuronen zur Freisetzung u. a. von *Endorphinen,* welche die Schmerzweiterleitung hemmen. Dies soll sicherstellen, dass Schmerzreize nicht zur Unterbrechung lebensnotwendiger Handlungen (etwa Fluchtreaktionen) führen.

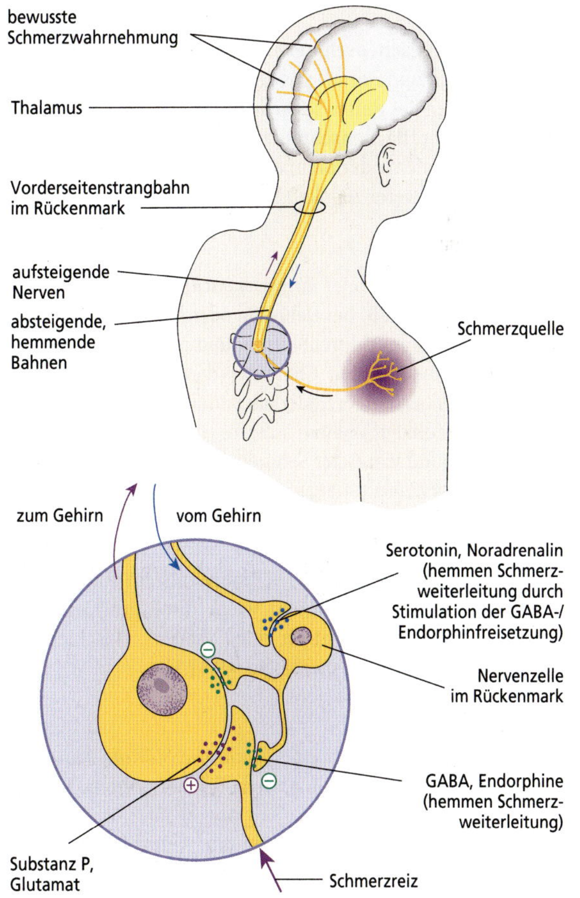

Abb. 10.2 Vom Schmerzreiz bis zur Schmerzwahrnehmung. Die Reizleitung kann durch körpereigene Hemmsysteme unterdrückt werden.

Nozizeptoren zeigen *keine Adaptation*, d. h. ihre Empfindlichkeit für Reize nimmt nicht mit der Zeit ab, sondern bleibt gleich stark. Auch wenn sie quälend sind – Schmerzen sind lebensnotwendige Alarmgeber!

Durch verschiedene Mechanismen kann das Schmerzempfinden sogar zunehmen:

- Am Ort der Schmerzentstehung werden Botenstoffe ausgeschüttet, insbesondere die verschiedensten Entzündungsbotenstoffe, welche die Empfindlichkeit der Schmerzsensoren erhöhen **(periphere Sensibilisierung)**
- Die im Rückenmark an der Schmerzweiterleitung beteiligten Synapsen sind veränderbar *(plastisch)*. Wiederholte Aktivierung dieser Synapsen führt durch Langzeitpotenzierung (➔ 9.15) zur effektiveren Übertragung des Schmerzes **(zentrale Sensibilisierung).** Es ist davon auszugehen, dass an der Schmerzwahrnehmung beteiligte Synapsen im Gehirn ähnliche Phänomene zeigen – ein **Schmerzgedächtnis** bildet sich aus.

10.3.2 Charakteristika des Schmerzes

Somatischer Schmerz

Rührt die Schmerzempfindung von Haut, Bewegungsapparat oder Bindegewebe, handelt es sich um **somatischen Schmerz.** Ist der Reiz in der Haut lokalisiert, spricht man vom **Oberflächenschmerz,** geht der Schmerz von Muskeln, Gelenken, Knochen oder Bindegewebe aus, wird er als **Tiefenschmerz** bezeichnet.

Der Oberflächenschmerz hat zwei nacheinander bewusst werdende Anteile:

- Der **erste Oberflächenschmerz** hat einen hellen Charakter, kann räumlich und zeitlich gut definiert werden und klingt nach Aufhören des Reizes schnell ab
- Der **zweite Oberflächenschmerz** ist wie der Tiefenschmerz von eher dumpfem oder brennendem Charakter, kann ausstrahlen, ist schwerer zu lokalisieren und klingt langsamer ab.

Viszeraler Schmerz

Der **viszerale Schmerz** oder *Eingeweideschmerz* geht von den inneren Organen aus, z. B. bei Dehnung oder Krämpfen von glatter Muskulatur, bei Mangeldurchblutung und bei Entzündungen. Er ähnelt in seinem dumpfen Charakter dem Tiefenschmerz und kann sich als Dauerschmerz oder als periodisch wiederkehrender Schmerz (z. B. Koliken, Wehen) äußern.

Somatischer und viszeraler Schmerz werden teilweise als **nozizeptiver Schmerz** zusammengefasst.

Neurogener Schmerz

Der **neurogene** *(neuropathische)* **Schmerz** entsteht durch Reizung von Nervenfasern und -bahnen, wenn diese geschädigt oder unterbrochen werden. Er hat oft einen „hellen", einschießenden Charakter (z. B. Trigeminusneuralgie ➔ 9.11.1).

Psychogener Schmerz

Schmerzursache kann auch eine *psychische Störung* sein, die in einer körperlichen Erscheinung, dem Schmerz, ihren Ausdruck findet.

Aber Vorsicht: Nicht immer, wenn (auf Anhieb) keine körperliche Schmerzursache zu finden ist, ist der Schmerz psychogen! Und: Auch körperlich bedingte Schmerzen werden durch psychische Faktoren *beeinflusst!*

Akuter und chronischer Schmerz

Neben dem Entstehungsort ist es sinnvoll, bezüglich der Dauer des Schmerzes zu unterscheiden:

- Der **akute Schmerz** hat eine begrenzte Dauer und klingt rasch ab. Dieser Schmerz kann selbst bei größerer Schmerzstärke oft ertragen werden
- Der **chronische Schmerz** tritt als Dauerschmerz (z. B. Rücken-, Tumorschmerz) oder als häufig wiederkehrender Schmerz (etwa Migränekopfschmerzen, Angina-pectoris-Schmerzen) auf. Chronische Schmerzen sind nur schwer zu ertragen.

MEDIZIN

Hat sich ein (chronischer) Schmerz „verselbstständigt" und seine Funktion als Alarmgeber verloren, liegt eine **Schmerzkrankheit** vor.

10.3.3 Schmerztherapie

Schmerzen zermürben und können die Betroffenen evtl. z. B. durch Blutdruckanstieg gefährden. Entsprechend wichtig ist eine ausreichende **Schmerztherapie.** Diese fußt fast immer auf mehreren Säulen, z. B. Beseitigung der Schmerzursache, physikalischen Verfahren, Vermittlung von Schmerzbewältigungsstrategien und Gabe von Medikamenten.

Schmerzlindernde Arzneimittel (**Analgetika,** *Schmerzmittel*) sind die in Deutschland am häufigsten eingenommenen Medikamente. Obwohl sie teils frei verkäuflich sind, ist ihre Einnahme keineswegs risikolos. Akutnebenwirkungen (z. B. Magenbeschwerden, Blutungen) sind ebenso möglich wie eine Abhängigkeitsentwicklung.

Für die Behandlung leichter oder entzündungsbedingter Schmerzen werden **Nicht-Opioid-Analgetika** wie Azetylsalizylsäure (z. B. Aspirin®), Paracetamol (z. B. ben-u-ron®) oder Ibuprofen (z. B. Ibu®) verwendet. Ihre Wirkung beruht hauptsächlich auf einer Verminderung der Prostaglandinbildung.

Bei sehr starken Schmerzen (beispielsweise postoperativ, Tumorschmerz) sind häufig **Opioid-Analgetika** notwendig, die wegen des Abhängigkeits- und Missbrauchsrisikos nur unter den strengen Kontrollvorschriften der *Betäubungsmittelverschreibungsverordnung* **(BtMVV)** abgegeben werden. Opioid-Analgetika wirken über Rezeptoren im ZNS.

Wichtig: Auch Kinder, ältere Menschen und Menschen mit Demenz haben Anspruch auf angemessene Schmerztherapie, sie erfolgt aber gerade bei ihnen aus verschiedenen Gründen nur unzureichend!

PFLEGE

Die Aufgaben der Pflegenden bei der Schmerztherapie reichen vom **Schmerzassessment** (Schmerzeinschätzung, vorzugsweise mittels standardisierter Skalen) über die Mithilfe bei oder die Durchführung von **Schmerztherapien** bis zur Anleitung des Patienten bzw. der Patientin zur Einnahme der Schmerzmedikation:
Insbesondere bei chronischen Tumorschmerzen ordnet der Arzt bzw. die Ärztin eine *regelmäßige* Gabe länger wirksamer Schmerzmittel an. Sie lindert im Vergleich zur Medikation nach Auftreten von Schmerzen den Schmerz besser und vermindert das Abhängigkeitsrisiko. Viele Menschen mit tumorbedingten Schmerzen benötigen außerdem eine schnell wirksame Schmerzmedikation für Schmerzdurchbrüche.

SPICKZETTEL

Nozizeptoren *(Schmerzsensoren):* Vor allem freie Nervenendigungen, welche möglicherweise schädliche Reize registrieren und weiterleiten. Kommen nicht nur in der Haut, sondern in vielen Bereichen des Körpers vor. Zeigen keine Adaptation (Gewöhnung).
Schmerz: „Unangenehmes Sinnes- und Gefühlserlebnis" mit Warnfunktion vor Gewebeschädigung. Unterteilt nach

- Lokalisation der Schmerzentstehung in **somatischen Schmerz** aus Haut, Bindegewebe, Bewegungsapparat, **viszeralen Schmerz** *(Eingeweideschmerz)* aus inneren Organen, **neurogenen Schmerz** durch Nervenschädigung, **psychogenen Schmerz** ohne körperliche Ursache
- Zeitlichem Aspekt in **akuten** und **chronischen Schmerz.**

10.4 Tiefensensibilität

Im Wachen sind wir ständig über die Stellung unserer Glieder informiert **(Stellungssinn).** Wir können Bewegungen unserer Gelenke wahrnehmen **(Bewegungssinn)** und haben ein Gefühl für den Widerstand, gegen den unsere Muskeln Bewegungen durchführen **(Kraftsinn).** Diese Fähigkeiten, die über Mechanosensoren in Muskeln, Gelenken und Sehnen vermittelt werden, werden zusammenfassend als **Tiefensensibilität** oder *Propriozeption* bezeichnet. Man unterscheidet folgende **Propriozeptoren:**

- Die **Muskelspindeln** in den Muskeln (→ Abb. 10.3) bestehen aus spezialisierten quergestreiften Muskelfasern **(intrafusalen Muskelfasern)** mit zentralen Dehnungssensoren. Sie werden durch Dehnung des betreffenden Muskels gereizt und informieren über die *Muskellänge.* Die Enden der intrafusalen Muskelfasern sind kontraktil und werden durch γ-Motoneurone (→ 9.9.2) motorisch innerviert. Dies ermöglicht eine optimale Einstellung der Empfindlichkeit des Dehnungssensors
- **Golgi-Sehnenorgane** liegen am Übergang zwischen Muskeln und Sehnen. Sie registrieren die Muskelspannung, verhindern eine zu starke Muskelanspannung und ermöglichen durch die Regulation der *Muskelspannung* feine Bewegungen
- In Gelenken bzw. Gelenkkapseln liegen u. a. die erwähnten *Vater-Pacini-Lamellenkörperchen.* Sie registrieren mechanische Verformungen (z. B. bei Gelenkbewegungen) und informieren so über die *Gelenkstellung.*

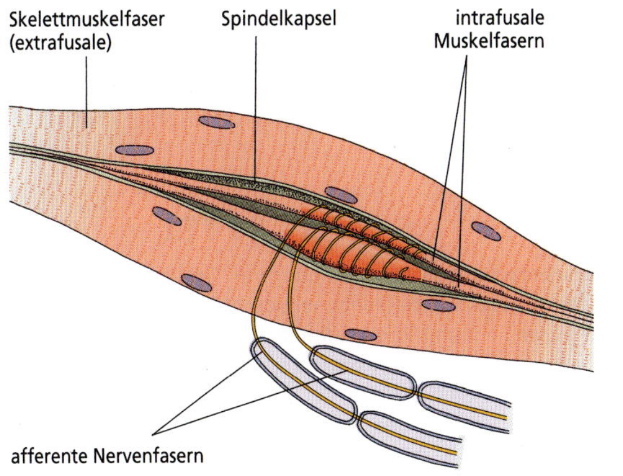

Abb. 10.3 Aufbau einer Muskelspindel.

Die Erregungen aus diesen Sensoren bewirken teilweise *bewusste* Empfindungen, die ggf. mit *bewussten* Bewegungen beantwortet werden. Viele andere Erregungen, beispielsweise für den Erhalt des Muskeltonus, das Zusammenspiel von Streck- und Beugemuskeln und die Koordination komplexer Bewegungsabläufe, bleiben unbewusst, und auch die Reizantworten erfolgen *unbewusst* reflektorisch.

SPICKZETTEL

Tiefensensibilität: Wahrnehmung von Stellung, Bewegung und Kraft von Körperteilen bzw. Bewegungen durch Information aus **Propriozeptoren** über

- Muskellänge durch **Muskelspindeln** in Muskelfasern
- Muskelspannung durch **Golgi-Sehnenorgane** am Muskel-Sehnen-Übergang
- Mechanische Verformung und damit Gelenkstellung durch **Ruffini-Körperchen** und **Vater-Pacini-Lamellenkörperchen** in Gelenken/Gelenkkapseln.

10.5 Geruchs- und Geschmackssinn

10.5.1 Geruchssinn

Der **Geruchssinn** wirkt als „Kontrollstation" für die *Luft* am Anfang der Atemwege. Die **Geruchssensoren** sind *Chemosensoren,* die in der **Riechschleimhaut** im oberen Bereich der Nasenscheidewand und an der oberen Nasenmuschel liegen.

Die Riechfelder bestehen mikroskopisch aus drei verschiedenen Zellarten (→ Abb. 10.4):

- Die säulenförmigen **Stützzellen** machen den Hauptteil der Zellen aus
- Die tief liegenden **Basalzellen** sind die Stammzellen für die kurzlebigen, jeweils zwischen mehrere Stützzellen eingebetteten *Riechzellen*
- Die **Riechzellen** sind primäre Sinneszellen und das erste Neuron der Riechbahn.

Die Riechzellen sind polar aufgebaut:

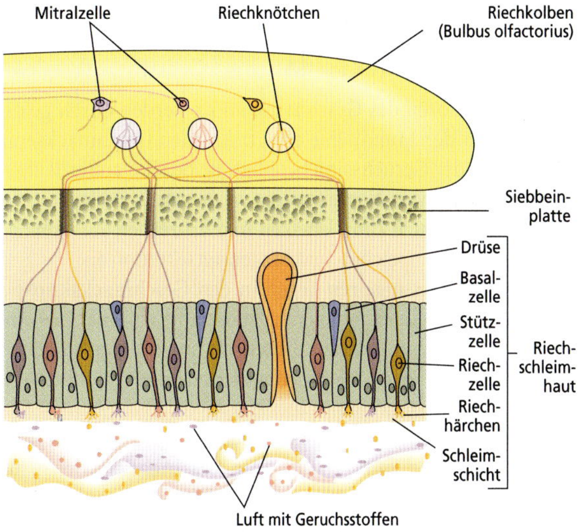

Abb. 10.4 Aufbau von Riechschleimhaut und Riechkolben.

- An ihrem einen Ende befinden sich jeweils 6–8 feine **Riechhärchen** mit den Geruchssensoren, die mit den Geruchsstoffen der vorbeiströmenden Einatmungsluft reagieren. Der Mensch hat ca. 350 verschiedene Riechzelltypen, die sich durch ihre Geruchssensoren unterscheiden. Durch unterschiedliche *Kombinationen* der Aktivierung kann er damit mindestens eine Billion verschiedene Gerüche differenzieren!
- Am anderen Ende ziehen ihre Axone, zum **N. olfactorius** *(Riechnerv, HN I)* vereinigt, durch die Löcher der Siebbeinplatte zu den **Riechkolben** *(Bulbus olfactorius)* beidseits in der vorderen Schädelgrube unter den Stirnlappen des Großhirns.

Die Axone von jeweils ca. 1.000 Riechzellen mit dem gleichen Sensor ziehen dabei zu einem gemeinsamen **Riechknötchen** *(Glomerulus olfactorius)*. Dort werden die Signale auf den Dendriten *einer* **Mitralzelle** als zweitem Neuron der **Riechbahn** umgeschaltet (→ Abb. 9.8). Die Axone der Mitralzellen ziehen dann über den **Riechstrang** *(Tractus olfactorius)* zu entwicklungsgeschichtlich älteren Anteilen der Großhirnrinde, der **primären Riechrinde,** die eng mit dem limbischen System verknüpft ist.

Zusätzlich liegen kleine Drüsen in der Riechschleimhaut, deren Sekret die Schleimhaut spült und die Geruchsstoffe löst und durch Bindungsproteine „festhält".

Wahrscheinlich gibt es in der menschlichen Nase weitere spezialisierte Zellen, die auf **Pheromone** reagieren, chemische Lockstoffe, die unbewusst unsere Gefühle und unser (Sexual-)Verhalten beeinflussen.

Geruchssinn alter Menschen

Auch bei gesunden älteren Menschen lässt der Geruchssinn nach. Etwa ¾ der über 80-Jährigen haben eine Riechstörung, nicht wenige riechen gar nichts mehr.

SPICKZETTEL

Geruchssinn: Wahrnehmung von Gerüchen durch **Riechzellen** mit **Geruchssensoren** (Chemosensoren) in der **Riechschleimhaut** oben in der Nasenhöhle.
Riechbahn: Riechzelle → Riechzellaxone = N. olfactorius (Riechnerv, HN I) → Mitralzelle in Riechknötchen (Glomerulus olfactorius) → Mitralzellaxone = Riechstrang (Tractus olfactorius) → Riechrinde.

10.5.2 Geschmackssinn

Die Chemosensoren des **Geschmackssinns** werden durch gelöste Substanzen in der Mundhöhle erregt. An allen Geschmacksempfindungen ist der Geruchssinn beteiligt. Beide sind außerdem eng mit dem vegetativen Nervensystem verbunden: Schlechter Geschmack oder Geruch kann Übelkeit und Erbrechen auslösen; angenehmer regt die Speichel- und Magensaftsekretion an.

Die **Geschmackssensoren** liegen in den **Geschmacksknospen** von Zunge, Mundschleimhaut, Rachen und Kehldeckel (→ Abb. 10.5). Besonders konzentriert liegen sie in den verschiedenen **Zungenpapillen,** kleinen Schleimhauterhebungen, die dem Geschmacks- und Tastempfinden dienen.

Ähnlich wie die Riechfelder sind auch die Geschmacksknospen aus **Stützzellen** und Sinneszellen – den **Geschmackszellen** – aufgebaut. Die Stützzellen sind spezialisierte Epithelzellen der Mundschleimhaut, die ebenso wie die Geschmackszellen von den **Basalzellen** gebildet werden. Die Stützzellen formen eine Kapsel um die

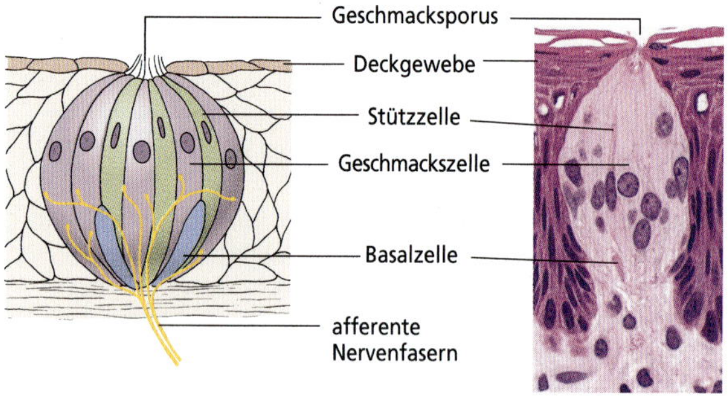

Abb. 10.5 Aufbau einer Geschmacksknospe auf der Zungenoberfläche (links Schemazeichnung, rechts lichtmikroskopisches Bild). [Foto M375]

Geschmackszellen. Jede der länglichen Geschmackszellen hat an einem Ende einen kleinen Fortsatz, das **Geschmacksstiftchen.** Es ragt an einer Öffnung, dem **Geschmacksporus,** aus der Geschmacksknospe in die Mundhöhle und dient zur Reizaufnahme. An seinem gegenüberliegenden Ende befinden sich afferente Fasern von Neuronen, welche die Geschmackseindrücke über den VII., IX. und X. Hirnnerven zum **Geschmackskern** im verlängerten Mark leiten. Von dort ziehen sie über den Thalamus zu den **Geschmacksfeldern** in der hinteren Zentralwindung des Großhirns (→ 9.5). Die Geschmackszellen sind also sekundäre Sinneszellen.

Alle Geschmacksempfindungen können auf wenige Grundqualitäten zurückgeführt werden: *süß, salzig, bitter, sauer* und *umami* (japanisch: lecker schmeckend, würzig). Die Umami-Sensoren werden durch Aminosäuren gereizt, vor allem Glutamat, das proteinreiche Nahrung signalisiert. Wahrscheinlich gibt es *fettig* als sechste Geschmacksqualität, hervorgerufen durch bestimmte Fettsäuren. Die verschiedenen Sensoren sind in etwa gleichmäßig auf der Zunge verteilt. Ausnahme ist bitter, das vornehmlich am Zungengrund geschmeckt wird.

Geschmackssinn alter Menschen

Nicht nur das Riech-, sondern auch das Geschmacksvermögen lässt im Alter nach: Bis zum 70. Lebensjahr büßt der Mensch etwa zwei Drittel seiner Geschmacksknospen ein.

PFLEGE ALTER MENSCHEN

Das **nachlassende Geruchs- und Geschmacksvermögen** erklärt, weshalb viele alte Menschen über den „faden" Geschmack ihres Essens klagen, und ist eine wichtige Teilursache von Appetitmangel und Mangelernährung im Alter. „Nachhelfen" mit Kräutern, Gewürzen und evtl. Aromen kann dazu beitragen, dass das Essen den alten Menschen wieder besser schmeckt.

SPICKZETTEL

Geschmackssinn: Wahrnehmung von Geschmack durch **Geschmackssensoren** (Chemosensoren) in den **Geschmacksknospen** im Mund-Rachen-Raum, v. a. in den Zungenpapillen. Geschmacksqualitäten sind süß, salzig, bitter, sauer, umami und wahrscheinlich fettig.
Geschmacksbahn: Geschmackszelle → afferente Neurone der HN VII, IX, X → Geschmackskern im verlängerten Mark → Thalamus → Geschmacksfelder der hinteren Zentralwindung.

10.6 Auge und Sehsinn

10.6.1 Augapfel

Der kugelige **Augapfel** *(Bulbus oculi)* liegt in der mit Fettgewebe ausgekleideten **Augenhöhle.** Seine Wand ist zwiebelschalenartig aus drei Schichten aufgebaut: der **äußeren, mittleren** und **inneren Augenhaut** (→ Abb. 10.6). Am hinteren Augapfelpol tritt der *N. opticus (Sehnerv, HN II)* aus, der die Seheindrücke an das Großhirn weiterleitet. Bewegt wird der Augapfel durch sechs äußere Augenmuskeln (→ 10.6.4).

Äußere Augenhaut

Die weiße **Lederhaut** *(Sklera)* besteht aus festem Bindegewebe. Sie umhüllt den ganzen Augapfel und gibt ihm seine Form. Vorne geht die Lederhaut in die lichtdurchlässige, gefäßlose **Hornhaut** *(Kornea)* über. Diese ist etwas stärker gewölbt als der übrige Augapfel und maßgeblich an der Lichtbrechung beteiligt (→ 10.6.2, → 10.6.3).

Mittlere Augenhaut

Die gefäßreiche mittlere Augenhaut wird in ihrem hinteren Abschnitt als **Aderhaut** *(Choroidea)* bezeichnet. Ihre zahlreichen Blutgefäße versorgen die Netzhaut mit Nährstoffen, und ihre braun-schwarzen Pigmente verhindern störende Lichtreflexionen innerhalb des Augapfels.

Vorne geht die Aderhaut in den **Ziliarkörper** *(Corpus ciliare, Strahlenkörper)* über, an dessen bindegewebigen **Zonulafasern** die Linse aufgehängt ist (→ Abb. 10.6). Der Ziliarkörper enthält zudem einen ringförmigen Muskel **(Ziliarmuskel),** der den Krümmungszustand der Linse beim Nah- und Fernsehen verändern kann (**Akkommodation** → 10.6.3).

In gefäßreichen Bindegewebsfortsätzen des Ziliarkörpers wird das **Kammerwasser** gebildet, welches die vor der Iris liegende **vordere Augenkammer** und die hinter der Iris liegende **hintere Augenkammer** füllt und Hornhaut und Linse ernährt. Das Kammerwasser fließt ab über den ringförmigen **Schlemm-Kanal** im **Kammerwinkel,** der „Ecke" zwischen Hornhaut und Iris (→ Abb. 10.6). Normalerweise stehen Kammerwasserproduktion und -abfluss im Gleichgewicht, sodass der vom Kammerwasser gebildete **Augeninnendruck** (normal 10–20 mmHg) relativ konstant ist.

PRÄVENTION

Beim **grünen Star** *(Glaukom)* ist typischerweise der Augeninnendruck erhöht. Ohne Behandlung kommt es zu Netzhaut- und Sehnervenschäden bis zur Erblindung. Da anfangs keine Beschwerden bestehen, sind allen über 40- bis 45-Jährigen regelmäßige Augeninnendruckmessungen zu empfehlen.

Weiter vorne schließt sich an den Ziliarkörper die **Iris** *(Regenbogenhaut)* an. Diese ist eine kreisrunde Scheibe, die in der Mitte ein Loch hat, die **Pupille.** Ihre zahlreichen Pigmente bestimmen die Augenfarbe eines Menschen, wobei sich die Pigmentierung erst im Verlauf des ersten Lebensjahres ausbildet.

Daneben enthält die Iris scherengitterartig angeordnete glatte Muskelfasern, die je nach Lichtverhältnissen – wie die Blende eines Fotoapparates – die *Pupillenweite* verändern. Diese Muskeln werden als **M. sphincter pupillae** *(Pupillenverenger, Pupillenschließmuskel)* und **M. dilatator pupillae** *(Pupillenerweiterer)* bezeichnet; beide werden vom vegetativen Nervensystem innerviert

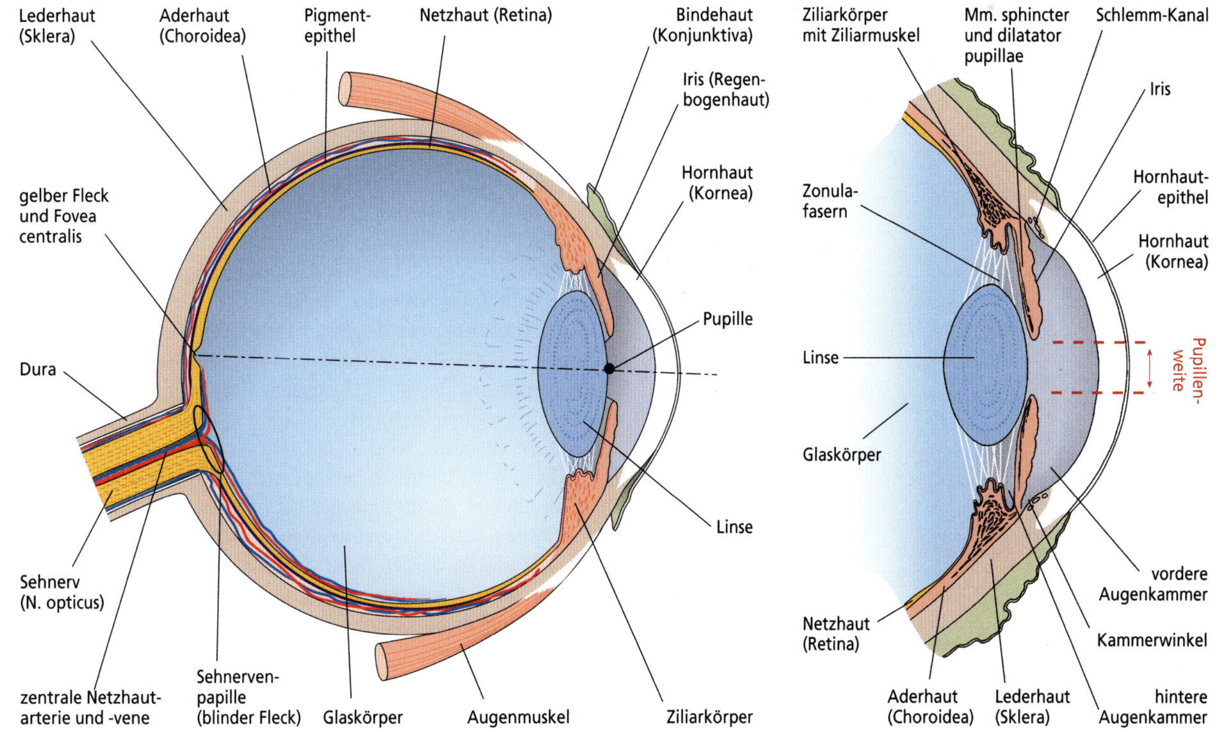

Abb. 10.6 Links Augapfel mit Sehnerv (N. opticus). Die gestrichelte Linie deutet die Sehachse an. Rechts Augenkammern, Linse und Iris im Detail.

- Beispielsweise bei starker Helligkeit, Müdigkeit oder Nahsicht kommt es parasympathisch vermittelt zur Pupillenverengung **(Miosis)**
- Umgekehrt erweitert sich die Pupille sympathikusvermittelt bei Dämmerung, Fernsicht oder Stressreaktion **(Mydriasis).**

M. sphincter und dilatator pupillae sowie der erwähnte Ziliarmuskel werden als **innere Augenmuskeln** zusammengefasst.

Die Fähigkeit der Pupille, sich bei plötzlicher starker Lichteinstrahlung durch Engerwerden an die neue Lichtintensität anzupassen, heißt **Pupillenreflex** *(Lichtreflex).*

PFLEGE

Vor einigen Augenuntersuchungen muss die Pupille mit Augentropfen erweitert werden. Während der Wirkzeit solcher **Mydriatika** ist der Patient bzw. die Patientin lichtempfindlich und sieht unscharf. Je nach Lichtverhältnissen kann eine Sonnenbrille sinnvoll sein, v. a. ältere Menschen bedürfen wegen erhöhter Sturzgefährdung der Begleitung.

Prüfung des Pupillenreflexes

Der Pupillenreflex wird mit einer Lampe geprüft, die nach einem vorgegebenen Schema vor den Augen des Patienten an- und ausgeschaltet wird. Beobachtet und dokumentiert werden Größe, Form und Lichtreaktion beider Pupillen. Ein gestörter Pupillenreflex weist auf eine Sehstörung oder eine neurologische Erkrankung hin, z. B. einen erhöhten Druck im Schädelinnenraum.

Innere Augenhaut

Zur inneren Augenhaut gehören die **Netzhaut** (*Retina*, → Abb. 10.7) mit den bildaufnehmenden Sinneszellen und das **Pigmentepithel,** das die Netzhaut umkleidet, störende Lichtstreuungen verhindert und die äußeren Abschnitte der Fotosensoren abbaut, welche ständig nachgebildet werden. Zwischen Pigmentepithel und Netzhaut besteht nur am Sehnervenaustritt **(Papille)** und am Ziliarkörper eine feste Verbindung (→ Abb. 10.6). An den übrigen Stellen erfolgt der nötige Kontakt durch den Augeninnendruck.

Nährstoffe erhält die Netzhaut über die **zentrale Netzhautarterie** *(A. centralis retinae),* die zusammen mit dem N. opticus in das Auge eintritt. Der venöse Blutabfluss erfolgt über die parallel zur Arterie verlaufende **zentrale Netzhautvene** *(V. centralis retinae).*

Bei der **Augenhintergrundspiegelung** *(Ophthalmoskopie, Fundoskopie)* wird der Augenhintergrund mit seinen Gefäßen und der Papille mithilfe eines *Ophthalmoskops* betrachtet.

Die Netzhaut ist aus mehreren Schichten aufgebaut (→ Abb. 10.7): Ganz außen liegen, als erste Neuronen der Sehbahn, die Fotosinneszellen, die lichtempfindlichen **Stäbchen** und **Zapfen.**

- Die Zapfen nehmen Farbunterschiede wahr und ermöglichen eine hohe Bildauflösung („scharfes" Sehen): Sie sind allerdings nicht allzu lichtempfindlich, sozusagen für das Sehen bei Tage. Die Zapfen befinden sich vor allem im Zentrum der Netzhaut, gegenüber dem Mittelpunkt von Hornhaut und Pupille (Sehachse → Abb. 10.6). Dieses zapfenreiche Gebiet wird als **gelber Fleck** *(Macula lutea)* bezeichnet und enthält den Ort des schärfsten Sehens
- Die viel häufigeren Stäbchen sind mehr in der Netzhautperipherie angesiedelt. Sie benötigen für ihre Aktivität nicht so viel Licht (Dämmerungssehen), „Preis" dafür sind eine unschärfere Abbildung und der Verzicht auf Farben.

Die Stäbchen und Zapfen „übersetzen" die Lichtreize mithilfe ihres **Sehfarbstoffs** in Membranpotenzialänderungen. Diese Übersetzung wird auch **Fototransduktion** genannt. Sehfarbstoff der Stäbchen ist **Rhodopsin** aus dem Protein **Opsin** und dem Vitamin-A-Abkömmling **Retinal** (→ 17.9.9). Bei den Zapfen gibt es **Rot-, Grün- und Blauzapfen** mit unterschiedlichen Eiweißanteilen im Sehfarbstoff.

Den Fotosensoren nachgeschaltet sind als zweites Neuron die **Bipolarzellen.** Hier entstehen die Aktionspotenziale. Die außerdem in dieser Schicht vorhandenen **amakrinen Zellen** und **Horizontalzellen** stellen „Querverbindungen" her und führen erste Verrechnungen der Information durch, etwa Einstellung auf die Lichtintensität oder Kontrastbildung.

Die innerste Schicht und das dritte Neuron bilden die **(retinalen) Ganglienzellen.** Ihre Axone vereinigen sich an der **Papille** zum **N. opticus** (*Sehnerv, HN II,* → Abb. 10.6, → Abb. 9.24), der die Sinneseindrücke weiterleitet (→ 10.6.3).

An der Papille, also dem Sehnervenaustritt, gibt es weder Stäbchen noch Zapfen, sodass hier das Sehvermögen völlig fehlt. Diese Stelle heißt deshalb **blinder Fleck.**

Die Anpassung des Auges an Lichtreize unterschiedlicher Intensität heißt **Hell- bzw. Dunkeladaptation.** Sie beruht vor allem auf biochemischen und neuronalen Prozessen in der Netzhaut und nur zu einem geringen Teil auf der Änderung der Pupillenweite. Bei Blendung wird in ungefähr einer Minute die Lichtempfindlichkeit der Netzhaut herabgesetzt. Die Anpassung an plötzliche Dunkelheit dauert hingegen bis zu 30 min.

Teilweise wird die gesamte innere Augenhaut als Netzhaut bezeichnet und es werden dann zwei Blätter unterschieden: *neuronale Netzhaut (Neuroretina, Stratum nervosum)* und *Pigmentepithel (Stratum pigmentosum).*

Pupille im Alter

Im Alter reagieren die Pupillen langsamer auf wechselnde Lichtverhältnisse und können sich nicht mehr so weit öffnen. Verschärft durch einen Funktionsverlust außen liegender Netzhaut-

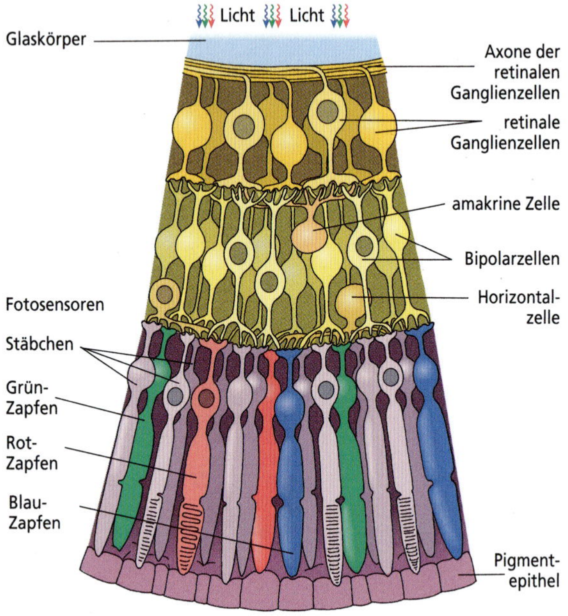

Abb. 10.7 Schichtaufbau der Netzhaut (Detailzeichnung).

anteile und evtl. eine Linsentrübung bereitet das Sehen im Dunkeln und insbesondere z. B. das Hineinfahren in einen (dunklen) Tunnel dem älteren Menschen Schwierigkeiten.

10.6.2 Lichtbrechende Strukturen

Die lichtbrechenden Strukturen bündeln („brechen") die einfallenden Strahlen stets so, dass auf der Netzhaut ein scharfes Bild entsteht. Sie bilden den **optischen Apparat** des Auges und sind vergleichbar mit dem Linsensystem eines Fotoapparates.

Zum optischen Apparat des Auges zählen die *Hornhaut*, die *Linse*, der *Glaskörper* und das *Kammerwasser*.

Linse

Die **Linse** ist durch die bindegewebigen Zonulafasern hinter der Iris und vor dem Glaskörper am Ziliarkörper aufgehängt. Die Linse ist ein gefäßloser, transparenter linsenförmiger Körper, umgeben von einer festen Kapsel. Sie ist der einzige optisch variable Bestandteil des optischen Apparats.

GERIATRIE

Mit zunehmendem Alter wird die Linse nicht selten trüb. Dieser **graue Star** *(Katarakt)* führt zu erhöhter Blendempfindlichkeit und beeinträchtigt das Sehvermögen immer mehr, ist jedoch gut behandelbar: In einer **Staroperation** wird die getrübte Linse gegen eine Kunststofflinse ausgetauscht.

Glaskörper

Der Innenraum des Augapfels hinter der Linse wird vom **Glaskörper** *(Corpus vitreum)* ausgefüllt. Er besteht aus einer durchsichtigen, gallertigen Masse. Der Glaskörper erzeugt durch konstanten Druck einen festen Kontakt zwischen Netzhaut und Pigmentepithel, was für eine ausreichende Nährstoffversorgung der Netzhaut notwendig ist.

SPICKZETTEL

Auge: Sinnesorgan für die Wahrnehmung von Licht, bestehend aus dem Augapfel und den Schutzeinrichtungen des Auges.
Augapfel *(Bulbus oculi):* Zentraler, in der Augenhöhle liegender Teil des Auges. Bestandteile
- **Äußere Augenhaut** aus der transparenten **Hornhaut** *(Kornea)* vorne und der stabilen **Lederhaut** *(Sklera)* dahinter
- **Mittlere Augenhaut.** Vorne die **Iris** *(Regenbogenhaut)* mit der **Pupille** darin. Anschließend der **Ziliarkörper** *(Corpus ciliare, Strahlenkörper)*, Aufgaben Aufhängung der Linse über die *Zonulafasern*, Kammerwasserproduktion, Änderung der Linsenkrümmung durch den *Ziliarmuskel*. Dahinter die **Aderhaut** *(Choroida)*
- **Innere Augenhaut** aus dem **Pigmentepithel** und der **Netzhaut** *(Retina)* mit den Sinneszellen für das Sehen. Diese **Fotosensoren** werden unterteilt in **Stäbchen** (Schwarz-Weiß-Sehen) und **Zapfen** (Farbensehen)
- **Glaskörper** aus einer lichtdurchlässigen gallertigen Masse, der das Innere des Augapfels füllt
- **Linse,** in ihrer Form veränderbar und ebenfalls lichtdurchlässig, zwischen Iris und Glaskörper
- **Kammerwasser** in der **vorderen** und **hinteren Augenkammer** vor bzw. hinter der Iris.

Innere Augenmuskeln: Glatte, vegetativ innervierte Muskeln zur Akkomodation **(Ziliarmuskel)** und zur Anpassung der Pupillenweite an die Lichtverhältnisse (**M. sphincter** und **dilatator pupillae**).

10.6.3 Sehfunktion

Lichtbrechung

Alle von außen einfallenden Lichtstrahlen müssen zunächst die lichtbrechenden Medien Hornhaut, Kammerwasser, Linse und Glaskörper durchdringen, bevor sie die Schicht der Stäbchen und Zapfen erreichen.

Maß für die Brechkraft optischer Systeme ist die **Dioptrie** (kurz **dpt**). Sie ist definiert als der Kehrwert der Brennweite (in Metern) des optischen Systems.

Eine Linse mit einer Brennweite von 10 cm (0,1 m) hat also eine Brechkraft von 10 Dioptrien. Sammellinsen haben positive, Zerstreuungslinsen negative Dioptriezahlen. Die Gesamtbrechkraft des in die Ferne blickenden Auges beträgt 59 dpt. Dabei macht die Hornhaut mit 43 dpt den Hauptteil aus, gefolgt von der Linse, deren Brechkraft veränderlich ist (Akkommodation).

Auf der Netzhaut entsteht ein *verkleinertes, spiegelbildliches* und *umgekehrtes* Bild des betrachteten Objekts.

Sehbahn

Die Aktionspotenziale aus den Ganglienzellen gelangen mit dem **N. opticus** *(Sehnerven, HN II)* zur **Sehnervenkreuzung** *(Chiasma opticum)* unterhalb des Zwischenhirns (→ 9.6). Hier kreuzen die N.-opticus-Fasern aus den beiden inneren (nasalen) Netzhauthälften jeweils zur Gegenseite.

Die Weiterleitung erfolgt über den **Sehstrang** *(Tractus opticus)* zum Thalamus und von dort über die **Sehstrahlung** *(Radiatio optica)* zur **primären Sehrinde** des Hinterhauptlappens. Dort werden die Informationen aus beiden Augen zu einem einheitlichen Bild verschmolzen.

Unterbrechung dieser **Sehbahn** (→ Abb. 10.8) führt zu *Gesichtsfeldausfällen*, die typisch sind für den jeweiligen Schädigungsort. Das **Gesichtsfeld** ist der Bereich, den man ohne Augenbewegung wahrnehmen kann. Beim Menschen beträgt es in der Horizontalen knapp 180°.

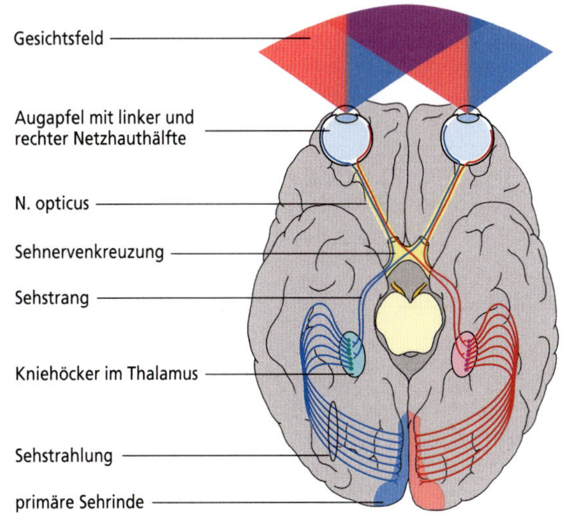

Abb. 10.8 Gesichtsfeld und Sehbahn.

PFLEGE VON KINDERN

Das Sehvermögen ist bei der Geburt noch nicht ausgereift. Vor allem im ersten Lebensjahr entwickelt es sich rasch weiter, volle Sehschärfe und räumliches Sehen werden im Kleinkind- bis Kindergartenalter erreicht.
Pflegende achten auf die **Warnsymptome von Sehstörungen:**

- Bei Säuglingen kein Fixieren von Personen oder Gegenständen, „Augenzittern" (Nystagmus → 10.7.4), Reiben der Augen, einseitige Kopfhaltung, Weinen oder Abwehrbewegungen, wenn ein Auge zugehalten wird
- Danebengreifen, Ungeschicklichkeit.

Akkommodation

Um sowohl von nahen als auch fernen Gegenständen scharfe Bilder zu erhalten, wird die Brechkraft des Auges variiert. Dies erfolgt hauptsächlich über die Linse, die ihren Krümmungsgrad und somit ihre Brechkraft ändern kann (**Akkommodation** → Abb. 10.9).

- Bei der **Nahakkommodation** kontrahiert sich der Ziliarmuskel (→ 10.6.1). Dadurch entspannen sich die Fasern, an denen die Linse aufgehängt ist; die Linse folgt ihrer Eigenelastizität und nimmt eine stärker gewölbte Form mit höherer Brechkraft an
- Umgekehrt entspannt sich bei der **Fernakkommodation** der Ziliarmuskel, die Aufhängefasern der Linse straffen sich, die Linse wird flacher, ihre Brechkraft nimmt dadurch ab.

Alterssichtigkeit

Ab dem Jugendalter nimmt die Eigenelastizität der Linse und damit die Fähigkeit zur Akkommodation ab. Dadurch rückt der **Nahpunkt** weiter weg (→ Abb. 10.10) und Gegenstände in der Nähe werden nicht mehr scharf auf der Netzhaut abgebildet. Der Mediziner spricht von abnehmender **Akkommodationsbreite.**

Etwa im 45.–50. Lebensjahr wird das Sehen im Nahbereich von 40–50 cm unscharf (**Alterssichtigkeit,** *Presbyopie*) – die Betroffenen sind im Alltag eingeschränkt und brauchen eine *Lesebrille.*

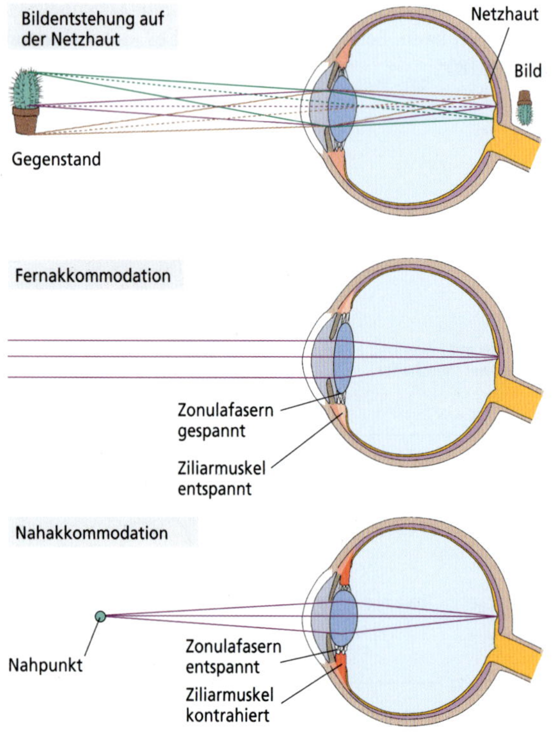

Abb. 10.9 Bildentstehung auf Netzhaut, Fern- und Nahakkommodation.

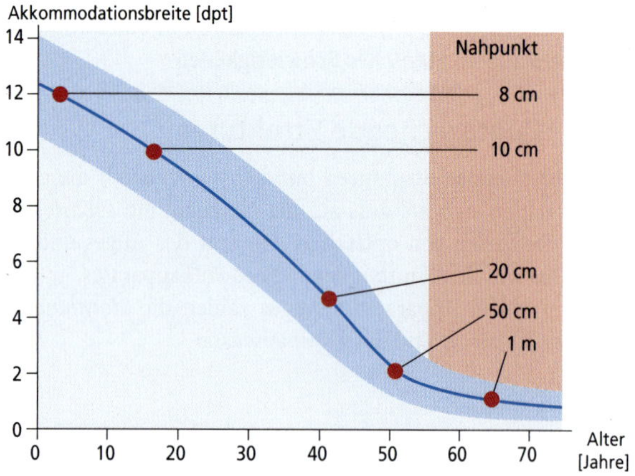

Abb. 10.10 Altersabhängigkeit von Akkommodationsbreite und Nahpunktentfernung.

MEDIZIN

Mehr als die Hälfte der Erwachsenen in Deutschland ist fehlsichtig. Brille oder Kontaktlinsen verlegen das scharfe Bild bei **Weitsichtigkeit** *(Hyperopie)*, **Kurzsichtigkeit** *(Myopie)* und **Alterssichtigkeit** *(Presbyopie)* wieder auf die Netzhaut (→ Abb. 10.11).

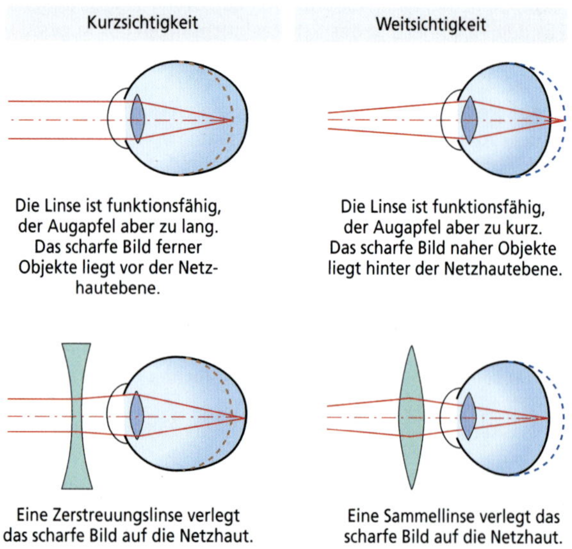

Abb. 10.11 Strahlengang bei Kurz- und Weitsichtigkeit, oben ohne, unten mit Korrektur durch eine Brille. Bei Alterssichtigkeit entsteht das scharfe Bild naher Gegenstände wie bei Weitsichtigkeit hinter der Netzhaut. Ursache ist aber eine unzureichende Lichtbündelung durch verminderte Linsenelastizität und -krümmung.

SPICKZETTEL

Sehbahn: Fotosensoren (Stäbchen, Zapfen, sekundäre Sinneszellen) → Bipolarzellen → Ganglienzellen → Ganglienzellaxone = N. opticus (Sehnerv, HN II) → Sehnervenkreuzung (Chiasma opticum) → Sehstrang (Tractus opticus) → Thalamus → Sehstrahlung (Radiatio optica) → primäre Sehrinde.
Akkommodation: Fern-Nah-Einstellung durch Veränderung der Linsenform und damit der Linsenbrechkraft.

10.6.4 Äußere Augenmuskeln

Die Augäpfel werden in den Augenhöhlen durch je sechs quergestreifte **äußere Augenmuskeln** bewegt (→ Abb. 10.12, → Tab. 10.1). Das Fettgewebe der Augenhöhle wirkt dabei wie ein Gleitlager.

Die nervöse Versorgung erfolgt über die Hirnnerven III, IV und VI (→ 9.11.1) und ermöglicht ein koordiniertes Zusammenspiel der Augenmuskeln beider Augen. Ist diese Koordination gestört, kommt es zum **Schielen,** evtl. mit Doppelbildern.

Tab. 10.1: Funktion der äußeren Augenmuskeln.

Augenmuskel	Funktion; Innervation
M. rectus superior *(oberer gerader Augenmuskel)*	Hebung und Innenrollung des Auges; N. oculomotorius (HN III)
M. rectus inferior *(unterer gerader Augenmuskel)*	Senkung und Außenrollung des Auges; N. oculomotorius (HN III)
M. rectus lateralis *(äußerer gerader Augenmuskel)*	Abduktion (Auswärtsbewegung); N. abducens (HN VI)
M. rectus medialis *(innerer gerader Augenmuskel)*	Adduktion des Auges (Nasalbewegung); N. oculomotorius (HN III)
M. obliquus superior *(oberer schräger Augenmuskel)*	Abduktion, Senkung und Einwärtsrollung des Auges; N. trochlearis (HN IV)
M. obliquus inferior *(unterer schräger Augenmuskel)*	Abduktion, Hebung und Außenrollung des Auges; N. oculomotorius (HN III)

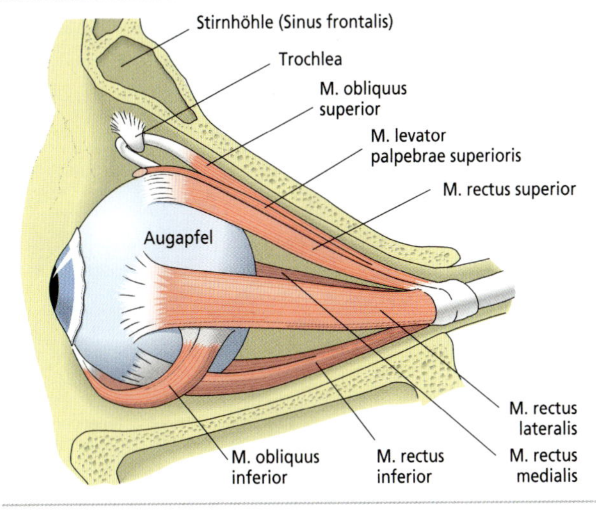

Abb. 10.12 Blick von lateral auf die äußeren Augenmuskeln.

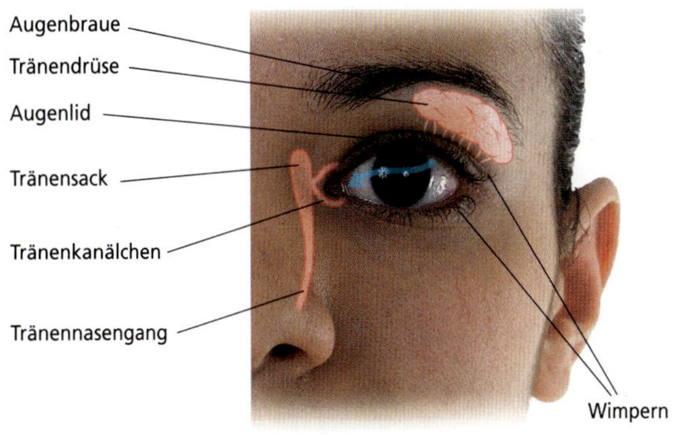

Abb. 10.13 Schutzeinrichtungen des Auges. [E364]

10.6.5 Schutzeinrichtungen des Auges

Zu den Schutzeinrichtungen des Auges zählen Augenbrauen, Augenlider, Wimpern, Bindehaut und Tränenapparat (→ Abb. 10.13).

Augenbrauen, -lider und -wimpern

Die **Augenbrauen** bilden oberhalb der Augen einen Schutzwall vor zu intensiver Sonnenstrahlung, Fremdkörpern und dem salzigen Stirnschweiß.

Oberes und unteres **Augenlid** *(Palpebra)* begrenzen die **Lidspalte.** In ihrem Innern enthalten die Lider eine bindegewebige, stabilisierende Platte, die *Lidplatte* oder den **Tarsus,** außerdem die **Meibom-, Moll- und Zeis-Drüsen.**

Dünne Muskeln, darunter der *M. orbicularis oculi* (Augenringmuskel → 7.2.4), können das Auge willkürlich und unwillkürlich verschließen, etwa als Abwehrreaktion vor Fremdkörpern, während des Schlafs oder beim Lidschlag. Geöffnet wird das Auge durch den vom N. oculomotorius innervierten, quergestreiften **M. levator palpebrae superioris** *(Oberlidheber)* und den sympathisch innervierten, glatten **M. tarsalis** *(Tarsusmuskel).*

An den **Lidrändern** befinden sich die **Augenwimpern,** die ebenfalls vor Fremdkörpern und Sonneneinstrahlung schützen.

Bindehaut

Die **Bindehaut** *(Augenbindehaut, Konjunktiva)* ist eine gefäßreiche Schleimhaut. Sie bedeckt den vorderen, sichtbaren Lederhautabschnitt sowie die Innenseiten der Augenlider und verbindet damit Augapfel und Augenlider. Die obere und untere Umschlagfalte heißt oberer bzw. unterer **Bindehautsack.** Da die Bindehaut viele Schmerz- und Berührungssensoren enthält, ist sie bei äußeren Reizungen (z. B. durch Fremdkörper) sehr schmerzempfindlich.

Tränenapparat

Der **Tränenapparat** besteht aus den **Tränendrüsen** *(Glandulae lacrimales)* und den **Tränenwegen.**

Die Tränendrüsen liegen oberhalb der äußeren Augenwinkel in den Augenhöhlen (→ Abb. 10.13) und produzieren die **Tränenflüssigkeit.** Die Tränenflüssigkeit ist salzreich und enthält ein bakterienabtötendes Enzym, das *Lysozym.* Sie schwemmt Fremdkörper aus dem Bindehautsack aus und schützt mithilfe des Lidschlags die der Luft ausgesetzten Augenabschnitte vor Austrocknung.

Die Tränenflüssigkeit gelangt über zahlreiche Ausführungsgänge im Bereich der Oberlider in den Bindehautsack und sammelt sich in den inneren Augenwinkeln. Dort befinden sich zwei feine **Tränenkanälchen** *(Canaliculi lacrimales)*, die in einen gemeinsamen **Tränensack** *(Saccus lacrimalis)* münden. Von dort aus fließt die Tränenflüssigkeit über den **Tränennasengang** *(Ductus nasolacrimalis)* in die Nasenhöhle.

Bei verstärktem Tränenfluss durch äußere Reize (z. B. Fremdkörper) oder psychische Einflüsse reichen die normalen Abflusswege oft nicht aus, und die Tränen fließen über die Lidränder ab *(Weinen)*.

SPICKZETTEL

Äußere Augenmuskeln: Sechs quergestreifte, durch die HN III, IV, VI innervierte Muskeln zur Bewegung des Augapfels in der Augenhöhle, um den Blick in die gewünschte Richtung zu lenken.
Bindehaut *(Augenbindehaut, Konjunktiva)*: Gefäßreiche Schleimhaut auf der vorderen Lederhaut und den Innenseiten der Augenlider.
Tränenapparat: Tränen produzierende **Tränendrüsen** seitlich oberhalb des Auges und **Tränenwege (Tränenkanälchen, Tränensack, Tränennasengang),** welche die Tränenflüssigkeit in die Nase ableiten.

10.7 Hör- und Gleichgewichtsorgan

10.7.1 Übersicht

Das **Hörorgan** liegt zusammen mit dem **Gleichgewichtsorgan** gut geschützt in der Felsenbeinpyramide des Schläfenbeins:
- Das **Gehör** dient der Aufnahme von Schallreizen
- Das **Gleichgewichtsorgan** registriert Körperlage und -bewegung im Raum.

Die Informationen aus beiden werden über den **N. vestibulocochlearis** *(HN VIII)* an das Gehirn übermittelt. Dieser verläuft zusammen mit ohrversorgenden Blutgefäßen vom Innenohr durch den **inneren Gehörgang** des Felsenbeins ins Schädelinnere.

10.7.2 Hörorgan

Äußeres Ohr

Zum **äußeren Ohr** gehören die knorpelige **Ohrmuschel** und der **äußere Gehörgang** (→ Abb. 10.14). Der äußere Gehörgang, der leicht abgewinkelt von der Ohrmuschel zum Trommelfell zieht, enthält Drüsen, die das **Ohrenschmalz** *(Cerumen)* bilden, und einzelne Haare. Sie schützen vor eindringenden Fremdkörpern.

Das **Trommelfell** *(Membrana tympani)*, eine dünne bindegewebige Membran, ist die Grenze zwischen äußerem Ohr und Mittelohr. Bei der **Ohrenspiegelung** *(Otoskopie)* kann es direkt eingesehen und beurteilt werden.

PFLEGE

Die „Reinigung" des Ohrs mit **Wattestäbchen** ist gefährlich: Bei zu starker Manipulation wird Ohrenschmalz eher weiter in das Ohr hineingeschoben als herausbefördert, zudem kann das Trommelfell durch zu heftiges „Stochern" durchstoßen werden. Es reicht, Ohrmuschel und Eingang des äußeren Gehörgangs zu reinigen.

Mittelohr

Das **Mittelohr** besteht aus luftgefüllten und mit Epithel ausgekleideten Hohlräumen im Schläfenbein. Hauptteil ist die **Paukenhöhle** im Felsenbein (→ Abb. 10.14), die sich vom Trommelfell bis zu einer knöchernen Wand des Innenohrs erstreckt. In dieser Wand befinden sich zwei membranverschlossene Knochenfenster, das

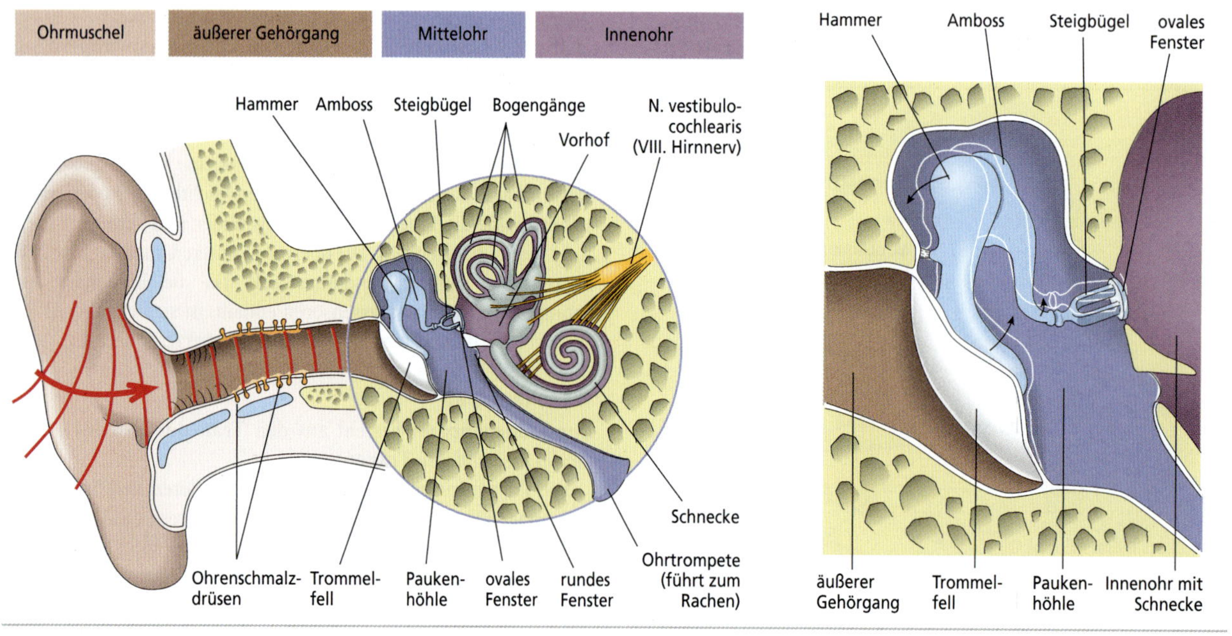

Abb. 10.14 Links Übersicht über äußeres Ohr, Mittelohr und Innenohr (vergrößert). Die roten Pfeile markieren die Schallwellen, die dann das Trommelfell in Schwingungen versetzen.
Rechts die Paukenhöhle im Detail. Die schwarzen Pfeile zeigen die Bewegung der Gehörknöchelchen infolge der Trommelfellschwingung.

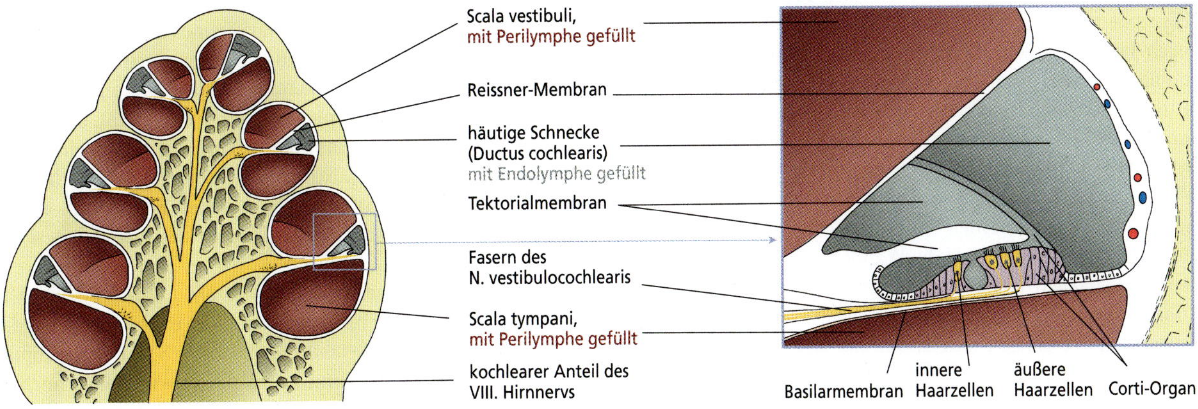

Abb. 10.15 Links Schnitt durch die Schnecke mit Scala vestibuli, häutiger Schnecke und Scala tympani. Rechts häutige Schnecke im Detail.

ovale und das **runde Fenster,** die eine Verbindung mit dem Innenohr herstellen.

Nach hinten geht die Paukenhöhle in die Hohlräume des Warzenfortsatzes über, die **Warzenfortsatzzellen** *(Cellulae mastoideae).*

Die **Ohrtrompete** *(Tuba auditiva Eustachii, Eustachische Röhre)* verbindet Paukenhöhle und oberen Rachen. Sie ermöglicht einen *Luftdruckausgleich* zwischen äußerer Umgebung und Paukenhöhle, indem sie bei jedem Schlucken automatisch geöffnet wird. Dadurch gewährleistet sie die normale Trommelfellbeweglichkeit und damit ein intaktes Gehör. Ist die Ohrtrompete verschlossen oder verlegt (etwa bei einer Erkältung oder Polypen, → 16.2) oder befindet sich Flüssigkeit in der Paukenhöhle (etwa bei einer **Mittelohrentzündung** = *Otitis media*), ist das Gehör beeinträchtigt.

In der Paukenhöhle liegen die drei **Gehörknöchelchen Hammer** *(Malleus),* **Amboss** *(Incus)* und **Steigbügel** (*Stapes* → Abb. 10.14). Der *Hammergriff* ist mit dem Trommelfell fest verbunden. Sein kürzerer *Fortsatz* ist gelenkig mit dem Amboss und dieser wiederum gelenkig mit dem Steigbügel verknüpft. Der Steigbügel ist mit seiner „Fußplatte" im ovalen Fenster befestigt. Die Gehörknöchelchen verstärken die auf das Trommelfell treffenden Schallwellen und übertragen sie auf das ovale Fenster. Zwei kleine **Mittelohrmuskeln,** der *Trommelfellspanner* **(M. tensor tympani)** und der *Steigbügelmuskel* **(M. stapedius),** verbessern die Schallanalyse und schützen das Innenohr durch reflektorische Kontraktion vor zu starkem Lärm.

Innenohr

Das **Innenohr** enthält die Sensoren für Gehör und Gleichgewichtssinn. Es liegt in einem komplizierten Hohlraumsystem, dem **knöchernen Labyrinth** des Felsenbeins. Dieses besteht aus *Vorhof, Bogengängen* und *Schnecke* und ist mit einer liquorähnlichen Flüssigkeit gefüllt, der **Perilymphe.** Darin liegt das **häutige Labyrinth,** gefüllt mit **Endolymphe,** die der Intrazellulärflüssigkeit ähnelt. Vorhof und Bogengänge beherbergen die Sensoren des Gleichgewichtsorgans. Die Schnecke enthält die Sensoren für das Gehör.

Die **knöcherne Schnecke** *(Cochlea)* ist ein spiraliger Knochenraum, der mit der erwähnten Perilymphe gefüllt ist. Eine Zwischenwand teilt den Schneckengang in zwei Etagen: die obere **Scala vestibuli** *(Vorhoftreppe)* beginnt am ovalen Fenster und geht an der **Schneckenspitze** *(Helicotrema)* in die untere **Scala tympani** *(Paukentreppe)* über, die am runden Fenster endet (→ Abb. 10.15).

Zwischen Scala vestibuli und Scala tympani verläuft die **häutige Schnecke** *(Ductus cochlearis),* ein membranöser Schlauch. Gefüllt ist die häutige Schnecke mit Endolymphe. Die häutige Schnecke wird nach oben zur Scala vestibuli hin von der **Reissner-Membran** begrenzt, nach unten, zur Scala tympani, von der **Basilarmembran.** Auf der Basilarmembran liegt das **Corti-Organ** mit den **Stützzellen** und den Sinneszellen für das Gehör. Sie heißen **Haarzellen,** da sie an ihrem freien Ende feine Härchen (genauer Stereozilien → 5.2) tragen, die in die Endolymphe des häutigen Schneckengangs ragen und mit der gallertigen **Tektorialmembran** *(Membrana tectoria)* in Verbindung stehen. Die *äußeren Haarzellen* verstärken die ins Innenohr übertragenen Schwingungen. Die *inneren Haarzellen* sind sekundäre Sinneszellen und lösen in afferenten Fasern des N. vestibulocochlearis (HN VIII) Aktionspotenziale aus.

SPICKZETTEL

Hörorgan: Sinnesorgan für die Wahrnehmung von Schallreizen.

- **Äußeres Ohr** aus **Ohrmuschel, äußerem Gehörgang, Trommelfell** *(Membrana tympani)* als Grenze zum Mittelohr
- **Mittelohr,** Hauptteil **Paukenhöhle** mit den drei **Gehörknöchelchen Hammer** *(Malleus),* **Amboss** *(Incus)* und **Steigbügel** *(Stapes)* und den **Mittelohrmuskeln.** Über die **Ohrtrompete** *(Tuba auditiva eustachii, Eustachische Röhre)* mit dem Rachen verbunden
- **Innenohr** mit der **knöchernen Schnecke** *(Cochlea),* einer mit **Perilymphe** gefüllten Knochenspirale, welche die **häutige Schnecke** *(Ductus cochlearis)* umhüllt, die mit **Endolymphe** gefüllt ist. Die häutige Schnecke enthält auf der **Basilarmembran** das **Corti-Organ** mit den (sekundären) Sinneszellen für das Gehör **(Haarzellen).**

10.7.3 Hörfunktion

Weg der Schallwellen

Schallwellen sind Druckschwankungen der Luft, die sich wellenförmig ausbreiten. Auf das Ohr eintreffende Schallwellen werden von der Ohrmuschel aufgenommen und durch den äußeren Gehörgang zum Trommelfell geleitet. Das Trommelfell wird durch die Schallwellen in Schwingungen versetzt, die sich auf die Gehörknöchelchenkette übertragen und schließlich das ovale Fenster erreichen.

Die Steigbügelschwingungen am ovalen Fenster versetzen die Perilymphe der Scala vestibuli in Schwingungen. Diese Schwingungen laufen als *Wanderwellen* bis zur Schneckenspitze und dann über die Scala tympani zum runden Fenster. Häutige Schnecke und Basilarmembran schwingen zwangsläufig mit. Dadurch kommt es zwischen den Haarzellen auf der Basilarmembran und der gallertigen Tektorialmembran zu Scherbewegungen, welche die Härchen der Haarzellen verbiegen. Aufgrund dieses *mechanischen* Biegungsreizes werden die Haarzellen erregt. Die äußeren Haarzellen verstärken hierauf die Wanderwelle. Die Erregung der inneren Haarzellen führt über Neurotransmitterfreisetzung zu Aktionspotenzialen in den basal gelegenen Nervenfasern. Diese Nervenfasern vereinigen sich später mit den Nervenfasern des Gleichgewichtsorgans zum **N. vestibulocochlearis** *(HN VIII).*

Der oben dargestellte Weg des Schalls heißt **Luftleitung.** Die Schallwellen können auch z. B. durch eine auf den Warzenfortsatz aufgesetzte Stimmgabel direkt über die Schädelknochen auf das Innenohr übertragen werden. Diese **Knochenleitung** überträgt den Schall deutlich schlechter.

Aufgrund der mechanischen Eigenschaften der Basilarmembran hat jede Schwingungsfrequenz und damit jede Tonhöhe an einem ganz bestimmten Ort der Basilarmembran ihr Auslenkungsmaximum **(Frequenzauflösung nach dem Ortsprinzip).** Hohe Töne werden nahe der Schneckenbasis, tiefe nahe der Schneckenspitze am besten gehört. Nimmt bei gleicher Frequenz die Lautstärke eines Tones und damit die Auslenkung der Basilarmembran zu, werden die Haarzellen stärker gereizt und mehr Aktionspotenziale pro Zeit gebildet.

Der Mensch kann Schallwellen in einem Frequenzbereich von etwa 20 **Hertz** (*Hz,* 1 Hertz = 1 Schwingung/s) bis 20.000 Hz (20 kHz) hören, wobei die Wahrnehmumgsschwelle frequenzabhängig ist. Am besten hört der Mensch Frequenzen um 4 kHz. Der Hauptsprachbereich liegt bei ca. 250 bis 4.000 Hz (→ Abb. 10.16).

Hörbahn

Die Impulse werden mit dem *N. vestibulocochlearis (HN VIII)* über verlängertes Mark, Mittelhirn und Thalamus zum **Hörzentrum** im Schläfenlappen des Großhirns (→ 9.5.2) geleitet.

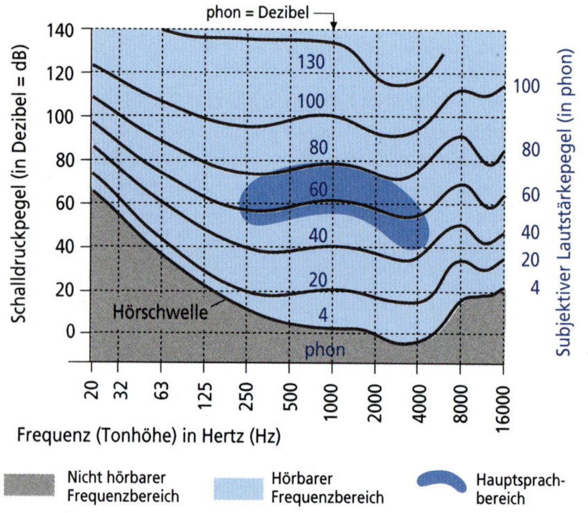

Abb. 10.16 Der Hörbereich des Menschen.

Dezibel und Phon

Ein *objektives* Maß für die Lautstärke eines Tons ist der **Schalldruckpegel,** der in **Dezibel** *(dB)* angegeben wird. Da aber das menschliche Ohr frequenzabhängig Lautstärken anders empfindet, als es ihrer physikalischen Lautstärke entspricht, hat man für die *subjektive* Lautstärkeempfindung eine zweite Maßeinheit eingeführt, das **Phon** *(phon).* Nur bei 1 kHz entspricht die Phonskala der Dezibelskala. Bei tieferen oder höheren Frequenzen ergeben physikalisch gleich starke Schallreize zum Teil viel geringere subjektive Lautstärkeempfindungen.

Der Schalldruckpegel in Dezibel ist ein *logarithmisches* Maß. Ein paar Dezibel mehr bedeuten also nicht ein bisschen, sondern viel mehr Schalldruck: Bei 6 dB mehr ist der Schalldruck doppelt, bei 20 dB mehr zehnmal und bei 60 dB tausendmal so hoch wie der Bezugsschalldruck (der Schalldruck der Hörschwelle bei 1 kHz).

Anhaltspunkte: Flüstern entspricht ca. 30 dB, ein ruhiges Zimmer mit leisen „Wohnungshintergrundgeräuschen" ca. 45 dB, eine normale Unterhaltung 60 dB und Verkehr ca. 75 dB. Eine Motorsäge oder Diskomusik hat 100–110 dB und kann schon bei einstündiger „Einwirkzeit" dem Gehör nachhaltig schaden.

Audiometrie

Ein Messverfahren für die Hörfunktion ist die **Audiometrie.** Sie erfolgt mit einem *Audiometer,* das Töne bestimmter Frequenz und Intensität erzeugt. So können die individuellen **Hörschwellen** ermittelt werden, das heißt die minimalen Schallintensitäten, bei denen Töne bestimmter Frequenz gerade wahrgenommen werden können. Bei Schwerhörigkeit sind die Hörschwellen erhöht.

Hörstörungen

Bei der Schwerhörigkeit unterscheidet man nach dem Ort der Störung die **Schallleitungs-Schwerhörigkeit** mit Ursache in äußerem oder Mittelohr (beispielsweise Mittelohrentzündung, Paukenerguss) von der **Schallempfindungs-Schwerhörigkeit** mit Innenohrschädigung (z. B. Zerstörung der Haarzellen).

PRÄVENTION

Ungefähr 1 von 1.000 Neugeborenen (aber 1 von 100 Frühgeborenen) leidet unter einer angeborenen Hörstörung. Unbehandelt beeinträchtigt diese die gesamte Entwicklung des Kindes. In Deutschland erfolgt deshalb bei allen Neugeborenen ein **Neugeborenen-Hörscreening.** Die Untersuchung ist schmerzlos: Nach kurzen Schallreizen wird mit sehr empfindlichen Mikrofonen die „Verstärkertätigkeit" der äußeren Haarzellen registriert (**otoakustische Emissionen,** *OAE*).
Da sich eine Schwerhörigkeit auch noch später entwickeln kann, achten Pflegende bei Kindern immer auf Warnzeichen einer Hörstörung wie Nichtreagieren auf akustische Reize oder Auffälligkeiten in der Sprachentwicklung (→ 21.3.2).

Altersabhängigkeit des Gehörs

Nach dem 30. Lebensjahr nimmt das Hörvermögen ab, am stärksten im Bereich von hohen Frequenzen (→ Abb. 10.17). Die Ursachen hierfür sind wahrscheinlich vielschichtig. Ältere Mensch überhören typischerweise zunächst das Klingeln des Telefons, erst später leidet das Sprachverständnis, v. a. bei Nebengeräuschen (**Altersschwerhörigkeit,** *Presbyakusis*).

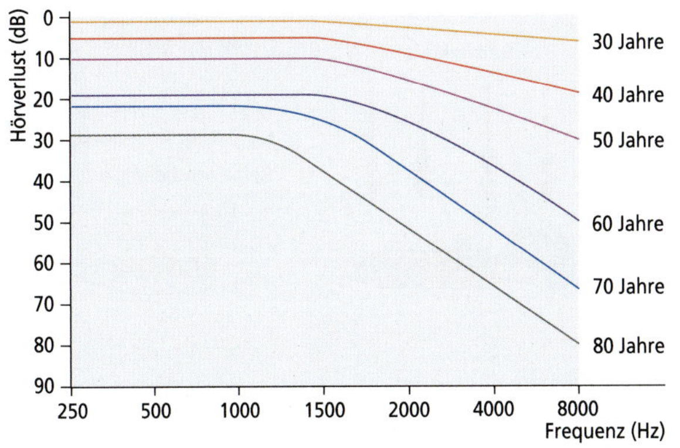

Abb. 10.17 Audiogramm in den verschiedenen Lebensphasen.

PFLEGE ALTER MENSCHEN

Gerade ältere Menschen geben ihre **Schwerhörigkeit** oft nicht (von selbst) an. Dann werden Missverständnisse evtl. als Verwirrtheit interpretiert, weil der Patient z. B. auf Fragen nicht sofort oder falsch antwortet oder in eine andere Richtung läuft, als ihm erklärt wurde.
Im Zweifel regen Pflegende daher eine HNO-ärztliche Untersuchung an.

SPICKZETTEL

Weg der Schallwellen bei Luftleitung: Äußerer Gehörgang → Trommelfell → Gehörknöchelchenkette → ovales Fenster → Perilymphe → Wanderwelle bis zum runden Fenster → Mitschwingen der Basilarmembran → Auslenkung der inneren Haarzellen.
Hörbahn: Innere Haarzellen (sekundäre Sinneszellen) → afferente Fasern des N. vestibulocochlearis (HN VIII) → verlängertes Mark → Mittelhirn → Thalamus → Hörzentrum.

10.7.4 Gleichgewichtsorgan

Der **Gleichgewichtssinn** dient wie andere Sinnesorgane (Augen, Tiefensensibilität) der Orientierung im Raum und der Aufrechterhaltung von Kopf-/Körperhaltung in Ruhe und Bewegung. Zum **Gleichgewichtsorgan** *(Vestibularapparat)* gehören der **Vorhof** *(Vestibulum)* und die drei **Bogengänge.** Sie liegen wie das Hörorgan im knöchernen Labyrinth des Felsenbeins.

Vorhof

Vom **Vorhof** *(Vestibulum),* dem Zentrum des knöchernen Labyrinths, gehen die drei Bogengänge und die Schnecke des Hörorgans ab (➔ Abb. 10.18, ➔ Abb. 10.19). Wie das gesamte knöcherne Labyrinth ist auch der Vorhof mit Perilymphe gefüllt und enthält mit Endolymphe gefüllte, membranöse Strukturen. Diese werden im Vorhof als *großes Vorhofsäckchen* **(Utriculus)** und *kleines Vorhofsäckchen* **(Sacculus)** bezeichnet (➔ Abb. 10.18). Sie sind durch zwei feine Gänge miteinander verbunden.

Utriculus und Sacculus enthalten in ihrer Wand jeweils ein Sinnesfeld **(Makula)** aus Sinnes- und Stützzellen, welches im Utriculus in *horizontaler* Ebene, im Sacculus *vertikal* liegt (➔ Abb. 10.19). Die Sinneszellen sind Haarzellen, deren Härchen in eine gallertige Membran hineinragen. Diese Membran hat an ihrer Oberfläche feine Kalziumkarbonatkristalle (**Statolithen,** *Otolithen*) eingela-

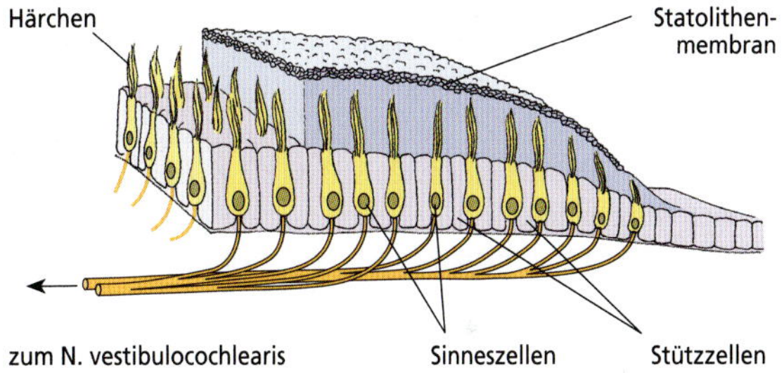

Abb. 10.19 Aufbau der Makula.

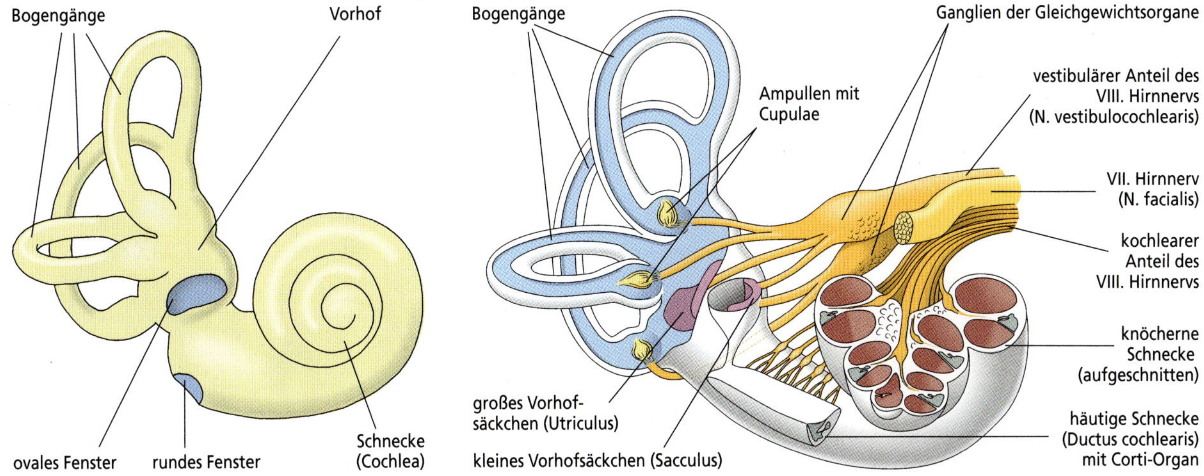

Abb. 10.18 Links das knöcherne Labyrinth als Ausgussmodell. Rechts Schnitt durch knöcherne Schnecke, Vorhof und Bogengänge mit Darstellung des VII. und VIII. Hirnnerven.

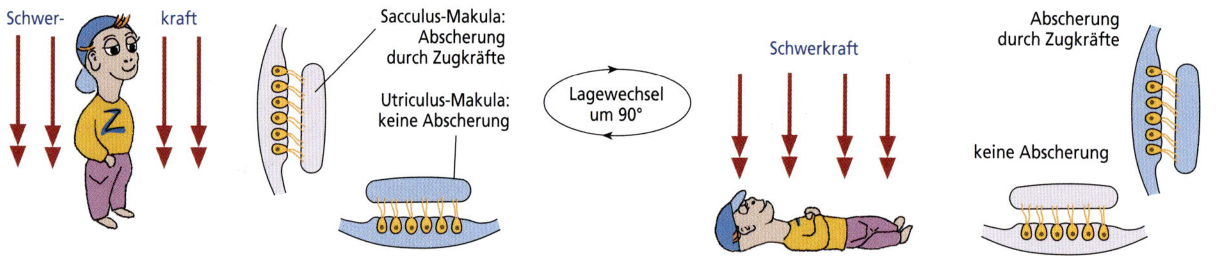

Abb. 10.20 Ablenkung der Statolithenmembran bei Lagewechsel.

gert und heißt deshalb **Statolithenmembran** *(Otolithenmembran)*. Sie bedeckt das gesamte Sinnesfeld.

Die Sinneszellen der Makulae reagieren auf Schwerkraft und Beschleunigungen in vertikaler oder horizontaler Ebene *(Linearbeschleunigungen)*. Hierbei wird die Statolithenmembran nach unten gezogen und infolgedessen die Sinneshärchen abgeschert, die dadurch als Mechanosensoren erregt werden. Die Verarbeitung ihrer Signale im ZNS vermittelt bewusste Empfindungen wie „Fallen", „Bremsen" oder „Steigen" und führt reflektorisch zur Anpassung von Tonus und Bewegung der Körpermuskulatur (→ Abb. 10.20).

Bogengänge

Die drei **Bogengänge** stehen etwa im rechten Winkel zueinander in den drei Raumebenen. Es gibt einen vorderen und hinteren *vertikalen* und einen seitlichen *horizontalen* Bogengang. Sie beginnen und enden alle im Vorhofbereich, sodass sie zusammen mit diesem einen Ring bilden.

In den **knöchernen Bogengängen** verlaufen die membranösen, mit Endolymphe gefüllten **häutigen Bogengänge.** Jeder Bogengang ist am Ende zur **Ampulle** erweitert. Dort befinden sich die Sinneszellen des Bogengangsystems. Es sind Haarzellen, die von Stützzellen umgeben sind. Ihre Härchen ragen in eine gallertartige, kuppelförmige Masse **(Cupula).**

Die Sinneszellen der Bogengänge reagieren auf *Drehbewegungen*. Hierbei kommt es zu einer identischen Bewegung der Cupula, was – da die träge Endolymphe nicht so schnell folgen kann – zu einem Zug an den darin eingebetteten Härchen führt und den entsprechenden Reiz für die Sinneszellen darstellt (→ Abb. 10.21). Die Nervenimpulse aus den Haarzellen führen im ZNS zur bewussten Empfindung von Drehbewegungen und zur reflektorischen Anpassung der Körperhaltung. Da sich die Endolymphe nach einiger Zeit aber „mitdreht", führen nur *Änderungen* der Drehbewegungen – also *Drehbeschleunigungen* – zur Reizung des Bogengangsystems.

Leitungsbahnen des Gleichgewichtsorgans

Von den Haarzellen des Gleichgewichtsorgans werden die Erregungen zunächst an Nervenzellen im inneren Gehörgang weitergeleitet. Deren Fasern bilden den vestibulären Anteil des *N. vestibulocochlearis (HN VIII)*, dessen Axone zum größten Teil zu den **Vestibulariskernen** der Medulla oblongata ziehen. Nach Umschaltung werden die Informationen zum Rückenmark und zahlreichen Hirngebieten (Kleinhirn, Formatio reticularis, Thalamus, Hirnnervenkerne) weitergeleitet. Über diese Verbindungen wird der Gleichgewichtsapparat mit dem motorischen System verknüpft, sodass die Muskelbewegungen für eine normale Stellung des Kopfes, des Körpers und der Augen reflektorisch entsprechend den jeweiligen Erfordernissen gesteuert werden können.

In der Großhirnrinde werden Körperpositionen bewusst und ggf. über die motorische Großhirnrinde mit Stellungsänderungen beantwortet.

Nystagmus

Das Gleichgewichtsorgan ist auch mit den Augenmuskelkernen verknüpft. Schauen wir einen Gegenstand an, so führt eine Kopfdrehung über diese Verbindung zu einer automatischen Gegensteuerung durch die Augen, sodass die Blickrichtung konstant bleibt. Es kommt zu rhythmischen Augenbewegungen, die als **Nystagmus** *(Augenzittern)* bezeichnet werden. Ein Nystagmus ist

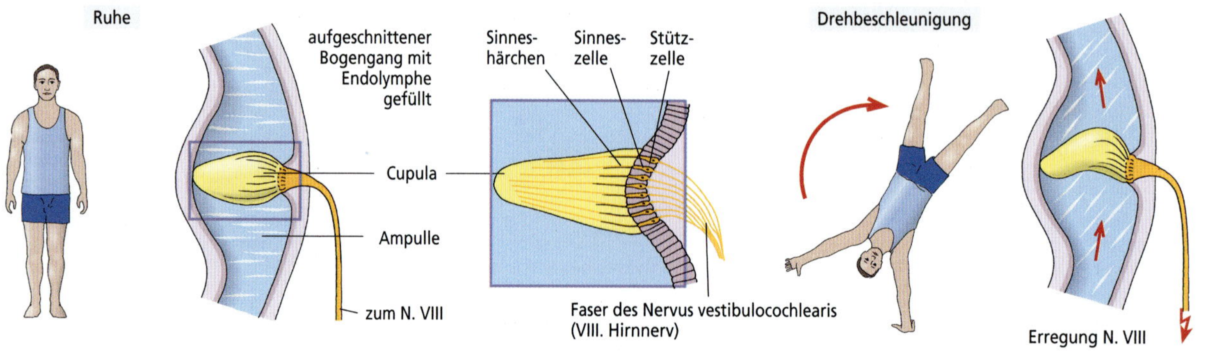

Abb. 10.21 Ablenkung der Cupula bei Drehbeschleunigung.

außerdem normal beim Beobachten bewegter Bilder. Ansonsten ist ein Nystagmus bei einem ruhenden Menschen praktisch immer krankhaft.

Geprüft wird der Nystagmus z. B. auf einem speziellen Drehstuhl oder durch Spülung des Gehörgangs mit kaltem oder warmem Wasser (die Temperaturveränderung wird auf die Endolymphe der Bogengänge übertragen).

Gleichgewichtsstörungen

Wohl die bekannteste Störung des Gleichgewichtsorgans ist die **Reisekrankheit.** Unregelmäßige Beschleunigungen sowie Unterschiede zwischen optischen und vestibulären Eindrücken reizen das Gleichgewichtsorgan und „verwirren" das Gehirn. Weitere Ursachen von Gleichgewichtsstörungen sind Entzündungen oder Durchblutungsstörungen eines Gleichgewichtsorgans. Übelkeit bis zum Erbrechen, Schweißausbruch und Blutdruckveränderungen sind infolge der engen Verbindungen des Gleichgewichtsorgans zu vegetativen Zentren die unangenehmen Folgen.

SPICKZETTEL

Gleichgewichtsorgan: Sinnesorgan für die Wahrnehmung von Schwerkraft und Beschleunigungen. Liegt zusammen mit dem Hörorgan im Innenohr. Bestandteile

- **Knöcherner Vorhof** *(Vestibulum)* mit Perilymphe, darin **Utriculus** und **Sacculus** (*großes* und *kleines Vorhofsäckchen*) als häutige Strukturen mit Endolymphe. In Utriculus und Sacculus jeweils eine **Makula** mit Sinneszellen in einer gallertigen Membran mit feinen Kristallen **(Statolithen)**
- Drei senkrecht zueinander stehende **knöcherne Bogengänge,** abgehend vom Vorhof, welche die **häutigen Bogengänge** mit Endolymphe beinhalten. Am Ende jeweils eine Erweiterung, die **Ampulle,** mit den Sinneszellen für den Gleichgewichtssinn eingebettet in eine Gallertkuppel **(Cupula).**

Gleichgewichtsbahn: Haarzellen (sekundäre Sinneszellen) → afferente Fasern des N. vestibulocochlearis (HN VIII) → Vestibulariskerne im verlängerten Mark → Rückenmark, verschiedene Gehirngebiete.

WIEDERHOLUNGSFRAGEN

1. Was sind Sensoren? (→ 10.1)
2. Über welche Sinnesfunktionen verfügt die Haut? (→ 10.2)
3. Wohin werden die Erregungen der Hautsensoren übermittelt? (→ 10.2)
4. Wie entsteht Schmerz? (→ 10.3.1)
5. Was versteht man unter Tiefensensibilität? (→ 10.4)
6. Wie werden Geruchsstoffe wahrgenommen? (→ 10.5.1)
7. Wo liegen die Sensoren für den Geschmackssinn? (→ 10.5.2)
8. Welche Geschmacksqualitäten gibt es? (→ 10.5.2)
9. Aus welchen Schichten ist der Augapfel aufgebaut? (→ 10.6.1)
10. Welche Sinneszellen gibt es in der Netzhaut? (→ 10.6.1)
11. Wie funktioniert die Anpassung der Linse an Nah- und Fernsicht? Welche Unterschiede gibt es hierbei (Vorgang je nach Alter)? (→ 10.6.3)
12. Über welche Schutzeinrichtungen verfügt das Auge? (→ 10.6.5)
13. Welche physiologische Funktion hat die Tränenflüssigkeit? (→ 10.6.5)
14. Welche Strukturen befinden sich in der Paukenhöhle? (→ 10.7.2)
15. Wo liegen die Sensoren für Gehör und Gleichgewichtssinn? (→ 10.7.2)
16. Welchen Weg nehmen die Schallwellen normalerweise? (→ 10.7.3)
17. Welche Formen von Schwerhörigkeit gibt es? (→ 10.7.3)
18. Woraus besteht das Gleichgewichtsorgan? (→ 10.7.4)
19. Worauf reagieren die Sinneszellen der Makula? (→ 10.7.4)
20. Worauf reagieren die Sinneszellen der Bogengänge? (→ 10.7.4)

11

HORMONSYSTEM

LERNZIELÜBERSICHT

11.1 Funktion und Arbeitsweise der Hormone

- Hormone sind chemische Botenstoffe v. a. für langsamere Regulationsvorgänge. Typischerweise werden sie mit dem Blut im ganzen Körper verteilt.
- Hormone sind chemisch Abkömmlinge von Aminosäuren, (Poly-)Peptiden, Cholesterin oder Arachidonsäure.
- Hormone werden an oder in den Zielzellen durch spezifische Hormonrezeptoren gebunden und entfalten über diese ihre Wirkungen.
- Die Hormonkonzentrationen werden über teils komplexe Regelkreise reguliert.

11.2 Hypothalamus und Hypophyse

- Der Hypothalamus ist die übergeordnete Hormondrüse des Körpers und zudem Bindeglied zwischen Nerven- und Hormonsystem.
- Er produziert Oxytocin und ADH (Adiuretin), Releasing- und Inhibiting-Hormone.
- Dem Hypothalamus untergeordnet ist die Hypophyse (Hirnanhangsdrüse).
- Im Hypophysenhinterlappen werden Oxytocin und ADH gespeichert und bei Bedarf freigesetzt.
- Die Hypophysenvorderlappenhormone wirken direkt oder regen periphere Hormondrüsen an (glandotrope Hormone).

11.3 Epiphyse

- Die Epiphyse ist an der Steuerung körpereigener Rhythmen beteiligt. Sie bildet v. a. nachts das Hormon Melatonin.

11.4 Schilddrüse

- Die Schilddrüse liegt vor der Luftröhre.
- Schilddrüsenhormone sind Thyroxin (T_4) und Trijodthyronin (T_3), jodhaltige Aminosäureabkömmlinge. Ihre Freisetzung wird durch das TSH der Hypophyse stimuliert.
- T_3 und T_4 fördern den Stoffwechselumsatz, die Aktivität des Nervensystems und die kindliche Entwicklung.

11.5 Nebenschilddrüsen und Regulation des Kalzium- und Phosphathaushalts

- Die Nebenschilddrüsen hinter der Schilddrüse produzieren Parathormon, das wie Vitamin-D-Hormon den Blutkalziumspiegel erhöht.
- Das Kalzitonin aus den C-Zellen der Schilddrüse senkt den Kalziumspiegel.

11.6 Nebennieren

- Die Nebennieren sitzen oben auf den Nieren.
- Die Nebennierenrinde reagiert auf das ACTH der Hypophyse mit Bildung der Glukokortikoide. Diese hemmen Immun- und Entzündungsvorgänge, fördern den Eiweiß- und Fettabbau und erhöhen den Blutzuckerspiegel.
- Die Nebennierenrinde produziert außerdem Sexualhormone und Aldosteron. Letzteres fördert die Natrium- und Wasserrückresorption in der Niere.
- Das Nebennierenmark produziert die Hormone Adrenalin und Noradrenalin. Sie werden besonders in Stresssituationen ausgeschüttet und aktivieren sehr rasch den Kreislauf.

11.7 Inselapparat des Pankreas

- Die Langerhans-Inseln der Bauchspeicheldrüse bilden v. a. Insulin, das einzige blutzuckersenkende Hormon, und das blutzuckersteigernde Glukagon.
- Insulin hat darüber hinaus vielfältige, v. a. anabole Stoffwechselwirkungen.

11.8 Weitere endokrin aktive Organe

- Auch in Magen-Darm-Trakt, Fettgewebe und weiteren Geweben werden viele Hormone gebildet, die teils lokal, teils im ganzen Organismus wirksam sind.

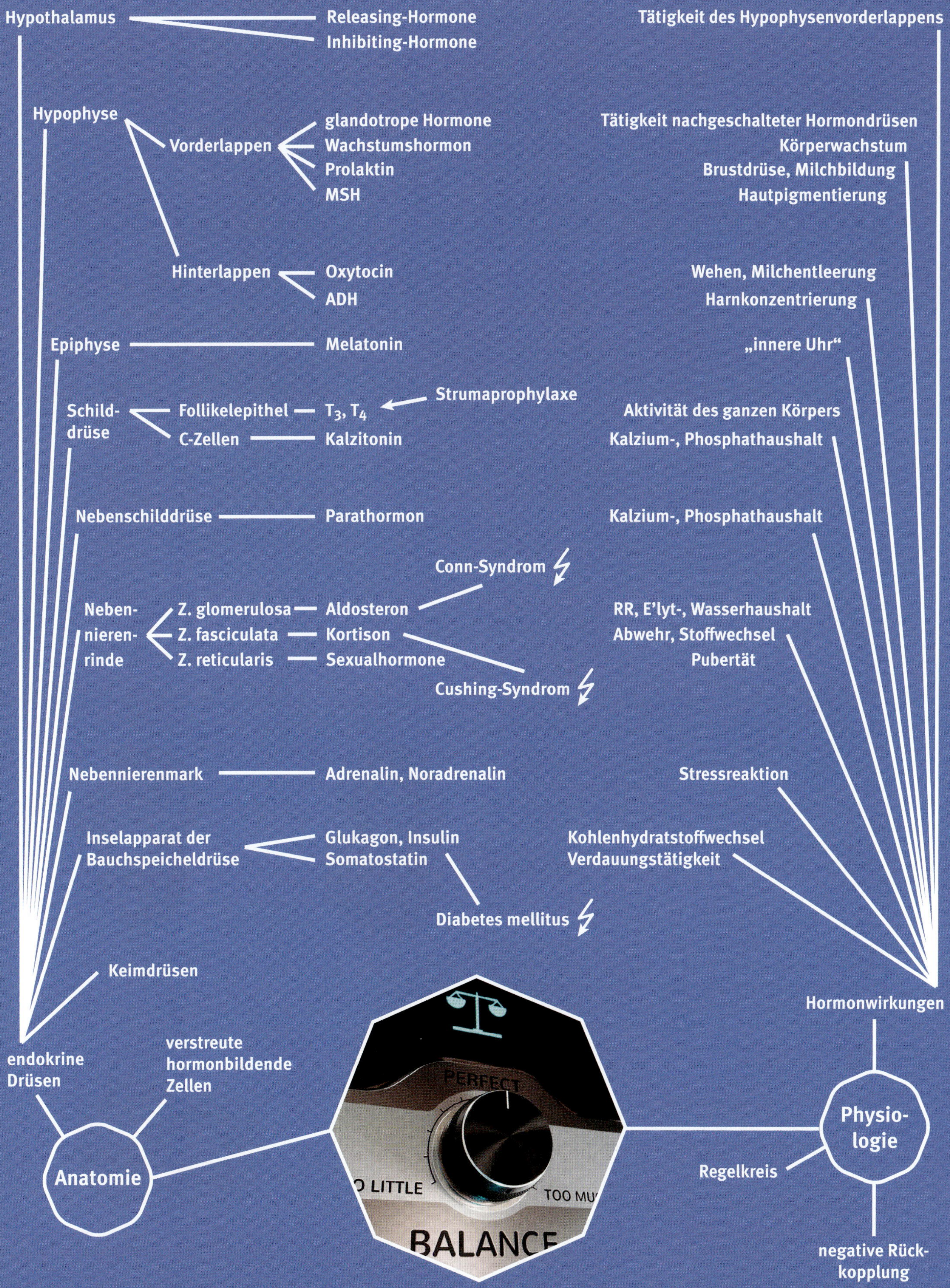
Hypothalamus
Releasing-Hormone
Inhibiting-Hormone
Tätigkeit des Hypophysenvorderlappens
Hypophyse
Vorderlappen
glandotrope Hormone
Wachstumshormon
Prolaktin
MSH
Tätigkeit nachgeschalteter Hormondrüsen
Körperwachstum
Brustdrüse, Milchbildung
Hautpigmentierung
Hinterlappen
Oxytocin
ADH
Wehen, Milchentleerung
Harnkonzentrierung
Epiphyse
Melatonin
„innere Uhr"
Schilddrüse
Follikelepithel
C-Zellen
T_3, T_4
Strumaprophylaxe
Kalzitonin
Aktivität des ganzen Körpers
Kalzium-, Phosphathaushalt
Nebenschilddrüse
Parathormon
Kalzium-, Phosphathaushalt
Conn-Syndrom
Nebennierenrinde
Z. glomerulosa
Z. fasciculata
Z. reticularis
Aldosteron
Kortison
Sexualhormone
Cushing-Syndrom
RR, E'lyt-, Wasserhaushalt
Abwehr, Stoffwechsel
Pubertät
Nebennierenmark
Adrenalin, Noradrenalin
Stressreaktion
Inselapparat der Bauchspeicheldrüse
Glukagon, Insulin
Somatostatin
Diabetes mellitus
Kohlenhydratstoffwechsel
Verdauungstätigkeit
Keimdrüsen
Hormonwirkungen
endokrine Drüsen
verstreute hormonbildende Zellen
Anatomie
PERFECT
O LITTLE
TOO MU
BALANCE
Physiologie
Regelkreis
negative Rückkopplung

[J751-100]

11.1 Funktion und Arbeitsweise der Hormone

Hormone sind *Signal- und Botenstoffe,* welche die Kommunikation zwischen Zellen und Organen ermöglichen und biologische Abläufe im Körper, Verhalten und Empfindungen eines Menschen entscheidend beeinflussen.

Neben dem Nerven- und dem Abwehrsystem ist das **Hormonsystem** oder *endokrine System* ein weiteres großes Steuerungssystem des Körpers.
Hormone:

- Regulieren inneres Milieu und Stoffwechsel
- Helfen dem Körper, mit Belastungen aller Art (z. B. Infektionen, Stress, Hunger) fertigzuwerden
- Steuern die Reproduktionsvorgänge von der Eizell- und Spermienbildung bis zur Ernährung des Neugeborenen
- Fördern Wachstum und Entwicklung
- Beeinflussen psychische Vorgänge und Verhalten.

Drüsen- und Gewebshormone

Viele Hormone werden von speziellen **endokrinen Drüsen** *(Hormondrüsen)* gebildet (→ Abb. 11.1). Diese Hormone heißen **Drüsenhormone** oder *glanduläre Hormone.*

Im Gegensatz zu den *exokrinen Drüsen* (→ 5.2.2), die ihre Sekrete an die Oberfläche von Haut oder Schleimhäuten absondern, geben die endokrinen Drüsen ihre Hormone in den sie umgebenden interstitiellen Raum ab, der meist von einem dichten Kapillargeflecht durchzogen ist. Die Hormone diffundieren rasch vom Interstitium in die Kapillaren und werden mit dem Blut im gesamten Körper verteilt. So erreichen sie ihre jeweiligen **Zielzellen,** dies sind alle Zellen, die über geeignete Rezeptoren die „Botschaft" des Hormons verstehen (→ 11.1.3).

In noch größerem Maße werden Hormone von spezialisierten Zellen gebildet, die verstreut oder in Zellgruppen in anderen Geweben zusammenliegen.

Diese Zellen werden als **diffuse endokrine Gewebe** *(diffus* = ausgebreitet, ohne feste Umgrenzung) bezeichnet (→ Abb. 11.1), die von ihnen produzierten Hormone heißen auch **Gewebshormone** *(aglanduläre Hormone).* Beispiele sind das Erythropoetin und die Prostaglandine (→ Tab. 11.2).

Deshalb spricht man zusammenfassend auch von **endokrinem Gewebe.**

Fern- und Nahwirkung

Hormone erreichen zwar ihre Zielzellen vorwiegend über die Blutbahn und können somit weit entfernt vom Ort ihrer Ausschüttung wirken **(endokrine Sekretion).** Etliche Hormone erreichen aber auch Zielzellen in ihrer unmittelbaren Nachbarschaft durch Diffusion und beeinflussen diese **(parakrine Sekretion)** oder wirken sogar auf die hormonproduzierende Zelle selbst (**autokrine Sekretion** → Abb. 11.2).

Botenstoffe – fließende Übergänge

Nerven-, Hormon- und Abwehrsystem lassen sich nicht scharf trennen. Zwar gibt es Unterschiede: So ist das Nervensystem in aller Regel viel schneller als das Hormonsystem und leitet seine Informationen nur zu ausgewählten Zellen weiter, wohingegen die klassischen Hormone über den Blutweg an *alle* Zellen des Körpers verteilt werden.

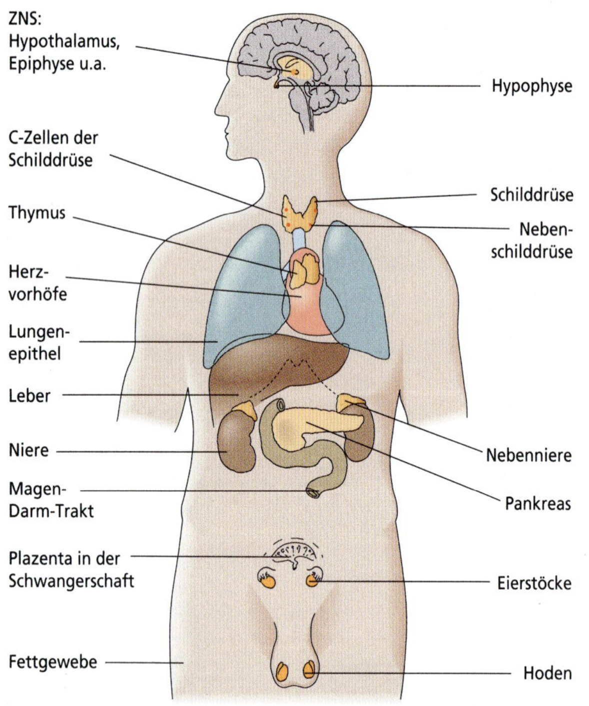

Abb. 11.1 Endokrine Drüsen und Gewebe des Menschen.

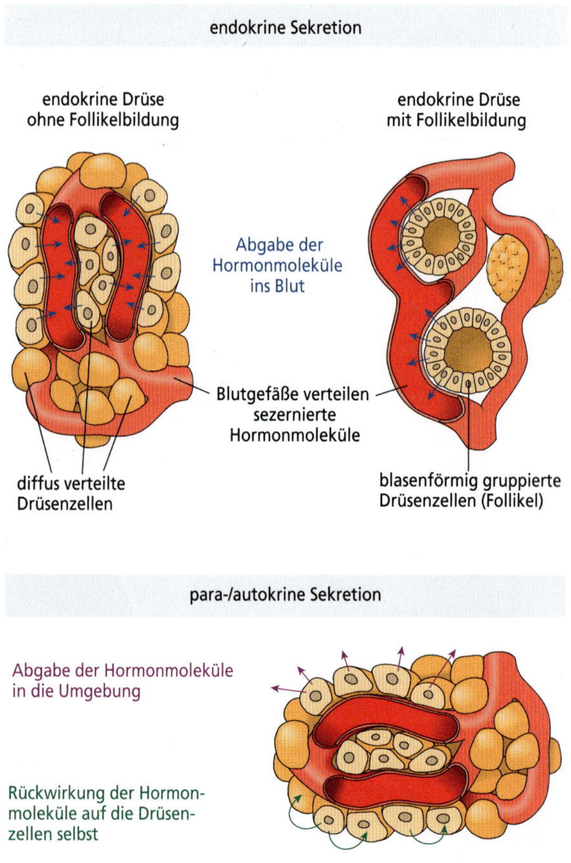

Abb. 11.2 Endokrine Sekretion im engeren Sinn (blau), parakrine (violett) und autokrine (grün) Sekretion.

Andererseits hat beispielsweise Noradrenalin „Doppelfunktion“ als Hormon und Neurotransmitter; das Hormon ADH (Adiuretin) wird von Nervenzellen produziert und daher auch als **Neurohormon** bezeichnet (→9.3.2). Auch Abwehrzellen produzieren hormonartige Botenstoffe, hier **Zytokine** genannt, die in der Umgebung der Abwehrzelle, auf diese selbst oder über das Blut verteilt im ganzen Körper wirken.

Die Übergänge sind also fließend. Es ist wohl besser, allgemein von *Botenstoffen* zu sprechen, die je nach Ort ihrer Bereitstellung und ihrer Funktion als *Hormon, Gewebshormon* oder *Neurotransmitter* wirken.

11.1.1 Chemischer Aufbau der Hormone

Chemisch kann man die Hormone in vier Klassen unterteilen (→Tab. 11.1):

- **Aminosäureabkömmlinge** leiten sich von einer Aminosäure (→Abb. 2.19) ab und sind, abgesehen von den fettlöslichen Schilddrüsenhormonen, alle wasserlöslich
- **Peptid-** und **Proteohormone** bestehen aus kürzeren bzw. längeren Aminosäureketten. Sie sind meist wasserlöslich
- **Steroidhormone** sind als Cholesterinabkömmlinge (→2.8.2) fettlöslich
- **Arachidonsäureabkömmlinge** leiten sich von der mehrfach ungesättigten Fettsäure Arachidonsäure (→2.8.2) ab und sind ebenfalls fettlöslich.

MEDIZIN

Die **Verabreichungsform von Hormonen** hängt von ihrer chemischen Struktur ab.
Peptidhormone würden bei oraler Einnahme im Verdauungstrakt zerlegt und damit wirkungslos. Sie müssen deshalb parenteral (unter Umgehung des Verdauungstrakts) verabreicht werden, beispielsweise als Insulinspritze.
Steroidhormone und Aminosäureabkömmlinge werden dagegen bei der Verdauung nicht abgebaut. Sie können als Tabletten genommen werden, so etwa die „Pille“ (ein Östrogen-Gestagen-Gemisch).

Tab. 11.1: Übersicht über die Hormone der vier Hormonklassen (Auswahl) und ihre Bildungsorte.

Klasse	Hormon	Hauptbildungsort
Aminosäure-abkömmlinge	Thyroxin, Trijodthyronin	Schilddrüse
	Adrenalin, Noradrenalin	Nebennierenmark
Peptid- und Proteohormone	Oxytocin, ADH (Adiuretin) Releasing-Hormone (RH), Inhibiting-Hormone (IH)	Hypothalamus
	Wachstumshormon, Prolaktin, TSH, ACTH, FSH, LH	Hypophysenvorderlappen
	Kalzitonin	Schilddrüse
	Parathormon	Nebenschilddrüse
	Insulin	Bauchspeicheldrüse
Steroid-hormone	Aldosteron, Kortisol	Nebennierenrinde
	Testosteron	Hoden
	Östrogene, Progesteron	Eierstöcke
	Vitamin-D-Hormon	Haut, Leber, Niere
Arachidon-säure-abkömmlinge	Prostaglandine, Thromboxan	Überall im Körper

11.1.2 Transportproteine für Hormone

Wasserlösliche Hormone werden überwiegend im Blut gelöst transportiert. Alle fettlöslichen und einige wasserlösliche Hormone müssen jedoch im Blut an Transportproteine gebunden werden. So binden sich z. B. die Schilddrüsenhormone an das **Thyroxin-bindende Globulin** *(TBG)* und die Sexualhormone an das **Sexualhormon-bindende Globulin** *(SHBG).* Außerdem schützt die Proteinbindung in der Regel vor Abbau oder Ausscheidung. Biologisch wirksam ist jedoch nur das *freie,* nicht das proteingebundene Hormon.

Eine Veränderung der Bindungsfähigkeit und/oder der Konzentration hormonbindender Transportproteine kann labordiagnostisch eine Hormonstörung vortäuschen.

11.1.3 Hormonrezeptoren

Damit eine Zielzelle ein Hormonsignal empfangen kann, muss sie **spezifische Hormonrezeptoren** besitzen, an die sich das Hormon anlagern kann. Hormon und Hormonrezeptor müssen wie Schlüssel und Schloss zusammenpassen. Die Hormonrezeptoren können sich in der Zellmembran oder im Inneren der Zielzelle befinden. Die Hormonbindung an oder in der Zelle löst dann eine Reihe von Stoffwechselvorgängen aus, die zur Hormonwirkung führen.

Für ein bestimmtes Hormon existieren oft an Zellen verschiedener Gewebe oder Organe mehrere Rezeptortypen, sodass ganz unterschiedliche Hormonwirkungen die Folge sind. Adrenalin z. B. bewirkt an den Gefäßen des Magen-Darm-Trakts über α-Rezeptoren eine Gefäßverengung (und damit eine Durchblutungsverminderung) und an den Gefäßen der Skelettmuskulatur über β-Rezeptoren eine Gefäßerweiterung (und in der Folge eine Durchblutungssteigerung).

Andererseits ist jede Zelle Zielzelle für unterschiedliche Hormone und besitzt dementsprechend verschiedene Hormonrezeptoren. Jede einzelne Körperzelle kann so über Hormone zu verschiedenen, unter Umständen sogar gegensätzlichen Reaktionen veranlasst werden.

Hormonrezeptoren in der Zellmembran

Die meisten Aminosäureabkömmlinge, Peptid- und Proteohormone können wegen ihrer guten Wasserlöslichkeit *(Hydrophilie)* nicht durch die *lipophile* (fettlösliche) Zellmembran hindurchtreten. Um die „Botschaft“ trotzdem an die Zelle mitzuteilen, verbinden sie sich von außen mit einem **Zellmembranrezeptor** in der Zellmembran. Der Rezeptor besteht immer aus einem äußeren Teil (für die Hormonbindung) und einem inneren Teil, der über Signalmoleküle innerhalb der Zelle die gewünschte Stoffwechselwirkung vermittelt.

Eine Möglichkeit ist die Aktivierung des Enzyms **Adenylatzyklase** im Zellinneren. Adenylatzyklase fördert die Umwandlung von ATP in **cAMP** *(cyclo-AMP, zyklisches Adenosinmonophosphat).* cAMP als **Second-Messenger** („zweiter Bote“, im Gegensatz zum Hormon als **First-Messenger**) aktiviert daraufhin eine oder mehrere **Proteinkinasen.** Die Proteinkinasen wiederum hemmen oder aktivieren nun die Enzyme, die die gewünschte Hormonantwort der Zielzelle bewirken (→Abb. 11.3). Eine andere Möglichkeit ist die Öffnung von Kalziumkanälen mit daraus resultierendem Anstieg der Kalziumkonzentration in der Zelle.

Intrazelluläre Hormonrezeptoren

Die sehr gut fettlöslichen Steroidhormone und die Schilddrüsenhormone benötigen keinen Second-Messenger, da sie die Zellmembran passieren können.

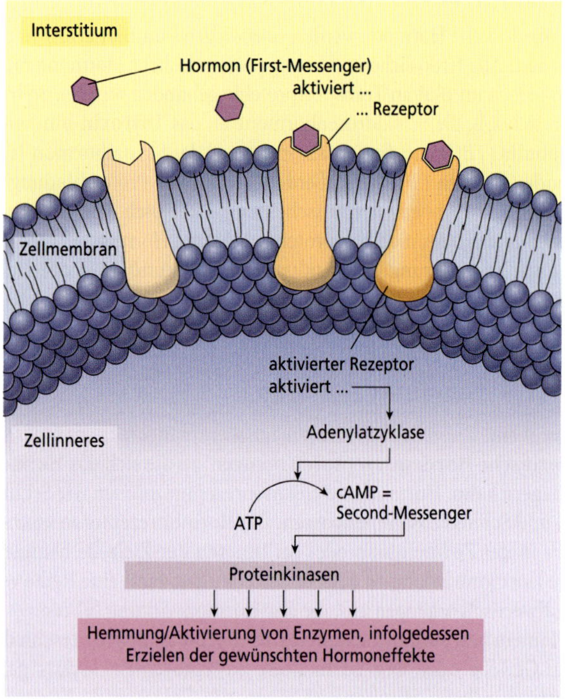

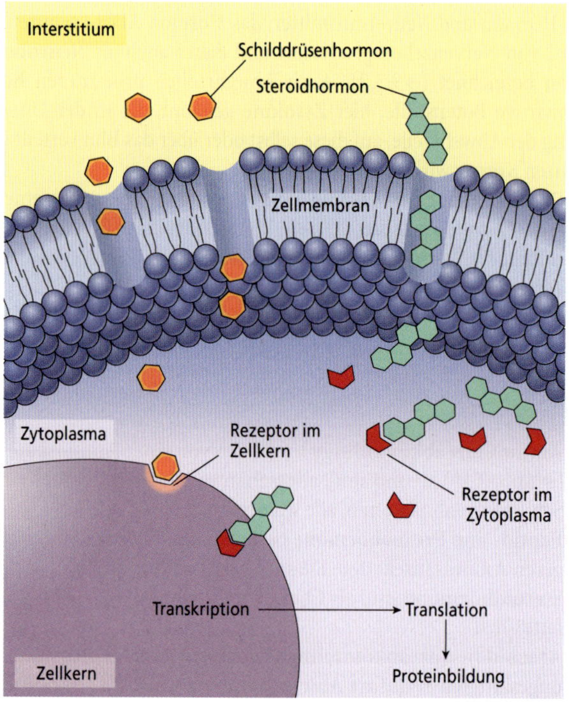

Abb. 11.3 Wirkungsvermittlung bei Hormonen. Wasserlösliche Hormone benötigen zur Wirkungsvermittlung einen Second-Messenger, hier cAMP (links). Fettlösliche Hormone sind zellmembrangängig und binden direkt an einen intrazellulären Rezeptor in Zytoplasma oder Zellkern (rechts).

Sie trennen sich von ihrem Trägerprotein, durchdringen die Zellmembran und verbinden sich mit **intrazellulären Hormonrezeptoren** (→Abb. 11.3). Die Rezeptoren z. B. für Schilddrüsenhormone befinden sich im Zellkern, die Steroidhormonrezeptoren im Zytoplasma. Auch im Zytoplasma gebildete Hormon-Rezeptor-Komplexe gelangen jedoch letztlich in den Zellkern, binden an die DNA und beeinflussen dort die Transkription (→3.6) bestimmter DNA-Abschnitte und damit die Bildung bestimmter Proteine.

MEDIZIN

Einige Tumoren wachsen hormonabhängig.
Dies kann therapeutisch genutzt werden, indem die Bildung des tumorfördernden Hormons medikamentös unterdrückt oder die Hormonwirkung durch Blockade der Hormonrezeptoren verhindert wird.
Solche **Antihormone** sind z. B. das *Antiöstrogen* Tamoxifen, das bei Brustkrebs gegeben wird, und das *Antiandrogen* Cyproteron, das beim Prostatakrebs eingesetzt wird.

11.1.4 Hormonabbau

Viele Peptid- und Proteohormone werden durch Enzyme in Blut oder Organen gespalten und dadurch abgebaut.

Zentrales Organ für den **Hormonabbau** ist ansonsten die Leber. Die Hormone werden dort durch verschiedene Reaktionen verändert und dadurch unwirksam.

Die Abbauprodukte werden meist über Leber und/oder Nieren ausgeschieden.

SPICKZETTEL

Hormone: Chemisch uneinheitliche Botenstoffe, die in abgegrenzten **endokrinen Drüsen** *(Hormondrüsen)* oder im **diffusen endokrinen Gewebe** gebildet werden. Werden klassischerweise mit dem Blut im ganzen Körper verteilt, können aber auch in der Nähe wirken. Wirkungsvermittlung über spezifische **Hormonrezeptoren** in der Zellmembran oder der Zelle, Wirkung überwiegend mittelschnell bis langsam. Aufgabe Regulation von Stoffwechsel, innerem Milieu, Körperfunktionen.

11.1.5 Regulation der hormonellen Sekretion

Hormonelle Regelkreise

Die ins Blut ausgeschütteten Hormonmengen sind minimal, und schon geringfügige Konzentrationsänderungen können tief greifende Folgen haben. Die Hormonsekretion muss also exakt gesteuert werden. Dies geschieht durch *Regelkreise* (Prinzip →1.3), wobei meist *mehrere* Regelkreise *gleichzeitig* auf ein Hormon einwirken. Besonders häufig ist eine *negative Rückkopplung*, typischerweise auf mehreren Ebenen. *Positive Rückkopplung* ist selten.

Als oberster Regler fungiert meist der **Hypothalamus** (→Abb. 11.4). Dort laufen viele Informationen über die Außenwelt und das innere Milieu zusammen. Außerdem findet dort eine Verknüpfung mit dem Nervensystem statt. Der Hypothalamus beeinflusst über **Releasing-Hormone** *(RH)* fördernd und über **Inhibiting-Hormone** *(IH)* hemmend einen zweiten Regler, den Hypophysenvorderlappen.

Der **Hypophysenvorderlappen** wiederum gibt **glandotrope Hormone** (*glandotrop* = auf Drüsen einwirkend) ab, welche die peripheren endokrinen Drüsen beeinflussen.

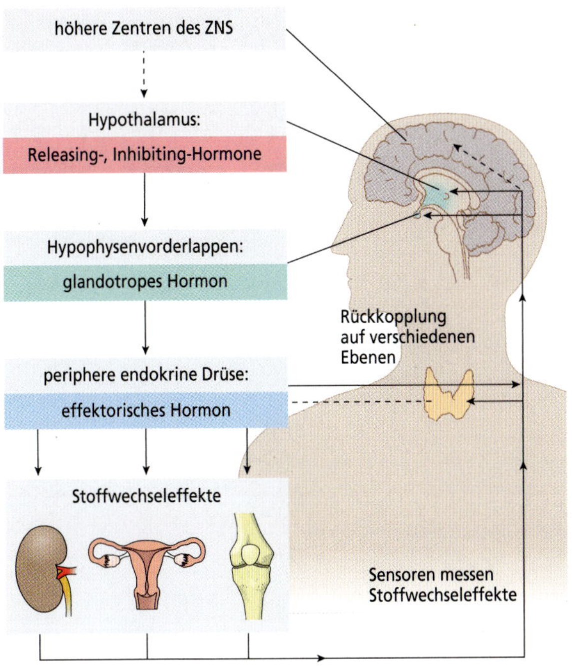

Abb. 11.4 Hierarchie der Hormonregulation.

Die **peripheren endokrinen Drüsen** („untergeordneten" Hormondrüsen, z. B. die Schilddrüse) stehen als letzte in dieser Hierarchie und beeinflussen mit den **effektorischen Hormonen** *(Effektorhormonen)* direkt ihre Zielzellen.

Nicht alle Hormondrüsen unterliegen dieser komplizierten hierarchischen Ordnung über drei Ebenen. So überspringen beispielsweise die Hormone des Hypophysenhinterlappens (Oxytocin und ADH → 11.2.1) eine Ebene und wirken direkt auf die Zielzellen. Andere Hormondrüsen arbeiten weitgehend unabhängig von Hypothalamus und Hypophyse, z. B. die Nebenschilddrüse (Parathormon → 11.5) und der Inselapparat der Bauchspeicheldrüse (Insulin und Glukagon → 11.7.2).

Endogene Rhythmen der Hormonsekretion

Viele Hormone werden nicht kontinuierlich, sondern *rhythmisch* ausgeschüttet. Diese endogenen Rhythmen sind sehr unterschiedlich lang: Rhythmen von Minuten bis Stunden bei vielen Releasing- und Inhibiting-Hormonen über zirkadiane Rhythmen mit einer Dauer von ungefähr einem Tag etwa beim Kortisol und Rhythmen über ungefähr vier Wochen beim Menstruationszyklus bis hin zu Jahrzehnte langen Rhythmen bei den Sexualhormonen.

SPICKZETTEL

Hormoneller Regelkreis: Regelkreis zur Steuerung der Hormonproduktion und -sekretion. Teilweise vergleichsweise einfach (z. B. beim Insulin), typischerweise aber mehrstufig aus

- Hypothalamus → Releasing-/Inhibiting-Hormone →
- Hypophysenvorderlappen → glandotropes Hormon →
- Peripherer Hormondrüse → effektorisches Hormon → Zielzellen.

Meist (negative) Rückkopplung auf mehreren Ebenen.

11.1.6 Altersveränderungen des Hormonsystems

Auch beim Hormonsystem sind Altersveränderungen zu beobachten: Am auffälligsten und bekanntesten ist das Absinken der Sexualhormone („Wechseljahre" der Frau, → 19.2.6). Daneben lassen z. B. die Insulin- und Wachstumshormonsekretion nach und das Ansprechen auf die Stimulation durch Hypothalamus und Hypophyse ist verzögert.

Insgesamt sind die Veränderungen des Hormonsystems aber – abgesehen von den Sexualhormonen – wohl eher von untergeordneter klinischer Bedeutung.

PRÄVENTION

Immer wieder werden **Hormone als „Jungbrunnen"** angepriesen, allen voran Sexualhormone, Wachstumshormon und Melatonin. Unbestritten ist, dass Hormone, im Einzelfall gezielt eingesetzt, positive Wirkungen entfalten können. Den allgemeinen Alterungsprozess verzögern oder gar aufhalten können sie entgegen aller Versprechen nicht.

11.2 Hypothalamus und Hypophyse

Hypothalamus und Hypophyse liegen in den unteren Abschnitten des Zwischenhirns (→ 9.6).

Der **Hypothalamus** ist das wichtigste Hirngebiet für die Regelung des inneren Milieus und oberstes Zentrum des Hormonsystems.

Die etwa haselnussgroße **Hypophyse** *(Hirnanhangsdrüse)* besteht aus zwei Anteilen:

- Dem **Hypophysenvorderlappen** *(HVL, Adenohypophyse)*, der 75 % des Gesamtgewichts ausmacht und aus Drüsengewebe gebildet wird
- Dem kleineren **Hypophysenhinterlappen** *(HHL, Neurohypophyse)*, der hauptsächlich aus einem Geflecht von Axonen aufgebaut ist. Die Zellkörper dieser Axone liegen im Hypothalamus, sodass der Hypophysenhinterlappen funktionell und anatomisch als Anhängsel des Hypothalamus zu sehen ist.

11.2.1 Hormone des Hypothalamus und des Hypophysenhinterlappens

In verschiedenen Kerngebieten (Ansammlungen von grauer Substanz) des Hypothalamus gibt es hormonbildende Neurone:

Hypophyseotrope Zone des Hypothalamus

Vorne nahe dem Hypophysenstiel werden in der **hypophyseotropen Zone des Hypothalamus** die **Releasing-Hormone** *(RH, releasing factors, Liberine)* und die **Inhibiting-Hormone** *(IH, Statine)* sezerniert. Diese gelangen mit dem Blut über ein spezielles Kapillarnetz, den **hypophysären Portalkreislauf,** über den Hypophysenstiel zum Hypophysenvorderlappen. Dort stimulieren die Releasing-Hormone die Ausschüttung von Hypophysenvorderlappenhormonen, Inhibiting-Hormone hemmen ihre Sekretion (→ Abb. 11.5).

Die wichtigsten Hypothalamushormone sind:

- **TRH** *(Thyrotropin-Releasing-Hormon)*, stimuliert die Ausschüttung von TSH (Thyroidea-stimulierendes Hormon → 11.4.2)

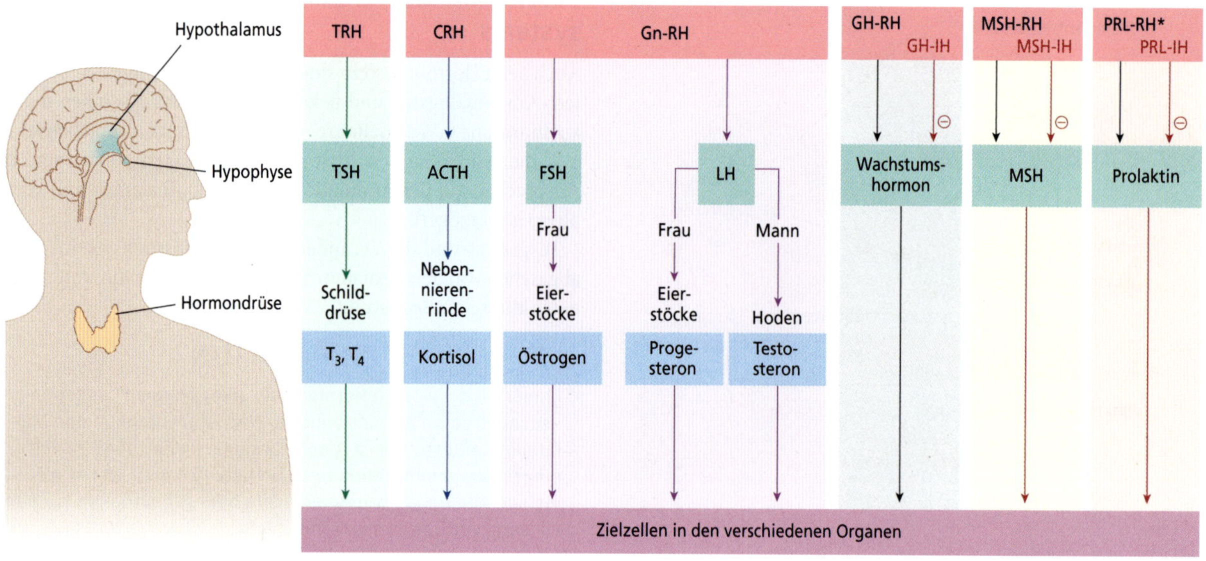

Abb. 11.5 Die Hormonachsen von Hypothalamus, Hypophyse und peripheren Hormondrüsen.
* PRL-RH bezeichnet nicht ein einzelnes Hormon, sondern eine Funktion, die durch mehrere Hormone ausgeübt wird.

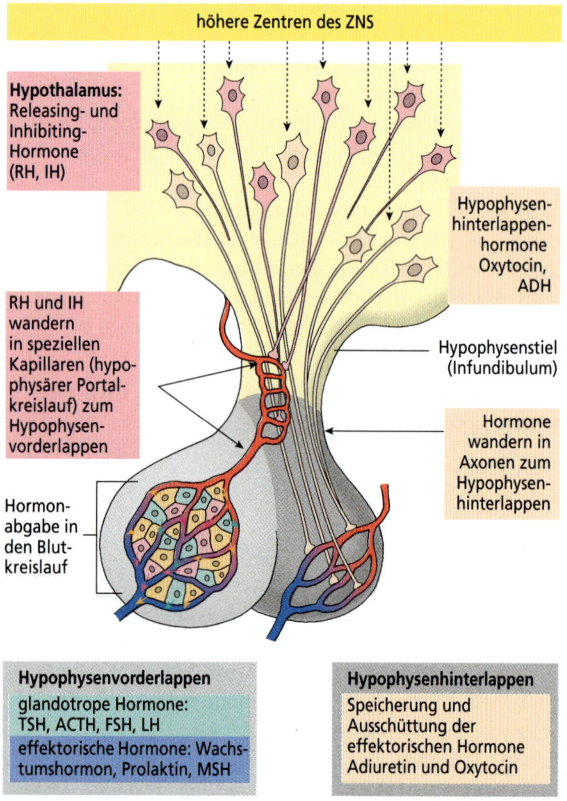

Abb. 11.6 Bedeutung von Hypothalamus und Hypophyse bei der hormonellen Sekretion und Regulation.

- **CRH** *(Corticotropin-Releasing-Hormon),* stimuliert die Ausschüttung von ACTH (adrenocorticotropes Hormon → 11.6.2)
- **Gn-RH** *(Gonadotropin-Releasing-Hormon),* stimuliert die Ausschüttung von FSH und LH (→ 19.1.3, → 19.2.5)
- **GH-RH** *(Growth-Hormon-Releasing-Hormon),* stimuliert die Wachstumshormonausschüttung (→ 11.2.2)
- **Somatostatin,** auch als **GH-IH** *(Growth-Hormon-Inhibiting-Hormon)* bezeichnet, hemmt die Wachstumshormonausschüttung
- **MSH-RH** *(MSH-Releasing-Hormon, Melanotropin-Releasing-Hormon, M-RH),* stimuliert die Ausschüttung von MSH (Melanotropin)
- **MSH-IH** *(MSH-Inhibiting-Hormon, Melanotropin-Inhibiting-Hormon, M-IH),* hemmt die Ausschüttung von MSH
- **PRL-IH** *(Prolaktin-Inhibiting-Hormon),* hemmt die Prolaktinausschüttung. Es ist identisch mit **Dopamin.**

Nach heutigem Wissen gibt es kein *einzelnes PRL-RH (Prolaktin-Releasin-Hormon).* Die Prolaktinausschüttung wird vielmehr durch *mehrere* Hormone stimuliert, darunter auch TRH und Neuropeptide.

Kerngebiete der Hypophysenhinterlappenhormone

In weiteren Arealen des Hypothalamus werden die Hormone **Oxytocin** und **ADH** gebildet. Sie werden dann in den Axonen (→ 5.5.1) der Hypothalamusneuronen zum *Hypophysenhinterlappen* transportiert, wo sie gespeichert und erst bei Bedarf ins Blut abgegeben werden (→ Abb. 11.6).

Aufgrund ihres Sekretionsortes werden die beiden Hormone auch als **Hypophysenhinterlappenhormone** bezeichnet, obwohl sie von Neuronen des Hypothalamus produziert werden.

Oxytocin

Oxytocin unterhält die regelmäßige Wehentätigkeit an der geburtsbereiten Gebärmutter und führt während der Stillzeit zur Milchentleerung (→ 20.5.3).

Außerdem ist es eine Art Bindungs- und Glückshormon: Berührungen und Streicheln fördern seine Produktion, beim Orgasmus wird es in großen Mengen ausgeschüttet. Oxytocin wirkt entspannend, angstlösend und euphorisierend und fördert dadurch die Paarbindung wie auch den Beziehungsaufbau zwischen Mutter und Säugling.

ADH

Adiuretin (Vasopressin), üblicherweise kurz **ADH** für *antidiuretisches* (gegen den Harndurchfluss gerichtetes) *Hormon* genannt, ist entscheidend an der Regulierung des osmotischen Drucks (→ 3.5.5) und des Flüssigkeitsvolumens im Körper beteiligt. Flüssigkeitsmangel, Zunahme des osmotischen Drucks im Extrazellulärraum, aber auch eine hohe Körpertemperatur oder Stress stimulieren seine Freisetzung.

ADH fördert in der Niere die osmotisch bedingte Wasserrückresorption ins Blut, indem es die Wasserdurchlässigkeit der Zellmembran der distalen Tubuluszellen und der Sammelrohre erhöht (→ 18.2.3). Dadurch wird weniger Urin ausgeschieden. In hohen Konzentrationen verengt ADH außerdem die Gefäße.

Die ADH-Sekretion zeigt ab dem Kleinkindalter eine zirkadiane Rhythmik, sodass nachts weniger Urin ausgeschieden wird als tags. Im Alter schwächt sich diese Rhythmik dann oft wieder ab, was zusammen mit anderen Faktoren zum häufigeren nächtlichen Wasserlassen älterer Menschen führt.

PFLEGE

Koffein und Alkohol vermindern die Wirkung von ADH und führen dadurch zu vermehrter Harnausscheidung und gesteigertem Durst. Dies ist einer der Gründe, weshalb diese **Getränke** eher als *Genussmittel* denn als Durstlöscher zu betrachten sind. Für den Alltag geeignete Getränke sind (Mineral-)Wasser, zahlreiche Kräuter- oder Früchtetees sowie verdünnte Säfte.

11.2.2 Hypophysenvorderlappen

Der **Hypophysenvorderlappen** (→ Abb. 11.6, Lage → Abb. 9.10, → Abb. 9.36) bildet zahlreiche Peptid- und Proteohormone. Ihre Freisetzung wird von den Releasing- und Inhibiting-Hormonen des Hypothalamus kontrolliert.

Zu den glandotropen Hormonen gehören:

- **TSH** *(Thyroidea stimulierendes Hormon, Thyrotropin),* fördert die Schilddrüsentätigkeit (→ 11.4.2)
- **ACTH** *(adrenocorticotropes Hormon),* stimuliert die Glukokortikoidausschüttung der Nebenniere (→ 11.6.2)
- **FSH** *(follikelstimulierendes Hormon),* stimuliert die Östrogenbildung und Follikelreifung bei der Frau (→ 19.2.5) und die Spermienentwicklung beim Mann (→ 19.1.3)
- **LH** *(luteinisierendes Hormon),* fördert Eisprung und Gelbkörperbildung bei der Frau (→ 19.2.5) und Testosteronproduktion beim Mann (→ 19.1.3).

Direkt auf die Zielzellen wirken:

- **Wachstumshormon**
- **Prolaktin,** das unter anderem die Milchproduktion in der Brustdrüse in Gang setzt (→ 20.5.3)
- **MSH** *(Melanozyten-stimulierendes Hormon, Melanotropin).* Es wird zusammen mit ACTH ausgeschüttet und beeinflusst u. a. über die pigmentbildenden Melanozyten (→ 8.2.1) die Hautpigmentierung. Außerdem ist es an der Regulation von Fieber, Hunger und sexuellen Gefühlen beteiligt.

Wachstumshormon

Das **Wachstumshormon** (auch *somatotropes Hormon,* kurz *STH,* oder *Human Growth Hormone,* kurz *HGH*) kontrolliert in Kindheit und Jugend das Körperwachstum, indem es Zellwachstum und -vermehrung fördert. Außerdem stimuliert es unabhängig vom Lebensalter den Fett- und Glykogenabbau sowie den Eiweißaufbau und vermindert langfristig die Glukoseverwertung.

Ein Teil dieser Wirkungen wird durch das Wachstumshormon selbst vermittelt, ein Teil über *Somatomedine.* Diese Peptidhormone werden als Folge der Wachstumshormonausschüttung vor allem in der Leber gebildet und heißen wegen ihrer Ähnlichkeit zum Insulin auch *Insulin-like-growth-factors* oder kurz **IGF.**

Nach einer maximalen Ausschüttung in der Pubertät sinkt die Produktion von Wachstumshormon im Laufe des Lebens ab.

MEDIZIN

Die Zeichen einer **Über-** oder **Unterproduktion von Wachstumshormon** hängen vom Lebensalter ab:

- Bei Kindern und Jugendlichen führt eine Überproduktion von Wachstumshormon zu **Hochwuchs** (Körpergröße über 2 m), ein Wachstumshormonmangel umgekehrt zu **Minderwuchs**
- Bei Erwachsenen mit Überproduktion von Wachstumshormon entwickelt sich eine **Akromegalie** mit Vergrößerung von Gesichtsknochen, Händen, Füßen, inneren Organen sowie oft einem Diabetes mellitus. Ein Wachstumshormonmangel (nicht zu verwechseln mit dem normalen altersbedingten Absinken des Wachstumshormonspiegels) führt zu uncharakteristischen Beschwerden wie Müdigkeit, Zunahme des Körperfettes, Abnahme der Muskeln und einem erhöhten Osteoporoserisiko.

SPICKZETTEL

Hypothalamus: Teil des Zwischenhirns. Lebenswichtiges Steuerzentrum und Bindeglied zwischen Nerven- und Hormonsystem mit hormonproduzierenden Neuronen.
Bildung der

- Effektorischen Hormone **ADH** (*antidiuretisches Hormon,* beteiligt an der Regulation des Wasser- und Elektrolythaushalts), **Oxytocin** (fördert u. a. Geburt, Stillen)
  → Transport in Axonen zum Hypophysenhinterlappen, daher auch als **Hypophysenhinterlappenhormone** bezeichnet
- **Releasing-, Inhibiting-Hormone** (Steuerhormone) **TRH, CRH, Gn-RH, GH-RH, Somatostatin = GH-IH, MSH-RH, MSH-IH, PRL-IH = Dopamin**
  → Transport in Blutgefäßen des *hypophysären Portalkreislaufs* zum Hypophysenvorderlappen.

Hypophyse *(Hirnanhangsdrüse):* Teil des Zwischenhirns, über den **Hypophysenstiel** mit dem Hypothalamus verbunden. Im **Hypophysenhinterlappen** Freisetzung von Oxytocin, ADH. Im **Hypophysenvorderlappen** Produktion der

- Effektorischen Hormone **Wachstumshormon** (*Growth Hormon, GH,* wachstumsfördernd), **Prolaktin** (wichtig für Stillen), **MSH** (*Melanozyten-stimulierendes Hormon, Melanotropin,* fördert Hautpigmentierung)
- Glandotropen Hormone **TSH** (*Thyroidea stimulierendes Hormon* → Schilddrüse), **ACTH** (*adrenocorticotropes Hormon* → Nebennierenrinde), **FSH** (*follikelstimulierendes Hormon* → Keimdrüsen), **LH** (*luteinisierendes Hormon* → Keimdrüsen).

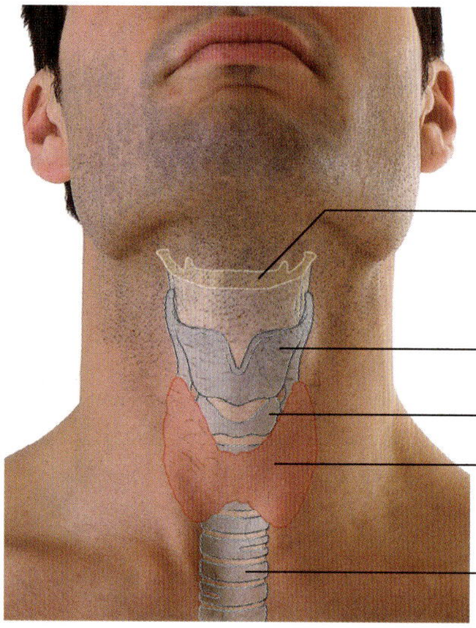

Abb. 11.7 Lage der Schilddrüse am Hals (bei einem Mann und zurückgeneigtem Kopf). Die normale Schilddrüse ist von außen nicht sichtbar. [E364]

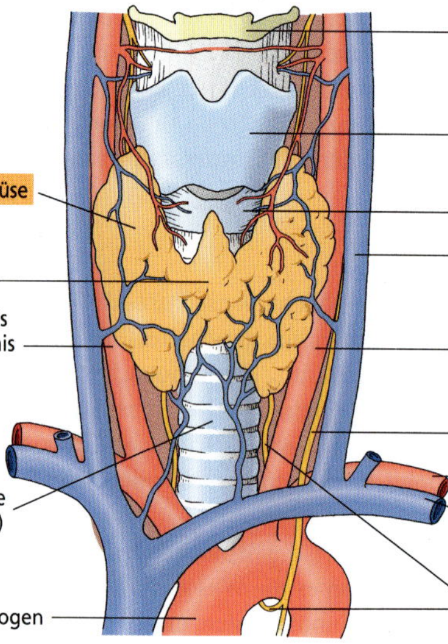

Abb. 11.8 Anatomie der Schilddrüse. Der N. laryngeus recurrens, ein Ast des N. vagus, versorgt die Stimmbänder.

11.3 Epiphyse

Die **Epiphyse** *(Zirbeldrüse, Corpus pineale)* ist eine ungefähr erbsengroße Drüse, die zum Zwischenhirn zählt (→ 9.6).

Die Epiphyse produziert das Hormon **Melatonin,** dessen Ausschüttung durch Dunkelheit gefördert und durch Licht gehemmt wird.

Als sicher gilt, dass die Epiphyse Bestandteil des **fotoneuroendokrinen Systems** ist, in dem durch Informationen über die Tageslänge durch das Licht Tages- und Jahreszeitrhythmen gesteuert werden. Die Epiphyse ist somit eine unserer „inneren Uhren". Vermutet werden auch Einflüsse auf die Reproduktion, insbesondere den Eintritt der Pubertät. Melatonin wirkt schlaffördernd. Vieles weitere zu Epiphyse und Melatonin ist noch unklar.

SPICKZETTEL

Epiphyse *(Zirbeldrüse, Corpus pineale):* Hormondrüse im Zwischenhirn, beteiligt an der Steuerung endogener Rhythmen. Produziert das Hormon **Melatonin.**

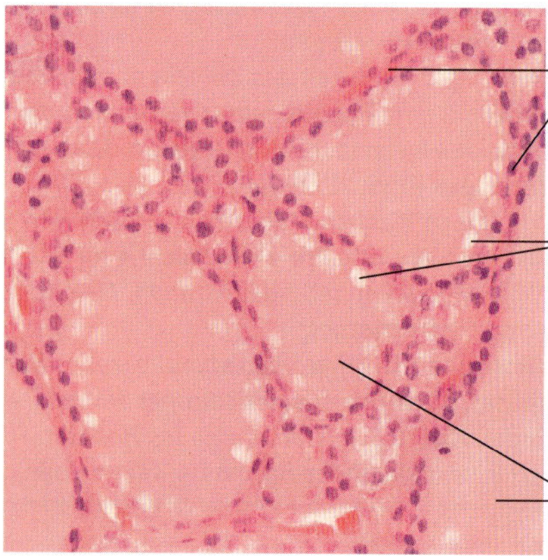

Abb. 11.9 Schilddrüse im lichtmikroskopischen Bild. [T484]

11.4 Schilddrüse

Die ungefähr 25 g schwere, hufeisenförmige **Schilddrüse** *(Glandula thyroidea)* liegt vorne im Hals dicht unterhalb des Schildknorpels (→ Abb. 11.7, → Abb. 11.8).

11.4.1 Aufbau der Schilddrüse

Die Schilddrüse besteht aus zwei *Seitenlappen,* die durch eine Gewebebrücke, den *Isthmus,* verbunden sind (→ Abb. 11.8). Umschlossen wird sie von einer Bindegewebskapsel aus zwei Blättern.

Mikroskopisch wird die Schilddrüse durch Bindegewebe in Läppchen aufgeteilt. Jedes Läppchen besteht aus vielen kleinen Bläschen, den **Follikeln.** Die Wand der Follikel wird aus einem einschichtigen **Follikelepithel** gebildet. Die Epithelzellen bilden die Schilddrüsenhormone und schütten sie in die Bläschen aus, wo sie in Tropfen, dem **Kolloid,** gespeichert werden (→ Abb. 11.9).

Zwischen den Follikeln liegen die **C-Zellen** oder *parafollikulären Zellen.* Sie sezernieren *Kalzitonin* (→ 11.5). C-Zellen kommen auch in Nebenschilddrüsen und Thymus vor.

PFLEGE

Nahe der Schilddrüse liegt der **N. laryngeus recurrens** (→ Abb. 11.8, → Abb. 11.11), der deshalb bei Schilddrüsenoperationen verletzungsgefährdet ist. Er innerviert den Muskel, der die Stimmbänder strafft und so öffnet. Einseitiger Ausfall führt zu behinderter Atmung und rauer Stimme, bei beidseitigem Ausfall besteht Erstickungsgefahr. Um die Funktion des Nervs zu überprüfen, lassen Pflegende Patienten bzw. Patientinnen nach einer Schilddrüsenoperation z. B. „Coca Cola" sagen.

11.4.2 Wirkungen und Regelkreis der Schilddrüsenhormone

Die Follikelzellen produzieren zwei Schilddrüsenhormone: **Thyroxin** *(T_4)* und **Trijodthyronin** *(T_3).* Beide werden innerhalb eines großen *Prohormons* (Hormonvorstufe), dem **Thyreoglobulin,** durch Anlagern von Jod aus der Aminosäure Tyrosin gebildet und

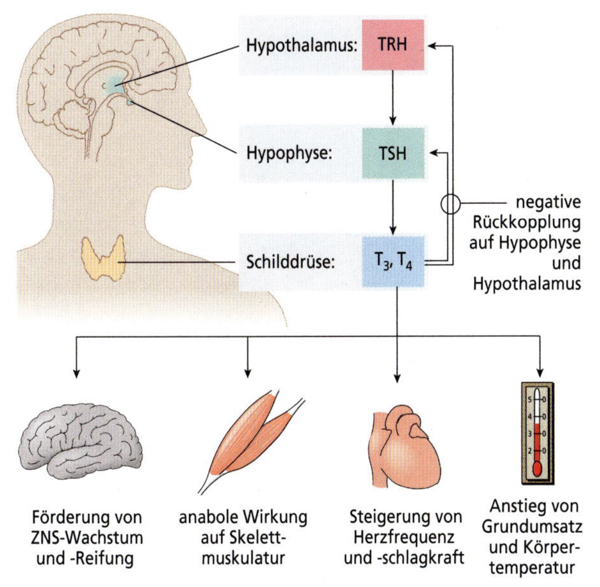

Abb. 11.10 Oben Regelkreis der Schilddrüsenhormone, unten Wirkung der Schilddrüsenhormone T_3 und T_4 auf verschiedene Organe.

in dieser Form im Kolloid gespeichert. Bei Bedarf wird das Thyreoglobulin wieder in die Follikelzelle aufgenommen, Thyroxin und Trijodthyronin abgespalten und ins Blut abgegeben. Thyroxin enthält vier Jodatome, Trijodthyronin dagegen drei.

Thyroxin ist zwar biologisch weniger wirksam als Trijodthyronin, dafür aber in vielfach höherer Konzentration im Blut zu finden. Nach der Sekretion wird allerdings der Großteil von Thyroxin in Trijodthyronin umgewandelt.

Wirkungen der Schilddrüsenhormone

Thyroxin und Trijodthyronin steigern (→ Abb. 11.10):

- Den Energieumsatz. Sie erhöhen Grundumsatz, Wärmeproduktion und Sauerstoffverbrauch, indem sie Herzarbeit und Stoffwechsel (beispielsweise Abbau von Fetten und Glykogen, Aufbau von Eiweißen) steigern
- Die Aktivität des Nervensystems. Hohe Schilddrüsenhormonspiegel führen beispielsweise zu überschießenden Eigenreflexen.

Bei Kindern fördern Schilddrüsenhormone Wachstum und Gehirnreifung und sind unverzichtbar für eine normale körperliche und geistige Entwicklung.

Regelkreis der Schilddrüsenhormone

Das Hypothalamus-Releasing-Hormon für den Schilddrüsenhormon-Regelkreis heißt *Thyrotropin-Releasing-Hormon* **(TRH).** Es stimuliert im Hypophysenvorderlappen die Ausschüttung von **TSH** *(Thyroidea-stimulierendes Hormon).*

TSH führt in der Schilddrüse zu einer vermehrten Bildung und Freisetzung von Schilddrüsenhormonen.

Die Schilddrüsenhormone erreichen dann über den Blutweg alle Körperregionen, also auch die Hypophyse und den Hypothalamus, die mit Sensoren die erhöhten T_3- und T_4-Spiegel im Blut wahrnehmen. Dadurch wird die TRH- und TSH-Bildung und somit auch die weitere T_3- und T_4-Sekretion gehemmt (*negative Rückkopplung* → 1.3).

Hyperthyreose

Eine **Hyperthyreose** *(Schilddrüsenüberfunktion)* mit einem Zuviel an Schilddrüsenhormonen äußert sich in Gewichtsabnahme durch krankhaft erhöhten Grundumsatz, Erhöhung der Körpertemperatur, Steigerung der Herzarbeit durch beschleunigte Herzfrequenz und erhöhte Schlagkraft, Schlaflosigkeit, innere Unruhe, psychische Labilität, feinschlägiges Händezittern und gelegentlich Durchfall.

GERIATRIE

Gerade bei älteren Menschen zeigt sich eine **Hyperthyreose** oft nur durch einzelne Symptome, dazu nicht selten Herzbeschwerden.

Häufigste Ursachen der Überfunktion bei Erwachsenen sind ein **Morbus Basedow** (eine Autoimmunerkrankung → 13.9) und eine **Schilddrüsenautonomie,** bei der Schilddrüsengewebe, oft ein gutartiger Knoten **(autonomes Adenom),** ungehemmt Hormone produziert.

Hypothyreose

Die **Hypothyreose** *(Schilddrüsenunterfunktion)* führt zu entgegengesetzten Symptomen: erniedrigter Grundumsatz, Gewichtszunahme, Verstopfung und Kälteempfindlichkeit. Außerdem beobachtet man teigige Verdickungen und Schwellungen der Haut **(Myxödem),** eine tiefe, heisere Stimme, geistige Verlangsamung und Müdigkeit, struppige trockene Haare sowie Libido- und Potenzverlust.

PÄDIATRIE

Bei Kindern führt eine **Hypothyreose** außerdem zu einer Beeinträchtigung der körperlichen und geistigen Entwicklung, die nicht mehr aufgeholt werden kann. Gleichzeitig ist die angeborene Hypothyreose die häufigste angeborene Erkrankung des Hormonsystems. Daher werden alle Neugeborenen im deutschsprachigen Raum auf eine angeborene Hypothyreose untersucht (→ 21.2.1). Die Behandlung mit Schilddrüsenhormonen sollte möglichst innerhalb der ersten zwei Lebenswochen beginnen.

Struma

Eine Vergrößerung der Schilddrüse heißt **Struma** *(Kropf).* Die Schilddrüsenfunktion kann dabei normal sein, oder es kann eine Hyper- oder Hypothyreose bestehen. Häufigste Ursache einer Struma ist im deutschsprachigen Raum Jodmangel in der Nahrung.

PRÄVENTION

Entscheidender Pfeiler der **Strumaprophylaxe** ist eine ausreichende Jodzufuhr. Der tägliche Jodbedarf steigt von 50–80 µg bei älteren Säuglingen auf 150–200 µg bei Erwachsenen (noch etwas mehr bei Schwangeren und Stillenden, → 17.9.10). Immer empfehlenswert sind die Verwendung jodierten Kochsalzes zu Hause und der bevorzugte Kauf von jodsalzgewürzten Backwaren oder Fertigprodukten. Bei besonders hohem Bedarf können Jodid-Tabletten sinnvoll sein.

SPICKZETTEL

Schilddrüse *(Glandula thyroidea):* Hufeisenförmige Hormondrüse unterhalb des Kehlkopfs vor und seitlich der Luftröhre. Produziert in den **Follikelzellen** die **Schilddrüsenhormone** *Thyroxin* und *Trijodthyronin* und in den **C-Zellen** *(parafollikulären Zellen)* das **Kalzitonin** mit Bedeutung v. a. für Knochenstoffwechel, Kalzium- und Phosphathaushalt.

Thyroxin *(T_4)* und **Trijodthyronin** *(T_3)*: Schilddrüsenhormone mit vier bzw. drei Jodatomen. Steigern Herzarbeit, Stoffwechsel, Aktivität des Nervensystems, bei Kindern unabdingbar für eine normale Entwicklung.
Regelkreis der Schilddrüsenhormone: TRH → TSH → T_3, T_4. Negative Rückkopplung von T_3, T_4 auf Hypothalamus und Hypophyse.

11.5 Nebenschilddrüsen und Regulation des Kalzium- und Phosphathaushalts

Parathormon

Die **Nebenschilddrüsen** *(Epithelkörperchen, Glandulae parathyroideae)* sind vier weizenkorngroße Knötchen an der Rückseite der Schilddrüse (→ Abb. 11.11).

Sie schütten das **Parathormon** *(PTH)* aus, das im Zusammenspiel mit Kalzitonin und Vitamin-D-Hormon den Kalzium- und Phosphatstoffwechsel im Körper reguliert.

Parathormon steigert den Blutkalziumspiegel durch (→ Abb. 11.12):

- Erhöhte Kalziumfreisetzung aus den Knochen
- Verminderte Kalziumausscheidung über die Nieren bei gleichzeitig erhöhter Phosphatausscheidung
- Indirekte Steigerung der Kalziumresorption im Darm durch Förderung der Umwandlung einer Vitamin-D-Vorstufe zu wirksamem Vitamin-D-Hormon.

Die Ausschüttung des Parathormons wird durch niedrige Blutkalziumspiegel gefördert. Hohe Spiegel hemmen die Parathormonausschüttung im Sinne einer negativen Rückkopplung.

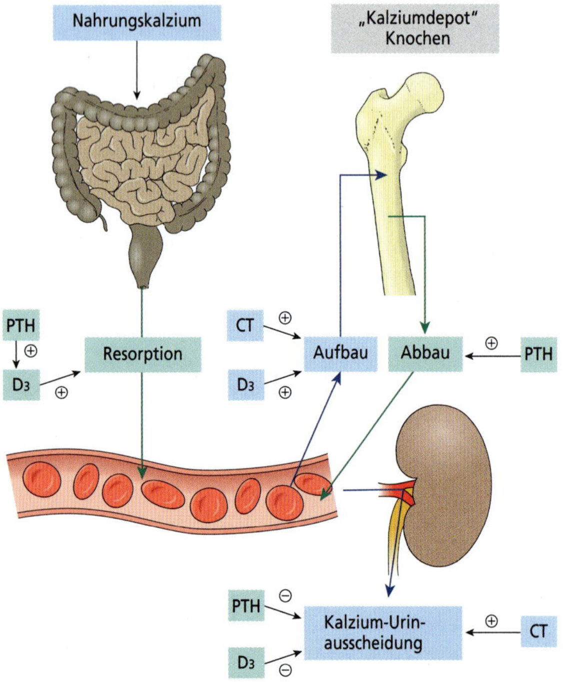

Abb. 11.12 Regulation des Kalziumhaushalts. Grün die Vorgänge, die den Blutkalziumspiegel erhöhen; blau diejenigen, die ihn absenken. PTH = Parathormon, D_3 = Vitamin-D-Hormon, CT = Kalzitonin.

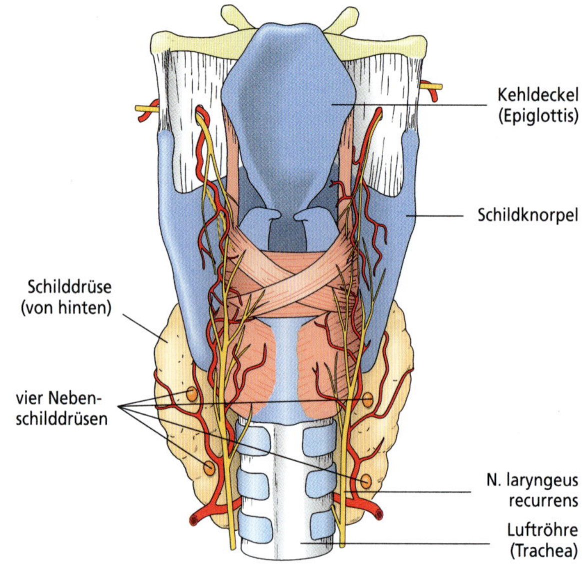

Abb. 11.11 Anatomie der Nebenschilddrüsen. Ansicht von dorsal auf Luftröhre und Schilddrüse.

Hyper- und Hypoparathyroidismus

Bei einer *Nebenschilddrüsenüberfunktion* **(Hyperparathyroidismus)** kommt es aufgrund eines verstärkten Knochenumbaus zu Knochenschmerzen. Die erhöhten Blutkalziumspiegel können zu Kalziumablagerungen in Haut, Hornhaut und Nieren führen. Nicht selten bilden sich Nierensteine. Die Phosphatausscheidung über den Harn ist vermehrt. Ursache ist oft ein gutartiger Tumor der Nebenschilddrüsen.

Eine *Nebenschilddrüsenunterfunktion* **(Hypoparathyroidismus)** ist häufig Folge einer „zu gründlichen" Schilddrüsenoperation, wobei die Nebenschilddrüsen mit entfernt wurden. Klinisch kommt es als Folge des niedrigen Blutkalziumspiegels u. a. zu einer Übererregbarkeit der Nerven und der Muskulatur mit anfallsartigen Muskelkrämpfen *(Tetanie)*.

Vitamin-D-Hormon

Vitamin-D-Hormon (oft kurz *Vitamin D*) wird heute zu den Hormonen und nicht zu den Vitaminen gezählt, weil der Körper es unter dem Einfluss von UV-Licht in der Haut aus Vorstufen selbst bilden kann (Vitamin D in der Nahrung → 17.9.9):

- Bei ausreichender Sonnenlichtexposition können die Keratinozyten der Haut (→ 8.2.1) aus **7-Dehydrocholesterin** das **Cholekalziferol** *(Vitamin D_3)* herstellen
- In Leber und Niere wird an Cholekalziferol je eine OH-Gruppe angehängt. Es entsteht **Kalzitriol** oder *1,25-$(OH)_2$-Cholekalziferol* als wirksame Form des Vitamin-D-Hormons.

Das pflanzliche **Ergokalziferol** *(Vitamin D_2)* wird vergleichbar zu einer aktiven Form umgewandelt.

Vitamin-D-Hormon fördert die Kalziumaufnahme über den Darm, steigert die Kalziumrückresorption in der Niere und erhöht so den Blutkalziumspiegel (→ Abb. 11.12). Am Knochen stimuliert Vitamin-D-Hormon einerseits die Osteoblastentätigkeit (→ 6.1.2), führt jedoch andererseits vor allem bei zu hohen Konzentrationen zu einem gesteigerten Knochenabbau. Außerdem hemmt Vitamin-D-Hormon die Sekretion von Parathormon.

PRÄVENTION

Durch fehlende Sonnenbestrahlung der Haut kann ein *Vitamin-D-Mangel* auftreten. Um den Blutkalziumspiegel konstant zu halten, schöpft der Körper vermehrt die Kalziumspeicher in den Knochen aus.
Bei Kindern resultiert hieraus die **Rachitis** mit Erweichung und Verbiegung von Skelettteilen, die z. B. zu O-Beinen und Brustkorbdeformitäten führt. Vorbeugend wirkt regelmäßige Vitamin-D-Gabe, die in Deutschland für alle Kinder während der ersten 12–18 Monate empfohlen wird.
Das entsprechende Krankheitsbild beim Erwachsenen, die **Osteomalazie,** geht mit krankhaften Knochenverkrümmungen, Knochenschmerzen und Gangstörungen einher.
Auch eine *Osteoporose* wird durch Vitamin-D-Mangel begünstigt.
Besonders gefährdet sind ältere Menschen, da sie sich oft nur wenig und meist in „langer" Kleidung im Freien aufhalten und schlechter Vitamin D in der Haut bilden als Jüngere. Pflegende ermutigen ältere Menschen daher zu Aktivitäten im Freien, ansonsten ist auch hier Vitamin-D-Gabe empfehlenswert.

Kalzitonin

An der Regulation des Kalzium- und Phosphathaushalts ist ferner **Kalzitonin** *(Calcitonin, Thyreokalzitonin)* beteiligt.

Kalzitonin wird vor allem in den C-Zellen der Schilddrüse gebildet (→ 11.4).

Kalzitonin hemmt die Freisetzung von Kalzium und Phosphat aus dem Knochen und fördert gleichzeitig deren Einbau in die Knochenmatrix (→ Abb. 11.12). Dadurch senkt es die Kalziumkonzentration im Blut. An der Niere steigert Kalzitonin die Ausscheidung von Phosphat-, Kalzium-, Natrium-, Kalium- und Magnesium-Ionen.

Niedrige Serumkalziumspiegel hemmen die Kalzitoninausschüttung, hohe fördern sie. Daneben stimulieren einige Hormone des Verdauungstrakts wie etwa Gastrin die Kalzitoninfreisetzung, sodass das Kalzium aus der Nahrung rasch in die Knochen eingebaut wird.

SPICKZETTEL

Nebenschilddrüsen *(Epithelkörperchen, Glandulae parathyroideae):* Vier kleine Drüsen an der Schilddrüsenrückseite, die **Parathormon** *(PTH)* produzieren.
Hormonelle Regulation des Blutkalziumspiegels:
- Vitamin-D- und Parathormon fördern die Kalziumresorption aus dem Darm
- Parathormon fördert, Vitamin-D-Hormon und Kalzitonin hemmen die Kalziumfreisetzung aus dem Knochen
- Kalzitonin fördert, Vitamin-D- und Parathormon hemmen die Kalziumausscheidung über die Nieren
- → Vitamin-D- und Parathormon erhöhen, Kalzitonin senkt Blutkalziumspiegel.

11.6 Nebennieren

Die zwergenhutförmigen, je ca. 5 g schweren **Nebennieren** *(Glandulae suprarenales)* sitzen den oberen Nierenpolen auf. Man unterscheidet Nebennierenrinde und Nebennierenmark (→ Abb. 11.13).

11.6.1 Nebennierenrinde

Volumenmäßig macht die **Nebennierenrinde** mehr als ¾ der gesamten Nebenniere aus. Man kann histologisch drei Schichten unterscheiden, in denen jeweils verschiedene Hormone produziert werden:

- **Mineralokortikoide** (z. B. Aldosteron) in der äußeren **Zona glomerulosa**
- **Glukokortikoide** (*Kortikosteroide*, z. B. Kortisol) in der mittleren **Zona fasciculata**
- Eine geringe Menge **Sexualhormone** *(Geschlechtshormone),* vorwiegend *Androgene* (männliche Sexualhormone), in der inneren **Zona reticularis.**

Alle Nebennierenrindenhormone sind Steroidhormone (→ Tab. 11.1). Sie werden aus der Grundsubstanz Cholesterin (→ 2.8.2) synthetisiert.

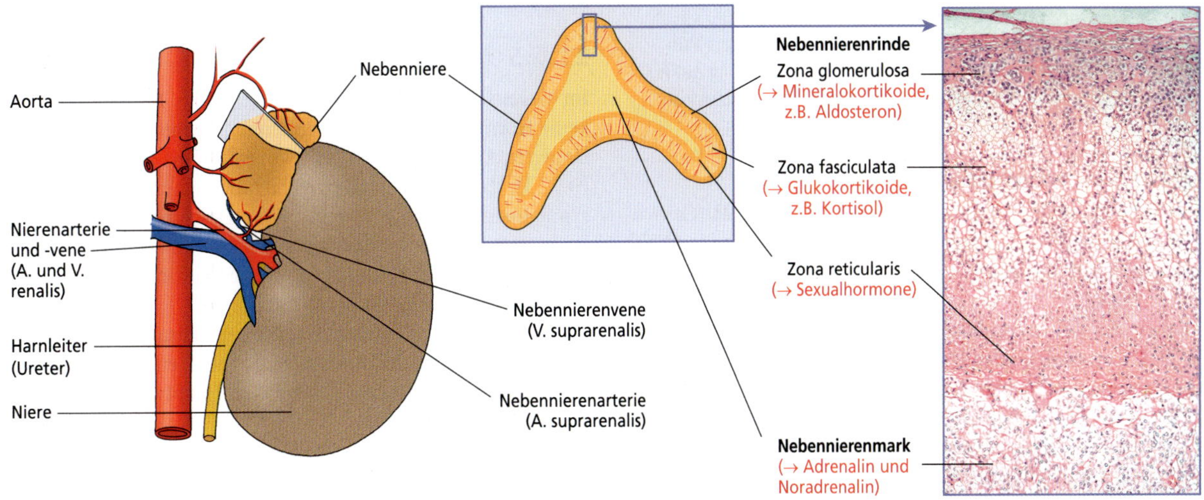

Abb. 11.13 Anatomie der Nebenniere. [Foto T484]

11.6.2 Mineralokortikoide

Das wichtigste Mineralokortikoid ist das **Aldosteron.** Seine Ausschüttung wird durch das in der Niere produzierte, hormonähnliche Enzym Renin (→18.3.1) stimuliert. Die Reninausschüttung wiederum wird durch niedriges Serumnatrium, geringes Blutvolumen sowie niedrigen Blutdruck angeregt.

Aldosteron wirkt v. a. auf die Niere und nimmt so an der Regulation von Elektrolyt- und Wasserhaushalt, Blutvolumen und Blutdruck teil. Aldosteron fördert die Natrium- und Wasserrückresorption in der Niere und erhöht gleichzeitig die Kaliumausscheidung über den Urin. Es *erhöht* dadurch den *Blutnatriumspiegel* und den Blutdruck und senkt den *Blutkaliumspiegel.*

11.6.3 Glukokortikoide

Glukokortikoide

Das wirksamste **Glukokortikoid** ist das **Kortisol.** Die Nebennierenrinde stellt aber auch noch andere Glukokortikoide wie etwa **Kortison** und **Kortikosteron** her. Gemeinsam mit anderen Hormonen steuern die Glukokortikoide viele Stoffwechselvorgänge im Sinne einer *Bereitstellung von Energieträgern* (Glukose und Fettsäuren). Sie helfen dadurch, Stresssituationen zu bewältigen.

Im Einzelnen führen Glukokortikoide v. a. zu:

- Steigerung der Glukoneogenese (→2.8.1) aus Aminosäuren in der Leber, Verminderung der Glukoseverwertung in den Zellen, dadurch Erhöhung der Glukosekonzentration im Blut
- Eiweißabbau in Muskulatur, Haut und Bindegewebe *(kataboler Effekt)*
- Fettabbau (Lipolyse) im Fettgewebe und Freisetzung der Fettsäuren ins Blut
- Förderung des Knochenabbaus (osteoporotischer Effekt)
- Hemmung der Kollagenbildung
- Hemmung von Abwehrzellen, insbesondere der Lymphozyten, und der Phagozytose
- Hemmung von Entzündungsreaktionen.

PFLEGE

Aufgrund ihrer hemmenden Wirkung auf Immunsystem und Entzündungen eignen sich **Glukokortikoide** zur Therapie von Allergien *(antiallergischer Effekt)*, chronischen (nichtinfektiösen) Entzündungen *(antientzündlicher Effekt)* und Autoimmunerkrankungen *(immunsuppressiver Effekt)*. Höher dosiert haben sie allerdings bei Langzeiteinnahme eine Reihe unerwünschter Wirkungen und erfordern u. a. eine zusätzliche Beobachtung auf Infektionszeichen sowie Kontrollen von Gewicht und Blutzucker.

Regelkreis der Glukokortikoide

Die Ausschüttung der Glukokortikoide wird durch **CRH** *(Corticotropin-Releasing-Hormon)* aus dem Hypothalamus und **ACTH** *(adrenocorticotropes Hormon)* aus der Hypophyse gesteuert (→Abb. 11.14).

Zwischen den Glukokortikoiden aus der Nebennierenrinde und den ACTH-produzierenden Drüsengebieten in der Hypophyse besteht eine negative Rückkopplung: Niedrige Glukokortikoidspiegel im Serum fördern, hohe hemmen die ACTH-Ausschüttung. Eine zweite negative Rückkopplung existiert zum Hypothalamus. So kommt es bei stark erhöhten Glukokortikoidspiegeln zu einer Herabsetzung der CRH-Freisetzung im Hypothalamus und damit indirekt zu einer Reduktion der ACTH-Sekretion.

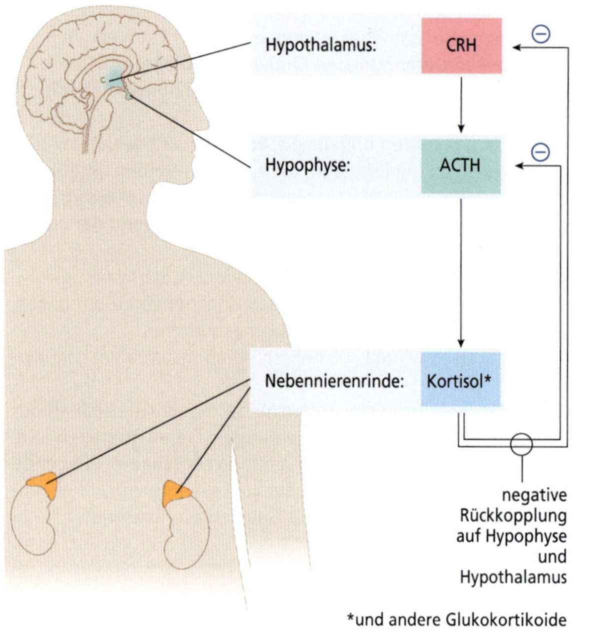

Abb. 11.14 Der Regelkreis der Glukokortikoid-Freisetzung.

11.6.4 Sexualhormone

In der Nebennierenrinde werden außerdem bei der Frau wie beim Mann *männliche Sexualhormone* (**Androgene** →19.1.3) und in geringerem Ausmaß auch *weibliche Sexualhormone* (**Östrogene** →19.2.5) gebildet.

Für die Frau ist die Nebennierenrinde der Hauptbildungsort der Androgene, beim Mann hingegen sind es die Leydig-Zwischenzellen im Hoden.

Das wichtigste Androgen der Nebennierenrinde ist das **Dehydroepiandrosteron** *(DHEA)*, das in den Zielzellen zu Testosteron und Östrogenen umgewandelt wird.

In der Pubertät sind die Androgene der Nebennierenrinde für einen deutlichen Wachstumsspurt mit Eiweißaufbau verantwortlich, sie wirken also *anabol.*

11.6.5 Nebennierenmark

Im Gegensatz zur Nebennierenrinde ist das **Nebennierenmark** keine Hormondrüse im engeren Sinne. Vielmehr kann es als verlängerter Arm des vegetativen Nervensystems aufgefasst werden (→9.13), da es entwicklungsgeschichtlich einem umgewandelten sympathischen Ganglion entspricht. Deshalb findet man dort hoch spezialisierte Neurone des Sympathikus. Diese Zellen schütten – nach Stimulation durch vegetative Neurone des ZNS – **Adrenalin** und **Noradrenalin** ins Blut aus.

Adrenalin und Noradrenalin gehören (zusammen mit Dopamin) zu den **Katecholaminen** und sind Neurotransmitter des Nervensystems (→9.3.2). Sie steigern als Hauptwirkung sehr rasch die Energiebereitstellung.

Vom Nebennierenmark werden Adrenalin und Noradrenalin zwar ständig in einer niedrigen Rate sezerniert, charakteristisch sind aber die hohen Ausschüttungen in Stresssituationen.

MEDIZIN

Erkrankungen der Nebenniere können alle Schichten betreffen:

- Beim **Morbus Addison** besteht ein Mangel an allen Nebennierenrindenhormonen durch Zerstörung der Zellen in der Nebennierenrinde. Betroffene fühlen sich abgeschlagen, ihnen ist übel, sie nehmen an Gewicht ab und ihr Blutdruck ist niedrig
- Beim **Cushing-Syndrom** werden ungehemmt Glukokortikoide synthetisiert. Zuerst fallen vor allem ein rundes, gerötetes Gesicht, Gewichtszunahme mit Fetteinlagerung am Körperstamm, rote Striae der Haut (→Abb. 11.15) und Bluthochdruck auf. Bei Kindern besteht zusätzlich eine Wachstumsstörung
- Beim **Conn-Syndrom** werden zu viele Mineralokortikoide produziert. Wichtigstes Krankheitszeichen ist ein erhöhter Blutdruck, gefolgt von Elektrolytstörungen
- Eine **Androgenüberproduktion** in der Nebennierenrinde zeigt sich vor allem bei Frauen durch eine Vermännlichung mit Bildung von „Geheimratsecken", männlichem Schambehaarungstyp und Tieferwerden der Stimme. Angeboren ist das **adrenogenitale Syndrom** *(AGS)*, das sich bei Mädchen durch männlich aussehende äußere Geschlechtsorgane, bei Jungen durch verfrühte Scheinpubertät und bei beiden Geschlechtern durch zu schnelles Wachstum im Kindesalter zeigt. Ursache ist ein Enzymdefekt bei der Glukokortikoidsynthese – um genug Glukokortikoide zu produzieren, wird die Nebennierenrinde und damit auch die Androgenbildung stimuliert
- Nur bei Kindern tritt das **Neuroblastom** auf, ein bösartiger Tumor des Nebennierenmarks, der sich oft durch uncharakteristische Symptome zeigt. Das (gutartige) **Phäochromozytom** des älteren Kindes und Erwachsenen führt durch Katecholaminüberproduktion zu Herzjagen und Bluthochdruckkrisen.

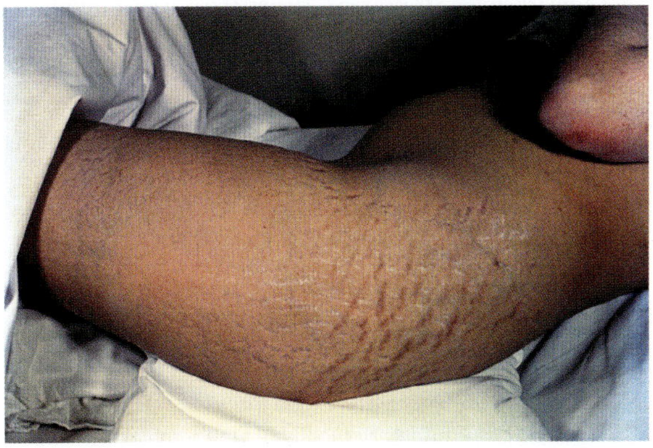

Abb. 11.15 Striae bei einem Kind mit Cushing-Syndrom. Die breiten, roten Hautstreifen sind Leitsymptom bei Glukokortikoidüberproduktion. [O530]

11.6.6 Stressreaktion

Stress auslösende Ereignisse – dabei kann es sich um physische Stresssituationen wie Infektionen, Operationen oder Verletzungen, aber auch um psychische Belastungen wie Angst, Ärger, Leistungsdruck oder Freude handeln – setzen im ZNS (vor allem in Großhirnrinde und limbischem System) zwei Reaktionsketten in Gang, die zusammen als **Stressreaktion** bezeichnet werden (→ Abb. 11.16):

- Über den Sympathikus wird das Nebennierenmark aktiviert, was in Sekundenschnelle zur Ausschüttung eines Katecholamingemischs von etwa 80 % **Adrenalin** und 20 % **Noradrenalin** führt
- Der Hypothalamus wird aktiviert und beginnt **CRH** auszuschütten. Dies führt in der Hypophyse zur Freisetzung von **ACTH,** welches dann in der Nebennierenrinde die Ausschüttung von Glukokortikoiden stimuliert.

Kurzfristig dominiert die Wirkung der Katecholamine, d. h. alle Organfunktionen „für das Überleben" werden aktiviert: Herzfrequenz und -kontraktionskraft nehmen zu, die Durchblutung von Haut und inneren Organen reduziert sich. Alle Organe, die kurzfristig zur Bewältigung der Stresssituation benötigt werden, werden besser durchblutet. Dies sind beanspruchte Skelettmuskeln, Herzmuskel und Lungen. Die Bronchien weiten sich, damit für die Muskelarbeit mehr Sauerstoff bereitgestellt werden kann. Über die Leber wird vermehrt Glukose ins Blut freigesetzt. Denkvorgänge dagegen werden zugunsten vorprogrammierter Reflexhandlungen blockiert. Dieser Mechanismus erklärt z. B. das Phänomen des Prüfungsblocks, dass nämlich in einer Angst auslösenden Prüfung gelerntes Wissen plötzlich wie „weggeblasen" ist. Diese kurzfristige Stresswirkung mag zwar äußerst unangenehm sein, medizinisch „krank machend" ist sie jedoch nicht.

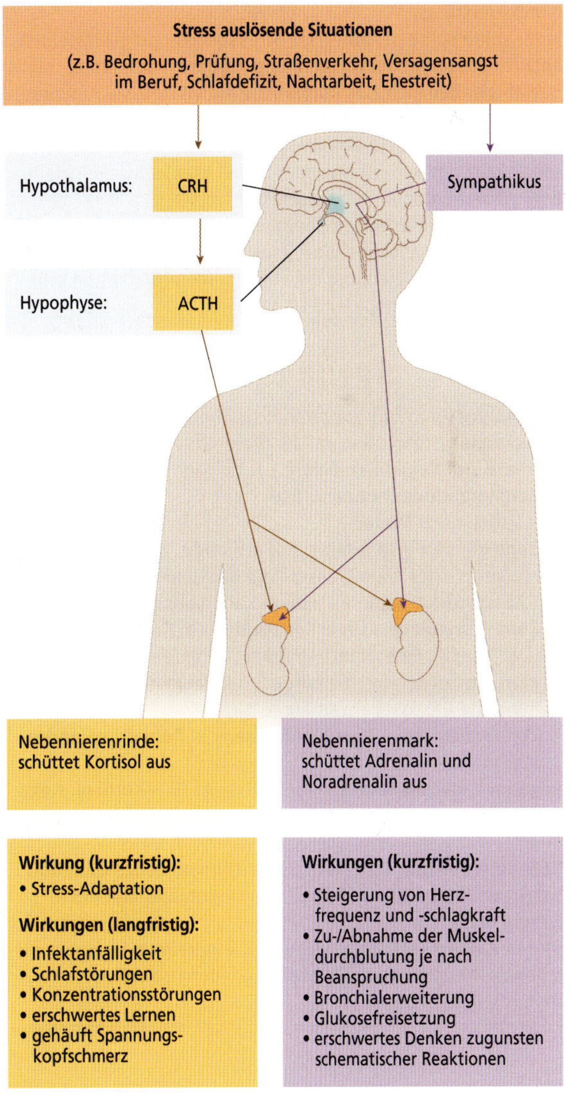

Abb. 11.16 Übersicht über die Reaktionsketten bei der Stressreaktion.

Gefährlich sind vielmehr die Effekte bei langfristig oder immer wieder einwirkenden Stressoren („Dauerstress"): Hier dominieren die Effekte der Glukokortikoide, weshalb sie als die eigentlichen **Stresshormone** gelten:

- Das Schlafverhalten wird negativ beeinflusst
- Infektionen treten durch die Schwächung des Immunsystems häufiger auf und werden nur langsam überwunden
- Die Lern- und Konzentrationsfähigkeit nimmt ab
- Spannungskopfschmerzen treten gehäuft auf.

PRÄVENTION

Stress gilt einerseits als wesentlicher Auslöser negativer Emotionen und psychischer wie physischer Erkrankungen. Andererseits führen erfolgreich bewältigte Stresssituationen (etwa eine bestandene Prüfung) zu positiven Emotionen, zum Gefühl, das Leben bewältigen zu können, und stärken sogar das Immunsystem.

Man muss also differenzieren.

Es gilt nicht (und wäre auch kaum möglich), jeglichem Stress aus dem Wege zu gehen, sondern insbesondere sehr intensiven und/oder sehr häufigen negativen Stressoren. Und vor allem Dauerstress.

Jeder sollte seine persönlichen Stressbewältigungsstrategien entwickeln, damit der Anspannung wieder Entspannung folgt. Bewährt haben sich z. B. körperliche Aktivitäten wie Ausdauersportarten oder Spaziergänge, regelmäßige „Aus-" und „Nicht-zuständig-sein-Phasen", z. B. eine halbe Stunde Abschalten in der Badewanne oder beim Lesen, sowie spezielle (erlernbare) Entspannungstechniken.

In „stressigen Phasen" empfiehlt es sich zudem, alle Arbeiten und Aktivitäten noch mehr als gewöhnlich auf ihre Notwendigkeit hin zu überprüfen und die notwendigen Tätigkeiten möglichst zeit- und kraftsparend zu erledigen.

SPICKZETTEL

Nebenniere *(Glandula suprarenalis):* Zwergenhutförmiges, ca. 5 g schweres Organ oben auf der Niere. Unterteilt in *Nebennierenrinde* und *Nebennierenmark.*

Nebennierenrinde: Hormondrüse.

Von außen nach innnen

- **Zona glomerulosa → Mineralokortikoide,** v. a. **Aldosteron** → steigern in der Niere Wasser- und Natriumrückresorption (→ Blutdruckerhöhung), fördern Kaliumausscheidung
- **Zona fasciculata → Glukokortikoide,** v. a. **Kortisol** → fördern u. a. Eiweiß-, Fett-, Knochenabbau, hemmen Abwehr, steigern Blutzucker durch erhöhte Glukoneogenese und verminderte Glukoseverwertung
- **Zona reticularis → Sexualhormone,** v. a. **Dehydroepiandrosteron.**

Regelkreis der Glukokortikoide: CRH → ACTH → Kortisol. Negative Rückkopplung von Kortisol auf Hypothalamus und Hypophyse.

Nebennierenmark: Umgewandeltes sympathisches Ganglion. Setzt bei akutem Stress Adrenalin und Noradrenalin frei („flight or fight").

Stressreaktion: Ausschüttung von v. a. Adrenalin im Nebennierenmark (kurzfristig) und Glukokortikoiden in der Nebennierenrinde (langfristig).

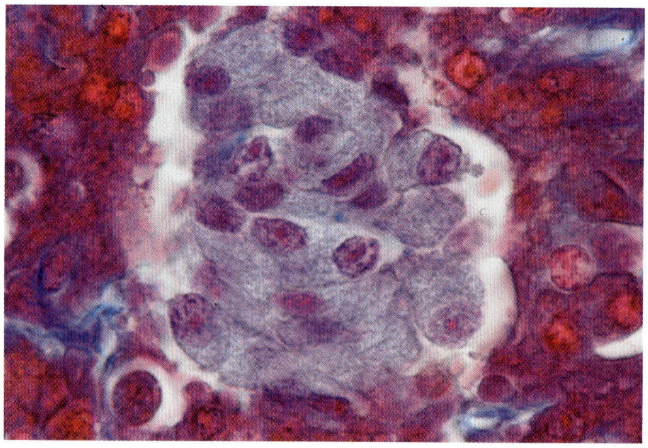

Abb. 11.17 Einzelne Langerhans-Insel im Pankreas, umgeben von dunkler gefärbten exokrinen Drüsenteilen. [X243]

11.7 Inselapparat des Pankreas

11.7.1 Langerhans-Inseln

Im Pankreas (Bauchspeicheldrüse, ➔ 17.6.7) liegen zwischen den exokrinen Drüsenteilen kleine, helle Inseln endokrin aktiver Zellen, die **Langerhans-Inseln** (➔ Abb. 11.17). In ihrer Gesamtheit bilden sie den **Inselapparat.** Es werden mehrere Zelltypen differenziert:

- Die **B-Zellen** *(β-Zellen),* die 60–80 % der Inselzellen ausmachen, produzieren **Insulin**
- Die **A-Zellen** (*α-Zellen,* 15–20 %) bilden **Glukagon**
- Die **D-Zellen** (*δ-Zellen,* 5–15 %) synthetisieren **Somatostatin,** das viele Verdauungsfunktionen hemmt. D-Zellen kommen im Gegensatz zu den vorgenannten Zellen im gesamten Verdauungstrakt verstreut vor
- Die **PP-Zellen** (1–2 %) geben das **pankreatische Polypeptid** ab, welches die exokrine Bauchspeicheldrüsensekretion und Magen-Darm-Bewegungen hemmt.

11.7.2 Insulin, Glukagon und Blutzuckerregulation

Insulin

Das von den B-Zellen gebildete **Insulin** ist ein Peptidhormon aus zwei *Aminosäureketten,* die durch zwei kovalente Bindungen (➔ 2.4.2) miteinander verbunden sind.

Insulin hat vielfältige biologische Wirkungen. Es ist ein klassisches *anaboles Hormon:*

- Förderung der Aufnahme von Glukose aus dem Blut in die Zellen (vor allem in Muskelzellen)
- Gesteigerte Verbrennung der Glukose zur Energieerzeugung sowie vermehrte Überführung der Glukose in die Speicherform *Glykogen* (vor allem in Leber- und Muskelzellen)
- Steigerung der Aufnahme freier Fettsäuren in die Zellen. In den Zellen (Leber- und Fettgewebe) werden diese Fettsäuren dann vermehrt in Depotfett (Triglyzeride) überführt und gespeichert

- Hemmung des Fettabbaus (Lipolyse)
- Förderung des Eiweißaufbaus und Hemmung des Eiweißabbaus, z. B. in der Skelettmuskulatur.

Reiz für die Insulinausschüttung ist ein steigender Blutzuckerspiegel.

MEDIZIN

Die medizinische Bedeutung des Insulins liegt im Kohlenhydratstoffwechsel – bei Insulinmangel kommt es zum **Diabetes mellitus** *(Zuckerkrankheit)*. Der *Diabetes mellitus Typ 1* ist durch Autoimmunprozesse verursacht. Hingegen ist die Ursache des in den Industrieländern weit häufigeren *Diabetes mellitus Typ 2* im Lebensstil zu suchen, vor allem Bewegungsmangel, falscher Ernährung und Übergewicht. Daher wird der Diabetes in Kap. 17 detailliert dargestellt.

Glukagon

Glukagon ist ebenfalls ein Peptidhormon. Als Gegenspieler des Insulins erhöht es den Blutzucker durch Förderung von *Glykogenabbau* und Glukoseneubildung *(Glukoneogenese)* aus Milchsäure (Laktat) oder anderen Stoffwechselmetaboliten (→ 2.8.1). Außerdem steigert Glukagon den Fett- und Proteinabbau.

Regulation des Blutzuckerspiegels

Die wichtigsten Hormone für die Regelung des Blutzuckerspiegels sind Insulin und Glukagon. Ihre Sekretion wird in erster Linie durch den Blutzuckerspiegel gesteuert. Insulin ist das *einzige* Hormon, das den Blutzuckerspiegel senkt und die Glukose für die Energieerzeugung in der Zelle verfügbar macht. Demgegenüber gibt es *mehrere* Hormone, die den Blutzuckerspiegel erhöhen (→ Abb. 11.18).

Weitere Hormone mit Einfluss auf den Blutzucker sind Somatostatin und andere gastrointestinale Hormone (→ Abb. 11.18). Zusätzlich wird der Inselapparat sympathisch und parasympathisch innerviert.

SPICKZETTEL

Inselapparat des Pankreas: Gesamtheit der in der Bauchspeicheldrüse liegenden Gruppen hormonell aktiver Zellen **(Langerhans-Inseln).**
- **B-Zellen** *(β-Zellen)* → **Insulin** → senkt Blutzucker, fördert Fett- und Eiweißaufbau
- **A-Zellen** *(α-Zellen)* → **Glukagon** → steigert Blutzucker
- **D-Zellen** *(δ-Zellen)* → **Somatostatin** → hemmt Verdauungsfunktionen
- **PP-Zellen** → **pankreatisches Polypeptid** → hemmt exokrine Bauchspeicheldrüsensekretion und Magen-Darm-Bewegungen.

Hormonelle Regulation des Blutzuckerspiegels:
- Insulin senkt Blutzuckerspiegel
- Glukagon, Glukokortikoide, Wachstumshormon, Adrenalin steigern Blutzuckerspiegel.

11.8 Weitere endokrin aktive Organe

Neben den „klassischen" Hormondrüsen bildet eine Reihe anderer Zellen ebenfalls Hormone (→ Tab. 11.2).

Hormone des Verdauungssystems

Im Epithel des Verdauungstraktes gibt es ungefähr 20 verschiedene hormonproduzierende Zellen, etwa **EC-, ECL-, G-, K-** und **L-Zellen.** Diese Zellen dieses **gastro-entero-pankreatischen Systems** *(GEP-System)* sind v. a. an der (Mit-)Regulation des Verdauungsprozesses beteiligt (→ Tab. 11.2, → 17.1.4).

Auch die Leber bildet Hormone bzw. Hormonvorstufen. Beispielsweise ist sie an der Produktion von Vitamin-D-Hormon beteiligt (→ 11.5) und bildet IGF (→ 11.2.2), Angiotensinogen (→ 18.3) sowie Thrombopoetin (→ 12.4.1).

Hormone des Fettgewebes

Fettgewebe dient nicht nur als Energiespeicher, sondern ist auch ein hormonell aktives Organ, das proportional zur Zahl der Fettzellen Hormone abgibt, die z. B. über Appetit und Energieumsatz das Körpergewicht und die Fettanlage steuern. Bekanntestes Hormon des Fettgewebes ist das **Leptin.** Im ZNS hemmt Leptin beim Gesunden den Appetit. Beim Übergewichtigen scheinen die Leptinrezeptoren im ZNS defekt zu sein, sodass der Appetit trotz hoher Leptinkonzentrationen nicht gedämpft wird. Enge Beziehungen bestehen außerdem zum Glukosehaushalt. In der Peripherie erhöht Leptin interessanterweise den Blutdruck und beeinflusst die Blutgerinnung. Leptin wird außerdem als ein Bindeglied zwischen Hormon- und Immunsystem diskutiert.

Ein weiteres Fettgewebshormon ist das **Adiponektin.** Gefüllte Fettzellen produzieren wenig, leere viel Adiponektin. Adiponektin verstärkt u. a. die Insulinwirkung an Muskel und Leber und ist mitbeteiligt an der Regulation von Hungergefühl und Nahrungsaufnahme.

Fettgewebe bildet darüber hinaus z. B. kleine Mengen Östrogene, und die unterschiedliche Freisetzung von Entzündungsbotenstoffen durch Fettgewebe an Stamm bzw. Hüften wird für deren Unterschiede bezüglich des kardiovaskulären Risikos verantwortlich gemacht.

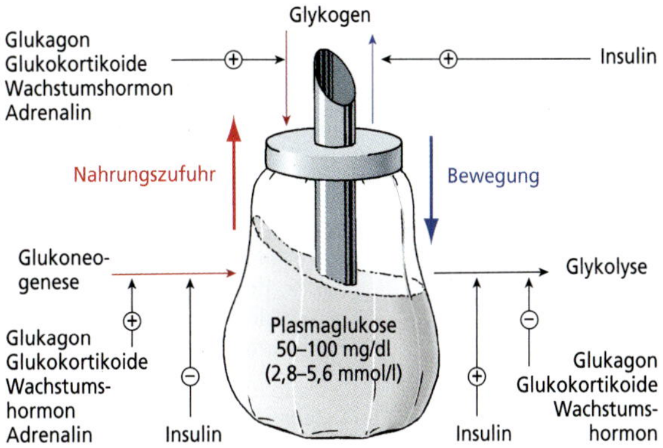

Abb. 11.18 Regulation des Blutzuckerspiegels. Rot = blutzuckersteigernd, blau = blutzuckersenkend.

Tab. 11.2: Auswahl weiterer Hormone des Körpers

Hormon (Details)	Bildungsort	Wirkung
Adiponektin	Fettgewebe	• Verstärkt die Wirkung von Insulin • Ist beteiligt an der Regulation von Hungergefühl und Nahrungsaufnahme
Angiotensin II (→18.3.1)	Blut (durch Angiotensin-converting-Enzym = ACE)	• Stimuliert die Aldosteronausschüttung der Nebennierenrinde • Verengt die Blutgefäße, steigert den Blutdruck • Löst Durst und Appetit auf Salziges aus
Cholezystokinin (CCK →17.6.9)	Dünndarmschleimhaut	• Hemmt die Salzsäure-, fördert die Pepsinogenbildung des Magens • Steigert Bauchspeicheldrüsensekretion und Enzymgehalt des Sekrets • Führt zu Gallenblasenkontraktion und Entspannung des M. sphincter Oddi • Fördert die Darm-, hemmt die Magenbeweglichkeit
Erythropoetin (EPO →18.3.2)	Vorwiegend Niere	Steigert die Erythropoese (Neubildung von roten Blutkörperchen)
Gastrin (→17.4.3)	G-Zellen der Magenschleimhaut	• Steigert die Salzsäurebildung im Magen, fördert die Magenbeweglichkeit • Steigert die Gallen- und Bauchspeicheldrüsensekretion
Ghrelin (→17.9.3)	Magenfundus	Erzeugt Hungergefühl
GIP (glukoseabhängiges insulinotropes Peptid, gastroinhibitorisches Peptid)	K-Zellen des Dünndarms	• Hemmt Magensäurebildung und Magenbeweglichkeit • Steigert die Insulinfreisetzung
GLP-1 (Glukagon-like-Peptid 1)	L-Zellen von Dünn- und Dickdarm	• Steigert die Insulinfreisetzung • Hemmt die Glukagonfreisetzung • Hemmt die Magenentleerung • Vermindert das Hungergefühl
Histamin (→13.1.3, →13.8.1)	Mastzellen, ECL-Zellen des Magens, ferner Neurotransmitter in Teilen des Hypothalamus	• Bewirkt über H_1-*Rezeptoren* Kontraktion der glatten Muskulatur von größeren Blutgefäßen, Bronchien, Darm, Uterus; Erweiterung von kleineren Blutgefäßen (Haut) und Herzkranzarterien; Steigerung der Kapillarpermeabilität, Stimulation der Adrenalinausschüttung, Auslösung von Schmerz und Juckreiz • Steigert über H_2-*Rezeptoren* v. a. Herzfrequenz und Schlagkraft des Herzens und stimuliert die Magensaftsekretion
Leptin (→11.8)	Fettgewebe	• Regelt Appetit, Energieumsatz • Vermindert die Insulinempfindlichkeit der Gewebezellen
Natriuretische Peptide (z. B. atriales natriuretisches Peptid, ANP)	Myoendokrine Zellen v. a. der Herzvorhöfe	• Steigern die GFR • Fördern Natrium- und Wasserausscheidung durch die Niere • Hemmen die Freisetzung von Renin, Aldosteron und ADH • Erweitern die Arteriolen → senken den Blutdruck
Pankreatisches Polypeptid (pankreatisches Peptid, PP)	PP-Zellen der Langerhans-Inseln im Pankreas	• Hemmt die Sekretbildung des Pankreas • Beteiligt an der Regulation des Essverhaltens (appetitmindernd)
Prostaglandine (→15.3.4)	Praktisch im ganzen Körper, viele Subtypen (z. B. E_1, E_2, I_2)	• Fördern Entzündungen, Schmerzen, Fieber • Entfalten vielfältige, teils gegensätzliche Wirkungen in fast allen Geweben/ Organen
Renin (→18.3.1)	Vor allem juxtaglomerulärer Apparat der Niere	Aktiviert das Renin-Angiotensin-Aldosteron-System (→18.3.1) → Blutdruckanstieg
Sekretin (→17.6.9)	Dünndarmschleimhaut	• Hemmt die Salzsäure- und fördert die Pepsinogenbildung des Magens • Hemmt die Magenbeweglichkeit/-entleerung • Fördert die Bikarbonatbildung im Pankreas • Steigert den Gallenfluss
Serotonin (→9.3.2)	EC-Zellen des Dünn- und Dickdarms, Thrombozyten, basophile Granulozyten, ferner Neurotransmitter des ZNS	• Verengt die Blutgefäße in Lunge und Niere, erweitert die Blutgefäße in der Skelettmuskulatur • Steigert Herzfrequenz und Schlagkraft des Herzens • Beeinflusst den Tonus der Bronchialmuskulatur • Stimuliert die Magen-Darm-Beweglichkeit
Somatostatin	D-Zellen (gesamter Verdauungstrakt, Pankreas); IH (GH-IH) des Hypothalamus	• Hemmt Magensaftsekretion und Magen-Darm-Beweglichkeit • Hemmt die Bauchspeicheldrüsensekretion
Thymosin, Thymopoetin	Thymus	Steuern Reifung und Differenzierung der Immunzellen in den Lymphknoten
Vasoaktives intestinales Peptid (VIP)	Neurone in der Darmwand	• Hemmt Magensaftsekretion und Magen-Darm-Beweglichkeit • Steigert die Gallen- und Bauchspeicheldrüsensekretion

WIEDERHOLUNGSFRAGEN

1. Welche Aufgaben haben die Hormone? (→ 11.1)
2. Was sind Drüsen-, was Gewebshormone? (→ 11.1)
3. In welche chemischen Klassen werden die Hormone eingeteilt? (→ 11.1.1)
4. Wie werden die meisten Hormone im Blut zu den Zielzellen transportiert? (→ 11.1.2)
5. Wie erkennt ein Hormonmolekül seine Zielzelle? (→ 11.1.3)
6. Wie vermittelt der Zellmembranrezeptor die Hormonbotschaft an das Zellinnere? (→ 11.1.3)
7. Wieso können die Steroidhormone die Funktion ihrer Zielzellen direkt, also ohne „Second-Messenger", beeinflussen? (→ 11.1.3)
8. Wie heißt das oberste Zentrum des Hormonsystems? (→ 11.2)
9. Welche beiden Hormone werden im Hypophysenhinterlappen gespeichert? (→ 11.2.1)
10. Wie wird die Freisetzung der glandotropen Hypophysenvorderlappenhormone kontrolliert? Nennen Sie mindestens zwei Beispiele. (→ 11.2.2)
11. Wo liegt die Schilddrüse, wie ist sie makroskopisch und mikroskopisch aufgebaut? (→ 11.4.1)
12. Welche Wirkungen haben die Schilddrüsenhormone? Was sind altersabhängige Besonderheiten der Schilddrüsenhormonwirkung, einer Schilddrüsenunter- und -überfunktion? (→ 11.4.2)
13. Welche Wirkungen hat das Parathormon? (→ 11.5)
14. Welches Hormon senkt den Blutkalziumspiegel? (→ 11.5)
15. Welche Hormone werden in der Nebennierenrinde produziert? (→ 11.6.1)
16. Welche Effekte haben Mineralokortikoide? (→ 11.6.2)
17. Welche Wirkungen haben die Glukokortikoide wie z. B. das Kortison? (→ 11.6.3)
18. Welche Substanzen werden vom Nebennierenmark ausgeschüttet? (→ 11.6.5)
19. Welche Wirkungen haben die Katecholamine in einer Stressreaktion? (→ 11.6.6)
20. Welche Hormone werden von den Langerhans-Inseln der Bauchspeicheldrüse gebildet? (→ 11.7.1)
21. Welche Wirkungen entfaltet Insulin im Körper? (→ 11.7.2)
22. Nennen Sie mindestens zwei Hormone, welche die Tätigkeit des Magen-Darm-Trakts mit regulieren (einschließlich ihrer Hauptwirkungen). (→ 11.8)

12

BLUT

LERNZIELÜBERSICHT

12.1 Zusammensetzung und Aufgaben

- Blut besteht aus Blutkörperchen und Blutplasma. Es hat v. a. Transport-, Abwehr-, Puffer- und Wärmeregulationsfunktion.
- Blutkörperchen sind Erythrozyten, Leukozyten und Thrombozyten. Sie werden im Knochenmark gebildet.
- Plasma besteht zu 90 % aus Wasser, vom Rest machen Proteine den Hauptanteil aus.
- Plasmaproteine erhalten u. a. den kolloidosmotischen Druck, transportieren Hormone und wirken bei der Abwehr mit.

12.2 Erythrozyten

- Erythrozyten (rote Blutkörperchen) sind beidseits eingedellte Scheibchen ohne Zellkern.
- Ihr Hauptbestandteil ist der eisenhaltige rote Blutfarbstoff Hämoglobin. Er bindet in der Lunge Sauerstoff und gibt ihn in den Geweben wieder ab.
- Erythrozyten zirkulieren ca. 120 Tage im Blut, der Abbau erfolgt v. a. in der Milz.
- Die Blutgruppen unterscheiden sich durch verschiedene Oberflächenmoleküle auf den Erythrozyten. Bedeutsamstes Blutgruppensystem ist das AB0-System, gefolgt vom Rhesus-System.

12.3 Leukozyten

- Leukozyten sind weiße Blutzellen, unterteilt in verschiedene Gruppen.
- Die Granulozyten machen den größten Anteil aus. Sie werden unterschieden in neutrophile, eosinophile und basophile Granulozyten und vernichten v. a. Bakterien.
- Monozyten befinden sich nur kurz im Blut. Sie wandern dann in die Gewebe, wandeln sich dort zu Makrophagen um und vernichten Krankheitserreger.
- Die B- und T-Lymphozyten gehören zum spezifischen Abwehrsystem.

12.4 Blutstillung

- Werden Blutgefäße verletzt, wird der Defekt durch die Blutstillung meist binnen weniger Minuten wieder verschlossen.
- Zunächst verengt sich das Gefäß und Thrombozyten lagern sich am Defekt zusammen (aggregieren). Dies stoppt die Blutung vorübergehend.
- In der dann folgenden Blutgerinnung aktivieren sich zahlreiche Gerinnungsfaktoren gegenseitig (Gerinnungskaskade).
- Es bildet sich ein Fibrinnetz, das den Thrombozytenpfropf verfestigt und die Blutung endgültig zum Stillstand bringt.
- Inhibitoren verhindern eine überschießende Gerinnung, durch Fibrinolyse werden Gerinnsel abgebaut.
- Bei einer Thrombose verschließt ein Blutgerinnsel ein Gefäß. Der Thrombus kann sich lösen und als Embolus andere Gefäße verstopfen, z. B. bei der Lungenembolie.

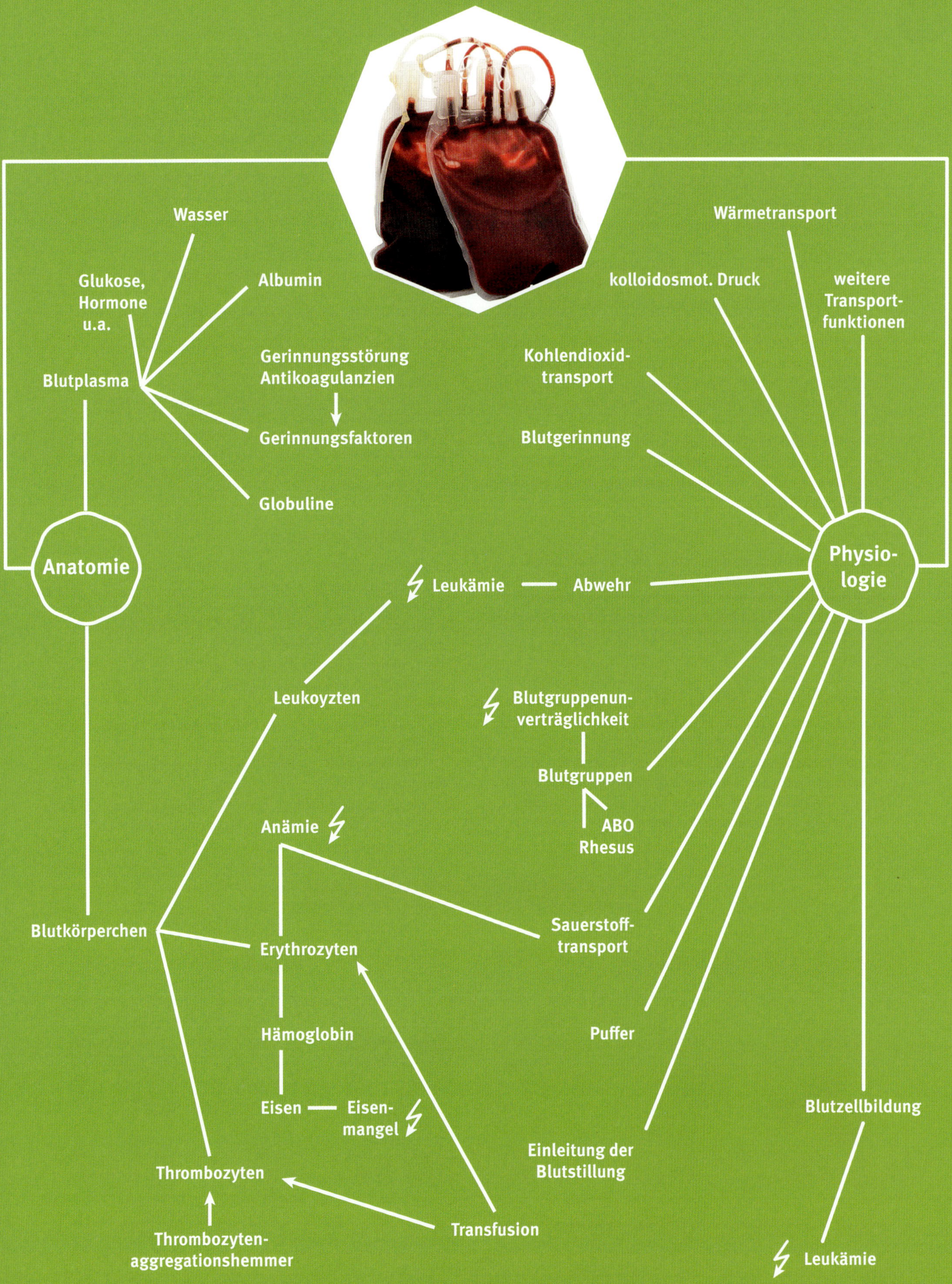
Wasser
Glukose, Hormone u.a.
Albumin
Blutplasma
Gerinnungsstörung Antikoagulanzien
Gerinnungsfaktoren
Globuline
Anatomie
Wärmetransport
kolloidosmot. Druck
weitere Transport-funktionen
Kohlendioxid-transport
Blutgerinnung
Physio-logie
Leukämie
Abwehr
Leukoyzten
Blutgruppenun-verträglichkeit
Blutgruppen
ABO
Rhesus
Anämie
Blutkörperchen
Erythrozyten
Sauerstoff-transport
Hämoglobin
Puffer
Eisen
Eisen-mangel
Blutzellbildung
Einleitung der Blutstillung
Thrombozyten
Transfusion
Thrombozyten-aggregationshemmer
Leukämie

[J787]

12.1 Zusammensetzung und Aufgaben

Dass **Blut** „ein ganz besonderer Saft" sei, meinte schon der Mephisto in Goethes „Faust"; und obwohl es mit bloßem Auge betrachtet wie eine homogene Flüssigkeit aussieht, ist Blut in Wirklichkeit ein kompliziertes Gemisch verschiedenster Bestandteile. Deshalb und wegen seiner zahlreichen Aufgaben wird Blut auch als „flüssiges Gewebe" oder „flüssiges Organ" bezeichnet.

Ungerinnbar gemachtes Blut lässt sich in zwei Phasen auftrennen:

- Die festen Bestandteile, die sog. **Blutkörperchen,** die ca. 40–45 % des Gesamtblutvolumens ausmachen (→ Abb. 12.1)
- Die flüssige Fraktion, **Blutplasma** genannt (→ 3.4), mit ca. 55–60 % des Blutvolumens.

Entfernt man das *Fibrinogen* und andere Gerinnungsfaktoren (→ 12.4.2) aus dem Blutplasma, erhält man das **Blutserum** (Merkhilfe: **Pl**asma = Serum **pl**us Fibrinogen). Das Serum entsteht außerdem als flüssiger Überstand, wenn man Blut in einem Röhrchen gerinnen lässt.

Männer haben eine Blutmenge von etwa 70 ml Blut/kg Körpergewicht (also ca. 5 l), Frauen etwas weniger. Bei Kindern liegen die Werte etwa 1 % höher (bei Neugeborenen noch mehr), bei älteren Menschen niedriger.

PFLEGE

Blut kann Infektionserreger enthalten. Jeder direkte Kontakt birgt daher die **Gefahr einer Infektionsübertragung,** besonders von Hepatitis- und HI-Viren. Deshalb tragen Pflegende bei allen Tätigkeiten mit Möglichkeit eines Kontakts zu Blut oder bluthaltigen Medien flüssigkeits- und virendichte Handschuhe.

12.1.1 Aufgaben des Blutes

Durch das verzweigte Netz der Blutgefäße erreicht das Blut jeden Winkel des Körpers. Es hat viele Aufgaben:

- **Transportfunktionen.** Das Blut befördert Sauerstoff und Nährstoffe, aber z. B. auch Hormone zu den Zellen und führt gleichzeitig Kohlendioxid und Stoffwechselabfallprodukte wieder ab (Sauerstoff- und Kohlendioxidtransport → 16.11.1, → 16.11.2)
- **Abwehrfunktionen.** Blut enthält Antikörper (Eiweiße mit Abwehrfunktion → 13.5.3) und Abwehrzellen (→ 13.2). Sie bekämpfen körperfremde Partikel und Krankheitserreger und erkennen entartete oder infizierte körpereigene Zellen
- **Wärmeregulationsfunktion.** Die ständige Blutzirkulation verteilt die Wärme im Körper und trägt so zu einer gleichbleibenden Temperatur von ca. 37 °C bei
- **Abdichtung** von Gefäßwanddefekten durch die Fähigkeit zur Gerinnung
- **Pufferfunktion.** Durch die Puffersysteme im Blut (→ 2.7.4) werden Schwankungen des pH-Wertes ausgeglichen.

SPICKZETTEL

Blut: Ständig in den Blutgefäßen zirkulierende Flüssigkeit, Menge ca. 70 ml/kg Körpergewicht.
Es besteht aus

- **Blutkörperchen** (unterteilt in **Erythrozyten, Leukozyten, Thrombozyten**), insgesamt ca. 40–45 %
- **Blutplasma,** ca. 55–60 %.

Transport-, Abwehr-, Pufferfunktion, beteiligt an der Wärmeregulation. Abdichten verletzter Blutgefäße durch Blutgerinnung.

12.1.2 Blutkörperchen

Die **Blutkörperchen** *(Blutzellen, zelluläre Blutbestandteile)* werden in drei große Gruppen unterteilt:

- Die **Erythrozyten** *(rote Blutkörperchen),* die Sauerstoff und Kohlendioxid transportieren und mit 99 % den größten Volumenanteil der Blutkörperchen stellen
- Die **Leukozyten** *(weiße Blutkörperchen),* die der Abwehr von Krankheitserregern und sonstigen körperfremden Stoffen dienen.
  Die Leukozyten werden weiter in **Granulozyten, Lymphozyten** und **Monozyten** aufgeteilt
- Die **Thrombozyten** *(Blutplättchen),* die an der Blutstillung beteiligt sind.

Strenggenommen sind jedoch Erythro- und Thrombozyten keine „vollwertigen" Zellen, da sie keinen Kern (mehr) besitzen.

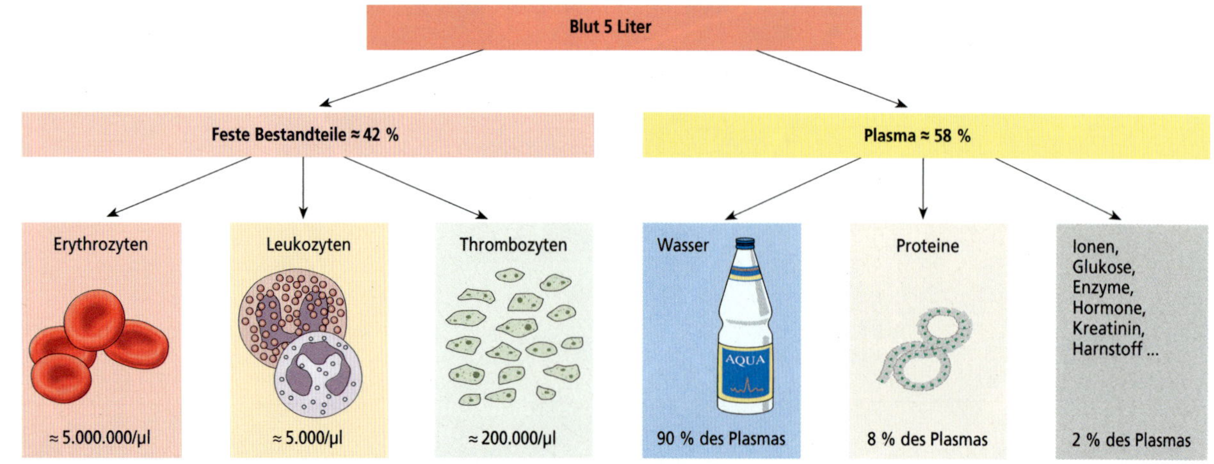

Abb. 12.1 Übersicht über die festen und flüssigen #Bestandteile des Blutes

12.1.3 Blutbildung (Hämatopoese)

Der Verbrauch an Blutkörperchen ist immens: Jede Sekunde müssen über zwei Millionen Blutkörperchen in der Hämatopoese *(Blutbildung, Blutzellbildung)* im Knochenmark (→ Abb. 12.2) neu gebildet werden!

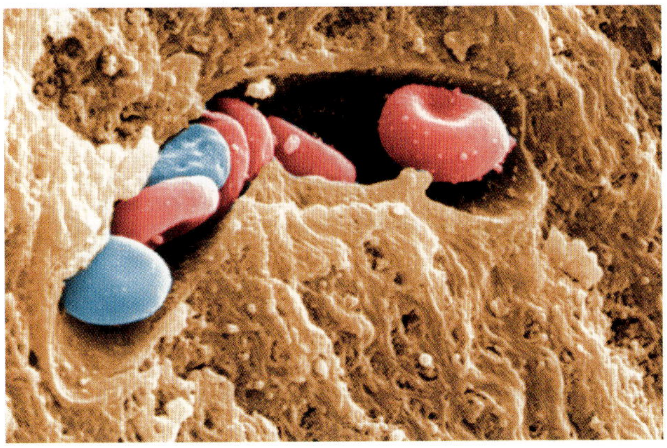

Abb. 12.2 Knochenmark im rasterelektronenmikroskopischen Bild mit Erythrozyten (rot) und Leukozyten (blau). [X243]

Schritte der Hämatopoese

Alle Blutzellen lassen sich auf gemeinsame *multipotente* („vielkönnende") **Blutstammzellen** zurückführen (→ 3.1). Diese bilden zum einen identische Tochterzellen, zum anderen **Vorläuferzellen** *(Progenitorzellen)* mit zunehmend eingeschränkten Entwicklungsmöglichkeiten. Frühe Vorläuferzellen sind mikroskopisch nicht zu differenzieren, aber dadurch nachweisbar, dass aus ihnen unter Laborbedingungen reife Blutzellen hervorgehen. Deshalb heißen sie auch *Colony Forming Units* **(CFUs).**

Durch weitere Zellteilungen und Reifung entstehen dann letztlich als „Endstufen" die Erythrozyten, Granulozyten, Lymphozyten, Monozyten und Thrombozyten (→ Abb. 12.2, → Abb. 12.3).

Sowohl die Teilung als auch die Differenzierung der Stamm- und Vorläuferzellen werden durch **Wachstumsfaktoren** gesteuert. Dazu zählen beispielsweise die *Interleukine* (→ 13.3) und die verschiedenen **Hämopoetine** (etwa **Erythropoetin, Thrombopoetin** oder die *koloniestimulierenden Faktoren,* kurz **CSF**).

MEDIZIN

Die Transplantation von Blutstammzellen ist eine risikobehaftete, aber etablierte Therapiemethode z. B. in der Leukämie- und Lymphombehandlung, bei einigen angeborenen Bluterkrankungen oder Immundefekten.
Die Blutstammzellen werden aus dem Knochenmark oder dem peripheren Blut meist eines anderen Spenders gewonnen und

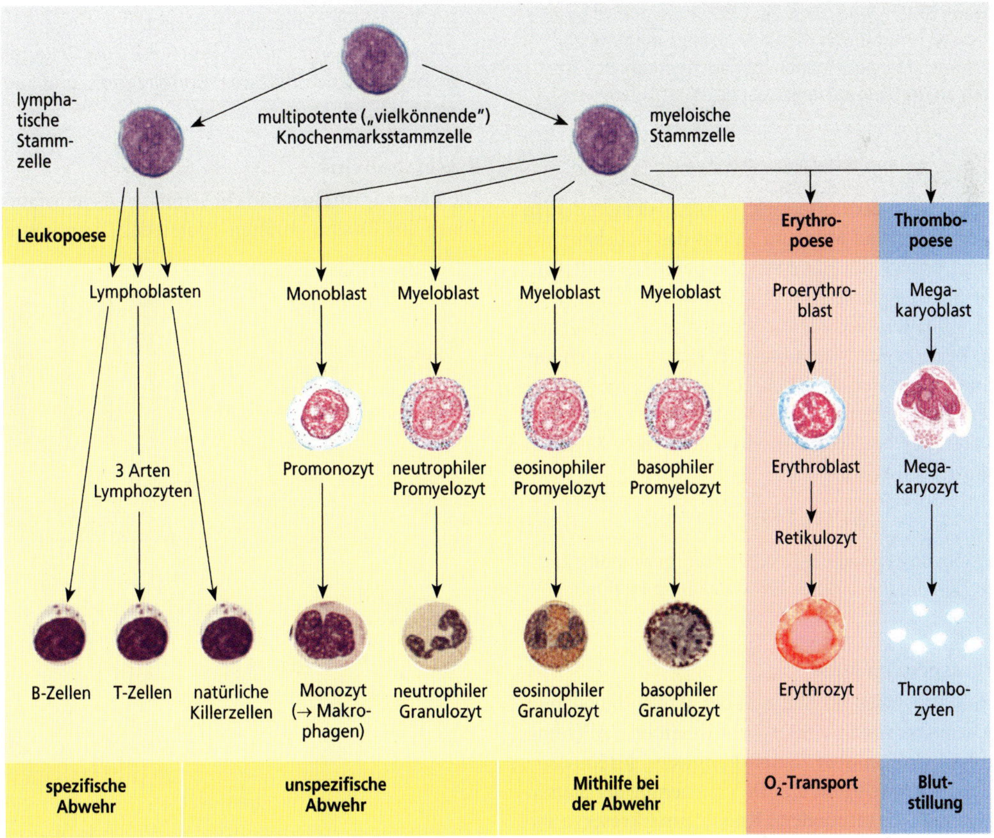

Abb. 12.3 Hämatopoese, vereinfachtes Schema. Von einer gemeinsamen Stammzelle ausgehend entwickeln sich die Vorstufen der Blutkörperchen zu Granulozyten, Monozyten, Lymphozyten, Erythrozyten und Thrombozyten.

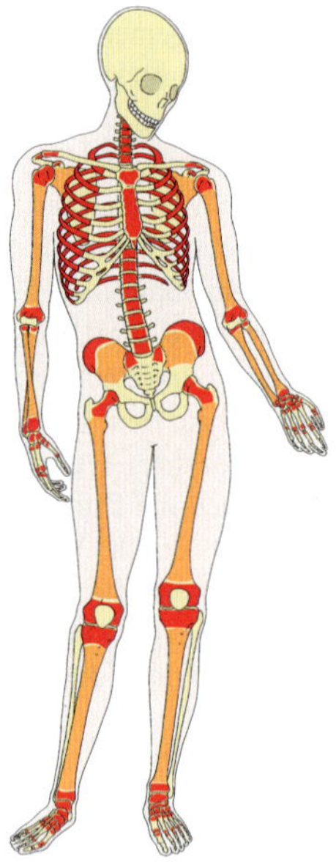

Abb. 12.4 Rotes, blutbildendes Knochenmark. Es findet sich beim Erwachsenen v. a. in den kurzen, platten und irregulären Knochen sowie an den Epiphysen der Röhrenknochen (rot), beim Kind zusätzlich in den Knochenschäften der Röhrenknochen (orange).

dann infundiert (**Knochenmark-** bzw. **periphere Blutstammzelltransplantation**). Selten wird nach der Geburt des Babys gewonnenes Nabelschnurblut für die Stammzellgewinnung genutzt. Die Stammzellen siedeln sich im Knochenmark des bzw. der Erkrankten an und bilden dann gesunde Blutzellen.

Orte der Blutbildung

Vor der Geburt ist zuerst der Dottersack (→ 20.2.1) der Ort der Hämatopoese, dann Leber und Milz und zuletzt das Knochenmark. Nach der Geburt erfolgt die Hämatopoese beim Gesunden nur noch im roten Knochenmark (→ Abb. 12.4, → Abb. 12.5). Beim jüngeren Kind enthalten fast alle Knochen rotes, blutbildendes Knochenmark. Beim Erwachsenen findet es sich v. a. in den kurzen, platten und irregulären Knochen sowie den Epiphysen der Röhrenknochen. An den übrigen Stellen ist es durch gelbes Fettmark ersetzt, das aber bei Bedarf wieder durch rotes Knochenmark verdrängt werden kann.

MEDIZIN

Beim jungen Säugling erfolgt die **Knochenmarkgewinnung** am besten durch Tibia-, danach durch Beckenkammpunktion.

Knochenmarkreserve im Alter

Die Zahl der Blutkörperchen im Blut und der aktiven Blutstammzellen im Knochenmark sinkt im Alter nicht wesentlich. Allerdings verändert sich das Zytokinmuster (Botenstoffmuster) im Knochenmark, das Einfluss auf Wachstum und Differenzierung der Stammzellen hat. Dies könnte die verminderte **Knochenmarkreserve** älterer Menschen erklären, d. h. die geringere Fähigkeit, die Blutzellbildung zu steigern (z. B. bei wiederholten Chemotherapien).

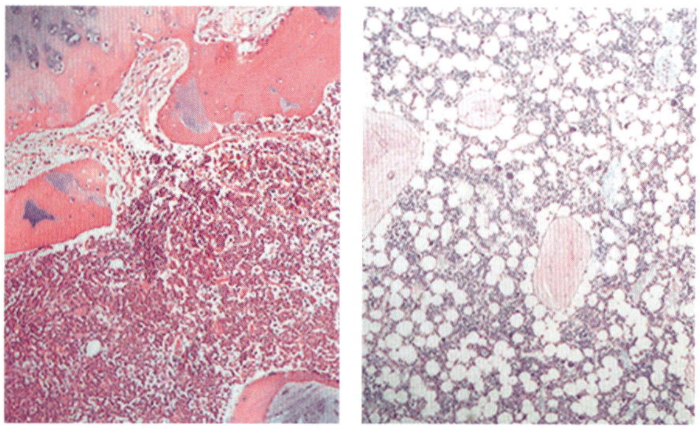

Abb. 12.5 Knochenmark im mikroskopischen Bild, links beim Kind, rechts beim Erwachsenen. Auch im roten Knochenmark hat die Zahl der blutbildenden Zellen abgenommen (die weißen „Löcher" sind Fettzellen). [T484]

SPICKZETTEL

Hämatopoese: Bildung der Erythro-, Leuko- und Thrombozyten aus multipotenten **Blutstammzellen** im Knochenmark. Aufgrund der begrenzten Lebenszeit der Blutkörperchen ständig erforderlich.

12.1.4 Blutplasma

Das Blutplasma ist eine klare, gelbliche Flüssigkeit aus etwa:

- 90 % Wasser
- 8 % Proteinen (Albumin, Globuline)
- 2 % weiteren Substanzen (Ionen, Glukose, Vitamine, Hormone, Enzyme, Harnstoff, Harnsäure, Kreatinin und andere Stoffwechselprodukte).

Plasmaproteine

Die **Plasmaproteine** sind ein Gemisch aus ungefähr 100 verschiedenen im Plasma gelösten Proteinen. Diese können in der **Se-**

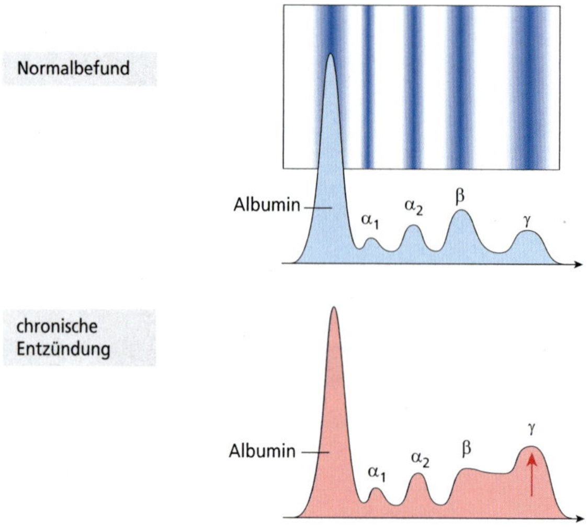

Abb. 12.6 Serum-Eiweißelektrophorese. Oben Normalbefund, unten Befund bei chronischer Entzündung mit breit erhöhter γ-Globulin-Fraktion durch Antikörpervermehrung.

rum-Eiweißelektrophorese (→Abb. 12.6) durch ihre unterschiedlichen Wanderungsgeschwindigkeiten im elektrischen Gleichstromfeld in fünf Gruppen aufgeschlüsselt werden: **Albumin** (mengenmäßig mit 40 g/l Plasma am bedeutendsten), **α_1-Globulin, α_2-Globulin, β-Globulin** und **γ-Globulin.** Mit Ausnahme der γ-Globuline und der Hormone werden die Plasmaproteine in der Leber gebildet.

Die Plasmaproteine erfüllen folgende Funktionen:

- *Aufrechterhaltung des kolloidosmotischen Drucks,* v. a. durch Albumin. Verringert sich der Albumingehalt des Plasmas, z. B. durch Unterernährung oder Eiweißverlust, so sinkt der kolloidosmotische Druck. Infolgedessen wird nicht mehr so viel Wasser aus dem Interstitium in die Kapillaren zurückgezogen, weshalb sich vermehrt Flüssigkeit im Gewebe ablagert. Es entstehen *Ödeme* (→15.1.3)
- *Transportvehikel.* Viele kleinmolekulare Stoffe, z. B. Hormone und Bilirubin, werden im Blut an Transport- oder Plasmaproteine gebunden
- *Pufferfunktion.* Eiweiße können H^+- und OH^--Ionen abfangen und damit zur Konstanthaltung des pH-Werts beitragen (→18.8.1)
- *Blutgerinnung.* Zu den Plasmaeiweißen gehören auch die Gerinnungsfaktoren (→12.4.2)
- *Abwehrfunktion.* In der γ-Globulin-Fraktion finden sich die Antikörper (→13.5.3)
- *Proteinreservoir.* Im Plasmaraum eines Erwachsenen sind ungefähr 200 g Eiweiße gelöst, die eine schnell verfügbare Reserve darstellen.

SPICKZETTEL

Blutplasma: Gelblich-klarer, „flüssiger" Anteil des Bluts.

- Bestandteile 90 % Wasser, 8 % **Plasmaproteine** (Albumin, α_1-, α_2-, β-, γ-Globuline), 2 % weitere gelöste Substanzen (z. B. Elektrolyte, Glukose, Hormone)
- Aufgaben Transport-, Puffer-, Abwehr-, Gerinnungsfunktion, Aufrechterhaltung des kolloidosmotischen Drucks in den Blutgefäßen, schnell verfügbare Proteinreserve.

Blutserum: Blutplasma ohne Gerinnungsfaktoren.

12.2 Erythrozyten

12.2.1 Form der Erythrozyten

Die **Erythrozyten** – von denen jeder Erwachsene etwa 30 Billionen besitzt – sind kernlose, beidseits in der Mitte eingedellte Scheiben mit einem Durchmesser von 7,5 µm, einer Randdicke von 2 µm und einer Zentraldicke von 1 µm (→Abb. 12.7, →Abb. 12.8, →Abb. 12.18).

Die Zellmembran der Erythrozyten ist semipermeabel, d. h. sie ist für einige Stoffe wie z. B. Wasser gut durchlässig, für andere, beispielsweise große Eiweiße, schwer durchgängig.

Erythrozyten sind sehr stark verformbar. Dadurch können sie auch Kapillaren passieren, deren Durchmesser nur halb so groß ist wie ihr eigener!

Werden Erythrozyten in eine Kochsalzlösung gegeben, deren Konzentration an gelösten Teilchen größer ist als die des Plasmas (hypertone Lösung), so strömt Wasser aus den Erythrozyten. Der Erythrozyt schrumpft und nimmt *Stechapfelform* an. Ist die Kochsalzlösung hingegen hypoton – liegt ihre Ionenkonzentration also

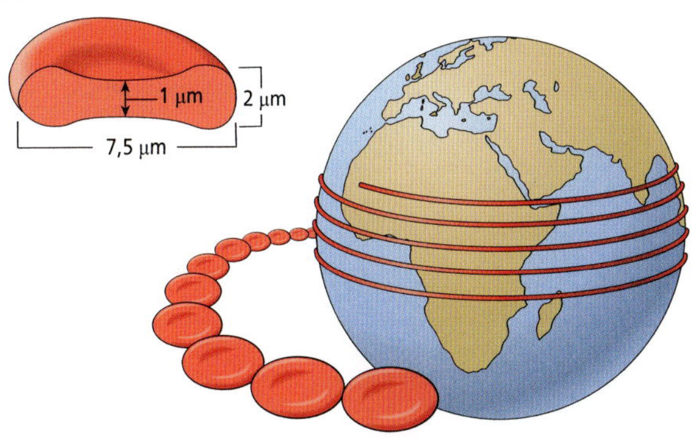

Abb. 12.7 Größenvergleich. Würde man die 30 Billionen Erythrozyten eines Menschen hintereinander zu einem Band anordnen, würde dieses fünfmal um den Äquator reichen. Kaum vorstellbar, dass alle Erythrozyten in die Blutgefäße eines Menschen „hineinpassen".

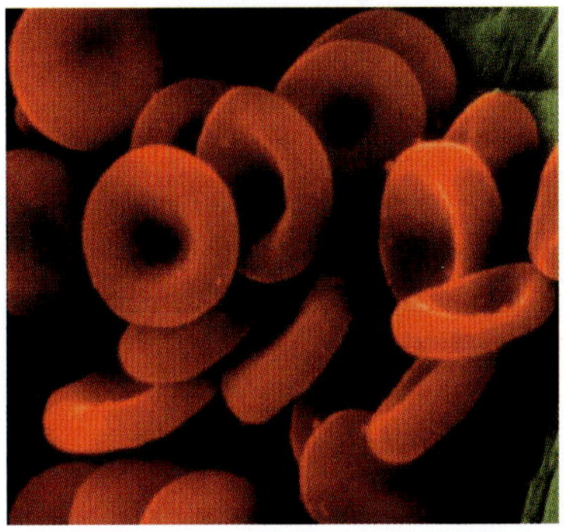

Abb. 12.8 Erythrozyten im rasterelektronenmikroskopischen Bild (lichtmikroskopisches Bild →Abb. 12.18). [E366]

unter der des Plasmas – so strömt Wasser in den Erythrozyten hinein, sodass er zu *Kugelform* anschwillt und schließlich sogar platzen kann (**Hämolyse** →12.2.6).

Auch die Geschwindigkeit der Blutströmung beeinflusst die Erythrozytenform: Bei hoher Strömungsgeschwindigkeit nehmen sie eine *Paraboloidform* an, die an einen hohen Hut oder eine Patronenhülse von der Seite erinnert, bei niedriger legen sie sich wie Münzen hintereinander *(Geldrollenbildung).*

12.2.2 Hämoglobin

Während ihrer Entwicklung im Knochenmark verlieren die Erythrozyten ihren Kern (→12.2.3) und werden gleichzeitig mit dem Blutfarbstoff **Hämoglobin** vollgepackt, der ihnen ihre typische rote Farbe verleiht.

Hämoglobin macht ungefähr ein Drittel der Gesamtmasse der roten Blutkörperchen aus. Es ist ihr bedeutsamster Funktionsbestandteil, der sowohl am Sauerstoff- (→16.11.1) und Kohlendioxidtransport (→16.11.2) als auch an der Pufferwirkung (→18.8.1) des Blutes maßgeblich beteiligt ist.

Hämoglobin ist ein Eiweißmolekül aus vier Polypeptidketten (→2.8.3). Dieser Eiweißanteil des Hämoglobins wird als **Globin** bezeichnet. Jede Polypeptidkette besitzt eine eisenhaltige Farbstoffkomponente, das **Häm.** Es ist das Eisen dieser Hämgruppe, das den Sauerstoff in der Lunge locker anlagert und ihn im Gewebe leicht wieder abgibt.

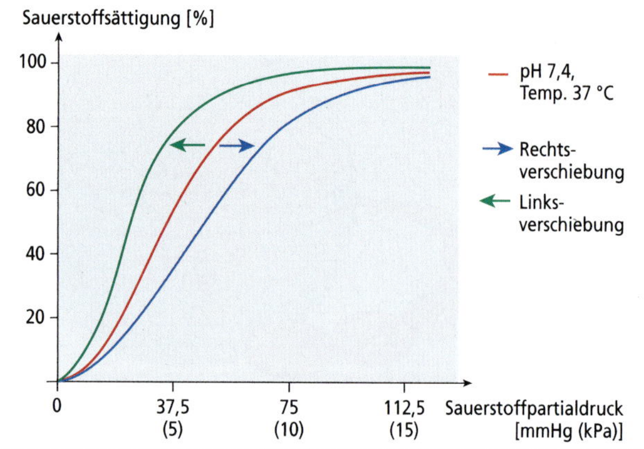

Abb. 12.9 Sauerstoffbindungskurve des Hämoglobins.

Altersabhängige Zusammensetzung des Hämoglobins

Die Zusammensetzung des Hämoglobins ist altersabhängig (die verschiedenen Kettenarten unterscheiden sich in Zahl und Abfolge der Aminosäuren):

- Beim Fetus macht **HbF** aus zwei *α*- und zwei *γ-Ketten* fast das gesamte Hämoglobin aus, beim Neugeborenen noch ca. 75 %, später weniger als 1 %
- Schon nach wenigen Monaten sind rund 97 % des Hämoglobins **HbA_1**, bestehend aus zwei *α*- und zwei *β-Ketten.* Gut 2 % des Hämoglobins setzen sich aus zwei α- und zwei *δ-Ketten* zusammen **(HbA_2).**

Sauerstoffbindungskurve des Hämoglobins

Die **Sauerstoffbindungskurve** stellt die Beziehung zwischen *Sauerstoffpartialdruck* (Sauerstoffteilkonzentration, pO_2 → 16.11) und *Sauerstoffsättigung* (Sauerstoffbeladung) des Hämoglobins grafisch dar (→ Abb. 12.9). Sie verläuft s-förmig und erfüllt damit optimal die Bedürfnisse des Körpers:

- In den Lungen liegt der pO_2 um 95 mmHg und die Sauerstoffsättigung über 95 %. Auch wenn der pO_2 etwas niedriger ist, etwa bei älteren Menschen oder in großer Höhe, wirkt sich dies kaum auf die Sauerstoffsättigung aus, da die Kurve in diesem Bereich sehr flach verläuft
- Im Gewebe hingegen beträgt der pO_2 zwischen 20–60 mmHg. Hier ist die Kurve steil, sodass bereits ein geringer Abfall des pO_2 die Sauerstoffbeladung deutlich vermindert. Dies fördert die Sauerstoffabgabe an das Gewebe.

Bei pH-Abfall oder erhöhtem pCO_2 wird die Sauerstoffbindungskurve flacher. Diese **Rechtsverschiebung** begünstigt die Sauerstoffabgabe im Gewebe. Umgekehrt lässt **Linksverschiebung** die Kurve steiler, d. h. die Sauerstoffbindung stärker werden, z. B. in den Lungen. Auch die Bindungskurve des HbF ist im Vergleich zu der des HbA_1 nach links verschoben, damit es den mütterlichen Sauerstoff gut „an sich ziehen“ kann.

12.2.3 Bildung der Erythrozyten (Erythropoese)

Die Bildung der roten Blutkörperchen heißt **Erythropoese.** Die Stammzelle entwickelt sich zunächst zu einem **Proerythroblasten.** Die etwas reiferen **Erythroblasten** beginnen bereits mit der Hämoglobinsynthese. Sie haben noch einen normal geformten Zellkern, der dann beim **Normoblasten** schrumpft und schließlich ausgesto-

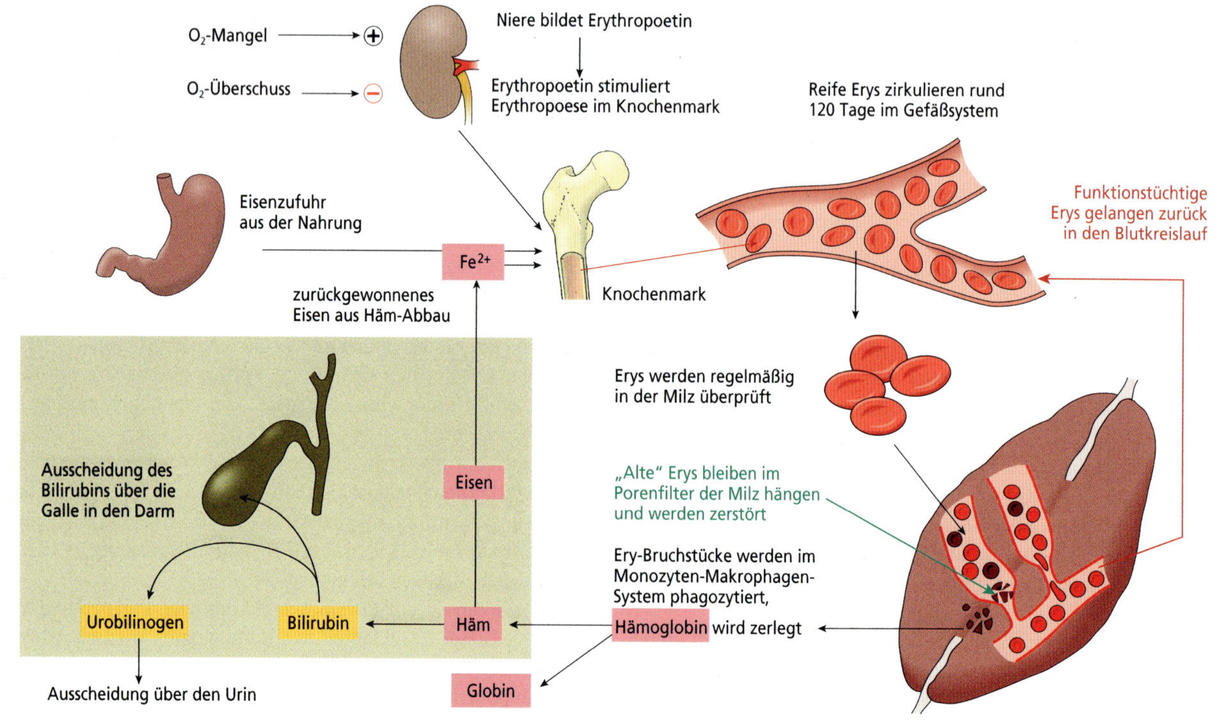

Abb. 12.10 Lebenszyklus der roten Blutkörperchen. Der Körper versucht, möglichst viel des wertvollen Eisens aus verbrauchten Erythrozyten wieder zurückzugewinnen („Recycling“), um es in neue rote Blutkörperchen „einbauen“ zu können.

ßen wird – damit erlischt die Fähigkeit zur Zellteilung. Auch die Zellorganellen (z. B. die Mitochondrien) verschwinden.

Nun verlässt die rote Blutzelle das Knochenmark und tritt ins Gefäßsystem ein. Im jungen Erythrozyten erkennt man noch netzartige Strukturen, die Resten ribosomaler RNA entsprechen. Wegen dieser netzartigen Struktur (*Rete* = Netz) werden die jungen Erythrozyten **Retikulozyten** genannt. Nach einigen Tagen verliert sich die Netzstruktur; damit liegt der ungefähr 7,5 µm große *reife* **Erythrozyt** vor.

Damit ausreichend Erythrozyten im Blut zirkulieren, muss die Erythropoese ständig in angemessenem Umfang stimuliert werden. Sauerstoffmangel im Gewebe, etwa bei einer chronischen Lungenerkrankung, ist ein starker Reiz für die Erythropoese. Ein solcher Sauerstoffmangel wird in den Nieren mit der Ausschüttung des Hormons **Erythropoetin** *(EPO)* beantwortet, welches das Knochenmark zur Bildung von Erythrozyten stimuliert (→ Abb. 12.10).

12.2.4 Erythrozytenabbau

Die vom Knochenmark freigesetzten Erythrozyten zirkulieren etwa 120 Tage im Blut. Dabei werden sie in der Milz regelmäßig „überprüft", und alte und funktionsuntüchtige Erythrozyten werden aus dem Blut entfernt und in Bruchstücke zerlegt.

Die Erythrozytenbruchstücke werden anschließend von phagozytosefähigen Zellen des *Monozyten-Makrophagen-Systems* (→ 13.2.2) in den Sinusräumen der Milz, aber auch in Leber, Knochenmark und anderen Organen abgebaut (→ Abb. 12.10).

Das hierbei frei werdende Hämoglobin wird in *Häm* und *Globin* aufgespalten. Anschließend wird das Eisen aus dem Häm-Molekül freigesetzt und von **Transferrin,** dem Transportprotein für Eisen im Blut, aufgenommen. Dies schützt das für den Körper wichtige kleine Eisen-Ion vor der Ausscheidung durch die Niere und ermöglicht die Wiederverwertung im Knochenmark.

Der nun eisenfreie Molekülrest des Häms wird zum einen Teil über mehrere Zwischenschritte zu *Bilirubin* abgebaut und schließlich über die Leber und Gallenwege ausgeschieden. Zum anderen Teil erfolgt der Abbau weiter zum wasserlöslichen *Urobilinogen,* das mit dem Urin ausgeschieden wird.

Sowohl Bilirubin als auch Urobilinogen haben eine gelbe Farbe. Ist die Bilirubinausscheidung gestört, etwa weil die Leber erkrankt ist oder ein Überschuss an Bilirubin anfällt, kommt es durch seine Ablagerung in der Haut zur *Gelbsucht* **(Ikterus).**

Gehen Erythrozyten *im Blut* zugrunde, so wird ihr Hämoglobin an das Protein **Haptoglobin** gebunden zur Leber transportiert, wo es abgebaut bzw. wiederverwertet wird.

SPICKZETTEL

Erythrozyten *(rote Blutkörperchen):* Beidseits eingedellte Scheibchen (Durchmesser ca. 7,5 µm, Dicke 1–2 µm) ohne Zellkern und ohne Organellen. Bildung im Knochenmark, Lebensdauer ca. 120 Tage, Abbau vor allem in der Milz unter Rückgewinnung von möglichst viel Eisen. Hauptaufgabe Sauerstofftransport.
Hämoglobin *(roter Blutfarbstoff):* Protein aus vier Polypeptidketten, wobei jede Kette ein eisenhaltiges Farbstoffmolekül **(Häm)** besitzt. Mit ca. ⅓ der Masse wesentlicher Bestandteil der Erythrozyten. Der zu transportierende Sauerstoff bindet in der Lunge an das Eisen und wird im Gewebe wieder abgegeben.
Erythropoese: Bildung der roten Blutkörperchen. Multipotente Stammzelle → myeloische Stammzelle → Proerythroblast → Erythroblast → Normoblast → Retikulozyt → Erythrozyt.

12.2.5 Eisenhaushalt

Transportprotein für Eisen im Blut ist wie erwähnt Transferrin. Ein Zuviel wird zunächst als **Ferritin,** bei vollem Ferritinspeicher als **Hämosiderin** gespeichert.

Der **Eisenhaushalt** ist labil (→ Abb. 12.11). Das **Gesamtkörpereisen** von ca. 3–5 g verteilt sich auf etwa 70 % im Hämoglobin, 20 % **Speichereisen,** 10 % **Funktionseisen** (z. B. Myoglobin, eisenhaltige Enzyme), und weniger als 0,1 % befinden sich an Transferrin gebunden im Blut.

Die physiologischen Eisenverluste betragen beim Mann ca. 1 mg und bei der Frau 1,5–2 mg täglich. Mit der Nahrung werden täglich ca. 10–30 mg Eisen aufgenommen, wovon jedoch nur in etwa 10 % (bei Mangel bis zu 30 %) aus dem Duodenum resorbiert werden.

Entsprechend bemüht sich der Körper, möglichst viel des beim Erythrozytenabbau entstehenden Eisens zurückzugewinnen (pro Tag wird fast 1 % der Erythrozyten abgebaut!).

Ein wichtiges Regulatorprotein des Eisenhaushalts ist das in der Leber gebildete **Hepcidin,** das die Eisenaufnahme aus dem Darm und die Eisenfreisetzung aus dem Monozyten-Makrophagen-System hemmt. Je mehr Eisen vorhanden ist, desto mehr Hepcidin wird gebildet. Hepcidin ist außerdem ein *Akute-Phase-Protein* (→ 13.4).

SPICKZETTEL

Eisenhaushalt: Aufnahme, Verstoffwechselung und Ausscheidung des Spurenelements Eisen.

- **Gesamtkörpereisen** ungefähr 3–5 g. Verteilung ca. 70 % in Hämoglobin, ca. 20 % Speicher-, ca. 10 % Funktionseisen, ‹ 0,1 % im Blut
- **Eisenaufnahme** pro Tag ca. 10–30 mg, Resorption normalerweise ca. 10 % davon, bei Eisenmangel mehr
- **Eisenausscheidung** pro Tag Männer ca. 1 mg, Frauen ca. 1,5–2 mg.

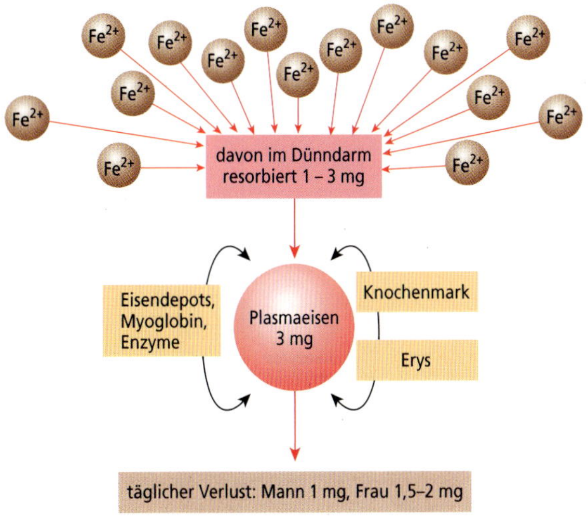

Abb. 12.11 Täglicher Eisenstoffwechsel in schematischer Darstellung (Durchschnittswerte). Die Grafik zeigt, dass der Eisenhaushalt besonders bei Frauen auch ohne zusätzliche Störungen labil ist.

12.2.6 Rotes Blutbild, Anämie und Polyglobulie

Rotes Blutbild

Die wichtigsten Werte des **roten Blutbilds** sind (Normwerte für Erwachsene):

- **Hämoglobinkonzentration im Blut** *(Hb):* Menge des roten Blutfarbstoffs im Blut. Normalbereich ist beim Mann 13,6–17,2 g/dl (8,4–10,7 mmol/l), bei der Frau 12–15 g/dl (7,5–9,3 mmol/l)
- **Erythrozytenzahl** *(Erys):* Beim Mann findet man 4,3–5,9 Millionen Erythrozyten/µl Blut, bei der Frau 3,5–5,0 Millionen
- **Hämatokrit** *(Hk, Hkt):* Volumenanteil der Blutkörperchen am Gesamtblutvolumen (→ Abb. 12.12). Er beträgt beim Mann 36–48 % (0,36–0,48) und bei der Frau 34–44 % (0,34–0,44).

Bei Neugeborenen liegen die Werte wegen des relativen Sauerstoffmangels im Mutterleib (→ 21.2.1) höher als bei Erwachsenen. Sie fallen dann zunächst ab mit einem Minimum bei etwa drei Monaten **(physiologische Trimenonanämie)** und steigen danach langsam auf etwa die Werte erwachsener Frauen an.

Bei älteren Menschen sinken die Werte leicht, unterschreiten den Normbereich aber nicht.

Viele Geräte errechnen bzw. bestimmen automatisch weitere Werte, die v. a. Aufschlüsse über Anämien geben: die **Erythrozytenindizes,** den Prozentsatz der Erythrozyten mit zu wenig Hämoglobin **(%Hypo)** und die Schwankung der Erythrozytengröße (**RDW** = *red cell distribution width, Erythrozytenverteilungsbreite*).

Anämie

Bei einer **Anämie** *(Blutarmut)* sind Hämoglobinkonzentration, Hämatokrit und meist auch Erythrozytenzahl erniedrigt. Die Betroffenen sind blass, müde und körperlich wenig belastbar. Ihr Herz schlägt schneller als beim Gesunden, um trotz des Mangels an Erythrozyten möglichst viel Sauerstoff zu transportieren.

- Überwiegend liegt eine **Erythropoesestörung** vor; es werden also nicht mehr genügend Erythrozyten gebildet. Häufigste Ursache ist ein *Eisen-, Vitamin-B₁₂- oder Folsäuremangel.* Auch chronische Entzündungen und fortgeschrittene Tumoren führen zu einer Erythropoesestörung. Hier liegt v. a. eine *Eisenverwertungsstörung* im Knochenmark vor – das ausreichend vorhandene Eisen wird nicht in die Erythrozyten eingebaut. Weitere Ursache einer Erythropoesestörung ist ein Erythropoetinmangel bei Nierenfunktionseinschränkung – man spricht von *renaler Anämie*

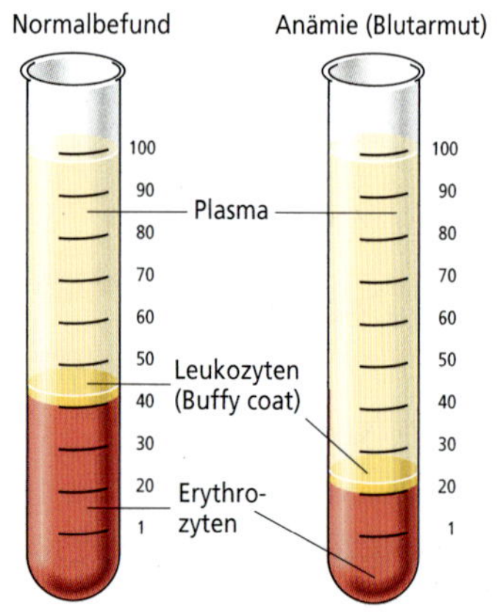

Abb. 12.12 Hämatokrit. Normalbefund und bei Anämie. Durch Zentrifugieren haben sich die festen Bestandteile am Boden des Gläschens abgesetzt.

- Seltener sind **hämolytische Anämien** durch übermäßigen Erythrozytenabbau. Die Ursachen sind weit gefächert, von Erbkrankheiten (z. B. Sichelzellenanämie) über mechanische Irritationen, wie sie bei künstlichen Herzklappen vorkommen, bis zu allergischen Erkrankungen
- Schließlich ist eine Anämie auch Folge eines jeden größeren Blutverlusts **(Blutungsanämie).**

PRÄVENTION

Häufigste Anämieursache ist **Eisenmangel.** Da 1 ml Blut rund 0,5 mg Eisen enthält, können bei Frauen bereits verstärkte Menstruationen zu einem Eisenmangel führen. Pro Schwangerschaft benötigt die Frau knapp 1 g Eisen zusätzlich. Auch bei älteren Säuglingen und Kleinkindern sind Eisenmangelanämien durch unzureichende Eisenzufuhr mit der Nahrung häufig, besonders bei sehr später Beikosteinführung.
Pflegende beraten daher insbesondere Frauen und junge Eltern bezüglich einer ausreichenden Eisenaufnahme mit der Nahrung (→ 17.9.10, → Tab. 17.5). Bei Schwangeren ist meist die Einnahme von Eisentabletten sinnvoll.

Polyglobulie

Umgekehrt kann es auch zu einem „Zuviel" an Erythrozyten **(Polyglobulie)** kommen. Physiologisch ist die *Höhenpolyglobulie:* In größeren Höhen nimmt der Sauerstoffgehalt in der Luft deutlich ab. Um das geringere Sauerstoffangebot auszunutzen, bildet das Knochenmark ab 2.000 m Höhe vermehrt Erythrozyten. Eine krankhafte Polyglobulie tritt z. B. bei erheblichen Einschränkungen der Lungenfunktion auf.

Der Anteil der Erythrozyten am Blutvolumen steigt, das Blut wird dickflüssiger, seine Zähigkeit (Viskosität) nimmt zu. Dadurch werden seine Fließeigenschaften schlechter, es besteht die Gefahr einer Venenthrombose (→ 12.4.4) sowie von arteriellen Durchblutungsstörungen durch Verstopfungen der kleinsten Gefäße.

12.2.7 Blutgruppen

Mischt man Blut von verschiedenen Blutspendern, so kommt es oft zu einer **Agglutination** *(Verklumpung).* Offensichtlich gibt es verschiedene „Blutsorten", die sich teilweise nicht miteinander vertragen.

AB0-System

Schon 1901 entdeckte *Karl Landsteiner* die Ursache hierfür: Jeder Mensch besitzt eine der **vier Blutgruppen A, B, AB** und **0** (sprich: Null). Die Blutgruppennamen bezeichnen Makromoleküle auf der Erythrozytenoberfläche (Glykoproteine, Glykolipide), die bei Menschen ohne diese Moleküle Reaktionen des Abwehrsystems hervorrufen, also *antigen* wirksam sind (→ 13.5.4). Die Blutgruppen (Häufigkeit → Tab. 12.1) werden vererbt und bleiben das gesamte Leben konstant (→ 4.2).

Schon in den ersten Lebensmonaten kommt es bei Menschen der Blutgruppen A, B und 0 auch ohne Kontakt zu Fremdblut zur Bildung von *Antikörpern* (lösliche Abwehrstoffe, → 13.5.4) gegen die Antigene der jeweils *anderen* Blutgruppen. Ursache sind bestimmte Darmbakterien mit blutgruppenähnlichen Oberflächenstrukturen. Serum der Blutgruppe AB ist frei von solchen Antikörpern (→ Tab. 12.1).

Da die Antikörper im AB0-System große IgM-Antikörper (→ 13.5.4) sind, können sie das Blut verklumpen und heißen daher

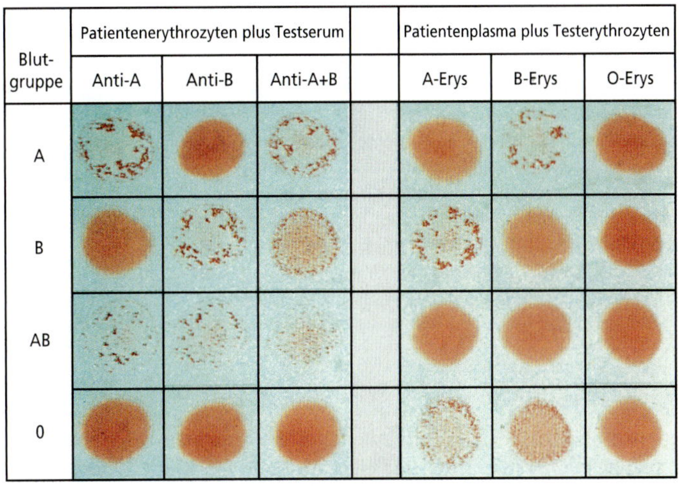

Abb. 12.13 AB0-Blutgruppenbestimmung. Bei der Blutgruppenbestimmung werden Patientenerythrozyten mit Anti-A- und Anti-B-Prüfserum vermischt und dadurch die AB-Antigene auf den Patientenerythrozyten bestimmt. Zur Kontrolle wird meist auch Patientenplasma mit Testerythrozyten bekannter Blutgruppen vermischt.
Ein Beispiel: Hat ein Mensch die Blutgruppe B, so tragen seine Erythrozyten Antigen B auf ihrer Oberfläche, im Serum ist Anti-A vorhanden. Also müssen seine Erythrozyten bei der Blutgruppenbestimmung mit Anti-B und Anti-A+B verklumpen, und sein Plasma muss A-Erythrozyten zum Verklumpen bringen. Alle anderen Ergebnisse sind nicht schlüssig, die Bestimmung müsste wiederholt und es müsste nach Fehlern gesucht werden. [E367]

Tab. 12.1: Genotyp, Antigene, Antikörper und prozentualer Anteil der verschiedenen Blutgruppen des AB0-Systems in der Bevölkerung.

Blutgruppe	Genotyp (Erbanlagen)	Erythrozyten-Antigene	Serum-Antikörper	Häufigkeit
A	A0 oder AA	A	Anti-B	44 %
B	B0 oder BB	B	Anti-A	10 %
AB	AB	A und B	Keine	4 %
0	00	Weder A noch B	Anti-A und Anti-B	42 %

auch **Agglutinine.** Mischt man also z. B. Erythrozyten der Blutgruppe A mit Anti-A-haltigem Serum, so kommt es zu einer Agglutination. Diese ist die Grundlage der Blutgruppenbestimmung (→ Abb. 12.13).

Rhesus-System

Das **Rhesus-System** umfasst mehrere Blutgruppenantigene, von denen **Antigen D** das reaktionsstärkste und damit bedeutsamste ist. 86 % der Bevölkerung haben Antigen D auf ihrer Erythrozytenoberfläche – sie sind *Rhesus-positiv.* 14 % besitzen dagegen kein Antigen D – sie sind *Rhesus-negativ.* Während C, c, D, E und e nachweisbare Antigene sind, bedeutet d das Fehlen von Antigen D und immer den Genotyp dd.

Im Gegensatz zu den Agglutininen des AB0-Systems werden die Antikörper des Rhesus-Systems erst nach Kontakt mit Rhesus-positiven Erythrozyten gebildet.

MEDIZIN

Erhalten Rhesus-negative Menschen eine Bluttransfusion mit Rhesus-positivem (also „nicht passendem") Blut, so führt die erste **Fehltransfusion** noch nicht zu Symptomen. Die Betroffenen bilden aber **Anti-D-Antikörper.** Wird ihnen später erneut Rhesus-positives Blut transfundiert, kann es durch Antigen-Antikörper-Reaktionen zu Krankheitserscheinungen kommen, die denen bei AB0-Unverträglichkeit entsprechen (→ 12.2.8), meist aber nicht so ausgeprägt sind.
Ähnliches passiert, wenn eine Schwangere Rhesus-negativ, das Ungeborene aber Rhesus-positiv ist. Bei jeder Geburt (oft auch bei Fehlgeburten oder Schwangerschaftsabbrüchen) gelangt etwas kindliches Blut in den mütterlichen Kreislauf und löst eine Anti-D-Antikörper-Bildung aus. Wird die Mutter erneut mit einem Rhesus-positiven Kind schwanger, greifen die plazentagängigen IgG-Rhesus-Antikörper der Mutter die kindlichen Erythrozyten im Mutterleib an. Folge ist ein **Morbus haemolyticus neonatorum** mit Anämie, Gelbsucht und Ödemen beim Kind. Die mütterliche Bildung von Anti-D-Antikörpern kann durch Injektion von Anti-D-Immunglobulin *(Anti-D-Prophylaxe)* etwa in der 28. Schwangerschaftswoche und sofort nach der Entbindung des ersten Rhesus-positiven Kindes verhindert werden.

Weitere Blutgruppensysteme

Es gibt mehrere hundert Erythrozytenantigene in mehr als 30 verschiedenen **Blutgruppensystemen.** Von praktischer Bedeutung ist v. a. noch das **Kell-System** mit **Antigen K** *(Kell-Antigen)* und **Antigen k** *(Cellano-Antigen)* als Hauptantigenen. Der Erbgang ist kodominant. Etwa 92 % der deutschen Bevölkerung sind Kell-negativ (kk), 8 % Kell-positiv. Davon sind 0,02 % homozygot (KK), 7,98 % tragen beide Antigene (Kk). Antikörperbildung ist gegen Antigen K und Antigen k möglich (wobei K stärker immunogen ist) und kann vergleichbar zum Rhesus-System zum Morbus haemolyticus neonatorum führen.

SPICKZETTEL

Blutgruppen: Genetisch bedingte und während des Lebens gleich bleibende Antigene auf der Erythrozytenoberfläche. Werden zu **Blutgruppensystemen** mit unterschiedlich vielen Antigenen gruppiert. Klinische Bedeutung durch Unverträglichkeitsreaktionen auf andere Antigene als die eigenen.

- **AB0-System.** Antigene **A, B, 0** mit den **Blutgruppen A, B, AB, 0.** Im Plasma immer IgM-Antikörper **(Anti-A, Anti-B)** gegen die Antigene, die im eigenen Blut nicht vorhanden sind. Schwere Unverträglichkeitsreaktionen schon bei erster Fehltransfusion

- **Rhesus-System.** Hauptantigene **C, c, D, E, e** (d = Fehlen von D), wobei nur D namengebend ist (D vorhanden = **Rhesus-positiv,** D nicht vorhanden = **Rhesus-negativ**). Bildung von Antikörpern **(Anti-D)** bei rhesus-negativen Menschen erst nach Kontakt mit rhesus-positivem Blut, z. B. nach Fehltransfusion, bei Frauen auch Fehlgeburt, Geburt. Infolge Plazentagängigkeit der IgG-Antikörper in einer Folgeschwangerschaft Gefahr des **Morbus haemolyticus neonatorum** mit Anämie, Gelbsucht und Ödemen beim Fetus
- **Kell-System.** Hauptantigene **K** *(Kell)*, **k** *(Cellano)*. Blutgruppen **Kell-negativ** (kk), **Kell-positiv** (Kk, KK). Gefahr des Morbus haemolyticus neonatorum wie beim Rhesus-System.

12.2.8 Blutprodukte

Bei einem bedrohlichen Mangel an Blutbestandteilen durch Unfall, Erkrankung oder bestimmte Therapien ist die Gabe von **Blutprodukten** häufig lebensrettend. Risikolos ist sie allerdings nicht: Zum einen besteht das Risiko von *Unverträglichkeitsreaktionen* (das Spenderblut ist „fremd"), zum anderen bleibt ein – wenn auch bei sorgfältiger Testung minimales – *Infektionsrisiko.* Die wichtigsten Blutprodukte sind:

- **Erythrozytenkonzentrate** *(EKs):* Gewonnen aus Auftrennung einer Vollblutspende mittels eines *Separators* oder durch *Apherese* (maschinelle Abtrennung der Erythrozyten während der Spende mit Rücktransfusion der anderen Blutbestandteile). Indikation: Routinetransfusion bei Blutverlust. Sonderform **Eigenbluttransfusion** bei planbaren operativen Eingriffen (selten)
- **Thrombozytenkonzentrate** *(TKs):* Aus mehreren Vollblutspenden oder durch Apherese eines Spenders. Indikation: schwerer Thrombozytenmangel
- **Fresh Frozen Plasma** *(FFP, gefrorenes Frischplasma):* Schockgefrorenes, zellarmes Plasma. Indikation: Massentransfusion, Gerinnungsstörungen bei komplexem Mangel an Gerinnungsfaktoren
- **Humanalbumin:** Lösung aus menschlichem Albumin. Indikation: massive Eiweißverluste, z. B. nach Verbrennungen
- **Immunglobuline:** zur passiven Immunisierung (→ 13.7.2) bei sofort notwendigem Schutz vor (bestimmten) Infektionen
- **PPSB** *(Prothrombinkomplex),* **Einzelfaktorkonzentrate:** zum Ersatz des Prothrombin-Komplexes (Faktoren II, VII, IX, X) bzw. einzelner Gerinnungsfaktoren bei entsprechendem Mangel (dann teilweise auch gentechnisch hergestellt).

Um Unverträglichkeiten auszuschließen, sind **Antikörpersuchtests** und eine **serologische Verträglichkeitsprobe** *(Kreuzprobe)* gesetzlich vorgeschrieben, bei der Spendererythrozyten und Empfängerserum vermischt werden. Zur Vermeidung von Verwechslungen überprüft der Arzt bzw. die Ärztin außerdem unmittelbar vor der Transfusion noch einmal die Patientenblutgruppe mithilfe des **Bedside-Tests.**

Transfusionsreaktionen

Leichte Transfusionsreaktionen zeigen sich v. a. durch Unruhe, Schwindel, Juckreiz, Übelkeit, Erbrechen, Kopf- und Rückenschmerzen sowie Fieber und Schüttelfrost. Schwere Transfusionszwischenfälle, meist aufgrund einer Verwechslung der AB0-Gruppe, führen zu Schock und Blutgerinnungsstörungen und können durch Nieren, Lungen- oder Herz-Kreislauf-Versagen tödlich enden.

PFLEGE

Nach der Transfusion muss der leere Konservenbeutel samt Infusionsbesteck noch mindestens 24 Stunden im Kühlschrank aufbewahrt werden, damit ggf. Nachuntersuchungen des Blutes möglich sind.

12.3 Leukozyten

Die *weißen Blutkörperchen* oder **Leukozyten** verdanken ihren Namen der weißlichen Farbe im ungefärbten Blutausstrich. Wie erwähnt stellen die Leukozyten keine einheitliche Zellgruppe dar (→ 12.3.4). Sie sind aber alle *kernhaltig* und *beweglich* sowie an der *Abwehr von Fremdstoffen und Krankheitserregern* (→ Tab. 13.2) und *Entzündungen* beteiligt.

Nur knapp 10 % der im Körper vorhandenen Leukozyten zirkulieren im Blut, denn die Blutgefäße sind für die Leukozyten nur ein Transportweg, um von den Bildungsstätten an ihre Einsatzorte in den Geweben zu kommen, wo sie ihre Aufgaben im Rahmen der Immunabwehr erfüllen. 90 % stecken im Knochenmark und in den Geweben!

Von den drei Hauptgruppen der Leukozyten, den *Granulozyten, Lymphozyten* und *Monozyten* (→ Abb. 12.16), sind die Granulozyten im Blut zahlenmäßig mit etwa 60 % am stärksten vertreten.

12.3.1 Granulozyten

Die **Granulozyten,** so genannt wegen der *Granula* (Körnchen), die sie im Mikroskop nach dem Anfärben in ihrem Zytoplasma zeigen, sind mit einem Zelldurchmesser von 10–17 µm deutlich größer als die Erythrozyten.

Je nach Anfärbbarkeit der Granula werden drei Untergruppen differenziert (→ Abb. 12.3, → Abb. 12.16):

- Etwa 95 % aller Granulozyten weisen nur schwach anfärbbare Granula auf – die *neutrophilen Granulozyten*
- Die zweite Granulozytengruppe enthält rote Granula. Sie heißen *eosinophile Granulozyten*
- Einige wenige Granulozyten enthalten bläuliche Granula – die *basophilen Granulozyten.*

Neutrophile Granulozyten

Die **neutrophilen Granulozyten** (→ Abb. 12.14, → Abb. 12.15) halten sich nach ihrer Reifung im Knochenmark nur 6–8 Stunden im Blut auf. Sie finden sich dabei sowohl im strömenden Blut als auch am Gefäßendothel *(marginierte = randständige Neutrophile).*

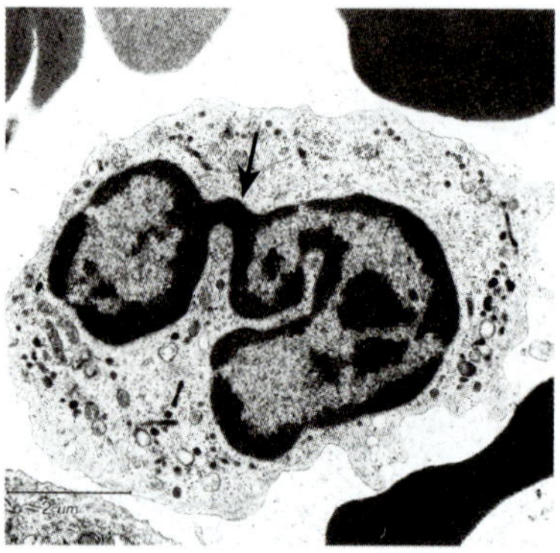

Abb. 12.14 Neutrophiler Granulozyt in einem Blutgefäß. Die Segmentierung des Kerns ist deutlich zu erkennen (bei ↓ eine „Kernbrücke"). [M375]

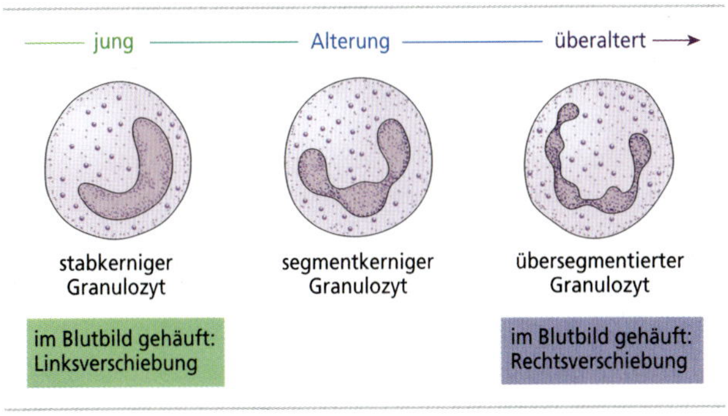

Abb. 12.15 Schätzung des Granulozytenalters anhand der Kernform.

Dann wandern sie in die Gewebe und hier insbesondere die Schleimhäute aus. Dort können sie Bakterien, aber auch abgestorbene körpereigene Zellen phagozytieren („auffressen" → 3.5.8). Danach sterben sie selbst ab, und es entsteht ein Gemisch aus Granulozytenresten und anderen Gewebetrümmern, der **Eiter** *(Pus)*.

Eosinophile Granulozyten

Rund 2,5 % aller Granulozyten weisen eosinophile, d. h. durch den roten Farbstoff *Eosin* anfärbbare, Granula im Zytoplasma auf (→ Abb. 12.16).

Eosinophile Granulozyten können ebenfalls phagozytieren und spielen vor allem bei der Abwehr von Parasiten, bei Allergien und bei abklingenden Infektionen eine Rolle.

Basophile Granulozyten

Nur maximal 1 % der Granulozyten zeigt im Zytoplasma basophile, d. h. blau anfärbbare, Granula, die insbesondere Histaminverbindungen enthalten.

Diese **basophilen Granulozyten** (→ Abb. 12.16) vermitteln zusammen mit den eosinophilen Granulozyten allergische Reaktionen vom Typ I (Soforttyp, → 13.9, → 15.3.7), wobei die in den Granula enthaltenen Stoffe freigesetzt werden.

Die **Gewebe-Mastzellen** sind den basophilen Granulozyten sehr ähnlich und enthalten ebenfalls basophile Granula. Die Gewebe-Mastzellen können wie die basophilen Granulozyten die Blutbahn verlassen und nehmen an lokalen allergischen Reaktionen teil.

Stabkernige, segmentkernige und übersegmentierte Granulozyten

Während junge Granulozyten eher einen stabförmigen Kern besitzen, wird dieser mit zunehmendem Alter mehr und mehr in kleine Abschnitte unterteilt *(segmentiert)*. Man spricht deshalb von *segmentkernigen Granulozyten* im Gegensatz zu den jungen *stabkernigen Granulozyten*. Findet man im Blutausstrich vermehrt stabkernige Granulozyten, so spricht man von einer *Linksverschiebung* (→ Abb. 12.15). Sie weist auf eine akute Infektion hin, in deren Verlauf das Knochenmark kurzfristig vermehrt (junge) Granulozyten ins Blut ausschüttet, um die körpereigene Abwehr zu verstärken. Findet man dagegen ausschließlich segmentierte oder gar *übersegmentierte* (= überalterte) Granulozyten, deutet diese *Rechtsverschiebung* auf eine Störung der Leukopoese im Knochenmark hin.

12.3.2 Monozyten

Monozyten sind mit einem Durchmesser von 12–20 µm die größten Zellen im Blut. Sie besitzen einen großen, meist hufeisenförmig gebuchteten oder gelappten Kern in einem bläulichen Zytoplasma (→ Abb. 12.16). Monozyten verweilen nur 1–2 Tage im Blutgefäßsystem und wandern danach in verschiedene Organe, wo sie sich in ortsständige **Makrophagen** umwandeln. Ihre Aufgabe ist die Phagozytose von Mikroorganismen; außerdem gehören sie zu den antigen-präsentierenden Zellen (→ Tab. 13.2).

12.3.3 Lymphozyten

Die **Lymphozyten** – rund ein Drittel der Blutleukozyten – sind kleine Zellen mit einem Durchmesser von 7–12 µm. Sie besitzen einen bläulichen runden Kern (→ Abb. 12.16). Lymphozyten stammen aus dem Knochenmark, reifen dort und im Thymus heran und wandern dann in die Lymphknoten und andere lymphatische Organe, wo sie sich weiterentwickeln und vermehren. Nur etwa 4 % der Lymphozyten befinden sich im Blut, dagegen 70 % in den Organen des lymphatischen Systems (→ 13.8), 10 % im Knochenmark und der Rest in anderen Organen. Ihre Lebensdauer reicht von ca. acht Tagen bis mehreren Jahren.

Man unterscheidet:

- **T-Lymphozyten** (Prägung im *Thymus*)
- **B-Lymphozyten** (Prägung bei Vögeln in der *Bursa fabricii*, beim Menschen im Knochenmark, Merkhilfe *bone marrow*)

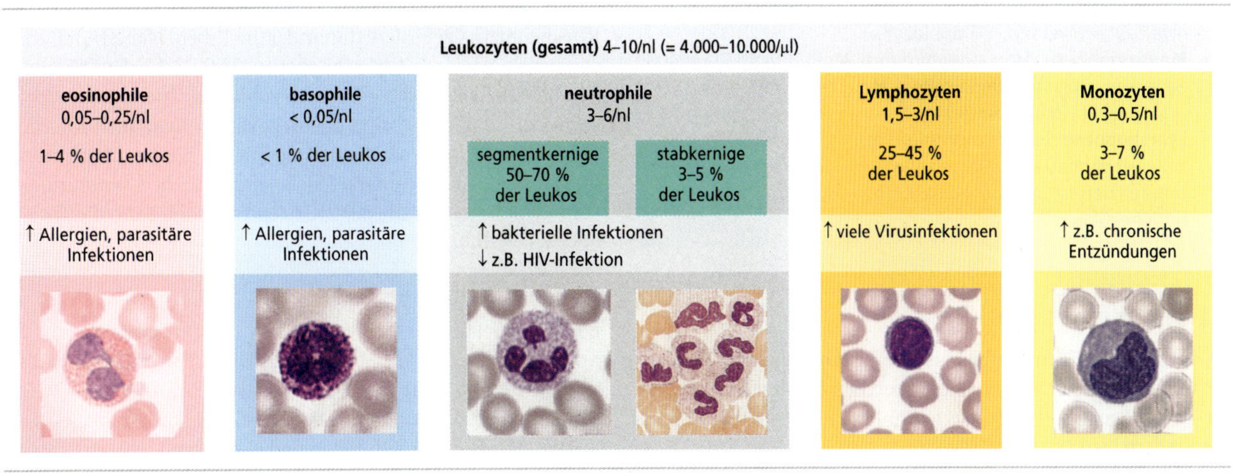

Abb. 12.16 Differenzierung der Leukozyten in die unterschiedlichen Zellarten. [E277, M375]

- **NK-Zellen** *(natürliche Killerzellen, große granuläre Lymphozyten),* die sich im Knochenmark und möglicherweise auch im Thymus entwickeln.

Die B-Lymphozyten, die aus ihnen hervorgehenden, antikörperproduzierenden **Plasmazellen** und die verschiedenen T-Lymphozyten haben Schlüsselfunktionen bei der spezifischen Abwehr. Die NK-Zellen gehören zur unspezifischen Abwehr (Details zu den Lymphozyten → Kap. 13).

12.3.4 Bildung der Leukozyten (Leukopoese)

Die Bildung der Leukozyten bezeichnet man als **Leukopoese.** Sollen aus einer Stammzelle im Knochenmark Leukozyten entstehen, so differenziert sich diese zunächst zu **Monoblasten, Lymphoblasten** oder **Myeloblasten,** aus denen dann die Hauptzelllinien der weißen Blutkörperchen hervorgehen (→ Abb. 12.3):

- Die Monoblasten entwickeln sich über mehrere Zellteilungsschritte zu Monozyten
- Die Lymphoblasten differenzieren sich zu den verschiedenen Klassen der Lymphozyten. Dabei müssen sie noch ein Prägungsstadium im Thymus oder Knochenmark durchlaufen (→ 13.4)
- Aus den Myeloblasten gehen die Granulozyten hervor. Der Stammbaum teilt sich dabei schon sehr viel früher als lichtmikroskopisch erkennbar in die drei Linien für neutrophile, basophile oder eosinophile Granulozyten.

MEDIZIN

Leukämien („Blutkrebs") entstehen durch unkontrollierte Vermehrung von Zellen der Leukopoese. Unbehandelt führen sie nach unterschiedlich langer Zeit zum Tod. Behandelt werden Leukämien v. a. mit **zielgerichteten Therapien** und **Zytostatika,** nebenwirkungsreichen Medikamenten, welche die Zellteilung hemmen. Bei einem Teil der Patienten bzw. Patientinnen erfolgt außerdem eine Blutstammzelltransplantation.

SPICKZETTEL

Leukozyten *(weiße Blutkörperchen):* Verschiedene kernhaltige, bewegliche Blutzellen ohne Hämoglobin, die alle Abwehraufgaben wahrnehmen. Unterteilt in **Granulozyten** *(neutrophile, eosinophile, basophile),* **Monozyten** und **Lymphozyten** *(B-, T-Lymphozyten, natürliche Killerzellen).*
Leukopoese: Bildung der weißen Blutkörperchen.

- **Granulozytopoese** *(Granulozytenbildung).* Multipotente Stammzelle → myeloische Stammzelle → Myeloblast → Promyelozyt → Myelozyt → Granulozyt
- **Monozytopoese** *(Monozytenbildung).* Multipotente Stammzelle → myeloische Stammzelle → Monoblast → Promonozyt → Monozyt (→ Makrophage)
- **Lymphopoese** *(Lymphozytenbildung).* Multipotente Stammzelle → lymphatische Stammzelle → Lymphoblast → weitere Differenzierung in Knochenmark/Thymus → B-, T-Zellen, natürliche Killerzellen.

12.3.5 Weißes Blutbild

Basiswert des weißen Blutbilds ist die **Leukozytenzahl** *(Leukos),* die Gesamtzahl aller weißen Blutkörperchen im Blut. Normal sind bei Erwachsenen 4–10 Leukozyten/nl bzw. 4.000–10.000/µl Blut, bei Kindern bis 12 bzw. 12.000.

Ist die Leukozytenzahl zu niedrig **(Leukopenie)** oder zu hoch **(Leukozytose),** liefert das **Differenzialblutbild** Informationen über das zahlenmäßige Verhältnis der einzelnen Leukozytenarten (→ Abb. 12.16) und erlaubt dadurch Rückschlüsse auf die Ursache.

Das Differenzialblutbild wird in der Entzündungsdiagnostik häufig ergänzt durch:

- Die Bestimmung des **CRP** *(C-reaktives Protein,* normal < 5 mg/l Serum). Es reagiert sehr schnell und empfindlich auf eine Entzündung im Körper
- Die Messung der *Blutkörperchensenkungsgeschwindigkeit* (**BSG,** *BKS*): Sie gibt an, um wie viele Millimeter sich die festen Blutbestandteile in einem senkrecht stehenden Spezialröhrchen mit Zitratblut nach *einer* Stunde abgesenkt haben (normal Frauen 10–20 mm, Männer 5–10 mm). Eine beschleunigte BSG findet man bei Entzündungen, Tumoren und Veränderungen des Eiweißgehalts im Blut, allerdings mit „Verspätung" (die BSG „hinkt" oft mehrere Tage nach).

12.4 Blutstillung

Nicht nur bei äußerlich sichtbaren Verletzungen, sondern ständig und überwiegend unbemerkt werden im Körper kleinste Gefäße undicht, etwa bei Stößen, Entzündungen, selbst beim Wachstum. Da das arterielle Gefäßsystem unter Druck steht, könnte der Körper auch aus kleinen Gefäßverletzungen verbluten. Um dies zu verhindern, werden undichte Gefäße durch **Blutstillung** *(Hämostase)* von innen heraus abgedichtet. Bei der Blutstillung greifen drei Abläufe ineinander (→ Abb. 12.17):

- **Gefäßreaktion** → Einschränkung des Blutverlustes unmittelbar nach der Verletzung durch Verengung *(Vasokonstriktion)* des verletzten Blutgefäßes und Zusammenrollen des Gefäßendothels
- **Thrombozytenadhäsion und -aggregation** → kurzzeitiger Verschluss der Wunde durch einen Thrombozytenpfropf (→ 12.4.1)
- **Blutgerinnung** → langfristiger Verschluss der Wunde durch ein Fibrinfasernetz (→ 12.4.2).

12.4.1 Thrombozyten

Thrombozyten

Die **Thrombozyten** *(Blutplättchen)* sind Scheibchen, die im Knochenmark gebildet und 1–2 Wochen später vor allem in Milz und Leber wieder abgebaut werden. Sie sind 1–4 µm groß, 0,5 µm dick und kernlos. Normal sind 150–400 Thrombozyten/nl Blut.

Die Bildung der Thrombozyten **(Thrombopoese)** erfolgt im Knochenmark, gefördert durch das in Leber, Nieren und Knochenmark gebildete **Thrombopoetin** *(TPO).* Manche Stammzellen differenzieren sich zu **Megakaryoblasten.** Hieraus entwickeln sich über Zwischenschritte die **Megakaryozyten,** auch *Knochenmarksriesenzellen* genannt, weil sie mit 30–100 µm Durchmesser die größten Knochenmarkszellen sind. Durch Abschnürungen vom Zytoplasma der Megakaryozyten entstehen dann die Thrombozyten (→ Abb. 12.18).

Thrombozytenpfropf

Bei einer Gefäßverletzung lagern sich die Thrombozyten an die Kollagenfasern im Defektbereich an. Diese **Thrombozytenadhäsion** wird ermöglicht durch den **Von-Willebrand-Faktor** *(vWF)* aus Endothelzellen und Thrombozyten, der gewissermaßen eine Brücke zwischen Thrombozyten und Gefäßwand schlägt.

Nach Anheftung an die Gefäßwand verformen sich die Thrombozyten, stülpen Fortsätze aus und ballen sich zusammen (**Throm-**

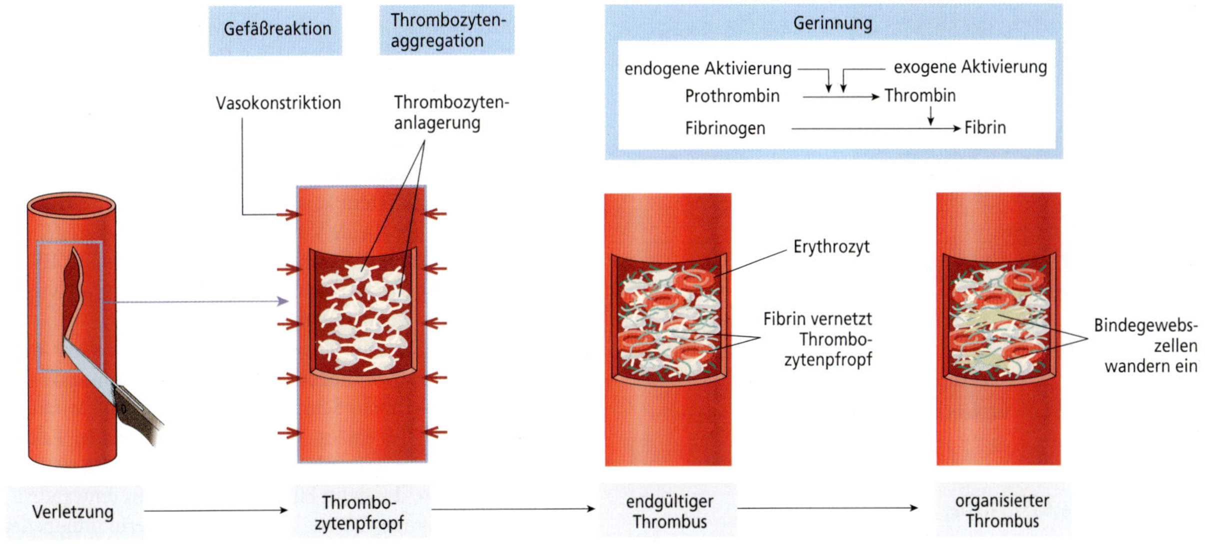

Abb. 12.17 Übersicht über die Vorgänge bei der Blutstillung. Im Gegensatz zum zuerst entstehenden weißen Thrombozytenpfropf enthält der endgültige Thrombus auch Erythrozyten.

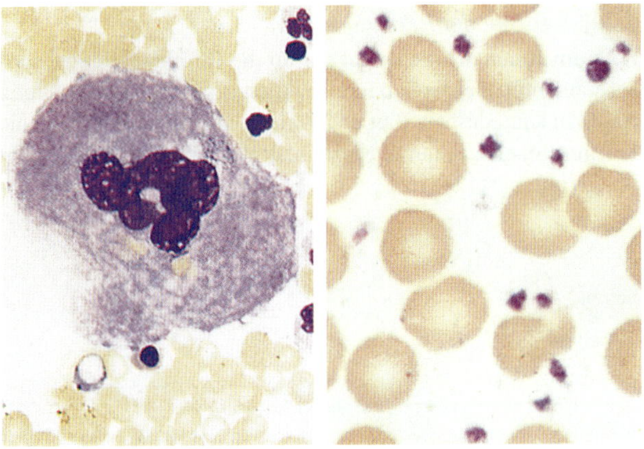

Abb. 12.18 Links ein Megakaryozyt, rechts mehrere Thrombozyten zwischen zahlreichen Erythrozyten – man beachte die Größenverhältnisse! [E277]

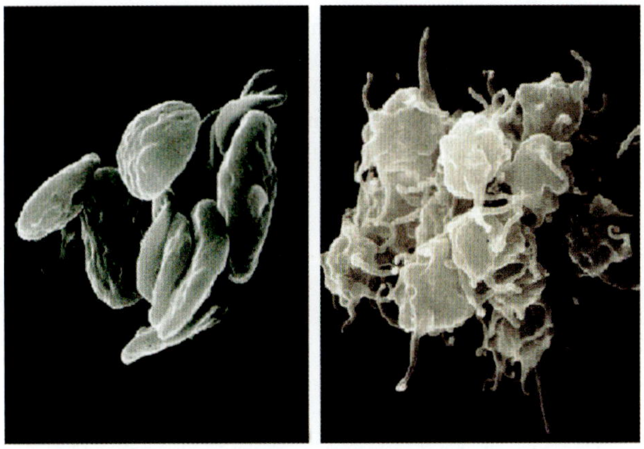

Abb. 12.19 Ruhende und aktivierte Thrombozyten. Während ruhende Thrombozyten (links) eine glatte Oberfläche haben, stülpen aktivierte Thrombozyten fingerförmige Fortsätze aus (rechts). [E368]

bozytenaggregation ➔ Abb. 12.19). Außerdem setzen die Thrombozyten Inhaltsstoffe frei, die zur Vasokonstriktion, Aktivierung weiterer Thrombozyten und Einleitung der Blutgerinnung führen, darunter **ADP, Thromboxan A_2** und den **Thrombozytenfaktor 3** *(TF3, Plättchenfaktor 3).* So entsteht ein **Thrombozytenpfropf** *(Thrombozytenthrombus),* der die Wunde – ist sie nicht allzu groß – in 1–3 Minuten verschließt. Diese Zeit von der Verletzung bis zum Stillstand der Blutung heißt **Blutungszeit.**

Ein Thrombus, der sich auf diese Weise an den Wundrändern abscheidet, heißt *Abscheidungsthrombus* oder **weißer Thrombus** (wegen seiner Farbe).

Im Gegensatz dazu bezeichnet man einen Thrombus, in den sich zusätzlich Erythrozyten einlagern, als **roten Thrombus** (➔ Abb. 12.20). Er entsteht durch die nun folgende Blutgerinnung oder wenn der Blutfluss in einem Gefäß zu langsam ist und die Blutsäule „erstarrt".

MEDIZIN

Thrombozytenaggregationshemmer verhindern das Zusammenballen der Thrombozyten und können dadurch z. B. einem Herzinfarkt vorbeugen. Am gebräuchlichsten ist niedrig dosierte Azetylsalizylsäure.

SPICKZETTEL

Thrombozyten *(Blutplättchen):* Winzige Zytoplasma„scheibchen", welche durch Anlagerung an veränderte/verletzte Gefäßwände und Zusammenballung (**Thrombozytenadhäsion** bzw. **-aggregation**) die Blutstillung einleiten.
Thrombopoese: Bildung der Blutplättchen.

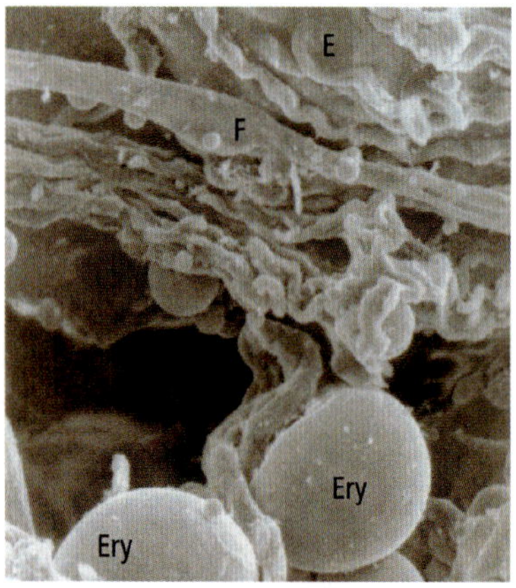

Abb. 12.20 Fibrinfäden (F) mit eingelagerten Erythrozyten (Ery) in einem frischen (roten) Venenthrombus. E = Endothel. [F222]

12.4.2 Blutgerinnung

Der Thrombozytenpfropf allein reicht nicht aus für einen *dauerhaften* Blutungsstillstand. Um den Thrombozytenpfropf herum spinnt sich durch die **Blutgerinnung** *(plasmatische Gerinnung)* ein faseriges Netz aus **Fibrin:** Der **endgültige Thrombus** entsteht.

Gerinnungskaskade im Detail

Im strömenden Blut befindet sich kein festes Fibrin, da dieses lebenswichtige Gefäße verschließen würde, sondern nur seine lösliche Vorstufe – das **Fibrinogen.** Damit Fibrinogen zu Fibrin wird, müssen sich zuvor viele **Gerinnungsfaktoren** einer nach dem anderen – im Sinne einer Kettenreaktion – aktivieren. Man spricht von der **Gerinnungskaskade.**

Die Gerinnungsfaktoren sind Bluteiweiße (Ausnahme ist Faktor IV = Kalzium-Ionen), die in ihrer aktivierten Form wie Enzyme wirken, also bestimmte chemische Reaktionen beschleunigen. Traditionell bezeichnet man sie mit römischen Ziffern von I–XIII (→ Abb. 12.21). Der bereits erwähnte Von-Willebrand-Faktor wirkt indirekt auch hier mit, und zwar als Träger- und Schutzprotein für den Gerinnungsfaktor VIII.

Das **Gerinnungssystem** kann auf zwei Wegen aktiviert werden (→ Abb. 12.21), wobei beide Vorgänge eng ineinandergreifen:

- Das **exogene System** *(extrinsic system, extravaskulärer Weg)* wird bei Gefäßverletzungen mit Gewebezerstörung aktiviert. Es ist sehr schnell (wenige Sekunden)
- Das **endogene System** *(intrinsic system, intravaskulärer Weg)* wird durch Endothelschäden gestartet. Die Gerinnungskaskade verläuft hier über mehr Schritte und dauert deshalb Minuten.

Beide münden bei der Faktor-X-Aktivierung zusammen. Faktor X überführt zusammen mit Faktor V und Kalzium **Prothrombin** in aktives **Thrombin,** das dann **Fibrinogen** in **Fibrin** umwandelt.

Das exogene System ist v. a. zu Beginn der Gerinnung bedeutsam, denn die hierdurch gebildeten geringen Thrombinmengen aktivieren (zunächst) Thrombozyten und mehrere Faktoren des endogenen Systems, welches dann die Gerinnung unterhält.

Der fibrinstabilisierende **Faktor XIII** verknüpft die Fibrinmoleküle und schützt so den Thrombus vor vorzeitiger Auflösung.

Schlüsselrolle der Kalzium-Ionen

Kalzium-Ionen nehmen nicht nur für die Thrombinbildung, sondern auch für mehrere andere Reaktionen eine Schlüsselstellung ein. Man kann deshalb Blut ungerinnbar machen, indem man die Kalzium-Ionen z. B. durch Natriumzitratzugabe entfernt (z. B. vor Blutgerinnungstests).

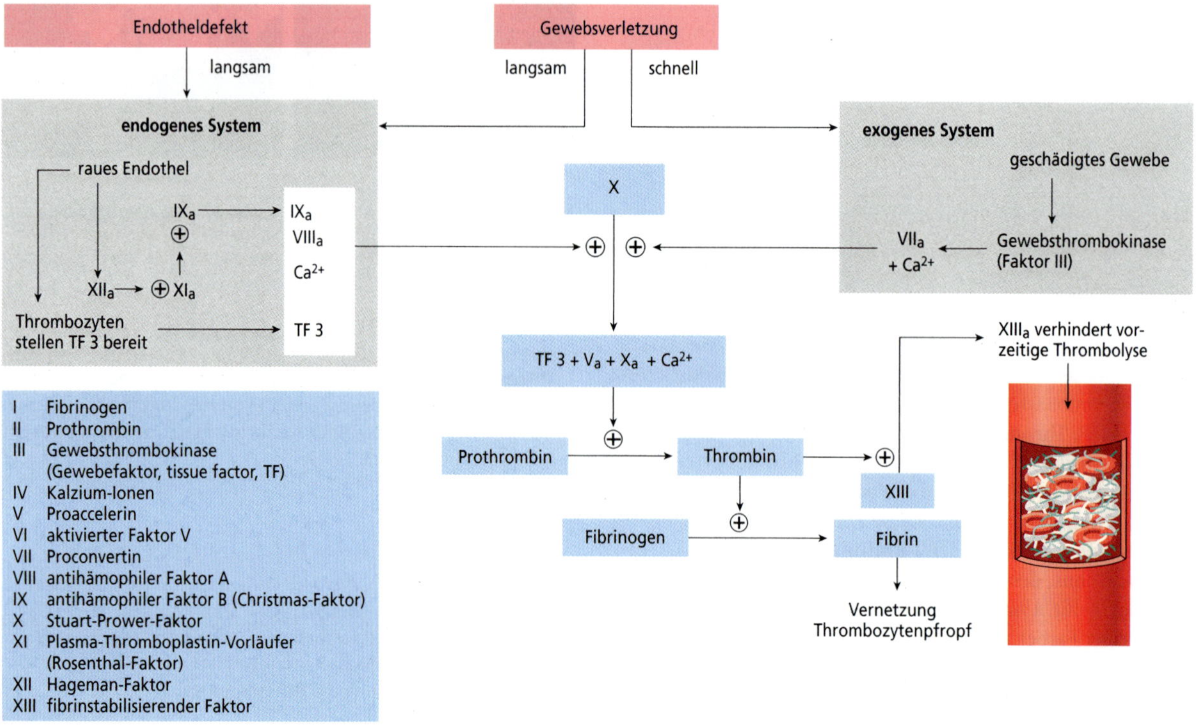

Abb. 12.21 Die Gerinnungskaskade (vereinfacht).

Synthese der Gerinnungsfaktoren

Viele Gerinnungsfaktoren werden in der Leber synthetisiert. Deshalb können Lebererkrankungen zu einem Gerinnungsfaktormangel und folglich zu Gerinnungsstörungen führen.

MEDIZIN

Eine erhöhte Blutungsneigung wird als **hämorrhagische Diathese** bezeichnet. In leichten Fällen haben die Betroffenen nur gehäufte blaue Flecke, in schweren Fällen kann es ohne erkennbaren Auslöser zu tödlichen Blutungen kommen. Als Ursache sind Thrombozytenstörungen, Störungen der Gerinnungsfaktoren oder Gefäßerkrankungen möglich.

Hemmstoffe der Gerinnungsfaktoren

Im Blut zirkulieren ständig **Hemmstoffe** *(Inhibitoren)* **der Gerinnungsfaktoren.** Sie sorgen dafür, dass z. B. von einer Verletzungsstelle in den Blutkreislauf gelangtes Fibrin sofort inaktiviert wird, sodass die Blutgerinnung nur dort erfolgt, wo es nötig ist. Die wichtigsten körpereigenen Hemmer der Gerinnung sind:

- **Antithrombin** *(AT, Antithrombin III, AT III)*, das gleich mehrere Gerinnungsfaktoren hemmt
- **Protein C,** das die aktivierten Faktoren V und VIII inaktiviert
- **Protein S** als Kofaktor von Protein C.

Wichtig: Im weiteren Verlauf der Gerinnung aktiviert Thrombin über Zwischenschritte Protein C und S und ist so an der Beendigung der Gerinnungsreaktion mit beteiligt.

MEDIZIN

Ein **Mangel an körpereigenen Hemmstoffen der Gerinnung** kann zu einer erhöhten Thromboseneigung führen (→12.4.4).

Retraktion und Organisation des Gerinnsels

Anschließend zieht sich das Fibrinnetz zusammen *(Retraktion)* und nähert dadurch die Wundränder einander an – die Wunde verkleinert sich.

In das stabile, netzförmige Fibrin können nun Fibroblasten (aktive Bindegewebszellen) einwachsen, die den Thrombus bindegewebig umbauen *(organisieren)* und die Wunde endgültig verschließen.

SPICKZETTEL

Hämostase *(Blutstillung)*: Körpereigene Abdichtung verletzter Gefäße zum Schutz vor Blutverlust in drei Schritten.

- **Gefäßreaktion.** Sofortige Vasokonstriktion (Gefäßengstellung) des verletzten Gefäßes, „Einrollen" des Endothels
  → Reduktion des Blutverlusts
- **Thrombozytenadhäsion und -aggregation.** Thrombozytenanlagerung an die Gefäßwandverletzung, Thrombozytenaktivierung und Bildung eines **weißen Thrombus** aus Thrombozyten
  → provisorischer Gefäßverschluss innerhalb weniger Minuten
- **Blutgerinnung** *(plasmatische Gerinnung)*. Aktivierung der Gerinnungskaskade aus 13 **Gerinnungsfaktoren** durch Endothelveränderung **(endogenes System)** oder Gewebeverletzung **(exogenes System)**
  → Umwandlung von löslichen Fibrinogen zu festem Fibrin, Vernetzung des Fibrins
  → Bildung eines **roten Thrombus** mit Fibrin, Thrombozyten, Erythrozyten
  → endgültiger Gefäßverschluss.

Danach **Gerinnselretraktion** (Zusammenziehen des Gerinnsels und damit der Wundränder), Gewebereparatur.

12.4.3 Fibrinolyse

Durch die körpereigene **Fibrinolyse** (→Abb. 12.22) kann Fibrin wieder abgebaut werden, um eine überschießende Gerinnung zu vermeiden oder ein Blutgerinnsel nach Gefäßverletzung wieder aufzulösen und so das Gefäß wiederzueröffnen (zu *rekanalisieren*).

Die Fibrinolyse wird durch das Enzym **Plasmin** in Gang gesetzt. Im Blut kommt nur dessen inaktive Vorstufe vor, das **Plasminogen.** Bei Bedarf wird Plasminogen über Aktivatoren in aktives Plasmin überführt. Wie die Blutgerinnung, so kann auch die Fibrinolyse auf verschiedenen Wegen aktiviert werden und wird durch körpereigene Inhibitoren wie etwa **α_2-Antiplasmin** kontrolliert.

MEDIZIN

Die Fibrinolyse kann auch künstlich aktiviert werden, etwa durch *Streptokinase* oder *r-tPA*.
Diese *Thrombolyse* oder kurz **Lyse** wird bei bedrohlichen Gefäßverschlüssen (z. B. beim Herzinfarkt) eingesetzt, um das Gefäß wieder zu eröffnen.

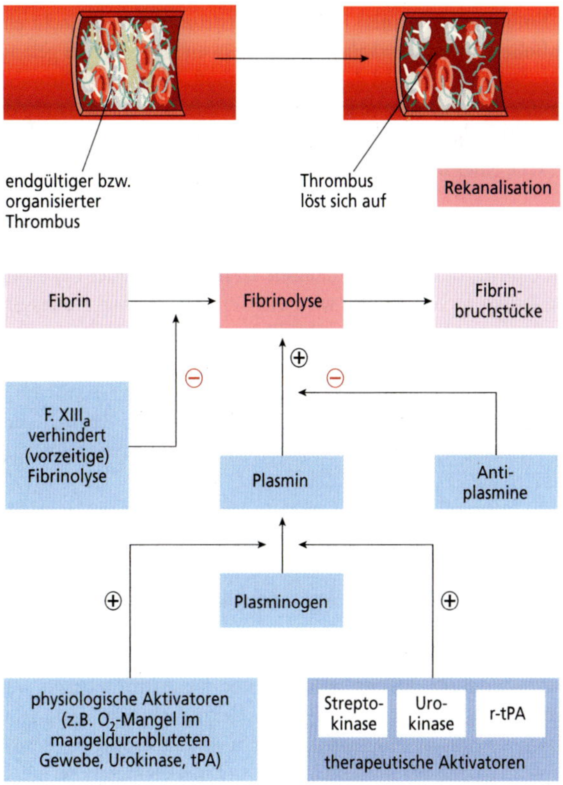

Abb. 12.22 Die Schritte der Fibrinolyse.

SPICKZETTEL

Fibrinolyse: Körpereigene Auflösung von Blutgerinnseln durch das Enzym **Plasmin.**

12.4.4 Thrombose und Embolie

Wenn sich innerhalb eines Gefäßes ein Blutgerinnsel bildet und das Gefäß verschließt, entsteht eine **Thrombose.** Eine Thrombose kann in Arterien auftreten, viel häufiger sind jedoch die Venen betroffen, insbesondere die tiefen Bein- und Beckenvenen. Man spricht von einer **tiefen Venenthrombose** oder *Phlebothrombose.* Schäden der Gefäßwand, erhöhte Gerinnungsneigung und verlangsamter Blutfluss begünstigen die Thrombosebildung.

PFLEGE

Thrombosegefährdet sind z. B. ältere oder übergewichtige Menschen sowie alle Patienten und Patientinnen, die weniger als sechs Stunden täglich außerhalb des Bettes verbringen. Bei ihnen erfolgt eine **Thromboseprophylaxe,** die auf folgenden Säulen fußt:

- Möglichst frühzeitige Mobilisation
- Medizinische Thromboseprophylaxestrümpfe, welche die oberflächlichen Venen komprimieren
- Rückstromfördernde Gymnastik (z. B. Bettradfahren) mit Förderung des venösen Rückflusses durch Aktivierung der Muskelpumpe
- Prophylaktische Heparinisierung (→ 12.4.5).

Löst sich ein Thrombus oder ein Teil davon, so wandert er (dann als **Embolus** bezeichnet) mit dem Blutstrom und verursacht eine **Embolie** *(Thromboembolie),* sobald er in ein enges Gefäß gelangt, dort stecken bleibt und das Gefäß verstopft. Losgelöste Thromben aus den Becken- oder tiefen Beinvenen durchwandern häufig das rechte Herz und verlegen Lungenarterien. Sie sind die häufigste Ursache einer **Lungenembolie.**

12.4.5 Antikoagulanzien

Um eine Thrombose oder Embolie zu behandeln oder bei erhöhtem Risiko zu verhindern, wird die Gerinnungsfähigkeit des Blutes durch **Antikoagulanzien** medikamentös herabgesetzt.

Heparin

Heparin (z. B. Liquemin®) hemmt die Bildung von Fibrin, hauptsächlich indem es mit Antithrombin III einen Komplex bildet und dadurch die Faktoren II und X hemmt.

Die **prophylaktische** *(Low-dose-)***Heparinisierung** wird zur Thromboseprophylaxe eingesetzt. Durchgesetzt hat sich die Anwendung *niedermolekularer Heparine,* die im Gegensatz zu den früheren *unfraktionierten Heparinen* nur einmal am Tag subkutan gespritzt werden müssen.

Die **therapeutische** *(High-dose-, Voll-)***Heparinisierung** dient zur Behandlung bereits entstandener Venenthrombosen oder Lungenembolien, ferner wird sie bei Herzinfarkt sowie arteriellen Gefäßverschlüssen eingesetzt. Heparin wirkt allerdings in der Regel nicht gerinnselauflösend *(thrombolytisch),* sondern vermeidet lediglich neue Thrombenbildung. Die therapeutische Heparinisierung erfolgt bevorzugt durch subkutane Injektion niedermolekularer Heparine in höherer, gewichtsadaptierter Dosierung, sonst durch i. v.-Gabe unfraktionierter Heparine.

Orale Antikoagulanzien

Beispielsweise nach einer Thrombose oder bei Vorhofflimmern ist eine länger dauernde, evtl. lebenslange Gerinnungshemmung sinnvoll. Hierzu eignen sich besonders **orale Antikoagulanzien,** die als Tabletten eingenommen werden können.

Lange eingesetzt werden **Cumarinderivate,** z. B. Phenprocoumon (etwa Marcumar®). Die Gerinnungsfaktoren II, VII, IX und X werden in der Leber nur unter dem Einfluss von Vitamin K gebildet. Cumarinderivate sind *Antagonisten* (Gegenspieler) des *Vitamins K* und hemmen somit die Bildung der Vitamin-K-abhängigen Gerinnungsfaktoren. Da Cumarine lange wirken, ist die Behandlung schlecht steuerbar. Die Dosierung muss regelmäßig über den *Quick-* oder *INR-Wert* (→ 12.4.6) kontrolliert werden, da bei zu starker Hemmung der Blutgerinnung das Blutungsrisiko und bei zu geringer Hemmung die Thrombosegefahr steigt.

Seit 2008 wurden mehrere **direkte orale Antikoagulanzien** *(DOAK)* zugelassen, welche den aktivierten Faktor X (z. B. Edoxaban, etwa Lixiana®, Rivaroxaban, etwa Xarelto®) oder Thrombin (z. B. Dabigatran, etwa Pradaxa®) hemmen. Gerinnungskontrollen sind nicht nötig, aber bei Notwendigkeit schwieriger. DOAK sind vergleichbar wirksam wie Cumarine, wahrscheinlich sind schwere Blutungen seltener. Daher werden sie mittlerweile häufiger zur Langzeitantikoagulation eingesetzt als Cumarine.

PRÄVENTION

Pflegende beraten Patienten und Patientinnen mit **Einnahme von Antikoagulanzien** über Vorsichtsmaßnahmen im Alltag: Betroffene sollen wegen der Blutungsgefahr darauf achten, sich nicht zu verletzen, und einen entsprechenden **Antikoagulanzien-Pass** bei sich tragen. Sie sollten bei jedem Arztbesuch auf Einnahme aufmerksam machen, da wegen der Blutungsgefahr keine i. m.-Injektionen verabreicht werden dürfen.
Bei Cumarineinnahme sollten zudem stark Vitamin-K-haltige Lebensmittel (grüne Gemüse, Salat, Kohl) nur in üblichen und immer ungefähr gleichen Mengen verzehrt werden, da sie die Wirkung der Cumarine herabsetzen.

12.4.6 Gerinnungsdiagnostik

Die wichtigsten Laborparameter zur Diagnose sind:

- **Thrombozytenzahl:** Normbereich 150–400/nl ≙ 150.000–400.000/µl
- **Quick-Wert** *(Thromboplastinzeit, Prothrombinzeit):* Überprüfung hauptsächlich des exogenen Systems. Normal 70–120 %, *Abfall* bei Gerinnungsstörungen oder Antikoagulation
- **INR** *(International normalized ratio):* Gleiche Aussagekraft wie Quick-Wert, aber standardisiert und dadurch besser vergleichbar. Normal ca. 1,0, *Anstieg* bei Antikoagulation
- **PTT** *(partielle Thromboplastinzeit):* Test v. a. des endogenen Systems, normal 20–40 s. Wie der Quick zum Screening auf Gerinnungsstörungen und zur Überwachung einer Vollheparinisierung
- **TZ** *(Thrombinzeit):* Normal ca. 20 s. Alternative Methode zur Überwachung einer Vollheparinisierung.

WIEDERHOLUNGSFRAGEN

1. Welche Aufgaben hat das Blut? (→12.1.1)
2. Wie werden die Blutkörperchen unterteilt? (→12.1.2)
3. Stellen Sie kurz die Bildung der Blutkörperchen dar (→12.1.3, →12.2.3, →12.3.4, →12.4.1)
4. Wie heißen die fünf Gruppen der Plasmaproteine? (→12.1.4)
5. Wie ist das Hämoglobin zusammengesetzt, welche altersabhängigen Unterschiede bestehen, welche Funktionen hat es? (→12.2.2)
6. Was ist ein Retikulozyt? (→12.2.3)
7. Wie und wo erfolgt der Erythrozytenabbau? (→12.2.4)
8. Welche Laborgrößen werden mit dem „roten Blutbild" bestimmt? (→12.2.6)
9. Wie heißen die beiden wichtigsten Blutgruppensysteme? (→12.2.7)
10. Wieso ist die Ersttransfusion AB0-unverträglichen, aber erst die Zweittransfusion Rhesus-unverträglichen Blutes gefährlich? (→12.2.7, →12.2.8)
11. Was sind die die verschiedenen Zellgruppen der Leukozyten, welche Gemeinsamkeiten haben sie? (→12.3)
12. Welche Funktion haben die neutrophilen Granulozyten? (→12.3.1)
13. Worüber gibt das Differenzialblutbild Auskunft? (→12.3.5)
14. Welche Phasen werden bei der Blutstillung differenziert? (→12.4)
15. Welche Rolle spielen die Thrombozyten bei der Blutstillung? (→12.4.1)
16. Über welche beiden Wege kann das Gerinnungssystem aktiviert werden? (→12.4.2)
17. Was versteht man unter Fibrinolyse? (→12.4.3)

13

ABWEHRSYSTEM

LERNZIELÜBERSICHT

13.1 Bestandteile des Abwehrsystems

- Das Abwehrsystem besteht aus vier Teilsystemen, die eng zusammenarbeiten (spezifische – unspezifische, zelluläre – humorale Abwehr).
- Die Organe des Abwehrsystems werden in primäre und sekundäre lymphatische Organe unterteilt.
- Die Zellen des Abwehrsystems gehören alle zu den Leukozyten.

13.2 Unspezifische Abwehr

- Die unspezifische Abwehr reagiert schnell auf Eindringlinge, vernichtet sie aber nicht immer vollständig.
- Hierzu gehören v. a. Phagozyten (Fresszellen), natürliche Killerzellen und Botenstoffe, z. B. das Komplementsystem.

13.3 Zytokine

- Zytokine sind Botenstoffe für die Kommunikation zwischen Abwehrzellen und die Vernichtung von Fremdantigenen.

13.4 Entzündung

- Die Entzündung ist eine Reaktion v. a. der unspezifischen Abwehr zur Beseitigung von Schädigungsursachen und Gewebeschäden.

13.5 Spezifische Abwehr

- Die spezifische Abwehr braucht länger als die unspezifische, ist aber sehr effektiv: Sie kann Fremdantigene exakt erkennen und ihre Gedächtnisfunktion sorgt bei einer erneuten Infektion für eine sofortige Abwehrreaktion.
- Durch Selbsterkennungsmoleküle auf körpereigenen Zellen, die MHC-Moleküle, unterscheidet die spezifische Abwehr zwischen „selbst" und „fremd".
- T-Lymphozyten aktivieren andere Abwehrzellen und vernichten veränderte Zellen.
- Aus aktivierten B-Lymphozyten entstehende Plasmazellen produzieren Antikörper.
- Antikörper passen exakt zu jeweils bestimmten Antigenen (wie ein Schlüssel zum Schloss) und neutralisieren sie.

13.6 Kurzberichte von der Abwehrfront

- Bei der Abwehr von Bakterien haben Phagozyten und, falls diese nicht reichen, B-Lymphozyten wesentliche Bedeutung.
- Virusinfizierte Körperzellen werden von T-Lymphozyten vernichtet, zudem produzieren B-Lymphozyten (bzw. Plasmazellen) Antikörper.
- Bei Parasiteninfektionen spielen zusätzlich Mastzellen und eosinophile Granulozyten eine Rolle.

13.7 Infektionsprophylaxe

- Durch Aktivimmunisierung bildet der Körper selbst Antikörper gegen die Antigene des Impfstoffs, die dann vor einer ernsten Infektion schützen.
- Bei der Passivimmunisierung werden Antikörper verabreicht. Sie wirken sofort, haben aber nur eine kurze Lebensdauer.

13.8 Lymphatisches System

- Die Lymphbahnen drainieren die Zwischenzellräume und führen die Flüssigkeit (Lymphe) in den Venenwinkeln dem venösen System zu.
- In die Lymphbahnen sind als „Filter" Lymphknoten zwischengeschaltet, die Erreger abfangen können.
- Aufgaben der Milz sind u. a. die Abwehr und der Abbau gealterter Erythrozyten.
- Im Thymus reifen die T-Lymphozyten. Mit dem Erwachsenwerden bildet er sich fast vollständig zurück.

13.9 Entgleisungen des Abwehrsystems

- Allergien sind fehlgeleitete Abwehrreaktionen gegen an sich harmlose Antigene.
- Bei Autoimmunerkrankungen werden fälschlicherweise Antikörper oder zytotoxische T-Zellen gegen körpereigenes Gewebe gebildet.

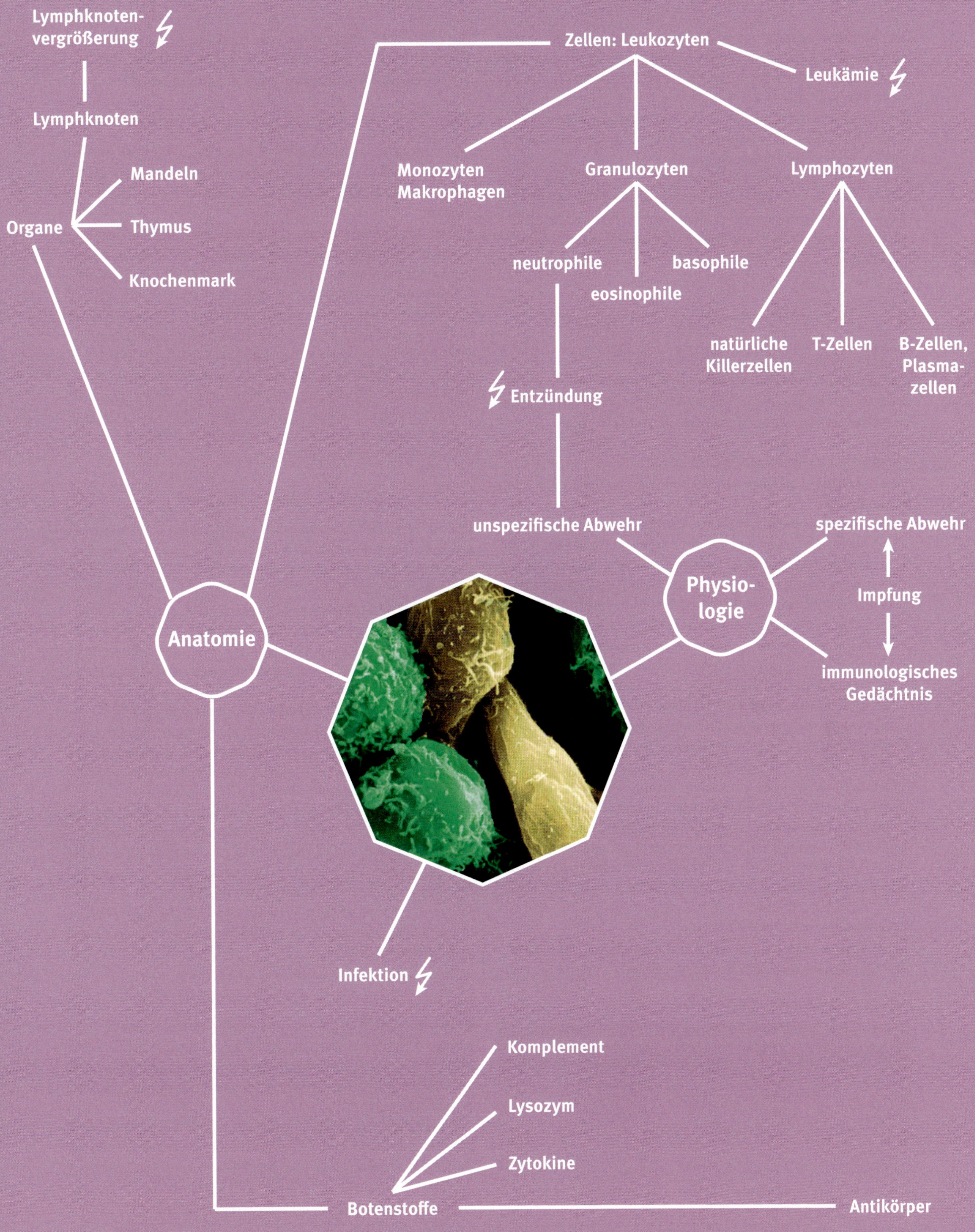
Lymphknoten-
vergrößerung
Lymphknoten
Mandeln
Organe
Thymus
Knochenmark
Zellen: Leukozyten
Leukämie
Monozyten
Makrophagen
Granulozyten
Lymphozyten
neutrophile
basophile
eosinophile
natürliche
Killerzellen
T-Zellen
B-Zellen,
Plasma-
zellen
Entzündung
unspezifische Abwehr
spezifische Abwehr
Physio-
logie
Impfung
immunologisches
Gedächtnis
Anatomie
Infektion
Komplement
Lysozym
Zytokine
Botenstoffe
Antikörper

[X243]

Das **Abwehrsystem** *(Immunsystem),* bestehend aus einer Vielzahl von Zellen und Organen, ist neben dem Nervensystem das wohl komplexeste System des menschlichen Körpers. Es schützt den Organismus in aller Regel sehr effektiv vor den unterschiedlichsten Krankheitserregern, aber auch vor bösartigen körpereigenen Zellen. Die Lehre von Strukturen und Funktionsweise des Abwehrsystems ist die **Immunologie.**

Bei der Geburt ist das Abwehrsystem noch nicht „fertig", Teile bilden sich erst im Kindesalter aus. Umgekehrt lässt die Abwehr beim älteren Menschen nach. Deshalb sind Infektionen in beiden Altersgruppen häufiger und zeigen sich anders als im mittleren Lebensalter.

13.1 Bestandteile des Abwehrsystems

13.1.1 Vier Teilsysteme der Abwehr

Zur besseren Übersichtlichkeit werden vier Teilsysteme der Abwehr unterschieden, die jedoch auf vielfältige Weise miteinander vernetzt sind und eng zusammenarbeiten (→ Tab. 13.1).

Unspezifische und spezifische Abwehr

Zum einen werden unspezifische und spezifische Abwehr differenziert:

- Die **unspezifische** *(angeborene)* **Abwehr** ist *antigenunabhängig.* Sie ist von Geburt an verfügbar, sehr schnell und hat direkte Effektorfunktion. Die unspezifische Abwehr sorgt z. B. dafür, dass Bakterien, die durch eine kleine Wunde in die Haut eingedrungen sind, rasch vernichtet werden. Manchmal allerdings reicht sie nicht, um den Erreger vollständig zu vernichten
- Dann springt die **spezifische** *(erworbene)* **Abwehr** ein, die gegen ein *spezielles Antigen* gerichtet ist. Sie muss sich nach der Geburt erst entwickeln und braucht länger (Tage bis Wochen), um einen Gegenschlag vorzubereiten, der dafür aber sehr gezielt ist. Außerdem kann sich die spezifische Abwehr Erreger „merken" **(Antigengedächtnis),** sodass sie bei einem erneuten Kontakt mit dem gleichen Erreger wesentlich schneller „zuschlagen" kann.

Vereinfacht werden alle Strukturen, die das spezifische Abwehrsystem aktivieren, es also dazu bringen, Gegenmaßnahmen einzuleiten, als **Antigene** bezeichnet. Häufig handelt es sich dabei um Proteine (Eiweiße → 2.8.3) oder an Proteine gekoppelte Kohlenhydrate (Glykoproteine) auf der Oberfläche von Bakterien, Pilzen und Viren, aber auch „fremd gewordenen" körpereigenen Zellen.

Zelluläre und humorale Abwehr

Zum anderen werden im Abwehrsystem **zelluläre** und **humorale** Abwehrmechanismen unterschieden. „Zellulär" bezieht sich auf die zahlreichen Abwehrzellen, die direkt an der Beseitigung von Erregern beteiligt sind, während die humorale Abwehr aus diversen Eiweißfaktoren, Enzymen und Antikörpern besteht.

Tab. 13.1 Die vier Teilsysteme der Abwehr.

Teilsystem	Zelluläre Abwehr	Humorale (nicht zelluläre) Abwehr
Unspezifische Abwehr	• Makrophagen • Neutrophile Granulozyten • Natürliche Killerzellen	• Komplement • Zytokine • Lysozym
Spezifische Abwehr	T-Lymphozyten: • T-Helferzellen • Zytotoxische T-Zellen • Regulatorische T-Zellen • T-Zell-Gedächtnis	Antikörper (produziert von stimulierten B-Lymphozyten = Plasmazellen)

13.1.2 Organe des Abwehrsystems

Alle Abwehrzellen werden im Knochenmark gebildet und vermehren sich dort. Danach wandern sie aus und besiedeln die weiteren lymphatischen Organe, wo sie sich noch weiterentwickeln können.

Die lymphatischen Organe und Gewebe lassen sich unterteilen in:

- Die **primären lymphatischen Organe,** in denen die unreifen Abwehrzellen zu *immunkompetenten (immunreaktiven)* Zellen heranreifen, das heißt Zellen, die in der Lage sind, fremde Antigene zu erkennen. Primäre lymphatische Organe sind der Thymus und das Knochenmark. Die Abwehrzellen gelangen dann über Blut- und Lymphgefäße in
- Die **sekundären lymphatischen Organe,** sozusagen ihre „Arbeitsplätze", nämlich Lymphknoten, Milz und mukosaassoziierte (schleimhautassoziierte) lymphatische Gewebe (→ 13.8). Hier findet neben der Antigenerkennung auch die weitere Vermehrung der Abwehrzellen statt.

13.1.3 Zellen des Abwehrsystems

Alle Abwehrzellen leiten sich von multipotenten Blutstammzellen aus dem Knochenmark ab (→ 12.1.3, → Abb. 12.4). Bei der Differenzierung der Stammzellen können zwei Wege eingeschlagen werden:

- Sie können zu **myeloischen** (*myelos* = Mark, für Knochenmark) Stammzellen werden, die zu *Granulozyten, Monozyten* und *Makrophagen* ausdifferenzieren (→ 12.3.1, → Tab. 13.2). Diese Zellen bilden einen Teil der unspezifischen Abwehr (→ 13.2)
- Oder sie werden zu **lymphatischen** Stammzellen und bilden in der weiteren Entwicklung die *Lymphozyten* mit den Untergruppen der T- und B-Lymphozyten (→ 12.3.3) als Teil der spezifischen Abwehr (→ 13.4) sowie die zur unspezifischen Abwehr zählenden *natürlichen Killerzellen (NK-Zellen).*

Die genannten Abwehrzellen gehören alle zu den *Leukozyten* (weiße Blutzellen → 12.3, → Tab. 13.2). Viele von ihnen patrouillieren ständig im Körper auf der Suche nach Eindringlingen (also fremden Antigenen) oder nach fremd gewordenen körpereigenen Zellen. Nur etwa 10 % davon halten sich im Blut auf. 90 % befinden sich in den lymphatischen Organen, den Lymphgefäßen und der Interzellulärsubstanz (Zwischenzellflüssigkeit → 5.3.2) nahezu aller Organe und Gewebe.

13.1.4 Botenstoffe des Abwehrsystems

Im Abwehrsystem gibt es eine große Zahl von Molekülen (Enzyme wie das Komplementsystem, → 13.2.4, und hormonartige Botenstoffe, Zytokine, → 13.3), die der Kommunikation der verschiedenen Abwehrzellen untereinander dienen und Mikroorganismen zerstören können.

Diese Botenstoffe können Abwehrzellen zur Vermehrung anregen und anlocken, vergleichbar einem immer stärker werdenden Duft, dem man folgt. Diese gerichtete Wanderung von Zellen zum Ort hoher Substanzkonzentration heißt **Chemotaxis,** die „lockenden" Substanzen werden als **Chemokine** bezeichnet.

Tab. 13.2 Die Funktionen der wichtigsten Abwehrzellen.

Name	Funktion
Monozyten	Vorläufer der Makrophagen im Blut
Makrophagen *(große Fresszellen)*	Phagozytose, Antigenpräsentation
Antigenpräsentierende Zellen *(APZ)*	Verschiedene Zellen (z. B. dendritische Zellen, Makrophagen, B-Lymphozyten), die den T-Lymphozyten Antigene präsentieren und so eine Immunantwort starten
Granulozyten	
Neutrophile Granulozyten *(kleine Fresszellen)*	Phagozytose; häufigste Abwehrzellen im Blut
Eosinophile Granulozyten	Abwehr von Parasiten, Beteiligung an allergischen Reaktionen
Basophile Granulozyten und Mastzellen	Abwehr von Parasiten, Beteiligung an allergischen Reaktionen (Histaminausschüttung → Juckreiz, Ödeme)
B-Lymphozyten	
B-Lymphozyten	Vorläufer der Plasmazellen, Antigenpräsentation
Plasmazellen	Aus B-Lymphozyten hervorgegangene antikörperproduzierende Zellen
B-Zell-Gedächtnis	Ständige „Erinnerung" an Antigene
T-Lymphozyten	
T-Helferzellen	Aktivierung von B-Lymphozyten oder Makrophagen
Zytotoxische T-Zellen	(Antigenabhängige) Zerstörung virusbefallener oder bösartiger Körperzellen
Regulatorische T-Zellen	Begrenzung von Abwehrreaktionen, Erhalt der Selbsttoleranz
T-Zell-Gedächtnis	Ständige „Erinnerung" an Antigene
Natürliche Killerzellen	
Natürliche Killerzellen *(NK)*	(Unspezifische) Vernichtung virusbefallener oder bösartiger Körperzellen

SPICKZETTEL

Abwehrsystem *(Immunsystem)*: Aus Zellen, Botenstoffen und Organen bestehendes, körpereigenes System zum Schutz vor schädlichen körperfremden Substanzen (v. a. Krankheitserregern) und veränderten körpereigenen Zellen (z. B. Tumorzellen).
Zum leichteren Verständnis meist unterteilt in
- **unspezifische** und **spezifische Abwehr**
- jeweils mit **zellulären** und **humoralen** *(nichtzellulären)* Komponenten.

13.2 Unspezifische Abwehr

Die **unspezifische** *(angeborene)* **Abwehr** steht dem Neugeborenen ab der Geburt zur Verfügung.
Die unspezifische Abwehr besteht aus:
- Den äußeren Schutzbarrieren
- Mehreren Gruppen der weißen Blutzellen, so den Phagozyten und den natürlichen Killerzellen
- Mehreren Enzymen und Botenstoffen wie dem Komplementsystem, Zytokinen und Lysozym.

13.2.1 Äußere Schutzbarrieren

Die meisten Mikroorganismen scheitern bei ihrem Versuch, in den menschlichen Körper einzudringen, bereits an den **äußeren Schutzbarrieren** (→ Abb. 13.1). Hierzu zählen die Haut und die Schleimhäute. Sie wirken in erster Linie als mechanischer Schutzwall, vergleichbar einer Mauer.

Harmlose (nichtpathogene) Mikroorganismen, die **Normalflora** *(physiologische Flora)*, siedeln physiologischerweise z. B. auf der Haut, in der Scheide und im Darm und verhindern die Ansiedlung von gefährlichen Mikroorganismen. **Mikrobiom** bezeichnet alle diese Mikroorganismen auf und in einem Menschen einschließlich ihrer Gene. Auch durch die Produktion von **antimikrobiellen Stoffen** (körpereigenen bakterienhemmenden Substanzen) wird die äußere Barriere noch sehr viel effektiver. Mundspeichel, Bronchialschleim und Tränenflüssigkeit etwa enthalten das Enzym (→ 2.8.3) **Lysozym**, das Zellwandstrukturen von Bakterien zerstören kann. Im Magen wird eine Vielzahl von Erregern durch den hohen Säuregehalt (→ 17.4.4) abgetötet.

13.2.2 Phagozyten

Gelingt es Mikroorganismen, in den Körper einzudringen (z. B. durch eine Hautverletzung), werden sie in der Regel durch **Phagozyten** *(Fresszellen; phagein* = fressen) unschädlich gemacht. Die größte phagozytotische Aktivität haben die aus den Monozyten hervorgegangenen **Makrophagen** (→ 12.3.2) und die **neutrophilen Granulozyten** (→ Tab. 13.2). Sie binden Fremdpartikel (z. B. Bakterien), umfließen diese und schließen sie ein, um sie dann im Zellinneren zu verdauen (→ Abb. 3.15).

Besonders „scharf" sind die Phagozyten, wenn die Fremdpartikel durch Antikörper (→ 13.5.3) oder Komplementfaktoren (→ 13.2.4) markiert worden sind. Diese **Opsonierung** (= „schmack-

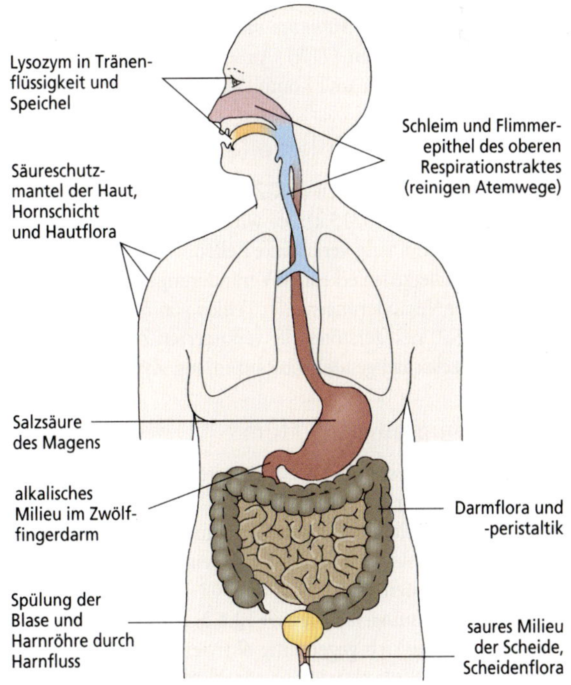

Abb. 13.1 Äußere Schutzbarrieren des menschlichen Organismus.

haft machen") steigert die Phagozytose um ein Vielfaches. Die Opsonierung durch Antikörper ist außerdem ein Beispiel für die enge Vernetzung von unspezifischer und spezifischer Abwehr. Im Alter sinkt die Phagozytosefähigkeit deutlich.

Monozyten-Makrophagen-System

Als **Monozyten-Makrophagen-System** *(MMS)* fasst man zahlreiche zur Phagozytose fähige Zellen zusammen, die aus gemeinsamen Vorläuferzellen entstanden sind:

- Die Monozyten, Makrophagen und neutrophilen Granulozyten
- Die Mikroglia-Zellen des ZNS (→ 5.5.2)
- Die Alveolarmakrophagen (→ 16.7) in den Lungen
- Die Kupffer-Zellen der Leber (→ 17.6.2)
- Die Osteoklasten (→ 6.1.2) in den Knochen
- Die **dendritischen Zellen** *(DZ, dendritic cells, DC).* Die unreifen dendritischen Zellen des Knochenmarks gelangen mit dem Blut in den Körper, z. B. die Haut, wo sie *Langerhans-Zellen* (→ 8.2.1) genannt werden. Dort nehmen die dendritischen Zellen Antigene auf. Danach wandern sie in die Lymphknoten, differenzieren dort aus und leiten durch Antigenpräsentation (→ 13.5.1) eine spezifische Immunantwort (→ 13.5) ein.

Gefahrerkennung der unspezifischen Abwehr

Die Zellen der unspezifischen Abwehr vernichten Mikroorganismen und andere Fremdpartikel unspezifisch (wenig „treffsicher"). Auch sie müssen aber in der Lage sein, potenziell gefährliche Angreifer zu identifizieren und zu binden. Dies erfolgt über Oberflächenrezeptoren, die im Gegensatz zur spezifischen Abwehr nicht ganz bestimmte molekulare Strukturen erkennen, sondern *Strukturmuster,* die auf *vielen* krankmachenden Mikroorganismen vorkommen. Diese heißen **pathogen-assoziierte molekulare Muster,** kurz *PAMPs,* die Rezeptoren dafür entsprechend **Pattern-recognition-Rezeptoren,** kurz *PRRs.* Die Mustererkennungsrezeptoren haben sich im Laufe der Evolution herausgebildet, sind genetisch festgelegt und bei den jeweiligen Zellgruppen zeitlebens gleich. Beispiele sind das *Mannose-bindende Lektin* (→ 13.2.4) und die **Toll-like-Rezeptoren** *(TLR).* Außerdem können Phagozyten u. a. an Immunglobuline und Komplement binden.

13.2.3 Natürliche Killerzellen

Die **natürlichen Killerzellen** *(NK-Zellen)* sind große Lymphozyten (→ Abb. 12.3, → Abb. 13.2). Sie wirken vor allem gegen virusinfizierte und tumorartig veränderte Zellen.

Natürliche Killerzellen erkennen Veränderungen auf der Zelloberfläche (genauer Veränderungen oder Fehlen von *MHC-Klasse-I-Molekülen,* → 13.5.2) und zerstören die veränderten Zellen dann durch zytotoxische (zellschädigende) Substanzen, sog. **Zytotoxine.**

13.2.4 Komplementsystem

Das **Komplementsystem** ist der Hauptpfeiler der humoralen unspezifischen Abwehr. Es vernichtet vor allem Bakterien und andere körperfremde Zellen und fördert Entzündungsreaktionen.

Das Komplementsystem besteht aus neun **Komplementfaktoren** (Plasmaproteinen → 12.1.4), die mit C1–C9 abgekürzt werden. Wie bei den Gerinnungsfaktoren (→ 12.4.2) handelt es sich um inaktive Enzyme, die sich gegenseitig aktivieren. Wenn *ein* Enzym einer niedrigeren Stufe aktiviert wurde, aktiviert es *mehrere* Enzyme der nächsten Stufe. Auf diese Weise kommt es zu einer Kettenreaktion und massiven Ausbreitung der Komplementreaktion.

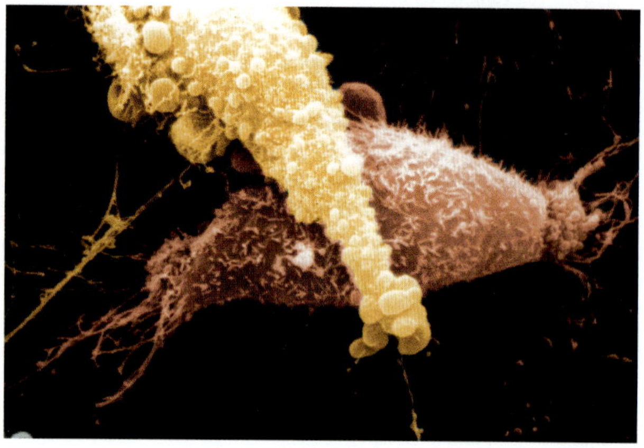

Abb. 13.2 Natürliche Killerzelle (gelb), die gerade eine Tumorzelle (rosa) angreift. Die natürlichen Killerzellen vernichten v. a. virusinfizierte und entartete körpereigene Zellen. [X243]

Diese Kettenreaktion kann auf drei Wegen in Gang gesetzt werden:

- Im **klassischen Weg** durch *Antigen-Antikörper-Komplexe* (→ 13.5.4)
- Im **MB-Lektin-Weg** durch *Mannose-bindendes Lektin (MBL),* ein körpereigenes Eiweiß, das an Mannosereste auf Bakterienoberflächen bindet (*Mannose* ist ein glukoseähnlicher Einfachzucker)
- Im **alternativen Weg** durch Bindung des Komplementfaktors C3 an bakterielle *Antigene.*

Aufgaben des Komplementsystems

- Der Faktor C3 führt zur erwähnten *Opsonierung* von Bakterien, die damit für Phagozyten noch attraktiver werden

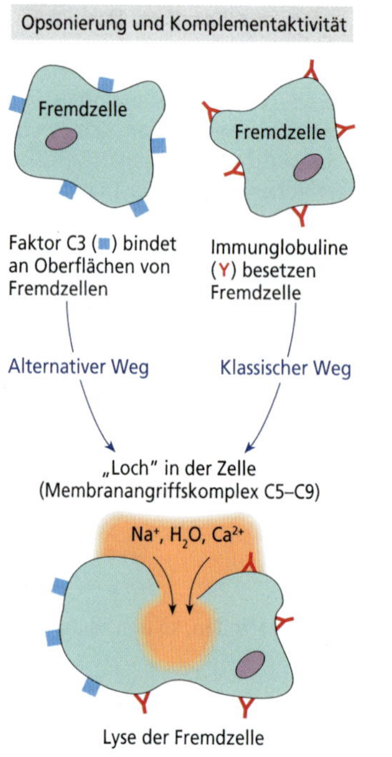

Abb. 13.3 Komplementsystem. Eine Fremdzelle wird zunächst durch den Komplementfaktor C3 oder durch Immunglobuline kenntlich gemacht (opsoniert). Die Komplementfaktoren C5–C9 bilden dann den Membranangriffskomplex, eine Art Loch, durch das so lange unkontrolliert Flüssigkeit und Elektrolyte einströmen, bis die Fremdzelle platzt (Lyse = Auflösung).

- Die aktiven Faktoren C3–C5 locken andere Abwehrzellen wie etwa Granulozyten an (*Chemotaxis* → 13.1.4) und fördern dadurch die Entzündungsreaktion
- Die Faktoren C5–C9 bilden den **Membranangriffskomplex,** den man sich als eine Art Loch in der Fremdzellmembran vorstellen kann – die Fremdzelle stirbt daraufhin ab (→ Abb. 13.3).

13.3 Zytokine

Viele Zellen des Abwehrsystems geben hormonartige Botenstoffe ab, die **Zytokine,** auch **Lymphokine** genannt, wenn sie von Lymphozyten produziert werden. Durch die Zytokine kommunizieren die Abwehrzellen untereinander oder mit anderen Körperzellen und schädigen infizierte oder tumorös entartete Zellen.

- Zu den Zytokinen zählen die bereits erwähnten Chemokine (→ 13.1.4).
- Auch die verschiedenen **Interleukine** sind Zytokine. **Interleukin-1** wirkt chemotaktisch, aktiviert andere Abwehrzellen und löst Fieber aus. Das vor allem von T-Helferzellen gebildete **Interleukin-2** wirkt u. a. auf die T-Helferzellen zurück und stimuliert ihre eigene Vermehrung. Zusammen mit **Interleukin-4** unterstützt es die Differenzierung von B-Lymphozyten zu Antikörper bildenden Plasmazellen (→ Abb. 13.9).
- **Interferone** *(IFN)* werden u. a. von virusinfizierten Zellen freigesetzt. Sie lösen die Produktion von „antiviralen" Proteinen aus und stimulieren Abwehrzellen
- **Tumor-Nekrose-Faktoren** *(TNF)* haben verschiedenste Wirkungen, sie fördern z. B. Entzündungen und können zytotoxisch wirken.

Außerhalb des Abwehrsystems sind Zytokine als Wachstumsfaktoren (z. B. der Blutbildung, von Epithelzellen) bedeutsam.

MEDIZIN

Zytokine werden therapeutisch genutzt, beispielsweise *Interferone* bei der multiplen Sklerose. *TNF-Blocker* als **Zytokin-Hemmstoffe** werden bei bestimmten autoimmun mitbedingten chronisch-entzündlichen Erkrankungen eingesetzt, z. B. rheumatischen Erkrankungen.

SPICKZETTEL

Unspezifische *(angeborene)* **Abwehr:** Abwehrmechanismen, welche unabhängig von der genauen Substanz/dem genauen Erreger vorgehen. Sind ab der Geburt einsatzbereit, sehr schnell (→ wichtig in der ersten Phase der Abwehr) und können Schädlinge direkt vernichten (Effektorfunktion). Bestandteile:

- **Äußere Schutzbarrieren.** Haut und Schleimhäute als mechanische Hindernisse, die u. a. durch „nützliche" Bakterien und lösliche bakterienhemmende Substanzen verstärkt werden
- **Phagozyten** *(Fresszellen),* insbesondere **Monozyten, Makrophagen, Granulozyten.** Erkennen Fremdteilchen anhand von „Gruppenmerkmalen" (**pathogen-assoziierte molekulare Muster,** *PAMPs*) und vernichten diese durch Endozytose (→ 3.5.8). Phagozytoseförderung durch **Opsonierung** (Beladung von Fremdteilchen mit Antikörpern oder Komplementfaktoren)
- **Natürliche Killerzellen** (*NK-Zellen,* eine Gruppe von Lymphozyten). Erkennen Veränderungen auf der Oberfläche von (virusinfizierten, bösartigen) Körperzellen und vernichten diese
- **Komplementsystem.** Mehrere inaktive Enzyme (die **Komplementfaktoren**), die, ausgelöst z. B. durch Bakterien, nacheinander aktiviert werden und dann opsonieren, andere Abwehrzellen anziehen und/oder die Fremdzelle abtöten
- **Zytokine.** In diesem Zusammenhang von Abwehrzellen freigesetzte Botenstoffe, welche der Kommunikation zwischen ihnen dienen.

13.4 Entzündung

Die **Entzündung** ist eine Antwort vornehmlich der unspezifischen Abwehr auf Zell- und Gewebeschäden unterschiedlichster Ursache, etwa durch Bakterien oder Hitzeeinwirkung. Ziel ist es, den Schaden zu begrenzen und die Schadensursache zu beseitigen.

Am Beginn der Entzündungsreaktion steht die Aktivierung von Makrophagen, welche mit der Phagozytose beginnen und **Entzündungsmediatoren** (entzündungsvermittelnde Botenstoffe) wie etwa *Histamin, Prostaglandine* und verschiedene *Zytokine* freisetzen. Die Entzündungsmediatoren haben zahlreiche Wirkungen:

- Die Blutgefäße weiten sich, die Durchblutung steigt, die Kapillaren werden durchlässiger. Der Flüssigkeitsaustritt lässt ein entzündliches Ödem entstehen, das u. a. durch seinen Gehalt an Botenstoffen die Abwehr unterstützt
- Leukozyten, vor allem neutrophile Granulozyten, treten ebenfalls aus den Kapillaren aus (→ Abb. 13.4) und wandern, von Chemokinen angelockt, verstärkt zur Entzündungsquelle. Dort phagozytieren sie beispielsweise Bakterien
- Sowohl die Phagozytose als auch z. B. die Aktivierung des Komplementsystems fördern die Abwehrprozesse weiter. Gegebenenfalls wird nun auch die spezifische Abwehr aktiviert.

Lokale Leitsymptome der Entzündung sind Schmerzen, Rötung, Schwellung, Überwärmung und Funktionsstörung. Evtl. vergrößern sich die für das betreffende Gebiet zuständigen Lymphknoten durch die Vermehrung von Abwehrzellen.

Jede stärkere Entzündung hat zudem Auswirkungen auf den Gesamtorganismus:

- Die Leukozytenbildung im Knochenmark wird stimuliert, und es werden vermehrt Leukozyten ins Blut ausgeschwemmt. Dadurch kommt es zum Leukozytenanstieg im Blut, der *Leukozytose.* Diese ist bei bakteriell verursachten Entzündungen am stärksten
- In der Leber steigt die Produktion der **Akute-Phase-Proteine,** welche alle Aufgaben im Rahmen der Immunabwehr haben. Zu den Akute-Phase-Proteinen gehört beispielsweise das als Entzündungswert diagnostisch genutzte **CRP** (*C-reaktives Protein* → 12.3.5)

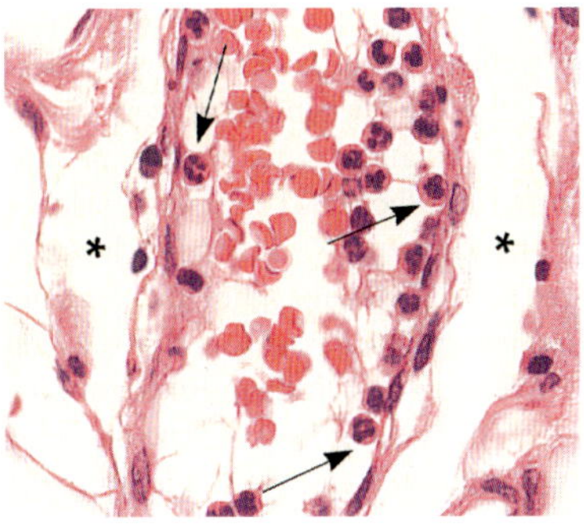

Abb. 13.4 Entzündung im lichtmikroskopischen Bild. Kleines, erweitertes Blutgefäß mit vielen randständigen neutrophilen Granulozyten (Pfeilen) und Ödem um das Gefäß (Sternchen). [R285]

- Fiebererzeugende Botenstoffe, die **Pyrogene,** verstellen den Temperatursollwert im Gehirn nach oben und verursachen so Fieber (→ 15.4.4). Viele Immunreaktionen laufen bei erhöhter Körpertemperatur besser ab. Der bzw. die Betroffene fühlt sich müde und abgeschlagen.

Auch wenn diese Symptome Krankheitswert haben – die Entzündung ist ein sinnvoller, physiologischer Abwehrvorgang!

Vor allem bei Säuglingen, älteren und abwehrgeschwächten Menschen ist die Entzündungsantwort vermindert.

SPICKZETTEL

Entzündung: Reaktion der unspezifischen Abwehr auf eine Vielzahl von Schädigungsfaktoren zur Ursachenbeseitigung und Schadensbegrenzung.
Ablauf:
Reiz
→ Aktivierung von Makrophagen
→ Freisetzung von Entzündungsmediatoren
→ Gefäßerweiterung, erhöhte Durchlässigkeit der Gefäßwand
→ Austritt von Plasma und Abwehrzellen ins Gewebe
→ weitere Phagozytose, Komplementaktivierung etc., ggf. Aktivierung der spezifischen Abwehr.
Lokalsymptome Schmerzen, Rötung, Schwellung, Überwärmung und Funktionsstörung, bei ausgeprägterer Entzündung außerdem Allgemeinsymptome wie z. B. Fieber.

13.5 Spezifische Abwehr

Die **spezifische** *(erworbene)* **Abwehr** ist entwicklungsgeschichtlich jünger (moderner) als die unspezifische. Sie bildet sich erst im Laufe der Kindheit durch den Kontakt mit immer neuen fremden Antigenen aus.

13.5.1 Spezifität und Gedächtnisfunktion

Zwei Besonderheiten zeichnen das spezifische Abwehrsystem aus: *Spezifität* und *Gedächtnisfunktion.*

Spezifität

Das spezifische Abwehrsystem ist in der Lage, ganz bestimmte molekulare Merkmale der Erreger zu erkennen und nur bei Vorhandensein dieser Merkmale (treffsicher) zu reagieren.

Grundlage dieser **Spezifität** sind **Antigen-Erkennungsmoleküle,** die als **T-Zell-Antigenrezeptoren** *(T-Zell-Rezeptoren, TZR)* membrangebunden auf den T-Lymphozyten sowie als **Antikörper** frei in den Körperflüssigkeiten und membrangebunden als *B-Zell-Antigenrezeptoren (BZR,* → 13.5.4*)* auf den B-Lymphozyten zu finden sind. T-Zell-Antigenrezeptoren und Antikörper sind strukturell unterschiedlich, gehören aber zu einer „großen Familie".

Infolge zufälliger Kombination der verschiedenen DNA-Abschnitte, die für den Zusammenbau der Antigen-Erkennungsmoleküle zuständig sind, werden in den Lymphozyten viel mehr unterschiedliche Erkennungsmoleküle gebildet, als Gene dafür vorhanden sind. Vermehren sich aktivierte Lymphozyten, sorgen gehäufte Mutationen mit nachfolgender Selektion (→ 4.6.2) für immer größere Passgenauigkeit der Erkennungsmoleküle.

Wenn man sich diese Erkennungsmoleküle als Schlösser vorstellt, dann sind die Antigene die Schlüssel, die zu ihnen passen und mit ihnen eine Verbindung eingehen können. Damit ist das Antigen erkannt.

Gedächtnisfunktion

Die **Gedächtnisfunktion** der spezifischen Abwehr ist der Grund dafür, warum man viele Krankheiten nur einmal im Leben bekommt und danach **erworbene Immunität** (erworbene Unempfänglichkeit) vorliegt (→ 13.7.1): Ein zweiter Kontakt mit dem gleichen Krankheitserreger bleibt dann sehr häufig folgenlos oder wird zumindest nicht mehr subjektiv bemerkt *(inapparenter Verlauf).*

Verantwortlich für diese immunologische „Gedächtnisfunktion" sind langlebige Abwehrzellen (sog. **Gedächtniszellen**), die über ihre spezifischen Rezeptoren ein bestimmtes Antigen erkennen (sich daran „erinnern"). Wahrscheinlich leben die einzelnen Gedächtniszellen (auch abhängig vom Antigen) Monate bis viele Jahre, aber nicht lebenslang. Für lebenslangen Schutz (lebenslanges „Erinnerungsvermögen") scheinen *wiederholter* Antigenkontakt oder *ständige* Anwesenheit von geringsten Antigenmengen (beispielsweise in den Lymphknoten) und die Bildung von Tochterzellen notwendig zu sein.

Aus diesem Grund spricht man auch von **B-** bzw. **T-Zell-Gedächtnis** bzw. **Gedächtnisfunktion.**

SPICKZETTEL

Antigen-Erkennungsmoleküle: Praktisch unendliche Vielfalt von Molekülen auf Abwehrzellen und in Körperflüssigkeiten **(T-, B-Zell-Antigenrezeptoren, freie Antikörper)** zur *spezifischen* „Schädlings"erkennung.
Antigen: Substanz, die von einem Antigen-Erkennungsmolekül gebunden („erkannt") wird und eine Immunantwort auslösen kann.

13.5.2 MHC-Moleküle

MHC-Moleküle sind Oberflächenmoleküle auf menschlichen Zellen. MHC steht für *major histocompatibility complex (Haupt-Gewebeverträglichkeits-Komplex)* und bezeichnet den Genkomplex, der diese Moleküle kodiert. Der MHC wird beim Menschen auch **HLA** genannt *(human leukocyte antigen = menschliches Leukozyten-Antigen),* da er zuerst auf Leukozyten entdeckt wurde. Die MHC-Moleküle unterscheiden sich von Mensch zu Mensch. Nur bei eineiigen Zwillingen (→ 20.1) sind sie identisch.

Bedeutsam sind MHC-Moleküle insbesondere für die Antigenpräsentation (→ 13.5.3) und immunologische Selbsterkennung. Der Körper muss fremde von eigenen Molekülstrukturen unterscheiden können, denn sonst würde sich die spezifische Abwehr auch gegen eigene Antigene richten und so zum Tod führen (→ 13.5.3, → 13.8.3).

MHC-Moleküle sind Transmembranproteine, die in ihrem extrazellulären Teil eine Art „Tasche" bilden und in diese Peptide einlagern können. Man unterscheidet zwei Klassen von MHC-Molekülen:

- **MHC-Klasse-I-Moleküle** *(MHC-I)* kommen auf *allen* kernhaltigen Zellen sowie den Thrombozyten vor und lagern *zelleigene* Peptide ein
- **MHC-Klasse-II-Moleküle** *(MHC-II)* sind auf Lymphozyten und antigenpräsentierende Zellen (z. B. Makrophagen) beschränkt. Sie werden mit *von außen* (z. B. Bakterien) stammenden Peptiden beladen.

Die MHC-Moleküle bilden zusammen mit dem eingelagerten Peptid eine Art „Personalausweis", der vom Abwehrsystem („Personenkontrolle") benutzt wird, um fremde von eigenen Zellen („Staatsbürgern") zu unterscheiden.

MEDIZIN

MHC-Klasse-I-Moleküle sind die „klassischen" Transplantationsantigene. Da sie hochindividuell sind, wird verständlich, warum nach Organtransplantation eine starke **Immunsuppression** (medikamentöse Dämpfung des Abwehrsystems → 13.9) nötig ist, um eine **Transplantatabstoßung** zu verhindern. Vor allem die T-Lymphozyten erkennen den vermeintlichen „Eindringling" und bekämpfen ihn.

Man versucht daher, für Spenderorgane durch **HLA-Typisierung** einen Empfänger zu finden, dessen MHC-Muster dem des zu transplantierenden Organs möglichst ähnlich ist, oder, um den Vergleich mit dem Ausweis wieder aufzugreifen, zu versuchen, dass Spender und Empfänger möglichst ähnliche Passfotos haben. So werden die Abstoßungsreaktionen des Empfängerorganismus auf das fremde Organ deutlich reduziert. Dennoch ist fast immer eine lebenslange Einnahme von Immunsuppressiva nötig.

SPICKZETTEL

MHC-Moleküle *(MHC = major histocompatibility complex = Haupt-Gewebeverträglichkeits-Komplex):* Individuelle Oberflächenmoleküle der Körperzellen.

- **MHC-Klasse-I-Moleküle** *(MHC-I),* auf *allen* kernhaltigen Zellen und Thrombozyten, lagern *zelleigene* Peptide ein
- **MHC-Klasse-II-Moleküle** *(MHC-II),* nur auf Lymphozyten und antigenpräsentierende Zellen (z. B. Makrophagen), lagern *von außen* (z. B. Bakterien) stammende Peptide ein.

Hauptfunktionen immunologische Selbsterkennung (Unterscheidung körpereigen – körperfremd), Antigenpräsentation.

13.5.3 T-Lymphozyten

Eine Gruppe von Lymphozyten sind die **T-Lymphozyten** (→ Abb. 13.5), benannt nach dem Thymus (→ 13.8.3), wo die unreifen T-Lymphozyten zu immunkompetenten T-Lymphozyten werden. Sie „lernen" hier, Selbst und Fremd zu unterscheiden. Nur gegen Fremdantigene gerichtete T-Lymphozyten verlassen den Thymus. Solche, die körpereigene Antigene erkennen und bekämpfen würden, werden ausgesondert und von Phagozyten vernichtet.

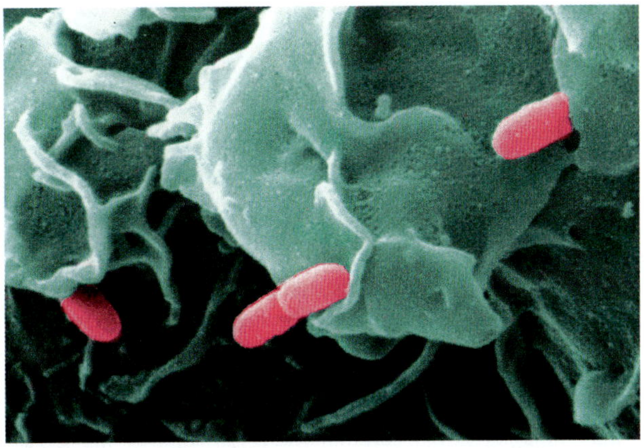

Abb. 13.5 T-Lymphozyt mit Bakterien (rosa). [X243]

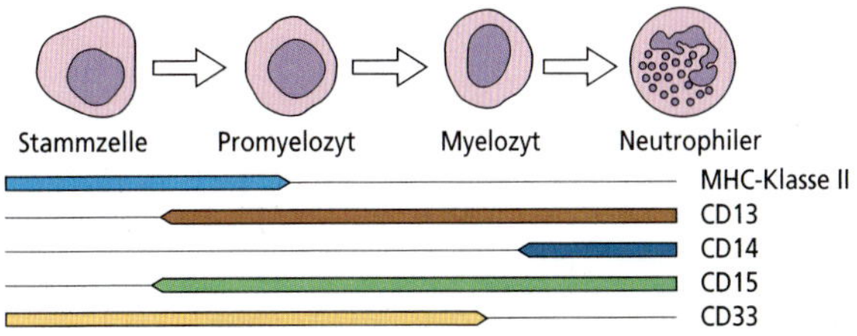

Abb. 13.6 CD-System. Alle Leukozyten haben je nach Zellart und Entwicklungsstufe auf ihrer Oberfläche Markermoleküle (hier am Beispiel eines neutrophilen Granulozyten). Sie werden nach dem *CD-System* (*CD = cluster of differentiation*) durchnummeriert und erlauben eine genaue Einordnung auch lichtmikroskopisch nicht unterscheidbarer Zellen. [R174]

T-Lymphozyten besitzen auf ihrer Oberfläche Erkennungsmoleküle, mit denen andere Antigene identifiziert werden können, die erwähnten *T-Zell-Antigenrezeptoren.*

Die T-Lymphozyten können allerdings keine frei „umherschwimmenden" Antigene erkennen, sondern müssen das Antigen von **antigenpräsentierenden Zellen** (*APZ* → Tab. 13.2, → Abb. 13.7) „serviert" bekommen. Bei dieser **Antigenpräsentation** wird den T-Lymphozyten neben dem Antigenfragment immer auch das entsprechende MHC-Molekül „gezeigt". Nur in dieser Verbindung kann der T-Lymphozyt das Antigen als fremd erkennen.

Passt der T-Zell-Antigenrezeptor auf das dargebotene Antigen (→ Abb. 13.7) *und* gibt die antigenpräsentierende Zelle gleichzeitig ein *zweites Signal* („Gefahrsignal"), so wird der T-Lymphozyt aktiviert. Diese zweite Signalgebung heißt **Kostimulation** und erfolgt ebenfalls über Rezeptoren. Sehr effektiv werden T-Lymphozyten durch dendritische Zellen aktiviert.

Der aktivierte T-Lymphozyt vermehrt sich und differenziert sich zu einer der verschiedenen Untergruppen aus. Die zahlreichen neu entstandenen T-Lymphozyten (alle mit demselben Antigen-„Schloss") leiten dann weitere Reaktionen ein, in deren Verlauf das Antigen beseitigt wird.

Untergruppen der T-Lymphozyten

Erste Untergruppe sind die **T-Helferzellen** *(T_H-Zellen).* Sie werden auch als *T_4-Zellen* bezeichnet, da sie das Oberflächenmolekül **CD4** (**CD-System** → Abb. 13.6) tragen.

T-Helferzellen (→ 13.4.1) identifizieren mit ihrem T-Zell-Antigenrezeptor den Komplex aus *MHC-Klasse-II-Molekülen* und dargebotenem Antigen. Zum Erkennen ist außerdem das CD4 als **Korezeptor** notwendig (→ Abb. 13.7, → Abb. 13.9). CD4 bindet dabei ausschließlich MHC-Klasse-II-Moleküle.

T-Helferzellen differenzieren sich dann je nach aktivierender Zelle und Zytokinmilieu in:

- **T_H1-Helferzellen,** die Makrophagen aktivieren
- **T_H2-Helferzellen,** welche B-Lymphozyten aktivieren.

Zweite Untergruppe sind die **zytotoxischen T-Zellen** *(T_c-Zellen).* Charakteristisches Oberflächenmolekül und Korezeptor ist das **CD8,** weshalb sie auch *T_8-Zellen* heißen. Für ihre „Zielerkennung" sind sie mit einem T-Zell-Antigenrezeptor zur Erkennung von *MHC-Klasse-I-Molekülen* plus dargebotenen Antigenen (→ Abb. 13.8) ausgerüstet (→ 13.5.5). CD8 bindet nur MHC-Klasse-I-Mole-

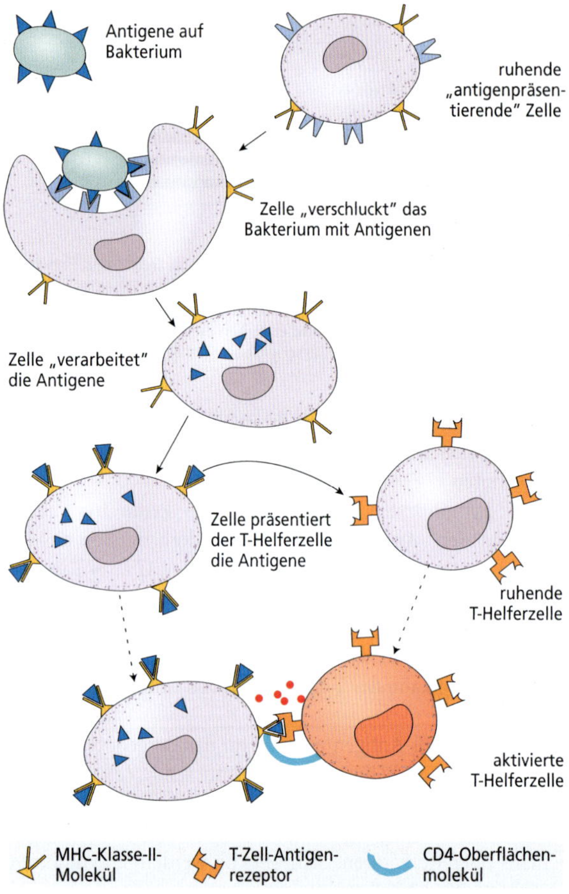

Abb. 13.7 Aktivierung einer T-Helferzelle (vereinfacht). T-Helferzellen müssen Antigene mit einem MHC-Klasse-II-Molekül „präsentiert" bekommen.

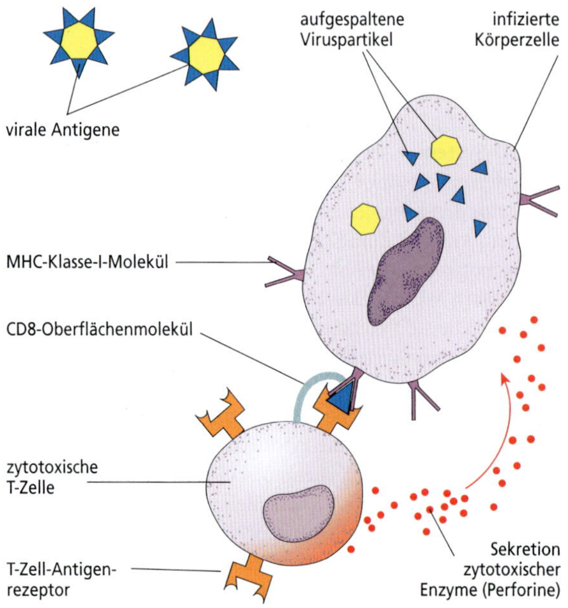

Abb. 13.8 Zytotoxische T-Zelle (vereinfacht). Auf der infizierten Zelle erscheinen neue Antigene. Diese werden von den zytotoxischen T-Zellen erkannt, die dann zytotoxische Enzyme freisetzen und die infizierte Zelle so abtöten.

küle. Zytotoxische T-Zellen können bei virusinfizierten oder tumorartig veränderten Zellen durch **Perforine** und **Granzym B** den programmierten Zelltod (*Apoptose* → 3.8) auslösen und diese Zellen so vernichten (→ Abb. 13.8).

Regulatorische T-Zellen *(T_{reg}-Zellen)* bremsen nach heutiger Kenntnis überschießende Immunreaktionen und sind für die Aufrechterhaltung der *Selbsttoleranz* (→ 13.9) verantwortlich.

Nach Erstkontakt mit einem Fremdantigen werden langlebige, antigenspezifische T-Lymphozyten gebildet, um dieses Antigen beim nächsten „größeren Angriff" auf den Körper sofort und zielgenau zu bekämpfen (**T-Zell-Gedächtnis,** → Tab. 13.2, → 13.5.1).

Altersveränderungen der T-Lymphozyten

Im Alter lässt die T-Zell-Funktion nach. Dies ist eine Ursache für die Zunahme von Infektionen, Autoimmunphänomenen und -erkrankungen (→ 13.9) sowie Tumoren bei älteren Menschen.

13.5.4 B-Lymphozyten

B-Lymphozyten

Die **B-Lymphozyten** reifen im Knochenmark (engl. *bone marrow*) zu immunkompetenten Zellen. Ihre Hauptaufgabe ist die Produktion von **Antikörpern** (→ 13.5.3), die das humorale System der spezifischen Abwehr darstellen.

Antikörper sind große Moleküle, die zum einen frei in den Körperflüssigkeiten vorkommen, zum anderen wesentliche Bestandteile der **B-Zell-Antigenrezeptoren** *(B-Zell-Rezeptoren, BZR)* auf der Membranoberfläche der B-Lymphozyten sind. Diese haben dieselbe Funktion wie die anders gebauten, stets membrangebundenen Erkennungsmoleküle auf der T-Zell-Oberfläche: Wenn eine B-Zelle „ihr" Antigen erkennt, ist dies ein Reiz zur Vermehrung und es entstehen aus ihr zahlreiche **Plasmazellen.** Auch hier ist überwiegend ein zweites Signal erforderlich, eine Kostimulation durch T_H2-Helferzellen (**T-Zell-abhängige B-Zell-Aktivierung** → Abb. 13.9), die für das gleiche Antigen spezifisch sind wie die B-Zelle. Einige Antigene sind allerdings zur **T-Zell-unabhängigen B-Zell-Aktivierung** fähig.

Außerdem werden langlebige B- und Plasmazellen gebildet, welche die zelluläre Grundlage des **B-Zell-Gedächtnisses** darstellen.

Plasmazellen

Plasmazellen sind „kleine Antikörperfabriken" – sie setzen riesige Mengen von *spezifischen* Antikörpern frei, die exakt zu dem Antigen passen, welches die B-Zelle stimuliert hat. Die überwiegende Anzahl der Plasmazellen ist gewebeständig, sie sitzen in den interstitiellen (Zwischenzell-)Räumen vieler Organe sowie in den sekundären lymphatischen Organen und zirkulieren mit der Lymphflüssigkeit, finden sich aber kaum im Blut. Vom Beginn einer Infektion bis zur Bereitstellung einer ausreichenden Zahl passender Antikörper vergeht durchschnittlich eine Woche – also die Zeit, in der man sich „so richtig" krank fühlt.

Altersveränderungen der B-Lymphozyten

Unter anderem durch verminderte T-Zell-Hilfe ist die B-Zell-Funktion bei älteren Menschen schwächer. Die Antikörperbildung ist insgesamt geringer mit der Folge einer größeren Infektionsneigung, Reaktivierung von Infektionen und schlechterem Ansprechen auf Impfungen. Autoantikörper sind häufiger als bei jungen Menschen, führen aber nicht unbedingt zu einer Erkrankung.

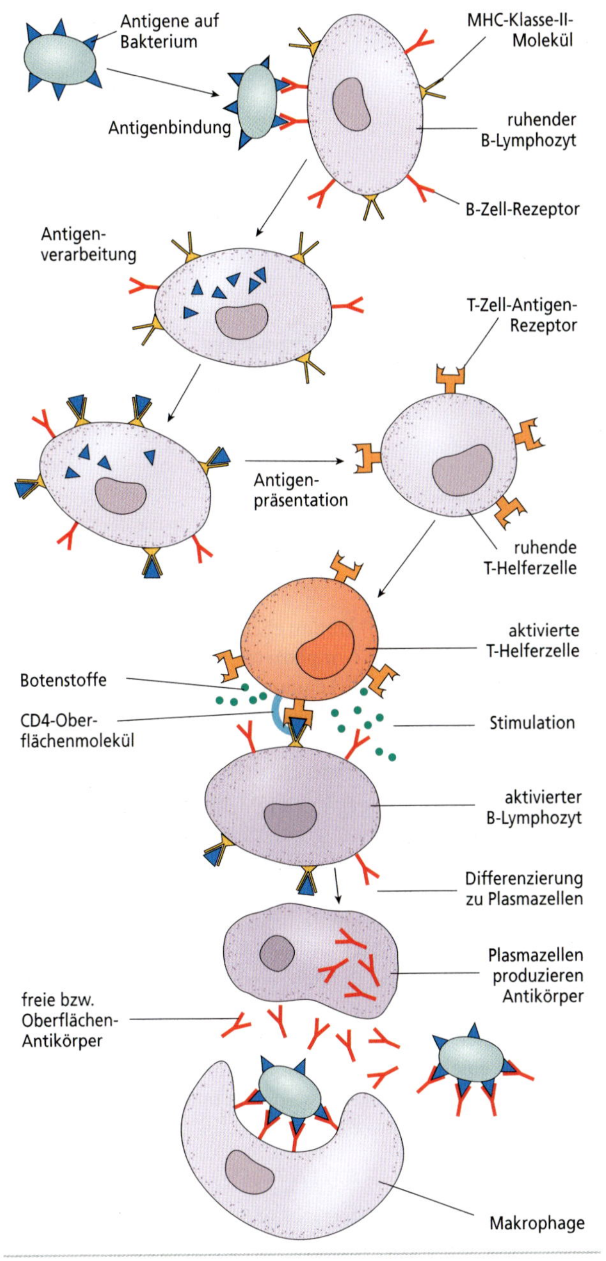

Abb. 13.9 T-Zell-abhängige B-Zell-Aktivierung (vereinfacht). Eine B-Zelle „erkennt" ihr Antigen, nimmt es auf und präsentiert es einer ruhenden T-Zelle, die spezifisch ist für das gleiche Antigen. Die aktivierte T-Helferzelle stimuliert daraufhin die B-Zelle durch Botenstoffe (Interleukine), und es werden antikörperproduzierende Plasmazellen gebildet. Eine mögliche Antikörperwirkung ist die Opsonierung, sodass die Phagozytose der Bakterien durch Makrophagen gesteigert wird.

SPICKZETTEL

Spezifische *(erworbene)* **Abwehr:** Abwehrmechanismen, welche *antigenabhängig* vorgehen, also sehr gezielt nur bei Vorhandensein bestimmter molekularer Strukturen **(Spezifität).** Bildet sich erst nach der Geburt durch Auseinandersetzung mit den verschiedensten Erregern, braucht nach Erregerkontakt ca. 1–2 Wochen, hat dann aber **Gedächtnisfunktion,** d. h. ein zweiter Kontakt mit dem gleichen Erreger verläuft schneller und effektiver (→ wichtig in der zweiten Phase der Abwehr und bei erneutem Erregerkontakt). Bestandteile

- **T-Helferzellen** *(T_H-Zellen, T_4-Zellen).* Erkennen über ihre T-Zell-Antigenrezeptoren Antigene, die sie von antigenpräsentierenden Zellen (z. B. Makrophagen, B-Lymphozyten) zusammen mit einem MHC-Klasse-II-Molekül und Kostimulation dargeboten bekommen → Differenzierung zu **T_H1-Helferzellen** (aktivieren Makrophagen) oder **T_H2-Helferzellen** (aktivieren B-Lymphozyten)
- **Zytotoxische T-Zellen** *(T_C-Zellen, T_8-Zellen).* Erkennen über ihre T-Zell-Antigenrezeptoren Antigene, die sie von antigenpräsentierenden Zellen zusammen mit einem MHC-Klasse-I-Molekül und Kostimulation dargeboten bekommen → Zerstörung der antigentragenden, z. B. virusinfizierten oder bösartigen Zelle
- **Regulatorische T-Zellen** *(T_{reg}-Zellen).* Bremsen überschießende Immunreaktionen, sind an Selbsttoleranz (Nichtvorgehen gegen normale körpereigene Zellen) beteiligt
- **T-Gedächtniszellen.** Langlebige T-Lymphozyten zur schnellen Reaktion bei erneutem Kontakt mit dem gleichen Antigen
- **B-Lymphozyten.** Erkennen über ihre B-Zell-Antigenrezeptoren selbst Antigene, Kostimulation meist durch T_H2-Helferzellen → Differenzierung zu **Plasmazellen** → nach ca. einer Woche Produktion großer Mengen spezifischer **Antikörper**
- **B-Gedächtniszellen, langlebige Plasmazellen** zur schnellen Antikörperproduktion bei erneutem Kontakt mit dem gleichen Antigen.

13.5.5 Antikörper

Antikörper *(AK),* auch **Immunglobuline** *(Ig)* genannt, sind hoch selektiv auf bestimmte Antigene passende Proteine, die von den Plasmazellen sezerniert werden. Sie stellen die humorale Komponente des spezifischen Abwehrsystems dar.

Antikörper-Grundstruktur

Alle Antikörper haben die gleiche Grundstruktur aus vier verbundenen Proteinketten, je zwei leichten und zwei schweren Ketten. Diese sind zu einem großen Y-förmigen Molekül angeordnet (→ Abb. 13.10). An den beiden Armen des Y liegen die antigenerkennenden Abschnitte (**Fab-Teil,** ab = antigenbindend), während der Stamm u. a. für die Kommunikation mit Phagozyten und anderen Abwehrzellen verantwortlich ist (**Fc-Teil,** c = constant). Jedes Antikörper-Grundmolekül hat also *zwei* **Antigenbindungsstellen** (man sagt auch, es sei *bivalent, bi* = zwei).

Antikörperklassen

In der Eiweißelektrophorese (elektrische Auftrennung nach Ladung, Molekulargewicht) kann man fünf verschiedene **Antikörperklassen** differenzieren (→ Abb. 13.10):

Immunglobulin G, kurz **IgG,** macht mit etwa 80 % den größten Anteil der Antikörper im Blut aus. Es wird v. a. in der späten Phase der Erstinfektion und bei einer erneuten Infektion mit demselben Erreger gebildet (→ Abb. 13.11). IgG-Antikörper neutralisieren Antigen, aktivieren das Komplementsystem und erleichtern durch Opsonierung die Phagozytose von Erregern. IgG sind *plazentagängig,* treten also vom mütterlichen ins fetale Blut über. Damit bieten sie in der Zeit, während der das Abwehrsystem von Fetus und Neugeborenem noch unreif ist, einen Schutz vor Infektionen („Nestschutz").

IgM *(Immunglobulin M)* ist ein sehr großes Molekül, da hier fünf Y-förmige Grundmoleküle miteinander verbunden sind

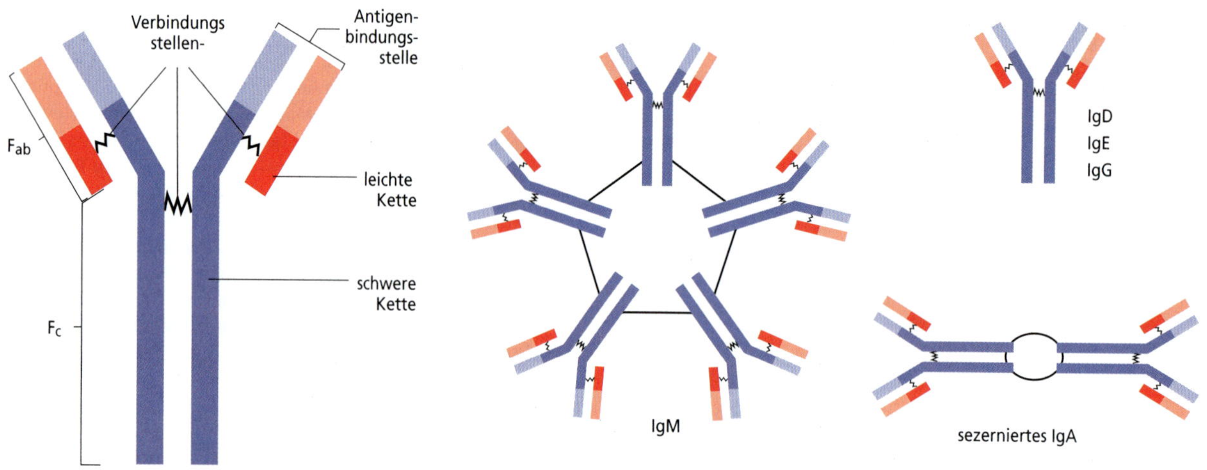

Abb. 13.10 Links Grundstruktur aller Antikörper, Mitte und rechts Struktur der verschiedenen Antikörper-/Immunglobulinklassen. Der Stamm des Y ist die Kontaktzone für Abwehrzellen.

(Pentamer; penta = fünf). Aufgrund der vielen Antigenbindungsstellen kann IgM ganze Zellen miteinander verklumpen *(agglutinieren),* außerdem aktiviert es Komplement. Seine Fähigkeit zu Neutralisation und Opsonierung ist geringer als die von IgG. IgM ist der *erste* Antikörper, der nach einer Infektion von einer aktiven Plasmazelle sezerniert wird (→ Abb. 13.11) – man kann das IgM daher für die Diagnose einer Erstinfektion heranziehen. Als Einzelmolekül *(Monomer)* kommt IgM außerdem als Antigenrezeptor auf der Oberfläche der B-Lymphozyten vor, wo es als zellmembranständiges „Schloss" auf den „Antigen-Schlüssel" wartet, der zur Aktivierung der Zelle führt.

IgA *(Immunglobulin A)* ist als Einzelmolekül *(Monomer)* im Blut vorhanden, als Doppelmolekül (*Dimer; di* = zwei) kommt es in diversen Körpersekreten wie Speichel, Darmsekreten und Bronchialschleim vor und neutralisiert dort Antigene. Entsprechend unterstützt es die lokale Abwehr von Erregern, die auf Schleimhäuten siedeln. IgA geht in die Muttermilch über.

IgE *(Immunglobulin E)* spielt bei der Abwehr von Parasiten (z. B. Würmern) und bei Allergien (→ 13.9) eine Rolle. Am Stamm seines Y-förmigen Moleküls besitzt es Strukturen, die an *Mastzellen* (→ Abb. 12.3, → 12.3.1) binden und diese aktivieren. Mastzellen bzw. die von ihnen abgegebenen Sekrete sind hauptverantwortlich für die Symptome von allergischen Reaktionen.

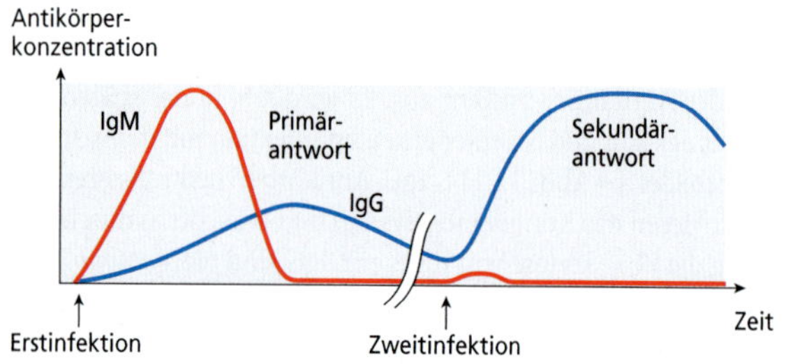

Abb. 13.11 Antikörper bei Erst- und Zweitinfektion. Während die Erstinfektion typischerweise mit Symptomen einhergeht, bleibt die Zweitinfektion meist unbemerkt.

IgD *(Immunglobulin D)* kommt ebenso wie das monomere IgM auf der Oberfläche von B-Lymphozyten vor und dient wie dieses als zellständiges Antigen-Erkennungsmolekül. Andere Funktionen von IgD sind bisher nicht bekannt.

Antikörperspiegel in den verschiedenen Lebensphasen

Neugeborene haben wenig IgA und IgM, hingegen infolge der diaplazentaren Übertragung viel IgG. Gestillte Kinder nehmen zudem IgA mit der Muttermilch auf und kleiden damit gewissermaßen ihre Darmschleimhaut aus.

Mit der Zeit werden die mütterlichen Antikörper im Blut abgebaut. Der IgG-Spiegel sinkt ab, sodass die **Leihimmunität** (der *Nestschutz*) nachlässt und das Baby etwa ab dem sechsten Lebensmonat anfälliger für Infektionen wird. Es muss sich nun mit den verschiedensten Infektionserregern seiner Umwelt auseinandersetzen und einen eigenen Antikörperschutz aufbauen. Dadurch steigt der IgG-Spiegel langsam wieder an und erreicht im Grundschulalter Erwachsenenwerte.

PÄDIATRIE

Häufige „banale" Infekte bei Klein- und Kindergartenkindern, besonders nach Aufnahme in eine Kinderbetreuungseinrichtung, sind nicht Zeichen eines „schlechten" Immunsystems, sondern in aller Regel Ausdruck der **immunologischen Lernphase** eines funktionierenden, „trainierenden" Immunsystems.

Monoklonale Antikörper

Bei einer normalen Abwehrreaktion werden immer *mehrere* B-Lymphozyten aktiviert. Da diese sich genetisch leicht voneinander unterscheiden, sind auch die entstehenden Antikörper etwas verschieden. Man spricht von **polyklonalen Antikörpern** (ein Klon bezeichnet alle Nachkommen einer einzigen Zelle; *poly* = viel).

In Forschung und Therapie werden häufig **monoklonale Antikörper** *(mAk)* verwendet: Im Labor wird eine *einzige* Plasmazelle isoliert und zur Vermehrung gebracht. Ihre Nachkommen erzeugen dann vollkommen gleiche, gegen ein ganz bestimmtes Antigen gerichtete Antikörper in großer Menge. Monoklonale Antikörper werden diagnostisch u. a. in der Infektionsdiagnostik und

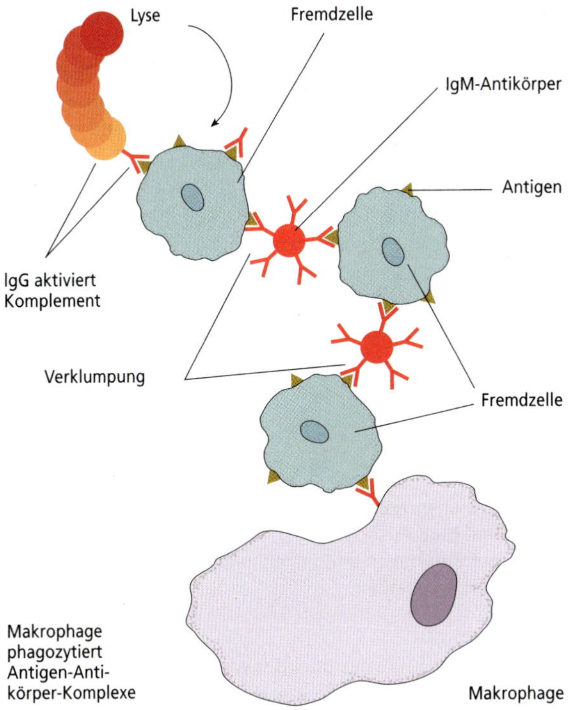

Abb. 13.12 Beispiele für Antigen-Antikörper-Reaktionen. Die großen IgM-Antikörper besitzen viele Bindungsstellen für Antigene. Sie sind in der Lage, Fremdzellen (z. B. blutgruppenfremde Erythrozyten) zu verklumpen. Die Komplexe werden von Phagozyten aufgenommen. Darüber hinaus können IgM und IgG das Komplementsystem aktivieren.

therapeutisch z. B. gegen bestimmte Tumoren, Leukämien oder autoimmunologisch (mit)bedingte Erkrankungen eingesetzt.

13.5.6 Antigen-Antikörper-Reaktionen

Wie erwähnt besitzen die Antikörper Bindungsstellen für Fremdmoleküle (Antigene). Reagieren Antikörper nun mit „ihren" Antigenen, bilden sich **Antigen-Antikörper-Komplexe** (Schlösser mit eingestecktem Schlüssel). Die Antikörper können auf unterschiedliche Weise gegen Erreger oder Toxine wirken:

- Sie können Antigene durch Neutralisation unschädlich machen
- Das große IgM-Molekül ist z. B. in der Lage, ganze Zellen miteinander zu verklumpen (agglutinieren). Die Antigen-Antikörper-Komplexe werden dann phagozytiert (→ Abb. 13.12)
- Die Antikörper können nach der Antigenbindung das Komplementsystem aktivieren (→ 13.2.4). Dies führt dann zur Auflösung (Lyse) der Erregerzelle
- Durch Opsonierung steigern Immunglobuline die Phagozytose und damit die Erregerelimination.

SPICKZETTEL

Antikörper *(Immunglobuline):* Von Plasmazellen gebildete Proteine **(IgA, IgD, IgE, IgG, IgM)** aus 1–5 Y-förmigen Basismolekülen, die Antigene binden und dann je nach Antikörpertyp die Antigene neutralisieren, die antigentragenden Zellen agglutinieren, Komplementsystem aktivieren oder opsonieren und dadurch die Phagozytose steigern. Membrangebundene Antikörper sind außerdem Hauptbestandteile des B-Zell-Antigenrezeptors.

13.6 Kurzberichte von der Abwehrfront

13.6.1 Abwehr von Bakterien

Wenn eindringende Bakterien (→ Abb. 13.5, → Abb. 13.13) „Pech haben", werden sie schon an der Eintrittspforte (z. B. einer Hautverletzung) von den ständig lauernden Phagozyten entdeckt und phagozytiert.

Jedoch muss gerade bei größeren Bakterienmengen oder besonders *virulenten* (gefährlichen) Erregern die spezifische Abwehr helfen. Hier sind es vor allem die antigenpräsentierenden *B-Lymphozyten,* die, mithilfe von T_H2-Zellen zu *Plasmazellen* aktiviert, entsprechende *Antikörper* bilden. Wenn sich die Antikörper an die Erreger binden, können die Mikroorganismen durch nachfolgende Aktivierung des *Komplementsystems* vernichtet werden. Außerdem werden sie durch die anhaftenden Antikörper *(Opsonierung)* eine attraktive Mahlzeit für Makrophagen und Granulozyten.

Eiter, der typisch ist für lokale bakterielle Infektionen, besteht in erster Linie aus zerfallenen neutrophilen Granulozyten, daneben aus aufgelösten Geweberesten und Bakterien.

Viele Bakterien haben allerdings Mechanismen entwickelt, um dem Abwehrsystem möglichst zu entgehen: Sie tragen z. B. bestimmte Moleküle auf ihrer Oberfläche, die vom Abwehrsystem nur schwer als „fremd" erkannt werden, umhüllen sich mit einer phagozytosehemmenden Schleimkapsel oder vermögen sogar *in* Körperzellen zu überleben.

MEDIZIN

Gegen die meisten Bakterien stehen wirksame **Antibiotika** zur Verfügung, also bakterienhemmende oder -tötende Medikamente.
Zunehmend bereiten allerdings **Resistenzen** Probleme: Da Bakterien sich sehr schnell vermehren, zeigen sich bei ihnen in relativ kurzer Zeit auch viele *Mutationen* (Veränderungen des Erbgutes → 4.6.2), die früher oder später dazu führen, dass die Erreger wirksame Gegenmittel gegen die eingesetzten Antibiotika produzieren, etwa Enzyme, die das Antibiotikum inaktivieren. Besonders ernst zu nehmen sind **multiresistente Erreger** *(MRE),* die gegen *viele* Antibiotika gleichzeitig resistent sind.

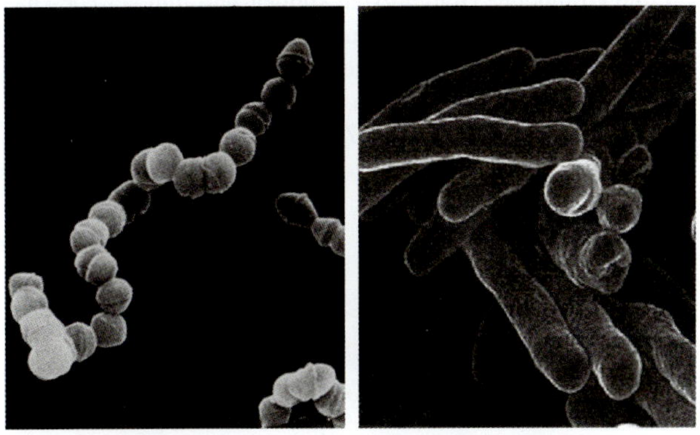

Abb. 13.13 Bakterien. Bakterien können sehr unterschiedliche Formen haben und einzeln oder auf verschiedene Art zusammengelagert sein. Links Streptokokken (kettenförmig angeordnete Kugelbakterien), rechts Stäbchenbakterien. [li. E369, re. E449]

13.6.2 Abwehr von Viren

Viren (→ Abb. 13.14) werden oft als *Sonder-* oder *Grenzform des Lebens* angesehen, da sie nicht die Kriterien für Lebewesen erfüllen (→ 1.1): So sind sie nicht in der Lage, sich selbstständig zu vermehren, sondern hierzu auf eine Wirtszelle angewiesen. Viren bestehen nur aus Erbinformation (DNA *oder* RNA → 2.8.4), einem Proteinmantel **(Kapsid)** sowie evtl. einer äußeren Hülle **(Envelope)**, mit der neu gebildete Viren bei der Freisetzung aus der Wirtszelle umgeben werden. Sie besteht aus der Wirtszellmembran, in die virusspezifische Proteine eingelagert sind.

Weder Antikörper noch T-Lymphozyten können *in* einer Wirtszelle befindliche Viren erkennen und unschädlich machen. Allerdings können die befallenen Zellen eine Art „SOS-Flagge" hissen, indem sie Teile des Virus zusammen mit MHC-Klasse-I-Molekülen auf ihrer Zelloberfläche darbieten (Antigenpräsentation → Abb. 13.7, → Abb. 13.9). Dies ist ein Alarmsignal für T-Lymphozyten, die Zelle als infiziert zu erkennen und abzutöten. Zusätzlich beginnen aktivierte *B-Lymphozyten*, sich in *Plasmazellen* umzuwandeln und Antikörper gegen die Viren zu produzieren. Wenn die Viren nach ihrer Vermehrung freigesetzt werden, sind sie für Antikörper zugänglich.

Daneben schütten virusbefallene Zellen *Interferone* (→ 13.3) aus, die Nachbarzellen vor einer möglichen Virusinvasion warnen. Die Nachbarzellen reduzieren daraufhin ihren Stoffwechsel und werden so unempfindlicher gegen einen Virusbefall, außerdem produzieren sie vorsorglich antiviral wirkende Zytokine.

MEDIZIN

Die meisten Virusinfekte kann der Körper selbst beherrschen. Heutige **Virostatika** (antivirale Medikamente) wirken nur gegen einen Teil der Viren. Zudem beeinträchtigen sie nach wie vor auch menschliche Zellen.

13.6.3 Abwehr von Parasiten

Als **Parasiten** werden v. a. den Menschen befallende **Würmer** und *Einzeller* **(Protozoen)** zusammengefasst. Gegen Parasiten geht das Abwehrsystem in erster Linie mit den bekannten Abwehrzellen vor, also Phagozyten, B- und T-Lymphozyten. Daneben spielen *Mastzellen* und *eosinophile Granulozyten* (→ Tab. 13.2) sowie Antikörper des Typs *Immunglobulin E* eine besondere Rolle. Mastzellen und eosinophile Granulozyten können zell- und gewebeschädigende Substanzen ausschütten. Mit Immunglobulin E besetzte Parasiten werden von den Mastzellen erkannt – sie heften sich an die IgE-Antikörper und können bei diesem engen Kontakt den Parasiten durch die Abgabe von Zytokinen schädigen.

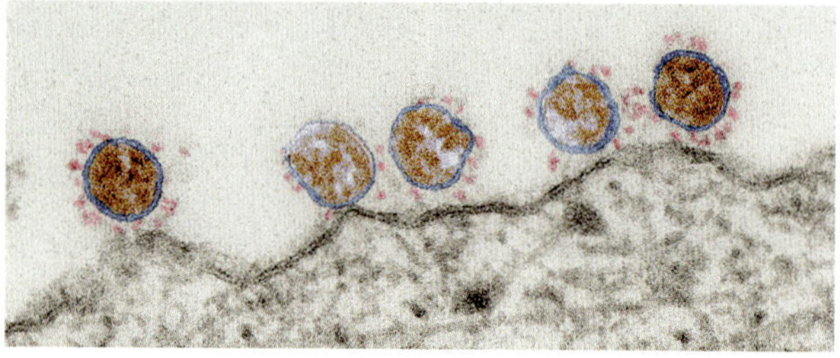

Abb. 13.14 Viren. Viren, hier SARS-CoV-2 auf der Oberfläche einer Zelle, sind zu ihrer Vermehrung auf lebende Zellen des Wirtsorganismus angewiesen. [E370]

13.7 Infektionsprophylaxe

Infektionen sind ein wieder zunehmendes „Thema": Man denke etwa an die Antibiotikaresistenzen und die **nosokomialen** (in medizinischen Einrichtungen erworbenen) **Infektionen.** Auch veränderte oder neue Erreger tauchen immer wieder auf, in jüngster Vergangenheit das neue Coronavirus **SARS-CoV-2** *(Severe Acute Respiratory Syndrome Coronavirus Type 2)*, das 2020 zur **COVID-19-Pandemie** mit massiven Folgen weltweit führte.

Eine Möglichkeit, Infektionen vorzubeugen, ist die **Expositionsprophylaxe,** also die Vermeidung des Kontakts mit dem Erreger. Die erforderlichen Maßnahmen hängen von den Eigenschaften des Erregers und seinen Übertragungswegen ab. Die Bedeutung von Händehygiene (Händewaschen, Händedesinfektion), sorgfältiger Desinfektion und Sterilisation sowie aseptischen Arbeitens kann aber nicht genug betont werden.

PFLEGE

Zur **Expositionsprophylaxe** gehört auch, bei jedem möglichen Kontakt mit Blut, Ausscheidungen und Sekreten geeignete Handschuhe zu tragen und Verletzungen mit gebrauchten Instrumenten zu vermeiden.

Weitere wichtige Säule der Infektionsprophylaxe ist die **Impfprophylaxe,** insbesondere bei weit verbreiteten Erregern, die häufig zu schweren Erkrankungen führen.

13.7.1 Aktivimmunisierung

Bei manchen Infektionserregern, etwa dem Masernvirus, ist ein Mensch nach dem ersten Kontakt praktisch für immer vor weiteren Angriffen des Erregers geschützt (immun). Das Masernvirus verändert sich nicht, und das immunologische Gedächtnis macht erneut eindringenden Viren schnell und meist ohne Beschwerden den Garaus. Man spricht von **erworbener Immunität.**

Eine **Aktivimmunisierung** erzeugt durch ein *Impfantigen* einen „kontrollierten Übungskampf". Das Abwehrsystem bildet aufgrund der vermeintlichen Infektion passende Antikörper und ein immunologisches Gedächtnis, die dann bei einer tatsächlichen Infektion parat stehen. Unterschieden werden:

- **Lebendimpfstoffe** mit lebenden, abgeschwächten Erregern
- **Inaktivierte (Ganzvirus-)Impfstoffe** aus abgetöteten ganzen Erregern
- **Untereinheiten**- und **Spaltimpfstoffe** mit Erregerbestandteilen
- **Toxoidimpfstoffe** mit (harmlosen) Toxinmolekülen
- **Genbasierte Impfstoffe. mRNA-Impfstoffe** enthalten künstliche mRNA, die an den Ribosomen für kurze Zeit zur Herstellung des Impfantigens führt. **Vektorimpfstoffe** arbeiten mit meist vermehrungsunfähigen Trägerviren, in die das Gen für das Impfantigen eingeschleust wurde. Infizierte Körperzellen produzieren dann das Impfantigen.

Die vier letztgenannten Impfstoffarten sind **Totimpfstoffe** bzw. werden diesen gleichgesetzt. Sie sind meist besser verträglich als Lebendimpfstoffe, aber weniger immunogen und benötigen deshalb oft mehr Impfungen.

Anders ist es z. B. bei den Influenzaviren (Grippeviren), die ihre antigene Struktur mit großer Regelmäßigkeit etwas verändern, sodass Antikörper und immunologisches Gedächtnis nicht mehr „greifen". Hier schützt eine Erkrankung oder Impfung nur für kurze Zeit. Deshalb muss die Grippeimpfung jährlich mit den im

Tab. 13.3 Impfkalender (vereinfacht nach den Empfehlungen der STIKO 2022). Stets Herstellerangaben beachten. [X221-035]

Impfstoff (Erkrankung)	Alter in										
	Wochen	Monaten					Jahren				
	6	2	3	4	11	12	15	5–6	9–14	15–16	Ab 18	Ab 60
Rotaviren	G1		G2	(G3)								
DTaP/Tdap		G1		G2	G3			A1	A2		A*	
Hib*		G1		G2	G3							
IPV*		G1		G2	G3				A1			
HB*		G1		G2	G3							
Pneumokokken		G1		G2	G3							S
Meningokokken C						G1						
MMR					G1		G2				S**	
Windpocken					G1		G2					
HPV									G1/2			
Herpes zoster												G1/2
Influenza												S (jährl.)

A Auffrischimpfung; **G** Grundimmunisierung; **N** Nachholimpfung (Grundimmunisierung aller noch nicht Geimpften bzw. Komplettierung eines unvollständigen Impfschutzes); **S** Standardimpfungen mit allgemeiner Anwendung = Regelimpfungen

D/d = Diphtherie; T = Tetanus; aP/ap = Pertussis (Keuchhusten); HiB = Haemophilus influenzae Typ B; IPV = Polio = Kinderlähmung; HB = Hepatitis B; MMR = Masern, Mumps, Röteln; Influenza = Grippe; HPV = humane Papilloma-Viren

* Td-Auffrischimpfung alle 10 Jahre. Einmalige Tdap-Auffrischimpfung bei der nächsten fälligen Td-Impfung, bei entsprechender Indikation als TdaP-IPV-Kombinationsimpfung

** Einmalige Impfung aller nach 1970 Geborenen ≥ 18 Jahre ohne, mit unklarer oder nur einer Impfung

nächsten Winter wahrscheinlich „aktuellen" Stämmen wiederholt werden.

Die *Ständige Impfkommission* am *Robert Koch-Institut* **(STIKO)** gibt in regelmäßigen Abständen aktualisierte Impfempfehlungen für Kinder und Erwachsene heraus (→ Tab. 13.3).

PRÄVENTION

Aus den verschiedensten Gründen bestehen nach wie vor in allen Altersgruppen teils erhebliche **Impflücken.** Pflegende können hier präventiv tätig sein, indem sie Patienten und Patientinnen den Wirkmechanismus von Impfungen darlegen und erklären, dass nicht alle Beschwerden nach einer Impfung Nebenwirkungen oder gar Komplikationen sind – gerade bei einer Erstimpfung geht die Auseinandersetzung des Körpers mit dem Erreger nicht ganz ohne Symptome ab.

- Gegen einige Erkrankungen, etwa Diphtherie oder Tetanus (Wundstarrkrampf), sollten alle Menschen geimpft sein. Wichtig: Auffrischimpfungen nicht vergessen
- Für Fernreisen gelten je nach Region zusätzliche Impfempfehlungen, über die man sich z. B. bei Gesundheitsämtern und Tropeninstituten informieren kann
- Ferner sollten sich Angehörige bestimmter Berufsgruppen vor speziellen Risiken schützen. Beispielsweise ist die Tollwut (nur) für Förster, Tierärzte und zum Teil auch medizinisches Personal ein ernst zu nehmendes Risiko
- Auch einige Vorerkrankungen sowie Alter über 60 Jahre können eine erhöhte Gefährdung und eine Impfempfehlung bedingen, z. B. Pneumokokken-Impfung bei Erwachsenen.

13.7.2 Passivimmunisierung

Gefährlich ist es z. B., wenn sich eine nichtimmune Schwangere mit Rötelnviren infiziert, insbesondere während der ersten drei Schwangerschaftsmonate. Die Rötelnviren gelangen über die Plazenta zum Ungeborenen, und es drohen vor allem Innenohr-, Augen-, Herz- und Gehirnschäden. Um diese **Röteln-Embryopathie** zu verhindern, können der Schwangeren spezifische Röteln-Antikörper injiziert werden, die anstelle der nicht vorhandenen eigenen Antikörper die Rötelnviren unschädlich machen sollen, bevor sie auf das Kind übergreifen.

Die Antikörper (Immunglobuline) werden vom Blut anderer Kranker, die eine Rötelninfektion überstanden haben, gewonnen. Da das Abwehrsystem nicht selbst aktiv werden muss, spricht man von **Passivimmunisierung.**

Auch bei Krankheiten, die durch Giftstoffe (Toxine) des Erregers gefährlich sind, hat die passive Immunisierung große Bedeutung, weil die Toxine im Blut durch Immunglobuline unschädlich gemacht werden können. Dies kann bei Diphtherie-, Tollwut- oder Tetanusinfektionen lebensrettend sein.

Allerdings schützen Passivimmunisierungen nur 1–3 Monate, da die zugeführten Antikörper vom Organismus abgebaut werden. Der Vorteil ist, dass Infektionen kurzfristig am Ausbruch gehindert oder in ihrem Verlauf gemildert werden können.

SPICKZETTEL

Immunität: Unempfänglichkeit eines Organismus gegenüber einem bestimmten Infektionserreger oder Toxin (Giftstoff).

Impfung *(Schutzimpfung):* Künstliches Herbeiführen eines Schutzes vor erregerbedingten Erkrankungen.

- **Aktivimmunisierung.** Impfantigen → Aktivierung des Immunsystems → eigene Antikörperproduktion → mit zeitlicher Verzögerung einsetzender, aber lange anhaltender Schutz
- **Passivimmunisierung.** Gabe fremder, „fertiger" Antikörper→ sofortiger, aber kurz dauernder Schutz.

13.8 Lymphatisches System

Das **lymphatische System** besteht aus den *Lymphgefäßen* und den *lymphatischen Organen.* Es erfüllt drei Hauptaufgaben:
- *Drainage* des Interstitiums über die **Lymphe**
- Mitarbeit bei der *Immunabwehr*
- *Transport* bestimmter Fette aus dem Darm (→ 17.7.3).

Lymphatische Organe sind (→ 13.1.2, → Abb. 13.15):
- *Knochenmark* und *Thymus* als primäre lymphatische Organe
- *Milz, Lymphknoten* und *lymphatische Gewebe der Schleimhäute* (**mukosaassoziierte lymphatische Gewebe,** kurz *MALT*) als sekundäre lymphatische Organe. Zu den lymphatischen Geweben der Schleimhäute zählen der **lymphatische Rachenring** mit Rachen-, Zungen- und Gaumenmandeln (→ 16.2), das **lymphatische Gewebe der Atemwege** (→ 16.7) und das **lymphatische Gewebe des Darms,** besonders ausgeprägt in den *Peyer-Plaques* des Dünndarms (→ 17.5.2).

Alle lymphatischen Organe weisen einen hohen Gehalt an retikulärem Bindegewebe (→ 5.3.4) und Lymphozyten auf.

PÄDIATRIE

Die lymphatischen Organe, besonders der lymphatische Rachenring, sind bei Kindern sehr stark entwickelt. Grund dafür ist die physiologische Auseinandersetzung mit den allgegenwärtigen Umweltkeimen.

SPICKZETTEL

Lymphatisches System: Lymphgefäße mit der **Lymphe** und **lymphatische Organe.** Aufgaben Abwehr, Bildung und Transport der Lymphe, Überführung bestimmter Fette aus dem Darm ins Blut.

13.8.1 Lymphe, Lymphgefäße und Lymphknoten

Lymphe

Im arteriellen Schenkel der Kapillaren werden täglich rund 20 l Flüssigkeit in das Interstitium filtriert, jedoch nur ca. 18 l davon im venösen Schenkel wieder reabsorbiert (→ 3.5, → 15.1.3). Die übrigen 2 l (also etwa 10 %) bilden die **Lymphe.** Ihre Zusammensetzung entspricht der des Blutplasmas mit Ausnahme des deutlich niedrigeren Eiweißgehaltes (ca. 20 g/l gegenüber 70–80 g/l im Blutplasma).

Lymphgefäße

Die Lymphe wird von den **Lymphkapillaren** aufgenommen, die überall in den Geweben blind beginnen. Sie verlaufen etwa parallel zu den venösen Gefäßen und vereinigen sich zu zunehmend größeren **Lymphgefäßen** (→ Abb. 13.16). Die Lymphgefäße stellen neben dem venösen System ein zweites Abflusssystem dar, durch das interstitielle Flüssigkeit in den Blutstrom zurückgeleitet wird.

Über die Lymphbahnen gelangt die Lymphe in die Lymphknoten. Nach Passage der Lymphknoten sammelt sich die Lymphe in den großen Lymphbahnen. Dabei vereinigen sich die großen Lymphgefäße der unteren Körperabschnitte in der **Cisterna chyli** und laufen als **Ductus thoracicus** *(Milchbrustgang, Brustmilchgang)* durch das Zwerchfell ins hintere Mediastinum. Nach dem Zufluss der Hauptlymphbahnen des linken Armes und der linken Kopfhälfte mündet der Ductus thoracicus über den linken **Venenwinkel,** den Zusammenfluss von linker V. jugularis interna und V. subclavia (innerer Drosselvene und Schlüsselbeinvene), ins Blut. Die Lymphe der rechten oberen Körperseite mündet dagegen als **rechter Hauptlymphgang** *(Ductus lymphaticus dexter)* direkt in den rechten Venenwinkel.

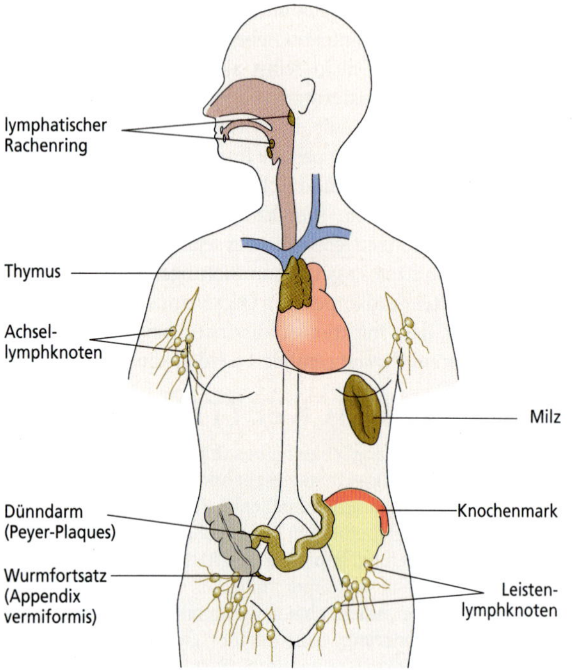

Abb. 13.15 Lymphatische Organe (Auswahl).

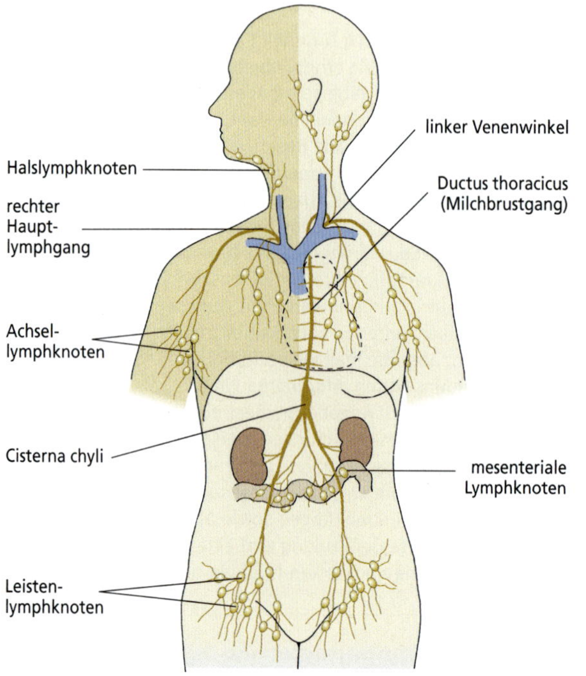

Abb. 13.16 Wichtige Lymphgefäße und Lymphknotenstationen. Der Ductus thoracicus übernimmt den Großteil des Lymphabflusses, der rechte Hauptlymphgang die Lymphe der rechten oberen Körperseite.

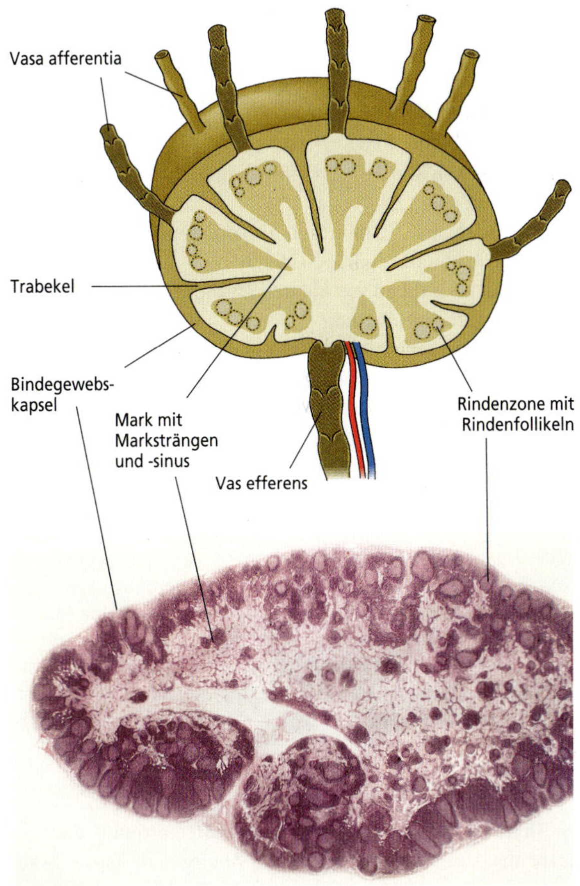

Abb. 13.17 Lymphknoten, oben in der Schemazeichnung, unten im lichtmikroskopischen Bild. [Foto M375]

Lymphknoten

Die interstitielle Flüssigkeit und damit die Lymphe enthalten nicht nur Wasser, Elektrolyte und Stoffwechselprodukte, sondern z. B. auch Zelltrümmer oder Krankheitserreger. In die Lymphbahnen sind als biologische Filterstationen gruppenweise die **Lymphknoten** (*Nodi lymphoidei,* früher *Nodi lymphatici*) eingeschaltet (→ Abb. 13.16). Jeder Körperregion lässt sich dabei eine Gruppe **regionaler Lymphknoten** zuordnen. „Nachgeschaltete" Lymphknoten, welche die Lymphe mehrerer regionaler Lymphknoten aufnehmen, heißen **Sammellymphknoten.**

Ein Lymphknoten ist ein mehrere Millimeter langes, bohnenförmiges Körperchen, das von einer Bindegewebskapsel umschlossen ist. Ins Innere strahlen zahlreiche bindegewebige Balken ein, die **Trabekel** (→ Abb. 13.17). Dazwischen befindet sich ein Netz phagozytierender *Retikulumzellen.* In dessen Zwischenräumen liegt das lymphatische Gewebe, wo die Vermehrung der Lymphozyten stattfindet. Man unterscheidet eine innere **Markzone** und eine äußere **Rindenzone.** In der Rindenzone liegen die Lymphozyten in kugelförmigen Verdichtungszentren, den **Rindenfollikeln.** Dort finden sich vor allem B-Lymphozyten. Zwischen Rinden- und Markzone sind v. a. T-Lymphozyten zu finden, in der Markzone insbesondere strangförmig gruppierte B-Lymphozyten und Plasmazellen.

Die Lymphe erreicht über mehrere zuführende Lymphgefäße *(Vasa afferentia)* auf der konvexen Seite den Lymphknoten. Sie fließt dann langsam durch ein verzweigtes Hohlraumsystem *(Sinus)* in Richtung der konkaven Seite. Dabei tritt die Lymphe in engen Kontakt mit den Abwehrzellen, die so Gelegenheit bekommen, Antigene abzufangen und ggf. die spezifische Abwehr in Gang zu setzen. An der konkaven Seite des Lymphknotens verlässt die nun „gereinigte" Lymphe den Lymphknoten über 1–2 ableitende Lymphgefäße *(Vasa efferentia).*

MEDIZIN

Lymphknotenvergrößerungen *(Lymphome)* treten bei Entzündungen, aber auch bei bösartigen Erkrankungen im Bereich ihres Zuflussgebietes auf.

Lymphödem

Ist der Lymphabfluss gestört, kann sich ein **Lymphödem** ausbilden, eine Schwellung mit Spannungs- und Schweregefühl und Bewegungseinschränkung. Verhältnismäßig häufige Ursache ist die Entfernung oder strahlentherapiebedingte Schädigung der Achsellymphknoten beim Mammakarzinom (Brustkrebs).

SPICKZETTEL

Lymphknoten *(Nodus lymphoideus):* Mehrere Millimeter großes, bohnenförmiges sekundäres lymphatisches Organ aus retikulärem Bindegewebe und Lymphozyten, das in ein Lymphgefäß eingeschaltet ist. Aufgabe Untersuchung der Lymphe auf schädliche Substanzen, ggf. Einleitung einer Abwehrreaktion.

13.8.2 Milz

Die **Milz** *(Lien, Splen)* liegt im linken Oberbauch unter dem Zwerchfell. Sie misst ca. 7 × 12 cm und wiegt etwa 150 g. Am **Milzhilum** tritt die *Milzarterie* (**A. lienalis,** *A. splenica*) als zuführendes Blutgefäß in die Milz ein, während die *Milzvene* (**V. lienalis,** *V. splenica*) sie hier verlässt (→ Abb. 13.18).

Die Milz ist von einer Bindegewebskapsel umgeben, von der zahlreiche Balken, die **Trabekel,** ins Organinnere einstrahlen (→ Abb. 13.19). Das so entstandene dreidimensionale Balkenwerk umschließt das eigentliche Milzgewebe, die **Milzpulpa.**

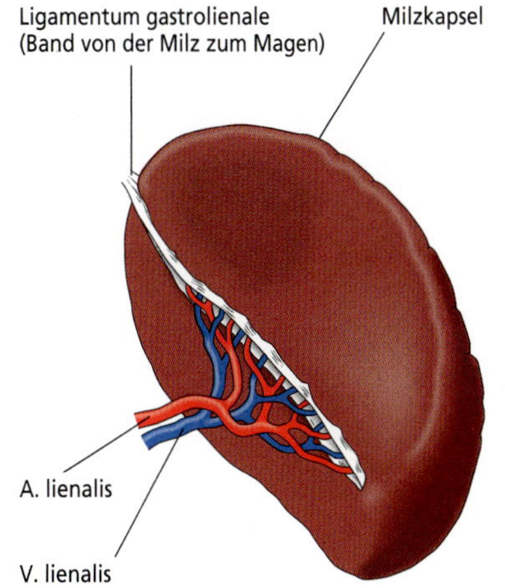

Abb. 13.18 Anatomie der Milz. Zur Lage im Abdomen → Abb. 18.2.

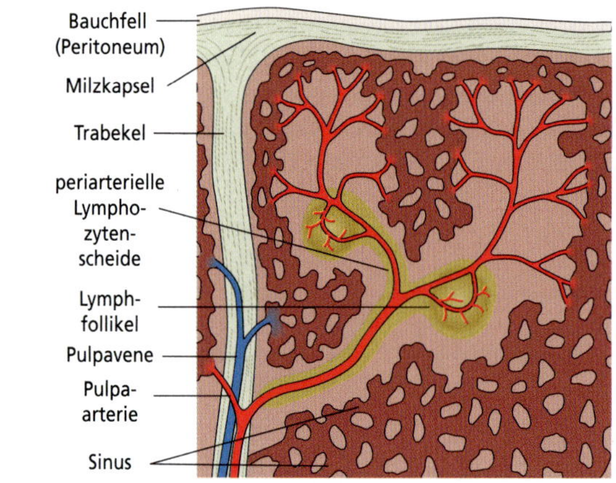

Abb. 13.19 Histologischer Feinbau der Milz (Schemazeichnung).

Die Schnittfläche einer frischen Milz zeigt ein ausgedehntes, dunkelrotes Gewebe, die **rote Pulpa,** in das viele stecknadelkopfgroße weiße Stippchen eingestreut sind **(weiße Pulpa).**

- Die rote Pulpa besteht aus großen Bluträumen, den **Milzsinus,** und einem feinen bindegewebigen Maschenwerk, den **Pulpasträngen,** mit vielen roten und weißen Blutkörperchen
- Die weiße Pulpa setzt sich aus lymphatischem Gewebe zusammen, das sich als **periarterielle Lymphozytenscheiden** *(PALS)* entlang der Arterien ausbreitet. Zusätzlich findet man kugelförmige Lymphfollikel.

Rote und weiße Pulpa stehen etwa im Verhältnis 3 : 1.

Funktionen der Milz

Funktionen der Milz sind:

- Identifizierung und Abbau von überalterten Blutzellen („Blutmauserung" → 12.2.4)
- Infektionsabwehr (Lymphozytenvermehrung, Herausfiltern und Abbau von Mikroorganismen)
- Abfangen und Abbau von kleinen Thromben
- Thrombozytenspeicherung
- Vor der Geburt Blutbildung (Hämatopoese, → 12.1.3).

Die Milz ist nicht lebensnotwendig, weil ihre Funktionen von Leber, Knochenmark und anderen lymphatischen Organen übernommen werden können. Das Infektionsrisiko ist nach Milzentfernung aber erhöht, v. a. bei Kindern unter sechs Jahren.

SPICKZETTEL

Milz *(Lien, Splen):* Etwa 7 × 12 cm großes, 150 g schweres, sekundäres lymphatisches Organ im linken Oberbauch aus einem bindegewebigen Trabekelsystem mit **roter Pulpa** (Bluträumen) und **weißer Pulpa** (lymphatisches Gewebe) dazwischen. Aufgaben Thrombozytenspeicher, Erkennen und Abbau von Krankheitserregern, alten/defekten Blutzellen, Thromben.

13.8.3 Thymus

Der **Thymus** *(Bries)* liegt im vorderen Mediastinum über dem Herzbeutel. Umhüllt von einer zarten Bindegewebskapsel, besteht er aus zwei Lappen, die wiederum in Läppchen gegliedert sind (→ Abb. 13.20).

Man unterscheidet:

- Die peripher gelegene **Thymusrinde** mit zahlreichen T-Lymphozyten und deren Vorläufern
- Das zentrale, lymphozytenarme **Thymusmark.**

Das Gewebegerüst des Thymus besteht aus **Thymusepithelzellen,** die ein verzweigtes Netz bilden.

Die Vorläufer der T-Lymphozyten, die **Thymozyten,** wandern in die Thymusrinde ein und vermehren sich dort. Die meisten der neu gebildeten Zellen gehen aber im Rahmen komplizierter Selektionsprozesse wieder zugrunde. Bevor ein T-Lymphozyt den Thymus verlässt, wird zuerst sichergestellt, dass die Bindung an MHC-Moleküle funktioniert *(positive Selektion)* und dass er sich *nicht* gegen körpereigene Substanzen richtet *(negative Selektion).* Für diese Selektionsprozesse ist der Kontakt zwischen den reifenden Lymphozyten und den Retikulumzellen von entscheidender Bedeutung. Das Nichtvorgehen des Abwehrsystems gegen körpereigene Strukturen wird auch als (immunologische) *Eigen-* oder **Selbsttoleranz** bezeichnet.

Daneben sezerniert der Thymus verschiedene Hormone, die wahrscheinlich als Wachstumsfaktoren im Abwehrsystem wirken.

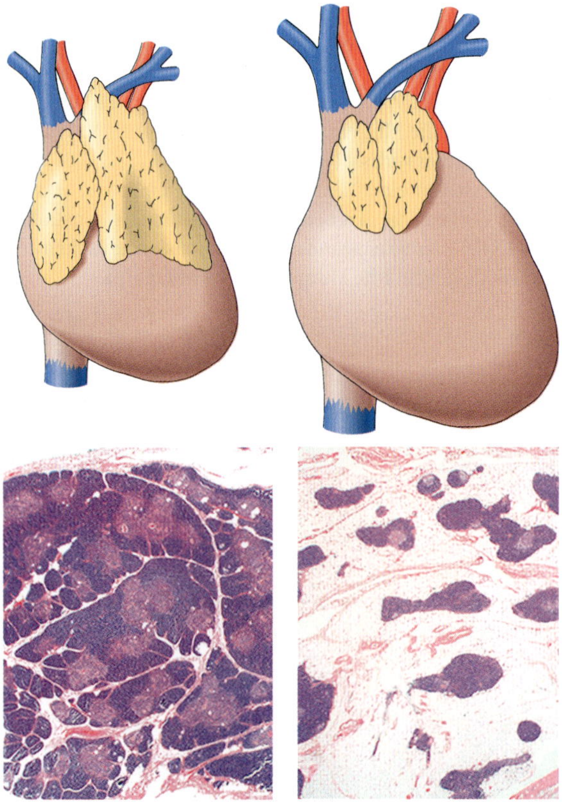

Abb. 13.20 Thymus, links eines Kleinkindes, rechts eines Erwachsenen, jeweils oben Größe im Vergleich zum Herzen, unten mikroskopisches Bild. Beim Erwachsenen dominiert Fettgewebe im mikroskopischen Bild. [Foto T484]

Altersveränderungen des Thymus

Bei Kindern und Jugendlichen ist der Thymus voll ausgebildet und erreicht ein Gewicht von maximal 40 g. Ab der Pubertät bildet sich der Thymus immer mehr zurück *(Altersinvolution),* sodass sich bei Erwachsenen nur noch narbige Thymusreste finden, eingebettet in den **Thymusfettkörper.**

SPICKZETTEL

Thymus *(Bries)*: Primäres lymphatisches Organ im vorderen Mediastinum aus Thymusepithelzellen, Lymphozyten in verschiedenen Reifungsstadien u. a. Abwehrzellen, unterteilt durch Bindegewebstrabekel. Ab der Pubertät Rückbildung, Einlagerung von Fettzellen. Aufgabe v. a. T-Lymphozyten-Reifung.

13.9 Entgleisungen des Abwehrsystems

Ganz so reibungslos wie bisher dargestellt funktioniert unser Abwehrsystem leider nicht immer:

Zum einen kann das Abwehrsystem Reaktionen gegen solche Substanzen zeigen, die es normalerweise toleriert:

- Das Abwehrsystem kann gegen an sich harmlose Antigene (z. B. Pollen oder Erdbeeren) eine krankhaft starke Reaktion zeigen. Diese (spezifische) Überempfindlichkeit der Abwehr heißt **Allergie.** Die Allergie wird, ebenso wie die Immunität, bei einem früheren Kontakt mit einem Antigen erworben; man spricht von **Sensibilisierung.** Das entsprechende Antigen wird als **Allergen** bezeichnet. Man unterscheidet vier verschiedene Typen allergischer Reaktionen, die sich unter anderem im Mechanismus der Immunantwort und der Zeitspanne zwischen (erneutem) Allergenkontakt und Symptomausbildung unterscheiden. Besonders häufig sind die IgE-vermittelte **allergische Reaktion vom Typ I** oder *Soforttyp* (z. B. Heuschnupfen, Schwerstform anaphylaktischer Schock → 15.3.7) und die **allergische Reaktion vom Typ IV** oder *verzögerten Typ* durch sensibilisierte T-Lymphozyten (z. B. Nickelallergie, Transplantatabstoßung, beide → Abb. 13.21)
- Aus ungeklärter Ursache kann die Selbsttoleranz verloren gehen. Es werden **autoreaktive T-Lymphozyten** und/oder **Autoantikörper** gegen eigenes Gewebe gebildet. Zu den daraus resultierenden **Autoimmunerkrankungen** gehören z. B. der *Diabetes mellitus Typ 1* (→ 17.9.6) und die *rheumatoide Arthritis.*

Sowohl Allergien als auch Autoimmunerkrankungen nehmen seit Jahren zu. Mitursache ist wahrscheinlich eine unzureichende Entzündungsdämpfung bedingt durch geringen Kontakt zu „harmlosen" Risikoorganismen in der frühen Kindheit.

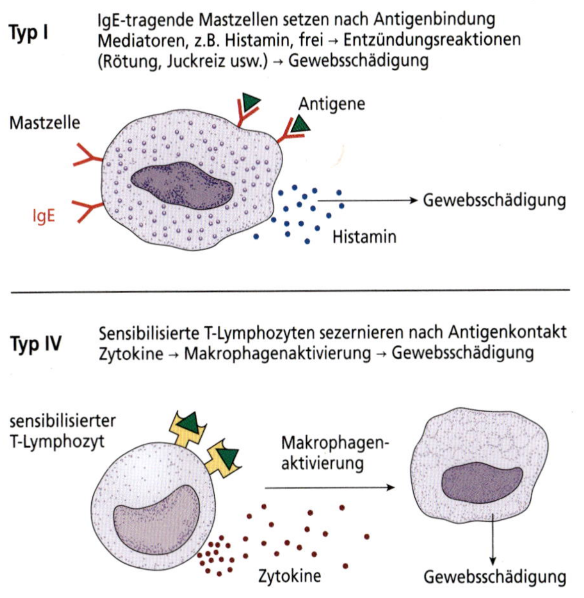

Abb. 13.21 Die beiden häufigsten Typen allergischer Reaktionen.

MEDIZIN

Insbesondere Autoimmunkrankheiten können schwer, manchmal lebensbedrohlich verlaufen. Dann muss das Abwehrsystem medikamentös mit **Immunsuppressiva** unterdrückt werden. Hauptnebenwirkungen sind eine gesteigerte Infektionsanfälligkeit sowie bei Langzeiteinnahme ein erhöhtes Tumorrisiko.

Zum anderen kann das Abwehrsystem zu wenig reagieren. Eine solche krankhafte Abwehrschwäche oder **Immundefekt** zeigt sich durch besonders viele und v. a. schwere Infektionen sowie bei längerem Bestehen oft ein gehäuftes Auftreten von Tumoren.

WIEDERHOLUNGSFRAGEN

1. Wie wird das Abwehrsystem üblicherweise gegliedert, um seine Arbeitsweise besser darzustellen? (→ 13.1.1)
2. Was sind Antigene? (→ 13.1.1)
3. Welche Organe werden zu den primären, welche zu den sekundären lymphatischen Organen gerechnet? Welche Vorgänge finden jeweils dort statt? (→ 13.1.2, → 13.8)
4. Welche Aufgaben haben die Zellen des Abwehrsystems? (→ 13.1.3, → Tab. 13.2, → 13.2.2, → 13.2.3, → 13.5.3, → 13.5.4)
5. Wie schützt sich der Körper vor dem Eindringen von Infektionserregern? (→ 13.2.1)
6. Welche Zellen gehören zu den „Fresszellen"? (→ 13.2.2)
7. Was versteht man unter dem Komplementsystem, wie funktioniert es? (→ 13.2.4)
8. Wozu braucht das Abwehrsystem Zytokine? (→ 13.3)
9. Welche zwei Merkmale kennzeichnen das spezifische Abwehrsystem? (→ 13.5.1)
10. Wie erkennt das Abwehrsystem körperfremde oder abnorme körpereigene Zellen? (→ 13.5.2)
11. Wo „lernen" die T-Lymphozyten, welche Zellen nicht vernichtet werden dürfen? (→ 13.5.3)
12. Wie werden T-Lymphozyten zu einer Abwehrreaktion aktiviert? (→ 13.5.3)
13. Welche Funktion haben die T-Helferzellen? (→ 13.5.3)
14. Welche Funktion haben die zytotoxischen T-Zellen? (→ 13.5.3)
15. Was ist die Aufgabe von B-Lymphozyten? (→ 13.5.4)
16. Welche Antikörper-Klassen gibt es? (→ 13.5.5)
17. Warum sind kleine Kinder „ständig erkältet"? (→ 13.5.5)
18. Wie unterscheiden sich Aktiv- und Passivimmunisierung? (→ 13.7.1, → 13.7.2)
19. Welche Aufgaben hat das lymphatische System? (→ 13.8)
20. Welche Aufgaben erfüllen die Lymphknoten? (→ 13.8.1)
21. Wie ist die Milz gebaut, welche Funktionen hat sie? (→ 13.8.2)

14

HERZ

LERNZIELÜBERSICHT

14.1 Einführung

- Das Herz liegt im Mediastinum zwischen den Lungen. Als Hohlmuskel treibt es den Blutstrom an. Herz und Blutgefäße bilden zusammen das Herz-Kreislauf-System.
- Die Herzscheidewand teilt das Herz in eine linke und eine rechte Hälfte.
- Dadurch existieren zwei Teilkreisläufe: der Lungenkreislauf (zur Sauerstoffaufsättigung des Blutes) und der Körperkreislauf (zur Versorgung aller Organe).

14.2 Herzkammern und -klappensystem

- Jede Herzhälfte besteht aus Vorhof (Atrium) und Kammer (Ventrikel), getrennt durch Segelklappen (Mitral- bzw. Trikuspidalklappe). Zwischen Kammern und großen Schlagadern liegen Taschenklappen (Aorten- bzw. Pulmonalklappe).
- Das Blut strömt aus den Körper- bzw. Lungenvenen in rechten bzw. linken Vorhof und von dort in die Kammer. Die rechte Kammer pumpt das Blut über die Lungenschlagadern (Lungenarterien) durch die Lungen, die linke über die Aorta in den Körper.

14.3 Aufbau der Herzwand

- Innere Schicht der Herzwand ist das glatte, dünne Endokard.
- In der Mitte liegt die dicke Muskelschicht, das Myokard. Sie ermöglicht die Herzkontraktionen.
- Außen auf dem Myokard liegt das dünne Epikard.
- Das Epikard und das bindegewebige Perikard ganz außen bilden den Herzbeutel. Er sorgt für ein reibungsarmes Gleiten während der Kontraktionen.

14.4 Herzzyklus

- Das Herz kontrahiert sich durchschnittlich 70-mal in der Minute (Herzfrequenz), bei Kindern häufiger als bei Erwachsenen.
- Die Kontraktionsphase heißt Systole, die Erschlaffungsphase Diastole.
- Die (Kammer-)Systole beginnt mit der Anspannungsphase, bei der das Myokard Druck auf das Blut ausübt. In der Austreibungsphase werden die Taschenklappen aufgestoßen und das Blut durch Aorta und Lungenarterien gepumpt.
- Es folgt die (Kammer-)Diastole: In der Entspannungsphase erschlafft der Herzmuskel, in der Füllungsphase strömt Blut in die Vorhöfe und weiter in die Kammern. Die Herzklappen verhindern ein Zurückfließen. Damit ist der Kammerzyklus beendet.
- Mit dem Stethoskop hörbares Zeichen der Herztätigkeit sind die Herztöne.

14.5 Erregungsbildung und -leitung

- Das Herz ist zur Erregungsbildung fähig, kann also auch isoliert schlagen.
- Übergeordnetes Erregungsbildungszentrum („Schrittmacher") ist der Sinusknoten. Seine Erregung läuft über Vorhofmuskulatur, AV-Knoten, His-Bündel, Kammerschenkel und Purkinje-Fasern. Von da aus geht sie auf die Herzmuskulatur über.
- Die Herzaktion geht mit elektrischen Spannungsveränderungen einher. Diese können abgeleitet und als Elektrokardiogramm (EKG) aufgezeichnet werden.

14.6 Herzleistung und ihre Regulation

- Das Herz pumpt in Ruhe durchschnittlich 70 ml pro Herzschlag und damit 5 l Blut pro Minute durch den Körper. Dieses Herzminutenvolumen kann bei extremen Belastungen auf bis zu 30 l steigen.
- Sympathikus und Parasympathikus beeinflussen die Herzleistung – der Sympathikus steigert Herzfrequenz, Schlagkraft, Reizbildung und Erregungsleitungsgeschwindigkeit, der Parasympathikus wirkt umgekehrt.
- Außerdem besitzt das Herz eine gewisse Fähigkeit zur Eigenregulation: Gelangt viel Blut in das Herz, wird es stärker vorgedehnt und kann sich besser kontrahieren.
- Im Alter nimmt die Leistungsfähigkeit des Herzens ab, wobei mehrere Faktoren ineinandergreifen.

14.7 Blutversorgung des Herzens

- Das Herz hat einen hohen Sauerstoff- und Energiebedarf. Über die Koronararterien (Herzkranzgefäße) wird es mit Blut versorgt.

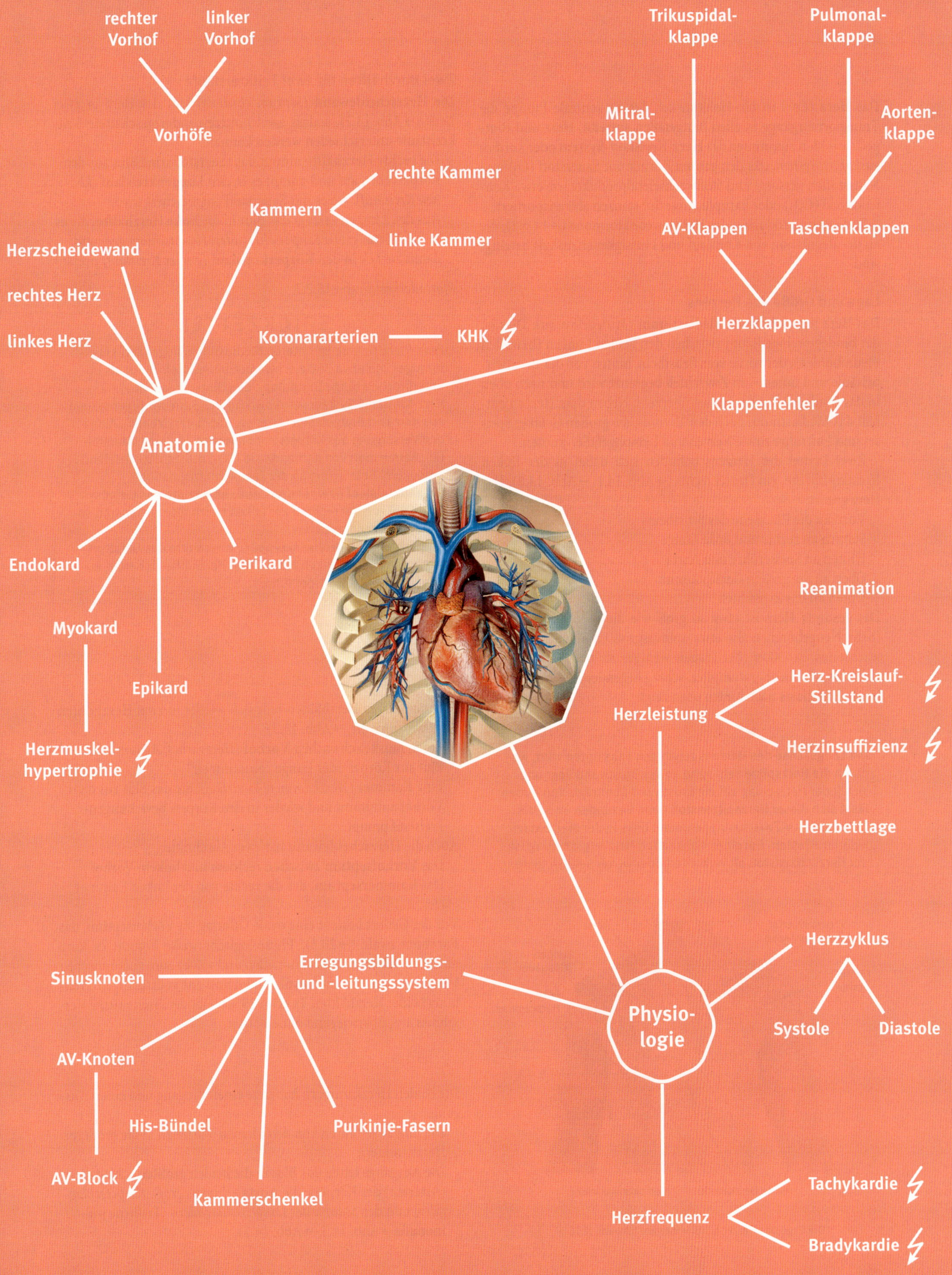

rechter Vorhof
linker Vorhof
Vorhöfe
Kammern
rechte Kammer
linke Kammer
Herzscheidewand
rechtes Herz
linkes Herz
Koronararterien
KHK
Anatomie
Endokard
Perikard
Myokard
Epikard
Herzmuskel-hypertrophie
Trikuspidal-klappe
Pulmonal-klappe
Mitral-klappe
Aorten-klappe
AV-Klappen
Taschenklappen
Herzklappen
Klappenfehler
Reanimation
Herz-Kreislauf-Stillstand
Herzleistung
Herzinsuffizienz
Herzbettlage
Herzzyklus
Systole
Diastole
Physio-logie
Erregungsbildungs- und -leitungssystem
Sinusknoten
AV-Knoten
His-Bündel
Purkinje-Fasern
AV-Block
Kammerschenkel
Herzfrequenz
Tachykardie
Bradykardie

[J751-101]

14.1 Einführung

Das **Herz** *(Cor)* ist ein Hohlmuskel, der als zentrale Pumpe die Transportvorgänge in allen Blutgefäßen antreibt. Herz und Blutgefäße bilden zusammen das **Herz-Kreislauf-System** oder *kardiovaskuläre System,* das den ganzen Körper mit Sauerstoff (O_2) und Nährstoffen versorgt und Stoffwechselendprodukte wie etwa Kohlendioxid (CO_2) oder harnpflichtige Substanzen abtransportiert.

Außerdem produziert das Herzgewebe Hormone (→ 14.6.2), die an der Regulation von Kreislauf und Flüssigkeitshaushalt beteiligt sind.

Lage und Größe des Herzens

Das Herz liegt schräg im **Mediastinum** *(Mittelfellraum).* Dies ist der bindegewebige Raum zwischen den beiden Lungen (bzw. den Pleurahöhlen), der vorne vom Brustbein, hinten von der Brustwirbelsäule und unten vom Zwerchfell begrenzt wird und nach oben in das Bindegewebe des Halses übergeht. Neben dem Herzen enthält das Mediastinum noch den Thymus, die großen Gefäße, Speise- und Luftröhre sowie Nerven und Lymphgefäße/-knoten.

Zwei Drittel des Herzens befinden sich dabei in der linken Brustkorbhälfte, ein Drittel rechts (→ Abb. 14.1, → Abb. 14.8). Das Herz grenzt:

- Vorn an die Rückseite des Brustbeins
- Seitlich an rechte und linke Lunge
- Hinten an Speiseröhre und Aorta
- Oben an die großen Gefäßstämme
- Unten an das Zwerchfell.

Das gesunde Herz ist etwa so groß wie die geschlossene Faust (beim Neugeborenen also etwa walnussgroß!) und wiegt beim Erwachsenen ca. 300 g (bei Frauen weniger als bei Männern). Es sieht aus wie ein abgestumpfter, schräg liegender Kegel, wobei die breite **Herzbasis** nach hinten oben zeigt.

MEDIZIN

Die Längsachse des Herzens zeigt nach links unten vorn, wodurch die **Herzspitze** sehr nahe an der Brustwand liegt und sich jeder Herzschlag auf die Brustwand überträgt. Von außen lässt sich dieser **Herzspitzenstoß** beim Gesunden im 5. ICR (Interkostal- = Zwischenrippenraum) links in der Medioklavikularlinie tasten. Bei einer krankhaften Herzvergrößerung ist der Herzspitzenstoß oft verbreitert oder weiter seitlich tastbar.

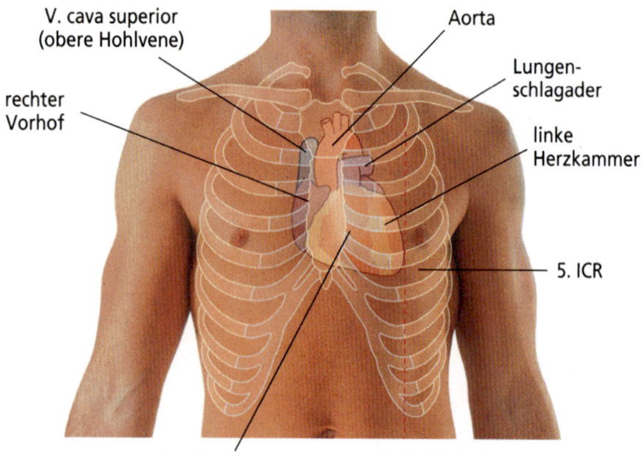

Abb. 14.1 Die Lage des Herzens. ICR = Interkostalraum. [E364]

Zwei Herzhälften für zwei Teilkreisläufe

Die **Herzscheidewand** *(Septum cardiale)* teilt das Herz in zwei Teile (→ Abb. 14.2), sodass zwei hintereinander geschaltete Teilkreisläufe unterschieden werden können:

- Die **rechte Herzhälfte** nimmt das sauerstoffarme Blut aus den Körpervenen auf und pumpt es in den **Lungenkreislauf** *(kleinen Kreislauf),* wo es mit Sauerstoff angereichert wird
- Aus den Lungen gelangt das Blut in die **linke Herzhälfte,** die es in die **Aorta** *(große Körperschlagader, Hauptschlagader)* und damit zurück in den **Körperkreislauf** *(großer Kreislauf)* presst.

Pfortaderkreislauf → 15.2.2

SPICKZETTEL

Herz *(Cor):* Schräg im unteren Mediastinum liegender, kegelförmiger und etwa 300 g schwerer Hohlmuskel. Treibt als ununterbrochen tätige Blutpumpe den Blutkreislauf an.
Herz-Kreislauf-System *(kardiovaskuläres System):* Organsystem aus Herz und Blutgefäßen (Arterien, Kapillaren, Venen). Aufgaben Versorgung des Körpers mit Sauerstoff (O_2) und Nährstoffen, Abtransport von Kohlendioxid (CO_2) u. a. Stoffwechselendprodukten, Beteiligung an der Temperaturregulation.
Lungenkreislauf *(kleiner Kreislauf):* Abschnitte des Gefäßsystems, die von der rechten zur linken Herzhälfte ziehen und somit die Lungen passieren.
Körperkreislauf *(großer Kreislauf):* Abschnitte des Gefäßsystems, die von der linken zur rechten Herzhälfte ziehen, d. h. durch den ganzen Körper führen.

14.2 Herzkammern und -klappensystem

14.2.1 Innerer Aufbau des Herzens

Jede der beiden Herzhälften teilt sich wieder in zwei **Herzhöhlen** *(Herzinnenräume,* → Abb. 14.3):

- Einen muskelschwachen **Vorhof** *(Herzvorhof, Atrium),* der das Blut aus Körper oder Lunge „einsammelt"
- Eine **Kammer** *(Herzkammer, Ventrikel),* die das Blut aus dem Vorhof aufnimmt und wieder in den Körper- bzw. Lungenkreislauf pumpt.

Auch die **Herzscheidewand** hat zwei Abschnitte:

- Das **Vorhofseptum** zwischen rechtem und linkem Vorhof
- Das **Kammerseptum,** das die rechte von der linken Kammer trennt.

Vor der Geburt besteht eine ovale Öffnung im Vorhofseptum, das **Foramen ovale** (→ 20.3). Physiologischerweise kommt es kurz nach der Geburt zum funktionellen und später zum anatomischen Verschluss des Foramen ovale und damit zur vollständigen Trennung beider Herzhälften. In etwa 25 % bleibt der *anatomische* Verschluss aus, überwiegend ohne Folgen.

14.2.2 Klappensystem

Die beiden Herzkammern haben je einen Eingang und einen Ausgang.

- Die Eingänge führen von den kleinen Vorhöfen in die größeren Herzkammern
- Die Ausgänge leiten das Blut in die beiden größten Schlagadern (Arterien) des Körpers, die **Aorta** *(Haupt-, große Körperschlagader)* und den *Stamm der Lungenschlagadern* (**Truncus pulmonalis** → Abb. 14.3, → Abb. 14.7).

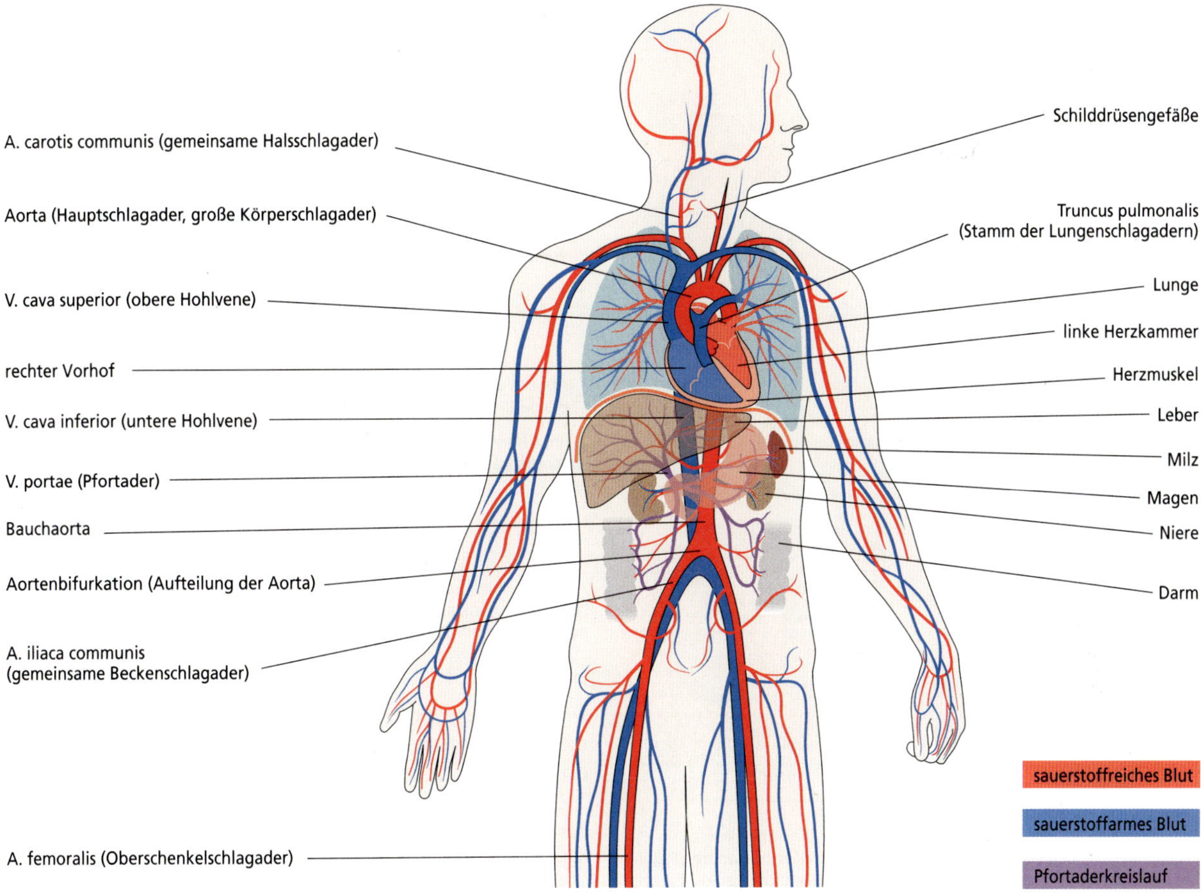

Abb. 14.2 Lungen- und Körperkreislauf (vereinfachte Schemazeichnung).

An diesen vier Stellen sitzen die **Herzklappen.** Jede Klappe lässt sich vom Blutstrom nur in eine Richtung aufdrücken. Kommt der Druck von der anderen Seite, schlägt sie zu und versperrt den Weg.

Wie das simple Ventil eines Fahrradschlauchs die hineingepresste Luft zurückhält, sorgen die gesunden Herzklappen dafür, dass das Blut immer nur in die Richtung des physiologisch vorgesehen Blutflusses gepumpt wird.

Mitral- und Trikuspidalklappe

Die Klappen zwischen Vorhöfen und Kammern bestehen aus dünnem weißem Bindegewebe. Deshalb und aufgrund ihrer Form nennt man sie **Segelklappen** (→ Abb. 14.4). Wegen ihrer Lage zwischen Vorhöfen und Kammern heißen die Segelklappen auch *Atrio-Ventrikular-Klappen* (kurz **AV-Klappen,** deutsch *Vorhof-Kammer-Klappen*).

Es gibt zwei Segelklappen:

- Die linke Segelklappe hat zwei dieser Segel. Sie heißt *Bikuspidalklappe* (*bicuspis* = zweizackig) oder auch **Mitralklappe,** da sie an eine Bischofsmütze (Mitra) erinnert
- Die rechte Segelklappe wird **Trikuspidalklappe** genannt, weil sie drei Segel (*tricuspis* = dreizackig) besitzt.

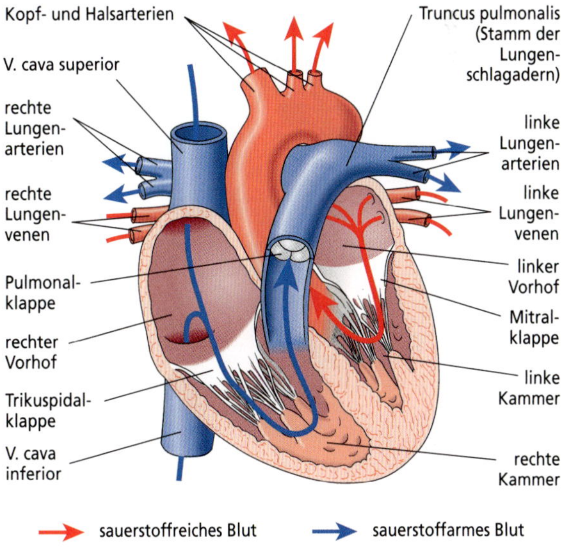

Abb. 14.3 Längsschnitt durch das Herz. Die Pfeile geben die Strömungsrichtung des Blutes an. Sauerstoffarmes Blut (blaue Pfeile) gelangt über die Hohlvenen in den rechten Vorhof und dann über die rechte Kammer in die Lungen. Nach Sauerstoffaufnahme strömt es als sauerstoffreiches Blut (rote Pfeile) über die Lungenvenen in den linken Vorhof; von dort gelangt es in die linke Kammer und über die Aorta in den Körperkreislauf.

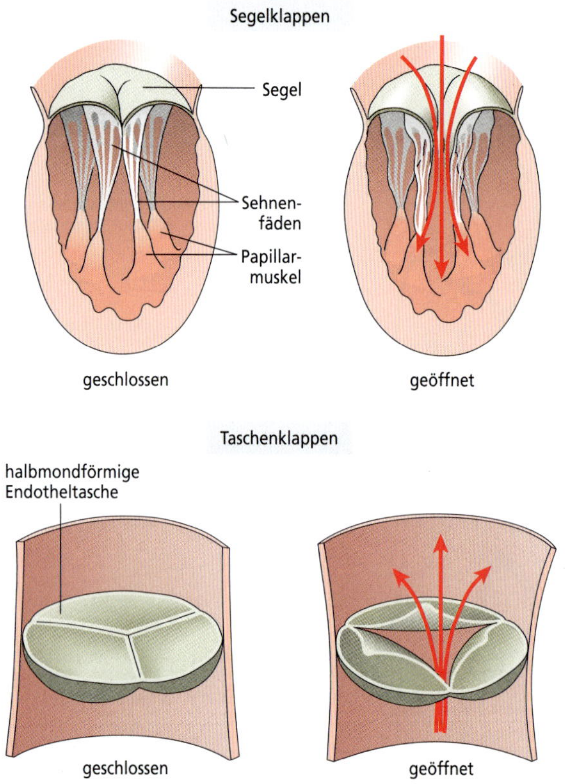

Abb. 14.4 Segel- und Taschenklappen im Vergleich. Die Segelklappen schließen sich durch den Kammerdruck. Die Sehnenfäden, die an den Papillarmuskeln der Kammer ansetzen, verhindern ein Zurückschlagen der Segel in die Vorhöfe. Die Taschenklappen besitzen eine Napfform mit knopfförmigen Bindegewebsverdickungen in der Mitte. Sie schließen sich, wenn der Blutdruck in den Arterien den Kammerdruck übersteigt.

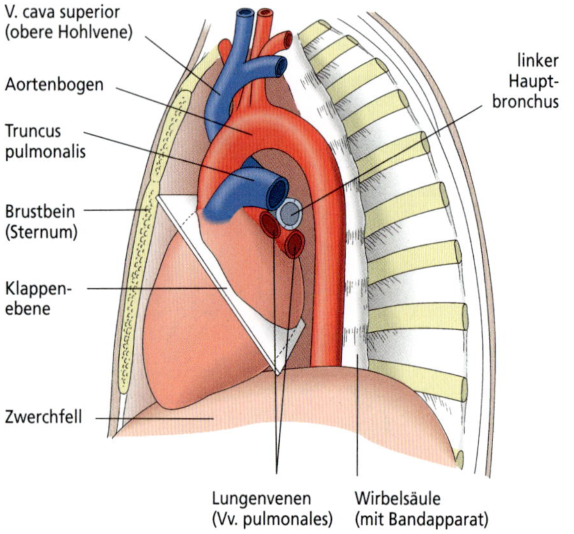

Abb. 14.5 Lage der Klappenebene innerhalb des Herzens. Alle Herzklappen liegen in einer Ebene (hier als Glasscheibe dargestellt), zusammengehalten vom bindegewebigen Herzskelett (→Abb. 14.6).

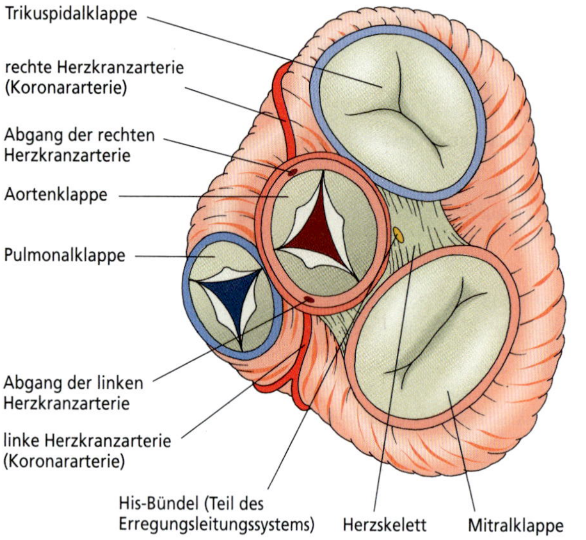

Abb. 14.6 Blick von oben auf die Klappenebene (Vorhöfe abgetrennt). Oberhalb der Aortenklappe gehen die Koronararterien (Herzkranzgefäße → 14.7) aus der Aorta ab. Das His-Bündel (→ 14.5.2) durchstößt die Klappenebene.

Die Zipfel dieser Segel sind über feine Sehnenfäden mit den Kammerwänden (genauer: ihren Papillarmuskeln → 14.2.3) verbunden.

Diese Verankerung verhindert, dass die Segelklappen während der Kammeraktion (Systole → 14.4) in die Vorhöfe zurückschlagen.

Während der Kammererschlaffung öffnen sich die Segelklappen und lassen das Blut aus den Vorhöfen einfließen.

Aorten- und Pulmonalklappe

Die Klappen zwischen den Kammern und den großen Schlagadern, **Taschenklappen** oder *Semilunarklappen* genannt, bestehen aus taschenartigen Mulden (→ Abb. 14.4).

Wird das Blut aus den Kammern ausgetrieben, so weichen diese Taschen auseinander. Beginnt das Blut nach beendeter Austreibung zurück in Richtung Kammern zu fließen, so füllen sich die Mulden mit Blut; ihre Ränder legen sich aneinander und verschließen die Öffnung.

- Die Taschenklappe zwischen linker Kammer und Aorta heißt **Aortenklappe**
- Die Klappe zwischen rechter Kammer und Truncus pulmonalis heißt **Pulmonalklappe.**

Klappenebene

Alle vier Klappen sind an einem Bindegewebsgerüst aufgehängt, dem **Herzskelett** (→ Abb. 14.6), das die Vorhöfe von den Kammern anatomisch und elektrisch trennt. Die Klappen bilden dort eine Ebene, die **Klappenebene.** Weil die Klappen wie Ventile arbeiten, spricht man auch von der *Ventilebene* (→ Abb. 14.5, → Abb. 14.6).

Defekte Klappen

Eine Herzklappe muss sich zum einen öffnen, um den Blutfluss in die vorgegebene Richtung zu ermöglichen. Zum anderen muss sie sich rasch wieder schließen, damit ein Rückfluss des Blutes *(Reflux)* verhindert wird. Durch krankhafte Veränderungen kann jede dieser Teilfunktionen gestört sein:

- Bei einer **Klappenstenose** öffnen sich die Segel bzw. die Taschen nicht weit genug, die Lichtung der Klappe ist zu eng. Als Folge muss das Herz einen höheren Druck aufbringen, um das Blut durch die kleinere Öffnung zu pumpen *(Druckbelastung)*
- Schließt eine Klappe nicht mehr dicht, so bezeichnet man dies als **Klappeninsuffizienz.** Bei jedem Herzschlag strömt Blut entgegen der normalen Flussrichtung zurück. Die Beförderung dieses hin- und herpendelnden Blutes bedeutet ebenfalls eine Mehrarbeit für das Herz *(Volumenbelastung).*

Sowohl Druck- als auch Volumenbelastung können die Leistungsfähigkeit des Herzens übersteigen, sodass eine *Herzleistungsschwäche* **(Herzinsuffizienz)** entsteht (→ 14.6.4).

SPICKZETTEL

Innerer Aufbau des Herzens: Zwei Herzhälften, die durch die **Herzscheidewand** *(Septum cardiale)* getrennt sind und jeweils aus einem **Vorhof** *(Atrium)* und einer **Kammer** *(Ventrikel)* bestehen.

- **Rechte Herzhälfte** aus **rechtem Vorhof** und **rechter Kammer,** die das Blut dann in den Lungenkreislauf pumpt. Aufgabe Sauerstoffanreicherung des Blutes
- **Linke Herzhälfte** aus **linkem Vorhof** und **linker Kammer,** die das Blut in den Körperkreislauf transportiert. Aufgabe Versorgung des Körpers mit Sauerstoff und Nährstoffen, Abtransport von Kohlendioxid und Stoffwechselprodukten.

Herzklappen: Aus spezialisiertem Gewebe (Endokard → 14.6.4) bestehende, membranartige Strukturen mit Ventilfunktion, die das Blut nur in eine Richtung durchlassen.

- **Segelklappen** *(AV-Klappen)* zwischen Vorhof und Kammer, wobei die linke Segelklappe **Mitralklappe** *(Bikuspidalklappe)* und die rechte **Trikuspidalklappe** heißt
- **Taschenklappen** *(Semilunarklappen)* zwischen Kammer und großer Arterie mit der **Aortenklappe** in der Ausflussbahn der linken und der **Pulmonalklappe** in der der rechten Kammer.

14.2.3 Herzhöhlen

Rechter Vorhof

Zwei große Venen führen sauerstoffarmes Blut zum **rechten Vorhof** *(Atrium dextrum).* Beide münden dort ohne Klappen:

- Die *obere Hohlvene* (**V. cava superior** → Abb. 14.2) sammelt Blut aus der oberen Körperhälfte, also von Kopf, Hals, Armen sowie der Brustwand
- Die *untere Hohlvene* (**V. cava inferior**) transportiert das Blut aus den Beinen, vom Rumpf und den Bauchorganen.

Auch das Blut, das das Herz selbst verbraucht, fließt in den rechten Vorhof: Das venöse Blut der Herzkranzgefäße (→ 14.7) sammelt sich in einem größeren Gefäß, dem **Sinus coronarius** an der Rückseite des Herzens und strömt von dort direkt in den rechten Vorhof.

Beide Vorhöfe besitzen eine äußerlich gut sichtbare, zipfelförmige Ausbuchtung, die **Herzohren.** Diese füllen die Nischen zwischen dem Herzen und seinen großen Gefäßstämmen. Klinisch bedeutsam sind Gerinnselbildungen in den Herzohren.

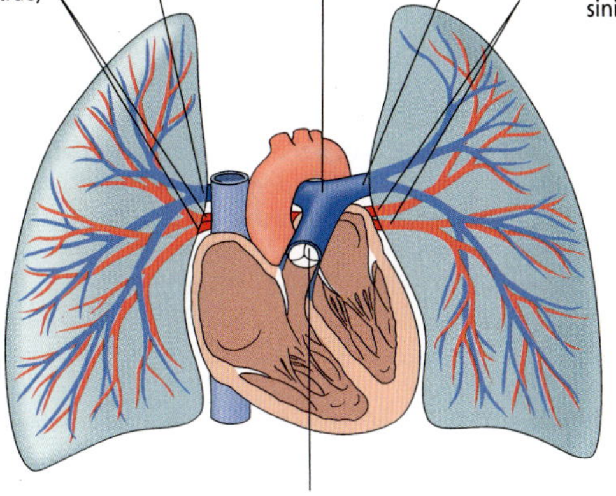

Abb. 14.7 Verzweigung des Truncus pulmonalis (blau) in die Lungenschlagadern (Lungenarterien, Aa. pulmonales) und kleinere Arterienäste. Sie folgen im Verlauf den Bronchien und verteilen das sauerstoffarme Blut in die Lungenkapillaren. Nach Sauerstoffaufnahme fließt das Blut über die Lungenvenen (Vv. pulmonales, rot) zum linken Herzvorhof.

Rechte Kammer

Die **rechte Kammer** *(Ventriculus dexter)* hat in etwa die Form eines Halbmondes.

In ihrem Innenraum springen viele dünne Muskelleisten vor, die **Trabekel.** Dazwischen fallen drei dickere Muskelwülste auf, die **Papillarmuskeln.** An ihnen ist die AV-Klappe des rechten Herzens, die Trikuspidalklappe, über ihre Sehnenfäden aufgehängt.

Der *Stamm der Lungenschlagadern* **(Truncus pulmonalis)** bildet den „Ausgang" der rechten Kammer. Das Blut fließt aus der Kammer über diesen Gefäßstamm in die *rechte* und *linke Lungenschlagader* (*rechte und linke Lungenarterie,* **A. pulmonalis dextra, A. pulmonalis sinistra** → Abb. 14.7). Von dort gelangt es in die Lungen.

Dort, wo sich die rechte Kammer in den Truncus pulmonalis öffnet, befindet sich die **Pulmonalklappe.**

Linker Vorhof

Das Blut aus den Lungen fließt über vier quer verlaufende *Lungenvenen* **(Vv. pulmonales)** in den **linken Vorhof** *(Atrium sinistrum).*

Die Mitralklappe, welche die „Tür" zur linken Kammer bildet, besteht aus zwei Segeln. Sie sind wie die Segel der Trikuspidalklappe über Sehnenfäden mit Papillarmuskeln der (linken) Kammerwand verbunden.

Linke Kammer

Die Muskulatur der **linken Kammer** *(Ventriculus sinister)* ist die dickste und stärkste des gesamten Herzens.

Von hier aus wird das Blut in die **Aorta** *(Haupt-, große Körperschlagader)* gepumpt. Die **Aortenklappe** trennt die linke Kammer von der Aorta.

PÄDIATRIE

Mit ca. 1 % aller Neugeborenen gehören **angeborene Herzfehler** zu den häufigeren Fehlbildungen.
Manche Herzfehler führen unmittelbar nach der Geburt zu schwerer Herzschwäche und/oder Zyanose (blaue Hautverfärbung). Andere werden erst im Kindes- oder Jugendalter bei der Abklärung häufiger Infektionen, Gedeihstörungen oder eines Herzgeräusches festgestellt.
Am häufigsten sind „Löcher" in der Herzscheidewand (**Vorhof-** bzw. **Ventrikelseptumdefekt**), bei denen Blut von linkem Vorhof bzw. linker Kammer zurück in den rechten Vorhof bzw. die rechte Kammer fließt, sodass die rechte Herzhälfte übermäßig belastet wird.
Beide können meist operiert werden, die Aussichten der Kinder sind dann gut.

Bildgebende Verfahren am Herzen

Zwar gibt auch ein Röntgenbild des Thorax Aufschluss über das Herz (→ Abb. 14.8).

Routineverfahren zur schnellen und nichtinvasiven Darstellung des Herzens ist heute aber die Ultraschalluntersuchung (**Echokardiografie** → Abb. 14.9), meist von außen, gelegentlich auch von der Speiseröhre aus *(transösophageale Echokardiografie, Schluckecho)*. Durch Kombination mit dem Doppler-Verfahren (**Doppler-Echokardiografie**) kann der Blutfluss durch das Herz beurteilt werden.

Zunehmend erfolgen Computer- und Kernspintomografie. Dadurch sind invasive und damit risikobehaftete Untersuchungen seltener als früher erforderlich.

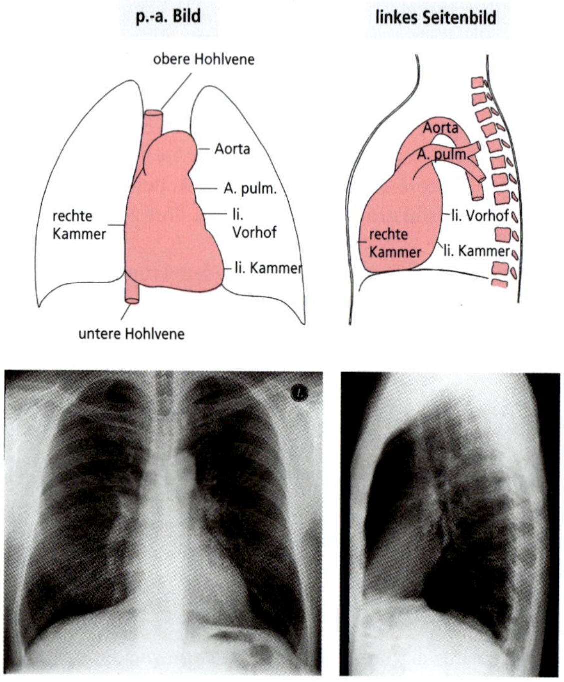

Abb. 14.8 Röntgenbild des Brustkorbs von vorn („p.-a. Bild" = posterior-anterior) und von der Seite, Normalbefund. Die Herzform im Röntgenbild gibt (begrenzt) Aufschluss über die Größe der einzelnen Herzabschnitte. [Foto R319]

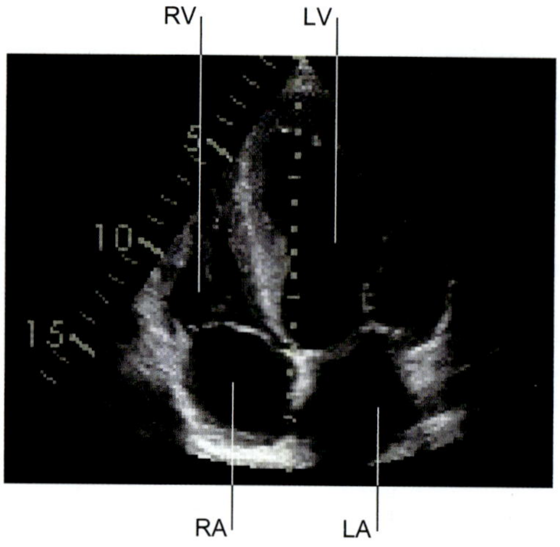

Abb. 14.9 Echokardiografie, Normalbefund. LA = linkes Atrium = linker Vorhof, RA = rechtes Atrium = rechter Vorhof, LV = linker Ventrikel = linke Kammer, RV = rechter Ventrikel = rechte Kammer. [R403]

SPICKZETTEL

Herzhöhlen *(Herzinnenräume)*: Insgesamt vier blutgefüllte Innenräume des Herzens (pro Herzhälfte je ein Vorhof und eine Kammer).
- **Rechter Vorhof** *(Atrium dextrum)*. Muskelschwach, sauerstoffarmes Blut
- **Rechte Kammer** *(Ventriculus dexter)*. Muskelschwach, sauerstoffarmes Blut
- **Linker Vorhof** *(Atrium sinistrum)*. Muskelschwach, sauerstoffreiches Blut
- **Linke Kammer** *(Ventriculus sinister)*. Muskelstark, sauerstoffreiches Blut.

Blutfluss: V. cava superior und inferior (obere und untere Hohlvene) → rechter Vorhof → Trikuspidalklappe → rechte Kammer → Pulmonalklappe → Truncus pulmonalis (Stamm der Lungenschlagadern) → A. pulmonalis dextra und sinistra (rechte und linke Lungenschlagader) → Lungen → Vv. pulmonales (Lungenvenen) → linker Vorhof → Bikuspidalklappe → linke Kammer → Aortenklappe → Aorta (Haupt-, große Körperschlagader) → Körper → zurück zu V. cava superior und inferior.

14.3 Aufbau der Herzwand

Die **Herzwand** besteht nicht nur aus Muskulatur, sondern gliedert sich von innen nach außen in drei Schichten: Endokard, Myokard und Epikard (→ Abb. 14.10).

14.3.1 Endokard

Die *Herzinnenhaut* oder das **Endokard** (weniger als 1 mm dick) kleidet wie eine Tapete den gesamten Innenraum des Herzens aus. Es handelt sich hierbei um eine dünne Endothelschicht (→ 5.2.1), die durch Bindegewebe mit der darunterliegenden Muskelschicht verbunden wird. Durch seine glatte Oberfläche ermöglicht das Endokard einen reibungsarmen Blutfluss ohne Gerinnselbildung.

Die Herzklappen bestehen aus einer doppelten Endokardschicht, die durch eine Bindegewebsplatte verstärkt ist. Endokard und Herzklappen besitzen keine eigenen Blutgefäße.

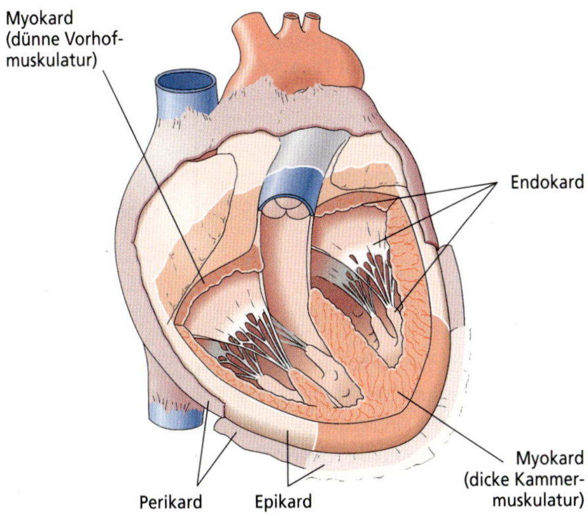

Abb. 14.10 Längsschnitt durch das Herz. Man erkennt den dreischichtigen Aufbau der Herzwand sowie das Perikard.

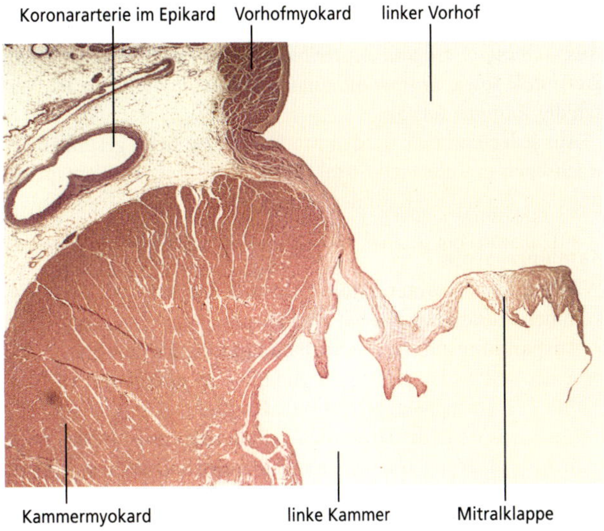

Abb. 14.11 Herzwand im Bereich von linkem Vorhof und linker Kammer mit Mitralklappe. Das Myokard der linken Kammer ist weit dicker als das des rechten Vorhofs. [M375]

14.3.2 Myokard

Die *Herzmuskelschicht* oder das **Myokard** ist die arbeitende Schicht des Herzens (→ Abb. 14.10, → Abb. 14.11)

Durch das Zusammenziehen *(Kontraktion)* des Herzmuskels wird das Blut ausgeworfen. Dabei muss die Muskulatur der linken Kammer die größte Kraft aufbringen – von hier aus wird ja das Blut in den Körperkreislauf gepumpt, der eine größere Pumpkraft erfordert als der Lungenkreislauf. Deshalb ist das Myokard in der linken Kammer mit ca. 8–11 mm deutlich dicker als in der rechten Kammer (ca. 2–4 mm). Die Vorhöfe haben nur eine dünne Muskelschicht von weniger als 1 mm Dicke: Sie unterstützt lediglich den Blutfluss vom Vorhof in die Kammer (Details → 14.4.2).

Mikroskopisch besteht die Herzmuskulatur aus einem Netz quergestreifter, sich verzweigender Muskelfasern, die die Herzhöhle spiralförmig umwickeln (→ 5.4.3, → 6.3.7).

Funktionell nehmen die Herzmuskelfasern eine Zwischenstellung zwischen glatter und quergestreifter Muskulatur ein:

- Einerseits besitzen sie Spontanaktivität, d. h. sie benötigen für ihre Kontraktion keine Nerven- oder Stromimpulse von außen; insofern ähneln sie der glatten Muskulatur
- Andererseits können sie sich so schnell wie die Skelettmuskulatur kontrahieren.

Herzmuskelhypertrophie

Der Herzmuskel kann sich an lang andauernde Belastungen anpassen, indem die einzelnen Muskelfasern länger und dicker werden. Diese **Herzmuskelhypertrophie** ermöglicht es dem Herzen, eine größere Leistung zu erbringen.

Physiologisch ist eine (mäßige) Herzhypertrophie bei Sportlern, vor allem Ausdauersportlern. Eine krankhafte Hypertrophie entsteht am häufigsten als Folge eines erhöhten Widerstandes im großen Kreislauf, der meist durch *Bluthochdruck* (Hypertonie) bedingt ist, seltener beispielsweise durch Klappenfehler (→ 14.2.2). In fortgeschrittenen Stadien erweitern sich durch den größeren Herzinnendruck meist die Kammerhohlräume (*Dilatation* der Kammern).

Allerdings vermehren sich die Kapillaren bei einer Herzmuskelhypertrophie nicht. Da deshalb die Transportstrecke von der Kapillare bis zum Inneren der Herzmuskelfaser länger wird, reicht die Blutversorgung ab einer bestimmten Dicke der Muskelfasern nicht mehr aus. In der Regel geschieht dies bei einem Herzgewicht über 500 g, dem sog. **kritischen Herzgewicht.**

14.3.3 Herzbeutel

Der **Herzbeutel** bildet die bindegewebige Hülle des Herzens. Wie Pleura und Peritoneum besteht er aus zwei Blättern:

- Das weniger als 1 mm dicke **Epikard** *(Herzaußenhaut)* liegt dem Myokard unmittelbar auf. Es besteht aus Epithel (Mesothel → 5.2.1) mit Binde- und Fettgewebe darunter. Das Epikard bildet das *innere Blatt des Herzbeutels*
- Das gesamte Herz ist zusätzlich vom **Perikard** umschlossen, das zum Herzinneren hin aus einer serösen Schicht und nach außen hin aus einer derben Bindegewebsschicht (straffes geflechtartiges Bindegewebe → 5.3.3) besteht. Beide sind zusammen weniger als 1 mm dick. Das Perikard stellt das *äußere Blatt des Herzbeutels* dar. Außen ist das Perikard nach unten mit dem Zwerchfell und seitlich mit der Pleura verwachsen. Es fixiert dadurch das Herz im Mediastinum.

An den Pforten für die großen Gefäße geht das innere in das äußere Blatt (also Epi- in Perikard) über.

Epikard und Perikard umschließen einen schmalen, abgeschlossenen Hohlraum, die *Herzbeutel-* oder **Perikardhöhle.** In der spaltförmigen Perikardhöhle befindet sich eine geringe Menge klarer Flüssigkeit, die *Herzbeutelflüssigkeit.* Die Herzbeutelflüssigkeit dient als Gleitfilm während der Herzaktion, reduziert so die Reibung zwischen den Blättern des Herzbeutels auf ein Minimum und erleichtert damit die Bewegungen des Herzmuskels.

Die Nomenklatur ist allerdings nicht einheitlich: Teilweise werden Herzbeutel und Perikard synonym benutzt und dann *Pericardium fibrosum* (äußere derbe Bindegewebsschicht) und *Pericardium serosum* (mit Epikard als innerem und seröser Schicht als äußerem Blatt) differenziert.

SPICKZETTEL

Herzwand: Die Herzhöhlen umschließende Gewebe. Aufgebaut aus drei Schichten.
- **Endokard** *(Herzinnenhaut)* aus glattem Endothel
- **Myokard** *(Herzmuskelschicht)* aus Herzmuskelgewebe (quergestreifte, aber unwillkürlich arbeitende Muskulatur)
- **Epikard** *(Herzaußenhaut)* aus Epithel, Binde- und Fettgewebe, ist gleichzeitig inneres Blatt des Herzbeutels.

Perikard: Innen seröse und außen derbe Bindegewebsschicht um das Herz, welche das äußere Blatt des Herzbeutels darstellt und die Lage des Herzens sichert.
Herzbeutel: Doppelwandige sackartige Hülle, welche das ganze Herz umgibt. Inneres Blatt = Epikard, äußeres Blatt = Perikard mit einer inneren serösen und einer äußeren derben Schicht (Nomenklatur nicht einheitlich). Zwischen beiden Blättern in der **Perikardhöhle** *(Herzbeutelhöhle)* befindet sich eine geringe Flüssigkeitsmenge als Gleitfilm.

14.4 Herzzyklus

Mit jedem Herzschlag (Kontraktion) wird Blut aus den Kammern in Lungen- und Körperkreislauf gepumpt. Die Kontraktion verkleinert ruckartig den Innenraum der Herzhöhlen, sodass das Blut herausgeschleudert wird. Anschließend erschlafft die Muskulatur – die Höhlen erweitern sich und füllen sich erneut mit Blut. Während des Herzzyklus ändern sich die Drücke im Herzen in typischer Weise (→ Abb. 14.12).

Die Kontraktionsphase der Herzhöhlen nennt man **Systole.** Sie dauert ca. 0,25 Sekunden. Die Erschlaffungsphase heißt **Diastole.** Ihre Dauer ist stark frequenzabhängig und liegt bei einer Herzfrequenz von 70 Schlägen pro Minute bei ungefähr 0,55 Sekunden.

14.4.1 Altersabhängigkeit der Herzfrequenz

Die Herzfrequenz ist altersabhängig (→ Tab. 14.1). Beim gesunden Erwachsenen schlägt das Herz in Ruhe etwa 70-mal pro Minute (bei Frauen etwas häufiger als bei Männern); die **Herzfrequenz** beträgt also ca. 70/min. Beim Kind ist die Herzfrequenz höher (je jünger das Kind, desto höher), auch beim älteren Menschen kann die Herzfrequenz leicht ansteigen.

Bei Kindern und Jugendlichen ist zudem eine teils ausgeprägte **respiratorische Arrhythmie** normal: Die Herzfrequenz steigt bei der Ein- und sinkt bei der Ausatmung.

Außerdem ist die Herzfrequenz aktivitätsabhängig: Bei körperlicher oder seelischer Anspannung schlägt das Herz schneller als in Ruhe. Krankheiten können die Herzfrequenz ebenfalls beeinflussen, z. B. steigt sie bei Fieber oder Schilddrüsenüberfunktion.

Tab. 14.1: Herzfrequenz in den verschiedenen Lebensphasen (wach, in Ruhe).

Altersgruppe	Herzfrequenz
Neugeborenes	140/min (100–180/min)
Älterer Säugling	120/min (80–150/min)
Kleinkind	110/min (75–130/min)
Kindergartenkind	100/min (75–120/min)
Schulkind	90/min (70–110/min)
Jugendlicher	75/min (50–100/min)
Erwachsener	70/min (50–90/min)
Alter Mensch	80/min

MEDIZIN

Ein im Vergleich zum altersentsprechenden Normwert zu schneller Herzschlag heißt **Tachykardie** (bei Erwachsenen › 100/min), ein zu langsamer **Bradykardie** (bei Erwachsenen ‹ 60/min).
Leichte Tachy- oder Bradykardien können physiologisch sein. Ausgeprägte Tachy- und Bradykardien gefährden den Betroffenen, weil die vom Herzen ausgeworfene Blutmenge nicht zur Organversorgung ausreicht.

14.4.2 Vorhofzyklus

Neben den Kammern arbeiten auch die Vorhöfe durch Wechsel von Kontraktion und Erschlaffung. Die Kontraktionen von Kammern und Vorhöfen sind dabei exakt aufeinander abgestimmt, um dem Herzen eine optimale Auswurfleistung zu ermöglichen: Die Vorhofmuskulatur kontrahiert sich 0,12–0,20 s vor der Kammermuskulatur, sodass am Ende der Diastole *aktiv* Blut in die Kammern gepresst wird.

14.4.3 Kammerzyklus

Betrachtet man die Vorgänge in den Herzkammern genauer, kann man den **Kammerzyklus** in vier Phasen einteilen (→ Abb. 14.12): *Anspannungsphase und Austreibungsphase* als Phasen der *Kammersystole* sowie *Entspannungsphase* und *Füllungsphase* als Phasen der *Kammerdiastole.*

Aus jeder Kammer werden pro Herzschlag beim gesunden Erwachsenen in Ruhe etwa 70 ml Blut ausgetrieben. Dies entspricht ungefähr der halben Kammerfüllung.

Kammersystole

Während der **Kammersystole** zieht sich das Myokard der Herzkammern zusammen. Sie hat zwei Phasen:
- **Anspannungsphase.** Die Anspannungsphase ist die erste Phase der Systole. Die Kammern sind mit Blut gefüllt, die Segel- und Taschenklappen geschlossen. Durch Anspannung des Myokards steigt der Druck in den Kammern, er ist jedoch noch nicht hoch genug, um die Taschenklappen aufzustoßen
- **Austreibungsphase** *(Auswurfphase):* Der Druck in den Kammern übersteigt schließlich den Druck in Truncus pulmonalis bzw. Aorta, die Taschenklappen werden aufgestoßen und das Blut in die großen Arterien getrieben. Gegen Ende der Austreibungsphase schließen sich die Taschenklappen wieder, weil der Druck in der Arterie wieder höher ist als in der Kammer (→ 14.2.2). Die Systole ist beendet, die Diastole beginnt.

Kammerdiastole

Auch die **Kammerdiastole** setzt sich aus zwei Phasen zusammen:
- **Entspannungsphase:** Aufgrund der Entspannung des Myokards sinken die Kammerdrücke, alle Klappen sind abermals geschlossen
- **Füllungsphase.** Die Kammerdrücke sind nunmehr unter die Vorhofdrücke gesunken, die Segelklappen sind geöffnet, und Blut strömt aus den Vorhöfen in die Kammern. Dies erfolgt überwiegend passiv – die oben erwähnte Vorhofkontraktion trägt bei normaler Herzfrequenz nur etwa 10–20 % zur Kammerfüllung bei (bei alten Menschen wegen der verminderten Elastizität der linken Kammer mehr, → 14.6.3). Die Füllungsphase endet mit dem Schließen der Segelklappen – die neue Systole beginnt.

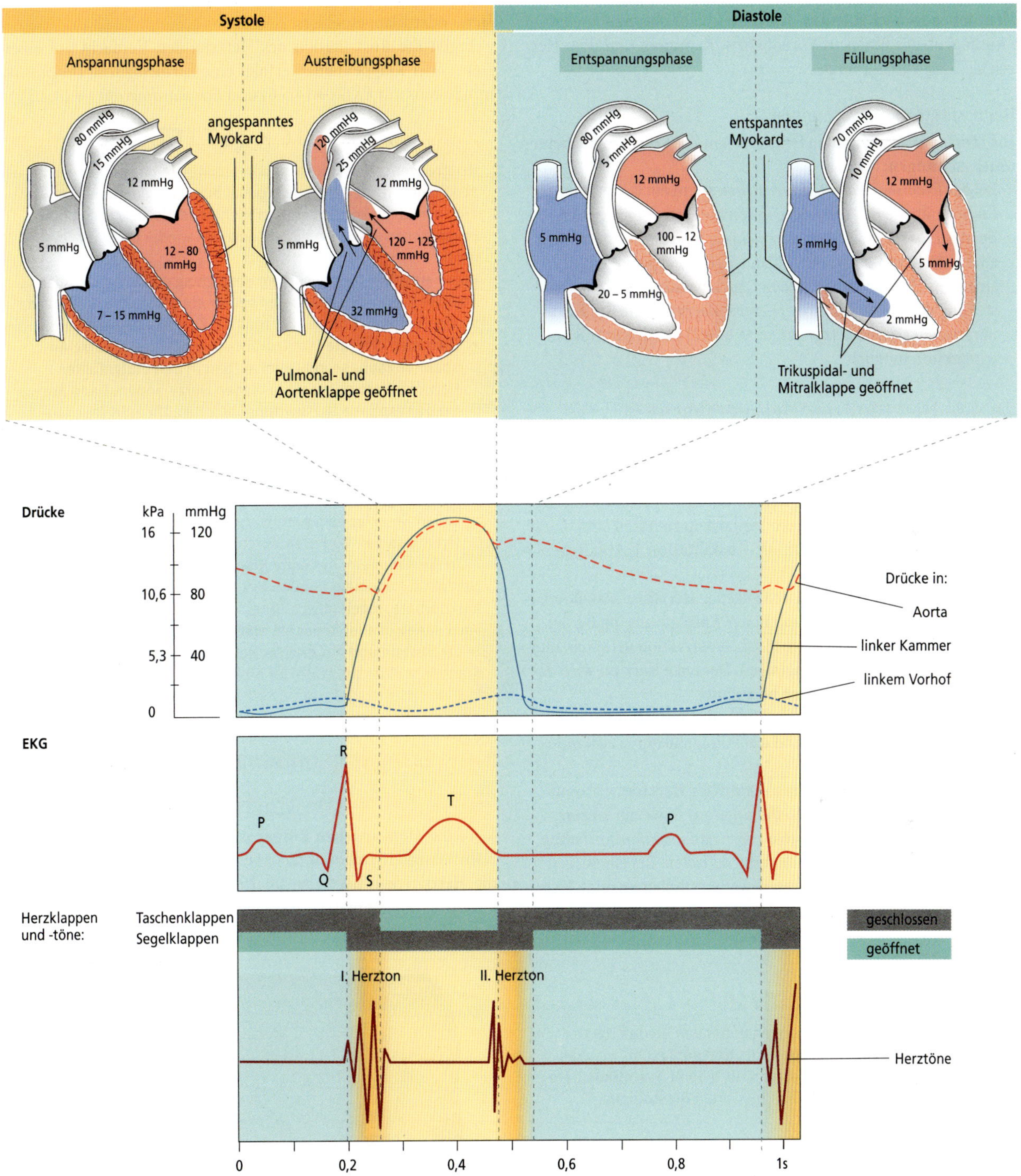

Abb. 14.12 Die Phasen des Herzzyklus mit Drücken in Aorta, linker Kammer und linkem Vorhof (10 mmHg ≅ 1,33 kPa), entsprechender EKG-Ableitung (Details zum EKG → 14.5.6), Herzklappenöffnung und -schließung und Herztönen.

Herz als Saug-Druck-Pumpe

Während der Austreibungsphase verlagert sich die Klappenebene des Herzens (→ Abb. 14.5, → Abb. 14.6) in Richtung Herzspitze, sodass die Vorhöfe gedehnt werden. Die Vorhofdrücke sinken, und aufgrund des dabei entstehenden Druckgefälles strömt Blut passiv aus den großen Venen in die Vorhöfe.

Umgekehrt bewegt sich die Klappenebene während der Diastole wieder zur Herzbasis hin, sodass sich nun die Kammern erweitern und ein Druckgefälle zwischen Kammern und Vorhöfen entsteht, welches das Blut überwiegend passiv in die Kammern gelangen lässt.

Diese „Mithilfe“ durch Verlagerung der Klappenebene heißt **Ventilebenenmechanismus.** Anschaulich spricht man auch vom „Ansaugen“ des Blutes in Vorhöfe bzw. Kammern und dem Herzen als *Saug-Druck-Pumpe.*

Herzkatheteruntersuchungen

Die Messung der genannten Drücke ist ein Ziel von **Herzkatheteruntersuchungen:**

- Bei der *Rechtsherzkatheteruntersuchung* wird ein langer, dünner Katheter über eine große Vene ins rechte Herz vorgeschoben
- Bei der *Linksherzkatheteruntersuchung* wird der Katheter über eine Arterie von Leiste oder Ellenbeuge aus gegen den Blutstrom ins Herz gebracht. Neben Druckmessungen ist die Darstellung der linken Kammer *(Ventrikulografie)* und der Koronararterien (*Koronarangiografie,* → 14.7.2) durch Kontrastmittelinjektion möglich.

14.4.4 Herztöne und Herzgeräusche

Herztöne

Das Herz arbeitet nicht lautlos. Die bei der ruckhaften Herztätigkeit erzeugten Schwingungen werden auf den Brustkorb übertragen, wo sie von außen mit einem Stethoskop zu hören sind. Diese Untersuchung bezeichnet man als **Auskultation** („Abhorchen“) des Herzens (→ Abb. 14.13).

Am gesunden Herzen lassen sich folgende **Herztöne** auskultieren:

- Den **ersten Herzton** hört man in der Anspannungsphase der Systole. Durch die ruckartige Muskelkontraktion gerät das Blut in den Kammern in Schwingungen. Der erste Herzton wird daher auch als *Anspannungston* bezeichnet
- Der **zweite Herzton** kommt am Ende der Systole durch das „Zuschlagen“ der Aorten- und der Pulmonalklappe zustande *(Klappenton)*
- Vor allem bei Kindern können ein **dritter Herzton** während der frühen Diastole *(Ventrikelfüllungston)* sowie ein **vierter Herzton** in der späten Diastole *(Vorhofkontraktionston)* ohne zugrunde liegende Herzerkrankung auftreten. Bei einem Teil der Kinder und bei Erwachsenen weisen sie aber auf eine Herzerkrankung hin.

Herzgeräusche

MEDIZIN

Alle anderen Schallerscheinungen außer den beiden Herztönen bezeichnet man in der Regel als **Herzgeräusche.** Ein während der Systole hörbares Herzgeräusch heißt **Systolikum.** Ein Herzgeräusch während der Diastole ist ein **Diastolikum.**

Herzgeräusche, insbesondere Systolika, können bei Kindern und Jugendlichen auch ohne Herzerkrankung auftreten. Herzgeräusche bei Erwachsenen, neu entstandene oder mit Beschwerden einhergehende Herzgeräusche weisen aber auf einen gestörten Blutfluss hin, etwa durch Herz- oder Klappenfehler.

Bei einer Klappenstenose (→ 14.2.2) „zwängt“ sich das Blut durch eine zu enge Öffnung: Als Folge bilden sich Wirbel, die Geräusche erzeugen – ähnlich wie an einer Flussenge. Auch das Zurückschwappen *(Reflux)* von Blut bei einer Klappeninsuffizienz und beispielsweise der unphysiologische Blutfluss durch einen Ventrikelseptumdefekt erzeugen abnorme Herzgeräusche. Die Lautstärke des Geräusches ist dabei kein Maß für die Schwere des Herz- oder Klappenfehlers.

Ergibt die Auskultation des Herzens den Verdacht auf einen Herz- oder Klappenfehler, erfolgt eine *kardiologische Diagnostik,* mindestens mit *EKG* (→ 14.5.6) und *Echokardiografie* (→ 14.2.3).

SPICKZETTEL

Herzfrequenz: Herzkontraktionen pro Minute und beim Gesunden identisch mit dem **Puls.** Normal beim Neugeborenen ca. 140/min, dann kontinuierlich abnehmend bis auf 70/min beim Erwachsenen und beim alten Menschen wieder leicht ansteigend.

Kammerzyklus: Sich bei jedem Herzschlag rhythmisch wiederholende Aktionsphasen, deren geordneter Ablauf Voraussetzung für die Pumpfunktion des Herzens ist. Zusammengesetzt aus

- **(Kammer-)Systole** *(Kontraktionsphase).* Zuerst kurze **Anspannungsphase** mit Druckaufbau in den blutgefüllten Herzkammern bei geschlossenen Herzklappen. Dann **Austreibungsphase** *(Auswurfphase)* mit geöffneten Taschenklappen und Blutauswurf in die großen Arterien. Zuletzt Klappenschluss
- **(Kammer-)Diastole** *(Erschlaffungsphase).* Beginn mit **Entspannungsphase** mit Myokardentspannung und geschlossenen Herzklappen, gefolgt von der **Füllungsphase** mit Blutstrom aus den Vorhöfen durch die geöffneten Segelklappen in die Kammern. Am Ende Klappenschluss.

Herztöne: Mit einem auf den Brustkorb aufgesetzten Stethoskop hörbare, regelmäßige Töne durch die Herzaktion. Bei Erwachsenen in aller Regel ein **erster Herzton** *(Anspannungston)* in der Systole und ein **zweiter Herzton** *(Klappenton)* durch den Klappenschluss am Ende der Systole.

14.5 Erregungsbildung und -leitung

14.5.1 Autonomie des Herzens

Wird das Herz aus dem Körper entfernt und in einer geeigneten Nährflüssigkeit aufbewahrt, so schlägt es weiter. Der Antrieb für die Herztätigkeit liegt also im Herzen selbst: Das Herz arbeitet **autonom** *(unabhängig).*

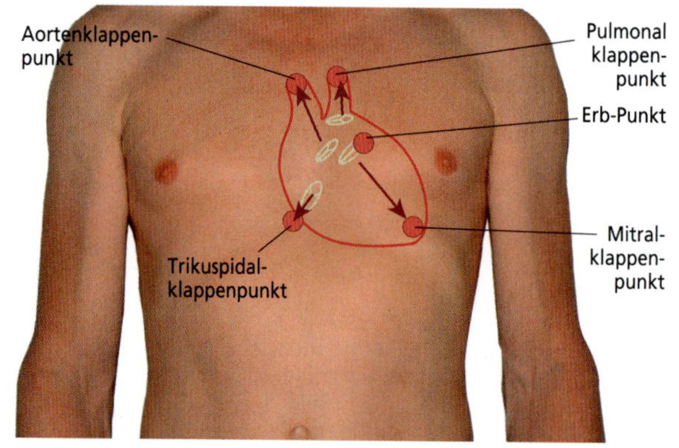

Abb. 14.13 Auskultation eines Patienten (Projektion der Klappen auf die Brustwand und ihre besten Abhörstellen). Die Pfeile markieren die Richtung des Blutstroms, der das Klappengeräusch fortleitet. Der *Erb-Punkt* (3. ICR links neben dem Brustbein) ist am besten geeignet, um sich einen Überblick zu verschaffen. [Foto O405]

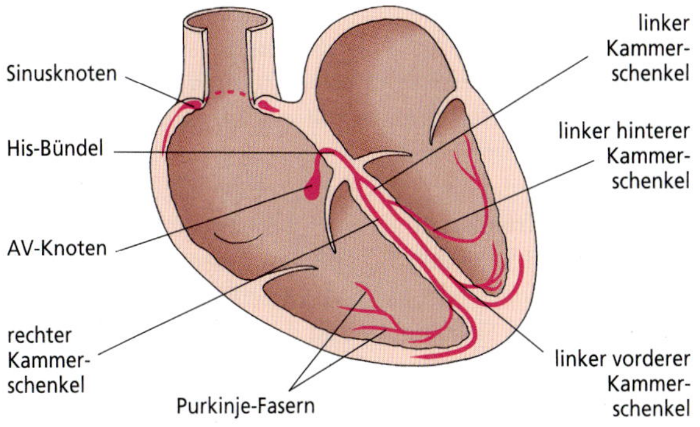

Abb. 14.14 Erregungsleitungssystem des Herzens mit schematischer Darstellung von Sinusknoten, AV-Knoten, Kammerschenkeln und Purkinje-Fasern. Das His-Bündel durchstößt die Klappenebene (→Abb. 14.6).

Jeder Muskel benötigt einen elektrischen Impuls, um sich zu kontrahieren (→6.3.5). Doch während der Skelettmuskel durch einen Nerv erregt werden muss, erregt sich das Herz selbst. Zwar erhält das Herz auch vom ZNS (über den Sympathikus und den N. vagus) Impulse – diese haben aber nur einen begrenzten regulierenden, keinen Takt gebenden Einfluss (→9.13, →14.6.2). Das Herz würde auch ohne sie arbeiten.

Diese Selbstständigkeit verdankt das Herz einem System spezialisierter Herzmuskelzellen. Diese Muskelzellen sind in der Lage, Erregungen zu bilden und diese schnell weiterzuleiten. Dieses System spezialisierter Muskelzellen nennt man daher **Erregungsbildungs- und Erregungsleitungssystem** (→Abb. 14.14, →Abb. 14.15).

14.5.2 Strukturen des Erregungsbildungs- und -leitungssystems

Die wichtigste Struktur für die Erregungsbildung ist der **Sinusknoten.** Er befindet sich in der Wand des rechten Vorhofes unmittelbar an der Mündungsstelle der V. cava superior (obere Hohlvene). Vom Sinusknoten gehen normalerweise alle Erregungen des Herzens aus. Er bestimmt also im Regelfall die Herzfrequenz und heißt deshalb *Schrittmacher* des Herzens.

Vom Sinusknoten gelangt die Erregung über normale Vorhofmuskulatur zu einem weiteren Schrittmacherzentrum, dem **AV-Knoten.** Er liegt am Boden des rechten Vorhofes dicht an der Vorhofscheidewand, also nahe der Grenze zwischen Vorhof und Kammer. Dieser Tatsache verdankt er auch seinen Namen (AV-Knoten = *Atrio-Ventrikular-Knoten*). Der AV-Knoten nimmt die Erregungen von der Vorhofmuskulatur auf und leitet sie weiter zum His-Bündel.

Das **His-Bündel** ist sehr kurz und verläuft am Boden des rechten Vorhofes in Richtung Kammerscheidewand. Dort teilt es sich in einen rechten und einen linken Kammerschenkel.

Die **Kammerschenkel** (auch *Tawara-Schenkel* genannt) ziehen an beiden Seiten der Kammerscheidewand herzspitzenwärts und zweigen sich dort weiter auf.

Die Endabzweigungen der Kammerschenkel nennt man **Purkinje-Fasern.** Von den Purkinje-Fasern gehen die Erregungen auf die Kammermuskulatur über.

Sinn der komplizierten Erregungsleitung

Da die Zellgrenzen kein Hindernis für die Fortleitung von Erregungen darstellen, könnten alle Myokardfasern nacheinander von der Sinusknoten-Erregung erfasst werden – nur leider recht langsam, sodass keine gemeinsame Kontraktion zustande käme. Die Strukturen des Erregungsleitungssystems verteilen die Erregung mit hoher Geschwindigkeit über den ganzen Herzmuskel, sodass die Muskelzellen in den verschiedenen Herzregionen fast gleichzeitig erregt werden. Nur dadurch kann eine *effektive* Kontraktion zustande kommen.

Lediglich im AV-Knoten erfährt die Erregungsleitung eine leichte Verzögerung. Diese Verzögerung sorgt dafür, dass sich erst der Vorhof und dann die Kammer zusammenzieht. Auf diese Weise wird die Kammer zunächst noch stärker mit Blut aus dem Vorhof gefüllt, bevor sie sich kontrahiert und Blut in den Kreislauf pumpt.

14.5.3 Grundlagen der Erregungsbildung

Bei der Arbeitsmuskulatur des Herzens ist – wie bei der Skelettmuskulatur – das Ruhepotenzial physiologischerweise stabil. Ein Aktionspotenzial wird nur ausgelöst, wenn ein von *außen* kommender Impuls die Zellmembran zuvor bis zum Schwellenpotenzial depolarisiert hat (Details zu Ruhe- und Aktionspotenzial →9.2).

Bei den Zellen des Erregungsbildungs- und -leitungssystems hingegen ist das Ruhepotenzial nicht stabil, sondern steigt nach einem Aktionspotenzial von seinem negativsten Wert **(maximales diastolisches Potenzial)** kontinuierlich an, bis das Schwellenpotenzial erreicht ist und ein neues Aktionspotenzial ausgelöst wird (→Abb. 14.15). Diese **diastolische Selbstdepolarisation** ist die Grundlage der Erregungsbildung im Herzen.

Da sowohl die Repolarisation nach einem Aktionspotenzial als auch die diastolische Selbstdepolarisation beim Sinusknoten rascher verlaufen als bei den übrigen Zellen des Erregungsbildungssystems, „feuert" der Sinusknoten am schnellsten. Seine Erregungen erreichen daher die **nachgeordneten** *(sekundären)* **Erregungszentren,** also AV-Knoten, His-Bündel, Kammerschenkel und Purkinje-Fasern, bevor diese bei ihrem eigenen Schwellenpotenzial angelangt sind. Hierdurch erklärt sich die Schrittmacherfunktion des Sinusknotens.

14.5.4 Alles-oder-nichts-Gesetz

Wird ein Muskel durch einen Stromstoß gereizt, so kommt es zu einer Kontraktion. Dies gilt für den Herz- wie für den Skelettmuskel. Zwischen der Erregbarkeit eines Skelettmuskels und der des Herzmuskels gibt es jedoch wichtige Unterschiede:

- Hat der Stromstoß eine bestimmte Schwelle überschritten (überschwelliger Reiz), so kontrahiert sich der Skelettmuskel. Wird der Stromstoß (Reiz) verstärkt, wird auch die Kontraktion stärker (→6.3.5)
- Beim Herzmuskel verhält es sich anders: Entweder erzeugt der Reiz eine stets gleich starke oder überhaupt keine Kontraktion **(Alles-oder-nichts-Gesetz).** Das liegt daran, dass die Herzmuskelzellen elektrisch durch Nexus (Gap Junctions →3.2.3) miteinander gekoppelt sind und sich somit wie *eine* motorische Einheit verhalten.

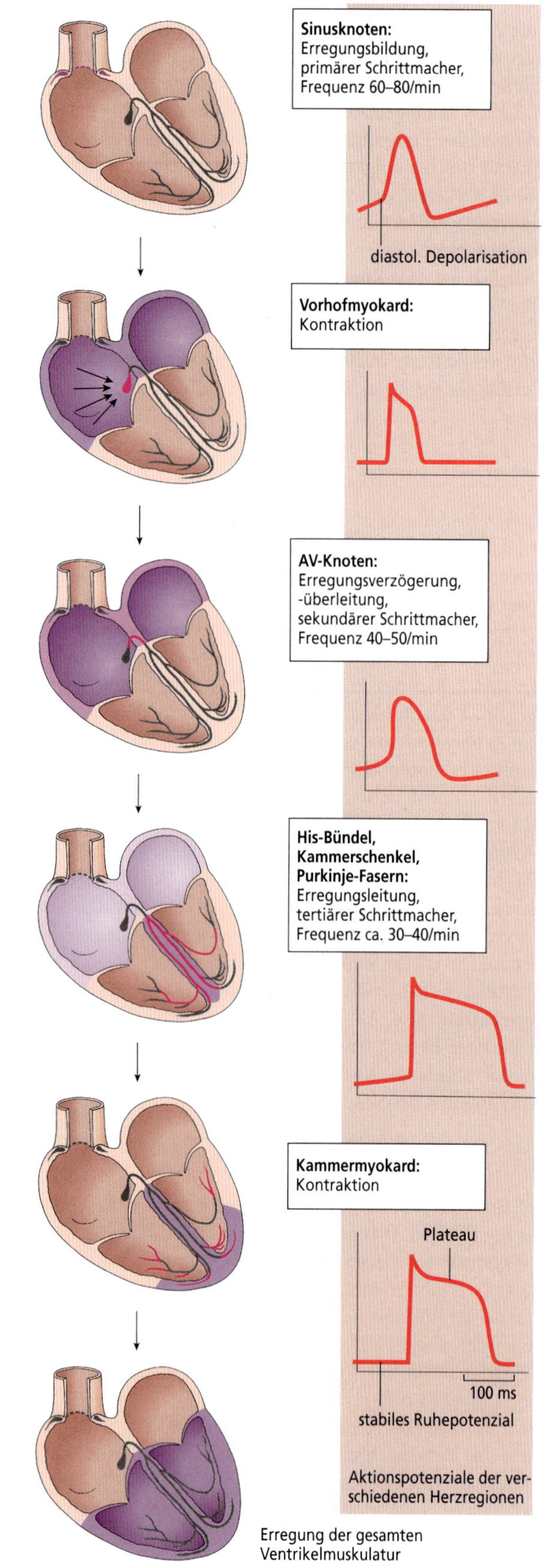

Abb. 14.15 Links Erregungsausbreitung im Herzen bei jeder Herzaktion (violett = erregte Herzmuskelabschnitte). Rechts die dazugehörigen Aktionspotenziale.

14.5.5 Refraktärzeit

Unmittelbar nach einer Aktion ist der Herzmuskel für eine gewisse Zeit unerregbar. Erreicht in dieser Zeit ein weiterer Reiz die Muskelzelle, antwortet sie nicht mit einer Kontraktion, sondern ist **refraktär** (unempfänglich).

Die Zeit, in der die Herzmuskelzelle vorübergehend nicht erregbar ist, wird **Refraktärzeit** genannt. Sie beträgt etwa 0,3 Sekunden. Die Refraktärzeit schützt das Herz vor einer zu schnellen Folge von Kontraktionen oder gar einer Dauerkontraktion (Tetanus). Im Gegensatz zum Skelettmuskel ist das Herz somit *nicht tetanisierbar.* Dieser Schutz ist sinnvoll, weil das Herz die Ruhepause benötigt, um sich wieder mit Blut zu füllen.

Kurz vor Ende der Refraktärzeit befindet sich die Herzmuskelzelle jedoch in einer besonders empfindlichen *(vulnerablen)* Phase. Trifft genau dann ein Reiz ein, so kann sie in schneller Folge immer wieder erregt werden, sodass eine Tachykardie (zu schneller Herzschlag) bis hin zum Kammerflimmern entsteht.

14.5.6 Elektrokardiogramm (EKG)

Die elektrische Erregung des Sinusknotens erfasst das Herz auf einem vorgegebenen Weg. Es kommt dabei zu einem (wenn auch geringen) Stromfluss. Dieser breitet sich bis auf die Körperoberfläche (Brustwand, Arme, Beine) aus.

MEDIZIN

Die vom Herzen erzeugten Spannungsänderungen lassen sich als *Elektrokardiogramm,* kurz **EKG,** aufzeichnen. Ganz überwiegend erfolgt dies von der Körperoberfläche aus. Meist wird ein **Ruhe-EKG** abgeleitet, bei dem der Patient bzw. die Patientin ruhig liegt. Für spezielle Fragestellungen wird das Ruhe-EKG ergänzt z. B. durch ein **Belastungs-EKG** (etwa während Fahrradfahrens) und/oder ein **Langzeit-EKG** über 24 Stunden.

Um ein standardisiertes und damit vergleichbares EKG zu erhalten, bringt man Elektroden an genau definierten Körperstellen an (→ Abb. 14.16). Beim Gesunden zeigt das EKG eine typische Abfolge regelmäßig wiederkehrender *Zacken, Wellen, Strecken* und *Komplexe,* die den einzelnen Phasen der Herzerregung zeitlich zugeordnet werden können (→ Abb. 14.17, → Abb. 14.18).

Durch das EKG kann man z. B. den Herzrhythmus beurteilen und Herzrhythmusstörungen wie z. B. AV-Blockierungen feststellen (→ Abb. 14.19).

Stirbt ein Teil des Muskelgewebes ab (Herzinfarkt → 14.7.3), so wird hier der Strom nicht mehr weitergeleitet. Das Gebiet ist elektrisch *stumm.* Da sich elektrisch stumme Gebiete oft in typischen Veränderungen des EKG widerspiegeln (→ Abb. 14.29), hat es auch in der Diagnostik des Herzinfarkts einen hohen Stellenwert.

SPICKZETTEL

Autonomie des Herzens: Fähigkeit des Herzens, ohne jegliche Reize von außen (unabhängig) zu schlagen.
Erregungsbildungs- und -leitungssystem des Herzens: Spezialisierte Herzmuskelzellen, die in bestimmten Zeitabständen selbst Erregungen bilden und diese dann sehr schnell über das ganze Herz verteilen. Bestandteile

- **Sinusknoten** im rechten Vorhof, normalerweise schnellster Erregungsbildner und damit herzfrequenzbestimmend
- **AV-Knoten** nahe der Vorhof-Kammer-Grenze. Leichte Leitungsverzögerung, damit sich die Vorhöfe vor den Kammern kontrahieren

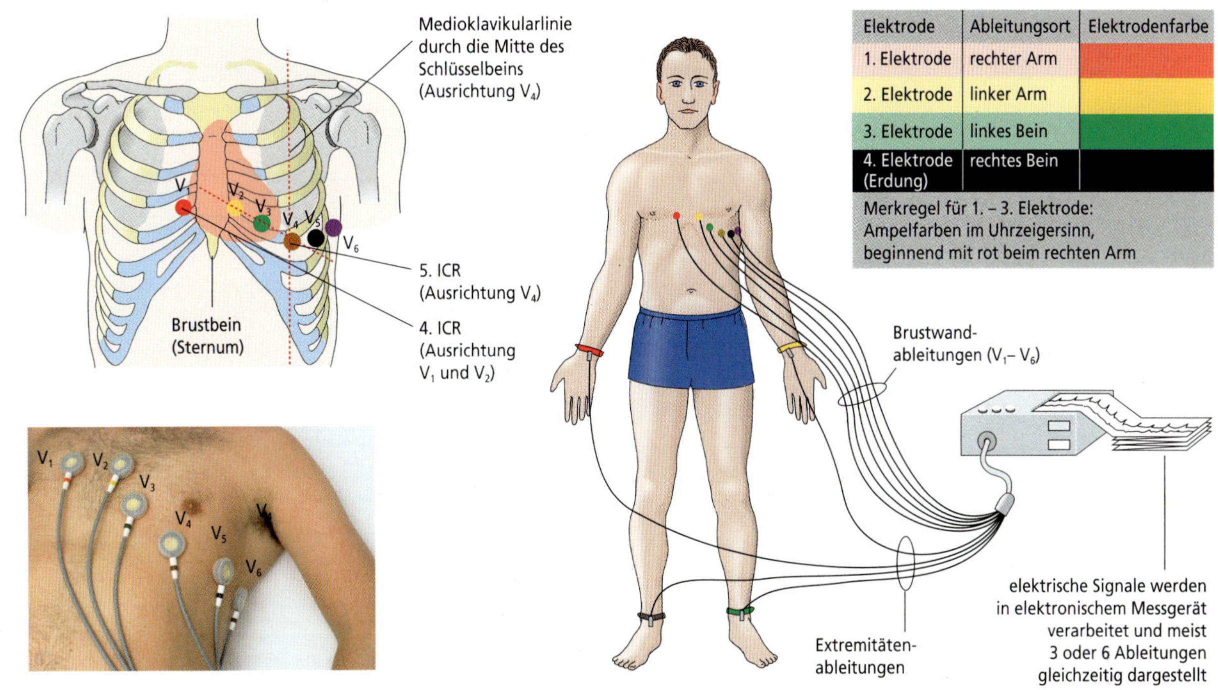

Elektrode	Ableitungsort	Elektrodenfarbe
1. Elektrode	rechter Arm	
2. Elektrode	linker Arm	
3. Elektrode	linkes Bein	
4. Elektrode (Erdung)	rechtes Bein	
Merkregel für 1. – 3. Elektrode: Ampelfarben im Uhrzeigersinn, beginnend mit rot beim rechten Arm		

Abb. 14.16 Platzierung der EKG-Elektroden. Die Elektroden für die Brustwandableitungen werden an definierten Punkten angebracht. V_1 im 4. ICR rechts neben dem Brustbein, V_2 im 4. ICR links neben dem Brustbein, V_4 im 5. ICR in der Medioklavikularlinie, V_3 auf der Mitte der roten Verbindungslinie zwischen V_2 und V_4, V_5 und V_6 auf gleicher Höhe wie V_4, jedoch am Vorderrand bzw. unterhalb der Achselhöhle. [Foto K115]

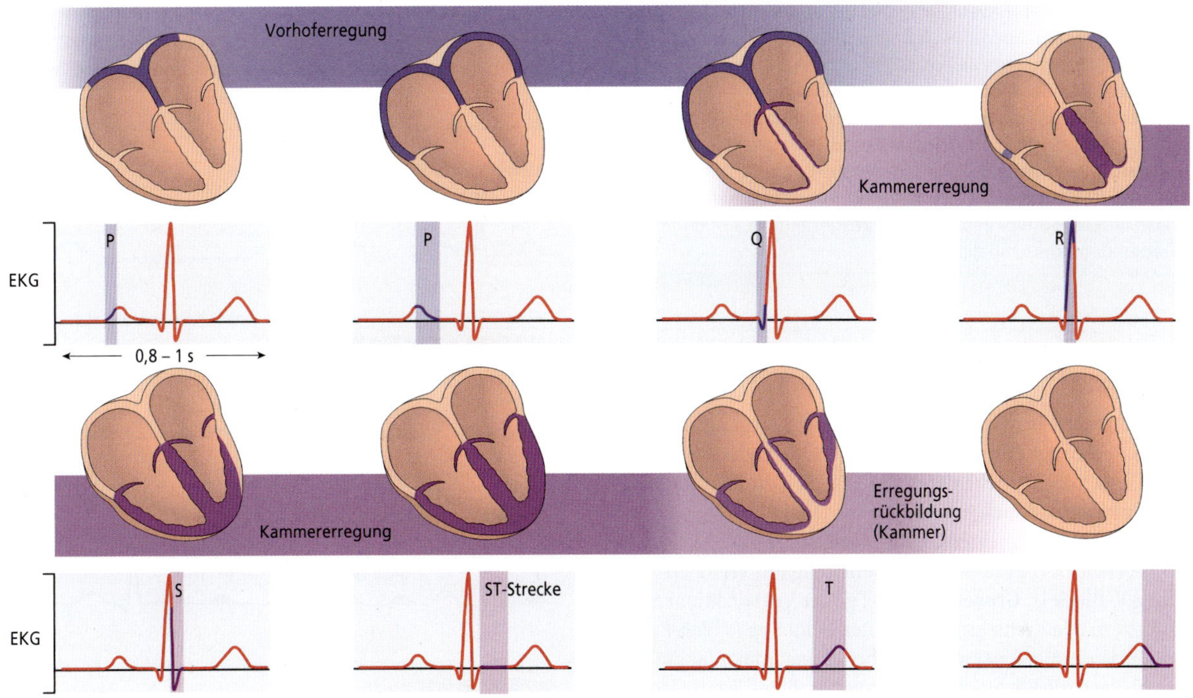

Abb. 14.17 Zeitliche Zuordnung der Phasen der Herzerregung zu den EKG-Abschnitten (erregte Herzmuskelbereiche violett). Die P-Welle entspricht der Vorhoferregung, der QRS-Komplex der Kammererregung und die T-Welle der Erregungsrückbildung in der Kammer.

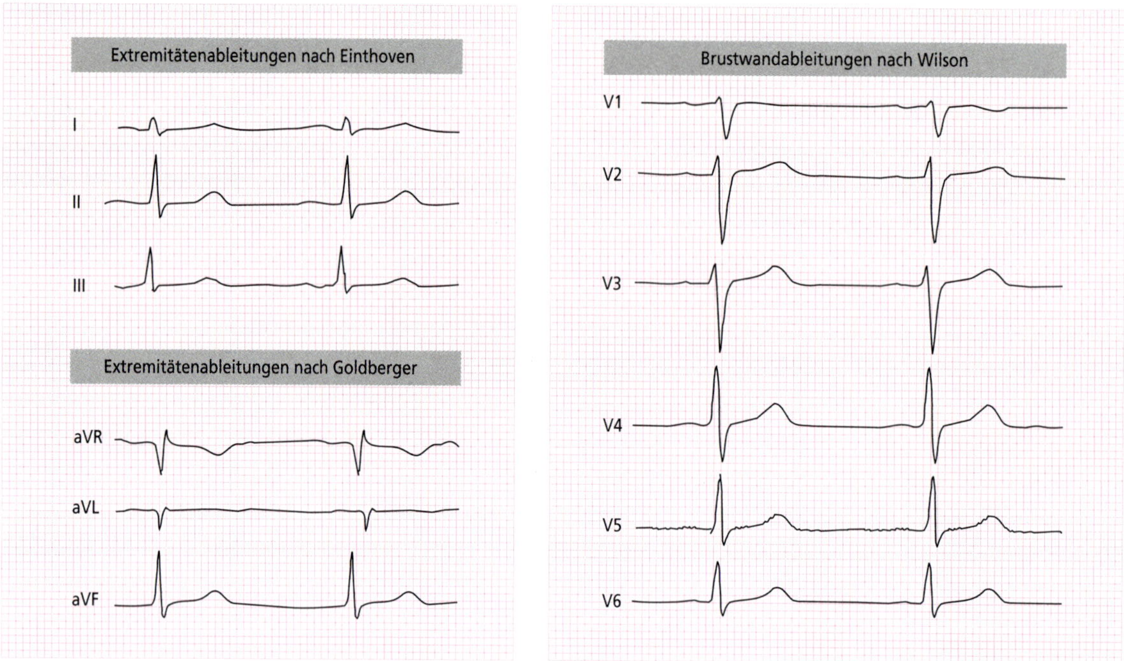

Abb. 14.18 Standard-EKG (Normalbefund) mit den Ableitungen I, II, III, aVR, aVL, aVF und V_1–V_6.

- **His-Bündel,** einzige (elektrische) Verbindung zwischen Vorhöfen und Kammern
- **Kammerschenkel** *(Tawara-Schenkel)* in der Herzscheidewand
- **Purkinje-Fasern.** Endaufzweigungen der Kammerschenkel, geben die Erregungen an das Kammermyokard weiter.

Besonderheiten der Aktionspotenziale im Herzen:

- **Diastolische Selbstdepolarisation** im Erregungsbildungs- und -leitungssystem durch instabiles, d. h. von selbst wieder ansteigendes Ruhepotenzial → spontane Erregungsbildung
- **Nicht-Tetanisierbarkeit des Herzens.** In der Kammermuskulatur langes Plateau und damit lange Refraktärzeit → keine Dauerkontraktion möglich.

14.5.7 AV-Blockierungen und Ersatzrhythmusgeber

Im Rahmen von Herzerkrankungen kann die Erregungsüberleitung vom Vorhof zur Kammer krankhaft verzögert oder gar unterbrochen sein. Man spricht dann von einem *atrioventrikulären Block* oder kurz **AV-Block.**

Der AV-Block wird in mehrere Grade eingeteilt (→ Abb. 14.19):

- Beim **AV-Block I. Grades** ist die Überleitung nur verzögert
- Beim **AV-Block II. Grades** wird ein Teil der Vorhofaktionen gar nicht zu den Kammern übergeleitet. Beim *Typ I (Wenckebach-Periodik, Mobitz 1)* wird die Überleitung immer langsamer, bis sie schließlich einmal ganz ausfällt. Beim *Typ II (Mobitz, Mobitz 2)* werden die Vorhoferregungen in einem bestimmten Rhythmus übergeleitet, z. B. jede zweite
- Beim **AV-Block III. Grades** ist die Überleitung der Vorhoferregungen auf die Kammern vollständig blockiert.

Bei einem AV-Block III. Grades bilden die oben erwähnten nachgeordneten Erregungszentren des Herzens (ersatzweise) Erregungen: I. d. R. nimmt der AV-Knoten diese Aufgabe wahr, da er die höchste Eigenfrequenz der nachgeordneten Erregungszentren hat (40–50 Erregungen/min). Die Kammer schlägt dann also 40- bis 50-mal pro Minute. Dabei schlagen Vorhöfe und Kammern unabhängig voneinander, was als **AV-Dissoziation** bezeichnet wird.

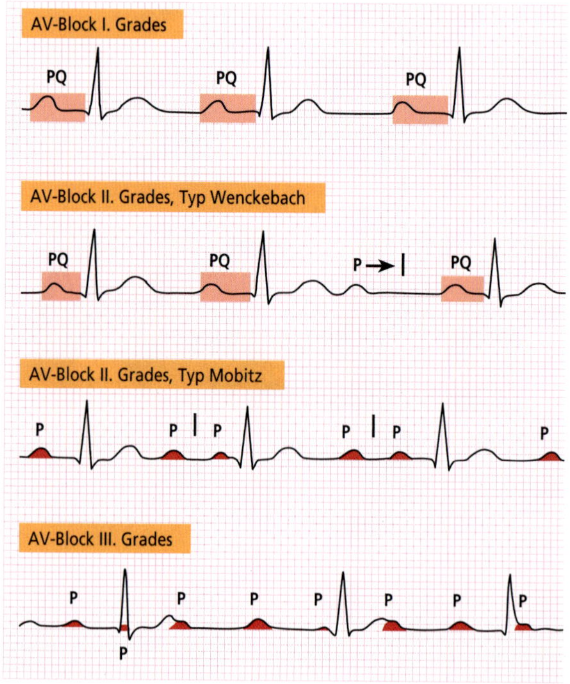

Abb. 14.19 EKG-Bilder bei den verschiedenen AV-Blöcken.

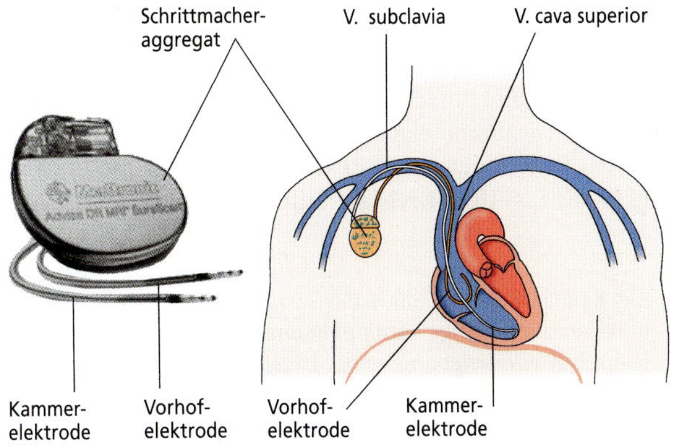

Abb. 14.20 Permanenter Herzschrittmacher. Die Elektroden des Schrittmachers liegen hier in der rechten Herzkammer und im rechten Vorhof. Das Schrittmacheraggregat wird in Lokalanästhesie, selten Vollnarkose, subkutan implantiert. [Foto V112]

MEDIZIN

Nicht selten sind bei Ausfall des Sinusknotens oder AV-Block III. Grades die nachgeordneten Erregungszentren zu langsam, um eine genügend hohe Kammerfrequenz und damit eine ausreichende Durchblutung des Organismus sicherzustellen. Dann wird dem Patienten bzw. der Patientin in der Regel ein (permanenter) **künstlicher Schrittmacher** eingepflanzt (→ Abb. 14.20).

14.5.8 Extrasystolen

Ein außerhalb des regulären Grundrhythmus auftretender Herzschlag heißt **Extrasystole** (→ Abb. 14.21).

- **Supraventrikuläre Extrasystolen** haben ihr Erregungszentrum oberhalb des His-Bündels. Jeder Kammererregung (QRS-Komplex) geht im EKG eine Vorhoferregung (P-Welle) voraus, die aber durch den veränderten Weg der Erregung abnorm aussieht
- **Ventrikuläre Extrasystolen** gehen vom His-Bündel oder vom Kammermyokard aus. Hier geht dem verbreiterten und deformierten QRS-Komplex keine P-Welle voran.

Insbesondere ventrikuläre Extrasystolen können den Betroffenen bzw. die Betroffene bei häufigerem Auftreten (evtl. lebensbedrohlich) gefährden.

Herzrhythmusstörungen, die mit zu schnellem Herzschlag und/oder Extrasystolen einhergehen, lassen sich teilweise durch Gabe von **Antiarrhythmika** bessern. Abgesehen von Betablockern werden Antiarrhythmika jedoch wegen ihrer teils erheblichen Nebenwirkungen (u. a. Verschlechterung einer Herzinsuffizienz, Auslösung von Herzrhythmusstörungen) nur noch zurückhaltend eingesetzt. Bei einigen Rhythmusstörungen können z. B. „Störherde" oder zusätzliche Leitungsbahnen im Rahmen einer Herzkatheteruntersuchung ausgeschaltet werden.

14.5.9 Vorhof- und Kammerflimmern

Infolge von Störungen der Erregungsausbreitung kann es zu „kreisenden" Erregungen kommen, bei der die Erregungswelle zu ihrem Ausgangspunkt zurückkehrt und gerade erregtes Myokard abermals erregt. Die Folgen sind kaum noch zu erkennende P-Wellen bzw. QRS-Komplexe oder „elektrisches Chaos" im EKG (→ Abb. 14.3) sowie rasche, unkoordinierte Myokardzuckungen.

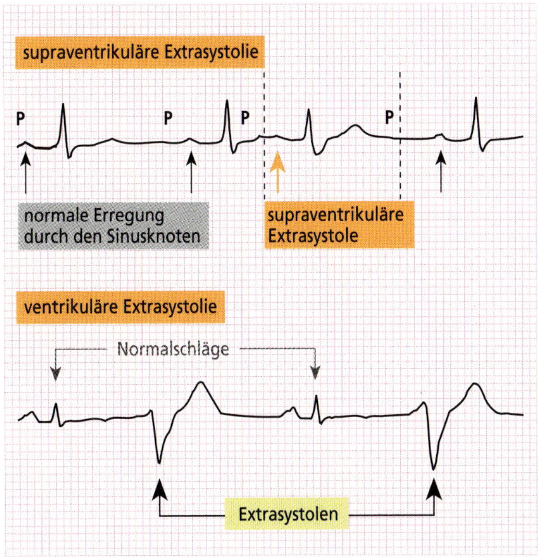

Abb. 14.21 Oben EKG-Bild bei supraventrikulärer, unten bei ventrikulärer Extrasystolie (hier Bigeminus, d. h. jedem Normalschlag folgt eine Extrasystole).

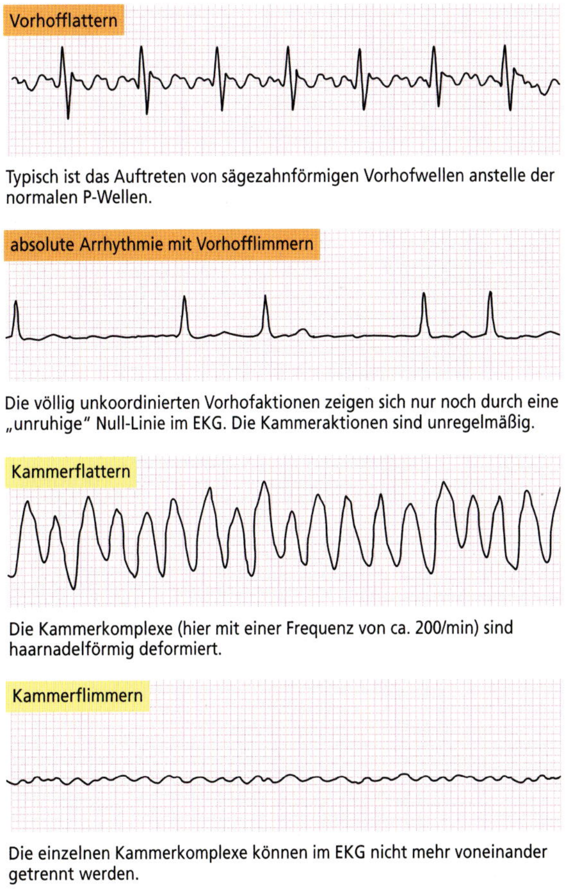

Abb. 14.22 EKG-Bilder bei Vorhofflattern/-flimmern und Kammerflattern/-flimmern. Kammerflattern und -flimmern sind unmittelbar lebensbedrohlich.

Vorhofflattern und -flimmern

Erfolgt dies im Vorhofbereich, resultieren **Vorhofflattern** (Vorhoffrequenz 250–350/min, meist mit AV-Block II. Grades und daher niedrigerer Kammerfrequenz) oder **Vorhofflimmern** (Vorhoffrequenz über 350/min, Kammerfrequenz schwankend, Puls immer unregelmäßig = **absolute Arrhythmie** → Abb. 14.22). Ursächlich liegen überwiegend organische Herzerkrankungen zugrunde.

Da die Vorhofaktion jedoch für die Herzleistung nicht sehr bedeutend ist, bereiten Vorhofflattern und -flimmern insgesamt wenig Beschwerden. Durch die ungünstigen Strömungsverhältnisse vor allem im linken Vorhof kann es aber dort zu einer Thrombenbildung mit Emboliegefahr (→ 12.4.4) kommen. Um dies zu verhindern, wird die Gerinnung bei Patienten und Patientinnen mit Vorhofflimmern gehemmt (→ 12.4.5).

Beim Vorhofflattern (→ Abb. 14.22) droht außerdem eine viel zu schnelle Kammerfrequenz, wenn ausnahmsweise alle Vorhoferregungen zu den Kammern übergeleitet werden.

Kammerflattern und -flimmern

Viel gefährlicher als das Vorhofflimmern ist die kurzschlussartige „Dauererregung“ der *Kammer*muskulatur. Die Kammerkontraktionen sind dann zu schwach und zu wenig aufeinander abgestimmt, um genügend Blut aus den Herzkammern zu treiben. Obwohl das Herz „durchdreht“, ist kein Puls mehr tastbar. Es kommt funktionell zum **Herz-Kreislauf-Stillstand.**

MEDIZIN

Das **Kammerflimmern** (über 400 Herzschläge/min → Abb. 14.22) erfordert die sofortige **kardiopulmonale Reanimation** (*Herz-Lungen-Wiederbelebung* → Abb. 14.23) mit **Herzdruckmassage** und **Atemspende.** So schnell wie möglich wird versucht, die gestörten Herzmuskelerregungen durch einen elektrischen Stromschlag **(Defibrillation)** zu koordinieren. *Automatische externe Defibrillatoren* **(AEDs)** ermöglichen heute auch Laien die Defibrillation. Danach kann sich im günstigen Falle wieder eine geordnete Reizleitung einstellen.

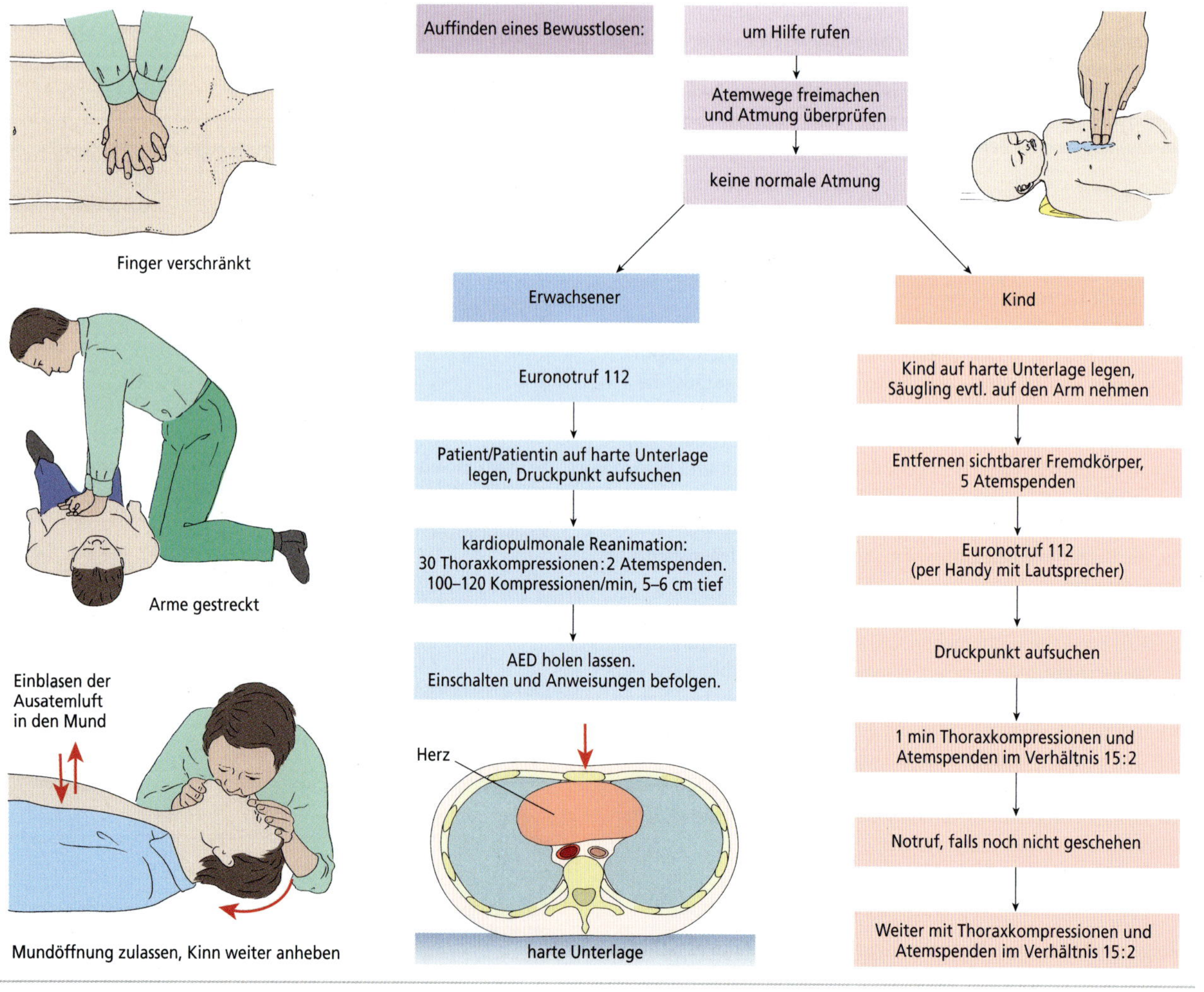

Abb. 14.23 Kardiopulmonale Reanimation. Der geeignete Druckpunkt liegt im unteren Teil des Brustbeins („in der Mitte der Brust“). Bei Erwachsenen (links) setzt der Helfer hier den Handballen der einen Hand auf und legt den anderen Handballen auf den Handrücken der ersten Hand (Finger verschränken). Nur der Handballen überträgt den mit den gestreckten Armen ausgeübten Druck (Mitte die Wirkung auf den Brustkorb). Bei Kindern (rechts) erfolgen die Kompressionen je nach Alter mit zwei Fingern bis einer Hand. Zum Infektionsschutz ggf. Taschentuch auflegen, Mund-Nasen-Schutz verwenden. Bei hohem Risiko/unzureichender Ausbildung Thoraxkompressionen und Defibrillation ohne Atemspenden durchführen.

Beim **Kammerflattern** mit Kammerfrequenzen von 250–350/min ist die Erregung des Herzmuskels noch nicht so unkoordiniert wie beim Kammerflimmern. Dennoch ist die Auswurfleistung nur sehr gering, sodass es ohne Therapie zum Schock kommt. Außerdem kann das Kammerflattern in ein Kammerflimmern übergehen.

SPICKZETTEL

Kammerflimmern: Lebensbedrohliche Herzrhythmusstörung mit extrem schnellen, unkoordinierten Erregungen der Herzkammern und praktisch ohne Blutauswurf. Erfordert unverzügliche **kardiopulmonale Reanimation** *(Herz-Lungen-Wiederbelebung)* mit möglichst frühzeitiger **Defibrillation.**

14.5.10 Elektrolyte und ihre Bedeutung für die Herzaktion

Für eine ungestörte Herztätigkeit sind ausgewogene Elektrolytkonzentrationen im Blut (→ 18.7) wichtig. Das gilt besonders für das Kalium- (K^+) und das Kalzium-Ion (Ca^{2+}).

Kalzium

Ein Aktionspotenzial (→ 9.2.3) führt nur dann zu einer Aktion der Muskelzelle, wenn genug Ca^{2+}-Ionen vorhanden sind. Ca^{2+}-Ionen nehmen also eine Schlüsselstellung bei der **elektromechanischen Kopplung** (→ 6.3.5) ein, der Umsetzung der elektrischen Erregung in eine Muskelkontraktion.

Kalium

Die K^+-Konzentration beeinflusst vor allem die Erregungsprozesse an den Muskelfasern.

- Ein niedriger K^+-Spiegel (*Hypokaliämie,* → 18.7.2) fördert die Erregungsbildung und beschleunigt die Erregungsausbreitung. Dadurch kann es zu Herzrhythmusstörungen mit Extrasystolen bis hin zum Kammerflimmern kommen
- Auch mäßig erhöhte Kaliumspiegel im Blut (*Hyperkaliämie,* → 18.7.2) führen zu gesteigerter Erregungsbildung und -leitung. Deutlich zu hohe Kaliumwerte im Blut lähmen dagegen das Herz und erzeugen im Extremfall einen Herzstillstand.

MEDIZIN

Medikamente gegen Herzschwäche und Bluthochdruck beeinflussen häufig den Kalium- und gelegentlich den Kalziumspiegel im Blut (→ 18.7.3), gleichzeitig haben die Elektrolyte Einfluss auf die Herztätigkeit. Bei diesen Therapien werden deshalb die Elektrolytspiegel im Blut regelmäßig kontrolliert.

14.6 Herzleistung und ihre Regulation

14.6.1 Schlag- und Herzzeitvolumen

Bei jedem Herzschlag leistet das Herz durch das Beschleunigen und Auswerfen des Blutes auch im physikalischen Sinne Arbeit. Wird diese **Herzarbeit** auf die Zeit bezogen, ergibt sich die **Herzleistung.**

Herzzeitvolumen

In körperlicher Ruhe beträgt die *Herzfrequenz* des erwachsenen Menschen etwa 70/min. Sowohl die rechte als auch die linke Kammer werfen bei jeder Aktion des erwachsenen Herzens ca. 70 ml Blut aus – das **Schlagvolumen.** Das **Herzzeitvolumen** errechnet sich aus diesen beiden:

$$\text{Herzzeitvolumen} = \text{Schlagvolumen} \times \text{Schlagfrequenz}$$

$$\text{Beispiel: } 70\,\text{ml} \times 70/\text{min} = 4.900\,\text{ml/min}$$

Wird das Herzzeitvolumen wie im Beispiel auf Minutenbasis errechnet, so wird es auch als **Herzminutenvolumen** bezeichnet. In Ruhe pumpt das Herz etwa 5 l Blut pro Minute in den Lungen- bzw. Körperkreislauf. Die dabei erbrachte Leistung liegt bei ca. 1,0–1,5 Watt.

Bei körperlicher Anstrengung steigt das Herzzeitvolumen erheblich (→ 6.4), v. a. durch Erhöhung der Herzfrequenz, bei Trainierten auch durch Steigerung des Schlagvolumens. Im Extremfall kann das Herz bis zu 30 l Blut pro Minute fördern.

14.6.2 Regulation der Herzleistung

Einflussfaktoren auf die Herzleistung

Insbesondere drei Einflussfaktoren auf die Herzleistung sind für das Verständnis der physiologischen und krankhaften Vorgänge am Herzen unabdingbar:

- Der Begriff **Vorlast** *(Preload)* beschreibt die Beziehung zwischen der Länge der Herzmuskelfaser *vor* der Kontraktion und ihrer Fähigkeit, aktiv Spannung zu entwickeln. Ähnlich wie sich ein vorgespanntes Gummi besser zusammenzieht als ein schlaffes, kontrahiert sich auch eine etwas vorgedehnte Muskelfaser besser. Maß für die Vordehnung beim Herzen ist die *enddiastolische Füllung* (bzw. der *enddiastolische Füllungsdruck*) der linken Kammer. Unbegrenzt funktioniert dies allerdings nicht: Bei zu starker Dehnung lässt die Kraft der Herzmuskelfaser wieder nach, vergleichbar einem überdehnten Gummi mit kleinen Rissen
- Unter **Nachlast** *(Afterload)* versteht man den Auswurfwiderstand, den die Kammer überwinden muss, um das Blut in die Arterie zu pressen. Je höher die Nachlast (also der Druck in der Arterie am Ende der Diastole) ist, desto weniger Blut wird unter sonst gleichen Bedingungen ausgeworfen. Klinisches Maß für die Nachlast ist der Druck in der Aorta am Ende der Diastole
- **Kontraktilität** bezeichnet die *Kontraktionsfähigkeit* oder *Schlagkraft* des Herzens unter sonst gleichen Bedingungen. Steigt die Kontraktilität, so kann das Herz ein höheres Schlagvolumen auswerfen.

Selbstregulation des Schlagvolumens

Innerhalb gewisser Grenzen ist das Herz in der Lage, auch unabhängig von der Nervenversorgung das Schlagvolumen selbstständig zu regulieren: Wenn beispielsweise in der Aorta ein erhöhter Druck besteht, hat es die linke Kammer schwerer, ihr Blut auszuwerfen. Das hat zur Folge, dass eine größere Menge Restblut in der linken Kammer zurückbleibt.

Dadurch wird die Ventrikelmuskulatur gedehnt, sodass die Muskelfasern unter größerer Spannung stehen. Dies wirkt sich bei gesundem Herzen und normalen Belastungen günstig aus: Die Muskelfasern können sich nun aufgrund der etwas erhöhten Vorlast stärker zusammenziehen und das Blut mit höherer Kraft auswerfen, die Restblutmenge vermindert sich wieder. Dieses Prinzip wird als **Frank-Starling-Mechanismus** bezeichnet.

Der Frank-Starling-Mechanismus spielt v. a. bei der Abstimmung der Herzzeitvolumina beider Kammern eine wesentliche

Rolle (diese müssen gleich sein, damit es nicht zu einem Blutstau vor einer der Kammern kommt).

Anpassung an Belastung: Sympathikus und Parasympathikus

Die Anpassung der Herztätigkeit an den momentanen Bedarf des Gesamtorganismus wird vor allem von den *Herznerven* gesteuert.

Der *Sympathikus* wirkt durch Herznerven und Adrenalin aus der Nebennierenrinde auf das ganze Herz und steigert die Herzleistung.

Dagegen übt der zum *Parasympathikus* gehörende N. vagus (→ Abb. 9.24), der nur mit dem rechten Vorhof verbunden ist, einen weniger ausgeprägten hemmenden Einfluss aus.

Im Einzelnen werden beeinflusst (→ Abb. 14.24):

- Die Schlagfrequenz **(Chronotropie):** Überwiegt der Einfluss des N. vagus, so schlägt das Herz langsamer *(negativ chronotrope Wirkung)*; überwiegt der Sympathikuseinfluss, so schlägt es schneller *(positiv chronotrope Wirkung)*
- Die Kontraktionskraft des Myokards **(Inotropie):** Der Sympathikus steigert die Schlagkraft *(positiv inotrope Wirkung)*; der N. vagus verringert sie *(negativ inotrope Wirkung)*
- Die Reizschwelle **(Bathmotropie):** Der Sympathikus setzt die Reizschwelle herab, d. h. es werden leichter Erregungen ausgelöst *(positiv bathmotrope Wirkung)*. Umgekehrt wird durch den N. vagus die Reizschwelle heraufgesetzt *(negativ bathmotrope Wirkung)*
- Die Erregungsleitungsgeschwindigkeit **(Dromotropie):** Unter dem Einfluss des Sympathikus wird die Erregungsleitung beschleunigt *(positiv dromotrope Wirkung)*; unter dem Einfluss des N. vagus wird sie verlangsamt *(negativ dromotrope Wirkung)*.

Weitere Regulationsmechanismen

Weitere enge Beziehungen bestehen zwischen der Herztätigkeit und der Kreislaufregulation (→ 15.3) sowie dem Hormonhaushalt (→ Abb. 11.10, → Abb. 11.16, → Tab. 11.12):

- Beispielsweise befinden sich in Vorhöfen und Kammern Dehnungssensoren, die auf eine Blutdrucksteigerung mit einer Hemmung des Sympathikus und einer Stimulierung des Parasympathikus reagieren und so zu einer Blutdrucksenkung führen (→ 15.3.5)
- Eine Volumenbelastung des Herzens führt zu einer Dehnung der Herzhöhlen und zu einer Freisetzung der **natriuretischen Peptide. ANP** *(atriales natriuretischen Peptid)* wird vor allem von den Herzmuskelzellen der Vorhöfe, **BNP** *(brain natriuretic peptide)* von denen der Kammern freigesetzt. Sie fördern die Flüssigkeits- und Natriumausscheidung, sodass das „Zuviel" an Volumen wieder ausgeschieden wird. Gleichzeitig wird die ADH-Ausschüttung im Hypophysenhinterlappen gehemmt, was über eine Senkung der Wasserrückresorption in der Niere ebenfalls eine Steigerung der Harnausscheidung zur Folge hat. In sehr hohen Konzentrationen stellen diese Substanzen außerdem die Blutgefäße weit.

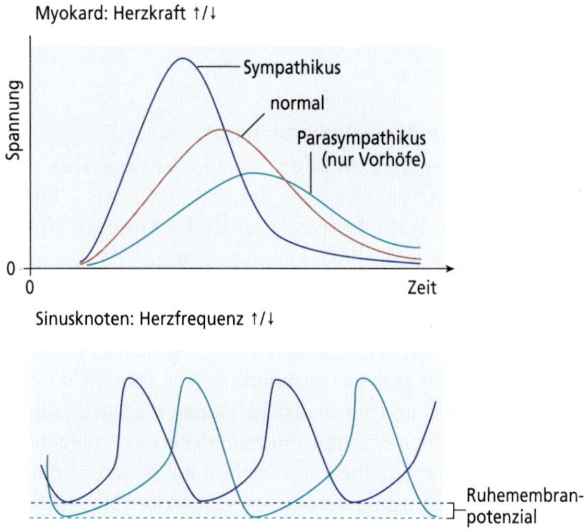

Abb. 14.24 Einfluss von Sympathikus (blau) und Parasympathikus (grün) auf das Herz.

SPICKZETTEL

Herzleistung: Herzarbeit (zusammengesetzt aus Druck-Volumen- und Beschleunigungsarbeit) pro Zeit. In Ruhe etwa 1,0–1,5 W.
Herzzeitvolumen: Blutmenge, die das Herz pro Zeiteinheit in den Kreislauf auswirft. Bezogen auf eine Minute auch **Herzminutenvolumen** genannt. Produkt aus Schlagvolumen und Schlagfrequenz. In Ruhe ca. 5 l/min.
Einflussfaktoren der Herzleistung:

- **Vorlast** (*Preload*, Vordehnung der Herzmuskelfasern). Größte Kontraktionskraft bei leichter Vordehnung, ab einem Maximum wieder Abnahme
- **Nachlast** (*Afterload*, Auswurfwiderstand). Je höher der Auswurfwiderstand, desto geringer die ausgeworfene Blutmenge
- **Kontraktilität** *(Kontraktionsfähigkeit, Schlagkraft)*
- **Vegetatives Nervensystem.** Sympathikus herzleistungssteigernd, Parasympathikus (leicht) senkend.

Frank-Starling-Mechanismus: Selbstregulation des Schlagvolumens bei geänderter Vor-/Nachlast. Wichtig v. a. für die Abstimmung der Herz-Zeit-Volumina beider Kammern.

14.6.3 Altersveränderungen des Herzens

Im Alter lässt die Leistungsfähigkeit des Herzens nach: Der Bindegewebsanteil der Herzmuskulatur (auch im Erregungsleitungssystem) steigt, die Zahl der Schrittmacherzellen im Sinusknoten sinkt, und die Ansprechbarkeit der β-Rezeptoren des Herzens (also der Rezeptoren, die den Sympathikuseinfluss vermitteln) nimmt ab. Auch die Herzklappen, vor allem Mitral- und Aortenklappe, zeigen degenerative Veränderungen.

Aus dem Zusammenspiel dieser Veränderungen ergeben sich:

- Eine nachlassende Kontraktionskraft
- Eine schlechtere Entspannung des Herzmuskels in der Diastole, wodurch die passive Kammerfüllung behindert wird. Die Vorhofkontraktion trägt also im Alter mehr zur Kammerfüllung bei als in jungen Jahren
- Ein Absinken der maximal möglichen Herzfrequenz von ca. 200/min beim Jugendlichen auf ca. 150/min beim 70-Jährigen (Faustregel: 220 – Lebensalter) bei kaum veränderter Herzfrequenz in Ruhe
- Eine verlangsamte Weiterleitung von Erregungen (verzögerte AV-Überleitung) bei häufigeren Extrasystolen
- Eine geringere Herzfrequenzvariabilität (Schwankungsbreite der Herzfrequenz)
- Vermindertes Ansprechen auf β-adrenerge Stimulation.

Insgesamt nimmt die Herzleistung im Alter ab, gleichzeitig wird das Herz durch die alters- und zivilisationsbedingten Gefäßveränderungen (→ 15.1.2) mehr belastet. Das Ausmaß dieses Prozesses ist allerdings individuell sehr unterschiedlich und es ist unklar, wie viel davon alters- und wie viel zivilisationsbedingt ist.

PFLEGE ALTER MENSCHEN

Auch beim Herzen wird im Alter zunächst die Organreserve eingeschränkt. Zusätzliche Belastungen können dann zur erkennbaren **Herzinsuffizienz** führen. Praktische Konsequenz ist, ältere Menschen bei besonderen Belastungen verstärkt auf Zeichen einer bis dahin unbekannten Herzinsuffizienz zu beobachten: beispielsweise engmaschige Pulskontrolle bei der Mobilisation, Achten auf Luftnot bei Infusionen.

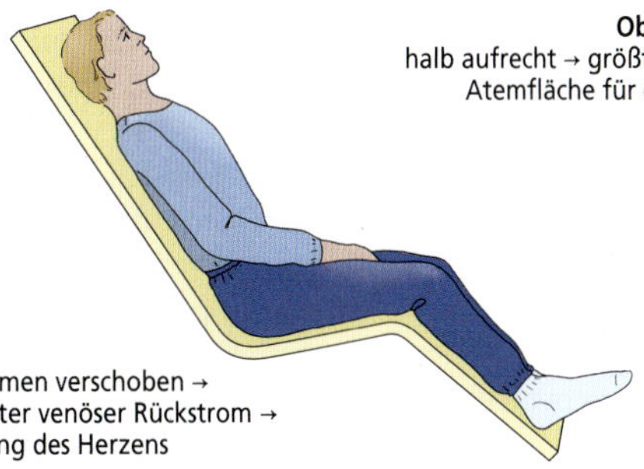

Abb. 14.25 Herzbettlage bei akuter Herzinsuffizienz. Diese Lagerung ist besonders gut bei einem speziellen Herzbett mit nach unten verstellbarem Fußteil möglich.

14.6.4 Herzinsuffizienz

Bei einer **Herzinsuffizienz** (*Herzschwäche, Insuffizienz* = Unzulänglichkeit) kann das Herz die zur Versorgung des Körpers erforderliche Pumpleistung nicht mehr erbringen. Häufigste Ursache bei Erwachsenen sind ein langjähriger Bluthochdruck mit daraus resultierender erhöhter Druckbelastung und die koronare Herzkrankheit (→ 14.7.2), oft in Kombination. Bei Kindern sind vor allem (angeborene) Herzfehler und Infektionen verantwortlich.

Die Herzinsuffizienz begrenzt zunehmend die körperliche Leistungsfähigkeit – erkennbar an Leistungseinschränkung mit rascher Ermüdbarkeit, einem im Vergleich zur Belastung zu schnellen Herzschlag und Atemnot (zunächst z. B. beim Treppensteigen, später bei immer geringeren Aktivitäten). Auch Ödeme (Wasseransammlungen z. B. in Pleura- oder Bauchraum oder in der Knöchelregion) sind typisch. Viele Betroffene gehen nachts mehrfach zur Toilette und können nur noch mit erhöhtem Oberkörper schlafen (→ Abb. 14.25). Während ältere Kinder die gleichen Symptome zeigen wie Erwachsene, fallen Säuglinge mit Herzinsuffizienz vor allem durch schnellen Puls, veränderte Atmung, Schwitzen beim Trinken oder Trinkschwäche und schlechtes Gedeihen auf. Röntgenologisch ist meist eine Herzvergrößerung nachweisbar, eine genaue Einschätzung der Herzfunktion ist durch Ultraschall (Echokardiografie) möglich.

Eine evtl. vorhandene Grunderkrankung wird, wenn irgend möglich, behandelt, z. B. ein Klappenfehler operativ korrigiert. Medikamentös werden vor allem *ACE-Hemmer* und *Angiotensin-II-(Rezeptor-)Blocker* als Hemmstoffe des *Renin-Angiotensin-Aldosteron-Systems, Diuretika* (harntreibende Mittel, → 18.7.1) sowie *Betablocker* (→ 14.7.2) gegeben.

14.7 Blutversorgung des Herzens

Wie jedes Organ muss auch das Herz *selbst* mit Blut versorgt werden. Obwohl das Herz nur knapp 0,5 % des Körpergewichts ausmacht, verbraucht es in Ruhe 5 % des gesamten gepumpten Blutes (250–300 ml/min) für die eigene Arbeit!

14.7.1 Koronararterien

Mit Blut versorgt wird das Herz über zwei kleine Gefäße, die von der Aorta abzweigen: Das eine zieht quer über die rechte, das andere quer über die linke Herzhälfte. Da beide Arterien mit ihren Verzweigungen das Herz wie ein Kranz umschließen, werden sie als **Koronararterien** *(Herzkranzarterien)* bezeichnet.

- Die **rechte Koronararterie** *(A. coronaria dextra = RCA, rechte Herzkranzarterie)* versorgt bei den meisten Menschen den rechten Vorhof, die rechte Kammer, die Herzhinterwand und einen kleinen Teil der Kammerscheidewand mit Blut (→ Abb. 14.26)
- Die **linke Koronararterie** *(A. coronaria sinistra = LCA, linke Herzkranzarterie)* teilt sich in zwei starke Äste *(Ramus circum-*

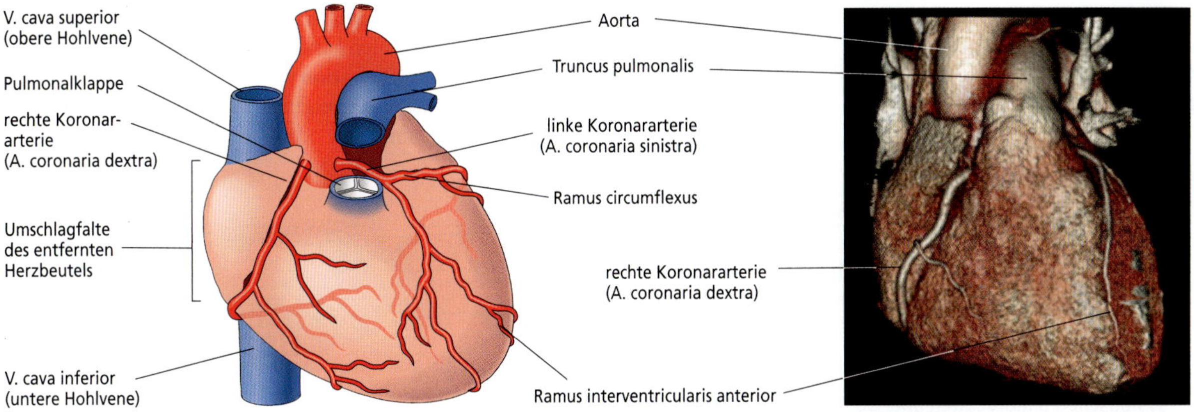

Abb. 14.26 Verlauf der Koronararterien (rechts 3-D-Computertomografie). Die linke Koronararterie zieht hinter dem Truncus pulmonalis (Stamm der Lungenschlagadern) zur Herzvorderseite, wo sie sich in den R. interventricularis anterior und den R. circumflexus teilt. [E460]

flexus = RCX, R. interventricularis anterior = RIVA = left anterior descending, LAD), die im Normalfall für die Durchblutung des linken Vorhofes, der linken Kammer und eines Großteils der Kammerscheidewand sorgen.

Der Blutfluss in den Koronararterien erfolgt v. a. in der Diastole, da die Koronararterien während der Systole durch das Myokard komprimiert werden.

Die Venen des Herzens verlaufen etwa parallel zu den Arterien, vereinigen sich zu immer größeren Gefäßen und münden als *Sinus coronarius* in den rechten Vorhof (➔ 14.2.3).

SPICKZETTEL

Koronararterien *(Herzkranzgefäße):* Aus der Aorta abgehende und mit ihren Ästen kranzförmig um das Herz verlaufende Arterien zur Eigenversorgung des Herzens.

- **Rechte Koronararterie** *(A. coronaria dextra = RCA, rechte Herzkranzarterie)* → zwischen rechtem Vorhof und rechter Kammer nach unten und zur Herzhinterwand → zuständig für rechten Vorhof, rechte Kammer, Herzhinterwand, kleinen Teil der Kammerscheidewand
- **Linke Koronararterie** *(A. coronaria sinistra = LCA, linke Herzkranzarterie)* → Aufteilung in **Ramus circumflexus** (*RCX,* zwischen linkem Vorhof und linker Kammer zur Herzhinterwand) und **R. interventricularis anterior** (*RIVA, LAD,* an der Vorderseite nach unten) → zuständig für linken Vorhof, linke Kammer, Großteil der Kammerscheidewand.

14.7.2 Koronare Herzkrankheit

Eine häufige Erkrankung ist die *koronare Herzkrankheit,* kurz **KHK.** Stark gefördert z. B. durch Rauchen, Diabetes mellitus und Blutfettstoffwechselstörungen hat eine *Arteriosklerose* (➔ 15.1.2) dabei zu **Koronarstenosen** *(Herzkranzgefäßverengungen)* geführt. Es fließt dann weniger Blut durch die Koronararterien und die Sauerstoffversorgung des Herzmuskels wird schlechter.

Angina pectoris

Bei deutlich herabgesetzter Durchblutung des Herzmuskels stellen sich unter körperlicher Belastung oder „Stress" anfallsartige Schmerzen in der Herzgegend ein: Der Patient bzw. die Patientin empfindet einen Schmerz oder ein sehr unangenehmes Engegefühl in der Brust, das sich typischerweise in den linken Arm ausbreitet. Dieser durch Sauerstoffmangel des Herzmuskels verursachte Schmerz wird deshalb auch als **Angina pectoris** („Brustenge") bezeichnet. Atypische Formen, z. B. mit Schmerzausstrahlung in Hals, Oberbauch oder Rücken sind allerdings gerade bei Frauen nicht selten, und v. a. bei Menschen mit Diabetes kann der Schmerz sogar ganz fehlen.

PFLEGE

Bei **Angina pectoris** handeln die Pflegenden ruhig, aber rasch:

- Über die Rufanlage Alarm auslösen. Patienten bzw. Patientin nicht alleine lassen
- Patienten bzw. Patientin absolute Ruhe einhalten lassen, mit erhöhtem Oberkörper lagern, beengende Kleidung entfernen
- Vitalzeichen kontrollieren
- Falls eine entsprechende Arztanordnung besteht, bei einem systolischen Blutdruckwert über 100 mmHg 1–2 Hübe Nitro-Spray verabreichen und Sauerstoff geben.

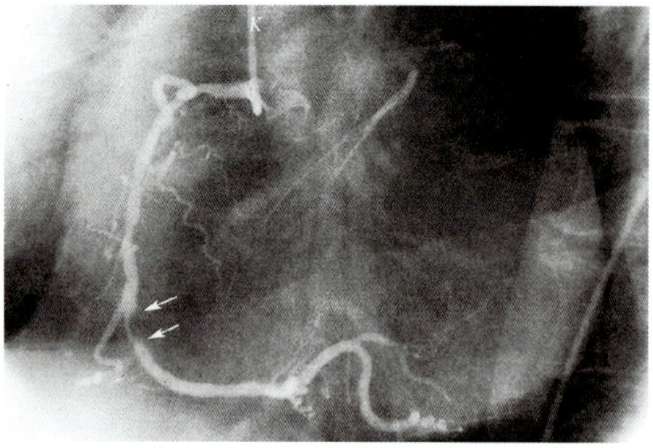

Abb. 14.27 Röntgengefäßdarstellung der Koronargefäße bei koronarer Herzerkrankung. Man erkennt eine hochgradige Einengung der rechten Koronararterie (Pfeile, K = Katheter). [T451]

Erste Untersuchungen sind EKG, Echokardiografie und Belastungsuntersuchung. Je nach Patientenrisiko und -zustand folgt eine **Koronarangiografie,** bei der unter Röntgendurchleuchtung über einen Herzkatheter Kontrastmittel in die Koronararterien gespritzt wird (➔ Abb. 14.27). Die kontrastmittelgefüllten Gefäße stellen sich im Bild dar, eventuelle Engstellen oder Verschlüsse werden als Kontrastmittelaussparungen bzw. -abbrüche sichtbar.

Zur Behandlung des akuten Angina-pectoris-Anfalls dienen **Nitrate** (z. B. Nitrolingual®), die das Herz entlasten und durch Weitstellung der Koronararterien die Durchblutung verbessern.

Zur Dauerbehandlung eingesetzt werden vor allem:

- *Betablocker,* die den Sauerstoffverbrauch des Herzens senken und Rhythmusstörungen vorbeugen
- *Thrombozytenaggregationshemmer* (➔ 12.4.1) wie etwa Azetylsalizylsäure, um eine Thrombenbildung in den Koronararterien zu verhindern
- *Statine,* Blutfettspiegelsenker mit zusätzlich günstigen Wirkungen.

Bei weitgehenden Koronarstenosen wird versucht, die Gefäßlichtung wieder zu erweitern:

- Bei der **PTCA** *(perkutane transluminale koronare Angioplastie, koronare Ballondilatation)* wird ein dünner Ballonkatheter in das verengte Gefäß vorgeschoben, der Ballon in der Engstelle aufgeblasen und dadurch die Stenose aufgedehnt. Heute wird die PTCA häufig mit der Einlage eines **Stents** verbunden, eines kleinen, röhrenförmigen Drahtgeflechts, welches die Koronararterie von innen offen halten soll (➔ Abb. 14.28)
- Bei einer **Bypass-Operation** wird die Engstelle operativ durch Einpflanzen einer körpereigenen, ausreichend weiten Arterie oder Vene umgangen.

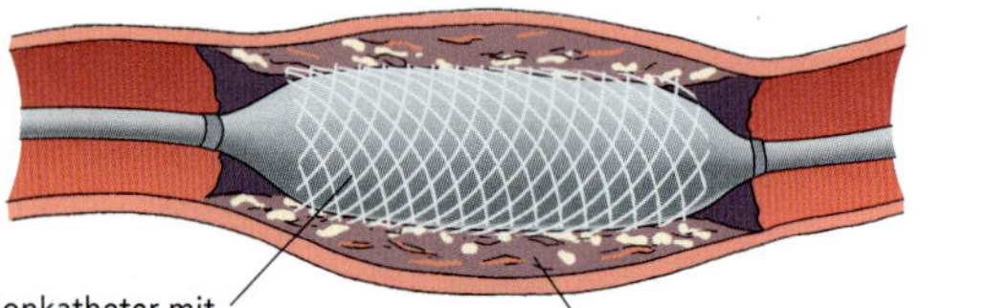

Abb. 14.28 Prinzip der perkutanen transluminalen Angioplastie (am Herzen PTCA genannt) mit Stentimplantation.

PRÄVENTION

Wesentliche **Risikofaktoren der KHK** und damit auch des Herzinfarkts sowie der Herzinsuffizienz sind durch einen „gesunden" Lebensstil zu bessern: Am schädlichsten für das Herz sind wohl Rauchen und Diabetes mellitus Typ 2. Aber auch Fettstoffwechselstörungen, Bluthochdruck und Übergewicht zählen zu den Risikofaktoren – v.a. die Kombination mehrerer Risikofaktoren lässt die Gefahr in die Höhe schnellen.
Die Pflegenden mit ihren zahlreichen Patientenkontakten können durch fortwährende Motivationsarbeit, wiederholte Beratung (z.B. mit Hinweisen auf Hilfen zur Tabakentwöhnung oder Diätberatung) und Vorbildfunktion einen entscheidenden Beitrag zur Prävention leisten.

Herzinfarkt

Insbesondere auf rauen Engstellen bzw. Ablagerungen kann es leicht zu Thrombusbildung und Verschluss einer Koronararterie kommen. Dann sinkt die Sauerstoffversorgung so weit ab, dass ein Teil der Herzmuskelfasern abstirbt. Diesen Tod *(Nekrose)* von Herzmuskelgewebe infolge von Sauerstoffmangel nennt man **Herzinfarkt** oder *Myokardinfarkt.* An einen Herzinfarkt sollte stets gedacht werden, wenn ein Mensch ohne andere plausible Ursache starke Brustschmerzen verspürt und diese nicht binnen Minuten auf Nitrate ansprechen. Viele Betroffene sind kaltschweißig, haben Atemnot oder starke Angst.

MEDIZIN

Bei **Verdacht auf Herzinfarkt** muss *sofort* der ärztliche Notdienst gerufen und der Patient bzw. die Patientin ins Krankenhaus gebracht werden, am besten eines mit **Chest-Pain-Unit**.

Zentrale Bausteine der Akutdiagnostik sind:

- EKG, das z.B. **ST-Hebungen** (→ Abb. 14.29) zeigt
- Blutuntersuchung. Da die Zellwände der abgestorbenen Herzmuskelzellen rasch zerfallen, gelangen sonst nur im Zellinneren befindliche Herzmuskeleiweiße ins Blut und werden dort erhöht gefunden. Heute wichtigste und früheste Marker sind die **Troponine,** Regulatorproteine in den Muskelzellen (→ 6.3.4). Kurz darauf folgt das Herzmuskelenzym *Kreatinkinase* **(CK)**
- Echokardiografie (z.B. Bewegungsstörungen der Herzwand).

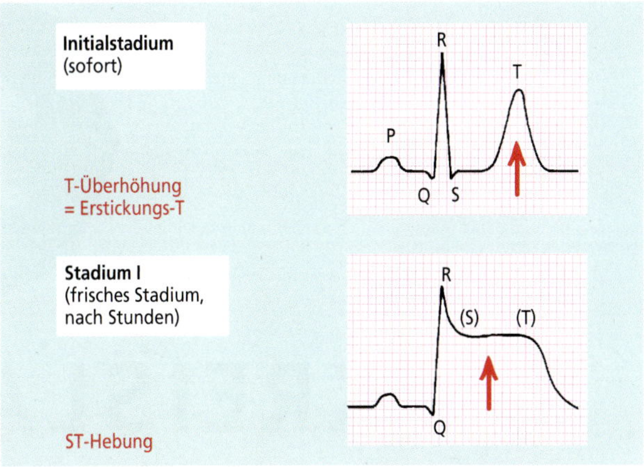

Abb. 14.29 Typische Akutveränderungen des EKGs beim Herzinfarkt.

Die Erstmaßnahmen haben v.a. eine Kreislaufstabilisierung und Schmerzlinderung zum Ziel. Meist ist eine Koronarangiografie mit PTCA Behandlung erster Wahl, sofern diese innerhalb von etwa zwei Stunden möglich ist. Auch bei unkompliziertem Verlauf wird der Patient bzw. die Patientin noch 1–2 Tage auf einer Intensivstation betreut. Nach Verlegung auf eine „normale" internistische Station folgt die schrittweise Mobilisation. Oft schließt sich eine Anschlussheilbehandlung (AHB) an, während der Betroffene ihre körperliche Belastung steigern und einen gesünderen Lebensstil erlernen sollen. Zur Senkung des Rezidivrisikos werden die gleichen Medikamente wie bei Angina pectoris gegeben.

Weitere Manifestationen der KHK

Eine Herzinsuffizienz oder Herzrhythmusstörungen können ebenfalls Ausdruck einer KHK sein, auch ohne Angina pectoris. Auch der plötzliche Herztod (plötzliches Herzversagen, z.B. infolge Kammerflimmern) kann Folge einer KHK sein.

WIEDERHOLUNGSFRAGEN

1. Welche Herzhälfte pumpt das Blut in welchen Kreislauf? (→ 14.1)
2. Wie heißen die Herzklappen zwischen Vorhöfen und Kammern? (→ 14.2.2)
3. Welche Gefäße münden in den rechten Vorhof? (→ 14.2.3)
4. Wohin pumpt die rechte Herzkammer das Blut? (→ 14.2.3)
5. Wie viele und welche Herzhöhlen gibt es? (→ 14.2.3)
6. Wie heißen die verschiedenen Schichten der Herzwand? (→ 14.3)
7. Weshalb ist die Muskulatur der linken Herzkammer wesentlich dicker als die der rechten Kammer? (→ 14.3.2)
8. Was ist die Systole, was die Diastole? (→ 14.4)
9. Welches ist die normale Herzfrequenz eines Kindergartenkinds, eines Erwachsenen und eines alten Menschen? (→ 14.4)
10. Stellen Sie den Kammerzyklus dar. (→ 14.4.3)
11. Wie unterscheiden sich Herztöne und -geräusche? (→ 14.4.4)
12. Welche Aufgabe hat das Erregungsleitungssystem? (→ 14.5.1, → 14.5.2)
13. Von welchem natürlichen Schrittmacher gehen am gesunden Herzen die Erregungen für die Kontraktion aus? (→ 14.5.2)
14. Welchen Weg über das Herz nehmen Erregungen normalerweise? (→ 14.5.2)
15. Welche zwei bedeutsamen Unterschiede in der Erregung zwischen Skelett- und Herzmuskulatur gibt es? (→ 14.5.4, → 14.5.5)
16. Welche Herzrhythmusstörungen sind besonders gefährlich und erfordern schnelles Eingreifen? (→ 14.5.9)
17. Wie funktioniert der Frank-Starling-Mechanismus? (→ 14.6.2)
18. Was sind die natriuretischen Peptide, welche Wirkung haben sie? (→ 14.6.2)
19. Auf welche Aspekte der Herztätigkeit nimmt das vegetative Nervensystem Einfluss? (→ 14.6.2)
20. Welche Altersveränderungen sind am Herzen zu beobachten? (→ 14.6.3)
21. Welche Gefäße sind für die Ernährung des Herzens zuständig? (→ 14.7.1)
22. Wie kann sich eine KHK äußern? (→ 14.7.2)

15

KREISLAUF- UND GEFÄSSSYSTEM

LERNZIELÜBERSICHT

15.1 Aufbau des Gefäßsystems

- Die Blutgefäße sind die Transportwege des Herz-Kreislauf-Systems.
- Die linke Kammer pumpt das Blut über Arterien, Arteriolen und Kapillaren in den Körper. Venen sammeln es wieder und führen es über V. cava superior und inferior (obere und untere Hohlvene) zum rechten Herzen, von wo aus es durch die Lungen gepumpt wird und wieder das linke Herz erreicht.
- Arterien führen vom Herzen weg, Venen zu ihm hin.
- Arterien wie Venen sind aus drei Schichten aufgebaut (Tunica interna, media, externa).
- Arterien haben eine dickere Muskelschicht, Venen können durch ihre Dehnbarkeit ein größeres Blutvolumen aufnehmen und haben oft Venenklappen.
- Zwischen Arterien und Venen liegen die dünnwandigen Kapillaren, wo der Stoffaustausch mit dem Gewebe erfolgt.
- Im arteriellen Kapillarschenkel werden Wasser und kleine Moleküle ins Gewebe filtriert, im venösen reabsorbiert.

15.2 Abschnitte des Kreislaufs

- Der Aortenbogen gibt Arterien für Kopf, Hals und Arme ab. Im Bauchraum entspringen weitere große Gefäße, die v. a. Magen-Darm-Trakt, Leber und Nieren versorgen. Schließlich teilt sich die Bauchaorta in zwei große Stämme, die in die Beine ziehen.
- Ähnlich, nur mit umgekehrtem Blutfluss, verlaufen die Venen. Sie münden als V. cava superior und inferior in den rechten Vorhof.
- Eine Besonderheit ist der Pfortaderkreislauf: Das venöse Blut der Verdauungsorgane fließt erst durch die Leber und dann zurück zum Herz. So kann die Leber aus dem Blut des Darms Nährstoffe entnehmen.

15.3 Physiologische Eigenschaften des Gefäßsystems

- Voraussetzung der Blutströmung ist ein Druckgefälle. Dieses wird durch die Herztätigkeit aufrechterhalten.
- Unter dem Blutdruck versteht man in der Klinik die Kraft, die das Blut auf die Wände der Arterien ausübt. Man unterscheidet einen höheren systolischen und einen niedrigeren diastolischen Wert. Der Blutdruck beträgt beim Erwachsenen optimalerweise 120/80 mmHg. Bei Kindern ist er niedriger.
- Das Blut muss bei seiner Bewegung in den Gefäßen den Strömungswiderstand überwinden. Dieser ist abhängig von Gefäßdurchmesser, Viskosität (Zähigkeit) des Blutes sowie Gesamtquerschnitt und Länge der Gefäßabschnitte.
- Organdurchblutung und Blutverteilung werden vor allem durch Änderung der Gefäßweite reguliert.
- Körpereigene Sensoren messen den Blutdruck und leiten ihre Informationen zum Gehirn, das ggf. Maßnahmen zur Blutdruckregulation in Gang setzt. Die kurzfristige Blutdruckregulation erfolgt durch den Pressosensorenreflex. Mittel- und langfristig wird der Blutdruck v. a. durch Renin-Angiotensin-Aldosteron-System, ADH und natriuretische Peptide reguliert.
- Die Blutdruckmessung erfolgt in der Regel mit Stethoskop und Blutdruckmanschette (Methode nach Riva-Rocci).

15.4 Temperaturregulation

- Das Blutgefäßsystem spielt auch eine wichtige Rolle für den Wärmetransport.
- Die Körperkerntemperatur ist, über einen Regelkreis gesteuert, praktisch konstant. Die Körperschalentemperatur schwankt erheblich.
- Fieber ist eine Erhöhung der Körpertemperatur über 38 °C infolge Erhöhung des Temperatursollwerts im ZNS.

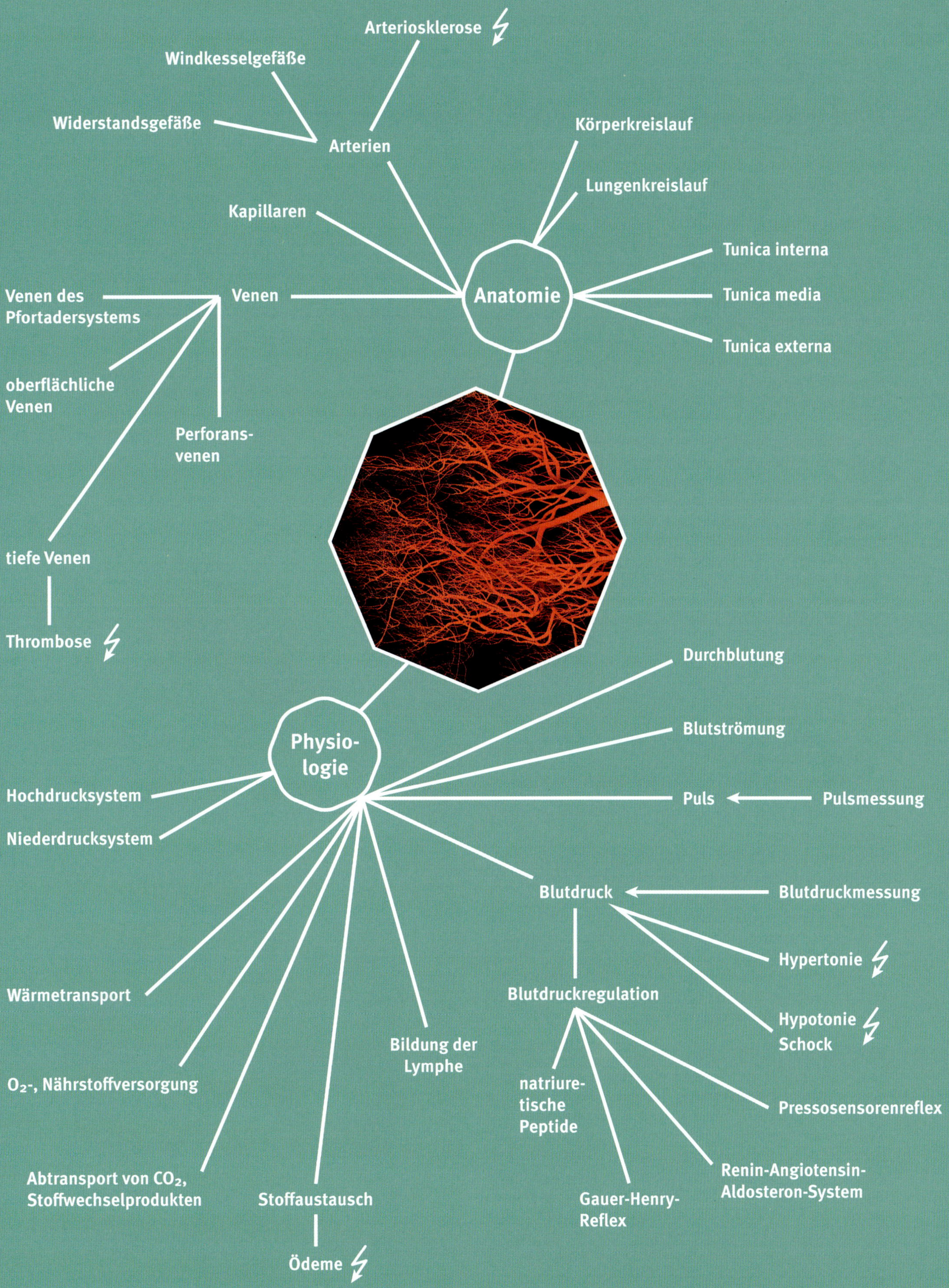
Arteriosklerose
Windkesselgefäße
Widerstandsgefäße
Arterien
Körperkreislauf
Lungenkreislauf
Kapillaren
Tunica interna
Venen des Pfortadersystems
Venen
Anatomie
Tunica media
Tunica externa
oberflächliche Venen
Perforans-venen
tiefe Venen
Thrombose
Durchblutung
Physio-logie
Blutströmung
Hochdrucksystem
Puls
Pulsmessung
Niederdrucksystem
Blutdruck
Blutdruckmessung
Hypertonie
Wärmetransport
Blutdruckregulation
Hypotonie
Schock
Bildung der Lymphe
O_2-, Nährstoffversorgung
natriuretische Peptide
Pressosensorenreflex
Abtransport von CO_2, Stoffwechselprodukten
Stoffaustausch
Renin-Angiotensin-Aldosteron-System
Gauer-Henry-Reflex
Ödeme

[J751-102]

15.1 Aufbau des Gefäßsystems

15.1.1 Herz-Kreislauf-System

Die Blutgefäße gehören zu den wichtigsten Transportwegen des menschlichen Körpers. Zusammen mit dem Herzen bilden sie das **Herz-Kreislauf-System** oder *kardiovaskuläre System.*

Körper- und Lungenkreislauf

Der menschliche Kreislauf besteht aus zwei großen Abschnitten: **Körperkreislauf** *(großer Kreislauf)* und **Lungenkreislauf** (*kleiner Kreislauf,* → 14.1).

Der Körperkreislauf beginnt in der linken Herzkammer. Sie presst das Blut in die **Aorta** *(Haupt-, große Körperschlagader),* die größte Schlagader des Körpers. Diese teilt sich in andere große Schlagadern auf, die **Arterien;** sie führen das sauerstoffreiche, hellrote Blut vom Herzen fort in die verschiedenen Körperregionen. Dabei verzweigen sie sich in immer kleinere Äste, die **Arteriolen.**

Die Arteriolen schließlich gehen in haardünne Gefäße über, die **Kapillaren.** Durch deren dünne, durchlässige Wand werden Sauerstoff, Kohlendioxid, Nährstoffe und Stoffwechselendprodukte zwischen Gewebe und Blut ausgetauscht.

Die Kapillaren sind zugleich das Verbindungsglied zwischen Arterien und Venen: **Venolen** sammeln das jetzt sauerstoffarme, dunkelrote Blut aus den Kapillaren und vereinigen sich zu immer größeren **Venen.** Die beiden größten Venen des Menschen, die **V. cava superior** und **inferior** (*obere* und *untere Hohlvene* → Abb. 15.11), führen das Blut schließlich in den rechten Herzvorhof zurück.

Die rechte Herzkammer drückt das Blut in den Lungenkreislauf, der genauso wie der Körperkreislauf aufgebaut ist:

- Auch hier verästeln sich die Arterien bis auf Kapillardicke
- Im Kapillarnetz der Lunge reichert sich das Blut mit Sauerstoff an und gibt gleichzeitig Kohlendioxid an die Luft ab, die anschließend ausgeatmet wird
- Die Lungenvenen führen das Blut in den linken Vorhof zurück, wo der Kreislauf von vorn beginnt.

Arterien und Venen

In **Arterien** strömt das Blut *vom Herzen weg.* Im Körperkreislauf führen die Arterien heller rotes, sauerstoffreiches Blut, im Lungenkreislauf hingegen dunkler rotes, sauerstoffarmes Blut.

Venen leiten das Blut *zum Herzen zurück* und enthalten im Körperkreislauf sauerstoffarmes Blut, während sie im Lungenkreislauf sauerstoffreiches Blut transportieren.

Die Arterien des Körperkreislaufs gehören zum **Hochdrucksystem,** die Venen des Körperkreislaufs und alle Gefäße des Lungenkreislaufs zum **Niederdrucksystem.**

Anastomosen

Sowohl Arterien als auch Venen können untereinander Verbindungen bilden, die **Anastomosen.** Versorgen bzw. drainieren sie die gleichen Gebiete, spricht man auch von **Kollateralen** bzw. **Kollateralkreislauf** *(Umgehungskreislauf).* Gut ausgebildete Kollateralen können insbesondere bei einem langsamen Gefäßverschluss Durchblutungsstörungen minimieren, etwa der Circulus Willisii an der Gehirnbasis (→ 9.14.6). Bei (funktionellen) **Endarterien,** etwa Ästen der Koronararterien am Herzen, gibt es diese Reserve nicht.

15.1.2 Arterien und Arteriolen

Wandaufbau der Arterien

Die Arterien (→ Abb. 15.1, → Abb. 15.2) sind aus drei Wandschichten aufgebaut, die einen Hohlraum umgeben, das **Gefäßlumen.** *Lumen* bezeichnet die „lichte Weite" eines Hohlorgans.

- Ein einschichtiges Plattenepithel (→ 5.2.1) kleidet das Gefäßlumen aus und bildet das **Gefäßendothel.** Es steht mit dem Blut unmittelbar in Kontakt und hat nicht nur eine Schlüsselrolle beim Stoffaustausch zwischen Blut und Gefäßwand, sondern ist auch an der Steuerung der Gefäßweite mit beteiligt (→ 15.3.4) und hat Einfluss auf die Blutströmung. Darunter liegen feine Bindegewebsfasern und eine elastische Membran *(Membrana elastica interna),* die zusammen mit dem Gefäßendothel die **Tunica interna** (kurz *Interna* oder *Intima*) bilden
- In der mittleren, kräftigsten Schicht, der **Tunica media** (kurz *Media*), verlaufen glatte Muskelzellen und elastische Fasern
- Die äußere Schicht der Arterienwand, die **Tunica externa** (kurz *Externa,* früher *Adventitia*), besteht aus Bindegewebe und elastischen Fasern. Bei den größeren Arterien verlaufen in ihr Gefäße, *Vasa vasorum* genannt, und Nerven zur Versorgung der Arterienwand.

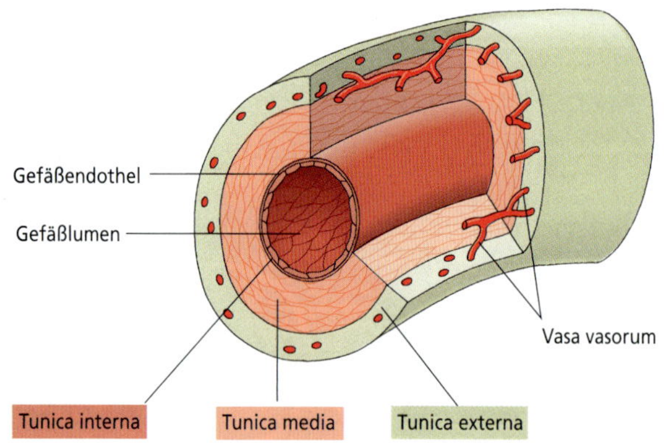

Abb. 15.1 Schichtaufbau einer Arterie.

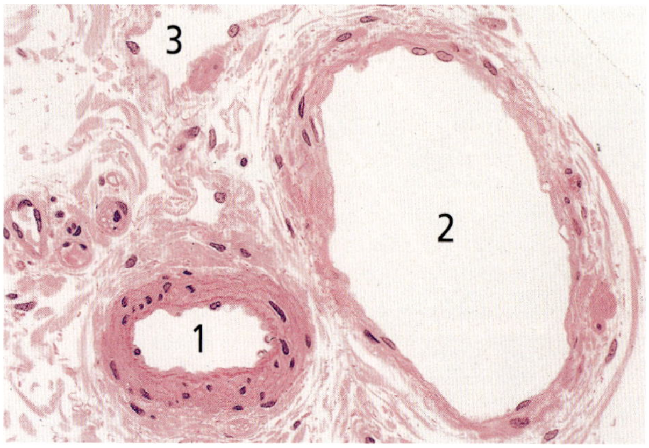

Abb. 15.2 Arteriole und Venole im Vergleich. In der Wand der Arteriole (1) sind die Schichten glatter Muskulatur deutlich zu erkennen. Die Wand der begleitenden Venole (2) ist deutlich dünner, die Muskulatur spärlich, das Lumen erheblich weiter. Bei 3 ein kleines Lymphgefäß, dessen Wand nur aus Endothel besteht. [M375]

Windkesselgefäße

Bei herznahen Arterien, etwa Aorta oder Halsschlagadern, überwiegen in der Tunica media die elastischen Fasern – dies sind **Arterien vom elastischen Typ.** Sie leisten einen wichtigen Beitrag zur gleichmäßigen Funktion des Kreislaufs: Der vom Herzen während der Systole ruckartig ausgeworfene Blutstrom dehnt die Gefäßwand der Aorta und der herznahen Arterien kurz auf. Während der Herzmuskel sich in der Diastole entspannt, zieht sich die Gefäßwand wieder zusammen und schiebt dadurch das in ihr gespeicherte Blut weiter. So sorgen die herznahen, elastischen Gefäße für einen gleichmäßigen Blutstrom – wäre die Aorta starr wie ein Wasserrohr, stünde nach Beendigung jeder Herzaktion der Blutstrom still.

In Anlehnung an Ausgleichs- und Speicherbehälter hinter Kolbenpumpen heißt dieser Mechanismus **Windkesselfunktion** und die entsprechenden Gefäße heißen auch **Windkesselgefäße** (→ Abb. 15.3).

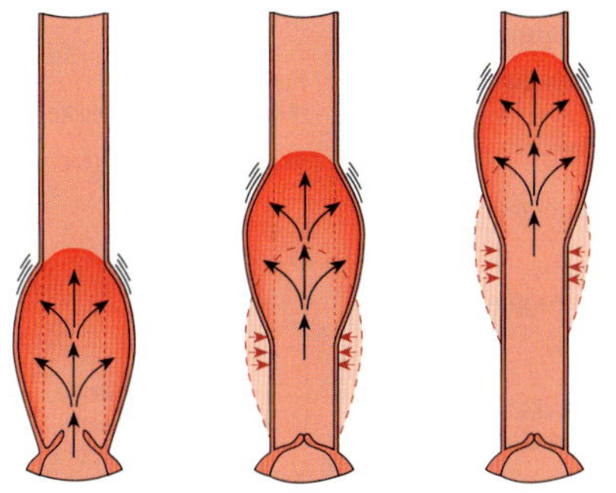

Abb. 15.3 Windkesselfunktion herznaher Arterien. Während der Systole wird die Arterie gedehnt und Blut gespeichert. In der Diastole zieht sich die Gefäßwand wieder zusammen und drückt das Blut vorwärts; dieses dehnt die Wand des nächsten Gefäßabschnitts.

Widerstandsgefäße

Bei den Arterien der Körperperipherie überwiegen in der Tunica media die glatten Muskelzellen. Diese **Arterien vom muskulären Typ** können durch Kontraktion oder Entspannung der Gefäßwandmuskelzellen die Weite ihres Lumens und damit Strömungswiderstand und Durchblutung der von ihnen versorgten Organe beeinflussen:

Zieht sich die Gefäßwandmuskulatur zusammen, wird der Gefäßquerschnitt kleiner und das Gefäß enger **(Vasokonstriktion),** und die Durchblutung in dem nachfolgenden Kapillargebiet sinkt. Erschlafft die Gefäßwandmuskulatur, erweitert sich die Arterie **(Vasodilatation),** und die Durchblutung nimmt zu (→ 15.3.4). Daher heißen diese Arterien auch **Widerstandsgefäße.**

Die **Arteriolen** am Übergang zwischen Arterien und Kapillaren zählen ebenfalls zu den Widerstandsgefäßen. Ihre Wand besteht aus Endothel, einem Gitterfasernetz und einer einschichtigen glatten Muskelzellschicht.

Altersveränderungen der Arterien

Etwa ab dem 30. Lebensjahr verändert sich der Aufbau der Gefäßwände (mehr kollagene, weniger elastische Fasern). Die Elastizität insbesondere der großen Arterien und damit die Windkesselfunktion nimmt ab. Folgen sind eine Widerstandssteigerung und damit Blutdruckerhöhung und eine größere Blutdruckamplitude (größerer Abstand zwischen den beiden Blutdruckwerten → 15.3.2).

Wie schnell dieser Prozess verläuft, hängt erheblich vom Lebensstil des Betroffenen ab, wobei die „Grenze" zwischen unvermeidbarer Gefäßalterung und vermeidbaren Einflüssen im Detail nach wie vor unklar und heftig diskutiert ist: Es gibt Bevölkerungen (beispielsweise einige Naturvölker, Ordensangehörige), die keinen Blutdruckanstieg mit dem Lebensalter zeigen.

Arteriosklerose

Gefahr Nummer 1 für ein gesundes Gefäßsystem und eine der Haupttodesursachen in den Industrieländern ist die **Arteriosklerose** (genauer *Atherosklerose*).

Die Arteriosklerose ist durch fortschreitende Veränderungen der Arterienwände gekennzeichnet (→ Abb. 15.4): Nach einer Funktionsstörung des Endothels **(Endotheldysfunktion)** mit nachfolgender **Endothelschädigung** dringen Monozyten in die Gefäßwand, werden zu Makrophagen und führen zu einer Gefäßwandentzündung. Durch Cholesterinaufnahme werden die Makrophagen zu **Schaumzellen,** es bilden sich fetthaltige Herde, die **Lipidplaques.** Muskel- und Bindegewebszellen vermehren sich und die Herde werden zu härteren **fibrösen Plaques.** Die Arterienwände werden dicker, verlieren ihre Elastizität und engen das Lumen der Arterie zunehmend ein, die Plaques können außerdem aufbrechen oder sich Blutgerinnsel darauf bilden. Durchblutungsstörungen in den nachgeschalteten Gefäßgebieten sind die Folge.

PRÄVENTION

Die Folgeerkrankungen der **Arteriosklerose** wie koronare Herzkrankheit, Schlaganfälle oder periphere arterielle Durchblutungsstörungen schränken Lebensqualität und Lebenserwartung der Betroffenen erheblich ein. Da die Gefäßveränderungen Jahre bis Jahrzehnte vor den ersten Beschwerden zunächst unmerklich entstehen, muss Prävention schon früh ansetzen. Die Risikofaktoren sind – wenn auch mit je nach Gefäßgebiet unterschiedlicher Gewichtung – immer die gleichen: Rauchen, Übergewicht, Diabetes mellitus Typ 2, Fettstoffwechselstörungen und Bluthochdruck. Auch die Kernpunkte der Prävention sowohl bei Noch-nicht-Betroffenen als auch bei Erkrankten sind dieselben: kein Rauchen, richtige Ernährung und ausreichend Bewegung. Alle im Gesundheitswesen Beschäftigten sollten immer wieder darauf hinweisen und mit gutem Vorbild vorangehen. Ganz wichtig: Gesunde Lebensweise und Lebensgenuss schließen einander nicht aus! Geringe Mengen „ungesunder" Nahrungsmittel oder Alkohol sind in aller Regel problemlos, und wer einmal Spaß an körperlicher Bewegung gefunden hat, vermisst etwas, wenn sie ausfallen muss.

SPICKZETTEL

Arterie: Blutgefäß, in dem das Blut vom Herzen weg fließt. Enthält im Körperkreislauf sauerstoffreiches und im Lungenkreislauf sauerstoffarmes Blut.

Wandaufbau eines Blutgefäßes: Von innen nach außen

- **Tunica interna** *(Interna, Intima).* **Endothel** (einschichtiges Plattenepithel), darunter Bindegewebsfasern, darunter **Membrana elastica interna** (elastische Membran)
- **Tunica media** *(Media).* Glatte Muskelzellen und elastische Fasern
- **Tunica externa** *(Externa).* Bindegewebe und elastische Fasern, evtl. Blutgefäße und Nerven zur Eigenversorgung der Gefäßwand.

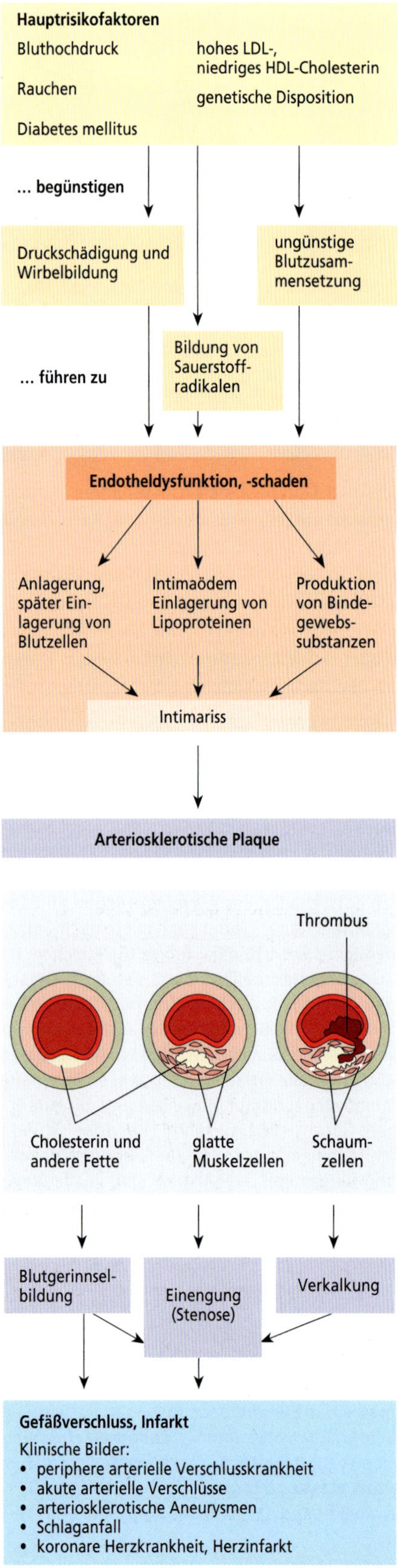

Abb. 15.4 Risikofaktoren, Pathogenese und Folgen der Arteriosklerose.

Besonderheiten der Arterien im Körperkreislauf:
- Hoher Druck → dicke Wand mit viel Muskulatur
- Herznah **Arterien vom elastischen Typ = Windkesselgefäße.** Sorgen dafür, dass der Blutstrom trotz des ruckartigen Auswurfs aus dem Herzen relativ gleichmäßig ist
- Herzfern **Arterien vom muskulären Typ = Widerstandsgefäße.** Regulieren durch ihre Gefäßweite die Durchblutung nachgeschalteter Organe.

15.1.3 Kapillaren

Die mikroskopisch feinen **Kapillaren** verbinden die Arterien mit den Venen. Sie bilden ein im gesamten Körper ausgedehntes, unterschiedlich dicht geknüpftes Netz:
- Gewebe mit hohem Sauerstoffbedarf, z. B. Muskeln oder Nieren, besitzen viele Kapillaren. Auch die Lungen haben für den Gasaustausch ein dichtes Kapillarnetz
- Sehnen und vergleichbare Gewebe mit niedriger Stoffwechselaktivität (bradytrophe Gewebe) hingegen haben nur wenig Kapillaren
- In Oberhaut, Augenlinse, Augenhornhaut, Knorpel und Herzklappen finden sich normalerweise überhaupt keine Kapillaren. Diese Strukturen werden in der Regel durch Diffusion versorgt.

Im Gegensatz zu den Arterien, deren dicke Wand für Blut undurchdringlich ist, besteht die Kapillarwand nur noch aus dem Endothel und einer dünnen Basalmembran. Die Durchlässigkeit der Kapillaren variiert dabei. Meist werden unterschieden:
- **Geschlossenes Endothel** ohne Unterbrechungen (häufigster Typ, etwa in Herz, Lungen, Gehirn, Skelettmuskulatur). Sauerstoff, Kohlendioxid und kleine lipophile Substanzen können durch Diffusion hindurchtreten, andere Substanzen nur z. B. durch Bläschentransport (→ 3.5.8)
- **Fenestriertes Endothel** mit Endothel„fenstern", die aber nicht offen, sondern durch ein *Diaphragma* aus Makromolekülen verschlossen sind (z. B. in Nieren, Darm, endokrinen Organen). Dieser Endotheltyp ist zusätzlich durchlässig für Wasser und kleine hydrophile Moleküle, aber kaum Proteine
- **Diskontinuierliches Endothel** mit offenen Poren, die viele oder alle Plasmabestandteile passieren lassen (Beispiele Nierenglomeruli, Leber), oder sogar mit Lücken im Endothel, durch die ganze Zellen passen (in der Milz).

Alle Kapillaren zusammen haben den größten Gesamtquerschnitt im Körper, und der Blutstrom ist in ihnen besonders langsam (→ Abb. 15.13) – dies begünstigt den Stoffaustausch. Es wird geschätzt, dass die Kapillaren insgesamt eine Austauschfläche von 1.000 m^2 bieten!

Mikrozirkulation und Stoffaustausch

Kleine Arteriolen, Kapillaren, Lymphkapillaren und kleine Venolen werden als Gefäße der **Mikrozirkulation** zusammengefasst. Hier erfolgt der Stoffaustausch zwischen Blut und Gewebe.

Ganz entscheidend für den Stoffaustausch sind die **Druckverhältnisse im Kapillargebiet.** Je nach Druckgefälle gelangen Flüssigkeit und Nährstoffe in das umliegende Gewebe (*Auswärtsströmung,* **Filtration**) oder es strömen Abfallprodukte mit der Flüssigkeit in das Gefäßsystem zurück (*Einwärtsströmung,* **Reabsorption**).

Im arteriellen Kapillarschenkel übt das Blut einen *hydrostatischen Druck* von ungefähr 30 mmHg aus, der Wasser und kleine

Moleküle ins Gewebe „drückt". In die gleiche Richtung wirkt der *kolloidosmotische Druck* (→ 3.5.5) des Gewebes von ca. 5 mmHg, der Wasser und kleine Moleküle aus dem Gefäß heraus ins Gewebe „zieht". Der hydrostatische Druck im Interstitium liegt bei etwa null, kann also vernachlässigt werden. Den Auswärtskräften entgegengerichtet ist aber der kolloidosmotische Druck im Gefäßinneren, der ca. 25 mmHg beträgt: Eiweiße (besonders *Albumin*), die die Poren nicht passieren können, halten quasi das Wasser im Gefäß fest.

Somit ergibt sich im arteriellen Kapillarschenkel ein **effektiver Filtrationsdruck** von 30 mmHg + 5 mmHg − 25 mmHg = 10 mmHg; es wird also Flüssigkeit ins Gewebe *filtriert* (→ Abb. 15.5). Aus den Kapillaren (ausgenommen denen der Niere) gelangen so pro Tag rund 20 l Flüssigkeit durch die Kapillarwände in den Zwischenzellraum.

Am venösen Kapillarschenkel ist der hydrostatische Druck im Kapillarinneren auf ca. 10 mmHg abgesunken, die übrigen Größen sind im Wesentlichen unverändert. Nun überwiegen die nach innen gerichteten Kräfte, Flüssigkeit und kleine Moleküle werden *reabsorbiert*. So werden ca. 90 % des zuvor gefilterten Volumens, also ca. 18 l, in die venösen Kapillaren wieder aufgenommen, um von dort aus über das venöse System zurück zum rechten Herzvorhof zu gelangen.

Bildung der Lymphe

Die restlichen 2 l, die zwar filtriert, aber nicht wieder reabsorbiert werden, sammeln sich als **Lymphe** in den Lymphgefäßen. Sie transportieren die Flüssigkeit in die Blutbahn zurück und reinigen sie dabei von Fremdstoffen und Infektionserregern (→ 13.8, → Abb. 15.5).

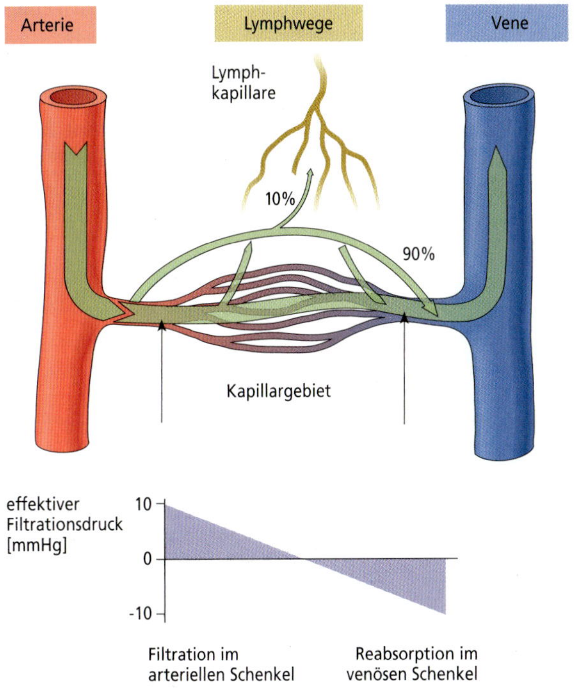

Abb. 15.5 Bildung der Lymphe im Kapillargebiet. Die Lymphkapillaren übernehmen ca. 10 % der ins Interstitium abgefilterten Flüssigkeit und leiten sie über die großen Lymphgefäße zurück ins venöse System.

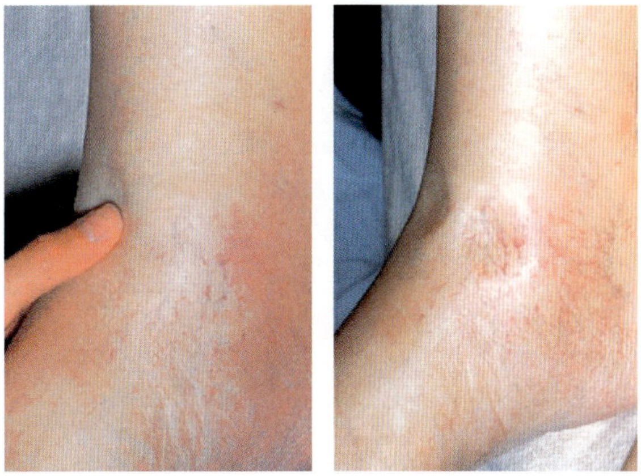

Abb. 15.6 Unterschenkelödem bei Herzinsuffizienz. Die Beine sind beidseits geschwollen, der Fingerabdruck hinterlässt eine sichtbare Delle. [M355]

Ödeme

Ist das Gleichgewicht zwischen Filtration einerseits und Reabsorption plus Lymphabfluss andererseits zugunsten der Filtration verschoben, so bleibt vermehrt Flüssigkeit im Gewebe. Die Folge ist eine Wasseransammlung im Interstitium, ein **Ödem** (→ Abb. 15.6).

Häufige Ursache ist ein erhöhter hydrostatischer Druck, z. B. bei Herzinsuffizienz (→ 14.6.4) oder tiefen Venenthrombosen (→ 12.4.4). Auch bei vermindertem kolloidosmotischem Druck (bei Eiweißmangel), Störungen des Lymphabflusses (z. B. bei bösartigen Tumoren) oder erhöhter Kapillardurchlässigkeit (z. B. bei Entzündung) können sich Ödeme bilden.

SPICKZETTEL

Kapillaren: Feinste Blutgefäße zwischen den kleinsten Arterien und den kleinsten Venen. Dünne, unterschiedlich durchlässige Gefäßwand. Ort des Stoffaustauschs zwischen Blut und Interstitium mit Bildung der Lymphe.

15.1.4 Venolen und Venen

Nach Durchfließen der Kapillaren gelangt das Blut in die Venolen (→ Abb. 15.2), die es immer größeren Venen zuleiten, welche zum Herz zurückführen. In Venolen und Venen befinden sich rund zwei Drittel des gesamten Blutvolumens (→ Abb. 15.7). Wegen dieses Blutreservoirs nennt man die Venen auch **Kapazitätsgefäße.** Bei Bedarf können aus diesem Reservoir größere Blutmengen in andere Teile des Körpers verschoben werden.

PFLEGE

Das hohe Blutvolumen im venösen System macht man sich z. B. bei der **Lagerung eines Menschen mit Kreislaufkollaps** zunutze: Durch Hochhalten der Beine fließt das in den Beinvenen „versackte" Blut zum Herzen zurück, die Herzmuskelfasern werden stärker vorgedehnt (höhere Vorlast → 14.6.2), das Schlagvolumen steigt an.

Wandaufbau der Venen

Der Druck in den Venen ist niedriger als in den Arterien, weshalb ihre Wand insgesamt dünner ist.

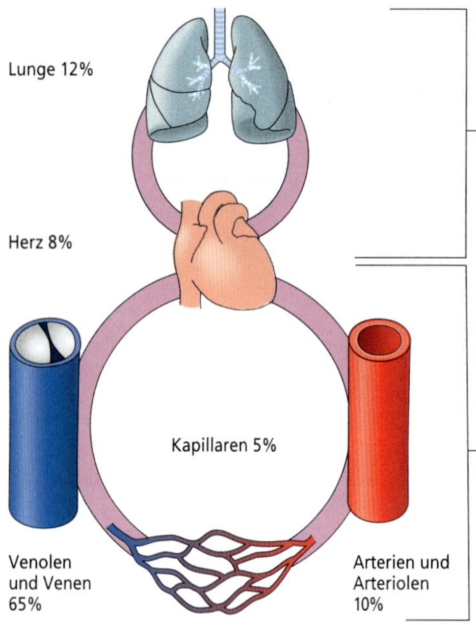

Abb. 15.7 Verteilung des Blutvolumens im Körper. 65 % des Blutvolumens befinden sich im venösen System.

Bis auf folgende Unterschiede entspricht der Schichtaufbau der Venenwand in etwa dem der Arterien: Die äußere Schicht ist dicker, die Muskulatur schwächer, und die innere Schicht bildet in den meisten kleinen und mittelgroßen Venen **Venenklappen.** 2–3 Endothelausstülpungen bilden zusammen eine Taschenklappe, eine Art Ventil, das den Blutstrom zum Herzen hin freigibt. Strömt das Blut jedoch in die andere Richtung, so entfalten sich die Taschenklappen und verhindern den Rückfluss (→ Abb. 15.8).

Unterstützt wird dieses Klappensystem durch die Skelettmuskulatur, die eine Vene umgibt. Kontrahiert sich die umgebende Muskulatur, so drückt sie die Vene zusammen und presst dadurch das Blut zum Herzen; der Rückfluss zum Herzen ist also am größten, während diese **Muskelpumpe** arbeitet.

Beinvenen

Am Bein finden sich drei Arten von Venen, alle mit Klappen:

- **Tiefe Venen,** die tief in der Muskulatur das Blut zum Herzen zurücktransportieren
- **Oberflächliche Venen,** die ein Netzwerk unter der Haut bilden
- **Perforansvenen** (*perforare* = durchbohren, durchbrechen), die oberflächliches und tiefes Venensystem verbinden. Gesunde Perforansvenen sind Einbahnstraßen – das Blut kann nur von den oberflächlichen in die tiefen Venen strömen.

Varikose

Das Klappensystem der Venen funktioniert nur bei einem ausreichenden *Tonus* (Spannungszustand) der Venenwand. Reicht die Wandspannung nicht aus, so entfernen sich die Enden der Klappen voneinander, und die Venenklappen schließen nicht mehr vollständig; man spricht von einer **Venenklappeninsuffizienz.** Der Rückfluss dehnt die Venenwand zusätzlich auf, sodass schließlich eine **Varikose** *(Krampfaderleiden)* entsteht.

Venöse Thrombosen

Wenn sich innerhalb einer Vene ein Blutgerinnsel bildet und das Gefäß verschließt, entsteht eine **Venenthrombose** (*Blutpfropfbildung* → 12.4.3). Meist sind *tiefe* Beinvenen betroffen. Diese **tiefen Beinvenenthrombosen** sind häufig Komplikationen von Ruhigstellung des Beins, Bettlägerigkeit oder Operation. Bei gefährdeten Patienten und Patientinnen ist eine sorgfältige Thromboseprophylaxe oft prognoseentscheidend (→ 12.4.5).

Thrombophlebitis

Von den tiefen Venenthrombosen abzugrenzen ist die **Thrombophlebitis,** eine Entzündung der *oberflächlichen* Venen. Es bilden sich schmerzhafte, gerötete Stränge an Arm, Ober- oder Unterschenkel, die mit kühlenden Verbänden in der Regel nach einigen Tagen wieder verschwinden.

SPICKZETTEL

Vene: Blutgefäß, in dem das Blut zum Herzen hin strömt. Enthält im Körperkreislauf sauerstoffarmes und im Lungenkreislauf sauerstoffreiches Blut.

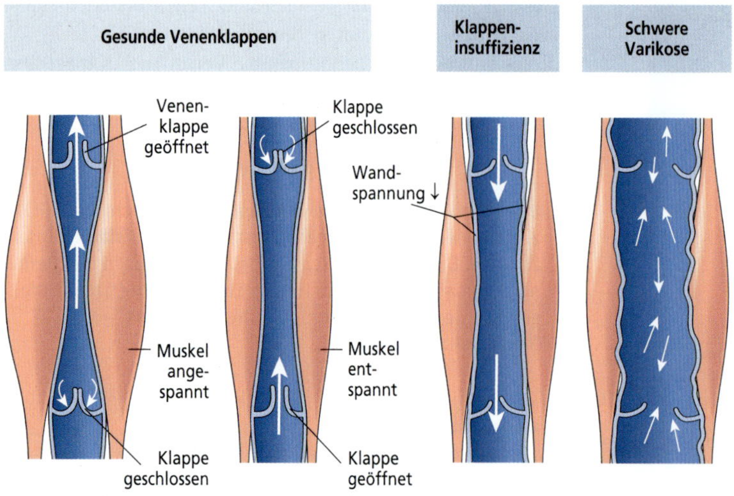

Abb. 15.8 Funktion der Venenklappen. In der Abbildung ganz links wird das Blut durch die Kontraktion der anliegenden Muskeln durch die geöffnete Venenklappe nach oben in Herzrichtung gepresst. Gleichzeitig verhindert die untere geschlossene Klappe den Rückstrom. Bei Entspannung der Muskulatur (zweite Abbildung von links) kann Blut von unten durch die jetzt wieder geöffnete Klappe nachfließen. Sind die Venen erweitert, schließen die Klappen nicht mehr vollständig. Folglich strömt Blut zurück in die Körperperipherie. Nach längerem Bestehen solch einer Klappeninsuffizienz erweitern sich die Venen zunehmend und schlängeln sich. Es entsteht eine Varikose (Krampfadererkrankung).

Besonderheiten der Venen im Körperkreislauf:
- Niedriger Druck → dünne Wand mit wenig Muskulatur
- In den meisten Venen **Taschenklappen** (aus Endothel) → Blutstrom nur zum Herzen hin
- Blutflussförderung durch **Muskelpumpe**
- Am Bein **oberflächliche Venen, tiefe Venen, Perforansvenen** = Verbindung beider.

15.2 Abschnitte des Kreislaufs

Besonderheiten des fetalen Kreislaufs → 20.3

15.2.1 Arterien des Körperkreislaufs

Die **Aorta** gibt zunächst zwei kleine Äste ab, die den Herzmuskel mit Blut versorgen, die linke und rechte *Koronararterie* (→ 14.7.1). Danach steigt sie als **Aorta ascendens** *(aufsteigende Aorta)* auf, verläuft im Bogen oberhalb des Truncus pulmonalis (Stamm der Lungenschlagadern) und zieht dann abwärts (*absteigende Aorta,* **Aorta descendens** → Abb. 15.9).

Aortenbogen

Am **Aortenbogen** entspringen mehrere große Arterien (→ Abb. 15.9): Zunächst geht rechts der **Truncus brachiocephalicus** *(Arm-Kopf-Arterienstamm)* von der Aorta ab. Er teilt sich nach wenigen Zentimetern in die **A. subclavia dextra** *(rechte Schlüsselbeinschlagader, -arterie)* und die **A. carotis communis dextra** *(rechte gemeinsame Halsschlagader, -arterie).* Als Nächstes zweigen die **A. carotis communis sinistra** *(linke gemeinsame Halsschlagader, -arterie)* und die **A. subclavia sinistra** *(linke Schlüsselbeinschlagader, -arterie)* aus der Aorta ab.

Die beiden **Karotiden** *(Halsschlagadern, -arterien)* ziehen jeweils auf einer Seite kopfwärts. In der **Karotisgabelung** am oberen Kehlkopfrand teilen sie sich jeweils in die **A. carotis externa** *(äußere Halsschlagader, -arterie)* und in die **A. carotis interna** *(innere Halsschlagader, -arterie).* Die A. carotis externa versorgt Kehlkopf, Mundhöhle, Schilddrüse, Kaumuskulatur und Gesicht. Die A. carotis interna speist das Auge und den größten Teil des Gehirns (→ 9.14.6).

PFLEGE

Ein Ast der A. carotis externa versorgt auch die Nase. **Nasenbluten** kann vermindert werden, wenn auf die Halsseiten und in den Nacken ein kaltes, feuchtes Tuch gelegt wird. Die A. carotis externa verengt sich, sodass die Nasendurchblutung sinkt. Zusätzlich sollte der Patient bzw. die Patientin aufrecht sitzen und den Kopf leicht nach vorne beugen, damit das Blut nach außen ablaufen kann und nicht den Rachen hinunterfließt.

Armarterien

Die Aa. subclaviae versorgen die Arme (→ Abb. 15.9, → Abb. 15.10). Sie ziehen zunächst zur Achsel und geben dabei mehrere Äste ab. Dazu gehören die rechte und die linke *Wirbelschlagader* (*Wirbelarterie,* **A. vertebralis**), die an der Halswirbelsäule zum Gehirn verlaufen, und mehrere Äste für Hals, Nacken und Brustwand.

In der Achsel ändert die A. subclavia ihren Namen und heißt hier **A. axillaris** *(Achselschlagader, -arterie).* Sie zieht weiter zum Oberarm und wird dort zur **A. brachialis** *(Armschlagader, -arterie).*

Diese teilt sich in der Ellenbeuge auf in **A. radialis** *(Speichenschlagader, -arterie)* und **A. ulnaris** *(Ellenschlagader, -arterie).* Die A. radialis verläuft entlang der Speiche in Richtung Hand. An ihr wird gewöhnlich der Puls gemessen. Die A. ulnaris zieht entsprechend an der Ellenseite weiter. Beide verzweigen sich und versorgen Unterarm und Hand.

Baucharterien

Die Aorta steigt dann als **Aorta descendens** *(absteigende Aorta)* dicht vor der Wirbelsäule hinunter und gibt im Brustraum die **Zwischenrippenarterien** *(Zwischenrippenschlagadern, Interkos-*

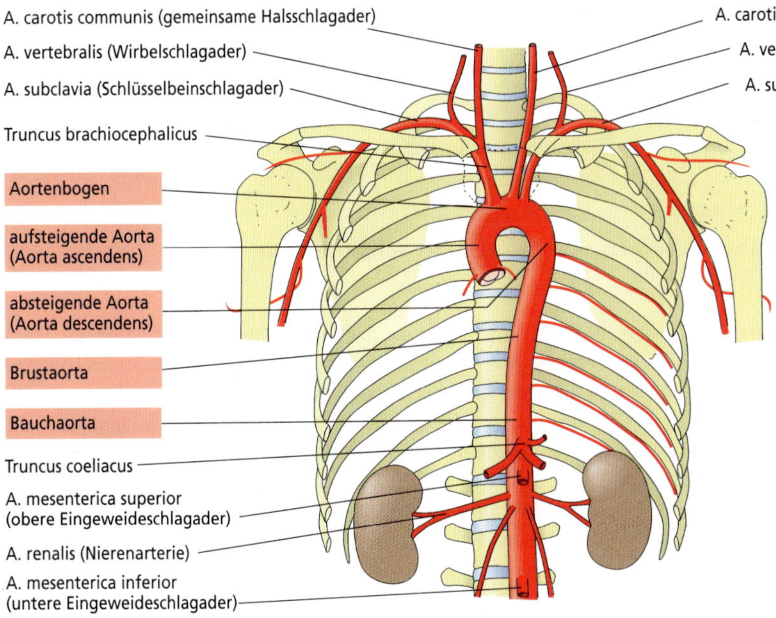

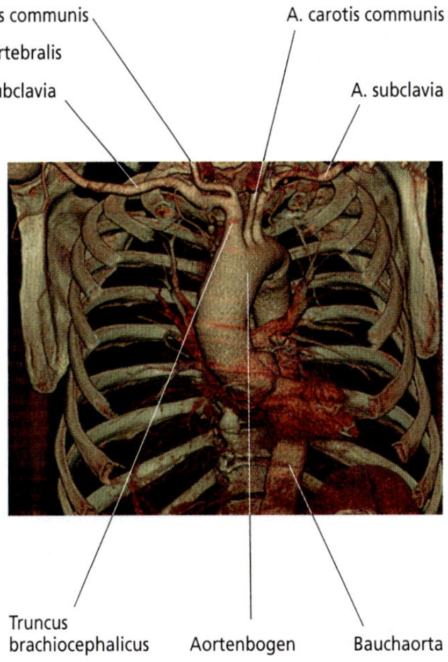

Abb. 15.9 Übersicht über die Gefäßabgänge der Aorta (rechts 3-D-Computertomografie Halsarterien der Brustaorta). [Foto E460]

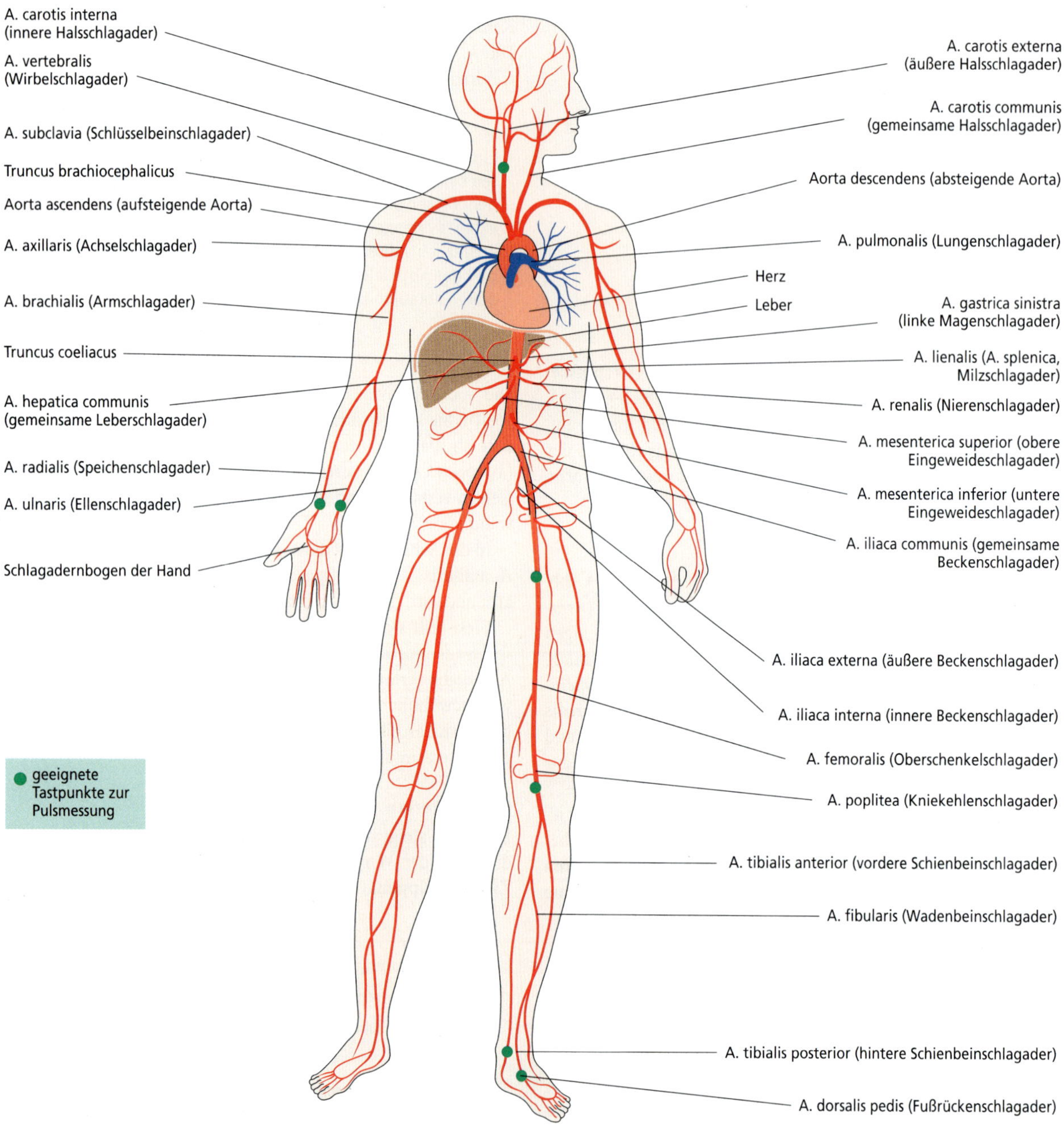

Abb. 15.10 Wichtige Arterien des Menschen (Baucharterien im Detail → Abb. 17.5) und Übersicht über die Pulstaststellen.

talarterien) ab, die entlang der Rippen verlaufen. Danach passiert sie das Zwerchfell und tritt in das Retroperitoneum ein. Hieß die Aorta bis zum Zwerchfell noch **Brustaorta** *(Aorta thoracica),* so wird sie jetzt **Bauchaorta** *(Aorta abdominalis)* genannt.

Im Bauchraum zweigt zunächst der **Truncus coeliacus** ab, ein kräftiger Arterienstamm, der sich nach wenigen Zentimetern in drei Äste aufteilt:

- **A. gastrica sinistra** *(linke Magenschlagader, -arterie)* für den Magen
- **A. hepatica communis** *(gemeinsame Leberschlagader, -arterie)* v. a. für die Leber
- **A. lienalis** *(A. splenica, Milzschlagader, -arterie)* für die Milz.

Weiter unten gibt die Aorta die **A. mesenterica superior** und **inferior** *(obere* und *untere Eingeweideschlagader/-arterie)* ab, große Arterien, die überwiegend den Darm versorgen. Etwa auf Höhe des oberen Mesenterialarterienabgangs zweigen seitlich die beiden **Aa. renales** *(Nierenschlagadern, -arterien)* ab.

Becken- und Beinarterien

Vor dem vierten Lendenwirbel gabelt sich die Aorta in die linke und rechte **A. iliaca communis** (*gemeinsame Beckenschlagader, -arterie* → Abb. 15.10), die sich jeweils in die **A. iliaca interna** und **externa** (*innere* und *äußere Beckenschlagader/-arterie*) teilen. Die A. iliaca interna versorgt die Beckenorgane.

Die A. iliaca externa tritt in die **Lacuna vasorum** ein, eine Lücke zwischen Schambein und Leistenband, und zieht dann abwärts. Am Oberschenkel wird sie zur **A. femoralis** *(Oberschenkelschlagader, -arterie)*, um dann als **A. poplitea** *(Kniekehlenschlagader, -arterie)* durch die Kniekehle zu laufen.

Unterhalb der Kniekehle teilt sie sich in drei Äste: die **A. fibularis** (*Wadenbeinschlagader, -arterie,* früher *A. peronea*), die **A. tibialis anterior** *(vordere Schienbeinschlagader, -arterie)* und die **A. tibialis posterior** *(hintere Schienbeinschlagader, -arterie).* Diese verzweigen sich und versorgen Unterschenkel und Fuß.

Pulsmessung

Der stoßweise Blutauswurf des Herzens führt zu Druck- und Volumenveränderungen in den Arterien (→ 15.1.2), die sich wellenförmig in die Peripherie ausbreiten und an oberflächlichen Arterien als **Puls** tastbar sind. Die **Pulsmessung** ist eine einfache, aber wichtige Methode zur Untersuchung der Kreislauf- und Gefäßsituation.

Geeignete Tastpunkte zur Pulsmessung sind meist dort, wo größere Arterien dicht unter der Haut oder über harten Strukturen wie Knochen verlaufen, gegen die man sie tasten kann. Am häufigsten wird der Puls an der A. radialis nahe dem Handgelenk gemessen. Stellen, an denen sich auch bei schlechter Kreislaufsituation noch der Puls messen lässt (beispielsweise im Schock), sind die A. carotis am Hals und die A. femoralis in der Leistenbeuge (→ Abb. 15.10).

PFLEGE VON KINDERN

Bei Säuglingen ist die **Pulstastung** an der A. radialis schwierig und gelingt teils nicht. Pulsmessung ist dann an A. carotis, A. femoralis oder an der Fontanelle möglich.

Durch Pulsmessung erfährt man beispielsweise, ob eine **Tachykardie** (zu schneller Puls → 14.4) oder eine **Bradykardie** (zu langsamer Puls → 14.4) vorliegt. Zur klinischen (Erst-)Untersuchung gehört das *beidseitige* Tasten *aller* Pulse. Ist ein Puls schwächer als auf der Gegenseite oder gar nicht tastbar, liegt möglicherweise eine Gefäßverengung oder ein Gefäßverschluss vor.

SPICKZETTEL

Arterien des Körperkreislaufs:
- **Aorta** → Abgabe der Koronararterien (Herzkranzarterien)
- → **Aorta ascendens** *(aufsteigende Aorta)*
- → **Aortenbogen**
  → Rechts Abgabe des **Truncus brachiocephalicus** = *Arm-Kopf-Arterienstamm* → Teilung in A. carotis communis und A. subclavia
  → Links Abgabe der **A. carotis communis** = *gemeinsame Halsschlagader* (→ Teilung in **A. carotis interna** = *innere Halsschlagader* für das Gehirn, **A. carotis externa** = *äußere Halsschlagader* u. a. für Gesicht, Kehlkopf, Schilddrüse)
  → Links Abgabe der **A. subclavia** = *Schlüsselbeinschlagader* (→ Abgabe der **A. vertebralis** = *Wirbelschlagader* für das Gehirn)
  → **A. axillaris** *(Achselschlader)*
  → **A. brachialis** *(Armschladader)*
  → Teilung in **A. radialis** *(Speichenschlagader)* und **A. ulnaris** *(Ellenschlagader)* für Unterarm und Hand
- → **Aorta descendens** *(absteigende Aorta)*
- → **Brustaorta** *(Aorta thoracica)* → Abgabe der **Zwischenrippenarterien** *(Interkostalarterien)*
- → **Bauchaorta** *(Aorta abdominalis)* → Abgabe des **Truncus coeliacus** für Magen, Leber, Milz, der **A. mesenterica superior und inferior** *(obere und untere Eingeweideschlagader, -arterie)* für den Darm und der rechten und linken **A. renalis** *(Nierenarterie)* für die Nieren
- → **Aortengabel** → Teilung in rechte und linke **A. iliaca communis** *(gemeinsame Beckenschlagader, -arterie)*
  → rechts und links Abgabe der **A. iliaca interna** *(innere Beckenschlagader, -arterie)* für das Becken
  → **A. iliaca externa** *(äußere Beckenschlagader, -arterie)*
  → **A. femoralis** *(Oberschenkelschlagader, -arterie)*
  → **A. poplitea** *(Kniekehlenschlagader, -arterie)*
  → Teilung in **A. fibularis** *(Wadenbeinschlagader, -arterie),* **A. tibialis anterior und posterior** *(vordere und hintere Schienbeinschlagader/-arterie)* für Unterschenkel und Fuß.

15.2.2 Pfortadersystem

Das venöse Blut aus den Bauchorganen fließt nicht direkt zum rechten Herzen zurück, sondern vereinigt sich zunächst in einer großen Vene, der **Pfortader** *(V. portae).* Die Pfortader führt das nährstoffreiche Blut aus den Verdauungsorganen zur Leber, wo es sich mit dem sauerstoffreichen Blut der Leberarterie vermischt (→ Abb. 14.2, → Abb. 17.4).

In der Leber laufen zahlreiche biochemische Prozesse ab. Dazu fließt das Blut von Pfortader und Leberarterie in das kapillare Netzwerk der Leber, um nach der Leberpassage über die Vv. hepaticae (Lebervenen) und die V. cava inferior (untere Hohlvene) in den rechten Vorhof zu gelangen.

15.2.3 Venen des Körperkreislaufs

Aus den Kapillargebieten der Körperperipherie sammeln die Venen das Blut wieder ein. Der Verlauf der Venen entspricht meist dem der Arterien, oft begleiten jedoch zwei Venen eine Arterie. Alle Venen fließen zur V. cava superior oder inferior (→ Abb. 15.11):
- Die **V. cava superior** *(obere Hohlvene)* sammelt das Blut aus Armen, Kopf, Hals und Brust
- Die **V. cava inferior** *(untere Hohlvene)* nimmt das Blut aus dem Bauchraum, der Bauchwand, den Beckenorganen und den Beinen auf.

Ausnahme: Das venöse Blut aus dem Herzmuskel fließt über mehrere kleinere Venen in den **Sinus coronarius,** eine Sammelvene, die in den rechten Herzvorhof mündet.

An jedem Arm finden sich zwei *Ellen-* und zwei *Speichenvenen* (**Vv. ulnares** und **Vv. radiales**), die in die **V. brachialis,** die *Armvene,* einmünden. Die V. brachialis geht über in die **V. axillaris** *(Achselvene)* und schließlich in die **V. subclavia,** die *Schlüsselbeinvene.*

Außerdem gibt es oberflächliche Hand- und Armvenen, die an Hand und Unterarm oft für Blutentnahmen genutzt werden. Die ellenseitige oberflächliche Hauptvene heißt **V. basilica,** die speichenseitige **V. cephalica.** Die V. basilica mündet in die V. brachialis, die V. cephalica in die V. axillaris.

Die V. subclavia vereinigt sich im linken bzw. rechten **Venenwinkel** (→ Abb. 15.11) mit der **V. jugularis interna** *(innere Drosselvene)* und dem rechten Hauptlymphgang bzw. Ductus thoracicus (→ Abb. 13.16) und führt in die V. cava superior.

In der V. jugularis interna fließt venöses Blut aus dem Gehirn, aber auch aus dem Gesicht zum Herzen zurück. Das venöse Blut

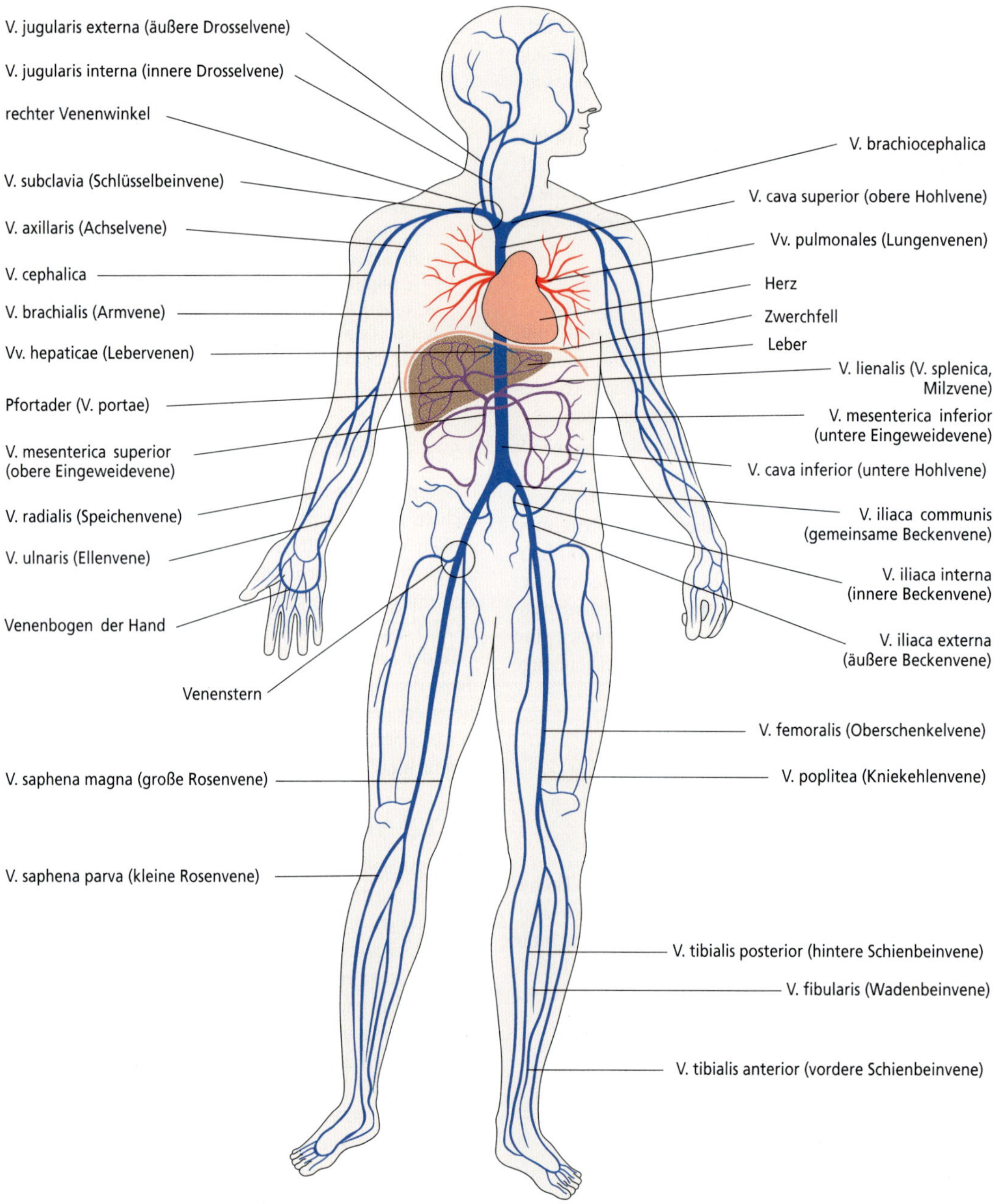

Abb. 15.11 Die wichtigen Venen in der Übersicht. Das Pfortadersystem (violett) stellt einen Sonderfall dar, da sich die Pfortader nicht direkt ins Herz ergießt, sondern in der Leber in ein Kapillarnetz mündet (Details → Abb. 17.5).

aus der Kopfschwarte, der Haut des Hinterhaupts und dem Mundboden fließt in der **V. jugularis externa** *(äußere Drosselvene),* die in die V. subclavia mündet oder in den Venenwinkel eintritt.

Das Blut aus den Bauchorganen wird in der Pfortader gesammelt und fließt erst nach der Leberpassage in die V. cava inferior. Das Blut aus den Beckenorganen sammelt sich in **Venenplexus** *(Venengeflechten),* die in die V. cava inferior münden.

Am Bein fließt das venöse Blut zum großen Teil über das **tiefe Venensystem** und sammelt sich zunächst in der **V. poplitea** *(Kniekehlenvene).* In der **V. femoralis** *(Oberschenkelvene)* durchströmt das Blut den Oberschenkel, um in die **V. iliaca externa** *(äußere Beckenvene)* und dann in die **V. iliaca communis** *(gemeinsame Beckenvene)* zu gelangen (→ Abb. 15.11).

Ein kleiner Anteil des venösen Blutes fließt (zunächst) über das **oberflächliche Beinvenensystem** zurück (→ Abb. 15.12):

- Die **V. saphena parva** *(kleine Rosenvene),* die vom Außenknöchel über den dorsalen Unterschenkel zur Kniekehle verläuft und dort in die V. poplitea mündet
- Die **V. saphena magna** *(große Rosenvene),* die vom Innenknöchel über die Innenseite von Unter- und Oberschenkel zum **Venenstern** zieht, wo sie sich mit der aus der Tiefe des Oberschenkels kommenden V. femoralis vereinigt.

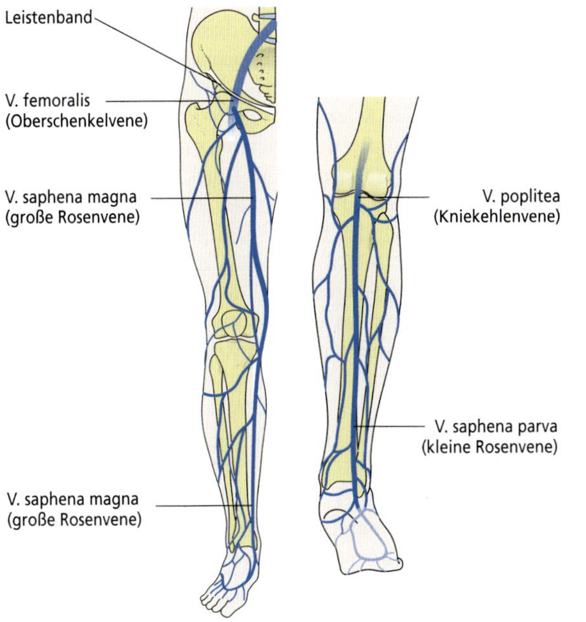

Abb. 15.12 Oberflächliche Beinvenen, links von vorne, rechts von hinten. Die oberflächlichen Beinvenen leiten das Blut in V. poplitea bzw. V. femoralis und damit ins tiefe Beinvenensystem.

SPICKZETTEL

Venen des Körperkreislaufs:

- **Arm: Vv. ulnares** *(Ellenvenen)*, **Vv. radiales** *(Speichenvenen)*
  → **V. brachialis** *(Armvene)*
  → **V. axillaris** *(Achselvene)*
  → **V. subclavia** *(Schlüsselbeinvene)*
  → Zusammenfluss mit **V. jugularis interna** *(innere Drosselvene)* von Gehirn und Gesicht
  → **V. brachiocephalica** *(Arm-Kopf-Vene)*
  → **V. cava superior** *(obere Hohlvene)*
- **Arm, oberflächlich:** ellenseitig **V. basilica** → V. brachialis, speichenseitig **V. cephalica** → V. axillaris
- **Bauchraum (Pfortadersystem,** → Abb. 17.5): Bauchorgane
  → **Pfortader** *(V. portae)*
  → Leber
  → **Vv. hepaticae** *(Lebervenen)*
  → **V. cava inferior** *(untere Hohlvene)*
- **Beckenraum:** Beckenorgane
  → Venengeflechte
  → **V. iliaca interna** *(innere Beckenvene)*
  → **V. iliaca communis** *(gemeinsame Beckenvene)*
  → V. cava inferior
- **Bein: Vv. fibulares** *(Wadenbeinvenen)*, **Vv. tibiales anteriores und posteriores** (*vordere* und *hintere Schienbeinvenen*)
  → **V. poplitea** *(Kniekehlenvene)*
  → **V. femoralis** *(Oberschenkelvene)*
  → **V. iliaca externa** *(äußere Beckenvene)*
  → V. iliaca communis
  → V. cava inferior
- **Bein, oberflächlich:** hinten seitlich **V. saphena parva** *(kleine Rosenvene)* → V. poplitea, vorne medial **V. saphena magna** *(große Rosenvene)* → Venenstern → V. femoralis.

15.2.4 Lungenkreislauf

Der Lungenkreislauf beginnt in der rechten Herzkammer. Aus dem **Truncus pulmonalis,** dem *Stamm der Lungenschlagadern,* gehen zwei große Arterien hervor, die **linke** und **rechte A. pulmonalis** (*linke* und *rechte Lungenschlagader, -arterie*). Diese teilen sich in immer feinere Äste auf, die das sauerstoffarme Blut an die Lungenbläschen heranführen, aus denen Sauerstoff aufgenommen und an die Kohlendioxid abgegeben wird. Venolen und Venen vereinigen sich zu vier großen **Vv. pulmonales** *(Lungenvenen),* die das jetzt mit Sauerstoff angereicherte Blut zum linken Herzvorhof leiten.

SPICKZETTEL

Gefäße des Lungenkreislaufs:
Truncus pulmonalis *(Stamm der Lungenschlagadern)*
→ **Aa. pulmonales** *(Lungenschlagadern)*
→ Aufteilung in immer feinere Äste
→ **Lungenkapillaren** um Lungenbläschen
→ immer größer werdende Venen
→ **Vv. pulmonales** *(Lungenvenen).*

15.3 Physiologische Eigenschaften des Gefäßsystems

15.3.1 Blutströmung

Grundlegende Voraussetzung der **Blutströmung** in den Gefäßen ist ein Druckgefälle im Kreislaufsystem – Flüssigkeiten strömen immer vom Ort höheren zum Ort niedrigeren Drucks. Dieses Druckgefälle wird vom Herzen als zentraler Kreislaufpumpe aufrechterhalten: Mit jedem Herzschlag wird in den herznahen Gefäßen ein hoher Druck aufgebaut. Aus den herznahen Gefäßen mit hohem Druck fließt das Blut dann in periphere Gefäßabschnitte mit niedrigerem Druck.

Die Fließgeschwindigkeit hängt dabei vor allem vom *Blutdruck* und vom *Strömungswiderstand* ab. In den großen Arterien beträgt die durchschnittliche Fließgeschwindigkeit 20 cm/s, in den Kapillaren nur 0,05 cm/s und in den Venen 12 cm/s.

15.3.2 Blutdruck

Je größer das Druckgefälle und je höher der Druck in den herznahen Gefäßen, desto schneller fließt das Blut. Verdoppelt sich das Druckgefälle, verdoppelt sich in etwa die Fließgeschwindigkeit.

Die Höhe des Drucks in den Gefäßen wird durch den *Blutdruck* angegeben: Der **Blutdruck** ist die Kraft, die das Blut auf die Gefäßwände ausübt. Diese Kraft wirkt sowohl in Arterien als auch in Venen. Im klinischen Sprachgebrauch ist jedoch mit Blutdruck der Druck in den größeren Arterien gemeint.

Pumpt das Herz während der Kammerkontraktion (Systole) Blut in die Aorta, so steigt der Druck beim ruhenden jungen Erwachsenen auf etwa 120 mmHg an. Dies ist der **systolische Blutdruckwert.** Der **diastolische Wert** von rund 80 mmHg entsteht, wenn das Herz in der Diastole erschlafft und der Druck in der Aorta dadurch abfällt (→ Abb. 15.13). Die Differenz zwischen systolischem und diastolischem Blutdruck ist die **Blutdruckamplitude.** Der **arterielle Mitteldruck** (= diastolischer Blutdruck plus in herznahen Arterien ½, in herzfernen ⅓ der Blutdruckamplitude) in der Aorta beträgt knapp 100 mmHg.

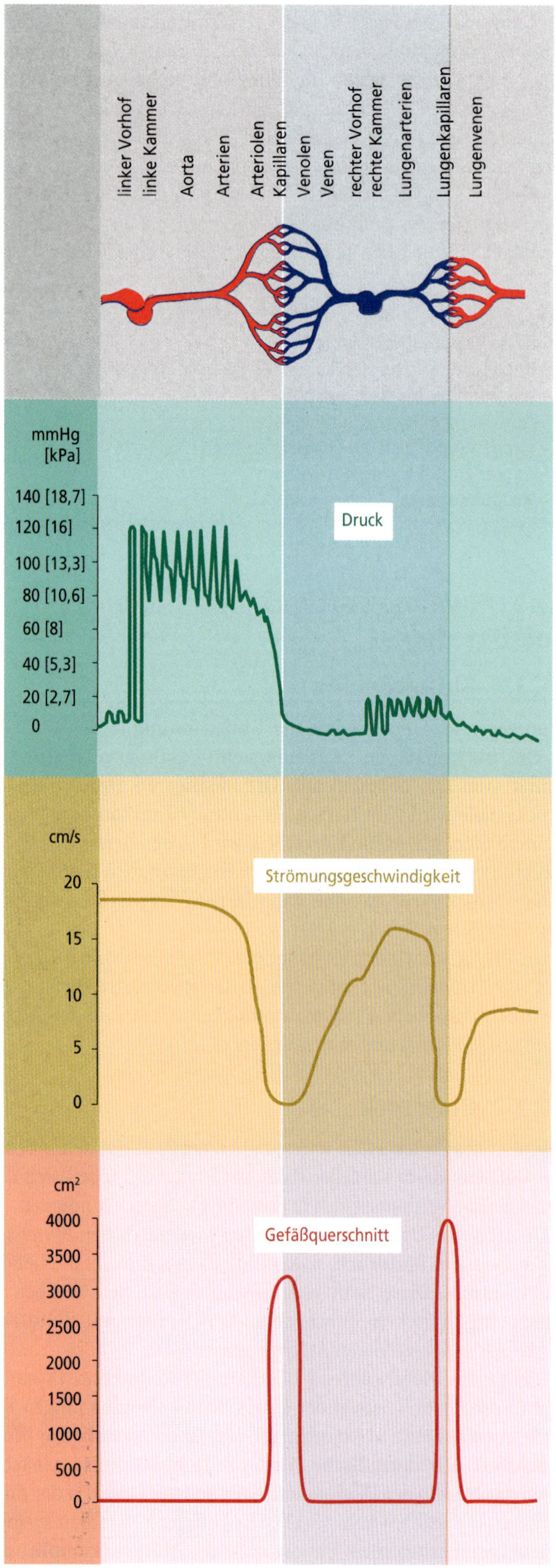

Abb. 15.13 Veränderung von Blutdruck, Strömungsgeschwindigkeit und Gefäßquerschnitt entlang der verschiedenen Gefäßabschnitte des Körper- und Lungenkreislaufs. Die Arteriolen sind der Gefäßabschnitt mit dem größten Anteil am Gesamtwiderstand, entsprechend fällt hier der Druck am stärksten.

Der durchschnittliche systolische Druck in der linken Herzkammer beträgt etwa 120 mmHg, der diastolische Druck nur rund 10 mmHg. In Arterien wie der A. brachialis herrscht ein systolischer Druck von ca. 100–140 mmHg, der in der Diastole auf 60–80 mmHg abfällt. Die Arteriolen weisen durchschnittliche Werte von 70–30 mmHg auf und die Kapillaren rund 20 mmHg. In herznahen Venen herrscht nur noch ein Druck von 2–4 mmHg. Hier wird das Druckgefälle und damit der Blutstrom zum Herzen unterstützt z. B. durch den bei der Einatmung im Thorax entstehenden Unterdruck (→ 16.8) und die Verlagerung der Klappenebene in der Systole („Saugwirkung" des Herzens → 14.4.2).

Im Lungenkreislauf lassen sich ein systolischer Wert von 20 mmHg und ein diastolischer Wert von 10 mmHg messen.

Einflussfaktoren auf den Blutdruck

Die Höhe des Blutdrucks hängt von *Herzzeitvolumen, Blutvolumen* und *Strömungswiderstand* ab.

Das Herzzeitvolumen ist die Menge Blut, die das Herz pro Minute in den Kreislauf pumpt (→ 14.6.1) – sinkt das Herzzeitvolumen, so sinkt in der Regel auch der Blutdruck. In Ruhe beträgt das Herzzeitvolumen rund 5 l/min.

Der Blutdruck ist weiter vom Blutvolumen abhängig. Ein erniedrigtes Blutvolumen – etwa infolge einer schweren Blutung – geht meist mit einem niedrigeren Blutdruck einher.

Blutdruckregulation, Blutdruckmessung und Normwerte für den Blutdruck → 15.3.5, → Abb. 1.2, → Abb. 15.17

15.3.3 Strömungswiderstand

Die Gefäße setzen dem Blutstrom einen Widerstand entgegen, den **Strömungswiderstand** oder *peripheren Widerstand.* Je höher dieser Widerstand ist, desto langsamer fließt das Blut. Die Größe des Strömungswiderstandes wird bestimmt durch:

- Die *Viskosität* (Zähigkeit, „innere Reibung") des Blutes
- Den *Durchmesser* eines Blutgefäßes
- Den *Gesamtquerschnitt* des Gefäßabschnitts
- Die *Länge* des Gefäßabschnitts (ist nicht veränderbar).

Blutviskosität

Je zäher eine Flüssigkeit ist, desto schlechter fließt sie – Wasser fließt wesentlich besser als z. B. Brei. So ist es auch beim Blut. Je zäher (visköser) das Blut ist, desto größer ist der Strömungswiderstand und desto langsamer fließt das Blut durch die Gefäße.

Die **Blutviskosität** hängt ab vom Verhältnis zwischen festen und flüssigen Blutbestandteilen und in geringem Maße auch von der Eiweißzusammensetzung des Plasmas. Entscheidend ist in aller Regel der Anteil der roten Blutkörperchen (Hämatokrit → 12.2.6). Dehydratation (Verlust von Körperwasser → 18.6) z. B. erhöht durch Überwiegen der festen Blutbestandteile die Viskosität und damit den Strömungswiderstand. Gehen hingegen feste Bestandteile verloren, etwa durch Blutverlust, fließt kompensatorisch vermehrt Flüssigkeit in die Gefäße, die Viskosität nimmt ab, der Strömungswiderstand sinkt.

Gefäßdurchmesser

Verengt sich ein Gefäß, so steigt der Widerstand an, und zwar verhält sich der Widerstand umgekehrt proportional zur *vierten Potenz* des Gefäßradius! Bei einer Halbierung des Radius steigt also der Widerstand um den Faktor $2^4 = 16$. Umgekehrt sinkt der

Widerstand bei einer Verdoppelung des Radius auf $^{1}/_{16}$ des Ausgangswerts ab.

Die Veränderung des Gefäßdurchmessers hat also einen wesentlich größeren Einfluss auf die Fließgeschwindigkeit des Blutes als der Blutdruck – entsprechend spielt die Gefäßweite eine wichtige Rolle bei der Regulation des Blutdrucks und der Steuerung der Organdurchblutung.

Normalerweise sind über 80 % der Arteriolen kontrahiert, wobei die einzelnen Arteriolen sich im rhythmischen Wechsel öffnen und schließen. Besteht in einem Organ vermehrter Sauerstoffbedarf, z. B. im Skelettmuskel bei körperlicher Arbeit, entspannt sich die Gefäßmuskulatur der vorgeschalteten Arteriolen, die sich dadurch erweitern. Der Strömungswiderstand nimmt ab, die lokale Durchblutung stark zu. Dafür werden andere Organe, die in diesem Moment nicht viel Sauerstoff benötigen, weniger durchblutet, indem sich die dort vorgeschalteten Arteriolen kontrahieren. An dieser Stelle nimmt der Strömungswiderstand lokal zu.

Gesamtquerschnitt eines Gefäßabschnitts

Je mehr Blutgefäße in einem Abschnitt parallel geschaltet sind, je größer also der **Gesamtquerschnitt eines Gefäßabschnitts** ist, desto kleiner ist der (Gesamt-)Widerstand in diesem Gefäßabschnitt, auch wenn der Widerstand des einzelnen Gefäßes relativ hoch ist.

Peripherer Gesamtwiderstand

Addiert man die Widerstände der hintereinandergeschalteten Gefäßabschnitte, so ergibt sich der *totale periphere Widerstand* oder **periphere Gesamtwiderstand.** Zusammen mit dem Herzzeitvolumen (→ 14.6.1) und dem Blutvolumen bestimmt dieser Widerstand den Blutdruck. Nimmt der periphere Gesamtwiderstand zu (bei konstantem Herzzeitvolumen und Blutvolumen), so steigt der arterielle Blutdruck.

SPICKZETTEL

Blutdruck: Im weiteren Sinne die Kraft, die das Blut auf die Blutgefäßwände ausübt.
Im engeren Sinne der Druck in den größeren Arterien von ca. 120/80 mmHg beim Erwachsenen, wobei der höhere Wert als **systolischer Blutdruckwert,** der niedrigere als **diastolischer Blutdruckwert** bezeichnet wird.
Einflussfaktoren sind
- Herzzeitvolumen. Je höher das Herzzeitvolumen, desto höher der Blutdruck
- Blutvolumen. Je höher das Blutvolumen, desto höher der Blutdruck
- Strömungswiderstand. Je höher der Strömungswiderstand, desto höher der Blutdruck.

Strömungswiderstand *(peripherer Widerstand):* Widerstand, der dem fließenden Blut in einem Blutgefäß entgegengesetzt wird.
Dieser wird beeinflusst durch
- Viskosität („Zähigkeit" einer Flüssigkeit). Je höher die Viskosität (zähfließender die Flüssigkeit), desto höher der Widerstand
- Gefäßdurchmesser. Je kleiner der Gefäßdurchmesser, desto höher der Widerstand. Ganz wesentlich für die Durchblutungsregulation, da exponentieller Anstieg des Widerstands mit Verringerung der Gefäßweite!
- Gesamtquerschnitt des Gefäßabschnitts. Je größer der Gesamtquerschnitt, desto geringer der Widerstand.

15.3.4 Regulation von Organdurchblutung und Blutverteilung

Die Blutströmung und damit die Organdurchblutung wird unter variablen Schwerkraftverhältnissen aufrechterhalten und an den wechselnden Sauerstoff- und Nährstoffbedarf angepasst. Die Anforderungen der verschiedenen Organe an die Durchblutung in Ruhe und unter Belastung sind sehr unterschiedlich. Manche Organe, etwa Gehirn oder Nieren, müssen immer gut durchblutet sein, andere hingegen, beispielsweise die Skelettmuskulatur, benötigen in Ruhe wenig, unter Belastung jedoch sehr viel mehr Blut.

Zwar kann der Körper durch Blutdrucksteigerung des Gesamtorganismus eine verbesserte Durchblutung erzielen. Dies kann jedoch nicht der einzige Mechanismus zur Durchblutungsregulation sein und reicht z. B. nicht zur Anpassung der Durchblutung an die verschiedenen Organbedürfnisse: Eine Verdoppelung des Blutdrucks führt nur zu einer Verdoppelung der Durchblutung – der Skelettmuskel jedoch braucht bei körperlicher Arbeit 15-mal mehr Blut als in Ruhe (→ Abb. 6.16). Abgesehen davon würde ein höherer Blutdruck die Durchblutung in allen Organen steigern, also auch in denen, die das Mehr an Durchblutung gar nicht benötigen.

Vorrangiges Ziel aller Regulationsmechanismen ist die Sicherstellung einer ausreichenden Durchblutung der lebenswichtigen Organe (Gehirn, Herz, Lunge, Nieren) unter den verschiedensten Lebensumständen.

Lokale Durchblutungsregulation

Die daher notwendige **lokale Durchblutungsregulation** erfolgt vor allem über eine Änderung der Gefäßweite im Bereich der Widerstandsgefäße. Zum einen kann durch eine Änderung der Gefäßweite die Durchblutung sehr wirkungsvoll verändert werden, zum anderen steigt oder sinkt die Durchblutung wirklich nur dort, wo der Körper dies braucht.
- Verengung der Blutgefäße **(Vasokonstriktion)** bewirkt eine Widerstandssteigerung und Verminderung der Durchblutung
- Erweiterung der Blutgefäße **(Vasodilatation)** führt umgekehrt zu Durchblutungsverstärkung.

Diese Änderung der Gefäßweite wird bewirkt (→ Abb. 15.14):
- *Durch den Tonus der Gefäßmuskulatur* (**myogene Durchblutungsregulation,** *Bayliss-Effekt*). Bei erhöhtem Blutdruck und dadurch stärkerer Gefäßdehnung verengt sich die Gefäßmuskulatur, bei vermindertem Durchfluss erweitert sie sich hingegen. So können die Organe selbst ihre Durchblutung in etwa konstant halten (*Selbstregulation* oder **Autoregulation**). Organe mit ausgeprägter Autoregulation sind Niere und Gehirn
- *Durch Stoffwechselendprodukte.* Praktisch alle Arteriolen reagieren auf direkte Stoffwechselreize. So führen z. B. Sauerstoffmangel, Milchsäure und H^+-Ionen im Körperkreislauf zur Gefäßerweiterung und damit zur Steigerung der Durchblutung. Dadurch verbessert sich nicht nur die Sauerstoffversorgung, sondern wird auch der Abtransport von Stoffwechselendprodukten beschleunigt
- *Durch vom Endothel freigesetzte Substanzen.* Endotheliale Substanzen spielen eine zentrale Rolle bei der lokalen Durchblutungsregulation. Zu nennen sind z. B. gefäßerweiternde Prostaglandine und *NO (Stickstoffmonoxid),* wobei viele Prostaglandine außerdem die Thrombozytenaggregation hemmen. Gefäßverengend wirken hingegen die *Endotheline*

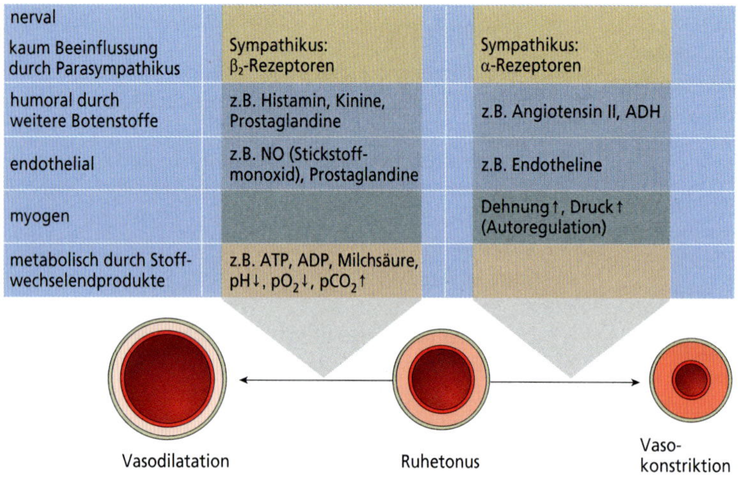

Abb. 15.14 Die Mechanismen der lokalen Durchblutungsregulation. Der Organismus muss nicht nur den Gesamtkreislauf, sondern auch die lokale Durchblutung regulieren können, da die einzelnen Organe je nach Situation einen sehr unterschiedlichen Bedarf haben und das Blutvolumen begrenzt ist. Diese lokale Durchblutungsregulation erfolgt vor allem über eine Änderung der Gefäßweite, da die Durchblutung von der vierten Potenz des Gefäßradius abhängt. Eine Vasodilatation um 20 % verdoppelt die Durchblutung, eine von gut 40 % (wie hier zwischen der mittleren und linken Abbildung) vervierfacht sie.

- *Durch weitere Hormone und von Thrombozyten produzierte Stoffe.* Weitere Botenstoffe mit Wirkung auf die Gefäßweite sind z. B. Histamin, Bradykinin, Serotonin und Prostaglandine, Thromboxan, aber auch Angiotensin II, ADH (Adiuretin), Adrenalin und Noradrenalin
- *Durch Nervenimpulse.* Sympathikusaktivierung wirkt in den meisten Gebieten gefäßverengend und Sympathikushemmung gefäßerweiternd (je nach Rezeptorenausstattung → Tab. 9.2). In der Skelettmuskulatur führt Sympathikusaktivierung jedoch zur Gefäßerweiterung – es kommt zu einer Blutumverteilung im Sinne einer muskulären Leistungssteigerung („flight or fight“ → Abb. 9.30).

Außerdem gibt es in vielen Geweben (etwa in der Haut) **arterio-venöse Anastomosen.** Diese *Nebenschlussgefäße* sind *Kurzschlussverbindungen* zwischen kleinen Arterien und Venen. Werden sie geöffnet, fließt ein Großteil des Blutes unter Umgehung des Kapillargebiets direkt in das venöse System.

Blutverteilung

Mit der Durchblutungsänderung geht eine **Änderung der Blutverteilung** einher: Gut durchblutete Organe erhalten mehr, schlecht durchblutete weniger Blut. Auch angesichts der gegebenen Beschränkung der Blutmenge (ca. 5 l beim Erwachsenen) ist eine solche Steuerung der Blutverteilung unerlässlich: Wären alle Arteriolen gleichzeitig geöffnet, wäre ein ausreichender Blutdruck nur mit einem Blutvolumen von 20 l zu erreichen!

SPICKZETTEL

Lokale Durchblutungsregulation: Anpassung der Organdurchblutung an den jeweiligen Bedarf des Organs. Erfolgt in erster Linie über eine Änderung der Gefäßweite (exponentielle Abhängigkeit!).

- Gefäßerweiterung = Durchblutungsförderung u. a. durch Sauerstoffmangel, Milchsäure, lokale Azidose, Prostaglandine, Stickstoffmonoxid (NO), Histamin, Kinine, Prostaglandine
- Gefäßverengung = Durchblutungsminderung u. a. durch erhöhten Blutdruck (**myogene Durchblutungsregulation,** *Bayliss-Effekt*), Angiotensin II, ADH, Endotheline
- Wirkung des Sympathikus abhängig vom Gefäßgebiet, meist gefäßverengend.

Autoregulation *(Selbstregulation)* **der Durchblutung:** Fähigkeit v. a. von Niere und Gehirn, ihre Durchblutung durch ausgeprägte myogene Durchblutungsregulation in einem weiten Blutdruckbereich konstant zu halten.

15.3.5 Blutdruckregulation

Der Blutdruck muss sich in geregelten Bahnen bewegen, denn sowohl ein zu hoher als auch ein zu niedriger Blutdruck schädigen den Organismus. Gleichzeitig muss der Blutdruck aber auch wechselnden Belastungen (anstrengender Dauerlauf – Ruhe) angepasst werden.

Grundvoraussetzung jeder **Blutdruckregulation** ist, dass der Körper den Blutdruck in den Gefäßen selbst messen kann. In Aorta, Halsschlagadern sowie anderen großen Arterien in Brustkorb und Hals messen druckempfindliche Sinneszellen, die **Pressosensoren,** die Dehnung der Arterienwand (→ Abb. 15.15). Dehnt ein höherer Druck die Wand, so senden die Pressosensoren verstärkt Impulse an das verlängerte Mark im Gehirn aus, bei zu niedrigen Werten nimmt die Zahl der Impulse hingegen ab.
Blutdruckregulation als Regelkreis → Abb. 1.2

Kurzfristige Blutdruckregulation

Die Mechanismen der **kurzfristigen Blutdruckregulation** greifen innerhalb von Sekunden. Am wichtigsten ist der **Pressosensorenreflex** *(Barorezeptorenreflex).* Blutdruckabfall führt reflektorisch über die entsprechenden Kreislaufzentren im verlängerten Mark (→ 9.7.3) zur Sympathikusstimulation. Dadurch steigt die Herzfrequenz, zusätzlich kommt es evtl. zur Gefäßverengung in Haut, Nieren und Magen-Darm-Trakt. Dehnt ein erhöhter Blutdruck die Gefäßwand, so wird umgekehrt die Sympathikusaktivität gehemmt. In den Herzvorhöfen und herznahen großen Venen befinden sich **Dehnungssensoren,** die auf vergleichbare Weise reagieren.

Ein Beispiel ist der Lagewechsel vom Liegen zum Stehen (→ Abb. 15.16). Beim Übergang vom Liegen zum Stehen versackt ein Teil des Blutes im venösen System, wodurch weniger Blut zum Herzen zurückfließt. Dadurch sinken Herzschlag- und Herzzeitvolumen. Um dennoch einen ausreichenden Blutdruck aufrechtzuerhalten, werden reflektorisch der totale periphere Widerstand erhöht und das Herz zu einer erhöhten Schlagfrequenz stimuliert. Dabei nimmt der diastolische Blutdruck zu und der systolische leicht ab, sodass die Blutdruckamplitude sinkt.

Für die langfristige Blutdruckregulation spielen die Pressosensoren keine Rolle, da sie sich binnen weniger Tage an ein verändertes Blutdruckniveau anpassen.

Diese Kreislaufreflexe sind beim älteren Menschen durch die geringere Gefäßelastizität verlangsamt. Reaktionen des vegetativen Nervensystems sind verzögert und schwanken mehr als beim jüngeren. Dies erklärt den häufigen Blutdruckabfall älterer Menschen beim Aufrichten oder längerem Stehen, die *orthostatische Dysregulation.*

Mittelfristige Blutdruckregulation

Bei den Mechanismen der **mittelfristigen Blutdruckregulation** ist insbesondere das *Renin-Angiotensin-Aldosteron-System* zu nennen (→ 18.3.1). Sinkt die Nierendurchblutung, etwa durch einen generalisierten Blutdruckabfall, aber auch lokal infolge einer Nierenarterienverengung, führt dies zu erhöhter Reninfreisetzung in der Niere und damit letztlich zu einer Konzentrationserhöhung des stark gefäßverengenden *Angiotensins II.*

Langfristige Blutdruckregulation

Die **langfristige Blutdruckregulation** läuft über die Regulation des Blutvolumens (je höher das Blutvolumen, desto höher auch der Blutdruck) und damit über die Niere:

- Bei steigendem arteriellem Mitteldruck nimmt die Flüssigkeitsausscheidung durch die Nieren zu (*Druckdiurese* → 18.2.2), bei sinkendem arteriellem Mitteldruck vermindert sie sich

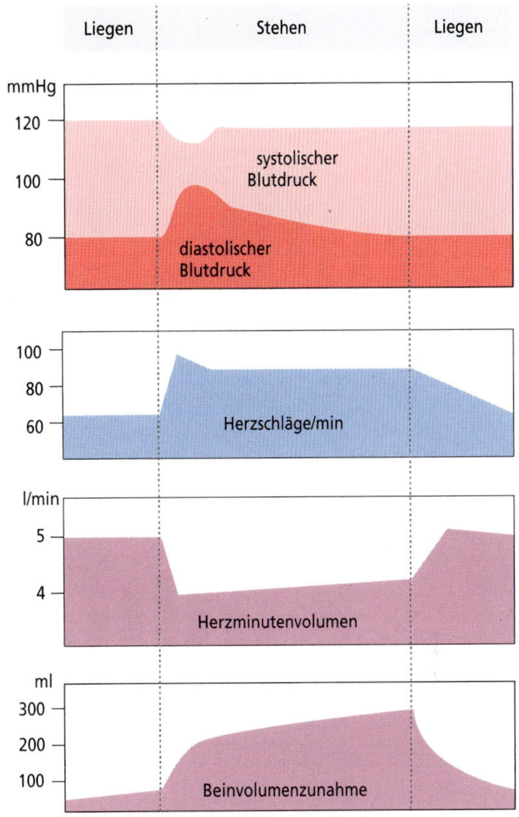

Abb. 15.16 Normale Veränderungen von Blutdruck, Puls, Herzzeit- und Beinvolumen beim aufrecht Stehenden und beim Liegenden.

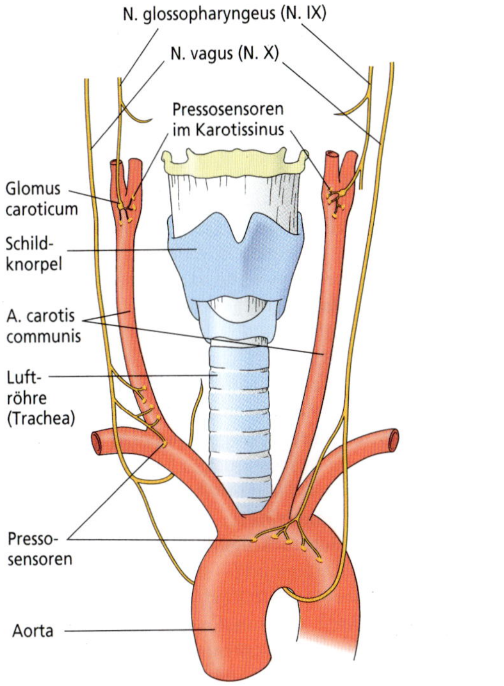

Abb. 15.15 Pressosensoren im Aortenbogen, entlang der A. carotis communis und insbesondere im Bereich ihrer Aufgabelung messen den Blutdruck und übermitteln den Wert durch den N. vagus (X. Hirnnerv) und den N. glossopharyngeus (IX. Hirnnerv) an das vasomotorische Zentrum im Gehirn. Das Glomus caroticum dient als Chemosensor für die Atemregulation.

- Eine Volumenzunahme in den Gefäßen führt über die erwähnten Dehnungssensoren zu einer verminderten *ADH-Sekretion* im Hypothalamus (→ 11.2.1, → 18.6) und damit zu einer Steigerung der Flüssigkeitsausscheidung (und umgekehrt). Dieser Mechanismus heißt **Gauer-Henry-Reflex**
- Bei einem Blutdruckabfall wird, wie oben erwähnt, auch das *Renin-Angiotensin-Aldosteron-System* aktiviert. Dadurch wird mehr Aldosteron gebildet, wodurch die Natrium- und Flüssigkeitsreabsorption in der Niere steigt und die Flüssigkeitsausscheidung sinkt. Bei Blutdruckanstieg sinken Aldosteronproduktion und Blutvolumen
- Durch Erhöhung des Blutvolumens werden in den Herzhöhlen die *natriuretischen Peptide* (→ 14.6.2) freigesetzt, die an der Niere die Flüssigkeitsausscheidung steigern. Bei vermindertem Blutvolumen laufen die entgegengesetzten Vorgänge ab.

Blutdruckmessung

Bei der am meisten verbreiteten *indirekten Blutdruckmessung nach Riva-Rocci* (daher kurz **RR** für den Blutdruck) setzt der Untersucher sein Stethoskop in die Ellenbeuge – etwa dort, wo die A. brachialis verläuft – und pumpt eine wenig darüber angebrachte Blutdruckmanschette auf, bis im Stethoskop keine Pulsgeräusche mehr zu hören sind oder der Puls an der A. radialis nicht mehr zu fühlen ist (→ Abb. 15.17). Dann wird der Druck abgelassen. Distal der Blutdruckmanschette sind nach kurzer Zeit pulssynchrone Strömungsgeräusche zu hören, die **Korotkow-Töne.** Der erste dieser Töne zeigt den *systolischen Blutdruck* an. Bei weiter nachlassendem Druck

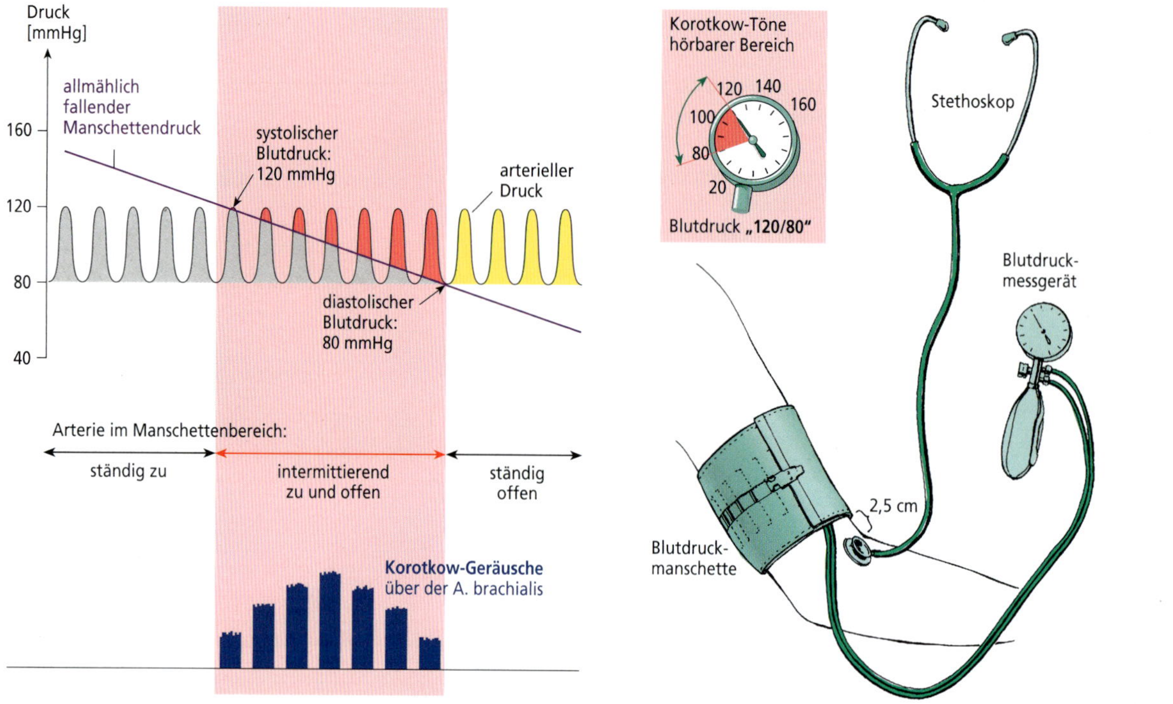

Abb. 15.17 Blutdruckmessung nach Riva-Rocci.

werden die Töne auf einmal deutlich leiser – diese Schwelle gibt den *diastolischen Blutdruck* an. Dieses Verfahren heißt auch *auskultatorische Blutdruckmessung.* Automatische Blutdruckmessgeräte messen die pulssynchronen Druckschwankungen der Manschette *(oszillatorische Blutdruckmessung).*

Der Blutdruck wird in der Einheit *Millimeter Quecksilbersäule* **(mmHg)** angegeben, die neue Maßeinheit *Pascal* hat sich bisher nicht durchgesetzt (Umrechnung: 10 mmHg ≙ 1,33 kPa; 1 kPa ≙ 7,5 mmHg). Ein Wert von *140/80* mmHg beispielsweise gibt einen systolischen Druck von 140 mmHg und einen diastolischen von 80 mmHg an.

PFLEGE

Um vergleichbare Werte zu erhalten, sollte die **Blutdruckmessung** stets in körperlicher Ruhe (auch nicht sprechen), mit entspanntem Messarm und Manschette auf Herzhöhe erfolgen. Außerdem ist auf eine zum Armumfang passende Manschettenbreite zu achten (→ Tab. 15.1): Bei Kindern werden schmalere, bei Adipösen breitere Manschetten als die Standard-Manschette genommen. Zu schmale Manschetten führen zu falsch hohen Werten, zu breite zu falsch niedrigen.

Altersabhängige Normwerte des Blutdrucks

Der optimale Ruheblutdruck liegt bei Erwachsenen unter 120/80 mmHg, obere Grenze des Normbereichs sind 140/90 mmHg.

Bei Kindern ist der Blutdruck altersabhängig niedriger (→ Tab. 15.1). Im Alter tendiert der Blutdruck infolge der Gefäßveränderungen systolisch wie diastolisch zu höheren Werten. Als normaler Blutdruck gilt auch hier bis 140/90 mmHg, etwas höhere systolische Werte können je nach individueller Situation toleriert werden. Inwieweit der Blutdruckanstieg mit dem Alter physiologisch oder „zivilisationsbedingt" ist, ist nach wie vor strittig.

Psychische Einflüsse können den (systolischen) Blutdruck bei der Untersuchung um bis zu 40 mmHg ansteigen lassen *(Weißkittel-Hochdruck).*

SPICKZETTEL

Blutdruckregulation: Anpassung des Blutdrucks an die aktuellen körperlichen Bedürfnisse (z. B. Belastung) bei gleichzeitiger Verhinderung zu starker Abweichungen nach oben oder unten mit entsprechender Schädigung des Organismus.

- **Kurzfristige Blutdruckregulation** über **Pressosensorenreflex** *(Barorezeptorenreflex).* Blutdruckmessung durch Pressosensoren z. B. im Bereich von Aortenbogen, Halsarterien und Dehnungssensoren in Vorhöfen → bei Blutdruckanstieg Sympathikushemmung
- **Mittelfristige Blutdruckregulation** über **Renin-Angiotensin-Aldosteron-System** *(RAAS).* Anstieg der Nierendurchblutung → verminderte Reninfreisetzung → niedrigere Konzentration von *Angiotensins II*
- **Langfristige Blutdruckregulation** über Blutvolumenregulation. Blutdrucksteigerung → Druckdiurese, erhöhte ADH-Sekretion **(Gauer-Henry-Reflex),** sinkende Aldosteronproduktion (über RAAS), erhöhte Ausschüttung natriuretischer Peptide → erhöhte Flüssigkeitsausscheidung.

Bei Blutdruckabfall jeweils umgekehrte Reaktionen.

Normwerte des Blutdrucks: Kleinkinder ca. 90/50 mmHg, Grundschulkinder ca. 100/60 mmHg, Jugendliche ca. 110/70 mmHg, Erwachsene ca. 120/80 mmHg.

Tab. 15.1: Richtwerte für den normalen Blutdruck und die korrekte Manschettenbreite in den verschiedenen Lebensphasen. Meist befinden sich außerdem Herstellerhinweise auf der Manschette.

Altersgruppe	Typische Manschettenbreite	Normaler Blutdruck
Neugeborenes	4 cm	60/35 mmHg
Säugling	5 cm	85/40 mmHg
Kleinkind	6 cm	90/50 mmHg
Kindergartenkind	7 cm	95/55 mmHg
Grundschulkind	9 cm	100/60 mmHg
Jugendlicher	12 cm	110/70 mmHg
Erwachsener	12–13 cm (OAU 24–33 cm) 15–17 cm (OAU 33–41 cm) 18 cm (OAU › 41 cm)	120/80 mmHg

* OAU = Oberarmumfang

15.3.6 Störungen der Blutdruckregulation

Bluthochdruck (arterielle Hypertonie)

Fast ⅓ aller Erwachsenen in Deutschland hat eine bekannte **arterielle Hypertonie,** d. h. einen Blutdruck über 140/90 mmHg. Hinzu kommt die Dunkelziffer, denn immer noch wissen wohl an die 20 % der Betroffenen nicht von ihrer Erkrankung.

Beschwerden fehlen typischerweise lange oder sind gering und uncharakteristisch. Nur die *hypertensive Krise* mit Werten über 220/120 mmHg zeigt sich vor allem durch Kopfschmerzen, Sehstörungen, Schwindel und Übelkeit.

Doch Bluthochdruck ist eine Zeitbombe: Der Bluthochdruck gehört zu den Hauptrisikofaktoren für eine Arteriosklerose (→ 15.1.2) und damit für Schlaganfall und Herzinfarkt.

Bei Erwachsenen ist meist keine einzelne Ursache für den Bluthochdruck feststellbar. Bei dieser **primären** *(essenziellen)* **Hypertonie** ist von einer multifaktoriellen Entstehung auszugehen, d. h. dem Zusammenspiel innerer und äußerer Faktoren. Betroffene sollen ihren Lebensstil ändern (Übergewicht abbauen, Rauchen einstellen, regelmäßig Ausdauersport betreiben, Blutfettstoffwechselstörungen behandeln lassen), die Mehrzahl muss zudem – meist lebenslang – blutdrucksenkende Medikamente einnehmen.

Nur bei ca. 15 % der Erwachsenen mit Hypertonie (aber viel häufiger bei Kindern) ist eine Ursache feststellbar (beispielsweise eine Überproduktion von Aldosteron oder eine Nierenerkrankung), die evtl. beseitigt werden kann.

PRÄVENTION

Für die **Prognose bei Bluthochdruck** entscheidend sind die dauerhafte Senkung des Blutdrucks auf Normwerte und die Behandlung weiterer kardiovaskulärer Risikofaktoren:

- Die Pflegenden leiten Patienten und Patientinnen zur Selbstmessung des Blutdrucks an (→ 15.3.5), außerdem sollte in regelmäßigen Abständen mit dem Messgerät der Arztpraxis gegengemessen werden. Die Selbstmessung und die damit einhergehende Selbstverantwortung haben sich als ganz wesentlich erwiesen
- Sie motivieren Betroffene immer wieder zur Umstellung ihrer Lebensweise, auch wenn zunächst nur kleine Schritte gelingen
- Sie ermuntern zur Offenheit gegenüber dem Arzt bzw. der Ärztin, z. B. Medikamentennebenwirkungen anzusprechen.

Niedriger Blutdruck (Hypotonie)

Von weit geringerer medizinischer Bedeutung ist der **niedrige Blutdruck** *(arterielle Hypotonie).* Die meisten Menschen mit anlagebedingt niedrigem Blutdruck haben keine Beschwerden und Schäden an Gefäßen oder Organen sind nicht zu befürchten.

Nur selten hat der niedrige Blutdruck eine krankhafte Ursache wie beispielsweise eine Aortenklappenstenose (→ 14.2.2).

15.3.7 Schock

Ein Versagen der Kreislaufregulation mit gefährlicher Durchblutungsverminderung lebenswichtiger Organe bis zum Organversagen nennt man **Schock.**

Leitbefund ist der gefährlich niedrige systolische Blutdruck unter ca. 90 mmHg, evtl. ist der Blutdruck gar nicht mehr messbar. Die Zellen können nicht mehr ausreichend mit Nährstoffen versorgt und ebenso wenig die schädlichen Stoffwechselendprodukte abtransportiert werden.

Schockursachen

Verschiedenste Ereignisse können zum Schock führen:

- Beim **Volumenmangelschock** kommt es z. B. durch Blutverluste zu einer Verminderung des venösen Rückstroms. In der Folge steht im großen Kreislauf nicht mehr genug Blut zur Verfügung
- Beim **kardiogenen Schock** versagt das Herz als lebenswichtige Pumpe. Ursache ist häufig ein akuter Herzinfarkt
- Allergische Reaktionen auf Medikamente oder Insektenstiche können einen **anaphylaktischen Schock** zur Folge haben (→ 13.9). Große Mengen von *Histamin* und anderen gefäßaktiven Substanzen verursachen eine starke *generalisierte* (alle Gefäße betreffende) Vasodilatation, die zum Blutdruckabfall führt
- Beim **septischen Schock** bewirken Gifte von im Blut zirkulierenden Mikroorganismen im Rahmen einer Sepsis (Blutvergiftung) eine starke Vasodilatation.

Kompensationsmechanismen des Körpers

Um den Blutdruck zu steigern und die Durchblutung vor allem des Gehirns zu sichern, schüttet der Körper im Schock hohe Dosen des Stresshormons Adrenalin sowie Aldosteron und ADH (→ 11.2.1) aus. Hierdurch werden die Durchblutung peripherer Gefäßgebiete wie Haut und Muskulatur sowie die Blutversorgung des Magen-Darm-Trakts zugunsten der Hirn- und Herzdurchblutung eingeschränkt. Dieser Vorgang heißt **Kreislaufzentralisation** und ist der wesentliche Kompensationsmechanismus des Körpers.

Erste Hilfe beim Schock

PFLEGE

Patienten bzw. Patientinnen im Schock mit erhaltenem Bewusstsein (außer solche mit kardiogenem Schock, Knochenbrüchen von Becken oder Beinen, Schädel- oder Wirbelsäulenverletzungen) werden in der **Schocklage** gelagert: flache Rückenlagerung mit Anheben der Beine schräg nach oben. Hierdurch fließt das in den Beinvenen gespeicherte Blut in den Körperkreislauf und hilft, den Blutdruck aufrechtzuerhalten. Bewusstlose werden in die stabile Seitenlagerung gebracht, wobei die Beine, wenn möglich, ebenfalls höher gelagert werden sollten.

Bei einem Schock sollte immer so bald wie möglich ein venöser Zugang zur parenteralen Gabe von Infusionen und Medikamenten gelegt werden.

15.4 Temperaturregulation

Der Mensch hält seine Körpertemperatur trotz Schwankungen der Außentemperatur bei etwa 37 °C konstant. Er ist damit wie alle anderen Säugetiere und Warmblüter ein **homöothermes** *(gleichwarmes)* **Lebewesen.** Dadurch kann der Mensch trotz unterschiedlicher Umgebungstemperaturen hoch aktiv sein.

Die gleich bleibende Körpertemperatur erfordert allerdings eine effiziente **Temperaturregulation,** da bei Temperaturen:

- Unter 35 °C viele lebenswichtige Enzymreaktionen kaum noch funktionieren
- Über 41,5 °C die Enzymproteine zerstört werden.

An dieser Temperaturregulation ist das Gefäßsystem wesentlich mitbeteiligt.

15.4.1 Normale Körpertemperatur

Kerntemperatur

Die inneren Organe im **Körperkern** brauchen eine gleichmäßige Temperatur für ihre Stoffwechselleistung. Dazu zählen beispielsweise Leber, Milz, Nieren, Herz, Rückenmark und Gehirn. Diese **(Körper-)Kerntemperatur** beträgt beim Gesunden ca. 37 °C und schwankt im Tagesverlauf nur um etwa ± 0,5 °C. Das Minimum erreicht der Körper dabei morgens gegen drei Uhr, das Maximum am frühen Abend gegen 18 Uhr.

Am konstantesten ist dabei die Temperatur nach dem Aufwachen (vor dem Aufstehen) am Morgen: Diese **Basaltemperatur** dient als besonders zuverlässiger Vergleichswert. Bei Frauen unterliegt die Basaltemperatur den Einflüssen des Monatszyklus (→ Abb. 19.12): Sie nimmt nach dem Eisprung um ca. 0,3–0,5 °C zu.

Schalentemperatur

Den Körperkern umgibt die **Körperschale.** Hierzu zählen vor allem die Haut und die Extremitäten, die deutlich stärker an den Schwankungen der Umgebungstemperatur teilnehmen: Bei einer Raumtemperatur von 20 °C und einer Körperkerntemperatur von 37 °C liegt die **(Körper-)Schalentemperatur** im Durchschnitt bei nur 28 °C (→ Abb. 15.18). An heißen Tagen oder beim Schwitzen können Füße und Hände sich aber auch über die Körperkerntemperatur hinaus erwärmen.

Auch die Hoden sind kälter als der Körperkern. Sind sie wärmer, wie es beispielsweise bei Hoden der Fall ist, die im Leistenkanal bleiben (→ 19.1.2), so droht Unfruchtbarkeit.

Messung der Körpertemperatur

Die Körpertemperatur wird üblicherweise im Mund unter der Zunge, im äußeren Gehörgang, im After oder in der Achselhöhle gemessen.

Die Temperatur liegt dabei in der Achselhöhle meist um etwa 0,5 °C niedriger als an den anderen Messpunkten, die die Temperatur des Körperkerns wesentlich genauer wiedergeben. Da außerdem bei der Messung in der Achselhöhle eine Reihe weiterer Fehler auftreten können, beispielsweise durch eine ungenaue Platzierung des Thermometers oder die erforderliche längere Messzeit, werden in der Regel die orale, die rektale oder die Messung im Ohr bevorzugt.

15.4.2 Wärmeproduktion und -transport

Wärmeproduktion und Wärmeaufnahme

Körperwärme wird vor allem produziert durch den Stoffwechsel innerer Organe sowie durch willkürliche oder unwillkürliche

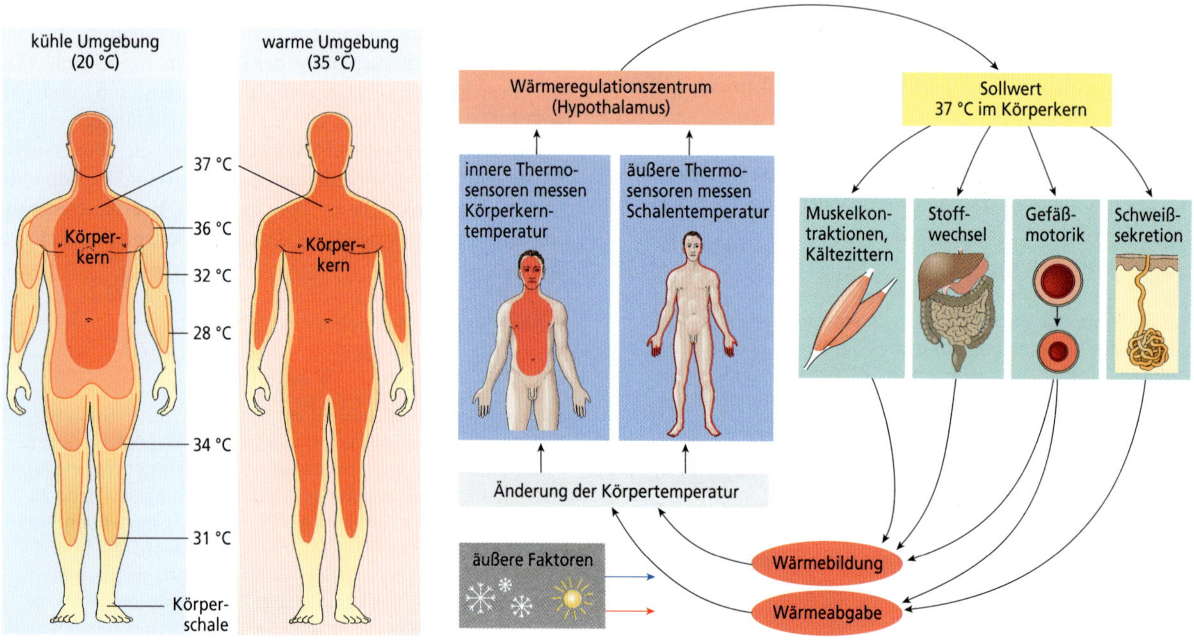

Abb. 15.18 Links Kern- und Schalentemperatur des Menschen je nach Umgebungstemperatur. Rechts Regelkreislauf der Körpertemperatur.

Muskelarbeit (körperliche Anstrengungen bzw. Kältezittern). In Ruhe steht dabei die Wärmeproduktion durch die inneren Organe im Vordergrund, bei körperlicher Anstrengung die der Muskulatur. Wärmeproduktion im braunen Fettgewebe (→ 5.3.5) spielt nur bei (jüngeren) Säuglingen eine Rolle.

Der Körper produziert Wärme aber nicht nur selbst, sondern nimmt sie bei hoher Umgebungstemperatur oder warmen Strahlern (z. B. einem Heizstrahler) in der Umgebung zusätzlich auch von außen auf.

Wärmetransport und -abgabe

Die produzierte Wärme wird vom Körperkern zur Körperschale transportiert und an die Umgebung abgegeben. Mechanismen für den Wärmetransport sind:

- Die **Konvektion** (*Wärmeströmung*, Wärmetransport durch ein bewegtes Medium), beispielsweise der Wärmeabtransport durch den Blutstrom oder die bewegte Luft an der Hautoberfläche. Die Konvektion mithilfe des Blutflusses ist der Hauptmechanismus beim Wärmetransport innerhalb des Körpers
- Die **Konduktion** (*Wärmeleitung*, Wärmetransport durch ruhende Stoffe). Die verschiedenen Körpergewebe tauschen auf diese Weise Wärme aus, oberflächennahe Muskulatur kann so Wärme an die Umgebung abgeben
- Die **Wärmestrahlung** (elektromagnetische Strahlung). Ähnlich wie ein Heizungsradiator gibt auch der Körper Wärme als Wärmestrahlung ab
- Die **Wärmeabgabe durch Verdunstung.** Über die Verdunstung von Schweiß kann der Körper eine beträchtliche Wärmemenge abgeben.

15.4.3 Regelkreis der Temperaturregulation

Temperaturempfindliche Messfühler, die **Thermosensoren,** messen ununterbrochen die Temperatur im Körperkern (z. B. ZNS) und in der Körperschale (Haut). Es lassen sich dabei zwei Arten von Sensoren für „warm" und „kalt" unterscheiden. Ihre Werte melden die Thermosensoren über die Nervenbahnen an das **thermoregulatorische Zentrum** im Hypothalamus. Stimmt der Istwert nicht mit dem Sollwert überein, so erfolgt über Muskulatur, Hautdurchblutung, Schweißbildung und Verhalten als Stellglieder eine Änderung der Wärmeabgabe und/oder Wärmeproduktion und dadurch eine weitestmögliche Annäherung an den Sollwert (→ Abb. 15.18).

Der Bereich der Umgebungstemperatur, in dem der Körper allein durch Änderung der Hautdurchblutung eine ausgeglichene Wärmebilanz aufrechterhalten kann, heißt **thermische Neutralzone.** Sie liegt beim Erwachsenen bei ca. 25–30 °C. Die **Indifferenztemperatur,** also die „Behaglichkeitstemperatur" für den unbekleideten ruhenden Erwachsenen, liegt bei einer Lufttemperatur von 27–31 °C (kein Wind, mittlere Luftfeuchtigkeit).

Temperaturregulation bei Kindern und alten Menschen

Die Temperaturregulation Neugeborener ist schon ausgereift, zusätzlich können sie in ihrem braunen Fettgewebe zitterfrei Wärme bilden. Neugeborene haben aber im Vergleich zu älteren Kindern und Erwachsenen eine größere Oberfläche (→ Abb. 15.19) und nur wenig Unterhautfettgewebe, sodass sie mehr Wärme verlieren. Dadurch kühlen Neugeborene viel schneller aus, ihre thermische Neutralzone liegt bei 32–34 °C.

Auch beim älteren Menschen ist das Wärmebedürfnis höher (geringere Stoffwechselaktivität, weniger Unterhautfettgewebe),

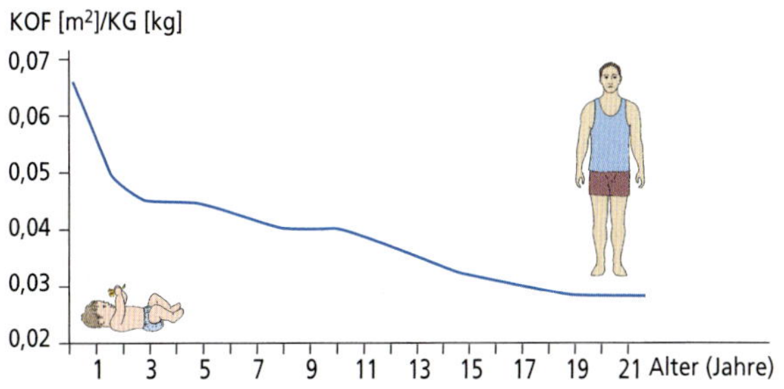

Abb. 15.19 Körperoberfläche bezogen auf das Körpergewicht. Insbesondere Säuglinge und Kleinkinder haben eine relativ größere Körperoberfläche als ältere Kinder und Erwachsene und kühlen deshalb leichter aus.

zudem lässt die Fähigkeit zur Regulation der Körpertemperatur nach: Einerseits ist bei Kältereizen die Temperaturempfindung herabgesetzt, die Gefäßengstellung zum Schutz vor Wärmeverlust sowie die Stoffwechselsteigerung zur Wärmebildung funktionierten nicht mehr so gut. Andererseits lässt auch die Fähigkeit zum Schwitzen nach, der Kreislauf des älteren Menschen wird durch Hitze mehr belastet als der des jüngeren, und der Flüssigkeitshaushalt ist labiler.

PFLEGE

Neugeborene und alte Menschen sind sowohl durch Unterkühlung als auch durch Hitze viel mehr gefährdet als Erwachsene. Bei ihnen muss also weit mehr auf eine angemessene Raumtemperatur und Kleidung geachtet werden als bei Jugendlichen oder Erwachsenen im mittleren Lebensalter. Bei Hitze ist es außerdem wichtig, auf eine angemessene Trinkmenge zu achten.

SPICKZETTEL

(Körper-)Kerntemperatur: Konstante Temperatur von 37 °C ± 0,5 °C im Körperinneren. Voraussetzung für optimale Organfunktionen.
(Körper-)Schalentemperatur: Stärker schwankende Temperatur an Haut und Extremitäten.
Regelkreis der Körpertemperatur: Thermosensoren in Körperkern/-schale → Istwert an Wärmeregulationszentrum (Hypothalamus) → Vergleich mit Sollwert → bei Abweichung Veränderung der Wärmebildung durch Muskelkontraktionen/Zittern, Stoffwechsel; Veränderung der Wärmeabgabe durch Hautdurchblutung, Schweißbildung.

15.4.4 Anpassung an Wärme und Kälte

Vorgänge bei kurzzeitiger Kälte

Bei niedrigen Temperaturen drosselt der Körper die Wärmeabgabe über die Haut durch Gefäßengstellung. Außerdem wird die Wärmeproduktion durch willkürliche und unwillkürliche Muskelarbeit gesteigert – Beispiele sind das „Auf-der-Stelle-Treten" und Kältezittern frierender Menschen an der Bushaltestelle.

Vorgänge bei kurzzeitiger Wärme

Bei einer kurzzeitigen Wärmebelastung wird die Wärmeabgabe erhöht: Durch Gefäßweitstellung (Vasodilatation) steigt die Hautdurchblutung und als Folge die Wärmeabgabe an die Umgebung.

Die gerötete Haut bei körperlicher (oder psychischer) Anstrengung ist Folge dieses Mechanismus. Zusätzlich wird die Schweißdrüsentätigkeit erheblich gesteigert.

Akklimatisierung

Bei der Wochen bis Jahre dauernden Anpassung an länger dauernde Wärme oder Kälte spricht man von **thermischer Akklimatisierung** oder *Adaptation:*

- Bei der Wärmeanpassung steigert der Körper die Schweißmenge und senkt gleichzeitig die Salzkonzentration des Schweißes. Dadurch erreicht er eine beschleunigte Verdunstung des Schweißes und vermeidet Salzverluste. Zusätzlich verspürt der bzw. die Betroffene größeren Durst und trinkt regelmäßig mehr
- Die Anpassungsfähigkeit des Menschen an Kälte ist geringer als diejenige an Wärme, ein wärmendes Fell wie viele Tiere besitzt er beispielsweise nicht. Es gibt zwar einige Mechanismen der Kälteanpassung wie etwa eine Steigerung des Energieumsatzes, letztlich bleibt dem Menschen aber nur sinnvolles Verhalten, will er in Kälte überleben.

Unterkühlung

Sinkt die Körperkerntemperatur unter 35 °C, liegt eine *Unterkühlung* oder **Hypothermie** vor. Besonders gefährdet sind bewusstlose, unter Alkoholeinfluss stehende und alte Menschen.

Der bzw. die Betroffene zittert, hat Schmerzen und eine blasse, kalte Haut. Bei ≤ 30 °C verschwindet das Zittern. Der bzw. die Unterkühlte verliert das Bewusstsein, die Reflexe bis hin zum Atemreflex erlöschen. Atemstillstand und Kammerflimmern (→ 14.5.9) sind die Folge.

Hyperthermie und Hitzschlag

Reichen die oben genannten Mechanismen der Wärmeabgabe nicht aus (beispielsweise bei tropischen Außentemperaturen und unzureichender Schweißbildung), staut sich die Wärme im Körper. Eine solche Körpertemperaturerhöhung bei *normalem* Sollwert im ZNS bezeichnet man auch als **Hyperthermie.**

Dies löst bei besonders hohen Temperaturen einen **Hitzschlag** aus. Wegweisende Beschwerden sind starke Kopfschmerzen, Schwindel, schneller Pulsschlag und beschleunigte Atmung sowie trockene, heiße Haut. Unbehandelt drohen Bewusstlosigkeit und schließlich der Tod durch Überwärmung des Körpers.

Davon abgegrenzt wird der viel häufigere und weniger gefährliche **Hitzekollaps:** Hier kommt es bei nur mäßig erhöhter Körpertemperatur und intakter Schweißabgabe (feuchte Haut) durch die Vasodilatation zunächst zur orthostatischen Dysregulation (→ 15.3.5) und schließlich zum Kollaps.

Fieber

Fieber bezeichnet den Anstieg der Körperkerntemperatur über 38 °C infolge *Erhöhung des Temperatursollwerts* im ZNS. Fieber hängt nicht von der Außentemperatur ab und unterschiedet sich somit grundlegend von der Hyperthermie.

Meist liegt der Sollwerterhöhung die Einwirkung von **Pyrogenen** zugrunde. Dies sind fiebererzeugende Stoffe, die von Bakterien, Viren und Pilzen produziert werden (*exogene* = von außen kommende *Pyrogene*) und, sobald sie in die Blutbahn gelangen, die Körpertemperatur ansteigen lassen. Aber auch körpereigene Aktivatoren wie Prostaglandine, die bei Entzündungen freigesetzt werden, können Fieber auslösen (*endogene* = von innen kommende *Pyrogene*). Fieber ist bei Entzündungsreaktionen ein sinnvoller Mechanismus. Die erhöhte Temperatur beschleunigt Entzündungs- und Abwehrvorgänge.

Die Fieberentstehung lässt sich mit den Mechanismen eines Regelkreises veranschaulichen: Die Pyrogene führen zu einer Erhöhung des Sollwerts im thermoregulatorischen Zentrum. Als Folge liegt die Körperkerntemperatur unter dem Sollwert. Der Körper regelt die Temperatur nach, indem er die Hautgefäße verengt und Kältezittern auslöst. Solange das Fieber steigt, friert der bzw. die Kranke daher, obwohl die Körpertemperatur vielleicht schon zu hoch ist.

Wenn keine Pyrogene mehr im Blut zirkulieren, fällt der Sollwert wieder ab, und der Körper versucht, die Wärme wieder loszuwerden. Dabei erweitern sich die Gefäße, Schweiß bricht aus und die Kranken fühlen sich heiß („Gesundschwitzen“).

PFLEGE

Bei **Fieber** steigert der Körper die Hautdurchblutung, um die Wärmeabgabe über die Haut zu erhöhen. Dies machen sich die Pflegenden beim Anlegen von **Wadenwickeln** zunutze: Die feuchtkalten Wickel erzeugen Verdunstungskälte und entziehen der sehr gut durchbluteten Haut dadurch viel Wärme. Vor dem Anlegen sollten die Füße warm und gut durchblutet sein und die Temperatur des Wickels darf nur knapp unter der des Patienten bzw. der Patientin liegen. Ansonsten führen die kalten Wickel zu einer Engstellung der Gefäße, und die Wärmeabgabe ist unmöglich. Wadenwickel werden nur mit dünnen Tüchern angelegt und nicht umschlossen. Dies verhindert die Verdunstung und führt eher zum Wärmestau. Gewechselt werden Wadenwickel alle zehn Minuten etwa eine Stunde lang, spätestens jedoch, wenn sich der Wickel warm anfühlt. Anschließend wird die Temperatur kontrolliert (Ziel: Temperatursenkung 1–2 °C/Stunde).

Die Pflegenden berücksichtigen bei Fiebernden auch den erhöhten Flüssigkeitsverlust durch das verstärkte Schwitzen.

WIEDERHOLUNGSFRAGEN

1. Welchen Weg nimmt das Blut von der linken zur rechten Herzkammer? (→15.1.1)
2. Wie ist die Wand eines Blutgefäßes prinzipiell aufgebaut? (→15.1.2)
3. Was versteht man unter der Windkesselfunktion der Arterien? (→15.1.2)
4. Welche Funktion haben die Arteriolen? (→15.1.2)
5. Wodurch wird der Stoffaustausch in den Kapillaren möglich? (→15.1.3)
6. Wie kann es zur Ödembildung kommen? (→15.1.3)
7. Wie verhindern die Venen, dass das Blut in den Beinen „versackt"? (→15.1.4)
8. Nennen Sie die wichtigsten (großen) Arterien des Körperkreislaufs sowie die durch diese versorgten Organe. (→15.2.1)
9. Welches sind geeignete Tastpunkte zur Pulsmessung (mindestens vier)? (→15.2.1)
10. Welche zwei Besonderheiten hat das Pfortadersystem? (→15.2.2)
11. Wovon hängt die Geschwindigkeit des Blutflusses ab? (→15.3.1)
12. Wie kommen systolischer und diastolischer Blutdruck zustande? (→15.3.2)
13. Welche Faktoren bestimmen den Strömungswiderstand? (→15.3.3)
14. Über welche Mechanismen kann die Gefäßweite reguliert werden? (→15.3.3, →15.3.4)
15. Welches sind die wichtigsten Prinzipien der kurz, mittel- und langfristigen Blutdruckregulation? (→15.3.4, →15.3.5)
16. Wie wird der Blutdruck gemessen, was sind typische Blutdruckwerte für ein Kindergartenkind, einen 30-Jährigen und einen älteren Menschen? (→15.3.5)
17. Was geschieht mit dem Blutdruck beim Übergang vom Liegen zum Stehen? (→15.3.5)
18. Welche Gegenregulationsmechanismen setzt der Körper bei einem Schock in Gang? (→15.3.7)
19. Wie erfolgen Wärmeproduktion, Wärmeaufnahme, Wärmetransport und Wärmeabgabe des Körpers? (→15.4.2)
20. Wie wird die Körpertemperatur reguliert? (→15.4.3)

16

ATMUNGSSYSTEM

LERNZIELÜBERSICHT

16.1 Nase

- Die Nase reinigt, erwärmt und befeuchtet die Atemluft. Außerdem dient sie als Riechorgan und Resonanzraum.
- In die Nase münden über Verbindungsgänge die Nasennebenhöhlen.

16.2 Rachen

- Der Rachen reicht vom hinteren Nasenraum bis zum Kehlkopf. Er wird in Naso-, Oro- und Laryngopharynx gegliedert.
- Reichlich lymphatisches Gewebe (der lymphatische Rachenring) dient der Infektabwehr.

16.3 Kehlkopf

- Der Kehlkopf besteht aus mehreren Knorpeln, überzogen von Schleimhaut.
- Durch den Kehldeckel wird die Luftröhre beim Schlucken verschlossen.
- Der Kehlkopf dient außerdem der Stimmerzeugung mithilfe der Stimmbänder.

16.4 Luftröhre

- Die Luftröhre ist ein schleimhautausgekleideter Schlauch, der durch Knorpelspangen offen gehalten wird.

16.5 Bronchien und Bronchiolen

- Die Luftröhre teilt sich in zwei Hauptbronchien und diese in den Lungen in immer kleinere Bronchien und Bronchiolen.

16.6 Alveolen

- Die kleinsten Verzweigungen, die Alveolargänge, gehen in die Alveolen über, in denen der Gasaustausch stattfindet.

16.7 Lungen

- Die linke Lunge besteht aus zwei, die rechte aus drei Lungenlappen, die weiter in Lungensegmente unterteilt werden.
- Verschiedene Abwehrmechanismen fangen Fremdkörper und Krankheitserreger ab.

16.8 Pleura

- Überzogen sind die Lungen vom Lungen-, die Brustwand vom Rippenfell. Zusammen bilden sie die Pleura (Brustfell).
- Die Pleurahöhle dazwischen ist ein flüssigkeitsgefüllter Spalt, der ein Gleiten der sich bewegenden Lungen ermöglicht.

16.9 Atemmechanik

- Haupteinatemmuskel ist das Zwerchfell. Seine Kontraktion zieht die Lungen nach unten – sie erweitern sich und saugen Luft an. Unterstützend wirken die äußeren Zwischenrippenmuskeln.
- Die Ausatmung erfolgt zum größten Teil passiv durch das elastische Zusammenziehen der Lungen beim Entspannen des Zwerchfells.

16.10 Lungen- und Atemvolumina

- Die Lungenfunktion kann durch die Lungen- und Atemvolumina beurteilt werden.
- Der Erwachsene macht in Ruhe pro Minute 15 Atemzüge und atmet dabei ca. 7,5 l Luft ein und aus.

16.11 Gasaustausch

- Der Gasaustausch erfolgt passiv durch Diffusion: Die Alveolen werden von Kapillaren umsponnen, die Sauerstoff aus den Alveolen aufnehmen und Kohlendioxid abgeben.
- Sauerstoff wird im Blut ganz überwiegend an Hämoglobin gebunden transportiert, Kohlendioxid vor allem als Bikarbonat.

16.12 Atmungsregulation

- Die Atemtätigkeit wird durch das Atemzentrum im Gehirn gesteuert.
- Zahlreiche Faktoren (z. B. pO_2, pCO_2 des Blutes) beeinflussen die Atmung.

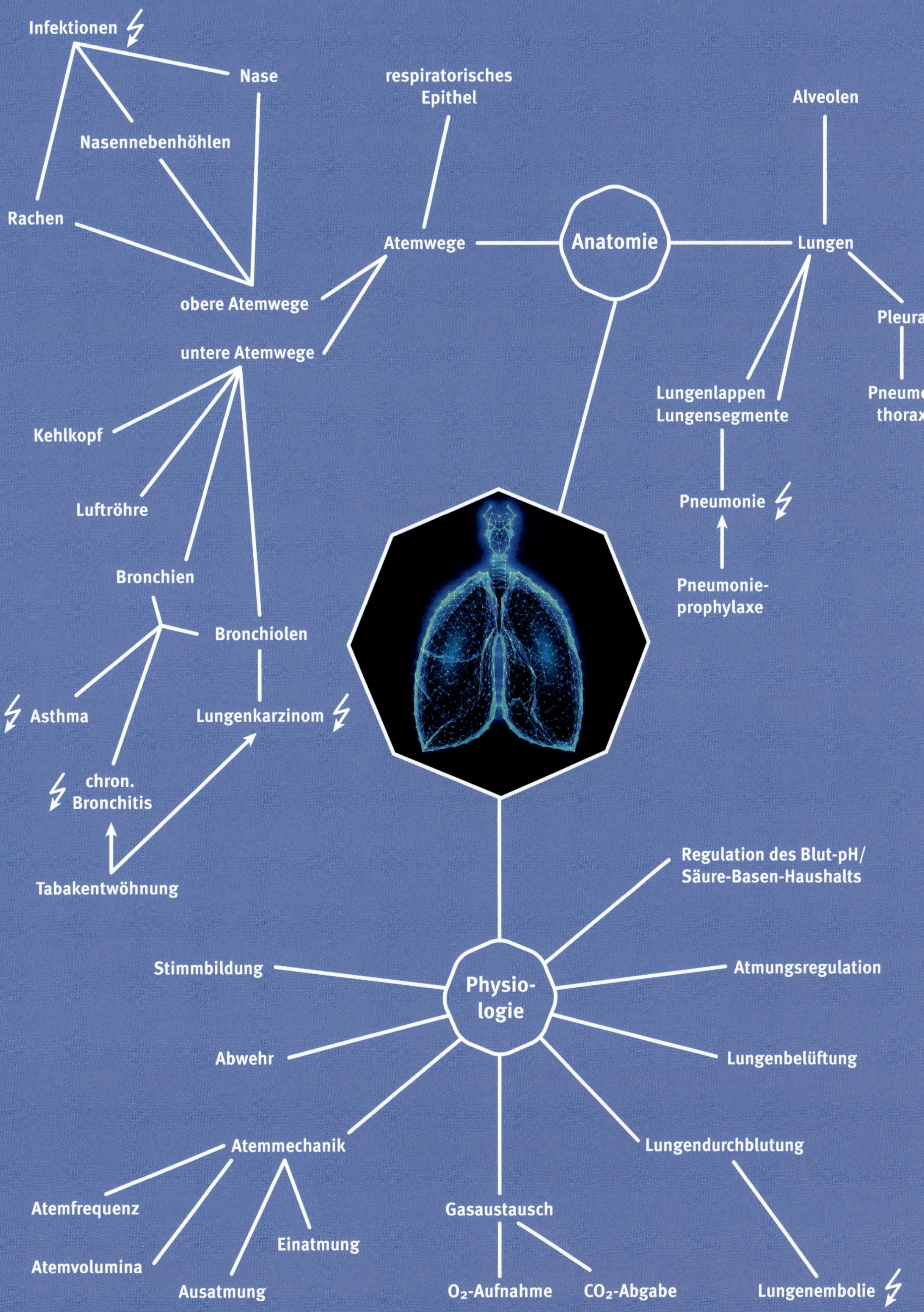
Infektionen
Nase
Nasennebenhöhlen
Rachen
obere Atemwege
untere Atemwege
respiratorisches Epithel
Atemwege
Anatomie
Alveolen
Lungen
Pleura
Pneumothorax
Lungenlappen
Lungensegmente
Pneumonie
Pneumonieprophylaxe
Kehlkopf
Luftröhre
Bronchien
Bronchiolen
Asthma
Lungenkarzinom
chron. Bronchitis
Tabakentwöhnung
Regulation des Blut-pH/
Säure-Basen-Haushalts
Stimmbildung
Physiologie
Atmungsregulation
Abwehr
Lungenbelüftung
Atemmechanik
Lungendurchblutung
Atemfrequenz
Gasaustausch
Einatmung
Atemvolumina
Ausatmung
O2-Aufnahme
CO2-Abgabe
Lungenembolie
[J787]

Mithilfe des **Atmungssystems** (*respiratorischen Systems* →Abb. 16.1) tauscht der Körper Gase mit der Umgebung aus. Bei dieser **äußeren Atmung** nehmen die Lungen den lebensnotwendigen Sauerstoff aus der Atemluft auf und geben Kohlendioxid ab.

Die äußere Atmung ist die Voraussetzung für die **innere Atmung** *(Zellatmung),* also die „Verbrennung" von Nährstoffen in den Körperzellen zur Energiegewinnung (→2.8.5). Dabei wird Sauerstoff verbraucht.

Die Atemwege werden anatomisch in *obere* und *untere* Atemwege unterteilt (→Abb. 16.1):

- Die **oberen Atemwege** *(obere Luftwege, oberer Respirationstrakt)* umfassen Nase, Nasennebenhöhlen und Rachen
- Die **unteren Atemwege** *(untere Luftwege, unterer Respirationstrakt)* reichen vom Kehlkopf bis zu den Alveolen.

SPICKZETTEL

Atmungssystem *(respiratorisches System):* Organe für die **äußere Atmung,** d.h. den Gasaustausch mit der Umgebung. Gegliedert in

- **Obere Atemwege** *(obere Luftwege, oberer Respirationstrakt)* mit Nase, Nasennebenhöhlen und Rachen
- **Untere Atemwege** *(untere Luftwege, unterer Respirationstrakt)* aus Kehlkopf, Luftröhre, Bronchialbaum und Alveolen.

16.1 Nase

16.1.1 Aufbau der Nase

Zur sichtbaren **äußeren Nase** gehören die **Nasenlöcher,** die **Nasenflügel,** die **Nasenspitze,** der **Nasenrücken** und die **Nasenwurzel.** Die äußere Form der Nase wird dabei vor allem von mehreren kleinen **Nasenknorpeln** geprägt.

Wesentlich größer ist die **innere Nase** *(Naseninneres)* mit der **Nasenhöhle** (→Abb. 16.2). Nach unten wird diese vom harten Gaumen, nach oben von der Siebbeinplatte der Schädelbasis begrenzt; die Seitenwände werden von den zur Mitte geneigten Oberkiefern gebildet. So stellt die Nasenhöhle einen annähernd dreieckigen Hohlraum dar, der durch die **Nasenscheidewand** *(Septum nasi)* in eine rechte und linke Hälfte aufgeteilt wird. An den Nasenlöchern verhindern Haare das Eindringen größerer Fremdkörper.

Nach hinten öffnet sich die Nase über die beiden **Choanen** *(hinteren Nasenöffnungen)* in den Rachen.

Die Seitenwände der Nasenhöhle werden durch drei eingerollte Knochenlamellen vergrößert, die **untere, mittlere** und **obere Nasenmuschel.** Darunter liegen entsprechend ein **unterer, mittlerer** und **oberer Nasengang.**

In die Nasenhöhle münden nicht nur die Gänge der Nasennebenhöhlen (→16.1.3). In den unteren Nasengang mündet außerdem der

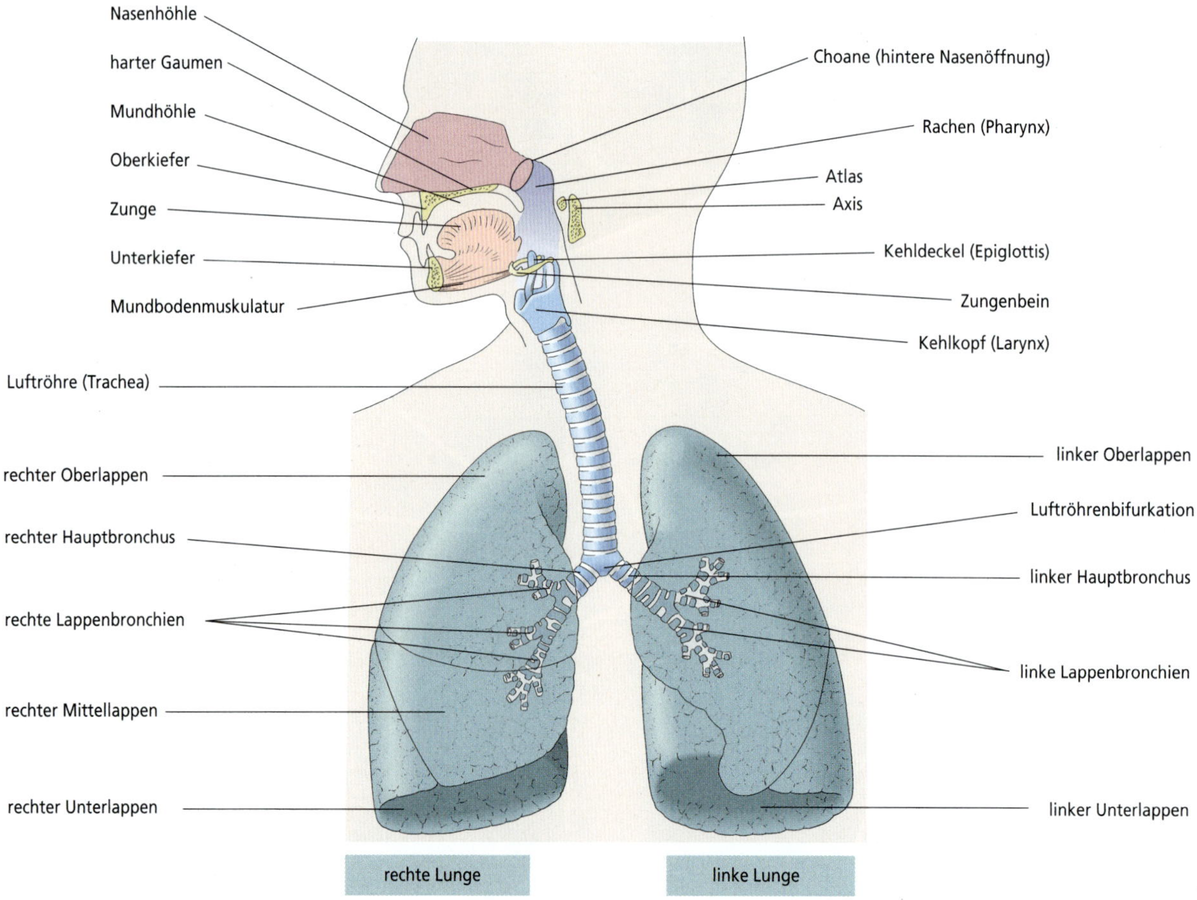

Abb. 16.1 Übersicht über das Atmungssystem.

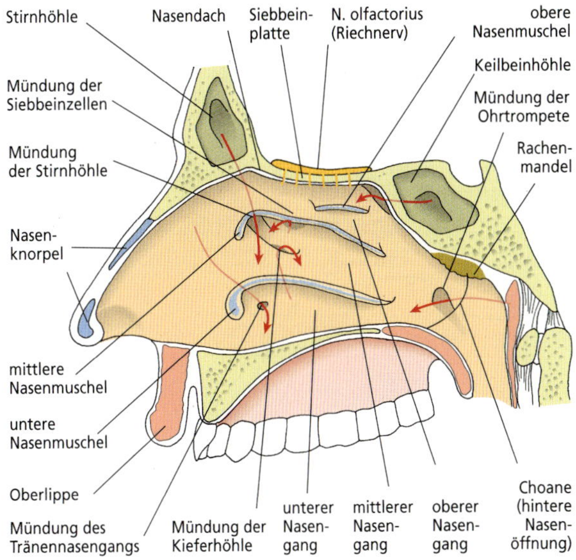

Abb. 16.2 Schnitt durch die Nasenhöhle. In die Nasenhöhle münden die Nasennebenhöhlen und der Tränennasengang.

Tränennasengang, über den die Tränenflüssigkeit aus dem inneren Augenwinkel in die Nasenhöhle abfließt (→ Abb. 10.13, → Abb. 16.2). Deshalb muss man sich beim Weinen die Nase putzen.

PFLEGE VON KINDERN

Säuglinge sind physiologische Nasenatmer. Schon ein banaler **Schnupfen** kann bei ihnen zu Trinkschwierigkeiten und Atemnot führen!

16.1.2 Funktionen der Nase

Die Nasenhöhle hat im Wesentlichen drei Funktionen:

- Erwärmen, Reinigen und Anfeuchten der Atemluft
- Beherbergung des Riechorgans (→ 10.5.1)
- Resonanzraum für die Stimme.

Erwärmen, Reinigen, Anfeuchten der Atemluft

Die Wand der Nasenhöhle ist von Schleimhaut überzogen, deren Oberfläche von **respiratorischem Epithel** gebildet wird: Zwischen den Flimmerepithelzellen eines *mehrreihigen hochprismatischen Flimmerepithels* (→ Abb. 5.1, → Abb. 5.2) sind schleimproduzierende Becherzellen eingelagert. Das Epithel wird daher von einem Schleimfilm überzogen, auf dem Fremdkörper hängen bleiben. Die Flimmerhärchen bewegen sich rhythmisch *zum Rachen hin.* Dort werden die abgefangenen Fremdkörper verschluckt. So *feuchtet* das Epithel die Atemluft an und *reinigt* sie.

Da diese Reinigung auf Schleim *(mucus)* und Flimmerhaaren *(Kinozilien)* beruht, spricht man auch von **mukoziliarer Clearance.**

Das *Vorwärmen* erfolgt durch ein Geflecht feiner Blutgefäße an der Nasenschleimhaut. Je kälter die Einatemluft ist, desto stärker wird die Schleimhaut durchblutet und die Atemluft erwärmt. Durch kleine Verletzungen können Blutgefäße des besonders gefäßreichen **Kiesselbach-Plexus** in der vorderen unteren Nasenscheidewand platzen – **Nasenbluten** *(Epistaxis)* entsteht.

PFLEGE

Über eine Sonde verabreichten Sauerstoff kann die Nase nicht ausreichend vorwärmen und anfeuchten. Folgen sind trockene, geschädigte, infektionsanfällige Atemwegsschleimhäute. Daher wird der Sauerstoff zum Anfeuchten durch einen Behälter mit sterilem Wasser geleitet, das bei Gabe höherer Dosen angewärmt wird.

Riechfunktion

Unter dem von der Siebbeinplatte gebildeten Dach der Nasenhöhle liegt die **Riechschleimhaut** mit den **Riechzellen.** Deren Axonenbündel, die **Riechfäden** oder *Fila olfactoria,* ziehen durch die Siebbeinplatte (→ Abb. 10.4) in die vordere Schädelgrube. Sie bilden in ihrer Gesamtheit den *Riechnerv* (**N. olfactorius** = HN I), der dann weiter ins Gehirn aufsteigt.

Niesreflex

Der **Niesreflex** reinigt v. a. die Nase: Ausgelöst durch verschiedenste Reizungen der Nasenschleimhaut, z. B. durch Fremdkörper, wird tief eingeatmet, kurz die Luft angehalten und dann explosionsartig und mit hoher Geschwindigkeit durch die Nase ausgeatmet. Fremdkörper, aber auch ein Zuviel an Nasensekret, werden so nach außen befördert.

16.1.3 Nasennebenhöhlen

In die Nasenhöhle münden die paarigen **Nasennebenhöhlen:**

- Die **Stirnhöhlen** *(Sinus frontales)*
- Die **Kieferhöhlen** *(Sinus maxillares)*
- Die **Siebbeinzellen** *(Cellulae ethmoidales)*
- Die **Keilbeinhöhlen** *(Sinus sphenoidales).*

Die Nasennebenhöhlen (→ Abb. 16.3) vermindern das Gewicht des knöchernen Schädels und stellen zudem einen Resonanzraum für die Stimme dar.

Stirnhöhle, Kieferhöhle und Siebbeinzellen stehen über kleine Gänge mit dem mittleren Nasengang in Verbindung, der Keilbeinhöhlengang mündet oberhalb der oberen Nasenmuschel.

Die Nebenhöhlen entwickeln sich erst im Laufe der Kindheit (verstärkt nach dem Durchbruch der bleibenden Zähne) und erlangen nach der Pubertät ihre volle Größe.

MEDIZIN

Infekte der Nasenhöhle werden nicht selten in die Nasennebenhöhlen fortgeleitet, wo es zu Schleimhautschwellung und Sekretstau kommen kann (**Nasennebenhöhlenentzündung,** *Sinusitis*).

SPICKZETTEL

Nase: Das Gesicht mitprägender Beginn der Atemwege. Unterteilt in

- **Äußere Nase** mit **Nasenwurzel, -rücken, -flügeln, -spitze.** Formgebung durch knorpelig-knöchernes Gerüst
- **Innere Nase** *(Naseninneres)* mit der **Nasenhöhle,** geteilt durch die **Nasenscheidewand** *(Septum nasi).* Über die **Nasenlöcher** Verbindung nach außen, über die **Choanen** *(hinteren Nasenöffnungen)* nach hinten zum Rachen. Aufgaben Erwärmen, Befeuchten und Reinigen der Atemluft (respira-

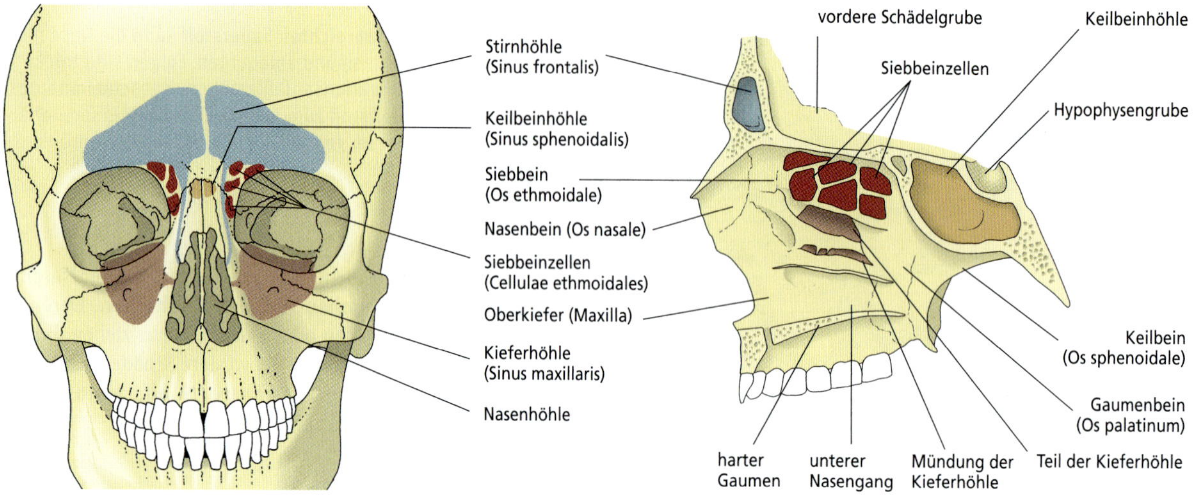

Abb. 16.3 Nasennebenhöhlen, links in der Projektion auf die Schädeloberfläche, rechts im Sagittalschnitt.

torisches Epithel), Riechen (Riechschleimhaut), Resonanzraum für die Stimme.
Nasennebenhöhlen: Luftgefüllte, mit respiratorischem Epithel ausgekleidete Räume um die Nase **(Stirn-, Kiefer-, Keilbeinhöhlen, Siebbeinzellen),** die über kleine Gänge mit der Nasenhöhle verbunden sind.

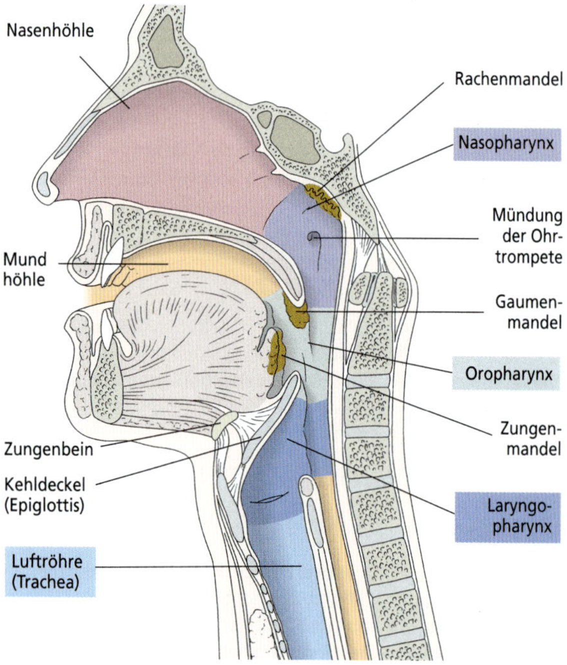

Abb. 16.4 Schnitt durch den Rachen mit seinen drei Etagen Naso-, Oro- und Laryngopharynx.

16.2 Rachen

Der **Rachen** *(Pharynx)* ist ein Muskel-Schleimhaut-Schlauch, der sich von der Schädelbasis bis zur Speiseröhre erstreckt. Er liegt vor der Wirbelsäule und hinter der Nasen- und Mundhöhle (→ Abb. 16.4). Im Rachen kreuzen sich Luft- und Speiseweg und teilen sich am unteren Ende des Rachens wieder auf, und zwar in die:

- Vorne gelegenen unteren Atemwege
- Hinten gelegene, vor der Halswirbelsäule verlaufende Speiseröhre.

Naso-, Oro- und Laryngopharynx

Das obere Drittel des Rachens wird **Nasopharynx** *(Nasenrachen, Epipharynx)* genannt. In ihn münden die Choanen und die Ohrtrompeten, dünne Verbindungsgänge zur Paukenhöhle (→ 10.7.2). Im Nasopharynx liegt auch die **Rachenmandel** *(Tonsilla pharyngea)* als Teil des lymphatischen Rachenrings.

Der **Oropharynx** *(Mundrachen, Mesopharynx)* ist der mittlere Abschnitt des Rachens. Er hat eine weite Öffnung zum Mundraum und dient als gemeinsamer Passageabschnitt für Luft und Nahrung. Im Oropharynx liegen seitlich die beiden **Gaumenmandeln** (*Tonsillae palatinae,* kurz *Mandeln*).

Der untere Rachenabschnitt vom Zungenbein bis zur Speiseröhre bzw. zum Kehlkopf heißt **Laryngopharynx** *(Kehlkopfrachen, Hypopharynx).* Hier findet der eigentliche Schluckakt statt.

Der Nasopharynx wird von respiratorischem Epithel ausgekleidet, Oro- und Laryngopharynx hingegen von „strapazierfähigerem" mehrschichtigem unverhorntem Plattenepithel.

Die (quergestreifte) Rachenmuskulatur besteht aus mehreren quer verlaufenden **Schlundschnürern** sowie längs verlaufenden **Schlundhebern,** deren Namen ihre Funktion widerspiegeln.

Lymphatischer Rachenring

Rachenmandel, Gaumenmandeln, die seitlich von oben auf die Gaumenmandeln zulaufenden **Seitenstränge** und die am Zungengrund gelegenen **Zungenbälge** (in ihrer Gesamtheit als **Zungenmandel** oder *Tonsilla lingualis* bezeichnet) bilden den **lymphatischen Rachenring.** Er dient als Teil des lymphatischen Systems der Immunabwehr (➔ 13.8). Keime aus Atemluft und Nahrung werden so frühzeitig abgefangen und eine Abwehrreaktion in Gang gesetzt, um tiefer gelegene Organe zu schützen.

Wie alle lymphatischen Gewebe ist auch der lymphatische Rachenring bei Kindern stark entwickelt. Bei Klein- und Kindergartenkindern sind sehr große, oft entzündete Rachenmandeln nicht selten (**Adenoide** oder sog. *Polypen*). Auch Entzündungen der Gaumenmandeln (**Angina tonsillaris,** *Mandelentzündung*) sind bei Kindern häufiger als bei Erwachsenen.

PFLEGE VON KINDERN

Leitsymptome der sehr häufigen **Adenoide** sind Mundatmung, Schnarchen und Hörstörung (durch Mittelohrbelüftungsstörung).
Um eine Sprachentwicklungsstörung zu vermeiden, achten Pflegende bewusst darauf, denn die Kinder fühlen sich wohl und klagen nicht über das schlechte Hören, sodass die Erkrankung oft lange übersehen wird.

SPICKZETTEL

Rachen *(Pharynx):* Muskel-Schleimhaut-Schlauch von den Choanen bis zu Kehlkopf bzw. Speiseröhre. Von oben nach unten

- **Nasopharynx** *(Epipharynx, Nasenrachen),* mit respiratorischem Epithel
- **Oropharynx** *(Mesopharynx, Mundrachen),* mit mehrschichtigem unverhornten Plattenepithel
- **Laryngopharynx** *(Kehlkopfrachen, Hypopharynx),* mit mehrschichtigem unverhornten Plattenepithel.

Aufgaben Luft- und Speiseweg, durch den **lymphatischen Rachenring** u. a. mit **Rachen-, Gaumenmandeln** Beteiligung an der Immunabwehr.

16.3 Kehlkopf

Der **Kehlkopf** (*Larynx* ➔ Abb. 16.5) hat mehrere Funktionen:

- Zum einen verschließt er bei der Nahrungsaufnahme die unteren Luftwege und schützt sie dadurch vor der Aspiration von Nahrungsbestandteilen
- Zum anderen ist er das Hauptorgan der Stimmbildung
- Er ist außerdem Voraussetzung für das Husten und die Bauchpresse.

16.3.1 Aufbau des Kehlkopfes

Der Kehlkopf ist ein röhrenförmiges Knorpelgerüst, das vom Zungengrund bis zur Luftröhre reicht (➔ Abb. 11.8, ➔ 16.3.2):

- Der größte Knorpel ist der **Schildknorpel** *(Cartilago thyroidea),* dessen scharfkantiger Vorsprung den **Adamsapfel** markiert und der dem Kehlkopf seine dreieckige Form gibt
- Auf dem Oberrand des Schildknorpels sitzt der **Kehldeckel** *(Epiglottis, Kehlkopfdeckel).* Er hat zentrale Bedeutung beim Schlucken als Schaltstelle der „Kreuzung" zwischen Luft- und Speiseweg: Beim Ein- und Ausatmen steht der Kehldeckel gestreckt nach oben – die Atemluft kann aus den Choanen über den Rachen nach unten in den Kehlkopf gelangen. Beim Schlucken aber verschließt sich der Kehlkopf, indem sich der Kehldeckel wie ein schützendes Dach über den Kehlkopfeingang legt (➔ 17.2.6). Dadurch gelangt der Speisebrei vom Rachen in die Speiseröhre
- Unterhalb des Schildknorpels liegt der siegelringförmige **Ringknorpel** *(Cartilago cricoidea),* dessen Verdickung (das „Siegel") nach hinten gerichtet ist
- Schildknorpel und Ringknorpel sind durch Gelenke miteinander verbunden. Das Siegel des Ringknorpels bildet außerdem die Basis für zwei kleine **Stellknorpel** *(Cartilagines arytenoideae),* die für die Stellung und Spannung der *Stimmbänder* verantwortlich sind (➔ 16.3.2, ➔ Abb. 16.5).

Die Knorpel sind durch Bänder und Muskeln verbunden (➔ Abb. 16.5, ➔ Abb. 16.7).

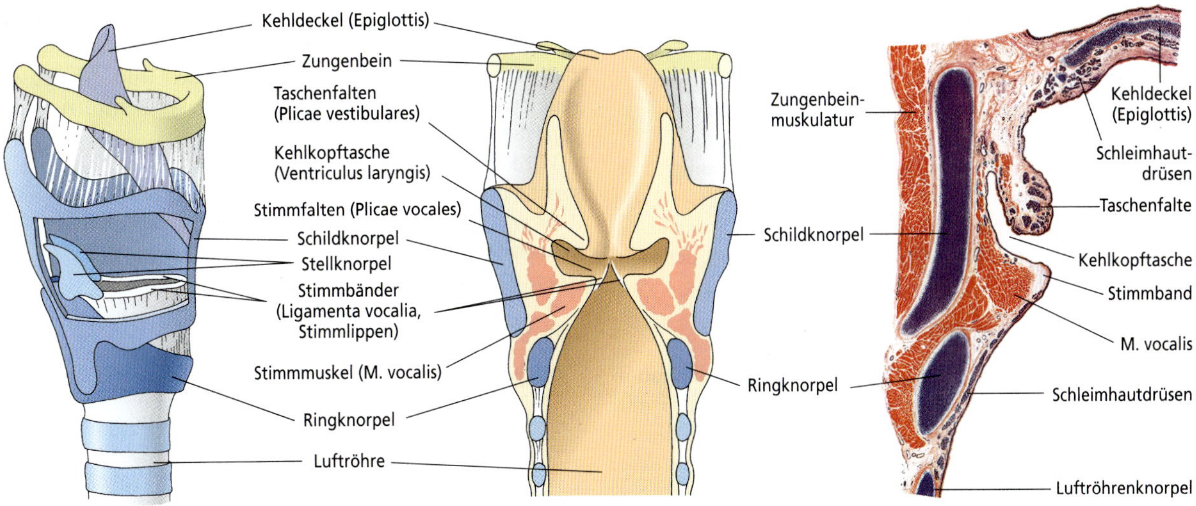

Abb. 16.5 Links Zungenbein und knorpeliges Kehlkopfgerüst (Kehldeckel in Mittelstellung). Mitte Längsschnitt durch den Kehlkopf (Ansicht von hinten). Rechts Längsschnitt im mikroskopischen Bild. Ansicht des Kehlkopfes von vorne ➔ Abb. 16.7, Projektion auf den Hals ➔ Abb. 11.7. [Foto R252]

Das Kehlkopfinnere wird unterteilt in:

- **Kehlkopfvorhof** *(Vestibulum laryngis)* vom Kehlkopfeingang bis zu den Taschenfalten
- **Kehlkopftasche** *(Ventriculus laryngis)* zwischen Taschen- und Stimmfalten
- **Unteren Kehlkopfinnenraum** darunter bis zur Luftröhre.

Der Kehlkopf ist mit Ausnahme des Kehldeckels und der Stimmbänder von respiratorischem Epithel (→ 16.4) bedeckt. Dadurch wird die Atemluft weiter befeuchtet, von feinsten Fremdteilchen befreit und angewärmt.

16.3.2 Stimmbänder und Stimme

Die Kehlkopfschleimhaut bildet zwei waagerecht übereinander liegende Faltenpaare (→ Abb. 16.6):

- Die oben gelegenen **Taschenfalten** *(Plicae vestibulares)* und
- Die unten gelegenen **Stimmfalten** *(Plicae vocales).*

Die freien oberen Ränder der Stimmfalten in der Mitte des Kehlkopfinneren werden als **Stimmbänder** *(Ligamenta vocalia, Stimmlippen)* bezeichnet (→ Abb. 16.6). Sie verlaufen von der Innenfläche des Schildknorpels nach hinten zu den beiden Stellknorpeln und werden (ebenso wie der Kehldeckel) wegen der höheren mechanischen Belastung von einem unverhornten Plattenepithel überzogen. An den Stellknorpeln setzen mehrere feine Muskeln an, die die Stimmbänder indirekt über eine Drehung der Stellknorpel bewegen können.

Die Öffnung zwischen den beiden Stimmbändern heißt **Stimmritze;** ihre Weite kann über die Kehlkopfmuskeln verändert werden.

Fast alle die Stimmbänder bewegenden Kehlkopfmuskeln werden vom **N. laryngeus recurrens** innerviert, einem Ast des N. vagus (→ Abb. 9.24, → Abb. 11.11).

Stimmbildung

Bei der **Stimmbildung** oder *Phonation* werden die Stimmbänder durch einen Luftstrom in regelmäßige Schwingungen versetzt.

Die **Tonhöhe** hängt von der Schwingungsfrequenz der Stimmbänder und diese wiederum von der Stimmbandspannung ab:

- Soll ein hoher Ton erzeugt werden, so werden die Stimmbänder durch Kontraktion von Kehlkopfmuskeln stärker gespannt (vergleichbar mit dem Höherstimmen einer Gitarrensaite durch Nachspannen)
- Für eine tiefere Stimme werden die Stimmbänder durch entsprechende Bewegungen der Kehlkopfmuskeln entspannt. Weite, langsame Schwingungen erzeugen tiefere Töne.

Die **Lautstärke** dagegen hängt von der Schwingungsamplitude („Ausschlag") der Stimmbänder und damit der Stärke des Luftstroms ab. Die **Fülle der Stimme** wird schließlich durch den Resonanzraum von Rachen, Mund- und Nasenhöhle erzeugt, der auch die **Klangfarbe** bestimmt.

Lautbildung

Für die **Lautbildung** oder *Artikulation* muss der **Resonanzraum** (das *Ansatzrohr*) aus Mund-, Nasen- und Rachenraum seine Form ändern. Dadurch bekommt die Luftsäule unterschiedliche Eigenfrequenzen und charakteristische Resonanzen, und es entstehen die verschiedenen Klangbilder.

So ist bei der Bildung der Konsonanten *(Mitlaute)* das Ansatzrohr stärker verengt als bei den Vokalen *(Selbstlauten).* Die einzelnen Konsonanten werden dagegen vor allem durch unterschiedliche Stellungen von Zahnreihen, Lippen, Zunge und Gaumen gebildet.

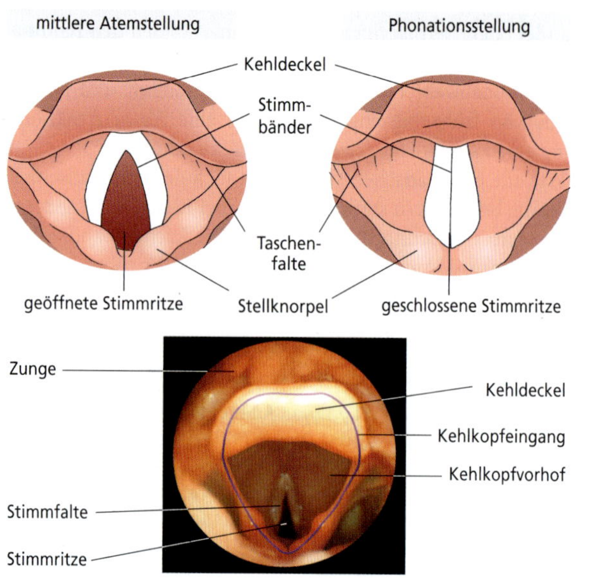

Abb. 16.6 Stimmritze. Oben Schemazeichnung in mittlerer Atemstellung und Phonationsstellung. Unten Blick von oben. [Foto E460]

Stimmbruch

Kinder haben einen kleineren Kehlkopf mit kürzeren Stimmbändern und damit eine höhere Stimme als Erwachsene.

In der Pubertät nehmen Kehlkopf und Stimmbänder an Gewicht und Länge zu – bei Jungen stärker als bei Mädchen. Folge ist der **Stimmbruch,** der Wechsel von der Kinder- zur Erwachsenenstimme. Dabei senkt sich die Stimme bei Jungen um etwa eine Oktave (sechs Ganztöne) und bei Mädchen um 2–3 Ganztöne.

16.3.3 Hustenreflex

Gelangt ein Fremdkörper in den Kehlkopf oder in die tieferen Atemwege, so legen sich die Stimmbänder sofort unter starker Muskelanspannung aneinander. Anschließend kommt es zu einem reflektorisch ausgelösten **Hustenreiz,** wodurch der Fremdkörper mit einem kräftigen Ausatmungsstoß, der die Stimmritze aufsprengt, in den Mund zurückgeschleudert wird. Der **Hustenreflex** ist somit ein Schutzreflex (Fremdreflex → 9.10) zur Reinigung der unteren Atemwege.

Wird durch Husten Sekret in die oberen Luftwege befördert, so spricht man von **produktivem Husten;** das Sekret wird oft als *Auswurf* **(Sputum)** ausgespuckt oder verschluckt. Husten ohne nennenswerten Sekrettransport heißt **Reizhusten.**

Aspiration → 17.2.6

SPICKZETTEL

Kehlkopf *(Larynx):* Höhenverschiebliches Gerüst aus mehreren Knorpeln im Hals, die durch Bänder und Muskeln verbunden sind.

- Von oben nach unten **Kehldeckel** *(Epiglottis, Kehlkopfdeckel),* **Schildknorpel** *(Cartilago thyroidea),* **Ringknorpel** *(Cartilago cricoidea),* **Stellknorpel** (*Cartilagines arytenoideae*, paarig)

- Im Kehlkopfinneren oben **Taschenfalten** *(Plicae vestibulares)*, darunter **Stimmfalten** *(Plicae vocales)* mit den **Stimmbändern** *(Ligamenta vocalia, Stimmlippen)*
- Ausgekleidet teils von respiratorischem Epithel, teils von mehrschichtigem unverhornten Plattenepithel.

Hauptaufgaben Lenken der Luft in die Luft- und der Nahrung in die Speiseröhre (Schutz vor Aspiration), Stimmbildung.

16.4 Luftröhre

Unterhalb des Ringknorpels beginnt die **Luftröhre** (*Trachea* → Abb. 16.7). Sie ist ein durchschnittlich 11 cm langer, muskulöser Schlauch, der durch 16–20 C-förmige Knorpelspangen offen gehalten wird. Dies verhindert, dass sich die Luftröhre durch den Unterdruck bei der Einatmung verschließt. An ihrer Hinterwand hat die Luftröhre Kontakt zur Speiseröhre.

Elastisches Bindegewebe zwischen den Knorpelspangen macht die Luftröhre auch in Längsrichtung elastisch. Dies ist z. B. beim Schlucken wichtig, bei dem die Luftröhre mit dem nach oben steigenden Kehlkopf in der Länge gedehnt wird. Die knorpelfreie Luftröhrenhinterwand besteht aus glatter Muskulatur **(M. trachealis)** und Bindegewebe.

Die Luftröhre ist wie der übrige Atemtrakt von einer Schleimhaut mit Flimmerepithel und Schleim bildenden Becherzellen (respiratorisches Epithel) überzogen (→ Abb. 16.8). Der Flimmerschlag befördert Fremdkörper zurück zum Rachen.

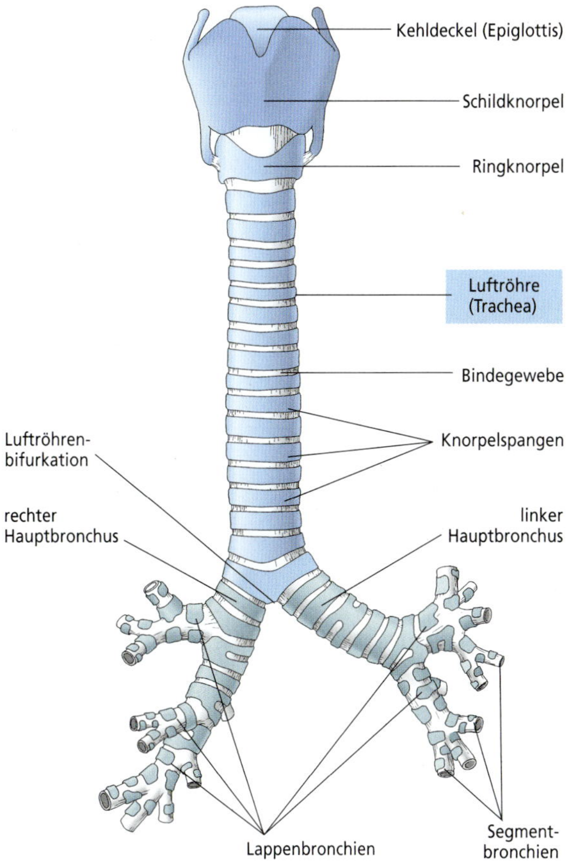

Abb. 16.7 Kehlkopf, Luftröhre und große Bronchien (Ansicht von vorn).

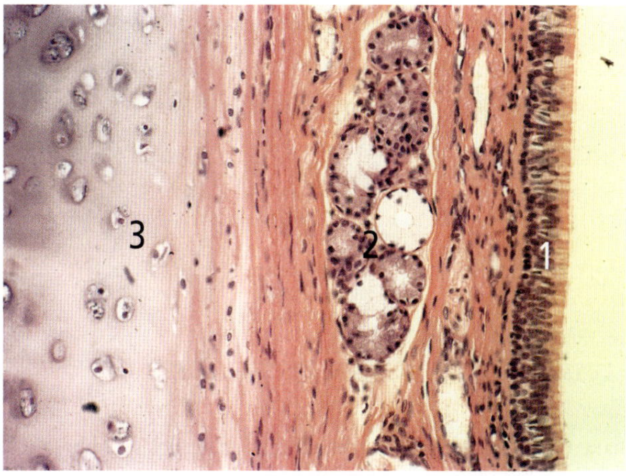

Abb. 16.8 Luftröhrenschleimhaut im lichtmikroskopischen Bild. Unter dem mehrreihigen Flimmerepithel mit Becherzellen (1) liegt subepitheliales Gewebe mit Trachealdrüsen (2), darunter hyaliner Knorpel (3). [M375]

16.5 Bronchien und Bronchiolen

An ihrem unteren Ende, der **Luftröhrenbifurkation** *(Bifurcatio tracheae)*, teilt sich die Luftröhre in die beiden **Hauptbronchien** (→ Abb. 16.7). Deren Wand ist ähnlich aufgebaut wie die der Luftröhre und besteht aus Knorpelspangen und Schleimhaut mit respiratorischem Epithel.

Nach wenigen Zentimetern teilt sich jeder Hauptbronchus in kleinere **Lappenbronchien** auf:

- Der rechte Hauptbronchus teilt sich in *drei* Lappenbronchien für die drei Lappen der rechten Lunge
- Der linke Hauptbronchus teilt sich in *zwei* Lappenbronchien für die zwei Lappen der linken Lunge.

Die **Lappenbronchien** gabeln sich in **Segmentbronchien** auf, die sich wiederum wie das Geäst eines Baumes in immer kleinere Äste verzweigen, weshalb man das *Bronchialsystem* auch als **Bronchialbaum** bezeichnet.

Je kleiner die Bronchien werden, desto einfacher und dünnwandiger wird ihr Aufbau. So weisen die Lappenbronchien nur noch kleine unregelmäßige Knorpelplättchen auf.

Ganz feine Bronchialäste mit einem Innendurchmesser unter 1 mm heißen **Bronchiolen.** Hier fehlen die Knorpeleinlagerungen völlig. Dafür haben die Bronchiolen glatte Muskelfaserzüge (→ 5.4.1, → 6.3.8) zur aktiven Regulation des Atemluftzu- und -abstroms.

PÄDIATRIE

Säuglinge und Kleinkinder haben im Verhältnis zu Erwachsenen viel **engere untere Atemwege.** Dadurch kann bereits eine kleine zusätzliche Verengung, etwa bei einem Infekt, zu klinisch bedeutsamen Belüftungs- und somit Atemstörungen führen.

Endverzweigungen des Bronchialbaumes sind die **Bronchioli respiratorii.** Sie münden in **Alveolargänge** *(Ductus alveolares)*, die fast keine „eigene" Wand mehr haben, sondern in einer Gruppe von *Lungenbläschen (Alveolen)* enden (→ Abb. 16.10).

Asthma bronchiale

Beim **Asthma bronchiale** werden die Luftwege durch Verkrampfung der Bronchialmuskulatur, Schwellung der Bronchialschleim-

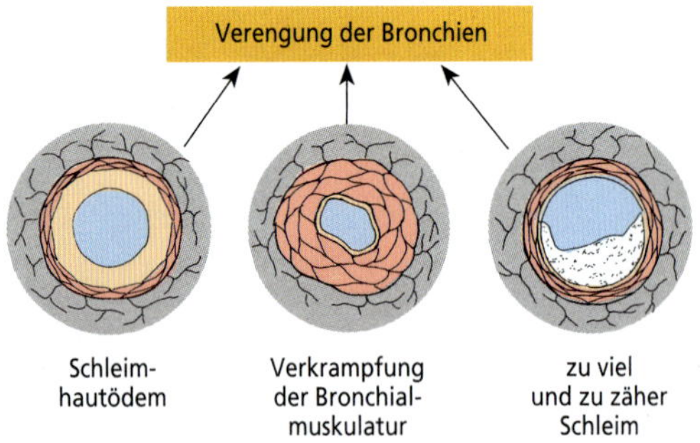

Abb. 16.9 Einengung der Bronchien bei Asthma bronchiale.

haut und übermäßige Schleimbildung eingeengt (➔Abb. 16.9). Wiederkehrende Atemnotanfälle, bei denen insbesondere die Ausatmung erschwert ist, sind die Folge. Anfallsauslöser sind beispielsweise allergische Reaktionen, Infektionen, psychische Erregung und körperliche Anstrengung.

Chronische Bronchitis

Geradezu eine Volkskrankheit ist die *chronische Entzündung der Bronchien,* die **chronische Bronchitis,** deren Hauptursache das Rauchen ist.

Scheinbar harmlos mit morgendlichem Husten beginnend, schreitet sie typischerweise über Jahre bis Jahrzehnte zur **chronisch-obstruktiven Bronchitis** mit Atemwegsverengung und zunehmender Atemnot und Leistungsminderung fort. Endstadium ist das **(obstruktive) Lungenemphysem** mit hochgradiger Lungenfunktionsstörung durch permanente Überblähung, Elastizitätsverlust und Zerstörung des Lungengewebes.

Lungenkarzinom

Das von der Bronchialschleimhaut ausgehende **Lungenkarzinom** *(Bronchialkarzinom, Lungenkrebs)* ist bei Männern der häufigste und bei Frauen der zweithäufigste zum Tode führende bösartige Tumor.

Entscheidende Rolle bei seiner Entstehung spielt das Zigarettenrauchen: Abhängig von Dauer und Intensität des Rauchens wird die Risikoerhöhung auf das 10- bis 30-Fache geschätzt. Auch E-Zigaretten und Tabakerhitzer sind nicht unschädlich, wobei die Gesundheitsgefährdung auch vom verdampften Liquid abhängt und insbesondere die Langzeitschäden noch nicht abschließend beurteilt werden können.

PRÄVENTION

Bei vielen Bronchial- und Lungenerkrankungen ist Rauchen die Hauptursache. Auch andere bösartige Tumoren wie etwa Mundhöhlen-, Speiseröhren- oder Kehlkopfkarzinome sowie Herz-Kreislauf-Erkrankungen von der arteriellen Verschlusskrankheit („Raucherbein") über den Herzinfarkt bis zum Schlaganfall treten bei Rauchern gehäuft auf.
Pflegende können hier erheblich zur Prävention beitragen, indem sie Patienten und Patientinnen zur **Tabakentwöhnung** motivieren. Abschreckung hat sich als wenig wirksam erwiesen. Sinnvoller ist es, die spürbaren Vorteile eines Rauchstopps aufzuzeigen (etwa größere Leistungsfähigkeit, mehr Geld) und über Hilfen dabei aufzuklären, v. a. die verschiedenen Nikotinersatzpräparate und Verhaltenstherapien. Dass der Ausstieg schwer ist, sollte nicht verschwiegen werden.

SPICKZETTEL

Luftröhre *(Trachea):* 10–12 cm lange luftleitende Röhre unterhalb des Kehlkopfs. Gerüst aus C-förmigen Knorpeln, durch Binde- und hinten auch Muskelgewebe verbunden. Ausgekleidet mit respiratorischem Epithel. Endet an der **Luftröhrenbifurkation** *(Bifurcatio tracheae).*
Bronchialbaum *(Bronchialsystem):* Atemwege unterhalb der Luftröhre, die durch ihre Verzweigungen an das Geäst eines Baums erinnern. Wand mit zunehmender Verästelung immer dünner. Pro Lunge ein **Hauptbronchus** → rechts drei, links zwei **Lappenbronchien** → rechts zehn, links neun **Segmentbronchien** → ... → **Bronchiolen** → ... → **Bronchioli respiratorii** → **Alveolargänge** *(Ductus alveolares)* → Alveolen (Lungenbläschen).

16.6 Alveolen

An den Alveolargängen hängen dicht gepackt die *Lungenbläschen* (**Alveolen** ➔Abb. 16.10, ➔Abb. 16.11). Ihre Lichtungen öffnen sich in den Alveolargang. Die Alveolen sind das „eigentlich atmende" Lungengewebe.

In den Alveolen sind Blut und Luft nur durch die **Blut-Luft-Schranke** getrennt (➔16.11): Durch diese dünne Schicht aus Alveolarepithel, Basalmembran und Kapillarendothel tritt der Sauerstoff aus der Alveolarluft rasch ins Kapillarblut über, während das Kohlendioxid den umgekehrten Weg nimmt.

Beim **Alveolarepithel** gibt es zwei Zelltypen: Die flachen **Pneumozyten Typ I** (*Alveolarepithelzellen Typ I,* 90 % der Fläche) dienen dem Gasaustausch, die höheren **Pneumozyten Typ II** *(Alveolarepithelzellen Typ II)* produzieren den Surfactant und können Pneumozyten Typ I nachbilden.

Surfactant

Damit die Alveolen bei der Ausatmung nicht zusammenfallen und sich bei der Einatmung leicht wieder entfalten, ist ihre Innenfläche von **Surfactant** *(Surface active agent)* überzogen. Er besteht in ers-

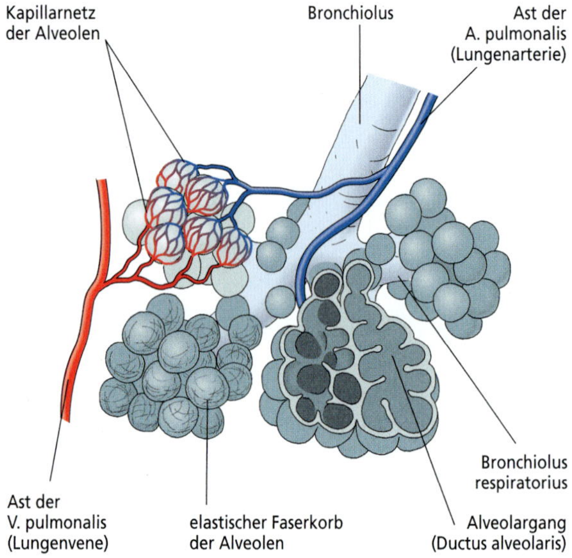

Abb. 16.10 Alveolargänge und Alveolen (Lungenbläschen), links in der Aufsicht, in der Mitte im Längsschnitt.

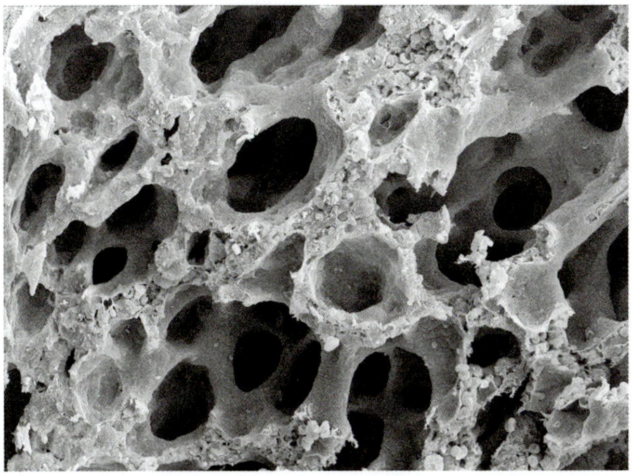

Abb. 16.11 Alveolen im rasterelektronenmikroskopischen Bild mit Blick in angeschnittene Alveolen und Kapillaren mit Erythrozyten (z. B. oben im Bild am Übergang vom rechten zum mittleren Bilddrittel). [X243]

ter Linie aus Phospholipiden (→ 2.8.2) und setzt die Oberflächenspannung herab. Zusammen mit den elastischen Fasern, welche die Alveolen netzartig umgeben, ist der Surfactant die wichtigste Einflussgröße für die *Dehnbarkeit* **(Compliance)** der Lunge.

Bei Frühgeborenen kann es durch Surfactant-Mangel zu lebensbedrohlichen Lungenfunktionsstörungen kommen (→ 21.2.1).

16.7 Lungen

Die beiden **Lungen** *(Pulmones)* liegen in der Brusthöhle und umgeben jeweils seitlich das Mediastinum (Mittelfellraum → 14.1). Nach außen werden sie von den Rippen, nach unten vom Zwerchfell begrenzt; oben ragen sie mit ihren Spitzen geringfügig über das Schlüsselbein hinaus (→ Abb. 16.1, → Abb. 16.12). Zwischen linker und rechter Lunge liegt das Herz.

Der Teil der Lunge, der dem Zwerchfell aufliegt, wird als **Lungenbasis** bezeichnet, der obere Teil als **Lungenspitze.** Die Lungenbasis tritt bei der Einatmung um ca. 3–4 cm tiefer.

An der zum Herzen gerichteten Lungenseite liegt das **Lungenhilum** (die *Lungenwurzel*). Hier treten Hauptbronchien, Arterien und Nerven ein sowie Venen und Lymphgefäße aus.

Lungenlappen und -segmente

Durch die nach links verschobene Position des Herzens ist die linke Lunge kleiner als die rechte. Die linke Lunge wird durch eine gut erkennbare, schräg verlaufende Spalte in einen **Ober-** und **Unterlappen** geteilt, während die rechte Lunge durch zwei Spalten in drei Lappen aufgeteilt ist: **Ober-, Mittel-** und **Unterlappen** (→ Abb. 16.12, → Abb. 16.13).

Die Lungenlappen werden wiederum in kleinere **Lungensegmente** unterteilt: Rechts sind es zehn, links neun Segmente (→ Abb. 16.13). Im Gegensatz zu den Lappengrenzen sind die Segmentgrenzen zwar von außen nicht sichtbar, sie bilden aber **broncho-arterielle Einheiten,** d. h. jedes Segment wird jeweils von einem Segmentbronchus und einem Ast der A. pulmonalis (Lungenarterie) versorgt.

Blutversorgung der Lungen

Die Lungen erhalten von zwei Seiten Blut:

- Sie werden zum einen von den Blutgefäßen des *Lungenkreislaufs* (→ 15.2.4) durchzogen. Diese Blutgefäße dienen ausschließlich dem Gasaustausch
- Die Eigenversorgung der Lunge mit Blut erfolgt hingegen aus Ästen des *Körperkreislaufs,* und zwar über die aus der Aorta entspringenden **Bronchialarterien.**

Abwehrmechanismen von Atemwegen und Lungen

Die Kontaktfläche zwischen „außen" und „innen" in den Alveolen beträgt beim Erwachsenen über 100 m^2, und mit jedem Atemzug gelangen Fremdstoffe aus der Umwelt (z. B. Staubteilchen, Bakterien) in Atemwege und Lungen.

Der Körper verfügt jedoch über verschiedene Abwehrmechanismen, um sich zu schützen:

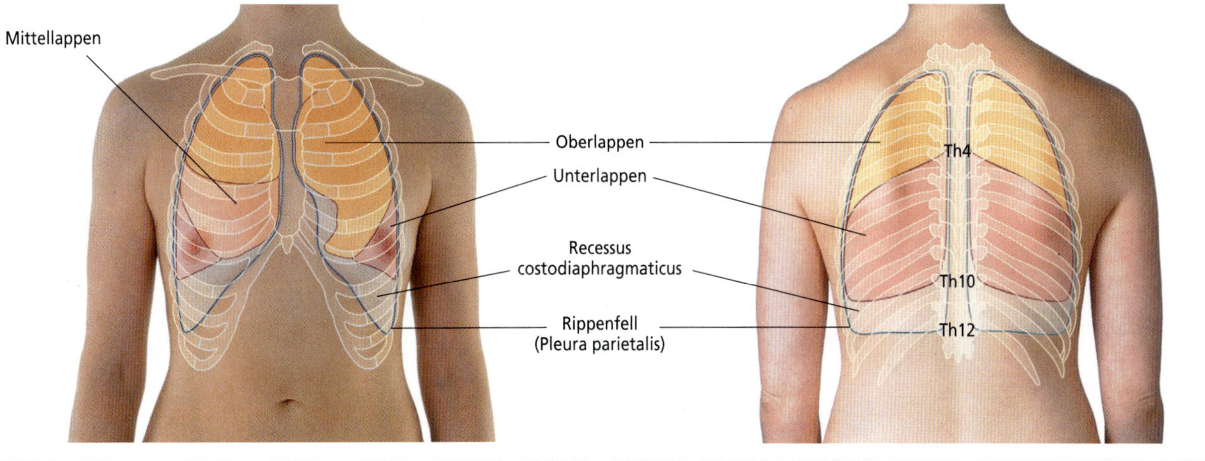

Abb. 16.12 Projektion von Lungen, Lungenlappen und Pleura in Atemmittellage auf die Brustwand, links von vorne, rechts von hinten. Der Mittellappen rechts ist von hinten nicht sichtbar. [E364]

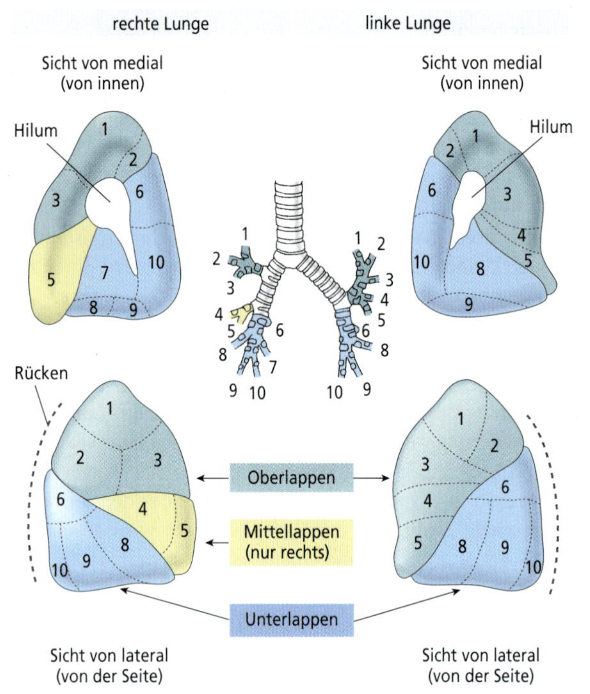

Abb. 16.13 Aufteilung der Lunge in Lappen und Segmente. Rechts wird der Oberlappen in drei, der Mittellappen in zwei und der Unterlappen in meist fünf Segmente unterteilt. Die linke Lunge besteht aus einem Oberlappen mit fünf und einem Unterlappen mit meist vier Segmenten.

- Mechanische Barrieren (Nase, Kehlkopf), Hustenreflex (→ 16.3.3)
- Das respiratorische Epithel, das fast die gesamten Atemwege bedeckt und eingedrungene Teilchen wieder nach außen befördert (*mukoziliare Clearance* → 16.1.2)
- Sekretion von antimikrobiellen Substanzen (z. B. Lysozym → 13.2.1), Immunglobulinen (v. a. IgA) und Botenstoffen des Immunsystems (z. B. Interleukinen) auf die Schleimhäute
- In die Bronchialschleimhaut eingelagertes lymphatisches Gewebe **(bronchusassoziiertes lymphatisches Gewebe)**

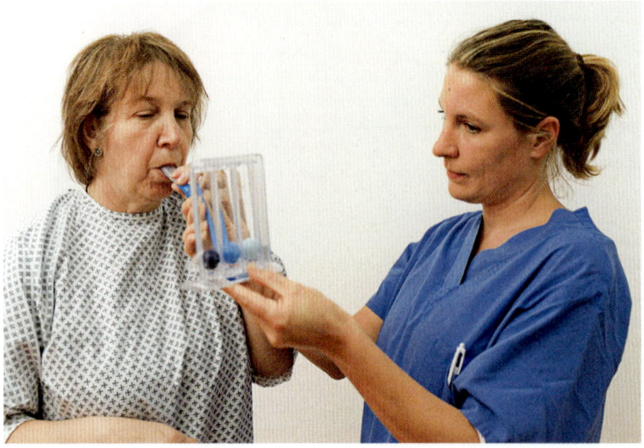

Abb. 16.14 Atemgymnastik mit einem Atemtrainer (hier Triflo II®). Die Patientin soll beim Atmen ein oder zwei Bälle nach oben saugen, um die Lungenbelüftung zu verbessern und so einer Pneumonie vorzubeugen. [K115]

- **Alveolarmakrophagen.** In den Lymphgefäßen der Lungen wandern Leukozyten und **Alveolarmakrophagen** (→ 13.2.2) zu den Hilumlymphknoten. Sie transportieren Fremdkörper und Krankheitserreger ab.

Pneumonie

Eine **Pneumonie** *(Lungenentzündung)* ist meist infektiös bedingt, wobei unterschiedlichste Erreger zugrunde liegen können. Bis 2019 dominierten bakterielle Pneumonien. Während der **COVID-19-Pandemie** (**COVID-19** = *Corona Virus Disease 2019*) wurde das Coronavirus **SARS-CoV-2** zu einem wesentlichen Erreger. Es befällt u.a. Atemwege, Lungen und Gefäßendothelien und führt bei einem Teil der Erkrankten etwa eine Woche nach Krankheitsbeginn zu einer unterschiedlich schweren Pneumonie. Typisch ist die (anfänglich) geringe subjektive Atemnot.

Die Entzündung kann sich auf das an den Bronchialbaum angrenzende Gewebe beschränken *(Bronchopneumonie)* oder einen ganzen Lungenlappen befallen *(Lobärpneumonie)*. Das entzündete Gewebe ist verdichtet und lagert vermehrt Wasser ein, wodurch der Gasaustausch erschwert wird.

PFLEGE

Aufgrund des eingeschränkten Gasaustausches kann eine Lungenentzündung tödlich verlaufen, insbesondere bei älteren oder vorerkrankten Menschen. Der **Pneumonieprophylaxe** kommt bei ihnen besondere Bedeutung zu.
Bei *bettlägerigen Menschen* sind die wenig belüfteten und schlecht durchbluteten Alveolen der Unterlappen ideale Nährböden für Bakterien. Abwehrzellen gelangen nur schlecht dort hin, sodass sich Erreger rasch ausbreiten und eine sog. *Bettpneumonie* auslösen können. Atemgymnastik durch Atemtrainer (→ Abb. 16.14) oder tiefes Durchatmen, beides möglichst im Sitzen, entfaltet minderbelüftete Lungenbezirke. Durch Abklopfen mit der Hand oder Vibrationsmassage kann fest sitzendes Sekret gelöst und der Selbstreinigungsmechanismus der Atemwege angeregt werden. Auch eine ausreichende *Trinkmenge* ist wichtig, damit der Schleim in den Bronchien verflüssigt und abgehustet werden kann.
Nach Bauchoperationen führen die postoperative Darmatonie mit hoch stehendem Zwerchfell und eine schmerzbedingte Schonatmung zu einer unzureichenden Lungenbelüftung. Frühzeitige Mobilisation, ggf. Abführmaßnahmen und Schmerzmittelgaben ergänzen hier die obigen Maßnahmen.

Tuberkulose

Erreger der **Tuberkulose** ist das Bakterium *Mycobacterium tuberculosis.* Die Ansteckung erfolgt in der Regel durch Tröpfcheninfektion, sodass der primäre Erkrankungsherd in der Lunge liegt. Die Erkrankung verläuft schleichend über Jahre und führt zu zunehmender Gewebezerstörung.

Stoffwechselaufgaben der Lungen

Neben dem Gasaustausch haben die Lungen auch Stoffwechselaufgaben:

- Im Endothel der Lungenkapillaren befindet sich das Angiotensin-Converting-Enzym, das Angiotensin I in das blutdrucksteigernde Angiotensin II umwandelt (→ 18.3.1)
- Außerdem inaktivieren die Lungen Bradykinin, einige Prostaglandine, Serotonin und Substanz P.

SPICKZETTEL

Lunge *(Pulmo):* Paariges, im Thorax auf dem Zwerchfell liegendes Atmungsorgan, das den Bronchialbaum und die Alveolen enthält. Rechts **Ober-, Mittel- und Unterlappen,** links **Ober- und Unterlappen,** die wiederum in **Lungensegmente** geteilt werden. Eintritt von Hauptbronchus, Gefäßen und Nerven am **Lungenhilum** *(Lungenwurzel).*
Alveolen *(Lungenbläschen):* Mit dünnem **Alveolarepithel** ausgekleidete, von Blutkapillaren umgebene lufthaltige „Kugeln“, die um die Alveolargänge gepackt sind wie Weinbeeren um den Kamm einer Weintraube. Ort des Gasaustauschs zwischen Körper und Außenwelt.

16.8 Pleura

Die Lungen sind überzogen von einer hauchdünnen, mit Gefäßen versorgten Hülle, dem **Lungenfell** *(Pleura visceralis),* das auch in die Spalten zwischen den Lungenlappen hineinzieht. Am Lungenhilum (→16.7) schlägt das Lungenfell in das **Rippenfell** *(Pleura parietalis)* um, das Brustwand, Zwerchfell und Mediastinum bedeckt und sensible, schmerzleitende Nerven enthält. Beide Pleurablätter werden zusammen als **Pleura** oder *Brustfell* bezeichnet. Sie umschließen einen geschlossenen Spaltraum, die **Pleurahöhle** *(Pleuraspalt, Brustfellhöhle).*

In Atemmittellage liegen jedoch an einigen Stellen nicht Lungen- und Rippenfell, sondern Rippen- und Rippenfell aneinander. Diese Reserveräume heißen **Recessus.** Erwähnenswert ist v. a. der **Recessus costodiaphragmaticus** unten im Winkel zwischen Rippen und Zwerchfell (→Abb. 16.12). Er wird bei tiefer Einatmung von der tiefer tretenden Lunge gefüllt und in ihm sammelt sich bei einem Pleuraerguss zuerst Flüssigkeit an.

Im Pleuraspalt besteht ein leichter Unterdruck im Vergleich zur Außenwelt **(negativer Pleuradruck).** Damit die Lungen bei der Atmung reibungsarm im Brustraum gleiten können, sind beide Pleurablätter von einer Schicht flacher Deckzellen überzogen (Mesothel →5.2.1), die eine wässrige Flüssigkeit als Gleitmittel in die Pleurahöhle absondern.

Die dünne Flüssigkeitsschicht und der Unterdruck in der Pleurahöhle führen außerdem dazu, dass die Lungenoberfläche der Innenwand des Brustkorbs anhaftet und alle Brustkorbbewegungen auf die Lungen übertragen werden. So führt die Erweiterung des Brustkorbs bei der Einatmung zur Ausdehnung und umgekehrt die Brustkorbverengung bei der Ausatmung zur Verkleinerung des Lungengewebes.

Pneumothorax und Pleuraerguss

Gelangt, etwa durch eine äußere Verletzung, Luft in die Pleurahöhle, so wird der Unterdruck dort aufgehoben, die Lunge fällt infolge ihrer Elastizität zusammen **(Pneumothorax)** und nimmt nicht mehr am Gasaustausch teil. Leitbeschwerden sind (einseitige) Schmerzen und Atemnot.

Bei Herzschwäche, Pleura- oder Lungenentzündungen oder bei Lungentumoren kann es zu einer erhöhten Flüssigkeitsabsonderung in die sonst spaltförmige Pleurahöhle kommen, dem **Pleuraerguss.** Je nach Ergussgröße kann die Lunge sich nicht mehr ausreichend entfalten, Atemnot tritt auf. Durch *Pleurapunktion* kann der Arzt bzw. die Ärztin den Erguss zu Diagnostik oder Entlastung punktieren.

SPICKZETTEL

Pleura *(Brustfell):* Serosa, deren inneres Blatt (**Pleura visceralis,** *Lungenfell*) die Lungen überzieht und deren äußeres Blatt (**Pleura parietalis,** *Rippenfell*) die Brustwand von innen sowie die Oberseite des Zwerchfells bedeckt. Beide Blätter umschließen die **Pleurahöhle** *(Pleuraspalt, Brustfellhöhle).* Die geringe Menge an **Pleuraflüssigkeit** und der Unterdruck in der Pleurahöhle sind Voraussetzungen für die Lungenbewegungen bei der Atmung.

16.9 Atemmechanik

Die Atmung dient dem Gasaustausch zwischen Körper und äußerer Umgebung.

- Bei der **Einatmung** *(Inspiration)* dehnen sich die Lungen aus, und von außen gelangt frische, sauerstoffreiche Atemluft in die Alveolen
- Bei der **Ausatmung** *(Exspiration)* ziehen sich die Lungen wieder zusammen, und kohlendioxidreiche, sauerstoffarme Luft wird nach außen abgegeben.

Da die Lungen elastisch und selbst nicht aktiv beweglich sind, folgen sie bei den Atembewegungen der Erweiterung und Verengung des Brustkorbs. Die Weite des Brustraums wird dabei durch die Rippenstellung und den Stand des Zwerchfells bestimmt.

16.9.1 Atemfrequenz in Abhängigkeit vom Alter

Ein **Atemzug** besteht aus einer Ein- und einer Ausatmung. Die Zahl der Atemzüge pro Minute ist die **Atemfrequenz.** Sie liegt beim Erwachsenen bei ca. 15/min, bei Kindern ist die Atemfrequenz physiologischerweise höher (→Tab. 16.1)

16.9.2 Zwerchfell

Das **Zwerchfell** *(Diaphragma)* ist eine breite, gewölbte Muskelplatte, die kuppelartig gegen die Brusthöhle gerichtet ist (→Abb. 7.17) und Brust- und Bauchhöhle voneinander trennt. Zu beiden Seiten des Herzens, das über den Herzbeutel fest mit dem Zwerchfell verbunden ist, liegen die Lungen mit ihrer Basis dem Zwerchfell auf. In der Mitte hat das Zwerchfell eine **Sehnenplatte** *(Centrum tendineum),* die den Zwerchfellmuskeln als Ansatz dient. Diese entspringen hinten an der Lendenwirbelsäule, vorne am Schwertfortsatz des Brustbeins und an den sechs unteren Rippen.

Tab. 16.1: Atemfrequenz in den verschiedenen Lebensphasen (wach, in Ruhe).

Altersgruppe	Atemfrequenz
Neugeborenes	30–50/min
Älterer Säugling	20–40/min
Kleinkind	20–30/min
Schulkind	16–24/min
Jugendlicher	12–20/min
Erwachsener	14–16/min

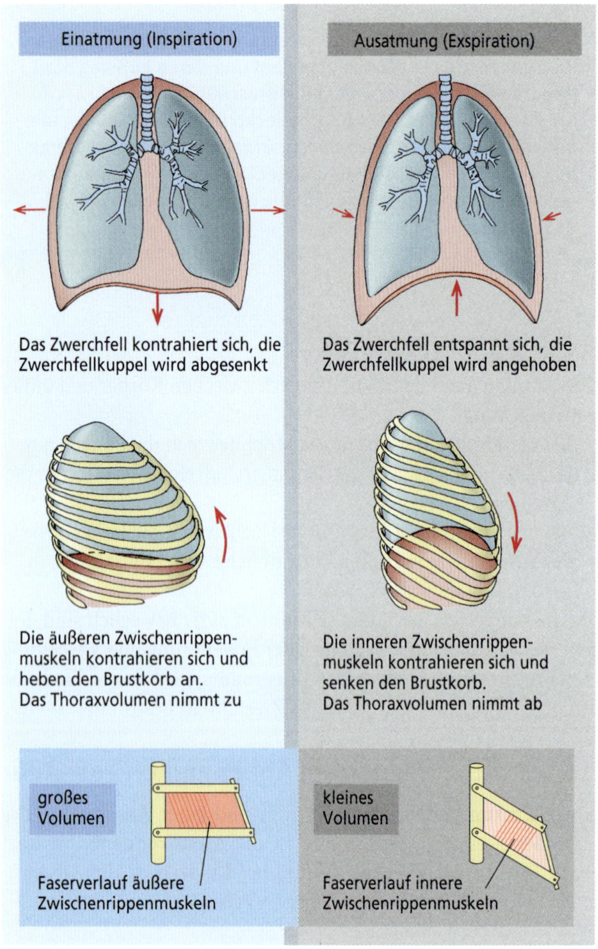

Abb. 16.15 Mechanik der Ein- und Ausatmung. Durch Kontraktion des Zwerchfells und Anheben des Brustkorbes vergrößert sich bei der Inspiration (Einatmung) das Brustkorbvolumen. Die Lunge wird gedehnt. Durch den Sog gelangt frische, sauerstoffreiche Luft in die Lungen. Umgekehrt wird das Brustkorbvolumen bei der Exspiration (Ausatmung) kleiner; kohlendioxidreiche, sauerstoffarme Luft wird nach außen abgegeben.

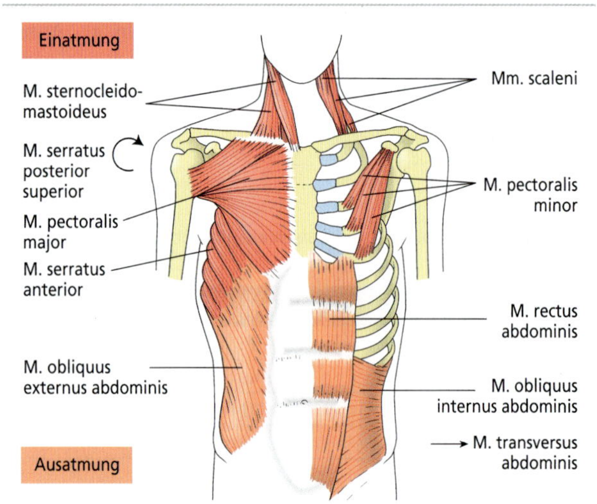

Abb. 16.16 Wichtige Atemhilfsmuskeln. → Muskel liegt unter den dargestellten Bauchmuskeln. ↻ Muskel liegt am Rücken.

16.9.3 Ein- und Ausatmung

Einatmung

Spannt sich das Zwerchfell an, so senkt sich die Zwerchfellkuppel, zieht die Lungen nach unten und dehnt sie dadurch. Unterstützend kontrahieren sich bei der Einatmung die zwischen den Rippen verspannten **äußeren Zwischenrippenmuskeln** *(Mm. intercostales externi)* und erweitern den Brustkorb nach vorne und in geringerem Umfang zur Seite (→ Abb. 16.15).

Infolgedessen sinkt der Druck in den Alveolen unter den Umgebungsdruck und durch dieses Druckgefälle strömt Luft von außen in die Lungen hinein.

Brust- und Bauchatmung

Je nachdem, ob die Einatmung überwiegend durch Senkung des Zwerchfells mit Vorwölbung des Bauches oder durch Hebung der Rippen zustande kommt, spricht man von **Bauchatmung** *(Zwerchfellatmung)* oder **Brustatmung** *(Rippenatmung)*. Säuglinge und Kleinkinder sind aufgrund der Horizontalstellung ihrer Rippen typische „Bauchatmer".

Ausatmung

Während die Einatmung aktiv erfolgt, geschieht die Ausatmung überwiegend passiv.

Zunächst erschlaffen die äußeren Zwischenrippenmuskeln und das Zwerchfell, sodass sich der Brustkorb bereits aufgrund der Eigenelastizität von Lungengewebe und Brustkorb verengt.

Unterstützend können sich bei der Ausatmung die **inneren Zwischenrippenmuskeln** *(Mm. intercostales interni)* zusammenziehen. Durch ihren Faserverlauf wird die jeweils obere Rippe der darunter liegenden angenähert und der Brustkorb abgesenkt (→ Abb. 16.16). Das Druckgefälle zwischen der Umgebung und den Alveolen kehrt sich so um und die Luft strömt aus den Lungen hinaus.

16.9.4 Atemhilfsmuskulatur

Bei vertiefter Atmung, z. B. bei Atemnot, werden oben dargestellte Mechanismen durch die **Atemhilfsmuskulatur** ergänzt. Diese Muskeln haben normalerweise andere Funktionen und liefern nur im Bedarfsfall zusätzliche Muskelkraft für die Atmung. Die Grenzen sind allerdings unscharf.
Als Hilfseinatmer dienen dabei vor allem (→ Abb. 16.16):

- **M. pectoralis major** und **minor** (*großer* und *kleiner Brustmuskel*, → Abb. 7.17)
- **M. serratus anterior** und **M. serratus posterior superior** (*vorderer* und *hinterer oberer Sägezahnmuskel*, → Abb. 7.15)
- Die **Mm. scaleni** (*Treppenmuskeln*, → Abb. 7.9)
- Der **M. sternocleidomastoideus** (*Kopfwender*, → Abb. 7.9).

Gefördert wird die Wirkung der Atemhilfsmuskulatur durch den sog. **Kutschersitz:** Die Patienten bzw. Patientinnen beugen sich weit nach vorne und stützen sich mit den Armen auf einer Unterlage ab.

Als **Hilfsausatmer** können bei angestrengter Atmung, aber auch beim Husten und Niesen v. a. die Bauchmuskeln eingesetzt werden. Diese ziehen die Rippen herab und drängen als *Bauchpresse* die Eingeweide mit dem Zwerchfell nach oben. Die Bauchpresse spielt zudem eine wichtige Rolle bei der Stuhlentleerung und bei den Presswehen unter der Geburt. Auch der **M. latissimus dorsi** (*breitester Rückenmuskel* → Abb. 7.3) tritt beim Husten deutlich hervor.

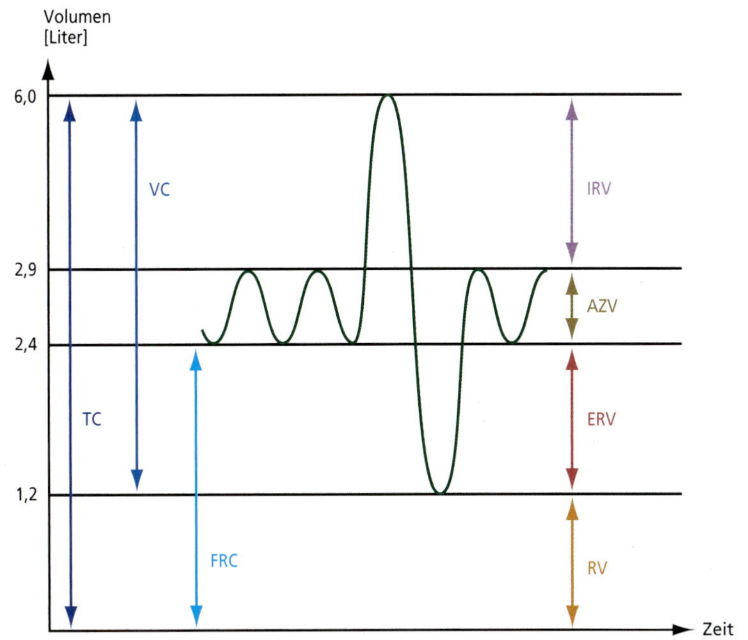

Abb. 16.17 Lungen- und Atemvolumina bei Ruheatmung und bei vertiefter Ein- und Ausatmung. Näherungswerte für einen gesunden jüngeren Mann. Die Werte sind stark abhängig von Größe, Geschlecht (bei Frauen etwa 10–20 % niedriger) und Trainingszustand.

16.10 Lungen- und Atemvolumina

Bei jedem Atemzug treten je nach Körpergröße und Körperbau beim Erwachsenen etwa 500 ml Luft in den Respirationstrakt ein **(Atemzugvolumen).** Bei 14–16 Atemzügen pro Minute atmet ein gesunder Erwachsener somit pro Minute etwa 7,5 l Luft ein und wieder aus (**Atemminutenvolumen** oder *Atemzeitvolumen*).

Davon gelangen jedoch nur zwei Drittel in die Alveolen. Der Rest verbleibt in den größeren, dickwandigen Atemwegen wie Kehlkopf, Luftröhre und Bronchien. Die Luft in diesem **anatomischen Totraum** nimmt nicht am Gasaustausch teil.

Durch verstärkte Atmung kann nach der normalen Ein- bzw. Ausatmung noch mehr Luft ein- bzw. ausgeatmet werden, das **inspiratorische** bzw. **exspiratorische Reservevolumen.** Volumina, die sich durch Addition ergeben, heißen *Kapazitäten,* etwa die **Vitalkapazität,** die dem maximal ein- und ausatembaren Luftvolumen entspricht (weitere Volumina und Kapazitäten → Abb. 16.17).

Prüfung der Lungenfunktion

Mithilfe der **Spirometrie** kann die **Lungenfunktion** überprüft werden, z. B. bei Herz-Lungen-Erkrankungen oder vor Operationen. Hierzu bläst der Patient bzw. die Patientin über einen Schlauch in ein **Spirometer,** welches seine Atmungskurve aufzeichnet. Eine der wichtigsten Größen neben der erwähnten Vitalkapazität ist die **Einsekundenkapazität** *(FEV_1)*. Das ist die Luftmenge, die nach maximaler Einatmung durch forcierte (also schnellstmögliche) Ausatmung in der ersten Sekunde ausgeatmet werden kann. Bezogen auf die Vitalkapazität ergibt sich der **Tiffeneau-Wert,** der normalerweise mindestens 70 % beträgt.

Handliche Geräte ermöglichen eine schnelle Kontrolle des maximalen Luftstroms bei forcierter Ausatmung. Diese **Peak-Flow-Meter** (engl. *peak flow* = Spitzenfluss) werden z. B. von Menschen mit Asthma zur Selbstkontrolle genutzt.

Altersveränderungen der Lungen

Die Elastizität der Lungen nimmt mit zunehmendem Alter allmählich ab, die Brustkorbbeweglichkeit und damit die Atembewegungen sind eingeschränkt.

Alle wichtigen Parameter der Lungenfunktion verschlechtern sich deutlich (→ Abb. 16.18), das maximale Atemzeitvolumen bei über 80-Jährigen beträgt nur noch knapp die Hälfte dessen eines jungen Menschen.

Auch das Flimmerepithel der Atemwege, das der Selbstreinigung dient, vermindert sich. Infolge der enormen Leistungsreserven der Lungen fühlen sich aber nur ältere Menschen mit Lungenschädigungen, z. B. infolge Rauchens, im Alltag eingeschränkt.

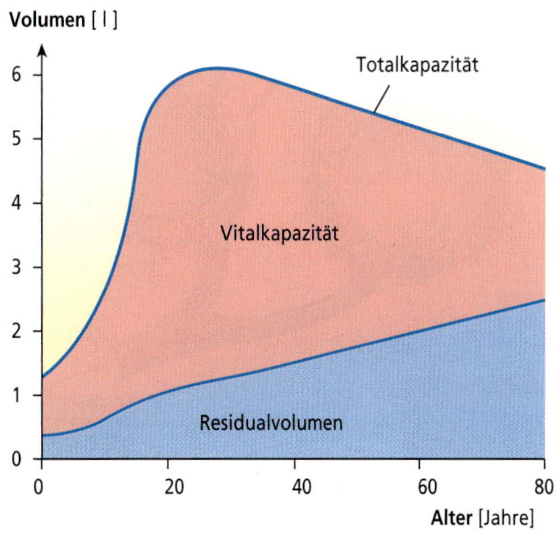

Abb. 16.18 Veränderungen der Atemvolumina während des Lebens.

SPICKZETTEL

Atemmechanik: Physikalische Mechanismen bei der **Ein- und Ausatmung** (*In-* bzw. *Exspiration*).
- Einatmung (aktiv). Kontraktion von Zwerchfell und äußeren Zwischenrippenmuskeln → Vergrößerung des Thorax → Alveolendruck kleiner als Umgebungsdruck → Lufteinstrom
- Ausatmung (überwiegend passiv). Erschlaffung von Zwerchfell und äußeren Zwischenrippenmuskeln, „Zurückschnurren" von Lungen und Thorax aufgrund ihrer Elastizität, ggf. Kontraktion der inneren Zwischenrippenmuskeln → Verkleinerung des Thorax → Alveolendruck größer als Umgebungsdruck → Luftausstrom.

Atemhilfsmuskulatur: Skelettmuskeln, die nur bei besonderer Atemanstrengung zusätzlich für die Atmung eingesetzt werden und normalerweise andere Funktionen haben. Bsp. Mm. scaleni (Treppenmuskeln) = Hilfseinatmer.

Atemfrequenz: Zahl der **Atemzüge** (= Ein- bzw. Ausatmungen) pro Minute. Absinkend von 30–50/min beim Neugeborenen über 20–30/min beim Klein- und 16–24/min beim Schulkind bis auf 14–16/min beim Erwachsenen.

Lungen- und Atemvolumina: Messbare Luftmengen bei der Ein- und Ausatmung und weitere daraus errechnete Größen, die Auskunft über die Lungenfunktion geben. Kenngrößen v. a. **Vitalkapazität** (maximal ein- und ausatembares Luftvolumen, alters- und geschlechtsabhängig), **Tiffeneau-Wert** (Einsekundenkapazität geteilt durch Vitalkapazität, normal > 70 %).

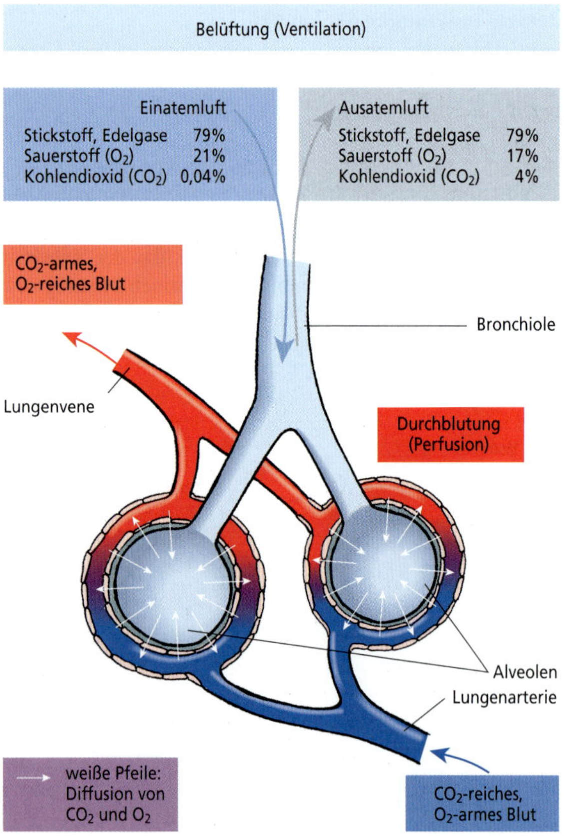

Abb. 16.19 Gasaustausch in den Alveolen. Kohlendioxidreiches, sauerstoffarmes Kapillarblut umströmt die Alveolen. Nach dem Gasaustausch enthält der ableitende Kapillarschenkel sauerstoffreiches, kohlendioxidarmes Blut.

16.11 Gasaustausch

Ort des **Gasaustauschs** (→ Abb. 16.19) sind die Alveolen: Sauerstoff diffundiert aus den Alveolen ins Blut, Kohlendioxid umgekehrt aus dem Blut in die Alveolen.

Die Alveolen werden außen von plattenartigen, dünnen Bluträumen überzogen, den „Kapillaren" des Lungenkreislaufs. Der zuführende Schenkel dieser Kapillaren enthält kohlendioxidreiches, sauerstoffarmes Blut, das aus der rechten Herzkammer über die Lungenarterien in den Lungenkreislauf gepumpt wird (→ 14.2.3). Während seiner Passage durch die Lungenkapillaren muss sich das Blut in einer sehr kurzen Kontaktzeit mit Sauerstoff beladen und gleichzeitig Kohlendioxid abgeben. Sauerstoff und Kohlendioxid diffundieren dazu durch die Wände von Alveole und Kapillare, der erwähnten *Blut-Luft-Schranke* (Diffusion → 3.5.4). Sie stellt beim Gesunden kein nennenswertes Diffusionshindernis dar, wohl aber z. B. bei einer Pneumonie.

Der ableitende Schenkel der Lungenkapillaren enthält dann sauerstoffreiches, kohlendioxidarmes Blut. Dieses Blut gelangt über die Lungenvenen in den linken Herzvorhof und wird dann von der linken Herzkammer in den Körperkreislauf gepumpt.

MEDIZIN

Entsprechend der Voraussetzungen eines regelrechten Gasaustauschs können auch dessen Störungen in drei großen Bereichen liegen:
- Der *Lungenbelüftung (Ventilation)*. Asthma bronchiale führt beispielsweise durch Atemwegsverengung zu einer **Lungenbelüftungsstörung** *(Ventilationsstörung)*
- Der *Diffusion*. Eine **Diffusionsstörung** ist u. a. Folge einer verlängerten Diffusionsstrecke (etwa bei Pneumonie)
- Der *Lungendurchblutung (Perfusion)*. Bei einer Lungenembolie sind Teile der Lungen nicht mehr durchblutet, dies wird als **Perfusionsstörung** bezeichnet.

Partialdrücke

Die Atemluft ist ein Gasgemisch und das Ausmaß des Gaswechsels hängt von den Teilkonzentrationen oder *Teildrücken* (**Partialdrücken**) der einzelnen Gase ab: Der Gasaustausch folgt stets einem Konzentrationsgefälle, und zwar von Orten hoher Konzentration (hohen Partialdrucks) zu Orten niedriger Konzentration (niedrigen Partialdrucks).

Reservealveolen

Die volle Kapazität der Lunge wird nur bei maximaler körperlicher Leistung beansprucht. Bei körperlicher Ruhe hingegen ist ein erheblicher Teil der Alveolen nicht belüftet. Durch den **Euler-Liljestrand-Reflex** werden diese in Reserve stehenden Alveolargruppen auch weniger durchblutet. Erst bei körperlicher Belastung oder bei hohem Fieber öffnen sich die Zugänge zu den Reservealveolen, und die Gasaustauschkapazität der Lunge wird größer.

16.11.1 Sauerstofftransport im Blut

Der über die Lunge ins Blut aufgenommene Sauerstoff diffundiert zum größten Teil sofort in die roten Blutkörperchen und lagert sich an das Eisen des Hämoglobins an (roter Blutfarbstoff → 12.2.2): 98,5 % des Sauerstoffs werden als HbO_2 transportiert.

Normalerweise sind im arteriellen Blut etwa 95 % des zur Verfügung stehenden Hämoglobins mit Sauerstoff gesättigt (→ Abb. 16.20). Die Sauerstoffsättigung lässt sich z. B. durch einen Clip am

Finger durch die Haut messen. Diese **Pulsoximetrie** gehört heute zum Standardmonitoring bei Eingriffen oder auf Intensivstationen.

Die Sauerstoffabgabe an das Gewebe erfolgt wiederum durch Diffusion. Hierfür sorgt der Konzentrationsunterschied zwischen dem sauerstoffreichen Blut und dem sauerstoffarmen Gewebe. Nach der Sauerstoffabgabe ist das Blut deutlich sauerstoffärmer. Diese **Sauerstoffausschöpfung** ist je nach Organ sehr unterschiedlich.

MEDIZIN

Ist z. B. infolge einer Atemstörung der O_2-Gehalt des Blutes vermindert, so kann eine **Zyanose** auftreten, bei der Haut und/ oder Schleimhäute bläulich-rot verfärbt sind. Menschen mit einer Zyanose leiden oft gleichzeitig unter Atemnot.

16.11.2 Kohlendioxidtransport im Blut

Ähnlich wie in einer Mineralwasserflasche sind auch im Blut immerhin 10 % des abzutransportierenden Kohlendioxids (CO_2) physikalisch gelöst.

Ca. 80 % des Kohlendioxids im Blut werden jedoch nach einer chemischen Umwandlungsreaktion in Form von **Bikarbonat** (HCO_3^-) transportiert. Im Plasma verläuft diese Reaktion nur sehr langsam, in den Erythrozyten hingegen wird sie durch das Enzym **Carboanhydrase** erheblich beschleunigt. Ein Teil des so gebildeten Bikarbonats befindet sich im Plasma, der Rest in den Erythrozyten (→ Abb. 16.20).

Weitere 10 % des Kohlendioxids werden direkt an das Hämoglobinmolekül angelagert und in dieser Form von den Erythrozyten zur Lunge transportiert.

Alle Reaktionen der Kohlendioxidbindung im Blut laufen bei der Kohlendioxidabgabe in der Lunge wieder in umgekehrter Form ab. Bei der Lungenpassage werden jedoch nicht alle Kohlendioxid- bzw. Bikarbonatmoleküle aus dem Blut abgegeben, weil ein gewisser Kohlendioxidgehalt im Blut u. a. zur Aufrechterhaltung des physiologischen Blut-pH-Werts (→ 18.8.1) und für die Steuerung der Atmung (→ 16.12) nötig ist.

SPICKZETTEL

Gasaustausch: Sauerstoffaufnahme und Kohlendioxidabgabe in den Alveolen durch die **Blut-Luft-Schranke** (Alveolarepithel, Basalmembran, Kapillarendothel).
Sauerstofftransport im Blut: Zu 98,5 % gebunden an das Hämoglobin der Erythrozyten.
Kohlendioxidtransport im Blut: Zu 80 % als Bikarbonat (HCO_3^-) in Plasma und Erythrozyten.

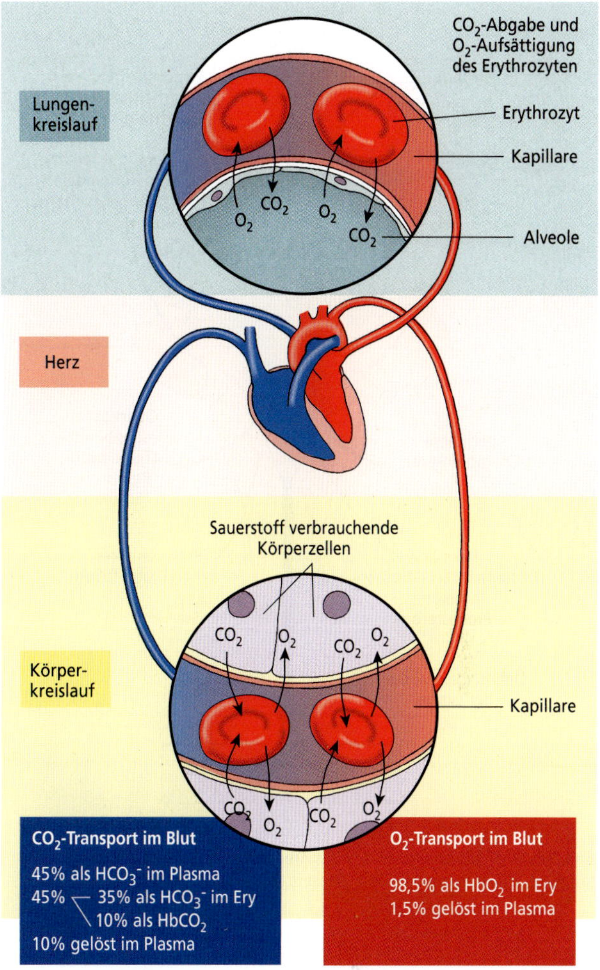

Abb. 16.20 Sauerstoff- und Kohlendioxidtransport im Blut.

16.12 Atmungsregulation

Während das Herz autonom arbeitet und Impulse aus dem ZNS lediglich regulierend eingreifen (→ 14.5.1), ist die ebenfalls rhythmische Atemtätigkeit nur durch Taktgeber im ZNS möglich.

Das Steuersystem für die Atmung liegt größtenteils im *verlängerten Mark* (*Medulla oblongata*, → 9.7.3). Dieses **Atemzentrum** mit getrennten **Inspirations-** und **Exspirationskernen** steuert die gesamte Atemmuskulatur, indem es Impulse aussendet, die über Halsmark und periphere Nerven die Atemmuskeln und Hilfsmuskeln zur Kontraktion veranlassen (→ Abb. 16.21).

Mechanisch-reflektorische Atmungsregulation

Dehnungssensoren in den Alveolen senden bei starker Dehnung bzw. Verkleinerung Reize aus, die dazu führen, dass jeweils die Gegenbewegung ausgelöst wird (Dehnung führt zu Aus-, Verkleinerung zu Einatmung). Dieser **Hering-Breuer-Reflex** *(Lungendehnungsreflex)* schützt v. a. die Lungen vor Überdehnung. Eine Feineinstellung der Atmung erfolgt über Dehnungssensoren in den Zwischenrippenmuskeln.

Atmungsregulation über die Blutgase

Niedriger pH-Wert (Azidose → 18.8.2), erhöhter CO_2-Gehalt oder verminderte O_2-Sättigung im Blut lösen zusätzliche Atemtätigkeit aus. Durch die gesteigerte Atemtätigkeit wird vermehrt CO_2 durch die Lungen abgegeben, sodass der pH-Wert wieder ansteigt und die Konstanz des inneren Milieus wiederhergestellt wird.

O_2- und CO_2-Partialdruck sowie pH-Wert werden über **Chemosensoren** gemessen und die Werte an das Atemzentrum übermittelt. Die **peripheren Chemosensoren** befinden sich in Geflechten des peripheren Parasympathikus, die aus dem IX. und X. Hirnnerv hervorgehen, z. B. an der Teilungsstelle der A. carotis communis sowie zwischen Lungenarterie und Aortenbogen. **Zentrale Chemosensoren** befinden sich im verlängerten Mark.

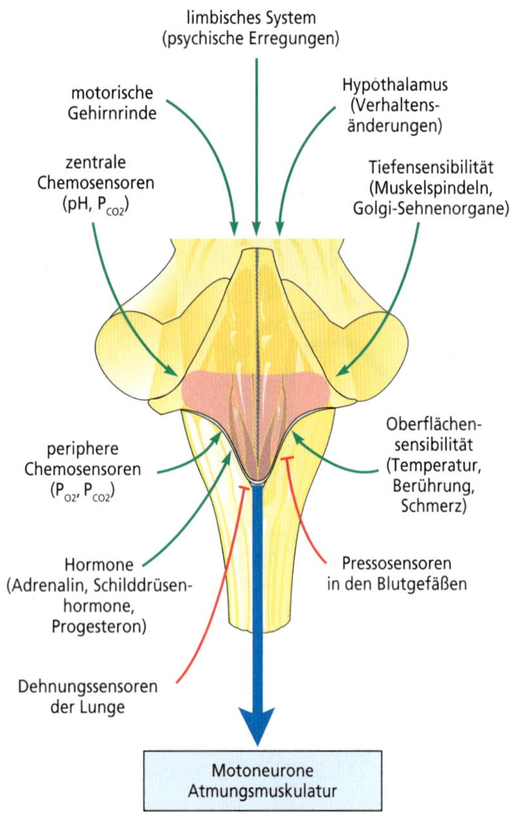

Abb. 16.21 Einflussfaktoren auf das Atemzentrum. → Steigerung der Atemtätigkeit, ⊣ Hemmung der Atemtätigkeit. [S130–4]

MEDIZIN

Bei Patienten und Patientinnen mit chronischen Atemwegserkrankungen ist die CO_2-Konzentration im Blut ständig erhöht. Dadurch gewöhnen sich die Chemosensoren daran und reagieren nicht mehr auf einen Anstieg des CO_2-Partialdrucks. Der Atemantrieb erfolgt nun hauptsächlich durch den erniedrigten O_2-Partialdruck. Wird in einer solchen Situation Sauerstoff gegeben, so fällt auch noch der letzte Atemantrieb (ein niedriger O_2-Partialdruck) weg: Im schlimmsten Fall kann es zum **Atemstillstand** *(Apnoe)* kommen

Blutgasanalyse

Mithilfe der **Blutgasanalyse** *(BGA)* können Sauerstoff- und Kohlendioxid-Partialdruck sowie der Blut-pH schnell und zuverlässig bestimmt werden.

Hierzu wird meist arterielles Blut verwendet. Alternative ist Kapillarblut aus Fingerbeere oder Ohrläppchen, das durch Auftragen gefäßerweiternder Salben (z. B. Finalgon®) *arterialisiert,* d. h. bezüglich der Sauerstoffsättigung bestmöglich arteriellen Werten angepasst wird.

Da Blutgase und Blut-pH von der Lungenfunktion und vom Säure-Basen-Haushalt (→ 18.8) abhängen, wird die BGA vor allem bei Lungenerkrankungen, bei der Beatmung von Patienten bzw. Patientinnen und bei Störungen im Säure-Basen-Haushalt (z. B. bei diabetischem Koma, Schock) eingesetzt.

Weitere Einflussfaktoren auf die Atmung

Während *körperlicher Arbeit* wird das Atemzeitvolumen nicht nur durch eine Erregung der Chemosensoren gesteigert. Vielmehr wird unmittelbar bei Aufnahme der körperlichen Belastung das Atemzentrum durch die motorischen Rindenfelder (→ 9.5.2) mit erregt. So kann die Atmung einem erhöhten Sauerstoffbedarf angepasst und das Atemminutenvolumen von 4 l in Ruhe auf bis zu 50 l bei höchster körperlicher Belastung gesteigert werden. Sowohl Atemzugvolumen als auch Atemfrequenz nehmen dabei zu.

Auch *Schmerz-* und *Temperaturreize* beeinflussen die Atemtätigkeit. So reduzieren starke Kältereize den Atemanreiz. Deshalb sollen Freibadbesucher nie aus der Sommerhitze ins kalte Wasser springen: Im ungünstigen Fall kann dadurch die Atmung angehalten und ein Herz-Kreislauf-Stillstand provoziert werden.

Dass einem vor Schreck die Luft wegbleiben kann, zeigt die starke Beeinflussbarkeit des Atemzentrums durch *psychische Faktoren.* Auch Zorn, Furcht, Freude und Stress können den Atemantrieb entweder steigern oder unterdrücken.

PFLEGE

Die Atmung gibt den Pflegenden auch Hinweise auf den seelischen Zustand eines Menschen. Schnelles Atmen kann z. B. auf Unsicherheit und Angst hindeuten. In diesem Fall können Pflegende Betroffene zu einem ruhigeren und effektiveren Atemrhythmus anleiten.

Besonders bewährt hat sich dazu die **atemstimulierende Einreibung** (*ASE* → Abb. 16.22): Durch langsame, kreisförmige Streichungen am Rücken (rechts und links der Wirbelsäule von oben nach unten) zunächst im Atemrhythmus des Patienten bzw. der Patientin, dabei jedoch immer langsamer werdend, wird die Atmung des bzw. der Betroffenen ruhiger und der Gasaustausch effektiver. Gleichzeitig vermittelt die Einreibung Zuwendung, und Unsicherheit und Angst werden vermindert.

SPICKZETTEL

Atmungsregulation: Atemzentrum in Medulla oblongata → rhythmisch wechselnde Impulse zu den Motoneuronen der Atemmuskeln → Rückmeldungen bezüglich der Atmung u. a. über Dehnungssensoren in den Lungen, zentrale und periphere Chemosensoren (pH, O_2-, CO_2-Partialdruck) → Anpassung der Atmung.

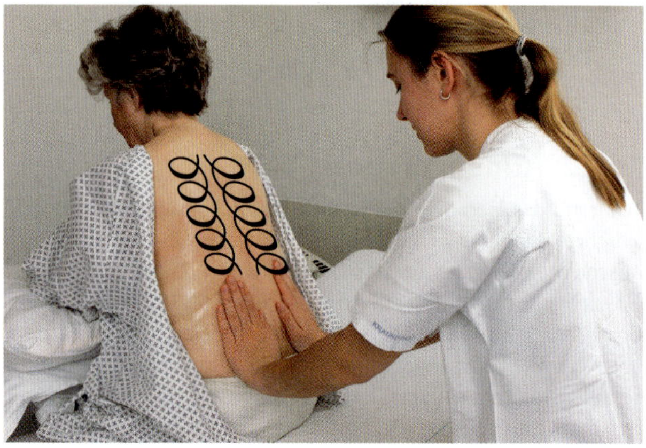

Abb. 16.22 Atemstimulierende Einreibung (ASE). [K115]

WIEDERHOLUNGSFRAGEN

1. Welche Organe gehören zu den oberen, welche zu den unteren Atemwegen? (→16 Einführung)
2. Welche Funktionen hat die Nase? (→16.1.2)
3. Welche Höhlen gehören zu den Nasennebenhöhlen? (→16.1.3)
4. In welche Etagen ist der Rachen gegliedert? (→16.2)
5. Was ist der lymphatische Rachenring, welche Strukturen gehören dazu, welche Funktion hat er? (→16.2)
6. Wie ist der Kehlkopf aufgebaut, welche Funktionen hat er? (→16.3)
7. Wie nehmen wir Einfluss auf die Stimmbildung? Wie entstehen hohe und tiefe Töne? (→16.3.2)
8. Welchen Weg nimmt die Luft vom Kehlkopf bis zu den Alveolen? (→16.4, →16.5, →16.6)
9. Wie sind die Lungen gegliedert? Warum ist die linke Lunge kleiner als die rechte? (→16.7)
10. Über welche Abwehrmechanismen verfügen Atemwege und Lungen? (→16.7)
11. Was versteht man unter der Pleura? (→16.8)
12. Wie viele Atemzüge macht ein Kleinkind pro Minute, wie viele ein Erwachsener? (→16.9.1)
13. Wie kommt es zur Einatmung, und welche Muskeln helfen dabei? (→16.9.3)
14. Was ist der Totraum der Lunge, und wie groß ist er ungefähr? (→16.10)
15. Wie überprüft man die Lungenfunktionen? (→16.10)
16. Wie verändern sich die Lungenfunktionen beim älteren Menschen und weshalb? (→16.10)
17. Wie funktioniert der Gasaustausch in der Lunge? (→16.11)
18. Wie wird Kohlendioxid im Blut transportiert? (→16.11.2)
19. Wie wird die Atemtätigkeit reguliert, welche Einflussfaktoren spielen dabei eine Rolle? (→16.12)

17

VERDAUUNGSSYSTEM, ERNÄHRUNG, STOFFWECHSEL

LERNZIELÜBERSICHT

17.1 Übersicht

- Die Nahrung wird im Verdauungstrakt mechanisch und chemisch zerlegt und die Nährstoffe dann resorbiert.
- Von innen nach außen bilden Mukosa, Submukosa, Muskularis und Serosa bzw. Adventitia die Wand des Verdauungstrakts.
- Im Bauchraum umschließt das Peritoneum die Peritonealhöhle. Viele Verdauungsorgane sind mit Peritoneum umkleidet oder grenzen vorne daran.

17.2 Mundhöhle und Rachen

- Der Mensch hat 20 Milchzähne und 32 bleibende Zähne.
- Das Sekret der Speicheldrüsen macht den Nahrungsbissen gleitfähig und enthält Enzyme, die die chemische Verdauung einleiten.

17.3 Speiseröhre

- Die Speiseröhre transportiert den Nahrungsbissen durch peristaltische Bewegungen magenwärts.

17.4 Magen

- Der Magen wird unterteilt in die Kardia, den kuppelförmigen Fundus, den Korpus, das Antrum und den Pylorus.
- Zellen in der Magenschleimhaut produzieren Schleim, Salzsäure und Enzyme. Dadurch werden u. a. Mikroorganismen abgetötet und Proteine gespalten.

17.5 Dünndarm

- Im Dünndarm (aus Duodenum, Jejunum und Ileum) werden die Nahrungsbestandteile weiter verdaut und schließlich resorbiert.
- Ins Duodenum münden die Gänge von Gallenblase und Bauchspeicheldrüse.
- Typisch für die Dünndarmschleimhaut sind eine enorme Vergrößerung durch Falten und Vertiefungen sowie viel lymphatisches Gewebe.

17.6 Leber und Pankreas, Gallenwege und Gallenblase

- Die Leber ist die größte Verdauungsdrüse. Sie bildet die Galle und erfüllt zentrale Aufgaben im Stoffwechsel. Blut erhält sie von Leberarterie und Pfortader.
- Baueinheit der Leber ist das Leberläppchen mit einer charakteristischen Anordnung von Blutgefäßen und Gallengängen.
- Die Galle gelangt über die Gallenwege in die Gallenblase, wo sie bei Bedarf gespeichert wird. Galle enthält v. a. die für die Fettverdauung nötigen Gallensäuren.
- Das Pankreas produziert den Pankreassaft, eine alkalische Flüssigkeit mit zahlreichen Verdauungsenzymen. Außerdem besitzt es einen endokrinen Anteil, der v. a. Insulin und Glukagon produziert.

17.7 Resorption

- Die Nährstoffe werden ganz überwiegend im Dünndarm und dabei besonders im Jejunum vom Darm ins Blut überführt.

17.8 Dickdarm und Rektum

- Im Dickdarm werden vor allem Wasser und Elektrolyte rückresorbiert. Dadurch wird der Darminhalt eingedickt und kann schließlich als Stuhl über den After ausgeschieden werden.
- Der erste Abschnitt des Dickdarms ist der Blinddarm mit dem Wurmfortsatz. Daran schließt sich das Kolon an.
- Den letzten Darmabschnitt bildet das Rektum. Zwei Schließmuskeln sichern am After die Kontinenz.

17.9 Physiologie der Ernährung

- Der tägliche Energiebedarf beträgt rund 10.000 Kilojoule (2.400 Kilokalorien).
- Eine grobe Gewichtsbeurteilung ermöglicht der BMI (Body-Mass-Index, normal 19–25). Der Taillenumfang soll bei Frauen 80 cm, bei Männern 94 cm nicht übersteigen.
- Am günstigsten ist eine überwiegend pflanzliche Ernährung.
- Unter den Kohlenhydraten sind Polysaccharide zu bevorzugen, am günstigsten als Vollkornprodukte.
- Fette sollten weniger als heute weithin üblich verzehrt werden, davon möglichst viele pflanzliche Fette.
- An Eiweiß werden 0,8 g/kg Körpergewicht empfohlen, sinnvoll ist die Kombination verschiedener Eiweißquellen.
- Vitamine haben wichtige Funktionen im Stoffwechsel. Sie können nicht vom Körper gebildet werden und müssen daher von außen zugeführt werden.
- Auch die Mineralstoffe (Mengen- und Spurenelemente) müssen mit der Nahrung aufgenommen werden.
- Ballaststoffe sind für Darmperistaltik und Stuhlregulierung bedeutsam und haben positive Wirkung auf den Stoffwechsel.

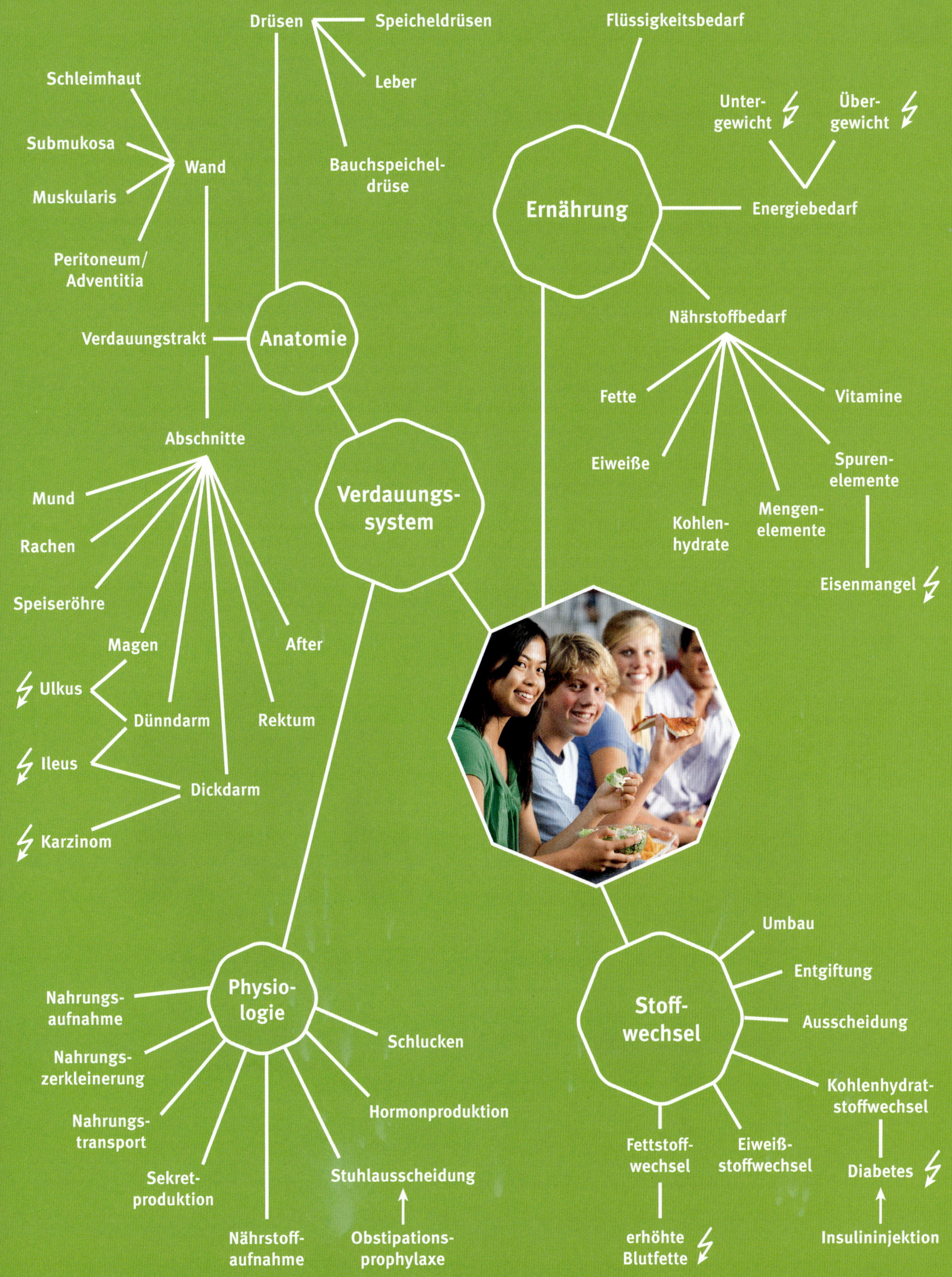
Verdauungs-system
Anatomie
Drüsen
Speicheldrüsen
Leber
Bauchspeichel-drüse
Wand
Schleimhaut
Submukosa
Muskularis
Peritoneum/ Adventitia
Verdauungstrakt
Abschnitte
Mund
Rachen
Speiseröhre
Magen
Dünndarm
Dickdarm
Rektum
After
Ulkus
Ileus
Karzinom
Ernährung
Flüssigkeitsbedarf
Energiebedarf
Unter-gewicht
Über-gewicht
Nährstoffbedarf
Fette
Eiweiße
Kohlen-hydrate
Mengen-elemente
Spuren-elemente
Vitamine
Eisenmangel
Physio-logie
Nahrungs-aufnahme
Nahrungs-zerkleinerung
Nahrungs-transport
Sekret-produktion
Nährstoff-aufnahme
Stuhlausscheidung
Obstipations-prophylaxe
Hormonproduktion
Schlucken
Stoff-wechsel
Umbau
Entgiftung
Ausscheidung
Kohlenhydrat-stoffwechsel
Diabetes
Insulininjektion
Eiweiß-stoffwechsel
Fettstoff-wechsel
erhöhte Blutfette

[J787]

17.1 Übersicht

17.1.1 Aufbau und Funktionen des Verdauungssystems

Mechanische und chemische Verdauung

Der Mensch ist auf Zufuhr von Nahrung angewiesen. Zur Energiegewinnung muss diese zunächst *mechanisch* zerkleinert und durch Verdauungsenzyme *chemisch* zerlegt werden. Man spricht von **mechanischer** und **chemischer Verdauung** *(Digestion).* Danach passieren die Nährstoffmoleküle die Schleimhäute des Verdauungstrakts und gelangen über kleine Blut- und Lymphgefäße ins Blut **(Resorption).**

Verdauungssystem

Der **Verdauungstrakt** *(Verdauungskanal)* ist ein durchgehendes Rohr, das mit dem Mund beginnt und mit dem After endet. Synonym werden oft die Begriffe *Gastrointestinaltrakt* und *Magen-Darm-Trakt* verwendet, die aber strenggenommen nur Magen und Darm umfassen. Die Wände des Verdauungstrakts zeigen wie andere Hohlorgane auch ein charakteristisches Bewegungsmuster mit lokal koordinierten, teils wellenförmigen Bewegungen, das als **Peristaltik** bezeichnet wird. Dadurch wird der Nahrungsbrei mechanisch zerkleinert, durchmischt und transportiert.

Verdauungsdrüsen (z. B. Speicheldrüsen, Leber, Pankreas) entlang des Verdauungstrakts geben enzymreiche Sekrete für die chemische Verdauung ab. Verdauungstrakt und Verdauungsdrüsen bilden zusammen das **Verdauungssystem** (→ Abb. 17.1).

Flüssigkeitsumsatz

Pro Tag nimmt ein Erwachsener *von außen* etwa 2 l Flüssigkeit auf (Getränke bzw. Wassergehalt fester Nahrung → Abb. 18.19). Dies ist jedoch nur der kleinere Teil der ungefähr 10 l Flüssigkeit, die täglich im Verdauungstrakt umgesetzt werden. Der mit ca. 8 l weitaus größere Teil stammt aus den Sekreten von Speicheldrüsen, Magen, Leber, Pankreas (Bauchspeicheldrüse) und Dünndarm. Davon werden ca. 95 % im Dünn- und 3 % im Dickdarm wieder aufgenommen (rückresorbiert). Nur etwa 150 ml werden mit dem Stuhl ausgeschieden.

17.1.2 Wand des Verdauungstrakts

Die Wand des Verdauungstrakts besteht grundsätzlich aus vier Schichten, die lediglich in den verschiedenen Abschnitten etwas unterschiedlich aufgebaut sind (→ Abb. 17.2):

- Die **Mukosa,** eine Schleimhaut, bildet die innere Wandschicht. Oberflächlich liegt ein Epithel, darunter das Schleimhautbindegewebe und als Besonderheit die **Muskeleigenschicht der Schleimhaut** *(Lamina muscularis mucosae),* welche Eigenbewegungen der Schleimhaut ermöglicht
- Die **Submukosa** ist eine schmale Bindegewebsschicht zwischen Schleimhaut und Muskelschicht. Ab der Speiseröhre enthält sie den **Plexus submucosus** *(Meissner-Plexus),* ein zum enterischen Nervensystem (→ 9.13.4) zählendes Nervenfasergeflecht, das insbesondere die Schleimhautbewegungen steuert
- Die **Muskularis,** eine Muskelschicht, besteht in Mund, Rachen und oberer Speiseröhre aus *quergestreifter Muskulatur,* die beim

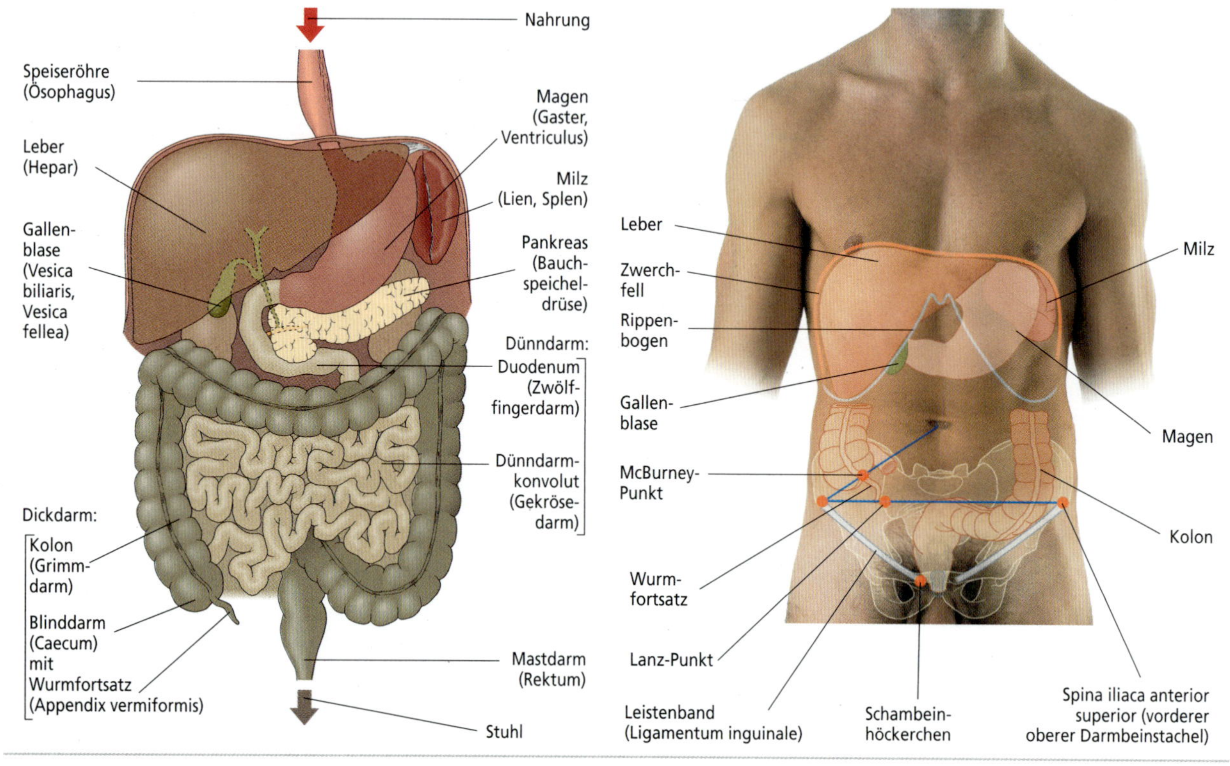

Abb. 17.1 Links Übersicht über das Verdauungssystem (vereinfachte Darstellung). Rechts Projektion von Leber, Magen, Milz und Teilen des Dickdarms auf die vordere Bauchwand. [E364]

Schlucken willkürlich angespannt wird. Im übrigen Teil des Verdauungstrakts besteht sie aus *glatter Muskulatur* mit unwillkürlichen Bewegungen. Die Muskelfasern sind innen ringförmig und außen längs angeordnet, damit sich der Verdauungskanal sowohl längs als auch quer zusammenziehen kann. Diese Bewegungen werden durch ein zweites Nervengeflecht des enterischen Nervensystems kontrolliert, den **Plexus myentericus** *(Auerbach-Plexus)* zwischen der Ring- und der Längsmuskelschicht
- Eine **Serosa,** hier *Peritoneum* genannt (→ 17.1.3), bildet bei Organen in der Bauchhöhle die äußerste Schicht des Magen-Darm-Trakts. Im Bereich von Mundhöhle, Rachen und (oberer) Speiseröhre stellt lockeres Bindegewebe **(Adventitia)** die Verbindung zu den Nachbargeweben her.

Im gesamten Magen-Darm-Trakt kommen außerdem verstreute endokrin aktive Zellen vor, die als **gastro-entero-pankreatisches System** *(GEP-System)* zusammengefasst werden. Die meisten sind an der Steuerung von Magen-Darm-Tätigkeit und Verdauung beteiligt (→ Tab. 11.2).

SPICKZETTEL

Verdauung *(Digestion):* Mechanische Zerkleinerung der Nahrung und enzymatische (chemische) Aufspaltung hochmolekularer Substanzen in kleine Moleküle.
Verdauungssystem: Organe für Aufnahme, Zerkleinerung, Transport, chemische Verdauung und Resorption von Nahrung und die Ausscheidung nicht benötigter Substanzen über den Darm. Besteht aus dem Verdauungstrakt und den Verdauungsdrüsen.
Verdauungstrakt *(Verdauungskanal):* Organe, welche die Nahrung auf ihrem Weg durch den Körper passiert, also Mundhöhle, Rachen, Speiseröhre, Magen, Dünndarm, Dickdarm, Mastdarm, Analkanal.
Wandschichten des Verdauungstrakts: Ab der Speiseröhre (mit organspezifischen Besonderheiten) von innen nach außen
- **Mukosa** (Schleimhaut) aus Epithel, Schleimhautbindegewebe und **Muskeleigenschicht der Schleimhaut** *(Lamina muscularis mucosae)*
- **Submukosa** (Bindegewebsschicht) mit **Plexus submucosus** *(Meissner-Plexus)*
- **Muskularis** (Muskelschicht) mit **Plexus myentericus** *(Auerbach-Plexus)*
- **Serosa** (Peritoneum).

Verdauungsdrüsen: Drüsen, welche Sekrete zur chemischen Verdauung in den Verdauungstrakt abgeben (Speichel-, Magen- und Dünndarmdrüsen, Leber, Pankreas).

17.1.3 Peritoneum

Die Verdauungsorgane von Magen bis Dickdarm liegen im **Bauchraum** (→ Abb. 17.1). Dieser wird ringsum von der Muskulatur der Bauchwand und des Rückens, oben vom Zwerchfell und unten von der Beckenbodenmuskulatur begrenzt.

Peritoneum und Peritonealhöhle

Die ganze Bauchwand und ein Großteil der Bauchorgane sind von einer spiegelglatten Haut bedeckt, dem *Bauchfell* oder **Peritoneum** (→ Abb. 17.3).

Das Peritoneum ist die seröse Haut des Bauchraums und besteht wie der Herzbeutel (→ 14.3.3) oder die Pleura (→ 16.8) aus zwei Blättern:

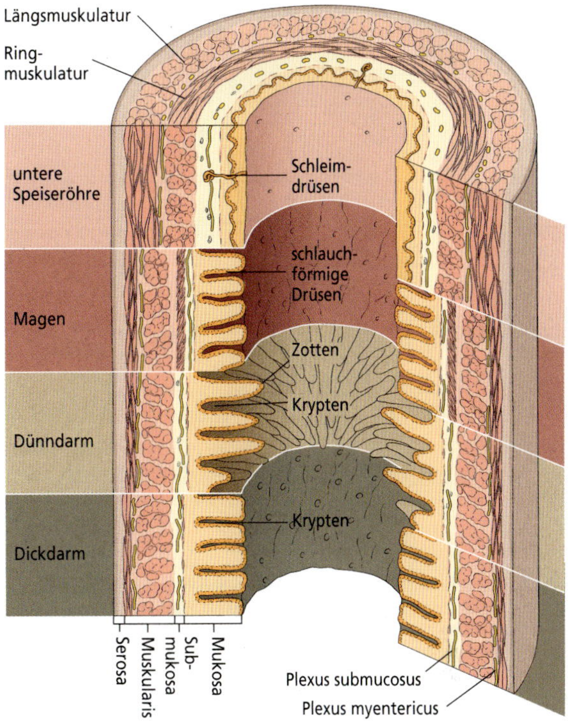

Abb. 17.2 Wandschichten des Verdauungstrakts. Von unterer Speiseröhre bis Dickdarm findet man einen prinzipiell gleichen Wandaufbau mit Mukosa, Submukosa, Muskularis und Serosa, jedoch mit Besonderheiten je nach Abschnitt.

- Das *innere Blatt des Bauchfells* oder **Peritoneum viscerale** überzieht die inneren Organe
- Das *äußere Blatt des Bauchfells* oder **Peritoneum parietale** kleidet die Bauchwand von innen aus.

Das Peritoneum umschließt die so gebildete **Peritonealhöhle** *(Bauchfellhöhle).*

Beide Blätter sondern geringe Mengen einer wässrigen Flüssigkeit in die spaltförmige Peritonealhöhle ab. Dieser Flüssigkeitsfilm gewährleistet die reibungsarme Verschieblichkeit der Bauchorgane, z. B. der Darmschlingen bei der Verdauung. Der bindegewebige Raum zwischen Peritoneum parietale und hinterer Leibeswand heißt **Retroperitonealraum** (*retro* = dahinter).

Intra-, retro- und extraperitoneale Organe

In der frühen Embryonalzeit bildet der Verdauungstrakt einen geraden Schlauch in der Mitte des Körpers, der breitflächig mit der rückseitigen Leibeswand in Verbindung steht und größtenteils von Peritoneum überzogen wird. Während der Entwicklung verschmälert sich die Verbindung zur rückseitigen Bauchwand. So entsteht ein zunächst noch recht breiter „Stiel", in dem die Blut-, Lymphgefäße und Nerven für die Bauchorgane verlaufen – das **embryonale Mesenterium.** Im weiteren Verlauf wachsen die Bauchorgane unterschiedlich stark und drehen sich. Schließlich verschmelzen Gewebeschichten miteinander, sodass letztendlich drei Lagebeziehungen zwischen Bauchorganen und Peritoneum unterschieden werden (→ Abb. 17.3):
- **Intraperitoneal** gelegene Organe sind am Ende der Embryonalzeit praktisch vollständig vom Peritoneum überzogen. Hierzu zählen z. B. Magen, Dünndarm (außer Zwölffingerdarm), Quer-

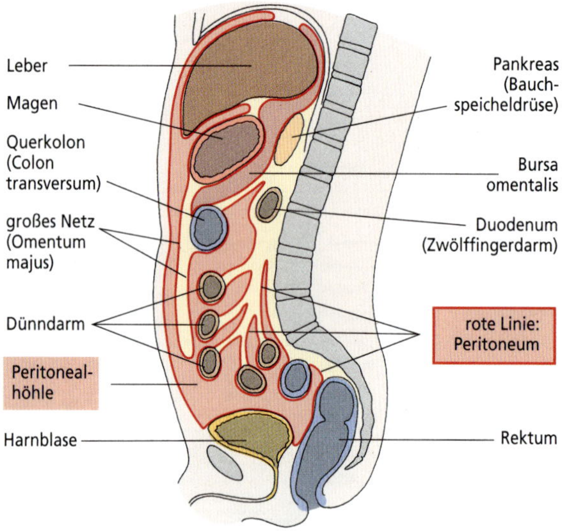

Abb. 17.3 Längsschnitt durch den Bauchraum und Peritonealverhältnisse. Zwischen Magen und Bauchspeicheldrüse liegt ein Hohlraum (Bursa omentalis) mit Verbindung zur Bauchhöhle. Seine Wände verkleben zum großen Netz (Omentum majus), das sich schürzenartig über die Dünndarmschlingen legt.

kolon, Leber und Milz, aber auch die Eierstöcke der Frau. Mit der hinteren Bauchwand stehen diese Organe über den oben erwähnten, im Laufe der Entwicklung immer schmaler gewordenen „Stiel" in Verbindung. Er besteht nur noch aus zwei Peritonealschichten, verstärkt durch Bindegewebe, und bildet so ein elastisches Aufhängeband. Über dieses Aufhängeband, beim Dünndarm **Mesenterium** (im engeren Sinne), beim Dickdarm **Mesokolon** genannt, werden die intraperitonealen Organe mit Lymph- und Blutgefäßen sowie Nerven versorgt (→ 17.1.4)

- Ein **retroperitoneal** gelegenes Organ ist nur an der Vorderseite von Bauchfell überzogen. Da retroperitoneal gelegene Organe fest mit der rückseitigen Leibeswand verwachsen sind, haben sie kein Mesenterium bzw. Mesokolon. Solche Organe sind z. B. die Bauchspeicheldrüse (Pankreas), der Zwölffingerdarm (Duodenum), auf- und absteigender Teil des Kolons, die Nieren, die Bauchaorta und die V. cava inferior (untere Hohlvene)
- Liegt ein Organ **extraperitoneal,** so besteht keinerlei Kontakt zum Peritoneum. Dies ist z. B. beim unteren *Rektum,* dem letzten Darmabschnitt, der Fall. Es verliert beim Durchtritt in das kleine Becken den Peritonealüberzug.

MEDIZIN

Gelangen Bakterien in die physiologischerweise sterile Peritonealhöhle, etwa bei der Perforation eines entzündeten Wurmfortsatzes, kann sich eine **Peritonitis** *(Bauchfellentzündung)* entwickeln. Der Patient bzw. die Patientin hat immer stärkere Bauchschmerzen, sein bzw. ihr Bauch wird „bretthart", und ohne Behandlung entwickeln sich ein lebensbedrohliches Krankheitsbild mit Darmlähmung und Schock.

SPICKZETTEL

Peritoneum *(Bauchfell):* Serosa des Bauchraums, deren inneres Blatt **(Peritoneum viscerale)** die inneren Organe bedeckt und deren äußeres Blatt **(Peritoneum parietale)** die Bauchwand von innen auskleidet.
Beide Blätter umschließen die **Peritonealhöhle** *(Bauchfellhöhle),* deren Flüssigkeitsfilm für die Verschieblichkeit der Bauchorgane sorgt.
Intraperitoneale Organe sind (fast) komplett von Peritoneum überzogen (z. B. Magen), **retroperitoneale Organe** nur vorne (z. B. Pankreas, Aorta), **extraperitoneale Organe** gar nicht (z. B. unteres Rektum).

17.1.4 Gefäßversorgung des Bauchraums

Arterien des Bauchraums

Die Verdauungsorgane des Bauchraums werden über drei große, bauchwärts aus der Aorta abzweigende Arterienstämme versorgt (→ 15.2.1, → Abb. 17.4).

Die erste Abzweigung der Bauchaorta, unmittelbar nach deren Zwerchfelldurchtritt, ist der **Truncus coeliacus** mit den drei Abzweigungen **A. gastrica sinistra** *(linke Magenschlagader, -arterie),* **A. hepatica communis** *(gemeinsame Leberschlagader, -arterie)* und **A. lienalis** *(A. splenica, Milzschlagader, -arterie).* Diese drei Arterien versorgen Leber, Gallenblase, Magen und Milz *ganz* sowie Bauchspeicheldrüse (Pankreas) und Zwölffingerdarm (Duodenum) *teilweise.*

Unmittelbar unterhalb des Truncus coeliacus entspringt die **A. mesenterica superior** *(obere Eingeweideschlagader, -arterie).* Von ihr gehen Äste zu Zwölffingerdarm, Magen und Bauchspeicheldrüse ab. Anschließend zweigt sie sich bogenförmig auf und versorgt den übrigen Dünndarm sowie etwa die Hälfte des Dickdarms mit sauerstoffreichem Blut.

Einige Zentimeter unterhalb der A. mesenterica superior entspringt die **A. mesenterica inferior** *(untere Eingeweideschlagader, -arterie).* Auch sie zweigt sich bogenförmig auf und versorgt die untere Hälfte des Dickdarms und den größten Teil des Rektums (Mastdarms).

Venen des Bauchraums

Die Bauchorgane sammeln ihr venöses Blut in einem gemeinsamen System, aus dem die **Pfortader** *(V. portae)* hervorgeht (→ Abb. 17.5). Diese bringt das Blut zur Leber, wo es erneut in ein Kapillarsystem einmündet und Nährstoffe, aber auch Stoffwechselprodukte entzogen und verstoffwechselt werden.

Nach der Leberpassage sammelt sich das venöse Blut der Leber letztlich in den drei **Vv. hepaticae** *(Lebervenen),* die unterhalb des Zwerchfells in die V. cava inferior (untere Hohlvene) münden.

Ausnahme sind die Venen aus dem mittleren und unteren Rektum, deren Blut über die Vv. iliacae internae (inneren Beckenvenen) in die V. cava inferior (untere Hohlvene) gelangt und so die Leber umgeht.

Lymphgefäße und Lymphknoten

Die **Lymphgefäße** des Bauchraums verlaufen im Wesentlichen wie die Blutgefäße. Die Lymphe fließt schließlich, nachdem sie die verstreut liegenden Lymphknoten passiert hat, in ein Sammel-

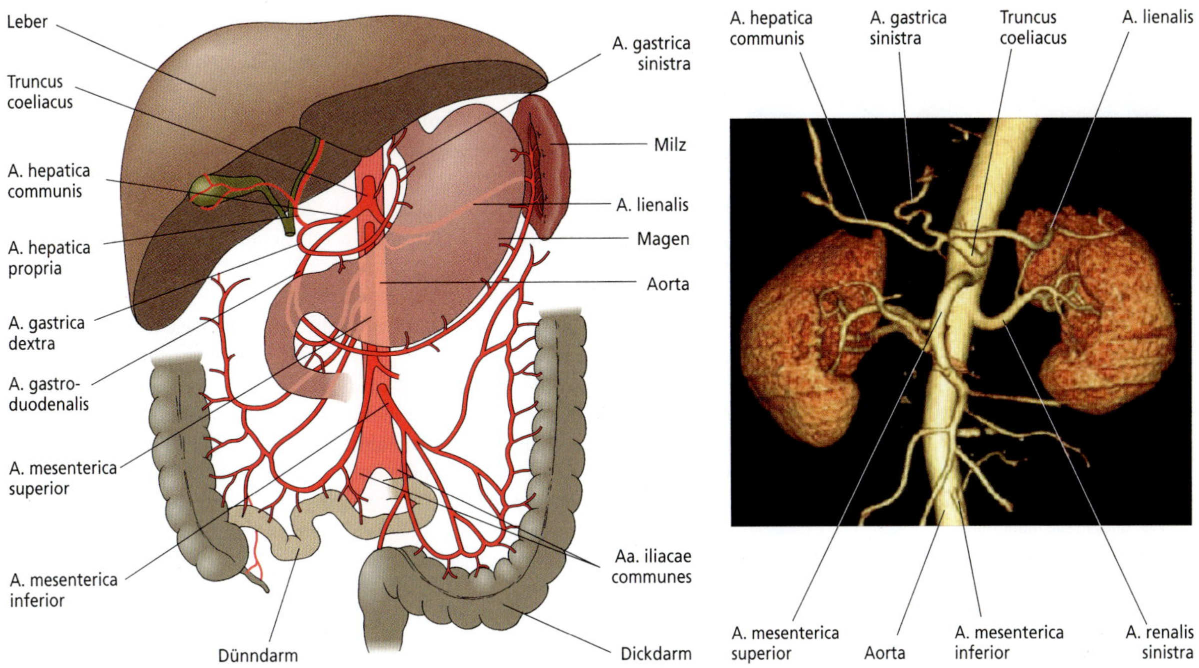

Abb. 17.4 Arterielle Versorgung der Bauchorgane. Links (vereinfachte) Schemazeichnung, rechts 3-D-Computertomografie der Bauchaorta, ihrer Äste und der Nierenarterien. [Foto E460]

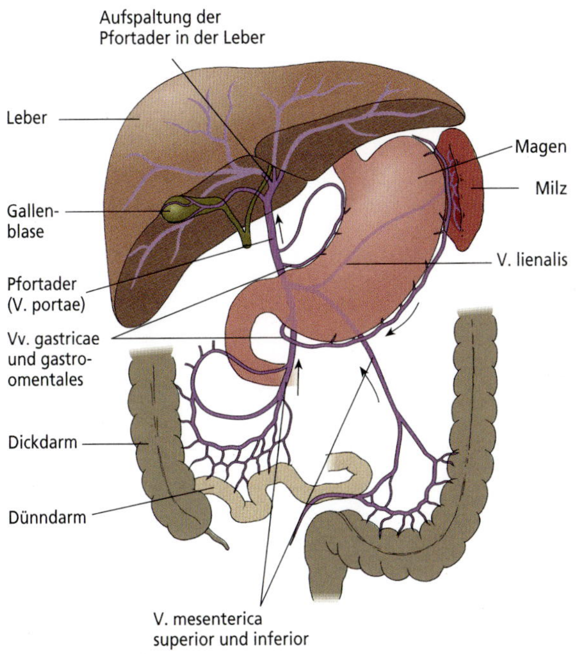

Abb. 17.5 Pfortadersystem.
Die Pfortader nimmt das venöse Blut aus dem Magen, der Milz, dem Pankreas, dem Dünndarm und dem größten Anteil des Dickdarms auf und leitet es zur Leber.

becken vor dem 1.–2. Lendenwirbel hinter der Aorta, die **Cisterna chyli.** Von dieser geht der **Ductus thoracicus** *(Brustmilchgang, Milchbrustgang)* ab (→ Abb. 17.30). Der Ductus thoracicus endet im linken Venenwinkel (→ Abb. 13.15), sodass sich die Darmlymphe schließlich in den venösen Teil des Blutkreislaufs entleert. Auf diese Weise wird sie im Körper verteilt und zu den Organen transportiert, die für die weitere Verwertung und Ausscheidung zuständig sind.

SPICKZETTEL

Pfortadersystem: „Seitenast" des venösen Körperkreislaufs, durch den das nährstoffreiche venöse Blut von Magen bis oberem Rektum über die **Pfortader** *(V. portae)* zur Verstoffwechselung in die Leber und dann erst über die **Vv. hepaticae** *(Lebervenen)* in die V. cava inferior (untere Hohlvene) geleitet wird.

17.2 Mundhöhle und Rachen

17.2.1 Mundhöhle

Die **Mundhöhle** (→ Abb. 17.6) ist der Anfangsteil des Verdauungstrakts. Ihre Aufgabe ist die Aufnahme und Vorbereitung der Nahrung für die weitere Verdauung.

Die Mundhöhle besteht aus dem **Mundhöhlenvorhof,** das ist der Raum zwischen Wangen, Lippen und Zähnen, sowie dem **Mundhöhlenhauptraum** *(Mundhöhle im engeren Sinne)* innerhalb der Zähne. Letzterer hat folgende Begrenzungen:

- Oben harter und weicher Gaumen (→ 17.2.5)
- Unten Unterseite der Zunge und **Mundbodenmuskulatur** (Muskelplatte zwischen den Unterkieferästen)

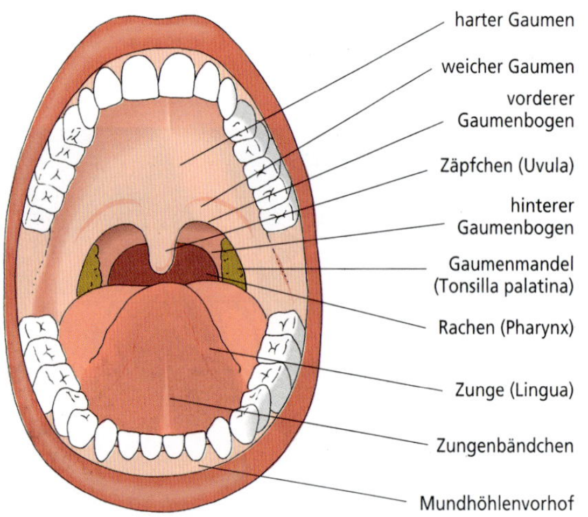

Abb. 17.6 Blick in die Mundhöhle.

- Seitlich Zahnreihen von Ober- und Unterkiefer
- Hinten Rachen
- Vorn Schneide- und Eckzähne.

Die Mundhöhle ist mit Schleimhaut ausgekleidet, deren Oberfläche aus einem mehrschichtigen unverhornten Plattenepithel besteht und in die zahlreiche Schleim absondernde *kleine Speicheldrüsen* eingelassen sind. An den Zahnfortsätzen von Ober- und Unterkiefer ist die Mundschleimhaut fest mit der Knochenhaut verwachsen. Sie heißt dort **Zahnfleisch** *(Gingiva).*

17.2.2 Zähne

Die **Zähne** sorgen für die *mechanische Zerkleinerung* der Nahrung. Alle Zähne zusammen bilden das **Gebiss.**

Jeder Zahn besteht aus *Zahnkrone, -hals* und einer oder mehreren *Wurzeln* (→ Abb. 17.7):

- Die **Zahnkrone** ist der sichtbare Teil des Zahnes, der aus dem Zahnfleisch herausragt. Er ist vom *Zahnschmelz* überzogen
- Der **Zahnhals** ist der Übergang vom Schmelz der Krone zum Zement der Zahnwurzel. Er wird vom Zahnfleisch umschlossen
- Die von außen nicht sichtbare **Zahnwurzel** ist fest in den **Zahnfächern** *(Zahnalveolen)* der **Zahnfortsätze** *(Alveolarfortsätze)* verankert und von einer dünnen Schicht *Zahnzement* bedeckt.

Die **Wurzelhaut** *(Periodontium)* umschließt die Zahnwurzel und hängt sie durch ihre straffen Bindegewebsfasern elastisch im Kiefer auf.

Am unteren Ende der Zahnwurzel **(Wurzelspitze)** liegt eine kleine Öffnung, die in den **Wurzelkanal** im Zahninneren führt. Über sie wird der Zahn mit Blut- und Lymphgefäßen sowie mit Nerven versorgt.

Das gefäß- und nervenreiche Bindegewebe der Zahnhöhle **(Pulpahöhle)** heißt **Zahnpulpa.**

Hartsubstanzen der Zähne

Jeder Zahn ist aus drei sehr harten Baustoffen aufgebaut (→ Abb. 17.7):

- Das **Zahnbein** *(Dentin)* bildet die Hauptmasse des Zahns. Es ähnelt im Aufbau sehr dem Knochengewebe, ist aber härter. Das Zahnbein enthält Nervenfasern und ist daher schmerzempfindlich
- Der **Zahnschmelz** *(Enamelum)* ist der festeste und widerstandsfähigste Stoff des menschlichen Körpers. Er überzieht die Zahnkrone. Am dicksten ist er an der Kaufläche, zum Zahnhals hin nimmt seine Dicke ab. Zahnschmelz enthält weder Zellen noch Blutgefäße und Nerven. Schmelzverluste durch Karies oder Abnutzung können *nicht* ersetzt werden
- Der **Zahnzement** überzieht den Zahn an seiner Wurzel mit einer dünnen Schicht. Er ist ähnlich aufgebaut wie Knochengewebe.

Zahnentwicklung

Der Mensch hat zwei „Garnituren“ von Zähnen: die **Milchzähne** und die **bleibenden Zähne.** Die Milchzähne bilden sich bereits vor der Geburt. Auch die Entwicklung der bleibenden Zähne beginnt schon pränatal, dauert aber länger, bis etwa zum zehnten Lebensjahr. Die bleibenden Zähne liegen dann bis zu ihrem jeweiligen Durchbruchszeitpunkt im Kiefer.

Milchgebiss und Zahnwechsel

Die Milchzähne brechen zwischen dem sechsten Lebensmonat und dem zweiten Geburtstag durch (→ Abb. 17.8). Die Schwankungsbreite ist groß: Manche Babys haben schon bei ihrer Geburt den ersten Zahn, andere erst mit fast einem Jahr. Das **Milchgebiss** hat 20 Zähne, und zwar pro Kiefer vier Schneide-, zwei Eck- und vier Mahlzähne *(Milchmolaren).*

Etwa im sechsten Lebensjahr beginnt der **Zahnwechsel:** Die Wurzeln der Milchzähne werden abgebaut, und die bleibenden Zähne schieben dann die Kronen der Milchzähne heraus, bis die Milchzähne ausfallen (→ Abb. 17.9).

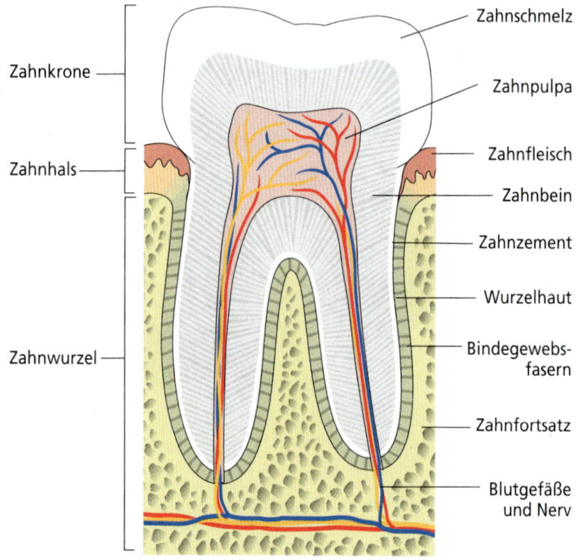

Abb. 17.7 Längsschnitt durch einen Backenzahn. Jede Wurzel durchziehen Blutgefäße, Nerven und Lymphgefäße.

Erwachsenengebiss

Das **Erwachsenengebiss** oder *bleibende Gebiss* besteht aus insgesamt 32 Zähnen, je 16 im Ober- und Unterkiefer. In der Mitte liegen pro Kiefer vier scharfkantige **Schneidezähne** zum Abbeißen der Nahrung. An die Schneidezähne schließt sich rechts und links je ein **Eckzahn** an. Es folgen auf beiden Seiten je zwei **Backenzähne** *(Prämolaren)* und drei **Mahlzähne** *(Molaren)* zum Kauen und Zermalmen der Nahrung. Die hintersten Mahlzähne heißen **Weisheitszähne,** weil sie in der Regel erst nach dem 17. Lebensjahr auswachsen (→ Abb. 17.8).

Die **Kaufläche** der Backenzähne besteht aus zwei Höckern. Backenzähne haben im Unterkiefer eine, im Oberkiefer manchmal zwei Wurzeln. Die Kaufläche der Mahlzähne besteht meist aus vier oder fünf Höckern. Sie haben im Unterkiefer zwei Wurzeln, im Oberkiefer drei.

Zahnschema

Um die zahnmedizinische Dokumentation zu erleichtern, wird durch das **Zahnschema** jedem Zahn eine bestimmte Nummer zugeordnet (→ Abb. 17.10).

Zahnhalteapparat

Der **Zahnhalteapparat** *(Parodontium)* umfasst das Zahnfleisch, den Zahnzement der Wurzel, die Wurzelhaut mit den Haltefasern und den Alveolarknochen. Der Zahnhalteapparat verankert den Zahn fest im Kiefer.

Karies

Karies *(Zahnfäule)* ist eine Erweichung v. a. des Zahnschmelzes durch Entkalkung, in fortgeschrittenen Stadien meist erkennbar an einer Braunfärbung der kariösen Stelle.

Ursache sind Bakterien im Zahnbelag und Kohlenhydrate aus der Nahrung (insbesondere Zucker). Die Bakterien bauen die Kohlenhydrate ab und es entstehen Säuren, die den Zahnschmelz angreifen.

Erreicht der Zahnzerfall die Pulpa mit den Nerven, kommt es zu Zahnschmerzen. Jeder kariöse Defekt wird zahnärztlich versorgt.

PRÄVENTION

Karies lässt sich durch regelmäßige Zahnpflege und richtige Ernährung weitgehend vermeiden. Die **Kariesprophylaxe** umfasst:

- Zähne gut pflegen (mindestens zweimal täglich Zähne putzen), wobei mit der Zahnpflege vor dem ersten Geburtstag begonnen werden sollte
- Wenig Zucker und Süßigkeiten essen

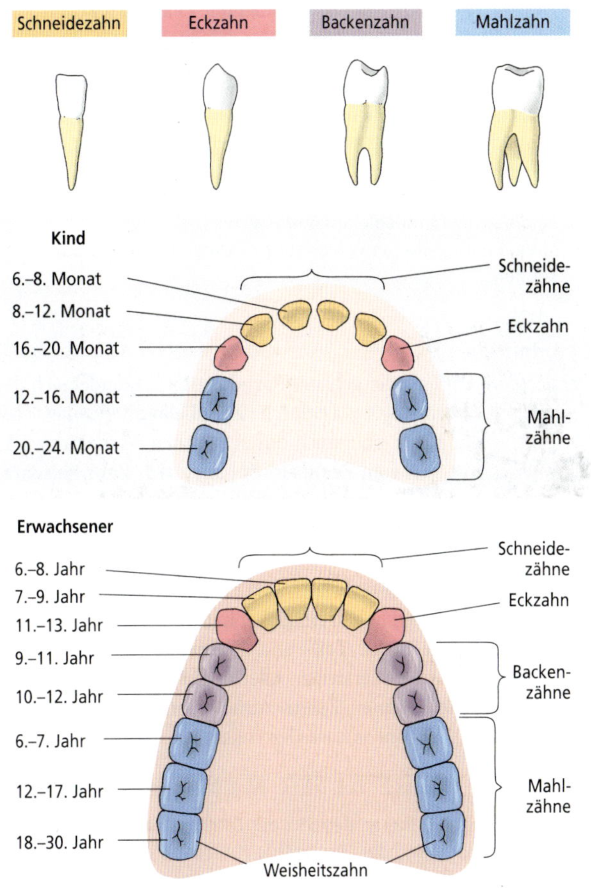

Abb. 17.8 Oben verschiedene Zahnformen. Mitte und unten Milch- und Erwachsenengebiss mit den Durchbruchszeiten der einzelnen Zähne.

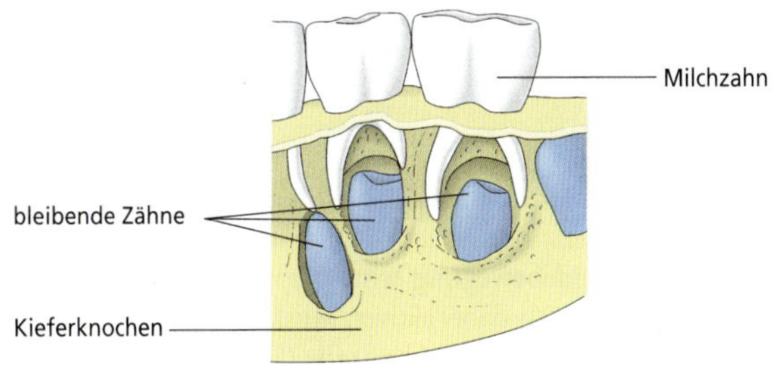

Abb. 17.9 Milchgebiss vor dem Zahnwechsel. Unter den Milchzähnen sind die bleibenden Zähne schon angelegt.

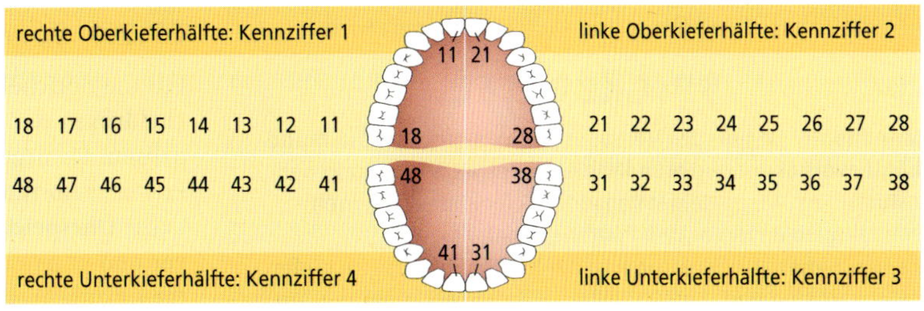

Abb. 17.10 Zahnschema. Zuerst erhält jede Kieferhälfte eine Kennziffer. Dann werden die Zähne einer Kieferhälfte beginnend mit dem vordersten Schneidezahn bis zum Weisheitszahn mit 1–8 durchnummeriert.

- Auf ausreichende Fluoridzufuhr achten. *Fluoride* machen die Zahnhartsubstanzen widerstandsfähiger gegen die von den Mundbakterien gebildeten Säuren. Ob bei Säuglingen und Kindern bis zum Grundschulalter Fluoridtabletten sinnvoll sind, hängt von einer evtl. Trinkwasser- und Kochsalzfluoridierung ab. Für ältere Kinder und Erwachsene ist die Verwendung fluoridierten Kochsalzes zusammen mit lokaler Fluoridierung (z. B. durch Zahnpasten oder Fluoridlacke) einmal wöchentlich empfehlenswert
- Regelmäßig alle sechs Monate zu Zahnarzt bzw. Zahnärztin gehen.

Parodontitis

Bei der *Parodontose* oder genauer **Parodontitis** entzündet sich das Zahnfleisch, begünstigt v. a. durch **Zahnbeläge** *(Plaques)* bei schlechter Zahnpflege, aber auch durch Rauchen oder Stress. Das Zahnfleisch löst sich vom Zahnhals, es bilden sich **Zahnfleischtaschen** und die Entzündung greift auf tiefere Strukturen des Zahnhalteapparats über – der Zahn lockert sich und fällt schließlich aus.

Gebiss alter Menschen

Viele ältere Menschen haben ein lückenhaftes Gebiss oder gar keine eigenen Zähne mehr. **Teil-** und **Vollprothesen** können die *Kaufunktion* oft wiederherstellen. Allerdings bilden sich die Kiefer nach Verlust der eigenen Zähne zurück, sodass die Prothesen „unterfüttert“ oder erneuert werden müssen.

PFLEGE ALTER MENSCHEN

Die Pflegenden erfragen den Sitz der **Zahnprothese** und achten auf den Zustand der Mundhöhle (Druckstellen?) sowie darauf, dass die Betroffenen die Prothese immer tragen, auch wenn sie nichts essen dürfen. Sonst verformt sich der Kiefer oft in nur wenigen Tagen so stark, dass die Prothese nicht mehr passt. Insbesondere bei Pflegebedürftigen, die sich nur noch eingeschränkt äußern können, achten sie auf Wechsel der Essgewohnheiten. Bevorzugung weicher und Meiden harter Kost kann auf schlechten Prothesensitz hindeuten und sollte zahnärztlich abgeklärt werden.

Kauen

Beim Kauen werden Schneide- und Mahlbewegungen differenziert.

Bei der **Schneidebewegung** wird der Unterkiefer gegen den Oberkiefer bewegt. Die dabei aktiven Muskeln sind der **M. masseter** *(Kaumuskel)* und der **M. temporalis** *(Schläfenmuskel).*

Bei der **Mahlbewegung** wird der Unterkiefer durch den hinteren Teil des M. temporalis bzw. den **M. pterygoideus lateralis** *(seitlicher Flügelmuskel,* → Abb. 7.8) nach vorne bzw. hinten gezogen. Unterstützt werden die Bewegungen durch die Wangenmuskulatur und die Zunge, damit die Nahrung immer wieder zwischen die Zahnreihen gelangt und weiter zerkleinert wird.

SPICKZETTEL

Mundhöhle: Beginn des Verdauungstrakts, unterteilt in **Mundhöhlenvorhof** vor und **Mundhöhlenhauptraum** innerhalb der Zahnreihen. Ausgekleidet von einer Schleimhaut mit mehrschichtigem unverhornten Plattenepithel.
Zähne: Sehr harte Strukturen in der Mundhöhle, die im Kiefer verankert sind und dem Abbeißen und der Zerkleinerung von Nahrung dienen.

- Eingeteilt von vorne nach hinten in **Schneidezähne, Eckzahn, Backenzähne** *(Prämolaren),* **Mahlzähne** *(Molaren)*
- Bestehend aus **Zahnwurzel** (im Kiefer), **Zahnhals** (umschlossen von Zahnfleisch) und **Zahnkrone** (sichtbarer Teil)
- Aufgebaut hauptsächlich aus dem knochenähnlichen **Dentin** *(Zahnbein),* an der Wurzel überzogen von **Zahnzement,** an der Krone von **Zahnschmelz** *(Enamelum).*

Gebiss: Gesamtheit der Zähne eines Menschen. Zuerst **Milchgebiss** aus 20 Zähnen (pro Kieferhälfte zwei Schneidezähne, ein Eckzahn, zwei Milchmolaren). Ab etwa dem sechsten Lebensjahr sukzessive ersetzt durch das **Erwachsenengebiss** aus 32 Zähnen (pro Kieferhälfte zwei Schneidezähne, ein Eckzahn, zwei Backenzähne, drei Mahlzähne).

17.2.3 Zunge

Die **Zunge** *(Lingua)* ist ein mit Schleimhaut überzogener Muskelkörper. Die Zunge:

- Hilft bei Kau- und Saugbewegungen
- Formt einen schluckbaren Bissen und beginnt die Schluckbewegung
- Dient dem Geschmacks- und Tastempfinden
- Ist an der Lautbildung beim Sprechen beteiligt.

Der hintere Anteil der Zunge heißt **Zungenwurzel** *(Zungengrund);* sie ist fest mit dem Mundboden verwachsen. Die restliche Zunge ist frei beweglich und besteht aus dem **Zungenkörper** und der **Zungenspitze.** In der Mitte der Zungenunterseite liegt das **Zungenbändchen,** das die Zunge am Mundboden festhält. Am Übergang des Zungenbändchens zum Mundboden liegen rechts und links die Ausführungsgänge der beiden Unterkieferspeicheldrüsen.

Die **Zungenmuskulatur** ist quergestreift. Die **Außenmuskulatur der Zunge** strahlt vom Schädel in die Zunge ein und ist für die *Lageveränderungen* der Zunge verantwortlich. Die auf die Zunge begrenzte **Binnenmuskulatur der Zunge** verleiht der Zunge ihre *Verformbarkeit.* Innerviert wird die Zungenmuskulatur vom *N. hypoglossus* (HN XII, → 9.11.1).

Die Zungenoberfläche wird von einer Schleimhaut mit mehrschichtigem unverhorntem Plattenepithel gebildet. Zusätzlich finden sich an Zungenrücken und -rändern zahlreiche warzenförmige Schleimhauterhebungen, welche die Zungenoberfläche rau machen, die **Zungenpapillen.** Nach ihrer Form unterscheidet man **faden-, pilz-, warzen-** und **blattförmige Papillen.** Die fadenförmigen Papillen dienen dem *Tasten,* die übrigen enthalten *Geschmacksknospen* (→ 10.5.2) zum Schmecken der Speisen.

Die Schleimhaut der Zungenwurzel enthält viel lymphatisches Gewebe, das in seiner Gesamtheit als **Zungenmandel** *(Tonsilla lingualis)* bezeichnet wird. Es bildet einen Teil des lymphatischen Rachenrings (→ Abb. 13.14) und dient der Infektabwehr.

17.2.4 Speicheldrüsen

Für die Speichelbildung sorgen neben den vielen **kleinen Speicheldrüsen** der Mundschleimhaut drei paarige **große Speicheldrüsen.** Sie liegen außerhalb des Mundraums und geben ihr Sekret über Ausführungsgänge in den Mundraum ab (→ Abb. 17.11).

Die **Ohrspeicheldrüse** *(Glandula parotidea, Parotis)* liegt etwas vor und unter dem Ohr zwischen der Haut und dem Kaumuskel. Ihr Ausführungsgang **(Ductus parotideus)** endet gegenüber dem zweiten oberen Mahlzahn im Mundhöhlenvorhof.

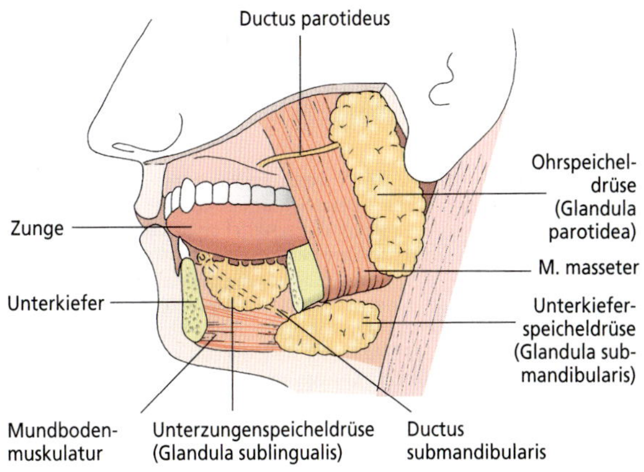

Abb. 17.11 Die großen Speicheldrüsen und ihre Ausführungsgänge.

Die **Unterkieferspeicheldrüse** *(Glandula submandibularis)* liegt unterhalb der Mundbodenmuskulatur an der Innenseite des Unterkiefers. Der Ausführungsgang mündet unter der Zunge an einer kleinen Erhebung nahe dem Zungenbändchen.

Die **Unterzungenspeicheldrüse** *(Glandula sublingualis)* liegt direkt auf der Mundbodenmuskulatur. Sie hat mehrere kurze Ausführungsgänge beidseits der Zunge und einen größeren Ausführungsgang, der gemeinsam mit dem der Unterkieferspeicheldrüse am Zungenbändchen endet.

Zusammensetzung des Speichels

Der **Mundspeichel** aus den Absonderungen der verschiedenen Speicheldrüsen besteht zu etwa 99,5 % aus Wasser. Die übrigen 0,5 % sind gelöste Anteile, vor allem Elektrolyte, Schleimstoffe, antimikrobiell wirksame Substanzen (z. B. Lysozym, IgA → 13.5.3) und verschiedene *Speichelenzyme* wie etwa das kohlenhydratspaltende **Ptyalin** (eine **α-Amylase** → 17.7.2), **Nukleasen** (zur Spaltung von Nukleinsäuren) und eine **saure Zungengrundlipase** zur Fettspaltung, die aber erst im Magen aktiviert wird.

Auch ohne Nahrungsaufnahme werden ständig geringe Mengen Speichel gebildet, um die Mundhöhle feucht zu halten. Bei Nahrungsaufnahme (oder allein dem Gedanken daran) steigt die Speichelproduktion reflektorisch stark an.

PFLEGE

Flüssigkeitsmangel und mangelnde Kautätigkeit vermindern den Speichelfluss. Die Mundschleimhaut trocknet aus, ist leichter verletzbar und wird anfällig für Infektionen.
Bei Patienten und Patientinnen, die nicht essen oder trinken dürfen, ist deshalb eine regelmäßige Mundpflege unabdingbar. Zusätzlich sollte der Speichelfluss z. B. durch Lutschen von Eiswürfeln oder Zitronenscheiben, Kaugummi-Kauen oder eine gezielte Massage entlang der Speicheldrüsen angeregt werden. Diese **Soor- und Parotitisprophylaxe** beugt Entzündungen von Mundhöhle und Ohrspeicheldrüsen vor.

17.2.5 Gaumen

Der **Gaumen** ist gleichzeitig das Dach der Mundhöhle und der Boden der Nasenhöhle. Der Gaumen:

- Trennt Mund- und Nasenhöhle
- Bildet das Widerlager der Zunge beim Sprechen
- Verschließt den oberen Rachenraum beim Schlucken
- Ermöglicht korrektes Sprechen (die Laute i, k, ch können ohne normalen Gaumenschluss nicht gesprochen werden).

Der Gaumen besteht aus zwei Teilen, dem vorderen **harten Gaumen** und dem hinteren **weichen Gaumen,** der auch *Gaumensegel* heißt (→ Abb. 17.6).

Der harte Gaumen besteht aus den **Gaumenfortsätzen des Oberkieferknochens** und den dahinter liegenden **Gaumenbeinen** (*Ossa palatina* → 7.2.1, → Abb. 16.3).

Der sich anschließende weiche Gaumen ist eine Sehnen-Muskel-Platte, die am harten Gaumen und an der Schädelbasis befestigt ist und im Bogen zum Zungengrund verläuft. In der Mitte des weichen Gaumens liegt das **Zäpfchen** *(Uvula).*

Zieht sich die Muskulatur des weichen Gaumens zusammen, so wird das Gaumensegel nach oben gezogen und der Nasen-Rachen-Raum gegen die Mundhöhle verschlossen. Dies wird als **Gaumenschluss** bezeichnet.

Die seitlichen Ränder des weichen Gaumens bilden zwei Schleimhautfalten, die zum Zungengrund und zur seitlichen Rachenwand führen. Sie heißen **vorderer** bzw. **hinterer Gaumenbogen** (*Arcus palatoglossus* bzw. *palatopharyngeus*). Zwischen den beiden Gaumenbögen liegen rechts und links die *Gaumenmandeln* (→ 16.2, → Abb. 16.4, → Abb. 17.6).

SPICKZETTEL

Zunge *(Lingua):* Schleimhautüberzogener, hochbeweglicher Muskelkörper am Boden der Mundhöhle. An der Oberfläche **Zungenpapillen** für Tasten und Geschmack. Außerdem wichtig für Kauen, Saugen, Schlucken, Sprechen.
Speicheldrüsen: Exokrine Drüsen, welche den **Mundspeichel** produzieren, der u. a. den Nahrungsbissen gleitfähig macht. Unterteilt in

- **Kleine Speicheldrüsen** überall in der Mundhöhlenschleimhaut
- Paarige **große Speicheldrüsen. Ohrspeicheldrüse** *(Glandula parotidea, Parotis)* vor und unterhalb des Ohrs, **Unterkieferspeicheldrüse** *(Glandula submandibularis)* innen am Unterkiefer, **Unterzungenspeicheldrüse** *(Glandula sublingualis)* auf dem Mundboden. Münden alle über Ausführungsgänge in die Mundhöhle.

17.2.6 Rachen

Der **Rachen** (*Pharynx* → 16.2) verbindet Mundhöhle und Speiseröhre, aber auch Nase und Luftröhre. In seinem mittleren Teil kreuzen sich Atem- und Speiseweg, wobei verhindert werden muss, dass Nahrung oder Flüssigkeit in Nase oder Luftröhre gelangt.

Schlucken

Ist die Nahrung genügend gekaut und mit Speichel vermischt, so formt die Zunge daraus einen schluckfähigen **Bissen** und schiebt diesen nach hinten in den Rachen.

Die Reizung von Berührungssensoren im Rachen, am Gaumen und am Zungengrund löst den **Schluckreflex** aus: Das Gaumensegel hebt sich, die Rachenmuskulatur zieht sich zusammen. Dadurch wird der Epipharynx (Nasenrachen) abgedichtet.

Als Nächstes kontrahiert sich die Mundbodenmuskulatur. Der an der Mundbodenmuskulatur befestigte Kehlkopf bewegt sich zwangsläufig mit nach oben, der Kehldeckel legt sich passiv quer

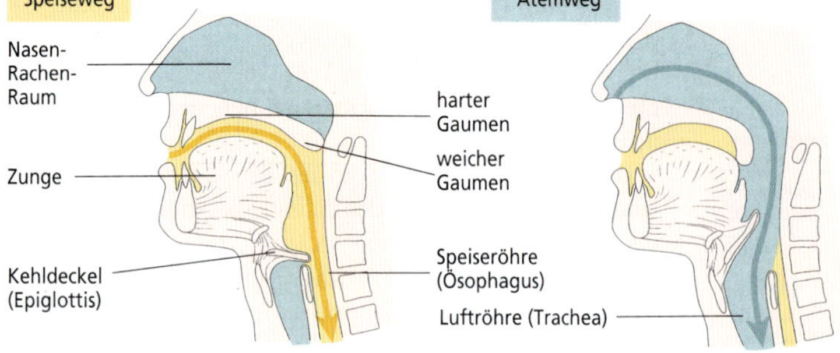

Abb. 17.12 Kreuzung von Atem- und Speiseweg im Rachen. Beim Schlucken wird der Nasen-Rachen-Raum durch Anheben des Gaumensegels und Anspannung der Rachenwand abgedichtet. Durch eine Aufwärtsbewegung des Kehlkopfs legt sich der Kehldeckel automatisch quer über den Kehlkopfeingang und verschließt ihn so. Beim Atmen steht der Kehldeckel steil, die Luft kann vom Rachen in die Luftröhre gelangen.

und verschließt den Kehlkopfeingang, sodass keine Nahrung in die Luftröhre gelangen kann (→ Abb. 17.12). Dieser Schutzmechanismus ist lebenswichtig.

Der obere Ösophagussphinkter (→ 17.3) erschlafft, gleichzeitig zieht sich die Rachenmuskulatur wellenförmig zusammen und schiebt den Bissen in die Speiseröhre.

Jenseits des Säuglingsalters ist die Atmung während des Schluckens reflektorisch gehemmt.

Es folgt der Transport des Bissens durch die Speiseröhre.

Aspiration

Das Schlucken ist ein hoch komplizierter Vorgang, der das koordinierte Zusammenspiel zahlreicher Muskeln erfordert. Bei **Schluckstörungen** legt sich der Kehldeckel oft nicht mehr schützend über die Luftwege, und es besteht das Risiko einer **Aspiration** („Einatmen" von Fremdkörpern in die Lunge) mit nachfolgender Lungenentzündung. In besonderem Ausmaß gefährdet sind Patienten und Patientinnen nach Langzeitbeatmung, einem Schlaganfall oder mit anderen schweren neurologischen Erkrankungen. Ist (zusätzlich) der Hustenreflex (→ 16.3.3) gestört, bleibt die Aspiration zudem nicht selten unbemerkt.

PFLEGE

Komplikationen durch Aspiration sind nicht selten prognoseentscheidend. Bei Patienten und Patientinnen mit dem geringsten Anhalt für eine **Schluckstörung** erfolgt deshalb ein Schluckversuch, ggf. auch eine umfangreichere interdisziplinäre Diagnostik. Therapeutische Maßnahmen (etwa Schlucktraining) und Art der Ernährung (z. B. Eindicken von Flüssigkeiten, künstliche enterale Ernährung) hängen von Art und Ausmaß der Schluckstörung ab.

SPICKZETTEL

Schlucken *(Schluckakt)*: Komplizierter Vorgang, durch den Nahrung vom Mund in die Speiseröhre transportiert wird. Ablauf

- Reizung von Berührungssensoren an Rachen, Gaumen, Zungengrund → Auslösen des **Schluckreflexes**
- Heben des Gaumensegels, Kontraktion der Rachenmuskulatur → Abdichten des Epipharynx
- Kontraktion der Mundboden-/Zungenbeinmuskulatur → Hochziehen des Kehlkopfs → „Querlegen" das Kehldeckels → Verschluss des Kehlkopfeingangs und damit der Luftröhre
- Erschlaffen des oberen Ösophagussphinkters (→ 17.3), wellenförmige Kontraktionen der Rachenmuskulatur → Transport des Bissens in die Speiseröhre.

17.3 Speiseröhre

Die **Speiseröhre** *(Ösophagus)* ist ein beim Erwachsenen ca. 25 cm langer Muskelschlauch zwischen Rachen und Magen. Sie transportiert die Speisen vom Mund in den Magen. Ausgekleidet ist sie mit einem mehrschichtigen unverhornten Plattenepithel.

Verlauf der Speiseröhre

Die Speiseröhre beginnt hinter dem Ringknorpel des Kehlkopfs in Höhe des sechsten Halswirbels und läuft dann hinter der Luftröhre abwärts. Nach dem Durchtritt durch das Zwerchfell geht sie nach kurzem Verlauf im Bauchraum in den Magen über (→ Abb. 17.13).

Die Speiseröhre ist ein sehr dehnbarer, elastischer Schlauch. An drei Stellen ist sie jedoch weniger dehnbar. Diese drei **natürlichen Engstellen der Speiseröhre** sind die **Ringknorpelenge**, die **Aortenenge** und die **Zwerchfellenge.**

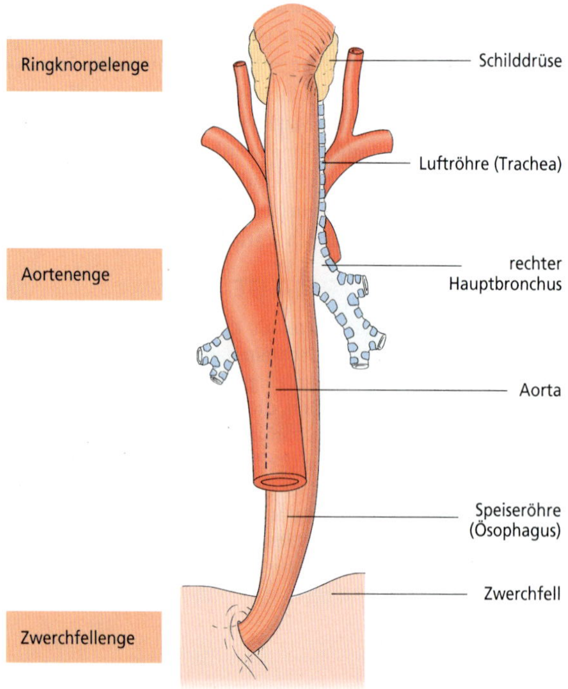

Abb. 17.13 Verlauf der Speiseröhre und ihre drei natürlichen Engstellen (Ansicht von hinten).

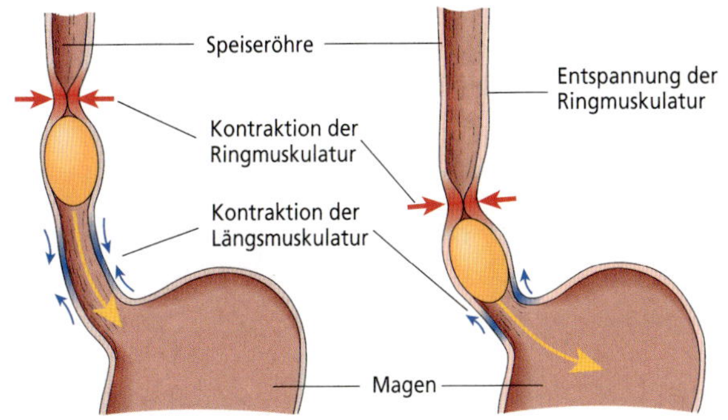

Abb. 17.14 Die Peristaltik der Speiseröhre.

MEDIZIN

Zu große oder zu wenig gekaute Bissen bleiben meist an den drei natürlichen Engstellen der Speiseröhre stecken, besonders in der Ringknorpelenge als erster und gleichzeitig engster Engstelle.

Transport der Nahrung durch die Speiseröhre

Normalerweise ist die Speiseröhre oben und unten durch einen erhöhten Spannungszustand der Muskulatur verschlossen. Man spricht auch vom **oberen** und **unteren Ösophagussphinkter.**

Nach Beginn des Schluckvorgangs erschlafft der *obere* Ösophagussphinkter, der Bissen kann vom Rachen in die Speiseröhre übertreten. Jetzt wird der Bissen in Richtung Magen weiterbefördert. Die längs und quer verlaufenden Muskelfasern der Speiseröhre ziehen sich abwechselnd zusammen. Kommen diese *peristaltischen Wellenbewegungen* am unteren Speiseröhrenende an, so wird unwillkürlich der *untere* Ösophagussphinkter geöffnet, und der Bissen kann in den Magen eintreten (→ Abb. 17.14).

Gastroösophagealer Reflux

Funktioniert der untere Ösophagussphinkter nicht richtig, so kann Mageninhalt in die Speiseröhre zurücklaufen **(gastroösophagealer Reflux).**

Beim jungen Säugling ist dies bis zu einem gewissen Ausmaß normal. Die Kinder „spuckeln" nach dem Füttern, wenn sie aber sonst keine Krankheitszeichen zeigen (also gut gedeihen, nicht unruhig sind nach dem Essen oder husten), sind keine weiteren Maßnahmen nötig. Der Verschlussmechanismus „reift von selbst nach".

Ein gastroösophagealer Reflux bei Erwachsenen hingegen führt nicht selten zu einer **Refluxkrankheit,** die sich z. B. durch Sodbrennen und saures Aufstoßen, aber auch unklare Heiserkeit oder Husten zeigt. Sie sollte behandelt werden, auch weil eine (jahrelange) **Refluxösophagitis** *(refluxbedingte Speiseröhrenentzündung)* das Risiko eines **Ösophaguskarzinoms** *(Speiseröhrenkrebs)* erhöht. Durch Erschlaffung des Bandapparates und häufige Bauchpresse wegen Obstipationsneigung ist ein gastroösophagealer Reflux bei älteren Menschen häufig.

SPICKZETTEL

Speiseröhre *(Ösophagus):* Ca. 25 cm langer Muskel-Schleimhaut-Schlauch zwischen Rachen und Magen, ausgekleidet mit mehrschichtigem unverhornten Plattenepithel. Aufgabe Nahrungstransport.

17.4 Magen

An die Speiseröhre schließt sich als sackartige Erweiterung des Verdauungskanals der **Magen** *(Ventriculus, Gaster)* an.

Das *Fassungsvermögen* des Magens beträgt etwa 1,5 l. In seiner Position gehalten wird der Magen hauptsächlich durch die ihn umgebenden Bänder, die zu Leber und Milz verlaufen. Trotzdem variiert die Form des Magens ständig, je nach Füllungszustand und Körperlage.

17.4.1 Abschnitte des Magens

Am Magen werden verschiedene Abschnitte unterschieden (→ Abb. 17.15):

- Den Mageneingang, also den Übergang von der Speiseröhre zum Magen, bezeichnet man als **Kardia** *(Magenmund)*
- Seitlich der Kardia, unmittelbar unter dem Zwerchfell, liegt der kuppelförmige **Fundus** *(Magengrund).* Dies ist beim stehenden Menschen die am höchsten liegende Region des Magens, in der sich beim Essen mitgeschluckte Luft ansammelt
- An den Fundus schließt sich der **Korpus** *(Magenkörper)* als größter Teil des Magens an. Dieser geht über in den *Vorraum des Pförtners (Antrum pyloricum),* kurz **Antrum**
- Den Abschluss des Magens bzw. den Übergang zum Dünndarm stellt der *Magenpförtner* **(Pylorus)** her.

Prinzipiell ist die Magenwand wie in 17.1.2 besprochen aufgebaut. Sie zeigt jedoch einige Besonderheiten.

17.4.2 Muskelschicht der Magenwand

Die Muskelschicht der Magenwand (Muskularis) besteht in Abweichung zum übrigen Verdauungskanal aus *drei* übereinandergelagerten Schichten von Muskelfasern, die von außen nach innen längs, ringförmig und schräg verlaufen.

Dadurch kann sich der Magen auf vielfältige Weise zusammenziehen, die Magengröße der jeweiligen Füllung anpassen, den Nahrungsbrei weiter mechanisch zerkleinern und mit dem Magensaft mischen und schließlich zum Magenausgang weiterleiten.

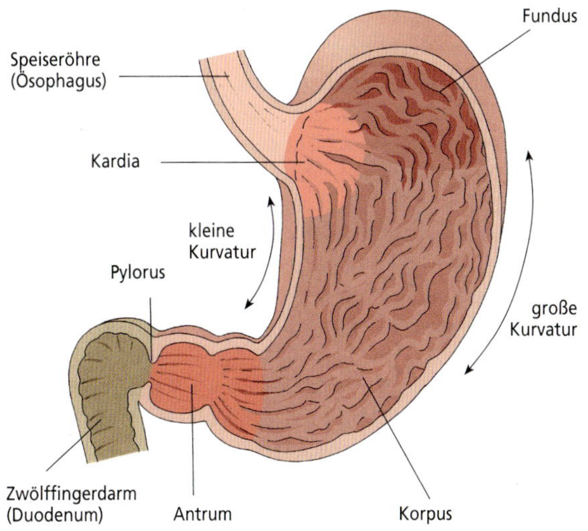

Abb. 17.15 Magen im Längsschnitt mit Kardia, Fundus, Korpus, Antrum und Pylorus sowie großer und kleiner Krümmung des Magens (Magenkurvatur).

Dies erfolgt durch *peristaltische Wellen,* die über den ganzen Magen in Richtung Pylorus verlaufen.

17.4.3 Magenschleimhaut

Die rötlich-graue Magenschleimhaut ist beim leeren Magen in ausgedehnte Längsfalten gelegt, welche am Pförtner zusammenlaufen. Die „Täler“ zwischen den Falten heißen **Magenstraßen.**

Histologischer Aufbau der Magenschleimhaut

Das **Oberflächenepithel des Magens** ist ein einschichtiges Zylinderepithel. Dieses Epithel ist in tiefe Falten gelegt, wodurch unzählige schlauchförmige **Magendrüsen** entstehen, die den Magensaft produzieren. Diese Drüsen kommen zwar im ganzen Magen vor, der verdauende Magensaft wird jedoch nur in Fundus und Korpus produziert. Mit zunehmendem Alter wird die Magenschleimhaut dünner.

Die Fundus- und Korpusdrüsen enthalten drei unterschiedliche Zellarten (→ Abb. 17.16):

- Die **Belegzellen** *(Parietalzellen)* liegen überwiegend im mittleren Abschnitt der Drüsenschläuche. Ihre Hauptaufgaben sind die Herstellung von *Salzsäure* und *Intrinsic-Faktor* (→ 17.4.4, → 17.9.9)
- Die **Hauptzellen** in der Tiefe der Drüsenschläuche sind auf die Bildung der eiweißspaltenden Enzyme (*Pepsinogene* bzw. in der aktiven Form *Pepsine*) sowie geringer Mengen der fettspaltenden *Magenlipase* spezialisiert
- Die **Nebenzellen** bilden wie die zylinderförmigen Oberflächenepithelzellen des Magens den *muzinhaltigen Magenschleim,* der die innere Oberfläche des Magens vor der aggressiven Salzsäure schützen soll.

In den übrigen Regionen des Magens wird ausschließlich schützender Magenschleim gebildet. Entsprechend gibt es hier in den Drüsen nur Nebenzellen.

In der gesamten Magenschleimhaut findet man außerdem *endokrin aktive Zellen,* so z. B. Histamin produzierende **ECL-Zellen** sowie v. a. im Pförtnerbereich die **G-Zellen.** Diese bilden das Hormon **Gastrin,** das auf dem Blutweg die Magenbeweglichkeit steigert sowie die Haupt- und Belegzellen von Fundus und Korpus anregt, Salzsäure und Verdauungsenzyme zu bilden.

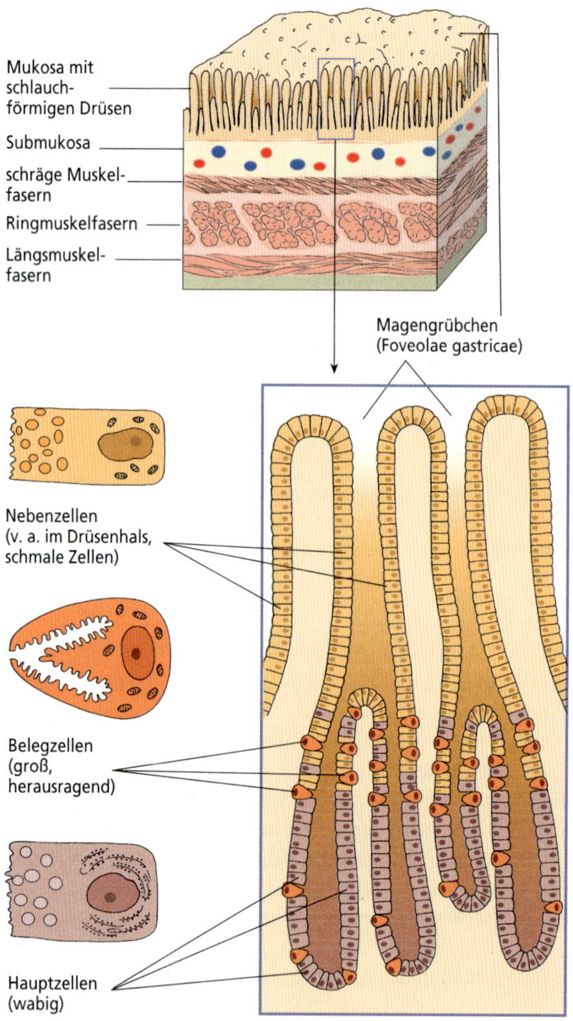

Abb. 17.16 Der Aufbau der Magenschleimhaut. Die schlauchförmigen Drüsen bestehen aus Haupt-, Beleg- und Nebenzellen.

Ulkus und Ulkuskrankheit

Ein **gastroduodenales Ulkus** *(Magen- und Zwölffingerdarmgeschwür)* ist ein Defekt der Magen- oder Zwölffingerdarmschleimhaut, der die Eigenmuskelschicht der Schleimhaut *(Lamina muscularis mucosae)* überwunden hat.

Die Ursache liegt in einem gestörten Gleichgewicht zwischen aggressiven Faktoren und Schutzmechanismen der Schleimhaut. Als wichtiger aggressiver Faktor hat sich dabei eine Besiedlung der Magenschleimhaut mit dem Bakterium *Helicobacter pylori* (→ Abb. 17.17) erwiesen, zu dem aber noch weitere Einflüsse hinzutreten müssen.

Leitsymptome sind Appetitlosigkeit sowie Schmerzen im Ober- und Mittelbauch, die beim **Ulcus ventriculi** *(Magengeschwür)* typischerweise unmittelbar nach Nahrungsaufnahme auftreten, beim **Ulcus duodeni** *(Zwölffingerdarmgeschwür)* hingegen erst etwa zwei Stunden später.

Die Diagnose wird durch Magenspiegelung (Gastroskopie) gestellt. Sie ermöglicht durch eine Gewebeentnahme auch die Abgrenzung vom **Magenkarzinom.**

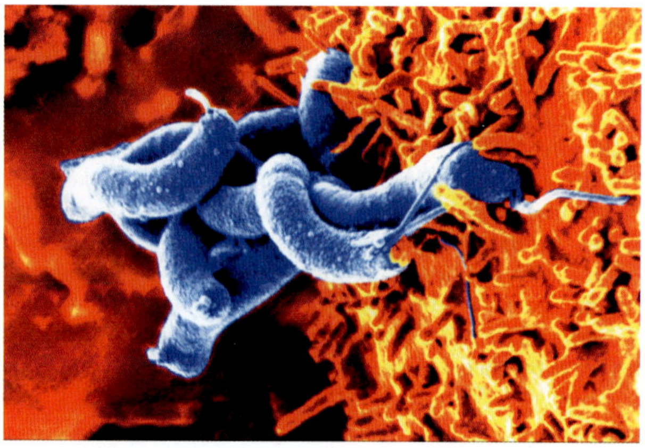

Abb. 17.17 Helicobacter pylori. Das saure Milieu des Magens tötet die meisten, aber nicht alle Krankheitserreger ab. Das Bakterium *Helicobacter pylori* (blau) hat sich geradezu auf das Leben auf der Magenschleimhaut (orange) spezialisiert. [T332–01]

Durch wirksame Medikamente gegen *Helicobacter pylori* sind die früher langjährigen Verläufe mit wiederholten Geschwüren (**Ulkuskrankheit**) wesentlich seltener geworden.

PFLEGE

Stress steigert die Säureproduktion des Magens. Patienten und Patientinnen nach großen Operationen oder auf der Intensivstation sind anfällig für sog. *Stressulzera.* Stressminimierend wirken eine ruhige Umgebung und die normale enterale Nahrungsaufnahme. Besonders Gefährdete erhalten zur **Ulkusprophylaxe** Medikamente, die die Säureproduktion hemmen.

17.4.4 Magensaft

Bestandteile des Magensafts

Alle Drüsen in Fundus und Korpus bilden abhängig von der Nahrungsaufnahme durchschnittlich 2 l **Magensaft** täglich. Neben Wasser enthält er v. a.:

- **Salzsäure** *(HCl).* HCl wird von den Belegzellen sezerniert. Der pH-Wert (→ 2.7.3) des Magensafts kann auf einen Wert von 1–2 absinken, sodass der Speisebrei dann einen pH von 2–4 hat. Die Salzsäure greift zudem die Eiweiße an (*denaturiert* sie), deren dreidimensionale Struktur bricht zusammen, sodass sie leichter von eiweißspaltenden Enzymen zerlegt werden können. Weiter wirkt die Salzsäure als Desinfektionsmittel gegen die meisten mit der Nahrung aufgenommenen Bakterien und Viren
- **Pepsinogene und Pepsine.** Die *Pepsinogene* werden in den Hauptzellen gebildet und im Magen bei einem pH < 6 in die aktiven, eiweißspaltenden *Pepsine* umgewandelt. Diese spalten die mit der Nahrung aufgenommenen Eiweiße in gröbere Bruchstücke von 10–100 Aminosäuren
- **Magenschleim.** Der muzinhaltige Magenschleim wird wie Bikarbonat von allen Oberflächenzellen der Magenschleimhaut sowie den Nebenzellen der Magendrüsen gebildet. Das zähe Muzin haftet auf der Oberfläche der Zellen und bildet einen geschlossenen Film, der das gesamte Mageninnere auskleidet. Dieser schützt die Schleimhaut vor dem Angriff der Salzsäure und des Pepsins und verhindert somit eine Selbstverdauung
- **Intrinsic-Faktor.** Der *Intrinsic-Faktor* wird ebenfalls von den säurebildenden Belegzellen gebildet. Er wird benötigt, um das Vitamin B_{12} im Dünndarm aufzunehmen (→ 17.9.9).

Steuerung der Magensaftbildung

Magensaft wird gebildet, wenn sich Nahrung im Magen befindet oder der Magen mit Nahrung „rechnet".

Es werden drei Phasen der Magensaftbildung differenziert:

- In der vom Gehirn gesteuerten **nervalen** *(zephalen)* **Phase** bei erwarteter Magenfüllung steigern beispielsweise Geruchs- und Geschmacksreize reflektorisch über das vegetative Nervensystem (N. vagus → 9.11.1) die Säure- und Gastrinbildung
- Die sich anschließende **Magenphase** *(gastrale Phase)* wird durch Nahrung im Magen ausgelöst. Magendehnung und chemische Reize (Eiweißabbauprodukte, Kaffee) steigern den Gastrinspiegel und in der Folge die Magensaftsekretion
- In der von Dünndarmhormonen gesteuerten **intestinalen Phase** wird die Gastrin- und damit Magensaftproduktion anfangs noch gefördert. Dann löst eiweiß- und fetthaltiger Speisebrei im Zwölffingerdarm die Sekretion der Dünndarmhormone Sekretin und Cholezystokinin (→ 17.6.9, → Tab. 11.2) aus. Dadurch werden Salzsäureproduktion und Magenentleerung gehemmt.

17.4.5 Entleerung des Magens

Der Mageninhalt wird in kleinen Portionen an den sich anschließenden Zwölffingerdarm weitergegeben. Vom Antrum gehen starke peristaltische Kontraktionswellen aus, der Pylorus öffnet sich kurzzeitig, und ein kleiner Anteil des Speisebreis kann in den Zwölffingerdarm übertreten. Die Geschwindigkeit der Magenentleerung hängt stark von der Zusammensetzung der Nahrung ab, sodass die **Magenverweilzeit** von zwei bis sieben Stunden schwankt. Kohlenhydratreiche Speisen (z. B. das Frühstücksbrötchen) verweilen am kürzesten im Magen, fettreiche Speisen (die Weihnachtsgans) am längsten.

PÄDIATRIE

Ein verhältnismäßig häufiges Krankheitsbild vor allem bei neugeborenen Jungen ist die **(hypertrophische) Pylorusstenose:** Etwa ab der dritten Lebenswoche erbrechen die Kinder zunehmend kurz nach dem Füttern, wobei die Milch nicht wie bei vielen Säuglingen ein bisschen „herausläuft", sondern im Bogen oder Strahl erbrochen wird. Durch Flüssigkeitsverlust und Elektrolytentgleisung verfallen die Babys rasch. Die meisten Kinder müssen operiert werden, danach ist die Prognose sehr gut.

SPICKZETTEL

Magen *(Ventriculus, Gaster):* Sackartiges, intraperitoneal gelegenes Verdauungsorgan im linken Oberbauch.

- Abschnitte **Kardia** (*Magenmund,* Mageneingang), **Magenfundus** (*Magengrund,* kuppelförmig links neben Kardia), **Magenkorpus** (*Magenkörper,* Hauptteil), **Antrum** (*Antrum pyloricum,* vor dem Pförtner), **Pylorus** (*Magenpförtner,* Magenausgang)
- **Oberflächenepithel** (→ Magenschleim, Bikarbonat). **Magenschleimhautdrüsen** mit **Belegzellen** (*Parietalzellen* → Salzsäure, Intrinsic-Faktor), **Hauptzellen** (→ Pepsinogen, Lipase), **Nebenzellen** (→ Magenschleim, Bikarbonat)
- Aufgaben Speicherung, Durchmischung des Speisebreis, Sekretion von Magensaft → Abtöten von Krankheitserregern, Beginn der Eiweiß- und Fettverdauung.

17.5 Dünndarm

Der **Dünndarm** ist der auf den Magen folgende Abschnitt des Verdauungsrohrs. Hauptaufgabe des Dünndarms ist es, den im Mund und Magen vorverdauten Speisebrei *(Chymus)* zu Ende zu verdauen und die dabei entstehenden kleinen Moleküle über das Epithel der Dünndarmschleimhaut in den Kreislauf aufzunehmen (→ 17.7). Zudem werden pro Tag ungefähr 8 l Verdauungssäfte (Speichel, Magensaft, Galle, Bauchspeicheldrüsensekret, Dünndarmsekret) im Dünndarm wieder rückresorbiert. Diese gewaltige Resorptionsaufgabe erfordert eine riesige innere Oberfläche.

17.5.1 Abschnitte des Dünndarms

Der Dünndarm besteht aus drei Abschnitten, die ohne scharfe Grenze ineinander übergehen (→ Abb. 17.18):

- **Duodenum** *(Zwölffingerdarm)*
- **Jejunum** *(Leerdarm)*
- **Ileum** *(Krummdarm).*

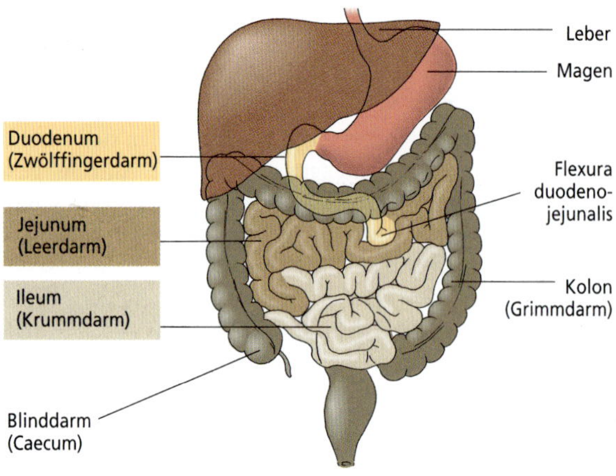

Abb. 17.18 Die verschiedenen Dünndarmabschnitte.

Erster Abschnitt des Dünndarms ist das etwa 25 cm lange, C-förmige **Duodenum.** Das C umschließt den Kopf der Bauchspeicheldrüse, deren Ausführungsgang *(Ductus pancreaticus, Bauchspeichelgang)* in der Regel gemeinsam mit dem Gallengang etwa in der Mitte des absteigenden Teils an einer kleinen warzenförmigen Erhebung *(Papilla duodeni major)* ins Innere des Duodenums einmündet (→ Abb. 17.27). Das Duodenum liegt überwiegend retroperitoneal.

Das Duodenum geht mit einem scharfen Knick *(Flexura duodenojejunalis)* in das **Jejunum** über. Dieses ist wesentlich länger als das Duodenum und geht seinerseits ohne scharfe Begrenzung in das **Ileum** über. Jejunum und Ileum liegen intraperitoneal und sind beim Erwachsenen etwa 3–6 m lang (ca. 40 % Jejunum, 60 % Ileum).

17.5.2 Dünndarmschleimhaut

Der allgemeine Aufbau der Dünndarmwand entspricht dem des übrigen Verdauungsrohrs (→ 17.1.4). Besonderheit ist aber eine enorme Oberflächenvergrößerung der Schleimhaut auf insgesamt 200 m^2.

Diese Oberflächenvergrößerung entsteht zum einen durch bis zu 1 cm hohe, ringförmige Schleimhautfalten, die **Kerckring-Falten.** Auf diesen Falten finden sich finger- bis blattförmige, ungefähr 1 mm hohe *Aus*stülpungen, die als **Zotten** bezeichnet werden, sowie etwas kürzere *Ein*stülpungen, die **Krypten** heißen (→ Abb. 17.19, → Abb. 17.20, → Abb. 17.21). Dadurch wird die durch die Schleimhautfalten schon vergrößerte Oberfläche noch weiter vergrößert. Zum Dritten tragen die Schleimhautzellen, hier **Enterozyten** *(Saumzellen)* genannt, selbst zur Oberflächenvergrößerung bei: Unzählige dicht beieinanderstehende Fortsätze des Zytoplasmas, die **Mikrovilli,** bilden einen *Bürstensaum.* Gegen Ende des Ileums nimmt die oberflächenvergrößernde Faltung der Dünndarmschleimhaut immer mehr ab.

Im Zentrum jeder Zotte findet sich ein *Lymphgefäß,* durch das die Darmlymphe *(Chylus)* transportiert wird.

Während des Verdauungsvorgangs sind die Zotten in ständiger Bewegung, tauchen in den Speisebrei und nehmen Moleküle auf, die dann über die Kapillaren oder das zentrale Lymphgefäß abtransportiert werden.

Zwischen den Zotten senken sich die schlauchförmigen Krypten in die Tiefe und bilden die **Lieberkühn-Drüsen** oder *-Krypten.* Hier entsteht ein Teil des Safts, der vom Dünndarm selbst gebildet und dem Speisebrei zugemischt wird. Die **Paneth-Körnerzellen** in der Tiefe der Krypten sind für die Epithelregeneration und die Immunabwehr wichtig.

Ausschließlich im Duodenum findet man die **Brunner-Drüsen** *(Glandulae duodenales* → Abb. 17.20). Sie liegen tief in der Darmwand, meist in der Submukosa. Ihr alkalisches, schleimhaltiges Sekret bildet zusammen mit den anderen Schleim bildenden Zellen des Dünndarms eine Schutzschicht für die Oberfläche.

Der **Dünndarmsaft** ist das Sekret, das von allen Brunner-, Lieberkühn- und Schleimdrüsen des Dünndarms gemeinsam gebildet wird und von dort ins Darminnere gelangt. Der Dünndarmsaft verbessert den Kontakt zwischen den im Darm gelösten Substanzen und den resorbierenden Mikrovilli der Enterozyten.

Lymphatisches Gewebe des Dünndarms

Im gesamten Magen-Darm-Trakt kommen gelegentliche Lymphfollikel (→ 13.1.2) vor. In Ileum und Wurmfortsatz sind sie besonders zahlreich und als Verdickungen der Schleimhaut **(Peyer-Plaques)** sichtbar.

Das gesamte lymphatische Gewebe im Magen-Darm-Trakt wird als **darmassoziiertes lymphatisches Gewebe** *(gut associated lymphoid tissue, GALT)* bezeichnet. Wie die anderen mukosaassoziierten lymphatischen Gewebe (→ 13.8) soll es Krankheitserreger erkennen und ggf. eine Abwehrreaktion einleiten.

Endokrines Gewebe des Dünndarms

In der Dünndarmschleimhaut liegen verstreut endokrine Zellen. Die von ihnen produzierten Hormone sind insbesondere an der Regulation der Verdauungsfunktionen (mit)beteiligt (→ Tab. 11.2).

17.5.3 Dünndarmbewegungen

Folgende Dünndarmbewegungen werden unterschieden:

- Die **Eigenbeweglichkeit der Zotten** durch Anspannung der Eigenmuskelschicht der Schleimhaut. Sie wird vom Plexus submucosus der Submukosa gesteuert und verbessert den Kontakt zwischen Epithel und Speisebrei
- **Mischbewegungen** durch rhythmische Einschnürungen der Ringmuskulatur sowie **Pendelbewegungen,** die von der Längsmuskulatur bewirkt werden. Ausgelöst werden die Mischbewegungen durch örtliche Dehnungen der Dünndarmwand, die der Plexus myentericus mit „Befehlen" zur Muskelkontraktion beantwortet
- **Peristaltische Wellen** (→ 17.3, → 17.4.2) zur Fortbewegung des Darminhalts in Richtung Dickdarm
- Einzelne kräftige peristaltische Wellen über Magen und Dünndarm im verdauungsfreien Intervall zur Entfernung von Bakterien und Speiseresten (**myoelektrischer Motorkomplex,** engl. *migrating motor complex,* kurz *MMC*).

Diese Bewegungen sind von einer äußeren Innervation unabhängig. Man spricht von einer **Autonomie der Darmbewegungen.** Die Darmbewegungen können aber von Sympathikus und Parasympathikus beeinflusst werden (→ 9.13).

MEDIZIN

Beim **Ileus** fällt die Transportfunktion des Darms infolge Verlegung des Darmlumens **(mechanischer Ileus)** oder Darmlähmung **(paralytischer Ileus)** aus. Ein mechanischer Ileus ist beispielsweise Folge tumorbedingter Darmverengungen, einer Darmverschlingung oder einer Hernie („Bruch").

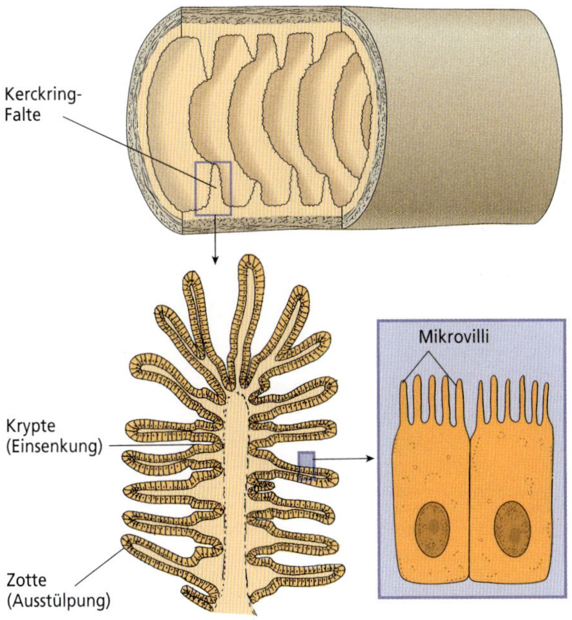

Abb. 17.19 Kerckring-Falten, Zotten, Krypten und Mikrovilli vergrößern die Resorptionsfläche des Dünndarms.

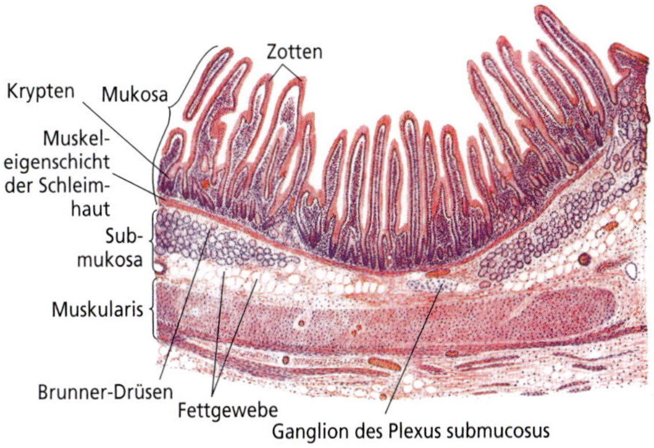

Abb. 17.20 Dünndarmschleimhaut, lichtmikroskopisches Bild. [M375]

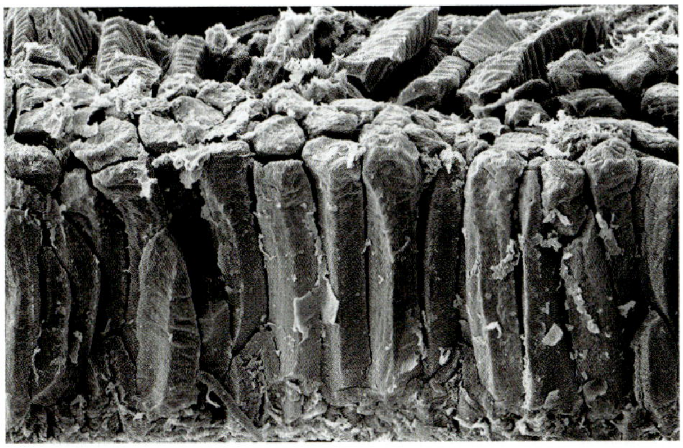

Abb. 17.21 Dünndarmzotten im rasterelektronenmikroskopischen Bild. Auf einem Quadratzentimeter stehen etwa 3.000 Zotten! [X243]

SPICKZETTEL

Dünndarm: Erster Abschnitt des Darms. Bis auf den ersten Teil intraperitoneal.

- Abschnitte **Duodenum** (*Zwölffingerdarm*, ca. 25 cm, Mündung von Hauptgallengang = Ductus choledochus und Bauchspeichelgang = Ductus pancreaticus), **Jejunum** (*Leerdarm*, ca. 2 m), **Ileum** (*Krummdarm*, gut 2,5 m)
- Oberflächenvergrößerung durch **Kerckring-Falten, Zotten, Krypten,** Mikrovilli auf den resorbierenden **Enterozyten**
- **Brunner-, Lieberkühn-Drüsen** u. a. Schleimhautdrüsen → **Dünndarmsaft**
- Lymphatisches Gewebe, besonders reichlich im unteren Ileum **(Peyer-Plaques)**
- Hauptaufgaben Speisebreitransport, Verdauung, Resorption.

17.6 Leber und Pankreas, Gallenwege und Gallenblase

Zur abschließenden Verdauung des Speisebreis werden Galle und Pankreassaft benötigt. Sie werden in der **Leber** *(Hepar)* bzw. dem **Pankreas** *(Bauchspeicheldrüse)* gebildet und dem Darminhalt im Zwölffingerdarm beigemischt.

17.6.1 Lage und makroskopischer Aufbau der Leber

Die rötlich braune **Leber** *(Hepar)* ist mit ca. 1,5 kg Gewicht (beim Erwachsenen) die größte Anhangsdrüse des Darms. Sie wird von außen in zwei unterschiedlich große Lappen unterteilt, den größeren **rechten** und den kleineren **linken Leberlappen.** Die Hauptmasse der Leber liegt unter der rechten Zwerchfellkuppel und ist an deren Form angepasst. Der linke Leberlappen reicht weit über die Mittellinie hinaus in den linken Oberbauch (→ Abb. 17.22, → Abb. 17.1).

An der Leberoberfläche kann man die obere, konvexe *Zwerchfellseite* von der unteren, leicht konkaven *Eingeweideseite* unterscheiden.

Von vorne erkennt man das an der Unterseite des Zwerchfells befestigte sichelförmige **Lig. falciforme** *(Sichelband),* das als Anhalt für die Grenze zwischen rechtem und linkem Leberlappen dienen kann (→ Abb. 17.22).

Betrachtet man die Leber von der Eingeweidefläche her (→ Abb. 17.22), so erkennt man noch zwei kleinere Lappen: den **Lobus quadratus** *(quadratischer Lappen)* und den **Lobus caudatus** *(geschwänzter Lappen).*

Zwischen diesen beiden kleineren Lappen befindet sich eine quergestellte Nische, die **Leberpforte** *(Porta hepatis).* An der Leberpforte treten die *Leberarterie* (**A. hepatica,** auch *A. hepatica propria* genannt) und die **Pfortader** *(V. portae)* als zuführende Blutgefäße in die Leber ein. Umgekehrt verlassen die großen Gallengänge, der **Ductus hepaticus dexter** und **sinister** (*rechter* bzw. *linker Lebergallengang*), die Leber hier.

Die Leber ist an ihrer Außenseite von einer derben *Bindegewebskapsel* sowie fast gänzlich von Peritoneum überzogen. Die Leber und die an ihr befestigte Gallenblase liegen somit intraperitoneal.

Bindegewebskapsel und Peritoneum werden vom Nervensystem sensibel innerviert, sind also *schmerzempfindlich.*

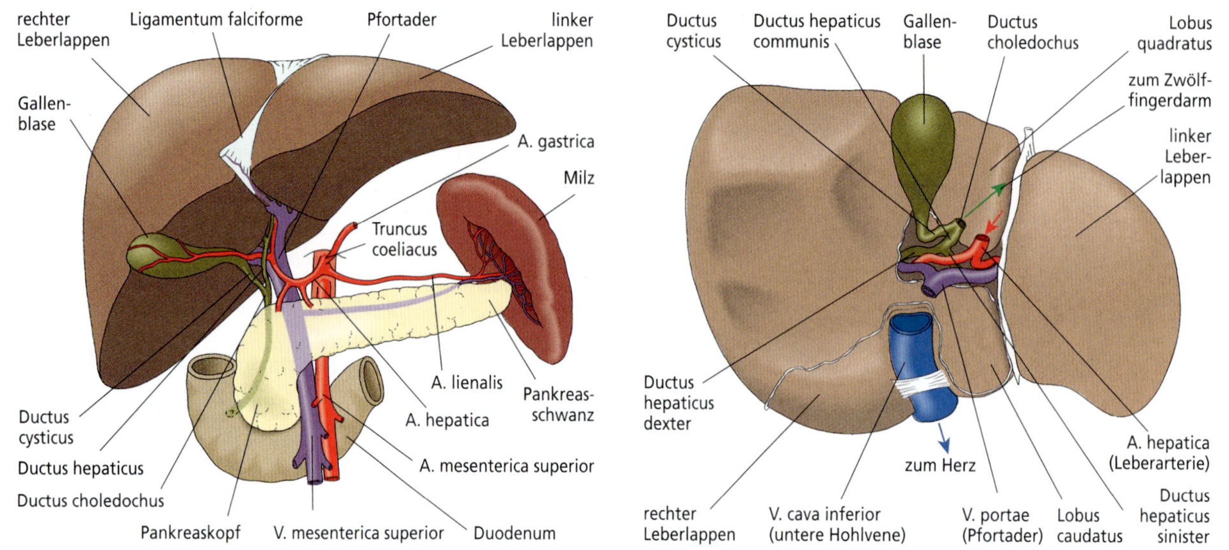

Abb. 17.22 Links Leber (mit Zwölffingerdarm, Pankreas und Milz) in der Ansicht von vorne. Rechts Eingeweidefläche (Unterseite) der Leber.

Blutversorgung der Leber

Ca. 25 % des zur Leber gelangenden Blutes ist sauerstoffreich und stammt aus der *A. hepatica (propria)*. Diese geht aus der *A. hepatica communis* hervor.

75 % ihres Blutes erhält die Leber durch die *Pfortader* (über 1 l/min). Sie sammelt das venöse Blut der Bauchorgane und spaltet sich unmittelbar nach Eintritt in die Leber in viele Äste auf. Das Blut der Pfortader enthält u. a. die im Dünndarm resorbierten Nährstoffe, Abbauprodukte aus der Milz, Hormone der Bauchspeicheldrüse und auch Stoffe, die schon von der Magenschleimhaut resorbiert wurden (wie z. B. Alkohol).

17.6.2 Feinbau der Leber

Leberläppchen

Die Leber ist aus einer riesigen Zahl 1–2 mm großer **Leberläppchen** *(Lobuli hepatici)* aufgebaut. Auf Schnittpräparaten erscheinen diese Leberläppchen wie die sechseckigen Wabenzellen einer Bienenwabe. An den Eckpunkten stoßen jeweils drei verschiedene Leberläppchen aneinander (→ Abb. 17.23, → Abb. 17.24). Hier befinden sich die **Periportalfelder,** in denen jeweils ein feiner Ast der Pfortader, ein Ast der Leberarterie und ein kleiner Gallengang verlaufen. Dieses auch als **Glisson-Trias** bezeichnete Versorgungssystem bringt somit zu jeweils drei Leberläppchen Pfortaderblut und sauerstoffreiches arterielles Blut und enthält andererseits feine Abflüsse von Gallenkanälchen aus jeweils drei Leberläppchen.

Das Leberläppchen selbst wird aus zahlreichen radiär verlaufenden Zellsträngen gebildet, die ein dreidimensionales Plattensystem bilden. Jede dieser Platten besteht gewöhnlich aus 1–2 Lagen von **Leberzellen** *(Leberepithelzellen, Hepatozyten)*. Dazwischen liegen die **Lebersinusoide** (→ Abb. 17.23), das Kapillarnetz der Leber. Dort mischt sich das arterielle Blut mit dem Pfortaderblut und fließt durch die Sinusoide, die „Austauschstrecke" des Blutes mit den Leberzellen, zentralwärts. In der Mitte des Leberläppchens finden die Sinusoide Anschluss an die **Zentralvene,** über die das Blut aus dem Leberläppchen abfließt. Die abfließenden Zentralvenen aller Leberläppchen sammeln das Blut in immer größer werdenden Venen. Über die drei großen *Lebervenen* **(Vv. hepaticae)** fließt dieses Blut schließlich dicht unter dem Zwerchfell in die V. cava inferior (untere Hohlvene) ab.

Die Lebersinusoide sind von einem löchrigen Endothel ausgekleidet (diskontinuierliches Endothel → 15.1.3). Durch dessen Poren können alle Plasmabestandteile ungehindert in den **Disse-Raum** (→ Abb. 17.23) gelangen, einen schmalen Spaltraum zwischen den **Sinusendothelzellen** und den Leberzellen. Erst hier treten die Leberzellen mit den Plasmabestandteilen in Kontakt, wobei fingerförmige Ausläufer der Leberzellen (Mikrovilli) in den Disse-Raum hineinragen. Die Leberzellen nehmen Nähr- und Abfallstoffe aus dem Plasma auf, bauen diese um oder speichern sie und geben Stoffwechselprodukte ab.

Im Endothelverband der Lebersinusoide liegen ferner die **Kupffer-Zellen** *(Kupffer-Sternzellen)*, die dem *Monozyten-Makrophagen-System* (→ 13.2.2) angehören und Bakterien, Fremdstoffe und Zelltrümmer phagozytieren.

Gallengänge innerhalb der Leber

Neben dem System der Lebersinusoide existiert in der Leber ein zweites Kapillarsystem mit **Gallenkanälchen,** das räumlich völlig getrennt von den Lebersinusoiden verläuft. Diese Gallenkanälchen werden durch rinnenartige Spalträume gebildet, die zwischen zwei benachbarten Leberzellen ausgespart bleiben und deren Wände von den Zellmembranen der Leberzellen selbst gebildet werden. Die Flussrichtung in den Gallenkanälchen ist der der Lebersinusoide entgegengesetzt: Sie beginnen im Zentrum der Leberläppchen und münden in den Periportalfeldern in größere Sammelgänge **(interlobuläre Gallengänge).**

Die Gallengänge vereinigen sich immer mehr, bis schließlich an der Leberpforte nur noch ein Hauptast aus dem rechten und dem linken Leberlappen austritt, der erwähnte Ductus hepaticus dexter und sinister. Sie vereinigen sich außerhalb der Leber zum **Ductus hepaticus communis** *(gemeinsamen Lebergallengang)*.

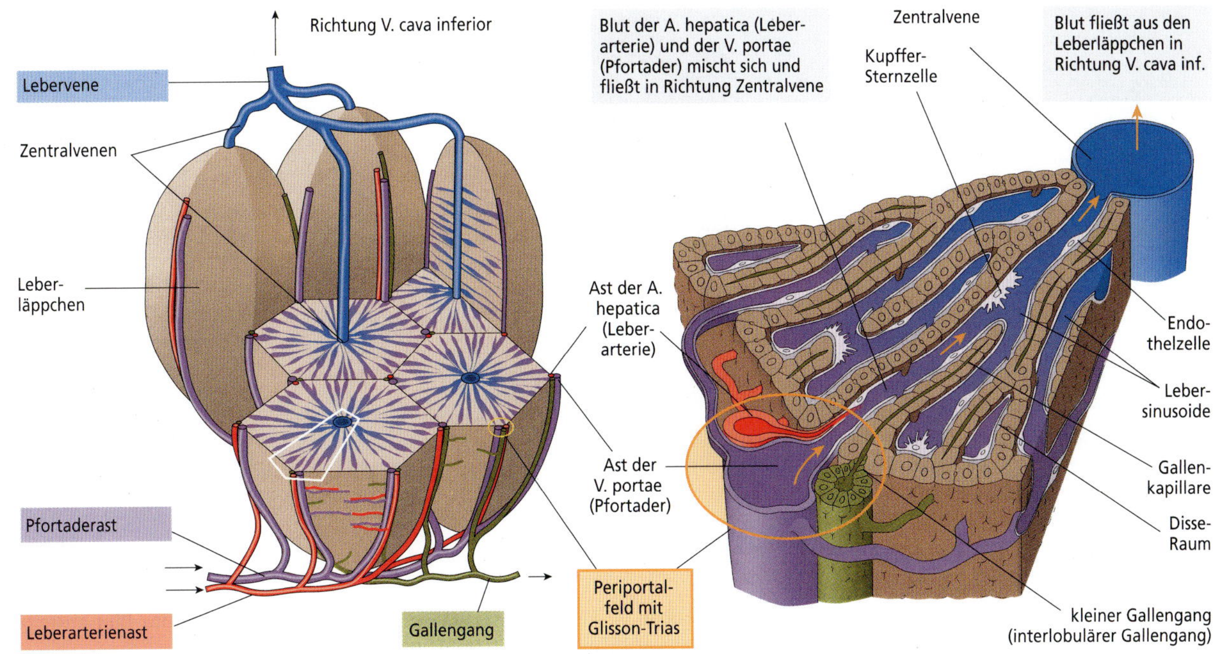

Abb. 17.23 Leberläppchen, links Übersicht, rechts Ausschnitt.
In der Mitte des Leberläppchens liegt die Zentralvene. Darauf laufen radspeichenartig Platten aus Leberzellen zu. Im „Zwickel" liegt das Periportalfeld mit je einem Endast von Pfortader und A. hepatica (A. und V. interlobularis), einem kleinen Gallengang, Lymphgefäßen und Nerven.
Das nährstoffreiche, venöse Pfortaderblut und das sauerstoffreiche arterielle Blut vermischen sich in den weiträumigen Sinusoiden zwischen den Leberzellen. Das löchrige Endothel erlaubt einen intensiven Stoffaustausch. Auf der den Sinusoiden abgewandten Seite bilden Aussparungen zwischen den Leberzellen die Gallenkanälchen. Die Galle fließt entgegengesetzt zum Blut vom Zentrum in die Peripherie.

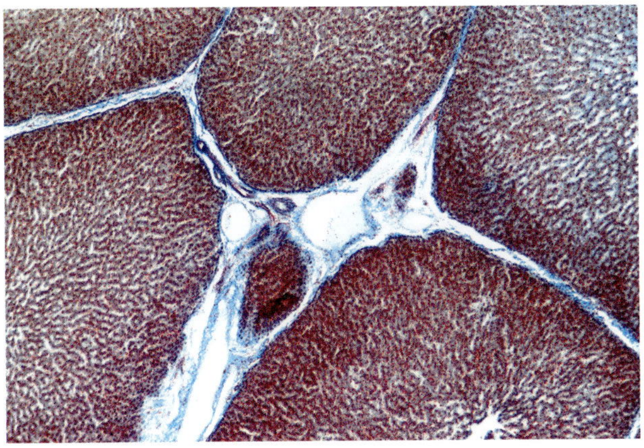

Abb. 17.24 Mehrere Leberläppchen im lichtmikroskopischen Bild. Normalbefund mit regelmäßiger Läppchenstruktur. In der Mitte ein Periportalfeld, unten eine Zentralvene. [X243]

17.6.3 Funktionen der Leber

Die Leber ist die Stoffwechselzentrale des menschlichen Körpers (→ Abb. 17.25). Die Leber:

- Produziert die Galle
- Erfüllt vielfältige Aufgaben im Eiweiß-, Kohlenhydrat- und Fettstoffwechsel
- Entgiftet z. B. Alkohol und viele Medikamente
- Speichert Vitamine, Kohlenhydrate und Fette
- Bildet Proteine (Albumine, Gerinnungsfaktoren)
- Sezerniert Bilirubin
- Ist an der Produktion von Hormonen bzw. Hormonvorstufen beteiligt, etwa bei Angiotensinogen, Erythropoetin, Vitamin-D-Hormon, IGF-1, Thrombopoetin
- Ist an der Regulation des pH-Wertes beteiligt.

Verarbeitungs- und Verteilungszentrale

Über die Pfortader wird der Großteil der Nährstoffe der Leber zugeführt. In Lebersinusoiden bzw. Disse-Raum tritt die Leber großflächig mit diesem nährstoffreichen Blut in Kontakt und die Leberzellen nehmen einen Großteil der gelösten Stoffe auf.

Je nach Nahrungsaufnahme sind manche Stoffe jedoch plötzlich im Überschuss vorhanden, andere benötigte Substanzen fehlen.

- Die Leber überführt zum einen Stoffe, die im Blut im Überschuss vorhanden sind, in eine Speicherform
- Zum anderen setzt sie bei Mangel an bestimmten Stoffen im Blut diese wieder aus ihrer Speicherform frei und gibt sie an das Blut ab, um die Zellen gleichmäßig mit Nähr- und anderen Stoffen zu versorgen.

Die Leber hat also eine wichtige „Pufferfunktion" für Nährstoffspitzen und -mangel.

Entgiftungs- und Ausscheidungsorgan

Die Leber ist das wichtigste Organ zum *Um- und Abbau* körpereigener und körperfremder Substanzen (→ Abb. 17.25). Zwar können durch Um- und Abbau auch giftigere Stoffe entstehen als zuvor, dies ist jedoch eher selten. Die Leber wird deshalb oft als *Entgiftungsorgan* bezeichnet.

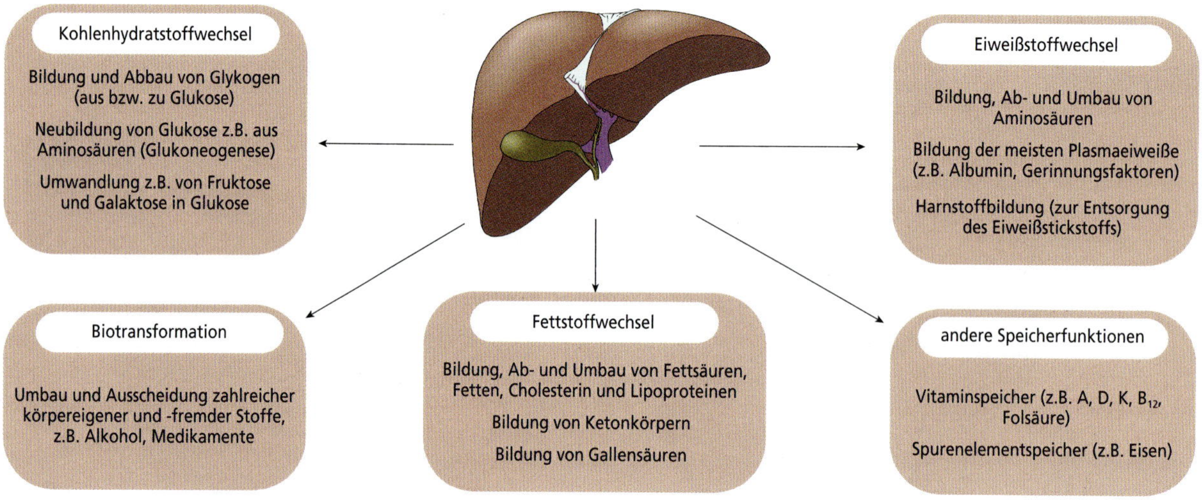

Abb. 17.25 Übersicht über die Stoffwechselaufgaben der Leber.

Die Leber verfügt über zahlreiche *Enzyme* zum Um- und Abbau von Substanzen. Die nachfolgende Ausscheidung erfolgt über zwei unterschiedliche Wege:

- **Ausscheidung über die Niere.** *Gut wasserlösliche* Abbauprodukte werden von den Leberzellen in die Lebersinusoide abgegeben. Von dort gelangen sie über das Blut zur Niere und verlassen mit dem Urin den Organismus
- **Ausscheidung über die Galle.** *Schlecht wasserlösliche* und damit auch im Blut schlecht lösliche Abbauprodukte geben die Leberzellen auf der den Lebersinusoiden gegenüberliegenden Seite in die Gallenkanälchen ab. Durch die emulgierende Wirkung der Gallensäuren werden sie in der Galle in Lösung gehalten und gelangen mit dieser in den Darm. Von dort aus werden sie mit dem Stuhl ausgeschieden.

Beim Neugeborenen sind viele Leberenzyme noch „unreif" – eine Mitursache für die normale Neugeborenengelbsucht (→21.2.1). Auch im Alter nimmt die Leistungsfähigkeit der Leber wieder ab. Mögliche Folgen sind eine verminderte Alkoholtoleranz und ein verzögerter Abbau in der Leber verstoffwechselter Substanzen (z. B. Medikamente!).

First-Pass-Effekt

Eine besondere Rolle fällt der Leber durch ihre Einbindung in den Pfortaderkreislauf zu: Sie wirkt wie ein Filter für alle Stoffe, die im Magen-Darm-Trakt resorbiert werden und somit vor Erreichen des Körperkreislaufs die Leber passieren müssen. Dieser Filterwirkung fallen auch Arzneistoffe „zum Opfer", die dem Organismus oral zugeführt werden, falls diese bei der Passage der Leber zu einem erheblichen Teil inaktiviert oder ausgeschieden werden **(First-Pass-Effekt).** Diesen Wirkungsverlust kann man vermeiden, wenn man das Medikament am Verdauungskanal vorbei als Spritze *intravenös* (in die Vene), *intramuskulär* (in den Skelettmuskel) oder *subkutan* (unter die Haut) gibt (→Abb. 8.4). Auch bei der *rektalen* Gabe als Zäpfchen wird die Leberpassage zumindest zum Teil vermieden.

Ammoniak

Im Darm sowie beim Eiweißabbau fällt eine erhebliche Menge von **Ammoniak** (genauer *Ammoniumionen*) an. Dieses wird von der Leber zu **Harnstoff** entgiftet, sodass es nicht im Blut ansteigen und als Nervengift das Gehirn schädigen kann.

MEDIZIN

Bei schweren Leberschäden mit unzureichender Entgiftungsfunktion der Leber gelangt vermehrt Ammoniak ins Blut. Dadurch droht eine ZNS-Schädigung mit neurologischen und psychischen Auffälligkeiten – man spricht von **hepatischer Enzephalopathie.** Ihre Schwerstform, das **Leberkoma,** verläuft auch heute noch häufig tödlich.

SPICKZETTEL

Leber *(Hepar):* Überwiegend im rechten Oberbauch und fast ganz intraperitoneal gelegene größte Drüse des Menschen und zentrales Stoffwechselorgan.

- Vier Leberlappen (**rechter Leberlappen, linker Leberlappen, Lobus quadratus** = *quadratischer Lappen,* **Lobus caudatus** = *geschwänzter Lappen*)
- Aufgebaut aus 1–2 mm großen, im Querschnitt sechseckigen **Leberläppchen** *(Lobuli hepatici)* mit strahlenförmig angeordneten Balken aus **Leberzellen** *(Hepatozyten).* Auf einer „Balkenseite" **Sinusoide** = Leberkapillaren, auf der anderen **Gallenkanälchen.** Zwischen jeweils drei Leberläppchen **Periportalfeld** (mit **Glisson-Trias** = Ast der Pfortader, der Leberarterie und kleiner Gallengang), in der Mitte **Zentralvene** (→ Vv. hepaticae)
- Blutzufluss aus der A. hepatica (Leberarterie, sauerstoffreiches Blut) und der Pfortader (V. portae, sauerstoffarmes, nährstoffreiches Blut)!
- Aufgaben Sekretion der Galle (→ Fettverdauung), zentrale Drehscheibe im Stoffwechsel, Entgiftung, Bildung u. a. von Albumin, Gerinnungsfaktoren, Speicher z. B. für einige Vitamine und Spurenelemente.

17.6.4 Galle

Pro Tag werden von der Leber kontinuierlich etwa 0,5 l gelbbraune **Galle** gebildet, die über die Gallenwege in den Zwölffingerdarm abgegeben wird.

Zusammensetzung der Galle

Die Galle besteht – neben Wasser und Elektrolyten – aus Bilirubin, Gallensäuren, Cholesterin, Lezithin und anderen auszuscheidenden fettlöslichen Substanzen (auch Medikamenten). Darüber hinaus werden über die Galle Zwischen- und Endprodukte des Stoffwechsels und etliche Hormone ausgeschieden.

Gallenfarbstoff Bilirubin

Ein wesentlicher Gallenbestandteil ist das **Bilirubin,** das überwiegend aus dem Abbau der roten Blutkörperchen (Erythrozyten → 12.2.4, → Abb. 12.8) stammt. Genauer gesagt ist es das Abbauprodukt des **Häms,** der sauerstoffbindenden Komponente des Hämoglobins. Der Abbau erfolgt in den Zellen des Monozyten-Makrophagen-Systems von Milz, Knochenmark und Leber und führt über das grünliche Zwischenprodukt **Biliverdin** schließlich zum Endprodukt des Hämabbaus, dem gelblichen Bilirubin. Bilirubin ist wasserunlöslich und wird daher im Blut größtenteils an das Eiweiß Albumin gebunden transportiert. Dieses **indirekte Bilirubin** erreicht die Leber, wo es von Albumin abgetrennt und in die Leberzellen aufgenommen wird. Die Leberzellen koppeln dann das Bilirubin an *Glucuronsäure,* wodurch es besser wasserlöslich wird. Diese „gekoppelte" Form des Bilirubins heißt **direktes Bilirubin.** Sie wird anschließend mit der Galle in den Darm ausgeschieden.

Im Darm wird das Bilirubin durch die Dickdarmbakterien weiter umgebaut:

- **Sterkobilin** wird mit dem Stuhl ausgeschieden und verleiht ihm seine charakteristische bräunliche Farbe
- Das ebenfalls im Darm entstehende Zwischenprodukt **Urobilinogen** wird teilweise rückresorbiert und danach teils in der Leber weiter abgebaut, teils (insbesondere bei hohen Konzentrationen) mit dem Urin ausgeschieden.

MEDIZIN

Steigt die Bilirubinkonzentration im Blut an, färben sich zunächst die Augenbindehäute und bei weiterem Anstieg auch die Haut gelb – es kommt zur **Gelbsucht** *(Ikterus).* Ursachen können sein:

- Ein erhöhter Untergang roter Blutzellen (*hämolytischer Ikterus,* **prähepatischer Ikterus**)
- Eine schwere Schädigung der Leberzellen, z. B. im Rahmen einer Virusleberentzündung **(intrahepatischer Ikterus)**
- Eine Verlegung der Gallenwege, z. B. durch Gallensteine oder Tumoren (*Verschlussikterus,* **posthepatischer Ikterus**).

Gallensäuren und Fettverdauung

Für die Fettverdauung und -resorption sind folgende Inhaltsstoffe der Galle von großer Bedeutung:

- Die **Gallensäuren** (z. B. *Cholsäure, Chenodesoxycholsäure*)
- Lezithin und andere Phospholipide.

Die Gallensäuren werden in der Leber aus **Cholesterin** gebildet. Sie setzen die Oberflächenspannung zwischen Fetten und Wasser herab und ermöglichen damit eine sehr feine Verteilung der Fette im Dünndarminhalt (*emulgieren,* → 2.8.2).

Im Dünndarm ballen sich die Fette mit den Gallensäuren spontan zu kleinsten Partikeln zusammen, den **Mizellen.** Diese emulgieren die Fette noch weiter und stellen einen engen Kontakt zur Darmschleimhaut her, sodass die gelösten Fette von der Schleimhaut aufgenommen werden können (→ 17.7.3).

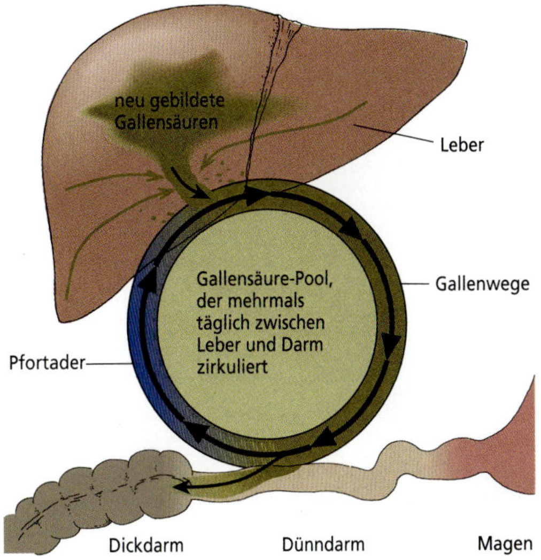

Abb. 17.26 Enterohepatischer Kreislauf. Über 90 % der Gallensäuren, die täglich über die Gallenwege in den Darm gelangen, werden zurückgewonnen und der Leber wieder zugeführt. Nur etwa 10 % werden über den Stuhl ausgeschieden.

Enterohepatischer Kreislauf

Im letzten Abschnitt des Dünndarms werden die Gallensäuren zu etwa 90 % rückresorbiert, gelangen mit dem Pfortaderblut wieder zur Leber und werden dort erneut in die Galle abgegeben. Dieser *Kreislauf der Gallensäuren* (aber auch anderer Substanzen) zwischen Leber und Darm wird als **enterohepatischer Kreislauf** bezeichnet. Er entlastet die Leber, die durch dieses beständige „Recycling" nur wenige Gallensäuren neu herstellen muss (→ Abb. 17.26).

17.6.5 Gallenwege

Die aus der Leber kommenden **Ductus hepaticus dexter** und **sinister** *(rechter* und *linker Lebergallengang)* vereinigen sich an der Leberpforte zu einem gemeinsamen Gang, dem **Ductus hepaticus communis** *(gemeinsamer Lebergallengang).* Aus diesem geht nach kurzer Strecke und in spitzem Winkel der **Ductus cysticus** *(Gallenblasengang)* ab, der die Verbindung zur Gallenblase herstellt. Nach Abgang des Ductus cysticus wird der „eigentliche" Gallengang als **Ductus choledochus** *(Hauptgallengang)* bezeichnet. Dieser 6–8 cm lange Gang steigt hinter dem Zwölffingerdarm ab, durchquert den Kopf der Bauchspeicheldrüse und mündet in der Regel gemeinsam mit dem Ausführungsgang der Bauchspeicheldrüse (Ductus pancreaticus) in die Papilla duodeni major des Duodenums (→ Abb. 17.27).

Ein Schließmuskel **(M. sphincter Oddi)** an der Papille sorgt dafür, dass die Galle außerhalb von Verdauungsphasen über Ductus choledochus und Ductus cysticus in die Gallenblase zurückgestaut wird. Hier wird sie auf etwa 50–80 ml *(Blasengalle)* „eingedickt".

17.6.6 Gallenblase

Die birnenförmige **Gallenblase** *(Vesica biliaris, Vesica fellea)* liegt an der Eingeweidefläche („Unterseite") der Leber und ist dort mit deren bindegewebiger Kapsel verwachsen.

Die innere Schleimhaut der Gallenblase besteht aus einem Zylinderepithel mit Mikrovilli zur Lichtung hin. Diese resorbieren Wasser aus der Galle, wodurch die Gallenblasengalle stark einge-

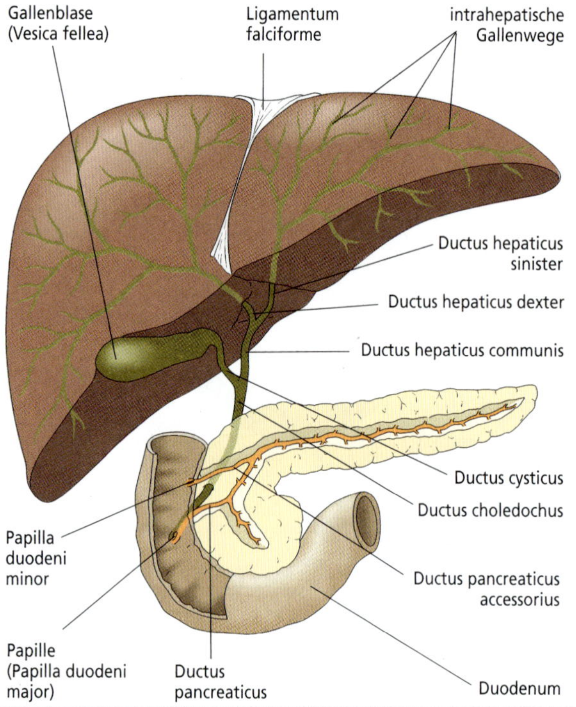

Abb. 17.27 Verlauf von Gallenwegen und Ausführungsgang der Bauchspeicheldrüse.
Meist mündet der Gallengang zusammen mit dem Ausführungsgang des Pankreas (Ductus pancreaticus) in den Zwölffingerdarm. Manchmal existiert ein zweiter Ausführungsgang (Ductus pancreaticus accessorius) mit eigenem Abfluss ins Duodenum.

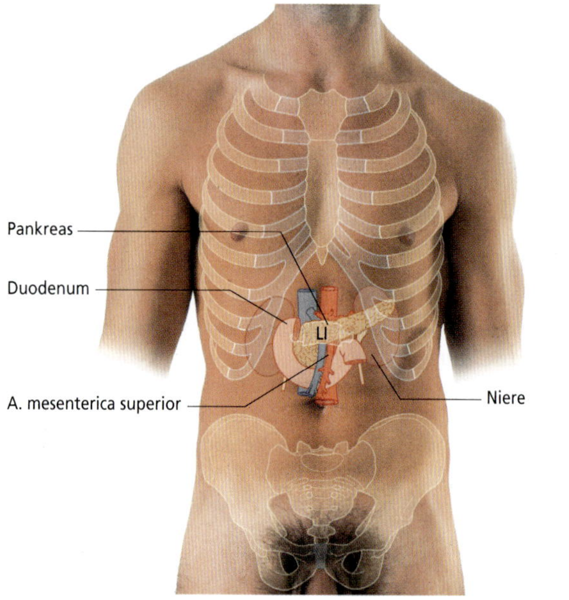

Abb. 17.28 Projektion von Duodenum und Pankreas auf die vordere Bauchwand.
LI = Höhe des ersten Lendenwirbelkörpers. [E364]

dickt (konzentriert) wird. Die Zellen des Gallenblasenepithels sezernieren außerdem einen zähen, die Oberfläche schützenden Schleim. Unter dem Gallenblasenepithel liegt eine Schicht dehnbarer, glatter Muskulatur.

Gelangen Fette ins Duodenum, so ist dies das Signal, dass Galle zur Verdauung benötigt wird. Freisetzung des Hormons *Cholezystokinin* (→ Tab. 11.2, → 17.6.9) führt dann zu Gallenblasenkontraktion und (indirekt) Erschlaffung des M. sphincter Oddi und damit zur Abgabe von Galle ins Duodenum.

Gallensteine

Bei manchen Menschen entstehen aus den in der Galle gelösten Substanzen Steine, manchmal klein wie Brillantsplitter, manchmal so groß wie Murmeln. Besonders häufig bilden sich Gallensteine bei Überernährung, Diabetes mellitus oder erhöhten Blutfettwerten. Das **Gallensteinleiden** *(Cholelithiasis)* ist die häufigste Erkrankung des rechten Oberbauchs. Zwei Drittel der Betroffenen haben kaum Beschwerden, allenfalls nach Aufnahme fettreicher und blähender Nahrungsmittel. Es droht jedoch die Einklemmung eines Steines mit sehr starken, krampfartigen Oberbauchschmerzen **(Gallenkolik)** durch die verstärkten Gallenblasenkontraktionen. Bleibt ein Stein trotzdem im Ductus choledochus hängen, so führt die Galleabflussstörung zur *Gelbsucht* **(Ikterus).**

SPICKZETTEL

Galle: Von der Leber produzierte und über die **Gallenwege** in das Duodenum abgegebene Flüssigkeit. Bestandteile u. a. **Gallensäuren** (→ Fettverdauung), **Bilirubin** *(Gallenfarbstoff)* u. a. auszuscheidende Substanzen.

Gallenwege:

- Gallenkanälchen
- → interlobuläre Gallengänge
- → immer größer werdende Gallengänge innerhalb der Leber
- → **Ductus hepaticus dexter** und **sinister** (*rechter* und *linker Lebergallengang*)
- → Vereinigung an der Leberpforte zum **Ductus hepaticus communis** *(gemeinsamer Lebergallengang)*
- → Abgabe des **Ductus cysticus** *(Gallenblasengang)*
- → weiter als **Ductus choledochus** *(Hauptgallengang)* zum Duodenum.

Gallenblase *(Vesica biliaris, Vesica fellea):* Gallereservoir unten an der Leber. Bei fetthaltigem Nahrungsbrei im Duodenum Kontraktion und Gallenabgabe ins Duodenum.

17.6.7 Pankreas

Das im Oberbauch liegende **Pankreas** (*Bauchspeicheldrüse* → Abb. 17.27, → Abb. 17.28) ist ca. 15–20 cm lang, 1,5–3 cm dick und etwa 80 g schwer.

Der vom C-förmigen Abschnitt des Duodenums eingeschlossene **Pankreaskopf** ist der breiteste Teil des Pankreas. An den Kopf schließt sich der quer verlaufende **Pankreaskörper** an; diesem folgt der **Pankreasschwanz,** welcher am *Milzhilum* (→ 13.8.2) endet. An seiner Vorderseite ist das Pankreas von Bauchfell überzogen, liegt also retroperitoneal.

Das Pankreas ist eine der wichtigsten Drüsen des Körpers:

- Es bildet im *exokrinen Anteil* (→ 5.2.2) den *Pankreassaft,* der in den Dünndarm abgegeben wird (→ 17.6.8)
- In seinen *endokrinen Anteilen,* den *Langerhans-Inseln,* bildet das Pankreas Hormone vor allem für den Kohlenhydratstoffwechsel (→ 11.7.1).

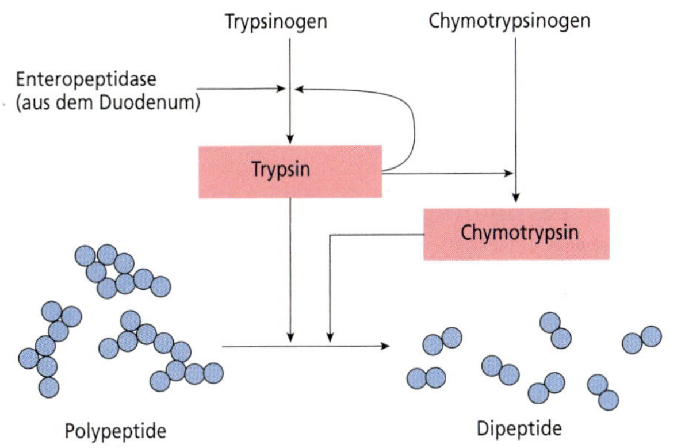

Abb. 17.29 Eiweißspaltung durch Enzyme des Pankreas.

Exokrine Pankreasanteile

Das Innere des Pankreas wird von kleinen serösen Drüsenläppchen gebildet, die den Pankreassaft bilden und die Hauptmasse des Pankreas ausmachen. Ihre Ausführungsgänge münden letztlich alle in den großen Hauptausführungsgang des Pankreas, den *Bauspeichel(drüsen)gang* oder **Ductus pancreaticus.**

Der Ductus pancreaticus durchzieht das gesamte Organ vom Schwanz bis zum Kopf und mündet gemeinsam mit dem Gallengang an der **Papille** (eigentlich *Papilla duodeni major, Papilla Vateri*) in den Zwölffingerdarm (Duodenum). Manchmal findet man einen zusätzlichen Seitenast des Ductus pancreaticus **(Ductus pancreaticus accessorius),** der dann eine eigene Mündungsstelle in den Zwölffingerdarm besitzt (**Papilla duodeni minor** → Abb. 17.27).

Langerhans-Inseln

Daneben gibt es im ganzen Pankreas verstreut liegende, hormonproduzierende Zellverbände, die *Langerhans-Inseln* (→ 11.7.1). Vier Arten von Inselzellen bilden unterschiedliche Hormone (Hormonwirkungen → 11.7):

- Die *B-Zellen* produzieren Insulin. Insulinmangel führt zum *Diabetes mellitus* (→ 17.9.6)
- Die *A-Zellen* liefern Glukagon
- Die *D-Zellen* geben Somatostatin ab
- Die *PP-Zellen* synthetisieren das pankreatische Polypeptid.

17.6.8 Pankreassaft

Pro Tag werden vom Pankreas etwa 1,5 l **Pankreassaft** gebildet und dem Dünndarminhalt beigemischt.

Der aus dem Magen kommende Speisebrei ist durch den Magensaft sauer und muss im Dünndarm wieder neutralisiert werden, weil die Enzyme des Pankreassaftes bei saurem pH-Wert ihre Spaltfunktion nicht erfüllen können.

Dazu trägt der *bikarbonatreiche* Pankreassaft zusammen mit den alkalischen Sekreten der Leber und des Darmsaftes maßgeblich bei.

Pankreasenzyme

Der Pankreassaft enthält zudem zahlreiche Verdauungsenzyme:

- **Trypsin** und **Chymotrypsin** sind eiweißspaltende Enzyme. Sie brechen als **Endopeptidasen** (**Peptidase,** *Protease* = Peptide spaltendes Enzym) Peptidbindungen *innerhalb* des Eiweißmoleküls auf, wodurch *kleinere* Peptide entstehen. Sie sind allerdings so aggressiv, dass sie als inaktive Vorstufen (**Trypsinogen** und **Chymotrypsinogen**) abgesondert werden müssen, da sie sonst das Pankreasgewebe selbst angreifen und verdauen würden. Erst im Dünndarm werden die inaktiven Vorstufen in die aktiven Enzyme überführt (→ Abb. 17.29)
- Die **Carboxypeptidase** ist eine **Exopeptidase,** d. h. sie spaltet einzelne Aminosäuren vom *Ende* der Eiweißmoleküle ab, die dann resorptionsfähig sind
- **Pankreasamylase,** eine α-Amylase, spaltet pflanzliche Stärke bis zum Zweifachzucker Maltose und trägt so zur Kohlenhydratverdauung bei
- Das wichtigste Pankreasenzym zur Fettverdauung ist die **Pankreaslipase,** die Fettsäuren von den Neutralfetten (Triglyzeriden) abspaltet.
- **Ribonukleasen** *(RNAsen)* und **Desoxyribonukleasen** *(DNAsen)* spalten Ribonukleinsäuren.

17.6.9 Regulation der Gallen- und Pankreassaftsekretion

Gallen- und Pankreassaftsekretion unterstehen zum einen dem vegetativen Nervensystem. Zum anderen werden sie durch zwei Hormone gesteuert, die von der Schleimhaut des Zwölffingerdarms freigesetzt werden, sobald saurer bzw. fettreicher Speisebrei vom Magen in den Zwölffingerdarm gelangt (→ auch Tab. 11.2).

Sekretin

Das Hormon **Sekretin** führt an der Bauchspeicheldrüse zu einer starken Anreicherung des gebildeten Saftes mit Bikarbonat und trägt somit maßgeblich zur Neutralisierung des sauren Speisebreis bei. Ferner steigert Sekretin die Gallenbildung in der Leber. Am Magen hemmt Sekretin die Salzsäure- und fördert die Pepsinogenbildung und vermindert die Magenbeweglichkeit.

Cholezystokinin

Cholezystokinin *(CCK)* erhöht den Enzymgehalt des Pankreassafts und bewirkt eine Gallenblasenkontraktion. Gleichzeitig erschlafft der Schließmuskel des Gallengangs *(M. sphincter Oddi),* sodass Galle in den Zwölffingerdarm abgegeben werden kann. Außerdem hemmt Cholezystokinin die Salzsäurebildung im Magen und die Magenbeweglichkeit und stimuliert die Darmbewegungen.

SPICKZETTEL

Pankreas *(Bauchspeicheldrüse):* Etwa 80 g schweres, retroperitoneales Organ im mittleren und linken Oberbauch. Verdauungs- und Hormondrüse.

- Abschnitte **Pankreaskopf, -körper, -schwanz**
- Exokriner Anteil aus kleinen Läppchen, die den alkalischen, verdauungsenzymreichen **Pankreassaft** bilden, welcher über den **Ductus pancreaticus** *(Bauspeichel[drüsen]gang)* ins Duodenum abgegeben wird. Aufgabe Kohlenhydrat-, Fett-, Eiweißverdauung
- Endokriner Anteil aus verteilten Zellgruppen **(Langerhans-Inseln)** mit *A-, B-, D-, PP-Zellen,* die u. a. **Insulin** und **Glukagon** bilden. Aufgaben Regulation von Blutzuckerspiegel und Verdauungsfunktionen.

17.7 Resorption

Nach Zumischen von Galle und Pankreassaft zum Speisebrei im Zwölffingerdarm und unterstützt durch den Dünndarmsaft werden die Nahrungsbestandteile abschließend zerlegt und in den Organismus aufgenommen (resorbiert → Abb. 17.30). Die Resorption beginnt im Duodenum und ist in der Regel nach Passage des Jejunums abgelaufen. Das Ileum ist für die meisten Substanzen eine Resorptionsreserve, nur wenige werden überwiegend oder ausschließlich dort aufgenommen (etwa Vitamin B_{12}).

Die Resorption ist auch altersabhängig: Bei jungen Säuglingen können z. B. noch ganze Eiweiße die Darmschleimhaut passieren; bei älteren Menschen ist die Resorptionskapazität z. B. für einige Vitamine vermindert.

17.7.1 Verdauung und Resorption der Eiweiße

Die Eiweißverdauung beginnt im Magen. Die *Salzsäure* denaturiert die Eiweiße und macht sie dadurch besser angreifbar für Verdauungsenzyme. *Pepsine* spalten als Endopeptidasen Peptidbindungen im Molekülinnern. Dadurch entstehen Polypeptide mit 10–100 Aminosäuren.

Im Dünndarm stoppt die Eiweißverdauung zunächst wieder, da der annähernd neutrale pH-Wert die Pepsine inaktiviert. Mit dem Pankreassaft gelangen aber die eiweißspaltenden Enzymvorstufen Trypsinogen und Chymotrypsinogen in den Dünndarm und werden dort zu *Trypsin* und *Chymotrypsin* aktiviert. *Carboxypeptidasen* aus der Bauchspeicheldrüse sowie **Aminopeptidasen** des Dünndarms spalten von den Enden der Eiweiße einzelne Aminosäuren ab. So entstehen kleinere Peptide aus bis zu acht Aminosäuren. Diese werden von **Oligopeptidasen** des Bürstensaums in Aminosäuren, Di- und Tripeptide zerlegt, welche dann resorbiert werden.

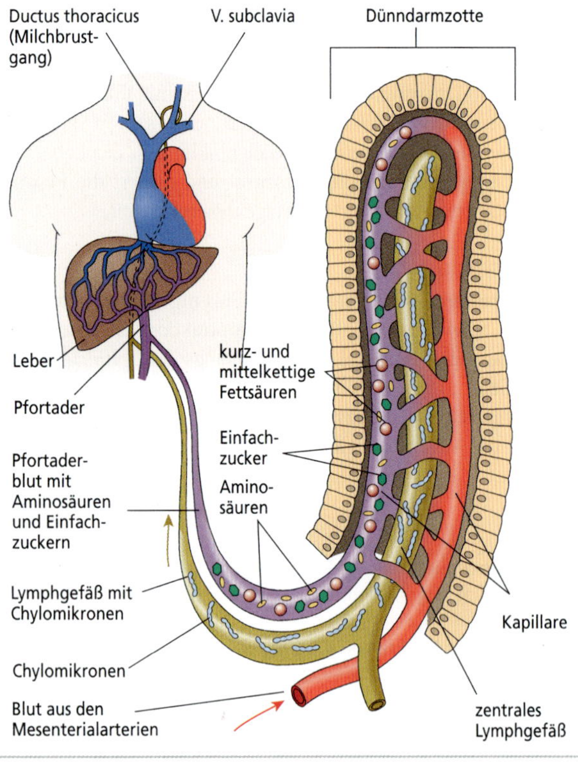

Abb. 17.30 Resorption der Nährstoffe in den Dünndarmzotten und deren Abtransport. Zucker, Aminosäuren und kurz- bzw. mittelkettige Fettsäuren gelangen über die Blutkapillaren zur Pfortader und dann in die Leber. Langkettige Fettsäuren, Cholesterinester und Phospholipide werden dagegen als Chylomikronen über das Lymphsystem abtransportiert.

17.7.2 Verdauung und Resorption der Kohlenhydrate

Den größeren Teil der Nahrungskohlenhydrate nimmt der Mensch in Form von *Polysacchariden* (Vielfachzuckern → 17.9.5) wie z. B. Stärke (etwa in Kartoffeln und Reis) auf.

Die enzymatische Aufschließung dieser Vielfachzucker beginnt bereits im Mund durch die Speicheldrüsenamylase, das **Ptyalin.** Die Kohlenhydratverdauung stoppt im Magen wieder, da das Ptyalin durch den sauren Magensaft inaktiviert wird. Im Dünndarm werden erneut α-Amylasen aus der Bauchspeicheldrüse zugegeben. Zusammen mit den **Glukosidasen** aus der Dünndarmschleimhaut, welche Glukose abspalten, setzen sie den Abbau fort. Als Bruchstücke resultieren die *Disaccharide* (Zweifachzucker) *Maltose* und *Isomaltose* und das *Monosaccharid* (Einfachzucker) *Glukose.* Maltose und Isomaltose werden sodann durch **Maltasen** und **Isomaltasen,** Enzyme der Dünndarmschleimhaut, ebenfalls in Glukose gespalten und zur Leber abtransportiert.

Den kleineren Teil der Kohlenhydrate nimmt der Mensch in Form der Zweifachzucker *Saccharose* (Rohr-, Rübenzucker) und *Laktose* (Milchzucker) auf. Diese werden von **Saccharase** und **Laktase** in die Einfachzucker Galaktose und Glukose (Spaltprodukte des Milchzuckers) bzw. Fruktose und Glukose (Spaltprodukte des Rohrzuckers) zerlegt.

MEDIZIN

Bei etwa 15 % der Mitteleuropäer entwickelt sich während Kindheit und Jugend genetisch bedingt ein **Laktasemangel.** Folge ist eine **Laktoseintoleranz** *(Milchzuckerunverträglichkeit)* – Verzehr unvergorener Milch/-produkte führt zu Bauchschmerzen, Blähungen und Durchfall, da die Laktose in den Dickdarm gelangt und dort von Bakterien verstoffwechselt wird. Betroffene sollen ihre individuelle Verträglichkeitsgrenze austesten. Fermentierte Milchprodukte werden oft besser, Käse meist vertragen. Viele Milchprodukte sind mittlerweile auch in laktosefreier Form erhältlich, evtl. hilft auch Laktaseersatz durch Tabletten.

17.7.3 Verdauung und Resorption der Fette

Etwa 90 % der Nahrungsfette sind *Triglyzeride* (Neutralfette → 2.8.2). Die übrigen 10 % sind Phospholipide, Cholesterin und die fettlöslichen Vitamine (A, D, E und K → 17.7.4, → 17.9.9).

Im Magen werden die Fette emulgiert, d. h. zu feinsten Tröpfchen verteilt, dadurch wird die Angriffsfläche für die fettspaltenden Enzyme vergrößert. Außerdem werden ca. 20 % der Triglyzeride schon im Magen unter dem Einfluss der *Zungengrund- und Magenlipasen* gespalten. Der größte Teil der Fettverdauung erfolgt aber im Dünndarm, nachdem Galle und Pankreassaft dem Speisebrei zugemischt wurden. Unter dem Einfluss der *Pankreaslipase* werden die Triglyzeride in Monoglyzeride und freie Fettsäuren zerlegt. Cholesterin und Phospholipide werden durch Enzyme der Bauchspeicheldrüse (**Cholesterinesterase** bzw. **Phospholipase**) gespalten.

Monoglyzeride, Fettsäuren, Cholesterin, Phospholipide und fettlösliche Vitamine lagern sich dann unter dem Einfluss der Gallensäuren zu winzigen Gebilden, den *Mizellen* (→ 2.8.2), zusammen. Diese Mizellen sind die Voraussetzung für eine intakte Fettresorption, indem sie sich zwischen die Mikrovilli legen und den optimalen Kontakt zur Dünndarmschleimhaut herstellen. Nur kurz- und mittelkettige freie Fettsäuren sind besser wasserlöslich und können ohne Mizellenbildung resorbiert werden.

Fette bzw. ihre gespaltenen Bausteine werden überwiegend im Duodenum und im beginnenden Jejunum resorbiert:

- Kurz- und mittelkettige Fettsäuren gelangen durch Diffusion in die Kapillaren der Darmzotten und von dort über das Pfortadersystem zur Leber
- Große Fettmoleküle (langkettige Fettsäuren, Cholesterinester, Phospholipide) werden in der Epithelzelle von einer Proteinhülle umgeben. Diese Fett-Eiweiß-Tröpfchen heißen **Chylomikronen.** Die Lymphgefäße der Darmzotten leiten die Chylomikronen über größere Lymphgefäße und den Ductus thoracicus (→ Abb. 13.16, → Abb. 17.30) an der Leber vorbei in den Blutkreislauf.

17.7.4 Resorption der Vitamine

Die *fettlöslichen* Vitamine A, D, E und K sind nur über die Mizellenbildung in Gegenwart anderer Fette resorbierbar (→ 17.9.9).

Die meisten *wasserlöslichen* Vitamine werden durch Diffusion resorbiert. Vitamin B_{12} kann allerdings ohne den vom Magen produzierten *Intrinsic-Faktor,* mit dem es sich verbindet, nicht im Ileum aufgenommen werden (→ 17.4.4).

SPICKZETTEL

Resorption: Nach erfolgter Verdauung Aufnahme der Nährstoffe vom (Dünn-)Darm ins Blut.
Eiweißverdauung: Beginn im Magen durch **Pepsine,** Fortsetzung im Dünndarm durch **Trypsin, Chymotrypsin, Amino-, Carboxy-, Oligopeptidasen** → Resorption von Aminosäuren, Di-, Tripeptiden.
Kohlenhydratverdauung: Beginn in der Mundhöhle durch **Ptyalin** (Speichelamylase), Fortsetzung im Dünndarm durch **Pankreasamylase, Glukosidasen, Maltasen, Isomaltasen, Saccharasen, Laktasen** → Resorption der Monosaccharide.
Fettverdauung: Im Magen Emulgierung, Beginn der Verdauung durch **Zungengrund-, Magenlipasen.** Im Dünndarm Mizellenbildung durch Gallensäuren. Weitere Verdauung durch **Pankreaslipase, Cholesterinesterasen, Phospholipasen** → Resorption, Überführung teils ins Blut, teils als Chylomikronen in Lymphgefäße.

17.8 Dickdarm und Rektum

Der **Dickdarm** und das sich anschließende **Rektum** *(Mastdarm)* bilden den letzten Abschnitt des Verdauungsrohrs. Verdauung und Resorption der Nährstoffe sind im Dünndarm bereits abgeschlossen, im Dickdarm werden vor allem noch Wasser und Elektrolyte rückresorbiert. Hierdurch wird der Darminhalt eingedickt und nach Speicherung im Mastdarm als halbfester **Stuhl** *(Kot, Faeces)* über den After ausgeschieden.

Der Dickdarm besitzt mit durchschnittlich 7 cm einen wesentlich größeren Durchmesser als der Dünndarm. Man unterscheidet folgende Abschnitte, die ohne deutliche Grenzen ineinander übergehen (→ Abb. 17.31):

- Den **Blinddarm** *(Caecum)* mit dem **Wurmfortsatz** *(Appendix vermiformis,* → 17.8.1)
- Das **Kolon** *(Grimmdarm)* mit vier Abschnitten (→ 17.8.2).

Der Aufbau der Dickdarmwand entspricht dem des übrigen Verdauungstrakts (→ Abb. 17.2), mit folgenden Besonderheiten:

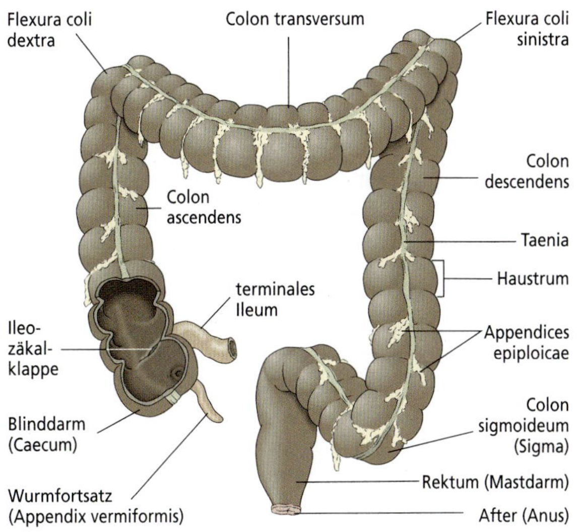

Abb. 17.31 Dickdarm (Blinddarm und Kolon) sowie Rektum in der Vorderansicht. Die Tänien sind durch Bündelung der Längsmuskulatur entstanden. Appendices epiploicae sind kleine Anhängsel aus Bindegewebe und Fett.

Dickdarmschleimhaut

An der Dickdarmschleimhaut (→ Abb. 17.32) findet man keine Zotten mehr, sondern ausschließlich besonders tiefe Einstülpungen, die **Dickdarmkrypten.** Das einschichtige Kryptenepithel besteht vorwiegend aus *Schleim bildenden Becherzellen,* deren Schleim die Dickdarmschleimhaut gegenüber dem zunehmend festeren Stuhl gleitfähig hält.

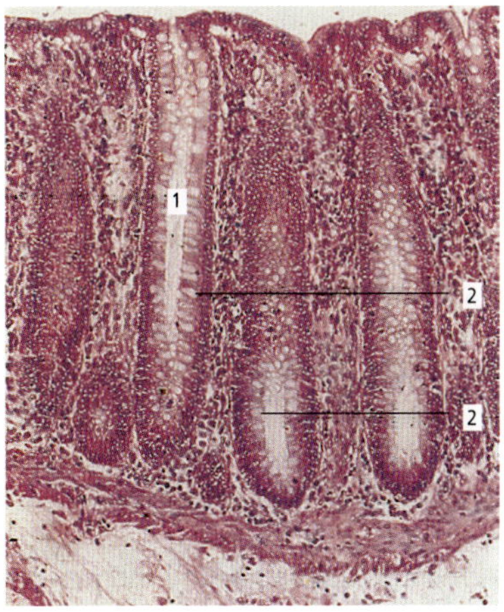

Abb. 17.32 Dickdarmschleimhaut im lichtmikroskopischen Bild. Es sind nur noch Krypten (1) vorhanden, Zotten fehlen. Die hellen, ovalen Zellen sind Schleim produzierende Becherzellen (2). [X141]

An den Kryptenübergängen finden sich neben den Becherzellen zusätzlich resorbierende Epithelzellen, die zum Darminneren hin einen Bürstensaum (Mikrovilli) besitzen. Hier werden Wasser und Elektrolyte rückresorbiert.

Darmflora

Im Gegensatz zum keimarmen Dünndarm ist der Dickdarm schon kurz nach der Geburt physiologischerweise mit Mikroorganismen besiedelt, die als **physiologische Darmflora** oder *Mikrobiom des Darms* bezeichnet werden. Die Darmbakterien sind nicht nur zahlreich, sondern zeigen auch eine hohe Artenvielfalt, welche sowohl von genetischen als auch von Umweltfaktoren (z. B. der Ernährung) abhängt. Schätzungen belaufen sich auf ca. 40 Billionen Darmbakterien aus etwa 500 individuell unterschiedlichen Arten pro Mensch. Im Dickdarm sind dies v. a. **anaerobe** *(ohne Sauerstoff lebende)* **Bakterien** wie etwa **Bifidobakterien.** Die Darmbakterien bauen für den Menschen unverdauliche Nahrungsbestandteile weiter ab.

MEDIZIN

Die **Darmbakterien** wirken auf den ganzen Menschen. Sie spielen z. B. bei Säuglingen bei der Ausbildung des Immunsystems eine Rolle, produzieren einige Vitamine und kurzkettige Fettsäuren und nehmen darüber Einfluss auf den Stoffwechsel. Ein Zusammenhang zu Erkrankungen wie etwa Übergewicht ist möglich, aber für etliche der postulierten Erkrankungen nicht gesichert. Zudem können Veränderungen der Darmflora sowohl Ursache als auch Folge einer Erkrankung sein.
Probiotika enthalten lebende Bakterien, v. a. bestimmte *Bifidobakterien* und *Laktobazillen (Milchsäurebakterien),* welche die physiologische Darmflora stärken sollen. Zwar entfalten ausreichende Mengen bestimmter Bakterienstämme bei einigen Problemen tatsächlich positive Wirkungen. Insgesamt ist aber der Zusatznutzen von Probiotika umstritten und eine evtl. Wirkung im Wesentlichen auf die Zeit des Verzehrs beschränkt.

Tänien und Haustren

Charakteristisch für den Dickdarm ist die äußere Längsmuskelschicht: Sie verläuft nicht gleichmäßig um den ganzen Darm, sondern ist zu drei bandförmigen Streifen zusammengebündelt, den **Tänien.**

Durch Kontraktionen der Ringmuskelschicht entstehen im Abstand von einigen Zentimetern peristaltische Einschnürungen, zwischen denen dann **Haustren** als Ausbuchtungen deutlich hervortreten. Die Haustren sind keine starren Gebilde, sondern verändern je nach Peristaltik dauernd ihre Form.

Peritonealüberzug des Dickdarms

Blinddarm, Colon transversum und Sigma sind vollständig von Bauchfell *(Peritoneum)* überzogen und nur über ein dünnes Aufhängeband, das **Mesokolon** *(Dickdarmgekröse),* elastisch mit der hinteren Bauchwand verbunden. Über das Mesokolon wird der Dickdarm mit Blut- und Lymphgefäßen sowie Nerven versorgt. Diese Abschnitte des Dickdarms liegen *intraperitoneal* und sind somit gut beweglich (→ 17.1.5).

Im Gegensatz dazu sind die „außen" liegenden Abschnitte Colon ascendens und Colon descendens nur an ihrer Vorderseite von Peritoneum *(Bauchfell)* überzogen und an ihrer Hinterseite fest mit der hinteren bzw. seitlichen Leibeswand verwachsen. Sie liegen somit *retroperitoneal.*

17.8.1 Blinddarm und Appendix

Der erste, vor der rechten Darmbeinschaufel gelegene Abschnitt des Dickdarms ist der **Blinddarm** *(Caecum).* Er stellt mit nur 6–8 cm Länge den kürzesten Dickdarmabschnitt dar. In den Blinddarm stülpt sich von links her in einem nahezu rechten Winkel das Dünndarmende ein, das *terminale Ileum.* An der Einmündungsstelle entstehen zwei Schleimhautfalten, die als **Ileozäkalklappe** *(Valva ileocaecalis, Bauhin-Klappe)* bezeichnet werden. Diese Klappe lässt in periodischen Abständen Dünndarminhalt in den Dickdarm übertreten. Ein Rückfluss ist normalerweise ausgeschlossen, da die Ileozäkalklappe als Ventil wirkt.

Am unteren Ende des Blinddarms hängt als wurmförmiges Anhangsgebilde der **Wurmfortsatz** *(Appendix vermiformis).* Seine Schleimhaut ist ähnlich aufgebaut wie die des Dickdarms, in die Wand sind jedoch zahlreiche Lymphfollikel eingelagert, die vor allem im Kindesalter der Infektabwehr dienen.

MEDIZIN

Bei der insbesondere bei Kindern und Jugendlichen häufigen **Appendizitis** (im Volksmund nicht ganz korrekt als *Blinddarmentzündung* bezeichnet) kommt es zu einer akuten Entzündung des Wurmfortsatzes. Da der Wurmfortsatz eine Sackgasse für den Speisebrei bildet, können sich Keime leicht ausbreiten. Die Therapie besteht in der Regel in einer frühzeitigen operativen Entfernung des Wurmfortsatzes, der **Appendektomie.**

17.8.2 Kolon

Das **Kolon** *(Grimmdarm)* wird in vier Abschnitte unterteilt:

- An den Blinddarm schließt sich das **Colon ascendens** *(aufsteigender Grimmdarm)* an. Es verläuft an der rechten Bauchwand nach oben bis zur Leber
- Hier macht es eine scharfe Biegung *(Flexura coli dextra, rechte Kolonflexur)* und verläuft als **Colon transversum** *(quer verlaufender Grimmdarm)* zum linken Oberbauch nahe der Milz
- Hier macht das Kolon wieder einen scharfen Knick *(Flexura coli sinistra, linke Kolonflexur)* und verläuft als **Colon descendens** *(absteigender Grimmdarm)* an der seitlichen Bauchwand abwärts
- In Höhe der linken Darmbeinschaufel löst sich das Kolon von der seitlichen Bauchwand und geht in einer S-förmigen Krümmung in den letzten Kolonabschnitt über, das **Colon sigmoideum** (*S-förmiger Grimmdarm,* kurz *Sigma*).

Das intraperitoneal gelegene Sigma geht auf Höhe des 2.–3. Kreuzbeinwirbels in das *Rektum* über.

17.8.3 Rektum und Analkanal

Rektum *(Mastdarm)* und **Analkanal** *(Canalis analis)* sind der letzte Darmabschnitt und bilden funktionell eine Einheit (→ Abb. 17.33). Sie liegen im kleinen Becken. Das obere Rektum ist vorne noch von Peritoneum überzogen (retroperitoneal), das übrige Rektum und der Analkanal liegen extraperitoneal.

Die charakteristischen Dickdarmzeichen, Tänien und Haustren, sind am Rektum nicht mehr vorhanden. Das Rektum hat wie das Sigma eine S-Form: In seinem oberen Teil folgt es der Ausbuchtung des Kreuzbeins und biegt dann in Höhe des Steißbeins nach hinten um. Im Bereich des Kreuzbeins ist das Rektum sehr dehnbar. Diese *Ampulla recti,* kurz **Ampulle,** ist der Sammelbehälter, in dem der Stuhl vor der Ausscheidung gespeichert wird.

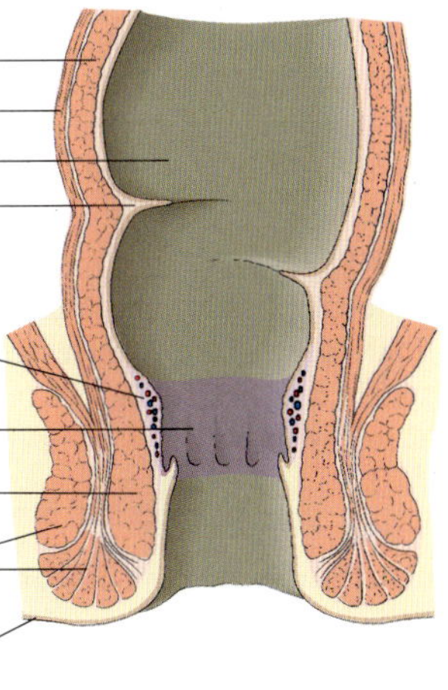

Abb. 17.33 Das Rektum im Längsschnitt mit Schließmuskeln. Zwischen Ampulle und After liegt die Hämorrhoidalzone. Dort findet sich unter der Schleimhaut ein arteriovenöser Schwellkörper.

SPICKZETTEL

Dickdarm: Vorletzter, teils intra-, teils retroperitonealer Darmabschnitt.

- Abschnitte **Blinddarm** *(Caecum)* mit **Wurmfortsatz** *(Appendix vermiformis)*, **Kolon** *(Grimmdarm)* mit **Colon ascendens, transversum, descendens, sigmoideum**
- Besonderheit **Tänien** = äußere Längsmuskulatur in Form dreier Muskel„längsstreifen“, **Haustren** = peristaltikabhängige Ausbuchtungen
- Schleimhautkrypten mit Becherzellen, sehr viele Darmbakterien.

Rektum *(Mastdarm)* und **Analkanal** *(Canalis analis):* Letzter, überwiegend extraperitonealer Darmabschnitt, insgesamt ca. 20 cm lang. Aufgabe Stuhlspeicherung und -ausscheidung. Zur Sicherung der Kontinenz kompliziertes Verschlusssystem mit **innerem Afterschließmuskel** (*M. sphincter ani internus*, glatte Muskulatur), **äußerem Afterschließmuskel** (*M. sphincter ani externus*, quergestreifte Muskulatur), **M. puborectalis** (quergestreifte Beckenbodenmuskulatur), unterstützend arteriovenöses Gefäßgeflecht.

Das Rektum geht im Bereich des Beckenbodens in den Analkanal über. Der **After** *(Anus)* ist schließlich die Öffnung, durch den der Darm an die Körperoberfläche mündet. Er wird durch mehrere Muskeln verschlossen:

- Den **inneren Afterschließmuskel** *(M. sphincter ani internus)*, der die abschließende Verstärkung der inneren Ringmuskelschicht des Darmes darstellt und nicht willkürlich beeinflusst werden kann (glatte Muskulatur)
- Den **äußeren Afterschließmuskel** *(M. sphincter ani externus)*. Er gehört der quergestreiften Beckenbodenmuskulatur an und kann willkürlich zusammengezogen werden
- Den ebenfalls zur quergestreiften Beckenbodenmuskulatur zählenden **M. puborectalis.**

Die Schleimhaut entspricht im oberen Abschnitt noch der Dickdarmschleimhaut, geht aber dann zunehmend in die äußere Haut des Afters (mit Haaren und Talg- bzw. Schweißdrüsen) über. In der *Hämorrhoidalzone* (→ Abb. 17.33) liegt unter der Schleimhaut ein Venengeflecht, das mit der *oberen Mastdarmschlagader* **(A. rectalis superior)** in Verbindung steht. Dieser *arteriovenöse Schwellkörper* trägt ebenfalls zum Verschluss des Anus bei. Knotige Erweiterungen in diesem Bereich werden üblicherweise als **Hämorrhoiden** bezeichnet.

Kolorektales Karzinom

Das **kolorektale Karzinom** gehört zu den häufigsten Tumoren überhaupt. Meist entwickelt es sich über Jahre aus **Kolonadenomen** (Wucherungen der Schleimhaut). Als Hauptrisikofaktor gilt falsche Ernährung, insbesondere ballaststoffarme, fett- und fleischreiche Kost (→ 17.9.11).

Oft späte Alarmsymptome sind Blut im Stuhl sowie plötzliche Änderungen der Stuhlgewohnheiten (beispielsweise anhaltende Verstopfung oder unwillkürlicher Stuhlabgang). Aufgrund der guten Behandelbarkeit von Adenomen und Karzinomen in frühen Stadien wurde in Deutschland ein Früherkennungsprogramm mit Stuhltests auf okkultes (mit dem bloßen Auge nicht sichtbares Blut) und *Koloskopie (Darmspiegelung)* etabliert. Dieses wird jedoch nach wie vor zu wenig in Anspruch genommen.

17.8.4 Stuhlentleerung

Die **Stuhlentleerung** *(Defäkation)* ist ein reflektorisch ablaufender Vorgang, der jedoch willentlich beeinflusst werden kann. Die Kontrolle über die Stuhlentleerung wird etwa im dritten Lebensjahr erworben (→ 21.3.2).

Bei ausreichender Füllung der Ampulle werden dort Dehnungssensoren erregt. Diese senden über afferente Nervenbahnen Impulse zum *Defäkationszentrum* im Sakralmark, außerdem wird im Großhirn die Empfindung „Stuhldrang“ ausgelöst. Vom Defäkationszentrum werden dann parasympathische Nervenfasern erregt, die den inneren Afterschließmuskel erschlaffen lassen und zugleich zur Anspannung der äußeren Längsmuskulatur des Rektums führen. Dadurch wird der Stuhl nach außen getrieben. Eine anhaltende Anspannung von Zwerchfell und Bauchmuskeln, die *Bauchpresse* (→ 16.9.4), kann ggf. den Vorgang unterstützen. Ein Hinauszögern der Stuhlentleerung über eine gewisse Zeit ist möglich, weil der äußere Afterschließmuskel willentlich angespannt und damit die Stuhlentleerung verhindert werden kann.

17.8.5 Stuhl

Der **Stuhl** *(Kot, Faeces)* ist der eingedickte und durch Bakterien zersetzte, unverdauliche Rest des Nahrungsbreis. Der Stuhl besteht zu 75 % aus Wasser. Der Rest setzt sich zusammen aus:

- Unverdaulichen, teilweise zersetzten Nahrungsbestandteilen (vorwiegend Zellulose)
- Abgestoßenen Epithelzellen der Darmschleimhaut
- Schleim
- *Bakterien* (pro Gramm Stuhl etwa 10 Milliarden)
- *Sterkobilin*, das im Darm durch Umwandlung des Gallenfarbstoffs Bilirubin gebildet wird und dem Stuhl seine bräunliche Farbe verleiht
- *Gärungs-* und *Fäulnisprodukten*, die durch bakterielle Zersetzung im Dickdarm entstehen und für den unangenehmen Geruch des Stuhls verantwortlich sind
- *Entgiftungsprodukte:* Medikamente, Gifte und deren Abbauprodukte sowie andere von der Leber über die Galle in den Darm abgegebene Stoffwechselprodukte.

Obstipation

Häufiges Pflegeproblem gerade im Krankenhaus ist **Obstipation** *(Verstopfung):* Der Patient bzw. die Patientin hat seltener als dreimal die Woche Stuhlgang *und* die Darmentleerung ist erschwert.

Meist ist die Obstipation Folge von Flüssigkeitsmangel, ballaststoffarmer Ernährung und/oder Bewegungsmangel, oft kombiniert. Entsprechend bestehen die pflegerischen Maßnahmen vor allem in ausreichender Flüssigkeitszufuhr (Ausnahme sind Erkrankungen mit Flüssigkeitsbeschränkung), ballaststoffreicher Kost (reichlich Gemüse, Salat, Obst, Vollkornprodukte, evtl. Leinsamen o. Ä.) und frühzeitiger Mobilisation. Bessert sich die Obstipation nicht, muss sie wie jede neu entstandene, nicht durch äußere Umstände erklärbare Obstipation ärztlich abgeklärt werden, da eine Obstipation auch Zeichen ernster Erkrankung sein kann. *Abführmittel* sollten nur kurzzeitig auf Arztanordnung eingesetzt werden.

Diarrhö

Ist die Stuhlentleerung zu häufig und der Stuhl breiig oder sogar wässrig, spricht man von *Durchfall* oder **Diarrhö.**

Akute Diarrhöen sind ganz überwiegend durch Infektionen verursacht. Bei (Klein-)Kindern sind **Nahrungsmittelunverträglichkeiten** häufige Ursachen einer chronischen Diarrhö, bei Erwachsenen die chronischen Darmentzündungen **Morbus Crohn** und **Colitis ulcerosa.**

Eine kurzzeitige Diarrhö im Rahmen von Infektionen bedarf meist keiner weiteren Diagnostik. Vor allem bei Säuglingen, Kleinkindern und älteren Menschen ist aber auf einen ausreichenden Flüssigkeitsersatz zu achten, da sie besonders schnell austrocknen.

SPICKZETTEL

Stuhlentleerung *(Defäkation):* Ausscheidung von **Stuhl** über den After. Reflektorischer Vorgang, der aber unter der Kontrolle höherer ZNS-Zentren steht. Ablauf

- Stimulation von Dehnungssensoren durch Füllung der Ampulle
- → Impulse zum *Defäkationszentrum* im Sakralmark, Bewusstwerden von Stuhldrang im ZNS
- → über parasympathische Fasern Erschlaffung des (unwillkürlichen) inneren Afterschließmuskels, Anspannung der Längsmuskulatur des Rektums
- → Stuhlausscheidung.

Hinauszögern durch Kontraktion des willkürlichen äußeren Afterschließmuskels.

17.9 Physiologie der Ernährung

17.9.1 Energiebedarf des Menschen

Energieliefernde Stoffwechselprozesse *(Katabolismus)* sind für den Organismus lebenswichtig, denn nur mit ihrer Hilfe kann er die Struktur seiner Zellen aufbauen und aufrechterhalten *(Anabolismus).* Auch für körperliche Arbeit und zur Konstanthaltung des inneren Milieus wird Energie benötigt (→ Abb. 17.34). Diese Energie führt sich der Mensch in Form der **Nahrungsmittel** zu, deren Energiegehalt in den chemischen Bindungen der Nährstoffe **Fett, Eiweiß** und **Kohlenhydrate** gespeichert ist (→ 2.8).

Allerdings kann der Mensch die zugeführte Energie aus mehreren Gründen nicht zu 100 % ausnutzen: So kostet z. B. die Verdauung Energie, danach kann der Mensch die resorbierten Eiweiße nicht vollständig, sondern nur bis zum Harnstoff abbauen und scheidet somit Energie wieder aus. Und schließlich regt Nahrungszufuhr den Stoffwechsel an mit der Folge einer gesteigerten Wärmeabgabe an die Umgebung.

Kalorie und Joule

Der **Energiegehalt** von Nahrungsmitteln wird in der Einheit (Kilo-)**Joule** oder (Kilo-)**Kalorie** ausgedrückt. 1 Kilokalorie (kcal) entspricht der Energie, die man braucht, um 1 l Wasser von 14 auf 15 °C zu erwärmen.

$$1\,kJ \cong 0{,}24\,kcal \text{ bzw. } 1\,kcal \cong 4{,}19\,kJ.$$

Der **Energieumsatz** kann in **Watt** (W) angegeben werden (bevorzugt für kürzere Zeiträume, z. B. eine halbe Stunde Fahrradfahren), oder, wenn es sich um tagesbezogene Durchschnittswerte handelt, in kJ/Tag oder kcal/Tag.

Grundumsatz

Der tägliche Energiebedarf eines Menschen hängt von vielen Faktoren ab und ist selbst bei körperlicher Ruhe von Mensch zu Mensch sehr unterschiedlich.

Daher hat man einen **Grundumsatz** definiert, der unter festgelegten Bedingungen gemessen wird:

- Morgens (nach ausreichender Nachtruhe)
- Nüchtern (hier: zwölf Stunden keine Nahrung)
- In Ruhe liegend
- Bei behaglicher Umgebungstemperatur.

Der Grundumsatz wird oft pro m^2 Körperoberfläche angegeben, da die umgesetzte Energie als Wärme über die Hautoberfläche an die Umgebung abgegeben wird (seltener pro kg Körpergewicht). Die Körperoberfläche wird aus Körpergröße und -gewicht mittels eines Nomogramms oder einer Gleichung ermittelt.

Säuglinge und Kleinkinder haben einen hohen Grundumsatz (ca. 60 W/m^2) – über ihre relativ große Körperoberfläche verlieren sie viel Wärme (→ 15.4.3); entsprechend hoch ist der Energieumsatz zur Aufrechterhaltung der Körperkerntemperatur. Zusätzlich brauchen sie Energie zum Aufbau neuer Körperstrukturen.

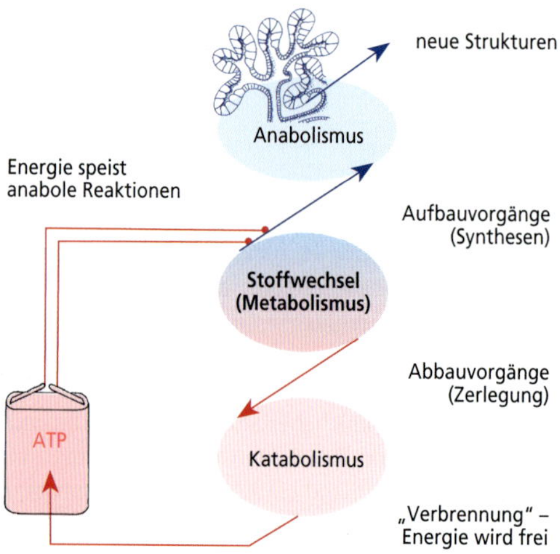

Abb. 17.34 Stoffwechsel (Metabolismus). Schaffung neuer Organstrukturen heißt Anabolismus, Zerlegung und Verbrennung von Nahrungsbestandteilen oder Körperreserven Katabolismus.

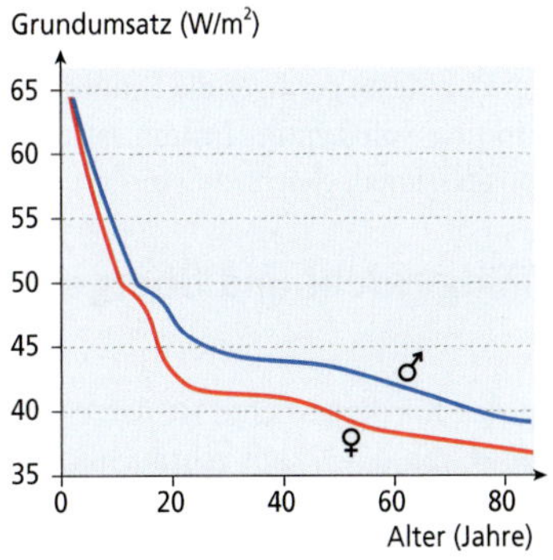

Abb. 17.35 Grundumsatz in Abhängigkeit vom Lebensalter.

Tab. 17.1: PAL-Werte (leicht vereinfacht nach der *Deutschen Gesellschaft für Ernährung, DGE*). Die Werte beziehen sich jeweils auf den ganzen Tag.

(Berufs-)Tätigkeit	PAL*
Ausschließlich liegend/sitzend, z. B. alte, gebrechliche, bettlägerige Menschen	1,2–1,3
Sitzende Tätigkeit (z. B. Büroangestellte), keine oder wenig körperlich anstrengende Freizeitaktivität	1,4–1,5
Überwiegend sitzende Tätigkeit mit zeitweiliger stehender/gehender Tätigkeit, z. B. Laboranten, Kraftfahrer, Studenten	1,6–1,7
Überwiegend stehende/gehende Tätigkeit, z. B. Verkäufer, Handwerker	1,8–1,9
Körperlich anstrengende Tätigkeit, z. B. Bauarbeiter	2,0–2,4

* Bei körperlich anstrengender Freizeitaktivität (30–60 Minuten, 4–5 Tage pro Woche) plus 0,3 pro Tag

Im jungen Erwachsenenalter liegt der Grundumsatz bei gut 40 W/m² (bei Männern etwas mehr als bei Frauen). Dies bedeutet für eine Frau (1,65 m groß, 60 kg schwer) pro Tag knapp 5.900 kJ (≅ 1.400 kcal), für einen Mann (1,75 m groß, 70 kg schwer) gut 7.300 kJ (≅ 1.750 kcal). Etwa nach dem 45. Lebensjahr sinkt der Grundumsatz langsam, aber stetig ab (→ Abb. 17.35).

Auch einige Krankheiten verändern den Grundumsatz, Fieber oder eine Schilddrüsenüberfunktion steigern ihn beispielsweise.

Unter etwas weniger „strengen" Bedingungen gemessen wird der **Ruheumsatz,** der ca. 10 % über dem Grundumsatz liegt.

Energiebedarf in den verschiedenen Lebensphasen

Um den gesamten **Energieumsatz** und damit den **Energiebedarf** eines Menschen zu erhalten, muss man zum Ruheumsatz einen Zuschlag für körperliche Betätigung addieren, den **Leistungsumsatz** *(Arbeitsumsatz)*. Zur Berechnung dieses Leistungszuschlags dient der **PAL-Wert** *(Physical Activity Level, körperliches Aktvitätsniveau),* der die körperliche Aktivität eines Menschen wiedergibt (→ Tab. 17.1). Wünschenswert ist ein PAL-Wert von mindestens 1,6.

$$\text{Gesamtenergieumsatz} = \text{PAL} \times \text{Grundumsatz}$$

Als Faustregel gilt, dass für nicht schwer körperlich arbeitende Frauen eine Zufuhr von gut 8.000 kJ, entspricht 2.000 kcal, pro Tag ausreichend ist, für Männer 10.500 kJ bzw. 2.500 kcal (Details → Tab. 17.2). Das entspricht einem mittleren Energieumsatz von ca. 110 W – ein überraschend geringer Wert, wenn man z. B. an die bis 2009 üblichen 100-Watt-Glühbirnen denkt.

Schwangere benötigen im zweiten Schwangerschaftsdrittel gut 1.000 kJ (250 kcal) täglich mehr, im letzten Schwangerschaftsdrittel 2.100 kJ (500 kcal). Stillende Frauen haben in den ersten 4–6 Monaten bei ausschließlichem Stillen ebenfalls einen Mehrbedarf von 2.100 kJ (500 kcal) pro Tag.

Kinder haben pro kg Körpergewicht einen höheren Energiebedarf als Erwachsene, wobei Mädchen ca. 10 % weniger Energie brauchen als Jungen.

Im Alter sinkt der Energiebedarf durch sinkenden Grundumsatz und verminderte körperliche Aktivität. Beim über Siebzigjährigen ist der Kalorienbedarf auf rund 70 % des Kalorienbedarfes eines Zwanzigjährigen vermindert. Allerdings sind gerade bei älteren Menschen der Gesundheitszustand und damit einhergehend körperliche Aktivität und Energiebedarf sehr unterschiedlich.

Tab. 17.2: Richtwerte für den täglichen Energiebedarf in den verschiedenen Lebensphasen (Quelle D-A-CH-Referenzwerte für die Nährstoffzufuhr, 2. Aufl. 2015), jeweils für normalgewichtige Menschen. Unterschiedliche kcal-/kJ-Werte sind durch Runden bedingt. Mehrbedarf in Schwangerschaft und Stillzeit siehe Text.

Alter in Jahren	PAL-Wert 1,4				PAL-Wert 1,6				PAL-Wert 1,8			
	Junge/Mann		Mädchen/Frau		Junge/Mann		Mädchen/Frau		Junge/Mann		Mädchen/Frau	
	kJ/Tag	kcal/Tag	kJ/Tag	kcal/Tag	kJ/Tag	kcal/Tag	kJ/Tag	kcal/Tag	kJ/Tag	kcal/Tag	kJ/Tag	kcal/Tag
1–3	4.800	1.200	4.500	1.100	5.500	1.300	5.100	1.200	–	–	–	–
4–6	5.700	1.400	5.400	1.300	6.600	1.600	6.100	1.500	7.400	1.800	6.900	1.700
7–9	6.900	1.700	6.400	1.500	7.900	1.900	7.300	1.800	8.900	2.100	8.200	2.000
10–12	7.900	1.900	7.300	1.700	9.000	2.200	8.300	2.000	10.100	2.400	9.400	2.200
13–14	9.500	2.300	8.100	1.900	10.800	2.600	9.300	2.200	12.200	2.900	10.400	2.500
15–18	10.900	2.600	8.500	2.000	12.500	3.000	9.700	2.300	14.100	3.400	10.900	2.600
19–24	10.100	2.400	8.000	1.900	11.600	2.800	9.200	2.200	13.000	3.100	10.300	2.500
25–50	9.800	2.300	7.700	1.800	11.200	2.700	8.800	2.100	12.600	3.000	9.900	2.400
51–64	9.300	2.200	7.100	1.700	10.600	2.500	8.200	2.000	11.900	2.800	9.200	2.200
≥ 65	9.000	2.100	6.900	1.700	10.300	2.500	7.900	1.900	11.500	2.800	8.900	2.100

SPICKZETTEL

Energiebedarf des Menschen: Energie in kcal/Tag oder kJ/Tag, die ein Mensch für die Aufrechterhaltung seiner Strukturen, Funktionen sowie körperliche Aktivität benötigt. Zusammengesetzt aus **Grundumsatz** und **Leistungsumsatz.** Alters-, geschlechts- und aktivitätsabhängig, z. B. Erwachsene mittleren Alters bei überwiegend sitzender, zeitweilig stehender/gehender Tätigkeit Frauen 2.100 kcal/Tag (8.800 kJ/Tag), Männer 2.700 kcal/Tag (11.200 kJ/Tag). Aktivere Menschen, Jugendliche, Schwangere und Stillende benötigen (etwas) mehr, Kinder und ältere Menschen weniger.

17.9.2 Regulation von Essverhalten und Gewicht

Die **Regulation von Essverhalten und Gewicht,** letztlich also der Energiezufuhr, ist äußerst komplex und noch nicht völlig geklärt (→ Abb. 17.36). Eine Schlüsselrolle kommt dem Hypothalamus zu. Er integriert die aus dem Körper kommenden Informationen z. B. über Blutzuckerspiegel und Zustand der Fettdepots, aber auch z. B. Emotionen (Essen aktiviert das körpereigene „Belohnungssystem").

Die kurzfristige Regulation der Nahrungsaufnahme erfolgt über mehrere Hormone, z. B. Cholezystokinin und GLP-1 aus dem Dünndarm (beide appetitsenkend) und das Ghrelin aus dem Magen (appetitsteigernd, auch → Tab. 11.2, → 17.6.9).

An der langfristigen Regulation ist z. B. das Hormon **Leptin** beteiligt. Die Fettzellen produzieren Leptin (→ 11.8), das im Hypothalamus über Zwischenstoffe eine appetithemmende Wirkung hat. Außerdem steigert es Sympathikusaktivität und Energieverbrauch. Je weniger Fettgewebe, desto geringer die Leptinfreisetzung. Insulin verstärkt die Wirkung von Leptin. Insulin ist ebenfalls ein Sättigungs- und Adipositassignal, gleichzeitig fördert es den Fettaufbau.

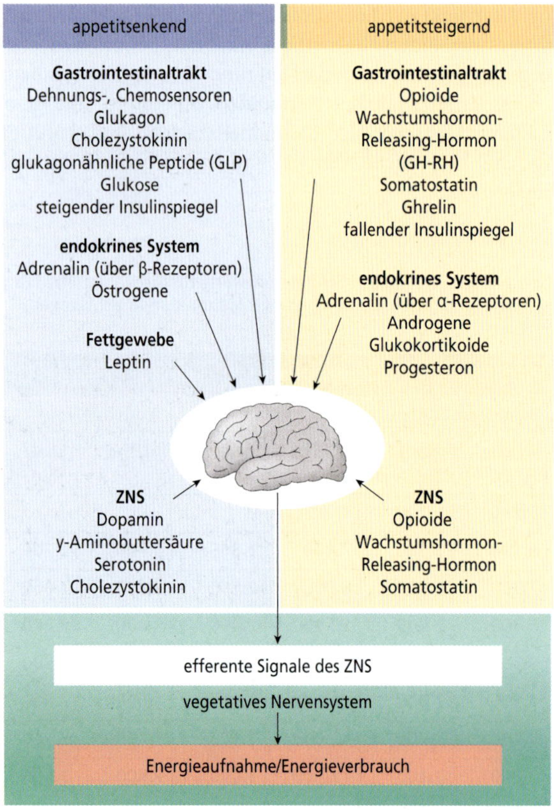

Abb. 17.36 Regulation von Appetit und Energieaufnahme.

17.9.3 Normalgewicht und Übergewicht

BMI

Zur Beurteilung des Körpergewichts ist derzeit der **Body-Mass-Index** (kurz *BMI,* → Abb. 17.37) am gebräuchlichsten, der eng mit der Fettmasse korreliert und statt eines starren Zielgewichts eine Gewichtsspanne vorgibt.

Kritisiert wird allerdings, dass Geschlecht, Muskelmasse und Fettverteilung nicht berücksichtigt werden.

$$\text{Body-Mass-Index} = \frac{\text{Körpergewicht in kg}}{(\text{Körpergröße in m})^2}$$

Für Erwachsene gilt ein BMI von 19–25 als normal. Für ältere Erwachsene scheint etwas mehr als für jüngere normal (und günstig) zu sein, weshalb auch altersabhängige Normwerte definiert werden: 19–24 Jahre normaler BMI 19–24, 25–34 Jahre normaler BMI 20–25, 35–44 Jahre normaler BMI 21–26 usw. bis > 64 Jahre normaler BMI 24–29.

Bei Kindern ist der normale BMI stark altersabhängig, für sie gibt es spezielle Perzentilenkurven (→ Abb. 17.38) oder Tabellen.

Übergewicht

Übersteigt die Energiezufuhr den Energiebedarf, nimmt der Mensch zu. **Übergewicht** ist in unserer Wohlstandsgesellschaft mit ihrer ständigen Verfügbarkeit kalorienreicher und wohlschmeckender Nahrung ein echtes Problem. Bei Erwachsenen spricht man bei einem BMI ≥ 25 von Übergewicht und bei einem BMI ≥ 30 von **Adipositas.** Kinder gelten bei einem Perzentilenwert von über 90 % als übergewichtig, über 97 % als adipös (Perzentilenbegriff → Abb. 21.10).

Oberhalb eines BMI von ca. 30 kg/m² nimmt die Gefahr von Herz-Kreislauf-Erkrankungen wie etwa Schlaganfall und Herzinfarkt stark zu. Auch der Bewegungsapparat wird chronisch überbeansprucht, sodass Lebenserwartung und -qualität der Betroffenen deutlich abnehmen.

Nach Zahlen des *Robert Koch-Instituts (RKI)* sind in Deutschland zwei Drittel der Männer und gut die Hälfte der Frauen übergewichtig. Besonders bedenklich: Bereits gut 15 % der Kinder und Jugendlichen sind übergewichtig oder adipös. Krankheiten wie der Diabetes mellitus Typ 2 (→ 17.9.6), die ehemals nur bei älteren Erwachsenen auftraten, werden dadurch zunehmend bei jungen Erwachsenen oder sogar Jugendlichen beobachtet.

Organische Ursachen eines Übergewichts sind in jedem Alter möglich, aber insgesamt selten. Meist entwickelt sich Übergewicht auf dem Boden einer genetischen Veranlagung durch zu reichliche Ernährung und zu wenig Bewegung.

Auch wenn sie in den Medien immer wieder angepriesen werden – kurzzeitige „Radikaldiäten" bringen nur wenig. Erfahrungsgemäß schnellt das Gewicht nach Beendigung der Diät rasch wieder in die Höhe (sog. *Jo-Jo-Effekt*). Auch von Sonderdiäten, die die Zahl der „erlaubten" Nahrungsmittel stark einschränken und demzufolge z. B. das Risiko von Mangelzuständen bergen, raten die meisten Mediziner ab.

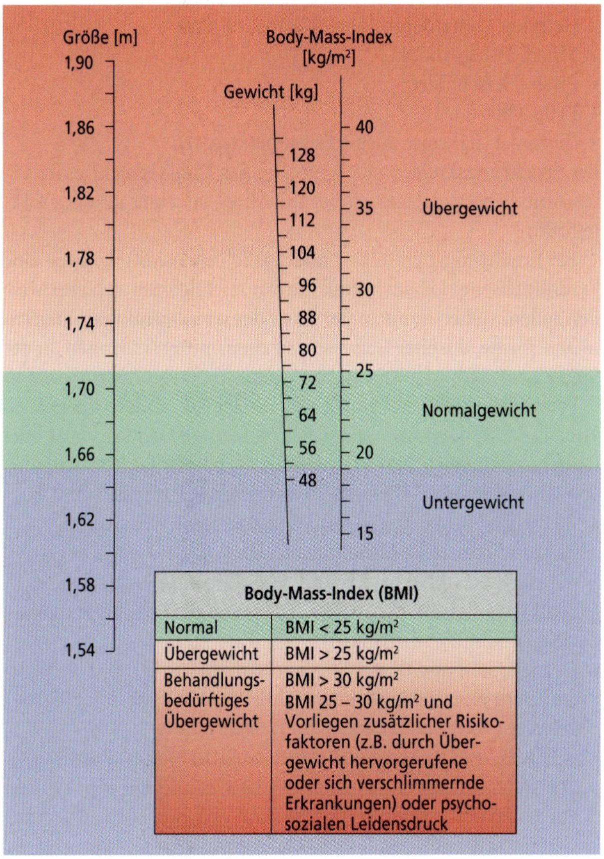

Abb. 17.37 Nomogramm zur Bestimmung des BMI. Zieht man eine Linie zwischen Körpergröße und Gewicht, so ergibt der Schnittpunkt dieser Linie mit der Skala rechts den Body-Mass-Index.

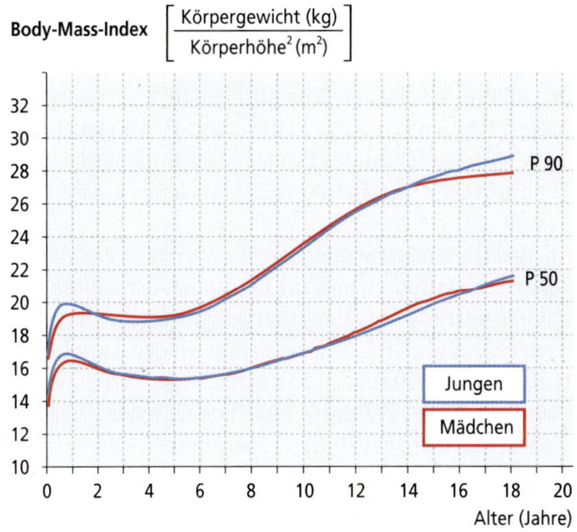

Abb. 17.38 BMI-Perzentilen für Jungen und Mädchen. Die 50 %-Perzentile (P50) bedeutet, dass die Hälfte aller gleichaltrigen Kinder einen geringeren oder gleichen BMI hat. Kinder mit einem BMI über der 90 %-Perzentile (P90) gelten als übergewichtig.

Das Gewicht soll vielmehr *langfristig* und *langsam* reduziert werden, beim Erwachsenen am besten mit einer kalorienreduzierten vollwertigen Kost von etwa 1.000–1.200 kcal täglich. Bei Kindern ist eine Gewichtsstabilisierung anzustreben, mit zunehmendem Wachstum sinkt dann der BMI. Bessere Ernährungsgewohnheiten langfristig zu etablieren, ist dabei ebenso wichtig wie regelmäßige körperliche Betätigung, die vielen Betroffenen in einer entsprechenden Sportgruppe leichter fällt als alleine. Körperliche Aktivität trägt nicht nur zur Gewichtsabnahme bei, sondern hat zahlreiche günstige Effekte – körperlich aktive Übergewichtige haben eine höhere Lebenserwartung als inaktive Schlanke.

PRÄVENTION

Übergewichtige Kinder verlieren das Zuviel an Pfunden selten, übergewichtige Jugendliche fast nie „von selbst“. Alle im Gesundheitswesen Tätigen sollten die Kinder und Jugendlichen und ihre Eltern zu einem gesunden Lebensstil beraten:

- Sich im Wesentlichen an die Empfehlungen einer gesunden Ernährung halten (→ 17.9.2)
- Regelmäßige Mahlzeiten einhalten, nicht ständig zwischendurch oder nebenher essen
- Süßigkeiten/Knabbereien nicht völlig verbieten (steigert den Reiz), aber einschränken und nach kalorienärmeren Alternativen suchen (z. B. Salzstangen statt Chips, Laugenbrezel statt Croissant)
- Den Energiegehalt von Getränken nicht vergessen. Bei Kindern sind es eher süße Getränke wie Limonaden oder Säfte, bei Erwachsenen eher Alkoholika, die hier „ins Gewicht schlagen“
- Bewegung in den Alltag bringen, z. B. das Kind zu Fuß statt mit dem Auto zum Kindergarten bringen, fürs Wochenende Ausflüge mit Bewegung statt Kino planen
- Sport im Verein treiben. Falls die Kinder sich wegen ihres Körpergewichts (anfangs) genieren, z. B. bei der Krankenkasse oder Volkshochschule nach Sportgruppen für übergewichtige Kinder und Jugendliche fragen. Wichtig: Einen Sport aussuchen, der einem Spaß macht. Auch wenn Schwimmen noch so gesund ist – wer nicht schwimmen mag, wird es nicht lange durchhalten und ist mit Fahrradfahren oder Fußballspielen besser bedient.

Fettverteilungstyp

Für das Risiko von Folgeerkrankungen ebenso wichtig wie die Kilogrammzahl auf der Waage ist der **Fettverteilungstyp** (→ Abb. 17.39). Beim **androiden Fettverteilungstyp** (*männlicher Fettverteilungstyp,* „Apfelform“) befindet sich die Hauptfettansammlung am Körperstamm. Das Risiko für Folgeerkrankungen ist erhöht. Ein deutlich geringeres Risiko besteht beim **gynäkoiden Fettverteilungstyp** (*weiblicher Fettverteilungstyp,* „Birnenform“). Das Fett findet sich dabei mehr subkutan an Hüfte und Oberschenkel. Ursache ist wahrscheinlich eine unterschiedliche Stoffwechselaktivität des viszeralen und subkutanen Fettgewebes (an Bauch bzw. Hüften).

Einfachste Möglichkeit den Fettverteilungstyp zu ermitteln ist das Messen des *Taillenumfangs.* Ab einem Taillenumfang von 80 cm bei Frauen und 95 cm bei Männern ist das Risiko für Folgeerkrankungen erhöht, ab 88 cm bzw. 102 cm deutlich. Alternativen sind der *Taille-Hüft-Quotient* (*waist to hip ratio, WHR,* Grenze 0,85 bei Frauen und 1 bei Männern) und der *Taille-Größe-Quotient* (*waist to height ratio, WHtR,* Grenze 0,5 für unter 40-Jährige, zwischen 40 und 50 Jahren pro Jahr 0,01 mehr bis 0,6 für über 50-Jährige).

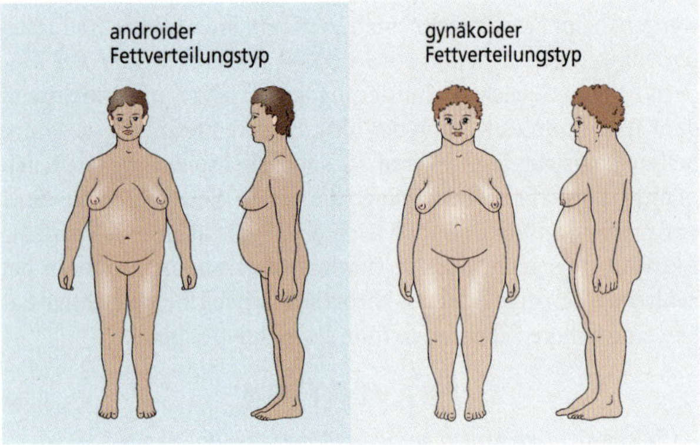

Abb. 17.39 Androider und gynäkoider Fettverteilungstyp.

Untergewicht

Auch wenn es nicht so häufig und nach außen oft nicht so auffällig ist wie Übergewicht – auch **Untergewicht** ist ein medizinisches Problem: In Deutschland haben 2–4 % der Bevölkerung einen BMI unter 18,5, sind also untergewichtig. Besonders betroffen sind:

- Chronisch Kranke, z. B. Menschen mit chronischen Lungenerkrankungen, Darmentzündungen oder Krebs
- Ältere Menschen
- Mädchen in der Pubertät und (junge) Frauen.

SPICKZETTEL

BMI *(Body-Mass-Index):* Maßzahl zur Beurteilung des Körpergewichts. Formel Körpergewicht in kg/(Körpergröße in m)^2. Normal bei Erwachsenen BMI 19–25, für Kinder altersabhängig.

17.9.4 Grundsätze ausgewogener Ernährung

Energiegehalt der Nahrung

Aus *Fett, Eiweiß und Kohlenhydraten* werden unterschiedliche Mengen an Energie gewonnen: Pro aufgenommenem Gramm Kohlenhydrate und Eiweiß sind dies 17 kJ (4,1 kcal), pro Gramm Fett 39 kJ (9,3 kcal). Diese Zahlen bezeichnen den vom Menschen verwertbaren (biologischen) Energiegehalt; der tatsächliche (physikalische) Energiegehalt ist höher, weil der Mensch vor allem die Eiweiße nicht vollständig „verbrennen" kann (→ 1.8.3). Die verschiedenen *Nahrungsmittel* haben einen sehr unterschiedlichen Energiegehalt, der den überall erhältlichen **Kalorientabellen** entnommen werden kann.

Die energieliefernden Fette, Eiweiße und Kohlenhydrate heißen auch **Makronährstoffe** – im Gegensatz zu den **Mikronährstoffen,** z. B. Vitaminen und Mineralstoffen, die nicht zur Energieerzeugung herangezogen werden, aber dennoch lebensnotwendig sind.

Zusammensetzung der Nahrung

Eine Möglichkeit der Veranschaulichung einer ausgewogenen Ernährung sind **Ernährungskreise und -pyramiden,** die es in zahlreichen Modifikationen gibt, etwa einfache Kreise (→ Abb. 17.40), Tellergrafiken, schräge Pyramiden oder solche mit Stufen. Das Prinzip ist aber immer das gleiche. Die Lebensmittel werden zunächst in Lebensmittelgruppen eingeteilt, meist:

- Gemüse, Salat, Obst (Obst teilweise auch abgetrennt)
- Getreide, Getreideprodukte, Kartoffeln, Reis
- Milch, Milchprodukte
- Fisch, Fleisch, Eier
- Fette, Öle
- Getränke (teilweise auch separat betrachtet).

Bei Ernährungskreisen gilt: Je größer das Kreissegment einer Lebensmittelgruppe, desto größer ihr Anteil bei einer gesunden Ernährung.

Bei Ernährungspyramiden bildet jede Lebensmittelgruppe eine Pyramidenseite. Lebensmittel, die am reichlichsten verzehrt werden sollen, stehen dann an der Basis der jeweiligen Pyramidenseite und solche, die eher Genuss- als Lebensmittel sind, oben an der Spitze.

Prinzipiell sollte die Ernährung möglichst abwechslungsreich sein, also z. B. nicht immer die gleichen Sorten Gemüse, Salat oder Obst, sondern möglichst verschiedene, auch unter Berücksichtigung von Jahreszeit und individuellem Geschmack. Ansonsten gilt:

- Pflanzliche Lebensmittel, also Gemüse, Salat, Obst, Getreide/-produkte, Reis, Kartoffeln etc. sind die Grundlage der Ernährung. Sie füllen bei Ernährungskreisen fast ¾ des Kreises. Stellt man sich einen gefüllten Teller vor, sind sie das Hauptgericht (und nicht die Beilage)
- Gemüse, Salat und Obst sollten am reichlichsten verzehrt werden. Sie liefern gleichzeitig die unentbehrlichen Vitamine, Mineralstoffe, Ballaststoffe und sekundären Pflanzenstoffe (→ 17.9.9, → 17.9.10, → 17.9.11, → 17.9.12). Hierfür wurde auch der Slogan „5 am Tag" geprägt: möglichst fünf Portionen Salat, Gemüse und Obst täglich, am besten drei Portionen Gemüse/Salat und zwei Portionen Obst. Gemüse sollten teils als Rohkost, teils gegart gegessen werden, wegen ihres Eiweiß- und Ballaststoffgehalts sollten Hülsenfrüchte regelmäßig auf dem Speiseplan stehen. Äpfel u. a. Obstsorten sollten nicht geschält werden. Als Maß für eine Portion kann die eigene Hand dienen („was in eine Hand hineinpasst")
- Bei Getreideprodukten sollten möglichst Vollkornprodukte gewählt, Kartoffeln fettarm zubereitet werden
- Milch bzw. Milchprodukte sollten ebenfalls täglich verzehrt werden, z. B. 250 ml Milch, Buttermilch, Joghurt oder Kefir und 50–60 g Käse täglich
- Fisch sollte 1- bis 2-mal wöchentlich auf dem Speiseplan stehen (Meeresfische sind wichtige Jodlieferanten). An Fleisch und Wurst, falls gewünscht, reichen je nach Kalorienbedarf 300–600 g pro Woche (möglichst mager). Auch Eier ergänzen die Auswahl
- Fette und Öle sind zwar energiereich, aber zur Versorgung mit essenziellen Fettsäuren und zur Resorption der fettlöslichen Vitamine unerlässlich. (Hochwertige) pflanzliche Öle und Fette sollten gegenüber tierischen bevorzugt werden, sowohl für Salate als auch zum Braten und als Streichfette. Besonders günstig sind z. B. Raps-, Walnuss-, Soja- und Olivenöl. Auch Nüsse, die an sich zu den pflanzlichen Lebensmitteln zählen, liefern günstige Fette
- Süßigkeiten und Knabbereien sind ernährungsphysiologisch nicht nötig, sondern Genussmittel. Zucker (incl. Fruktose) sollte sparsam verzehrt werden. Problematisch der hohe Zuckergehalt von Fertigprodukten, nicht nur in Puddings, Joghurts, Süßigkeiten und Softdrinks, sondern auch in herzhaften Fertigprodukten
- Als angemessene Trinkmenge gelten bei Erwachsenen 1,5 l täglich, am besten Mineralwässer, Kräuter- oder Früchtetees. Kaf-

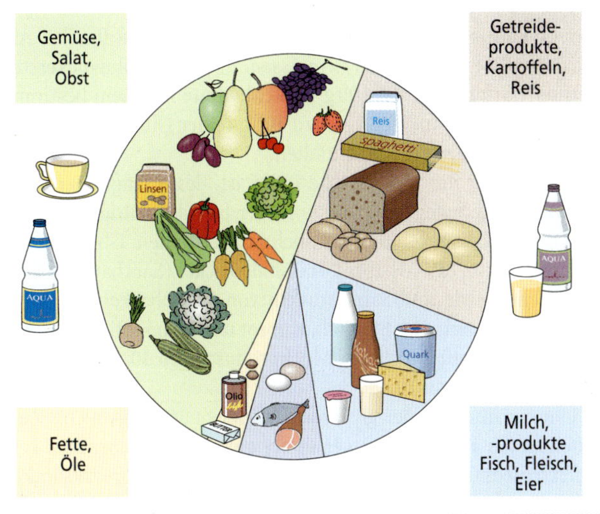

Abb. 17.40 Beispiel eines Ernährungskreises.

fee, Schwarz-/Grüntee oder stark verdünnte Saftschorlen sind in Maßen möglich. Am ungünstigsten sind Nektare, Limonaden, Colagetränke oder sog. Energydrinks. Milch zählt nicht zu den Getränken, sondern zu den tierischen Lebensmitteln. Ebenfalls nicht als Getränk anzusehen ist Alkohol. Er ist nicht empfehlenswert, als tolerabel auch bezüglich der Lebergesundheit gelten etwa 10 g Alkohol täglich bei Frauen und 20 g bei Männern, jedoch mit regelmäßigen alkoholfreien Tagen. 10 g Alkohol sind beispielsweise enthalten in 0,25 l Bier oder 0,125 l Wein.

Nährstofftabellen mit dem genauen Nährstoffgehalt der einzelnen Lebensmittel sind in erster Linie für Menschen mit speziellen Risiken oder Kostformen erforderlich.

PFLEGE

Trotz aller Kalorien und Nährstoffe – **Essen** ist auch Genuss und hat soziale Aspekte. Deshalb sollte man Patienten und Patientinnen nicht mehr Einschränkungen beim Essen auferlegen als unbedingt nötig, zumal viele der früher üblichen Diäten nicht die erwünschten günstigen Wirkungen auf die Erkrankung hatten (z. B. Leber-, Magenschonkost). Meiden sollte der Kranke aber die Speisen, die er nicht verträgt. Eine appetitlich angerichtete Mahlzeit, welche die Vorlieben des bzw. der Betroffenen berücksichtigt, und das Essen in Gesellschaft können die Lebensgeister zusätzlich wecken.

PRÄVENTION

Angesichts der Zunahme von ernährungsmitbedingten Erkrankungen wird *präventiven Aspekten der Ernährung* mehr und mehr Beachtung geschenkt. Am besten ist eine Ernährung mit reichlich Vollkornprodukten, Gemüse, Salat, Obst, mehr Fisch und weit weniger Fleisch und Wurst als üblich. Berücksichtigung von regionalen und familiären Gepflogenheiten ist nicht nur möglich, sondern sogar nötig, um den unterschiedlichen „Geschmäckern" Rechnung zu tragen.

Nahrungssupplemente (z. B. Vitamin-, Antioxidanzien-Tabletten) haben in Studien enttäuscht, höchstwahrscheinlich weil nur die *Kombination* der *verschiedenen*, teils noch unbekannten pflanzlichen Substanzen „wirkt". Sinnvoll sind lediglich die Supplementierung von Jod (→ 11.4.2), Fluorid (→ 17.2.2) und Folsäure (→ 17.9.9), außerdem Vitamin- und/oder Mineralstoffgaben bei bestimmten Patientengruppen, etwa Menschen mit chronischen Darmerkrankungen.

Auch eine *ovo-lakto-vegetarische Ernährung* mit Milch und Milchprodukten sowie Eiern ist auf Dauer ohne Mangelerscheinungen möglich. „Vegetarisch" bedeutet allerdings nicht „Durchschnittskost nur ohne Fleisch", sondern eine abwechslungsreiche Kost mit einer Vielzahl verschiedener pflanzlicher Lebensmittel. Hingegen ist eine *vegane Ernährung* ohne jegliche tierische Produkte problematisch. Die verschiedenen Lebensmittel müssen sehr genau zusammengestellt werden, um einen Mangel v. a. an bestimmten Aminosäuren, Kalzium, Eisen, Jod, Vit. B_2, Vit. B_{12} und D zu vermeiden. Deutsche Fachgesellschaften sehen eine vegane Ernährung bei Schwangeren, Stillenden und Kindern kritisch. Voraussetzungen sind immer sehr bewusste Nahrungsmittelauswahl, Nährstoffsupplementierung und ärztliche Kontrollen. Generell gilt: Je weniger „erlaubte" Lebensmittel, desto höher das Risiko einer Mangelernährung.

Besonderheiten bei Kindern und alten Menschen

Ab dem Kleinkindalter entsprechen die Ernährungsempfehlungen im Wesentlichen denen für Erwachsene (Säuglingsernährung → 21.2.2). Bei Kindern ist gesunde Ernährung aus präventiven Gesichtspunkten besonders wichtig, da Essgewohnheiten in der Kindheit oft entscheidend dafür sind, was im späteren Leben als schmackhaft empfunden wird. Besonders zu achten ist auf ausreichend Milch und Milchprodukte zum Aufbau einer maximalen Knochendichte sowie auf wenig Süßgetränke, Süßigkeiten, Knabbereien und „Fast-Food".

Im Alter sinkt der Kalorienbedarf. Da aber der Bedarf an Eiweiß, Vitaminen und Mineralstoffen (insbesondere Kalzium) unverändert bleibt, muss die Zufuhr an Kohlenhydraten und Fetten reduziert und die Nahrung sorgfältiger zusammengestellt werden. Reichlich Ballaststoffe beugen der im Alter häufigen *Obstipation* (Verstopfung) vor, Milch und Milchprodukte decken den Kalziumbedarf. Mit Kochsalz sollte wegen der Gefahr eines Bluthochdrucks eher gespart werden.

MEDIZIN

Ernährungsstörungen im Alter sind häufig. Bis zum Alter von etwa 80 Jahren ist eher Übergewicht das Problem, etwa wenn der ältere Mensch „so wie früher" isst und nicht den verminderten Kalorienbedarf berücksichtigt. Bei Hochbetagten ist hingegen Mangelernährung häufig, wobei oft viele Ursachen zusammenspielen (z. B. Probleme bei Nahrungseinkauf und -zubereitung, Appetitlosigkeit, Zahnprothesenprobleme). Reduzierter Ernährungszustand birgt ein erhöhtes Erkrankungsrisiko!

17.9.5 Kohlenhydrate in der Ernährung

Kohlenhydrate in der Ernährung

Kohlenhydrate sind unverzichtbare Bestandteile der Ernährung und liefern schnell Energie. Der optimale Kohlenhydratanteil in der Ernährung ist umstritten und dürfte für Gesunde am ehesten bei gut 50 % der Gesamtenergiezufuhr liegen. Wichtiger als ein paar Prozent mehr oder weniger ist aber die Art der verzehrten Kohlenhydrate.

Der Großteil der Kohlenhydrate in der Nahrung ist pflanzlicher Herkunft. *Polysaccharide* (Vielfachzucker, z. B. Stärke → 2.8.1), wie sie reichlich in Getreide, Reis und Kartoffeln vorkommen, gehen verhältnismäßig langsam ins Blut über, da sie im Verdauungstrakt erst aufgespalten werden müssen. Sie sättigen daher langanhaltend. Insbesondere Vollkornprodukte enthalten meist auch viel Vitamine, Mineralstoffe und Ballaststoffe, weshalb ihnen in der Ernährung ein hoher Stellenwert zukommen sollte.

Di- und *Monosaccharide* (Zwei- bzw. Einfachzucker) hingegen, die ihres süßen Geschmacks wegen oft weit mehr verzehrt werden als der Gesundheit zuträglich, gelangen rasch ins Blut, steigern schnell den Blutzuckerspiegel und führen zu starker Insulinsekretion. Sie sättigen nur kurz dauernd. Auch größere Fruktosemengen, enthalten insbesondere in Getränken und Fertigprodukten (versteckt auch unter anderen Namen, z. B. Fruchtsüße, Invertzucker, Maissirup), aber auch in größeren Mengen bestimmter Obstsorten, sind ungünstig.

Letztlich werden alle mit der Nahrung aufgenommenen Kohlenhydrate im Verdauungstrakt zu Di- und Monosacchariden gespalten. Hierbei fällt hauptsächlich *Glukose* (Traubenzucker) an. Die übrigen Monosaccharide, z. B. *Fruktose* und *Galaktose,* werden ebenfalls überwiegend zu Glukose umgewandelt. Die Glukose ist das *zentrale Molekül* des Kohlenhydrat-Stoffwechsels und das wichtigste energieliefernde Molekül des Menschen.

Speicherform der Glukose ist das Glykogen. Es ist ein schnell verfügbarer Energiespeicher, die Glykogenvorräte des Körpers sind allerdings gering (→ 2.8.1). Viel bedeutsamer ist, dass der Organismus auch aus überschüssiger Glukose Fett bilden kann – eine fettarme, aber sehr kohlenhydratreiche Ernährung (Süßigkeiten!) führt also auch zu Fettpolstern!

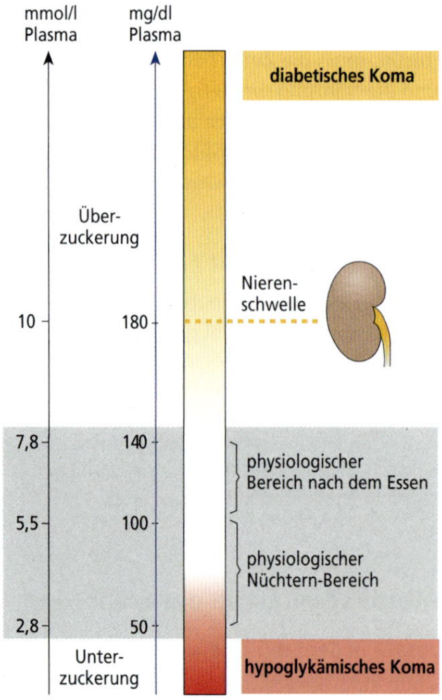

Abb. 17.41 Blutzuckerspiegel. Unterhalb eines Wertes von 2,8 mmol/l (≙ 50 mg/dl) liegt eine Unterzuckerung (Hypoglykämie) vor. Der obere Grenzwert hängt vom Zeitpunkt der letzten Nahrungsaufnahme ab. Wird die sog. Nierenschwelle überschritten, schafft es die Niere nicht mehr, die filtrierte Glukose zu resorbieren und ins Blut zurückzuführen. Folglich findet man Glukose im Urin. Durch einfache Streifentests kann diese Glukosurie nachgewiesen werden.

Glykämischer Index

Der **glykämische Index** (kurz *Glyx, GI*) ist ein Maß für den Anstieg der Blutglukose nach dem Essen. Er gibt die blutzuckersteigernde Wirkung an, die 100 g Kohlenhydrate in einem bestimmten Lebensmittel im Vergleich zu 100 g reiner Glukose (Traubenzucker, Referenzwert 100) entfalten.

Je niedriger der glykämische Index ist, desto langsamer steigt der Blutzuckerspiegel und desto länger hält das Sättigungsgefühl an. Einige Beispiele: Bratkartoffeln haben einen Glyx von 95, Cornflakes von 85, Toastbrot, Haushaltszucker (Saccharose), Vollmilchschokolade und Salzkartoffeln von 70, gebackene Kartoffel und Langkornreis von 60, Vollkornbrot und Spaghetti von 55, Haferflocken von 40, Milch und Milchprodukte von 30, Nüsse von 20 und Blattsalate von 10.

Unumstritten ist der glykämische Index allerdings nicht. Zum einen ist der Kohlenhydratgehalt der einzelnen Lebensmittel sehr unterschiedlich. Zum anderen hängt die Blutzuckerwirksamkeit auch von der Verarbeitung eines Lebensmittels und den zusammen mit diesem verzehrten übrigen Bestandteilen der Mahlzeit ab.

17.9.6 Diabetes mellitus

Aufbau und biologische Bedeutung des Insulins → 11.7.2

MEDIZIN

Insulin ist das einzige blutzuckersenkende Hormon, indem es die Aufnahme der Glukose aus dem Plasma bzw. dem Interstitium in das Innere der Zellen fördert. Erst durch Insulin wird Glukose als wichtigster Ausgangsstoff für die Energieerzeugung verfügbar. Fehlt Insulin, so kommt es zum Energiemangel *in den Zellen* mit gleichzeitig zu hohem Glukosespiegel *außerhalb der Zellen*/im Blut. Der physiologische Glukosespiegel liegt beim Menschen je nach Zeitpunkt der letzten Mahlzeit bei 2,8–7,8 mmol/l Plasma (≙ 50–140 mg/dl Plasma → Abb. 17.41).

Die Häufigkeit der *Zuckerkrankheit* (des **Diabetes mellitus,** kurz **Diabetes**) steigt in den Industrieländern seit Jahrzehnten an. Unter Berücksichtigung der Dunkelziffer gehen Schätzungen für Deutschland von über 10 Millionen Betroffenen (entsprechend etwa einem Achtel der Bevölkerung) aus.

Diabetes mellitus Typ 1 und 2

Man unterscheidet zwei Diabetes-Typen, Typ 1 und 2:

- Der **Diabetes mellitus Typ 1** beginnt ganz überwiegend bei Kindern, Jugendlichen und jungen Erwachsenen. Hier liegt ein *absoluter Insulinmangel* vor, d. h. die Zellen der Bauchspeicheldrüse produzieren effektiv zu wenig Insulin. Diese Form ist eine *Autoimmunerkrankung* (→ 13.9), wobei vermutlich Virusinfekte den Autoimmunprozess anstoßen
- Der mit mehr als 90 % aller Fälle viel häufigere **Diabetes mellitus Typ 2** betrifft vor allem ältere, übergewichtige Menschen, wird aber zunehmend auch bei übergewichtigen jüngeren Erwachsenen und sogar Jugendlichen beobachtet. Eine genetische Veranlagung ist sicher, die Manifestation aber aufs Engste mit dem Lebensstil verbunden: Durch Bewegungsmangel und Überernährung kommt es zu einer zunehmenden Unempfindlichkeit der Zielzellen gegenüber Insulin *(Insulinresistenz),* das Pankreas produziert immer mehr Insulin, um den Blutzucker normal zu halten. Die Insulinproduktion ist also anfänglich *er-*

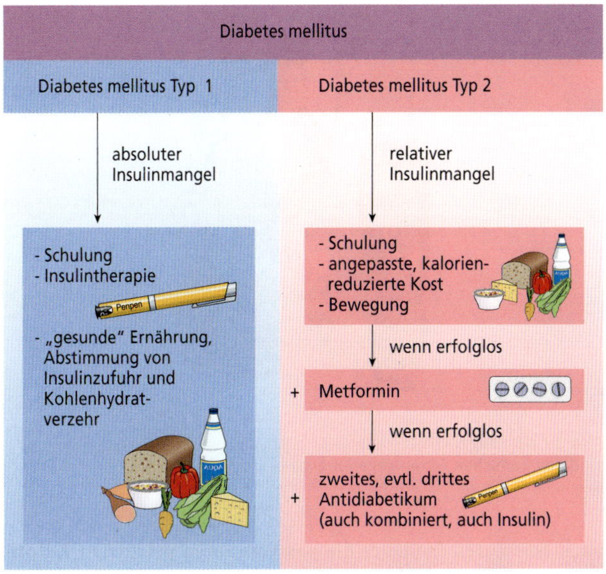

Abb. 17.42 Grundbausteine der Diabetestherapie.

höht – man spricht von einem *relativen Insulinmangel.* Nach Jahren können die B-Zellen den steigenden Bedarf aber nicht mehr decken und der Diabetes tritt zutage.

Beschwerden und Diagnose

MEDIZIN

Folgende Symptome sind dringend verdächtig auf einen **Diabetes mellitus:**
- *Polyurie* (häufiges Wasserlassen)
- *Polydipsie* (übermäßiger Durst)
- Körperliche Schwäche mit Leistungsknick
- Beim Diabetes mellitus Typ 1 meist rasche Symptomentwicklung, nicht selten mit Koma
- Beim Diabetes mellitus Typ 2 langsame Entwicklung mit langer Beschwerdefreiheit/-armut. Infektionsneigung, vor allem Harnwegs-, Hautpilzinfektionen.

Gesichert wird die Diagnose durch Blutuntersuchungen:
- Nüchternglukosespiegel im Plasma ≥ 7 mmol/l (126 mg/dl) *oder*
- Blutzucker zu einem beliebigen Zeitpunkt ≥ 11 mmol/l (200 mg/dl) bei gleichzeitigem Vorliegen von Diabetessymptomen *oder*
- Krankhafter **Glukosetoleranztest** (d. h. zu hohe Werte unter reichlicher Glukoseaufnahme) *oder*
- **HbA_{1c}** ≥ 6,5 % (48 mmol/mol, HbA_{1c} = eine Form von **Glykohämoglobinen,** d. h. Hämoglobinmolekülen mit unumkehrbar daran gebundener Glukose).

Diabetesbehandlung

Menschen mit Typ-1-Diabetes benötigen grundsätzlich eine *Insulintherapie.* Höchstmögliche Flexibilität im Tagesablauf ermöglicht die *Basis-Bolus-Therapie* mit 3–5 Insulininjektionen täglich oder eine *Insulinpumpentherapie.* Beide erfordern eine umfassende Patientenschulung. Betroffene sind zur Zeit der Diagnose in aller Regel schlank. Eine Kalorienreduktion ist somit nicht erforderlich, wohl aber eine *diabetesgerechte Ernährung.* Diese entspricht einer vollwertigen Kost mit besonderer Berücksichtigung von Kohlenhydratmenge und -art in der Nahrung, da vor allem Kohlenhydrate den Blutzuckerspiegel erhöhen (→ Abb. 17.42).

PFLEGE

Die **Insulininjektion** erfolgt fast immer *subkutan* (Injektionsorte → Abb. 8.4), heute praktisch nur mit *Insulin-Pens.* Eine Hautdesinfektion vor der Injektion ist nur im Krankenhaus, nicht aber bei der Selbstinjektion zu Hause nötig.

Bei Menschen mit Typ-2-Diabetes sind konsequente *Kalorienreduktion, körperliche Aktivität* und – daraus resultierend – Gewichtsabnahme die Behandlungsbasis. Nur bei Erfolglosigkeit werden verschiedene **Antidiabetika** eingesetzt, falls ein einzelnes Medikament nicht reicht in Kombination und/oder Insulin (→ Abb. 17.42).

Über- und Unterzuckerung

Sowohl Unter- als auch Überzuckerung sind akut bedrohlich:
- Warnsymptome einer **Überzuckerung** *(Hyperglykämie)* sind zunehmender Durst und Polyurie, Exsikkose (z. B. trockene Haut), Übelkeit und Schwäche. Ist der bzw. die Betroffene extrem überzuckert, so kann er bzw. sie etwa ab 400 mg/dl ins **diabetische Koma** *(Coma diabeticum)* fallen
- **Unterzuckerung** *(Hypoglykämie)* zeigt sich durch Schweißausbruch, Unruhe und Heißhunger. Richtig gefährlich wird es, wenn der Zuckerspiegel unter etwa 40 mg/dl absinkt. Der bzw. die Betroffene wird ohnmächtig und gerät in den **hypoglykämischen Schock.** Aus diesem Grunde sollten Menschen mit Diabetes immer Traubenzucker bei sich haben.

Diabetische Folgeerkrankungen

Der hohe Blutzuckerspiegel schädigt auf Dauer praktisch alle Gefäße des Körpers. Deshalb entwickeln sich oft **diabetische Folgeerkrankungen:**
- Eine **Makroangiopathie** (Erkrankung der großen Arterien) mit ausgeprägter *Arteriosklerose* und in der Folge Durchblutungsstörungen, z. B. koronarer Herzkrankheit (→ 14.7.2) oder Schlaganfall (→ 9.14.6)
- Eine **Mikroangiopathie** (Erkrankung der kleinen Arterien), v. a. an Augen (*diabetische Retinopathie* bis zur Erblindung) und Nieren (*diabetische Nephropathie,* bis zum Nierenversagen)
- Eine **diabetische Polyneuropathie** (Frühzeichen eingeschränktes Vibrationsempfinden)
- Ein **diabetisches Fußsyndrom** durch Nerven- und/oder Gefäßschädigung mit chronischen Wunden, Nekrosen und Infektionen.

PRÄVENTION

Zur **Vorbeugung des diabetischen Fußsyndroms** beraten die Pflegenden Menschen mit Diabetes zur richtigen Fußpflege:
- Füße jeden Tag, eventuell mithilfe eines Spiegels, auf Auffälligkeiten und Verletzungen untersuchen
- Fußnägel nicht schneiden, nur feilen (Verletzungsgefahr)
- Füße nach dem Waschen gut abtrocknen, Haut sorgfältig pflegen (Gefahr der Pilzinfektion)
- Gut sitzende Strümpfe und Schuhe anziehen, Druckstellen und Bildung feuchter Kammern vermeiden.

17.9.7 Fette in der Ernährung

Fette können im menschlichen Körper hergestellt oder mit der Nahrung aufgenommen werden. Bei Zimmertemperatur liegen Fette in flüssiger oder fester Form vor, wobei man die flüssigen Fette auch als **Öle** bezeichnet (→ Abb. 17.43).

Die weit überwiegende Menge der natürlichen Fette sind **Triglyzeride** oder *Neutralfette* (→ 2.8.2). Sie werden letztlich in Fettsäuren und Glyzerin gespalten. Aus Fettsäuren können die Zellen ggf. Energie gewinnen. Bei geringem Bedarf oder Überernährung baut der Organismus Fettsäuren und Glyzerin wieder zu Neutralfetten zusammen und speichert diese hauptsächlich im Fettgewebe und in der Leber.

Wie viele und welche Fette?

Eine gewisse Menge an Fetten braucht der Mensch schon allein, um seinen Bedarf an den mehrfach ungesättigten *essenziellen Fettsäuren Linolsäure* und *Linolensäure* zu decken (→ 2.8.2) und die *fettlöslichen Vitamine* A, D, E und K aufzunehmen. Ansonsten gilt für die Nahrungsfette Ähnliches wie für die Kohlenhydrate: Der ideale Fettanteil in der Nahrung wird kontrovers diskutiert. Die DGE empfiehlt für normalgewichtige Erwachsene mittleren Alters, dass ca. 30 % des Energiebedarfs aus Fetten stammen, bei schwerer körperlicher Arbeit, Kindern und Jugendlichen < 15 Jahren, Schwangeren und Stillenden etwas mehr. Und: Ganz wesentlich ist die Qualität der Fette.

Nach dem natürlichen Vorkommen unterscheidet man tierische und pflanzliche Fette:

- **Pflanzliche Fette** sind z. B. Raps-, Oliven- oder Sonnenblumenöl, Nussöle, Kokosfett und Weizenkeimöl (→ Abb. 17.43)
- **Tierische Fette** sind beispielsweise Butter, Sahne und Schmalz. Ferner enthalten alle Fleisch- und Wurstprodukte ca. 5–45 % „verstecktes", d. h. nicht sichtbares Fett.

Erwünscht ist, dass je ein Drittel der Nahrungsfettsäuren aus **gesättigten, einfach und mehrfach ungesättigten Fettsäuren** besteht (→ 2.8.2). Bei den ungesättigten Fettsäuren werden außerdem je nach Lage der Doppelbindung **Omega-3-Fettsäuren** (z. B. Linolensäure) und **Omega-6-Fettsäuren** (z. B. Linolsäure) unterschieden, wobei Omega-3-Fettsäuren bevorzugt werden sollten.

In pflanzlichen Ölen, aber auch in Fischölen sind die benötigten essenziellen Fettsäuren in viel höherer Konzentration enthalten als in (anderen) tierischen Fetten. Wegen des besseren Verhältnisses von Omega-3- zu Omega-6-Fettsäuren sollten z. B. zur Salatzubereitung möglichst hochwertige Pflanzenöle wie etwa Raps-, Oliven- und Nussöle verwendet werden.

Trans-Fettsäuren (→ 8.8.2) sind, obschon ungesättigt, ebenfalls ungünstig und sollten höchstens 1 % der zugeführten Energie ausmachen. In geringen Mengen sind sie in Milchprodukten und Fleisch von Wiederkäuern zu finden. Hauptquelle sind aber bestimmte stark erhitzte Pflanzenöle und industriell verarbeitete Pflanzenfette. Deshalb sollten zum Braten dafür geeignete Pflanzenfette verwendet und industriell gefertigte Backwaren nur gelegentlich verzehrt werden.

Hungerstoffwechsel

Erstaunlicherweise können manche Organe (beispielsweise das Gehirn), die normalerweise ihre Energie aus der Verstoffwechselung der Glukose ziehen, bei länger dauerndem Hungerzustand auch Fettsäuren (genauer die aus Fettsäuren gebildeten **Ketonkörper** → 2.8.3) verbrennen. Allerdings braucht diese Umstellung Zeit und funktioniert nicht von einer Sekunde zur nächsten, sodass es bei einer akuten Unterzuckerung trotzdem zur Funktionsstörung des Gehirns (*hypoglykämischer Schock* → 17.9.6) kommt.

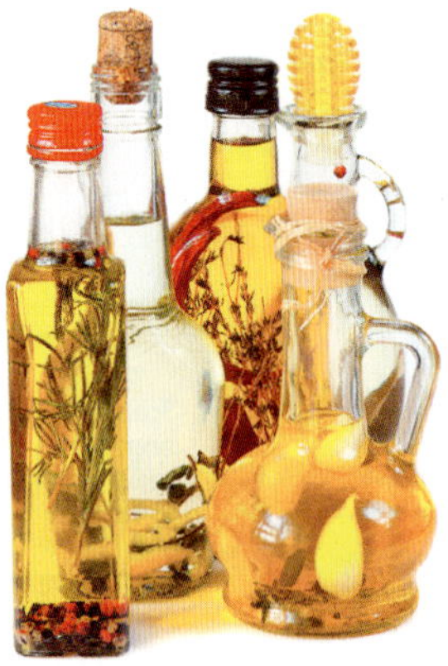

Abb. 17.43 Pflanzliche Öle enthalten reichlich ungesättigte Fettsäuren und sind den tierischen Fetten gegenüber zu bevorzugen. [J787]

MEDIZIN

Bei einer **Reduktionsdiät** werden zunächst die Glykogenspeicher geleert. Anschließend wird der wesentlich größere Fettspeicher angegangen. Von der Einschmelzung eines Kilogramms Fettgewebe kann der Mensch immerhin rund vier Tage zehren. Daraus folgt leider auch, dass allen Wunderdiäten und wöchentlich am Kiosk verbreiteten Versprechen zum Trotz niemand mehr als rund 2 kg pro Woche abnehmen kann, es sei denn, er verbindet seine Diät täglich mit 10–20 km Langlauf. Lediglich am Anfang einer Fastenkur scheint der Körper mehr abzunehmen: Dies ist aber nur eine Wasserausschwemmung, die mit der Leerung der Glykogen- und Eiweißspeicher einhergeht und nach Schluss der Fastenkur rasch wieder ausgeglichen wird.

Fettstoffwechselstörungen

Ist die Serumkonzentration einzelner oder mehrerer Blutfettarten erhöht, so bezeichnet man dies als *Hyperlipidämie* oder **Hyperlipoproteinämie:** Fette (Lipide) kommen im Blut als große Komplexe zusammen mit Proteinen vor *(Lipoproteine);* die Proteine dienen v. a. dem Transport der Fette, da sie die wasserunlöslichen Fette in Lösung halten.

Allgemein kann man *primäre,* oft genetisch (mit) bedingte, von *sekundären,* d. h. im Rahmen anderer Erkrankungen auftretenden, Hyperlipoproteinämien, unterscheiden. Sekundäre Hyperlipoproteinämien sind z. B. Folge eines Diabetes mellitus oder eines Alkoholmissbrauchs.

Von den verschiedenen Fetten besitzt das Cholesterin (→ 2.8.2) die größte Bedeutung als Risikofaktor der Arteriosklerose. Maßgeblich für das Risiko ist dabei nicht der Gesamtcholesterinspiegel im Blut, sondern der des **LDL-Cholesterins** (der Cholesterinanteil in der *LDL-Fraktion, LDL = low density lipoproteins*), da LDL Cholesterin an die Gefäßwände abgeben. Hingegen hat **HDL-Choles-**

terin *(HDL = high density lipoproteins)* nach heutigem Wissen eine Schutzwirkung – HDL nehmen überschüssiges Cholesterin aus dem Körper auf und bringen es zur Verstoffwechselung in die Leber.

17.9.8 Eiweiße in der Ernährung

Dritte große Nährstoffgruppe sind die **Eiweiße** oder *Proteine,* die ebenfalls sowohl in pflanzlichen als auch in tierischen Nahrungsmitteln vorkommen.

Der Mensch benötigt das Nahrungseiweiß weniger als Energiequelle, sondern vielmehr als Lieferant der *essenziellen Aminosäuren* (→ 2.8.3), die er nicht selbst herstellen kann, aber zum Aufbau körpereigener Eiweiße benötigt.

Empfohlen werden für Erwachsene 0,8 g/kg KG täglich (für 1- bis 3-Jährige ca. 1 g/kg KG, für ältere Kinder 0,9 g/kg KG). Diese Empfehlung beinhaltet bereits einen „Sicherheitszuschlag". Entgegen früherer Ansicht bietet eine besonders eiweißreiche Ernährung keine Vorteile.

Da die verschiedenen Eiweißquellen einen unterschiedlichen Gehalt an essenziellen Aminosäuren haben und somit nicht gleichwertig sind, wurde die **biologische Wertigkeit** als Maß für die „Qualität" eines Nahrungseiweißes eingeführt. Die biologische Wertigkeit gibt an, welche Menge an Körpereiweiß aus 100 g des betreffenden Nahrungseiweißes gebildet werden kann, wobei dem Hühnereiweiß die biologische Wertigkeit 100 zugeordnet wurde. Pflanzliche Eiweiße haben durchschnittlich eine geringere biologische Wertigkeit als tierische. Durch Kombination verschiedener pflanzlicher Eiweißlieferanten kann der Bedarf an essenziellen Aminosäuren jedoch durchaus gedeckt werden – ohne das in den tierischen Eiweißquellen meist reichlich vorhandene Fett. Ovo-Lakto-Vegetarier brauchen einen Mangel an essenziellen Aminosäuren nicht zu befürchten.

PÄDIATRIE

Bei der **Phenylketonurie** reichert sich durch einen rezessiv vererbten Enzymdefekt die Aminosäure Phenylalanin im Blut an. Durch toxische Stoffwechselprodukte des Phenylalanin wird die ZNS-Entwicklung beeinträchtigt, geistige Behinderung ist die Folge.
Eine frühestmögliche phenylalaninarme Diät normalisiert die geistige Entwicklung.
In Deutschland werden alle Neugeborenen im Rahmen des Neugeborenen-Screenings (→ 21.2.1) auf eine Phenylketonurie untersucht.

SPICKZETTEL

Makronährstoffe: Nährstoffe, die dem Menschen als Energielieferanten dienen. Hoher täglicher Bedarf. Unterteilt in Kohlenhydrate, Eiweiße, Fette.
Mikronährstoffe: Lebensnotwendige Substanzen, die der Körper in vergleichsweise geringen Mengen von außen aufnehmen muss. Dienen nicht als Energielieferanten, sondern z. B. zur Synthese von Hormonen, als Kofaktoren von Enzymen. Beispiele Vitamine, Mineralstoffe.

Grundsätze ausgewogener Ernährung:
- Überwiegend pflanzliche Lebensmittel, am besten drei Portionen Salat/Rohkost/Gemüse, zwei Portionen Obst am Tag. Dazu Getreideprodukte (Nudeln, Brot, Müsli etc.), möglichst als Vollkornprodukte, bei Reis Naturreis. Wenig schnell resorbierbare Kohlenhydrate und Zucker. Achten auf versteckten Zucker (auch Fruktose, Maltose etc.) in Fertigprodukten
- Täglich Milch bzw. Milchprodukte, 1- bis 2-mal wöchentlich Fisch, wenig Fleisch/Wurst
- Bevorzugung pflanzlicher Fette, ausreichende Zufuhr von Omega-3-Fettsäuren, z. B. in Nüssen, hochwertigen Pflanzenölen. Weniger tierische Fette. Wenig Trans-Fette (in stark erhitzten und industriell verarbeiteten Pflanzenfetten). Achten auf versteckte Fette
- Empfohlene Eiweißzufuhr für Erwachsene ca. 0,8 g/kg Körpergewicht, für Kinder mehr
- Wenig Süßigkeiten, Knabbereien, Alkohol
- Als Getränke am besten Wasser, ungesüßte Kräuter-/Früchtetees. Kaffee, Schwarztee, stark verdünnte Säfte in Maßen.

17.9.9 Vitamine

Vitamine (→ Tab. 17.3) sind lebensnotwendige organische Verbindungen, die der Körper nicht oder nur in unzureichender Menge selbst herstellen kann. Sie müssen dem Organismus daher mit der Nahrung zugeführt werden.

Einige Vitamine bezieht der Körper allerdings nicht (nur) aus der Nahrung, sondern (auch) von Darmbakterien, die z. B. Vitamin K und Folsäure im Rahmen ihres Stoffwechsels ins Darmlumen abgeben.

Fett- und wasserlösliche Vitamine

Aufgrund ihrer verschiedenen Löslichkeit werden die Vitamine in *fettlösliche* und *wasserlösliche* Vitamine unterteilt.

Zu den fettlöslichen Vitaminen gehören die Vitamine A, D, E und K (Merkhilfe „EDeKA"), die anderen sind wasserlöslich. Fettlösliche Vitamine können nur resorbiert werden, wenn genügend Galle sezerniert wird und die Fettresorption intakt ist (→ 17.7.3, → 17.7.4).

Vitamin A

Heute werden als **Vitamin A** *(Retinole)* meist mehrere fettlösliche, lichtempfindliche Substanzen zusammengefasst, welche *sämtliche* Vitamin-A-Wirkungen entfalten. Abkömmlinge, die viele, aber nicht alle Vitamin-A-Effekte haben, werden abgrenzend als **Retinoide** bezeichnet.

Vitamin A kann aus tierischen Nahrungsmitteln (v. a. Leber und anderem Fleisch, Milch, Eiern) aufgenommen oder aus den zugeführten Provitaminen α-, β- und γ-**Carotin** gebildet und in der Leber gespeichert werden.

Das für die Vitamin-A-Synthese wichtigste Provitamin β-Carotin ist ein Pflanzenfarbstoff, der reichlich in Karotten, Spinat, Grünkohl und Brokkoli vorkommt, in geringem Maße auch in tierischen Lebensmitteln. Die Resorption besonders aus Karotten wird dabei durch Aufschluss der Pflanzenzellen wesentlich verbessert (mindestens blanchieren).

Tab. 17.3: Übersicht über Funktion, Hauptquellen und Tagesbedarf der verschiedenen Vitamine. Die Vitamine A, D, E, K sind fettlöslich, die übrigen wasserlöslich.

Vitamin	Wichtig für/als	Hauptvorkommen (Auswahl)	Tagesbedarf (Erw.)
Vitamin A (Retinole), β-Carotin	Sehvorgang, Epithelien, Immunsystem	Grüne Gemüse, Karotten, Leber	700–850 µg
Vitamin-D-Hormon	Knochenbildung, Kalzium-/Phosphathaushalt, Immunregulation, evtl. Muskulatur	Fette Fische. Bei ausreichend Sonnenlicht Bildung im Körper	20 µg
Vitamin E (Tokopherole)	Schutz der Nahrungs- und Körperfette vor Oxidation	(Pflanzen-)Öle, Getreidekeime, Haselnüsse	11–15 mg
Vitamin K	Blutgerinnung, Proteinstoffwechsel (z. B. des Knochens)	(Grüne) Gemüse, Milch, Fleisch, Eier, Getreide, Bildung durch Darmbakterien	60–80 µg
Vitamin B_1 (Thiamin)	Kohlenhydrat-, Aminosäurestoffwechsel, Nervensystem	Vollkorngetreide, Sonnenblumenkerne, Erdnüsse, Haferflocken, Erbsen, (Schweine-)Fleisch	1–1,3 mg
Vitamin B_2 (Riboflavin)	Coenzym zahlreicher Redoxreaktionen, Hormonproduktion	Vollkorngetreide, Milch/-produkte	1,0–1,4 mg
Vitamin B_6 (Pyridoxin)	Aminosäurestoffwechsel	(Grüne) Gemüse, Linsen, Kartoffeln, Bananen, Vollkorngetreide, Fisch, Geflügel, Schweinefleisch	1,4–1,6 mg
Vitamin B_{12} (Cobalamine)	Nukleinsäuresynthese, Erythro-, Leuko-, Thrombozytenbildung	Fleisch, Innereien, Fisch, Eier, Milch/-produkte	4 µg
Vitamin C (Ascorbinsäure)	Aufbau von Bindegewebe, Schutz vor Oxidation, Immunabwehr	Obst, Salat, Gemüse, Kartoffeln	95–110 mg
Biotin	Stoffwechsel	Ei, Innereien, Hefe, Nüsse, Haferflocken, Spinat, Linsen	40 µg
Folsäure	Nukleinsäuresynthese, Zellteilung, Bildung der Erythrozyten, Homozysteinstoffwechsel	Vollkorngetreide, grüne Gemüse, Tomaten, Orangen, Hülsenfrüchte, Kartoffeln, Nüsse, Eier, Bildung durch Darmbakterien	0,3 mg**
Niazin	Stoffwechsel (Bestandteil des Coenzyms NAD), Leberfunktion	Nüsse, Innereien, Milch/-produkte, Fisch, Fleisch, Getreide, begrenzte Bildung im Körper bei ausreichender Tryptophanzufuhr	11–16 mg
Pantothensäure	Stoffwechsel (Bestandteil von Coenzym A)	Fleisch, Fisch, Milch, Vollkorngetreide, Hülsenfrüchte	5 mg

* Als Faustregel kann gelten, dass Kinder altersentsprechend geringere Mengen benötigen. Ausnahme ist v. a. Vit. D, bei dem 20 µg benötigt werden
** Frauen mit Kinderwunsch und Schwangere im ersten Schwangerschaftsdrittel zusätzlich 0,4 mg synthetische Folsäure als Tablette

Vitamin A ist für Epithelwachstum und als Bestandteil des Sehpigments für das Sehen unentbehrlich. Es verbessert die Infektionsabwehr an den Schleimhäuten, ist an der Organentwicklung des Embryos und wahrscheinlich der Spermienbildung beteiligt. Schließlich wird v. a. β-Carotin eine wichtige Rolle als „Fänger" von Sauerstoffradikalen (Oxidationsschutz) zugeschrieben.

Vitamin-D-Hormon

Vitamin D (Kalziferole, Calciferole) sind nach heutigem Verständnis nicht den Vitaminen, sondern den Hormonen zuzurechnen (daher **Vitamin-D-Hormon**). Ihre Bildung und die Effekte auf den Kalzium- und Knochenstoffwechsel werden im Hormonkapitel besprochen (→ 11.5).

Allerdings erfordert die Vitamin-D-Hormon-Bildung eine ausreichende Sonnenlichtexposition der Haut. In Deutschland kann im Sommerhalbjahr auch unter Beachtung des Hautschutzes genug Sonne „getankt" werden, um den Bedarf zu decken und eine Reserve für den Winter zu bilden. Die Vitamin-D-Zufuhr mit der Nahrung ist selbst bei ausgewogener Kost gering. Für bestimmte Gruppen, etwa Säuglinge oder ans Haus gebundene alte Menschen, empfiehlt sich daher eine Supplementierung nach Arztrücksprache.

Vitamin E

Das fettlösliche **Vitamin E** *(Tokopherole)* umfasst verschiedene Substanzen mit ähnlichem Aufbau und gleicher Wirkung. Sie kommen vor allem in Pflanzenölen, Soja und Weizenkeimen vor.

Vitamin E wirkt als Oxidationsschutz bei verschiedenen Stoffwechselvorgängen, insbesondere beim Abbau ungesättigter Fettsäuren.

Zusätzliche Wirkungen sind sehr wahrscheinlich, aber noch nicht völlig geklärt.

Vitamin K

Vitamin K (Hauptvertreter **Vitamin K_1** = *Phyllochinon* und **Vitamin K_2** = *Menachinon*) steigert in der Leber die Biosynthese der Gerinnungsfaktoren II, VII, IX und X sowie von Protein C und S. Außerdem ist Vitamin K für den Knochenstoffwechsel von Bedeutung.

Substanzen der fettlöslichen Vitamin-K-Gruppe werden sowohl von Pflanzen als auch von Bakterien hergestellt, auch von Darmbakterien. Es ist allerdings umstritten, ob die Produktion der Darmbakterien wesentlich zur menschlichen Vitamin-K-Versorgung beiträgt.

Ein Vitamin-K-Mangel ist bei intakter Leber- und Darmfunktion selten. Ausnahme sind Säuglinge, weshalb Neugeborene in Deutschland eine (bevorzugt orale) Vitamin-K-Prophylaxe erhalten.

Ein beabsichtigter Vitamin-K-Mangel ist hingegen die medikamentöse Antikoagulation mit Cumarinen (beispielsweise Marcumar® → 12.4.5).

Vitamin B_1

Wichtige Lieferanten des wasserlöslichen **Vitamins B_1** *(Thiamin)* sind Keimanlagen von Getreiden (also Vollkornprodukte, nicht aber „Weißmehl"), Hülsenfrüchte, Kartoffeln sowie Schweinefleisch.

Vitamin B_1 wird im Organismus umgewandelt, v. a. in *Thiaminpyrophosphat.* Die Hauptfunktion dieses Coenzyms liegt im Kohlenhydratstoffwechsel.

Vitamin B_2

Vitamin B_2 *(Riboflavin)* kommt in allen tierischen und pflanzlichen Zellen vor. Den höchsten Vitamin-B_2-Gehalt besitzen Getreidekeime (Vollkornprodukte), einige Gemüse sowie Fleisch (Leber), Milch bzw. Milchprodukte und Eier.

Aus Vitamin B_2 werden zwei Coenzyme gebildet, die unter anderem für die Wasserstoffübertragung in der Atmungskette nötig sind.

Vitamin B_6

Vitamin B_6 *(Pyridoxin)* umfasst die drei ähnlichen Substanzen **Pyridoxal, Pyridoxol** und **Pyridoxamin,** die alle zur aktiven Form **Pyridoxalphosphat** umgewandelt werden.

Es kommt in allen lebenden Zellen vor, besonders reichlich in Hefe, Körnerfrüchten, grünem Gemüse sowie Innereien und Milchprodukten.

Vitamin B_6 ist ein wichtiges Coenzym besonders im Aminosäurestoffwechsel und ist für die Häm- und Nukleinsäuresynthese notwendig.

Vitamin B_{12}

Vitamin B_{12} *(Cobalamine)* wird nur von Mikroorganismen synthetisiert. Da aber tierische Organismen das von den Mikroorganismen gebildete Vitamin B_{12} aufnehmen und speichern können, sind tierische Nahrungsmittel für den Menschen die Hauptquelle von Vitamin B_{12}.

Vitamin B_{12} ist beteiligt an der Biosynthese von Nukleinsäuren und bei der Bildung der Myelinscheiden im Nervensystem. Außerdem ist es für einen intakten Folsäurestoffwechsel nötig. Daher ist Vitamin B_{12} für Gewebe mit hoher Zellteilungsrate (blutbildendes Knochenmark, Haut, Schleimhäute) und das Nervensystem unverzichtbar.

MEDIZIN

Vitamin-B_{12}-Mangel ist relativ häufig. Da zur Vitamin-B_{12}-Resorption der in der Magenschleimhaut gebildete *Intrinsic-Faktor* (→ 17.4.4) erforderlich ist, kann die Ursache nicht nur in Fehlernährung und Darmerkrankungen, sondern auch in Magenerkrankungen liegen. Ältere Menschen haben u. a. wegen der häufigeren *atrophischen Gastritis* mit Magenschleimhautschwund ein erhöhtes Risiko.

Ein Vitamin-B_{12}-Mangel äußert sich insbesondere durch Blutarmut sowie Schäden am Nervensystem *(perniziöse Anämie).*

Vitamin C

Vitamin C oder *Ascorbinsäure* ist als wohl bekanntestes Vitamin v. a. in frischen Früchten, Paprika, Tomaten und Kartoffeln enthalten.

Vitamin C gilt als Oxidationsschutzmittel im Stoffwechsel. Es ist an der Synthese oder am Umbau von Hormonen und Coenzymen genauso beteiligt wie am Stoffwechsel der Aminosäuren und des Kollagens oder an der Abdichtung von Kapillaren. Auch bei der Gerinnung spielt es eine wichtige Rolle. Aufgrund seiner Reduktions-Oxidations-Eigenschaften wird dem Vitamin C zudem eine Schutzfunktion bei der Abwehr von entarteten Zellen zugesprochen.

Die klassische Vitamin-C-Mangelkrankheit, der **Skorbut,** ist in Deutschland derzeit selten.

Leichtere Vitamin-C-Mangelerscheinungen können sich gelegentlich durch abnorme Müdigkeit, Infektanfälligkeit, langsame Wundheilung und Blutungsneigung aufgrund erhöhter Kapillarbrüchigkeit äußern.

Biotin

Biotin oder *Vitamin H* kommt in zahlreichen Lebensmitteln vor, besonders in Hefe, Innereien und Eigelb. Auch Darmbakterien produzieren Biotin, ihr Beitrag zur Versorgung ist allerdings fraglich.

Biotin ist eine wichtige Molekülgruppe von Enzymen, die Kohlensäurereste (Carboxylgruppen) übertragen.

Folsäure

Obwohl **Folsäure** *(Folat)* in pflanzlichen und tierischen Lebensmitteln vorkommt (z. B. grüne Gemüse, Tomaten, Apfelsinen, Kartoffeln, Vollkornprodukten, Fleisch, Milch) und zudem durch Darmbakterien gebildet wird, sind grenzwertige Versorgung und Folsäuremangel häufig.

Im Organismus wird Folsäure unter Beteiligung von Vitamin C zu *Tetrahydrofolsäure* reduziert, die im Stoffwechsel der kleinen Kohlenstoffmoleküle sowie zum Aufbau neuer Erbsubstanz, d. h. bei allen Zellteilungen, benötigt wird.

Deshalb äußert sich ein Folsäuremangel am ehesten am stoffwechselaktivsten Gewebe, dem Knochenmark: Es kommt wie beim Vitamin-B_{12}-Mangel zu einer Blutbildungsstörung (→ 12.2.6). In der Frühschwangerschaft erhöht Folsäuremangel das Risiko eines Neuralrohrdefektes beim Neugeborenen, weshalb Frauen schon vor der Empfängnis zusätzlich Folsäure einnehmen sollten.

Niazin

Niazin (**Nikotinsäure** und **Nikotinamid**) kommt reichlich in Hefe, Nüssen, Fleisch (Innereien) und Milchprodukten vor und ist ein Baustein des NAD^+, ein lebenswichtiges, wasserstoffübertragendes Coenzym der Atmungskette (→ 2.9).

Es ist insofern ein besonderes Vitamin, als es vom Körper aus der Aminosäure Tryptophan unter Mithilfe von Vitamin B_6 gebildet werden kann. Eine Bedarfsdeckung ist hierdurch allerdings nicht möglich.

Pantothensäure

Pantothensäure findet sich in den meisten tierischen Lebensmitteln, aber auch in Hefe, grünem Gemüse und Getreide.

Pantothensäure ist Bestandteil des *Coenzyms A,* einer durch ihre hohe Bindungsenergie zentralen Substanz für den gesamten Stoffwechsel.

Wer braucht zusätzliche Vitamine?

Eine ausgewogene Ernährung enthält trotz individueller Unterschiede abgesehen von den oben genannten Ausnahmen ausreichende Vitaminmengen. Zusätzliche Vitamingaben sind nur erforderlich, wenn:

- Die *Vitaminzufuhr* ungenügend ist, z. B. bei einseitiger oder nicht ausreichender Ernährung (etwa bei Alkoholkranken oder längerfristiger parenteraler Ernährung)
- Der *Vitaminbedarf* erhöht ist, wie z. B. im Säuglingsalter oder während Schwangerschaft und Stillzeit
- Die *Vitaminresorption* vermindert ist (beispielsweise bei fehlendem Intrinsic-Faktor, → 17.4.4, oder *Malassimilationssyndromen*).

Zu viele Vitamine können sogar schaden, da die fettlöslichen Vitamine A, D, E und K nur begrenzt ausgeschieden werden und dadurch z. B. die Leber geschädigt werden kann. Ein Überangebot an wasserlöslichen Vitaminen kann der Körper dagegen in der Regel durch Ausscheidung mit dem Urin beseitigen. Allerdings besteht z. B. auch bei der wasserlöslichen Folsäure der Verdacht, dass eine zu hohe (künstliche) Zufuhr das Risiko einiger bösartiger Erkrankungen erhöht.

SPICKZETTEL

Vitamine: Lebensnotwendige organische Verbindungen, die der Körper nicht bzw. nicht ausreichend herstellen kann und deshalb von außen aufnehmen muss.
Ausnahme *Vitamin D* (daher auch *Vitamin-D-Hormon*), das der Körper unter dem Einfluss von Sonnenlicht selbst bilden kann.

- **Wasserlösliche Vitamine. Vitamin B_1** *(Thiamin)*, **Vitamin B_2** *(Riboflavin)*, **Vitamin B_6** *(Pyridoxin)*, **Vitamin B_{12}** *(Cobalamine)*, **Vitamin C** *(Ascorbinsäure)*, **Biotin** *(Vitamin H)*, **Folsäure** *(Folat)*, **Niazin, Pantothensäure.** Keine Speicherung im Körper, Ausscheidung von Überschüssen mit dem Urin
- **Fettlösliche Vitamine. Vitamin A** *(Retinole)*, **Vitamin D** *(Vitamin-D-Hormon)*, **Vitamin E** *(Tokopherole)*, **Vitamin K.** Speicherung im Körper, bei Überdosierung Vergiftungserscheinungen möglich.

Deckung des Vitaminbedarfs durch „gesunde" Ernährung möglich, Ausnahme Folsäure (Versorgung grenzwertig).

17.9.10 Mineralstoffe

Neben ausreichend Makronährstoffen, Vitaminen und Flüssigkeit sind **Mineralstoffe** für die Gesundheit unerlässlich. Sie liegen überwiegend als Ionen (Salze, Elektrolyte) oder Bestandteile anorganischer Verbindungen vor.
Man unterscheidet:

- Die **Mengenelemente** (*Mineralstoffe* im engeren Sinn), die in Konzentrationen über 50 mg/kg Körpergewicht im Körper vorkommen und in vergleichsweise großen Mengen benötigt werden. Mengenelemente sind die Ionen der sieben Elemente Kalium, Natrium, Kalzium, Chlor, Phosphor, Schwefel und Magnesium
- Die **Spurenelemente,** die (abgesehen vom Eisen) nur in äußerst geringen Mengen („Spuren") in Körper und Nahrung vorkommen.

Mengenelemente

Übersicht über die biologische Funktion → Tab. 2.1

Bei normaler Ernährung besteht bei sechs der sieben Mengenelemente keine Gefahr der Mangelzufuhr. Lediglich bei *Kalzium* (Ca^{2+}) kann eine Unterversorgung auftreten, wenn der Bedarf erhöht ist (Schwangerschaft, Stillzeit, Säuglingsalter) und/oder kalziumreiche Lebensmittel gemieden werden. Kalziummangel tritt ferner bei reichhaltigem Verzehr „kalziumbindender" Nahrungsmittel mit hohem Oxalsäuregehalt auf, z. B. Spinat oder Rhabarber.

PRÄVENTION

Empfohlen wird derzeit für Erwachsene eine **Kalziumzufuhr** von 1.000 mg täglich (für Jugendliche etwas mehr), auch zur Vorbeugung der Osteoporose (→ 6.1.2).
Zur Schätzung der täglichen Kalziumaufnahme reichen wenige Zahlen:

- Milch und Milchprodukte. Milch, Dickmilch, Joghurt, Frischkäse u. a. flüssige bis breiige Milchprodukte enthalten gut 100 mg Kalzium/100 g, halbfeste Käse wie Camembert ca. 400 mg/100 g und feste Käse etwa 800 mg/100 g
- Grünkohl 200 mg/100 g, Rucola 150 mg/100 g, Broccoli, Fenchel und Porree 100 mg/100 g
- Sojabohnen 200 mg/100 g, Sojamilch und Tofu gut 100 mg/100 g
- Kalziumreiches Mineralwasser nach Herstellerangaben auf der Flasche.

Bei *Natrium* und *Chlor* besteht eine Überversorgung: In Deutschland nehmen Männer durchschnittlich 10 g NaCl auf, Frauen 8,4 g. Benötigt werden nur 5–6 g NaCl. Durch die erhöhte Natriumaufnahme sind zumindest Risikopatienten bzw. -patientinnen vermehrt bluthochdruckgefährdet (→ 15.3.6). Mit Salz sollte deshalb eher sparsam umgegangen und auf „verstecktes" Salz z. B. in Wurstwaren, Fertiggerichten und Snacks geachtet werden.

Für alle Mengenelemente bestehen individuelle Ausscheidungsmöglichkeiten, sodass keine Anreicherung im Körper zu befürchten ist.

Spurenelemente

Nicht alle Spurenelemente sind lebensnotwendig *(essenziell)*. Manche sind höchstwahrscheinlich entbehrlich, andere sogar giftig *(toxisch)*.

Zu den essenziellen Spurenelementen (→ Tab. 17.4) gehören:

- **Eisen** als Baustein des Blutfarbstoffes Hämoglobin
- **Jod,** das für den Aufbau der Schilddrüsenhormone benötigt wird (bei Jodmangel droht eine *Jodmangelstruma*)
- **Fluor,** das für einen harten, gegenüber Bakterien widerstandsfähigen Zahnschmelz (→ 17.2.2) von Bedeutung ist
- **Kobalt** als Bestandteil von Vitamin B_{12}
- **Chrom, Kupfer, Mangan, Molybdän, Selen** und **Zink,** die in Enzymen enthalten sind.

Nicht lebensnotwendige Spurenelemente sind *Aluminium, Brom, Gold* und *Silber.*

Eindeutig toxische (giftige) Wirkungen entfalten die Spurenelemente *Antimon, Arsen, Blei, Cadmium, Quecksilber* und *Thallium.*

Tab. 17.4: Die essenziellen Spurenelemente.

Element	Wirkungsort/Funktion(en)	Körperbestand	Tagesbedarf
Chrom	Kohlenhydratstoffwechsel	ca. 5 mg	30–100 µg
Eisen	Bestandteil von Hämoglobin, Myoglobin und Faktoren der Atmungskette	3–5 g	10–15 mg*
Fluor**	Verbessert die Zahnmineralisierung	2–6 g	3,1–3,8 mg
Jod	Bestandteil der Schilddrüsenhormone	10–20 mg	150–200 µg***
Kobalt	Bestandteil von Vitamin B_{12}	ca. 1 mg	< 1 µg
Kupfer	Bestandteil von Oxidasen	80–100 mg	1–1,5 mg
Mangan	Unter anderem Bestandteil von Enzymen des Kohlenhydratstoffwechsels	10–40 mg	2–5 mg
Molybdän	Bestandteil von Redox-Enzymen	ca. 20 mg	50–100 µg
Selen	Bestandteil von Enzymen, möglicherweise Immunregulation, Antioxidans	ca. 10 mg	60–70 µg
Zink	Bestandteil vieler Enzyme	ca. 2 g	7–16 mg

* Schwangere 30 mg, Frauen nach einer Geburt 20 mg
** Lebensnotwendigkeit nicht völlig gesichert, Kariesprophylaxe
*** Schwangere 230 µg, Frauen nach einer Geburt 260 µg

Vor allem die **Schwermetalle** Blei, Cadmium und Quecksilber sind trotz erreichter Erfolge allgegenwärtig und besitzen als gewerbliche Gifte sowie als Umweltschadstoffe medizinische Bedeutung.

Eisen in der Ernährung

Eisen zählt zu den Spurenelementen, obschon seine Konzentration im Körper bei ca. 60 mg/kg Körpergewicht liegt. Es ist Bestandteil des roten Blutfarbstoffs Hämoglobin (→ 12.2.2), des Muskelfarbstoffs Myoglobin und etlicher Enzyme.

Eisenquellen sind Fleisch, Getreide, Haferflocken, Gemüse (etwa Grünkohl, Mangold, Möhren, Spinat), Nüsse, Wildreis. Dabei ist die Resorption aus pflanzlichen Eisenquellen niedriger als aus tierischen, kann aber durch Vitamin C gesteigert werden. Milch/-produkte, Soja, schwarzer Tee und Kaffee hemmen hingegen die Resorption.

Jod in der Ernährung

Jod ist für die Bildung der Schilddrüsenhormone unerlässlich. Jodreiche Lebensmittel sind v. a. Meeresfische, -früchte und -pflanzen. Ansonsten ist der Jodgehalt von Lebensmitteln aufgrund der Jodarmut des Bodens im deutschsprachigen Raum gering mit einem deutlichen Nord-Süd-Gefälle.

Da selbst eine abwechslungsreiche Ernährung mit Fisch den Bedarf nicht deckt, wird generell die Verwendung von Jodsalz im Haushalt empfohlen. Es ist auch für die Verwendung in Großküchen, Bäckereien und Lebensmittelproduktion zugelassen.

Spurenelementmangel

Aufgrund des geringen Tagesbedarfs macht sich Mangel an einem Spurenelement erst allmählich und mit zum Teil uncharakteristischen Symptomen bemerkbar.

Ein Beispiel ist die Leistungsschwäche bei eisenmangelbedingter Anämie (→ 12.2.6), dem mit Abstand häufigsten Spurenelementmangel.

Beim Jod hat sich die Versorgung im Vergleich zu früher wesentlich gebessert, ist aber nach wie vor grenzwertig.

Bei den weiteren Spurenelementen sind Mangelzustände bei Menschen ohne Grunderkrankungen mit einigermaßen ausgewogener Ernährung nicht zu befürchten.

Überdosierung von Spurenelementen

Nur für wenige Spurenelemente existieren *Ausscheidungsmechanismen,* sodass sich überschüssige Substanzen in verschiedenen Geweben des Körpers ablagern können.

Dies gilt auch für die essenziellen Spurenelemente. So führt beispielsweise eine länger dauernde Überdosierung von Fluor zur Anreicherung von Fluoriden im Zahnschmelz und damit zur Dunkelfärbung der Zähne.

SPICKZETTEL

Mineralstoffe: Lebensnotwendige anorganische Substanzen, die von außen zugeführt werden müssen. Vorkommen meist als Ionen oder in chemischen Verbindungen.
Unterteilt in
- **Mengenelemente.** Mineralstoffe mit einer Konzentration über 50 ml/kg Körpergewicht. Chlor, Kalium, Kalzium, Magnesium, Natrium, Phosphor, Schwefel
- **Spurenelemente.** Mineralstoffe mit einer Konzentration unter 50 ml/kg Körpergewicht (Ausnahme Eisen). Eisen, Fluor, Jod, Kupfer, Mangan, Molybdän, Selen, Zink.

Deckung des Mineralstoffbedarfs durch „gesunde" Ernährung möglich, Ausnahmen (je nach genauem Bedarf) Eisen, Jod. Tendenziell zu hohe Zufuhr von Kochsalz (NaCl).

17.9.11 Ballaststoffe

Der Name **Ballaststoffe** stammt aus dem 19. Jahrhundert, als man meinte, die *unverdaulichen,* meist pflanzlichen Verbindungen seien für den menschlichen Körper unnütz – eben Ballast. Da man heute weiß, dass dies nicht stimmt, werden die Ballaststoffe heute teils als *Faserstoffe* bezeichnet.
Dieser Begriff trifft allerdings auch nicht zu, da nicht alle Ballaststoffe faserig sind.

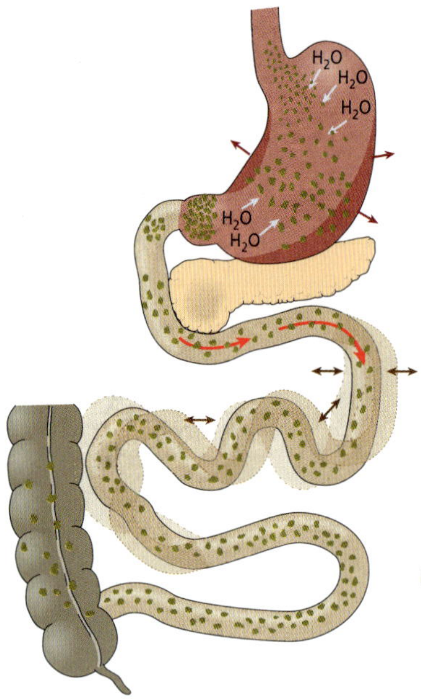

Abb. 17.44 Ballaststoffe. Unverdauliche pflanzliche Fasern enthalten Kohlenhydrate, die vom menschlichen Darm nicht gespalten werden können. Diese Ballaststoffe lassen den Nahrungsbrei aufquellen und regen dadurch die Darmperistaltik an. Damit eignen sie sich zur Vorbeugung einer Verstopfung (Obstipation).

Es werden zwei Gruppen differenziert:

- Die **wasserlöslichen Ballaststoffe** wie **Pektin, Inulin** und **Oligofruktose,** enthalten in Obst, Gemüse und Getreide. Sie können von den körpereigenen Verdauungsenzymen nicht gespalten, wohl aber von den Bakterien im Dickdarm verwertet werden. Ihre Abbauprodukte sind kurzkettige Fettsäuren. Sie säuern das Darmmilieu an und fördern dadurch die Ausscheidung von Gallensäuren (→ 17.6.4), was den Cholesterinspiegel senkt. Ein Teil der löslichen Faserstoffe zählt zu den sog. **Präbiotika.** Dies bedeutet, sie fördern die Vermehrung der „nützlichen" Darmbakterien *Laktobazillen* und *Bifidosbakterien*
- Die **wasserunlöslichen Ballaststoffe** *(Ballaststoffe im engeren Sinn)* mit den Hauptvertretern **Zellulose, Hemizellulose** und **Lignin.** Sie werden weder vom menschlichen Körper noch von den Darmbakterien abgebaut. Durch ihre Wasserbindungsfähigkeit erhöhen sie das Volumen des Speisebreis: Das Sättigungsgefühl steigt, die Darmperistaltik wird angeregt und der Transport des Nahrungsbreis gefördert (→ Abb. 17.44). Bei zu geringer Aufnahme neigen die meisten Menschen zu Obstipation (Verstopfung).

Als Mindestmenge an Ballaststoffen werden 30 g täglich in Form von Vollkornprodukten, Kartoffeln, Gemüse oder Obst empfohlen.

PRÄVENTION

Diabetes mellitus, Fettstoffwechselstörungen und Gallensteinleiden treten unter **ballaststoffreicher Kost** seltener auf, möglicherweise ist auch das Dickdarmkarzinomrisiko bei Menschen mit ausreichender Ballaststoffzufuhr niedriger.

SPICKZETTEL

Ballaststoffe *(Faserstoffe):* Überwiegend pflanzliche Substanzen, die der Mensch zwar nicht verdauen und resorbieren kann, die aber dennoch gesundheitliche Vorteile für ihn bieten, z. B. durch Anregung der Darmperistaltik, verlangsamter Glukoseaufnahme aus dem Darm oder cholesterinsenkender Wirkung.
Unterteilt in **wasserunlösliche Ballaststoffe** (z. B. Zellulose) und **wasserlösliche Ballaststoffe** (z. B. Pektin).

17.9.12 Sekundäre Pflanzenstoffe

Sekundäre Pflanzenstoffe sind z. B. **Karotinoide, Flavonoide, Phytosterine, Phytoöstrogene** und **Saponine.** Man findet sie in Obst, Gemüse und Vollkornprodukten. Sie sind nach heutigem Wissen nicht für den Pflanzenstoffwechsel erforderlich, sondern dienen beispielsweise als Schutz vor Fraßfeinden.

Wie die Ballaststoffe kann der Mensch auch die sekundären Pflanzenstoffe nicht energetisch verwerten. Nach heutigem Kenntnisstand entfalten aber auch sie positive Wirkungen: Karotinoide und Flavonoide haben möglicherweise als Antioxidanzien einen Schutzeffekt vor Arteriosklerose, Phytosterine haben einen cholesterinsenkenden Effekt, besonders auf das LDL. Auch eine Senkung des Risikos für bestimmte Krebserkrankungen und entzündungshemmende Effekte wird diskutiert.

Wie hoch der Bedarf an sekundären Pflanzenstoffen ist und ob sie auch „allein" oder nur mit anderen Nahrungsbestandteilen verzehrt wirken, ist noch unklar.

17.9.13 Gewürzstoffe

Zu den **Gewürzstoffen** zählen die Duft- und Aromastoffe, die den Speisen zum Teil ihren Geruch und Geschmack verleihen.

Gewürzstoffe sind nicht lebensnotwendig. Dennoch wirken sie anregend auf die Sekretion von Verdauungssäften, machen die zugeführten Nahrungsmittel teilweise bekömmlicher und tragen damit zur Gesundheit bei.

Bei sehr hohem Verzehr von scharfen Gewürzen, wie er beispielsweise in einigen asiatischen Regionen üblich ist, treten jedoch im Mund- und Rachenraum gehäuft Karzinome auf.

WIEDERHOLUNGSFRAGEN

1. Wie sind die Wandschichten des Verdauungstrakts aufgebaut? (→ 17.1.2)
2. Was ist die Peritonealhöhle? (→ 17.1.3)
3. Was versteht man unter intra-, retro- und extraperitoneal? Nennen Sie jeweils ein Beispiel. (→ 17.1.3)
4. Wie heißen die drei großen Arterien, die die Bauchorgane versorgen? (→ 17.1.4)
5. Wie ist ein Zahn aufgebaut? (→ 17.2.2)
6. Aus wie vielen und welchen Zähnen bestehen das Milchgebiss und das Erwachsenengebiss? (→ 17.2.2)
7. Wie ist die Zunge aufgebaut, welche Funktionen hat sie? (→ 17.2.3)
8. Welche drei großen Speicheldrüsen gibt es und wo liegen sie? (→ 17.2.4)
9. Wie verhindert der Körper, dass beim Schlucken Nahrung in die Luftröhre gelangt? (→ 17.2.6)
10. Wie heißen die verschiedenen Magenabschnitte? (→ 17.4.1)
11. Welche Substanzen werden von den Zellen der Magenschleimhaut produziert? (→ 17.4.3, → 17.4.4)
12. Wie wird die Magensaftbildung gesteuert? (→ 17.4.4)
13. Aus welchen Abschnitten besteht der Dünndarm? (→ 17.5.1)
14. Welche Besonderheiten tragen zur Oberflächenvergrößerung der Dünndarmschleimhaut bei? (→ 17.5.2)
15. Über welche beiden Gefäße gelangt Blut in die Leber? (→ 17.6.1)
16. Wie ist ein Leberläppchen aufgebaut, wie fließt das Blut innerhalb der Leber und der Leberläppchen? (→ 17.6.2)
17. Welche Aufgaben hat die Leber? (→ 17.6.3)
18. Was ist Bilirubin? (→ 17.6.4)
19. Welche Funktion haben die Gallensäuren? (→ 17.6.4)
20. Wie funktioniert der „enterohepatische" Kreislauf? (→ 17.6.4)
21. Welchen Weg nimmt die Galle? (→ 17.6.5)
22. Wie ist das Pankreas aufgebaut, welche Funktionen hat es? (→ 17.6.7)
23. Wie werden Kohlenhydrate im Verdauungstrakt gespalten? (→ 17.7.2)
24. Wie werden Fette von der Dünndarmschleimhaut aufgenommen? (→ 17.7.3)
25. Wie heißen die einzelnen Abschnitte des Dickdarms? (→ 17.8)
26. Welche Besonderheiten zeigt die Dickdarmschleimhaut? (→ 17.8)
27. Wie wird der Energiebedarf (die täglich notwendige Kalorienzufuhr) eines Menschen berechnet? Nennen Sie die Größenordnung für ein durchschnittlich aktives Grundschulkind, einen männlichen Jugendlichen, der sehr aktiv Fußspall spielt, einen 40-jährigen Büroarbeiter und eine alte Frau, die kaum mehr aus der Wohnung kommt. (→ 17.9.1)
28. Wie ist Übergewicht definiert? (→ 17.9.3)
29. Wie sollte eine „vernünftige" Ernährung zusammengesetzt sein? (→ 17.9.4)
30. Welche Kohlenhydrate sollten bevorzugt werden und warum? (→ 17.9.5)
31. Wie können Kohlenhydrate verstoffwechselt werden? (→ 17.9.5)
32. Welche Wirkungen hat das Insulin? (→ 17.9.6)
33. Wie viel Fett und welche Fette sollte der Mensch pro Tag zu sich nehmen? (→ 17.9.7)
34. Was sind Vitamine? Nennen Sie zwei beliebige Vitamine mit Funktion und wichtigen Quellen. (→ 17.9.9)
35. Wie unterscheiden sich „Mengenelemente" und „Spurenelemente"? (→ 17.9.10)
36. Bei welchen Spurenelementen kommt es in Mitteleuropa häufiger zu einem Mangel? Wie lässt sich der Bedarf decken? (→ 17.9.10)
37. Was sind „Ballaststoffe"? (→ 17.9.11)

18

HARNSYSTEM, WASSER-, ELEKTROLYT- UND SÄURE-BASEN-HAUSHALT

LERNZIELÜBERSICHT

18.1 Nieren

- Die Nieren liegen unter dem Zwerchfell dem Rücken an. Im Innern unterscheidet man Nierenrinde, -mark und -becken.
- Funktionelle Einheit der Niere ist das Nephron, bestehend aus Nierenkörperchen und Tubulusapparat.
- Im Nierenkörperchen wird das Glomerulusfiltrat durch Abpressen aus dem Blut hergestellt.

18.2 Ausscheidungsfunktion der Nieren

- Maßgeblich für die Filtratproduktion ist der glomeruläre Filtrationsdruck, den die Niere in einem weiten Blutdruckbereich konstant hält.
- Es werden etwa 120 ml Flüssigkeit pro Minute abgepresst, also 170–180 l pro Tag. Abgegeben werden aber nur ca. 1,5 l Harn – 99 % der Flüssigkeit wird im Tubulusapparat rückresorbiert und wieder dem Kreislauf zugeführt.
- Die Hormone Aldosteron und ADH regulieren diese Rückresorption.

18.3 Endokrine Funktionen der Nieren

- Die Niere bildet auch Hormone:
- Renin führt über Aktivierung des Renin-Angiotensin-Aldosteron-Systems zu einem Blutdruckanstieg.
- Erythropoetin fördert die Erythrozytenbildung im Knochenmark.

18.4 Urin

- Urin besteht zu 95 % aus Wasser, daneben u. a. aus Harnstoff, -säure, Kreatinin und Farbstoffen (Urochromen).
- Einfache Urinuntersuchungen sind Teststreifen- und Urinsedimentuntersuchungen. Verdächtig sind z. B. größere Mengen von Zellen, Glukose, Proteinen.

18.5 Ableitende Harnwege

- Der Urin wird zuerst im Nierenbecken gesammelt, von dort gelangt er über die Harnleiter in die Harnblase.
- Die Entleerung der Harnblase (Miktion) erfolgt durch die willentliche Aktivierung eines Reflexbogens.
- Außerhalb der Miktion wird die Harnröhre durch den Tonus der Schließmuskeln verschlossen gehalten (Kontinenz).

18.6 Wasserhaushalt

- Alters- und geschlechtsabhängig besteht der Mensch zu 50–75 % aus Wasser.
- Dieser Wasseranteil muss in engen Grenzen konstant gehalten werden, und die Wasseraufnahme und -abgabe müssen im Gleichgewicht zueinander stehen. Reguliert z. B. durch die Hormone ADH (Adiuretin) und Aldosteron werden pro Tag etwa 2,5 l Wasser aufgenommen bzw. produziert und wieder abgegeben.
- Eine Hyperhydratation führt z. B. zu Wasseransammlungen im Gewebe (Ödeme). Eine Dehydratation (Unterwässerung) ist von Durst und Kreislaufstörungen begleitet.

18.7 Elektrolythaushalt

- Die Elektrolyte (als Salze vorliegende Mineralstoffe) sind v. a. für Erregungsvorgänge der Zellen, Wasserhaushalt und als Baustoffe wichtig.
- Natriummangel oder -überschuss gehen häufig mit Störungen des Wasserhaushalts einher, etwa bei Herzinsuffizienz mit Ödemen.
- Kaliummangel entsteht z. B. durch Einnahme von entwässernden oder abführenden Mitteln, Kaliumüberschuss meist durch eine Nierenfunktionsstörung. Beide können zu Herzrhythmusstörungen führen.
- Störungen des Kalziumhaushalts können Folge von Hormonstörungen sein.
- Nierenfunktionsstörungen führen u. a. zu Kalium-, Phosphat- und Magnesiumüberschuss.

18.8 Säure-Basen-Haushalt

- Der normale Blut-pH liegt bei etwa 7,4 und wird durch körpereigene Puffersysteme konstant gehalten.
- Eine Azidose (pH-Abfall) kann durch Anhäufung saurer Stoffwechselprodukte, z. B. beim Diabetes mellitus, entstehen. Durch eine verstärkte Atmung mit gesteigerter CO_2-Abgabe versucht der Körper eine Gegenregulation.
- Bei starkem Erbrechen oder seelisch bedingter Hyperventilation kommt es durch Säureverlust zu einer Alkalose (pH-Anstieg).

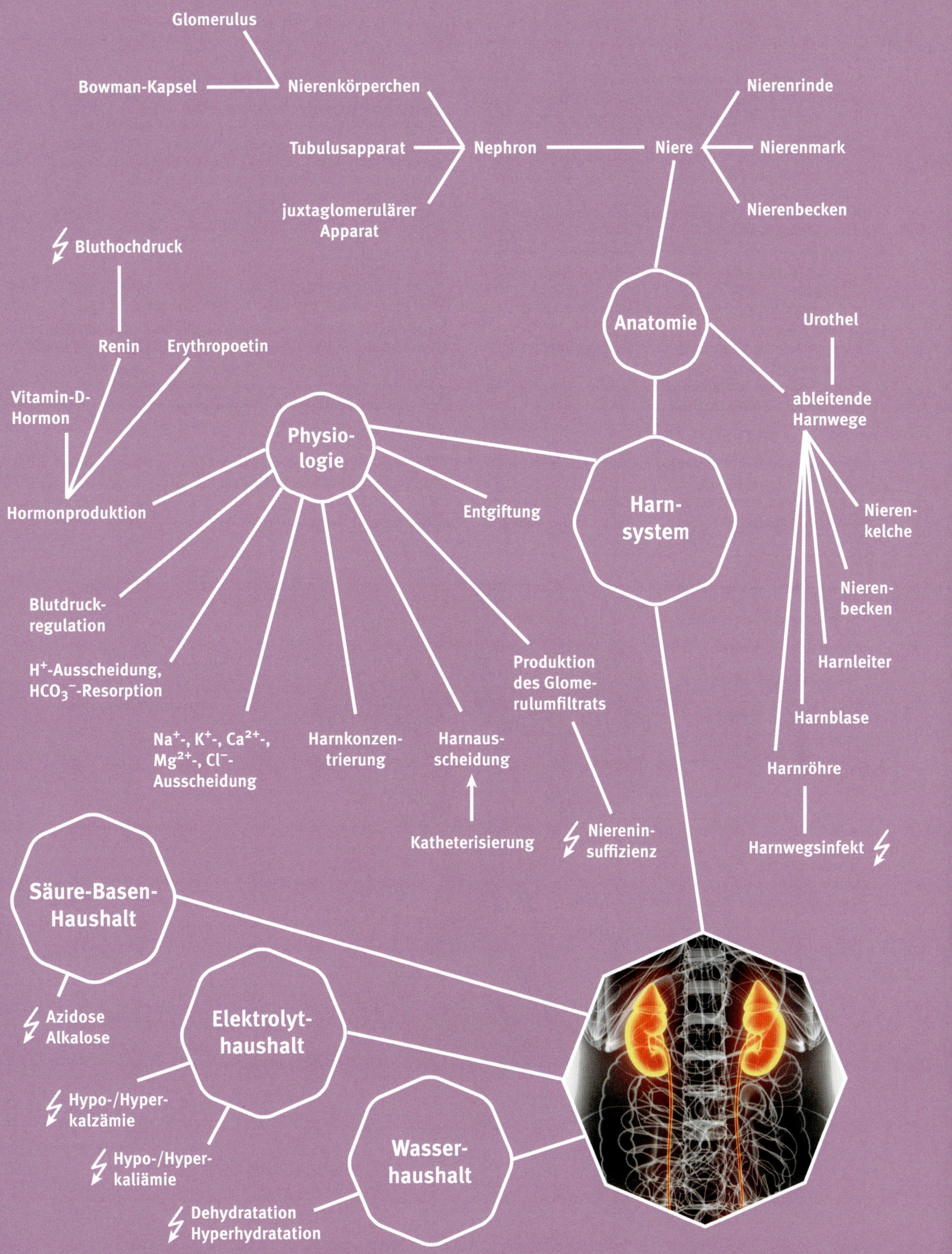

Glomerulus
Bowman-Kapsel
Nierenkörperchen
Tubulusapparat
Nephron
Niere
Nierenrinde
Nierenmark
Nierenbecken
juxtaglomerulärer Apparat
Bluthochdruck
Renin
Erythropoetin
Vitamin-D-Hormon
Hormonproduktion
Anatomie
Urothel
ableitende Harnwege
Physiologie
Entgiftung
Harnsystem
Nierenkelche
Nierenbecken
Harnleiter
Harnblase
Harnröhre
Harnwegsinfekt
Blutdruckregulation
H^+-Ausscheidung, HCO_3^--Resorption
Na^+-, K^+-, Ca^{2+}-, Mg^{2+}-, Cl^--Ausscheidung
Harnkonzentrierung
Harnausscheidung
Katheterisierung
Produktion des Glomerulumfiltrats
Niereninsuffizienz
Säure-Basen-Haushalt
Azidose Alkalose
Elektrolythaushalt
Hypo-/Hyperkalzämie
Hypo-/Hyperkaliämie
Wasserhaushalt
Dehydratation Hyperhydratation

[J787]

Mit **Harnproduktion** und **Harnausscheidung** erfüllt das **Harnsystem** (→ Abb. 18.1), und hier vor allem die Nieren, mehrere für die Aufrechterhaltung des inneren Milieus entscheidende Regulationsaufgaben:

- Ausscheidung von Stoffwechselendprodukten (vor allem der **harnpflichtigen Substanzen** → 18.6), insbesondere des Eiweißstoffwechsels
- Ausscheidung von Fremdsubstanzen wie etwa Medikamenten (Entgiftungsfunktion)
- Regulation der Elektrolytkonzentrationen, insbesondere der Mengenelemente Natrium, Kalium, Kalzium, Magnesium und Phosphat
- Konstanthaltung des Wassergehalts und des osmotischen Drucks (→ 3.5.5)
- Aufrechterhaltung des Säure-Basen-Gleichgewichts
- Regulation des Blutdrucks
- Bildung des hormonähnlichen Enzyms Renin (beeinflusst Blutdruck und Elektrolythaushalt)
- Produktion des Hormons Erythropoetin (stimuliert die Blutbildung)
- Umwandlung einer Vitamin-D-Vorstufe in das wirksame Vitamin-D-Hormon (→ 18.3).

Das Harnsystem besteht aus den beiden **Nieren** und den **ableitenden Harnwegen.**

SPICKZETTEL

Harnsystem: Organe für die Urinproduktion und -ausscheidung, bestehend aus den **Nieren** und den **ableitenden Harnwegen.** Hauptaufgaben Urinproduktion, -ausscheidung, Mitregulation von Wasser-, Elektrolyt-, Säure-Basen-Haushalt, Blutdruck. Darüber hinaus Renin-, Erythropoetinproduktion, Mitbeteiligung an Vitamin-D-Bildung.

18.1 Nieren

18.1.1 Äußere Gestalt der Nieren

Die rotbraunen **Nieren** *(Renes, Nephri)* liegen links und rechts der Wirbelsäule unter dem Zwerchfell (→ Abb. 18.1, → Abb. 18.2). Sie sind ca. 11 cm lang, 6 cm breit, 2,5 cm dick und 150 g schwer. Ihre äußere Form erinnert an eine große Bohne. Die linke Niere reicht vom 11. Brustwirbel bis zum 2. Lendenwirbel, die rechte liegt wegen der darüber liegenden Leber meist um etwa einen Wirbelkörper tiefer.

Die Nieren liegen im *Retroperitonealraum* (→ 17.1.5) zwischen Peritoneum und Rückenmuskulatur. Dort befinden sich außerdem die Nebennieren (→ 11.6), die auf den oberen *Nierenpolen* sitzen, sowie die Harnleiter.

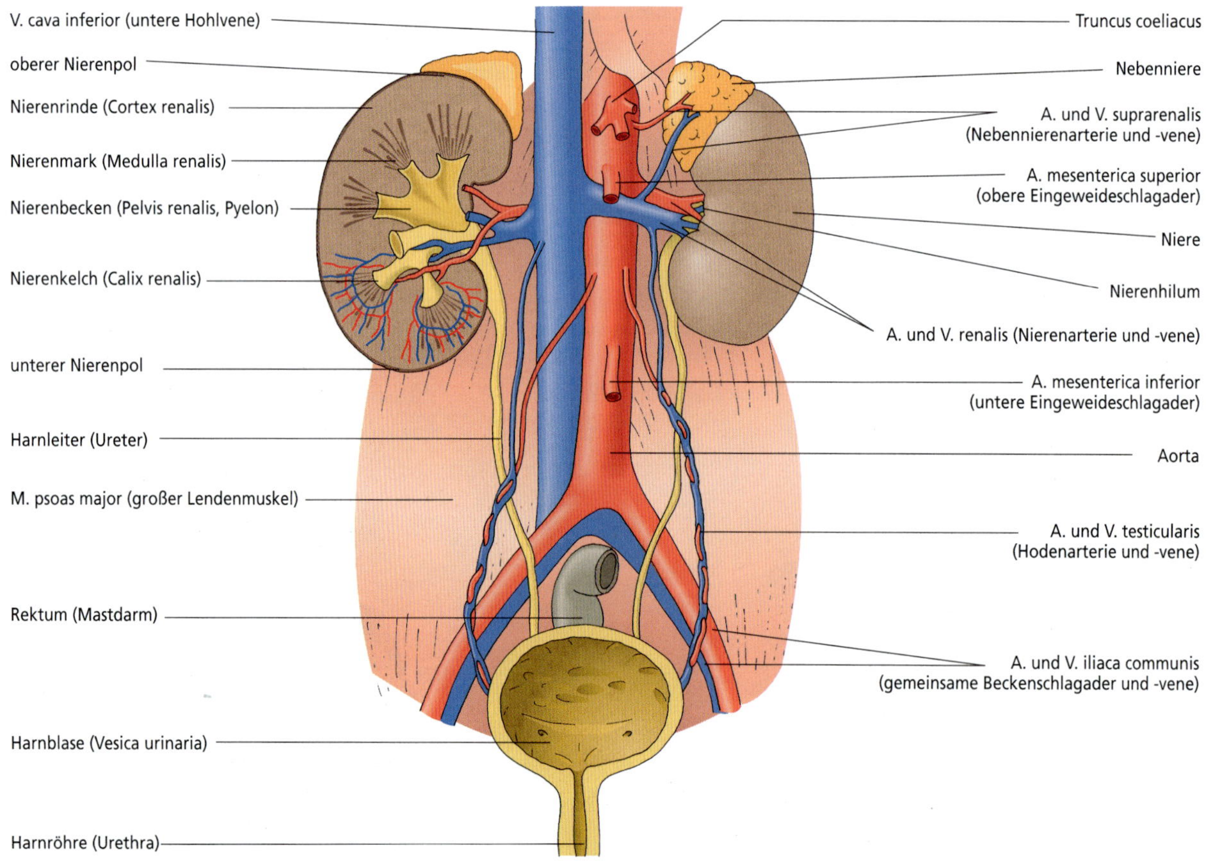

Abb. 18.1 Übersicht über das Harnsystem mit linker und rechter Niere, den beiden Harnleitern, der Harnblase und der Harnröhre.

Nierenhilum und Nierenkapsel

Im zur Mitte hin gelegenen Nierenrand liegt eine nischenförmige Vertiefung, die *Nierenpforte* oder das **Nierenhilum.** Dort befindet sich das *Nierenbecken,* das den aus dem Nierenparenchym kommenden Urin sammelt und in den *Harnleiter* übergeht. Ferner treten hier Nierenarterie *(A. renalis),* Nierenvene *(V. renalis),* Nerven und Lymphgefäße ein bzw. aus.

Die Niere ist von einer derben bindegewebigen **Nierenkapsel** überzogen.

Um die Nierenkapsel herum liegt eine kräftige Schicht Fettgewebe **(Fettkapsel),** die von einer weiteren dünneren Bindegewebshülle umgeben ist, dem **Fasziensack.**

Durch Fett und Bindegewebe wird die Niere an der hinteren Bauchwand verankert und vor Stoßverletzungen geschützt.

18.1.2 Innerer Aufbau der Nieren

Schneidet man eine Niere der Länge nach auf, so erkennt man drei Zonen (→ Abb. 18.3): Im Inneren liegt das **Nierenbecken** *(Pelvis renalis, Pyelon),* an welches sich nach außen das fein gestreifte **Nierenmark** *(Medulla renalis)* anschließt. Ganz außen liegt die hellere **Nierenrinde** *(Cortex renalis).*

Ausläufer der Rinde, die **Nierensäulen** oder *Columnae renales,* reichen hinunter bis zum Nierenbecken und unterteilen so das Nierenmark in mehrere kegelförmige **Markpyramiden,** deren Spitzen zum Nierenhilum zeigen.

Umgekehrt setzt sich das Nierenmark in den **Markstrahlen** in die Nierenrinde fort (→ Abb. 18.3).

Die Spitzen der kegelförmigen Markpyramiden heißen **Nierenpapillen.** Jede Nierenpapille besitzt mikroskopisch kleine Öffnungen. Diese münden in einen kleinen Hohlraum, den **Nierenkelch,** der den fertigen Urin auffängt und ans Nierenbecken weiterleitet (→ Abb. 18.3, → 18.5.1).

18.1.3 Blutversorgung der Nieren

Arterielle Nierengefäße

Die Durchblutung beider Nieren beträgt etwa 20 % des Herzzeitvolumens (→ 14.6.1), also ca. 1 l/min ≙ 1.500 l täglich. Das Gefäßsystem der Nieren ist außerordentlich kompliziert. Jede Niere erhält ihr Blut über die linke bzw. rechte **A. renalis** *(Nierenarterie).* Nach ihrem Eintritt am Nierenhilum verzweigen sich die Nierenarterien in **Segmentarterien** und dann in **Zwischenlappenarterien** *(Aa. interlobares),* die in den Nierensäulen aufsteigen. An der Grenze von Nierenmark und -rinde geben die Zwischenlappenarterien fächerförmig die **Bogenarterien** *(Aa. arcuatae)* ab, die sich weiter verzweigen und als **Zwischenläppchenarterien** *(Aa. interlobulares)* zur Nierenkapsel ziehen (→ Abb. 18.3).

Aus den Zwischenläppchenarterien entspringen mikroskopisch kleine Arteriolen, die jedes **Nierenkörperchen** mit Blut versorgen. In den Nierenkörperchen wird das *Glomerulusfiltrat* (→ 18.1.4) abgepresst.

Zu *jedem* Nierenkörperchen zieht *eine* solche Arteriole, auch als **Vas afferens** *(zuleitendes Gefäß)* bezeichnet. Im Nierenkörperchen zweigt sie sich zu einem knäuelartigen Kapillarschlingengeflecht auf, dem **Glomerulus** (Verkleinerungsform von *glomus* = Knäuel → Abb. 18.5, → Abb. 18.6). Das Blut aus dem Vas afferens fließt durch dieses *erste* Kapillarnetz hindurch und in unmittelbarer Nachbarschaft zum Vas afferens, also am selben Ende des Nierenkörperchens, über ein *ableitendes Gefäß* **(Vas efferens)** wieder ab.

Bei diesem Vas efferens handelt es sich wiederum um eine *Arteriole,* die in ein *zweites* Kapillarnetz mündet (→ Abb. 18.4):

- Die Vasa efferentia der kapselnahen und mittleren Glomeruli umgeben als **peritubuläre Kapillaren** in Nierenrinde und äußerer Markzone den **Tubulusapparat,** einen Komplex aus mikroskopisch kleinen Röhren, die das im Nierenkörperchen gebildete Glomerulusfiltrat ableiten

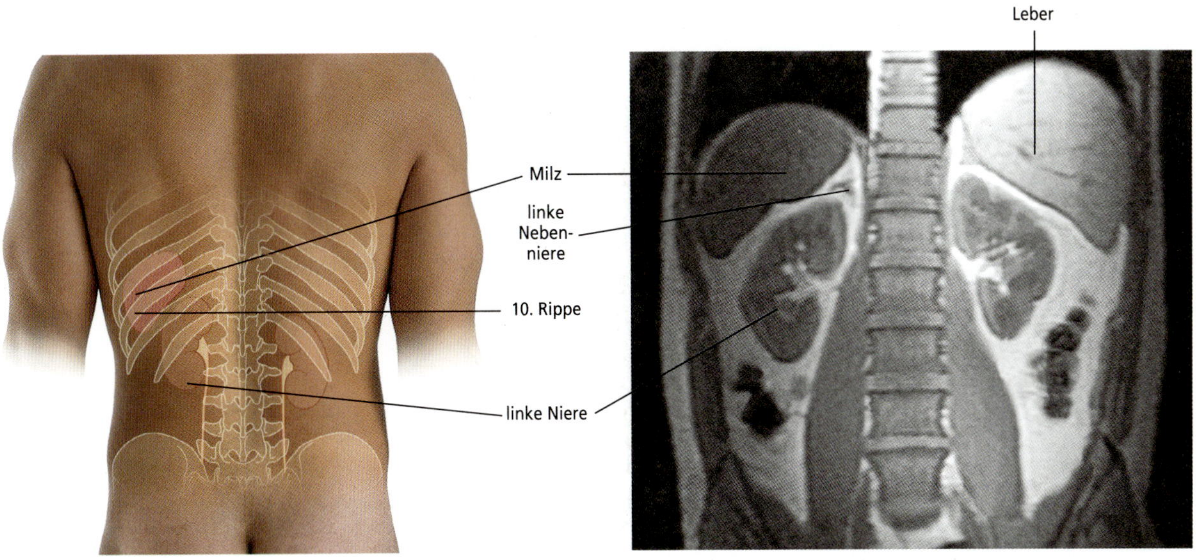

Abb. 18.2 Links Projektion von Nieren und Milz auf die Rückenoberfläche. Die Nieren liegen beidseits neben der Wirbelsäule, teilweise von den Rippen bedeckt. Die Milz projiziert sich seitlich oberhalb der linken Niere zwischen der 9. und 11. Rippe auf die Körperoberfläche, ihre Längsachse entspricht etwa dem Verlauf der 10. Rippe. Rechts Nieren, Nebennieren, Leber und Milz in der Kernspintomografie (von vorn). [links E364, rechts E458]

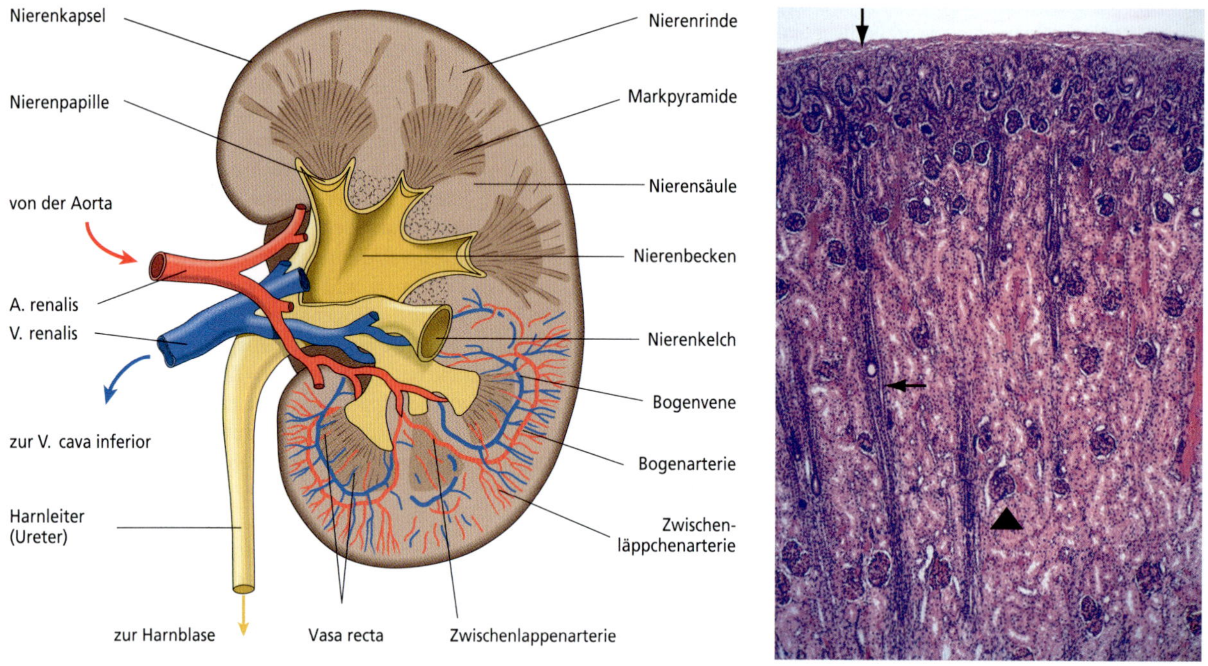

Abb. 18.3 Links Längsschnitt durch eine Niere, oben mit eröffneten Harnsammelwegen (von den Nierenkelchen bis zum Harnleiter), unten mit Darstellung der Blutversorgung. Rechts die Nierenrinde im histologischen Bild. Bei ↓ die Nierenkapsel, bei ← ein Markstrahl, bei ▲ ein Nierenkörperchen und ganz rechts in der Bildmitte eine Zwischenläppchenarterie. [X141]

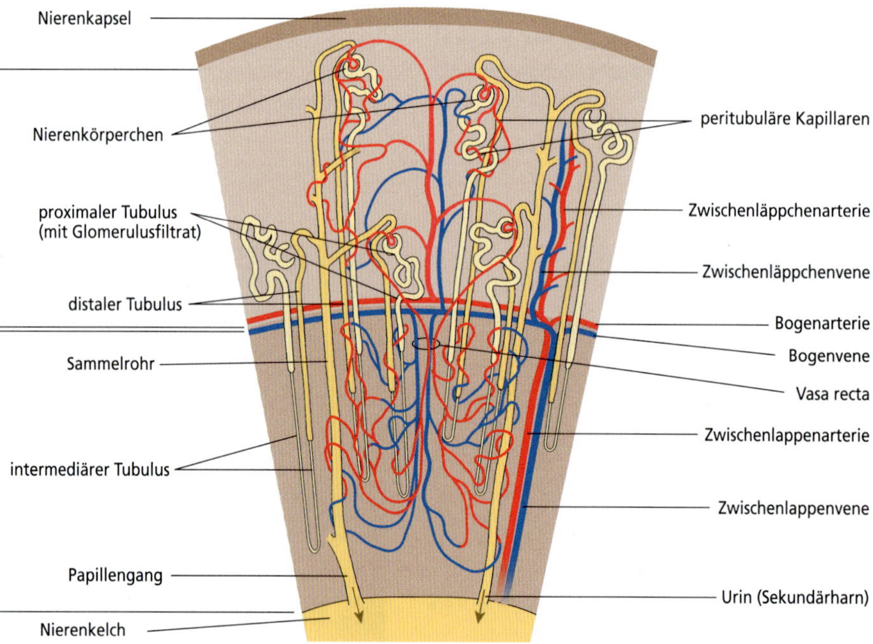

Abb. 18.4 Feinbau von Nierenrinde und Nierenmark (Beschriftung des Tubulusapparats links, des Gefäßsystems rechts).
Die Nierenrinde besteht hauptsächlich aus Nierenkörperchen und gewundenen Tubulusabschnitten, das Nierenmark vor allem aus strahlenförmig verlaufenden Gefäßen und geraden Tubulusabschnitten.
Das Blut durchfließt in der Niere zwei Kapillarnetze. Das erste Kapillarnetz ist immer der Glomerulus. Das Blut aus den kapselnahen und mittleren Glomeruli fließt danach in die peritubulären Kapillaren in der Nierenrinde, das aus den marknahen Glomeruli in die Vasa recta des Nierenmarks. Die Anordnung der Blutgefäße und deren Beziehung zu Tubuli und Sammelrohren ist wesentlich für die Harnkonzentrierung.

- Die Vasa efferentia der marknahen Glomeruli bilden lang gestreckte, gerade Gefäße **(Vasa recta),** die bis weit ins Nierenmark ziehen und deren Kapillaren vor allem die Sammelrohre umschlingen.

In der Niere sind somit zwei Kapillarnetze hintereinandergeschaltet. Solche hintereinandergeschalteten Kapillarnetze werden auch als **Wundernetze** bezeichnet.

Venöse Nierengefäße

Das venöse Blut fließt über **Zwischenläppchenvenen** *(Vv. interlobulares),* **Bogenvenen** *(Vv. arcuatae)* und **Zwischenlappenvenen** *(Vv. interlobares)* in die **V. renalis** *(Nierenvene,* → Abb. 18.3, → Abb. 18.4). Diese wiederum mündet in die V. cava inferior (untere Hohlvene).

SPICKZETTEL

Niere *(Ren, Nephros):* Paarig angelegtes, bohnenförmiges Organ im Retroperitonealraum, Gewicht etwa 150 g.

- Von außen nach innen gegliedert in **Nierenrinde** *(Cortex renalis),* **Nierenmark** *(Medulla renalis),* **Nierenbecken** *(Pelvis renalis, Pyelon),* wobei Rindenausläufer als **Nierensäulen** *(Columnae renales)* das Mark in **Markpyramiden** unterteilen und umgekehrt Markausläufer als **Markstrahlen** in die Rinde ziehen. Am **Nierenhilum** *(Nierenpforte)* Ein- bzw. Austritt von Gefäßen, Nerven, Übergang des Nierenbeckens in den Harnleiter
- Hochkomplizierte Gefäßversorgung mit zwei hintereinander geschalteten Kapillarnetzen, die eng mit der Nierenfunktion verbunden ist.

18.1.4 Nephron

Die Urinbildung erfolgt im **Nephron.** Jedes Nephron besteht aus dem *Nierenkörperchen* (→ Abb. 18.5, → Abb. 18.6) und den dazugehörigen kleinsten Harnkanälchen, dem *Tubulusapparat* (→ Abb. 18.4, → Abb. 18.7). Beide bilden zusammen eine funktionelle Einheit:

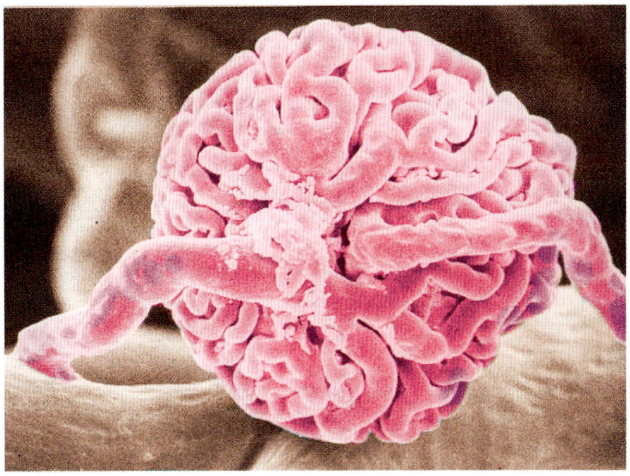

Abb. 18.5 Aufsicht auf den Gefäßpol eines Glomerulus. Das dickere Gefäß links ist das Vas afferens, das etwas dünnere rechts das Vas efferens. Die hellen Zellen dazwischen sind Reste der Mesangiumzellen. [X243]

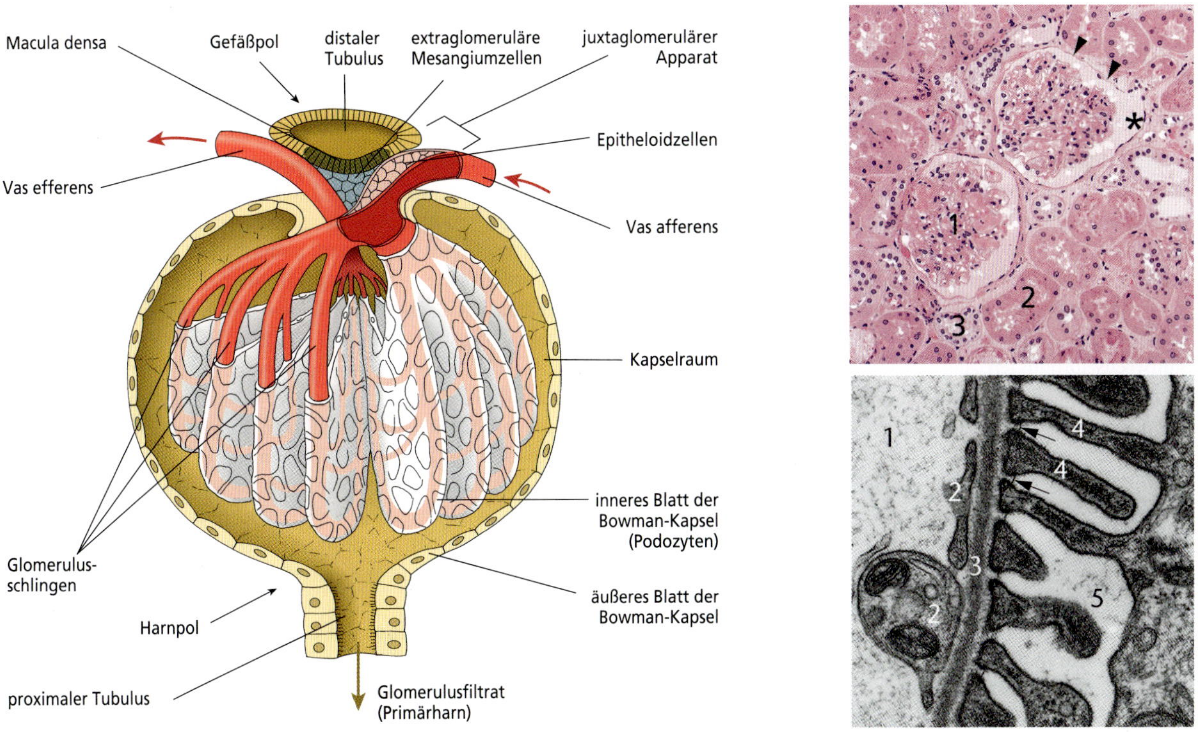

Abb. 18.6 Links Feinbau eines Nierenkörperchens in der Schemazeichnung.
Oben rechts Nierenkörperchen, lichtmikroskopische Aufnahme. 1 = Glomerulus, 2 = proximaler, 3 = distaler Tubulus, Pfeilspitzen = äußeres Blatt der Bowman-Kapsel, Sternchen = Kapselraum.
Unten rechts Blut-Harn-Schranke, elektronenmikroskopische Aufnahme. 1 = Kapillarinneres, 2 = Kapillarendothel mit Poren, 3 = Basalmembran, 4 = Podozytenfortsätze, 5 = Kapselraum, ← Schlitzmembran. [Fotos: M375, R309]

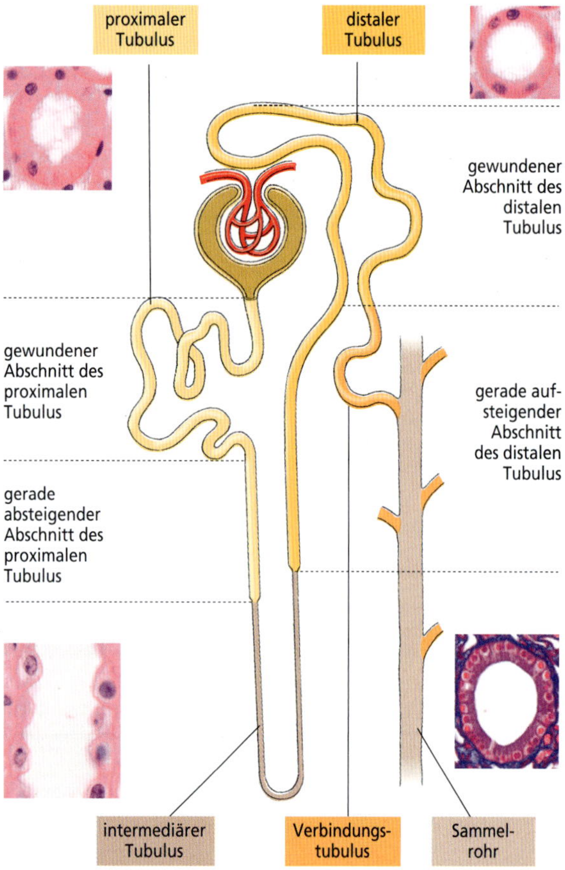

Abb. 18.7 Nierenkörperchen und Tubulusapparat in schematischer Darstellung.

- Im **Nierenkörperchen** *(Corpusculum renale)* wird der *Primärharn* oder das **Glomerulusfiltrat** durch Filtrierung des Blutes gewonnen, während dieses durch das Gefäßknäuel (den Glomerulus) fließt. Jede Niere besitzt gut eine Million Nierenkörperchen, verteilt über die gesamte Rinde
- Im **Tubulusapparat** wird das Glomerulusfiltrat durch Reabsorptionsvorgänge stark konzentriert, durch Sekretionsvorgänge mit Stoffwechselprodukten „angereichert" und dann als **Urin** *(Sekundär-, Endharn, Harn)* in einen Nierenkelch weitergeleitet.

Der Glomerulus wird von einer Kapsel umgeben, der zweiblättrigen **Bowman-Kapsel** (→ Abb. 18.6):

- Das *äußere Blatt der Bowman-Kapsel* ist ein einfaches Plattenepithel
- Das *innere Blatt der Bowman-Kapsel* hat sich zu den sternförmigen **Podozyten** differenziert, die mit ihren füßchenförmigen Ausläufern das Kapillarendothel umhüllen. Zwischen den Füßchen bleiben kleine Schlitze, die von einer extrazellulären **Schlitzmembran** überspannt werden.

An der Ein- bzw. Austrittspforte der Kapillaren (**Gefäßpol** des Nierenkörperchens) geht das äußere in das innere Blatt über. Zwischen äußerem und innerem Blatt liegt der **Kapselraum,** in den das Glomerulusfiltrat hineingepresst wird.

Zwischen den Glomeruluskapillarschlingen liegen spezialisierte Bindegewebszellen, die **Mesangiumzellen,** die in ihrer Gesamtheit das **intraglomeruläre Mesangium** bilden. Die Mesangiumzellen stabilisieren die Kapillarschlingen, sind kontraktil und zur Phagozytose fähig, reagieren auf Hormonreize mit einer Änderung der glomerulären Filtrationsrate (→ 18.2.1, → 18.2.2) und haben selbst endokrine Funktion.

Produktion des Glomerulusfiltrats

Im Nierenkörperchen beginnt die Harnproduktion damit, dass aus dem Blut, das durch die Glomerulusschlingen fließt, ein wässriges Filtrat abgepresst wird – das **Glomerulusfiltrat.** Der Filter hat drei Schichten (→ Abb. 18.6):

- Das *Kapillarendothel.* Da es Poren bis zu 100 nm Durchmesser hat, ist es lediglich für Zellen eine Barriere
- Die *Basalmembran.* Ihre negativen Ladungen hindern negativ geladene Proteine am Durchtritt
- *Podozytenfortsätze* und *Schlitzmembran.* Deren Poren sind höchstens 5 nm weit und somit ein sehr effektiver „Feinfilter".

Wasser, Elektrolyte und kleine Moleküle wie etwa Glukose können diese **Blut-Harn-Schranke** ungehindert, Zellen und große Moleküle gar nicht passieren. Mittelgroße Substanzen werden je nach Größe und Ladung teilweise filtriert. Entsprechend enthält das Glomerulusfiltrat Ionen und kleine Moleküle in der gleichen Konzentration wie das Blutplasma, jedoch nahezu keine Eiweiße.

Gefäß- und Harnpol des Nierenkörperchens

Zuleitendes und ableitendes Blutgefäß – also Anfang und Ende des Kapillarknäuels – liegen dicht zusammen am **Gefäßpol** des Nierenkörperchens (→ Abb. 18.5, → Abb. 18.6), der in Richtung Nierenrinde zeigt. Am gegenüberliegenden Ende – also Richtung Nierenmark – liegt der **Harnpol.** Am Harnpol geht der Kapselraum in den *proximalen Tubulus* über, den ersten Abschnitt der Harnkanälchen.

Bau des Tubulusapparates

Das System der Harnkanälchen, der **Tubulusapparat** (→ Abb. 18.4, → Abb. 18.7), beginnt mit dem **proximalen Tubulus** *(Hauptstück),* welcher in seinem Anfangsteil stark gewunden verläuft. An den gewundenen Teil in der Rinde schließt sich ein gerade verlaufender Teil an, der bis ins Nierenmark hinunterzieht. Dieser gerade Teil des proximalen Tubulus wird intensiv von den bereits erwähnten peritubulären Kapillaren umschlungen, mit denen ein intensiver Flüssigkeitsaustausch stattfindet (→ 18.2.3). Ausgekleidet wird der proximale Tubulus von einem isoprismatischen Epithel.

Im Anschluss an das gerade Stück verengt sich der Tubulus zu dem sehr dünnen **intermediären Tubulus** *(Überleitungsstück)* mit platten Epithelzellen. Dieser macht einen Bogen und geht in seinem aufsteigenden Schenkel über in den **distalen Tubulus** *(Mittelstück).* Die geraden Teile von proximalem und distalem Tubulus sowie der dünne intermediäre Tubulus ragen ins Nierenmark hinein. Sie werden als **Henle-Schleife** zusammengefasst.

Der distale Tubulus zieht dann mit seinem gerade aufsteigenden Teil zurück in die Nähe des Nierenkörperchens, windet sich (gewundener Abschnitt des distalen Tubulus) und berührt den Gefäßpol des Nierenkörperchens. Diese sich berührenden Abschnitte von Arteriole und Tubulus bilden zusammen mit spezialisierten Nierenzellen den *juxtaglomerulären Apparat.*

Ein kurzer **Verbindungstubulus** *(Verbindungsstück)* verbindet den distalen Tubulus mit dem **Sammelrohr** (→ 18.1.6).

18.1.5 Juxtaglomerulärer Apparat

Zum **juxtaglomerulären Apparat** (→ Abb. 18.6) zählen:

- Spezialisierte Epithelzellen des distalen Tubulus in unmittelbarer Nähe des Vas afferens. Die Tubuluszellen sind hier schmaler und höher, und ihre Kerne liegen dicht beieinander. Aufgrund ihrer lichtmikroskopischen Erscheinung heißt diese Struktur **Macula densa.** Über die Macula densa, die wahrscheinlich als *osmotischer Sensor* fungiert, reguliert der juxtaglomeruläre Apparat den Filtrationsdruck und damit die glomeruläre Filtrationsrate *lokal* in „seinem" Nierenkörperchen (→ 18.2.2). Dies wird auch als **tubuloglomeruläre Rückkopplung** bezeichnet (→ 18.2.2)
- **Epitheloidzellen** *(granulierte Zellen, Polkissenzellen),* das sind umgewandelte glatte Muskelzellen in der Wand des Vas afferens, die das Hormon *Renin* (→ 18.3.1) bilden. Über das Renin wirkt der juxtaglomeruläre Apparat *systemisch* auf den ganzen Organismus
- **(Extraglomeruläre) Mesangiumzellen** zwischen den Zellen des distalen Tubulus und dem Vas afferens. Sie sind an der tubuloglomerulären Rückkopplung beteiligt.

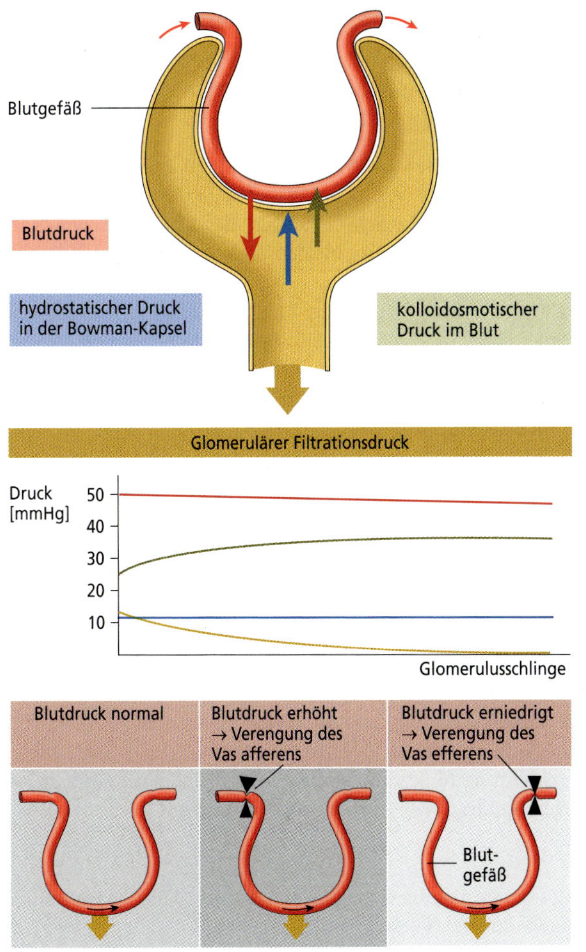

Abb. 18.8 Oben und Mitte: Der glomeruläre Filtrationsdruck fällt von 13 mmHg am Anfang der Glomerulusschlinge auf 0 ab.
Unten: Der Druck in der Glomerulusschlinge wird v. a. über die glatte Muskulatur an Anfang und Ende der Schlinge konstant gehalten (Pfeilspitzen).

18.1.6 Sammelrohre

Die **Sammelrohre** nehmen den Urin (Sekundärharn) auf. Mehrere Sammelrohre münden in einen **Papillengang** zusammen, der sich in einen Nierenkelch (→ 18.5.1) öffnet.

Außerdem sind die Sammelrohre Wirkort des Hormons ADH (Adiuretin → 11.2.1), das die Wasserrückresorption in den distalen Tubuli und den Sammelrohren steigert und den Harn dadurch konzentriert. Fehlt diese Wirkung, entwickelt sich ein Diabetes insipidus (→ 18.7.1).

SPICKZETTEL

Nephron: Funktionseinheit der Nieren aus
- **Nierenkörperchen** *(Corpusculum renale)* mit einem Kapillarknäuel **(Glomerulus),** das von der zweiblättrigen **Bowman-Kapsel** umgeben ist. Aufgabe Produktion des **Glomerulusfiltrats** *(Primärharns)* durch Abpressen eines fast eiweißfreien Blutfiltrats in den Kapselraum der Bowman-Kapsel
- **Tubulusapparat.** System von Harnkanälchen mit **proximalem Tubulus** *(Hauptstück),* **intermediärem Tubulus** *(Überleitungsstück),* **distalem Tubulus** *(Mittelstück),* **Sammelrohr.** Aufgabe Aufnahme des Glomerulusfiltrats aus dem Kapselraum und Konzentration zum **Urin** *(Sekundär-, Endharn, Harn).*

Juxtaglomerulärer Apparat: Am Gefäßpol des Nierenkörperchens lokalisierter Verband aus
- Spezialisierten Zellen des Vas afferens (**Epitheloidzellen,** *Polkissen-, granulierte Zellen*)
- Spezialisierten Zellen des distalen Tubulus **(Macula densa)**
- **(Extraglomerulären) Mesangiumzellen.**

Aufgaben Regulation des glomerulären Filtrationsdrucks **(tubuloglomeruläre Rückkoppelung),** Reninproduktion (→ Beteiligung an Blutdruckregulation).

18.2 Ausscheidungsfunktion der Nieren

18.2.1 Glomerulärer Filtrationsdruck

Am Anfang der Glomerulusschlingen herrscht ein Blutdruck von etwa 50 mmHg (→ 18.2.2), der bis zum Ende kaum abfällt (ca. 48 mmHg). Dieser **glomeruläre Blutdruck** ist jedoch nicht identisch mit dem **glomerulären Filtrationsdruck** (also dem Druck, mit dem das Glomerulusfiltrat abgepresst wird), da dem glomerulären Blutdruck zwei Kräfte entgegenwirken (→ Abb. 18.8):

- Zum einen der kolloidosmotische Druck des Blutes. Er liegt am Anfang der Kapillarschlinge bei etwa 25 mmHg und steigt durch Abpressen von Wasser auf ca. 36 mmHg an
- Zum anderen der hydrostatische Druck in der Bowman-Kapsel (etwa 12 mmHg).

Um den Filtrationsdruck in den Glomerulusschlingen zu berechnen, muss man also vom glomerulären Blutdruck den kolloidosmotischen Druck im Blutplasma und den hydrostatischen Druck in der Bowman-Kapsel abziehen:

- Am Anfang der Kapillarschlinge ergibt sich somit ein Wert von 50 mmHg – 25 mmHg – 12 mmHg = 13 mmHg
- Am Ende der Kapillarschlinge ist der glomeruläre Filtrationsdruck auf 48 mmHg – 36 mmHg – 12 mmHg = 0 gesunken.

GFR in den verschiedenen Lebensphasen

Die Glomerulusfiltratmenge, die sämtliche Nierenkörperchen beider Nieren pro Zeiteinheit erzeugen, heißt **glomeruläre Filtrationsrate** *(GFR).* Sie beträgt beim jungen Erwachsenen ca. 120 ml/

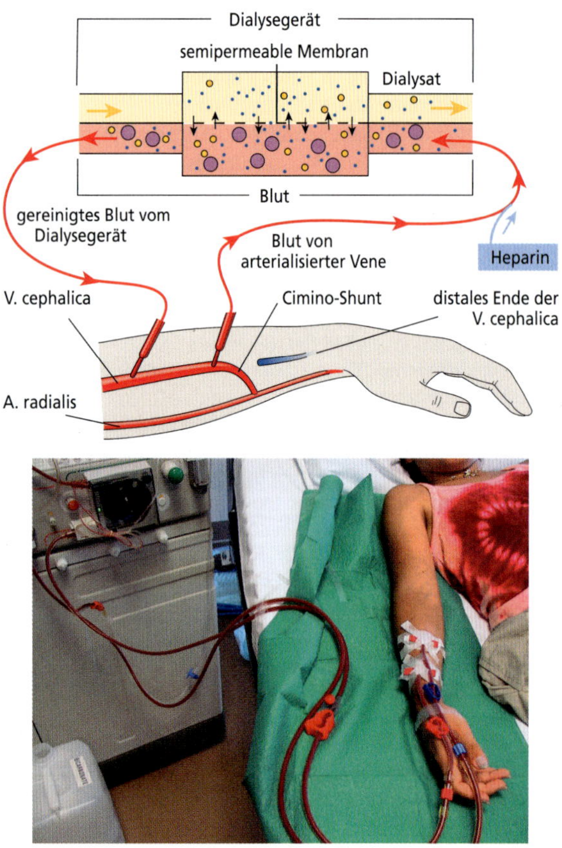

Abb. 18.9 Oben Prinzip der Hämodialyse als häufigster Dialyseform, unten junges Mädchen während der Dialyse. Aus einem operativ angelegten Shunt („Kurzschluss" zwischen Arterie und Vene) wird Blut entnommen und ins Dialysegerät geleitet. Die auszuscheidenden Substanzen diffundieren entlang eines Konzentrationsgefälles aus dem Blut ins Dialysat. Außerdem wird dem Blut Wasser entzogen. Danach wird das „gereinigte" Blut der Patientin über einen zweiten Gefäßzugang wieder zugeführt. [Foto J787]

min, das entspricht 170–180 l täglich. Das Blutplasmavolumen von ca. 3 l wird also pro Tag fast 60-mal in den Nieren filtriert (und zu 99 % wieder rückresorbiert)!

Bezogen auf die Körperoberfläche entspricht die GFR bei Kindern nach dem ersten Geburtstag der bei Erwachsenen, der Absolutwert ist aufgrund der geringeren Körperoberfläche naturgemäß altersentsprechend geringer. Etwa nach dem 50. Lebensjahr nimmt die GFR alle 10 Jahre um etwa 10 % ab.

GERIATRIE

Die Altersveränderungen der Nieren müssen bei der **Arzneimitteltherapie** berücksichtigt werden, da viele Arzneimittel *renal* (über die Niere) ausgeschieden werden: Weil die Ausscheidungsleistung stark nachlässt, kann es bei „normaler" Dosierung zur Arzneimittelanreicherung und Vergiftung kommen.

Niereninsuffizienz

Bei der **Niereninsuffizienz** ist die Glomerulusfiltratmenge reduziert. Dies kann *plötzlich* erfolgen (*akute Nierenschädigung/Nierenversagen,* **akute Niereninsuffizienz**) oder sich *allmählich* entwickeln (**chronische Niereninsuffizienz**). Beide Formen können zahlreiche Ursachen haben. Ab einer kritischen Reduktion der GFR verbleiben auszuscheidende Stoffe im Körper, als Folge entgleisen z. B. Wasser-, Elektrolyt- und Säure-Basen-Haushalt.

Für die Diagnose und Kontrolle haben sich die **harnpflichtigen Substanzen** *Kreatinin* und *Harnstoff* sowie das *Cystatin C* bewährt. Harnpflichtige Substanzen werden *obligatorisch* über die Nieren ausgeschieden und reichern sich bei Niereninsuffizienz im Blut an.

MEDIZIN

Sowohl akutes als auch chronisches Nierenversagen führen letztlich zur lebensbedrohlichen **Urämie** *(Harnvergiftung)* mit Beteiligung praktisch aller Organsysteme. Helfen kann dann nur eine *Dialysebehandlung* (am häufigsten als Hämodialyse durchgeführt → Abb. 18.9) oder eine *Nierentransplantation.*

SPICKZETTEL

Glomerulärer Filtrationsdruck: Effektiver Druck für die Filtration des Glomerulusfiltrats aus dem Plasma. Sinkt von ca. 13 mmHg am Anfang des Glomerus auf 0 ab.
Glomeruläre Filtrationsrate *(GFR):* Glomerulusfiltratvolumen, das von beiden Nieren pro Zeiteinheit gebildet wird. Beim jungen Erwachsenen ca. 120 ml/min ≙ 170 l/Tag. Bei Kindern altersentsprechend weniger, ab etwa dem 50. Lebensjahr pro Jahrzehnt Abnahme um etwa 10 %.

18.2.2 Autoregulation von Nierendurchblutung und glomerulärer Filtration

Um eine kontinuierliche Nierenfunktion mit konstanter glomerulärer Filtration sicherzustellen, muss der Blutdruck in den Glomerulusschlingen trotz Schwankungen des arteriellen Blutdrucks immer bei etwa 50 mmHg bleiben. Dies wird durch mehrere Mechanismen gewährleistet:

- Die glatten Muskelfasern der Vasa afferentia und efferentia regulieren selbsttätig ihre Gefäßweite (*myogene Durchblutungsregulation* oder *Bayliss-Effekt,* → 15.3.4, → Abb. 18.8)
- Bei hoher Kochsalzkonzentration im distalen Tubulus an der Macula densa wird über eine Verengung des Vas afferens die Filtrationsrate dieses Glomerulus gesenkt und umgekehrt bei niedriger Kochsalzkonzentration gesteigert *(tubuloglomeruläre Rückkopplung)*
- Zahlreiche Hormone beeinflussen Blutdruck und glomeruläre Filtration. Das *Renin-Angiotensin-Aldosteron-System* (→ 18.3.1) ist wahrscheinlich vor allem bei niedrigen Blutdrücken wirksam und führt dann an der Niere v. a. zu einer Verengung des Vas efferens (→ Abb. 18.8). Das bei zu hohem Blutvolumen freigesetzte *ANP* (→ 15.3.5) erweitert v. a. das Vas afferens, sodass die Filtrationsrate dieses Glomerulus und damit die Natriumausscheidung steigt.

Die **Autoregulation** („Selbst-Konstanthaltung") der Nierendurchblutung funktioniert jedoch nur bei einem mittleren arteriellen Blutdruck zwischen 80 und 180 mmHg.

MEDIZIN

Bei extrem niedrigem oder hohem Blutdruck versagt die Autoregulation der Niere:

- Sinkt der mittlere arterielle Blutdruck unter 80 mmHg, so kommt es zum *akuten Nierenversagen* (→ 18.6). Der glomeruläre Blutdruck und damit auch der Filtrationsdruck fallen so stark ab, dass die Urinproduktion abnimmt **(Oligurie)** oder völlig zusammenbricht **(Anurie)**

- Steigt der mittlere arterielle Blutdruck über 180 mmHg, wird so viel Glomerulusfiltrat produziert, dass keine ausreichende Rückresorption mehr möglich ist. Es werden große Mengen eines unzureichend konzentrierten Urins ausgeschieden **(Druckdiurese).**

SPICKZETTEL

Autoregulation der Niere: Fähigkeit der Nieren, den glomerulären Blutdruck und damit die Filtrationsrate durch Änderung des Strömungswiderstands bei einem mittleren arteriellen Druck von 80 bis 180 mmHg konstant zu halten.

18.2.3 Funktionen des Tubulusapparats

Wie erwähnt gelangt das Glomerulusfiltrat aus dem Kapselraum des Nierenkörperchens in das Tubulussystem und wird dort in seiner Zusammensetzung entscheidend *verändert* und stark *konzentriert* (→Abb. 18.10, →Abb. 18.11). Durch die enorme *Rückresorption* bleiben dem Organismus viele lebenswichtige Substanzen erhalten.

- Chlorid, Bikarbonat, Natrium, Kalzium und Kalium z. B. werden schon im proximalen Tubulus zu zwei Dritteln *aktiv* rückresorbiert
- Neben Elektrolyten werden im proximalen Tubulus auch Aminosäuren und Glukose *aktiv* ins Blut zurückresorbiert. Dieser Rückresorptionsmechanismus kann jedoch nur bestimmte Konzentrationen bewältigen. Wird eine *maximale Transportkapazität* überschritten, so scheidet der Körper den „Überschuss“ mit dem Harn aus
- Den rückresorbierten Ionen folgt schon im proximalen Tubulus *passiv* Wasser. Eine weitere Wasserrückresorption findet im distalen Tubulus und in den Sammelrohren statt, reguliert durch die Hormone *ADH* (Adiuretin → 11.2.1) und *Aldosteron* (→ 11.6.2). So werden insgesamt 99 % des filtrierten Wassers zurückgewonnen
- Aus dem Tubulussystem werden nicht nur Stoffe rückresorbiert (also ins Blut aufgenommen), sondern umgekehrt auch in den Tubulus abgegeben *(tubuläre Sekretion).* Dadurch beschleunigt der Körper die Ausschleusung körpereigener und körperfremder Substanzen wie etwa des körpereigenen Abbauprodukts Harnsäure oder vieler Arzneimittel
- K^+- und H^+-Ionen werden je nach Bedarf von den Tubuli aufgenommen oder abgegeben *(sezerniert).*

Das Volumen des Urins beträgt mit ca. 1,5 l nur etwa 1 % des Glomerulusfiltrats, und seine Osmolarität (→ 3.5.5) ist etwa viermal so hoch wie die des Plasmas.

Säuglinge können den Harn noch nicht so stark konzentrieren wie ältere Kinder oder Erwachsene.

Auch im Alter nehmen Verdünnungs- und Konzentrationsvermögen der Nieren ab.

Gegenstromprinzip

Die Harnkonzentrierung erfolgt im Nierenmark. Dabei nutzt die Niere einen Trick, der als **Gegenstromprinzip** bekannt ist. Ein Austausch zwischen zwei Röhren ist nämlich bei gegensätzlicher Flussrichtung in den Röhren effektiver als bei gleichsinniger.

Auf- und absteigende Schenkel der Henle-Schleife, Vasa recta sowie Sammelrohre bilden solche gegensinnigen Röhren (→ Abb. 18.12):

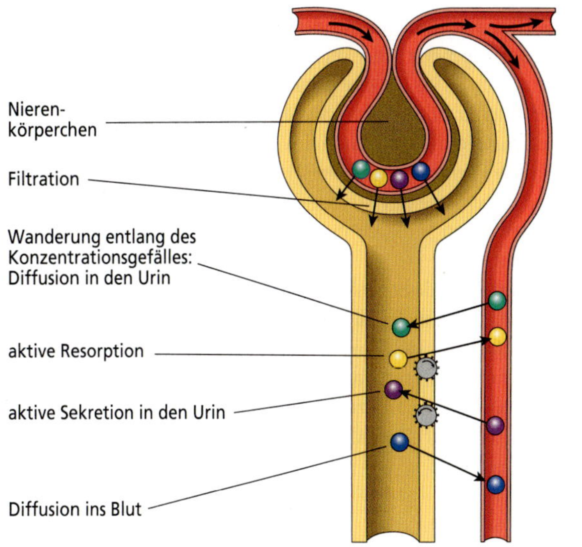

Abb. 18.10 Transportvorgänge im Tubulussystem. Es gibt vier verschiedene Möglichkeiten des Stofftransportes zwischen dem Tubulus- und dem Blutgefäßsystem.

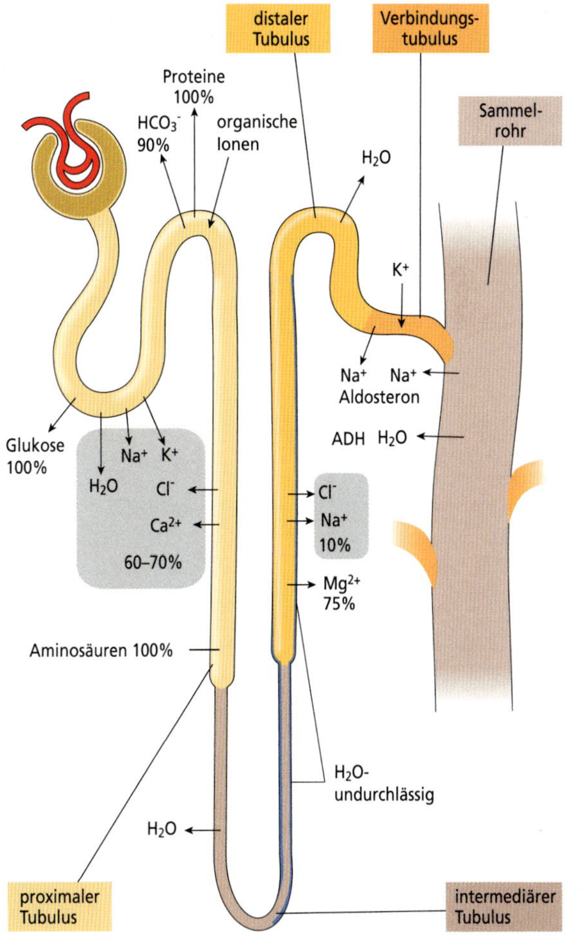

Abb. 18.11 Die tubulären Transportvorgänge der verschiedenen Substanzen im Detail.

- Der im absteigenden Schenkel der Henle-Schleife ankommende Harn hat zunächst die gleiche Osmolarität wie das Plasma
- Im aufsteigenden Schenkel wird aktiv Natriumchlorid (NaCl) aus dem Tubulus ins Gewebe gepumpt. Wasser kann jedoch nicht folgen (hierfür ist der aufsteigende Schenkel undurchlässig). Infolgedessen sinkt die Osmolarität im Harn (der aufsteigende Schenkel wirkt als *Verdünnungssegment*) und steigt sie im Gewebe
- Zur Hypertonie des Nierenmarks tragen auch Harnstofftransporter in den Sammelrohren bei, sodass Harnstoff ins Gewebe austritt
- Der absteigende Schenkel ist wasserdurchlässig, sodass hier Wasser aus dem Tubulus ins Gewebe strömt, der Harn wird zum Mark hin zunehmend hyperton. Dadurch, dass die arteriellen und venösen Vasa recta gegenläufig und durchlässig sind, bleibt diese Konzentrationserhöhung im Mark erhalten und wird nicht durch den Blutstrom ausgewaschen

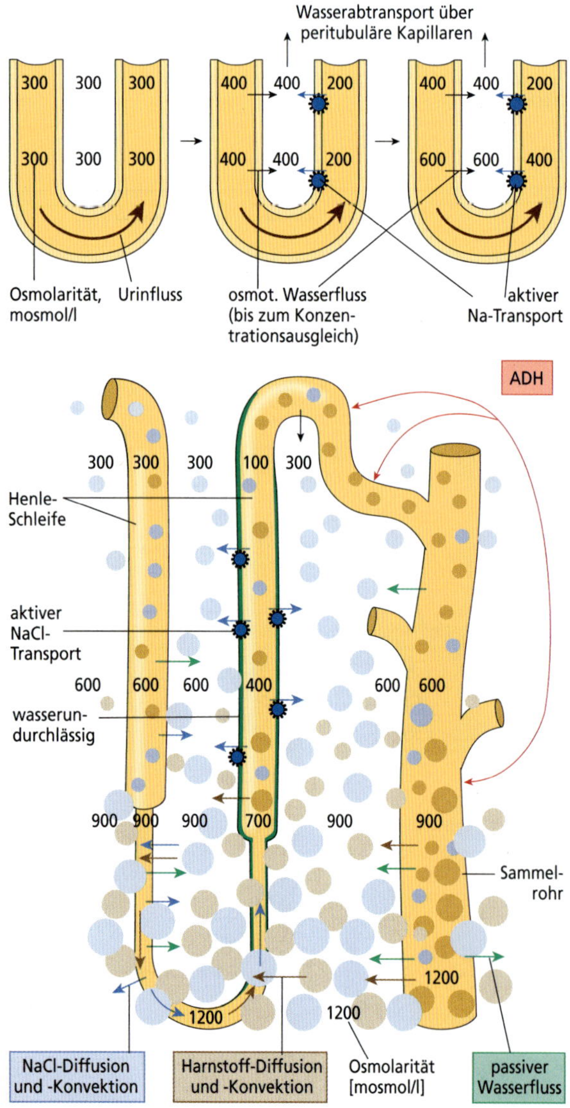

Abb. 18.12 Harnkonzentrierung im Gegenstromprinzip. Oben Modell, unten die Verhältnisse in der Niere.

- Mit dem Harnfluss gelangt der höher konzentrierte Harn in den aufsteigenden Schenkel der Henle-Schleife. Dort wird weiter NaCl aus dem Tubulus ins Gewebe gepumpt, der Vorgang wiederholt sich. Schließlich ist der Harn im papillennahen Markbereich (also am Übergang von ab- zu aufsteigendem Schenkel) stark hyperton und am Ende des aufsteigenden Schenkels hypoton
- Wenn der Harn durch die parallel zu den Henle-Schleifen laufenden Sammelrohre fließt, wird ihm osmotisch Wasser entzogen, er wird *konzentriert.* Die Harnosmolarität kann allerdings nicht höher sein als die des Nierenmarks im Papillenbereich.

MEDIZIN

Diuretika *(harntreibende Medikamente)* hemmen die tubulären Transportprozesse. *Schleifendiuretika* wie etwa Furosemid (z. B. Lasix®) hemmen eine Na^+-Pumpe im dicken aufsteigenden Schenkel der Henle-Schleife, Thiaziddiuretika greifen etwas weiter hinten am distalen Tubulus an und kaliumsparende Diuretika an den Sammelrohren. Durch die verminderte Na^+-Rückresorption werden allerdings in der Folge K^+-, teilweise auch noch andere Ionen vermehrt ausgeschieden. Ausnahme sind, wie der Name schon sagt, die kaliumsparenden Diuretika.

Glukosurie bei Diabetes

Die an Transporter gebundenen Resorptionsmechanismen im Tubulus können die Ausscheidung eines zu resorbierenden Stoffes nur so lange verhindern, wie die Konzentration dieses Stoffes im Glomerulusfiltrat einen bestimmten Schwellenwert nicht übersteigt, die **Nierenschwelle.**

Liegt z. B. bei Diabetes die Glukosekonzentration im Blut und damit auch die im Glomerulusfiltrat über ca. 180 mg/dl (→ Abb. 17.39), so kommt es durch die „Überforderung" der Resorptionsmechanismen zur Glukoseausscheidung mit dem Urin **(Glukosurie).**

PFLEGE

Da die Glukoseausscheidung aus osmotischen Gründen nur zusammen mit Wasser möglich ist, müssen Menschen mit **schlecht eingestelltem Diabetes** häufig (und viel) Wasser lassen und haben kompensatorisch großen Durst.

SPICKZETTEL

Harnmodifikation und -konzentrierung im Tubulusapparat:
- Rückresorption u. a. von Elektrolyten, Aminosäuren, Glukose aus dem Tubulusapparat ins Blut
- „Anreicherung" des Glomerulusfiltrats mit harnpflichtigen Substanzen, z. B. Sekretion von Harnsäure in den Tubulus
- Wasserrückresorption und damit Harnkonzentrierung durch passives „Mitreißen" von Wasser, Harnkonzentrierung im Gegenstromprinzip, hormongesteuerte Rückresorption.

→ Ausscheidung von ca. 1,5 l Urin täglich.

18.3 Endokrine Funktionen der Nieren

Die Niere hat nicht nur Ausscheidungsfunktion, sondern ist gleichzeitig ein endokrines Organ. Sie bildet vor allem die zwei „renalen Hormone" Renin und Erythropoetin.

Außerdem ist die Niere an der Umwandlung von Cholekalziferol in aktives Vitamin-D-Hormon beteiligt (→ 11.5).

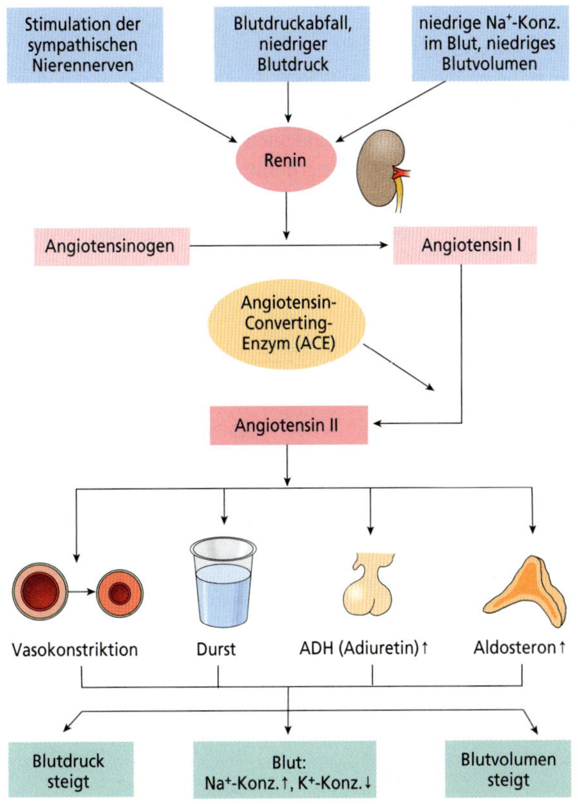

Abb. 18.13 Renin-Angiotensin-Aldosteron-System (RAAS).

18.3.1 Renin

Das Enzym **Renin** wird in den Epitheloidzellen des juxtaglomerulären Apparates (→ 18.1.5) gebildet. Über mehrere Zwischenschritte steigert es Blutdruck und Blutvolumen.

Bei Minderdurchblutung der Niere (durch generalisierten Blutdruckabfall oder Nierenarterienstenose), Natriummangel oder Sympathikusaktivierung wird vermehrt Renin ausgeschüttet. Hohe Natriumkonzentrationen, aber auch Angiotensin II oder Aldosteron hemmen umgekehrt die Reninsekretion.

Renin-Angiotensin-Aldosteron-System

Das **Renin-Angiotensin-Aldosteron-System** *(RAAS)* ist ein komplexes Regulationssystem zur Konstanthaltung von Blutdruck, Nierendurchblutung und Natriumhaushalt (→ Abb. 18.13).

Renin spaltet im Blut vom ebenfalls im Blut befindlichen Eiweiß **Angiotensinogen** (gebildet in der Leber) ein Stück ab, das **Angiotensin I.** Aus diesem entsteht nach Abspaltung von zwei weiteren Aminosäuren durch das **Angiotensin-converting-Enzym** *(ACE)* das hoch wirksame **Angiotensin II,** ein Peptidhormon aus acht Aminosäuren.

Angiotensin II hat starke gefäßverengende (vasokonstriktorische) Wirkungen, was den Blutdruck kurzfristig ansteigen lässt. Außerdem steigert es den Durst, fördert die Natriumrückresorption im proximalen Tubulus und stimuliert die Freisetzung von *Aldosteron* (→ 11.6.2) und *ADH* (→ 9.6.2, → 11.2.1). Diese erhöhen über eine gesteigerte Rückresorption von Natrium bzw. Wasser in der Niere die Natriumkonzentration im Blut sowie das Blutvolumen und damit den Blutdruck.

MEDIZIN

Das RAAS kann durch drei Arzneimittelgruppen gehemmt werden: Häufig gegen Bluthochdruck und Herzinsuffizienz eingesetzt werden **ACE-Hemmer,** welche die Bildung von Angiotensin II vermindern, sowie **Angiotensin-II-(Rezeptor-)Blocker,** welche die Rezeptoren von Angiotensin II an den Zielzellen besetzen, sodass dieses nicht mehr wirken kann. Eher selten eingesetzt werden **Renin-Hemmer,** die direkt am Renin angreifen, sodass kein Angiotensinogen gebildet wird.

18.3.2 Erythropoetin

Erythropoetin *(EPO)* ist ein Eiweißhormon, das zu über 90 % in den Nieren und weniger als 10 % in der Leber gebildet wird. Es steigert die *Erythropoese,* also die Neubildung von roten Blutkörperchen im Knochenmark (→ 12.2.3), wodurch vermehrt Sauerstoff transportiert werden kann. Entsprechend wird es bei Sauerstoffmangel (präziser: zu niedrigem *Sauerstoffpartialdruck* im arteriellen Blut → 16.11) vermehrt ausgeschüttet. Dies ist z. B. bei (fortgeschrittenen) Lungenerkrankungen, aber auch bei der *Höhenanpassung* im Hochgebirge der Fall (→ 12.2.6).

SPICKZETTEL

Renin-Angiotensin-Aldosteron-System *(RAAS):* System aus mehreren Hormonen und Enzymen zur Konstanthaltung von Natrium-, Flüssigkeitshaushalt und Blutdruck.

- Niedriger Blutdruck in der Niere, niedrige NaCl-Konzentration im Vas afferens, Sympathikusaktivierung
- → Freisetzung des Enzyms **Renin** aus dem juxtaglomerulären Apparat
- → Abspalten von **Angiotensin I** aus **Angiotensinogen**
- → Abspalten von **Angiotensin II** aus Angiotensin I durch **Angiotensin-converting-Enzym** *(ACE)*
- → Vasokonstriktion (Gefäßengstellung → kurzfristige direkte Blutdruckerhöhung), erhöhte Freisetzung von Aldosteron und ADH, gesteigertes Durstempfinden
- → Anstieg von Wasserrückresorption in den Nieren, Blutvolumen, Blutdruck.

Erythropoetin *(EPO)* **:** Überwiegend in den Nieren gebildeter Wachstumsfaktor der Erythropoese. Vermehrte Ausschüttung bei niedrigem pO_2 im arteriellen Blut.

18.4 Urin

18.4.1 Urinmenge und -bestandteile

Urinmenge in den verschiedenen Lebensphasen

Erwachsene scheiden pro Tag ungefähr 1,5 l Urin aus, bei reichlichem Trinken auch mehr. Bei Kindern steigt die Urinmenge mit dem Alter (→ Tab. 18.1). Die Zahl der Blasenentleerungen (Miktionen) pro Tag nimmt dabei von 10–18 beim Säugling auf 4–6 beim Erwachsenen ab und erhöht sich beim älteren Menschen meist wieder etwas.

PFLEGE VON KINDERN

Die **Urinmenge beim Säugling** ist naturgemäß nicht genau zu beobachten. Generell ist aber die Windel beim gesunden Säugling bei jedem Wickeln (Wickeln nach den Mahlzeiten) gut nass.

Tab. 18.1: Anhaltswerte für die normale Urinmenge in den verschiedenen Lebensphasen.

Altersgruppe	Urinmenge [ml/Tag]
Neugeborenes ab dem 3. Tag	100–300
Säugling ab dem 2. Monat	250–500
Kleinkind	500–600
Kindergartenkind	600–700
Grundschulkind	700–1.000
Jugendliche	800–1.500
Erwachsene	1.000–2.000

Urinbestandteile

Urin besteht zu 95 % aus Wasser.

Der mit täglich 20–25 g Ausscheidungsmenge wichtigste gelöste Bestandteil des Urins ist der **Harnstoff,** der in der Leber gebildet wird und ein Stoffwechselendprodukt des Eiweißstoffwechsels ist (→ 2.8.3).

In größerer Menge werden außerdem die schwer wasserlösliche **Harnsäure** sowie das aus dem Muskelstoffwechsel und dem Fleisch der Nahrung stammende **Kreatinin** mit dem Urin aus dem Organismus entfernt.

Außerdem enthält der Urin *Salze* wie etwa das Kochsalz (NaCl), *Phosphate* und *Säuren* wie Zitronensäure oder Oxalsäure.

Färbung des Urins

Für die gelbliche Färbung des Urins sind vor allem die **Urochrome** verantwortlich, das sind v.a. stickstoffhaltige gelbe Farbstoffe aus dem Hämoglobinabbau (→ 12.2.4, → 17.6.4).

MEDIZIN

Ein schmutzig brauner oder rötlicher Urin weist auf eine Nieren- bzw. Harnwegsblutung **(Hämaturie),** ein trüber oder gar weißlich cremiger Urin auf eine Infektion mit massiver Beimengung von weißen Blutkörperchen **(Leukozyturie)** hin. Allerdings können einige Nahrungsmittel oder Medikamente ebenfalls den Urin verfärben, und Trübung oder Flockung sind auch bei abgestandenem Urin möglich.

18.4.2 Urindiagnostik

Teststreifendiagnostik

Durch die moderne Teststreifendiagnostik können rasch folgende pathologische Urinbestandteile erkannt werden (→ Abb. 18.14):

- **Proteine.** Sie dürfen nur in kleinen Mengen im Urin erscheinen (bis 150 mg/Tag). Eine erhöhte Eiweißausscheidung **(Proteinurie)** ist oft Zeichen einer Schädigung der glomerulären Kapillarwände, z. B. durch eine **Glomerulonephritis** (Entzündung der Nierenkörperchen)

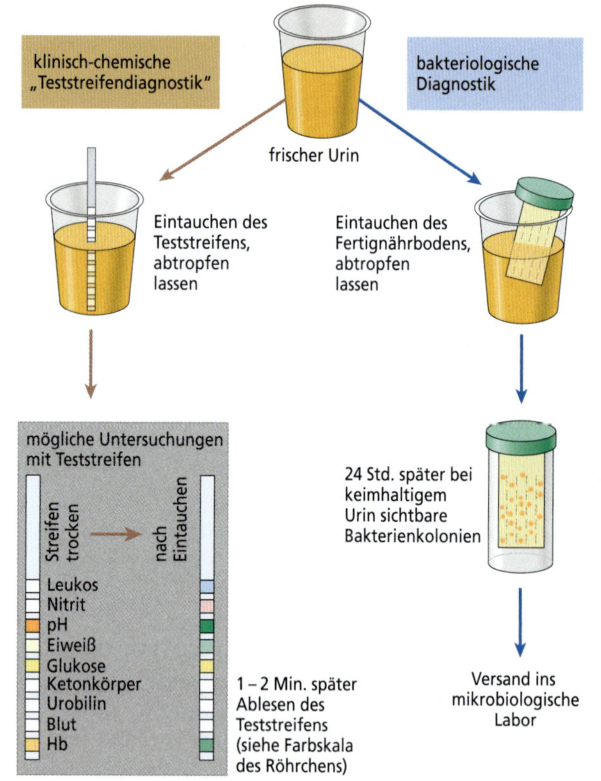

Abb. 18.14 Einfache Urinuntersuchungen in Klinik und Praxis.

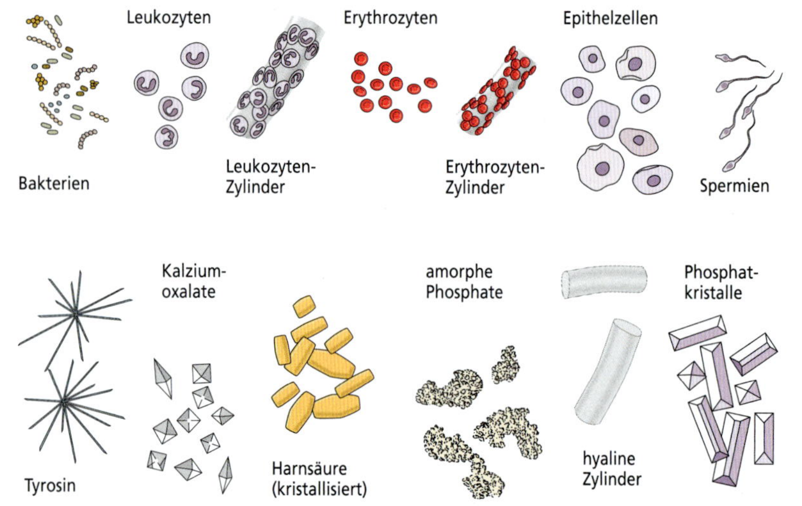

Abb. 18.15 Urinsediment (Auswahl). Die verschiedenen Kristalle sind an sich ohne Krankheitswert, können aber auf eine (beginnende) Nierenerkrankung oder Stoffwechselstörung hinweisen. Zylinder sind rollenförmige Zusammenballungen von Erythrozyten, Leukozyten, Eiweißen (hyaline Zylinder) oder Epithelzellen (Epithelzylinder) aus der Niere und gewissermaßen „Ausgussmodelle" von Tubuli. Von einer geringen Zahl hyaliner Zylinder abgesehen, ist ihr Auftreten pathologisch und weist auf die Niere als Erkrankungsort hin. Bakterien sind meist Zeichen einer Infektion.

- **Glukose.** Glukose wird bei einem Blutzucker über 180 mg/dl mit dem Urin ausgeschieden
- **Erythrozyten.** Rote Blutkörperchen im Urin (**Hämaturie,** *Erythrozyturie*) weisen auf eine Erkrankung oder Verletzung von Niere oder Harnwegen (z. B. Nierensteine, Tumoren) oder auf eine erhöhte Blutungsneigung hin
- **Leukozyten.** Der Urin des Gesunden enthält nur einige aus den ableitenden Harnwegen abgeschilferte Zellen sowie sehr wenige weiße Blutkörperchen. Größere Mengen weißer Blutzellen im Urin (**Leukozyturie**) zeigen in der Regel eine Infektion von Nieren oder ableitenden Harnwegen an
- **Ketonkörper.** Ketonkörper sind Endprodukte eines Stoffwechselwegs beim Fettabbau. Sie treten z. B. beim Fasten oder Diabetes mit ungünstiger Stoffwechselführung im Urin auf.

PFLEGE

Die Pflegenden leiten den Patienten bzw. die Patientin, bei Kindern die Eltern zur **Uringewinnung** an:

- Urinproben älterer Kinder oder Erwachsener werden als **Mittelstrahlurin** gewonnen, damit keine Zellen oder Keime aus dem äußeren Harnröhrenbereich in die Probe gelangen und das Ergebnis verfälschen. Die erste Urinportion wird in die Toilette entleert, dann eine Urinprobe in einem Gefäß aufgefangen und der restliche Urin wiederum verworfen
- Bei Säuglingen und Kleinkindern wird entweder mit viel Geduld die Spontanmiktion abgewartet oder ein spezieller Klebebeutel zum Auffangen des Urins verwendet.

Urinsediment

Wird Urin zentrifugiert, reichern sich die festen Bestandteile im **Urinsediment** *(Harnsediment)* an. Bei der mikroskopischen Untersuchung des Urinsediments können z. B. Kristalle, Zylinder oder Bakterien gesehen werden (→ Abb. 18.15).

SPICKZETTEL

Urin *(Sekundär-, Endharn, Harn):* In den Nieren gebildetes und über die ableitenden Harnwege nach außen abgegebenes Ausscheidungsprodukt des Harnsystems. Gelbe, klare Flüssigkeit, wichtigste Bestandteile Wasser (95 %), Harnstoff, Harnsäure, Kreatinin, Elektrolyte. Menge beim älteren Säugling/Kleinkind ca. 500 ml, beim Schulkind ca. 1 l, beim Erwachsenen ca. 1, 5 l täglich je nach Trinkmenge und Umgebungsbedingungen.

18.5 Ableitende Harnwege

18.5.1 Nierenbecken

Die ableitenden Harnwege beginnen mit den 8–10 **Nierenkelchen** (→ Abb. 18.3), die bereits zum **Nierenbecken** zählen. Das Nierenbecken kann anschaulich beschrieben werden als Bindegewebssäckchen, das wie der gesamte Harntrakt von **Urothel** (*Übergangsepithel* → 5.2.1, → Abb. 18.17) ausgekleidet ist. Glatte Muskelfasern in der Wand des Nierenbeckens fördern den Abtransport des Urins in die Harnleiter.

18.5.2 Harnleiter

Das Nierenbecken verengt sich nach unten zum **Harnleiter** *(Ureter).* Die Harnleiter sind 4–7 mm dicke und 30 cm lange Schläuche, die retroperitoneal (→ 17.1.5) ins kleine Becken ziehen (→ Abb. 18.1) und dort in die Harnblase einmünden (→ Abb. 18.16). Die Einmündungsstelle ist dabei so in die Blasenwand eingewebt, dass sie als Ventil wirkt: Der Urin kann zwar von den Harnleitern in die Blase fließen, nicht jedoch umgekehrt.

PÄDIATRIE

Bei Säuglingen und Kleinkindern kann der Ventilmechanismus in der Blasenwand beeinträchtigt sein, sodass beim Wasserlassen Blasenurin in Harnleiter und Nierenbecken zurückfließt. Durch diesen **vesikoureteralen Reflux** können Bakterien in die Niere gelangen und wiederholte Harnwegsinfekte verursachen, die sich oft nur durch „unerklärliches" Fieber zeigen.

Die Wand des Harnleiters besteht aus Urothel, einer dünnen Bindegewebsschicht, 2–3 Schichten glatter Muskulatur und Bindegewebe zum Einbau in die Umgebung. Die Peristaltik (→ 17.1.1) transportiert den Urin aktiv in Richtung Blase.

Physiologische Harnleiterengen

An den drei **physiologischen Harnleiterengen** ist der Harnleiter enger als im übrigen Verlauf, und zwar:

- Am Abgang aus dem Nierenbecken
- An der Kreuzung mit A. und V. iliaca communis (→ Abb. 18.1)
- Während des letzten Stückes durch die Harnblasenwand.

MEDIZIN

Nierensteine bleiben bevorzugt an den physiologischen Harnleiterengen „hängen" und führen zu **Nierenkoliken.**

18.5.3 Harnblase und Harnröhre

Harnblase

Die **Harnblase** (*Vesica urinaria* → Abb. 18.16) ist ein aus *glatter Muskulatur* gebildetes Hohlorgan. Sie liegt vorne im kleinen Becken direkt hinter der Symphyse und den Schambeinen. Die volle Harnblase ragt nach oben über die Symphyse hinaus.

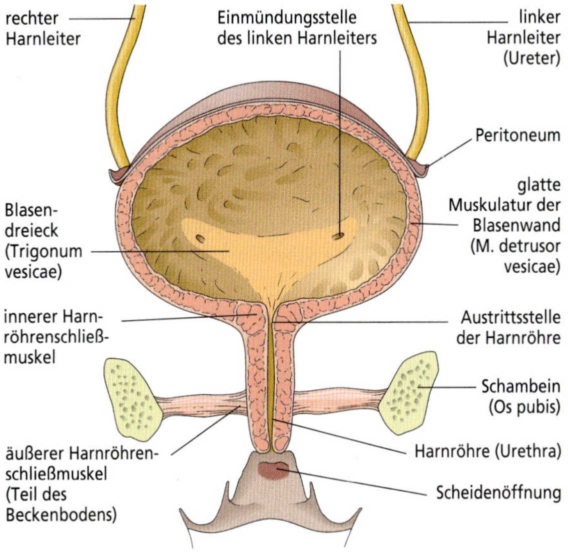

Abb. 18.16 Harnblase der Frau im Frontalschnitt (von vorn).

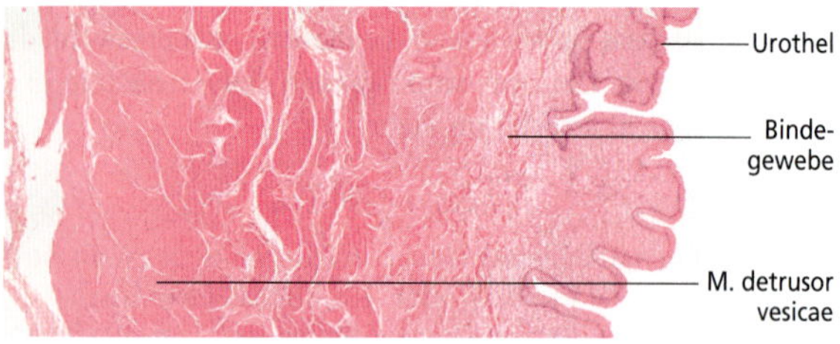

Abb. 18.17 Die Harnblasenwand im lichtmikroskopischen Bild. [O568]

Das Dach der Harnblase wird von Peritoneum (Bauchfell) bedeckt, der hintere Teil der Blase grenzt bei der Frau an die Scheide und die Gebärmutter, beim Mann an das Rektum.

Die Blasenschleimhaut ist deutlich gefaltet; nur in einem kleinen dreieckigen Feld am Blasenboden ist sie glatt. Dieses **Blasendreieck** *(Trigonum vesicae)* wird hinten durch die beiden Mündungsstellen der Harnleiter und vorne durch die Austrittsstelle der **Harnröhre** *(Urethra)* markiert.

Auch die Harnblase wird von Urothel ausgekleidet (→ 5.2.1). Darunter liegen das Schleimhautbindegewebe und drei Schichten glatter Blasenwandmuskulatur (→ Abb. 18.17). Die Schichten (außen und innen eine Längs-, in der Mitte eine Ringmuskelschicht) sind stark durchflochten und wenig voneinander abgrenzbar, weshalb sie als **M. detrusor vesicae** oder *Detrusormuskel* zusammengefasst werden.

PFLEGE

Ein **Blasenkatheter** bedeutet ein hohes Infektionsrisiko für Harnwege und Nieren, da pathogene Keime von der Harnröhrenmündung über den Katheter in die Blase „wandern" können. Frauen sind wegen ihrer kurzen Harnröhre besonders gefährdet. Zur pflegerischen Prophylaxe gehören absolut steriles Arbeiten beim Legen des Katheters und eine sorgfältige Katheterpflege. Außerdem achten die Pflegenden darauf, dass der Patient bzw. die Patientin ausreichend trinkt und so die Harnblase „spült".

Harnröhre

Die **Harnröhre** *(Urethra)* verbindet die Harnblase mit der Körperoberfläche. Der Abgang der Harnröhre aus der Harnblase heißt **innere Harnröhrenöffnung** *(Ostium urethrae internum),* ihre Mündung an der Körperoberfläche entsprechend **äußere Harnröhrenöffnung** *(Ostium urethrae externum).*

- Die Harnröhre der Frau ist nur etwa 4 cm lang und verläuft fast gerade. Sie mündet in den Scheidenvorhof (→ Abb. 19.8, → Abb. 19.13)
- Die Harnröhre des Mannes ist mit etwa 20 cm deutlich länger mit mehreren Biegungen, Engstellen und Erweiterungen. Außerhalb der Harnblase verläuft sie mit ihrem *Vorsteherdrüsenteil* zunächst durch die Vorsteherdrüse (Prostata, → 19.1.6) und dann durch den Beckenboden *(membranöser Teil).* Der mit rund 15 cm längste Abschnitt ist der *Schwellkörperteil* im Harnröhrenschwellkörper des Penis. Die Harnröhre des Mannes mündet auf der Eichel des Penis. Im Vorsteherdrüsenteil münden die Samenwege in die Harnröhre, weshalb man ab dort auch von *Harnsamenröhre* spricht (→ Abb. 19.6).

Verschlussmechanismen von Harnblase und -röhre

Am Beginn der Harnröhre verdicken sich die glatten Muskelfasern der Harnblase zum **inneren Harnröhrenschließmuskel** *(M. sphincter urethrae internus).* Zusätzlich wird die Harnröhre im Beckenbodenbereich durch quergestreifte Muskelfasern um- und verschlossen, die in ihrer Gesamtheit den willkürlich kontrollierbaren **äußeren Harnröhrenschließmuskel** *(M. sphincter urethrae externus)* bilden. Insbesondere bei der Frau verflechten sich beide Systeme.

Altersveränderungen der Blase

Bei älteren Menschen nimmt das Fassungsvermögen der Blase ab. Der M. detrusor vesicae wird durch zunehmendes Bindegewebe weniger kontraktil und gleichzeitig nicht selten „instabil" mit Kontraktionen in der Blasenfüllungsphase. Typischerweise müssen ältere Menschen häufiger die Toilette aufsuchen und ist die Drangzeit verkürzt.

18.5.4 Harnblasenentleerung

Das maximale Fassungsvermögen der Harnblase beträgt beim Erwachsenen etwa 800 ml. Der Drang zur *Blasenentleerung* **(Miktion)** tritt aber bereits bei einer Blasenfüllung von 350 ml auf.

Die Blasenentleerung wird willkürlich ausgelöst und läuft dann reflektorisch ab:

- Zuerst spannt sich die glatte Muskulatur der Blasenwand an (M. detrusor vesicae)
- Dadurch erweitert sich die Harnröhre im Bereich des inneren Harnröhrenschließmuskels
- Die Erschlaffung des äußeren Harnröhrenschließmuskels schließt sich an.
- Der Urin kann nun durch die Harnröhre abfließen, wobei die Entleerung der Blase durch Anspannen der Bauch- und Beckenbodenmuskulatur unterstützt wird.

Reflexbogen der Blasenentleerung

Die Harnblase wird parasympathisch aus dem Sakralmark und sympathisch aus dem unteren Thorakal- und oberen Lumbalmark versorgt. Die Rolle des Sympathikus ist eher gering.

Der Füllungsgrad der Harnblase wird durch Dehnungssensoren in der Blasenwand registriert. Typischerweise steigt der Blaseninnendruck bis etwa 200 ml Blasenfüllung (beim Erwachsenen) kaum. Ab einer Blasenfüllung von ca. 350 ml aber nimmt die Zahl der von den Dehnungssensoren zum Sakralmark und zum **Miktionszentrum** in der Brücke gehenden Impulse stark zu.

Im Großhirn entsteht das Gefühl des *Harndranges* und über das Miktionszentrum in der Brücke werden die parasympathischen Nervenzellen im Sakralmark aktiviert. Parasympathische Fasern vermitteln dann über den *N. pelvicus* eine Anspannung des M. detrusor vesicae, gleichzeitig werden die für den äußeren Harnröhrenschließmuskel zuständigen Nervenzellen im Sakralmark gehemmt, sodass der äußere Harnröhrenschließmuskel, innerviert vom *N. pudendus,* erschlafft.

Beim Erwachsenen wird die Blasenentleerung außerdem von höheren Hirnzentren kontrolliert, die Blasenentleerung kann willentlich beeinflusst werden.

Diese **Blasenkontrolle** wird erst etwa im dritten Lebensjahr erworben. Vorher läuft die Miktion unwillkürlich über einen Reflexbogen im Sakralmark ab.

Harninkontinenz

Menschen mit **Harninkontinenz** *(Blaseninkontinenz)* können die Blase nur eingeschränkt oder gar nicht kontrolliert entleeren.

Vorübergehende Harninkontinenz ist bei Frauen nach einer Geburt recht häufig. Besonders tritt Harninkontinenz aber bei älteren Menschen auf.

Ursachenabhängig werden v. a. unterschieden:

- **Funktionelle Inkontinenz** (z. B. wenn ein mobilitätseingeschränkter Mensch die Toilette nicht schnell genug erreicht)
- **Stressinkontinenz** (Urinabgang z. B. bei schwerem Heben, Husten durch Beckenbodenschwäche)
- **Dranginkontinenz** (mit plötzlichem, nicht unterdrückbaren Harndrang z. B. bei Harnwegsinfektion, Prostatavergrößerung)
- **Inkontinenz bei chronischer Harnretention** (bei Abflussstörung, etwa infolge Prostatavergrößerung).

Harninkontinenz ist sehr belastend. Wichtig ist, dass Betroffene ihre Probleme nicht verschweigen, sondern ärztlichen Rat suchen, denn oft erzielt individuelle Therapie eine deutliche Besserung.

PFLEGE

Bei manchen Inkontinenzformen hilft ein **Toilettentraining** *(Kontinenz-, Blasentraining)*. Ziel ist es, die Blase durch regelmäßigen Gang zur Toilette so zu trainieren, dass sie sich zu festen Zeiten entleert.

In einem Miktionsprotokoll werden die Zeitpunkte willkürlicher und unwillkürlicher Blasenentleerungen sowie Trinkmengen vermerkt. Die Zeiten für die Toilettengänge entsprechen anfangs den Entleerungszeiten auf dem Miktionsprotokoll, das während des Toilettentrainings fortgeführt wird. Kann der Patient bzw. die Patientin zur festgelegten Zeit kein Wasser lassen, versucht er bzw. sie es eine halbe Stunde später noch einmal. Gelingt das Wasserlassen zu den festgelegten Zeiten und fließt über einen Zeitraum von zehn Tagen kein Urin mehr unwillkürlich ab, werden die Zeitabstände zwischen den Toilettengängen alle vier Tage um etwa eine Viertelstunde verlängert.

SPICKZETTEL

Ableitende Harnwege: Strukturen, die der „fertige" Urin bis zu seiner Ausscheidung passiert. Aufgaben Transport, Speicherung, Ausscheidung des Urins. Ausgekleidet von einem dehnbaren Epithel mit „Oberflächenschutz", dem **Urothel** *(Übergangsepithel)*.

- **Nierenkelche** *(Calices renales)*, **Nierenbecken** *(Pelvis renalis)*. Urinsammelnde Hohlräume im Bereich von Nierenmark/-hilum
- **Harnleiter** *(Ureter)*. Aus dem Nierenbecken abgehender Schleimhaut-Muskel-Schlauch, der den Urin zur Blase transportiert
- **Harnblase** *(Vesica urinaria)*. Urinreservoir im mittleren Unterbauch hinter der Symphyse. Beim Erwachsenen Harndrang ab ca. 350 ml, maximales Fassungsvermögen ca. 800 ml
- **Harnröhre** *(Urethra)*. Bei der Frau ca. 4 cm kurze und gerade, beim Mann ca. 20 cm lange und gekrümmte Verbindung zwischen Harnblase und Umwelt
- Zur Sicherung der Kontinenz am Abgang aus der Blase **innerer Harnröhrenschließmuskel** *(M. sphincter urethrae internus*, glatte Muskulatur), im Beckenbodenbereich **äußerer Harnröhrenschließmuskel** *(M. sphincter urethrae externus*, quergestreifte Muskulatur).

Blasenentleerung *(Miktion)*: Ausscheidung von **Urin** über die Harnröhre. Reflektorischer Vorgang, kontrolliert durch höhere ZNS-Zentren.

- Stimulation von Dehnungssensoren bei Harnblasenfüllung
- → Impulse zum Sakralmark und zum *Miktionszentrum* im ZNS, Bewusstwerden von Harndrang
- → über parasympathische Fasern Anspannung des M. detrusor vesicae (glatte Blasenmuskulatur), Erschlaffung des (willkürlichen) äußeren Harnröhrenschließmuskels
- → Urinausscheidung.

Hinauszögern durch Kontraktion des willkürlichen äußeren Harnröhrenschließmuskels.

18.6 Wasserhaushalt

18.6.1 Wasseranteil des Körpers in den verschiedenen Lebensphasen

Der Mensch besteht zu einem wesentlichen Anteil aus Wasser (→ Abb. 18.18, Verteilung des Körperwassers → 3.4): So entfallen beim Neugeborenen etwa 75 % des Körpergewichts auf das Wasser. Im Kindesalter sinkt der Wasseranteil, bleibt aber bis zur Pubertät bei Mädchen und Jungen gleich. Bei Erwachsenen beträgt der Wasseranteil etwa 60 % des Körpergewichts. Fettgewebe ist wasserarm, daher haben Frauen einen um 5–10 % geringeren Wasseranteil als Männer. Bei sehr starker Adipositas kann der Wasseranteil unter 40 % sinken.

Im Alter sinkt der Wasseranteil auf ca. 50 % des Körpergewichts. Gleichzeitig nehmen Konzentrations- und Verdünnungsleistung der Nieren sowie Durstwahrnehmung ab, der Wasserhaushalt wird insgesamt labiler.

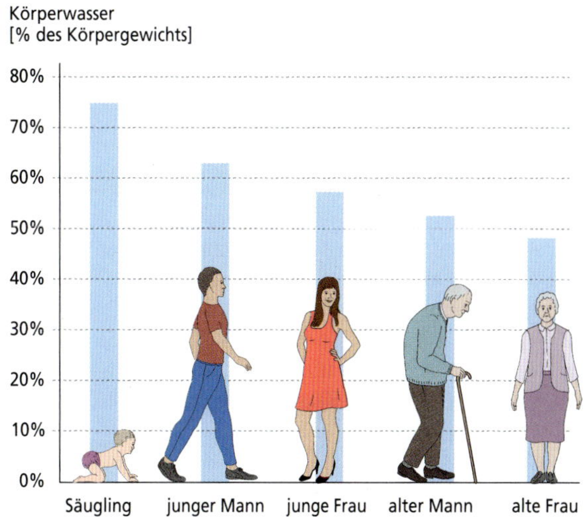

Abb. 18.18 Alters- und geschlechtsabhängiger Wasseranteil des menschlichen Körpers.

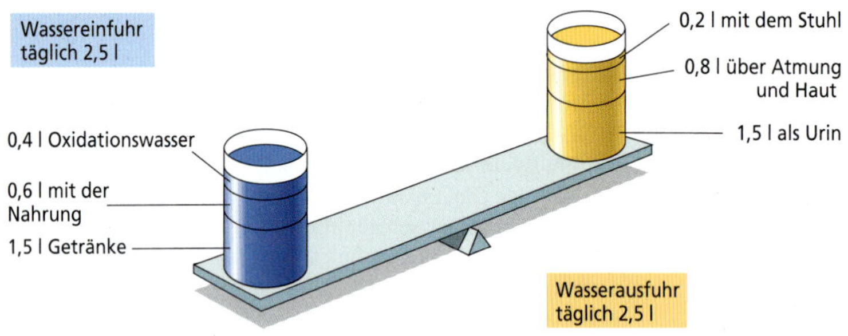

Abb. 18.19 Tägliche Wassereinfuhr und -ausfuhr (beim Erwachsenen). Einfuhr und Ausfuhr betragen jeweils ca. 2.500 ml und müssen im Gleichgewicht zueinander stehen.

18.6.2 Regulation der Wasserbilanz

Der Organismus ist auf eine ausgeglichene **Wasserbilanz** angewiesen. Nur so kann er seine Funktionen aufrechterhalten. Er sorgt deshalb durch eine beständige Regulation seines **Wasserhaushalts** dafür, dass er weder austrocknet noch überwässert wird.

Reguliert wird der Wasserhaushalt vor allem durch drei Hormone:

- Das vom Hypothalamus sezernierte *ADH* (antidiuretisches Hormon, Adiuretin, → 11.2.1)
- Das in der Nebennierenrinde gebildete *Aldosteron* (→ 11.6.2, → 18.3.1)
- Die im Herzen produzierten *natriuretischen Peptide* (→ Tab. 11.2, → 14.6.2).

Alle drei Hormone wirken (auch) an der Niere:

- ADH erhöht die Wasserdurchlässigkeit v. a. in den Sammelrohren und führt dadurch zu Wasserrückgewinnung
- Gleichsinnig zum ADH wirkt Aldosteron, welches die Resorption von Salz und Flüssigkeit im distalen Tubulus steigert
- Die natriuretischen Peptide hingegen fördern Natriumausscheidung und Harnbildung und sind so wichtige Gegenspieler zu ADH und Aldosteron.

Wasserein- und -ausfuhr

Wasser wird dem Körper direkt (Getränke, im Krankenhaus Infusionen) und indirekt über wasserhaltige feste Nahrungsmittel zugeführt. Im Schnitt nimmt ein nicht körperlich arbeitender Erwachsener 1,5 l täglich durch Getränke und 600 ml durch feste Nahrung zu sich (Wasserbedarf → Tab. 18.2).

Zu diesen 2,1 l treten noch 400 ml **Oxidationswasser,** die bei der Nahrungsverstoffwechselung frei werden: Aus dem chemischen Abbau von je einem Gramm Kohlenhydraten entstehen 0,6 ml, von Fett 1 ml und von Eiweiß 0,4 ml Wasser.

Demgegenüber steht die Wasserausscheidung: Der Gesunde scheidet täglich mit dem Urin etwa 1,5 l, über den Stuhl 200 ml, über die Haut (*Verdunstung* und *Schwitzen*) 300 ml und über die befeuchtete (Aus-)Atemluft 500 ml Wasser aus (→ Abb. 18.19).

Flüssigkeitsbilanzierung

Bei der **Flüssigkeitsbilanzierung** werden die täglichen Trink- und/oder Infusionsmengen und Wasseranteile von Nahrungsmitteln (Suppen, Breikost) auf der Einfuhrseite der täglichen Urinmenge sowie Schätzwerten für den Wasserverlust über die Atemluft, die Haut und ggf. Erbrechen, Durchfälle oder Blutungen gegenübergestellt. Die Differenz zwischen beiden Größen ergibt dann jeweils eine *ausgeglichene* (Einfuhr entspricht Ausscheidung), *positive* (zu viel Einfuhr) oder *negative* (zu viel Ausscheidung) *Flüssigkeitsbilanz.* Eine erhebliche positive oder negative Flüssigkeitsbilanz muss durch entsprechende Behandlungsmaßnahmen korrigiert werden.

Hyperhydratation

Eine **Hyperhydratation** (*Überwässerung,* oft auch *Volumenüberlastung* genannt) des Körpers entwickelt sich z. B. bei Herzinsuffizienz (Herzschwäche → 14.6.4). Blut staut sich vor dem überlasteten Herzen zurück, wegen des ansteigenden Blutdrucks vor dem Herzen wird Wasser in das umliegende Gewebe „abgepresst" und es entstehen Wasseransammlungen (Ödeme). Auch Nierenversagen führt zur Überwässerung.

Dehydratation

Eine **Dehydratation** (*Unterwässerung,* oft auch *Volumendefizit*), entsteht durch ein vermindertes Flüssigkeitsangebot (etwa zu wenig Trinken oder Infusionslösungen) und/oder erhöhte Verluste (etwa durch Schwitzen oder Durchfälle).

Starkes Durstgefühl entsteht bei einem Wasserdefizit von etwa 2 l beim Erwachsenen.

Besonders gefährdet für eine Dehydratation sind Kinder und ältere Menschen:

- Bei Kindern ist der Wasserumsatz (bezogen auf die gesamte extrazelluläre Flüssigkeit) deutlich höher als beim Erwachsenen, gleichzeitig sind die Regulationsmechanismen insbesondere bei Säuglingen noch nicht so leistungsfähig. Häufigste Ursache einer Dehydratation im Kindesalter sind Magen-Darm-Infektionen: Erbrechen und Durchfälle führen zu einem erhöhten Flüssigkeitsverlust, gleichzeitig ist durch den beeinträchtigten Allgemeinzustand die Trinkmenge nicht selten sogar niedriger als normal

Tab. 18.2: Altersabhängiger Flüssigkeitsbedarf pro Tag.

Altersgruppe	Wasserbedarf (ml/kg KG × Tag)
Säuglinge 1.–3. Monat	150–170
Säuglinge 4.–6. Monat	140–160
Säuglinge 7.–9. Monat	110–140
Säuglinge 10.–12. Monat	100
Kleinkinder bis 10 kg	100
Kindergartenkinder bis 20 kg	80
Schulkinder bis 40 kg	60
Erwachsene	20–30

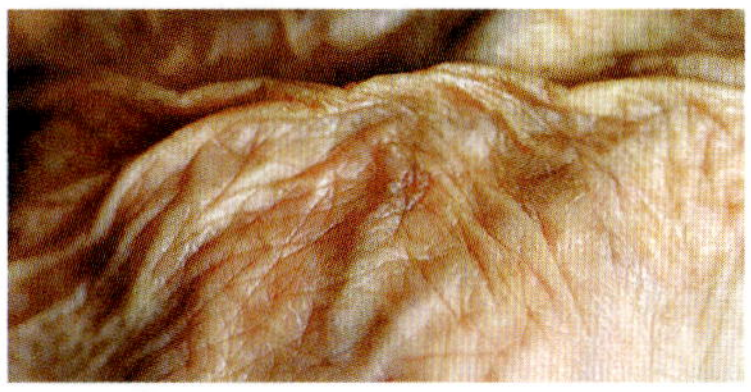

Abb. 18.20 „Stehende" Hautfalten. Verstreicht eine abgehobene Hautfalte nicht sofort, ist dies Warnzeichen einer Dehydratation. [K157]

- Der ältere Mensch empfindet Durst meist nicht mehr so stark wie der jüngere, sodass viele ältere Menschen immer „ein bisschen zu wenig" trinken und so langsam, aber sicher dehydrieren. Daher müssen ältere Menschen bewusst zum Trinken angehalten werden.

PFLEGE

Warnzeichen eines Volumendefizits sind trockene Schleimhäute (rissige Zunge), stehende Hautfalten (→Abb. 18.20), Schwäche, Kreislaufbeschwerden (Kollapsneigung) und wenig, aber konzentrierter Urin.
Bei Säuglingen sollte immer nach dem Zeitpunkt der letzten Gewichtsmessung gefragt werden – der Flüssigkeitsmangel lässt sich anhand der Gewichtsabnahme abschätzen.

Für die Behandlung ist bedeutsam, in welchem Maße der Wasserverlust von einem Elektrolytverlust begleitet ist (→18.7).

Tab. 18.3: Physiologische Konzentrationen und Aufgaben der wichtigsten Elektrolyte (→2.1) im Serum.

Elektrolyt (Serumnormalwerte)	Bedeutung für den Organismus
Natrium (Na^+) (135–145 mmol/l)	• Häufigstes Kation im Extrazellulärraum • Entscheidend für osmotischen Druck und Volumen des Extrazellulärraums • Wichtige Rolle bei der Entstehung des Aktionspotenzials im Nervensystem und am Herzen
Kalium (K^+) (3,6–4,8 mmol/l)	• Häufigstes Kation im Intrazellulärraum • Wichtige Rolle bei Ruhepotenzial und Erregungsübertragung im Nervensystem und am Herzen
Kalzium (Ca^{2+}) (2,3–2,6 mmol/l)	• Am Aufbau von Knochen und Zähnen beteiligt • Entscheidende Rolle bei der neuromuskulären Erregungsübertragung und bei der Muskelkontraktion
Magnesium (Mg^{2+}) (0,7–1,1 mmol/l)	• Mitbeteiligung bei der Erregungsüberleitung an den Muskeln
Chlorid (Cl^-) (97–108 mmol/l)	• Häufigstes Anion im Extrazellulärraum • Entscheidendes Anion für osmotischen Druck und Volumen des Extrazellulärraums
Phosphat (PO_4^{3-}) (0,84–1,45 mmol/l)	• Baustein von ATP, Zellmembran und Knochen • Hilft als Puffersystem des Blutes, den pH-Wert im Blut konstant zu halten

Koppelung von Wasser- und Osmoregulation

Da Wasser das Lösungsmittel der Elektrolyte darstellt, zieht jede Änderung des Wasservolumens eine Konzentrationsänderung der darin gelösten Elektrolyte nach sich. Entsprechend sind **Wasser- und Osmoregulation** (und dabei vor allem die Regulation des NaCl-Haushalts) eng aneinander gekoppelt.

- Zur Überwachung des Wasserhaushalts dienen *Dehnungssensoren* in der Wand der großen intrathorakalen Venen und der Herzvorhöfe sowie *Drucksensoren* in Aortenbogen und Karotissinus. Ihre Stimulation durch ein Mehr an Flüssigkeit in den Gefäßen hemmt die ADH-Ausschüttung (→11.2.1). Auch der Aldosteronspiegel sinkt. Das natriuretische Peptiol ANP steigt und wirkt direkt auf die Niere. Folge ist eine vermehrte Wasserausscheidung. Bei verminderter Stimulation durch Flüssigkeitsmangel laufen die umgekehrten Vorgänge ab
- Fühler für die Plasmaosmolarität sind sehr genau arbeitende *Osmosensoren* im Hypothalamus, aber auch in der Leber. Osmolaritätszunahme steigert die Ausschüttung von ADH. Dadurch resorbieren die Nieren mehr Wasser aus dem Tubulussystem, die Salzkonzentration im Urin nimmt zu. Außerdem verspürt der bzw. die Betroffene Durst. Osmolaritätsabnahme hat entgegengesetzte Wirkungen.

SPICKZETTEL

Wasseranteil des Körpers: Abnehmend von ca. 75 % des Körpergewichts bei Neugeborenen über 60 % bei Erwachsenen mittleren Alters auf etwa 50 % beim alten Menschen. Bei Frauen wegen des Mehr an Fettgewebes ca. 5–10 % niedriger als bei Männern.
Flüssigkeitsbedarf pro Tag: Säuglinge im ersten Lebenshalbjahr ca. 150 ml/kg KG, Kleinkinder ca. 100 ml/kg KG, Schulkinder ca. 60 ml/kg KG, Erwachsene 20–30 ml/kg KG.
Flüssigkeitsbilanz: Wassereinfuhr minus Wasserausfuhr. Im Normalfall ausgewogen.

18.7 Elektrolythaushalt

Klinisch bedeutsam für den **Elektrolythaushalt** sind besonders die Blutkonzentrationen der Mengenelemente *Natrium, Kalium, Kalzium, Magnesium, Chlorid* und *Phosphat* (→Tab. 18.3, →1.2.1). Das siebte Mengenelement, der *Schwefel,* hat medizinisch keine Bedeutung.

Wenn im Folgenden von einem Mangel oder Überschuss an Elektrolyten die Rede ist, so bezieht sich dies stets auf den Elektrolytspiegel im *Blut.* Bezogen auf den *Ganzkörperbestand* kann die Bilanz ganz anders aussehen!

18.7.1 Störungen des Natrium- und Wasserhaushalts

Störungen im Natriumhaushalt sind häufig mit Störungen des Wasserhaushalts vergesellschaftet, und eine fachgerechte Behandlung von Störungen des Natriumhaushalts ist nur bei gleichzeitiger Betrachtung des Wasserhaushalts möglich.

Hyponatriämie

Hohe Natriumverluste, etwa durch starkes Erbrechen, Durchfälle, bestimmte Nierenerkrankungen (Salzverlustniere), aber auch zu hoch dosierte Gabe von Diuretika (harntreibende Medikamente → 18.2.3) führen zu einem *Natriummangel im Blut* (**Hyponatriämie**) mit gleichzeitig vermindertem Wasserbestand des Organismus, wobei dem Körper relativ mehr Natrium als Wasser fehlt. Es liegt ein echter Natriummangel vor. Man spricht auch von **hypotoner Dehydratation** („hypoton" deshalb, weil mit dem Natriumspiegel auch der osmotische Druck sinkt → 3.5.5).

Hingegen kommt es beispielsweise bei Herzinsuffizienz mit Ödemen oder hochgradiger Niereninsuffizienz zu einem Natriummangel im Blut bei gleichzeitigem Wasserüberschuss (**hypotone Hyperhydratation**). Hier ist der Natriummangel nur relativ – es wird relativ mehr Wasser als Natrium im Körper zurückgehalten.

Hypernatriämie

Ein *Natriumüberschuss im Blut* wird als **Hypernatriämie** bezeichnet. Er ist seltener als Natriummangel.

Auch hier sind, je nachdem, ob und wie der Wasserhaushalt beeinträchtigt ist, verschiedene Formen zu unterscheiden: Beispielsweise scheidet der Körper beim **Diabetes insipidus,** bei dem entweder zu wenig ADH produziert wird oder die Nieren nicht darauf ansprechen, große Mengen eines stark verdünnten Urins aus. Der Körper verliert viel Wasser, aber wenig Natrium, die Natriumkonzentration im Blut steigt an, es liegt also eine **hypertone Dehydratation** vor. Auch bei Fieber oder Schwitzen geht vor allem Wasser verloren.

Ein Natriumüberschuss mit gleichzeitigem Wasserüberschuss (**hypertone Hyperhydratation**) ist eher selten und meist Folge übermäßiger Natriumzufuhr, etwa durch nicht genau berechnete Infusionen oder das Trinken von Meerwasser.

18.7.2 Störungen des Kaliumhaushalts

Sowohl Kaliumüberschuss als auch Kaliummangel führen zu Störungen der neuromuskulären Erregungsleitung, wodurch es zu gefährlichen Herzrhythmusstörungen kommen kann.

Bei lang dauernder Einnahme von Diuretika oder bestimmten Abführmitteln *(Laxanzien)* wird vermehrt Kalium ausgeschieden. Die Folge ist ein *Kaliummangel im Blut* (**Hypokaliämie**) mit Muskelschwäche, (Verstärkung der) Obstipation und Herzrhythmusstörungen (→ Abb. 18.21). Ferner sind Hypokaliämien Folgen von wiederholtem Erbrechen oder Durchfällen sowie verschiedener Hormonstörungen.

Ein *Kaliumüberschuss im Blut* (**Hyperkaliämie**) ist meist durch eine hochgradige und daher überwiegend bekannte Nierenfunktionsstörung bedingt. Betroffene leiden unter Kribbelgefühlen der Haut, Lähmungen sowie schweren Herzrhythmusstörungen bis zum Herzstillstand.

18.7.3 Störungen des Kalzium- und Phosphathaushalts

Kalzium- und Phosphatausscheidung

Die Rückresorption von Kalzium und Phosphat in den proximalen Tubuli der Niere wird hormonell reguliert. Das in den Epithelkörperchen der Nebenschilddrüse gebildete *Parathormon* (→ 11.5) hemmt die Rückresorption von Phosphat in der Niere und fördert dadurch dessen Ausscheidung – der Serumphosphatspiegel sinkt. Gleichzeitig intensiviert Parathormon die Kalziumrückresorption, wodurch der Serumkalziumspiegel ansteigt. In geringem Maße reguliert auch das in den C-Zellen der Schilddrüse gebildete *Kalzitonin* (→ 11.5) die Kalziumrückresorption in der Niere.

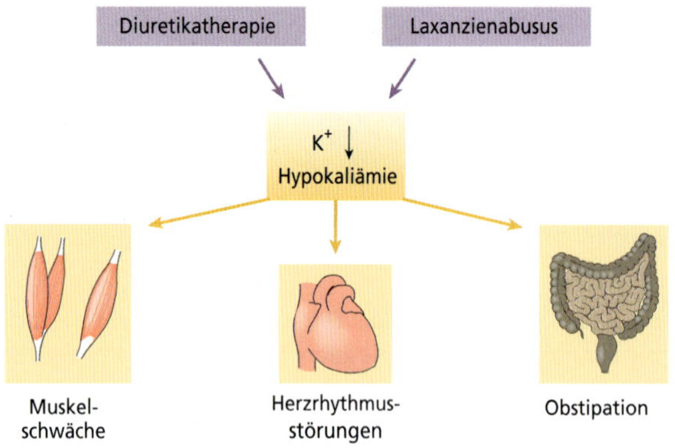

Abb. 18.21 Ursachen und Folgen einer Hypokaliämie.

Störungen des Kalziumhaushalts

Ein *Kalziummangel im Blut* (**Hypokalzämie**) kann durch hormonelle Störungen (etwa Vitamin-D-Hormon-, Parathormonmangel, hormonaktive Tumoren) oder Diuretika bedingt sein. Eine weitere Ursache besteht in psychisch bedingtem übermäßigem Atmen *(Hyperventilation):* Hierbei kommt es infolge übermäßigen Atmens zu einer Abnahme des *ionisierten* Kalziums im Blut, es liegt also kein eigentlicher Kalziummangel vor. Folge ist eine erhöhte Erregbarkeit von Nerven und Muskeln mit typischen Muskelkrämpfen (**Hyperventilationstetanie**).

Ein *Kalziumüberschuss* im Blut (**Hyperkalzämie**) wird bei einer Überfunktion der Nebenschilddrüsen *(Hyperparathyroidismus)* und bei manchen Krebserkrankungen gefunden.

Störungen des Phosphathaushalts

Ein *Phosphatmangel im Blut* (**Hypophosphatämie**) kommt bei einigen Nierenerkrankungen vor *(Phosphatdiabetes),* noch häufiger jedoch bei fehlernährten Alkoholkranken.

Ein *Phosphatüberschuss im Blut* (**Hyperphosphatämie**) tritt begleitend bei einer Niereninsuffizienz sowie bei verschiedenen Hormonstörungen auf.

18.7.4 Störungen des Magnesiumhaushalts

Sinkt die Magnesiumkonzentration im Blut, so steigert sich die neuromuskuläre Erregbarkeit bis hin zu Krämpfen und Herzrhythmusstörungen. Ein *Magnesiummangel im Blut* (**Hypomagnesiämie**) tritt beispielsweise bei Mangelernährung auf, außerdem recht häufig bei schwangeren Frauen aufgrund des Mehrbedarfs. Hypomagnesiämien sind häufig mit Hypokalzämien vergesellschaftet.

Ein **Magnesiumüberschuss** *(Hypermagnesiämie)* tritt bei fehlender Ausscheidungsleistung auf, also bei akuter und chronischer Niereninsuffizienz.

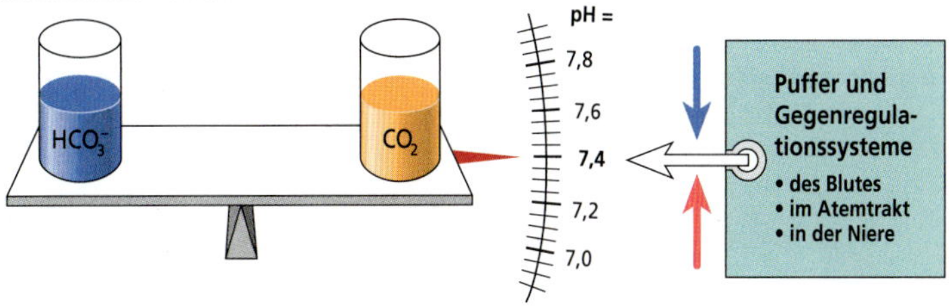

Abb. 18.22 Das pH-Gleichgewicht im Blut. Die Puffersysteme im Körper halten den pH-Wert in einem engen Rahmen um den Wert 7,4 konstant. Durch Überlastung der Puffersysteme kann es zu Azidosen und Alkalosen kommen. Sie haben entweder metabolische oder respiratorische Ursachen.

18.7.5 Störungen des Chloridhaushalts

Eine wichtige Ursache für einen **Chloridmangel** im Blut stellen Chloridverluste bei massivem Erbrechen von Magensäure dar. Bei schweren Verlusten muss deshalb Chlorid (zusammen mit anderen Elektrolyten) durch Infusionen wieder ersetzt werden.

18.8 Säure-Basen-Haushalt

18.8.1 Regulation des Blut-pH

Der Blut-pH liegt mit einem Wert von **7,40** beim Gesunden im leicht alkalischen Bereich. Alle Stoffwechselreaktionen sind pH-abhängig, d. h. sie laufen nur in einem bestimmten pH-Bereich optimal ab. Der Organismus muss daher den Blut-pH im Bereich von 7,36 bis 7,44 halten (➔ Abb. 18.22), obwohl z. B. ständig saure Stoffwechselprodukte anfallen.

MEDIZIN

Ein pH < 7,36 bedeutet eine **Azidose,** ein pH > 7,44 eine **Alkalose** des Blutes. Für die Konstanthaltung des pH sorgen die Puffersysteme des Blutes, die Atmung und die Nieren.

Wirkungsvollstes Puffersystem im Blut ist das **Kohlensäure-Bikarbonat-System.** Es bewältigt 75 % der anfallenden „Pufferarbeit". Puffersäure ist hier Kohlensäure (H_2CO_3), Pufferbase Bikarbonat (HCO_3^-, Begriffsbestimmungen ➔ 2.7.2). Die „sauren" Wasserstoff-Ionen (H^+, Protonen) werden von den Bikarbonat-Ionen abgefangen, d. h. die Wasserstoff-Ionen verbinden sich mit den Pufferionen zu Kohlensäure, diese zerfällt in „neutrales" Wasser und Kohlendioxid, welches über die Lunge abgeatmet werden kann ($H^+ + HCO_3^- \leftrightarrow H_2CO_3 \leftrightarrow CO_2 + H_2O$).

Im Blut bedeutsam sind außerdem **Proteinpuffer,** vor allem das Hämoglobin und Albumin. Hingegen spielt der **Phosphatpuffer** wegen seiner niedrigen Konzentration nur eine geringe Rolle.

Auch Lungen und Nieren können regulierend eingreifen:

- Je mehr saure Stoffwechselprodukte im Körper anfallen, beispielsweise bei der diabetischen Ketoazidose (➔ 18.8.2), desto mehr Wasserstoff-Ionen müssen gebunden werden und desto mehr Kohlendioxid wird abgeatmet: Der Patient bzw. die Patientin atmet tief und schnell *(Kußmaul-Atmung)*
- Dieser kurzfristigen Gegenregulation durch die Atmung steht die langsamere und längerfristige durch die Nieren zur Seite: Die Nieren können z. B. saure Stoffwechselprodukte beseitigen, indem sie die Wasserstoff-Ionen (H^+) im Tausch gegen Natrium- oder Bikarbonat-Ionen ausscheiden oder vermehrt Ammonium-Ionen (NH_4^+) über die Tubuli abgeben.

18.8.2 Metabolische Azidose

Ein Überschuss an Wasserstoff-Ionen oder ein Basenverlust führt zur **metabolischen Azidose** – *metabolisch,* weil die Ursache im Stoffwechsel (Metabolismus) liegt (➔ Abb. 18.23).

Die häufigste metabolische Azidose ist die *diabetische Ketoazidose:* Der Organismus kann aufgrund des Insulinmangels keine Glukose verwerten und gewinnt deshalb Energie durch verstärkte Verbrennung von Fettsäuren. Hierbei entstehen saure Ketonkörper, die zur Übersäuerung des Blutes führen.

Gegenregulation bei metabolischer Azidose

Mithilfe der aufgeführten Puffersysteme, der Nieren und der Lungen versucht der Körper, einer lebensbedrohlichen Übersäuerung mit Elektrolytentgleisung zu entgehen. Im Blut puffert insbesondere der Bikarbonatpuffer; die Nieren scheiden Protonen aus, bilden Ammoniak und Phosphate; die Lungen geben durch verstärkte Atmung vermehrt Kohlendioxid ab.

Bei einer *kompensierten* metabolischen Azidose gelingt die Kompensation; der pH-Wert steigt wieder in den Normbereich.

Gelingt die Kompensation nicht, so spricht man von *dekompensierter* metabolischer Azidose. Hier besteht Lebensgefahr, und das massiv gestörte innere Milieu muss unter intensivmedizinischen Bedingungen wieder ins Gleichgewicht gebracht werden.

18.8.3 Metabolische Alkalose

Bei (länger andauerndem) Erbrechen oder Magendrainage kann es durch den Verlust von Wasserstoff- und Chlorid-Ionen der Magensäure zu einer **metabolischen Alkalose** kommen (➔ Abb. 18.24). Therapeutisch steht die Korrektur der in der Regel massiven Elektrolytstörung im Vordergrund.

18.8.4 Respiratorische Azidose

Eine **respiratorische Azidose** (➔ Abb. 18.23) tritt auf, wenn die Abatmung von Kohlendioxid gestört ist und sich so Kohlendioxid bzw. Bikarbonat und Wasserstoff-Ionen im Körper ansammeln; so bei Lungenfunktionsstörungen oder bei medikamentös verursachtem vermindertem Atemantrieb (Atemdepression). In ausgeprägten Fällen sind Betroffene zyanotisch („blaue Lippen"), benommen und haben je nach Ursache Atemnot.

Durch den „Stau" des sauren Kohlendioxids kommt es zur Azidose; kompensatorisch reagieren die Nieren mit vermehrter Ausscheidung von Wasserstoff-Ionen. Therapeutisch wird die Atmung gestützt. Absinken des pHs unter 7,2 erfordert eine künstliche Beatmung.

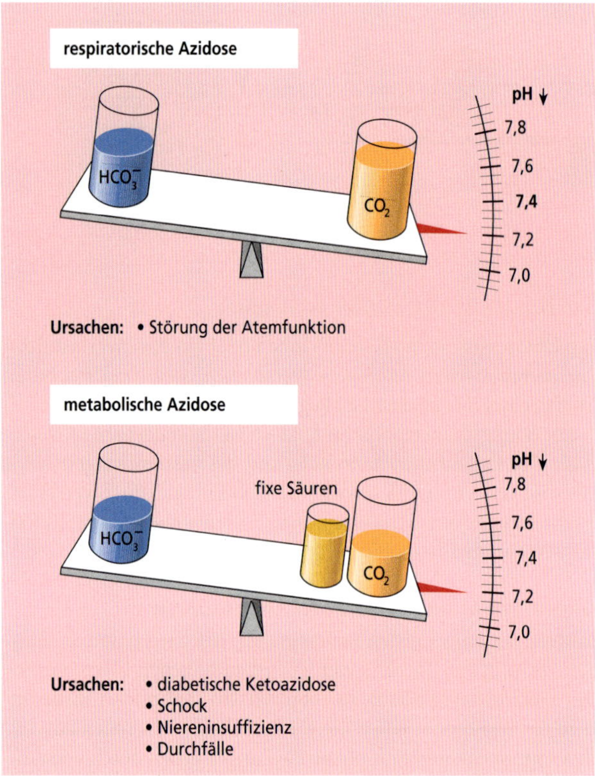

Abb. 18.23 Häufige Ursachen respiratorischer und metabolischer Azidosen.

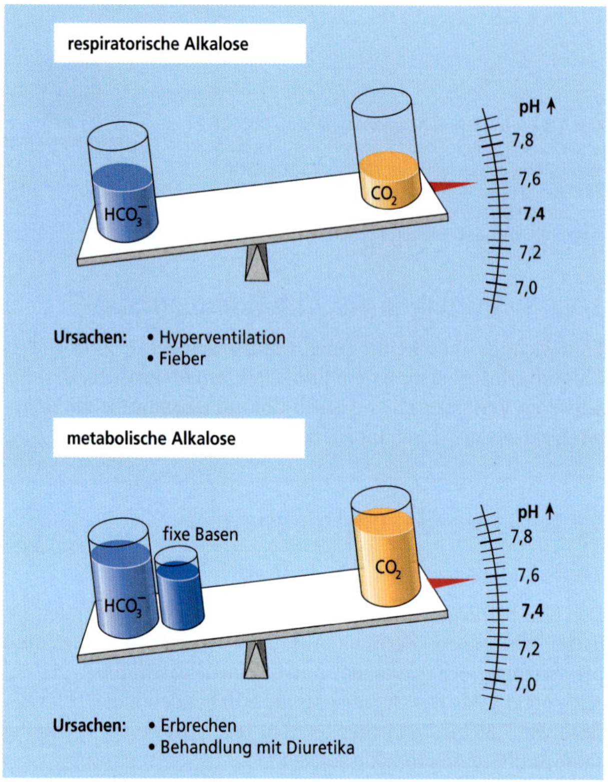

Abb. 18.24 Häufige Ursachen respiratorischer und metabolischer Alkalosen.

18.8.5 Respiratorische Alkalose

Bei jeder Überreizung des Atemzentrums wird zu viel ein- und ausgeatmet und damit zu viel Kohlendioxid abgeatmet. Die so entstehende respiratorische Alkalose ist am häufigsten *psychosomatisch* verursacht *(psychogene Hyperventilation).* Aber auch Fieber, Schädel-Hirn-Traumen, Hirnhautentzündungen, Blutvergiftung und Leberversagen können eine Hyperventilation und **respiratorische Alkalose** auslösen (→ Abb. 18.24).

In chronischen Fällen versuchen die Nieren eine Gegenregulation, indem sie die Ausscheidung von Wasserstoff-Ionen vermindern und die von Bikarbonat verstärken.

SPICKZETTEL

Blut-pH: Normalerweise 7,4 und durch Puffersysteme (Kohlensäure-Bikarbonat-, Protein-, Phosphatpuffer), Lungen und Nieren weitgehend konstant gehalten.
Azidose: Blut-pH < 7,36.
Alkalose: Blut-pH > 7,44.

WIEDERHOLUNGSFRAGEN

1. Welche Aufgaben hat die Niere? (Übersicht Kapitelanfang)
2. Welche Strukturen erkennt man, wenn man eine aufgeschnittene Niere betrachtet? (→ 18.1.2)
3. Welchen Weg nimmt das Blut in der Niere? (→ 18.1.3)
4. Was ist ein Nephron, aus welchen Strukturen besteht es? (→ 18.1.4)
5. Wie wird das Glomerulusfiltrat gebildet? (→ 18.1.4, → 18.2.1)
6. Welche Aufgaben hat der juxtaglomeruläre Apparat der Niere? (→ 18.1.5)
7. Wie viel Flüssigkeit wird täglich in den Nierenkörperchen filtriert? (→ 18.2.1)
8. Welche Substanzen eignen sich zur Einschätzung der Nierenfunktion? (→ 18.2.1)
9. Was versteht man unter der Autoregulation der Nierendurchblutung, welchen Zweck hat sie? (→ 18.2.2)
10. Wie ist der Tubulusapparat gebaut, wie funktioniert er? (→ 18.1.4, → 18.2.3)
11. Welche Aufgaben haben die zwei von der Niere produzierten Hormone? (→ 18.3)
12. Welche Urinbestandteile/Urinbefunde werden durch Urinteststreifendiagnostik erfasst, welche Urinbestandteile kann man bei mikroskopischer Untersuchung des Urinsediments erkennen (jeweils mindestens drei Beispiele)? (→ 18.4.1, → 18.4.2)
13. Welche Organstrukturen gehören zu den ableitenden Harnwegen? (→ 18.5)
14. Wie kommt es zur Harnblasenentleerung? (→ 18.5.4)
15. Wie viel Flüssigkeit braucht ein Säugling von 8 kg täglich ungefähr, wie viel ein Grundschulkind (ca. 25 kg), wie viel eine 60 kg schwere Frau? (→ 18.6.2)
16. Was sind die Anhaltswerte für die Flüssigkeitsbilanz eines gesunden Erwachsenen? (→ Abb. 18.19)
17. Welche Mechanismen und Hormone regulieren den Wasserhaushalt und wie? (→ 18.6.2)
18. Nennen Sie die sechs wichtigen Blutelektrolyte. Charakterisieren Sie einen davon genauer (physiologische Funktionen, Störungen). (→ 18.7)
19. Wo liegt der normale Blut-pH, warum ist seine Konstanthaltung für den Körper so wichtig? (→ 18.8.1)
20. Was ist eine metabolische Azidose, wodurch kann sie zustande kommen (mindestens eine Ursache), über welche Gegenregulationsmechanismen verfügt der Körper? (→ 18.8.2)
21. Was ist die häufigste Ursache der respiratorischen Alkalose, wie zeigt sie sich? (→ 18.8.5)

19

GESCHLECHTSORGANE

LERNZIELÜBERSICHT

- Bei Männern und Frauen werden innere und äußere Geschlechtsorgane unterschieden.

19.1 Geschlechtsorgane des Mannes

- Die Hoden im Hodensack bilden Spermien (Samenzellen) und Hormone.
- Die Hypophyse setzt FSH frei, welches die Spermienreifung fördert, sowie LH, das die Testosteronproduktion anregt.
- Das männliche Sexualhormon Testosteron hat Funktionen für Gesamtorganismus, Geschlechtsorgane und Sexualtrieb.
- Das Sperma (Ejakulat) enthält die Spermien, außerdem die Sekrete von Nebenhoden, Bläschendrüsen, Prostata und Cowper-Drüsen.
- Die ableitenden Samenwege bestehen aus Nebenhoden und Samenleiter, der in die Harnröhre mündet.
- Geschlechtsdrüsen wie die Prostata produzieren Sekrete, die die Fortbewegung der Spermien gewährleisten.
- Äußere Geschlechtsorgane sind Hodensack und Penis. Die Erektion kommt durch Blutfüllung der Penisschwellkörper zustande.

19.2 Geschlechtsorgane der Frau

- Die beiden Eierstöcke bilden, gesteuert durch FSH und LH, Eizellen und als Haupthormon Östrogen.
- Die Eizellbildung beginnt vor der Geburt und ruht dann 12–50 Jahre.
- Beim Eisprung wird die reife Eizelle frei, aus dem Restgebilde formt sich der progesteronproduzierende Gelbkörper.
- In den Eileitern findet die Befruchtung statt, in der Gebärmutter nistet sich die befruchtete Eizelle ein.
- Wird keine Eizelle befruchtet, wird der oberflächennahe Teil der Gebärmutterschleimhaut bei der monatlichen Regelblutung (Menstruation) abgestoßen.
- Östrogen ist v. a. für den Aufbau der Gebärmutterschleimhaut und die Ausprägung der weiblichen Geschlechtsmerkmale bedeutsam.
- Progesteron bereitet die Gebärmutterschleimhaut auf eine befruchtete Eizelle vor und unterhält sie bei Einsetzen einer Schwangerschaft.
- Der hormonell gesteuerte Menstruationszyklus beginnt mit etwa zwölf Jahren und endet um das 50. Lebensjahr.
- Er dauert ca. 28 Tage und wird unterteilt in Menstruation, Proliferations-, Sekretions- und Ischämiephase.
- Äußere Geschlechtsorgane sind große und kleine Schamlippen, Scheidenvorhof und Klitoris. Sie sind über die Scheide (Vagina) mit den inneren Geschlechtsorganen verbunden.
- Die aus Brustdrüse, Binde- und Fettgewebe bestehende weibliche Brust zählt zu den sekundären Geschlechtsmerkmalen.

19.3 Entwicklung der Geschlechtsorgane

- Das chromosomale Geschlecht steht bei der Befruchtung fest. Vorgeburtlich entwickelt sich die zunächst undifferenzierte Anlage der Geschlechtsorgane in die weibliche oder männliche Richtung.
- Durch die Sexualhormone erfahren die Geschlechtsorgane in der Pubertät ihre endgültige Ausprägung.

19.4 Sexueller Reaktionszyklus

- Der sexuelle Reaktionszyklus verläuft bei Männern wie Frauen in Erregungs-, Plateau-, Orgasmus- und Rückbildungsphase.

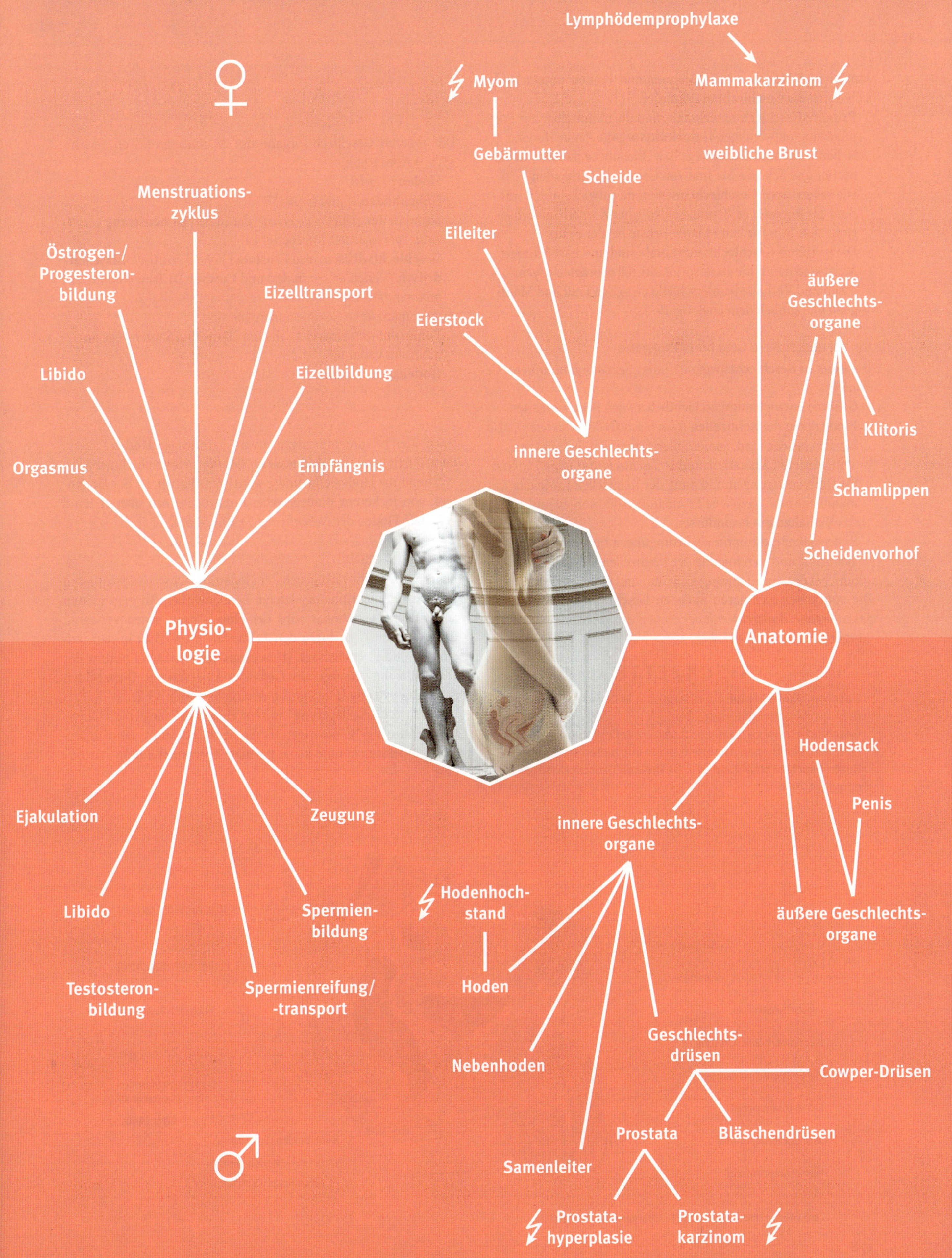
♀
Menstruations-zyklus
Östrogen-/Progesteron-bildung
Eizelltransport
Libido
Eizellbildung
Orgasmus
Empfängnis
Physio-logie
Ejakulation
Zeugung
Libido
Spermien-bildung
Testosteron-bildung
Spermienreifung/-transport
♂
Lymphödemprophylaxe
Myom
Mammakarzinom
Gebärmutter
weibliche Brust
Scheide
Eileiter
Eierstock
äußere Geschlechts-organe
Klitoris
Schamlippen
Scheidenvorhof
innere Geschlechts-organe
Anatomie
Hodensack
Penis
innere Geschlechts-organe
äußere Geschlechts-organe
Hodenhoch-stand
Hoden
Nebenhoden
Geschlechts-drüsen
Cowper-Drüsen
Prostata
Bläschendrüsen
Samenleiter
Prostata-hyperplasie
Prostata-karzinom

[J787/L190]

Jungen und Mädchen bzw. Männer und Frauen unterscheiden sich durch die **Geschlechtsmerkmale:**

- **Primäre Geschlechtsmerkmale** sind die unmittelbar zur Fortpflanzung notwendigen **Geschlechtsorgane** Penis, Hoden, Nebenhoden und Samenwege bzw. Eierstöcke, Eileiter, Gebärmutter und Scheide. Sie sind von Geburt an vorhanden
- Die **sekundären Geschlechtsmerkmale** entwickeln sich während der Pubertät (z. B. unterschiedlicher Körperbau/-behaarung, tiefe Stimme beim Mann, Brüste bei der Frau)
- Die **tertiären Geschlechtsmerkmale** sind unscharf definiert. Meist sind damit die stark soziokulturell geprägten psychischen und Verhaltensunterschiede zwischen Frau und Mann gemeint (ähnlich dem engl. *Gender*).

Innere und äußere Geschlechtsorgane

Die **inneren Geschlechtsorgane** *(innere Sexualorgane, inneres Genitale):*

- Gehören entwicklungsgeschichtlich zu den Beckenorganen
- Produzieren die **Keimzellen** *(Geschlechtszellen, Gameten),* also Eizellen bei der Frau, Samenzellen (Spermien) beim Mann
- Synthetisieren **Sexualhormone** *(Geschlechtshormone),* welche für Differenzierung und Reifung der Keimzellen sowie das männliche bzw. weibliche Erscheinungsbild sorgen und auch das Verhalten mit beeinflussen
- Bilden *Sekrete,* die optimale Bedingungen für Geschlechtsakt, Transport und Vereinigung der Keimzellen schaffen
- Sind bei der Frau Schwangerschafts- und Gebärorgane.

Die von außen sichtbaren **äußeren Geschlechtsorgane** *(äußere Sexualorgane, äußeres Genitale)* dienen der geschlechtlichen Vereinigung *(Geschlechtsverkehr).*

SPICKZETTEL

Geschlechtsmerkmale: Eigenschaften, in denen sich die beiden Geschlechter unterscheiden.
Geschlechtsorgane *(Sexualorgane, Genitalien):* Organe, die der Fortpflanzung dienen. Unterteilt in die von außen sichtbaren **äußeren Geschlechtsorgane** und die **inneren Geschlechtsorgane.**

19.1 Geschlechtsorgane des Mannes

19.1.1 Innere und äußere Geschlechtsorgane

Die *inneren* Geschlechtsorgane des Mannes umfassen (→ Abb. 19.1, → Abb. 19.6):

- **Hoden** *(Testis)*
- **Nebenhoden** *(Epididymis)*
- **Samenleiter** *(Ductus deferens),* der in den **Samenstrang** *(Funiculus spermaticus)* eingebettet ist
- **Geschlechtsdrüsen,** also **Prostata** *(Vorsteherdrüse),* **Bläschendrüsen** *(Vesiculae seminales)* und **Cowper-Drüsen** *(Glandulae bulbourethrales).*

Äußere männliche Geschlechtsorgane sind:

- **Penis** *(männliches Glied),* in dem Harn- und Samenwege gemeinsam verlaufen
- **Hodensack** *(Skrotum).*

19.1.2 Hoden und Hodensack

Die beiden pflaumenförmigen, etwa 4,5 cm langen **Hoden** (*Testes,* Sing. *Testis*) sind im **Hodensack** *(Skrotum)* elastisch aufgehängt. Während die Hoden eine pralle Konsistenz haben, ist der Hodensack von lockerem Bindegewebe durchzogen. Am oberen Rand liegt dem Hoden der *Nebenhoden* (→ 19.1.5) auf.

Descensus testis

Beim Embryo entwickelt sich der Hoden zunächst an der hinteren Leibeswand auf Höhe der letzten Lendenwirbel. Ab dem dritten Schwangerschaftsmonat wird der Hoden nach unten verlagert, dann „wandert" er durch den *Leistenkanal* (→ 7.3.8) in den sich entwickelnden Hodensack **(Descensus testis).** Dabei nimmt der Hoden die ihn versorgenden Gefäße und Nerven mit. Diese bilden den **Samenstrang** (*Funiculus spermaticus* → Abb. 19.2).

Durch die „Auslagerung" in den Hodensack liegt die Hodentemperatur 2–5 °C niedriger als die im Bauchraum. Bei Körperkerntemperatur könnte keine normale Spermienbildung stattfinden.

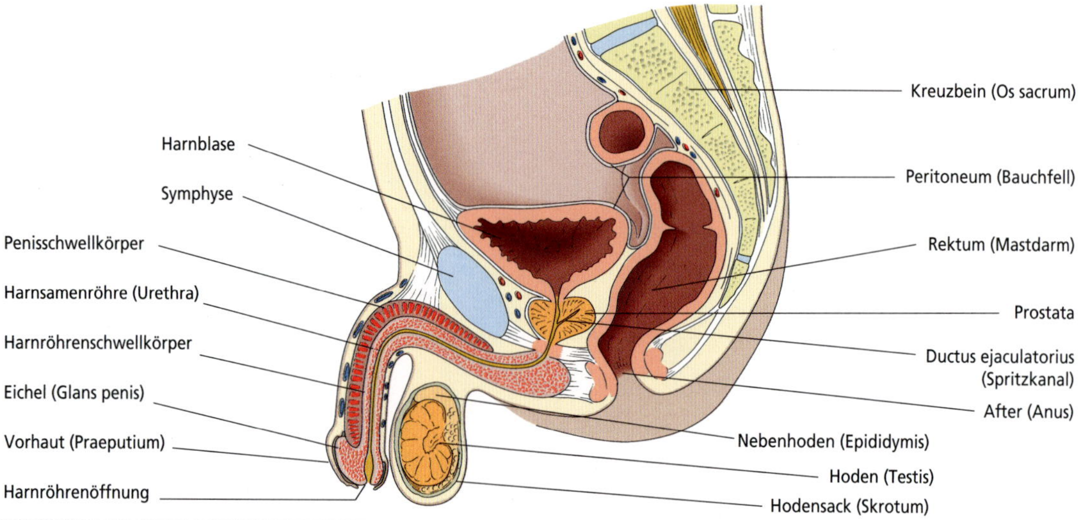

Abb. 19.1 Männliche Harn- und Geschlechtsorgane #im Sagittalschnitt.

PÄDIATRIE

Bei ungefähr 4 % der reif geborenen Jungen (häufiger noch bei Frühgeborenen) ist einer oder sind gar beide Hoden nicht im Hodensack zu tasten.
Bleibt ein solcher **Hodenhochstand** nach dem ersten Lebenshalbjahr bestehen, wird wegen des erhöhten Risikos einer Hodenschädigung mit Fruchtbarkeitsminderung sowie eines bösartigen Hodentumors durch Hormone oder Operation behandelt.

Innerer Aufbau der Hoden

Der Hoden ist von einer derben Bindegewebskapsel mit glatten Muskelzellen **(Tunica albuginea)** umgeben und wird durch mehrere bindegewebige Scheidewände (Septen) in ca. 250 **Hodenläppchen** *(Lobuli testis)* unterteilt. Diese enthalten vielfach gewundene **Hodenkanälchen** *(Samenkanälchen, Tubuli seminiferi),* die im hinteren Teil des Hodens in ein verzweigtes System feiner Gänge münden, das **Hodennetz** *(Rete testis).*

Hoden und Nebenhoden sind fast vollständig von einer **serösen Hodenhülle** *(Tunica vaginalis testis)* umgeben. Sie ist während des Descensus testis als Fortsetzung des Peritoneums (Bauchfells) entstanden und besteht wie dieses aus zwei Blättern, dem **Epiorchium** als innerem und dem **Periorchium** als äußerem Blatt. Zwischen beiden Blättern liegt die **seröse Hodenhöhle.**

In den Hodenkanälchen befindet sich das **Keimepithel** (→ Abb. 19.5) aus den **Keimzellen** bzw. deren Vorstufen und den **Sertoli-Stützzellen:**

- Aus den Keimzellvorstufen entstehen im Rahmen der Samenzellbildung (→ 19.1.4) die *Samenzellen* **(Spermien)**
- Die Sertoli-Stützzellen haben u. a. Stütz- und Ernährungsfunktion für die sich entwickelnden Spermien, phagozytieren („fressen") untaugliche Spermien/-vorstufen und bilden die **Blut-Hoden-Schranke,** welche eine Zerstörung der reifenden Spermien durch das Immunsystem verhindert.

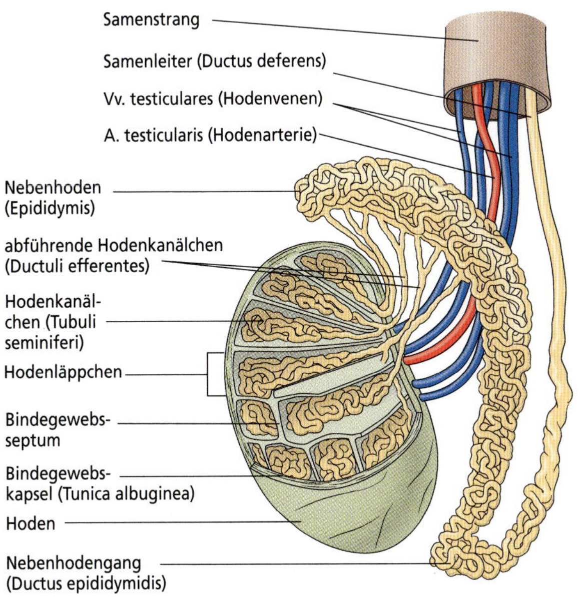

Abb. 19.2 Hoden, Nebenhoden und Anfangsteil des Samenleiters.

Im interstitiellen Bindegewebe zwischen den Hodenkanälchen liegen Blutgefäße und gruppenweise die **Leydig-Zwischenzellen,** die das männliche Sexualhormon Testosteron produzieren.

SPICKZETTEL

Hoden *(Testis):* Männliche Keimdrüse.

- Volumen ca. 20 ml, außerhalb des Körperinneren im **Hodensack** *(Skrotum)* gelegen
- Aufgebaut aus **Hodenläppchen** *(Lobuli testis)* aus den gewundenen **Hodenkanälchen** *(Samenkanälchen, Tubuli seminiferi)* und dem **Hodennetz** *(Rete testis)* aus den Ausführungsgängen der Hodenkanälchen
- Im Keimepithel der Hodenkanälchen **Spermien/-vorstufen, Sertoli-Zellen,** im Bindegewebe dazwischen **Leydig-Zwischenzellen**
- Umgeben von der zweiblättrigen **serösen Hodenhülle** *(Tunica vaginalis testis,* Bauchfellduplikatur) und der bindegewebigen **Tunica albuginea**
- Aufgaben Produktion der Spermien und der männlichen Geschlechtshormone.

19.1.3 Männliche Sexualhormone

Mit Anbruch der Pubertät beginnt der Hypophysenvorderlappen, stimuliert durch das Releasing-Hormon *Gn-RH* (→ 11.2.1), mit der Ausschüttung von FSH und LH. Diese Sekretion hält beim Mann das ganze Leben über an.

- *FSH* fördert beim Mann die Spermienreifung
- *LH* regt die Leydig-Zwischenzellen zur Ausschüttung von Testosteron an.

Testosteron ist das typische Sexualhormon des Mannes und gehört zu den **Androgenen.** Chemisch handelt es sich dabei um Steroidhormone (→ 11.1.1). Androgene:

- Sind vor der Geburt unabdingbar für Geschlechtsentwicklung und -differenzierung
- Führen während der Pubertät zu Hoden- und Peniswachstum sowie zur Ausbildung der sekundären männlichen Geschlechtsmerkmale (z. B. Stimmbruch, Bartwuchs, Körperbehaarung, Knochen-, Muskelwachstum)
- Fördern zusammen mit FSH, LH und Sertoli-Zellen die Spermienbildung
- Steigern Blutbildung und Eiweißaufbau (und damit Knochen- und Muskelwachstum)
- Fördern bei gegebener genetischer Disposition die Glatzenbildung
- Stimulieren den Geschlechtstrieb *(Libido)* und in gewissem Maß eine „männliche Aggressionsbereitschaft".

Eine geringe Menge von Androgenen wird außerdem bei beiden Geschlechtern in der Nebennierenrinde gebildet (→ 11.6.4), bei Frauen auch in den Eierstöcken.

Testosteronhaushalt im Alter

Der Testosteronspiegel nimmt mit zunehmendem Alter ganz langsam ab (ab 40 Jahren um 1 % jährlich). Ein Zusammenhang zwischen niedrigen Testosteronspiegeln und unspezifischen „Altersbeschwerden" ist aber umstritten und die meisten Männer sind bis ins hohe Alter zeugungsfähig. Änderungen im Testosteronabbau und ein Zunehmen weiblicher Geschlechtshormone sind jedoch mitverantwortlich für die Entstehung der gutartigen Prostatahyperplasie (→ 19.1.6).

SPICKZETTEL

Testosteron: Wichtigstes **Androgen** (männliches Geschlechtshormon), beim Mann v. a. produziert in den **Leydig-Zwischenzellen** des Hodens. Hauptwirkungen Penis-, Hodenwachstum, Ausbildung der sekundären Geschlechtsmerkmale, Förderung von Spermienbildung, Erythropoese, Eiweißaufbau, Geschlechtstrieb.

19.1.4 Sperma

Das **Sperma** *(Samenflüssigkeit, Ejakulat)* des geschlechtsreifen Mannes setzt sich aus Spermien sowie den Sekreten aus Nebenhoden, Samenblasen, Prostata und Cowper-Drüsen zusammen. Das Sperma ist schwach alkalisch (➔ 2.7.3) und neutralisiert beim Geschlechtsverkehr den sauren pH der Scheide. Ferner enthält es Enzyme, welche die noch im Nebenhoden nahezu unbeweglichen Spermien aktivieren, sowie Fruktose als Energiequelle für die Spermienbewegung.

Sperma wird durch vegetativ ausgelöste *Samenergüsse* **(Ejakulationen)** abgegeben. Die 2–6 ml Ejakulat enthalten ca. 70–600 Millionen Spermien (➔ Abb. 19.3, ➔ Abb. 19.4). Die ca. 60 µm langen Spermien bestehen aus:

- *Kopf* mit einfachem Chromosomensatz und kappenförmigem **Akrosom,** welches für das Eindringen in die Eizelle wichtig ist
- *Hals* (verbindet Kopf- und Mittelstück)
- *Mittelstück* (enthält zahlreiche Mitochondrien zur Energieversorgung für die Bewegung)
- *Hauptstück*
- *Endstück.*

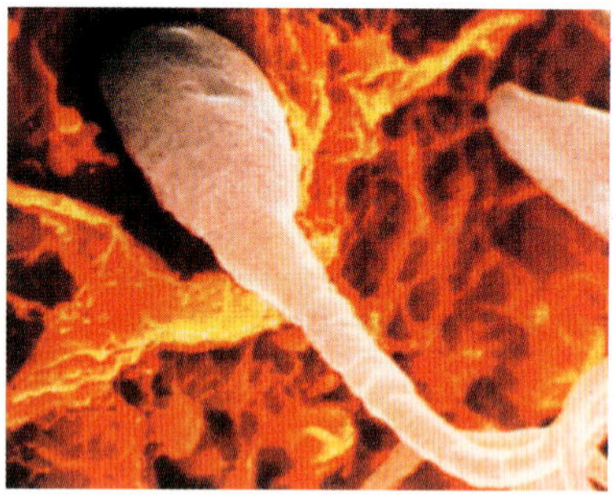

Abb. 19.3 Spermium (rasterelektronenmikroskopisches Bild). [E371]

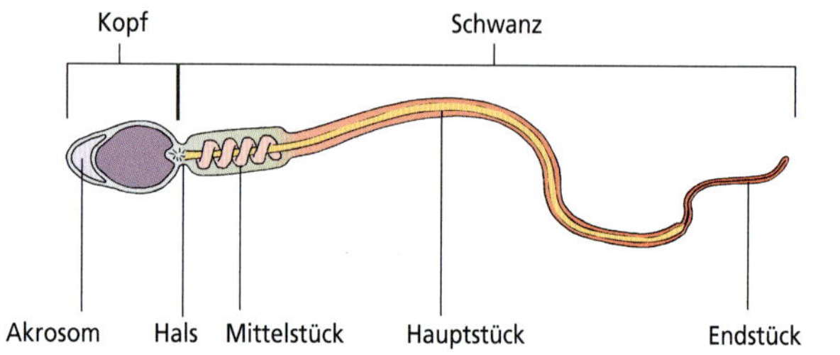

Abb. 19.4 Spermium in der Schemazeichnung.

Hals, Mittel-, Haupt- und Endstück bilden den *Schwanz* des Spermiums.

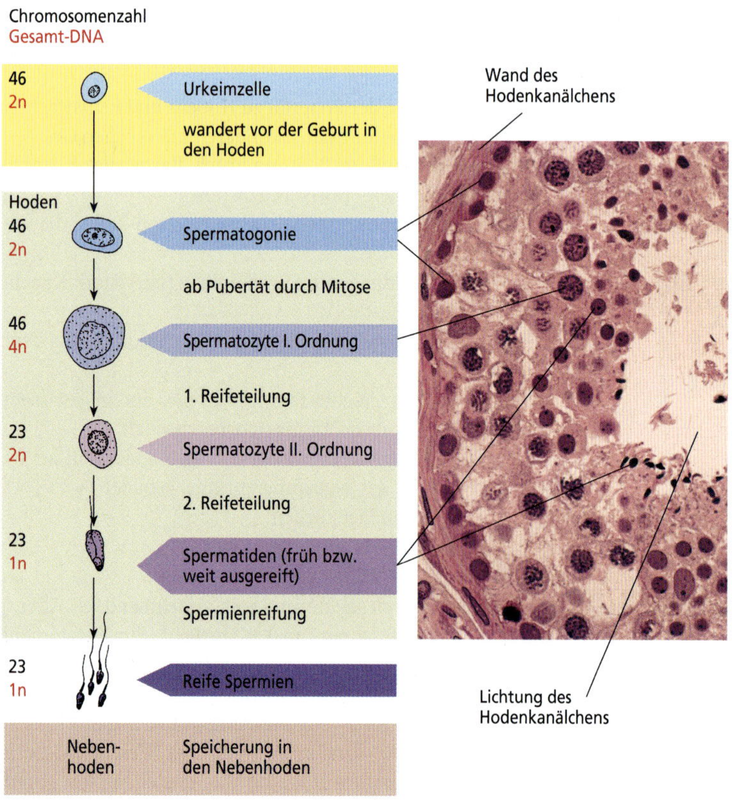

Abb. 19.5 Links Schema der Spermienbildung, rechts die räumlichen Verhältnisse im Hodenkanälchen im lichtmikroskopischen Bild. [Foto R170–3]
Die Spermatogonien (doppelter Chromosomensatz = diploid, zwei Chromatiden pro Chromosomenpaar, also Gesamt-DNA = 2n) teilen sich durch Mitosen zu Spermatozyten I. Ordnung.
Nach DNA-Verdopplung sind diese diploid mit vier Chromatiden pro Chromosomenpaar (Gesamt-DNA = 4n). Durch die erste Reifeteilung entstehen Spermatozyten II. Ordnung mit 23 Chromosomen aus je zwei Chromatiden (haploid, 2n).
Bei der zweiten Reifeteilung werden die beiden Chromatiden aufgeteilt, sodass die Spermatiden 23 Chromosomen, jedoch nur noch in „einfacher Ausfertigung" enthalten (Gesamt-DNA = 1n).
Die Reifung zum befruchtungsfähigen Spermium erfolgt ohne weitere Teilungen. [Foto: M375]

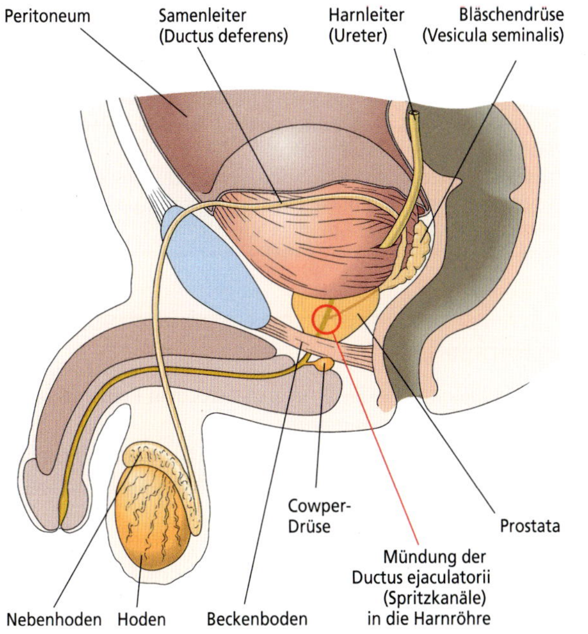

Abb. 19.6 Verlauf der ableitenden Samenwege in der Seitenansicht.

Spermienbildung

Unter **Spermienbildung** *(Spermatogenese, Samenzellbildung)* versteht man die Entwicklung reifer, befruchtungsfähiger Spermien aus unreifen Vorstufen ab der Pubertät.

Während der ca. 80 Tage dauernden Spermienbildung wird der diploide Chromosomensatz zunächst auf die Hälfte reduziert (→3.7.3, →Abb. 19.5). Die so entstandenen **Spermatiden** reifen danach zu befruchtungsfähigen **Spermien** heran. Die Spermienbildung beginnt an der Wand der Hodenkanälchen, und je reifer die sich entwickelnden Spermien werden, desto weiter nach innen „wandern" sie, sodass die reifen Spermien in die Lichtung der Hodenkanälchen abgegeben werden können.

SPICKZETTEL

Sperma *(Samenflüssigkeit, Ejakulat):* Milchige Flüssigkeit aus den Sekreten von Geschlechtsdrüsen und Nebenhoden sowie Spermien, die bei der **Ejakulation** *(Samenerguss)* des Mannes aus dem Penis abgegeben wird.
Spermium *(Samenzelle):* Männliche Keimzelle, bestehend aus Kopf (mit einfachem Chromosomensatz) und Schwanz. Aktiv beweglich. Mindestens 15 Millionen Spermien/ml Sperma.

19.1.5 Ableitende Samenwege

Die **ableitenden Samenwege** bestehen aus Nebenhoden und Samenleitern und dienen als Speicher und als Ausführungsgänge für Spermien bzw. Sperma.

Nebenhoden

Der **Nebenhoden** *(Epididymis)* ist ein Gangsystem an der Rückseite des Hodens. Er nimmt aus dem Hodennetz (→Abb. 19.2) mehrere **abführende Hodenkanälchen** *(Ductuli efferentes)* auf, die sich zum ca. 5 m langen, stark gewundenen **Nebenhodengang** *(Ductus epididymidis)* vereinigen. Die Epithelien des Nebenhodengangs sind durch Stereozilien (→5.2) gekennzeichnet.

Im Nebenhoden werden die Spermien gespeichert und reifen heran. Nicht voll funktionsfähige Spermien werden phagozytiert. Erst danach sind die Spermien beweglich und befruchtungsfähig.

Samenleiter

Der Nebenhodengang geht ohne scharfe Grenze in den **Samenleiter** *(Ductus deferens, Vas deferens* →Abb. 19.2) über. Dieser zieht im **Samenstrang** durch den Leistenkanal in den Bauchraum, verläuft danach an Harnblasenseite und -boden und durchzieht als **Ductus ejaculatorius** *(Spritzkanal)* die *Prostata* (→Abb. 19.6). Schließlich mündet der Samenleiter in die Harnröhre, die ab dort als **Harnsamenröhre** bezeichnet wird.

Die Wand des Samenleiters enthält eine starke Schicht aus glatter Muskulatur, die während der Ejakulation den Samen durch Kontraktionen in die Harnsamenröhre schleudert.

Neben dem Samenleiter verlaufen im Samenstrang noch Gefäße, Nerven und der **M. cremaster** *(Hodenhebermuskel).* Er entstammt der Bauchwandmuskulatur, reicht bis zu den Hodenhüllen und zieht den Hoden bei Kälte reflektorisch an den Körper.

SPICKZETTEL

Ableitende Samenwege:
- **Nebenhoden** *(Epididymis).* Gangsystem an der Rückseite des Hodens. Aufgaben Spermienreifung/-speicherung, Phagozytose nicht funktionsfähiger Spermien, Weitertransport zum Samenleiter
- **Samenleiter** *(Ductus deferens, Vas deferens).* Schleimhaut-Muskel-Schlauch, der im **Samenstrang** *(Funiculus spermaticus)* vom Nebenhoden durch den Leistenkanal in den Bauchraum und dann als **Ductus ejaculatorius** *(Spritzkanal)* durch die Prostata zieht und in die Harnröhre mündet. Aufgabe Samentransport bei der Ejakulation.

19.1.6 (Akzessorische) Geschlechtsdrüsen

Zu den **(akzessorischen) Geschlechtsdrüsen** des Mannes zählen:
- Die **Bläschendrüsen** *(Samenbläschen, Vesiculae seminales)* an der Harnblasenhinterwand (→Abb. 19.6), deren alkalisches, fruktosereiches Sekret mehr als die Hälfte der Samenflüssigkeit ausmacht
- Die **Cowper-Drüsen** *(Glandulae bulbourethrales)* im Beckenbodenbereich (→Abb. 19.6, →Abb. 19.7), die ein schleimiges Sekret abgeben
- Die **Prostata** *(Vorsteherdrüse).*

Prostata

Die unpaare, etwa kastaniengroße und ca. 20 g schwere **Prostata** *(Vorsteherdrüse)* liegt zwischen der Unterfläche der Harnblase und der Beckenbodenmuskulatur und umschließt die Harnsamenröhre (→Abb. 19.1, →Abb. 19.6, →Abb. 19.7). Hinten grenzt die Prostata an das Rektum (Mastdarm).

Die Prostata besteht aus 30–50 Einzeldrüsen, die ein trübes, dünnflüssiges Sekret produzieren, das ungefähr ein Viertel der Samenflüssigkeit bildet. Das Prostatasekret ist für den typischen Spermageruch verantwortlich und enthält zahlreiche Enzyme. Eine kräftige Bindegewebskapsel umgibt die Prostata.

Gutartige Prostatahyperplasie

Infolge hormoneller Veränderungen vergrößert sich bei ca. 60 % der älteren Männer die Prostata. Häufige Folge dieser **gutartigen Prostatahyperplasie** ist eine Verengung der Harnröhre und daraus resultierend eine erschwerte, unvollständige Harnblasenentleerung. Die Restharnbildung begünstigt zudem Harnwegsinfekte. Bei ausgeprägten Beschwerden wird die Prostata meist endoskopisch entfernt.

Prostatakarzinom

Das **Prostatakarzinom** ist der häufigste bösartige Tumor bei Männern. Es entwickelt sich in ¾ der Fälle in den harnröhrenfernen Prostatabezirken und führt daher erst spät zu Beschwerden ähnlich denen bei Prostatahyperplasie. Therapiemöglichkeiten sind die operative Entfernung der Prostata, die Strahlen- und die Hormontherapie.

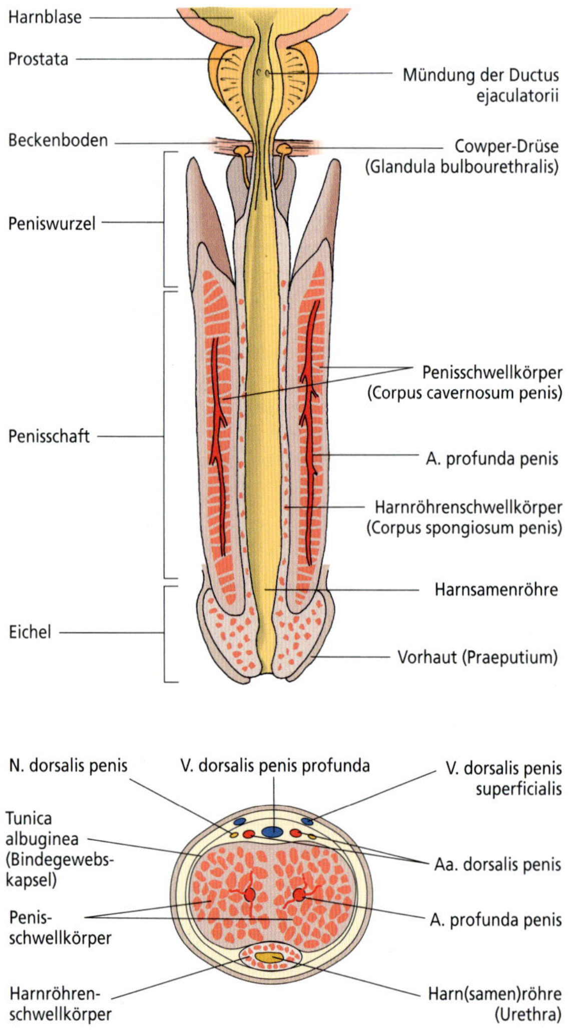

Abb. 19.7 Penis im Längs- und Querschnitt. Die Penisschwellkörper sind von schwammartigen Hohlräumen durchsetzt, die sich bei sexueller Erregung mit Blut aus den Penisarterien füllen.

SPICKZETTEL

(Akzessorische) Geschlechtsdrüsen (beim Mann): Drüsen entlang der ableitenden Samenwege, deren Sekret mengenmäßig den größten Anteil des Spermas ausmacht. **Bläschendrüsen** *(Samenbläschen, Vesiculae seminales)*, **Cowper-Drüsen** *(Glandulae bulbourethrales), Prostata.*
Prostata *(Vorsteherdrüse):* Größte Geschlechtsdrüse des Mannes unterhalb der Harnblase um die Harnröhre. Das Prostatasekret macht ca. ¼ des Spermas aus.

19.1.7 Äußere männliche Geschlechtsorgane und Harnsamenröhre

Am **Penis** *(männliches Glied)* unterscheidet man **Peniswurzel, Penisschaft** und **Eichel** *(Glans penis).*

Der Penis ist von einer dehnbaren Haut überzogen, die in Form einer Verdopplung (**Vorhaut** oder *Praeputium*) die Eichel bedeckt (→ Abb. 19.6, → Abb. 19.7).

PFLEGE VON KINDERN

Bis etwa zum dritten Geburtstag ist die Vorhaut ganz oder teilweise mit der Eichel verklebt und kann nicht oder nicht vollständig zurückgezogen werden. Dies ist ein physiologischer Schutz der Eichel vor ständigem Urinkontakt während der Wickelzeit und darf nicht mit einer **Phimose** *(Vorhautverengung)* verwechselt werden.
Bei der Körperpflege sollte die Vorhaut bei kleinen Jungen nicht zurückgezogen werden, denn dies kann zu Einrissen und narbigen Verengungen führen. Hierüber klären Pflegende auch die Eltern auf.

Schwellkörper

Der Penisschaft enthält zwei Arten von **Schwellkörpern,** die jeweils von einer derben Bindegewebskapsel umschlossen sind (→ Abb. 19.7). Dies sind:

- Der paarige **Penisschwellkörper** *(Corpus cavernosum penis).* Der Penisschwellkörper ermöglicht die **Erektion** (Aufrichtung des Gliedes), indem sich schwammartige Hohlräume durch parasympathisch gesteuerte Erweiterung der Arteriolen prall mit Blut füllen und gleichzeitig der venöse Rückstrom durch die Penisvenen gedrosselt wird
- Der **Harnröhrenschwellkörper** *(Corpus spongiosum penis)* an der Unterseite, der mit der **Eichel** *(Glans penis)* endet. Der Harnröhrenschwellkörper führt die **Harnsamenröhre** *(Harnröhre, Urethra),* die im Anfangsbereich noch von Urothel (Übergangsepithel) ausgekleidet ist. Der Harnröhrenschwellkörper schwillt ebenfalls bei der Erektion an, bleibt dabei aber verhältnismäßig „weich", sodass das Sperma die Harnröhre passieren kann.

SPICKZETTEL

Penis *(männliches Glied):* Äußeres Geschlechtsorgan des Mannes. Enthält unter anderem **Schwellkörper** (→ Erektion, notwendig für den Geschlechtsverkehr) und die Harn(samen)röhre.

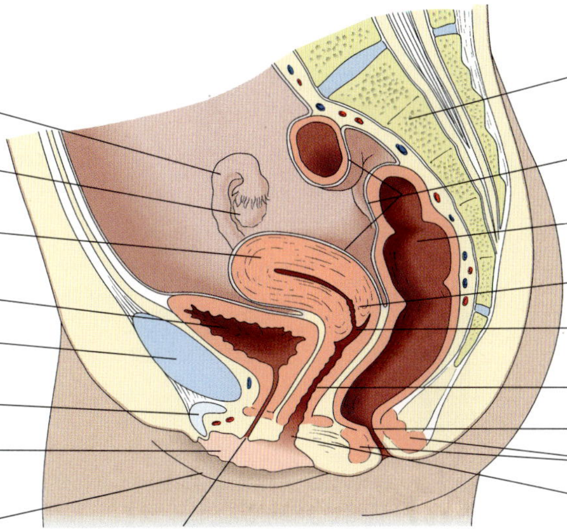

Abb. 19.8 Weibliche Geschlechtsorgane im Sagittalschnitt.

19.2 Geschlechtsorgane der Frau

19.2.1 Innere und äußere Geschlechtsorgane

Eierstöcke *(Ovarien)*, **Eileiter** *(Tuben)*, **Gebärmutter** *(Uterus)* und **Scheide** *(Vagina)* sind die *inneren* Geschlechtsorgane der Frau. Sie liegen geschützt im kleinen Becken (→ Abb. 19.8, → Abb. 19.10). Eierstöcke und Eileiter mit dem umgebenden Bindegewebe heißen zusammengefasst auch **Adnexe.**

Zu den *äußeren* Geschlechtsorganen zählen große und kleine **Schamlippen** *(Labien, Vulva-, Venuslippen)*, **Klitoris** *(Kitzler)* und **Scheidenvorhof** *(Vestibulum vaginae)* mit Drüsen (→ Abb. 19.8, → Abb. 19.13).

19.2.2 Eierstöcke

Die etwa pflaumengroßen **Eierstöcke** *(Ovarien)* der Frau sind rechts und links am seitlichen Rand des kleinen Beckens aufgehängt und in eine Bauchfelldoppelung eingehüllt (→ Abb. 19.10). Ihre Aufgabe ist neben der Bildung der weiblichen Sexualhormone **Östrogen** und **Progesteron** die Bereitstellung von befruchtungsfähigen Eizellen.

Im Inneren bestehen die Eierstöcke aus einem bindegewebigen Grundgerüst, in das im Rindenbereich Follikel mit den Eizellen bzw. deren Vorstufen eingebettet sind.

Die **Eizellbildung** *(Oogenese)* verläuft in folgenden Schritten (→ Abb. 19.9, → Abb. 3.24):

- Schon vor der Geburt teilen sich die aus den Urkeimzellen entstandenen **Oogonien** (diploid = 46 Chromosomen, Gesamt-DNA 2n) eines weiblichen Fetus durch Mitosen
- Ein Teil dieser Oogonien vergrößert sich, tritt in die Prophase der *ersten Reifeteilung* ein und heißt nun **Oozyte I. Ordnung** *(primäre Oozyte)*. Mindestens bis zur Pubertät und höchstens bis zur Menopause (also 12–50 Jahre!) verharren die Oozyten I. Ordnung in der begonnenen ersten Reifeteilung (diploid, 4n). Sie sind während dieser Zeit von **Follikelepithel** umgeben und werden mit dieser Hülle als **Primärfollikel** *(Eibläschen)* bezeichnet. Zum Zeitpunkt der Geburt enthält jeder Eierstock etwa 400.000 Primärfollikel
- Hormonell bedingt differenzieren sich einige Primärfollikel jeden Monat zu **Sekundärfollikeln.** Typisch sind ein *mehrschichtiges* Follikelepithel, eine **Zona pellucida** aus Glykoproteinen zwischen Oozyte und Follikelepithel und eine äußere, hormonproduzierende **Follikelhülle** *(Theca folliculi)*. Aus dem Sekundärfollikel kann sich ein **Tertiärfollikel** mit einem flüssigkeitsgefüllten Hohlraum und einer Größe bis zu 1 cm entwickeln (→ Abb. 19.9). Sekundär- und Tertiärfollikel produzieren vor allem **Östrogen,** welches die Gebärmutterschleimhaut zum Wachstum anregt

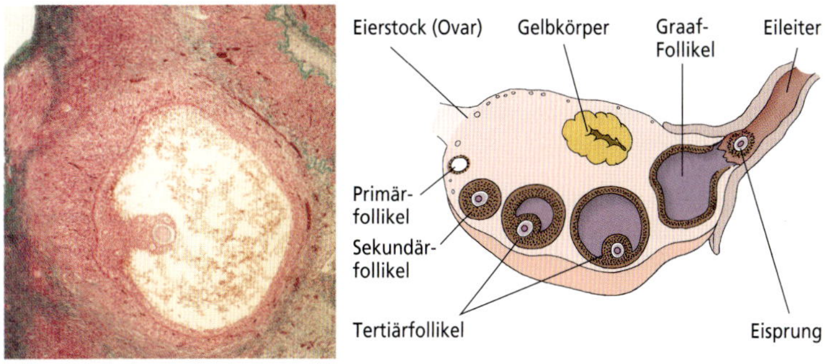

Abb. 19.9 Rechts Eisprung und Gelbkörperbildung in der Schemazeichnung. Links lichtmikroskopisches Bild eines Tertiärfollikels im Eierstock. [Foto M375]

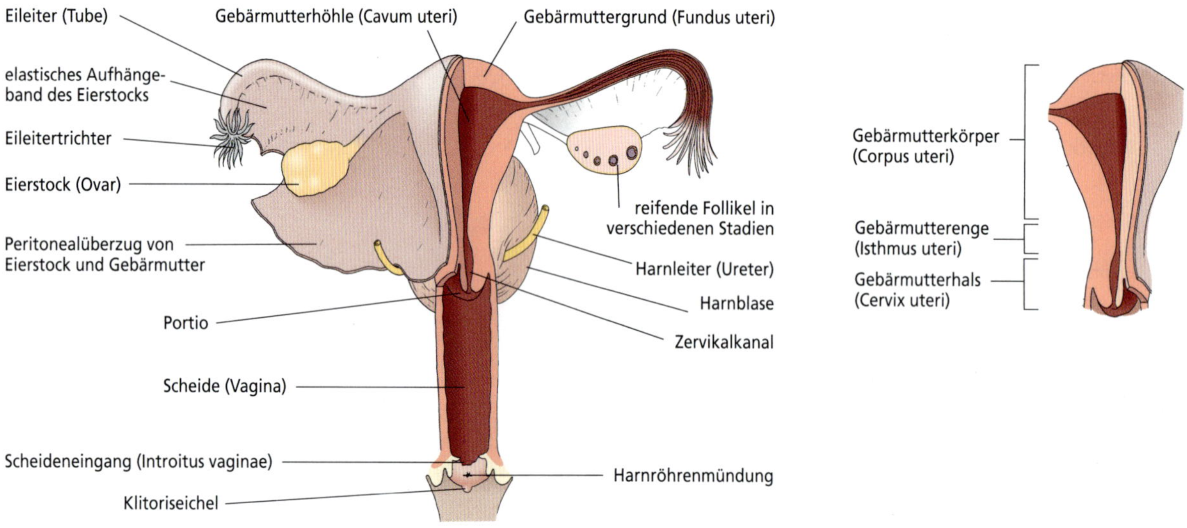

Abb. 19.10 Innere weibliche Geschlechtsorgane im Frontalschnitt (Ansicht von hinten).

- Der Tertiärfollikel kann zugrunde gehen oder zum dominanten Follikel weiter wachsen und sich zum sprungreifen **Graaf-Follikel** umwandeln. Kurz vor dem Eisprung vollendet die Oozyte I. Ordnung die erste Reifeteilung und teilt sich in eine **Oozyte II. Ordnung** (*sekundäre Oozyte,* 23 Chromosomen, 2n), die das gesamte Zytoplasma der Mutterzelle enthält, und ein kleineres **Polkörperchen,** das abgestoßen wird. Noch im Follikel tritt die Oozyte II. Ordnung in die *zweite Reifeteilung* ein, die ebenfalls zunächst nicht vollendet wird
- In der Mitte eines Monatszyklus der geschlechtsreifen Frau „springt" jeweils eine Oozyte aus ihrem Graaf-Follikel (**Eisprung** oder *Ovulation).* Ausgelöst wird der Eisprung durch einen kurzzeitigen Konzentrationsanstieg des Hypophysenvorderlappenhormons **LH** (*luteinisierendes Hormon* → Abb. 19.12). Beim Eisprung nimmt die Eizelle einen Kranz aus Follikelepithelzellen mit, die **Corona radiata.** Nach dem Eisprung wandert die Oozyte durch den Eileiter, wo sie innerhalb weniger Stunden auf Spermien treffen muss – andernfalls stirbt sie ab
- Erst unmittelbar nach dem Eindringen eines Spermiums wird die zweite Reifeteilung (→ 3.7.3) abgeschlossen, aus der die *reife Eizelle* (**Ovum,** 23 Chromosomen, 1n) und zwei weitere Polkörperchen hervorgehen.

Der „entleerte" Graaf-Follikel bildet sich zum **Gelbkörper** *(Corpus luteum)* um und bildet bis zur Menstruation bzw. bis zum dritten Schwangerschaftsmonat vor allem Progesteron.

SPICKZETTEL

Eierstock *(Ovar):* Weibliche Keimdrüse.
- Volumen gut 5 ml, beidseits seitlich im kleinen Becken
- Aufgebaut aus Bindegewebe, in der Rinde **Ovarialfollikel** verschiedener Reifungsstadien, in denen sich die Eizellen entwickeln
- Umgeben von einer Bindegewebskapsel und Peritoneum
- Aufgaben Produktion der Eizellen und der weiblichen Geschlechtshormone.

Eizelle: Weibliche Keimzelle. Einmal im Monat Freisetzung einer befruchtungsfähigen Eizelle beim **Eisprung,** Vollendung der zweiten Reifeteilung erst nach Eindringen des Spermiums.

19.2.3 Eileiter

Die paarigen, 10–15 cm langen **Eileiter** (*Tubae uterinae, Tuben* → Abb. 19.8, → Abb. 19.10) nehmen das Ei nach dem Eisprung auf. Außerdem finden hier die Befruchtung der Eizelle und ihr Transport zur Gebärmutter statt. Wie die Eierstöcke liegen auch die Eileiter intraperitoneal.

Der eierstocknahe Teil der Eileiter ist zum **Eileitertrichter** erweitert und zur Bauchhöhle hin offen, zur Gebärmutter hin werden die Eileiter deutlich enger.

Die Wand der Eileiter besteht aus einer stark gefälteten Schleimhaut mit Flimmerepithel und einer dünnen Muskelschicht, die das Ei aktiv in Richtung Gebärmutter transportieren.

19.2.4 Gebärmutter

Die bei der nicht schwangeren Frau etwa 7 cm lange **Gebärmutter** *(Uterus)* liegt nach vorne geneigt über der Harnblase (→ Abb. 19.8). Ihre Form wird oft mit der einer auf dem Kopf stehenden Birne verglichen.

Die Gebärmutter hat mehrere Abschnitte (→ Abb. 19.10):
- Der obere, breitere Anteil, der **Gebärmutterkörper** *(Corpus uteri),* besteht aus kräftiger Muskulatur, wobei der oberhalb der Eileitermündungen liegende Abschnitt als **Gebärmuttergrund** *(Fundus uteri)* bezeichnet wird. Die **Gebärmutterhöhle** *(Cavum uteri)* ist von *Gebärmutterschleimhaut* **(Endometrium)** ausgekleidet. Während der Schwangerschaft dient der Gebärmutterkörper als „Fruchthalter" und beteiligt sich am Aufbau des *Mutterkuchens* (**Plazenta** → Abb. 20.7)
- Die **Gebärmutterenge** *(Isthmus uteri)* stellt den Übergang dar zum unteren, schmaleren Anteil der Gebärmutter, dem **Gebärmutterhals** (*Cervix uteri,* kurz *Zervix*). Dieser besteht aus straffem Bindegewebe und glatter Muskulatur, welche den **Zervikalkanal** *(Gebärmutterhalskanal)* umgeben. Die Öffnung des Zervikalkanals zur Gebärmutterhöhle heißt **innerer Muttermund.** Der in die Scheide hineinragende Teil der Zervix heißt **Portio.** Nach unten schließt der Gebärmutterhals mit dem **äußeren Muttermund** ab. Vor der ersten (vaginalen) Geburt ist der äußere Muttermund rund, danach ein querer Spalt.

Wandaufbau der Gebärmutter

Am Wandaufbau der Gebärmutter sind drei Schichten beteiligt:

- Auf der Außenseite das *Peritoneum* (hier **Perimetrium** genannt). Die durch den Peritonealüberzug zwischen Gebärmutter und Rektum entstehende Tasche heißt **Douglas-Raum** und ist der tiefste Raum der Peritonealhöhle
- In der Mitte die erwähnte dicke Schicht aus glatter Muskulatur **(Myometrium)**
- Auf der Innenseite die *Gebärmutterschleimhaut* **(Endometrium),** wobei eine tiefere *Basalschicht* (**Basalis,** *Lamina basalis*) und eine oberflächliche *Funktionsschicht* (**Funktionalis,** *Lamina functionalis*) unterschieden werden. Das Endometrium bereitet sich im Monatszyklus auf die Einnistung einer Frucht vor. Kommt es nicht zur Befruchtung, so wird die oberflächennahe Funktionalis regelmäßig ca. einmal im Monat unter Kontraktionen abgestoßen (**Menstruation** → 19.2.6).
  Die Schleimhaut der Zervix verändert sich kaum mit dem Zyklus. Die **Zervixdrüsen** bilden einen zähen Schleim, der die Gebärmutterhöhle wie ein Pfropf verschließt und vor Keimen aus der Scheide schützt. Nur während der fruchtbaren Tage und der Menstruation verdünnt sich der Schleim, und der Zervikalkanal öffnet sich etwas.

Der bindegewebige Raum um die Gebärmutter wird **Parametrium** genannt. Er enthält Blut- und Lymphgefäße, Lymphknoten und Nerven.

MEDIZIN

Ca. 25 % aller Frauen über 30 Jahre haben **Uterusmyome,** gutartige Tumoren der glatten Gebärmuttermuskulatur. Beschwerden (z. B. verstärkte, verlängerte, schmerzhafte Menstruationen) treten nur bei einem Teil der Frauen auf.

SPICKZETTEL

Gebärmutter *(Uterus):* Zu den inneren weiblichen Geschlechtsorganen zählendes muskuläres Hohlorgan, in welchem sich während einer Schwangerschaft das ungeborene Kind entwickelt.

- Von außen gegliedert in **Gebärmutterkörper** *(Corpus uteri)* mit **Gebärmuttergrund** *(Fundus uteri),* **Gebärmutterenge** *(Isthmus uteri),* **Gebärmutterhals** *(Cervix uteri)* mit **Portio**
- Innen **Gebärmutterhöhle** *(Cavum uteri).* Gebärmutterwandschichten von innen nach außen **Endometrium** *(Gebärmutterschleimhaut),* **Myometrium** (glatte Muskulatur), **Perimetrium** (Peritoneum)
- Endometrium mit oberflächlicher **Funktionalis** *(Funktionsschicht)* und darunter gelegener **Basalis** *(Basalschicht).*

Eileiter *(Tuba uterina, Tube):* 10–15 cm langer, beidseits oben von der Gebärmutter abgehender und am eierstocknahen Ende offener Schleimhaut-Muskel-Schlauch. Fängt nach dem Eisprung die Eizelle auf und transportiert sie zur Gebärmutter.

19.2.5 Weibliche Sexualhormone

Ähnlich wie beim Jungen setzt beim Mädchen mit Beginn der Pubertät durch die Vermittlung des Releasing-Hormons Gn-RH (→ 11.2.1) die Sekretion von FSH und LH ein:

- *FSH,* welches vor allem in der ersten Zyklushälfte vom Hypophysenvorderlappen ausgeschüttet wird, bewirkt die Follikelreifung zum Graaf-Follikel und die Ausschüttung von Östrogen aus den Eierstöcken
- *LH* wird vor allem in der Zyklusmitte ausgeschüttet. Es bewirkt mit FSH den Eisprung und die Umwandlung des Graaf-Follikels in den progesteronproduzierenden Gelbkörper.

Wirkungen von Östrogenen und Progesteron

Die eigentlichen weiblichen Sexualhormone, die Östrogene und das Progesteron, entfalten vielfältige Wirkungen im Organismus (→ Abb. 19.11, → Abb. 19.12).

Östrogene:

- Fördern in der Pubertät die Ausprägung der Geschlechtsmerkmale (z. B. Brustentwicklung, „weibliche“ Fettverteilung)
- Verursachen den Wiederaufbau der Gebärmutterschleimhaut nach der Menstruation
- Bewirken im Eierstock die Eireifung

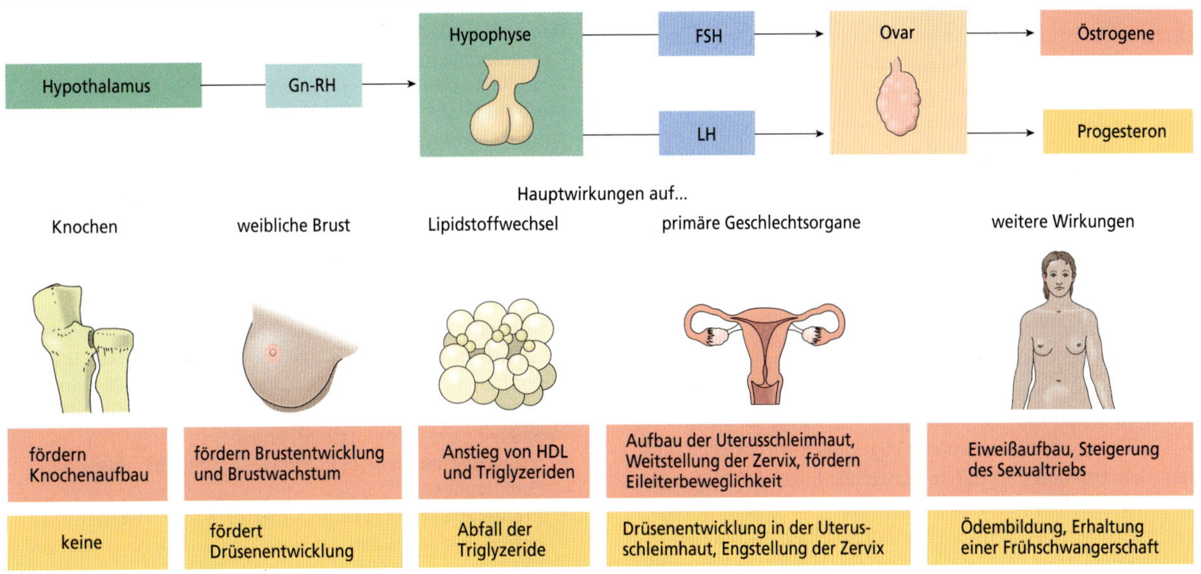

Abb. 19.11 Wirkungen der weiblichen Sexualhormone Östrogen und Progesteron (Östrogene rosa, Progesteron gelbe Felder).

- Haben eiweißaufbauende Effekte – aber schwächer ausgeprägt als beim Testosteron
- Bewirken einen vermehrten Einbau von Kalzium in die Knochen
- Begünstigen Wassereinlagerungen in die Gewebe
- Wirken auf das ZNS und beeinflussen so die Stimmung und das Verhalten
- Sichern in der Schwangerschaft mit den Östrogenen aus der Plazenta (dem Mutterkuchen) die Anpassung des mütterlichen Organismus und die Entwicklung des Kindes
- Bereiten die Brust auf Milchbildung und -abgabe vor.

Geringe Östrogenmengen werden außerdem bei Männern und Frauen in der Nebennierenrinde (→ 11.6.4) und im Fettgewebe (→ 5.3.5) gebildet.

Progesteron:

- Bereitet in der zweiten Zyklushälfte die Gebärmutterschleimhaut für den Fall einer Befruchtung auf die Aufnahme der Frucht vor
- Erhöht die Körpertemperatur um ca. 0,5 °C
- Lässt den Zervixschleim zäher werden
- Unterstützt in der Frühschwangerschaft die Einnistung und das Wachstum des Embryos
- Stellt die Gebärmutter in der Schwangerschaft „ruhig"
- Bereitet die Milchbildung in den Brüsten vor.

Prolaktin und Oxytocin → 20.5.3

SPICKZETTEL

Östrogene: Weibliches Sexualhormon, gebildet v. a. in den Eierstöcken, bei Männern und Frauen nach den Wechseljahren in geringen Mengen auch in der Nebennierenrinde und im Fettgewebe. Hauptwirkungen Eizellreifung, Wiederaufbau des Endometriums nach der Menstruation, Eiweiß-/Knochenaufbau.
Progesteron: Weibliches Sexualhormon, gebildet v. a. in den Eierstöcken. Hauptwirkungen Vorbereitung des Endometriums auf eine Schwangerschaft in der zweiten Zyklushälfte, „Ruhigstellung" der Gebärmutter während der Schwangerschaft.

19.2.6 Menstruationszyklus

Zwischen dem Beginn der monatlichen Blutungen *(Menarche)* mit ca. 12 Jahren und ihrem Aufhören *(Menopause)* mit gut 50 Jahren treten (außerhalb von Schwangerschaft und einem Teil der Stillzeit) in der Gebärmutterschleimhaut periodische Veränderungen auf. Diese werden hormonell gesteuert und sollen in regelmäßigen Abständen optimale Bedingungen für die Einnistung einer befruchteten Eizelle schaffen. Parallel dazu wird in der Mitte dieses 25–35 Tage dauernden **Menstruationszyklus** *(Monats-, weiblicher Zyklus)* eine befruchtungsfähige Eizelle bereitgestellt.

Phasen des Menstruationszyklus

Der Menstruationszyklus wird in vier Phasen unterteilt (→ Abb. 19.12):

- Die **Menstruation** *(Regelblutung)*, während der die Funktionalis der Gebärmutterschleimhaut abgestoßen wird. Gegen Ende der Menstruation hört durch östrogenbedingte Aufbauvorgänge innerhalb der Funktionalis die Blutung auf und neue Kapillaren sprossen aus. Teilweise wird diese Phase noch weiter in die *Desquamationsphase* (1.–2. Tag) und die *Regenerationsphase* (3.–4. Tag) unterteilt
- Die **Proliferationsphase** *(Aufbauphase)* vom 5.–14. Tag, in der sich die Funktionalis unter Östrogeneinfluss wieder aufbaut. Unter FSH-Einfluss reifen mehrere Follikel heran, von denen schließlich einer besonders groß (dominant) wird und größere Östrogenmengen produziert. Durch positive Rückkoppelung kommt es zu einem Östrogen- und LH-Gipfel und um den 14. Zyklustag zum Eisprung am dominanten Follikel
- Die **Sekretionsphase** vom 15. Zyklustag bis kurz vor der nächsten Menstruation. Der Gelbkörper entwickelt sich und produziert Progesteron. Dadurch wachsen die Drüsen in der Gebärmutterschleimhaut stark und bilden reichlich Sekret. Glykogen wird eingelagert, um die Gebärmutterschleimhaut auf die Aufnahme einer befruchteten Eizelle vorzubereiten. Kommt es nicht zur Befruchtung der Eizelle, bildet sich der Gelbkörper (→ 19.2.2) etwa ab dem neunten Tag nach dem Eisprung zurück
- Die **Ischämiephase.** Wird die Eizelle nach dem Eisprung nicht befruchtet, wird die Funktionalis infolge der abnehmenden Progesteronbildung minderdurchblutet und stirbt schließlich ab. Diese oft nur wenige Stunden dauernde Ischämiephase leitet die Regelblutung ein.

Wechseljahre

Nach dem 45. Lebensjahr stellen die Eierstöcke ihre Tätigkeit allmählich ein – die Menstruationen werden seltener und setzen schließlich aus. Der Zeitpunkt der letzten Menstruation mit etwa 51 Jahren wird als **Menopause** bezeichnet. Danach beginnt die **Postmenopause.**

Während dieser **Wechseljahre** *(Klimakterium)* sinkt der Spiegel an weiblichen Geschlechtshormonen deutlich ab. Dies führt zu den typischen Wechseljahresbeschwerden wie etwa Hitzewallungen und Schweißausbrüchen. Viele Frauen berichten zudem über Stimmungslabilität und depressive Verstimmungen, gerade hier spielen aber auch psychosoziale Faktoren eine Rolle. Später kommt es zu Veränderungen an den Genitalorganen, z. B. Dünnerwerden und Austrocknen der Scheidenschleimhaut, sowie zu verstärktem Knochenabbau und einer Zunahme des Herz-Kreislauf-Risikos.

MEDIZIN

Bis kurz nach der Jahrtausendwende wurde gegen Wechseljahresbeschwerden und zur Osteoporoseprophylaxe oft die Langzeiteinnahme niedrig dosierter Östrogene und Gestagene empfohlen. Heute wird das Nutzen-Risiko-Verhältnis anders bewertet (Risikoerhöhung z. B. für Brustkrebs). Bei ausgeprägten Beschwerden kann eine systemische **Hormonersatztherapie** (möglichst kurz, möglichst niedrig dosiert) erfolgen. Anders beurteilt und häufig praktiziert wird hingegen eine *lokale* Östrogenanwendung gegen urogenitale Beschwerden.

SPICKZETTEL

Menstruationszyklus: Hormonell gesteuerte, etwa alle vier Wochen wiederkehrende Vorgänge v. a. in Eierstöcken und Gebärmutter, die letztlich der Fortpflanzung dienen. Beginnen mit der **Menarche** (erste Menstruation) und enden mit der **Menopause** (letzte Menstruation). Phasen

- **Menstruation** *(Regelblutung)*. 1.–4. Tag. Abstoßung der Funktionalis
- **Proliferationsphase** *(Aufbauphase)*. 5.–14. Tag. Östrogenbetont. Wiederaufbau der Funktionalis. Eisprung nach vorherigem LH-Gipfel ungefähr am 14. Tag

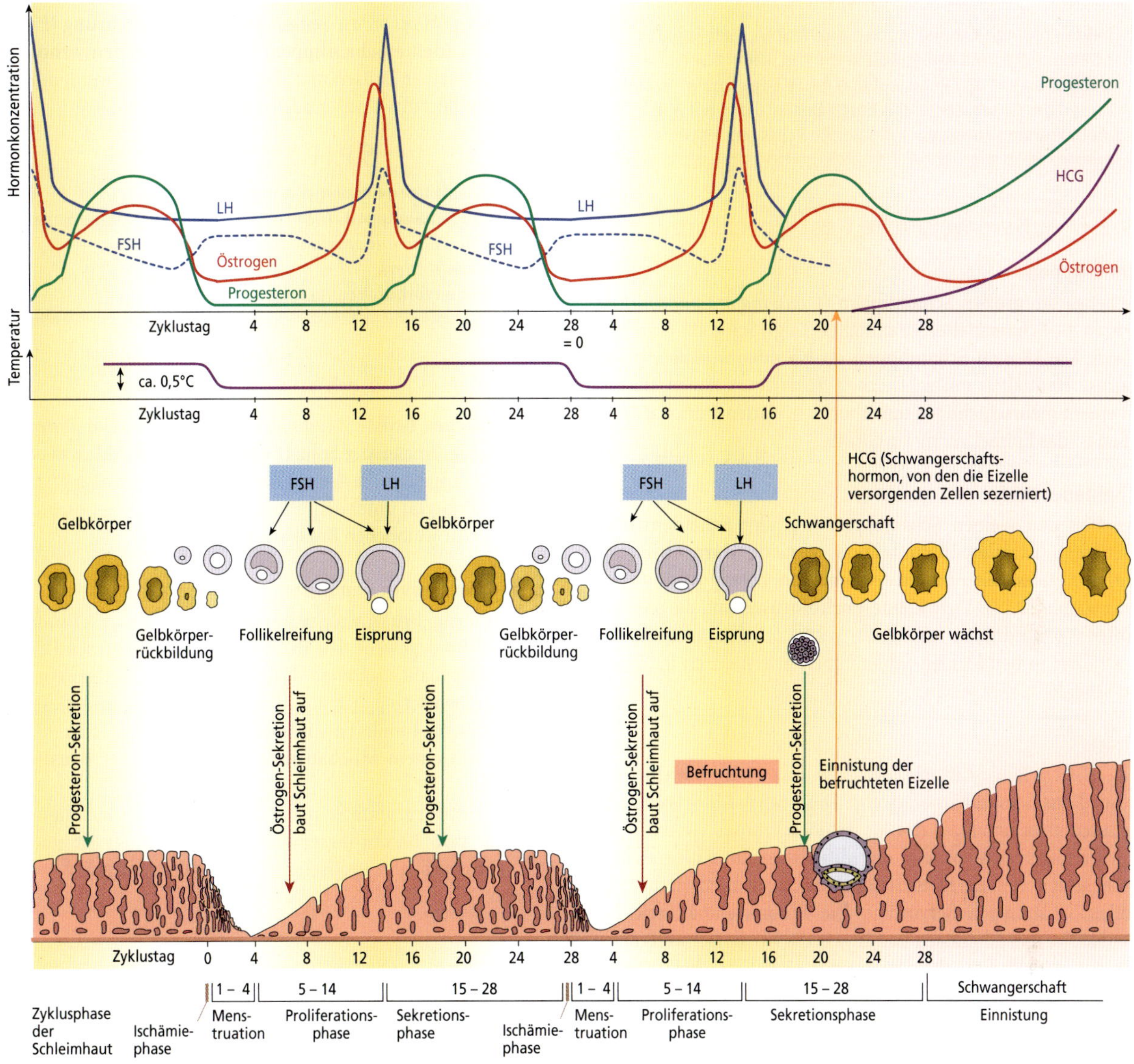

Abb. 19.12 Schema der wichtigsten hormonellen Veränderungen und deren Effekte auf die Gebärmutterschleimhaut und die Eierstöcke beim Menstruationszyklus und in der Schwangerschaft.

- **Sekretionsphase.** 15.–28. Tag. Entwicklung des progesteronproduzierenden Gelbkörpers, Drüsenwachstum in der Funktionalis
- **Ischämiephase** (falls keine Befruchtung eintritt). Wenige Stunden am 28. Tag. Durchblutungsminderung und Absterben der Funktionalis.

19.2.7 Scheide

Die 8–12 cm lange **Scheide** *(Vagina)* ist ein elastischer, bindegewebig-muskulärer Schlauch, der die Verbindung zwischen Gebärmutter und äußerem Genitale herstellt (→ Abb. 19.8, → Abb. 19.10). Der Teil der Scheidenlichtung, der um die Portio liegt, heißt **Scheidengewölbe.**

Der **Scheideneingang** *(Scheidenöffnung, Introitus vaginae)* ist von elastischen Schleimhautfalten umgeben, dem sog. **Jungfernhäutchen** *(Hymen, vaginale Korona).*

Die Scheidenwand ist nur ca. 3 mm dick. Die Schleimhaut ist ein mehrschichtiges unverhorntes Plattenepithel, das ebenfalls zyklischen Schwankungen unterliegt. Die Scheide ist aufgrund der gitterartigen Anordnung ihrer (dünnen) Muskulatur und vieler elastischen Fasern sehr dehnbar – wichtig für die Geburt.

Das Scheidensekret besteht aus dem Sekret der Zervixdrüsen, abgestoßenen vaginalen Epithelzellen und durch die Scheidenschleimhaut hindurchgetretener Flüssigkeit (Transsudat). Aus dem Glykogen der abgeschilferten Zellen entsteht mithilfe von Milchsäurebakterien *(Laktobazillen)*, der **Döderlein-Bakterien,** Milchsäure (Laktat). So entsteht ein saures Milieu in der Scheide (pH = 4,0), welches vor aufsteigenden Krankheitskeimen schützt.

SPICKZETTEL

Scheide *(Vagina):* Elastischer Schleimhaut-Muskel-Schlauch, der Gebärmutter und Außenwelt verbindet. Nimmt beim Geschlechtsverkehr den Penis auf und ist Teil des Geburtskanals. Während der Geschlechtsreife durch Besiedelung mit Milchsäurebakterien saures, vor Infektionen schützendes Milieu.

19.2.8 Äußere weibliche Geschlechtsorgane

Schamlippen

Die behaarten **großen Schamlippen** *(Labia majora pudendi)* begrenzen die **Schamspalte.** Sie enthalten Talg-, Schweiß- und Duftdrüsen. Die **kleinen Schamlippen** *(Labia minora pudendi)* sind haarlose Hautfalten mit zahlreichen Talgdrüsen. Innen sind sie mit einem mehrschichtigen unverhornten Plattenepithel bedeckt, außen ist das Epithel gering verhornt.

Scheidenvorhof

Zwischen den kleinen Schamlippen liegt der **Scheidenvorhof** *(Vestibulum vaginae).* In ihn mündet vorne die **Harnröhre** *(Urethra)* und etwas weiter hinten der **Scheideneingang** (*Introitus vaginae* → Abb. 19.13). Viele **kleine Vorhofdrüsen** und die paarigen **großen Vorhofdrüsen** *(Glandulae vestibulares majores, Bartholin-Drüsen)* in den kleinen Schamlippen halten durch ihr Sekret den Scheidenvorhof feucht.

Klitoris

Die ca. 10 cm lange **Klitoris** (*Kitzler* → Abb. 19.13) besteht überwiegend aus Schwellkörpergewebe. Die beiden **Klitorisschenkel** verlaufen etwa unterhalb des M. ischiocavernosus (→ Abb. 7.40) und vereinigen sich vorne in der Mittellinie zum **Klitorisschaft.** Dieser setzt sich in die **Klitoriseichel** fort, die vorne zwischen den großen Schamlippen hervorragt. Die Klitoris enthält reichlich sensible Nervenendigungen und ist wie die **Vorhofschwellkörper** beidseits seitlich des Scheideneingangs *erektil,* das heißt bei sexueller Erregung schwillt sie an.

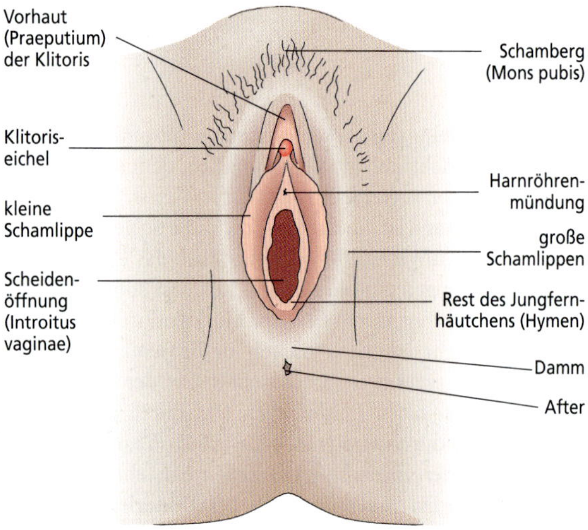

Abb. 19.13 Äußeres weibliches Genitale.

Vulva

Schamberg *(Mons pubis, Venushügel),* **Schambehaarung** *(Pubes),* **große** und **kleine Schamlippen, Klitoris, Scheidenvorhof** einschließlich seiner Drüsen und Harnröhrenöffnung werden häufig unter dem Begriff **Vulva** zusammengefasst.

SPICKZETTEL

Äußere weibliche Geschlechtsorgane:
- **Große Schamlippen** *(Labia majora pudendi),* **kleine Schamlippen** *(Labia minora pudendi)*
- **Klitoris** *(Kitzler)*
- **Scheidenvorhof** *(Vestibulum vaginae).*

19.2.9 Weibliche Brust

Die **weiblichen Brüste** *(Mammae)* zählen zu den sekundären Geschlechtsmerkmalen der Frau: Die Drüsenkörper sind zwar bereits bei Geburt angelegt, die flachen Anlagen bilden sich aber erst während der Pubertät unter dem Einfluss der weiblichen Geschlechtshormone zur weiblichen Brust aus (→ Abb. 19.14).

Aufbau der weiblichen Brust

Die weibliche Brust besteht aus der **Brustdrüse** *(Milchdrüse),* Fett- und Bindegewebe. Die Brustdrüse ist aus mehreren Drüsenlappen aufgebaut, getrennt durch Binde- und Fettgewebe. Die Drüsenlappen setzen sich aus kleineren Läppchen und diese wiederum aus oft tubulären Endstücken zusammen. Jeder Lappen mündet mit einem **Milchausführungsgang** auf der **Brustwarze** *(Mamille).*

Die Brustwarze enthält reichlich sensible Nervenendigungen, wodurch ihre Berührungsempfindlichkeit bedingt ist und der Milcheinschuss und erotische Empfindungen ausgelöst werden können.

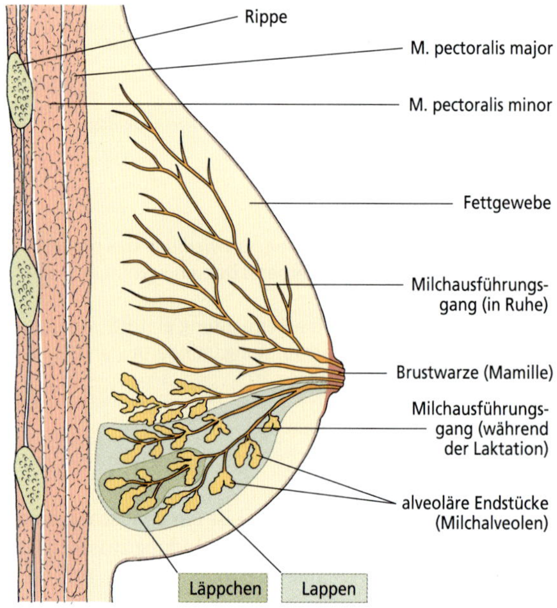

Abb. 19.14 Feinbau der weiblichen Brust, oben in der Ruhe-, unten in der Stillphase.

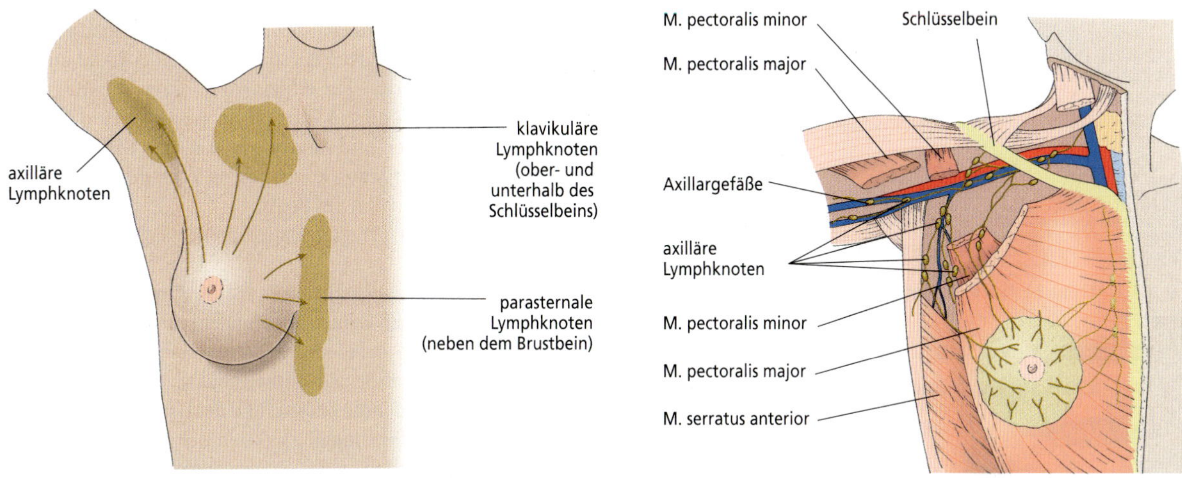

Abb. 19.15 Lymphabflusswege der Brustdrüse. Die Lymphbahnen des oberen äußeren Quadranten ziehen hauptsächlich zu den axillären Lymphknoten.

Erst in der Schwangerschaft entwickeln sich an den Enden der Milchgänge alveoläre Endstücke, kurz *Milchalveolen,* und beim **Milcheinschuss** (→ 20.5.3) zu Beginn der Stillperiode erreicht die Brust ihre maximale Größe.

Der Lymphabfluss der Brustdrüse erfolgt vor allem in Richtung Achsel (→ Abb. 19.15), in geringem Umfang auch zu Lymphknoten im Bereich von Schlüsselbein und Brustbein.

Mammakarzinom

Das **Mammakarzinom** *(Brustkrebs)* ist der häufigste bösartige Tumor der Frau. Hinweise können sein:

- (Schmerzlose) Knoten
- Absonderungen aus der Brustwarze
- Verlust der Verschieblichkeit des Drüsengewebes auf dem Brustmuskel
- (Neu aufgetretene) Asymmetrien der Brüste
- Hautveränderungen der Brust, z. B. „Orangenhaut".

PRÄVENTION

Da eine frühzeitige Tumorerkennung die Prognose verbessert, motivieren Pflegende Frauen, die kostenlosen **Krebsfrüherkennungsuntersuchungen** in Anspruch zu nehmen. In Deutschland wird zusätzlich (keineswegs als Ersatz!) die regelmäßige Selbstuntersuchung der Brüste nach vorheriger Anleitung empfohlen.

Grundlage der Behandlung ist die Operation, oft brusterhaltend. Auch die Achsellymphknoten werden möglichst belassen und nur der/die **Wächterlymphknoten** (erste Lymphknoten des Abflussgebiets) entfernt. Außerdem ist häufig eine Strahlen-, Chemo- und/oder Hormontherapie sinnvoll.

PFLEGE

Mögliche Folge der Entfernung oder Bestrahlung der Achsellymphknoten ist ein **Lymphödem,** das die Lebensqualität der Frauen erheblich einschränken kann. Der **Lymphödemprophylaxe** dienen:

- Regelmäßige Armhochlagerungen und Bewegungsübungen, ggf. Lymphdrainage
- Vermeiden von Überbelastung, monotonen Bewegungen, starker Wärmeeinwirkung und Verletzungen am betroffenen Arm
- Keine Blutdruckmessung oder Blutabnahme am betroffenen Arm.

Brustdrüsen des Mannes

Männer besitzen ebenfalls Brustdrüsen. Diese entwickeln sich durch den anderen Hormonhaushalt jedoch kaum und haben auch weniger sensible Nervenendigungen.

SPICKZETTEL

Weibliche Brust *(Mamma):* Dem M. pectoralis major beidseits aufliegende Hautdrüse aus **Brustdrüse** *(Milchdrüse),* Binde- und Fettgewebe. Mündung der **Milchausführungsgänge** auf der **Brustwarze** *(Mamille).* Sekundäres Geschlechtsmerkmal.

19.3 Entwicklung der Geschlechtsorgane

Vorgeburtliche Entwicklung

Bei der Befruchtung wird durch die Geschlechtschromosomen das *chromosomale Geschlecht* festgelegt. Die Anlagen der Keimdrüsen sind aber bis etwa zur siebten Entwicklungswoche in Form und Struktur nicht unterscheidbar **(Indifferenzstadium).** Anwesenheit des Y-Chromosoms führt dann zur Bildung des *Hoden-determinierenden Faktors* und damit zur Hodenentwicklung, ansonsten entwickeln sich Eierstöcke. Die von Hoden bzw. Eierstöcken produzierten Hormone induzieren danach die Bildung der weiteren Geschlechtsorgane.

Nachgeburtliche Entwicklung und Pubertät

Bis zur Pubertät erfahren die Geschlechtsorgane keine entscheidenden Veränderungen.

Im Alter von circa neun Jahren bei Mädchen und elf Jahren bei Jungen kommt es zum Anstieg der Geschlechtshormonspiegel im Blut und damit zur **Pubertät.** Die Geschlechtshormone stammen dabei zunächst aus der Nebennierenrinde (→ 11.6.1). Die Brust-

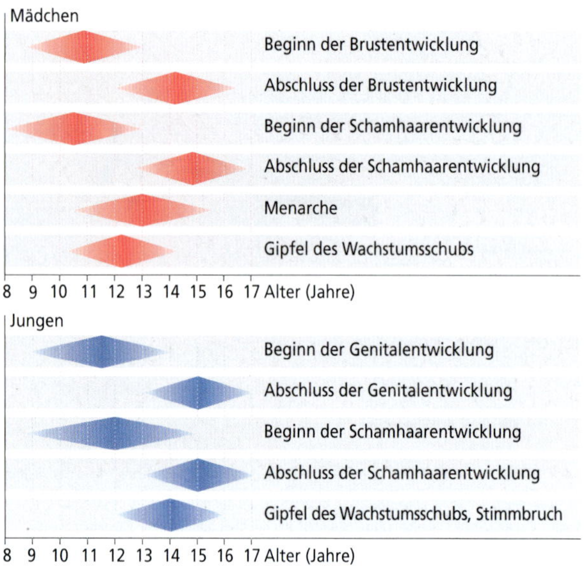

Abb. 19.16 Ablauf der Pubertät bei Mädchen und Jungen.

entwicklung bzw. das Wachstum von Hoden und Penis beginnt, erste, zunächst noch spärliche Schamhaare zeigen sich, der *pubertäre Wachstumsschub* setzt ein. Ausgelöst durch die hormonellen Veränderungen, tritt mit knapp 13 Jahren bei den Mädchen die *erste Menstruationsblutung* **(Menarche)** ein, bei den Jungen kommt es in der Regel zwischen 13 und 15 Jahren zum ersten, meist unwillkürlich ausgelösten *Samenerguss*. Die Fortpflanzungsfähigkeit wird meist 1–2 Jahre nach dem Einsetzen der Regelblutung bzw. der Samenergüsse erreicht (→ Abb. 19.16).

Mit den körperlichen Veränderungen während der Pubertät gehen seelische Veränderungen einher, die erhebliche innere und familiäre Spannungen hervorrufen können.

19.4 Sexueller Reaktionszyklus

Der **sexuelle Reaktionszyklus** ist beim weiblichen und männlichen Geschlecht prinzipiell gleich und wird vom vegetativen Nervensystem vermittelt.

Nach den amerikanischen Sexualwissenschaftlern *Masters* und *Johnson* lassen sich vier Phasen unterscheiden (→ Abb. 19.17):

In der **Erregungsphase** lösen unterschiedliche Reize erotische Empfindungen aus, vor allem aber die Berührung der **erogenen Zonen** (Mund- und Genitalregion, bei der Frau Brüste). Die Erregung führt zu einem Gefühl des Wohlbefindens. Puls-, Atemfrequenz und Blutdruck steigen ebenso wie Muskelspannung und Hautdurchblutung. Bei der Frau sondern Scheidenwand und Drüsen am Scheidenvorhof ein schleimiges Sekret ab, welches die Scheide anfeuchtet und ein Eindringen des erigierten Penis erleichtert. Schamlippen und Klitoris schwellen an, die Brustwarzen stellen sich auf. Beim Mann kommt es zur Erektion, d. h. zum Anschwellen und Aufrichten des Penis.

Die Merkmale der Erregungsphase prägen sich in der **Plateauphase** weiter aus.

Der Höhepunkt sexueller Erregung ist der **Orgasmus,** der als intensivster körperlicher Genuss empfunden wird. Während dieser nur wenige Sekunden andauernden Phase kommt es bei der Frau zur Verengung des unteren Scheidendrittels mit rhythmischen Kontraktionen der Beckenbodenmuskulatur und der Gebärmutter.

Beim Mann wird die Samenflüssigkeit durch rhythmische und unwillkürliche Kontraktionen der Samengänge, der Harnröhre, der Muskeln an der Peniswurzel und schließlich des Penis selbst in das hintere Scheidengewölbe geschleudert (*Samenerguss* oder **Ejakulation**).

In der anschließenden **Rückbildungsphase** kehren alle Organe in ihren ursprünglichen nichterregten Zustand zurück. Anschließend kommt es beim Mann und teilweise auch bei der Frau zur sexuellen Reizunempfindlichkeit **(Refraktärphase),** während der Erektion und Orgasmus nicht möglich sind.

Veränderungen des sexuellen Reaktionszyklus im Alter

Die Fähigkeit zum Geschlechtsverkehr (Koitus) bleibt beiden Geschlechtern erhalten. Der sexuelle Reaktionszyklus verändert sich jedoch:

- Beim Mann lässt die Erektionsfähigkeit nach dem 50. Lebensjahr deutlich nach. Die Erektion erfordert intensivere Stimulation. Nach dem Orgasmus erfolgt die Rückbildung rascher und die Pause bis zur nächsten möglichen Erektion steigt auf 12–24 Stunden. Subjektiv lässt gleichzeitig das Bedürfnis zur Ejakulation und zum Orgasmus nach
- Bei der Frau über 50 verzögert sich die Scheidenbefeuchtung in der Erregungsphase. Die Orgasmusphase ist in der Regel ebenfalls kürzer, und die Rückbildung der sexuellen Erregung erfolgt rascher.

Insbesondere Erkrankungen des Bewegungsapparates (z. B. Hüftarthrose) können den Geschlechtsverkehr weiter erschweren, schmerzhaft oder unmöglich machen.

Untersuchungen haben aber ergeben, dass ältere Menschen sich ebenso nach einem Sexualpartner (und nicht nur Gesprächspartner) sehnen wie jüngere und fehlende Möglichkeiten, diese Wünsche auszuleben, Vereinsamung begünstigen.

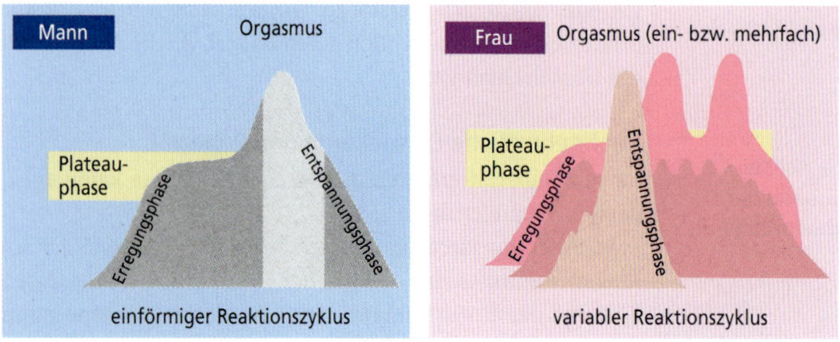

Abb. 19.17 Sexueller Reaktionszyklus bei Mann und Frau. Im männlichen Reaktionszyklus ist nur ein Orgasmus möglich mit anschließender absoluter Refraktärphase. Bei Frauen (rechts) ist die Variabilität der Verläufe größer; u. U. können mehrere Orgasmen erfolgen. Drei mögliche Verläufe sind abgebildet.

WIEDERHOLUNGSFRAGEN

1. Welche Aufgaben haben die Geschlechtsorgane? (Kapitelanfang)
2. Welche Organe gehören zu den inneren Geschlechtsorganen des Mannes? (→ 19.1.1)
3. Wie sind die Hoden aufgebaut? (→ 19.1.2)
4. Welche Wirkungen besitzt das Testosteron? (→ 19.1.3)
5. Welche Strukturen ziehen beim Mann durch den Leistenkanal? (→ 19.1.2, → 19.1.5)
6. Welche (männlichen) Geschlechtsdrüsen gibt es? (→ 19.1.6)
7. Wie kommt es beim Mann zur Erektion? (→ 19.1.7)
8. Nennen Sie die Geschlechtsorgane der Frau! (→ 19.2.1)
9. Welche Aufgaben haben die Eierstöcke? (→ 19.2.2)
10. Wie ist die Gebärmutterwand aufgebaut? (→ 19.2.4)
11. Welche Wirkungen haben die Östrogene? (→ 19.2.5)
12. Charakterisieren Sie die verschiedenen Phasen des Menstruationszyklus! (→ 19.2.6)
13. Wodurch wird die Menstruationsblutung ausgelöst? (→ 19.2.6)
14. Welche Strukturen bilden die Vulva der Frau? (→ 19.2.8)
15. Wie ist die Brustdrüse aufgebaut? (→ 19.2.9)
16. Wie ist der typischer Pubertätsverlauf beim Jungen und beim Mädchen? (→ 19.3)
17. In welche vier Phasen kann der sexuelle Reaktionszyklus eingeteilt werden? (→ 19.4)

20

ENTWICKLUNG, SCHWANGERSCHAFT UND GEBURT

LERNZIELÜBERSICHT

20.1 Von der Befruchtung bis zur Einnistung

- Bei der Befruchtung vereinigen sich Ei- und Samenzelle zur Zygote.
- Durch Zellteilungen entsteht erst eine Zellkugel (Morula), dann eine Hohlkugel (Blastozyste), die etwa fünf Tage nach der Befruchtung mit der Einnistung in die Gebärmutterschleimhaut beginnt.
- Die Blastozyste enthält eine Verdickung mit dem Embryoblasten, der eigentlichen Keimanlage.
- Das Hormon Choriongonadotropin (HCG) hält den Gelbkörper und damit die Frühschwangerschaft aufrecht.
- Bei Befruchtung zweier Eizellen oder sehr früher Trennung der Fruchtanlage entstehen Zwillinge.

20.2 Entwicklung des Embryos

- Der Embryoblast beginnt in der dritten Woche der Schwangerschaft mit der Bildung der drei Keimblätter Ektoderm, Mesoderm und Entoderm.
- In den ersten acht Wochen nach der Befruchtung gehen aus diesen Keimblättern alle Organanlagen hervor.
- Der Embryo liegt von mehreren Häuten umgeben geschützt in der fruchtwassergefüllten Amnionhöhle.
- Die Ernährung erfolgt durch die Plazenta, die aus einem mütterlichen und einem kindlichen Teil besteht. Kindliches und mütterliches Blut mischen sich nicht.
- Das Kind ist durch die Gefäße der Nabelschnur mit der Plazenta verbunden.

20.3 Entwicklung des Fetus

- Ab der neunten Schwangerschaftswoche nach der Befruchtung (SSW p. c.) bzw. der elften Schwangerschaftswoche nach dem ersten Tag der letzten Regelblutung (SSW p. m.) wird der Embryo „Fetus" genannt.
- Der Fetus wächst bis zur Geburt auf etwa 50 cm und 3.500 g heran und die Organe nehmen zunehmend ihre Funktion auf.
- Der fetale Blutkreislauf zeigt einige Besonderheiten: Parallelauswurf beider Herzhälften in den großen Kreislauf, weitgehende Umgehung von Lunge und Leber durch Kurzschlüsse (Ductus venosus Arantii, Foramen ovale, Ductus arteriosus Botalli), Nabelarterien und -venen.
- Über die Nabelarterien gelangt sauerstoffarmes Blut in die Plazenta, über die Nabelvenen wird sauerstoffreiches Blut wieder zum Fetus zurückgeleitet.
- Durch viele Faktoren (z. B. Medikamente, Infektionen, Genussgifte) kann es zu Entwicklungsstörungen des Ungeborenen kommen (Embryo- bzw. Fetopathien).

20.4 Schwangerschaft

- Die Schwangerschaft wird in drei etwas unterschiedlich lange Abschnitte gegliedert: Das erste Trimenon wird oft von Übelkeit und Stimmungsschwankungen begleitet. Im zweiten Trimenon besteht meist Wohlbefinden, Bauchumfang und Brustgröße nehmen zu. Das dritte Trimenon wird von den meisten Frauen als mühsam und anstrengend erlebt.

20.5 Geburt und Wochenbett

- Etwa nach 40 Schwangerschaftswochen erfolgt die Geburt, eingeleitet u. a. durch das wehenauslösende Hormon Oxytocin und durch Prostaglandine.
- Die Geburt beginnt mit der Eröffnungsphase, an deren Ende es zum Blasensprung kommt.
- Es folgt die etwa eine Stunde dauernde Austreibungsphase, bei der das Kind – meist mit dem Kopf voran – austritt.
- Binnen weniger Minuten muss sich das Neugeborene an das Leben außerhalb des Mutterleibs anpassen und vor allem Atem- und Herz-Kreislauf-Funktion selbst übernehmen.
- Als Nachgeburt wird die Plazenta ausgestoßen.
- Im Wochenbett kommt es zur Rückbildung des Uterus und zum Wochenfluss. Für Milchbildung und -entleerung wichtig sind die Hormone Prolaktin und Oxytocin.

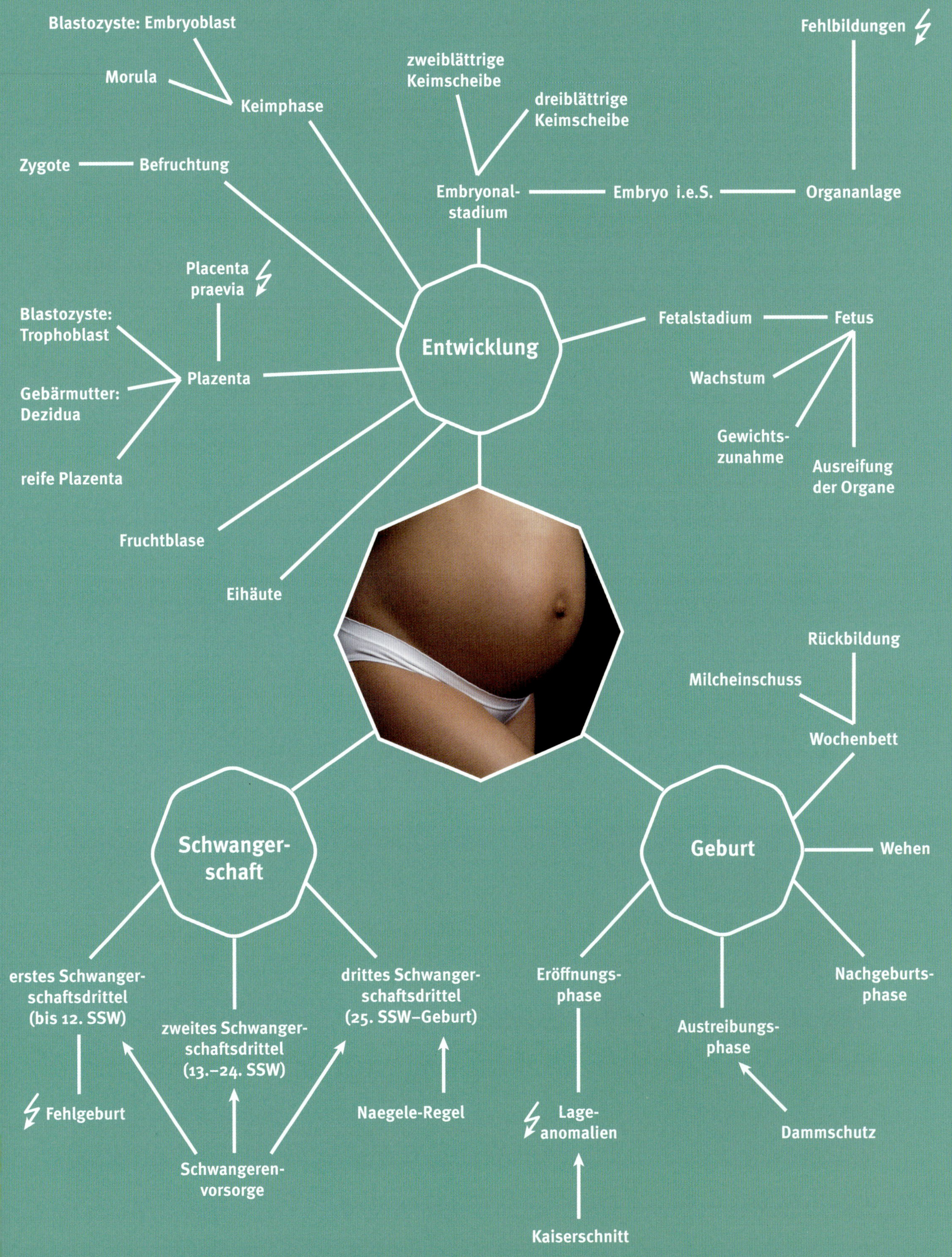
Entwicklung
Schwanger-schaft
Geburt
Blastozyste: Embryoblast
Morula
Keimphase
zweiblättrige Keimscheibe
dreiblättrige Keimscheibe
Fehlbildungen
Zygote
Befruchtung
Embryonal-stadium
Embryo i.e.S.
Organanlage
Placenta praevia
Blastozyste: Trophoblast
Plazenta
Gebärmutter: Dezidua
reife Plazenta
Fruchtblase
Eihäute
Fetalstadium
Fetus
Wachstum
Gewichts-zunahme
Ausreifung der Organe
Rückbildung
Milcheinschuss
Wochenbett
Wehen
erstes Schwanger-schaftsdrittel (bis 12. SSW)
zweites Schwanger-schaftsdrittel (13.–24. SSW)
drittes Schwanger-schaftsdrittel (25. SSW–Geburt)
Fehlgeburt
Schwangeren-vorsorge
Naegele-Regel
Eröffnungs-phase
Austreibungs-phase
Nachgeburts-phase
Lage-anomalien
Kaiserschnitt
Dammschutz

[J787]

Die Entwicklung eines Menschen aus einer einzigen Zelle ist ein komplizierter Vorgang, der nicht mit der Geburt, sondern erst mit dem Tod abgeschlossen ist. Man unterscheidet zwischen der **pränatalen Entwicklung** *vor* der Geburt und der **postnatalen Entwicklung** *nach* der Geburt.

Die pränatale Entwicklung lässt sich grob in drei Abschnitte unterteilen:

- Die erste Phase, teils **Keimphase** genannt, dauert von der Befruchtung bis zur Einnistung der befruchteten Eizelle (etwa am zehnten Tag nach der Befruchtung)
- Im **Embryonalstadium** von der 2.–8. Woche nach der Befruchtung werden fast alle Organe des **Embryos** angelegt
- Das **Fetalstadium** ab der neunten Woche nach der Befruchtung dauert bis zur Geburt. In dieser Phase reifen die Organe aus, beginnen ihre Funktionen aufzunehmen und der **Fetus** nimmt erheblich an Gewicht zu.

Schwangerschaftsdauer

Es gibt, zunächst etwas verwirrend, zwei „Zählweisen" der Schwangerschaftsdauer:

- Die eine geht vom (unbekannten) Zeitpunkt der Befruchtung aus. Dies ist die *Schwangerschaftsdauer post conceptionem = p. c.* Nach dieser Zählweise dauert die Schwangerschaft 38 Wochen. Sie wird häufig von Wissenschaftlern benutzt, um die Entwicklung der Frucht zu Beginn der Schwangerschaft zu beschreiben
- Die zweite, in Klinik und Praxis übliche Zählweise, geht vom ersten Tag der letzten Menstruation aus. Dieser ist in aller Regel bekannt. Die Schwangerschaftsdauer, so angegeben, ist die *Schwangerschaftsdauer post menstruationem = p. m.*, die Schwangerschaftsdauer beträgt hier 40 Wochen.

Wenn die Frau das Ausbleiben der Menstruation bemerkt, befindet sie sich am Anfang der 3. SSW p. c. (SSW = Schwangerschaftswoche) oder der 5. SSW p. m.

Ist nichts anderes angegeben, beziehen sich die folgenden Angaben auf *SSW p. m.* Geschrieben wird z. B. 4 + 2 (vier vollendete Schwangerschaftswochen plus zwei Tage).

SPICKZETTEL

Schwangerschaft *(Gravidität):* Etwa 38 Wochen dauernder Zeitraum von der Befruchtung bis zur Geburt, in dem sich das Ungeborene in der mütterlichen Gebärmutter entwickelt.
SSW p. c. = Schwangerschaftswochen post conceptionem = Schwangerschaftswochen nach der Befruchtung = 38 Wochen.
SSW p. m. = Schwangerschaftswochen post menstruationem = Schwangerschaftswochen nach der letzten Menstruation = 40 Wochen. Auch eine Angabe ohne Zusatz bedeutet in der Regel SSW p. m.

20.1 Von der Befruchtung bis zur Einnistung

Beim Eisprung gelangt eine reife Eizelle vom Eierstock in den Eileiter. Trifft sie bei ihrer Wanderung zur Gebärmutter auf befruchtungsfähige Spermien, kann es zur Verschmelzung beider Keimzellen und damit zur *Befruchtung* kommen. Die Eizelle ist nur einen Tag befruchtungsfähig, Spermien mehrere Tage.

Befruchtung

Nach dem Samenerguss des Mannes während eines vaginalen **Geschlechtsverkehrs** *(Koitus, Kohabitation)* wandern die Spermien von der Scheide in die Eileiter. Dabei werden die Spermien durch das Milieu im weiblichen Genitaltrakt verändert und dadurch erst befruchtungsfähig. Dieser Reifungsprozess heißt **Kapazitation.**

Bei Kontakt mit der Zona pellucida der Eizelle lösen sich Teile der Akrosom-Membran in der **Akrosomreaktion** auf und das Spermium kann die Zona pellucida durchdringen. Meist treffen mehrere Spermien fast gleichzeitig auf die Eizelle, jedoch kann nur das erste Spermium in die Eizelle eindringen **(Imprägnation).** Unmittelbar danach verändert sich die Zona pellucida (→ 19.2.2) und wird für nachfolgende Spermien unpassierbar. Die Eizelle vollendet die zweite Reifeteilung (→ 3.7.3, → 19.2.2) und die Zellkerne von Eizelle und Spermium schwellen zu den **Vorkernen** an, die dann miteinander verschmelzen. Diese Verschmelzung der Vorkerne ist die **Befruch-**

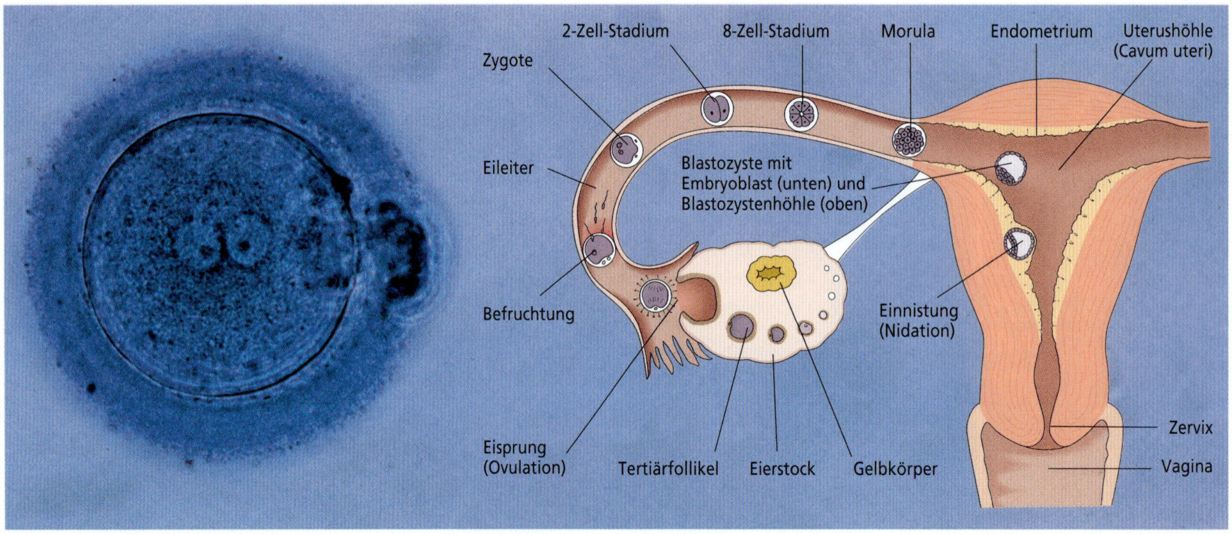

Abb. 20.1 Entwicklung des Keimes von der Zygote über das Zweizellenstadium bis zur Blastozyste. [T077]

tung *(Konzeption, Empfängnis)*. Die neue Zelle, die **Zygote,** enthält wie jede normale Körperzelle alle 23 Chromosomen (→ 4.1) in doppelter (diploider) Ausführung: je 23 vom Vater (bzw. dem Spermium) und 23 von der Mutter (bzw. der Eizelle).

Erste Zellteilungen (Furchung)

Wenige Stunden später beginnen die ersten Zellteilungen, die **Furchungsteilungen.** Aus der Zygote werden zunächst zwei **Blastomere** (hier: Tochterzellen), dann vier, acht, sechzehn usw., bis sich eine Zellkugel bildet, die mikroskopisch einer Beere ähnelt und deshalb **Morula** heißt (→ Abb. 20.1). Die Morula wandert durch den Eileiter und erreicht nach 3–4 Tagen die Gebärmutter. Bis dahin hat sie sich in einen hohlen Zellball verwandelt, die **Blastozyste** *(Keimblase)*. Die Aushöhlung heißt **Blastozystenhöhle.**

Die Blastozyste hat eine Verdickung, die die eigentliche Fruchtanlage enthält, den **Embryoblast** (→ Abb. 20.1, → Abb. 20.5). Die Zellwand der umgebenden Blase, der **Trophoblast,** dient nach der Einnistung zusammen mit mütterlichem Gewebe der Ernährung des Embryos (→ 20.2.3).

Einnistung (Nidation)

Am 5.–6. Tag nach der Befruchtung lagert sich die Blastozyste an die Gebärmutterschleimhaut an. Die Trophoblastzellen produzieren Enzyme, die das Eindringen in die Schleimhaut ermöglichen. Außerdem bildet der Trophoblast nun das Schwangerschaftshormon *humanes Choriongonadotropin* **(HCG),** das in den ersten Wochen der Schwangerschaft die Funktion des Gelbkörpers aufrechterhält. Ansonsten würde das Endometrium abgestoßen, ein **Frühabort** *(frühe Fehlgeburt)* wäre die Folge. Der Nachweis von HCG wird als Schwangerschaftstest eingesetzt.

MEDIZIN

Nistet sich die Blastozyste schon im Eileiter ein, kommt es zur **Eileiterschwangerschaft,** der häufigsten **Extrauteringravidität** (Schwangerschaft außerhalb der Gebärmutter). Die Fruchtanlage stirbt nach kurzer Zeit ab, auch die Frau ist gefährdet. Wandert hingegen die Blastozyste zu weit, sitzt die Plazenta (der Mutterkuchen, → 20.2.3) später zu nah am Muttermund oder überdeckt ihn sogar **(Placenta praevia).** Die daraus resultierenden Blutungen in der Spätschwangerschaft sind für Mutter und Kind lebensbedrohlich.

Zwillinge

Bis nach Einnistung der Blastozyste können sich die Fruchtanlagen vollständig trennen und sich unabhängig voneinander zwei genetisch identische Individuen entwickeln: **eineiige Zwillinge.**

Etwa doppelt so häufig sind **zweieiige Zwillinge.** Hier sind zwei Eizellen herangereift und durch zwei Spermien befruchtet worden. Zweieiige Zwillinge sind sich nicht ähnlicher als Geschwister unterschiedlichen Alters.

SPICKZETTEL

Keimphase: Zeit von der Befruchtung bis zur Einnistung.

- Im Eileiter Eindringen eines Spermiums in die Eizelle **(Imprägnation)**
- → zweite Reifeteilung der Eizelle
- → Bildung der **Vorkerne**
- → **Befruchtung** = Verschmelzung der Vorkerne
- → **Zygote**
- → Wanderung Richtung Gebärmutter, Furchungsteilungen
- → **Morula** (beerenähnlich)
- → **Blastozyste** *(Keimblase)* = hohler Zellball mit **Embryoblast, Trophoblast** und **Blastozystenhöhle**
- → am 5.–6. Tag Anlagerung an, dann Eindringen in die Gebärmutterschleimhaut.

20.2 Entwicklung des Embryos

20.2.1 Entstehung der Keimblätter

Etwa acht Tage nach der Befruchtung differenziert sich der Embryoblast in die zweiblättrige **Keimscheibe.** Zwischen Embryoblast und Trophoblast bildet sich ein weiterer Hohlraum, die **Amnionhöhle** (→ Abb. 20.5). Die Blastozystenhöhle wird zum (primären) **Dottersack.**

Anfang der dritten Woche entsteht durch Zellwanderung eine dritte Schicht. Nachfolgend bilden sich die drei **Keimblätter,** aus denen alle Organe hervorgehen:

- Aus dem *äußeren Keimblatt* **(Ektoderm)** entwickeln sich v. a. Nervensystem, Sinnesorgane und Haut
- Aus dem *mittleren Keimblatt* **(Mesoderm)** formieren sich u. a. Binde- und Stützgewebe, Muskulatur, Herz, Nieren, (innere) Geschlechtsorgane, Blutgefäße, Blutzellen, viele lymphatische Organe und Unterhaut
- Aus dem *inneren Keimblatt* **(Entoderm)** entstehen hauptsächlich die Epithelien der Atmungs- und Verdauungsorgane, Teile der ableitenden Harnwege, Schilddrüse, Leber und Pankreas.

20.2.2 Organentwicklung

Die Entwicklung schreitet unglaublich rasch voran (→ Abb. 20.2, → Abb. 20.3, → Abb. 20.4). In der 3.–8. SSW p. c. werden alle Organe angelegt **(Organogenese):**

- In der 3. SSW p. c. bildet sich in der Längsachse der Keimscheibe der *Primitivstreifen.* Unmittelbar darauf entwickeln sich hier die *Chorda dorsalis,* ein primitives Achsenorgan, sowie *Neuralrinne* und *Neuralplatte,* aus denen später Gehirn und Rückenmark hervorgehen. Eine noch schlauchförmige *Herzanlage* ist ebenso vorhanden wie erste *Blutgefäße*
- In der 4. SSW p. c. formt sich die Gehirn-, kurz darauf die Rückenmarkanlage. Der Embryo nimmt durch ungleiches Wachstum eine C-förmig gekrümmte Form an. Gegen Ende dieser Woche sind *Arm-* und oft auch *Beinknospen, Ohrgrübchen, Nasengrube* und – gerade eben – *Linsenplakoden* (verdickte Bezirke) am Ort der späteren Augenlinse erkennbar. Erste Herzkontraktionen beginnen. Durch seitliche Abfaltung (→ Abb. 20.3) entwickelt sich die *Darmanlage,* kurz darauf erfolgen erste Ausknospungen zur Entwicklung der (unteren) Luftwege, auch die *Leber-* und die erste *Zwerchfellanlage* sind vorhanden
- In der 5. SSW p. c. entwickeln sich Gehirn, Gesicht und Extremitäten rasch weiter. Die *Herzscheidewand* beginnt sich zu bilden, *Lungenknospen* sprossen aus. Die *Urogenitalleiste* wird sichtbar, die Entwicklung der (bleibenden) Nieren beginnt
- In der 6. SSW p. c. imponiert von außen v. a. das Wachstum der unteren Extremität und der Ohranlagen. Die ersten bindegewebigen Skelettanlagen werden zu hyalinem Knorpel
- Bereits in der 7. SSW p. c. sind die Augenlider erkennbar. Da die Bauchhöhle für den sich entwickelnden Darm zu klein ist,

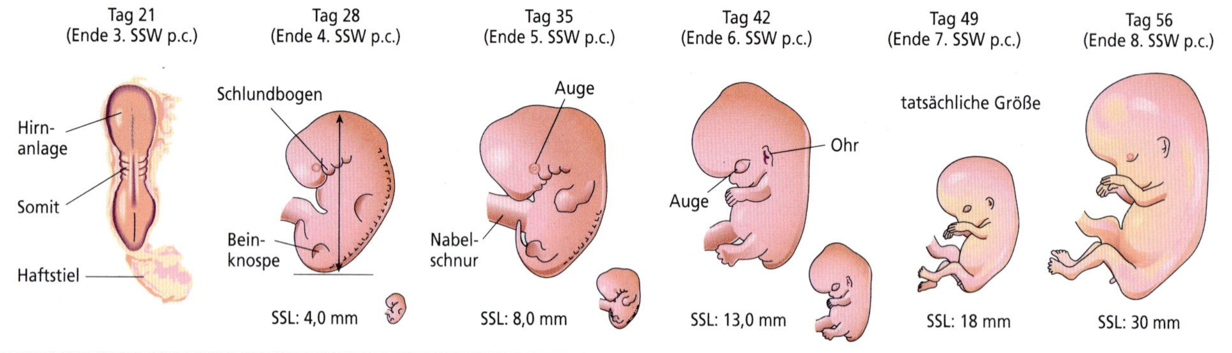

Abb. 20.2 Übersicht über die Embryonalentwicklung.
Nach nur acht Wochen hat der Embryo eindeutig menschliche Züge. Noch komplizierter sind die von außen nicht sichtbaren Vorgänge – innerhalb weniger Wochen werden alle wichtigen Organsysteme angelegt.
SSL = Scheitel-Steiß-Länge. [E581]

wölbt sich der Darm in die Nabelschnur vor *(physiologischer Nabelbruch)*. Der bis dahin gemeinsame Endteil von Urogenital- und Darmtrakt wird in einen vorderen Harn- und hinteren Darmbereich getrennt. Etwa in dieser Zeit beginnt auch die Differenzierung der Geschlechtsorgane
- Gegen Ende der 8. SSW p. c. sind neben dem Kopf auch Hals und alle Extremitätenbereiche erkennbar. Die Verknöcherung der Knorpelstäbe beginnt, Harn- und Darmtrakt haben sich zur Körperoberfläche geöffnet. Der Embryo ist zu diesem Zeitpunkt gerade 3 cm groß und 10 g schwer!

SPICKZETTEL

Embryonalstadium: 2.–8. SSW p. c. bzw. 4.–10. SSW p. m. Anlage der Organe.
- 2. SSW p. c. zweiblättrige **Keimscheibe**
- 3. SSW p. c. drei **Keimblätter (Ekto-, Meso-, Entoderm),** Chorda dorsalis, Neuralrinne/-rohr, erste Herz-, Blutgefäßanlagen
- Ende 8. SSW p. c. alle Organanlagen vorhanden. Extremitäten einschließlich Händen/Füßen, Gesicht, Augen, Ohren erkennbar. Scheitel-Steiß-Länge 3 cm, Gewicht 10 g.

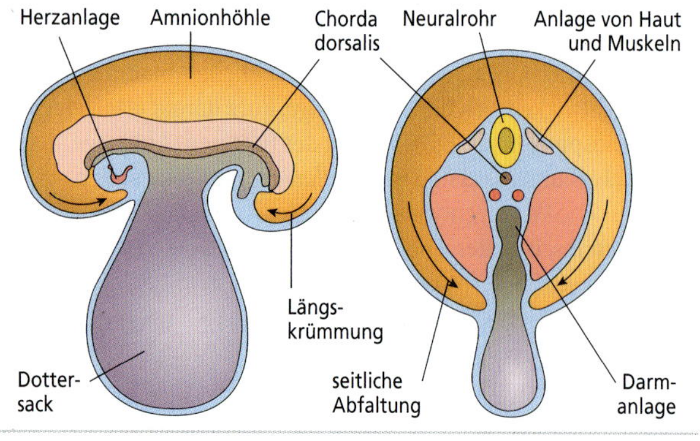

Abb. 20.3 Embryo am 26. Entwicklungstag (4. SSW p. c.). Das Neuralrohr ist schon geschlossen, Herzanlage, Lungenknospen und Darmanlage vorhanden.

20.2.3 Ernährung des Embryos

Trophoblast

Als Reaktion auf die Blastozyste wandelt sich die Funktionalis des Endometriums zur **Dezidua** um. Die Zellen lagern Glykogen und Lipide zur Ernährung der Blastozyste ein.

Schon kurz darauf reicht die Ernährung aus der Umgebung jedoch nicht mehr. Der Trophoblast (→ 20.1) teilt sich nun in zwei Schichten:
- Den **Zytotrophoblasten,** der den Embryoblasten weiterhin umgibt und ständig neue Zellen bildet
- Den **Synzytiotrophoblasten,** eine durch Verschmelzung von Trophoblastzellen entstandene, vielkernige „Riesenzelle", der weit in das Endometrium hineinwächst (→ Abb. 20.5).

Plazentaentwicklung

Der wachsende Synzytiotrophoblast bekommt Hohlräume, die zu Lakunen zusammenfließen. Er eröffnet Kapillaren in der Dezidua, sodass das Lakunennetz mit mütterlichem Blut und Sekreten aus den Uterusdrüsen gefüllt ist.

Aus dem Zytotrophoblasten wachsen ab dem 13. Tag nach der Befruchtung zottenförmige Fortsätze in den Synzytiotrophoblasten (→ Abb. 20.5).

Der Trophoblast wird zum **Chorion** *(Zottenhaut)*, das den Keim vollkommen umgibt.

In den **Zotten** entwickeln sich Bindegewebe und Kapillaren, die an den embryonalen Kreislauf angeschlossen sind.

Wegen der besseren Ernährungsbedingungen auf der dem Endometrium zugewandten Seite wachsen die **Chorionzotten** auf dieser Seite weiter, während sich die Zotten auf der Seite der Uterushöhle zurückbilden und ein zottenloses Chorion zurückbleibt (→ Abb. 20.6):

Dadurch teilt sich das Chorion in eine zottenreiche **Chorionplatte** *(Chorion frondosum)* und eine zottenlose **Chorionhaut** *(Chorion laeve)* an der gegenüberliegenden Seite. Die Chorionplatte mit den 15–20 **Zottenbäumchen** stellt den *kindlichen* Teil der **Plazenta** *(Mutterkuchen)* dar, wobei jede Zotte *kindliche* Kapillargefäße enthält.

Der *mütterliche* Anteil der Plazenta besteht aus der erwähnten Dezidua, die im Bereich der Chorionplatte als **Basalplatte** *(Decidua basalis)* bezeichnet wird. Der dünne Deziduateil zwischen

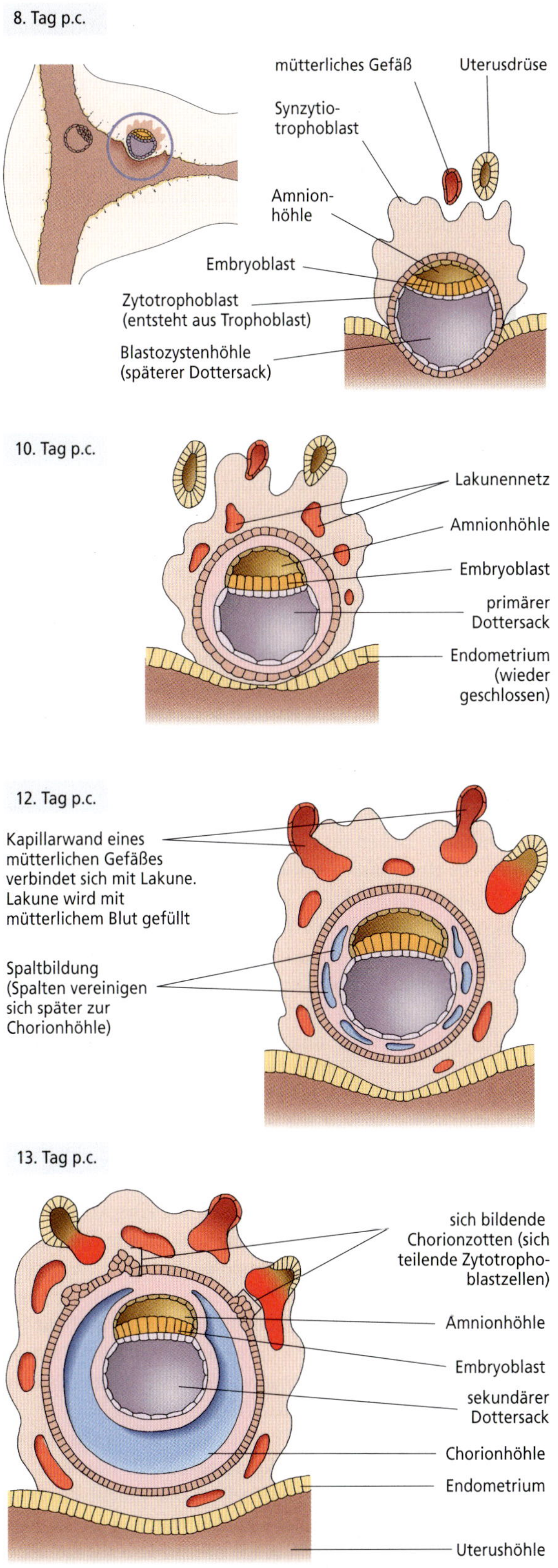

Abb. 20.5 Einnistung der Blastozyste, Ausbildung von Amnionhöhle, Dottersack und Chorionhöhle und beginnende Plazentaentwicklung.

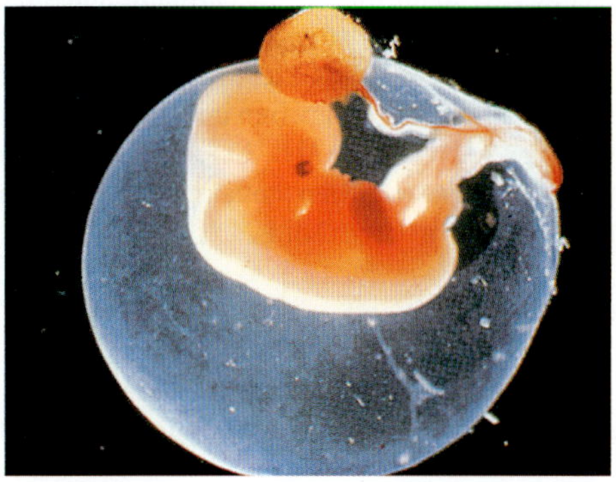

Abb. 20.4 5½ Wochen alter Embryo. Bei dem in Wirklichkeit nur etwa 1 cm großen Embryo zeichnen sich bereits die Finger ab! [E337]

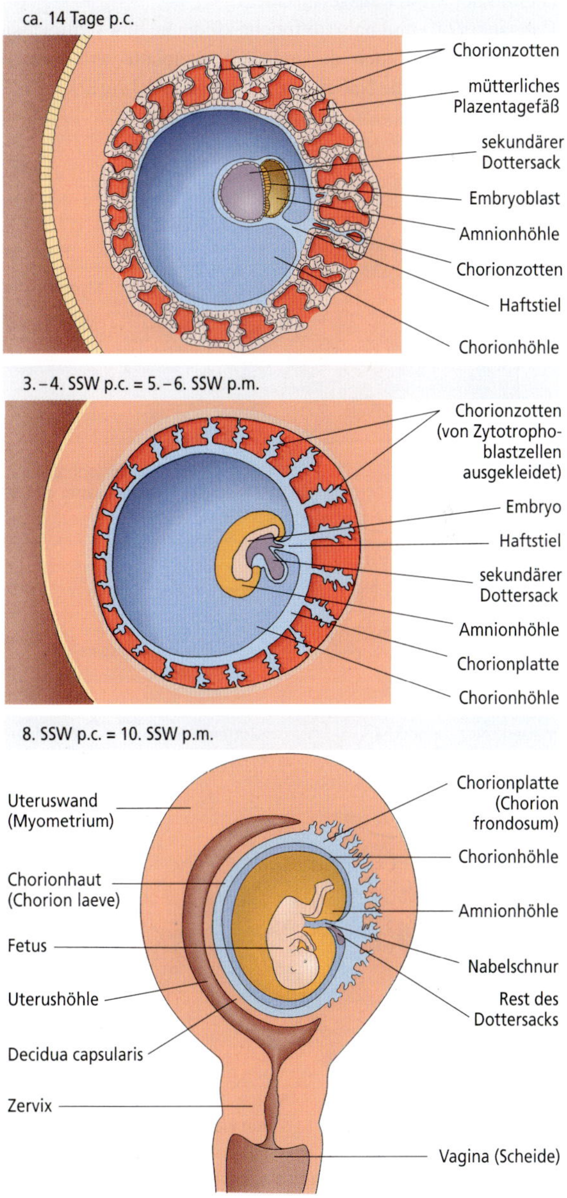

Abb. 20.6 Entwicklung des Embryos bzw. Fetus und der Plazenta.

dem implantierten Keim und der Gebärmutterhöhle (also über der Chorionhaut) heißt *Decidua capsularis* (→ Abb. 20.6), die Dezidua im übrigen Teil der Gebärmutter *Decidua parietalis.* Decidua capsularis und parietalis verschmelzen im weiteren Verlauf.

Die Plazenta (→ Abb. 20.6, → Abb. 20.7) ermöglicht für das Ungeborene den lebensnotwendigen Stoffaustausch zwischen kindlichem und mütterlichem Organismus.

Blutversorgung des Kindes

Das für die Versorgung des Embryos benötigte Blut der Mutter kommt aus spiralförmigen Arterien der Gebärmutter, den **Spiralarterien,** fließt in die **Zwischenzottenräume** und umspült so die Zotten.

Das sauerstoffarme kindliche Blut wird vom embryonalen/fetalen Herzen über zwei **Nabelarterien** *(Aa. umbilicales)* in die Blutgefäße der Zottenbäumchen gepumpt. Dort werden Stoffwechsel„abfall"produkte des Kindes gegen „frische" Nährstoffe und Sauerstoff der Mutter ausgetauscht.

Das sauerstoff- und nährstoffreiche kindliche Blut sammelt sich dann in kleineren Venen, die in der Chorionplatte verlaufen, und fließt danach über die **Nabelvene** *(V. umbilicalis)* zurück zum Fetus (→ Abb. 20.7).

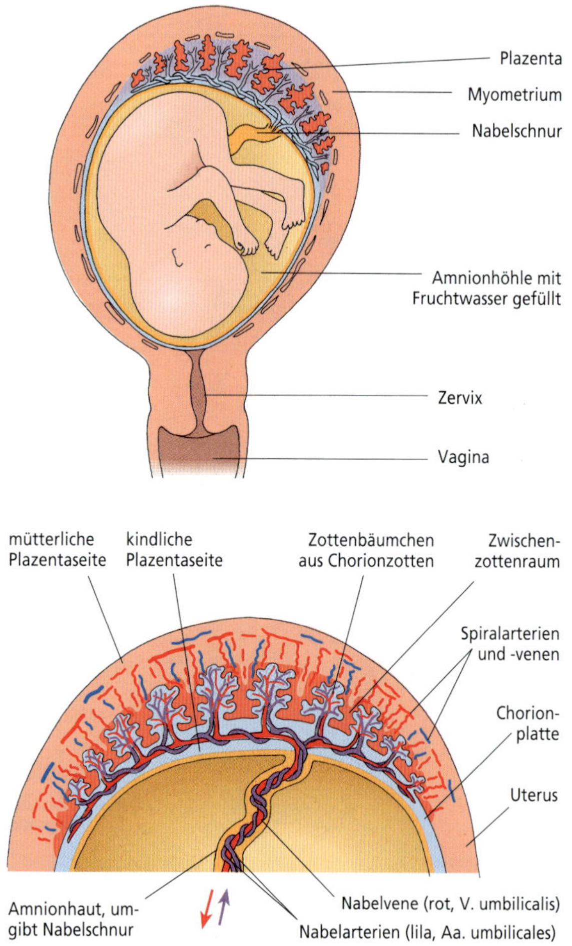

Abb. 20.7 Aufbau der Plazenta. Oben: Übersicht, unten im Detail. Die kindlichen Gefäße treten (hier von unten) in die Plazenta ein. Die mütterlichen Gefäße münden (hier von oben) in den Zwischenzottenraum.

Plazentaschranke

Zwischen dem mütterlichen Blut in den Zwischenzottenräumen und dem kindlichen Blut in den Kapillaren der Zotten liegt eine trennende Gewebeschicht. Über diese **Plazentaschranke** erfolgt nicht nur der Gasaustausch, sondern auch die Passage von Nährstoffen, Elektrolyten und IgG-Antikörpern (→ 13.5.3). Auch Alkohol, Nikotin, etliche Medikamente und bestimmte Mikroorganismen, insbesondere Viren (z. B. Rötelnviren), können die Plazentaschranke passieren.

Reife Plazenta

Zum Zeitpunkt der Geburt ist die Plazenta ein scheibenförmiges Organ von ca. 18 cm Durchmesser, 2 cm Dicke, 500 g Gewicht und 16 m^2 Austauschfläche! Sie wird *nach* der Geburt des Kindes als Nachgeburt ausgestoßen (→ 20.5.1).

Aufgaben der Plazenta

Die Plazenta hat nicht nur Ernährungs-, Ausscheidungs-, Wärmeaustausch- und Schutzfunktion. Sie ist auch der Ort der immunologischen Toleranz des für die Mutter „halbfremden" kindlichen Organismus, die bis heute nicht im Detail geklärt ist.

Außerdem produziert die Plazenta zahlreiche Eiweiße und Hormone, insbesondere HCG, Östrogene, Progesteron und **HPL** *(humanes Plazentalaktogen, HCS, menschliches Chorion-Somatotropin),* das durch mütterliche Stoffwechselveränderungen und Förderung des Brustwachstums letztlich der kindlichen Versorgung dient.

20.2.4 Fruchtblasen und Eihäute

Wie erwähnt entstehen bis zum achten Tag der Entwicklung zwei geschlossene Hohlräume (→ Abb. 20.3, → Abb. 20.5, → Abb. 20.6):

- Die **Blastozystenhöhle,** die sich zunächst zum **Dottersack** vergrößert, aber bis zur 11. SSW verkümmert
- Die **Amnionhöhle** als zunächst kleinerer Hohlraum.

Wenige Tage später bildet der Trophoblast Spalten, die sich zu einem dritten Hohlraum vereinigen, der **Chorionhöhle** (→ Abb. 20.5). Die Chorionhöhle umschließt den ganzen Embryo einschließlich der noch kleinen Amnionhöhle bis auf eine kleine „Brücke", den **Haftstiel** (→ Abb. 20.6).

Am achten Tag beginnt das Amnionepithel, Flüssigkeit **(Amnionflüssigkeit)** in die Höhle hinein abzugeben. Dadurch wird die Amnionhöhle zur **Fruchtblase,** die weiter wächst, den Embryo schließlich vollständig umgibt und diesen wie eine Art Wasserkissen gegen Stöße und vor Austrocknung schützt. Die Amnionhöhle verdrängt Zug um Zug die Chorionhöhle, bis diese verschwindet (→ Abb. 20.6). Die **Amnionhaut** (kurz *Amnion*) als äußere Begrenzung der Amnionhöhle stößt dadurch an die **Chorionhaut** (kurz *Chorion*) und beide bilden dann die **Chorion-Amnion-Haut.** Amnion- und Chorionhaut zusammen werden als **Eihäute** bezeichnet. Oft wird auch die Dezidua capsularis dazu gerechnet.

Die Amnionflüssigkeit, nun **Fruchtwasser** genannt, wird innerhalb von drei Stunden vollständig ausgetauscht. Den Austausch übernimmt der Fetus zunehmend selbst. Das Fruchtwasser wird in der späteren Schwangerschaft vor allem von den fetalen Nieren produziert und als fetaler Urin in die Fruchtblase abgegeben. Ein Teil davon wird wieder geschluckt, ein Teil auch über die Eihäute und die kindliche Lunge resorbiert.

In der 20. SSW p. m. beträgt die Fruchtwassermenge ca. 500 ml, gegen Ende der Schwangerschaft ungefähr einen Liter.

20.2.5 Nabelschnur

Im Chorion entstehen Gefäße; einige von ihnen sprießen in die Chorionzotten ein, andere ziehen über den Haftstiel zum Embryo, wo sie sich mit den vom Embryo gebildeten Gefäßanlagen vereinigen. Diese Gefäße dienen dem Transport von Blutgasen und Nährstoffen von der Mutter zum Kind und wieder zurück. Der Haftstiel verlängert sich im Verlauf der Schwangerschaft, windet sich stark und wird zur **Nabelschnur,** die das Kind mit der Plazenta verbindet. Sie enthält zwei Arterien, in denen Blut vom Kind zur Plazenta fließt, und eine Vene, die Blut von der Plazenta zum Kind leitet. Die Nabelschnur wird von Amnion überzogen.

SPICKZETTEL

Plazenta *(Mutterkuchen):* Aus mütterlichen und kindlichen Anteilen bestehendes Gewebe an der Gebärmutterwand zur Versorgung des Ungeborenen und mit diesem über die **Nabelschnur** verbunden. Am Ende der Schwangerschaft Durchmesser 15–20 cm, Gewicht ca. 500 g, Austauschfläche ca. 16 m².
Fruchtblase: Aus der **Amnionhöhle** entstandener Raum um den Embryo/Fet, gefüllt mit **Fruchtwasser** (am Ende der Schwangerschaft ca. 1 l), das das Ungeborene vor Stößen schützt.
Eihäute: Meist Bezeichnung für Amnion- und Chorionhaut (Chorion laeve), die durch Wachstum der Chorionhöhle miteinander verschmelzen und die Fruchtblase begrenzen.

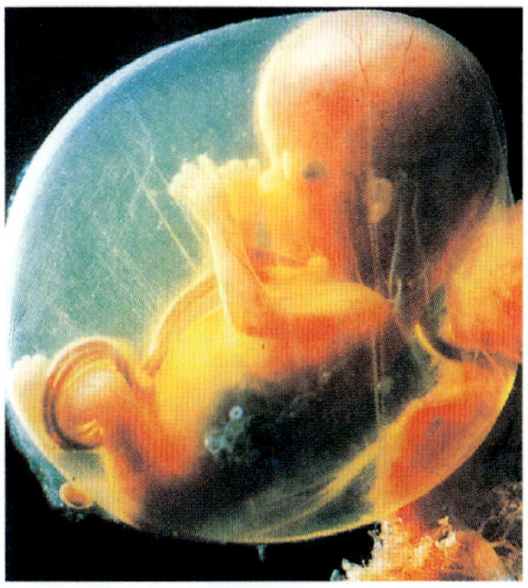

Abb. 20.8 Ca. elf Wochen alter Fetus. Der Fetus beginnt, Fruchtwasser zu trinken, Urin auszuscheiden und sich zu bewegen. [E745]

20.3 Entwicklung des Fetus

Leistungen der fetalen Organe

Nach etwa der 8. SSW p.c. (10. SSW p.m.) sind alle Organsysteme angelegt. Ab der 9. SSW p.c. (11. SSW p.m.) wird der Embryo **Fetus** *(Fötus, Fet)* genannt.

Im **Fetalstadium** nehmen Länge und Gewicht der Leibesfrucht schnell zu, die Organe reifen aus und beginnen, ihre Funktion aufzunehmen (→ Tab. 20.1, → Abb. 20.8, → Abb. 20.11).

Die Grenze der Lebensfähigkeit liegt etwa bei der 23.–24. SSW p.m., entsprechend einem Geburtsgewicht von ca. 500 g. Allerdings ist das Risiko schwerer Komplikationen und/oder bleibender Schäden für diese sehr kleinen Frühgeborenen nach wie vor hoch.

SPICKZETTEL

Fetalstadium: 9. SSW p.c. (= 11. SSW p.m.) bis zur Geburt. Ausreifung der Organe, Längenwachstum, Gewichtszunahme. Grenze der Lebensfähigkeit etwa in der 24. SSW p.m.

Fetaler Blutkreislauf

Weil die Aufgaben der Lungen und teilweise auch der Leber bis zur Geburt durch die Plazenta wahrgenommen werden, hat der Blutkreislauf des Fetus einige Besonderheiten im Vergleich zu dem des geborenen Kindes (→ Abb. 20.9):

- Das sauerstoffreiche Blut des Fetus, das über die Nabelvene aus der Plazenta kommt, fließt zum größten Teil unter Umgehung der Leber über den **Ductus venosus Arantii** direkt in die V. cava inferior (untere Hohlvene) und von dort in den rechten Herzvorhof
- In der Vorhofscheidewand befindet sich beim Fetus ein ovales Loch, das **Foramen ovale.** Das relativ sauerstoffreiche Blut aus

Tab. 20.1: Tabellarische Darstellung der Entwicklungsschritte während der Fetalperiode.

Schwangerschaftswoche (p.m.)	Größe in cm	Gewicht in g	Merkmale
Ende 12.	9	10–45	• Alle Organe sind angelegt • Die Gesichtsentwicklung ist weitgehend abgeschlossen
Ende 16.	16	60–200	• Die Plazenta produziert jetzt genügend Progesteron, um die Schwangerschaft zu erhalten
Ende 20.	25	250–450	• Die Mutter nimmt die Kindsbewegungen deutlich wahr • Lanugohaare, Haupthaare und Augenbrauen sind sichtbar
Ende 24.	30	500–820	• Die Haut ist rötlich gefärbt • Wegen des fehlenden Unterhautfettgewebes ist die Haut noch runzelig und der Fetus noch mager • Die Grenze der Lebensfähigkeit ist erreicht
Ende 28.	35	1.000–1.500	• Ein Frühgeborenes ist jetzt in der Regel lebensfähig, da Lungen und Zentralnervensystem genügend ausgebildet sind
Ende 32.	40	1.500–2.100	• Finger- und Zehennägel sind nun vorhanden, die Augen geöffnet • Das Kind wächst und nimmt zu
Ende 36.	45	2.200–2.900	• Das Kind wächst und nimmt zu, es hat jetzt eine glatte Haut
Ende 40.	50	3.000–3.800	• Auch die Geschlechtsmerkmale sind voll ausgebildet, die Hoden sind in der Regel im Hodensack • Das Kind ist geburtsreif (38.–42. SSW)

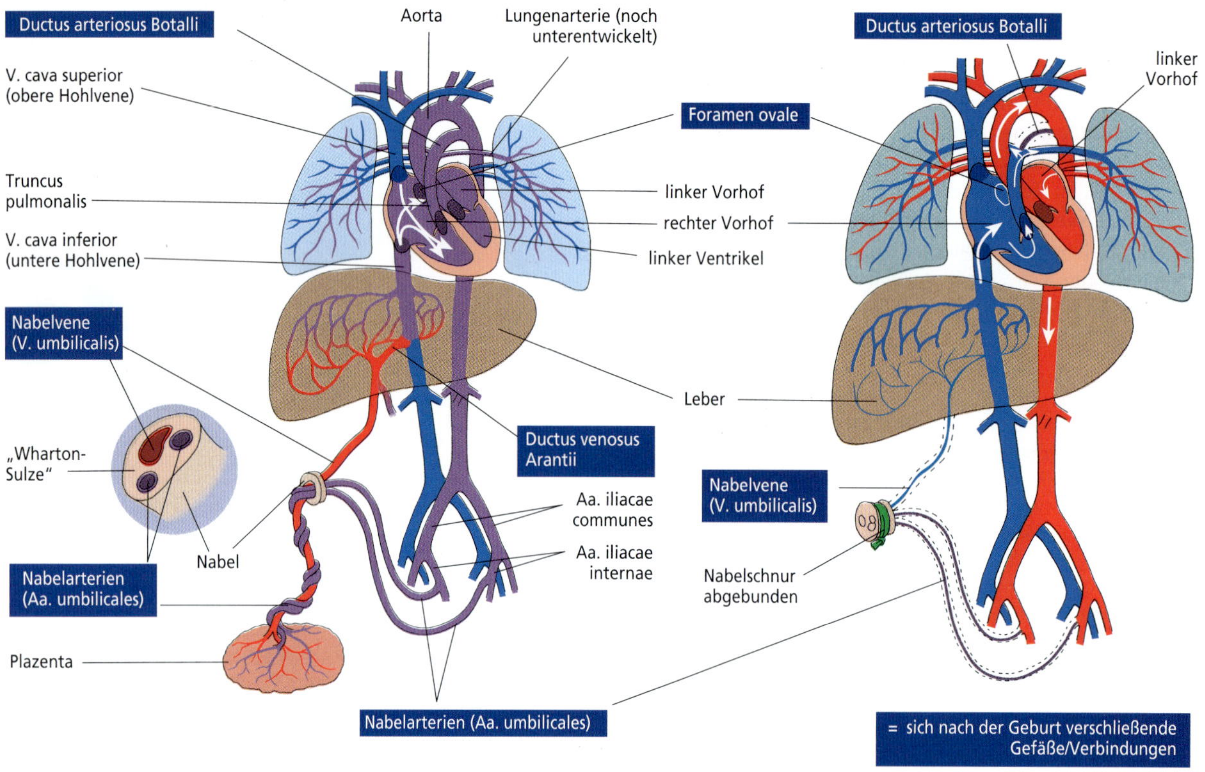

Abb. 20.9 Links schematische Darstellung des fetalen Blutkreislaufs. Nährstoff- und sauerstoffreiches Blut fließt über die Nabelvene und überwiegend unter Umgehung der Leber zum rechten Vorhof des Kindes. Der größere Anteil gelangt durch das Foramen ovale in den linken Vorhof, von dort in die linke Kammer und in den Körperkreislauf. Der übrige Teil erreicht über die rechte Kammer den Truncus pulmonalis. Da das Lungengewebe noch kaum durchblutet wird, fließt das Blut vom Truncus pulmonalis hauptsächlich über den Ductus arteriosus Botalli in die Aorta.
Rechts Umstellung des Blutkreislaufs nach der Geburt (Nabelschnur abgebunden). Mit dem ersten Atemzug füllen sich die Lungen mit Luft. Die veränderten Druck- und pO_2-Verhältnisse führen zum Verschluss von Foramen ovale und Ductus arteriosus Botalli. Die Nabelschnurgefäße ziehen sich zusammen und thrombosieren, der Ductus venosus Arantii verschließt sich in den ersten Lebenstagen. Die genannten Verschlüsse sind zunächst nur funktionell und erst nach Wochen bis Monaten auch anatomisch.

der V. cava inferior fließt überwiegend durch das Foramen ovale vom rechten in den *linken Vorhof* und damit in den Körperkreislauf und gibt dort als Erstes die Kopfarterien ab (Gehirnversorgung!). Dieser „Kurzschluss" ist sinnvoll, weil die Lungen des Fetus den Gasaustausch noch gar nicht aufnehmen können; die Lungenpassage wäre nur ein Umweg
- Der übrige Teil des sauerstoffreichen Blutes aus der V. cava inferior mischt sich mit dem sauerstoffarmen Blut aus der V. cava superior (oberen Hohlvene) und gelangt über die *rechte Kammer* in den Truncus pulmonalis. Von dort aus fließt es bis auf einen kleinen Teil über einen weiteren Kurzschluss, den **Ductus arteriosus Botalli,** unter Umgehung der Lungen in die Aorta (unterhalb des Abgangs der Kopfarterien)
- Am Ende der Aa. iliacae communes zweigen zwei kräftige Arterien ab, die als Nabelarterien mit „verbrauchtem" Blut die Plazenta erreichen. Dort wird das Blut mit „frischem" Sauerstoff und Nährstoffen angereichert.

SPICKZETTEL

Besonderheiten des fetalen Kreislaufs:
- **Ductus venosus Arantii** = Kurzschluss zwischen Nabelvene und V. cava inferior zur Umgehung der Leber
- **Foramen ovale** = Loch im Vorhofseptum zur Umgehung der Lungen
- **Ductus arteriosus Botalli** = Kurzschluss zwischen Truncus pulmonalis und Aorta zur Umgehung der Lungen
- Durch Foramen ovale und Ductus arteriosus Parallelauswurf beider Herzhälften in den großen Kreislauf
- Bevorzugte Versorgung des Gehirns.

Entwicklungsstörungen

Die überaus *rasche* und *parallel* verlaufende Entwicklung der Organe erklärt die hohe Empfindlichkeit des Embryos gegenüber schädigenden Einflüssen.

Entwicklungsstörungen haben zahlreiche, im Einzelfall oft unbekannte Ursachen, z. B. genetische Faktoren, Infektionen, Röntgen- und ionisierende Strahlung oder Alkohol. Für die Ausprägung der Störung ist vor allem der *Zeitpunkt* der Schädigung entscheidend:
- Schädigungen vor und während der Befruchtung heißen **Gametopathien** (z. B. numerische Chromosomenaberrationen → 4.6.1), Schädigungen bis zum 18. Tag nach der Befruchtung **Blastopathien.** Beide führen meist zum Keimtod. Betroffene mit Chromosomenanomalien zeigen überwiegend komplexe und für die jeweilige Anomalie typische Fehlbildungsmuster
- **Embryopathien** (Schädigung bis zu 10. SSW p. m.) zeigen sich meist durch gröbere **Fehlbildungen**

- **Fetopathien** ab der 11. SSW p. m. haben weniger ausgeprägte Fehlbildungen, Wachstums- und Ausreifungsstörungen mit funktionellen Defekten sehr unterschiedlicher Schwere zur Folge.

20.4 Schwangerschaft

Die Schwangerschaft wird in drei Abschnitte gegliedert:

- Das **erste Trimenon** *(Frühschwangerschaft, erstes Schwangerschaftsdrittel)* bis zur vollendeten 12. Woche (p. m.)
- Das vergleichsweise „stabile" **zweite Trimenon** *(Mitte der Schwangerschaft, zweites Schwangerschaftsdrittel)* von der 13. bis zur vollendeten 24. SSW
- Das letzte **dritte Trimenon** *(Spätschwangerschaft, letztes Schwangerschaftsdrittel)* von der 25. SSW bis zur Geburt.

Die Grenze zwischen zweitem und drittem Trimenon ist allerdings nicht genau definiert (Ende 24. bis 28. SSW).

Der voraussichtliche Geburtstermin kann nach der **Naegele-Regel** errechnet werden, sofern der erste Tag der letzten Menstruation bekannt ist:

Errechneter Geburtstermin =
1. Tag der letzten Regel + 1 Jahr + 7 Tage – 3 Monate ± x

x = Abweichung vom 28-tägigen Zyklus in Tagen

Erstes Trimenon

Im **ersten Trimenon** werden alle Organsysteme des Kindes angelegt.

Vonseiten der Mutter kann man diese Zeit als *Anpassungs- und Umstellungsphase* bezeichnen. Infolge der *starken Hormonausschüttungen* kommt es nicht selten zu Müdigkeit und Übelkeit sowie zu depressiven Verstimmungen. **Schwangerschaftserbrechen** führt evtl. zu anfänglichem Gewichtsverlust.

Zweites Trimenon

In den Folgemonaten geht es der Schwangeren meist viel besser. Die körperlichen Veränderungen sind jetzt erkennbar: Die Brüste werden voller, der Bauch wächst (→ Abb. 20.10), und die Schwangere nimmt pro Monat 1–1,5 kg zu.

Um die 17.–20. SSW (→ Abb. 20.11) verspürt die Schwangere erstmals die Bewegungen des Fetus.

Blutvolumen, Atem- und Herz-Kreislauf-Tätigkeit steigen, um das Ungeborene zu versorgen. Ein verminderter Tonus der glatten Muskulatur in Magen-Darm-Trakt, Gefäßen und Harnwegen durch die Hormonumstellung machen die Schwangere anfällig für Verstopfung, Sodbrennen, Krampfadern der Beine und Harnwegsinfekte (→ Abb. 20.12). Bei nicht wenigen Frauen entwickeln sich Pigmentierungen z. B. in der Mittellinie des Bauches oder im Gesicht und **Schwangerschaftsstreifen** durch Bindegewebsveränderungen.

Drittes Trimenon

Die letzten Monate der Schwangerschaft erleben die meisten Frauen aufgrund des erhöhten Leibesumfangs als anstrengend und mühsam. Sie ermüden wieder schneller, viele haben Luftnot.

Der Gesetzgeber lässt deshalb den **Mutterschutz** bereits sechs Wochen vor dem errechneten Geburtstermin beginnen. Während des Mutterschutzes ist die Schwangere von der Erwerbstätigkeit befreit.

Typische Fundusstände:		Symphysen-Fundus-Abstand [cm]
40. SSW:	2 QF unterhalb des Rippenbogens	34
36. SSW:	Am Rippenbogen (höchster Stand)	36
32. SSW:	Mitte zwischen Nabel und Xiphoid	29
28. SSW:	3 QF oberhalb des Nabels	26
24. SSW:	Am Nabel	22
20. SSW:	3 QF unterhalb des Nabels	17
16. SSW:	2 QF über der Symphyse	6
12. SSW:	Obere Symphysenkante	0

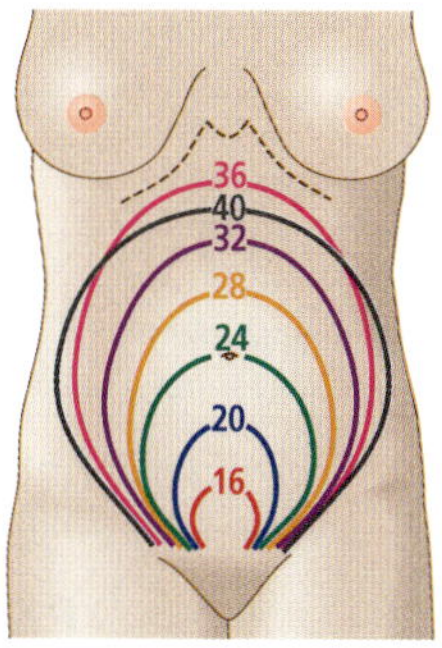

Abb. 20.10 Gebärmutterwachstum. Der höchste Stand wird in der 36. SSW erreicht. Danach senkt sich die Gebärmutter wieder etwas, weil der vorangehende Kindsteil in das kleine Becken der Mutter eintritt.

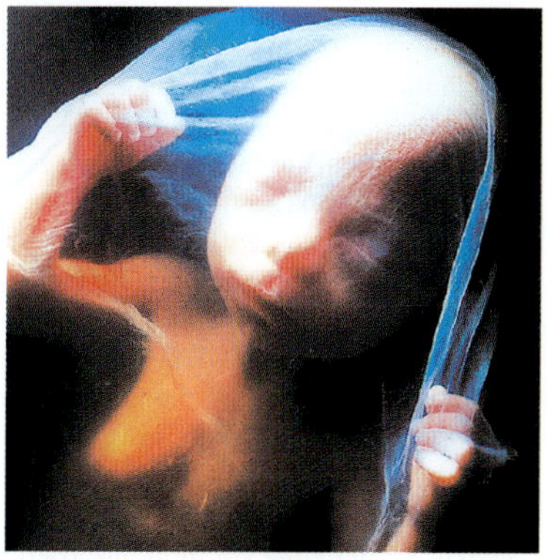

Abb. 20.11 Etwa 17 Wochen alter Fetus. Der Fetus sieht fast aus wie ein schlafendes Baby. Er ist mittlerweile so groß und bewegt sich so kräftig, dass die Schwangere die Bewegungen zu spüren beginnt. [E745]

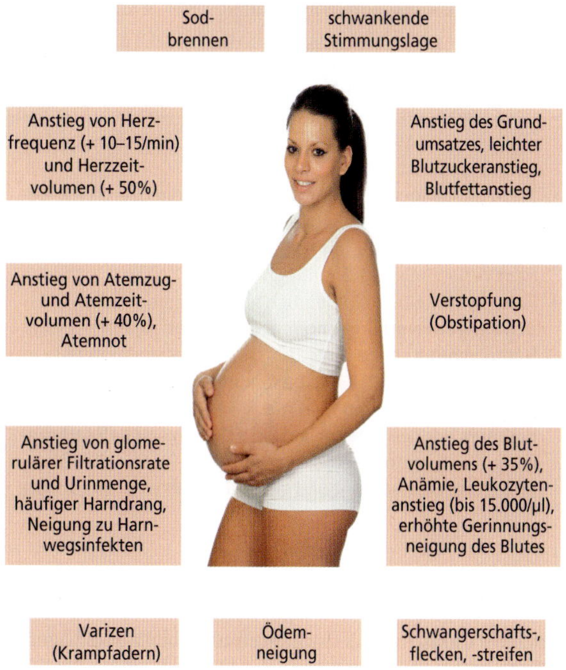

Abb. 20.12 Schwangerschaftsbedingte Veränderungen des mütterlichen Organismus. [Foto: J787]

Insgesamt liegt die Gewichtszunahme während der Schwangerschaft bei 8–12,5 kg:

Kind	3,5 kg
Fruchtwasser	1,0 kg
Plazenta	0,5 kg
Uterus	1,0 kg
Blutvolumenzunahme	1,5 kg
Wassereinlagerung, Zunahme Fettgewebe	3,5 kg
Summe	11 kg

PRÄVENTION

Insbesondere Frauen, die ihr erstes Kind erwarten, fühlen sich oft unsicher.

- Beste Ernährungsform ist eine ausgewogene Mischkost mit viel Obst, Gemüse, Salat, Milch (bzw. Milchprodukten) und Seefisch. Der Kalorienmehrbedarf beträgt im zweiten Schwangerschaftsdrittel 250 kcal/Tag und im dritten 500 kcal/Tag. Auf rohes Fleisch, rohen Fisch, rohe Milch und rohe Eier, daraus hergestellte Produkte, Weich-/Schimmelkäse sowie Käserinde sollte die Mutter wegen der Gefahr einer kindlichen Infektion verzichten
- Aus dem gleichen Grund soll die Frau die einschlägigen Hygieneregeln sorgfältig beachten, z. B. häufig Hände waschen. Kontakt zu fremden Katzen meiden, keine Katze neu anschaffen, Katzentoilette nicht selbst saubermachen, bei der Gartenarbeit Handschuhe tragen. Für Schwangere ausdrücklich empfohlen sind die Influenza-, Pertussis- und fallzahlabhängig die COVID-19-Impfung
- Empfehlenswert sind die Einnahme von 100(–150) µg Jodid während der ganzen Schwangerschaft zur Vorbeugung einer Schilddrüsenunterfunktion bei Mutter und Kind sowie 400 µg Folsäure täglich im ersten Schwangerschaftsdrittel (zur Vorbeugung vor Neuralrohrdefekten)
- Bei Alkohol, Rauchen und Drogen gilt ein absolutes Nein. Wohl ca. jedes 300. Neugeborene in Deutschland hat ein **fetales Alkoholsyndrom** mit Fehlbildungen, Entwicklungsstörungen und Verhaltenauffälligkeiten. Leichtere, oft nicht als solche erkannte **fetale Alkoholspektrumstörungen** sollen sogar 0,5–1 % der Neugeborenen betreffen!
- Die Schwangere soll keine Medikamente eigenmächtig nehmen, da viele Medikamente über die Plazenta zum Kind gelangen und ihm teilweise schaden
- Sport ist erwünscht, jedoch nicht bis an die Grenze der Belastbarkeit und keine Sportarten, die nicht abgebrochen werden können oder mit starken Erschütterungen oder hohem Verletzungsrisiko einhergehen
- Jede Schwangere hat Anspruch auf mindestens zehn **Schwangerenvorsorgeuntersuchungen** mit Anamnese und Untersuchung sowie Blut-, Urin- und Ultraschalluntersuchungen (→ Abb. 20.13) in bestimmten Abständen. So sollen Risiken für Mutter und Kind wie etwa ein **Schwangerschaftsdiabetes** oder eine **hypertensive Schwangerschaftserkrankung** (Leitsymptome erhöhter Blutdruck, Proteinurie, Ödeme) rechtzeitig erkannt und ggf. behandelt werden können.

Pränatale Diagnostik

Weiterführende pränatale Diagnostik umfasst v. a.:

- Spezielle Ultraschalluntersuchungen zur Fehlbildungsdiagnostik
- Das **Ersttrimesterscreening** in der 11.–14. SSW mit Ultraschall und Bestimmung von HCG und **PAPP-A** *(schwangerschaftsassoziiertes Plasmaprotein A)* aus der Plazenta im mütterlichen Blut. Der Test ergibt eine *Wahrscheinlichkeit* für das *Down-Syndrom* (→ 4.6), keine sichere Diagnose
- Das sog. **zellfreie DNA-Screening** *(cfDNA)* in der 12.–14. SSW durch Analyse *fetaler* DNA-Bruchstücke aus dem mütterlichen Blut, oft auch als *nichtinvasiver Pränataltest (NIPT)* bezeichnet. Gesucht wird derzeit in erster Linie nach bestimmten Chromosomenstörungen, v. a. den Trisomien 21, 18, 13, außerdem kann das Geschlecht des Ungeborenen bestimmt werden. Die Tests sind mittlerweile sehr zuverlässig, am zuverlässigsten für die Trisomie 21
- Untersuchung kindlicher Zellen auf Chromosomenstörungen. Bei der **Amniozentese** wird, meist in der 15.–17. SSW, durch die Bauchdecke der Mutter Fruchtwasser entnommen. Seltener wird durch **Chorionzottenbiopsie** Chorionzotten-Gewebe in der 8.–11. SSW entnommen. Beide Verfahren bergen das Risiko einer Fehlgeburt.

Wegen ihrer Konsequenzen (z. B. Frage eines Schwangerschaftsabbruchs) sollten solche Untersuchungen nur nach vorheriger umfassender Beratung der Schwangeren durch den Arzt durchgeführt werden.

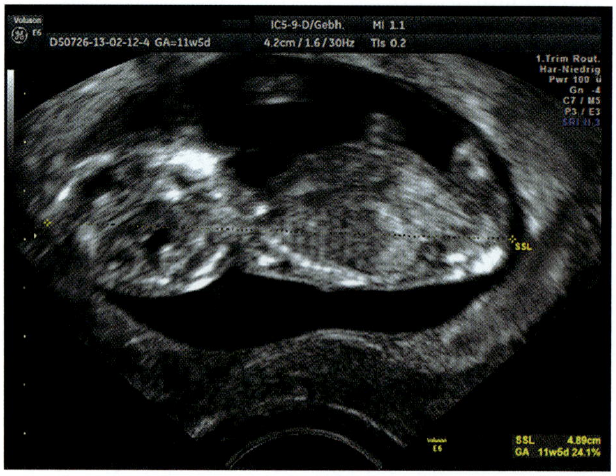

Abb. 20.13 Unauffälliges Sonografiebild eines Embryos in der 12. SSW beim ersten Ultraschallscreening. Scheitel-Steiß-Länge = SSL = 4,9 cm (zwischen den +). [T192]

SPICKZETTEL

Naegele-Regel: Errechneter Geburtstermin = 1. Tag der letzten Regel + 1 Jahr + 7 Tage – 3 Monate ± x; x = Abweichung vom 28-tägigen Zyklus in Tagen.

Erstes Trimenon *(Frühschwangerschaft, erstes Schwangerschaftsdrittel):* bis Ende 12. SSW p. m. Mütterlicherseits Anpassungsphase, oft Müdigkeit, Übelkeit, Erbrechen.

Zweites Trimenon *(Mitte der Schwangerschaft, zweites Schwangerschaftsdrittel):* 13. SSW p. m. bis etwa Ende 24. SSW. Relativ stabile Phase. Anfangsbeschwerden abnehmend. Bauchwachstum, (beginnende) Gewichtszunahme.

Drittes Trimenon *(Spätschwangerschaft, letztes Schwangerschaftsdrittel):* Ab etwa 25. SSW bis Geburt. Schnelle Ermüdung der Mutter, u. a. deutliche Zunahme von Blut-, Atem-, Herzzeitvolumen, erhöhte Gerinnungsneigung, Neigung zu Sodbrennen, Obstipation, Varizen, Ödemen, Sodbrennen.

20.5 Geburt und Wochenbett

Bereits während der Schwangerschaft bereiten die hohen Östrogenspiegel im mütterlichen Blut die Gebärmutter auf die Wirkung von **Oxytocin** vor, dem wehenauslösenden Hormon aus dem Hypophysenhinterlappen (→ 11.2.1, → 20.5.3). In den letzten Schwangerschaftsmonaten treten vereinzelt **Wehen** auf, die jedoch noch nicht geburtswirksam sind. Mit diesen **Übungswehen** trainiert die Gebärmutter gewissermaßen. In den letzten vier Wochen drücken **Senkwehen** das Kind in den mütterlichen Beckeneingang. Der Bauch der Schwangeren senkt sich, viele Frauen bekommen wieder besser Luft. Das Ungeborene liegt physiologischerweise in **Längslage** (d. h. seine Längsachse entspricht der des Uterus) mit dem Kopf nach unten **(Schädellage).**

Durch *Prostaglandine,* die im letzten Drittel der Schwangerschaft vermehrt produziert werden, wird der Muttermund aufgeweicht **(Zervixreifung),** sodass er sich unter den Wehen öffnen kann.

Ausgelöst durch den Fetus selbst, kommt es im Regelfall 252–283 Tage nach der Befruchtung (= 38.–42. SSW) zu regelmäßigen, geburtswirksamen Kontraktionen der Gebärmutter – die Geburt beginnt.

20.5.1 Geburt

Eröffnungsphase

Mit dem Einsetzen regelmäßiger Wehen beginnt die **Eröffnungsphase** *(Eröffnungsperiode)* der Geburt. **Eröffnungswehen** erweitern den unteren Teil der Gebärmutter, dehnen den Muttermund (→ Abb. 20.14) und drängen das Kind tiefer ins mütterliche Becken. Die Eröffnungsphase endet mit der vollständigen Öffnung des Muttermundes. Die Eröffnungsphase dauert bei der *Erstgebärenden* ca. 10–12 Stunden, bei *Zweit-* oder *Mehrgebärenden* meist weniger als fünf Stunden. Am Ende der Eröffnungsphase, evtl. schon vorher, zerreißt die Fruchtblase **(Blasensprung),** und das Fruchtwasser fließt nach außen ab.

Beim Menschen ist der Kopf des Kindes groß im Verhältnis zum mütterlichen Becken. Um den Platz bestmöglich „auszunutzen", steht der kindliche Kopf im Beckeneingang quer.

Dann beugt er und dreht sich, sodass der Kopf schließlich gerade vor dem Beckenausgang steht mit dem Hinterhaupt als führendem Körperteil, wobei das Gesicht des Ungeborenen zum Rücken der Mutter zeigt (→ Abb. 20.15).

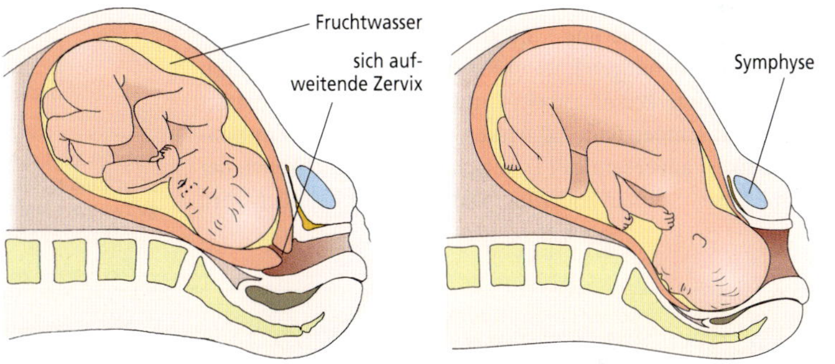

Abb. 20.14 Links Aufdehnung des Gebärmutterhalses während der Eröffnungsphase. Das Fortschreiten der Geburt erkennt man am Weiterwerden des Muttermundes. Rechts: Das Kind tritt mit dem Kopf in den Geburtskanal ein.

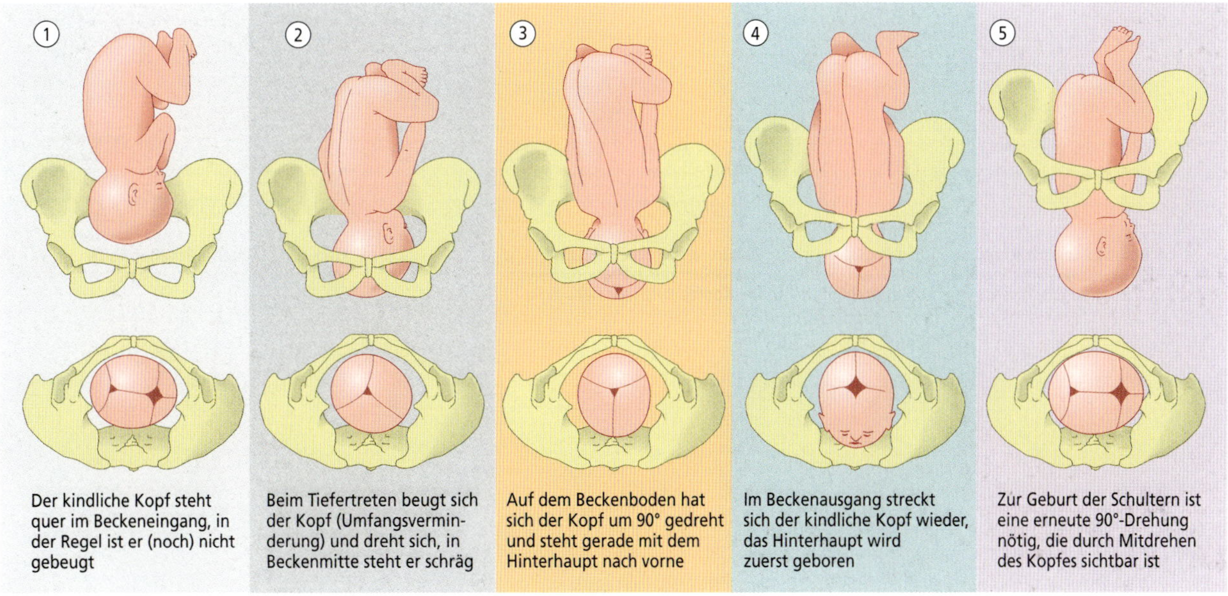

Abb. 20.15 Eintritt des Kindes in der Eröffnungsphase und Durchtritt des Kindes durch den Geburtskanal in der Austreibungsphase bei der vorderen Hinterhauptlage.

Austreibungsphase

Die **Austreibungsphase** (*Austreibungsperiode,* →Abb. 20.15, →Abb. 20.16) beginnt mit der vollständigen Öffnung des Muttermundes und endet mit der Geburt des Kindes. Sie dauert etwa 30–60 Minuten, bei Erstgebärenden bis zwei Stunden. Während der Austreibungsphase nehmen sowohl die Stärke als auch die Häufigkeit der Wehen, nun **Austreibungswehen** genannt, erheblich zu.

Hat der vorangehende Teil des Kindes den Beckenboden erreicht, soll die Gebärende die **Presswehen** und die Austreibung des Kindes durch aktives Pressen oder Schieben unterstützen. Diese **Pressphase** dauert etwa 20–30 Minuten. Nun sind unterstützende Maßnahmen der Hebamme besonders wichtig, z. B. die Korrektur der Haltung der Gebärenden und der **Dammschutz**, um zu verhindern, dass der Kopf zu schnell durchtritt und es zum **Dammriss** kommt. Nach der Geburt von Kopf und Schulter wird der Rest des Körpers oft in einer einzigen Wehe geboren.

Während der Austreibungsphase streckt sich der Kopf, das Hinterhaupt wird zuerst geboren, dann das Gesicht. Nach der Geburt des Kopfes muss sich das Kind zur Geburt der Schultern erneut drehen, sichtbar an einer Drehung des bereits geborenen Kopfes.

Betreuung unter der Geburt

Die Geburt ist für Mutter und Kind anstrengend. Viele Gebärende empfinden es als beruhigend, wenn neben professionellen Helfern auch eine vertraute Person dabei ist, meist der Vater. Geburtserleichternd und schmerzlindernd wirken u. a. Atem- und Entspannungstechniken, außerdem gibt es verschiedene Möglichkeiten der medikamentösen Schmerzlinderung. Das kindliche Befinden wird kontinuierlich überwacht, z. B. durch Aufzeichnung der kindlichen Herztöne und der Wehen mittels **CTG** *(Kardiotokografie).*

Kaiserschnitt

Etwa 30 % der Schwangeren in Deutschland entbinden heute nicht vaginal, sondern durch **Kaiserschnitt** *(Sectio caesarea).* Ursachen sind u. a. **Lageanomalien** des Kindes (→Abb. 20.17), ein **Geburtsstillstand,** eine viel zu frühe Geburt oder Mehrlinge, aber auch der Wunsch der Frau.

Postpartale Adaptation des Neugeborenen

Sofort nach der Geburt des Körpers beginnt die *postpartale Adaptation* (nachgeburtliche Anpassung, Näheres →21.2.1).

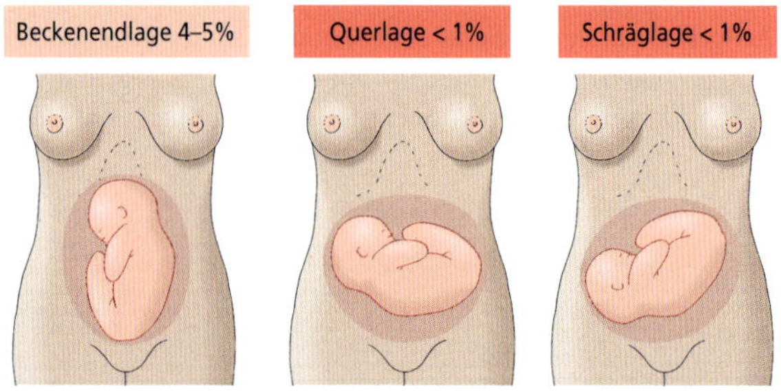

Abb. 20.17 Lageanomalien. Bei der Beckenendlage ist eine vaginale Geburt prinzipiell möglich, aber mit höherem Risiko verbunden. Quer- und Schräglage zwingen zum Kaiserschnitt.

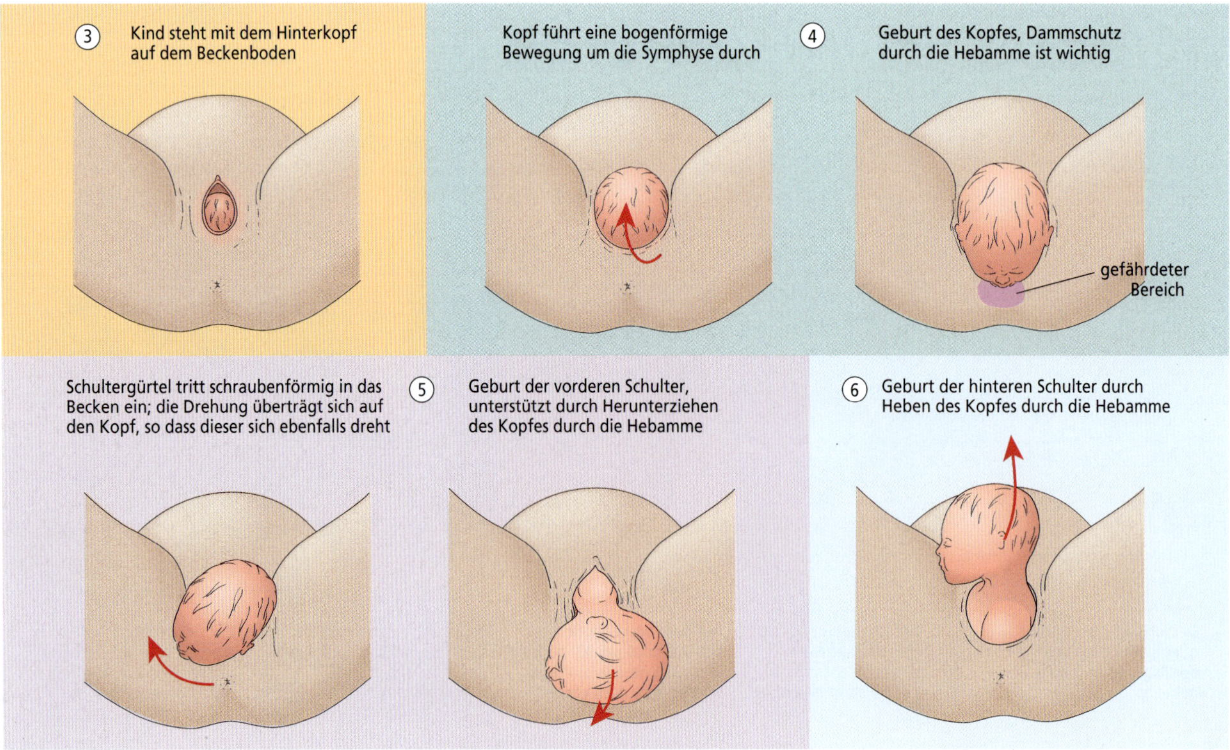

Abb. 20.16 Die sechs Stadien der normal verlaufenden Austreibungsphase.

Einige Sekunden nach der Geburt beginnt das Neugeborene, selbst zu atmen. Ausgelöst durch die zunehmende Sauerstoffsättigung und die Abkühlung des Blutes in der Nabelschnur ziehen sich die Nabelschnurgefäße zusammen und thrombosieren (→ 12.4). Die jetzt funktionslose Nabelschnur kann durchgeschnitten werden. Das Neugeborene wird *abgenabelt.*

Nachgeburtsphase

Wenige Minuten nach der Geburt des Kindes setzen **Nachgeburtswehen** ein, die zur Ablösung und Ausstoßung der Plazenta und der Eihäute führen. Die große Plazenta-Haftfläche, aus der es kurz zuvor noch heftig geblutet hat, wird durch Gerinnung abgedichtet. Unterstützend zieht sich die Gebärmutter zusammen, wodurch sich die Wundfläche verkleinert. Die Plazenta wird untersucht, um sicherzugehen, dass Plazenta und Eihäute vollständig ausgestoßen worden sind (→ Abb. 20.18).

Neugeborenes und Mutter sollten sich jetzt von den Anstrengungen erholen dürfen, am besten zusammen. Fast von alleine sucht das Kind die mütterlichen Brustwarzen. Such-, Saug- und Schluckreflex des Kindes sind zu dieser Zeit sehr intensiv (→ Abb. 20.19).

SPICKZETTEL

Geburt *(Entbindung):* Vorgang, durch den das Kind mithilfe der **Wehen** den Mutterleib verlässt. Physiologischerweise (etwa) am Ende der 40. SSW p. m. aus Schädellage. Dauer ca. 13 Stunden bei Erstgebärenden, deutlich weniger bei Mehrgebärenden.

- **Eröffnungsphase** *(-periode).* Vom Beginn regelmäßiger Wehen bis zur vollständigen Eröffnung des Muttermunds, d. h. bis auf eine Weite, die den Durchtritt des kindlichen Kopfes zulässt. Zu Beginn Querstand des Kopfes im Beckeneingang. Am Ende der Eröffnungsphase **Blasensprung** (Platzen der Fruchtblase, Fruchtwasserabgang)
- **Austreibungsphase** *(-periode).* Von der vollständigen Muttermundseröffnung bis zur Geburt des Kindes. Beinhaltet auch die **Pressphase,** in der die Gebärende durch aktives Pressen die Geburt unterstützt. Zunächst Geradstand des gebeugten kindlichen Kopfes im Beckenausgang, kindlicher Hinterkopf zur Symphyse der Mutter. Dann Streckung und Geburt des Kopfes, erneute Kopfdrehung um 90° und Geburt der Schultern
- **Nachgeburtsphase** *(-periode).* Ausstoßung der Plazenta.

20.5.2 Wochenbett

Wochenbett *(Kindbett, Puerperium)* bezeichnet die ersten 6–8 Wochen nach der Geburt, in der sich die schwangerschafts- und geburtsbedingten Veränderungen bei der Mutter wieder zurückbilden.

Wochenfluss

Unterstützt durch weitere, oft schmerzhafte **Nachwehen** bildet sich die Gebärmutter rasch zurück. Durch den Gewebeabbau entsteht der **Wochenfluss** *(Lochien),* zunächst blutige, dann immer blassere Sekrete, die nach ca. 4–6 Wochen versiegen (→ Abb. 20.20).

Der Wochenfluss ist durch Aufsteigen von Bakterien aus der Vulva stark keimhaltig und darf wegen der Gefahr einer *Brustdrüsenentzündung* (→ 20.5.3) nicht mit den Brüsten in Berührung kommen.

PFLEGE

Durch die hormonelle Umstellung tritt bei etwa der Hälfte der Frauen innerhalb der ersten Woche nach der Geburt eine **postpartale Verstimmung** *(Babyblues, Heultage)* auf. Die Frauen sind erschöpft und weinerlich und haben Ängste und Zweifel,

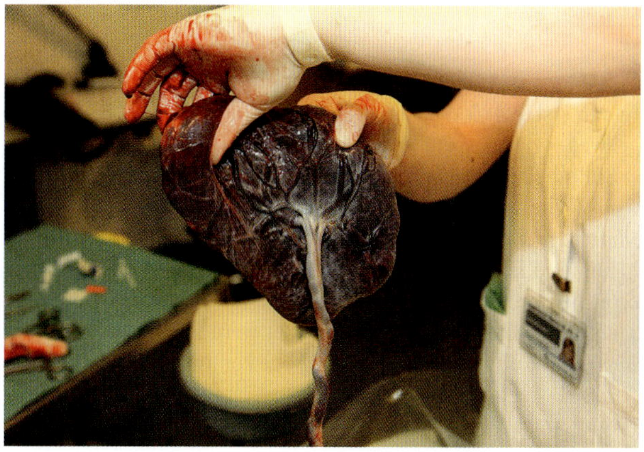

Abb. 20.18 Plazenta nach der Geburt. Sie wird von der mütterlichen und von der kindlichen Seite (hier im Bild) auf Vollständigkeit geprüft. [J787]

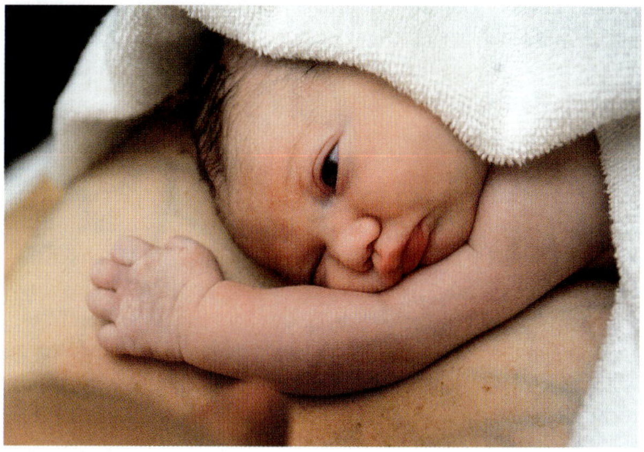

Abb. 20.19 Geschafft! Jetzt dürfen sich Mutter und Kind erholen und kennenlernen. [J787]

Wochen nach Entbindung	Wochenfluss	Uterusgröße
1. Woche	blutig	
Ende 1. Woche	braun-rötlich	
Ende 2. Woche	dunkelgelb	
Ende 3. Woche	grauweiß	
nach ca. 4–6 Wochen	Versiegen des Wochenflusses	

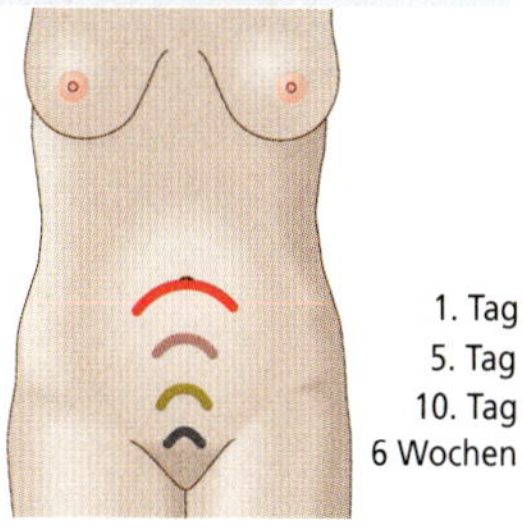

Abb. 20.20 Uterusrückbildung und Wochenfluss.

ob sie der Verantwortung gegenüber dem Neugeborenen gerecht werden können. Mit Aufklärung über das Phänomen und Unterstützung durch Pflegende und Partner geht diese Verstimmung rasch wieder vorüber, sie hat keinen Krankheitswert. Bei länger dauernden Beschwerden sollte professionelle Hilfe in Anspruch genommen werden.
Ernsthafte psychische Erkrankungen im Wochenbett sind weitaus seltener, bedürfen aber der umgehenden Behandlung.

Eierstocktätigkeit

In den ersten 4–5 Wochen nach der Geburt kommt es in aller Regel weder zum Eisprung noch zur Menstruation.

Stillt die Mutter nicht, nehmen die Eierstöcke etwa in der vierten Woche nach der Geburt die Tätigkeit wieder auf. Stillt die Mutter, so hemmt das Stillen diese Vorgänge, sofern das Kind häufig und lange angelegt wird und somit hohe Prolaktinspiegel erreicht werden. Verlass ist darauf allerdings nicht, sodass während der Stillphase trotzdem verhütet werden muss, wobei aber nicht alle Verhütungsmethoden infrage kommen.

20.5.3 Milcheinschuss und Stillen

Während der Schwangerschaft nimmt das Brustdrüsengewebe und damit die Brust an Größe zu, ohne dass eine nennenswerte Milchabsonderung stattfindet.

Nach der Geburt sinken die sehr hohen *Progesteron-* und *Östrogenspiegel* (→ 19.2.5) im mütterlichen Blut rasch ab, da mit dem Abstoßen der Plazenta eine wichtige Produktionsstätte dieser Hormone wegfällt. Nach etwa drei Tagen entfaltet sich die Wirkung des Hormons Prolaktin (→ Abb. 20.21).

Prolaktin

Prolaktin wird vom Hypophysenvorderlappen ausgeschüttet. Es hat bereits in der Schwangerschaft das Brustdrüsenwachstum stimuliert. Prolaktin setzt nun in den Brustdrüsen die **Milchsynthese** in Gang und führt um den dritten Tag zum **Milcheinschuss** (Details zur Muttermilch → 21.2.2). Das Saugen an der durch Nervenendigungen sehr sensiblen Brustwarze beim Stillen führt zu weiterer Prolaktinfreisetzung, wodurch die Milchproduktion aufrechterhalten wird (→ Abb. 20.21).

Oxytocin

Die **Milchentleerung** *(Milchejektion)* wird von einem anderen Hormon vermittelt, dem **Oxytocin:** Oxytocin wird vom Hypophysenhinterlappen ausgeschüttet, jedoch im Rahmen der Neurosekretion vom Hypothalamus synthetisiert (→ Abb. 11.6).

Oxytocin führt zu einer Kontraktion der Muskulatur in den Milchausführungsgängen der Brustdrüse und ermöglicht so die Milchentleerung. Außerdem verstärkt es die Nachwehen und fördert dadurch die Gebärmutterrückbildung, weshalb häufiges Anlegen des Kindes die Gebärmutterrückbildung erleichtert.

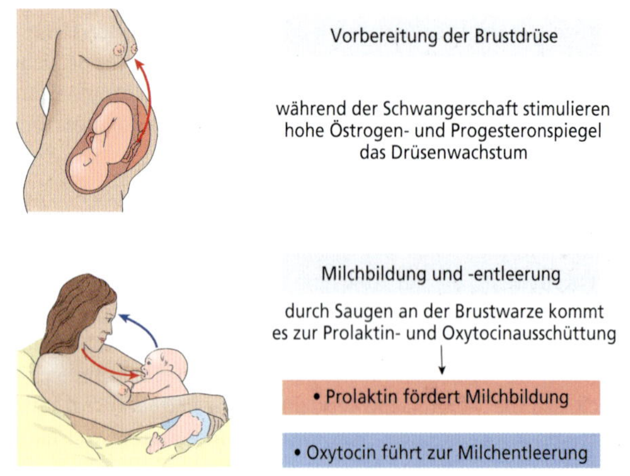

Abb. 20.21 Hormonelle Steuerung der Brustdrüsenentwicklung, der Milchbildung und der Milchentleerung.

Mastitis

Als Folge der mechanischen Belastung von Brustwarze und Warzenvorhof während des Stillens kommt es nicht selten zu kleinsten Hauteinrissen *(Rhagaden).* Über diese Risse können Bakterien eindringen und zu einer *Brustdrüsenentzündung* **(Mastitis)** führen. Begünstigend wirkt hier ein **Milchstau,** der vor allem bei Erstgebärenden zu Beginn der Stillzeit häufig auftritt.

PFLEGE

Zur **Vorbeugung vor einer Mastitis** zeigen die Pflegenden der jungen Mutter, wie sie das Kind richtig anlegt und die Brust gepflegt wird, damit sich keine Hauteinrisse bilden. Sie weisen sie außerdem darauf hin, dass der Wochenfluss nicht mit der Brust in Berührung kommen darf. Entstandene Rhagaden der Brustwarzen werden z. B. mit Bepanthen®-Salbe behandelt.
Ist es dennoch zu einem Milchstau oder gar einer Mastitis gekommen, helfen gute Brustentleerung (häufiges Anlegen, ggf. Abpumpen der Milch), Kühlung (durch kühlende Umschläge oder Eisbeutel) sowie Ruhigstellen der Brust (z. B. durch einen festen BH).

SPICKZETTEL

Wochenbett *(Kindbett, Puerperium):* Etwa 6–8 Wochen dauernder Zeitraum von der Geburt bis zur Rückbildung der Schwangerschafts- und Geburtsveränderungen. Gekennzeichnet durch Gebärmutterrückbildung mit abnehmendem **Wochenfluss** *(Lochien),* (langsamer) Straffung von Beckenboden- und Bauchmuskulatur, Hormonumstellung, Beginn des Stillens mit **Milcheinschuss** typischerweise am 3.–4. Tag nach der Geburt.

WIEDERHOLUNGSFRAGEN

1. Welche zwei Möglichkeiten gibt es, die Dauer einer Schwangerschaft anzugeben? (Kapitelanfang)
2. Wie heißt die Zelle, die aus der Verschmelzung von Samen- und Eizellkern entsteht? (→ 20.1)
3. Wie ist die Blastozyste aufgebaut? (→ 20.1)
4. Wie heißen die drei Keimblätter, aus denen sich die kindlichen Organe entwickeln? (→ 20.2.1)
5. Wie wird die wachsende Frucht ernährt? (→ 20.2.3)
6. Welche Substanzen können die Plazentarschranke passieren? (→ 20.2.3)
7. Was versteht man unter der Fruchtblase, was unter den Eihäuten? (→ 20.2.4)
8. Stellen Sie die Entwicklung des Ungeborenen in ihren Grundzügen dar. (→ 20.2.2, → 20.3)
9. Über welche beiden „Abkürzungen" umgeht der fetale Kreislauf die Lunge? (→ 20.3)
10. Was geschieht in den einzelnen Schwangerschaftsabschnitten bei der Frau? (→ 20.4)
11. Wie verläuft eine normale Geburt? (→ 20.5.1)
12. Welche Veränderungen vollziehen sich im kindlichen Körper unmittelbar nach der Geburt? (→ 20.5.1)
13. Welche Hormone sind am Milcheinschuss und am Stillen beteiligt, welche Aufgaben haben sie? (→ 20.5.3)
14. Welche Probleme ergeben sich häufig im Wochenbett? (→ 20.5.2, → 20.5.3)

21 KINDER

LERNZIELÜBERSICHT

21.1 Einführung

- Die Entwicklungphase von der Geburt bis zum Erwachsenen wird unterteilt in Neugeborenenperiode, Säuglings-, Kleinkind-, Kindergarten-, Schulkindalter, Pubertät und Adoleszenz.

21.2 Säuglingsalter

- Am riskantesten sind die ersten Minuten und Stunden nach der Geburt.
- Bestimmung von APGAR-Wert, Tragezeit und Geburtsgewicht ermöglichen die rasche Risikoeinschätzung bei Neugeborenen.
- Alleinige Muttermilchernährung ist für 4–6 Monate das Beste.
- Danach wird pro Monat eine Mahlzeit durch Beikost ersetzt, bis das Kind um den ersten Geburtstag zunehmend am Familientisch mitisst.

21.3 Wachstum und Entwicklung

- Im ersten Halbjahr und während der Pubertät wächst ein Kind am meisten.
- Die Entwicklung verläuft zwar bei jedem Kind anders und ist von vielfältigen Einflüssen überlagert. Die Überprüfung sog. „Meilen- und Grenzsteine“ der Entwicklung hat sich aber bewährt, um die kindliche Entwicklung in den ersten Jahren einzuschätzen.
- Auffällig ist vor allem, wenn sich die Entwicklung deutlich oder in mehreren Bereichen verzögert.
- In Schulkindalter und Pubertät stehen weniger körperliche als mehr psychische und soziale Probleme im Vordergrund.

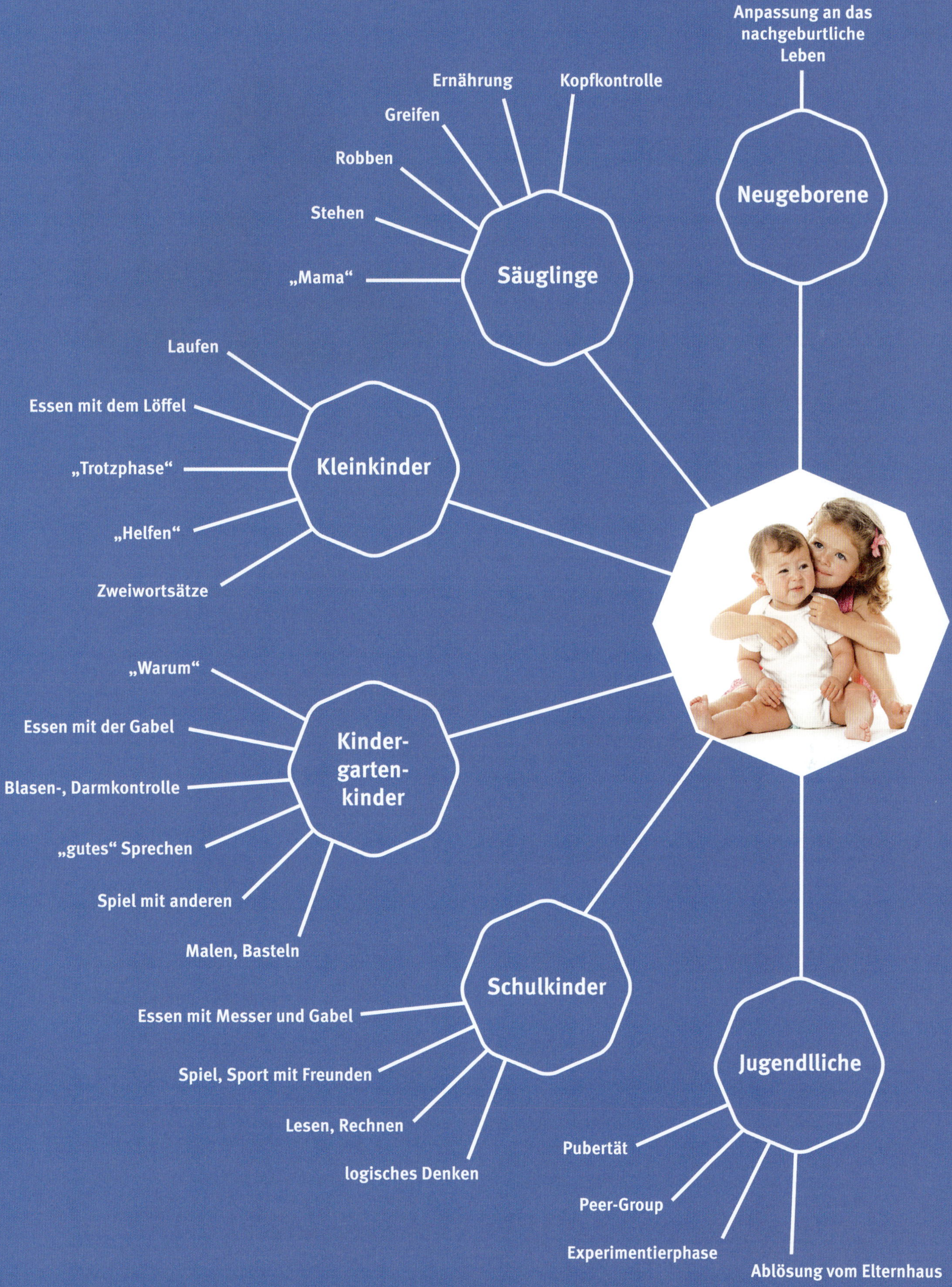
Anpassung an das nachgeburtliche Leben
Neugeborene
Ernährung
Kopfkontrolle
Greifen
Robben
Stehen
„Mama“
Säuglinge
Laufen
Essen mit dem Löffel
„Trotzphase“
„Helfen“
Zweiwortsätze
Kleinkinder
„Warum“
Essen mit der Gabel
Blasen-, Darmkontrolle
„gutes“ Sprechen
Spiel mit anderen
Malen, Basteln
Kinder-garten-kinder
Schulkinder
Essen mit Messer und Gabel
Spiel, Sport mit Freunden
Lesen, Rechnen
logisches Denken
Jugendliche
Pubertät
Peer-Group
Experimentierphase
Ablösung vom Elternhaus

[J787]

21.1 Einführung

Im Vergleich zu anderen Säugetieren entwickelt sich der Mensch langsam. Kein anderes Wesen braucht so lange, um erwachsen zu werden: Der vernunftbegabte Mensch kann seine vielfältigen Anlagen und Talente, seine „menschlichen Möglichkeiten", nur in vielen Reifungsschritten entfalten.

Der Mensch – ein sich entwickelndes Wesen

Das große Thema des Menschen ist deshalb: **Entwicklung.** Bereits im Mutterleib durchläuft der Embryo Abertausende von Entwicklungsschritten, bis nach neun Monaten ein Wesen zur Welt kommt, das noch nicht einmal krabbeln kann – wenn man ein Fohlen anschaut, das schon ein paar Minuten nach der Geburt auf seinen vier staksigen Beinen steht, ein geradezu enttäuschendes Ergebnis.

Nach der Geburt geht der Entwicklungsmarathon weiter. Wahrscheinlich wird deshalb kein anderer Altersabschnitt in so viele Zeitbereiche untergliedert wie Kindheit und Jugend:

- **Neugeborenenperiode** *(Neonatalperiode):* 1.–28. Lebenstag
- **Säuglingsalter:** 1. Lebensjahr
- **Kleinkindalter:** 2.–3. Lebensjahr
- **Kindergartenalter** *(frühes Kindesalter):* 4.–6. Lebensjahr
- **Schulkindalter:** 7. Lebensjahr bis Pubertätsbeginn (ca. 12. Lebensjahr)
- **Pubertät** und **Adoleszenz** (*frühes* bzw. *spätes Jugendalter*): Periode von der Entwicklung der sekundären Geschlechtsmerkmale bis zum Abschluss des Körperwachstums, also bis zum 18.–20. Lebensjahr. Gerade diese Phasen werden aber unterschiedlich definiert.

Kindesvernachlässigung und -missbrauch

Eine Kehrseite der langen Kindheit ist die lange *Abhängigkeit.* Zuverlässige Zahlen zur Häufigkeit von Kindesvernachlässigung, körperlicher oder psychischer Kindesmisshandlung und sexuellem Missbrauch gibt es nicht, denn die Erscheinungsformen sind zahlreich und die Dunkelziffer ist hoch. 2016 gaben Jugendliche in einer Umfrage in 6,3 % emotionale Vernachlässigung, 5,6 % körperliche Vernachlässigung, 5,6 % emotionalen Missbrauch, 7 % körperlichen Missbrauch und 5,5 % sexuellen Missbrauch an, typischerweise kombiniert. Bei Älteren waren die Zahlen noch höher.

PFLEGE VON KINDERN

Beobachten Pflegende **auf Misshandlung verdächtige Symptome,** etwa nicht altersgerechtes Verhalten oder viele blaue Flecke an für Kinderstürze untypischen Stellen, besprechen sie einen evtl. Verdacht immer mit (erfahrenen) Kollegen und Ärzten.

Erkrankungen im Kindes- und Jugendalter

Bedrohten noch vor 100 Jahren vor allem Mangelernährung und Infektionskrankheiten die Gesundheit der Kinder, so sind es heute ganz andere, nicht minder schwerwiegende Probleme:

- Gut 15 % der Kinder und Jugendlichen in Deutschland sind übergewichtig oder sogar adipös und haben ein entsprechend hohes Risiko für Diabetes mellitus Typ 2 oder Herz-Kreislauf-Erkrankungen bereits im jungen Erwachsenenalter. Diese Zahlen sind in den letzten Jahren stabil geblieben, allerdings auf hohem Niveau
- Etwa 25 % hatten irgendwann im Leben mindestens eine Allergie (z. B. Heuschnupfen, allergisches Asthma) oder Neurodermitis, wobei sich in den letzten 10–15 Jahren die Häufigkeit von Heuschnupfen und Asthma nicht signifikant verändert hat
- Bei 20 % der Kinder und Jugendlichen gibt es Hinweise auf psychische Auffälligkeiten oder Verhaltensprobleme
- Insgesamt nur ca. 22 % der 3- bis 17-jährigen Mädchen und 29 % der gleichaltrigen Jungen bewegen sich täglich eine Stunde oder mehr, mit zunehmendem Alter immer weniger. Wünschenswert wäre noch deutlich mehr.

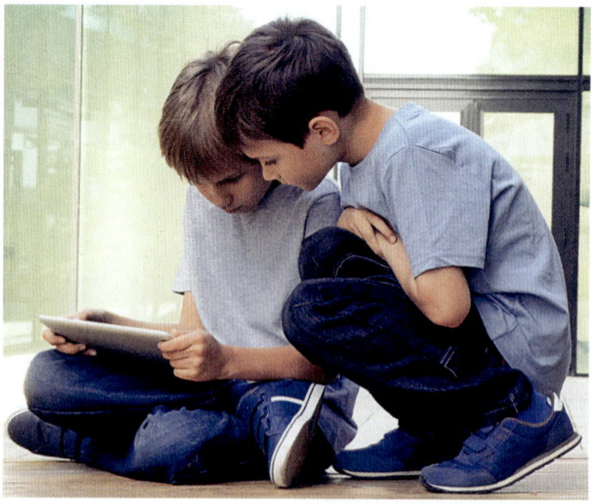

Abb. 21.1 Mangelware Bewegung. PC, Tablet und Smartphone sind nicht die einzige, aber eine wichtige Mitursache für Bewegungsmangel bei Kindern und Jugendlichen. [J787]

Das Krankheitsspektrum bei Kindern und Jugendlichen hat sich von akuten zu chronischen und von körperlichen zu psychischen Erkrankungen hin verschoben. Hierfür wurde der Begriff **Neue Morbidität** *(new epidemics)* geprägt. Diese Erkrankungen sind aufs Engste mit dem Lebensstil verknüpft (→ Abb. 21.1), Vorbeugung wäre somit prinzipiell möglich.

Dabei sind Gesundheit und Risiken bzw. Erkrankungen ungleich verteilt. Beispielsweise sind Übergewicht/Adipositas und Verhaltensprobleme bei sozial benachteiligten Kindern deutlich häufiger – man spricht auch von **gesundheitlicher Ungleichheit.**

PRÄVENTION

Bei Kindern bietet sich im besonderen Maße die Möglichkeit, Gesundheit zu fördern und Krankheiten vorzubeugen. Beraten werden zunächst die Eltern, mit zunehmendem Alter auch die Kinder und Jugendlichen selbst.

Kinderärzte empfehlen zwölf **Kindervorsorgeuntersuchungen** (U1–U6 im Säuglingsalter, U7, U7a, U8, U9 bis zur Einschulung, U10 und U11 bis zehn Jahre) und zwei **Jugendgesundheitsuntersuchungen** mit etwa 13 und 16 Jahren, wobei viele Krankenkassen die U10, U11 und J2 freiwillig übernehmen. Dadurch können viele Störungen erkannt werden, bevor sie den Eltern auffallen. Gleichzeitig bieten sie die Möglichkeit wiederholter Impfberatungen.

Pflegende sollten auch Kontakte aus anderem Grunde nutzen, um z. B. über „gesunde" Ernährung, Bewegungsförderung, die Gefahren von Rauchen und Alkoholkonsum sowie die Unfallprophylaxe aufzuklären, denn ein „gesunder" Lebensstil ist in der Kindheit leichter zu erlernen als im Erwachsenenalter. Besser als Belehrungen mit „erhobenem Zeigefinger" ist es, wenn ein gesunder Lebensstil mit positiven Werten verbunden in den Alltag integriert und vorgelebt wird.

Etliche individuelle Angebote erreichen allerdings gerade diejenigen nicht, die sie am meisten benötigen. Erforderlich sind zusätzlich niedrigschwellige Angebote und Ansätze unabhängig von individueller Nachfrage.
Beispiele sind Gesetze zu Rauchverboten oder Kindersitzen, Stadtplanung mit möglichst sicherem Verkehr, ausreichend Spiel- und Grünflächen und Förderung von gesunder Ernährung und Bewegung, aber auch der Grundregeln des menschlichen Miteinanders in Kindertagesstätten und Schulen. Prävention ist somit eine gesamtgesellschaftliche Aufgabe.

SPICKZETTEL

Kindes- und Jugenalter: Zeit von der Geburt bis etwa zum 18.–20. Lebensjahr. Geprägt durch zahlreiche körperliche, geistige und psychosoziale Entwicklungsschritte vom abhängigen Neugeborenen zum selbstständigen Erwachsenen.

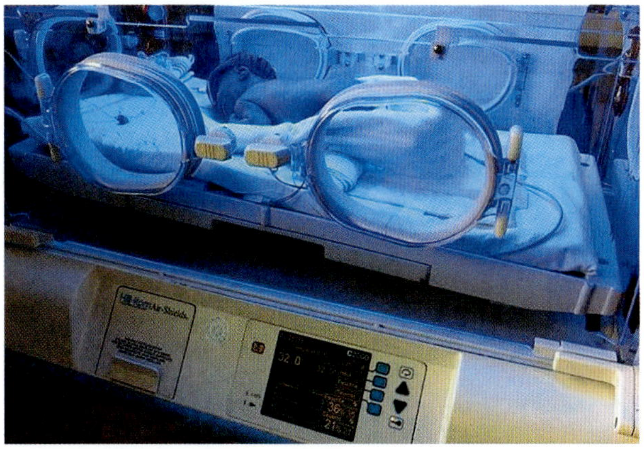

Abb. 21.2 Fototherapie bei ausgeprägtem Neugeborenenikterus. [K115]

21.2 Säuglingsalter

21.2.1 Neugeborenenperiode

Die ersten 28 Tage nach der Geburt werden auch als **Neugeborenenperiode** *(Neonatalperiode)* bezeichnet. Hauptthema ist die „Gewöhnung an die Welt".

Anpassung an das nachgeburtliche Leben

Die Geburt und die ersten Stunden danach sind risikoreich: Der Übergang von der Fremdversorgung durch die mütterliche Plazenta auf die Eigenversorgung des Neugeborenen erfordert eine tief greifende Umstellung des Organismus (*postpartale* oder **neonatale Adaptation;** Adaptation = Anpassung).

- *Umstellung der Atmung:* Schon während der Geburt wird die Atmung stimuliert. Viele Reize lösen dann den ersten Atemzug aus: Kälte, Berührung, Anstieg der Kohlendioxidkonzentration und Absinken der Sauerstoffkonzentration im Blut stimulieren das Atemzentrum im Stammhirn (→ 9.7.3). Mit dem ersten Atemzug füllen sich die Lungen mit Luft, der erste Schrei entfaltet die Lungenbläschen weiter. Ein Zusammenfallen der frisch entfalteten Lungenbläschen wird u. a. durch einen dünnen Film von Lipoproteinen verhindert, der die Alveolen auskleidet und die Oberflächenspannung reduziert. Dieser Stoff wird als **Surfactant** *(Surface actice agent)* bezeichnet (→ 16.6)
- *Umstellung des Kreislaufs:* Mit Entfaltung der Lungen sinkt der Druck im Lungenstromgebiet; der Weg des geringsten Widerstandes für das Blut im rechten Herzen führt jetzt über die Lungenarterien zu den Lungen. Das nun nicht mehr benutzte Foramen ovale in der Herzscheidewand wird durch den gleichzeitig ansteigenden Druck im linken Herzen zugepresst. Durch den höheren Sauerstoffgehalt des Blutes kontrahiert sich die Gefäßwandmuskulatur des Ductus arteriosus (→ Abb. 20.9), sodass auch dieser sich verschließt: Lungenkreislauf und Körperkreislauf sind getrennt
- Infolge der Abkühlung und der zunehmenden Sauerstoffsättigung des Blutes ziehen sich die Nabelschnurgefäße zusammen. Die Hebamme schneidet die jetzt funktionslos gewordene Nabelschnur durch. Das Neugeborene wird *abgenabelt*
- *Energiestoffwechsel:* Mit der Abnabelung wird die Energiezufuhr von der Mutter unterbrochen. Das Neugeborene greift nun auf seine eigenen Reserven zurück, nämlich das *Glykogen* (→ 2.8.1) in der Leber und das braune Fettgewebe (→ 5.3.5)
- *Ausscheidungen:* Schon der Fetus im Mutterleib gibt Urin ab. Spätestens 48 Stunden nach der Geburt erfolgt beim Neugeborenen dann der erste Stuhlgang, das **Mekonium** *(Kindspech):* eine zähe grünschwarze Masse, die u. a. aus abgeschilferten Darmepithelien, verschluckten Körperhärchen und eingedickter Galle besteht. Wird das Mekonium bereits intrauterin abgegeben (das Fruchtwasser ist dann grün), so deutet dies auf einen erheblichen Sauerstoffmangel des Fetus hin
- *Leber:* Die entgiftenden Leberenzyme sind zunächst noch nicht voll ausgebildet. Zusammen mit einem erhöhten Erythrozytenabbau mit hoher Bilirubinfreisetzung kann es deshalb in den ersten Lebenstagen auch beim gesunden Neugeborenen zu einer milden Gelbsucht (→ 17.6.3) kommen, dem **physiologischen Neugeborenenikterus.** Meist normalisiert sich der Bilirubinspiegel von selbst. Ansonsten hilft eine **Fototherapie** (→ Abb. 21.2), z. B. auf einer *Lichtmatratze,* das angereicherte Bilirubin wieder abzubauen.

Beurteilung der neonatalen Adaptation

Gerade weil die ersten Stunden nach der Geburt so „störanfällig" sind, müssen die Geburtshelfer schnell und ohne aufwendige Hilfsmittel beurteilen können, wie gut ein gerade Geborenes die Umstellung bewältigt hat oder umgekehrt wie gefährdet es ist. Hierzu dient das **APGAR-Schema,** bei dem eine, fünf und zehn Minuten nach der Geburt **A**ussehen (Hautfarbe), **P**uls (Herzfrequenz), **Gr**imassieren und Schreien bei Manipulationen, **A**ktivität (Muskeltonus) und **R**espiration (Atmung) beurteilt werden (→ Tab. 21.1).

Beurteilung der Reife

Der Mutterleib ist für den sich entwickelnden Menschen für durchschnittlich 280 Tage (40 Schwangerschaftswochen → 20.5) das optimale Milieu – nicht wesentlich länger oder kürzer. Nach dieser **Tragezeit** geborene Kinder sind in aller Regel *reif* und alle Funktionen optimal entwickelt. Die *äußeren* Zeichen einer abgeschlossenen intrauterinen Entwicklung heißen **Reifezeichen** (→ Abb. 21.3).

Neben der Schwangerschaftsdauer ist das Geburtsgewicht das wichtigste Maß für die Reife eines Neugeborenen (Normalgewicht 2.500–4.200 g, → Abb. 21.4). Unter- und übergewichtige Neugeborene haben ein höheres Erkrankungsrisiko.

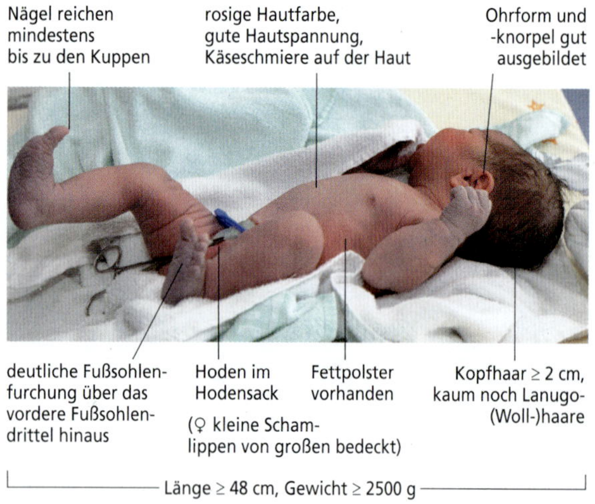

Abb. 21.3 Reifezeichen des Neugeborenen. Die Käseschmiere oder Vernix caseosa ist eine schützende, grauweiße Schmiere auf der Haut. [Foto: J787]

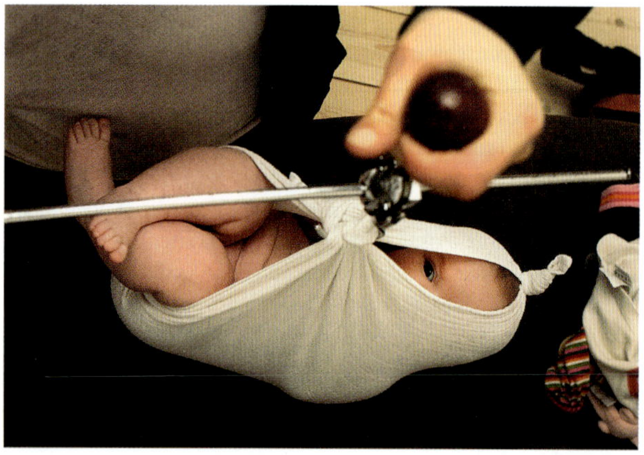

Abb. 21.4 Wiegen eines Neugeborenen. [J787]

Harmlose Auffälligkeiten des Neugeborenen

Die Geschlechtshormonspiegel im Blut des Neugeborenen sind zunächst hoch, da während der Schwangerschaft mütterliche Geschlechtshormone über die Plazenta ins Blut des Ungeborenen gelangen. Folgen sind eine *Neugeborenenakne,* eine Schwellung der Brustdrüsen, evtl. sogar mit Absonderung von sog. *Hexenmilch,* sowie vaginale Schleim- und Blutabsonderungen bei Mädchen. Mit dem Abbau der mütterlichen Hormone gehen diese Erscheinungen von selbst zurück.

Häufige und ebenfalls vorübergehende Hautauffälligkeiten bei Neugeborenen sind eine meist feine *Hautschuppung, Milien* (kleine weiße, talggefüllte Pünktchen vor allem um die Nase) sowie das *Neugeborenenexanthem (Erythema toxicum),* ein Hautausschlag aus kleinen, gelblich-weißen Pünktchen mit rotem Hof.

Die Eltern sollten über diese typischen Auffälligkeiten Bescheid wissen, da viele sonst sehr beunruhigt sind.

Neugeborenenscreening

Es gibt angeborene Erkrankungen des Stoffwechsels und des Hormonsystems, die beim Neugeborenen klinisch nicht erkennbar sind, aber bei frühzeitiger Behandlung eine wesentlich bessere Prognose haben als unbehandelt. Solche Erkrankungen sollen mithilfe des **Neugeborenenscreenings** erkannt werden. Vorzugsweise am dritten Lebenstag werden dem Neugeborenen wenige Tropfen Blut aus der Ferse entnommen, auf eine Filterpapierkarte getropft und ins Labor geschickt. Getestet wird unter anderem auf Schilddrüsenunterfunktion (→ 11.5), Mukoviszidose (→ 4.6.2), adrenogenitales Syndrom (→ 11.6.5) und Phenylketonurie (→ 17.9.7).

Probleme der Frühgeborenen

Etwa 8 % der Neugeborenen werden vor der vollendeten 37. Schwangerschaftswoche geboren (→ Abb. 21.5). Überleben können **Frühgeborene** derzeit ab etwa 450 g Geburtsgewicht (ca. 23. SSW), oft allerdings um den Preis bleibender Schäden.

Bei Frühgeborenen sind alle wichtigen Organe mehr oder weniger unreif, insbesondere Lungen, Gefäßsystem und ZNS. Ihnen drohen eine Vielzahl von Komplikationen und Erkrankungen, z. B.:

- Plötzliche Atempausen *(Apnoen)*
- *Surfactant-Mangel-Syndrom* (Surfactant → 16.6, → 21.2.1) mit schwerer Funktionsstörung der Lungen
- Hirnblutungen oder Sauerstoffmangel des Gehirns

Tab. 21.1: APGAR-Schema. Das von der Anästhesistin *Virginia Apgar* entwickelte Schema dient der Beurteilung der Vitalfunktionen bei Neugeborenen. Als Merkhilfe werden die Beurteilungskriterien so formuliert, dass ihre Anfangsbuchstaben das Wort „APGAR" ergeben, wobei es mehrere Varianten gibt.

Beurteilungskriterium	Bewertung		
	0 Punkte	1 Punkt	2 Punkte
Aussehen (Hautfarbe)	Blau (zyanotisch), weiß/blass	Stamm rosa, Extremitäten blau	Vollständig rosa
Puls	Nicht wahrnehmbar	‹ 100/min	› 100/min
Grimassieren bei Manipulationen (z. B. Hautreiz, Absaugen)	Keine Reaktion	Grimassieren (Verziehen des Gesichts), geringe Reaktion	Schreien, Husten, Niesen, abwehrende Reaktion
Aktivität und Muskeltonus	Keine spontanen Bewegungen, schlaffer Tonus	Wenig Bewegungen, geringer Tonus	Aktive Bewegungen, guter Tonus
Respiration (Atmung)	Keine (Apnoe)	Flach, unregelmäßig	Regelmäßige Atmung, kräftiges Schreien
Gesamtpunktzahl: 7–10 unauffällig; 4–6 mäßige Depression; ‹ 4 schwere Depression, akute Gefährdung			

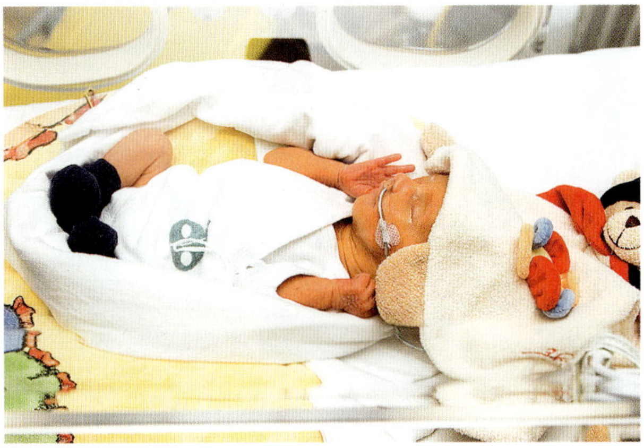

Abb. 21.5 Frühgeborenes in einem „Nest" im Brutkasten (Inkubator). Je kürzer die Schwangerschaft, desto größer das Komplikationsrisiko. [K115]

- Mangelnde Kreislaufumstellung vom fetalen auf den postpartalen Kreislauf
- Unterzuckerung
- Infektionen *(Frühgeborenen-Sepsis)*.

PÄDIATRIE

Spätschäden des Frühgeborenen betreffen vor allem das Gehirn als das gegenüber Sauerstoffmangel empfindlichste Organ sowie die Lungen, die durch die (zunächst lebensrettende) Beatmung geschädigt werden können.
Die Folgen sind:
- Störungen der motorischen und geistigen Entwicklung (von leichten Lernstörungen bis zu schwerer geistiger Behinderung)
- Krampfanfälle
- Chronische Lungenerkrankungen
- Heute selten: Netzhautschäden bis zur Erblindung, ebenfalls durch die Sauerstoffgabe.

Risiken übertragener Neugeborener

Auch **Terminüberschreitung** um mehr als zwei Wochen bringt Risiken für das Kind mit sich: **Übertragene Neugeborene** sind gefährdet, da die Plazenta nach der 40. Schwangerschaftswoche rasch „altert" und dann nicht mehr genügend Sauerstoff und Nährstoffe bereitstellen kann. Die Neugeborenen fallen durch grob abschuppende Haut und fehlende Käseschmiere auf. Sie neigen zu Atem- und Kreislaufproblemen, Unterzuckerung und Infektionen.

Deshalb wird der Geburtsvorgang bei einer Überschreitung der 42. SSW in der Regel durch Prostaglandin- oder Wehenhormongabe und evtl. Sprengung der Fruchtblase eingeleitet.

Wiedereinsetzen des Wachstums

Nach einer Übergangsphase von 3–10 Tagen, in der das Kind bis zu 15 % seines Körpergewichts – also bis zu 500 g! – verliert und die Bereitstellung der Muttermilch allmählich in Gang kommt, haben sich die Verdauungsorgane, Leber und Nieren den neuen Bedingungen angepasst. Das Kind nimmt jetzt wieder zu und wächst.

SPICKZETTEL

Neugeborenes: Säugling in den ersten vier Lebenswochen. Entwicklungsaufgaben in den ersten Lebensminuten Umstellung der Atem- und Herz-Kreislauf-Funktion auf „Eigenversorgung", dann eigene Ernährung (Trinken!), Ausscheidung, danach Entwicklung eines Tagesrhythmus.
Frühgeborenes: Vor der vollendeten 37. SSW p. m. Geborenes. Risikoerhöhung durch Unreife der Organe, v. a. von Lungen und Gehirn, insbesondere bei vor der 32. SSW Geborenen.
Übertragenes Neugeborenes: Nach der vollendeten 42. SSW p. m. Geborenes. Risikoerhöhung durch Alterung der Plazenta.
APGAR-Wert: 1, 5 und 10 Minuten nach der Geburt ermittelter Score zur Zustandsbeurteilung eines Neugeborenen. Kriterien **A**ussehen (Hautfarbe), **P**uls, **G**rimassieren/Schreien bei Manipulationen, **A**ktivität (Muskeltonus), **R**espiration. Jeweils 0–2 Punkte, normal ≥ 7, optimal ≥ 9 Punkte.

21.2.2 Ernährung des Säuglings

Für die ersten 4–6 Lebensmonate am besten ist die ausschließliche Ernährung mit Muttermilch. Sie besteht zu 87 % aus Wasser, außerdem verschiedenen Eiweißen (einschließlich Kasein, Antikörpern), Fett, Milchzucker, Elektrolyten, Vitaminen und Enzymen.

Muttermilch

Muttermilch ist jederzeit optimal an die Bedürfnisse des Säuglings angepasst:
- In den ersten Tagen nach der Geburt werden täglich etwa 50–100 g **Vormilch** *(Kolostrum)* gebildet. Diese erste, gelbliche Milch enthält sehr viele mütterliche Antikörper (IgA) und Leukozyten, die den Säugling vor Infektionen schützen
- Gegen Ende der ersten Woche wird die Milch flüssiger (**Übergangsmilch** oder *transitorische Milch*)
- Ab 2–3 Wochen nach der Geburt wird die **reife Muttermilch** produziert. Die Milchmenge steigt mit dem wachsenden Nährstoffbedarf des Säuglings auf bis zu 1.000 g täglich an.

Vorteile des Stillens

Obwohl industrielle Säuglingsmilchen hierzulande von hoher Qualität sind, hat Stillen Vorteile, die nicht zu „kopieren" sind:
- Muttermilch enthält mütterliche Abwehrstoffe (vor allem IgA-Antikörper) und Leukozyten, die den Säugling weniger anfällig für Infektionen machen
- Stillen beeinflusst das Darm-Mikrobiom des Säuglings positiv
- Stillen ermöglicht den intensivsten Kontakt zwischen Mutter und Kind, es ist hygienisch, praktisch und zudem preisgünstig
- Gestillte Kinder sind insgesamt seltener krank. Stillen mindert das Risiko von späterem Übergewicht, evtl. auch das von Allergien und Diabetes mellitus Typ 1. Frühzeitiger Kontakt mit Kuhmilchprodukten wird vermieden, was das Risiko einer Kuhmilchallergie senkt
- Bei der Mutter fördert Stillen die Gebärmutterrückbildung und die Gewichtsregulierung. Langes Stillen (maßgeblich ist die Gesamtstilldauer bei allen Kindern) mindert auch das Brustkrebsrisiko.

Heute hat sich das **Feeding-on-demand** durchgesetzt, bei dem das Kind trinkt, wann und so viel es will. Der gesunde Säugling „weiß", wann er satt ist. Die meisten Kinder „kommen" anfangs etwa alle

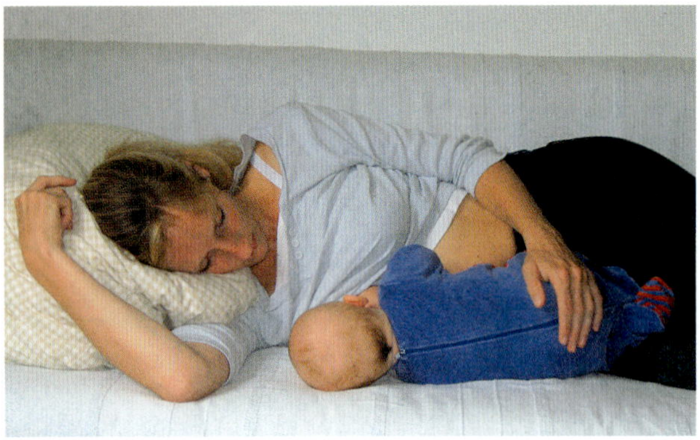

Abb. 21.6 Stillen im Liegen. Kind und Mutter sind einander zugewandt, damit das Kind die Brust erreichen kann, ohne den Kopf drehen zu müssen. [O408]

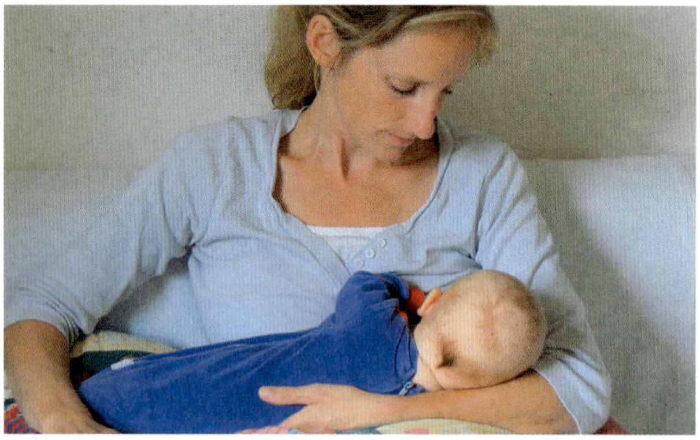

Abb. 21.7 Stillen im Sitzen. Der Ellenbogen der Mutter liegt entspannt auf, damit es nicht zu Verspannungen im Nacken-Schulter-Bereich kommt. [O408]

2–3 Stunden, brauchen mit einem Vierteljahr noch fünf Mahlzeiten und mit etwa einem halben Jahr noch vier.

Das routinemäßige Wiegen eines gesunden Kindes vor und nach jeder Mahlzeit wird nicht mehr empfohlen. Gewogen wird z. B. wöchentlich: Ein gesundes Kind legt im ersten Lebenshalbjahr pro Woche 150–200 g zu.

PFLEGE VON KINDERN

Wesentlich gefördert wird der Stillerfolg durch **Rooming-in,** bei dem das Kind die ganze Zeit, mindestens aber über Tag bei der Mutter ist und auch in deren Zimmer versorgt (z. B. gewickelt) werden kann. Wichtig ist außerdem eine gute Stillberatung durch Hebammen und Pflegende (z. B. zu Stillpositionen, →Abb. 21.6, →Abb. 21.7) – insbesondere Mütter, die zum ersten Mal stillen, werden durch widersprüchliche Ratschläge sehr verunsichert.

Milchbildung und -ejektion → 20.5.3

Industrielle Säuglingsmilchen

Als Muttermilchersatz, beispielsweise bei Stillhindernissen, stehen **industriell hergestellte Säuglingsmilchen** zur Verfügung. Basis ist in aller Regel Kuhmilch, die im Vergleich zur Muttermilch eiweiß- und mineralstoffreicher, jedoch kohlenhydratärmer ist und daher in ihrer Zusammensetzung geändert werden muss. Industrielle Säuglingsmilchen sind glutenfrei. Selbst hergestellte Säuglingsmilch ist nicht zu empfehlen.

Säuglingsanfangsnahrungen können ab der Geburt zur ausschließlichen Ernährung und nach Einführung von Beikost bis zum Ende des ersten Lebensjahres für die Milchmahlzeiten gegeben werden.

- Die dünnflüssigen **Pre-Milchen** enthalten als Kohlenhydrat nur *Laktose* (Milchzucker) und werden wie Muttermilch „nach Bedarf" gefüttert
- Die sämigeren **1-Milchen** enthalten daneben weitere Kohlenhydrate wie etwa Stärke. Sie sind zur Fütterung nach Bedarf weniger geeignet, weil sie möglicherweise die natürliche Appetitkontrolle des Säuglings unterlaufen.

Folgenahrungen *(Folgemilchen)* für die Zeit nach Beikosteinführung (*2-Milchen* ab dem sechsten, *3-Milchen* ab dem 8.–10. Lebensmonat) sind ernährungsphysiologisch nicht notwendig. Sie haben einen höheren Protein- und Mineralstoffgehalt und enthalten meist mehrere Kohlenhydrate. Als alleinige Nahrung sind sie auch für ältere Säuglinge *nicht* geeignet.

HA-Nahrungen *(hypoallergene Nahrungen, Hydrolysatnahrungen)* werden Säuglingen mit erhöhtem Allergierisiko (also mit mindestens einem Elternteil mit Allergievorgeschichte) oder bereits vorhandener Allergie gegeben. Durch die starke Aufspaltung des Eiweißanteils soll das Allergierisiko vermindert werden.

Sojanahrungen werden selten gefüttert, etwa bei Stoffwechselstörungen, die eine laktose- oder galaktosefreie Ernährung erfordern. Zur Verminderung des Allergierisikos eignen sie sich nicht.

Beikost

Für Europa wird empfohlen, frühestens ab dem fünften und spätestens ab dem siebten Lebensmonat schrittweise **Beikost** einzuführen, um den steigenden Bedarf des Kindes an Energie, Spurenelementen und Vitaminen zu decken. Der genaue Zeitpunkt kann von der individuellen Situation abhängig gemacht werden. Ausschließliches Stillen nach Beginn des fünften Lebensmonats mindert nach heutigem Wissen das Allergierisiko nicht weiter.

Reihenfolge und Art der Breimahlzeiten sowie der Zeitpunkt am Tag variieren von Land zu Land. In Deutschland wird meist zuerst ein Gemüse-Kartoffel-Fleisch-Brei eingeführt (→ Abb. 21.8).

Im Gegensatz zu früher wird heute empfohlen, mit glutenhaltigen Getreiden wie etwa Weizen im 5.–7. Lebensmonat noch während des Stillens zu beginnen, da dies nach heutigem Wissen das Risiko einer Zöliakie (glutensensitive Enteropathie) vermindern kann. Auch Abwechslung (verschiedene Gemüse- und Obstsorten, gelegentlich Nudeln oder Reis) wird befürwortet. Die Empfehlung, besonders „allergieträchtige" Lebensmittel wie z. B. Fisch möglichst spät zu füttern, wurde verlassen, da sie keine Schutzwirkung gezeigt hat.

Babys ab ca. sechs Monaten kann (im Sitzen und unter Aufsicht) stückige, weiche Kost zum Selbst-Greifen und -Essen angeboten werden. Wird nur alle paar Tage ein neues Nahrungsmittel eingeführt, kann bei Unverträglichkeiten die Ursache leichter gefunden werden.

Selbst gekochter und industriell hergestellter Brei, beide ohne Salz-, Zucker- oder Aromazusatz, gelten als gleichwertig.

Nach Einführen von Beikost soll weiter gestillt werden. Auch wenn nicht mehr gestillt wird, bleibt ein bestimmter „Milchsockel", um den Kalziumbedarf des Kindes zu decken. Bis zum

Ende des ersten Lebensjahres soll das Kind keine Kuhmilch trinken, der Milchbrei kann aber ab dem sechsten Monat mit Vollmilch zubereitet werden.

Ab Einführung der dritten Breimahlzeit benötigt das Kind Getränke zur Deckung seines Flüssigkeitsbedarfs. Geeignet sind Trinkwasser sowie ungezuckerte Früchte- oder Kräutertees, die möglichst aus Tasse oder Becher und nicht aus der Flasche gegeben werden.

Ab dem zwölften Lebensmonat kann das Kind zunehmend am Familientisch mitessen, wobei die Kinderportion nur leicht gewürzt und kaum gesalzen werden sollte.

PRÄVENTION

Zur **Rachitisprophylaxe** wird in Deutschland ab der zweiten Lebenswoche die Gabe von Vitamin D empfohlen, am besten kombiniert mit Fluorid zur **Kariesprophylaxe** (z. B. Fluor-Vigantoletten®).

SPICKZETTEL

Empfehlungen der Säuglingsernährung:

- Ausschließliche **Muttermilchernährung** in den ersten 4–6 Monaten, feeding-on-demand → Gewichtszunahme 150–200 g/Woche
- Danach Einführen von **Beikost,** üblicherweise als Brei. Faustregel alle paar Tage/Woche ein neues Nahrungsmittel (Verträglichkeit?), pro Monat Ersatz einer Milch- durch eine Beikostmahlzeit (in Deutschland empfohlen Gemüse-Kartoffel-Fleisch-Brei → Milch-Getreide-Brei → Obst-Getreide-Brei), ab etwa zehn Monaten Brotmahlzeiten und langsamer Übergang zu modifiziertem Familienessen
- Beibehaltung eines „Milchsockels“ (keine Kuhmilch im ersten Lebensjahr)
- Rachitisprophylaxe mit Vitamin D, am besten zusammen mit Fluorid.

21.2.3 Plötzlicher Kindstod

Der **plötzliche Kindstod,** kurz *SIDS (sudden infant death syndrome)* ist ein plötzlicher, nicht erklärbarer Tod eines Säuglings. Meist finden die Eltern das Kind ohne vorherige Warnzeichen tot im Bettchen.

Die Ursache liegt wahrscheinlich in einer Kombination innerer und äußerer Faktoren.

Der Rückgang um ca. 90 % seit Anfang der 1990iger Jahre wird auf wenige Maßnahmen zurückgeführt:

- Rauchfreie Umgebung
- Stillen über mindestens sechs Monate
- Rückenlage beim Schlafen, feste Matratze, Schlafsack, keine Decken, Kissen oder Kuscheltiere, Schlafzimmertemperatur 16–18 °C.

Empfohlen wird außerdem das Anbieten eines Schnullers zum Einschlafen jenseits der ersten Lebenswochen (jedoch kein Zwang, wenn das Kind keinen mag, und kein Wieder-in-den-Mund-stecken beim schlafenden Kind).

21.3 Wachstum und Entwicklung

Zahnentwicklung → 17.2.2

Trotz gewisser Unterschiede zwischen den Organsystemen gilt als Faustregel: Kinder haben eine „höhere Taktfrequenz“ als Erwachsene (→ Abb. 21.9 und Organkapitel) – von der Atem- und Herzfrequenz über Bewegungsdrang, Energiestoffwechsel, Flüssigkeitshaushalt bis zum Wachstum, das beim Erwachsenen bei null liegt.

21.3.1 Körperwachstum

Längenwachstum

In keinem Lebensalter wächst ein Kind schneller als in den ersten Lebensmonaten, nämlich ungefähr 16 cm im ersten Lebenshalbjahr. Danach fällt die Wachstumsgeschwindigkeit ab und liegt im Kindergarten- und Grundschulalter bei etwa 6–7 cm pro Jahr. Entsprechend haben die meisten Kinder mit vier Jahren die Körperlänge verdoppelt, also die 100 cm überschritten.

Beim Mädchen mit etwa 11 und beim Jungen mit etwa 13 Jahren setzt der **pubertäre Wachstumsschub** ein. Diese Zeitversetzung erklärt, warum Mädchen in der 6.–7. Klasse „weiter“ entwickelt erscheinen als Jungen. Die endgültige Größe haben Mädchen etwa mit 17, Jungen mit 19 Jahren erreicht. Die verlängerte pubertäre Wachstumsphase bei Jungen ist mit ein Grund, weshalb Männer ca. 10 cm größer sind als Frauen (→ Abb. 21.10).

Körperproportionen

Bis zum Ende des Wachstums verändern sich auch die **Körperproportionen.** Während zum Zeitpunkt der Geburt die Länge des Kopfes noch ein Viertel der gesamten Körperhöhe ausmacht, ist es beim Erwachsenen nur noch ein Achtel (→ Abb. 21.9). Auch das Verhält-

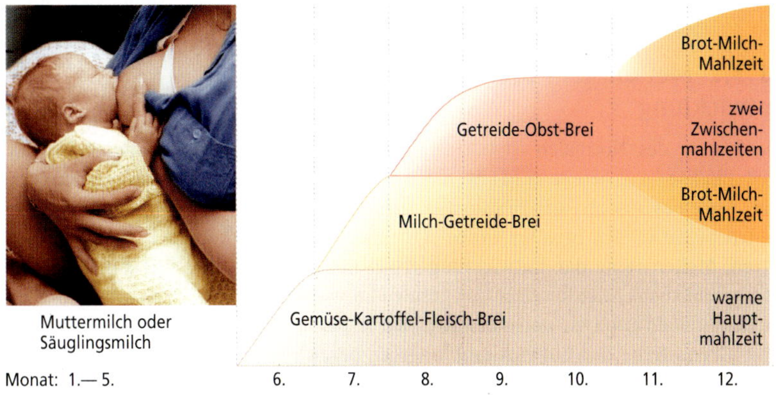

Abb. 21.8 Beikostschema, angepasst an die Gepflogenheiten in Deutschland. Es soll eine einprägsame Hilfe sein, ein Muss ist es nicht. Viele Familien praktizieren eine Kombination aus Breifütterung und Nahrungsmittelstückchen zum Selbst-Essen. In den Folgemonaten isst das Kind zunehmend am Familientisch mit. [Foto J787]

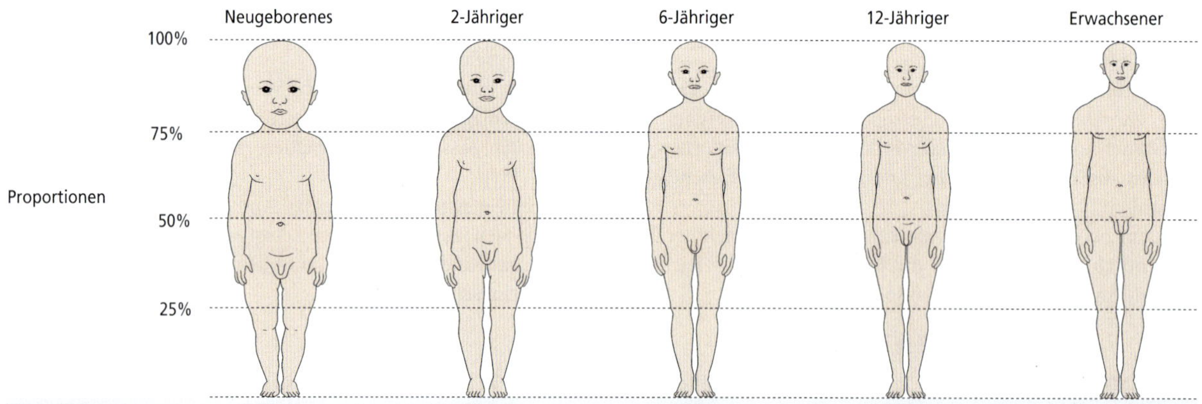

	Neugeborenes	2-Jähriger	6-Jähriger	12-Jähriger	Erwachsener
Körperlänge	50 cm	85 cm	115 cm	150 cm	♀ 165 cm ♂ 175 cm
Körpergewicht	3,3 kg	12 kg	20 kg	40 kg	♀ 60 kg ♂ 67 kg
Herzfrequenz	140/min	120/min	95/min	85/min	70/min
Blutdruck	60/35 mmHg	90/50 mmHg	100/60 mmHg	110/70 mmHg	120/80 mmHg
Atemfrequenz	40/min	25/min	20/min	17/min	15/min

Abb. 21.9 Übersicht über Körperwachstum und Vitalparameter vom Neugeborenen- zum Erwachsenenalter.

nis der Extremitäten zum Rumpf ändert sich: Das Längenwachstum der Beine und Arme übersteigt das des Rumpfes deutlich.

Gewichtsentwicklung

Etwa parallel zur Länge nimmt auch das Gewicht zu: Im Alter von 4–5 Monaten hat das Kind sein Geburtsgewicht verdoppelt, mit einem Jahr verdreifacht, mit 2–2½ Jahren vervierfacht, mit sechs Jahren versechsfacht und mit zehn Jahren verzehnfacht (→ Abb. 21.10).

Das Wachstum der einzelnen Köperorgane erfolgt dabei nicht immer parallel zum Körpergewicht:

Das Gehirn hat schon beim Dreijährigen 80 % der Endgröße erreicht, wohingegen die Hoden erst mit der Pubertät so richtig wachsen.

SPICKZETTEL

Längen- und Gewichtsentwicklung:
- 1 Jahr ca. 75 cm, 10 kg
- 2 Jahre ca. 85 cm, 12 kg
- 6 Jahre 115 cm, 20 kg
- 12 Jahre 150 cm, 40 kg.

21.3.2 Meilen- und Grenzsteine der Entwicklung

Die Spanne des Normalen ist bei der kindlichen Entwicklung breit: Ein Kind, das bereits mit 11 Monaten läuft, ist genauso „normal" wie eines, das erst mit 15 Monaten den ersten Schritt wagt. Trotzdem hat es sich bewährt, grobe „Orientierungsmarken" zu setzen. **Meilensteine der Entwicklung** geben üblicherweise das durchschnittliche Alter für einen bestimmten Entwicklungsschritt an, beschreiben also (wie unten der Text) die „typische" Entwicklung. **Grenzsteine der Entwicklung** hingegen bezeichnen, wann 90–95 % der gesunden Kinder diesen Entwicklungsschritt erreicht haben (90 %-Perzentile → Abb. 21.12). Das Nichterreichen eines Grenzsteins heißt nicht zwangsläufig, dass das Kind krank ist, hat aber eine wichtige Warnfunktion und muss kontrolliert bzw. geklärt werden.

PFLEGE VON KINDERN

Pflegende achten im täglichen Kontakt auf **Zeichen einer gestörten Entwicklung,** insbesondere einen auffälligen Muskeltonus (asymmetrisch, schlaff/steif) im Vergleich zu Gleichaltrigen, konstante Asymmetrien (z. B. in der Extremitätenhaltung), Nichterreichen von Grenzsteinen.

Neugeborenenalter

Das Neugeborene liegt in Beugehaltung, die Hände sind gefaustet, es kann Arme und Beine bewegen, den Körperstamm hingegen fast nicht. Es kann den Kopf zwar von der einen Seite zur anderen drehen, jedoch nicht länger „halten".

Das Verhalten eines Neugeborenen ist stark von Reflexen geprägt, die ganz überwiegend sein Überleben sichern sollen. Beispiele sind der **Saug**- oder der **Greifreflex** (→ Abb. 21.11). Die Reflexe verschwinden in den Folgemonaten in einer typischen Abfolge. Bestünde z. B. der Greifreflex weiter, könnte das Baby nicht das zielgerichtete Greifen und Loslassen erlernen.

Schon in der ersten Woche reagiert das Neugeborene auf Licht und Geräusche. Es zeigt Interesse am menschlichen Gesicht und beruhigt sich durch An-den-Körper-Nehmen. Im zweiten Monat entwickelt sich das **soziale Lächeln** als Antwort auf Zuwendung und vertieft die Eltern-Kind-Beziehung.

Drei Monate

Das drei Monate alte Kind kann in Bauchlage Kopf und Schultern heben und für längere Zeit halten, es stützt sich dabei auf die Unterarme *(Unterarmstütz)*. Auf dem Rücken liegend führt der Säugling seine Hände in der Mittellinie vor dem Körper zusammen. Das Kind beobachtet die eigenen Hände und folgt bewegten Objekten von einer Seite zur anderen.

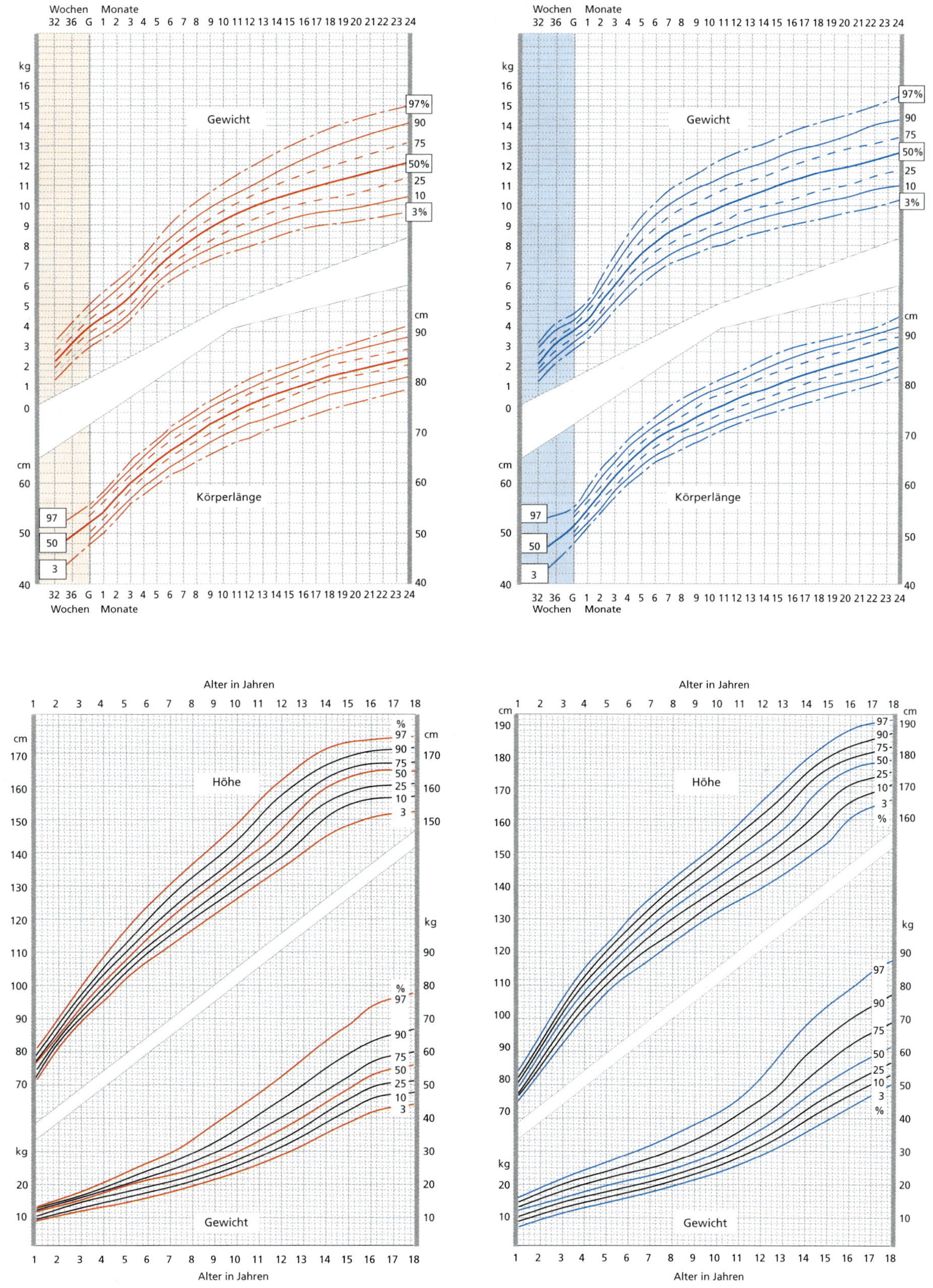

Abb. 21.10 Längenwachstum und Gewichtszunahme bei Jungen und Mädchen. Perzentil bedeutet „Hundertstelwert“. Eine Länge auf der 50. Perzentile bedeutet also, dass die Hälfte der gleichaltrigen Kinder gleich groß oder kleiner ist.

Schreitphänomen
(bis 4. Woche)

Hält man das Kind aufrecht am Rumpf, sodass seine Füße die Unterlage berühren, macht es Schreitbewegungen

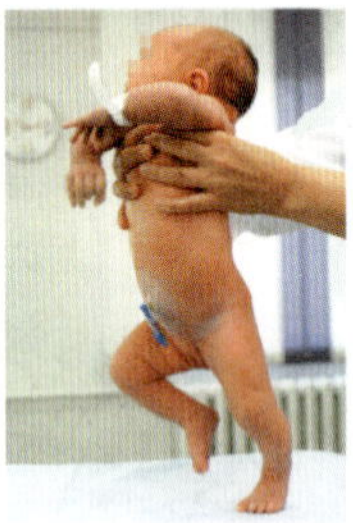

Saugreflex (bis 3. Monat)

Legt man einen Finger zwischen die Lippen des Kindes, fängt es an, rhythmisch zu saugen

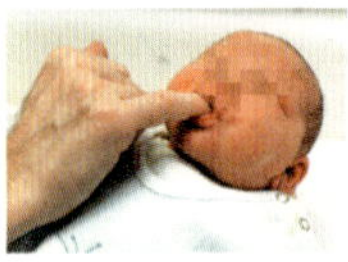

Oraler Suchreflex (Rooting, bis 4.– 6. Monat)

Streichelt man den Mundwinkelbereich des Säuglings, verzieht er den Mund und dreht den Kopf zur gestreichelten Seite

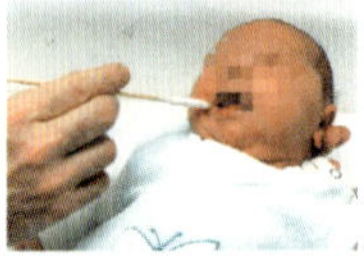

Umklammerungsreflex
(Moro-Reaktion, bis 5. Monat: Schreckreaktion, auch z. B. bei lauten Geräuschen)

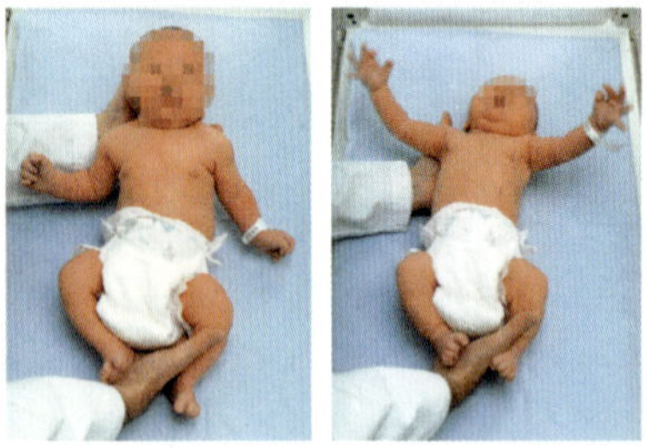

Hält man das Kind in Rückenlage und lässt den Kopf plötzlich ein Stück nach unten fallen, ...

... öffnet und streckt es die Arme (Hände sind geöffnet) ...

... und führt sie dann über der Brust zusammen.

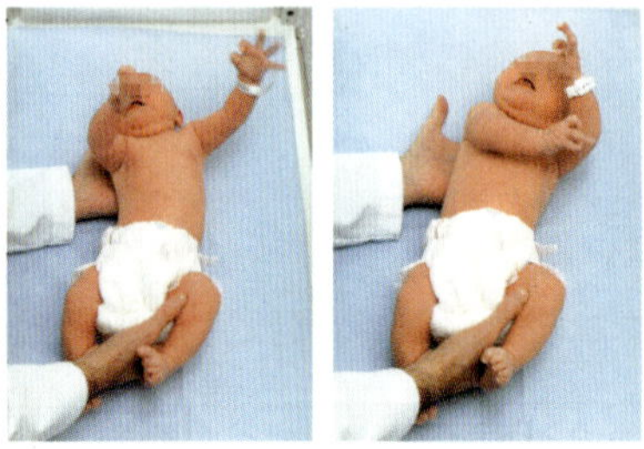

Handgreifreflex
(tonischer Handreflex, bis 5. Monat)

Legt man einen Finger quer in die Handinnenfläche des Kindes, ...greift es kräftig zu

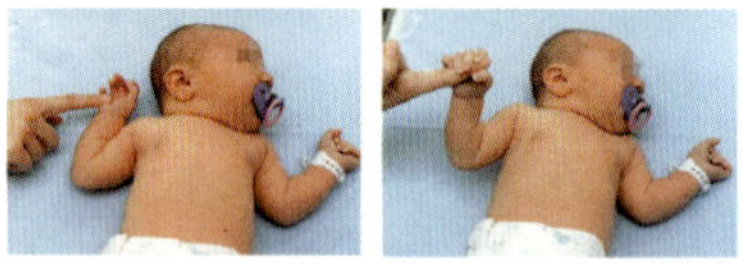

Asymmetrisch-tonischer Nackenreflex
(bis 5. Monat)

Dreht man den Kopf des auf dem Rücken liegenden Kindes aus der Mittelstellung zur Seite, streckt es Arm und Bein auf der Gesichtsseite und beugt die Extremitäten der Gegenseite („Fechterstellung")

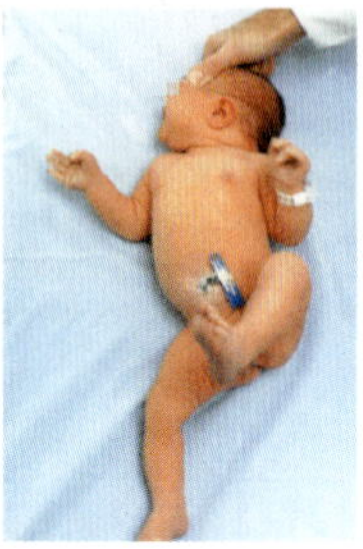

Fußgreifreflex
(bis 12. Monat)

Drückt man gegen die Fußballen, beugt das Kind alle Zehen

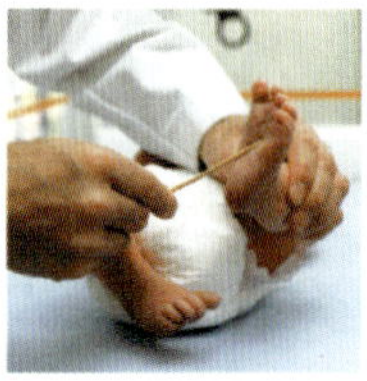

Abb. 21.11 Wichtige Reflexe des Neugeborenen. [K303]

Die Kommunikation mit der Umwelt wird intensiver – das Kind lächelt seine Bezugspersonen an und freut sich, wenn es etwas Angenehmes oder Interessantes erblickt.

Sechs Monate

Der Säugling von sechs Monaten greift seit Längerem gezielt, wobei er die Gegenstände zwischen Finger und Handfläche fasst **(palmares Greifen).** Die **Kopfkontrolle** ist jetzt erreicht, d. h. der Kopf kann voll gehalten werden. Das Baby stützt sich in der Bauchlage auf die geöffneten Hände und dreht sich ohne Hilfe in die Rückenlage (… und fällt dabei leicht vom Wickeltisch). Es beginnt zu sitzen, wobei es sich zunächst noch mit den Armen abstützt.

Das Sehen ist wesentlich verbessert, das Hören weitestgehend ausgereift. Das Baby fängt nun an, Silben zu bilden.

Die Kontakte zwischen Eigenwelt und Außenwelt laufen sehr stark über den Mund; über den Mund nimmt der Säugling nicht nur die lebenswichtige Nahrung auf, er erfährt auch Lust und Beruhigung (entspanntes, freudiges Nuckeln) und erforscht die Umwelt (alles verschwindet im Mund). Auch das „Selbst-Essen" beginnt jetzt.

Neun Monate

Das Baby dreht sich vom Rücken auf den Bauch, setzt sich aus der Bauchlage alleine auf und sitzt frei. Es steht mit Festhalten, kann sich aber nicht alleine wieder hinsetzen. Das Kind robbt oder rutscht und beginnt zu krabbeln – nichts ist mehr vor ihm sicher.

Über den **Scherengriff,** d. h. das Greifen mit Daumen und Zeigefinger über die *gesamte Fingerlänge,* entwickelt das Kind den **Pinzettengriff,** d. h. es greift „feiner" zwischen *Daumen- und Zeigefingerspitzen.* Auch die Sprachentwicklung macht Fortschritte – das Kind bildet Silbenketten und verändert bei seinem „Plappern" Lautstärke und Tonhöhe.

Der Säugling kann sich zunehmend allein beschäftigen, wirft gerne Spielzeug auf den Boden und beginnt nachzuahmen („Winke-winke"). Er kennt seinen Namen und versteht „nein". Fremden gegenüber ist er oft ausgesprochen misstrauisch **(Fremdeln).**

SPICKZETTEL

Säugling: Baby bis zum ersten Geburtstag. Normale Entwicklung (jeweils 90 %-Perzentile im vorangegangenen Zeitabschnitt) u. a.

- Mit zwei Monaten symmetrische Bewegungen, Kopfhebung in Bauchlage, Betrachtung von Gesichtern, soziales Lächeln
- Mit drei Monaten Beobachtung bewegter Objekte über die Mittellinie hinaus, Reaktion auf Glocke o. Ä., spontanes Lächeln
- Mit 4½ Monaten Kopfkontrolle im Sitzen, Zusammenführen der Hände in der Mittellinie, Greifen einer Rassel, Lachen, Quietschen
- Mit sechs Monaten Unterarmstütz, Kopfkontrolle im Sitzen und beim Hochziehen zum Sitzen, Kopfdrehung zu einer Stimme hin
- Mit 7½ Monaten Umdrehen, Übernahme von (etwas) Gewicht durch die Beine, Beobachtung kleiner/fallender Gegenstände, gezieltes Greifen, Greifen nach weiter entfernten Gegenständen

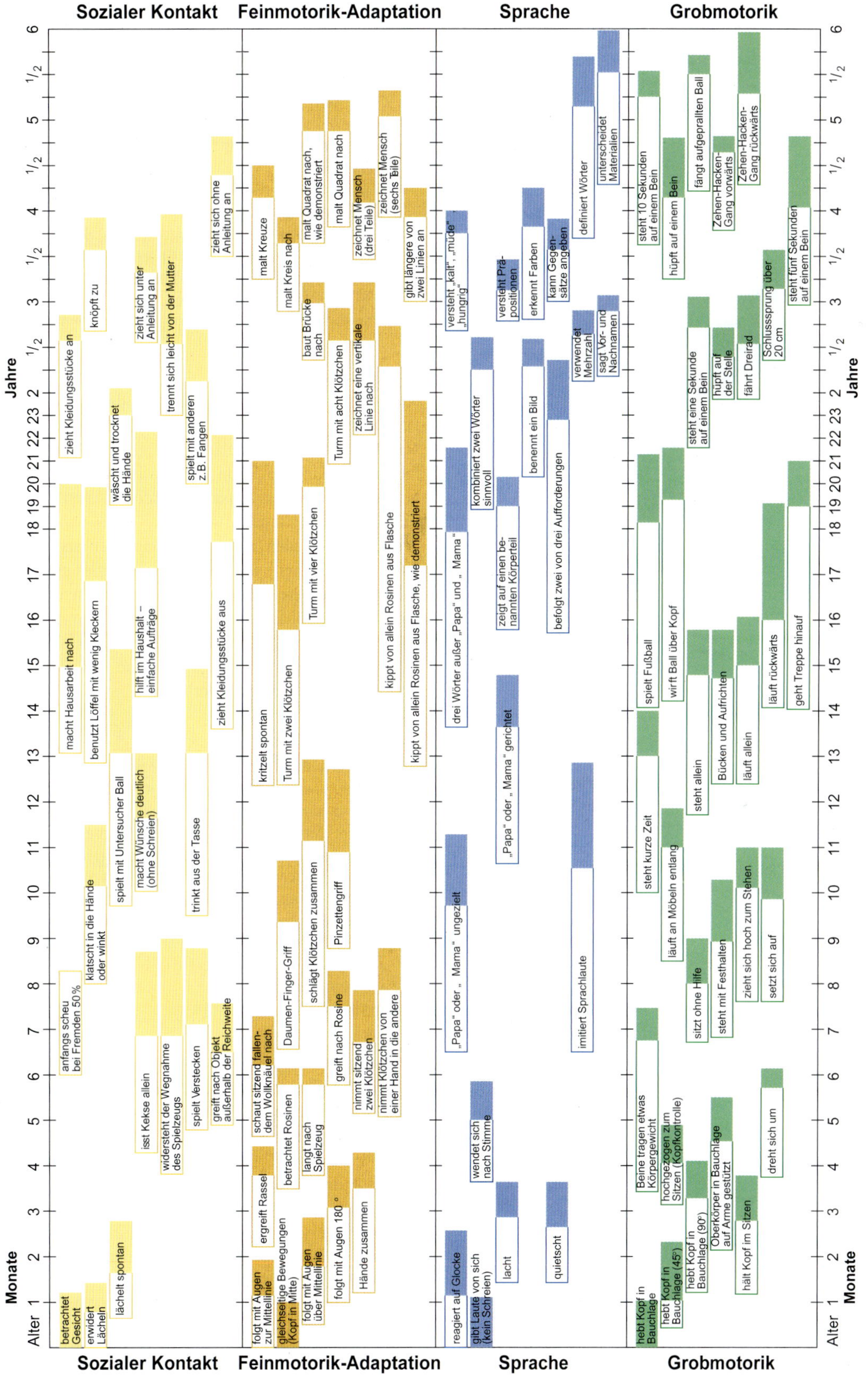

Abb. 21.12 Denver-Entwicklungsskalen zum Screening auf Entwicklungsauffälligkeiten. Der linke Rand des hellen Balkenteils zeigt jeweils das Alter, in dem 25 % der Kinder die Aufgabe können. Am linken Rand des dunklen Balkenteils ist dies bei 75 % der Fall, am rechten Rand bei 90 %. [G675]

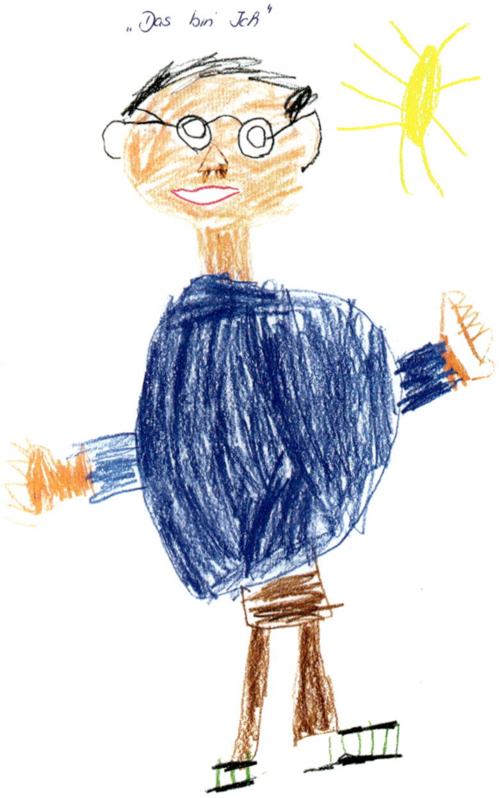

Abb. 21.13 Bild eines Fünfjährigen. [M121]

- Mit neun Monaten freies Sitzen, Wechseln von Gegenständen zwischen den Händen, Essen von Keksen o. Ä., Verstecken spielen
- Mit zwölf Monaten Aufsetzen, Aufstellen, Stehen mit Hilfe, Entlanglaufen an Möbeln, Scherengriff, Klatschen/Winken, erste (ungezielte) Worte

Ein Jahr

Das Kind krabbelt viel, läuft mit Festhalten an einer Erwachsenenhand und macht evtl. erste freie Gehversuche. Es benutzt die ersten „sinnvollen" Wörter, z. B. „Mama" oder „da", versteht aber wesentlich mehr.

Das Einjährige isst Fingermahlzeiten selbstständig, liebt Gib-und-Nimm-Spiele und genießt es, im Mittelpunkt zu stehen.

Zwei Jahre

Die „lebenspraktischen" Fähigkeiten nehmen rasant zu: Das Kind steigt Treppen (zwei Füße pro Stufe), kann rennen, isst „gut" mit dem Löffel und trinkt aus dem Becher.

Um den zweiten Geburtstag beginnt das Kind in Zweiwortsätzen zu sprechen (z. B. „Ball haben"). Es schaut die Bilder im Bilderbuch nicht mehr nur an, sondern hört auch kurzen, einfachen Bilderbuchgeschichten zu. Beim Spielen kann es z. B. Greif- oder Einlegepuzzle legen und einen Ball werfen.

Das Kind kann einfache Anweisungen befolgen. Gleichzeitig ist es sehr auf sich bezogen und fängt an, seinen Willen zu erproben – der Ausdruck „Trotzalter" ist bezeichnend.

SPICKZETTEL

Kleinkind: Ein- und zweijähriges Kind. Normale Entwicklung (jeweils 90 %-Perzentile im vorangegangenen Zeitabschnitt) u. a.
- Mit 15 Monaten (kurzes) Stehen, Trinken aus einer Tasse, Pinzettengriff, Imitieren von Sprachlauten, erste (gezielte) Worte
- Mit 18 Monaten freies Stehen und Laufen, Bücken und Wiederaufrichten
- Mit 24 Monaten Rückwärts- und Treppengehen, Werfen eines Balls, „gutes" Essen mit den Löffel, „Helfen" im Haushalt, Ausziehen von Kleidungsstücken, Bauen eines Turms aus vier Klötzchen, Kritzeln, Sprechen mehrerer Wörter außer „Mama" und „Papa", Kennen von Körperteilen, Befolgen einfacher Aufforderungen.

Drei Jahre

Nicht umsonst beginnt mit drei Jahren das Kindergartenalter: Das Dreijährige ist sauber und trocken bei Tag und teils auch bei Nacht. Es kann sekundenlang auf einem Fuß stehen und Dreirad fahren. Das Kind kann nun auch etwas schwierigere Anweisungen befolgen (z. B. unter Aufsicht Hände waschen und abtrocknen) und lässt sich meist gerne vorlesen.

Dreijährige malen (z. B. Sonne, Menschen aus Kopf mit Gesicht, Armen und Beinen), legen (einfache) Puzzles und fangen an, mit Schere und anderem Bastelmaterial umzugehen. Dreijährige streben nach Unabhängigkeit, beginnen, *mit* anderen Kindern zu spielen, empfinden Mitgefühl und entwickeln Werte.

Das Dreijährige spricht „gut" und oft viel, fragt ständig „warum?" und kennt einige Kinderlieder.

SPICKZETTEL

Kindergartenkind: Drei- bis fünfjähriges Kind. Normale Entwicklung (jeweils 90 %-Perzentile im vorangegangenen Zeitabschnitt) u. a.
- Mit drei Jahren kurz Einbeinstand, Hüpfen auf der Stelle, Bauen eines Turms aus acht Klötzchen, Kippen von Rosinen aus der Flasche (ohne Vormachen), Anziehen von Kleidungsstücken, Verwendung der Mehrzahl
- Mit 4½ Jahren Springen über 20 cm, Nachmalen eines Kreises, Malen eines Menschen aus drei Teilen, Kennen von Farben, Gegensätzen, Anziehen unter Anleitung, Zuknöpfen von Knöpfen.

Sechs Jahre

Um den Schulbeginn kann das Kind mit Messer und Gabel sowie etwas später auch mit Werkzeugen umgehen. Die feinmotorischen Fähigkeiten sind gewachsen (z. B. bindet das Kind eine Schleife, malt mit Details → Abb. 21.13) und werden auch durch den Schulalltag ständig weiterentwickelt.

Der Schulalltag prägt auch das Sozialleben. Der Beginn des Schulkindalters bringt zunächst wieder eine Labilitätsperiode, das Kind ermüdet leicht, zeigt wenig Ausdauer und ist Stimmungen unterworfen.

(Grund-)Schulalter

Abstraktionsfähigkeit und schlussfolgerndes Denken machen große Fortschritte, obschon das Kind noch vorwiegend anschaulich denkt. Das Kind sammelt, experimentiert und stellt funktionsfähige Dinge her.

Das Kind freut sich an Bewegung und Sport und grenzt sich zum anderen Geschlecht ab, spielt z. B. häufig nur mit gleichgeschlechtlichen Freunden.

Im späten Grundschulalter löst sich das Kind mehr und mehr aus der unmittelbaren elterlichen Fürsorge, beginnt Einsicht in die sozialen Aufgaben innerhalb von Familie und Gruppe zu gewinnen und vermag seine Fähigkeiten planmäßig einzusetzen.

Jugendalter

Das Jugendalter zwischen dem 13. und 20. Lebensjahr ist ein Abschnitt des Übergangs. Es imponiert ein letzter körperlicher Wachstumsschub (→ Abb. 21.10), der Körper wird schlaksig, und mit Stimmbruch bzw. Brustentwicklung stellen sich die sekundären Geschlechtsmerkmale ein. Die Fähigkeit, Kinder zu bekommen, erreichen junge Mädchen mit etwa 14 und junge Männer mit etwa 16 Jahren. Mit etwa 18 Jahren (Frauen) bzw. 20 Jahren (Männer) ist die körperliche Entwicklung abgeschlossen.

Psychisch zeigt sich die nahende Pubertät oft durch Widerspruchsgeist vor allem den Eltern gegenüber, und die Jugendlichen orientieren sich sehr stark an Gleichaltrigen **(Peergroup).** „Rebellische" Phasen wechseln oft abrupt mit solchen, in denen der Jugendliche überraschend „vernünftig" erscheint. Auch die Stimmung schwankt teils erheblich. Forscher erklären sich dies durch Umbauvorgänge im Gehirn, insbesondere im Stirnlappen des Großhirns. Weitere Kennzeichen der Pubertät sind Kreativität und Experimentieren – von Kleidung und Frisur über Sportarten bis zum Einüben neuer Rollen, etwa im Sportverein. Gefährlich wird es, wenn mit Alkohol und anderen Drogen experimentiert wird, denn diese richten, möglicherweise bedingt durch den Umbau des Gehirn, in der Pubertät dort besonders großen Schaden an. Das Risikobewusstsein insgesamt ist oft eher gering.

Bedingt durch die neue „hormonelle Interessenlage" wendet sich die Aufmerksamkeit des Jugendlichen ab von den gleichgeschlechtlichen Gruppen hin zu gegengeschlechtlichen Partnern, woraus oft im 15.–17. Lebensjahr die ersten länger haltenden Beziehungen entstehen.

Demgegenüber wird das soziale Erwachsenendasein, also die finanzielle und berufliche Selbstständigkeit, in den Industrieländern immer später erlangt, was nicht selten zu Konflikten führt.

SPICKZETTEL

Schulkind: 7. Lebensjahr bis Pubertätsbeginn (ca. 12. Lebensjahr)

- Mit sechs Jahren Schulreife, u. a. gute Feinmotorik (z. B. Essen mit Messer und Gabel, Binden von Schuhen), Zählen, Lesen/Schreiben des eigenen Namens, Erklären von Überlegungen, Freunde
- Im weiteren Verlauf Weiterentwicklung der Fähigkeiten, zunehmende Selbstständigkeit „außer Haus".

Jugendalter mit Pubertät, Adoleszenz: Wachstumsschub, Entwicklung der sekundären Geschlechtsmerkmale, zunehmende Loslösung vom Elternhaus.

WIEDERHOLUNGSFRAGEN

1. Welche Phasen werden im Kindes- und Jugendalter üblicherweise unterschieden? Charakterisieren Sie die „Hauptthemen" dieser Phasen. (→ 21.1, → 21.3.2)
2. Was versteht man unter der „Neuen Morbidität"? (→ 21.1)
3. Welches sind die wichtigsten Anpassungsvorgänge unmittelbar nach der Geburt? (→ 21.2.1)
4. Wie kommt es zum Neugeborenenikterus? (→ 21.2.1)
5. Was ist das APGAR-Schema, wie funktioniert es? (→ 21.2.1)
6. Wie viel wiegt ein gesundes Neugeborenes? (→ 21.2.1)
7. Wie unterscheiden sich Vormilch und reife Muttermilch? (→ 21.2.2)
8. Wie wird ein gesunder Säugling ernährt? (→ 21.2.2)
9. Wie verläuft in groben Zügen das körperliche Wachstum zwischen Geburt und Erwachsenenperiode? (→ 21.3.1)
10. Was sind Grenzsteine der kindlichen Entwicklung? Wählen Sie einen Zeitpunkt (z. B. vier Jahre). Was kann ein Kind in dem Alter typischerweise, was sind Alarmzeichen einer gestörten Entwicklung? (→ 21.3.2)

22

ÄLTERE MENSCHEN

LERNZIELÜBERSICHT

22.1 Was ist Altern?

- Altern ist ein biologisch vorbestimmter, unumkehrbarer Prozess, der sich nur schlecht definieren lässt.

22.2 Unterschiedliche Alterstheorien

- Altern vollzieht sich auf biologischer, psychischer und sozialer Ebene. Keine der mehreren hundert Alterstheorien kann Altern umfassend und schlüssig erklären.
- Es gibt zwei große Gruppen biologischer Alterstheorien: Die eine sieht Altern als genetisch vorbestimmt, die andere als exogen verursacht. Tatsächlich ist Altern multifaktoriell bedingt.
- Psychosoziale Alterstheorien fragen nach den Bedürfnissen alter Menschen in Bezug zur Gesellschaft (Aktivität? Rückzug?).

22.3 Veränderungen der Organsysteme im Alter

- Alle Organsysteme altern. Folge ist eine nachlassende Anpassungsfähigkeit von Organen und Gesamtorganismus.
- Altern ist nicht zu verhindern, aber zu beeinflussen. Es unterliegt großen individuellen Schwankungen.

22.4 Altern und Gesellschaft

- Altern ist in unserer Gesellschaft eher negativ besetzt.
- Vor allem über 75-Jährige sind im Alltag eingeschränkt bis zur Pflegebedürftigkeit.
- Durch die zunehmende Lebenserwartung wird die Zahl der Pflegebedürftigen in den nächsten Jahrzehnten erheblich zunehmen.

22.5 Häufige Gesundheitsprobleme älterer Menschen

- Immobilität, Stürze und Verwirrtheit sind charakteristische medizinische Störungen im Alter.
- Die Demenz ist die häufigste Ursache von Pflegebedürftigkeit im Alter, ihre häufigste Form, die Alzheimer-Demenz, ist bis heute unheilbar.

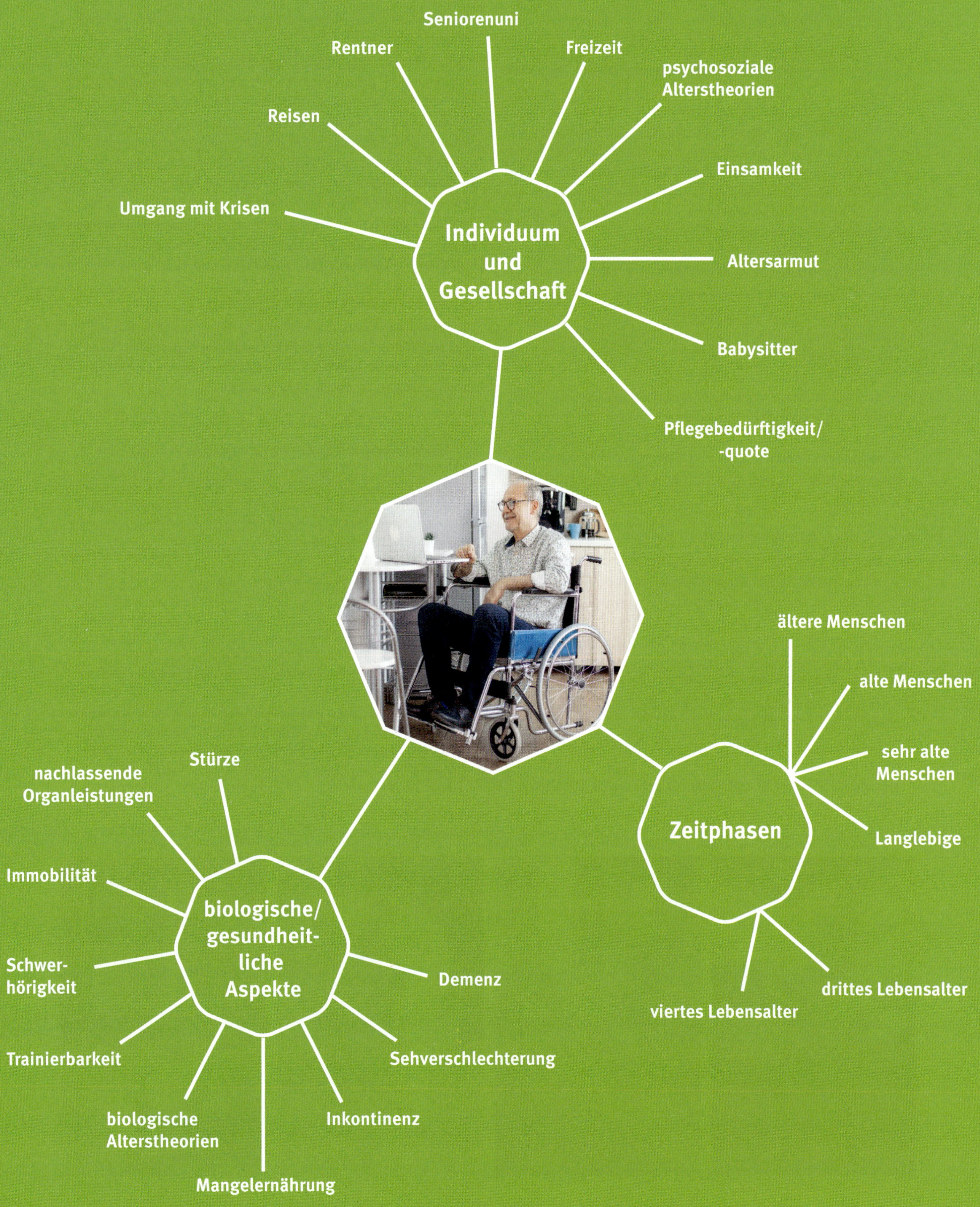
Individuum und Gesellschaft
Seniorenuni
Rentner
Freizeit
psychosoziale Alterstheorien
Reisen
Einsamkeit
Umgang mit Krisen
Altersarmut
Babysitter
Pflegebedürftigkeit/ -quote
Zeitphasen
ältere Menschen
alte Menschen
sehr alte Menschen
Langlebige
drittes Lebensalter
viertes Lebensalter
biologische/ gesundheitliche Aspekte
Stürze
nachlassende Organleistungen
Immobilität
Schwerhörigkeit
Trainierbarkeit
biologische Alterstheorien
Mangelernährung
Inkontinenz
Sehverschlechterung
Demenz

[J787]

22.1 Was ist Altern?

Die Frage, was **Altern** ist und wann es beginnt, lässt sich kaum beantworten, denn es gibt bis heute keine einheitliche Definition des Alterns.

Die umfassendste Definition, wie sie etwa von dem Mediziner *Max Bürger* Mitte des letzten Jahrhunderts geprägt wurde, bezeichnet Altern als „... jede irreversible Veränderung der lebenden Substanz als Funktion der Zeit". Altern, so verstanden, beginnt nicht erst in höherem Lebensalter, sondern bereits bei der Geburt. Es beinhaltet damit beispielsweise auch die Entwicklung eines Kindes zum Erwachsenen.

Vier Kriterien, die Alterungsvorgänge kennzeichnen

Für den Alltag ist diese Definition zu weit. Vier Kriterien helfen, Alterungsprozesse weiter einzugrenzen:

- Alterungsvorgänge sind *universal,* sie sind für alle höheren Lebewesen gültig
- Sie sind *irreversibel,* also unumkehrbar
- Sie sind *schädlich* im Sinne einer verminderten Anpassungsfähigkeit für das betroffene Individuum
- Sie sind *biologisch-genetisch* vorherbestimmt und damit nicht zu verhindern. Entsprechend lässt sich auch eine *maximale Lebenserwartung* festlegen – für den Menschen liegt sie bei etwa 120 Jahren.

Versuch einer Definition des alten Menschen

Die „Grenze" zwischen Erwachsenenalter und Alter (→ 1.4) ist willkürlich. Im deutschsprachigen Raum wird sie meist bei 60–65 Jahren angesetzt, nahe dem Zeitpunkt des Ausscheidens aus dem Berufsleben.

Infolge der erheblich gestiegenen Lebenserwartung dauert die Phase des Alters nicht selten über eine ganze Generation und umfasst den hoch aktiven Mittsechziger ebenso wie den bettlägerigen, pflegebedürftigen 90-Jährigen (→ Abb. 22.1). Deshalb wird das Alter weiter unterteilt, z. B. wie folgt:

- Menschen bis 75 Jahre werden meist als **ältere Menschen** bezeichnet
- Menschen zwischen 76 und 90 Jahren gehören zu den **alten Menschen**
- 91- bis 100-Jährige bilden die Gruppe der **sehr alten Menschen** oder *Hochbetagten*
- Über 100-Jährige werden **Langlebige** genannt.

Eine andere Einteilung spricht von **drittem Lebensalter** („junge Alte", Phase relativ guter Gesundheit und hoher Aktivität, bis 80–85 Jahre) und **viertem Lebensalter** („alte Alte", Phase zunehmender Gesundheitsprobleme und Hilfsbedürftigkeit). Und eine dritte Einteilung spricht sprachlich salopp, aber anschaulich von **„Go-go-Jahren"** (aktive Jahre ohne wesentliche Begleiterkrankungen), **„Slow-Go-Jahren"** (Jahre mit Begleiterkrankungen/funktionellen Defiziten, teilweise z. B. mit Hilfsmitteln kompensiert) und **„No-go-Jahren"** (Zeit ständiger Hilfsbedürftigkeit). Dies zeigt, dass die Einteilung in „Altersklassen" willkürlich und nicht einheitlich ist.

Gerontologie, Geriatrie und Altenpflege

Die Wissenschaft von den körperlichen, psychischen und sozialen Vorgängen des Alterns heißt **Gerontologie** (*Alternsforschung, geron* = Alter), die Lehre von den Krankheiten des alternden und alten Menschen **Geriatrie** (*Altersheilkunde).*

PFLEGE ALTER MENSCHEN

Die **Altenpflege** wird durch den zunehmenden Anteil älterer Menschen in *allen* Bereichen der ambulanten und stationären Pflege an Bedeutung gewinnen. Pflegende alter Menschen benötigen durch die im Alter häufigeren Erkrankungen mit ihren gegenseitigen Beeinflussungen fundiertes medizinisches und (allgemein-)pflegerisches Wissen.

SPICKZETTEL

Altern: Physiologischer Prozess bei mehrzelligen Organismen, der über geringere Organreserven und bemerkte Funktionsminderung schließlich zum Tod des Organismus führt. Ursächlich bisher ungeklärt (multifakoriell bedingt), fortschreitend und unumkehrbar.

Älterer Mensch: Meist Bezeichnung für einen Menschen über 60–65 Jahren. Aufgrund der zunehmenden Lebenserwartung und des entsprechend unterschiedlichen Gesundheitszustandes üblicherweise in weitere, jedoch uneinheitliche „Alterskategorien" unterteilt.

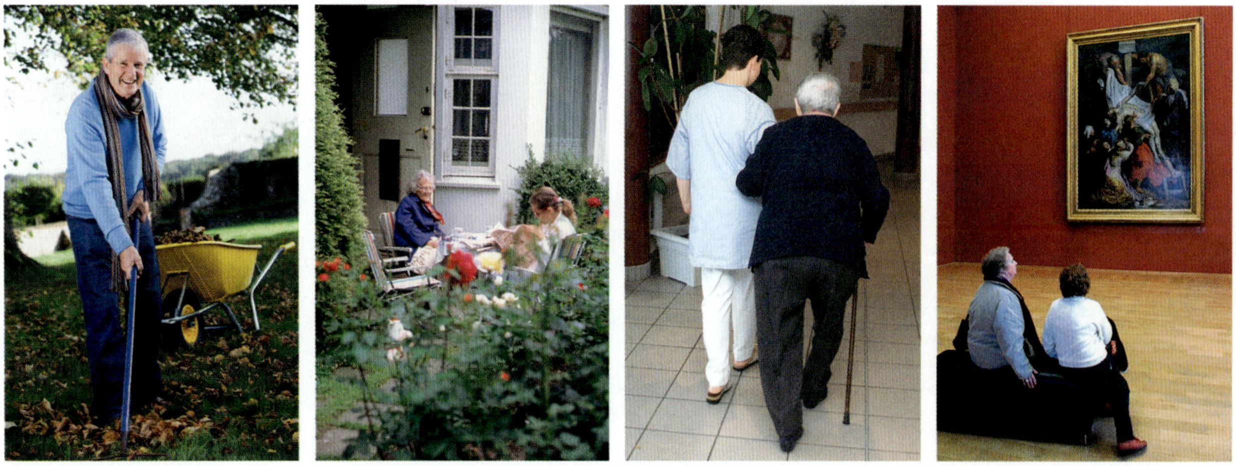

Abb. 22.1: Unterschiedliche Aspekte des Alters und des alten Menschen. Alle abgebildeten Menschen sind älter oder alt und doch völlig unterschiedlich – jeder Versuch, ein einheitliches Bild des alten Menschen zu zeichnen, muss scheitern. [J787]

22.2 Unterschiedliche Alterstheorien

Altern beeinflusst alle Aspekte menschlichen Seins. Es ist ein biologischer, psychischer und sozialer Prozess.

Es gibt zwar mehrere hundert **Alterstheorien,** die den Alterungsvorgang in seinen Dimensionen zu beschreiben, erklären oder ergründen versuchen. Jede davon hat jedoch Mängel, keine ist allumfassend und schlüssig. Entsprechend gibt es auch noch kein Mittel, um Altern zu verhindern, allen Anti-Aging-Produkten zum Trotz.

Alterungsvorgänge finden auf verschiedenen Ebenen statt, und die verschiedenen Alterstheorien ergänzen einander.

22.2.1 Biologische Alterstheorien

Biologische Alterstheorien konzentrieren sich auf die Struktur- und Funktionsveränderungen von Zellen, Organen und Organismus und fragen nach den *Ursachen* des Alterns. Ganz grob lassen sich zwei große Gruppen unterscheiden:

- Eine Gruppe von Theorien sieht den Alterungsprozess als Folge *endogener* Faktoren. Das Altern ist im Menschen verankert, also *genetisch vorherbestimmt*
- Die zweite Gruppe sieht *exogene,* also von außen kommende Einflüsse als Auslöser des Alterns.

Altern als genetisch vorbestimmtes Geschehen

Innerhalb einer Art (also Individuen weitgehend gleichen Erbguts) differiert die Lebenserwartung vergleichsweise wenig, zwischen verschiedenen Arten jedoch stark. So leben Fliegen im Mittel 30 Tage, Kaninchen sechs Jahre und Pferde 25 Jahre. Auch innerhalb einer Art zeigt sich eine starke Erblichkeit der Lebenserwartung: Kinder langlebiger Eltern leben meist erheblich länger als der Durchschnitt der Bevölkerung.

- Bei der **Genregulationstheorie** werden für die Lebensphasen *Entwicklung, Fortpflanzung* und *Alter* jeweils verschiedene Abschnitte des Genoms (Erbguts) als zuständig bzw. aktiviert angenommen. Gene, die den Alterungsvorgang (mit) steuern, heißen **Gerontogene.** Vieles diesbezüglich ist noch unklar. Sicher beeinflussen aber *zahlreiche* Gene den Alterungsvorgang und wird *nicht* eine genaue Zahl von Lebensjahren im Erbgut festgelegt
- An den Chromosomenenden befinden sich DNA-Abschnitte, die als **Telomere** bezeichnet werden und denen eine „Schutzkappenfunktion" zugeschrieben wird. Bei jeder Zellteilung werden diese Telomere ein Stück kürzer. Die **Telomertheorie** geht davon aus, dass die Telomerlänge die Zahl der möglichen Zellteilungen und damit das menschliche Leben begrenzt (Telomere als „biologische Sanduhr", **Hayflick-Limit**). Das Enzym **Telomerase,** das nur in Keimbahn- und Embryonalzellen (sowie Krebszellen!) aktiv ist, kann verkürzte Telomere wieder verlängern
- Nach der **somatischen Mutationstheorie** lassen mit dem Alter die zelleigenen DNA-Reparaturmechanismen nach, welche die ständig entstehenden Mutationen beseitigen. Folgen sind Veränderungen und Funktionsstörungen von Eiweißen und Enzymen, die schließlich zu Altern und Tod des Menschen führen.

Altern als Folge exogener Einflüsse

Eine der wichtigsten Theorien aus dieser Gruppe ist die **Theorie der freien Radikale:** Bei vielen Stoffwechselprozessen entstehen als giftige Nebenprodukte hoch reaktive *Radikale* (→ 2.4.2), vor allem *Sauerstoffradikale,* welche Membranproteine, Enzyme, Kohlenhydrate, Mitochondrien und DNA verändern bzw. schädigen. Diese punktuellen Schäden häufen sich an und führen so zu einem allgemeinen Funktionsrückgang der Zellen.

Endogene Radikalquellen sind z. B. Stress, Entzündungen oder starke körperliche Belastungen. Beispiele für exogene Radikalquellen sind Rauchen, Alkohol, UV-Strahlen (Sonnenbaden), Umweltchemikalien, aber auch einige Medikamente.

Umgekehrt ist es bei einigen Organismen gelungen, durch *Kalorienrestriktion* und damit Stoffwechselreduktion das Leben zu verlängern, teilweise allerdings um den Preis einer verminderten bis aufgehobenen Fortpflanzungsfähigkeit. Ob eine Radikalreduktion die Ursache für die Lebensverlängerung ist, ist unklar.

Die Zellen besitzen entgiftende Enzyme zur Neutralisation dieser Radikale. Der Gehalt an entgiftenden Enzymen (insbesondere *Superoxid-Dismutase, Katalase* und *Glutathion-Peroxidase*) in den Zellen einer Art korreliert sehr gut mit der Lebensspanne dieser Art. So enthalten z. B. Zellen der Menschenaffen bei etwa hälftiger Lebensspanne auch nur halb so viel dieser Enzyme wie menschliche Zellen.

Altern als multifaktorieller Prozess

Altern und Tod des Menschen sind unausweichlich und wesentlich genetisch bestimmt. Exogene Einflüsse können den Alterungsprozess aber beschleunigen oder verzögern: Viele Alterungsvorgänge, z. B. der Lunge, werden durch zusätzliche Schädigungen (etwa Rauchen) verstärkt und dadurch erst klinisch bedeutsam.

Auf der anderen Seite lassen sich zahlreiche körperliche und geistige Funktionen noch bis ins hohe Alter trainieren. Körperliche Bewegung mindert nicht nur den Muskelschwund, sondern nach heutigem Kenntnisstand auch das Demenzrisiko, und ein geistig aktiver und geübter alter Mensch kann ein besseres Gedächtnis haben als ein durchschnittlich trainierter junger Mensch. Und schließlich spielt auch der Zufall eine Rolle.

Aus dem Zusammenspiel verschiedenster endogener und exogener Faktoren ergeben sich individuell ganz unterschiedliche Alterungsverläufe. Trotzdem lassen sich typische Alterungsverläufe ausmachen (→ Abb. 22.2).

22.2.2 Psychosoziale Alterstheorien

Psychosoziale Alterstheorien fokussieren auf die Beziehung zwischen Individuum und Gesellschaft: Wie nehmen der Einzelne und die Gesellschaft Altern und Alter wahr, ist Altern in Zufriedenheit möglich? Auch hier gibt es die verschiedensten Theorien (alle stark vereinfacht):

- **Defizittheorie.** Altern wird als Abfolge von Einschränkungen und Aufgeben von Rollen gesehen
- **Kompetenztheorie.** Der (alte) Mensch möchte sich als kompetent und fähig erleben
- **Aktivitätstheorie.** Zufriedenheit im Alter bedeutet Aktivität, „Gebrauchtwerden" (→ Abb. 22.3)
- **Disengagementtheorie.** Alte Menschen möchten sich aus der Gesellschaft zurückziehen, sich ausruhen und nicht mehr arbeiten müssen („verdienter Lebensabend" → Abb. 22.3)
- **Kontinuitätstheorie.** Wichtig für die Zufriedenheit ist v. a., Lebenssituation und Lebensstil beibehalten zu können
- **Theorie der selektiven Optimierung mit Kompensation** *(SOK).* Verluste sind im Alter zwangsläufig. „Erfolgreich altern" heißt Ausnutzung noch vorhandener Ressourcen bei gleichzeitigem Ausgleich von Defiziten (durch andere Fähigkeiten, aber auch Hilfsmittel).

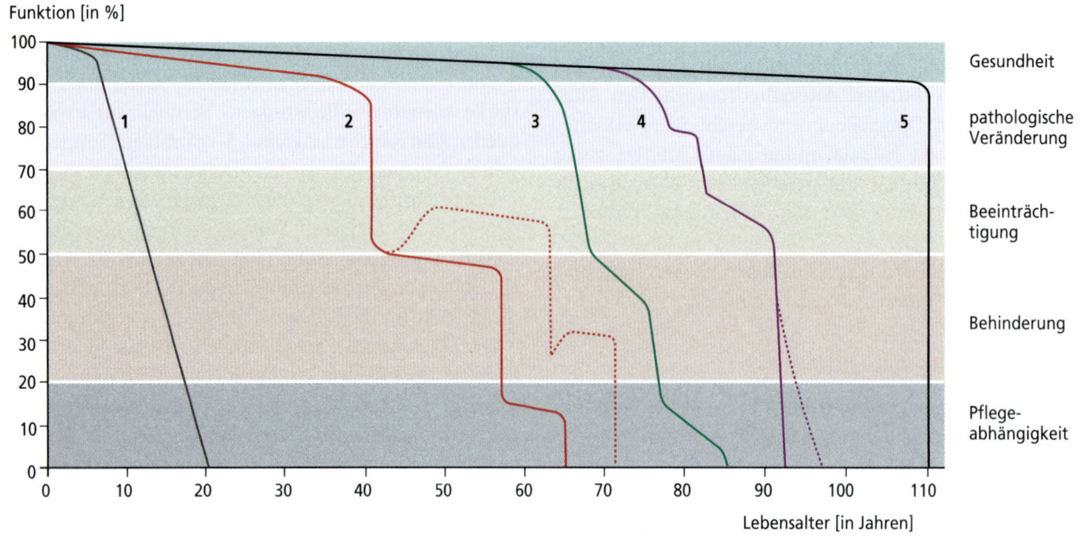

Abb. 22.2: Verschiedene Alterungsverläufe (verändert nach Nikolaus und Zahn). Linie 1: Stark beschleunigter Alterungsprozess ab dem sechsten Lebensjahr bei Progerie (vorzeitige Vergreisung). Linie 2: Risikofaktoren (Bluthochdruck, Rauchen) führen zu einer schnelleren Alterung. Nach einem Akutereignis (z. B. Schlaganfall) kann durch therapeutische Intervention eine Besserung der Lebenserwartung und der Lebensqualität erreicht werden (gestrichelte Linie). Linie 3: Rasche Funktionsbeeinträchtigung und mehrjährige Phase der Behinderung und Pflegeabhängigkeit, wie sie für Demenzkranke typisch ist. Linie 4: „Normales" Altern. Bis ins hohe Alter bestehen nur leichte Beeinträchtigungen. Die Phase von Behinderung und Pflegeabhängigkeit ist auf wenige Monate beschränkt (durch Therapien oft aber erheblich verlängert). Linie 5: Idealtypischer Verlauf des Alterns („in hohem Alter auf der Parkbank entschlafen").

Die etwas überspitzten Formulierungen machen deutlich, dass auch hier jede der Theorien Wahrheit in sich trägt, aber keine allen Menschen gerecht wird. So ist die Aktivitätstheorie sicher ganz wichtig für den Erhalt der Selbstständigkeit. Andererseits trägt sie der unterschiedlichen Persönlichkeit und den geringeren Reserven alter Menschen nicht Rechnung. Und im Widerspruch zur Kontinuitätstheorie kann es auch zufrieden machen, sich nach der Berentung einen lang gehegten Traum zu erfüllen und sein Leben neu zu gestalten.

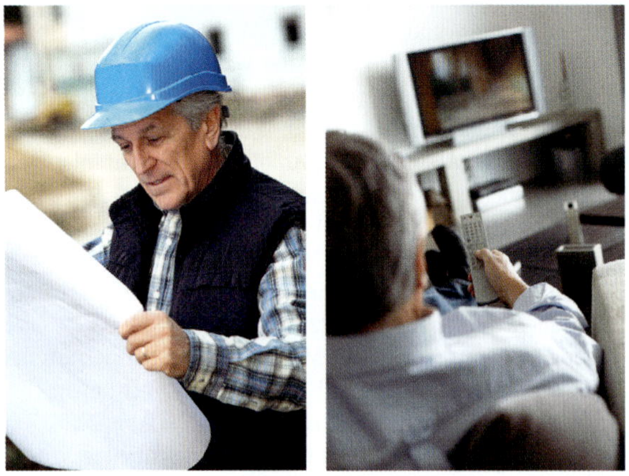

Abb. 22.3: Als Senior-Berater noch mal etwas Neues kennenlernen oder sich ausruhen – beides kann zufrieden oder unglücklich machen. [J787]

SPICKZETTEL

Alterstheorien: Verschiedenste Theorien, welche die biologischen, psychischen und soziale Aspekte des Alterns beschreiben oder ursächlich zu erklären versuchen.

22.3 Veränderungen der Organsysteme im Alter

Altersveränderungen treten, wie in den vorangegangenen Kapiteln bereits dargestellt, an allen Organen auf, wobei die verschiedenen Organsysteme beim Einzelnen unterschiedlich schnell altern können (Übersicht → Tab. 22.1).

Die Alterungsprozesse schränken die Anpassungsfähigkeit zunehmend ein – die Funktionsreserve der Organsysteme wird immer kleiner. Zunächst geschieht dies unmerklich, dann treten bei starken Belastungen erste Einschränkungen auf, schließlich wird schon bei kleinen Belastungen und Störungen offenbar, dass „es nicht mehr so geht" wie in jungen Jahren.

PFLEGE ALTER MENSCHEN

Auch wenn ein alter Mensch noch „fit" erscheint – schon bei einer harmlosen Erkrankung kann das nur noch **labile Gleichgewicht** kippen und sich der Gesundheitszustand deutlich verschlechtern.

Von entscheidender Bedeutung in der Altenpflege sind das Wissen um die Zusammenhänge zwischen den verschiedenen altersbedingten Veränderungen der Organsysteme und, darauf aufbauend, entsprechende Vorsichtsmaßnahmen zur Vermeidung von Komplikationen.

Tab. 22.1: Übersicht über die Abnahme von Organfunktionen im Alter

Altersbedingte Veränderungen	Folgen und mögliche Probleme
Herz-Kreislauf-System	
• Herzmuskelhypertrophie und -umbau (vermehrtes Bindegewebe) in Arbeitsmyokard und Erregungsleitungssystem • Abnahme der Koronardurchblutung • Abnehmende Elastizität der Gefäße • Verlangsamte Kreislaufreflexe	• Abnahme von maximaler Herzfrequenz, Herzkraft, Herzschlag-, Herzzeitvolumen • Verminderte körperliche Belastbarkeit, z. B. bei Anstrengung, in Höhe, perioperativ • Systol. und diastol. Blutdruckanstieg • Neigung zu orthostatischer Blutdruckregulationsstörung
Atmungssystem	
• Abnahme der Thoraxbeweglichkeit • Elastizitätsverlust der Lungen • Verlust an Alveolen • Abnahme des Flimmerepithels	• Abnahme von Atemvolumina und maximaler Sauerstoffaufnahme • Geringere Leistungsreserven, z. B. bei Anstrengung, in Höhe, perioperativ • Höheres Infektionsrisiko
Bewegungsapparat	
• Abnahme von Mineralgehalt und Knochendichte • Dünner-/Rauerwerden des Gelenkknorpels • Abnahme von Muskelmasse und -kraft (Einlagerung von Fett- und Bindegewebe)	• Osteoporose, höhere Frakturneigung • Schmerzen v. a. bei Gelenkbelastung • Geringere Kraft und Leistung • Schwäche • Gangunsicherheit, Stürze, Mobilitätseinschränkung
Harnsystem	
• Abnahme von Nierendurchblutung, glomerulärer Filtrationsrate, Konzentrations- und Verdünnungsfähigkeit • Vermindertes Durstempfinden • Abnahme des Blasenfassungsvermögens • Schwäche der Beckenbodenmuskulatur, geringerer Harnröhrenverschlussdruck • Bei Männern Prostatavergrößerung	• Elektrolytstörungen • Labilerer Wasserhaushalt • Störungen der Blutdruckregulation • Langsamere Ausscheidung von Medikamenten • Häufiger nächtliches Wasserlassen • Verminderte Drangzeit, Urininkontinenz
Verdauungssystem und Stoffwechsel	
• Zahnverlust • Verminderte propulsive Darmbewegungen • Veränderte Darmflora • Verminderte Leberenzymleistung	• Essprobleme (Förderung von Mangelernährung) • Obstipationsneigung • Geringere Alkoholverträglichkeit • Langsamere Ausscheidung einiger Medikamente
Hormonsystem und Stoffwechsel	
• Verminderter Grundumsatz • Abfallende Produktion vieler Hormone, besonders der Geschlechtshormone bei Frauen	• Bei nicht angepasster Energiezufuhr Förderung von Adipositas • Bei Frauen Erlöschen der Fruchtbarkeit • Schlechtere Glukosetoleranz • Sonst eher geringe klinische Folgen
Immunsystem	
• Abnahme der zellulären und humoralen Abwehr • Verminderte Entzündungsantwort	• Höhere Infektionsanfälligkeit • Zunahme bösartiger Tumoren • Anderes klinisches Bild von Infektionen
Nervensystem	
• Verlust von Nervenzellen und Synapsen • Abnahme der Transmitterkonzentrationen • Zunahme der Gliazellen • Ausbildung seniler Plaques, fibrillärer Veränderungen • Verminderte Nervenleitgeschwindigkeit • Durchblutungsminderung	• Langsamere Informationsverarbeitung und Reaktionsgeschwindigkeit • Sinkende Gedächtnisleistungen • Aber: Langer Erhalt und Trainierbarkeit geistiger Fähigkeiten durch hohe Plastizität des Gehirns
Augen	
• Trübung und Elastizitätsverlust von Linse und Hornhaut, Glaskörpertrübung • Langsamere Pupillenreflexe, nicht mehr so weite Pupillenöffnung • Nachlassendes Farbensehen	• Einschränkung der Nahakkommodation (Alterssichtigkeit) • Nachlassende Sehschärfe, verschwommenes Sehen • Vermehrter Lichtbedarf
Ohren	
• Verlust von Sinneszellen der Cochlea • Degenerative Veränderungen des Hörnervs	• Schwerhörigkeit, zunächst für hohe Töne, dann auch gestörtes Sprachverstehen

Tab. 22.1: Übersicht über die Abnahme von Organfunktionen im Alter *(Forts.)*

Altersbedingte Veränderungen	Folgen und mögliche Probleme
Geschmacks- und Geruchssinn	
• Abnahme der Geschmacksknospen und Riechzellen	• Unlust am Essen (Förderung von Mangelernährung) • Vermindertes Riechvermögen
Haut, Haare	
• Abnehmender Hautturgor • Erhöhte Verletzbarkeit, verlangsamte Wundheilung • Ergrauen der Haare, Haarausfall	• Meist v. a. kosmetische Bedeutung • Erhöhtes Dekubitusrisiko

Instant Aging

Vielen Menschen fällt es schwer, sich die altersbedingten Einschränkungen vorzustellen.

Bei **Instant Aging** wird durch spezielle Simulationsanzüge (u. a. mit Spezialbrille, Ohrenstöpseln, Halskrawatte, Spezialweste, Handschuhen und Gelenkbandagen →Abb. 22.4) versucht, das eingeschränkte Bewegungs-, Seh- und Hörvermögen eines älteren Menschen zu simulieren. Scheinbar banale Alltagstätigkeiten werden damit zu einer echten Herausforderung und manche Aufgaben völlig unlösbar.

Teilnehmer solcher Versuche und Schulungen sind insgesamt sensibler gegenüber den Problemen älterer Menschen. Sie achten z. B. mehr darauf, wie der Betreffende wohl mit seinem Essen zurechtkommt, und ordnen seltener Dosierungen halber Tabletten an.

Biografisches und biologisches Alter

Zwei Menschen können unterschiedlich gealtert sein, obwohl sie im gleichen Jahr geboren wurden.

Die Gerontologie unterscheidet daher zwischen **biografischem** *(kalendarischem, chronologischem)* **Alter** und **biologischem Alter.**

- Das biografische Alter bezeichnet das am Kalender ablesbare Alter eines Menschen und ist somit einfach festzustellen
- Demgegenüber informiert das biologische Alter über den aktuellen Gesundheitszustand und die Belastbarkeit eines Menschen. Ein biografisch 85-Jähriger, aber biologisch 75-Jähriger ist überdurchschnittlich rüstig und evtl. auch für große Operationen ohne Einschränkung geeignet. Ein biografisch 71-Jähriger, aber biologisch 80-Jähriger hingegen ist vorgealtert. Es gibt zwar mittlerweile Instrumente zur Schätzung des biologischen Alters, genau zu bestimmen ist es aber bislang nicht.

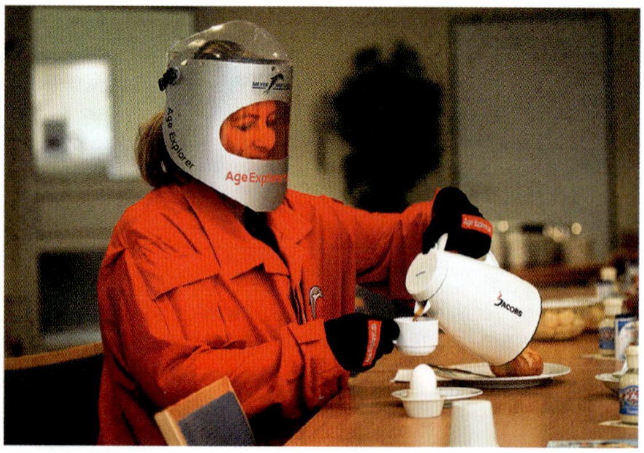

Abb. 22.4: Alterssimulationsanzug (hier AgeExplorer.de®). Mit einem Alterssimulationsanzug eine Tasse Kaffee einzuschenken macht die Einschränkungen alter Menschen „fühlbar" und lässt verstehen, warum alte Menschen mit so vielen Alltagstätigkeiten Probleme haben und lange dafür brauchen. [V655]

SPICKZETTEL

Biografisches Alter *(kalendarisches, chronologisches Alter):* Alter eines Menschen in Tagen, Wochen, Monaten, Jahren. Objektiv messbar.
Biologisches Alter: „Gesundheits"alter eines Menschen. Nicht objektiv messbar.

22.4 Altern und Gesellschaft

22.4.1 Altern in unserer Gesellschaft

Zwiespältige Einstellung

In unserer Gesellschaft ist das Verhältnis zum Altern und zum alten Menschen zwiespältig: einerseits Jugendwahn und Ablehnung alter Menschen (nach wie vor Herausdrängen aus dem Berufsleben trotz gegenteiliger Appelle und Beteuerungen, Betrachtung als Kostenfaktor in der Kranken-, Pflege- und Rentenversicherung), andererseits zunehmendes Umwerben der alten Menschen als Konsumenten und im Dienstleistungssektor bis hin zur Bevormundung. Die insgesamt eher negative Haltung zum alten Menschen („jeder will alt werden, aber keiner will alt sein") erleichtert es dem älteren Menschen nicht, die Veränderungen an sich selbst zu akzeptieren.

Zu hoffen bleibt, dass der zunehmende Nachwuchsmangel in der Arbeitswelt nicht nur zu einer der Not gehorchenden Wiedereinstellung älterer Arbeitnehmer führt, sondern zu einer echten Wertschätzung ihrer Erfahrung und Zuverlässigkeit.

Soziales Altern

Traditionelle Rollenerwartungen orientieren sich vielfach an der Defizit- und Disengagementtheorie (→22.2.2). Entsprechend unterstützen sie den alten Menschen zwar, fördern aber Passivität und engen seinen Verhaltensradius eher ein. Dadurch gehen körperliche, geistige und soziale Fähigkeiten mehr als nötig verloren. Die viele alte, insbesondere mobilitätseingeschränkte oder arme Menschen belastende Vereinsamung hat den gleichen Effekt: Besonders kommunikative und soziale Fähigkeiten werden nicht mehr in Anspruch genommen und verkümmern.

In diesem Sinn kann in Analogie zum biologischen Altern vom **sozialen Altern** gesprochen werden, wobei darunter insbesondere der Verlust psychophysischer Lebenskräfte und damit sozialer Aktionsmöglichkeiten zu verstehen ist.

PFLEGE ALTER MENSCHEN

Eine **ungünstige soziale Umgebung** führt zum vorzeitigen Bedarf an pflegerischer Hilfe. Umgekehrt wirken sich soziale Kontakte und Aktivitäten günstig aus.

Alte Menschen – sehr unterschiedlich

Ältere und alte Menschen sind sehr unterschiedlich:

- Viele ältere Menschen haben zwar „Zipperlein" und teils ernsthafte chronische Erkrankungen, diese sind aber im Alltag oft kompensiert und schränken auch Aktivitäten wie Sport oder Reisen nur wenig ein. Meist erst bei den über 75-Jährigen werden Krankheit und Pflegebedürftigkeit zum Problem
- Die älteren Menschen haben ganz unterschiedliche Vorstellungen von ihrem „Ruhestand": Die Palette reicht von gar keinen Vorstellungen und „ewigem Urlaub" über die intensivere Beschäftigung mit der Familie, Hobbys oder ehrenamtlichen Tätigkeiten bis hin zur Seniorenuniversität oder Auslandseinsätzen im ehemaligen Beruf
- Auch die finanziellen Möglichkeiten der älteren Menschen sind sehr unterschiedlich: Nicht wenige Rentnerhaushalte haben z. B. durch betriebliche Altersvorsorge oder Ersparnisse ein recht hohes Pro-Kopf-Einkommen. Andererseits ist Armut gerade bei älteren, verwitweten Frauen ohne eigene Rentenansprüche und ohne Ersparnisse ein echtes Problem, das die Bewältigung des Alltags massiv erschwert.

Hinzu kommen unterschiedliche Persönlichkeiten. Jeder nimmt es als selbstverständlich, dass Kinder, Jugendliche und Erwachsene völlig unterschiedliche Charakterzüge und Vorlieben haben. Bei alten Menschen ist dies nicht anders. Auch das bisher gelebte Leben prägt einen Menschen.

PFLEGE ALTER MENSCHEN

Es gibt nicht „den" alten Menschen. Pflege alter Menschen bedeutet auch, von Klischees Abschied zu nehmen und auf die unterschiedlichen Fähigkeiten, Ressourcen, Interessen und Vorlieben der alten Menschen einzugehen. Ein Grundsatz in der Pflege alter Menschen ist aber die **aktivierende Pflege.**

Altern als Anpassung an Krisen

Trotz aller Unterschiede gibt es gemeinsame Problemfelder:

Erste große Krise des älteren Menschen ist der Abschied vom Berufsleben. Selbst eine zuvor herbeigesehnte Berentung kann innerhalb weniger Monate zur Lebenskrise werden: Jahrzehntelang waren Alltag wie auch Jahreszyklus durch den Beruf klar strukturiert und damit – selbst wenn die Arbeit als Last empfunden wurde – sinnerfüllt. Dieser „Taktgeber" und „Sinnstifter" fällt nun weg. Der Betroffene muss seinen Tagesablauf selbst gestalten. Nicht nur für den Rentner selbst, auch für dessen Partner ist die Umstellung häufig eine Belastung. Viele Ehefrauen klagen, dass sie sich ihre Zeit nicht mehr selbst einteilen können und fühlen sich vom Ehemann eher kontrolliert und bei der Hausarbeit gestört als entlastet. Einige Paare beginnen sich regelrecht auf die Nerven zu gehen. Verschärft wird die Problematik evtl., wenn das verfügbare Einkommen sinkt, weil keine Ersparnisse oder andere Einkommen neben der Rente bestehen.

Auch wenn der gesundheitliche Zustand heute 70-Jähriger durchschnittlich besser ist als vor 20 Jahren: Es ist nicht zu leugnen, dass Krankheiten im Alter zunehmen (→ 22.5). Ältere und alte Menschen müssen verarbeiten, dass viele Krankheiten nicht mehr ausheilen, sondern bis zum Lebensende bestehen bleiben. Bei einigen löst dieses Bewusstsein eine tiefe Krise aus, bei anderen verlagert sich der Fokus unbewusst immer mehr auf die Gesundheit. Ein anderer Lebenssinn als die Bewältigung des gefährdeten Gesundheitszustands (des eigenen oder des Partners bzw. der Partnerin) und die Fixierung des Alltags auf das Management der Krankheiten scheint nicht mehr zu existieren.

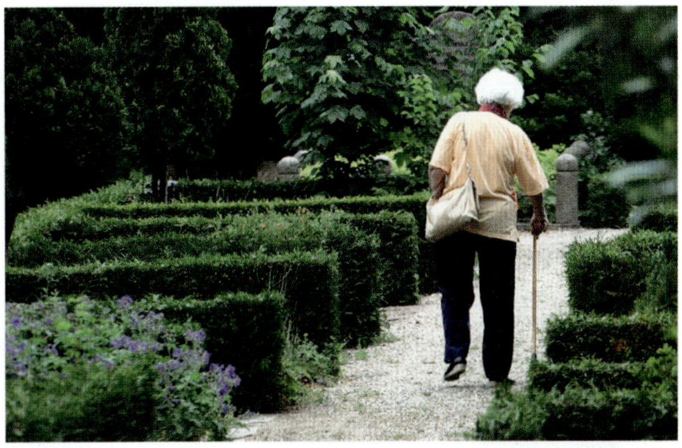

Abb. 22.5: Krise Tod. Verluste nahestehender Menschen häufen sich im Alter. Sehr alte Menschen sind evtl. die letzten Überlebenden von mehreren Geschwistern oder vielen Cousins – keine leichte Situation. [J787]

Noch eingreifender ist der Tod nahestehender Menschen (→ Abb. 22.5), allen voran des Partners bzw. der Partnerin. Der bzw. die Hinterbliebene fühlt sich oft wie gelähmt, leer und sinnlos. In dieser Situation verstärken sich viele Gesundheitsprobleme (z. B. ist die Sterberate frisch verwitweter Frauen über 2–3 Jahre erhöht). Aber es gelingt vielen Witwen und Witwern nach einer gewissen Trauerzeit (½–2 Jahre), zu einem neuen Lebensrhythmus zu finden, indem sie sich neuen Lebensinhalten zuwenden. So kann eine Seniorensportgruppe positive Körpererfahrungen (wieder)bringen. Noch wichtiger ist ein (neu geknüpftes) Netz sozialer Kontakte.

Nach heutiger Kenntnis ist die Zufriedenheit im Alter weniger von den tatsächlichen Problemen wie Rentenhöhe, Krankheiten oder Einsamkeit abhängig als von der Fähigkeit, Krisen zu bewältigen, und der *Bewertung* der Lebenssituation und des bisherigen Lebens durch den Einzelnen bzw. die Einzelne. Die Bewältigung von Krisen wird entsprechend von vielen Autoren als entscheidende Entwicklungsaufgabe des alten Menschen gesehen.

PFLEGE ALTER MENSCHEN

Die Betreuung alter Menschen umfasst somit auch, den alten Menschen dabei zu unterstützen, dass er seine (verbliebenen) **Chancen und Problemlösungsmöglichkeiten** erkennen und wahrnehmen und sein Leben akzeptieren kann.

22.4.2 Demografische Aspekte

Lag die durchschnittliche **Lebenserwartung** in Deutschland um 1900 für einen neugeborenen Jungen bei knapp 45 und für ein Mädchen bei etwas über 48 Jahren, so beträgt sie heute gut 78 bzw. 83 Jahre. Diese Entwicklung scheint nach wie vor anzuhalten. Ist erst einmal das 60. oder gar 80. Lebensjahr erreicht, sind diese Zahlen sogar noch höher. Die sog. **fernere Lebenserwartung** beträgt für

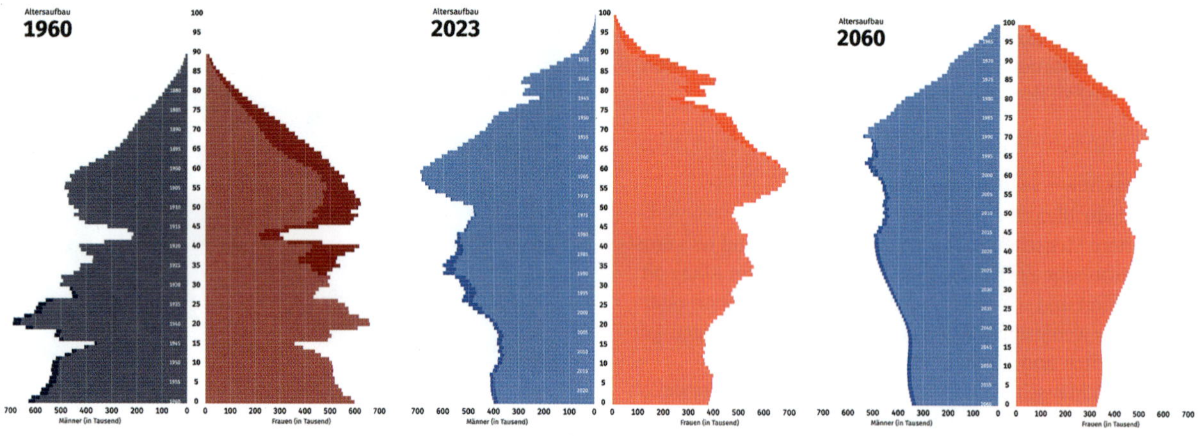

Über 65 Jährige auf 100 20- bis 64-Jährige		
27	36	54

Abb. 22.6: Altersaufbau der deutschen Bevölkerung von 1980 bis 2060 (2023 und 2060 geschätzt, basierend auf einer Nettozuwanderung von 221.000 Menschen jährlich und einer Geburtenrate von 1,55 Geburten pro Frau). [W193]

einen 60-jährigen Mann 21,75 und für eine 60-jährige Frau 25,4 Jahre, im Alter von 80 Jahren 8,1 bzw. 9,6 Jahre, Tendenz ebenfalls steigend (alle Zahlen vom *Statistischen Bundesamt Deutschland*). Die Ursache für die höhere Lebenserwartung der Frauen ist am ehesten in einem Zusammenspiel endo- und exogener Faktoren zu suchen.

Steigende Lebenserwartung und niedrige Geburtenrate führten und führen zu grundlegenden Änderungen im Altersaufbau der deutschen Bevölkerung, insbesondere zu einer Zunahme älterer Menschen. Der Altersaufbau der deutschen Bevölkerung hat von der Pyramidenform um 1910 über die Glockenform zur heutigen Zwiebelform gewechselt, in der die 45- bis 65-Jährigen dominieren. Um 2060 wird er wohl durch das Überwiegen aller Menschen eine Pilzform annehmen (→ Abb. 22.6). Waren 1960 nur 11 % der Deutschen älter als 65 Jahre, so sind es derzeit bereits 22 % und für 2060 werden ca. 30 % geschätzt.

PFLEGE ALTER MENSCHEN

Viele alte Menschen sind nicht pflegebedürftig und die **Pflegequote,** also das altersspezifische Risiko, pflegebedürftig zu werden, ist zuletzt sogar etwas gesunken, da nicht nur die *insgesamte Lebenserwartung,* sondern auch die *gesunde Lebenserwartung* gestiegen ist.

Aufgrund der starken Zunahmen alter Menschen wird aber die Zahl Pflegebedürftiger dennoch erheblich zunehmen. Ende 2019 waren gut 4,1 Millionen Menschen (4,9 % der Bevölkerung) pflegebedürftig im Sinne des Pflegeversicherungsgesetzes (altersspezifische Pflegequote → Abb. 22.7). Schätzungen für 2060 bewegen sich um 6,2 Millionen entsprechend knapp 8 % der Bevölkerung (gleiche Pflegequote, gleichen Pflegebedürftigkeitsbegriff und die in Abb. 22.6 gezeigte Bevölkerungsstruktur vorausgesetzt).

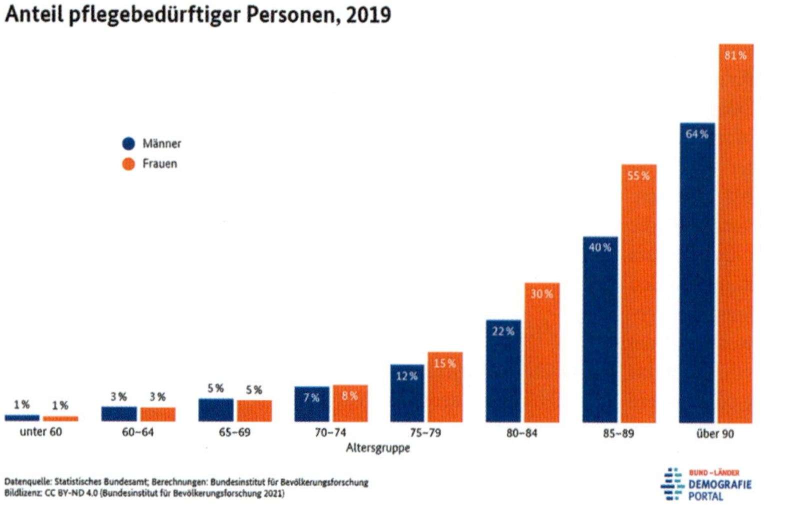

Abb. 22.7: Altersspezifische Pflegequote. [W193]

Heute werden die meisten alten Menschen von Familienangehörigen betreut. Bei Verheirateten pflegt meist der Ehepartner, bei Alleinstehenden Töchter oder Schwiegertöchter. Insgesamt pflegen viel mehr Frauen als Männer. Durch die Abnahme der Kinderzahl verteilt sich die Last auf immer weniger Schultern. Hinzu kommt, dass sich die Lebensplanung von Frauen in der letzten Generation grundlegend geändert hat: Die meisten sehen ihre Aufgabe nicht mehr allein in der Familie, sondern möchten Familie *und* Beruf, vielfach ist eine Berufstätigkeit beider Ehepartner schon aus finanziellen Gründen erforderlich. Eine oft jahrelange Pflege ist aber ohne weitere Hilfe nicht mit einer Berufstätigkeit zu vereinbaren. Die professionelle Pflege wird daher an Bedeutung zunehmen.

PFLEGE ALTER MENSCHEN

Der zu erwartende Anstieg der Pflegebedürftigkeit bringt für den Einzelnen, aber auch für Staat und Gesellschaft und in noch größerem Maße für die Berufe im Gesundheitswesen soziale, finanzielle und wirtschaftliche Herausforderungen mit sich.

22.5 Häufige Gesundheitsprobleme älterer Menschen

GERIATRIE

Obwohl Altern ein physiologischer Prozess ist und keine Krankheit, erkranken alte Menschen viel häufiger als junge Menschen, insbesondere an chronischen Erkrankungen. Typischerweise hat der alte Mensch nicht nur eine, sondern *mehrere* Erkrankungen gleichzeitig **(Multimorbidität).** Zunächst sind Unabhängigkeit und Lebensqualität des Individuums bedroht, später auch seine Lebensfähigkeit.
Die Auswirkungen der modernen Medizin auf die Pflegebedürftigkeit werden kontrovers diskutiert. Einerseits kann die moderne Medizin nicht nur das Leben verlängern (manchmal um viele Jahre), sondern auch Selbstständigkeit erhalten. Andererseits gelingt die Lebensverlängerung nicht selten um den „Preis" von Pflegebedürftigkeit.
Immer mehr setzt sich eine ganzheitliche Sichtweise des alten Menschen durch: Mit zunehmendem Alter ist nicht mehr Ziel, eine bestimmte Erkrankung mit allen zur Verfügung stehenden Therapien zu behandeln, sondern die Funktionen, die der alte Mensch im Alltag braucht, zu optimieren und seine Selbstständigkeit zu erhalten oder wiederherzustellen.

Unter **geriatrischen Syndromen** versteht man bei alten Menschen gehäuft auftretende Symptome oder Funktionsstörungen, vor allem die „geriatrischen Is":
- *Immobilität*
- *(Bewegungs-)Instabilität*
- *Einschränkungen* (engl. *impairment*) der Wahrnehmungsorgane (z. B. Altersschwerhörigkeit)
- *Inappetenz* (Appetitlosigkeit, Mangelernährung)
- *Intellektueller Abbau*
- *Inkontinenz*
- *Isolation.*

22.5.1 Immobilität

Viele ältere Menschen leiden unter *Bewegungseinschränkungen* bis hin zur *Bettlägerigkeit.* Die Ursachen der **Immobilität** sind vielfältig:

- Verminderte allgemeine Belastbarkeit, z. B. durch Herz- und Lungenerkrankungen
- Am Bewegungsapparat verminderte Beweglichkeit, abnehmende Kraft
- Neurologisch Abnahme von Koordinationsfähigkeit und Reaktionsgeschwindigkeit (z. B. auch der Gleichgewichtsreaktion), außerdem neurologische Erkrankungen wie etwa Lähmungen nach Schlaganfall, Bewegungsstörungen bei Morbus Parkinson oder Störungen des Lageempfindens bei Polyneuropathie
- Sehbehinderung und ungeeignete Brillen (z. B. erhöhte Stolpergefahr durch Nichterkennen von Kabeln)
- Vornübergeneigte Körperhaltung (verstärkt durch Verlagerung des Körperschwerpunkts nach vorne eine vorhandene Gangunsicherheit)
- Unsicherheit, Angst, insbesondere nach vorangegangenen Stürzen.

Folgen und pflegerische Maßnahmen

Jede länger dauernde Immobilität beeinträchtigt die Lebensqualität erheblich.

Sie fördert außerdem *Obstipation* (Verstopfung → 17.8.5), *Dekubitus* (durchgelegene Hautpartien → 8.3.4), *Pneumonie* (Lungenentzündung → 16.7), *Osteoporose* (Knochenabbau → 6.1.2), Muskelabbau sowie Leistungsminderung des Kreislaufsystems und setzt dadurch oft eine Abwärtsspirale in Gang.

Die psychischen Reaktionen des bzw. der Betroffenen reichen von aggressivem Verhalten gegenüber sich selbst und anderen (Pflegenden!) bis zu Passivität und Rückzug in kindliche Verhaltensmuster. Sehr häufig sind depressive Verstimmungen, die ebenfalls die Immobilität verstärken.

Entsprechend ist bei älteren Menschen Immobilität, wenn irgend möglich, zu vermeiden, wobei individuell angepasste Hilfsmittel gute Dienste leisten können (→ Abb. 22.8).

Ist im Rahmen einer akuten Erkrankung Bettruhe unbedingt erforderlich, sollen Physiotherapie und Bewegungsübungen im Bett (auch zwischendurch) den weiteren Funktionsverfall minimieren. Hierzu müssen Pflegende alte Menschen meist viel häufiger motivieren als jüngere.

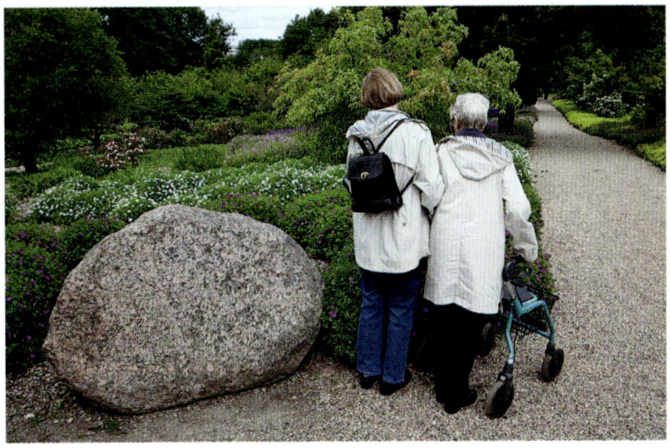

Abb. 22.8: Gehhilfen zu akzeptieren fällt vielen alten Menschen anfangs sehr schwer. Richtig angepasst, ermöglichen sie aber vielen Menschen Mobilität und soziale Kontakte und beugen (weiterem) Funktionsabbau und Stürzen vor. [J787]

Zusätzlich muss durch sorgfältige Prophylaxen den oben genannten Folgen der Immobilität vorgebeugt werden, da sie die vorhandene Immobilität verstärken und für die weitere Prognose des bzw. der Betroffenen nicht selten entscheidend sind.

22.5.2 Stürze

Mit der Immobilität gehen oft wiederholte **Stürze** einher, die – abgesehen von den Verletzungsfolgen – die Unsicherheit und Immobilität des bzw. der Betroffenen weiter verstärken und häufig die Einweisung in ein Krankenhaus oder den Umzug in eine Pflegeeinrichtung begründen.

Zu Stürzen führen – abgesehen von den erwähnten Immobilitätsursachen – **Schwindel** (z. B. infolge kurzzeitiger Durchblutungsminderung des Gehirns), plötzliche kurzzeitige Bewusstseinsverluste *(Synkopen)*, Blutdruckregulationsstörungen, Medikamente (insbesondere Beruhigungs- und Schlafmittel) und der Wechsel in eine ungewohnte Umgebung.

Schwindel und Stürze alter Menschen ohne eindeutige Ursache sollten stets diagnostisch abgeklärt werden, z. B. durch Langzeit-EKG. Möglicherweise bleibt die Ursache aber trotzdem unklar.

Sturzprophylaxe

Stürze sind oft folgenschwer – sturzbedingte Verletzungen sind gerade bei älteren Menschen nicht selten prognoseentscheidend. Die Pflegenden ermitteln daher bei jedem Pflegebedürftigen das individuelle Sturzrisiko mithilfe eines standardisierten Erhebungsinstruments (Assessment) und planen darauf basierend die weiteren Maßnahmen.

Generell achten Pflegende sowohl im ambulanten als auch im stationären Bereich auf eine möglichst sichere Umgebung:

- Darauf achten, dass insbesondere auf dem Weg zur Tür und zur Toilette keine Stolperfallen sind (z. B. lose Teppiche, Kabel). Toilette und Bad bewusst auf Rutschgefährdung inspizieren
- Patienten bzw. Patientin auf fehlende oder unsichere (z. B. wackelige) Haltemöglichkeiten in Fluren, Treppenaufgängen oder Bad aufmerksam machen
- Für ausreichende Beleuchtung sorgen
- Kleidung und Schuhe überprüfen. Die Schuhe sollten Halt bieten und rutschfest sein, die Kleidung darf nicht z. B. zu lang sein und dadurch zur Stolperfalle werden
- Geeignete Gehhilfen besorgen (lassen). Viele ältere Leute meiden wegen Unsicherheit das Gehen, was die Unsicherheit aber noch verstärkt und somit in einen Teufelskreis führt.

Im Krankenhaus oder in einer Pflegeeinrichtung gilt zusätzlich:

- Bei der Aufnahme die Räumlichkeiten zeigen, notwendige Veränderungen möglichst morgens vornehmen
- Klingel und Lichtschalter gut erreichbar anbringen
- Insbesondere mit mobilitätseingeschränkten Menschen regelmäßig das Stehen, Gehen und den Umgang mit Gehhilfen üben. Sie begleiten, bis sie sich sicher fühlen.

22.5.3 Akute Verwirrtheit

Als **Verwirrtheit** bezeichnet man ein komplexes Bild, unter anderem mit *Desorientiertheit* (Störung des normalen Raum- und Zeitempfindens), *Denkstörungen* (beispielsweise verlangsamtes Denken, Wahnvorstellungen), *Gedächtnisstörungen* und gestörtem *Schlaf-wach-Rhythmus*.

Setzt eine Verwirrtheit *plötzlich* ein, so spricht man von **akuter Verwirrtheit** oder *Delir*.

GERIATRIE

Die **akute Verwirrtheit** ist insbesondere bei über 70-Jährigen sehr häufig – Schätzungen reichen hinauf bis zu 50 % aller älteren Krankenhauspatienten bzw. -patientinnen.

Ursachen

Eine akute Verwirrtheit wird meist durch ein Zusammenspiel mehrerer ungünstiger Faktoren hervorgerufen. Zu nennen sind:

- Medizinische Ursachen wie Hormonstörungen, Dehydratation (Austrocknung), zu niedrigen Blutdruck, Infektionen oder Schmerzen
- Medikamentennebenwirkungen
- Soziale Ursachen wie z. B. ein Ortswechsel (Umzug in eine Pflegeeinrichtung, Einweisung in ein Krankenhaus), Verlust enger Bezugspersonen (beispielsweise Tod des Partners) oder Stress jeglicher Art.

Pflegerische Maßnahmen

Erster Schritt ist es, bei älteren Menschen auf Zeichen einer akuten Verwirrtheit zu achten, denn gerade wenn ein Mensch ruhig ist, wird eine Verwirrtheit leicht übersehen.

Die Ursache lässt sich im Regelfall im Krankenhaus mithilfe körperlicher und technischer Untersuchungen herausfinden.

Wird die Ursache beseitigt, verschwinden die akuten Störungen häufig.

Allerdings beruht ein großer Teil der akuten Verwirrtheitszustände auf der Verstärkung einer bisher maskierten und unerkannten Demenz.

22.5.4 Chronische Verwirrtheit und Demenz

Eine **chronische Verwirrtheit** nimmt über Monate oder Jahre allmählich zu. Ganz überwiegend liegt eine **Demenz** zugrunde, also der organisch bedingte, fortschreitende Verlust geistiger Fähigkeiten, welche vorher vorhanden waren.

Die Betroffenen leiden unter Gedächtnisstörungen, Wahrnehmungsstörungen, Denkstörungen (z. B. Wahnvorstellungen), Desorientiertheit, Persönlichkeitsveränderungen und in der Folge auch körperlichem Abbau. Schwer Erkrankte erkennen nicht ein-

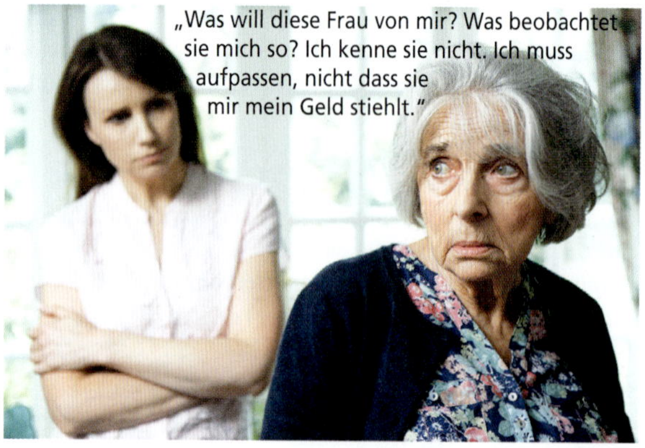

Abb. 22.9: Sich in einen Demenzkranken hineinzuversetzen, sich immer wieder zu verdeutlichen, wie schwer ein Leben ohne Erinnerungen ist, hilft „verrücktes" oder „paranoides" Verhalten zu verstehen und erleichtert den Umgang. [Foto: J787]

Tab. 22.2: Typische Symptome der Demenz.

Demenzbedingte Änderungen ...	
... im intellektuellen und kognitiven Bereich	• Gedächtnisstörungen • Zerstreutheit, Konzentrationsstörungen • Orientierungsstörungen zu Ort, Zeit, Situation, Personen • Probleme im sprachlichen Ausdruck/Sprachverständnis • Apraxien („Vergessen" von Handlungsabläufen, z. B. Ankleiden)
... in Stimmung und Befindlichkeit	• Interesselosigkeit • Affektiver Rückzug • Ängstlichkeit • Stimmungslabilität, Neigung zu diffuser Verstimmtheit
... im Verhalten	• Apathie • Reizbarkeit, Aggressivität
... in den körperlichen Funktionen	• Zunehmender körperlicher Abbau bis zu völliger Pflegebedürftigkeit, Harn- und Stuhlinkontinenz

mal mehr die nächsten Angehörigen, laufen rast- und scheinbar ziellos durch den Raum und zeigen ernste Störungen des *Schlaf-wach-Rhythmus* mit nächtlichem Herumwandern und langen Schlafperioden über Tag (→ Tab. 22.2, → Abb. 22.9).

Die Demenz ist keine „normale" Alterserscheinung, sondern eine Erkrankung, deren Häufigkeit allerdings mit steigendem Alter zunimmt: Weniger als 2 % der 65- bis 69-Jährigen, aber über 30 % der mindestens 90-Jährigen sind betroffen.

PFLEGE ALTER MENSCHEN

Die **Demenz** ist die *häufigste* Einzelursache von Pflegebedürftigkeit im Alter. Ihre häufigste Form, die **Alzheimer-Demenz,** ist letztlich bis heute ungeklärt und unheilbar.

Zwar können die Hirnleistungsstörungen durch sorgfältige Behandlung und Pflege oft für eine gewisse Zeit gemildert werden, doch wird der Patient bzw. die Patientin nach unterschiedlich langer Zeit vollkommen von der Fürsorge anderer abhängig und verstirbt dann oft innerhalb weniger Jahre.

SPICKZETTEL

Geriatrische Syndrome *(Alterssyndrome):* Typische Symptome/Funktionsstörungen alter Menschen, v. a. **I**mmobilität, (Bewegungs-)**I**nstabilität, Einschränkungen (engl. **i**mpairment) der Wahrnehmungsorgane (z. B. Altersschwerhörigkeit), **I**nappetenz (Appetitlosigkeit, Mangelernährung), intellektueller Abbau, **I**nkontinenz, **I**solation **(geriatrische Is).**

WIEDERHOLUNGSFRAGEN

1. Welche Kriterien kennzeichnen Alterungsvorgänge? (→ 22.1)
2. In welche weiteren Zeitabschnitte wird das Alter häufig weiter unterteilt? (→ 22.1)
3. Welches sind die wichtigsten Alterstheorien? (→ 22.2)
4. Skizzieren Sie kurz die Altersveränderungen der Organsysteme, stellen Sie zwei Organsysteme genauer dar. (→ 22.3)
5. Mit welchen Lebenskrisen müssen sich die meisten Älteren auseinandersetzen? (→ 22.4.1)
6. Wie verändert sich derzeit die Altersstruktur in den Industriestaaten? (→ 22.4.2)
7. Welche Grundprobleme zwingen ältere Menschen häufig zur Bettlägerigkeit? (→ 22.5.1)
8. Welche Symptome kennzeichnen die Demenz? (→ 22.5.4)

REGISTER

B

G

H

N

O

P

Q

R

S

Übersicht altersabhängiger anatomischer und (patho-)physiologischer Besonderheiten des Menschen

1 Begriffe zur Beschreibung des Menschen

Lebensphasen

Lebensabschnitte ➔ 1.4

3 Zelllehre (Zytologie)

Alterspigment Lipofuszin ➔ 3.3.5, ➔ 3.3.8

Körperwasserverteilung ➔ 3.4

5 Die Gewebe des Körpers

Markscheidenentwicklung ➔ 5.5.3

Knorpel ➔ 5.3.6

Fettgewebsarten ➔ 5.3.5 | Körperfettanteil ➔ 5.3.5

6 Knochen, Gelenke und Muskeln

Skelettalter ➔ 6.1.3
Knochenentwicklung, -wachstum ➔ 6.1.3, ➔ 6.1.4
Knochenbrüche ➔ 6.1.7
Muskeldystrophien ➔ 6.3.4

Osteoporose ➔ 6.1.2
Gelenke ➔ 6.2
Arthrose ➔ 6.2.2

rotes Knochenmark ➔ 6.1.2 | Periost ➔ 6.1.2
Knochenmasse ➔ 6.1.2 | Muskelmasse ➔ 6.3.1

7 Der Bewegungsapparat

Schädel beim Säugling ➔ 7.2.2
Wirbelsäule ➔ 7.3.2 | Leistenhernien ➔ 7.3.8
Radiusköpfchensubluxation ➔ 7.4.3
Hüftgelenk ➔ 7.5.1
angeborene Hüftgelenkdysplasie ➔ 7.5.1
Fußgewölbe ➔ 7.5.7 | angeborener Klumpfuß ➔ 7.5.7
Beinachsenentwicklung ➔ 7.5

Wirbelsäule ➔ 7.3.3
Arthrose ➔ 7.5
Schenkelhalsfraktur ➔ 7.5.4

Rückenschmerzen ➔ 7.3.2

Zwerchfellposition ➔ 7.3.6 | Thoraxform ➔ 7.3.5 | CCD-Winkel ➔ 7.7.1

8 Die Haut

atopische Dermatitis ➔ 8.1
Haut ➔ 8.1

Schwangerschaftsstreifen ➔ 8.3

Haut ➔ 8.1, 8.2, 8.3, 8.4

Hautoberfläche (Aufteilung) ➔ 8.1 | Behaarungsmuster ➔ 8.6.1
Hautdrüsen (Aktivität) ➔ 8.4.2 | Nägel (Besonderheiten) ➔ 8.6.3

9 Das Nervensystem

EEG ➔ 9.2.6
Hemisphärendominanz (Entwicklung) ➔ 9.5.2
Rückenmark (Entwicklung) ➔ 9.9.1
Neuralrohrdefekte ➔ 9.9.1 | Gehirn ➔ 9.16

Demenz ➔ 9.5.1
Gehirnveränderungen ➔ 9.16

Schlaganfall ➔ 9.14.6

Schlaf ➔ 9.7.5

10 Sensibilität und Sinnesorgane

Entwicklung der Sehfunktion ➔ 10.6.3

Geruchssinn ➔ 10.5.1
Geschmackssinn ➔ 10.5.2
Pupille ➔ 10.6.1 | grauer Star ➔ 10.6.2
Alterssichtigkeit ➔ 10.6.3
Altersschwerhörigkeit ➔ 10.7.3

Gehör ➔ 10.7.2, 10.7.3

11 Das Hormonsystem

Neuroblastom ➔ 11.6.5

Wachstumshormon, Wachstumshormonüberproduktion (Symptome) ➔ 11.2.2
Androgenüberproduktion (Symptome) ➔ 11.6.5

Veränderungen des Hormonsystems ➔ 11.1.6
ADH (Sekretionsrhythmik) ➔ 11.2.1
Schilddrüsenhormone (Wirkung) ➔ 11.4.2
Schilddrüsenüber-/-unterfunktion (Symptome) ➔ 11.4.2

12 Das Blut

Eisenmangelanämie ➔ 12.2.6

Knochenmarkreserve ➔ 12.1.3

Gesamtleukozytenzahl ➔ 12.3.5

fett: betrifft gleichzeitig zwei Altersgruppen – entweder Kinder und Erwachsene oder Erwachsene und alte Menschen
kursiv: betrifft alle Lebensphasen

Blutmenge → 12.1 | rotes Knochenmark → 12.1.3
Blutbildung → 12.1.3 | Hämoglobinarten → 12.2.2
rotes Blutbild → 12.2.6

13 Die Abwehr

Antikörperspiegel → 13.5.5

Abwehrsystem → 13.5.1, → 13.5.2

Abwehrsystem → 13.2.2, → 13.4, → 13.5.3 | lymphatische Organe (Ausprägung) → 13.8
Thymus (Ausprägung) → 13.8.3

14 Das Herz

angeborene Herzfehler → 14.2.3

Herzleistung → 14.6.2

Herzfrequenz → 14.4.1 | Herztöne → 14.4.4
Herzinsuffizienz (Ursachen/Symptome) → 14.6.4

15 Das Kreislauf- und Gefäßsystem

Arterien → 15.1.2 | Kreislaufreflexe → 15.3.5

Blutdruck/-messung → 15.3.5
Temperaturregulation/thermische Neutralzone → 15.4.3

16 Das Atmungssystem

Nasennebenhöhlen (Entwicklung) → 16.1.3
lymphatischer Rachenring → 16.2
Stimmbruch → 16.3.2 | untere Atemwege → 16.5
Atemtyp (Brust-, Bauchatmung) → 16.9.3

Lunge → 16.10

Atemfrequenz → 16.9.1 | Lungen- und Atemvolumina → 16.10

17 Verdauungssystem, Ernährung und Stoffwechsel

Zahndurchbruch, Milchzähne, Zahnwechsel → 17.2.2
gastroösophagealer Reflux → 17.3
Hypertrophische Pylorusstenose → 17.4.5
Phenylketonurie → 17.9.8 | Vitaminbedarf → 17.9.9

Gebiss → 17.2.2
Ernährungsstörungen → 17.9.4

Leber (Leistungsfähigkeit) → 17.6.3,
Resorption → 17.7 | Darmflora → 17.8
Grundumsatz → 17.9.1 | Energiebedarf → 17.9.1
Ernährungsempfehlungen → 17.9.2
BMI, Gewichtsbeurteilung → 17.9.3
Fettbedarf → 17.9.7 | Eiweißbedarf → 17.9.8

18 Harnsystem, Wasser- und Elektrolythaushalt

vesikoureteraler Reflux → 18.5.2
Blasenkontrolle → 18.5.4

Harnblase → 18.5.3
Inkontinenz → 18.5.4

glomeruläre Filtrationsrate → 18.2.2
Nierenfunktion → 18.2.1, → 18.2.3
Urinmenge → 18.4.1
Harnblasenentleerungen pro Tag → 18.5.4
Körperwasser → 18.7.1 | Flüssigkeitsbedarf → 18.6.2

19 Die Geschlechtsorgane

Hodenhochstand → 19.1.2 | Vorhaut → 19.1.7
Jungfernhäutchen → 19.2.7 | Pubertät → 19.3
Geschlechtsorgane (Entwicklung) → 19.3

Wechseljahre → 19.2.6

Prostatahyperplasie → 19.1.6

Sexualität → 19.4
Geschlechtshormonspiegel → 19.1.3, → 19.2.5

20 Entwicklung, Schwangerschaft und Geburt

postpartale Adaption → 20.5.1

21 Kinder

Vorsorgeuntersuchungen → 21.1 | Neonatale Anpassung → 21.2.1
Neugeborenen-Ikterus → 21.2.1 | Säuglingsernährung → 21.2.2
plötzlicher Kindstod → 21.2.3 | Entwicklung (Zusammenfassung) → 21.3
Körperwachstum/-proportionen → 21.3.1 | Längenwachstum → 21.3.1
Gewichtsentwicklung → 21.3.1 | Pubertät → 21.3.2

22 Der ältere Mensch

Alterstheorien → 22.2
Organsysteme (Zusammenfassung) → 22.3
geriatrische Syndrome/Gesundheits-störungen → 22.5 | Demenz → 22.5.4

N. Menche, C. Keller, B. Teigeler (Hrsg.)

PflegeHeute

Dieses **Pflege**Heute
begleitet mich durch
Ausbildung und Beruf

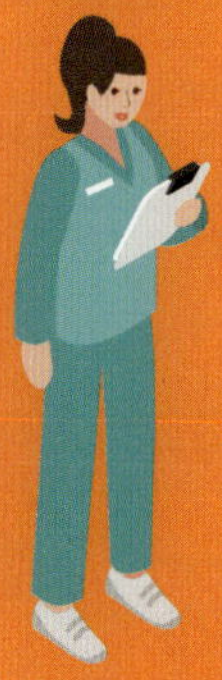

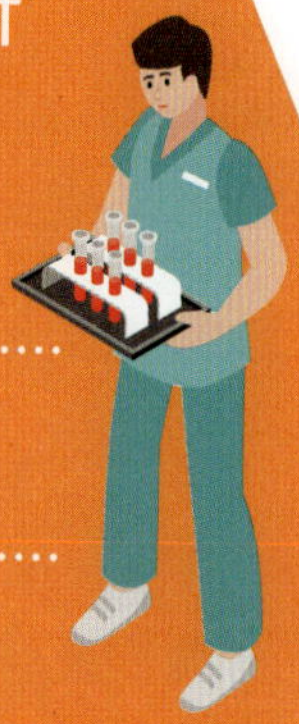

Mit diesem **Pflege**Heute lernt:

....

Ich bin im Kurs:

....

Meine Ausbildungsstätte ist:

....

Meine Kontaktdaten sind:

....

PflegeHeute

Lehrbuch für Pflegeberufe
8. Auflage

Herausgabe:
Dr. med. Nicole Menche, Langen/Hessen
Christine Keller, Glonn
Brigitte Teigeler, Wiesbaden

ELSEVIER

Elsevier GmbH, Bernhard-Wicki-Str. 5, 80636 München, Deutschland
Wir freuen uns über Ihr Feedback und Ihre Anregungen an kundendienst@elsevier.com

ISBN 978-3-437-26779-6
ISBN 978-3-437-28145-7 (kleine Ausgabe)
eISBN 978-3-437-05109-8

Wichtiger Hinweis
Die medizinischen Wissenschaften unterliegen einem sehr schnellen Wissenszuwachs. Der stetige Wandel von Methoden, Wirkstoffen und Erkenntnissen ist allen an diesem Werk Beteiligten bewusst. Sowohl der Verlag als auch die Autorinnen und Autoren und alle, die an der Entstehung dieses Werkes beteiligt waren, haben große Sorgfalt darauf verwandt, dass die Angaben zu Methoden, Anweisungen, Produkten, Anwendungen oder Konzepten dem aktuellen Wissensstand zum Zeitpunkt der Fertigstellung des Werkes entsprechen.
Der Verlag kann jedoch keine Gewähr für Angaben zu Dosierung und Applikationsformen übernehmen. Es sollte stets eine unabhängige und sorgfältige Überprüfung von Diagnosen und Arzneimitteldosierungen sowie möglicher Kontraindikationen erfolgen. Jede Dosierung oder Applikation liegt in der Verantwortung der Anwenderin oder des Anwenders. Die Elsevier GmbH, die Autorinnen und Autoren und alle, die an der Entstehung des Werkes mitgewirkt haben, können keinerlei Haftung in Bezug auf jegliche Verletzung und/oder Schäden an Personen oder Eigentum, im Rahmen von Produkthaftung, Fahrlässigkeit oder anderweitig übernehmen.

Für die Vollständigkeit und Auswahl der aufgeführten Medikamente übernimmt der Verlag keine Gewähr.
Geschützte Warennamen (Warenzeichen) werden in der Regel besonders kenntlich gemacht (®). Aus dem Fehlen eines solchen Hinweises kann jedoch nicht automatisch geschlossen werden, dass es sich um einen freien Warennamen handelt.

Bibliografische Information der Deutschen Nationalbibliothek
Die Deutsche Nationalbibliothek verzeichnet diese Publikation in der Deutschen Nationalbibliografie; detaillierte bibliografische Daten sind im Internet über https://www.dnb.de abrufbar.

23 24 25 26 27 5 4 3 2 1

In ihren Veröffentlichungen verfolgt die Elsevier GmbH das Ziel, genderneutrale Formulierungen für Personengruppen zu verwenden. Um jedoch den Textfluss nicht zu stören sowie die gestalterische Freiheit nicht einzuschränken, wurden bisweilen Kompromisse eingegangen. Selbstverständlich sind **immer alle Geschlechter** gemeint.

Planung: Martina Lauster, München
Projektmanagement: Anke Drescher, Nicole Kopp, Ulrike Schmidt, Dagmar Wiederhold, München
Redaktion: Ulrike Frühwald, Hamburg; Christine Keller, Glonn; Dr. Stefanie Gräfin von Pfeil, Kirchheim; Brigitte Teigeler, Wiesbaden
Korrektorat: Wiebke Ude, Berlin
Bildredaktion und Rechteklärung: Katja Sieger-Schauer, München
Herstellung: Ute Landwehr-Heldt, Bremen
Satz: abavo GmbH, Buchloe/Deutschland
Druck und Bindung: Drukarnia Dimograf Sp. z o. o., Bielsko-Biała/Polen
Umschlaggestaltung: Favoritbuero München; SpieszDesign, Neu-Ulm
Titelfotografie: verasfotobuch, Vera Wagenpfeil, München
Titelillustrationen: © Macrovector/shutterstock.com

Aktuelle Informationen finden Sie im Internet unter **www.elsevier.de**

VORWORT

PflegeHeute – immer am Puls der Zeit, einen Schritt voraus und doch Bewährtem verpflichtet!

Seit Erscheinen der 7. Auflage von **Pflege**Heute sind nur vier Jahre vergangen, und dennoch scheint es manchmal, als habe eine Zeitenwende stattgefunden: Die COVID-19-Pandemie hat seit 2020 wie wohl kein anderes Ereignis in den letzten 50 Jahren das Leben der Menschen verändert. Sie hat insbesondere eindrücklich vor Augen geführt, wie schnell Gesundheitsgefahren entstehen und die Gesundheitssysteme und alle im Gesundheitswesen Tätigen an die Grenzen der Belastbarkeit bringen können – und wie wichtig eine ausreichende Zahl gut ausgebildeter Pflegefachpersonen uns allen ist!

PflegeHeute versucht seit nunmehr 25 Jahren seinen Beitrag dazu zu leisten. Trotz aller Veränderungen sind viele Leitgedanken aus der 1. Auflage auch für die 8. Auflage noch aktuell, vielleicht sogar aktueller denn je, wollen aber mit neuen Inhalten gefüllt werden:

- Was wichtig ist, muss drin stehen. **Pflege**Heute hat an sich selbst den Anspruch, verlässlich alles Notwendige für die mittlerweile generalistische und neu aufgestellte Ausbildung zu enthalten.
- „Pflegen können" heißt „entscheiden können". Sei es alleine in der ambulanten Pflege oder im Nachtdienst oder im hektischen Alltag – Pflegefachpersonen müssen, manchmal innerhalb kürzester Zeit, Entscheidungen treffen. **Pflege**Heute möchte hierzu nicht nur das medizinisch-pflegerische Wissen, sondern auch rechtliche und ethische Grundlagen vermitteln.
- Pflege ist Kopf-, Herz- und Handwerk. Menschen stehen im Mittelpunkt der Pflege. Entsprechend der unterschiedlichen Fragen, Probleme und Persönlichkeiten der Bewohnerinnen und Bewohner, Klientinnen und Klienten, Patientinnen und Patienten benötigen Pflegefachpersonen vielfältige Kompetenzen – von medizinisch-pflegerischem Wissen über Empathie und Sensibilität (z. B. für kulturelle Unterschiede) bis hin zu konkreten praktischen Fähigkeiten.
- Ein Lehrbuch hat Grenzen. Deshalb wird **Pflege**Heute durch eine E-Book-Version ergänzt.
- **Pflege**Heute – kein bequemes Lehrbuch. Die theoretischen und praktischen Inhalte der Pflegeausbildung sind komplex und werden es auch in Zukunft bleiben – **Pflege**Heute möchte das Lernen bestmöglich erleichtern und fördern, kann aber angesichts dieser Ansprüche nicht darauf verzichten, die Lernenden auch zu fordern.

Die zweite große Herausforderung für Lehrende, Praxisanleitende und Pflegende im Bereich der Ausbildung ist das Pflegeberufegesetz, das seit 2020 die ehemals drei Berufsabschlüsse in einer generalistischen Ausbildung vereint. Sicherlich ist diese Umstellung einer kleinen Revolution gleichgekommen. Und wie bei jeder Revolution kann man viel Unruhe und Unsicherheit, aber auch Aufbruchstimmung und Begeisterung beobachten. Trotzdem war die Umsetzung des Pflegeberufegesetzes durch die Pandemie in vielen Einrichtungen erschwert und hat allen Beteiligten sehr viel abgefordert.

PflegeHeute ist – wie auch in der Vorauflage – für die neue Pflegeausbildung konzipiert und will Lehrende, Praxisanleitende, Auszubildende und Studierende in der Pflege gleichermaßen unterstützen. Erneut orientiert sich der Aufbau an den **fünf Kompetenzbereichen.**

Dabei sind präventive, kurative, rehabilitative und palliative Aspekte integriert. Zwei umfassende Kapitel widmen sich der *Pflege von Kindern* und *Pflege von alten Menschen.* Darüber hinaus beziehen sich alle Inhalte durchgehend auf die Lebensspanne vom Kind bis zum alten Menschen und folgen damit vollkommen dem generalistischen Ansatz.

Mit den Veränderungen in der Ausbildung wurde die Zusammenstellung der praktischen Einsatzorte neu gestaltet. Aus diesem Grund finden Sie in **Pflege**Heute alle Pflegesettings: Akutpflege, ambulante und stationäre Langzeitpflege, aber ebenso Hospiz, Psychiatrie u. v. m.

Zunehmend wird von Auszubildenden gefordert, Gelerntes in unterschiedlichen Situationen anzuwenden und Wissen in verschiedene Berufsfelder zu übertragen. Um sie dabei zu unterstützen, liefern erneut **Mindmaps** zu jedem Kapitel einen Überblick und ermöglichen gedankliche Verknüpfungen. Zusammenfassende **Spickzettel** helfen, sich das Wesentliche einzuprägen, grafische Darstellungen erläutern komplexe Zusammenhänge.

Auch bei dieser Auflage können Sie sich wieder auf Bewährtes verlassen:

- Sinnvolle Gesamtgliederung
- Lese- und lernfreundliche Sprache mit Erläuterungen von Fachbegriffen
- Aktuelle und wissenschaftlich fundierte Inhalte von Expertinnen und Experten
- Zahlreiche Fotos, Zeichnungen und Abbildungsfolgen, z. B. zur Durchführung von pflegerischen Interventionen
- Didaktisch sinnvolle farbliche Gestaltung zum besseren Lernen und Wiederholen
- Verknüpfung von Inhalten aus Pflege und Medizin

Pflege ist ein Tätigkeitsfeld mit Zukunft – wir liefern das passende Lehrbuch, das Sie auf diesem Weg begleiten soll und Ihnen hoffentlich hilft, kompetent, engagiert und stolz in diesem Beruf aktiv zu sein.

Langen, Glonn, Wiesbaden, im November 2022
Ihre Herausgeberinnen

Dr. Nicole Menche, Christine Keller und Brigitte Teigeler

GELEITWORT VON CHRISTINE VOGLER

Sie können stolz darauf sein, dass Sie mit **Pflege**Heute ein Lehrbuch zur Hand haben, das deutlich macht, dass Pflege ein wunderbarer Beruf ist und so viel mehr vermag, als man sich zunächst vorstellen kann.

PflegeHeute ist aber nicht nur ein Lehrbuch. Es ist eines der Standardwerke, das Sie über viele Jahre Ihres Berufs sicher begleiten wird. **Pflege**Heute zeigt, was in der Pflege tatsächlich möglich ist und wofür es sich lohnt, tagtäglich einzustehen und sich einzusetzen. **Pflege**Heute ist ein Maßstab der Vielfältigkeit und der Expertise unseres Berufes.

Mit Ihrer Tätigkeit in der Pflege haben Sie einen sicheren Beruf gewählt, der Freude macht, einen Sinn im Leben stiftet und einem viel zurückgeben kann. Pflege kann uns erfüllen, wenn wir uns darauf einlassen. Wir Pflegenden tragen einen maßgeblichen Teil dazu bei, dass unsere Gesellschaft eine lebenswerte ist. Pflege ist kompetent. Pflege ist stark. Pflege ist mutig.

Dies alles ist keine Einbahnstraße. Zum einen müssen wir selbst dafür etwas tun. Wir müssen die besten Grundlagen erlernen und uns das beste verfügbare Wissen aneignen. **Pflege**Heute hilft Ihnen dabei und geht weit darüber hinaus. Ich möchte Sie ermutigen: Werden Sie die Expertinnen und Experten, die unser Pflege- und Gesundheitswesen dringend benötigt. Bilden Sie sich lebenslang fort. Das ist entscheidend für eine bessere Pflege. Denn auch unser Beruf darf in seiner Entwicklung nicht stehenbleiben. Bringen Sie Ihr Wissen direkt ein. Und seien Sie in dem, was Sie machen, aktiv dabei – auch wenn es nicht von Beginn an so klappt, wie Sie es sich vorgestellt haben.

Vernetzen Sie sich. Treten Sie Berufsverbänden und Pflegekammern bei. Gemeinsam kann man viel mehr erreichen und automatisch wächst dabei Ihr Wissen mit. Suchen Sie Rat, wenn es nötig ist, sei es in **Pflege**Heute und darüber hinaus.

Kommunizieren Sie mit Menschen Ihrer Berufsgruppe, mit den Teams, in denen Sie arbeiten. Immer in einer fairen Art und Weise, so, wie Sie es sich für sich selbst wünschen. Auch diese Gemeinsamkeit hilft im Beruf enorm weiter. Sie ist ein wesentlicher Baustein für Ihre Gesundheit.

Wir alle wissen, dass Pflege noch so viel mehr benötigt. Wir stehen am Scheideweg. Die Arbeitsbedingungen werden besser, aber es ist nicht genug und es geht zu langsam. Die Politik hat vieles in der Theorie verstanden, aber in der Praxis fehlen häufig die Taten. Aber genau auf diese kommt es letztlich an. Es reicht nicht, über gute Arbeitsbedingungen und eine gute Bezahlung zu reden. Es zählen die Tat, der Mut, die Handlung, die uns in unserem Beruf unterstützen und dafür sorgen, dass wir diesen mit Freude ausüben, dabeibleiben oder auch wieder in diesen zurückkehren.

Denn eines ist sehr deutlich: Jeder Einzelne von Ihnen ist wichtig. Die uns anvertrauten hilfe- und pflegebedürftigen Menschen brauchen Ihre Unterstützung. Die Pflege ist attraktiv, die beruflichen Rahmenbedingungen sind es vielfach noch nicht. Um diese zu verbessern, arbeiten wir gemeinsam mit enormer Kraft. Wir werden uns nicht entmutigen lassen. Wir setzen uns Tag für Tag für unseren wunderbaren Beruf ein. Dazu will ich auch Sie ermutigen. Denn Pflege ist es wert!

Berlin, November 2022

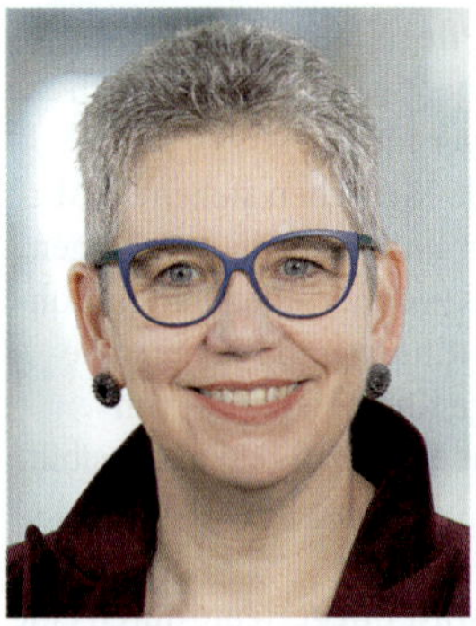

Christine Vogler
Präsidentin des Deutschen Pflegerats e. V. (DPR)

GELEITWORT VON CARSTEN DRUDE

Die Pflege(bildung) ist in aller Munde – nicht erst seit der Corona-Pandemie. Dennoch zeigen gerade Krisen und besondere Herausforderungen wie diese die Bedeutung und den gesamtgesellschaftlichen Auftrag, der sich mit diesem Thema befasst.

Zum Erscheinungszeitpunkt der vorherigen Auflage war die Zusammenführung der bislang getrennten Ausbildungswege der Altenpflege und der Gesundheits- und (Kinder-)Krankenpflege das zentrale Thema in der Pflegebildung. Seit dem 1.1.2020 ist die Ausbildung im Rahmen des Pflegeberufegesetzes reformiert. Sie ist nun gelebte Realität in allen Einrichtungen des Gesundheitswesens, die sich mit der Ausbildung der zukünftigen Pflegefachfrauen und -männer befassen. Zudem wurden seitens der vom Gesetzgeber eingesetzten Fachkommission die Rahmenlehr- und Ausbildungspläne veröffentlicht, an denen sich jede Schule, Akademie und Bildungseinrichtung der Pflege orientieren muss.

Was bedeutet dies nun für die erforderliche Grundlagenliteratur? Die bisherigen Konzepte, die im Rahmen einer eher fachsystematischen Ordnung gegliedert wurden, so wie man es aus den Naturwissenschaften und/oder der Medizin kennt, greifen nicht mehr vollumfänglich. Die Einbindung der pflegewissenschaftlichen Perspektive und die grundständige Orientierung an den im Pflegeberufegesetz verankerten Kompetenzen sind unerlässlich. Sie sind Pflichtbestandteil jeder Veröffentlichung, die den Anspruch hat, als umfassendes Grundlagenwerk wahrgenommen zu werden. Diese Neuorientierung wird dabei folgerichtig in **Pflege**Heute stringent an den gesetzlich vorgegebenen Kompetenzbereichen ausgerichtet. Auszubildende und Lehrende können also sicher sein, dass sie damit den gesetzlichen Anforderungen vollumfänglich entsprechen.

PflegeHeute ist den beschriebenen Weg der Entwicklung in der Pflegeausbildung seit vielen Jahren mitgegangen und daher aus den Klassen- und Seminarräumen von Pflegebildungseinrichtungen nicht mehr wegzudenken. Vielmehr hat es sich dadurch als Standardlehrwerk für die Pflegeausbildung etabliert.

Besonders bemerkenswert in der vorliegenden Neuauflage ist die Tatsache, dass der Verlag das Herausgeberinnenteam um die in der Szene gut vernetzten Frau Keller und Frau Teigeler bewusst erweitert hat und somit die pflegewissenschaftliche und pflegepraktische Perspektive stärker in den Fokus rückt. Der etablierte Blick auf die Medizin als Bezugswissenschaft wird aber nicht vergessen – im Gegenteil ist mit Frau Dr. med. Menche auch bei der Neuauflage wieder eine langjährig etablierte Fachexpertin mit an Bord.

Eine Frage, die sich aktuell stellt, ist jedoch: Benötigen wir in Zeiten des digitalen Unterrichts, Home-Schoolings/Learnings etc. überhaupt noch derartige Bücher? Die eindeutige Antwort ist: **JA!** Auch das ist eine zentrale Erkenntnis aus der langen Zeit der Corona-Pandemie und den damit verbundenen Herausforderungen: Schulformate und Unterrichte haben sich geändert, viele Bildungseinrichtungen sind in der Form der Unterrichtsgestaltung und der damit verbundenen Methodik flexibler geworden. Ein Grundlagenwerk, das den gesamten Bereich der Pflege(ausbildung) abbildet, ist dabei unverzichtbar. Egal, ob als ständiges Instrument der Lernbegleitung oder auch „nur“ als Nachschlagewerk zum Nacharbeiten und Vorbereiten der ausbildungsrelevanten Themen. So lange **Pflege**Heute die Entwicklung derart professionell und auf diesem fachlich hohen Niveau begleitet, wird es auf lange Sicht unverzichtbar bleiben – egal, ob in den Klassenräumen der Pflegebildungseinrichtungen, auf den Schreibtischen der Auszubildenden oder in den Dienstzimmern der Stationen, Wohnbereiche oder ambulanten Pflegedienste.

Berlin, November 2022

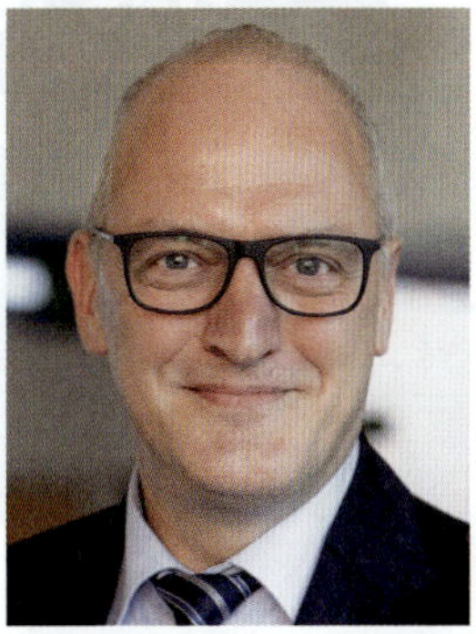

Carsten Drude, M.A.
Vorsitzender Bundesverband Lehrende Gesundheits- und Sozialberufe (BLGS) e. V.

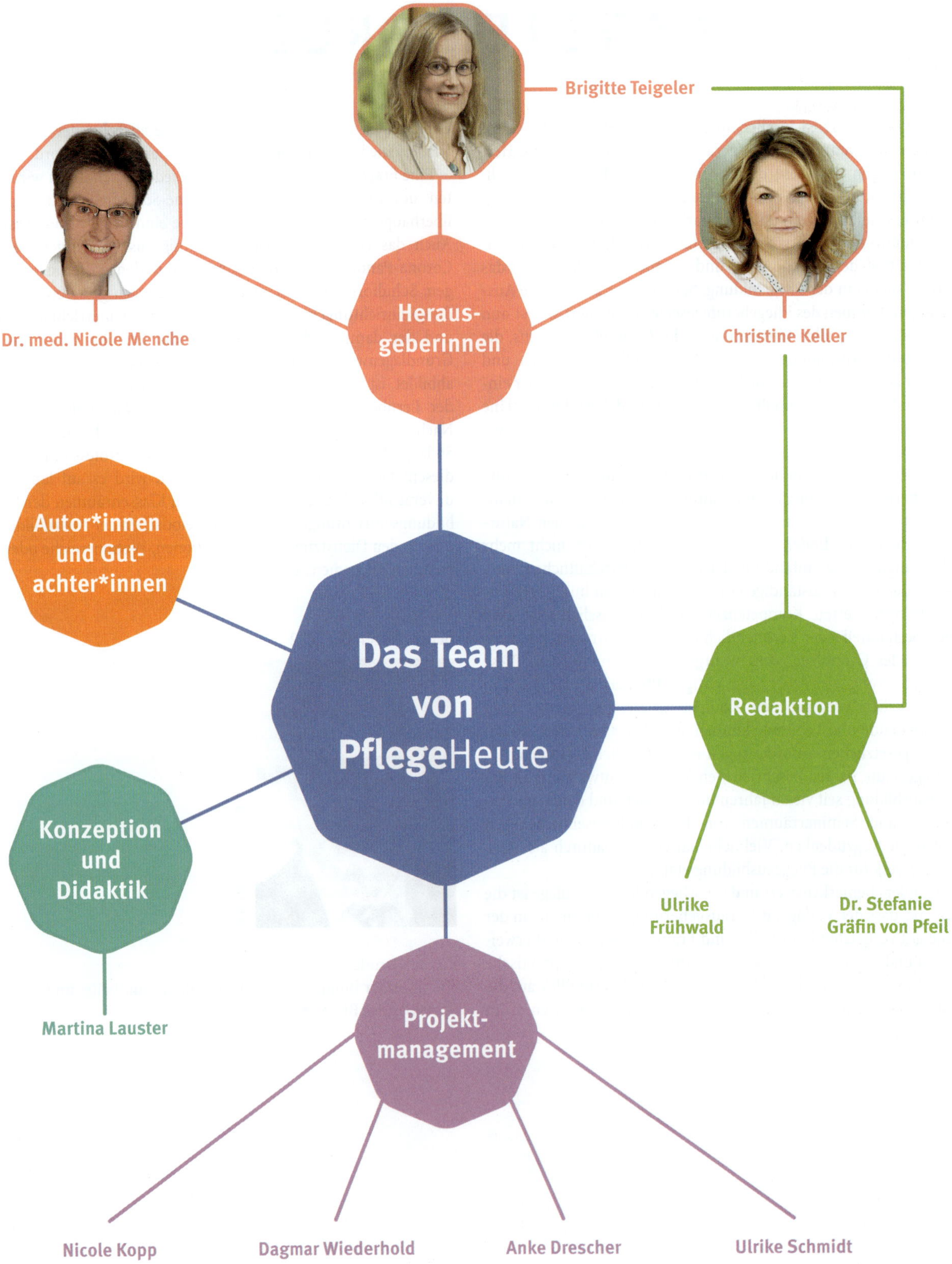

Brigitte Teigeler
Dr. med. Nicole Menche
Heraus-geberinnen
Christine Keller
Autor*innen und Gut-achter*innen
Das Team von PflegeHeute
Redaktion
Ulrike Frühwald
Dr. Stefanie Gräfin von Pfeil
Konzeption und Didaktik
Martina Lauster
Projekt-management
Nicole Kopp
Dagmar Wiederhold
Anke Drescher
Ulrike Schmidt

FACHLICH MITWIRKENDE

Herausgeberinnen

Dr. med. Nicole Menche, Ärztin mit Schwerpunkt Innere Medizin. Seit 1991 freiberufliche wissenschaftliche Autorin, Langen/Hessen

Christine Keller, M.A. Systemische Beratung, Krankenschwester, Lehrerin für Pflegeberufe, Wundexpertin ICW e. V., Qualitätsberaterin für Einrichtungen in Gesundheitswesen, Pain Nurse, Ethikberaterin im Gesundheitswesen, Heilpraktikerin (Psychotherapie), Systemische Beraterin. Seit 2010 als selbstständige Dozentin und Trainerin, Herausgeberin, Autorin und Redakteurin tätig, Glonn.

Brigitte Teigeler, Kinderkrankenschwester, Diplom-Pflegewirtin. Langjährige Redakteurin bei „Die Schwester Der Pfleger“ und „PflegenIntensiv“. Seit 2018 freiberuflich als Fachjournalistin, Dozentin und Kommunikationsberaterin tätig, Wiesbaden

Autor*innen der aktuellen Ausgabe

Maren Asmussen-Clausen, Krankenschwester, Diplom-Pädagogin, Kinaesthetics-Ausbilderin, Flensburg

Heike Baumeister, Lehrerin für Pflege und Gesundheit (M. A.), Pflegewissenschaftlerin (B.Sc.), Praxisbegleitung für Basale Stimulation in der Pflege®, Fachkinderkrankenschwester für Intensivpflege und Anästhesie, Köln

Prof. Dr. Bärbel Dangel, Pflegewissenschaftlerin, Krankenschwester, Professorin für Pflegewissenschaft, Ernst-Abbe-Hochschule Jena

Sabine Decker, Kinderkrankenschwester, Dipl.-Pflegewirtin (FH), Münster

Elfriede Derrer-Merk, Altenpflegerin, Lehrerin für Pflegeberufe, Diplom-Pflegepädagogin, Diplom-Gerontologin, Sachverständige für Pflege, PhD-Student, Liverpool UK

Stefan Drees, Fachkrankenpfleger für Hygiene und Infektionsprävention, Fachkrankenpfleger für Anästhesie und Intensivpflege, Köln

Dr. med. Gotthilf Fischle, Klinik für Anästhesiologie, Intensivmedizin und Schmerztherapie, Chefarzt Prof. Dr. med. T. Viergutz, BG-Unfallklinik Tübingen

Prof. Dr. paed. Dr. h.c. rer. medic. Andreas Fröhlich, Allgemeine Sonderpädagogik, Kaiserslautern

Ira-Anne Fröhlich, Gesundheits- und Krankenpflegerin, Augenklinik im UKSH Lübeck

Dr. med. Kay Goerke, Facharzt für Gynäkologie und Geburtshilfe, Simmern

Prof. Dr. med. Gerhard Grevers, Facharzt für HNO-Heilkunde, München

Michael Gügel, MA Erwachsenenbildung, Dipl.-Pflegepädagoge (FH), Leitung Bildungszentrum für Gesundheitsberufe, Berufsfachschulen für Pflege und Krankenpflegehilfe, Klinikum Landkreis Erding, Egmating

Prof. Dr. phil. Wolfgang M. Heffels, Professor für Erziehungswissenschaft und Berufspädagogik, Katholische Hochschule NRW, Fachbereich Gesundheitswesen, Köln

Ulrich Heller, Gesundheits- und Krankenpfleger, Palliativfachkraft, Leitung des Christophorus Hospiz Verein München

Siegfried Huhn, BScH, MPH; Kaufmann, Fachkrankenpfleger für Geriatrische Rehabilitation und Gerontopsychiatrie und Fachkrankenpfleger für psychosomatische und psychotherapeutische Medizin, Gesundheitswissenschaftler und -pädagoge, Sozialfachwirt Bildung, Arbeitsschwerpunkte: klinische Pflege, Gewalt in der Pflege, Sucht und Psychosomatik, Fachbuchautor, Berlin

Ulrich Kamphausen, Krankenpfleger, Lehrer für Pflegeberufe, Wangels

Christine Keller, M.A. Systemische Beratung, Krankenschwester, Lehrerin für Pflegeberufe, Wundexpertin ICW e.V., Qualitätsberaterin für Einrichtungen in Gesundheitswesen, Pain Nurse, Ethikberaterin im Gesundheitswesen, Heilpraktikerin (Psychotherapie), Systemische Beraterin. Seit 2010 als selbstständige Dozentin und Trainerin, Herausgeberin, Autorin und Redakteurin tätig, Glonn.

Renate Kohl, Fachkraft für neurologische Rehabilitation, Pflegeaufbaukursinstruktorin Bobath BIKA®, Feldenkrais® Pädagogin, Rettenbach

Tilman Kommerell, Pflegepädagoge (B. A.), Baindt

Prof. Dr. Julia Lademann, Professorin für Pflegewissenschaft und Gesundheitswissenschaften, Frankfurt University of Applied Sciences

PD Dr. rer. medic. Yvonne Lehmann, Krankenschwester, Diplom-Pflege- und Gesundheitswissenschaftlerin, BBG Berliner Bildungscampus für Gesundheitsberufe gGmbH

Univ. Prof. Mag. Dr. Hanna Mayer, Professorin für Pflegewissenschaft und Leiterin des Fachbereichs Pflegewissenschaft mit Schwerpunkt Personal Centred Care an der Karl Landsteiner Privatuniversität für Gesundheitswissenschaften, Krems/Österreich

Dr. med. Nicole Menche, Ärztin mit Schwerpunkt Innere Medizin. Seit 1991 freiberufliche wissenschaftliche Autorin, Langen/Hessen

Dr. rer. medic. Andrea Müller, Diabetes-, Pflege- und Gesundheitswissenschaftlerin, Stabsstelle Pflegewissenschaft und Pflegeentwicklung im Klinikum Fürth

Thorsten Münch, Notfallsanitäter, Praxisanleiter Rettungsdienst, Einsatzleiter Rettungsdienst, Ausbilder Erste Hilfe / Sanitätsdienst, Fachdozent für Notfallschulungen, Heilpraktiker, Unterwössen

Manfred Mürbe, Vorsitzender Richter am Oberlandesgericht a. D., Rechtsanwalt, Memmingen

Peter Nydahl, Krankenpfleger, MScN, Kurs- und Weiterbildungsleiter für Basale Stimulation in der Pflege, Kiel

Dr. Christine Pernlochner-Kügler, Bestatterin, Lektorin für Gesundheitsberufe in den Bereichen Psychologie, Thanatologie, Kommunikation und Ethik, Innsbruck/Österreich

Kerstin Protz, Krankenschwester, Projektmanagerin Wundforschung im Institut für Versorgungsforschung in der Dermatologie und bei Pflegeberufen (IVDP) am Uniklinikum Hamburg-Eppendorf, Referentin für Wundversorgungskonzepte, Managerin im Sozial- und Gesundheitswesen, Sachverständige für Pflege (BDSF), Vorstandsmitglied Wundzentrum Hamburg e. V., Hamburg

Dr. rer. medic. German Quernheim, Krankenpfleger und Praxisanleiter, Diplom-Pflegepädagoge (FH) und Coach, freiberuflicher Dozent, Trainer und Personalentwickler, Montabaur

Agnetha Radatz, exam. Gesundheits- und Krankenpflegerin, Pflegepädagogin B.A., angewandte Bildungswissenschaftlerin M.A., Wundexpertin und Fachtherapeutin Wunde ICW, Pain Nurse Cekib, Ausbilderin für erste Hilfe, Leitung Fort- und Weiterbildung, Wund-, Schmerz- und Trachealkanülenmanagement bei AKB Elke Dodenhoff Gmbh, Dozentin Pflegeleichtakademie, Dozentin für Pflege und Pädagogik, München

Dr. med. Herbert Renz-Polster, Facharzt für Kinder- und Jugendmedizin, Vogt

Prof. Dr. Bernd Reuschenbach, Professor für gerontologische Pflegewissenschaft, Kath. Stiftungshochschule München, Fakultät Gesundheit und Pflege

Hans Reuter, Leitender Oberarzt, Klinikum Emden

Sylvia Röhm-Kleine, Fachkrankenschwester für Anästhesie- und Intensivmedizin, Lehrerin für Pflegeberufe, Qualitätsmanagerin im Gesundheitswesen, Schlitz-Rimbach

Walter Schädle, Krankenpfleger, Stationsleitung, Babenhausen/Klosterbeuren

Dr. phil. Heike Schambortski, Krankenschwester, Diplom-Psychologin, Berufsgenossenschaft für Gesundheitsdienst und Wohlfahrtspflege, Hamburg

Martin Schieron, Krankenpfleger, Diplom-Pflegewissenschaftler (FH), Düsseldorf

Stefanie Schlieben, Krankenschwester, Dipl.-Pflegewirtin (FH), M.A. Erwachsenenbildung, stellv. Leitung Bildungszentrum für Gesundheitsberufe, Berufsfachschulen für Pflege und Krankenpflegehilfe, Klinikum Landkreis Erding, Haar

Gabriele Schmidl, Fachkrankenschwester für Anästhesie und Intensivmedizin, Praxisanleiterin, Pflegepädagogin B.A., angewandte Bildungs- und Erziehungswissenschaften M.A., Schulleitung Berufsfachschulen für Pflege am Krankenhaus Agatharied, München

Freya Strüwe, Kinderkrankenschwester, Dipl.-Pflegewirtin (FH), Villingen-Schwenningen

Katarina Theißing, exam. Altenpflegerin, Palliativfachkraft, MAS Palliative Care, Christophorus Hospiz Verein München

Angelika Warmbrunn, Lehrerin für Gesundheits- und Pflegeberufe, Fachautorin, Münster

Nils Wommelsdorf, Krankenpfleger, Pain Nurse Plus (DGSS), Fachkraft Palliative Care, freiberufl. Dozent und Fachautor, Hamburg

Prof. Dr. Angelika Zegelin, Krankenschwester, Pflegewissenschaftlerin, vorm. Universität Witten/Herdecke, Dortmund

Mitautor*innen der Vorauflage

Birgit Dammshäuser, Krankenschwester, Fachkrankenschwester in der Rehabilitation, Pflegeaufbaukursinstruktorin Bobath BIKA, Praxisanleiterin, Haina-Hüttenrode (Kap. 37.6.6)

Dr. med. Eckhart von Hirschhausen, Arzt, Komiker, Autor und Gründer der Stiftung HUMOR HILFT HEILEN (Kap. Humor in der Pflege)

Prof. Dr. rer. cur. Peter König, Krankenpfleger, Dipl.-Pflegewirt, Pflegewissenschaftler (M.Sc.), Professor für Pflege- und Rehabilitationsmanagement, Hochschule Furtwangen (Kap. 1.1–1.8; 1.10, 1.11)

Ute Weidlich, Krankenschwester, Lehrerin für Pflege/PDL, Qualitätsmanagerin, Pinneberg (Kap. Qualität und Qualitätsmanagement)

Prof. Dr. phil. habil. Andrea Zielke-Nadkarni, Professorin für Pflegewissenschaft, FH Münster, Fachbereich Gesundheit (Kap. 15.3)

Gutachter*innen

Dr. Cordula Dahlmann (Kap. 35/Pflegetexte), Fachärztin für Augenheilkunde, Berlin

Prof. Hans Christoph Diener (Kap. 37/Medizintexte), Leiter der Abteilung für Neuroepidemiologie, Institut für Medizinische Informatik, Biometrie und Epidemiologie (IMIBE), Medizinische Fakultät der Universität Duisburg-Essen, Essen

Daniela Greithanner (Kap. 46/Pflegetexte), Fachkrankenschwester für Intensiv- und Anästhesiepflege, Medizinischer Fachdienst, Einrichtungsverbund Steinhöring

Dr. Ronald Greger (Kap. 29/Pflegetexte), Allgemein- und Unfallchirurg, Pliening

Alice Händel (Kap. 28/Medizin- und Pflegetexte), Rheumazentrum Bad Aibling-Erding

Mathias Hellberg-Naegele (Kap. 27/Pflegetexte), M.Sc. Pflegeexperte APN Hämatologie/Onkologie, Kantonsspital St. Gallen

Dr. med. Florian Hitzenbichler (Kap. 30/Medizintexte), Oberarzt, Abteilung für Krankenhaushygiene und Infektiologie, Klinikum der Universität Regensburg

Anke Kampmann (Kap. 21/Pflegetexte), M.Sc. Pflegeexpertin APN Herzinsuffizienz, Krankenhaus der Barmherzigen Brüder Trier

Markus Klemm (Kap. 38/Pflegetexte), Fachkrankenpfleger für Psychiatrie, Eisenach

Dr. med. Fabian Kütting (Kap. 25/Medizintexte), Köln

Dr. med. Sören Lange (Kap. 33, Kap. 34/Medizintexte), Abteilung für Allgemeine Gynäkologie und Gynäkologische Onkologie, Universitätsklinik für Frauenheilkunde Wien, Wien

Prof. Dr. med. Peter Markus (Kap. 24, Kap. 25/Medizintexte), Direktor der Klinik für Allgemein- Viszeral- und Unfallchirurgie, Ärztlicher Direktor, Elisabeth Krankenhaus Essen

Prof. Dr. Dr. Clemens Neufert (Kap. 24/Medizintexte), Oberarzt Gastroenterologie und GI-Onkologie, Erlangen

Prof. Dr. med. Klaus G. Parhofer (Kap. 26/Medizintexte), Leitender Oberarzt, LMU Klinikum, München

Prof. H.J. Rupprecht (Kap. 21, Kap. 22/Medizintexte), Mainz

Christine Straßer (Kap. 28/Pflegetexte), examinierte Krankenschwester, LMU-Klinikum, München

Madeleine Tabatabai-Madani (Kap. 34/Pflegetexte), B.Sc. in Midwifery, Hebamme, Waldalgesheim

Tanja Türkmen (Kap. 32/Pflegetexte), Dermatologie und Venerologie, Uniklinikum Schleswig Holstein

Dr. med. Susanne Wilhelm (Kap. 23/Medizintexte), UKGM Marburg

PD Dr. Dr. med. Alexander Zink (Kap. 32/Medizintexte), Leitender Oberarzt, MPH, Klinik und Poliklinik für Dermatologie und Allergologie am Biederstein, Klinikum rechts der Isar, München

Dr. med. David Zurmeyer (Kap. 27/Medizintexte), Facharzt Klinik für Hämatologie und Onkologie, Universitätsklinikum Frankfurt

WICHTIGE FACHBEGRIFFE IN PFLEGE UND MEDIZIN

absorbieren aufnehmen
Ätiologie Ursache(n) einer Erkrankung
afferent zum Zentrum hinführend
Aminosäure Grundmolekül der Eiweiße
Anatomie (*griech.* = zerschneiden), Lehre vom Bau der Körperteile
Anastomose operativ hergestellte Verbindung
Antigen Struktur, die eine Immunreaktion des Organismus auslösen kann
Antikörper vom Abwehrsystem produzierter Abwehrstoff
Aorta Körperschlagader
Arteriosklerose „Gefäßverkalkung"
aspirieren ansaugen; einsaugen, einatmen
autonom selbstständig
benigne gutartig
Chromosom Träger von Erbinformation
dexter, dextra rechts
Diagnose Erkennung und Bezeichnung einer Krankheit
DNA (engl. Abk. für Desoxyribonukleinsäure, *kurz:* DNS) Erbsubstanz
dys... Wortteil für krankhafte Störung eines Zustands oder einer Funktion
efferent vom Zentrum wegführend
Elektrolyt (gelöstes) Körpermineral, z. B. Natrium oder Kalium
endogen im Körper selbst entstehend
exogen von außen
extra außerhalb von
fixieren befestigen
gastrointestinal den Magen-Darm-Trakt betreffend
Gen Erbanlage
genital zu den Geschlechtsorganen gehörend
hormonal das innersekretorische System betreffend
hyper... das normale Maß übersteigend
hypo... das normale Maß unterschreitend
Hypophyse Hirnanhangdrüse
Hypothalamus wichtiger Abschnitt des Zwischenhirns
Immunität erworbene Abwehrkraft gegen Krankheitserreger
Indikation „Heilanzeige"; Kriterium, bei dessen Vorliegen ein bestimmtes Verfahren zu wählen ist
injizieren einspritzen
Insuffizienz unzureichende Funktionstüchtigkeit
intrazellulär innerhalb der Zellen
ischämisch nicht (ausreichend) durchblutet
Joule Einheit für Energie – sowohl bei der Berechnung von Nahrungsmitteln (4,1 Joule ≙ 1 kcal [Kilo-Kalorie]) als auch in der Elektrizitätslehre
Kapillare kleinstes Blutgefäß
kardiovaskulär das Herz-Kreislauf-System betreffend
Karzinom bösartiger epithelialer Tumor
kaudal Richtung Steiß
Koma tiefe Bewusstlosigkeit
Kompensation Ausgleich
komprimieren zusammenpressen
kranial Richtung Kopf
lateral seitwärts, von der Medianebene entfernt
maligne bösartig
Manifestation Offenbarwerden, zu Tage treten
medial in der Mitte gelegen, mittelwärts
Membran dünne Scheidewand
Morbus Krankheit
motorisch die Bewegung betreffend
nerval durch das Nervensystem vermittelt
oral den Mund betreffend, durch den Mund
parainfektiös während oder nach einer Infektion auftretend, aber nicht durch deren spezifischen Erreger bedingt
Parasympathikus „entspannungs-" und regenerationsorientierter Teil des vegetativen Nervensystems
Parenchym Organfunktionsgewebe
parenteral unter Umgehung des Magen-Darm-Trakts
Pathologie Lehre von den erkrankten Geweben
peri... um … herum
Physiologie Lehre von den normalen Körpervorgängen
post... nach, hinter
prä... vor
primär erstrangig; *auch:* ursprünglich, ohne andere Ursachen
Prognose zu erwartender Krankheitsverlauf
Protein Eiweiß
pulmonal die Lunge betreffend
Punktion Einstechen
reflektorisch auf dem Reflexweg
rektal den Mastdarm betreffend
retro... zurück-, rückwärts liegend
Rezeptor „Empfänger" für bestimmte Reize oder Stoffe
Rezidiv Rückfall
Sekretion Ausscheidung
sekundär nachfolgend, als Folge einer Erkrankung
sensibel die Sinne betreffend, empfindungsfähig
sensorisch die Sinne betreffend, empfindungsfähig
sinister, sinistra links
spinal das Rückenmark betreffend
superfizial oberflächlich, zur Körperoberfläche hin
superior oberer
Sympathikus „leistungsorientierter" Teil des vegetativen Nervensystems
Symptom Krankheitszeichen
Syndrom Symptomenkomplex, Gruppe von Krankheitszeichen
Therapie Maßnahmen zur Heilung einer Krankheit
Trauma Verletzung, Wunde
Tumor Geschwulst
Ulkus Geschwür
vegetativ das autonome (vegetative) Nervensystem betreffend
versus gegen
ventral bauchwärts, vorn
zerebral das Gehirn betreffend

ABKÜRZUNGEN

♂	Mann
♀	Frau
%	Prozent, Hundertstel (1 % = 1 von Hundert)
‰	Promille, Tausendstel (1 ‰ = 1 von Tausend)
§	Paragraf
↑	Werte ansteigend bzw. oberhalb der Norm
↓	Werte abfallend bzw. unterhalb der Norm
→	daraus folgt
➔	Querverweis
<	kleiner als
>	größer als
≤	kleiner gleich
≥	größer gleich
≙	entspricht
®, ™	*engl.* (registered) trade mark, (eingetragene) Marke, Handelsname
A./Aa.	*lat.* arteria/arteriae, Arterie/Arterien
ABEDL®	Aktivitäten, Beziehungen und existenzielle Erfahrungen des Lebens
AIDS	*engl.* acquired immune deficiency syndrome, erworbenes Immunschwächesyndrom
AK, Ak	Antikörper
Amp.	Ampulle
ANP	*engl.* Advanced Nursing Practice, erweiterte Pflegepraxis; atriales natriuretisches Peptid
APS	Aktionsbündnis Patientensicherheit
ARDS	*engl.* acute respiratory distress syndrome, akutes Lungenversagen
BÄK	Bundesärztekammer
BB	Blutbild
BE	Berechnungseinheit (früher Broteinheit); *engl.* base excess (Basenüberschuss)
BG	Berufsgenossenschaft
BGA	Blutgasanalyse
BGB	Bürgerliches Gesetzbuch
BSG	Blutsenkungsgeschwindigkeit
BtM	Betäubungsmittel
BtMG	Betäubungsmittelgesetz
BZ	Blutzucker (genau: Blutglukosekonzentration)
Ch	Charrière (1 Ch ≙ ⅓ mm Durchmesser)
CO_2	Kohlendioxid
COPD	*engl.* chronic obstructive pulmonary disease, chronisch obstruktive Lungenerkrankung
CRP	C-reaktives Protein
CT	Computertomografie
D-Arzt	Durchgangsarzt (bei Arbeitsunfall)
DBfK	Deutscher Berufsverband für Pflegeberufe
DBR	Deutscher Bildungsrat
DD	Differenzialdiagnose
DKG	Deutsche Krankenhausgesellschaft
dl	Deziliter (10^{-1} = ein Zehntelliter)
DMS	Durchblutung, Motorik, Sensibilität
DNA, DNS	*engl.* deoxyribonucleic acid, Desoxyribonukleinsäure
DNQP	Deutsches Netzwerk für Qualität in der Pflege
DPR	Deutscher Pflegerat
DRG	*engl.* diagnosis related group, diagnosebezogene Fallgruppe
DSGVO	Datenschutz-Grundverordnung
ECMO	extrak(c)orporale Membranoxygenierung
EEG	Elektroenzephalogramm, -grafie
EK	Erythrozytenkonzentrat
EKG	Elektrokardiogramm, -grafie
ES	Expertenstandard
EWZ	Einwirkzeit
fl	Femtoliter (10^{-15} Liter)
fmol	Femtomol (10^{-15} mol)
F.O.T.T.	Fazio-orale-Trakt-Therapie
G	Gauge (Maß für Kanülengröße)
G-BA	Gemeinsamer Bundesausschuss
GCS	*engl.* Glasgow coma scale, Glasgow-Koma-Skala
GG	Grundgesetz
GKV	gesetzliche Krankenversicherung
GPV	gesetzliche Pflegeversicherung
h	*engl.* hour, Stunde
Hb	Hämoglobin
HIV	humanes Immundefizienz-Virus
Hk, Hkt	Hämatokrit
HNO	Hals-Nasen-Ohren(-Heilkunde, -Erkrankungen)
ICD	*engl.* International Classification of Diseases, Internationale statistische Klassifikation der Krankheiten und verwandter Gesundheitsprobleme; *engl.* implantable cardioverter/defibrillator, implantierbarer Kardioverter/Defibrillator
ICF	*engl.* International Classification of Functioning, Disability and Health, Internationale Klassifikation der Funktionsfähigkeit, Behinderung und Gesundheit
ICN	*engl.* International Council of Nurses, Weltbund der Pflegenden
ICNP	*engl.* International Classification for Nursing Practice, Internationale Klassifikation für die Pflegepraxis
IfSG	Infektionsschutzgesetz
Ig	Immunglobulin
i.m.	intramuskulär
i.v.	intravenös
IE	Internationale Einheit
INR	international normalized ratio
i.o.	intraossär
IQ	Intelligenzquotient
IU	international unit
J.	Jahre
kcal	Kilokalorie
KE/KHE	Kohlenhydrateinheit
kg	Kilogramm
KG	Körpergewicht
KHG	Krankenhausfinanzierungsgesetz
KI	Kontraindikationen
kJ	Kilojoule
KMK	Kultusministerkonferenz
kPa	Kilopascal
KRINKO	Kommission für Krankenhaushygiene und Infektionsprävention am Robert Koch-Institut
l	Liter
Lj.	Lebensjahr
lt.	laut
Lufu	Lungenfunktionsprüfung
M.	*lat.* morbus, Krankheit
M./Mm.	*lat.* musculus/musculi, Muskel/Muskeln
max.	maximal
µg	Mikrogramm (10^{-6} Gramm = 1 Millionstelgramm)
MD	Medizinischer Dienst
mg	Milligramm (10^{-3} Gramm = 1 Tausendstelgramm)
MIC	minimal-invasive Chirurgie

Min., min	Minute
mind.	mindestens
MJ	Megajoule (10^6 Joule = 1 Million Joule)
MKS	medizinische Kompressionsstrümpfe
µl	Mikroliter (10^{-6} Liter = 1 Millionstelliter)
ml	Milliliter (10^{-3} Liter = 1 Tausendstelliter)
mmHg	Millimeter Quecksilbersäule
mmol/l	Millimol pro Liter
MPBetreibV	Medizinprodukte-Betreiberverordnung
MPDG	Medizinprodukte-Durchführungsgesetz
MRE	multiresistente Erreger
MRGN	multiresistente gramnegative Stäbchen/Erreger
MRSA	Methicillin-/multiresistenter Staphylokokkus aureus
MRT	Magnetresonanztomografie
ms	Millisekunde (10^{-3} Sekunde = 1 Tausendstelsekunde)
MS	multiple Sklerose
MTS	medizinische Thromboseprophylaxestrümpfe
N./Nn.	*lat.* nervus/nervi, Nerv/Nerven
NaCl	Natriumchlorid, Kochsalz
NANDA	*engl.* North American Nursing Diagnosis Association (eine pflegewissenschaftliche Organisation)
ng	Nanogramm (10^{-9} Gramm = 1 Milliardstelgramm)
nl	Nanoliter (10^{-9} Liter = 1 Milliardstelliter)
NSAR	nichtsteroidale Antirheumatika
NRS	numerische Rating-Skala
NW	Nebenwirkung(en)
O_2	Sauerstoff
OP	Operation
OPS	Operationen- und Prozedurenschlüssel
OTA	operationstechnischer Assistent
$paCO_2$	arterieller Kohlendioxid-Partialdruck
paO_2	arterieller Sauerstoff-Partialdruck
PÄS	Problem/Ätiologie/Symptome (Vorgehensweise zur Erstellung von Pflegediagnosen)
PAL	*engl.* physical activity level, Level der körperlichen Aktivität
Pat.	Patient, Patientin
pAVK	periphere arterielle Verschlusskrankheit
PEG	perkutane endoskopische Gastrostomie
PEJ	perkutane endoskopische Jejunostomie
PflAPrV	Pflegeberufe-Ausbildungs- und Prüfungsverordnung
PflBG	Pflegeberufegesetz
pg	Pikogramm (10^{-12} Gramm = 1 Billionstelgramm)
PKMS	Pflegekomplexmaßnahmen-Score
PKV	private Krankenversicherung; phlebologischer Kompressionsverband
pl	Pikoliter (10^{-12} Liter = 1 Billionstelliter)
p. m.	*lat.* post mortem, nach dem Tode; post menstruationem, nach der Menstruation
pmol	Pikomol (10^{-12} mol = 1 Billionstelmol)
p. p.	*lat.* post partum, nach der Geburt
PSA	persönliche Schutzausrüstung; prostataspezifisches Antigen
PT(C)A	perkutane transluminale (k[c]oronare) Angioplastie
QM	Qualitätsmanagement
Rö	Röntgen
RKI	Robert Koch-Institut
RNA, RNS	*engl.* ribonucleic acid, Ribonukleinsäure
ROT	Realitätsorientierungstraining (Demenz)
RR	Blutdruck (nach *S. Riva-Rocci*); relatives Risiko; *engl.* respiratory rate, Atemfrequenz
s. c.	subkutan
Sek., s	Sekunde
SGB	Sozialgesetzbuch
SHT	Schädel-Hirn-Trauma
SIS	Strukturierte Informationssammlung
SSW	Schwangerschaftswoche
STD	*engl.* sexually transmitted diseases, sexuell übertragbare Krankheiten
Std.	Stunde
StGB	Strafgesetzbuch
STIKO	ständige Impfkommission
Supp.	Suppositorium (Zäpfchen)
Tabl.	Tablette
Tb/Tbc	Tuberkulose
TIA	transitorische ischämische Attacke
Tr.	Tropfen
U	*engl.* unit, Einheit
u. a.	unter anderem
u. Ä.	und Ähnliches
UAGS	Unterarmgehstützen
u. U.	unter Umständen
V./Vv.	*lat.* vena/venae, Vene/Venen
v. a.	vor allem
V. a.	Verdacht auf
Vit.	Vitamin(e)
vs.	versus, gegenüber
WHO	*engl.* World Health Organization, Weltgesundheitsorganisation
z. T.	zum Teil
ZVD	zentraler Venendruck
ZVK	zentraler Venenkatheter

BENUTZERHINWEISE

Gewichtete Terminologie

In der Pflege und Medizin herrscht ein Neben- oder Durcheinander von lateinischen, griechischen, deutschen und englischen Fachbegriffen. Dieses Buch hilft Ihnen, den jeweils üblichen Begriff zu erkennen. Bei der Erstnennung eines Begriffes werden die zugehörigen Fachwörter in allen relevanten Versionen bzw. Sprachen vorgestellt. Der am häufigsten verwendete wird zuerst und meist in Fettschrift, die weniger gebräuchlichen werden in Klammern und Kursivschrift genannt, z. B.

- **Reliabilität** *(Beständigkeit, Zuverlässigkeit)* zeigt an, ob wiederholte Messungen immer die gleichen Werte liefern
- **Angeborene Herzfehler** *(kongenitale Herzfehler, kongenitale Herzvitien):* Angeborene Fehlbildungen des Herzens, der Herzklappen und/oder der herznahen großen Gefäße.

Geschlechter- und Personenansprache in diesem Buch

Die Autorinnen und Autoren haben lange darüber nachgedacht, wie sie in der Schreibweise der Tatsache gerecht werden können, dass Patienten, Pflegende, Ärzte und An- und Zugehörige anderer Berufsgruppen Frauen *und* Männer sind oder sich keiner der beiden Geschlechter zugehörig fühlen.

Die konsequente Lösung, nämlich die durchgängige Verwendung der femininen *und* maskulinen bzw. genderneutralen Schreibweise, würde die Lesbarkeit der Texte erheblich erschweren, z. B. Patient/Patientin. Deshalb wird in diesem Buch immer – abwechselnd pro Kapitel – nur eine Form oder ein neutraler Begriff, z. B. „Pflegende", verwendet – gemeint sind dabei aber stets alle Geschlechter!

Berufsbezeichnung für Pflegende

Mit Einführung des neuen Krankenpflegegesetzes seit 1. Januar 2020 hat sich die Ausbildung verändert. Die neuen Berufsbezeichnungen lauten Pflegefachfrau und Pflegefachmann. Hierbei handelt es sich um geschützte Berufsbezeichnungen.

Als Sonderweg gibt es noch die Ausbildung in der Gesundheits- und Kinderkrankenpflege sowie in der Altenpflege. Auch dies sind geschützte Berufsbezeichnungen.

Diese Berufsbezeichnungen sind für die Lesbarkeit eher umständlich und lang. Daher wird in **Pflege**Heute in der Regel von Pflegefachpersonen oder Pflegenden gesprochen. Gemeint sind hiermit stets die Personen, die eine dreijährige Ausbildung absolviert und das Recht erworben haben, eine der oben genannten Berufsbezeichnungen zu tragen. Die Auszubildenden in diesen Berufen werden ebenfalls einbezogen, wenngleich sie viele Pflegetätigkeiten erst nach Abschluss der Ausbildung eigenverantwortlich ausführen dürfen.

Im allgemeinen Sprachgebrauch werden auch Angehörige als „Pflegende" bezeichnet, z. B. wenn sie einen pflegebedürftigen Verwandten zu Hause betreuen. Um hier eine Unterscheidung zu treffen, werden pflegende Angehörige stets als „Angehörige" und nicht als „Pflegende" bezeichnet.

Fehler gefunden?

An unsere Inhalte haben wir sehr hohe Ansprüche. Trotz aller Sorgfalt kann es jedoch passieren, dass sich ein Fehler einschleicht oder fachlich-inhaltliche Aktualisierungen notwendig geworden sind. Sobald ein relevanter Fehler entdeckt wird, stellen wir eine Korrektur zur Verfügung. Mit diesem QR-Code gelingt der schnelle Zugriff.

https://else4.de/978-3-437-26779-6

Wir sind dankbar für jeden Hinweis, der uns hilft, dieses Werk zu verbessern.
Bitte richten Sie Ihre Anregungen, Lob und Kritik an folgende E-Mail-Adresse: kundendienst@elsevier.com

INHALT

1

VORBEHALTSAUFGABEN UND PFLEGEPROZESSSTEUERUNG

Michael Gügel, Stefanie Schlieben, Bernd Reuschenbach (1.5)

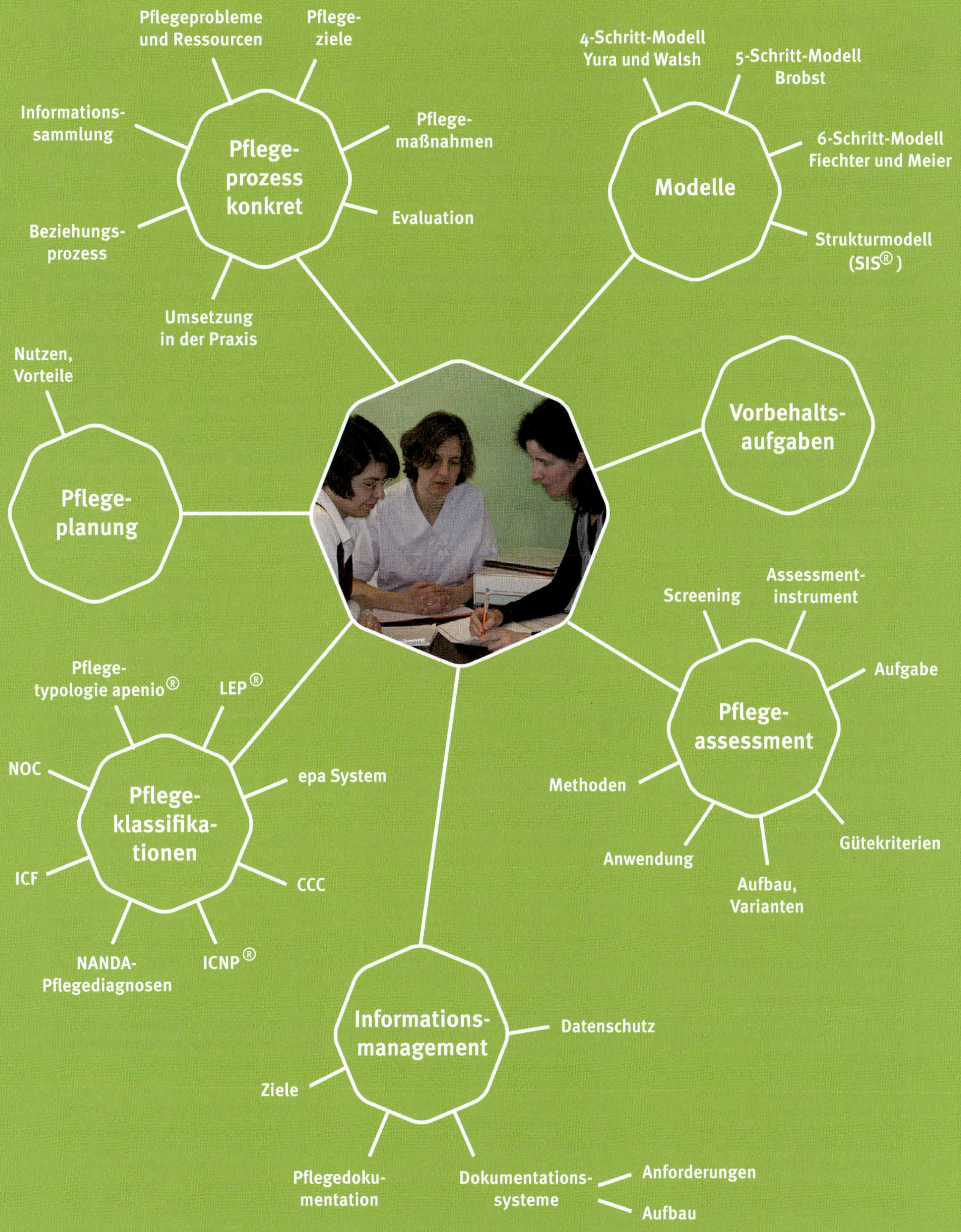
Pflege-
prozess
konkret
Pflegeprobleme
und Ressourcen
Pflege-
ziele
Pflege-
maßnahmen
Evaluation
Informations-
sammlung
Beziehungs-
prozess
Umsetzung
in der Praxis
Modelle
4-Schritt-Modell
Yura und Walsh
5-Schritt-Modell
Brobst
6-Schritt-Modell
Fiechter und Meier
Strukturmodell
(SIS®)
Vorbehalts-
aufgaben
Pflege-
planung
Nutzen,
Vorteile
Pflege-
assessment
Screening
Assessment-
instrument
Aufgabe
Methoden
Gütekriterien
Anwendung
Aufbau,
Varianten
Pflege-
klassifika-
tionen
Pflege-
typologie apenio®
LEP®
NOC
epa System
ICF
CCC
NANDA-
Pflegediagnosen
ICNP®
Informations-
management
Datenschutz
Ziele
Pflegedoku-
mentation
Dokumentations-
systeme
Anforderungen
Aufbau

1.1 Vorbehaltsaufgaben

DEFINITION

Vorbehaltsaufgaben *(vorbehaltlich Tätigkeiten):* Tätigkeiten, die aufgrund gesetzlicher Bestimmung nur bestimmten Berufsgruppen vorbehalten sind.

Das **Pflegeberufegesetz** *(PflBG)* (Ausfertigungsdatum 17.07.2017) enthält für die Entwicklung der professionellen deutschen Pflege einen historischen Meilenstein: Erstmals wurden der Berufsgruppe in § 4 PflBG **Vorbehaltsaufgaben** zuerkannt. Die Stellung von Pflegefachpersonen im Gesundheitswesen wird dadurch maßgeblich aufgewertet. Demnach dürfen ausschließlich Pflegefachpersonen:

- Den individuellen Pflegebedarf erheben und feststellen
- Den Pflegeprozess organisieren, gestalten und steuern
- Die Qualität der Pflege analysieren, evaluieren, sichern und entwickeln [1].

Damit wird die Entwicklung der Pflege zu einer Profession unterstrichen, vergleichbar z.B. den Juristen und Medizinern, bei denen ebenso Aufgaben unter Vorbehalt stehen. Dies hat weitreichende organisatorische und rechtliche Konsequenzen.

Für Pflegefachpersonen erwächst daraus die Verantwortung, pflegerisches Fachwissen und das der Bezugswissenschaften beständig zu aktualisieren.

Organisatorische und rechtliche Konsequenzen

Die genannten Aufgaben dürfen nicht mehr von Personen übernommen werden, die keine **Erlaubnis zur Führung der Berufsbezeichnung Pflegefachmann/Pflegefachfrau** (eingeschlossen sind die alten Berufsbezeichnungen Krankenschwester/-pfleger, Kinderkrankenschwester/-pfleger, Altenpfleger*in, Gesundheits- und Krankenpfleger*in, Gesundheits- und Kinderkrankenpfleger*in) haben.

Die **Durchführung geplanter Maßnahmen** gehört ausdrücklich **nicht** zu den **vorbehaltenen Aufgaben.** Sie können auch weiterhin von Assistenz- und Hilfskräften durchführen werden. Allerdings stehen sie unter der Verantwortung der Pflegefachpersonen, ebenso die Neuanpassungen von Pflegemaßnahmen.

Handeln Arbeitgeber entgegen dieser gesetzlichen Grundlage oder dulden, dass Nicht-Pflegefachpersonen Vorbehaltsaufgaben übernehmen, handeln sie ordnungswidrig und können nach § 57 PflBG belangt werden [1], [2], [3].

1.2 Bedingungen der Pflegeprozesssteuerung

Für die erfolgreiche **Steuerung des Pflegeprozesses** durch Pflegefachpersonen müssen zahlreiche Bedingungen erfüllt sein:

- Die Fähigkeit, Prioritäten zu setzen und prozesshaft zu denken, die schon in der Ausbildung zu fördern ist
- Organisatorische Rahmenbedingungen wie eine geeignete Dokumentation, um die Umsetzung des Prozesses zu erleichtern
- Aktuelles Fachwissen in der Pflege und den Bezugswissenschaften mit der Verantwortung zum lebenslangen Lernen, denn Wissen verändert sich schnell
- Pflegediagnostische Kompetenzen als Basis für die Festlegung des Pflegebedarfs und für den gesamten folgenden Prozess
- Nutzung einer gemeinsamen Fachsprache sowie eines gemeinsamen Pflegeverständnisses, was auch die gezielte Abstimmung im Pflegeteam einschließt
- Über den eigenen Tellerrand schauen, da der Pflegeprozess in der Regel sektoren- und berufsgruppenübergreifend gesteuert werden muss – innerhalb einer Einrichtung, aber auch im Rahmen von Verlegungen.

1.3 Pflegeprozess gleich Beziehungsprozess

DEFINITION

Pflegeprozess: Denk- und Problemlösungsstrategie, mit der Pflegefachpersonen nach Möglichkeit gemeinsam mit dem Patienten, der Patientin, dem Bewohner, der Bewohnerin (in der Folge nur noch Patient genannt) zielgerichtet und strukturiert arbeiten. Sie dient dazu:

- Informationen zu sammeln, um den individuellen Pflegebedarf zu erheben und festzustellen (→ 1.5.2)
- Ziele aufgrund des festgestellten Pflegebedarfs festzulegen, für die dann Pflegemaßnahmen geplant werden (→ 1.5.3, → 1.5.4)
- Pflegemaßnahmen durchzuführen und auf ihren Erfolg hin zu überprüfen, um sie dann der ggf. neuen Situation anzupassen (→ 1.5.5, → 1.5.6).

Beziehungsprozess: Professionelles Bündnis zwischen dem Pflegeempfänger und der Pflegefachperson

- Unter Berücksichtigung der Autonomie des Pflegeempfängers
- Mit gemeinsamer Arbeit an dessen gesundheitlicher Problemlage
- In einem kommunikativen Prozess, getragen von Schutz von Würde, Vertrauen und Respekt [4].

Bei der Versorgung kranker und pflegebedürftiger Menschen stehen professionell Pflegende vor der Herausforderung, sich in die individuellen Hintergründe und Lebenswelten der Betroffenen hineinzuversetzen und deren Wünsche und Vorstellungen zu ergründen. Dabei stellt sich immer die Frage, welche pflegerische Hilfe notwendig und sinnvoll ist. Der **Pflegeprozess** bietet dafür ein Rahmenmodell. Er gehört zu den Vorbehaltsaufgaben nach § 4 PflBG (→ 1.1) und ist damit *die* pflegerische Kernaufgabe.

Alles, was in der Beziehung zwischen Pflegebedürftigen, Angehörigen und Pflegefachpersonen geschieht, ist ein **Prozess.** Um dieses komplexe Geschehen besser nachvollziehbar zu machen, haben Pflegende begonnen, diesen Ablauf (Prozess) zu beschreiben, dann zu systematisieren und schließlich bewusst zu steuern. Ziel ist, dem Patienten – unabhängig von dem einzelnen Pflegenden – die für ihn beste Pflege zukommen zu lassen.

Das **prozessorientierte Arbeiten** verfolgt das Ziel, dem Patienten – soweit möglich – seine eigenen Fähigkeiten zur Problemlösung bewusst zu machen und diese für die Förderung und Wiederherstellung seiner Gesundheit zu nutzen. Bei Einschränkungen im Bereich der Aktivitäten des täglichen Lebens können Pflegende unterstützen bzw. bestimmte Tätigkeiten ganz für ihn übernehmen. Darüber hinaus binden sie Angehörige und Bezugspersonen so weit wie möglich in den Pflegeprozess ein.

Damit der Pflegeprozess erfolgreich umgesetzt werden kann, ist die gelingende **Beziehung** zwischen Pflegendem und Patienten Grundvoraussetzung. Diese beginnt mit dem Erstkontakt und endet mit der Entlassung oder einer anderweitigen Beendigung der Pflegebeziehung. Grundsätzlich sind die Pflegefachpersonen aufgefordert, in einen Aushandlungsprozess mit dem Patienten zu treten, in dem ein individuell zu ergründendes Gleichgewicht zwischen Bedarf und Bedürfnis hergestellt wird [4].

Verantwortung der Pflegefachpersonen

Es ist die Verantwortung der Pflegefachpersonen, die Beziehung so zu gestalten, dass eine kontinuierliche Beteiligung des Patienten am Pflegeprozess erfolgen kann [4].

1.4 Pflegeprozess-Modelle

Pflegeprozess-Modelle stellen grundsätzliche Denk- und Handlungsstrategien (Arbeitsmethoden) dar. Diese zielgerichtete Vorgehensweise grenzt die berufliche von der nicht beruflichen Pflege (→ 51.2.3) ab. Sie beruht auf der **Interaktion** zwischen der Pflegefachperson und dem Pflegebedürftigen als fortlaufendem Beziehungsprozess (→ 1.3) und gilt als selbstständig durchzuführende und vorbehaltene Tätigkeit im Sinne des Pflegeberufegesetzes (→ 1.1).

1.4.1 Historische Entwicklung des Pflegeprozesses

Pflege als prozesshaftes Geschehen wurde erstmals in den 1950er-Jahren von Pflegewissenschaftlerinnen in den USA definiert. Zu dieser Zeit entwickelte sich ein Verständnis von Pflege als ein systematisch zu planender Prozess. Mit der Akademisierung der Pflege und der damit verbundenen Entwicklung der Pflegewissenschaft setzte sich zudem nach und nach die Auffassung durch, dass Pflege als eigenständige Profession im Gesundheitswesen anzusehen sei (→ 51.2.3).

Für Pflegende bedeutete dies, Verantwortung für die pflegerische Betreuung von Patienten zu übernehmen. Solange Pflege als eine reine Assistenztätigkeit für den Arzt angesehen wurde, lag die Verantwortung für einen Pflegeplan außerhalb der Pflege. Seit Pflege als eigenständiges Berufsfeld verstanden wird, ist **gezieltes und geplantes Handeln** nötig.

Durch die Ausführungen im Pflegeberufegesetz wird die Bedeutung des Pflegeprozesses und die daraus entstehende Verantwortung für die berufliche Pflege ausdrücklich hervorgehoben (→ 1.1).

Pflegeprozess als Grundlage der beruflichen Pflege

Der Pflegeprozess unterstützt Pflegefachpersonen darin, Pflegesituationen bei Menschen aller Altersgruppen zu erkennen, zu erfassen und zu bewerten. Die Gestaltung der Pflege als Prozess fördert die kritische Reflexion des eigenen Tuns und unterstützt die Anwendung aktuellen Pflegewissens. Dadurch wird unreflektiertem Handeln, das sich vornehmlich auf eigene Erfahrungen oder Routinen stützt, entgegengetreten (→ 50.1).

Unabdingbar für diese pflegeberufliche Kernaufgabe ist die beständige Weiterentwicklung im Sinne **lebenslangen Lernens.**

Tab. 1.1 Verschiedene Pflegeprozess-Modelle.

4-Schritt-Modell	5-Schritt-Modell nach Brobst	6-Schritt-Modell nach Fiechter und Meier (ergänzt um Pflegediagnosen)
Assessment (Pflegebedürftigkeit einschätzen, Pflegebedarf benennen)	Einschätzung	Informationen sammeln (→ 1.4.1)
	Pflegediagnose	Probleme und Ressourcen erfassen, Pflegediagnosen stellen (→ 1.3)
Planning (Pflege planen)	Planung	Ziele festlegen (→ 1.4)
		Maßnahmen planen (→ 1.5)
Intervention (Pflege durchführen)	Umsetzung	Maßnahmen durchführen (→ 1.6)
Evaluation (Pflege beurteilen, verbessern)	Auswertung	Wirkung der Maßnahmen überprüfen und verbessern (→ 1.7)

1.4.2 Gliederung von Pflegeprozessen

Der Pflegeprozess wird durch unterschiedliche **Modelle** beschrieben (→ Tab. 1.1):

- Zunächst wurde der Pflegeprozess in **vier Kernschritte** eingeteilt (erstmals von *Helen Yura* und *Mary Walsh* und beschrieben [5]). Die *Weltgesundheitsorganisation (WHO)* hat das Modell in den 1970er-Jahren in dieser Form aufgegriffen und weltweit verbreitet.
- In der US-amerikanischen Literatur wird häufig ein Modell mit **fünf Schritten** verwendet, bei dem das Stellen der Pflegediagnose (→ 1.8.1) als eigener Schritt beschrieben wird (z. B. von *Ruth Brobst* [6]). Dies unterstreicht die Bedeutung einer abschließenden Beurteilung der Einschätzungsphase, die Aufschluss über die Pflegebedürftigkeit des Patienten gibt und gleichzeitig den daraus folgenden Pflegeplan begründet.
- Ein Modell in **sechs Schritten** (→ Abb. 1.1) wurde in den 1960er-Jahren von *Verena Fiechter* und *Martha Meier* entworfen [7] und in der Folgezeit weiterentwickelt. Andere Autoren wie *Judith M. Wilkinson* [8] haben ebenfalls eine Gliederung in sechs Schritten definiert. In diesen Modellen wird die Zielsetzung (→ 1.4) zusätzlich herausgehoben. Insbesondere die Beschreibung von *Fiechter* und *Meier* hat im deutschsprachigen Raum große Bedeutung erlangt und wird in vielen Einrichtungen als Richtlinie für die Ausgestaltung des Pflegeprozesses und der Pflegedokumentation zugrunde gelegt.

In der ambulanten und stationären **Langzeitpflege** hat sich eher die Gliederung in **vier Phasen** durchgesetzt. Seit 2016 wurde in vielen Einrichtungen das *Strukturmodell zur Entbürokratisierung der Pflegedokumentation* mit der *Strukturierten Informationssammlung (SIS®)* (→ 1.10.4) eingeführt, um den Dokumentationsaufwand gering zu halten. Ziel ist eine schlanke und praktikable, aber juristisch sichere Dokumentation. Damit verbunden soll die pflegerische Expertise gestärkt werden. Das Modell folgt dem personenzentrierten Ansatz. Durch den Fokus auf den Pflegeempfänger wird dessen Perspektive beachtet. Die pflegerische Einschätzung erfolgt durch die Expertise der Pflegefachperson [9].

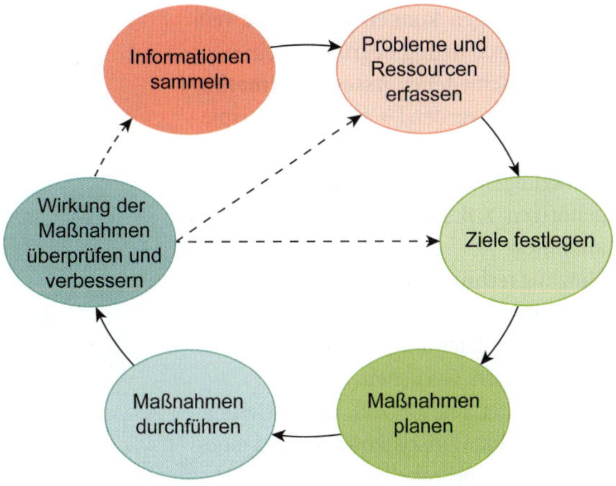

Abb. 1.1 Der Pflegeprozess (nach *Fiechter* und *Meier*) umfasst sechs Schritte [7]. Ergibt die Evaluation der Wirkung der Maßnahmen, dass diese unzureichend sind, muss auch geprüft werden, ob Pflegeprobleme neu hinzugekommen sind oder ob die Ziele neu beschrieben werden müssen. Im besten Fall sind Pflegeprobleme behoben worden (→ Abb. 1.5). [L143]

Dokumentation des Pflegeprozesses

Alle Schritte des Pflegeprozesses werden dokumentiert (→ 1.11), um die Entscheidungsfindung und den Verlauf für die anderen an der Pflege und Betreuung des Patienten Beteiligten nachvollziehbar zu machen.

Die Ausgestaltung des Pflegeprozesses hängt darüber hinaus stark von dem jeweils zugrunde liegenden Pflegeverständnis ab, das wiederum von einer bestimmten pflegetheoretischen Ausrichtung und den aktuellen gesetzlichen Bestimmungen beeinflusst wird (→ 48.3) [10], [11].

1.5 Pflegeassessment

DEFINITION

Pflegeassessment (*engl.* to assess = einschätzen, bewerten): Zielgerichtete und überlegte Einschätzung von Pflegephänomenen.

Mithilfe von **Assessment** werden in der Pflege z. B. das Schmerzempfinden, der Grad der Verwirrtheit, die Übelkeit, die Lebenszufriedenheit oder auch bestimmte Risikofaktoren (u. a. Delir-, Dekubitus-, Obstipationsrisiko) eingeschätzt. Aus dieser Einschätzung kann abgeleitet werden, was pflegerisch zu tun ist.

Methoden-Mix

Entscheidend für die Planung pflegerischer Maßnahme ist nicht allein das Ergebnis bei Anwendung eines Assessment-Instruments, sondern das **Gesamtbild,** das sich aus vielen verschiedenen Assessmentmethoden ergibt.

1.5.1 Assessmentmethoden

Pflegehandlungen können durch eine rein intuitive Einschätzung begründet sein oder aber aus verschiedenen **Assessmentmethoden** abgeleitet werden (→ Abb. 1.2). Beispiele für Assessmentmethoden sind:

- Befragungen des Patienten oder der Angehörigen, z. B. im Rahmen der Pflegeanamnese
- Nutzung technischer Geräte, z. B. eines Pulsoximeters oder eines Blutdruckgeräts
- Gezielte Beobachtung, z. B. von Hautfarbe, Verhalten, Gerüchen
- Dokumentenanalyse, z. B. Einschätzung des Komplikationsrisikos aufgrund eines Überleitungsprotokolls
- Anwendung strukturierter Assessmentmethoden, z. B. Skalen, Fragebögen.

Häufig wird in der Pflege von Assessment gesprochen, wenn eigentlich strukturierte Assessmentinstrumente (Skalen, Fragebögen) gemeint sind. Diese sind aber nur eine von vielen Assessmentvarianten. Alle Einschätzungsvarianten dienen dazu, eine Pflegediagnose zu erstellen oder einen direkten Handlungsbedarf abzuleiten [25].

Assessment oder Assessmentinstrument?

Skalen oder Fragebögen sind Varianten von Assessments. Sie werden **Assessmentinstrumente** genannt.

1.5.2 Aufbau von Assessmentinstrumenten

Assessmentinstrumente bestehen aus mehreren Einzelfragen, die **Items** genannt werden. Die verschiedenen Formen von Items lassen sich am Beispiel des Schmerzassessments (→ Abb. 1.3) verdeutlichen:

- **Dichotome Antworten:** Items, die nur zwei Ausprägungen ermöglichen. So gibt es z. B. bei der Frage „Hatten Sie in den vergangenen 24 Stunden Schmerzen?“ nur die Antwortoptionen „Ja“ oder „Nein“
- **Numerische Rangskala** (NRS): Angabe der Schmerzintensität auf einer Skala von 0 (= kein Schmerz) bis 10 (= sehr starker Schmerz)
- **Visuelle Analogskala** (VAS): Einzeichnen der Schmerzintensität auf einer Linie, deren Extrempole (keine/sehr starke Schmerzen) meist durch Smileys dargestellt werden
- **Verbale Rangskala** (auch verbale Ratingskala): Angabe der Schmerzintensität mit vorgegebenen Antwortmöglichkeiten wie „keine“, „leichte“ oder „starke Schmerzen“
- **Gesichterskala:** Angabe der Schmerzintensität durch Ankreuzen von Gesichtsausdrücken
- **Likert-Skala:** Selbsteinschätzung anhand vorgegebener Aussagen. „Die Schmerzen reduzieren meine Freizeitaktivitäten“, Antwortmöglichkeiten zwischen 1 („trifft zu“) und 5 („trifft nicht zu“)
- **Lokalisation:** Eine weitere Variante wird genutzt, um die Lokalisation von Schmerzen zu beschreiben, z. B. beim Brief Pain Inventory (→ Abb. 1.3).

Den Antwortmöglichkeiten in einem Fragebogen sind meist bestimmte Zahlenwerten **(Itemwerte)** zugeordnet. Meist werden diese über das komplette Instrument addiert, um auf diese Weise zu einem Summenwert zu gelangen. Der **Summenscore** wird genutzt, um daraus entsprechende **Bewertungen,** beispielsweise Intensität der Schmerzen, Grad der Pflegebedürftigkeit oder ein Risiko, abzuleiten.

Auswertung

Summe der Itemwerte = **Summenscore** (Summenwert).

Es gibt aber auch Instrumente, die mehrere Unterskalen beinhalten. Diese Skalen erfragen nicht nur einen Aspekt, sondern mehrere Aspekte. Man spricht von **mehrdimensionalen Fragebögen.** Ein Beispiel ist der 36 Items umfassende **Fragebogen zur Erfassung der Schmerzverarbeitung,** der zwei Dimensionen misst: Schmerzbewältigung mit 24 Items und schmerzbedingte psychische Beeinträchtigungen mit 12 Items. Hier

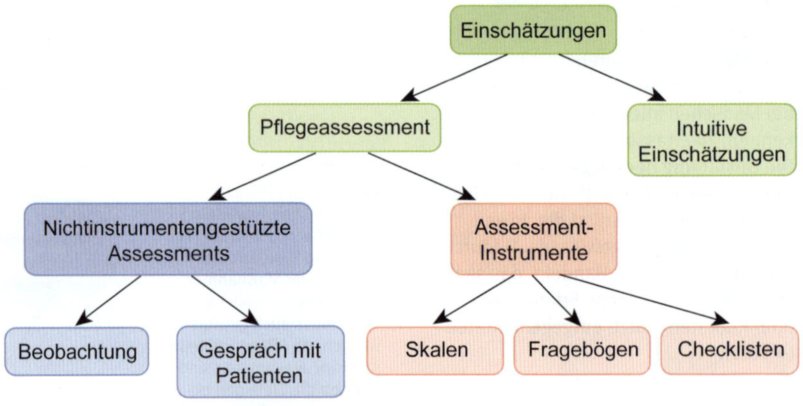

Abb. 1.2 Einschätzungsmethoden in der Pflege. [L143]

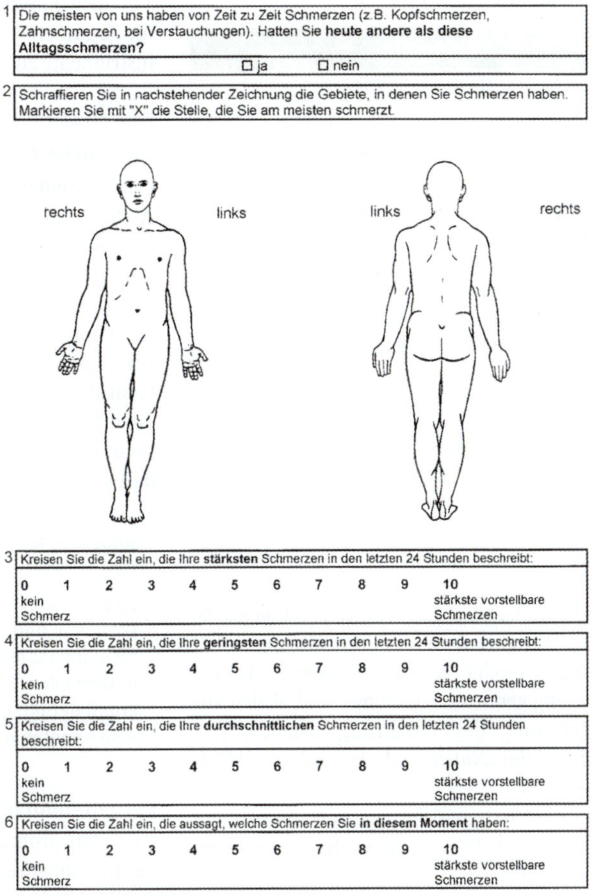

1 Die meisten von uns haben von Zeit zu Zeit Schmerzen (z.B. Kopfschmerzen, Zahnschmerzen, bei Verstauchungen). Hatten Sie **heute andere als diese Alltagsschmerzen?**

☐ ja ☐ nein

2 Schraffieren Sie in nachstehender Zeichnung die Gebiete, in denen Sie Schmerzen haben. Markieren Sie mit "X" die Stelle, die Sie am meisten schmerzt.

3 Kreisen Sie die Zahl ein, die Ihre **stärksten** Schmerzen in den letzten 24 Stunden beschreibt:

0 kein Schmerz 1 2 3 4 5 6 7 8 9 10 stärkste vorstellbare Schmerzen

4 Kreisen Sie die Zahl ein, die Ihre **geringsten** Schmerzen in den letzten 24 Stunden beschreibt:

0 kein Schmerz 1 2 3 4 5 6 7 8 9 10 stärkste vorstellbare Schmerzen

5 Kreisen Sie die Zahl ein, die Ihre **durchschnittlichen** Schmerzen in den letzten 24 Stunden beschreibt:

0 kein Schmerz 1 2 3 4 5 6 7 8 9 10 stärkste vorstellbare Schmerzen

6 Kreisen Sie die Zahl ein, die aussagt, welche Schmerzen Sie **in diesem Moment** haben:

0 kein Schmerz 1 2 3 4 5 6 7 8 9 10 stärkste vorstellbare Schmerzen

Abb. 1.3 Verschiedene Items im Rahmen eines Schmerzassessments: dichotome Antworten (1), Lokalisation (2), numerische Rangskalen (3–6). [F516]

müssen dann, obwohl es ein gemeinsamer Fragebogen ist, zwei Summenwerte berechnet werden.

Der **Barthel-Index** ist ein Instrument mit 10 Items zur Erfassung der **Selbstständigkeit bei grundlegenden Alltagsaktivitäten.** Er wird v. a. in der Altenpflege und der geriatrischen Reha genutzt (→ 17.4.2).

> **Schulungsbedarf**
>
> Besonders bei aufwändigen Assessmentinstrumenten sind **Schulungen für die Anwender** notwendig.

1.5.3 Rolle von Assessmentinstrumenten

Assessmentinstrumente haben eine **wichtige Rolle im Pflegeprozess,** besonders im Schritt „Informationssammlung" (→ 1.5.1) und bei der Auswertung (→ 1.5.6).

Beitrag zur Informationssammlung

Assessmentinstrumente können die pflegerische Einschätzung zu Beginn des Pflegeprozesses unterstützen. Sie geben einen Hinweis auf relevante Pflegeprobleme oder sichern das pflegerische Urteil ab [26]. Wenn z. B. mehrere Patienten gleichzeitig in der Notaufnahme eingeliefert werden, muss entschieden werden, wer als Erstes behandelt werden soll. Dazu gibt es Assessmentmethoden, die eine erste Einschätzung der Dringlichkeit ermöglichen. Diese Assessmentinstrumente werden **Triage-** oder **Schweregrad-Indizes** (→ 14.8) genannt.

> **Assessment liefert nur Hinweise**
>
> Die eigentliche Bewertung muss letztendlich aber die Pflegefachperson übernehmen und dazu noch weitere Kriterien berücksichtigen, die nicht durch das Assessmentinstrument abgefragt werden können. Dieses kann nur einen Hinweis liefern, um entsprechende Maßnahmen zu planen.

Erkennen von Pflegeproblemen

Insbesondere **Risiko-Assessmentinstrumente** kommen im Rahmen der Informationssammlung zum Einsatz. Viele Patienten entwickeln auf Intensivstationen, v. a. wenn sie beatmet sind, unbemerkt ein **Delir** (→ 12.4.1). Zur Erkennung kann ein Delir-Assessmentinstrument genutzt werden, z. B. die *Confusion Assessment Method for the Intensiv Care Unit (CAM-ICU)* [27]. Der Wert ist ein Anhaltspunkt, ob präventive Maßnahmen (z. B. ausreichend Flüssigkeitszufuhr, Reduktion delirfördernder Medikamente) notwendig sind. Ob eine **Wundbehandlung** erfolgreich ist, kann mit Instrumenten zur Erfassung der Wundheilung, z. B. der *Pressure Ulcer Scale for Healing (PUSH),* bestimmt werden [28].

Eine Einschätzung mit einem Assessmentinstrument gibt nur Hinweise und kann eine Einschätzung durch professionelle Pflegende nicht ersetzen. Eine Planung von Maßnahmen sollte nicht nur aufgrund des Skalenwerts erfolgen, sondern auch die Wünsche des Patienten und dessen Gesamtsituation berücksichtigen.

1.5.4 Varianten von Assessmentinstrumenten

Es gibt weltweit eine große Anzahl von Assessmentinstrumenten (Beispiele → Tab. 1.2), [29], [30]. Die Zahl der deutschsprachigen Assessmentinstrumente wird auf ca. 200 geschätzt. Daher ist es sinnvoll, diese zu systematisieren.

Selbst- und Fremdassessment

Pflegeassessments müssen nicht zwingend von Pflegenden für den Patienten durchgeführt oder genutzt werden **(Fremdassessment).** Beispielsweise können auch Patienten selbstständig ein Schmerztagebuch führen **(Selbstassessment)** oder Angehörige nehmen eine Einschätzung für den Patienten vor (Fremdassessment).

Papierversion vs. elektronisches Assessment

Meist liegen Assessmentinstrumente in **Papierform** (Paper-Pencil-Bögen) vor. Sie werden von Pflegenden ausgefüllt, ausgewertet, in die Dokumentation übertragen und archiviert. Manchmal nutzen Pflegende Dokumentationsblätter, auf denen mehrere Assessmentinstrumente gemeinsam abgedruckt sind.

Es gibt auch **elektronische Assessments** [31]. Dabei werden die Angaben in einem Tablet oder einem Smartphone vorgenommen und können direkt in die digitale Pflegedokumentation übertragen werden. Da die Geräte auch eine automatische Eingabeaufforderung ermöglichen, können die Geräte beim Patienten bleiben, der dann selbstständig die Eingaben vornimmt. Zu

Tab. 1.2 Beispiele für häufig genutzte Assessmentinstrumente.

	Pflegephänomen	Beispiele
Assessments für körperliche Aspekte	Schmerzen	• Visuelle Analogskala
	Dekubitusrisiko	• Braden-Skala • Norton-Skala • Waterlow-Skala
	Thromboserisiko	• Autar-DVT-Skala
	Sturzrisiko	• STRATIFY • Morse-Skala • Downton-Skala
	Ernährung	• Mini Nutritional Assessment (MNA, → 7.2.1) • Malnutrition Universal Screening Tool (MUST, → 7.2.1)
Assessments für geistige Aspekte	Kognitive Leistungen	• Mini Mental Status Test (→ 37.11.3)
	Delir	• Confusion Assessment Method
Assessments für den funktionellen Status	–	• Barthel-Index (→ 17.5.1)
		• Geriatrisches Basisassessment (→ 19.8)
		• Functional Independence Measure (FIM, → 17.5.1).

den elektronischen Assessments zählen auch automatische Messungen durch **Wearables,** also tragbare Geräte, die z. B. die Schritte, die Herzfrequenz, den Sauerstoffgehalt des Blutes oder die Bewegung messen (→ Abb. 1.4).

Screening

Screenings sind Varianten von Assessmentinstrumenten. Sie werden verwendet, um zu einer ersten groben Einschätzung zu gelangen. Ein Screening ist nur der erste Schritt zur Diagnose. Wenn das Ergebnis des Screenings positiv ist, folgt eine weitere, genauere Abklärung.

Der *Mini Mental Status Test (MMST, → 37.11.3)* z. B. ist ein Test zur Erfassung der kognitiven Leistungsfähigkeit. Er misst die Merkfähigkeit, die Orientierung und die Aufmerksamkeit. Dieser Test ist ein Standardverfahren für die erste Einschätzung bei der Informationssammlung insbesondere in der Altenpflege. Niedrige Werte deuten auf kognitive Defizite hin. In diesem Fall sind weitere, umfangreichere Messungen notwendig, z. B. weitere psychologische Testverfahren, um die Einschätzung zu bestätigen oder zu konkretisieren. Weitere häufig genutzte Screenings sind Skalen zur Erfassung des Ernährungszustands, z. B. das *Mini Nutritional Assessment (MNA, → 7.2.1).*

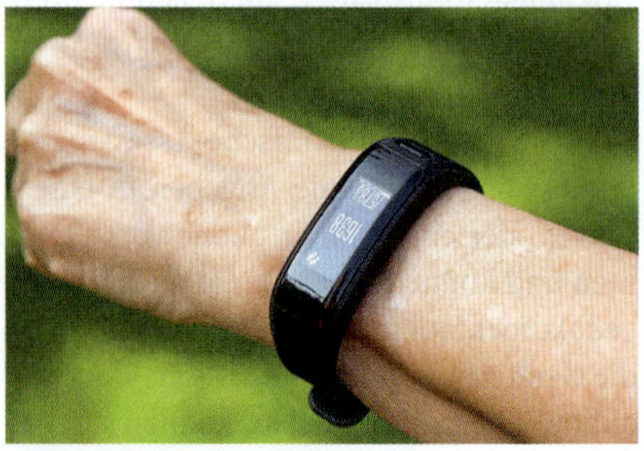

Abb. 1.4 Schrittzähler (sog. Wearable). [J787]

Zur Systematisierung von Assessment sind in der Pflege zwei weitere Begriffe gebräuchlich:

- **Basisassessments** entsprechen den Screenings. Sie dienen dazu, einen ersten groben Handlungsbedarf aufzudecken.
- **Fokusassessments** stellen ein konkretes Pflegephänomen in den Mittelpunkt. Sie sind genauer, aber auch aufwändiger in der Durchführung.

Standardisierte vs. nicht standardisierte Assessmentinstrumente

Standardisierte Assessmentinstrumente nutzen Standards, wie das Verfahren anzuwenden und auszuwerten ist. Dies regelt ein begleitendes Manual. Sie sind häufig an großen Patientengruppen getestet worden und liefern damit verlässlichere Ergebnisse als **nicht standardisierte** Assessmentinstrumente.

1.5.5 Pro und Kontra Assessmentmethoden

Seit den 1990er-Jahren ist die Anzahl an Assessmentinstrumenten in der Pflegepraxis deutlich gestiegen. Besonders die Expertenstandards haben dazu beigetragen: Mit jedem Standard gibt es Empfehlungen für die Anwendung von Assessmentmethoden. Vor dem Einsatz ist es allerdings wichtig, die Argumente für und gegen Assessmentinstrumente zu kennen.

Pro-Argumente

Rechtliche Absicherung

Die Einschätzungen, die sich durch pflegerische Erfahrungen oder die Intuition ergeben, werden durch den Einsatz eines wissenschaftlich anerkannten Instruments ergänzt. Diese instrumentengestützte Einschätzung erfolgt meist schriftlich. Im Fall von rechtlichen Auseinandersetzungen kann dann argumentiert werden, dass die dokumentierte Einschätzung mittels Assessmentinstrument einen Handlungsbedarf ergeben hat oder eben nicht.

> **Pflegerische Einschätzung unverzichtbar**
> Es gibt in der Pflege unzählige Pflegeprobleme und -phänomene, für die man nicht immer ein Assessmentinstrument nutzen kann. Die Einschätzung aufgrund der pflegerischen Erfahrung ist also ohnehin unverzichtbar.

Patientennutzen

Patienten profitieren von der Anwendung der Instrumente, wenn damit eine genauere Erfassung des Pflegephänomens möglich ist. Ein Schmerzassessment ermöglicht es z. B., dass Schmerzen richtig erfasst werden, entsprechend darauf reagiert wird und somit die Schmerzen reduziert werden. Ein Sturzrisikoassessment führt zu einer Einschätzung von Risikofaktoren, die dann mit entsprechenden pflegerischen Maßnahmen angegangen werden können. Dadurch können Stürze vermieden werden.

> **Nutzen nicht immer erwiesen**
> Die Pflegewissenschaft konnte bisher für viele Assessmentverfahren noch keinen Beweis erbringen, dass der Patient tatsächlich davon profitiert.

Erfassung komplexer Pflegephänomene

Assessmentinstrumente sind v. a. dann sinnvoll, wenn ein Pflegephänomen durch die pflegerischen Erfahrungen und das pflegerische Wissen allein nicht oder nur schwer einzuschätzen ist. Besonders bei komplexen Phänomenen, bei denen der Patient nicht direkt gefragt werden kann, sind solche Assessmentinstrumente hilfreich.

Zum Beispiel ist die Erfassung der Lebensqualität bei Patienten mit Demenz nur schwer möglich, weil die Betroffenen nicht über ihre Zufriedenheit Auskunft geben können. Ein hilfreiches Instrument zur Bewertung der Lebensqualität ist z. B. das *Heidelberger Instrument zur Erfassung der Lebensqualität Demenzkranker (HILDE*, → 19.2.6) [32]. Es ist jedoch sehr umfangreich und nur bedingt für den Pflegealltag geeignet.

Steuern der Aufmerksamkeit

Assessmentinstrumente können die Aufmerksamkeit auf relevante Aspekte lenken. Davon profitieren besonders Berufsanfänger; für erfahrene Pflegefachpersonen sind diese Aspekte oft selbstverständlich. Insbesondere dann, wenn es zu schleichenden Veränderungen kommt (z. B. bei der Änderung des Ernährungszustands), sind Assessmentinstrumente hilfreich, um die täglichen kleinen Veränderungen nicht aus dem Blick zu verlieren.

Zeitmangel

Vielfach wird eingewendet, dass für die eigentliche Pflege keine Zeit mehr wäre, wenn für alle pflegerelevanten Aspekte Assessmentinstrumente eingesetzt würden. Außerdem gibt es neben den Assessmentinstrumenten auch andere Möglichkeiten, die Aufmerksamkeit auf bestimmte Phänomene zu richten, z. B. Beobachterschulungen oder Besprechungen im Pflegeteam.

Austausch im interprofessionellen Team

Die Anwendung von Assessmentinstrumenten führt zu nachvollziehbaren Einschätzungen, die dann auch von anderen Berufsgruppen genutzt werden können. Die klaren Einschätzungsrichtlinien erleichtern das interprofessionelle Verständnis, weil damit sprachliche Unklarheiten vermieden werden.

Kontra-Argumente

Fehlende Relevanz für die Pflege

Wenn Assessmentinstrumente nur für Dokumentationszwecke durchgeführt werden, haben sie keine Relevanz für die Pflege. Sie werden dann nicht zur Planung von Pflegemaßnahmen genutzt.

Konkurrierende Ergebnisse

Der Einsatz von Assessmentinstrumenten ergänzt die Einschätzung der Pflegenden. Es kann zu sechs verschiedenen Konstellationen kommen (→ Tab. 1.3).

Tab. 1.3 Mögliche Konstellationen bei Einschätzungen der Pflegenden.

Klinischer Eindruck (nicht instrumentengestütztes Assessment)		Pflegeassessmentinstrument: Phänomen vorhanden/relevant – Ja	Pflegeassessmentinstrument: Phänomen vorhanden/relevant – Nein
Phänomen vorhanden/ relevant	Ja	A	C
	Nein	B	D
	Unklar/nicht beurteilbar	E	F

Wenn die **nicht instrumentengestützte** Einschätzung und die **instrumentenbasierte Einschätzung** zu gleichen Ergebnissen kommen (Fälle A und D), ist der Einsatz des Instruments zur Pflegeplanung überflüssig. Kritisch ist der Fall, wenn die beiden Einschätzungen zu unterschiedlichen Schlüssen kommen (Fälle B und C). In diesem Fall muss im Team und mit erfahrenen Pflegenden geprüft werden, welche Einschätzung verlässlicher ist. Wenn es sich um ein komplexes Pflegephänomen handelt, das nicht allein aufgrund der pflegerischen Erfahrung eingeschätzt werden kann, sind Assessmentinstrumente von besonderem Vorteil (Fälle E und F).

Unklare Auswahlkriterien

Assessmentinstrumente stellen meist nur *einen* Pflegeaspekt (z. B. Schmerzen oder Übelkeit) in den Mittelpunkt. In der Pflege gibt es aber sehr viele Pflegephänomene, sodass die Anzahl der genutzten Assessments begrenzt werden muss, wenn man noch Zeit für die Umsetzung von Pflegemaßnahmen haben will. Oft ist nicht klar, warum gerade für einen bestimmten Pflegeaspekt ein Assessment genutzt wird – und für einen anderen Bereich nicht. Warum sind z. B. Instrumente zur Erfassung der Übelkeit oder der präoperativen Angst so selten im Einsatz? Offensichtlich bestimmen auch Trends oder Expertenstandards, welche Instrumente derzeit genutzt werden.

Relevanz prüfen

Je mehr Empfehlungen, Standards und Richtlinien es für Pflege gibt, umso wichtiger ist es, im Team genau zu prüfen, welche Instrumente eine Relevanz für den jeweiligen Arbeitsbereich haben.

Zeit- und Personalbedarf

Der Einsatz von Assessmentinstrumenten kostet Zeit und letztlich auch Personal. Instrumente mit langen Listen an Fragen sind sowohl für die Pflegenden als auch für den Patienten aufwändig. Hinzu kommen der Aufwand für die Einführung des Instruments, die Schulung der Mitarbeiter und die Dokumentation der Ergebnisse.

1.5.6 Auswahl von Assessmentinstrumenten

DEFINITION

Gütekriterien: Qualitätskriterien für Assessmentinstrumente.

Für die Auswahl von Instrumenten werden **Gütekriterien** herangezogen. Dabei werden zwei Klassen unterschieden:
- **Instrumentenbezogene** Gütekriterien
- **Anwendungsbezogene** Gütekriterien.

Instrumentenbezogene Gütekriterien

Dies sind Gütekriterien, die sich direkt auf die Qualität eines Assessmentinstruments beziehen [33]. Sie werden mit statistischen Verfahren berechnet. Am bekanntesten sind die drei instrumentenbezogenen Kriterien **Objektivität, Validität** (Gültigkeit, bei Risikoassessments besonders die Genauigkeit, mit der eine Vorhersage getroffen werden kann) und **Reliabilität** (Zuverlässigkeit, → 50.2.1).

Anwendungsbezogene Kriterien

Diese Kriterien stehen mit der praktischen Nutzung der Instrumente in Verbindung. Es werden verschiedene Formen unterschieden:
- **Relevanz:** Es muss vorab geprüft werden, ob das Instrument seine Erwartung überhaupt erfüllen kann. Trägt es tatsächlich zur rechtlichen Absicherung, zur Zufriedenheit der Patienten oder zur Qualitätssicherung bei?
- **Praktikabilität:** Das Assessmentinstrument sollte leicht durchführbar, auswertbar und interpretierbar sein. Instrumente sollten unaufdringlich sein und zum Zustand des Patienten passen. Wenn Patienten z. B. in der Sterbephase mit einem mehrere Seiten umfassenden Assessmentinstrument konfrontiert werden, ist das unangemessen.

- **Kosten-Nutzen-Bewertung:** Aufwand und Nutzen müssen bei der Anwendung der Instrumente in einem angemessenen Verhältnis zueinander stehen. Wichtig für die Bewertung des Nutzens sind die Häufigkeit, mit der ein Pflegephänomen vorkommt, und die Belastung des Patienten. Ein wichtiger Nutzen ist der Zugewinn an Erkenntnissen gegenüber der nicht instrumentengestützten Einschätzung.

1.5.7 Anwendung von Assessmentinstrumenten

Beim **Einsatz in der Praxis** sind einige Aspekte zu berücksichtigen.

Schulung vor der Anwendung

Die Anwender von Assessmentinstrumenten müssen geschult werden. Dabei müssen Antworten auf folgende Fragen gegeben werden: Wie werden die Skalen- und Summenwerte berechnet? Wie wird mit fehlenden Items umgegangen? Wie werden die Daten interpretiert? Wie gestaltet sich die Zuordnung der Assessmentergebnisse zu den pflegerischen Maßnahmen?

Fehlerquellen beachten

Die Validität und Reliabilität sind bedroht, wenn es **systematische Fehler** gibt, z. B.:

- Unklarer Zeitpunkt für die Durchführung des Assessments
- Unsicherheiten im Umgang mit dem Instrument
- Belastungen des Patienten durch wiederholte und umfangreiche Assessments
- Unwissenheit des Patienten, wie bestimmte Fragen zu verstehen sind und wozu die Daten dienen.

> **Fehlerquelle Erwartungshaltung**
> Eine wichtige Fehlerquelle sind auch häufig durchgeführte Assessments, bei denen der Patient davon ausgeht, dass von ihm eine Veränderung der Angaben erwartet wird. Die Angaben sind dann nicht Ausdruck des realen Zustands, sondern der **Erwartungen des Patienten** [34].

Zeitpunkt und Häufigkeit

Das Ergebnis einer Einschätzung hängt oft auch vom **Zeitpunkt** ab. Wird die Schmerzeinschätzung etwa unmittelbar nach einer schmerzhaften Positionsunterstützung oder der Morgentoilette vorgenommen, sind die Werte andere als bei einer Bewertung in Ruhe und Entspannung. Wenn sich die Angaben des Patienten auf einen zurückliegenden Zeitraum beziehen (Wie stark waren die durchschnittlichen Schmerzen in den vergangenen zwei Wochen?), wird er sich an besonders starke Schmerzzustände und schnelle Anstiege besser erinnern, wodurch der Mittelwert verzerrt wird.

> **Einflussfaktor Anwesende**
> Auch die Anwesenheit von Angehörigen, Mitpatienten oder das Verhältnis zwischen Pflegenden und Patient können das Ergebnis beeinflussen.

Die **Häufigkeit** des Einsatzes hängt von den Empfehlungen der Autoren des Assessmentinstruments ab. Auch Expertenstandards nennen eigene Richtwerte – so wird für das Schmerzmanagement nach Operationen eine Messung alle zwei Std. innerhalb der ersten 24 Std. empfohlen. Routinemäßig wird eine Messung in einer „kontrollierten Schmerzsituation" alle 8 Std., also einmal pro Schicht, angeraten.

Partizipation des Patienten

Die **Beteiligung des Patienten** und dessen Angehörigen in allen Phasen des diagnostischen Prozesses ist für die Einschätzung wichtig. Die Patienten müssen über den Sinn und Zweck des Assessments sowie über die Nutzung und den Verbleib der Einschätzungen aufgeklärt werden. Es gehört zu einem modernen Verständnis von „shared decision making", dass Patienten darüber aufgeklärt werden, warum ein Assessmentinstrument genutzt wird und welche Konsequenzen (z. B. Änderung der Medikation) die Angaben haben [35].

> **Der Patient entscheidet mit**
> Ein Patient muss gefragt werden, ob er wegen der auf der Schmerzskala angegebenen Schmerzen ein Schmerzmedikament wünscht. Es ist falsch, wenn ein Patient automatisch eine bestimmte Schmerzmedikation erhält, weil er einen bestimmten Wert auf der Schmerzskala angegeben hat.

Einschätzungen, die aufgrund eines Assessmentinstruments vorgenommen werden, sind dem Patienten bzw. den Angehörigen mitzuteilen. Es ist nicht auszuschließen, dass Patienten absichtlich falsche Werte angeben, um beispielsweise schneller entlassen zu werden oder bestimmte Medikamente zu bekommen. Daher ist es wichtig, ergänzend zu klären, ob das Fremdassessment zum Selbstassessment passt [34].

Besprechung im Team bei unklaren Einschätzungen

Wenn die Einschätzungen durch das Instrument mit den pflegerischen Einschätzungen in Widerspruch stehen, sollten erfahrene Kollegen beteiligt werden. Bei schwerwiegenden Entscheidungen sind auch die Angehörigen oder der Patient bei der Bildung eines Gesamturteils hinzuzuziehen. Nur so sind verlässliche Grundlagen für die Planung weiterer Maßnahmen möglich.

1.6 Pflegeprozess konkret

1.6.1 Informationssammlung

Beobachten → 2.2
Biografiearbeit → 19.6.6

> **Bezeichnungen für die Einschätzungsphase**
> Für die **Einschätzungsphase** werden z. T. unterschiedliche Begriffe verwendet, die eine ähnliche, jedoch nicht identische Bedeutung haben:
> - In vielen Einrichtungen wird der Vorgang der Informationssammlung (ggf. auch die Problemformulierung) als **Pflegeanamnese** bezeichnet. Genau genommen bedeutet Anamnese jedoch „Vorgeschichte" und meint damit die Erhebung des Zustands des Patienten *vor* Beginn der Pflegebeziehung (Aufnahmegespräch, → Abb. 1.6).
> - Mit dem Begriff **Assessment** wurde ursprünglich im Englischen der erste Schritt des Pflegeprozesses bezeichnet und mit „Einschätzung" übersetzt. Inzwischen wird „Assessment" im Deutschen als eigener Fachbegriff verwendet (Pflegeassessment → 1.6). In diesem Sinne wird es als differenzierte Erfassung bestimmter gesundheitsbezogener Problembereiche (z. B. Schmerzen, Ernährung, kognitive Leistungen) gesehen, die als Grundlage für die Pflegeplanung dienen.
> - Der zielgerichtete Erkenntnisprozess in der Pflege wird auch als **Pflegediagnostik** bezeichnet – also der Prozess der Wahrnehmung und der Beobachtung des Patienten und seines Umfelds sowie die Betrachtung von Informationen, das Erkennen ihrer Bedeutung und die mögliche Zusammenfassung zu einer Pflegediagnose (→ 1.11) [7]. In diesem Prozess können auch Assessmentinstrumente (→ 1.6) von den Pflegefachpersonen eingesetzt werden.

Eine korrekte Beschreibung der pflegerischen Probleme und Ressourcen eines Menschen und des daraus entstehenden Pflegebedarfs kann nur erfolgen, wenn ausreichend Informationen vorliegen. Die Qualität der **Informationssammlung** ist somit entscheidend für alle weiteren Schritte des Pflegeprozesses.

Auf Vollständigkeit achten

Stellen sich bei der Durchführung der nachfolgenden Schritte im Pflegeprozess Umsetzungsprobleme ein, ist dies häufig auf das Fehlen von wichtigen Informationen zurückzuführen.

Eine zentrale Bedeutung kommt dem **Erst- oder Aufnahmegespräch** (→ 39.1.1) zu. Dieses beinhaltet neben der Befragung und Beobachtung des Patienten auch eine körperliche Untersuchung und – wenn sinnvoll – die Einbeziehung von Angehörigen, Eltern und Bezugspersonen. Die Sammlung von Informationen kann durch die Sichtung schriftlicher Unterlagen beginnen, die der Patient mit sich führt (z. B. Pflegeverlegungsbericht). Viele Informationen werden allerdings erst später zugänglich, wenn sich die Beziehung über einen gewissen Zeitraum entwickelt hat und der Betroffene z. B. so viel Vertrauen zu den Pflegenden gewonnen hat, dass er aus seinem Leben erzählt. Oder sie werden bei einer längeren Pflegebeziehung durch sein „Alltagsverhalten" deutlich.

Informationssammlung als kontinuierlicher Prozess

Kommen neue Informationen hinzu, überprüfen die Pflegenden, ob die Pflegeplanung aufgrund dieser Informationen geändert werden muss. Die Informationssammlung ist demzufolge nie abgeschlossen, sondern ein **kontinuierlicher Prozess** (→ Abb. 1.5).

Die Pflegefachpersonen nutzen folgende **Informationsquellen:**

- Befragungen des Patienten bzw. seiner Angehörigen (→ 42.2) unter Beachtung seiner Rechte (Schweigepflicht → 48.2.2)
- Gezielte Beobachtung und Untersuchung des Patienten, z. B. im Hinblick auf Kontrakturen, Hautzustand und Vitalzeichen (auch in seinem sozialen Umfeld), ggf. Hinzuziehen von Assessmentinstrumenten (→ 1.6)
- Spontane Äußerungen des Patienten, seiner Angehörigen oder Mitpatienten und sonstige Gespräche

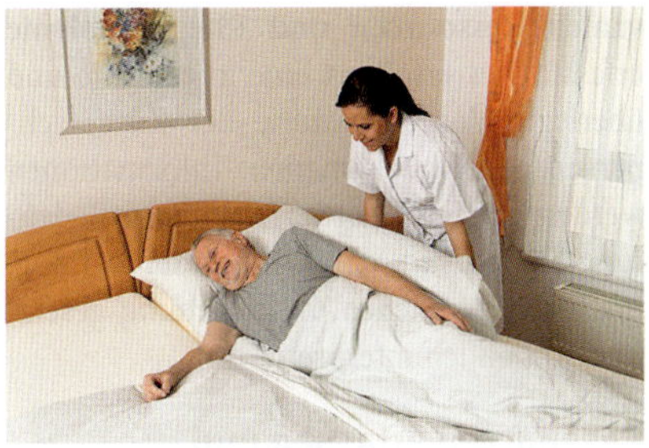

Abb. 1.5 Die sechs Schritte des Pflegeprozesses laufen nicht immer chronologisch ab. So ist im Grunde genommen keiner der Schritte je abgeschlossen. Bei jedem Kontakt mit dem Patienten erhalten die Pflegenden neue Informationen, entdecken vielleicht wieder eine ganz neue Ressource oder bemerken, dass eine geplante Maßnahme doch nicht den gewünschten Erfolg bringt. [J787]

- Krankengeschichte, Untersuchungsergebnisse und Einweisungsdiagnose
- Pflege- und Überleitungsberichte von verlegenden Stationen, früheren Krankenhausaufenthalten oder anderen Pflegeeinrichtungen (→ 47.6.3)
- Teammitglieder und Angehörige anderer therapeutischer Berufe, die Kontakt mit dem Patienten haben, z. B. Physiotherapeut.

Arten von Informationen

Es gibt verschiedene **Arten von Informationen:**

- **Direkte Informationen:** Unmittelbar am Patienten gewonnene Informationen, z. B. Vitalzeichen, Hautsituation, Bewegungsfähigkeit, alles, was der Patient über seine Situation berichtet
- **Indirekte Informationen:** Aussagen von anderen über den Patienten, z. B. von Teamkollegen, Angehörigen, Arzt oder Physiotherapeuten, aber auch Inhalte in Pflege(überleitungs)berichten u. a. schriftlichen Unterlagen
- **Subjektive Informationen:** geben die persönliche Ansicht einer Person (z. B. des Patienten selbst, Angehöriger, Pflegender), ihren Eindruck oder ihre Einschätzung wider
- **Objektive Informationen:** sind unabhängig von der untersuchenden Person mess- und überprüfbar, z. B. Blutdruck, Größe, Gewicht, Laborergebnisse.

Die Meinung, objektive Informationen seien die besseren Informationen, führt nicht selten dazu, dass Laborwerten oder Untersuchungsbefunden (allem Messbaren) mehr geglaubt wird als dem Empfinden des Patienten oder dem unguten Gefühl von Pflegenden und Ärzten in Bezug auf eine mögliche Zustandsverschlechterung eines Patienten.

Subjektive Empfindungen, z. B. vom Patienten oder von Pflegenden, tragen ebenfalls zum Entstehen des Gesamtbilds bei. Durch Rückfragen können subjektive Eindrücke überprüft werden, z. B.: „Ist mein Eindruck richtig, dass Sie sich große Sorgen machen, ob Sie weiter alleine in Ihrer Wohnung leben können?"

Informationssammlung mithilfe von Pflegetheorien

Die Informationssammlung ist auch vom Selbstverständnis der Pflege abhängig, das in der Einrichtung zugrunde gelegt wird (Leitbild, → 51.2.1). **Pflegetheorien** (→ 50.3) können dabei helfen, dieses Pflegeverständnis deutlich herauszuarbeiten und zu formulieren. Diese können dann auch zur Gliederung oder Schwerpunktsetzung der Informationssammlung genutzt werden, z. B.:

- Nach *Roper* bzw. *Juchli* (→ 50.3.4) können die **Lebensaktivitäten bzw. Aktivitäten des täglichen Lebens** als Kriterien herangezogen werden. Für jede Aktivität wird überprüft, wo genau der Patient eingeschränkt ist und wo er ohne Unterstützung zurechtkommt.
- Nach *Orem* (→ 50.3.4) achten die Pflegenden insbesondere auf **Selbstpflegeerfordernisse,** indem sie **Selbstpflegefähigkeiten** und **Selbstpflegedefizite** identifizieren.
- Nach *Leininger* (→ 50.3.4) berücksichtigen die Pflegenden insbesondere den **soziokulturellen Hintergrund** des Patienten.

Informationssammlung mithilfe von Formularen

In vielen Einrichtungen wird eine Gliederung, z. B. die Aktivitäten des täglichen Lebens (ATL) von *Liliane Juchli,* zur übersichtlichen Gestaltung von **Formularen** verwendet, u. a. als Checkliste für die Pflegeanamnese, um den Pflegenden das Sortieren und Dokumentieren der gewonnenen Informationen zu erleichtern (→ 1.11). Pflegefachpersonen benutzen diese Formulare für die Sammlung pflegerelevanter Informationen im Gespräch mit dem Patienten (→ Abb. 1.6), dürfen diese aber nicht nur „abarbeiten". So ist es etwa nicht notwendig, einen Patienten, der seine Körperpflege selbstständig vornehmen kann, nach seinen Gewohnheiten beim Waschen zu fragen. Außerdem sollten sich die Pflegenden in ihre Beobachtungen nicht nur auf die Fragen der Checklisten/Formulare beschränken, sondern Fragen und Beobachtungen darüber hinaus machen.

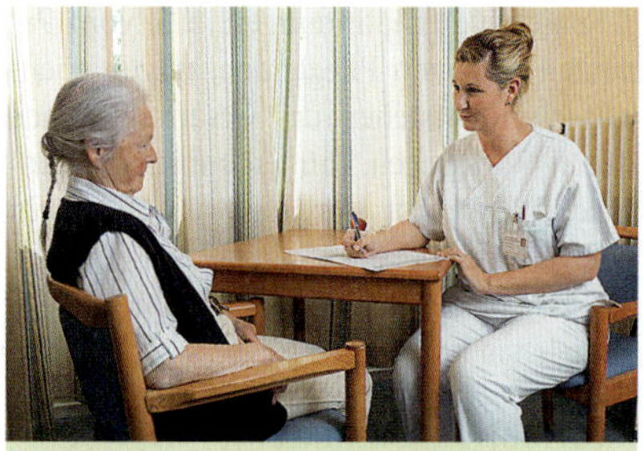

Abb. 1.6 Pflegefachperson im Aufnahmegespräch mit einer an Diabetes erkrankten Patientin. Bei ihrer Informationssammlung orientiert sie sich an einer Checkliste und berücksichtigt dabei die individuelle Situation der Patientin. [Foto: K115]

Informationssammlung mithilfe von Assessmentinstrumenten

Assessmentinstrumente (z. B. Fragebögen, Skalen) dienen dazu, bestimmte Pflegephänomene zielgerichtet anhand festgelegter Kriterien einzuschätzen.

Pflegeassessment → 1.6

1.6.2 Erkennen von Ressourcen und Pflegeproblemen

Pflegebedürftigkeit → 16.1.1

DEFINITION

Ressourcen (*franz.:* Mittel, Quelle): Potenziale, Fähigkeiten und Fertigkeiten des Patienten, Folgen von Gesundheitsproblemen aus eigener Kraft auszugleichen.

Pflegeproblem: Beeinträchtigung der Gesundheit und Selbstständigkeit bzw. der Lebensprozesse des Patienten, deren Ausgleich er nicht aus eigener Kraft erlangen kann und die durch pflegerische Interventionen positiv beeinflusst werden können.

Nach der Informationssammlung werden im zweiten Schritt des Pflegeprozesses aus den gesammelten Informationen die relevanten **Ressourcen und Pflegeprobleme** erfasst. Dies erfordert eine gründliche und überlegte Vorgehensweise der Pflegefachperson. Die gewonnenen Informationen werden zunächst sortiert, auf ihre Bedeutung hin geprüft, dann mit anderen Informationen verglichen, in Beziehung gesetzt und schließlich interpretiert.

Ressourcen erfassen und beschreiben

Das **Erfassen der Ressourcen** ist notwendig, um eine umfassende und insbesondere aktivierende Pflege (→ 17.3.1) leisten zu können. Diese können aus den Fähigkeiten des Betroffenen, aus dessen Motivation oder Widerstandsfähigkeit (Resilienz, → 16.1.6) bestehen und z. B. unterteilt werden in:

- **Körperliche Ressourcen:** Beweglichkeit, Sehen, Hören. *Patient trinkt selbständig. Er nimmt selbstständige Positionswechsel im Bett vor. Er putzt sich die Zähne nach Bereitstellen der Utensilien selbständig.*
- **Kognitive und psychische Ressourcen:** Wissen, Erfahrung, Motivation, Mut, Selbstbewusstsein, Zukunftsorientierung, Lern- und Anpassungsfähigkeit. *Patient hat eine positive Grundhaltung und ist motiviert, seine Gesundheit zu verbessern. Er hat den starken Willen, die Hochzeit der Enkeltochter zu erleben.*
- **Spirituelle Ressourcen:** Spiritualität, Glaube. *Patient findet Kraft im Glauben. Er beschreibt ein Gefühl der Sinnhaftigkeit für seine jetzige Situation (→ 16.1.2), sieht alles von einer höheren Perspektive aus, was ihm Vertrauen gibt.*
- **Materielle, räumliche Ressourcen:** Medizinprodukte, Hilfsmittel, barrierefreie Wohnung. *Patient bewegt sich in seiner barrierefreien Wohnung gut mit dem Rollator, er hat einen Hausnotruf.*
- **Soziale Ressourcen:** Angehörige u. a. Bezugspersonen, professionelles Netzwerk. *Patient hat Angehörige, die für ihn Besorgungen machen. Zweimal in der Woche kommt ein Physiotherapeut.*
- **Ökonomische Ressourcen:** Finanzielle, strukturelle Mittel. *Patient hat Anspruch auf Leistungen aus der Pflegeversicherung. Die Familie ist bereit, notwendige Pflegeprodukte zu kaufen.*

Falls Schwierigkeiten bestehen, **Ressourcen zu finden,** helfen folgende Fragen weiter:

- Welche Tätigkeiten kann der Patient selbst ausüben?
- Welche Gewohnheiten und Vorlieben hat der Patient?
- Wie lässt sich der Patient motivieren?
- Welche Personen, Dinge oder Umstände erleichtern es dem Patienten, Unangenehmes zu ertragen, das sich (vorerst) nicht überwinden lässt?

Die Förderung von Ressourcen bzw. die Stärkung des Beitrags des Patienten an seinem Pflegeprozess kann die Motivation des Patienten verbessern und sein Selbstwertgefühl steigern.

Pflegeprobleme erfassen und beschreiben

Das Ziel der **Problembeschreibung** ist eine zusammenhängende, fachliche und individuelle Beschreibung der Bereiche, die der professionellen Unterstützung bedürfen. Pflegeprobleme können unterteilt werden in:

- **Generelle Pflegeprobleme:** Betreffen alle Patienten unter den gleichen Bedingungen. *Einschränkungen der Mobilität nach einer Hüftoperation. Aspirationsgefahr bei Schluckstörung*
- **Individuelle Pflegeprobleme:** Spezifisches Problem eines Patienten. Kann sich aus oder zusätzlich zu einem generellen Problem ergeben. *Patient toleriert keine Positionierung auf der linken Seite aufgrund einer alten Schulterverletzung.*
- **Aktuelle Probleme:** Sie bestehen momentan. *Fehlende Kenntnisse zur gesunden Ernährung bei einer Adipositas. Patient hat eine schmerzhaft geschwollene und gerötete Vene aufgrund einer Thrombophlebitis.*
- **Potenzielle Probleme:** Sind im Moment nicht vorhanden, es besteht aber eine erhöhte Wahrscheinlichkeit, dass sie auftreten können. *Patient hat eine Halbseitenlähmung und kann selbstständig keine Positionswechsel durchführen (aktuell), es besteht Dekubitusgefahr (potenziell).*
- **Verdeckte Pflegeprobleme:** Probleme, die übersehen wurden oder die der Patient (noch) nicht geäußert hat. *Patient versteckt aus Scham seine beschmutzte Unterwäsche aufgrund einer Harninkontinenz.*

Pflegeprobleme beschreiben

- So kurz und knapp wie möglich (Beschränkung auf das Wesentliche)
- So exakt und spezifisch wie nötig (Art und Weise des Defizits, Zeitpunkt des Auftretens des Problems und der Ursache)
- So objektiv wie möglich (ohne Werturteil).

Zur Formulierung von Pflegeproblemen eignet sich das **PESR-Format** [12]:

- **P(roblem):** Was hat der Pflegebedürftige? *Patient mit akutem Verwirrtheitszustand*
- **E(tiology, Ursache):** Warum hat er es? *Infolge mangelnder Flüssigkeitszufuhr (fehlendes Durstgefühl und Angst, vergiftet zu werden)*
- **S(ymptom):** Wie zeigt es sich? *Patient zeigt nächtliche Unruhe, Angstzustände und abwehrendes Verhalten gegenüber den Pflegenden. Morgens ist er kooperativer als am Abend und in der Nacht.*
- **R(essource):** Welche Fähigkeiten, Potenziale hat der Pflegebedürftige? *Er kann durch gutes Zureden und Eingießen des Getränks vor seinen Augen zum Trinken veranlasst werden, am ehesten trinkt er Apfelsaft.*

Wichtig bei der Problemerfassung ist, dass die Pflegefachperson ihre Perspektiven mit denen des Patienten abgleicht. Probleme, die für die Pflegenden bedeutsam sein können, stellen sich möglicherweise für einen Patienten als weniger wichtig dar. Ein Austausch über die Bedeutung für den Betroffenen ist Voraussetzung für die weitere Gestaltung des Pflegeprozesses.

Am Ende der Einschätzungsphase steht die abschließende Gesamtbeurteilung, ob und welche **zentralen Pflegeprobleme** vorhanden sind. Die Pflegefachperson hält diese verständlich im Dokumentationssystem (→ 1.11) fest. Dies kann auch standardisiert in Form einer Pflegediagnose (→ 1.8) erfolgen.

1.6.3 Festlegung von Pflegezielen

DEFINITION

Pflegeziel: Beschreibung eines Soll-Zustands bzw. eines angestrebten Ergebnisses, das der Patient – ggf. mit Unterstützung durch Pflegende – erreichen kann und soll:

- Verbesserung des aktuellen Zustands
- Erhaltung des aktuellen Zustands
- Vermeidung von Komplikationen.

Unterschieden werden **Nahziele,** die in absehbarer Zukunft (Stunden bis Tage) zu erreichen sind, und **Fernziele** (Wochen bis Monate), auf die länger hingearbeitet werden muss.

Im nächsten Schritt müssen für die Pflegeprobleme überprüfbare **Pflegeziele** festgelegt werden. Aus diesen ergeben sich dann die Pflegemaßnahmen, die ergriffen werden.

Ein korrekt formuliertes und damit überprüfbares Pflegeziel beinhaltet Anforderungen, z. B. nach der **SMART-Regel** [12]:

- **Spezifisch:** Ist das Ziel speziell auf die Situation des Patienten bezogen?
- **Messbar:** Lässt sich das Ergebnis konkret beschreiben oder messen?
- **Akzeptiert:** Ist der Patient mit dem Ziel einverstanden?
- **Realisierbar:** Sind die festgelegten Ziele für den Patienten realistisch erreichbar?
- **Terminierbar:** Hat das Ziel eine zeitliche Vorgabe, bis zu dem es erreicht werden sein soll?

Nicht korrekt formulierte Ziele sind: *Herr Kaiser ist mobiler und trainiert regelmäßig. Er nimmt weiter ab. Er hat keinen Dekubitus.*

Korrekt, weil überprüfbar, sind folgende Ziele: *Herr Kaiser geht mit dem Rollator in Begleitung zur Toilette. Er übt jeden Tag 2-mal mit einer Pflegenden das Gehen mit dem Rollator und geht dabei mindestens 100 m. Er nimmt bis zum … 2 kg ab und ist bereit, seine Ernährung dafür zu verändern. Die Haut an den dekubitusgefährdeten Stellen ist während des Aufenthalts intakt und gut durchblutet.*

Bereiche, auf die sich Pflegeziele beziehen können

- **Zustand:** z. B. hat intakte Haut, hat eine stabile Schmerzsituation
- **Können:** z. B. putzt sich die Zähne selbstständig, geht mit dem Rollator
- **Wissen:** z. B. beschreibt die Wirkungsweise des Insulins, erklärt/bestätigt die Wichtigkeit von Atemgymnastik
- **Verhalten:** z. B. spricht über seine Ängste, findet neuen Lebensmut nach der Beinamputation
- **Wollen:** z. B. ist bereit, seine Ernährung zu verändern [12].

Aussagen wie „größtmögliche Selbstständigkeit" oder „baldige Entlassung" gelten prinzipiell für alle Patienten und können die Aufgabe einer Zielbeschreibung nicht erfüllen.

1.6.4 Planung der Pflegemaßnahmen

DEFINITION

Pflegemaßnahme: Pflegerische Intervention, die geeignet ist, ein vorhandenes Pflegeproblem zu lösen und das aufgestellte Pflegeziel zu erreichen. Die geplanten Pflegemaßnahmen entsprechen einer Pflegeverordnung und sind – sofern jeweils situationsangemessen – für alle an der Pflege Beteiligten verbindlich [12].

Die zwischen Patient und Pflegefachperson besprochenen **Pflegemaßnahmen** werden konkret als Antwort auf folgende W-Fragen formuliert: **„Wer macht was, wann, wie oft, wo, wie und womit?"** (→ Abb. 1.7). Die Formulierung ist dabei so knapp wie möglich und so ausführlich wie nötig zu halten, damit Pflegekollegen und Hilfskräfte genau wissen, was zu tun ist.

Entscheidungsgrundlagen

Die Pflegefachperson trifft – wann immer möglich in Abstimmung mit dem Patienten – ihre Entscheidung für oder gegen eine bestimmte Pflegemaßnahme aufgrund ihrer **Erfahrung** und **Intuition** sowie unter **Berücksichtigung des aktuellen pflegerischen Wissens** (Pflegestandards, Expertenstandards → 47.7.1, Lehrbücher, Fachzeitschriften, Evidence-based Nursing → 50.2.5).

Nicht korrekt formulierte Pflegemaßnahmen: *Mehrmals täglich mit Frau Müller Atemübungen machen. Regelmäßig im Bett umlagern und nach Möglichkeit mobilisieren.* Floskeln und Redewendungen wie „psychische Betreuung" oder „Angst nehmen" erfüllen diese Kriterien ebenso wenig wie „Man sollte den Seelsorger rufen" oder „versuchen, auf den Patienten einzuwirken".

Korrekt formulierte Pflegemaßnahmen: *3-mal am Tag Kontaktatmung während 10 Min. machen und SMI-Trainer während 10 Min. unter Anleitung anwenden lassen. Lagerung tagsüber alle 3 Stunden im Wechsel Rückenlage – 30° rechte und linke Seitenlage, zu den Mahlzeiten in Herzbettpositionierung. Nachts Lagerung alle 4 Stunden (s. Bewegungsplan). Nach dem Mittagessen Mobilisation in den Rollstuhl bis zum Abendessen.*

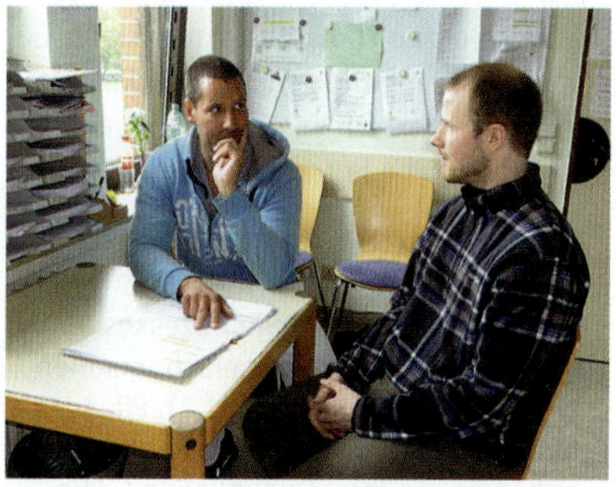

Abb. 1.7 In Abhängigkeit von den Pflegezielen planen Pflegefachpersonen in Abstimmung mit dem Patienten ganz bewusst geeignete Pflegemaßnahmen. Dies ist die Voraussetzung, dass der Patient diesen zustimmt und aktiv mitarbeitet. [M322]

Existieren für bestimmte Pflegesituationen oder Pflegediagnosen schon hausinterne Standards (→47.6.2), können diese Inhalte für die Pflegeplanung herangezogen werden [13], [14].

Pflegeplanung

Die Pflegeplanung ist ein Baustein im Pflegeprozess. Sie bildet die gedanklichen Schritte und Ergebnisse aus dem Pflegeprozess in schriftlicher Form übersichtlich in der Pflegedokumentation ab. Sie enthält die relevanten Aspekte zur Umsetzung der Pflege, die so für alle Beteiligten transparent sind, sowie den Pflegebericht.

Wird die Pflegeplanung als **Planungsinstrument der Pflege** verstanden, ist ausgeschlossen, dass auch die vom Arzt angeordneten Maßnahmen (z. B. das Verabreichen von Injektionen) in der Pflegeplanung stehen. Diese Maßnahmen führen sie – ohne Entscheidungsspielraum – nach Arztanordnung aus und dokumentieren die Durchführung an entsprechender Stelle im Dokumentationssystem.

1.6.5 Durchführung der Pflegemaßnahmen

Die **Durchführung der Pflegemaßnahmen** erfolgt durch die Pflegefach- und -hilfspersonen entsprechend der Planung und der jeweiligen Qualifikation unter Berücksichtigung der aktuellen fachlichen Standards. Pflegende beobachten währenddessen den Zustand, die Situation und die Reaktionen des Patienten. In begründeten Fällen kann und muss von der Planung situativ abgewichen werden (z. B. wenn das Problem nicht mehr besteht, der Patient einen anderen Wunsch hat oder ein neues hinzugekommen ist).

Manchmal treten Schwierigkeiten auf, weil einzelne Pflegende den Pflegeplan als nicht korrekt ansehen oder nicht bereit sind, sich daran zu halten. Dann ist ein Gespräch im Team und ggf. mit dem Patienten notwendig, um sich zu einigen und eine für alle verbindliche Entscheidung zu treffen.

Pflegefachpersonen und Pflegehelfer

Die Steuerung des Pflegeprozesses obliegt ausschließlich Pflegefachpersonen (vorbehaltene Aufgaben →1.1). Pflegehelfer und andere Hilfskräfte dürfen – abhängig von ihrer Qualifikation – Pflegemaßnahmen nach Planung durchführen, aber keine Änderungen im Pflegeplan vornehmen (unabhängig von ihrer Erfahrung im jeweiligen Bereich).

1.6.6 Auswertung des Pflegeprozesses

DEFINITION

Evaluation *(Auswertung;* engl. value = Wert): Überprüfung der im Pflegeprozess getroffenen Entscheidungen; im engeren Sinne Überprüfung der Wirkung der Pflegemaßnahmen im Hinblick auf die Pflegeziele.

Evaluation findet im Pflegeprozess ständig statt, indem Pflegende während ihrer Arbeit die Reaktion des Patienten beobachten. Die tägliche Auswertung des Pflegeplans findet gemeinsam mit dem Patienten statt, im **Pflegebericht** wird die Bewertung schriftlich festgehalten.

Zur **Auswertung** *(Evaluation)* der durchgeführten Pflegemaßnahmen gehören:

- **Überprüfung,** inwieweit die geplanten Ziele erreicht wurden
- **Suche nach Gründen,** warum sie evtl. nicht erreicht wurden
- **Veränderung** des Pflegeplans entsprechend den neu gewonnenen Erkenntnissen (→Abb. 1.1).

Dazu stellen sich die Pflegenden folgende **Fragen:**

- Sind seit der letzten Planung neue Informationen hinzugekommen?
- Sind neue Probleme bzw. Pflegediagnosen aufgetreten? Gibt es neue Ressourcen?
- Passen die angestrebten Ziele noch zum Zustand des zu Pflegenden? Wenn nicht, warum nicht?
- Können Maßnahmen abgesetzt bzw. müssen neue Maßnahmen ergriffen werden?
- Waren die Maßnahmen wie geplant durchführbar?
- Wurden die Maßnahmen korrekt ausgeführt?

Der Zeitpunkt für die Auswertung des Pflegeplans wird individuell festgelegt. Er ist von der Art der Probleme und von den Zielen abhängig. Die Überprüfung einer erfolgreichen Dekubitusprophylaxe bzw. eine Anpassung von Maßnahmen findet täglich statt. Die Zielerreichung einer aktivierenden Pflege zur Behebung des Selbstpflegedefizits „Sich waschen" kann ggf. erst nach einer längeren Zeit beurteilt werden.

Dynamik im Pflegeprozess

Wird der Prozess als starre Abfolge von Handlungsschritten verstanden, zeigt sich häufig, dass der Plan nicht mit den tatsächlichen Ereignissen in Einklang zu bringen ist. Der Pflegeprozess muss als **dynamisches Geschehen** verstanden werden, in dem sich ständig etwas ändern kann. Die Pflegenden sind gefordert, aufgrund ihrer fachlichen Kompetenz in jeder Situation angemessen zu reagieren.

SPICKZETTEL

Pflegeprozess in 6 Schritten

Schritt 1: Informationssammlung
- Direkte und indirekte Informationen.
- Subjektive und objektive (messbare) Informationen.
- Auf Basis von Pflegetheorien.
- Mithilfe von Formularen, Assessmentinstrumenten, Checklisten.

Schritt 2: Erkennen von Ressourcen und Pflegeproblemen
- Ressourcen: Körperliche, kognitive und psychische, spirituelle, materielle und räumliche, soziale, ökonomische Fähigkeiten und Fertigkeiten.
- Pflegeprobleme: Generelle, individuelle, aktuelle, potenzielle und verdeckte Probleme; Beschreibung, z. B. nach dem PESR-Format.
- Gesamtbeurteilung der zentralen Probleme am Ende der Einschätzungsphase.

Schritt 3: Festlegung von Pflegezielen
- Nah- und Fernziele.
- Gemeinsam mit dem Patienten und ggf. seiner Bezugspersonen.
- SMART-Formulierung der Ziele.

Schritt 4: Planung der Pflegemaßnahmen
- Auf Basis von aktuellem Fachwissen, Erfahrung, Intuition.
- Gemeinsam mit dem Patienten.
- Konkrete Beschreibung der Maßnahmen.
- Festlegung von Zuständigkeiten (Wer?).

Schritt 5: Durchführung der Pflegemaßnahmen
- Von Pflegefachpersonen und Hilfskräften in der Pflege.
- Auf der Basis von fachlichen Standards.

Schritt 6: Auswertung des Pflegeprozesses
- Überprüfung der Zielerreichung: täglich und in individuell festzulegenden Abständen.
- Suche nach Gründen für nicht erreichte Ziele.
- Anpassung der Pflegeplanung aufgrund der Ergebnisse.

Umsetzung des Pflegeprozesses →1.7

1.7 Umsetzung des Pflegeprozesses

1.7.1 Erfassung des Pflegebedarfs

Die **Erfassung des Pflegebedarfs** ist eine Vorbehaltsaufgabe (→ 1.1). Es stellt sich die Frage, wie der individuelle Pflegebedarf erkannt, festgehalten und kommuniziert werden kann. Genügt es, Patienten aufmerksam zu beobachten? Beobachtet Pflegefachperson A das Gleiche wie Pflegefachperson B? Und selbst wenn, interpretiert sie ihre Beobachtungen auf gleiche Art und Weise? Ist es für Pflegebedürftige hilfreich, wenn jede Pflegefachperson individuell an die Pflegebedarfserhebung herangeht? Sicher nicht.

Wie kann eine Pflegebedarfserhebung **valide** (gültig) und **reliabel** (zuverlässig) gestalten werden? Eine Möglichkeit stellt die Verwendung wissenschaftlich überprüfter Assessmentinstrumente dar (→ 1.6.6). Viele davon sind sehr spezifisch und betrachten nur Teilaspekte. Eine weitere Herausforderung ist, dass Pflege in unterschiedlichen Settings stattfindet, sodass ein Assessmentinstrument gar nicht den Pflegebedarf erheben kann [24].

Pflegebedarf fachlich darstellen

Können Pflegefachpersonen den Pflegebedarf nicht nach außen darstellen, nicht fachsprachlich definieren, bleibt der eigentliche Anlass für ihr Tun nicht oder nur bedingt begründet und nachvollziehbar.

Ein wissenschaftlich fundiertes Instrument zur Erhebung des Pflegebedarfs ist das ergebnisorientierte **epaSYSTEM.** Es kann:

- Patientenzustände im Hinblick auf ihren Pflegebedarf erfassen und mess- bzw. vergleichbar darstellen
- Hinweise für besondere Risiken (z. B. Dekubitus, Sturzrisiko, Mangelernährung, nosokomiale Pneumonie) aufdecken
- Ein poststationäres Versorgungsdefizit vorhersagen
- Aussagen über die Pflegebedarfsbelastung einer Station treffen.

Inzwischen gibt es das epaSYSTEM für verschiedene Settings: akutstationäre Versorgung Erwachsener *(epaAC)*, akutstationäre Versorgung von Kindern und Jugendlichen *(epaKIDS)*, stationäre Langzeitpflege *(epaLTC)* sowie für die stationäre Versorgung psychisch kranker Menschen *(epaPSYC)*.

Nach der Einschätzung der pflegerelevanten Anlässe anhand definierter Bereiche und Kriterien (auch zur Vergleichbarkeit von Patientensituationen) ermittelt das System einen **SelbstPflegeIndex** *(SPI)* und den entsprechenden Unterstützungsbedarf. Liegt dieser unter einem bestimmten Wert, besteht das Risiko für ein poststationäres Versorgungsdefizit und einen PKMS-Fall (→ 47.4.1). Zusätzlich werden bestimmte Risikozustände ermittelt. Anschließend erfolgt die Zieldefinition durch das System anhand der ermittelten Situation. Dann können Pflegemaßnahmen ausgewählt werden, die zu einer individualisierten Pflegeplanung führen [15].

1.7.2 Pflegeprozesssteuerung in der stationären Akutpflege

Die Verweildauer von Patienten im **Krankenhaus** ist in den letzten Jahren stark gesunken, verbunden mit einer Verdichtung der Leistungen. Deshalb bleibt in der Praxis oft wenig Zeit für individuelle Planungen und manche Ziele sind in der kurzen Aufenthaltszeit auch nicht erreichbar. Da sich viele Behandlungsabläufe (z. B. in der Chirurgie) wiederholen, wurden sog. **Behandlungspfade** (*Clinical Pathways*, → 47.6.2) für bestimmte Patientensituationen eingeführt. Mit diesen können auch typische Pflegeabläufe in **Standardpflegeplänen** verschriftlicht werden.

In diesem Fall werden häufig vorkommende Pflegeprozesse zunehmend auf Formularen abgedruckt und die Pflegefachpersonen prüfen lediglich, ob die vorgegebenen Inhalte beim jeweiligen Patienten zutreffen. Bei Abweichungen vom Standardpflegeplan sind zusätzliche Eintragungen notwendig.

Immer mehr Krankenhäuser stellen ihre Dokumentation teilweise oder ganz auf **EDV-gestützte Systeme** um (→ 1.11). Wenn die Pflegeplanung in die Software integriert ist, werden häufig vorformulierte Pflegeprobleme, Ziele und Maßnahmen angeboten, welche die Pflegefachperson durch Anklicken auswählen kann.

VORSICHT! Vorformulierte **Standardpflegepläne** erleichtern die Pflegeplanung in der Praxis und die Schreibarbeit. Sie können sich aber nachteilig auswirken, wenn sich Pflegefachpersonen blind auf die Vorgaben verlassen und nicht mehr die individuelle Patientensituation betrachten. Standardpflegepläne unterstützen bei der Pflegeplanung, ersetzen aber nicht das fachliche Können und die individuelle Beurteilung der Patientensituation.

Fallbeispiel Akutpflege

Der 22-jährige Timo Kaiser wird von der Intensivstation auf die Unfallstation des örtlichen Krankenhauses verlegt. Er wurde vor zwei Tagen nach einem schweren Sturz mit seinem Fahrrad eingeliefert. Er hat sich mehrere Frakturen an Armen und Beinen, Prellungen und eine schwere Gehirnerschütterung zugezogen. Er kann sich kaum bewegen und leidet unter großen Schmerzen. Der Pflegefachmann Lars Steinfurth begrüßt Herrn Kaiser auf Station und macht sich darüber Gedanken, welche pflegerischen Bedarfe es bei ihm geben wird und wie die Betreuung konkret gestaltet werden soll.

Abhängig vom Dokumentationssystem bzw. Pflegeverständnis werden nun die **relevanten Informationen** zusammengetragen. Pflegefachmann Lars Steinfurth

- Eruiert, wie sich der Sturz und die Folgen auf die Selbstpflegefähigkeiten von Timo Kaiser auswirken, indem er mit ihm spricht, ihn untersucht und gezielt beobachtet
- Richtet seinen Fokus auf die speziellen Ressourcen, die Herrn Kaiser helfen, seinen momentanen Zustand selbst zu verbessern oder erträglich zu machen
- Greift auf seine pflegerische Expertise zu Folgen einer Gehirnerschütterung und Frakturen zurück, um gezielt Beobachtungen durchzuführen
- Sichtet schriftliche Unterlagen, z. B. die Unterlagen der Intensivstation
- Macht sich ein Gesamtbild von Timo Kaisers aktueller Situation.

Darauf aufbauend leitet er **pflegerelevante Probleme und Ressourcen** ab, z. B.:

- Bei der Dekubitusgefahr aufgrund der Bettruhe und der starken Bewegungseinschränkung infolge der Frakturen und Prellungen handelt es sich um ein *potenzielles Problem,* d. h. eine Gefährdung, die eintreten kann, wenn keine wirksamen zielgerechten Maßnahmen eingeleitet werden.
- Herr Kaiser kann sich etwas im Bett bewegen und kleine Positionsveränderungen alleine durchführen. Er toleriert die 30°-Lagerung, welche die Pflegenden durchführen. Hier hat er *Ressourcen.*
- Bei den starken Schmerzen aufgrund der Verletzungen handelt es sich um ein *aktuelles, individuelles* Problem.
- Herr Kaiser kann die Schmerzstärke genau angeben und die Wirkung der Analgetika beschreiben. Er weiß, dass er bei

instabiler Schmerzsituation ein Bedarf-Analgetikum bekommen kann.

Auch das sind *Ressourcen.*

Pflegefachmann Lars Steinfurth legt gemeinsam mit dem Patienten die **Ziele** fest:

- Der Patient hat eine intakte, gut durchblutete Haut an den dekubitusgefährdeten Stellen
- Er ist schmerzfrei bzw. hat eine stabile Schmerzsituation.

Der Pflegefachmann **plant die Maßnahmen** unter Einbeziehung der Ressourcen des Patienten:

- Positionierungen und Mikrolagerungen legt er im Bewegungsplan festgelegt
- Neben der Schmerzmittelgabe nach Arztanordnung plant er pro Schicht die Einschätzung der Schmerzsituation gemeinsam mit dem Patienten und Kälteanwendungen im Bereich der Frakturen und Prellungen.

Die **Maßnahmen** werden von Jens Steinfurth und den anderen Pflegenden nach Planung **durchgeführt.** Bei jeder Umpositionierung beobachten sie die dekubitusgefährdeten Stellen. Sie überprüfen regelmäßig, ob die Ziele erreicht werden.

Pflegefachfrau Susanne Badura fällt nach ein paar Tagen Timo Kaisers veränderte, deprimierte Stimmung auf. Sie

- Spricht Herrn Kaiser darauf an und er sagt ihr, dass ihm die Decke auf den Kopf fällt, dass es ihm als Sportmensch nicht leicht fällt, so untätig zu sein
- Informiert Jens Steinfurth als Bezugspflegekraft und gemeinsam besprechen sie mit dem Patienten das Problem, mögliche Ziele und Maßnahmen
- Passt die Pflegeplanung an.

Nach einigen Tagen **evaluiert** Jens Steinfurth die Pflegeplanung und stellt fest:

- Ein Dekubitus konnte bisher verhindert werden, die Bewegungsfähigkeit darf nun langsam gesteigert werden
- Die Schmerzen sind gut erträglich
- Herr Kaiser sagt, dass seine Stimmung besser ist und er optimistisch nach vorne schaut.

1.7.3 Pflegeprozesssteuerung in der Langzeitpflege

Im Unterschied zum Akutkrankenhaus ist die Aufenthaltsdauer in der **ambulanten und stationären Langzeitpflege** deutlich länger, und es geht in erster Linie auch nicht um die kurative Behandlung einer Krankheit, sondern um die umfassende pflegerische Betreuung. Damit rücken andere pflegerische Aspekte in den Vordergrund. Die Pflegeplanung wird für einen längeren Zeitraum angelegt.

Bei der Anamnese stehen eventuell andere Schwerpunkte im Fokus. So ist es z. B. noch wichtiger, etwas über die Lebensgeschichte der Bewohner zu erfahren (Biografiearbeit → 19.6.6), um ihnen den Aufenthalt möglichst angenehm zu gestalten.

Strukturmodell für die Entbürokratisierung der Pflegedokumentation

Für stationäre und ambulante Pflegeeinrichtungen der Langzeitpflege wurden zur Gestaltung der Pflegeplanung weitere Empfehlungen bzw. Vorgaben entwickelt.

Dies sind zum einen die Vorgaben des **Medizinischen Dienstes (MDK)** sowie der **Heimaufsichtsbehörden,** zum anderen das **Strukturmodell zur Entbürokratisierung der Pflegedokumentation,** das im Auftrag des Bundesministeriums für Gesundheit (BMG) entwickelt wurde und bereits von vielen Pflegeeinrichtungen verwendet wird.

Das Strukturmodell baut auf einen Pflegeprozess in vier Schritten auf (→ 1.4) und hebt die Personenzentrierung in der Planung besonders hervor. Die **Strukturierte Informationssammlung (SIS®)** ist integraler Teil des Strukturmodells. Ihre Gliederung orientiert sich am Begutachtungsassessment des MDK im Rahmen der Feststellung der Pflegebedürftigkeit nach § 15 SGB XI [16]. Die sechs **Themenfelder** sind:

- Kognition und kommunikative Fähigkeiten
- Mobilität und Beweglichkeit
- Krankheitsbezogene Anforderungen und Belastungen
- Selbstversorgung
- Leben in sozialen Beziehungen
- Haushaltsführung (ambulant), Wohnen und Häuslichkeit (stationär).

Es schließt sich ein wissenschaftsbasiertes Initialassessment **(Risikomatrix)** an, das u. a. Dekubitus-, Sturzgefahr und Ernährungssituation erfasst.

Fallbeispiel Langzeitpflege

Die 72-jährige Hilde Steinberger leidet unter einer demenziellen Erkrankung vom Typ Alzheimer im mittleren Stadium. Sie weiß nicht, dass sie in einer Pflegeeinrichtung ist, wirkt aber trotzdem zufrieden. An die Essenszeiten muss sie von den Pflegekräften erinnert werden, auch würde sie ohne Hinweise die Körperpflege nicht durchführen. Wird sie von einer Pflegenden begleitet, macht sie alles allein. Täglich geht sie im geschützten Bereich auf und ab, wenn das Wetter es zulässt, gerne auch in den Garten. Frau Steinberger beginnt oft zu lächeln, wenn die Pflegenden mit ihr ein Gespräch beginnen. Häufig kommt sie dann auf ihre Tochter zu sprechen: „Ich habe so ein liebes Mädchen. Aber ich sage auch immer, dass sie zu ihrem Vater gehen soll. Ein Kind braucht doch den Vater, oder?"

Die Pflegefachperson Andrea Stelzer schätzt den **Pflegebedarf mittels der Strukturierten Informationssammlung (SIS®)** ein (hier z. B. an zwei Themenfeldern):

Themenfeld 1: Kognitive und kommunikative Fähigkeiten

Frau Steinberger ist zur Person orientiert; zeitlich, örtlich und situativ nicht. Sie versteht einfache Sätze und kann sich meist adäquat verständlich machen. Wünsche äußert sie, Schmerzen (meist in den Knien) kann sie benennen. Einfach formulierten Aufforderungen kommt sie nach, muss aber immer wieder erinnert werden, z. B. an den Ablauf der Körperpflege. Sie freut sich, wenn sie in Gespräche eingebunden wird. Sie ist freundlich, wirkt nur bei neuen Personen anfangs distanziert.

Themenfeld 2: Mobilität und Beweglichkeit

Frau Steinberger ist altersentsprechend beweglich. Sie geht täglich im Bereich auf und ab, gerne auch im Garten. Sie ist sehr bewegungsfreudig, muss zum Essen oder Ausruhen bewusst zum Sitzen gebracht werden. Ihr Knie sind aufgrund einer Arthrose immer wieder geschwollen und bereiten ihr Schmerzen, v. a. wenn sie viel gelaufen ist.

Pflegefachfrau Andrea Stelzer schätzt nun ein, ob in den beiden Themenfeldern ein Risiko vorhanden ist. Dies erfolgt durch einfache Ja-Nein-Fragen in der Risikomatrix. Stellt sie ein Risiko fest, z. B. Vergessen der Nahrungsaufnahme bei gleichzeitig hohem Kalorienverbrauch, führt sie eine weitergehende Untersuchung, ggf. mit einem Assessment, durch.

Im Strukturmodell werden keine Pflegeziele formuliert.

Die **Maßnahmenplanung** erfolgt auf einem weiteren Blatt. Sie berücksichtigt die Wünsche und Bedürfnisse des Pflegeempfängers, wiederkehrende Maßnahmen in der Pflege und Maßnahmen der Behandlungspflege. Anhand der Maßnahmen kann auf die Ziele geschlossen werden. Die durchgeführten Maßnahmen werden mit Datum, ggf. Uhrzeit und Handzeichen abgezeichnet. Bei Frau Steinberger: *7.00 Uhr Begleitung ins Bad, Anleitung zur selbstständigen Körperpflege mit lauwarmem Wasser und eigenen Pflegeprodukten am Waschbecken.*

Das **Berichteblatt** nutzen alle an der Pflege und Betreuung beteiligten Berufsgruppen zur Dokumentation. Erfasst werden dabei nicht die immer wiederkehrenden Maßnahmen, sondern Abweichungen und Veränderungen. Auch aktuelle Ereignisse und Ergebnisse aus zeitlich befristeten Maßnahmen, wie sie aus der Risikomatrix abgeleitet werden können, werden hier festgehalten.

Die **Evaluation** findet in regelmäßigen Abständen statt. Da sich Frau Steinberger in einer stabilen Gesundheitssituation befindet, wird die Evaluation auf einmal monatlich festgelegt.

1.7.4 Pflegeprozesssteuerung in der ambulanten Pflege

Die Schwerpunkte der **ambulanten Pflege** ähneln denen der stationären Langzeitpflege. Allerdings werden die pflegerischen Leistungen zwischen dem ambulanten Pflegedienst und dem Pflegebedürftigen einzeln ausgehandelt und vertraglich vereinbart. Die Inhalte der Pflegeplanung basieren auf diesen vereinbarten Inhalten. Dadurch ist nicht gewährleistet, dass alle notwendigen und sinnvollen Pflegemaßnahmen in die Pflegeplanung aufgenommen werden.

Häufig werden bestimmte Maßnahmen von Angehörigen übernommen. An dieser Stelle muss in der **Strukturierte Informationssammlung** *(SIS®)* eine klare Abgrenzung erfolgen, welche Maßnahmen dies genau sind. So muss deutlich werden, dass z. B. zwar die Kompressionsstrümpfe morgens von der Pflegekraft angezogen, abends aber von den Angehörigen ausgezogen werden. Die Pflegeplanung konzentriert sich auf die Benennung der Pflegeprobleme, die Formulierung der Maßnahmen in Anlehnung an abrechenbare Module, die Durchführungskontrolle und die Evaluation. Die Qualität der pflegerischen Versorgung sowie der Pflegeplanung wird auch hier durch den Medizinischen Dienst der Krankenversicherung (MDK) geprüft.

Fallbeispiel ambulante Pflege

Herr Heinrich Mayer ist 76 Jahre alt. Vor 3 Monaten wurde bei ihm ein Diabetes mellitus Typ 2 festgestellt. Herr Mayer muss seitdem Insulin s. c. spritzen. „Ich kann mich nicht selbst mit der Nadel stechen“, sagt er. So erhält er das Insulin von der Pflegefachfrau Silke Henrichs, die ihn morgens auf ihrer Tour gegen 7.30 Uhr besucht.
Heute Morgen sieht Frau Henrichs, dass am rechten großen Zeh von Herrn Mayer eine Rötung vorhanden ist. „Da habe ich mir die Nägel geschnitten, aber ich komme ja nicht mehr so gut zurecht mit meinen Augen“, erläutert Herr Mayer. „Das tut ganz schön weh!“

Pflegefachfrau Silke Henrichs schätzt den Pflegebedarf ein (hier an einem Themenfeld):

Themenfeld 3: Krankheitsbezogene Anforderungen und Belastungen

Herr Mayer kann sich die Insulingaben nicht selbst verabreichen, weil er sich nicht überwinden kann. Er kann den Verbandswechsel an der rechten Großzehe nicht selbst durchführen, weil er motorisch dazu nicht in der Lage ist. Der Patient ist wegen seines Verbands an der rechten Großzehe sturzgefährdet (Ergebnis aus der Risikomatrix).

Die weitere Vorgehensweise entspricht der bei der stationären Langzeitpflege. Als Besonderheit für die ambulante Pflege werden aus dem Maßnahmenplan heraus die Leistungen abgerechnet.

Instrumente des Qualitätsmanagements → 47.7.5

1.8 Vorteile der Pflegeplanung

1.8.1 Zeitersparnis und Patientenorientierung

Oft beklagen Pflegende den enormen Zeitdruck.

Für eine bewusste Entscheidung, welche Maßnahmen bei Zeitmangel zurückgestellt werden können, muss die Bedeutung der einzelnen Maßnahme für den Genesungsprozess erkannt werden. Taucht in einer Pflegeplanung bei verschiedenen Problemen immer wieder die gleiche Maßnahme auf (z. B. Mobilisation bei einem Menschen mit Dekubitus-, Thrombose- und Kontrakturrisiko), gewinnt sie gegenüber den anderen Maßnahmen an Bedeutung und kann nicht weggelassen werden. Ohne das **bewusste Setzen von Prioritäten** besteht die Gefahr, dass Pflege einem Routine-Tagesablauf folgt.

1.8.2 Gezielter Einsatz von Ressourcen

Durch eine **verlässliche Feststellung des Pflegebedarfs** können personelle und materielle Ressourcen zielgerichtet dort eingesetzt werden, wo sie wirklich gebraucht werden.

1.8.3 Erwerb und Sicherung von (Pflege-)Kompetenz

Zunehmende **Erfahrung** mit der Pflegeplanung führt zu einer wachsenden Sicherheit bei der Entscheidungsfindung. Indem die Wirksamkeit von Pflegemaßnahmen überprüft und das ganze Pflegeteam über das Vorgehen und die Ergebnisse informiert wird, erweitert sich der Erfahrungsschatz des gesamten Teams.

Pflegeplanung schult die Fähigkeit, **bewusst und begründet zu entscheiden** und diese Entscheidungen gegenüber anderen Berufsgruppen zu vertreten.

1.8.4 Größere Effizienz und Überprüfbarkeit von Maßnahmen

Viele Pflegemaßnahmen zeigen erst Wirkung, wenn sie konstant und konsequent durchgeführt werden. Wechseln die Maßnahmen je nach Vorliebe der gerade zuständigen Pflegefachperson, können sie ihre Wirkung nicht voll entfalten.

Die Pflegeplanung ermöglicht es also, die **Effizienz** von Pflegemaßnahmen zu **steigern** und zu **überprüfen.**

Pflegerische Erfolge können zudem die Motivation und Berufszufriedenheit der Pflegenden fördern. Dabei ist Erfolg nicht immer mit Heilung und Genesung gleichzusetzen. Auch die Verhinderung von Komplikationen oder die Linderung von Leiden sind Erfolge.

1.9 Pflegeplanung in Ausbildung und Prüfung

In den Einrichtungen des Gesundheitswesens gibt es große Unterschiede bei der Umsetzung des Pflegeprozesses. Unter anderem spielt eine Rolle, welcher pflegetheoretische Hintergrund bevorzugt wird. Davon ist es abhängig, welche Schwerpunkte bei der Pflegeplanung gesetzt und wie Formulare gestaltet werden.

1.9.1 Kompetenzzuwachs in der Pflegeausbildung

Die **Pflegeprozesssteuerung** ist fester Bestandteil der Pflegeausbildung. Gründe dafür sind:

- Durch das bewusste Verschriftlichen einer Planung wird viel deutlicher, wie komplex Patientensituationen sind
- Auszubildende profitieren davon, Patientensituationen ausführlich und in Ruhe zu analysieren. Das hilft später in der Praxis, schneller und zuverlässiger Patientenprobleme zu erkennen
- Übungen zur Pflegeplanung helfen zu erkennen, dass es viele mögliche Ziele geben kann, die zusammen mit dem Patienten definiert werden können
- Der Prozess der Entscheidungsfindung, welche Maßnahme die richtige ist, wird transparent und begründbar
- Die Fähigkeit zur bewussten Reflexion des eigenen Handelns wird gestärkt. Dadurch kann die Wirkung der Pflege besser beurteilt werden.

Nachhaltiger Effekt

Letztendlich geht es auch darum, die Pflegeplanung in den Einrichtungen zu verbessern. Eine gute Vorbereitung in der Ausbildung bietet später die Möglichkeit, die Pflegeplanung am eigenen Arbeitsplatz zu beeinflussen.

1.9.2 Tipps für die Prüfung

Das **Erstellen einer Pflegeplanung** für einen realen Patientenfall ist Teil der praktischen Abschlussprüfung. Empfehlungen für das Gelingen sind:

- Pflegeplanungen sind grundsätzlich sehr individuell und von der jeweiligen Situation des Patienten abhängig. Es macht also wenig Sinn, sich vorher Standardplanungen zu überlegen.
- Die Planungen immer an den hausinternen Vorgaben, der pflegetheoretischen Ausrichtung im Pflegeleitbild oder Pflegekonzept orientieren, einrichtungsinterne Assessments und Pflegestandards verwenden.
- Pflegeplanungen so weit wie möglich mit dem Patienten zusammen bzw. aus seiner Perspektive erstellen
- Nach der Verschriftlichung noch einmal überprüfen: Sind die relevanten Pflegeprobleme erfasst? Sind die Ziele realistisch und erreichbar? Passen Probleme, Ziele und Maßnahmen wirklich zusammen? Sind die ausgewählten Maßnahmen dazu geeignet, die Probleme zu lösen und die Ziele zu erreichen?

1.10 Informationsmanagement und Pflegedokumentation

DEFINITION

Informationsmanagement: Jeglicher Umgang mit Informationen, z. B. das Sammeln, Dokumentieren, Kommunizieren und Verfügbarhalten von Informationen.

Dokumentation: Aufzeichnung bzw. Sammlung von Daten zur Sicherung von Informationen; Teil des Informationsmanagements.

1.10.1 Ziele der Dokumentation

Die zunehmende Arbeitsteilung und Spezialisierung im medizinischen und pflegerischen Bereich hat dazu geführt, dass immer mehr Personen an der Pflege und Therapie des Patienten beteiligt sind. Damit alle Mitglieder des therapeutischen Teams über alle Beobachtungen, Befunde, Messwerte und andere wichtige Details Bescheid wissen, müssen sämtliche Informationen nicht nur mündlich bei Besprechungen zusammengetragen, sondern auch schriftlich in einem extra dafür vorgesehenen **Dokumentationssystem** fixiert werden.

Bereits in den 1970er-Jahren hat auch der Gesetzgeber die Bedeutung einer exakten Dokumentation erkannt. Alle Einrichtungen des Gesundheitswesens sind durch verschiedene Vorschriften in Sozialgesetzbüchern und im Pflegeberufegesetz zur Dokumentation verpflichtet. **Ziele der Dokumentation** sind u. a.:

- Informationen stehen allen an der Pflege und Therapie Beteiligten zur Verfügung
- Informationen sind übersichtlich geordnet
- Informationen können nachgelesen und überprüft werden (auch durch Dritte)
- Daten sind für Erhebungen gesammelt (Pflegeforschung → 50.2)
- Erbrachte Leistungen können abgerechnet werden (Leistungserfassung → 47.4)
- Erbrachte Leistungen sind im juristischen Sinne nachgewiesen
- Der Verpflichtung nach § 5 PflBG ist nachgekommen.

Dokumentation als Beweismittel

Verklagt ein Patient eine Gesundheitseinrichtung auf Schadenersatz aufgrund eines möglichen Pflegefehlers, liegt die Beweislast zunächst beim Patienten. Eine mangelhafte Pflegedokumentation kann jedoch zur **Beweislastumkehr** führen: Die Einrichtung muss nun belegen und beweisen, welche Pflegemaßnahmen wann und warum durchgeführt wurden. Das zeigt, wie wichtig eine sorgfältige und lückenlose Pflegedokumentation ist.

1.10.2 Anforderungen an das Dokumentationssystem

Diese **Anforderungen an das Dokumentationssystem** bestehen:

- **Authentizität:** Das Dokumentationssystem ist eine Urkunde (→ 48.2.4), daher:
  - Keine Eintragungen mit Bleistift vornehmen
  - Eintragungen weder überkleben noch mit Korrekturstiften übermalen
  - Alle Maßnahmen, Messwerte erst nach der Durchführung und niemals im Voraus eintragen
  - Immer persönlich dokumentieren: Wer etwas gemacht oder gemessen hat, dokumentiert. Auch Ärzte müssen die von ihnen getroffenen Anordnungen selbst abzeichnen
- **Sicherheit:** Informationen immer an der gleichen, allgemein bekannten Stelle dokumentieren, damit sie v. a. im Notfall schnell und gezielt gefunden werden
- **Eindeutigkeit:** Doppelte Dokumentationen (Redundanzen) vermeiden, z. B. verabreichte Medikamente an der entsprechenden Spalte abzeichnen, aber nicht nochmals im Pflegebericht erwähnen
- **Datenschutz:** Das Dokumentationssystem darf nur den Personen zugänglich sein, die unmittelbar am oder mit diesem Patienten arbeiten – und dem Patienten selbst. Ausnahmen → 48.2.2
- **Zeitliche Nähe:** Messergebnisse, Maßnahmen, Ereignisse unverzüglich bis zeitnah dokumentieren. Eintragungen, die verspätet vorgenommen werden, sind problematisch, weil mit zunehmendem Zeitabstand die Gefahr wächst, dass Werte vergessen oder falsch erinnert werden bzw. dem Team nicht zur Verfügung stehen.

1.10.3 Aufbau eines Dokumentationssystems

Nur wenige Einrichtungen entwickeln eigene Dokumentationssysteme. Die meisten nutzen die von verschiedenen Anbietern erstellten standardisierten und für die jeweilige Einrichtung ggf. angepassten **Dokumentationssysteme.** Ihr Aufbau ist oft ähnlich gestaltet (→ Abb. 1.8).

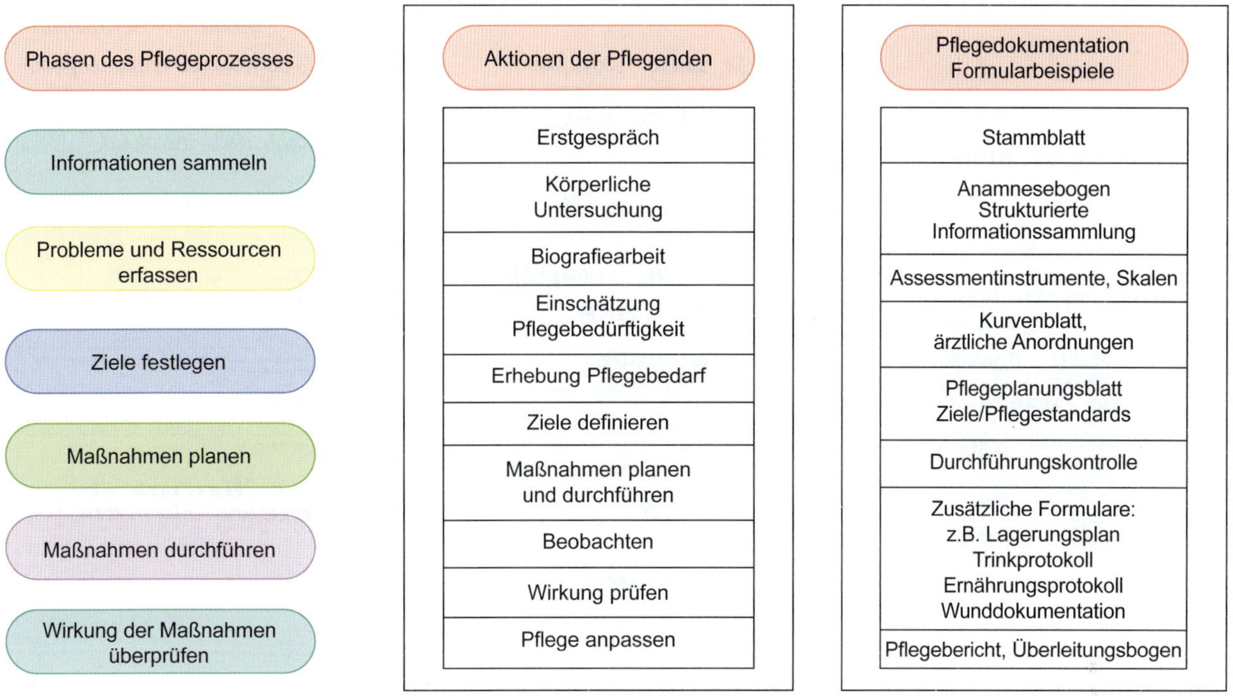

Abb. 1.8 Möglicher Aufbau eines Dokumentationssystems entsprechend dem Pflegeprozess und den Aktionen der Pflegefachpersonen. [L143]

Für jeden Patienten kann angelegt werden:

- Ein **Stammblatt** mit allen relevanten Informationen in einer Kurzübersicht, z. B. Personalien, Diagnose(n) sowie Name und Telefonnummer von Angehörigen, die im Notfall erreichbar sind (→ Abb. 1.9)
- Ein großformatiges **Kurvenblatt** zur chronologischen Aufzeichnung von patientenbezogenen Informationen (→ Abb. 1.10), insbesondere täglich (auch mehrmals täglich) gemessenen Werten wie Temperatur, Puls und Blutdruck, verordneten und verabreichten Arzneimittel, durchgeführten Untersuchungen
- Ein **Pflegeplanungsblatt** einschließlich einem separaten Pflegeberichtsblatt
- Ein **Durchführungsnachweis,** in dem alle für den Patienten erbrachten Pflegeleistungen mit Datum und Uhrzeit sowie dem Handzeichen der Pflegenden dokumentiert werden
- Eine **Befundmappe** zum Abheften der Krankengeschichte und Berichte früherer Krankenhausaufenthalte, Untersuchungsergebnisse.

Diese Auflistung entspricht einer typischen Gestaltung von Formularen zur Dokumentation. Es existieren viele unterschiedliche Varianten. Die Formulare werden zu einer Patiententasche zusammengestellt. Die Patiententaschen eines Pflegebereichs können in einem **Kurvenkardex** (auch **Planette**) zusammengefasst werden und sind so leicht zu handhaben (→ Abb. 1.11). Bei Dokumentationssystemen mit Signalleisten (Reitersystem) können die Pflegenden den einzelnen Signalen bestimmte Bedeutungen zuordnen (→ Abb. 1.12).

Müssen Werte und Beobachtungen mehrmals täglich erhoben werden, sind spezielle Überwachungsbögen (→ Abb. 44.23) sinnvoll. Bei Bedarf können weitere Formulare verwendet werden, z. B. zur Wunddokumentation (→ 43.13.6) oder Sturzereignisprotokolle (→ 9.9).

1.10.4 EDV-gestütztes Dokumentationssystem

Viele Kliniken, Pflegeheime und Pflegedienste arbeiten nur noch mit **elektronischen Patientenakten.** Die Einführung eines EDV-gestützten Dokumentationssystems bedeutet für alle Mitarbeiter zwar zunächst eine Umstellung, aber die Nutzung der Informationstechnologie (IT) zur Pflegedokumentation bietet viele **Vorteile:**

- Pflegestandards können im System hinterlegt werden (→ 1.6.1), welche die Pflegefachperson als Grundlage für die individuelle Pflegeplanung nutzen kann
- Alle geplanten und erbrachten Leistungen sind für Teammitglieder mit Zugriffsberechtigung und für die Verwaltung zwecks Leistungsabrechnung einsehbar und können ausgedruckt werden
- Es kann jederzeit ein Übergabe- oder Entlassungsbericht erstellt werden
- Scores (z. B. Koma-Score → 37.2.11) und Assessments können digital ausgefüllt und ausgewertet werden
- Durch die Datensammlung und -strukturierung ist jederzeit eine Qualitätskontrolle bzw. ein Vergleich mit anderen Einrichtungen oder ggf. auch auf internationaler Ebene möglich
- Statistiken (z. B. PPR, PKMS → 47.4.1 oder LEP® → 1.8.2) können automatisch erstellt und ausgewertet werden
- Im Unterschied zu handschriftlich erstellten Pflegedokumentationen sind alle Anordnungen und Berichte gut lesbar. Dadurch sinkt das Risiko für Missverständnisse, z. B. Gabe von falschen Arzneimitteln.

Nachteile sind z. B.:

- Schulungsaufwand zur Bedienung des Systems
- Bei Systemausfall Handlungsunfähigkeit
- Eventuelle Lücken im Datenschutz
- Abhängigkeit von Softwarefirmen (Bindung an ein bestimmtes Produkt, hohe Kosten).

Üblicherweise werden dieselben Informationen wie in der papiergestützten Pflegedokumentation dokumentiert.

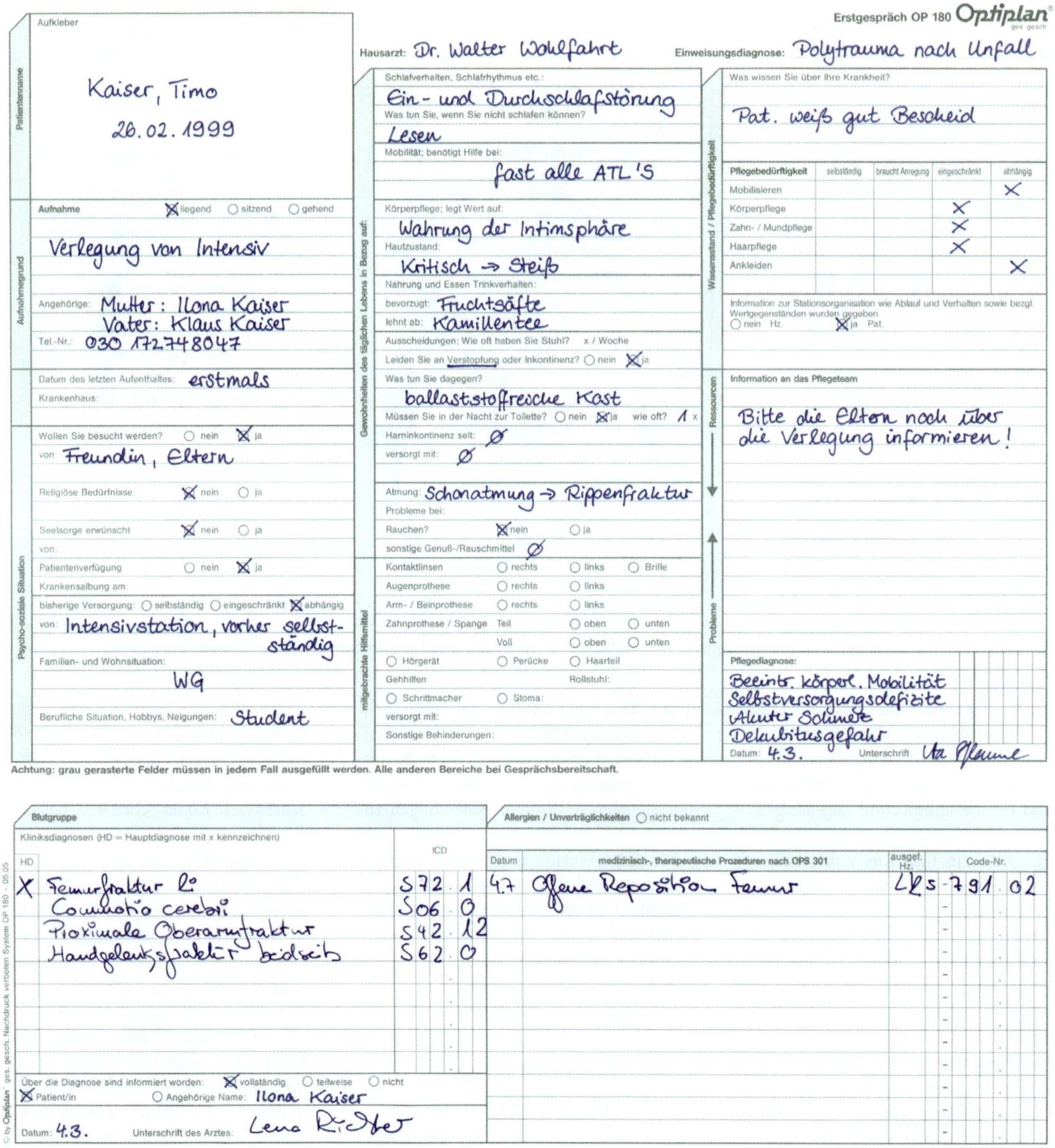

Erstgespräch OP 180 Optiplan® ges. gesch

Aufkleber
Patientenname: Kaiser, Timo
26.02.1999

Hausarzt: Dr. Walter Wohlfahrt
Einweisungsdiagnose: Polytrauma nach Unfall

Aufnahmegrund
Aufnahme: ☒ liegend ○ sitzend ○ gehend
Verlegung von Intensiv
Angehörige: Mutter: Ilona Kaiser
Vater: Klaus Kaiser
Tel.-Nr.: 030 172748047
Datum des letzten Aufenthaltes: erstmals
Krankenhaus:

Psycho-soziale Situation
Wollen Sie besucht werden? ○ nein ☒ ja
von: Freundin, Eltern
Religiöse Bedürfnisse: ☒ nein ○ ja
Seelsorge erwünscht ☒ nein ○ ja
von:
Patientenverfügung ○ nein ☒ ja
Krankensalbung am:
bisherige Versorgung: ○ selbständig ○ eingeschränkt ☒ abhängig
von: Intensivstation, vorher selbstständig
Familien- und Wohnsituation: WG
Berufliche Situation, Hobbys, Neigungen: Student

Gewohnheiten des täglichen Lebens in Bezug auf:
Schlafverhalten, Schlafrhythmus etc.: Ein- und Durchschlafstörung
Was tun Sie, wenn Sie nicht schlafen können? Lesen
Mobilität; benötigt Hilfe bei: fast alle ATL'S
Körperpflege; legt Wert auf: Wahrung der Intimsphäre
Hautzustand: Kritisch → Steiß
Nahrung und Essen Trinkverhalten:
bevorzugt: Fruchtsäfte
lehnt ab: Kamillentee
Ausscheidungen: Wie oft haben Sie Stuhl? x / Woche
Leiden Sie an Verstopfung oder Inkontinenz? ○ nein ☒ ja
Was tun Sie dagegen? ballaststoffreiche Kost
Müssen Sie in der Nacht zur Toilette? ○ nein ☒ ja wie oft? 1 x
Harninkontinenz seit: Ø
versorgt mit: Ø
Atmung: Schonatmung → Rippenfraktur
Probleme bei:
Rauchen? ☒ nein ○ ja
sonstige Genuß-/Rauschmittel Ø

mitgebrachte Hilfsmittel
Kontaktlinsen ○ rechts ○ links ○ Brille
Augenprothese ○ rechts ○ links
Arm- / Beinprothese ○ rechts ○ links
Zahnprothese / Spange Teil ○ oben ○ unten
Voll ○ oben ○ unten
○ Hörgerät ○ Perücke ○ Haarteil
Gehhilfen Rollstuhl:
○ Schrittmacher ○ Stoma:
versorgt mit:
Sonstige Behinderungen:

Wissensstand / Pflegebedürftigkeit
Was wissen Sie über Ihre Krankheit? Pat. weiß gut Bescheid

Pflegebedürftigkeit	selbständig	braucht Anregung	eingeschränkt	abhängig
Mobilisieren				X
Körperpflege			X	
Zahn- / Mundpflege			X	
Haarpflege			X	
Ankleiden				X

Information zur Stationsorganisation wie Ablauf und Verhalten sowie bezgl. Wertgegenständen wurden gegeben ○ nein Hz. ☒ ja Pat.

Ressourcen / Probleme
Information an das Pflegeteam: Bitte die Eltern noch über die Verlegung informieren!

Pflegediagnose:
Beeintr. körperl. Mobilität
Selbstversorgungsdefizite
Akuter Schmerz
Dekubitusgefahr
Datum: 4.3. Unterschrift Uta Pflaume

Achtung: grau gerasterte Felder müssen in jedem Fall ausgefüllt werden. Alle anderen Bereiche bei Gesprächsbereitschaft.

Blutgruppe
Allergien / Unverträglichkeiten ○ nicht bekannt

Kliniksdiagnosen (HD = Hauptdiagnose mit x kennzeichnen)

HD	Diagnose	ICD
X	Femurfraktur li.	S72.1
	Commotio cerebri	S06.0
	Proximale Oberarmfraktur	S42.12
	Handgelenksfraktur beidseits	S62.0

Datum	medizinisch-, therapeutische Prozeduren nach OPS 301	ausgef. Hz.	Code-Nr.
4.7	Offene Reposition Femur		5-791.02

Über die Diagnose sind informiert worden: ☒ vollständig ○ teilweise ○ nicht
☒ Patient/in ○ Angehörige Name: Ilona Kaiser
Datum: 4.3. Unterschrift des Arztes: Lena Richter

© by Optiplan ges. gesch. Nachdruck verboten System OP 180 - 05.05

Abb. 1.9 Das Stammblatt umfasst alle relevanten Informationen zu einem Patienten. [V161]

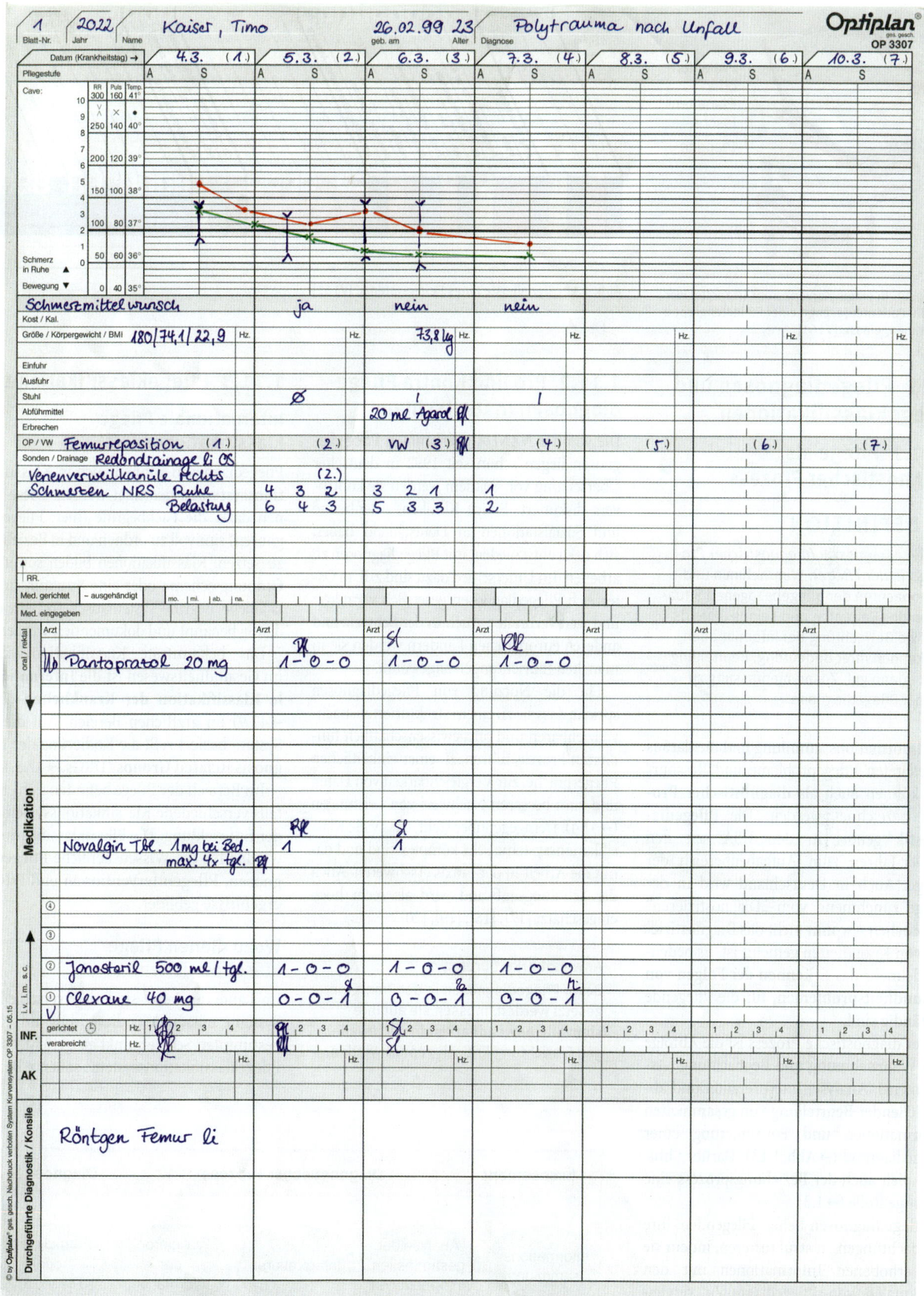

Blatt-Nr. 1 | Jahr 2022 | Name Kaiser, Timo | geb. am 26.02.99 | Alter 23 | Diagnose Polytrauma nach Unfall

Optiplan® ges. gesch. OP 3307

Datum (Krankheitstag) →	4.3. (1.)	5.3. (2.)	6.3. (3.)	7.3. (4.)	8.3. (5.)	9.3. (6.)	10.3. (7.)
Pflegestufe	A S	A S	A S	A S	A S	A S	A S
Schmerzmittelwunsch		ja	nein	nein			
Kost / Kal.							
Größe / Körpergewicht / BMI	180/74,1/22,9		73,8 kg				
Einfuhr							
Ausfuhr							
Stuhl		Ø	I	I			
Abführmittel			20 ml Agarol				
Erbrechen							
OP / VW	Femurreposition (1.)	(2.)	VW (3.)	(4.)	(5.)	(6.)	(7.)
Sonden / Drainage	Redondrainage li OS						
Venenverweilkanüle rechts		(2.)					
Schmerzen NRS Ruhe		4 3 2	3 2 1	1			
Belastung		6 4 3	5 3 3	2			

Cave: RR 300 / 250 / 200 / 150 / 100 / 50 / 0; Puls 160 / 140 / 120 / 100 / 80 / 60 / 40; Temp. 41° / 40° / 39° / 38° / 37° / 36° / 35°; Schmerz in Ruhe ▲; Bewegung ▼

Med. gerichtet – ausgehändigt | mo. | mi. | ab. | na.

Med. eingegeben

Medikation	4.3.	5.3.	6.3.	7.3.	8.3.	9.3.	10.3.
oral / rektal: Pantoprazol 20 mg		1-0-0	1-0-0	1-0-0			
Novalgin Tbl. 1 mg bei Bed. max. 4x tgl.		1	1				
i.v. i.m. s.c. ② Jonosteril 500 ml / tgl.		1-0-0	1-0-0	1-0-0			
① Clexane 40 mg		0-0-1	0-0-1	0-0-1			

INF. gerichtet / verabreicht | Hz. 1 2 3 4

AK

Durchgeführte Diagnostik / Konsile: Röntgen Femur li

© by Optiplan® ges. gesch. Nachdruck verboten System Kurvensystem OP 3307 – 05.15

Abb. 1.10 Mithilfe eines Kurvenblatts lassen sich Zusammenhänge gut erkennen, z. B. ob die Temperatur bei Gabe eines Antibiotikums zurückgeht oder sich das Körpergewicht nach Verabreichung eines Diuretikums reduziert. [V161]

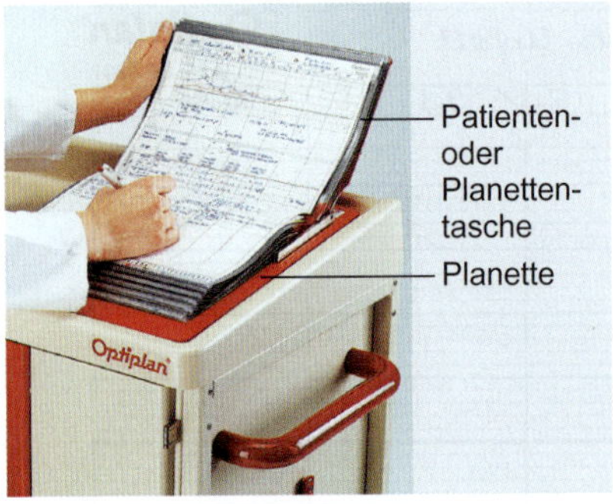

Abb. 1.11 In einem Kurvenkardex (Planette) werden die Patiententaschen einer Patientengruppe zusammengefasst. [V161]

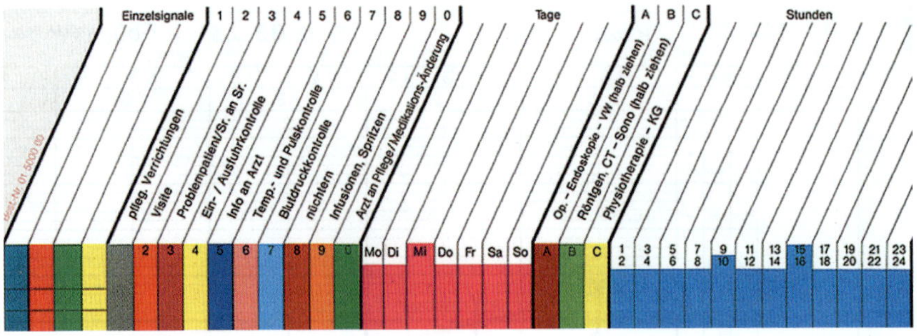

Abb. 1.12 Signalleiste eines Reitersystems. [V161]

1.11 Pflegediagnosen und Pflegeklassifikationen

1.11.1 Pflege als diagnostischer Prozess

DEFINITION

Pflegediagnostik *(diagnostischer Prozess in der Pflege):* Wahrnehmen und Beobachten der pflegebezogenen Situation des Patienten und seines Umfelds sowie Betrachtung der Informationen, Erkennen ihrer Bedeutung, Beurteilung und dann ggf. Zusammenfassung zu einer Pflegediagnose.

Die Informationssammlung und die daraus abgeleiteten Pflegeprobleme und Ressourcen können auch als **diagnostischer Prozess** bezeichnet werden. Die **Pflegediagnostik** gehört in den USA seit den 1980er-Jahren zum Aufgabenbereich der Pflege. Auch in Deutschland wird in der Pflege zunehmend vom „Diagnostizieren" gesprochen – womit nicht das Diagnostizieren von Krankheiten gemeint ist. Es bedeutet vielmehr das **Erkennen der Folgen von Gesundheitsproblemen,** für die Pflegende zuständig sind.

Der diagnostische Prozess ist die Abfolge von Wahrnehmung und Beobachtung (Assessment), Analyse, Interpretation und abschließender Beurteilung von gesammelten Informationen und Formulierung einer Pflegediagnose (→ Abb. 1.13). Darüber hinaus spielt auch der Beziehungsprozess eine wichtige Rolle (→ 1.3)

Pflegediagnosen helfen Pflegenden, ihre Beobachtungen zu strukturieren, indem sie die erhobenen Informationen mit den Merkmalen von Pflegediagnosen vergleichen und den Patienten beim Vorliegen einzelner Kriterien gezielt auf weitere hin beobachten und befragen.

1.11.2 Pro und Kontra Pflegediagnosen in Deutschland

Die von der *NANDA* anerkannten Pflegediagnosen liegen schon seit 1992 in deutscher Übersetzung vor. Seitdem werden sie kontrovers diskutiert. Einige Kliniken, Altenheime und Sozialstationen in Deutschland haben sich dazu entschieden, mit Pflegediagnosen zu arbeiten. Im Unterschied dazu sind z. B. in Österreich Pflegediagnosen gesetzlich verankert und weit verbreitet. Auch in der Schweiz und anderen europäischen Ländern werden sie in manchen Einrichtungen angewandt.

Für die Nutzung von Pflegediagnosen spricht, dass sie zu einem strukturierten, nachvollziehbaren und pflegewissenschaftlich fundierten Prozess führen, zu einer einheitlichen Pflegesprache, zur Vergleichbarkeit von Daten und zum besseren Nachweis von Leistungen (→ 47.4). Demgegenüber steht, dass viele Klassifikationssysteme sehr komplex sind und damit die Arbeit in der Praxis erschweren. Auch der Schulungsaufwand wird als recht hoch eingeschätzt [17], [18], [19], [20].

Anwendbarkeit prüfen

Bevor Pflegediagnosen in der Praxis eingesetzt werden, müssen sie auf ihre **sinnvolle Anwendbarkeit** in der jeweiligen Einrichtung kritisch geprüft werden.

1.11.3 Pflegeklassifikationen

Internationale Pflegeklassifikationen

Pflegediagnosen können auch in **Klassifikationssystemen** geordnet werden. Diese dienen dazu, die Fachbegriffe (hier: Pflegediagnosen) sinnvoll zu ordnen und in Beziehung zu setzen. Klassifikationen bilden somit ein Ordnungsschema oder eine Struktur, in der fachliche Begriffe systematisch sortiert, eindeutig benannt und dokumentiert werden.

Das bekannteste Klassifikationssystem im Gesundheitswesen ist die **Internationale Klassifikation der Krankheiten** (ICD, → 42.9) im ärztlichen Bereich. Auf diesem System basiert z. B. die Kodierung der **Diagnosis Related Groups** (DRGs, → 47.3.1).

Im Bereich der Pflege befinden sich ebenfalls verschiedene Klassifikationssysteme in der Entwicklung. Die Pflegeklassifikationen werden für die Wissensbereiche **Pflegediagnosen, Pflegeinterventionen** und **Pflegeergebnisse** gebildet.

Wozu dienen Pflegeklassifikationen?

Im Laufe der Jahre sind viele verschiedene Systeme entstanden, die jeweils auf einen bestimmten Schwerpunkt ausgerichtet sind. Pflegeklassifikationssysteme sollen z. B.:

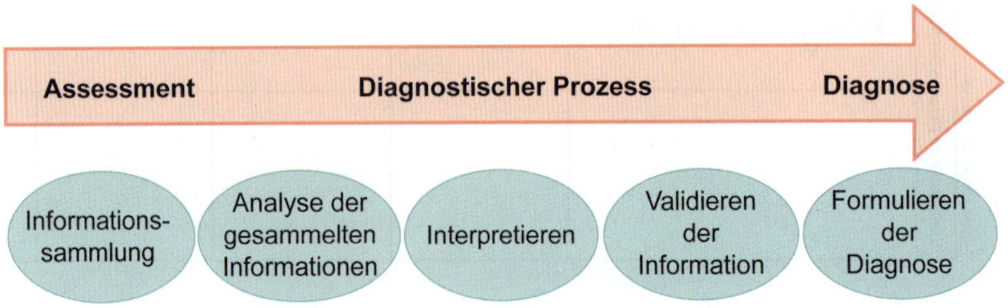

Abb. 1.13 Diagnostischer Prozess. [L143]

- Die Professionalisierung der Pflege (→ 51.2.3) fördern (z. B. **NANDA-Pflegediagnosen**)
- Eine einheitliche, internationale Fachsprache hervorbringen und als Grundlage für die Begriffsentwicklung dienen, z. B. **ICNP®** *(International Classification for Nursing Practice)*
- Valide Erfassung von Patientenzuständen, z. B. **epaSYSTEM** (→ 1.6.1)
- Klinische Entscheidungen erleichtern, z. B. **CCC** *(Clinical Care Classification)*
- Ergebnisqualität beschreiben, z. B. **NOC** *(Nursing Outcomes Classification)*
- Vergleichbare Daten für Datenbanken in Management, Lehre, Forschung und Praxis liefern, z. B. **ICF** (*International Classification of Functioning, Health and Disability*, → 42.9)
- Pflegeleistungen messbar machen, z. B. **LEP®** *(Leistungserfassung und Prozessdokumentation im Gesundheitswesen)*
- Die Einführung EDV-gestützter Pflegedokumentation (→ 1.11) erleichtern, z. B. **ICNP®**.

NANDA-I 2018–2020 Pflegediagnosen

DEFINITION

Pflegediagnose: „Eine Pflegediagnose ist eine klinische Beurteilung einer menschlichen Reaktion auf Gesundheitszustände, Lebensprozesse oder die Vulnerabilität für diese Reaktion eines Individuums, einer Familie, Gruppe oder Gemeinschaft. Eine Pflegediagnose stellt die Grundlage für die Auswahl der Pflegeinterventionen zur Erzielung von Outcomes dar, für die Pflegepersonen verantwortlich sind.“ (NANDA-Definition) [21]

NANDA International *(North American Nursing Diagnosis Association):* Organisation in Nordamerika, die sich mit der Bildung, Entwicklung und Klassifikation von Pflegediagnosen befasst.

Die 244 (Stand 2021) **Pflegediagnosen der NANDA** wurden von einer Arbeitsgruppe aus Pflegetheoretikern und -praktikern in 13 Gruppen (Domänen) **gesundheitsbezogener Verhaltensmuster** gegliedert. Diese enthalten jeweils mehrere Untergruppen, in denen Pflegebegriffe definiert sind (→ Abb. 1.14). Diese Gliederung (Taxonomie) kann z. B. in der Praxis zur Strukturierung des Aufnahmegesprächs genutzt werden [21].

Beispiel für eine NANDA-Pflegediagnose

- **Pflegediagnosetitel:** beeinträchtigte körperliche Mobilität
- **Definition:** Einschränkung der unabhängigen körperlichen Bewegung
- **Beeinflussenden Faktoren:** reduzierte Muskelkraft, Schmerzen
- **Bestimmende Merkmale:** Abnahme der Bewegungsfähigkeit, verlangsamte Bewegungen
- **Risikofaktoren:** Dekubitusgefahr.

Es lassen sich verschiedene Typen von Pflegediagnosen unterscheiden: problemfokussierende, Risikopflegediagnosen und Pflegediagnosen der Gesundheitsförderung (→ Abb. 1.14).

ICNP® (Internationale Klassifikation für die Pflegepraxis)

Der *International Council of Nurses* (Weltbund der Pflegenden) (ICN) arbeitet seit 1989 an einem Klassifikationssystem, das als *Internationale Klassifikation für die Pflegepraxis* **(International Classification for Nursing Practice: ICNP®)** bezeichnet wird. Langfristiges Ziel ist die Entwicklung einer weltweiten Fachsprache der Pflege. Die WHO hat inzwischen die ICNP® als relevante internationale Klassifikation der Pflege anerkannt.

In Europa wurde die Entwicklung maßgeblich vom *Dänischen Institut für Gesundheits- und Pflegeforschung (Danish Institute for Health and Nursing Research, DIHNR)* unterstützt. Inzwischen ist die ICNP® in ca. 30 Sprachen übersetzt. In vielen Ländern laufen Projekte zur Erprobung und Weiterentwicklung der ICNP®. Für Deutschland, Österreich und die Schweiz wurde 2003 das erste ICNP®-Center gegründet, das als Kommunikationsplattform für Projekte im deutschsprachigen Raum dient [17].

Klassifikationen und Ordnungssysteme im deutschsprachigen Raum

Auch im deutschsprachigen Raum wurden Klassifikationen und Ordnungssysteme entwickelt, z. B.:

- **ENP** *(European Nursing Care Pathways):* Wird seit 1989 in Deutschland entwickelt, um den Pflegeprozess in einer einheitlichen, sektorenübergreifenden Sprache abzubilden
- **epa-System** (*Ergebnisorientierte Pflege Assessment*, → 1.6.1): Wissenschaftlich fundierte Erfassung von Patientenzuständen. Häufig in Verbindung mit LEP®, da LEP® zwar abbildet, was Pflegende tun, nicht jedoch warum. Diese Lücke kann mit epa geschlossen werden
- **LEP®** *(Leistungserfassung und Prozessdokumentation im Gesundheitswesen):* Wird seit 2000 in der Schweiz entwickelt. Der Schwerpunkt liegt auf der systematischen Abbildung und Erfassung von Pflegeleistungen als Unterstützung zur Pflegedokumentation und zur Leistungserfassung
- **Pflegetypologie apenio®:** Wird seit 2000 von der Universität Bremen und einem Privatunternehmen entwickelt, um den Pflegeprozess in einer einheitlichen, sektorenübergreifenden Sprache abzubilden.

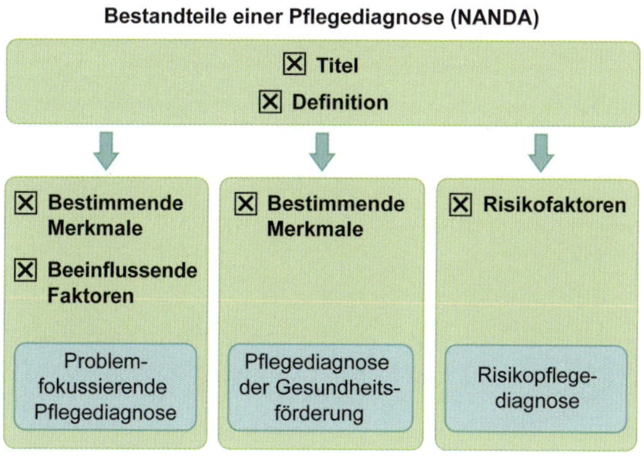

Abb. 1.14 Aufbau und Form von NANDA-Pflegediagnosen. [L143]

2

PATIENTENBEOBACHTUNG

Heike Schambortski

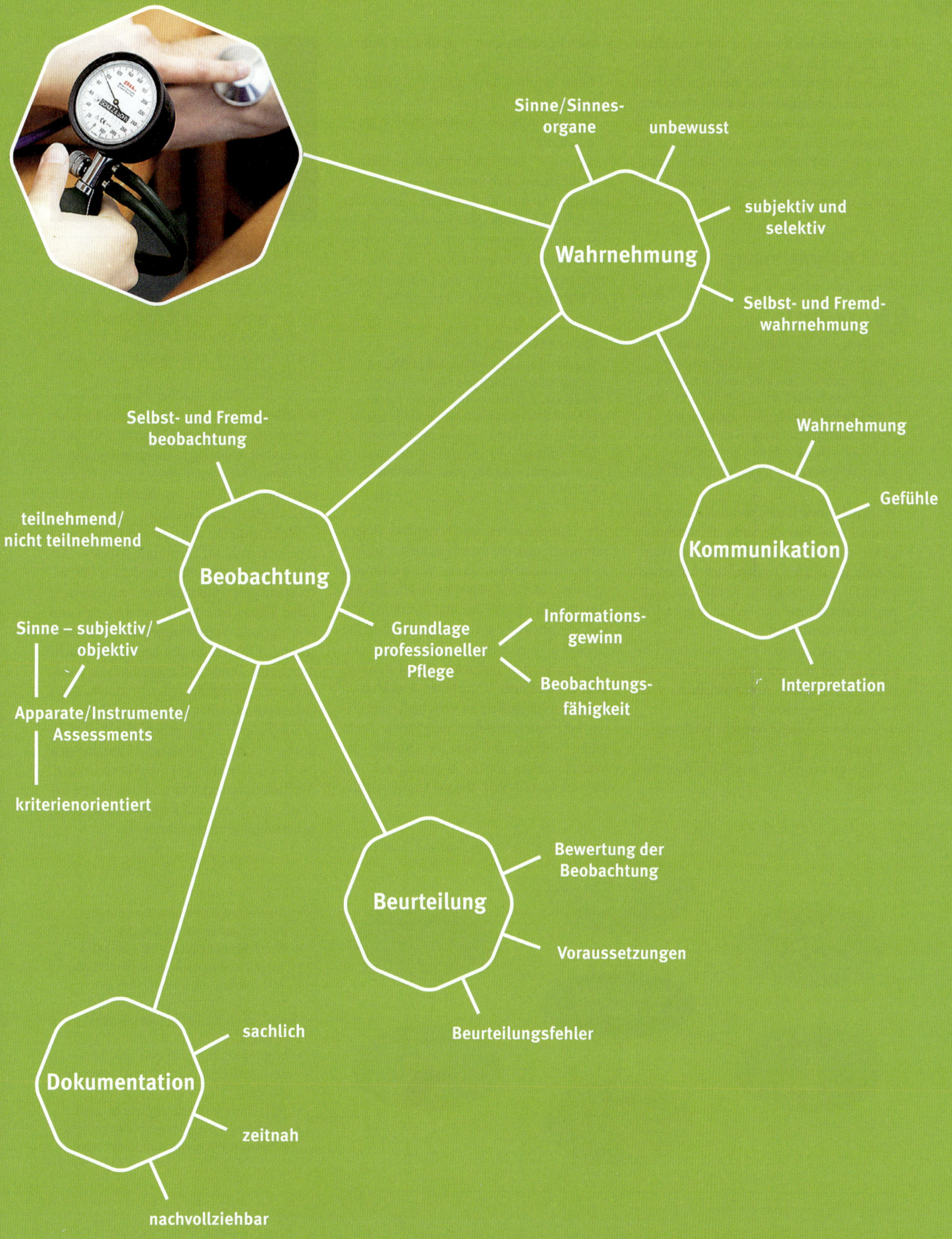
Wahrnehmung
Sinne/Sinnes-organe
unbewusst
subjektiv und selektiv
Selbst- und Fremd-wahrnehmung
Kommunikation
Wahrnehmung
Gefühle
Interpretation
Beobachtung
Selbst- und Fremd-beobachtung
teilnehmend/nicht teilnehmend
Sinne – subjektiv/objektiv
Apparate/Instrumente/Assessments
kriterienorientiert
Grundlage professioneller Pflege
Informations-gewinn
Beobachtungs-fähigkeit
Beurteilung
Bewertung der Beobachtung
Voraussetzungen
Beurteilungsfehler
Dokumentation
sachlich
zeitnah
nachvollziehbar

Patientenbeobachtung ist die Grundlage für pflegerisches Handeln. Pflegende erfassen den körperlichen und mentalen Zustand sowie die Lebensumstände eines Menschen, um dessen individuellen Beratungs- und Pflegebedarf zu ermitteln, die entsprechenden Pflegemaßnahmen auszuwählen, geeignete pflegerische Interventionen durchzuführen und zu evaluieren (→ Kap. 1).

2.1 Wahrnehmung

Bewusstsein → Kap. 12

DEFINITION

Wahrnehmung: Äußere Reize werden als Empfindungen über die Sinnesorgane aufgenommen, dann als elektrische Impulse ans Gehirn weitergeleitet und dort verarbeitet. Die Empfindungen verbinden sich mit Erfahrungen zu Wahrnehmungen. Diese entsteht also nicht in den Sinnesorganen, sondern im Gehirn.

Wahrnehmung bezeichnet den Prozess, Informationen über die Sinne aufzunehmen, zu verarbeiten und zu interpretieren. Wahrnehmung ist das „Fenster“ zur Außenwelt (→ 12.1). Sie ermöglicht, Kontakt zu anderen aufzunehmen und sich in seiner Umwelt zurechtzufinden.

Der Mensch nimmt Reize aus seiner Umgebung und aus seinem eigenen Organismus mit seinen **Sinnesorganen** wahr (→ Abb. 2.1, → Abb. 2.5):

- Sehsinn = visuelle/optische Wahrnehmung
- Hörsinn = auditive/akustische Wahrnehmung
- Gleichgewichtssinn = vestibuläre Wahrnehmung
- Geruchssinn = olfaktorische Wahrnehmung
- Geschmackssinn = gustatorische Wahrnehmung
- Tastsinn = taktile oder haptische (aktives Erfühlen) Wahrnehmung.

Darüber hinaus sind weitere Arten der Wahrnehmung bekannt, wie das räumliche Vorstellungsvermögen, der Tiefensinn (propriozeptive Wahrnehmung = Eigenwahrnehmung und Orientierung im Raum) oder die Wahrnehmung von Form und Zeit.

Wahrnehmung ist subjektiv

Wahrnehmung ist immer **subjektiv,** da sie durch verschiedene Faktoren beeinflusst ist, z. B. von persönlichen Faktoren wie Erwartungen oder Einstellungen. Da aus der Flut von Reizen die relevanten Informationen gefiltert werden müssen, spricht man auch von **selektiver** Wahrnehmung.

Die wahrgenommenen Ereignisse liefern Informationen, die man verarbeiten und individuell beurteilen kann. Wahrnehmung ist immer der individuelle Ausschnitt, den eine Person aus der Realität „gefiltert“ hat. Die Verarbeitung sowie die Urteilsbildung sind von verschiedenen Faktoren beeinflusst, wie der momentanen Stimmung, dem Umfeld oder Vorurteilen. Ein Mensch kann denselben Reiz zu verschiedenen Zeiten sehr unterschiedlich empfinden. Nicht selten widerspricht sich die Qualität der Wahrnehmung sogar. So nimmt z. B. ein Mensch laute Musik abends zum Einschlafen als störend war, während dasselbe Musikstück bei gleicher Lautstärke auf einer Party durchaus unterhaltsam und angenehm wirkt [2].

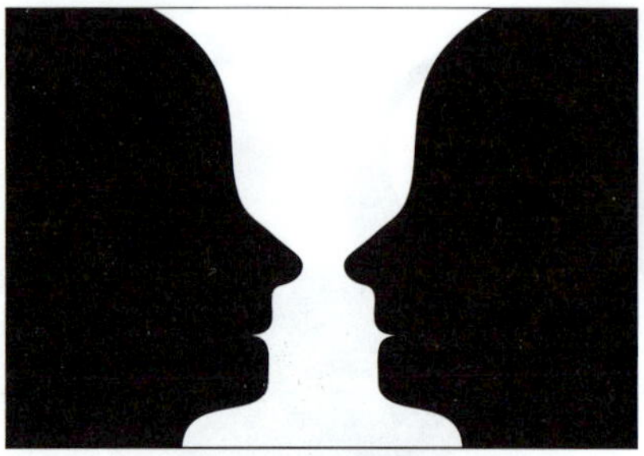

Abb. 2.2 Kippfigur: Vase oder zwei Gesichter? [L106]

Ein Reiz kann darüber hinaus auf verschiedene Menschen sehr unterschiedlich wirken. Ein hungriger Mensch empfindet Bratenduft in der Regel als appetitanregend. Bei einem Menschen, der an einer Gastroenteritis leidet, erzeugt derselbe Geruch u. U. Übelkeit und Brechreiz.

Wahrnehmung reduziert die Realität und fokussiert sich auf bestimmte Aspekte. Das hilft, die Umwelt schnell und auch bei unvollständigen Informationen zu erfassen. Diese Eigenschaft der Wahrnehmung kann aber auch zu Verzerrungen und Sinnestäuschungen führen. Es gibt bei der Wahrnehmung eine Tendenz, Unvollständiges unbewusst zu vervollständigen, z. B. aus einzelnen lesbaren Buchstaben ein Wort zu bilden.

Beispiele für widersprüchliche Wahrnehmungen sind optische Täuschungen (→ Abb. 2.2, → Abb. 2.3). Aber auch Drogen, Alkohol, neurologische und psychische Erkrankungen (→ 38.2.7) können zu Wahrnehmungsstörungen führen [1].

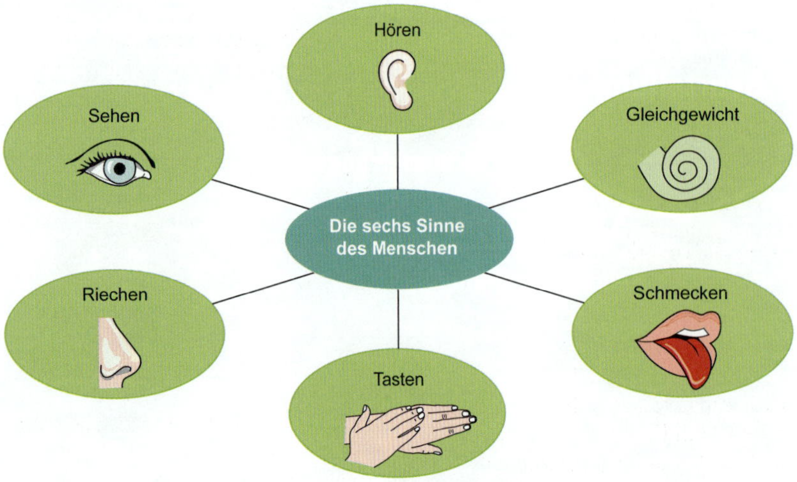

Abb. 2.1 Die sechs Sinne des Menschen. [L143]

SPICKZETTEL

Wahrnehmung

- Die Reizaufnahme erfolgt über die menschlichen Sinnesorgane.
- Wahrnehmung ist immer subjektiv.
- Selektive Wahrnehmung schützt vor Reizüberflutung und hilft bei der schnellen Orientierung, vermittelt aber ein reduziertes Bild der Wirklichkeit.
- Wahrnehmung kann einseitig, verzerrt sein oder durch Sinne getäuscht werden.
- Auch Drogenkonsum sowie neurologische und psychische Erkrankungen führen zu Wahrnehmungsstörungen.

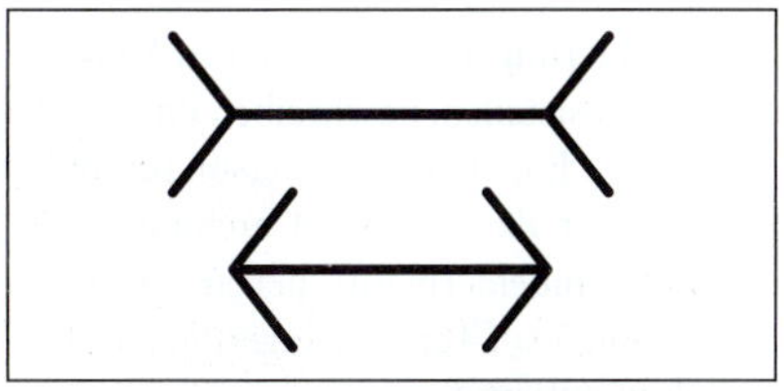

Abb. 2.3 Müller-Lyer-Täuschung. Die Linie zwischen den zwei spitzen Pfeilspitzen (unten) erscheint kürzer als die Linie zwischen den umgekehrten Pfeilspitzen (oben). In Wirklichkeit sind beide Linien gleich lang. [S130–4]

2.1.1 Wahrnehmung und Kommunikation

Wahrnehmungen, Interpretationen und Gefühle sind drei **Aspekte der Kommunikation** (→ Kap. 10).

Wahrnehmung ist in der menschlichen Kommunikation all das, was im Hinblick auf die Nachricht sicht- bzw. hörbar ist: der Sprachinhalt, aber auch ein Stirnrunzeln, ein Blick, eine Geste, die Betonung oder die Klangfarbe der Stimme.

Die **Interpretation** versieht den vom Empfänger wahrgenommenen Teil der Nachricht mit einer Bedeutung oder Bewertung. So könnte z. B. die Aussage einer Patientin „Mir ist kalt" von der Pflegefachperson so interpretiert und beantwortet werden: „Ich mache das Fenster sofort zu." Diese Interpretation kann richtig oder falsch sein. Vielleicht wollte die Patientin jedoch andeuten, dass es ihr nicht gut geht, und hoffte auf weitere Nachfrage. Die Interpretation der Pflegefachperson löst bei der Empfängerin möglicherweise ein **Gefühl** der Enttäuschung aus.

Diese drei Vorgänge – Wahrnehmen, Interpretieren und Fühlen – laufen sekundenschnell und automatisch ab. Die Reaktion folgt oft unmittelbar, z. B. dreht sich die Patientin auf die Seite und schweigt. In der täglichen Kommunikation fällt es schwer, die drei Vorgänge auseinanderzuhalten. Für eine professionelle Kommunikation ist es jedoch wichtig, die eigenen Wahrnehmungen, die ein bestimmtes Gefühl auslösen, zu überprüfen, um möglichen Missverständnissen vorzubeugen [1].

2.1.2 Formen der Wahrnehmung

Selbst- und Fremdwahrnehmung

Das Verhalten eines Menschen in einer bestimmten Situation wird von ihm selbst **(Selbstwahrnehmung)** und von anderen Personen **(Fremdwahrnehmung)** wahrgenommen. Das Bild, das jemand von sich selbst hat, stimmt nicht in allen Facetten mit dem Bild überein, das andere haben und umgekehrt. Sowohl die eigene Persönlichkeit als auch die Beziehungsebene (→ 39.2.1) werden durch die Selbst- und Fremdwahrnehmung beeinflusst.

Selbst- und Fremdwahrnehmung gehörten zusammen, weil die Reaktionen des Umfelds auf eine Person Ausdruck der Fremdwahrnehmung sind. Die Interpretation dieser Rückmeldungen werden in das Selbstbild integriert und damit Bestandteil der Selbstwahrnehmung. Im Pflegealltag erleben die Pflegenden laufend Reaktionen von anderen auf ihr Verhalten: Man nickt ihnen zu, stöhnt, zieht die Stirn in Falten, lobt, kritisiert usw. Diese Rückmeldungen (*Feedback*, → 39.3.1) geschehen häufig nonverbal und zeigen, was der andere von dem Verhalten und der Person – scheinbar – hält [2].

2.2 Beobachtung

DEFINITION

Beobachtung: Aufmerksames, methodisches und zielgerichtetes Wahrnehmen, um Informationen zu gewinnen und Entscheidungen zu treffen.

Besonderheiten der Beobachtung

Beobachten geht über Wahrnehmen (→ 2.1) hinaus, da es
- Absicht und zielbezogene Aktivität voraussetzt
- Aufmerksamkeit verlangt.

Professionelles Beobachten zeichnet sich darüber hinaus aus, da es
- Anwendung fester Kriterien umfasst
- Auswertung erfordert
- Gegebenenfalls Apparate und Messinstrumente einsetzt.

2.2.1 Beobachtungsarten

Abhängig vom Blickwinkel des Beobachters unterscheidet man [3]:
- **Subjektive Beobachtung:** Eine Person beobachtet eine andere Person oder einen Sachverhalt nach individuellen Maßstäben. Dabei kommen mehrere Personen, die den gleichen Sachverhalt beobachten, zu unterschiedlichen Ergebnissen. Mithilfe differenzierter Kriterien und durch Schulung der Beobachter kann versucht werden, die subjektive Beobachtung zu objektivieren
- **Objektive Beobachtung:** Eine Person oder ein Sachverhalt wird unabhängig vom Blickwinkel des Beobachters betrachtet. Objektive Beobachtungen sind messbar und liefern überprüfbare, wiederholbare und vergleichbare Ergebnisse. Dazu werden häufig Apparate oder Instrumente zur Datenerhebung eingesetzt, z. B. eine Personenwaage zur Ermittlung des Körpergewichts.

Abhängig von der zu beobachtenden Person unterscheidet man:
- **Selbstbeobachtung:** Beobachtung der eigenen Person. Eine Person fühlt sich z. B. müde, fiebrig und krank; sie misst die Köpertemperatur mit einem Thermometer, bevor sie zum Arzt geht
- **Fremdbeobachtung:** Beobachtung eines anderen Menschen. Eine Pflegefachperson beobachtet bei einer Patientin Hautrötung, Schweißausbrüche und Mattigkeit und misst daraufhin die Körpertemperatur mit einem Thermometer.

Des Weiteren unterscheidet man:
- **Teilnehmende Beobachtung:** Pflegende beobachten häufig – teilnehmend – während der Durchführung von Pflegemaßnahmen, z. B. bei der Körperpflege
- **Nicht teilnehmende Beobachtung:** Der Beobachter ist nicht am Geschehen beteiligt. Idealerweise bemerkt die Patientin nicht, dass sie beobachtet wird, da dies häufig schon Auswirkungen auf Körperfunktionen (z. B. die Atemfrequenz) oder ihr Verhalten hat. Während einer Tätigkeit im Patientenzimmer beobachtet die Pflegende die Patientin bei der Anwendung des Inhalationsgeräts.

Von der **Beobachtung in der Pflege** hängt sehr viel ab. Pflegende und weiteres medizinisches Personal sind auf die Beobachtungen angewiesen, um die jeweiligen Maßnahmen planen, steuern, überprüfen und anpassen zu können. Korrekte Beobachtungen sowie die reibungslose Weiterleitung und Dokumentation der gewonnenen Informationen tragen dazu bei, potenzielle Gefährdungen rechtzeitig zu erkennen, sodass Vorbeugen und Eingreifen möglich sind.

Beobachtung als Grundlage professioneller Pflege

Die Beobachtung von Patienten und Bewohnern **(Patientenbeobachtung)** erfasst nicht nur den Zustand eines Menschen sowie mögliche Komplikationen, sondern evaluiert auch die Wirksamkeit durchgeführter Maßnahmen (→ 1.7).

2.2.2 Voraussetzungen

Voraussetzung für die professionelle, kriterienorientierte Beobachtung eines Menschen und die Auswertung der gewonnenen Daten ist das nötige **Fachwissen,** z. B. über physiologische und pathologische Vorgänge, über Entwicklungsphasen des Menschen (→ 15.1), über Krankheiten und deren Auswirkungen.

Die Beobachtung erfasst den Menschen in seiner Ganzheit und berücksichtigt die körperliche, psychische und soziale Ebene. Pflegende beobachten die Patientin bei jedem Kontakt, sei es bei der Körperpflege, beim Bettenmachen, Verbandswechsel oder im Gespräch.

Pflegende sind sich der möglichen **Einschränkungen ihrer Beobachtungsfähigkeit** sowie der **Subjektivität ihrer Beobachtungen** bewusst. Um möglichst objektive und korrekte Daten zu ermitteln, schalten sie **Störfaktoren** aus und achten auf **optimale Bedingungen,** z. B. auf eine ausreichende Lichtquelle im Nachtdienst zur Beobachtung eines Wundverbands bei einer Patientin in der postoperativen Phase. Umfassendes Fachwissen zu den verschiedenen Beobachtungskriterien erweitert die **Beobachtungskompetenz** der Pflegenden. Um z. B. die Stuhlbeschaffenheit zu beurteilen, ist es wichtig, den Zusammenhang von Ernährung und Ausscheidung zu kennen [2].

Kriterienorientierte Beobachtung

Pflegefachpersonen beobachten anhand evidenzbasierter bzw. sachlicher Merkmale oder Eigenschaften z. B. die Atmung. Beobachtungskriterien der Atmung sind u. a. Atemfrequenz, -rhythmus und -tiefe (→ 3.2). So entsteht eine umfassende Beobachtung.

2.2.3 Beobachtungsfähigkeit

Die **Beobachtungsfähigkeit** eines Menschen hängt auch von der Funktion seiner Sinnesorgane ab. Davon abgesehen ist eine Beobachtung ebenso wie eine Wahrnehmung immer subjektiv und wird von Umweltfaktoren und psychologischen Faktoren, z. B. der Gefühlslage oder den persönlichen Einstellungen, beeinflusst.

Faktoren, welche die **Beobachtungsfähigkeit hemmen,** sind:

- Fehlendes Wissen und mangelnde Erfahrung, um die Relevanz der Beobachtung einzuordnen
- Zeitmangel, Stress
- Interesselosigkeit
- Übermüdung
- Überforderung.

Faktoren, welche die **Beobachtungsfähigkeit fördern,** sind:

- Hohe Fachkompetenz und Erfahrung zur Einordnung der Relevanz der Beobachtung
- Ausreichend Zeit
- Ausgeglichenheit
- Interesse
- Verantwortungsbewusstsein
- Wissen um Wahrnehmungsverzerrungen und systematische Beobachtungsfehler.

Die Beobachtungsfähigkeit lässt sich trainieren. Theoretisches Hintergrundwissen, praktische Fähigkeiten, Übungen zum zielgerichteten Beobachten sowie Erfahrung und Einfühlungsvermögen fördern die Wahrnehmungs- und Aufnahmefähigkeit und ermöglichen eine kompetente Beobachtung.

2.2.4 Beobachtung im Pflegeprozess

Pflegeprozess → Kap. 1

Im Rahmen des **Pflegeprozesses** ist **Beobachtung** ein aktiver Prozess der Wahrnehmung. Pflegende richten ihre **kriterienorientierte Aufmerksamkeit** darauf, welche aktuellen und potenziellen Gesundheitsprobleme die Patientin hat und wie die ausgewählten Pflegemaßnahmen wirken (→ Abb. 2.4). Um die Effektivität der ausgewählten und durchgeführten Maßnahmen beurteilen und Veränderungen rechtzeitig bemerken zu können, ist eine kontinuierliche Beobachtung und deren Dokumentation in regelmäßigen Abständen notwendig [1].

2.2.5 Ziel der Beobachtung

Informationssammlung → 1.6.1

Ziel der Beobachtung von Patienten und Bewohnern in der Pflege ist das **Sammeln von Informationen.** Konkret:

- Individuelle Situation erkennen und Pflege- oder Beratungsbedarf ermitteln. Eine Pflegefachperson beobachtet z. B., dass ein 7-jähriges Kind selten Zähne putzt und ermittelt dadurch den Bedarf an gesundheitsfördernder Beratung zur Kariesprophylaxe für das Kind und dessen Eltern
- Selbstpflegefähigkeit bzw. Pflegebedürftigkeit einschätzen und Pflegemaßnahmen entsprechend planen. Eine Pflegefachperson erkennt z. B., dass eine Patientin aufgrund eines Gipsverbands an einem Arm nicht in der Lage ist, ihr Hemd zuzuknöpfen, und übernimmt diese Tätigkeit
- Veränderungen am betroffenen Menschen feststellen, beschreiben und objektivieren. Eine Pflegefachperson nimmt z. B. wahr, dass sich der Durchmesser einer Windeldermatitis bei einem Säugling von 5 auf 4 cm verringert hat und dokumentiert dies
- Durchgeführte Pflegemaßnahmen evaluieren. Eine Pflegefachperson erkennt z. B. an der intakten Haut einer bettlägerigen Bewohnerin, dass die Maßnahmen zur Dekubitusprophylaxe erfolgreich sind
- Den Patienten und den Therapieerfolg überwachen. Eine Pflegefachperson misst z. B. die Körpertemperatur einer Patientin, um zu kontrollieren, ob die angeordnete Antibiotikatherapie einen Einfluss auf das Fieber genommen hat
- Drohende Gefahren und Komplikationen frühzeitig erkennen bzw. verhüten. Eine Pflegefachperson beobachtet z. B. bei einem Neugeborenen Nasenflügeln und interkostale Einziehungen, erkennt dessen Atemnot und reagiert, indem sie die Ärztin informiert und atemunterstützende Maßnahmen ergreift
- Wünsche und Bedürfnisse eines Menschen erfassen. Eine Pflegefachperson in der ambulanten Pflege erkennt z. B., dass eine Patientin in der Nacht nicht allein bleiben möchte, weil sie während des Gesprächs Ängste äußert [2].

Beobachtung als Grundlage für den Pflegeprozess

Eine umfassende und genaue Beobachtung eines Menschen und dessen Umfeld ist die Grundlage, um **pflegerische Maßnahmen** zielgerichtet zu **planen, durchzuführen** und zu **evaluieren** (→ Kap. 1).

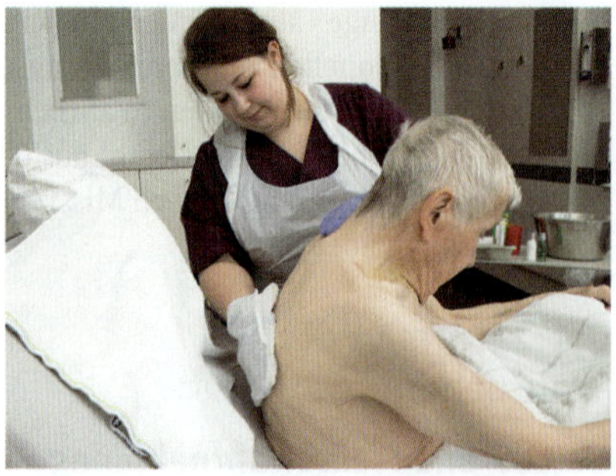

Abb. 2.4 Während die Pflegefachperson den Patienten bei der morgendlichen Körperpflege unterstützt, beobachtet sie u. a. den Zustand von Haut und Schleimhäuten, die Beweglichkeit und das Allgemeinbefinden. [K115]

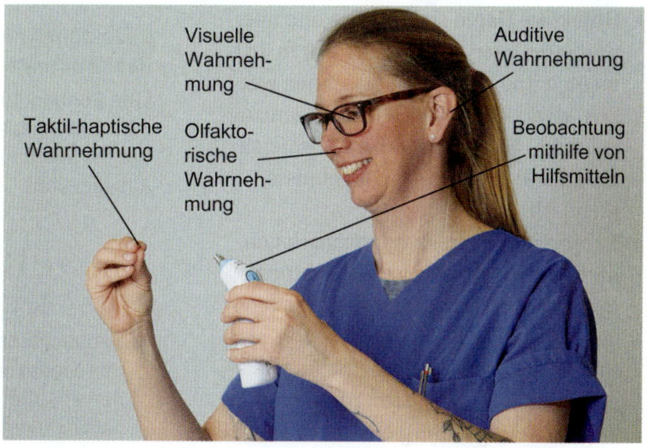

Abb. 2.5 Pflegefachpersonen beobachten zunächst immer mit ihren Sinnesorganen. Im weiteren Verlauf nutzen sie auch Instrumente und Apparate (z. B. ein Fieberthermometer), um eine Beobachtung (z. B. eine warme Haut) weiter zu objektivieren. [K115]

2.2.6 Durchführung

Wahrnehmungsbereiche → 12.1
Wahrnehmungsveränderungen → 12.3.2

Beobachtung mit Sinnesorganen

Die Pflegenden beobachten mit ihren **Sinnesorganen** (→ Abb. 2.5):

- **Mit dem Auge** sehen sie z. B. Hautfarbe, Ödeme und Schwellungen, den Ernährungs- und Allgemeinzustand, Wunden, Schweiß, Bewegungen und die Körperhaltung
- **Mit dem Ohr** hören sie z. B. Atemgeräusche, Husten, Schmerzäußerungen, Tonfall und Sprachstörungen
- **Mit den Fingern** tasten und spüren sie z. B. Hauttemperatur, Puls und Verhärtungen der Haut oder Trockenheit bzw. Feuchtigkeit
- **Mit der Nase** riechen sie z. B. den Atem- und Körpergeruch sowie den Geruch von Ausscheidungen.

Im Vergleich zu einem Apparat beobachten Pflegende vielseitiger und richten ihre Aufmerksamkeit auf den gesamten Menschen und alle seine Lebensäußerungen. Dies wird an einem direkten Vergleich zwischen auskultatorischer und elektronischer Blutdruckmessung (→ 4.2.2) deutlich. Während der Apparat bei der elektronischen Messung ausschließlich Blutdruck und Pulsfrequenz in einer Arterie ermittelt, kann die Pflegende bei der auskultatorischen Messung zusätzlich

- Aussehen, Hautfarbe und Gesichtsausdruck der Patientin beobachten
- Den Muskeltonus des Armes spüren und merken, ob die Patientin verkrampft oder entspannt im Bett liegt
- Die Hauttemperatur fühlen und dadurch einen Fieberschub erkennen
- Sich der Patientin zuwenden, sie beruhigen, ihre Fragen beantworten und sie nach Wünschen fragen.

Der Mensch als Beobachter ist einem technischen Gerät in einem Punkt unterlegen: Seine Beobachtungen sind vom eigenen Befinden, von Erwartungen, von Übung und Erfahrung sowie Konzentration und Aufmerksamkeit beeinflusst, z. B. wirkt sich das Hörvermögen des Pflegenden auf den bei der manuellen Blutdruckmessung ermittelten Wert aus.

Beobachtung mithilfe von Instrumenten und Apparaten

Häufig wird die Beobachtung durch die eigenen Sinnesorgane durch **Instrumente und Apparate** unterstützt. Mittels Thermometer, Blutdruckmanschette, Stethoskop oder ZVD-System u. a. gewinnen Pflegende Fakten, die mit den Sinnesorganen nicht zu erfassen sind. Sie erheben **objektive Daten,** die geeignet sind, Eindrücke, die sie über ihre Sinnesorgane empfangen haben, zu präzisieren:

- Das unspezifische Fühlen „heißer Haut" lässt sich z. B. exakt einordnen, indem Pflegende die Körpertemperatur mit einem Fieberthermometer messen und auf Zehntelgrade genau in Grad Celsius (°C) angeben
- Das Gewicht eines Menschen lässt sich exakt mit einer Waage bestimmen.

Spezielle Geräte zum **Monitoring (Dauerbeobachtung)** werden überwiegend zur Überwachung von Risikopatienten eingesetzt, z. B. bei Frühgeborenen (→ 34.24.8).

Datensammlung mithilfe von Assessments

Pflegeassessment → 1.5

Ein **Assessment** (Einschätzungsscore, Einschätzungsskala, Screening-Instrument) ist eine kriterienorientierte und strukturierte Sammlung von Daten zu einem Pflegeproblem. Inzwischen gibt es zu fast allen pflegerelevanten Aspekten Assessments. Bei der Verwendung solcher Assessments ist darauf zu achten, dass diese validiert sind. Die Expertenstandards in der Pflege empfehlen z. B. das Mini Nutritional Assessment (MNA) zur Einschätzung des Risikos einer Unterernährung (→ 7.2.1). Pflegende ergänzen den Einsatz solcher Instrumente durch ihre fachliche Einschätzung.

Datenerhebung in Gesprächen und mithilfe von Dokumenten

Durch Gespräche im Team, mit Mitgliedern anderer Berufsgruppen sowie der Patientin und deren Angehörigen gewinnen Pflegende wichtige Informationen. Gezielte Fragen, z. B. während des Aufnahmegesprächs, liefern Daten zur Anamnese, die Einfluss auf das weitere Vorgehen haben können (→ Abb. 2.6). Jede Interaktion (→ Kap. 39) mit der Patientin bietet Pflegenden die Möglichkeit, Informationen zu erhalten. Pflegende bitten die Patientin und bei Bedarf auch deren Angehörige, ihre Eindrücke von der Entwicklung des Befindens exakt mitzuteilen. Um den Gehalt der Aussagen zu verbessern, kann es notwendig sein, die Patientin oder ihre Angehörigen zum methodischen Beobachten anzuleiten, auch in der Anwendung eines Assessments (z. B. Schmerztagebuch).

Weitere Informationsquellen sind Dokumente jeder Art, z. B. frühere Pflegeberichte, Überleitungsberichte von anderen Stationen oder ärztliche Dokumentationen.

> **Stellenwert der Beobachtung bei eingeschränkter Kommunikation**
> Bei Menschen, die ihr Befinden und ihre Beschwerden nicht oder nur bedingt äußern können, z. B. Säuglingen, behinderten, verwirrten, sedierten oder komatöse Patienten, hat die Beobachtung einen besonderen Stellenwert. In die-

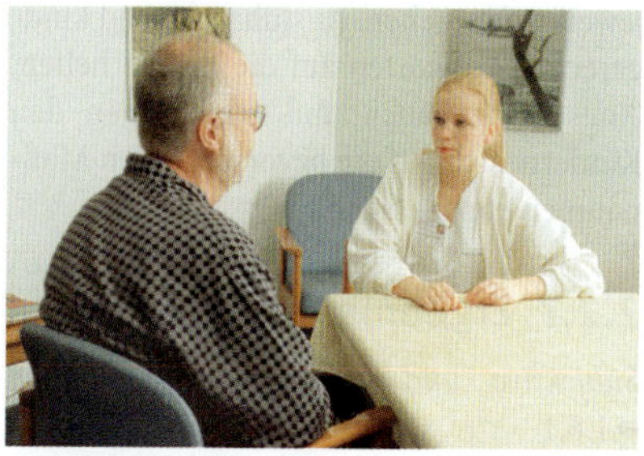

Abb. 2.6 Beim Aufnahmegespräch mit einem Patienten erlangt die Pflegefachfrau durch kriterienorientiertes Fragen, eine offene Haltung und empathisches Zuhören wichtige Informationen über den Patienten und dessen Situation. [K115]

sem Fall achten die Pflegenden insbesondere auf Zeichen der **nonverbalen Kommunikation** (→39.1.2) wie Mimik, Gestik, Körperhaltung und Verhalten (→10.2). Um diese Kriterien möglichst eindeutig beurteilen und Veränderungen im Verlauf erkennen zu können, ist es von Vorteil, wenn möglichst wenige Pflegende in die Betreuung des betroffenen Menschen involviert sind. Zudem sind eine gute Dokumentation und Übergabe hier besonders wichtig (→47.5).

SPICKZETTEL

Allgemeine Beobachtungen

- Puls, Blutdruck, Körpertemperatur, Atmung.
- Urin- und Stuhlausscheidung.
- Bewusstsein, Kommunikationsfähigkeit, Orientiertheit.
- Mimik, Köperhaltung, Bewegung.
- Ernährungszustand, Appetit, Durst.
- Hautzustand.
- Schmerzen.
- Soziales Umfeld, psychisches Befinden, Disziplin und Einsicht bei der Befolgung von Anordnungen und Therapien.

Datenerhebung bei Kindern

Kinder reagieren bei bestimmten Maßnahmen zur Datenerhebung misstrauisch und ablehnend. Ungewohnte Geräte und fremde Menschen machen ihnen Angst. Dann verhalten sie sich abweisend und verhindern somit häufig eine Erhebung korrekter Informationen. In diesem Fall ist es nötig, die Eltern einzubeziehen und die Kinder während der Durchführung abzulenken bzw. sie spielerisch an die Maßnahmen, z. B. das Messen der Körpertemperatur, zu gewöhnen.

Pflegende informieren ältere Kinder mit altersentsprechenden Erklärungen über das jeweilige Vorgehen. Ausführliche und kindgerechte Antworten auf die Fragen helfen, Ängste abzubauen und ermöglichen den Kindern, sich auf die bevorstehenden Maßnahmen einzulassen [4].

2.2.7 Ergebnisse

Subjektive und objektive Informationen →1.6.1

Mithilfe ihrer Beobachtungen gewinnen Pflegende Informationen über einen Menschen und dessen Umwelt. Bei den gewonnenen Informationen handelt es sich um **subjektive und objektive Daten:**

- **Objektive Daten** sind präzise und überprüfbare Daten, die mithilfe von Instrumenten und Apparaten gewonnen werden, etwa Blutdruck, Gewicht, Atemzugvolumen. Unabhängig von der untersuchenden Person sind die Ergebnisse identisch
- **Subjektive Daten** sind Informationen, die von der subjektiven Beobachtung und Einschätzung des Beobachtenden geprägt sind, z. B. Aussagen über Schlaf- und Essverhalten, Gefühle, Schmerzempfinden. Derartige Informationen sind schwierig zu vergleichen, da sie stets von der individuellen Situation der Beobachterin abhängen. Um diese Daten vergleichbar zu machen, setzen Pflegende Hilfsmittel, z. B. Skalen zur Schmerzeinschätzung (→13.2.2), ein.

2.2.8 Dokumentation

Es ist eine berufliche Pflicht der Pflegenden und aus rechtlichen Gründen ist es erforderlich, Beobachtungen möglichst zeitnah und eindeutig, d. h. unverfälscht von anderen Eindrücken, im Dokumentationssystem (→1.10) zu notieren (→Abb. 2.7). Die Betrachtung der dokumentierten Werte über einen längeren Zeitraum ermöglicht es, Einzelbeobachtungen in Relation zu anderen Beobachtungen und Messwerten zu setzen **(Nachvollziehbarkeit, Verlaufskontrolle).** Aus der Summe aller Beobachtungen resultiert ein wirklichkeitsnahes Gesamtbild, das von einem einzelnen Eindruck oder Messwert erheblich abweichen kann. Zum Beispiel kann ein einmalig erhöhter Blutdruckwert auch Zeichen von Anstrengung oder Aufregung sein. Erst wenn wiederholt hohe Blutdruckwerte gemessen werden, kann von einer Hypertonie ausgegangen werden.

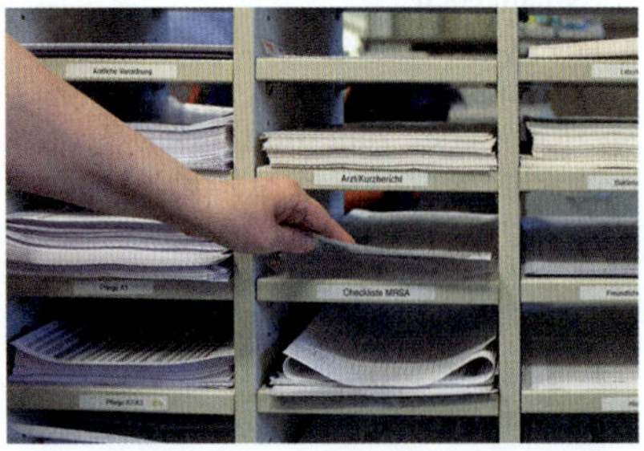

Abb. 2.7 Die sorgfältige, ausführliche und nachvollziehbare Beschreibung von Beobachtungen ist u. a. aus rechtlichen Gründen wichtig. Ergänzend zur Pflegeanamnese und Biografie und zum Kurvenblatt gibt es spezielle Dokumentations- und Nachweisbögen, z. B. Wunddokumentation, postoperatives Überwachungsblatt, Flüssigkeitsbilanzierung. [K115]

Bedeutung von einzelnen Beobachtungen

Eine Beobachtung gewinnt oft erst im Zusammenhang mit anderen Beobachtungen und im zeitlichen Verlauf ihre Aussagekraft.

SPICKZETTEL

Beobachtung

- Beobachtungsfähigkeit hängt von den Sinnesorganen des Beobachtenden ab, aber auch von Umwelt- und psychologischen Faktoren.
- Beobachtung erfolgt absichtlich, methodisch und zielgerichtet.
- Beobachtung ist subjektiv (nach individuellen Kriterien) oder objektiv (nach unabhängigen, sachlichen Kriterien oder mit Apparaten und Instrumenten).
- Assessmentinstrumente können Beobachtung lenken, strukturieren und objektivieren.
- Gezielte Patientenbeobachtung und deren Dokumentation sind Grundlage des Pflegeprozesses.
- Gespräche mit dem Patienten, ggf. seinen Angehörigen, mit Teamkollegen und Mitgliedern anderer Berufsgruppen ergänzen die Beobachtungen.
- Beobachtungen müssen zeitnah, ausführlich und nachvollziehbar dokumentiert werden.

2.3 Beurteilung

DEFINITION

Beurteilung: Bewertung der wahrgenommenen und beobachteten Informationen, d. h., die gewonnenen Daten werden in einen Zusammenhang gestellt.

Die durch die Beobachtung ermittelten Fakten werden im Vergleich mit der Ausgangslage oder dem physiologischen Idealwert beurteilt. Erst die Beurteilung liefert die **Grundlage** zur **Planung, Durchführung und Evaluation** pflegerischer Interventionen.

2.3.1 Voraussetzung

Voraussetzung zur Beurteilung von Beobachtungen ist das **Fachwissen** über:

- Physiologische Daten, Vorgänge und Zustände
- Physiologische und pathologische Abweichungen und mögliche Ursachen
- Mögliche Auswirkungen.

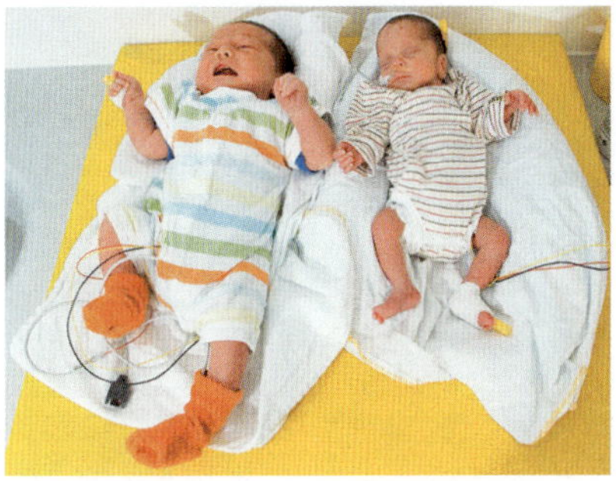

Abb. 2.8 Neben einem Frühgeborenen wirkt ein eutrophes Neugeborenes „riesig“ und dick. [K115]

2.3.2 Beurteilungsfehler

Beurteilungsfehler führen zu einer falschen Bewertung von gewonnenen Daten, die wiederum eine fehlerhafte Auswahl der weiteren Maßnahmen verursachen kann. Häufige Beurteilungsfehler sind [5]:

- **Halo-Effekt/Hof-Effekt** (Überstrahlungsfehler): Ein Urteil wird aufgrund einiger weniger herausragender Eigenschaften, die andere Eigenschaften überdecken, gebildet.
  Beispiel: Eine Pflegende versorgt eine neue Patientin mit einer stark blutenden Wunde. Sie richtet ihre ganze Aufmerksamkeit auf die Wunde und bemerkt nicht, dass die Patientin Herz-Kreislauf-Probleme hat
- **Kontrast-Effekt:** Eigenschaften werden verstärkt wahrgenommen, weil sie sich von den eigenen oder denen einer Vergleichsperson unterscheiden.
  Beispiel: Ein reifes, normalgewichtiges Neugeborenes wird von Pflegenden auf einer Frühgeborenenstation als „dick“ beurteilt (→ Abb. 2.8)
- **Logischer Fehler:** Ein Urteil wird aufgrund falscher Schlussfolgerungen gebildet.
  Beispiel: Leberzirrhose entsteht sehr häufig aufgrund von Alkoholmissbrauch. Es wäre jedoch ein logischer Fehler, aus dieser Tatsache den Umkehrschluss abzuleiten und jeder Patientin, die an einer Zirrhose leidet, ohne Kenntnis der jeweiligen Lebenssituation Alkoholabusus zu unterstellen
- **Milde-Effekt:** Viele Beurteiler neigen zu freundlichen, milden Einschätzungen und vermeiden negative Beurteilungen.
  Beispiel: Eine Pflegende beurteilt eine Auszubildende, die ihr sympathisch ist, positiv und vermeidet Kritik
- **Erwartungsfehler** („self-fulfilling prophecy“, selbsterfüllende Prophezeiung): Eine Vorhersage, die sich deshalb erfüllt, weil sich die Vorhersagende – meist unbewusst – so verhält, dass sie zu ihrer Erfüllung beiträgt.
  Beispiel: Eine Pflegende erzählt bei der Übergabe, dass eine neue Patientin sehr unfreundlich sei. Daraufhin verhalten sich die Kollegen der Patientin gegenüber reserviert und bewirken damit eine als unfreundlich empfundene Reaktion der Patientin
- **Hawthorne-Effekt:** Schon die Tatsache, dass die Patientin weiß, dass sie beobachtet wird, beeinflusst ihr Verhalten.
  Beispiel: Eine Patientin atmet langsamer und tiefer, wenn sie weiß, dass ihre Atmung beobachtet wird.

SPICKZETTEL

Beurteilung

- Wahrgenommene und beobachtete Informationen werden bewertet.
- Fachwissen ist erforderlich, z. B. Normwerte, physiologische und pathologische Abweichungen.
- Wissen um mögliche Beurteilungsfehler (z. B. Halo-, Kontrast-, Milde-, Hawthorne-Effekt, logischer Fehler, Erwartungsfehler) hilft dabei, diese zu reduzieren oder zu vermeiden.

2.3.3 Pflegerisches Handeln

Durchführung von Pflegemaßnahmen → 1.6.5

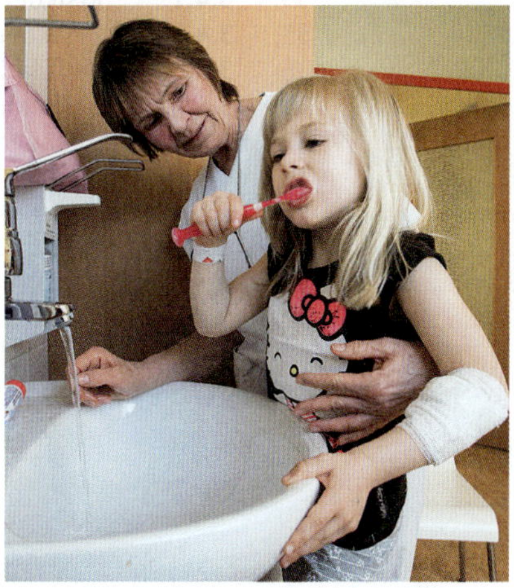

Abb. 2.9 Pflegefachpersonen kennen die unterschiedlichen Bedürfnisse und Fähigkeiten eines Menschen in Abhängigkeit vom Lebensalter und richten ihr Handeln danach aus. Beim Waschen eines Kleinkindes z. B. berücksichtigen sie die Selbstständigkeit des Kindes und unterstützen es nur da, wo es nötig ist. [K115]

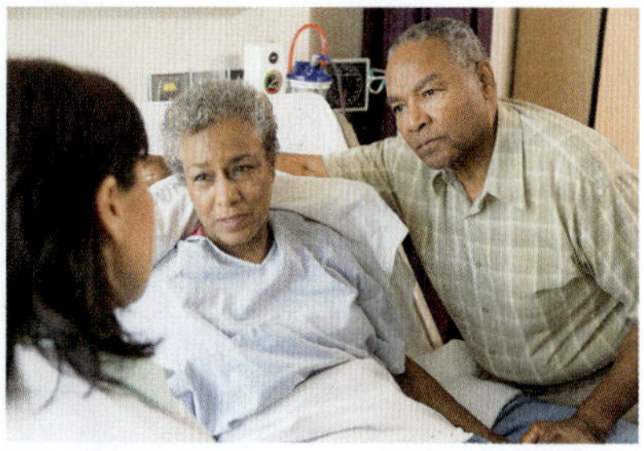

Abb. 2.10 Für die meisten Menschen ist die Familie von großer Bedeutung. Pflegende erfassen die individuelle familiäre Situation eines Patienten und unterstützen die Familienangehörigen bei der Versorgung des Patienten. [J787]

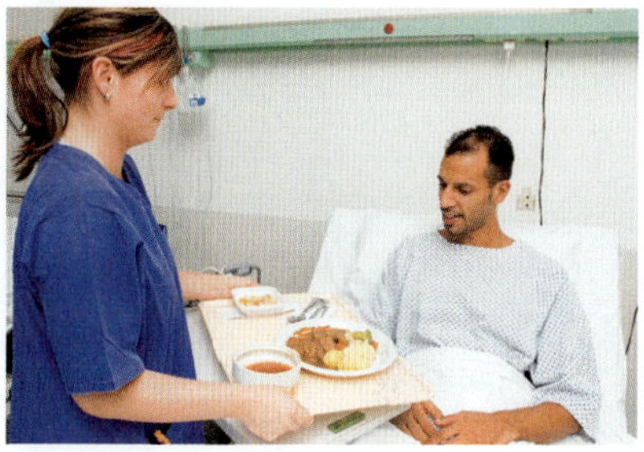

Abb. 2.11 Pflegende beachten bei der Betreuung und Pflege eines Patienten oder Bewohners dessen kulturelle Gewohnheiten, z. B. in Bezug auf seine Ernährung. [K115]

Aufgrund der Beobachtungen und deren Beurteilung führen Pflegende **Pflegehandlungen personenbezogen durch,** d. h., bei der Durchführung der geplanten Maßnahmen berücksichtigen sie die spezifische Situation der Patientin und deren individuelle Bedürfnisse.

Menschen werden von verschiedenen **Einflussfaktoren,** z. B. Alter, Familie, sozialer Schicht, Religion und Kultur (→ 15.3, → 15.4.5), geprägt und reagieren entsprechend unterschiedlich in den verschiedenen Pflegesituationen. Das Wissen um diese Einflüsse ermöglicht es den Pflegenden, ihre Handlungen alters- und situationsgerecht durchzuführen (→ Abb. 2.9, → Abb. 2.10).

Aber auch Patientinnen mit ähnlichen Einflussfaktoren verhalten sich in den einzelnen Situationen unterschiedlich. Pflegende beachten diese individuellen Eigenschaften der Patientinnen und richten ihr Handeln danach aus. Nicht jede Patientin muslimischen Glaubens z. B. hält sich gleich streng an die Speisevorschriften des Islam (→ Abb. 2.11).

3 ATMUNG

Sylvia Röhm-Kleine

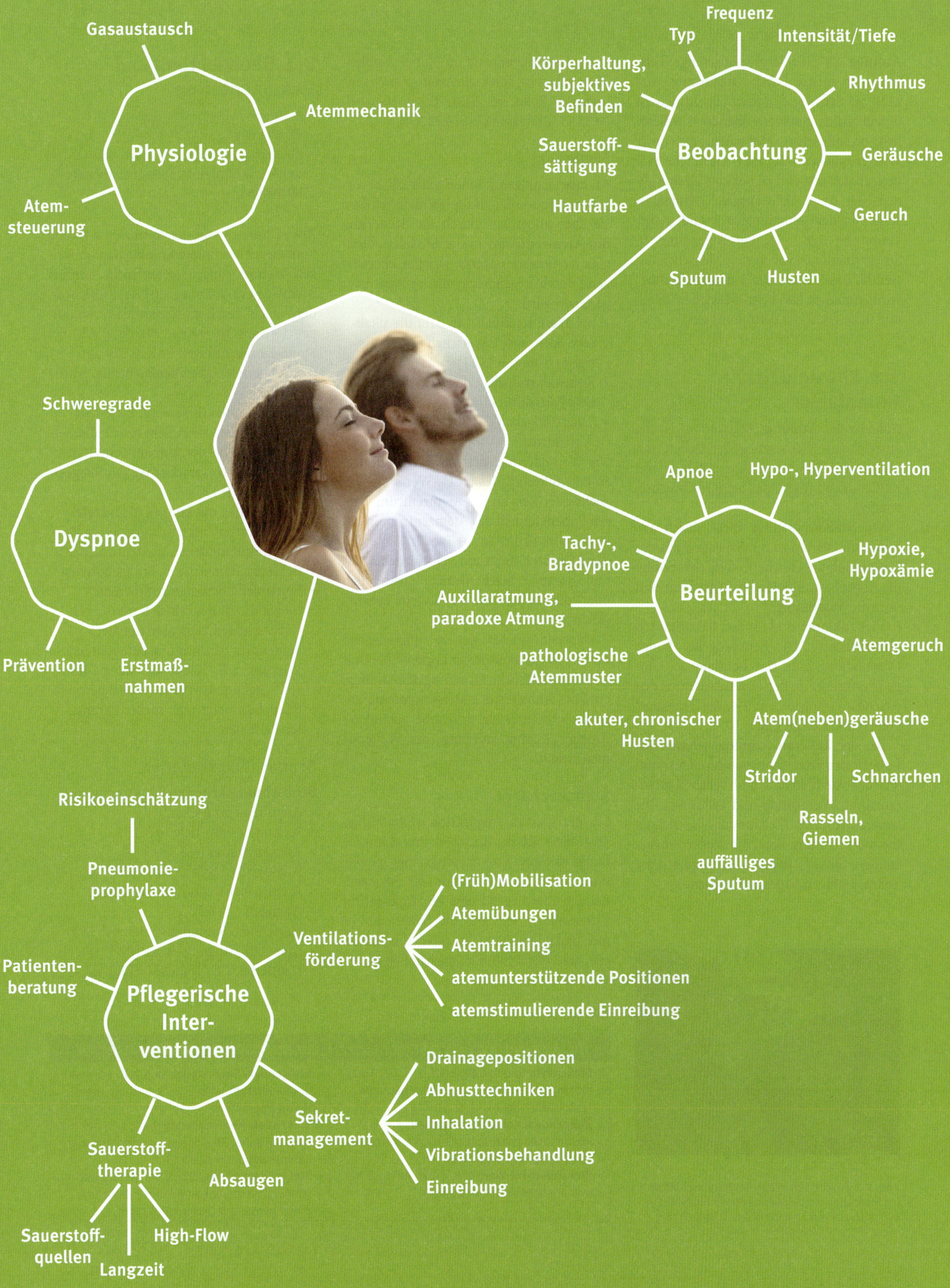

Physiologie
Gasaustausch
Atemmechanik
Atem-
steuerung
Beobachtung
Frequenz
Typ
Intensität/Tiefe
Körperhaltung,
subjektives
Befinden
Rhythmus
Sauerstoff-
sättigung
Geräusche
Hautfarbe
Geruch
Sputum
Husten
Dyspnoe
Schweregrade
Prävention
Erstmaß-
nahmen
Beurteilung
Apnoe
Hypo-, Hyperventilation
Tachy-,
Bradypnoe
Hypoxie,
Hypoxämie
Auxillaratmung,
paradoxe Atmung
pathologische
Atemmuster
Atemgeruch
akuter, chronischer
Husten
Atem(neben)geräusche
Stridor
Schnarchen
Rasseln,
Giemen
auffälliges
Sputum
Pflegerische
Inter-
ventionen
Risikoeinschätzung
Pneumonie-
prophylaxe
Patienten-
beratung
Ventilations-
förderung
(Früh)Mobilisation
Atemübungen
Atemtraining
atemunterstützende Positionen
atemstimulierende Einreibung
Sekret-
management
Drainagepositionen
Abhusttechniken
Inhalation
Vibrationsbehandlung
Einreibung
Sauerstoff-
therapie
Absaugen
Sauerstoff-
quellen
Langzeit
High-Flow

Atmung ist eine lebensnotwendige Leistung des menschlichen Organismus und zählt zu den sog. *Vitalzeichen.* Atmen ist unwillkürlich gesteuert, aber auch willentlich beeinflussbar. Menschen, die unter Wasser tauchen oder eine Ansprache planen, „holen erst einmal tief Luft", damit ihnen „der Atem nicht ausgeht". Atmen ist stark mit dem emotionalen Befinden verknüpft (→Abb. 3.1). Bei Ärger und in Stresssituationen haben viele Menschen das Gefühl, dass ihnen „die Luft abgeschnürt" wird. Atemnot löst beim Menschen Panik und das Gefühl von Bedrohung aus.

3.1 Physiologische Grundlagen

Aufgabe der **Atmung** *(Respiration)* ist die ausreichende Versorgung der Zellen mit Sauerstoff (O_2) und die Ausscheidung von Kohlendioxid (CO_2), das beim Stoffwechsel entsteht.

Sauerstoffarmes Blut fließt durch die Lunge und wird dort mit Sauerstoff aus der Einatemluft angereichert. Zeitgleich erfolgt die Abgabe von Kohlendioxid aus dem Blut über die Ausatmung.

Vier Faktoren sind für den Gasaustausch erforderlich: 1. Die Belüftung der Lunge (Ventilation), 2. die Durchblutung der Lunge (Perfusion), 3. der Gasaustausch in den Alveolen (Diffusion) und 4. der Transport von O_2 und CO_2 im Blut.

Bei der **äußeren Atmung** nehmen die Lungen den lebensnotwendigen Sauerstoff aus der Atemluft auf und geben Kohlendioxid ab (Ventilation und Diffusion). Die **innere Atmung** (Zellatmung) bezeichnet die Verbrennung von Nährstoffen, insbesondere Glukose, in den Mitochondrien der Zellen. Dafür ist Sauerstoff notwendig.

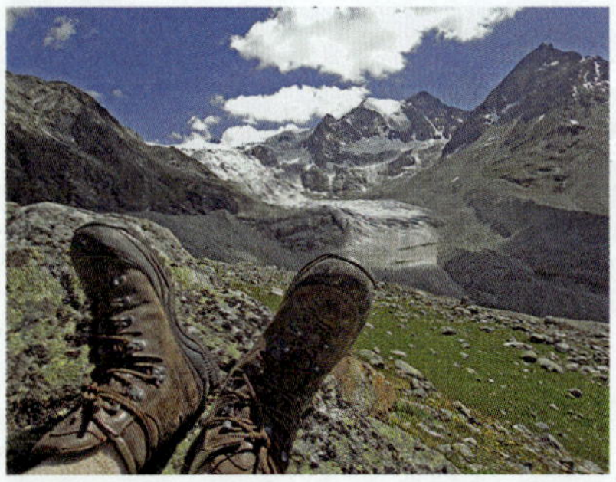

Abb. 3.1 Frische Luft in den Bergen verschafft vielen Menschen ein befreiendes Gefühl und hilft ihnen, sich zu erholen und zu entspannen. [J787]

Da das Kohlendioxid im Blut als Kohlen*säure* gelöst ist, spielt die Atmung auch eine wichtige Rolle im Säure-Basen-Haushalt (→33.11, Blutgasanalyse, →23.3.4).

Steuerung

Atembewegungen können willkürlich vorgenommen werden. Hauptsächlich erfolgen sie aber unbewusst durch die **Steuerung des Atemzentrums** in der Medulla oblongata *(verlängertes Mark)*, welches überwiegend durch folgende chemische Parameter gesteuert wird:

- pH-Wert des Blutes (Maß für die alkalische oder saure Eigenschaft einer wässrigen Lösung, →33.11)
- Kohlendioxidgehalt des Blutes (pCO_2, CO_2-Partialdruck)
- Sauerstoffgehalt des Blutes (pO_2, O_2-Partialdruck).

Die Veränderung des pH-Werts infolge einer Änderung des pCO_2-Werts ist der wichtigster Reiz für das Atemzentrum. Diesen Parameter hält das Atemzentrum in engen Grenzen konstant (→Tab. 3.1). Werden diese Grenzen aufgrund verschiedener pathologischer Mechanismen wesentlich über- oder unterschritten, besteht Lebensgefahr.

Daneben spielen weitere, überwiegend nervale Regulationsmechanismen eine Rolle. Eine willkürliche Steuerung der Atmung, etwa das Anhalten des Atems, kann nur solange bewusst erfolgen, bis die veränderte Atemgaszusammensetzung zum Weiteratmen zwingt.

Atemmechanik

Bei der aktiven **Inspiration** *(Einatmung)* vergrößert sich der Brustkorb und dehnt die Lunge mit aus. Von außen gelangt frische, sauerstoffreiche Atemluft in die Alveolen. Bei der überwiegend passiven **Exspiration** *(Ausatmung)* zieht sich die Lunge zusammen und gibt verbrauchte (kohlendioxidreiche, sauerstoffarme) Luft nach außen ab.

Tab. 3.1 Steuerung der Atmung.

Der Atemantrieb wird stärker bei …	Der Atemantrieb wird schwächer bei …
• **Sinkendem Sauerstoffgehalt,** z. B. bei Aufenthalt in großer Höhe, Lungenerkrankungen (z. B. COPD →23.6) • **Steigendem Kohlendioxidgehalt,** z. B. bei metabolischer Azidose mit respiratorischer Kompensation (→33.11.1) • **Sinkendem pH-Wert,** z. B. durch Azidose bei diabetischem Koma (→26.6.4)	• **Steigendem Sauerstoffgehalt,** z. B. während der Sauerstofftherapie (eine erhöhte Atemfrequenz sinkt) • **Sinkendem Kohlendioxidgehalt,** z. B. bei metabolischer Alkalose mit respiratorischer Kompensation (→33.11.2) • **Steigendem pH-Wert,** z. B. bei metabolischer, stoffwechselbedingter Alkalose (bei chron. Erbrechen, unter Diuretikatherapie)

3.2 Beobachtung und Dokumentation

Vitalzeichen
Die Atmung gehört neben Puls, Blutdruck und Körpertemperatur zu den **Vitalzeichen.**

Abweichungen von der normalen Atmung können auf bestimmte Krankheiten hinweisen. Atemstörungen treten nicht nur bei Atemwegserkrankungen (→Kap. 23), sondern auch bei Herz-Kreislauf-Erkrankungen (→Kap. 21, →Kap. 22) oder z. B. bei Stoffwechselstörungen (→Kap. 26) auf.

Eine gezielte **Atembeobachtung** ist erforderlich:

- Bei allen Patientinnen und Patienten (im Folgenden als Patient bzw. Patienten bezeichnet) bei der Aufnahme im Rahmen des Erstgesprächs bzw. der Pflegeanamnese (→1.6.1)
- Bei Patienten mit Lungen- oder Herzerkrankungen, bei frisch operierten Patienten (mindestens einmal pro Schicht)
- Bei Neugeborenen, v. a. Frühgeborenen
- Fortlaufend bei Sauerstofftherapie (→3.5.5), während einer Narkose, bei Gabe von Medikamenten mit atemdepressiver (die Atmung dämpfender) Wirkung, z. B. Opioide (→Pharma-Info 13.2), bei Intensivpatienten, bei bewusstlosen, beatmeten oder soeben extubierten Patienten.

Beobachtungskriterien

Beobachtungskriterien der Atmung sind:

- Atemfrequenz (→3.3.2)
- Atemintensität/-tiefe (→3.3.3)
- Atemrhythmus (→3.3.4)
- Atemtyp (→3.3.5)
- Atem(neben)geräusche (→3.3.6)
- Atemgeruch (→3.3.7)
- Husten und Sputum (→3.3.8, →3.3.9)
- Sauerstoffsättigung (→3.3.10)
- Hautfarbe, z. B. Zyanose (→21.2.4).

Außerdem beobachten Pflegende:

- **Körperhaltung und Atembewegungen:** Die Ökonomie der Atmung: Setzt der Patient z. B. die Atemhilfsmuskulatur ein? Sind die Atembewegungen seitengleich? Zeigt der Patient eine Schonatmung (→ 3.3.2)? Deutet seine Mimik auf Schmerzen hin?
- Das **Gesamtbefinden** des Patienten: Wie beurteilt der Patient seine Atmung? Hat er atemabhängige Schmerzen? Gibt es psychische Faktoren, die seine Atmung beeinflussen? Wie belastbar und mobil ist der Patient?
- **Rauchgewohnheiten:** Ist der Patient Raucher? Wie hoch ist sein Tabakkonsum?
- Blutdruck, Puls und Temperatur.

Pflegende erfragen, ob eine bekannte Atemwegs- oder Herzerkrankung vorliegt.

Atmung unbemerkt beobachten

Sobald der Mensch sich seiner Atmung bewusst wird, beeinflusst er sie. Günstig ist es, nach der Pulskontrolle das Handgelenk des Patienten weiterzuhalten und währenddessen die Atmung zu beobachten bzw. die Atemzüge zu zählen.

Hinweise zur Beobachtung

Bei der **Datenerhebung** ist darauf zu achten, dass der Patient sich ruhig verhält und möglichst keine Anstrengung oder Aufregung auf ihn einwirkt, da dies die Atmung verändert. Bei Kindern ist eine Ablenkung besonders wichtig. Sie atmen oft sehr tief ein, weil sie dieses Verhalten von ärztlichen Untersuchungen kennen.

- Insbesondere nachts ist die Beobachtung der Atmung zur Vitalzeichenkontrolle von besonderer Bedeutung, da der Patient hierzu nicht geweckt werden muss
- Beim **Bewusstlosen** kann mit der flachen Hand am Brustkorb die Atemfrequenz ermittelt werden; hierzu wird je eine Hand an Brustbein und Rippenrand oder Flanke gelegt
- Beim **Neugeborenen, Säugling** und **Kleinkind** wird die Atemfrequenz durch Beobachtung der Hebung und Senkung des Abdomens ermittelt (Abdominalatmung, → 3.3.5); ist die Atmung so flach, dass die Atemzüge nicht durch bloße Beobachtung gemessen werden können, legen die Pflegenden eine Hand seitlich auf den unteren Rippenbogen, die andere Hand auf das Abdomen
- Unter Umständen ist es erforderlich, die Atmung eines Menschen nicht nur in Ruhe, sondern auch in Belastungssituationen zu beobachten (V. a. Belastungsdyspnoe → 3.3): Wie atmet z. B. ein Patient, nachdem er mehrere Stufen hinaufgestiegen ist oder während der Körperpflege? Warum macht ein Säugling während des Stillens häufig Pausen? Liegt es evtl. daran, dass er durch die Nase nicht ausreichend atmen kann (→ Abb. 3.2)? Verändert sich seine Hautfarbe während des Trinkens (Zyanose → Tab. 6.1, → 21.2.4)?

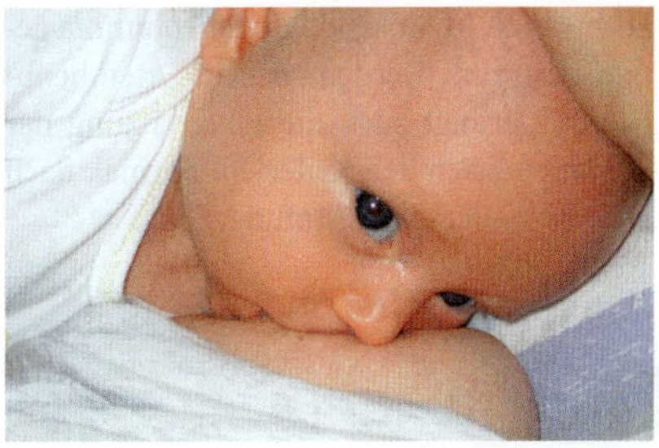

Abb. 3.2 Neugeborene und Säuglinge können gleichzeitig atmen und trinken. Sie atmen vorrangig durch die Nase. Deshalb werden Säuglinge durch Infekte im Nasen-Rachen-Raum, z. B. bei Rhinitis (→ 36.5.2), stark beeinträchtigt. [O408]

Dokumentation

Die **Dokumentation** der Atemfrequenz erfolgt auf Normalstationen, in der ambulanten und stationären Langzeitpflege entweder als grafische Verlaufskurve oder als Zahl (Atemzüge/Min.). Weitere Besonderheiten und wichtige Begleiterscheinungen, z. B. die Benutzung der Atemhilfsmuskulatur, werden im Pflegebericht beschrieben, z. B.: „Frau M. atmet nach dem Gang zur Toilette unregelmäßig und schnell.“ In der Anästhesie, auf Intensiv- und IMC-Stationen werden Atemfrequenz und Sauerstoffsättigung, ggf. auch die Ergebnisse der Blutgasanalyse in Überwachungskurven (→ Abb. 44.23) oder digital in der elektronischen Patientenakte dokumentiert.

3.2.1 Beurteilung der Atmung

Normalzustand – Eupnoe

DEFINITION

Eupnoe: Gesunde, normale Atmung; erfolgt regelmäßig, gleichmäßig tief, ist geräuscharm, geruchlos und erfolgt unbewusst und ohne größere Anstrengung.

3.2.2 Atemfrequenz

Atembeobachtung mittels Monitor → 45.3.2

Normalzustand

DEFINITION

Atemfrequenz: Anzahl der Atemzüge pro Minute (engl. *beats per minute/bpm*).

Atemzug (AZ): Einatmung (Inspiration), Ausatmung (Exspiration) und endexspiratorische Pause

Der **Normalwert der Atemfrequenz** *(AF,* → Tab. 3.2*)*. Die Erfassung der Atemfrequenz erfolgt während einer ganzen Minute.

Frequenzmessung

Um genaue Messwerte zu erhalten, werden die Atemzüge eine ganze Minute lang gezählt.

Tachypnoe

DEFINITION

Tachypnoe: Gesteigerte Atemfrequenz, beim Erwachsenen > 20 Atemzüge/Min. Sie kann bis zu 100 Atemzüge/Min. betragen.

Eine **Tachypnoe** tritt bei erhöhtem Bedarf an Sauerstoff auf. Physiologisch ist sie bei körperlicher Anstrengung, psychischer Belastung, Hitzeeinwirkung (Sauna, heißes Bad) oder bei unvorbereitetem Aufenthalt in großer Höhe (ab ca. 2.000 m Höhendifferenz). Psychisch bedingt tritt die Tachypnoe beispielsweise beim Hyperventilationssyndrom auf.

Pathologische Ursachen sind z. B. Schmerzen, Fieber (Frequenz steigt pro 1 °C um etwa 7 Atemzüge/Min.), Herzerkrankungen, Lungenerkrankungen und Anämie (→ 27.6.1).

Tab. 3.2 Atemfrequenz im Kindesalter und beim Erwachsenen [1].

Alter	AF**/Min.
Neugeborene	50–60
1.–2. Lj.*	30–40
2.–4. Lj.*	23–42
4.–6. Lj.*	19–36
6.–10. Lj.*	15–30
10.–12. Lj.*	15–28
Jugendliche	18–26
Erwachsene	12–18

* Lj. = Lebensjahr
** AF = Atemfrequenz im Wachzustand

Bradypnoe

DEFINITION

Bradypnoe: Verminderte Atemfrequenz, beim Erwachsenen < 12 Atemzüge/Min.

Physiologisch ist eine **Bradypnoe** im Schlaf oder während tiefer Entspannung (Meditation, Autogenes Training). Pathologisch tritt sie auf bei:

- Schädigung des zentralen Nervensystems, z. B. Schädel-Hirn-Trauma (→ 37.13.1)
- Vergiftungen, z. B. durch Opiate (→ Tab. 38.3)
- Stoffwechselerkrankungen, z. B. ausgeprägter Hypothyreose (→ 26.3.4).

Apnoe

Schlafapnoesyndrom → 23.12

DEFINITION

Apnoe: Atemstillstand. Vitaler Notfall! Verlangt sofortiges Handeln und Einleitung von entsprechenden Notfallmaßnahmen (→ 14.3).

Ursache einer **Apnoe** kann eine Verlegung der Atemwege oder eine Lähmung des Atemzentrums bzw. der Atemmuskulatur sein. Eine Apnoe unterbricht die lebensnotwendige Sauerstoffzufuhr aller Organe. Insbesondere das Gehirn reagiert empfindlich auf Sauerstoffmangel.

Eine unbehandelte Apnoe führt in 3–5 Min. zum Tode.

NOTFALL! Sofortige Reanimation bei Atemstillstand: Hat der Arzt nicht ausdrücklich den Verzicht auf Reanimationsmaßnahmen angeordnet (z. B. nach Willen des Patienten und vorliegender Patientenverfügung), müssen beim **Atemstillstand** *immer* die Maßnahmen der **kardiopulmonalen Reanimation** durchgeführt werden (→ 14.6).

3.2.3 Atemtiefe bzw. -intensität

Normalzustand

Beim gesunden Menschen entspricht die **Atemtiefe bzw. -intensität** dem tatsächlichen Bedarf an Sauerstoff. Die Intensität der Atmung wird durch Atemfrequenz, -tiefe und -rhythmus fortlaufend angepasst. Sie hängt vom aktuellen Sauerstoff- (→ 3.3.5) und Kohlendioxidgehalt des Blutes ab. Bei erhöhtem Sauerstoffbedarf (z. B. bei körperlicher Anstrengung) oder Sauerstoffmangel (z. B. Aufenthalt im Gebirge > 2.000 m Höhe) werden die Atemzüge automatisch tiefer und die Atemfrequenz steigt. Im Rahmen der Lungenfunktionsprüfung (→ 23.3.2) können die Atem- und Lungenvolumina genau bestimmt werden. Bei der Atembeobachtung erfolgt auch die Einschätzung der Atemtiefe nach den Kriterien: normal, flach oder besonders tiefe Atmung.

Hyperventilation

DEFINITION

Hyperventilation: Atmung (Atemfrequenz und -tiefe), die über die Notwendigkeit des Körpers hinausgeht. Das Atemminutenvolumen ist höher als erforderlich, dadurch verringert das Kohlendioxid (pCO_2, Hypokapnie → 23.3.4).

Eine **Hyperventilation** ist am häufigsten psychogen verursacht, etwa durch Aufregung oder eine Paniksituation. Dabei wird mehr CO_2 abgeatmet, als erforderlich. Die schnelle und vertiefte Atmung löst zunächst „Kribbeln um den Mund" oder Muskelkrämpfe aus, insbesondere der Hände (sog. Pfötchenstellung). Hilfreiche Maßnahme: Die Rückatmung des CO_2, z. B. in eine vorgehaltene Tüte. Eine Hyperventilation kann auch bei Schmerzen, stoffwechselbedingt, bei Schädigung des zentralen Nervensystems, kompensatorisch bei Herz- und Lungenerkrankungen, hormonell oder medikamentös bedingt sein.

Hypoventilation und Minderbelüftung

DEFINITION

Minderbelüftung *(Hypopnoe):* Zu geringe Belüftung einzelner Lungenabschnitte, meist durch zu geringe Atemtiefe bzw. -intensität (flache, oberflächliche) Atmung oder Sekretstau bedingt. Der Sauerstoffbedarf bzw. Anfall des Kohlendioxids ist bei diesem Begriff nicht berücksichtigt.

Hypoventilation: Verminderte Atemtätigkeit (Ventilation). Im Verhältnis zum Sauerstoffbedarf bzw. Kohlendioxidanfall des Körpers zu geringe Belüftung der Alveolen mit vermindertem Atemminutenvolumen und Anstieg von pCO_2 (respiratorische Insuffizienz, → 23.3.4).

Atelektase: Minderbelüftete Lungenbezirke, in denen die Alveolen kollabiert oder obstruiert sind oder aus anderen Gründen (z. B. Verlegung mit Blut, Sekret, Wasser oder Kompression, z. B. durch Tumor oder Emphysemblasen) nicht am Gasaustausch teilhaben.

Die **Minderbelüftung** und **Hypoventilation** zeigt sich meist in der Veränderung der Atemfrequenz (Bradypnoe) oder -tiefe (flache Atmung). Über eine Blutgasanalyse (BGA, → 23.3.4) kann die Ausprägung der Hypoventilation genau beurteilt werden.

Die Ursachen für eine Minderbelüftung und Hypoventilation sind vielfältig, z. B. Immobilität schmerzbedingte Schonatmung nach Operation im Bauch und/oder Thorax, Lungenerkrankungen mit Sekretverlegung, neuromuskuläre Erkrankungen, atemdepressive Medikamente, Surfactantmangel bei Neugeborenen (→ 34.24.8).

Minderbelüftete Lungenbezirke **(Atelektasen)** werden in der Folge schlechter durchblutet (verminderte Perfusion), wodurch das Lungenproblem (z. B. Pneumoniegefahr, → 3.5.1) verstärkt wird.

Belüftung und Durchblutung der Lunge

Bei der Belüftung und Durchblutung der Lunge spielen **zwei Mechanismen** eine Rolle. Belüftung und Durchblutung der Lunge beeinflussen sich gegenseitig: Schlecht belüftete Regionen werden reflektorisch schlecht durchblutet und umgekehrt (Euler-Liljestrand-Mechanismus). Aufgrund der Schwerkraft werden die sich jeweils „unten" befindlichen Lungenabschnitte besser durchblutet als die „oberen". Von einer guten Durchblutung hängt auch die Abwehrfunktion der Lunge ab.

Unterstützung der Atmung → 3.5

3.2.4 Atemrhythmus

Normalzustand

DEFINITION

Physiologischer Atemrhythmus: Regelmäßige Abfolge etwa gleich tiefer Atemzüge. Die Zeit von Einatmung zu Einatmung ist ebenso konstant wie die Luftmenge, die bei der Einatmung in die Lunge strömt *(Atemzugvolumen).*

Die Atmung des Gesunden ist regelmäßig und gleichmäßig tief, von den willkürlich beeinflussten oder leistungsbedingten Unregelmäßigkeiten abgesehen. Das Zeitverhältnis zwischen Einatmung und Ausatmung entspricht etwa 1 : 2, d. h., die Ausatmung dauert etwa doppelt so lange wie die Einatmung (→ Abb. 3.3).

Pathologische Atemmuster

Der Atemrhythmus kann sich physiologisch bei körperlichen Tätigkeiten verändern. Pathologische Abweichungen des Atemrhythmus (→ Tab. 3.3) treten meist in

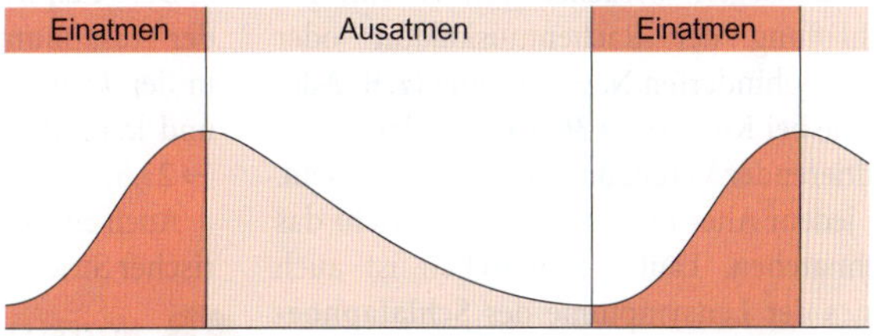

Abb. 3.3 Der normale Atemrhythmus. Die Exspiration einschließlich der endexspiratorischer Pause dauert etwa doppelt so lange wie die Inspiration. [A400]

Tab. 3.3 Pathologische Atemmuster. [A400]

Bezeichnung	Atemmuster
Normale Ruheatmung	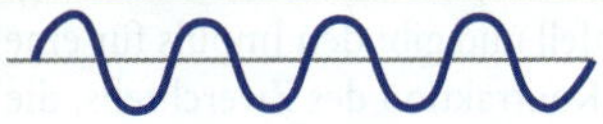
Kußmaul-Atmung	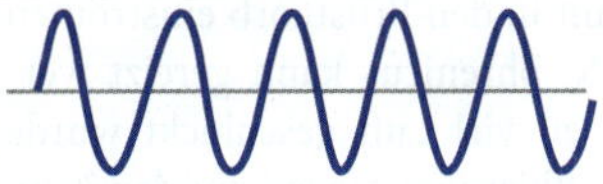
Cheyne-Stokes-Atmung	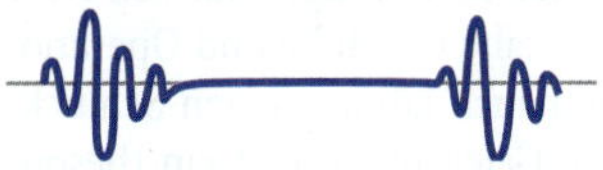
Schnappatmung	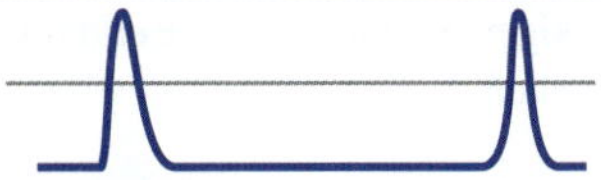
Biot-Atmung	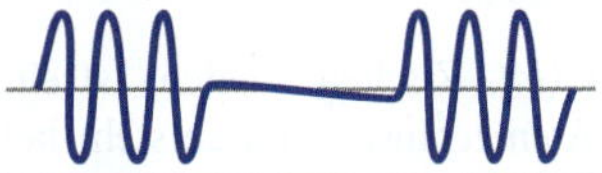

Verbindung mit Veränderungen der Atemfrequenz und der Atemtiefe auf.

Kußmaul-Atmung

Die **Kußmaul-Atmung** *(Azidose-Atmung)* ist eine abnorm vertiefte, aber regelmäßige Atmung (→ Tab. 3.3). Sie ist nach dem Internisten *Adolf Kußmaul* benannt. Der Körper versucht damit, verstärkt CO_2 abzuatmen, um den niedrigen pH-Wert zu korrigieren. Sie tritt bei einer Übersäuerung *(Azidose)* des Blutes auf, z. B. beim diabetischen (→ 26.6.4) oder urämischen (→ 33.5.8) Koma.

Cheyne-Stokes-Atmung

Für die **Cheyne-Stokes-Atmung** (benannt nach den Ärzten *John Cheyne* und *William Stokes*) ist ein periodisch wiederkehrendes An- und Abschwellen der Atemzüge mit kurzen Pausen (manchmal mehr als 10 Sek.) typisch (→ Tab. 3.3). Zusätzlich kann sich die Atemfrequenz verändern.

Die Cheyne-Stokes-Atmung tritt bei einer schweren Schädigung des Atemzentrums und bei Herzerkrankungen infolge der verlangsamten Blutzirkulation auf. Ebenso kann sie bei Sterbenden im präfinalen Stadium beobachtet werden. Ohne Krankheitswert kann sie im Schlaf oder bei einem raschen Aufstieg in große Höhen vorkommen.

Die Erregbarkeit des Atemzentrums gegenüber Kohlendioxid ist herabgesetzt: Erst wenn das Kohlendioxid im Blut deutlich angestiegen ist, kommt es zur Vertiefung der Atmung. Wird dann Kohlendioxid abgeatmet, werden die Atemzüge wieder kleiner, bis schließlich eine Atempause eintritt, infolgedessen das Kohlendioxid im Blut wieder ansteigt.

Schnappatmung

Die **Schnappatmung** tritt vor allem kurz vor dem Tod auf, oft geht ihr die Cheyne-Stokes-Atmung voraus. Die Schnappatmung ist gekennzeichnet durch einzelne schnappende Atemzüge, zwischen denen lange Pausen liegen. Nur wenn der Kohlendioxidgehalt im Blut sehr hoch ist, wird noch ein einzelner Atemzug ausgelöst.

Biot-Atmung

Bei der **Biot-Atmung** (benannt nach dem franz. Arzt *Camille Biot*) werden mehrere gleichmäßig tiefe und kräftige Atemzüge durch eine deutliche und regelmäßig wiederkehrende Atempause unterbrochen. Sie kommt bei Patienten mit Hirndrucksteigerung, z. B. bei Meningitis (→ 37.9.1), Schädel-Hirn-Trauma (→ 37.13.1) oder bei Früh- und Neugeborenen vor.

3.2.5 Atemtyp

Nach der jeweils überwiegenden Muskelbeteiligung sind drei **Atemtypen** zu unterscheiden (→ Abb. 3.4):

Bauchatmung

Bei der **Bauchatmung** (Abdominal- oder Zwerchfellatmung) übernimmt hauptsächlich das **Zwerchfell** die Atemarbeit. Der Bauch wölbt sich sichtbar vor. Physiologisch tritt sie insbesondere bei Säuglingen und Kleinkindern auf, pathologisch als Schonatmung nach Brustkorbverletzungen und -operationen. Eine vorwiegende Bauchatmung hat tiefere und ruhigere Atemzüge zur Folge.

> **Bauchatmung wirkt beruhigend**
> Vor einer Prüfung oder anderen aufregenden Situationen können **wenige tiefe Atemzüge** in den Bauch helfen, die lästige Nervosität besser in den Griff zu bekommen.

Brustatmung

Bei der **Brustatmung** (Kostal- oder Thorakalatmung) geht die Inspiration überwiegend von den **Zwischenrippenmuskeln** aus. Der Brustkorb hebt sich sichtbar. Eine vorwiegende Brustatmung beeinträchtigt die Atemintensität (→ 3.3.1). Sie tritt infolge von Bauchverletzungen und -operationen meist schmerzbedingt als **Schonatmung** auf. Um diese zu verhindern, sind gezielte Maßnahmen zur Pneumonieprophylaxe erforderlich (→ 3.5).

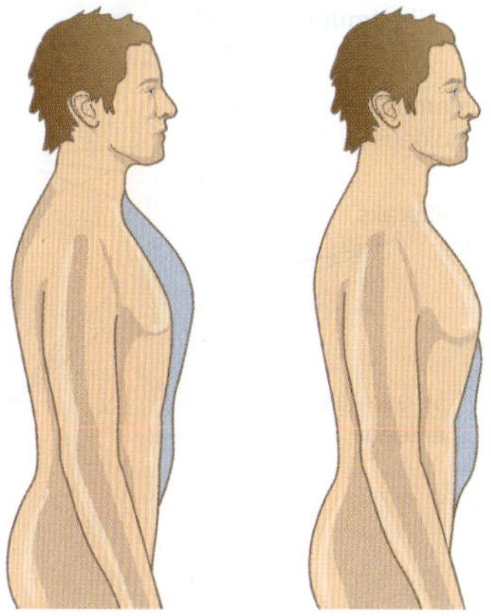

Abb. 3.4 Brust- und Bauchatmung. [L138]

Mischatmung

Bei der **Mischatmung** (Abdominal- und Brustatmung) werden Zwischenrippenmuskulatur und Zwerchfell gleich stark eingesetzt. Sie kommt besonders bei körperlicher Anstrengung vor.

Pathologische Veränderungen

Veränderung des Atemtyps weisen auf Krankheitsgeschehen hin:

Auxiliaratmung

Von einer **Auxiliaratmung** spricht man, wenn die Atemhilfsmuskulatur (→ Abb. 3.5) zur Unterstützung der Atmung eingesetzt wird (deutliche Kontraktion sichtbar). Das ist bei Patienten mit schwerer Atemnot (Dyspnoe, → 3.4) der Fall.

Paradoxe Atmung

Eine **paradoxe Atmung** kann beim Pneumothorax (→ 23.10) oder bei Rippenserienfrakturen beobachtet werden. Der Brustkorb bewegt sich dabei asymmetrisch: Auf der betroffenen Seite senkt er sich bei der Einatmung und hebt sich bei der Ausatmung. Gleichzeitig bestehen meist starke Thoraxschmerzen und Dyspnoe.

3.2.6 Atem(neben)geräusche

Die **physiologische Atmung** hat keine Atem(neben)geräusche. **Pathologische Atem(neben)geräusche** sind:

Schnarchen

Das wohl häufigste Atemgeräusch ist das **Schnarchen** während des Schlafs. Es entsteht durch die flatternde Bewegung des Gaumensegels. Ursachen können eine Erschlaffung der Rachenmuskulatur oder einer behinderten Nasenatmung (z. B. Adenoide bei Kindern, → 36.5.4) mit daraus resultierender Verengung der Atemwege sein. In jedem Alter begünstigt Übergewicht das Schnarchen. Lautes Schnarchen ist auch eines der Leitsymptome des **Schlafapnoesyndroms** (→ 23.12).

Schluckauf

Schluckauf *(Singultus)* ist Folge einer Reizung des Nervus phrenicus. Dieser versorgt das Zwerchfell und gibt den Impuls für eine ruckartige Kontraktion des Zwerchfells, die plötzlich Luft in den Brustkorb einströmen lässt. Der N. phrenicus kann gereizt werden, wenn zu viel Luft geschluckt wurde und eine Luftblase im Magen auf den Nerv drückt. Auch kalte Getränke und Operationen im Oberbauch können einen Schluckauf auslösen. Gelegentlich tritt ein (besonders hartnäckiger) Schluckauf ohne erkennbare Ursache auf.

Stridor

Ein **Stridor** (*lat.:* Zischen, Pfeifen) ist ein pfeifendes Atemgeräusch und entsteht bei verengten Atemwegen. Diese Verengung behindert den Luftstrom, sodass die Atmung meist verlängert und erschwert ist. Häufig tritt gleichzeitig eine Dyspnoe (→ 3.3.10) auf.

Ein **inspiratorischer Stridor** entsteht bei der Einatmung infolge einer Verengung der *großen extrathorakalen* Atemwege, z. B. bei einem Pseudokrupp-Anfall (→ 36.8.3) oder bei Einengung der Trachea durch eine vergrößerte Schilddrüse.

Der **exspiratorische Stridor** während der Ausatmung ist Folge einer Verengung in den *kleinen intrathorakalen* Atemwegen und kommt z. B. beim Asthma bronchiale (→ 23.5) und COPD (→ 23.6) vor.

Auch ein kombinierter in- und exspiratorischer Stridor ist möglich.

NOTFALL! Gleichzeitiges Auftreten von Atemnot und Stridor ist Zeichen eines Notfalls (Verhalten → 14.2, → 14.3).

Rasseln, Rasselgeräusche

Rasselatmung bei Sterbenden → 20.3.6

Rasselgeräusche *(RG)* sind pathologische Atemgeräusche in den Bronchien. Unterschieden werden **trockene Rasselgeräusche** und **feuchte Rasselgeräusche,** deren genaue Differenzierung im Rahmen der Auskultation (→ 42.3) mittels Stethoskop erfolgt.

Das als **Trachealrasseln** bezeichnete feuchte Rasselgeräusch kann teilweise bereits auf große Distanz zum Patienten wahrgenommen werden. Dieses grobe, manchmal auch brodelnde Atemgeräusch wird durch Sekretmassen in der Trachea verursacht und tritt z. B. bei ausgeprägter Bronchitis (→ 23.4.2) oder einem Lungenödem (→ 21.6.3) auf.

Giemen und Brummen

Giemen und **Brummen** sind trockene Atemgeräusche, die z. B. bei chronisch-obstruktiver Bronchitis (→ 23.6) oder Asthma bronchiale (→ 23.5) häufig zu beobachten sind. Meist tritt Giemen und Brummen während der Exspiration infolge verengter Bronchien oder durch das Schwingen von Schleimfäden in den Luftwegen auf.

3.2.7 Atemgeruch

Der Atem ist normalerweise (fast) geruchlos, abhängig von der Mundpflege, Zustand der Zähne und aufgenommenen Nahrungsmittel (z. B. Knoblauch, Zwiebeln, Alkohol). Ein unangenehmer **Atemgeruch** (*lat.* **Foetor** = übler Geruch) ist meist ein Krankheitszeichen.

Azetongeruch

Azetongeruch ist ein obstartiger Geruch, der während einer strengen Diät oder infolge anhaltendem Insulinmangel auftritt. Hierbei versucht der Körper durch Fettabbau Energie zu gewinnen. Dabei entstehen Ketonkörper (wie Azeton), die auch in die Atemluft gelangen. Typisch ist dies für das diabetische Koma (→ 26.6.4), oft zusammen mit einer Kußmaul-Atmung (→ 3.2.4).

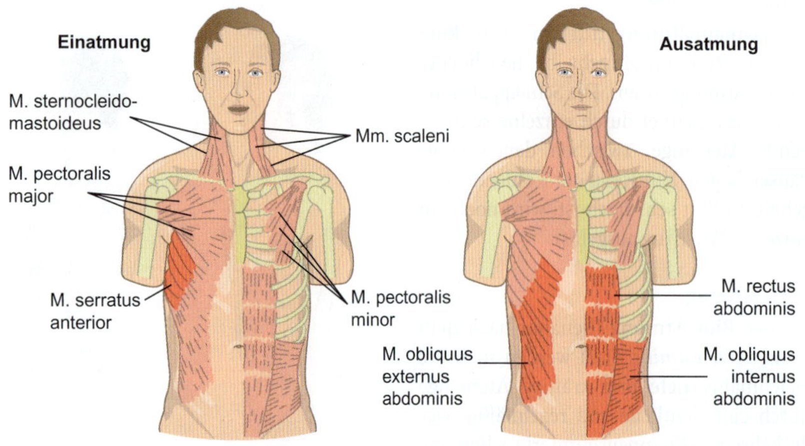

Abb. 3.5 Atemhilfsmuskulatur. Links Hilfseinatmer, rechts Hilfsausatmer. [L138, L190]

Ammoniakgeruch

Ammoniakgeruch (nach Salmiakgeist riechend) weist auf eine schwere Beeinträchtigung der Leberfunktion hin. Die Leber kann das Ammoniak, das beim Eiweißzerfall entsteht, nicht mehr abbauen (Leberkoma → 25.4.5). Nach Anreicherung im Blut gelangt das Ammoniak auch in die Atemluft und wird abgeatmet.

Foetor hepaticus

Foetor hepaticus (wie frische Leber) kann beim Leberversagen (*Leberzerfallkoma*, → 25.4.5) auftreten.

Fäulnisgeruch

Fäulnisgeruch (übel riechend bis jauchig-stinkend) weist auf Zerfallsprozesse in den Atemwegen hin, etwa bei Lungengangrän oder Lungenkarzinom (→ 23.9.1).

Eitergeruch

Ein fade-süßlicher **Eitergeruch** kennzeichnet bakterielle Infektionen und ist charakteristisch bei akuter Bronchitis, Pneumonie oder Diphtherie.

Foetor uraemicus

Foetor uraemicus (urinartiger Geruch) tritt im Endstadium des Nierenversagens (*Urämie*, → 33.5.8) auf.

> **Patientenberatung**
> Die Pflegenden vermitteln dem Patienten und evtl. seinen Angehörigen in einem einfühlsamen Gespräch den Zusammenhang zwischen Erkrankung und Atemgeruch. Sie achten auf regelmäßige Mundpflege (→ 6.7.4) und auch darauf, dass das Zimmer häufig gelüftet wird.

3.2.8 Husten

> **DEFINITION**
> **Husten:** Heftige Ausatmung gegen die zunächst geschlossene, dann plötzlich geöffnete Stimmritze *(Glottis)*, um Bronchialsekret *(Sputum)*, Fremdkörper, schädliche Gase oder Partikel aus den Atemwegen zu entfernen.

Der **Hustenreflex** ist ein Schutzreflex, der die Atemwege von Fremdkörpern und anderen schädigenden Reizen befreit. Das Abhusten von Bronchialsekret beruht ebenso wie das Räuspern auf diesem Schutzmechanismus. Auch das Einatmen trockener Luft (Heizungsluft) kann den Hustenreflex auslösen.

Husten gilt als Leitsymptom von Atemwegserkrankungen und zählt zu den am meisten vorgebrachten Beschwerden in der allgemeinärztlichen Praxis.

Meist ist es ein harmloses Symptom, das v. a. bei Erkältungen auftritt. Bei Begleiterscheinungen wie Fieber oder Atemnot und bei starken Rauchern kann es sich aber um ein Symptom einer Erkrankung (→ Tab. 23.2) handeln, sodass eine Abklärung erfolgen sollte.

Von *chronischem Husten* spricht man, wenn dieser länger als acht Wochen anhält [2]. Dann ist abzuklären, ob eine ernst zu nehmende Krankheit, z. B. eine chronisch-obstruktive Bronchitis (→ 23.6), vorliegt.

Bei Kindern ist wiederkehrender Reizhusten häufig Zeichen einer bronchialen Obstruktion, z. B. bei Asthma bronchiale (→ 23.5).

Es lassen sich verschiedene Arten des Hustens beobachten. Nach Häufigkeit, Dauer und Schleimsekretion werden unterschieden:

- **Akuter Husten,** z. B. bei einer akuten Bronchitis oder bei einer Lungenentzündung, mit einer Dauer von bis zu drei Wochen. Kann ein Hinweis auf Infektion mit COVID-19 (→ 30.8.10) sein
- **Subakuter Husten,** als postinfektiöser Husten, z. B. nach Virusinfekten der Atemwege mit einer Dauer bis zu acht Wochen
- **Chronischer Husten,** z. B. nach langjährigem Rauchen bei chronischer Bronchitis, chronisch-obstruktiven Lungenerkrankungen (→ 23.6), Asthma bronchiale, Lungenkarzinom oder Tuberkulose
- **Produktiver Husten,** der Sekret, das von der Bronchialschleimhaut gebildet wurde (mehr als 30 ml pro Tag), löst und aus der Lunge befördert
- **Unproduktiver Husten** *(trockener Reizhusten)*; es wird kein Sekret abgehustet. Unproduktiver Husten tritt auf bei Atemwegsreizungen, aber auch bei ernsten Erkrankungen wie dem Bronchialkarzinom oder bei Keuchhusten (*Pertussis*, → 30.7.10); unproduktiver Husten ist für den Betroffenen besonders quälend und erschöpfend.

3.2.9 Sputum

> **DEFINITION**
> **Sputum** *(Auswurf, Expektoration):* Ausgehustetes Bronchialsekret. Abgesehen von geringen Mengen gelegentlichen, glasig-hellen Sputums immer pathologisch.

Bei zahlreichen Erkrankungen, aber auch bei Rauchern, wird vermehrt Bronchialsekret gebildet, dabei kann die Beschaffenheit des **Sputums** sehr unterschiedlich sein. Patienten können das Sputum jedoch nur selten beschreiben, da sie es unbemerkt oder bewusst verschlucken.

Neben Farbe, Menge, Geruch und Beschaffenheit des Sputums wird auch auf Beimengungen wie Eiter, Blut, Nahrungsreste oder Gewebeteile geachtet, die gelegentlich mit bloßem Auge erkennbar sind (→ Tab. 3.4). Im Labor werden mit dem Mikroskop u. a. Bakterien, Pilze oder Tumorzellen festgestellt.

> **Sputum kann Ekel erzeugen**
> Auszubildende in der Pflege haben im Umgang mit Sputum und anderen Ausscheidungen nicht selten Ekelgefühle (→ 16.4.2). Pflegefachpersonen sollten Ekel zum Thema machen, Auszubildende sich trauen, darüber zu sprechen.

Tab. 3.4 Charakteristische Sputumbeobachtungen bei verschiedenen Erkrankungen.

Beobachtung	Erkrankung
Zäh, fadenziehend, glasig	Asthma bronchiale (→ 23.5)
Weißlicher Schleim, vor allem morgens und in größerer Menge abgehustet	Chronische Bronchitis, sog. „Raucherhusten" (→ 23.6)
Eitrig, grüngelb, oft leicht süßlich riechend	Bakterielle Infektion der Atemwege, z. B. eitrige Bronchitis, Lungenentzündung, Lungenabszess (→ 23.4.4)
Übel bzw. faulig riechend	Gewebezerfall der Lunge, z. B. bei Bronchialkarzinom (→ 23.9.1)
Rotbraune Verfärbungen	Geringe Blutmengen bei Lungenentzündung, Bronchialkarzinom (→ 23.9.1), Tuberkulose (→ 23.4.5), Lungenembolie (→ 23.11.1)
Dünnflüssig, schaumig, evtl. leicht blutig	Akutes Lungenödem (→ 21.6.3)
Reichlich, zäh	Mukoviszidose (→ 23.14)

Die Sputummenge kann bei Infekten oder Bronchiektasen (sackförmige Ausbuchtungen im Lungengewebe) bis zu zwei Liter täglich betragen. Große Mengen an Sputum sind in der Flüssigkeitsbilanz (→8.1.2) zu berücksichtigen.

Hämoptyse und Hämoptoe

Erstmaßnahmen bei Hämoptoe →Tab. 23.2

DEFINITION

Hämoptyse: Aushusten von blutigem Sputum oder geringen Blutmengen.

Hämoptoe: Aushusten größerer Blutmengen.

Hämoptyse und Hämoptoe werden als **Bluthusten** zusammengefasst.

Bereits eine starke Bronchitis oder eine Pneumonie können zu einer **Hämoptyse** führen, manchmal nur als rotbraune Fädchen sichtbar. Besonders bei älteren Menschen ist blutiges Sputum aber oft Zeichen einer schweren Erkrankung, z. B. eines Lungenkarzinoms oder -infarkts. Die Ursache kann auch außerhalb der Lunge liegen, etwa bei Herzerkrankungen mit Lungenstauung (→21.6.3) oder Gerinnungsstörungen (→27.9).

Abzugrenzen sind die **Hämatemesis** (*Bluterbrechen*, →24.2.4) sowie Blutungen aus Nase oder Rachen.

Sputumgewinnung

Bakteriologische und zytologische Untersuchung von Sputum →23.3.1

Zur Untersuchung von Sputum auf Erreger oder Zellen eignet sich am besten **Morgensputum** *(Nüchternsputum)*, d. h., Sekret, das vor dem Frühstück und vor dem Zähneputzen ohne Beimengung von Speichel in einem sterilen, beschrifteten Gefäß aufgefangen wurde. Wichtig ist, dass der Patient nicht einfach Speichel ausspuckt, sondern mithilfe geeigneter Abhustetechniken (→3.5.3) Sekret aus den unteren Abschnitten der Luftwege nach außen befördert. Eventuell sind Atem- und Physiotherapie, Hustenschule, weitere sekretlösende Maßnahmen (→3.5.3) und ggf. entsprechende Arzneimittel notwendig. Ist das erfolglos, kann ein bronchoskopisches Absaugen von Sekret in Betracht gezogen werden (→23.3.6).

Sputumuntersuchung

Die Sputumuntersuchung ist nur aussagekräftig, wenn tatsächlich Sputum eingeschickt wurde. Speichel und die darin enthaltenen physiologischen Bakterien verfälschen das Untersuchungsergebnis.

Umgang mit Sputum

Hygienischer Umgang erforderlich

Sputum ist **potenziell ansteckend.** Um sich selbst, Patienten und Besucher zu schützen, ist ein konsequent hygienisches Verhalten erforderlich.

Hygieneregeln im **Umgang mit Sputum:**

- Grundsätzlich Handschuhe tragen
- Direktes Anhusten durch den Patienten vermeiden, ggf. Mund-Nasenschutz tragen. Bei Verdacht oder nachgewiesenen infektiösen Atemwegserkrankungen, z. B. Tbc (→23.4.5), Influenza (→23.4.1), COVID-19 (→30.8.10), sind neben FFP2- oder FFP3-Masken zusätzliche Schutzkleidung gemäß Hygieneplan zu tragen (→Tab. 41.2)
- Bei Kontamination mit Sputum die betroffenen Stellen desinfizieren
- Abwurf für Papiertücher des Patienten direkt am Nachttisch ermöglichen (befestigter Abwurfbeutel oder in Nierenschale)
- Ggf. Einmal-Sputumbecher mit Deckel, zur gezielten Sputumbeobachtung verwenden. Becher mindestens einmal täglich wechseln.

3.2.10 Sauerstoffsättigung

Normalzustand

Atemintensität und -tiefe →3.3.2

Durch die Bestimmung der Sauerstoffsättigung (sO_2) im Blut wird beurteilt, wieviel Prozent (%) des Hämoglobins mit Sauerstoff (O_2) beladen sind. Der Normalwert liegt bei > 95 %. Bei Werten unter 90 % ist die Sauerstoffversorgung des Körpers unzureichend. Die Messung der Sauerstoffsättigung erfolgt z. B. über ein Pulsoximeter (→23.3.3).

SPICKZETTEL

Beobachtung der Atmung

Beobachtung der Atmung:

- Als Vitalzeichen bei: Neuaufnahme, Intensivpatienten, Patienten mit Herz- und Lungenerkrankungen, bei Sauerstofftherapie, postoperativ u. a.
- Einmalig, einmal täglich bis kontinuierlich (über Monitor).
- Frequenz über 1 Min. zählen, weitere Beobachtungskriterien beobachten und dokumentieren.

Physiologische Atmung (Eupnoe):
Unbewusst, regelmäßig, gleichmäßig tief in Beziehung zur Atemfrequenz (ökonomisch), geräusch- und geruchlos, ohne Anstrengung, Atemfrequenz in Abhängigkeit vom Alter.

Atemfrequenz:

- Abhängig vom Alter, Erwachsene 12–18 AZ/Min.
- Tachypnoe > 20 AZ/Min.; physiologisch z. B. bei körperlicher Anstrengung, pathologisch z. B. bei Fieber, Lungenerkrankungen.
- Bradypnoe < 12 AZ/Min.; physiologisch z. B. im Schlaf, pathologisch z. B. Vergiftung, Schädel-Hirn-Trauma.
- Apnoe = Atemstillstand.

Atemtiefe bzw. -intensität:

- Physiologisch: ökonomisch in Bezug auf Atemfrequenz und -tiefe, sodass Sauerstoff und Kohlendioxid im Blut im Normbereich sind.
- Hyperventilation: Atmung über der Notwendigkeit des Körpers → vermehrte Abatmung von Kohlendioxid.
- Hypoventilation und Minderbelüftung: Atmung unter der Notwendigkeit des Körpers → Anstieg von Kohlendioxid, (Gefahr von) Sauerstoffmangel (Hyoxämie, Hypoxie). Gefahr einer Atelektasenbildung.

Atemrhythmus:

- Physiologisch: Atemzüge sind regelmäßig, Ausatmung etwa doppelt so lange wie Einatmung.
- Pathologische Atemmuster: Kußmaul-Atmung, Cheyne-Stokes-Atmung, Schnappatmung, Biot-Atmung.

Atemtyp:

- Physiologisch: Bauch-, Brustatmung oder Mischung von beiden.
- Pathologisch: Einsatz der Atemhilfsmuskulatur (Auxiliaratmung), paradoxe Atmung.

Atem(neben)geräusche:

- Physiologisch: keine Atemgeräusche.
- Pathologisch: Schnarchen, Singultus, in- und exspiratischer Stridor, trockene und feuchte Atemnebengeräusche.

Atemgeruch:

- Physiologisch: abhängig von Mundpflege und aufgenommener Nahrung.
- Pathologisch: z. B. Geruch nach Ammoniak, nach frischer Leber, übel riechend-faulig, nach Urin.

Husten:
Leitsymptom bei Atemwegserkrankungen. Unterschieden in:

- Akuter, subakuter und chronischer Husten.
- Produktiver und unproduktiver Husten.

Sputum:
Leitsymptom bei Atemwegserkrankungen.
Beobachtet werden: Menge, Farbe bzw. Beimengungen, Geruch, Beschaffenheit.

3.3 Pflege bei Dyspnoe

DEFINITION

Dyspnoe *(Atemnot):* (Subjektives) Gefühl, „nicht genug Luft zu bekommen" und die Atemtätigkeit steigern zu müssen. Kann Vorstufe eines Atemstillstands sein und ist meist Ausdruck einer schweren Atmungsstörung und sollte immer ernst genommen werden.

Orthopnoe: Schwerste Atemnot. Die Atmung erfolgt unter Einsatz der Atemhilfsmuskulatur. Der Patient sitzt aufrecht, ringt nach Luft, ist unruhig und erlebt in dieser Notsituation meist größte Angst.

Dyspnoe kann vielfältige Ursachen haben (→ Tab. 23.2), daher ist es wichtig, auf die Umstände zu achten, unter denen eine Dyspnoe auftritt, und auf Begleitsymptome, da hieraus ggf. die Ursache oder Grunderkrankung abgeleitet werden kann. Am häufigsten tritt eine Dyspnoe bei bestehenden chronischen Lungen- oder Herzerkrankungen auf.

Die Pflegenden beobachten, welche körperlichen Anstrengungen zu einer Atemnot führen. Denn davon lässt sich der Schweregrad einer Dyspnoe beurteilen (→ Tab. 3.5).

Um die Wahrnehmungsfähigkeit des Patienten für seine Atemsituation zu verbessern, kann die **Borg-Skala** verwendet werden. Der Patient kann auf dieser Skala von 0 bis 10 angeben, wie stark seine Atemnot ist. 0 bedeutet keine Anstrengung und Atemnot, 10 bedeutet maximale Anstrengung und Atemnot. Dadurch wird es dem Patienten auch möglich, selbst seine Therapie, z. B. durch den Einsatz seiner Bedarfsmedikamente, anzupassen. Die Werte dokumentieren den Krankheitsverlauf als auch die Therapiewirksamkeit. Hinweise zur Anwendung der Borg-Skala unter [4].

Tab. 3.5 Schweregrade der Dyspnoe. (Modifizierter MRC-Score) [3]

	Beobachtung
Grad 0	Atemnot nur bei außergewöhnlicher Belastung
Grad I	Atemnot beim Treppensteigen, Bergaufgehen
Grad II	Atemnot beim Gehen in der Ebene
Grad III	Muss wegen Atemnot nach 100 m anhalten
Grad IV	Atemnot beim An-/Ausziehen; zu kurzatmig, um das Haus zu verlassen

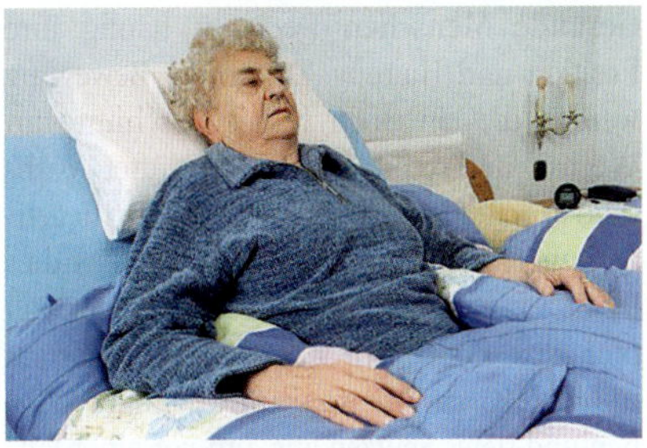

Abb. 3.6 Patientin mit Dyspnoe, die zur Atemerleichterung mit erhöhtem Oberkörper positioniert ist. Zur Unterstützung der Atemhilfsmuskulatur sind ihre Arme zusätzlich leicht abgespreizten und auf Kissen gelagert. [K115]

Symptome

- Kurzatmigkeit: Tachypnoe mit ungenügender Atemtiefe der einzelnen Atemzüge, die Atemfrequenz kann erhöht oder erniedrigt sein (→ 3.3.1)
- Patient ringt sichtbar nach Atem
- Beklemmungsgefühl, Unruhe, Angst
- Atemgeräusche: Rasseln, Giemen, Stridor (→ 3.3.6)
- Einsatz der Atemhilfsmuskulatur sichtbar (Auxiliaratmung)
- Patienten mit schwerster Dyspnoe sitzen mit aufgerissenen Augen und einem Gesichtsausdruck voller Panik und Todesangst im Bett und ringen nach Luft.

Dyspnoe-Zeichen beim Säugling

Gerade beim Säugling sind die Zeichen einer Atemnot oft diskret und nicht mit denen beim Erwachsenen zu vergleichen. Ein Stöhnen bei der Atmung (Stridor), Bewegungen der Nasenflügel mit der Ein- und Ausatmung („Nasenflügeln") oder Einziehungen am unteren Thoraxrand, an den Schlüsselbeingruben oder zwischen den Rippen können einzig sichtbare Zeichen einer Atemnot sein (→ Abb. 34.89).

Pflege

Peak-Flow-Messung (→ 23.3.2)

Patienten mit einer schweren Dyspnoe empfinden Panik bis hin zur Todesangst. Hilflosigkeit und Erregung verstärken die Atemnot; so kann – auch bei nicht lebensbedrohlichen Erkrankungen – ein Teufelskreis entstehen. Zentrales Pflegeziel ist daher, der Angst des Patienten entgegenzuwirken.

Atemnot betrifft alle Lebensbereiche eines Menschen. Sie raubt ihm den Schlaf mit der Konsequenz, dass die zunehmende Erschöpfung seine Atemnot weiter steigert.

Die Atemnot kann Gespräche derart erschweren, dass der Patient versucht, sich nonverbal mitzuteilen (→ 39.1.2). Entsprechend nehmen die Pflegenden Blickkontakt mit dem Betroffenen auf und reagieren auch auf Gesten und Mimik. Jede Verbesserung der Atmung mindert die Angst des Patienten und stärkt damit das Vertrauen in die Pflegenden.

NOTFALL! Erstmaßnahmen bei Atemnot:

- Patienten nicht allein lassen, ihm das Gefühl von Ruhe und Sicherheit vermitteln
- Evtl. über die Rufanlage Hilfe holen. In der ambulanten Pflege ggf. Notruf (Telefon: 112) absetzen
- Aufgeregte Mitpatienten oder Besucher aus dem Zimmer bitten; bei Kindern verstärkt sich jedoch die Angst, wenn ihre Eltern oder Bezugspersonen aus dem Zimmer geschickt werden. Pflegende wirken daher auf betroffene, aufgeregte Eltern beruhigend ein, damit diese bei ihrem Kind bleiben können, ohne dessen Panik zu verstärken
- Bei bereits verordneter Notfall- oder Bedarfsmedikation: Medikament nach Anordnung verabreichen
- Oberkörperhochlage, bei bekannter Herzinsuffizienz zusätzlich Beine tief positionieren
- Atemhilfsmuskulatur unterstützen, z. B. die Arme leicht vom Brustkorb abgespreizt auf ein Kissen oder die gepolsterte Nachttischplatte abstützen oder den Patienten z. B. im Kutschersitz (→ Abb. 3.18) sitzen lassen
- Beengende Kleidung entfernen, evtl. Fenster öffnen
- Sauerstoffgabe unter Beobachtung bzw. nach Anordnung (→ 3.5.5). **Vorsicht:** Wird der Patient dann plötzlich ruhiger, kann dies für eine Verbesserung der Atemsituation sprechen, aber auch ein Hinweis auf einen Anstieg des pCO_2 mit drohender Kohlendioxidnarkose (→ 3.5.5) sein
- Ggf. Patienten zu ökonomischer Atmung anleiten, z. B. zur dosierten Lippenbremse (→ 3.5.2)
- Ggf. Bronchialsekret absaugen (→ 3.5.4)
- Bewusstseinslage, Hautfarbe, Atmung, Blutdruck und Pulsfrequenz engmaschig kontrollieren, wenn möglich Pulsoximetrie (→ 23.3.3). Geschehen dokumentieren
- Je nach Zustand Verlegung des Patienten auf die Intensivstation bzw. Intubation vorbereiten.

Prävention und Gesundheitsberatung

Bei **akuter Atemnot** ist der Patient meist nicht fähig, auf Anleitungen sein Atemmuster noch willentlich zu beeinflussen (z. B. auf Lippenbremse einzugehen).

Liegt eine **chronische Erkrankung** vor, bei der immer wieder Atemnot auftreten kann, sollten Patient und Angehörigen im anfallsfreien Intervall zu atemunterstützenden Körperpositionen und Atemtechniken angeleitet werden. Diese können der Atemnot entgegenwirken und im Fall der beginnenden Atemnot automatisch „abgerufen" werden. Pflegende empfehlen Patienten, die noch keine Schulung erhalten haben, die Teilnahme an standardisierten Schulungsprogrammen, z. B. für Asthma bronchiale (→ 23.5) oder COPD (→ 23.6). Auch das Erlernen der Peak-Flow-Messung (→ 23.3.2) durch den Patienten ist sehr sinnvoll. Die situative Einschätzung der persönlichen Atemsituation mithilfe des Peak-Flows ermöglicht dem Patienten im Rahmen seiner verordneten Therapie mehr Sicherheit.

3.4 Unterstützung der Atmung und Pneumonieprophylaxe

Pneumonie → 23.4.4

3.4.1 Risikoeinschätzung

Atembeeinträchtigung einschätzen

Die Einschätzung und Beurteilung der Atmung erfolgt anhand der einzelnen Beobachtungskriterien (→ Tab. 3.6) sowie der Selbsteinschätzung des Patienten. Im „klinischen Bild" zeigt sich eine Verschlechterung der Atemleistung meist schon, bevor Laborwerte oder Röntgenbild dies anzeigen.

Im deutschsprachigen Raum gibt es bislang kein wissenschaftlich ausreichend überprüftes Assessmentinstrument zum Erfassen von Atembeeinträchtigungen und Pneumoniegefährdung [5]. Dennoch ermöglicht z. B. die *Atemskala nach Christel Bienstein* eine umfassende Risikoeinschätzung zur Pneumoniegefährdung.

Pneumoniegefährdete Patienten

DEFINITION

Pneumonie *(Lungenentzündung):* Entzündung des Lungenparenchyms, vorrangig durch Bakterien, Viren, Pilze oder eingeatmete Stoffe. Eine **nosokomiale Pneumonie** wurde im Krankenhaus bzw. als Folge von medizinisch-pflegerischen Maßnahmen erworben (→ 23.4.4).

Gesunde Menschen wechseln häufig ihre Position und Haltung. Durch die Bewegung werden die einzelnen Lungenabschnitte im Wechsel unterschiedlich stark belüftet. Während in Seitenlage z. B. der jeweils oben liegende Lungenflügel besser belüftet wird, ist dies im Sitzen eher bei der Lungenspitze der Fall (vor allem mit vollem Magen). Ist der Mensch müde, löst das Atemzentrum häufiges Gähnen und tiefes Seufzen aus, um vor einer länger dauernden Phase geringer Belüftung nochmals alle Lungenanteile zu entfalten.

Diese Mechanismen sind beim **bettlägerigen Patienten** stark eingeschränkt und können zu einer Minderbelüftung der Lunge (→ 3.2.3) führen, die durch eine Brustatmung noch zusätzlich begünstigt werden kann. Bettruhe und Mobilitätseinschränkung können somit das Atemvolumen wesentlich reduzieren [6]. Folge ist, dass die Alveolen kollabieren und sich ihre Wände aneinanderlegen, eine Atelektase ist entstanden (→ 3.2.3). Damit ist ein idealer Nährboden für Bakterien geschaffen. Zusätzlich begünstigen eine aus der Minderbelüftung resultierende Mangeldurchblutung sowie ein Bronchialsekretstau die Entstehung einer Pneumonie (→ 23.4.4).

Außer bei immobilen und bettlägerigen Patienten ist das **Risiko einer Atembeeinträchtigung** [7] besonders hoch für Menschen:

- Im Alter unter einem Jahr oder über 65 Jahre
- Mit schwerer Grunderkrankung oder Abwehrschwäche
- Mit einer bestehenden Lungen- oder Herzerkrankung
- Nach chirurgischen Eingriffen im Brust- oder Bauchraum
- Mit (meist schmerzbedingter) Schonatmung
- Während oder nach einer Beatmungstherapie
- Mit eingeschränktem Bewusstsein oder Bewusstlosigkeit
- Die rauchen.

Auch **Säuglinge** im ersten Lebensjahr sind besonders gefährdet, eine Pneumonie zu entwickeln.

3.4.2 Ziele der Atemunterstützung

Ziele der Atemunterstützung sind:

- Die Belüftung (Ventilation) der Lunge zu fördern

Tab. 3.6 Kriterien zur Beobachtung und Risikoeinschätzung einer Atembeeinträchtigung und des Pneumonierisikos [6].

Kriterium zur Risikoeinschätzung	Pflegeanamnese und Krankenbeobachtung
Bewegung, Mobilität	• Ist der Patient immobil oder in der Bewegung eingeschränkt? • Wirkt der Patient antriebslos oder inaktiv?
Schmerzen und Schonhaltung	• Vermeidet der Patient tiefes Atmen aufgrund von Schmerzen? • Erfolgte ein operativer Eingriff am Thorax oder Abdomen? • In welcher Haltung schläft der Patient?
Bestehende Atemwegserkrankungen	• Besteht eine akute infektiöse Atemwegserkrankung (z. B. Bronchitis, Sinusitis) oder liegt eine chronische Atemwegs- oder Herzerkrankung vor (z. B. Asthma, COPD, Herzinsuffizienz)? • Besteht eine berufliche Gefährdung/Disposition bzgl. der Atemwege (Stäube, Allergene)? • Ist der Patient gegen Influenza- oder Pneumokokken geimpft?
Rauchen	Raucht der Patient? Wenn ja, wie lange, wieviel? (Packjahre → 23.1.3)
Atembeobachtung	• Wie sind die Atemparameter, insbesondere die Atemfrequenz und Sauerstoffsättigung? • Hustet der Patient, ist Sputum vorhanden und kann das Sekret abgehustet werden? • Treten Atemgeräusche auf?
Interventionen	• Hatte der Patient eine Intubationsnarkose? • Wird der Patient maschinell beatmet?
Aspiration	• Hat der Patient Schluckstörungen oder ist sein Bewusstsein eingeschränkt? • Liegt eine Magen-/Ernährungssonde?
Immunsystem	Besteht eine Abwehrschwäche?
Atembeeinträchtigende Medikamente	Nimmt der Patient Beruhigungsmittel, Opiate oder Muskelrelaxanzien ein?
Atemunterstützende Maßnahmen	Wurde der Patient in der Durchführung von Atemtraining angeleitet und übt der Patient regelmäßig?

- Einer Minderbelüftung und Atelektasenbildung (→ 3.2.3) entgegenzuwirken
- Eine Sekretansammlung in den Atemwegen zu verhindern bzw. zu beseitigen.

Damit soll der Entstehung einer sekundären Pneumonie (Lungenentzündung infolge eines anderen Krankheitsgeschehens, → 23.4.4, → Tab. 23.4) entgegenwirkt werden. Atelektasen und Pneumonie sind gefürchtete Komplikationen bei Risikopatienten, weil sie zu einer (weiteren) Beeinträchtigung der Atmung führen.

Atemunterstützung und Pneumonieprophylaxe

Unter dem Begriff **atemunterstützende Maßnahmen** werden Maßnahmen zusammengefasst, mit denen sich Atembeeinträchtigungen verhüten lassen sowie die Atmung verbessert werden kann.

Der Begriff **Pneumonieprophylaxe** bezieht sich streng genommen nur auf die Gefahr einer Lungenentzündung. Alle atemunterstützenden Maßnahmen werden auch unter diesem Begriff zusammengefasst. Inzwischen haben unterschiedliche Studien den Nachweis erbracht, dass verschiedene vorbeugende Pflegemaßnahmen geeignet sind, die Atmung zu unterstützen und die Reinigungsleistung der Atemwege zu verbessern und damit Folgeerkrankungen zu verhindern [8].

Prophylaxe der nosokomialen Pneumonie

Jedes Jahr werden in Deutschland etwa 75.000–112.000 Pneumonien als Folge einer stationären oder medizinischen Maßnahme erworben (→ 30.2.3) [9]. Sowohl hygienische (→ 41.2) als auch atemunterstützende Maßnahmen sind von entscheidender Bedeutung, um nosokomiale Pneumonien zu vermeiden. Relevante Hygienemaßnahmen sind:

- Regelmäßige und gewissenhafte Händedesinfektion (→ 41.2.3)
- Einhalten der Basishygiene (→ 41.2)
- Hygienisch korrektes Verhalten, insbesondere z. B. beim Absaugen von Atemwegssekret, bei der Intubation und Beatmungstherapie oder im Rahmen der Sauerstoff- und Inhalationstherapie [10]
- Gute Mundhygiene (→ 6.7).

Vorbeugung einer Atembeeinträchtigung

Entsprechend dem Grad der **Atembeeinträchtigung** und den Ressourcen des Patienten erarbeiten Pflegende gemeinsam mit dem Patienten einen Plan, der individuelle Ziele der prophylaktischen Pflegemaßnahmen umfasst (→ Tab. 3.7, [11]).

Tab. 3.7 Mögliche Risikofaktoren und Ursachen einer Atembeeinträchtigung und geeignete Maßnahmen zur Prophylaxe.

Atembeeinträchtigung und deren Ursachen	Pflegerische Maßnahme
Infektion der Atemwege	
• Störung der normalen Mundflora • Mangelhafte Mundhygiene • Erkrankungen der Mundhöhle, z. B. Mundsoor • Immunschwäche • Kontamination der Atemwege durch invasive und nichtinvasive Maßnahmen	• Hygienische Händedesinfektion • Strikte Basishygiene (→ 41.2), insbesondere bei: Inhalation (→ 3.5.3), O_2-Gabe (→ 3.5.6), Beatmung (→ 45.3.3), Tracheostoma (→ 36.1.6), Absaugen von Atemwegssekret (→ 3.5.5) • Regelmäßige Schleimhautinspektion • Mund- und Nasenpflege (→ 6.7) [12]
Unzureichende Lungenbelüftung	
• Eingeschränkte Atemmechanik (z. B. durch Immobilität), ungünstige Atemmuster (z. B. Brustatmung), ungünstige Positionierung (z. B. Herabrutschen im Bett in Oberkörperhochlage), Erschöpfung, Störungen des Atemzentrums (etwa bei Vergiftungen) • Schmerzbedingte Schonatmung • Atelektasen (durch Verlegung der Atemwege mit Sekret oder nach OP)	• Frischluft, Stoßlüften des Zimmers • (Früh-)Mobilisation (→ 3.5.2, 9.6) • Effektive Schmerzmitteltherapie (nach Anordnung, → 13.3) • Atemübungen und Atemtraining, PEP-Atmung (→ 3.5.2) • Atemtraining mit Geräten (→ 3.5.2) • Atemunterstützende Positionen (→ 3.5.2) • Atemstimulierende Einreibung (→ 3.5.2) • Sauerstoff verabreichen (nach Anordnung, → 3.5.5)
Vermehrte Sekretansammlung in den Atemwegen	
• Vermehrte Sekretproduktion (Rauchen, Bronchitis, Asthma bronchiale, nach Narkose) • Sehr zähes Sekret (Asthma bronchiale, Mukoviszidose) • Mangelndes Abhusten bei Schmerzen, Erschöpfung, Bewusstseinsstörungen, Intubation	• Regelmäßige und ausreichende Flüssigkeitszufuhr (KI beachten) (→ 7.12.2) • Sekretmanagement: sekretverflüssigende, -lösende und -entleerende Maßnahmen (→ 3.5.3) • Ggf. Schmerztherapie (→ 13.3, → 13.4, → 13.5) • Ggf. Raucherentwöhnung (→ 23.1.3)
Aspiration (→ 7.10)	
• Unfähigkeit, richtig zu kauen und zu schlucken, z. B. nach Schlaganfall • Bewusstseinsstörungen • Narkose (insbesondere bei Intubationsnarkose) • Regurgitation (Zurückströmen von Magensaft in die Mundhöhle), Einatmen von Erbrochenem oder Magensaft • Enterale (nasale) Ernährungssonde: Sonde behindert Sphinkterverschluss; Gefahr von Reflux *(Zurückfließen)* von Sondenkost • Nahrungskarenz, Antazida • Fremdkörperaspiration, insbesondere bei Kindern < 3 Jahre	• Angemessene Ernährung, Hilfestellung bei der Nahrungsaufnahme • Schlucktraining (nicht bei nasaler Sonde!) • Oberkörper erhöht positionieren (30–45°) bei nasoenteraler Sonde • Kontrolle der Sondenlage vor Verabreichen der Sondenkost • Bei Risikopatienten: funktionsfähiges Absauggerät bereithalten • Bei Kindern: kleinteiliges Spielzeug vermeiden

Patientenberatung

Information, Schulung, Beratung und Anleitung → Kap. 40

Ein informierter Patient kann auf die Entwicklung seiner Gesundheit entscheidenden Einfluss nehmen.

Besonders bei der Anwendung von Atemtrainingsgeräten (z. B. SMI-Trainer, → 3.5.2) oder Inhalationen (→ 3.5.3) ist ein kooperativer Patient, der die Motivation für das Training aufbringt, entscheidend. Die Pflegenden nehmen sich deshalb Zeit, den Patienten mit dem Gerät vertraut zu machen und dessen Funktion zu erklären und stehen für Fragen zur Verfügung. Bei operativen Eingriffen an Brust- oder Bauchraum ist es besonders wichtig, den Patienten schon vor der Operation in die pneumonieprophylaktischen Maßnahmen einzuweisen und gezielt anzuleiten [13]. Bei chronischen Lungenerkrankungen, z. B. Asthma bronchiale (→ 23.5) oder Lungenemphysem (→ 23.7), wird den Patienten empfohlen, im Zusammenhang mit der Atmung ein Tagebuch zu führen. Spezielle Informationsblätter helfen Betroffenen, sich über ihre Krankheit zu informieren und sich im Notfall richtig zu verhalten.

Besonderheiten bei älteren Menschen

Um **ältere Menschen** vor einer Pneumonie zu bewahren, ist es von größter Bedeutung, ihre Mobilität zu erhalten, zu fördern oder wiederherzustellen (Prävention von Bettlägerigkeit →9.4). Für eine ausreichende Ernährung und Flüssigkeitsaufnahme sowie eine gründliche Mundhygiene (→6.7) ist zu sorgen. Verschiedene Studien belegen die Bedeutung einer guten Mundhygiene für das Reduzieren des Pneumonierisikos bei älteren Menschen in Pflegeeinrichtungen [14].

Für Menschen ab 60 Jahren empfiehlt die *Ständige Impfkommission (STIKO)* am *Robert Koch-Institut* eine Impfung gegen Influenza und Pneumokokken (→Tab. 30.4) [15]. Allerdings schützt diese Impfung nicht gegen alle Erreger infektiöser Pneumonien. Die Letalitätsrate von Bewohnern von Pflegeeinrichtungen kann auch durch eine hohe Immunisierungsrate des Personals gesenkt werden. Bei medizinischem Personal liegt die durchschnittliche Influenza-Impfrate allerdings unter 30 % [16].

COVID-19 →30.8.10

3.4.3 Ventilationsfördernde Maßnahmen

Als **ventilationsfördernde Maßnahmen** gelten alle Maßnahmen, welche die Ventilation *(Belüftung)* der Lunge verbessern. Ist die Atmung krankheitsbedingt eingeschränkt, etwa infolge einer Lungen- oder Herzerkrankung, bei Immobilität oder infolge schmerzbedingter Schonatmung (z. B. nach OP im Bauch- oder Brustbereich), kommt es zu einer Hypoventilation und Minderbelüftung der Lungen (→3.3.2). Jetzt werden Maßnahmen zur Ventilationsförderung erforderlich [17].

Mobilisation, Frühmobilisation

Körperliche Aktivität ist für eine ausreichende und gleichmäßige Belüftung aller Lungenpartien unverzichtbar. Daher wird, auch bei schweren Erkrankungen oder Operationen, so früh wie möglich mit der Mobilisation (→9.6, →44.5.4) begonnen. Je nach Belastbarkeit soll der Kranke unter tiefem Durchatmen so oft wie möglich:

- Sich im Bett aufsetzen
- Aufstehen (mit Hilfe)
- Vor dem Bett auf der Stelle treten
- Im Zimmer oder auf dem Flur umhergehen.

Die Pflegenden unterstützen den Patienten und fordern mobile Patienten auf, so oft wie möglich aufzustehen.

Physiotherapeutische Übungen zur Erhaltung oder Förderung der Mobilität werden ärztlich angeordnet.

Bewegung fördert die Atmung

Jede Bewegung, Mobilisation und jeder Positionswechsel wirken atmungsfördernd:

Atemübungen

Richtiges Atmen erfordert eine gute Körperhaltung, ausreichend Bewegung und frische Luft. Diese Voraussetzungen sind leider nicht für alle Patienten gegeben. **Atemübungen** helfen, Fehlatmungen zu beheben, die Lunge besser zu belüften und den Selbstreinigungsmechanismus der Atemwege anzuregen. Bereits einfaches, tiefes Durchatmen ist wirkungsvoll, es fördert das körperliche und seelische Wohlbefinden. Die Pflegenden sollten sich der großen Wirkung dieser einfachen Maßnahme bewusst sein und immer wieder ein wenig Zeit hierfür einplanen.

Damit der Patient bei den Übungen so viel frische Luft wie möglich einatmen kann, wird das Zimmer – in Absprache mit dem Patienten – vorher gelüftet. Ist zu erwarten, dass die Übungen aufgrund von Schmerzen nicht richtig ausgeführt werden können, erhält der Patient vorab eine ausreichende Schmerzmittelgabe (→13.3).

Patientenanleitung zum Atemtraining

Atemübungen und Atemtraining gehören zum Aufgabenbereich der Pflege und der Physiotherapie (→43.6.1). Da sich im Pflegealltag viele Möglichkeiten bieten, die Atmung des Patienten wirkungsvoll zu unterstützen, ist eine gute Absprache und Zusammenarbeit der beiden Berufsgruppen wichtig.

Luftqualität

Gute Luftqualität ist eine wesentliche Voraussetzung für die ungestörte Atmung. Durch regelmäßiges Stoßlüften (Fenster so oft wie möglich ganz öffnen, mind. 3- bis 4-mal am Tag) können das Wohlbefinden gefördert und Krankheitserreger in der Raumluft (Aerosole) reduziert werden. Patienten sind dabei vor Zugluft und Auskühlung zu schützen. Auch auf die schädigende Wirkung des Rauchens und Passivrauchens (→23.1.3) sollte hingewiesen werden.

Einfache Atemübungen

Die **einfachste Atemübung** ist das regelmäßige **tiefe Durchatmen** zur besseren Belüftung der Lungen, hierzu wird der Patient immer wieder motiviert. Auch häufiges Recken und Strecken sowie Lachen und Singen haben eine atemfördernde Wirkung.

Einfache Atemübungen, insbesondere für Kinder

Für Kinder eignen sich besonders Atemübungen mit spielerischem Charakter, z. B.:

- Langsames Aufblasen eines Luftballons mit wenigen, tiefen Atemzügen
- Seifenblasen pusten (→Abb. 3.7)
- Mit einem Strohhalm Flüssigkeiten aufwirbeln
- Mit dem Strohhalm einen Wattebausch über den Tisch pusten.

Hierbei wird die Atmung intensiviert und gegen Widerstand ausgeatmet (PEP-Atmung). Allerdings sind diese Übungen weniger steuerbar und müssen gut überwacht werden, damit es durch zu intensives Üben nicht zu einer Hyperventilation (→3.3.2) kommt. Exspiratorische Atemtrainer wie der Flow-Ball® sind für Kinder gut geeignet.

Kontaktatmen

Die **Kontaktatmung** (→Abb. 3.8) wird bei flacher Atmung, aber auch als Atemübung z. B. bei COPD eingesetzt. Sie intensiviert die Wahrnehmung der Atmung und kann zudem beruhigend wirken. Kontraindikationen bestehen nicht. Bauch- und Brustkorbatmung (→3.2.5) des Patienten werden bei der Kontaktatmung gezielt gefördert:

- Handflächen auf den Bauch und/oder den Brustkorb (links und rechts entlang der Axillarlinie) des Patienten legen
- Patienten auffordern, in die aufgelegten Händen hinzuatmen. Während der Inspiration den Händedruck etwas verstärken, damit der Patient seine Aufmerksamkeit dorthin richten kann und tiefer einatmet. Er versucht, mit ruhigen und tiefen Atemzügen gegen die Hände zu atmen

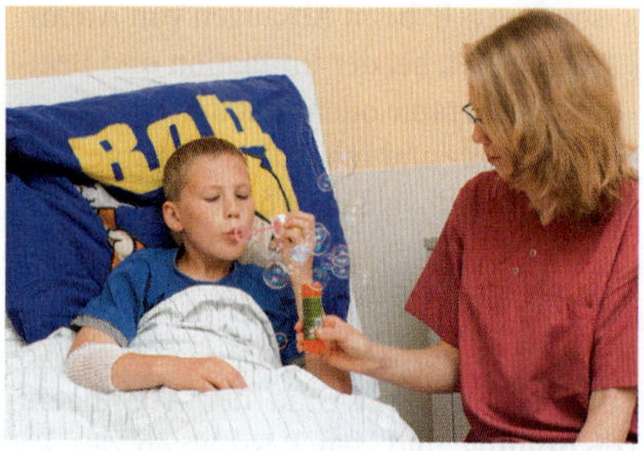

Abb. 3.7 Seifenblasen pusten als spielerische Form der Atemgymnastik. [K115]

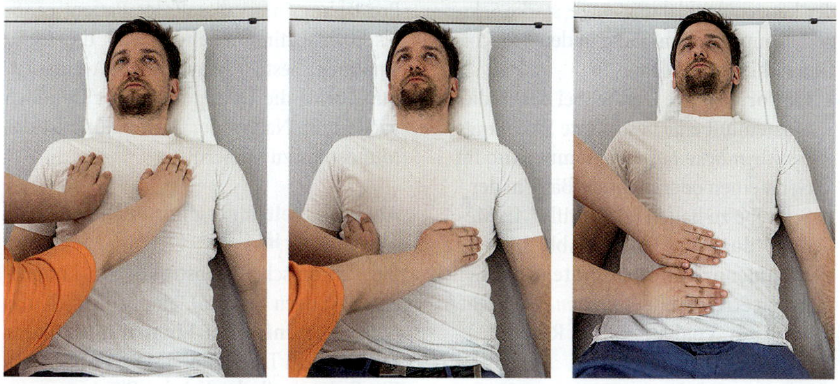

Abb. 3.8 Gezielte Bauch- und Brustatmung: Die Hände der Pflegenden helfen dem Patienten, die Atmung wahrzunehmen und gezielt zu intensivieren. [K115]

- Auch die Exspiration durch leichten Druck der Hände unterstützen. Durch diesen Reiz lernt der Patient, die Atembewegungen wahrzunehmen und zu steuern. Übung mehrmals am Tag (individuell dem Patienten angepasst) über jeweils 5–6 Atemzüge wiederholen.

Damit der Patient seine **Bauchatmung** intensiviert, die für eine gute Belüftung der unteren Lungenanteile wichtig ist, legt ihm die Pflegende beide Hände auf den Bauch. Zur Intensivierung der **Brustatmung** legt sie ihre Hände an die Rippen in der linken und rechten Axillarlinie an.

Exspiratorisches Atemtraining

Beim **exspiratorischen Atemtraining,** der **PEP-Atmung** *(PEP = **p**ositive **e**xspiration **p**ressure = positiver Ausatemdruck)* wird gegen einen Widerstand ausgeatmet. Während der Ausatmung entsteht so ein größerer Druck in den Bronchien als im Thorax. Dadurch wird das Tracheobronchiallumen stabilisiert und somit einem Bronchospasmus entgegengewirkt. Unterschieden werden:

- Körpereigene Atemtechniken ohne Hilfsmittel, z. B. dosierte Lippenbremse, Gähn- und Schnüffelatmung
- Techniken mit PEP-Geräten, apparatives Atemtraining.

VORSICHT! Da das **Atmen gegen Widerstand** den Druck in den Atemwegen erhöht, sind Atemübungen gegen Widerstand bei Patienten mit Lungenemphysem (→ 23.7) kontraindiziert. Es besteht die Gefahr, dass Emphysemblasen platzen und ein Pneumothorax (→ 23.10) entsteht.

Dosierte Lippenbremse

Bei der **dosierten Lippenbremse** erzeugen die Lippen eine körpereigene Stenose (→ Abb. 3.9), die eine Verengung der Bronchien verhindern soll. Der Patient atmet mit geschlossenem Mund durch die Nase ein. Während der Ausatmung lässt er die Luft leicht und ohne Anstrengung zwischen den locker aufeinanderliegenden Lippen geräuschlos entweichen. Wichtig ist, sich Zeit für den fließenden Atem zu nehmen. Die Technik wird z. B. bei Asthma bronchiale oder chronisch-obstruktiven Lungenerkrankungen angewendet. Insbesondere für **Kinder** mit Asthma bronchiale ist sie eine wichtige Technik, die auch in speziellen Asthmaschulungsprogrammen (z. B. Luftiku(r)s), vermittelt wird.

Dosierte Lippenbremse bei Atemnot

Die dosierte Lippenbremse kann bei körperlicher Belastung einer Atemnot entgegenwirken. Damit der Patient die Technik im Falle einer akuten Atemnot beherrscht, üben die Pflegenden sie sorgfältig – auch unter Belastung, z. B. beim Treppensteigen – mit ihm ein.

Gähn- und Schnüffelatmung

Die **Gähn- und Schnüffelatmung** hat ähnlich der dosierten Lippenbremse eine vertiefende Einatmung zur Folge, wirkt dem Kollaps der Bronchiolen entgegen und verbessert die Ventilation. Während der langsamen Einatmung wird der Unterkiefer – wie beim Gähnen – ganz nach unten gezogen, dabei liegt die Zunge hinten unten. Nach kurzer Atempause wird möglichst mit dosierter Lippenbremse ausgeatmet.

Exspiratorische Atemtrainer

Exspiratorische Atemtrainer erzeugen einen Widerstand bei der Ausatmung. Hierdurch werden die Atemwege erweitert und die Ausatemmuskulatur trainiert.

- **Einfache PEP-Geräte:** PEP-Maske (Abb. 3.11), BA-Tube® (Abb. 3.10), Flow-Ball® (Abb. 3.12) u. a. wirken ähnlich wie die dosierte Lippenbremse. Diese einfachen Hilfsmittel können sowohl zum Training als auch bei beginnender Atemnot genutzt werden
- **Oszillierende PEP-Geräte:** VRP-Gerät („Flutter") wie VRP1-Desitin® (Abb. 3.27) oder RC-Cornet ®PLUS (Abb. 3.28) u. a. bewirken durch die erzeugten Schwingungen und Druckveränderungen zusätzlich eine Sekretmobilisation in den Atemwegen (→ 3.4.4).

Die Atemtrainer werden ärztlich verordnet, ebenso Häufigkeit nach Schweregrad der Erkrankung. Die Pflegenden lesen die Bedienungsanleitung und leiten den Patienten an und überprüfen seine Anwendung. Während des Atemtrainings sollten die Atemwege frei von zähem Sekret sein, deshalb wird vor Trainingsbeginn häufig eine Inhalation (→ 3.4.4) oder gezieltes Abhusten von Sekret (→ 3.4.5) erforderlich.

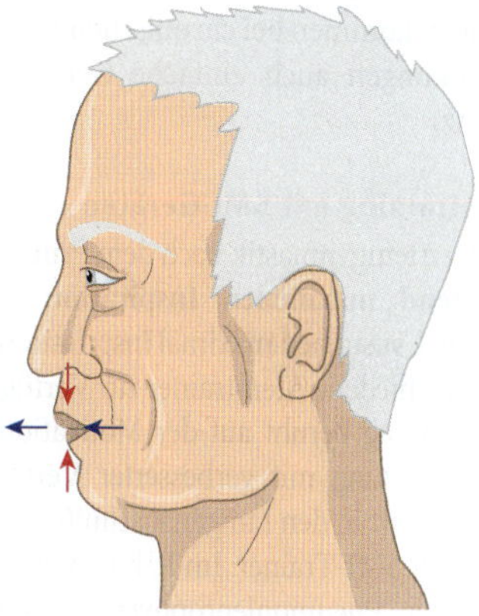

Abb. 3.9 Dosierte Lippenbremse. Durch die Ausatmung gegen die leicht geschlossenen Lippen entsteht ein erhöhter exspiratorischer Atemwegswiderstand, der einer Verengung der Bronchien und einem Alveolenkollaps vorbeugt. [L138]

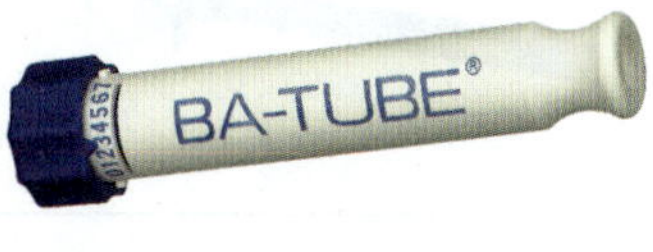

Abb. 3.10 Einfache **PEP-Geräte,** wie z. B. die BA-Tube®, wirken ähnlich wie die dosierte Lippenbremse. Dieses einfache Hilfsmittel kann sowohl zum Training als auch bei beginnender Atemnot genutzt werden. [V479]

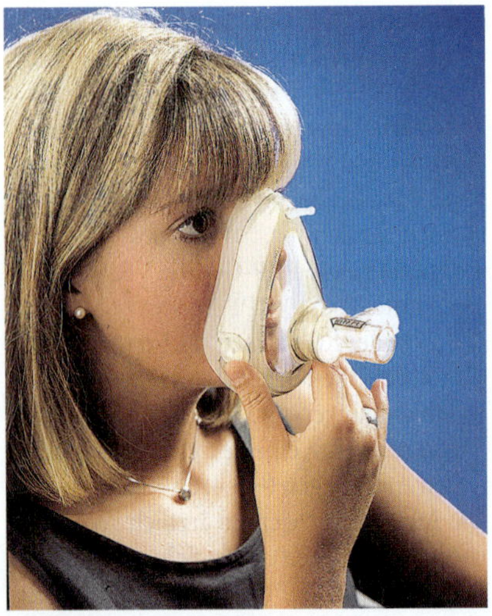

Abb. 3.11 Bei der Therapie mit der PEP-Maske atmet der Patient gegen einen Widerstand aus. Dadurch erweitern sich die Bronchien und der festsitzende Schleim wird gelöst. Der Widerstand kann individuell angepasst werden [18]. [U106]

Inspiratorisches Atemtraining

Beim **inspiratorischen Atemtraining** wird eine tiefe und möglichst gleichmäßige Einatmung geübt. Neben den einfachen Atemübungen kommen bei chronischen Lungenerkrankungen auch einfache Geräte zum Einsatz.

Atemtraining mit SMI-Geräten

Für die Atemgymnastik nach dem Prinzip der **anhaltend maximalen Inspiration** (*kurz: SMI, engl.* **s**ustained **m**aximal **i**nspiration) stehen verschiedene Atemtrainer zur Verfügung. Die Wirkung beruht auf der Motivation zur Atemvertiefung mit verbesserter Verteilung der Atemluft in den Lungenabschnitten. Indikation für SMI-Trainer: Im Rahmen der postoperativen Pneumonieprophylaxe. Als Kontraindikation gilt die COPD wegen der Gefahr der Lungenüberblähung sowie starke Sekretbildung und -ansammlung in den Bronchien. Unterschieden werden:

- **Floworientierte Geräte,** bei denen die Einatemluft eine bestimmte *Strömungsgeschwindigkeit* erreichen muss, um im Gerät einen oder mehrere Bälle in der Schwebe zu halten (z. B. Triflo® II, Mediflo® duo, Flow Ball®, → Abb. 3.12)
- **Volumenorientierte Geräte,** bei denen das zu erreichende *Volumen* vorgegeben wird, z. B. Voldyne® 5.000; RESPIFLO® 2.500/5.000 (→ Abb. 3.13).

> **Patienten mit COPD**
> SMI-Trainer nicht bei COPD einsetzen, da hier die Gefahr der Lungenüberblähung besteht.

Damit der Patient während des Trainings ausschließlich durch das Mundstück des SMI-Trainers einatmet, erhält er eine **Nasenklemme.** Durch das tiefe, ruhige Einatmen (Atemfrequenz < 25/Min.) über das Mundstück gelangt die Atemluft gleichmäßig in alle Lungenabschnitte und verhindert so eine Atelektasenbildung. Das Anhalten der Atemluft für ca. 2–3 Sek. *(endinspiratorische Pause)* verstärkt diesen Effekt. Die Vorgabe von Volumen und Flow ist individuell und werden zunehmend gesteigert.

> **Präoperative Patientenanleitung**
> Bei geplanten Operationen beginnt das Atemtraining bereits präoperativ, da das Erlernen neuer Techniken dem erschöpften Patienten nach der OP erfahrungsgemäß schwerfällt. Außerdem kennt der Patient so seine übliche Atemleistung. Nach der Operation ist er dann motiviert, den präoperativen Ausgangswert wieder zu erreichen.

Pro Übungsintervall soll der Patient ca. 8- bis 10-mal hintereinander über das Gerät einatmen. Besteht keine andere Arztanordnung, wird die Übung möglichst stündlich wiederholt. Nach jeder Anwendung ist das Mundstück zu säubern.

Atemmuskeltraining mit dem Threshold® IMT

Bei chronischen obstruktiven Lungenerkrankungen (→ 23.6) empfiehlt sich das gezielte **Training der Einatemmuskulatur** z. B. mit dem Threshold® IMT (→ Abb. 3.14). Ein Federventil, das bei der Einatmung geöffnet werden muss, setzt der Muskulatur einen Widerstand entgegen. Der Widerstand wird über eine Feder genau eingestellt und lässt sich entsprechend der Belastungsfähigkeit des Patienten steigern. Man beginnt ein solches Muskeltraining, das 10–15 Min. täglich dauern sollte, bei 30 % der maximalen Inspirationskraft (PI_{max}).

Atemtraining mit dem IPPB-Gerät

Eine Kombination von Inhalation und Atemtraining wird mit dem **IPPB-Gerät** (*engl.* **i**ntermittent **p**ositive **p**ressure **brea**thing) erzielt (→ Abb. 3.15). Das Gerät wird mit Druckluft (entweder durch Anschluss an die zentrale Druckluftleitung oder durch einen Kompressor) angetrieben. Während seiner Anwendung ist die Verabreichung sekretlösender oder spasmolytischer Arzneimittel (→ 23.4.4, → Pharma-Info 23.1) möglich. Ein Trigger *(Auslöser)* am Gerät ist auf das individuelle Atemverhalten und die Atemleistung des Patienten einzustellen.

In der **Einatmungsphase** muss der Patient einen bestimmten Mindestsog erzeugen, um den Flow *(Gasfluss)* auszulösen. In der **Ausatmungsphase** wird ein exspiratorischer Widerstand zugeschaltet, durch den

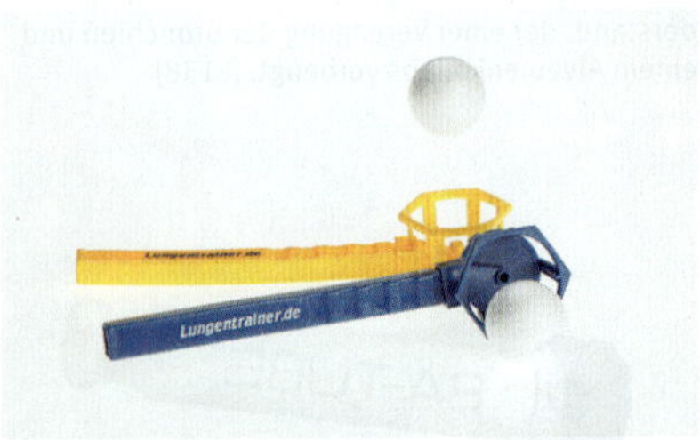

Abb. 3.12 Kinder benötigen spielerische Anreize zum Atemtraining, gleichzeitig sollen die Geräte einfach handhabbar sein. Beim Flow Ball® wird eine Styroporkugel möglichst lange und gleichmäßig hoch in der Schwebe gehalten. So wird die Atemmuskulatur während der Exspiration trainiert. [V474]

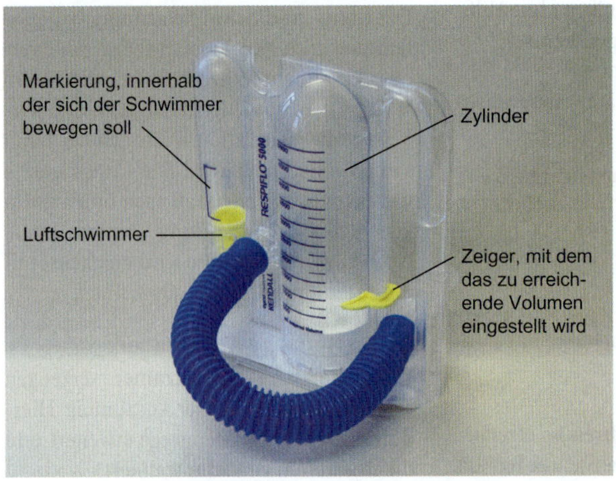

Abb. 3.13 RESPIFLO® 5.000: Mit dem Zeiger wird das zu erreichende Volumen eingestellt. Der Patient atmet langsam ein (der gelbe Luftschwimmer soll innerhalb der Markierung sein), bis der Zylinder mit seiner Oberkante den Zeiger erreicht hat. Dann hält er die Luft ca. 2 Sek. an und atmet ruhig aus. [U244]

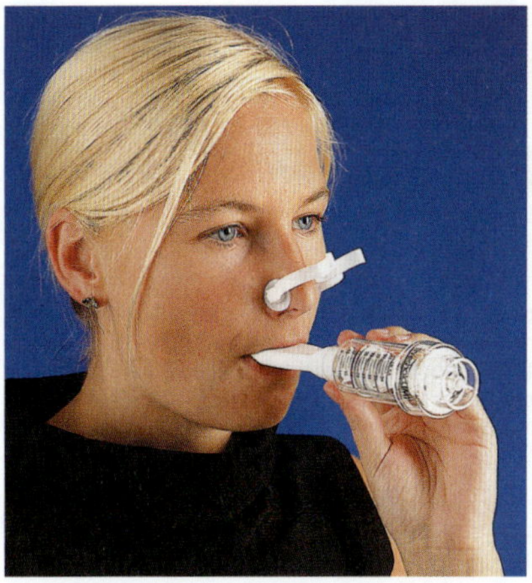

Abb. 3.14 Threshold® IMT zum Training der Einatemmuskulatur. [U106]

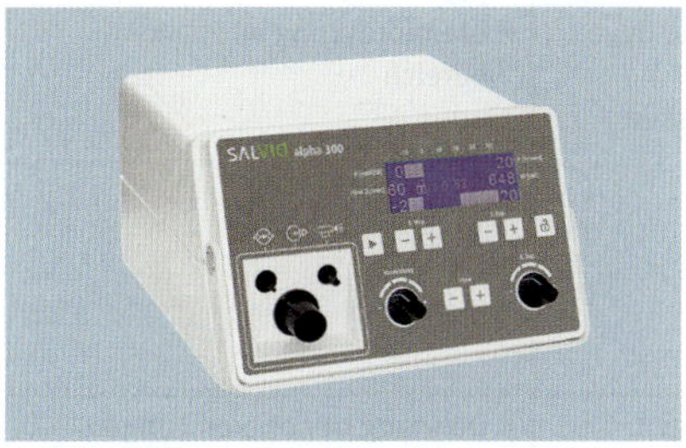

Abb. 3.15 IPPB-Gerät. [V564]

die Ausatmung gekräftigt und das Abhusten erleichtert wird. Die Anwendung des IPPB-Geräts erfolgt nach ärztlicher Anordnung und wird zur Verbesserung der Ventilation therapeutisch eingesetzt, z. B. bei Patienten mit Asthma oder mit Lungenemphysem (→ 23.7). Atelektasen können aktiv geöffnet werden.

CPAP-Atmung → 45.4.3

Atemunterstützende Positionierungen

Die Einatemluft verteilt sich in den Atemwegen nach dem Prinzip des geringsten Widerstands. So werden obenliegende Lungenabschnitte besser belüftet als untere. Im Gegensatz dazu werden nach dem Prinzip der Schwerkraft die unten liegenden Lungenabschnitte besser durchblutet als die oberen.

Ein gesunder Mensch wechselt im Liegen automatisch und häufig seine Position, sodass ein ausgewogenes Verhältnis von Belüftung und Durchblutung der Atemwege entsteht. In der Bewegung eingeschränkte oder bettlägerige Patienten benötigen daher Unterstützung beim Positionswechsel, um die Belüftung und Durchblutung der Lunge zu verbessern. Bei chronischen Lungenerkrankungen werden **atemunterstützende Positionierungen** therapeutisch angewendet (z. B. Kutschersitz, Dreh-Dehn-Positionierung).

Regelmäßiger Positionswechsel

Längeres Liegen ohne **Positionswechsel** führt in den jeweils unteren Lungenabschnitten zu einer verminderten Belüftung. Gleichzeitig sammelt sich dort Sekret an, das der Patient meist nur schwer oder gar nicht abhusten kann. Der regelmäßige Positionswechsel muss daher bei bewegungseingeschränkten Patienten unterstützt werden.

Für Patienten, die nicht aus dem Bett mobilisiert werden können oder dürfen, sollte ein **Bewegungsplan** (→ 9.6.1) erstellt werden, in dem festgelegt ist, welche Positionen in regelmäßigen Intervallen zur Anwendung kommen. Ziel ist dabei, dass alle Lungenpartien ausreichend belüftet werden und das Bronchialsekret in Richtung Hauptbronchus abfließen kann.

Sollten Beeinträchtigungen vorliegen, die mit Schmerzen einhergehen, so ist an eine effektive Schmerztherapie zu denken.

> **Bewegung fördert die Atmung**
>
> Jede Bewegung, Mobilisation und jeder Positionswechsel wirkt atmungsfördernd:
>
> - In der Bewegung eingeschränkte oder immobile Patienten benötigen Unterstützung beim Positionswechsel
> - **Kleinkinder** tolerieren häufig die verschiedenen Positionierungen nicht. Hier gilt es, Positionierungen mit Kreativität spielerisch umzusetzen
> - Bei **älteren Patienten** ist das Sturzrisikos zu beachten, nicht jede Positionierung ist geeignet. Bei der Auswahl atemerleichternder Körperhaltungen ist z. B. der Stuhllehnen- dem Kutschersitz vorzuziehen.

Oberkörperhochpositionierung

Verschiedene Positionierungen → Tab. 11.4

Die **Oberkörperhochpositionierung** entspricht der sitzenden Position, in welcher leichter und tiefer eingeatmet werden kann als im Liegen [19]. Die Atemarbeit verringert sich im Sitzen, deshalb sind immobile Patienten täglich mehrfach in eine sitzende Position zu bringen. Bei Atemnot werden die Arme des Patienten zusätzlich auf Kissen oder z. B. der Nachtischplatte erhöht abgestützt (→ Abb. 3.6). Dies dehnt den Brustkorb und unterstützt die Atemhilfsmuskulatur. Ist die Einhaltung der Position über längere Zeit notwendig, achten die Pflegenden auf eine Druckentlastung des Gesäßes durch individuell abgestimmte druckreduzierende Hilfsmittel (→ 6.11.4).

Die Oberkörperhochlage sollte möglichst nur im Wechsel mit anderen Positionen erfolgen, da die unteren Lungenabschnitte ansonsten ununterbrochen schlecht belüftet sind und u. U. die Gefahr eines Dekubitus im Gesäß-Steiß-Bereich besteht. Die Pflegenden achten darauf, dass der Patient im Bett nicht zum Fußende abrutscht, da dies zu einer ungünstigen Abknickung (→ Abb. 11.12a) und Kompression des Thorax führt und dann die Atmung erheblich einschränkt. Eine Fußstütze oder eine „Rutschbremse" in Form eines zusammengerollten kleinen Handtuchs direkt vor den Sitzbeinhöckern stabilisieren die Position.

Eine Knierolle trägt zur Entspannung der Bauchdeckenmuskulatur bei und erleichtert damit die Atmung. Allerdings verleitet sie den Patienten auch zur Immobilität und sollte daher nicht routinemäßig eingesetzt werden.

Kontraindikationen: Kreislaufstörungen und Schock sowie Krankheiten oder Instabilität der Wirbelsäule.

Bauchpositionierung

Die **Bauchpositionierung** wird bei Patienten mit unzureichender Atmung, u. a. während der Beatmungstherapie, z. B. beim akutem Lungenversagen (ARDS → 23.15), im Rahmen der Intensivtherapie durchgeführt. In Bauchlage werden die dorsobasalen Lungenabschnitte besser belüftet, was die Gasaustauschfläche deutlich verbessern kann. Zusätzlich kann das Bronchialsekret aus diesen Bezirken leichter abfließen und so abgehustet oder abgesaugt werden. Die Durchführung der Positionierung auf dem Bauch wird ärztlich angeordnet, meist in 135°-Position (inkomplette Bauchlage, → Abb. 11.17). Von Bedeutung ist es, die Positionierung auf dem Bauch frühzeitig zu beginnen, dabei wird meist ein Positionswechselintervall von etwa 16 Std. angestrebt [19]. Mögliche Komplikationen sind Dekubitus (vorrangig im Kopf-/Gesichtsbereich) oder Gesichtsödeme.

Kontraindikationen: Kreislaufinstabilität, Schock (→ 14.5), dekompensierte Herzinsuffizienz (→ 21.6) sowie erhöhter Hirndruck (→ 37.5) und Wirbelsäulenverletzungen (→ 29.7.7).

Dehnpositionierungen

Dehnpositionierungen bewirken durch Reduzierung des Muskeltonus und Deh-

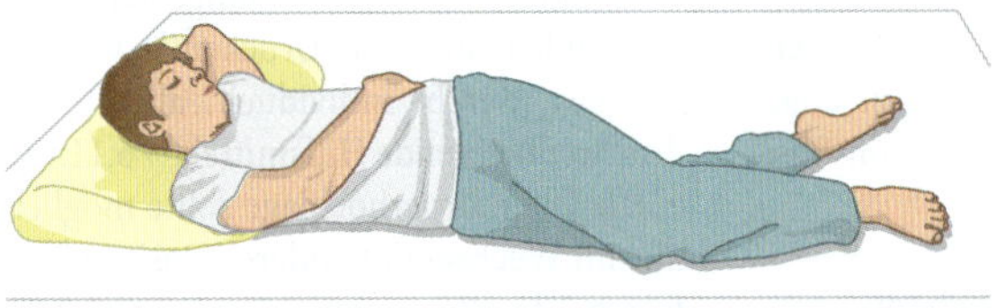

Abb. 3.16 Drehdehnlage: Der Patient liegt auf der Seite; der obere Arm befindet sich hinter dem Kopf, die Hand im Nacken. Ohne die Lage der Beine zu verändern, bewegt er den Oberkörper vorsichtig so weit wie möglich nach hinten. [L138]

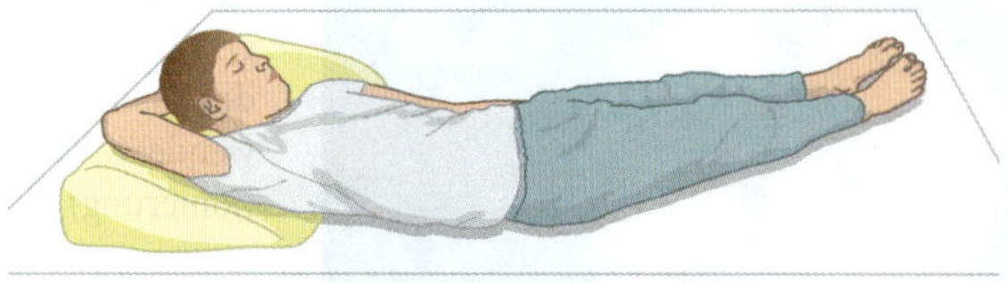

Abb. 3.17 Halbmondlage: Der Patient liegt mit gestreckten Beinen auf dem Rücken. Er hält einen Arm hinter den Kopf, die Hand im Nacken, und legt den Ellbogen auf der Unterlage ab. Die gestreckten Beine und die andere Hand bewegen sich auf der Gegenseite aufeinander zu, bis eine halbmondähnliche Lage erreicht ist. [L138]

nung des Lungengewebes eine Vertiefung der Atmung und damit verbunden eine bessere Lungenbelüftung, die Gasaustauschfläche vergrößert sich dabei. Außerdem wirken sie entspannend und unterstützen die Beweglichkeit des Brustkorbs. **Dehnpositionierungen** können die Atemsituation von bettlägerigen Patienten verbessern. Die **Drehdehn-** und die **Halbmondposition** und die **V-A-T-I-Positionierungen** (→ Abb. 3.16, → Abb. 3.17, → Tab. 3.8) sind vor allem bei chronischen Lungenerkrankungen wie chronisch-obstruktiver Bronchitis (→ 23.6) oder Lungenemphysem (→ 23.7) geeignet. Hierzu wird der Patienten gut angeleitet, damit er die Positionierung möglichst selbstständig durchführen kann.

Kontraindikationen: Verletzungen oder Instabilität von Wirbelsäule oder von Gelenken.

Die für den Patienten geeignete Positionierungsart muss auf das Krankheitsbild abgestimmt sein. Bei beidseitigen Lungenerkrankungen werden die Positionierungen abwechselnd auf beiden Seiten durchgeführt, ansonsten nur auf der eingeschränkten Seite und nur so weit, wie der Patient sie als angenehm empfindet.

Tab. 3.8 Durchführung und Wirkungsweise der V-, A-, T-, I-Positionierungen. Abhängig von der Positionierung der Kissen, werden verschiedene Lungenbezirke durch Hohllage des Thorax gedehnt und besser belüftet. [L264]

Positionierung	Durchführung	Wirkungsweise/Anwendung
V-Positionierung 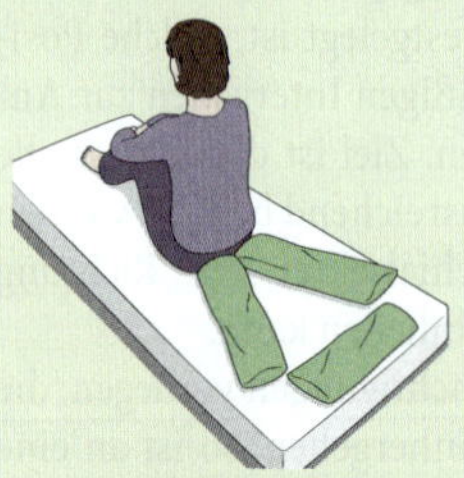	• Zwei Kissen als **V** legen, Spitze im Sakralbereich • Hals und Wirbelsäule liegen frei • Kopf mit kleinem Kissen unterstützen	• Dehnung der unteren Lungenabschnitte • Atemförderung im Flankenbereich
A-Positionierung 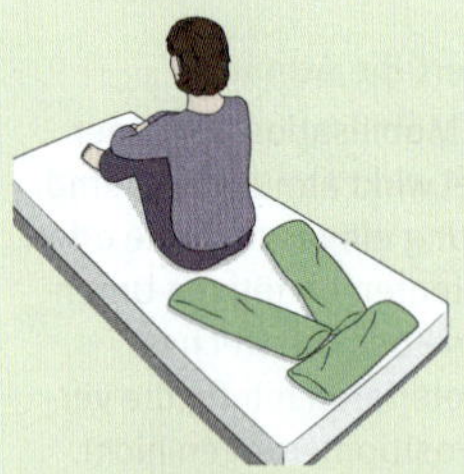	• Zwei Kissen als **A** legen, Spitze im oberen Halswirbelsäulenbereich • Die Wirbelsäule liegt ab Höhe des 4. Halswirbels frei • Kopf mit kleinem Kissen unterstützen	• Dehnung der oberen Lungenabschnitte *(Lungenspitzen)* • Zur Entlastung der Wunde nach Thoraxoperationen • Druckerhöhung im Steißbereich, Dekubitusgefahr! (→ 6.12.4)
T-Positionierung 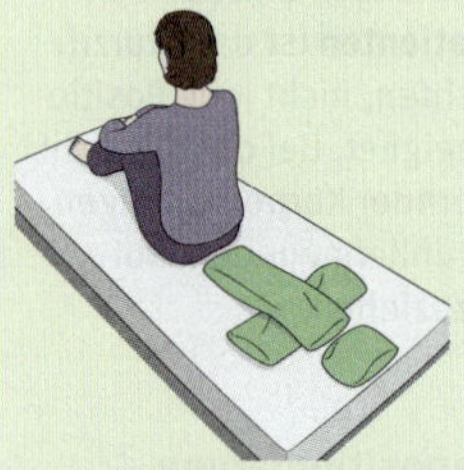	• Ein Kissen unter der Wirbelsäule, das zweite quer unter den Schultern (höher oder tiefer positionierbar) • Rippen liegen frei	• Dehnung der vorderen Lungenbezirke • Je nach Position des Querkissens im Bereich der oberen, mittleren oder unteren Lungenbezirke
I-Positionierung 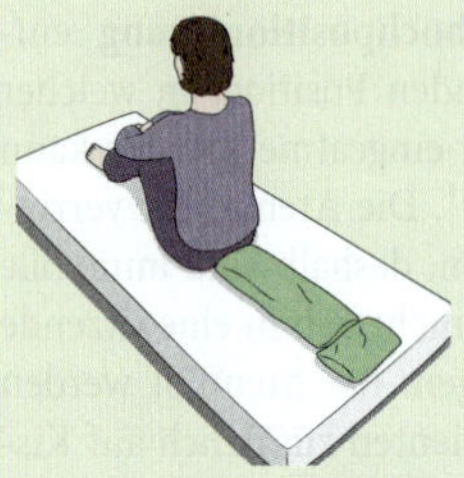	• Dünnes Kissen oder schmale Rolle unter der Wirbelsäule • Kopf mit kleinem Kissen unterstützen	• Dehnung der vorderen Lungenbezirke • Anwendung bei sehr schlanken oder kleinen Patienten

Dehnpositionierungen mehrmals täglich anwenden

Da die **Dehnpositionierungen** für den Patienten schnell unangenehm werden, wird er immer wieder nach seinem Befinden gefragt. In der Regel werden die Positionierungen 2–3-mal täglich für 10–max. 30 Min. im Liegen eingesetzt. Die V-, A-, T-, I-Positionen (→ Tab. 3.8) können auch mit erhöhtem Oberkörper angewandt werden. Patientenruf stets in Reichweite platzieren. Bei eingeschränkter Wirbelsäulenbeweglichkeit ist die Halbmondlage kontraindiziert.

Atemerleichternde Positionen

Einfache **atemerleichternde Positionierungen** (→ Abb. 3.18, → Abb. 3.19) können die Ventilation verbessern. Bei allen Positionierungen geben die aufgestützten Arme ein Teil ihres Gewichts und des Schultergürtels ab. Dadurch kommt es zu einer Entlastung des Brustkorbs, der sich nun leichter bei der Inspiration dehnen kann. So

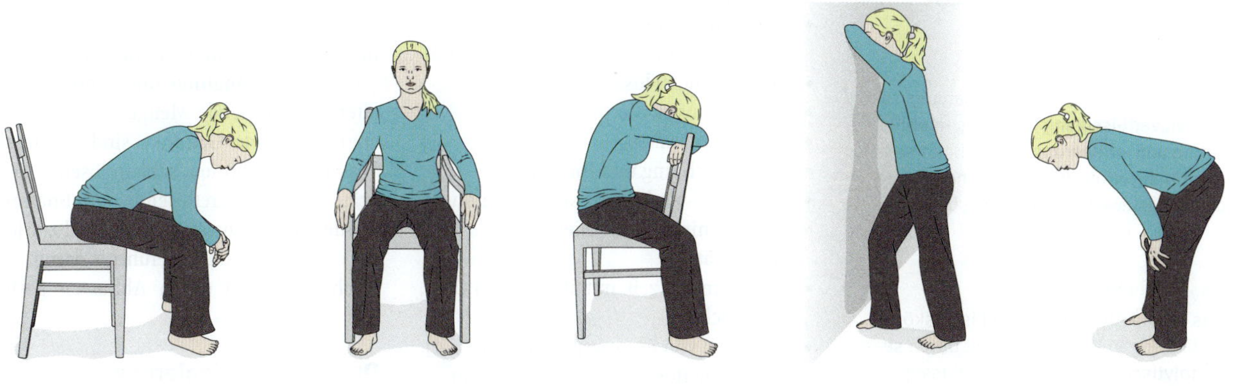

Abb. 3.18 Einfache atemerleichternde Positionen. Von links: Kutschersitz, Paschasitz, Stuhllehnensitz, Wandstellung, Torwartstellung. [L264]

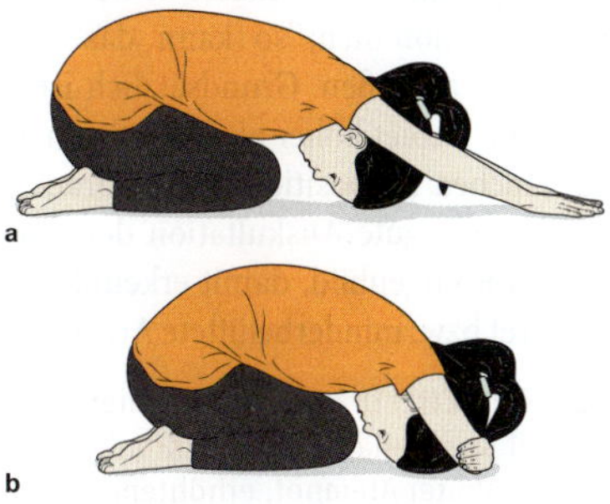

Abb. 3.19 Einfache atemerleichternde Positionierungen für Kinder. Rutschbahn nach vorne (a), Päckchen (b). [L264]

wird besonders tiefes Durchatmen möglich. Diese Körperpositionen bringen Erleichterung bei Atemnot und begünstigt das tiefe Atmen vor dem Abhusten.

Soll der Patient seine Atmung noch besser spüren, legt die Pflegende ihre Hand auf seine Flanken. Kontraindikationen bestehen nicht.

Atemstimulierende Einreibung

Basale Stimulation® → 12.7

Die **atemstimulierende Einreibung** *(ASE)* verhilft zu einer gleichmäßigen und tiefen Atmung, gleichzeitig wird die Körperwahrnehmung des Patienten durch die Konzentration auf die eigene Atmung gefördert. Verschiedene Untersuchungen belegen sowohl die entspannungs- und schlaffördernde als auch die atemregulierende Wirkung [20], [21], [22].

Eine Indikation besteht bei chronisch-obstruktiven Lungenerkrankung, Schon- oder flacher Atmung sowie bei Patienten mit Unruhe und Anspannung.

Kontraindikationen: Hauterkrankung oder Verletzung im Rückenbereich.

Durchführung

Voraussetzungen für die **Durchführung** (→ Abb. 3.20) der ASE sind die eigene Ruhe der Pflegenden, eine ungestörte Umgebung sowie ca. 10 Min. Zeit für diese Maßnahme. Die Pflegende trägt weder Handschuhe noch Schmuck an den Händen. Ihre Hände sind warm und sauber.

Der Patient liegt bequem auf der Seite (90° oder 135°) oder sitzt mit dem Rücken zur Pflegenden (Stuhllehnensitz, → Abb. 3.18).

Zur Einreibung eignen sich Wasser-in-Öl-Emulsionen oder ein fettes Öl (z. B. Mandelöl). Die Emulsion/Öl wird gleichmäßig mit beiden Handflächen auf den Körper des Patienten verteilt, immer vom Nacken aus zum Steiß hin. Weiterhin achtet die Pflegende auf folgende Prinzipien:

- Mit der Ausatmung des Patienten beginnen; Hände mit *intensiverem Druck* direkt rechts oder links neben der Wirbelsäule nach unten und dann mit einem leichten Bogen seitwärts bewegen; die Fingerspitzen zeigen zum Nacken
- Während der Einatmung des Patienten die Kreisbewegung mit *leichterem Druck* zurück zur Wirbelsäule schließen; die Fingerspitzen zeigen zunächst noch seitwärts, dann nach oben
- Die Bewegungen wiederholen, bis der untere Rippenrand erreicht ist; erst die eine Hand, dann die andere am Nacken auflegen und mit der kreisförmigen Bewegung erneut beginnen; eine Hand bleibt stets im Kontakt mit dem Patienten
- Die Berührung möglichst großflächig ausführen; die Hand soll dabei flächig wirken (Daumen nicht abspreizen, Finger aneinander); langsam, aber kontinuierlich durch die Bewegung der Hände eine tiefere und gleichmäßige Atmung „anbieten“
- Die kreisförmigen Bewegungen 4- bis 8-mal hintereinander durchführen, dann wieder am Nacken beginnen; nach 5–10 Min. abschließend mit beiden Händen von oben nach unten links und rechts der Wirbelsäule entlangstreichen
- Patienten nach der ASE Zeit zum Ruhen geben.

Mit dem Patienten atmen

Die Pflegefachperson führt die **atemstimulierende Einreibung** nicht *am* Patienten, sondern *mit* ihm gemeinsam aus. Sie nimmt ihre ruhige und tiefe Einatmung als Vorgabe und achtet darauf, dass sie selbst während der ASE nicht schneller atmet.

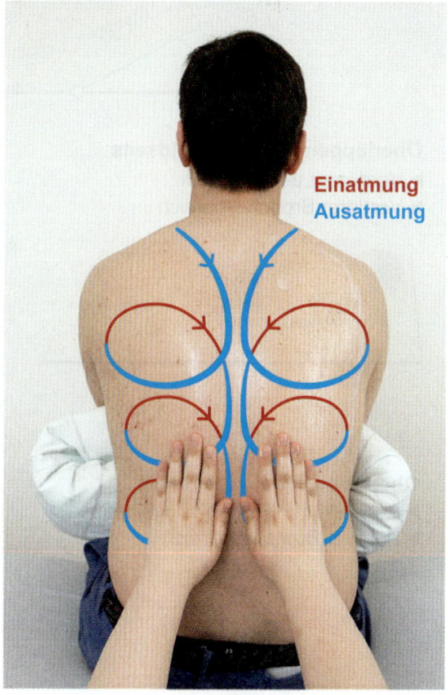

Abb. 3.20 Atemstimulierende Einreibung. [K115]

3.4.4 Sekretmanagement

DEFINITION

Sekretmanagement: Alle Maßnahmen zu **Sekret„verflüssigung", -lösung, -mobilisation und -entleerung.** Die Maßnahmenanordnung erfolgt individuell und entsprechend desjeweiligen Krankheitsbilds [23].

Das ideale Sekret

Das ideale Atemwegssekret ist viskös („klibberig"). Wird das Sekret durch sekretolytische Maßnahmen zu flüssig, können sich die Flimmerhärchen nicht mehr bewegen und es kann weder abgehustet noch abgesaugt werden. Der Betroffene „ertrinkt" am eigenen Sekret.

Kann der Patient festsitzendes Sekret nicht oder nur unzureichend abhusten, so werden Maßnahmen zu Sekret„verflüssigung", -lösung oder Sekretentleerung erforderlich. Die Ursachen für eine verstärkte Sekretbildung oder -ansammlung in den Atemwegen sind vielfältig (→ 3.3.9). Häufig besteht eine akute oder chronische (Lungen-)Erkrankung, oder ein schlechter Allgemeinzustand sowie Immobilität oder Bewusstseinsstörungen liegen zugrunde.

Maßnahmen des **Sekretmanagements:**

- Bewegung und Positionsänderung, atemunterstützende Positionen (→ 3.4.3)
- Ausreichende Flüssigkeitszufuhr
- Drainagepositionierung
- Abhustetechniken
- Luftbefeuchtung und Inhalation
- Vibrations- und Perkussionsbehandlung
- Atemtraining mit oszillierenden PEP-Geräten
- Einreibungen, z. B. mit ätherischen Ölen, Brustwickel
- Absaugen von Atemwegssekret (→ 3.5.4)
- Medikamentöse Therapie mit Sekretolytika oder Expektoranzien (→ 23.4.4).

Der Patient wird beraten und angeleitet, sodass er die Wichtigkeit der Maßnahme erkennt und sie möglichst selbstständig durchführt.

Ausreichende Flüssigkeitszufuhr

Eine **ausreichende Flüssigkeitszufuhr** ist die Voraussetzung, dass die physiologischen und pathologischen Atemwegssekrete nicht eindicken und somit transportabel bleiben. Sie ist auch Voraussetzung, für ein leichteres Abhusten und die Wirksamkeit von Expektoranzien (schleimlösende Arzneimittel, → Pharma-Info 23.1, → 23.4.4). Der erwachsene Patient sollte daher mindestens 1.500 ml/Tag trinken, sofern keine Kontraindikationen hierzu bestehen (→ 7.12). Für **Säuglinge** und **Kinder** gilt die altersentsprechende Menge (Arztrücksprache). Geeignete Getränke sind (Mineral-) Wasser, Saftschorlen, schleimlösende Heilkräutertees. Sekretlösende Maßnahmen werden im angemessenen Abstand zur letzten Mahlzeit durchgeführt, damit die Nachtruhe nicht durch Abhusten gestört ist.

Drainagepositionierung

Bei der **Drainagepositionierung** (→ Abb. 3.21, → Abb. 3.22) wird das Prinzip der Schwerkraft genutzt: Die Positionen werden entsprechend der Anatomie der Atemwege vorgenommen; so kann das Bronchialsekret abfließen. Grundsätzlich ist das betroffene Gebiet höher als Hauptbronchus und Trachea zu positionieren. Voraussetzung ist eine gute Auskultation der Lunge oder ein Röntgenbild, damit erkennbar ist, wo Sekret bzw. minderbelüftete Areale sind.

VORSICHT! Drainagepositionierungen mit Kopftieflage sind bei Krankheitsbildern mit akuter Atemnot, erhöhtem Hirndruck oder bei Übelkeit kontraindiziert.

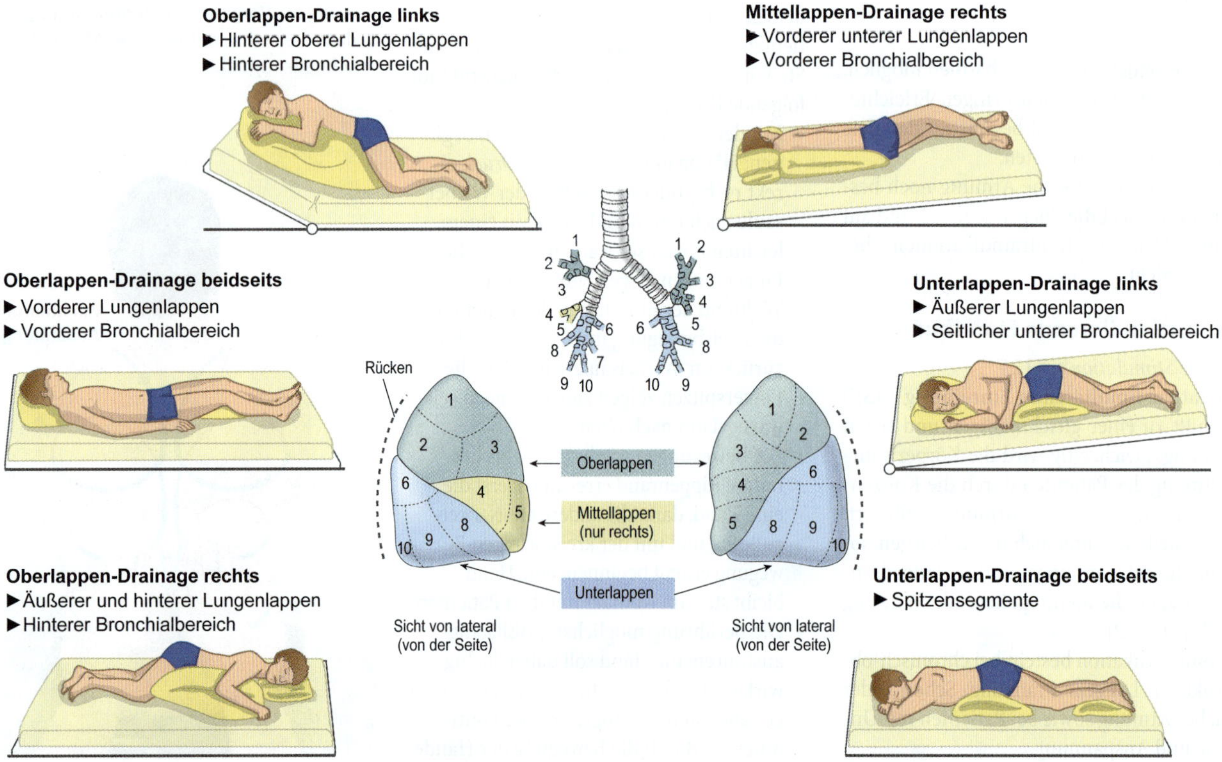

Abb. 3.21 Verschiedene Drainagepositionen mit den Lungenbereichen, die in dieser Position entleert werden können. [L215, L190]

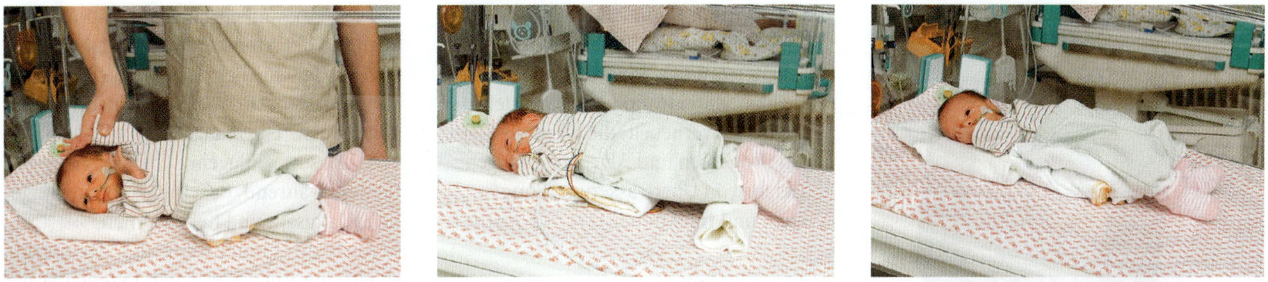

a Flache Seitenlage rechts. Die Seitenlage kann auch links und jeweils in Kopftieflage erfolgen.

b Hängebauchlage. Wegen der Gefahr des plötzlichen Kindstods werden Säuglinge in Bauchlage ständig beobachtet oder mithilfe eines Monitors überwacht.

c Oberkörper erhöht, Rückenlage.

Abb. 3.22 Drainagepositionen beim Säugling. [K115]

Sekretlösende Maßnahmen, z. B. Inhalation oder Vibration, werden *vor* der Positionierung angewendet. Häufigkeit und Dauer entsprechen den atemunterstützenden Positionen (→ 3.4.3).

Abhusttechniken

Viele Patienten wissen nicht, wie sie ihr Bronchialsekret am besten **abhusten** können. Oft ist es ihnen auch unangenehm oder sie vermeiden es, aus Angst vor möglichen Schmerzen.

Hat der Patient Schmerzen beim Abhusten, steht die Schmerzbehandlung (→ 13.3) an erster Stelle. Um bei (Operations-)Wunden an Brustkorb oder Bauch den Schmerz zu mindern, hilft es, wenn der Patient seine Hände auf die Wunde legt und dort einen leichten Gegendruck erzeugt.

Wegen eventueller Ansteckungsgefahr achten die Pflegenden darauf, dass sie vom Patienten nicht angehustet werden bzw. sie tragen je nach Krankheitssituation einen Mund-Nasen-Schutz oder eine FFP2-Maske. Sie erläutern den Sinn der Sekretentleerung und leiten zu verschiedenen Abhusttechniken an.

Techniken zum schonenden Abhusten

Um schonend und doch wirkungsvoll abhusten zu können, leitet die Pflegende den Patienten entsprechend an:

- Vorab Sekret lösen, z. B. mittels Inhalation, Vibrationsbehandlung oder Atemtraining mit oszillierenden PEP-Geräten
- Mit aufrechtem Oberkörper im Bett oder auf einem Stuhl sitzen
- Durch die Nase einatmen. Kurz hüsteln
- Ist Schleim in den oberen Luftwegen spürbar, Knie und Gesäß zusammendrücken, mit kurzen und kräftigen Stößen aushusten
- Husten erst wiederholen, nachdem sich die Atmung wieder beruhigt hat.

Huffing

Ziel dieser Technik ist das Provozieren des Abhustens. Durch Sprechen des Wortes **„Huff"** wird die Glottis geöffnet und gleichzeitig forciert ausgeatmet. Danach wird eine kurze Pause von 2–3 Sek. eingelegt und das Vorgehen wiederholt. Durch die daraus entstehende dynamische Kompression der kleinen Atemwege wird der Schleim in die größeren Atemwege gedrückt, von wo aus er leichter abgehustet werden kann.

Im Vergleich zum normalen Husten ist der transpulmonale Druck beim Huffing geringer, sodass der Patient weniger angestrengt wird. Zum Erlernen des Huffings ist eine physiotherapeutische Anleitung erforderlich [24].

PEP-Husten

Durch Husten gegen einen Widerstand wird auch das Abhusten von Sekret gefördert. Neben dem Einsatz von **einfachen PEP-Geräten** (→ 3.5.3) kann auch mit **dosierter Lippenbremse** (→ 3.5.3) oder gegen den **Fausttunnel** ausgeatmet werden. Beim Fausttunnel wird gegen die bis auf einen kleinen Tunnel verschlossene Faust gehustet [17].

VORSICHT! Häufiges, kräftiges Husten kann zu Schleimhautschädigungen führen. Die Pflegenden fordern den Patienten daher nur zum leichten Husten bzw. „Hüsteln" auf.

Patientenberatung

Bei **Reizhusten** empfehlen die Pflegenden dem Patienten, in Einatemstellung die Luft anzuhalten und dann oberflächlich weiterzuatmen, bei sehr starkem Hustenreiz gegen die geschlossenen Lippen anzuhusten. Schnelle und sehr tiefe Atemzüge im Hustenanfall sind ungünstig. Als generelle Maßnahme zur Vermeidung eines unproduktiven Hustens kann ein Beißen auf die Oberlippe empfohlen werden. Dies kann reflektorisch einen leichten Hustenreiz stillen. Das Trinken von warmer Flüssigkeit und das Lutschen eines Bonbons können ebenfalls den Hustenreiz dämpfen.
Sind die Maßnahmen nicht erfolgreich, können Antitussiva (→ Pharma-Info 23.3, → 23.91) gegeben werden. **Vorsicht:** Nicht bei Patienten mit Sekretansammlung verabreichen, da eine Dämpfung des Hustenreflexes hier zum Sekretstau führen kann.

Mechanisch unterstütztes Husten

Beim **mechanisch unterstützten Husten** *(engl. Mechanical Insufflator-Exsufflator, mechanische Insufflation-Exsufflation)* erzeugen Geräte zunächst einen Überdruck und schalten dann schnell auf Unterdruck um. Der Überdruck insuffliert eine Luftmenge in das Bronchialsystem. Der anschließende Unterdruck *(Sog)* bewirkt eine Sekretbewegung in Richtung der zentralen Atemwege, sodass Sekrete vom Betroffenen abgehustet werden oder ggf. abgesaugt werden können. Bei manchen Geräten kann auch zusätzlich eine Oszillation hinzugeschaltet werden *(z. B. CoughAssist® E70)*.

Sogenannte **Insufflation-Exsufflations-Geräte** (→ Abb. 3.23) sind bei Patienten einsetzbar, die eine verminderte oder fehlende Hustenkraft haben. Typischerweise ist das bei neuromuskulären Erkrankungen mit einer teilweisen oder vollständigen Lähmung der Atemmuskulatur, z. B. Muskeldystrophien, spinaler Muskelatrophie, Amyotropher Lateralsklerose, Guillain-Barré-Syndrom oder hoher Querschnittlähmung.

Die Geräte werden mit Mund-Nasen-Maske oder direkt an einen Endotrachealtubus oder Trachealkanüle angeschlossen.

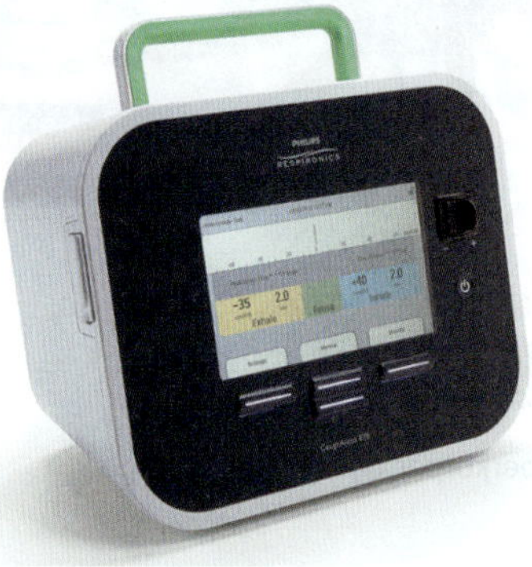

Abb. 3.23 Beispiel für ein Insufflation-Exsufflations-Gerät, der CoughAssist® E70. [V491]

Inhalationen

DEFINITION

Inhalation: Einatmen von Flüssigkeiten als Nebel (Aerosol) oder Gasen zur Prophylaxe oder Therapie von Atemwegserkrankungen oder als spezielle Form der Arzneimittelgabe.

Umgang mit Dosieraerosolen → 23.5

Inhalationen können den Selbstreinigungsmechanismus der Atemwege fördern. Dickflüssiges, zähes Sekret wird befeuchtet und verdünnt und kann leichter abgehustet werden, zusätzlich können gezielt Medikamente inhaliert werden. Zur Sekretlösung inhaliert der Patient Wasser in Form von feinsten Tröpfchen. Dem Wasser sind z. B. Salze, Kamillenblüten, ätherische Öle oder Arzneimittel zugesetzt, die in den Atemwegen ihre Wirkung entfalten können.

Um Wasser inhalierbar zu machen, gibt es drei Möglichkeiten (→ Tab. 3.9):

- **Dampf.** Feine kondensierte Tröpfchen entstehen z. B. beim Wasserdampfbad
- **Aerosol.** Durch Druckluftvernebler oder Treibgas (in Dosieraerosolen → Abb. 23.17, → Abb.23.18) werden Wasser oder Medikamente mit Luft aufgewirbelt; so entstehen sehr feine Tröpfchen, die bis in die Bronchien gelangen
- **Nebel.** Mithilfe von Ultraschall- oder Mikropumpenverneblern werden Flüssigkeiten (steriles Wasser, NaCl 0,9 %, Medikamentenlösungen) zu allerfeinsten Tröpfchen vernebelt, die bis in die kleinen Bronchien und Alveolen gelangen (Gefahr von Überwässerung/Lungenödem und Infektionen).

Gesundheitsberatung

Zum Einsatz im privaten Bereich eignen sich für orientierte Menschen Inhalationen über einem **Wasserdampfbad.** Dafür etwa 1,5 Liter heißes Wasser in eine Schüssel füllen und Zusätze (z. B. Kamillenblüten oder wenige Tropfen eines ätherischen Öls) hineingeben. Der Patient sitzt am Tisch, beugt seinen Kopf über das dampfende Wasser (Handtuch ist über dem Kopf und der Schüssel) und atmet den aufsteigenden Dampf ca. 5–10 Min. über die Nase oder den Mund ein. Anschließend wäscht er sein Gesicht mit kühlem Wasser und trocknet es gut ab.

Salzhaltige Luft im Freien

Das gezielte Einatmen **salzhaltiger Luft im Freien** ist in Meeresbrandungszonen und in Kurorten mit *Saline* (einem Gradierwerk bzw. einer Anlage zur Gewinnung und Anreicherung der Luft mit Salzen) möglich. Diese Form der Inhalation wird besonders im Rahmen von Kurmaßnahmen bei verschiedenen Lungenerkrankungen verordnet.

Faktoren, die die Inhalation beeinflussen

Entscheidend für die Wirksamkeit der Inhalation ist die **Größe der Tröpfchen.** Sie bestimmt die Eindringtiefe und damit den Wirkungsort. Die Größe der Tröpfchen wird in Mikrometer (µm; 1 µm = 1 Tausendstel mm) angegeben. Physiologische Kochsalzlösung (NaCl 0,9 %) ist dem Aqua dest. als Inhalationslösung vorzuziehen, da das NaCl das physiologische Gleichgewicht der Schleimhaut stabilisiert.

Eine Übersicht über den Zusammenhang zwischen Inhalat und Wirkungsort sowie wichtige Anwendungen gibt → Tab. 3.9.

Die Wirksamkeit einer Inhalation hängt auch von der **Atemfrequenz** und der **Atemtiefe** ab. Je schneller und oberflächlicher die Atmung ist, desto weniger Inhalat wird aufgenommen. Es gelangt dann nicht an den Wirkungsort. Pflegende beraten den Patienten während der Inhalation dahingehend, langsam und tief zu atmen.

Auch die **Lumenweite des Atemtrakts** spielt eine Rolle. Bei einer Verengung der Atemwege durch Tumor, Spasmus, Lungenödem oder Verschleimung kommt das Inhalat evtl. nicht an den geplanten Wirkungsort. Pflegende sorgen ggf. dafür, dass zunächst Sekrete aus den Atemwegen entfernt werden.

Beim Inhalieren beachten

- Der Patient darf nicht zu schnell und zu tief atmen wegen der Gefahr einer Hyperventilation (→ 3.3.2)
- Bronchodilatoren (→ Pharma-Info 23.2, → 23.5) können eine gefäßerweiternde Wirkung haben → Tachykardie und Arrhythmie sind möglich, deshalb Pulskontrolle
- Manche Patienten empfinden es als unangenehm, kurz vor oder nach dem Essen zu inhalieren
- Nach der Inhalation mit **Glukokortikoiden** Patienten Zähne putzen und Mund spülen (lassen) bzw. Mund- und ggf. Prothesenpflege durchführen. Medikamentenreste können zu Soorbildung im Mund-Rachen-Raum führen.

Elektrisch betriebene Druckluftvernebler

Elektrisch betriebene Druckluftvernebler sind für Kindern und Erwachsenen geeignet (→ Abb. 3.24a).

Inhalation Durchführung

- Händedesinfektion durchführen
- Patienten informieren, eine aufrechte und entspannte Position einzunehmen bzw. ihn dabei unterstützen
- Evtl. Nierenschale und Zellstoff bereitstellen

Tab. 3.9 Verschiedene Inhalate und ihre Anwendung. [25]

Inhalat	Tröpfchengröße	Wirkungsort	Anwendung
Dampf *(feine kondensierte Wassertröpfchen)*	› 30 µm (1 Mikrometer = 1/1000 mm)	Mund-Rachen-Raum bis Kehlkopf, Nasennebenhöhlen	Schnupfen, Sinusitis, Rachen-, Kehlkopfentzündung
Aerosol • Druckluftaerosol • Treibgasaerosol	 10–30 µm 10–15 µm	Trachea bis zu den kleinen Bronchien	Bronchitis, Asthma bronchiale, COPD, Pneumonie, Mukoviszidose
Nebel *(Ultraschallaerosol)*	1–6 µm	Kleine Bronchien und Alveolen	Bei Mundatmung, zur Anfeuchtung der Atemluft

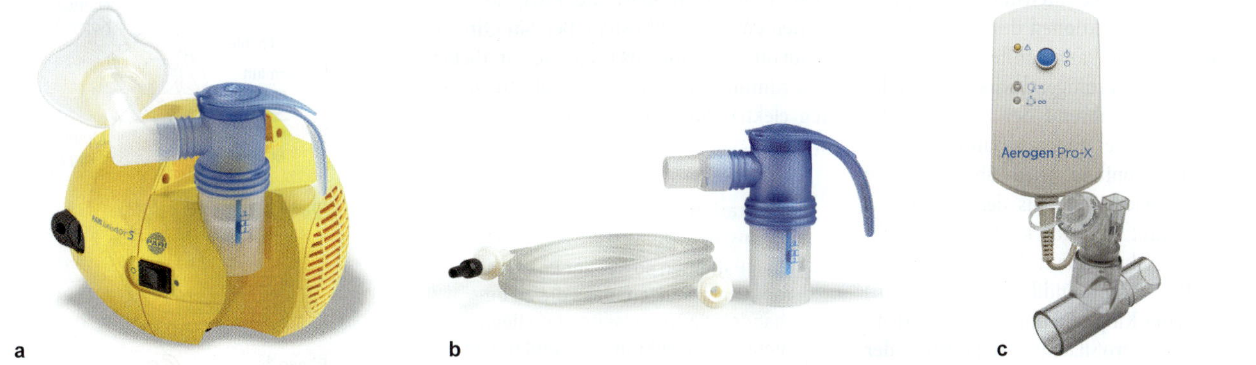

Abb. 3.24 Elektrisch betriebener Druckluftvernebler mit Mund-Nasen-Maske für Kinder (a) und für die Anwendung an einer Trachealkanüle (b). Mikropumpenvernebler für beatmete Patienten oder Patienten mit Trachealkanüle (c). [V067, V491]

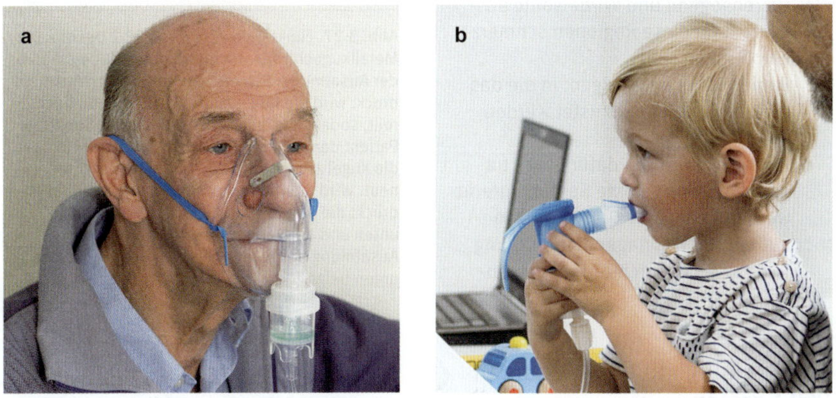

Abb. 3.25 Links Patient mit Inhalation über eine Mund-Nasen-Maske; rechts Kleinkind, das mit Unterstützung seiner Mutter inhaliert. Kinder finden das Inhalieren häufig als unangenehm, deshalb das Kind ablenken und spielerisch daran gewöhnen. Hier spielen Mutter und Kind Eisenbahn fahren, das Kind ist dabei der Zugführer. [K115, V067]

- Verneblerkammer (sterilisierbar oder als Einmalartikel) mit Inhalat (z. B. NaCl 0,9 %), nach Arztanordnung mit Zusatz (z. B. atemwegserweiternd, schleimlösend, entzündungshemmend, antibiotisch) oder gebrauchsfertige Lösung befüllen. Maximale Füllmenge beachten. Vor jeder Inhalation frische Lösung einfüllen
- Anschluss des Verneblers an die zentrale Druckluftversorgung oder mobiles Gerät an den Strom
- Mund-Nasen-Maske (sterilisierbar oder als Einmalartikel, in häuslichem Bereich Mehrwegmaske) oder Mundstück aufsetzen (muss fest umschlossen werden können, → Abb. 3.25)
- Gerät einschalten
- Patienten hinweisen, langsam und tief durch den Mund ein- und auszuatmen; beim Inhalieren mit Mundstück, dieses immer im Mund behalten und mit den Lippen fest umschließen
- Inhalation beenden, wenn das Inhalat verbraucht ist (nach ca. 15–20 Min.)
- Verneblerkammer nach Hygienestandard der Einrichtung, bzw. im häuslichen Bereich entsprechend der Herstellerangabe aufbereiten.

Anfeuchten der Atemluft bei Pseudokrupp-Anfällen

Kinder mit **Pseudokrupp** (→ 36.8.3) sollen angefeuchtete, kühle, frische Luft einatmen. Im häuslichen Bereich können feuchte Tücher im Raum aufgehängt und das Fenster geöffnet werden. Wirkungsvoll ist auch, zunächst kurz die heiße Dusche aufzudrehen, bis sich Dampf bildet. Anschließend kaltes Wasser laufen lassen, damit sich die Luft abkühlt.

Vibrationsbehandlung

Mit der **Vibrationsbehandlung** mittels Gerät oder der **manuellen Klopfung** werden Vibrationen auf den Brustkorb übertragen, um in den Atemwegen die Sekretlösung zu fördern. Dabei müssen die Vibrationen bis zu den Bronchien gelangen, um wirksam werden zu können. Die von vielen Patienten sehr geschätzten Vibrationstechniken sind in ihrer Effektivität wissenschaftlich allerdings nicht klar belegt.

VORSICHT! Kontraindikationen sind:
- Schädel-Hirn-Trauma (Gefahr einer Hirnblutung)
- Herzinfarkt, Lungenembolie
- Tumoren bzw. Metastasen im Bereich der Wirbelsäule, ausgeprägter Osteoporose (Gefahr von Spontanfrakturen)
- Rippenfrakturen
- Erhöhter Blutungsneigung
- Periduralkatheter (→ 46.9.2)
- Früh- oder Neugeborenen.

Manuelle Klopfungen

Bei der **manuellen Klopfung** versetzt die Pflegende durch feinschlägiges, rhythmisches Klopfen mit der Hand den Brustkorb des Patienten in Schwingungen. Dabei wird die Ausatmung des Patienten beschleunigt; der schnellere Atemstrom erleichtert den Abtransport von Sekret. Die Kombination mit speziellen Positionierungen (z. B. Drainagepositionen, → Abb. 3.21, → Abb. 3.22) oder vorheriger Inhalation unterstützt diese Wirkung.

Durchführung

Zur **Durchführung** liegt der Patient bequem in Seitenlage, möglichst nahe bei der Pflegefachperson. Behandelt wird die oben liegende Thoraxoberfläche. Die Pflegende legt beide Hände flächig nebeneinander auf den Thorax des Patienten, beginnend am unteren Rippenbogen. Zunächst fühlt sie sich in den Atemrhythmus des Patienten ein. In die Ausatembewegung hinein bewegt sie eine Hand in Richtung Wirbelsäule und nach oben. Die Intensität des Klopfens passt sie den Reaktionen des Patienten an. Auf diese Weise kann sanftes Klopfen auf den Patienten beruhigend wirken. Die Pflegende behält während der gesamten Behandlung mit der anderen Hand Hautkontakt. Die Klopfung wird über mehrere Atemzüge wiederholt, bis der Patient das gelöste Sekret abhusten kann. Das Mobilisieren des Sekrets kann durch eine leichte Kopftieflage (Kontraindikationen beachten) während der Klopfung unterstützt werden.

Das eher großflächige **Beklopfen der Brustwand** mit der hohlen Hand, der Faust oder der Kleinfingerkante soll die Sekretolyse fördern. Der therapeutische Effekt ist allerdings besonders bei einem starren Brustkorb (z. B. beim Lungenemphysem, → 23.7) umstritten. Es sollte genau geprüft werden, für welche Patienten diese Maßnahme geeignet ist [26], und eine ärztliche Anordnung erfolgen.

Vibrationsmassage mit dem Vibrationsgerät

Das **Vibrationsgerät** (z. B. Vibramat®) wird aus hygienischen Gründen mit einem dünnen Tuch oder einem Einmalüberschuh überzogen. Bei sehr schlanken Patienten kann die Vibrationsscheibe zusätzlich mit Watte gepolstert werden. Der Patient liegt auf der Seite oder sitzt an der Bettkante, sodass die Pflegende die zu behandelnde Thoraxseite gut erreichen kann. Sie reibt die Haut mit einem fetten Öl (z. B. Mandelöl) ein. Die Einstellung der Vibrationsstärke am Gerät richtet sich nach dem Befinden des Patienten. Die Pflegende beginnt die Vibrationsmassage am unteren äußeren Brustkorbrand und bewegt das Gerät langsam zum Lungenhilus hin (→ Abb. 3.26). Um eine sekretlösende Wirkung in tiefer gelegenen Lungenregionen zu erzielen, legt sie das Gerät nur in der Exspirationsphase mit leichtem Druck auf. Die Behandlung wird pro Thoraxseite 5- bis 6-mal wiederholt. Danach animiert die Pflegende den Patienten zum Abhusten. Bei **Säuglingen** kann die Vibrationsmassage nach ärztlicher Anordnung mit einer mit Mull umwickelten elektrischen Zahnbürste durchgeführt werden.

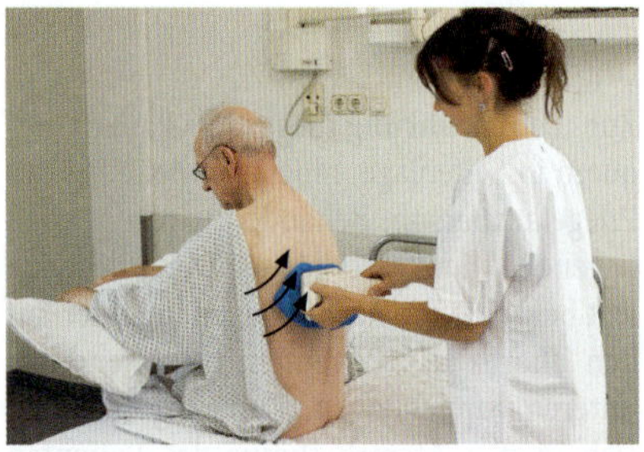

Abb. 3.26 Bei der Vibrationsmassage Gerät zum Lungenhilus hinbewegen. [K115]

Bei Vibrationsbehandlung und Klopfung beachten

- Den Patienten so bei der Positionierung unterstützen, dass die zu behandelnde Thoraxseite oben liegt, um die Schwerkraft auszunutzen und ein günstiges Belüftungsverhältnis zu schaffen (→ 3.4.2)
- Von peripher nach zentral (zum Lungenhilus hin) abklopfen oder vibrieren
- Nierengegend und Wirbelsäule aussparen, da diese Regionen schmerzempfindlich sind
- Papiertücher bereitlegen, in die das gelöste Sekret abgehustet werden kann
- Nach der Vibration dafür Sorge tragen, dass das gelöste Sekret entfernt werden kann, z. B. zum Abhusten auffordern, Drainagepositionierung (→ Abb. 3.21) durchführen, ggf. absaugen (→ 3.4.5).

Atemtraining mit oszillierenden PEP-Geräten

Mit **oszillierenden PEP-Geräten** (*PEP* = *positiver endexspiratorischer Druck*, → 3.5.3) kann ein schwankender Widerstandsdruck in den Atemwegen erzeugt werden (*vario-resistance-pressure*), wodurch Sekret gelöst und leichter abgehustet werden kann. Angewendet werden Oszillationsgeräte zur:

- Lösung von Bronchialsekret, z. B. bei chronischer Bronchitis (→ 23.6), Bronchiektasie und Mukoviszidose (→ 23.14)
- Verhinderung eines Bronchialkollapses
- Dämpfung eines Hustenreizes.

Die Pflegenden erklären dem Patienten Wirkungsweise und Umgang mit dem Atemtrainer.

VRP 1 Desitin

Beim pfeifenähnlichen **VRP 1 Desitin** (*Flutter*) verlegt eine Kugel den Ausatemweg, schafft also eine künstliche Engstelle, gegen die der Patient ausatmet (→ Abb. 3.27). Die durch die Kugelbewegungen entstehenden Druckschwankungen versetzen die Luft in den Bronchiolen in Schwingungen. Diese Vibrationen, auch „endobronchiale Perkussion" genannt, lösen zähes Sekret von der Bronchialwand, sodass es leichter abgehustet werden kann (→ Abb. 3.27).

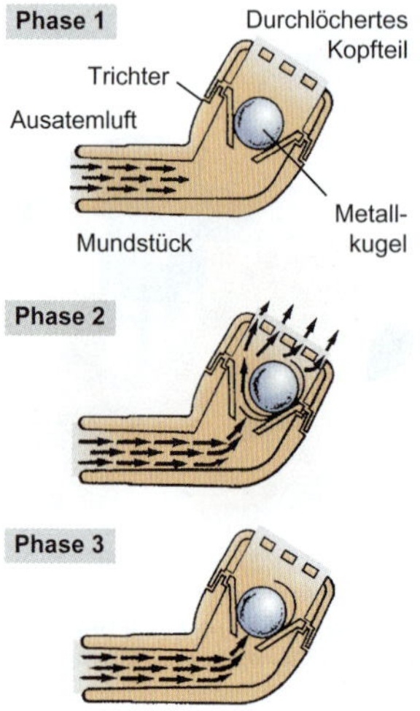

Abb. 3.27 Funktionsweise des VRP 1 Desitin. Die Metallkugel im Trichter bietet einen Widerstand bei der Ausatmung. Steigert der Patient den Ausatemdruck, wird die Kugel an der Trichterwand hochgerollt, sodass die Luft entweichen kann. Senkt der Patient den Ausatemdruck bzw. atmet er ein, rollt die Kugel zurück und verschließt den Trichter erneut. Wird das Gerät stärker nach oben gehalten, drückt die Schwerkraft die Kugel stärker nach unten und der Patient muss mehr Kraft bei der Ausatmung aufbringen, als wenn er es mehr nach unten neigt. [U244]

Durchführung

- Im Sitzen mit aufrechter Körperhaltung üben, weil das Zwerchfell so einen größeren Bewegungsspielraum hat
- Mundstück fest mit den Lippen umschließen
- Tief durch die Nase einatmen
- Atem kurz anhalten, dann gleichmäßig in das Gerät ausatmen
- 7-mal wiederholen, dann eine Pause von fünf Atemzügen einlegen, dann erneut sieben Atemzüge mit dem Gerät usw. Dauer eines Atemtrainings ca. 10 Min., in der Akutphase stündlich wiederholen.

Zur Reinigung kann der Patient das Gerät auseinandernehmen, mit warmem Wasser abspülen und trocknen lassen.

RC-Cornet® PLUS

Das **RC-Cornet® PLUS** ist ein Atemtherapiegerät zur Lösung und Mobilisation von festsitzendem Bronchialschleim. Durch zwei Einstellungsstufen und vier Widerstandsgrade ist für jeden Patienten durch individuelle Einstellung, z. B. auch für sehr schwache Patienten, das Atemtraining lageunabhängig möglich.

Der Patient atmet über das RC-Cornet® PLUS aus. Dabei gerät der innenliegende Schlauch in Schwingung und führt so zu einer schrittweisen Weitung der Atemwege

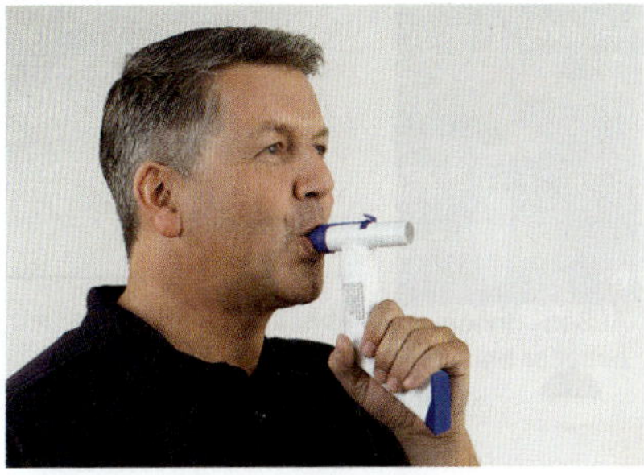

Abb. 3.28 RC-Cornet® PLUS. Der integrierte Vernebleransatz ermöglicht die gleichzeitige Atem- und Inhalationstherapie zur besseren Sekretolyse. [U106]

und Mobilisation des Bronchialschleims, der dann abgehustet werden kann. Weitere Gerätevarianten gibt es speziell für die Anwendung bei tracheotomierten Patienten sowie für die oberen Atemwege.

Einreibungen

Einreibungen, die mittels Kältereiz wirken sollten, z. B. mit Franzbranntwein oder kaltem Wasser, wurden früher meist in Kombination mit manueller Klopfung durchgeführt. Diese Technik wird nicht mehr empfohlen, da eine sekretlösende oder atemvertiefende Wirkung nicht nachgewiesen ist und die Atmung ungünstig beeinflusst werden kann [27].

Auf Wunsch des Patienten kann aber zur Förderung des allgemeinen Wohlbefindens eine Einreibung erfolgen.

Einreibung mit ätherischen Ölen

Aromapflege → 43.9

Ätherische Öle enthalten Wirkstoffe, die durch Einreibung auf die Haut gebracht und dann teils über die Haut resorbiert, teils inhaliert werden. Bewirkt wird die Förderung der Expektoration (Aus- oder Abhusten aus den Bronchien) durch eine leichte Reizung und Durchblutungssteigerung der Atemwegsschleimhaut. Für die Einreibung zur Schleimlösung eignen sich Verdünnungen von Eukalyptus-, Thymian-, Pfefferminz-, Fichtennadel-, Fenchel- oder Anisöl (z. B. in Transpulmin® Erkältungsbalsam, Stas® Erkältungssalbe).

VORSICHT! Ätherische Öle sparsam und nur verdünnt verwenden, da sie
- Hautreizungen und allergische Reaktionen bis hin zur Atemnot auslösen können
- Sowohl atemwegserweiternd als auch atemwegsverengend wirken können und bei Patienten mit obstruktiven Lungenerkrankungen unter Umständen zur Verschlechterung der Symptomatik führen.

Vor der Behandlung immer Rücksprache mit dem Arzt halten. Bei Säuglingen und Kleinkindern dürfen nur ätherische Öle verwendet werden, die ausdrücklich zur Anwendung bei Säuglingen geeignet sind.

Brustwickel

Wickel und Auflagen → 43.6.2

Feuchtwarme Auflagen oder **Wickel** (→ 6.11) um den Thorax fördern die Durchblutung und wirken entspannend, beruhigend und sekretlösend.

Benötigt werden ein inneres, weiches Baumwolltuch (je nach Körpergröße 30–50 cm breit, z. B. Handtuch) sowie ein Außentuch (z. B. großes Badetuch). Als Wickellösung verwendet man warmes Wasser (ca. 40–50 °C), evtl. mit Zusatz von Kräuterextrakten oder Zitronensaft.

Durchführung

- Außentuch unter den Brustkorb des Patienten legen
- Baumwoll- oder Leinentuch in die Wickellösung legen und leicht auswringen. Den Patienten prüfen lassen, ob er die Temperatur verträgt (Pflegende beachten die daraus entstehende Verbrennungsgefahr)
- Tuch faltenfrei um den Brustkorb legen
- Wickeltuch sofort mit dem trockenen Außentuch vollständig bedecken
- Den Patienten in eine (zusätzliche) Decke einschlagen
- Wickel ca. 30 Min. einwirken lassen, sofern sich der Patient so lange wohlfühlt. Den Patienten beobachten und ihn nach seinem Befinden fragen
- Wickel abnehmen, Brustkorb gut nachtrocknen, Patienten ggf. beim Anziehen unterstützen
- Patienten ca. 30 Min. ausruhen lassen.

Thymian-Ölkompresse

Die Anwendung von **Thymian-Ölkompressen** eignet sich besonders bei Reizhusten und Erkältungskrankheiten durch eine breite antiseptische und stark spasmolytische Wirkung. Die Herstellung der Kompresse ist einfach und entspricht dem Vorgehen beim Brustwickel. Allerdings wird bei der Ölkompresse keine heiße Wickellösung hergestellt, sondern das mit der Ölmischung getränkte Innentuch vor dem Auflegen auf den Brustkorb z. B. mit zwei Wärmflaschen oder in einem Topf auf ca. 40 °C erwärmt.
Das reine, 100-prozentige Thymianöl muss allerdings mit einem Basisöl (z. B. in Mandel- oder Sonnenblumenöl) verdünnt werden:
Je 100 ml Basisöl werden zugesetzt:
- Kleinkinder: 1–2 Tropfen
- Kinder 3–7 Jahre: 2–3 Tropfen
- Kinder 7–12 Jahre: 3–4 Tropfen
- Ab 12 Jahre und Erwachsene: 5 Tropfen.

Der Wickel kann – wenn der Patient eingeschlafen sein sollte – auch über Nacht belassen werden [28].

3.4.5 Absaugen von Atemwegssekret

Endotracheales Absaugen über Tubus und Trachealkanüle → 45.4.4
Bronchoskopisches Absaugen → 23.3.6
Pflege eines Patienten mit Trachealkanüle → 36.1.6

DEFINITION

Absaugen von Atemwegssekret: Entfernen von Atemwegssekret oder aspirierten Substanzen mit Absaugkathetern aus den oberen und/oder unteren Atemwegen.

Indikation und Kontraindikation

Kann der Patient das Atemwegssekret nicht oder nur unzureichend abhusten, muss es entfernt werden, um die Belüftung der Lunge zu gewährleisten und damit Atelektasen und Pneumonien vorzubeugen.

Notfallmäßig müssen feste oder flüssige Substanzen, die in die Atemwege gelangt sind (*Aspiration* → 7.10), abgesaugt werden.

Außerdem wird Bronchialsekret zur Untersuchung auf Bakterien oder Tumorzellen abgesaugt (Bronchoskopie, → 23.3.6). Das Absaugen von Bronchialsekret nur durchführen, wenn andere Maßnahmen zur Sekretentfernung nicht wirkungsvoll sind. Bei sterbenden Patienten sollte das Absaugen unterbleiben, sofern Patienten durch die Sekretansammlung nicht leiden. **Nasales Absaugen** ist bei Schädel-Hirn-Trauma zu vermeiden.

VORSICHT! Geplantes Absaugen erfolgt nach ärztlicher Anordnung oder bei beatmeten Patienten nach einrichtungsinternem Pflegestandard. Im Notfall, etwa zur Vermeidung einer Aspiration oder als lebensrettende Sofortmaßnahme bei Sekretansammlung oder Verschlucken ist das Absaugen von (erfahrenen) Pflegenden im Rahmen der Ersten Hilfe unverzüglich durchzuführen.

Formen des Absaugens

Nach dem Zugangsweg werden **Formen des Absaugens** unterschieden:

- **Orales Absaugen.** Absaugen über den Mund: Mundhöhle, Rachen
- **Nasales Absaugen.** Absaugen über die Nase: Nasenhöhle, Rachen
- **Endotracheales Absaugen** *(griech. endo = innen, tracheal = auf die Luftröhre bezogen).* Absaugen der unteren Atemwege (Trachea, Bronchialsystem) über Endotrachealtubus oder Trachealkanüle
- **Bronchoskopisches Absaugen.** Absaugen im Rahmen einer Bronchoskopie
- **Bronchiallavage.** Einbringen von physiologischer Kochsalzlösung über Tubus, Trachealkanüle oder Bronchoskop, um stark eingetrocknetes Bronchialsekret zu lösen. Wegen der Gefahr, auf diesem Wege Keime aus einem Bereich in alle Lungenbereiche zu verschleppen, wird sie nicht mehr empfohlen. Die **bronchoalveoläre Lavage** *(BAL)* ist hingegen eine diagnostische Maßnahme aus dem Bereich der Pulmonologie zur gezielten Gewinnung von Krankheitserregern oder pathologischen Zellen.

Materialien

Die **Absaugeinheit** arbeitet entweder mit Sog vom **zentralen Vakuumanschluss** (→ Abb. 3.29), dem **Druck-Sogwandler einer Gasflasche** oder einer **Elektropumpe** (Vakuumpumpe). Mindestens einmal täglich und vor jedem Absaugvorgang wird die Funktion geprüft. In wiederverwendbare Auffanggefäße aus Glas oder Kunststoff *(Sekretflasche)* etwas Wasser füllen, um zu verhindern, dass das aufgefangene Sekret antrocknet.

> **Ablesbarer Sog**
> Der Sog, der am Manometer der Absaugeinheit bzw. des Absauggeräts abgelesen werden kann, ist der Sog, der momentan aufbaut wird. Durch die Länge von Absaugschlauch und -katheter und den Strömungswiderstand wird der Sog bis zum Patienten immer weniger [30].

Einmal-Sekretbehälter werden nicht befüllt. **Auffanggefäß, Absaugschlauch** und **Fingertip** werden entsprechend dem hauseigenen Hygieneplan gewechselt, der Einmalauffangbehälter, wenn er voll ist. Zum Durchspülen des Absaugschlauchs nach dem Absaugen ist Leitungswasser ausreichend.

Außerhalb des Krankenhauses wird meist mit einer Elektropumpe (→ Abb. 3.30) abgesaugt.

Absaugkatheter bestehen aus durchsichtigem und weichem, aber knickfestem Kunststoff und sind einzeln steril verpackt.

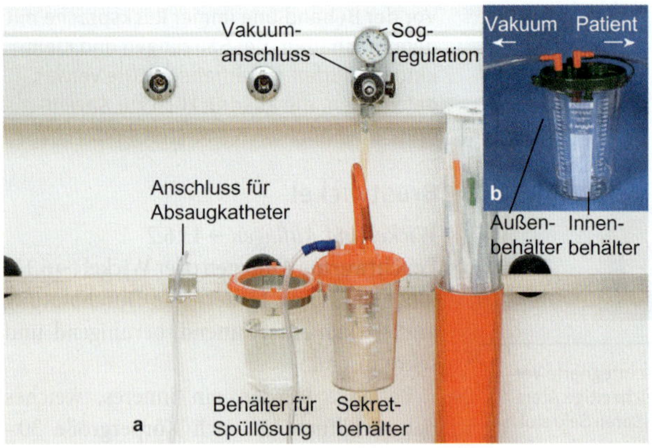

Abb. 3.29 Absauggerät mit zentralem Vakuumanschluss (a). Das kleine Bild (b) zeigt einen Einmal-Sekretbehälter, bestehend aus einem Außen- und einem Innenbehälter, der zusammen mit dem Sekret in den Müll entsorgt wird. [K115, K183]

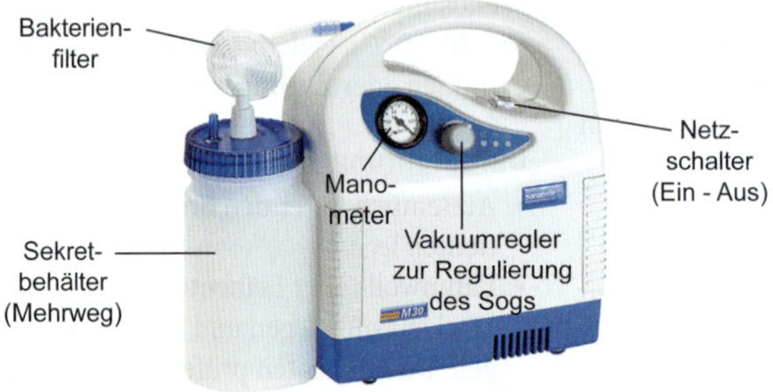

Abb. 3.30 Mobiles Absauggerät mit Vakuumpumpe für die Absaugung außerhalb des Krankenhauses. [V648]

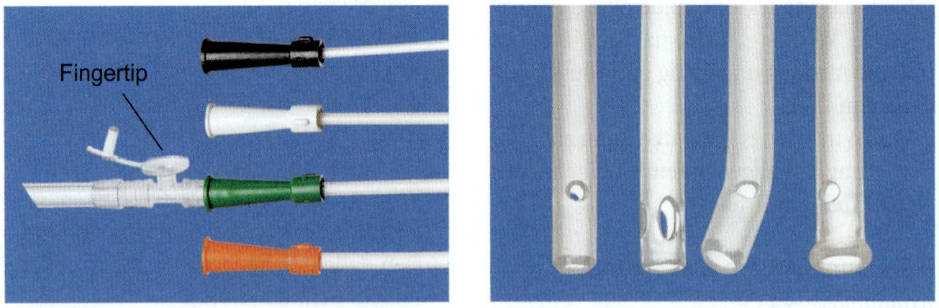

Abb. 3.31 Oben: Absaugkatheter in verschiedenen Größen, einmal mit Fingertip (verbindet Absaugschlauch und Absaugkatheter). Unten: Absaugkatheter mit zwei oder mehr seitlichen Öffnungen in unterschiedlicher Größe; gebogener Absaugkatheter mit zwei seitlichen Öffnungen; Absaugkatheter mit Wulst an der Katheterspitze. [K115, K183]

Grundsätzlich werden Absaugkatheter aus hygienischen Gründen nur für einen Absaugvorgang genutzt.

Es gibt verschiedene **Arten von Absaugkathetern** (→ Abb. 3.31) [30].

Absaugkatheter mit einer zentralen Öffnung (heute nicht mehr in Verwendung) **bzw. einer oder zwei kleinen Öffnungen an der Katheterspitze:** Diese Katheter können sich (trotz der seitlichen Öffnungen) an der Trachealschleimhaut festsaugen. Hierdurch kann es zu Schleimhautverletzung und Blutungen in der Trachea beim *endotrachealen Absaugen* kommen. Im Jargon werden sie auch als *„traumatische Katheter"* bezeichnet. Vorteil: Wegen der Konzentration des Sogs auf die Katheterspitze haben sie eine bessere Distanzwirkung bei Flüssigkeiten als die atraumatischen Katheter.

Atraumatische Katheter: Gerade oder gebogen, mit mehreren größeren seitlichen Öffnungen. Die Fläche der seitlichen Löcher muss größer sein als die zentrale Öffnung (→ Abb. 3.32). Atraumatische Katheter sind z. B. *Gentle-Flo®, Trachflow®, ProFlo®.* Manche Katheter haben noch zusätzlich einen Wulst an der Katheterspitze (→ Abb. 3.31). Atraumatische Katheter werden beim *endotrachealen Absaugen* eingesetzt.

Geschlossene Absaugsysteme (→ Abb. 45.16). Sie werden meist auf der Intensivstation bei Beatmungspatienten und bei Patienten mit Atemwegsinfektionen angewendet.

VORSICHT! Absaugkatheter mit nur einer zentralen Öffnung dürfen nicht mehr zum endotrachealen Absaugen verwendet werden, da sie sich leicht an der Schleimhaut der Trachea festsaugen und so Verletzungen verursachen.

Für orales Absaugen eignen sich Katheter von 14 bis 20 Ch (*Charrière = 1/3 mm*) Durchmesser, für nasales Absaugen 10 bis 14 Ch. Katheterdurchmesser „so groß wie nötig und so klein wie möglich" wählen, da ein zu großer Durchmesser die Atemwege unnötig verlegt und ein zu kleiner Durchmesser die Verletzungsgefahr erhöht.

Bei **Kindern** richtet sich der Durchmesser des Absaugkatheters nach deren Körpergröße bzw. beim nasalen Absaugen nach der Größe des Nasenlochs. Der Absaugkatheter sollte nicht das gesamte Nasenloch ausfüllen. Die Größe des Absaugkatheters liegt bei ca. 6–12 Ch.

Weitere Materialien: Utensilien für Mund- und Nasenpflege; Gleitmittel, möglichst mit anästhesierender Wirkung (z. B. Xylocain-Gel®); Bepanthen®-Salbe oder steriles NaCl 0,9 % zum Anfeuchten des Katheters. Zum Eigenschutz tragen Pflegende stets Einmalhandschuhe. Soll *endotracheal* abgesaugt werden, wird auf der katheterführende Hand ein steriler Handschuh getragen, um ein Einbringen von Mikroorganismen in die unteren Atemwege zu verhindern [29]. Der Abwurfbehälter sollte direkt neben dem Bett stehen.

Bei bestehender Infektionsgefahr tragen die Pflegenden beim Absaugen Mund-Nasenschutz. Bei sehr hohem Infektionsrisiko, z. B. bei SARS-CoV-2 (➔ 30.8.10), offener TBC (➔ 23.4.5), tragen die Pflegenden FFP2/-3-Masken und zusätzlich Schutzkittel, Schutzbrille oder/und Visier.

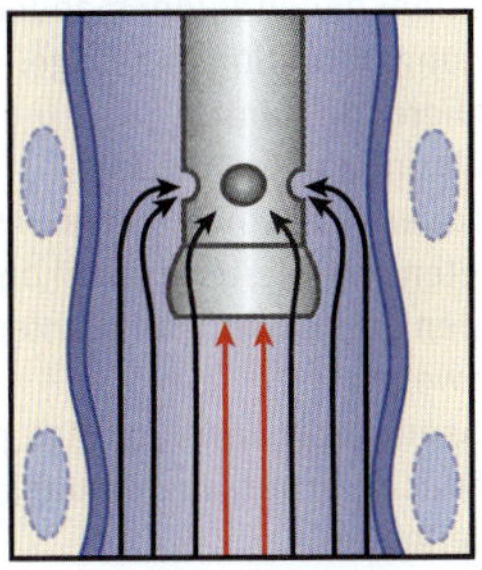

Abb. 3.32 Wirkungsweise eines atraumatischen Katheters. Durch die genügend großen oder zahlreichen seitlichen Öffnungen wird seitlich so viel Luft angesaugt, dass ein Ansaugen der Katheterspitze an die Schleimhaut verhindert wird. Der Fingertip muss im Hohlsystem (Kanüle, Tubus, Trachea) lt. Hersteller stets geschlossen sein (mit Sog absaugen), nicht jedoch z. B. im Mundraum [30]. [L143]

Vorbereitung

- Patienten informieren (auch bewusstlose Patienten) und beruhigen
- Patienten in Oberkörperhochlage oder Seitenlage bringen (Aspirationsprophylaxe), dabei auf eine bequeme Position des Kopfes achten
- Ggf. Magensonden-Sekretbeutel unter Magenniveau bringen
- Sogaufbau am Absauggerät überprüfen, nach hausinternem Standard ggf. Sogstärke einstellen
- Bei Monitorüberwachung Systolenton lauter stellen, um eine Bradykardie rechtzeitig zu erkennen
- Händedesinfektion, Einmalhandschuhe anziehen

Prinzipien für alle Formen des Absaugens

- Konsequent aseptisches Vorgehen (➔ 41.4) beim Absaugen der unteren Atemwege schützt Patienten vor Infektionen
- Persönliche Schutzausrüstung (Handschuhe, Mundschutz, FFP2/-3-Maske, Schutzkittel, Schutzbrille/Visier) schützt die Pflegenden vor Infektionen
- Um zu vermeiden, dass der Patient einen Sauerstoffmangel erleidet, darf der Absaugvorgang beim *endotrachealen Absaugen* nicht länger als 15 Sek. dauern. Dies erfordert zügiges und gleichzeitig einfühlsames Vorgehen
- Ist ein erneutes Absaugen erforderlich, wird dem Patienten eine „Verschnaufpause" ermöglicht
- Die Häufigkeit des Absaugens hängt von der Menge und Beschaffenheit des Sekrets ab. Hierbei gilt das Prinzip: So wenig wie möglich, so viel wie nötig, da durch das Absaugen die Schleimhaut gereizt wird
- Bei liegender Magensonde (➔ 7.7) sollte der Sekretbeutel unter Magenniveau hängen, damit der Mageninhalt bei eventuellem Brechreiz ablaufen kann.

Durchführung: Absaugen der oberen Atemwege (oral, nasal)

Endotracheales Absaugen über Tubus und Trachealkanüle ➔ 45.4.4

Das **Absaugen von Sekret aus den oberen Atemwegen** über Mund oder Nase ist indiziert, wenn der Patient trotz unterstützender Maßnahmen und Anleitung zum Sekretabhusten nicht in der Lage ist, diese ganz nach außen zu befördern. Bei Patienten mit einer **Dysphagie** ist häufig das Absaugen des Mund-Rachenraums notwendig, damit verbliebener Speichel und Nahrungsreste in Mund und Rachen nicht aspiriert werden.

Bei einer **Aspiration** (➔ 14.5.9) muss als Erstmaßnahme (**Notfall!**) bei einem nicht intubierten oder tracheotomierten Patienten über Mund und Nase „blind" endotracheal abgesaugt werden, auch wenn es nicht immer gelingt, durch den Kehlkopf in die Trachea zu kommen.

Absaugen gezielt einsetzen und durchführen

Absaugen **reizt die Schleimhäute** und regt die Schleimproduktion an: Je häufiger abgesaugt wird, desto mehr Schleim wird produziert („Teufelskreis"). Daher: So effektiv und so schonend wie möglich absaugen.

- Patienten beruhigen, ggf. hält die assistierende Pflegende oder bei Kindern ein Elternteil die Hände des Patienten, so können auch Abwehrbewegungen verhindert werden. Beim Säugling und Kleinkind ist es erforderlich, den Kopf festzuhalten
- Absaugkatheter gleitfähig machen, z. B. mit Xylocain-Gel® oder Bepanthen-Salbe® beim nasalen Absaugen oder NaCl 0,9 % beim oralen Absaugen
- Patienten anweisen, mehrmals tief einzuatmen
- Hände desinfizieren
- Einmalhandschuhe anziehen; sterilen Handschuh an katheterführende Hand, wenn *endotracheal* abgesaugt werden soll
- Katheter mit dem Absaugschlauch verbinden, Absauggerät anstellen
- Katheter über Nase (nicht nach oben, sondern waagrecht einführen) oder Mund (Vorsicht, am weichen Gaumen kann Würgereiz ausgelöst werden) einführen bis in den Rachen
- Fingertip schließen und unter Sog mit leicht drehenden Bewegungen zurückziehen
- Der Vorgang soll nicht länger als 15 Sek. dauern, da der Patient während dieser Zeit schlechter atmen kann, bei Kindern beträgt der Zeitraum maximal 10 Sek., da sie einerseits kleiner sind und gewöhnlich auch die Sekretmenge geringer ist; andererseits haben Säuglinge und Kleinkinder eine höhere Atemfrequenz (➔ Tab. 3.2), sodass sie auf eine schnelle erneute Sauerstoffzufuhr angewiesen sind
- Atmung und Hautfarbe des Patienten während des Absaugens kontrollieren,

evtl. Puls messen durch assistierende Pflegende bzw. Pulskontrolle über das akustische Pulssignal
- Nach dem Absaugen Katheter um die behandschuhte Hand wickeln, Handschuh über den Katheter stülpen und entsorgen; Absaugschlauch mit Leitungswasser durchspülen
- Vitalzeichenkontrolle.

VORSICHT! Während des *endotrachealen* Absaugvorgangs Patienten genau beobachten. Absaugvorgang abbrechen, wenn er Zeichen von Sauerstoffmangel zeigt, z. B. livides Munddreieck, Zyanose, Bradykardie.

Absaugen von Sekret aus Mund und Nase

Das Absaugen von Sekret aus Mund und Nase erfolgt meist aus hygienischen Gründen, um etwa einer Atemwegsinfektion durch Aspiration von Sekret vorzubeugen. Innerhalb eines Absaugvorgangs kann derselbe Absaugkatheter mehrfach verwendet werden.

Dokumentation

- Häufigkeit des Absaugens
- Vitalzeichen und Reaktionen des Patienten auf das Absaugen, z. B. Abwehrbewegungen, Zyanose, Bradykardie, Erbrechen
- Menge, Farbe, Konsistenz sowie evtl. Beimengungen des abgesaugten Sekrets.

Komplikationen

- Infektionen der Atemwege, begünstigt durch unsteriles Arbeiten (→ Abb. 3.33)
- Verletzungen der Atemwege, z. B. durch zu großen Katheter oder zu grobe Durchführung
- Vagusreizung mit Bradykardie (→ 4.1.3), Rhythmusstörungen
- Erbrechen mit Aspirationsgefahr
- Broncho- oder Laryngospasmus.

SPICKZETTEL

Atemunterstützung und Pneumonieprophylaxe

Risikoeinschätzung:
- Fortlaufende Atembeobachtung, v. a. bei gefährdeten Patienten.
- Risikopatienten: Alte, immobile und multimorbide Patienten, nach Bauch- und Thoraxoperationen, mit bestehender Herz- oder Lungenerkrankung, während und nach Beatmung, Raucher u. a.

Allgemeine Maßnahmen:
Basis- und Händehygiene, insb. während O_2-Therapie, Intubation oder Beatmung; Mundpflege; Impfungen (Influenza, COVID-19); Patientenberatung und -anleitung.
- Maßnahmen zur Ventilationsförderung und Sekretmobilisation sind bei erkannter Atembeeinträchtigung und Pneumoniegefährdung konsequent durchzuführen. Eine regelmäßige Mobilisation des Patienten oder häufige Positions- und Lagewechsel gelten hierbei als wichtigste Maßnahme. Dazu ist es erforderlich, den Patienten über die Zusammenhänge gut zu informieren, damit er zu „Bewegung“ motiviert wird.

Ventilationsfördernde Maßnahmen:
- Mobilisation, Frühmobilisation nach Operationen, regelmäßige Positionswechsel.
- *Atemübungen:* tiefes Durchatmen, einfache Atemübungen, Kontaktatmung.
- *Exspiratorisches Atemtraining:* dosierte Lippenbremse, Gähn- und Schnüffelatmung, PEP-Geräte.
- *Inspiratorische Atemtrainer:* Flow- oder volumenorientierte Trainer für die Einatemmuskulatur, IPPB-Gerät.
- *Atemunterstützende Positionierungen:* regelmäßiges Umpositionieren, Oberkörperhochpositionierung, Bauchpositionierung, Dehnlagerungen, Kutschersitz, Torwartstellung u. a.

Atemstimulierende Einreibung (aus der Basalen Stimulation): Fördert die Wahrnehmung der Atmung, kann zu einer gleichmäßigeren und tieferen Atmung führen.
Ruhe, entspannte Lagerung des Patienten, korrekte Technik beachten

Sekretmanagement:
- Ausreichende Flüssigkeitszufuhr.
- Drainagepositionierung.
- *Abhustetechniken:*
  - Schonendes Abhusten, Huffing, PEP-Husten, Maßnahmen bei Reizhusten
  - Mechanisch unterstütztes Husten.
- *Inhalationen:* Einatmen von Dampf, Aerosolen oder Nebel
  - Dampfbad
  - Druckluftvernebler
  - Ultraschall- und Mikropumpenvernebler.
- *Vibrationsbehandlung:* manuelle Klopfung, Vibrationsmassage.
- Oszillierende Geräte.
- Einreibungen, Brustwickel.
- *Absaugen:* Entfernen von Atemwegssekreten, aspirierten Fremdkörpern aus den oberen und/oder unteren Atemwegen.
  - Absauggerät und -katheter, persönliche Schutzausrüstung, ggf. Gleitmittel
  - So oft wie nötig, so wenig wie möglich
  - Patienten informieren, während des Absaugens beobachten, v. a. Puls und Sauerstoffsättigung
  - Aseptischen Vorgehen beim endotrachealen Absaugen.

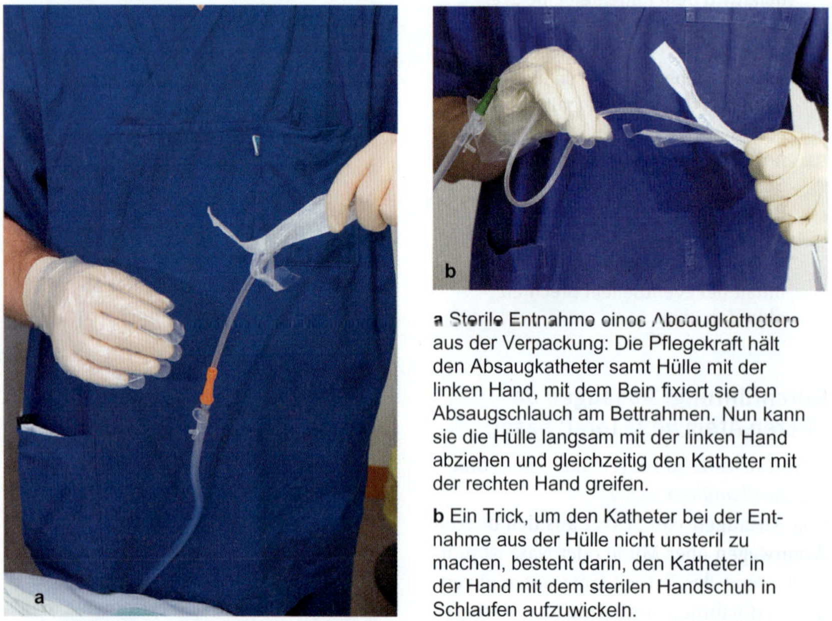

a Sterile Entnahme eines Absaugkatheters aus der Verpackung: Die Pflegekraft hält den Absaugkatheter samt Hülle mit der linken Hand, mit dem Bein fixiert sie den Absaugschlauch am Bettrahmen. Nun kann sie die Hülle langsam mit der linken Hand abziehen und gleichzeitig den Katheter mit der rechten Hand greifen.

b Ein Trick, um den Katheter bei der Entnahme aus der Hülle nicht unsteril zu machen, besteht darin, den Katheter in der Hand mit dem sterilen Handschuh in Schlaufen aufzuwickeln.

Abb. 3.33 Sterile Entnahme eines Absaugkatheters aus der Verpackung zum *endotrachealen* Absaugen. [K115]

3.5 Sauerstofftherapie

Grundlagen

In der **Notfallmedizin** ist die **Sauerstofftherapie** unverzichtbar und kann lebensrettend sein. Aber auch bei vielen Erkrankungen mit vermindertem Sauerstoffgehalt des Blutes ist es sinnvoll, die Sauerstoffkonzentration des Blutes durch Anreicherung der Einatemluft mit Sauerstoff zu erhöhen.

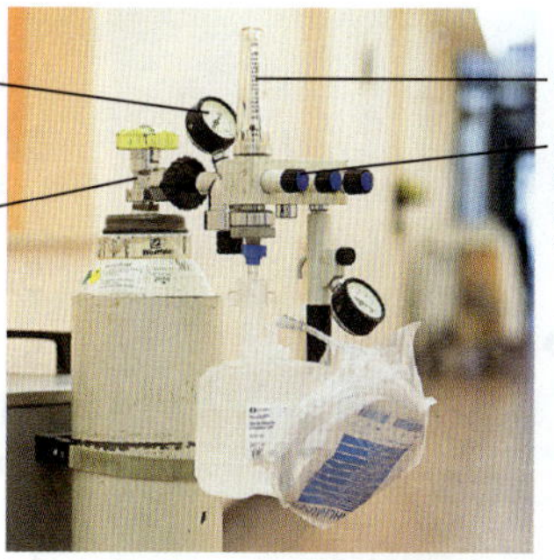

Abb. 3.35 Sauerstoffflasche mit Armatur, Befeuchtereinheit (Aquapak®) und Schlauch, der Sauerstoff zum Pat. leitet. [K115]

Sauerstoff ist ein Arzneimittel

Sauerstoff (O_2) wird nach ärztlicher Anordnung verabreicht, diese umfasst die Art der Verabreichung, die Menge und die Dauer der Verabreichung. Im **Notfall** gilt eine Ausnahme: Dann verabreichen Pflegende mit entsprechenden Kenntnissen bzw. Einarbeitung bis zum Eintreffen des Arztes Sauerstoff.

Grundsätze der Sauerstofftherapie

- Für jeden Patienten wird ein neues Schlauchsysteme verwendet, dieses wird alle 48 Std. gewechselt, das sterile Aqua dest. in den Gefäßen täglich. Ausnahme: Einmalartikel (z. B. Aquapak®) werden entsprechend den Herstellerangaben benutzt
- Vor der Sauerstoffgabe sollte der Patient seine Nase reinigen, da eine verstopfte Nase die Sauerstoffzufuhr behindert.

Komplikationen

- Austrocknen und Schädigung der Schleimhäute in den Atemwegen unter O_2-Therapie, da der Sauerstoff trocken vorliegt. Üblich sind Einmalsysteme, z. B. Aquapak- oder Respiflo-System (→ Abb. 3.34). Auf die Befeuchtung kann bei sehr kurzer O_2-Gabe (1–2 Std.) verzichtet werden
- Atemstörung durch **Beeinträchtigung des Selbstreinigungsmechanismus** in den Atemwegen bei O_2-Dosierung > 6 l/Min. Deshalb wird bei hoher Dosierung der Sauerstoff zusätzlich angewärmt. Hierzu wird der Sterilwasserbehälter mittels spezieller Heizung erwärmt
- **Alveolarkollaps** durch Störung der für die Alveolenstabilität wichtigen körpereigenen Substanz „Surfactant". Ein Mangel an Surfactant kann infolge der O_2-Therapie über einen längeren Zeitraum und in einer Dosierung, die über dem tatsächlichen O_2-Bedarf des Patienten liegt, entstehen. Besonders gefährdet sind hierbei Frühgeborene (→ 34.24.2).
- **Frühgeborenen-Retinopathie** (→ 34.24.8) [31].

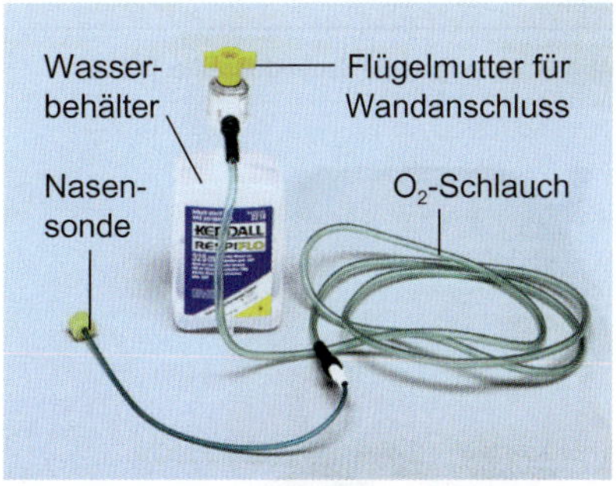

Abb. 3.34 System für einen Sauerstoffwandanschluss über ein zentrales Reservoir. Einmalbehälter mit destilliertem Wasser zur Befeuchtung, Verbindungsschlauch und Nasensonde. [K183]

VORSICHT! Atemlähmung durch Sauerstoffgabe:

Besondere Vorsicht ist bei Patienten mit **COPD** (→ 23.5.7) geboten. Ihr Körper hat sich an den ständig erhöhten CO_2-Gehalt im Blut „gewöhnt". Den einzigen Atemantrieb stellt der Sauerstoffmangel im Blut dar. Wird dieser nun durch die Sauerstofftherapie behoben, entfällt der letzte Atemanreiz. Die Atemfrequenz sinkt und die Atmung wird oberflächlicher, bis hin zum Atemstillstand. Dies kann zu einem extremen CO_2-Anstieg und zur **Kohlendioxidnarkose** führen, die eine Intubation erfordert und, wenn sie nicht bemerkt wird, tödlich ist.

Trübt das Bewusstsein eines Patienten während der Sauerstofftherapie zunehmend ein, muss dies als Zeichen eines CO_2-Anstiegs gewertet werden. Pflegende stellen die Sauerstoffzufuhr in diesem Fall sofort ab und benachrichtigen unverzüglich den Arzt.

Sauerstoffquellen

Im Krankenhaus ist Sauerstoff meist über ein **zentrales Reservoir** (Wandanschlüsse in den Patientenzimmern, → Abb. 3.34) verfügbar. Alternativ und zum Transport von Patienten kommen **Sauerstoffflaschen** (komprimierter gasförmiger Sauerstoff) von 2–50 l Rauminhalt zum Einsatz (→ Abb. 3.35). Der Druck einer vollen Flasche liegt bei 150–200 bar und wird durch einen Druckminderer auf ca. 5 mbar reduziert.

In beiden Fällen handelt es sich um reinen Sauerstoff (100 %).

Sauerstofftherapie zu Hause

Außerhalb des Krankenhauses werden bei einer **Sauerstofflangzeittherapie** (z. B. bei COPD oder Mukoviszidose) oft **Sauerstoffkonzentratoren** (→ Abb. 3.36) eingesetzt, die auch von Laien bedient werden können. Durch Ansaugen und Verdichten der Umgebungsluft sowie Abtrennen von Stickstoff entsteht eine Sauerstoffkonzentration von bis zu 95 Vol.-%. Für Aktivitäten außer Haus eignen sich Mini-O_2-Konzentratoren und transportable Geräte. Sie arbeiten atemzuggesteuert, wobei nur die größeren Geräte für kontinuierliche O_2-Flussraten geeignet sind. Stationäre Konzentratoren gibt es auch mit „Füllstation", zur Befüllung von O_2-Flaschen [32].

Bei höherem Sauerstoffbedarf eignen sich **Flüssigsauerstofftanks** (Sauerstoff wird bei −183 °C flüssig, → Abb. 3.37), deren Vorteil ihre Ergiebigkeit ist: 1 l flüssiger Sauerstoff entspricht etwa 835 l gasförmigem Sauerstoff. Im Vergleich hierzu sind herkömmliche Sauerstoffflaschen wesentlich schwerer bei viel geringerer Kapazität.

Für beide mobilen Systeme gibt es spezielle Transportvorrichtungen (Caddy, Rückentrage) sowie elektronische Sparventile, welche die Mobilität des Kranken zusätzlich verbessern können.

Sicherheitsmaßnahmen

Wegen der Explosionsgefahr erfordert der **Umgang mit reinem Sauerstoff** besondere **Sicherheitsvorkehrungen** [33]:

- Flaschen dürfen nicht fallen; volle Flaschen liegend oder stehend fixieren (z. B. anketten) und nicht in Treppenhäusern, Gängen oder Patientenzimmern lagern
- Vorsicht vor Feuer; es gilt absolutes Rauchverbot in der Nähe von Sauerstoffflaschen. Sauerstoff selbst ist nicht brennbar, fördert aber die Verbrennung. Nur in Räumen mit Fenstern, nicht unter Sonneneinstrahlung (Fenster) bzw. Wärmeeinwirkung (Heizung) lagern

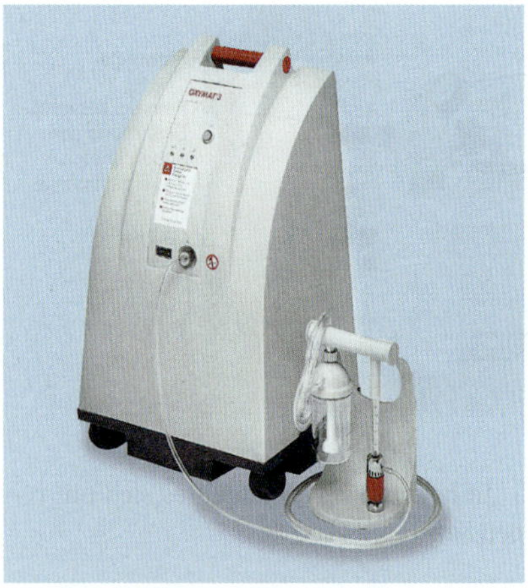

Abb. 3.36 Sauerstoffkonzentrator. [V083]

- Vorsicht vor Fett; die Ventile dürfen nicht mit Fett oder Öl in Berührung kommen (Explosionsgefahr)
- Flaschen nur mit geschlossenem Ventil und Schutzkappe transportieren, beim Öffnen keine Gewalt anwenden
- Flaschen ohne integrierten Druckminderer nicht im Patientenzimmer wechseln
- Flaschen fortlaufend und vor jedem Gebrauch auf Funktionsfähigkeit und Füllstand kontrollieren
- Volle und leere Flaschen getrennt aufbewahren
- In leeren Flaschen Restüberdruck von mindestens 50 bar belassen. Andernfalls könnte von außen Luft in die Flasche eindringen, die Feuchtigkeit und Keime enthält, und die Flasche müsste aufwendig gereinigt und aufbereitet werden
- Bei Störungen technischen Dienst rufen; keine Selbstreparatur versuchen.

Sauerstoffapplikationssysteme

Sauerstoffnasensonde

Häufig wird Sauerstoff über eine **Sauerstoffnasensonde** mit Schaumgummipolster (→ Abb. 3.34) verabreicht. Die Sonde wird ca. 1 cm in das Nasenloch vorgeschoben und durch das Schaumgummipolster fixiert. Den Patienten stört die Sonde relativ wenig, er kann essen und trinken. Allerdings rutscht die Sonde oft aus der Nase und es treten häufig Reizungen der Nasenschleimhaut auf.

Sauerstoffbrille

Sauerstoffbrillen (*O_2-Brillen,* → Abb. 3.38) müssen gut angepasst werden, da leicht Druckstellen hinter den Ohren sowie in und unter der Nase entstehen können. Die 1–2 cm langen Einflussstutzen werden beidseitig in die Nasenlöcher des Patienten eingeführt, die Schlaufen der O_2-Brille sind wie Brillenbügel hinter die Ohren und von dort unter das Kinn zu führen, wo sie mit einem Kunststoffring aneinander fixiert werden.

Bei **Säuglingen und Kindern** kommen altersentsprechende Sauerstoffbrillen zur Anwendung. Sie werden meistens mit hautfreundlichen Pflasterstreifen an den Wangen fixiert (→ Abb. 3.39). Pflegende können die Einflussstutzen kürzen, um für die Kinder das unangenehme Fremdkörpergefühl in der Nase zu reduzieren.

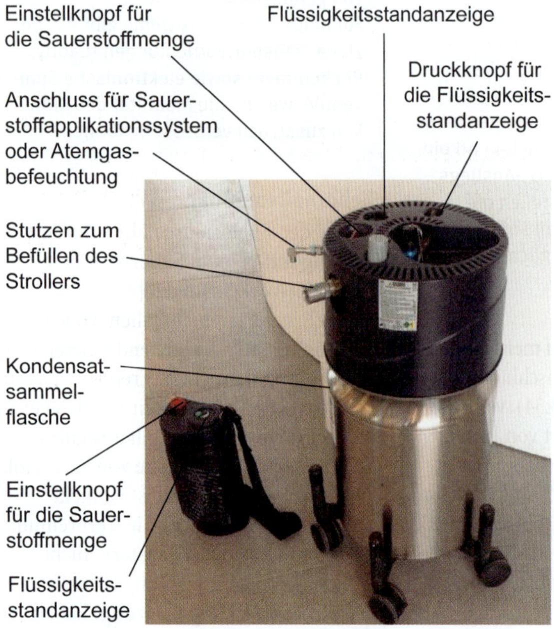

Abb. 3.37 Flüssigsauerstofftank. Links transportabler Behälter (z. B. Stroller®) zum Selbstbefüllen. [P243]

Sauerstoffmaske

Die **einfache Sauerstoffmaske** (*O_2-Maske,* → Abb. 3.40) ermöglicht kurzzeitig eine hohe O_2-Dosierung von 5–10 l/Min. Sie wird locker auf Nase und Mund aufgesetzt und mit einem Gummiband am Hinterkopf befestigt. Die ausgeatmete Luft entweicht durch die seitlichen Löcher in der Maske. Patienten fühlen sich ggf. bei Benutzung eingeengt, da die Maske das Sprechen behindert und die Nahrungsaufnahme unmöglich macht. Der Sauerstofffluss darf nicht unter 5 l/Min. absinken, da es ansonsten zu einem CO_2-Stau in der Maske kommen kann.

O_2-Masken mit Ventil und Reservoirbeutel werden z. B. in der Anästhesie und Notfallmedizin eingesetzt und ermöglichen noch höhere Sauerstoffkonzentrationen.

Sauerstoffzuleitung im Wärmebett und Inkubator

Bei Neugeborenen und Säuglingen besteht die Möglichkeit, **Sauerstoff im Inkubator oder im geschlossenen Wärmebett** zu verabreichen. Moderne Inkubatoren verfügen über eine interne Sauerstoffzuführung, sodass die gewünschte Sauerstoffkonzentration exakt eingestellt werden kann. Beim Öffnen der Klappen entweicht Sauerstoff und die Sauerstoffkonzentration fällt ab. Daher achten Pflegende während der Versorgung von Säuglingen mit hohem Sauerstoffbedarf auf eine zusätzliche Sauerstoffquelle; sie legen z. B. die Öffnung des Sauer-

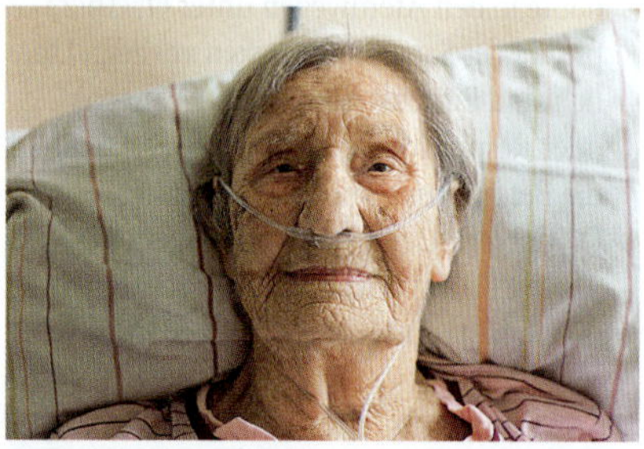

Abb. 3.38 Angelegte Sauerstoffbrille. [K115]

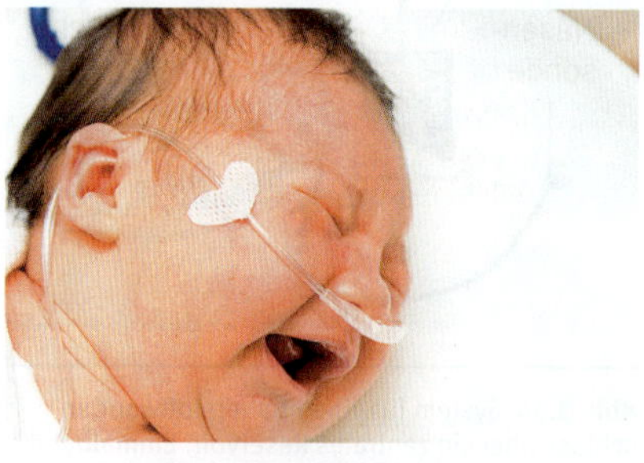

Abb. 3.39 Säugling mit Sauerstoffbrille. [K115]

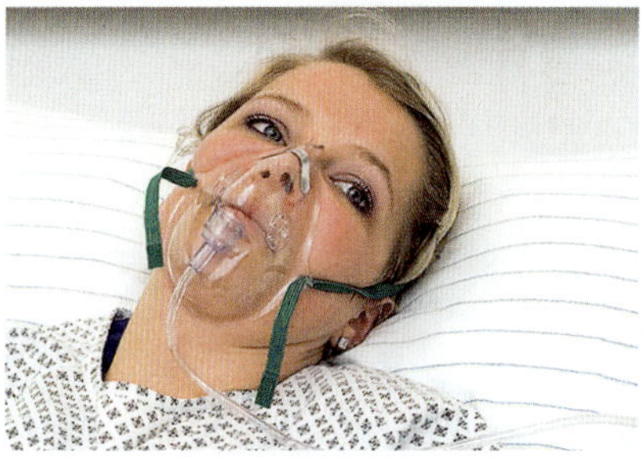

Abb. 3.40 Mit dem Gummiband fixierte Sauerstoffmaske. [K115]

stoffzuleitungsschlauches in die Nähe der Nase des Kindes und vergewissern sich anhand der **Pulsoximetrie** (→ 23.3.3) und der Hautfarbe, dass das Kind ausreichend mit Sauerstoff versorgt ist.

Bei Sauerstoffsonden und -brillen beachten

- Nasenschleimhaut sorgfältig inspizieren und sich mindestens einmal pro Schicht beim Patienten nach Schmerzen erkundigen
- Mit einem Watteträger und Nasensalbe Verkrustungen vorsichtig lösen
- Nach Entfernen der Verkrustungen Nasensalbe auftragen. Darauf achten, dass die Salbe nicht die Ausflussstutzen der Sauerstoffbrille verstopft
- Sauerstoffsonde und -brille regelmäßig bzw. bei Bedarf (z. B. Verunreinigungen) erneuern. Bei der Sauerstoffsonde auf regelmäßigen Wechsel des Nasenlochs achten
- Wird die Sonde oder Brille zusätzlich auf der Haut mit Pflasterstreifen fixiert, darauf achten, dass kein Druck dadurch auf das Nasenloch ausgeübt wird (Dekubitusgefahr)
- Bei den verschiedenen Applikationsformen werden unterschiedliche Sauerstoffkonzentrationen erreicht (→ Tab. 3.10).

Nasale High-Flow-Sauerstofftherapie

DEFINITION

Nasale High-Flow-Sauerstofftherapie *(engl. High-Flow-Oxygene-Therapy, HFOT; nasale High-Flow-Therapie, NHF):* Verabreichen eines Luft-Sauerstoffgemisches in der Konzentration von 21–100 % Sauerstoff mit einen hohen Atemgasfluss von bis zu 70 l/Min.

Die **nasale High-Flow-Sauerstofftherapie** ist eine Alternative zur konventionellen Sauerstofftherapie und zur nichtinvasiven Beatmung. Hier wird das Luft-Sauerstoffgemisch mit einem hohen Flow von mind. 15 l/Min. bis zu 60 l/Min. verabreicht [34].

Mittels Gasmischer oder Flowgenerator werden Sauerstoff und Druckluft gemischt und in einem Aktivbefeuchter angewärmt und angefeuchtet. Liegt kein Endotrachealtubus oder Trachealkanüle, erhält der Patient den Sauerstoff über eine spezielle Sauerstoffbrille („Prongs"), die größer im Durchmesser und damit im Durchfluss ist.

Tab. 3.10 O_2-Verabreichung und erreichbare Sauerstoffkonzentration.

Verabreichungsart	Flow (l/Min.)	Erreichbare Sauerstoffkonzentration
Nasensonde	1–4	30–40 %
Sauerstoffbrille (→ Abb. 3.1)	1–6	40–50 %
Sauerstoffmaske, einfach (→ Abb. 3.1)	Ab 5–10	40–60 %
Sauerstoffmaske mit Reservoir	Ab 6–10	80 %
Transtrachealer Katheter	3	ca. 50 %

Überwachung der Sauerstofftherapie

Um Komplikationen frühzeitig zu erkennen, umfasst die Beobachtung:

- **Atmung.** Unregelmäßig, flach oder verlangsamt?
- **Puls und Blutdruck.** Tachykardie, Hypertonie?
- **Bewusstseinslage.** Unruhe, Schläfrigkeit, Schwindel, verwaschene Sprache?
- **Haut.** Zyanose (Lippen, Finger), Druckstellen durch Sonde oder Maske?
- **Nasen- und Mundschleimhaut.** Feuchtigkeitszustand? Läsionen?
- **Sauerstoffdosierung** (l/Min.) oder Sauerstoffkonzentration (%)
- **Sondenlage** und Aqua-dest.-Menge.

Patientenberatung bei ambulanter Sauerstofftherapie

- Vor der Entlassung werden Patient und Angehörige über die **Grundsätze der Sauerstofftherapie,** ihre Komplikationen sowie deren Warnzeichen informiert, vor allem über die Gefahr einer Atemlähmung und die daraus resultierende Notwendigkeit, die verordnete Flussrate genau einzuhalten
- Beratungsinhalte sind Luftbefeuchtung, hygienischer Umgang mit dem O_2-System sowie Schleimhautinspektion und -pflege
- Der Patient erhält ein Merkblatt mit den wichtigsten Informationen, einschl. Telefonnummern für Fragen oder Notfälle von Ärzten und Pflegefachpersonen [35]
- Gegebenfalls Vermittlung und Überleitung des Patienten an einen erfahrenen ambulanten Pflegedienst.

Sauerstofftherapie bei Kindern

Bei Kindern ist eine **Sauerstofftherapie** wegen der Gefahr von unerwünschten Wirkungen besonders zu überwachen. Eine **Hyperoxämie** (zu viel gelöster Sauerstoff im Blut) kann bei Früh- und Neugeborenen zu Netzhautveränderungen und Sehbehinderungen bis zur Erblindung führen. Daher werden engmaschig Blutgasanalysen durchgeführt und die Sauerstoffsättigung kontinuierlich überwacht.

Sauerstofflangzeittherapie

Heimbeatmung → 23.6

Wird eine **Sauerstofflangzeittherapie** *(LTOT,* engl. *long-term oxygen therapy)* zu Hause durchgeführt (z. B bei Patienten mit fortgeschrittener COPD, bei Mukoviszidose) kommen zunehmend **neue Sondensysteme** zum Einsatz [35]:

- Mit der **Kombisonde** Nasal-Oral-Brille (z. B. Pari Oxynasor®) können Sauerstoffmengen von 3 bis zu 15 l/Min. verabreicht werden. Das System hat keinen direkten Kontakt zur Nasenschleimhaut, sondern wird am Naseneingang platziert. Es gibt auch Headsets (z. B. OxyArm®) zur Sauerstoffverabreichung
- Bei **transtrachealen Kathetern** (z. B. Scoop-System) wird ein flexibler Kunststoffkatheter durch die Haut in die Trachea eingeführt (kleiner Schnitt notwendig). Der Katheter stört weniger beim Essen und Reden und der Sauerstoffverbrauch reduziert sich um die Hälfte. Der Patient muss in der Lage sein, die Kathetereintrittsstelle zu versorgen.
- Der **Oxymizer®** ist ein O_2-sparendes Applikationssystem mit kontinuierlich hohem O_2-Fluss bei reduziertem Flow. Das System besteht aus einem dicklumigen Schlauch- und einem Reservoirsystem. Während der Ausatmungsphase wird im System die Speicherung von O_2 ermöglicht und der O_2-Verbrauch reduziert (um bis zu 75 %).

4

HERZ-KREISLAUF-SYSTEM

Sylvia Röhm-Kleine

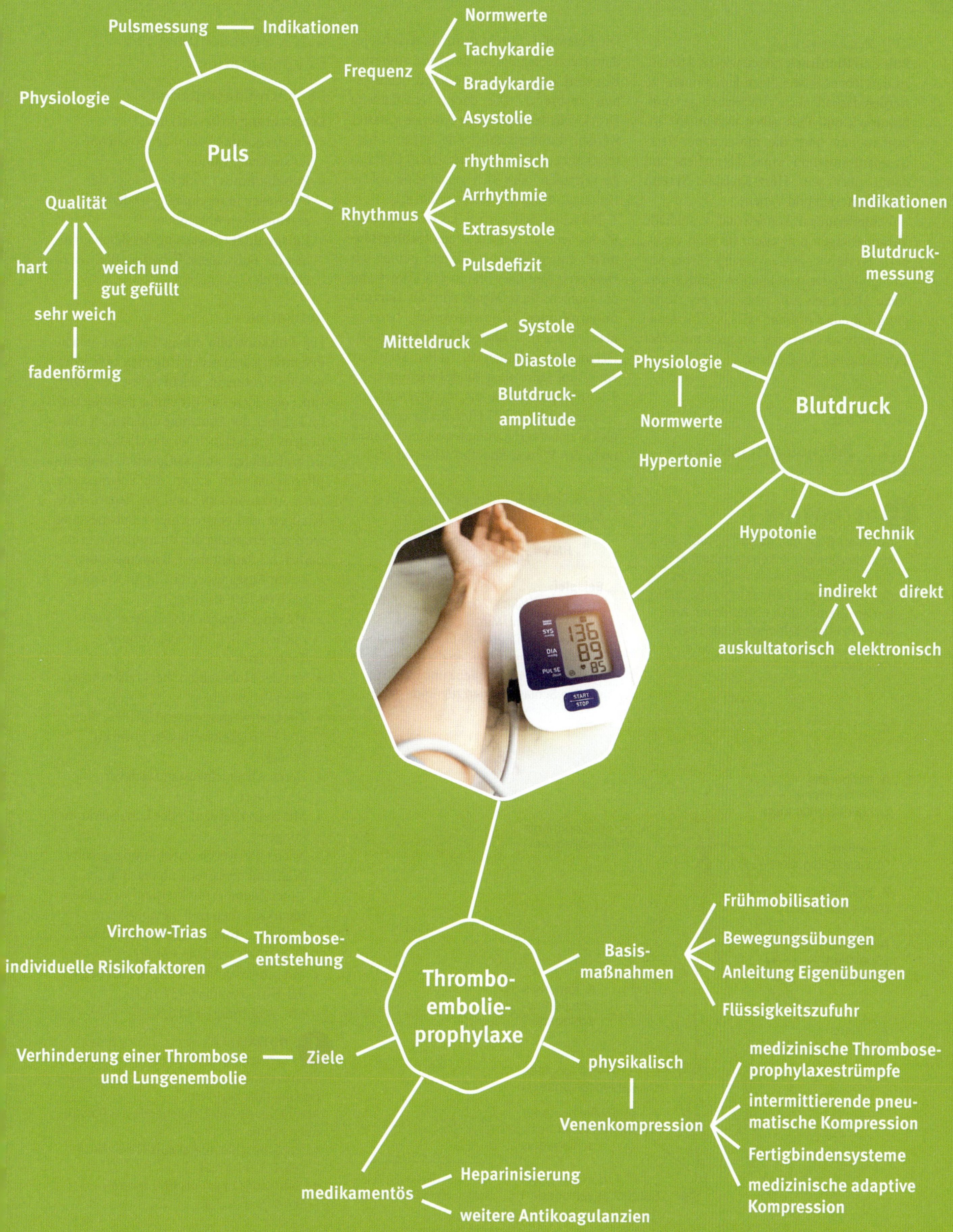

Puls
Pulsmessung
Indikationen
Physiologie
Frequenz
Normwerte
Tachykardie
Bradykardie
Asystolie
Rhythmus
rhythmisch
Arrhythmie
Extrasystole
Pulsdefizit
Qualität
hart
weich und gut gefüllt
sehr weich
fadenförmig
Blutdruck
Indikationen
Blutdruck-messung
Physiologie
Systole
Diastole
Mitteldruck
Blutdruck-amplitude
Normwerte
Hypertonie
Hypotonie
Technik
indirekt
direkt
auskultatorisch
elektronisch
SYS
DIA
PULSE
136
89
85
START
STOP
Thrombo-embolie-prophylaxe
Thrombose-entstehung
Virchow-Trias
individuelle Risikofaktoren
Ziele
Verhinderung einer Thrombose und Lungenembolie
Basis-maßnahmen
Frühmobilisation
Bewegungsübungen
Anleitung Eigenübungen
Flüssigkeitszufuhr
physikalisch
Venenkompression
medizinische Thrombose-prophylaxestrümpfe
intermittierende pneu-matische Kompression
Fertigbindensysteme
medizinische adaptive Kompression
medikamentös
Heparinisierung
weitere Antikoagulanzien

ZVD-Messung →21.1.3

Puls und **Blutdruck** zählen wie die Atmung zu den lebensnotwendigen Funktionen, sie werden deshalb auch Vitalzeichen genannt. Blutdruck und Puls geben wesentliche Informationen über die momentane Herz-Kreislauf-Situation eines Menschen und damit über sein **Herz-Kreislauf-System** (Herz, Arterien und Venen).

Veränderungen können auf krankhafte Veränderungen hinweisen. Oft sind veränderte Werte aber Folge von körperlicher Anstrengung oder emotionalen Eindrücken. Viele Menschen z. B. reagieren bei Aufregung vor einer Prüfung oder bei Vorfreude auf ein bevorstehendes Ereignis mit einer Erhöhung der Pulsfrequenz.

4.1 Puls

4.1.1 Physiologische Grundlagen

DEFINITION

(Arterien-)Puls (*lat.* pulsus = Stoß): Anstoß des von der linken Herzkammer in der Systole ausgeworfenen Blutes an den Arterien des Körperkreislaufs, tastbar an oberflächlich verlaufenden Arterien. Wichtiges Kriterium zur Beurteilung der Herz- und Kreislauffunktion *(Vitalzeichen)*.

Die **Pulswelle** entsteht dadurch, dass bei jedem Herzschlag Blut in die Aorta ausgestoßen wird, dass sich im arteriellen Gefäßsystem ausbreitet. Die daraus entstandene Druckwelle kann an allen Arterien getastet werden, die oberflächlich oder auf einer harten (knöchernen oder muskulären) Unterlage verlaufen oder sich gegen eine solche Unterlage drücken lassen (→Abb. 4.1).

Mit jedem Schlag wirft das Herz eines Erwachsenen ca. 70 ml Blut aus **(Schlagvolumen).** Innerhalb einer Minute pumpt das Herz etwa fünf Liter Blut in den Körper und die Lungen. Diese Menge wird als **Herzminutenvolumen** *(Herzzeitvolumen)* bezeichnet. Bei einem 1-jährigen Kind beträgt das Herzminutenvolumen ca. 1 Liter. Das Herz eines fünf Jahre alten Kindes wirft etwa 2,5 Liter Blut pro Minute aus, im Alter von zehn Jahren sind es ca. 3,75 Liter. Bei Jugendlichen gleicht sich das Herzminutenvolumen immer mehr den Werten eines Erwachsenen an.

Berechnung des Herzminutenvolumens (HMV)

$$\text{HMV} = \frac{\text{Herzfrequenz}}{\text{Min.} \times \text{Schlagvolumen}}$$

Beispiel:
70 Schläge/Min. × 70 ml Schlagvolumen = 4.900 ml/Min.
Um das Herzminutenvolumen eines Kindes zu errechnen, werden die altersentsprechende Herzfrequenz und das jeweilige Schlagvolumen zugrunde gelegt.

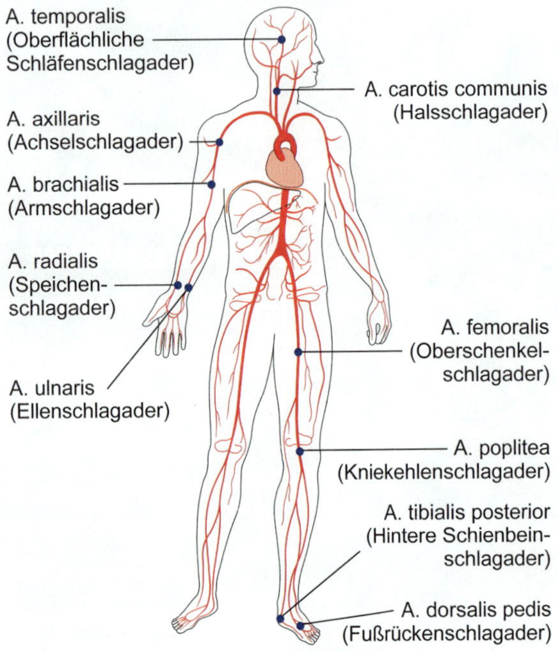

Abb. 4.1 Geeignete Taststellen zur Pulsmessung. [L190]

4.1.2 Beobachtung und Dokumentation

Beobachtungskriterien

Beobachtungskriterien sind:
- **Pulsfrequenz** (Anzahl der ertasteten Pulswellen je Minute)
- **Pulsrhythmus** (zeitliche Abfolge der Pulswellen in regelmäßigen oder unregelmäßigen Abständen)
- **Pulsqualität** (Bewertung der Beschaffenheit der Pulswelle, z. B. harter oder weicher Puls).

Indikation

Die **Pulskontrolle** erfolgt bei jeder neuen Patientin, jedem neuen Patienten bzw. jeder neuen Bewohnerin, jedem neuen Bewohner (im Folgenden nur Patientin, Bewohnerin) im Rahmen der Aufnahme und danach mindestens 1-mal täglich bei allen Patientinnen. In ambulanten und stationären Langzeitpflegesituationen erfolgt die Pulsmessung nach Arztanordnung und bei Bedarf. Eine häufigere und engmaschigere Pulsmessung wird zur Erfassung der Vitalsituation erforderlich bei Patientinnen, Bewohnerinnen:
- Deren Ausgangswert nicht im Normbereich (→Tab. 4.1) liegt
- Mit einer Veränderung anderer Vitalzeichen (z. B. Blutdruck, Atmung, Temperatur)
- Vor der Mobilisation (bei kreislaufinstabilen Patientinnen)
- Zur Überwachung nach Unfällen, Blut- und Flüssigkeitsverlusten sowie im Schock
- Deren Allgemeinzustand sich verschlechtert
- Mit Herz-Kreislauf- oder Lungenerkrankungen
- Nach OPs (wegen Nachblutungsgefahr)
- Während invasiver Untersuchungen
- Unter Therapie mit kreislaufwirksamen Medikamenten (z. B. Betablockern, →Pharma-Info 22.1, Katecholaminen, Digitalisglykosiden, →21.6.1)
- Mit schweren Verletzungen oder Schädel-Hirn-Trauma (→37.13.1)
- Mit Vergiftung (→14.5.3).

NOTFALL! Fällt es einer Pflegenden schwer, den Puls zu ermitteln, sollte sie unverzüglich eine erfahrene Pflegefachperson hinzuzuziehen.
Alarmierende Abweichungen in der Pulsfrequenz sind:
- Stark beschleunigter Puls (*Tachykardie*, →4.1.3, →21.7.2)
- Sehr langsamer Puls (*Bradykardie*, →4.1.3, →21.7.4)

- Unregelmäßiger Puls (*Arrhythmien*, →4.1.3, →21.7).

Derartige Abweichungen sind unter Berücksichtigung der individuellen Situation sofort einer Ärztin zu melden. Es ist wichtig, auch den Blutdruck zu messen, um weitere Informationen über den Kreislaufzustand der Patientin zu erhalten.

Technik der Pulsmessung

Pulsoximetrie →23.3.3

Zunächst konzentriert sich die Beobachtung der Pflegenden auf den Pulsrhythmus. Beurteilt wird, ob der Puls rhythmisch *(regelmäßig)* oder arrhythmisch *(unregelmäßig)* ist. Erst im zweiten Schritt erfolgt das Zählen der Pulsfrequenz pro Minute. Bei rhythmischem Puls ist es ausreichend, die Pulsschläge während 15 Sek. zu zählen und die Anzahl der ermittelten Pulsschläge mit vier zu multiplizieren. Bei festgestellter Arrhythmie erfolgt das Auszählen der Pulswellen während einer ganzen Minute, um ein genaueres Ergebnis zu erhalten. Die Pulsmessung ist an allen, dicht unter der Haut verlaufenden Arterien möglich.

Man unterscheidet den zentralen und den peripheren Puls. Der **zentrale Puls** kann an großen (herznahen) Arterien (z. B. A. carotis, →Abb. 4.1, →Abb. 4.3) erhoben werden und gibt relativ genau die Herzfrequenz wieder. Der **periphere Puls** kann an weiter vom Herzen entfernten oberflächlichen Arterien gemessen werden (typischerweise an der A. radialis; Fußpulse →Abb. 22.7). Bei der peripheren Messung können schwache Pulswellen an den kleinen Arterien (z. B. A. radialis) nicht immer getastet *(palpiert)* werden. Dies ist bei Arrhythmien oder niedrigem Blutdruck der Fall. Deshalb wird der Puls bei unregelmäßigem Puls oder im Schock immer an zentralen Gefäßen (z. B. A. carotis) getastet oder mit dem Stethoskop abgehört *(auskultiert)*.

VORSICHT! Das Ertasten der A. carotis nur einseitig, kurz und nur mit leichtem Druck durchführen! Es besteht die Gefahr, den **Karotis-Sinus-Reflex** auszulösen. Infolge dessen kann ein starker Puls- und Blutdruckabfall mit Kreislaufkollaps auftreten (→22.4.3).

Üblicherweise wird der **Puls an der A. radialis** getastet (→Abb. 4.2). Diese Arterie kann ertastet werden, indem entlang der Innenseite des Handgelenks zunächst die deutlich tastbare Muskelsehne (des M. carpi radialis) gesucht wird. Von dort aus dann nach außen, also zur Daumenseite des Handgelenks vortasten, bis die Pulswelle ertastet wird. Um den Puls sicher zu tasten,

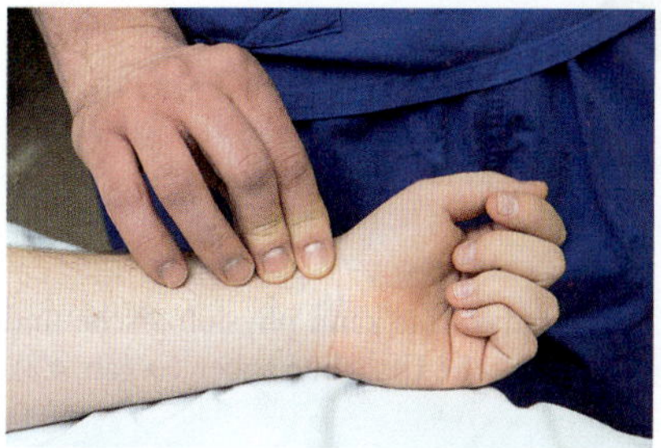

Abb. 4.2 Pulskontrolle an der A. radialis am Handgelenk. [K115]

setzt man Zeige-, Mittel- *und* Ringfingerkuppe mit leichtem Druck auf.

Andere Orte zur Pulsmessung werden beispielsweise gewählt:

- Um die Durchblutung der Beine/Füße zu beurteilen (→22.1.4). Dann erfolgt die Pulsmessung am Knöchel (A. tibialis posterior) oder am Fußrücken (A. dorsalis pedis)
- Wenn bei einem wachen und ansprechbaren Patienten der Puls an A. radialis nicht gefunden werden kann. Die Pflegenden tasten den Puls dann an anderen Taststellen (→Abb. 4.1).

Die wichtigsten Taststellen (→Abb. 4.1) für den **peripheren Puls** sind:

- A. radialis (Handgelenk an der Seite des Daumenballens)
- A. temporalis (Schläfe)
- A. poplitea (Kniekehle)
- A. dorsalis pedis (vorderer Fußrücken)
- A. tibialis posterior (dorsal/Rückseite des Innenknöchels).

Taststellen für den **zentralen Puls** sind:

- A. carotis (seitliches Halsdreieck, →Abb. 4.3)
- A. femoralis (Leiste).

Pulsmessung

Pflegende zählen den Puls über **eine volle Minute** bei:

- Allen neu aufgenommenen Patientinnen
- Patientinnen mit sehr langsamem (bradykardem) Puls
- Patientinnen mit unregelmäßigem (arrhythmischem) Puls.

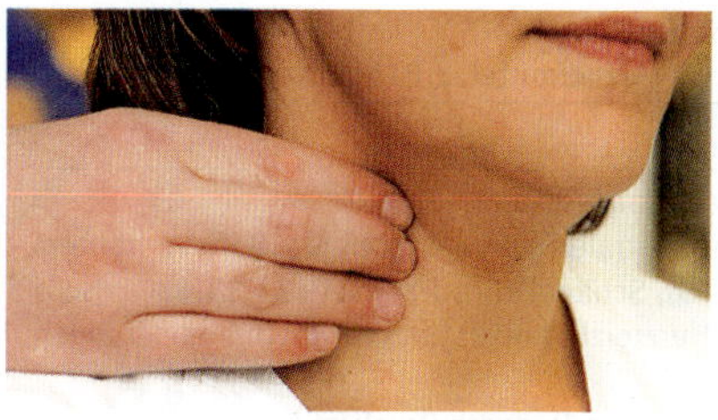

Abb. 4.3 Pulskontrolle zentral an der A. carotis. [K115]

Messfehler treten auf, wenn

- Der eigene Daumen zum Messen benutzt wird (Verwechslung der eigenen Pulswelle mit der des Patienten)
- Wegen zu *leichten* Drucks nicht alle Schläge registriert werden
- Wegen zu *starken* Drucks die Pulswelle unterdrückt wird.

Bei Kindern unter zwei Jahren ist das manuelle Pulstasten schwierig, da sie sich viel bewegen und ihr Puls schnell und nur schwach tastbar ist. Daher messen Pflegende die Herzfrequenz entweder durch Abhören mit einem Stethoskop *(Auskultation)* direkt über dem Herzen (→Abb. 4.4) oder sie lesen den Pulswert an einem Monitor (Monitorüberwachung →45.3.2) ab. Bei der Kontrolle mit dem Stethoskop ist zu berücksichtigen, dass bei einem Pulsschlag zwei Herztöne (Systole und Diastole, →4.2.1) zu hören sind.

Dokumentation

Die Ergebnisse des Pulsmessens werden entweder in grafischer Darstellung als rote Verlaufskurve oder in einer Vitalzeichentabelle dokumentiert (→Abb. 4.12).

4.1.3 Beurteilung des Pulses

Pulsfrequenz

Normalzustand

DEFINITION

Pulsfrequenz: Anzahl der tastbaren Pulswellen pro Minute. Die Normalwerte der Pulsfrequenz sind altersabhängig (→Tab. 4.1).

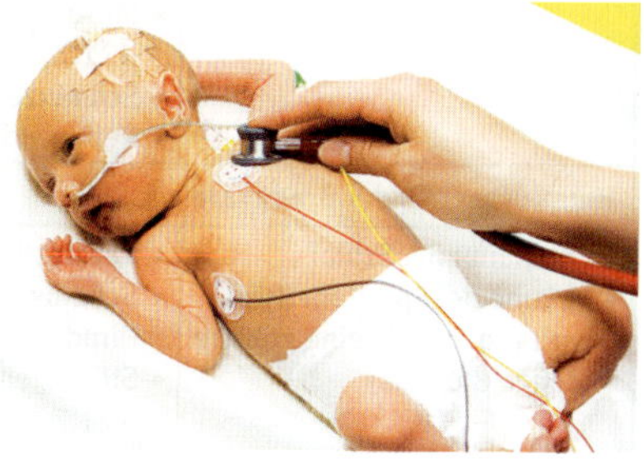

Abb. 4.4 Abhören der Herzfrequenz bei einem Säugling. [K115]

Tab. 4.1 Die Pulsfrequenz beim Gesunden ist altersabhängig. Dabei entspricht die Pulsfrequenz der Herzfrequenz, wenn kein Pulsdefizit vorliegt.

Alter	Pulsfrequenz (Richtwerte)
Neugeborene (bis 28 Lt.)	140/Min.
Kleinkinder (2.–3. Lj.)	120/Min.
Kinder (4.–12. Lj.)	95/Min.
Jugendliche (13.–18. Lj.)	90/Min.
Erwachsene (ab 19. Lj.)	70/Min.
Älterer Mensch (ab ca. 60. Lj.)	80/Min.
Lt. = Lebenstag, Lj. = Lebensjahr	

Tachykardie

Tachykarde Herzrhythmusstörungen → 21.7.2

DEFINITION

Tachykardie: Gesteigerte Herzfrequenz, beim Erwachsenen > 100 Schläge/Min., bei Kindern über der altersentsprechenden Norm.

Eine Tachykardie kann **physiologische** und **pathologische Ursachen** haben (→ Tab. 4.2).

Tachykardie bei Fieber

Bei Fieber (→ 5.3.5) erhöht sich der Puls um 8–12 Schläge/Min. pro Grad Celsius Temperaturanstieg.

Bradykardie

Bradykarde Herzrhythmusstörungen → 21.7.4

DEFINITION

Bradykardie: Verminderte Herzfrequenz, beim Erwachsenen < 60 Schläge/Min, bei Kindern unter der altersentsprechenden Norm.

Eine Bradykardie kann **physiologische** und **pathologische Ursachen** haben (→ Tab. 4.2).

Puls beim Absaugen beobachten

Beim tiefen Absaugen des Rachens und beim blinden endotrachealen Absaugen von Atemwegssekret (→ 3.5.4) kann es aufgrund einer **Reizung des N. vagus** zur **Bradykardie** kommen. Deswegen achten die Pflegenden in diesen Situationen stets auf die Pulsfrequenz der Patientin.

Asystolie

Kardiopulmonale Reanimation → 14.6

DEFINITION

Asystolie: Fehlende Kontraktion des Herzens, erkennbar an der Pulslosigkeit, d. h., weder peripher noch zentral ist ein Puls zu tasten.

NOTFALL! Pulslosigkeit ist immer ein Notfall. Pflegefachpersonen beginnen unverzüglich mit der Reanimation – außer die Patientin/die Bewohnerin hat dieser in der Patientenverfügung (→ 48.3.4) widersprochen. Oder die Ärztin hat gemeinsam mit der Vertreterin der Patientin (Vorsorgebevollmächtigte oder Betreuerin) schriftlich festgelegt, dass zu einem bestimmten Zeitpunkt im Krankheitsverlauf keine Reanimation mehr stattfinden soll.
Setzen die Maßnahmen nicht oder erst zu spät ein, verstirbt die Patientin eventuell (strafrechtlicher Aspekt der unterlassenen Hilfeleistung → 48.2.6) innerhalb weniger Minuten oder erleidet einen hypoxischen Hirnschaden (Hirnschädigung infolge eines Sauerstoffmangels).

Pulsdefizit

DEFINITION

Pulsdefizit: Differenz zwischen der durch Auskultation oder EKG ermittelten Herzfrequenz und der peripher gemessenen Pulsfrequenz. Der periphere Puls ist niedriger als die Anzahl der Herzkontraktionen.

Der normale Kontraktionsablauf am Herzen und die Zeit zwischen zwei Herzschlägen gewährleisten, dass sich die Herzkammern erst ausreichend mit Blut füllen, bevor sie sich zusammenziehen. Bei Herzrhythmusstörungen ist dies nicht der Fall, z. B. kann sich bei Extrasystolen *(Extraschläge,* → 21.7.1*)* die Füllungszeit so sehr verkürzen (→ 4.1.3), dass die Blutmenge keine ausreichend starke, in der Peripherie zu tastende Pulswelle auslöst.

Pulsdefizit ermitteln

Ermittelt wird ein **Pulsdefizit,** indem zuerst der *periphere* Radialispuls gezählt und danach die *zentralen* Herztöne mit dem Stethoskop auskultiert werden. Für Geübte ist dies auch durch zeitgleiches Pulstasten und Auskultieren möglich bzw. durch die gleichzeitige Messung durch zwei Personen.

Pulsrhythmus

Herzrhythmusstörungen → 21.7

DEFINITION

Pulsrhythmus: Zeitliche Abfolge der Pulswellen (Herzschläge).

Normalzustand

Bei einem gesunden Menschen erfolgen die Pulswellen überwiegend in regelmäßigen Abständen. Bei einem **rhythmischen Puls** liegen zwischen den Pulswellen etwa gleiche Zeiträume. Physiologisch sind insbesondere bei Kindern und Jugendlichen atemabhängige Schwankungen: Bei der Einatmung nimmt die Pulsfrequenz zu, bei der Ausatmung wieder ab (respiratorische Arrhythmie).

Tab. 4.2 Hauptursachen der Tachykardie und Bradykardie.

Physiologische Ursachen	Pathologische Ursachen
Hauptursachen der Tachykardie	
• Erhöhter Sauerstoffbedarf bei körperlicher Arbeit • Anpassungsreaktion des Körpers durch Aufregung, Freude, Trauer • Anpassung an O_2-ärmere Hochgebirgsluft	• Erhöhter Sauerstoffbedarf bei krankhaft gesteigertem Stoffwechsel, z. B. bei Fieber (→ 5.3.5), Schilddrüsenüberfunktion (Hyperthyreose, → 26.3.3) • Ausgleich verminderter Transportmittel für Sauerstoff, z. B. bei Blutverlust, Anämie (→ 27.6.1) • Flüssigkeitsmangel (Exsikkose, → 33.10.2) • Ausgleich geringer Herzkraft (*Herzinsuffizienz,* → 21.6) • Störungen des Herzreizleitungssystems (Rhythmusstörungen, → 21.7.2) • Schmerzen (→ Kap. 13) • Nebenwirkung von Arzneimittel, z. B. Adrenalingabe
Hauptursachen der Bradykardie	
• Entspannung, Schlaf • In Ruhe bei Sportlern (Herz wirft pro Systole eine größere Menge Blut aus)	• Bewusstlosigkeit, Koma • Schädigung des zentralen Nervensystems, z. B. bei erhöhtem Hirndruck (→ 37.5), Schädel-Hirn-Trauma (→ 37.13.1) • Störungen des Herzreizleitungssystems (Rhythmusstörungen, → 21.7.4) • Reizung des N. vagus, z. B. durch Druck im Bereich der A. carotis, bei der Intubation, beim Legen einer Magensonde • Bei Unterkühlung

Arrhythmie

DEFINITION

Arrhythmie: Unregelmäßiger Pulsrhythmus. Herzrhythmusstörung mit unregelmäßigen Zeitabständen zwischen den einzelnen Herzmuskelkontraktionen. Auch in Verbindung mit zu schneller *(Tachyarrhythmie)* oder zu langsamer *(Bradyarrhythmie)* Herzfrequenz.

Nicht immer wird eine **Arrhythmie** *(unregelmäßiger Puls)* von Patientinnen selbst wahrgenommen. Deshalb messen die Pflegenden bei Neuaufnahme von Patientinnen oder bei bestehender Arrhythmie stets eine ganze Minute den Puls.

VORSICHT! Wird bei einer Patientin bei der Pulsmessung erstmalig eine Arrhythmie festgestellt, kann dies Zeichen einer lebensbedrohlichen Herzrhythmusstörung (→ 21.7.4) sein. In diesem Fall benachrichtigen die Pflegenden die Ärztin. Je nach Beschwerdesituation der Patientin erfolgt die weitere Diagnostik, zunächst meist durch Auskultation des Herzens *(Abhorchen mit Stethoskop)* oder mittels EKG (Elektrokardiogramm, → 21.3.1).

Arrhythmien und Herzrhythmusstörungen treten meist in Zusammenhang auf mit:

- Herzerkrankungen (→ Kap. 21)
- Elektrolytverschiebungen (→ 33.10)
- Hormonstörungen, insbesondere bei gestörter Schilddrüsenfunktion (→ 26.3).

Eine Arrhythmie dokumentieren die Pflegenden zusätzlich zur ertasteten Pulsfrequenz, indem sie die Messwerte z. B. durch eine Wellenlinie verbinden oder „arrhyth." in das Dokumentationsblatt schreiben (hausinterne Richtlinien beachten).

Extrasystole

DEFINITION

Extrasystole (*kurz:* ES): Außerhalb des regulären Grundrhythmus auftretender Herzschlag.

Vereinzelte Extrasystolen haben in der Regel keinen Krankheitswert. Erst wenn sie gehäuft oder mehrere Extrasystolen hintereinander auftreten, sind sie behandlungsbedürftig (→ 21.7.1).

Pulsqualität

Normalzustand

DEFINITION

Pulsqualität: Spannung und Füllung des Pulses, die beim Pulsmessen getastet werden können.

Mit der **Pulsqualität** wird beurteilt, wie kräftig die Pulswelle ist oder ob sich das Gefäß zwischen zwei Pulsschlägen „prall gefüllt" anfühlt. Dafür braucht es Übung und Erfahrung. Die Pulsqualität hängt ab

- Von der Füllung der Blutgefäße
- Von der zirkulierenden Blutmenge
- Vom Schlagvolumen des Herzens
- Von der Elastizität der Arterien.

Der normale Puls ist weich und gut gefüllt.

Veränderungen der Pulsqualität

Abweichungen von der normalen Pulsqualität:

- **Harter Puls** bei hohem Blutdruck (*Hypertonie,* → 22.4.1) oder bei arteriosklerotisch veränderten („verkalkten") Gefäßen (→ 22.5.1)
- **Sehr weicher** und **schlecht gefüllter Puls** bei niedrigem Blutdruck (*Hypotonie,* → 22.4.3), bei Herzinsuffizienz (→ 21.6) oder Fieber
- **Fadenförmiger, gleichzeitig schwach gefüllter** und **beschleunigter Puls** bei Kollaps oder im Schock (→ 14.4).

In Notfallsituationen geben die Pulsqualität sowie Blutdruck und Atmung wichtige Informationen über den Kreislaufzustand der Patientin.

Weitere Vitalzeichen kontrollieren

Bei Abweichungen von der normalen Pulsqualität kontrollieren Pflegende zusätzlich immer den Blutdruck sowie Atemfrequenz, Temperatur und wenn möglich die Sauerstoffsättigung (Pulsoximetrie, → 23.3.3).

SPICKZETTEL

Pulsmessung

- **Messung:** Bei allen neu aufgenommenen Patientinnen, danach meist einmal täglich bzw. bei Bedarf, meist an der A. radialis:
  - 60 Sek. zählen bei erstmaliger Messung und Herzrhythmusstörung, ansonsten 15 Sek. und mit 4 multiplizieren
  - Häufigere Kontrollen, z. B. nach Operationen, Abweichungen von der Norm, Herz-Kreislauferkrankungen.
- **Dokumentation:** Als Zahl auf einem Überwachungsblatt oder grafisch im Rot in einer Kurve.

Pulsbeurteilung

- **Pulsfrequenz:** Ist von Alter und der jeweiligen Situation abhängig. Erwachsene ca. 70 Schläge/Min.
  - Tachykardie: Beschleunigte Herzfrequenz > 100/Min. (Erwachsene) Physiologische (z. B. bei Anstrengung, Aufregung) und pathologisch (z. B. bei Flüssigkeits- oder Blutverlust) Ursachen
  - Bradykardie: Verminderte Herzfrequenz < 60/Min. (Erwachsene). Physiologisch (z. B. im Schlaf, bei Sportlern in Ruhe) und pathologisch (z. B. bei Schädel-Hirn-Trauma, Störung bei Herzreizleitungsstörungen)
  - Asystolie: Pulslosigkeit. Herzstillstand = Notfall! Sofortige Wiederbelebungsmaßnahmen erforderlich!
  - Pulsdefizit: Differenz zwischen der tatsächlichen Herzfrequenz und dem peripher messbaren Puls, z. B. an der A. radialis.
- **Pulsrhythmus:** Gleichmäßige Abfolge der Pulswellen
  - Arrhythmie: Unregelmäßiger Puls, z. B. bei Herzrhythmusstörungen
  - Extrasystole: Innerhalb eines Grundrhythmus auftretende einzelne zusätzliche Herzschläge.
- **Pulsqualität:** Weich und gut gefüllter Puls
  - Harter Puls, z. B. bei Hypertonie
  - Schlecht gefüllter, sehr weicher Puls, z. B. bei Herzinsuffizienz
  - Fadenförmiger (schwach gefüllt, beschleunigt) Puls, z. B. im Schock.

4.2 Blutdruck

4.2.1 Physiologische Grundlagen

DEFINITION

Blutdruck: Kraft, die das Blut auf die Gefäßwand der Arterien (und Venen) ausübt. Meist gemessen in der Einheit Millimeter Quecksilbersäule (mmHg), v. a. bei maschineller Messung auch in der Einheit Kilopascal (kPa); 7,5 mmHg ≙ 1 kPa.

Systolischer Blutdruck: Maximaler Druck in den Arterien (Spitzendruck); entsteht während der Herzkammersystole.

Diastolischer Blutdruck: Minimaler Druck in den Arterien während der Herzkammerdiastole, wird auch in der Zeit zwischen zwei Herzschlägen nicht unterschritten, weil das Blut durch die sog. Windkesselfunktion weiterfließt. Er ist ein Maß für Elastizität (bzw. Starrheit) und die Dauerbelastung der Gefäßwände.

Mitteldruck *(MAD):* Mittlerer arterieller Druck zwischen systolischem und diastolischem Blutdruck, entspricht *nicht*

exakt dem arithmetischen Mittel. Der MAD ist v. a. in der Intensivtherapie eine wichtige Messgröße, um die Organdurchblutung (Perfusion) abzuschätzen. Bei der invasiven Blutdruckmessung (→45.3.2) wird der MAD am Monitor angezeigt. Normalwert MAD: 70–105 mmHg. Bei MAD < 60–70 mmHg ist die Durchblutung der Gewebe *(Perfusionsdruck)* nicht mehr gewährleistet.
Blutdruckamplitude: Differenz zwischen systolischem und diastolischem Blutdruck. Bei einem Blutdruck von 120/80 mmHg beträgt die Amplitude demnach 40 mmHg. Werte bis zu 65 mmHg gelten als normal.

Eine stark erhöhte Blutdruckamplitude von > 90 mmHg gilt als hohes Risiko für kardiovaskuläre Komplikationen (betrifft Herz- und Gefäßsystem), beispielsweise einen Schlaganfall (→37.6).

Der **Blutdruck** wirkt sowohl in Arterien als auch in den Venen. Im klinischen Sprachgebrauch ist mit dem Begriff Blutdruck jedoch immer der Druck in den größeren *Arterien* gemeint.

Der arterielle Blutdruck hängt physikalisch gesehen von den folgenden Faktoren ab:
- Gefäßwiderstand der Arterien
- Herzminutenvolumen (→4.1.1)
- Blutvolumen im Gefäßsystem.

Zusammen mit dem Puls passt sich der Blutdruck den Erfordernissen an: Bei körperlicher Arbeit sind Puls und systolischer Blutdruck höher als in Ruhe. Der diastolische Wert bleibt beim Gesunden konstant.

4.2.2 Beobachtung und Dokumentation

Beobachtungskriterien

Beobachtungskriterien des Blutdrucks sind:
- **Systole Blutdruck:** Oberer arterieller Blutdruckwert
- **Diastole Blutdruck:** Unterer arterieller Blutdruckwert
- **Mitteldruck:** Mittlerer arterieller Druck (MAD)
- **Blutdruckamplitude:** Differenz zwischen systolischem und diastolischem Blutdruckwert.

Indikation

Eine **Blutdruckmessung** erfolgt im Rahmen der Aufnahme bei allen Patientinnen, danach meist einmal täglich bzw. nach ärztlicher Anordnung. Die Indikationen entsprechen denen der Pulskontrolle (→4.1.2), zusätzlich bei Patientinnen mit:
- Hypertonie (erhöhtem Blutdruck, →22.4.1) und Hypotonie (niedrigem Blutdruck, →22.4.3)
- Starken Blutdruckschwankungen
- Medikamentengaben, welche den Blutdruck verändern (auch als Nebenwirkung). Diuretika (→Pharma-Info 33.1) und Antidepressiva (→38.3.2) können den Blutdruck senken, Glukokortikoide (→Pharma-Info 26.1) und Kontrazeptiva (Pille) können ihn steigern.

Pflegende messen den Blutdruck erstmalig an beiden Armen, um Ausgangswerte von beiden Armen zu haben. Beispielsweise kann bei einer einseitigen Verengung der A. subclavia eine Blutdruckdifferenz beobachtet werden. Im Weiteren wird der Blutdruck am Arm mit dem höheren Wert gemessen.

Nimmt die Patientin blutdrucksenkende Medikamente ein, erfolgt die erste Messung vor der Einnahme.

VORSICHT! Bei venösen oder arteriellen Gefäßzugängen, Lymphödem (→22.10.2), Apoplex (Sensibilitätsstörung oder gelähmter Arm) oder einem Shunt (für die Dialyse, →33.1.7) darf an dem betreffenden Arm kein Blutdruck gemessen werden.

Weicht der Blutdruck vom Richtwert oder dem erwarteten Wert ab, wird nachgemessen. Bei pathologischen Befunden informiert die Pflegende sofort die Ärztin.

Technik des Blutdruckmessens

Um verschiedene Blutdruckwerte eines Patienten beurteilen zu können, messen die Pflegenden stets unter gleichen Bedingungen [1]:
- In Ruhe
- Immer im Liegen *oder* im Sitzen *oder* im Stehen
- Immer am gleichen Arm.

Es gibt zwei **Messmethoden,** um den Blutdruck zu bestimmen:
- **Indirekte** *(unblutige)* Blutdruckmessung
- **Direkte** *(blutige)* Blutdruckmessung mittels arterieller Kanüle (→Abb. 45.10) auf der Intensivstation, IMC oder während einer größeren Operation.

Indirekte Blutdruckmessung

Die **indirekte, unblutige Blutdruckmessung** geht auf den italienischen Kinderarzt *Scipione Riva-Rocci* zurück. Obwohl er den Blutdruck nicht auskultierte, sondern den Puls palpierte, spricht man heute auch bei der unten beschriebenen auskultatorischen Methode vom Blutdruck nach Riva-Rocci (*kurz:* RR).

Benötigte Materialien für eine auskultatorische Blutdruckmessung:
- Geeichtes Blutdruckmessgerät mit Manometer zum Ablesen des Blutdrucks und passender Manschettenbreite mit Haken- oder Klettverschluss sowie kleinem Ballon mit Ventil (→Abb. 4.5)
- Stethoskop mit Flachmembran zum Abhören der Strömungsgeräusche.

Manschettenbreite korrekt auswählen

Faustregel: Die Blutdruckmanschette sollte so breit sein, dass ⅔ des Oberarms bedeckt sind. Bei adipösen (übergewichtigen) Patientinnen ggf. Manschette in Übergröße (ab ca. 33 cm Armumfang), bei kachektischen (mageren) Patientinnen ggf. Kindermanschette (< 21 cm Armumfang) verwenden.

Durchführung der auskultatorischen Blutdruckmessung (→Abb. 4.8) [1]:
- Patientin vor dem Messen eine Ruhepause von ca. 15 Min. einhalten lassen, damit keine falsch hohen Werte entstehen

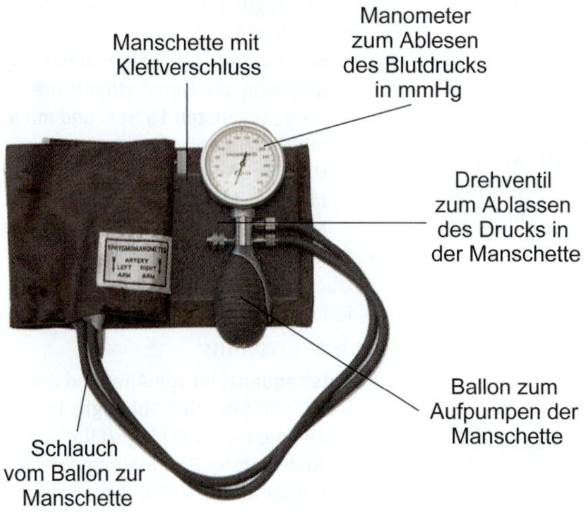

Abb. 4.5 Blutdruckmessgerät. [J747]

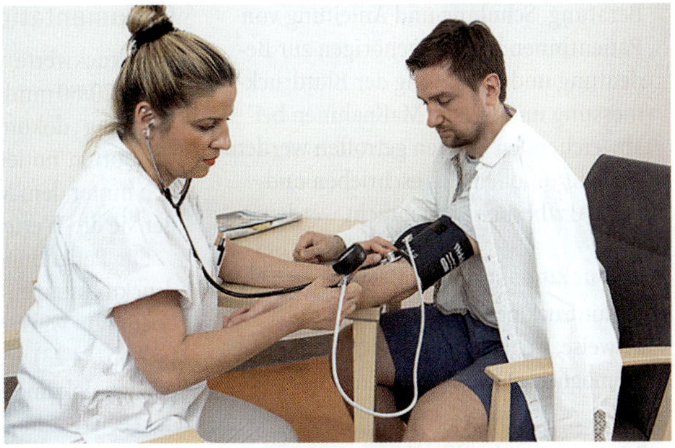

Abb. 4.6 Blutdruckmessung am sitzenden Patienten. Der Arm ist etwa auf Herzhöhe, die Blutdruckmanschette 2 bis 3 cm oberhalb der Ellenbeuge. [K115]

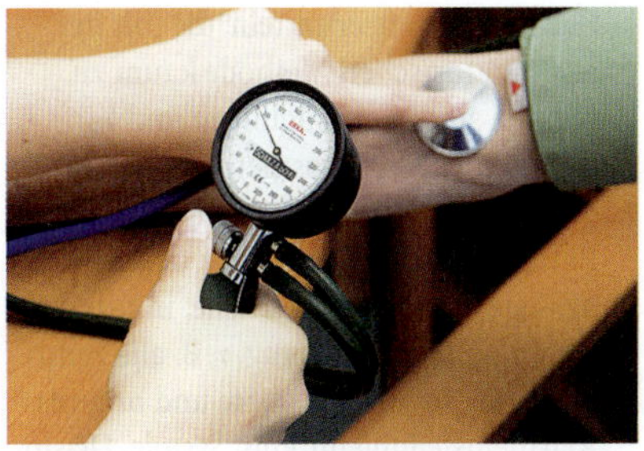

Abb. 4.7 Blutdruckmessung. Nachdem ein ausreichend hoher Druck aufgebaut wurde, wird dieser durch vorsichtiges Öffnen des Ventils mit dem Daumen abgelassen. [K115]

- Beengende Kleidung vom Arm entfernen, Oberarm entspannt in Herzhöhe platzieren
- Blutdruckmanschette luftleer, eng und faltenfrei um den Oberarm anlegen, ca. 2–3 cm oberhalb der Ellenbeuge. Darauf achten, dass die Schläuche nicht unmittelbar in der Ellenbeuge liegen, weil das zu störenden Geräuschen während des Messens führt (➔ Abb. 4.6)
- Ventil des Blutmessgeräts schließen
- Ohr-Oliven des Stethoskops locker ins Ohr stecken (nicht in den Gehörgang hineindrücken)
- Membran des Stethoskops locker in der Ellenbeuge auflegen (über der A. brachialis), evtl. Rand des Schallempfängers unter die Manschette einklemmen oder das Stethoskop erst aufsetzen, nachdem die Manschette aufgepumpt wurde
- Puls an der A. radialis tasten
- Manschette aufpumpen, bis der Manschettendruck höher als der systolische Blutdruck ist: Mit dem Stethoskop sind jetzt keine Strömungsgeräusche mehr zu hören, der Puls an der A. radialis ist nicht mehr tastbar (Blutstrom in der A. brachialis ist unterbrochen)
- Manschettendruck noch max. um ca. 30 mmHg erhöhen
- Durch sehr vorsichtiges Öffnen des Ventils Luft aus der Manschette entweichen lassen (max. ca. 3 mmHg/Sek., um genaue Werte ablesen zu können, ➔ Abb. 4.7). Es kommt zu einem Wechsel „Blut strömt" (Systole) – „Blut strömt nicht" (Diastole). Dieser Wechsel verursacht die typischen **Strömungsgeräusche** *(Korotkow-Töne),* die mit dem Stethoskop als Klopfen hörbar sind
- Wert am Manometer ablesen, sobald erster Klopfton hörbar wird *(systolischer Blutdruck)*
- Manschette langsam weiter entleeren und beim letzten Klopfton Wert ablesen (diastolischer Blutdruck)
- Restluft aus Manschette ablassen und Manschette entfernen
- Manschette und Stethoskop nach Gebrauch nach Hygieneplan wischdesinfizieren.

Niedrige Blutdruckwerte

Mittels der Auskultation lassen sich sehr niedrige Blutdruckwerte kaum messen, elektronische Messgeräte sind hier besser geeignet.

Häufige Fehlerquellen bei der auskultatorischen Blutdruckmessung zeigt ➔ Tab. 4.3.

Elektronische Blutdruckmessung

Neben dem klassischen Blutdruckmessverfahren (➔ Abb. 4.8) gibt es auch die Möglichkeit, den Blutdruck mit **elektronischen Messgeräten** zu ermitteln:

- Mithilfe der *oszillometrischen Messung* (z. B. Dinamap®, ➔ Abb. 4.10) wird der Blutdruck anhand der Schwingungen im Blutgefäß *(Pulsationen)* festgestellt. Auf diese Weise lassen sich auch niedrige

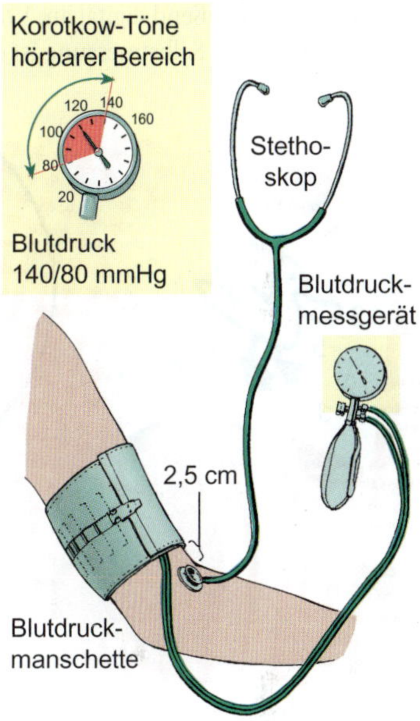

Abb. 4.8 Auskultatorische Blutdruckmessung. [L190]

Tab. 4.3 Häufige Fehlerquellen bei der Blutdruckmessung und ihre Folgen.

Fehlerquelle	Folge
Luft zu rasch abgelassen	Falsch niedriger systolischer und falsch hoher diastolischer Blutdruckwert
Manschette nicht genug aufgepumpt	Falsch niedriger systolischer Wert
Manschette über der Kleidung angelegt	Falsch hohe Werte
Beengende Kleidung am Oberarm nicht entfernt	Falsch niedrige Werte
Manschettenbreite nicht passend zum Armdurchmesser	Zu breite Manschette führt zu falsch niedrigen, zu schmale Manschette zu falsch hohen Werten
Manschette zu locker angelegt	Falsch hohe Werte
Arm liegt über Herzhöhe	Falsch niedrige Werte
Arm im Ellenbogengelenk nicht gestreckt	Falsch niedrige Werte
Zu lange gestaut oder Druck zu langsam abgelassen	Falsch hohe Werte
Korotkow-Töne sind nicht genau zu hören wegen störender Geräusche im Zimmer, z. B. Gespräche, Fernseher	Falsch niedrige oder hohe Werte

Blutdruckwerte ermitteln, die mit der auskultatorischen Methode kaum zu messen sind. Bei Säuglingen und Kindern wird diese Messmethode häufig angewandt (→ Abb. 4.9). Automatische Blutdruckmessgeräte haben den Vorteil, dass sie eine kontinuierliche, in Intervallen eingestellte Messung, z. B. alle zehn Minuten, sowie eine obere und untere Alarmeinstellung für Puls, Systole, Diastole und MAD (→ 4.2.1) ermöglichen

- Bei den Geräten für die *Selbstmessung* (→ Abb. 4.11) legt die Patientin lediglich die Manschette an und schaltet das Gerät ein. Das Gerät übernimmt den Messvorgang selbsttätig und zeigt die erhobenen Ergebnisse anschließend digital an. Voraussetzung für eine Selbstmessung ist die

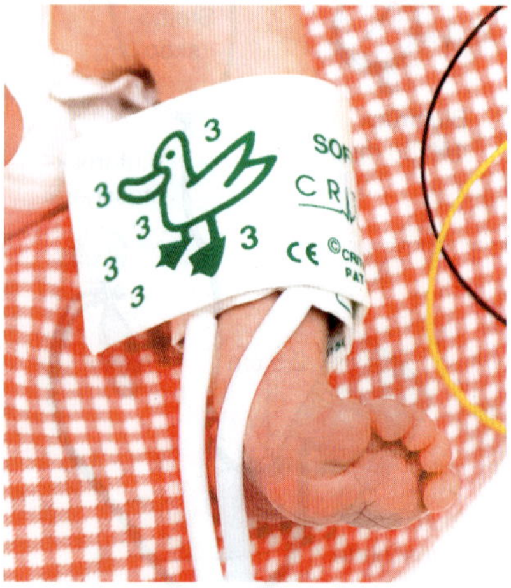

Abb. 4.9 Elektronische Blutdruckmessung bei einem Neugeborenen am Unterschenkel. [K115]

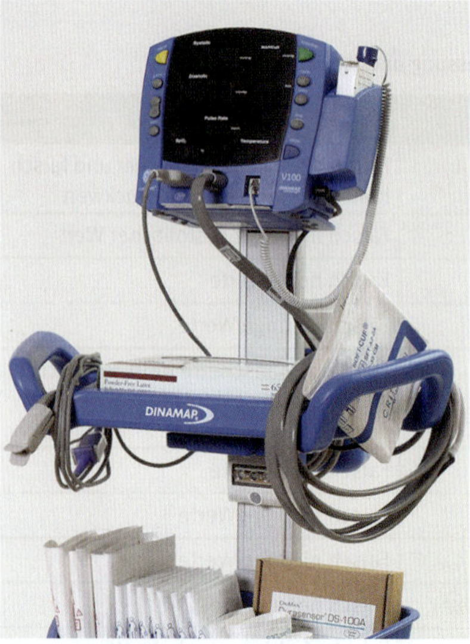

Abb. 4.10 Elektronisches Blutdruckmessgerät. [V409]

Beratung, Schulung und Anleitung von Patientinnen bzw. Angehörigen zur Bedeutung und Bewertung der Blutdruckmessung und welche Maßnahmen bei abweichenden Werten getroffen werden. Die Werte sollen aufgeschrieben und zum Arztbesuch mitgebracht werden.

Blutdruckmessung am Bein

Die Blutdruckmessung am Bein erfolgt beispielsweise, wenn eine Messung an der Armen nicht möglich ist (z. B. beide Arme in Gips).

Besonderheit bei Kindern

Bei **Früh- und Neugeborenen** wird der Blutdruck in der Regel nicht-invasiv elektronisch (über Monitor oder mit mobilem Gerät, → Abb. 4.10) gemessen. Möglich ist auch die invasive Blutdruckmessung, bei Neugeborenen, z. B. über einen Katheter in der Nabenarterie. Bei der **peripheren invasiven Messung** in der A. radialis besteht besonders bei sehr kleinen Frühgeborenen die Gefahr eines Arteriospamus mit Nekrosebildung.
Wichtig bei allen **Kindern** ist, die richtige Größe der Manschette zu wählen. Messorte sind Oberarm und Oberschenkel (v. a. bei **Säuglingen,** → Abb. 4.9). Die Messergebnisse sind verlässlich, ggf. muss bei unruhigen Kindern mehrmals nachgemessen werden.
Die **elektronische Messung** am Handgelenk (→ Abb. 4.11) funktioniert erst ab dem Jugendalter.
Die Blutdruckmessung ist bei Kindern genauso wichtig und aussagekräftig wie bei Erwachsenen. Bei der Aufnahme eines Säuglings wird routinemäßig der Blutdruck an allen vier Extremitäten gemessen. Deutliche Unterschiede können auf einen Herzfehler hindeuten.

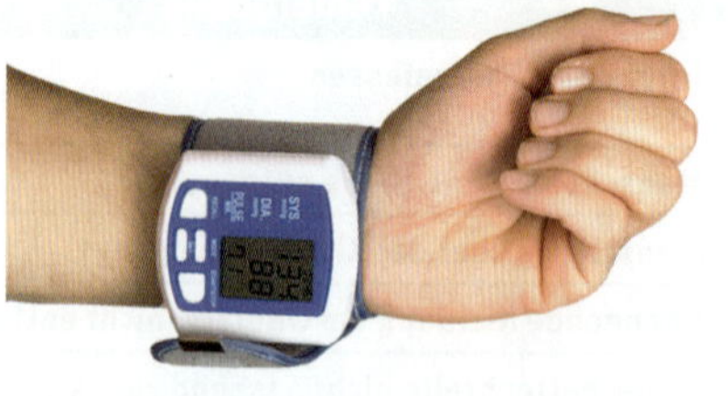

Abb. 4.11 Elektronische Blutdruckmessgeräte ermöglichen eine zuverlässige Selbstmessung. Es gibt Geräte zur Puls- und Blutdruckkontrolle am Handgelenk und Geräte zur Messung am Oberarm. In beiden Fällen legt sich die Patientin die Manschette um und löst mit Knopfdruck am Gerät das Aufpumpen der Manschette aus. Ist der Blutstrom der A. brachialis unterbrochen, stoppt das Gerät und lässt langsam Luft aus der Manschette entweichen. Nach Ermittlung der Werte können diese auf der Digitalanzeige abgelesen werden. [J787]

Dokumentation

Blutdruckwerte werden meistens als Zahl, z. B. 120/80 mmHg, mit dem Zeitpunkt der Messung dokumentiert. Bei wechselnden Messorten notieren die Pflegenden zusätzlich hinter dem Messwert die Extremität, an der sie die Werte gemessen haben.

Für Patientinnen, bei denen häufige Blutdruckmessungen erforderlich sind (z. B. postoperativ), wird oft ein Überwachungsblatt (→ Abb. 44.23) am Bett geführt oder die Pflegenden dokumentieren die Werte grafisch in der (Überwachungs-)Kurve (→ Abb. 4.12).

4.2.3 Beurteilung des Blutdrucks

Blutdruckregulationsstörungen → 22.4

Normalzustand

Die Blutdruckwerte unterliegen natürlichen **physiologischen Schwankungen.** Er steigt bei Anstrengung oder Aufregung, z. B. beim Arztbesuch (ironischerweise auch aus „Weißkittel-Hochdruck" bezeichnet). Bei Müdigkeit oder im Schlaf hat der Mensch einen niedrigeren Blutdruck.

Weitere Einflussfaktoren, die zu höheren Blutdruckwerten führen können, sind u. a. vorheriger Alkohol-oder Koffeinkonsum, Rauchen, ebenso eine volle Harnblase oder ein voller Darm sowie das Unterhalten mit dem Patienten während der Messung [2].

Die **Normalwerte** sind altersabhängig; physiologische Werte → Tab. 4.4. **Bei Kindern** ist der Blutdruckwert nicht nur vom Lebensalter, sondern auch vom Geschlecht und der Körpergröße abhängig [3].

Patientenberatung

Soll die Patientin Blutdruckmessungen selbstständig zu Hause durchführen, leiten sie die Pflegenden zur korrekten Anwendung an:

- Es befinden sich eine Vielzahl von (meist elektronischen) Geräten im Handel. Die Patientin darauf hinweisen, vor der Inbetriebnahme die Gebrauchsanleitung sorgfältig durchzulesen
- Den Messarm in Herzhöhe, z. B. auf einem Tisch, ablegen. Dieser Hinweis ist besonders bei Handgelenkgeräten wichtig (ggf. kleines Kissen auf den Tisch legen)
- Einschnürende Kleidungsstücke am Messarm entfernen
- Messungen möglichst zur gleichen Tageszeit und nicht direkt nach körperlicher Anstrengung durchführen

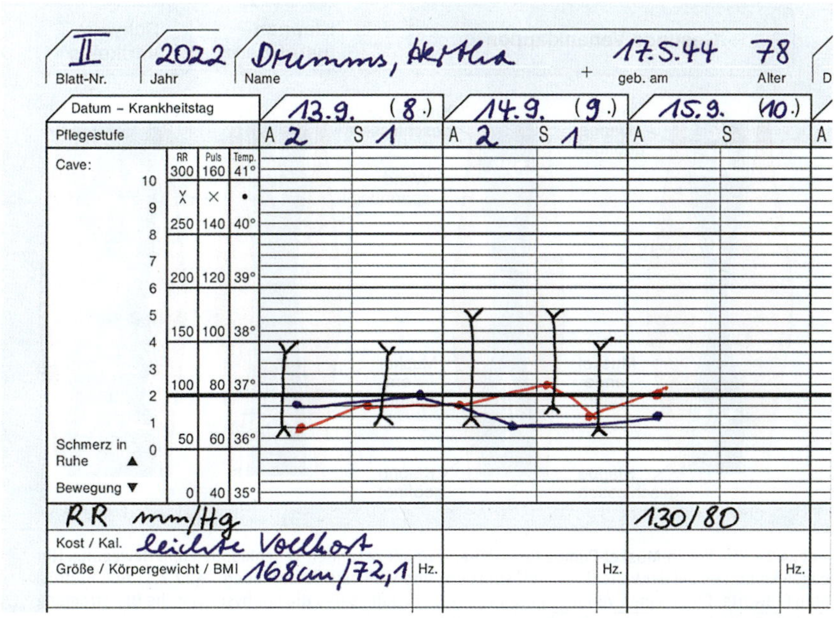

Abb. 4.12 Grafische Darstellung von Pulswerten (rot), Temperaturwerten (blau) und Blutdruckwerten (schwarz). Die Höhe der Blutdruckwerte ist bei der grafischen Darstellung in der Blutdruckspalte links abzulesen. Die Linien bedeuten in diesem Fall 10 mmHg-Schritte. Am 14.9. betrug der Blutdruck von Frau Drumms am Abend 140/70 mmHg. Am 15.9. hatte Frau Drumms morgens einen Blutdruck von 130/80 mmHg. Dieser Wert wurde als Zahl eingetragen. [V161]

Tab. 4.4 Physiologische RR-Werte in Abhängigkeit vom Lebensalter [4].

Lebensalter	Blutdruck (mmHg)
Neugeborene (> 2.000 g, bis 28 Lt.)	60/40
Säuglinge (29. Lt. bis 1. Lj.)	80/60
Kleinkinder (2.–3. Lj.)	95/60
Kinder (4.–12. Lj.)	100/60
Jugendlicher (13.–18. Lj.)	110/70
Erwachsener (ab 19. Lj.)	120/80
Ältere Menschen > 60 Jahre	140/90

Lt = Lebenstag, Lj. = Lebensjahr

- Messwerte mit Uhrzeit dokumentieren und beim nächsten Arztbesuch vorlegen.

Hypotonie

Prävention und Gesundheitsberatung bei Hypotonie → 22.4.3

DEFINITION

Hypotonie: Blutdruckerniedrigung, dauerhafter Blutdruck beim Erwachsenen unter 105/60 mmHg, bei Kindern unter den altersüblichen Normalwerten.

Eine **Hypotonie** (*Blutdruckerniedrigung*, → 22.4.3) liegt vor, wenn der Blutdruck dauerhaft unter dem altersentsprechenden Normalwert liegt und die Patientin gleichzeitig an Beschwerden durch die Minderdurchblutung der Organe (z. B. Kopfschmerzen oder Schwindel) leidet. Die Hypotonie tritt z. B. bei Blutverlust, Schock oder Herzinsuffizienz auf, kann aber auch ohne erkennbar Ursache sein.

Hypertonie

Prävention und Gesundheitsberatung bei Hypertonie → 22.4.1
Pflegerische Interventionen bei Hypertonie, hypertensive Krise → 22.4.1, → 22.4.2

DEFINITION

Hypertonie: Blutdruckerhöhung; dauerhafter Blutdruck beim Erwachsenen über 140/90 mmHg, bei Kindern über den altersüblichen Normalwerten [3], [4].

Die **Hypertonie** (→ 22.4.1) hat unterschiedliche Ursachen, z. B. Gefäß- oder Nierenerkrankungen.

Abnorm hohe Amplituden (Differenz zwischen systolischem und diastolischem RR) können auf bestimmte Erkrankungen, z. B. Herzklappenfehler (→ Tab. 21.2), hinweisen.

Es gibt auch unklare Ursachen, die zu Veränderungen des Blutdrucks führen (*primäre Hypertonie*, → 22.4.1).

SPICKZETTEL

Blutdruckmessung

- **Messarten:**
  - *Direkt:* mittels arterieller Kanüle
  - *Indirekt:* auskultatorisch (mit RR-Gerät und Stethoskop) oder elektronisch (mit elektronischem Messgerät).
- **Messprinzipien:**
  - Patientin ist in Ruhe
  - Manschette ist passend zur Armbreite
  - Messarm ist auf Herzniveau
  - Erstmessung an beiden Armen, Kontraindikationen beachten; fortlaufende Messungen am Arm mit dem höheren Wert, immer am gleichen Arm messen
  - Erste Messung vom Morgen vor der Einnahme eines blutdrucksenkenden Arzneimittels.
- **Dokumentation:** Als Zahl mit Einheit mmHg oder grafisch in einer Kurve.
- **Blutdruckbeurteilung:**
  - Normaler Blutdruck: Normalwerte sind altersabhängig, Richtwert bei Erwachsenen: 120/80 mmHg
  - Hypotonie: Niedriger Blutdruck, bei Erwachsenen dauerhaft: < 105/60 mmHg
  - Hypertonie: Blutdruckerhöhung, bei Erwachsenen dauerhaft: > 140/90 mmHg.

4.3 Thromboembolieprophylaxe

Erkrankungen der Venen → 22.7
Tiefe Venenthrombose → 22.7.3

DEFINITION

Thrombose *(Blutpfropfbildung):* Lokale Gerinnung in einem Blutgefäß. Je nach Sitz des **Thrombus** *(Blutgerinnsel)* innerhalb der Blutstrombahn unterscheidet man zwischen *arterieller* und *venöser Thrombose*.

Thromboembolieprophylaxe: Alle Maßnahmen zur Vermeidung einer *venösen* Thrombose, in deren Folge sich ein Thrombus ablösen und zu einer Lungenembolie (Verlegung einer Lungenarterie) führen kann.

Das Blut in den Venen muss gegen die Schwerkraft zum Herzen hinfließen. Dafür sind verschiedene Mechanismen verantwortlich, besonders die Venenklappen und die Venen-Muskel-Pumpe in den Beinen (→ Abb. 4.14). Kommt es durch Immobilität (und weitere Faktoren) zu einer Verlangsamung der Blutströmung, steigt das Risiko für eine Venenthrombose.

Am häufigsten sind **Thrombosen** im venösen Gefäßsystem, v.a. im tiefen Venensystem der Beine (→ Abb. 4.13).

VORSICHT! Emboliegefahr! Von besonderer klinischer Bedeutung ist die **tiefe Venenthrombose** *(TVT, Phlebothrombose,* → 22.7.3) der Beine. Löst sich ein Thrombus in einer tiefen Vene von der Venenwand ab, gelangt er mit dem Blutstrom in die Lunge und kann dort als venöse Thromboembolie (VTE) eine lebensbedrohliche Lungenembolie (→ 23.11.1) verursachen.

Auch wenn es der Begriff Thromboseprophylaxe nur ungenau beschreibt, ist das oberste Ziel, eine tiefe Venenthrombose zu verhindern.

4.3.1 Thromboseentstehung

Virchow-Trias

Verschiedene **Risikofaktoren** begünstigen das Entstehen einer Thrombose. Sie können drei Hauptursachen zugeordnet werden (*Virchow-Trias*, → 22.7.3):
- Verlangsamte Blutströmung
- Gefäßwandschäden
- Erhöhte Gerinnungsneigung.

Verlangsamte Blutströmung: Je langsamer das Blut fließt, desto leichter können sich Thrombozyten (Blutplättchen) an der Venenwand anlagern und die Thrombusbildung in Gang setzen. Die Blutströmung ist verlangsamt bei:
- Immobilität, Lähmung
- Gipsverband oder Schienenlagerung
- Schmerzbedingter Schonhaltung

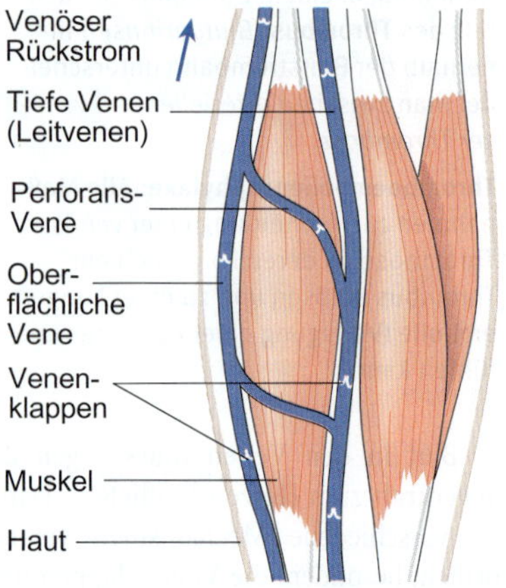

Abb. 4.13 Oberflächliches und tiefes Venensystem in den Beinen. Thrombosen entstehen in den tiefen Venen. [L190]

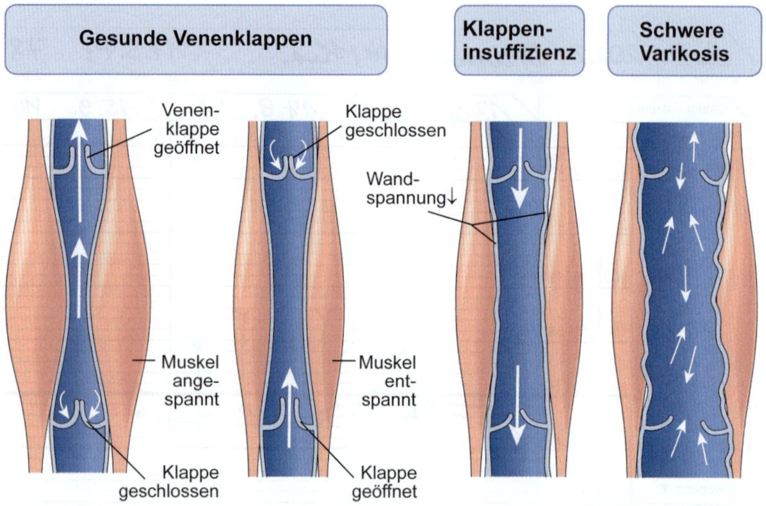

Abb. 4.14 Die Venen-Muskel-Pumpe funktioniert nur bei gesunden Venenklappen und Bewegung. Hingegen kommt es bei der Venenklappeninsuffizienz und Varikosis (Krampfadern, → 22.7.1) zum Blutrückstau fußwärts. Durch einen verlangsamten venösen Rückfluss und die unphysiologische Blutströmung wird die Entstehung von Thromben begünstigt. [L190]

- Herzinsuffizienz (→ 21.6), Schock (→ 14.4)
- Chronisch-venöser Insuffizienz (dauerhafte Venenerkrankung, -insuffizienz, → 22.7.4) [5] [6].

Als häufigste Ursachen gelten Bewegungsmangel jeglicher Ursache und die venöse Insuffizienz (→ 22.7.4). Beide beeinträchtigen die Wirksamkeit der Muskel-Venen-Pumpe (→ Abb. 4.14) und vermindern dadurch den venösen Rückfluss.

Gefäßwandschaden: Die Schädigung der **Intima** *(Gefäßinnenwand)* löst eine Thrombozytenaggregation *(Zusammenballen der Blutplättchen)* aus. Die Intimaschädigung kann verschiedene Ursachen haben:
- **Traumatisch,** durch Verletzung, Quetschung, Frakturen, Operation
- **Degenerativ,** durch altersbedingte Veränderung der Beinvenen, Krampfaderleiden (*Varikosis,* → 22.7.1)
- Entzündlich, durch Venenentzündung *(Phlebitis).*

Erhöhte Gerinnungsneigung: Im Blut besteht normalerweise ein Gleichgewicht zwischen Blutgerinnung und Gerinnselauflösung. Ein Überwiegen der Gerinnungsprozesse *(erhöhte Gerinnungsneigung)* kann auftreten bei:
- Hochgradigem Flüssigkeitsmangel oder Flüssigkeitsverlust, z. B. durch anhaltendes Erbrechen und Diarrhö, großflächige Verbrennungen, zu wenig Flüssigkeitsaufnahme
- Pathologischer Zellvermehrung, z. B. Polyglobulie und Polyzythämie (→ 27.6.2)
- Vermehrung der Blutgerinnungsfaktoren, z. B. nach großen Operationen, Verletzungen mit erheblicher Gewebszerstörung, Verbrennungen
- Bestimmten Medikamenten, z. B. Ovulationshemmer, Glukokortikoide.

Risikoeinschätzung

Im Rahmen der Informationssammlung fragen die Pflegenden die Patientin nach Risikofaktoren (→ Tab. 4.5) und inspizieren die Beine (Varizen, Ödeme, livide-blaue Verfärbung?). Hinweise auf Vorerkrankungen liefert die ärztliche Anamnese.

Tab. 4.5 Risikofaktoren der venösen Thromboembolie (Beispiele) [7].

Dispositionelle Risikofaktoren VTE	Expositionelle Risikofaktoren VTE
Persönliche Veranlagung (angeboren oder erworben)	**Akutrisiko**
• Frühere Thrombose oder Lungenembolie • Blutgerinnungsstörung • Höheres Lebensalter (> 60 Jahre) • Übergewicht: Body-Mass-Index ≥ 30 (→ 7.2.1) • Therapie mit Kontrazeptiva („Pille“) • Schwangerschaft (→ 34.13) und Wochenbett (→ 34.21) • Ausgeprägte Varikosis (Krampfadern, → 22.7.4)	• Operative Eingriffe oder Verletzungen mit je nach Art hohem, mittlerem oder geringem Risiko • Immobilität • Maligne (bösartige) Erkrankung • Chronische Herzinsuffizienz (→ 21.6.1), Z. n. Herzinfarkt (→ 21.5.2) • Akute Infektionen, Sepsis (→ 30.5), entzündliche Erkrankungen mit Immobilität

Da sich während Pflege und Behandlung die Risikofaktoren verändern können, erfolgt ggf. eine erneute Beurteilung.

Zur systematischen Risikoeinschätzung gibt es verschiedene Assessmentinstrumente und Skalen (*Scores*, →1.11). Deren Eignung sind zur sicheren Vorhersage einer Thrombose, aber wissenschaftlich nicht ausreichend bestätigt [7], [8]. Das gilt auch für die beiden deutschsprachigen Skalen von *Frowein* und *Müller* et al. [9]. Sie sind aber gut geeignet, um den Blick der Pflegenden für die einzelnen Risikofaktoren zu schärfen, insbesondere bei Berufsanfängern [10].

Risikogruppen

Das Risiko für eine Thromboembolie kann niedrig, mittel oder hoch sein (→Tab. 4.6). Entsprechend der Risikogruppe werden Basismaßnahmen, physikalische und medikamentöse Maßnahmen zur Thromboembolieprophylaxe ergriffen (→4.3.3) [7].

4.3.2 Ziele

Gemeinsames **Ziel aller beteiligten Berufsgruppen** (Ärztinnen, Pflegende, Physiotherapeutinnen) ist es, den drei Hauptursachen (der *Virchow-Trias*, →22.7.3) entgegenzuwirken.

Pflegerische Ziele beziehen sich vor allem auf die Verbesserung des venösen Rückflusses, da Gerinnungseigenschaften und Venenwandschädigungen durch pflegerische Maßnahmen nur schwer zu beeinflussen sind (→Tab. 4.7).

4.3.3 Maßnahmen

Die **Maßnahmen zur Thromboembolieprophylaxe** bestehen aus drei Säulen (→Tab. 4.7)

Basismaßnahmen

(Früh-)Mobilisation

Mobilisation →9.6

Postoperative Mobilisation →44.5.4

Die Pflegenden informieren die Patientin über Sinn und Zweck der **Mobilisation** und unterstützen sie, so früh und so oft wie möglich aufzustehen. Dabei reicht es nicht, vor dem Bett zu stehen. Um die Wadenmuskelpumpe (→Abb. 4.14) und damit den venösen Rückfluss zu aktivieren, muss die Patientin umhergehen oder zumindest auf der Stelle treten.

Bei immobilen Patientinnen werden neben der medikamentösen Therapie möglichst physikalische Maßnahmen wie aktive oder passive Bewegungsübungen und evtl. eine intermittierende pneumatische Kompression (IPK) durchgeführt.

Mobilisation und Bewegungsübungen

Durch **Mobilisation** und **Bewegungsübungen** wird die Wadenmuskelpumpe aktiviert. Die Bewegung des Muskels übt dabei einen an- und abschwellenden Druck auf die Venen aus. Hierdurch wird – in Verbindung mit den Venenklappen – der venöse Rückstrom zum Herzen gefördert (→Abb. 4.14).

Tab. 4.6 Risikokategorien für VTE im operativen und konservativen Bereich [7].

Risikokategorie	Patient im operativen Bereich	Patient, nicht operativ (z. B. Innere Medizin)
Niedriges VTE-Risiko	• Kleine operative Eingriffe • Verletzung ohne oder mit geringem Weichteilschaden • Kein zusätzliches bzw. nur geringes Risiko; sonst Einstufung in höhere Risikokategorie	• Infektion oder akut-entzündliche Erkrankung ohne Bettlägrigkeit • Zentralvenöse Katheter, Portkatheter (→43.5.4) • Kein zusätzliches bzw. nur geringes dispositionelles Risiko, sonst Einstufung in höhere Risikokategorie
Mittleres VTE-Risiko	• Langandauernde Operationen • Gelenkübergreifende Immobilität der unteren Extremitäten (z. B. Gipsverband) • Arthroskopisch assistierte Gelenkchirurgie an den unteren Extremitäten • Kein zusätzliches bzw. nur geringes dispositionelles Risiko, sonst Einstufung in höhere Risikogruppe	• Akute Herzinsuffizienz (NYHA III/IV, →21.6) • Akut exazerbierte, schwere chronisch obstruktive Lungenerkrankung (COPD, →23.6) ohne Beatmung • Infektion oder akut entzündliche Erkrankung mit strikter Bettlägerigkeit • Stationär behandlungsbedürftige maligne Erkrankung • Kein zusätzliches bzw. nur geringes dispositionelles Risiko, sonst Einstufung in höherer Risikokategorie
Hohes VTE-Risiko	• Größere Eingriffe in der Bauch- und Beckenregion bei malignen Tumoren und entzündlichen Erkrankungen • Polytrauma, schwere Verletzungen der Wirbelsäule, des Beckens und/oder der unteren Extremität • Größere Eingriffe an Wirbelsäule, Becken, Hüft- oder Kniegelenk • Größere operative Eingriffe in Körperhöhlen, der Brust-, Bauch- und/oder Beckenregion	• Schlaganfall mit Beinparese, -plegie (Lähmung, →37.2.4) • Akute exazerbierte, schwere COPD mit Beatmung • Sepsis (→30.6) • Schwer erkrankte Patienten mit intensiv-medizinischer Behandlung

Tab. 4.7 Die drei Säulen (Prinzipien) der Thromboseprophylaxe [7].

Basismaßnahmen	Physikalische Maßnahmen	Medikamentöse Maßnahmen
Maßnahmenbeispiele		
• Frühmobilisation • Bewegungsübungen • Anleitung zu Eigenübungen • Aktive und passive Bewegungsübungen im Bett bei Immobilität • Individuell angepasste Trinkmenge/Flüssigkeitszufuhr (Kontraindikationen beachten)	Venenkompression (→22.7.1) mittels • Medizinischer Thromboseprophylaxestrümpfe (MTS) (Wirksamkeit umstritten [6]) • Intermittierende pneumatische Kompression (IPK) • Physikalische Maßnahmen werden bei Kontraindikation für medikamentöse Prophylaxe angewendet	• Heparinisierung (→Pharma-Info 22.3) • Weitere Antikoagulanzien (→Pharma-Info 22.2, →Pharma-Info 22.4)
Basismaßnahmen regelmäßig bereits bei allen Patienten mit niedrigem Risiko und ggf. zusätzlich **Physikalische Maßnahmen** anwenden. Ab mittlerem und hohem Risiko zusätzlich **medikamentöse Thromboseprophylaxe.**		

VORSICHT! Bei Patientinnen mit (V. a.) einer tiefen Beinvenenthrombose (*Phlebothrombose*, → 22.7.3) halten die Pflegenden vor der Mobilisation Rücksprache mit der Ärztin.
Hinweise auf eine tiefen Venenthrombose sind:

- Zunehmende Druckempfindlichkeit an Ober- oder Unterschenkel
- Verhärteter Venenstrang am Bein
- Druckschmerz an: Fußsohle (Frühsymptom), Wade, Kniekehle oder in der Leiste
- Schwellung, Rötung oder blaue *(livide)* Verfärbung am Bein
- Überwärmung von Ober- oder Unterschenkel
- Temperatur- oder Pulsanstieg. Atemnot, Brustschmerz als mögliches Zeichen einer Lungenembolie (→ 23.11.1).

Bewegungsübungen

Bewegung und Gefäßtraining → 22.1.2, → Abb. 22.2

Neben den **aktiven Bewegungsübungen,** die Physiotherapeutinnen und Pflegende mit der Patientin durchführen, soll eine bettlägerige Patientin mehrfach täglich selbst aktiv werden. Durch Aktivierung der Venen-Muskel-Pumpe kann der venöse Rückfluss erheblich gesteigert werden. Die Patientin ist so anzuleiten, dass sie möglichst motiviert, regelmäßig und selbstständig die Übungen durchführt. Folgende Maßnahmen sind auch im Bett oder im Sitzen durchführbar:

- Füße kreisen, Füße beugen und strecken, Fußwippe
- Zehen auseinanderspreizen und einkrallen
- Anheben der Beine im Hüftgelenk, Beine im Kniegelenk beugen und strecken
- Anspannen der Oberschenkelmuskulatur („Kniescheibe hochziehen")
- Drücken der Fußsohlen gegen das Bettende (ggf. mit Bettkiste) bei gleichzeitiger Anspannung der Wadenmuskeln („Fußsohlendruck").
- Bettfahrrad (→ Abb. 37.1).

Passive Bewegungsübungen werden bei Patientinnen durchgeführt, die sich nicht aktiv bewegen können (z. B. bei Bewusstlosigkeit, Sedierung, gelähmte Patientin, im Zustand minimalen Bewusstseins). Pflegefachpersonen nutzen die Körperpflege oder Umpositionierungen, um die untere Extremität durchzubewegen. Ggf. hat die Patientin eine ärztlich verordnete Physiotherapie. Passive Bewegungsübungen dienen auch der Kontrakturenpropyhlaxe (→ 9.7).

Die **Hochlagerung der Beine** ist keine Maßnahme zur Vermeidung einer VTE, kann aber zur Steigerung des Wohlbefindens angewendet werden [8].

VORSICHT! Kontraindiziert ist das erhöhte Positionieren der Beine bei Patientinnen mit arteriell bedingten Durchblutungsstörungen, da es die Minderdurchblutung der Extremitäten verstärkt (→ 22.5.2). Das **Ausstreichen der Beine** ist obsolet, da die Wirksamkeit der Maßnahme nicht bestätigt ist. Zudem besteht die Gefahr, dass sich ein nicht bemerkter venöser Thrombus hierdurch lösen kann.

Atemübungen wirken unterstützend (→ 3.5.3)

Tiefes Einatmen vergrößert den thorakalen Unterdruck und damit eine kurzfristige Beschleunigung des venösen Blutstroms, weil der Unterdruck einen Sog auf das venöse System bewirkt. **Atemübungen** können thromboseprophylaktische Maßnahmen unterstützen und sind gleichzeitig ein Teil der Pneumonieprophylaxe (→ 3.4). Viele thrombosegefährdete Patientinnen (z. B. nach Operation, bei Immobilität) sind gleichzeitig pneumoniegefährdet [11].

Flüssigkeitszufuhr

Ein ausgeglichener Flüssigkeitshaushalt ist wichtig, um die Fließgeschwindigkeit des Blutes und somit auch den venösen Rückfluss zu unterstützen.

Physikalische Maßnahmen

Venenkompression

Kompressionstherapie → 22.1.3

Liegt eine chronische Venenveränderung vor, so wirkt die Kompressionstherapie zugleich auch als Thromboembolieprophylaxe. Entscheidend für die Auswahl der **Venenkompression** sind die Risikofaktoren (→ Tab. 4.5, → Tab. 4.6).

- **Primäre Prophylaxe.** Keine Venenerkrankung, aber andere Risikofaktoren. Hier erfolgen Basismaßnahmen und medikamentöse Maßnahmen
- **Sekundäre Prophylaxe.** Leichte Venenerkrankungen mit subjektiven Beschwerden. Hier erfolgen Basismaßnahmen und medikamentöse Maßnahmen und ggf. Kompressionstherapie nach Anordnung
- **Therapie.** Ausgeprägte Varikosis, venöse Insuffizienz, Ulcus cruris venosum (→ 22.2.3) oder Ödeme (→ 33.10.1). Die Therapie erfolgt hauptsächlich mit individuell angepassten Kompressionsstrümpfen (→ 22.1.3) und zusätzlich als Prophylaxe Basismaßnahmen und medikamentöse Maßnahmen nach Arztanordnung.

Medizinische Thromboseprophylaxestrümpfe

Die *alleinige* Wirksamkeit von **medizinischen Thromboseprophylaxestrümpfen** *(MTS, MTPS*, → Abb. 4.15a) zur Vorbeugung einer Thrombose ist umstritten, d. h., sie können angewendet werden, müssen aber nicht [7] [12]. Durch Verrutschen der MT-Stümpfe besteht das Risiko der Einschnürung, insbesondere bei nicht genauer Passform, was das Thromboserisiko erhöht. In vielen Kliniken werden MT-Strümpfe daher nicht mehr routinemäßig eingesetzt. Werden sie eingesetzt, ermitteln Pflegefachpersonen die jeweilige Größe mit Maßband und nach Herstellerangaben genau.

Prinzipien bei der Anwendung von Kompressionsstrümpfen und -verbänden

- Beinumfänge regelmäßig nachmessen, dass sie sich während der Immobilitätsphase oder durch Entstauung verändern können
- Kompressionsmaßnahme immer an „entstauten" Venen durchführen, d. h., der Patient sollte vorher ca. 30 Min. gelegen haben
- MT-Strümpfe werden in der Regel ohne Anziehhilfe („Butler") angezogen, bei Kompressionsstrümpfen ist diese meist eine Erleichterung (→ Abb. 22.6)
- Kompressionsstrümpfe/-verbände nach dem Anlegen auf richtigen Sitz kontrollieren (kein Herunterrutschen, keine Falten, keine Einschnürungen, gute Durchblutung der Zehen)
- Thromboseprophylaxe- und Kompressionsstrümpfe aus hygienischen Gründen ca. alle 2 Tage wechseln und waschen (lassen).

Venenkompression braucht ärztliche Anordnung

Die **Venenkompression** bedarf der **ärztlichen Anordnung,** sofern nicht hausinterne Standards das Anziehen und Tragen von MT-Strümpfen regeln.

Prävention und Gesundheitsberatung

Die Aufklärung zur Thrombosegefahr und -prophylaxe ist gemeinsame Aufgabe der Ärztin und der Pflegefachpersonen. Die Pflegenden beraten und schulen die Patientin zu den Maßnahmen der Thromboseprophylaxe. Studien belegen, dass diese Maßnahmen häufig nicht korrekt durchgeführt werden [14]. Patientinnen werden immer wieder auf die Bedeutung der Maßnahmenumsetzung hingewiesen und daran erinnert [15]. Sinnvoll ist es auch, die Informationen den Patientinnen schriftlich zu geben, z. B. in Form eines **Informationsblatts,** das neben Risikofaktoren auch

Tab. 4.8 Arten, Eigenschaften und Indikationen von Kompressionsmöglichkeiten/-maßnahme??

Art der Kompression	Eigenschaft	Indikation
Medizinischer Thromboseprophylaxestrumpf *(MTS oder MTPS)*, waden- oder beinlang (→ Abb. 4.15a)	• „Bettstrümpfe", da keine nachgewiesene Druckwirkung (Arbeitsdruck) beim Gehen. Fragliche Wirkung im Liegen • Durch Standardgrößen ist Passgenauigkeit nicht immer gegeben • Rutschen oder schnüren häufig, was das Thromboserisiko erhöht	Physikalische Thromboseprophylaxe. Wirksamkeit ist aktuell wissenschaftlich nicht bestätigt, deshalb nicht alleinig mehr empfohlen [7]
Stützstrumpf/-strumpfhose (ohne Klassifizierung), in vielen Farben erhältlich (→ Abb. 4.15b)	• Frei verkäuflich • Geringe und nicht definierte Druckwirkung • Für Gesunde ohne venöse Erkrankung	Wirksamkeit nicht wissenschaftlich belegt. Anwendung bei langem Stehen und Sitzen, z. B. auf Flugreisen
Medizinischer Kompressionsstrumpf oder -verband, waden- oder beinlang, in verschiedenen Farben erhältlich (→ Abb. 4.15c) **Medizinisch adaptives Kompressionssystem** *(MAK*, → Abb. 22.7)	• Verschreibungspflichtig • Maß- oder Serienanfertigung • Individuell angepasst • Kompressionsklassen I–IV (→ Tab. 22.2)	Erkrankungen der Venen- oder Lymphgefäße (ausgeprägte Varizen, chronisch-venöse Insuffizienz, Lymphabflussstörung) *Anlegen Kompressionsverband* → Abb. 22.5 *Anziehen Kompressionsstrumpf* → Abb. 22.6
Fertigbindensysteme, Mehrkomponentenverbände (→ Abb. 4.15d)	• Einmalsysteme, bis zu 7 Tage tragbar • Mehrlagensystem, z. B. mit Polsterung und kohäsiver Beschichtung	Erleichtert das Anlegen, Bindenmarkierung ermöglicht geeigneten Kompressionsdruck, hoher Tragekomfort und Rutschsicherheit [13]

einfache gymnastische Übungen und Hinweise zur Kompressionstherapie enthalten soll. Ggf. werden Patientinnen zur s. c.-Injektion bei Heparintherapie angeleitet [16] [17].

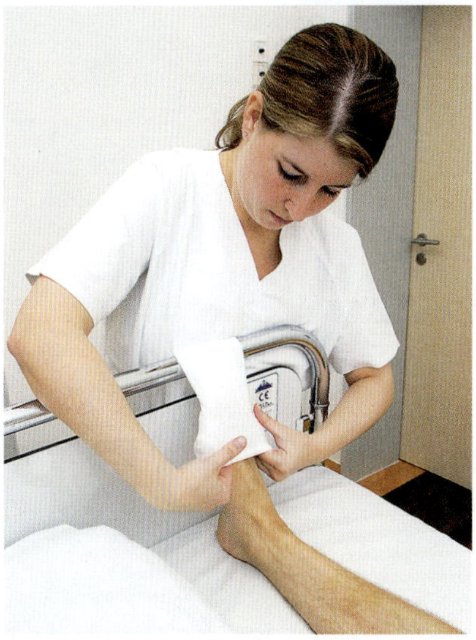

Abb. 4.16 Anziehen eines MT-Strumpfes. Strumpf bis auf das Fußteil auf links drehen (umstülpen), dann Fußteil bis zur Ferse über den Fuß der Patientin ziehen. Restlichen Strumpf bis zum Knie (Wadenstrumpf) bzw. Oberschenkel (Oberschenkelstrumpf) hochziehen und glatt streichen. [K115].

Medikamentöse Maßnahmen

Die Indikation für eine **medikamentöse Thromboembolieprophylaxe** wird abhängig vom Risiko für eine Venenthrombose gestellt (→ Tab. 4.5, → Tab. 4.6). In der Regel ist sie bei Patientinnen ab mittlerem Thromboserisiko notwendig. Als Arzneimittel stehen zur Verfügung: Heparine, Fondaparinux (→ Pharma-Info 22.3), Nicht-Vitamin-K-abhängige orale Antikoagulanzien (NOAK), Vitamin-K-Antagonisten (Cumarine, → Pharma-Info 22.4).

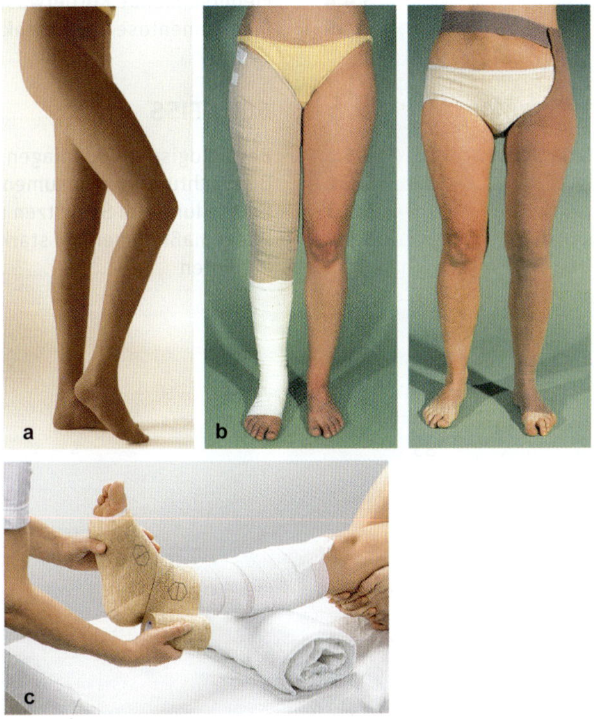

Abb. 4.15 Möglichkeiten der Kompressionstherapie. (a) Stützstrumpfhose, (b) links Kompressionsverband, rechts Kompressionsstrumpf, beide hüftlang, (c) Mehrkomponentenverband; hier: kohäsiv beschichtete Polsterbinde und rutschfeste Kompressionsbinde. [V986, M180, V220]

SPICKZETTEL

Thromboseprophylaxe

- **Thrombose:** Gerinnselbildung in einem Gefäß, hier: In den tiefen Beinvenen mit der Gefahr einer Lungenembolie.
- **Risikofaktoren** (Virchow-Trias): Verlangsamte Blutströmung, Gefäßwandschäden, erhöhte Gerinnungsneigung + individuelle Risikofaktoren → Einschätzung des individuellen Risikos: niedrig, mittel, hoch.

Thromboembolieprophylaxe:

- **Basismaßnahmen:** Frühmobilisation, aktive bzw. passive Bewegungsübungen, ausreichende Flüssigkeitszufuhr.
- **Physikalische Maßnahmen** = Venenkompression: Medizinische Thromboseprophylaxestrümpfe (umstritten), intermittierende pneumatische Kompression, Kompressionstherapie (medizinische Kompressionsstrümpfe, -verband, Fertigbindensysteme, medizinisch adaptive Kompressionssysteme).
- **Medikamentöse Gerinnungshemmung:** Heparin, NOAK, Kumarine.
- Maßnahmen nach individuellem Thromboembolierisiko.

5

KÖRPERTEMPERATUR

Christine Keller

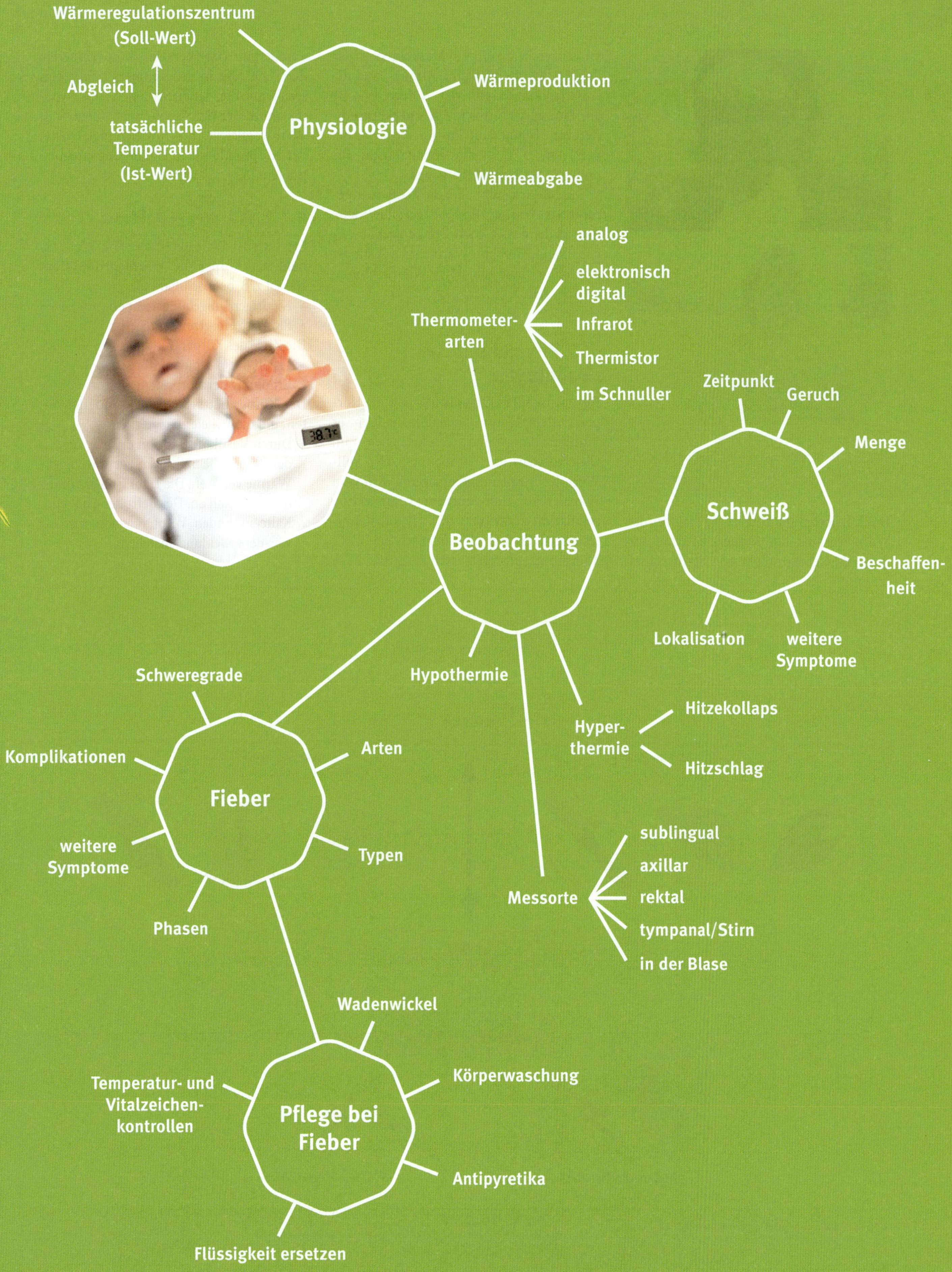

Physiologie
Wärmeregulationszentrum (Soll-Wert)
Abgleich
tatsächliche Temperatur (Ist-Wert)
Wärmeproduktion
Wärmeabgabe
38.7°C
Beobachtung
Thermometer-arten
analog
elektronisch digital
Infrarot
Thermistor
im Schnuller
Schweiß
Zeitpunkt
Geruch
Menge
Beschaffen-heit
weitere Symptome
Lokalisation
Hypothermie
Hyper-thermie
Hitzekollaps
Hitzschlag
Messorte
sublingual
axillar
rektal
tympanal/Stirn
in der Blase
Fieber
Schweregrade
Arten
Komplikationen
Typen
weitere Symptome
Phasen
Pflege bei Fieber
Wadenwickel
Körperwaschung
Temperatur- und Vitalzeichen-kontrollen
Antipyretika
Flüssigkeit ersetzen

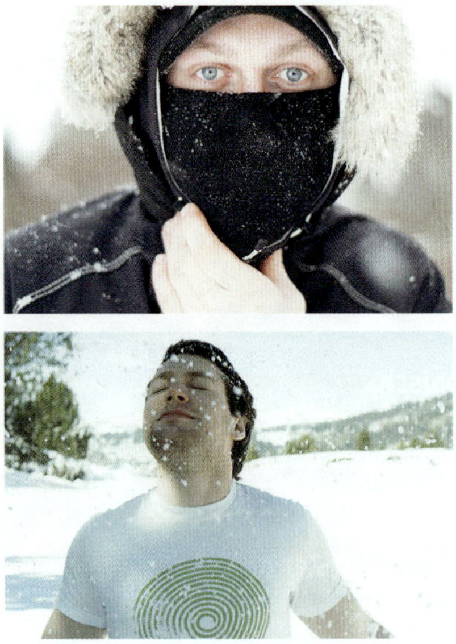

Abb. 5.1 Das Empfinden von Wärme und Kälte ist sehr individuell. [J787]

Die **Körpertemperatur** ist ein Maß für den Wärmezustand des Körpers. Wärme entsteht als Nebenprodukt von Stoffwechselvorgängen, v.a. in den Muskeln und der Leber. Über die Haut, die Atmung und die Ausscheidungen gibt der Körper Wärme ab. Eine gleichbleibende **Körperkerntemperatur** (Temperatur im Inneren des Körpers) um 37 °C ist die Voraussetzung für optimale Stoffwechselvorgänge.

Der Mensch empfindet die Körpertemperatur als Wärme/Hitze oder Kühle/Kälte, die von der gemessenen Temperatur abweichen kann. Gefühlte Wärme oder Kälte ist also immer eine subjektive Wahrnehmung (→ Abb. 5.1).

5.1 Physiologische Grundlagen

Der menschliche Organismus hält die Körperkerntemperatur konstant, indem er Wärmebildung und Wärmeabgabe im Gleichgewicht hält (→ Abb. 5.2). Der **Soll-Wert** der Körperkerntemperatur wird vom **Wärmeregulationszentrum (Temperaturregulationszentrum)** im Hypothalamus festgelegt. Er liegt physiologisch bei 37 °C. **Thermorezeptoren** messen die tatsächliche Temperatur **(Ist-Wert)** im Körperinneren, der Haut und im Rückenmark. Nervenfasern leiten diese Informationen zum Hypothalamus, der den Ist-Wert mit dem Soll-Wert vergleicht. Bei Abweichungen leitet der Körper Maßnahmen zur Gegenregulation ein.

5.1.1 Wärmeproduktion

Liegt der Ist-Wert unter dem Soll-Wert, erhöht der Körper die **Wärmeproduktion.** Das ist z. B. beobachtbar bei
- Niedriger Umgebungstemperatur
- Plötzlich einsetzendem Fieber.

Die **Ziele** des Körpers sind:
- Erhalt der Wärme im Körper
- Erhöhung der Körpertemperatur.

Der Körper hat verschiedene **Möglichkeiten,** um diese Ziele zu erreichen:
- Durch **Vasokonstriktion** *(Verengung)* der Blutgefäße in der Haut geht weniger Wärme verloren. Die Haut ist blass und fühlt sich kalt an. Der Betroffene hat ein Kälteempfinden. Wenn möglich, wird er wärmere Kleidung anziehen

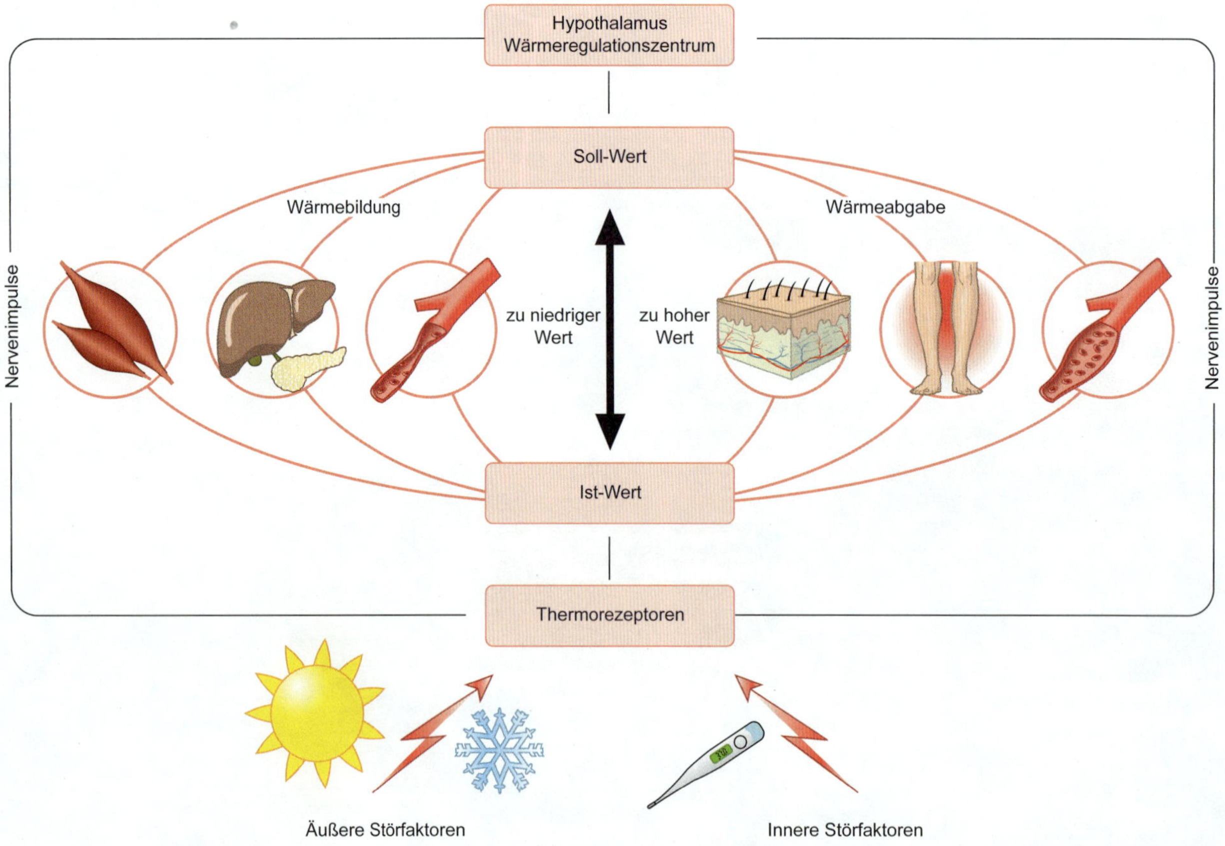

Abb. 5.2 Wärmeregulationskreislauf. [L138]

- Der Körper eines erwachsenen Menschen hat zwei Möglichkeiten zur **Wärmebildung:**
  - Zunächst wird der **Muskeltonus** *(Spannungszustand der Muskeln)* erhöht. Reicht das nicht aus, versucht der Körper durch unwillkürliche **Muskelkontraktionen** Wärme zu erzeugen. Diese reichen vom leichten Zittern und Frösteln über Zähneklappern bis hin zum Schüttelfrost. Bei Neugeborenen und Säuglingen findet kein Kältezittern statt, sie verbrennen besondere Fettdepots *(braunes Fettgewebe)* zur Wärmebildung
  - Die andere Möglichkeit ist die längerfristige Steigerung des Gesamtstoffwechsels durch **Nahrungsaufnahme,** da bei der Verdauung Wärme als Nebenprodukt entsteht
- Die kleinen Muskeln an den Haarwurzeln richten die Haare auf, sodass ein isolierendes Luftpolster entsteht. Beim Menschen hat sich die Körperbehaarung im Lauf der Evolution weitgehend zurückgebildet, nicht jedoch der **Gänsehaut-Reflex.** Er hat beim Menschen aber nur noch einen geringen Effekt.

5.1.2 Wärmeabgabe

Liegt der Ist-Wert über dem Soll-Wert, steigert der Körper die **Wärmeabgabe.** Das ist z. B. beobachtbar bei:

- Körperlicher Betätigung
- Hoher Umgebungstemperatur
- Schnellem Fieberabfall.

Das **Ziel** des Körpers ist die Verminderung der Wärme im Körper.

Die Wärmeabgabe erfolgt zu etwa 90 % über die **Haut.** Dabei ist das Verhältnis zwischen Körperoberfläche und -masse entscheidend. Säuglinge und Kleinkinder haben im Vergleich zur Körpermasse eine große Körperoberfläche, ca. ¼ macht der Kopf aus (→ Abb. 18.10). Sie verlieren schnell Körperwärme und dann besonders über den Kopf, der auch noch kaum Haare hat. Auch über die Atmung und durch die **Ausscheidung** von Stuhl und Urin verliert der Körper Wärme.

Mithilfe verschiedener **Mechanismen** kann der Körper Wärme abgeben:

- Durch **Wärmeabstrahlung** (→ Abb. 5.3) in die Umgebung
- Durch **Wärmeströmung** *(Konvektion):* Die Luftschicht, die unmittelbar mit der Haut Kontakt hat, wird von der Haut erwärmt. Wird sie bei Bewegung oder Zugluft weggeblasen, geht die Wärme verloren

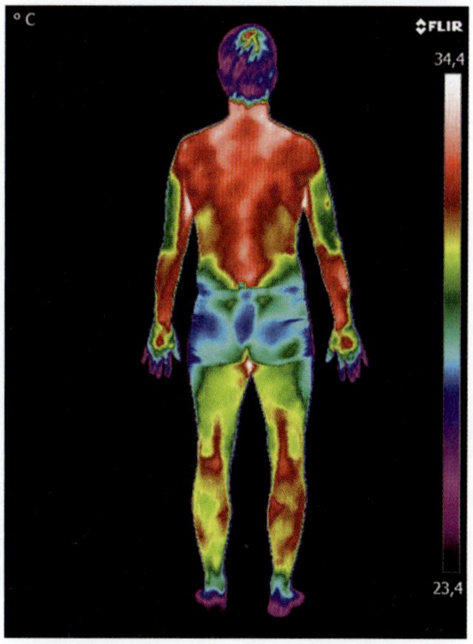

Abb. 5.3 Bei der Thermografie wird die Wärmestrahlung, die vom Körper ausgeht, sichtbar gemacht. Gut zu erkennen sind die unterschiedlichen Oberflächentemperaturen an den verschiedenen Körperstellen. Angewendet wird die Thermografie u. a. als diagnostische Methode, um Entzündungsherde zu lokalisieren. [V553]

- Durch eine **Weitstellung** *(Vasodilatation)* **der Blutgefäße** der Haut sind Wärmeabstrahlung und -strömung besonders effektiv
- Durch **Verdunsten von Hautfeuchtigkeit** *(Evaporation):* Schweiß (Perspiratio sensibilis → 5.5) verdunstet beim Trocknen und bewirkt eine Kühlung (Verdunstungskälte)
- Durch **Wärmeleitung** *(Konduktion):* Übertragung von Wärme durch direkten Kontakt, z. B. die Kleidung.

5.2 Beobachtung und Dokumentation

Die Körpertemperatur wird meist bei der Aufnahme eines Patienten gemessen. Im weiteren Verlauf richtet sich die Häufigkeit der **Temperaturkontrolle** nach dem Messergebnis bzw. nach der Krankheitssituation. Häufigere Temperaturmessungen sind angebracht:

- Bei einer rektalen Temperatur > 37,5 °C
- Vor und besonders nach einer Operation
- Bei Infektionskrankheiten oder einer Antibiotikatherapie
- Bei Unterkühlung, Erfrierung, Verbrennung oder Verbrühung
- Bei Früh- und Neugeborenen, deren Wärmeregulation oft instabil ist (→ 34.24.8)
- Bei kranken Säuglingen und Kleinkindern, bei denen es oft zu einem schnellen Fieberanstieg kommen kann.

Die Beobachtung der Körpertemperatur liefert wichtige Informationen, die das rechtzeitige Erkennen von Krankheiten und deren Behandlung ermöglicht. Häufig ist ein Anstieg der Körpertemperatur ein erster Hinweis auf eine Infektion, noch bevor der Betroffene Symptome verspürt.

5.2.1 Beobachtungskriterien

Äußerungen über **Hitze- oder Kälteempfindungen** eines Menschen geben Hinweise auf eine Veränderung der Körpertemperatur. Beobachtungen wie eine heiße Stirn oder ein heißer Bauch bei Kindern, rote Wangen, kühle Extremitäten und Muskelzittern werden häufig als erste Anzeichen einer veränderten Körpertemperatur wahrgenommen. Um diese Beobachtung zu objektivieren, messen Pflegende die exakte Körpertemperatur mit einem Thermometer (→ 5.2.2).

5.2.2 Thermometerarten

Die Körpertemperatur wird in **Grad Celsius** (°C) angegeben. Zur Ermittlung der Körpertemperatur gibt es verschiedene **Arten von Thermometern.**

Analoge Thermometer

Analoge Thermometer messen die Temperatur über eine Flüssigkeitssäule. Mit zunehmender Temperatur dehnt sich die Flüssigkeit (seit 2009 kein Quecksilber mehr) aus und die Säule steigt. Nach der Messung wird die Flüssigkeitssäule wieder nach unten geschlagen. Es bleibt die Verletzungsgefahr, wenn das Glasgehäuse bricht, sodass sie in Einrichtungen im Gesundheitswesen nicht mehr verwendet werden.

Elektronische digitale Thermometer

Das batteriebetriebene **elektronische Digitalthermometer** (→ Abb. 5.4) besitzt einen Ein-/Aus-Schalter und eine digitale Temperaturanzeige. Der Temperatursensor befin-

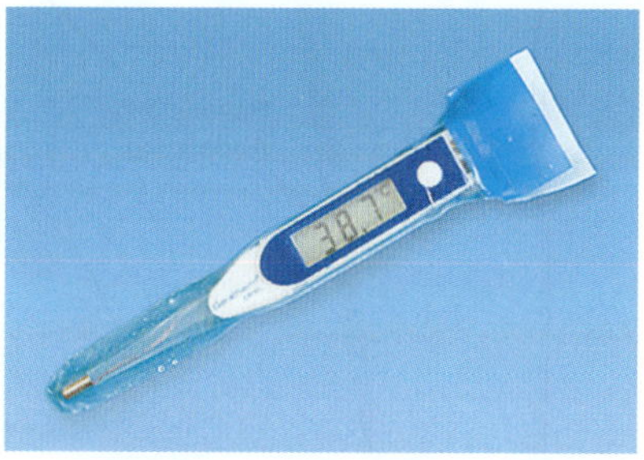

Abb. 5.4 Digitales Fieberthermometer mit Schutzhülle für die rektale Messung. [K115]

det sich an der Thermometerspitze. Für die Anwendung sind die Herstellerangaben zu beachten. In der Regel ertönt nach 60–90 Sek. ein akustisches Signal und der Messwert wird angezeigt.

Das Thermometer verbleibt beim Patienten oder wird zu jeder Messung neu ausgeteilt. Digitalthermometer werden nach Herstellerangaben und Desinfektionsplan (→ Tab. 41.1) aufbereitet.

Infrarot-Thermometer

Alle Körper und Materialien geben eine **Infrarotstrahlung** ab. Sie ist Teil des elektromagnetischen Spektrums und liegt zwischen dem sichtbaren Licht und den Radiowellen. Die Infrarotstrahlung kann durch Berührung des Körpers oder kontaktlos gemessen werden. Eine Linse bindet die Energie und wandelt sie in ein elektrisches Signal um [1].

Infrarot-Ohrthermometer

Das gut durchblutete Trommelfell hat dieselbe Temperatur wie der Körperkern. Batterie- oder akkubetriebene **Infrarot-Ohrthermometer** (→ Abb. 5.5) ermöglichen bei korrekter Handhabung schnelle und relativ genaue Messungen innerhalb von 1–3 Sek.

Die Messung sollte immer im selben Ohr erfolgen. Größere Ansammlungen von Ohrschmalz sind zu entfernen (→ 6.5). Bei der Anwendung sind die Herstellerangaben zu beachten. Grundsätzlich:

- Thermometer ggf. vom Ladegerät nehmen
- Vor jeder Messung neue Schutzkappe aufsetzen
- Gerät einschalten, ein akustisches Signal oder Anzeige im Display zeigt an, dass das Thermometer bereit ist
- Messspitze vorsichtig in den Gehörgang einführen, Ohr leicht nach hinten oben ziehen, damit der Gehörgang frei wird, dann Starttaste drücken
- Ein akustischer Signalton zeigt das Ende der Messung an, das Messergebnis erscheint im Display. In der Regel wird eine bestimmte Anzahl von Messwerten gespeichert
- Gebrauchte Schutzkappe durch Betätigen der Abwurf-Taste vom Gerät lösen
- Die Thermometer haben in der Regel eine automatische Shut-off-Funktion.

VORSICHT! Folgende Faktoren können den Messvorgang beeinflussen: Längeres Liegen auf dem Ohr, vorausgegangenes Baden/Schwimmen. In diesen Fällen ist eine Wartezeit von ca. 30 Min. vor der Durchführung der Messung erforderlich. Ohrthermometer sollten erst ab einem Alter von 6 Monaten angewendet werden.

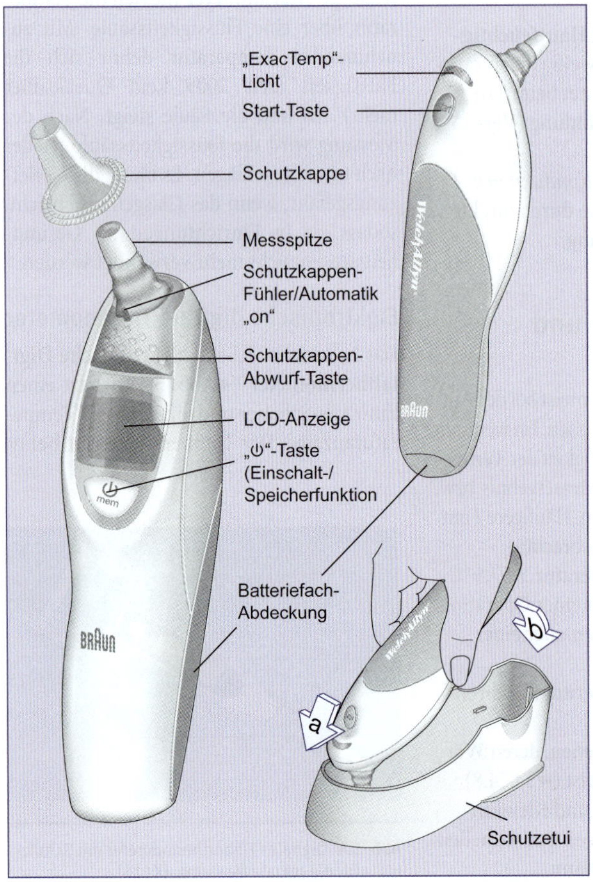

Abb. 5.5 Bestandteile eines Infrarot-Ohrthermometers am Beispiel des Modells Braun Thermoscan Pro 4.000®. [V566]

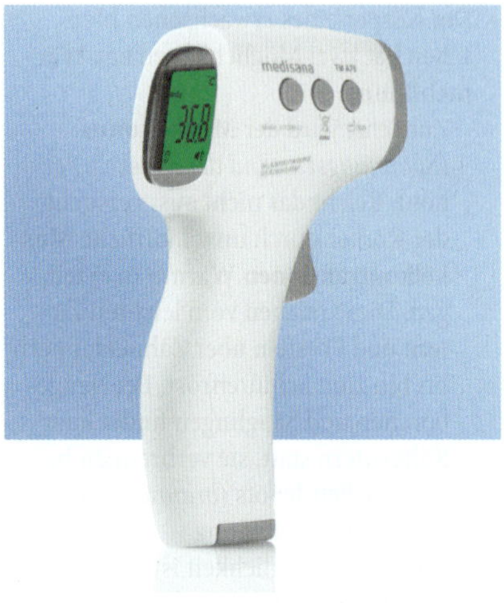

Abb. 5.6 Stirnthermometer. [V826]

Beim Messen mit dem Infrarot-Ohrthermometer beachten

- Hörgeräte ca. 20 Min. vor der Messung herausnehmen
- Die Messlinse muss immer sauber und trocken sein. Wurde aus Versehen ohne Schutzkappe gemessen, muss die Linse nach Herstellerangaben gereinigt werden.

Infrarot-Stirnthermometer

Die batterie- oder akkubetriebenen **Stirnthermometer** (→ Abb. 5.6) messen kontaktlos die Infrarotstrahlung an der Stirn. So kann die Temperatur auch im Schlaf gemessen werden. Allerdings können die Dicke der Haut, Schweißbildung und eine schlecht durchblutete Haut die Messergebnisse beeinträchtigen.

Bei der Anwendung sind die Herstellerangaben zu beachten. Grundsätzlich:

- Thermometer ggf. vom Ladegerät nehmen
- Gerät einschalten, ein akustisches Signal oder Anzeige im Display zeigt an, dass das Thermometer bereit ist
- Messsensor 2–3 cm (Herstellerangabe) vor die Stirn halten, dann Starttaste drücken
- Ein akustischer Signalton zeigt das Ende der Messung an, das Messergebnis erscheint im Display. In der Regel wird eine bestimmte Anzahl von Messwerten gespeichert
- Die Geräte haben in der Regel eine automatische Shut-off-Funktion.

Thermometer mit Thermistor

Ein **Thermistor** ist ein Halbleiter, dessen Widerstand sich bei Erwärmung ändert. Thermistoren sind in rektale Temperatursonden (→ Abb. 5.7), Blasendauerkatheter (→ Abb. 5.8) oder zentrale Venenkatheter eingebaut. Mit ihnen kann die Temperatur kontinuierlich über einen Monitor überwacht werden, z. B. während einer Operation oder auf Intensivstationen.

Schnullerthermometer

In einen herkömmlichen Schnuller ist ein Messfühler integriert. Die Messung ist für Säuglinge und Kleinkinder unkompliziert, die an einen Schnuller gewöhnt sind. Von Nachteil sind die relativ lange Messung und zu niedrige Messwerte, weil die Messung im vorderen Mundbereich stattfindet und es dort um Zehntelgrade kälter sein kann [2].

5.2.3 Messorte und -methoden

Die Körpertemperatur kann an verschiedenen **Körperstellen** (Körperhöhlen) gemessen werden:

- **Sublingual** (unter der Zunge), **oral** (im Mund)
- **Axillär** (in der Achselhöhle)
- **Rektal** (im Mastdarm, → Abb. 5.7)
- **Tympanal** (am äußeren Gehörgang, → 5.2.2, → Abb. 5.5)
- **Inguinal** (in der Leistenbeuge)
- **Auf der Haut** mittels aufklebbarer Temperatursonde oder Infrarot-Stirnthermometer (→ 5.2.2, → Abb. 5.6)
- **In der Blase** (→ 5.2.2, → Abb. 5.8).

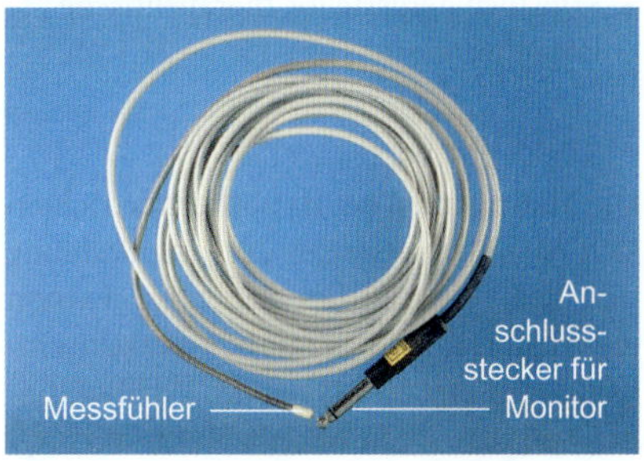

Abb. 5.7 Rektale Temperatursonde zur kontinuierlichen Temperaturüberwachung am Monitor. [K183]

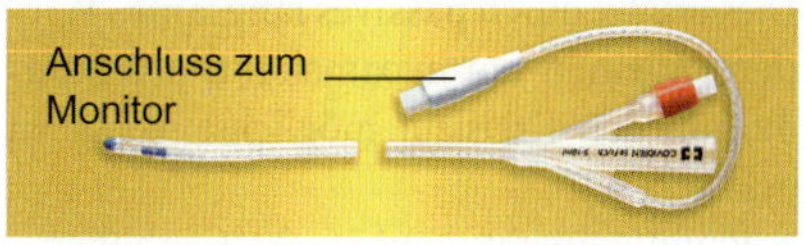

Abb. 5.8 Blasendauerkatheter mit Temperatursonde. [K115]

Vergleichbarkeit der Messwerte

Für die Vergleichbarkeit der Messwerte muss die Temperatur immer an derselben Körperstelle gemessen werden. Eventuell ist in einem Pflegebereich verbindlich festgelegt, wo die Temperatur in der Regel gemessen wird. Bei Einzelfällen oder in der ambulanten Pflege wird der Messort nachvollziehbar dokumentiert.

Die Messorte haben Vor- und Nachteile [3].

Sublinguale Temperaturmessung

Bei **sublingualen Temperaturmessung** wird das digitale Thermometer unter die Zunge links oder rechts im Mund gelegt, die Lippen sind während der gesamten Messzeit geschlossen.

Diese Methode ist bei unruhigen, verwirrten Patienten oder kleinen Kindern nicht geeignet, ebenso nicht, wenn die Lippen nicht geschlossen gehalten werden können. Heiße oder kalte Getränke sollten nicht unmittelbar vor der Messung getrunken werden, um das Ergebnis nicht zu verfälschen.

Die sublingual gemessene Temperatur liegt 0,3–0,5 °C unter dem rektal gemessenen Wert.

Axilläre Temperaturmessung

Die **axilläre Temperaturmessung** ist problemlos und für den Patienten angenehm. Die Spitze des digitalen Thermometers muss genau in der Achselhöhle liegen, der Oberarm des Patienten oder Bewohners liegt während der Messzeit am Oberkörper an. Bei Säuglingen und Kindern hält die Pflegefachperson den Arm am Oberkörper (→ Abb. 5.9).

Eine feuchte Achselhöhle kann zu falsch niedrigen Messwerten führen. Die hier erhobenen Werte liegen 0,5 °C unterhalb der rektal gemessenen Temperatur.

Rektale Temperaturmessung

Die **rektale Temperaturmessung** ermittelt die genauesten Messwerte. Sie ist auch bei Säuglingen (→ Abb. 5.10) und Kindern anwendbar, sofern diese während der Messung nicht allein gelassen werden. Sie stellt aber einen Eingriff in die Intimsphäre dar und wird heute nur noch in zwingenden Gründen gemacht, wenn sehr genaue Werte notwendig sind. Sie bringt die Gefahr der Verschleppung von Darmbakterien bei nicht sachgerechter Anwendung mit sich.

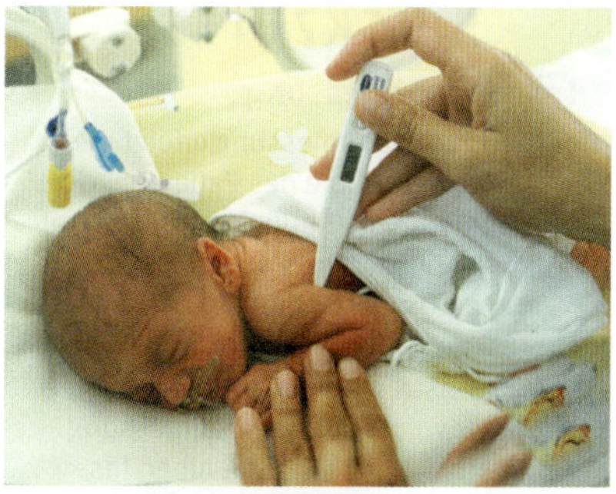

Abb. 5.9 Da die Darmschleimhaut von Neugeborenen sehr empfindlich ist, stellt die axillare Temperaturmessung eine Alternative dar [4]. [K115]

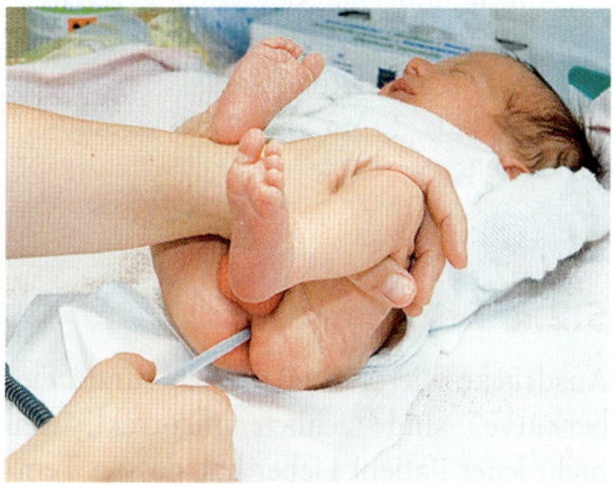

Abb. 5.10 Rektales Fiebermessen bei Säuglingen und Kleinkindern. Mit der einen Hand werden die Beine fixiert, mit der anderen wird das rektal eingeführte Thermometer festgehalten. [K115]

Bei rektaler Messung sind Werte zwischen 36,5 und 37,4 °C normal.

VORSICHT! Häufige rektale Temperaturmessungen können bei Früh- und Neugeborenen zur Folge haben, dass sich das Kind daran gewöhnt, ausschließlich nach dem Reiz durch ein rektal eingeführtes Thermometer abzuführen. Dieses Problem kann mit der axillaren Temperaturmessung umgangen werden.

Das digitale **Thermometer** wird in eine Schutzhülle gesteckt (→ Abb. 5.4), deren Spitze mit wenig Vaseline o. Ä. gleitfähig gemacht werden kann. Dann wird es vorsichtig unter leichtem Drehen so tief eingeführt, dass die Messspitze gerade im Anus ist. Verwirrte oder unruhige Patienten und Kinder werden während des Messens beaufsichtigt bzw. gehalten (→ Abb. 5.10).

VORSICHT! Es gibt Patienten, bei denen **rektale Messungen** nicht durchgeführt werden dürfen, z. B. bei Neugeborenen mit Analatresie, nach Operationen am Enddarm, bei ausgeprägten Hämorrhoiden oder bei hoher Blutungsneigung (→ 27.9). In diesem Fall wählen die Pflegefachpersonen andere Messmethoden.

SPICKZETTEL

Temperaturmessung

- Die Temperaturmessung erfolgt meist bei der Aufnahme des Patienten, die anschließende Häufigkeit der Kontrollen richtet sich nach dem Messergebnis bzw. nach der Krankheitssituation.
- Messungen nicht nach Aufregung oder Anstrengungen durchführen, Kinder vor der Temperaturmessung möglichst 30(–60) Min. ruhen lassen, Wärme- oder Kälteanwendungen berücksichtigen.
- Thermometerart auswählen und Gebrauchsanweisung beachten.
- Messort auswählen und immer an dieser Stelle messen, Vor- und Nachteile beachten, Messergebnisse entsprechend interpretieren.
- Bei Fieber (→ 5.3.5) den Arzt verständigen.

5.2.4 Dokumentation

Ausdrücke wie „Fieber messen“ und „Fieberkurve“ sind fachlich unkorrekt, weil nicht jeder Patient Fieber hat, dessen Temperatur überwacht wird. Daher sind die Bezeichnungen „Temperaturkurve“ und „Messen der Körpertemperatur“ besser.

Die ermittelte Körpertemperatur wird sofort nach dem Messen mit einem blauen Stift (meist üblich, rot für Puls) in das **Dokumentationssystem** eingetragen. Meist wird bei rektalen Messungen der Punkt für den Messwert eingekreist, alle anderen Messarten werden nur durch einen blauen Punkt dokumentiert (→ Abb. 5.11). Die Werte werden nur dann miteinander verbunden, wenn sie mit derselben Messmethode ermittelt wurden. Abweichungen von der im Pflegebereich üblichen Messmethode werden deutlich gekennzeichnet.

In der **ambulanten Pflege** und **stationären Altenpflege** ist eine Temperaturkurve unüblich, ebenso eine tägliche Temperaturkontrolle. Die Pflegefachperson schreibt in den Pflegeverlaufsbericht den Anlass für eine Temperaturkontrolle und dokumentiert Messergebnis, Messort bzw. Messmethode im Bogen „Vitalzeichen“.

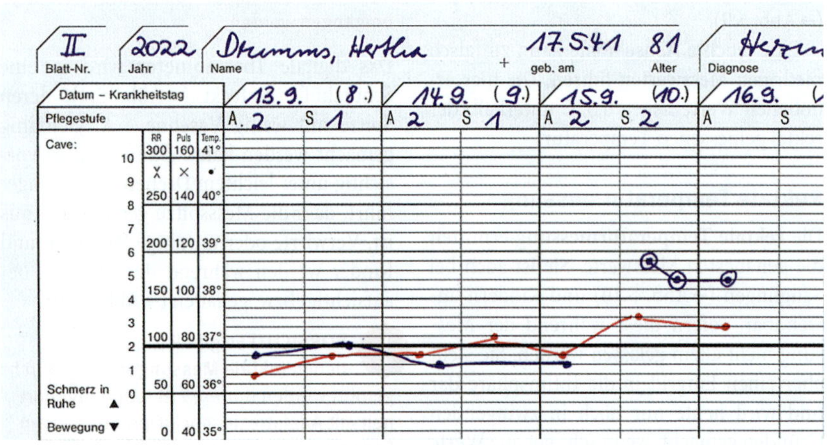

Abb. 5.11 Temperaturkurve. Zunächst wurde die Temperatur oral gemessen (als blauer Punkt eingetragen). Wegen eines Temperaturanstiegs erfolgten dann rektale Messungen (blauer Punkt mit Kreis). Die Höhe der Werte ist in der Temperaturspalte links abzulesen. Die waagrechten Linien bedeuten in diesem Fall 0,2 °C-Schritte. Am 15.9. betrug die Körpertemperatur von Frau Drumms am Abend 38,4 °C. [V161]

5.3 Beurteilung der Körpertemperatur

5.3.1 Normalzustand

Als **Kerntemperatur** wird die Temperatur im Körperinnern bezeichnet. Sie schwankt physiologisch nur in engen Grenzen und beträgt **etwa 37 °C** (36,5–37,4 °C).

Die **Schalentemperatur** ist die Temperatur an Haut und Gliedmaßen. Sie ist niedriger und liegt je nach Region zwischen 28 °C und 33 °C. Sie wird von der Durchblutung und der Außentemperatur beeinflusst und schwankt aus diesem Grund stärker als die Kerntemperatur. An sehr heißen Tagen oder beim Schwitzen kann die Schalentemperatur auch höher als die Kerntemperatur sein.

5.3.2 Physiologische Schwankungen

- Die Körpertemperatur schwankt physiologisch im Lauf des Tages durch unterschiedliche Stoffwechselaktivitäten um wenige Zehntel Grad. Sie ist morgens zwischen 5 und 6 Uhr am niedrigsten (Zeit der geringsten Stoffwechselaktivität, sog. **Basaltemperatur**) und zwischen 17 und 18 Uhr am höchsten
- Die Körpertemperatur schwankt bei Frauen während des Menstruationszyklus durch hormonellen Veränderungen. Sie steigt 1–2 Tage nach dem Eisprung um etwa 0,5 °C an und fällt dann wieder ab, wenn keine Befruchtung stattfindet (Verhütung Temperaturmethode → 34.11)
- Körperliche Anstrengung, emotionale Einflüsse (z. B. Angst, Stress) können aufgrund des gesteigerten Stoffwechsels zu einer erhöhten Körpertemperatur führen.

5.3.3 Hypothermie

Kälteschäden → 14.5.6

DEFINITION

Hypothermie *(Unterkühlung):* Absinken der Körpertemperatur unter 35 °C. Akute Lebensgefahr besteht bei Körpertemperaturen unter 30 °C.

Ursachen einer Hypothermie können sein:

- Längerer Aufenthalt in kalter oder nasser Umgebung
- Unreife des Temperaturregulationszentrums, z. B. Frühgeborene (→ 34.24.8)
- Hohe Wärmeverluste über die Haut, z. B. bei Verbrennung (→ 14.5.5)
- Schock (→ 14.4)
- Zentral bedingte Temperaturregulationsstörungen, z. B. bei Hirntumor (→ 37.12.1)
- Künstlich hergestellte, therapeutische Hypothermie bei Herz-OP (→ 21.1.4).

Maßnahmen

Die **Maßnahmen** bei **Hypothermie** richten sich nach dem Ausmaß der Unterkühlung und dem Zustand des Patienten. Extrem unterkühlte Patienten mit Bewusstseinseintrübungen und Störungen der Vitalfunktionen werden intensivmedizinisch versorgt (→ Kap. 45).

Das Ziel bei der Versorgung eines Patienten mit Hypothermie ist die Wiederherstellung der physiologischen Kerntemperatur. Dies erfolgt durch **passives langsames Wiedererwärmen** um maximal 1 °C pro Stunde, um den Kreislauf möglichst wenig zu belasten:

- Raumtemperatur auf 26–29 °C erhöhen
- Früh-, Neugeborene und Säuglinge im Wärmebett oder Inkubator versorgen (→ 34.24.8)

- Patienten mit Decken, eventuell mit Heizdecke wärmen
- Warme Getränke anbieten, ggf. warme Infusionslösungen verabreichen.

VORSICHT! Aktives Erwärmen mithilfe von Wärmflaschen oder Wärmestrahlern führt zur oberflächlichen Gefäßerweiterung mit Blutdruckabfall und ist daher bei Hypothermie kontraindiziert.

Säuglinge sind besonders gefährdet

Früh- und Neugeborene kühlen besonders leicht aus. Daher achten Pflegende bei der Körperpflege auf ausreichende Wärmezufuhr, z. B. Wärmestrahler über der Wickelunterlage.

5.3.4 Hyperthermie

DEFINITION

Hyperthermie *(Überwärmung):* Erhöhung der Körpertemperatur ohne Veränderung des Soll-Werts (→ 5.1) bzw. Soll-Wert bei › 37 °C. Der Körper hat keine ausreichende Möglichkeit, die überschüssige Wärme abzugeben. Folge ist die Überwärmung des Körpers.

Die **Ursachen** einer Hyperthermie sind:

- Vermehrte Wärmezufuhr (z. B. durch Heizdecke) oder Hitzeeinwirkung (z. B. zu lange in der Hitze bzw. Sonne)
- Vermehrte Wärmebildung (z. B. durch körperliche Betätigung)
- Verminderte Möglichkeit der Wärmeabgabe (z. B. durch zu warme Kleidung oder Flüssigkeitsmangel).

Eine Hyperthermie kann als Hitzekollaps, Hitzschlag oder Sonnenstich auftreten.

Hitzekollaps

Der **Hitzekollaps** *(Hitzeerschöpfung)* entsteht durch starkes Schwitzen (z. B. bei körperlicher Aktivität) bei hohen Umgebungstemperaturen, wenn gleichzeitig nicht ausreichend getrunken wird. Der Betroffene weist die Zeichen eines hypovolämischen Schocks (→ 14.4.2) auf: Blutdruckabfall und Pulsanstieg, außerdem klagt er über Kopfschmerzen und Schwindel. Vor allem beim Stehen und Sitzen droht ein kurzfristiger Kreislaufzusammenbruch bis hin zur Bewusstlosigkeit.

Bei Säuglingen und Kindern spricht man auch vom **Durstfieber.** Durch den Flüssigkeitsmangel kann das Kind nicht mehr schwitzen, die Körpertemperatur steigt an (Dehydratation, → 7.12).

Hitzschlag

Zum **Hitzschlag** kommt es durch extreme Wärmezufuhr von außen, z. B. langen Aufenthalt in der Mittagshitze, bei gleichzeitig fehlender Wärmeabgabe, z. B. durch zu warme oder schweißundurchlässige Kleidung, bei Flüssigkeitsmangel oder zu hoher Luftfeuchtigkeit.

Der Betroffene fühlt sich müde, abgeschlagen und klagt über Schwindel, die Haut ist heiß und trocken. Desorientiertheit und zunehmenden Bewusstseinseintrübung, Krämpfe und Erbrechen deuten auf einen lebensbedrohlichen Zustand durch Hirnschwellung hin.

Sonnenstich

Der **Sonnenstich** entsteht durch eine lang andauernde direkte Sonneneinwirkung auf Kopf und Nacken. Durch die Hitze kommt es zu einer Irritation von Gehirn und Hirnhäuten bis hin zu einer Hirnschwellung. Der Betroffene klagt über Kopfschmerzen, Schwindel, Übelkeit und Erbrechen, er hat einen heißen und hochroten Kopf, während die restliche Körperhaut unauffällig ist. Die Körpertemperatur ist i.d.R. nicht erhöht.

Außerdem fallen Wahrnehmungs- und Koordinationsstörungen, Benommenheit, Tachykardie und Nackensteifigkeit auf. Kinder haben oft hohes Fieber. Die Symptome treten oft erst Stunden nach dem Aufenthalt in der Sonne auf.

VORSICHT! Vor allem Säuglinge und Kleinkinder ohne Kopfbedeckung sind durch direkte Sonneneinstrahlung auf Kopf und Nacken gefährdet. Sie sollten daher nie der direkten Sonneneinstrahlung ausgesetzt werden und eine Kopfbedeckung tragen.

Maßnahmen bei Hyperthermie

- Betroffenen aus der Hitze bzw. der Sonne bringen, Kleidung lockern
- Mit feuchten Tüchern kühlen (außer wenn er fröstelt), v. a. Kopf und Nacken
- Elektrolythaltige kühle bis lauwarme (nicht eiskalte!) Getränke anbieten (z. B. Mineralwasser, Tee mit etwas Kochsalz). Eiskalte Getränke tun dem Magen oft nicht gut. Zudem erhält der Körper das Signal „es ist kalt", was die Wärmeproduktion anregt
- Schocklage bei Kreislaufkollaps, stabile Seitenlage bei Bewusstlosigkeit, Oberkörperhochlage bei Sonnenstich
- Vitalzeichen kontrollieren, Ruhe und abgedunkelter Raum, ggf. Notruf.

Maligne Hyperthermie

Narkosekomplikationen → 46.11

5.3.5 Fieber

DEFINITION

Fieber (*lat.* febris; *griech.* pyrexie): Erhöhung der Körperkerntemperatur auf › 38,0 °C aufgrund einer Erhöhung des Soll-Werts im Wärmeregulationszentrum im Hypothalamus (→ 5.1).

Fieber ist Teil der Abwehrreaktion des Organismus und bei Entzündungen durchaus sinnvoll: Abwehrvorgänge kommen bei erhöhter Temperatur schneller in Gang und einige Erreger können sich nicht mehr so schnell vermehren.

Schweregrade

Je nach Temperatur werden bei rektaler Messung verschiedene **Fieberhöhen** unterschieden:

- 36,5 °C–37,4 °C: Normaltemperatur
- 37,5 °C–38,0 °C: Subfebrile Temperatur
- 38,1 °C–38,5 °C: Leichtes Fieber
- 38,6 °C–39,0 °C: Mäßiges Fieber
- 39,1 °C–39,9 °C: Hohes Fieber
- 40,0 °C–42,0 °C: Sehr hohes Fieber, Gefahr der Eiweißgerinnung und Tod.

Fieberarten

Fieber bei Infektionserkrankungen

Bei **Infektionserkrankungen** sind Mikroorganismen oder deren Toxine für die Soll-Wert-Erhöhung verantwortlich (infektiöses Fieber). Wenn diese über die Blutbahn in den ganzen Körper gelangen, spricht man vom **septisches Fieber,** der Körper reagiert mit Schüttelfrost und Temperaturen bis 40 °C (→ 30.6).

Resorptionsfieber

Das **Resorptionsfieber** *(aseptisches Fieber)* entsteht durch den Abbau von Gewebetrümmern nach größeren Verletzungen, Verbrennungen, bei Blutergüssen oder nach ausgedehnten Operationen. Wenige Tage später gelangen fieberauslösende *(pyrogene)* Abbauprodukte der abgestorbenen Zellen in die Blutbahn. Typisch für das Resorptionsfieber sind das Auftreten 2–3 Tage nach Trauma oder OP und die Fieberhöhe, die selten über 38,5 °C liegt.

Zentrales Fieber

Infolge von Schädel-Hirn-Verletzungen (→ 37.13.1), Schädeloperationen, Gehirnentzündung (→ 37.9) kann das Wärmeregulationszentrum selbst gestört sein. **Zentrales Fieber** steigt meist über 40 °C und fiebersenkende Arzneimittel und Maßnahmen greifen oft nicht ausreichend.

Toxisches Fieber

Das **toxische Fieber** entsteht als Reaktion auf körperfremdes oder artfremdes Eiweiß, z. B. im Rahmen von Impfungen oder Bluttransfusionen. Auch Produkte, die in malignen Tumoren gebildet werden, können ein toxisches Fieber hervorrufen.

Symptome

Fieberhafte Erkrankungen können von folgenden **Symptomen** begleitet sein:

- Mattigkeit, Abgeschlagenheit bis hin zum ausgeprägten Krankheitsgefühl
- Kopf- und Gliederschmerzen (v. a. bei Virusinfektionen)
- Tachykardie *(Pulsanstieg):* Pro 1 °C Temperaturanstieg steigt der Puls um 8–12 Schläge/Min.
- Beschleunigte Atmung: Pro 1 °C Temperaturanstieg steigt der Sauerstoffbedarf um 10 %
- Wahrnehmungsstörungen, Überempfindlichkeit gegenüber Licht und Geräuschen
- Weinerliches und unruhiges Verhalten bei Säuglingen und Kleinkindern
- Typische Symptome in der jeweiligen Fieberphase (→ 5.4.1, → Abb. 5.12)
- Trockene und belegte Zunge, evtl. Fieberbläschen
- Appetitlosigkeit, bei Säuglingen schlechtes Trinkverhalten
- Geringer und konzentrierter Urin, v. a., wenn der Betroffene wenig trinkt
- Obstipation (→ 8.2.3)
- Bei sehr hohem Fieber: Motorische Unruhe, ängstliche Erregung, Sinnestäuschungen, Fieberträume bis hin zum Fieberdelir (→ 5.4.2).

Bei weiter steigendem Fieber oder großem Flüssigkeitsverlust, z. B. bei fieberhaftem Durchfall, kann v. a. bei Kindern die Durchblutung der Gliedmaßen abnehmen: Arme und Beine sind blass und kalt, obwohl die Körpertemperatur über 40 °C liegt **(Zentralisation).**

Fiebertypen

Fieber kann im Tages- und Wochenverlauf steigen und fallen. Je nachdem, wie stark und in welchem Zeitraum das Fieber schwankt, werden verschiedene **Fiebertypen** unterschieden, z. B. kontinuierliches Fieber (max. Temperaturschwankung ≤ 1 °C), remittierendes Fieber (max. Temperaturschwankung ≤ 1,5 °C), periodisches Fieber (Fieberschübe über mehrere Tage wechseln mit mehrtägigen fieberfreien Intervallen).

Diese klassischen **Fieberverläufe,** die früher ein wichtiges diagnostisches Kriterium waren, werden heute durch die frühzeitige Gabe von Antibiotika oder fiebersenkenden Arzneimitteln *(Antipyretika,* → 5.4.5*)* beeinflusst; sie sind in der Praxis deshalb kaum noch zu beobachten.

5.4 Pflege bei Fieber

Fieber ist ein Symptom, keine eigenständige Erkrankung. Es ist für den Betroffenen zwar unangenehm, dennoch schadet es eher, mäßiges Fieber zu senken, weil die körpereigenen Abwehrmechanismen bei erhöhter Körpertemperatur besser funktionieren. Außerdem beginnt der Körper sofort wieder mit der Wärmebildung, solange der Soll-Wert im Wärmeregulationszentrum (→ 5.1) nach oben verstellt ist. Mit erfolgreicher Behandlung der Grunderkrankung geht das Fieber von selbst zurück. Nur hohes Fieber sowie mäßiges Fieber bei Risikopatienten (z. B. Patienten mit Herz- und Lungenerkrankungen) müssen gesenkt werden, um Kreislaufkomplikationen oder um Fieberkrämpfe bei Kindern mit bekannter Neigung (→ 5.3.5) zu verhüten.

Ist die Ursache des Fiebers unklar, beobachten Pflegefachpersonen den Patienten oder Bewohner sehr genau, achten z. B. auf Bewusstseinsveränderungen, Ess- und Trinkverhalten oder Atmungsauffälligkeiten.

5.4.1 Pflege in den Fieberphasen

Fieber verläuft in **drei Phasen** (→ Abb. 5.12): Fieberanstieg, Fieberhöhe und Fieberabfall. Da der Patient in jeder Phase andere Bedürfnisse hat, führen die Pflegenden die Maßnahmen entsprechend den Symptomen durch.

Pflege im Fieberanstieg

In der **Phase des Fieberanstiegs** ist der Soll-Wert im Wärmeregulationszentrum (→ Abb. 5.2) erhöht. Die Körper produziert nun Wärme, um den Ist-Wert anzugleichen (→ 5.1). Je tiefer die aktuelle Körpertemperatur unter dem Soll-Wert liegt, desto intensiver ist die Muskelarbeit, die bei älteren Kindern und Erwachsenen vom **Kältezittern** bis hin zum **Schüttelfrost** reicht. Um den erhöhten Bedarf an Energie und Sauerstoff zu decken, leistet der Körper Schwerstarbeit, wodurch Kreislauf und Atmung beschleunigt sind. Der Patient friert und seine Haut fühlt sich kühl an.

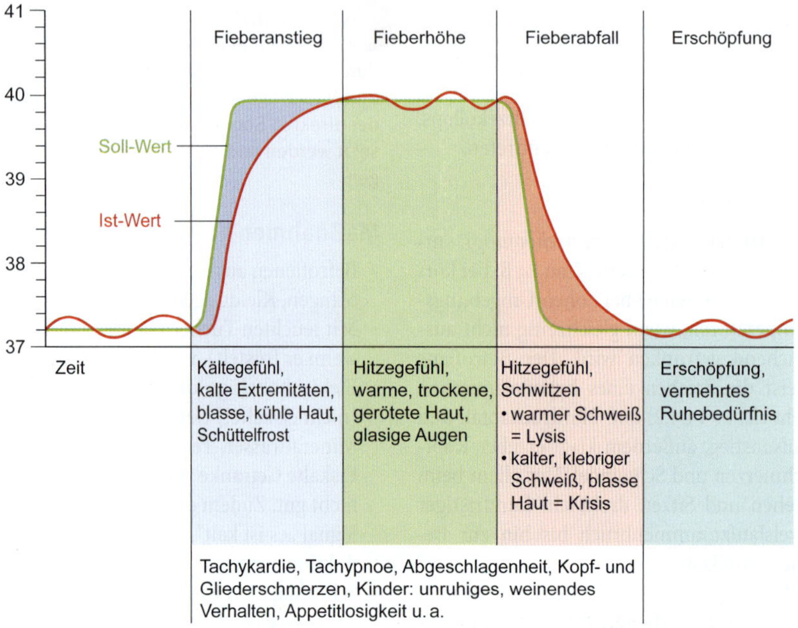

Abb. 5.12 Fieberphasen und typische Symptome. Grün = Soll-Wert im Wärmeregulationszentrum, Rot = tatsächliche Körpertemperatur. [L143]

Schüttelfrost

Kältegefühl mit Zittern am ganzen Körper und Zähneklappern als Reaktion des Körpers auf einen stark erhöhten Soll-Wert im Wärmeregulationszentrum, z. B. durch Krankheitserreger oder Toxine im Blut. Der Körper versucht, durch das Muskelzittern Wärme zu bilden.

Aufgaben der Pflegenden bei Schüttelfrost:

- Patienten nicht allein lassen
- Patienten vor Verletzungen durch heftiges Muskelzittern schützen
- Vitalzeichen kontrollieren.

Um den Körper zu unterstützen, führen die Pflegenden von außen Wärme zu oder verhindern unnötige Wärmeverluste:

- Zimmertemperatur erhöhen, zusätzliche Kleidung oder Decke anbieten
- Warme Getränke anbieten
- Wärmflaschen anbieten (auf sachgemäße Anwendung achten!)

VORSICHT! Wärmflaschen, Heizdecken u. Ä. können bei unsachgemäßer Anwendung Verbrennungen verursachen. Besonders gefährdet sind Säuglinge, Kleinkinder und Patienten mit Sensibilitätsstörungen oder demenzieller Erkrankung.

- Blutdruck-, Puls- und Temperaturkontrollen sowie Beobachtung auf mögliche Ursachen des Fiebers, z. B. Urinveränderung, Atemgeräusche
- Den Arzt informieren, evtl. werden Blutkulturen abgenommen (→ 30.5.3).

Kennzeichen dafür, dass der Körper die neue Soll-Temperatur erreicht hat, sind:

- Der Patient friert nicht mehr
- Er hört auf zu zittern
- Die Haut fühlt sich warm an.

Pflege in der Fieberhöhe

In der **Phase der Fieberhöhe** bleiben die Wärmebildung und damit die Stoffwechselaktivität auf erhöhtem Niveau: Puls und Atmung sind beschleunigt und der Kalorienbedarf ist erhöht (→ 5.3.5).

Je wärmer der Körper ist, desto mehr Flüssigkeit verliert der Patient über die Haut und die Atmung. Bei fieberhaften Infekten, die mit Durchfall oder Erbrechen einhergehen, kann es sehr schnell zu einem lebensbedrohlichen **Flüssigkeitsverlust** kommen.

Der Patient ist oft geschwächt, sodass er von selbst Bettruhe einhält. Appetitlosigkeit, ausgeprägtes Krankheitsgefühl, Flüssigkeitsverlust, Immobilität, Schwitzen und die Belastung des Abwehrsystems erhöhen die Gefahr für Folgeerkrankungen, z. B. Thrombose (Thromboseprophylaxe → 4.3), Obstipation (Obstipationsprophylaxe → 8.2.6), Pneumonie (Pneumonieprophylaxe → 3.4), Dekubitus (Dekubitusprophylaxe → 6.11).

Die Pflegenden unterstützen den Betroffenen, indem sie

- Wärmequellen entfernen
- Die Raumtemperatur senken, aber Zugluft vermeiden
- Kühle (nicht eiskalte!) Getränke geben
- Kühlen Waschlappen auf die Stirn legen, kühle Waschungen durchführen (→ 5.4.4)
- Fiebersenkende Wadenwickel durchführen (→ 5.4.3).

Maßnahmen bei länger andauerndem Fieber

- Mindestens 3-mal täglich Temperatur- und Vitalzeichenkontrollen durchführen
- Auf Zeichen einer Exsikkose/Dehydratation achten (→ 7.12) und Flüssigkeitsverluste ersetzen, Getränke anbieten, ggf. Einfuhr bilanzieren (→ 8.1.2)
- Leicht verdauliche, vitaminreiche, kohlenhydratreiche und fettarme Kost reichen, z. B. Obst, Joghurt oder Quarkspeisen, Zwischenmahlzeiten und Wunschkost anbieten
- Wegen der Obstipationsgefahr auf regelmäßigen Stuhlgang achten
- Für Ruhe sorgen, evtl. Zimmer abdunkeln
- Prophylaxen je nach Gefährdung durchführen
- Evtl. medikamentöse Maßnahmen zur Fiebersenkung geben (→ 5.4.5).

Pflege im Fieberabfall

In der **Phase des Fieberabfalls** sinkt der Soll-Wert, z. B. durch das Abklingen einer Infektion, wieder ab. Dem steht nun der hohe Ist-Wert gegenüber, was zu einer verstärkten Wärmeabgabe des Organismus führt. Es gibt zwei verschiedene Wege, auf denen der Patient eine normale Temperatur erreicht:

- Ein langsamer Fieberabfall innerhalb mehrerer Tage **(Lysis),** der in der Regel gut vertragen wird
- Ein rascher Temperaturabfall innerhalb weniger Stunden **(Krisis),** der mit Schweißausbrüchen, hoher Kreislaufbelastung und Kollapsgefahr einhergeht.

VORSICHT! Eine **Krisis** *(kritische Entfieberung)* ist ein Notfall. Es kann zu allgemeinem Kreislaufversagen kommen (Schock → 14.4). Pflegende messen engmaschig die Vitalzeichen, beenden die fiebersenkenden Maßnahmen, sorgen für genügend Flüssigkeit und bringen den Betroffenen ins Bett.

Die Pflegenden unterstützen den Betroffenen, indem sie

- Dünne luftdurchlässige Kleidung und Decke anbieten
- Bei Bedarf Kleidung und Bettwäsche wechseln, auch mehrmals am Tag
- Die Haut mit klarem, lauwarmem (ca. 30 °C) Wasser abwaschen
- Die Haut, besonders in den Hautfalten, gut trocknen, Intertrigoprophylaxe durchführen (→ 6.1.6)
- Mindestens 3-mal täglich die Temperatur kontrollieren, um einen kritischen Fieberabfall frühzeitig zu erkennen.

Nach dem Fieberabfall ist der Kranke meist erschöpft und möchte schlafen. Entsprechend werden Pflegetätigkeiten und ggf. auch Besuche verschoben, damit der Kranke die Ruhe zur weiteren Genesung findet.

Mit zunehmender Besserung des Befindens können dem Patienten wieder mehr Aktivitäten zugemutet werden. Kinder müssen manches Mal noch etwas gebremst werden. Die Mobilisation erfolgt schrittweise und unter Aufsicht, denn infolge der Anstrengung und des Flüssigkeitsverlusts besteht die Gefahr, dass der Patient kollabiert.

5.4.2 Fieberkomplikationen

Fieberkrampf

DEFINITION

Fieberkrampf: Ursächlich ungeklärter Krampfanfall bei Säuglingen oder Kleinkindern, der nur bei Fieber auftritt. Häufigkeit 3–5 % aller Kinder, Altersgipfel 1.–3. Lebensjahr [5]. Ungefähr ⅓ der Kinder mit einem ersten Fieberkrampf bekommt bei späterem Fieber erneut einen Krampfanfall.

Bei sehr schnellem Fieberanstieg reagieren einige Säuglinge und Kleinkinder mit einem **Fieberkrampf** (generalisierten Krampfanfall, → 37.8.1). Das Kind sollte dann immer von einem Kinderarzt untersucht werden, um andere Erkrankungen, z. B. eine Meningitis *(Hirnhautentzündung),* auszuschließen (→ 37.9.1).

Bei Kindern, die bereits einen Fieberkrampf hatten, ist meist eine Antipyrese *(medikamentöse Fiebersenkung)* ab einer bestimmten Temperaturgrenze angeordnet. Zudem ist meist ein Antikonvulsivum *(krampflösendes Medikament)* verordnet (z. B. Diazepam®-Rektiole), das dem Kind bei einem Fieberkrampf verabreicht werden darf. Physikalische fiebersenkende Maßnahmen sind zusätzlich erforderlich (➔ 5.4.3, ➔ 5.4.4).

Die Aufgaben der Eltern oder Pflegenden bei einem Fieberkrampf bestehen im Wesentlichen darin, das Kind vor Verletzungen zu schützen und den Krampf genau zu protokollieren (➔ 37.8.2). Da die Eltern meist sehr aufgeregt sind, versuchen die Pflegenden, sie zu beruhigen und vermitteln ein Gespräch mit dem Arzt, der die Eltern aufklärt und ihnen das korrekte Verhalten bei einem Fieberkrampf erläutert [5].

Fieberdelir

DEFINITION

Fieberdelir: Im Verlauf von hochfieberhaften Zuständen auftretendes Delir mit Bewusstseinseintrübung, Wahnvorstellungen, Halluzinationen, ängstlicher Erregung und motorischer Unruhe.

Das **Fieberdelir** tritt bei länger anhaltenden, sehr hohen Körpertemperaturen auf. Im Vordergrund steht deshalb die medikamentöse und physikalische Fiebersenkung. Die Pflegenden informieren den Arzt und lassen den Patienten nicht allein.

SPICKZETTEL

Fieber

- **Fieber:** Soll-Wert Körperkerntemperatur › 38°C.
- **Fieberursachen:**
  - Entzündung und Infektionskrankheit
  - Resorption von Gewebe und Blut
  - Schädigung im Wärmeregulationszentrum
  - Reaktion auf artfremdes Eiweiß.
- Fiebersymptome:
  - Im Fieberanstieg: Kältegefühl, Zittern, kühle Haut u. a.
  - In der Fieberhöhe: Hitzegefühl, warme und gerötete Haut, glasige Augen u. a.
  - Im Fieberabfall: Hitzegefühl, Schwitzen (warmer oder kalter und klebriger Schweiß)
  - In der Erschöpfung: erhöhtes Ruhebedürfnis.

  Hinzu kommen u. a. Abgeschlagenheit oder Krankheitsgefühl, Tachykardie, Tachypnoe, Appetitlosigkeit, bei Kindern weinerliches und unruhiges Verhalten.
- **Pflegerische Maßnahmen:**
  - Im Fieberanstieg: Körper bei der Wärmebildung unterstützen, z. B. zudecken, warme Getränke
  - In der Fieberhöhe: z. B. kühle Getränke, Wadenwickel, kühlere Raumtemperatur
  - Im Fieberabfall: z. B. Waschungen, Kleidungs- und Bettwäschewechsel, Vitalzeichenkontrolle
  - In der Erschöpfung: für Ruhe sorgen
  - Gabe von Antipyretikum nach Arztanordnung.
- **Fieberkomplikationen:** Schüttelfrost, Fieberkrampf, Fieberdelir, zu schneller Fieberabfall (Kreislaufkollapsgefahr).

5.4.3 Wadenwickel

Die Pflegenden wenden **Wadenwickel** in der Phase der Fieberhöhe (➔ 5.3.5) an. Sie unterstützen damit den Körper der Fiebernden bei der Wärmeabgabe.

Bei Kindern kann man Wadenwickel (am besten nach Rücksprache mit dem Kinderarzt) ab einem Alter von ca. 18–24 Monat anlegen.

Folgendes ist bei der **Durchführung** zu beachten [6]:

- Der Körper muss völlig warm sein, auch an Händen und Füßen, denn nur bei weitgestellten Gefäßen ist eine Wärmeabgabe möglich
- Die Temperatur zu Beginn bestimmen, um den Erfolg der Wadenwickel überprüfen zu können
- Das Wasser darf nur etwa 10 °C unter der Körpertemperatur sein, da sich bei eiskaltem Wasser sofort die Gefäße zusammenziehen. Bei Erwachsenen liegt die Wassertemperatur bei etwa 20 °C, bei Kindern bei etwa 28–30 °C
- Der Wickel ist zu wechseln, bevor er warm ist, denn dann ist keine Wärmeabgabe mehr möglich
- Den Wickel 3–5-mal erneuern, denn auf eine kurzfristige Kälteanwendung würde der Körper reflektorisch mit Wärmebildung reagieren
- Temperaturkontrolle nach 3-maligem Wechsel, Temperatur maximal um 1 °C senken, um einen zu schnellen Fieberabfall zu vermeiden.

Benötigtes Material

- Schüssel mit Wasser
- Thermometer zur Bestimmung der Wassertemperatur
- Zwei Leinen- oder Baumwolltücher
- Zwei Frotteetücher
- Badetuch o. Ä. als Unterlage.

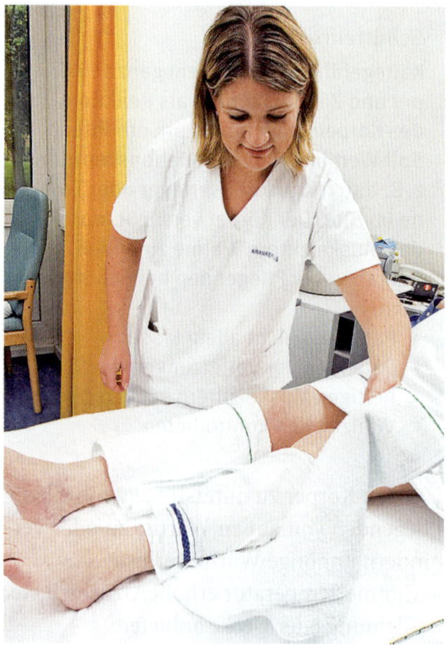

Abb. 5.13 Wadenwickel. Nach Anlegen der Innentücher wird das Außentuch darübergelegt. [K115]

Durchführung

- Badetuch als Bettschutz unterlegen
- Leinentücher ins Wasser eintauchen und gut auswringen. Dann Tücher faltenfrei um beide Unterschenkel wickeln, darüber die Frotteetücher, damit es nicht zu einer zu schnellen Verdunstungskälte kommt. Wegen der Gefahr eines Wärmestaus niemals Plastik als Nässeschutz um die Unterschenkel wickeln (➔ Abb. 5.13)
- Innentücher alle 8–10 Min. wechseln
- Wadenwickeln 3–5-mal innerhalb von 60 Min. wiederholen
- Temperaturkontrolle durchführen.

Bei Kleinkindern beachten

Bei **Kleinkindern** besteht aufgrund der (relativ gesehen) größeren Hautoberfläche die Gefahr, dass die Temperatur zu schnell sinkt (➔ Abb. 5.14). Das belastet

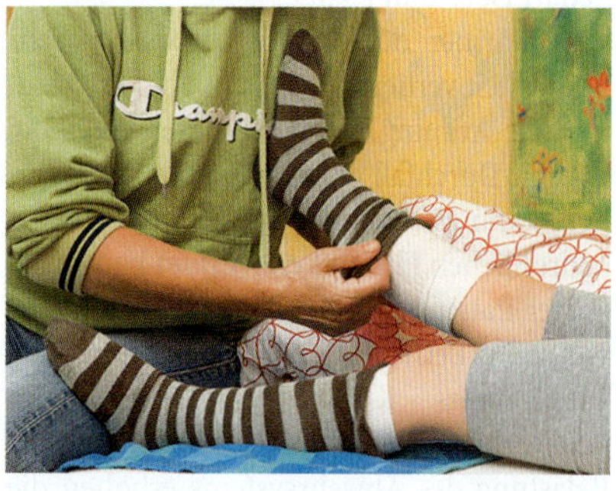

Abb. 5.14 Wadenwickel bei einem Kleinkind. Statt Tüchern werden Kniestrümpfe verwendet. [K115]

den Kreislauf und kann auch zur Auskühlung führen. Pflegende lassen daher Kleinkinder nicht alleine und kontrollieren alle 30 Min. die Körpertemperatur.

VORSICHT! Wärmeentzug belastet den Kreislauf, darum überwachen die Pflegenden bei fiebersenkenden Maßnahmen immer Blutdruck, Puls, Temperatur und Hautfarbe des Patienten. Wenn der Patient zu frieren beginnt, die Extremitäten kalt sind, er erneut zittert, sich unwohl fühlt oder Kreislaufstörungen hat, unterbrechen sie die physikalischen Maßnahmen zur Fiebersenkung.

5.4.4 Fiebersenkende Körperwaschung

Bei der **fiebersenkenden Körperwaschung** liegt die Wassertemperatur ca. 10 °C unter der Körpertemperatur des Patienten. Als Zusatz eignet sich z. B. 1 l Pfefferminztee auf 4 l Wasser. Der Patient wird mit gut ausgewrungenem Waschlappen gegen die Haarwuchsrichtung (→ Abb. 6.10) gewaschen. Die Haut darf nur feucht, nicht nass sein. Bei kleineren Kindern wird noch der Oberkörper gewaschen. Anschließend lässt man die Feuchtigkeit kurz an der Luft trocknen und bedeckt den Betroffenen dann mit einer leichten Decke. Kinder bekommen gleich nach der Waschung (ohne Abtrocknen) einen Schlafanzug angezogen. Die Füße und Hände müssen immer warm sein.

SPICKZETTEL

Fiebersenkende Maßnahmen

- Erst in der Fieberhöhe beginnen (nicht während des Fieberanstiegs).
- **Wadenwickel:** Unterstützen die Wärmeabgabe. Peripherie (Körper, Hände) muss warm sein, Wassertemperatur 28–30 °C bei Kindern, ca. 20 °C bei Erwachsenen, wechseln bevor Wickel warm ist, 3–5-mal wiederholen, Temperatur engmaschig kontrollieren.
- **Körperwaschung:** Am ganzen Körper, bei kleineren Kindern auch noch Oberkörper, Haut darf nicht feucht sein, nicht nachtrocknen, mit einer leichten Decke zudecken bzw. Schlafanzug anziehen.
- **Antipyretika:** Nicht zu früh geben, frühzeitige Gabe z.B. bei Vorerkrankungen, Gefahr von Fieberkrämpfen; verschiedene Wirkstoffe, maximale alters- bzw. gewichtsabhängige Tagesdosis beachten.

5.4.5 Medikamentöse Fiebersenkung

Fieber ist eine natürliche (Abwehr-)Reaktion des Körpers. Eine medikamentöse Fiebersenkung sollte deshalb nicht zu früh erfolgen. Fiebersenkende Arzneimittel kommen zum Einsatz:

- Wenn physikalische Maßnahmen nicht ausreichend wirken und das Fieber eine hohe Belastung für den Betroffenen darstellt
- Bei hohem Fieber (≥ 39 °C), bei vorerkrankten Patienten (z. B. Herz-Kreislauf-Erkrankungen, Intensivpatienten) und Kindern auch schon früher
- Bei Fieberkrämpfen in der Vorgeschichte.

Die wichtigsten **Arzneimittel zur Fiebersenkung** *(Antipyretika)* sind Paracetamol (z. B. ben-u-ron®), Acetylsalizylsäure (z. B. Aspirin®), Ibuprofen (z. B. Dolormin®) und Metamizol (z. B. Novalgin®) (→ Pharma-Info 13.1). Die Wirkstoffe sorgen dafür, dass weniger Prostaglandine (Mediator bei Entzündungen und Schmerzen) gebildet werden, die für die Hochstellung des Soll-Werts verantwortlich sind. Gleichzeitig lindern sie Begleiterscheinungen wie Kopf- und Gliederschmerzen, die oft bei Infekten auftreten.

Bei kurzfristiger Anwendung sind diese Arzneimittel gut verträglich. Beachtet werden müssen spezifische Indikationen und Kontraindikationen (→ Pharma-Info 13.1). Für Kinder werden die Wirkstoffe – abhängig vom Alter oder Gewicht – entsprechend niedriger dosiert. Bei allen Wirkstoffen muss die alters- bzw. gewichtsabhängige maximale Tagesdosis beachtet werden.

Die Medikamente beginnen etwa 15–30 Min. nach der Verabreichung zu wirken.

5.5 Schweiß

5.5.1 Physiologische Grundlagen

DEFINITION

Schweiß (*griech.* hidros): Flüssige Absonderungen der Schweißdrüsen in der Haut, besteht zu 99 % aus Wasser. Weitere Bestandteile sind Kochsalz, Harnstoff, Immunglobuline, flüchtige Fettsäuren und Cholesterin. Sichtbare Schweißsekretion = Perspiratio sensibilis.

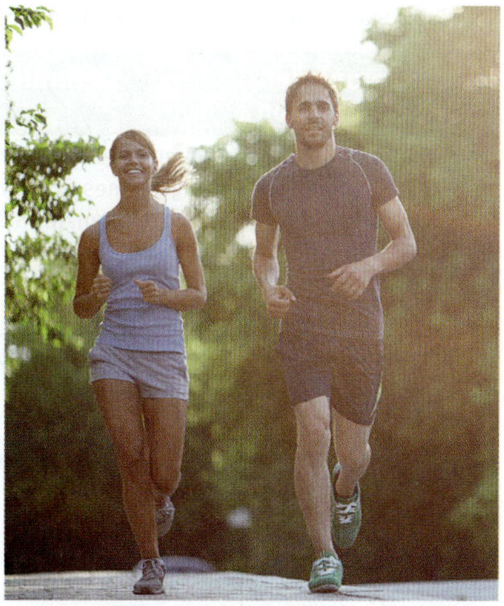

Abb. 5.15 Bei starker körperlicher Anstrengung kommt es zur vermehrten Schweißproduktion. Um den Flüssigkeitsverlust auszugleichen, ist auf ausreichende Flüssigkeitszufuhr vorzugsweise in Form von Wasser zu achten. [J787]

Schweiß ist eine dünnflüssige, klare, farblose Flüssigkeit mit salzigem Geschmack und wird von den Schweißdrüsen der Haut abgesondert. Schweiß reagiert sauer: Der pH-Wert liegt zwischen 4 und 5. Besonders dicht nebeneinander liegen die Schweißdrüsen in der Handfläche und den Fußsohlen. Die Absonderung des Schweißes wird durch das vegetative Nervensystem gesteuert.

Aufgaben der Schweißsekretion sind:

- Senkung der Körpertemperatur über die Verdunstungskälte (→ 5.1.2)
- (Mit-)Bildung des Hydro-Lipid-Films *(Säureschutzmantel)* der Haut (→ 6.1.1)
- Ausscheidung von Stoffwechselendprodukten.

Hitzestau vermeiden

Die Schweißdrüsen entwickeln sich erst im Lauf der ersten Lebensjahre. Bis etwa zum Kleinkindalter besteht daher die Gefahr eines **Hitzschlags** (→ 5.3.4), insbesondere, wenn Kinder bei Fieber oder warmer Umgebungstemperatur zu warm angezogen sind [7].

5.5.2 Beobachtung und Dokumentation

Beobachtungskriterien

Die **Beobachtung des Schweißes** gibt Pflegefachpersonen Informationen über die körperliche und psychische Situation eines Menschen.

Tab. 5.1 Veränderungen der Schweißsekretion und mögliche Ursachen.

Veränderung der Schweißsekretion	Definition	Beispiele für physiologische Ursachen	Beispiele für pathologische Ursachen
Hyperhidrosis	• Vermehrte Schweißsekretion • Allgemeines Schwitzen • Lokal begrenztes Schwitzen (z. B. Handinnenflächen; → Abb. 5.16)	• Außen-, Umgebungstemperatur • Körperliche Anstrengung (→ Abb. 5.15) • Angst • Adipositas • Individuell, anlagebedingt	• Langsamer Fieberabfall (warm, großperlig) • Ohnmacht, Schock (kalt, klebrig, kleinperlig) • Endokrinologische Erkrankungen (z. B. Schilddrüsenüberfunktion → 26.3.3) • Neurologische Erkrankungen (z. B. Morbus Parkinson → 37.11.1)
Hemihyperhidrosis	Vermehrte Schweißproduktion einer Körperseite	–	• Gelähmte Seite bei Halbseitenlähmung nach Schlaganfall • Enzephalitis *(Gehirnentzündung)*
Hypohidrosis	Verminderte Schweißproduktion	–	• Hochgradiger Flüssigkeitsverlust • Hauterkrankungen mit Schädigung der Schweißdrüsenausführungsgänge • Arzneimittel (z. B. Atropin, Zytostatika) • Endokrinologische Erkrankungen (z. B. Schilddrüsenunterfunktion → 26.3.4) • Neurologische Erkrankungen (z. B. Polyneuropathie → 37.15.1)
Anhidrosis	Fehlende Schweißproduktion	–	• Erbkrankheit • Im Verbrennungsgebiet
Bromhidrosis	Übel riechender Schweiß (Bakterien zersetzen Schweißbestandteile)	• Schlecht belüftete Körperstellen • Unzureichende Körperhygiene • Nahrungsmittel (z. B. Knoblauch)	• Urinös: Niereninsuffizienz (→ 33.5.7) • Leberähnlich: Leberzirrhose (→ 25.4.5) • Nach sauren Äpfeln (acetonähnlich): bei diabetischem Koma (→ 26.6.4)
Nachtschweiß	Besonders nachts auftretender Schweiß	–	• Störungen im Hormonhaushalt • Tuberkulose (→ 23.4.5)

Wichtige **Kriterien** sind [7]:

- **Zeitpunkt** des Schwitzens: Z. B. nachts, bei Hypoglykämie (→ 26.6.5), anfallsweise in den Wechseljahren, bei starken Schmerzen
- **Geruch:** Frischer Schweiß ist (fast) geruchlos
- **Menge:** Die unauffällige Schweißmenge beträgt ca. 500 ml bei einem Erwachsenen, Veränderungen (→ Tab. 5.1)
- **Beschaffenheit:** Z. B. warm und großperlig, kalt und kleinperlig, fettig-öliger Schweiß bei Morbus Parkinson (→ 37.11.1)
- **Lokalisation:** Z. B. in den Handinnenflächen, an der Stirn oder Oberlippe
- **Begleitsymptome:** Z. B. Übelkeit, Muskelzittern.

Dokumentation

Da die Schweißmenge nicht in Millilitern angegeben werden kann, beschreiben Pflegefachpersonen, wie stark Kleidung und Bettwäsche durchnässt sind (z. B. feucht, sehr feucht, nass). Ausgeprägtes Schwitzen wird in der Flüssigkeitsbilanz (→ 8.1.2) berücksichtigt.

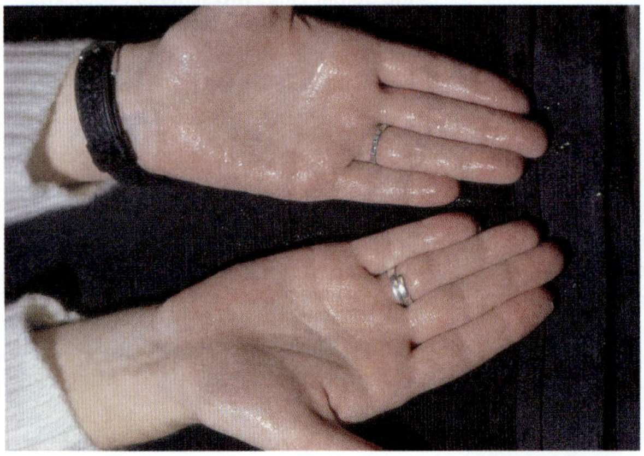

Abb. 5.16 Primäre Hyperhidrosis (oft ohne erkennbare Ursache, ggf. Fehlregulation des vegetativen Nervensystems). Schon bei geringen emotionalen Reizen, aber auch bei Wärmeeinwirkung kommt es zu massivem Schwitzen der Handinnenflächen, ggf. auch an den Fußsohlen und in den Achselhöhlen. Die Hände sind innerhalb kürzester Zeit tropfnass. Die Hyperhidrosis stellt für die Betroffenen eine erhebliche seelische Belastung dar. [R240]

5.5.3 Beurteilung von Schwitzen und Schweiß

Normaler Schweiß ist dünnflüssig, warm, geruchsneutral und großperlig. Veränderungen der Schweißsekretion können physiologische oder pathologische Ursachen haben (→ Tab. 5.1).

VORSICHT! Kalter, klebriger, kleinperliger Schweiß ist immer Zeichen für eine akute, bedrohliche Erkrankung und eine hohe Kreislaufbelastung. Dann sofort Blutdruck und Puls messen, Patienten ins Bett legen, ggf. den Arzt informieren. Starkes Schwitzen im Säuglings- und Kleinkindalter kann auf eine schwerwiegende Herzerkrankung (→ 21.4) hinweisen [7].

5.5.4 Pflegemaßnahmen bei stark schwitzenden Patienten

- Ist der Wasseranteil des Schweißes verdunstet, bleiben die darin gelösten Bestandteile auf der Haut zurück: Die Haut fühlt sich klebrig an. **Stark schwitzende Patienten** empfinden daher lauwarme (ca. 30 °C) Waschungen oder Duschen als angenehm
- Bei der **schweißreduzierenden Ganzkörperwaschung** sollte die Wassertemperatur lauwarm (ca. 30 °C) sein. Als Zu-

satz eignet sich 1 l Salbeitee auf ca. 4 l Wasser [4]

- Um eine Intertrigo zu verhindern, führen Pflegende bei schwitzenden Patienten eine sorgfältige **Intertrigoprophylaxe** (→ 6.1.6) durch
- Das Verdunsten des Schweißes verursacht Verdunstungskälte, die für den Patienten unangenehm sein kann. Deswegen trocknen Pflegende den Schweiß ab und **wechseln** bei Bedarf Kleidung und Bettwäsche
- **Körpergeruch** entsteht, wenn die Bakterien der physiologischen Hautflora die Bestandteile des Schweißes zersetzen. Dem kann durch gute Körperhygiene vorgebeugt werden
- **Deodorants (Deos)** wirken in der Regel antibakteriell und verhindern so die Entstehung von unangenehmen Gerüchen, die durch bakterielle Zersetzungsprozesse entstehen. Außerdem überlagern sie durch Parfümierung den Körpergeruch
- **Antitranspirants** verringern die Schweißbildung um 20–60 % durch vorübergehende Verengung der Schweißdrüsen, oft in Verbindung mit der Wirkung eines Deos. Aluminiumsalze in Antitranspirants verengen die Kanäle der Schweißdrüsen drastisch, sodass nur minimal Schweiß austreten kann. Allerdings können sie in Deos und Antitranspirants nur dann effektiv wirken, wenn sie auf die zuvor gereinigte Haut aufgetragen werden
- Beim Schwitzen verliert der Körper Flüssigkeit und Elektrolyte. Daher bieten Pflegende den Patienten mind. 1 l **zusätzliche Flüssigkeit** an bzw. informieren den Arzt, falls der Flüssigkeits- und Elektrolytverlust über Infusionen ausgeglichen werden muss.

Patientenberatung

Menschen, die zum Schwitzen neigen, sollten möglichst **Kleidung aus Naturstoffen** wie Baumwolle, Leinen oder Wolle tragen. Moderne Funktionskleidung lässt ebenfalls den Schweiß nach außen, die Haut bleibt trocken. Pflegende beraten den Patienten zur geeigneten Kleidung.

6

HAUT- UND KÖRPERPFLEGE

Christine Keller

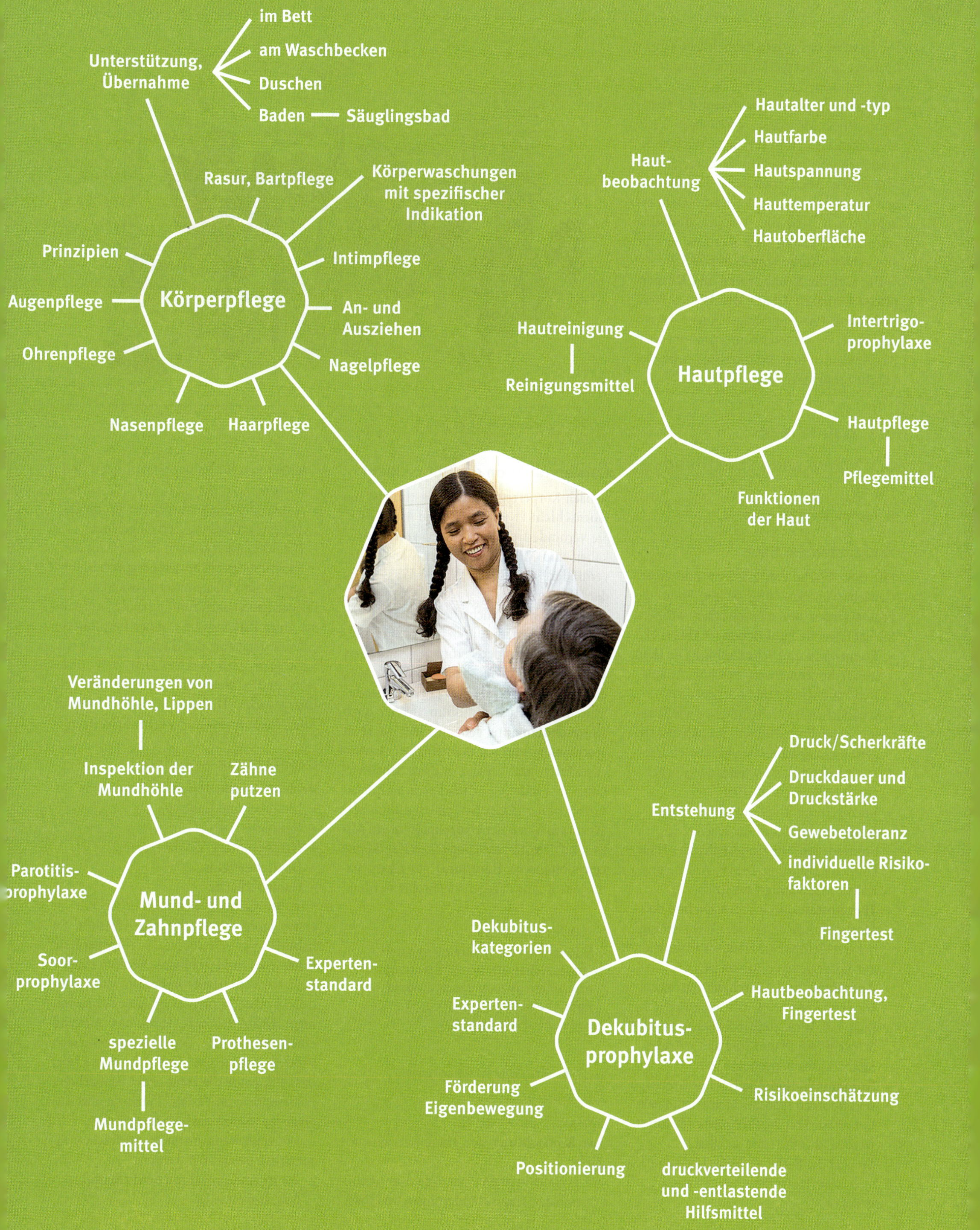
Körperpflege
Unterstützung, Übernahme
im Bett
am Waschbecken
Duschen
Baden
Säuglingsbad
Rasur, Bartpflege
Körperwaschungen mit spezifischer Indikation
Intimpflege
An- und Ausziehen
Nagelpflege
Haarpflege
Nasenpflege
Ohrenpflege
Augenpflege
Prinzipien
Hautpflege
Haut-beobachtung
Hautalter und -typ
Hautfarbe
Hautspannung
Hauttemperatur
Hautoberfläche
Intertrigo-prophylaxe
Hautpflege
Pflegemittel
Funktionen der Haut
Hautreinigung
Reinigungsmittel
Mund- und Zahnpflege
Veränderungen von Mundhöhle, Lippen
Inspektion der Mundhöhle
Zähne putzen
Parotitis-prophylaxe
Soor-prophylaxe
spezielle Mundpflege
Mundpflege-mittel
Prothesen-pflege
Experten-standard
Dekubitus-prophylaxe
Entstehung
Druck/Scherkräfte
Druckdauer und Druckstärke
Gewebetoleranz
individuelle Risiko-faktoren
Fingertest
Hautbeobachtung, Fingertest
Risikoeinschätzung
druckverteilende und -entlastende Hilfsmittel
Positionierung
Förderung Eigenbewegung
Experten-standard
Dekubitus-kategorien

Die **Haut** ist das größte menschliche Organ und sagt viel über das körperliche und seelische Befinden eines Menschen aus. Die emotionale Verfassung ist oft an der Hautfarbe eines Menschen erkennbar: Viele Menschen erröten in für sie peinlichen Situationen oder erbleichen in schreckhaften Momenten. Auch krankhafte Veränderungen lassen sich oft am Zustand der Haut erkennen, z.B. sind rote Wangen und eine warme Haut häufig erste Kennzeichen für eine erhöhte Körpertemperatur (→ 5.4).

Die **tägliche Beobachtung** und **Körperpflege** umfassen Haut, Mundschleimhaut und Zähne, Haare und Nägel, Augen, Ohren und Nase. Im weiteren Sinne gehören auch das Ankleiden und die Intertrigo- und Dekubitusprophylaxe dazu.

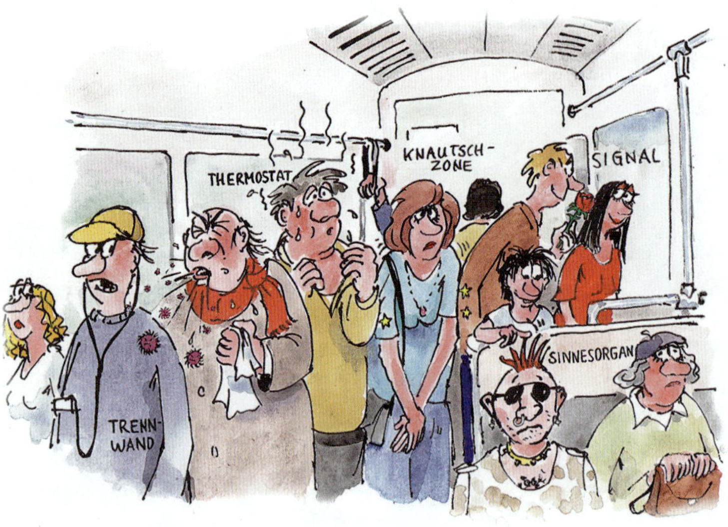

Abb. 6.1 Funktionen der Haut. [L142]

6.1 Hautpflege

6.1.1 Physiologische Grundlagen

Hauterkrankungen → Kap. 32

Funktionen der Haut

Mit einer Fläche von 1,5–2 m^2 und einem Gewicht von 3,5–10 kg ist die Haut das größte Organ des menschlichen Körpers. Sie hat folgende **Funktionen** (→ Abb. 6.1):

- **Trennwand und Schutzschild:** Die Haut trennt die „Innenwelt" von der „Außenwelt" und schützt den Körper so vor schädlichen Umwelteinflüssen wie Wärme, Kälte, Fremdstoffen, Krankheitserregern und mechanischen Einflüssen (Dekubitus → 6.12); sie schützt den Körper auch vor Wasserverlusten
- **Formgebung:** Die Haut gibt dem Menschen sein typisches Aussehen
- **Sinnesorgan:** Die Sinneszellen der Haut können Berührung, Druck, Wärme und Kälte sowie Schmerz wahrnehmen
- **Thermostat:** Durch Schwitzen und die Möglichkeit zur Eng- oder Weitstellung der Gefäße trägt die Haut zur Regulation der Körpertemperatur bei (→ 5.1)
- **Aufnahme- und Ausscheidungsorgan:** Die Haut kann Stoffe von außen aufnehmen, z.B. Wirkstoffe in Salben; sie bildet Schweiß (→ 5.5) und Talg und scheidet Stoffwechselendprodukte aus
- **Kommunikation:** Die Haut ist Grenz- und Kontaktorgan des Menschen. Reaktionen wie Freude, Erregung oder Angst werden über die Haut sichtbar
- **Spiegel der Seele:** Seelische Not kann sich über Hautveränderungen ausdrücken.

Barrierefunktion der Hornschicht

Je nach Körperregion und Belastung ist die **Hornschicht** zwischen 0,5 und 4 mm dick. Sie verhindert das Eindringen von Chemikalien und Mikroorganismen. Gleichzeitig verhindert sie den Verlust von Wasser aus dem Körper.

Auf der Hornschicht liegt ein Film aus Wasser und Fett, die durch natürliche Emulgatoren miteinander verbunden sind. Das Wasser stammt von den Schweißdrüsen, das Fett wird von den Talgdrüsen produziert. Dieser **Hydrolipidfilm** (früher auch **Säureschutzmantel** genannt) hält die Haut geschmeidig und hat die Fähigkeit, schwache Säuren und Laugen in ihrer Schadwirkung zu mildern (= *Alkalineutralisationsvermögen der Haut).* Mit einem sauren pH-Wert (um 5) hat der Hydrolipidfilm ein Milieu, auf dem die physiologischen Hautkeime **(physiologische Hautflora)** gut leben, pathogene Keime dagegen abgewehrt werden.

> **Ziel der Hautpflege**
> Maßnahmen der Hautreinigung und -pflege haben als Ziel die Erhaltung bzw. Unterstützung des **Hydrolipidfilms.** Diese fördern auch das Wohlbefinden der Patientinnen.

6.1.2 Beobachtung und Dokumentation

Effloreszensen → Tab. 32.1

Die **Beobachtung der Haut** hat folgende Ziele:

- Die Hautsituation einer Patientin ist eingeschätzt, Hautveränderungen und Risikofaktoren für Hautveränderungen sind erkannt
- Notwendige Maßnahmen der Prophylaxe und Behandlung sind eingeleitet
- Die Pflegenden können für die Haut der Patientin das am besten geeignete Reinigungs- und Pflegemittel auswählen.

Pflegefachpersonen führen bei der Aufnahme einer Patientin bzw. einer Bewohnerin eine Einschätzung der Hautsituation durch. Sie fragen nach Beschwerden (z.B. Juckreiz) und achten auf Risikofaktoren wie Übergewicht, Diabetes mellitus, höheres Alter, Inkontinenz und starkes Schwitzen.

Beobachtungskriterien

Beobachtungskriterien der Haut sind:

- Hautalter und Hauttyp
- Hautfarbe
- Hautspannung *(Hautturgor)*
- Hauttemperatur
- Hautoberfläche.

Zur Beobachtung benutzen Pflegende in erster Linie ihren Seh- und Tastsinn. So nehmen sie optische (z.B. eine gerötete Hautstelle) und fühlbare Veränderungen (z.B. trockene Haut) wahr. Um diese Eindrücke objektiv zu erfassen, gibt es nur wenige Hilfsmittel, z.B. kann das Ausmaß einer Wunde mit dem Lineal gemessen werden. Aus diesem Grund ist es wichtig, dass Pflegende die Haut exakt beobachten, insbesondere im Verlauf. Patientin und Angehörige werden bei Bedarf angeleitet.

Die Haut kann in unterschiedlichen Situationen beobachtet werden:

- Bei jedem Kontakt mit der Patientin bzw. Bewohnerin

- Im Rahmen der täglichen Körperpflege
- Bei dekubitusgefährdeten Patientinnen bei jedem Positionswechsel
- Bei pflegerischen Interventionen wie Fußpflege, Verbandwechsel, Wechsel der Inkontinenzversorgung.

Dokumentation

Die **Dokumentation** der Hautsituation erfordert bei Abweichungen vom Normalzustand eine genaue Beschreibung der Veränderung und ihrer Lokalisation. Beispiel: „Runde, gerötete Stelle am linken inneren Fußknöchel, Durchmesser ca. 2 cm." Für Wunden werden entsprechende Wunddokumentationen ausgefüllt. Gegebenenfalls könnten Fotos (→ 43.13.6) gemacht werden, auch um den Verlauf zu dokumentieren.

6.1.3 Beurteilung der Haut

Normalzustand

Hauterscheinungen beim Neugeborenen → 34.23.2

Gesunde Haut ist elastisch, glatt, intakt, warm, gut durchblutet und trocken. Im Laufe des Lebens verändert sich die Haut physiologischerweise. Im Erwachsenenalter gibt es verschiedene Hauttypen.

Hautalter und Hauttyp

Bis etwa zum neunten Lebensjahr ist die **Kinderhaut** fettarm und wasserreich, da die Talgdrüsen wenig Talg produzieren. Sie ist empfindlich und reagiert stark auf äußere Reize wie Wind, Sonne und Kälte [1].

Bei **Jugendlichen** (11.–17. Lebensjahr) ist die Talgdrüsenproduktion unausgeglichen und oft gesteigert. An Stellen mit vielen und großen Talgdrüsen, wie Gesichtsmitte, Brustrinne und Rückendreieck, ist die Haut oft unrein und fettig.

Bei **Erwachsenen** unterscheidet man vier verschiedene Hauttypen. Da sie hormonell gesteuert sind, prägen sie sich erst gegen Ende der Pubertät aus:

- **Normale Haut:** weder zu viel noch zu wenig Fett, kaum Hautunreinheiten oder andere Hautprobleme
- **Fettige Haut** *(seborrhoische Haut):* Überproduktion der Talgdrüsen, häufig von stärkerer Schweißproduktion und Hautunreinheiten (Pickel, Mitesser) begleitet; die Haut wirkt feucht, dick, grobporig und fettglänzend
- **Trockene Haut** *(sebostatische Haut):* verminderte Talgproduktion, die Haut zeigt sich trocken, ist spröde, reißt leicht ein, ist manchmal schuppig und fühlt sich rau an; die Betroffenen leiden oft unter Juckreiz
- **Mischhaut:** Die Gesichtsmitte ist fettig, die Wangen sind trocken, gelegentlich treten Pickel und Mitesser auf; auch am restlichen Körper gibt es eher trockene und eher fettige Partien.

Beim **älteren Menschen** zeigt sich eine typische **Altershaut** (→ Abb. 6.2). Die Zellteilung nimmt ab und damit die Erneuerungsfähigkeit, die Haut wird pergamentartig. Durch den Verlust von Elastin und Kollagen entstehen Falten. Die Durchblutung der Haut nimmt ab, dadurch erschient die Haut blasser und kühler, der Spannungszustand nimmt ab. Die Elastizität der Blutgefäße der Haut nimmt ab, was schon bei leichten mechanischen Reizen zum Einreißen und Hämatombildung (Bluterguss) führt. Durch die Abnahme der Talg- und Schweißbildung sowie der Wasserbindungsfähigkeit

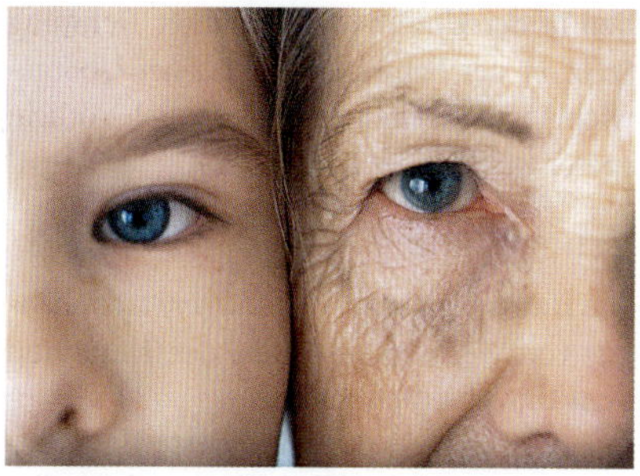

Abb. 6.2 Die Veränderungen der Haut eines Menschen – von der glatten Haut eines Kindes bis zur faltigen Haut im Alter – sind physiologische Erscheinungen des Alterungsprozesses. [J787]

wird die Haut trocken, schuppig und spannt, sie neigt zu Juckreiz (*Pruritus*, → 32.2.2). Durch die ungleichmäßige Zunahme der melantoninproduzierenden Zellen entstehen Altersflecken. Insgesamt wird die Haut zunehmend empfindlicher gegen äußere Reize.

Nach der **Empfindlichkeit der Haut gegenüber UV-Strahlung** werden 6 Hauttypen unterschieden, vom Hauttyp I (besonders empfindlich, helle Haut mit Sommersprossen) bis zum Hauttyp VI (unempfindlich, dunkelbraune bis schwarze Haut) [2].

Hautfarbe

Die typische **Hautfarbe** wird durch die Pigmentierung, die Durchblutungsintensität und die Dicke der Epithelschicht bestimmt.

Veränderungen der Hautfarbe können sowohl physiologische als auch pathologische Ursachen haben (→ Tab. 6.1), zu denen auch **Nävi** (*Pigmentflecken, Muttermale*, → 32.9.1) und **Effloreszenzen** (→ Tab. 32.1) gehören. **Striae** *(Dehnungsstreifen)* entste-

Tab. 6.1 Häufige Veränderungen der Hautfarbe und mögliche Ursachen.

Farbveränderungen der Haut	Physiologische Ursachen	Pathologische Ursachen
Rötung durch Gefäßweitstellung	• Körperliche Anstrengung, Sport • Hitze • Aufregung • Erröten	• Fieber (→ 5.4) • Verbrennungen 1. Grades, Sonnenbrand • Entzündungen • Hypertonie (→ 22.4.1)
Blässe durch Gefäßengstellung, Mangeldurchblutung	• Schreck, Angst • Veranlagung • Kälte	• Blutung • Hypotonie (→ 22.4.3) • Arterielle Durchblutungsstörungen, z. B. pAVK (→ 22.5.2) • Anämie (→ 27.6.1)
Ikterus Gelbfärbung der Haut infolge Ablagerung des Gallenfarbstoffs Bilirubin, zuerst in den Skleren (*Lederhaut der Augen*, → Abb. 25.1), später am ganzen Körper sichtbar	Bei Neugeborenen (→ 34.24.5)	• Lebererkrankungen, z. B. Leberzirrhose (→ 25.4.5), Hepatitis (→ 25.4.1, → 25.4.2), Gallenstau • Hämolyse (*Zerstörung der Erythrozyten*, → Tab. 27.7)
Zyanose Bläuliche Verfärbung der Haut als Zeichen mangelnder Sauerstoffsättigung des Bluts, oft zuerst an Akren *(Fingernägeln, Nasenspitze)*	Bei kälteempfindlichen Menschen, z. B. nach längerem Baden in kaltem Wasser	• Herzinsuffizienz (→ 21.6) • (Angeborene) Herzfehler (→ 21.4.1) • Respiratorische Insuffizienz (→ 23.3.4)

hen in der Unterhaut bei starker Dehnung (z. B. in der Schwangerschaft, bei Übergewicht) und erscheinen erst bläulich-rötlich, später weißlich.

Hautspannung

Die **Hautspannung** *(Hautturgor)* ist abhängig vom Flüssigkeitsgehalt der Haut und dem Unterhautfettgewebe.

Eine pathologisch **verminderte** Hauspannung zeigt sich bei Flüssigkeitsverlust oder mangelnder Flüssigkeitszufuhr, es kommt zur Dehydratation (→7.12, →33.10.2). Während sich bei normaler Hautspannung eine abgehobene Falte sofort glättet, bleibt sie bei einer Dehydratation einige Sekunden stehen. Eine faltige und wenig gespannte Haut ist auch Hinweis auf fehlendes Unterhautfettgewebe und typisch für die Altershaut.

Eine pathologisch **erhöhte** Hautspannung zeigt sich als lokales oder generalisiertes Ödem (→33.10.1). Die Flüssigkeitsansammlung im Gewebe hat unterschiedliche Ursachen, z. B. Herz- oder Niereninsuffizienz. Wird die Haut über einem Ödem eingedrückt, bleibt eine Delle zurück, die sich nur langsam ausgleicht.

Hauttemperatur

Die **Hauttemperatur** *(Schalentemperatur)* liegt zwischen 28 und 33 °C (→5.3.1). Sie hängt von der Hautdurchblutung, der Hautfeuchtigkeit und der Umgebungstemperatur ab. Bei körperlicher Anstrengung erweitern sich z. B. die Hautgefäße, die Hautdurchblutung nimmt deshalb zu und die Hauttemperatur steigt dann genauso wie bei einer hohen Umgebungstemperatur. Physiologisch verändert sich die Schalentemperatur bei warmer oder kalter Umgebung oder bei körperlicher Anstrengung.

Eine **pathologisch erhöhte** Körpertemperatur findet sich u. a. bei Fieber, Hautentzündungen oder Entzündungen unter der Haut (z. B. Gelenkentzündung).

Eine **pathologisch erniedrigte** Körpertemperatur findet sich u. a. bei Durchblutungsstörung (z. B. im Schock, bei pAVK) und Hypotonie.

Hautoberfläche

Die **Hautoberfläche** ist abhängig vom Alter und der Talg- und Schweißproduktion, sie zeigt individuelle Besonderheiten wie Muttermale, Behaarung oder Narben (verheilte Wunden). Sie ist frei von Hautdefekten.

Eine **pathologische** Hautoberfläche zeigt sich z. B. bei primären und sekundären Effloreszenzen (→32.2.1), Wunden, Psoriasis (→32.8), Parasitenbefall (→32.5.4).

Inkontinenz-assoziierte Dermatitis →8.1.6
Windeldermatitis →32.6.3
Pruritus →32.2.2

6.1.4 Hautreinigung

DEFINITION

Hautreinigung: Alle Maßnahmen der Körperreinigung, z. B. Waschen, Baden, Duschen – ohne oder mit spezifischem Reinigungsmittel. Ziel ist Schmutz, Schweiß und abgestorbene Hautschuppen zu entfernen.

Ziele

- Die Patientin fühlt sich erfrischt und wohl in ihrer Haut
- Die individuelle Hautsituation und der Verschmutzungsgrad sind erkannt und Reinigungsmittel entsprechend eingesetzt, Gewohnheiten der Patientin sind berücksichtigt
- Die Haut ist sauber und trocken
- Der physiologische Hydrolipidfilm ist erhalten bzw. wiederhergestellt
- Die Patientin erfährt Zuwendung, Stimulation und Orientierung (Basale Stimulation →12.4) über die Haut.

Prinzipien

Prinzipien der Hautreinigung sind [3]:

- **Duschen ist besser als Baden.** Beim Baden weicht die Haut auf. Gleichzeitig entzieht der lange Kontakt mit dem Wasser der Hornschicht wasserbindende Stoffe. Die Haut wird trocken. Zu langes und häufiges Baden macht die Haut anfälliger für mechanische Schädigungen und Krankheitserreger. Für die tägliche Reinigung sind die Körperwäsche am Waschbecken oder ein kurzes Abduschen besser geeignet. Auch im Neugeborenen- und Säuglingsalter ist – entgegen früherer Meinungen – ein Bad pro Woche ausreichend
- **Niedrige Wassertemperatur wählen.** Je heißer das Wasser ist, umso mehr Fett wird aus der Haut entfernt, deshalb sollte die Wassertemperatur möglichst niedrig (34–35 °C, bei Säuglingen 37 °C) gewählt werden
- **(Zu viel) Seife schadet.** Normale Seifen und Waschlotionen haben einen stark alkalischen pH-Wert, der den sauren pH-Wert der Haut (um 5) zerstört. Außerdem entfetten sie die Haut sehr stark, weil Seifen die Oberflächenspannung des Wassers herabsetzen, damit sich der Schmutz besser lösen kann. Sie sollten nur bei sehr starken Verschmutzungen eingesetzt werden
- Geeignet sind **Syndets** *(engl. snythetic detergents, chemisch hergestelltes Reinigungsmittel)*, die einen pH-Wert von 4–5 haben. Da diese aber auch das Fett aus der Haut entfernen, sind ihnen häufig Rückfetter (Lipide) oder Feuchthaltemittel (Urea) beigefügt. Auch Syndets werden grundsätzlich sparsam eingesetzt. Zum Waschen einer sauberen Patientin reichen i. d. R. Wasser und ein Frottierwaschlappen (→Abb. 6.3). Bei Bedarf wird das Syndet ganz gezielt angewendet, z. B. für die Achselhöhlen oder den Intimbereich
- In der Dermatologie werden ggf. **medizinische Waschsubstanzen** eingesetzt, z. B. bei Psoriasis (→32.8)
- Zur Reinigung und Dekolonisierung bei Befall mit Methicillin-resistentem Staphylococcus aureus (MRSA, →30.1.5) werden **antimikrobielle Waschzusätze,** z. B. Skinsan™, verwendet
- **Reinigungsmittel** sind grundsätzlich mit klarem Wasser zu **entfernen,** um Hautirritationen zu vermeiden. Möglich ist das mit einer zweiten Waschschüssel mit klarem Wasser
- **Häufigkeit.** Ganzkörperwaschung einmal täglich oder seltener, v. a. bei trockener Haut. Feuchte Gebiete (Achseln, Hautfalten, Anogenitalbereich, Zehenzwischenräume) einmal täglich waschen, bei Bedarf (z. B. Schwitzen) auch häufiger
- **Sorgfältig abtrocknen.** Vor allem in den Hautfalten kann Feuchtigkeit nur schlecht verdunsten, es besteht Mazerations- und Intertrigogefahr (→6.1.6, →Abb. 6.5). Das Abtrocknen sollte vorsichtig (nur tupfen) geschehen, denn be-

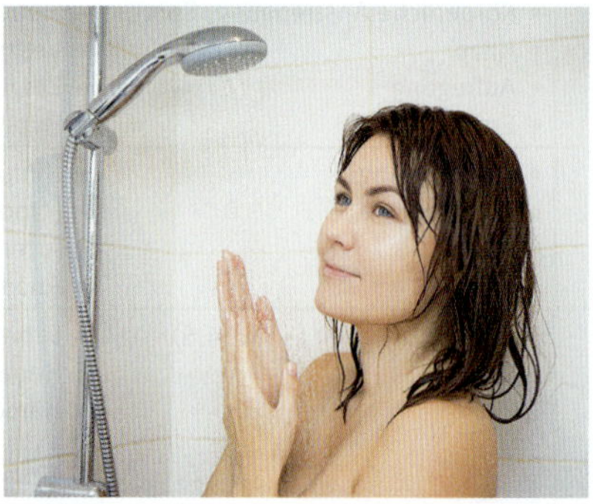

Abb. 6.3 Wasser ist das wichtigste Reinigungsmittel. Ob ein Mensch lieber duscht oder badet und wie häufig er das tut, hängt von seinen Gewohnheiten und Bedürfnissen ab. [J787]

sonders die Haut des Säuglings und des älteren Menschen reagiert empfindlich auf mechanische Belastungen
- Säuglinge und Kleinkinder werden nach dem Duschen oder Baden **zügig abgetrocknet,** da sie schnell viel Wärme durch die Verdunstungskälte (→ 5.1) verlieren und auskühlen.

6.1.5 Hautpflege

DEFINITION

Hautpflege: Alle Maßnahmen, die den Hydrolipidfilm der Haut erhalten bzw. wiederherstellen.

Der **Hydrolipidfilm** fettet die Haut und hält sie feucht (10–20 % Wasseranteil) und geschmeidig. An der Feuchterhaltung sind außerdem Substanzen beteiligt, die als **Natural Moisturizing Factors** (NMF) bezeichnet werden. Sie binden Wasser in der Hornschicht. Solche Feuchthaltungssubstanzen, Moisturizer, finden sich auch in vielen Kosmetika.

Mit zunehmendem Alter lässt die Schweiß- und Talgdrüsensekretion nach und auch die NMF werden weniger (→ 6.1.3). Fällt der Feuchtigkeitsgehalt unter 10 %, wird die Haut trocken, schuppig, spannt oft und neigt zu Juckreiz. Sie benötigt dann eine **spezielle Hautpflege,** ebenso die Haut vom Menschen mit Hauterkrankungen (→ Kap. 32).

Ziele

- Das Wohlbefinden der Patientin ist gefördert und ihre individuellen Wünsche sind berücksichtigt
- Der Hydrolipidfilm ist erhalten und wird durch die Pflegemaßnahmen unterstützt
- Die Hautporen sind nicht verstopft, Hautatmung sowie Wärme- und Feuchtigkeitsabgabe sind möglich.

Prinzipien

Prinzipien der Hautpflege [3]:
- **Bedarfsgerechte Pflege:** Jede Haut ist anders und braucht eine entsprechende Pflege. Eine trockene Haut braucht zweimal täglich eine Hautpflege mit einem Produkt mit einem hohen Lipidanteil plus Feuchtigkeit. Feuchte Gebiete (z. B. Achseln, Hautfalten) werden nicht eingecremt. Bei Inkontinenz ist ein Hautschutzprodukt (→ 8.1.6) nötig. Patientenwünsche werden berücksichtigt
- **Hochwertige Pflegeprodukte:** Pflegeprodukte sollten möglichst keine Duft- und Konservierungsstoffe enthalten, v. a. bei empfindlicher Haut. Patienteneigene Pflegeprodukte werden verwendet, ggf. wird dieser beraten, wenn ein anderes Produkt geeigneter erscheint.

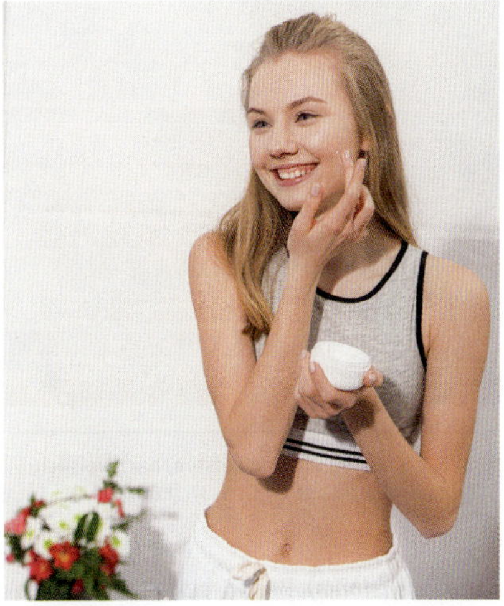

Abb. 6.4 Gepflegte Haut gilt als Schönheitsideal. Eine individuelle und regelmäßige Hautpflege ist aber weit mehr. Sie sorgt dafür, dass die Haut ihren vielfältigen Aufgaben nachkommen kann. [J787]

Hautpflegemittel

Dermatologische Lokaltherapeutika → 32.4.1

Ölbäder, Duschöle

Ölbäder und **Duschöle** fetten die Haut während des Badens bzw. Duschens. Teilweise enthalten sie weitere Substanzen wie Melisse oder Rosmarin. Sie werden insbesondere bei trockener und schuppiger Haut oder zur therapeutischen Unterstützung bei Hauterkrankungen wie Ekzemen (→ 32.7) 2- bis 3-mal in der Woche angewendet.

Die Dosierung und die Wassertemperatur sind nach Herstellerangaben einzuhalten, meist soll eine Wassertemperatur von 36 °C nicht überschritten werden. Gleichzeitig dürfen keine Reinigungsprodukte angewendet werden. Nach dem Baden/Duschen wird die Haut nur abgetupft, um den pflegenden Ölfilm nicht zu entfernen.

Auf Qualität der Öle achten

Pflegende achten darauf, dass Ölbäder oder Duschöle auf pflanzlicher Basis, nicht auf Erdölbasis beruhen.

VORSICHT! Beim Ölbad/Duschöl entsteht in der Badewanne oder Dusche ein Ölfilm, der die Rutschgefahr erhöht. Daher der Patientin beim Aussteigen Halt geben.

Emulsionen

Sie bestehen aus einem Fett- und einem Wasseranteil. Abhängig vom Mischungsverhältnis unterscheidet man:
- **Öl-in-Wasser-Emulsion** *(O/W-Emulsion,* **Lotion***)*: Die Zusammensetzung entspricht etwa der der Milch, d. h., sie hat einen Wasseranteil von ca. 60 %. Durch den hohen Wasseranteil besteht die Gefahr, dass die obere Hornschicht aufquillt und dadurch Feuchtigkeit verloren geht. O/W-Emulsionen werden bei normaler bis fettiger Haut angewendet. Sie ziehen schnell ein und hinterlassen keinen Fettfilm
- **Wasser-in-Öl-Emulsion** *(W/O-Emulsion,* **Creme***)*: Die Zusammensetzung entspricht etwa der der Butter, d. h., sie hat einen Wasseranteil von ca. 30 %. Durch den höheren Fettanteil erhält die Haut mehr Pflege. W/O-Emulsionen ziehen langsamer ein und bilden einen leichten Fettfilm auf der Haut. Trotzdem sind Hautatmung und Wärmeabgabe möglich. Cremes sind gut für trockene Haut und die Altershaut geeignet, da sie Wasser und Fett im optimalen Verhältnis zuführen.

Bei extrem trockener Haut sind **feuchtigkeitserhaltende Stoffe,** z. B. Harnstoff *(Urea),* sinnvoll. Allantoin- und panthenolhaltige Emulsionen fördern zusätzlich die Regeneration der Haut.

Salben

Salben sind wasserfreie, rein fetthaltige Zubereitungen. Salbengrundlage können Erdöl (Vaseline, Melkfett), Kohlenwasserstoffe (Paraffin), Silikone, Wollwachs/Wollfett (Lanolin) oder Pflanzenöle (Sheabutter) sein. Salben bilden einen Fettfilm, der die Poren der Talg- und Schweißdrüsen verschließt, es kommt zur Behinderung der Hautatmung und zum Wärme- und Feuchtigkeitsstau. Auch nach Stunden liegt immer noch ein Fettfilm auf der Haut. Salben sind zur spezifischen lokalen **Hautbehandlung** geeignet, nicht aber zur täglichen Pflege der Haut.

Pasten

Pasten sind ein Gemisch aus Salbe und Puder und haben keinen Wasseranteil. Sie haften gut auf der Haut und schließen sie vor Feuchtigkeit ab. Alte Pastenreste müssen mit Öl entfernt werden. Pasten verstopfen die Poren und behindern Hautatmung, Wärme- und Feuchtigkeitsaustausch. Durch den Puderanteil entziehen sie der Haut Feuchtigkeit. Pasten sind nicht zur täglichen Hautpflege geeignet, ggf. kurzfristig im Rahmen einer lokalen **Hautbehandlung.** Bei Feuchtigkeit (z. B. Inkontinenz, Wundexsudat) gibt es **fettfreie Hautschutzfilme** (z. B. Linola® Schutzbalsam, Menalind® professional protect, TENA® Barrierecreme, 3M™ Cavilon™ Langzeit-Hautschutz-Creme, → 8.1.6).

Puder

Feste Stoffe (Talkum, Zinkoxid, Stärke) werden fein pulverisiert und ggf. werden spezifische Arzneistoffe zugesetzt. Puder sind nicht zur Pflege der Haut geeignet, da sie ihr Wasser entziehen. Dabei entstehen Krümel, die auf der Haut reiben und diese schädigen.

Alkoholische Präparate

Sie entfetten die Haut und trocknen sie aus. Zur Pflege sind sie nicht geeignet und sollten auch sonst nur überlegt und auf intakter Haut eingesetzt werden. Viele Menschen mögen den erfrischenden Effekt von Franzbranntwein auf dem Rücken oder den Beinen. Pflegende verwenden nach Möglichkeit Produkte mit einem Rückfetter oder cremen im Anschluss die Haut ein.

Hautschonende Erfrischung

Eine hautschonende, aber dennoch erfrischende Alternative zum Franzbranntwein ist **im Kühlschrank gekühltes Wasser,** dem einige Tropfen eines **ätherischen Öls** je nach Vorlieben der Patientin zugesetzt sind.

6.1.6 Intertrigoprophylaxe

Windeldermatitis, Inkontinenz-assoziierte Dermatitis → 32.6.3, → 8.1.6

DEFINITION

Mazeration: Aufweichen der Hornschicht der Haut durch (anhaltende) Feuchtigkeit, z. B. durch Wasser, Schweiß, Urin.

Intertrigo *(intertriginöses Ekzem, Wundsein):* Oberflächliche Dermatitis, die durch Feuchtigkeit an Körperstellen entsteht, an denen Schweiß nicht gut verdunsten kann. Die Haut nässt und ist hochrot, die Epidermis ist aufgequollen und hat ggf. oberflächliche Hautdefekte. Die Betroffene klagt über Schmerzen und Juckreiz. Bakterielle und Hefepilzinfektionen können sich entwickeln.

Die Schweißdrüsen des Menschen produzieren täglich ca. 1 l Schweiß (→ 5.5.1). Diese Absonderung bleibt fast unbemerkt *(Perspiratio insensibilis).* Bei körperlicher Anstrengung und Fieber kann die Schweißproduktion wahrnehmbar werden *(Perspiratio sensibilis).*

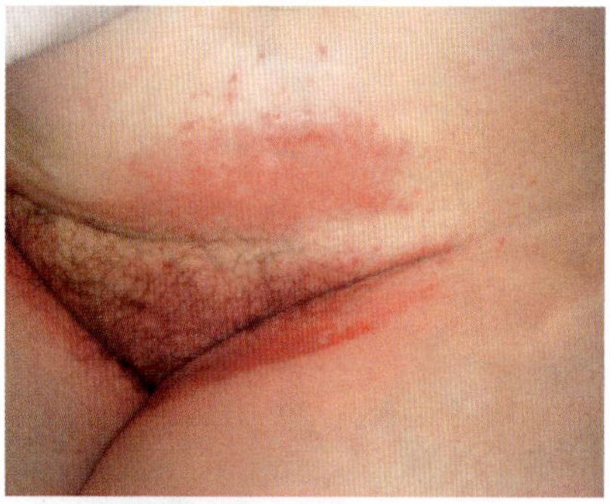

Abb. 6.5 Intertrigo in den Leisten, nachweislich mit Candida albicans (→ 32.5.3). [E606-003]

Aus Hautfalten kann der Schweiß nicht verdunsten, weil dort wenig Luft hingelangt; die Haut weicht auf *(Mazeration).* In der feuchten Wärme können sich v. a. Bakterien und Pilze gut vermehren, die Epidermis entzündet sich, es ist eine **Intertrigo** entstanden. Reibung (Haut auf Haut, beim Waschen und Abtrocknen) und ungeeignete Reinigungsmittel verschlechtern die Situation zusätzlich.

Risikofaktoren

Besonders intertrigogefährdete Stellen sind die Achselhöhlen, bei Frauen unter den Brüsten, Bauchfalten, Leisten, vorderer Intimbereich, bei Männern unter dem Hodensack und die Gesäßfalte und bei Kindern auch die Halsfalten.

Maßnahmen zur Intertrigoprophylaxe

Die **Maßnahmen zur Intertrigoprophylaxe** sind einfach und bei konsequenter Durchführung sehr wirkungsvoll:

- 3-mal täglich Beobachtung der gefährdeten Hautstellen
- 2-mal täglich alle gefährdeten Stellen mit klarem Wasser waschen und sorgfältig und vorsichtig trocknen (tupfen, nicht reiben), evtl. trockenföhnen
- Nach Möglichkeit Luft in die Hautfalten lassen: Arme und Beine etwas vom Körper weg positionieren
- Kompressen, Baumwollläppchen in die Hautfalten einlegen; diese saugen den Schweiß auf und verhindern, dass Haut auf Haut liegt
- Bettwäsche und Kleidung bei Feuchtigkeit wechseln; Kleidung aus atmungsaktiven Materialien wählen
- Nur nach Anordnung der Ärztin antibiotisch oder antimykotisch wirkende Salbe (→ 32.4.2) dünn auftragen.

VORSICHT! Hautfalten nicht eincremen, da Salben und Cremes die Poren verstopfen, die Hautatmung behindern, zum Wärmestau führen und zusätzlich ein warmes, feuchtes Milieu begünstigen. Ausnahme: Lokaltherapeutikum nach Anordnung der Ärztin.

SPICKZETTEL

Hautpflege

Beobachtungskriterien

- Hautalter, -typ, -farbe, -spannung, -temperatur, -oberfläche.
- Bestandsaufnahme bei der Aufnahme, dann bei pflegerischen Interventionen.

Hautreinigung

- Duschen statt Baden, niedrige Wassertemperatur.
- Einmal täglich, ggf. seltener; feuchte Gebiete auch häufiger.
- Mit klarem Wasser, nur bei Bedarf Syndet mit saurem pH-Wert.

Hautpflege

- Individuell angepasst an die Hautsituation, z. B. trockene oder fettige Haut.
- Patientenwünsche beachten, ggf. beraten.

Intertrigoprophylaxe

- 3-mal täglich gefährdete Stellen beobachten.
- 2-mal täglich mit klarem Wasser waschen, sorgfältig trocknen.
- Schweißaufsaugende Kompressen o. Ä. in Hautfalten einlegen.
- Bei starkem Schwitzen Kleidung/Wäsche wechseln.

6.2 Körperpflege

Die **Körperpflege** gehört zu den menschlichen Grundbedürfnissen. Menschen haben zeitlebens Gewohnheiten und Vorlieben entwickelt. Erkrankungen oder auch höheres Lebensalter schränken den Menschen ein und er benötigt Unterstützung.

6.2.1 Ziele

- Wohlbefinden der Patientin ist erhalten und gefördert
- Krankheiten ist durch körperliche Hygiene vorbeugt
- Die Patientin hat durch Art und Umfang die passende Hilfestellung, ist aktiviert und weder über- noch unterfordert
- Ihre Wünsche und Gewohnheiten sind berücksichtigt.

6.2.2 Prinzipien

Charta der Rechte hilfsbedürftiger Menschen → 49.2.2

Benötigen Patientinnen Hilfe bei der **Körperpflege,** müssen sie sich dazu entkleiden und berühren lassen. Hinzu kommen mitunter Gefühle der Abhängigkeit und Hilflosigkeit. Diese Situation empfinden sie oft als beschämend. Die Pflegenden gehen daher behutsam und diskret vor und respektieren wo immer möglich die Wünsche der Patientinnen. Weitere Prinzipien sind [4]:

- **Richtigen Zeitpunkt wählen:** Wann möchte sich die Patientin mit ihrer Körperpflege beschäftigen? Lieber morgens oder abends? Haben die Pflegenden dies erfragt, integrieren sie die individuellen Maßnahmen der Körperpflege sinnvoll in den Tagesablauf. Patientinnen dürfen nicht gegen ihren Willen gewaschen werden
- **Auf individuelle Bedürfnisse eingehen** (→ Tab. 6.2): Um auf die Bedürfnisse, Wünsche und Gewohnheiten der Patientin eingehen zu können, überlegen Pflegende und Patientin vor der Körperpflege gemeinsam:
  - Welche Ressourcen liegen vor?
  - Welche Ziele sollen erreicht werden? Welche haben Priorität?
  - Mit welchen Maßnahmen können die Ziele erreicht werden?
  - Was kann zu einer größeren Selbstständigkeit beitragen?
  - Welche Gewohnheiten und Wünsche können beibehalten werden?
- **Intimsphäre wahren:** Für viele Patientinnen ist es unangenehm, wenn sie sich nicht allein waschen können, insbesondere im Intimbereich. Abhilfe schafft das Aufstellen eines Sichtschutzes (spanische Wand) und ein nur teilweises Aufdecken einzelner Körperpartien. Wenn möglich, werden Mitpatientinnen aus dem Zimmer gebeten. Alternativ stellen sich die Pflegenden so, dass sie mit ihrem Körper den Blick auf den Intimbereich der Patientin verdecken. Es ist auch möglich, Angehörige bei der Körperpflege einzubeziehen. Im Pflegeteam wird unter Berücksichtigung von Alter und Geschlecht entschieden, wer welche Patientin bei der Körperpflege unterstützt, denn manche Patientinnen möchten z. B. keine Hilfe von andersgeschlechtlichen Pflegenden
- **Gesprächsbereitschaft zeigen:** Die relativ zeitaufwändige Körperpflege ist für Patientin und Pflegende eine Gelegenheit, Gespräche zu führen und den Kontakt zu intensivieren

Tab. 6.2 Tipps für die Informationssammlung zur Körperpflege.

Anhaltspunkte, um Pflegebedarf und Wünsche bei der Körperpflege zu ermitteln
Gewohnheiten, z. B.: • Tageszeit? • Deo, Parfüm, eigene Seife, Rasierwasser, Gesichtscreme, Make-up? • Duschen oder Baden? • Temperatur des Waschwassers? • Tägliche Haarwäsche?
Kleidung, z. B.: • Eigene Kleidung vorhanden? • (Vorübergehend) keine eigene Kleidung verfügbar? • Krankenhauswäsche (offenes Patientenhemd) pflegerisch notwendig?
Selbstständigkeit, z. B.: • In welchen Bereichen selbstständig? • Wo ist Unterstützung notwendig? • Ressourcen/Möglichkeiten der Aktivierung? • Angestrebte Ziele?
Hautzustand, z. B.: • Gesunde, intakte Haut? • Lokale Hauterkrankung, z. B. Pilzinfektion, Wunden, Intertrigo, Dekubitus? • Generalisierte Hauterkrankung (→ Abb. 32.2), z. B. Neurodermitis (→ 32.7.1)? • Belastete Haut bei Inkontinenz, Durchfall, Fieber, Schwitzen? • Durchblutungsstörungen der Haut?
Prothesen, Seh- und Hörhilfen, z. B.: • Ober-, Unterkieferprothese, Gebissteilprothese (→ 6.7.4)? • Hörgerät (→ 10.5.1)? • Brille, Kontaktlinsen (→ 35.1.6)? • Augenprothese (→ 35.1.7)? • Arm-, Beinprothese (→ 29.5.7)?
Mund und Lippen, z. B.: • Mundschleimhaut intakt? • Lippen geschmeidig? • Erkrankungen der Mundschleimhaut und Zähne (→ 6.7.3)? • Soor- und Parotitisgefahr (→ 6.7.6, → 6.7.7)?
Übergeordnete Gesichtspunkte, z. B.: • Patientin stimulieren oder beruhigen (→ 6.2.4)? • Körperpflege mit anderen Tätigkeiten kombinierbar, z. B. Mobilisation?

- **Patientin aktivieren:** Damit die Patientin ihre Körperpflege bald (wieder) alleine ausführen kann, wird sie so früh wie möglich schrittweise zur Selbstständigkeit aktiviert (aktivierende Pflege → 51.3, → 17.3.1).

Körperpflege und Intimsphäre von Kindern

Pflegende berücksichtigen den Entwicklungsstand und die Selbstständigkeit des Kindes. Sie übernehmen keine Tätigkeiten, die das Kind selbst ausführen kann. Bereits Kleinkinder können ein Schamgefühl haben. Dieses hängt v. a. vom Umgang mit Scham in der Familie ab. Ist es den Eltern nicht möglich, die Körperpflege ihres Kindes zu übernehmen, befragen die Pflegenden die Eltern zum Schamgefühl des Kindes.

6.2.3 Hygienerichtlinien

Hygienerichtlinien beachten:

- Zu Beginn und zum Abschluss der Körperpflege die Hände desinfizieren. Eine Händedesinfektion ist auch notwendig nach Kontakt mit Ausscheidungen, vor und nach der Intimpflege, vor der Entnahme von frischer Wäsche oder Pflegeutensilien aus Vorratsschränken (→ 41.2)
- Einmalschürze tragen und nach jeder Patientin wechseln, um die Gefahr der Keimverschleppung zu minimieren
- Waschwasser, Waschlappen und Handtuch vor der Intimpflege wechseln, v. a. bei transurethralem Blasenverweilkatheter (→ 8.1.5)
- Prinzipien zum Tragen von Handschuhen beachten (→ 41.2.4). Bei der Ganzkörperwaschung sollten Handschuhe möglichst nur während der Intimpflege oder bei infektiösen Hauterkrankungen, z. B. Fußpilz, angezogen werden. Körperpflege mit Handschuhen widerspricht den Prinzipien der Basalen Stimulation® (→ 12.7)
- Bei infektiösen Hauterkrankungen, z. B. Intertrigo (→ Abb. 6.5), den betroffenen Körperteil zuletzt waschen und getrennte Utensilien verwenden, möglichst Einmalartikel
- Keine Seifenstücke für die Körperpflege verwenden; sie weichen auf und bleiben lange feucht, was eine Keimbesiedelung fördert
- Waschschüssel und Nachtschränkchen nach der Körperpflege entsprechend dem Hygienestandard reinigen bzw. desinfizieren
- Bei abwehrgeschwächten und infektiösen Patientinnen Waschlappen und Handtücher nach Gebrauch wechseln, ansonsten Waschlappen gründlich auswaschen.

6.2.4 Übernahme der Körperpflege im Bett

Rückengerechte Arbeitsweise → 16.4.4
Körperpflege des Neugeborenen → 34.23.3
Betten im Inkubator → 34.24.8

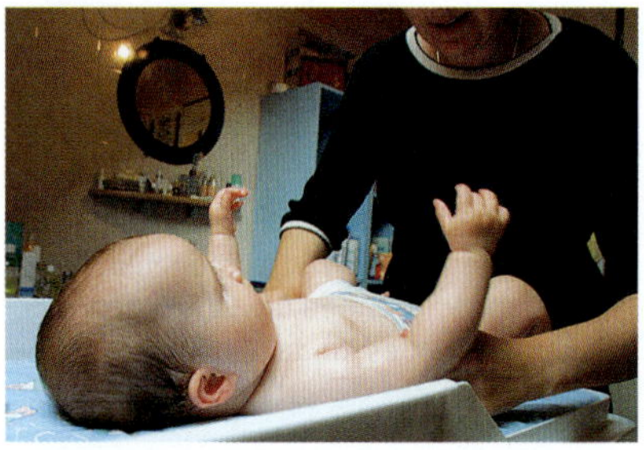

Abb. 6.6 Säuglinge und Kleinkinder können am einfachsten auf dem Wickeltisch gewaschen werden. Zuvor werden alle benötigten Utensilien und frische Kleidung bereitgelegt. Auf der Neugeborenenstation findet das Waschen unter einer Wärmelampe statt. [J787]

DEFINITION

Ganzkörperwaschung: Übernahme der Körperpflege bei Patientinnen, die (weitgehend) unselbstständig sind und sich nicht selbst waschen können oder dürfen. Dabei kann die Patientin sowohl im Bett als auch auf einem Hocker oder in einem Rollstuhl am Waschbecken gewaschen werden. Säuglinge und Kleinkinder werden meist auf dem Wickeltisch gewaschen (→ Abb. 6.6), Frühgeborene, die ihre Körpertemperatur noch nicht selbstständig halten können, im Inkubator.

Vorbereitung der Patientin

Vor Beginn der **Ganzkörperwaschung** informiert sich die Pflegende zum einen im Gespräch mit der Patientin, zum anderen im Gespräch mit ihren Kollegen bzw. mithilfe des Dokumentationssystems über die Gewohnheiten und Fähigkeiten der Patientin (→ Tab. 6.2). Vor und während der Ganzkörperwäsche erklärt sie ihr alle Handlungen und bezieht sie so weit wie möglich in den Ablauf ein und erfragt ihre Wünsche. Vorab ermöglicht sie der Patientin die Entleerung von Darm oder Blase.

Positionierung

Damit die Patientin eigene Ressourcen einbringen und die Handlungen der Pflegenden beobachten kann, wird sie im Bett mit erhöhtem Oberkörper auf dem Rücken positioniert (→ Abb. 6.7). Lagerungshilfen werden entfernt, um sie vor Nässe zu schützen und der Patientin mehr Bewegungsfreiheit zu geben. Ausnahme ist eine von der Ärztin angeordnete therapeutische Positionierung (z. B. U-Schiene nach Hüft-TEP, → 29.11.8).

Ist die Patientin mobil, kann sich aber aufgrund ihres Alters oder ihrer Erkrankung nicht selbst waschen, helfen ihr die Pflegenden, sich zur Ganzkörperwaschung auf einen Hocker oder in einen (Roll-)Stuhl ans Waschbecken zu setzen und unterstützen sie dort.

Vorbereitung des Arbeitsplatzes

- Zimmer lüften, dann für eine angenehme Zimmertemperatur sorgen
- Besucherinnen nach draußen bitten; Angehörige bleiben nur nach Absprache mit der Patientin im Zimmer
- Sichtschutz aufstellen
- Bei der Ganzkörperwäsche im Bett: Nachttisch frei räumen (Patientin um Erlaubnis bitten) und Patientenhaltegriff hochhängen
- Bei der Ganzkörperwaschung am Waschbecken: Ablagefläche schaffen.

VORSICHT! Bei Patientinnen mit gestörtem Gleichgewicht oder der Gefahr einer Kreislaufschwäche richten Pflegende zunächst vollständig die Materialien im Bad, damit sie die Patientin später nicht unbeaufsichtigt lassen müssen. Sie setzen diese nicht auf einen Hocker, sondern auf einen Stuhl mit Lehne, z. B. Toilettenstuhl.

Vorbereitung der Materialien

Die Pflegenden verwenden bevorzugt die eigenen Utensilien der Patientin. Benötigt werden:

- Waschschüssel für die Ganzkörperwäsche im Bett (→ Abb. 6.8)
- Zwei Handtücher
- Zwei (Einmal-)Waschlappen
- Waschlotion (Syndet → 6.1.4)
- Zahnputzutensilien, Utensilien für spezielle Mundpflege (→ 6.7.4, → 6.7.5)
- Hautpflegemittel (→ 6.1.5), Kosmetika nach den Wünschen der Patientin
- Utensilien für Rasur und Bartpflege (→ 6.3)
- Frische Bettwäsche und Kleidung
- Kamm bzw. Bürste, Spiegel

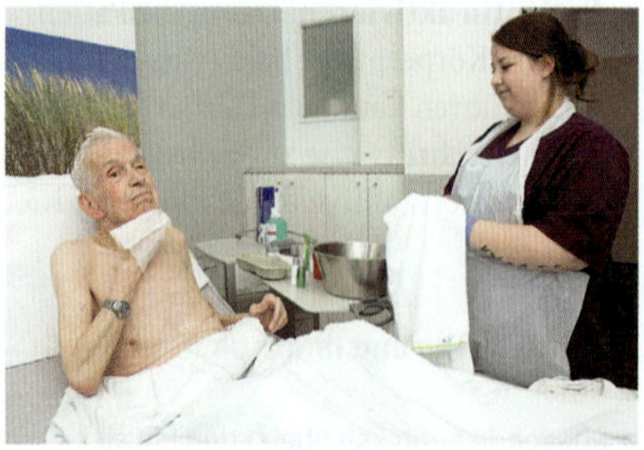

Abb. 6.7 Die Rückenlage mit erhöhtem Oberkörper ermöglicht dem Patienten, sich bei der Ganzkörperwäsche aktiv zu beteiligen. [K115]

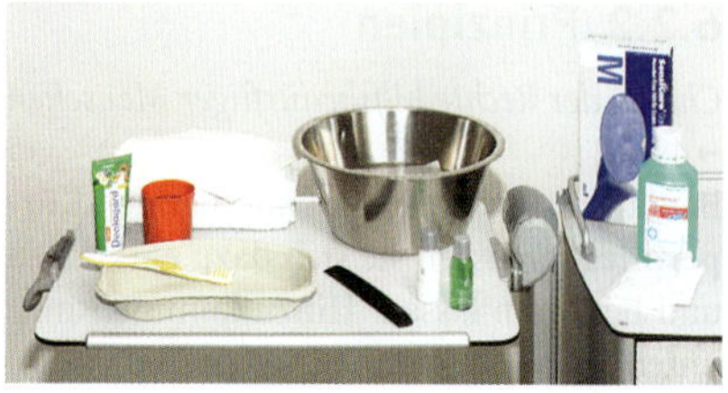

Abb. 6.8 Materialien zur Unterstützung bei der Körperpflege im Bett. [K115]

- Ggf. Inkontinenzversorgung (→ 8.1.6), Windel
- Einmalhandschuhe und Schürze
- Händedesinfektionsmittel
- Abwurf und Wäscheabwurf.

Körperpflege mit Feuchttüchern

Manche Kliniken und Stationen (v. a. Intensivstationen) setzen mittlerweile Feuchttücher zur Ganzkörper- und/oder Intimpflege (z. B. Octisan® Waschhandschuhe) ein. Die Tücher werden vor der Verwendung in der Verpackung in der Mikrowelle erwärmt. Das Hauptargument dafür ist die Zeitersparnis.

Prinzipien der Ganzkörperwaschung

- Die Reihenfolge bei der Ganzkörperwaschung richtet sich nach der individuellen Situation der Patientin, ihren Wünschen und Bedürfnissen und hygienischen Notwendigkeiten
- Individuelle Waschrituale und Gewohnheiten der Patientin beachten
- Vorab die Methode der Ganzkörperwaschung festlegen, z. B. die beruhigende Waschung eher abends, die belebende morgens durchführen
- Patientin motivieren und anleiten, Teile selbst zu waschen, z. B. das Gesicht
- Nicht zu zweit waschen; es verwirrt die Patientin, wenn zwei Pflegende verschiedene Körperstellen parallel waschen. Eine zweite Person nur bei adipösen, schwer kranken oder verwirrten Patientinnen hinzuziehen, wenn diese nicht allein bewegt und positioniert werden können.
- Um die Körperwahrnehmung der Patientin zu fördern, mit angemessenem Druck und in langen Zügen waschen; so kann die Patientin z. B. ihren Arm von der Schulter bis zu den Fingern im Ganzen erfahren; Hautkontakt möglichst wenig unterbrechen
- Wassertemperatur erfragen, Wasser ggf. während des Waschens nochmals erwärmen

- Immer nur den Körperteil aufdecken, der gerade gewaschen wird; soll die Bettdecke frisch bezogen werden, kann der alte Bezug zum Abdecken während des Waschens verwendet werden
- Die Hände und Füße der Patientin möglichst ganz ins Wasser tauchen (→Abb. 6.9)
- Im Bett immer ein Handtuch unter das zu waschende Körperteil legen, damit die Bettwäsche nicht nass wird
- Körperpflege nutzen, um die Haut auf Veränderungen zu beobachten
- Während der Unterstützung bei der Körperpflege Patientin am Waschbecken nicht allein lassen; dies darf nur in Ausnahmesituationen bei kreislaufstabiler Patientin erfolgen, wenn sich die Rufanlage in Reichweite befindet
- Wird eine Waschlotion verwendet, diese mit klarem Wasser wieder abwaschen (z. B. mit einer zweiten Waschschüssel); verseiftes Wasser zwischendurch wechseln
- Ganzkörperwaschungen können bei spezifischen Indikationen mit speziellen Zusätzen und bestimmten Techniken durchgeführt werden (→Tab. 6.3)
- Maßnahmen der Körperpflege im Dokumentationssystem dokumentieren, Besonderheiten in den Pflegebericht schreiben, z. B. auch, ob der Selbstpflegeanteil nach und nach zunimmt.

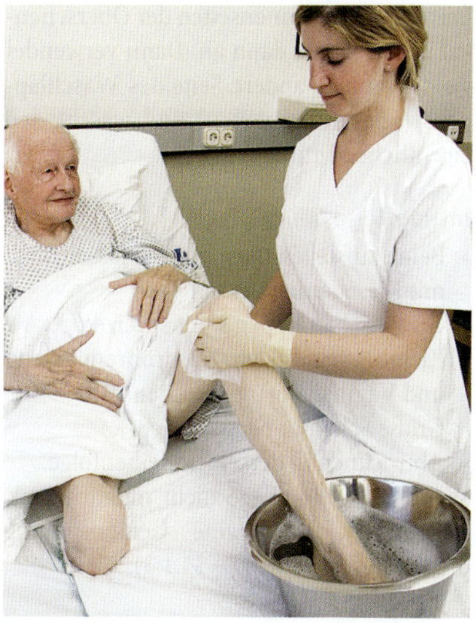

Abb. 6.9 Das Wasser spüren lassen. Patienten, die im Bett gewaschen werden (müssen), genießen ein Hand- und Fußbad. [K115]

VORSICHT! Kinder niemals unbeaufsichtigt auf dem Wickeltisch lassen (→Abb. 6.6). Haben Pflegende etwas vergessen bereitzulegen, nehmen sie das Kind entweder mit, wenn sie dieses Utensil holen, oder rufen eine andere Person herbei.

Gesicht, Oberkörper und Extremitäten waschen

Ablauf, Zusätze und Waschrichtung nach individueller Indikation wählen (→Tab. 6.3, →Tab. 6.4). Dieser Ablauf ist für eine **reinigende Ganzkörperwaschung** typisch, kann bei Bedarf aber modifiziert werden:

- Hemd der Patientin ausziehen und über den Oberkörper legen
- Dem Waschwasser nicht von Anfang an Waschlotion zusetzen, sondern diese gezielt (z. B. beim Waschen unter den Achseln) einsetzen und in einer kleinen Menge auf den Waschlappen geben
- **Hände** waschen – auch als Handbad – und trocknen
- Das **Gesicht** ist sehr empfindlich, deshalb behutsam behandeln:
  - Syndet nur auf Wunsch der Patientin verwenden, Augen aber aussparen
  - Zur Gesichtswaschung dem Wasser keine ätherischen Öle zusetzen
  - Beim Waschen der Augen vom äußeren zum inneren Augenwinkel wischen (in Richtung des Tränenflusses)
  - Zuerst Gesicht von Stirn über Wangen zum Kinn, dann Nase und Mundpartie waschen und abtrocknen
  - Ohrmuscheln und hinter den Ohren waschen und abtrocknen
  - Ggf. Gesicht nach der Reinigung eincremen
- **Hals, Arme** und **Achselhöhlen** waschen und trocknen; bei Säuglingen besonders auf Trockenheit in der Halsfalte achten
- **Brustkorb** und **Bauch** waschen und trocknen. Bei Frauen vorsichtig unter den Brüsten waschen und sorgfältig trocknen; auch Bauchnabel inspizieren und ggf. mit ölgetränktem Watteträger

Tab. 6.3 Ganzkörperwaschungen mit spezifischen Indikationen.

Waschung	Indikation	Waschwassertemperatur	Zusätze	Durchführung
Hautstabilisierende Körperwaschung	Patientin mit gestörter Hautflora, z. B. Diabetiker	Kühler (28 °C)	Saft einer halben Zitrone auf 5 l Wasser	• Belebende Waschung durchführen (→Tab. 6.4) • Intimbereich nur mit klarem Wasser • Nur abtupfen, nicht abtrocknen • Hautpflege mit W/O-Emulsion mit pH-Wert um 5 (→6.1.5)
Schweißreduzierende Körperwaschung	Patientin mit starker Schweißsekretion	Unter Körpertemperatur (24 °C)	1 l Salbeitee auf 4 l Wasser	• Beruhigende Waschung durchführen (→Tab. 6.4) • Intimbereich nur mit klarem Wasser • Nur abtupfen, nicht abtrocknen • Haut nicht eincremen
Geruchsreduzierende Körperwaschung	Patientin mit starkem Körpergeruch	Körpertemperatur (37 °C)	3 Esslöffel Obstessig auf 5 l Wasser	• Beruhigende Waschung durchführen (→Tab. 6.4) • Intimbereich nur mit klarem Wasser • Nur abtupfen, nicht abtrocknen • Hautpflege nach Bedarf
Fiebersenkende Körperwaschung	Patientin mit Fieber	Max. 10 °C unter Körpertemperatur (28 °C)	1 l Pfefferminztee auf 4 l Wasser	• Gegen Haarwuchsrichtung mit ausgewrungenem Waschlappen waschen • Nicht abtrocknen, damit das Wasser „nachkühlt" (Patienten mit einem Tuch zudecken und vor Zug schützen, Fenster geschlossen halten) • Füße dabei warmhalten, evtl. Socken anziehen
Körperpflege nach Bobath-Konzept	Patientin nach Schlaganfall und mit verändertem Muskeltonus		Keine	→37.6.6

reinigen. Bei Neugeborenen Nabelpflege durchführen (→ 34.23.3)
- Das Waschen des **Rückens** ist davon abhängig, ob sich die Patientin aufsetzen oder ohne großen Aufwand drehen kann. **Achtung!** Manche Patientinnen dürfen nicht gedreht werden, z. B. bei Verletzungen der Wirbelsäule. Wenn die Patientin beim Positionswechsel starke Schmerzen hat oder nur zu zweit gedreht werden kann, wäscht die Pflegende Rücken und Gesäß, nachdem sie den vorderen Körper gewaschen hat, und wechselt dabei das Bettlaken (→ nur einmaliges Drehen notwendig)
- Bei Bedarf Hautpflege durchführen (→ 6.1.5)
- Frische Kleidung am Oberkörper anziehen
- Ggf. Schlafanzughose ausziehen
- **Beine** waschen, abtrocknen und bei Bedarf Hautpflege durchführen
- **Füße** und **Zehenzwischenräume** reinigen und gründlich abtrocknen, damit sich kein Fußpilz bildet, dabei Zwischenräume inspizieren
- Bei Bedarf Intertrigoprophylaxe durchführen (→ 6.1.6).

Intimpflege

Pflege bei transurethraler Harnableitung → 8.1.5
Inkontinenzversorgung, Hautreinigung und -pflege → 8.1.6
Wickeln und Gesäßpflege beim Säugling → 8.1.4

Wasserwechsel

Ein Wasserwechsel vor dem Waschen des Intimbereichs ist sinnvoll und konsequent, wenn auch Waschlappen und Handtuch gewechselt werden. Besonders bei Patientinnen mit einem transurethralen Blasenverweilkatheter (→ 8.1.5) besteht die Gefahr, dass Keime aus anderen Körperregionen (z. B. bei Fußpilz oder Intertrigo) in den Intimbereich gebracht werden und das Risiko für eine Blasenentzündung zusätzlich erhöhen.

Beim **Waschen des Genitalbereichs** trägt die Pflegende Einmalhandschuhe. Wegen der Gefahr der Keimverschleppung werden Einmalwaschlappen verwendet bzw. Stoffwaschlappen nach der Intimpflege in die Wäsche gegeben. Auch das Handtuch wird nach dem Abtrocknen in die Wäsche gegeben, um eine Verschleppung von Darmkeimen zu vermeiden.

Bei Mann und Frau wäscht die Pflegende zunächst den Bauch vom Nabel abwärts, die Leisten und die Innenseiten der Oberschenkel und trocknet dann ab. Dann verwendet sie die saubere andere Seite des Waschlappens (oder einen neuen) und wäscht den eigentlichen Intimbereich.

Intimpflege bei der Frau

- Beine aufstellen und spreizen lassen, ggf. mit Kissen unterstützen
- Große Schamlippen sanft spreizen
- Kleine Schamlippen, Harnröhrenöffnung und Vaginaleingang waschen
- Große Schamlippen waschen
- Abtrocknen in derselben Reihenfolge.

Wenn die Intimpflege nicht möglich bzw. erlaubt ist, kann eine Genitalspülung durchgeführt werden (→ 34.1.3).

Bei der Intimpflege beachten

- Das Waschen von „innen" nach „außen" verhindert, dass Keime in den Harnröhren- und Vaginaleingang gebracht werden
- Den Intimbereich stets von der Symphyse zum Anus waschen, also von vorne nach hinten, um eine Keimverschleppung zu verhindern
- Den Waschlappen drehen bzw. immer mit sauberen Stellen waschen
- Ggf. Waschlappen bei grober Verschmutzung wechseln
- Gründlich abtrocknen, um eine Intertrigo (→ 6.1.6) zu vermeiden.

Intimpflege beim Mann

- Vorhaut ganz zurückziehen, Harnröhreneingang und Eichel waschen, trocknen, Vorhaut wieder zurückschieben, um Paraphimose (→ 33.8.2) zu verhindern
- Penisschaft zum Körper hin und Hodensack in Richtung Gesäß waschen und gründlich trocknen.

! **VORSICHT!** Bei Kindern ist eine Phimose (*Verengung der Vorhaut*, → 33.8.2) bis zum Ende des 2. Lebensjahrs normal (physiologische Phimose). Die Vorhaut darf daher nicht zurückgezogen werden, da dies zu Einrissen und Vernarbungen führen kann.

Waschen des Gesäßes

Zum **Waschen des Gesäßes** im Bett wird die Patientin auf eine Seite gedreht. Die Pflegende beginnt mit dem Waschen des Gesäßes und wäscht zum Schluss den Anus in Richtung Steißbein, um keine Darmkeime in die Umgebung und den vorderen Intimbereich zu verteilen. Abtrocknen nach denselben Prinzipien, ggf. Hautpflege. Patientin auf die andere Seite drehen und den zuvor unzugänglichen Teil des Gesäßes waschen und abtrocknen.

Nachsorge

Zum Abschluss der Ganzkörperwaschung wird die Patientin beim Ankleiden unterstützt. Mundpflege, Rasur, Haarpflege durchführen bzw. Patientin unterstützen und ihr einen Blick in einen Spiegel ermöglichen.

Anschließend Materialien und Nachtschränkchen nach den Hygienevorgaben aufräumen, entsorgen bzw. aufbereiten und die persönlichen Dinge der Patientin wieder griffbereit hinstellen.

Blick zurück

Bevor sich die Pflegende der nächsten Patientin zuwendet, vergewissert sie sich, dass die Patientin gut versorgt ist:
- Alle zu- und ableitenden Systeme sind in korrekter Position und Funktion (z. B. Infusion wurde nach dem Ankleiden wieder angestellt, Ableitungsschlauch des Blasenkatheters ist nicht abgeknickt)
- Monitorüberwachung ist eingeschaltet und die akustischen Alarmgrenzen sind korrekt eingestellt
- Die Patientin kann ein Getränk erreichen (sofern sie nicht nüchtern bleiben muss)
- Sie hat die Rufanlage in greifbarer Nähe und kann sie betätigen
- Sie liegt korrekt und bequem
- Sie kann eine Hilfe zum Aufrichten bzw. die Fernbedienung des Betts erreichen
- Sie kann ihre persönlichen Dinge auf dem Nachttisch erreichen
- Das Zimmer ist gelüftet und die Zimmertemperatur angenehm
- Bei Säuglingen und Kleinkindern ist das Bettgitter hochgezogen und eingerastet
- Bei Inkubatoren und Wärmebetten sind alle Klappen geschlossen.

Basal stimulierende Körperwaschung

Basale Stimulation® → 12.7
Ganzkörperwaschung mit spezifischen Indikationen → Tab. 6.3

Bei der basal stimulierenden Körperwaschung steht nicht die Reinigung im Vordergrund: Das Ziel ist vielmehr, der Patientin über eine alltägliche, ihr bekannte Tätigkeit eine unmittelbare Kommunikation zu ermöglichen und – v. a. beim Verlust sensorischer Reize, z. B. durch Bettlägerigkeit – ihre **Körperwahrnehmung und -identität** zu fördern. Dabei berücksichtigen die Pfle-

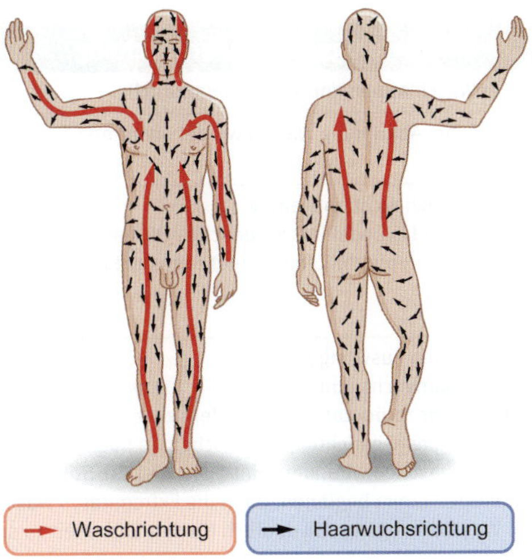

Abb. 6.10 Belebende Ganzkörperwaschung entgegen der Haarwuchsrichtung. Entspricht die Waschrichtung vorübergehend der Haarwuchsrichtung, z. B. oberhalb der Kniekehle, stört es die harmonische Wirkung einer belebenden Ganzkörperwaschung nicht. [L157]

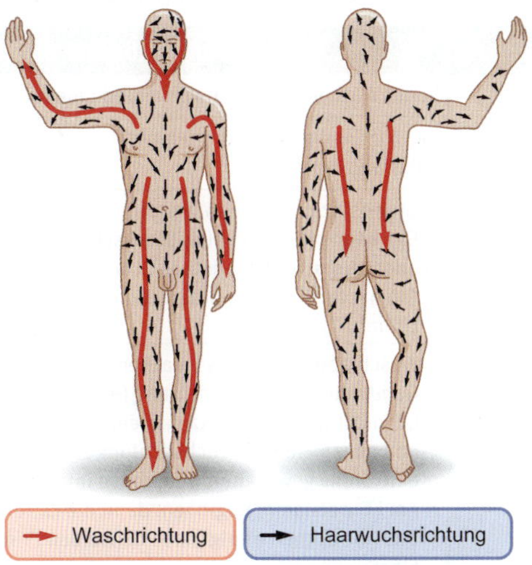

Abb. 6.11 Beruhigende Ganzkörperwaschung mit der Haarwuchsrichtung. Entspricht die Waschrichtung vorübergehend nicht der Haarwuchsrichtung, stört es die harmonische Wirkung weniger als ein ständiges Wechseln der Waschrichtung. [L157]

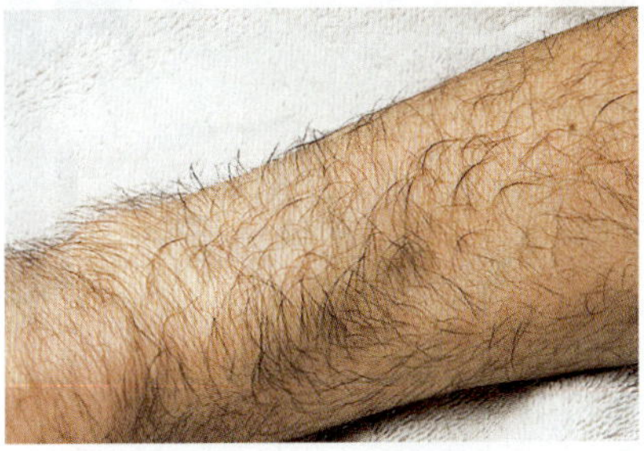

Abb. 6.12 Bei der belebenden Körperwaschung sind die Haare aufgestellt. [K115]

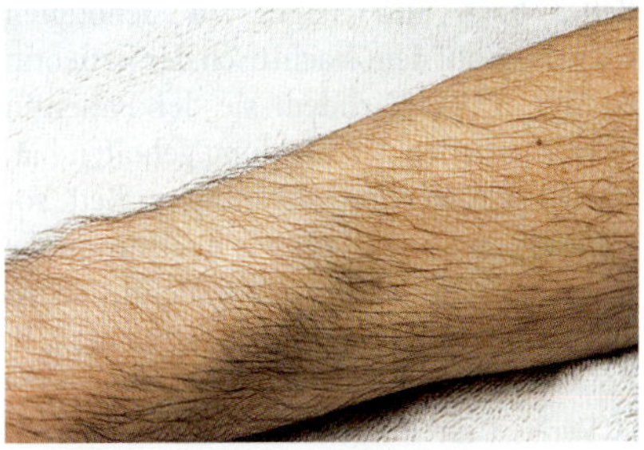

Abb. 6.13 Bei der beruhigenden Ganzkörperwaschung liegen die Haare glatt am Körper an. [K115]

genden das Erleben und die Fähigkeiten der Patientin.

In der Praxis finden v. a. die **belebende** und die **beruhigende Körperwaschung** Anwendung (→ Tab. 6.4). Beide orientieren sich an der Körperbehaarung. Jede Haarwurzel ist von Nerven umgeben, die Berührungen registrieren und Empfindungen weiterleiten. Das Waschen **gegen** den Haarwuchs ist intensiver und wird als **belebend** und anregend empfunden (→ Abb. 6.10, → Abb. 6.12). Im Gegensatz dazu wirkt das Waschen **mit** dem Haarstrich **beruhigend** (→ Abb. 6.11, → Abb. 6.13). Diese beiden Körperwaschungen beziehen den Intimbereich nicht ein, d. h., er wird separat gewaschen.

Körpererfahrung ermöglichen

Um eine Atmosphäre zu schaffen, in der sich die Patientin ganz auf ihre Körpererfahrung konzentrieren kann, wird die basal stimulierende Körperwaschung grundsätzlich nur von **einer Pflegenden** durchgeführt. Die Berührung soll eindeutig, ruhig, mit flach aufgelegter Hand und konstantem Druck ausgeübt werden.

Vor allem bei Patientinnen, die ihr Umfeld nicht deutlich wahrnehmen können und auf wiederholte ungewohnte Berührungen schreckhaft reagieren, achten

Tab. 6.4 Unterschiede in der basal belebenden und beruhigenden Ganzkörperwaschung (→ 12.4) [5].

	Belebende Körperwaschung	Beruhigende Körperwaschung
Ziele	• Förderung der Körperwahrnehmung • Anregung und Belebung	• Förderung der Körperwahrnehmung • Beruhigung und Entspannung
Indikationen	• Depression • Somnolenz *(übermäßige Schläfrigkeit)* • Bewusstlosigkeit • Durchblutungsstörungen • Kreislaufinstabilität und niedriger Blutdruck • Niedriger Muskeltonus • Am Morgen	• Unruhezustände • Angstzustände • Schmerzen • Einschlafstörungen • Hoher Muskeltonus • Am Abend
Umgebung	• Eher kühlere Raumtemperatur • Keine Störungen • Nur eine Person wäscht	• Warme Raumtemperatur • Keine Störungen • Wenig mit dem Patienten sprechen • Nur eine Person wäscht

Tab. 6.4 Unterschiede in der basal belebenden und beruhigenden Ganzkörperwaschung (→ 12.4) [5]. *(Forts.)*

	Belebende Körperwaschung	Beruhigende Körperwaschung
Material	Rauer Waschlappen/Schwamm und raues Handtuch	Weicher Waschlappen und weiches Handtuch
Wassertemperatur	Ca. 10 °C unter der Körpertemperatur: 24–28 °C (Vorsicht, Wasser kühlt weiter ab)	37–40 °C, bei Abkühlung Wasser wieder erwärmen
Zusätze	• Grundsätzlich nicht notwendig • Ggf. können Rosmarin (als ätherisches Öl, Tee oder Rosmarinmilch) oder Zitrone (als ätherisches Öl oder Zitronensaft) zugesetzt werden • Aromapflege → 43.9, hausinterne Standards und weiterführende Literatur beachten	• Grundsätzlich nicht notwendig • Ggf. können Lavendel (als ätherisches Öl, Tee oder Lavendelmilch) oder Hopfenblüten (als Tee) zugesetzt werden
Vorgehen	• Waschlappen tropfnass machen • *Gegen* die Haarwuchsrichtung (→ Abb. 6.10) waschen. Wichtig ist, nicht wieder zurückzufahren, sondern erneut anzusetzen und gegen die Haarwuchsrichtung zu waschen. Je häufiger über eine Stelle gewaschen wird, umso intensiver ist die Stimulation. • Am Körperstamm beginnen, dann die Extremitäten waschen • Das Abtrocknen erfolgt nach denselben Prinzipien, ebenso das Eincremen • Dauer nicht länger als 20 Min.	• Waschlappen auswringen • *Mit* der Haarwuchsrichtung (→ Abb. 6.11) waschen. Wichtig ist, nicht wieder zurückzufahren, sondern erneut anzusetzen und mit der Haarwuchsrichtung zu waschen. Je häufiger über eine Stelle gewaschen wird, umso intensiver ist die Stimulation. • Am Körperstamm beginnen, dann die Extremitäten waschen • Die Waschbewegung soll deutlich für den Patienten zu spüren sein • Das Abtrocknen erfolgt nach denselben Prinzipien, ebenso das Eincremen

die Pflegenden auf einen ständigen Kontakt zur Patientin. Sie sorgen außerdem dafür, dass es während der basal stimulierenden Körperwaschung zu keinen Störungen kommt.

Berührung als individuelles Angebot

Bei der basal stimulierenden Körperwaschung gibt es keinen Standard, der bei allen Patientinnen angewandt werden kann. Die Pflegenden verstehen jede Berührung als ein Angebot an die Patientin, das diese annehmen oder ablehnen kann und das bei Bedarf zu modifizieren ist. Die Pflegenden achten auf ihre eigene Körperspannung, nehmen z. B. Stress bei sich wahr und versuchen, diesen bestmöglich außen vor zu lassen, weil sich dieser in vielen Fällen auf die Patientin überträgt.

VORSICHT! Die belebende Körperwaschung kann den systolischen Blutdruck um 10–20 mmHg erhöhen. Bei Patientinnen mit Hypertonie oder Druckerhöhungen im Gehirn ist diese Waschung daher kontraindiziert.

6.2.5 Unterstützung bei der Körperpflege im Bett

DEFINITION

Unterstützung bei der Körperpflege im Bett („Waschwasser stellen"): Hilfe bei der Körperpflege für Patientinnen, die weitgehend selbstständig sind, aber das Bett nicht verlassen dürfen oder können, z. B. frisch operierte Patientinnen.

Sofern es die Erkrankung der Patientin erlaubt, stellt die Pflegende das Kopfteil des Bettes hoch und richtet alle benötigten Utensilien auf dem Nachttisch der Patientin (→ Abb. 6.14). Nachdem sie der Patientin beim Ausziehen der Kleidung geholfen hat, wäscht sich diese selbstständig im Bett, soweit sie kann. Die Pflegende übernimmt die Körperpartien, welche die Patientin selbst nicht oder nur sehr schwer erreicht, z. B. Rücken, Beine und Füße.

Verlässt die Pflegende das Zimmer, während sich die Patientin wäscht, achtet sie darauf, dass diese die Rufanlage gut erreichen kann. Ist die Patientin fertig, räumt die Pflegende das gebrauchte Wasser und die Waschutensilien weg, unterstützt die Patientin, eine bequeme Lage einzunehmen, lüftet das Zimmer und dokumentiert die Maßnahme.

6.2.6 Unterstützung bei der Körperpflege am Waschbecken

Mobilisation → 9.6

DEFINITION

Unterstützung bei der Körperpflege am Waschbecken: Hilfe bei der Körperpflege für Patientinnen, die teilweise selbstständig sind und das Bett verlassen können. Mobilisation und Körperpflege werden sinnvoll verknüpft.

Hilfe bei der Körperpflege am Waschbecken ist häufig bei älteren Patientinnen und bei solchen in der postoperativen Phase notwendig. Das Waschen am Waschbecken ist für die Patientinnen ein Zeichen, dass es ihnen wieder besser geht. Daher unterstützen die

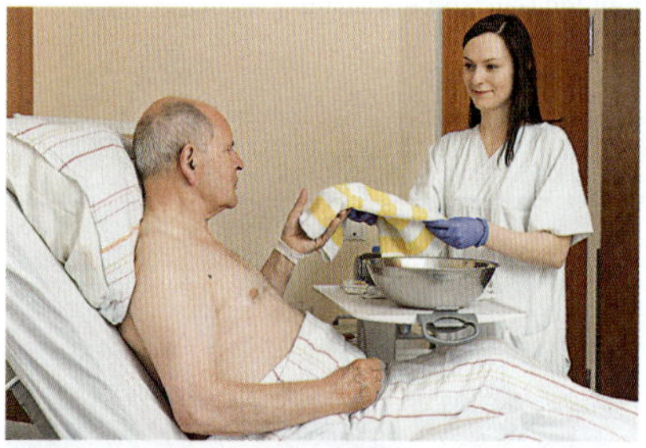

Abb. 6.14 Patienten, die zwar Bettruhe einhalten müssen, sich aber sonst gut bewegen können, waschen sich so weit wie möglich selbst, wenn sie alle Utensilien griffbereit haben. [K115]

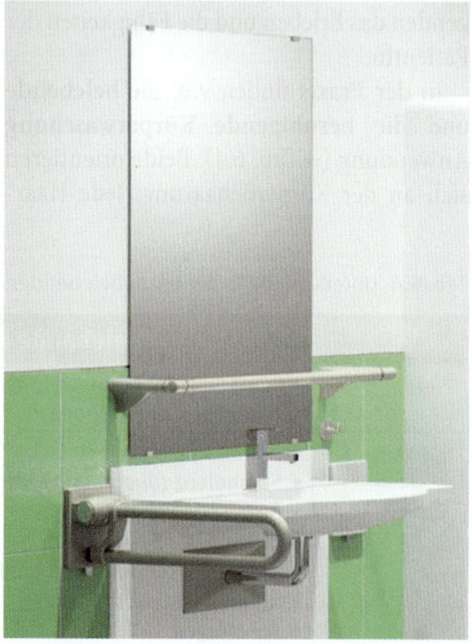

Abb. 6.15 Waschbecken mit seitlichen stabilen Haltegriffen, damit sich die Patientin aufrichten und festhalten kann. Durch den niedrig hängenden Spiegel kann sie diesen auch im Sitzen nutzen. [V203]

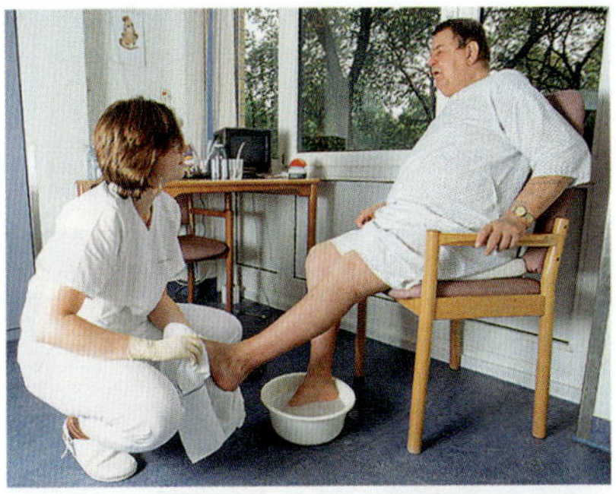

Abb. 6.16 Patienten, die nicht baden oder duschen können, empfinden ein Fußbad meist als sehr angenehm. [K115]

Pflegenden Patientinnen dabei, sich so früh wie möglich am Waschbecken (→Abb. 6.15) zu waschen.

Viele Patientinnen benötigen beim **Gang zum Waschbecken** Hilfe oder werden mit dem Rollstuhl dorthin gefahren. Bei der Mobilisation wird die Patientin auf Zeichen der Kreislaufschwäche (z. B. Blässe, kalter Schweiß oder Schwindelgefühl) beobachtet. Eine **Sitzgelegenheit** soll der Patientin Sicherheit bieten (Stuhl mit Armlehnen) und wird mit einem Handtuch abgedeckt. Danach vergewissert sich die Pflegende, dass alle Sonden, Drainagen und Kathetersysteme sicher angebracht sind. Sie überprüft, ob die Patientin alle benötigten Utensilien erreichen kann, schließt die Badezimmertür bzw. zieht den Vorhang am Waschplatz zu. Bleibt die Patientin vorübergehend allein, platziert die Pflegende die Rufanlage in Reichweite der Patientin. Dies darf nur bei kreislaufstabilen und orientierten Patientinnen erfolgen.

Die Patientin wäscht sich so weit wie möglich selbst. Nicht erreichbare Körperpartien übernimmt die Pflegende (→Abb. 6.16).

Die **Intimpflege** wird nur dann am Waschbecken durchgeführt, wenn die Patientin sicher stehen kann. Ansonsten wird sie vorher im Bett durchgeführt. **Nach der Körperpflege** wird die Patientin ggf. beim Anziehen unterstützt. Abschließen werden die Utensilien aufgeräumt, die Pflegende sorgt dafür, dass Bad und Waschbecken für die nächste Patientin sauber sind.

6.2.7 Unterstützung beim Duschen

Duschen empfinden die meisten Patientinnen angenehmer als Waschen, weil ihr Körper dabei nicht nur befeuchtet, sondern richtig nass wird. Vorteil des Duschens ist, dass „Schmutz" und Waschlotion gleich weggespült werden und nur ein Drittel des beim Baden benötigten Wassers erforderlich ist. Außerdem regt Duschen den Kreislauf an, besonders wenn die Maßnahme mit kühlem Wasser abgeschlossen wird.

Beim Duschen beachten:

- Rutschfeste Unterlage in die Dusche legen
- Für Patientinnen, die nicht sicher stehen können, rutschfesten Stuhl oder Hocker in die Duschwanne stellen bzw. Duschsitz an der Wand nutzen
- Rufanlage erreichbar positionieren
- Selbstständige Patientinnen allein duschen lassen
- Auf Haltegriffe hinweisen.

> **Hilfsmittel**
> Patientinnen, die nicht stehen oder selbstständig sitzen können, werden mit einem **Badelifter in der Badewanne** geduscht.
> In der ambulanten Pflege haben viele Wohnungen nur eine Badewanne und keine Dusche. In diesem Fall hat sich ein drehbarer Wannensitz bewährt, der auf dem Wannenrand aufliegt oder befestigt wird und das Abduschen des Pflegebedürftigen im Sitzen über der Badewanne ermöglicht.

Vorbereitung des Raums

Duschen findet im Bad des Patientenzimmers bzw. in einem (meist) größeren Stationsbad statt. **Vorbereitung des Raums:**

- Rechtzeitig vorher für eine angenehme Raumtemperatur (23 °C) sorgen (Fenster schließen, ggf. Heizung höherstellen)
- Hocker oder herunterklappbare Sitzfläche mit einem Handtuch abdecken
- Besetzt-Schild an der Badezimmertür anbringen, um Störungen während des Duschens zu vermeiden
- Handtücher und frische Wäsche in das Badezimmer bringen, ggf. Handtücher zum Vorwärmen auf die Heizung legen
- Duschgel, ggf. Shampoo, Waschlappen und rutschfeste Unterlage in Griffnähe bereitlegen.

Vorbereitung der Patientin

- Maßnahme rechtzeitig vorher mit der Patientin besprechen und in den Tagesablauf einplanen

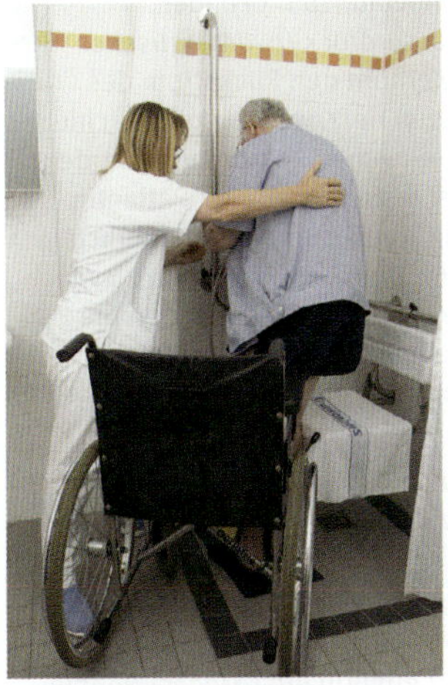

a Die Pflegende unterstützt den Patienten beim Umsetzen auf den Duschsitz.

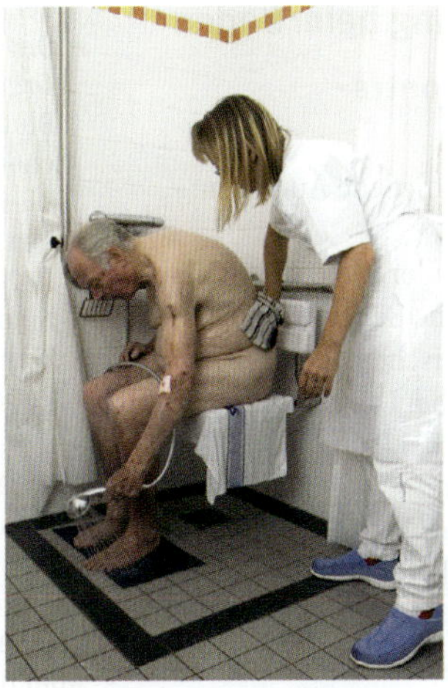

b Die Pflegende übernimmt für den Patienten das Waschen des Rückens.

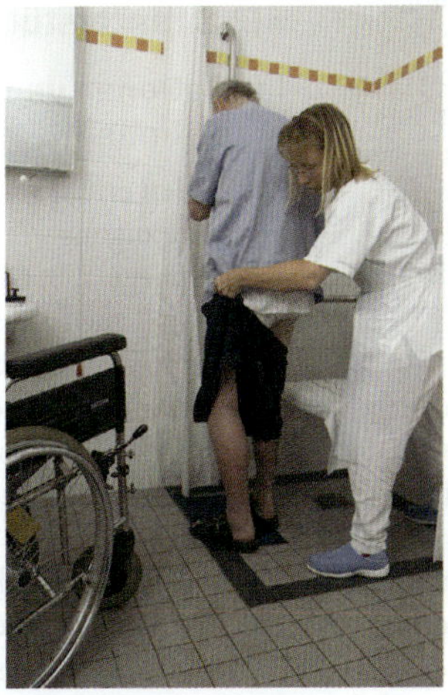

c Die Pflegende hilft dem Patienten beim Anziehen.

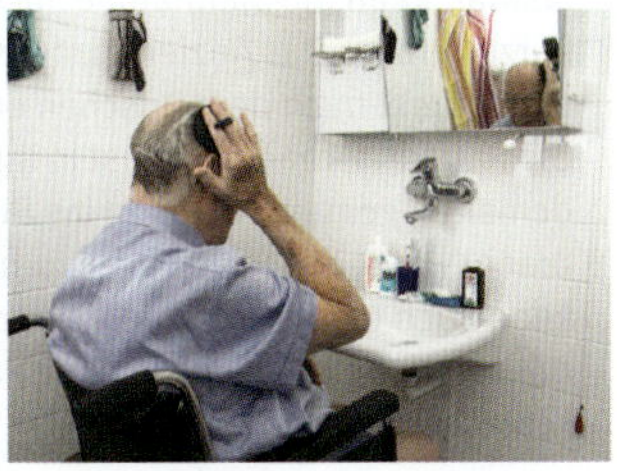

d Haare kämmen. Der Spiegel muss so eingestellt sein, dass der Patient sich sehen kann. Anschließend kann der Patient die Mund- und Zahnpflege und ggf. die Rasur am Waschbecken durchführen, ggf. unterstützt durch die Pflegende.

Abb. 6.17 Unterstützung eines Patienten beim Duschen, der stehen und sicher sitzen kann. [K115]

- Ablauf und weitere Maßnahmen, z. B. Zähneputzen, Rasur, besprechen
- Vor dem Duschen Blasen- und Darmentleerung anbieten.

Durchführung

Die Durchführung (→ Abb. 6.17) richtet sich nach den Ressourcen der Patientin.

- Patientin zu Fuß in die Dusche begleiten oder mit dem Toilettenstuhl hinfahren; bei Bedarf auf einen Duschhocker oder den Duschsitz umsetzen
- Patientin beim Ausziehen der Kleidung unterstützen
- Wasser anstellen und Wassertemperatur einstellen, mit der Hand Temperatur testen und dann von der Patientin prüfen lassen
- Wasserstrahl mit nicht zu viel Druck von unten nach oben wandern lassen, ggf. kann die Patientin die Dusche auch selbst halten
- Patientin die notwendige Unterstützung anbieten, z. B. beim Waschen der Beine und des Intimbereichs
- Erst zum Schluss die Haarwäsche durchführen (über die nassen Haar geht Wärme verloren, Kältegefühl entsteht), Patientin anbieten, sich einen Waschlappen vor die Augen zu halten
- Patientin fragen, ob sie zur Kreislaufanregung zum Abschluss das Wasser etwas kälter haben möchte

Patientenbeobachtung

Pflegende achten darauf, dass das Duschen nicht zu lange dauert. Die Dauer hängt von der Belastbarkeit der Patientin ab. Diese wird während des Duschens genau beobachtet und nach ihrem Befinden befragt. Ist sie noch nicht lange belastbar, kann die Maßnahme auch abgekürzt werden. Das Anziehen muss z. B. nicht direkt nach dem Duschen erfolgen. Die Patientin kann zunächst in ihren Bademantel gehüllt und dann ins Bett gebracht werden, um sich auszuruhen. Ggf. kann auch erst im Bett die Intimtoilette durchgeführt werden, wenn die Patientin schlecht stehen kann.

- Zunächst zügig den Körper abtrocknen, da der Patientin durch die Verdunstungskälte kalt ist, dann gründlich die Hautfalten nachtrocknen
- Anschließend eine an die Hautsituation angepasste Hautpflege durchführen
- Patientin beim Ankleiden behilflich sein
- Sie zum Waschbecken begleiten und dort Haare föhnen und kämmen
- Sie bei der Mundpflege unterstützen, falls diese nicht bereits vor dem Duschen durchgeführt wurde
- Patientin wieder in das Bett oder z. B. an den Tisch bringen
- Anschließend Bad aufräumen: Duschstuhl desinfizieren, Wäsche entsorgen, Raum lüften, Besetzt-Schild entfernen
- Maßnahme dokumentieren.

Hautbeobachtung

Während des Duschens bietet sich die Gelegenheit, die Haut der Patientin sorgfältig zu inspizieren und den Hautzustand zu beurteilen. Ggf. müssen die Pflegemittel der Patientin (Duschgel, Körperlotion) geprüft werden, ob sie für ihre Hautsituation geeignet sind.

Ganzkörperdusche im Bett

Bettduschsysteme ermöglichen schwer kranken, bewegungseingeschränkten Patientinnen eine **Ganzkörperdusche im Bett.** Das Bettduschsystem (→ Abb. 6.18) besteht aus einem fahrbaren Dusch- und Abwasserwagen, bei dem ein Thermostat die Wassertemperatur im Frischwasserbehälter reguliert. Eine wasserdichte Matratzenauflage mit integriertem Abfluss wird am oberen sowie unteren Bettende eingehängt und zur Wanne umgeformt.

Für die Dusche im Bett ist das Umbetten der Patientin nicht notwendig, weil die wasserdichte Matratzenauflage wie ein Bettlaken unter sie gelegt wird. Durch eine integrierte Abflusseinrichtung fließt das Duschwasser in den Abwasserschlauch und von dort aus in den Schmutzwasserbehälter. Dieser wird nach Gebrauch in die Toilette entleert und mit Desinfektionslösung desinfiziert.

6.2.8 Unterstützung beim Baden

Indikationen und Kontraindikationen

Das **Baden** erfüllt verschiedene Aufgaben:

- Hautreinigung
- Hautpflege, z. B. Öl- oder Kleiebäder
- Therapie: medizinische Bäder und Teilbäder in der physikalischen Therapie, z. B. Wechselfußbad bei Durchblutungsstörungen, Handbad bei Panaritium *(Nagelbettentzündung)*
- Entspannung
- Förderung des Wohlbefindens.

Einen Überblick über **Anwendungsmöglichkeiten** des Badens gibt → Tab. 6.5.

Bei folgenden Erkrankungen dürfen Patientinnen i. d. R. **nicht baden:**

- Offene Wunde
- Schädel-Hirn-Verletzung
- Infektionskrankheit

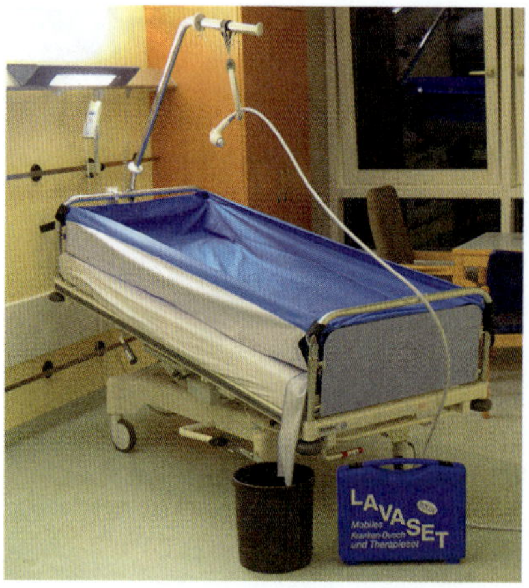

Abb. 6.18 Bettduschsystem von Lavaset® mit einer Matratzenauflage, die zur Wanne umgeformt werden kann. [V568]

- Unmittelbar nach Operationen
- Herz- und Kreislauferkrankungen.

Herz- und Kreislauferkrankungen

Bei Patientinnen mit Herz- und Kreislauferkrankungen darf ein Vollbad nur nach Rücksprache mit der Ärztin durchgeführt werden, denn bereits die physiologischen Kreislaufreaktionen können zu Komplikationen führen:

- Die oberflächlichen Blutgefäße weiten sich bei höherer Wassertemperatur, Blut versackt in der Peripherie. In der Folge fällt der Blutdruck ab und die Herzfrequenz steigt kompensatorisch an. Die Atmung wird gesteigert, um den erhöhten Sauerstoffbedarf zu decken. Bei bekannter Herz- und Kreislauferkrankung lassen die Pflegenden die Patientin daher nur kurz bei niedriger Temperatur (35 °C) baden.
- Der Wasserdruck *(hydrostatischer Druck)* erhöht den Rückstrom des Bluts zum Herz, weil die oberflächlichen Beinvenen komprimiert werden. Dies ist insbesondere für Patientinnen mit Herzinsuffizienz gefährlich (→ 21.6). Um Komplikationen zu verhindern, füllen die Pflegenden die Wanne bei älteren und schwachen Patientinnen nur bis zur Nabelhöhe.

NOTFALL! Verhalten bei **Komplikationen** (z. B. Kreislaufkollaps, Synkope, → 21.2.3):

- Alarm auslösen
- Wasser ablaufen lassen
- Kopf der Patientin über Wasser halten
- Ist das Wasser abgelaufen, bei Kollaps Beine hochhalten
- Bei Kreislaufstillstand: Patientin aus der Wanne bringen und unverzüglich Reanimation einleiten (→ 14.3).

Tab. 6.5 Anwendungsmöglichkeiten für Teil- und Vollbäder. Sie dienen therapeutischen Zwecken und unterscheiden sich insbesondere durch Temperatur, Dauer, Wassermenge und Badezusätze.

Badeart	Indikationen und Kontraindikationen (Bsp.)	Durchführung
Warmes Vollbad	• Unruhe • Muskelverspannungen • Muskelhypertonie (→37.2.5) • Kontrakturen	Wie Reinigungsbad, Wassertemperatur: ca. 37 °C
Handbad	• Finger- und Handversteifungen • Panaritium • Im Rahmen der Ganzkörperwaschung • Vor dem Schneiden der Fingernägel	• Ganze Hand in warmes Wasser (Waschschüssel oder Waschbecken) tauchen und bewegen lassen • Wassertemperatur: ca. 37 °C
Armbad	• Hypotonie, Müdigkeit (kalt) • Vorbereitung zur Venenpunktion bei schlechten Venen (warm)	• Arm in einer Waschschüssel oder im Waschbecken baden lassen, Badedauer als kaltes Bad 30 Sek. (reaktive Hyperämie), als warmes Bad 10–15 Min. • Beim kalten Bad Wassertemperatur ca. 12–15 °C, es darf nicht unangenehm sein • Beim warmen Bad Anfangstemperatur bei ca. 36 °C, dann Temperatur auf ca. 42 °C steigern und möglichst konstant halten
Warmes Fußbad	• Kalte Füße • Distorsion (Zerrung der Gelenkbänder) • Im Rahmen der Ganzkörperwaschung • Vor dem Schneiden der Zehennägel	• Wassertemperatur liegt zu Beginn bei ca. 36 °C, dann auf ca. 42 °C steigern (warmes Wasser zufügen) • Bad nach ca. 15–20 Min. mit kalter Fußwaschung beenden
Wechselfußbad	• Gefäßtraining bei venösen Gefäßerkrankungen (→22.7) • **Kontraindikation:** pAVK (→22.5.2)	• Zwei Eimer richten, einen mit 40 °C heißem, einen mit 20 °C kaltem Wasser • Mit warmem Fußbad (ca. 2 Min.) beginnen • Dann Füße 10–20 Sek. in das kalte Wasser tauchen • Vorgang 3-mal wiederholen • Mit kaltem Wasser beenden
Sitzbäder, z. B. zur Wundheilung nach Hämorrhoidenoperation (→24.7.1), Dammriss oder -naht (→34.19.4), werden heute aus hygienischen Gründen kritisch gesehen und **kaum noch angewendet** (→43.13.4).		

Vorbereitung des Badezimmers

Die **Vorbereitung des Raums** entspricht der beim Duschen (→6.2.7). Vor der Badewanne liegt eine rutschfeste Duschvorlage, die bei jeder Patientin gewechselt wird, in der Badewanne und Dusche befindet sich eine rutschfeste Badematte.

Beim Baden beachten

- Patientin informieren, dass sie die Badezimmertür nicht abschließen soll, damit im Notfall Hilfe hereinkommen kann; Besetzt-Schild außen an die Tür hängen; Alternative: Schloss, das sich leicht von außen öffnen lässt
- Nicht unmittelbar nach dem Essen baden, sondern ca. 2 Stunden warten (Verdauung belastet den Körper, Blutdruck ist niedriger)
- Atmung, Puls, Hautfarbe und Ansprechbarkeit der Patientin beobachten, um Zwischenfälle schnell zu erkennen
- Falls die Patientin allein gelassen wird, Klingel erreichbar hängen
- Vorsicht mit elektrischen Geräten (z. B. Föhn, Handy) im Badezimmer; in der nassen Umgebung besteht die Gefahr eines Stromschlags.

VORSICHT! Kleinkinder nie unbeaufsichtigt im Badezimmer bei einlaufendem Badewasser und nie unbeobachtet in der Badewanne lassen, da sie im Badewasser ertrinken könnten.

Vorbereitung der Patientin

Die Vorbereitungen entsprechen denen beim Duschen (→6.2.7). Zusätzlich gilt:

- **Vitalzeichen kontrollieren:** Vollbad nur bei stabilem Kreislauf und gutem Allgemeinbefinden anbieten
- **Blase und Darm entleeren lassen:** Ggf. stuhlinkontinente Patientinnen, Säuglinge und Kleinkinder vor dem Baden säubern; bei Säuglingen in diesem Zusammenhang bei Bedarf die Körpertemperatur rektal messen (→5.2.3)
- **Gewichtskontrolle:** In vielen Krankenhäusern ist es üblich, Säuglinge täglich zu wiegen, da sie gerade durch Krankheit an Gewicht verlieren können. Das geschieht unbekleidet und eignet sich deshalb vor dem Waschen oder Baden
- **Wassertemperatur prüfen:** Die meisten Patientinnen empfinden eine Wassertemperatur von 35–38 °C (Körpertemperatur) als angenehm. Wassertemperatur beim Einlassen mit einem Thermometer kontrollieren. Patientin vor dem Einsteigen die Wassertemperatur prüfen lassen (mit der Hand oder dem Fuß, wenn sie auf einem Lifter sitzt). Säuglingsbad vor dem Ausziehen des Kinds mit einer Temperatur von 38 °C einlaufen lassen; bis der Säugling in der Wanne ist, hat sich das Wasser auf 37 °C abgekühlt. Die Wassertemperatur unmittelbar bevor dem Badevorgang nochmals überprüfen
- **Badezusatz:** Auf Wunsch oder Verordnung (z. B. in der Dermatologie) den Badezusatz hinzugeben (→Tab. 6.6).

Tab. 6.6 Hauptwirkung pflanzlicher Badezusätze (Auswahl). Mögliche Zusätze in der Dermatologie (→Tab. 32.2). Phytotherapie und Aromapflege →43.9, hausinterne Standards und weiterführende Literatur beachten.

Wirkung	Badezusätze
Schmerzstillend	Heublumen
Beruhigend	Arnika, Fichtennadel, Jasmin, Kleie, Lavendel, Orangenblüten
Entzündungshemmend	Arnika, Fichtennadel, Kamille, Thymian, Wacholder
Krampflösend	Heublumen
Durchblutungsfördernd	Kleie, Kohlensäure, Rosmarin
Desinfizierend	Kamille, Rosmarin, Salbei, Schwefel
Belebend	Basilikum, Kohlensäure, Rosmarin, Schwefel
Fiebersenkend	Eukalyptus, Kampfer, Melisse, Pfefferminze

Badezusätze mit Vorsicht verwenden

Nicht alle Badezusätze (→Tab. 6.6) gehören zu der Gruppe der harmlosen Duftstoffe, die nur das Wohlbefinden steigern. Bei bekannten **Allergien** muss entweder ganz auf Badezusätze verzichtet oder die Ärztin befragt werden. Während des Badens in jedem Fall auf Hautreaktionen wie Rötungen oder Juckreiz sowie auf Äußerungen der Patientin achten.

Durchführung

- **Beim Einstieg in die Wanne helfen:** Die Patientin sitzt auf einem Stuhl hinter der Badewanne oder auf dem Badewannenrand. Dann hilft ihr die Pflegende, ihre Beine über den Rand der Badewanne zu heben. Empfindet die Patientin die Wassertemperatur an den Beinen als angenehm, gleitet sie mit Unterstützung in die Badewanne
- **Lifter einsetzen:** Patientinnen, die nur wenig mithelfen können, werden mit einem Patientenlifter in die Badewanne gehoben (→ Abb. 6.19). Diese Methode ist für die Patientin sicherer und für die Pflegenden rückenschonender als das Einsteigen in die Badewanne ohne Lifter. Die Patientin bleibt während des Badens auf dem Lifter sitzen, sodass auch das Aussteigen sicher gestaltet werden kann
- **Mit Teilbad beginnen:** Wasser zunächst nur bis zur Nabelhöhe der Patientin einlassen. Wasser erst nachlaufen lassen, wenn die Patientin in der Wanne sitzt, dabei Wassertemperatur mit dem Thermometer kontrollieren
- **Körperpflege durchführen:** Hilfestellung bei der Körper- und Haarpflege geben, sofern erforderlich. Bei Erwachsenen oder größeren Kindern beträgt die Badezeit ca. 10–20 Min., beim Säugling wird das Bad bereits nach etwa 5–10 Min. beendet, um eine Auskühlung zu vermeiden

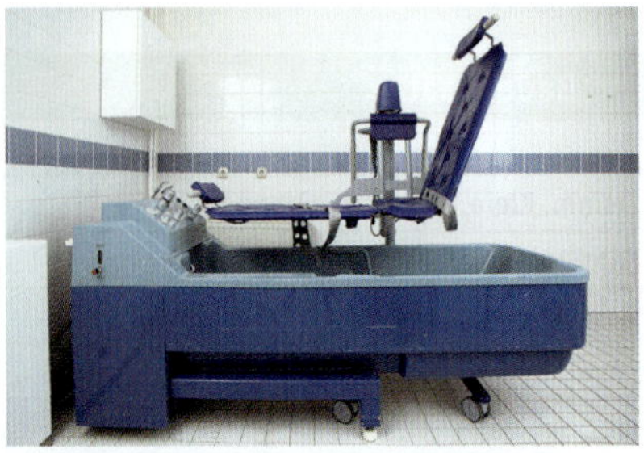

Abb. 6.19 Badewanne im Stationsbad mit integriertem Patientenlifter. [K115]

- **Abschließend duschen:** Wasser ablassen, dabei Patientin abduschen, um Schmutz- und Seifenreste abzuwaschen. Falls die Patientin einverstanden ist, das Reinigungsbad mit einer kalten bzw. kühleren Dusche beenden, um den Kreislauf anzuregen
- **Beim Aussteigen aus der Wanne helfen:** Die Patientin beim Ausstieg aus der Wanne unterstützen und darauf achten, dass diese nicht ausrutscht.

Nachsorge

- Patientin auf einen Stuhl setzen lassen
- Patientin zügig abtrocknen, dann die Hautfalten gründlich nachtrocknen und Hautpflege durchführen, bei Bedarf beim Anziehen behilflich sein
- Nach dem Bad sollte die Patientin eine Stunde ruhen können, da das Baden den Kreislauf belastet hat
- Materialien aufräumen, die Badewanne reinigen und desinfizieren sowie die Maßnahme, Beobachtungen und Besonderheiten dokumentieren.

Baden von Kindern

Pflege eines Neugeborenen → 34.23

Säuglingsbad

Die Haut von Säuglingen ist einerseits empfindlich, andererseits sind Säuglinge in der Regel nicht schmutzig – das Bad dient vielmehr ihrem **Wohlbefinden.** Daher verzichten die Pflegenden ganz auf Badezusätze. Bevor sie den Säugling ins Wasser geben, waschen sie mit einem nassen Waschlappen das Gesicht des Kindes außerhalb der Wanne.

Kinder lieben i. d. R. das Baden. Je jünger das Kind, umso umsichtiger und kürzer muss es erfolgen. Bei älteren Kindern kann das Baden auch mit Spielen verbunden werden.

Zum Baden von Säuglingen bis etwa 1 Jahr eignen sich spezielle **Badeeimer** (z. B. Tummy Tub® → Abb. 6.20a). Säuglinge und Kleinkinder können auch in einer **Säuglingsbadewanne** oder einem **Waschbecken** gebadet werden. Säuglingsbadewannen sind in der Klinik meist in eine Wickeleinheit mit Wärmelampe integriert. Größere Kinder werden in der normalen **Badewanne** mit etwas Wasser gebadet.

Zur **Technik des Säuglingsbads** gibt es verschiedene Philosophien und Beobachtungen, entsprechend unterschiedlich leiten Hebammen, Pflegefachpersonen und solche mit kinästhetischem Hintergrund an. Pflegefachpersonen und Eltern müssen herausfinden, welche Technik einem Kind am besten gefällt und ggf. eine andere probieren. Häufig wird heute nur noch in Rückenlage gebadet und das Drehen in die Bauchlage nicht mehr durchgeführt, weil die Gefahr besteht, dass das Kind beim Drehen ins Wasser rutscht. In der Bauchlage kann die Badende auch nicht mehr das Gesicht des Säuglings und seine Reaktion beobachten.

Die Pflegende lässt den Säugling vorsichtig, damit er sich nicht erschrickt, zuerst mit den Beine und dann dem Gesäß ins Wasser gleiten. Als Rechtshänderin umfasst die Pflegende mit der linken Hand von hinten das linke Schultergelenk des Säuglings, dabei liegt der Kopf des Kinds auf ihrem Unterarm. Der Körper schwimmt frei im Wasser (→ Abb. 6.20b, c).

Jetzt kann das Kind mit der anderen Hand von oben nach unten, Rücken und Gesäß mit einem Waschlappen gewaschen werden. Die Haare werden abschließend mit einem frischen Waschlappen gewaschen. Kind aus dem Wasser nehmen und in ein großes Badetuch wickeln, praktisch sind solche mit Kapuze, weil sie auch den Kopf bedecken. Gründlich abtrocknen, ggf. Haut- und Nabelpflege durchführen, dann Kind wickeln und anziehen.

6.3 Rasur und Bartpflege

Die **Rasur** erfolgt meist vor dem Waschen des Gesichts, da nach der Nassrasur Rückstände des Rasierschaums beim anschließenden Waschen des Gesichts entfernt werden. Individuelle Gewohnheiten des Patienten werden dabei berücksichtigt.

Bei vielen Männern gehört die tägliche Rasur zur Gesichtspflege. Kann der Patient die Rasur nicht mehr selbstständig durchführen, ermöglicht ihm die Pflegende, die Maßnahme in einem Spiegel mitzuverfolgen, und beziehen ihn so weit wie möglich in den Vorgang ein (→ Abb. 6.21).

6.3.1 Nassrasur

Vor der **Nassrasur** ist es hilfreich, die Barthaare mit einem nassen, warmen Tuch einzuweichen, da sie dadurch weicher werden und die Rasur schonender gelingt. Anschließend cremt die Pflegende die entsprechende Gesichtspartie des Patienten mit Rasierschaum ein. Dann spannt sie die Haut mit einer Hand, sodass sich die Barthaare von der Haut abheben. Die andere Hand entfernt die Haare mit einem Rasierer (z. B. Einmalrasierer oder Rasierer des Pa-

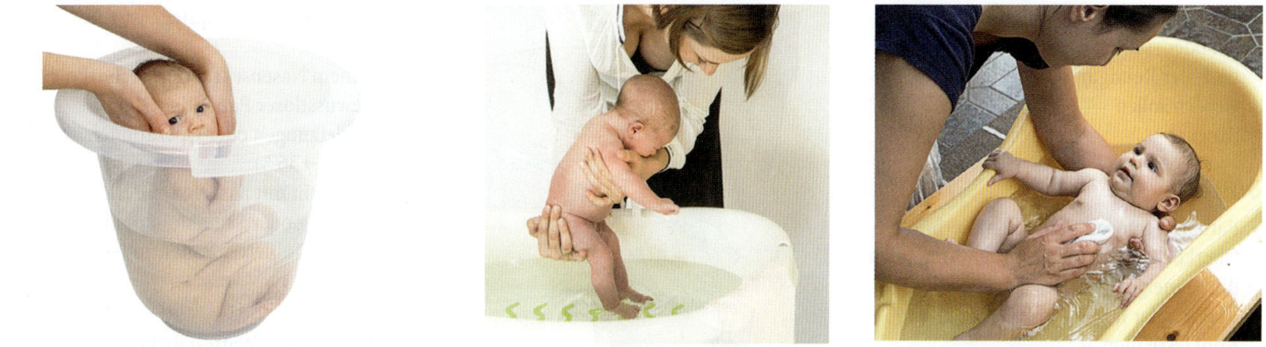

a Die Begrenzung im Badeeimer ist mit der Situation im Mutterleib vergleichbar und gibt dem Säugling Sicherheit und Geborgenheit.

b Mit den richtigen Handgriffen wird der Säugling sicher gehalten und kann langsam in das Wasser gebracht werden.

c Mit der linken Hand umfasst die Mutter den linken Oberarm des Kindes, sein Kopf liegt sicher auf dem Unterarm, auch wenn das Kind sich bewegt.

Abb. 6.20 Säuglingsbad. [J787, K383, K115]

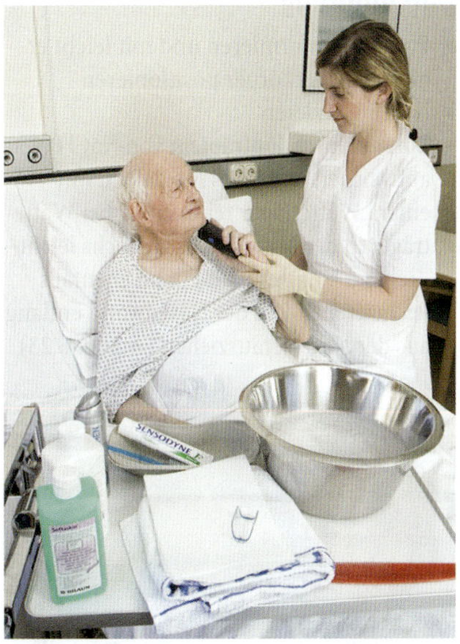

Abb. 6.21 Der Patient wird bei der Trockenrasur unterstützt, indem die Pflegende seinen Arm führt. So kann der Patient seine Rasur noch selbst durchführen. [K115]

tienten; vorab Schärfe der Rasierklingen prüfen), und zwar mit der Haarwuchsrichtung. Zwischendurch den Rasierer immer wieder mit klarem Wasser spülen. Nach der Rasur wird die Haut mit einem Waschlappen von Rasierschaumresten gesäubert und auf Wunsch des Patienten Rasierwasser aufgetragen. Der hohe Alkoholgehalt (70–80 %) desinfiziert und beugt Entzündungen vor. Die Nassrasur erfordert Geschick und Übung, entfernt die Bartstoppeln aber gründlicher als die Trockenrasur. Bei Patienten, die blutgerinnungshemmende Arzneimittel wie Marcumar® einnehmen, wird wegen der Blutungsgefahr keine Nassrasur durchgeführt (→ Pharma-Info 22.4).

6.3.2 Trockenrasur

Die **Trockenrasur** mit dem Elektrorasierer ist weniger aufwändig. Dafür wird aus hygienischen Gründen nur der Rasierapparat des Patienten verwendet. Die Barthaare müssen trocken sein, weil nasse Haare das Scherblatt verkleben würden. Nach Gebrauch des Rasierapparats wird der Rasierkopf geöffnet und mittels eines speziellen Pinsels gesäubert.

Hat der Patient keinen eigenen Rasierapparat und wird ein stationseigener verwendet, müssen nach der Rasur abnehmbare Teile in Desinfektionslösung eingelegt und die übrigen Teile wischdesinfiziert werden.

Gesichtsrasur bei Patientinnen

Patientinnen mit auffälliger **Gesichtsbehaarung** fragen, ob sie sich rasieren möchten.

6.3.3 Bartpflege

Bei Bartträgern gehören das Waschen des Barts mit warmem Wasser und das Bartkämmen zur täglichen Gesichtspflege. Mehrmals pro Woche kann zusätzlich ein Bartshampoo angewendet werden. Pflegende beachten dabei die individuellen Gewohnheiten und Rituale des Patienten.

6.4 Augenpflege

Pflege bei Augenerkrankungen → 35.1

Beim gesunden Menschen schützen Augenlider und Tränenflüssigkeit das Auge, reinigen es kontinuierlich und halten es feucht. Deshalb ist keine spezielle Augenpflege notwendig. Die Augen werden im Rahmen der Gesichtspflege mit einem sauberen Waschlappen von außen nach innen (nasenwärts) gewaschen.

6.4.1 Spezielle Augenpflege

Eine **spezielle Augenpflege** ist notwendig, um:

- Eine drohende Austrocknung der Hornhaut zu verhindern, wenn der Lidschlag fehlt, z. B. durch das Anlegen eines Uhrglasverbands (→ 35.1.9), bei Bewusstlosigkeit oder einer Fazialislähmung (→ Abb. 37.59)
- Verklebungen und Verkrustungen an Lidern und Wimpern zu lösen, z. B. bei vermehrter Sekretion (Lidrandhygiene, → 35.1.3)
- Fremdkörper zu entfernen und das Auge zu reinigen (Augenspülung, → 35.1.4)
- Kontaktlinsen und Augenprothesen *(künstliches Auge)* zu reinigen (→ 35.1.6, → 35.1.7)
- Augentropfen und -salben nach ärztlicher Anordnung bei Augenerkrankungen bzw. nach Augenoperationen zu verabreichen (→ 35.1.5)
- Nach Augenoperationen (→ 35.1.8).

6.4.2 Lösen von Verklebungen und Verkrustungen

Vorbereitung der Materialien

- Händedesinfektionsmittel
- Kleine, sterile Mullkompressen
- Ggf. steriler Einmalhandschuh
- Sterile Reinigungs- oder Spüllösung, z. B. NaCl 0,9 % in einer Ampulle oder in einer Spritze aufgezogen. Die Lösung sollte Raumtemperatur haben, da die Reinigung der Augen für die Patientin sonst unangenehm ist

- Nach Anordnung der Ärztin Augentropfen oder -salbe, sofern sie unmittelbar nach der Reinigung des Auges appliziert werden sollen
- Abwurf.

Durchführung

- Patientin informieren und mit erhöhtem Oberkörper positionieren, den Kopf nach hinten neigen (lassen); Säuglinge und Kleinkinder liegend positionieren und Kopf festhalten
- Hygienische Händedesinfektion
- Sterile Kompressen öffnen und mit Reinigungs- oder Spüllösung tränken
- Ggf. sterilen Einmalhandschuh anziehen, z. B. nach Operationen am Auge
- Augenlider, Lidspalt, Wimpern, Augeninnenwinkel und zuletzt die Umgebung mit mehreren Kompressen vom äußeren zum inneren Augenwinkel auswischen, ohne zu reiben; jede Kompresse nur einmal benutzen, um einer Keimverschleppung vorzubeugen; Vorgang so lange wiederholen, bis das Auge sauber ist
- Auge trocken tupfen
- Tropfen oder Salben nach Anordnung der Ärztin applizieren (→ 35.1.5).

VORSICHT! Das Auge ist ein sehr empfindliches Organ und es besteht stets eine hohe **Verletzungs-** und **Infektionsgefahr.** Deshalb bei der Augenpflege:
- Vorher und nachher die Hände desinfizieren
- Vom äußeren zum inneren Augenwinkel arbeiten, damit Sekrete ihren natürlichen Abflussweg finden
- Sanft und behutsam vorgehen.

6.5 Ohrenpflege

Pflege in der Hals-Nasen-Ohren-Heilkunde → Kap. 36.1

Die Ohren benötigen normalerweise keine besondere Pflege. Die Ohrmuscheln werden bei der Körperpflege gewaschen. Dabei werden natürliche Ablagerungen an der Ohrmuschel und *am* Gehörgang entfernt, die aus Hautzellen, Ohrenschmalz *(Zerumen)* und Staub bestehen. Wasser und Seife dürfen nicht ins Ohr dringen.

Der äußere Gehörgang reinigt sich normalerweise von selbst. Ohrenschmalz kann *am* Gehörgang vorsichtig mit Wattestäbchen entfernt werden (→ Abb. 6.22). Für jede Ohrmuschel ein separates Wattestäbchen verwenden, um eine mögliche Infektionsübertragung zu vermeiden. Bei Säuglingen und Kleinkindern werden statt Wattestäbchen gedrehte Zellstofftupfer verwendet.

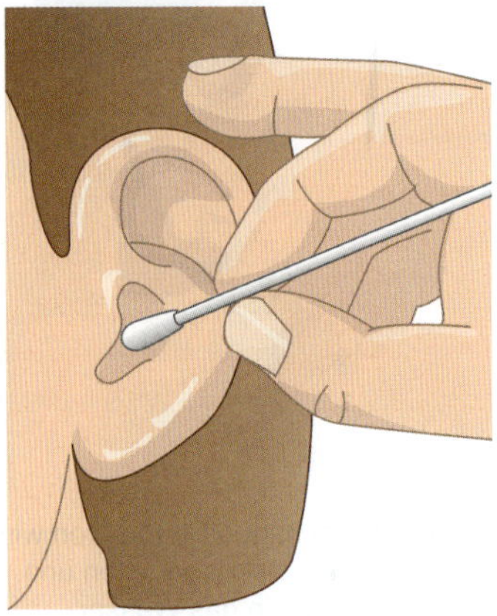

Abb. 6.22 Ohrenpflege am äußeren Gehörgang. Falls sich die Patientin bewegen sollte, könnte der Watteträger zu tief eindringen. Deshalb wird zur Sicherheit der Mittelfinger gestreckt am Kopf abgestützt. So kann der Watteträger höchstens so weit eingeführt werden, bis der Mittelfinger das Ohr berührt. [L190]

Hartnäckige Zeruminalpfropfen werden nach Anordnung der Ärztin mit speziellen Medikamenten aufgelöst und ausgespült (→ 36.1.4).

VORSICHT! Wattestäbchen dürfen nie *in* den Gehörgang eingeführt werden, da die Verletzungsgefahr von Gehörgang und Trommelfell groß ist.

Bei der Ohrenpflege beachten
- Wenn Blut, Eiter oder klare Flüssigkeit (möglicherweise Liquor) aus dem Ohr fließen, das Ohr mit Kompressen steril abdecken und sofort die Ärztin benachrichtigen
- Auch die Haut hinter der Ohrmuschel beobachten, z. B. auf Druckstellen durch eine Brille.

6.6 Nasenpflege

Nasenpflege bei nasogastraler Sonde → 7.7.1
Pflege in der Hals-Nasen-Ohren-Heilkunde → 36.1

Der gesunde Mensch benötigt keine spezielle **Nasenpflege.** Er reinigt sie, indem er in ein Taschentuch schnäuzt. Säuglinge und Kleinkinder reinigen ihre Nase durch häufiges Niesen. Das Naseputzen vor dem Essen kann helfen, den Geschmack der Nahrung besser wahrzunehmen.

Neugeborene und Säuglinge
Vor allem für Neugeborene und Säuglinge ist eine freie Nase wichtig, da sie fast ausschließlich durch die Nase atmen.

Eine **spezielle Nasenpflege** ist z. B. notwendig bei:
- Zähem Nasensekret und verborkter Nase
- Bewusstloser Patientin
- Verletzungen oder Operationen an der Nase (→ 36.5)
- Patientin mit nasaler Sonde, z. B. zur Ernährung oder Sauerstoffapplikation
- Nasal intubierter Patientin (→ 45.3.2).

Vorbereitung der Materialien

- Watteträger/Wattestäbchen, Zellstofftupfer
- NaCl 0,9 % als Lösung oder Spray
- Nasensalbe, z. B. Bepanthen®-Augen- und Nasensalbe
- Händedesinfektionsmittel, Handschuhe
- Abwurf.

Durchführung

- Patientin informieren und mit leicht erhöhtem Oberkörper positionieren
- Nase inspizieren
- Borken durch Einträufeln von NaCl 0,9 % aufweichen und jedes Nasenloch mit einem Watteträger reinigen; dabei Watteträger in der Mitte des Nasenlochs leicht drehend einführen und dann ebenfalls leicht drehend an der Nasenwand entlang aus der Nase herausziehen (→ Abb. 6.23)

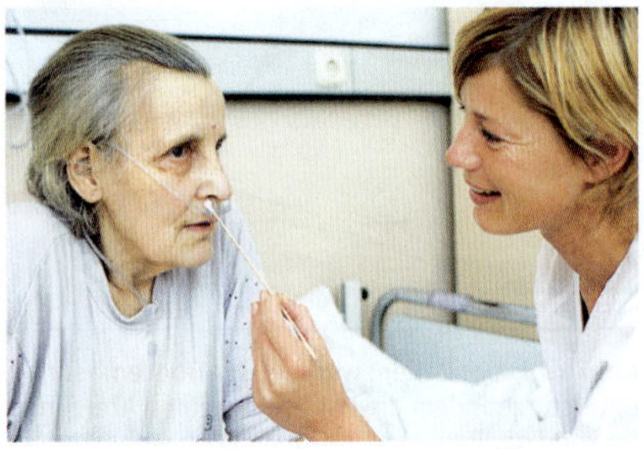

Abb. 6.23 Nasenpflege mit Watteträger und Nasensalbe bei einer Patientin mit Sauerstoffbrille. [K115]

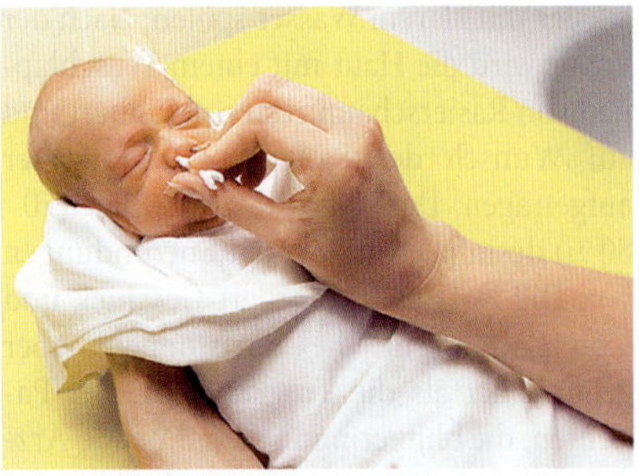

Abb. 6.24 Nasenpflege bei einem Säugling mit einem gedrehten Zellstofftupfer. [K115]

- Bis zum Kleinkindalter sind die Nasenlöcher so klein, dass ein Watteträger sie vollständig ausfüllen würde. Sekret würde folglich weiter in die Nase hineingeschoben werden, statt es zu entfernen. Daher wird anstatt eines Watteträgers ein gedrehter Zellstofftupfer benutzt (→ Abb. 6.24)
- Anschließend Salbe auf einen Watteträger auftragen und auf der Nasenschleimhaut verteilen.

6.7 Mund- und Zahnpflege

Mundgesundheit ist ein wichtiger Bestandteil der allgemeinen Gesundheit und des Wohlbefindens. Sind Menschen mit pflegerischen Unterstützungsbedarf nicht in der Lage, die **Mund- und Zahnpflege** selbst durchzuführen, wird diese zur pflegerischen Aufgabe. Patientinnen erhalten dann eine individuelle Mundpflege mit dem Ziel, Erkrankungen der Zähne und des Zahnhalteapparats, Entzündungen, unerwünschte Veränderungen oder Verletzungen von Mund und Mundschleimhaut sowie Komplikationen im Zusammenhang mit Zahnersatz vorzubeugen [6].

6.7.1 Physiologische Grundlagen

Die Mundhöhle besteht aus dem **Mundhöhlenvorhof** (Raum zwischen Wangen, Lippen und Zähnen) und der eigentlichen **Mundhöhle** (Raum, der von den Zähnen umschlossen ist). Begrenzt wird sie nach oben vom **harten** und **weichen Gaumen,** nach unten von der Unterseite der **Zunge** und der **Mundbodenmuskulatur,** seitlich von den **Zahnreihen,** nach hinten geht die Mundhöhle in den **Rachen** *(Pharynx)* über.

Die **Zunge** ist ein von Schleimhaut überzogener Muskel, der die Mundhöhle bei geschlossenem Mund fast ausfüllt. Auf ihrer Oberseite trägt die Zunge die Geschmacksknospen.

Die **Zähne** zerkleinern die Nahrung mechanisch und bereiten sie somit für die chemische Verdauung vor.

Drei große **Speicheldrüsen** und zahlreichere kleinere produzieren zusammen ca. 1–1,5 l Speichel am Tag.

Milliarden verschiedenster **Mikroorganismen** siedeln in der Mundhöhle (physiologische Mundflora) und halten sich gegenseitig im Gleichgewicht. Solange sich keine Erregerart übermäßig vermehren kann, bleibt der Mund gesund.

6.7.2 Beobachtung und Dokumentation

Beobachtungskriterien

Zu Beginn des pflegerischen Auftrags führen die Pflegefachpersonen eine erste Einschätzung (Screening) durch, um festzustellen, ob Probleme im Mundbereich oder Risiken dafür bestehen. Bei (vermuteten) Problemen führen sie ein weiterführendes Assessment mittels pflegefachlicher Einschätzung durch (→ Tab. 6.7) [5]. Dafür ist es auch notwendig, die Mundhöhle zu inspizieren. Zur Beobachtung gehört auch, inwieweit die Patientin Mund- und Zahnpflege selbstständig durchführen kann.

Es gibt weitere Assessments, die teilweise bestimmte Zielgruppen berücksichtigen, z. B. onkologische oder Intensivpatientinnen, die teilweise aufwändige graduelle Einschätzungen vornehmen oder wichtige Aspekte außer Acht lassen und momentan nicht uneingeschränkt empfohlen werden [6].

Weitere Beobachtungskriterien bei Säuglingen und Kindern sind Status des Zahndurchbruchs, Tragen von Zahnklammer, Brackets (→ Abb. 6.35).

Inspektion der Mundhöhle

Der Mund ist ein intimer Bereich und viele Menschen empfinden es als unangenehm, sich in den Mund schauen zu lassen. Die **Inspektion der Mundhöhle** erfolgt nach Information sehr sensibel mithilfe einer kleinen Taschenlampe und eines Spatels. Mit dem angefeuchteten Spatel die Mundhöhle einschließlich des hinteren Rachenraums sorgfältig inspizieren.

Erkrankungen der Mundhöhle sind unangenehm und schmerzhaft, sodass die Inspektion zusätzliche Schmerzen auslösen und in der Folge zur Abwehr führen können. Umso mehr ist sehr achtsames Vorgehen wichtig. Bei Kindern wird die Untersuchung spielerisch durchgeführt.

Bei gefährdeten Patienten (→ Tab. 6.7) wird die Mundinspektion mindestens zweimal täglich, bei Bedarf auch häufiger durchgeführt.

Dokumentation

Veränderungen der Mundschleimhaut werden im Pflegebericht exakt beschrieben. Pflegende dokumentieren auch Informations- und Beratungsgespräche mit der Patientin.

Tab. 6.7 Screening und Assessment zur Mundgesundheit, modifiziert nach dem *Expertenstandard Förderung der Mundgesundheit in der Pflege* [6].

Screening
Objektiv wahrnehmbarer bzw. geäußerter **Unterstützungsbedarf** und/oder **Probleme** im Mund-, Kiefer-, Gesichtsbereich, z. B.: • Schmerzen, Schwellungen oder Verletzungen • Probleme bei Essen und Kauen • Probleme mit den Zähnen, Zahnersatz • Probleme bei der Mundpflege • Auffälligkeiten wie Mundtrockenheit, Mundgeruch, trockene/rissige Lippen
Assessment
Probleme im Bereich Mund, Mundhöhle, Zähne: • Lippen, Mundschleimhaut und Zunge sind belegt, gerötet, geschwollen, verletzt oder anders auffällig • Zahnfleisch ist geschwollen, gerötet, blutet • Zähne, Zahnersatz weisen Beläge oder Essensreste auf • Zähne sind verändert, z. B. lose, defekt, fehlen teilweise • Schmerzen, Verletzungen **Probleme mit dem Zahnersatz:** • Zahnersatz fehlt oder wurde länger nicht getragen oder ist beschädigt • Zahnersatz sitzt locker, verursacht Druckstellen oder andere Probleme **Mundtrockenheit, reduzierter Speichelfluss:** • Flüssigkeitsaufnahme unzureichend • Nebenwirkung von Medikamenten • Mundatmung • Speicheldrüsenfunktion beeinträchtigt **Mundgeruch:** • Durch Nahrungsmittel, Diäten • Auffälligkeiten, v. a. Beläge an Zähnen/Zahnersatz, Zahnfleisch • Auffälligkeiten im Bereich Mundschleimhaut und Zunge • Diabetes, Reflux, Antibiotika, Tumor **Pflegerischer Unterstützungsbedarf:** • Körperliche und/oder kognitive Beeinträchtigung • Erschwerter Zugang zur Mundhöhle, z. B. durch Tubus • Fehlende oder nicht angemessene Hilfsmittel

6.7.3 Beurteilung von Mund und Zähnen

Normalzustand

Die normale **Mundschleimhaut** ist rot und feucht glänzend. Es sind keine Beläge, Verletzungen oder Bläschen vorhanden. Die **Zunge** ist mattrosa, gut feucht, leicht rau und weist keine Beläge oder Verletzungen auf. Die **Zähne** sind sauber, glatt, weiß bis hellgelb, intakt und vollständig vorhanden, die Zahnwurzel ist ganz im Zahnfleisch eingebettet. Der **Zahnersatz** sitzt stabil und verursacht keine Druckstellen. Die **Lippen** sind rosarot, weich und geschmeidig und haben keine Einrisse.

Veränderungen der Mundschleimhaut

Veränderungen der Mundschleimhaut sind oft schmerzhaft und erschweren der Patientin das Sprechen und Schlucken:

- **Orale Mukositis/Stomatitis** (*Entzündung der Mundschleimhaut,* → Tab. 6.8) tritt bei einer Vielzahl von Erkrankungen auf, z. B. bei Darm- und Lebererkrankungen, als Folge einer Radio- oder Chemotherapie, aber auch durch mangelnde Mundhygiene. Die Schleimhaut ist gerötet und geschwollen, die Patientinnen klagen über brennende Schmerzen, Schmerzen beim Kauen und Schlucken, Trockenheitsgefühl und Mundgeruch. Bei Säuglingen und Kleinkindern führt die Stomatitis oft zur Nahrungsverweigerung [7], [8]
- **Aphthen** sind rundliche, flache, milchig-gelbe Erosionen an Zunge, Zahnfleisch, Gaumen- und Wangenschleimhaut. Anzahl und Größe variieren. Sie verursachen Schmerzen und werden als störend empfunden, sind aber fast immer harmlos und heilen meist innerhalb von zwei Wochen ab. Eine Ursache wird nicht immer gefunden, denkbar sind Druckstellen durch eine Prothese, als Folge von Stress oder geschwächtem Immunsystem [8]
- **Rhagaden** sind schmerzhafte Einrisse an Mund- und Nasenwinkel bei Vitamin- und Eisenmangel und bei trockener Haut (z. B. Neurodermitis)
- **Herpes labialis** (*Herpes simplex*) ist eine ansteckende Infektion durch Herpesviren. Es entstehen kleine schmerzhafte Erhebungen, die in Bläschen übergehen (→ Abb. 6.25), die dann aufplatzen und verkrusten. Diese heilen oft ohne Narben ab, rezidivieren aber (→ 30.8.2) [10].

Tab. 6.8 Einteilung der oralen Stomatitis/Mukositis nach WHO [7].

Grad	Merkmale, Beobachtungen
0	Normale Mundschleimhaut, keine Veränderung erkennbar
1	Leichte Rötung und Schwellung einzelner Stellen der Mundschleimhaut, keine Ulzerationen, milde Schmerzen
2	Deutliche Rötung und Schwellung, kleine/vereinzelte Ulzerationen, starke und störende Schmerzen; Probleme beim Essen und Trinken, weiche Speisen können meist noch gegessen werden
3	Starke Rötung und Schwellung, ineinander fließende Ulzerationen (mehr als 25 % der Mundschleimhaut), stärkste Schmerzen; nur noch Trinken möglich
4	Starke Rötung und Schwellung, blutende Ulzerationen (mehr als 50 % der Mundschleimhaut), sehr starke und sehr störende Schmerzen; Essen und Trinken ist nicht mehr möglich

VORSICHT! Im Neugeborenen- und Säuglingsalter kann eine **Herpesinfektion** zu einer schweren, lebensbedrohlichen Sepsis (→ 30.6) führen. Eltern mit einer Herpesinfektion tragen daher einen Mundschutz, Pflegende werden ggf. in anderen Arbeitsbereichen eingesetzt.

Veränderungen der Zunge

Veränderungen der Zunge und Beläge können Hinweise auf Erkrankungen der inneren Organe geben:

- Eine **trockene Zunge** entsteht bei längerer Mundatmung, mangelnder Flüssigkeitszufuhr, als unerwünschte Arzneimittelwirkung (z. B. durch Psychopharmaka) und bei akuten Bauch- und Speicheldrüsenerkrankungen
- Bei der **Candidose** (*Mundsoor*) hat ein Hefepilz (meist Candida albicans, → 30.8.2) die Mundschleimhaut befallen. Typisch sind weißlich-graue, stippchen- oder flächenförmige, schwer abwischbare Beläge (→ Abb. 6.26). Die Betroffene leidet unter Mundgeruch und Geschmacksverlust. Die Gefahr einer Candidose ist besonders hoch bei Patientinnen mit Abwehrschwäche oder bei Antibiotikatherapie, bei Diabetikerinnen sowie bei Nahrungskarenz (Soorprophylaxe, → 6.7.6). Der Soor befällt zunächst die Zunge, kann sich aber schnell weiter im Mund ausdehnen. Im Säuglingsalter tritt Mundsoor relativ häufig auf und geht mitunter mit einer Infektion im Gesäß- und Genitalbereich einher [11]
- Ein **grau-weißlicher Belag** des Zungenrückens entsteht bei ungenügender mechanischer Reinigung, durch fehlendes Kauen oder bei Magen-, Leber- und Gallenkrankheiten (→ Abb. 6.27)
- Eine kräftige **Rotfärbung** der Zunge tritt auf bei Leberzirrhose (Lackzunge durch Vitamin-B-Mangel) und bei Scharlach (Himbeerzunge, rote Zunge mit himbeerartigem Oberflächenrelief → 36.6.1).

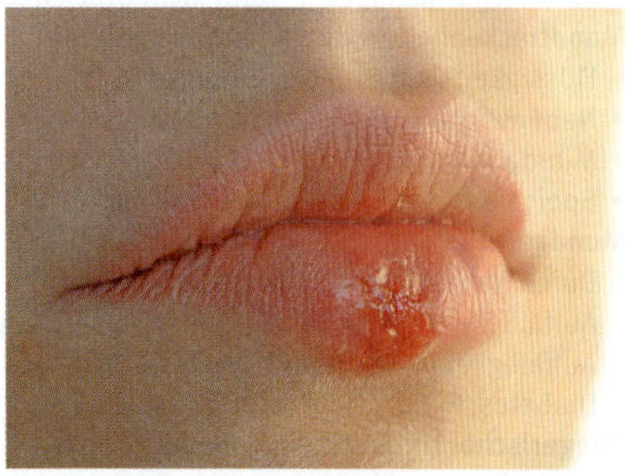

Abb. 6.25 Herpes labialis an der Unterlippe. [J787]

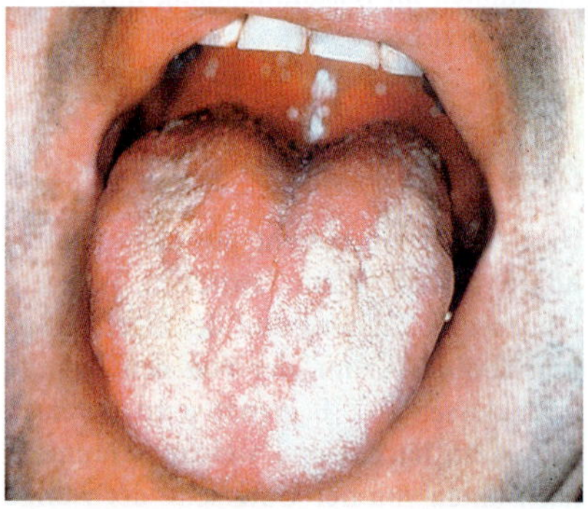

Abb. 6.26 Mundsoor am Zungenrand, verursacht durch Candida albicans. [U136]

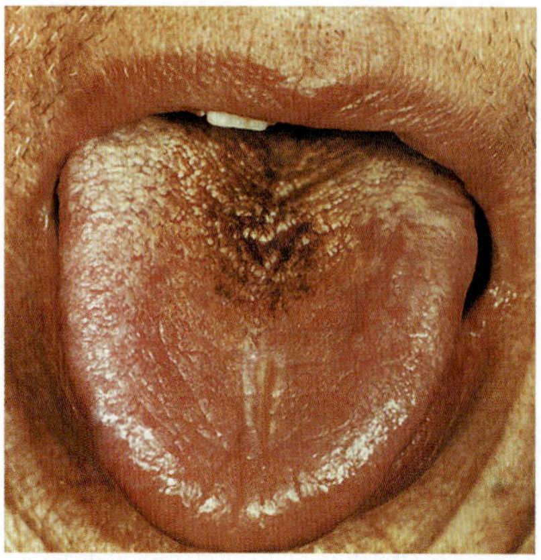

Abb. 6.27 Grau-weißlicher Zungenbelag. [R371]

Veränderungen der Zähne und des Zahnfleisches

Typische Veränderungen, die meist durch unzureichende Zahnpflege entstehen, sind:

- **Plaque** *(Zahnbelag)* entsteht, wenn die Zähne nicht regelmäßig geputzt werden. Die im Mund physiologisch vorhandenen Bakterien bewirken eine Vergärung der Speisereste; so entsteht innerhalb der Plaque eine Säure, die den Zahnschmelz auflöst und zu **Karies** führt. Eine Verkalkung der Plaque verursacht **Zahnstein**
- Eine **Zahnfleischentzündung** (*Gingivitis,* → Abb. 6.28) entsteht durch Plaque im Bereich der Zahnhälse. Das Zahnfleisch ist gerötet, geschwollen und schmerzhaft. Beim Zähneputzen oder Biss in den Apfel blutet das Zahnfleisch. Schreitet die Entzündung fort, ist irgendwann der Zahnhalteapparat betroffen, eine **Parodontitis** ist entstanden. Das Zahnfleisch geht zurück, die Zähne erscheinen dann länger und die freiliegenden Zahnhälse sind reizempfindlich. Die zunehmenden Schmerzen verhindern oft eine gründliche Reinigung. Am Ende lockern sich die Zähne

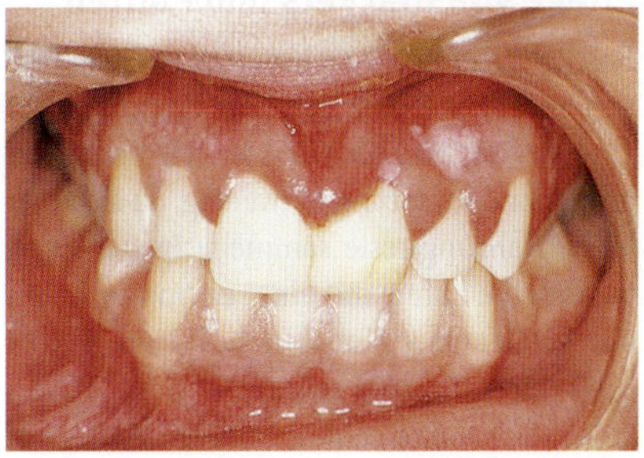

Abb. 6.28 Gingivitis: entzündetes und geschwollenes Zahnfleisch. [R230]

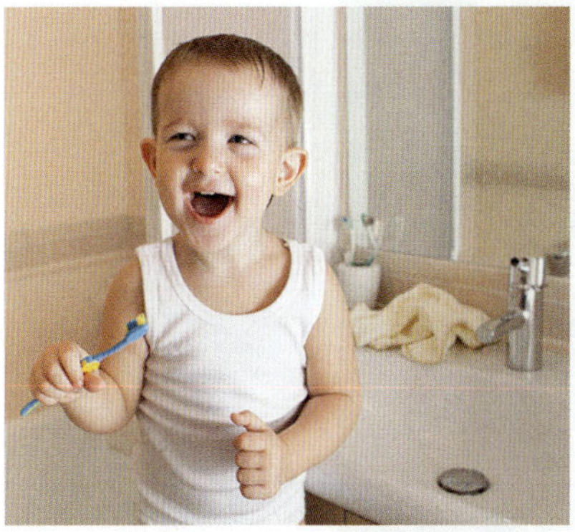

Abb. 6.29 Das Zähneputzen morgens und abends sowie nach dem Essen sollte für Kinder von klein auf ein festes Ritual sein. [J787]

- Zusätzlich können **Entzündungen im Bereich der Zahnwurzeln** zu Folgeerkrankungen, z. B. Endokarditis (→ 21.8.1), führen. Bei Fehlstellungen einzelner Zähne oder bei Zahnlücken sind das Kauen und Sprechen beeinträchtigt.

Plaquebildung verhindern

Regelmäßige, gründliche Zahn- und Mundpflege (mit Zahnbürste, Munddusche und Interdentalbürste; → Abb. 6.30) verhindert Plaquebildung und fördert die Gesundheit von Zähnen und Zahnfleisch. Daher mindestens morgens und abends 3 Minuten lang die Zähne sorgfältig putzen (→ Abb. 6.29).
Reduzierung des Zuckergehalts in der Nahrung reduziert die Plaque- und Kariesentstehung. Eine zuckerarme Ernährung und Flüssigkeitsgabe beginnt schon im Säuglingsalter.
Die Zahnhärtung und damit die Abwehrkraft der Zähne kann mit Fluoridgaben unterstützt werden.

6.7.4 Allgemeine Mundpflege

Mundpflege am Lebensende → 20.3.3

DEFINITION

Allgemeine Mundpflege: Maßnahmen der Mundhygiene, welche die Patientin ohne gesundheitliche Beeinträchtigung selbst ausführen würde, z. B. Zähne putzen, Zahnprothese reinigen und Mund ausspülen.

Die Inspektion der Mundhöhle ist bei Patientinnen mit pflegerischem Unterstützungsbedarf ebenfalls eine Maßnahme der allgemeinen Mundpflege (→ 6.7.3).

Hilfsmittel

Einrichtungen im Gesundheitswesen sollten ein **Basis-Set** für die Mundpflege vorhalten. **Hilfsmittel** zur allgemeinen Mundpflege sind [6]:

- **(Hand-)Zahnbürste** mit kurzem Bürstenkopf und mittelharten bis weichen Borsten. Patientinnen mit hoher Blutungsgefahr (→ 27.9.1) sollten eine weiche (Kinder-)Zahnbürste benutzen oder Reinigungsstäbchen (→ Abb. 6.31). Bei allen Zahnbürsten achten Pflegende auf das regelmäßige Wechseln – spätestens, wenn die Borsten sich biegen, weil dann der Reinigungseffekt nicht mehr gewährleistet ist
- **Weitere Zahnbürsten** (→ Abb. 6.30): Handzahnbürste mit Griffverstärkung

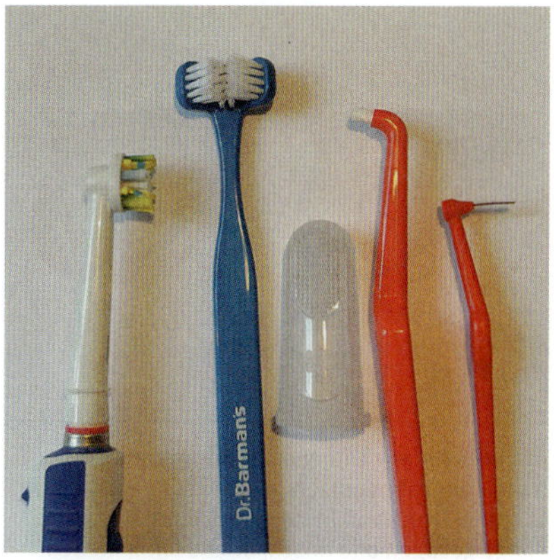

Abb. 6.30 Verschiedene Zahnbürsten. Von links nach rechts: elektrische Zahnbürste, Dreikopfzahnbürste, Fingerzahnbürste, Monobüschelbürste, Interdentalbürste. [M845]

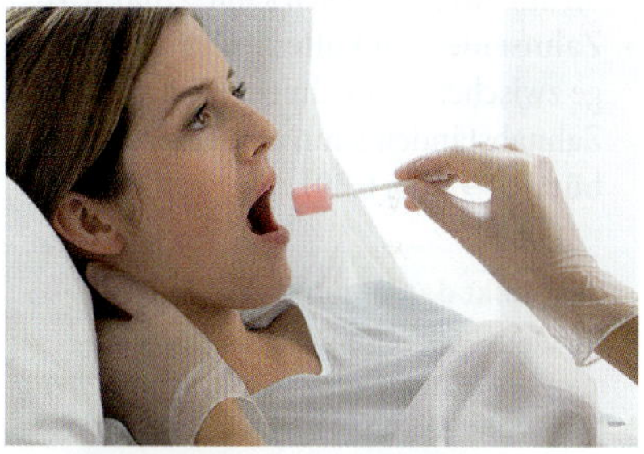

Abb. 6.31 Reinigungsstäbchen aus Schaumstoff, z. B. Propax®, eignen sich zur Mundpflege bei Patientinnen mit Schmerzen an der Schleimhaut oder erhöhter Blutungsneigung. Zur Reinigung der Zähne sind sie wegen zu geringer Reinigungswirkung nicht ausreichend [5]. [V155]

(auch aufsteckbar), elektrische Zahnbürste, Dreikopfzahnbürste (putzt gleichzeitig die Zähne innen, außen und die Kauflächen), Absaugzahnbürste (kann an ein Absauggerät angeschlossen werden), Fingerzahnbürste (wird auf einen Finger aufgesteckt, v. a. für Kinder), Monobüschelbürsten (bei festsitzenden kieferorthopädischen Apparaturen), Interdentalbürsten. Sie werden nach Patientenwunsch und individueller Notwendigkeit eingesetzt
- **Zungenreiniger/-schaber:** Die Reinigung kann mit oder ohne Zahnpasta durchgeführt werden (→ Abb. 6.32).
- **Zahnpasta** mit Fluorid zur mechanischen Reinigung der Zähne und als zusätzlicher Kariesschutz
- **Mundspüllösung** unterstützt die Wirkung des Zähneputzens (ersetzt es aber nicht), verhindert Zahnbelag und erfrischt. Desinfizierende Mundwässer (→ Tab. 6.10) werden nur auf Anordnung der Ärztin verwendet

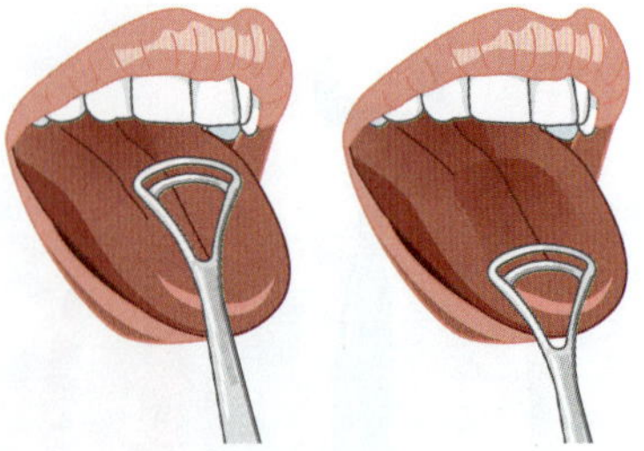

Abb. 6.32 Anwendung eines Zungenreinigers: Nach dem Zähneputzen wird die Zungenbürste mit leichtem Druck von hinten nach vorne über die Zunge gezogen und anschließend unter fließendem Wasser gereinigt. Diesen Vorgang wiederholt man 3- bis 4-mal. [L138]

- **Schaumstoff-Reinigungsstäbchen** zum Auswischen des Mundes, wenn die Patientin ihn nicht ausspülen kann → Abb. 6.31
- **Zahnseide** zum Entfernen der Zahnbeläge zwischen den Zähnen. Bei größeren Zahnabständen kann eine **Interdentalbürste** (→ Abb. 6.30) eingesetzt werden.

> **Zeitpunkt der Mundpflege**
> Für viele Patientinnen ist es angenehmer, die Mundpflege vor der eigentlichen Körperpflege durchzuführen. Der Mund ist dann erfrischt, Mundgeruch und -trockenheit beseitigt, die eingesetzte Zahnprothese ermöglicht besseres Sprechen.

Zähneputzen

Gesundheitsförderung und Prävention
→ Kap. 16

Ist eine Patientin bettlägerig, richten die Pflegenden alle benötigten Utensilien zur Zahnpflege sowie einen Becher Wasser und eine Nierenschale in Reichweite der Patientin. Dann positionieren sie diese – sofern keine Kontraindikation vorliegt – mit erhöhtem Oberkörper und legen ein Handtuch auf Hals und Brust.

Ist die Patientin beim **Zähneputzen** auf Hilfe angewiesen, putzen die Pflegenden zuerst die Kauflächen der Backenzähne. Dann setzen sie die Bürste bei leicht geöffnetem Mund der Patientin in einem Winkel von 45° außen auf Zahn und Zahnfleisch auf. Dann beginnen sie mit kleinen kreisenden Bewegungen, immer über 1–2 Zähne. Als Letztes werden die Innenflächen der Zähne bei geöffnetem Mund mit kleinen kreisenden Bewegungen gereinigt (→ Abb. 6.33) [6].

Gründliches Zähneputzen dauert ca. drei Minuten. Zum Abschluss spült die Patientin den Mund aus und presst dabei das Wasser durch die Zahnzwischenräume, damit auch diese gesäubert werden (Vorsicht Spritzgefahr).

> **VORSICHT!** Patientinnen mit eingeschränkter Bewusstseinslage oder Schluckstörung darf keine Flüssigkeit in den Mund gegeben werden, da Aspirationsgefahr (→ 7.10) besteht. In solchen Situationen entfernen Pflegende die Zahnpasta (soll nicht schäumen) mittels Tupfer oder Schaumstoff-Reinigungsstäbchen. Hier eignet sich auch die Zahnbürste, die mit einem Absauggerät verbunden werden kann.
> Die mechanische Reinigung der Zähne mit einer Zahnbürste ist effektivste Methode, um Plaque-Anlagerungen zu beseitigen. Sie kann und soll auch z. B. bei bewusstlosen und intubierten Patientinnen durchgeführt werden [6].

> **Mundpflege bei Neugeborenen und Säuglingen**
> Der Mundraum kann bei Säuglingen sanft mit einem Tuch ausgewischt werden. Vitamin-D- und Fluoridgabe → Abb. 6.34.
> Zahn- und kieferfreundliche Schnuller helfen, Fehlentwicklungen an Zähnen und Kiefer zu vermeiden; spätestens im 2. bis 3. Lj. sollte die Entwöhnung stattfinden.
> Kau- und Beißringe massieren das Zahnfleisch, stimulieren den Zahndurchbruch und lindern zahndurchbruchsbedingte Schmerzen [6].

Zähneputzen bei Kindern

Zähneputzen bei Kindern beginnt beim Durchbruch der ersten Milchzähne. Ein effektives eigenes Putzen gelingt frühestens ab dem 4. Lebensjahr, meist erst später; deshalb sollte das Kind bis zum 7. Lj. begleitet werden. Vorher sollte das Kind aber möglichst selbst putzen, um das Verantwortungsgefühl zu stärken (→ Abb. 6.29), ggf. putzen Erwachsene die Zähne anschließend nach [6].

Wichtig ist, dass Kinder von Anfang an die richtige Technik erlernen (→ Abb. 6.33) und dass das tägliche Zähneputzen zum festen Ritual wird.

Pflege von Brackets und Platten

Bei der Pflege von **Brackets** (fest auf den Zähnen verankerte Elemente zur Korrektur der Zahnstellung, → Abb. 6.35) ist eine besonders gründliche Reinigung notwendig, da sich hier leicht Nahrungsreste sammeln. In der Regel werden die Zähne mit einer normalen Zahnbürste oder einer Monobüschelbürste (→ Abb. 6.31) und Zahnpasta gereinigt.

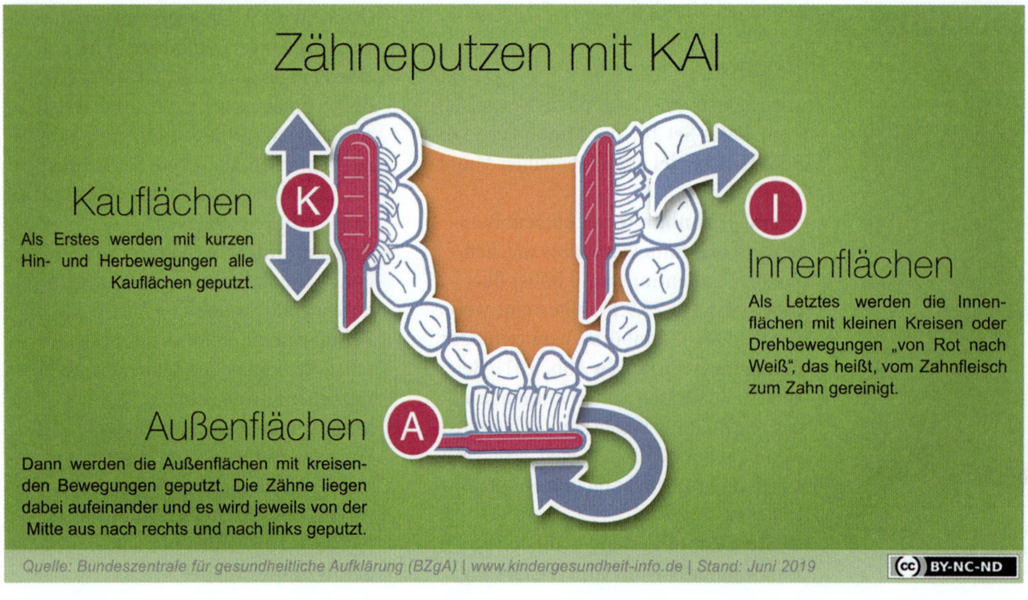

Abb. 6.33 Zahnputztechnik für Kinder und Erwachsene. [W233-002]

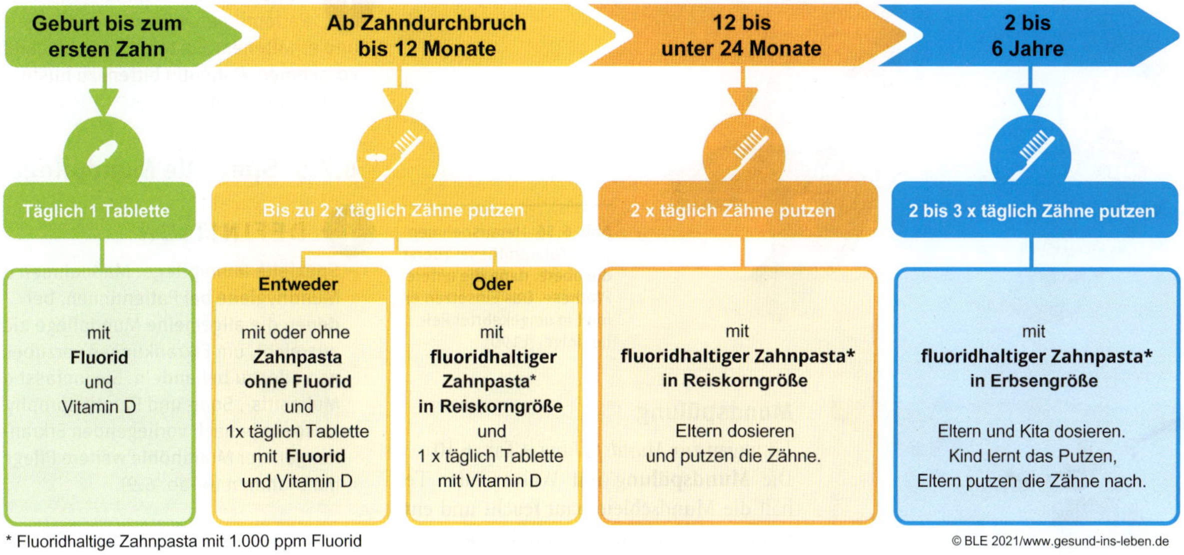

Abb. 6.34 Kariesprävention mit Fluorid im Säuglings- und Kleinkindalter. [W1187]

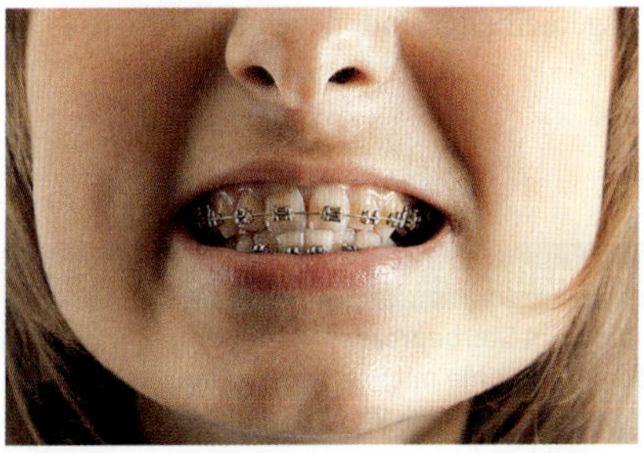

Abb. 6.35 Bei der Pflege von Brackets ist eine besonders gründliche Reinigung notwendig, da sich hier leicht Nahrungsreste sammeln. [J787]

Es gibt eine Vielzahl von **Platten** für den Mundraum, z. B. für Kinder mit einer Lippen-Kiefer-Gaumenspalte (➔ 34.24.1). Die meisten Platten werden entweder unter fließendem Wasser oder mit Zahnbürste und -pasta gereinigt.

Reinigung von Zahnprothesen

Bei Patientinnen mit dritten Zähnen ist eine konsequente **Reinigung der Zahnprothese** notwendig, um Funktion und Aussehen dieser zu erhalten sowie Plaques und bakterielle Besiedelung zu verhindern

> **Prothesenpflege**
>
> Die **Prothesenpflege** wird mindestens zweimal täglich durchgeführt. Vor allem bei locker sitzenden Prothesen ist es notwendig, diese nach jeder Mahlzeit abzuspülen, da sich darunter Essensreste ansammeln können. Prothese dreimal in der Woche für 10 bis 15 Min. mit einer Reinigungstablette reinigen [6].

Manchen Patientinnen ist es unangenehm, eine Zahnprothese tragen zu müssen. Insbesondere das Herausnehmen der Prothese belastet sie, weil sich die Gesichtszüge in diesem Moment stark verändern. Deshalb lassen die Pflegenden die Patientin die Zahnprothese nach Möglichkeit selbst reinigen und bitten diese erst kurz vor einer Operation oder Untersuchung, die Prothese zu entfernen.

Beim **Reinigen** der Zahnprothese beachten:

- Prothese(n) zum Reinigen aus dem Mund nehmen (lassen) und in eine Prothesenschale legen. Festsitzende Prothesen lassen sich entfernen, indem man versucht, mit einem Finger über bzw. unter die Prothese zu kommen (➔ Abb. 6.36)
- Prothese über dem wassergefüllten Waschbecken, über einer Pappnierenschale oder einem Stoffwaschlappen reinigen, damit sie bei einem versehentlichen Fallenlassen weich fällt und nicht zerbricht (➔ Abb. 6.37)
- Prothese unter fließendem Wasser mit der Zahnbürste reinigen, evtl. auf Wunsch der Patientin vorher in Prothesenreinigungsmittel einlegen. Wurde ein Reinigungsmittel verwendet, muss die Prothese gründlich abgespült werden. Die Prothesenschale verfügt über einen Einsatz, der beim Herausnehmen ein problemloses Abspülen der Prothese ermöglicht
- Vor Einsetzen der Zahnprothese massiert die Patientin ggf. die Kauleiste mit einer Zahnbürste (zur Abhärtung, Durchblutungsförderung und Gesunderhaltung), anschließend spült sie den Mund mit Wasser aus; Prothese ggf. anfeuchten, um das Wiedereinsetzen zu erleichtern
- Hat die Patientin noch eigene Zähne, putzt sie diese vor dem Einsetzen
- Manche Patientinnen tragen eine Haftcreme auf die Unterseiten der Prothesen auf; dann muss die Prothese trocken sein; Haftcreme sparsam verwenden
- Zur Nacht sollte der Zahnersatz nach der Reinigung nicht wieder eingesetzt, sondern trocken in einer offenen Dose aufbewahrt werden. So können sich die Auflageflächen regenerieren und Bakterien nicht unter der Prothese über Nacht vermehren und evtl. ein zusätzliches Pneumonierisiko darstellen [5]
- Um Verformungen des Kiefers vorzubeugen, wird empfohlen, die Prothese möglichst durchgängig zu tragen; manche Patientinnen sind es aber gewohnt, sie nachts zu entfernen. Pflegende achten darauf, dass Patientinnen nach Operationen und Untersuchungen ihre Prothesen schnell wiederbekommen.

> **VORSICHT!** Prothesen **nie in Zellstoff oder Papiertücher einwickeln,** damit sie nicht versehentlich weggeworfen werden. Bei verwirrten und immobilen Patientinnen in einer Einrichtung die Prothesenschale beschriften, um Verwechslungen auszuschließen.

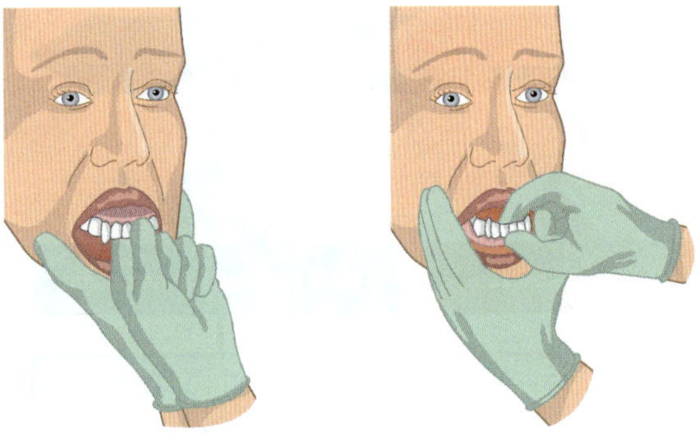

Abb. 6.36 Herausnehmen einer Zahnprothese: zuerst die obere, dann die untere Prothese. Das Einsetzen erfolgt in umgekehrter Reihenfolge. [L190]

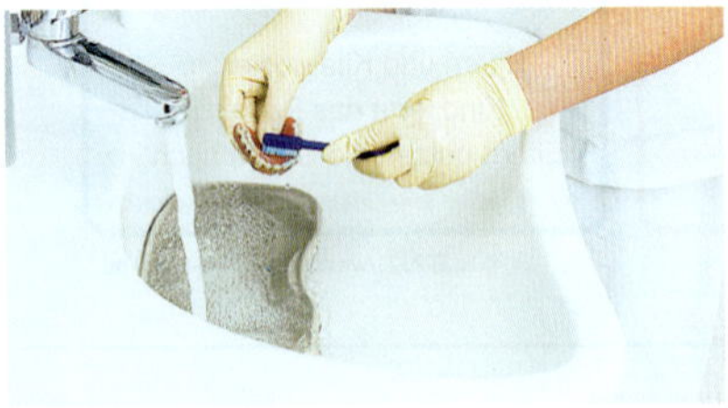

Abb. 6.37 Die Nierenschale verhindert ein Zerbrechen der Prothese bei versehentlichem Fallenlassen im Waschbecken. [K115]

Mundspülung

Lösungen zur Mundspülung → Tab. 6.10

Die **Mundspülung** mit Wasser oder Tee hält die Mundschleimhaut feucht und entfernt Speisereste aus der Mundhöhle.

Noch effektiver ist eine **Munddusche** mit ihrem feinen, kräftigen Wasserstrahl. Sie reinigt nicht nur Zähne und Zahnzwischenräume, sondern massiert auch das Zahnfleisch.

VORSICHT! Mundspülungen nur bei Patientinnen mit vollem Bewusstsein und erhaltenem Husten- und Schluckreflex vornehmen. Patientin bitten, zu husten und sich zu räuspern.

6.7.5 Spezielle Mundpflege

DEFINITION

Spezielle Mundpflege: Maßnahmen der Mundhygiene bei Patientinnen, bei denen die allgemeine Mundpflege nicht ausreicht, um Erkrankungen vorzubeugen oder zu behandeln. Sie umfasst die Mukositis-, Soor- und Parotitisprophylaxe sowie je nach vorliegenden Erkrankungen der Mundhöhle weitere Pflegemaßnahmen (→ Tab. 6.9).

Indikationen

Indikationen für eine spezielle Mundpflege (→ Tab. 6.9):

- Nicht ausreichende Wirksamkeit der allgemeinen Mundpflegemaßnahmen

Tab. 6.9 Pflegeplan für die spezielle Mundpflege.

Pflegeproblem	Pflegeziel	Pflegemaßnahmen
Trockene Mundschleimhaut (Xerostomie) als Folge von Mundatmung, zu geringer Flüssigkeitszufuhr, zu geringer Speichelbildung, NW von Medikamenten u. a.	Feuchte Mundschleimhaut	• Flüssigkeitszufuhr steigern (außer im Sterbeprozess → 20.3.2) • Mundspülung, Auswischen der Mundhöhle mit Wasser, Mineralwasser, Zitronenwasser, Kochsalzlösung oder Tee nach Wunsch alle 2–3 Std. • Sprüh- oder Pipettenfläschchen mit Lieblingsgetränk • Eiswürfel aus Tee oder Saft zum Lutschen, gefrorene Früchte zum Lutschen • Zuckerfreie Bonbons oder Kaugummi • Speichelersatzlösung, z. B. Glandosane® • Stimulation der Speichelproduktion • Erhöhung der Luftfeuchtigkeit mit Ultraschallvernebler (→ 3.5.3)
Zäher Speichel, verminderte Speichelproduktion (Hyposalie) als Folge von Flüssigkeitsmangel, Nahrungskarenz u. a.	Anregung der Speichelbildung	• Wie bei trockener Mundschleimhaut • Salzhaltige Zahnpasta, z. B. Weleda® Sole-Zahncreme • Massage der Ohr- und Kieferspeicheldrüse • Mundspülung mit Zitronenwasser, sauren Tees (z. B. Malve) • Stimulation der Speichelbildung über den Geruchssinn mit ätherischen Ölen (z. B. Zitrone, Grapefruit)
Trockene Lippen, Rhagaden (→ 6.7.3)	Geschmeidige Lippen	• Lippenpflegestift • Dexpanthenol-Salbe
Schleimhautbeläge, Zungenbeläge bis hin zu Borken als Folge unzureichender Mundpflege, trockener Schleimhaut, Mundsoor (→ 6.7.3) u. a.	Belagfreie Mundschleimhaut, belag-, borkenfreie Zunge	• Wie bei trockener Mundschleimhaut • Mundpflege intensivieren • Aufweichen mit pflanzlichen Ölen, z. B. Kokos- oder Mandelöl, dann Entfernung der Borken mit Zungenreiniger (→ Abb. 6.32) • Bei V. a. Soor Abstrich auf Pilze und ggf. lokale Antimykotika (Anordnung der Ärztin → Tab. 6.10)
Schmerzen, Brennen im Mund; Läsionen von Schleimhaut, Zahnfleisch und Zunge als Folge von Stomatitis, Aphthen, Gingivitis (→ 6.7.3), Zerstörung der Mundschleimhaut durch Medikamente (z. B. Zystostatika), bei Immunschwäche u. a.	Linderung der Schmerzen, Beschwerdefreiheit, intakte Mundschleimhaut	• Meiden scharf gewürzter Nahrungsmittel • Verabreichung von weicher oder pürierter Kost • Alkohol- und Nikotinabstinenz • Mundspülung, Auswischen des Mundes mit antiseptischer Lösung (→ Tab. 6.10) oder mit Lösungen, Tees (z. B. Kamillen-, Ringelblumentee), welche die Schleimhaut regenerieren • Gabe von anästhesierenden Lutschtabletten, Auftragen von anästhesierendem Gel (→ Tab. 6.10) • Eiswürfel aus Tee oder Saft zum Lutschen • Schmerzmittel nach Anordnung der Ärztin

Tab. 6.9 Pflegeplan für die spezielle Mundpflege. *(Forts.)*

Pflegeproblem	Pflegeziel	Pflegemaßnahmen
Mundgeruch (Halitosis, Foetor ex ore) als Folge unzureichender Mundhygiene, bei Entzündungen (Karies, Zahnfleisch-, Nasennebenhöhlenentzündung), Speiseröhren-, Magenerkrankungen u. a.	Reduzierung des Mundgeruchs, Behandlung von Erkrankungen	• Mundpflege intensivieren, Maßnahmen wie bei Belägen und Mundtrockenheit • Kontrolle der Zähne durch eine Zahnärztin • Antiseptische Lösungen • Stozzon® Chlorophyll-Dragees

- Verminderte oder fehlende Speichelproduktion durch verminderte oder fehlende Kautätigkeit, enterale Ernährung
- Trockene Mundschleimhaut durch Mundatmung, Sauerstoffverabreichung, ungenügende Flüssigkeitszufuhr, Nahrungskarenz (→7.3.4)
- Zerstörung der physiologischen Mundflora durch Medikamente wie Antibiotika und Zytostatika
- Erkrankungen der Mundhöhle
- Schlechter Allgemeinzustand und gestörte Abwehrlage
- Erkrankungen und Operationen im Bereich der Mundhöhle.

Die Pflegenden inspizieren mindestens einmal täglich die Mundhöhle und fragen die Patientinnen nach Beschwerden.

Ziele

Ziele der speziellen Mundpflege sind:

- Förderung des Wohlbefindens der Patientin
- Prophylaxe von Erkrankungen im Mund bei gefährdeten Patientinnen, Soor- und Parotitisprophylaxe (→6.7.6, →6.7.8)
- Behandlung von Beschwerden und Erkrankungen (→Tab. 6.9).

Patientenberatung

Kann die Patientin die Mund- und Zahnpflege selbstständig durchführen, wird sie dazu **beraten** und ggf. angeleitet (→Tab. 6.9):

- Zahnpflege täglich nach jeder Mahlzeit und vor dem Schlafengehen mit einer weichen Zahnbürste durchführen, Zahnbürste spätestens alle 3 Monate wechseln
- Zahnärztin bei Zahn- und Prothesenproblemen aufsuchen
- Mundpflege bei Problemen intensivieren, z. B. 6-mal täglich, vorgeschlagene oder angeordnete Produkte verwenden (→Tab. 6.10)
- Auf säurearme Ernährung sowie Reduzierung von süßen Speisen und Getränken achten
- Bei Leukozytopenie (*Verminderung der Leukozyten im Blut,* →27.1.4) und damit reduzierter Immunabwehr: Anwendung von sterilen Produkten/sterilem Wasser zur Mundpflege
- Bei Thrombozytopenie (*Verminderung der Thrombozyten im Blut,* →27.1.3) mit starkem Zahnfleischbluten: Mund spülen statt Zähne bürsten
- Hinweise zu den verwendeten Mundpflegeprodukten (Anwendung, Dauer, Haltbarkeit).

Vorbereitung der Materialien

- Händedesinfektionsmittel, Einmalhandschuhe
- Handtuch
- Taschenlampe und Holzspatel
- Zahn- und Zungenbürste
- Ggf. Nierenschale
- Produkte zur Mund-, Zungen- und Lippenpflege (→Tab. 6.10), Patientenwünsche berücksichtigen

Tab. 6.10 Verschiedene Mundpflegemittel und Therapeutika einschließlich Wirkung, Anwendung und Bewertung. Einige der Mundpflegemittel kommen bis zum Schulkindalter nicht infrage, z. B. weil Kinder ihren Geschmack nicht tolerieren oder nicht Kaugummi kauen können, ohne diesen zu schlucken. Daher achten die Pflegenden auf kindgerechte Mundpflegemittel bzw. beachten die Packungsbeilagen der Hersteller.

Pflegemittel	Wirkung	Anwendung	Bewertung
Mundpflegemittel zur Prophylaxe und Therapie			
Pfefferminze z. B. als Tee	• Entzündungshemmend • Desodorierend (geruchsreduzierend) • Erfrischend	Als Tee zum Mundspülen, Auswischen und Gurgeln	• Angenehmer, frischer Geschmack • Gut geeignet bei Mundgeruch
Kamille z. B. als Tee, Lösung, Kamillosan® Mund- und Rachenspray	• Entzündungshemmend • Wundheilungsfördernd	• Als Tee zum Mundspülen, Auswischen und Gurgeln • Als Tinktur zum Bepinseln • Als Spray zum Aufsprühen auf die betroffenen Stellen	• Angenehmer Geschmack • Als Tinktur/Lösung trocknet sie die Schleimhaut aus
Salbei z. B. als Tee, Lösung, Asperisan® Mundgel	• Desinfizierend • Schutz der Schleimhaut vor bakteriellen, chemischen und mechanischen Einflüssen durch Gerbstoffwirkung	• Als Tee zum Mundspülen, Auswischen und Gurgeln • Zur Pinselung: unverdünnte Tinktur verwenden • Gel mehrmals täglich auf die betroffenen Stellen auftragen	• Bei Entzündungen im Mund-Rachen-Raum, Gingivitis und Stomatitis • Geschmack wird oft als unangenehm empfunden • Austrocknend
Myrrhe-Tinktur	• Desinfizierend • Wundheilungsfördernd • Leicht adstringierend (zieht die Schleimhaut zusammen)	• Als Tee zur Mundspülung auf das 50–100-Fache verdünnen • Als Tinktur zur Pinselung unverdünnt auftragen	• Bei infektiösen Munderkrankungen • Bitter, wird nicht von allen Patientinnen toleriert • Geschmacksirritation und vorübergehendes Brennen möglich (unverdünnt)
Mundwasser z. B. Odol®	• Desodorierend (geruchsreduzierend) • Verbesserung des Geschmacks	Einige Spritzer in ein Glas Wasser geben, Mund auswischen oder spülen	Wird von vielen Menschen gerne genommen

Tab. 6.10 Verschiedene Mundpflegemittel und Therapeutika einschließlich Wirkung, Anwendung und Bewertung. Einige der Mundpflegemittel kommen bis zum Schulkindalter nicht infrage, z. B. weil Kinder ihren Geschmack nicht tolerieren oder nicht Kaugummi kauen können, ohne diesen zu schlucken. Daher achten die Pflegenden auf kindgerechte Mundpflegemittel bzw. beachten die Packungsbeilagen der Hersteller. *(Forts.)*

Pflegemittel	Wirkung	Anwendung	Bewertung
Listerine® [6]	Antimikrobielle Wirkung durch Thymol, Menthol, Eukalyptusöl, Methylsalicylat	Morgens und abends nach dem Zähneputzen mit 20 ml für 30 Sek. spülen oder den Mund auswischen	• Verändert nicht das Gleichgewicht der physiologischen Mundflora • Keine Irritation von Geschmack und Schleimhaut, keine Zahnverfärbung • Zur Prophylaxe und Therapie von Stomatitis und Gingivitis • 30 Min. nach der Anwendung nichts essen und trinken
Dexpanthenol z. B. Bepanthen® Roche Lösung, Bepanthen® Roche Lutschtabletten	Fördert die Epithelisierung und Regeneration der Schleimhaut	• Lösung unverdünnt zum Spülen und Auswischen anwenden • Tabletten lutschen lassen	• Geschmack der Lösung wird oft als unangenehm empfunden • Gut wirksam bei Verletzungen, Geschwüren an der Mundschleimhaut
Glandomed® Mundspüllösung	• Zur schonenden Reinigung, löst Beläge und Verkrustungen • Desinfizierend • Zum Feuchthalten der Schleimhaut	• Unverdünnt anwenden • Ca. 2 Min. im Mund behalten bzw. Mund immer wieder auswischen • 15 Min. danach nichts essen und trinken	• Milde Lösung, die nicht brennt, mit Orangengeschmack, z. B. bei Tumorpatienten geeignet • Für Kinder und Erwachsene • Kann mit anderen Produkten angewendet werden, z. B. Licocain bei Schmerzen
Stozzon® Chlorophyll-Dragees	• Geruchsneutralisierend bei Mund- und Körpergeruch • Zur Prophylaxe und Therapie	Mehrmals täglich 1–3 Dragees mit ausreichend Flüssigkeit zu den Mahlzeiten einnehmen, nicht lutschen	• Chlorophyll bindet unangenehme Gerüche • Nicht bei Kindern unter 12 Jahren anwenden • Der Stuhl kann sich grün färben • Darf gemörsert und kann über enterale Sonde gegeben werden
Lavasept®/Polyhexanid [6]	Antiseptisch, auch bei MRSA	• Als 0,04%ige oder 0,12%ige Lösung unverdünnt anwenden • Einwirkzeit 1 Min.	• Evtl. wird Geschmack als unangenehm empfunden • Zur Prophylaxe und Therapie bakterieller Infektionen
Octenisept®, Octenidol® Mundspüllösung	Antiseptisch, auch bei MRSA	• Unverdünnt zur Spülung oder zum Auswischen des Mundes • Einwirkzeit 30 Sek.	• Zur Prophylaxe und Therapie bakterieller Infektionen • Alkoholfrei • Keine Verfärbung der Zähne
Hexitidin, Chlorhexitidin z. B. in Hexoral®, Doreperol®	• Desinfektion des Mund-Rachen-Raums • Einige Produkte enthalten auch ein Lokalanästhetikum	• Unverdünnt zur Spülung oder zum Auswischen des Mundes • 20–30 Sek. spülen oder die Schleimhaut benetzen, nicht nachspülen • Enthält Alkohol, deshalb nicht bei alkoholkranken Menschen und Patienten im Delir anwenden	• Bei Infektionen im Mund- und Rachen-Raum und zur Vorbeugung bei Abwehrschwäche • Wird von Patienten häufig als „scharf" empfunden • Geschmacksirritation, Verfärbung von Zähnen und Zunge möglich
Gelclair®	• Bildet rein physikalisch einen Schutzfilm auf der Schleimhaut, dadurch schmerzlindernd, Essen und Trinken wird erleichtert • Unterstützt die Feuchtigkeit der Schleimhaut und die Wundheilung	• 3-mal tägl. und bei Bedarf anwenden • Beutel mit 3 EL Wasser verdünnen • Lösung gründlich im Mund verteilen, z. B. Gurgeln, Rest ausspucken • 1 Std. vor dem Essen oder Behandlungen anwenden	• Bei schmerzhaften Läsionen im Mund- und Rachenraum • Auch für Kinder geeignet
Nystatin als Lösung, Suspension, z. B. Moronal®-Suspension Amphotericin B z. B. in Ampho-Moronal®-Suspension	• Zur Prophylaxe und Therapie • Antimykotisch gegen Hefepilze der Haut und Schleimhaut (→ 6.7.6, → 30.8.2)	• Mundhöhle sorgfältig reinigen • Lösung auf die Schleimhaut auftragen, nicht nachspülen • 30 Min. danach nichts essen und trinken • 2–3-mal am Tag anwenden	• Muss regelmäßig und ausreichend lange auf der gereinigten Mundschleimhaut angewendet werden • Einmalzahnbürsten benutzen, Zahnprothesen in einem farblosen und fungiziden Schleimhautdesinfektionsmittel einlegen (Polyhexanid, z. B. in Lavanid®, Prontosan®) • Arztanordnung
Lidocain z. B. in Dynexan® Mundgel, Kamistad® Gel (mit Kamille), InfectoGingi® Gel (mit Salbei und Kamille)	• Lokalanästhetikum, anästhesierend • Zur zeitweiligen, symptomatischen Behandlung von Aphthen, Prothesendruckstellen, Zahnfleischentzündungen, Zahnungsschmerzen	• Mehrmals täglich (bis zu 8-mal) ein erbsengroßes Stück (≙ 4 mg Lidocain) auf die schmerzende Stelle auftragen und leicht einmassieren • Bei Säuglingen und Kleinkindern max. 4-mal/Tag anwenden	• Eine Gesamtdosis von 40 mg Lidocain/Tag sollte bei Erwachsenen nicht überschritten werden • Selten sind allergische Reaktionen möglich

Tab. 6.10 Verschiedene Mundpflegemittel und Therapeutika einschließlich Wirkung, Anwendung und Bewertung. Einige der Mundpflegemittel kommen bis zum Schulkindalter nicht infrage, z. B. weil Kinder ihren Geschmack nicht tolerieren oder nicht Kaugummi kauen können, ohne diesen zu schlucken. Daher achten die Pflegenden auf kindgerechte Mundpflegemittel bzw. beachten die Packungsbeilagen der Hersteller. *(Forts.)*

Pflegemittel	Wirkung	Anwendung	Bewertung
Mundpflegeartikel			
Künstlicher Speichel z. B. Glandosane®	Anfeuchtung der Mundhöhle	Unverdünnt als Spray mehrmals täglich in den Mund einsprühen	• Nicht alle Patientinnen mögen den Geschmack • Zusammensetzung ähnelt der des Speichels • Beim Sprühen auf Atmung achten: Aspirationsgefahr
Kaugummi, Bonbons	• Erhöhung der Speichelsekretion • Gleichzeitig ideale Zahnpflege (wenn zuckerfrei)	• Kauen • Lutschen	• Bei Mundtrockenheit • Bei kooperativen Patientinnen bestens geeignet, nicht jedoch für bewusstseinsgetrübte oder verwirrte Patientinnen (Aspirationsgefahr) • Zahnprothesen- und Zahnspangenträger speziell geeignete Kaugummis verwenden
Lippenpflege und Therapie			
Lippenpflegestift	Zur Prophylaxe und Therapie von rissigen Lippen	Bei Bedarf mehrmals täglich auftragen	• Günstig • Einfach in der Anwendung • Für verschiedene Situationen, z. B. besonders trockene Lippen, erhältlich
Dexpanthenolsalbe z. B. Bepanthen® Salbe	• Aufweichen von Borken • Geschmeidighalten der Lippen • Fördert die Heilung bei rissigen Lippen	• Salbe für den einzelnen Patienten in eine 2-ml-Spritze abfüllen, mit Verschlusskappe verschließen • Mehrmals täglich auf die Lippen auftragen	• Vereinzelt können allergische Reaktionen auftreten • Bepanthen® Nasen- und Augensalbe ist weniger gut geeignet, da ihr Fettanteil geringer ist
Aciclovir z. B. Zovirax® Lippenherpescreme	• Wirkt gegen Herpesviren • Schmerz- und juckreizstillend	• Bei den ersten Anzeichen auf die betroffene Stelle dünn auftragen • 5-mal täglich alle 4 Std. tagsüber anwenden	• Darf nicht auf der Mundschleimhaut angewendet werden • Vorübergehendes Brennen möglich • Allergische Reaktion möglich

- Kleine Kompressen oder Kugeltupfer in einem abgedeckten Behälter und ggf. Klemme, alternativ dicke Watteträger, Schaumstoff-Reinigungsstäbchen (→ Abb. 6.31)
- Behältnis mit Mundpflegelösung (beschriftet mit Inhalt, Datum, Uhrzeit)
- Abwurf.

Mundpflege bei Säuglingen und Kleinkindern

Bei Säuglingen und Kleinkindern verwenden Pflegende wegen des kleinen Mundraums **Watteträger.**

Durchführung

- Patientin über Vorgehensweise informieren und zur Mithilfe auffordern
- Bewusstseinsklare Patientin in Sitzposition bringen
- Kleidung durch ein Handtuch schützen
- Handschuhe anziehen
- Mundhöhle mit Taschenlampe und angefeuchtetem Spatel inspizieren (→ Abb. 6.38a)
- Zähne putzen bzw. Prothesen herausnehmen und reinigen
- Reinigung der Mundhöhle durchführen, Hilfsmittel mit der Mundpflegelösung tränken, am Behältnis der Mundpflegelösung ausdrücken (nicht zu nass anwenden):
  - Watteträger, Schaumstoff-Reinigungsstäbchen (→ Abb. 6.31)
  - Tupfer, der so in die Klemme eingespannt wird, dass er die Greifbacken und die Spitze der Klemme umfasst, um Verletzungen zu vermeiden
  - Bei kooperativen Patientinnen kann auch eine um den Finger gewickelte Kompressen verwendet werden (→ Abb. 6.38)
- Mundhöhle sorgfältig auswischen: Zähne (vorher Zähne putzen), Wangentaschen/-innenseiten, harter Gaumen, Zunge und unter der Zunge, Mundhöhlenvorhof; für jeden Wischvorgang frisches Reinigungsstäbchen, Tupfer oder Kompresse verwenden
- Immer von hinten nach vorne wischen, um eine Keimverschleppung Richtung Atemwege zu vermeiden; Vorsicht: am weichen Gaumen besteht die Gefahr, einen Würge-, Brechreiz auszulösen
- Ggf. Mund im Anschluss ausspülen lassen
- Ggf. Lokaltherapeutikum auftragen (→ Tab. 6.10)
- Abschließend Mundhöhle noch einmal inspizieren
- Lippen mit patienteneigenen Produkten oder Salbe eincremen (→ Abb. 6.38d)
- Bei Verwendung eines Mundpflegesets: Material und Mundspülung entsprechend dem hausinternen Standard erneuern und beschriften; in vielen Häusern liegen die Richtlinien zur Mundpflege in standardisierter Form vor
- Maßnahme und Beobachtungen dokumentieren.

Bei der Mundpflege beachten

- Bei bewusstlosen Patientinnen besteht die Gefahr, dass Flüssigkeiten in die Luftröhre gelangen *(Aspirationsgefahr)*; sie werden deshalb zur Mundpflege in eine flache Seitenlage gebracht. Pflegende halten auch ein Absauggerät bereit (→ 3.4.4).
- Bei Alkoholkranken keine alkoholhaltigen Mundpflegelösungen benutzen

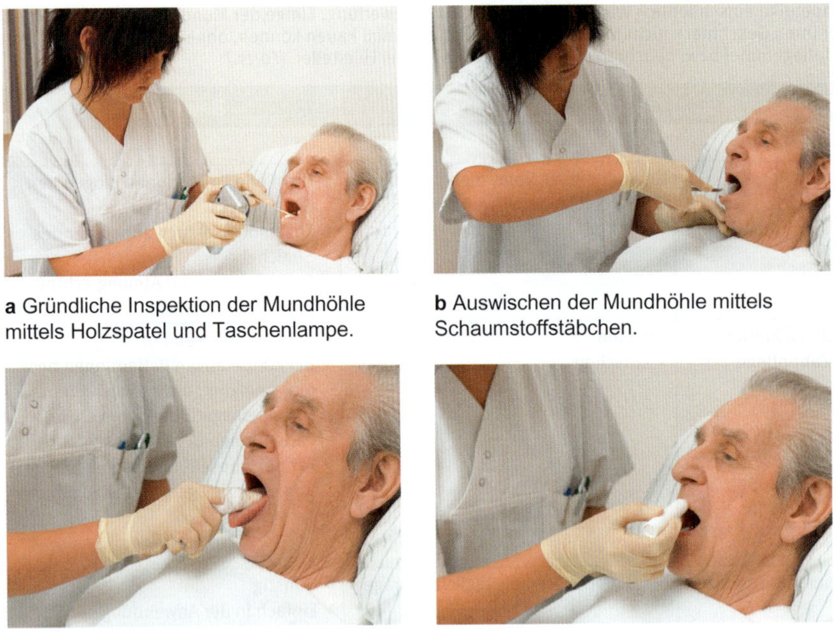

a Gründliche Inspektion der Mundhöhle mittels Holzspatel und Taschenlampe.

b Auswischen der Mundhöhle mittels Schaumstoffstäbchen.

c Abwischen der Zunge mit kleiner, um den Finger gewickelter Kompresse.

d Lippenpflege mit Lippenpflegestift.

Abb. 6.38 Spezielle Mundpflege. [K115]

- Bei Kindern darauf achten, ob sie das Ausspülen des Mundes beherrschen; Spüllösung verwenden, die ggf. auch geschluckt werden kann
- Bei Menschen mit Demenz Produkte wählen, die auch geschluckt werden können (Kinderprodukte)
- Bei gestillten Kindern mit Mundsoor auch die Brust der Mutter berücksichtigen; je nach Anordnung der Ärztin diese mit Antimykotika (→ Pharma-Info 30.3) behandeln.

SPICKZETTEL

Mundpflege

Ziele: Reinigung des Mundraums inklusive der Zähne, Erhalt einer gesunden Mundhöhlenflora und Zähne, Vermeidung von Infektionen, Behandlung von Erkrankungen.

Wichtig: Der Mund ist eine intime Körperregion, deshalb achtsam vorgehen, Patientinnen informieren und beraten. Gewohnheiten beachten, individuelle Hilfsmittel auswählen.

Maßnahmen:

- Inspektion der Mundhöhle.
- Allgemeine Mundpflege: Zähneputzen, Reinigung von Zahn(teil)prothesen, Brackets sowie Mundspülungen.
- Spezielle Mundpflege, wenn die allgemeine Mundpflege nicht ausreicht, z. B. bei verminderter Speichelproduktion, Stomatitis und Gingivitis, schlechtem Allgemeinzustand, gestörter Abwehrlage, Erkrankungen und Operationen im Bereich der Mundhöhle:
  - Mundpflege intensivieren.
  - Anwendung von Lokaltherapeutika, z. B. antiseptische und anästhesierende Produkte.
  - Spezifische Maßnahmen bei Mundgeruch und Mundtrockenheit, bei Schmerzen und Entzündungen, bei Läsionen und Ulzerationen, bei trockenen Lippen.
- **Spezielle Situation bei Kindern:** Säuglingen Mund auswischen, Anleitung und Begleitung bei der Zahnpflege ab Zahndurchbruch, Kau- und Beißringe mit Beginn des Zahndurchbruchs, Kinderzahnbürste, Vitamin-D- und Fluoridgabe nach altersgemäßer Empfehlung.

6.7.6 Soorprophylaxe

Soor (Candidose) → 30.8.2

DEFINITION

Soor *(Mundsoor)*: Übermäßige Besiedelung der Mundschleimhaut mit dem Hefepilz Candida (meist Candida albicans, → 30.8.2) mit typischen weißlich-grauen, schwer abwischbaren Belägen, oft begleitend Mundgeruch und Geschmacksverlust. Häufig bei abwehrgeschwächten Patientinnen und Nahrungskarenz.

Normalerweise herrscht in der Mundhöhle ein Gleichgewicht zwischen den über 500 Mikroorganismenarten (auch Hefepilze), die dort natürlicherweise vorkommen (*physiologische Normalflora, Standortflora*). Die Mikroorganismen hemmen sich gegenseitig in ihrem Wachstum, sodass keine überhandnimmt. Verschiedene Ursachen (z. B. Abwehrschwäche, Antibiotikaeinnahme) führen dazu, dass insbesondere der Hefepilz Candida albicans (siedelt sich gern auf geschädigter Schleimhäuten an) übermäßig zunimmt, eine **Candidose** *(Soor,* → Abb. 6.26*)* ist entstanden. Bei starker Abwehrschwäche besteht die Gefahr, dass sich die Pilzinfektion auf den Verdauungstrakt und/oder die Atemwege ausbreitet oder chronisch wird (→ 30.8.2) [11].

Risikofaktoren

Risikofaktoren für eine Candidose in der Mundhöhle sind u. a.:

- Abwehrschwäche und schlechter Allgemeinzustand
- Unzureichende Mundpflege
- Antibiotikaeinnahme
- Nahrungskarenz (→ 7.8), enterale Ernährung (→ 7.7.5)
- Mundatmung
- Verwendung kortisonhaltiger Dosieraerosole (→ 23.5)
- Infektionskrankheiten, onkologische Erkrankungen, Diabetes mellitus.

Maßnahmen zur Soorprophylaxe

Ziel ist, das natürliche Gleichgewicht der Mikroorganismen in der Mundhöhle zu erhalten.

- Mindestens einmal täglich sorgfältige Inspektion der Mundhöhle (→ 6.7.2)
- Zweimal täglich Mund- und Zahnpflege, ggf. Mundpflege intensivieren (→ 6.7.4, → 6.7.5)
- Mundschleimhaut feucht halten und Speichelfluss anregen (→ Tab. 6.9, → 6.7.7)
- Bei großer Abwehrschwäche, z. B. bei onkologischen oder Intensivpatientinnen, ist eine prophylaktische Schleimhautdesinfektion sinnvoll (→ Tab. 6.10)
- Wenn möglich, Flüssigkeitszufuhr steigern.

Maßnahmen der Soorbehandlung

- Maßnahmen der Prophylaxe intensivieren
- 2–3-mal täglich Mundschleimhaut desinfizieren (→ Tab. 6.10), Einwirkzeit be-

achten, Schleimhaut in dieser Zeit mit dem Antiseptikum feucht halten
- Auf Arztanordnung lokales Antimykotikum (z. B. Moronal®-Suspension) auftragen (→ Tab. 6.10); Pipette darf nicht den Mund berühren, ggf. mittels Watteträger o. Ä. im Mund verteilen; 30 Min. danach nichts essen und trinken lassen
- Einmalzahnbürsten verwenden
- Zahnprothesen nach der mechanischen Reinigung in einem farblosen Schleimhautdesinfektionsmittel einlegen oder Reinigungstabletten mit fungizider Wirkung verwenden; Einwirkzeit nach Herstellerangaben beachten
- Bei Säuglingen und Kleinkindern Sauger an Trinkflaschen und Beruhigungssauger nach Benutzung desinfizieren, z. B. in einem Vaporisator (Dampfsterilisator) [11].

6.7.7 Parotitisprophylaxe

DEFINITION

Parotitis: Entzündung der Ohrspeicheldrüse (*Glandula parotis, Parotis*), hervorgerufen durch Staphylokokken oder Streptokokken.

Drei große Speicheldrüsenpaare und zahlreiche kleinere geben kontinuierlich Speichel in die Mundhöhle ab. Beim Essen wird der Speichelfluss deutlich gesteigert.

Normalerweise können keine Bakterien in die Ausführungsgänge dieser Drüsen gelangen, denn der ständig fließende Speichel spült sie sofort hinaus.

Risikofaktoren

Risikofaktor für eine Parotitis ist eine Reduktion der Speichelproduktion der Patientin durch:
- Längere Nahrungskarenz, z. B. Intensivpatientinnen, Patientinnen mit Dysphagie
- Erheblichen Flüssigkeitsmangel.

Eine stark schmerzhafte und druckempfindliche Entzündung der Ohrspeicheldrüse (meist nur auf einer Seite) ist die Folge. Die Speicheldrüse schwillt dabei deutlich sichtbar an, die Betroffene klagt über Schmerzen beim Kauen.

Maßnahmen zur Parotitisprophylaxe

Ziel ist, den Speichelfluss anzuregen, durch:
- Vermehrte Kautätigkeit, z. B. durch Kauen von Kaugummi, Brotrinde oder Dörrobst; Erhaltung der oralen Ernährung
- Lutschen von Eiswürfeln oder sauren (zuckerfreien) Bonbons
- Ausreichende Flüssigkeitszufuhr
- Kaubewegungen machen lassen
- Massage der Parotis vor dem Ohr.

6.8 Haarpflege

6.8.1 Physiologische Grundlagen

Die Behaarung des Menschen hat bis auf das Kopfhaar ihre ursprüngliche Funktion verloren, nämlich vor Kälte und Wärmeverlust zu schützen. Die Haare des Kopfes sind dafür in unserem Kulturkreis ein wesentliches Identifikationsmerkmal und Schönheitsattribut.

6.8.2 Beobachtung und Dokumentation

Die **Beobachtung** der Haare bezieht sich auf den **Haartyp,** die **Haarbeschaffenheit,** die **Haarfarbe** und die **Kopfhaut.** Pflegende erfassen den Zustand der Körperbehaarung meist während der Körperpflege mit ihren Augen und Händen. Besonderheiten, die eine Intervention erfordern, werden im Pflegebericht beschrieben, z. B. Nissenbefall (→ 32.5.4).

6.8.3 Beurteilung der Haare

Erkrankungen der Haare → 32.11

Haartyp

Beim erwachsenen Menschen unterscheidet man zwei verschiedene **Haartypen:**
- **Langhaar:** Kopf-, Achsel-, Schamhaare, zusätzlich beim Mann die Bart- und Brusthaare
- **Kurz- bzw. Borstenhaar:** Die übrige Körperbehaarung, die bis auf Handflächen, Fußsohlen und Streckseiten der Zehen- und Fingerendglieder den ganzen Körper bedeckt.

Das **Wollhaar** *(Lanugohaar)* ist ein Flaumhaar, das den Körper vom 4. Fetal- bzw. Schwangerschaftsmonat bis etwa zum 6. Lebensmonat bedeckt.

Haarbeschaffenheit

Die **Beschaffenheit** der Haare kann unterschiedlich sein:
- **Normales Haar** ist weich fallend, voll und matt glänzend
- **Fettiges Haar** entsteht bei erhöhter Talgproduktion, die durch Veranlagung, Stress, Ernährungs- und Pflegefehler ausgelöst wird; das Haar ist teils schon einige Stunden nach der Haarwäsche wieder fettig
- **Trockenes Haar** ist eine Folge verminderter Talgproduktion. Durch den fehlenden Fettfilm besitzt das Haar keinen Schutz gegenüber mechanischen und chemischen Einflüssen. Trockenes Haar entsteht durch Veranlagung, Hypothyreose (→ 26.3.4), infolge schwerer Allgemeinerkrankungen oder auch durch aggressive Behandlung.

Ernährung, Stress oder falsche Pflege verändern die Haarbeschaffenheit. Die Haare werden **spröde und brüchig.** Sprödes Haar tritt z. B. auch bei Eisenmangel und Hypothyreose auf. Auch während der Schwangerschaft und Stillzeit leiden manche Frauen unter Haarveränderungen. Eine auf den Haartyp abgestimmte Pflege beseitigt dieses Problem häufig.

Haarfarbe

Die **Haarfarbe** wird vom Melaningehalt in den verhornten Zellen bestimmt. Das Ergrauen der Haare ist Folge einer verminderten Melaninproduktion und gleichzeitiger Lufteinschlüsse im Haarschaft. Im Alter ist das Ergrauen der Haare ein physiologischer Vorgang. Frühzeitiges Ergrauen kann genetisch bedingt sein, eine psychische Reaktion sein oder als Begleiterscheinung bei endokrinen Erkrankungen auftreten.

Haarausfall

Ein gesunder Erwachsener verliert täglich durchschnittlich 70–100 Haare. Dieser physiologisch bedingte **Haarausfall** wird durch das normale Wachstum und den Regenerationszyklus ausgeglichen. Die Glatzenbildung des Mannes *(Alopezie)* mit fortschreitendem Alter wird durch das Sexualhormon Testosteron beeinflusst (→ 32.11.2). Glatzen treten bei ca. 45 % aller Männer mit entsprechender genetischer Vorbelastung auf. Sie beginnen typischerweise im Schläfenbereich *(„Geheimratsecken“)* und können bis zum völligen Haarverlust fortschreiten.

Pathologische Veränderungen

Veränderungen der Körperbehaarung mit Haarausfall und Glatzenbildung (→ 32.11.1) können auch pathologische Ursachen haben, z. B. chronische Erkrankungen, fieberhafte Infektionskrankheiten, Arzneimittel, Bestrahlungen, Zytostatika und psychischer Stress.

Schuppen

Schuppen entstehen bei Hauterkrankungen (z. B. Neurodermitis, Psoriasis), Hormonschwankungen (z. B. in der Schwangerschaft) und falscher Haarpflege. Sie können auch durch einen Hefepilzbefall der Haut bedingt sein. Im Zweifelsfall wird eine Hautärztin hinzugezogen.

Milchschorf

Milchschorf hat etwa jeder zehnte Säugling in den ersten Lebensmonaten. Die Ursachen sind nicht genau geklärt. Vermutlich ist die vorübergehende Überaktivität der Talgdrüsen genetisch bedingt, aber auch Stress und Rauchen der Mutter in der Schwangerschaft scheinen eine Rolle zu spielen.

6.8.4 Haarpflege

Bei der **Haarpflege** berücksichtigen die Pflegenden die Wünsche und Vorlieben der Patientin. Besonders einfühlsam gehen sie auf Patientinnen mit krankheitsbedingtem Haarausfall ein (z. B. aufgrund einer Zytostatikatherapie → 27.5.1), die u. U. eine Perücke oder Mütze tragen.

Langes Liegen und ständiger Druck auf den Kopf belasten die Haare. Bei Patientinnen mit fettigem Haar führt dies zu einer Anregung der Talgdrüsen, das Haar fettet noch leichter. Zusätzlich tritt oft ein unangenehmer Juckreiz auf.

Wichtige Pflegemaßnahmen sind das tägliche Ausbürsten und Kämmen sowie eine Haarwäsche 1–2-mal pro Woche. Können die Patientinnen dies nicht selbst tun, unterstützen die Pflegenden sie dabei bzw. bieten Hilfsmittel an. Die Pflegemittel dazu werden je nach Haartyp der Patientin ausgewählt.

Kämmen und Bürsten im Bett

- Handtuch unter den Kopf der Patientin legen
- Bei langen Haaren den Kopf auf die Seite drehen (lassen) und die Haare erst auf der einen, dann auf der anderen Seite kämmen; dabei jeweils mit den haarspitzennahen Abschnitten beginnend nur einige Zentimeter auskämmen und sich langsam Richtung Kopfhaut vorarbeiten
- Die Patientin nach Wunsch frisieren; lange Haare evtl. zu einem Zopf flechten, damit die Haare sich nicht so stark verknoten.

Bei der Haarpflege beachten

- Fettiges Haar nicht zu ausgiebig bürsten, da dadurch die Talgproduktion angeregt wird
- Auch Perücken oder Haarteile regelmäßig pflegen (lassen)
- Bei bettlägerigen Patientinnen keine Haarnadeln und Kämme für die Frisur verwenden, da sie zu Druckstellen oder Verletzungen führen können
- Ältere Menschen nicht „der Einfachheit halber" wie Kinder frisieren
- Haare nicht ohne Einverständnis der Patientin schneiden
- Auf Wunsch Klinikfriseur bestellen.

Haarwäsche im Bett

Bei mobilen Patientinnen ist es am einfachsten, die Haare beim Dusche bzw. Baden zu waschen.

Bei immobilen Patientinnen kann eine **Haarwäsche im Bett** (→ Abb. 6.39) notwendig sein. Sie erfolgt ca. 1–2-mal pro Woche oder so häufig, wie die Patientin es wünscht bzw. ihr Zustand es erlaubt.

Ziele der Haarwäsche sind:

- Beobachtung und Reinigung der Kopfhaut und der Haare
- Förderung des Wohlbefindens
- Ggf. Entfernen von Parasiten mit Spezialshampoo und Nissenkamm (→ 32.5.4).

Vorbereitung der Materialien

- Haarwaschbecken mit Ablassschlauch (→ Abb. 6.39a)
- Großer Eimer mit angenehm temperiertem Wasser
- Gefäß zum Schöpfen, alternativ spezieller Beutel mit Schlauch (→ Abb. 6.39)
- Auffangeimer für Brauchwasser
- Bettschutz
- Zwei Handtücher
- Ggf. Waschlappen (Augenschutz)
- Shampoo, ggf. Spülung
- Kamm/Bürste, Föhn.

Vorbereitung der Patientin

- Maßnahme mit der Patientin absprechen und sinnvoll in den Tagesablauf einplanen
- Persönliche Wünsche erfragen, z. B. nach Shampoo oder Spülung
- Ohrringe, Kette und ggf. Hörgerät entfernen
- Haare und Kopfhaut inspizieren.

Durchführung

- Patientin so im Bett positionieren, dass das Haarwaschbecken leicht ins Bett passt
- Bett flach stellen
- Bettschutz auf die Matratze legen, Haarwaschbecken ins Bett legen
- Kopf in das Haarwaschbecken legen (→ Abb. 6.39b)
- Bei Bedarf Handtuchrolle in den Nacken legen, um die Bequemlichkeit zu verbessern
- Auffangbehälter in Position bringen und Schlauch des Haarwaschbeckens hineinhängen
- Wasser entweder mit dem Schöpfgefäß aus dem vorbereiteten Eimer oder mit dem Schlauch mit Duschkopf des Reser-

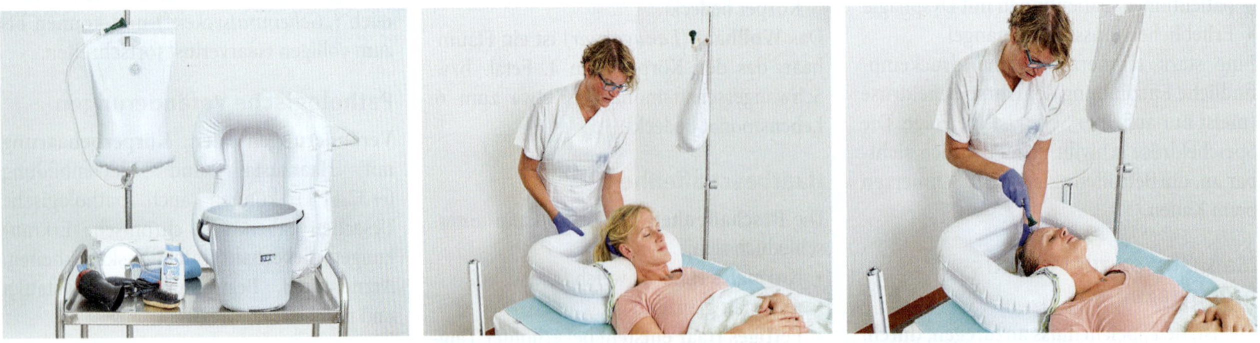

a Materialien für die Haarwäsche im Bett.

b Haarwaschbecken einführen, dabei Patientin am Kopf unterstützen.

c Haare ausspülen, dafür das Wasser über einen Schlauch aus dem Reservoirbeutel laufen lassen.

Abb. 6.39 Haarwäsche im Bett. [K115]

voirbeutels (→ Abb. 6.39c) entnehmen und vorsichtig über die Haare fließen lassen, dann Shampoo in beiden Händen verteilen und mit massierenden Bewegungen auf den Kopf auftragen

- Mit dem Schöpfgefäß bzw. Schlauch die Haare vom Haaransatz nach hinten ausspülen; dabei darauf achten, dass keine Seife Richtung Gesicht gelangt (→ Abb. 6.39c)
- Bei stark fettenden oder verschmutzen Haaren Haarwäsche wiederholen; ggf. Vorgang mit Haarspülung abschließen
- Handtuch um den Kopf der Patientin schlingen und Haarwaschbecken aus dem Bett nehmen; dazu unterstützt ggf. eine zweite Pflegende die Patientin unter den Schultern, die andere entfernt das Haarwaschbecken
- Kopfkissen einlegen, Handtuch zum Schutz vor Nässe darauflegen
- Patientin im Bett in aufrechte Position bringen und Haare mit frischem Handtuch trocken frottieren
- Anschließend Haare föhnen; die Patientin kann dazu, wenn möglich, einen Spiegel in der Hand halten, um den Vorgang zu verfolgen bzw. das Föhnen selbst übernehmen
- Frisur nach den Gewohnheiten der Patientin gestalten
- Abschließend das Handtuch vom Kopfkissen nehmen.

Bei der Haarwäsche beachten

- Bei Patientinnen, die ihren Kopf nicht selbstständig heben und halten können, führen zwei Pflegende die Haarwäsche durch
- Beim Säugling genügt es, die Haare während des Badens mit einem nassen Waschlappen zu waschen, ein Shampoo ist nicht notwendig
- Kein Wasser in die Ohren laufen lassen; bei Patientinnen mit Erkrankungen der Ohren besonders vorsichtig sein (Haarwäsche nur nach Rücksprache mit der Ärztin)
- Bei längeren Haaren eine Haarspülung oder -kur oder als Leave-in verwenden (die Haare werden dadurch leichter kämmbar)
- Heißes Föhnen unterlassen, da es die Talgproduktion anregt, die Kopfhaut belastet und die Haare austrocknet
- Bettwäsche und Kleidung der Patientin auf Feuchtigkeit kontrollieren und bei Bedarf wechseln
- Haare bei Halswirbel- und Schädelverletzungen nur auf Anordnung der Ärztin hin waschen.

Haarpflege bei Milchschorf

Milchschorf sollte nicht abgekratzt oder abgebürstet werden, weil dadurch Verletzungs- und Infektionsgefahr besteht. In der Regel klingt der Milchschorf nach einigen Monaten von selbst wieder ab, das Haarwachstum wird dadurch nicht behindert, auch wenn die feinen Härchen zunächst schwer durch die Krusten durchwachsen.

Die Haare werden beim Baden mit einem milden Shampoo gewaschen und bei der täglichen Körperpflege vorsichtig gebürstet. Eltern werden beraten, nicht auf eigene Faust zu Cremes und Ölen zu greifen, sondern sich von der Kinderärztin beraten zu lassen.

6.9 Nagelpflege

6.9.1 Physiologische Grundlagen

Nägel sind von der Epidermis gebildete Hornplatten auf den Finger- und Zehenkuppen. Sie verhindern Verletzungen an den Finger- und Zehenenden und erleichtern das Greifen.

Auf dem gut durchbluteten Nagelbett schiebt sich der Nagel 0,5–1 mm pro Woche nach vorne, Fußnägel wachsen langsamer. Ein Nagel ist nach etwa 6–9 Monaten komplett nachgewachsen.

6.9.2 Beobachtung und Dokumentation

Bei der **Beobachtung der Nägel** achten Pflegende auf Form, Farbe und Struktur. Sie erfassen den Zustand der Fingernägel eines Menschen im alltäglichen Zusammensein. Die Beobachtung der Zehennägel erfolgt meist während der Körperpflege. Besonderheiten, die spezielle Interventionen erfordern, dokumentieren die Pflegenden im Pflegebericht.

6.9.3 Beurteilung der Nägel

Normalzustand

Im Normalzustand sind die Nägel elastisch, quergewölbt und blassrosa gefärbt.

Nagelveränderungen

Nagelveränderungen → Tab. 6.11, → 32.2.3

Tab. 6.11 Krankhafte Veränderungen der Nägel (→ 32.2.3).

Veränderungen	Mögliche Ursachen
Formveränderungen	
Löffelnägel (→ Abb. 6.1): Nagel mit muldenförmiger Eindellung	Eisenmangel (→ 27.6.1)
Uhrglasnägel: Nagel vergrößert und übermäßig gewölbt	• Lungenfunktionsstörungen • In Kombination mit Trommelschlägelfingern bei Herzfehlern (→ 21.4)
Querrillen	• Infektionserkrankungen • Zytostatikatherapie, andere toxische Einwirkungen
Abgekaute Nägel	• Nervosität • Angst
Farbveränderungen	
Gelbgrau	Pilzbefall des Nagels (Nagelmykose → 32.5.3, → Abb. 32.16)
Gelblich	Erkrankungen der Leber mit Ikterus (→ 25.2.1)
Blauschwarze Flecken unter dem Nagel	• Hämatom (Stoßverletzung des Nagelbetts) • Melanom (→ 32.9.2)
Bräunlich	Rauchen
Strukturveränderungen	
Spröde und brüchig (→ Abb. 32.4)	• Eisenmangel (→ 27.6.1) • Kalziummangel (→ 33.10.4) • Störungen der Schilddrüsenfunktion
Eingewachsener Nagel: Seitlicher Nagelrand drückt auf den Nagelfalz	• Falsch geschnittene Nägel • Belastung der Zehennägel durch die Schuhe
Panaritium *(Nagelbettentzündung):* Eitrige Entzündung im Nagelfalz unter dem Nagel	Verletzungen bei der Maniküre
Nagel zu dick, rau	Pilzbefall des Nagels *(Nagelmykose* → 32.5.3*)*

Nagelveränderungen können sowohl Ausdruck einer Allgemeinerkrankung sein, z. B. einer Eisenmangelanämie (→ Abb. 6.40) oder einer Psoriasis (→ Abb. 29.32), als auch einer Erkrankung, die nur den Nagel betrifft, z. B. ein Nagelpilz (→ Abb. 32.16).

Übermäßige Beanspruchung, z. B. durch Feuchtigkeit, Chemikalien, Nagellack und Nagellackentferner, können die Nägel belasten und für Brüchigkeit verantwortlich sein.

6.9.4 Nagelpflege

Zur Nagelpflege gehören das **Entfernen von Schmutz** unter den Nägeln mit einer Feile und das **Schneiden** der Nägel.

Überragen die Nägel die Finger- oder Zehenkuppen, sollten sie geschnitten werden. Möchten Pflegende dies bei einer Patientin tun, benötigen sie dessen Einverständnis. Sofern die Patientin ihre Wünsche nicht mitteilen kann, befragen Pflegende die Angehörigen.

Vorbereitung der Materialien

- Handtuch
- Waschschüssel mit warmem Wasser
- Ggf. Nagelbürste (bei starker Verschmutzung)
- Abwurf
- Nagelschere und -feile; bei Kindern eine abgerundete Schere, um die Verletzungsgefahr zu verringern
- Pflegemittel nach Wunsch, z. B. Handcreme.

Durchführung

- Hände bzw. Füße nacheinander baden, um die Nägel aufzuweichen, damit sie sich leichter schneiden lassen. Bei bettlägerigen Patientinnen Handtuch unter die Hand der Patientin legen, Waschschüssel mit warmem Wasser daraufstellen und die Hand bzw. Fuß eintauchen (lassen), danach abtrocknen
- Handtuch (oder Papiertuch) zum Auffangen unter die Hand bzw. den Fuß legen
- Pflegende sitzt so neben der Patientin, dass sie in dieselbe Richtung blickt wie sie
- Nägel bis zur Finger- bzw. Zehenkuppe zurückschneiden; die Pflegende legt den Zeigefinger der anderen Hand vor dem Schneiden vor den Nagel und verhindert so, dass dieser in die Umgebung „spritzt“
- Nägel auf krankhafte Veränderungen beobachten
- Raue Nägel feilen; dabei nicht hin- und herreiben, sondern stets vom Nagelrand zur Nagelmitte, damit das Nagelende nicht brüchig wird
- Verschmutzungen unter den Nägeln vorsichtig mit Spitze der Nagelfeile entfernen
- Auf Wunsch der Patientin oder bei trockener Haut Hände bzw. Füße eincremen.

Bei der Nagelpflege beachten

- Fingernägel rund schneiden (→ Abb. 6.41), Fußnägel gerade schneiden, um ein Einwachsen zu verhindern
- Bei Patientinnen mit Diabetes mellitus und arteriellen Durchblutungsstörungen können schon kleine Verletzungen zu langwierigen Wunden führen; deshalb die Fußnagelpflege mit äußerster Vorsicht durchführen oder von einem Fußpfleger oder Podologen durchführen lassen (→ 26.6.10)
- Bei „Problemnägeln“ jeglicher Art Patientin bzw. Angehörigen anregen, eine professionelle Fußpflege zu bestellen.

Prophylaxe von Nagelschäden

- Das Nagelhäutchen zurückschieben, nicht schneiden
- Nägel nicht zu oft lackieren, sparsam mit Nagellackentferner umgehen, da diese Produkte die Nägel schädigen können
- Nägel bei Bedarf pflegen, z. B. mit Nagelsalben oder Nagelbädern in Olivenöl
- Brechende, gespaltene und sich lösende Nägel kurz halten (besser feilen, nicht schneiden)
- Kontakt mit Chemikalien meiden. Ist das nicht möglich, die Nägel (v. a. die Nagelwälle) mit einer Hautschutzsalbe schützen (z. B. Lindesa® professional), evtl. Handschuhe tragen
- Für die Füße: Weite Schuhe wählen, Schuhe mehrmals täglich wechseln. Feuchte Füße trocken halten, z. B. Strümpfe aus Baumwolle tragen, Kunstfasern vermeiden.

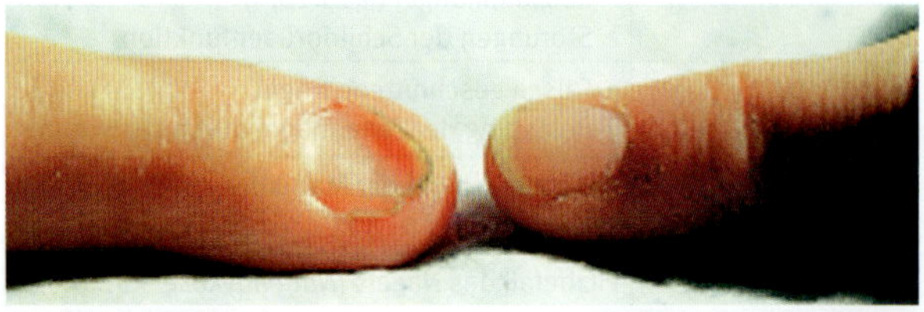

Abb. 6.40 Löffelnagel (Koilonychie). [E397]

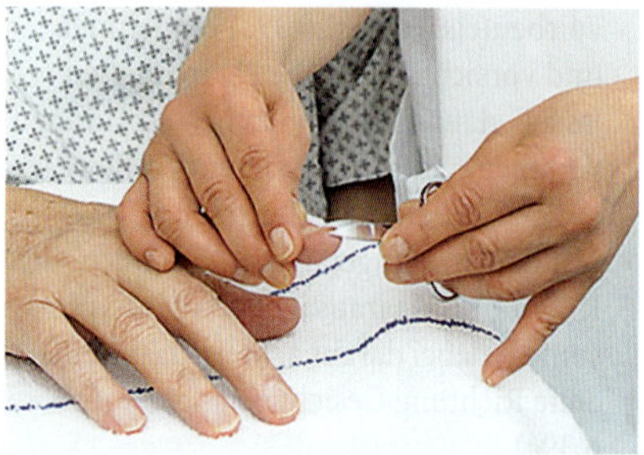

Abb. 6.41 Fingernägel über einem Handtuch schneiden. Sie werden leicht rund geschnitten und dann glatt gefeilt. [K115]

Nagelpflege bei Säuglingen

Früh- und Neugeborene haben sehr empfindliche Fingerkuppen. Das Nagelbett kann leicht verletzt werden, sodass es zu einem Panaritium *(Nagelbettentzündung)* und nachfolgend zu einer Sepsis (→ 30.6) kommen kann. Daher wird die Nagelpflege besonders vorsichtig durchgeführt. In den ersten vier Lebenswochen schneiden die Pflegenden nur bei Bedarf vorsichtig das ausgefranste Ende der Nägel mit einer speziellen Babyschere mit abgerundeten Ecken.

6.10 An- und Ausziehen von Kleidung

6.10.1 Kleidung

Die **Kleidung** schützt den Körper vor Kälte und Nässe, vor Sonnenstrahlen und Austrocknung der Haut. Außerdem kommt sie dem Schamgefühl entgegen, indem sie verhüllt, was der Mensch zu verhüllen wünscht. Weiterhin führen Erziehung, Umwelt, Alter, Kultur, Mode und Tradition dazu, dass von bestimmten Altersgruppen zu bestimmten Zeiten spezifische Kleidungsstücke getragen werden. Kleidung kann ein Statussymbol sein. Kleidung informiert über:

- **Stimmungen:** „Ich trage keine bunte Bluse, wenn mir nicht danach ist“ oder schwarze Kleidung bei Trauer
- **Beruf:** berufstypische Kleidung, z. B. bei Schornsteinfegern, Bäckern, Krankenhauspersonal
- **Status:** Markenkleidung kann etwas über den sozialen Status eines Menschen aussagen
- **Religionszugehörigkeit:** Kopftuch muslimischer Frauen, Kopfbedeckung orthodoxer Juden.

Kleidung im Krankenhaus

Kleidung regelmäßig wechseln
Saubere Kleidung dient der Gesundheitsvorsorge und fördert das subjektive Wohlbefinden.

Auch im Krankenhaus kann sich die Patientin ihre Kleidung selbst wählen, sei es Nachthemd, Schlafanzug, Unterwäsche, Jogginganzug oder Alltagskleidung. Es ist wenig sinnvoll, bettlägerigen Patientinnen routinemäßig **Krankenhaushemden** *(offene Patientenhemden)* anzuziehen. Angebracht sind sie jedoch:

- Bei pflegeintensiven Patientinnen
- Unmittelbar vor einer Operation, größeren Untersuchung (z. B. Laparoskopie)
- Bei akut eingelieferten Patientinnen, denen Angehörige noch keine Kleidung bringen konnten.

Der Vorteil von offenen Patientenhemden besteht darin, dass sie sich problemlos und rasch wechseln lassen. Außerdem liegen schwer kranke Patientinnen auf weniger Falten, da die Hemden den Rücken frei lassen. Nachteil der Krankenhaushemden ist, dass sich die Patientinnen nicht vollständig bekleidet fühlen und dieses Kleidungsstück ihr subjektives Krankheitsgefühl zusätzlich verstärken kann. Die Patientin fühlt sich meist gleich gesünder, wenn sie z. B. nach einer Operation das Hemd gegen ihre Kleidung tauschen kann.

Intimsphäre wahren
Pflegende achten darauf, dass auch bettlägerige und pflegebedürftige Patientinnen eine Unterhose tragen. Diese trägt ganz wesentlich zur Wahrung der Intimsphäre bei. Alternativ bieten sie eine Netzhose mit eingelegter Einlage an.

Kleidung in der ambulanten und stationären Langzeitpflege

Pflegende motivieren Bewohnerinnen und Klientinnen in der ambulanten Pflege, Tageskleidung zu tragen. Sie sollen selbst entscheiden, was sie tragen wollen, bei Bedarf werden ihnen einige Kleidungsstücke zur Auswahl gezeigt.

Bei Bedarf beraten Pflegende zur geeigneten Kleidung, z. B. bei Inkontinenz oder Störungen der (Fein-)Motorik. So können Hosen mit Gummizugbund, Reiß- und Klettverschlüsse, weite Kleidung, Schuhe zum Reinschlupfen oder mit Klettverschluss leichter an- und ausgezogen werden.

6.10.2 Hilfe beim An- und Ausziehen

Bei vielen Krankheiten oder Behinderungen sind Patientinnen auf Unterstützung durch die Pflegenden angewiesen, z. B.:

- Störungen der Feinmotorik hindern daran, eine Schleife an Schuhen zu binden oder Knöpfe zu öffnen oder zu schließen
- Lähmungen, starkes Zittern, geistige Störungen, Sehstörungen behindern oder verhindern das selbstständige An- und Ausziehen
- Gipsbehandlungen, venöse Zugänge, Drainagen oder Katheter usw. erschweren den Kleidungswechsel.

Beim **An-** und **Ausziehen** berücksichtigt die Pflegende die individuelle Bewegungsfähigkeit und Erkrankung der Patientin (→ Abb. 6.42). Bei Kindern sind zudem der Entwicklungsstand und ihre Fähigkeiten, sich selbst an- und auszuziehen, bedeutsam. Ziel ist es, die Selbstständigkeit und individuellen Ressourcen des Menschen zu fördern und dabei seine Sicherheit zu gewährleisten (z. B. bei laufender Infusion).

Prinzipien für das Ausziehen

- Zuerst alle vorhandenen Verschlüsse wie Reißverschlüsse, Knöpfe usw. öffnen. Patientin anleiten, möglichst viel selbst zu übernehmen, um die Feinmotorik zu trainieren
- Die Patientin zum Ausziehen von Oberbekleidung nach Möglichkeit eine aufrechte Position einnehmen lassen
- Bei Patientinnen mit „einseitigen" Erkrankungen (z. B. Halbseitenlähmung, Gipsverband, Infusionen) mit dem Ausziehen an der „gesunden", weniger betroffenen Seite beginnen
- Bei vorne zu öffnenden Kleidungsstücken: zuerst einen Arm aus dem Ärmel ziehen, dann das Kleidungsstück hinter dem Rücken durchschieben und über den zweiten Arm ausziehen
- Bei Kleidungsstücken, die über den Kopf ausgezogen werden: Oberteil so weit wie möglich in Richtung Kopf schieben; Patientin bitten, Kopf und Brust zu beugen; Oberteil über den Kopf ziehen und dann über die Arme abstreifen (→ Abb. 6.42a)
- Zum Ausziehen der Hose Patientin bitten, das Becken ein kleines Stück anzuheben („Brücke machen"), um die Hose unter dem Gesäß durchzuziehen; alternativ geschieht das Ausziehen der Hose durch Drehen auf die eine und dann die andere Seite (→ Abb. 6.42c).

Prinzipien für das Anziehen

- Die Patientin zum Anziehen von Oberbekleidung nach Möglichkeit eine aufrechte Position einnehmen lassen
- Bei Patientinnen mit „einseitigen" Erkrankungen beim Anziehen an der erkrankten bzw. betroffenen Seite beginnen

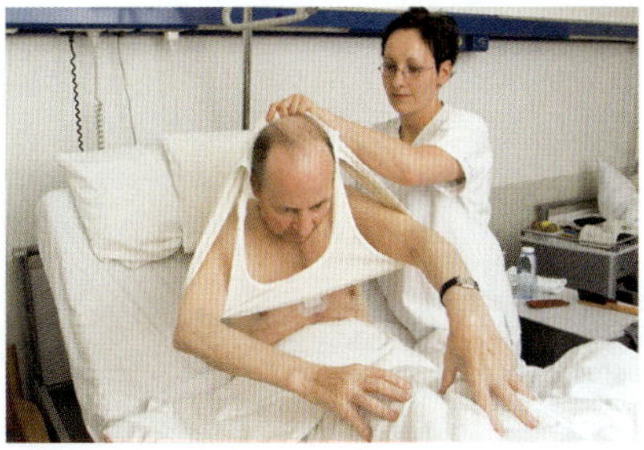

a Patient nach vorne beugen lassen, Unterhemd bis zum Nacken hochziehen und dann über den Kopf ziehen, während dieser nach vorne gebeugt wird.

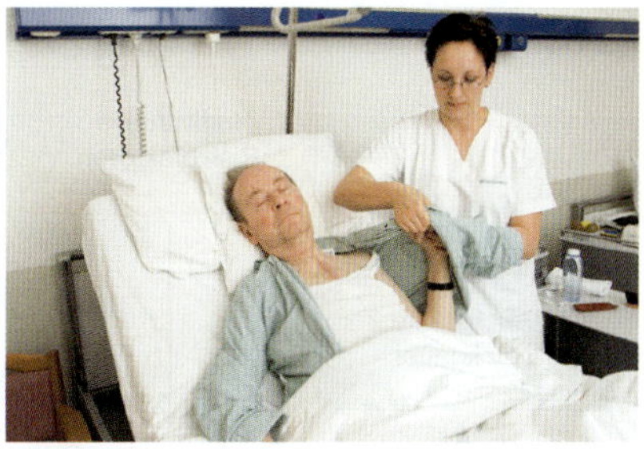

b Dem Patienten ggf. mit der eigenen Hand durch das Ärmelloch entgegenkommen und seine Hand durch den Ärmel führen.

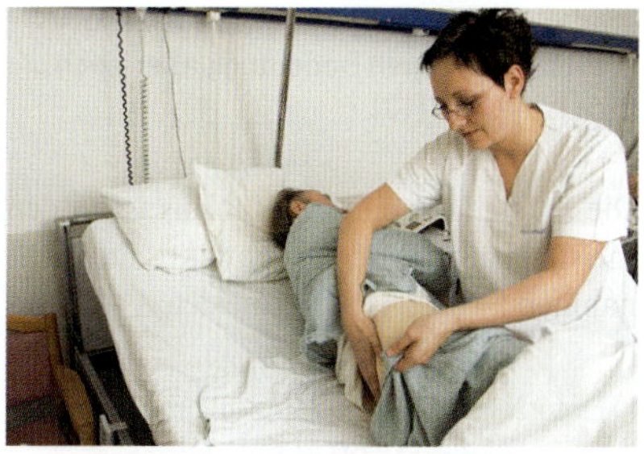

c Hose über das Gesäß ziehen, indem der Patient nach rechts und links gedreht wird. Eventuell kann er auch das Gesäß in Rückenlage anheben („Brücke machen").

Abb. 6.42 Unterstützung beim Aus- und Anziehen. [K115]

- Zum Anziehen der Hose die Patientin bitten, das Becken ein kleines Stück anzuheben, um die Hose unter dem Gesäß durchzuziehen; kann die Patientin das Becken nicht anheben, geschieht das Anziehen der Hose durch Drehen auf die eine und dann die andere Seite
- Bei Kindern Hals- und Ärmelöffnung vor dem Anziehen mit der eigenen Hand weiten und aufrollen
- Nie an den Fingern oder Zehen ziehen, sondern am Unterarm (handgelenknah) oder Unterschenkel (sprunggelenknah) anfassen; alternativ umfasst die Pflegende die ganze Hand der Patientin (→ Abb. 6.42b)
- Falten in der Kleidung glattstreichen, um Druck auf die Haut zu vermeiden.

Patientenberatung

Für manche Patientinnen ist es hilfreich, wenn Angehörige Kleidungsstücke ändern. Beispielsweise können Menschen mit einem Unterschenkelgips ihre gewöhnliche Hose nicht tragen. Trennt man aber die seitlichen Hosennähte auf, ist die Hose weit genug. Mit beidseitig angebrachten Bändern wird die Hose verschlossen. Bänder oder Druckknöpfe können auch an Unterwäsche und Nachthemden angebracht werden.

6.11 Dekubitusprophylaxe

DEFINITION

Dekubitus *(Druckgeschwür;* Plural: Dekubitalulzera): Eine lokal begrenzte Schädigung der Haut und/oder des darunterliegenden Gewebes, typischerweise über knöchernen Vorsprüngen, infolge von Druck oder Druck in Verbindung mit Scherkräften. Es gibt eine Reihe weiterer Faktoren, die tatsächlich oder mutmaßlich mit Dekubitus assoziiert sind, deren Bedeutung aber noch zu klären ist [12].

Die Entstehung eines **Dekubitus** ist in den meisten Fällen durch prophylaktische Maßnahmen (→ 6.12.4) zu vermeiden.

Expertenstandard Dekubitusprophylaxe

Der **Expertenstandard Dekubitusprophylaxe** des *Deutschen Netzwerks für Qualitätsentwicklung in der Pflege (DNQP)* wurde erstmals im Jahr 2000 veröffentlicht und 2017 zum zweiten Mal aktualisiert. Er war der erste Expertenstandard.

6.11.1 Dekubitusentstehung

Bei der **Dekubitusentstehung** spielen folgende Faktoren eine entscheidende Rolle (→ Abb. 6.43) [12]:

- **Druck- und/oder Scherkraftwirkung:** Auflagedruck (Kraft pro Fläche) als komprimierende Kräfte oder Scherkräfte
- **Druckdauer** (Zeit) und **Druckstärke** (Intensität)
- **Gewebetoleranz** für Druck und Sauerstoffmangel (Druckempfindlichkeit der Gewebe).

Erst wenn ein gewisser Druck über einen bestimmten Zeitraum bei einer dekubitusgefährdeten Patientin besteht, kommt es zu einer Schädigung der Haut. Wie viel Druck ausreicht und wie stark die Haut geschädigt wird, hängt von der individuellen Gewebetoleranz für Druck und Sauerstoffmangel sowie von weiteren **individuellen Risikofaktoren** ab.

Risikofaktoren bei Kindern

Es gelten grundsätzlich die gleichen Dekubitus-Entstehungsmechanismen wie bei Erwachsenen [11].

Als wichtigste **Faktoren für das Dekubitusrisiko** nennt der Expertenstandard die drei Patientenmerkmale [12]:

- Beeinträchtigung der Mobilität
- Störungen der arteriellen Durchblutung
- Beeinträchtigter Hautzustand bzw. bereits vorhandener Dekubitus.

Modelle zur Dekubitusentstehung:

- Innen-nach-außen-Modell: Entstehung in der Nähe von Knochenvorsprüngen in der Muskulatur und zunehmender Einbezug darüberliegender Gewebeschichten
- Außen-nach-innen-Modell: Entwicklung von der Körperoberfläche in die Tiefe
- Mitte-Modell: Zwischen Hautschichten und Knochen beginnende Zellschädigung [13].

Druck und Scherkräfte

Der physiologische Druck in den arteriellen Kapillaren *(Haargefäße)* beträgt durchschnittlich 35 mmHg [14]. Übersteigt der Auflagedruck den Blutdruck in den Kapillaren, reagiert der Körper mit einer Erhöhung des Kapillardrucks. Dieser Kompensationsmechanismus versagt, wenn der Auflagedruck sich dem diastolischen Blutdruck (→ 4.2.1) nähert. Dann werden die Kapillaren durch die Druckeinwirkung komprimiert, was zu einer Minderdurchblutung führt. Dadurch werden die Versorgung des Gewebes mit Sauerstoff und Nährstoffen sowie die Entsorgung von Kohlendioxid und Stoffwechselendprodukten unterbrochen. Hält der Druck an, entsteht ein Dekubitus (→ Abb. 6.44).

Zwei Formen von Druck verursachen Dekubitalulzera:

- **Druck** *(komprimierende Kraft)* wirkt senkrecht auf das Gewebe ein; der Druck wird von außen und innen ausgeübt:
  - Von außen, z. B. durch die Matratze, Falten im Bettlaken, ungepolsterte Lagerungsschienen, Krümel im Bett, Schuhe, aber auch Katheter und Sonden, wenn sie auf die Haut einen Druck ausüben
  - Von innen, z. B. durch Knochen, die ohne Muskel- und Fettpolster direkt unter der Haut liegen (→ Abb. 6.45)
- **Scher- und Zugkräfte** wirken parallel zum Gewebe. Beim Sitzen oder Herabrutschen der Patientin im Bett ziehen das Skelett und die tiefen Muskelschichten gemäß der Schwerkraft nach unten, während die Haut und die oberen Anteile der Muskeln in der ursprünglichen

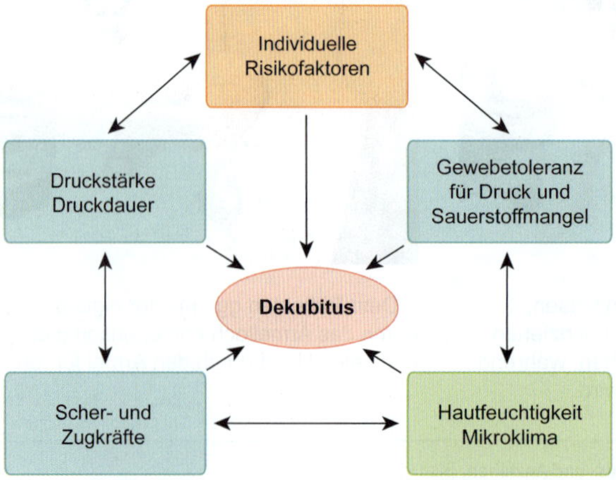

Abb. 6.43 Die Dekubitusentstehung ist ein komplexes Geschehen, an dem verschiedene Faktoren beteiligt sind. [L143]

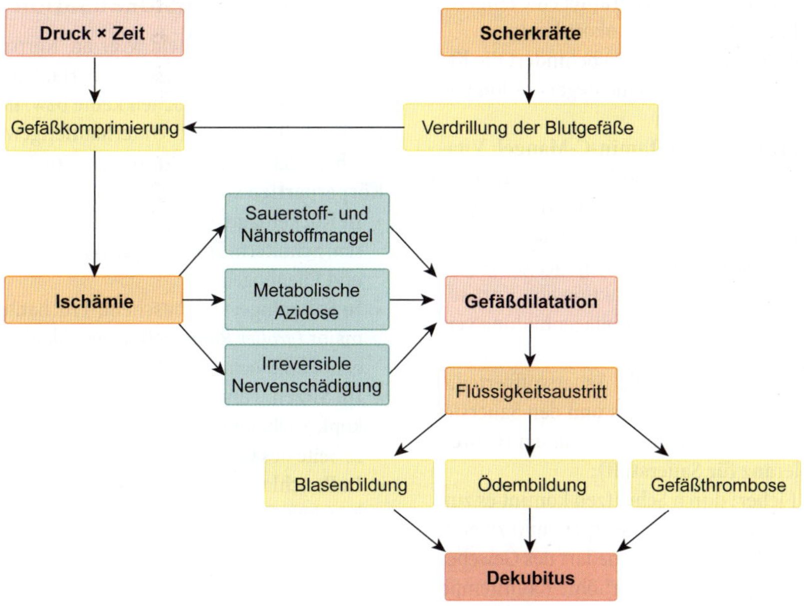

Abb. 6.44 Pathophysiologie der Dekubitusentstehung. [L143]

Position verbleiben. Die Verschiebungen zwischen den beiden Gewebeschichten führen zu einer Dehnung oder gar dem Zerreißen der Blutgefäße im subkutanen Gewebe, wodurch die Haut nicht mehr ausreichend durchblutet wird (→ Abb. 6.44).

Das passiert auch, wenn die Patientin im Bett nach oben gezogen wird. **Reibung** ist eine Kraft, die der Bewegung von zwei Objekten widersteht (hier: Haut und Kleidung/Laken). Sie ist keine direkte Druckursache, ist aber an der Entstehung von Scherkräften beteiligt.

Druckdauer (Zeit) und Druckstärke (Intensität) und weitere Faktoren

Dauer und **Intensität** der Druckeinwirkung auf bestimmte Hautbezirke sind für die Dekubitusentstehung entscheidend. Je nach Gewebetoleranz der Patientin reichen bei hoher Druckintensität oft weniger als 1–2 Stunden Druckeinwirkung zur Entstehung eines Dekubitus aus. Wurde die Durchblutung der Hautzellen nur kurze Zeit unterbrochen, können sie sich meist wieder erholen. Hält der Sauerstoffmangel jedoch länger an, sterben einzelne Zellen ab, es bildet sich eine **Nekrose** *(Gewebstod)*.

Druckdauer und -intensität werden durch verschiedene Faktoren beeinflusst [13]:

- **Unterlage:** die Druckintensität wird in großem Maße durch die Härte der Unterlage bestimmt; ein weiches Sitzpolster kann den Druck nachweislich verändern
- **Körperposition:** im Sitzen ist der Aufladedruck im Gesäßbereich höher als in der flachen Rückenlage (→ Abb. 6.46)
- **Mobilität** und **Aktivität:** Veränderungen der Lage- oder Sitzposition führen zu einer Druckentlastung. Bei Einschränkungen der Mobilität, z. B. bei Arthritis (→ 28.6), multipler Sklerose (→ 37.10), Bewusstseinseinschränkungen oder Schmerzen, aber auch durch die Gabe von Beruhigungsmitteln (→ 11.4.3), können Patientinnen ihre Position nicht ohne fremde Hilfe ändern
- **Körpergewicht:** Kachektische Personen weisen höhere Spitzendrücke (höchste gemessene Drücke in den Kapillaren) der Haut als normalgewichtige Menschen auf. Bei übergewichtigen Patientinnen werden größere Bereiche mit erhöhtem Druck gemessen, gleichzeitig niedrigere Spitzendrücke
- **Hautfeuchtigkeit und Mikroklima:** Schwitzen (z. B. zu warme Kleidung, wasser- und luftundurchlässige Betteinlagen) oder ungenügende Inkontinenzversorgung führen zur Mazeration *(Aufweichen)* der Haut. Die Reibung zwischen der mazerierten Haut und der Unterlage begünstigt die Entstehung von Scherkräften
- **Schmerzempfinden** und **-reaktion:** Gesunden signalisieren Kribbeln oder Schmerzen, dass der Druck auf einen

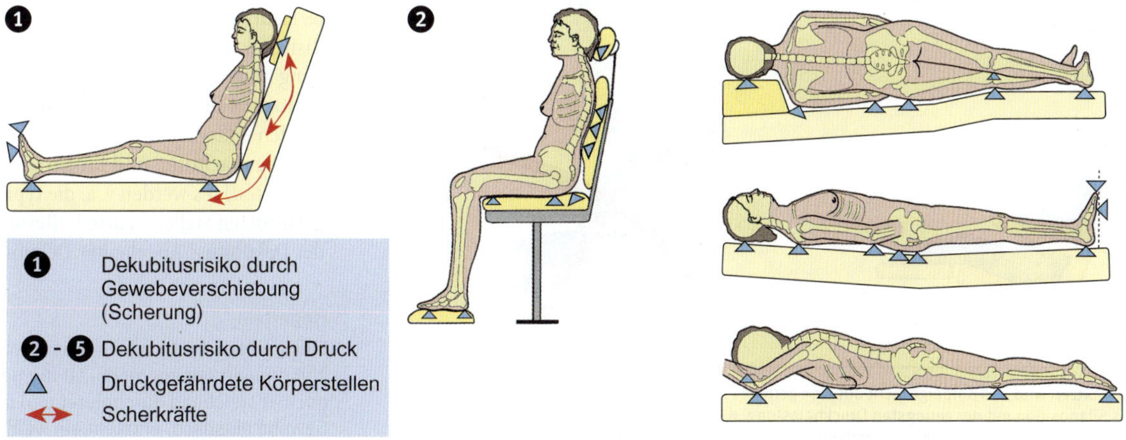

Abb. 6.45 Dekubitusrisiko durch Scherkräfte und Druck. [L157]

Hautbezirk zu groß ist. Sind Schmerzempfindungen oder -reaktionen beeinträchtigt, z. B. bei Querschnittslähmung oder Diabetes mellitus, funktioniert dieses Warnsystem nicht mehr.

VORSICHT! Die Zeit bis zum Eintreten eines Dekubitus kann je nach individueller Gewebetoleranz deutlich unter zwei Stunden liegen.

Gewebetoleranz für Druck und Sauerstoff

DEFINITION

Gewebetoleranz: Fähigkeit von Haut und Unterhautfettgewebe, Druck ohne schädigende Folgen zu ertragen.

Druck und Druckdauer allein erklären nicht vollständig die Entstehung eines Dekubitus. Der Begriff **Gewebetoleranz** fasst Faktoren zusammen, die das **individuelle Dekubitusrisiko** beeinflussen, ohne direkt in Zusammenhang mit Dauer und Intensität von Druck und Scherkräften zu stehen [14].

Faktoren, welche die Fähigkeit des Gewebes, Druck zu verteilen, beeinflussen **(Gewebetoleranz für Druck):**

- **Gewebemasse:** gut ausgebildetes Unterhautfettgewebe und gut ausgebildete Muskulatur können Druck besser verteilen als dünne Schichten über Knochenvorsprüngen (→ Abb. 6.45) oder „erschlaffte" Muskelschichten bei gelähmten Patienten
- Im **Alter** nimmt die Fähigkeit zur Druckverteilung ab. Der Grund dafür liegt u. a. in der veränderten Zusammensetzung des Bindegewebes, dem Nachlassen des Muskeltonus sowie der verlangsamten Regeneration von Hautzellen
- **Dehydratation** (→ 7.12): unzureichende Flüssigkeitsaufnahme vermindert die Elastizität der Haut
- **Glukokortikoidtherapie:** eine längere Einnahme von Glukokortikoiden (→ Pharma-Info 26.1) behindert die Kollagenbildung und die Regeneration von Kapillargefäßen
- **Eiweiß- und Vitamin-C-Mangel:** Vitamin C spielt eine Rolle beim Aufbau von Kollagenen; ein Eiweißdefizit verstärkt die Wirkung der Glukokortikoide
- **Stress:** Vermutlich steigt bei gestressten Menschen die Produktion von Kortisol, das wiederum die Kollagenbildung verlangsamt.

Faktoren, welche die Sauerstoffverteilung innerhalb des Gewebes und den Sauerstoffbedarf des Gewebes beeinflussen **(Gewebetoleranz für Sauerstoff):**

- **Fieber:** durch Schwitzen kommt es zur Austrocknung des Körpers und zu einem erhöhten Sauerstoffbedarf des Gewebes
- **Temperatur:** eine erhöhte Raumtemperatur und zu stark wärmende Kleidung oder Bettwäsche erhöhen den Stoffwechsel und damit den Sauerstoffbedarf des Gewebes
- **Betablocker** (→ Pharma-Info 22.1) reduzieren die Hautdurchblutung um 20–30 %
- **Eiweißmangel** führt zu Ödemen, die wiederum die Sauerstoffversorgung der Haut vermindern
- **Nikotinabusus** begünstigt Arteriosklerose (→ 22.5.1), die mit einem verminderten Blutfluss und einer verminderten Sauerstoffversorgung der Haut einhergeht
- **Krankheiten,** z. B. Lungenerkrankungen, Anämie, Diabetes mellitus, führen u. a. zu einer reduzierten Sauerstoffversorgung und zu Gefäßveränderungen
- **Blutdruck:** Systolische Blutdrücke < 100 mmHg sowie diastolische Drücke < 60 mmHg können das Dekubitusrisiko erhöhen.

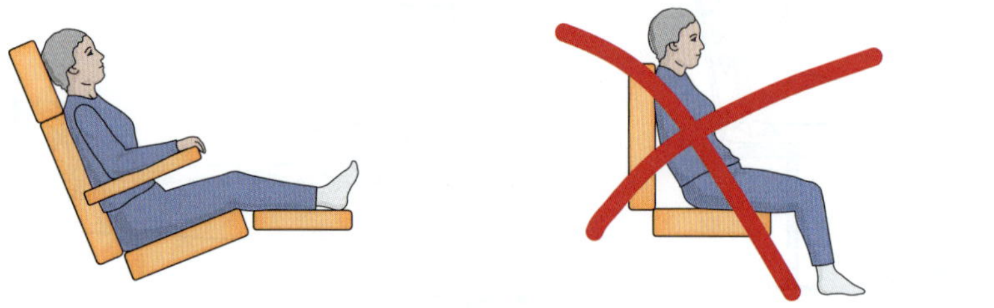

Abb. 6.46 Im Sitzen wird das Körpergewicht auf eine geringe Fläche verteilt. Entsprechend höher ist der Druck. Links Sitzposition mit der geringsten Druckbelastung, weil sich da Körpergewicht bestmöglich auf die gesamte Oberfläche verteilt (Stuhl mit Armlehne und ca. 130° zurückliegender Rückenlehne, Unterschenkel und Füße auf einer Unterlage und mit Fersenschutz). Rechts ist die Patientin nach unten gerutscht, das Körpergewicht verteilt sich jetzt nicht mehr auf die komplette Unterlage, was die Druckbelastung erhöht [15]. [L157]

6.11.2 Dekubituslokalisation

Dekubitusgefahr besteht v. a. an Körperstellen, an denen sich zwischen Haut und darunterliegenden Knochen keine bzw. nur wenig Muskulatur und Unterhautfettgewebe befindet. Die **dekubitusgefährdeten Körperpartien** sind (→ Abb. 6.45):

- **In Rückenlage:** Kreuz-, Steißbein, Fersen, Schultern, Hinterkopf, Wirbelsäule und Ellenbogen
- **In Seitenlage:** Ohrmuscheln, Trochanter major *(großer Rollhügel)*, Knie, Ellenbogen, Fußknöchel
- **Im Sitzen:** Fersen, Fußballen, Hinterkopf, Sitzbeinhöcker, Wirbelsäule, hintere Seite des Oberschenkels
- **In Bauchlage:** Stirn, Ellenbogen, Beckenknochen, Rippen, Kniescheiben, Zehen.

6.11.3 Einschätzung des Dekubitusrisikos

Ziel der Dekubitusprophylaxe

Jeder dekubitusgefährdete Patient erhält eine Prophylaxe, welche die Entstehung eines Dekubitus verhindert.

Die Dekubitusprophylaxe beginnt mit der Identifizierung dekubitusgefährdeter Patientinnen. Die **Einschätzung des Dekubitusrisikos** besteht aus zwei Teilen:

1. Initiales Screening
2. Differenzierte Einschätzung.

Initiales Screening

Es wird von Pflegefachpersonen bei allen Patientinnen und Bewohnerinnen mit Beginn des Pflegeauftrags durchgeführt. Es besteht aus zwei Komponenten [12]:

- **Klinische pflegefachliche Einschätzung:** Risikofaktoren, Druck, Scherkräfte, Hautzustand, zusätzliche individuelle Risikofaktoren wie Mobilitätseinschränkung unter Berücksichtigung des Gesamtzustands einschl. der Ressourcen werden erfasst
- **Hautbeobachtung und Fingertest** *(Drucktest):* Es werden v. a. die typischen gefährdeten Stellen beurteilt: Bestehender Dekubitus? Abgeheilter Dekubitus?

Fingertest

Eine gerötete Stelle wird mit dem Finger komprimiert (eingedrückt). Ist die Haut noch ausreichend durchblutet und das Gewebe elastisch, entsteht ein weißer Fleck, der sich nach Ende der Kompression schnell wieder rötet, also wieder

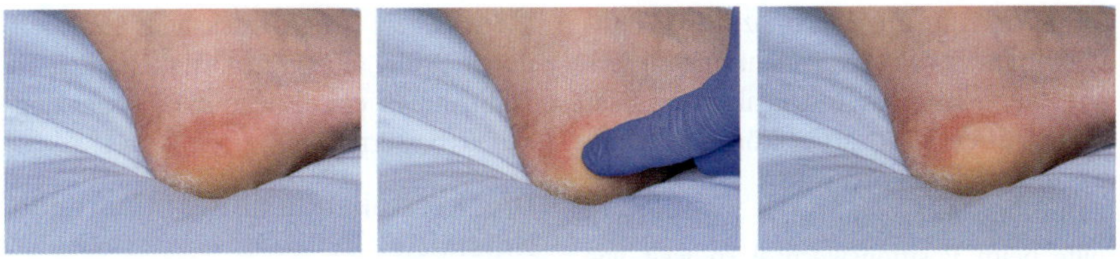

Abb. 6.47 Fingertest. a) Hautrötung an der Ferse, b) Finger drückt auf die gerötete Haut, c) Haut verfärbt sich weiß, die Minderdurchblutung ist reversibel, d. h., der Fingertest ist negativ. Für die Rötung gibt es eine andere Ursache, z. B. eine Entzündung. [K115]

durchblutet wird **(= Fingertest negativ).**
Bei Minderdurchblutung lässt sich die Rötung nicht wegdrücken, d. h., es entsteht kein weißlicher Fleck **(= Fingertest positiv),** eine druckbedingte Hautschädigung, ein Dekubitus Kat. I liegt vor (→Abb. 6.47).
Bei dunkler Haut ist der Fingertest nur begrenzt/nicht möglich. Hier ist auf Veränderung der Temperatur, des Gewebes (härter oder weicher) und Schmerzen zu achten.
Mindestens einmal pro Schicht sollen alle dekubitusgefährdeten Stellen beobachtet werden, besser noch bei jedem Lagerungswechsel.

„Kann nach dem initialen Screening zuverlässig jeglicher Verdacht auf ein Dekubitusrisiko ausgeschlossen werden, ist keine weitere Risikoeinschätzung erforderlich." [12]. Die Einschätzung wird in individuell festzulegenden Abständen wiederholt, immer aber dann, wenn sich die Situation v. a. bei der Mobilität verändert, z. B. nach Operation, Schlaganfall, Sturz mit nachfolgender Bewegungseinschränkung.

Differenzierte Einschätzung

Kann beim initialen Screening eine Dekubitusgefahr nicht sicher ausgeschlossen werden, führen Pflegefachpersonen eine **differenzierte Einschätzung des Dekubitusrisikos** durch. Diese ist in erster Linie eine klinische pflegefachliche Einschätzung, jedoch umfassender und vertiefter (→Tab. 6.12).

Anwendung von Assessmentinstrumenten

Es gibt inzwischen über 30 verschiedene Risikoskalen zur Einschätzung des Dekubitusrisikos, die bekannteste ist die Braden-Skala.
Die Anwendung eines standardisierten Assessments wird weder bei Kindern noch bei Erwachsenen empfohlen. Es gibt keine wissenschaftlichen Belege, dass ein solches Instrument Vorteile gegenüber der klinischen pflegefachlichen Einschätzung hat. Zudem lässt sich kein Instrument empfehlen, weil alle unterschiedliche Risikofaktoren abfragen und wissenschaftlich teilweise unklar ist, wie diese auf die Dekubitusentstehung wirken. Auch „Schwellenwerte" in den Instrumenten sind wissenschaftlich unklar, weil das Dekubitusrisiko bei den unterschiedlichen Patientinnen variiert.
Allenfalls können solche Risikoskalen begleitend eingesetzt werden, es muss dann aber sichergestellt sein, dass sie für die jeweilige Personengruppe passend sind [12].

6.11.4 Maßnahmen zur Dekubitusprophylaxe

DEFINITION

Dekubitusprophylaxe: Maßnahmen, um einem Dekubitus vorzubeugen. Druckentlastung und -verteilung gefährdeter Körperstellen haben oberste Priorität.

Druckentlastung und **-verteilung** erfolgen durch:

- Förderung der Eigenbewegung der Patientin
- Positionierungen und Positionswechsel
- Vollständige Entlastung stark gefährdeter Körperstellen („Freilage")
- Vermeidung bzw. Reduktion der therapiebedingten Einwirkung von Druck- und Scherkräften (→6.11.1).

Die **Wirksamkeit der prophylaktischen Maßnahmen** wird in individuell zu bestimmenden Abständen (orientiert an den Intervallen zur Einschätzung des Dekubitusrisikos) überprüft.

Tab. 6.12 Risikofaktoren für die Entstehung eines Dekubitus nach Expertenstandard [12], [13]. Diese Auflistung ist als Orientierung zu verstehen und muss immer in Verbindung mit der Hautbeobachtung gesehen werden.

Bei Erwachsenen	Bei Kindern
• Mobilitätseinschränkung/Immobilität: – Beeinträchtigte Fähigkeit, selbstständig Positionsveränderungen im Liegen oder Sitzen vorzunehmen – Kaum oder keine Kontrolle über (druckentlastende) Körperposition im Sitzen oder Liegen – Beeinträchtigte Fähigkeit zum selbstständigen Transfer, z. B. vom Bett auf einen Stuhl (oder umgekehrt) oder von einer sitzenden in eine stehende Position (oder umgekehrt) • Beeinträchtigter Hautzustand/vorliegender Dekubitus (auch schon Kat. I) • Durchblutungsstörungen, z. B. Arteriosklerose • Verminderte sensorische Wahrnehmung, z. B. bei bewusstseineingeschränkten Menschen • Diabetes mellitus • Schlechter allgemeiner Gesundheitszustand/Erkrankungen* • Beeinträchtigter Ernährungszustand* • Erhöhte Hautfeuchtigkeit, z. B. Inkontinenz* • Extrinsische bzw. durch medizinische Maßnahmen bedingte Einflussfaktoren: – Auf die Körperoberfläche eindrückende Katheter, Sonden, Tuben in Nase oder Mund (→46.8.3) oder im Bett/auf dem Stuhl befindliche Gegenstände (z. B. Fernbedienung) bzw. Hilfsmittel (z. B. Hörgerät) – Zu fest oder schlecht sitzende Schienen oder Verbände, Bein- oder Armprothesen – Unzureichend druckverteilende Hilfsmittel für die Positionierung – Länger dauernde Operationen	Bei Kindern gelten prinzipiell die gleichen Risikofaktoren. Zusätzlich: • Frühgeborene • Kinder auf Intensivstationen • Unreife Haut, insbesondere in der Neonatologie • Zu- und Ableitungen, medizinische Geräte • Medikation, z. B. blutdrucksteigernde Medikamente • Mangelernährung Ab dem 12. Lebensjahr gleicht die Haut zunehmend der Erwachsener.

* Unklar mit welcher Bedeutung.

Hautbeobachtung
Hautbeobachtung und Fingertest (→Abb. 6.47) finden bei jeder Umpositionierung oder bei der Körperpflege statt. Das Ergebnis wird an entsprechender Stelle im Dokumentationssystem dokumentiert.
Ist der Fingertest an einer dekubitusgefährdeten Stelle positiv (Rötung ist nicht wegdrückbar), muss das Positionierungsintervall verkürzt werden.

Förderung der Eigenbewegung

Bewegung entlastet einzelne Körperpartien oder verteilt das Körpergewicht auf größere Flächen und reduziert so den Auflagedruck. Bereits geringe Bewegungen unterbrechen die Druckbelastung und verbessern damit die Hautdurchblutung.

Für jede dekubitusgefährdete Patientin wird ein **Bewegungsförderungsplan** (→9.6) mit individuellen Bewegungsintervallen erstellt. Zur Bewegungsförderung gehören **jegliche, selbst kleinste Bewegungen** (auch in Stuhl und Bett). Je nach Bewegungsfähigkeit der Patientin werden entsprechende Maßnahmen geplant, z.B. Mikrobewegungen und 30°-Positionierung. Prinzipiell gilt es, die vorhandenen **Eigenbewegungen der Patientin zu fördern.** Sie wird motiviert und angeleitet, ihre Position immer wieder zu verändern. Werden Bewegungsübungen in andere Pflegeabläufe wie Ganzkörperwaschung integriert, erfordern sie einen – im Vergleich zum Nutzen – geringen Zeitaufwand. Alle Bewegungen werden möglichst haut- und gewebeschonend zur Vermeidung von Scherkräften (z.B. mit Hilfe der Kinästhetik) durchgeführt.
Maßnahmen zur Aktivierung und Bewegungsförderung →9.6

Positionierungen, Positionswechsel

Positionierungsarten →Tab. 11.4
Regelmäßige **Positionswechsel** der Patientin sorgen zwischenzeitlich für eine *völlige* Druckentlastung einzelner Hautbezirke. Durch Einbeziehung möglichst vieler Positionen (→Tab. 11.4) wird auch ein bereits vorhandener Dekubitus druckentlastet und kann so besser heilen.

Ist eine Patientin wegen ihrer Erkrankung (z.B. einer Hüft-TEP →29.11.8, →Abb. 29.77) nicht in der Lage, eine bestimmte Position einzunehmen, werden die anderen möglichen Positionierungen (z.B. Rückenlagen, Seitenlage auf einer Seite) durchgeführt. Dadurch verkürzt sich allerdings die Erholungszeit der gefährdeten Hautbezirke der Patientin auf die Hälfte. Die Bauch- bzw. 135°-Position wird nicht von allen Patientinnen akzeptiert. Sie sollte nach Möglichkeit versucht werden, da der rückwärtige Körper vollständig von Druck entlastet wird.

Die Eigenbewegung der Patientinnen sollte beim Positionswechsel so weit wie möglich erhalten und gefördert werden.

Notwendige Positionierungsintervalle sind für jede Patientin individuell zu bestimmen. Man kann zunächst mit einem 2-stündigen Intervall beginnen und dieses je nach Wirkung verlängern oder auch verkürzen.

Vollständige Entlastung stark gefährdeter Körperstellen

Besonders gefährdete Körperstellen, z.B. die Fersen, positionieren Pflegende frei (Freilage). Das Ziel ist eine **vollständige Druckentlastung.** Dabei ist eine verstärkte Druck- oder Scherkraftwirkung an anderer Stelle durch breite Auflageflächen zu vermeiden, indem die Beine in der gesamten Länge unterlagert werden und nur gerade so hoch wie nötig (Ferse ist frei) gelagert werden. Ringförmige Hilfsmittel, Wattepolster oder -verbände, luft- oder wassergefüllte Handschuhe sind ungeeignet [13].

Mikrolagerungen

Bereits geringste Positionsveränderungen an allem Körperteilen verändern den Auflagedruck und können somit eine Entlastung dekubitusgefährdeter Stellen herbeiführen. Sie imitieren die kleinen Positionsveränderungen, die auch ein gesunder Mensch im Sitzen oder Liegen ständig macht. **Mikrolagerungen** können die Umpositionierung nicht ersetzen, das Intervall aber verlängern, z.B. in der Nacht. Als Hilfsmittel werden kleinere Kissen oder zusammengelegte Handtücher verwendet, die unter Schultern, Gesäß oder Becken positioniert werden. Regelmäßig, z.B. stündlich, werden diese Hilfsmittel ein wenig umpositioniert. In Seitenlage können die Kissen regelmäßig etwas herausgezogen und die Position von Kopf, Armen und Beinen verändert werden.

Vermeidung bzw. Reduktion von Druck durch Sonden, Katheter

Pflegende kontrollieren sorgfältig, dass die Patientin nicht auf einem Ableitungsschlauch, auf der Fernbedienung oder einem anderen Hilfsmittel liegt. Bei Bedarf polstern sie entsprechende Hautstellen bzw. Hilfsmittel (z.B. eine Schiene, Tubus im Mund) oder wechseln die Position der Zu- und Ableitungen.

Stellen sie eine Druckstelle fest, z.B. durch Brille, Hörgerät, Orthese, leiten sie Maßnahmen ein, welche die Passgenauigkeit verbessern.

Druckverteilende und -entlastende Hilfsmittel

DEFINITION

Druckverteilung: Reduzierung des Drucks, der auf eine bestimmte Körperfläche einwirkt, und/oder Reduzierung der Scherkräfte. Das geschieht durch eine Vergrößerung der Auflagefläche, sodass sich das Gewicht besser verteilt:
- Lagerung mit größtmöglicher Kontaktfläche (→Abb. 6.46 , LiN →11.6.3)
- Einsinken oder Umschließen des Körpers/Weichlagerung.

Druckentlastung: Zeitweise vollständige Entlastung von bestimmten Körperstellen von Druck und/oder Scherkräften:
- Umlagerung der Patientin
- Lokale Druckentlastung, z.B. Freilagern der Fersen
- Wechseldruckmatratzen.

Druckverteilende und -entlastende Hilfsmittel, z.B. Wechseldruck- oder Weichlagerungssysteme (→Abb. 6.48, →Tab. 6.13) kommen zum Einsatz, wenn die Druckentlastung durch Bewegungsförderung und Positionswechsel nicht ausreicht. Je mehr sich die Matratzenoberfläche dem Körper der Patientin anpassen kann, desto mehr verringert sich der Auflagedruck auf einzelne Körperpartien **(Weichlagerung).**

Das geeignete **Hilfsmittel** wird für jede Patientin individuell ausgewählt. Dabei werden u.a. folgende **Kriterien** berücksichtigt [16]:
- Prioritäten der Pflege- und Therapieziele
- Eigenbewegung der Patientin bzw. mögliche negative Auswirkungen auf die Eigenbewegung
- Gefährdete Körperstellen
- Gewicht der Patientin
- Abwägung von Kosten und Nutzen
- Präferenzen und Wünsche der Patientin.

VORSICHT! Weich- und Superweichpositionierung führen zur Bewegungseinschränkung und hemmen die Wahrnehmung und Spontanbewegungen der Patientin. Aus diesem Grund sind diese Lagerungshilfsmittel für Patientinnen, die noch über eigene Bewegungsressourcen verfügen und bei denen die Förderung von Eigenbewegung Vorrang hat, nicht geeignet.

Der Einsatz druckverteilender Hilfsmittel ersetzt nicht die regelmäßige Bewegungsförderung der Patientin, weil die Gefahr eines Dekubitus weiter besteht. Da der Auf-

Tab. 6.13 Arten von druckverteilenden und -entlastenden Hilfsmittel.

Funktion	Art	Beispiele
Aktive intermittierende Druckentlastung	Wechseldruckmatratzen oder -auflagen für den ganzen Körper	Automatische Wechseldruckmatratzen mit oder ohne Luftstrom (→ Abb. 6.48a, b), Glaskugelbetten
Kontinuierliche Weichlagerung (reaktiv)	Weichlagerungsmatratzen, -auflagen oder -kissen für den ganzen Körper oder als Auflagen für Rollstühle	Schaumstoffmatratzen (→ Abb. 6.48c), Fluid-Gelmatratzen, OP-Auflagen, Weichpolsterkissen für Rollstühle, Schaumstoffkissen
Kombinierte Systeme	Kombination aus Wechseldruckauflage und Weichlagerungssystem für den ganzen Körper und aus Auflage für den Rollstuhl	Automatische oder manuelle Luftkissenmatratze, die Wechseldruck mit Weichlagerung kombiniert

lagedruck vermindert ist, kann jedoch oft die Häufigkeit des Bewegens reduziert werden. Umpositionierungen sind u. a. für die Dekubitusprophylaxe und die Wahrnehmungsförderung wichtig.

VORSICHT! Pflegerituale: Bei vielen lange Zeit durchgeführten Maßnahmen wurde nachgewiesen, dass sie das Dekubitusrisiko nicht verringern und der Patientin ggf. mehr schaden als nutzen. Deshalb:
Keine Salben und Cremes verwenden, welche die Hautporen verschließen und die Hautatmung behindern, z. B. Vaseline, Zinkpaste, Melkfett.
Keinen Franzbranntwein verwenden. Er verbessert nicht die Durchblutung der Haut.
Keine ätherischen Öle (z. B. Fichtennadelöl) sowie **hyperämisierenden Hautpflegemittel** und Massagen anwenden. Sie können die Durchblutung der Haut nicht nachhaltig steigern.
Keine prophylaktische Verwendung von Desinfektionsmitteln, z. B. Cutasept®. Sie zerstören die physiologische Barrierefunktion der Haut (→ 6.1.1).
Gummi und Plastik meiden. Nicht atmungsaktive Gummi- und Plastikunterlagen im Bett und Inkontinenzversorgung hindern die Haut daran, den optimalen Feuchtigkeitsgehalt selbst zu bestimmen. Das Mikroklima verändert sich durch Wärme- und Feuchtigkeitsstau, was sich nachteilig auf die Gewebetoleranz auswirkt (→ 6.11.1).

Auf Schmerzäußerungen und Anzeichen von Schmerzen achten

Es ist wichtig, auf die Druck- und Schmerzempfindungen von Patientinnen zu hören, auch wenn diese erst kurze Zeit vorher bewegt wurden.
Auf der anderen Seite dürfen Pflegende nicht auf Schmerzäußerungen warten, weil wahrnehmungsgestörte Patientinnen Schmerz nur reduziert oder gar nicht spüren. Gerade diese sind jedoch besonders dekubitusgefährdet, z. B. Diabetikerinnen mit einer Polyneuropathie (→ 26.6.6) oder Menschen mit einer Halbseitenlähmung (→ 37.6.2).
Bei Patientinnen, die sich nicht (ausreichend) verbal artikulieren können, achten Pflegende auf nonverbale Anzeichen von Schmerzen, z. B. Veränderungen der Vitalzeichen, Unruhe, veränderten Gesichtsausdruck.

Kontinuität prophylaktischer Maßnahmen

Nur die **kontinuierliche Durchführung** der prophylaktischen Maßnahmen kann die Entstehung eines Dekubitus wirksam verhindern. Alle an der Versorgung der Patientin beteiligten Personen, z. B. auch die Mitarbeiterinnen in Röntgenabteilungen, Endoskopie oder Arztpraxen sowie von Transportdiensten, wissen um die Notwendigkeit der zuverlässigen Durchführung der notwendigen Maßnahmen. Pflegende übernehmen hier eine wichtige Informations- und Beraterfunktion.

Evaluation

Der Dekubitus ist eine der am meisten gefürchteten Komplikationen längerer Bewegungsarmut und -losigkeit. Er ist mit einer erheblichen Beeinträchtigung der Patientin verbunden und kann sich zu einem lebensbedrohlichen Zustand entwickeln. Unerlässlich sind daher die **regelmäßige Dokumentation und Überprüfung,** ob die geplanten und durchgeführten Maßnahmen ausreichen, um einen Dekubitus zu verhindern.
Ist ein Dekubitus entstanden, meldet die Pflegefachkraft diesen an eine übergeordnete Stelle (z. B. Fachbereichsleitung) lt. Verfahrensanweisung zum Expertenstandard Dekubitusprophylaxe in der Pflege.

Beratung und Schulung von Patientinnen und Angehörigen

Die Pflegenden planen die Maßnahmen gemeinsam mit der Patientin und den Angehörigen. Pflegende informieren, schulen und beraten Patientinnen und Angehörige zu den Ursachen der Dekubitusgefährdung,

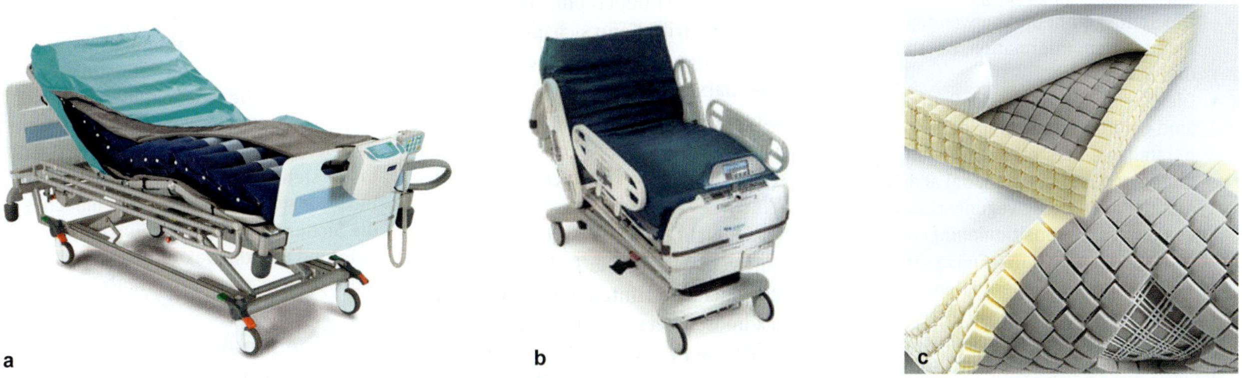

Abb. 6.48 Druckverteilende Hilfsmittel. (a) Bett mit Wechseldruckmatratze, (b) Mitte Luftkissenbett, (c) Schaumstoffmatratze zur Weichlagerung. Bariatrisches Luftkissenbett → Abb. 45.6. [V558-1, V558, V611]

zur Förderung der Eigenbewegung, zur Hautinspektion, zum Einsatz druckverteilender Hilfsmittel und zur Durchführung druckentlastender Interventionen (Vorbehaltsaufgaben → 1.1).

Besonderheiten in der ambulanten Pflege

Besonders in der ambulanten Pflege kann es schwierig sein, die Anforderungen des Expertenstandards bezüglich der regelmäßigen Mobilisation, Positionierung und Bewegungsförderung so umzusetzen, wie dies bei einer 24-stündigen Anwesenheit von Pflegenden in stationären Bereichen der Fall ist.
Die Aufklärung, Beratung und Schulung der Patientin und seiner Angehörigen stellt daher eine wichtige pflegerische Aufgabe dar. Sie müssen Risikofaktoren kennen und wissen, wie sie angemessen handeln können. Die Anleitung zur Durchführung von Mikrobewegungen ist dann sinnvoll, wenn die Angehörigen eine Positionierung nicht allein durchführen können.
Bei Bedarf muss die Verordnung einer druckentlastenden oder druckverteilenden Matratze bei der Hausärztin angeraten werden.

SPICKZETTEL

Dekubitusprophylaxe: Ergebniskriterien

- Eine aktuelle und systematische Einschätzung des individuellen Dekubitusrisikos liegt vor: initiales Screening und differenzierte Einschätzung zu Beginn des Pflegeauftrags und in individuellen Abständen.
- Die Dekubitusgefährdung und Maßnahmen sind allen an der Versorgung Beteiligten bekannt: nachvollziehbare Dokumentation, Information an Röntgenabteilung, weiterbehandelnde Einrichtungen usw.
- Patientin und Angehörige kennen die Dekubitusgefahr und notwendige Maßnahmen: Information, Beratung und Schulung.
- Die Eigenbewegungen der Patientin sind gefördert und gefährdete Körperstellen entlastet: zu Bewegung motivieren und anleiten, bei allen Maßnahmen die Bewegungsressourcen nutzen, Umpositionierungen, Druckentlastung durch Freilagern, Vermeidung von Scherkräften.
- Die Patientin befindet sich unverzüglich auf einem geeigneten druckverteilenden und -entlastenden Hilfsmittel, wenn Bewegungsförderung und Umpositionierungen nicht ausreichend sind: individuelles Hilfsmittel auswählen und beschaffen.
- Die Patientin hat keinen Dekubitus: Hautbeobachtung und Fingertest bei jeder Umpositionierung, Evaluation der geplanten Maßnahmen, Anpassung der Maßnahmen bei Bedarf.
- Die Einrichtung legt Dekubituszahlen vor, kann die Wirksamkeit der Maßnahmen belegen [12].

6.11.5 Behandlung und Pflege bei Dekubitus

Expertenstandard Pflege von Menschen mit chronischen Wunden

Der **Expertenstandard Pflege von Menschen mit chronischen Wunden** des *Deutschen Netzwerks für Qualitätsentwicklung in der Pflege (DNQP)* wurde erstmals 2009 veröffentlicht und 2015 aktualisiert [17].
Er beschreibt das Vorgehen und die Maßnahmen, wenn ein Dekubitus entstanden ist (Wundversorgung → 43.13, → 43.13.4).

Schweregrad eines Dekubitus

Ein Dekubitus lässt sich nach **Schweregraden** (→ Abb. 6.49) einteilen.

Der *Expertenstandard Dekubitusprophylaxe in der Pflege* empfiehlt die Klassifikation nach *EPUAP (European Pressure Ulcer Adversory Panel, 2014)* [13]:

- **Kategorie I:** Nicht wegdrückbare, umschriebene Hautrötung bei intakter Haut, gewöhnlich über einem knöchernen Vorsprung. Der Bereich kann schmerzempfindlich, verhärtet, weicher, wärmer oder kälter sein als das umgebende Gewebe
- **Kategorie II:** Teilzerstörung der Haut bis zur Dermis (Lederhaut), die als flaches, offenes Ulkus mit einem rot bis rosafarbenen Wundbett ohne Beläge in Erscheinung tritt. Kann sich auch als intakte oder offene/rupturierte, serumgefüllte Blase darstellen
- **Kategorie III:** Zerstörung aller Hautschichten: Subkutanes Fett kann sichtbar sein, jedoch keine Knochen, Muskeln der Sehnen. Es kann ein Belag vorliegen, der jedoch nicht die Tiefe der Gewebsschädigung verschleiert. Die Tiefe ist unterschiedlich: am Hinterkopf nur 1–2 mm, in adipösen Bereichen leicht 1 cm
- **Kategorie IV:** Vollständiger Gewebeverlust mit freiliegenden Knochen, Sehnen oder Muskeln. Belag und Schorf können vorliegen. Tunnel, Taschenbildung und Unterminierungen liegen oft vor. Die Tiefe variiert je nach Lokalisation
- **Keiner Kategorie zuordenbar: Tiefe unbekannt.** Vollständiger Gewebeverlust mit Belägen und/oder Schorf im Wundbett, welche die Beurteilung der betroffenen Hautschichten bzw. die Tiefe unmöglich machen (→ Abb. 6.50)
- **Vermutete tiefe Gewebeschädigung: Tiefe unbekannt.** Livider (bläulich, blassbläulich, fahl) oder rötlichbrauner, lokalisierter Bereich von verfärbter, intakter Haut oder blutgefüllte Blase aufgrund einer Schädigung des darunterliegenden Weichgewebes. Die Tiefe der Schädigung kann nicht beurteilt werden (→ Abb. 6.51).

Beobachtung und Dokumentation

Neben der Stadieneinteilung von Dekubitalulzera sind eine genaue **Beobachtung** und **Dokumentation** der Wunde und der Wundheilung notwendig, um Verlauf und Erfolg der Behandlung beurteilen zu können. Eine Fotodokumentation ist zusätzlich möglich (Wunddokumentation → 43.13.7). Die Pflegenden dokumentieren ebenfalls die Wirkung der ursachenbezogenen und pflegerischen Maßnahmen.

Druckentlastung

Konsequente, **vollständige Druckentlastung** durch regelmäßige Positionswechsel und Einsatz geeigneter druckverteilender und entlastender Hilfsmittel (→ 6.11.4) sind bei einem bereits bestehendem Dekubitus der entscheidende Faktor, weil der Dekubitus nur heilen kann, wenn er keinem Druck ausgesetzt ist (→ 6.12.4). Die bisherigen Maßnahmen werden evaluiert, optimiert und intensiviert.

VORSICHT! In bestimmten pflegerischen Situationen müssen ggf. andere Prioritäten gesetzt werden.
In palliativen Lebenssituationen (→ Kap. 20) muss das Umpositionierungen unter Berücksichtigung der größtmöglichen Lebensqualität der sterbenden Patientin durchgeführt werden. Gegebenenfalls wird seltener umpositioniert, die Wünsche der Betroffenen werden berücksichtigt und die Dekubitusentstehung in Kauf genommen.
Bei Intensivpatientinnen steht manches Mal die Sicherung der vitalen Funktionen im Vordergrund und die Dekubitusprophylaxe tritt (zunächst) in den Hintergrund.

Wundbehandlung

Die **Wundbehandlung** eines Dekubitus entspricht den Grundprinzipien der Wundversorgung (→ 43.13.4).

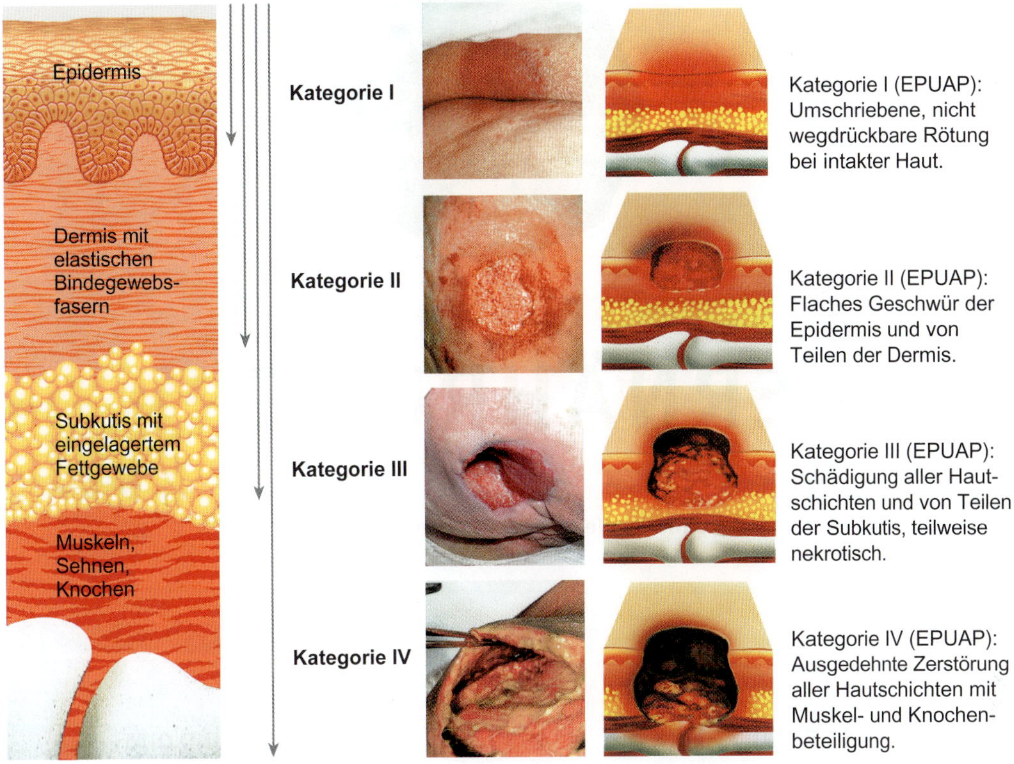

Abb. 6.49 Schweregrade des Dekubitus nach EPUAP. [V220, M291]

Die Anordnung der Wundbehandlung liegt in der Verantwortung der Ärztin, die Durchführung delegiert sie an Pflegende, die in der modernen Wundversorgung geschult sind (→43.13). Durch exakte Beobachtung und ausführliche Dokumentation der Pflegenden lässt sich der Heilungsverlauf der Wunde beurteilen. Da für die Wundheilung eine ausreichende Ernährung unerlässlich ist, achten die Pflegenden zusätzlich auf ausreichende Flüssigkeits- und Nahrungszufuhr.

Ernährung

Eine vollwertige **Ernährung** unterstützt die Wundheilung, stärkt das Immunsystem und senkt das Infektionsrisiko. Die einseitige Gabe von Vitaminen, Zink oder Eiweiß ist nur bei nachgewiesenen Defiziten sinnvoll. Pflegende erfassen daher den Ernährungszustand der Patientin. Bei Verdacht auf eine Mangelernährung erfolgt eine systematische Einschätzung gemäß des *Expertenstandards Ernährungsmanagement zur Sicherstellung und Förderung der oralen Ernährung in der Pflege* (→7.2.1, →7.3). Aus pflegerischer Perspektive sind auch die Möglichkeiten der Nahrungsbeschaffung, -zubereitung und -aufnahme zu klären bzw. zu unterstützen (→7.5.2).

Schmerzen

Ein Dekubitus kann durch die Wunde selbst, die Wundversorgung oder den Einsatz von druckreduzierenden Hilfsmitteln **Schmerzen** verursachen. Pflegende achten insbesondere bei bewusstseinseingeschränkten Patientinnen auf nonverbale Schmerzsignale (→13.2). Eine adäquate Wundversorgung und sinnvoller Hilfsmitteleinsatz sowie Schmerzmittel (→13.3.1) können die Wundschmerzen lindern.

Patientenberatung

Pflegende **informieren, schulen und beraten** die Patientin und ihre Angehörigen bezüglich des Zusammenhangs zwischen Druck, Bewegung und Dekubitusprophylaxe bzw. -heilung. Mögliche Themen des Beratungsgesprächs:

- Individuelle Vorstellungen zur Wundursache und Heilung der Wunde
- Aktuell vorhandene Beschwerden, z. B. Schmerzen, und möglicher Umgang damit
- Individuelle Möglichkeiten zur Intensivierung von Bewegung, Druckentlastung und -verteilung
- Möglichkeiten der Hautpflege
- Hygienische Verbandswechsel und Wundbeobachtung
- Möglichkeiten und Notwendigkeiten der Kontaktaufnahme zum Pflegedienst oder der Ärztin (in der ambulanten Pflege).

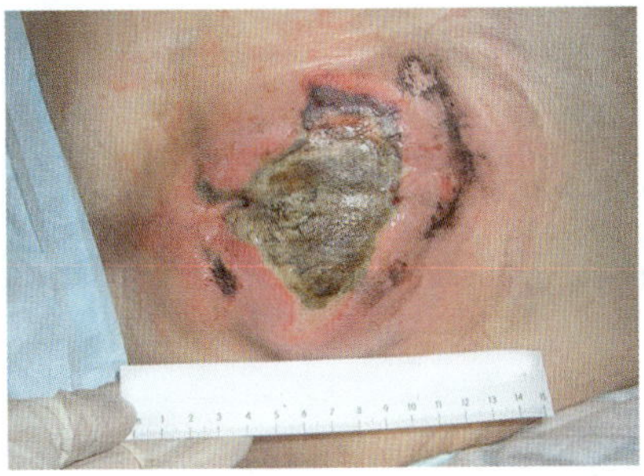

Abb. 6.50 Dekubitus keiner Kategorie zuordenbar: Tiefe unbekannt. [M291]

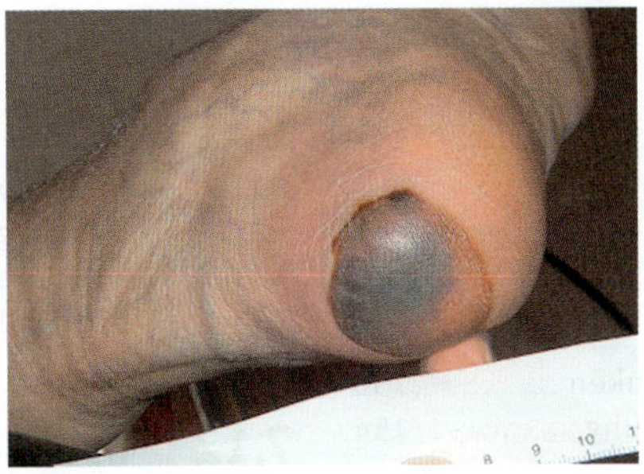

Abb. 6.51 Vermutete tiefe Gewebeschädigung: Tiefe unbekannt. [M291]

7

ERNÄHRUNG

Christine Keller, Siegfried Huhn (7.12)

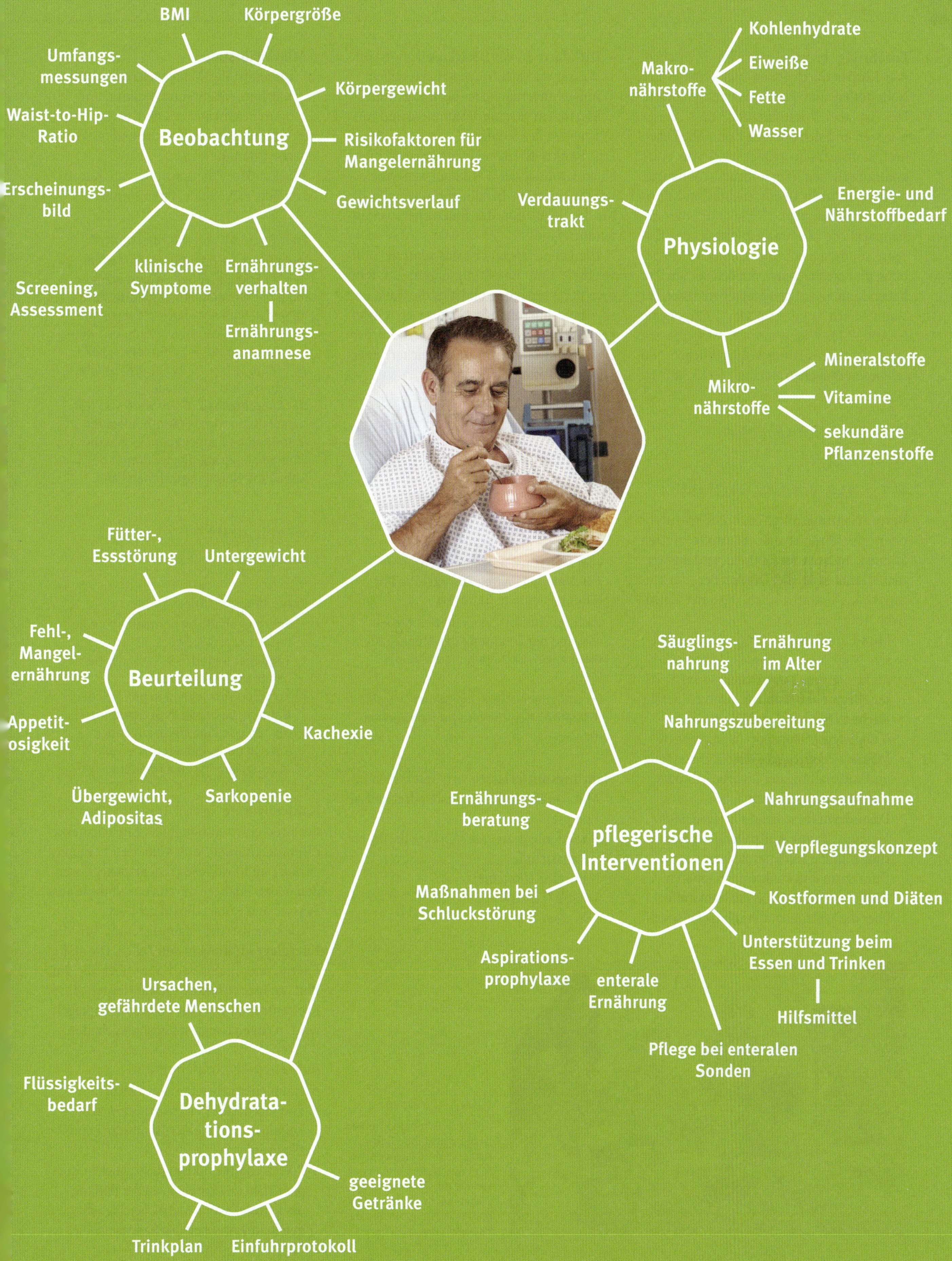

Beobachtung
BMI
Körpergröße
Umfangs-
messungen
Körpergewicht
Waist-to-Hip-
Ratio
Risikofaktoren für
Mangelernährung
Erscheinungs-
bild
Gewichtsverlauf
Screening,
Assessment
klinische
Symptome
Ernährungs-
verhalten
Ernährungs-
anamnese
Physiologie
Makro-
nährstoffe
Kohlenhydrate
Eiweiße
Fette
Wasser
Verdauungs-
trakt
Energie- und
Nährstoffbedarf
Mikro-
nährstoffe
Mineralstoffe
Vitamine
sekundäre
Pflanzenstoffe
Beurteilung
Fütter-,
Essstörung
Untergewicht
Fehl-,
Mangel-
ernährung
Appetit-
losigkeit
Kachexie
Übergewicht,
Adipositas
Sarkopenie
pflegerische
Interventionen
Säuglings-
nahrung
Ernährung
im Alter
Nahrungszubereitung
Ernährungs-
beratung
Nahrungsaufnahme
Verpflegungskonzept
Maßnahmen bei
Schluckstörung
Kostformen und Diäten
Unterstützung beim
Essen und Trinken
Hilfsmittel
Aspirations-
prophylaxe
enterale
Ernährung
Pflege bei enteralen
Sonden
Dehydrata-
tions-
prophylaxe
Ursachen,
gefährdete Menschen
Flüssigkeits-
bedarf
geeignete
Getränke
Trinkplan
Einfuhrprotokoll

Ernährung bedeutet für den Menschen, den Körper durch Essen und Trinken mit Nährstoffen und Flüssigkeit zu versorgen. Das ist die Voraussetzung, dass dieser wachsen und sich erhalten kann. Alle Zellen und Stoffwechselvorgänge sind von einer kontinuierlichen Nährstoffzufuhr abhängig.

Essen ist auch Genusserlebnis und dient dem Wohlbefinden. Nicht nur die geschmackliche Zusammensetzung des Essens, sondern auch die räumliche Umgebung und die Personen, mit denen man isst, haben Einfluss auf den Menschen. Essen hat somit auch eine soziale Komponente (→ Abb. 7.1). Wie, wann und was gegessen wird, ist zudem von gesellschaftlichen und religiösen Bräuchen abhängig (→ 15.3.8) [1].

7.1 Physiologische Grundlagen

7.1.1 Der Verdauungstrakt

Bevor Nahrungsmittel zur Energiezufuhr oder als körpereigene Baustoffe nutzen können, müssen sie optimal verdaut werden. Dafür sind die Organe des Verdauungstrakts verantwortlich, die unterschiedliche Aufgaben haben:

- **Mund** mit Zähnen, Zunge, Speicheldrüsen: Nahrungsaufnahme, mechanische Zerkleinerung, Einspeichelung der Speisen, Beginn der Kohlenhydratverdauung
- **Rachen** *(Pharynx)* und **Speiseröhre** *(Ösophagus):* Transport in den Magen
- **Magen** *(Ventriculus, Gaster)*: Zersetzung und Aufspaltung der Eiweiße, Abtöten von Krankheitserregern
- **Dünndarm** (bestehend aus *Duodenum, Jejunum, Ileum*): Aufspaltung der Nahrung mithilfe von Enzymen aus dem Dünndarm und Pankreas; im unteren Dünndarm Resorption der Nährstoffe über die Schleimhaut ins Blutgefäßsystem
- **Dickdarm** *(Colon):* Rückresorption von Wasser und Elektrolyten, bakterieller Abbau unverdaulicher Nahrungsreste
- **Mastdarm** *(Rectum):* Sammeln und Ausscheiden des Stuhls.

Das **Pankreas** *(Bauchspeicheldrüse)* bildet einen Großteil der Verdauungsenzyme sowie die Hormone Insulin und Glukagon, die für die Regulation des Blutzuckers verantwortlich sind.

Die **Leber** *(Hepar)* ist das zentrale Stoffwechsel- und Entgiftungsorgan. Im Rahmen der Verdauung bildet es die Galle und speichert überflüssige Glukose als Glykogen. Sie baut Nahrungseiweiße zu körpereigenen Eiweißen um und speichert überschüssige Fette.

7.1.2 Nahrungsmittel, Lebensmittel

DEFINITION

Lebensmittel: Stoffe und Erzeugnisse, die in verarbeitetem, teilweise verarbeitetem oder unverarbeitetem Zustand vom Menschen aufgenommen werden, z. B. Nahrungsmittel, Zusatzstoffe in Nahrungsmitteln, Getränke.

Nahrungsmittel: Lebensmittel, die vorwiegend der Ernährung des Menschen dienen, ggf. nach vorheriger Zubereitung.

Im alltäglichen Sprachgebrauch werden die beiden Begriffe oft synonym verwendet.

Nahrungsmittel lassen sich unterteilen in:

- **Makronährstoffe** (die ersten drei liefern Energie):
  - Kohlenhydrate *(Saccharide)*, darunter Ballaststoffe
  - Eiweiße *(Proteine)*
  - Fette *(Lipide)*
  - Wasser
- **Mikronährstoffe:**
  - Mineralstoffe: Mengenelemente, z. B. Kalzium, Magnesium, Kalium, und Spurenelemente, z. B. Jod, Selen, Brom
  - Vitamine: wasserlösliche und fettlösliche Vitamine
  - Sekundäre Pflanzenstoffe: z. B. Karotinoide, Flavonoide, Phytosterine.

Energiegehalt von Nahrungsmitteln

Joule *(J)* ist die internationale Maßeinheit für Energie, Arbeit, Wärmemenge. Joule hat die Maßeinheit **Kalorie** *(cal)* abgelöst, wird aber noch oft verwendet.

- 1 Kalorie (1 cal) = 4,187 Joule; 1 Kilokalorie (1 kcal) = 1.000 cal= 4.187 J
- 1 Joule (1 J) = 0,239 cal; 1 Kilojoule (kJ) = 1.000 J = 239 cal.

Der **Energiegehalt** *(Brennwert)* von Nahrungsmitteln wird in (Kilo-)Joule oder (Kilo-)Kalorien angegeben. Er gibt die Energiemenge an, die der Körper beim Abbau der Nahrung gewinnen kann.

Kohlenhydrate

Diabetes mellitus → 26.6

Kohlenhydrate (Saccharide)

- **Energiegehalt:** 1 g Kohlenhydrate liefert 4,1 kcal (17,2 kJ)
- **Täglicher Bedarf:** 55–60 % der Gesamtnahrungsaufnahme
- Kommen vorwiegend in pflanzlicher Nahrung vor, etwa in Getreideprodukten und Kartoffeln, sind aber auch in tierischen Produkten wie Milcherzeugnissen enthalten.

Kohlenhydrate spielen für das Leben auf der Erde eine zentrale Rolle. Einfachzucker *(Monosaccharide)*, z. B. Glukose (Traubenzucker) und Fruktose (Fruchtzucker), werden in den Pflanzen durch Fotosynthese aus Wasser und Kohlendioxid gebildet.

Glukose ist der Hauptlieferant für die **Energiegewinnung** in den Zellen. Die akute Energieversorgung wird v. a. über die im Blut gelöste **Glukose** gewährleistet. Ihre Konzentration im Blut (Blutzuckerspiegel) wird in engen Grenzen konstant gehalten.

Aufgaben der Kohlenhydrate

- Hauptenergielieferant der Zellen
- Polysaccharide *(Vielfachzucker)*, z. B. Zellulose, sind die Gerüstsubstanz von Pflanzen
- Polysaccharide sind im menschlichen Körper neben den Eiweißen an der Bildung der extrazellulären Matrix beteiligt, die den Raum zwischen den Zellen ausfüllt

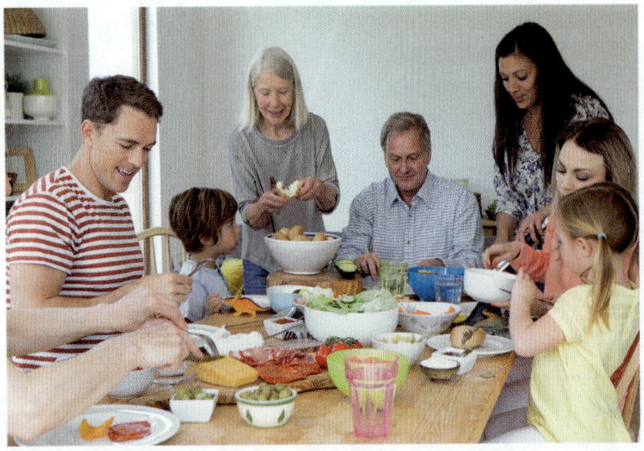

Abb. 7.1 Essen und Trinken ist mehr als bloße Nahrungs- und Flüssigkeitszufuhr. Mahlzeiten bieten der Familie die Möglichkeit des Zusammenseins, des Informationsaustauschs und der Entspannung. [J787]

- Ballaststoffe regulieren u. a. die Darmperistaltik und erhalten die physiologische Darmflora.

Kohlenhydratüberschuss

Befindet sich zu viel Glukose im Blut, wird sie in der Leber in die **Speicherform Glykogen** umgewandelt und in den Leber- und Muskelzellen als Energiereserve gespeichert. Sind diese Depots voll, wird die Glukose in der Leber zu Fett umgewandelt und an den typischen Stellen im Körper gespeichert.

Kohlenhydratmangel

Befindet sich zu wenig Glukose im Blut, wird das in den Leber- und Muskelzellen gespeicherte **Glykogen** wieder **zu Glukose** umgewandelt. Sind diese Energiereserven aufgebraucht – der menschliche Körper kann nur 300–500 g Glukose speichern –, kann die Leber aus Fetten, Ketonkörpern, Laktat u. a. Glukose gewinnen. Sind auch diese Reserven erschöpft, wird körpereigenes Eiweiß zur Energiegewinnung herangezogen.

Eiweiße

Eiweiße (Proteine)
- **Energiegehalt:** 1 g Eiweiß liefert 4,1 kcal (17,2 kJ)
- **Täglicher Bedarf:** 10–15 % der Gesamtnahrungsaufnahme; 0,8 g/kg Körpergewicht, Kinder 0,9 g/kg Körpergewicht
- **Erhöhter Bedarf:** Wachstum (Kinder), Schwangerschaft, Stillzeit, Alter
- Eiweiß findet sich in Pflanzen (z. B. Bohnen, Erbsen, Kartoffeln) und tierischen Lebensmitteln (z. B. Fleisch, Fisch, Milch, Quark, Eier). Tierisches Eiweiß hat für den Menschen eine höhere biologische Wertigkeit, d. h., es kann den Bedarf an essenziellen Aminosäuren besser decken.

Eiweiße bestehen aus großen Molekülen, die sich aus Aminosäuren zusammensetzen. Es gibt 20 verschiedene Aminosäuren, neun davon kann der Körper nicht selbst herstellen, sie müssen mit der Nahrung aufgenommen werden *(essenzielle Aminosäuren)*. Der menschliche Körper besteht zu 15–20 % aus Eiweißen.

Hauptsächlich in den Leberzellen werden aus den Aminosäuren der Nahrung körpereigene Eiweiße gebildet *(Proteinbiosynthese)*.

Aufgaben der Eiweiße

Eiweiße sind biochemische Funktionsträger und Bausubstanz des Körpers. Sie „bauen" u. a. Hämoglobin (zum Sauerstofftransport), Keratin (Bestandteil von Haaren und Nägeln), Kollagen (Bestandteil der Haut, von Bindegewebe, Knochen, Knorpel, Sehnen, Bändern), Muskulatur, sind Bestandteil von Enzymen und Hormonen, Antikörper, Gerinnungsfaktoren.

Sie halten das osmotische Gleichgewicht (Verhältnis von Körperflüssigkeiten und darin gelösten Stoffen) konstant.

Eiweißüberschuss

Eiweißüberschuss belastet den Stoffwechsel und die Nieren und kann langfristig zu Arteriosklerose, erhöhtem Hämatokritwert (Anteil der festen Blutbestandteile im Verhältnis zu den flüssigen) und Nierenerkrankungen führen.

Eiweißmangel

Eiweißmangel führt v. a. im Wachstum zu geistiger und körperlicher Unterentwicklung. In den Industrieländern kommt es selten zu einem Eiweißmangel. Im Alter bedingt er Muskelabbau, mangelnde Leistungsfähigkeit, Schwäche, Haarausfall und Infektanfälligkeit.

Fette

Fettstoffwechselstörungen → 26.8

Fette (Lipide)
- **Energiegehalt:** 1 g Fett liefert 9,3 kcal (38,9 kJ)
- **Täglicher Bedarf:** 25–30 % der Gesamtnahrungsaufnahme
- Fett findet sich in tierischen Lebensmitteln (z. B. Sahne, Butter, Schweineschmalz) und pflanzlichen Lebensmitteln (z. B. Nüsse, Oliven-, Sonnenblumenkernöl, Kokosfett, Avocado).

Fette bestehen aus einem Glyzerinmolekül, an das Fettsäuren gebunden sind. Die Fettsäuren können unterschiedlich lang sein: kurz-, mittel-, langkettig. Die Anzahl der chemischen Doppelbindungen entscheidet, ob eine Fettsäure gesättigt oder ungesättigt ist.

Gesättigte Fettsäuren erhöhen das „schlechte" Cholesterin **(LDL, Low-Density-Lipoprotein)** und sollten daher möglichst wenig verzehrt werden. Sie sind v. a. in tierischen Fetten enthalten.

Einfach ungesättigte Fettsäuren senken das Cholesterin. Sie sind u. a. reichlich in Rapsöl, Maiskeimöl oder Olivenöl enthalten. **Mehrfach ungesättigte Fettsäuren** sind für den Menschen lebensnotwendig und müssen mit der Nahrung aufgenommen werden, da der Körper sie nicht selbst herstellen kann. Sie erhöhen das „gute" Cholesterin **(HDL, High-Density-Lipoprotein)**, wirken entzündungshemmend und gefäßerweiternd. Sie sind v. a. in Seefisch, aber auch in Distel-, Sonnenblumen- und Sojaöl enthalten.

Zu den Lipiden gehören weitere hoch energiereiche Stoffe. Die wichtigsten davon sind Cholesterin und Phospholipide. **Cholesterin** kann vom Körper selbst produziert werden oder wird über tierische Lebensmittel aufgenommen. Es ist lebenswichtig, weil es Bestandteil von Zellwänden, Hormonen und der Galle ist. Zu viel Cholesterin begünstigt allerdings eine Arteriosklerose (→ 22.5.1). **Phospholipide** sind zum Aufbau der Zellmembran sehr wichtig. Der bekannteste Vertreter der Lipide ist das Lezithin.

Aufgaben der Fette

Fette sind wichtiger Energielieferant (nach den Kohlenhydraten) und -speicher, sie isolieren gegen Kälte und sind Schutzpolster für innere Organe und Körperstrukturen. Sie sind Lösungsmittel für fettlösliche Stoffe (z. B. fettlösliche Vitamine) und Bestandteil von Zellwänden und Hormonen.

Fettüberschuss

Fettüberschuss führt zu Übergewicht und belastet das Herz-Kreislauf-System und den Bewegungsapparat. Adipositas (→ 26.7.1) ist in den Industrieländern inzwischen ein großes Gesundheitsproblem.

Fettmangel

Fettmangel führt dazu, dass nach und nach die Fettdepots zur Energiegewinnung herangezogen werden. Sind diese verbraucht, steht dem Körper nur noch sein körpereigenes Eiweiß zur Verfügung. Durch den Energiemangel wird der Stoffwechsel stark reduziert. Temperaturregulation und Immunsystem sind gestört. Es finden sich weitere Anzeichen einer Mangelernährung (→ Tab. 7.8).

Ballaststoffe

Ballaststoffe sind weitgehend unverdauliche Polysaccharide, die vorwiegend in pflanzlichen Lebensmitteln vorkommen. Unterschieden in **wasserlösliche** (v. a. wichtig für die physiologischen Darmbakterien) und **wasserunlösliche** Ballaststoffe (v. a. zur Obstipationsprophylaxe). Ein kleiner Teil wird durch die Mikroorganismen des Dickdarms zu kurzkettigen Fettsäuren abgebaut. Dadurch sinkt der pH-Wert im Dickdarm und verhindert das Wachstum von pathogenen Keimen. Ballaststoffe haben vielfältig Aufgaben (→ Abb. 7.2).

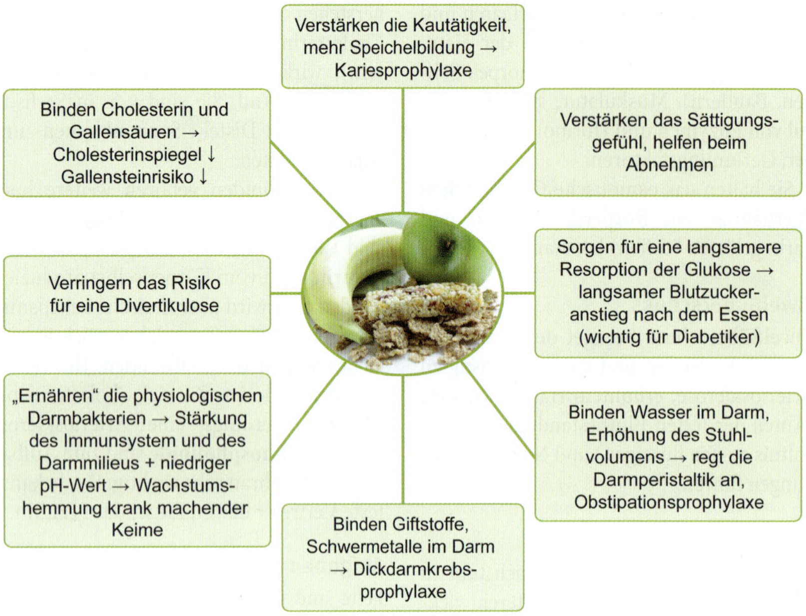

Abb. 7.2 Ballaststoffe. Obwohl weitgehend unverdaulich, sind sie für den Körper alles andere als Ballast – ganz im Gegenteil, sie haben viele gesund erhaltende Effekte für den Körper. [J797, L143]

Die *Deutsche Gesellschaft für Ernährung* empfiehlt für Erwachsene mindestens 30 g Ballaststoffe/Tag. Lebensmittel mit einem hohen Ballaststoffanteil sind alle Vollkornprodukte, Müsli mit einem hohen Getreideanteil, Hülsenfrüchte (Erbsen, Bohnen Linsen, Sojabohnen), Nüsse und Samen, Obst (v. a. Pflaumen, Aprikosen).

Mineralstoffe

Mineralstoffe können vom Körper nicht selbst gebildet werden und müssen deshalb mit der Nahrung aufgenommen werden. Sie sind für die Aufrechterhaltung des inneren Milieus und die regelrechte Zusammensetzung des Bluts wichtig. Sie werden auch für den Aufbau von Enzymen, Gewebe und Knochen sowie für alle Stoffwechselvorgänge benötigt. Je nach ihrem Gehalt im Körper werden Mineralstoffe in Mengen- und Spurenelemente unterschieden.

Mengenelemente

Mengenelemente werden in **größeren Mengen** (bis über 1 kg beim Kalzium) im Körper gespeichert. Zu den Mengenelementen zählen u. a. Natrium, Kalium, Kalzium, Chlor, Phosphor, Schwefel und Magnesium.

Störungen des Kaliumhaushalts → 33.10.3
Störungen des Kalziumhaushalts → 33.10.4
Störungen des Magnesiumhaushalts → 33.10.5

Spurenelemente

Spurenelemente werden nur in **Kleinstmengen** von wenigen millionstel bis tausendstel Gramm (1 µg–5 mg) in der täglichen Nahrung benötigt. Zu den Spurenelementen gehören: Eisen, Kobalt, Chrom, Kupfer, Mangan, Molybdän, Selen, Zink, Jod, Fluor. Ein Mangel dieser Spurenelemente kann zu Gesundheitseinschränkungen führen (→ 26.7.4).

Andere in der Natur vorkommende Spurenelemente, z. B. Antimon, Arsen, Blei, Cadmium, Quecksilber und Thallium, sind für den Menschen giftig.

Wasser

Dehydratation und Dehydratationsprophylaxe → 7.12

Durchschnittlich besteht der Körper eines Erwachsenen zu ca. 60 % (bei Neugeborenen sind es 80 %) aus **Wasser.** Dieses verteilt sich auf drei **Flüssigkeitsräume:**

- Intrazellulärraum (in den Zellen), auch in den Blutzellen
- Extrazellulärraum:
  - Interstitium (Zwischenzellraum)
  - Plasma (in den Blutgefäßen).

Plasma und Blut(zellen) bilden zusammen das intravasale Volumen (→ Abb. 7.3).

Der Körper ist bestrebt, das Volumen in den drei Flüssigkeitsräumen konstant zu halten. Zwischen diesen befinden sich semipermeable *(halbdurchlässige)* Membranen, die einen Stoff- und Wasseraustausch möglich machen.

Bei einem gesunden Menschen weicht die Einfuhr von der Ausfuhr in 24 Std. nur maximal 250 ml ab. **Osmorezeptoren** überwachen ständig die Osmolarität im Blut *(Verhältnis der flüssigen zu den festen Teilchen, spezifisches Gewicht,* → 8.1.2*).* Über eine vermehrte bzw. verminderte Ausschüttung des Hormons **ADH** *(antidiuretisches Hormon, Adiuretin)* im Hypothalamus wird weniger bzw. vermehrt Urin ausgeschieden. Wasser wird nicht nur mit den Urin ausgeschieden, sondern z. B. über die Haut (→ Tab. 7.1).

Wasser hat vielfältige **Aufgaben.** Es ist chemischer Reaktionspartner (alle chemischen Reaktionen im Körper sind vom

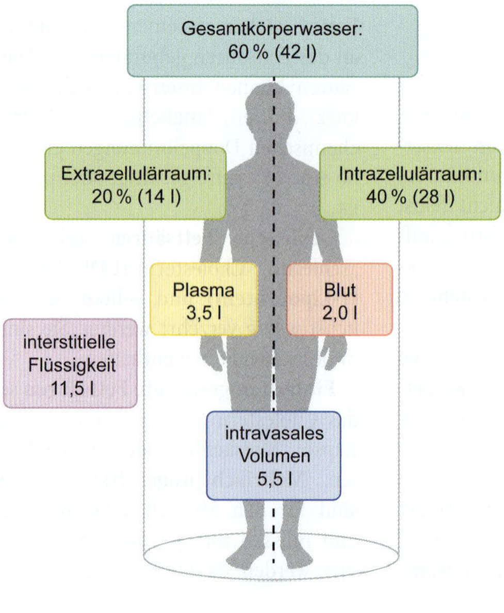

Abb. 7.3 Flüssigkeitsräume und Wassermenge eines Menschen mit 70 kg. [L143]

Tab. 7.1 Tägliche Wasserverlust in ml unter unterschiedlichen Bedingungen [3].

	Normal-bedingungen	Warmes Wetter
Haut	350	350
Lunge	350	250
Urin	1.400	1.200
Schweiß	100	1.400
Stuhl	100	100
Gesamt	**2.300**	**3.300**

Wasser abhängig), Baustoff, Lösungs- und Transportmittel, Wärmeregulator und Kühlmittel (Schwitzen).
Berechnung des Wasserbedarfs → 7.12
Dehydratationsprophylaxe → 7.12

Vitamine

Vitamine können vom Körper nicht selbst gebildet werden und müssen mit der Nahrung zugeführt werden. Sie sind somit unentbehrlich *(essenziell)*. Sie sind an jeglichen Vorgängen im Körper beteiligt (→ Tab. 7.2).

Eine Unterversorgung führt zu Mangelerscheinungen (→ Tab. 26.11). **Wasserlösliche** Vitamine werden bei einer übermäßigen Aufnahme über die Nieren ausgeschieden, eine Überdosierung ist nicht möglich. **Fettlösliche** Vitamine dagegen werden im Körper gespeichert. Eine Überdosierung kann zu Vergiftungserscheinungen führen (→ Tab. 7.2).

Vitaminverlust vermeiden

Vitamine werden durch Licht, Hitze und Sauerstoff teilweise zerstört. Deshalb ist eine **vitaminschonende Lagerung und Zubereitung** wichtig.

7.1.3 Energie- und Nährstoffbedarf

Als **Energie- und Nährstoffbedarf** wird die Energie- bzw. Nährstoffmenge verstanden, die nach wissenschaftlichen Erkenntnissen langfristig zur Erhaltung des Körpers und der Gesundheit notwendig ist.

Deutsche Gesellschaft für Ernährung e.V.

Die *Deutsche Gesellschaft für Ernährung (DGE) e. V.* gibt Referenzwerte für die Nährstoffzufuhr heraus und veröffentlicht Standards, Leitlinien und Stellungnahmen zur Ernährung und Nährstoffbedarf von Männern und Frauen verschiedener Altersgruppen [4].

Der **DGE-Ernährungskreis** (→ Abb. 7.4) zeigt die ideale Zusammensetzung für eine vollwertige Ernährung. Pflanzliche Lebensmittel wie Getreideprodukte, Gemüse und Obst überwiegen. Fettarme Milchprodukte, Fisch, Fleisch, pflanzliche Fette und Öle ergänzen diese Lebensmittel. Eine ausreichende Flüssigkeitszufuhr aus kalorienarmen oder -freien Getränken soll die Nahrungsaufnahme begleiten.

Tab. 7.2 Vitamine und ihre Bedeutung. Vitaminmangelerkrankungen *(Hypovitaminosen)* → Tab. 26.11.

Vitamin	Funktion	Vorkommen	Tagesbedarf
Fettlösliche Vitamine			
Vitamin A (Retinol)	• Einfluss auf den Sehvorgang • Eiweißstoffwechsel	Gemüse (z. B. Karotten), Innereien, Fischöl, Milch	1,0–1,5 mg
Vitamin D (Calciferol)	• Knochenbildung • Aufnahme von Kalzium und Phosphaten	Fisch, Eier	0,005 mg
Vitamin E (Tocopherol)	Schutz der Nahrungs- und Körperfette	Pflanzenöle, Butter, Nüsse, Schwarzwurzeln, Bohnen, Grünkohl, Spargel	15 mg (geschätzt)
Vitamin K*	Förderung der Blutgerinnung	Gemüse („grüne Gemüse", z. B. Salat)	1 mg
Wasserlösliche Vitamine			
Vitamin B_1 (Thiamin)	• Einfluss auf Abbau der Kohlenhydrate • Herzfunktion • Nerventätigkeit	Getreide, Fleisch	1–2 mg
Vitamin B_2 (Riboflavin)	Einfluss auf den gesamten Stoffwechsel und die Hormonproduktion	Milchprodukte	1,5–2 mg
Vitamin B_3 (Niacin)	• Zentrale Stellung im Stoffwechsel • Leberfunktion	Nüsse, Innereien, Milchprodukte	15–20 mg
Vitamin B_6 (Pyridoxin)	Einfluss auf den Stoffwechsel	Getreide, Gemüse (z. B. Brokkoli, Mais, Bohnen), Kartoffeln, Nüsse, Bananen, Innereien	2 mg
Vitamin B_{12} (Cobalamin)	• Bildung der roten Blutkörperchen • Einfluss auf den Eiweißstoffwechsel	Fleisch, Innereien	5–10 µg
Folsäure*	Aufbau von Nukleinsäuren und roten Blutkörperchen	Blattgemüse wie Salat, Spinat; Gemüse wie Kartoffeln, Tomaten; außerdem v. a. in Weizenkeimen, Sojabohnen	0,1 mg (geschätzt)
Pantothensäure	Zentrale Stellung im Stoffwechsel	Milch, Fleisch, Fisch, Eier	10 mg
Vitamin H (Biotin)	Beteiligung am Abbau von Aminosäuren sowie am Aufbau von Fettsäuren, Glukose und bestimmten Proteinen	Sojabohnen, Nüsse, Spinat, Pilze, Linsen, Obst, Getreide, mageres Fleisch	100 µg
Vitamin C (Ascorbinsäure)	Beteiligung am Aufbau von Bindegewebe, Hormonen und Wundheilung	Kartoffeln, frisches Gemüse und Obst wie Paprika, Kartoffeln, Zitrusfrüchte (z. B. Kiwi, Orangen), Beerenfrüchte	75 mg

* Erhebliche Anteile bildet der Körper selbst.

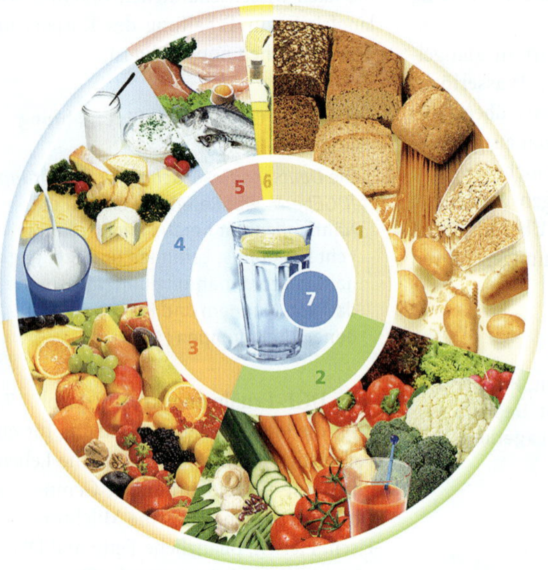

Abb. 7.4 Der Ernährungskreis® der Deutschen Gesellschaft für Ernährung e. V. (DGE) ist ein Beispiel für eine vollwertige Ernährung. Er teilt das reichhaltige Lebensmittelangebot in sieben Gruppen ein und erleichtert so die tägliche Lebensmittelauswahl. Je größer ein Segment des Kreises ist, desto größere Mengen sollten aus der Gruppe verzehrt werden. Lebensmittel aus kleinen Segmenten sollten dagegen sparsam verwendet werden. Für eine abwechslungsreiche Ernährung sollte die Lebensmittelvielfalt der einzelnen Gruppen genutzt werden. [W245]

Energiebedarf bestimmen

Gesamtenergiebedarf

Gesamtenergiebedarf (angegeben in Kalorien oder Joule, →7.1.2) = Grundumsatz + Leistungsumsatz.

DEFINITION

Grundumsatz *(GU, Ruheenergiebedarf)*: Menge an Energie, die der Körper in völliger körperlicher Ruhe, nüchtern und bei Raumtemperatur allein für den Erhalt der Körperfunktionen (Atmung, Herzschlag u. a.) benötigt; macht den größten Teil des Energieverbrauchs (60–75 %) aus und ist abhängig von Geschlecht, Körpergröße, Gewicht und Alter.

Im Alter nimmt der **Grundumsatz** ab. Das hängt mit dem Abbau der stoffwechselaktiven Körpermasse, v. a. der Muskulatur, zusammen. Frauen haben generell einen geringeren Grundumsatz, da sie mehr Fettgewebe (im Verhältnis zur Muskulatur) als Männer haben. Der Grundumsatz kann durch aufwändige Verfahren wie die Kalorimetrie bestimmt werden. In der Praxis ist die Berechnung mittels Formeln praktikabler und auch für Pflegefachpersonen einfach durchführbar.

Schätzformel zur **Berechnung des Grundumsatzes** (pro Tag, in Kilokalorien) [5]:

- 20–30 Jahre: 25 kcal/kg KG/Tag
- 30–70 Jahre: 22,5 kcal/kg KG/Tag
- > 70 Jahre: 20 kcal/kg KG/Tag.

DEFINITION

Leistungsumsatz: Energiemenge, die der Körper für körperliche Arbeit und Verdauung benötigt; ist die variabelste Komponente im Gesamtenergiebedarf und kann von Person zu Person stark abweichen.

Zur Berechnung des durchschnittlichen Leistungsumsatzes eignen sich die **PAL-Werte** *(physical activity level)*, die von der *DGE e. V.* entwickelt wurden (→Tab. 7.3).

Ernährungsexperten oder Pflegefachpersonen schauen, welche körperliche Aktivität der Patient bzw. Bewohner hat.

Beispielrechnung: Gesamtenergiebedarf

Bewohner, männlich mit 73 kg, Rentner, geht regelmäßig in der Einrichtung und im Garten umher:

- Grundumsatz = 1.444 kcal/Tag
- PAL = 1,4
- Gesamtenergiebedarf = 1.444 kcal/Tag × 1,4 = 2.020 kcal/Tag.

Noch einfacher sind die *Vorgaben für den Gesamtenergiebedarf* von der *DGE* (→Tab. 7.4). Bei Abweichungen, insbesondere bei Übergewicht und bei geringer körperlicher Aktivität, sind individuelle Anpassungen notwendig. Entscheidender Kontrollparameter ist das aktuelle Gewicht.

Grobe Orientierung

Diese Berechnungen und Vorgaben stellen nur eine Orientierung dar, da auch weitere energieverbrauchende Faktoren berücksichtigt werden müssen, z. B. Infektionskrankheiten, Fieber, Tumor-, Schilddrüsenerkrankungen, Wunden (sog. **Traumafaktor, TF**).

Die **regelmäßige Gewichtskontrolle** ist ein wichtiger Überwachungsparameter. Bei Bedarf ist die Energiemenge so anzupassen, dass das Gewicht konstant bleibt bzw. das gewünschte Körpergewicht erreicht wird, wenn eine Gewichtszunahme oder -abnahme angestrebt wird.

Tab. 7.3 PAL-Werte in Abhängigkeit von körperlichen Aktivitäten.

Arbeitsschwere und Freizeitverhalten	PAL-Wert	Beispiele
Ausschließlich sitzende oder liegende Lebensweise	1,2–1,3	Alte, gebrechliche Menschen
Ausschließlich sitzende Tätigkeit mit wenig oder keiner anstrengenden Freizeitaktivität	1,4–1,5	Büroangestellte, Feinmechaniker
Sitzende Tätigkeit, zeitweilig auch zusätzlicher Energieaufwand für gehende und stehende Tätigkeiten	1,6–1,7	Laboranten, Kraftfahrer, Studierende, Fließbandarbeiter
Überwiegend gehende und stehende Tätigkeit	1,8–1,9	Verkäufer, Kellner, Mechaniker, Handwerker
Körperlich anstrengende berufliche Arbeit	2,0–2,4	Bauarbeiter, Landwirte, Waldarbeiter, Bergarbeiter, Leistungssportler

- Für sportliche Betätigungen oder für anstrengende Freizeitaktivitäten (30–60 Minuten, 4–5-mal/Woche) können zusätzlich pro Tag 0,3 PAL-Einheiten zugerechnet werden.
- Der Richtwert für die Energiezufuhr bei Schwangeren ist erst ab dem 4. Monat erhöht, und zwar um 250 kcal pro Tag – das entspricht z. B. 1 Scheibe Vollkornbrot mit Margarine und Käse. Erst im letzten Drittel der Schwangerschaft ist der Richtwert um 500 kcal pro Tag erhöht [6].
- Richtwert für die zusätzliche Energiezufuhr für Stillende bei ausschließlichem Stillen während der ersten 4–6 Monate +500 kcal/Tag [6].

Tab. 7.4 Richtwerte für die (Gesamt-)Energiezufuhr in kcal/Tag nach der *DGE e. V.* [6].

Alter	PAL-Wert 1,4		PAL-Wert 1,6	
	m	w	m	w
1–4 Jahre	1.200	1.100	1.300	1.200
4–7 Jahre	1.400	1.300	1.600	1.500
7–10 Jahre	1.700	1.500	1.900	1.800
10–13 Jahre	1.900	1.700	2.200	2.000
13–15 Jahre	2.300	1.900	2.600	2.200
15–19 Jahre	2.600	2.000	3.000	2.300
19–25 Jahre	2.400	1.900	2.800	2.200
25–51 Jahre	2.300	1.800	2.700	2.100
51–65 Jahre	2.200	1.700	2.500	2.000
> 65 Jahre	2.100	1.700	2.500	1.900

7.2 Beobachtung und Dokumentation

Expertenstandard Ernährungsmanagement zur Sicherung und Förderung der oralen Ernährung in der Pflege

Im Januar 2017 ist der **Expertenstandard** vom *Deutschen Netzwerk für Qualitätsentwicklung in der Pflege (DNQP)* in aktualisierter Fassung erschienen. Die zentrale Zielsetzung lautet: *„Bei jedem Patienten/Bewohner mit pflegerischem Unterstützungsbedarf ist die orale Nahrungsaufnahme entsprechend seinen Bedürfnissen und seinem Bedarf gesichert und es wird einer drohenden oder bestehenden Mangelernährung entgegengewirkt."* [1] Der Expertenstandard hebt die zentrale Rolle der Pflegenden bei der Planung und Sicherstellung einer bedürfnisorientierten und bedarfsgerechten Ernährung der Patienten/Bewohner in Zusammenarbeit mit anderen Berufsgruppen hervor.

7.2.1 Beobachtungskriterien

Beobachtungskriterien zur Einschätzung der Ernährungssituation sind:

- Erscheinungsbild
- Körpergröße
- Körpergewicht und Gewichtsverlauf
- Body-Mass-Index (BMI)
- Taillen- und Hüftumfang (Waist-to-Hip-Ratio)
- Trizepshautfaltendicke, Oberarm- und Wadenumfang
- Beobachtung auf Risikofaktoren, Ernährungs- und Trinkverhalten.

Mithilfe von Screening- und Assessmentinstrumenten könne die Beobachtungen systematisiert werden (→ 1.5). Eine Ernährungs- und Trinkanamnese erfasst die Gewohnheiten, Vorlieben und Abneigungen.

Messmethoden

DEFINITION

Anthropometrie *(Lehre von der Ermittlung und Anwendung der Maße des menschlichen Körpers):* Sie befasst sich mit der Vermessung des Körpers und liefert objektive Parameter, hier: zur Beurteilung des Ernährungszustands.

Körpergröße

Die **Körpergröße** wird meist bei der Aufnahme des Patienten bestimmt. Bei Säuglingen und Kindern wird die Körpergröße bei jeder Vorsorgeuntersuchung festgestellt, um den Wachstumsverlauf zu dokumentieren und evtl. Abweichungen rechtzeitig zu erkennen.

- **Erwachsene und Kinder** werden mithilfe einer **Messlatte** gemessen, die an der Wand befestigt ist. Der Patient stellt sich barfuß in gerader Haltung mit dem Rücken zur Latte. Die Pflegenden legen den Maßstabschenkel leicht auf den Kopf des Patienten; wenn er von der Wand wegtritt, lesen sie die Körpergröße von der Messlatte ab.
- **Kann ein Patient nicht stehen,** so wird seine Größe liegend mit einem Maßband festgestellt
- **Säuglinge** werden in einer **Messmulde** gemessen (→ Abb. 7.5). Das Kind wird so hineingelegt, dass sein Scheitel mit dem feststehenden Ende der Messmulde abschließt. Dazu muss der Kopf des Kindes meist von einer Pflegenden an der Seite festgehalten werden, eine zweite Pflegende drückt vorsichtig die Knie durch und schiebt das Fußbrett an die Fußsohlen. Die genaue Körperlänge kann dann an der seitlichen Skala abgelesen werden.

Zeitpunkt des Messens

Durch die Einwirkung der Körperlast während des Tages werden die Bandscheiben zusammengedrückt und die Körpergröße verringert sich bis zum Abend um bis zu 1 cm. Daher erfolgt die Feststellung der Körpergröße möglichst morgens.

Körpergewicht und Gewichtsverlauf

Das **Körpergewicht** *(KG)* des Patienten ist von zentraler Bedeutung, um den Ernährungszustand eines Menschen zu bestimmen, aber auch zur genauen Dosierung vieler Arzneimittel wie Narkotika, Antibiotika oder Schmerzmittel. Fast jeder Patient wird bei der Aufnahme gewogen, um einen Ausgangswert zu gewinnen, auch als Voraussetzung zur Beurteilung des Gewichtsverlaufs.

Vergleichbare Messbedingungen schaffen

Für eine **exakte Beurteilung der Entwicklung des Körpergewichts** sollten die Messbedingungen immer gleich sein:

- Immer dieselbe Waage
- Immer zur gleichen Tageszeit, z. B. morgens nüchtern
- Immer die gleiche Kleidung (möglichst wenig), Säuglinge werden i. d. R. unbekleidet gewogen
- Immer vorher die Harnblase entleeren lassen.

Bei der Interpretation des Körpergewichts sind insbesondere bei älteren Menschen Störungen im Wasserhaushalt wie Exsikkose (→ 33.10.2), Ödeme (→ 33.10.1) oder Aszites (→ 25.2.2) zu berücksichtigen.

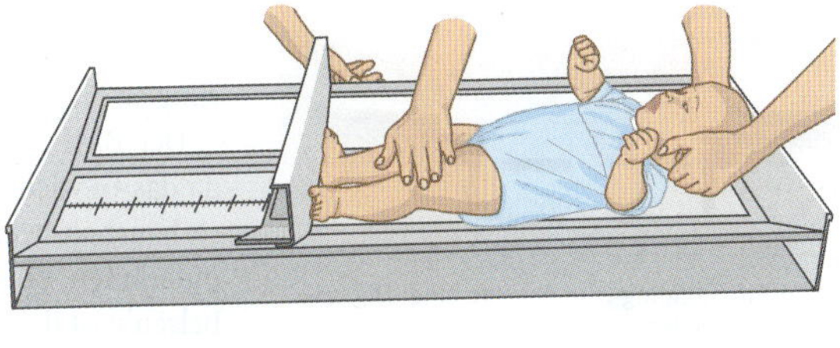

Abb. 7.5 Messen eines Säuglings in einer Messmulde. [L138]

Zum Wiegen eines Menschen stehen folgende **Waagen** zur Verfügung:

- **Stehwaage,** auf der der Patient ohne Schuhe frei steht
- **Sitzwaage** als fahrbarer und arretierbarer Stuhl mit einem Gewichtsbalken oder Digitalwaage (➔ Abb. 7.6)
- **Bettwaage** als fahrbares Bettuntergestell mit integrierter Waage (in der Dialyse, bei Brandverletzten, in der Altenpflege)
- **Säuglingswaage,** auf der Säuglinge liegen können (➔ Abb. 7.7)
- **Inkubatorwaage,** die in den Inkubator integriert ist, sodass das Frühgeborene die wärmende Umgebung nicht verlassen muss.

Gewichtsermittlung

Zur korrekten Gewichtsermittlung werden **Ab- und Zuleitungen,** z. B. Infusionen und Sekretbeutel, während des Ablesens des Gewichts kurz angehoben. Urin- und Stuhlausscheidung können im Säuglingsalter zu Gewichtsschwankungen führen.

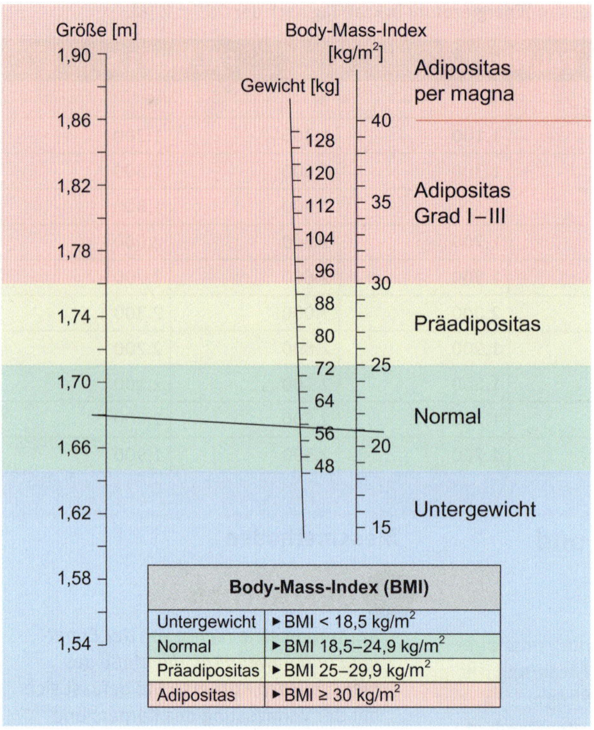

Abb. 7.8 Nomogramm zur Bestimmung des Body-Mass-Index. Verbindet man Körpergröße und Gewicht mit einer Linie, lässt sich aus deren Verlängerung der Body-Mass-Index ablesen. Beispiel: Eine 1,68 m große und 59 kg schwere Person hat einen BMI von knapp 21, also Normalgewicht. [A400]

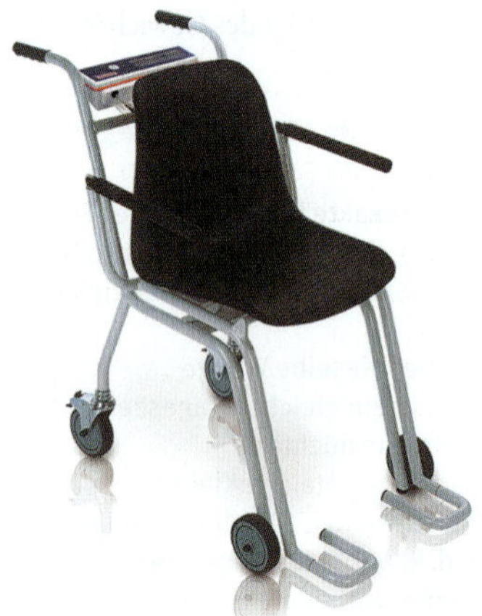

Abb. 7.6 Digitale Sitzwaage. [V796]

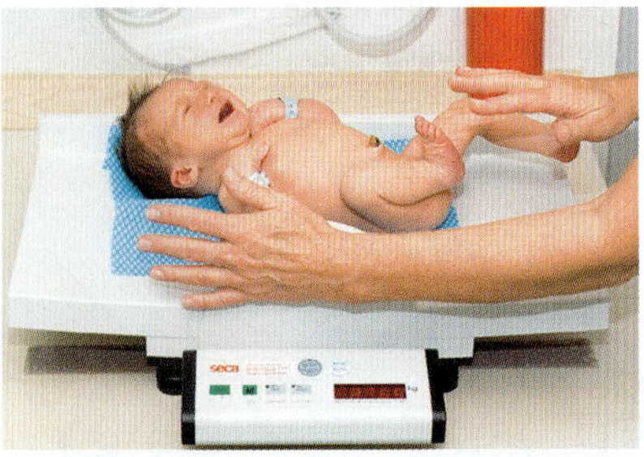

Abb. 7.7 Ein Säugling wird mithilfe einer Digitalwaage gewogen. [K115]

Der **Gewichtsverlauf** ist besonders bei älteren Menschen ein wichtiger Indikator für ein Ernährungsrisiko. Er gibt über einen bestimmten Zeitraum – sofern keine gravierenden Herz- oder Nierenerkrankungen vorliegen – Auskunft über Veränderungen im Ernährungszustand und ist aussagekräftiger als eine einzelne Gewichtsangabe (➔ 7.3.2).

Body-Mass-Index (BMI)

Der **Body-Mass-Index** betrachtet das Verhältnis von Körpergewicht und Körpergröße zueinander (➔ Abb. 7.8, ➔ Tab. 7.5). Mit der nachfolgenden Formel lässt sich der BMI berechnen:

Formel zur Berechnung des BMI

$$\frac{\text{Körpergewicht in kg}}{(\text{Körpergröße in m})^2} = \text{BMI in kg/m}^2$$

Beispiel für einen 1,67 m großen Patienten, der 74 kg wiegt:

$74\,\text{kg} : (1{,}67)^2 = 74 : 2{,}78 = 26{,}6\,\text{kg/m}^2$

Danach besteht für Menschen ab 65 Jahren ein erhöhtes Risiko für eine Unterernährung ab einem BMI < 24 kg/m².

Der BMI allein ist wenig aussagekräftig, da das Gewicht auch stark durch den Wasserhaushalt beeinflusst wird. Auch bei Amputationen oder stark verkrümmter Wirbelsäule ist der BMI nicht aussagekräftig, da die Körpergröße nicht exakt bestimmt werden kann.

Biografischen BMI einbeziehen

Zur Beurteilung des BMI sollten **Gewichtsverlauf** und der **biografische BMI** mit herangezogen werden. Das ist der BMI, der für einen Menschen im Laufe seines Lebens „normal" war. So kann ein zeitlebens schlanker Mensch immer nur einen BMI von 20 kg/m² gehabt haben, sodass im höheren Alter keine weiteren Maßnahmen notwendig sind. Maßnahmen zur Sicherung und Förderung der Ernährung werden aber notwendig, wenn z. B. ein erhöhter Bewegungsdrang (u. a. bei Demenz) oder ein erhöhter Energie- und Nährstoffbedarf (u. a. bei chronischer Krankheit, Diarrhö) besteht [5].

Tab. 7.5 BMI-Normwerte in Abhängigkeit vom Alter (nach *National Research Council*, USA). Mit zunehmendem Alter sind höhere BMI-Werte wünschenswert. BMI bei Adipositas ➔ 26.7.1.

Alter	BMI in kg/m²
19–24	19–24 kg/m²
25–34	20–25 kg/m²
35–44	21–26 kg/m²
45–54	22–27 kg/m²
55–64	23–28 kg/m²
≥ 65	24–29 kg/m²

Taillen- und Hüftumfang

Mithilfe des **Taillenumfangs** kann eine Aussage über den Fettverteilungstyp gemacht werden. Dazu wird der Umfang der Taille an der schmalsten Stelle gemessen (ca. 2–3 cm oberhalb des Bauchnabels). Das **Taille-Hüft-Verhältnis** (*engl.* Waist-Hip-Ratio) stellt eine Beziehung zwischen Taillen- und Hüftumfang her. Der Wert sollte bei Frauen ≤ 0,85 und bei Männern ≤ 1,0 betragen (→ Abb. 7.9, → 26.7.1).

Hautfalten- und Umfangsmessung

Die Messung von **Hautfaltendicke** (*Trizepshautfaltendicke, THFD*) und **Umfängen** (*Oberarmumfang, OAU; Armmuskelumfang, AMU*) an bestimmten Körperstellen ermöglicht durch ihren Bezug zur Fett- und Muskelmasse Rückschlüsse auf die Körperzusammensetzung. Hautfalten- und Umfangsmessungen sind einfach und schnell durchzuführen. Zwischen den einzelnen Menschen gibt es allerdings große Variationen, sodass Umfangs- und Hautfaltenmessungen eher für Aussagen im Verlauf geeignet sind. Für die alleinige Bestimmung des Ernährungszustands reichen sie auf keinen Fall aus.

Messung des Oberarmumfangs

Der **Oberarmumfang** (*OAU*) wird an der nichtdominanten Körperseite (linke Seite bei Rechtshändern) gemessen (→ Abb. 7.10):

- Der Arm ist gebeugt und die Handfläche zeigt nach oben
- Mithilfe eines Maßbands die Oberarmlänge zwischen der Schulterhöhe und der Ellenbogenspitze bestimmen
- Auf der Hälfte eine kleine Markierung anbringen
- Nun lässt der Patient den Arm locker hängen und der Oberarmumfang wird an der markierten Stelle gemessen (Maßband soll anliegen, aber nicht einschnüren)

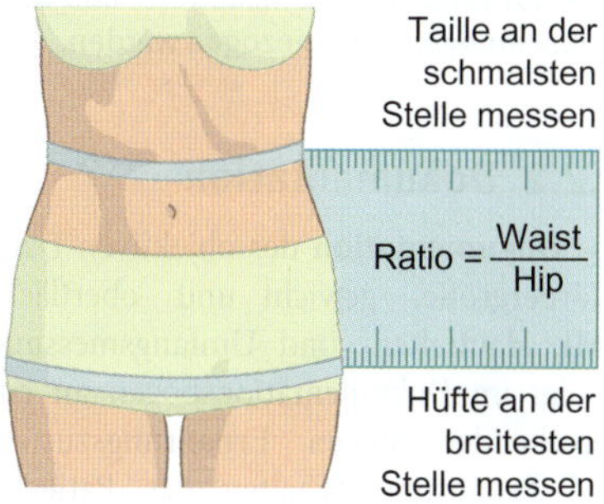

Abb. 7.9 Messung des Taillen- und Hüftumfangs. [L138]

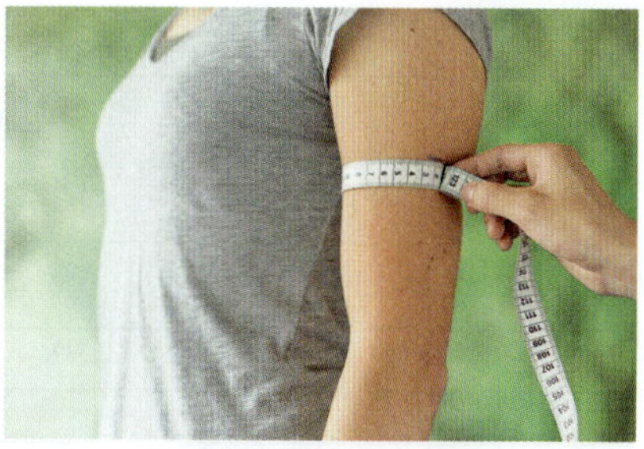

Abb. 7.10 Messung des Oberarmumfangs. [K340]

- Der Oberarmumfang ist ein Kriterium des Screening-Instruments *Mini Nutritional Assessment (MNA);* dort gelten Werte über 22 cm bei Erwachsenen als normal.

Messung des Wadenumfangs

Der **Wadenumfang** gibt Rückschlüsse auf die Wadenmuskulatur. Ein Wadenumfang unter 31 cm kann ein zusätzlicher Hinweis auf eine Mangelernährung sein.

- Der Patient sitzt und lässt die Beine hängen oder stehen
- Das Maßband am stärksten Teil der Wade anlegen, den Umfang messen
- Unter und über der Messstelle zusätzlich Messungen durchführen, um sicherzugehen, dass die breiteste Stelle gemessen wurde.

Risikofaktoren für Mangelernährung

Der Expertenstandard fordert, dass Pflegefachpersonen **Risikofaktoren für Mangelernährung** kennen und identifizieren können, um frühzeitig geeignete Maßnahmen dagegen einzuleiten [1].

Allgemeine Risikofaktoren

Krankheits-, therapie- und altersbedingte Einschränkungen:

- Akute und chronische Krankheit
- Multimorbidität
- Auswirkungen von Krankheit oder Behinderung durch beispielsweise Übelkeit, Erbrechen, Diarrhö, Schmerzen
- Nebenwirkungen von Medikamenteneinnahmen, beispielsweise Müdigkeit, Appetitlosigkeit
- Geringe Verzehrmengen, z. B. durch Appetitlosigkeit
- Erhöhter Energie-, Nährstoff- oder Flüssigkeitsbedarf, z. B. bei offenen Wunden, Fieber, motorischer Unruhe
- Kognitive Beeinträchtigung, z. B. durch Demenz
- Körperliche Beeinträchtigungen, z. B. Mobilitätseinschränkungen
- Verminderte Sinneswahrnehmung
- Schluckstörung sowie schlechter Mund- und/oder Zahnstatus.

Psychosoziale Einschränkungen:

- Depression
- Einsamkeit, Isolation, fehlendes soziales Netz
- Ungünstiges Ernährungsverhalten, z. B. durch Armut, Unkenntnis, Gewohnheit, Abhängigkeit von Alkohol u. a. Suchtmitteln
- Ängste, z. B. im Zusammenhang mit Allergien, Unverträglichkeiten oder Vergiftung (Paranoia)
- „Schlankheitswahn".

Umgebungsbedingte Einschränkungen:

- Unflexible Essenszeiten
- Unzureichendes, unangemessenes Hilfsmittel- oder Unterstützungsangebot während der Mahlzeiten
- Unruhe, Unterbrechungen während der Mahlzeiten
- Unerkannter oder nicht geäußerter Unterstützungsbedarf.

Spezielle Risiken im Krankenhaus

- Ernährungsbeeinträchtigende Krankheit bzw. chirurgischer Eingriff, z. B. große intestinale Operationen, Nahrungskarenz, künstliches Koma, intensivmedizinische Behandlung
- Angst vor Diagnose und Therapie
- Ungewohnte, befremdliche Umgebung
- Abneigung und Ablehnen der Krankenhauskost, z. B. Geschmack, Angst vor unbekannten, nicht gewünschten Speisezusätzen bzw. -inhalten
- Unterbrechung bei den Mahlzeiten, z. B. durch Visite, Untersuchungen.

Spezielle Risiken in der stationären Langzeitpflege, in Wohngruppen

- Störende Umgebungsfaktoren, z. B. Lärm, Unruhe bei den Mahlzeiten
- Störende Mitbewohner
- Häufig wechselnde Mitarbeiter
- Scham, Zurückhaltung oder mangelnde Ausdrucksfähigkeit beim Einfordern von Unterstützung
- Ungeäußerte Wünsche, Bedürfnisse oder Gewohnheiten beim Essen und Trinken
- Abneigung und Ablehnung der Speisen- und Getränkeangebote in der Gemeinschaftsverpflegung.

Spezielle Risiken in der ambulanten Pflege

- Einschränkungen bei der Lebensmittelversorgung: mangelnde Einkaufsmöglichkeiten, finanzielle Einschränkungen

- Einschränkungen bei der selbstständigen Lebensführung, z. B. Lebensmittelbesorgung, Zubereitung der Mahlzeiten
- Einschränkungen beim selbstständigen Essen und Trinken
- Soziale Isolation, Einsamkeit, Depression.

Screening zur Erfassung der Ernährungssituation

Screening → 1.5

Der *Expertenstandard Ernährungsmanagement* fordert, dass bei allen Patienten zu Beginn des pflegerischen Auftrags und in individuellen Abständen ein **Screening zur Erkennung von Anzeichen für eine drohende oder bestehende Mangelernährung** durchgeführt wird [1]. Dabei sollen erfasst werden:

- Erste Anzeichen für einen Nahrungs- und Flüssigkeitsmangel
- Unbeabsichtigter Gewichtsverlust
- Auffällig geringe Ess- und Trinkmenge
- Erhöhter Energie-, Nährstoff- und Flüssigkeitsbedarf, z. B. bei chronischer Krankheit, außergewöhnlicher Mobilität, Erbrechen und Durchfall.

Der Expertenstandard nennt folgende **Screening-Instrumente:**

- *Nutritional Risk Score (NRS)* für den Krankenhausbereich
- *Mini Nutritional Assessment (MNA)* bzw. *Mini Nutritional Assessment Short Form (MNA-SF)* für geriatrische Einrichtungen; das MNA ist in der Praxis sehr bekannt und wird auch vom MDK empfohlen
- *Malnutrition Universal Screening Tool (MUST)* für die ambulante Versorgung.

Assessment zur tiefer gehenden Einschätzung der Ernährungssituation

Pflegeassessment → 1.5

Bei allen Patienten mit einem auffälligen Screening-Ergebnis wird ein **vertieftes Assessment,** z. B. mithilfe des *PEMU (Pflegerische Erfassung von Mangelernährung und deren Ursachen)* durchgeführt, um nach konkreten Ursachen für eine Mangelernährung zu suchen [1].

Screening- und Assessmentinstrumente für Kinder

Für **Kinder** gibt es auch einige Scores, die aber nicht in großen Studien validiert wurden. Pflegefachpersonen können sie daher nur als „begleitende" Instrumente verwenden u. a.:

- *Pediatric Nutritional Risk Score (PNRS)*
- *Paediatric Yorkhill Malnutrition Score (PYMS)*
- *Subjective Global Nutritional Assessment (SGNA)*
- *Screening Tool for the Assessment of Malnutrition in Paediatrics (Stamp).*

Momentan liegt noch kein Score in einer deutschen Übersetzung vor.

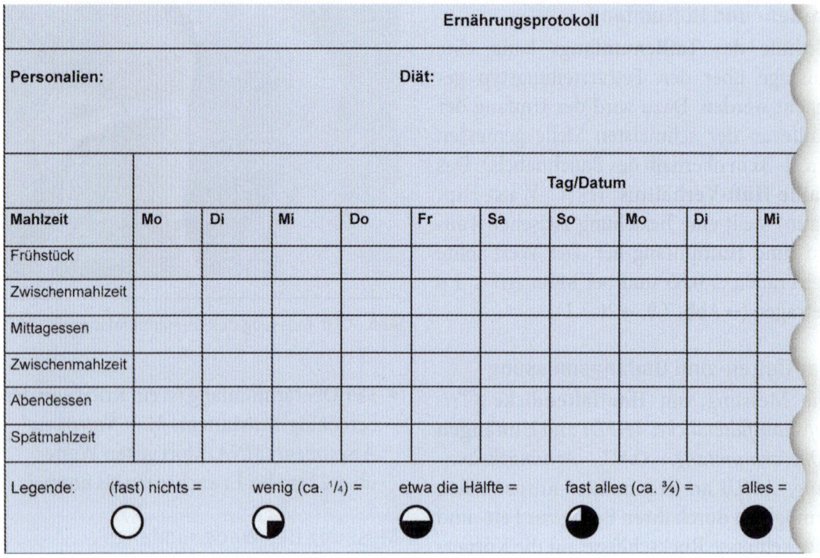

Ernährungsprotokoll										
Personalien:					Diät:					
	Tag/Datum									
Mahlzeit	Mo	Di	Mi	Do	Fr	Sa	So	Mo	Di	Mi
Frühstück										
Zwischenmahlzeit										
Mittagessen										
Zwischenmahlzeit										
Abendessen										
Spätmahlzeit										

Legende: (fast) nichts = ○ wenig (ca. ¼) = ◔ etwa die Hälfte = ◒ fast alles (ca. ¾) = ◕ alles = ●

Abb. 7.11 Ernährungsprotokoll. [A400]

Ernährungsanamnese

Die **Ernährungsanamnese** zu Beginn des pflegerischen Auftrags hat verschiedene Ziele:

- Aktuelle Versorgung mit Nährstoffen ermitteln bzw. Risikofaktoren für eine Mangelernährung feststellen
- Bisherige Vorlieben und Abneigungen, Gewohnheiten, Essverhalten erkennen
- Notwendigen Unterstützungsbedarf erkennen.

Ggf. die Angehörigen mit in die Ernährungsanamnese einbeziehen, v. a. wenn der Patient selbst keine adäquaten Aussagen machen kann.

Inhalte einer Ernährungsanamnese

- Vorlieben, Abneigungen, Unverträglichkeiten von Speisen?
- Häufigkeit und Uhrzeit der Mahlzeiten, Essenszeiten, Größe der Portionen?
- Essgeschwindigkeit: Isst der Patient langsam oder schnell?
- Ort der Nahrungsaufnahme, Gesellschaft?
- Appetit?
- Genussmittelkonsum?
- Erkrankungen: Liegt eine medizinische Diagnose vor, welche die Ernährung beeinflusst, z. B. Diabetes mellitus, Erkrankungen des Verdauungstrakts, Herz-, Niereninsuffizienz, Fettstoffwechselstörung, Gicht?
- Gibt es eine ärztlich verordnete Diät oder Einschränkungen bei der Nahrungsaufnahme?
- Medikamente mit Einfluss auf die Nahrungsaufnahme?
- Zahnstatus bzw. Gebiss?
- Schluckstörung und andere gastrointestinale Symptome?
- Mobilität und Koordination, Ess- und Trinkhilfen?
- Kognitive und psychische Situation?

Trinkanamnese und -protokoll → 7.12

Ernährungsprotokoll

Bei Patienten mit einem auffälligen Ernährungsverhalten und/oder Screening-Ergebnis wird während 3–5 Tagen ein **Ernährungsprotokoll** (→ Abb. 7.11) geführt.

> **Ernährungszustand**
> Der Ernährungszustand lässt sich nicht an einem Messwert festmachen. Vielmehr müssen bei der Beurteilung (→ 7.3) verschiedene Messwerte und Beobachtungen herangezogen werden.

7.2.2 Dokumentation

Die **Dokumentation** der objektiven Daten (Körpergröße, -gewicht und -oberfläche, BMI, Hautfalten- und Umfangsmessung) erfolgt im Dokumentationsbogen an entsprechenden Stellen. Ernährungszustand und Ernährungsverhalten des Patienten werden im Anamnesebogen, im Pflegebericht oder in einem speziellen Screening oder Assessment dokumentiert.

Perzentilenkurven

Um festzustellen, ob die Messwerte eines Kindes „im Rahmen liegen“, werden **Perzentilenkurven** verwendet. Sie dokumentieren den **Entwicklungsverlauf.**

Der Punkt, an dem sich Alter des Kindes einerseits und Gewicht, Länge oder Kopfumfang andererseits treffen, wird mit einem Stift markiert (→ Abb. 7.12). Liegt ein Kind z. B. mit seinem Gewicht auf der 50-%-Perzentile, bedeutet dies, dass 50 % aller Gleichaltrigen leichter oder genauso schwer sind. Üblicherweise werden Werte zwischen der 5. und 95. Perzentile als normal angesehen, diese „Grenzen“ sind jedoch willkürlich (einige Fachleute sehen auch die 3. und 97. Perzentile als Grenzen an).

7.3 Beurteilung von Körpergröße und -gewicht, Ernährungszustand und -verhalten

7.3.1 Körpergröße

Normalzustand

Kindesalter

Die **Körpergröße** beträgt bei den meisten Kindern bei der Geburt zwischen 46 und 54 cm. In keinem Alter wachsen Kinder so schnell wie in den ersten Lebensmonaten: Mit vier Jahren haben sie meistens ihre Geburtslänge verdoppelt, sind also größer als 100 cm. Danach verlangsamt sich das Körperwachstum und beschleunigt sich erst wieder in der Pubertät (→ Abb. 18.9).

Erwachsenenalter

Die **Körpergröße** ist im Wesentlichen genetisch bestimmt. Im Durchschnitt sind Männer größer als Frauen. Die Zusammensetzung der Ernährung (Anteil von Eiweiß) hat Auswirkung auf die Körpergröße. Menschen aus gut ernährten Bevölkerungsschichten sind im Durchschnitt größer als Menschen, die wenig Fleisch und Fisch verzehren.

Bei alten Menschen nimmt die Körpergröße durch abnehmenden Wassergehalt der Bandscheiben und durch Osteoporose ab.

Pathologische Veränderungen

Ursachen für Abweichungen der **Körpergröße** sind oft hormonelle Störungen sowie angeborene Anomalien des Skeletts oder des Stoffwechsels. Die Bezeichnungen Minderwuchs oder Zwergwuchs werden heute zunehmend durch **Kleinwuchs** (*Mikrosomie,* unterhalb der 3. Perzentile) ersetzt, da sie oft als abwertend empfunden werden. **Riesenwuchs** (*Hypersomie,* oberhalb der 97. Perzentile) bezeichnet Menschen, die übermäßig groß sind (→ Abb. 7.12). Sehr große oder sehr kleine Menschen sind oft in ihrem Alltag benachteiligt, z. B. durch zu niedrige Türdurchgänge oder zu hohe Regale. Sehr große Menschen haben oft Beschwerden an der Wirbelsäule.

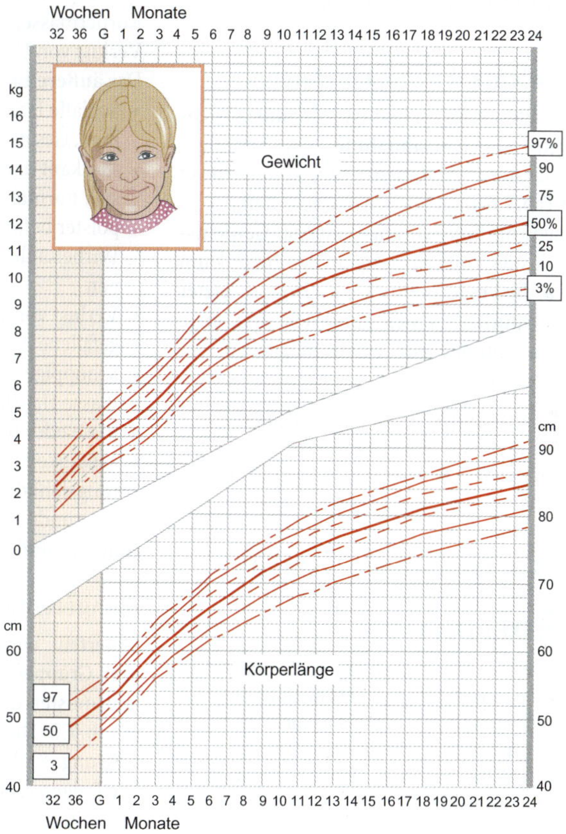

Abb. 7.12 Beispiel für eine Perzentilenkurve: Länge und Gewicht von Mädchen bis zum 24. Lebensmonat. [L157, L190]

7.3.2 Körpergewicht und Gewichtsverlauf

Normalzustand

Kindesalter

Entwicklung im Säuglingsalter → 18.2.3

Bei der Geburt wiegen die meisten **Kinder** zwischen 2,5 und 4,2 kg. In den ersten vier Lebenstagen nimmt das Neugeborene v. a. durch den natürlichen Wasserverlust bis zu 10 % seines Geburtsgewichts ab *(physiologischer Gewichtsverlust).* Gesunde Kinder haben nach 8–14 Tagen ihr Geburtsgewicht wieder erreicht.

> **Faustregel für die Gewichtsentwicklung**
>
> Im Alter von fünf Monaten hat sich das Geburtsgewicht verdoppelt, mit einem Jahr verdreifacht, mit sechs Jahren versechsfacht und mit zehn Jahren verzehnfacht. Gestillte Kinder nehmen in den ersten vier Monaten oft rascher zu als nicht gestillte Kinder.

Nach dem Laufenlernen kommen viele Kinder in eine Streckungsphase. Der „Babyspeck“ verliert sich und das Kind wird schlanker (→ Abb. 7.13). Ab dem Kleinkindalter nimmt das Kind langsam einen ähnlichen Körperbau wie die Eltern an.

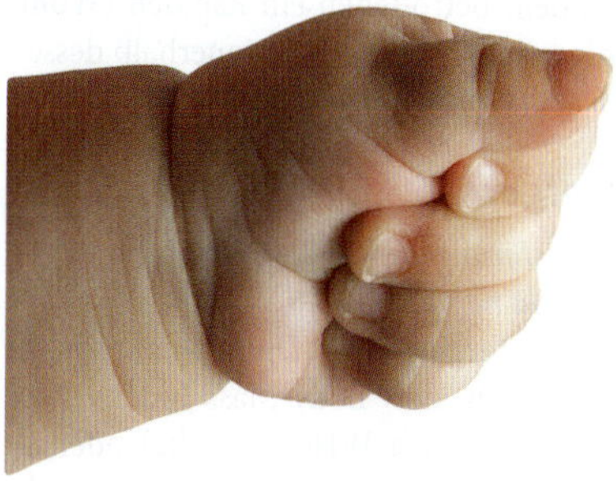

Abb. 7.13 Nicht jedes „dicke“ Kind ist übergewichtig. Durch die zunehmende Mobilität im 2. Lebensjahr sowie das andauernde Wachstum werden verstärkt Kalorien verbraucht, das Kind wird „schlanker“. [J787]

Körperproportionen und Kopfumfang

Die **Körperproportionen** des Säuglings sind bestimmt durch einen großen Kopf (→ Abb. 18.10); beim Neugeborenen nimmt dieser etwa ein Viertel der gesamten Körperlänge ein. Der **Kopfumfang** weist auch bei gesunden Kindern erhebliche Unterschiede auf. Aufschlussreicher als Einzelmessungen ist daher der Verlauf des Kopfwachstums, der regelmäßig bei den Vorsorgeuntersuchungen ermittelt wird. Gemessen wird der Kopfumfang mit einem um die obere Stirn und das Hinterhauptsbein gelegten Maßband (→ Abb. 18.7).

Körperoberfläche

Bezogen auf ihr Gewicht besitzen Säuglinge und Kleinkinder eine ca. 2–3-mal größere **Körperoberfläche** als Erwachsene. Dadurch sind sie besonders rasch durch Auskühlung und Flüssigkeitsverluste, z. B. bei einer Fototherapie (→ 34.24.5), bedroht.

Erwachsenenalter

Im **Erwachsenenalter** hängt das Körpergewicht von Geschlecht, Alter, individuellen Ess- und Lebensgewohnheiten sowie der genetischen Ausstattung ab. Zur Einschätzung des Körpergewichts existieren verschiedene Formeln. Die früher übliche Berechnung des Normalgewichts nach Broca (Normalgewicht [kg] = Körpergröße [cm] – 100) wurde mittlerweile verdrängt durch den **Body-Mass-Index** (BMI, *Körper-Massen-Index*), der eng mit der Fettmasse korreliert. Normalgewichtig ist ein Mensch altersentsprechend mit einem BMI von 19,0–29,0 kg/m² (→ Tab. 7.5).

Wenn sich der Mensch über jedes „Gramm zu viel" ärgert, ist das genauso ungesund wie ein bisschen zu viel oder zu wenig. Auch um weitere Einflussfaktoren wie Alter und Körperbau zu berücksichtigen und um „Gewichtsstress" zu vermeiden, wird dem Betroffenen ein Rahmen **(Wohlfühlgewicht)** vorgegeben, innerhalb dessen sich sein Gewicht bewegen darf.

Untergewicht

Gedeihstörungen → 18.2.4
Anorexia nervosa → 38.6.5

Von **Untergewicht** *(Dystrophie)* spricht man, wenn der Body-Mass-Index unter 18,5 kg/m² (nach WHO-Vorgabe) oder altersentsprechend unterhalb des gewünschten BMI (→ Tab. 7.5) liegt. Untergewicht entsteht als Folge einer Mangelernährung (→ 7.3.3).

Bei Kindern spricht man unter 3. Perzentile von einer Gedeihstörung (→ Abb. 7.12).

Tab. 7.6 Bedeutende Gewichtsverluste in Abhängigkeit von der Geschwindigkeit der Gewichtsabnahme und dem bereits vorhandenen BMI [5].

Gewichtsverlust in kg : Ausgangsgewicht × 100 = Gewichtsverlust in %	
Gewichtsverlust	**Zeitraum**
5 %	In 1–3 Monaten
7,5 %	In 3 Monaten
10 %	In 6 Monaten

Übergewicht und Adipositas

Adipositas → 26.7.1

Die Einteilung von **Übergewicht und Adipositas** erfolgt meist anhand des BMI-Wertes (→ Abb. 7.8, → 26.7.1). Bei Kindern liegt das Gewicht über der 90. Perzentile (→ Abb. 7.12).

Ursache von Übergewicht ist meist eine Fehl- oder Überernährung, häufig in Verbindung mit mangelnder Bewegung. Auch eine genetische Disposition sowie hormonelle und stoffwechselbedingte Ursachen können zu Adipositas führen.

Kurzfristige Gewichtsschwankungen

Gewichtsschwankungen von mehreren Kilogramm innerhalb weniger Tage sind i. d. R. durch **Störungen des Wasserhaushalts** und nicht durch Veränderungen des Körperfetts bedingt.

Gewichtsabnahme im Alter

Bei älteren Menschen ist jede **unbeabsichtigte Gewichtsabnahme** ein wichtiges Warnsignal. Als Orientierung können die in → Tab. 7.6 aufgeführten Werte gelten.

Die Ermittlung vorangegangener Gewichtsverluste ist oft schwierig. In der Praxis kann u. a. die Frage, ob Rock oder Hose in letzter Zeit spürbar zu weit geworden sind, erste Anhaltspunkte für einen möglichen Gewichtsverlust liefern.

VORSICHT! Jede unbeabsichtigte Gewichtsabnahme von 5–10 % in 3–6 Monaten ist ein Warnsignal. In jedem Fall ist nach der Ursache zu suchen.

7.3.3 Ernährungszustand

DEFINITION

Fehlernährung: „Fehlerhafte" Ernährung, sowohl Mangel- als auch Überernährung oder Ungleichgewicht an spezifischen Nährstoffen, Vitaminen oder Mineralstoffen. Oder anders formuliert: Fehlernährung ist ein Nahrungsverhalten, das nicht geeignet ist, den Körper bedarfsgerecht zu ernähren. Folgen: Adipositas (→ 26.7.1), Mangelernährung, Dehydratation (→ 7.12), Hypovitaminosen (→ 26.12) u. a.

Mangelernährung *(Malnutrition):* Anhaltendes Defizit an Energie und/oder Nährstoffen im Sinne einer negativen Bilanz zwischen Aufnahme und Bedarf mit Konsequenzen und Einbußen für Ernährungszustand, physiologische Funktionen und Gesundheitszustand [1].

Normalzustand

Ein Mensch in einem **guten Ernährungszustand** hat eine intakte Haut und rosige Schleimhäute, die Haare sind glänzend. Er hat Unterhautfettgewebe (nicht zu viel und nicht zu wenig), die Haut überspannt straff den Körper. Es sind keine auffälligen Knochenvorsprünge zu sehen. Er ist vital, kraftvoll und leistungsfähig.

Das **Erscheinungsbild** eines Menschen liefert erste wichtige Hinweise auf den Ernährungszustand. Es wird unterteilt in untergewichtig, normalgewichtig und überernährt.

Schlechter Ernährungszustand

Eine länger anhaltende unzureichende Ernährung führt zu einer Abnahme der Körpermasse, zu Auszehrung und einem Verlust von Unterhautfettgewebe.

Das **äußere Erscheinungsbild** zeigt:

- Schlaffe Hautfalten an Armen, Abdomen, Gesäß
- Markant hervorstehende Knochen, wo sich normalerweise Muskeln und Fettpolster befinden, z. B. im Gesicht, an der Wirbelsäule, am Becken und an den Rippen
- Verlust von Unterhautfettgewebe → eingefallene Augen
- Schuppige und trockene Haut
- Blasse Hautfarbe
- Risse oder wunde Stellen im Mund
- Müdigkeit, Mattigkeit, verminderte Leistungsfähigkeit, Apathie.

Die Gründe für einen schlechten Ernährungszustand sind vielfältig (→ 7.2.1).

Mangelernährung

Unterteilt wird die **Mangelernährung** in drei Gruppen mit unterschiedlichen Verlaufsmuster der Körperzusammensetzung: → Tab. 7.7 Drei Gruppen von Mangelernährung [8], [9].

Die **Folgen einer Mangelernährung** führen im weiteren Verlauf, besonders bei älteren

Tab. 7.7 Drei Gruppen von Mangelernährung [8], [9].

Krankheitsspezifische Mangelernährung mit Entzündungsreaktion (= erhöhte Entzündungsparameter)		Krankheitsspezifische Mangelernährung ohne Entzündungsreaktion
Akute krankheitsspezifische Mangelernährung	**Chronische krankheitsspezifische Mangelernährung**	**Krankheitsspezifische Unterernährung**
Betrifft Patienten auf Intensivstationen mit akuten Erkrankungen, Trauma oder nach großen Operationen → schneller Abbau von Eiweiß und Energie: • Abnahme der Fettmasse • Abnahme der Muskelmasse • Gewichtsabnahme	Betrifft Patienten mit chronischen Erkrankungen im Endstadium wie Krebserkrankung, COPD, neuromuskulären Erkrankungen: • Fettmasse gleichbleibend • Stark verminderte Muskelmasse • Starke Gewichtsabnahme, niedriger BMI ↓ **Kachexie:** multifaktorielles Syndrom mit ungewolltem Gewichtsverlust, Verlust von Muskel- und Fettmasse, Müdigkeit, Schwäche, Appetitlosigkeit	Betrifft Patienten mit einer eingeschränkten Nahrungszufuhr durch Dysphagie (z. B. nach Schlaganfall, Morbus Parkinson), bei Demenz u. a., oft bei adipösen Patienten: • Fettmasse gleichbleibend • Starke Abnahme der Muskelmasse • Gewicht gleichbleibend bis leichte Abnahme ↓ **Sarkopenie:** Resultat eines alters- und hypomobilitätsbedingten, fortschreitenden und generalisierten Verlusts von Skelettmuskelmasse, der in der Folge auch zum Verlust von Muskelkraft führt; wird hauptsächlich bei immobilen und bettlägerigen Patienten beobachtet. Mangelernährung wird meist spät diagnostiziert.

Menschen, nicht selten zu erheblichen Beeinträchtigungen (→ Tab. 7.8).

7.3.4 Ernährungsverhalten

Normalzustand

Das **Ernährungsverhalten** eines Menschen wird wesentlich von seinem Hunger- und Durstgefühl beeinflusst. Auch die psychische und physische Verfassung sowie die individuelle Einstellung zur eigenen Gesundheit und zum eigenen Körperbild wirken sich auf die Ess- und Trinkgewohnheiten aus.

DEFINITION

Hunger: Physiologisches Verlangen des Menschen nach Nahrung, um den Energiebedarf des Körpers zu sichern. Er entsteht u. a. durch ein Absinken des Blutzuckerspiegels.

Heißhunger: Tritt nach länger dauernder Nahrungskarenz auf, in der Schwangerschaft und Stillzeit sowie bei bestimmten Stoffwechselerkrankungen wie Diabetes mellitus. *Unstillbaren* Hunger, v. a. nach Süßem, betrachten Psychologen als Ersatzbefriedigung für mangelnde Zuwendung und Anerkennung. Die Folge davon ist der „Kummerspeck".

Appetit: Lust zu essen. Er wird durch optische Sinnesreize („das Auge isst mit"), Gerüche, die Umgebung, persönliche Abneigungen und Vorlieben sowie durch die Stimmungslage („mir ist der Appetit vergangen") bestimmt. Appetit kann unabhängig vom Hunger auftreten und Hunger unabhängig vom Appetit.

Durst: Bedürfnis des Menschen, dem Körper bei einem Flüssigkeitsdefizit bzw. Salzüberschuss Wasser zuzuführen.

Tab. 7.8 Mögliche Folgen einer Mangelernährung.

Organfunktion	Mögliche Folgen
Skelettmuskulatur	• Schwäche • Abnahme der Muskelkraft • Erhöhtes Sturz- (→ 9.8) und Frakturrisiko mit den möglichen Folgen Immobilität (→ 9.4) und Dekubitus (→ 6.11)
Atemmuskulatur	Störung der respiratorischen Funktion mit der möglichen Folge Pneumonie (→ 23.4.4)
Immunfunktion	Erhöhte Infektanfälligkeit mit der möglichen Folge eines verzögerten Infektionsverlaufs (→ Kap. 30)
Haut	Erhöhtes Dekubitusrisiko (→ 6.11.3)
Gehirn	Neurologische und kognitive Störungen mit der möglichen Folge Verwirrtheit (→ 12.3.2)
Sonstige Funktionen	**Mögliche Folgen**
Allgemein	• Beeinträchtigter Allgemeinzustand • Allgemeine Schwäche • Müdigkeit • Antriebslosigkeit
Soziale Auswirkungen	• Verlust der Eigenständigkeit • Vereinsamung • Erforderliche institutionelle Pflege • Vermehrte Krankenhausaufenthalte
Morbidität	• Beeinträchtigte Wundheilung • Verlangsamte Rekonvaleszenz • Erhöhtes Komplikationsrisiko
Mortalität	Erhöhtes Sterblichkeitsrisiko

Um sich gesund und ausgewogen zu ernähren (→ 24.1.1), darf sich der Mensch nicht nur auf seinen Hunger, Durst oder Appetit verlassen. Kenntnisse über Stoffwechsel, physiologische Abläufe der Verdauung und **Zusammensetzung der Lebensmittel** helfen dem Einzelnen, sich aus dem reichhaltigen Angebot ausgewogen und vollwertig zu ernähren.

Auch die **Häufigkeit** und **Menge der Mahlzeiten** bestimmt jeder für sich selbst entsprechend seiner Vorlieben und alltäglichen Anforderungen. Richtlinien der *Deutschen Gesellschaft für Ernährung (DGE)* geben Empfehlungen zum gesunden Ernährungsverhalten (→ Abb. 7.4). Vor allem bei

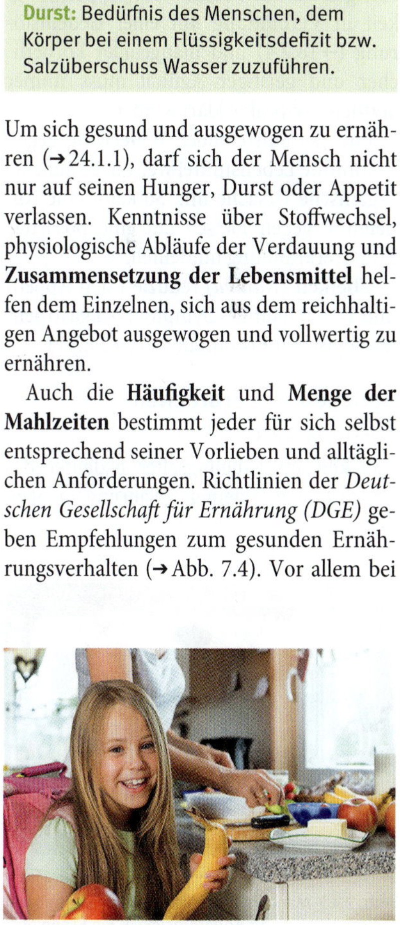

Abb. 7.14 Schon im Kindesalter werden die Essgewohnheiten geprägt. [J787]

der Ernährung von Säuglingen und Kindern ist das Ernährungsverhalten von großer Bedeutung: Eine ausgewogene Ernährung ist Voraussetzung für das gesunde Wachstum eines Kindes. **Essgewohnheiten** im Kindesalter sind außerdem prägend für das ganze Leben (→ Abb. 7.14).

Verminderter Appetit

Verminderter Appetit *(Inappetenz, Anorexie)* zeigt sich in lustlosem Herumstochern im Essen, Widerwillen beim Anblick von Speisen, evtl. Würge- und Brechreiz bis hin zur totalen Nahrungsverweigerung.

Appetitlosigkeit ist ein häufiges Symptom bei Infektionserkrankungen mit Fieber, kommt auch infolge einer chronischen Erkrankung mit Stress, Angst, Schmerzen u. a. vor. Seelische Ursachen, z. B. Einsamkeit, Streit im Elternhaus oder Schuldruck, können weitere Gründe sein (→ Abb. 7.15).

Außerdem schwankt der Appetit natürlicherweise, bei Wachstumsschüben von Kindern ist er stärker ausgeprägt. Oft haben Eltern auch falsche Vorstellungen, welche Mengen ihr Kind essen sollte. Appetitlosigkeit in Verbindung mit einer Gedeihstörung (→ 18.2.4) und mangelnder körperlicher und geistiger Agilität muss immer ärztlicherseits abgeklärt werden.

Ein neu auftretender **Widerwille** gegen bestimmte Lebensmittel weist u. U. auf eine organische Ursache hin. So kann eine Abneigung gegen Fleisch auf eine bösartige Tumorerkrankung hindeuten.

Übelkeit *(Nausea)* reduziert den Appetit und ist ein häufiges Symptom bei gastroenterologischen Erkrankungen (→ 24.2.1).

Spucken und Erbrechen

Erbrechen → 8.3

Spucken im Säuglingsalter bedeutet das Herauslaufen kleiner Nahrungsmengen nach der Fütterung (oft beim Aufstoßen). Dieses Phänomen ist häufig und – solange die Kinder gedeihen – nicht beunruhigend. **Echtes Erbrechen** (größere Nahrungsmengen, oft im Schwall oder Strahl) ist bei Säuglingen meist ein Krankheitszeichen und sollte bei wiederholtem Auftreten Anlass zur Untersuchung des Kindes geben.

Erbrechen *(Emesis, Vomitus)* ist meist ein Hinweis auf eine gastroenterologische Erkrankung (→ 8.3, → 24.2.1).

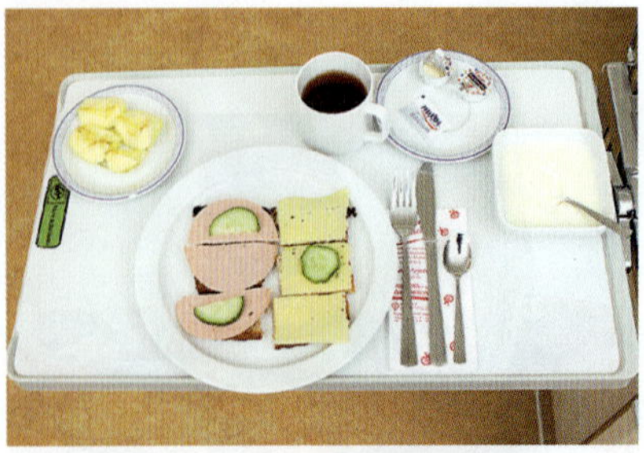

Abb. 7.15 Manchmal ist die Krankenhausatmosphäre Ursache für Appetitlosigkeit. Ein Essen ohne Tablett und Isolierbehälter macht einen vertrauteren Eindruck und kann damit den Appetit verbessern. [K115]

Fütter- und Essstörungen im frühen Kindesalter

Unter **Fütter- und Essstörungen im frühen Kindesalter** versteht man Regulations- und Bindungsstörungen bei Säuglingen und Kleinkindern. Ohne krankhaften Wert sind Umstellungen z. B. vom Stillen zur Flaschenkost, die mit etwas Geduld schnell zu überwinden sind. Leichte Störungen können allerdings zu einer dauerhaften Störung werden. Hiervon sind 5 % aller gesunden Kinder betroffen, aber fast 40 % der Kinder mit einer Gedeihstörung (→ 18.2.4) [10].

Die **Entstehung** ist vielgestaltig. Auf der kindlichen Seite spielen körperliche Erkrankungen, sensorische Präferenzen und Empfindlichkeiten, Temperament, Konstitution und aversive Erfahrungen (z. B. heftiges Verschlucken mit massiver Atemnot, Sondenernährung, Beatmung) im Gesichts-, Mund- und Rachenbereich eine Rolle. Auf Elternseite können psychische Belastungen wie Depression, eine mütterliche Essstörung oder eine angespannte Haltung bei der Nahrungsaufnahme, Versagensängste und kulturelle/familiäre Essgewohnheiten eine Rolle spielen. Essen wird oft zum alles beherrschenden Thema in der Familie. Das Kind reagiert dann mit Unlustgefühlen, Nahrungsverweigerung und Gedeihstörung. Auch Rumination *(gezieltes Hochwürgen von Nahrung)* ist möglich [10].

Die **Behandlung** solcher Essstörungen braucht i. d. R. verhaltenstherapeutische, tiefenpsychologische und auch familientherapeutische Interventionen.

Blähungen

DEFINITION

Blähungen *(Meteorismus)*: Übermäßige Füllung von Magen und Darm mit Luft oder anderen Gasen.

Häufigste **Ursachen** von **Blähungen** sind der Verzehr blähender Lebensmittel wie Hülsenfrüchte, Zwiebeln oder Kohl, die Zufuhr kohlensäurehaltiger Getränke oder eine habituell vermehrte Gasproduktion durch Darmbakterien und Luftschlucken *(Aerophagie)*. Blähungen können aber auch Zeichen einer Krankheit sein, z. B. einer Malassimilation (→ 24.6.2), einer Leberzirrhose (→ 25.4.5) oder einer Darmerkrankung.

Entsprechend der Ursachen hilft bei „normalen“ Blähungen eine Umstellung der Ernährungsgewohnheiten. Kleine Bissen sowie langsames und gründliches Kauen verhindern übermäßiges Luftschlucken. Blähende Lebensmittel sollten gemieden und nur kohlensäurefreie Getränke getrunken werden. Als Teeaufguss zubereitete Kräuter, z. B. Kümmel, Pfefferminz, Fenchel, Zimtnelke, Ingwer, lindern zusätzlich die Beschwerden. Nur in seltenen Fällen ist eine medikamentöse Therapie erforderlich, vorzugsweise mit dem „Antischaummittel“ Simethicon (z. B. Sab simplex®, Lefax®).

Dreimonatskoliken

Traditionell auf Blähungen zurückgeführt werden auch die **Dreimonatskoliken** junger Säuglinge. Die genaue Ursache ist jedoch umstritten.

Die Säuglinge schreien über einen längeren Zeitraum oft mehr als drei Stunden täglich, meist nach der Nachmittagsmahlzeit. Viele haben einen geblähten Bauch und ziehen die Beine an. Durch Tragen beruhigen sich die Kinder meist, Mahlzeiten werden nicht verweigert und die Kinder zeigen auch sonst keine Krankheitszeichen. Stillt die Mutter, sollte sie keine blähenden Speisen zu sich nehmen. Empfohlen wird auch, dem Säugling z. B. Sab simplex® vor der Mahlzeit zu geben. Diese Maßnahmen helfen aber nur eingeschränkt. Allerdings lassen die Beschwerden, wenn das Kind etwa drei Monate alt ist, von selbst nach.

Nahrungsverweigerung

Die **Nahrungsverweigerung** eines Menschen hat immer einen **Grund.** Pflegende versuchen, diesen herauszufinden, um entsprechend handeln zu können. Gerade bei diesem Problem ist es oft ratsam, die Angehörigen einzubeziehen. Sie können wertvolle Hinweise auf Gewohnheiten und Lieblingsspeisen des Patienten geben. Manchmal isst der Patient – insbesondere Kinder – lieber in Anwesenheit seiner Familie.

Essen und Trinken am Lebensende → 20.3.2
(Psychosomatische) Essstörungen → 38.6.5
Nahrungskarenz → 7.8
Verabreichung von Arzneimitteln über enterale Sonde → 43.3.9

SPICKZETTEL

Beobachtung Ernährungszustand und -verhalten

- Körpergröße.
- Körpergewicht, BMI → Verlauf, biografisches Gewicht/BMI.
- Taillen-, Hüft-, Oberarm- und Wadenumfang.
- Erscheinungsbild.
- Risikofaktoren für Mangelernährung → Screening, Assessment.
- Ernährungsanamnese, Ernährungsgewohnheiten, Ess- und Trinkprotokoll.
- Ernährungs- und Trinkverhalten → Hunger, Appetit, Durst.
- Kinder: Körpergröße und -gewicht → Perzentilenkurven.

Beurteilung

- Normal groß, Klein- oder Riesenwuchs.
- Ungewollte Gewichtsabnahmen, Untergewicht → Mangelernährung: Kachexie, Sarkopenie.
- **Störungen im Essverhalten:** Verminderter Appetit, Spucken und Erbrechen, Fütter- und Essstörungen im Kindesalter, Blähungen, Koliken, Nahrungsverweigerung.

7.4 Nahrungszubereitung

Bei der **Nahrungszubereitung** achten die Pflegenden auf:

- Die Verwendung von einwandfreien Lebensmitteln, z. B. keine Produkte mit abgelaufenem Verfallsdatum
- Hygienische Zubereitung (gemäß Hygieneplan), z. B. werden offene Lebensmittel, die auf den Boden gefallen sind, nicht mehr verwendet
- Altersentsprechende Zubereitung, z. B. Brot für ein Kleinkind klein schneiden
- Die Berücksichtigung von Vorlieben und Abneigungen
- Eine appetitanregende Zubereitung, z. B. bei geringem Appetit eher kleine Portionen, Serviette, sauberes Tablett, bei verringertem Geschmacksempfinden zusätzliche Gewürze.

Zubereitung von Säuglingsmilch

- Die Fertignahrung wird genau nach den Anweisungen auf der Packung vor jeder Mahlzeit frisch zubereitet
- Bei mehr als 50 mg Nitrat/l Trinkwasser (≙ 0,81 mmol/l) sollte für die Säuglingsnahrung abgepacktes und speziell für diesen Zweck deklariertes Wasser verwendet werden
- Das Wasser zum Auflösen der Fertignahrung wird vor Gebrauch mindestens 5 Min. lang abgekocht und dann auf 50–60 °C abgekühlt, damit im Milchpulver vorhandene hitzeempfindliche Vitamine nicht zerstört werden.

Aufbereitung von Muttermilch

- Abgepumpte Muttermilch sofort verfüttern; in verschlossenen, sterilen Flaschen ist die Milch bei Raumtemperatur nur 6–8 Std., im Kühlschrank bei +4 bis +6 °C bis zu 72 Stunden haltbar
- Muttermilch kann eingefroren (bei −20 °C) bis zu sechs Monate aufbewahrt werden [12].

VORSICHT! Muttermilch schonend auftauen (über 24 Stunden im Kühlschrank); nicht in der Mikrowelle erwärmen, da sie darin ungleichmäßig erhitzt wird und wichtige Schutzstoffe zerstört werden.

7.5 Nahrungsaufnahme

7.5.1 Ernährung im 1. Lebensjahr

Stillen → 34.21.4
Ernährung von Frühgeborenen → 34.24.8

Die *Weltgesundheitsorganisation (WHO)* empfiehlt, Säuglinge in den ersten 6 Lebensmonaten ausschließlich („voll“) zu stillen. In dieser Lebensphase ist **Muttermilch** *(Frauenmilch)* die optimale Nahrung. Als Ersatz, beispielsweise bei Stillhindernissen (→ 34.21.4), und als Anschlussnahrung nach dem Stillen steht industriell hergestellte Säuglingsnahrung (auf Kuhmilch- oder Sojaproteinbasis) zur Verfügung.

Muttermilch

Stillen bietet zahlreiche **Vorteile** für Mutter und Kind [13]:

- Die Zusammensetzung der Muttermilch ist optimal auf die Bedürfnisse des Säuglings abgestimmt
- Sie deckt den hohen Nährstoff- und Wasserbedarf des Säuglings in den ersten sechs Lebensmonaten vollständig ab
- Sie bietet einen natürlichen Infektionsschutz; Muttermilch, besonders die Milch der ersten Tage *(Kolostrum)*, enthält reichlich Immunglobuline der Klasse IgA, welche die Darmschleimhaut auskleiden und Erreger abwehren
- Sie verzögert oder verhindert die Ausbildung von Allergien, es kommt seltener zu Sensibilisierungen (→ 31.2) gegen Kuhmilcheiweiß; in den ersten Lebensmonaten können schon kleinste Mengen an Kuhmilcheiweiß bei entsprechend veranlagten Kindern durch eine Überstimulation des Immunsystems Allergien auslösen
- Gestillte Kinder erkranken weniger an Atemwegs- bzw. Magen-Darm-Erkrankungen oder Mittelohrentzündungen, das Risiko für plötzlichen Kindstod wird gesenkt
- Muttermilch ist jederzeit und überall in ausreichender Menge verfügbar und kostet nichts
- Muttermilch ist optimal vorgewärmt und hygienisch einwandfrei
- Stillen und die dadurch ausgelösten physiologischen Veränderungen (→ 34.21.4) fördern bei der Mutter die Rückbildung des Uterus sowie die nachgeburtliche Regulation des Körpergewichts und reduzieren das Risiko, an Brustkrebs zu erkranken
- Der mit dem Stillen verbundene Körperkontakt vertieft die Mutter-Kind-Beziehung; hierbei spielt die durch das Saugen an der Brust ausgelöste hormonelle Stimulation der Mutter eine wichtige Rolle (→ Abb. 7.16).

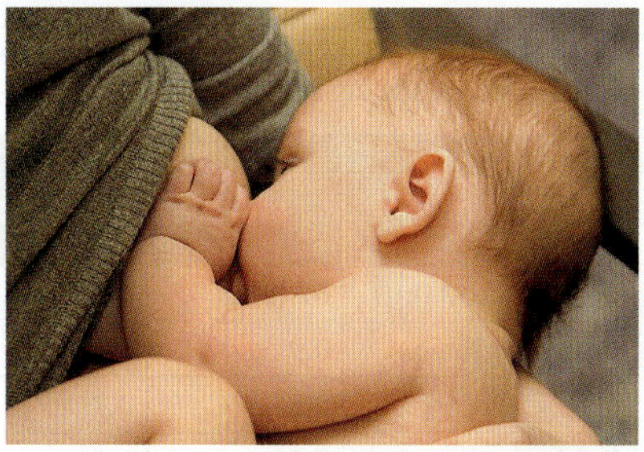

Abb. 7.16 Stillen ist nicht nur die gesündere Form der Säuglingsernährung, sondern vertieft auch die Mutter-Kind-Bindung. [J787]

Vorteile des Stillens überwiegen

Der **Nutzen** der Ernährung mit Muttermilch **überwiegt die potenziellen Risiken,** die durch die in ihr enthaltenen Umweltgifte entstehen könnten.

Industriell hergestellte Säuglingsnahrung

Wenn eine Mutter ihr Kind nicht stillen möchte oder kann (→ 34.21.4), wird der Säugling mit **industriell hergestellter Säuglingsnahrung** ernährt. Die Zusammensetzung dieser Fertignahrung ist dem Nährstoffbedarf eines Säuglings im ersten Lebensjahr angepasst (→ Tab. 7.9).

Säuglingsanfangsnahrungen sind für das gesamte erste Lebensjahr geeignet. Unterschieden werden:

Tab. 7.9 Im Vergleich zu Muttermilch ist Kuhmilch eiweiß- und mineralstoffreicher, aber milchzuckerärmer. Energie- und Fettgehalt sind etwa gleich. Die industriellen Fertignahrungen versuchen, diese Unterschiede auszugleichen.

Gehalt in 100 ml	Muttermilch	Kuh-Vollmilch	Industrielle Fertignahrung	
			„Pre"-Milch	Andere Milcharten
Energie (kcal [kJ])	69 (288)	66 (276)	67–75 (286–314)	68–78 (284–326)
Protein [g]	0,9	3,3	1,5	Bis 2,7
Fett [g]	3,8	3,7	3,5–3,7	3,0–3,7
Kohlenhydrate [g]	7,0*	4,8*	7,2–8,3*	Bis 50 % der Gesamtkalorien**
Mineralstoffe [g]	0,2	0,7	Bis 0,39	Bis 0,45

* Enthält nur Laktose.
** Enthält verschiedene Kohlenhydrate.

- Nahrung mit der Vorsilbe **„Pre"** (z. B. Aptamil® Pre, Beba® Pre): Enthält ebenso wie Muttermilch als einziges Kohlenhydrat Laktose *(Milchzucker)*; dieser Nahrungstyp eignet sich für die Ernährung ad libitum, da kaum die Gefahr der Überfütterung besteht
- Nahrung mit der **Ziffer „1"** (z. B. Humana® 1): Enthält neben Laktose weitere Kohlenhydrate; der Zusatz von Stärke macht diese Milch sämiger, führt aber auch leichter zur Überfütterung.

Folgenahrungen sind für die Zeit ab dem 5.–8. Monat bis ins Kleinkindalter vorgesehen. Zur Kennzeichnung sind diese Milcharten meist mit den **Ziffern „2"** oder **„3"** bezeichnet (z. B. Milumil® 2, Humana® 3). Sie sind in ihrer Zusammensetzung weniger der Muttermilch angepasst. Sie haben einen höheren (und damit kuhmilchähnlicheren) Proteingehalt und auch die Kohlenhydratkonzentration ist erhöht. Ein Wechsel von Anfangsnahrung zur Folgenahrung kann – muss aber nicht – frühestens ab dem 5. Lebensmonat erfolgen.

Durch Zerkleinerung bzw. Aufschlüsselung *(Hydrolyse)* der Eiweiße ist **hypoallergene Säuglingsflaschennahrung** *(HA-Nahrung)* vermindert antigen *(allergieauslösend)* wirksam. Sie eignet sich zur Vorbeugung gegen Lebensmittelallergien bei Neugeborenen mit familiärem Risiko zur Atopie (→ 31.2). Die Wirksamkeit bei Säuglingen ohne familiäres Atopierisiko ist nicht belegt. Daher sollten HA-Nahrungen nur nach strenger Indikation verabreicht werden. Bei bereits eingetretener Kuhmilchprotein-Allergie hat die HA-Nahrung keinen Vorteil, da die enthaltenen Eiweißstoffe aus der Kuhmilch isoliert sind. In diesem Fall wird auf höhergradig aufgeschlüsselte und deshalb bitter schmeckende Hydrolysat-Nahrung ausgewichen (z. B. Alfaré® oder Pregomin®).

Säuglingsflaschennahrung auf Sojabasis enthält Soja anstelle von Kuhmilchproteinen (z. B. Milupa SOM), zudem anstelle des Milchzuckers andere Zuckerarten (z. B. Dextrinmaltose). Sie wird v. a. zur Behandlung von Laktose-Unverträglichkeit nach strenger Indikationsstellung verabreicht.

Zusätzlich gibt es **Sondernahrungen,** z. B. Frühgeborenennahrungen (z. B. Beba® Frühgeborenennahrung) oder Spezialnahrungen für Kinder mit Stoffwechselerkrankungen, z. B. Phenylketonurie (→ Tab. 26.1).

Einführung von Bei- und Familienkost

Nach dem 6. Lebensmonat reicht Muttermilch allein nicht mehr aus. Der steigende Bedarf des Kindes an Energie, Eisen, weiteren Mineralstoffen und Vitaminen erfordert die zusätzliche Gabe von **Beikost** (→ Abb. 7.17, → Abb. 7.18). Die verbleibenden Milchmahlzeiten werden weiterhin als Muttermilch oder Säuglingsmilch verabreicht. Unverdünnte Kuhmilch soll bis zum Ende des ersten Lebensjahres nicht verabreicht werden.

Welche Nahrungsmittel in welcher Reihenfolge eingeführt werden, ist kulturell und regional verschieden. Im deutschsprachigen Raum beginnen viele Eltern mit einem Karotten-Kartoffel-Fleisch-Brei, gefolgt von einem Milch-Getreide-Brei und einem Getreide-Obst-Brei.

Verträglichkeit beurteilen

Innerhalb von 4–7 Tagen soll nur **ein neues Nahrungsmittel** eingeführt werden, um die Verträglichkeit beurteilen zu können.

Bei Säuglingen mit einem erhöhten Atopierisiko gibt es für die Beikostfütterung keine speziellen oder anderen Empfehlungen.

Viele Kinder bevorzugen schon früh feste Kost (sog. Fingerfood), z. B. Reiswaffeln, Nudelstückchen, gekochtes Gemüse. Diese sind ohne Einschränkung möglich.

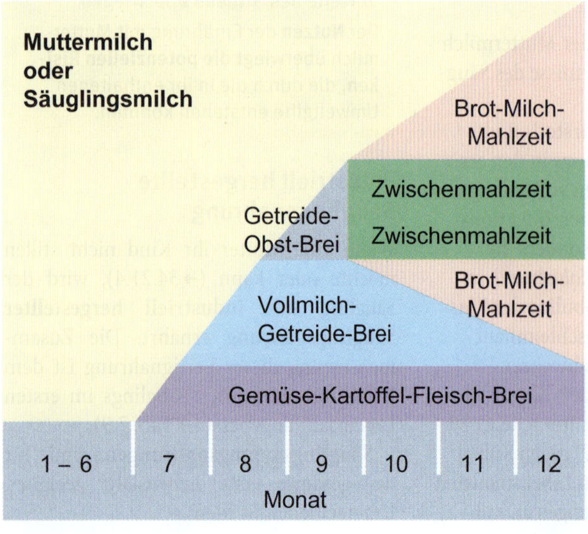

Abb. 7.17 Ernährungsplan im ersten Lebensjahr [6]. [V492]

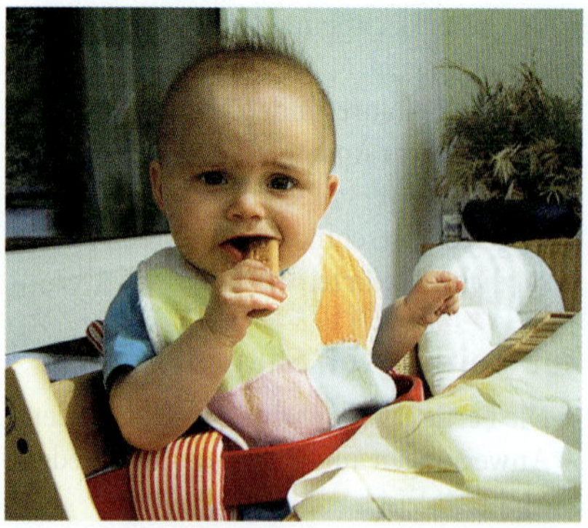

Abb. 7.18 Mit der Einführung der Beikost macht das Kind viele neue Erfahrungen. Es lernt unterschiedliche Geschmacksrichtungen, Gerüche und Essen in unterschiedlicher Konsistenz kennen. [O168]

Ab dem 10. Monat beginnt allmählich die Umstellung auf die Familienkost, immer mehr Lebensmittel können angeboten werden.

Die Gabe von Beikost erfolgt immer im Sitzen, entweder auf dem Schoß einer Bezugsperson oder in einem speziellen Kindersitz. Ablenkungen während der Mahlzeit sollten vermieden werden. Beikost ist Löffelkost und sollte nicht in einer Saugflasche gegeben werden. Zwischendurch wird Wasser oder Tee angeboten.

Zusätze zur Ernährung

Fluoridgabe → Abb. 6.34 [15]

Sowohl bei Muttermilchernährung als auch bei Ernährung mit industrieller Fertigmilch wird empfohlen, dem Säugling ab Ende der 1. Lebenswoche und während des gesamten 1. Lebensjahrs täglich 500 IE **Vitamin D** in Tablettenform zur **Rachitisprophylaxe** zu geben.

Nahrungsmenge bei Säuglingen

Richtwerte Energiezufuhr → Tab. 7.4

Flüssigkeitszufuhr → Tab. 7.9, → Tab. 7.10

Säuglinge werden im Allgemeinen nach dem Prinzip der **Fütterung nach Bedarf** *(Ad-libitum-Fütterung, Self-demand-feeding, Feeding-on-demand)* gefüttert, d. h., das Kind bestimmt Zeitpunkt und Nahrungsmenge selbst. Gestillte Kinder können bei gutem Stillmanagement nicht überfüttert werden. Ein Säugling, der sich gesund entwickelt, ist ausreichend ernährt.

Nahrungsmenge berechnen

Die **Nahrungsmenge**, z. B. bei Sondenernährung, wird nach der **Finkelstein-Regel** berechnet:

- (Lebenstage – 1) × 70 ml = Trinkmenge/24 Std.
- Am Ende der 1. Lebenswoche schrittweise Steigerung pro Woche um 100 ml/Tag, bis die tägliche Nahrungsmenge ca. ⅙ des Körpergewichts entspricht; 1.000 ml/Tag sollten nicht überschritten werden.

Nach Bedarf gestillte oder gefütterte Säuglinge brauchen keine zusätzliche Flüssigkeit, auch bei großer Hitze nicht. Wiegen vor und nach der Mahlzeit ist nicht notwendig, da es die Mutter verunsichern kann. In der Regel reicht das Wiegen des Kindes bei den Vorsorgeuntersuchungen aus. Nimmt ein gestillter Säugling allerdings ungenügend zu, wird die Trinkmenge durch eine **Stillprobe** überprüft: Das Kind wird mit gleicher Kleidung – ohne zwischenzeitlichen Windelwechsel – vor und nach der Mahlzeit gewogen, die Differenz bezeichnet die Trinkmenge.

Häufigkeit der Mahlzeiten im Säuglingsalter

Die Verteilung der Trinkmenge in einzelne **Mahlzeiten** ist von Kind zu Kind unterschiedlich. Meist stellt sich bereits ab der 3. Lebenswoche ein relativ fester Rhythmus mit 5–8, manchmal bis zu zwölf Mahlzeiten am Tag ein. Ein Kind braucht in den ersten Lebensmonaten fünf Mahlzeiten. Frühestens ab dem 10. Monat kann auf drei Hauptmahlzeiten und zwei Zwischenmahlzeiten umgestellt werden.

Bei kranken Säuglingen ist häufig die Nahrungsverabreichung nach einem festen Rhythmus erforderlich. Die Mahlzeiten werden in Abhängigkeit vom Alter und Krankheit auf 5–8 Mahlzeiten verteilt. Häufigere kleine Mahlzeiten sind angezeigt bei ungenügender Milchproduktion, Frühgeborenen und untergewichtigen Säuglingen.

7.5.2 Ernährung von Kindern und Erwachsenen

Ernährung der Schwangeren → 34.13.2

Da die **Ernährungsgewohnheiten** schon früh in der Kindheit gelegt werden, sollten Eltern und weitere Bezugspersonen die Grundlagen einer gesunden Ernährung kennen. Kinder sollten früh die geschmackliche Vielfalt einer breit angelegten Ernährung kennenlernen. Weitgehend vermieden werden sollten industriell herstellte Fertigprodukte. Auch Zucker und Salz sollten sparsam verwendet werden, damit der Eigengeschmack der Lebensmittel besser geschmeckt werden kann.

Das *Forschungsinstitut für Kinderernährung* empfiehlt eine **optimierte Mischkost** aus 55 % Kohlenhydraten, 30 % Fett und 15 % Eiweiß [14]. Das bedeutet konkret:

- **Reichlich** pflanzliche Lebensmittel: Brot und Getreide, Kartoffeln, Nudeln, Reis, Gemüse und Obst
- **Mäßig** tierische Lebensmittel: Milch und Milchprodukte, Fleisch und Fleischwaren, Eier
- **Sparsam** Fette und fettreiche Lebensmittel
- Kalorienfrei-, arme Getränke: Wasser, Mineralwasser, Tees, Saftschorlen.

Essen als Kulturgut

Kinder sollten auch den **sozialen Wert des Essens** kennenlernen: Die Familie trifft sich zum gemeinsamen Essen, der Tisch ist schön gedeckt, es herrscht eine angenehme Atmosphäre und es besteht die Möglichkeit zum gemeinsamen Austausch (→ Abb. 7.1).

Angepasst an das Alter lernen Kinder nach und nach Tischsitten kennen, z. B. das Essen mit einem Löffel, dann mit Messer und Gabel, die Benutzung einer Serviette. Ebenso sind z. B. das Unterstützen bei Nahrungszubereitung, das gemeinsame Abräumen des Tisches bedeutsam für Kinder und werden altersentsprechend eingeführt.

Erwachsene können i. d. R. selbstbestimmt entscheiden, was, wie oft und wo sie essen wollen. Das bedeutet aber nicht, dass sie sich zwangsläufig gesund ernähren. Die modernen Lebens- und Arbeitsgewohnheiten bedingen bei vielen Menschen eine ungesunde Ernährung, was die Zunahme von übergewichtigen Menschen und anderen ernährungsbedingten Erkrankungen bestätigt. Vollwertig zu essen, hält dagegen gesund und fördert Leistung und Wohlbefinden (→ Abb. 7.4). Dazu gehören auch ausreichende Bewegung und das Achten auf das (Normal-)Gewicht (→ 7.2.1).

7.5.3 Ernährung im Alter

Es gibt verschiedene Aussagen zur **Ernährung im Alter** [5]:

- Bei einer selbstständigen und unabhängigen Lebensweise in körperlicher und geistiger Gesundheit sind altersbedingte Veränderungen der Nährstoffversorgung nicht zu erwarten
- **Ab dem 6. Lebensjahrzehnt** wird für einzelne Mikronährstoffe ein höherer Bedarf diskutiert. Im höheren Alter nehmen Grundumsatz und in aller Regel auch körperliche Aktivität ab, dementsprechend sollte die Energiezufuhr (→ 7.1.3) verringert werden. Dies bedeutet, dass verstärkt Lebensmittel mit hoher Nährstoffdichte (z. B. an Vitamine, Spurenelemente) ausgewählt werden müssen, um deren Bedarf zu decken
- **Ab dem 7. Lebensjahrzehnt** treten vermehrt Funktionsminderungen bei Organen auf. Die Wahrscheinlichkeit von Krankheiten nimmt zu, deshalb erfolgt häufig eine Medikation/Multimedikation. Weitere Faktoren können einzeln oder im Zusammenspiel zu einer verminderten Nahrungsaufnahme, verminderten Nährstoffresorption und/oder vermehrten Nährstoffausscheidung führen (→ 7.2.1)

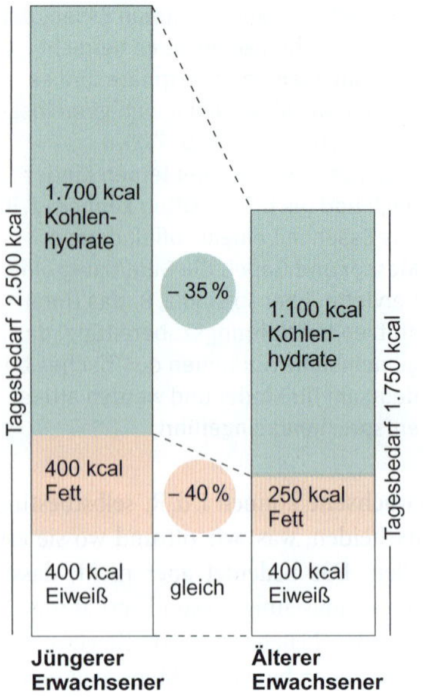

Abb. 7.19 Verschiebung des Kalorienbedarfs und der Zusammensetzung der Nährstoffe des älteren (rechts) gegenüber dem jüngeren Erwachsenen. [A400]

- Typisch für den älteren Menschen sind **verminderte Funktionsreserven;** eine Mangel- oder Fehlernährung kann daher schnell Auswirkungen auf den Gesamtorganismus haben (→ Tab. 7.8)
- **Ältere Menschen sind eine sehr heterogene Gruppe,** vom rüstigen gesunden Rentner bis zum multimorbiden, gebrechlichen Senior. Alterungsprozesse verlaufen nicht einheitlich. Deshalb können allgemeingültige Referenzwerte und Empfehlungen für die Ernährung des älteren Menschen nur bedingt gegeben werden (→ Abb. 7.19).

Individuelle Einschätzung erforderlich
Ernährungszustand und -verhalten müssen bei jedem (älteren) Menschen individuell erfasst werden, um individuelle Empfehlungen und Hilfsangebote zu machen.

7.5.4 Verpflegungskonzept

Wesentliche Voraussetzung für eine individuelle und bedarfsgerechte Versorgung in **stationären Einrichtungen** ist das Vorhandensein eines **Verpflegungskonzepts.** Dieses informiert Patienten und Angehörige über Angebote von verschiedenen Kostformen, Verpflegungszeiten, Menübestellsystem, Tisch- und Esskultur, Essensverteilung und -anreichung. Hat die Einrichtung einen externen Leistungserbringer *(Catering),* sollte sie darauf achten, dass die genannten Punkte ebenfalls im Verpflegungskonzept festgelegt sind.

Die **selbstbestimmte Auswahl von Speisen** stärkt das Gefühl von Eigenständigkeit und das Selbstbewusstsein der Patienten. Die Auswahl geschieht am besten kurzfristig und direkt am Tisch. Wer kann schon sagen, was er in den nächsten sieben Tagen essen möchte? Auch Menschen mit Demenz können, wenn Pflegende ihnen die Speisen zeigen, oft noch auswählen, was sie essen wollen.

Möglichkeiten der Speiseversorgung sind:

- Das in Kliniken übliche Tablettsystem (→ Abb. 7.15) ermöglicht eine ortsunabhängige Nahrungsaufnahme (z. B. im Patientenzimmer)
- Tischgemeinschaften, bei denen Schüsseln und Platten auf dem Tisch stehen (z. B. in der Langzeitpflege)
- Buffet- oder Cafeteria-Versorgung zur selbstständigen Auswahl und Mahlzeitenportionierung von mobilen Patienten (z. B. auf Entbindungsstationen, in Reha-Einrichtungen).

Mahlzeit ansprechend darreichen
Kann auf das Tablettsystem nicht verzichtet werden, sollten beim Servieren die Abdeckung entfernt und die Speisen ansprechend am Tisch angerichtet werden. Nach Möglichkeit wird das Tablett entfernt.

In **Wohngemeinschaften** (z. B. für die außerklinische Intensivpflege) kochen Pflegefachpersonen oder Hauswirtschafter nach Patientenwünschen. Alternativ erhalten sie das Essen von einem externen Caterer. Frühstück und Abendessen werden dann meist auch Wunsch des Patienten und nach seinen Einkäufen angeboten.

Essenszeiten

Essenszeiten sollten v. a. in Pflegeeinrichtungen nicht starr sein, z. B. kann das Frühstück in einem größeren Zeitintervall angeboten und somit Rücksicht auf individuelle Schlafgewohnheiten genommen werden.

Für viele ältere Menschen ist Regelmäßigkeit bei den Essenszeiten wichtig, da sie es von früher gewohnt sind. Oft bestimmen die Essenszeiten den restlichen Tag bzw. die Aktivitäten dazwischen.

Grundsätzlich sollte der Abstand zwischen der letzten Mahlzeit am Abend und der ersten Mahlzeit am Morgen nicht mehr als 12 Std. betragen. Um z. B. Unruhezustände oder Unterzucker zu vermeiden, liegen bei Demenzkranken und Diabetikern nicht mehr als 10 Std. zwischen Abendessen und Frühstück.

Essen und Trinken in Gesellschaft

Essen und Trinken ist für kranke und ältere Menschen ein wichtiger Teil für die Entwicklung eines Gemeinschafts- und Geborgenheitsgefühls. Besonders Menschen mit Demenz benötigen die ständigen Erfahrungen der sozialen Eingebundenheit.

Im Krankenhaus servieren Pflegende den Patienten das Essen nach Möglichkeit **am Tisch** und nicht am Nachtschränkchen.

In Pflegeeinrichtungen ist es von Vorteil, wenn jeder seinen festen **Stammplatz** am Tisch im Speisesaal hat. Schwierig ist es, wenn sich der ältere Mensch für jede Mahlzeit einen Platz suchen muss. Bei neuen Sitzkonstellationen zeigen sich Patienten anfangs oft verstört und benötigen Zeit, sich an die Veränderungen anzupassen.

Es gibt Patienten, die aus persönlichen Gründen, aber auch abhängig von der Tagesform mit dem Essen in der Gemeinschaft überfordert sind. Für diese Menschen ist das Essen im Zimmer, in einer kleinen Nische oder an einem separaten Tisch eine Möglichkeit.

Bei Menschen mit starken körperlichen Einschränkungen, z. B. einer Schluckstörung, ist darauf zu achten, dass sie nicht den Blicken und Kommentaren anderer Mitbewohner ausgesetzt sind und evtl. aus Scham das Essen und Trinken vermeiden.

7.5.5 Unterstützung beim Essen und Trinken

Füttern des Säuglings mit der Flasche

Bei der Verabreichung von Muttermilch oder industriell hergestellter Säuglingsnahrung **mit der Flasche** ist zu beachten:

- Flaschen und Sauger müssen sauber sein und mindestens bis zum 4. Lebensmonat vor Gebrauch sterilisiert werden. Flaschen, Sauger und benötigtes Zubehör, z. B. Messbecher, werden mindestens einmal täglich 5 Min. lang ausgekocht oder in einem Vaporisator *(Dampfsterilisiergerät)* aufbereitet
- Der Säugling sollte spontan erwacht sein, geweckte Säuglinge sind oft noch schläfrig und trinken schlecht. Das Wickeln vor den Mahlzeiten ist meist nicht notwendig und auch nicht ökonomisch, da das Füttern oft eine Darmentleerung

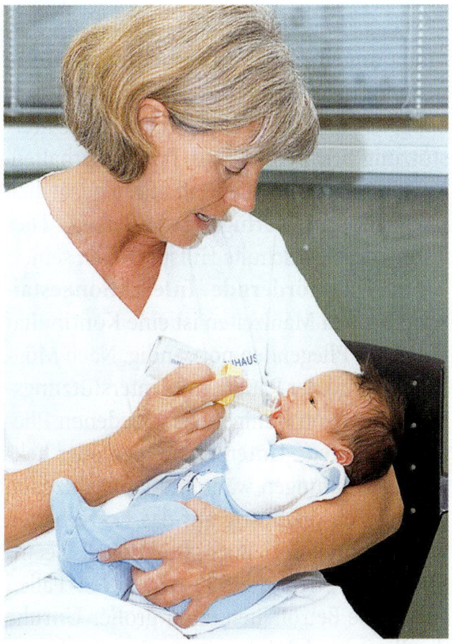

Abb. 7.20 Die halbsitzende Fütterungsposition erlaubt einen guten Blickkontakt zwischen fütternder Person und Säugling. [K115]

auslöst. Allerdings werden manche Kinder durch das Wickeln wacher und trinken besser
- Bevor die Pflegenden dem Säugling die Flasche geben, tropfen sie eine kleine Menge der Nahrung auf die Innenseite ihres Unterarms, um die Temperatur der Nahrung zu prüfen
- Zum Füttern sollte der Säugling in halbsitzender Position so im Arm gehalten werden, dass der Blickkontakt zur fütternden Person möglich ist (→ Abb. 7.20). Kinder, die problemlos trinken, können auch auf dem Schoß abgelegt werden, nur ihr Kopf wird gehalten. Das Hinlegen des Säuglings auf eine Unterlage mit abgestützter Flasche birgt ein hohes Aspirationsrisiko und wird den emotionalen Bedürfnissen des Kindes nicht gerecht
- Legt ein Säugling eine Trinkpause ein, kann die fütternde Person ihn hochnehmen, sodass der Kopf des Kindes auf ihrer Schulter liegt. Durch leichtes Auf- und Abbewegen oder vorsichtiges Reiben des Rückens wird das **Aufstoßen** erleichtert; die Luft entweicht durch die Entspannung des Kindes nach außen und nicht durch übermäßiges Klopfen auf den Rücken. Eine aktive Unterbrechung der Mahlzeit ist nur bei Kindern mit Blähungsproblemen erforderlich, am Ende der Mahlzeit sollte der Säugling aber stets sein „Bäuerchen" machen
- Nach der Still- bzw. Flaschenmahlzeit wird das Baby gewickelt und, falls möglich, im Bett zunächst auf die rechte Seite gelegt, um die Magenentleerung zu erleichtern.

VORSICHT! Wegen der raschen Keimvermehrung (Milch ist ein idealer Nährboden) darf Milch nie in einer Thermosflasche warmgehalten werden. Milchreste sind nach der Mahlzeit unbedingt zu verwerfen.

Füttern des Säuglings und Kleinkindes mit dem Löffel

Zur Nahrungsverabreichung mit dem **Löffel** (→ Abb. 7.21) wird der Säugling in halbsitzender Position im Arm oder auf dem Schoß gehalten. Ältere Säuglinge können auch in einem Kinderstuhl sitzen. Mit zunehmendem Alter gebraucht das Kind selbstständig Löffel und Trinkbecher.
Beim Füttern achten Pflegende auf:
- Angenehme Temperatur des Essens
- Kleine, altersentsprechende Portionen
- Genügend Zeit zum Kauen und Schlucken
- Esspausen zum Aufstoßen zwischendurch und nach der Mahlzeit.

VORSICHT! Die Mundhöhle des Säuglings ist noch nicht mit Streptococcus mutans (Verursacher von Karies) besiedelt. Erwachsene sollten daher nicht den Löffel oder Schnuller des Kindes ablecken, da sonst die Gefahr besteht, den Erreger vom Erwachsenen auf das Kind zu übertragen.

Positionierung des Patienten

Kinästhetik → 9.5

Selbstständigkeit fördern

Menschen können durch Alter, Behinderung oder Krankheit hinsichtlich der **selbstständigen Nahrungsaufnahme eingeschränkt** sein. Es ist die Aufgabe der Pflegenden, die Patienten so zu unterstützen, dass sie so viel Eigenaktivität wie möglich beim Essen und Trinken einbringen können.

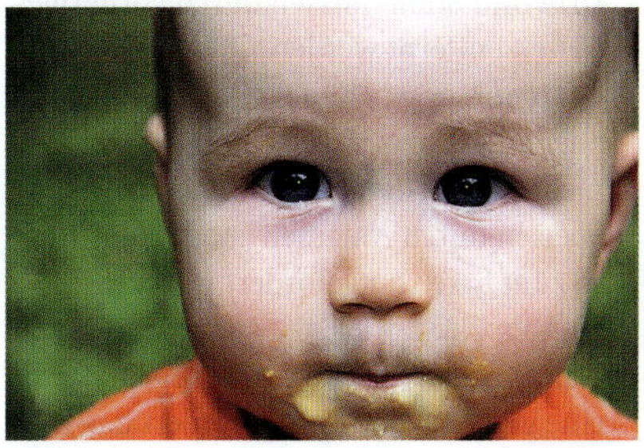

Abb. 7.21 Nahrungsreste um den Mund des Kindes werden nicht ständig abgewischt, da dies zu einer Übersensibilisierung der Mundpartie führen kann. [J787]

Jeder gesunde Mensch setzt sich zum Essen und Trinken hin, weil eine aufrechte Körperhaltung den physiologischen Transportweg der Nahrung durch die Speiseröhre unterstützt und ein Verschlucken verhindert. Entsprechend helfen die Pflegenden den Patienten dabei, diese Position zum Essen einzunehmen.

Im Bett fällt aufrechtes Sitzen wesentlich schwerer als im Stuhl oder Sessel. Schon aus diesem Grund sollten alle Patienten zum Essen das Bett verlassen, sofern keine Bettruhe angeordnet wurde.

Wenn der Patient nicht mobil ist, sollte er im Bett so aufrecht wie möglich sitzen:
- Dem Patienten zuerst helfen, sich kopfwärts zu bewegen
- Das Kopfteil so hochstellen, dass der Patient aufrecht sitzt; der Oberkörper soll im Hüftbereich abknicken, nicht in Höhe der Brust (→ Abb. 11.12)
- Evtl. an die Füße ein Kissen zum Abstützen legen, damit der Patient sicher sitzt und nicht herunterrutscht
- Wenn möglich, Fußteil nach unten stellen („Knieknick"), da es dem Sitzen näherkommt und angenehmer ist
- Den Kopf so unterstützen, dass er leicht nach vorn geneigt ist [1].

Vorbereitung des Essplatzes

Pflegende richten die Speisen so an, dass der Patient **entsprechend seiner Ressourcen** möglichst selbstständig essen kann. Die Pflegenden bereiten das Essen übersichtlich und gut greifbar vor, indem sie z. B. Brotscheiben nicht in kleine Stücke schneiden, da diese schwer zu greifen sind (→ Abb. 7.22).

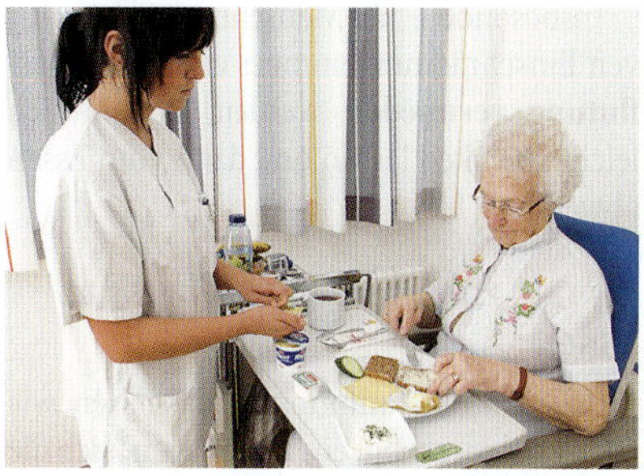

Abb. 7.22 Die Pflegende gibt nur so viel Hilfestellung wie nötig, um die Ressourcen und die Selbstständigkeit des Patienten zu fördern. [K115]

Pflegende achten auf die **passende Tischhöhe,** sodass der Patient seine Arme aufstützen kann und einen guten Überblick hat. Beim Nachtkästchen positionieren sie den Ausziehtisch in der richtigen Höhe. Rechtshändern stellen sie Glas und Messer auf die rechte Seite, Linkshändern umgekehrt. Niedriges Geschirr steht vorn und hohes Geschirr hinten, damit die Gegenstände nicht umgeworfen werden. Ggf. helfen die Pflegenden dem Patienten beim Öffnen von Marmeladendöschen, beim Brotrichten oder Fleischschneiden und bieten ihm dazu Ess- und Trinkhilfen an (→ Tab. 7.10) [1].

Speisesaal

Auch kranke, ältere und pflegebedürftige Menschen schätzen einen schön gedeckten und übersichtlich gestalteten **Tisch.** Eine Tischdecke, Servietten und ein vollständiges Besteck gehören dazu. Die Lieblingstasse oder das eigene Frühstücksbrett geben Individualität und Sicherheit, lassen an Vertrautes denken und begünstigen die Nahrungsaufnahme. Porzellangeschirr sollte selbstverständlich sein, auch wenn hin und wieder etwas zu Bruch geht. Unappetitlich sind z. B. übergelaufene Suppen, nasse Servietten oder ein verschmutzter Tisch.

Bei kognitiv beeinträchtigten Menschen konnte die günstige Wirkung von wenigen, zielgerichteten und ausgewählten kontrastreichen **Sinnesangeboten** nachgewiesen werden, z. B. Kontrast zwischen farbiger Tischplatte mit weißem Geschirr mit farbigem Rand, Fruchtsäfte in einem klaren Glas oder andersfarbiger Tasse.

Beim Essen am Tisch achten Pflegende auf bequeme und sichere **Sitzmöbel** und genügend geeignete **Abstellmöglichkeiten** für Gehhilfen und Rollstühle. Das Mobiliar sollte nicht nur zweckmäßig sein, sondern sich auch für Gestaltung flexibler Tischgemeinschaften eignen.

Insbesondere für Menschen mit kognitiven Einschränkungen muss eine **Reizüberflutung vermieden** werden, da sie sich leicht ablenken lassen und dann vom Essen abwenden [1].

Rituale zur Einstimmung auf das Essen

Rituale zur Einstimmung auf das Essen, wie ein Gebet sprechen, ein Lied singen, sich die Hände reichen oder ein Gedicht aufsagen, geben sowohl Kindern als auch alten Menschen zusätzlich Orientierung. Diese Handlungen schaffen ein Gefühl von Gemeinschaftlichkeit und Sicherheit [1].

> **Hintergrundmusik gezielt einsetzen**
> Entspannende, leise, niederfrequente Musik kann bei den Mahlzeiten eine positive Wirkung auf demente Menschen haben. Es besteht aber auch die Gefahr, dass Musik störend und ablenkend wirkt [1].

Anregung der Sinne

Besonders für Menschen, die in ihrer Wahrnehmung eingeschränkt sind, trägt die **Anregung der Sinne** dazu bei, sich zu orientieren und die Situation des Essens eindeutig zu machen [1]:

- **Hören:** Wenn das Geschirr klappert und die Kaffeemaschine glucksende Geräusche macht, werden Aufmerksamkeit und Neugier geweckt. Pflegende erklären außerdem, was es zu essen gibt und wünschen einen guten Appetit
- **Sehen:** Ältere Menschen sehen oft nicht mehr einwandfrei, eine sauber geputzte Brille ist deshalb wichtig. Bei der Tischgestaltung ist auf farbliche Kontraste zu achten; bei der Gestaltung einer Speisekarte muss die Schrift ausreichend groß sein. Bei der Bezeichnung der Speisen ist auf allgemein Bekanntes Wert zu legen; so kennt nicht jeder Mousse au Chocolat oder Moussaka. Die Küche ist besonders gefordert, püriertes/passiertes Essen mit verschiedenen Farben, Konsistenzen, Soßen und Dekorationen appetitlich zu gestalten (→ Abb. 7.49). Auch teilpürierte Kost ist u. U. eine Alternative, da ältere Menschen meist nur mit dem Kauen und Schlucken von Fleisch ein Problem haben
- **Riechen:** Leckerer Duft von Speisen regt den Appetit und die Produktion der Verdauungssekrete an. Strenger oder unangenehmer Geruch kann den Appetit verderben. Besonders wichtig ist daher, dass im Speisesaal oder im Zimmer des Patienten ein angenehmer Geruch herrscht. Abgestandene Luft oder ein Geruch nach Urin und Stuhl müssen durch vorheriges Lüften entfernt werden
- **Tasten:** Menschen, die schlecht sehen oder auch Speisen aufgrund von Demenz nicht identifizieren können, können die Speisen durch Anfassen „begreifen" und so zum Essen aufgefordert werden (→ Abb. 7.23). Auch die selbstständige Nahrungsaufnahme, und sei es durch eine geführte Bewegung, fördert das Essen (→ Abb. 7.24)
- **Schmecken:** Da auch der Geschmackssinn im Alter nachlässt, sollten Speisen kräftig gewürzt – nicht gesalzen – werden; zum Würzen eignen sich v. a. Kräuter.

Rolle der Pflegenden

Eine **angemessene Personalausstattung** während der Mahlzeiten ist die Voraussetzung, dass Patienten eine individuelle Unterstützung beim Essen und Trinken erhalten. Es ist sinnvoll, für die Mahlzeiten zusätzlich Pflegende zur Verfügung zu haben. Dies können auch geschulte Hilfspersonen sein.

Für eine **fördernde Interaktiongestaltung** bei den Mahlzeiten ist eine Kontinuität durch die Pflegenden notwendig. Nach Möglichkeit wird der Patient mit Unterstützungsbedarf nur von wenigen verschiedenen Pflegenden betreut. Unterbrechungen oder hektische Handlungen während der Mahlzeiten wirken sich ungünstig auf das Essverhalten von kognitiv und auch funktionell beeinträchtigten Menschen aus. In vielen Fällen stellen die Betroffenen unter großer Unruhe das Essen und Trinken ganz ein oder lassen sich nur schwer dazu motivieren.

Selbstbestimmung und **Eigenaktivität** bei der Nahrungsaufnahme lassen sich durch eine verbale und anbahnende Anleitung fördern und anregen, wie z. B. dem Patienten den Löffel in die Hand geben und gemeinsam zum Mund führen (→ Abb. 7.24). Sehr unruhige und insbesondere kognitiv beeinträchtigte Menschen, die während der Mahlzeiten häufig aufstehen und umhergehen, können durch eine beruhigende Interaktion und Verminderung von Stress- und Geräuschpegel und durch Essstationen *(Eat by walking)* zu einem besseren Essverhalten und höheren Verzehrmengen bewegt werden (→ Abb. 7.23). „Fingerfood", d. h. lauwarme Nahrung in mundgerechten Portionen, wird von ihnen in der Regel gut angenommen [1].

Unterstützung beim Essen

> **Respektvolle Kommunikation**
> Beim Essenreichen respektieren Pflegende die **Würde des erwachsenen Patienten,** indem sie:
> - Ihm kein Lätzchen anbieten, sondern eine Serviette
> - Nicht den Ausdruck „Füttern" verwenden; dieser wird nur im Zusammenhang mit Säuglingen und Tieren benutzt.

Die Pflegenden sitzen zum Essenreichen auf einem Stuhl neben dem Patientenbett oder am Tisch neben dem Patienten bzw. stehen neben dem Bett, das sie auf entsprechende Höhe gebracht haben, sodass sie nicht auf ihn herabsehen. Der Teller steht in Sichtweite des Patienten. Die Pflegenden richten

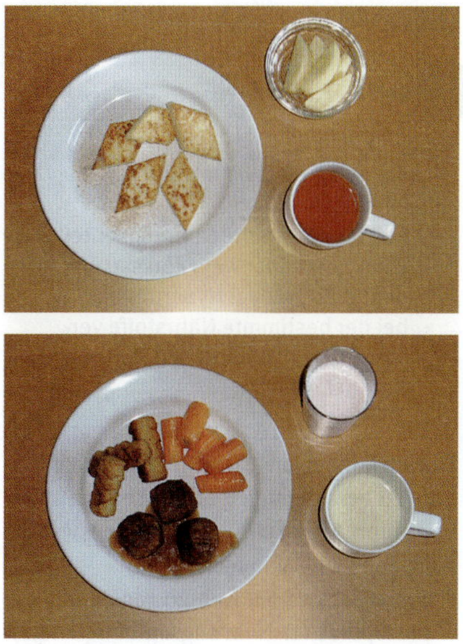

Abb. 7.23 Essstation mit „Fingerfood“: oben ein süßes und unten ein herzhaftes Hauptgericht. [M315]

Tab. 7.10 Ess- und Trinkhilfen erleichtern dem Patienten das selbstständige Essen (Beispiele).

Hilfsmittel	Funktion
Teller mit erhöhtem Rand bzw. Telleraufsatz oder abgeschrägter Bodenplatte (→Abb. 7.25)	Verhindert, dass Speisen über den Tellerrand geschoben werden, erleichtert das Aufnehmen der Speisen
Einhandbesteck bzw. Besteckhalter (→Abb. 7.26)	Ermöglicht Essen, wenn der Handschluss nicht ausreichend möglich ist
Klammergabel und Schneidehilfe (→Abb. 7.27)	Die Gabel wird mithilfe einer Klammer am Tellerrand befestigt und fixiert somit das Schneidegut, z. B. die Wurst, so ist einhändiges Schneiden möglich
Eierbecher mit Saugfuß	Verhindert das Wegrutschen des Bechers
Anti-Rutschmatte	Verhindert das Verrutschen des Tellers
Becher mit Nasenausschnitt und Henkeln (→Abb. 7.28)	Ermöglicht das Trinken bei gerader Kopfhaltung, v. a. wichtig bei Patienten mit Dysphagie (→7.11.2)
Becher mit Henkeln oder Greifvorrichtungen, Becher mit Rillen (→Abb. 7.29)	Ermöglichen den sicheren Halt des Trinkgefäßes, wenn ein Handschluss nicht ausreichend möglich ist

die Portionen nach Wunsch. Der Patient bestimmt Geschwindigkeit und Reihenfolge der Mahlzeit. Die Pflegenden unterstützen ihn ggf. dabei, die Hand zum Mund zu führen (→Abb. 7.24). Kann er weder den Löffel halten noch die Bewegung vom Teller zum Mund vollziehen, übernehmen die Pflegenden das Anreichen der Speisen. Bevor sie den nächsten Bissen anbieten, warten sie, bis der Patient fertig gekaut und heruntergeschluckt hat.

Hilfsmittel zum Essen und Trinken

Individuell ausgewählte Ess- und **Trinkhilfen** ermöglichen dem Patienten eine bestmögliche selbstständige Nahrungs- und Flüssigkeitsaufnahme (→Tab. 7.10). Alle Einrichtungen im Gesundheitswesen sollten entsprechende Hilfsmittel vorhalten bzw. für Patienten oder Bewohner besorgen. Logopäden und Ergotherapeuten können bei der Auswahl beraten.

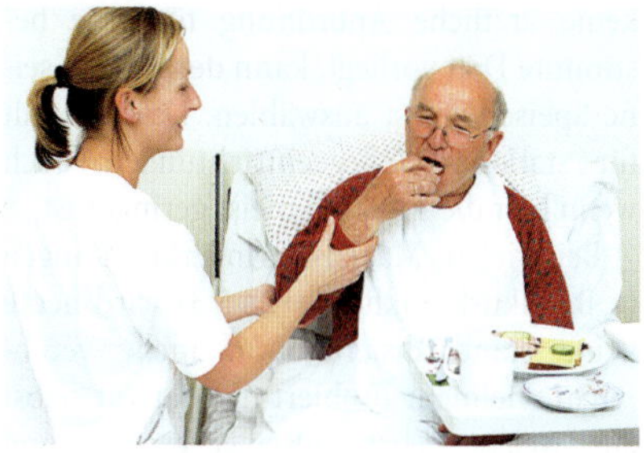

Abb. 7.24 Beim Essen wird der Patient ggf. am Arm unterstützt, um die Hand zum Mund zu führen. [K115]

Individuelle Situation des Patienten beachten

- Patienten Zeit lassen, nie drängen
- Den Patienten so viel wie möglich allein verrichten lassen
- Hilfsmittel individuell einsetzen
- Angehörige anleiten und einbeziehen
- Mund-, Zahn- bzw. Prothesenpflege nach der Nahrungsaufnahme anbieten oder durchführen.

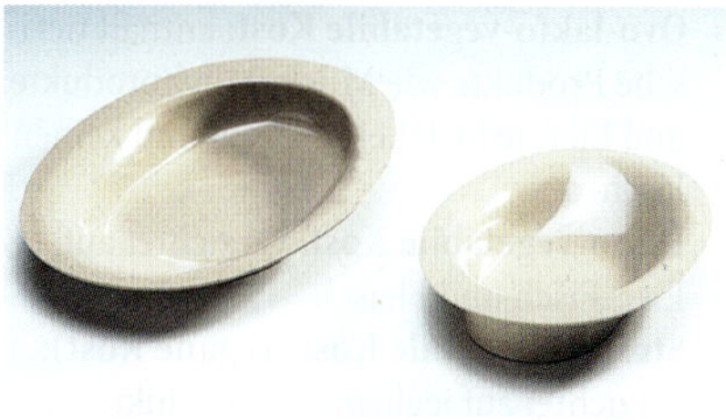

Abb. 7.25 Spezialteller mit abgeschrägter Bodenplatte. [V143]

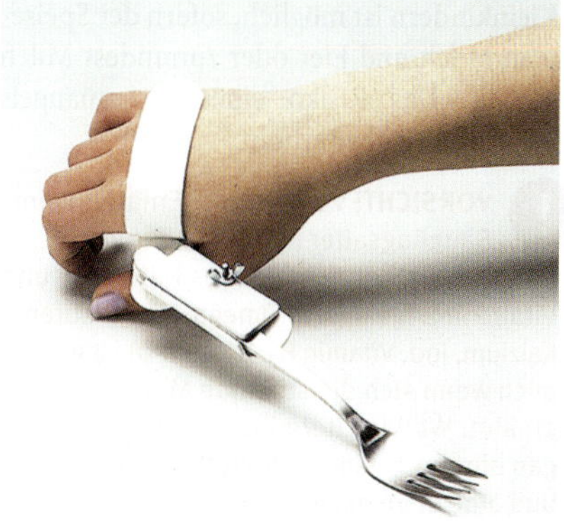

Abb. 7.26 Besteckhalter. [V143]

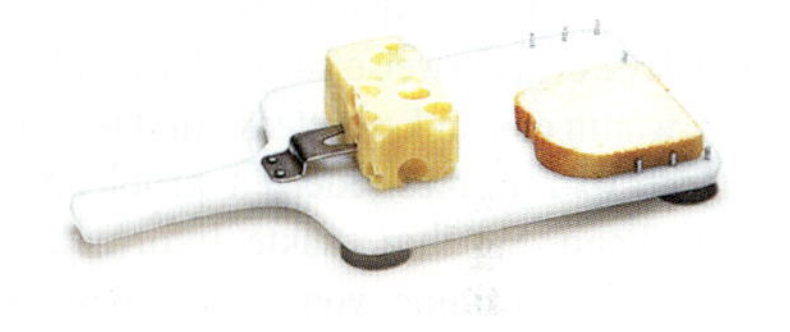

Abb. 7.27 Brett mit Saugnäpfen und Schneidehilfe zum einhändigen Schneiden. [V143]

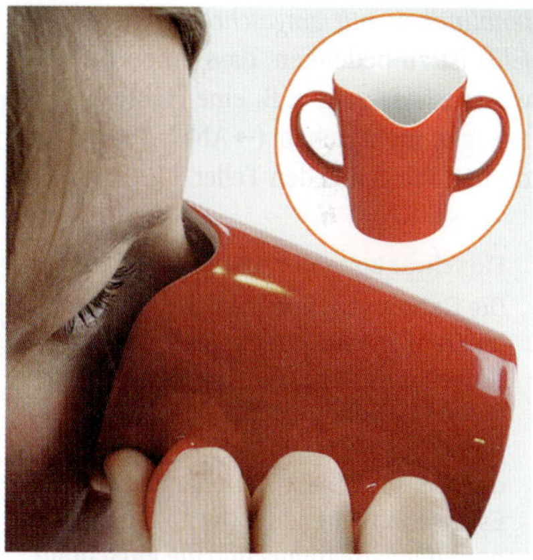

Abb. 7.28 Becher aus Porzellan mit Ausschnitt für die Nase. [V797]

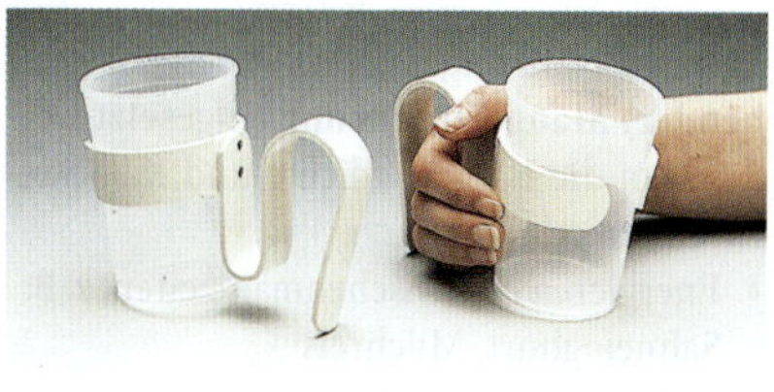

Abb. 7.29 Trinkbecher mit Handgriff. [V143]

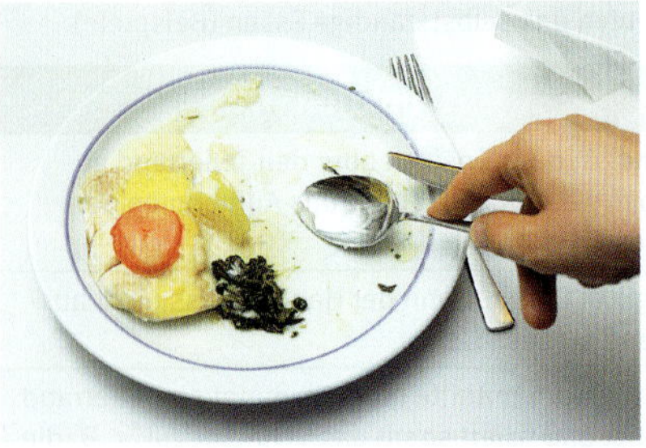

Abb. 7.30 Manche Menschen sehen u. U. nicht, dass ihr Teller noch halb voll ist. [K115]

Menschen mit eingeschränktem Sehvermögen

Ist die **Sehkraft eines Menschen eingeschränkt** oder ist er blind (→ 10.6), berücksichtigen die Pflegenden seine individuellen Gewohnheiten, z. B. den Platz, auf den er sein Glas normalerweise stellt oder den Bereich, wohin er sein Essbesteck auf das Tablett legt, damit er es jederzeit problemlos finden kann. Sie ihm exakte Information über die Anordnung von Teller, Besteck und Trinkgefäß sowie darüber, wie sein Essen auf dem Teller liegt. Hierzu kann symbolisch eine Uhr verwandt werden, z. B. Kartoffeln liegen bei 12 Uhr, das Gemüse liegt bei 4 Uhr und Fleisch liegt bei 8 Uhr.

Bei Patienten mit **Hemianopsie** *(Halbseitenblindheit mit eingeschränktem Gesichtsfeld)* ist zu bedenken, dass ihnen nicht bewusst ist, dass sie z. B. eine Hälfte des Tellers gar nicht sehen (→ Abb. 7.30). Daher drehen Pflegende den Teller.

Einschränkung der Selbstbestimmung

Die Nahrungsaufnahme des Patienten im Krankenhaus oder in Pflegeeinrichtungen unterscheidet sich erheblich von seinen Gewohnheiten zu Hause, z. B. in Bezug auf die Essenszeiten oder die Art der Nahrung. Diese Änderungen seiner Essgewohnheiten, die Umstellung seines Lebensrhythmus und die Einschränkung seiner Selbstbestimmung werden nicht immer leicht angenommen.

7.5.6 Nahrungsmittel bei Mangelernährung

Spezielle **Nahrungsmittel** können **bei (drohender) Mangelernährung** eingesetzt werden, um die Nährstoffdichte und Kalorienzufuhr zu erhöhen:

- Energiereiche Zwischenmahlzeiten, z. B. Sahnejoghurt, Milchreis
- Vollfette Milchprodukte, z. B. Milch mit 3,8 % Fett
- Speisen, die mit Butter, Sahne oder hochwertigen Ölen angereichert sind
- Energiehaltige Getränke, z. B. Malzbier, Frucht- und Gemüsesäfte
- Wunschkost anbieten
- Orale Nahrungssupplemente (energiereiche Trinknahrungen, Cremes u. a. → 7.6.4).

Folgende Möglichkeiten sind zusätzlich in der ambulanten Pflege und in Pflegeeinrichtungen durchführbar [17]:

- Nahrungszufuhr durch vertraute Personen
- Nahrungszufuhr in angenehmer, entspannter, ggf. familienähnlicher Atmosphäre, z. B. schön gedeckter Tisch
- Akzeptanz veränderter Tischmanieren.

7.6 Kostformen und Diäten

7.6.1 Kost

DEFINITION

Kost: Die von einem Gesunden bewusst und auf Dauer ausgesuchte Form der Ernährung. Im Gegensatz zu **Diätvorschriften** sind dies Ernährungsregeln, die Menschen z. B. aus religiösen Motiven **freiwillig** einhalten. Im klinischen Alltag werden die Begriffe Kost, Ernährung und Diät oft gleichbedeutend verwendet.

Möglichkeiten der **vegetarischen Kost:**

- **Ovo-lakto-vegetabile Kost:** enthält tierische Produkte wie Milch, Milchprodukte und Eier, jedoch kein Fleisch und keinen Fisch
- **Lakto-vegetabile Kost:** verzichtet auf Eier, Fisch und Fleisch
- **Streng vegetabile Kost (vegane Kost):** verzichtet auf jegliche Tierprodukte wie Milch, Honig, Eier, Fleisch.

Nicht wenige Eltern möchten ihre Kinder fleischlos ernähren. Eine ausgewogene fleischlose Ernährung bei Säuglingen und Kleinkindern ist möglich, sofern der Speiseplan Milch und Eier oder zumindest Milch enthält. Das Risiko eines Eisenmangels (→ 27.6.1) ist aber erhöht.

VORSICHT! Von veganer Ernährung im Säuglingsalter raten die Fachgesellschaften ab, das Risiko eines Nährstoff- und Vitaminmangels (v. a. Omega-3-Fettsäuren, Kalzium, Iod, Vitamin B_2, B_{12} und D) ist groß – auch wenn sich die stillende Mutter vegan ernährt. Wollen Eltern ihr Kind dennoch vegan ernähren, sind Nährstoffsupplemente und eine engmaschige ärztliche Betreuung notwendig. Eine Beratung durch einen Ernährungsexperten sollte erfolgen [18].

7.6.2 Diät

DEFINITION

Diät: Krankenkost; Ernährung,

- die an eine bestimmte Erkrankung angepasst ist
- bei der bestimmte Nahrungsanteile vermindert oder weggelassen werden, z. B. Salz bei Hypertonie
- bei der bestimmte Nährstoffe vermehrt verzehrt werden, z. B. Eiweiß bei Kachexie.

Diäten können angezeigt sein, um eine Heilung zu beschleunigen oder überhaupt herbeizuführen (→ Tab. 7.11). **Diäten** werden nach der Dauer unterschieden:

- **Kurzfristige** über wenige Tage, z. B. postoperativer Nahrungsaufbau (→ 44.5)
- **Längerfristige** über mehrere Wochen oder Monate, z. B. Reduktionsdiät bei Übergewicht
- **Lebenslange** Diät, z. B. glutenfreie Diät bei Zöliakie (→ 24.6.3).

Kurzfristige Diäten bereiten dem Patienten normalerweise keine Probleme. Bei längerfristigen oder lebenslangen Diäten sind seine Motivation und Verständnis zwingend erforderlich. Die **Ernährungsberatung** durch einen Diätassistenten ist hier von großer Bedeutung. Er informiert Patienten und Angehörige über Diät und Richtlinien, stellt Informationsmaterial zur Verfügung und berät zum künftigen Verhalten zu Hause. Wird bei der Ernährung eines Kindes auf bestimmte Lebensmittel verzichtet, ist es ratsam, mit dem Kinderarzt zu sprechen, um Mangelerscheinungen zu vermeiden.

7.6.3 Auswahl bestimmter Diät- und Kostformen

Im Krankenhaus stehen verschiedene **Diät- und Kostformen** zur Verfügung (→ Tab. 7.11). Die Pflegenden informieren die Patienten über das vorhandene Angebot. Falls keine ärztliche Anordnung für eine bestimmte Diät vorliegt, kann der Patient seine Speisen selbst auswählen. Dasselbe gilt für stationäre Pflegeeinrichtungen, auch wenn hier die Auswahl meist geringer ist.

Bei vielen Magen-Darm-Erkrankungen (z. B. Ulkuskrankheit, → 24.5.3) wird heute keine standardisierte Diät mehr verabreicht, vielmehr probiert der Patient selbst aus, welche Lebensmittel er verträgt und welche nicht. Um eigene Erfahrungen zu sammeln und auszuwerten, kann er ein Ernährungstagebuch führen.

Tab. 7.11 Kostformen und Diäten.

Kost- und Diätform	Merkmal	Indikationen
Vollkost	Normale Kost mit normalem Kaloriengehalt	Patient, der alles essen darf
Pürierte und passierte Kost	Alle festen Speisen sind püriert (grober, noch leicht bröckelig) oder passiert (gleichmäßige homogene Konsistenz)	• Eingeschränktes Kauvermögen, z. B. nach Hals-, Nasen-, Zahn-, Mund- und Kieferoperationen (→36.1.5) • Säuglinge/Kleinkinder ohne oder mit nur wenigen Zähnen • Dysphagie (→7.11.2)
Leichte Vollkost (Schonkost)	• Leicht verdaulich • Nicht blähend • Zubereitung ohne Backen, Braten und scharfes Würzen • Fettarm • Evtl. ballaststoffarm	• Verdauungsstörungen • Nahrungsaufbau nach Magen-Darm-Operationen • Erkrankungen im Magen-Darm-Bereich
Wunschkost	Kost nach Wünschen des Patienten	Schwer kranke, z. B. tumorkranke Patienten, Patienten in der letzten Lebensphase
Energiedefinierte Kost (Reduktionskost/-diät)	• Reduzierter Kaloriengehalt • Individuelle Festlegung des Kaloriengehalts	• Adipositas (→26.7.1) • Gewichtsreduktion auf Wunsch des Patienten bzw. ärztlich verordnet
Kalorienreiche Kost	Kalorienreich und hochwertig (→7.5.6)	• Untergewicht, Kachexie • Tumorerkrankungen • Mukoviszidose (→23.14)
Aufbaukost	• Steigerung je nach Verträglichkeit • Kost wird nach einem Schema aufgebaut, z. B.: – Schluckweise Tee – Leichte Suppe – Zwieback – Pürierte Kost – Leichte Vollkost	• Operationen im Magen-Darm-Bereich • Nach längerer Nahrungskarenz
Eiweiß- und elektrolyt-definierte Diät, z. B. natriumarme Kost	• Kochsalz ist z. B. reduziert bis aufgehoben • Eiweißgehalt ist z. B. erhöht	• Hypertonie (→22.4.1) • Ödeme (→33.10.1) • Einige Nierenerkrankungen, z. B. chronische Niereninsuffizienz (→33.5.8), nephrotisches Syndrom (→33.5.6) • Einige Lebererkrankungen, z. B. Enzephalopathie bei Leberzirrhose (→25.4.5)
Diabetesdiät	Individuelle Anpassung der Kohlenhydratzufuhr (→26.6.11)	Diabetes mellitus (→26.6)
Fettarme Diät	• Fettarm • Cholesterinarm • Wenig tierische Fette	Fettstoffwechselstörungen, z. B. erhöhter Cholesterinspiegel im Blut (→26.8)
Purinarme Diät	• Wenig Fleisch und Fisch • Keine Hülsenfrüchte, Spinat und Pilze • Wenig Kaffee	Hyperurikämie (→26.9)
Keimarme Kost/Diät	• Kein frisches Obst, Gemüse (wegen der Keimbesiedelung) • Nur Gekochtes • Verzicht auf Gewürze (sind oft verkeimt)	• Schwer abwehrgeschwächte Patienten, z. B. nach Transplantation • HIV-Infizierte (→30.8.14)
Phenylalaninfreie Diät	Phenylalaninfreie bzw. -arme Nahrung, z. B. Milupa® PKU, Zusatz von Maltodextrin und MCT-Öl	Phenylketonurie (→Tab. 26.1)
Glutenfreie Diät	• Keine Gerste, Hafer, Roggen, Weizen, Dinkel • Erlaubt* sind Buchweizen, Hirse, Mais, Reis	Glutensensitive Enteropathie/Zöliakie (→24.6.3)
Milcheiweißfreie Diät	• Beim Säugling: Hydrolysatnahrung (z. B. Nutramigen®, →7.5.1) • Sojamilch (kann auch zur Sensibilisierung führen)	Milcheiweißallergie (→31.2)
Laktose-(Milchzucker-)freie Diät	Bei Säuglingen z. B. Humana® SL Achtung: Milchzucker ist in vielen Medikamenten enthalten	Laktoseintoleranz
Salzreiche Diät	Kochsalzzusatz zur Nahrung nach ärztlicher Anweisung	Adrenogenitales Syndrom mit Salzverlust (→Tab. 26.1)

* Liste der glutenfreien Lebensmittel bei der Deutschen Zöliakie Gesellschaft erhältlich (www.dzg-online.de).

Patientenberatung

Neben den Diätassistenten bzw. Ernährungsberatern beraten auch die Pflegenden die Patienten über die im Krankenhaus angebotenen Diät- und Kostformen. Bei längeren Krankenhausaufenthalten sprechen sie mit dem Patienten und den Angehörigen, um individuelle Ernährungswünsche zu erfahren. Sie informieren außerdem über die Bedeutung einer dem Gesundheitszustand angepassten Ernährung.

In der ambulanten Pflege essen Pflegebedürftige meist mit der Familie mit. Pflegende stehen als Ansprechpartner zur Verfügung und vermitteln auf Wunsch eine qualifizierte Diätberatung. Alleinstehende Pflegebedürftige erhalten ihre Mahlzeiten ggf. über den Pflegedienst oder einen mobilen Service, das „Essen auf Rädern“. Pflegende unterstützen die Patienten bei der Organisation und Auswahl.

Geeignete Getränke → 7.12

7.6.4 Orale Nahrungssupplemente

Bei Kau- und Schluckstörungen, Mangelernährung und Kachexie oder nach Operationen im Hals-Rachen-Bereich bieten die Pflegenden den Patienten neben pürierter Kost auch hochkalorisch angereicherte künstliche Nahrungen (von Herstellern medizinischer enteraler Ernährung) zum Trinken oder Essen (**Nahrungssupplemente**) an. Die früher klassischen Trinknahrungen sind durch weitere Produkte erweitert, z. B. Riegel oder Puddings.

Außerhalb des Krankenhauses müssen orale Nahrungssupplemente von Arzt angeordnet oder vom Patienten selbst bezahlt werden.

7.7 Pflege bei enteralen Sonden

7.7.1 Nasogastrale Sonde

Ösophaguskompressionssonden → 24.1.3
Dünndarmsonden → 24.1.4

DEFINITION

Nasogastrale Sonde: Dünner Schlauch aus Kunststoff oder Weichgummi, der über die Nase in den Magen *(gastral)* eingeführt wird.

Indikationen

Eine **nasogastrale Sonde** wird als **Ablaufsonde** *(Entlastungssonde)* zur Ableitung von Magensaft, z. B. nach Magenoperationen (→ Abb. 7.35), oder als **Ernährungssonde** (→ Abb. 7.34) gelegt.

Umgang mit verschiedenen Sondenarten

Alle folgenden Ausführungen zur **nasogastralen Sonde** gelten ebenso für die **orogastrale Sonde** (→ Abb. 7.31). Die beiden Formen unterscheiden sich lediglich dadurch, dass bei der nasogastralen Sonde der Zugang durch eine Nasenöffnung erfolgt und bei der orogastralen Sonde über den Mund. Die Ausführungen gelten auch für die Sonden, die nicht im Magen, sondern im Duodenum/Jejunum enden (→ Abb. 7.32). Unter dem Begriff **gastrointestinale Sonde** werden beide Applikationsorte zusammengefasst.

Indikationen für eine Ablauf-/Entlastungssonde sind:

- Gewinnung von Magensaft zu diagnostischen Zwecken
- Ableiten oder Absaugen von Magensaft oder Blut zur Entlastung
- Entfernung von Mageninhalt vor Einleitung einer Narkose bei Notfalloperationen
- Entlastung oder Schienung von künstlich angelegten Anastomosen, z. B. nach Magenresektion
- Unterdrückung von Sekretionsreizen nach Eingriffen an den Gallenwegen oder an der Bauchspeicheldrüse
- Spülung des Magens nach oraler Aufnahme giftiger Substanzen, z. B. infolge eines Suizidversuchs (→ 14.5.3).

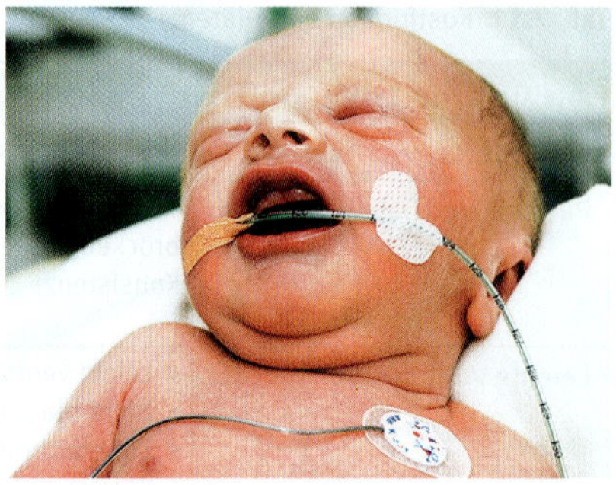

Abb. 7.31 Bei Früh- und Neugeborenen werden Ernährungssonden häufig durch den Mund gelegt, um die Nasenatmung nicht zu behindern. [K115]

Kontraindikationen

Nasogastrale Sonden dürfen nicht gelegt werden bei:

- Fehlbildungen, Trauma oder Tumor im Mund-Rachen-Raum
- Nasennebenhöhleninfekt
- Ösophagustumor, -varizen, Soorösophagitis.

Grundsätzlich gehört das Legen einer Sonde in den ärztlichen Aufgabenbereich, wird aber häufig an die Pflegefachpersonen delegiert, ebenso die Verabreichung von Sondennahrung, die Pflege der liegenden Sonde und die Entfernung.

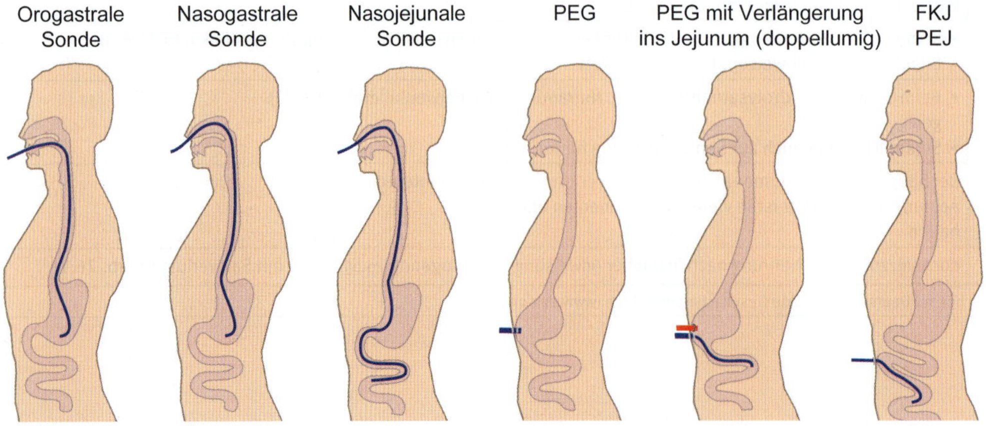

Abb. 7.32 Die verschiedenen Sondenlagen bei den unterschiedlichen Verfahren der enteralen Ernährung (PEG = perkutan-endoskopische Gastrostomie; Jet-PEG oder PEG/J = doppellumige Sonde: ein Lumen endet im Magen, das andere geht bis ins Jejunum; FKJ = Feinnadelkatheter-Jejunostomie; PEJ = perkutan-endoskopische Jejunostomie). [L215, L138]

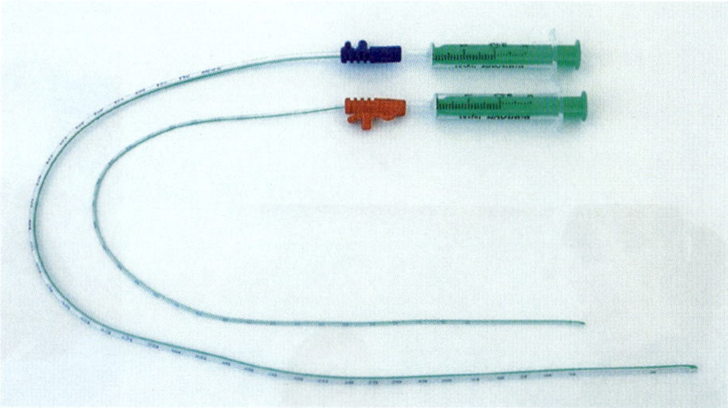

Abb. 7.33 Ernährungssonden für Säuglinge in unterschiedlichen Größen. [K115]

Sondenarten

Gebräuchliche Sondenarten → Tab. 7.12

Die **Sondenlänge** beträgt beim Säugling und Kleinkind 32–60 cm, beim Erwachsenen 60–120 cm (Ermittlung der Sondenlänge → Abb. 7.37). Ernährungssonden haben beim Säugling und Kleinkind einen **Durchmesser** von 5–8 Charrière (1 Ch ≙ ⅓ mm, → Abb. 7.33), beim Erwachsenen 8–12 Ch, Entleerungs- und Spülsonden einen Durchmesser von 12–15 Ch. Der Magenschlauch zur Magenspülung ist mit ca. 30 Ch am dicksten.

Sonden zur Kurzzeitanwendung sind einläufig und bestehen überwiegend aus PVC-Kunststoff. Aufgrund des Materials werden sie nur für kurze Zeit gelegt, etwa zu diagnostischen Zwecken sowie perioperativ zur kurzzeitigen Entlastung.

Sonden zur Langzeitanwendung bestehen aus säurebeständigem Kunststoff, meist aus Polyurethan oder Silikon. Da sie ohne Weichmacher sind, behalten sie ihre Flexibilität auch nach längerer Liegedauer. In den Sonden stecken Spiralmandrins zur leichteren Platzierung. Sie verfügen außerdem über einen röntgendichten Streifen, mit dem sich die korrekte Lage kontrollieren lässt. Der Mandrin ist nach der Sondenplatzierung zu entfernen (→ Abb. 7.34).

Sonden zur Langzeitanwendung sind als **einlumige** *(einläufige)* und **doppellumige** *(doppelläufige)* **Sonden** im Handel. Einlumige Sonden werden als Ernährungssonden oder zur Ableitung von Magensekret eingesetzt. Bei doppellumigen Sonden (→ Abb. 7.35) dient das zweite Lumen der Belüftung oder kann zur Spülung bei gleichzeitigem Absaugen des Sekrets genutzt werden. Beim Absaugen von Sekret oder dem Aspirieren zur Lagekontrolle saugen sich doppellumige Sonden nicht an der Magenschleimhaut fest.

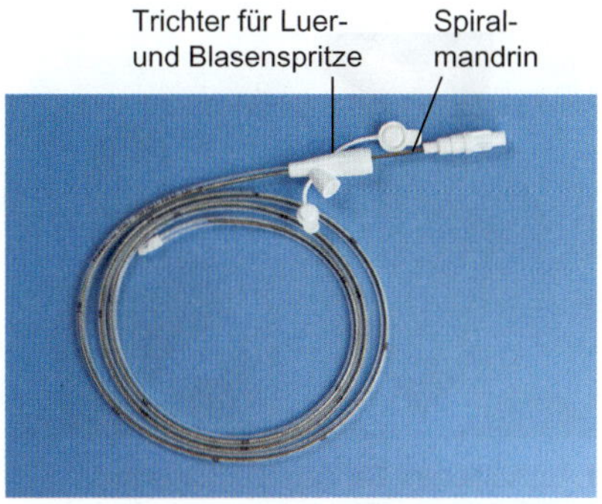

Abb. 7.34 Ernährungssonde aus Polyurethan mit Spiralmandrin. Der Mandrin ist hohl und hat einen Ansatz zum Einspritzen von Gleitflüssigkeit oder Röntgenkontrastmittel (zur Lagekontrolle). [K115]

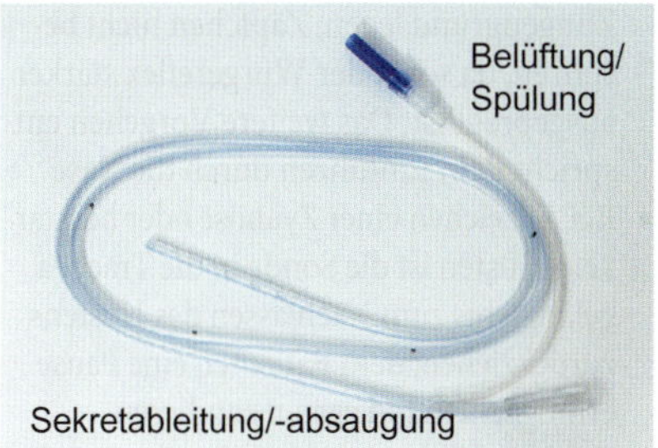

Abb. 7.35 Doppellumige Sonde zur Sekretdrainage. [K115]

Legen einer nasogastralen Sonde

Vorbereitung der Materialien

Folgendes **Material** wird benötigt (→ Abb. 7.36):

- Händedesinfektionsmittel
- Einmalhandschuhe
- Holzspatel und Taschenlampe zur Inspektion von Mund und Rachen
- Evtl. schleimhautabschwellende Nasentropfen
- Evtl. Schleimhautanästhetikum (Spray) für die Nasen- und Rachenanästhesie
- Geeignete Sonde (und eine Ersatzsonde)
- Gleitmittel, i. d. R. anästhesierendes Gel
- Glas mit Wasser
- Nierenschale mit Zellstoff
- Schutztuch
- Stethoskop und 20-ml- oder 50-ml-Spritze (bei Erwachsenen) bzw. 1-, 2- oder 5-ml-Spritze (beim Säugling und Kleinkind) zur Lagekontrolle (Aspiration oder Einspritzen von Luft) oder Indikatorpapier zur pH-Bestimmung des aspirierten Sekrets
- Evtl. Klemme zum Abklemmen der Sonde
- Alkoholtupfer zum Entfetten der Nase, zugeschnittenes Pflaster zum Fixieren, Verbandsschere
- Abwurf
- Evtl. Verschlussstöpsel (Ernährungssonde) oder Ableitungsbeutel und Halterung (Entlastungssonde)
- Fettstift (Lagemarkierung der Sonde)
- Absauggerät, um bei evtl. Erbrechen die Atemwege freizumachen
- Bei bewusstlosen Patienten Laryngoskop, um die Sonde unter Sicht zu legen
- Ggf. Intubationsmaterialien
- Ggf. alles zur Diagnostik, z. B. Probenröhrchen mit Untersuchungsschein.

Vorbereitung des Patienten

- Patienten über die Maßnahme informieren (Arzt)
- Patienten über das Vorgehen informieren, beruhigend auf ihn einwirken
- Vitalzeichen kontrollieren

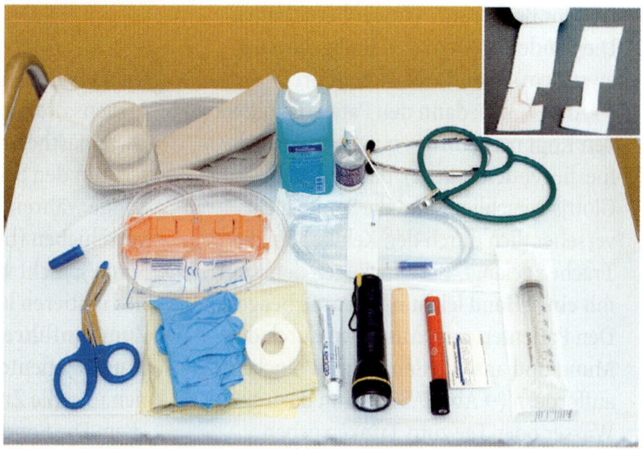

Abb. 7.36 Materialien zum Legen einer Magensonde (beim Erwachsenen); das kleine Foto zeigt ein vorbereitetes Pflaster zur Fixierung der Sonde am Nasenrücken. [K115]

- Patient mit erhöhtem Oberkörper positionieren, bewusstseinseingeschränkte Patienten in Seitenlage bringen
- Ggf. Zahnprothese entfernen (lassen)
- Geeignete Nasenöffnung festlegen: Nase reinigen (schnäuzen lassen, bei Säuglingen reinigende Nasenpflege durchführen → 6.1.4) und prüfen, durch welches Nasenloch der Patient leichter atmen kann. Die Sonde wird in das Nasenloch eingeführt, das leichter durchgängig scheint; bei Bedarf schleimhautabschwellende Nasentropfen verabreichen
- Schleimhaut von Nase und Rachenhinterwand mit Spray anästhesieren (→ Abb. 7.37a)
- Oberkörper des Patienten mit Schutztuch abdecken; Säuglinge in ein großes Handtuch einwickeln, sodass die Arme fixiert sind, evtl. zweite Pflegende dazu holen
- Sondenlänge bestimmen (→ Abb. 7.37b): die benötigte Länge entspricht der Entfernung Nasenspitze – Ohrläppchen – Magengrube (Magensonde beim Erwachsenen ca. 50–60 cm, Duodenalsonde ca. 80 cm, Jejunalsonde ca. 110–120 cm); die ermittelte Länge direkt auf der Sonde mit einem Fettstift markieren
- Dem Patienten eine Nierenschale mit Zellstoff für den Fall von Würg- oder Brechreiz reichen.

Durchführung

Die Sonde wird i. d. R. **über die Nase** eingeführt. Über den Mund soll sie nur in Ausnahmefällen vorgeschoben werden, z. B. bei Früh- oder Neugeborenen sowie bei Verletzungen der Nase. Eine Sonde im Mund stört den Patienten stärker und kann Brechreiz hervorrufen.

- Handschuhe anziehen
- Patienten auffordern, ruhig durch den Mund zu atmen
- Sonde mit anästhesierendem Gel (bei Säuglingen mit Tee) gleitfähig machen und waagerecht in das Nasenloch einführen; Becher mit Wasser bereithalten
- Die Sonde ca. 10 cm (bei Frühgeborenen etwa 2 cm) über die Nase einführen (→ Abb. 7.37c); dann den Patienten bitten, den Kopf nach vorne zu neigen (Ausnahme: liegender Patient), damit sich die Glottis verschließt und die Sonde nicht versehentlich durch den Kehlkopf in die Trachea gelangt. Bei Säuglingen den Kopf mit einer Hand leicht nach vorne beugen. Den Patienten zum Ausatmen durch den Mund und anschließend zum Schlucken auffordern (→ Abb. 7.37d), ihm dazu ggf. Wasser oder Tee zum Trinken geben (nicht beim Legen einer Magensonde zur Magensaftdiagnostik und nicht nach Rachenanästhesie). Säuglinge leicht anpusten, um den Schluckreflex auszulösen. Die Sonde während jedes Schluckakts zügig vorschieben (bis zur Markierung auf der Sonde); nicht vom anfänglichen Würgreflex irritieren lassen
- Zum **Einführen der Sonde durch den Mund** Patienten bitten, den Mund zu öffnen und die Zunge etwas herauszustrecken. Die Sonde hinten im Mund auf den Zungengrund legen; Zäpfchen nicht berühren, da sonst der Würgereflex stärker ausgeprägt ist. Das weitere Vorgehen entspricht dem Einführen durch die Nase
- Bei Anzeichen einer Zyanose oder bei starkem Husten ist die Sonde in die Trachea gelangt; bis zum Nachlassen des Hustens zurückziehen, dem Patienten eine Pause ermöglichen und erneut sondieren
- Tritt ein Widerstand auf, Sonde zurückziehen und es unter drehenden Bewegungen noch einmal versuchen

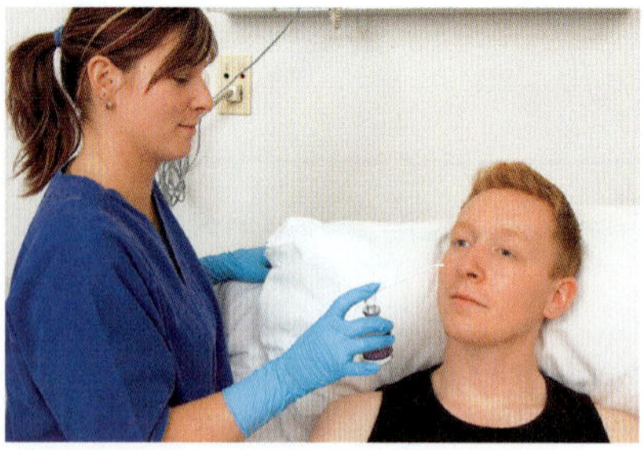

a Nasenschleimhaut anästhesieren.

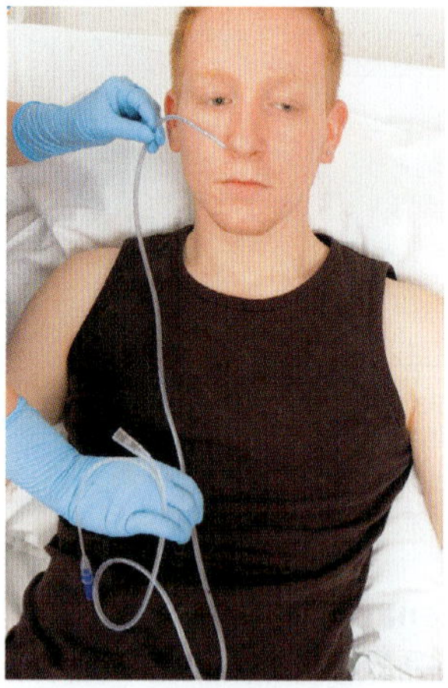

b Sondenlänge bestimmen: Die Sondenlänge entspricht der Entfernung Nasenspitze – Ohrläppchen – Magengrube.

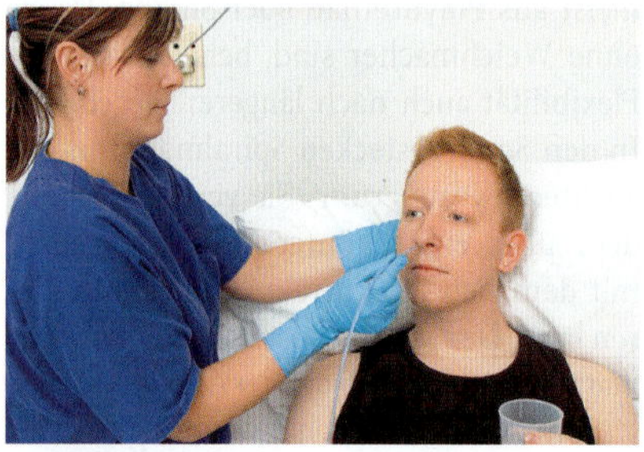

c Die zuvor mit dem Gel gleitfähig gemachte Sonde in das Nasenloch einführen, Becher mit Wasser bereithalten.

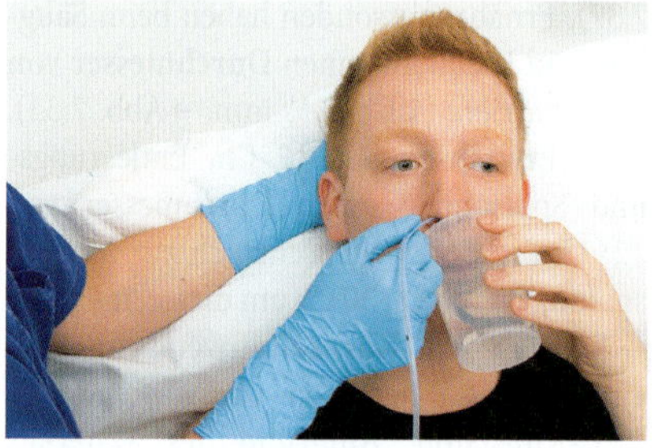

d Sonde vorschieben, ggf. mit etwas Wasser als Schluckhilfe.

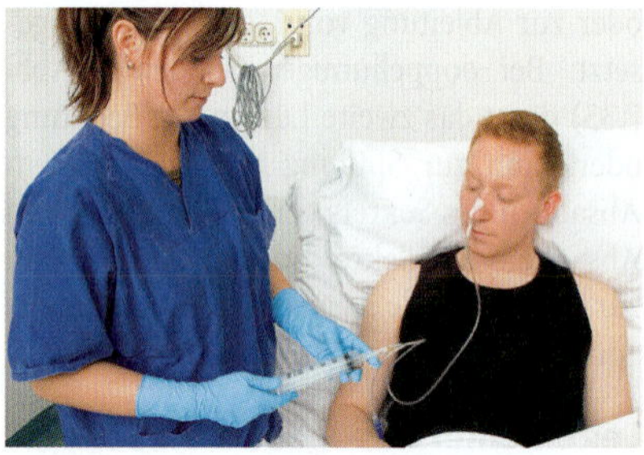

e Sekret zur pH-Wert-Bestimmung aspirieren.

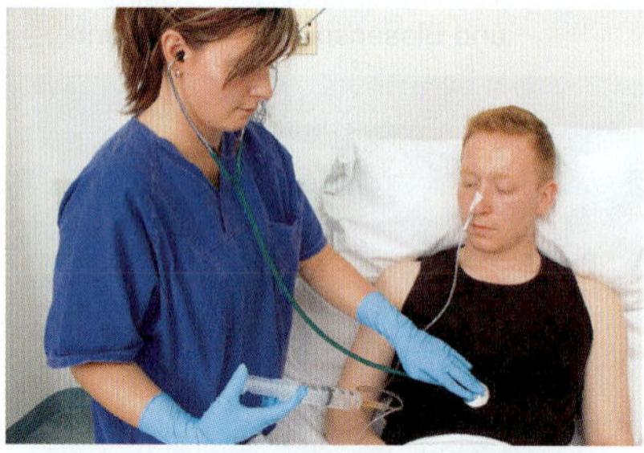

f Auskultieren: Bei richtiger Lage der Sonde ist beim Einblasen von Luft ein Blubbern in der Magengrube zu hören.

Abb. 7.37 Legen einer nasogastralen Sonde. [K115]

- Ggf. Mandrin entfernen und Sonde abklemmen
- **Lage kontrollieren.** Folgende Vorgehensweisen sind möglich:
  - Aspiration von Sekret (➔ Abb. 7.37e) und Bestimmung des pH-Werts mit Indikatorpapier; Magensekret hat einen pH von 2, Duodenalsekret von etwa 7
  - Einblasen von Luft durch die Sonde in den Magen und Auskultation des entstehenden Geräuschs mit dem Stethoskop unter der Sternumspitze (➔ Abb. 7.37f)
  - Im Zweifelsfall Röntgenkontrolle; die meisten Sonden haben einen röntgendichten Streifen
  - Sondenlage am Nasen-, Mundeingang mit dem Stift markieren
- Verweilsonde an Nasenrücken und Wange mit Textilpflaster oder speziellem Fixierstreifen befestigen (➔ Abb. 7.31, ➔ Abb. 7.38, ➔ Abb. 7.39). Beim Säugling ein „Abstehen" der Sonde vermeiden, damit der Säugling sich die Sonde nicht versehentlich zieht. Die Haut muss sauber und fettfrei sein, deswegen diese vorher evtl. mit Alkoholtupfern behandeln. Darauf achten, dass die Sonde keinen Druck auf die Nasenflügel ausübt (Dekubitusgefahr)
- Bei Magensonde zur Magensaftentleerung Auffangbeutel anschließen und Klemme entfernen; bei Ernährungssonde Verschlussstöpsel aufsetzen
- Patienten den Mund ausspülen lassen und ihm ggf. die Zahnprothese reichen
- Vitalzeichen kontrollieren
- Materialien entsorgen
- Patienten über den Umgang mit der liegenden Sonde und der Ableitung informieren.

VORSICHT! Maßnahmen bei der Sondenanlage:
- Sonde in der Nase nicht nach oben einführen, sondern waagrecht
- Sonde wegen der Verletzungsgefahr nie gegen Widerstand einführen
- Bei bewusstlosen Patienten ohne Hustenreflex kann die Sonde unbemerkt in die Trachea geraten. In diesem Fall ist es besser, die Sonde unter Sicht vom Arzt legen zu lassen
- Sonde sofort entfernen, wenn Zyanose, Husten und Luftgeräusche auftreten, da sie in der Trachea liegt
- Beim Legen einer Ablaufsonde muss wegen der Dicke des Schlauchs darauf geachtet werden, dass der Nasen-Rachen-Raum ausreichend anästhesiert und genügend Gleitmittel verwendet wird.

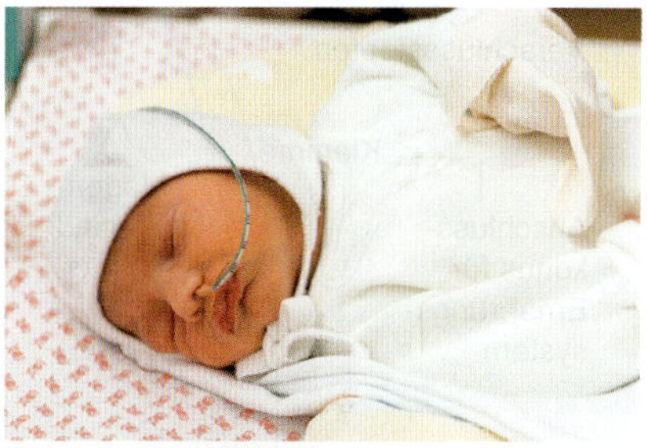

Abb. 7.38 Fixierungsmöglichkeiten beim Säugling auf der Nase. Säuglinge greifen häufig mit ihren Fingern in die abstehende Sondenschlaufe und entfernen dabei die Sonde. Um unbeabsichtigtes Ziehen der Sonde zu vermeiden, ziehen Pflegende dem Säugling Fäustlinge an. [K115]

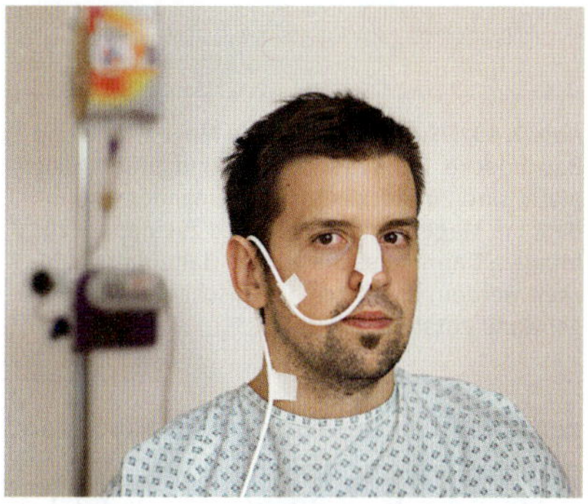

Abb. 7.39 Die Sonde ist an Nase und Wange korrekt fixiert. [K115]

Dokumentation

Sondenart, -größe, -lage sowie Zeitpunkt des Legens werden an vorgesehener Stelle im Dokumentationssystem eingetragen. Besonderheiten werden im Pflegebericht dokumentiert, z. B. Bradykardie während der Sondenanlage.

Pflege bei liegender Sonde

- Ggf. orale Nahrungs- und Flüssigkeitszufuhr nach Arztanordnung
- Regelmäßig, bei Ernährungssonden *vor* jeder Nahrungszufuhr, Lage der Sonde kontrollieren. Die Überprüfung mit Indikatorpapier ist die sicherste Methode (pH-Wert); grundsätzlich ist immer auch die Markierung auf der Sonde zu berücksichtigen
- Bei Entlastungssonden regelmäßig das Sekret auf Menge, Geruch, Konsistenz, Beimengungen und Aussehen überprüfen und dokumentieren; Beutel unter Magenniveau aufhängen
- Fixierung an der Nase täglich wechseln, um Hautschäden vorzubeugen. Beim Pflasterwechsel die Sonde gut festhalten, um ein versehentliches Herausziehen oder -rutschen zu verhindern
- Nasenlöcher täglich mit Warmwasser getränkten Watteträgern austupfen und mit Nasensalbe pflegen. Wegen des verringerten Speichelflusses Soor- und Parotitisprophylaxe (➔ 6.7.6, ➔ 6.7.7), bei Schonatmung außerdem Pneumonieprophylaxe durchführen (➔ 3.4).

Entfernen einer nasogastralen Sonde

- Sonde mit Wasser oder Tee durchspülen, damit sich kein Magensaft in der Sonde befindet, der beim Herausziehen der Sonde austreten und zu Schleimhautreizungen oder Aspiration führen kann
- Sonde verschließen
- Schutzhandschuhe anziehen
- Fixierung lösen
- Zellstoff zum Auffangen von Schleim in die eine Hand nehmen, mit der anderen Hand Sonde zügig, aber trotzdem vorsichtig herausziehen und in einen Abfallbeutel entsorgen
- Patienten den Mund ausspülen lassen, Nasenpflege durchführen (lassen)
- Pflasterreste mit Alkoholtupfer entfernen.

Komplikationen

Die **Komplikationen** beim Legen einer Sonde und bei liegender Sonde bestehen in:
- Nasenbluten
- Via falsa („falscher Weg"), z. B. reißt die Sonde die Schleimhaut auf und wird unter der Schleimhaut weitergeschoben
- Bradykardie oder Herzstillstand als Folge eines Vagusreizes
- Dislokation in die Trachea: Rutscht die Sonde in die Luftröhre, bekommt der Patient starken Husten und wird zyanotisch.

Wechseln der Magensonde

Die Magensonde wird nach Arztrücksprache gewechselt bzw. neu gelegt, wenn sie verstopft oder herausgerutscht ist oder vom Patienten (versehentlich) selbst herausgezogen wurde. Nach Ösophagus- oder Magenoperationen entscheidet der Arzt im Einzelfall, ob nochmals eine Sonde erforderlich ist und legt sie stets selbst, da beim Legen der Sonde die frischen Anastomosen verletzt werden können.

7.7.2 Nasojejunale Sonde

Nasojejunale Sonden (➔ Tab. 7.12, ➔ Abb. 7.32) werden vom Arzt endoskopisch oder unter Rö-Durchleuchtung gelegt, weil sie bis ins obere Jejunum gehen. Die pflegerischen Maßnahmen entsprechen denen bei einer nasogastralen Sonde.

7.7.3 Enterale Sonden zur Ernährung

DEFINITION

Perkutane endoskopische Gastrostomie *(PEG):* Sonde, die im Rahmen einer Gastroskopie (endoskopisch) von außen über die Bauchdecke (perkutan) zur Langzeiternährung in den Magen eingelegt wird.

Die **perkutane endoskopische Gastrostomie (PEG)** ist die häufigste enterale Sonde zur Ernährung (weitere →Tab. 7.12). Welche Sonde am besten geeignet ist, hängt von der Grunderkrankung des Patienten ab.

PEG-Anlage

Der Arzt führt eine Gastroskopie *(Magenspiegelung)* durch. Unter Sicht punktiert er den Magen mit einer Kanüle von außen *(perkutan)*. Über die Kanüle führt er eine Fadenschlinge von außen in den Magen ein und zieht diese mit dem Endoskop über die Speiseröhre und den Mund heraus. Mithilfe der Fadenschlinge zieht er die Sonde mit der inneren Halteplatte über den Mund in den Magen. Dann wird die äußere Halteplatte außen an der Sonde angebracht. Innere und äußere Halteplatte werden während 24 Std. deutlich miteinander verbunden, damit sich Magen- und Bauchwand eng aneinanderschließen (→Abb. 7.40).

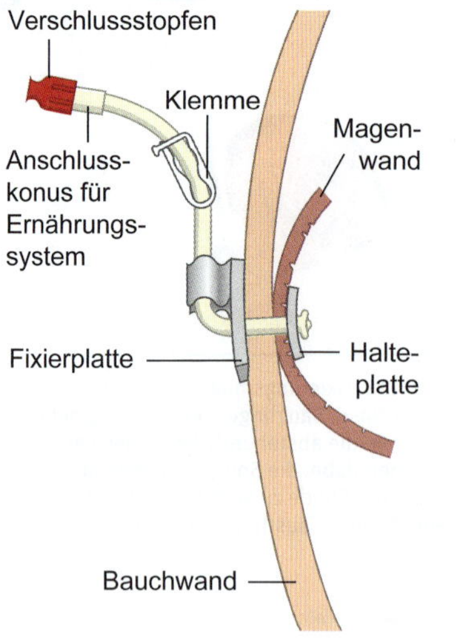

Abb. 7.40 Fixierung der PEG an Magenwand und Bauchdecke. Innere Halteplatte und äußere Fixierplatte sind 24 Std. deutlich miteinander verbunden, um Magen- und Bauchwand zueinander zu bringen. Dann muss die äußere Halteplatte gelockert werden, damit kein Druckschäden an der Magenwand entstehen. [L215]

Mögliche **Komplikationen** sind lokale Wundinfektion, Eindringen von Luft in den Peritonealraum *(Pneumoperitoneum)* und Peritonitis (→24.8.1). Bei Fehlpunktionen kann eine offene Operation erforderlich werden. Absolute **Kontraindikationen** für die Anlage einer PEG sind z. B. Peritonitis oder Ileus, relative Kontraindikationen sind z. B. Morbus Crohn (Gefahr der Fistelbildung, →24.6.4) oder Blutgerinnungsstörungen, bei einer PEJ zusätzlich vorausgegangene Operationen im Oberbauch.

Nachsorge nach der PEG-Anlage

- Vitalzeichenkontrolle
- Beobachtung auf Nachblutung und Entzündungszeichen, Beobachtung des Abdomens auf Abwehrspannung und Schmerzen
- Nach 24 Std. äußere Halteplatte lockern
- Nahrungs- und Flüssigkeitskarenz für 24 Std. bei gastraler PEG, bei einer Jet-PEG kann sofort mit der Ernährung begonnen werden: ärztliche Anordnung einholen.

Verbandswechsel bei liegender PEG

Prinzipien

Die Technik entspricht dem allgemeinen Vorgehen beim aseptischen Verbandswechsel (→43.13.6):

- Wurde eine Sonde neu gelegt, wird in den ersten 1 bis ca. 10 Tagen nach der Anlage ein aseptischer Verbandswechsel (→43.13.6) durchgeführt

Tab. 7.12 Gebräuchliche Sondenarten zur enteralen Ernährung (→Abb. 7.32).

Sondentyp	Indikation	Indikationsbeispiele und Kurzcharakterisierung
Nasogastrale Sonde	Voraussichtlich kurz dauernde enterale Ernährung, wenn keine erhöhte Aspirationsgefahr besteht	• Entzündliche Darmerkrankungen, appetitlose und kachektische Patienten, Fehlbildungen/Verletzungen des Mund-Rachen-Raums, Frühgeborene, kranke Neugeborene • Legen erfolgt meist durch Pflegefachpersonen, Liegedauer je nach Material bis zu 4 Wochen
Orogastrale Sonde	Voraussichtlich kurz dauernde enterale Ernährung, wenn keine erhöhte Aspirationsgefahr besteht	Häufig bei Früh- und Neugeborenen als Alternative zur nasogastralen Sonde, um die Nasenatmung nicht zu beeinträchtigen (→Abb. 7.31)
Nasojejunale/ orojejunale Sonde	Voraussichtlich kurz dauernde enterale Ernährung bei erhöhter Aspirationsgefahr, z. B. unvollständiger Verschluss des Mageneingangs oder bei Magenentleerungsstörungen	• Magen-Darm-Motilitätsstörung, gastroösophageale Refluxkrankheit (→24.4.1) • Legen durch den Arzt unter endoskopischer oder Rö-Durchleuchtung
Perkutan-endoskopische Gastrostomie *(PEG)*, **Jet-PEG bzw. PEG/J** *(PEG mit Verlängerung ins Jejunum)*	• Länger dauernde enterale Ernährung, wenn keine erhöhte Aspirationsgefahr besteht und keine offene Bauchoperation geplant ist • Jet-PEG: doppellumige Sonde, eine Öffnung ist im Magen, die andere im Jejunum; geeignet für Patienten mit erhöhter Aspirationsgefahr → Ernährung über den jejunalen Schenkel	• Länger oder dauerhaft notwendige enterale Ernährung, z. B. bei Wachkoma, Demenz, Schluckstörung, Tumorkachexie • Perkutane Punktion des Magens im Rahmen einer Gastroskopie • Komplikationen: Wundinfektion, Peritonitis (selten) • Kontraindikationen: Peritonitis,Blutgerinnungsstörungen • Vorteile: Schlucktraining und orale Nahrungsaufnahme möglich, diskreter als nasale Sonden, keine Gefahr von Reizung und Druckstellen in Nase und Rachen, einfache und komplikationsarme Anlagetechnik
Perkutan-endoskopische Jejunostomie *(PEJ)*	Länger dauernde enterale Ernährung bei erhöhter Aspirationsgefahr und Unmöglichkeit, die Sonde in den Magen zu legen, wenn keine offene Bauchoperation geplant ist	Indikationen wie PEG bei gleichzeitig erhöhter Aspirationsgefahr und wenn eine Punktion des Magens nicht möglich/sinnvoll ist, z. B. nach Magenoperation, bei Magenausgangsstenose
Feinnadelkatheter-Jejunostomie *(FKJ)*	Länger dauernde enterale Ernährung bei erhöhter Aspirationsgefahr, wenn der Katheter während einer ohnehin geplanten Operation gelegt werden kann	• Nach großen Resektionen, z. B. Magenentfernung • Anlage im Rahmen einer Operation

- Nach initialer Wundheilung, die meistens nach 7–10 Tagen abgeschlossen ist, genügen Verbandswechsel in 2–3-tägigen Abständen, die ebenfalls steril durchzuführen sind
- Nach vollständiger Abheilung und Granulation des Stomakanals nach 2–4 Wochen ist ein Verband nicht mehr zwingend erforderlich
- Von einer zu intensiven Wundpflege mit täglicher Desinfektion der Eintrittsstelle oder Applikation von Salben ist abzuraten, da keine stabile physiologische Keimflora entstehen kann und Mykosen und Ekzeme begünstigt werden
- Die Pflege der äußeren Haut kann mit Wasser und einer pH-sauren Waschlotion erfolgen
- Die Eintrittsstelle muss vollständig trocken sein, bevor ein neuer Verband angelegt wird [20], [21].

Leitfragen

Folgende Fragen leiten die Pflegenden bei der Auswahl der PEG-Versorgung:
- Handelt es sich um eine neue PEG-Anlage?
- In welcher Umgebung lebt der Patient?
- Wie ist die Immunlage des Patienten?
- Gibt oder gab es schon Komplikationen an der PEG-Eintrittsstelle?

Durchführung

- Äußere Halteplatte öffnen und Sonde aus der Halteplatte lösen
- Eintrittsstelle mit Kochsalzlösung reinigen und ggf. desinfizieren, Ober- und Unterseite der Halteplatte reinigen, Sonde nach der Eintrittsstelle reinigen, ggf. desinfizieren (→ Abb. 7.41a, b)
- Eintrittsstelle auf Entzündungszeichen, Sekretabsonderung, Hypergranulation beobachten
- Sonde mobilisieren: 2–3 cm hin- und herschieben und um 360° drehen (→ Abb. 7.41c). **Ausnahme:** Eine Jet-PEG darf nicht gedreht werden, um eine Dislokation zu vermeiden. Das Mobilisieren verhindert das Einwachsen der inneren Halteplatte in die Mageninnenwand *(Buried-Bumper-Syndrom).*
- Ggf. Schlitzkompresse zwischen äußere Halteplatte und Haut legen und Sonde zurückziehen, bis ein *leichter* Widerstand zu spüren ist. Sonde so in die äußere Halteplatte einlegen, dass die Halteplatte ca. 0,5 cm über Hautniveau ist, Klemmbügel schließen (→ Abb. 7.41d). Keinen starken Zug auf die Sonde ausüben, da dies zu Druckschäden an der Mageninnenwand führen kann.
- Ggf. Wundabdeckung (→ Abb. 7.41e)
- Ggf. zusätzliche Fixierung gegen Zug mit einem Pflasterstreifen
- Verbandswechsel und Zustand der Eintrittsstelle dokumentieren.

Maßnahmen bei entzündeter Eintrittsstelle

Bei **entzündeter Eintrittsstelle** führen die Pflegenden folgende Maßnahmen durch:
- Aseptischer Verbandswechsel
- Hautdesinfektion mit einem alkoholischen Hautdesinfektionsmittel oder einem Schleimhautdesinfektionsmittel auf Polyhexanid-Basis (z. B. Lavasept®, Prontonsan®)
- Gegebenenfalls Schlitzkompresse mit Aluminiumbedampfung (Metalline® Drain-Kompresse) oder Silberbeschichtung unterlegen.

Herstellerangaben beachten

Zur korrekten Desinfektion muss sichergestellt werden, dass das richtige Produkt eingesetzt und die vorgegebene Einwirkzeit beachtet werden.

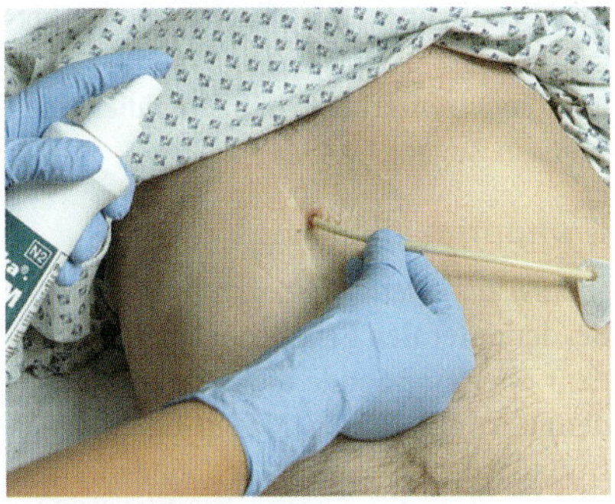

a Nach der Entfernung des alten Verbands Eintrittsstelle, Sonde und äußere Halteplatte reinigen, ggf. desinfizieren.

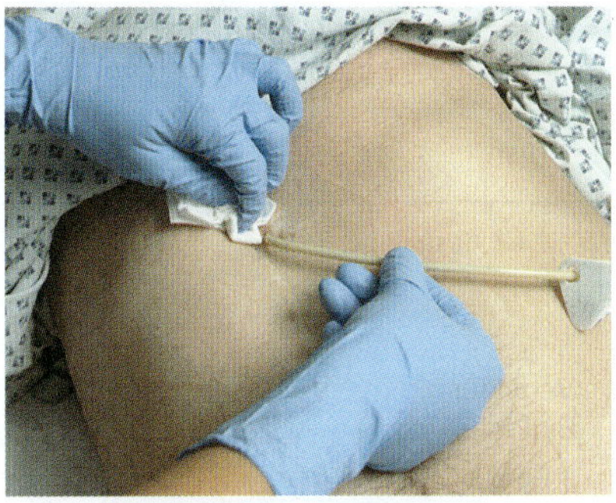

b Mit steriler Kompresse zirkulär von zentral nach peripher wischen.

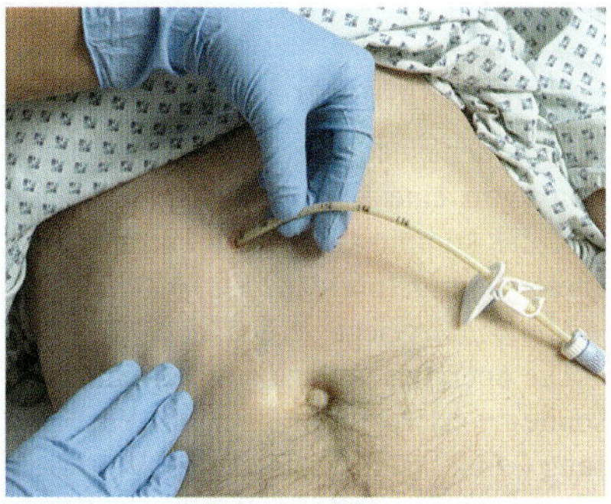

c PEG mobilisieren. Sonde hierzu vorsichtig 2–3 cm in den Magen schieben und um 360° drehen.

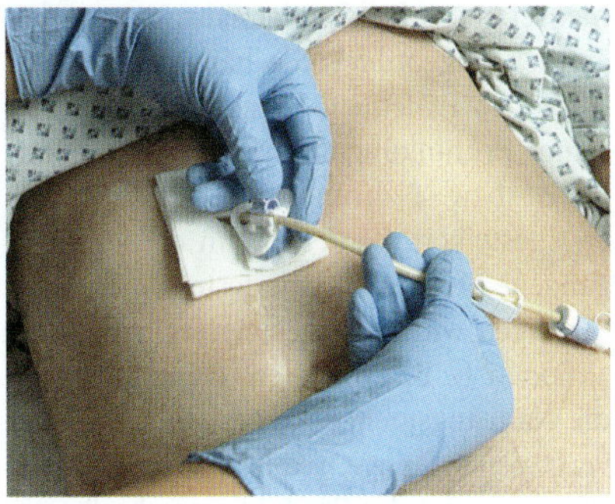

d Sterile Schlitzkompressen zwischen Haut und Halteplatte um die Sonde legen. Halteplatte auf die Schlitzkompresse zurückschieben und fixieren.

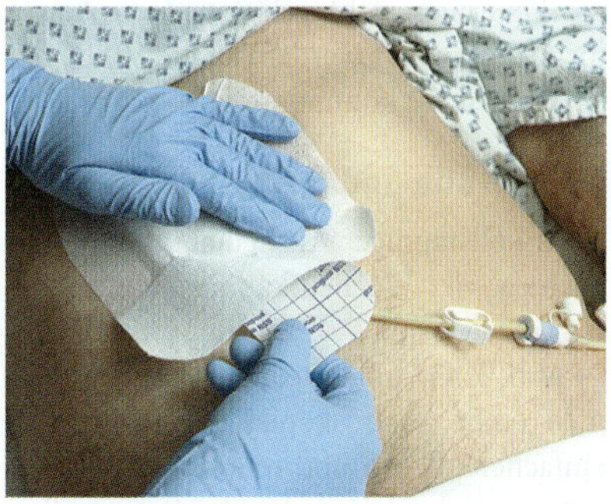

e Halteplatte und Eintrittsstelle mit einer Kompresse abdecken und z. B. mit Fixomull® sichern.

Abb. 7.41 Verbandwechsel bei einer PEG. [K115]

Entfernung einer Okklusion

Sondenokklusion vermeiden
Vor und nach jeder Verabreichung von Nahrung mit 20–50 ml Flüssigkeit spülen. Keine Obstsäfte oder Früchtetee verwenden, da diese zum Ausflocken führen können. Die Sonde täglich spülen, auch wenn keine Nahrung verabreicht wird.

Ist eine **Verstopfung der Sonde** *(Okklusion)* eingetreten, kann folgendes Vorgehen helfen, die Sonde wieder durchgängig zu machen:

- Gestauten Sondeninhalt mit einer Spritze absaugen, Schlauchansatzstück überprüfen und ggf. austauschen
- Spülung mit lauwarmem Wasser mithilfe einer 10- oder 20-ml-Spritze (kleinere Spritzen erzeugen einen zu großen Druck und können Sondenrupturen auslösen)
- Weitere Spüllösungen, die in Ausnahmefällen zum Auflösen einer Okklusion angewendet werden können, sind kohlensäurehaltige Getränke, z. B. Cola, Pepsinwein oder Pankreasenzyme (Lösung ca. 20 Min. einwirken lassen).

Lässt sich die Verstopfung nicht beheben, kann der Arzt versuchen, die Verstopfung der Sonde mit einer Bürste mechanisch zu lösen. Andernfalls muss die Sonde gewechselt werden.

Feinnadelkatheter-Jejunostomie

Im Rahmen einer Magen- oder Darmoperation kann eine Darmfistel *(Jejunostomie)*, v. a. die komplikationsarme **Feinnadelkatheter-Jejunostomie** *(FKJ,* → Tab. 7.12, → Abb. 7.32), gelegt werden.

Die operative Anlage einer Ernährungssonde erfordert eine präoperative Vorbereitung (→ 44.2) und postoperative Wundversorgung wie andere Bauchoperationen auch. Ansonsten sind die Sonden und ihre Pflege mit einer PEG-Sonde vergleichbar, allerdings dürfen beim Verbandswechsel die Fixierung nicht gelöst und die Sonde nicht mobilisiert werden, da die Sonde dabei dislozieren könnte.

Gastrotube und Stomabutton

Nach vollständiger Ausheilung des Stomas nach ca. vier Wochen kann auf einen **Gastrotube** (→ Abb. 7.42) oder **Stomabutton** (→ Abb. 7.43) umgestellt werden (im Rahmen einer Gastroskopie). Sie lassen sich einfacher pflegen und reinigen. Statt einer inneren Halteplatte haben beide einen Ballon, der mit 5–7,5 ml Aqua dest. geblockt wird. Nach dem Entblocken lassen sich Gastrotube und Stomabutton vom Betroffenen oder von Pflegefachpersonen einfach wechseln. Beide sind besonders für Kinder und Erwachsene geeignet, die eine große Bewegungsfreiheit und eine geringe Auffälligkeit der Sonde wünschen. Zum Wechseln muss kein Arzt aufgesucht werden, es ist keine Gastroskopie notwendig.

Pflegerische Maßnahmen

- Blockung: Ballon nicht mit Luft, sondern mit Aqua dest. füllen, nach Herstellerangaben i. d. R. mit 5–7,5 ml
- Gastrotube zurückziehen, bis ein leichter Widerstand zu spüren ist, äußere Halteplatte liegt ca. 0,5 cm über Hautniveau
- Patient sollte immer einen Ersatz-Gastrotube oder Stomabutton zu Hause haben, falls der Ballon defekt ist

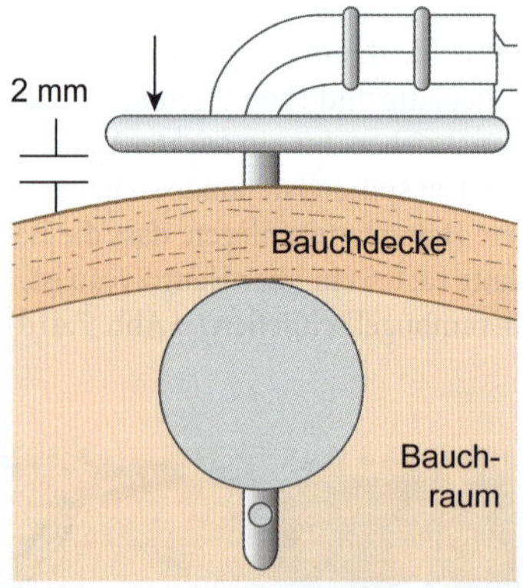

Abb. 7.42 Gastrotube. [L138]

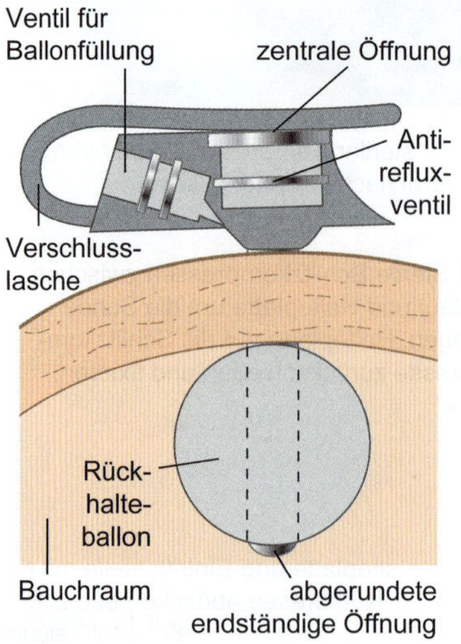

Abb. 7.43 Stomabutton. [L138]

- Die Nahrungs- und Medikamentenzufuhr erfolgt über die zentrale Öffnung mit entsprechenden Überleitungsgeräten
- Die Sonde auch bei Nichtbenutzung täglich mit 20 ml lauwarmem Wasser durchspülen
- Stomaumgebung und Gastrotube/Button täglich mit warmem Wasser reinigen, trocknen; Duschen ist möglich, ein Verband ist normalerweise nicht notwendig
- Gastrotube/Button täglich um 360° drehen
- Einmal pro Woche **Ballonvolumen kontrollieren:** entblocken (lässt sich noch die Menge entfernen, die eingefüllt wurde?) und neu mit Aqua dest. füllen
- **Liegezeit:** Nach individueller Haltbarkeit (ca. 1 Jahr) [22].

7.7.4 Enterale Ernährung über Sonden

Bei vielen Patienten reicht die orale Ernährung zur Deckung des Nährstoffbedarfs nicht aus, weil sie nicht essen

- Können, z. B. bei Schluckstörung, Speiseröhrenkrebs, Bewusstlosigkeit
- Dürfen, z. B. prä- und postoperativ
- Wollen, z. B. bei Nahrungsverweigerung (→ 49.5.4).

Dann wird der Patient künstlich ernährt. Dabei gibt es zwei Möglichkeiten: die **enterale Ernährung** über eine im oberen Magen-Darm-Trakt platzierte Sonde (→ 7.7.5) und die **parenterale Ernährung** über einen venösen Zugang (→ 43.5.7).

Grundprinzipien

Sonden zur enteralen Ernährung → Tab. 7.12

Bei der **enteralen Ernährung** erhält der Patient über eine Sonde die Nährstoffe **(Sondennahrung)** in den Magen oder in den Dünndarm. Alle Formen der Sondenernährung setzen eine gewisse Funktionsfähigkeit des Magen-Darm-Trakts voraus.

Die enterale Ernährung wird langsam aufgebaut. Menge, Häufigkeit und Zusammensetzung der Sondennahrung werden ärztlich angeordnet. Sie hängen u. a. vom Alter des Patienten, seinem Gewicht und seiner Erkrankung ab. Die Mahlzeitenhäufigkeit bzw. Nahrungsmenge darf immer erst gesteigert werden, wenn die vorangegangene Menge über mindestens 24 Std. gut vertragen wurde. Bei Unverträglichkeitsreaktionen (z. B. Erbrechen, Durchfall) wird die Nahrungsmenge wieder auf die zuletzt vertragene Menge reduziert. Unter Umständen muss das Produkt gewechselt werden.

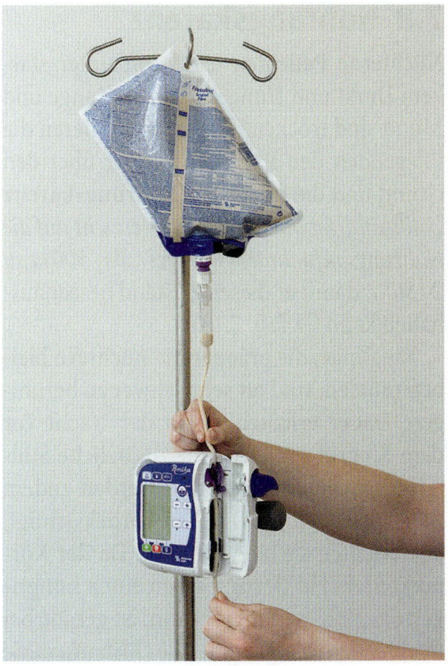

Abb. 7.44 Ernährungspumpe mit angeschlossenem Überleitungsgerät für Sondennahrung. Die Flussrate wird in ml pro Stunde eingestellt. Nach Gabe der programmierten Gesamtmenge gibt die Pumpe ein akustisches Signal. [K115]

Bei nasogastraler Sonde, PEG, Gastrotube und Stomabutton kann die Sondennahrung portionsweise als **Bolus** (maximal 100 ml in 5–10 Min.), **halbkontinuierlich** unter Ausnutzung der Schwerkraft (500 ml in ca. 30–45 Min.) oder **kontinuierlich** mithilfe einer Ernährungspumpe (ca. 100 ml pro Stunde) gegeben werden. Manche Pumpen (z. B. Applix® Vision) ermöglichen die Gabe wahlweise als kontinuierliche Applikation oder als Bolus (intermittierende Applikation).

Bei Sonden, deren Spitze im Jejunum liegt, muss die Sondennahrung **kontinuierlich** über eine Ernährungspumpe (→ Abb. 7.44) gegeben werden, da die physiologische Speicherfunktion des Magens fehlt.

Meist ist Flüssigkeitsergänzung durch Wasser oder ungesüßten Tee erforderlich. Selbstgefertigte Sondennahrung **(Homemade-Kost)** ist i. d. R. nicht zu empfehlen, Ausnahmen müssen sorgfältig erwogen werden.

Beispielrechnung Flüssigkeitsergänzung

Ein 73-jähriger Patient mit einem Gesamtenergiebedarf von 2.000 kcal (→ 7.1.3) und einem Gesamt-Flüssigkeitsbedarf von 2.250 ml (→ Tab. 7.16) erhält täglich 2.000 ml Sondenkost. Diese Menge enthält laut Herstellerangabe 1.680 ml Wasser. Der Patient muss also noch mindestens 570 ml Flüssigkeit (Wasser, ungesüßter Tee) zusätzlich erhalten.

Komplikationen

Die enterale Ernährung ist im Vergleich zur parenteralen (→ 43.5.7) mit deutlich weniger Komplikationen behaftet, aber nicht komplikationsfrei: Bei zu schneller Gabe der Sondennahrung können Magen-Darm-Störungen mit **Erbrechen, Durchfall** und **abdominalen Schmerzen** auftreten. Es wird zunächst überlegt, ob die Sondennahrung vielleicht zu kalt, die Einzelportion zu groß war oder die Menge zu schnell gesteigert wurde. Die Rücksprache mit dem Arzt klärt, ob eine **osmotische Diarrhö** vorliegen könnte, bei der die Sondennahrung im Darm osmotisch Wasser anzieht. Auch an die Möglichkeit einer **infektiösen Diarrhö** sollte immer gedacht werden. Insbesondere bei Sondennahrung mit niedermolekularen Kohlenhydraten sind **Hyperglykämien** möglich, wenn Mono-, Di- und Oligosaccharide zu rasch verstoffwechselt werden.

Vermeidung von Komplikationen

Eine sorgfältige Patientenbeobachtung auf Verträglichkeit, Dehydratation und Ödeme, Flüssigkeitsbilanzierung, Gewichtskontrollen, Blutzucker-Tagesprofile, Blutkontrollen (Kreatinin, Elektrolyte usw.) sowie die richtige Auswahl der Sondennahrung und des Sondentyps (Arztanordnung) sind zur Prävention von Komplikationen notwendig.

Arten der Sondenkost

Hochmolekulare Diäten

Hochmolekulare Diäten *(nährstoffdefinierte Diäten, NDD)* enthalten die verschiedenen Nährstoffe in hochmolekularer Form. Die Verdauungsfunktion muss weitgehend intakt sein, da die Nährstoffe zunächst aufgespalten und dann resorbiert werden müssen. Alle **Standardnahrungen** (Nahrungen, die bei Deckung des Energiebedarfs den Nährstoffbedarf decken) sind hochmolekulare Diäten und enthalten i. d. R. Ballaststoffe [23].

Abhängig von der Energiemenge wird zwischen **normokalorischen** (1 kcal/ml), **hochkalorischen** (ab 1,2 kcal/ml) und **hypokalorischen** (0,8 kcal/ml) Nahrungen unterschieden. Manche Hersteller haben Nahrungen, die bei geringerer Menge trotzdem vollbilanziert sind (z. B. Fresubin® 1.200 Complete)

Meist sind hochmolekulare Diäten glutenfrei und **vollbilanziert,** d. h., sie decken bei der Einnahme der durch den Hersteller angegebenen Menge (meist 1.500 ml bei normokalorischer Sondennahrung) den Tagesbedarf aller Nährstoffe, Vitamine und Mineralstoffe – eine Voraussetzung für die Verordnungsfähigkeit von Sondenkost außerhalb des Krankenhauses.

Niedermolekulare Diäten

Niedermolekulare Diäten *(chemisch definierte Diäten, CDD, Oligopeptiddiäten)* enthalten die Nährstoffe bereits in resorptionsfähigen Bestandteilen, d. h.. der Darm muss kaum Verdauungsleistungen erbringen. Diese Diäten gibt es ebenfalls mit unterschiedlichem Energiegehalt. Sie sind i. d. R. **vollbilanziert.** Bei einer solchen **ballaststofffreien** Diät nimmt die Stuhlmenge ab. Der Stuhl besteht dann vorwiegend aus abgestoßenem Darmepithel und Bakterien und kann selbst Stenosen meist noch passieren.

Diese Diäten werden z. B. Patienten mit schweren Resorptions- und Digestionsstörungen gegeben, z. B. bei entzündlichen Darmerkrankungen (→ 24.6.4), Kurzdarmsyndrom oder Pankreatitis. Sie sind darüber hinaus angezeigt bei einem Kostaufbau nach lang andauernder parenteraler Ernährung (→ 43.5.7) oder großen abdominalen Operationen [23].

Stoffwechseladaptierte Spezialdiäten

Stoffwechseladaptierte Spezialdiäten berücksichtigen die besondere Stoffwechselsituation, z. B. bei Diabetikern, leber- und niereninsuffizienten Patienten oder Intensivpatienten. Sie sind **nährstoffmodifiziert** und als hoch- oder niedermolekulare Diäten erhältlich.

Alle Hersteller bieten mittlerweile auch Diäten auf Sojabasis an, etwa bei Laktose- oder Milcheiweißunverträglichkeit.

Sondennahrungen für Kinder

Sondennahrungen für Kinder werden alters- oder gewichtsabhängig unterschieden, z. B. Nutrini® für Kinder von 8–20 kg. Die Sondennahrungen gibt es ebenfalls als hoch- und niedermolekulare Diäten, mit unterschiedlichem Energiegehalt pro 1 ml und für besondere Stoffwechselsituationen.

Verabreichung von Sondennahrung

Vorbereitung des Patienten

Patienten informieren und ihn eine zur Nahrungsaufnahme bequeme Lage einnehmen lassen, möglichst eine sitzende Position (bewusstlose Patienten mind. 30° halb sitzend); Säuglinge auf den Arm nehmen oder in Oberkörperhochlage bringen.

Durchführung

- Lage der nasogastralen Sonde kontrollieren (→ 7.7.1)
- Kontrollieren, ob die letzte Mahlzeit den Magen verlassen hat: Mageninhalt aspirieren oder Ablaufbeutel unter Patientenniveau hängen; Nahrungsreste auf Menge, Farbe und Konsistenz beobachten. Lassen sich mehr als 50 % der letzten Nahrung aspirieren/fließen sie in den Beutel zurück, liegt ggf. eine Magenentleerungsstörung vor; Arzt informieren
- Nahrung verabreichen, Luftzutritt vermeiden, damit der Patient keine Blähungen bekommt
  - Bei Schwerkraftapplikation (→ Abb. 7.45): Überleitsystem an Flasche oder Beutel anschließen, System mit Sondennahrung füllen, an die Sonde anschließen und Tropfgeschwindigkeit so einstellen, dass die Verabreichung einer Portion (500 ml) ca. 30–45 Min. dauert; Geschwindigkeit mehrfach kontrollieren
  - Bei Benutzung einer Ernährungspumpe (→ Abb. 7.44): Beutel bzw. Flasche mit dem Überleitsystem verbinden, System füllen und in die Ernährungspumpe einlegen, dann an die Sonde anschließen, angeordnete Flussrate einstellen und die Pumpe starten
  - Bei Früh- und Neugeborenen werden sehr geringe Milchmengen mit der Spritze direkt langsam appliziert
  - Auch bei Erwachsenen ist die Bolusernährung mit einer Blasenspritze möglich (100 ml während 5–10 Min. verabreichen, → Abb. 7.46)

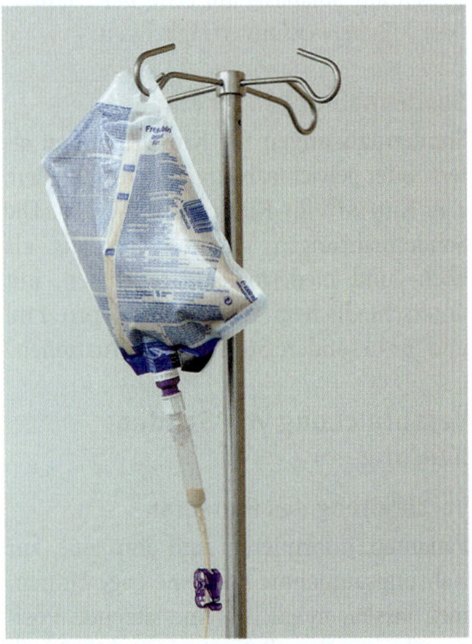

Abb. 7.45 System zur Sondenernährung per Schwerkraft aus einem Sondenkostbeutel. [K115]

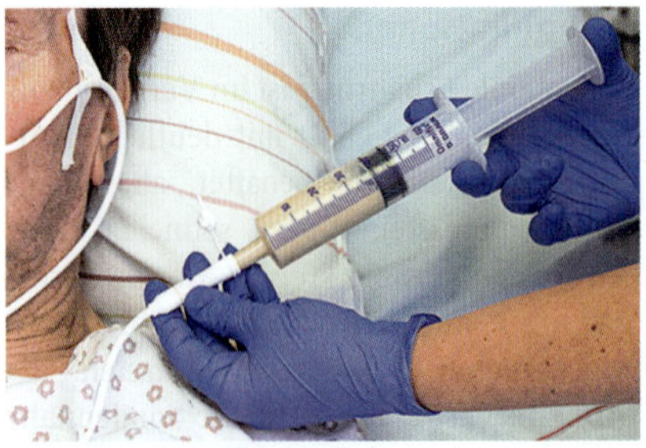

Abb. 7.46 Verabreichung von Sondennahrung mittels Blasenspitze, auch Bolus- oder intermittierende Ernährung genannt. [K115]

- Mit abgekochtem Wasser nachspülen (bei Erwachsenen 20–50 ml, bei Säuglingen 2–5 ml, bei Frühgeborenen 0,5 ml), um Verstopfen der Sonde zu verhindern [20]
- Sonde schließen, Klemme wieder öffnen, damit das Sondenmaterial nicht ermüdet
- Zur Aspirationsprophylaxe (→ 7.10) Patienten für 60 Min. mit erhöhtem Oberkörper belassen und Patienten auf Unverträglichkeitsreaktionen beobachten, Säuglinge in Seitenlage positionieren.

Verabreichung von Arzneimitteln über enterale Sonde → 43.3.9

SPICKZETTEL

Enterale Ernährung

Gründe: Deckung des Nährstoffbedarfs, weil der Patient nicht essen kann (z. B. Dysphagie), nicht essen darf (z. B. perioperativ), nicht essen will (z. B. Demenz).

Ernährungssonden: PEG (häufig), PEG/J, PEG, Gastrotube, Stomabutton, FNKJ (selten).

Applikationsarten:
- Kontinuierlich, i. d. R. über eine Pumpe.
- Halbkontinuierlich mittels Schwerkraft.
- Bolus (portionsweise) mit Blasenspritze oder über Pumpe.

Arten von Sondennahrungen:
- Normo-, hyper-, hochkalorisch.
- Hoch- oder niedermolekular.
- Standardnahrung oder nährstoffmodifizert/stoffwechseladaptiert.
- Für Erwachsene oder Kinder (alters-, gewichtsabhängig).

Pflege:
- Verbandwechsel Eintrittsstelle Sonde.
- Vorbereitung und Durchführung der Ernährung, Patient in (halb-)sitzender Position.
- Verabreichung von Arzneimitteln über die Sonde.
- Bilanzierung.
- Beobachtung auf Unverträglichkeiten, Komplikationen, z. B. Diarrhö, Erbrechen.

7.8 Nahrungskarenz

Nüchterne Patienten leiden oft unter starkem Durst und Hunger: Lippen, Zunge und Mund sind trocken. Darum informieren die Pflegenden den Patienten immer über den Grund und die Dauer der **Nahrungskarenz** (*vollständiger oder teilweiser Verzicht auf die Nahrungsaufnahme, weniger als 500 kcal/24 Std.*), damit er diesen Zustand besser aushalten kann (→ Tab. 7.13).

Säuglinge, die präoperativ nüchtern bleiben müssen, sind oft sehr schwer zu beruhigen. Daher erhalten sie in der Nacht vor dem Eingriff oft noch eine zusätzliche Still- oder Flaschenmahlzeit und werden zudem möglichst früh im OP-Plan berücksichtigt; ggf. erhalten sie eine Infusion. Da der Körperkontakt zur Bezugsperson einen hungrigen Säugling beruhigen kann, ist gerade bei nüchternen Säuglingen die Mitaufnahme der Bezugsperson wichtig.

7.9 Ernährungsberatung

Patientenberatung → Kap. 40

Jeder Mensch hat seine oft über Jahrzehnte gewachsenen **Ernährungsgewohnheiten.** Das Essverhalten wird von persönlichen Entscheidungen bestimmt, hängt aber auch von kulturellen und gesellschaftlichen Verhältnissen ab. Die Entscheidung, seine Ernährungsgewohnheiten umzustellen, muss in erster Linie vom Patienten selbst getroffen werden. Aufgabe der Pflegenden ist es, den Patienten zu beraten und dabei die Eigenverantwortung des Patienten zu stärken (Kostformen und Diäten → 7.6).

Prinzipien der Ernährungsberatung

Bei der Ernährungsberatung ist entscheidend, welche der existierenden Ernährungsregeln für die individuellen Bedürfnisse des Patienten, seine Krankheit, seine Risikofaktoren und seine Lebensqualität zu beachten sind.

Probleme bei der Veränderung von Essgewohnheiten

- Essen ist mit Lustgewinn verbunden; Diäten rufen zunächst negative Assoziationen hervor, z. B. Hunger und Verzicht
- Mit Essen werden häufig negative Gefühle kompensiert, z. B. Einsamkeit, Langeweile, Frust
- Essgewohnheiten und Vorlieben sind bereits im Kindesalter angelegt und schwierig zu verändern
- Viele Lebensmittel (besonders Fertigprodukte) entsprechen nicht einer ausgewo-

Tab. 7.13 Maßnahmen bei Nahrungs- und Flüssigkeitskarenz.

Nahrungs- und Flüssigkeitskarenz	Hinweise/Pflegetipps
Vor oder nach einer Untersuchung	• Nüchterne Patienten zuerst zur Untersuchung schicken • Frühstück/Mittagessen aufbewahren • Mundpflege (→6.7.4) meist erlaubt
Am OP-Tag, Flüssigkeiten sind bis 2 Std. vor der OP erlaubt (→44.2.2)	• Nur Mundspülen mit klarem Wasser • Keine Zitronenstäbchen oder Kaugummi (→44.2)
Nach abdominalen Operationen oder bei Magen-Darm-Erkrankungen, z. B. Morbus Crohn und Pankreatitis (→24.6.4 und →25.6.1), um den Darm oder ggf. die Nähte zu entlasten	• Dem Patienten häufig Mundpflege anbieten • Soor- und Parotitisprophylaxe (→6.7.6, →6.7.7) • Ggf. parenterale Ernährung (→43.5.7)

genen Ernährung, sie haben z. B. einen hohen Fettanteil *(versteckte Fette)*

- Der heutige Lebensstil mit langen Abwesenheiten von zu Hause und häufiger Fremdverpflegung, z. B. in Kantinen, erschwert die Einhaltung von Ernährungsregeln
- Viele Menschen wollen wenig Zeit für das Kochen aufwenden, es soll schnell gehen.

Gründe für eine Ernährungsberatung

Pflegende achten stets auf die Ernährungsgewohnheiten eines Menschen und geben ihm Tipps zu einer ausgewogenen, gesunden Ernährung. Spezielle Ernährungsberatung erfolgt z. B.:

- Während der Schwangerschaft und Stillzeit (→34.13.2, →34.21.4)
- Bei Neugeborenen, Säuglingen, Kindern
- Bei älteren Menschen (→7.5.3)
- Zur Gewichtsreduktion (→26.7.1)
- Bei Erkrankungen, deren Behandlung durch eine spezielle Ernährung unterstützt wird, z. B. Diabetes mellitus.

Sie wird bei Bedarf von Ernährungsexperten unterstützt, wenn spezifisches Wissen erforderlich ist.

Die **„Ernährungserziehung"** beginnt bereits im Kindesalter. Kinder bevorzugen Geschmacksrichtungen, die sie wiedererkennen. Durch gesüßte Säuglingsmilchnahrungen gewöhnen sich Kinder beispielsweise an süßes Essen und entwickeln häufig eine Vorliebe dafür. Frühzeitiges Anbieten gesunder, vollwertiger und abwechslungsreicher Lebensmittel legt in der Kindheit den Grundstein für eine ausgewogene Ernährung.

Gesundheitsförderung

Im Hinblick auf die Gesundheitsförderung ist die **präventive Ernährungsberatung** von großer Bedeutung. Pflegende nutzen ihre unmittelbare Nähe zu den Menschen, sowohl im Krankenhaus und in der Pflegeeinrichtung als auch in der ambulanten Pflege, um den Einzelnen individuell zu beraten.

7.10 Aspirationsprophylaxe

Aspiration

DEFINITION

Aspiration (*„Verschlucken", lat.* aspirare = anhauchen): Eindringen von Fremdkörper, Nahrung und Flüssigkeit in die unteren Atemwege (unter die Glottis = Stimmbandebene) und damit in Trachea und Lunge.

Penetration (*lat.* penetrare = eindringen): Eindringen von Fremdkörper, Nahrung und Flüssigkeit in den Kehlkopf, sie verbleiben aber oberhalb der Stimmbänder.

Vor allem Patienten mit einer Schluckstörung (→7.11.2) sind aspirationsgefährdet. Auch beim Erbrechen und durch Regurgitation *(Zurückströmen von Magensaft in die Mundhöhle)*, bei fehlendem Verschluss des Mageneingangs oder Überfüllung des Magens besteht Aspirationsgefahr.

Fremdkörper, die in die unteren Atemwege gelangt sind, lösen den **Hustenreflex** aus, sofern dieser erhalten ist. Gelingt das Aushusten nicht, können größere Fremdkörper die Luftröhre verlegen: Der Patient bekommt keine Luft und droht zu ersticken.

Kleinere Teile, die bis in die Lunge gelangen, schädigen das Gewebe. Es reagiert mit einer Entzündung auf den Reiz. Die Folge ist eine **Pneumonie** (*Lungenentzündung*, →23.4.4), in diesem Fall eine **Aspirationspneumonie.** Gerade bei alten und kranken Menschen kann diese Erkrankung einen schweren Verlauf nehmen, oft mit tödlichem Ausgang.

Besonders gefährlich ist es, wenn Erbrochenes aspiriert wird, da die Nahrung dann schon mit den Verdauungsenzymen und der Salzsäure des Magens durchsetzt ist, was die Bronchialschleimhaut sehr stark angreift.

VORSICHT! Die **Aspirationsgefahr** wird oft unterschätzt. Aspirationspneumonie und Ersticken können lebensbedrohliche Folgen einer verfrühten Nahrungsaufnahme sein. Gefährdet sind insbesondere:

- Patienten, die länger nichts gegessen haben oder intubiert waren (z. B. präoperativ, zur Beatmung auf der Intensivstation)
- Patienten mit neurologischen Erkrankungen, z. B. Schlaganfall (→37.6), Myopathien
- Desorientierte, ältere Patienten
- Patienten, die oft erbrechen
- Frühgeborene.

Maßnahmen nach Aspiration

Bolusgeschehen, Verschlucken →14.5.9

Kräftiges Klopfen auf den Rücken zwischen die Schulterblätter unterstützt den Patienten beim Aushusten. Ist dies nicht erfolgreich, soll er mit vorgebeugtem Oberkörper nochmals kräftig husten und so versuchen, den „verschluckten" Bissen herauszuwürgen. Gelingt dies nicht, wird das Aspirierte endotracheal abgesaugt (→3.4.5). In jedem Fall ist der Arzt über die Aspiration zu informieren.

Als **letzte** Möglichkeit wird der **Heimlich-Handgriff** angewendet (→14.5.9).

Maßnahmen zur Aspirationsprophylaxe

Die **Aspirationsprophylaxe** umfasst:

- Positionierung des Patienten mit erhöhtem Oberkörper zum Essen und Trinken, außerdem nach dem Essen für mindestens 20–30 Min. (gleichzeitige Refluxprophylaxe, →24.4.1)
- Anwesenheit der Pflegenden, während der gefährdete Patient isst und trinkt; ggf. Anleitung des Patienten
- Nahrungsaufnahme in Ruhe ermöglichen, Patienten nicht drängen
- Geeignete Speisen und Getränke individuell für den Patienten auswählen, trockene Speisen vermeiden, ggf. angedickte Flüssigkeiten, pürierte oder passierte Nahrung
- Bereitstellung eines Absauggeräts (→3.4.5), um *vor* dem Essen Sekret aus dem Mund entfernen zu können und *nach* dem Essen evtl. Speisereste abzusaugen, was ein nachträgliches Aspirieren verhindert
- Mundhygiene vor dem Essen, um Mundschleimhaut anzufeuchten sowie nach dem Essen, um Essensreste zu entfernen
- Säuglinge in aufrechter Haltung aufstoßen lassen, um eine Aspiration von Nahrung zu vermeiden.

7.11 Schlucken und Schlucktraining

7.11.1 Physiologische Grundlagen

Der **Schluckvorgang** ist teilweise willentlich und teilweise reflektorisch gesteuert. **Willentlich** wird der Bissen gekaut, dabei mit Speichel vermischt und aufgeweicht, wodurch er schluckfähig wird. Die Zunge formt den Bissen und schiebt ihn rachenwärts. Sobald der Nahrungsbrei an der Rachenhinterwand die Triggerareale berührt, löst er den **Schluckreflex** aus: Das Gaumensegel hebt sich und die obere Rachenmuskulatur kontrahiert sich, sodass der Nasen-Rachen-Raum abgedichtet wird. Dann hebt sich der Kehlkopf und kommt dem Kehldeckel entgegen, welche die Trachea verschließt. Durch Kontraktion der Rachenmuskulatur wird die Speise weiter voran geschoben, während sich der Eingang in den Ösophagus öffnet. Mit peristaltischen Wellen wird die Speise weiter zum Magen transportiert, während der Verschluss des Nasen-Rachenraums sich wieder öffnet, die Atmung setzt wieder ein.

Die Behandlung von Schluckstörungen fällt in den Aufgabenbereich der **Logopädie** bzw. **Schlucktherapie.** Die Pflegenden unterstützen diese Therapie und sollten deshalb Grundlagen und Behandlungsmöglichkeiten kennen.

7.11.2 Dysphagie

DEFINITION

Dysphagie *(Schluckstörung)*: Störung des Schluckakts.

Neurogene Dysphagie: Störungen des Schluckakts aufgrund von Beeinträchtigungen der sensomotorischen Steuerung, z. B. durch Störungen des ZNS, der peripheren Hirnnerven oder aufgrund neuromuskulärer Erkrankungen (→ 37.2.8). Häufig.

Weitere Ursachen für eine Schluckstörung sind u. a. Erkrankungen in Rachen und Kehlkopf.

VORSICHT! Anzeichen für eine Schluckstörung sind:
- Speichel oder Essensreste laufen aus dem Mund
- Speisereste sammeln sich in Mund oder Wangentaschen
- Gurgelnde Sprache, Stimmverschlechterung nach dem Essen
- Willentliche Auslösung des Schluckaktes erschwert bzw. nicht möglich
- Husten nach dem Schlucken, auch Würgen
- Ausbleiben von Husten und Würgen
- Nassen Tracheostoma (paratracheales Sekret), Nahrungsaustritt aus dem Tracheostoma
- Vermehrte bronchopulmonale Infekte oder Pneumonien.

Schluckstörungen (→ Tab. 7.14) treten auf bei:
- Neurologischen Erkrankungen (→ 37.2.8)
- Demenz (→ 37.11.3)
- Nach längerer Beatmung
- Entzündungen wie Stomatitis, Mundbodenabszesse, Angina tonsillaris (→ 36.6.1)
- Verletzungen, z. B. Frakturen oder Operationen im Mund-, Kiefer-, Zahn- und HNO-Bereich
- Tumoren, Entzündungen im Kehlkopf
- Schädigung der Mund- und Ösophagusschleimhaut durch Verätzungen, Verbrühungen oder Strahlentherapie
- Ösophagusatresie (→ Tab. 34.17).

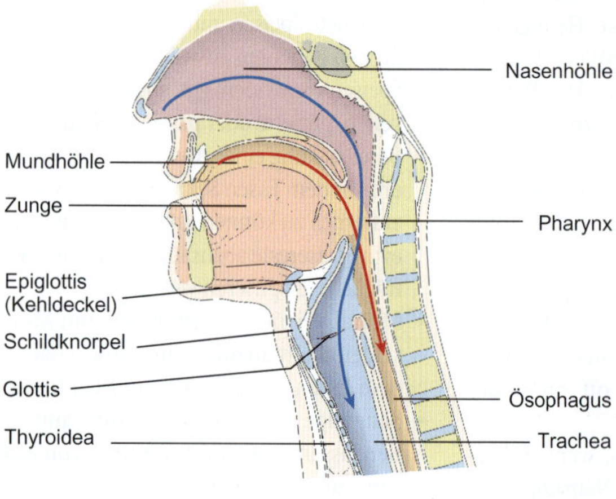

Abb. 7.47 Kreuzung von Speiseweg (rot) und Atemweg (blau) im Pharynx (Rachen). Während des Schluckens (pharyngeale Phase) verschließt die Epiglottis (Kehldeckel) den Eingang der Trachea (Luftröhre) und die Speise rutscht in den Ösophagus (Speiseröhre). [L190]

Die **Gefahren und Folgen** einer Dysphagie sind für den Betroffenen schwerwiegend:
- Aspirationspneumonie (→ 7.10)
- „Silent aspiration" (Aspiration ohne Anzeichen von Husten, Atemnot u. a., bei fehlendem Hustenreflex)
- Nahrungsverweigerung aus Angst sich zu verschlucken
- Gewichtsabnahme und Dehydratation
- Sozialer Rückzug
- Psychische Belastung.

7.11.3 Beurteilung des Schluckvorgangs

Überprüfung und Stimulation der Reflexe

Vermuten Logopäden oder Pflegende eine Schluckstörung bei einem Patienten, überprüfen sie *vor* der Nahrungsaufnahme, ob Husten- und Schluckreflex intakt sind.

VORSICHT! Ein Patient darf nur bei intakten Schutzreflexen essen oder trinken, da sonst die Gefahr einer Aspiration (→ 7.10) besteht, die im Extremfall zum Erstickungstod führen kann.

Schluckreflex

Der **Schluckreflex** wird geprüft, indem man Zeige- und Ringfinger leicht auf den Kehlkopf legt, den Patienten zum Schlucken auffordert bzw. den Schluckreflex stimuliert und dabei fühlt, wie sich der Kehlkopf bewegt.

Der Schluckreflex kann über eine mechanische und thermische Reizung des vorderen Gaumens **stimuliert** und **trainiert** werden:
- Zahnspiegel oder Löffelstiel für etwa 10 Sek. in Eiswasser tauchen
- Die Rückseite des Spiegels/Löffelstiels 5–10-mal leicht an den unteren Teil des vorderen Gaumenbogens tippen (→ Abb. 7.48)
- Spiegel/Löffelstiel erneut in Eiswasser tauchen und Vorgang wiederholen.

Die Stimulation des Schluckreflexes 5-mal täglich etwa 5 Min. abwechselnd an jeder Gaumenseite durchführen.

Hustenreflex

Um herauszufinden, ob ein Patient über einen ausreichenden **Hustenreflex** verfügt, fordern die Pflegenden ihn zum Husten auf oder beobachten ihn auf spontane Hustenreflexe hin.

Ein verminderter Hustenreflex kann **trainiert** werden. Dazu stellt sich der Pflegende hinter den sitzenden Patienten und legt ihm beide Hände auf die Schultern. Der Patient

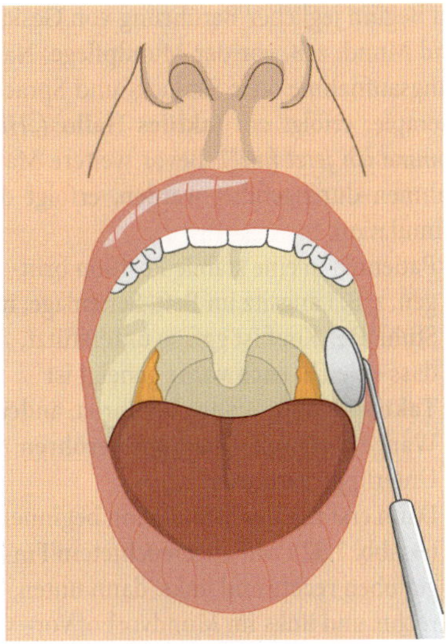

Abb. 7.48 Stimulation des Schluckreflexes. [L190, L138]

atmet auf „Hhhh" aus. Währenddessen übt der Pflegende einen kurzen leichten Druck auf die Schultern aus, wodurch das „H" unterbrochen wird. Nun soll der Patient im gleichen Moment, in dem er den Druck auf seinen Schultern spürt, ein „K" sprechen. Das „K" spricht er immer weiter hinten im Hals, bis er hustet. Jeder einzelne Schritt wird mehrere Male wiederholt, bis der Patient ihn beherrscht.

Weitere Diagnostik →37.2.8

7.11.4 Schlucktraining

Sind Husten- und Schluckreflex intakt, beginnt das eigentliche **Schlucktraining** (→Tab. 7.14). Der Patient muss dabei wach und kooperativ sein. Es gibt verschiedene Therapiekonzepte einschl. Schlucktechniken, die der Betroffene mit dem Logopäden erarbeitet (→37.2.8). Pflegefachpersonen lassen sich vom Schlucktherapeuten einweisen, wie sie mit dem Betroffenen üben können (→Tab. 7.14).

Für das Schlucktraining wichtig

- Patienten eine gut sitzende Position einnehmen lassen, Kopf leicht nach vorne geneigt
- Ggf. Zahnprothese einsetzen
- Ablenkung durch Fernsehen, Radio oder Unterhaltung vermeiden
- Nach Anordnung des Logopäden zunächst Sensibilität in Gesicht und Mund anregen, Bewegungsübungen mit Lippen, Zunge, mimischer Muskulatur, Kiefer durchführen lassen.

Tab. 7.14 Schluckstörungen und Möglichkeiten, die Patienten zu unterstützen.

Störungen	Symptome	Trainingsmöglichkeiten
Mundschlussstörung (Fazialisparese →37.15.4)	• Speichelfluss • Asymmetrisches Gesicht • Gespitzte Lippen • Ungenügender Lippenschluss	• Mund von außen vom Jochbeinbogen zum Mundwinkel ausstreichen • Lippen lecken lassen • Mund spitzen lassen • Gegenstände mit dem Mund festhalten oder ansaugen und wieder locker lassen
Komplette Gaumensegellähmung	• Flüssigkeitsaustritt aus einem Nasenloch • Entweichen von Luft nach Aufblasen der Wangen • Erschwertes Saugen	• Eisstäbchen lecken lassen • Zunge zurückrollen lassen • Wangen aufblasen lassen • An Apfelstücken im feuchten Gazesäckchen saugen lassen • Gaumensegel stimulieren (→Abb. 7.1)
Koordinationsstörung	• Hustenreiz • Verzögerter oder zu früh ausgelöster Schluckreflex • Aspirationsgefahr besonders bei breiiger und dünnbreiiger Nahrung	• Feste Speisen verabreichen • Schluckreflex stimulieren • Richtige Kopfhaltung trainieren
Motilitätsstörung der Zunge	• Reste in den Wangentaschen • Essen bleibt auf der Zunge liegen • Vorstoßen der Nahrung • Sensibilitätsstörungen • Parästhesien (Missempfindungen wie Taubheit oder Kribbeln) • Zungenbewegung von z. B. links nach rechts, jedoch kann die Zunge nicht nach hinten oder mittig gerollt bzw. nach oben/unten gedrückt werden • Unklare Artikulation	• Zungenbewegungen trainieren: Zunge nach hinten, nach oben, unten und von links nach rechts rollen lassen • Kältereiz, z. B. Eisstäbchen lecken lassen • An Erbsen o. Ä. im Gazesäckchen saugen lassen • Zahnreihen abtasten • Wangentaschen leer räumen • Zunge bürsten (lassen); dabei immer von aktiver zu passiver Seite stimulieren

„Essregeln"

- Flüssigkeiten können i. d. R. schlechter kontrolliert werden, ggf. Flüssigkeiten andicken (→Abb. 7.49)
- Konsistenzstufenplan bei Dysphagie (→Abb. 37.5, →37.2.8); pürierte und passierte Kost appetitlich anrichten (→Abb. 7.49)
- Konsistenzen nicht mischen, z. B. Nudelsuppe oder Joghurt mit Früchten
- Schluckreflex wird leichter ausgelöst, wenn die Speisen deutlich warm oder kalt sind
- Säurehaltige Speisen regen die Speichelproduktion an
- Milch und Süßes können zu einer subjektiv empfundenen Verschleimung führen
- Weitere „Essregeln" →37.2.9.

Durchführung

Für das Schluck-, Esstraining ist ein Löffel mittlerer Größe geeignet.

- Einen halb vollen Löffel mit dickflüssiger Kost waagerecht in den geöffneten Mund schieben, dabei das vordere Zungendrittel herunterdrücken, damit die Zunge den Löffel nicht wegstößt
- Patienten auffordern gründlich zu kauen
- Neue Portion erst geben, wenn der Mund vollständig leer ist, Patienten ggf. nachschlucken lassen
- Macht dem Patienten das Schlucken der dickflüssigen Kost keine Probleme mehr, langsame Umstellung auf feste Kost vornehmen.

Trinktraining

Trinktraining

Mit dickflüssigen Getränken (→Abb. 7.50) wie Buttermilch oder Cremesuppen be-

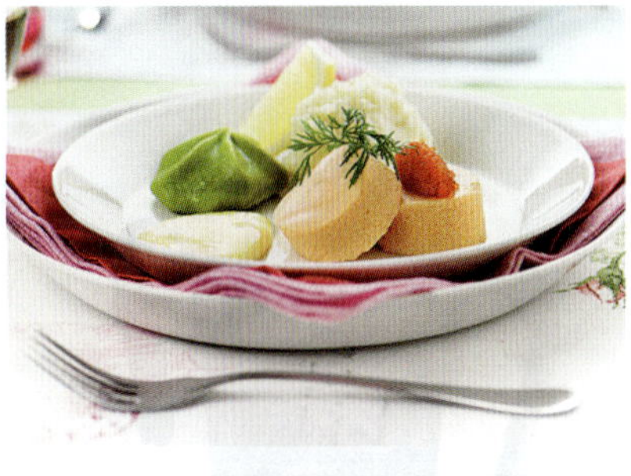

Abb. 7.49 Appetitlich angerichtete passierte Kost. [V798]

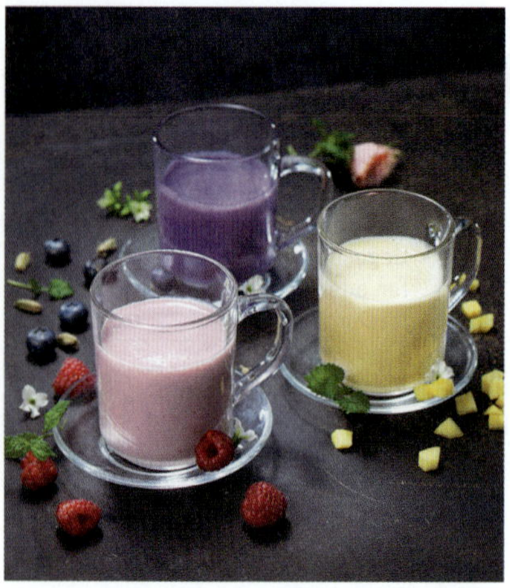

Abb. 7.50 Angereicherte und angedickte Getränke auf Basis von Findus Pürees. Dickflüssige Getränke fließen langsamer durch den Rachen, der Patient kann den Schluckvorgang besser kontrollieren. [V798]

ginnen, weil sie einen stärkeren Reiz auf die Gaumenbögen ausüben und die Fließgeschwindigkeit verlangsamt ist. Patienten können den Schluckvorgang so besser kontrollieren; Flüssigkeiten ggf. mit einem Andickungsmittel andicken.

Wichtig ist die Auswahl von geeigneten Trinkgefäßen und Trinkhilfen: Schnabelbecher und Trinkgefäße mit einem engen Durchmesser sind nicht geeignet, da der Kopf zum Trinken in den Nacken gelegt werden muss. Besser sind Gefäße mit Nasenausschnitt (➔ Abb. 7.28) oder großem Durchmesser (z. B. Cappuccinotasse). Bei Schluckstörung sind Strohhalme oder Becher mit Trinkröhrchenaufsatz geeignet. Ein Sicherheitstrinkbecher gibt immer nur eine definierte Flüssigkeitsmenge pro Schluck ab (➔ Abb. 7.51). Bei ängstlichen Menschen oder bei Patienten mit erheblicher Aspirationsgefahr verabreichen die Pflegenden die Flüssigkeit mit einer Pipette oder einem getränkten Wattestäbchen.

Trink- und Esstraining

- Dem Patienten Zeit lassen und ihn nie drängen
- Pausen einlegen, da das Trink- und Esstraining den Patienten Kraft und Konzentration kostet
- Den Patienten nach dem Essen noch etwa eine halbe Stunde aufrecht sitzen lassen, um eine Aspiration zu vermeiden.

Therapie des facio-oralen Trakts (F. O. T. T.®)

Die auf dem Bobath-Konzept (➔ 37.6.6) basierende **Therapie des facio-oralen Trakts** nach *Kay Coombes* wird zur Rehabilitation hirngeschädigter Patienten eingesetzt. Die F. O. T. T.® umfasst die Funktionen Nahrungsaufnahme, Mundhygiene, nonverbale Kommunikation und Sprechen. Im therapeutischen Team arbeiten Pflegende, F. O. T. T.®-Therapeuten und Logopäden daran, mit dem Patienten verloren gegangene Funktionen schrittweise wieder einzuüben.

Die im Rahmen der F. O. T. T.® praktizierte **facio-orale Stimulation** in Mund und Gesicht wenden Pflegende und Therapeuten auch bei komatösen Patienten an. Durch Berührung, Stimulation und Massage im Gesicht und im Mund (➔ Abb. 7.52) soll der Patient sich an Gesichts-, Zungen- und Gaumenbewegungen erinnern und diese neu erlernen. Wichtig ist, nach jeder Übung eine Pause einzulegen, um dem Patienten Zeit zu geben, auf die Stimulation zu reagieren und evtl. zu schlucken.

Behutsamer und achtsamer Kontakt

Das Gesicht und besonders der Mund gehören zu den intimsten Körperregionen des Menschen. Deshalb muss jeder Kontakt im Gesicht, am und im Mund sehr behutsam geschehen.

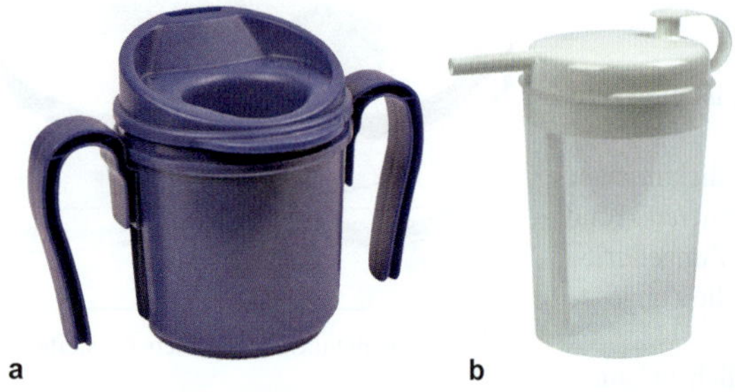

Abb. 7.51 Sicherheitstrinkbecher (a) und Becher mit Trinkröhrchenaufsatz (b). [V394]

Zu Beginn jeglicher Berührung von Gesicht und Mund, z. B. vor der Mundpflege, Nahrungsaufnahme oder Schluck- und Sprachtherapie, erfolgt ein **taktiles Hallo** *(„Hier komme ich jetzt hin“)*. Bevor weitere Maßnahmen durchgeführt werden, erfolgt die Stimulation.

- Patienten in eine stabile Position bringen, z. B. Langsitz im Bett, Seitenlage, im Stuhl. Der Kopf ist ggf. so unterstützt, dass er leicht nach vorne geneigt ist
- **Taktiles Hallo:** Wange berühren, andere Wange berühren, Oberlippe berühren, Unterlippe berühren
- Dann erst mit der Stimulation beginnen (➔ Abb. 7.52): Mit angefeuchtetem Finger oben rechts und links, dann unten rechts und links im Mundvorhof vorsichtig von vorne nach hinten streichen und zurück, dann die Wangen ausstreichen. Kann eine Beißreaktion ausgeschlossen werden, wird die Zunge (vorderes Drittel) von der Zungenspitze zur -mitte stimuliert, dann der harte Gaumen
- Mit der anderen Hand den Kopf stabilisieren [24].

7.12 Dehydratationsprophylaxe

7.12.1 Dehydratation

Störungen des Wasser- und Elektrolythaushalts ➔ 33.10.2

DEFINITION

Dehydratation *(Hypohydratation):* Wasserverlust im extrazellulären Raum, ggf. verbunden mit einer Volumenveränderung des Intravasal- und Intrazellulärraums.

Hypovolämie: Verminderung der Flüssigkeit im Intravasalraum *(Raum innerhalb der Gefäße)*, z. B. bei starkem Blutverlust.

Eine **Dehydratation** gilt als häufigstes Gefährdungsmoment für ältere Menschen. Bei etwa 25 % der Krankenhauseinweisungen alter Menschen liegt ursächlich eine Dehydratation vor. Das sind ca. 60.000 der über 75-jährige Patienten pro Jahr. Die Dehydratation gilt mit ca. 340.000 Fällen jährlich als häufigste Nebendiagnose bei den über 75-jährigen Patienten. Jeder fünfte alte Mensch, der mit einer Dehydratation in die Klinik eingewiesen wird, verstirbt innerhalb der nächsten 30 Tage. Das Risiko für ein Rezidiv nach Schlaganfall erhöht sich

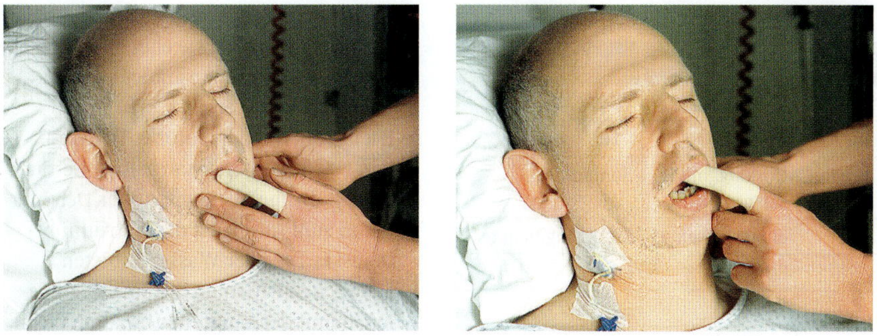

a Der Therapeut fährt die Lippen des Patienten nach, damit dieser sie wieder zu spüren lernt.

b Mit dem angefeuchteten Finger massiert und sensibilisiert der Therapeut das Zahnfleisch, die Wangentaschen und die Zunge.

Abb. 7.52 Facio-orale Stimulation. Durch das taktile Hallo weiß der Patient, dass nun gleich etwas in/mit seinem Gesicht und Mund beginnt. Die Berührungen werden gezielt und mit eindeutigem Druck ausgeführt. Nach jeder Stimulation unterstützt die Pflegefachperson den Mundschluss und beobachtet, ob der Patient schluckt. [K115]

deutlich bei einer Flüssigkeitsaufnahme unter 2.000 ml/Tag [25], [26].

Ursachen

Unter einer Dehydratation wird die **Abnahme des Gesamtkörperwassers** eines Organismus verstanden, in deren Folge ein Wassermangel entsteht. Die Dehydratation entsteht sowohl durch zu geringe Flüssigkeitsaufnahme als auch durch erhöhte Flüssigkeitsabgabe.

Die Ursache bei älteren Patienten ist nicht selten eine Kombination aus beidem: Der Patient trinkt zu wenig, scheidet aber gleichzeitig, z. B. durch Einnahme von Diuretika oder Gebrauch von Abführmitteln, größere Mengen Wasser aus. Das anfänglich geringe Flüssigkeitsdefizit nimmt stetig zu und führt dann in die Dekompensation. Das Risiko ist auch deshalb hoch, weil die zu geringe Flüssigkeitsaufnahme vom Patienten und seinen Angehörigen lange unbemerkt bleibt.

Wie es bei älteren Menschen zu einem solch erheblichen Flüssigkeitsdefizit ohne entsprechende Gegenregulation durch vermehrtes Trinken kommen kann, ist noch unklar. Sicher ist, dass im Alter das Durstempfinden deutlich reduziert ist. Der Flüssigkeitsbedarf wird nicht wahrgenommen und gegen das „Trinken ohne Durst“ entwickelt sich eine Aversion.

Gefährdete Patienten

Besonders gefährdet sind folgende Menschen:

- Adipöse Menschen
- Ältere Menschen und/oder bewusstseinseingeschränkte apathische oder desorientierten, depressive Patienten, weil sie häufig ein verringertes Durstempfinden haben oder das Trinken vergessen
- Alkoholkranken Menschen bzw. Menschen mit regelmäßigem Alkoholkonsum (Alkohol hemmt das Hormon ADH, was zu einer vermehrten Urinausscheidung führt)
- Immobile und/oder körperlich beeinträchtigte Menschen, wenn sie das Getränk nicht erreichen bzw. das Glas nicht greifen oder halten kann
- Patienten mit Schluckstörungen (→ 7.11.2)
- Patienten mit Harninkontinenz (→ 8.1.6), die häufig weniger trinken in der irrtümlichen Annahme, den unwillkürlichen Harnabgang dadurch vermeiden zu können
- Patienten mit Diuretika- oder Abführmitteleinnahme, Erbrechen, Diarrhö, Drainagen mit hoher Ablaufmenge
- Menschen mit psychischen Störungen, z. B. Vergiftungsängste
- Patienten mit ärztlich verordneter Flüssigkeitsbeschränkung
- Menschen, die stark schwitzen, z. B. Parkinsonkranke
- Bei Infekten mit hohem Fieber
- Patienten mit schlecht eingestelltem Diabetes mellitus
- Schmerzpatienten, die das Trinken oft als anstrengend erleben
- Säuglinge und Kleinkinder wegen der relativ großen Körperoberfläche (→ 7.3).

Symptome

Folgende **Symptome** sind Hinweise auf eine Dehydratation und machen sofortige ärztliche oder pflegerische Interventionen nötig:

- Durst (unbedingt aussagekräftig)
- Fehlender Speichelsee unter der Zunge
- Trockene Mundschleimhaut mit Schluckstörungen
- Trockene Zunge mit Belägen und Rissen, Sprachstörungen und Schleimhautläsionen
- Fehlender Speichelsee unter dem Zungengrund
- Ggf. Hustenreiz und mangelnde Sprechfähigkeit, weil Mund und Rachen trocken sind
- Zunehmende Lethargie, Veränderung der gewohnten geistigen Aktivität oder Verwirrtheit, v. a. bei gleichzeitig bestehenden Elektrolytstörungen
- Eingesunkene Augen, v. a. bei Kindern
- Verminderte Urinmenge, stark konzentrierter Urin
- Schneller Gewichtsverlust
- Tachykardie, Hypotonie
- Fieber (Durstfieber, v. a. beim Säugling → 5.3.5)
- Eingesunkene Fontanelle.

VORSICHT! Durch den Wassermangel verschlechtert sich die Fließeigenschaft des Bluts. Dadurch steigt das Thromboserisiko (→ 4.3).

Stehende Hautfalte

Stehende Hautfalten sind bei Erwachsenen keine Anzeichen für eine Dehydratation. Bei älteren Menschen treten stehende Hautfalten auch ohne Dehydratation auf. Adipöse Menschen, die eine Hauptrisikogruppe für Dehydratation sind, zeigen trotz bestehender Dehydratation fast nie auffallende Hautfalten. Bei Säuglingen wird die stehende Hautfalte auf der Stirn und oberhalb des Bauchnabels als Austrocknungszeichen gesehen.

NOTFALL! Sofort den Arzt unterrichten bei:

- Plötzlich auftretender oder zunehmender Verwirrtheit (delirantes Syndrom)
- Muskelschwäche, Muskelkrämpfen
- Bewusstseinseintrübung, Somnolenz
- Schwindel, Gleichgewichtsstörungen
- Tachykardie
- Eingesunkenen Augäpfeln
- Stark eingesunkener Fontanelle.

7.12.2 Maßnahmen zur Dehydratationsprophylaxe

DEFINITION

Dehydratationsprophylaxe: Maßnahmen, um kritischen Wasserverlusten vorzubeugen.

Tab. 7.15 Einschätzung der Dehydratation.

	Leicht	Mäßig	Schwer
Verlust (% Körpergewicht) Erwachsene	< 3 %	4–8 %	> 8 %
Verlust (% Körpergewicht) Säuglinge	< 5 %	5–10 %	> 10 %
Allgemeinzustand	Wach, durstig	Unruhig, müde, schwach	Somnolent
Augen	Normal	Eingesunken	Stark eingesunken
Herzfrequenz	Normal	Erhöht	Erhöht
Schleimhäute	Feucht	Trocken	Sehr trocken
Tränensekretion	Normal	Vermindert	Fehlend
Urinmenge	Normal	Vermindert	Oligurie, Anurie

Flüssigkeitsbedarf bestimmen

Verschiedene pflegerische Interventionen können die Flüssigkeitszufuhr sicherstellen. Dazu ist es notwendig, dass Pflegefachpersonen den Wasserbedarf eines Patienten in 24 Std. kennen. Die *Deutsche Gesellschaft für Ernährung e. V. (DGE)* gibt in Abhängigkeit vom Alter Referenzwerte für die Flüssigkeitszufuhr heraus (→ Tab. 7.16). Diese Zahlen sind Richtwerte. Ein höherer Bedarf besteht bei Hitze, pathologischen Zuständen wie Fieber, Erbrechen oder Durchfall.

Flüssigkeitszufuhr sicherstellen

Sowohl zur Dehydratationsprophylaxe als auch bei bestehender Dehydratation achten die Pflegenden auf eine ausreichende **Flüssigkeitszufuhr** [28], [29]. Während in schweren Fällen eine Infusionstherapie angezeigt ist, kann in leichteren Fällen das Flüssigkeitsdefizit durch ausreichendes Trinken behoben werden:

- Lieblingsgetränk erfragen (ggf. über Angehörige)
- Getränk in ein für den Patienten passendes Trinkgefäß füllen und griffbereit stellen; Patienten regelmäßig zum Trinken ermuntern
- Individuell ausgewählte Hilfsmittel zum Trinken einsetzen (→ Abb. 7.28, → Abb. 7.29, → Abb. 7.51)
- Trinkgefäß von zu Hause mitbringen lassen, da Patienten das Trinken mit dem gewohnten Gefäß oft leichter fällt als z. B. aus einem Plastikbecher
- Trinkgefäß nicht bis zum Rand füllen
- „Flaschenbatterien" auf dem Patiententisch vermeiden, da sie eher abschrecken
- Regelmäßig Getränke anbieten, beim Trinken Zeit lassen
- Bei isotoner und hypotoner Dehydratation (→ 33.10.2) eher salzhaltige Getränke (z. B. Brühe), bei hypertoner Dehydratation zum Ausgleich des Natriumüberschusses Tee oder Wasser anbieten
- Schwachen Patienten Strohhalm anbieten, damit der Saugreflex erhalten bleibt.

Geeignete Getränke

Geeignete Getränke sind Wasser, Mineralwasser, Saftschorlen und Tees.

In Krankenhaus und Pflegeeinrichtungen wird häufig Tee (verschiedene Sorten) angeboten, da er einfach zuzubereiten und kostengünstig ist. Manche Menschen bevorzugen jedoch andere Getränke, weil sie mit Tee Krankheit assoziieren. Patientenwünsche werden nach Möglichkeit berücksichtigt.

Kaffee und grüner oder schwarzer Tee sind in kleinen Mengen (3–4 Tassen) sind auch mehrmals am Tag kein Problem [30]. Sie werden in der Flüssigkeitsbilanz wie jedes andere Getränk berücksichtigt.

Tees zu Heilzwecken, z. B. Nieren- und Blasentee, zählen zu den pflanzlichen Arzneimitteln (Phytotherapie, → 43.9) und sollen nicht unkontrolliert oder über lange Zeit getrunken werden. Ihre Inhaltsstoffe sind teilweise hochwirksam und können auch Nebenwirkungen haben.

VORSICHT! Die vermehrte Flüssigkeitszufuhr kann bei älteren Menschen eine bis dahin gerade noch kompensierte Herzschwäche entgleisen lassen. Deshalb ist bei einer Infusionstherapie Vorsicht geboten. Pflegende achten auf die Zeichen einer Herzinsuffizienz (→ 21.6), insbesondere auf Dyspnoe.

Einfuhrprotokoll

Die Pflegenden führen bei Patienten mit drohender oder bestehender Dehydratation ein **Einfuhrprotokoll** bzw. eine **Flüssigkeitsbilanz** (→ 8.1.2).

In einigen Fällen kann ein **Trinkplan** nötig sein, der gemeinsam mit dem Patienten erstellt wird (→ Tab. 7.17). Das bedeutet, Getränke werden nach festgelegten Zeiten und Mengen angeboten. Pflegende sollen Patienten nicht zum Trinken drängen. Vielmehr ist darauf hinzuweisen, dass die Getränke in kleinen Schlucken innerhalb einer bestimmten Zeit aufgenommen werden können.

Tab. 7.16 Richtwerte für den Gesamtwasserbedarf, die Zufuhr von Flüssigkeit (einschl. über die Nahrung) in Abhängigkeit vom Ist-Körpergewicht und die Trinkmenge – abhängig vom Alter [27].

Alter	Gesamtwasserzufuhr in ml/Tag	Wasserzufuhr durch Getränke und feste Nahrung in ml/kg KG und Tag	Trinkmenge in ml/Tag
Säuglinge			
0– < 4 Monate	680	130	620
4– < 2 Monate	1.000	110	400
Kinder			
1– < 4 Jahre	1.300	95	820
4– < 7 Jahre	1.600	75	940
7– < 10 Jahre	1.800	60	970
10– < 13 Jahre	2.150	50	1.170
13– < 15 Jahre	2.450	40	1.330
Jugendliche und Erwachsene			
15– < 19 Jahre	2.800	40	1.530
19– < 25 Jahre	2.700	35	1.470
25– < 51 Jahre	2.600	35	1.410
51– < 65 Jahre	2.250	30	1.230
> 65 Jahre	2.250	30	1.310
Schwangere	2.700	35	1.470
Stillende	3.100	45	1.710

Tab. 7.17 Trinkplan (Beispiel).

Zeit	Getränke	Menge
Zum Frühstück	1 Glas Milch und 1 Tasse Kaffee/Tee oder 1 Glas Saft und 1 Tasse Kaffee/Tee	350 ml
Am Vormittag	2 Gläser Buttermilch, Milchmixgetränk, Gemüsesaft, verdünnter Fruchtsaft oder Mineralwasser	400 ml
Zum Mittagessen	1 Glas Mineralwasser oder verdünnter Fruchtsaft	200 ml
Am Nachmittag	1 Tasse Kräuter-/Früchtetee und 1 Glas Buttermilch oder verdünnter Fruchtsaft	350 ml
Abends und zur Nacht	1,5 Gläser Mineralwasser oder Kräuter-/Früchtetee, gelegentlich auch Bier oder Wein	300 ml
Insgesamt		1.600 ml

Mit dem behandelnden Arzt wird eine **Mindestmenge** für die tägliche Trinkmenge festgelegt, die nicht unterschritten werden sollte. Kommt es doch zu einer Unterschreitung dieser Trinkmenge, ist der Arzt zu informieren. Gegebenenfalls wird nach dessen Vorgabe eine Infusionstherapie durchgeführt. Das Mittel der Wahl zur Dehydratationsprophylaxe ist die **subkutane Infusion,** wenn oral nicht ausreichend aufgenommen wird (→ 43.5.5). Dies gilt insbesondere in der ambulanten Pflege oder in Pflegeeinrichtungen, wo intravenöse Verabreichungen kaum möglich sind. Studien belegen die Wirksamkeit der subkutanen Infusion. In der ambulanten Pflege ist das Verabreichen von subkutanen Infusionen eine abrechenbare Leistung [31], [32].

SPICKZETTEL

Dehydratationsprophylaxe

Ursachen Dehydratation:

- Zu geringe Flüssigkeitsaufnahme, Patient trinkt zu wenig.
- Erhöhte Flüssigkeitsabgabe, z. B. durch Schwitzen, Diarrhö, Diuretika.

Symptome: Fehlender Speichelsee unter der Zunge, trockene Mundschleimhaut mit Schluckstörungen, geringe Urinmenge, Tachykardie, Hypotonie, eingefallene Augen und Fontanellen, Durstfieber u. a.

Maßnahmen:

- Trinkmenge bestimmen, Mindesttrinkmenge festlegen.
- Trinkplan bzw. Einfuhrprotokoll erstellen.
- Flüssigkeitsaufnahme fördern, z. B.
  - Lieblingsgetränke anbieten.
  - Über den Tag verteilt kleinere Trinkmengen reichen.
  - Passendes Trinkgefäß oder Hilfsmittel auswählen, nicht bis zum Rand füllen.
  - Getränk immer griffbereit stellen.

8

AUSSCHEIDUNG

Christine Keller

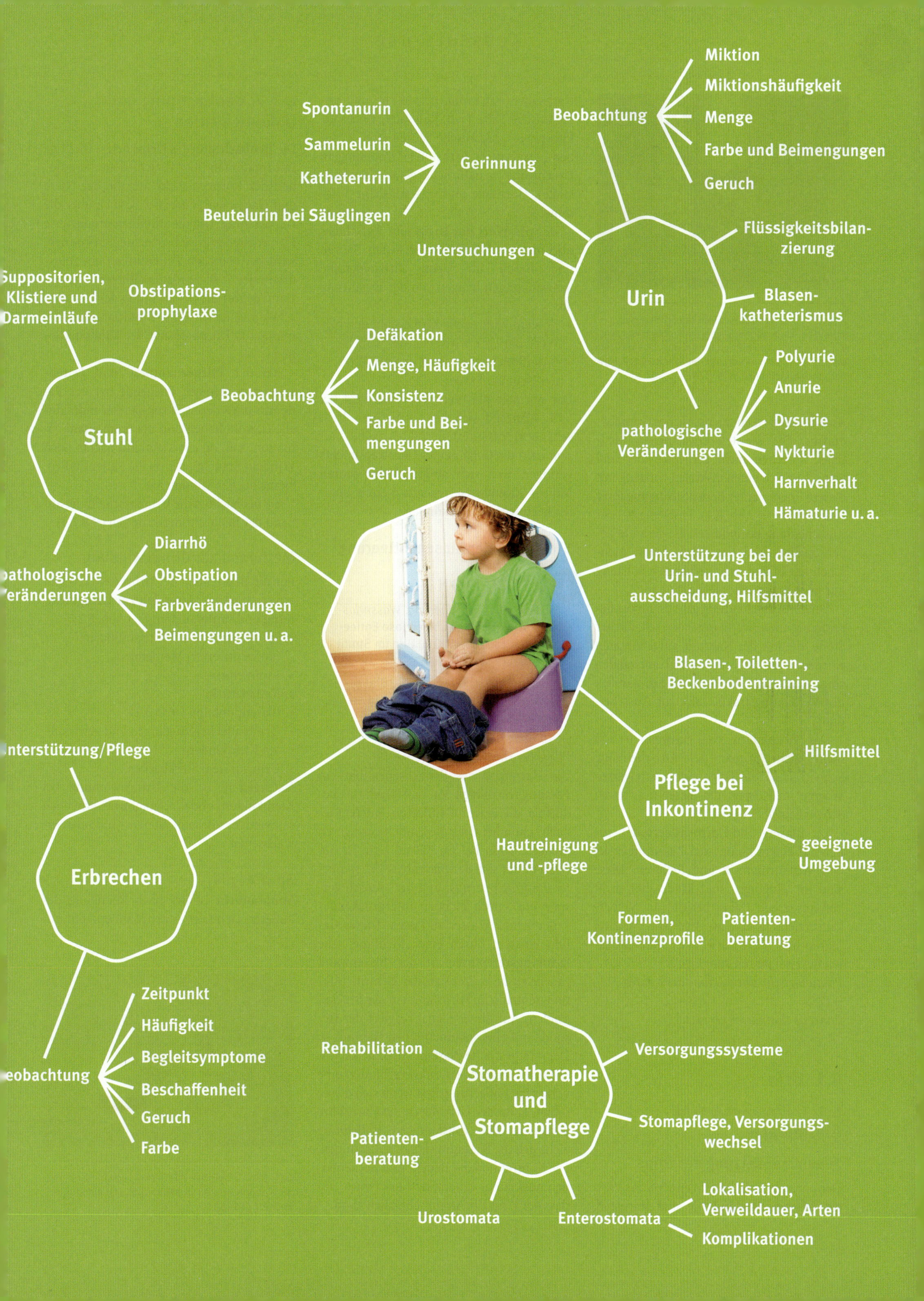

Urin
Beobachtung
Miktion
Miktionshäufigkeit
Menge
Farbe und Beimengungen
Geruch
Gerinnung
Spontanurin
Sammelurin
Katheterurin
Beutelurin bei Säuglingen
Untersuchungen
Flüssigkeitsbilanzierung
Blasenkatheterismus
pathologische Veränderungen
Polyurie
Anurie
Dysurie
Nykturie
Harnverhalt
Hämaturie u. a.
Stuhl
uppositorien, Klistiere und armeinläufe
Obstipationsprophylaxe
Beobachtung
Defäkation
Menge, Häufigkeit
Konsistenz
Farbe und Beimengungen
Geruch
athologische eränderungen
Diarrhö
Obstipation
Farbveränderungen
Beimengungen u. a.
Unterstützung bei der Urin- und Stuhlausscheidung, Hilfsmittel
Pflege bei Inkontinenz
Blasen-, Toiletten-, Beckenbodentraining
Hilfsmittel
geeignete Umgebung
Patientenberatung
Formen, Kontinenzprofile
Hautreinigung und -pflege
Erbrechen
nterstützung/Pflege
eobachtung
Zeitpunkt
Häufigkeit
Begleitsymptome
Beschaffenheit
Geruch
Farbe
Stomatherapie und Stomapflege
Rehabilitation
Versorgungssysteme
Stomapflege, Versorgungswechsel
Patientenberatung
Urostomata
Enterostomata
Lokalisation, Verweildauer, Arten
Komplikationen

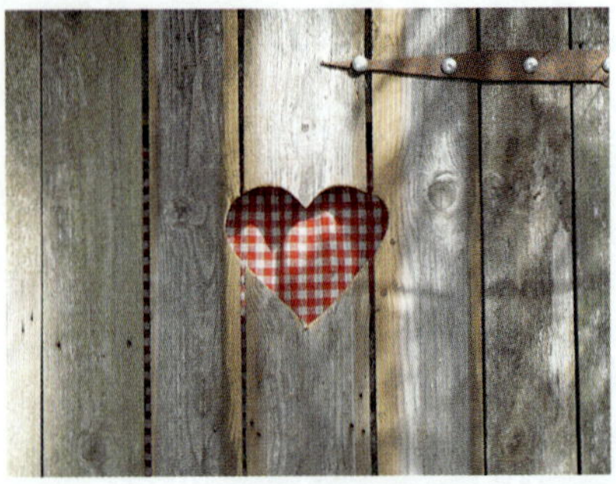

Abb. 8.1 Das Bedürfnis, Stuhl oder Urin auszuscheiden, kann zum drängenden Problem werden, v. a. in einer ungewohnten Umgebung. Die meisten Menschen ziehen es vor, auf der Toilette ungestört und unbeobachtet zu sein. [J787]

Ausscheiden ist ein menschliches Grundbedürfnis. Die meisten erwachsenen Menschen sprechen nicht gerne darüber und wünschen sich einen diskreten Umgang mit diesem Thema unter Berücksichtigung ihrer Intimsphäre (→ Abb. 8.1). Probleme bei der Ausscheidung beeinflussen die gesamte Lebensqualität und den Tagesablauf. Menschen mit Inkontinenz verlassen z. B. häufig nur noch ungern die eigene Wohnung.

Bei der **Ausscheidung** geht es um die Beseitigung unverwertbarer oder schädlicher Stoffe, die mit der Nahrung aufgenommen wurden oder im Stoffwechsel entstanden sind. Auch das Erbrechen, als Schutzreflex des Verdauungstrakts, zählt zur Ausscheidung.

Das Absondern von Schweiß (→ 5.5) dient nicht primär der Ausscheidung. Schwitzen ist die Folge einer gesteigerten Wärme im Körper, die dieser u. a. durch Schweißabgabe reguliert.

Die **Blasen-** und **Darmentleerung** beruhen auf einem komplexen Zusammenspiel von Willkürmotorik und Reflexen. Diese sind im Säuglings- und Kindesalter nicht voll ausgereift. Daher beginnt die Sauberkeitserziehung erst im Alter von ca. zwei Jahren und führt i. d. R. nach sechs Monaten bis zwei Jahren zum Erfolg.

Physiologische Entwicklung des Kindes → 18.2
Enuresis (Einnässen) → 33.2.8

8.1 Urin

8.1.1 Physiologische Grundlagen

Zusammensetzung des Urins

Der normale **Urin** besteht zu 95 % aus Wasser. Weitere **Bestandteile** sind Harnstoff, Harnsäure, Kreatinin, organische und anorganische Salze (z. B. Kalksalze, Kochsalz, Phosphate), organische Säuren (z. B. Zitronen-, Oxalsäure), Farbstoffe (Urobilinogen, Urochrome = natürliche gelbe Harnfarbstoffe), Hormone und wasserlösliche Vitamine.

Der **pH-Wert des Urins** gibt Aufschluss über das Verhältnis von gelösten Säuren und Basen im Urin. Physiologische Schwankungen hängen von der Ernährung ab:

- Kohlenhydratreiche Kost erhöht den pH-Wert, der Urin wird alkalisch
- Eiweißreiche Kost senkt den pH-Wert, der Urin wird sauer.

Der normale pH-Wert des Urins liegt bei 5–6. Während sich bei alkalischem Urin seltener Harnsäuresteine bilden, ist bei saurem Urin die Gefahr eines Harnwegsinfekts geringer, weil sich aufgrund des sauren Milieus krankheitserregende Keime weniger leicht vermehren können.

Steuerung der Blasenentleerung

DEFINITION

Miktion *(Blasenentleerung, Wasserlassen):* Willkürliche, schmerzlose Entleerung von ca. 200–400 ml Urin im Strahl bei einem Erwachsenen.

Harnkontinenz: Fähigkeit, die Blase willkürlich, zu passender Zeit und an einem geeigneten Ort zu entleeren.

Pflege bei Harninkontinenz → 8.1.6

Die Harnblase des Erwachsenen hat ein **Fassungsvermögen** von ca. 800 ml. Das Bedürfnis, die Blase zu entleeren, entsteht jedoch schon bei einer wesentlich geringeren Menge. Schon bei ca. 350 ml Urin in der Blase öffnet sich der Blasenhals *(M. sphincter urethrae internus)* und der Mensch verspürt ein – noch leicht zu unterdrückendes – Bedürfnis, Wasser zu lassen. Dieses Gefühl entsteht durch eine „Meldung", die Dehnungsrezeptoren in der Blasenwand *(M. detrusor vesicae)* an das Gehirn (Miktionszentrum im Hirnstamm in der Brücke) senden. Auf dieses Signal reagiert der Gesunde mit einer automatischen Hemmung: Der quergestreifte Blasenschließmuskel *(M. sphincter urethrae externus)* verhindert eine vorzeitige Entleerung. Erst wenn sich dieser öffnet, kann der Urin durch die Harnröhre abfließen. Zur vollständigen Entleerung zieht sich die Blasenmuskulatur zusammen. Die Kontraktion der Bauch- und Beckenbodenmuskulatur unterstützt den Druck, sodass der Urin „im Strahl" abfließen kann.

8.1.2 Beobachtung und Dokumentation

Die **Beobachtung des Urins** liefert wichtige Informationen über verschiedene Funktionen des Körpers, nicht nur die der Niere und Harnwege, sondern z. B. auch über die Herzleistung. Um die stündlich produzierte Harnmenge präzise beobachten zu können, wird bei manchen Patientinnen ein transurethraler Blasendauerkatheter gelegt. Dann gehört die Beobachtung der Urinausscheidung neben Puls, Blutdruck und Atmung zur Überwachung der Vitalfunktionen.

Bei der **Pflegeanamnese und Datenerhebung** erfragen Pflegende bei der Patientin oder deren Bezugsperson individuelle Gewohnheiten und die momentane Situation, z. B. ob ein Kleinkind nachts noch Windeln braucht oder ob die Patientin Probleme bei der Miktion hat.

Sie beobachten die Urinausscheidung anhand der Beobachtungskriterien (→ 8.1.3).

Methoden zur Uringewinnung

Für die Beurteilung des Urins (→ 8.1.3) gibt es verschiedene **Methoden zur Uringewinnung** und **-untersuchung** (→ Abb. 8.2):

- Spontanurin, z. B. Mittelstrahlurin, (konzentrierter) Morgenurin
- Sammelurin
- Katheterurin
- Blasenpunktion (→ 33.3.1)
- Urinbeutel bei Säuglingen und gewickelten Kleinkindern
- Urin aus dem Steckbecken.

Naturgemäß ist die Uringewinnung bei Kleinkindern und v. a. Säuglingen erheblich schwieriger als beim älteren Kind oder Erwachsenen.

Spontanurin

Spontanurin ist der nach Reinigung des äußeren Genitales – bei Männern mit zu-

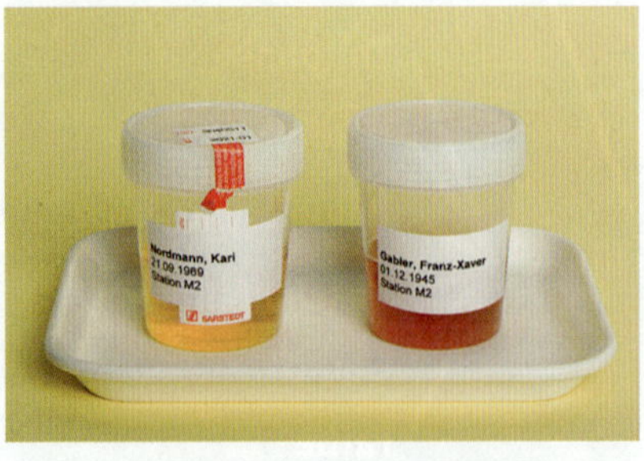

Abb. 8.2 Urinproben mit Deckel verschlossen und mit Patientendaten versehen (links ist ein steriler Becher). [K115]

rückgestreifter Vorhaut – spontan in ein sauberes Gefäß gelassener Urin. Für die meisten Untersuchungen (z. B. Urinstatus mittels Streifenschnelltest) genügt diese Form der Uringewinnung.

Intimpflege

Vor der Gewinnung von Spontan- und Mittelstrahlurin **Intimpflege** (→ 6.2.4) durchführen (lassen) und nur bei geplanter bakteriologischer Untersuchung das äußere Genitale desinfizieren.

Mittelstrahlurin

Mittelstrahlurin ist spontan gelassener Urin, bei dem die mittlere Harnportion aufgefangen wird: Die Patientin lässt ein wenig Urin in die Toilette und unterbricht dann den Harnstrahl. Die folgenden 20–40 ml Urin werden in einem sauberen oder sterilen Gefäß (für die bakteriologische Untersuchung) aufgefangen. Danach entleert die Patientin den restlichen Urin in die Toilette. Bei Kindern ist ein Mittelstrahlurin frühestens ab dem Kindergartenalter möglich, da eine gute Beherrschung der Blasenfunktion notwendig ist.

Morgenurin

Für einige Untersuchungen, z. B. Schwangerschaftstest, wird (konzentrierter) Morgenurin verwendet. Als **Morgenurin** wird der Urin der ersten morgendlichen Blasenentleerung bezeichnet. Bei einem **konzentrierten Morgenurin** hat die Patientin vor dem morgendlichen Wasserlassen 12 Std. nichts getrunken.

Sammelurin

Um festzustellen, ob ein bestimmter Stoff im Urin enthalten ist, z. B. Glukose, genügt eine einfache Urinprobe *(qualitative Bestimmung)*. Soll aber die genaue Menge eines Stoffs ermittelt werden *(quantitative Bestimmung)*, z. B. Hormone, wird der **Urin 24 Std. lang gesammelt:**

- Die Patientin über Zweck und Dauer dieser Maßnahme informieren
- Ausreichend großes Sammelgefäß (etwa 2 l) richten und mit Namen und weiteren Daten der Patientin beschriften
- Je nach Untersuchung sind bestimmte Zusätze erforderlich, z. B. Salzsäure
- Möglichst morgens beginnen, damit am folgenden Tag die Urinprobe in der morgendlichen Laborroutine bearbeitet wird
- Vor Beginn die Patientin die Blase entleeren lassen, Urin verwerfen, Uhrzeit notieren

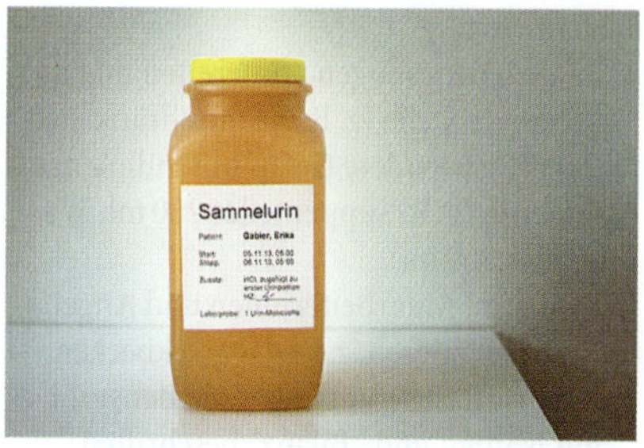

Abb. 8.3 Gefäße für Sammelurin kühl und trocken aufbewahren. [K115]

- Alle folgenden Urinportionen in das Sammelgefäß entleeren
  - Bei mobilen Patientinnen Sammelgefäß kühl, dunkel und abgedeckt aufbewahren, z. B. in die Patiententoilette stellen (→ Abb. 8.3)
  - Bei bettlägerigen Patientinnen Sammelgefäß im Pflegearbeitsraum aufbewahren; Urinflasche oder Steckbecken dort hineinleeren
- Nach 24 Std. zur notierten Uhrzeit die Patientin nochmals die Blase entleeren lassen und diesen Urin in das Sammelgefäß geben
- Bei Patientinnen mit Blasendauerkatheter Urinbeutel direkt in das Sammelgefäß entleeren bzw. zur Probe entnehmen
- In der Regel benötigt das Labor nur eine Probe von ca. 10–50 ml; vor der Entnahme einer Laborprobe Sammelurin durchmischen, um eine gleichmäßige Verteilung der Bestandteile zu erreichen
- Gesamte Urinmenge von 24 Std. auf dem Laborbegleitschein angeben.

Katheterurin

Bei liegendem Dauerkatheter wird Urin mit einer Urinmonovette bzw. Spritze und einer Kanüle entnommen (→ Abb. 8.4). Evtl. wird der Katheter vorher für maximal 10 Min. abgeklemmt.

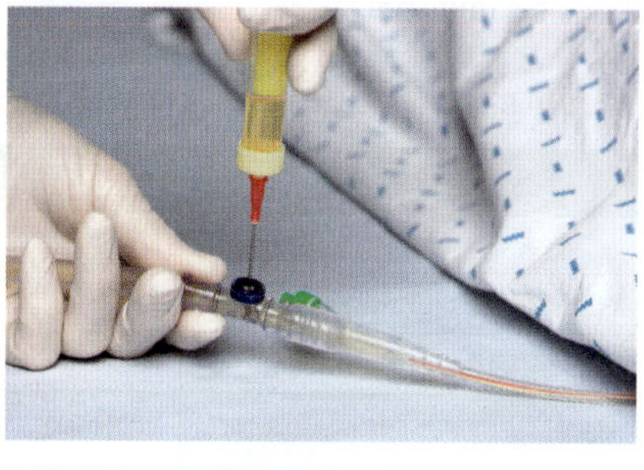

Abb. 8.4 Die Entnahme von Urin ist an der dafür vorgesehenen Stelle (Membran) des Urinableitungssystems möglich, ohne den Katheter von der Ableitung zu trennen. [K115]

Vor der Entnahme von Urin zu bakteriologischen Zwecken desinfiziert die Pflegende die Silikonmembran. Alternativ kann die Uringewinnung für eine bakteriologische Untersuchung auch mittels Einmalkatheterismus (→ 8.1.5) erfolgen.

Beutelurin bei Säuglingen

Einem Säugling wird ein spezieller Urinbeutel um den Penis bzw. im Bereich der Vagina aufgeklebt, nachdem er zuvor möglichst reichlich getrunken hat.

- Einmalhandschuhe anziehen
- Kind mit gespreizten Beinen auf den Rücken legen, sodass die Genitalregion gut zugänglich ist
- Genitalbereich mit Wasser reinigen und abtrocknen
- Urinbeutel aufkleben; dabei bei Mädchen im Dammbereich beginnen, bei Jungen Penis in den Beutel platzieren (→ Abb. 8.5)
- Säugling wickeln und anziehen; reichlich Flüssigkeit anbieten, falls keine Kontraindikationen bestehen
- Sobald ausreichend Urin im Beutel ist – oft reichen wenige Milliliter –, diesen entfernen
- An der Beutelspitze der von der Klebefläche abgewandten Seite den Urin entnehmen:
  - Beutel entweder mit (steriler) Schere aufschneiden oder
  - Bei sehr geringen Mengen Urin mit Spritze und Kanüle entnehmen
- Urin in Probenbehälter füllen.

Um einen möglichst reinen Urin zu gewinnen, gibt es bei Säuglingen verschiedene Möglichkeiten [25]:

- Clean-Catch-Urin: Nach Flüssigkeitsgabe wird das Kind entblößt auf dem Schoß gehalten und die Miktion abgewartet

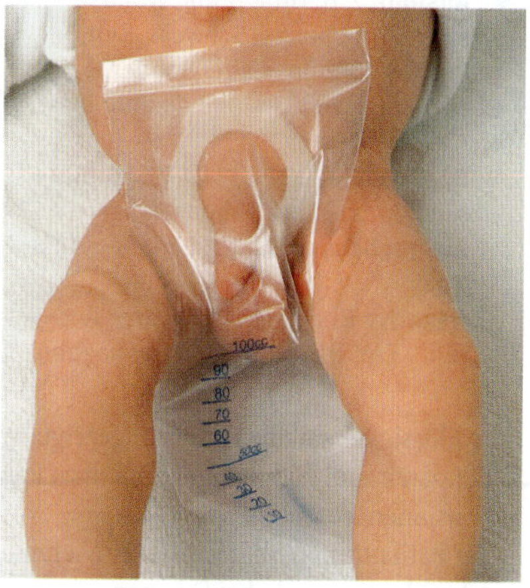

Abb. 8.5 Junge mit aufgeklebtem Beutel zur Uringewinnung. [K115]

- Einmalkatheterimus
- Blasenpunktion.

Urinuntersuchung

Streifen-Schnelltests für Urin *(Urin-Stix)* sind wegen ihrer einfachen Handhabung (→ 33.3.1) und schnellen Ergebnisse im stationären und ambulanten Bereich zur orientierenden Untersuchung des Urins weit verbreitet. Sie liefern Informationen **(Urinstatutus)** u. a. zu Urinbeimengungen wie Leukozyten oder Blut, pH-Wert und spezifischem Gewicht (→ 33.3.1, → Abb. 33.14).

Bei Verdacht auf eine Harnwegsinfektion wird aus steril aufgefangenem Mittelstrahlurin oder Katheterurin eine **Urinkultur** zur Keimzahlbestimmung, -differenzierung und Resistenztestung auf Antibiotika angelegt (→ 30.4.3, → Abb. 30.10, → 33.3.1, → Abb. 33.15, → Abb. 33.16). Dazu werden fertig vorbereitete Eintauchnährböden (z. B. Uricult®) benutzt.

Das **spezifische Gewicht** *(Urinosmolarität, Dichte bzw. Konzentration der gelösten Teilchen)* wird im Labor bestimmt oder mittels Streifenschnelltests. In der Regel wird Morgenurin verwendet, bei bestimmten Fragestellungen auch konzentrierter Morgenurin. Normwert: 1,010–1,030 g/ml.

Flüssigkeitsbilanzierung

DEFINITION

Flüssigkeitsbilanzierung: Erfassen und Vergleichen der Flüssigkeiten, die in einem festgesetzten Zeitraum (24 Std., evtl. nur 12 Std.):
- Dem Körper oral, parenteral oder per Magensonde zugeführt werden = **Einfuhr,** z. B. Getränke, Infusionen
- Vom Körper ausgeschieden werden = **Ausfuhr,** z. B. Urin, Stuhl, Wundsekret, Erbrochenes, Schweiß, Blut, Punktate, Abfluss über Sonden.

Die Differenz von Ein- und Ausfuhr lässt sich einteilen in:
- **Positive** Bilanz *(Plusbilanz):* Einfuhr › Ausfuhr, z. B. bei Nierenversagen
- **Ausgeglichene** Bilanz: Einfuhr = Ausfuhr
- **Negative** Bilanz *(Minusbilanz):* Ausfuhr › Einfuhr, z. B. bei Diuretikagabe.

Eine Flüssigkeitsbilanz ist z. B. angezeigt:
- Bei parenteral oder enteral ernährten Patientinnen
- Bei Patientinnen mit Herz- oder Nierenerkrankungen, z. B. bei Ödemen
- Bei Patientinnen auf der Intensivstation
- Nach (größeren) Operationen.

Durchführung

- Bilanzierungsbogen vorbereiten und an geeignete Stelle (z. B. Nachtschränkchen) legen; verwendete Gefäß mit Füllmenge notieren (z. B. Suppenteller 250 ml, Wasserglas 200 ml)
- Patientin, Mitarbeiterinnen und Angehörige informieren, z. B. das Steckbecken, die Urinflasche und den Toilettenstuhl mit Namen und „Bilanz“ beschriften
- Zu Beginn (z. B. 7 Uhr) Patientin die Blase entleeren lassen, Urin verwerfen oder zum Vortag mitrechnen, ebenso andere Sekrete aus Drainagen o. Ä.
- Ab dann Ein- und Ausfuhr aufschreiben (→ Tab. 8.1)
- Tassen und Gläser immer ganz füllen bzw. immer die auf dem Nachttisch stehende volle Teekanne oder Mineralwasserflasche im Bilanzblatt aufschreiben (sofern sie leer getrunken wurden) – Vorgehen im Team festlegen; Wasser in der Sondennahrung auf der Flasche ablesen (z. B. 380 ml in 500 ml Sondennahrung)
- Flüssigkeiten in ml aufschreiben
- Am Ende des Bilanzzeitraums (z. B. 7 Uhr) Patientin Blase entleeren lassen, Urin mitberechnen und Bilanz in das Dokumentationssystem übertragen.

Bei der **Flüssigkeitsbilanzierung gewickelter Kinder** werden die Windeln gewogen:
- Vor dem Anlegen Gewicht der Windel mit wasserfestem Stift deutlich auf die Windel schreiben, nach dem Abnehmen Windel erneut wiegen und ausgeschiedene Flüssigkeitsmenge dokumentieren
- Stuhl in der Windel ebenfalls auf dem Bilanzblatt dokumentieren.

Um die Flüssigkeitsaufnahme von gestillten Kindern zu messen, das Kind vor und nach dem Stillen wiegen. Die Differenz ist die aufgenommene Flüssigkeitsmenge. Wichtig ist, dass das Kind zwischendurch nicht gewickelt oder umgezogen wird, um das Ergebnis nicht durch leichtere/schwerere Kleidung oder eine leichtere (frische) Windel zu beeinflussen.

Nicht messbare Größen schätzen

Nicht messbare Größen werden bei der Flüssigkeitsbilanz meist geschätzt oder als Bemerkung notiert, z. B.:
- „Patientin hat stark geschwitzt, T-Shirt war am Rücken völlig durchnässt“
- „Eingenässte Inkontinenzvorlage, deutlich nass“ (pro Miktion eines Erwachsenen ca. 300 ml Urin)
- Unsichtbare Flüssigkeitsverluste über die Atemluft und die Haut (Perspiratio insensibilis)
- Zusätzliche Verluste bei Fieber (Faustregel: 500 ml pro 1 °C Temperaturerhöhung)
- Versteckte Zufuhr aus Oxidationswasser, das bei der Verbrennung von Kohlenhydraten entsteht.

Werden bei einer vollständigen Bilanzierung nur die messbaren Größen berücksichtigt, entspricht eine positive Bilanz von bis zu 200 ml einem ausgewogenen Flüssigkeitshaushalt (→ Abb. 8.6), da die nicht messbaren Verluste größer sind als die Zufuhr durch das Oxidationswasser (→ Tab. 8.1).

Die Bilanzierung hat nur Aussagekraft, wenn sie gewissenhaft durchgeführt wird. **Fehlerquellen** sind z. B.:
- Mangelnde Mitarbeit der Patientin oder der Angehörigen, z. B. werden Getränke nicht notiert
- Unzureichende Kenntnis über das Volumen von Gefäßen
- Inkontinenz
- Stark schwitzende Patientin, deren Flüssigkeitsverlust nur schwer geschätzt werden kann
- Fehlende Berücksichtigung von Flüssigkeitsverlusten durch Fieber bzw. Verluste über Sonden und Drainagen.

Folgende **Informationen** ergänzen die Flüssigkeitsbilanz:
- Täglich ermitteltes Körpergewicht
- Spannungszustand der Haut
- Zu- bzw. Abnahme von Ödemen durch Messen von Umfängen, z. B. Beinumfang.

Tab. 8.1 Bilanz messbarer Größen im Vergleich zur tatsächlichen Bilanz anhand eines Beispiels.

	Bilanz messbarer Größen		Tatsächliche Bilanz	
	Einfuhr	Ausfuhr	Einfuhr	Ausfuhr
Flüssigkeitszufuhr oral	900 ml		900 ml	
Flüssigkeitszufuhr parenteral	1.000 ml		1.000 ml	
Oxidationswasser			400 ml	
Urin, Drainagen, Stuhl		1.400 ml		1.400 ml
Verlust über Haut und Atmung				900 ml
Bilanz	+ 500 ml (positive Bilanz)		Ausgeglichen	

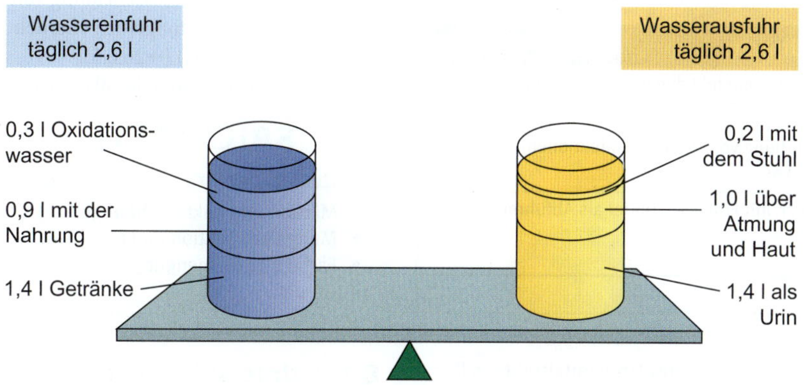

Abb. 8.6 Tägliche Wasserein- und -ausfuhr. Beide betragen jeweils ca. 2.600 ml und stehen beim gesunden Menschen im Gleichgewicht zueinander. [L138, L190]

Dokumentation

Die **Dokumentation** der Urinbeobachtung erfolgt je nach Anordnung:

- Eintrag einer Miktion als Strich oder Kreuz im Verlaufsbogen
- Eintrag der Urinmenge bei jeder Miktion mit Zeitangabe im Verlaufsbogen
- Flüssigkeitsbilanz auf dem Bilanzblatt.

8.1.3 Beurteilung des Urins

Beobachtungskriterien der Urinausscheidung zählen:

- Miktion und Miktionshäufigkeit
- Menge
- Farbe und Beimengungen
- Geruch.

Miktion und Miktionshäufigkeit

Normalzustand

Die **Miktion** ist der Vorgang der Urinausscheidung. Die Miktion erfolgt willkürlich, schmerzlos und im Strahl. Sie erfolgt normalerweise 4–6-mal pro Tag, bei großer Flüssigkeitszufuhr auch häufiger.

Pathologische Veränderungen

Hauptbeschwerden und Leitbefunde in der Nephrologie und Urologie → 33.2

Störungen der **Miktion** und der **Miktionshäufigkeit** zeigt → Tab. 8.2. Ursachen sind die veränderte Urinproduktion der Nieren oder eine gestörte Blasenentleerung.

> **Zeitpunkt und Menge dokumentieren**
>
> Um die Störungen der Urinmenge und Miktionshäufigkeit differenzieren zu können, dokumentieren die Pflegenden bei Bedarf **Zeitpunkt und Menge jeder einzelnen Miktion.** Neu auftretende Veränderungen melden sie an die Ärztin weiter.

Tab. 8.2 Abweichungen von Miktion und Miktionshäufigkeit.

Abweichung	Erklärung
Restharnbildung	Blase kann nicht vollständig entleert werden (→ 33.2.5)
Harnverhalt	Unfähigkeit, die gefüllte Blase zu entleeren (→ 33.2.6)
Dysurie, Algurie	Erschwertes und/oder schmerzhaftes Wasserlassen (→ 33.2.4)
Harninkontinenz	Unwillkürlicher Harnabgang zu unpassender Zeit und/oder an unpassendem Ort (→ 8.1.7)
Kindliche Harninkontinenz, Enuresis	Einnässen bei Kindern (→ 33.2.8)
Pollakisurie	Häufiges Wasserlassen kleiner Mengen, die Tagesgesamtmenge ist normal (→ 33.2.3)
Nykturie	Vermehrtes nächtliches Wasserlassen (→ 33.2.3)

Urinmenge

Normalzustand

Bei der normalen Miktion des Erwachsenen werden ca. 200–400 ml Urin ausgeschieden. Wie sich Menge und Miktionshäufigkeit in den verschiedenen Altersstufen entwickeln, zeigt → Tab. 8.3.

Tab. 8.3 Menge pro Miktion und Miktionshäufigkeit in unterschiedlichen Lebensaltern.

Lebensalter	Menge pro Entleerung	Häufigkeit pro Tag
Neugeborenes	5–10 ml	8–10-mal
Säugling	15–30 ml	12–18-mal
Schulkind	150 ml	6–8-mal
Erwachsener	200–400 ml	4–6-mal

Die Urinmenge **hängt ab** von:

- Der Flüssigkeitszufuhr durch Trinken und Infusionen sowie dem Wassergehalt der Nahrungsmittel
- Unmerklichen Flüssigkeitsverlusten über Haut und Atmung *(Perspiratio insensibilis)* sowie spürbaren Flüssigkeitsverlusten durch Schwitzen *(Perspiratio sensibilis)*
- Der Funktionsfähigkeit der Niere, die wiederum z. B. vom Blutdruck (→ 4.2) und von Hormonen (wie Adiuretin, Aldosteron → 7.1.1) abhängig ist.

> **Urinmenge beim Säugling beurteilen**
>
> Prinzipiell kann man beim Säugling von einer ausreichenden Urinproduktion ausgehen, wenn die **Windel bei jedem Wickeln nass ist.** Bei Durchfall kann es schwierig sein, zwischen Flüssigkeit aus Urin und Stuhl zu differenzieren.

Pathologische Veränderungen

Abweichungen von der physiologischen Urinmenge/24 Std. zeigt → Tab. 8.4.

SPICKZETTEL

Miktion und Urinmenge

- **Miktion:** Willkürlich, schmerzlos, im Strahl.
- Beim Erwachsenen:
  - **Menge pro Tag:** 1,5–2 l
  - **Menge pro Miktion:** 200–400 ml
  - **Häufigkeit** *(Frequenz)*: 4–6-mal pro Tag, bei großer Flüssigkeitszufuhr auch häufiger.
- Normale Urinmenge **beim Säugling:** Ca. 4 ml/kg Körpergewicht/Std.

Tab. 8.4 Pathologische Veränderung der Urinmenge. Die Zahlen sind Anhaltswerte für Erwachsene. Die genaue Berechnung erfolgt anhand der Körperoberfläche (→ 33.2.1).

Veränderung	Urinmenge in 24 Std.
Polyurie	> 2.500 ml
Oligurie	< 350 ml
Anurie	< 170 ml

Tab. 8.5 Physiologische Veränderungen der Urinfarbe.

Urinfarbe	Ursache
Orange	„Ziegelmehlsediment" bei Neugeborenen, entsteht durch den Zerfall von Harnsäure
Rotbraun, braungrün bis schwarz	• Rote Bete • Bärentraubenblättertee (zur Behandlung von Harnwegsinfektionen) • Sulfonamide (Gruppe von Antibiotika)
Zitronengelb	• Senna (indischer/arabischer Strauch mit Früchten, findet als Abführmittel Verwendung) • Rhabarber
Orangengelb	Vitamintabletten

Urinfarbe und Beimengungen

Normalzustand

Normalerweise ist die **Farbe des Urins** hell- bis dunkelgelb, mit zunehmender Trinkmenge wird sie heller und klarer. Frisch gelassener Urin ist klar und durchsichtig. Bei längerem Stehenlassen wird der Urin trüb und dunkler.

Durch farbstoffhaltige Nahrungsmittel oder Arzneimittel kann sich die Urinfarbe ändern (→ Tab. 8.5).

Pathologische Veränderungen

Die häufigsten **pathologischen Farbveränderungen** (→ Tab. 8.6, → Tab. 8.7) werden durch folgende Erkrankungen verursacht:

- Blutungen der Niere oder der ableitenden Harnwege (→ Tab. 33.1)
- Ausscheidung von Hämoglobin oder Bilirubin bei Erkrankungen der Leber (→ 8.4.5) oder Hämolyse *(Zerstörung von roten Blutkörperchen)*
- Infektionen des Urogenitaltrakts, z. B. Pyelonephritis (→ 33.5.3).

Mögliche **Beimengungen** sind u. a. Nierengrieß, Nierensteine, Blutkoagel.

Uringeruch

Normalzustand

Frisch gelassener Urin riecht normalerweise unauffällig. Der typische **Uringeruch** stammt von der gelösten Harnsäure und Spuren von Ammoniak. Bei längerem Stehenlassen bildet sich mehr Ammoniak, der Urin riecht dann schärfer.

Pathologische Veränderungen

Der Uringeruch verändert sich bei

- Entzündungen der Harnwege (Bakterien zersetzen die im Urin enthaltenen Stoffe): auffällig bis übel riechend
- Hoher Blutalkoholkonzentration: alkoholartig
- Hyperglykämie mit Ausscheidung von Ketonkörpern: Azetongeruch (Geruch wie sehr reife Äpfel) (→ 26.6.5)
- Zerfallenden Tumoren der Blase: Faulig.

Tab. 8.6 Pathologische Veränderungen der Urinzusammensetzung.

Veränderung	Erklärung
Hämaturie	Pathologische Ausscheidung von Erythrozyten (→ Tab. 33.1)
Leukozyturie	Pathologische Ausscheidung von weißen Blutkörperchen (→ Tab. 33.1)
Pyurie	Eiterharn (→ Tab. 8.7, → Tab. 33.1)
Bakteriurie	Vorhandensein von Bakterien (→ 33.3.1)
Proteinurie	Pathologische Ausscheidung von Eiweiß (→ Tab. 33.1)

Tab. 8.7 Beobachtungskriterien zur Urinfarbe und -transparenz.

Urinfarbe	Ursache
Rötlich bis fleischfarben, trüb (→ Tab. 33.1)	• **Makrohämaturie** *(Blut im Urin)*: z. B. durch Nierensteine (→ 33.5.11), Tumoren im Urogenitaltrakt wie Harnblasenkarzinom (→ 33.4.2) oder Nierentumor (→ 33.5.9) • **Mikrohämaturie:** Blutbeimengungen können nur im Labor ermittelt werden
Rötlich bis schwärzlich, ohne Trübung	**Hämoglobinurie:** Roter Blutfarbstoff wird bei Transfusionszwischenfällen (→ 27.5.8) oder Hämolyse über den Urin ausgeschieden
Bierbraun bis grünlich-schwarz mit gelbem Schüttelschaum	**Bilirubinurie:** durch Beimengung von Bilirubin, z. B. bei Hepatitis (→ 27.5.8), Leberzirrhose (→ 25.4.5)
Schlierig, flockige Trübung	**Pyurie** *(Eiterharn)*: Beimengung von Granulozyten bei eitrig-entzündlichen Erkrankungen des Urogenitalsystems, z. B. Pyelonephritis (→ 33.5.3)

SPICKZETTEL

Kriterien der Urinbeobachtung

- Miktion und Miktionshäufigkeit.
- Menge pro Miktion und in 24 Std.
- Farbe und Beimengungen.
- Geruch.

8.1.4 Unterstützung bei der Miktion und Defäkation

Wickeln und Gesäßpflege beim Säugling

Körperpflege des Neugeborenen → 34.23.3

Es gibt keine feste Regel, wie häufig Säuglinge gewickelt werden sollten. Als Anhaltspunkt gilt, dass bei jeder Mahlzeit gewickelt wird, im Schnitt also 5–8-mal täglich.

Ob ein Kind vor oder nach der Mahlzeit gewickelt wird, richtet sich z. B. danach, ob der Säugling sehr hungrig ist. Hungrige Kinder wird man erst füttern, es sei denn, ein Windelwechsel ist dringend erforderlich („positiver Riechtest", „Auslaufen"). Kinder, die zum Spucken neigen, sollten vor dem Füttern gewickelt werden, da die drehenden Bewegungen beim Wickeln das Spucken begünstigen. Vor der Mahlzeit zu wickeln hat den Nachteil, dass viele Kinder nach der Mahlzeit erneut gewickelt werden müssen, weil die Nahrungsaufnahme die Darmperistaltik anregt und sie unmittelbar nach dem Füttern Stuhlgang haben.

Ein Kind mit Durchfall oder Hautproblemen im Windelbereich (Wundsein) wird häufiger gewickelt.

Windelarten

- Handelsübliche **Einwegwindeln** (→ Abb. 8.7), die in verschiedenen Größen je nach Körpergewicht erhältlich sind, bestehen aus Zellstoff meist mit Supraab-

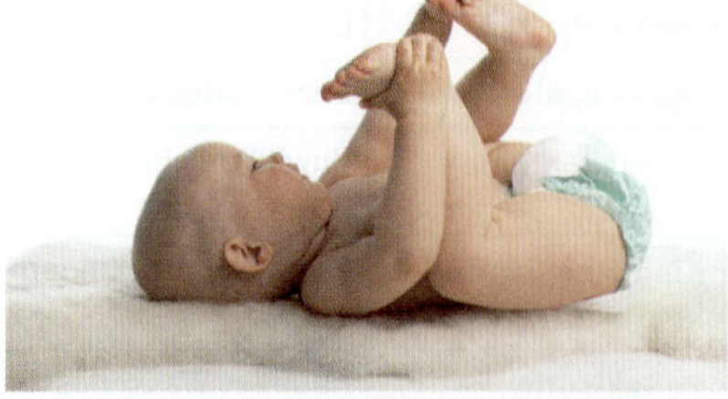

Abb. 8.7 In Deutschland tragen ca. ⅔ aller Kinder Einwegwindeln. [J787]

sorbern (schließen den Urin sicher ein), Innenvlies und flüssigkeitsdichter atmungsaktiver Außenfolie
- **Stoffwindeln,** die aus Baum- oder Schafwolle hergestellt werden.

Welche Windelart umweltverträglicher ist, darüber sind sich auch die Experten nicht einig. Baumwollwindeln belasten durch das Waschen die Gewässer, Einwegwindeln dagegen verbrauchen große Mengen Rohstoffe und erzeugen riesige Müllberge.

Wickeln

- Für eine angemessene Raumtemperatur sorgen, evtl. Wärmelampe einschalten
- Materialien zurechtlegen: Reinigungs- und Pflegematerialien, frische Windel, ggf. Ersatzkleidung
- Untere Körperpartie entkleiden
- Genitalbereich vorreinigen, z. B. mit Einwegtuch, weichem Toilettenpapier
- Schmutzwindel so zusammenlegen, dass das Kind auf der sauberen Außenfläche liegt, oder saubere Unterlage unterlegen
- Windelregion und Hautfalten gründlich reinigen, z. B. mit nassem Waschlappen, dabei nicht stark reiben, um Hautreizungen zu vermeiden; bei Mädchen von der Scheide zum Anus hin reinigen, um einer Keimverschleppung Richtung Harnröhre zu vermeiden
- Haut auf Veränderungen beobachten
- Schmutzwindel entfernen, frische Windel unterlegen, evtl. das Gesäß und die Hautfalten sparsam mit Wundschutzcreme eincremen, Windel verschließen und Kind anziehen.

Tipps zum Wickeln

- Das Kind darf durch die Windel nicht in seiner Bewegungsfreiheit eingeschränkt sein
- Eine zu enge Windel kann die Atmung beeinträchtigen
- Beine des Säuglings sollten leicht gespreizt sein, dies fördert die natürliche Entwicklung der Hüftgelenke
- Kind nie unbeaufsichtigt auf dem Wickeltisch lassen; damit es nicht herunterfallen kann, bleibt immer eine Hand der Pflegenden am Kind.

Umgang mit Wundsein

Fast jedes Kind im Windelalter ist irgendwann einmal „wund“. In leichten Fällen ist die Haut nur gerötet, in schweren Fällen bestehen erosive und ekzematöse Hautveränderungen (**Windeldermatitis** → 32.6.3). Zur Entstehung tragen Hautreizung durch Urin und besonders Stuhl sowie Wärmestau und Luftabschluss („feuchte Kammer“) durch die Windel bei. Manchmal besteht auch eine Besiedelung der Haut mit Candida albicans (→ 30.9.2).

Meist reicht es bei **Wundsein** aus, das Kind häufiger zu wickeln. Dabei wird der Windelbereich vorsichtig mit klarem Wasser sauber getupft (nicht reiben) und die Haut mit einem pflegenden Präparat versorgt. Hautschutzpasten sollten nicht verwendet werden, da sie die Poren verstopfen, die Hautatmung behindern und schwer zu entfernen sind. Es gibt fettfreie atmungsaktive Hautschutzcremes (z. B. 3M™ Cavilon™ Langzeit-Hautschutz-Creme, Linola® Schutzbalsam). Diese Produkte sind äußerst sparsam in der Anwendung. Das Gesäß des Kindes sollte zeitweise an Luft gelassen werden. Ist das nicht möglich, z. B. bei starkem Durchfall, kann das Kind „offen“ gewickelt werden, d. h., die Windel wird locker um das Gesäß gelegt, aber nicht verschlossen. Zusätzliche Maßnahmen, etwa der Einsatz einer antimykotischen Creme, erfordern eine ärztliche Anordnung.

Umgang mit Urinflaschen

Meistens werden **Urinflaschen** nur bei Männern eingesetzt (→ Abb. 8.8), es gibt aber auch Urinflaschen für Frauen (→ Abb. 8.9).

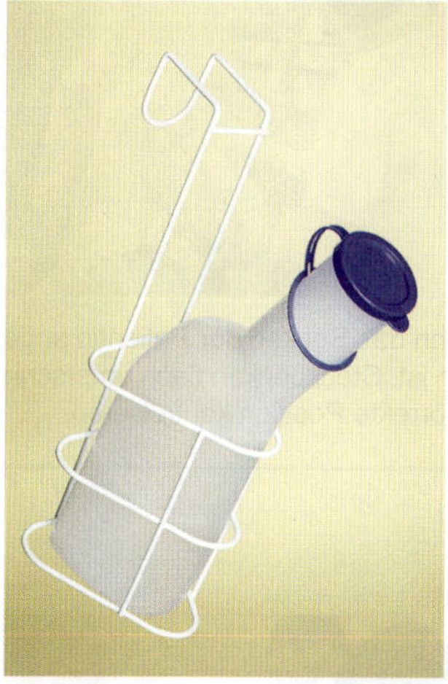

Abb. 8.8 Urinflasche für den Mann mit Skala, Deckel und Halterung. [K115]

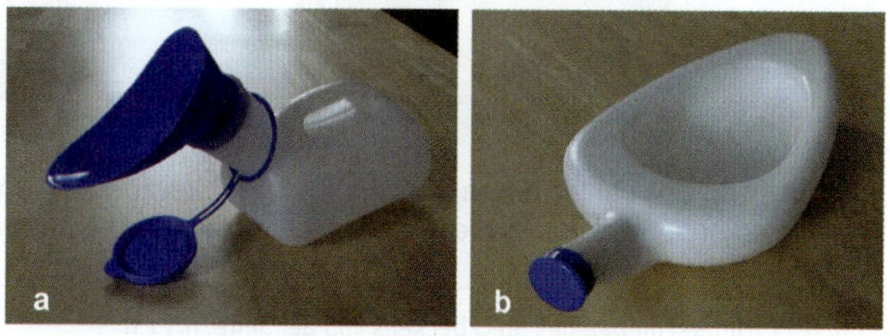

Abb. 8.9 Urinflasche (a) und Urinschiffchen (b) für Frauen. Sie eignen sich besonders für unterwegs, wenn nicht leicht eine Toilette aufgesucht werden kann. [M845]

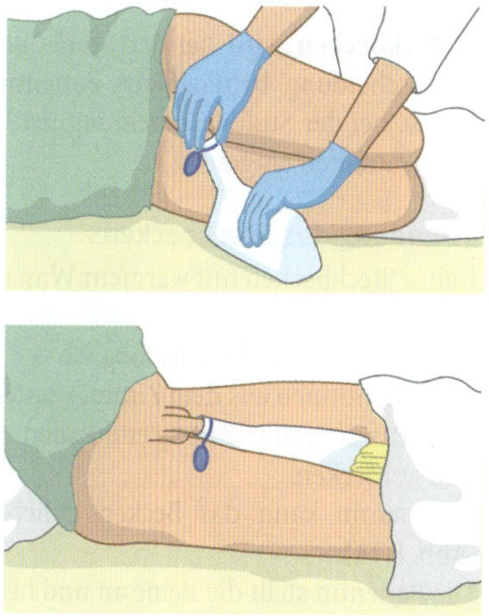

Abb. 8.10 Möglichkeiten, eine Urinflasche anzulegen: Patient liegt auf der Seite bzw. auf dem Rücken. [L138]

Urinflasche für den Mann anlegen:
- Anlegen kann beim seitlich oder auf dem Rücken liegenden Patienten erfolgen, Position der Urinflasche ggf. mit einem gefalteten Handtuch sichern (→ Abb. 8.10)
- Einmalhandschuhe anziehen
- Penis an der Peniswurzel fassen und in die Öffnung der Urinflasche legen
- Intimsphäre wahren: Patienten zudecken, ggf. Zimmer verlassen
- Penis nach der Miktion mit Zellstoff abtupfen
- Im Spülautomaten desinfizieren und dem Patienten die frische Urinflasche griffbereit zur Verfügung stellen.

Wendet der Patient die Urinflasche selbst an, Urinflasche nach Benutzung leeren, mindestens vor dem Essen und abends.

Keine Daueranwendung

Urinflaschen nicht dauernd angelegt lassen, weil dies Druckstellen verursachen kann, durch die feuchte Wärme Infektionen begünstigt sowie eine Inkontinenz anbahnen kann: Das Gefühl, jederzeit Urin lassen zu können, kann die Motivation verringern, die Kontinenz zu trainieren.

Umgang mit Steckbecken

Ein **Steckbecken** wird bei der Stuhl- und Urinausscheidung bettlägeriger Patientinnen bzw. bei der Stuhlausscheidung bettlägeriger Patienten eingesetzt.

Verwendung des Steckbeckens

- Kaltes Steckbecken mit warmem Wasser ausspülen
- Besucherinnen und – falls möglich – Mitpatientinnen aus dem Zimmer bitten
- Patientin so weit wie nötig entkleiden und aufdecken.

Die Patientin kann das Becken anheben (→ Abb. 8.11):

- Die Patientin stellt die Beine an und hebt das Gesäß hoch; sie kann sich dazu am Haltehaltegriff des Patientenaufrichters festhalten
- Steckbecken von der gesunden Seite unterschieben bei Patientinnen mit Oberschenkelhalsfrakturen und nach Hüft-TEP-Operation (→ 29.11.8). Bei Schlaganfallpatientinnen (→ 37.6) das Steckbecken von der betroffenen Seite unterschieben, um der Patientin diese bewusst zu machen. Wenn diese ihr Becken nicht ausreichend allein anheben kann, stützt die Pflegende sie im Lendenwirbelbereich.

Die Patientin kann das Becken nicht anheben (→ Abb. 8.12):

- Patientin unterstützen, sich zur Seite zu drehen
- Steckbecken unter dem Gesäß platzieren
- Patientin mit der anderen Hand unterstützen, sich auf das Steckbecken zurückzudrehen.

Bei der Verwendung des Steckbeckens beachten

- Richtige Platzierung kontrollieren, damit kein Urin und Stuhl ins Bett gelangen: Das Kreuzbein der Patientin sollte auf dem breiten Rand des Steckbeckens zu liegen kommen; die harte Kante kann mit einem Handtuch oder Waschlappen abgepolstert werden
- Patientin nach Bequemlichkeit der Position fragen und ggf. korrigieren
- Wenn die Erkrankung es erlaubt, Kopfteil erhöhen, da die Ausscheidung im Sitzen leichter möglich ist
- Bei Männern gleichzeitig die Urinflasche anlegen
- Frauen auffordern, die Beine leicht zu spreizen und zu strecken, da sonst Urin ins Bett läuft
- Aus Rücksicht auf das Schamgefühl der Patientin das Zimmer verlassen, insbesondere wenn diese sagt, sie habe Stuhlgang.

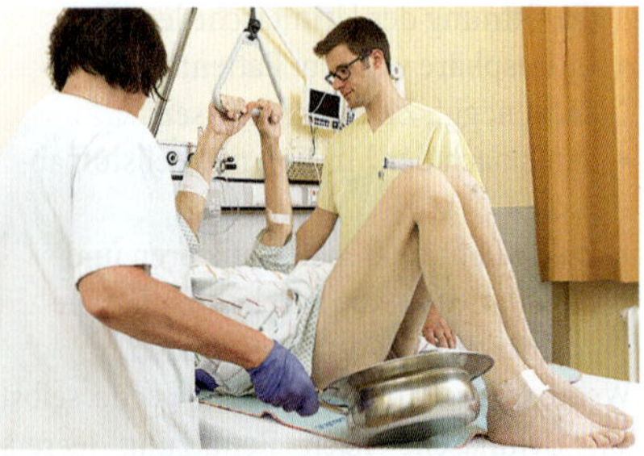

a Die Patientin hält sich am Patientenaufrichter fest, die Pflegenden unterstützen ggf. im Lendenbereich das Anheben des Beckens.

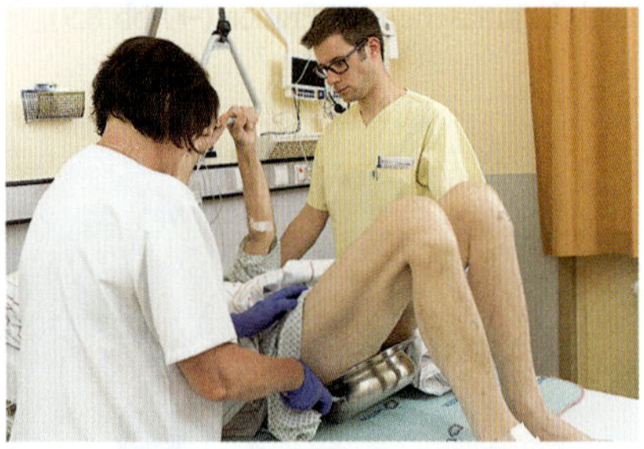

b Wenn das Becken der Patientin angehoben ist, Steckbecken flach unterschieben und korrekte Position kontrollieren.

Abb. 8.11 Unterschieben des Steckbeckens von unten. [K115]

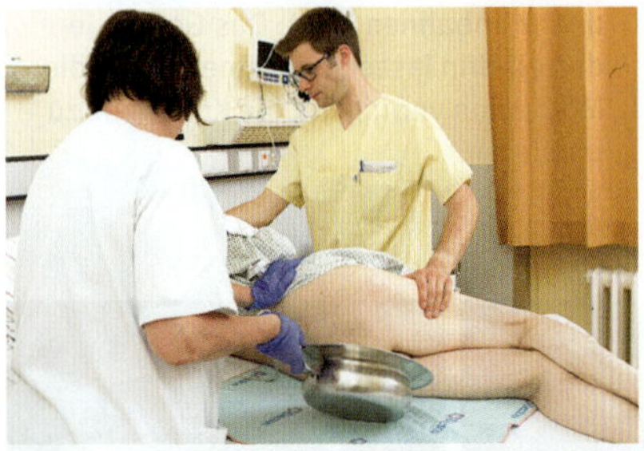

a Patientin zu zweit unterstützen, sich auf die Seite zu drehen, Steckbecken bereithalten.

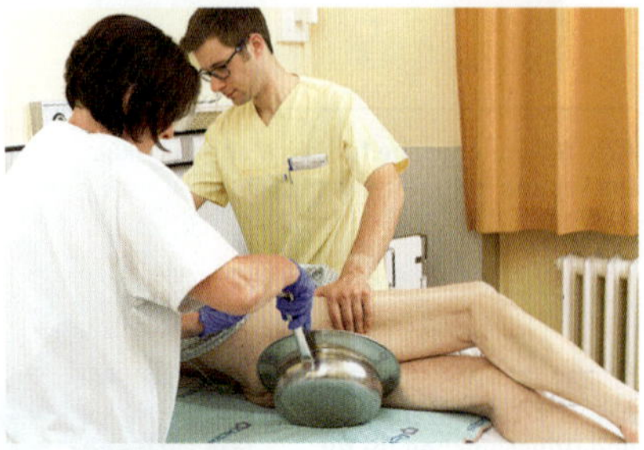

b Steckbecken an das Gesäß halten und Patientin beim Zurückdrehen behilflich sein.

Abb. 8.12 Unterschieben des Steckbeckens von der Seite. [K115]

Entfernen des Steckbeckens

- Möglichst durch die Pflegende, die das Steckbecken gebracht hat
- Einmalhandschuhe anziehen
- Bei Männern Urinflasche aus dem Bett entfernen
- Patientin auf die Seite drehen (lassen) und dabei Steckbecken am Griff waagerecht halten, um zu verhindern, dass Urin oder Stuhl ins Bett läuft
- Steckbecken entfernen; Steckbecken kurz am Fußteil des Betts abstellen oder in die Vorrichtung unter dem Nachtschränkchen stellen (nicht auf den Fußboden stellen)
- Bei Frauen das äußere Genitale, bei Männern die Harnröhrenöffnung mit Zellstoff oder Toilettenpapier säubern (lassen)
- Bei starker Verschmutzung Waschschüssel, Einmalwaschlappen und Handtuch richten (oder Feuchttücher) und Intimbereich reinigen; bei Bedarf Waschlotion oder Öl (angetrockneter Stuhl lässt sich so leicht entfernen) verwenden
- Patienten feuchtes Tuch o. Ä. zum Reinigen der Hände anbieten
- Steckbecken im Spülautomaten entleeren und desinfizieren (→ Abb. 8.13).

VORSICHT! Größere Mengen an Zellstoff oder Toilettenpapier in einen Abwurf geben und nicht in das Steckbecken, da die Spülanlage leicht verstopft.

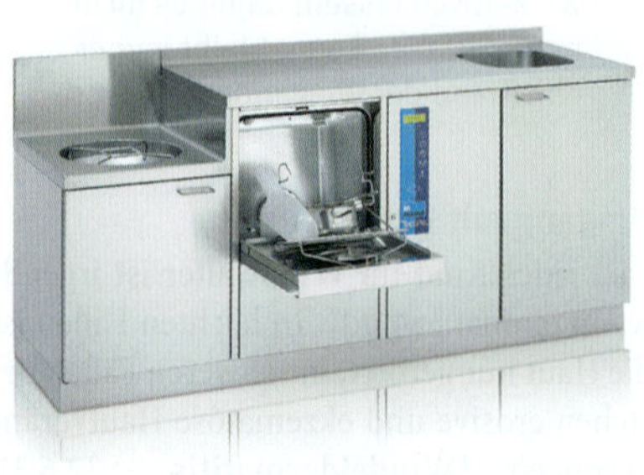

Abb. 8.13 Spülautomat für Steckbecken und Urinflasche. [V385]

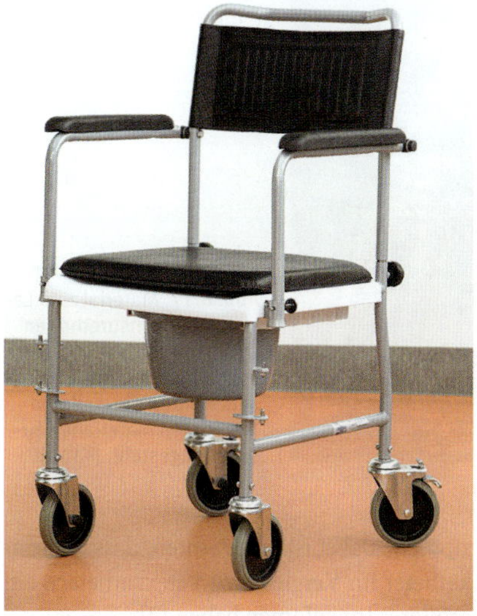

Abb. 8.14 Toilettenstuhl. [K115]

Umgang mit Toilettenstuhl

Ein **Toilettenstuhl** ist sinnvoll bei Patientinnen, die zwar aufstehen, aber nicht (ausreichend weit) gehen können. Er gibt v. a. bei Inkontinenz und in der Nacht Sicherheit, schnell genug auf die Toilette zu kommen.

Er kann in direkter Nähe des Patientenbetts benutzt werden. Die Patientin kann aber auch mit dem Toilettenstuhl zum WC und über die Toilette geschoben werden. Vor allem ältere Patienten können vom Toilettenstuhl leichter aufstehen als vom niedrigeren WC.

- Vor dem Transfer auf den Toilettenstuhl Bremsen feststellen (→ Abb. 8.14)
- Bettseitige Armlehne ggf. entfernen
- Sitzplatte entfernen und Steckbecken oder Toiletteneimer einschieben (wenn Ausscheidung vor Ort)
- Patientin auf Toilettenstuhl helfen (→ 9.6.7)
- Patientin mit dem Toilettenstuhl ins Bad bringen und über das WC fahren (WC-Brille hochklappen). Die Ausscheidung über der Toilette hat den Vorteil, dass die Intimsphäre gewahrt bleibt und Mitpatientinnen nicht durch Gerüche belästigt werden.

Toilettenstuhl oder Steckbecken?

Der Transfer einer Patientin auf den Toilettenstuhl ist zwar oft zeitaufwändiger als ein Steckbecken zu benutzen, aufgrund der gleichzeitigen Mobilisation und aus Rücksicht auf das Schamgefühl der Patientin ist jedoch der Toilettenstuhl zu bevorzugen. Nach Möglichkeit gehen Pflegende mit der Patientin zu Fuß auf die Toilette.

8.1.5 Katheterisieren der Harnblase

Suprapubische Blasendrainage → 33.1.4
Blasenpunktion → 33.3.1

DEFINITION

Katheterisieren: Einführen eines Katheters in Hohlorgane mit den Ziel, Flüssigkeiten abzuleiten.

Transurethraler Blasenkatheterismus *(lat. trans = über, Urethra = Harnröhre):* Einführung eines Katheters über die Harnröhre in die Blase zur Ableitung von Urin.

Transurethrale Urinableitung

Bei manchen Patientinnen ist es notwendig, den Urin vorübergehend oder dauerhaft über eine künstliche Harnableitung nach außen zu leiten. Oft kommt dabei die **transurethrale Harnableitung** zum Einsatz.
Das transurethrale Katheterisieren birgt jedoch ein hohes Infektionsrisiko für Nieren und Harnwege. Hauptrisikofaktor ist das Verschleppen pathogener Keime von der Harnröhrenmündung in die Blase. Daher sind eine akribische Infektionsprophylaxe und aseptisches Vorgehen erforderlich.
Die Indikation zum Legen eines Blasenverweilkatheters muss streng gestellt werden, der Katheter soll nur so lange wie unbedingt notwendig liegen bleiben. Harninkontinenz ist *keine* Indikation für einen transurethralen Blasenverweilkatheter. Hier werden z. B. aufsaugende Hilfsmittel oder mobile Toilettenhilfen eingesetzt (→ 8.1.7) [1], [3].

Bei der **transurethralen Harnableitung** wird ein Blasenkatheter durch die Harnröhre *(transurethral)* in die Blase vorgeschoben.

Diagnostisch z. B. zum Einbringen von Kontrastmitteln (→ 33.3.3) oder der Gewinnung einer sterilen Urinprobe (*Katheterurin*, → 33.3.1).

Therapeutische Indikationen sind Blasenentleerungsstörungen und Harnabflussbehinderungen unterhalb der Harnblase, z. B. durch eine vergrößerte Prostata (→ 33.6.2), oder eine notwendige Blasenspülung nach Blasenoperation (→ 33.1.3). Auch vor großen, lang dauernden Operationen wird ein Katheter gelegt, bei Frauen z. B. vor Hüft-TEP (→ 29.11.8).

Das Katheterisieren der Blase wird von der Ärztin angeordnet und meist von Pflegefachpersonen durchgeführt. Ausnahmen sind Patientinnen und Patienten in der Urologie (z. B. mit einer Prostatavergrößerung, Verletzung der Blase), hier wird die Urologin i. d. R. den Katheter legen.

Kathetermaterialien, -arten und -spitzen

Die Wahl des **Kathetermaterials** hängt von der voraussichtlichen Liegezeit des Katheters ab. Der Katheter muss trotz ständigen Kontakts mit Urin und anderen Sekreten geschmeidig und borkenfrei bleiben *(biostabil)* und darf die Schleimhäute von Harnblase und Harnröhre weder mechanisch noch durch Abgabe chemischer Substanzen (z. B. Weichmacher) schädigen *(biokompatibel)*.

Katheter zur **Langzeitdrainage** (> 5 Tage) bestehen aus Silikon (maximale Liegedauerdauer 4 Wochen, Herstellerangaben beachten), ggf. mit Beschichtung (Silber, Hydrogel, Antibiotika). Als Katheter zur **Kurzzeitdrainage** (z. B. während einer Operation) kann ein Latex-Katheter (silikonisiert) gewählt werden (max. Verweildauer 1–2 Wochen, Herstellerangaben beachten), alternativ ein Katheter aus Polyurethan (PU). **Einmalkatheter** bestehen in der Regel aus Polyvinylchlorid (PVC).

Es gibt drei verschiedene **transurethrale Katheterarten** (→ Abb. 8.15):

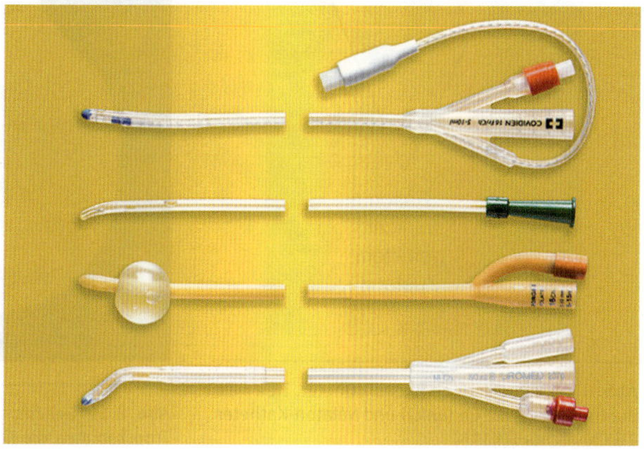

Abb. 8.15 Verschiedene Katheterarten zur transurethralen Harnableitung (von oben nach unten): Blasenverweilkatheter aus Silikon mit Temperatursensor, Einmalkatheter aus PVC mit Tiemannspitze, Blasenverweilkatheter aus Latex mit Silikonbeschichtung (mit geblocktem Ballon), Spülkatheter aus Silikon. [K115]

- **Einmalkatheter:** können nicht geblockt werden
- **Verweil-, Dauerkatheter:** haben ein Lumen zur Urinableitung und ein zweites Lumen zur Blockung
- **Spülkatheter:** Haben zusätzlich ein drittes Lumen zur Flüssigkeitseinleitung (Blasenspülung ➜ 33.1.3).

Es gibt verschiedene **Katheterspitzen** (➜ Abb. 8.16). Die gebräuchlichsten sind:

- **Spitze nach Nélaton:** ist gerade, zylindrisch, hat eine abgerundete Spitze und wird i. d. R. bei Frauen verwendet
- **Spitze nach Tiemann:** Ist gebogen und konisch *(kegelig)* dünn auslaufend; damit können Harnröhrenkrümmungen und Engstellen der männlichen Harnröhre leichter passiert werden.

In der Urologie werden weitere Katheterspitzen verwendet.

Katheterstärken

Katheterdurchmesser werden in **Charrière** (kurz: Ch) angegeben. Dies ist die Maßeinheit für den Außendurchmesser von medizinischen Kathetern. 1 Charrière ≙ ⅓ mm.

Übliche **Katheterstärken** bei Männern sind 14–18 Ch, bei Frauen 12–14 Ch und bei Kindern 8–10 Ch. Die Katheterstärke wird individuell gewählt, da ein zu großer Katheter das Verletzungsrisiko beim Legen erhöht, zu einer Schleimhautirritation mit nachfolgender Entzündung der Harnröhre führen kann oder von der Patientin als dauerhaft störend empfunden wird. Zu kleine Katheter können durch Koagel oder Harnsalze verstopfen. Dabei ist zu beachten, dass Silikonkatheter im Vergleich zu Latexkathetern ein größeres Innenlumen haben [2].

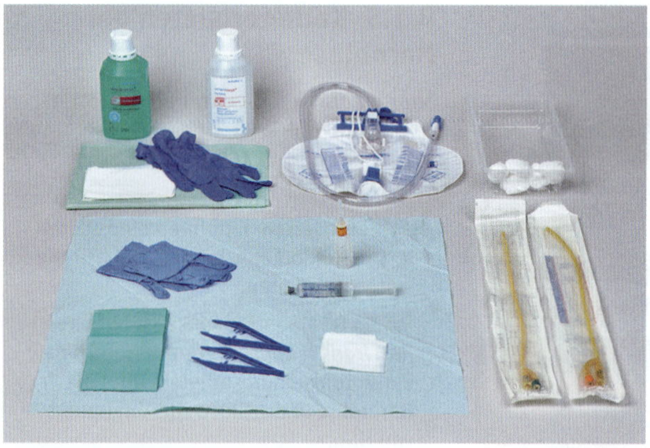

Abb. 8.17 Material zum Legen eines transurethralen Dauerkatheters. Abhängig vom Inhalt des Kathetersets werden die weiteren benötigten Materialien zusammengestellt. [K115]

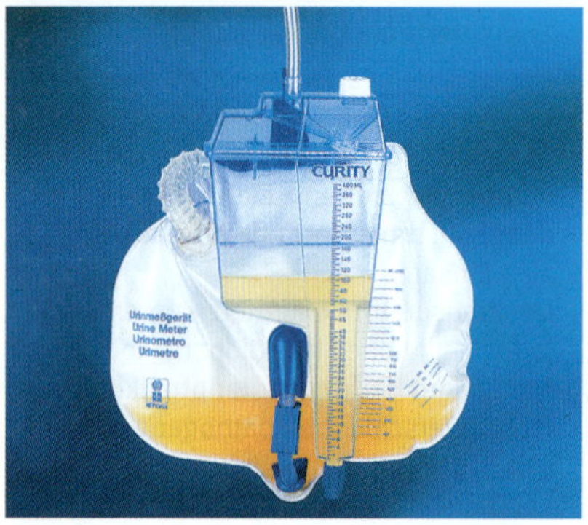

Abb. 8.18 Geschlossenes Urinauffangsystem mit Stundenurinmesskammer (Urimeter), wenn die stündliche Urinmenge wichtig ist. Zum Ausleeren nach dem Ablesen der Menge wird das Urimeter abgehängt und hochgehoben, sodass der Urin in den Beutel fließt. Alternativ lässt sich der Urin auch unten am Urimeter entleeren. [U244]

Legen eines Blasenkatheters

Vorbereitung der Materialien

Material zum Legen eines transurethralen Dauerkatheters (➜ Abb. 8.17) [2], [3]:

- Händedesinfektionsmittel
- Steril verpacktes Katheterset (Inhalt weicht je nach Hersteller ab)
  - Verpackung als sterile Arbeitsfläche
  - Geschlitztes Lochtuch zum Abdecken des Genitalbereichs
  - Paar sterile Handschuhe, alternativ einzeln verpackter steriler Handschuh
  - Anatomische Pinzette
  - Anästhesierendes Gleitgel
  - Ca. 30 ml farbloses Schleimhautdesinfektionsmittel
  - Ca. sechs Kugeltupfer

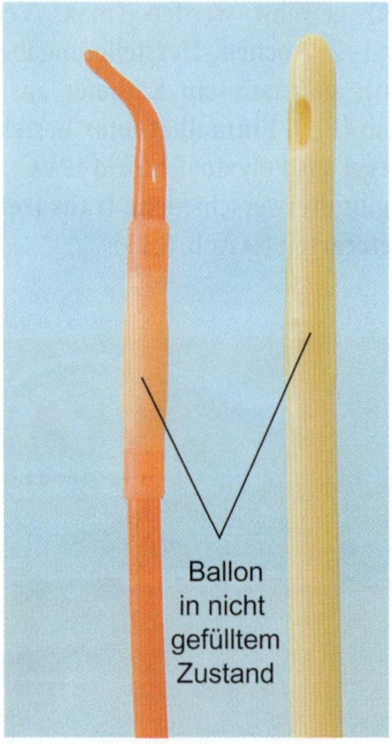

Abb. 8.16 Verschiedene Blasenkatheter. Tiemann-Katheter 12 Ch (links) und Nélaton-Katheter 16 Ch (rechts). [K115]

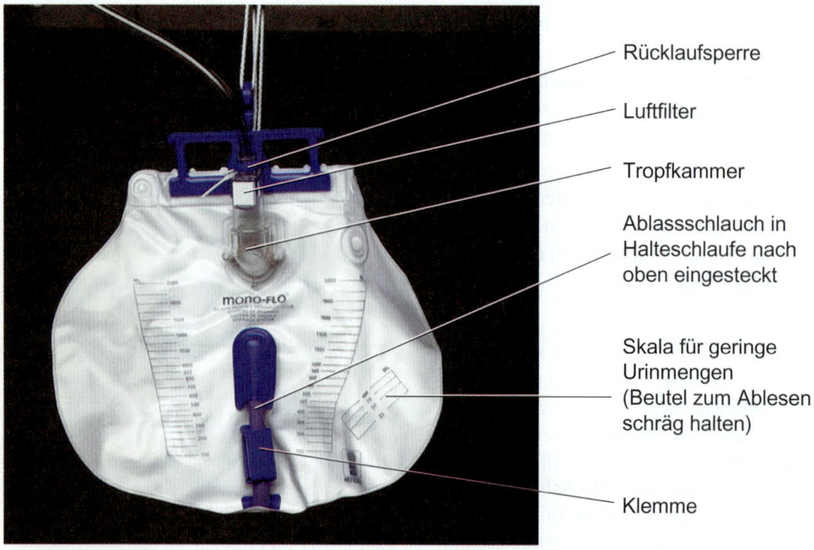

Abb. 8.19 Geschlossenes Urinauffangsystem (Urinableitungssystem) mit Rücklaufsperre und Tropfkammer, die Keimen den Weg aus dem Beutel in Richtung Harnröhre versperren. [K183]

- Ca. zwei Mullkompressen
- Tupferschale
- Auffangschale bzw. Einmalnierenschale
- Zwei sterile Katheter (einen als Reserve)
- Zweites Paar sterile OP-Handschuhe (als Ersatz, wenn das erste Paar unsteril gemacht wurde)
- Spritze mit 5–15 ml Aqua dest. zum Blocken bei Erwachsenen (ca. 2–5 ml bei Kindern) aufziehen (wenn diese nicht im Katheterset ist)
- Geschlossenes Urinauffangsystem (→ Abb. 8.19), ggf. mit Urimeter (→ Abb. 8.18)
- Einmalhandschuhe, Einmalschürze, Abwurf.

Blockungsmenge

Blockungsmenge nach Herstellerangaben auf dem Katheter beachten. Auch eine maximale oder übermäßige Blockung verhindert nicht, dass sich die Patientin den Katheter herauszieht, die Verletzungen können aber wesentlich schlimmer sein.

Größere Blockungsmengen werden ggf. nach Operationen an der Blase und Anordnung der Ärztin verwendet.

Durchführung

VORSICHT! Bei **männlichen Säuglingen und Kleinkindern** wird das Legen eines Blasenkatheters i. d. R. von einer Ärztin durchgeführt.

Nach Möglichkeit legen zwei Pflegende gemeinsam einen transurethralen Blasenkatheter, da ein streng aseptisches Vorgehen dann leichter eingehalten werden kann [3]. Da es Situationen geben kann, in denen eine Assistenz nicht zur Verfügung steht (z. B. in der Nacht, ambulanten Pflege), wird nachfolgend die Durchführung durch *eine* Pflegefachperson dargestellt (→ Abb. 8.20, → Abb. 8.21):

- Patientin informieren und verbales Einverständnis einholen
- Intimsphäre schützen, z. B. Mitpatientinnen aus dem Zimmer bitten
- Intimpflege (→ 6.2.4) durchführen (lassen)
- Ausreichend große Fläche zum Ablegen der Materialien schaffen; Position auf der Seite der Händigkeit (rechts beim Rechtshänder und umgekehrt)
- Arbeitsfläche desinfizieren
- Katheterset aus der äußeren Verpackung herausnehmen und auf der Arbeitsfläche abstellen
- Hände desinfizieren
- Katheterset-Verpackung an den Rändern vorsichtig auseinanderfalten und ausbreiten (Innenfläche muss steril bleiben und dient als sterile Ablagefläche)
- Steril eingepackte Materialien (z. B. Katheter) unter aseptischen Bedingungen öffnen und auf die sterile Arbeitsfläche fallen lassen.

Weiteres Vorgehen bei der Frau → Abb. 8.20 und beim Mann → Abb. 8.21, korrekt liegender transurethraler Blasenkatheter → Abb. 8.22.

Nachsorge

- Tücher und Auffanggefäß entfernen
- Geschlossenes Urinauffangsystem am Bett anbringen
- Genitale abwaschen und trocknen; beim Mann Vorhaut über die Eichel zurückschieben
- Patienten beim Einnehmen einer bequemen Lage unterstützen
- Arbeitsplatz aufräumen, Einmalmaterial entsorgen
- Einmalkatheterismus: abgelaufene Urinmenge messen; Urin ggf. zur Diagnostik ins Labor schicken

1 Patientin flach auf dem Rücken positionieren (Oberkörper ggf. leicht erhöht), evtl. Becken durch Unterlegen eines Kissens anheben; Knie anwinkeln und Beine spreizen lassen

2 Aus dem Katheterset die oben liegende Schutzunterlage sowie das geschlitzte Lochtuch vorsichtig entnehmen, ohne die sterile Fläche oder die übrigen Materialien mit den Händen zu berühren

3 Schutzunterlage unter das Gesäß der Patientin legen und Lochtuch so über die Oberschenkel legen, dass die Vulva gut sichtbar und zugänglich ist (Tuch nur an den Rändern fassen)

4 Sterile Handschuhe anziehen

5 Katheter auspacken und auf der Arbeitsfläche mit dem Urinauffangsystem verbinden (Dauerkatheter)

6 Spritze mit anästhesierendem Gleitgel öffnen

7 Kugeltupfer in der kleinen Schale mit Schleimhautdesinfektionsmittel tränken

8 Tupferschale auf die Schutzunterlage zwischen die Beine der Patientin stellen

9 Desinfektion
Tupfer mit der Pinzette entnehmen und große Schamlippen mit je einem Tupfer von der Symphyse zum Anus desinfizieren.

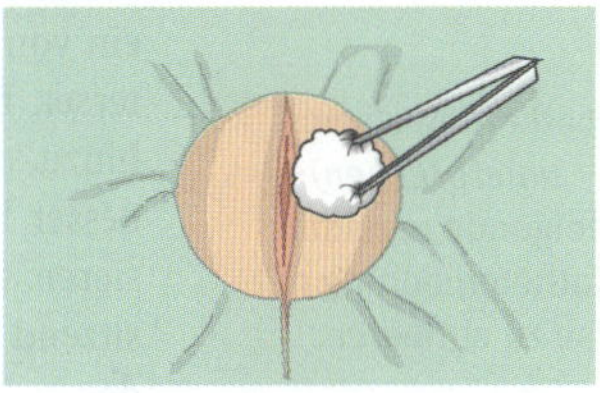

Schamlippen mit einer Hand spreizen (die Hand verbleibt bis nach Einführen des Katheters in dieser Position). Kleine Schamlippen …

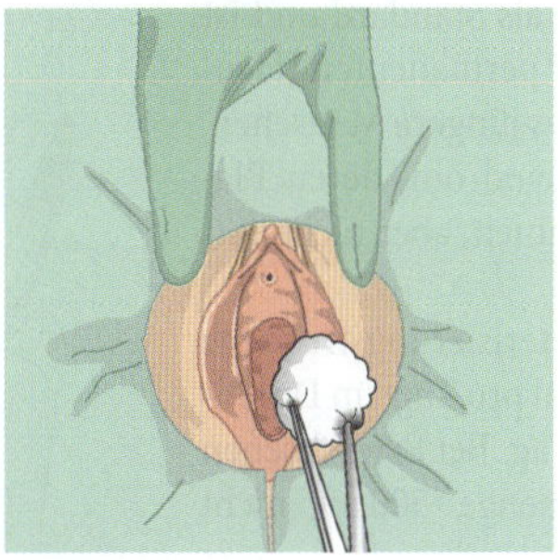

… und Harnröhrenmündung mit je einem Tupfer desinfizieren.

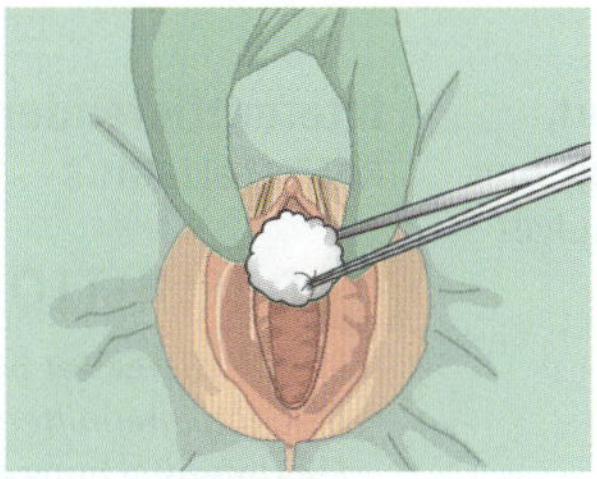

Sechsten Tupfer, wenn vorhanden, vor die Öffnung der Vagina legen

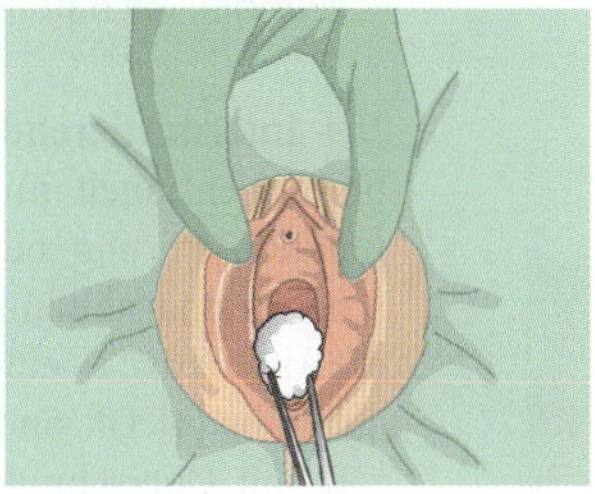

10 Einwirkzeit des Desinfektionsmittels beachten

11 Gleitgel auf die Katheterspitze geben

12 Katheter, ggf. mit angeschlossenem Urinauffangsystem, von der Arbeitsfläche nehmen

13 Katheter mit 2. Pinzette (wenn vorhanden) oder ohne Pinzette einführen, bis Urin fließt. Bei Widerstand Vorgang abbrechen

14 Bei der **Einmalkatheterisierung** Urin in der großen Kammer der Auffangschale auffangen. Zur vollständigen Entleerung der Blase von außen einen sanften Druck auf die Blase ausüben. Danach Katheter vorsichtig entfernen

15 Legen eines Dauerkatheters: Wenn der Urin fließt, Katheter noch ca. 2 cm weiterschieben, damit die Blockung nicht in der Harnröhre geschieht. Position des Katheters bis zur vollständigen Blockung mit einer Hand fixieren, damit er nicht versehentlich herausrutscht, z. B. wenn die Patientin hustet

16 Geblockten Dauerkatheter vorsichtig ein wenig zurückziehen, sodass der Blockungsballon vor der Harnröhre liegt (→ Abb. 8.22)

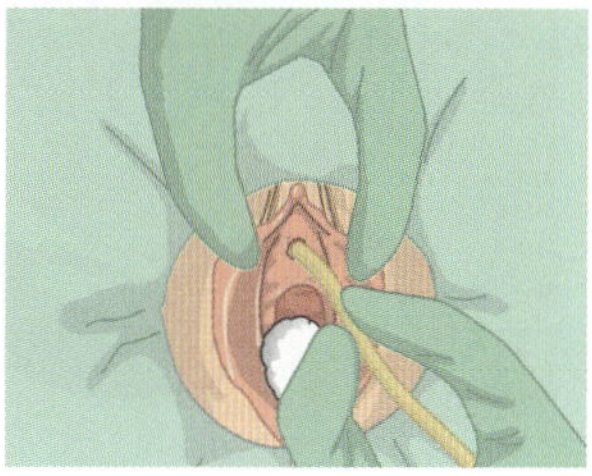

Abb. 8.20 Legen eines Blasenkatheters bei der Frau. [L138]

1 Patienten flach auf dem Rücken positionieren (Oberkörper ggf. leicht erhöht); Beine leicht spreizen

2 Aus dem Katheterset die oben liegende Schutzunterlage sowie das geschlitzte Lochtuch vorsichtig entnehmen, ohne die sterile Fläche oder die übrigen Materialien mit den Händen zu berühren

3 Lochtuch so über Oberschenkel und Intimbereich auflegen, dass es nur den Penis frei lässt (Tuch nur an den Rändern fassen)

4 Sterile Handschuhe anziehen

5 Katheter auspacken und auf der Arbeitsfläche mit dem Urinauffangsystem verbinden (Dauerkathether)

6 Spritze mit anästhesierendem Gleitgel öffnen

7 Kugeltupfer in der kleinen Schale mit Schleimhautdesinfektionsmittel tränken

8 Tupferschale auf die Schutzunterlage zwischen die Beine des Patienten stellen

9 Mit einer Hand Penisschaft fassen (zwischen Ring- u. Kleinfinger), Vorhaut zurückschieben und Harnröhrenmündung vorsichtig mit Daumen und Zeigefinger spreizen. Mit anderer Hand Tupfer mit der Pinzette entnehmen und Eichel desinfizieren: kreisförmig von der Harnröhrenöffnung weg

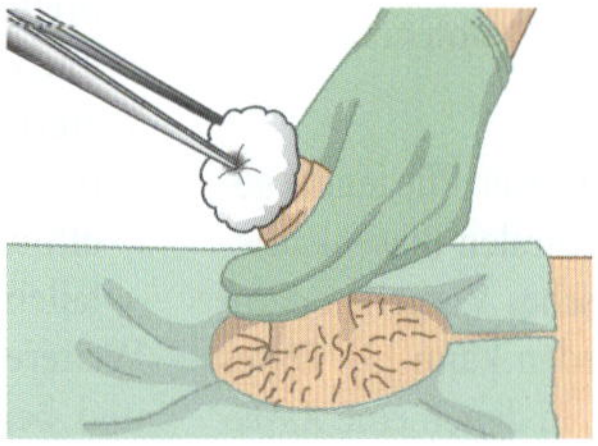

10 Einwirkzeit des Desinfektionsmittels beachten

11 Gleitgel auf die Harnröhrenmündung und in die Harnröhre geben

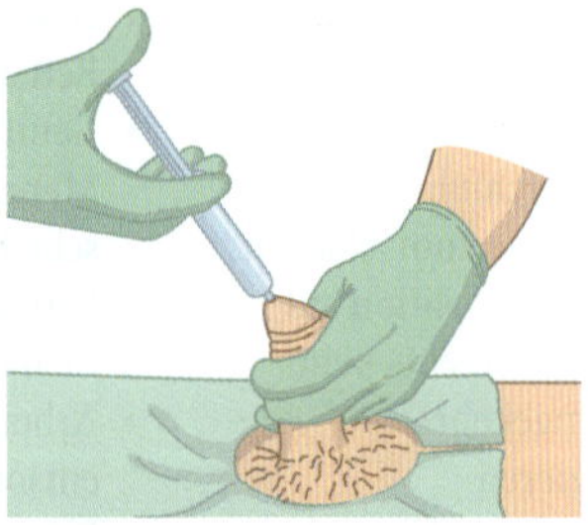

12 Katheter, ggf. mit angeschlossenem Urinauffangsystem, von der Arbeitsfläche nehmen

13 Penis strecken und Katheter mit 2. Pinzette (wenn vorhanden) oder ohne Pinzette einführen. Wird ein Tiemann-Katheter verwendet, muss die Krümmung beim Einführen nach oben zeigen

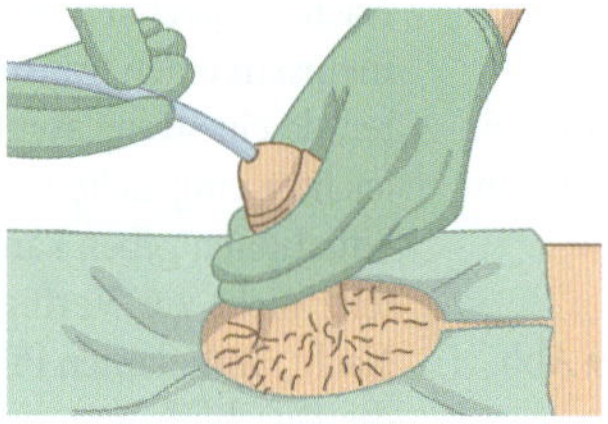

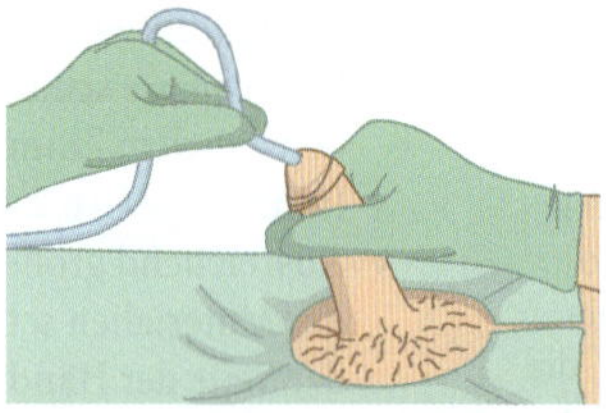

14 Bei geringem Widerstand nach ca. 10 cm Penis senken und Katheter weiterschieben, bis Urin fließt. Bei stärkerem Widerstand oder Schmerzen des Patienten Vorgang abbrechen

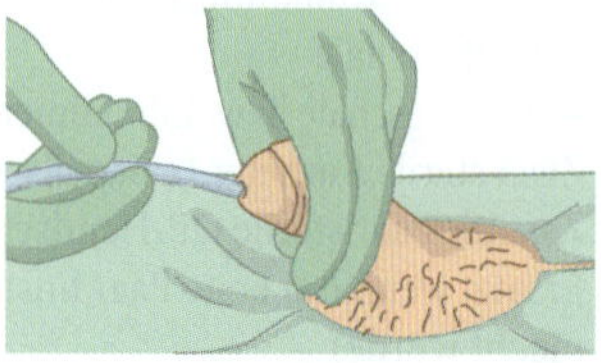

15 Bei der **Einmalkatheterisierung** Urin in der der Auffangschale auffangen. Zur vollständigen Entleerung der Blase von außen einen sanften Druck auf die Blase ausüben. Danach Katheter vorsichtig entfernen

16 Legen eines Dauerkatheters: Wenn der Urin fließt, Katheter noch ca. 2 cm weiterschieben, damit die Blockung nicht in der Harnröhre geschieht

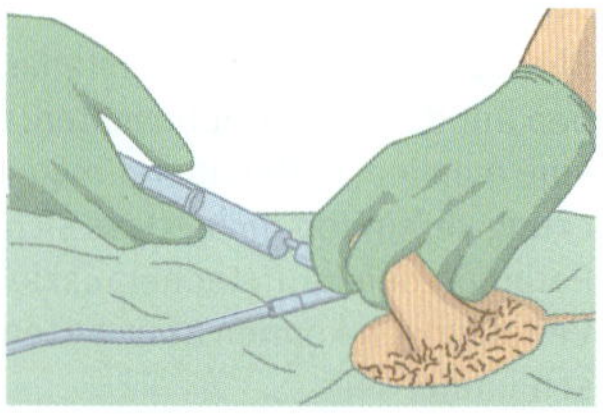

17 Geblockten Dauerkatheter vorsichtig ein wenig zurückziehen, sodass der Blockungsballon vor der Harnröhre liegt (➔ Abb. 8.22)

Abb. 8.21 Legen eines Blasenkatheters beim Mann. [L138]

- Maßnahme mit Datum, Katheterart, -stärke (Ch) und Flüssigkeitsmenge zum Blocken dokumentieren, ebenso aufgetretene Probleme.

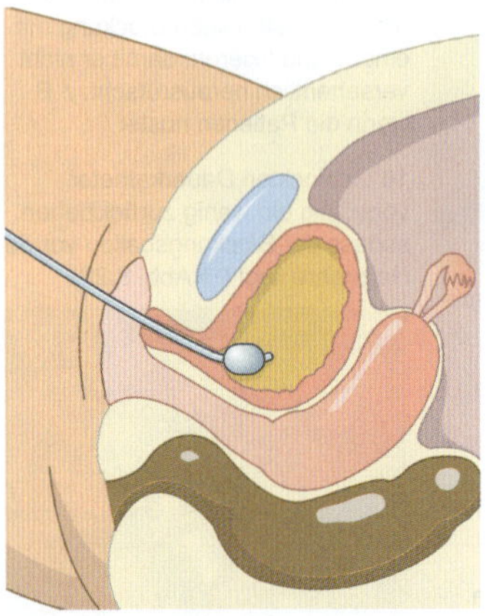

Abb. 8.22 Korrekte Lage eines geblockten Blasendauerkatheters bei der Frau. [L138]

Intermittierender Selbstkatheterismus

DEFINITION

Intermittierender Selbstkatheterismus *(ISK, lat. intermittere = unterbrechen):* Mit Unterbrechung erfolgende regelmäßige selbstständige Katheterisierung mit dem Ziel, die Harnblase zu entleeren.

Der **intermittierende Katheterismus** gilt bei Patientinnen mit neurogener Blasenfunktionsstörung oder myogener chronischer Restharnbildung als Standard und ist die Alternative zu einer permanenten Harnableitung [4]. Oft sind es jüngere Menschen, z. B. mit Querschnittssyndrom, deren Blasen den Urin noch sammelt, aber nicht entleeren kann.

Die tägliche Katheterisierungsfrequenz liegt zwischen 2–10-mal pro Tag, im Durchschnitt bei 6-mal pro Tag. Bei Erwachsenen sollte die Blasenfüllmenge 500 ml nicht überschreiten [4].

Die Durchführung der ISK (➔ Abb. 8.23) unterscheidet sich kaum von der Durchführung durch eine Pflegende: Die Patientin reinigt und desinfiziert ihren Intimbereich und stellt eine Arbeitsfläche her, auf der sie nach der Händedesinfektion die benötigten Materialien steril richtet. Verwendet wird ein von der Industrie vorgefertigtes Katheterset. Bei Frauen kommt noch ein Spiegel hinzu, damit sie ihre Harnröhrenmündung besser lokalisieren können. Das Katheterisieren selbst kann sowohl auf der Toilette sitzend als auch im Bett durchgeführt werden.

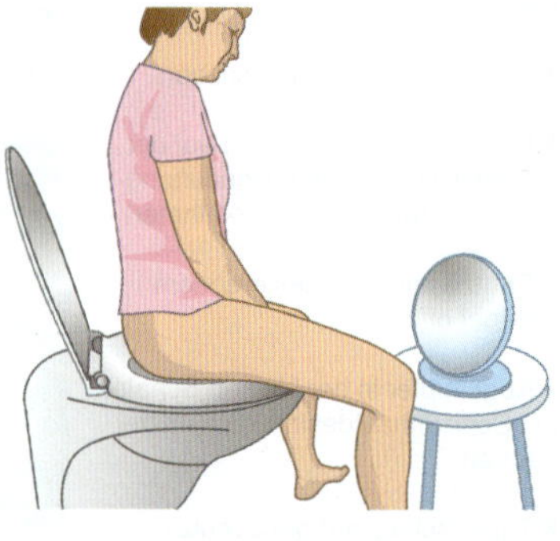

Abb. 8.23 Selbstkatheterisierung. Die Patientin sitzt zur optimalerweise auf der Toilette, davor steht ein Spiegel, mit dessen Hilfe sie ihre Harnröhrenmündung besser lokalisieren kann. [L138]

Hygienische Anforderungen

Während im Krankenhaus wegen der Gefahr nosokomialer Infektionen v. a. bei immunsupprimierten Patientinnen streng steril vorgegangen wird, darf es im häuslichen Umfeld Abweichungen vom hygienischen Standard geben – so sauber wie möglich, sollte aber immer gelten.

Übernehmen Pflegefachpersonen den ISK (z. B. wenn die Betroffene vorübergehend dazu nicht in der Lage ist), gilt für sie immer das streng aseptische Vorgehen.

Patienten, die sich intermittierend selbst katheterisieren, haben ein erhöhtes **Harnwegsinfektionsrisiko.** Zum einen sollten sie viel trinken, auch wenn sich die Harnblase dadurch schneller füllt, zum anderen sich höchstens 6-mal am Tag katheterisieren. Das Aufeinander-Abstimmen der angemessenen Trinkmenge mit der Häufigkeit des Katheterisierens braucht eine gewisse Zeit und kann mithilfe eines „Trink-Katheterisierungs-Tagebuchs" begleitet werden [4].

Pflege bei liegendem Blasenverweilkatheter

- Dauerkatheter regelmäßig auf Durchgängigkeit überprüfen (Urinfluss?), Urin beobachten (Farbe, Konzentration, Menge, Beimengungen)
- Ableitungsschlauch darf nicht in Schlaufen hängen, abknicken, über Blasenniveau hängen oder intermittierend abgeklemmt werden, da so die Ableitung behindert wird; die Harnstagnation führt zur Keimvermehrung, eine Infektion der ableitenden Harnwege wird begünstigt [3]
- Zug auf den Katheter vermeiden; ggf. Katheter mit einem Pflaster am Oberschenkel oder Schlauch mit der Klemme am Bettlaken fixieren, dabei auf die Lage des Katheters und bei männlichen Patienten auf die Lage des Penis achten
- Patientinnen zu vermehrtem Trinken anhalten, sofern keine Kontraindikationen vorliegen (Spüleffekt).

Hygienischer Umgang mit dem Blasenverweilkatheter

Stets die kritische Stellen für die Asepsis beachten (→Abb. 8.24) [3], [5]:

- Vor Maßnahmen am Katheter hygienische Händedesinfektion durchführen, Einmalhandschuhe anziehen
- 2-mal täglich Intimpflege durchführen (→6.2.4), dabei auch Verkrustungen am Katheter entfernen
- Eine routinemäßige Schleimhautdesinfektion ist weder sinnvoll noch nötig
- Ablasshahn stets in die Halteschlaufe stecken
- System nicht auf dem Boden ablegen/hinlegen, die Tropfkammer muss senkrecht hängen
- Katheter und Urinauffangsystem nicht voneinander trennen und Urinauffangbeutel nicht routinemäßig wechseln (Ausnahme z. B. Wechsel von einem Beinbeutel auf einen Nachtbeutel beim mobilen Patienten, Konnektionsstelle dann mit einem alkoholischen Präparat wisch- oder sprühdesinfizieren)
- Urinbeutel rechtzeitig leeren (Urin darf nicht mit der Rücklaufsperre in Kontakt kommen), dazu Einmalhandschuhe tragen, Ablasshahn nicht mit dem Auffanggefäß in Berührung kommen lassen, Gefäß dann desinfizieren.

Katheterwechsel und Katheterentfernung

Ein routinemäßiger Wechsel wird nicht mehr empfohlen, da das Risiko für Harnwegsinfektionen dadurch nicht verringert werden kann [3]. Im Vordergrund steht immer die Überprüfung der weiteren Notwendigkeit der Harnableitung.

Ein **Katheterwechsel** wird **notwendig,** wenn Urin neben dem Katheter herausfließt, bei Entzündung (Bennen, Schmerzen, Fremdkörpergefühl), Detrusorirritationen *(Muskelzittern, -schmerzen am Detrusor)* mit Krämpfen, Verringerung oder Ausbleiben des Urinflusses unklarer Ursache, Makrohämaturie, Leukozyturie, trübem, nach Ammoniak riechendem Urin, pH-Wert > 8, Fieber und Sepsis aufgrund Harnwegsinfektion [6].

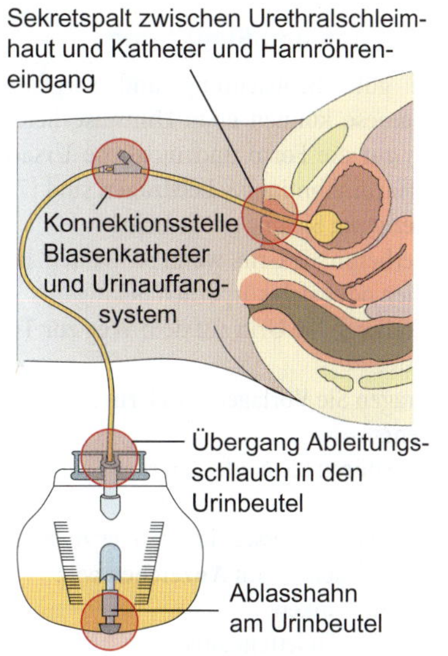

Abb. 8.24 Kritische Stellen für die Asepsis. [L190]

Zur **Katheterentferung:**

- Patientin informieren und auf dem Rücken positionieren
- Hände desinfizieren, Einmalhandschuhe anziehen
- Zellstoff als Schutz unter den Katheter legen
- Blockflüssigkeit über die Ballonzuleitung vollständig mit einer Spritze abziehen (Menge im Dokumentationssystem nachschauen)
- Patientin bitten, ein- und auszuatmen, beim Ausatmen vorsichtig den Katheter herausziehen (kann für Männer unangenehm sein)
- Intimpflege ermöglichen bzw. durchführen.

SPICKZETTEL

Transurethrale Harnableitung (Blasenkatheter)

Indikationen:
- Diagnostisch, z. B. Gewinnung einer Urinprobe.
- Therapeutisch, z. B. Blasenentleerungsstörung, vor großen OPs.

Materialien richten:
- Katheter wählen: Einmal-, Dauer-, Spielkatheter; Spitze nach Nélaton oder Tiemann; Größe + Ersatz.
- Katheterset mit Tuch, Lochtuch, Tupfern, Kompressen, sterilen Handschuhen, Pinzette, Gleitgel, ggf. Schleimhautdesinfektionsmittel, Spritze mit Aqua dest.
- Händedesinfektionsmittel, Einmalhandschuhe, -schürze, Abwurf.

Katheterisieren:
- Wann immer möglich, zu zweit.
- Intimpflege, Desinfektion des äußeren Genitale, streng aseptisches Vorgehen.
- Spezifisches Vorgehen bei Frau und Mann beachten.

Pflege bei liegendem Katheter:
- Dauerhaften Abfluss gewährleisten.
- Zug auf Katheter vermeiden.
- Patientin zum Trinken auffordern.
- Händedesinfektion, Schutzhandschuhe bei jeder Maßnahme.
- Katheter und Ablaufsystem nicht diskonnektieren.
- 2-mal täglich Intimpflege.
- Indikation regelmäßig prüfen, Katheter frühestmöglich entfernen.

8.1.6 Pflege bei Harninkontinenz

DEFINITION

Harninkontinenz: Jeglicher unwillkürlicher Harnverlust zu unpassender Zeit und/oder an unpassendem Ort ab dem 6. Lebensjahr.

Kindliche Harninkontinenz: →33.2.8

Harninkontinenz ist nicht nur bei älteren Menschen ein Problem. Schwangerschaft, operative Eingriffe an Uterus, Blase oder Prostata können zu einer zeitlich begrenzten oder dauerhaften Harninkontinenz führen.

Frauen sind wesentlich häufiger betroffen als Männer. Ca. 40 % der Frauen in Deutschland leiden langfristig oder kurzzeitig unter unwillkürlichem Harnabgang. Mit zunehmendem Alter steigt das Risiko, dabei nähert es sich bei Frauen und Männern in der Häufigkeit aneinander an. In Pflegeeinrichtungen sind bis zu 80 % der Bewohnerinnen und Bewohner harninkontinent, im häuslichen Umfeld sind es ca. 50 % aller älteren Patienten [15].

Folgen der Harninkontinenz

Inkontinenz wird von den Betroffenen meist als schwerwiegend erlebt. Der Kontrollverlust löst Angst, Scham und Schuldgefühle aus. Im Bemühen, dies zu verbergen, werden soziale Kontakte immer mehr vermieden und das Problem häufig nicht ausgesprochen. Betroffene verstecken evtl. beschmutzte Kleidung, bagatellisieren oder leugnen die Inkontinenz. Der erlebte Kontrollverlust kann zu einer Minderung des Selbstwertgefühls führen; in der Folge können Passivität, Aggressionen, Depressionen und Suizidgedanken auftreten. Die Ausübung sozialer Rollen ist eingeschränkt oder unmöglich.

Auch die Sexualität ist in hohem Maß beeinträchtigt. Durch die Versorgung mit (ungeeigneten) Inkontinenzmaterialien fühlen sich Betroffene abhängig, hilflos und entwürdigt.

Auch für Angehörige oder Betreuungspersonen ist die Urininkontinenz häufig belastend, da sie mit der Versorgung, zusätzlicher Arbeit und Wäsche konfrontiert sind. Vorwürfe und Aggressionen gegenüber der Patientin können die Folge sein.

Bei der Stuhlinkontinenz sind die Schamgefühle noch ausgeprägter als bei Urininkontinenz.

Expertenstandard Förderung der Harnkontinenz

Der Expertenstandard Förderung der Harnkontinenz in der Pflege des *Deutschen Netzwerks für Qualitätsentwicklung in der Pflege* (DNQP, 1. Aktualisierung 2014) stellt den aktuellen pflegewissenschaftlichen und medizinischen Stand zum Thema dar. Er betont die zentrale Rolle der Pflegenden im Prozess der Förderung der Harnkontinenz. Im Folgenden sind die Aussagen und Inhalte des Expertenstandards berücksichtigt [7].

Risikofaktoren

Mögliche **Risikofaktoren** sind u. a. [7], [8]:
- Kognitive und körperliche Beeinträchtigung
- Höheres Alter
- Erkrankungen, z. B. Schlaganfall, Demenz, Morbus Parkinson, Diabetes mellitus
- Medikamente, z. B. Diuretika, Antidepressiva, Neuroleptika, Opiate
- Harnwegsinfektion (→33.4)
- Obstipation (→8.2.6, →24.2.6)
- Belastung des Beckenbodens durch z. B. Schwangerschaft und Geburt (→34.7), Adipositas, schweres Heben
- Östrogenmangel in der Menopause
- Veränderung der Prostata und Operation an der Prostata (→33.6)
- Umgebungsbedingte Faktoren, z. B. schlechte Erreichbarkeit und Zugänglichkeit der Toilette, schlechte Beleuchtung in der Toilette, verunreinigte Toilette, unpraktische Kleidung.

Anzeichen und Symptome

Eine gute Beobachtung und sorgfältige Anamnese können erste Hinweise liefern, auch auf die Form und mögliche Ursache der Harninkontinenz. **Leitfragen** sind [7]:
- Verlieren Sie ungewollt Urin?
- Verlieren Sie Urin, wenn Sie husten, lachen oder sich körperlich betätigen?
- Verlieren Sie Urin auf dem Weg zur Toilette?
- Tragen Sie Vorlagen, um Urin aufzufangen?
- Verspüren Sie häufig (starken) Harndrang?
- Müssen Sie pressen, um Wasser zu lassen?

Pflegende achten auf **Anzeichen** wie:
- Wenig trinken
- Häufige Toilettengänge
- Verstecken von verunreinigter Kleidung
- Tragen von Einlagen
- Auffälligen Geruch
- Hautveränderungen im Intimbereich.

Typische **Symptome** sind:
- Unfreiwilliger Harnverlust bei körperlicher Betätigung, Husten, Niesen
- Verzögerter Beginn der Miktion, Pressen beim Wasser lassen, Harntröpfeln
- Ständiger Harnabgang, ständiger Harndrang
- Pollakisurie, Nykturie (→Tab. 8.2)
- Gefühl der nicht vollständig entleerten Blase
- Brennen beim Wasserlassen (→Tab. 8.2)
- Enuresis (→33.2.8)
- Enuresis nocturna (→33.2.8).

Inkontinenzformen

Nach der funktionellen Störung und Veränderung der Speicher- und Entleerungsfunktion lassen sich folgende **Inkontinenzformen** unterscheiden [7]:
- Funktionelle Harninkontinenz
- Harninkontinenz aufgrund veränderter Speicher- und Entleerungsfunktion:
  - Stress- oder Belastungsinkontinenz
  - Dranginkontinenz
  - Mischinkontinenz
  - Inkontinenz bei chronischer Harnretention
  - Extraurethrale Inkontinenz
  - Unkategorisierbare Inkontinenz.

Funktionelle Inkontinenz

Eine **funktionelle Inkontinenz** ist die Unfähigkeit eines normalerweise kontinenten Menschen, die Toilette rechtzeitig zu erreichen, um einen unfreiwilligen Urinabgang zu vermeiden. Sie tritt z. B. auf, wenn die Kognition oder die Mobilität eingeschränkt sind. Es liegt keine Störung des Urogenitaltrakts vor.

Stressinkontinenz (Belastungsinkontinenz)

Bei der **Stressinkontinenz** *(Belastungsinkontinenz)* verliert die Patientin bei abdominaler Druckerhöhung unwillkürlich Urin, z. B. bei körperliche Anstrengung, beim Husten, Pressen oder Wechsel vom Liegen zum Stehen. Blasensensibilität und -motorik sind normal, es liegt eine Störung des Blasenverschlusses vor (→Abb. 8.25), typischerweise bei Frauen eine Beckenbodenschwäche mit Senkung der Gebärmutter nach Geburten oder durch Östrogenmangel in den Wechseljahren (→34.7). Bei Männern tritt eine Stressinkontinenz häufig zeitlich begrenzt nach Operationen an der Prostata auf (→33.6.3).

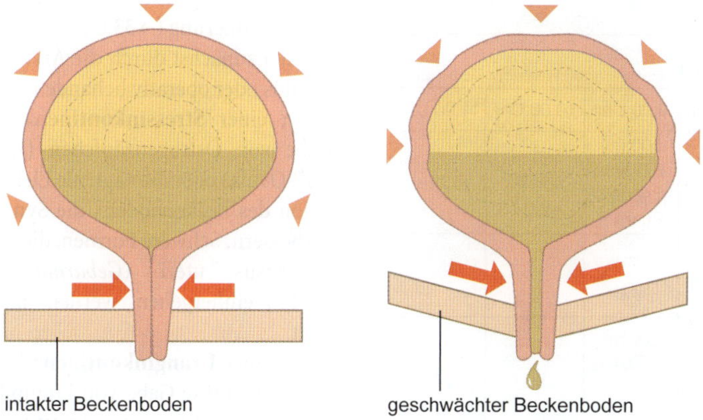

Abb. 8.25 Stressinkontinenz. Ein geschwächter Beckenboden führt zu einem mangelnden Verschluss der Blase, v. a. bei einer abdominalen Druckerhöhung. [L138]

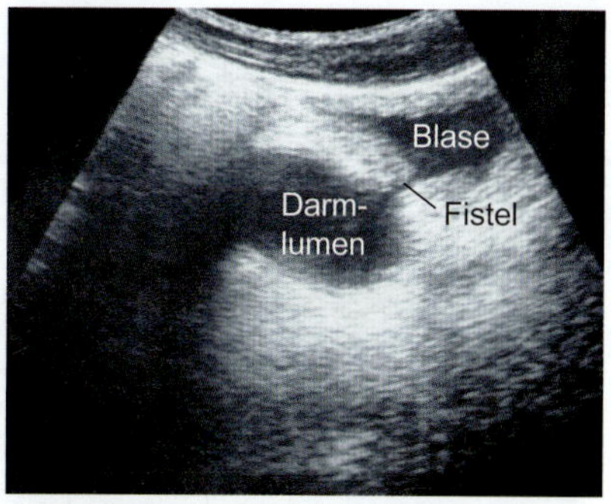

Abb. 8.27 Sonografischer Nachweis einer Blasen-Darm-Fistel. [T196]

Dranginkontinenz

Bei der **Dranginkontinenz** *(Detrusorhyperaktivität)* verspürt die Patientin schon bei geringer Blasenfüllung plötzlich einen so starken, zwanghaften Harndrang, dass sie einen Urinabgang nicht verhindern kann. Die Ursachen können neurogen sein, z. B. kann durch eine Schädigung des zentralen Miktionszentrums (z. B. nach Apoplex, bei multipler Sklerose) der Entleerungsimpuls nicht mehr gehemmt werden. Weitere Ursachen sind Harnwegsinfekte, Blasensteine, Stress, Kaffee- und Alkoholkonsum.

Mischinkontinenz

Bei der **Mischinkontinenz** kommt es zum unfreiwilligen Urinverlust sowohl im Zusammenhang mit Harndrang als auch bei körperlicher Belastung.

Inkontinenz bei chronischer Harnretention

Eine **chronische Harnretention** ist eine unvollständige Blasenentleerung mit und ohne unfreiwilligen Urinverlust. Es kommt zur **Restharnbildung.** Der chronische Harnverhalt ist i. d. R. schmerzlos.

Ursache kann ein Abflusshindernis (z. B. Prostatahypertrophie, → Abb. 8.26), ein Tumor oder ein Blasenstein sein. Nervale Ursache ist eine Schädigung des Rückenmarks (z. B. beim Querschnittssyndrom, → 37.13.2) auf Höhe (= atonische Blase), oberhalb (= Reflexblase) oder unterhalb (= autonome, reflexlose Blase) des für die Blasenentleerung verantwortlichen Reflexzentrums im Sakralmark S2–S4. Der Urin kann nicht abfließen und staut sich in der Blase, die stark gedehnt wird. Ab einer bestimmten Füllung läuft die Blase über. Auch Arzneimittel (z. B. Spasmolytika, Antidepressiva) oder eine Spinalanästhesie bewirken eine Parasympathikusblockade im Becken und können so zur Harnretention führen.

Extraurethrale Inkontinenz

Bei der **extraurethralen Inkontinenz** fließt der Urin nicht nur über die Harnröhre nach außen ab, sondern zusätzlich über eine Fistel in die Vagina, den Darm oder über eine Harnleiter- oder Harnblasenfistel (→ Abb. 8.27) nach außen. Vielfach bestehen gehäufte Harnwegsinfektionen.

Unkategorisierbare Inkontinenz

Beobachtbarer unfreiwilliger Urinverlust, der aufgrund der Symptome und Befunde nicht eindeutig zuzuordnen ist.

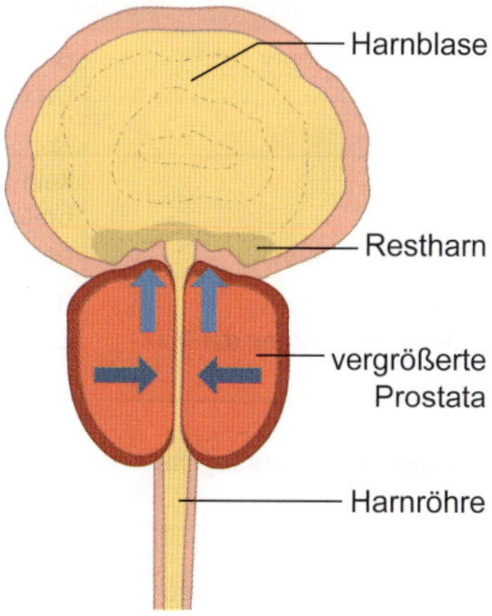

Abb. 8.26 Eine vergrößerte Prostata behindert die (vollständige) Entleerung der Blase und führt zu Restharn. [L138]

Beobachtung und Diagnostik

Bei Anzeichen und Symptomen sprechen Pflegefachpersonen die Patientin einfühlsam und diskret an.

Weiterführende diagnostische medizinische Maßnahmen sind notwendig, z. B. eine bakteriologische Urinuntersuchung (→ 33.3.1), eine Restharnbestimmung (→ 33.2.5) und eine gynäkologische und urologische Untersuchung.

Pflegefachpersonen führen als Grundlage für die weiteren Maßnahmen eine differenzierte Einschätzung durch.

Miktionsprotokoll

Im Miktionsprotokoll (→ Abb. 8.28) werden folgende **Informationen** notiert [7]:

- Anzahl und Volumen der Miktionen
- Häufigkeit des ungewollten Urinverlusts
- Situative Bedingungen, die zum unwillkürlichen Urinverlust geführt haben
- Ersuchen um Unterstützung, z. B. beim Toilettengang
- Trinkmenge, -gewohnheiten.

24-Stunden-Vorlagengewichtstest

Beim **24-Stunden-Vorlagengewichtstest** werden über 24 Stunden hinweg:

- Alle getragenen Vorlagen gesammelt und gewogen
- Das Gewicht mit der gleichen Anzahl an unbenutzten Vorlagen verglichen.

Ab einem Gewichtsunterschied von 4–8 g wird von einer Harninkontinenz gesprochen.

Ärztliche Diagnostik

Bei der **ärztlichen Untersuchung** fallen z. B. eine Prostatavergrößerung, eine Gebärmuttersenkung oder neurologische Ausfälle auf.

Die weiterführende **urologische Diagnostik** beinhaltet: Urodynamik (→ 33.3.4), Sonografie (z. B. Prostatavergrößerung?), nichtinvasive Restharnbestimmung (→ 33.2.5),

Miktionsprotokoll

Name: ______________________ Datum: ______________

Uhrzeit	6.00 Uhr	7.00 Uhr	8.00 Uhr	9.00 Uhr	10.00 Uhr	11.00 Uhr
Flüssigkeitszufuhr (ml) • Oral (p.o.) • Über Sonde (SO) • Intravenös (i.v.)		150 ml Wasser (p.o.)	300 ml Kaffee (p.o.)	500 ml Ringer-Lactat (i.v.)	150 ml Wasser (p.o.)	
Vorlagen • Nass (+/++) • Trocken (–)	+ +	–		–		
Miktion (ml) • Toilette (T) • Toilettenstuhl (TS) • Steckbecken (S) • Urinflasche (U)	200 ml (U)	200 ml (TS)		200 ml (TS)		
• Nach Aufforderung (NA) • Meldet sich mit Harndrang (HD)		HD		NA		
Bemerkungen und Situationsbeschreibung, z.B. körperliche Aktivität	Schlafanzughose nass					
Unterschrift	cm	jw	jw	rg	jw	

Abb. 8.28 Beispiel für ein Miktionsprotokoll. [L143]

Zystoskopie (→ 33.3.5), **One-Hour-Pad-Test** (Provokationstest des urethralen Sphinkters; nach Einnahme eines bestimmten Flüssigkeitsvolumens wird der Patient Belastungen wie Hüpfen, Husten, Treppensteigen ausgesetzt, danach wird die Vorlage gewogen), ggf. Röntgen, CT oder MRT.

Kontinenzprofile

Aufgrund von Beobachtung, Anamnese und Miktionsprotokoll kann das aktuelle **Kontinenzprofil** der Patientin benannt werden (→ Tab. 8.8), ggf. am Tag abweichend von der Nacht. Es beschreibt die momentane Situation der Patientin und ihr individuelles Problem in Bezug auf Kontinenz bzw. Inkontinenz. Das ist wiederum die Voraussetzung, um geeignete Pflegeziele und -maßnahmen zu planen [8].

Behandlungsstrategien

Die **Behandlungsstrategien** richten sich nach der vorliegenden Ursache der Inkontinenz. Hier greifen pflegerische, ärztliche und physiotherapeutische Maßnahmen ineinander.

Ein Harnwegsinfekt (→ 33.4.1), eine Prostatavergrößerung (→ 33.6.2) oder eine Fistel werden zunächst durch die Ärztin medikamentös oder operativ behandelt.

Bei einer **Stressinkontinenz** kann die Gabe von Östrogenzäpfchen (z. B. Ovestin®-Ovula) oder die vaginale Elektrostimulation des Beckenbodens die Symptomatik verbessern. Schwere Formen, die mit einem Descensus uteri (*Gebärmuttersenkung*, → 34.7) einhergehen, werden häufig operiert.

Bei einer **Dranginkontinenz** kommt die medikamentöse Gabe von krampflösenden Schmerzmittel *(Spasmoanalgetika)* infrage, z. B. N-Butylscopolamin, Muskelrelaxanzien, z. B. Propiverin (in Mictonorm®), Antidepressiva, z. B. Tofranil®, und in schweren Fällen eine Botoxbehandlung.

Voraussetzung für die weitere Zusammenarbeit ist eine Atmosphäre, in der sich die Betroffene angenommen und wertgeschätzt fühlt. Das hilft ihr, Ängste und Unsicherheiten zu verringern und sie kann belastende Gefühle thematisieren.

Die Pflegenden planen unter Einbeziehung der beteiligten Berufsgruppen mit der Patientin gemeinsam **individuellen Ziele** und **Maßnahmen** zur Förderung der Harnkontinenz bzw. zur Kompensation der Harninkontinenz und Vermeidung von Beeinträchtigungen.

Vorrangig bei der Zielfestlegung ist, dass die Patientin selbst bestimmt, welches Kontinenzprofil (→ Tab. 8.8) sie anstrebt bzw. welche Verbesserungen innerhalb ihres Kontinenzprofils angestrebt werden sollen. Dafür stehen verschiedene Maßnahmen zur Verfügung.

Tab. 8.8 Kontinenzprofile nach dem *Expertenstandard „Förderung der Harnkontinenz in der Pflege"* [7].

Profil	Merkmal	Beispiel
Kontinenz	• Kein unwillkürlicher Harnverlust • Keine personelle Hilfe notwendig • Keine Hilfsmittel	Blase kann willkürlich zu passender Zeit und an passendem Ort entleert werden
Unabhängig erreichte Kontinenz	• Kein unwillkürlicher Harnverlust • Keine personelle Hilfe notwendig • Selbstständige Durchführung von Maßnahmen	Kein unwillkürlicher Urinverlust durch selbstständigen Gebrauch des Toilettenstuhls oder einer Urinflasche, intermittierenden Selbstkatheterismus oder Blasentraining
Abhängig erreichte Kontinenz	• Kein unwillkürlicher Harnverlust • Personelle Unterstützung bei der Durchführung der Maßnahmen notwendig	Begleitung zur Toilette zu individuellen bzw. festgelegten Zeiten oder Fremdkatheterismus
Unabhängig kompensierte Inkontinenz	• Unwillkürlicher Harnverlust • Keine personelle Unterstützung bei der Versorgung mit Hilfsmitteln	Selbstständige Anwendung von Inkontinenzhilfsmitteln, z. B. aufsaugende Hilfsmittel, Kondomurinal, Blasenkatheter
Abhängig kompensierte Inkontinenz	• Unwillkürlicher Harnverlust • Personelle Unterstützung bei der Inkontinenzversorgung notwendig	Übernahme kompensierender Maßnahmen von anderen Personen (Angehörige, Pflegende)
Nicht kompensierte Inkontinenz	• Unwillkürlicher Harnverlust • Personelle Unterstützung und therapeutische bzw. Versorgungsmaßnahmen werden nicht in Anspruch genommen	Kein Ansprechen der Inkontinenz, Ablehnung von Hilfe bzw. fehlende Akzeptanz aufgrund kognitiver Erkrankungen

Allgemeine Maßnahmen

Übergewicht und Adipositas → 26.7.1

Eine **Gewichtsreduktion** kann eine Stressinkontinenz günstig beeinflussen, weil Gewicht vom Beckenboden genommen wird. Pflegende beraten und unterstützen die Patientin bei der Gewichtsabnahme.

Starkes Pressen bei der Defäkation erhöht den intraabdominalen Druck und belastet den Beckenboden. Kotballen drücken auf die Blase, überdehnen den Beckenboden und verändern den Beckenboden-Blasen-Urethrawinkel. Pflegende beraten die Patientin zu Maßnahmen der **Obstipationsprophylaxe** (→ 8.2.6).

Viele inkontinente Patientinnen reduzieren mehr oder minder bewusst ihre Trinkmenge, um so den belastenden Harnabgang zu reduzieren. Auch Diuretika werden aus diesem Grund nicht eingenommen. Als Konsequenz droht nicht nur eine Dehydratation (→ 7.12), sondern der Urin wird auch stärker konzentriert. Dadurch häufen sich Hautprobleme im Genitalbereich und die Neigung zu Harnwegsinfekten nimmt zu. Pflegende informieren die Patientin über die Wichtigkeit einer **ausreichenden Flüssigkeitszufuhr.** Die Patientin soll in der ersten Tageshälfte die größte Menge trinken und ab 19 Uhr nichts mehr, insbesondere, wenn sie in der Nacht häufig zur Toilette muss.

Förderung von Autonomie und Mobilität, damit Patientinnen rechtzeitig die Toilette erreichen können. Vor allem im Krankenhaus werden viele Menschen inkontinent, weil sie sich in der veränderten Umgebung nicht zurechtfinden oder der Weg zur Toilette zu weit ist *(funktionelle Inkontinenez).* Deshalb geben Pflegende der Betroffenen ein Bett nahe der Toilette, für die Nacht stellen sie einen Toilettenstuhl, ein Steckbecken oder eine Urinflasche in greifbare Nähe. Der Erhalt der Mobilität im Alter stellt eine wichtige kontinenzfördernde Maßnahme dar.

Hautreinigung und -pflege

DEFINITION

Inkontinenz-assoziierte Dermatitis (IAD): Irritativ toxische Kontaktdermatitis (→ 32.6.3) im Rahmen einer Harn- und Stuhlinkontinenz.

Chronische Feuchtigkeit in Verbindung mit Wärme führt zum Aufquellen der Hornschicht der Haut. Ammoniak im Urin schädigt die Schutzbarriere der Haut, u. a. verändert sich deren pH-Wert (→ 6.1.1). Die Restaktivität der Verdauungsenzyme greift ebenfalls die Haut an, insbesondere bei Diarrhö. Häufige und traumatisierende Reinigung der Haut kommen hinzu. Alle Aspekte zusammen führen dazu, dass Mikroorganismen leicht in die Dermis eindringen können, eine IAD ist entstanden mit typischen Zeichen: Rötung, Schwellung, z. T. mit Bläschenbildung, oberflächliche nässende Wunde, die evtl. leicht blutet, Schmerzen, Juckreiz, ggf. lokale Infektion mit z. B. Candida albicans, Escherichia coli, Staphylococcus aureus.
Weitere Faktoren, die zur Entstehung beitragen, sind höheres Alter, eine durch Ernährung hervorgerufene Gewebeüberempfindlichkeit, ggf. ein Selbstversorgungsdefizit, ungeeignete Inkontinenzversorgung und häufiges Waschen mit ungeeigneten Reinigungsprodukten.
Eine korrekte Einschätzung ist wichtig, um jeweils angemessene pflegerische Maßnahmen ergreifen zu können. Zur **Einschätzung der IAD** kann das *Inkontinenz-assoziierte Dermatitis Intervention Tool (IADIT-D)* genutzt werden [9], [10].

Die **Hautreinigung** bei Inkontinenz sowie IAD-Risiko entspricht den grundsätzlichen Reinigungsprinzipien (→ 6.1.4). Sie erfolgt möglichst rasch, damit die Haut nicht unnötig lange der Feuchtigkeit ausgesetzt ist. Sie wird schonend mit weichen Materialien durchgeführt, ggf. mit Reinigungstüchern, die bereits rückfettende, hautschützende Substanzen enthalten.

Bei der **Hautpflege** verwenden die Pflegenden ein auf die Hautsituation abgestimmtes Pflegeprodukt (→ 6.1.5).

Zum **Schutz der Haut** vor Feuchtigkeit kommen fettfreie Hautschutzlösungen oder -salben sowie Barrierecremes zum Einsatz, z. B. Cavilon® Langzeit-Hautschutzcreme, Linola® Schutzbalsam, Menalind® professional protect.

VORSICHT! Pasten und Puder sind nicht zur Hautpflege und zum Hautschutz geeignet.

Spezielle Maßnahmen

Blasentraining

Dies ist eine Form der Verhaltenstherapie, um

- falsche Ausscheidungsgewohnheiten (z. B. zu häufiges Aufsuchen der Toilette) zu korrigieren,
- die Blasenkapazität zu erhöhen und
- die Fähigkeit, den Harndrang zu verdrängen, zu verbessern.

Es werden Ausscheidungsintervalle von 3–4 Std. angestrebt. Blasentraining eignet sich für Frauen mit Stress-, Drang- und Mischinkontinenz [7].

Gemeinsam mit der Betroffenen erstellen die Pflegenden einen individuellen, zeitgebundenen Ausscheidungsplan. Verspürt die Patientin bereits vorher einen Harndrang, soll sie sich hinsetzen, tief durchatmen und die Miktion unterdrücken. Schon nach kurzer Zeit lässt der Harndrang nach. Bei Erfolg werden die Ausscheidungsintervalle wöchentlich um 15–30 Min. verlängert.

Toilettentraining

Es gibt verschiedene Varianten [7]:

- **Angebotener Toilettengang:** Die Patientin wird aufgefordert, die Blase zu entleeren und erhält eine positive Verstärkung bei Blasenkontrolle. So wird sie für ihr Ausscheidungsverhalten sensibilisiert und ein kontinentes Ausscheidungsverhalten trainiert. Dabei gilt es, das individuelle Miktionsschema der Patientin zu berücksichtigen
- **Toilettengang zu individuellen Zeiten:** Über zwei Tage wird die Patientin stündlich beobachtet und ein individuelles Miktionsprotokoll erstellt. Anhand des Miktionsprotokolls werden die Toilettenzeiten so festgelegt, dass die Patientin ¼ Std. vor der Miktion auf die Toilette, Toilettenstuhl o. Ä. begleitet wird
- **Toilettengang zu festgelegten Zeiten:** Die Patientin wird nach einem festen Zeitplan, z. B. alle 2 Std., auf die Toilette begleitet. Dabei werden Essenszeiten und Trinkgewohnheiten berücksichtigt, z. B. erster Gang morgens nach dem Aufstehen, ca. 1 Std. nach jedem Essen und Trinken, letzter Gang um 22 Uhr, nachts gegen 2 Uhr zum Toilettengang wecken. Die Intervalle werden alle 3–5 Tage um ¼ Stunde verlängert. Angestrebt werden 5–6 Toilettengänge pro Tag.

Beckenbodentraining

Gezieltes **Beckenbodentraining** (*Beckenbodengymnastik* → 34.1.4) kann insbesondere eine Stressinkontinenz deutlich bessern und eine medikamentöse oder operative Behandlung vermeiden [7]. Es ist auch bei Mischinkontinenz geeignet. Voraussetzung ist, dass die Patientin sorgfältig durch eine Physiotherapeutin angeleitet wird und die Übungen regelmäßig durchführt.

- **Ohne unterstützende Technik:** Die Patientin lernt, den Beckenboden wahrzunehmen und Übungen, welche die Kraft und Ausdauer des Verschlussapparats

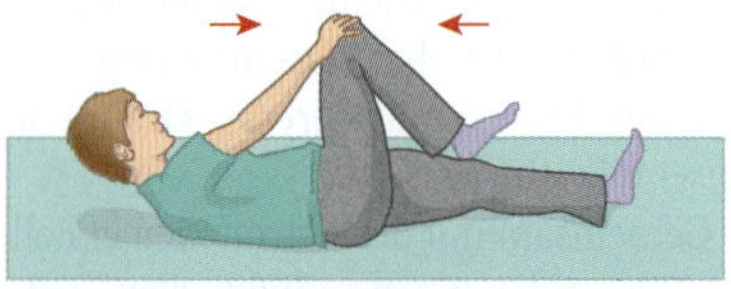

Rückenlage, ein Bein anwinkeln, die Hand auf das Knie legen. Kopf anheben und Knie gegen die Hand drücken. Widerstand einen Moment halten.

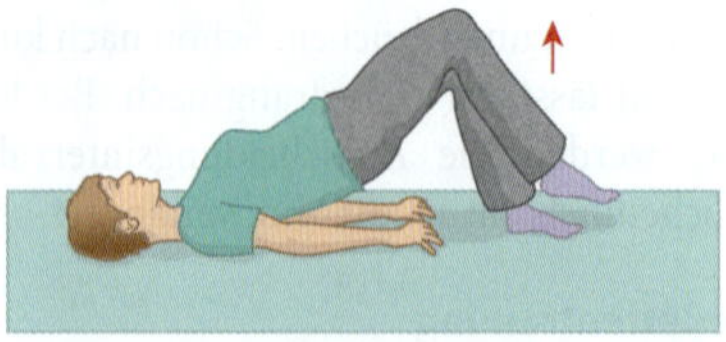

Rückenlage, die Beine schulterbreit aufstellen. Gesäß so weit anheben, bis Oberschenkel und Oberkörper eine Linie bilden. Die Füße im Wechsel wenige Zentimeter vom Boden anheben.

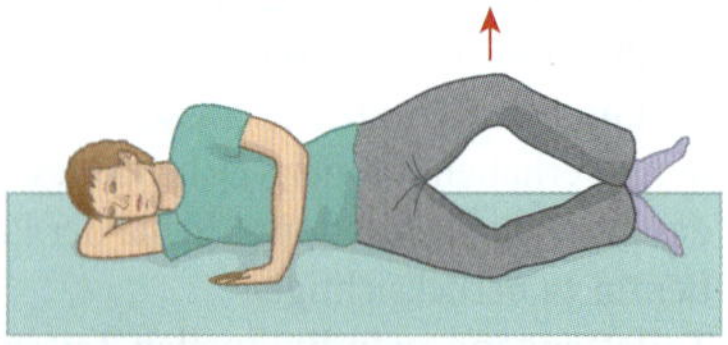

Seitenlage, Füße liegen aufeinander. Fersen fest aufeinanderdrücken und das obere Knie abspreizen. Position beim Ausatmen kurz halten, Knie beim Einatmen wieder schließen.

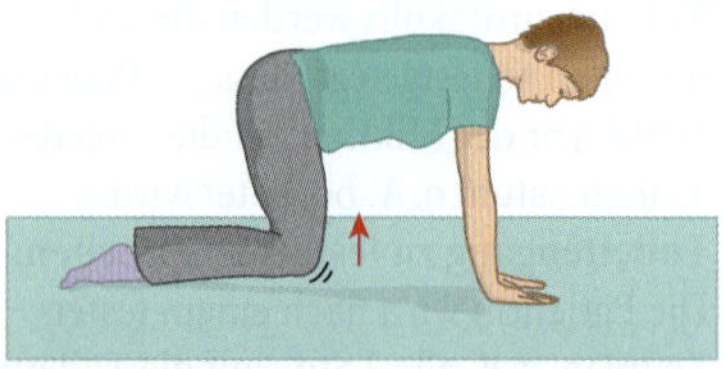

Vierfüßlerstand, Füße nach hinten. Knie langsam vom Boden abheben. Spannung kurz halten, Knie absenken.

Abb. 8.29 Verschiedene Übungen zur Stärkung des Beckenbodens, welche die Patientin unter Anleitung einer Physiotherapeutin erlernt und mehrmals täglich durchführen soll. [L138]

der Blase verbessern. Zur Wahrnehmungsschulung und Durchblutungsförderung dient z. B. das „Blinzeln". Die Patientin stellt sich gedanklich einzelne Harntropfen vor und hält diese durch leichte Anspannung des externen urethralen Sphinkters im Sekundenrhythmus an und lässt sie los; bei korrekter Ausführung der Übung ist weder eine Anspannung des Gesäßes noch der Bauchmuskulatur zu sehen. Weitere Übungen → Abb. 8.29

- **Mit unterstützender Technik:**
  - Bei der **Elektrostimulation** werden über Elektroden elektrische Impulse auf die Beckenbodenmuskulatur übertragen. Die dadurch ausgelösten Kontraktionen trainieren passiv die Muskulatur
  - Das **Biofeedback** misst elektrische Aktionspotenziale, die bei Muskelkontraktionen entstehen, und gibt der Patientin eine Rückmeldung über den Trainingserfolg
  - **Vaginalkonen** (→ Abb. 34.30) sind kegelförmige Gewichte mit unterschiedlichen Schweregraden. Um das Herausrutschen zu verhindern, ist es notwendig, den Beckenboden anzuspannen. Mit zunehmendem Trainingserfolg wird der nächstschwerere Konus verwendet.

Stimulation der Blase

Eine direkte Stimulation der Blase, v. a. bei Inkontinenz bei akuter Harnretention (z. B. postoperativ) ist möglich durch:

- Bestreichen der Oberschenkelinnenseiten und des Skrotums
- Wasserhahn laufen lassen
- Hände in warmes Wasser halten
- Feucht-warme Kompresse auf der Blasenregion.

VORSICHT! Veraltete Methoden!
Triggern (rhythmisches und schnelles Beklopfen der Blasenregion mit den Fingerspitzen der gestreckten Hand) und **Valsalvatechnik** (*Credé-Handgriff,* mechanisches Ausdrücken der Blase von außen) sind veraltete und nicht empfehlenswerte Techniken.

Einsatz von Hilfsmitteln

Hilfsmittel können die Ursache einer Harninkontinenz nicht beheben, helfen aber der Betroffenen, mit ihrem Leiden umzugehen und ermöglichen ihr eine „soziale Kontinenz". Im besten Fall kann eine *unabhängig kompensierte Inkontinenz* (→ Tab. 8.8) erreicht werden.

Die Anpassung und Auswahl der geeigneten Hilfsmittel erfordern von den Pflegenden Einfühlungsvermögen und das Wissen darüber, welche Möglichkeiten der Versorgung es gibt. Es gibt vier Gruppen von Hilfsmitteln [7]:

- **Aufsaugende/absorbierende Hilfsmittel: Körpernahe** Hilfsmittel sind Tropfenfänger, Slipeinlagen, Vorlagen und Inkontinenzslips (→ Abb. 8.30, → Abb. 8.33), **körperferne** Unterlagen (Einmalunterlagen oder waschbare, wiederverwertbare Unterlagen → Abb. 8.31, → Abb. 8.32) und wasserundichte Laken
- **Mobile Toilettenhilfen:** Urinflasche, Steckbecken (→ 8.2.4), Toilettenstuhl (→ 8.2.4) sind auffangende Hilfsmittel, insbesondere für Patientinnen mit eingeschränkter Mobilität
- **Ableitende Hilfsmittel:** Kondomurinal, intermittierender (Selbst-)Katheterismus (→ Abb. 8.23), Blasenverweilkatheter (empfohlen wird die suprapubische Katheterisierung, → 33.1.4), Nierenfistelkatheter (→ 33.1.6)
- **Mechanische Hilfsmittel:** Pessare, Sphinkterprothesen, Vaginaltampons (→ Abb. 8.37).

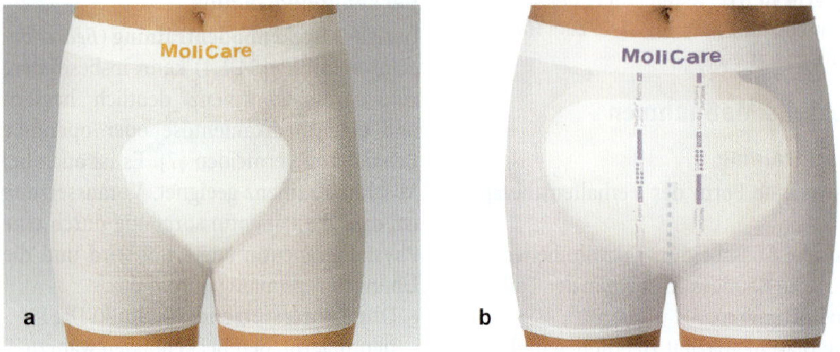

Abb. 8.30 MoliCare® Pad: Zuverlässige Einlagen für Schutz bei leichter bis mittlerer Blasenschwäche (a). MoliCare® Premium Form +SIZE: Spezieller Schutz für Übergewichtige mit schwerer Inkontinenz (b). [V220]

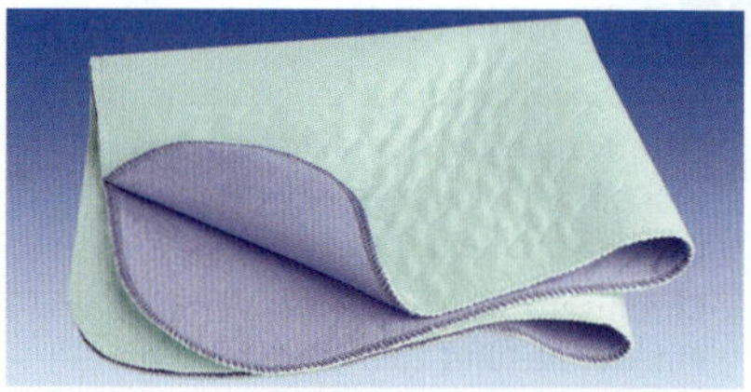

Abb. 8.31 MoliCare® Premium Bed Mat Textile: Textile Betteinlage mit hoher Saugfähigkeit und weicher Oberfläche, waschbar. [V220]

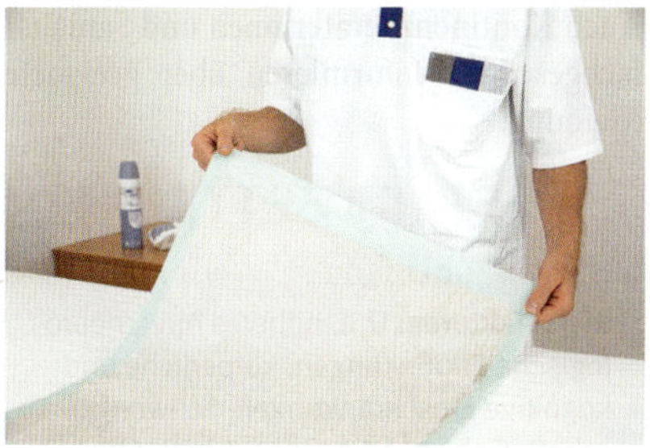

Abb. 8.32 MoliCare® Bed Mat ECO: Zellstoffunterlage mit flüssigkeitsundurchlässiger Rückseite, Einmalprodukt. [V220]

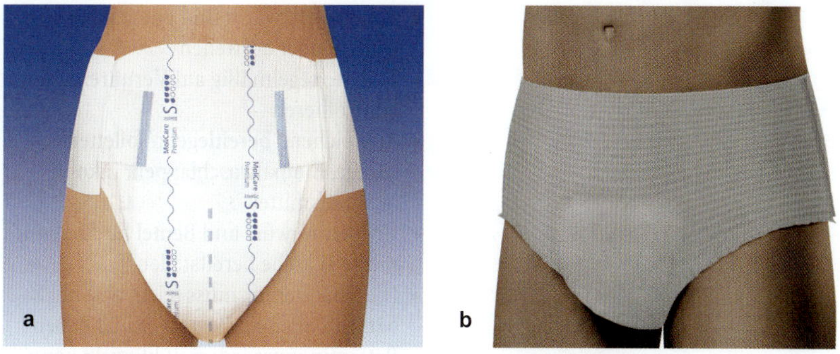

Abb. 8.33 MoliCare®Premium Elastic: Inkontinenzversorgung mit dehnbaren elastischen Seitenteilen und wiederverschließbaren Klettverschlüssen (a). Inkontinenz Pull Up (MoliCare® Premium MEN PANTS, berücksichtigt die Anatomie des Mannes): Slip, der wie eine normale Unterhose an- und ausgezogen wird (b). [V220]

Aufsaugende/absorbierende Hilfsmittel

Aufsaugende/absorbierende Hilfsmittel sollen einen Auslaufschutz haben, Urin sicher einschließen (Supraabsorber binden den Urin mittels Gelbildung, → Abb. 8.30, → Abb. 8.33), hautfreundlich und diskret sein. Bei leichter Inkontinenz reichen häufig Slipeinlagen. **Vorlagen** können gut mit einer elastischen Netzhose getragen werden, die bei Verschmutzung verworfen werden kann. Vorlagen gibt es mit unterschiedlichen Aufnahmekapazitäten. **Inkontinenzslips** sind für schwere Harn- und Stuhlinkontinenz geeignet. Es gibt sie in verschiedenen Größen, als Einmalslips oder zum Waschen und mit unterschiedlichen Aufnahmekapazitäten. Pflegende berücksichtigen bei der Auswahl des richtigen Hilfsmittels: Art und Schwere der Inkontinenz am Tag und in der Nacht, Geschlecht, persönliche Prioritäten und Wechselmöglichkeiten.

VORSICHT! Inkontinenzslips (→ Abb. 8.33) schließen die Haut im Intimbereich luftdicht ab. Durch die feuchte Wärme besteht **Intertrigogefahr** und die **Gefahr einer Inkontinenz-assoziierten Dermatitis (IAD).** Deshalb Inkontinenzslips möglichst nicht 24 Std. am Tag tragen (lassen), sondern z. B. nur in der Nacht. Bei bettlägerigen Patientinnen, wenn möglich, den Slip offen lassen.

Kondomurinale

Kondomurinale stellen eine komplikationsarme Alternative zum transurethralen Blasenverweilkatheter dar und können bei verschiedenen Harninkontinenzformen des Mannes angewendet werden.

Es gibt sie in verschiedenen Größen und Ausführungen (→ Abb. 8.34). Über einen Abflussstutzen wird das Kondom mit einem Urinauffangsystem verbunden. Kondomurinale sind selbsthaftend oder werden durch Haftstreifen fixiert (→ Abb. 8.35).

Kondomurinal **anlegen:**
- Intimpflege durchführen, ggf. Schamhaare an der Peniswurzel entfernen
- Größe mit Schablone bestimmen
- Ggf. Haftstreifen an der Peniswurzel anbringen (nicht zirkulär!)
- Kondomurinal an der Penisspitze ansetzen und über den Penis abrollen, sodass 1–2 cm Platz zwischen Penisspitze und Abflussstutzen bleiben
- Kondomurinal für ca. 30 Sek. fest andrücken
- Urinableitungssystem mit dem Ableitungssystem verbunden; Ableitungssystem am Bett aufhängen oder als Beinbeutel am Unterschenkel des Patienten fixieren (→ Abb. 8.36).

Kondomurinal **entfernen:** In der Regel wird es alle 24 Std. im Rahmen der Körperpflege gewechselt; dazu wird es langsam von der Peniswurzel an abgerollt.

Kondomurinale eignen sich nicht für Männer mit sehr kleinem oder retrahiertem Penis, da das Urinal nicht befestigt werden kann. Wird eine zu kleine Größe verwendet, kann es zu einer Minderdurchblutung des Penis kommen.

Pessare

Pessare stellen eine Lösung bei Stressinkontinenz von Frauen dar, wenn eine Operation nicht möglich ist. Sie stützen den Uterus und heben ihn leicht an. Dadurch können sich die Symptome verbessern. Das Pessar muss alle 5–6 Wochen vom Gynäkologen gewechselt werden.

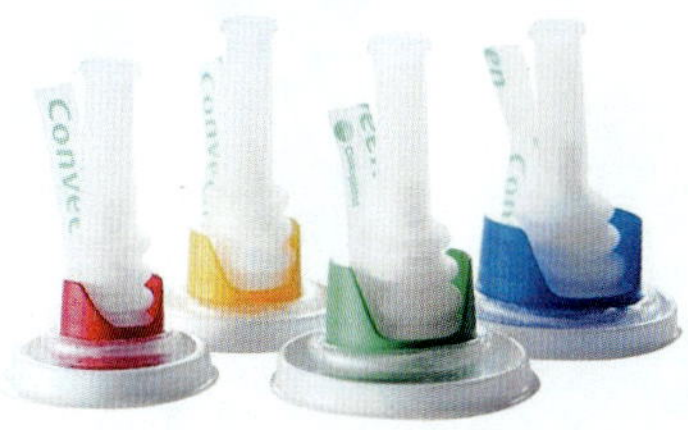

Abb. 8.34 Kondomurinal. [V130]

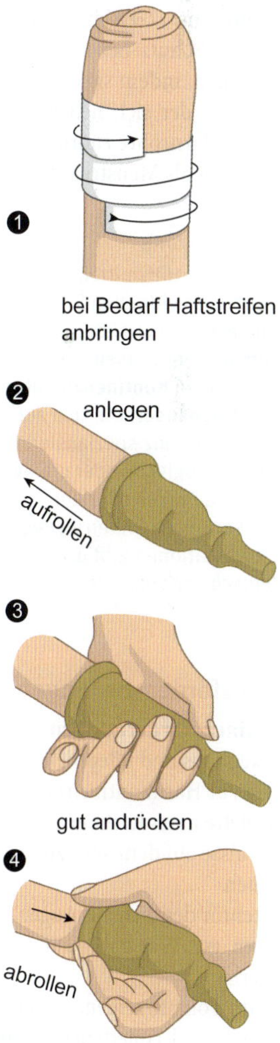

Abb. 8.35 Kondomurinal anlegen (1–3) und abnehmen (4). [L138]

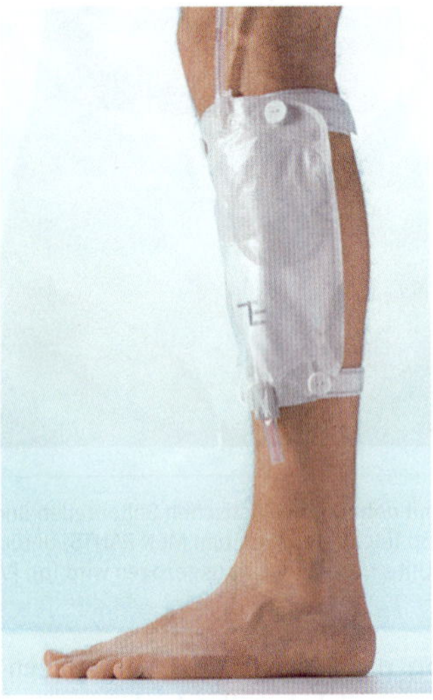

Abb. 8.36 Ein Beinbeutel als Urinauffangsystem ermöglicht dem Patienten Mobilität. [V130]

Vaginaltampons

Vaginaltampons (→Abb. 8.37) bieten Frauen einen Schutz bei leichten Inkontinenzproblemen, indem sie durch ihre Größe das Lumen der sich neben der Vagina befindlichen Harnröhre zudrücken. Sie sind deutlich größer als Menstruationstampons.

> **Patientenberatung**
> Es gibt weitere Hilfsmittel, die bei speziellen und individuellen Situationen zum Einsatz kommen können. Pflegefachpersonen verweisen die betroffenen Patientinnen an **Kontinenzberaterinnen** und **Sanitätshäuser,** die sich auf das Thema Inkontinenz spezialisiert haben. Auch gynäkologische oder urologische Kliniken und Praxen mit dem Schwerpunkt Inkontinenz bieten wertvolle Hilfe. Informationen gibt u. a. auch bei der *Deutschen Kontinenz Gesellschaft* [12].

Kontinenzfördernde Umgebung

Eine **kontinenzfördernde Umgebung** (v. a. im Krankenhaus und Pflegeheim) kann entscheidend zur Harnkontinenz beitragen:

- Die Toilette muss leicht erreichbar sein
- Hindernisse auf dem Weg zur Toilette entfernen
- Toilettentür deutlich auf Augenhöhe beschriften, ggf. Weg dahin auf dem Boden markieren
- Patientin Toilette zeigen, ggf. auch öfter
- Haltegriffe und Toilettenerhöhung sollten vorhanden sein
- Ggf. nachts Licht in der Toilette brennen lassen
- Toilette soll warm und gut gelüftet sein, Duftspender aufstellen
- Toilette regelmäßig auf Verunreinigung kontrollieren
- Ausreichend bereitlegen: Toilettenpapier, Einmalwaschlappen, Inkontinenzhilfsmittel
- Großen Abwurf und Beutel für kontaminierte Wäsche bereitstellen
- Die Toilettentür muss leicht abschließbar sein oder ein Besetzt-Schild haben
- Patientin muss jederzeit klingeln können
- Mobile Toilettenhilfen und Gehhilfen müssen immer gut erreichbar sein
- Intimsphäre wahren, Mitpatientinnen bei der Ausscheidung und Inkontinenzversorgung nach Möglichkeit aus dem Zimmer schicken; Patientinnen mit dem Toilettenstuhl über die Toilette schieben
- Alle Pflegenden und ggf. die Angehörigen über das Blasen- und Toilettentraining informieren
- Nach Möglichkeit auf Beruhigungs- und Schlafmittel verzichten.

Pflegende in der ambulanten Pflege beraten diesbezüglich auch die Betroffenen und ihre Angehörigen.

Kontinenzfördernde Kleidung

Wenn Geschicklichkeit und Feinmotorik abnehmen und gleichzeitig die Zeit zwischen Urindrang und -entleerung kürzer wird, muss die Kleidung geeignet sein:

- Weite Kleidung tragen, da sich diese leichter entfernen lässt und Inkontinenzhilfsmittel kaschiert
- Knöpfe, Haken, Reißverschlüsse durch Klettverschlüsse ersetzen
- Hosenschlitze verlängern, Hosen mit Gummibund tragen
- Wickelröcke und Strumpfhosen, die im Intimbereich offen sind, nutzen
- Ggf. Hemden kürzen
- Unterhosen mit aufklappbarem Latz oder Schlitz an der Rückseite
- Kleidung sollte bei 60 °C waschbar sein.

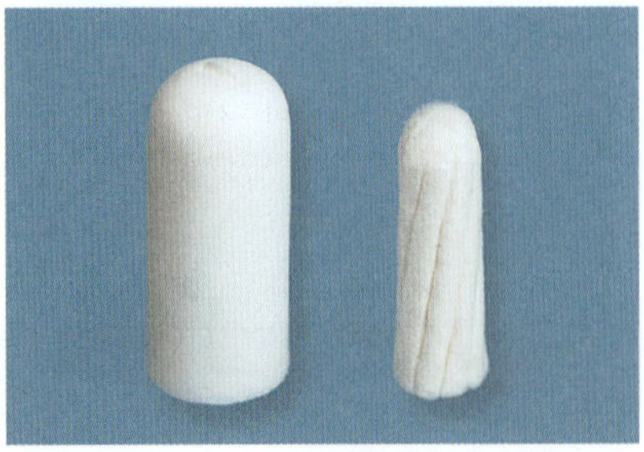

Abb. 8.37 Vaginaltampon (links), normaler Menstruationstampon (rechts). [K115]

Auch Kontinenzberaterinnen und Sanitätsfachgeschäfte informieren über geeignete Kleidung.

> **SPICKZETTEL**
> **Harninkontinenz**
> **Risikofaktoren:** U. a. höheres Alter, neurologische Erkrankungen, körperliche und kognitive Einschränkungen, Schwangerschaft, Geburt, Adipositas, Obstipation.
> **Formen:** Funktionelle Inkontinenz und veränderte Speicher- und Entleerungsfunktion (Stress-, Drang-, Mischinkontinenz, I. bei Harnretention, extraurethrale I., unkategorisierte I.).
> **Symptome:** U. a. ständiger Harndrang, häufige Toilettengänge, Urinabgang bei Aktivität, verzögerter Miktionsbeginn, starkes Pressen notwendig, Harntröpfeln.
> **Diagnostik:** Miktionsprotokoll → Kontinenzprofil bestimmen, urologische und gynäkologische Untersuchung.
> **Maßnahmen:** Gewichtsreduktion, Obstipationsprophylaxe, ausreichende Flüssigkeitszufuhr, Hautreinigung und -pflege, kontinenzfördernde Kleidung, Blasentraining, Toilettengänge, Beckenbodentraining, Hilfsmittel (aufsaugend, ableitend, mobile, mechanische), kontinenzfördernde Umgebung.

8.1.7 Urostoma

Stomatherapie und Stomapflege →8.2.7

> **DEFINITION**
> **Urostoma:** Minimalinvasiv oder chirurgisch herbeigeführte vorübergehende oder dauerhafte Ableitung des Urins durch die Haut nach außen. Häufig spricht man von einem Urostoma, wenn der Urin nach der Entfernung der Blase auf anderem Wege nach außen geleitet wird, es gibt aber weitere Urostomata. Unterschieden wird zwischen **inkontinenten** und **kontinenten Harnableitungen.**

Inkontinente Harnableitungen sind:

- **Zystostomie (= suprapubische Blasendrainage):** Künstliche Urinableitung im Bereich der Blase (→33.1.4)
- **Nephrostomie (Nierenfistel, Nifi):** Künstliche Urinableitung im Bereich des Nierenbeckens (→33.1.6)
- **Ureterokutaneostomie** *(Harnleiter-Haut-Fistel, äußerer Splint):* Künstliche Urinableitung über die Harnleiter durch die Bauchdecke
- **Conduit:** Die Harnleiter werden in ein ausgeschaltetes Stück Dünn- oder Dickdarm eingepflanzt, das wiederum durch die Bauchdecke ausgeleitet wird (→Tab. 33.2).

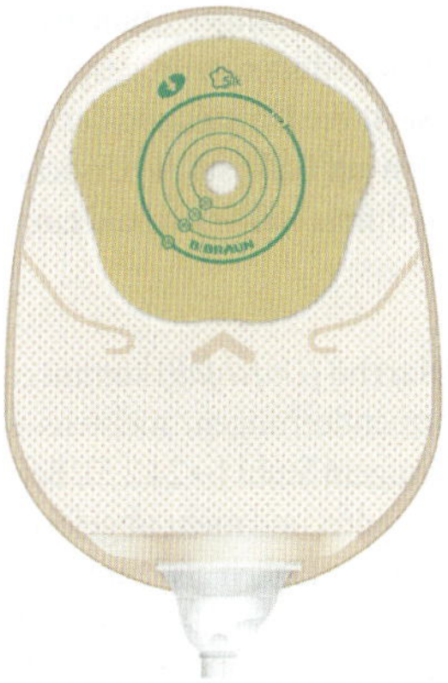

Abb. 8.38 Einteiliger Urostomiebeutel mit integrierter Hautschutzplatte. [U223]

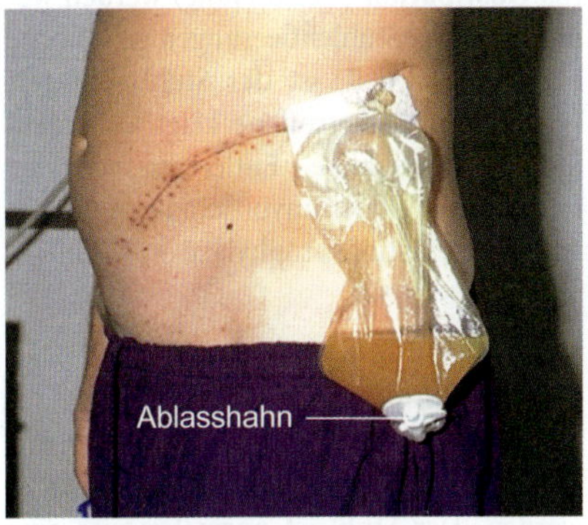

Abb. 8.39 Perkutane Harnableitung in einen aufgeklebten Urostomiebeutel. [K183]

Kontinente Harnableitungen sind:

- **Neoblase:** Aus einem stillgelegten Darmsegment formt die Chirurgin eine neue Blase, in das die Harnleiter eingenäht werden. Die Neoblase wird dann mit der verbliebenen Harnröhre verbunden (→ 33.4.2)
- **Pouch:** Bildung eines kugelförmigen Reservoirs aus einem Dünn- oder Dickdarmsegment, in das die Harnleiter eingenäht werden. Ein abführender Darmteil wird als Stoma in den Unterbauch abgeleitet (→ Tab. 33.2).

Pflegerische Interventionen

Da bei inkontinentem Urostoma ständig Urin aus der Hautöffnung austritt, ist es erforderlich, dass die Betroffene dauernd einen Beutel trägt, der auf die Haut aufgeklebt wird (→ Abb. 8.39). Urostomiebeutel haben eine Rücklaufsperre und einen Ablasshahn (→ Abb. 8.38). Es gibt sie als ein- und zweiteilige Systeme (→ 8.2.7). Für einen ungestörten Schlaf kann ein zusätzlicher Urinbeutel angeschlossen werden.

Die pflegerische Versorgung des Urostomas entspricht der des Enterostomas (→ 8.2.7). Die Patientin so früh wie möglich zur Selbstversorgung anleiten, ggf. auch die Angehörigen.

Die *Europäische Stomatherapeuten-Vereinigung Deutschland e. V.* empfiehlt beim komplikationslosen Urostoma folgende Wechselintervalle:

- Einteilige Versorgung: mind. 1-mal täglich
- Zweiteilige Versorgung: Basisplatten alle 2–3 Tage, Beutel 1-mal täglich.

Neben den typischen **Komplikationen** (→ Tab. 8.13) gibt es beim Urostoma noch:

- **Urinverhaltung, Harnstau:** Wenn ein Urostoma plötzlich deutlich weniger oder gar keinen Urin mehr fördert, muss unbedingt die Urologin informiert werden. Ursachen sind u. a. Ureterabknickung, Anastomoseninsuffizienz, Verstopfung durch Blut. Behandlung der Ursache
- **Harnkristallbildung:** Im Urin befindliche Kristalle können das Stoma verletzen und die Ursache für eine undichte Stomaversorgung sein. Ursachen sind ungenügende Flüssigkeitszufuhr, rezidivierende Harnwegsinfekte und ein alkalischer pH-Wert des Urins. Behandlung: Erhöhte Flüssigkeitszufuhr, Urin durch Trinken von schwarzem Tee, Nierentee, Preiselbeer-, Johannisbeer- oder Cranberry-Saft ansäuern
- **Harnwegsinfekt** (→ 33.4.1): Häufigste Komplikation. Mögliche Ursachen sind zu geringe Flüssigkeitsaufnahme, unhygienisches Arbeiten beim Versorgungswechsel, alkalischer Urin und eine geschwächte Abwehrlage der Patientin. Die große Gefahr ist, dass die Keime bis in die Niere gelangen. Pflegende beachten, dass typische Symptome der Blasenentzündung fehlen (z. B. Brennen bei der Miktion), und achten auf Fieber, allgemeines Krankheitsgefühl, Schmerzen in der Nierengegend, auffälligen Uringeruch. Die Ärztin entscheidet, ob die Patientin ein Antibiotikum bekommt. Bei unkomplizierten Harnwegsinfekten ist Cranberry-Saft eine wirksame Alternative; seine entzündungshemmende Wirkung ist nachgewiesen.

8.2 Stuhl

8.2.1 Physiologische Grundlagen

Stuhl des Neugeborenen 34.23.1

> **DEFINITION**
>
> **Defäkation:** Vorgang der Stuhlentleerung, bei dem die unverdaulichen Nahrungsbestandteile ausgeschieden werden. Letzter Teil des Verdauungsvorgangs.
>
> **Stuhlkontinenz:** Fähigkeit, den Darm willkürlich zu entleeren und den Stuhlgang bis zu diesem Zeitpunkt zu halten.

Stuhl *(Kot, Faeces, Fäzes)* ist das Endprodukt der Verdauung. Stuhl besteht zu ca. 75 % aus Wasser. Weitere Bestandteile sind:

- Unverdaute, teilweise durch Bakterien zersetzte Nahrungsmittelbestandteile (hauptsächlich Zellulose)
- Abgestoßene Epithelien der Darmschleimhaut
- Schleim
- Bakterien
- Gallenfarbstoffe, z. B. Sterkobilin.

Die physiologisch im Darm vorhandenen **Bakterien** (pro 1 g Stuhl etwa 10 Milliarden) sind u. a. für ein gesundes Darmmilieu (verhindern die Ansiedelung und Vermehrung von pathogenen Mikroorganismen), für eine funktionierende Verdauung und das Immunsystem wichtig.

Die **Hauptaufgabe** des Dickdarms ist, aus dem Darminhalt Wasser und Elektrolyte rückzuresorbieren, sodass mit dem Stuhl pro Tag nur etwa 150–200 ml Wasser verloren gehen.

8.2.2 Beobachtung und Dokumentation

Im Rahmen der **Pflegeanamnese und Datenerhebung** fragen Pflegende die Patientin nach ihren Ernährungs- und Stuhlgewohnheiten. Sie beobachten Defäkation und Stuhl anhand der Beobachtungskriterien. Bei Auffälligkeiten können spezifische Stuhluntersuchungen (→ 24.3.1) zur Ursachenfindung beitragen. Pflegende füllen dazu eine Stuhlprobe in dafür vorgesehene Laborröhrchen (→ Abb. 8.40).

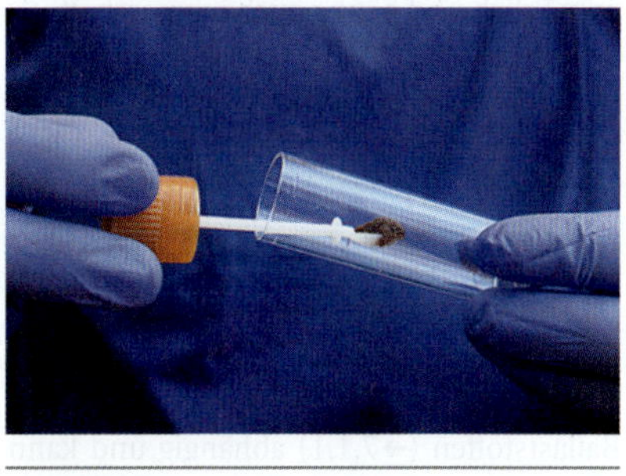

Abb. 8.40 Laborröhrchen zur Stuhluntersuchung. [K115]

Veränderungen aufmerksam beobachten

Die Stuhlgewohnheiten sind von Mensch zu Mensch sehr unterschiedlich. Eine **Veränderung der Stuhlgewohnheiten** unter sonst gleichen Lebensbedingungen kann Zeichen einer Erkrankung sein.

Vielen Menschen ist es unangenehm, über ihre Stuhlgewohnheiten zu sprechen und ihren Stuhlgang von anderen beobachten zu lassen. Pflegende wahren die Intimsphäre der Patientin und respektieren deren Schamgefühl.

Dokumentation

Die **Dokumentation** des Stuhlgangs erfolgt in der Patientendokumentation in der vorgesehenen Spalte. In der Regel existieren einheitliche Kürzel zur Dokumentation der Stuhlart und -beschaffenheit, z. B. „M“ für Mekonium, „I“ für normalen Stuhl, „/“ für breiigen Stuhl.

8.2.3 Beurteilung des Stuhls

Den **Normalzustand** für den Stuhlgang vorzugeben, ist insofern schwierig, als die **Stuhleigenschaften** stark von der Ernährung abhängen. Die Ernährung kann (im Gegensatz zu Trinkmenge und Urin) nicht exakt quantifiziert werden.

Defäkation

Normalzustand

Die **Defäkation** ist schmerzlos und ohne Anstrengung. Sie geschieht willentlich zu geeigneter Zeit, d. h., die Stuhlausscheidung kann auch unterdrückt werden.

Defäkationsstörungen

Störungen der Defäkation findet man bei verschiedenen Erkrankungen, z. B. chronischer Obstipation (→ 24.2.6), Rektumkarzinom (→ 24.6.10), Hämorrhoiden (→ 24.7.1), Anal- und Rektumprolaps (→ Tab. 24.7). Die Stuhlausscheidung ist dann erschwert bis unmöglich und häufig auch schmerzhaft.

Eine weitere Defäkationsstörung ist die Stuhlinkontinenz (→ 8.2.4).

Menge

Normalzustand

Die **normale Stuhlmenge** schwankt beim Erwachsenen zwischen 100 und 500 g täglich. Sie ist u. a. von den aufgenommenen Ballaststoffen (→ 7.1.1) abhängig und kann bei Ernährung mit Vollkornprodukten bis zu 1.000 g betragen.

Geringe Stuhlmengen (< 100 g/Tag) sind beim Fasten oder bei ballaststoffarmer Ernährung physiologisch. Bei einer ausgewogenen Mischkost weisen sie auf eine Obstipation hin.

Pathologische Stuhlmengen

Große Stuhlmengen, die nicht auf die Ernährung zurückgeführt werden können, sprechen für eine ungenügende Aufnahme der Nahrungsbestandteile aus dem Darm. Infrage kommen:

- Maldigestion (→ 24.6.2), z. B. bei chronischer Pankreatitis (→ 25.6.2), Laktoseintoleranz
- Malabsorption (→ 24.6.2), z. B. als Folge von Darmresektionen (→ Abb. 24.32), bei chronischen Entzündungen des Darms (→ 24.6.4).

Geringe Stuhlmengen sind Zeichen bei Hungerzuständen *(Hungerstuhl).* Der Stuhl ist schwarz-grünlich und besteht aus Schleim und Darmzellen.

Häufigkeit und Defäkationsfrequenz

Normalzustand

Die **Häufigkeit** der Stuhlentleerung ist sehr individuell. Im Durchschnitt kann abhängig von der Ernährung ein Rhythmus zwischen 3–4-mal wöchentlich und 1–2-mal täglich als normal gelten. Viele Menschen gehen immer zur gleichen Tageszeit auf die Toilette.

Die Defäkationsfrequenz beim **Säugling** schwankt sehr stark. In der Regel haben sowohl gestillte als auch nicht gestillte Säuglinge mehrmals täglich Stuhlgang. Dennoch sind auch Pausen von einigen Tagen nicht beunruhigend. Bei plötzlichen Pausen sowie bei ungewohnt häufiger Stuhlausscheidung sollte mit der Kinderärztin gesprochen werden. Meist ist die Umstellung der Ernährung (vom Stillen auf Beikost) die Ursache und ein neuer Rhythmus stellt sich bald ein.

Diarrhö

Bei der **Diarrhö** *(Durchfall)* kommt es zu häufigen Darmentleerungen, meistens von flüssig-schleimigem Stuhl (→ 24.2.5). Bei Erwachsenen gelten drei und mehr ungeformte Stuhlausscheidungen täglich als Durchfall, bei Kindern sind dünnere Stühle mehrmals am Tag durchaus gewöhnlich. Die Darmentleerungen können mit krampfartigen Bauchschmerzen verbunden sein.

Obstipation

Als **Obstipation** *(Verstopfung)* werden weniger als drei Stuhlentleerungen pro Woche bezeichnet, i. d. R. ist der Stuhl sehr fest (→ 24.2.6). Die Betroffene klagt außerdem über unproduktive Entleerungsversuche und das Gefühl der unvollständigen Entleerung (Obstipationsprophylaxe → 8.2.6).

Konsistenz

Normalzustand

Über die **Konsistenz** können Aussagen zur Flüssigkeitszufuhr und Ernährung gemacht werden. Der Stuhl ist normalerweise eine homogene breiige bis feste Masse. Bei eiweißreicher Ernährung ist er fester, bei kohlenhydratreicher Ernährung weicher.

Pathologische Stuhlkonsistenz

Die **veränderte Konsistenz** des Stuhlgangs ist häufig ein Hinweis auf eine Erkrankung (→ Tab. 8.9).

Tab. 8.9 Krankheitstypische Veränderungen der Stuhlkonsistenz.

Veränderungen der Konsistenz	Ursache
Dünnflüssig-schleimig	Diarrhö (→ 24.2.5)
Dünnflüssig-schaumig	Gärungsdyspepsie (Verdauungsstörung, bei der unverdaute Kohlenhydrate durch Darmbakterien vergoren werden)
Fest, hart	Obstipation (→ 24.2.6)
Extrem eingedickt, hart	Kotstein
Erbsenbreiähnlich	Typhus abdominalis (→ 30.7.6)
Reiswasserähnlich	Cholera (→ 30.7.6)
Himbeergeleeartig	Amöbiasis (→ 30.10.3)
Blutig-schleimig, eitrig	Colitis ulcerosa, Morbus Crohn (→ 24.6.4)
Voluminös, salbenartig glänzend	Fettstuhl (*Steatorrhö;* Störung der Fettverdauung als Folge einer chronischen Pankreatitis, → 25.6.2)
Bleistiftförmig	Verengungen *(Stenosen)* im Bereich des Enddarms (→ 24.6)
Schafkotähnlich (sehr feste, bis ca. 3 cm große Stuhlbrocken)	Verengungen in den oberen Darmabschnitten, z. B. durch Tumoren, Strikturen

Farbe

Normalzustand

Die normale **Stuhlfarbe** (hell- bis dunkelbraun) wird durch Nahrungsfarbstoffe und Sterkobilin verursacht, das aus dem Gallenfarbstoff *(Bilirubin)* gebildet wird.

> **Ernährung berücksichtigen**
> Um **Farbveränderungen** beurteilen zu können, erfragt die Pflegende zunächst die Ernährung der letzten Tage. Farbveränderungen sind nur dann besorgniserregend, wenn Ernährung oder Arzneimittel als Ursache ausgeschlossen werden.

Physiologische Farbveränderungen

Ernährungsbedingt können folgende Farbveränderungen auftreten:

- **Braunschwarz:** Viel Fleisch, Blaubeeren, Rotwein
- **Grünbraun:** Chlorophyllhaltige Kost (grünes Gemüse, Salat, Spinat)
- **Rotbraun:** Rote Bete
- **Gelbbraun:** Viele Milchprodukte, Eier, stärkehaltige Kost.

Einige **Medikamente** verändern die Stuhlfarbe, z. B.:

- **Schwarz:** Kohle, Eisenpräparate
- **Weiß:** Röntgenkontrastmittel.

Farbveränderungen bei **Säuglingen:**

- **Grünschwarz:** Erster Stuhl eines Neugeborenen *(Mekonium)*
- **Goldgelb:** Muttermilchstuhl (→ Abb. 8.41)
- **Orange:** Ernährung mit Karotten am Ende bzw. nach der Stillperiode.

Pathologische Farbveränderungen

Farbveränderungen sind häufig Anzeichen auf Erkrankungen der Verdauungsorgane:

- **Grau-lehmfarben** *(acholischer Stuhl):* Fehlendes Sterkobilin bei Gallensteinen (→ 25.5.2), Pankreastumor (→ 25.6.3), Hepatitis (→ 25.4.1)
- **Hellbraun, gelb:** Durchfall
- **Rotbraun marmoriert:** Blutungen im unteren Dickdarm
- **Rotbraun bis dunkelrot:** Blutungen im oberen Dickdarm
- **Hellrote Blutauflagerung:** Blutung aus Hämorrhoiden (→ 24.7.1), Fissuren (→ Tab. 24.7) oder Dickdarmpolypen (→ 24.6.9)
- **Schwarz** *(Melaena, Teerstuhl):* Blutungen im oberen Verdauungstrakt, z. B. Ösophagusvarizenblutung (→ 24.1.3)
- **Grünlich, flüssig:** Salmonellose (Durchfallerkrankung durch Salmonellen, → 30.7.6).

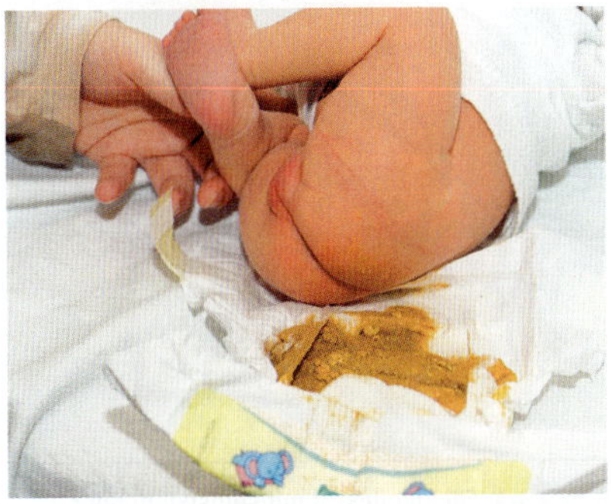

Abb. 8.41 Der Stuhl von Neugeborenen kann sehr unterschiedlich aussehen: Dieser Stuhl hat die typisch goldgelbe Farbe eines Muttermilchstuhls. [K115]

Geruch

Normalzustand

Der **Stuhlgeruch** ist normalerweise nicht besonders unangenehm. Er ist bedingt durch Skatol, ein Abbauprodukt unverdaulicher Eiweiße. Blähende Speisen und eiweißreiche Kost (viel Fleisch) können den Stuhlgeruch verstärken.

Der Stuhl von **Säuglingen** weist je nach Milchart häufig einen typischen Geruch auf:

- Aromatisch: Z. B. beim gestillten Kind
- Süßlich-faulig: Bei Säuglingen, die mit Kunstmilch ernährt werden.

Pathologischer Stuhlgeruch

Typische Veränderungen des Stuhlgeruchs sind:

- **Jauchig, faulig:** Fäulnisdyspepsie (Verdauungsstörung, bei der Eiweiße unverdaut in den Dickdarm gelangen und durch Darmbakterien zersetzt werden)
- **Faulig stinkend:** Z. B. Rektumkarzinom (→ 24.6.10)
- **Säuerlich stechend:** Gärungsdyspepsie (Verdauungsstörung, bei der Kohlenhydrate unverdaut in den Dickdarm gelangen und dort durch die Darmbakterien vergoren werden).

Beimengungen

Normalzustand

Normalerweise ist der Stuhl eine homogene Masse, in der keine einzelnen Bestandteile zu sehen sind. Bei sehr ballaststoffreicher Ernährung sind u. U. noch unverdaute Körner oder Reste von Pilzen und Mais sichtbar. Der Stuhl hat keine Auflagerungen.

Pathologische Beimengungen

Krankhafte **makroskopische,** d. h. mit bloßem Auge sichtbare **Beimengungen** sind:

- **Schleim** bei Reizdarmsyndrom (→ 24.6.8), Tumoren
- **Blut-, Schleim-, Eiterauflagerungen** bei Colitis ulcerosa, Morbus Crohn (→ 24.6.4)
- **Blutauflagerungen** bei Tumoren, Entzündungen, Hämorrhoiden
- **Unverdaute Nahrung** bei Verdauungsstörungen, ungenügendem Kauen
- **Parasiten** *(Schmarotzer)* leben auf Kosten anderer Lebewesen; Parasiten des Magen-Darm-Trakts sind z. B.:
  - Madenwürmer *(Oxyuren,* → 30.11.2)
  - Spulwürmer *(Askariden,* → 30.11.2)
  - Rinder- oder Schweinebandwürmer (→ 30.11.1).

Pathologische **mikroskopische Beimengungen** sind okkultes *(nicht sichtbares)* Blut (→ 24.3.1), Wurmeier, pathogene Keime (→ 30.7.6, → 30.7.7), unverdaute Nahrungsreste, z. B. Stärke, Fettsäuren, Muskelfasern.

> **SPICKZETTEL**
> **Kriterien der Stuhlbeobachtung**
> - Defäkation.
> - Menge pro Defäkation.
> - Häufigkeit/Defäkationsfrequenz.
> - Konsistenz.
> - Farbe.
> - Geruch.
> - Beimengungen.

8.2.4 Pflege bei Stuhlinkontinenz

> **DEFINITION**
> **Stuhlinkontinenz** *(Darminkontinenz, anorektale Inkontinenz, Incontinentia alvi):* Unfähigkeit, den Stuhl willkürlich zurückzuhalten.

Normalerweise wird der Anus außerhalb der Defäkation durch einen komplizierten Schließmuskelapparat, das Kontinenzorgan, verschlossen. Zahlreiche Ursachen (→ Abb. 8.42) können das komplexe Zusammenspiel der verschiedenen Muskeln stören und damit zur **Stuhlinkontinenz** führen, die für die Betroffene noch ungleich belastender ist als die Harninkontinenz. Drei Schweregrade der Stuhlinkontinenz werden unterschieden:

- **Grad 1** mit *gelegentlicher* geringer Verschmutzung der Unterwäsche oder unkontrolliertem Gasabgang
- **Grad 2** mit *häufiger* Wäscheverschmutzung oder unkontrolliertem Abgang von Darmgasen, gelegentlich Abgang von flüssigem Stuhl

- **Grad 3** mit *vollständig* unkontrolliertem Abgang von Stuhl und Gasen [14].

Stuhlinkontinenz ist nach Angabe der *Deutschen Kontinenz Gesellschaft* kein seltenes Phänomen. Schätzungen zufolge leiden etwa 5 Millionen Menschen in Deutschland (5 % der Bevölkerung) an Stuhlinkontinenz unterschiedlichen Ausmaßes. Frauen sind im Verhältnis 4–5 : 1 häufiger betroffen als Männer [14].

Die **Therapie** der Stuhlinkontinenz ist ursachenabhängig. Dabei gelangen sowohl konservative (z. B. eine Arzneimitteltherapie bei einer chronischen Darmentzündung) als auch operative Verfahren (z. B. Schließmuskelrekonstruktion) zur Anwendung.

Konservative Maßnahmen

- **Darmtraining:** Die Patientin soll sich täglich zu einem festgelegten Zeitpunkt (z. B. nach dem Frühstück) auf die Toilette setzen, auch wenn sie keinen direkten Stuhldrang verspürt. Auf diese Weise wird der Darm trainiert, sich zu einem regelmäßigen und vorhersehbaren Zeitpunkt zu entleeren
- Die Patientin soll Übungen zum **Sphinkter-Beckenbodentraining** nach Anleitung einer Physiotherapeutin durchführen; ggf. ist eine Reizstromtherapie möglich
- Die **Hautreinigung und -pflege** entspricht der bei der Urininkontinenz (→ 8.1.6). Zur sanften Reinigung sind Öl oder Öltücher gut geeignet
- **Hilfsmittel** werden individuell ausgewählt, z. B. Inkontinenzvorlagen oder -slips (→ Abb. 8.30, → Abb. 8.33). Nach Möglichkeit tragen Patientinnen nicht den ganzen Tag einen geschlossenen Inkontinenzslip. Sind die Ausscheidungsgewohnheiten bekannt, reicht nach der Stuhlausscheidung häufig eine Vorlage zur Sicherheit. Eine Alternative stellen Stuhlauffangbeutel oder Analtampons (→ Abb. 8.43) dar
- Hilfsmittel wie Toilettenstuhl und Gehhilfen immer für den Patienten greifbar hinstellen. Halterungen und evtl. Toilettensitzerhöhungen (→ Abb. 29.1) in den Toiletten anbringen. Die Toiletten müssen sauber sein und regelmäßig gelüftet werden.

Stuhlauffangbeutel

Der **Stuhlauffangbeutel** (*Fäkalkollektor*, → Abb. 8.44) kann bei nicht therapierbarer Stuhlinkontinenz in Erwägung gezogen werden kann. Er kommt v. a. bei immobilen Patientinnen mit dünnflüssigem Stuhl zur Anwendung, um die perianale Haut oder vorhandene Wunden vor dem Stuhl zu schützen. Aus den verschiedene Modellen muss das für die Patientin geeignetste gefunden werden.

- Patientin auf die Seite drehen
- Analbereich, wenn nötig, reinigen (die Haut muss sauber und trocken sein; bei Behaarung Haare in dem Bereich kürzen)
- Selbsthaftende Hautschutzfläche des Stuhlauffangbeutels von vorn nach hinten aufkleben, sodass die Öffnung des Beutels auf dem Anus zu liegen kommt; ggf. kann die Öffnung zugeschnitten werden

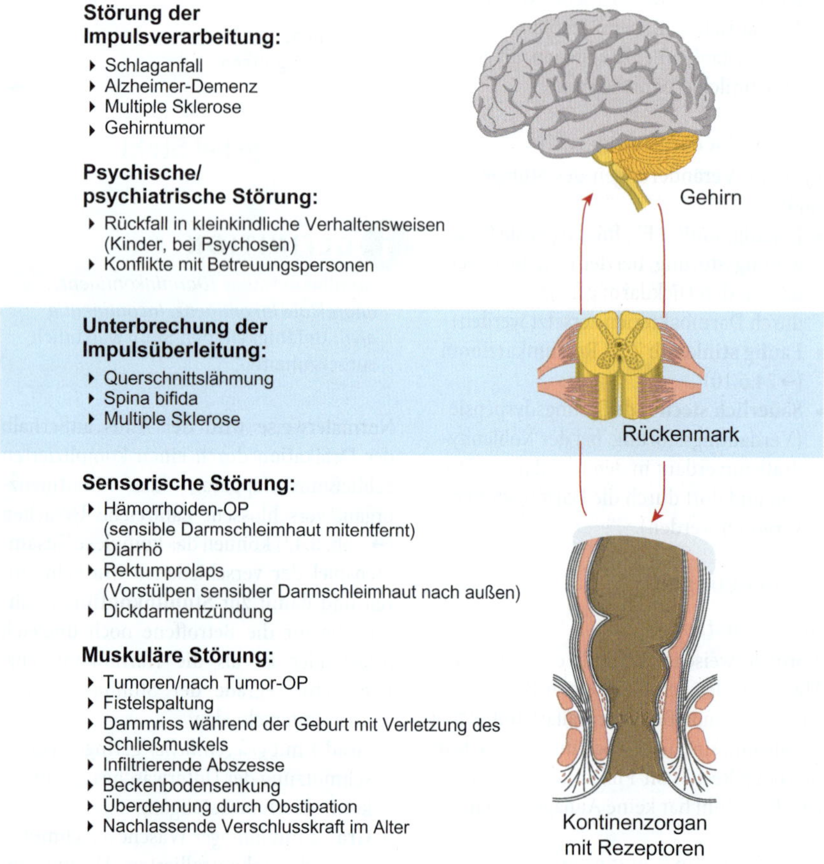

Abb. 8.42 Ursachen der Stuhlinkontinenz. [L138]

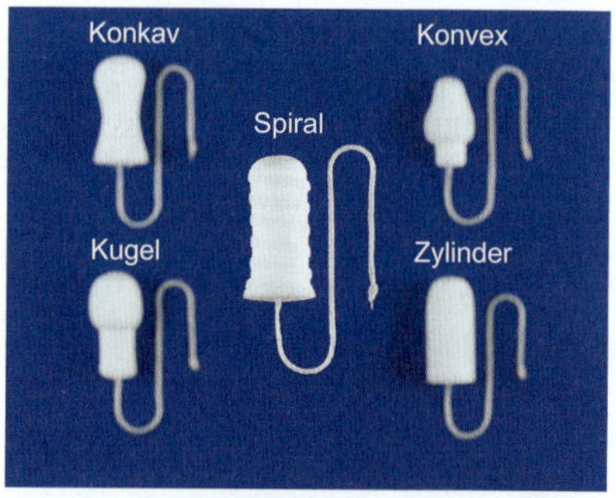

Abb. 8.43 Als eine wirksame Hilfe bei Stuhlinkontinenz haben sich Analtampons bewährt, die der Handel in verschiedenen Formen und Größen bereithält. Der Tampon wird mit einem Applikator in den Anus eingeführt. Mit einem Rückholfaden, der mittels eines Heftpflasters am Gesäß fixiert wird, kann er wieder entfernt werden. Er kann bis zu 12 Std. verbleiben, Darmgase können entweichen. [15] [V107]

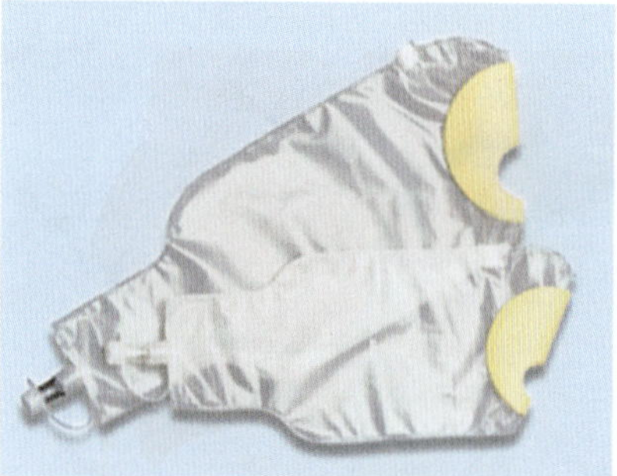

Abb. 8.44 Fäkalkollektor mit selbstklebender Hautschutzplatte. Am Ablaufstutzen kann Stuhl entleert oder ein Ablaufbeutel angeschlossen werden. Bei halbfesten Stuhl kann das untere Ende abgeschnitten und der Beutel mit der beiliegenden Klammer verschlossen werden. [U143]

- Kleberänder abschließend vom Damm Richtung Steiß an den Gesäßhälften andrücken
- Sich bei der Patientin erkundigen, ob der Beutel bequem sitzt, ggf. neu anbringen.

Fäkalkollektor spätestens nach 48 Std. wechseln und Haut gut beobachten.

Stuhlinkontinenz – nicht unabwendbar

Pflegende beraten Patientinnen mit Stuhlinkontinenz sich Hilfe zu holen. Sie sollen mit einer Ärztin ihres Vertrauens sprechen. Sanitätshäuser haben oft fortgebildete Kontinenzberaterinnen, die u. a. auch die Vielzahl von Hilfsmitteln kennen. Nicht zuletzt kann durch Training von Beckenboden und Schließmuskel mit geeigneten Übungen die Kontinenz ggf. wiederhergestellt werden.

8.2.5 Obstipationsprophylaxe

Obstipation → 24.2.6

DEFINITION

Obstipation *(Verstopfung)*: Erschwerte, verzögerte Darmentleerung. Oft verbunden mit hartem Stuhl und schmerzhafter Stuhlausscheidung.

Obstipationsprophylaxe: Alle Maßnahmen, um einer Obstipation vorzubeugen.

Obstipation ist keine Krankheit, sondern ein Symptom. Tritt eine Obstipation bei gleichbleibenden Lebensgewohnheiten auf, kann sie auf eine Darmerkrankung hinweisen. Sie kann auch als Begleitsymptom psychischer Erkrankungen vorkommen, z. B. bei Depression (→ 38.10.1).

Regelmäßig Stuhlgang zu haben, ist nicht nur für das Wohlbefinden wichtig. Aus einer unbehandelten Obstipation können Völlegefühl, Blähungen, eine Überlaufinkontinenz („Patient schmiert ständig") und im schlimmsten Fall ein Ileus (*Darmverschluss*, → 24.6.1) entstehen.

Ursachen

Bei den **Ursachen** wird zwischen der akuten und der chronischen Obstipation unterschieden (→ 24.2.6).

Die **chronische** Obstipation hat meist keine organischen Ursachen **(funktionelle/habituelle Obstipation)** und ist bedingt durch:

- Bewegungsmangel
- Einseitige und ballaststoffarme Ernährung
- Nahrungskarenz, z. B. im Rahmen einer Operation
- Flüssigkeitsmangel
- Hektische Lebensweise mit schnellem Essen, wenig Zeit für den Toilettengang (z. B. Unterdrückung des Toilettengangs)
- Ungewohnte Umgebung, veränderter Tagesablauf, z. B. im Krankenhaus, im Urlaub
- Veränderter Tag-Nacht-Rhythmus, z. B. bei Schichtarbeit
- Körperliche Schwäche und schwache Bauchpresse.

Pflegerische Maßnahmen der Obstipationsprophylaxe sind v. a. bei diesen Ursachen erfolgreich.

Maßnahmen zur Obstipationsprophylaxe

Ernährungsumstellung

Wichtig ist, dass die Ernährung langsam umgestellt wird, damit der Darm Zeit hat, sich daran zu gewöhnen. Das vermeidet Blähungen und Bauchschmerzen. Die Patientin muss wissen, dass die Maßnahmen für mindestens vier Wochen durchgeführt werden müssen, bevor sich der Behandlungserfolg beurteilen lässt.

- **Ausreichend trinken,** mindestens 2 l pro Tag beim Erwachsenen, beim Kind je nach Alter entsprechend weniger (→ Tab. 7.16). Das ist auch die Voraussetzung, dass Ballaststoffe aufquellen können
- **Frühzeitig und viel bewegen** (Mobilisation → 9.6): Auch Bewegung im Bett, z. B. das Durchbewegen der Beine, fördert die Darmperistaltik
- **Ballaststoffreich essen** (→ 7.1.2): Ballaststoffreiche Lebensmittel (z. B. Weizenkleie im Joghurt) immer mit ausreichend Flüssigkeit aufnehmen, da ansonsten eine Verstopfung begünstigt wird
- **Sauermilchprodukte essen:** Naturjoghurt, Molke, Buttermilch oder Kefir enthalten viele Milchsäurebakterien und sorgen für eine gesunde Darmflora (→ 8.2.1). Dasselbe gilt für sauer vergorene Lebensmittel wie Sauerkraut
- **Darmanregende Produkte essen,** z. B.:
  - Abends einige getrocknete Pflaumen oder Feigen in einem Glas Wasser einweichen und am nächsten Morgen die eingeweichten Früchte essen und das Wasser trinken. Alternativ kann auch Pflaumensaft getrunken werden
  - Milchzucker *(Laktose)* wird im Dünndarm schlecht resorbiert und gelangt deshalb in den Dickdarm. Dort vergären ihn die Darmbakterien zu Milchsäure, welche die Darmbewegung und das Darmklima fördern
- **Stopfende Nahrungsmittel meiden,** etwa Schokolade, Bananen, Weißmehlprodukte oder Kuchen
- **In Ruhe essen** und die Nahrung gründlich kauen
- **Stuhldrang nie unterdrücken,** das führt zur Verlangsamung der Darmpassage und zur weiteren Eindickung. Auf der Toilette Intimsphäre wahren, **Hocksitzhaltung** auf der Toilette (→ Abb. 8.45)
- Den Darm an **feste Ausscheidungszeiten** gewöhnen. Besonders geeignet ist die Zeit nach dem Aufstehen und nach den Mahlzeiten, denn da ist der Darm besonders aktiv. Ein Glas zimmerwarmes Wasser morgens auf nüchternen Magen kann die Darmaktivität unterstützen. Die Patientin soll sich Zeit auf der Toilette lassen
- **Kolonmassage** durchführen (→ Abb. 8.46): Morgens den Dickdarm in seinem Verlauf massieren, d. h. im Uhrzeigersinn von rechts unten nach links unten. Die Massage kann in einer großen oder in vielen kleinen spiraligen Bewegung ausgeführt werden. Es darf dabei nur so viel Druck ausgeübt werden, wie es der Betroffenen angenehm ist. Ggf. Patientin anleiten, Massage selbst durchzuführen. Vorher eignet sich eine **feucht-warme Bauchauflage** (nasses, körperwarmes Handtuch auf den Bauch legen, Wärmflasche oder angewärmtes Kirschkernkissen darüber, Auflagen für 15 Min. belassen)

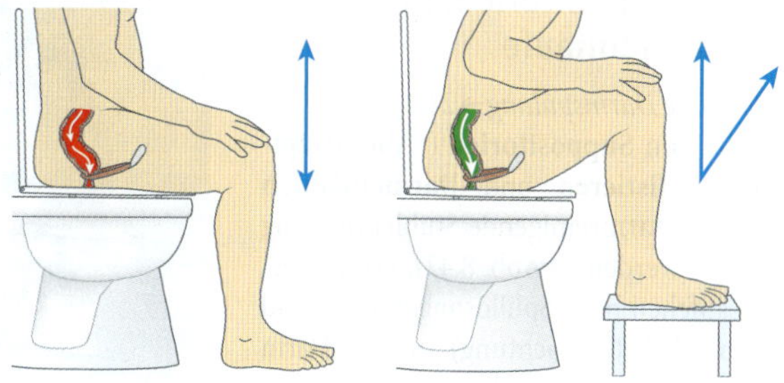

Abb. 8.45 Hocksitzhaltung. Das Sitzen mit angewinkelten Beinen entspannt den Beckenboden und bringt den Enddarm in eine gerade Position. So wird die Defäkation leichter möglich, besonders bei Obstipation und anderen Stuhlentleerungsproblemen. [L234]

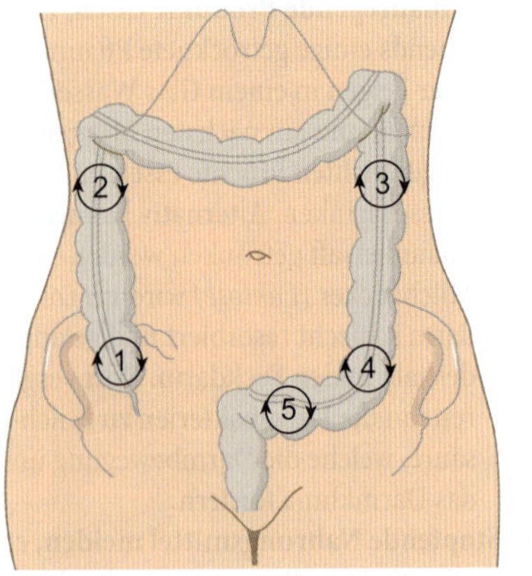

Abb. 8.46 Kolonmassage nach Vogler: Die 5 Punkte werden nacheinander kreisförmig für etwa 5 Minuten massiert. Während der Ausatmung übt die Pflegende einen deutlichen Druck aus, während der Einatmung (Bauchdecke hebt sich) lässt sie den Druck etwas nach. [L190, L138]

- **Leibwaschung nach Kneipp:** Patientin in Rückenlage auffordern, die Beine leicht anzustellen (entlastet die Bauchdecke), dann mit einem kalten, nassen Waschlappen 20–30-mal den Dickdarm uhrzeigergemäß mit leichtem Druck nachfahren
- **Digitale Stimulation:** Patientin in Seitenlage bringen und auffordern, ruhig zu atmen und den Schließmuskel zu entspannen (wie zum Pressen). Zeigefinger (Einmalhandschuh, eingefettet) vorsichtig 2–3 cm in den Enddarm einführen und für etwa 15 Sek. an der Darmwand entlang kreisen.

Abführmittel bei Obstipation

Die **prophylaktische Gabe von Abführmitteln** bei funktioneller Obstipation ist nicht sinnvoll, da der Dauergebrauch mit beträchtlichen Nebenwirkungen verbunden ist (→ Pharma-Info 24.2).

Bei einer akuten Obstipation erreichen die beschriebenen Maßnahmen oft nichts mehr. Hier muss der Darm mit einem Einlauf entleert werden.

8.2.6 Suppositorien, Klistiere und Darmeinläufe

Orthograde Darmspülung → 24.1.5

Mithilfe von **Suppositorien** („Abführzäpfchen"), **Klistieren** und **Darmeinläufen** kann eine darmreinigende Stuhlentleerung ausgelöst werden (→ Abb. 8.47). Dabei werden Zäpfchen bzw. Spüllösungen retrograd (in umgekehrter Richtung) in den Darm eingebracht. Je nach Indikation können sie mit oralen Laxanzien (→ Pharma-Info 24.2) kombiniert werden.

Schnelle Erreichbarkeit der Toilette sicherstellen

Die Pflegenden stellen sicher, dass die Patientin, wenn sie den Stuhl nicht länger halten kann, eine Toilette erreicht, ggf. begleiten sie die Patientin oder sorgen dafür, dass Toilettenstuhl oder Steckbecken zur Verfügung stehen. Das bedeutet auch, dass sie nach einer Abführmaßnahme zügig zur Patientin gehen, wenn diese klingelt.

Wirkungsmechanismen

Klistiere und Darmeinläufe wirken über folgende **Mechanismen** auf Darmschleimhaut und Darmmuskulatur:

- **Mechanischer Reiz:** Bereits das Einführen des Suppositoriums oder des Darmrohrs reizt den Enddarm mechanisch. Die einlaufende Spülflüssigkeit dehnt die Darmwand, sodass die Dehnungsrezeptoren erregt werden. Folge ist eine verstärkte Peristaltik in Dickdarm und Rektum. Als Richtlinie für die maximale Menge der Spülflüssigkeit gilt:
  - Bis zum 1. Lebensjahr: 30–50 ml
  - Kleinkinder bis zum 5. Lebensjahr: 100–300 ml
  - Schulkinder bis zum 15. Lebensjahr: 300–500 ml
  - Erwachsene: 1.000–2.000 ml

  Dabei ist stets der individuelle Zustand der Patientin zu berücksichtigen
- **Thermischer Reiz:** Je kühler die Spülflüssigkeit ist, desto größer ist der thermische Reiz. So kann eine Temperatur von 32–35 °C zu einer Hyperperistaltik führen und damit eine abführende Wirkung entfalten. Häufig verursacht ein kühler Einlauf jedoch schmerzhafte Krämpfe, sodass i. d. R. eine größere Menge an Spülflüssigkeit körperwarm verwendet wird. Klistiere können aufgrund der geringen Flüssigkeitsmenge bei Raumtemperatur verwendet werden
- **Chemischer/osmotischer Reiz:** In der Regel besteht die Flüssigkeit für Einläufe aus Leitungswasser ohne Zusätze. Gelegentlich werden pro Liter Spülflüssigkeit nach Absprache mit der Ärztin 20 ml Glyzerin oder Glaubersalz beigemischt. Diese Zusätze üben einen chemischen Reiz auf die Darmschleimhaut aus, auf den diese mit verstärkter Sekretion reagiert, oder sie ziehen osmotisch Wasser an. Fertigklistiere enthalten i. d. R. Glyzerin, Sorbit oder salinische Zusätze (Salze).

VORSICHT! Bei Säuglingen und Kleinkindern wird nur physiologische Spüllösung verwendet, z. B. NaCl 0,9 %, um eine Wasserintoxikation zu vermeiden.

Indikationen und Kontraindikationen

Indiziert sind Klistiere und Einläufe bei ausgeprägter Obstipation, vor Dünn- und Dickdarmuntersuchungen oder -operationen sowie zur röntgenologischen Darstellung des Darms (**K**ontrastmittel**e**inlauf, KE). Selten werden sie zum Einbringen von Arzneimitteln, z. B. Resonium A® bei Hyperkaliämie, benötigt. Alle Einläufe werden nur auf Anordnung der Ärztin durchgeführt.

Kontraindiziert sind sie u. a. bei Perforationen des Darms und akuter Peritonitis, beim mechanischen Ileus, bei Vaginal- und Rektalfisteln, unmittelbar nach Operationen am Enddarm und Anus sowie in der Frühschwangerschaft oder bei drohender Früh- oder Fehlgeburt.

Suppositorien

Suppositorien *(Zäpfchen)* bestehen aus einer Fettgrundlage, in die der abführende Wirkstoff eingebettet ist.

Die Verabreichung erfolgt in Rückenlage mit angezogenen Beinen oder in Seitenlage (Kinder → 43.3.9). Zäpfchen aus der Verpackung schälen und mit dem Zeigefinger in den Anus bis hinter den Schließmuskel einführen (Zäpfchen darf nicht mehr zu spüren sein). Selbstständige Patientinnen

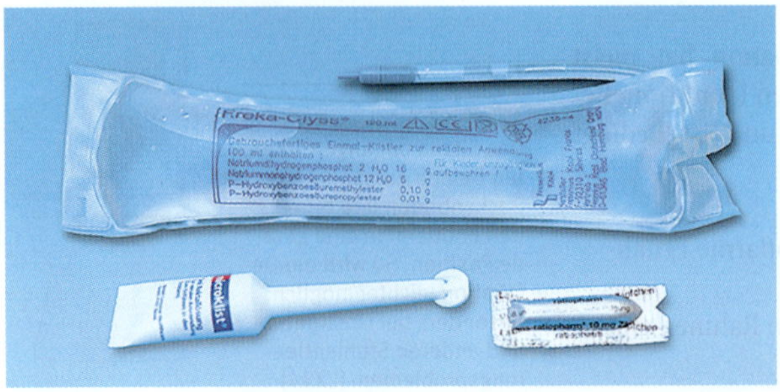

Abb. 8.47 Suppositorium (rechts), Miniklistier (links) und Klistier (oben). [K115]

werden angeleitet und erhalten einen Einmalhandschuh.

Klistiere

Klistiere *(Klysmen)* sind Einläufe mit geringen Spüllösungsmengen. Einmalklysmen wie Practo-Clyss® enthalten 100–300 ml, Miniklistiere, wie Microlax® oder Rektiolen für Kinder, z. B. Babylax® Klistier, nur 5 ml Flüssigkeit.

Ein Miniklistier wird ohne Darmrohr verabreicht. Deshalb ist seine Wirkung auf die Ampulle des Rektums beschränkt. Einmalklysmen können mit und ohne Darmrohr gegeben werden.

Schutzkappe abnehmen und das Ansatzrohr (bzw. das Darmrohr) einfetten bzw. bei Microlax® einen Tropfen Flüssigkeit als Gleitmittel herausdrücken. Nach dem Einführen des Ansatzrohrs in den Darm das Einmalklistier ausdrücken und aufrollen, aufgerollt bzw. zusammengedrückt herausziehen. Die Patientin sollte mit der Stuhlentleerung mindestens 15–20 Min. warten, um die Wirkung zu erhöhen.

Reinigungseinlauf

Beim **Reinigungseinlauf** wird Flüssigkeit in den Darm gespült und das Darmrohr danach entfernt.

Ein Einlauf wird nach Möglichkeit in einem separaten Raum, z. B. im Bad (mit Liege und Toilette, Besetzt-Schild an der Tür), durchgeführt. Muss der Einlauf im Patientenzimmer erfolgen, bitten die Pflegenden die Mitpatientinnen aus dem Zimmer oder stellen einen Sichtschutz auf.

Vorbereitung der Materialien

- Materialien bereitstellen (→ Abb. 8.49):
  - Sektretbeutel/Irrigator mit köperwarmer Spüllösung (bei Zusätzen exakte Dosierung beachten)
  - Evtl. Aufhängevorrichtung, Infusionsständer
  - Darmrohr (→ Abb. 8.48), Erwachsene Ch 16–20
  - Messbecher (2 l Fassungsvermögen)
  - Gleitmittel, z. B. Vaseline
  - 2 Klemmen
  - Nierenschale mit Zellstoff
  - Wasserdichte Unterlage
  - Einmalhandschuhe, Schutzkittel
  - Abwurf, Händedesinfektionsmittel
  - Ggf. Steckbecken oder Toilettenstuhl
- Spitze des Darmrohrs einfetten, dabei die Austrittsöffnungen für die Spüllösung nicht verstopfen (→ Abb. 8.48)
- Sekretbeutel/Irrigator bei abgeklemmtem Schlauch mit der körperwarmer Spüllösung füllen (Vorsicht, die Spüllösung kühlt sehr schnell ab und kann zu Schmerzen führen); Klemme öffnen und Schlauchsystem füllen, dann wieder schließen.

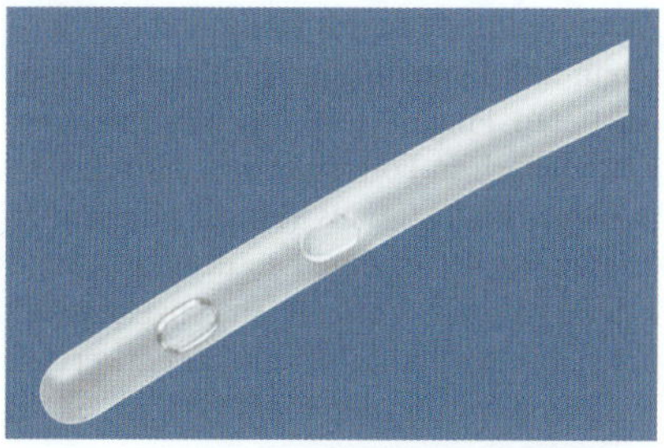

Abb. 8.48 Detailaufnahme eines Darmrohrs. Das Ende eines Darmrohrs ist stumpf und geschlossen, die Spülflüssigkeit gelangt über seitliche Öffnungen in den Darm. [V420]

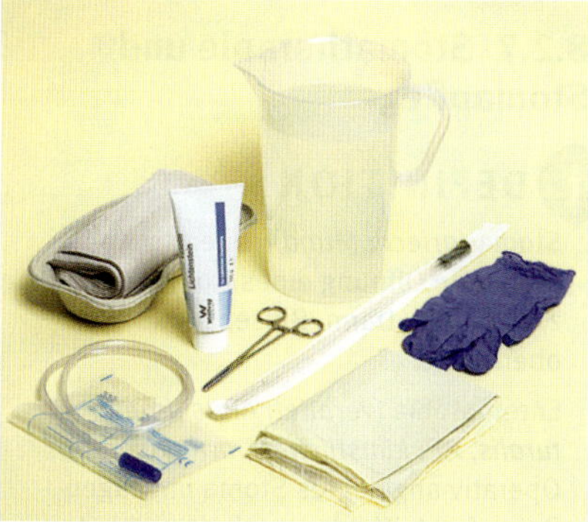

Abb. 8.49 Materialien für einen Reinigungseinlauf. [K115]

Durchführung

- Patientin flache Linksseitenlage mit leicht angezogenen Knien einnehmen lassen (die Spülflüssigkeit fließt in Linksseitenlage anatomisch bedingt leichter in den Darm)
- Wasserdichte Unterlage unter das Gesäß legen
- Handschuhe anziehen
- Gefettetes Darmrohr vorsichtig unter drehenden Bewegungen 10–20 cm einführen, Patientin dabei leicht wie zum Stuhlgang pressen lassen (dann erschlafft der Sphinkter); bei Widerstand Darmrohr zurückziehen und es erneut versuchen; evtl. gehen schon Winde ab
- Darmrohr mit dem Schlauch des Sekretgefäßes verbinden
- Patientin auffordern, ruhig ein- und auszuatmen, um Gegenpressen zu vermeiden
- Klemmen öffnen und Spülflüssigkeit einlaufen lassen: das Sekretgefäß *langsam* vom Patientenniveau um ca. 50 cm anheben; empfindet die Patientin den Druck als zu stark, Beutel niedriger halten bzw. hängen; bei Schmerzen oder Kreislaufreaktionen Einlauf abbrechen
- Sollen auch die höheren Darmabschnitte gereinigt werden, soll sich die Patientin nach dem Einlaufen der halben Spüllösung auf die rechte Seite drehen (Darmrohr abklemmen und beim Drehen festhalten, anschließend wieder öffnen); dieses Vorgehen ersetzt den hohen Einlauf in Knie-Ellenbogen-Lage
- Sekretbeutel und Darmrohr abklemmen, wenn die Patientin angibt, das Wasser demnächst nicht mehr halten zu können, oder wenn der Beutel leer ist (es darf aber keine Luft in den Darm gelangen)
- Sekretgefäß über der Unterlage vom Darmrohr trennen, abstellen
- Darmrohr entfernen, dabei die Darmrohrspitze mit Zellstoff umfassen, damit keine Spülflüssigkeit ausläuft. Handschuh über das Darmrohr streifen, Abwurf
- Patientin auffordern, die Spülflüssigkeit mindestens 5 Min. zu halten und dabei herumzulaufen, wenn sie das kann; bei kleinen Kindern evtl. die Gesäßhälften mit der Hand zusammenhalten und bei Bedarf eine Windel anziehen
- Patientin evtl. bei der Ausscheidung unterstützen (z. B. Gesäß reinigen, wenn sie dies nicht selbst kann); Kinder nach erfolgreicher Ausscheidung loben
- Materialien entsorgen, Arbeitsflächen desinfizieren
- Maßnahme und ggf. Probleme dokumentieren.

Schwenkeinlauf

Der **Schwenkeinlauf (Heber-, Schaukeleinlauf, Hebe-Senk-Einlauf)** unterscheidet sich vom Reinigungseinlauf dadurch, dass das Darmrohr nicht sofort entfernt wird, wenn die Spülflüssigkeit eingelaufen ist, sondern dass der Sekretbeutel/Irrigator dann unter Patientenniveau gehalten wird, sodass die Spülflüssigkeit zurückfließt. Anschließend wird der Beutel wieder über Patientenniveau gehalten.

Dieser Vorgang wird wiederholt, bis die Flüssigkeit bräunlich getrübt ist oder genügend Darmgase abgegangen sind. Ziele des Schwenkeinflaufs sind die vermehrte Stimulation des Darms und die Anregung der Peristaltik.

Da der Schwenkeinlauf sehr kreislaufbelastend ist, beobachten Pflegende die Vitalzeichen der Patientin sorgfältig und achten auf deren Äußerungen.

Darmspülung

Die **Darmspülung** ähnelt dem Reinigungseinlauf. Sie unterscheidet sich von ihm durch die größere Spülmenge von bis zu 5 l und ein Y-Stück am distalen Ende des Darmrohrs für den Zuflussschlauch und einen Abflussschlauch, der in ein Auffanggefäß mündet.

Statt der gesamten Flüssigkeitsmenge lässt die Pflegende bei der Darmspülung zunächst nur 100–200 ml, bei guter Verträglichkeit bis zu 400 ml in den Darm einlaufen; der Abflussschlauch muss dabei abgeklemmt sein. Anschließend klemmt sie den Zuflussschlauch ab und öffnet die Klemme am Abflussschlauch, sodass die Spülflüssigkeit in das Auffangsystem abfließen kann. Dieser Vorgang wird wiederholt, bis saubere Flüssigkeit abfließt (→ Abb. 8.50).

Digitale Ausräumung

Die **digitale Ausräumung** *(manuelle Entleerung)* der Rektumampulle ist nur angezeigt, wenn alle anderen Maßnahmen zur Darmentleerung keine Wirkung zeigen, außerdem bei Patientinnen mit Querschnittssyndrom (→ 37.13.2). Es ist eine schriftliche ärztliche Anordnung erforderlich, da es sich um eine ärztliche Tätigkeit handelt, die delegiert werden kann [16]. Ziel ist, eine Kotstauung im Enddarm *(Koprostase)* mit Kotsteinen zu entfernen. Die digitale Ausräumung ist für die Patientin sehr unangenehm und meist auch schmerzhaft.

Die Patientin am Bettrand auf der linken Seite positionieren. Die Pflegende bzw. die Ärztin räumt dann mit einem durch Handschuh *und* Fingerling geschützten und eingefetteten Finger (z. B. mit Vaseline) den Kot, vielfach in Form von sehr harten Kotsteinen, vorsichtig aus (Finger langsam in kreisenden Bewegungen an der Darmwand entlangführen). Vorgang so lange wiederholen, bis der Enddarm spürbar entleert ist. Nachsorge wie bei den Einläufen.

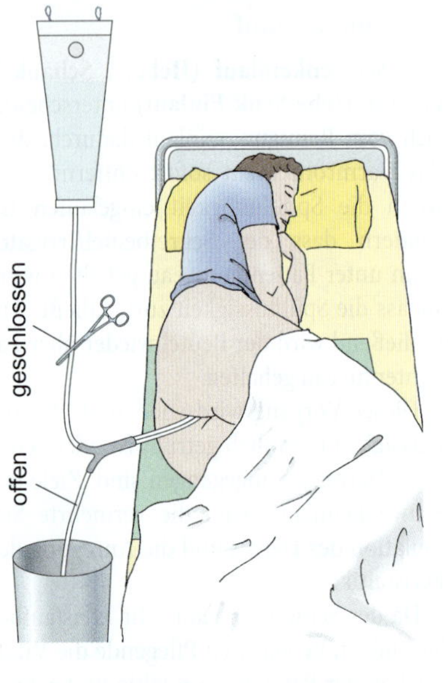

Abb. 8.50 Darmspülung. [L190]

Dokumentation

Pflegende **dokumentieren** den Zeitpunkt und die Art der Maßnahme, den Erfolg sowie die Stuhlbeobachtungen exakt in der Patientendokumentation.

8.2.7 Stomatherapie und Stomapflege

> **DEFINITION**
>
> **Stoma** *(griech: Mund)*: Operativ geschaffene Öffnung eines Hohlorgans, z. B. Magen, Darm, Blase, zur Körperoberfläche.
>
> **Enterostoma** *(veraltet: Anus praeter naturalis, AP; künstlicher Darmausgang)*: Operativ angelegtes Stoma im Magen-Darm-Trakt. Werden nach dem ableitenden Darmteil benannt.

Die Anlage eines Enterostomas stellt einen schwerwiegenden Eingriff in die körperliche Integrität der Betroffenen dar, teilweise lebenslang. Entsprechend bedeutsam sind Stomatherapie und -pflege.

Enterostomaarten

Enterostomata lassen sich nach Lokalisation, Verweildauer und Art des Stomas einteilen (→ Tab. 8.10).

Lokalisation

Enterostomata werden nach dem stomabildenden Darmabschnitt unterschieden (→ Abb. 8.51, → Tab. 8.10). Das häufigste Enterostoma ist das endständige Sigmoidostoma, das nach der operativen Entfernung *(Exstirpation)* des Rektums wegen eines Karzinoms (→ 24.6.10) zur (endgültigen) Stuhlableitung angelegt wird.

Verweildauer

- **Temporär/passager,** d. h., das Stoma ist für eine befristete Zeit angelegt, wird wieder zurückverlegt; meist doppelläufige Enterostomata
- **Permanent,** d. h., das Stoma besteht für den Rest des Lebens; das ist der Fall bei endständigen Stomata.

Art des Stomas

Bei einem **endständigen** *(terminalen)* **Enterostoma** ist die Darmpassage am Stoma beendet, d. h., der aboral vom Stoma (Richtung Anus) gelegene Darmabschnitt wird entweder vollständig entfernt oder blind verschlossen. Beim endständigen Stoma handelt es sich fast immer um ein permanentes Stoma.

Das **doppelläufige Enterostoma** dient meist der temporären *(vorübergehenden)* Entlastung (z. B. bei Entzündungen nachgeschalteter Darmabschnitte, Schutz einer gefährdeten Anastomose, wenn ein Darmteil entfernt wurde) und wird nach einigen Wochen wieder zurückverlegt. Ein doppelläufiges Stoma kann auch zur Stuhlableitung bei inoperablen Tumoren angelegt werden.

Bei der Anlage wird eine Darmschlinge vor die Bauchwand gezogen und ein **Reiter** untergeschoben (→ Abb. 8.52), der die

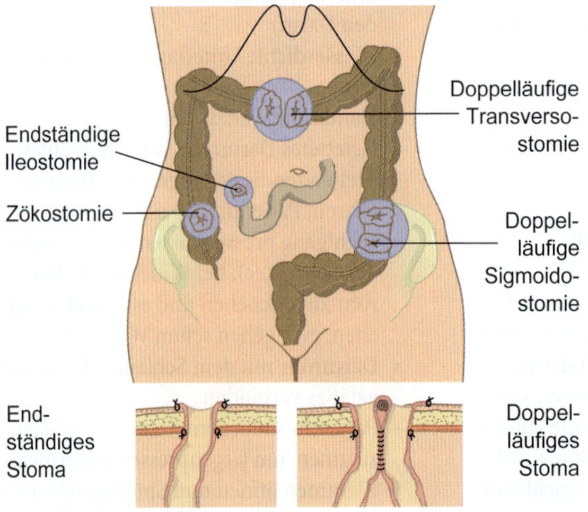

Abb. 8.51 Verschiedene Enterostomaarten und ihre typischen Lokalisierung in der Bauchdecke. Im unteren Bildteil endständiges und doppelläufiges Stoma im Querschnitt. [L138]

Darmschlinge über der Bauchdecke festhält. Dann wird die Darmvorderwand eröffnet und mit der Haut vernäht. Wenn nach ca. 8–10 Tagen die Wunde verheilt und der Darm mit der Bauchdecke verklebt ist, kann der Reiter entfernt werden. Über die zuführende Darmschlinge *(proximale Schlinge, oraler Schenkel)* wird der Stuhl ausgeschieden. In der abführenden Schlinge *(distalen Schlinge, aboraler Schenkel)* werden auch weiterhin Zellen und Schleim produziert und sowohl über die Stomaöffnung als auch über den Anus ausgeschieden.

Pouch bei Rektokolektomie mit submuköser Proktektomie → Abb. 24.27

Ziele der Stomatherapie

Die **Stomatherapie** dient der körperlichen, psychischen und gesellschaftlichen Rehabilitation des Stomaträgers. Angemessene Aufklärung, einfühlsames Verhalten und optimale Stomapflege ermöglichen die Wiedereingliederung der Betroffenen in ihr bisheriges Umfeld und leisten dadurch einen wichtigen Beitrag zur Verbesserung ihrer Lebensqualität. Von großer Bedeutung ist eine gute Zusammenarbeit zwischen der Betroffenen, der Hausärztin, der Operateurin, der Stomatherapeutin und den Pflegenden der Station.

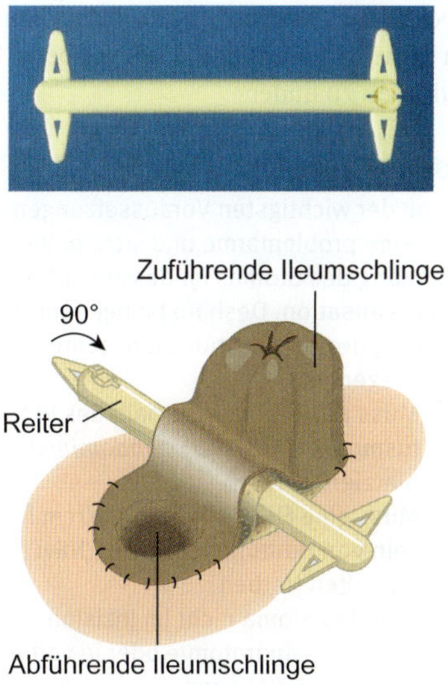

Abb. 8.52 Mit einem Reiter, hier aus Kunststoff, wird eine Darmschlinge bei einem doppelläufigen Stoma bis zur Einheilung in die Bauchwand über der Haut fixiert. [K183, L190]

Ziel ist außerdem, das bestmögliche Versorgungssystem für die Patientin zu finden; ggf. müssen verschiedene Produkte ausprobiert werden. Ferner soll die Patientin so schnell wie möglich lernen, das Stoma selbst zu versorgen.

Stomatherapeutin

Stomatherapeutinnen sind i. d. R. Pflegefachpersonen, die sich mit einer Weiterbildung im Bereich Stoma, Kontinenz und Wunde spezialisiert haben [17].

Ihre **Aufgaben** sind:

- Information der Patientin über Funktionsweise des Stomas sowie mögliche Komplikationen
- Präoperative Beratung der Chirurgin zur geeigneten Lokalisation
- Anleitung der Patientin zur Versorgung des Stomas und Unterstützung bei der Hilfsmittelauswahl
- Beratung zur Hilfsmittelbeschaffung
- Entlassungsplanung
- Ansprechpartner für alle beteiligten Berufsgruppen einschl. Fortbildung von Pflegenden u. a.

Stomatherapeutinnen nehmen schon präoperativ mit der Patientin Kontakt auf und begleiten diese auch nach dem Krankenhausaufenthalt.

Situation der Patientin

Neben der Auseinandersetzung mit der zugrunde liegenden Erkrankung muss sich die Patientin auch mit der Veränderung des Körperschemas und der Tatsache auseinandersetzen, nicht mehr kontinent zu sein.

Tab. 8.10 Enterostomaarten mit Lokalisation und Indikation. Transversostoma und Sigmoidostoma können auch als Kolostoma (= Enterostoma im Bereich des Kolons) bezeichnet werden.

	Ileostoma (Stomaanlage im Dünndarm)	Zökostoma/Zökalfistel (Stomaanlage im Zökum = Blinddarm)	Transversostoma (Stomaanlage im Colon transversum)	Sigmoidostoma (Stomaanlage im Colon sigmoideum)
Indikation	Temporär oder permanent: • Resektion des Dickdarms, z. B. wegen Colitis ulcerosa (→ 24.6.4), Morbus Crohn (→ 24.6.4) oder familiärer Polyposis (→ 24.6.9) • Verschluss distaler Darmabschnitte, z. B. durch Kolontumor • Fehlbildungen, z. B. Darmatresie *(angeborener Verschluss des Darms)* Temporär: • Dünndarmverletzung oder Operation distaler Darmabschnitte (Anastomosenschutz)	Temporär: • Anastomosenschutz • Verletzung oder Strahlenschaden des Kolons	Temporär oder permanent: • Verschluss distaler Darmabschnitte Temporär: • Anastomosenschutz • Ileus (→ 24.6.1) • Entzündung oder Strahlenschaden am Kolon • Divertikulitis (→ 24.6.7)	Temporär oder permanent: • Stuhlinkontinenz bei neurologischen Erkrankungen • Analatresie, andere angeborene Störungen Temporär: • Resektion von Sigma oder Rektum • Rektale Fisteln Permanent: • Rektumamputation, inoperables Rektumkarzinom • Strahlenschaden an Sigma oder Rektum
Lokalisation	Im rechten oder linken Mittelbauch	Im rechten Unterbauch	Im rechten oder linken Oberbauch	Im linken Mittel- oder Unterbauch
Anlage	Ca. 2–3 cm über Hautniveau (prominent)	Auf Hautniveau oder 0,5 cm prominent	0,5 cm prominent	0,5 cm prominent
Ausscheidung	• Anfangs 1–2 l, später 500–750 ml flüssiger bis dünnbreiiger Stuhl täglich über den ganzen Tag verteilt (Stuhleindickung im Dickdarm fehlt) • Aggressiver Stuhl (mit reichlich Gallensäuren und Verdauungsenzymen)		• Dickbreiiger bis geformter Stuhl (Konsistenz je nach verbliebener Kolonlänge) • Stuhlfrequenz 3–4-mal/Tag	• Dickbreiiger bis geformter Stuhl • Stuhlfrequenz 1–3-mal/Tag

Hier sind die Pflegenden im besonderen Maße gefordert. Besonders bei der Versorgung des Stomas – eine für die Patientin sehr intime Angelegenheit – sind Einfühlungsvermögen, Geduld sowie Gesprächsbereitschaft elementar. Nur die Akzeptanz des Stomas und die eigenständige Versorgung ermöglichen der Patientin, ein normales Leben zu führen, wenn auch unter veränderten Bedingungen [18].

Präoperative Pflege

Pflege bei onkologischer Erkrankung → 27.1
Präoperative Pflege → 44.2

Psychische Begleitung

Schon in der **präoperativen** Phase muss es dem interprofessionellen Team gelingen, ein Vertrauensverhältnis zur Patientin aufzubauen. Nur dann wird sie über ihre Trauer um die verloren gegangene „Normalität" und über ihre möglicherweise vorhandenen Gefühle der Angst, Aggression oder Wut und den eventuellen Verlust ihres Selbstwertgefühls zu sprechen. Bei Einverständnis der Patientin ist es sinnvoll, Angehörigen miteinzubeziehen. Gelingt es den Pflegenden, als Vertrauenspersonen akzeptiert zu werden, können sie in der postoperativen Phase eine bestmögliche Unterstützung der Betroffenen sein.

Pflegende stellen schon präoperativ den Kontakt zu einer Stomatherapeutin und anderen Betroffenen her und informieren über Selbsthilfegruppen [19], [20], [21].

Stomamarkierung

Neben den üblichen präoperativen Maßnahmen wird die Haut an der für das Stoma vorgesehenen Stelle mit einem schwarzen, wasserfesten Fettstift gekennzeichnet. In der Regel wird die **Stomalokalisation** von Operateurin, Stomatherapeutin und Patientin gemeinsam festgelegt, um die beste Lokalisation zu finden.

Optimale Stomalokalisation

Eine der wichtigsten Voraussetzungen für eine problemarme und sichere Versorgung des Stomas ist dessen optimale Lokalisation. Deshalb ist bei der Festlegung der Lokalisation zu beachten:

Im **Liegen**

- Muss das Stoma innerhalb des Rektusmuskels *(M. rectus abdominis)* platziert werden
- Muss eine Fläche von 10 × 10 cm frei sein von Hautunebenheiten, Nävi und alten Narben
- Darf das Stoma nicht im Inzisionsbereich der Laparotomie oder in vorbestrahlter Haut liegen
- Muss das Stoma entfernt von Knochenvorsprüngen wie Darmbeinstachel und Rippenbogen liegen.

Im **Sitzen**

- Darf das Stoma nicht dort platziert sein, wo Hautfalten entstehen
- Darf der Stomabeutel keinen Druck auf Genitalbereich oder Leiste ausüben.

Im **Stehen**

- Muss die Stelle für die Patientin einzusehen sein, damit sie sich später selbst versorgen kann; bei Rollstuhlfahrerinnen und Patientinnen mit großem Bauchumfang höher, bei Patientinnen mit großen Brüsten tiefer
- Darf das Stoma nicht auf Höhe des Rock- bzw. Hosenbunds liegen.

Deshalb ist die **Stomamarkierung** eine wichtige Maßnahme.
Die Patientin mit **Anschauungs- und Übungsmaterial** ausprobieren lassen, wie sie mit der markierten Stomalage zurechtkommt (z. B. mit Straßenkleidung, Wechsel des Beutels), wenn sie sich psychisch dazu in der Lage fühlt.

Postoperative Stomapflege

Postoperative Pflege → 44.5

Das erste Versorgungssystem wird bereits im OP angebracht. Es ist ein steriler und transparenter Ausstreifbeutel, der die Stoma- und Ausscheidungsbeobachtung ermöglicht.

Auf den **ersten Versorgungswechsel** bereiten die Pflegenden die Patientin durch ein behutsames Gespräch vor, denn diese benötigt meist längere Zeit, um sich an den veränderten Körperzustand zu gewöhnen. Eventuell finden die ersten Versorgungswechsel durch die Pflegenden alleine statt, wenn die Patientin dafür körperlich und psychisch noch nicht in der Lage ist. Sobald wie möglich sollte die Patientin mit in die Versorgung einbezogen werden und diese selbst übernehmen. Sollte sie dazu nicht in der Lage sein, z. B. aus Altersgründen, werden die zu Hause pflegenden Angehörigen dazu angeleitet oder ein ambulanter Pflegedienst organisiert. Durch wiederholtes Erklären prägen sich dabei die einzelnen Versorgungsschritte besser ein. Auch betroffene Kinder werden altersentsprechend einbezogen und sollen die Versorgung selbst übernehmen, wenn sie dazu in der Lage sind.

Nach ca. 8–10 Tagen wird zusammen mit der Patientin die **endgültige Versorgung** ausgesucht und angepasst (→ Abb. 8.53), ggf. werden verschiedene Versorgungssysteme ausprobiert.

Nicht resorbierbare parastomale Fäden werden am 12.–14. postoperativen Tag gezogen. Das Stoma und die parastomale Umgebung müssen gut beobachtet werden.

Beobachtung des Stomas

Neben der allgemeinen postoperativen Beobachtung (→ 44.5) liegt der **Beobachtungsschwerpunkt** v. a. auf dem Stoma und der Stomaumgebung (→ Tab. 8.11).

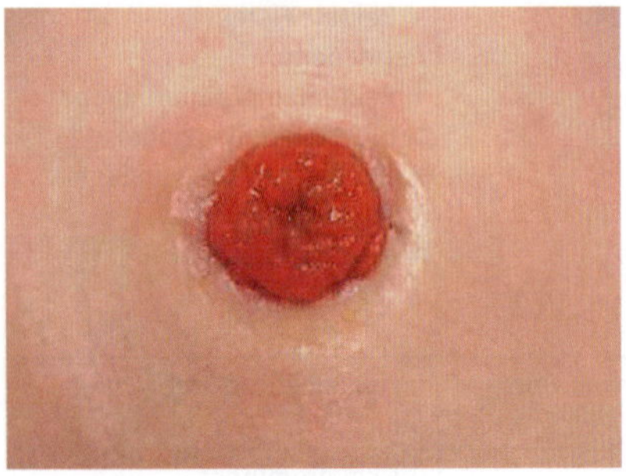

a Endständiges Ileostoma. Das Ileostoma ist deutlich über Hautniveau *(prominent)* angelegt. Dies erleichtert die Stomaversorgung.

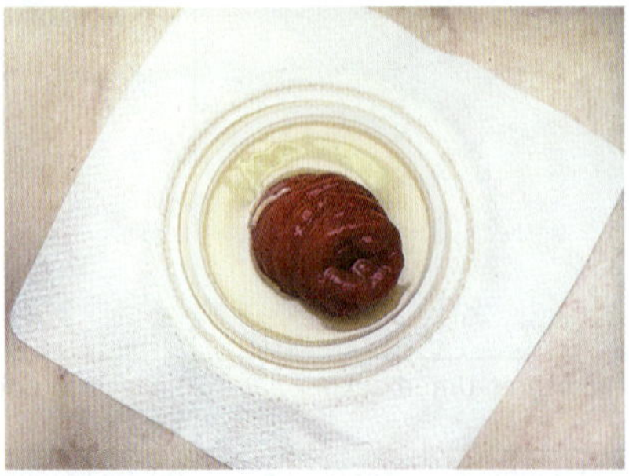

b Durch das Anbringen einer Basisplatte ist ein guter Hautschutz gewährleistet, da das Dünndarmsekret keinen Hautkontakt hat.

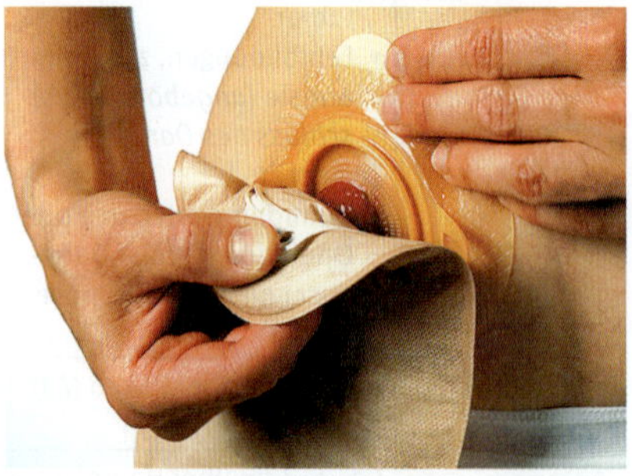

c Mithilfe eines Rastringsystems wird der Stomabeutel an der Basisplatte befestigt.

Abb. 8.53 Versorgung eines Ileostomas mit einem zweiteiligen System. [V130, G034]

Tab. 8.11 Beobachtungsschwerpunkte am Stoma mit physiologischer Situation und möglichen pathologischen Veränderungen.

	Physiologisch	Pathologisch
Durchblutung	Rosarot	• Violett/bläulich: verminderte Durchblutung • Weißlich: schlechte Durchblutung • Schwarz: keine Durchblutung, Nekrose des Stomas
Stomagröße	• Mäßiges Stomaödem in den ersten Tagen, das danach abnimmt • Nach 6–8 Wochen hat das Stoma seine endgültige Größe erreicht	Stenosen (Stoma ist nicht oder fast nicht mehr durchgängig, zusätzlich Ileussymptome) sind Spätkomplikationen, wenn Entzündungen narbig abheilen; die Stenose ist eine absolute Indikation zur operativen Revision
Stomaposition	Prominentes Stoma für eine optimale Versorgung	• Stomaretraktion *(Zurückziehen des Darms unter Hautniveau)* • Stomaprolaps *(Vorwölbung/Vorfallen des Darms)* • Peristomale Hernie *(Vorwölben der parastomalen Bauchdecke mit tastbarer Bruchpforte;* Hernien → 24.9)
Stomaumgebung	Trockene, reizlose und intakte Haut in der Stomaumgebung	• Allergische Reaktion • Hautentzündung ggf. mit Pilzbefall *(Mykose)* • Haarbalgentzündung *(Follikulitis)*
Stomaausscheidung (beobachtet werden Menge, Farbe, Konsistenz sowie Blähungen)	• Blutig-seröses Sekret am 1.–3. postoperativen Tag • Ileostomie: Beginn der Stuhlausscheidung ab dem 2.–5. postoperativen Tag, flüssiger Stuhl • Kolostomie: Beginn der Stuhlausscheidung ab dem 2.–5. Tag, zunächst flüssig, nach 8–14 Tagen sollte der Stuhl breiig bis halbfest geformt sein	• Größere Blutmengen deuten auf eine Nachblutung hin • Paralytischer Ileus (→ 24.6.1) • Mechanischer Ileus (→ 24.6.1) durch abgeknickte oder verdrehte Darmschlingen, Narben • Anhaltende Diarrhö (→ 24.2.5) • Obstipation (→ 24.2.6, → 8.1.5)

Stoma-Versorgungssysteme

Einteiliges Versorgungssystem

Beim **einteiligen System** (→ Abb. 8.54, → Abb. 8.55) sind Hautschutzfläche und Beutel untrennbar miteinander verbunden. Sie tragen wenig auf und werden bevorzugt von aktiven Menschen verwendet. Sie sind besonders dann geeignet, wenn nur 1–2-mal pro Tag Stuhl ausgeschieden wird. Die Beutelwechsel mit Hautschutzplatte strapazieren die Haut normalerweise kaum.

Zweiteiliges Versorgungssystem

Beim **zweiteiligen System** (→ Abb. 8.56) können Hautschutzplatte *(Basisplatte)* und Beutel getrennt gewechselt werden. Die Beutel werden mithilfe eines Rastring- oder Klebesystems mit der Basisplatte verbunden. Vorteil des zweiteiligen Systems ist der bessere Hautschutz. Die Basisplatte kann trotz häufiger Beutelwechsel mehrere Tage belassen werden. Sie wird ungefähr alle vier Tage gewechselt bzw. wenn sie beginnt, sich abzulösen.

Stomabeutel

- **Geschlossene Beutel** (→ Abb. 8.54) werden gewechselt, sobald sie voll sind. Sie

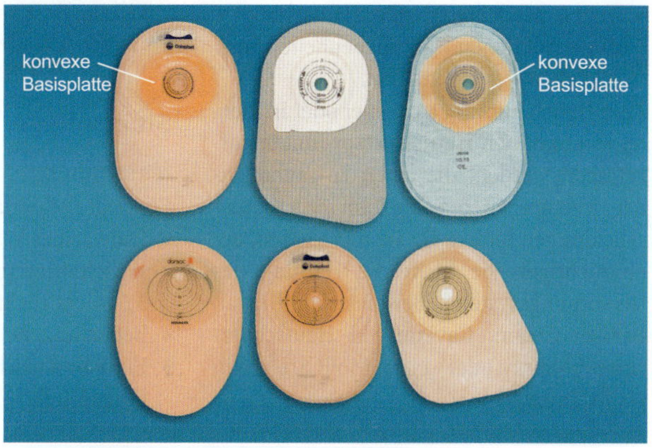

Abb. 8.54 Einteilige geschlossene Stomabeutel, undurchsichtig mit Vliesrückseite, zur Versorgung z. B. eines Sigmoidostomas. Links und rechts oben: Die Basisplatten haben eine konvexe Form. [K115]

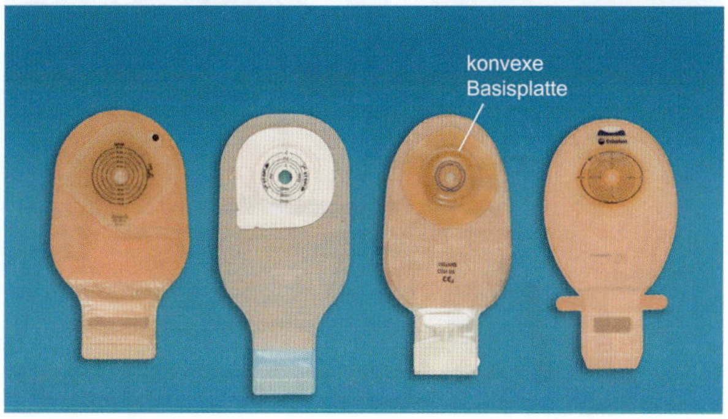

Abb. 8.55 Einteilige Ausstreifbeutel zur Versorgung, z. B. eines Ileostomas. [K115]

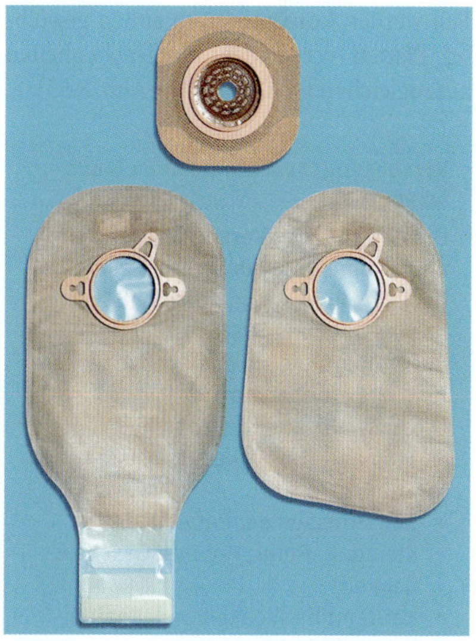

Abb. 8.56 Zweiteilige Versorgungssysteme. Basisplatte und Beutel werden mit einem speziellen Rastringsystem miteinander verbunden. Da die Hersteller unterschiedliche Systeme haben, müssen Basisplatte und Beutel (geschlossen oder als Ausstreifbeutel) immer von demselben Hersteller sein. [K115]

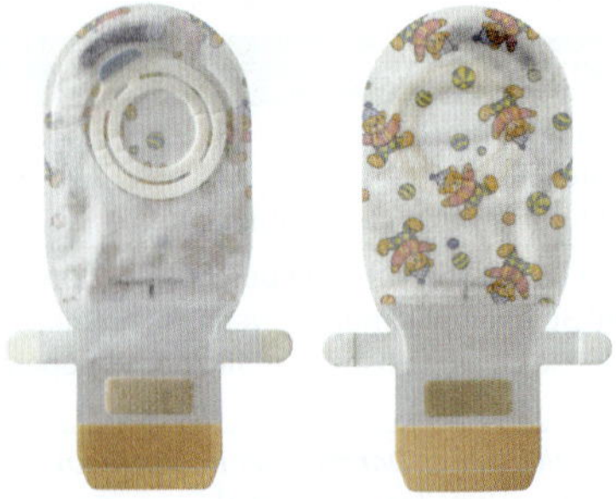

Abb. 8.57 Ausstreifbeutel speziell für Säuglinge und Kleinkinder. [V130]

eignen sich bei weniger als drei Stuhlausscheidungen pro Tag
- **Ausstreifbeutel** (→ Abb. 8.55, → Abb. 8.57) besitzen ein verlängertes offenes Ende, das mit einer Klemme verschlossen wird. Durch diese Öffnung kann der Stuhl entleert werden, ohne dass der Beutel gewechselt werden muss. Er wird z. B. postoperativ oder bei einem Ileostoma verwendet, weil die hohen Ausscheidungsmengen einen häufigen Beutelwechsel bedingen würden.

Basisplatten

Die **Basisplatte** am ein- oder zweiteiligen System kann plan oder konvex sein. Eine **plane, flache** Platte wird bei prominenten Stomata verwendet (→ Abb. 8.53). Aus unterschiedlichen Gründen kann das Stoma unter das Hautniveau absinken. In diesem Fall werden **konvexe** (nach außen gewölbte) Platten verwendet, um Unebenheiten auszugleichen (→ Abb. 8.54, → Abb. 8.55).

> **Versorgungssystem individuell auswählen**
>
> Die **Auswahl des Versorgungssystems** muss immer **individuell** geschehen. Dabei ist es notwendig, dass die Betroffene verschiedene Systeme und Hersteller ausprobiert, bis sie das richtige System für sich gefunden hat.
> Die Auswahl ist dabei abhängig von:
> - Stomaart (Häufigkeit, Konsistenz des Stuhls)
> - Bedürfnissen der Patientin (Alter, Kleidung, Beruf, Hobbys, Geschicklichkeit)
> - Hautempfindlichkeit und -unebenheiten (z. B. Narben).

Hautschutz

Adhäsive *(lat.: anhaften)* **Produkte** sind wasserbindend und zusätzlich granulationsfördernd. Es gibt:

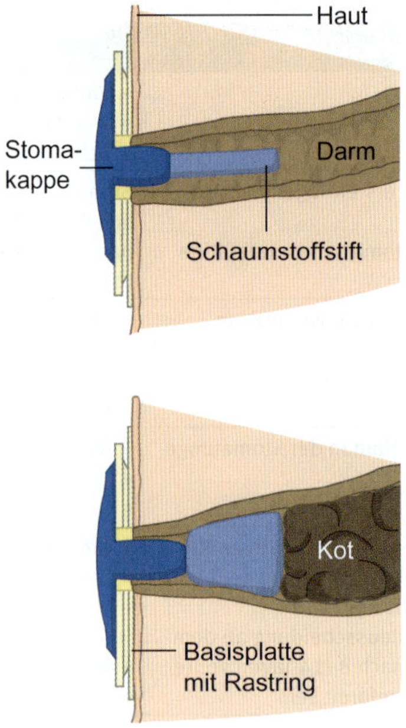

Abb. 8.58 Stomaverschluss (Stomakappe) zum intermittierenden Abdecken des Stomas. Auf einer Basisplatte wird der Stomaverschluss eingeklinkt. Der Schaumstoffstift dehnt sich im Darmlumen aus und verschließt es dicht. [L138]

- Platten, die auf trockener und nässender Haut haften und abhängig von Hauttyp und Flüssigkeitsaufnahme 3–5 Tage auf der Haut verbleiben können
- Pasten, Modellierstreifen, Hautschutzringe, mit denen Hautunebenheiten ausgeglichen werden können.

Zum Hautschutz auf trockener oder irritierter Haut können **Hautschutzprodukte** aufgetragen werden, die einen langanhaltenden transparenten Schutzfilm gegen Ausscheidungen bilden. Da sie nicht fetten, beeinträchtigen sie nicht die Haftung des Versorgungssystems. Beispiele sind Brava® Barrier Cream, Cavilon 3M Hautschutz-Creme, -Spray oder -Film, MoliCare® Skin Hautschutzcreme.

Hilfsmittel

- **Standardschablonen** dienen zur einmaligen Bestimmung der Stomagröße, zuschneidbare Schablonen v. a. zur Anpassung von Platten bei einem unregelmäßigen, nicht runden Stoma. Eine Schablone kann leicht selbst hergestellt werden (→ Abb. 8.60)
- **Stomakappen** können nach Irrigation oder bei regelmäßiger, zeitlich gut planbarer Darmentleerung zur Abdeckung des Stomas verwendet werden (→ Abb. 8.58) und erlauben eine größere (Bewegungs-)Freiheit
- Gürtel/Haltegurt für einen sicheren Halt, z. B. bei konvexen Versorgungssystemen
- Beutelüberzüge, die den Schweiß unter der Plastikfolie des Beutels aufnehmen (unnötig bei Beuteln mit perforierter Folie auf der Rückseite, die eine Schweißverdunstung ermöglichen)
- Spezielle Lösungen zum Entfernen von Kleberückständen
- Hautfreundliche Reinigungstücher oder -lotionen.

> **Anforderung an Versorgungssysteme**
>
> **Materialien zur Stomaversorgung** müssen hautfreundlich, geruchsfrei, leicht entfernbar, knisterarm bzw. geräuschfrei, einfach in der Handhabung und problemlos in Sanitätsgeschäften erhältlich sein. Für die Patientinnen ist wichtig, dass keine Gerüche nach außen dringen und die Versorgung gut hält.

Stomapflege, Versorgungswechsel

Materialien

Benötigte Materialien (→ Abb. 8.59):
- Lauwarmes Wasser
- Waschlotion (unparfümiert, pH-sauer 5,5, nicht rückfettend)
- Bettschutz, Zellstoff, Abwurfbeutel
- Einmalhandschuhe, Händedesinfektionsmittel

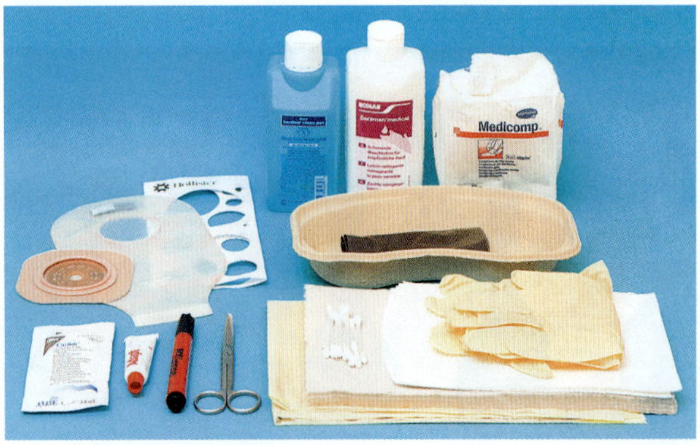

Abb. 8.59 Materialien zum Wechseln einer zweiteiligen Stomaversorgung. [K115]

- Unsterile Kompressen, Einmalwaschlappen, alternativ: Reinigungstücher (nicht fettend), evtl. Wattestäbchen
- Schablone zur Bestimmung der Stomagröße, Stift und Schere
- Stoma-Versorgungssystem
- Lösung zur Entfernung von Kleberesten
- Ggf. elektrischer Rasierer bzw. Clipper
- Evtl. Hilfsmittel zur Stomaversorgung
- Evtl. Spiegel.

Durchführung

- Patientin informieren, in das Vorgehen einbeziehen und zur selbstständigen Versorgung anleiten
- Störende Kleidung entfernen
- Bettlägerige Patientinnen in Rückenlage bringen; bei mobilen Patientinnen die Versorgung z. B. im Stehen vor einem Spiegel trainieren
- Einmalhandschuhe anziehen und gebrauchten Beutel mit der Basisplatte vorsichtig *von oben nach unten* entfernen, Abwurf
- Parastomale Haut mit feuchten unsterilen Kompressen und Waschlotion säubern (→ Abb. 8.62); von der Umgebung zum Stoma hin wischen, um eine Ausscheidungs- und Keimverschleppung in die Umgebung zu vermeiden; Stomarand ggf. mit einem Wattestäbchen reinigen
- Waschlotion gründlich entfernen und die Haut mit einer trockenen Kompresse trocknen
- Stoma und -umgebung sorgfältig beobachten (→ Tab. 8.11)
- Haare in der Stomaumgebung mit einem Clipper *vom Stoma weg* kürzen (aufgrund der Allergiegefahr keine Enthaarungscremes benutzen). Bei mangelhafter Kürzung werden die Haare während des Versorgungswechsels ausgerissen, was zu einer Follikulitis führen kann (→ Tab. 8.13). Außerdem hält bei starkem Haarwuchs das Versorgungssystem nicht auf der Haut. Haare mit einer feuchten Kompresse abwischen und Haut trocken tupfen
- Größe des Stomas bestimmen (→ Abb. 8.60) und mithilfe einer Schablone auf der Hautschutzfläche einzeichnen und ausschneiden (→ Abb. 8.61)
- Narben und Hautunebenheiten mit Stomapaste oder Modellierstreifen ausgleichen
- Ggf. Hautschutzfläche vor dem Anbringen zwischen den Handflächen oder mittels eines Föhns erwärmen, damit sie weich und anschmiegsam wird

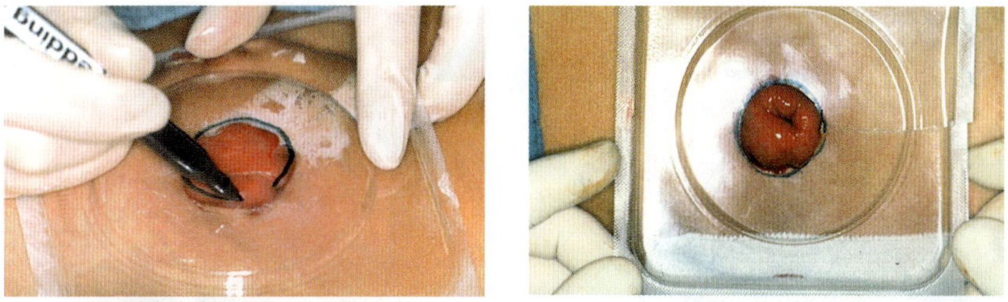

a Mit der Verpackung der Basisplatte wird eine Schablone von der Größe des Stomas gefertigt.

b Die Schablone wird nach dem Ausschneiden zur Kontrolle nochmals aufgelegt.

Abb. 8.60 Eine Schablone kann mithilfe der Verpackung der Basisplatte hergestellt werden. [G034]

- Luft in den Beutel blasen bzw. ihn mit der Hand entfalten; evtl. Deodorant zur Geruchsdämmung in den Beutel geben
- Beutelsystem/Platte *von unten nach oben* faltenfrei anlegen, anstreichen und leicht andrücken. Beutel so anbringen, dass bestmögliche Bewegungsfreiheit für die Patientin gewährleistet ist (→ Abb. 8.62). Ausstreifbeutel bei mobiler Patientin zur Leiste hin anbringen, damit sie auf der Toilette sitzend den Beutel bequem leeren kann [22], [23]
- Materialien aufräumen bzw. entsorgen; Abwurfbeutel direkt in den Restmüll geben, nicht in den Abfalleimer im Patientenzimmer
- Maßnahme, Beobachtungen sowie Beurteilung der Selbstständigkeit des Patienten dokumentieren.

VORSICHT! Zur Reinigung eines Stomas ungeeignete Produkte:
- Öle, Salben, Cremes und Hautlotionen aufgrund ihrer rückfettenden Wirkung, da die Beutelsysteme dann nicht haften
- Wundbenzin trocknet die Haut aus; die Beutelsysteme haften dann zu stark, was zu Hautirritationen führen kann
- Aggressive und vom pH-Wert ungeeignete Reinigungsprodukte, Reinigungsschaum, parfümierte Seifen, Desinfektionsmittel usw., denn sie zerstören den Hydro-Lipid-Film der Haut und können Allergien auslösen
- Schwämme und Waschlappen (Mehrfachverwendung), weil sich darin Bakterien vermehren können
- Papiertaschentücher, Watte, Zellstoff, Toilettenpapier, da sie „Krümel" bilden, die schwer zu entfernen sind.

VORSICHT! Die Basisplatte darf das Stoma nicht einengen (Gefahr der Durchblutungsstörung mit Nekrosenbildung). Es darf aber auch keine Haut zwischen Stoma und Stomaversorgung unbedeckt bleiben. Die Haut ist unbedingt vor der Stuhlausscheidung zu schützen, um Hautirritationen vorzubeugen. Ggf. Hautschutz- oder Adhäsivprodukt verwenden. In der ersten Zeit nach der Operation verkleinert sich das Stoma um ca. 40 %. Pflegende bestimmen deshalb bei jedem Basisplattenwechsel die Größe neu.

Entleeren des Ausstreifbeutels

- Einmalhandschuhe anziehen
- Verschluss am Ausstreifbeutel öffnen und den Stuhl in eine Nierenschale, Beutel (kann sich die Patientin in den Bund der Hose klemmen) oder ins Steckbecken abfließen lassen
- Beutel mit Toilettenpapier ausstreifen
- Beutelöffnung mit nasser Kompresse reinigen
- Ende des Beutels einrollen und mit dem Klettverschluss verschließen.

Irrigation des Kolons

DEFINITION

Irrigation *(Spülbehandlung):* Spülung des Dickdarms über ein Kolostoma. Sie ist nur bei Patientinnen mit einer endständigen Sigmoidostomie möglich, bei welcher der größte Teil des Dickdarms erhalten ist.

Durch das retrograde Einbringen von max. 1,5 l körperwarmen Wassers in den Darm wird eine Massenperistaltik und somit eine komplette Darmentleerung provoziert.

Ziele sind eine ausscheidungsfreie Phase von 24–48 Std. und das Fernhalten von Darmgasen für 12–24 Std. Eine Irrigation darf nur nach Anordnung der Ärztin mit speziellen Irrigationssets (→ Abb. 8.63) durchgeführt werden [21].

Bei komplikationslosem Verlauf kann der Patient 4–6 Wochen nach der Stomaanlage die Irrigation unter Anleitung einer Stomatherapeutin erlernen. Die Irrigation sollte nicht bei Stomakomplikationen (→ Tab. 8.13), Diarrhö, entzündlichen Darmerkran-

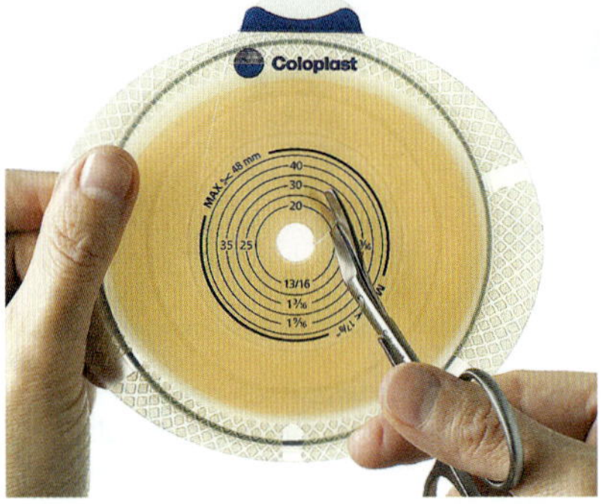

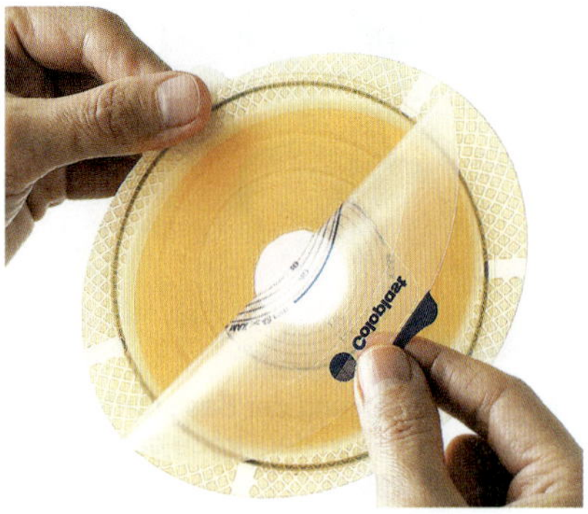

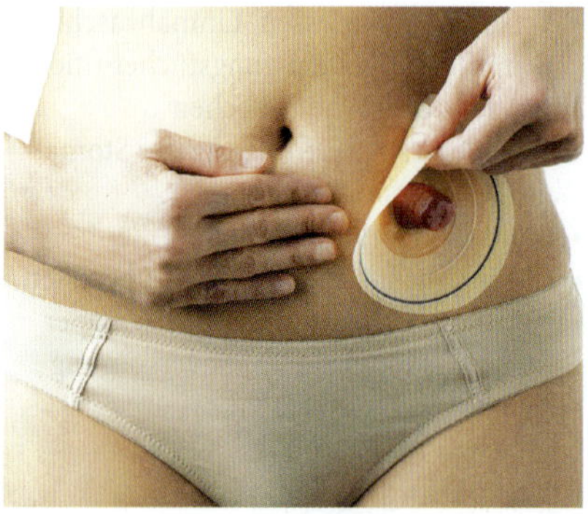

a Öffnung der Hautschutzplatte sorgfältig auf die Maße des Stomas zuschneiden.

b Schutzfolie von der Hautschutzplatte abziehen.

c Hautschutzplatte von unten nach oben aufkleben – darauf achten, dass die Haut darunter keine Falten bildet.

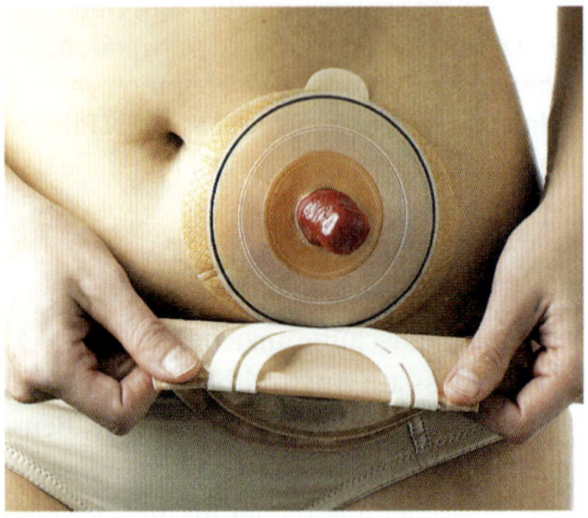

d Stomabeutel mit der Hautschutzplatte verbinden.

e Ausstreifbeutel lassen sich leicht entleeren. Anschließend Beutelöffnung mit Zellstoff und feuchter Kompresse reinigen. Dann Ende des Beutels einrollen und mit dem Klettverschluss verschließen.

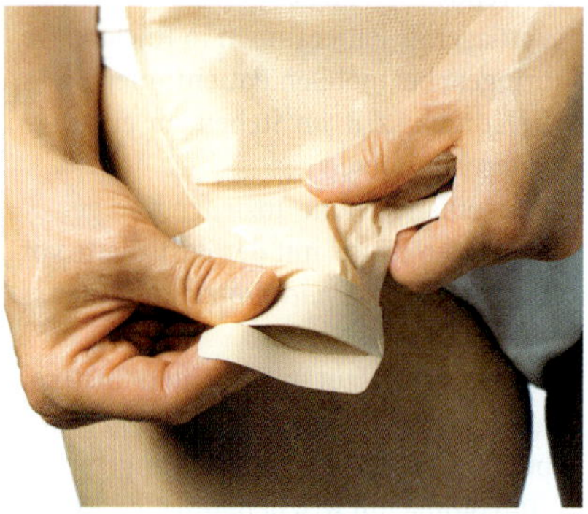

Abb. 8.61 Versorgung eines Sigmoidostomas mit einem zweiteiligen System mit Ausstreifbeutel. [V130]

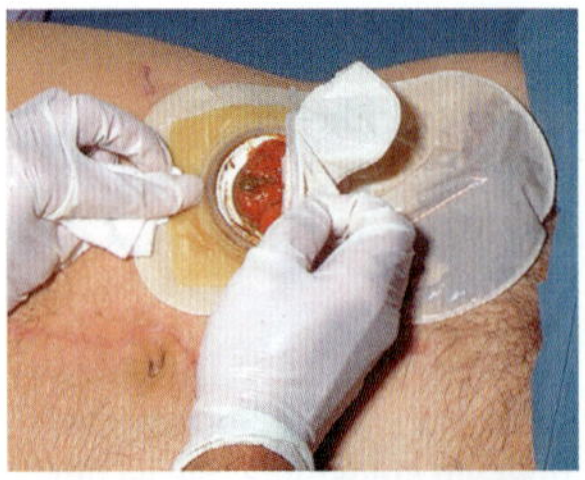

a Den gefüllten Stomabeutel von der Basisplatte lösen und entsorgen.

b Basisplatte vorsichtig von oben nach unten abziehen.

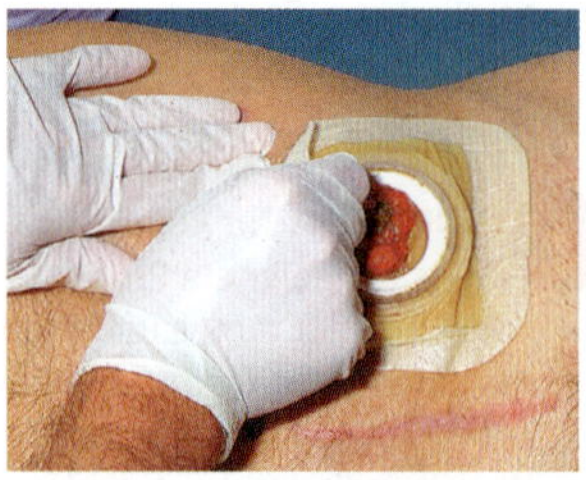

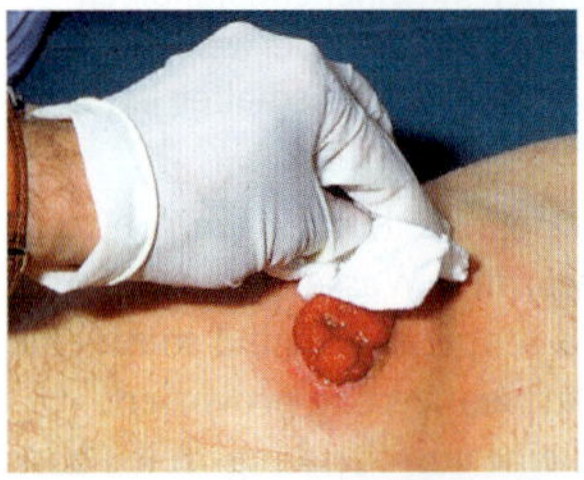

c Haut mit Seife reinigen und sorgfältig trocknen.

d Die neue Basisplatte von unten nach oben anbringen, andrücken …

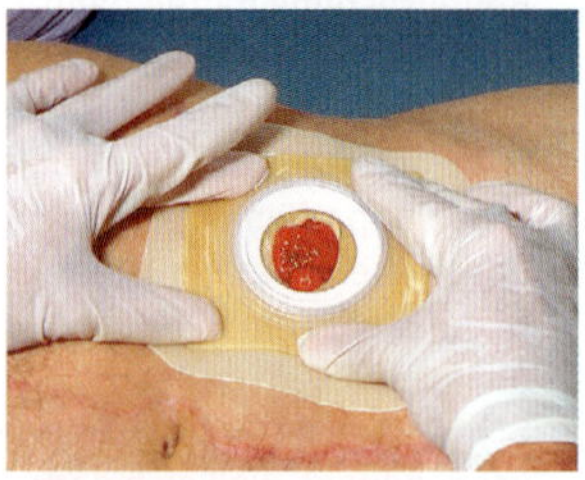

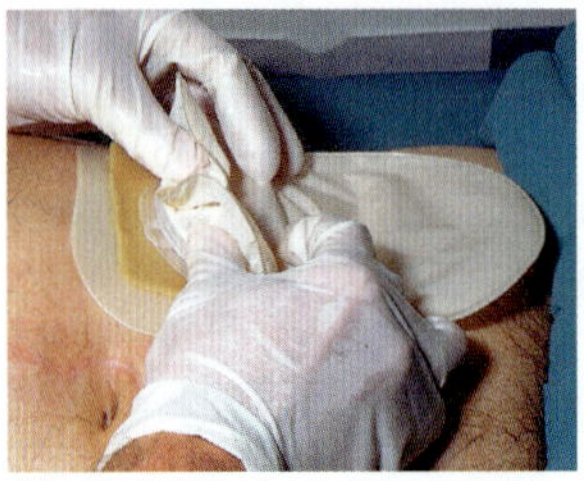

e … und den neuen Beutel einrasten lassen.

f Sobald der Patient dazu in der Lage ist, kann er unter Anleitung den Beutelwechsel selbstständig durchführen.

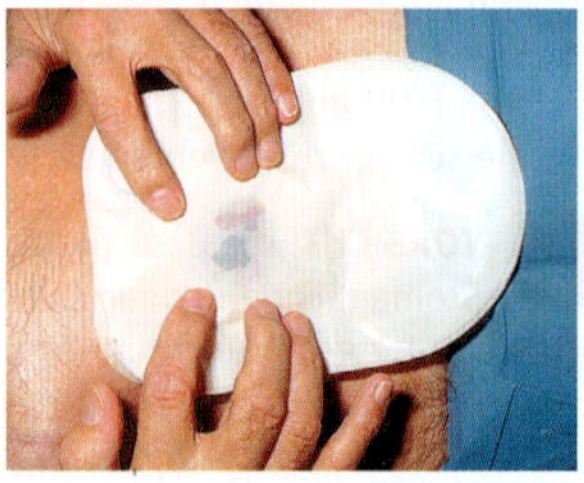

Abb. 8.62 Versorgung eines Kolostomas mit einem zweiteiligen System mit geschlossenem Beutel. [K183]

kungen, während und unmittelbar nach Bestrahlung und bei Allgemeinerkrankungen wie Herzinsuffizienz, Hypotonie oder Niereninsuffizienz durchgeführt werden.

Materialien

- Irrigationsset: geeignetes Wasserbehältnis mit Aufhängevorrichtung bzw. Wasserbeutel mit Schlauch mit Rollenklemme und Konus, Irrigationsbeutel, Klemme, Gürtel, evtl. Reinigungsbürste
- Höhenverstellbarer Infusionsständer für den Wasserbeutel
- Gleitmittel, z. B. Vaseline
- Nierenschale mit Zellstoff
- Einmalhandschuhe, Fingerling
- Ggf. Toilettenstuhl
- Stomakappe/Abdeckpflaster
- Abwurf.

Vorbereitung

- Mit der Patientin den idealen Zeitpunkt für die Irrigation festlegen (immer zur selben Zeit, z. B. nach früherer Defäkationszeit)
- Geeigneten Raum mit Toilette bereithalten
- Genug Zeit einplanen und für Ruhe sorgen, da Hektik zur Verkrampfung der Bauchmuskulatur führt

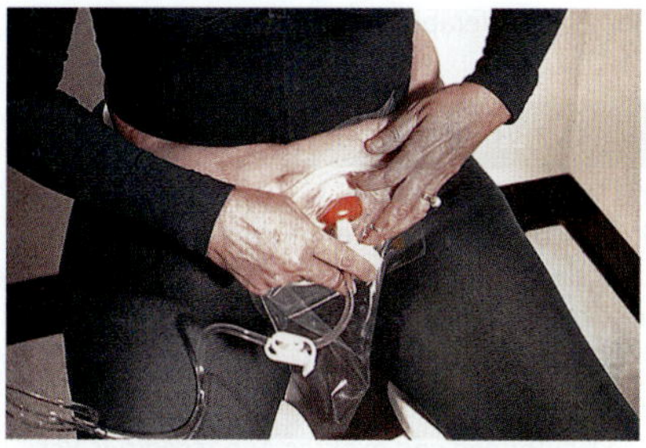

Abb. 8.63 Patientin bei der Irrigation ihres Kolostomas, auf der Toilette sitzend. Der Irrigationsbeutel ist aufgeklebt, der Beutelablass hängt in die Toilette. Die Patientin führt gerade den Irrigationskonus über die obere Beutelöffnung in das Stoma ein. [G1136]

- Mit der Patientin, sofern möglich, die Vorbereitung und Durchführung der Irrigation unter Anleitung üben.

Durchführung

- Wasserbehältnis bei geschlossener Rollenklemme mit 1,5 l (15–18 ml/kg Körpergewicht) körperwarmem Wasser füllen und am Infusionsständer befestigen (in Kopfhöhe des Patienten), Schlauch entlüften
- Patientin in entspannter Haltung auf die Toilette oder den Toilettenstuhl setzen lassen; die Irrigation ist auch im Stehen möglich
- Handschuhe anziehen, Stomaversorgung entfernen, Stoma reinigen, Handschuhe entsorgen
- Oben und unten zu öffnenden Irrigationsbeutel mit Gürtel am Stoma befestigen, geöffneten Beutelauslass in die Toilette hängen (→ Abb. 8.63)
- Vor der ersten Irrigation: Zeigefinger (mit Handschuh und Fingerling) mit Vaseline einfetten, dann die Hand über den Irrigationsbeutel einführen und den Darm mit dem Zeigefinger austasten, um den Darmverlauf kennenzulernen. Führt die Patientin die Irrigation zum ersten Mal selbstständig durch, sollte sie dies ebenfalls tun
- Einmalhandschuhe wechseln
- Eingefetteten Konus durch die obere Beutelöffnung in das Stoma einführen (→ Abb. 8.63), bis er dicht mit der Schleimhaut abschließt und mit dem Schlauch des Wasserbehältnisses verbinden
- Zum Anspülen 100–200 ml Wasser einfließen lassen, Konus entfernen und in eine Nierenschale ablegen. Fließt diese Wassermenge ohne Schwierigkeiten ein, ist bei den folgenden Irrigationen i. d. R. kein Anspülen mehr nötig. Anschließend erste Stuhlentleerung abwarten, dann Konus wieder einführen
- Restmenge (bzw. Gesamtflüssigkeitsmenge) über ca. 10 Min. in den Darm einlaufen lassen; dabei mit der einen Hand die Einlaufgeschwindigkeit durch die Rollenklemme regulieren, mit der anderen Hand den Konus festhalten
- Rollenklemme des Schlauchsystems schließen und Konus für weitere 2–3 Min. im Stoma belassen, damit die Flüssigkeit nicht sofort ausgeschieden wird
- Konus entfernen (mit Zellstoff umfassen) und verwerfen bzw. in der Nierenschale ablegen und später reinigen und desinfizieren, wenn er nochmals benutzt werden soll
- Irrigationsbeutel oben schließen
- Hauptentleerung des Darms abwarten (ca. nach 15–30 Min.)
- Untere Irrigationsbeutelöffnung mit Zellstoff säubern und verschließen
- Hat sich der Darm vollständig geleert (nach ca. 1 Std.), Irrigationsbeutel abnehmen, Stoma säubern und mit Abdeckpflaster oder Stomakappe (→ Abb. 8.58) verschließen
- Materialien entsorgen oder aufbereiten, Arbeitsflächen reinigen bzw. desinfizieren, Maßnahme und Verlauf dokumentieren.

Komplikationen der Irrigation

Mögliche Komplikationen bei einer Irrigation, deren Ursachen und entsprechende (Erst-)Maßnahmen zeigt → Tab. 8.12.

Stomakomplikationen

Bei **Versorgungsproblemen und Komplikationen** (→ Tab. 8.13) ziehen Pflegende schnell eine Stomatherapeutin hinzu.

Vermeidung unangenehmer Gerüche

Viele Stomaträger haben Angst, nach Stuhlgang zu riechen, obwohl moderne Stomabeutel absolut geruchsdicht sind. Über spezielle Filter gehen Blähungen nach außen, nicht aber Gerüche. Sollten dennoch Gerüche wahrgenommen werden:

- Versorgung auf Dichtigkeit prüfen
- Beutel leeren, wenn zu einem Drittel gefüllt ist (Ileostoma) bzw. nach der Stuhlentleerung (Kolostoma)
- Geruchsneutralisierer/Deodorants: Erhältlich z. B. als Gleitmittel, die direkt in den Beutel gegeben werden und zudem die Entleerung des Beutels erleichtern, z. B. Adapt™, Diamonds™ Geruchsbanner und Supraabsorber (dickt die Stuhlausscheidung ein)
- Ggf. **Ernährungsberatung,** weil die Ernährung die Geruchsbildung beeinflusst.

Tab. 8.12 Mögliche Komplikationen bei einer Irrigation.

Komplikation	Ursache	Pflegemaßnahmen
Krämpfe	• Zu kaltes Wasser • Zu starker Wasserdruck	• Durchflussregler schließen • Patientin zum ruhigen und tiefen Atmen anhalten • Behälter tiefer hängen • Körperwarmes Wasser verwenden
Darmverletzung (Leitsymptom: plötzliche massive Schmerzen)	Verwendung eines normalen Darmrohrs, dessen Spitze sich durch die Darmwand bohrt	• Sofort Ärztin benachrichtigen • Prophylaxe: nur spezielles Darmrohr mit Konus verwenden (→ Abb. 8.1)
Zu geringer Rückfluss von Spülflüssigkeit	• Spülzeit nicht synchron mit Entleerungszeit des Darms • Geänderte Ernährungsgewohnheiten	• Urinausscheidung überprüfen, da die Flüssigkeit über den Darm resorbiert und dann über die Nieren ausgeschieden wird • Spülzeitpunkt und Ernährung überprüfen
Probleme beim Wassereinfluss	• Falsche Richtung des Konus • Anspannen der Bauchdecke	• Konuslage überprüfen • Patientin entspannte Haltung einnehmen lassen
Rückfluss von Stuhl ins Schlauchsystem	Wassermenge kann sich nicht so schnell im Darm verteilen	• Wasser langsamer einlaufen lassen • Evtl. Spülung kurz unterbrechen

Tab. 8.13 Versorgungsprobleme und Komplikationen von Enterostomata, ihre häufigsten Ursachen und mögliche Therapiemaßnahmen. Beobachtungsschwerpunkte am Stoma →Tab. 8.11.

Problem	Symptome	Ursachen (Bsp.)	Mögliche Maßnahmen
Blähungen, Geräusche bei Blähungen	Aufgetriebenes Abdomen, evtl. Bauchschmerzen	Blähende Nahrungsmittel	• Beutel mit Filter • Bei zweiteiligem System: Beutel wechseln oder abnehmen, Luft entleeren, Beutel erneut anbringen • Ernährungsumstellung, Vermeiden blähender Nahrungsmittel
Hautirritation	Gerötete Haut, nässende Hautablösung	• Falsche Größe des Versorgungssystems • Mangelnde, ungeeignete Hautpflege • Dauernder Kontakt des Plastikbeutels mit der Haut	• Beseitigung der Ursache • Sorgfältige Hautpflege und exaktes Anpassen des Versorgungssystems • Verwendung eines zweiteiligen Systems oder eines Stoffüberzugs für den Beutel • Hautschutzprodukt
Allergie	Rötung, Knötchen, Bläschen, Jucken, Brennen	Überempfindlichkeit gegen Versorgungs- oder Pflegeartikel	Umstellung der Versorgung; vor Produktwechsel Allergietest am Oberarm durchführen
Follikulitis	Haarbalgentzündung: kleine rote oder weiße Pickel an der Haarbasis, Juckreiz	Mechanische Reizung der Haarbälge nachgewachsener Haare im Stomabereich, kleine Wunde, Infektion	• Verwendung einer Hautschutzplatte bis zum Abheilen • Regelmäßige Haarkürzung
Pilzinfektion	Punktförmige rote Papeln, die sich ausbreiten	• Hautentzündung • Ständige Feuchtigkeit, Schwitzen • Antibiotikatherapie, Diabetes mellitus	• Beseitigung der Ursache • Verwendung eines Antimykotikums nach Anordnung der Ärztin als Spray oder Tinktur (keine Salbe, Creme)
Stomanekrose	Dunkelrote bis grauschwarze Stomaschleimhaut	• Mangelhafte Durchblutung (OP-bedingt) • Zu enge, starre Stomaversorgung	• Exaktes Anpassen des Versorgungssystems • Oberflächliche Schleimhautnekrose: Beobachtung • Tiefe Schleimhautnekrose → zügige Information der Ärztin Operation, ggf. Neuanlage des Stomas
Stomaretraktion	Zurückziehen des Darms unter Hautniveau	• Operationsbedingt, gestörter Heilungsverlauf • Zu frühes Entfernen des Reiters • Stomanekrose oder -abszess • Parastomale Hautmazeration	• Peritonitisgefahr, deshalb evtl. Neuanlage des Stomas • Wenn Stoma schon eingeheilt ist (ca. 10. Tag postoperativ), Versorgung mit konvexem System
Stomablutung	(Postoperative) größere Blutung, kleinere Blutung	• Fehlender Verschluss kleinerer Blutgefäße • Traumatisch • Rezidiv der Grunderkrankung	• Lokale Blutstillung, evtl. Nachoperation • Behutsame Reinigung • Nachuntersuchung • Beobachtung
Stomastenose	Verengung des Stomas, bleistiftförmige Stühle	• Folge von Komplikationen • Hautmazerationen, besonders, wenn Stoma im Hautniveau liegt • Erhebliche Gewichtszunahme	Chirurgische Stomakorrektur
Stomaprolaps	Vorfall des Darms	• Unzureichende operative Fixation • Hoher intraabdominaler Druck	• Reposition des Darms • Anbringen einer Prolapskappe • Relaparotomie mit erneuter Stomafixation
Parastomale Hernie	Vorwölbung der parastomalen Bauchdecke, tastbare Bruchpforte	• Chirurgisch: z. B. Stomaanlage in die Laparotomienarbe, zu große Durchtrittspforte • Hoher intraabdominaler Druck	• Verpflanzung des Stomas an eine andere Stelle und primärer Verschluss der Hernie • Anpassung eines Mieders mit einer Aussparung für die Stomaversorgung
Schleimhautveränderungen	Warzenähnliche Veränderungen, leicht blutend	• Pseudopolypen • Rezidiv der Grunderkrankung	• Bei Pseudopolypen Kontrolle • Bei Rezidiven Nachresektion mit Nachbehandlung
Stomablockade (bei Ileostoma)	Keine Ausscheidung, krampfartige Schmerzen, Blähbauch	• Diätfehler bei Ileostomieträgern • Verlegung der Stomaöffnung durch unverdauliche Speisen, z. B. Pilze, Spargel • Inkarzerierte Hernie • Massive Stomastenose	• Freispülen der Stomablockade mit isotoner Kochsalzlösung durch die Ärztin (Perforationsgefahr), bei ausbleibendem Erfolg Operation • Aufklärung von Ileostomaträgern über geeignete Ernährung und Verhalten
Parastomaler Abszess	Rötung, Schmerz, Fieber	• Perioperative Infektion • Mangelnde Stomahygiene	Inzision, evtl. Stomaverlegung
Diarrhö	Dünnflüssige Stühle, u. U. Entgleisung des Wasser- und Elektrolythaushalts	• Ernährungsfehler • Weitere Ursachen wie bei Gesunden, z. B. Infektion • Antibiotikatherapie	• Zweiteiliges System mit Ausstreifbeutel • Flüssigkeits-, Elektrolytersatz • Verzehr stopfender Nahrungsmittel

Ernährung

Wie beim Gesunden sollte die **Ernährung** der Stomapatientin insgesamt ausgewogen sein. Eine spezielle Diät ist nicht notwendig. Empfehlenswert ist aber, dass die Patientin über einen bestimmten Zeitraum, ein Ernährungsprotokoll führt, um ihre individuellen Reaktionen auf Nahrungsmittel festzuhalten. So kann sie herausfinden, welche Nahrungsmittel bei ihr z. B. zu Blähungen oder Verstopfung führen, und im weiteren Verlauf auf diese verzichten.

Sollte der Patient in der ersten Zeit nach der Operation ein Nahrungsmittel nicht vertragen, empfiehlt es sich, dieses zu einem späteren Zeitpunkt nochmals auszutesten. Bei der Ileostomie sind schwerverdauliche Nahrungsmittel, die zu einer Stomablockade führen können (→ Tab. 8.14), zu vermeiden. Außerdem sollte ballaststoffreiche Nahrung prinzipiell gut gekaut oder zerkleinert werden.

Patientenberatung

Die Stomaträgerin wird u. a. zu folgenden Punkten vom multiprofessionellen Team (Stomaberaterin, Pflegende, Ärztin, Sozialdienst) beraten:

- Versorgung des Stomas einschließlich Hautpflege
- Anpassung der Ernährung
- Sportliche Aktivitäten
- Fragen der Sexualität
- Berufliche Rehabilitation, z. B. darf die Patientin nicht mehr als 10 kg heben, um Stomakomplikationen zu vermeiden
- Weitere soziale Fragen wie Beantragung eines Schwerbehindertenausweises, einer Anschlussheilbehandlung oder einer Kur (bei Krebspatientinnen)
- Wirkung von Arzneimitteln; bei einem Ileostoma werden dünndarmlösliche Arzneimittel, etwa die Pille, aufgrund der veränderten Verdauungsverhältnisse möglicherweise mangelhaft oder gar nicht aufgenommen.

Um Kontinuität und Qualität der Stomaversorgung auch nach der Entlassung sicherzustellen, erhält die Patientin einen Pflege-/Stomabericht für die Hausärztin bzw. den Pflegedienst.

Viele praktische Fragen stellen sich der Stomaträgerin jedoch erst zu Hause. Deshalb wird sie vor oder spätestens bei ihrer Entlassung mit Informationsmaterial versorgt:

- Anschrift oder Telefonnummer einer Klinik, Pflegenden (Stomatherapeutin) oder einer Ärztin, an die sie sich bei Problemen wenden kann, ggf. (weitere) Anschriften von ambulant tätigen Stomatherapeuten; Kontaktadressen von Selbsthilfeorganisationen [19], [20], [21]
- Bezugsquellen für die Pflegemittel, Beschreibung der individuellen Versorgung und Broschüren über das Versorgungssystem.

SPICKZETTEL

Enterostomata

Unterscheidungen: Lokalisation, Verweildauer, Art.

Stomamarkierung: Finden der bestmöglichen Lokalisation für die spätere Versorgung.

Versorgungssystem (grundsätzlich):

- Ein- oder zweiteilig.
- Geschlossener oder unten offener Beutel.

Stomabeobachtung:

- Auf Stomakomplikationen, z. B. Nekrose, Prolaps, Blutung, Stenose, Retraktion.
- Auf Veränderungen der Stomaumgebung, z. B. Hautirritation, Follikulitis, Pilzinfektion.
- Stuhlausscheidung.
- Geeignetes Versorgungssystem.

Stomapflege (Prinzipien):

- Wenn möglich durch die Patientin selbst.
- Abhängig vom Versorgungssystem, so häufig wie nötig.
- Reinigung mit geeigneter Waschlotion, Reinigungstücher; sorgfältig trocknen.
- Hautschutz bei Bedarf.
- Öffnung des Versorgungssystems muss genau passen.
- Von unten nach oben aufkleben.

Tab. 8.14 Häufige Wirkungen bestimmter Nahrungsmittel auf die Stuhlbeschaffenheit bei Stomaträgern.

Wirkung	Nahrungsmittel
Abführend	Spirituosen, Bier, Obst, rohe Milch, Kaffee, stark gewürzte und fette Speisen, Sauerkraut
Stopfend	Schokolade, Rotwein, Weißbrot, Kartoffeln, Teigwaren
Geruchshemmend	Spinat, grüner Salat, Petersilie, Joghurt
Geruchserzeugend	Fleisch, Fisch, Zwiebeln, Knoblauch, Käse
Blähend	Bier, Zwiebeln, Kohl, frisches Brot, kohlensäurehaltige Getränke
Blähungshemmend	Preiselbeeren, Joghurt

8.3 Erbrechen

8.3.1 Grundlagen

DEFINITION

Erbrechen *(Emesis, Vomitus):* Schutzreflex, der Magen- und Darminhalt entgegen der normalen Peristaltik entleert.

Übelkeit *(Nausea):* Starkes Gefühl, sich erbrechen zu müssen; geht dem Erbrechen meist voraus.

Würgen: Rhythmische Bewegungen, die üblicherweise dem Erbrechen vorausgehen; entstehen durch Atmen gegen die geschlossene Glottis.

Erbrechen ist keine Krankheit, sondern ein Symptom und zählt zu den Hauptbeschwerden bei Magen-Darm-Erkrankungen (→ Kap. 24). Gerade bei (Klein-)Kindern tritt Erbrechen relativ häufig auf. Es wird vom „Spucken" unterschieden, bei dem der Säugling kleinere Nahrungsmengen, z. B. durch Aufstoßen oder einen gastroösophagealen Reflux (→ 24.4.1), aus dem Mund laufen lässt. Der Brechvorgang wird vom Brechzentrum des Gehirns im verlängerten Rückenmark *(Medulla oblongata)* ausgelöst (→ Abb. 8.64). Unterschieden werden:

- **Zerebrales Erbrechen** entsteht durch direkte Reizung des Brechzentrums bei:
  - Erkrankungen des Gehirns, z. B. Hirntumor, Hirnhautentzündung *(Meningitis),* Migräne, Gehirnerschütterung
  - Zentral toxisch wirkenden Substanzen, z. B. Arzneimittel (Digitalis, Narkotika, Zytostatika), Alkohol
- **Reflektorisches Erbrechen** entsteht durch indirekte Reizung des Brechzentrums über das vegetative Nervensystem bei:
  - Erkrankungen des Magen-Darm-Trakts, z. B. Magenschleimhautentzündung *(Gastritis),* Verengung des Magenausgangs *(Pylorusstenose),* Gallensteinleiden
  - Überdehnung des Magens durch übermäßiges Essen
  - Reizung der Rachenschleimhaut, z. B. beim Einführen einer Sonde, durch willkürliches Reizen (z. B. mit dem

Finger) am Zäpfchen im hinteren Rachenraum
- Drehschwindel oder Reizung des Gleichgewichtsorgans (Reisekrankheit)
- Starken psychischen Eindrücken, z. B. ekelhafter Geruch, Schreck, Schock, große Angst
- Nahrungsmittelunverträglichkeiten.

Erbrechen bei Kindern

Kinder reagieren **bei vielen Erkrankungen** mit Erbrechen, z. B. bei einer Mittelohrentzündung (*Otitis media*, → 36.4.2).

Antizipatorisches Erbrechen

Erbrechen vor bzw. mit Beginn einer Therapie (z. B. Chemotherapie) aufgrund negativer Erfahrungen bei einer vorausgegangenen Therapie. Schon der Gedanke, Anblick oder ein typischer Geruch im Vorfeld löst Übelkeit und/oder Erbrechen aus.

Vorgang des Erbrechens

Die Reizung des Brechzentrums in der Medulla oblongata (es steht u. a. mit dem Gleichgewichtsorgan, Kleinhirn und über den N. vagus mit dem Gastrointestinaltrakt in Verbindung) zeigt sich zunächst durch Übelkeit, Blässe, Schweißausbruch, vermehrten Speichelfluss und Bradykardie. Dann ziehen sich die Bauchmuskulatur und das Zwerchfell unwillkürlich zusammen (→ Abb. 8.64). Die oberen Magenanteile und der Ösophagussphinkter erschlaffen, der Mageninhalt entleert sich durch den Mund.

VORSICHT! Anhaltendes Erbrechen führt zu Flüssigkeits- und Elektrolytverlusten. Bei Kindern ist die Dehydratation (→ 7.12, → 33.10.2) die Hauptgefahr, bei älteren Menschen v. a. Herzrhythmusstörungen (→ 21.7), die ggf. zum Herzstillstand führen.

8.3.2 Beobachtung

Beobachtungskriterien

Beobachtung der Umstände

Dazu zählen **Zeitpunkt, Häufigkeit** und **Begleitsymptome:**

- **Nüchternerbrechen** tritt v. a. in der Schwangerschaft (→ 34.13.1, → 34.15.4), bei chronischem Alkoholabusus oder Hirntumoren auf
- Erbrechen **nach jeder Nahrungsaufnahme,** z. B. bei einer akuten Gastritis
- Erbrechen nur **nach Einnahme von Arzneimitteln** oder **Nahrungsmitteln** spricht für eine Unverträglichkeit
- Erbrechen **nach Zytostatika- oder Strahlentherapie** ist unabhängig von der Nahrungsaufnahme und therapeutisch schwer zu beeinflussen (→ 27.1.2, → 27.5.1)
- Gehäuftes **schwallartiges Erbrechen** „im hohen Bogen" nach Nahrungsaufnahme im Säuglingsalter weist auf eine hypertrophe Pylorusstenose (→ 24.5.1) hin
- Erbrechen kann auch **bei starken, krampfartigen Schmerzen (Koliken)** auftreten, z. B. bei akuten Pankreatitis (→ 25.6.1), Nierenkolik (→ 33.5.11)
- **Reflektorischem Erbrechen** geht i. d. R. Übelkeit voraus, **zentrales Erbrechen** kommt plötzlich, schwallartig ohne Zusammenhang mit Nahrungsaufnahme
- Bei **zusätzlichem Durchfall** liegt meist eine Magen-Darm-Infektion vor
- Erbrechen **nach einem Sturz oder Unfall** weist ggf. auf ein Schädel-Hirn-Trauma hin (→ 37.13.1).

Beobachtung des Erbrochenen

Farbe, Geruch und **Beschaffenheit** des Erbrochenen sowie **Beimengungen** weisen auf das verursachende Krankheitsbild hin:

- **Unverdaute Nahrungsreste:** bei Aussackungen der Speiseröhre (*Divertikel*, → 24.6.7), Verengung des Mageneingangs, nach Verzehr verdorbener Nahrungsmittel, zu hastigem Essen
- **Angedaute, säuerlich riechende Nahrungsmittel:** bei Störungen der Magenentleerung, etwa bei Tumoren (→ 24.5.4)
- **Schleimbeimengung:** bei Gastritis (→ 24.5.2)
- **Grünlich gallige Verfärbung:** bei Abflusshindernissen unterhalb der Mündung des Gallengangs in das Duodenum, bei nüchternem Magen oder lang anhaltendem Erbrechen mit leerem Magen
- **Frisches, hellrotes Blut:** bei Blutung aus den oberen Abschnitten des Magen-Darm-Trakts (obere Gastrointestinalblutung), z. B. Ösophagusvarizenblutung
- **Braunschwarze Färbung** (*Kaffeesatzerbrechen*)*:* bei Beimengungen von geronnenem Blut (*Hämatemesis*, → 24.2.4), z. B. bei Ulkusblutung, Magenkarzinom
- **Koterbrechen** (*Miserere*)*:* Bei Ileus (→ 24.6.1).

Dokumentation

Pflegende dokumentieren Uhrzeit, Häufigkeit des Erbrechens sowie Menge, Art, Aussehen und Geruch des Erbrochenen.

Bei strenger Flüssigkeitsbilanzierung (→ 8.1.2) wird die Menge des Erbrochenen berechnet. Dazu wiegen Pflegende die Nierenschale mit dem Erbrochenen und ziehen das Gewicht der leeren Nierenschale ab.

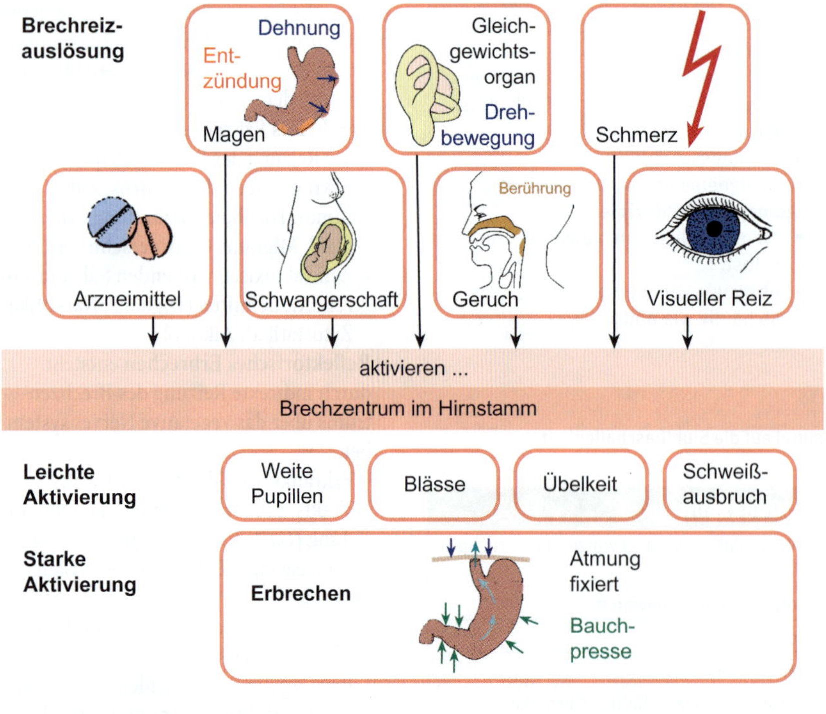

Abb. 8.64 Pathophysiologische Steuerung des Erbrechens. [A400]

8.3.3 Pflege bei Erbrechen

Menschen, die erbrechen, fühlen sich elend und machtlos der Situation ausgeliefert. Daher achten Pflegende darauf, dass Patientinnen nicht alleine sind und unterstützen sie während des Erbrechens:

- Patientin aufrecht sitzen lassen, um eine Aspiration (→ 7.10) zu vermeiden; ist dies nicht möglich oder die Patientin bewusstlos, wird sie in Seitenlage gebracht
- Ggf. beengende Kleidungsstücke sowie Zahnprothesen entfernen
- Nierenschale und Zellstoff reichen, Bett und Kleidung abdecken
- Zum ruhigen Atmen auffordern, Fenster öffnen, um unangenehme Gerüche zu beseitigen und für frische Luft zu sorgen
- Kopf der Patientin halten, mit der flachen Hand leicht auf evtl. vorhandene Operationswunden drücken, um die Schmerzen zu lindern
- Erbrochenes möglichst in einer Nierenschale auffangen, Auffälligkeiten der Ärztin zeigen
- Erbrochenes möglichst schnell aus dem Zimmer entfernen
- Nach dem Erbrechen Mundpflege (→ 6.7.4) anbieten, um den unangenehmen Geschmack zu beseitigen, z. B. Mund gründlich ausspülen, ggf. Zähne putzen, da Magensäure die Zähne angreift
- Gesicht (kühl) abwaschen
- Beschmutzte Kleidung und Bettwäsche wechseln; dabei die Patientin unterstützen, da diese oft schwach und zittrig ist
- Patientin bis zur Rücksprache mit der Ärztin nüchtern lassen, jedoch Vorsicht bei Diabetikern (Unterzuckerung)
- Antiemetikum (→ 24.2.1) nach Anordnung der Ärztin verabreichen
- Wenn Nahrungsaufnahme erlaubt ist: Leichte Kost bzw. Wunschkost anbieten. Oft werden Zwieback, Weißbrot und Brei gut vertragen

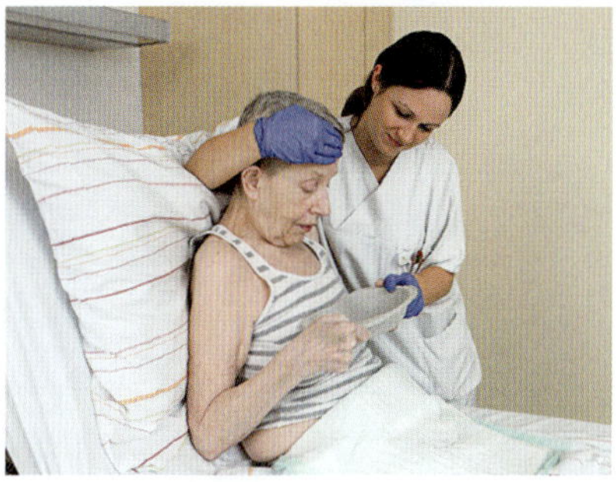

Abb. 8.65 Pflegende unterstützen die Patientin beim Erbrechen, indem sie sanft ihren Kopf halten. Die Patientin sitzt aufrecht, Oberkörper und Kopf sind leicht nach vorne gebeugt. [K115]

- Auf eine ausreichende Flüssigkeitszufuhr achten, ggf. muss eine Infusionstherapie erfolgen.

Nach dem Erbrechen beobachten die Pflegenden die Patientin auf Anzeichen eines erneuten Erbrechens, einer Diarrhö und eine ggf. auftretende Kreislaufschwäche.

9

BEWEGUNG

Christine Keller (9.1–9.3), Angelika Zegelin (9.4), Maren Asmussen-Clausen (9.5–9.7), Siegfried Huhn (9.8)

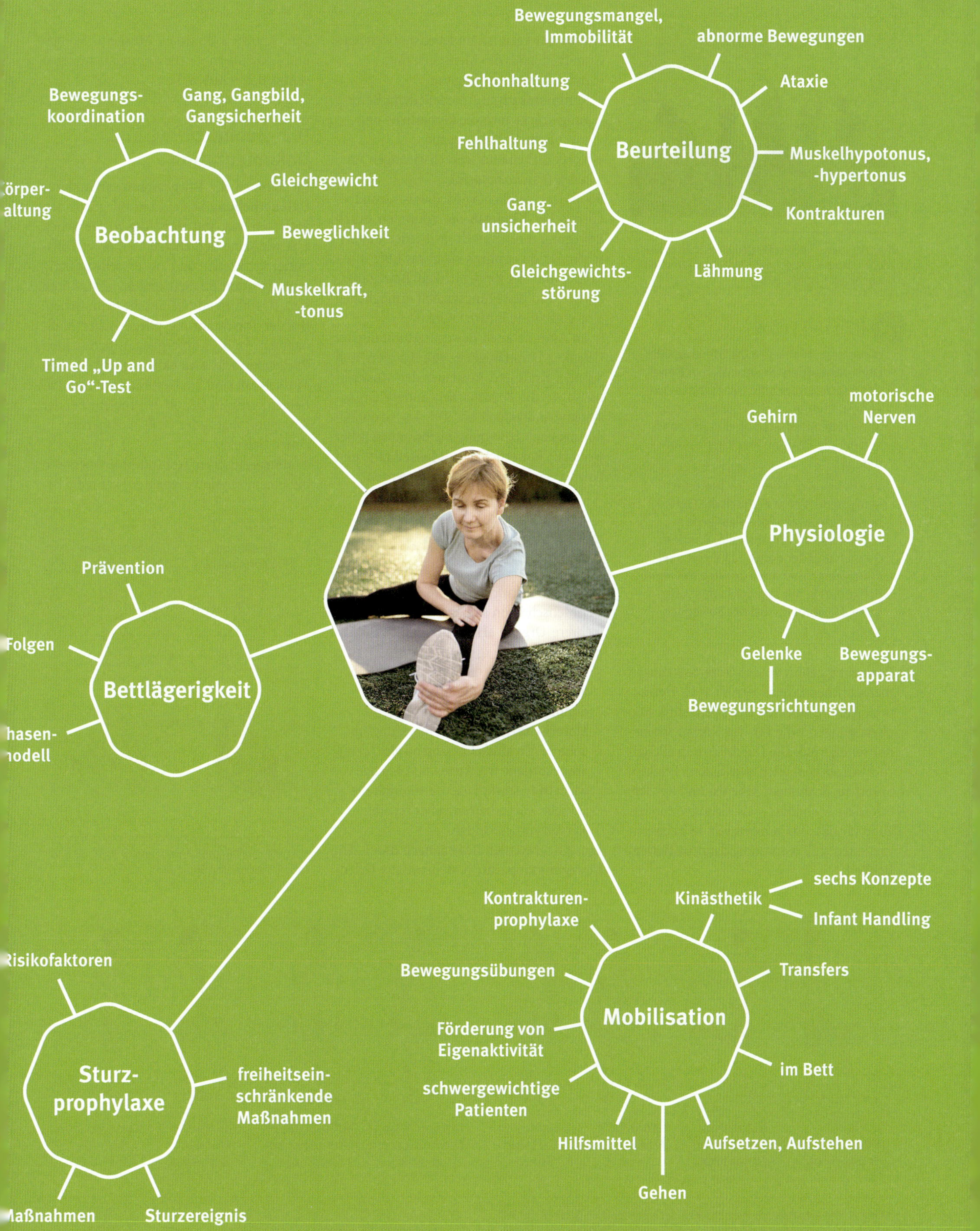
Beobachtung
Bewegungs-
koordination
Gang, Gangbild,
Gangsicherheit
Gleichgewicht
Beweglichkeit
Muskelkraft,
-tonus
Timed „Up and
Go“-Test
örper-
altung
Beurteilung
Bewegungsmangel,
Immobilität
abnorme Bewegungen
Ataxie
Muskelhypotonus,
-hypertonus
Kontrakturen
Lähmung
Gleichgewichts-
störung
Gang-
unsicherheit
Fehlhaltung
Schonhaltung
Physiologie
Gehirn
motorische
Nerven
Gelenke
Bewegungsrichtungen
Bewegungs-
apparat
Bettlägerigkeit
Prävention
Folgen
hasen-
iodell
Mobilisation
Kinästhetik
sechs Konzepte
Infant Handling
Transfers
im Bett
Aufsetzen, Aufstehen
Gehen
Hilfsmittel
schwergewichtige
Patienten
Förderung von
Eigenaktivität
Bewegungsübungen
Kontrakturen-
prophylaxe
Sturz-
prophylaxe
Risikofaktoren
freiheitsein-
schränkende
Maßnahmen
Sturzereignis
Aaßnahmen

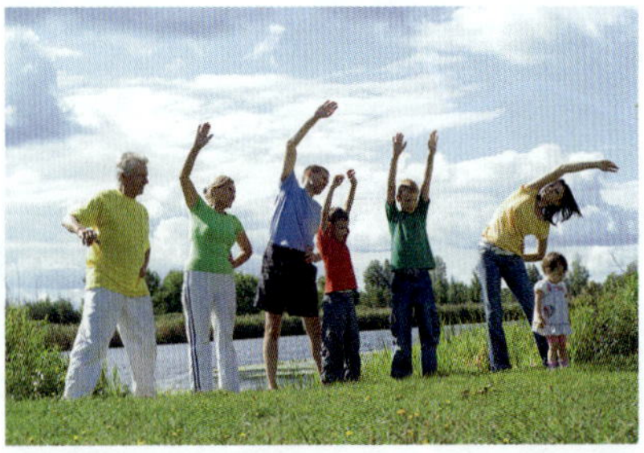

Abb. 9.1 Bewegung ist für den Menschen in jeder Lebensphase wichtig, unabhängig von Alter und Gesundheitszustand. [J787]

DEFINITION

Bewegung, Mobilität: Die Stellung oder Lage des Körpers ändern, sich in Bewegung setzen oder eine Handlungsbewegung ausführen, z. B. Gehen mit oder ohne Hilfsmittel, sich an den Bettrand setzen, die Position im Liegen verändern [1].

Beweglichkeit: Körperlich beweglich sein; ergibt sich v. a. durch die Gelenkbeweglichkeit und die elastischen Eigenschaften von Muskeln, Bändern, Sehnen und der notwendigen Muskelkraft. Meint aber auch geistige Beweglichkeit, z. B. mit rascher Auffassungsgabe, Flexibilität, sozialer Beweglichkeit.

Bewegung gehört zu den Voraussetzungen menschlichen Lebens (→ Abb. 9.1). Herzaktion, Atmung oder die Darmperistaltik sind „Bewegungen", die für den Körper lebensnotwendig sind. Die Durchführung alltäglicher Angelegenheiten, wie Essen, Trinken, Sprechen, Schreiben, Arbeiten und Spielen, erfordert Mobilität – als Grundvoraussetzung für das „Einbezogen sein in Lebenssituationen" [2]. Notwendig dafür ist **Beweglichkeit.**

Sich zu bewegen ist ein lebensnotwendiges Grundbedürfnis des Menschen mit:

- Individueller Ausprägung
- Kommunikativen Anteilen, denn Bewegung drückt auch die körperliche und psychische Verfassung aus
- Körperlichen und seelisch-geistigen Anteilen *(Psychomotorik).*

Besonders deutlich wird dieses Grundbedürfnis bei **Kindern:** Sie erkunden durch Bewegung ihre Umwelt. Mit jeder motorischen Aktion erfahren sie etwas über ihren Körper und ihre Beweglichkeit. Bewegungsanreize und Bewegungsvielfalt ermöglichen eine ungestörte Entwicklung.

Im Alter nehmen Bewegungsumfang der Gelenke, Dehnfähigkeit von Faszien und Sehnen, Kraft und Ausdauer der Muskulatur sowie die Belastbarkeit andere Organsysteme individuell ab. Da das Grundbedürfnis nach Bewegung bleibt, müssen Bewegung, Beweglichkeit, Muskelkraft und Balance ganz bewusst trainiert werden.

9.1 Physiologische Grundlagen

Motorische Entwicklung → 18.2.3

Der Mensch kann sich nur bewegen, wenn mehrere Organe „Hand in Hand" zusammenarbeiten:

- Das **Gehirn** setzt die Bewegungsabsicht in Bewegungsmuster um und übernimmt die Koordination
- **Motorische Nerven** leiten Bewegungsimpulse zu den Muskeln, während gleichzeitig
- **Sinnesorgane** wie Auge und Gleichgewichtssinn sowie Tiefensensibilität die aktuelle Körperhaltung über sensible Nerven zurückmelden.

Ermöglicht werden Bewegungen durch den **Bewegungsapparat,** bestehend aus Gelenken, Knochen, Knorpel, Muskeln, Sehnen und Bändern (Bewegungsrichtungen → Abb. 9.2, → Abb. 9.3).

9.2 Beobachtung und Dokumentation

Im Rahmen der **Pflegeanamnese** und zur **Datenerhebung** beobachten Pflegende den Patienten v. a. mit den Augen. Sie sehen z. B. wie seine Gehfähigkeit ist, ob er Hilfsmittel verwendet und ob er selbstständig seine Position im Bett ändert. Evtl. hören sie z. B. schlurfende Geräusche beim Gehen. Bei der Durchführung pflegerischer Maßnahmen (z. B. Körperpflege) beobachten Pflegende, wie Gelenkbeweglichkeit und Muskelkraft sind. Im Gespräch mit dem Patienten erfragen sie, ob er Problem bei der Bewegung hat oder z. B. Schmerzen in einem Gelenk.

Mit spezifischen Test (oft in Kooperation mit einem Physiotherapeuten) kann die Be-

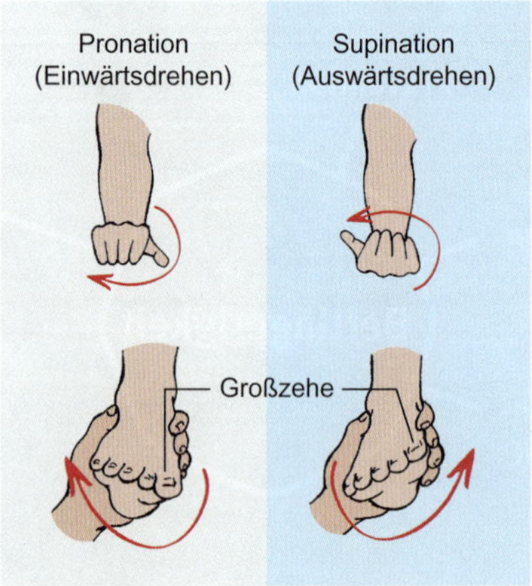

Abb. 9.3 Die Rotationsbewegungen an Hand und Fuß: Pronation und Supination. [L190]

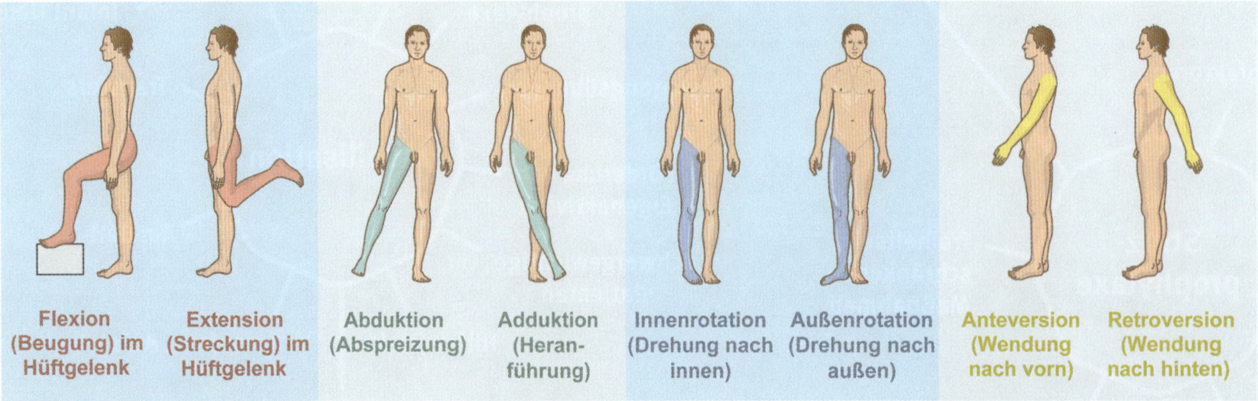

Abb. 9.2 Die acht Bewegungsrichtungen der menschlichen Gelenke. [L138]

wegungsfähigkeit objektiviert werden, z. B. mit dem Timed Up-and-Go-Test: Der Patient sitzt auf einem Stuhl mit Lehne. Auf Kommando steht er auf, geht 3 m bis zu einer markierten Linie (Hilfsmittel, z. B. Stock, ist erlaubt), dreht sich um und kehrt zum Stuhl zurück. Wenn er sitzt, wird die Zeit gestoppt. Bewertung:

- < 10 Sek.: vollständige unabhängige Mobilität
- < 20 Sek.: Mobilitätseinschränkung ohne funktionelles Defizit
- 20–29 Sek.: Geringe Mobilitätseinschränkung, die funktionelle Auswirkungen haben kann, ggf. weitere Abklärung
- ≥ 30 Sek.: Ausgeprägte Mobilitätseinschränkung, die intensive Unterstützung oder Hilfsmittel notwendig macht.

Die **Dokumentation** erfolgt in der Patientendokumentation, ggf. in einem speziellen Bewegungsassessment (→ Abb. 9.4).

9.3 Beurteilung der Bewegung

Beobachtungskriterien

Die **Beobachtungskriterien der Bewegung** sind:

- Körperhaltung
- Gang, Gangbild, Gangsicherheit
- Gleichgewicht
- Beweglichkeit der Gelenke
- Muskelkraft und -tonus
- Bewegungskoordination
- Abnorme Bewegungen.

Normalzustand der Bewegung

Die Beschreibung berücksichtigt das Alter:

- Aufrechter, sicherer und stabiler Gang, stabiler Sitz
- Gelenkbeweglichkeit in allen Bewegungsgraden und im vollständigen Bewegungsausmaß
- Für die jeweilige Körperposition „normaler" Muskeltonus
- Koordinierte, zielgerichtete und kraftvolle Bewegungen, flüssiger Bewegungsablauf
- Kontrolle und Orientierung im Raum, auch nach Positionsveränderung.

9.3.1 Körperhaltung

Nonverbale Kommunikation → 39.1.2

Die **Körperhaltung** eines Menschen ist immer Ausdruck seines körperlichen *und* psychischen Zustands. Die emotionale Verfassung zeigt sich in der Körperhaltung ebenso wie in Mimik, Gestik, Stimme und Sprache (→ Kap. 10). Für eine aufrechte und stabile Körperhaltung im Sitzen und Stehen (**Sitz- und Standstabilität**) sind ein intaktes Skelett, ein optimaler Muskeltonus und der Wille notwendig.

Körperhaltung

Ein Gesunder kann in seiner **Körperhaltung** aufrecht, locker, entspannt, gerade, stolz, selbstsicher, aber auch steif, angespannt, verspannt, gezwungen, gebeugt, krumm, erschöpft, müde, schlaff, lässig, unsicher sein.

Veränderung der Körperhaltung

Die **Körperhaltung,** die sich im Liegen, Sitzen oder Stehen zeigt, ist u. a. **verändert:**

- Bei Schmerzen, Operationswunden, Verletzungen, Narben
- Bei angeborenen Haltungsschäden (z. B. Skelettdysplasie)
- Verbände lassen den Patienten eine **Schonhaltung** annehmen
- Degenerative Haltungsveränderungen (z. B. Arthrose → 29.6.3, Bandscheibendegeneration, Osteoporose), Veränderungen und Instabilität des Bandapparats oder Wirbelsäulenveränderungen (z. B. Skoliose, Kyphose → 29.7.3, Hohlkreuz, Morbus Bechterew → 28.6.2) können zu **Fehlhaltungen** führen.

Eine veränderte Körperhaltung bedingt im Laufe der Zeit eine dauerhafte Fehlhaltung mit typischen Folgen wie Schmerzen, Kontrakturen, Sturzgefahr.

9.3.2 Gang, Gangbild und Gangsicherheit

Für einen sicheren und aufrechten **Gang** sind ein intaktes Skelett, ein optimaler Muskeltonus und Muskelkraft notwendig. Die **Gangsicherheit** wird außerdem durch gutes Sehen und einen intakten Gleichgewichtssinn (→ 9.3.2) gewährleistet.

Gehen ist ein komplexer Bewegungsablauf, bei dem nicht nur die Beine beteiligt sind: Die Arme schwingen mit, das Gleichgewicht muss gehalten, Schrittweite und Kraft müssen dem Gelände (Steigung, Bodenbelag) angepasst werden. Das **Gangbild** eines Menschen gibt Auskunft über seine momentane Stimmung und ist geprägt von seiner physischen und psychischen Verfassung.

Gangbild

Das Gangbild eines Gesunden kann elastisch, sportlich, drahtig, leichtfüßig, federnd, schwingend, hüpfend, tänzelnd, beschwingt, aber auch langsam, kraftlos, müde, schwunglos, schwankend sein.

Gangunsicherheit und Gangstörungen

Ein **unsicherer Gang** kann z. B. vorsichtig, schleppend, schleichend, trippelnd, steif, stolpernd, taumelnd, wankend sein.

Krankheitsbedingt können verschiedene **Gangstörungen** auftreten, häufig in Verbindung mit **Gangunsicherheit:**

- Hinkend, z. B. bei Hüft- oder Kniegelenkserkrankungen
- Schleppend, z. B. bei Lähmungen
- Watschelnd, z. B. bei Fußfehlbildungen, Fehlstellungen oder Fehlbildungen der Wirbelsäule oder der Hüften
- Ataktisch, z. B. bei ZNS-Erkrankungen oder multipler Sklerose (→ 37.10)
- Kleinschrittig, trippelnd, z. B. bei betagten Menschen oder Morbus Parkinson (→ 37.11.1)
- Schlurfend, häufig bei betagten Menschen.

9.3.3 Gleichgewicht

Der Gleichgewichtssinn *(vestibuläre Wahrnehmung, Lage-, Drehsinn)* dient der **Orientierung im Raum.** Er hat sein Zentrum im Gleichgewichtsorgan im Innenohr und ist eng mit den Augen, dem Kleinhirn sowie Reflexen verbunden.

Der Mensch ist im Gleichgewicht, wenn er zu jeder Zeit eine ungestörte Orientierung im Raum hat, auch nach Lageveränderungen, z. B. vom Liegen zum Sitzen.

Störungen des Gleichgewichts

Störungen des Gleichgewichts äußern sich v. a. durch Schwindel (→ 37.2.3) und sind oft von Übelkeit und Erbrechen, Sehstörungen und Unwohlsein begleitet. Unter Umständen kann das Gleichgewicht so stark gestört sein, dass der Betroffene stürzt. Verschiedene **Erkrankungen** gehen mit einer Störung des Gleichgewichts einher, z. B.:

- Hypertonie (→ 22.4.1), orthostatische Dysregulation (→ 44.5.4)
- Sonnenstich, Hitzschlag (→ 5.3.4)
- Innenohrentzündungen, Hörsturz, Tinnitus (→ 36.4.3)
- Entzündung des Hör-Gleichgewichts-Nervs *(N. vestibulocochlearis)*
- Gifte und Genussmittel, z. B. Alkohol
- Meningitis (→ 37.9.1), Enzephalitis (→ 37.9.2), Gehirntumoren (→ 37.12)
- Neurologische Erkrankungen, z. B. Morbus Parkinson (→ 37.11.1), multiple Sklerose (→ 37.10), Myopathien (→ 37.16.2).

9.3.4 Beweglichkeit

Beweglichkeit im Allgemeinen ermöglicht dem Menschen ein selbstständiges und selbstbestimmtes Leben. Je regelmäßiger sich ein Mensch bewegt, umso beweglicher bleibt er bis ins hohe Alter.

Im engeren Sinne ist hier die **Gelenkbeweglichkeit** gemeint. Die Art des Gelenks (z. B. Kugel-, Scharniergelenk) ermöglicht das jeweilige **Bewegungsausmaß** (→ 29.3.1). Die Gelenke sind in ihrer vollständigen Bewegungsamplitude *(Range of Motion,* kurz: *ROM)* schmerzfrei beweglich [3]. In spezifischen Formularen kann die Beweglichkeit der einzelnen Gelenke gut dokumentiert werden (→ Abb. 9.4).

Eingeschränkte Beweglichkeit

Eine **eingeschränkte Beweglichkeit** kann sich auf verschiedene Bereiche erstrecken. So kann z. B. schon die Mobilität im Bett eingeschränkt sein und der Patient ist nicht in der Lage, Veränderungen ohne Unterstützung vorzunehmen. Andere Patienten sind beim Aufstehen oder Gehen beeinträchtigt oder benötigen Hilfsmittel zur Unterstützung. Auch eine Sturzgefahr ist eine Beeinträchtigung der Beweglichkeit im Allgemeinen. Die Art der Bewegungseinschränkung macht unterschiedliche Unterstützungsmaßnahmen notwendig.

Im engeren Sinne ist eine Bewegungseinschränkung **gekennzeichnet** durch den teilweisen oder vollständigen Verlust des physiologischen Bewegungsumfangs eines Gelenks oder einer funktionellen Einheit mehrerer Gelenke. Die Einschränkung kann vorübergehend oder dauerhaft sein. Sie tritt als Folge von Erkrankungen (z. B. Rheuma, Arthrose, Osteoporose, Schlaganfall, Morbus Parkinson), Verletzungen (z. B. Fraktur, Bänderdehnung) oder im Rahmen des natürlichen Alterungsprozesses auf.

> **Aktiver und passiver Bewegungsumfang**
> Wichtig ist bei der Unterscheidung einer Bewegungseinschränkung, ob diese den **passiven** oder den **aktiven Bewegungsumfang** betrifft. Bei einem Patienten mit Schlaganfall kann z. B. an der Schulter eine Einschränkung der aktiven Abduktionsfähigkeit vorliegen, weil die Muskelkraft vermindert ist (→ 9.3.4). Wenn der Pflegende den Arm führt, kann dennoch ein normaler Bewegungsumfang vorliegen.

9.3.5 Muskelkraft

Muskelkraft beschreibt die Fähigkeit eines Muskels, sich ausreichend schnell und mit ausreichender Kraft zu kontrahieren. Sie übt über die Sehnen Zug auf die Knochen aus und Bewegung wird möglich. Dabei ist der gesunde Mensch in der Lage, die notwendige Muskelkraft genau anzupassen, z. B. zum Heben eines schweren Gegenstands.

Verminderte Muskelkraft

Eine verminderte Muskelkraft wird als **Lähmung** bezeichnet. Eine unvollständige Lähmung heißt **Parese,** eine vollständige Läh-

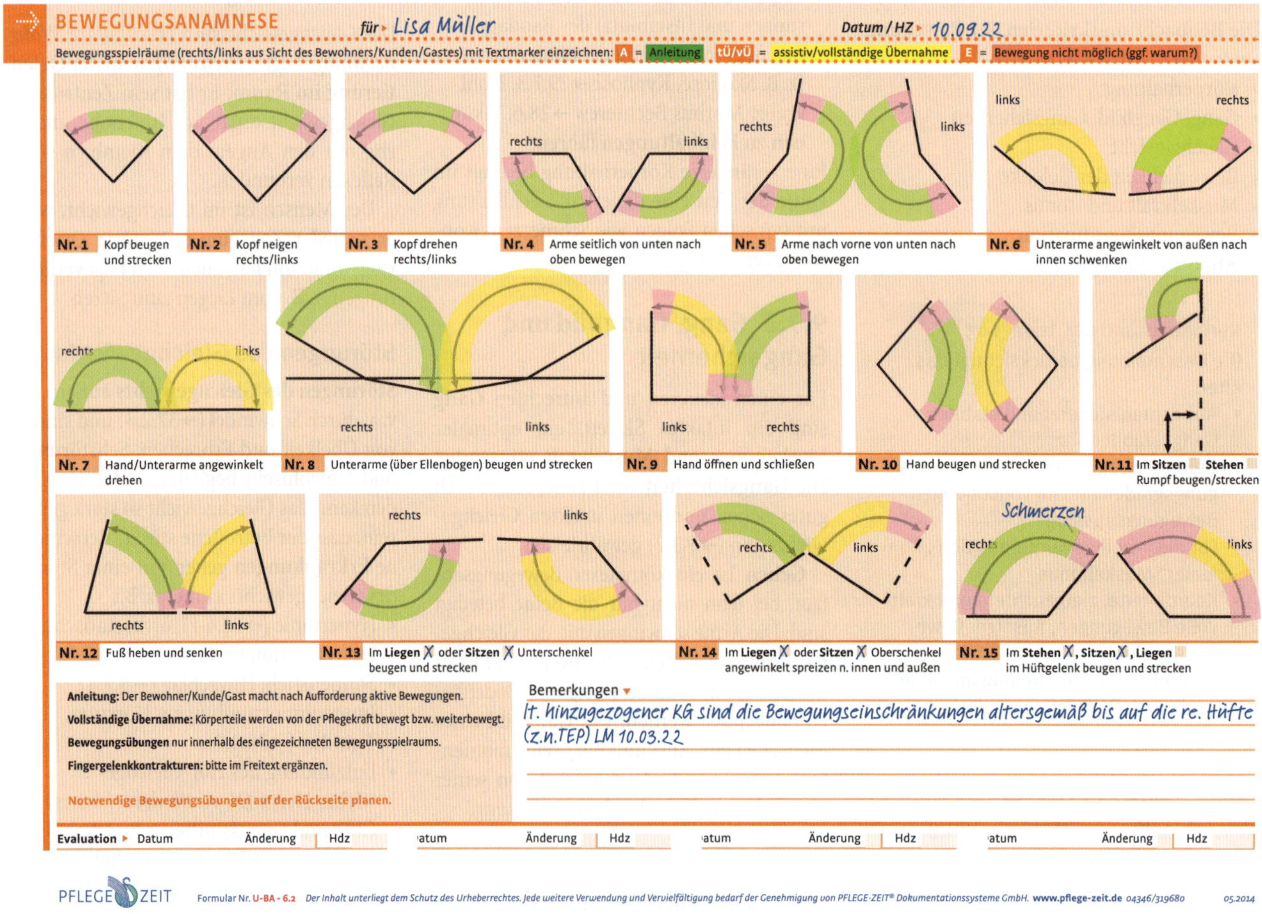

Abb. 9.4 Formular Bewegungsanamnese der Firma PFLEGE ZEIT Dokumentationssysteme. [V483]

mung wird als **Paralyse** oder **Plegie** bezeichnet. Lähmungen können nach weiteren Aspekten unterteilt werden (→ 37.2.4).

Lähmungen fallen bei der Beobachtung der Bewegung auf: Beim Gehen wird z. B. ein Bein nachgezogen oder der Patient kann einen Arm nicht bewegen. Bei einem hohen Querschnittssyndrom (→ 37.13.2) kann der Betroffene alle vier Extremitäten nicht mehr bewegen.

9.3.6 Muskeltonus

Muskeltonus ist die **Grundspannung** der ruhenden Skelettmuskulatur. Auch im Liegen haben die Muskeln eine bestimmte Grundspannung. Der Muskeltonus eines gesunden Menschen passt sich unbewusst immer an die Position bzw. Bewegung an. So verändert sich z. B. der Tonus in Beinen und Rumpf, wenn der Mensch vom Liegen ins Sitzen kommt, und der Muskeltonus im Arm, wenn er den Löffel zum Mund führt.

Veränderter Muskeltonus

Ein **erniedrigter** Muskeltonus wird als **Muskelhypotonus** bezeichnet (→ 37.2.5). Die Muskeln sind schlaff, der Betroffene kann Rumpf, Kopf, Arme oder Beine nicht halten, beim passiven Bewegen ist kein Muskelwiderstand spürbar.

Ein **erhöhter** Muskeltonus wird als **Muskelhypertonus** bezeichnet. Beim passiven Durchbewegen ist ein deutlicher Widerstand der Muskulatur erkennbar und auch in Ruhe ist der Tonus häufig erhöht. Eine Muskelhypertonie kann sich auf verschiedene Arten äußern (→ 37.2.5).

9.3.7 Bewegungskoordination

Die **Koordination der Bewegungsabläufe** ist die Aufgabe des Kleinhirns. Aus den verschiedenen Informationen (Sehen, Gleichgewicht, Stellung und Haltung der Gliedmaßen) veranlasst das Kleinhirn gemeinsam mit Anteilen im Großhirn eine geordnete und zielgerichtete Bewegung.

Störungen der Bewegungskoordination werden als **Ataxie** (*griech.* = ohne Ordnung) bezeichnet (→ 37.2.7). Der Betroffene hat z. B. einen stampfenden und ausfahrenden Gang, kann den Finger nicht gezielt zur Nasenspitze bewegen oder ist in der Feinmotorik eingeschränkt.

9.3.8 Abnorme Bewegungen

Bewegungen können in ihrem Ablauf gestört sein oder extra auftreten. Typische **abnorme Bewegungen** sind u. a.:

- **Tremor** (→ 37.2.6)
- **Hyperkinesie, Dyskinesie:** Nichtrhythmische, ungeordnete (oft überschießende) und ziellose Bewegungen; sie entstehen häufig bei Störungen des extrapyramidalen Systems und bei affektiven Psychosen, aber auch als Nebenwirkung von Neuroleptika und Psychopharmaka (→ 38.3)
- **Hypokinesie:** Verlust der Bewegungsautonomie, Startschwierigkeiten oder verlangsamte und zu wenig Bewegung, oft als Folge neurologischer Erkrankungen, aber auch psychisch bedingt (z. B. bei Depression)
- **Choreatische Bewegungsstörung:** Plötzlich auftretende blitzartige Bewegungen und Zuckungen; sie kommen bei Schädigung des zentralen Nervensystems vor, aber auch bei Stoffwechselerkrankungen und der erblich bedingten Chorea Huntington (→ 37.11.2)
- **Myoklonien:** Blitzartige, schüttelnde und unwillkürliche Kontraktionen einzelner oder mehrerer Muskeln; sie sind typisch bei Epilepsie (→ 37.8.2)
- **Tics:** Dabei handelt es sich um kurz dauernde, ruck- und krampfartige Bewegungen einzelner Muskeln und Muskelgruppen, z. B. das Gesicht verzerren und den Kopf zur Seite schleudern. Es gibt auch vokale Tics, z. B. mit der Zunge schnalzen. Tics sind häufig seelisch bedingt oder werden bei seelischer Belastung ausgelöst oder verstärkt.

9.3.9 Bewegungsmangel und Immobilität

Bewegungsmangel kann rasch Komplikationen verursachen (→ Tab. 9.1). Je ausgeprägter er ist, umso schwerwiegender können die Folgen sein, im schlimmsten Fall droht die **Immobilität** oder gar Bettlägerigkeit (9.4).

Alles Lebendige ist in Bewegung. Ausgehend von diesem Grundsatz erleben Menschen eine teilweise oder vollständige Einschränkung der Bewegungsmöglichkeit als eine grundlegende Veränderung. Die Einschränkungen der Handlungsfähigkeit und Autonomie, der körperlichen Leistungsfähigkeit sowie der mögliche Verlust sozialer Rollen und die Veränderung des Selbstbilds können zu einer tiefen Krise führen. Manches Mal führt der Verlust der Mobilität dazu, dass eine Wohnung oder ein selbstständiges Leben aufgegeben werden muss (→ 9.4.2).

Allgemeine Pflegeziele lauten entsprechend (müssen in der Pflegeplanung konkretisiert werden):

- Optimale Mobilität ist erreicht
- Ursachen der Immobilität sind bestmöglich beseitigt
- Weitere Beeinträchtigungen und ungünstige Folgen der Immobilität sind vermieden
- Anpassung an eine veränderte Situation (z. B. Halbseitenlähmung) ist gefördert.

Pflegende beobachten die Bewegungsfähigkeit und Aktivität der Patienten und weisen sie auf die Gefahren hin, die ein dauernder Bewegungsmangel mit sich bringt. Sie führen individuelle Maßnahmen der Mobilisation durch, z. B. passives Durchbewegen, und motivieren die Patienten, ihre Bewegungsressourcen bestmöglich zu nutzen (→ 9.6).

Bewegungsarmut im Kindesalter

Kinder brauchen Bewegung, um sich körperlich und geistig zu entwickeln. Das Kind erhält durch die (Fort-)Bewegung Sinneseindrücke, es sieht z. B.

Tab. 9.1 Bei Bewegungsmangel drohen – vor allem im Alter – schwerwiegende Folgen.

Organsystem bzw. Funktion	Folgen von Immobilität
Haut	Dekubitus (Dekubitusprophylaxe → 6.11), Intertrigo (Wundsein in Körperfalten, Intertrigoprophylaxe → 6.1.6)
Herz-Kreislauf	Thrombose (Thromboseprophylaxe → 4.3), Durchblutungsstörungen, Orthostase (orthostatische Dysregulation → 22.4.3)
Atmung	Sekretstau, herabgesetzte Belüftung und Durchblutung der Lunge, Atelektasen, Pneumonie (Pneumonieprophylaxe → 3.4)
Verdauung	Obstipation, Meteorismus (Obstipationsprophylaxe → 8.2.5)
Muskeln, Sehnen, Gelenke	Muskelschwund, Kräfteverfall, reduzierte Gelenkbeweglichkeit, Gelenkfehlstellungen, Kontrakturen (Kontrakturenprophylaxe → 9.7)
Wahrnehmung	Desorientierung, reduzierte Aufnahmefähigkeit und Verarbeitung von Informationen, Störung des eigenen Körperbilds/der Körpererfahrung (Basale Stimulation® → 12.7, Deprivationsprophylaxe → 12.5)
Schlaf-wach-Rhythmus	Beeinträchtigung des Konzentrationsvermögens, Schlafstörungen (schlaffördernde Maßnahmen → 11.4)

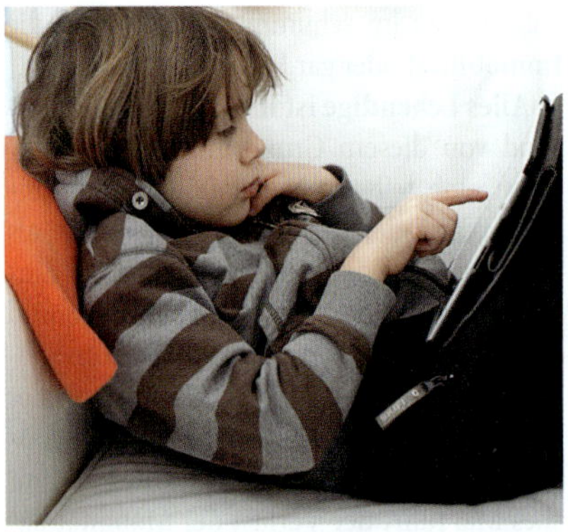

Abb. 9.5 Kinder mit hohem Medienkonsum bewegen sich zu wenig und haben ein erhöhtes Risiko, übergewichtig zu werden. [J787]

andere Gegenstände oder kann sich einer Geräuschquelle zuwenden und diese erkennen. Ungünstig veränderte Lebenssituationen, z. B. beengte Wohnungsverhältnisse und zunehmender Medienkonsum (→ Abb. 9.5), führen zu Bewegungsarmut bei Kindern und Jugendlichen. Die Folgen sind u. a. Verhaltensstörungen, Konzentrationsdefizite und Sprachprobleme. Körperliche Inaktivität geht zudem mit einem erhöhten Risiko für Übergewicht einher [4].

Dokumentation

Die **Dokumentation** von Bewegungsmaßnahmen erfolgt häufig in Bewegungsplänen. Darüberhinausgehende Informationen, z. B. ein Kollaps bei der Mobilisation oder Schmerzen, werden im Pflegebericht notiert.

SPICKZETTEL

Beobachtung und Beurteilung von Bewegung

Pflegende

- **Sehen:** Körperhaltung, Stand- und Sitzstabilität, Gang, Gangbild, Gangsicherheit, Gleichgewicht, Beweglichkeit, Muskelkraft und -tonus, Bewegungskoordination, abnorme Bewegungen.
- **Hören:** Schmerzäußerungen des Patienten, Geräusche beim Gehen (Schlurfen, Stapfen) oder bei anderen Bewegungen (Gelenkknacken, Gelenkreiben).
- **Spüren:** Blockaden und Reibung bei der Bewegung der Gelenke, Verhärtungen und Verspannungen der Muskeln, Weichheit bzw. eine geringe Muskelspannung.
- **Können:** Beobachtungen in einen Zusammenhang bringen, z. B. in Bezug zur Grunderkrankung.
- **Wissen:** Bewegungsmangel und Immobilität bedingen vielfältige Folgen und Komplikationen.

9.4 Bettlägerigkeit

DEFINITION

Bettlägerigkeit: Längerfristiger Daseinszustand (bettlägerig *ist* man), im Gegensatz zur Bettruhe, einem befristeten Liegen zur Schonung (Bettruhe *hat* man).

Prävention von Bettlägerigkeit: Maßnahmen zur Vermeidung von Bettlägerigkeit.

Ein **bettlägeriger Mensch** hält sich die überwiegende Zeit tags und nachts im Bett auf. Dabei ist es unerheblich, ob er sich überwiegend in halb sitzender oder flach liegender Position befindet. Auch das Sitzen an der Bettkante und alle „bettähnlichen" Liegemöbel sind dabei eingeschlossen.

- Bei einer strikten (schweren) Form von Bettlägerigkeit steht der Mensch überhaupt nicht mehr auf
- Bei einer mittleren Ausprägung verlässt der Mensch für wenige Handlungen kurzzeitig das Bett, etwa um auszuscheiden, zur Körperpflege oder zum Essen
- In einer leichten Form der Bettlägerigkeit kann der Mensch etwa 4–5 Std. außerhalb des Betts sein, z. B. in einem Rollstuhl oder in einem Sessel sitzend [5].

Bettruhe kann als „historisches Erbe mit ungünstigen Folgen" bezeichnet werden. Schonung durch Liegen wurde als Behandlungsform für reiche Bürger im 19. Jahrhundert „erfunden", u. a. hat Florence Nightingale 30 Jahre liegend verbracht. Heutzutage wird Bettruhe **immer seltener verordnet.** Die schädlichen Folgen sind zahlreich, wie die Entstehung von Thrombose, Pneumonie und Dekubitus. Es sollten nur kranke Menschen liegen, die wirklich nicht fähig sind aufzustehen. Auch in der Intensivpflege werden die Patienten mobilisiert.

Bettruhe als Behandlungsform?

Das **Liegen im Krankenhaus** scheint immer noch allzu selbstverständlich zu sein. Begriffe wie Liegedauer oder Verlegung deuten darauf hin, dass das Denken noch von den falschen Ideen des 19. Jahrhunderts bestimmt ist („Liegen heilt"). Auch Erwartungen haben einen Einfluss auf die Entstehung von Bettlägerigkeit. So kann ein Einzug in eine Pflegeeinrichtung für den Betroffenen Auslöser dafür sein, unbeweglicher zu werden. Allein das Gefühl alt zu sein, und die Verknüpfung Alter = Immobilität können zu einer schleichenden Bewegungseinschränkung führen.

9.4.1 Pathophysiologische Folgen

Pathophysiologische Folgen des Liegens treten schon nach zwei Tagen ein; fast jedes Organsystem ist betroffen (→ Tab. 9.1):

- Durch die Schwerkraft tritt Plasma ins Gewebe aus, das Gefäßvolumen nimmt ab, es kommt zu Blutdruckabfall und Pulsanstieg
- Alle Atemvolumina sind reduziert; es kommt zu Sekretstau und Atelektasen (→ 3.4)
- Die Magen-Darm-Tätigkeit nimmt ab; der Elektrolythaushalt verschiebt sich, die Niere filtert vermehrt
- Gerinnungsverhältnisse, Immunabwehr, Hormonzyklen ändern sich
- Die Knochen verlieren Kalzium
- Die Muskelkraft schwindet schon nach kurzer Zeit, es drohen Gelenkkontrakturen; durch einen Kaskadeneffekt wird weiteres Liegen gefestigt.

9.4.2 Sozialpsychologische Folgen

Wahrnehmung und Bewegungsfähigkeit sind eng miteinander verknüpft (→ 12.1). Nach Tagen der Bettruhe kommt es zu einer sensorischen Deprivation (→ 12.5); Depressionen und Stimmungswechsel können auftreten. Menschen fühlen sich wertlos und ohne Hoffnung, sie stumpfen ab. Langes, ruhiges Liegen bewirkt einen Verlust der Oberfläche und des Körpergefühls.

Denken und Bewegungsfähigkeit sind ebenfalls eng miteinander verbunden. Eine Ruhigstellung bewirkt einen Abbau kognitiver Leistungen.

9.4.3 Phasenmodell

Bettlägerigkeit ist eine pflegerische Komplikation, die schleichend in **Phasen** entsteht [5]. Je früher der Prozess des „Zu-Liegen-Kommens" aufgefangen wird, umso besser sind die Rehabilitationsaussichten. Die einzelnen Phasen haben fließende Übergänge und sind von unterschiedlicher

Dauer. Fünf konstante **Faktoren** wirken in allen Phasen:

- Pathophysiologie
- Krankheitsfortschritt mit verschiedenen Komplikationen, z. B. kann eine Thrombose oder ein zweiter Schlaganfall bereits gemachte Fortschritte rückgängig machen
- Individualität des Patienten, z. B. Kämpfernatur
- Einstellung und Geschick der Pflegenden, z. B. Pflegende, die denken, der Mensch ist alt genug und braucht sich nicht mehr so viel zu bewegen, drängen nicht mehr auf Mobilisation
- Sinngebung und Perspektiven.

1. Phase: Instabilität

Schon vor der Bewegungsunfähigkeit haben Menschen **Probleme mit dem Gehen.** Sie bewegen sich wackelig oder vorsichtig. Sie benutzen einen Gehstock oder einen Gehwagen, stützen sich ab und schränken ihren Radius ein (→ Abb. 9.6).

In dieser Phase ist viel Raum für eine frühe **Prävention:** Jeder „instabile" ältere Mensch, der ins Krankenhaus, in eine Pflegeeinrichtung oder Arztpraxis kommt, sollte ein Risikoassessment für Stürze (→ 9.8) und evtl. ein entsprechendes Training erhalten. Sinnvoll sind das Angebot einer Wohnraumanpassung und eine Beratung zur Osteoporoseprophylaxe (→ 29.6.1).

2. Phase: Ereignis

In dieser Phase tritt als Ereignis ein **Klinikaufenthalt** oder ein **Sturz** ein. Auch ein **Einzug in eine Pflegeeinrichtung** kann zur Immobilität führen. Menschen erleben diesen als Kränkung und Verlust, fühlen sich abgeschoben. Sie ziehen sich zurück, auch um sich von den anderen Bewohnern zu distanzieren. Dadurch verschlechtert sich die Beweglichkeit dramatisch: Viele ältere Menschen bleiben in der Klinik im Bett, sie wissen nicht wohin und haben Schwierigkeiten, das Bett zu verlassen. **Prävention** geschieht mit dem Ansatz, dass der Patient möglichst wenig liegt und aktiv bleibt. Maßnahmen dazu sind z. B. der Verzicht auf Schlaf- bzw. Klinikkleidung, absenkbare Betten und Mobilitätshilfen (→ 9.6.5).

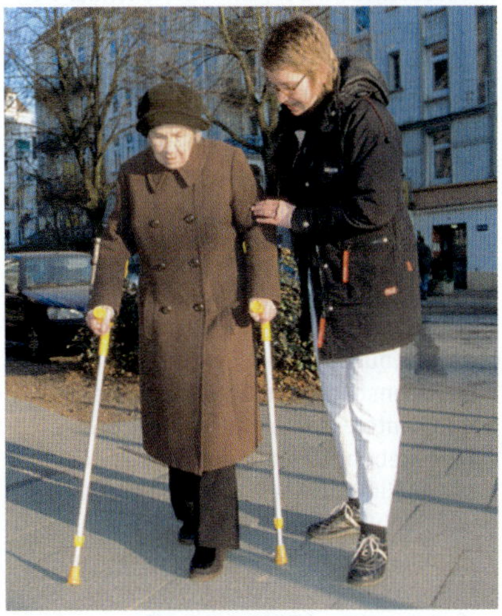

Abb. 9.6 Menschen mit Gehhilfen wie z. B. Unterarmgehstützen fühlen sich unsicher und vermeiden meist längere Wege. [K115]

Erlebte **Sturzereignisse** führen zur Vorsicht beim Patienten. Auch Beinahe-Stürze und die Angst vor einem Sturz verstärken die Immobilität. Warnungen wie „Wenn Sie noch einmal stürzen, ist es aus!", verunsichern den Patienten. In einer fremden Umgebung brauchen ältere Menschen viele Hinweise, um sich sicher zu bewegen, z. B. beim Gang zur Toilette.

Bewegungseingeschränkte Patienten haben oft Angst vor **Transfersituationen** und versuchen, diese zu vermeiden. Häufig wehren sich Pflegebedürftige gegen Mobilisationsmaßnahmen aus Furcht, den Pflegenden zu schwer zu sein. Nicht selten müssen Pflegende den Patienten zur Mobilisation überreden. Dabei besteht die Gefahr, dass der Patient passiv und ohne eigene Beteiligung „hinübergesetzt" oder „herausgehoben" wird. Danach befindet sich der Patient zwar in einer anderen Körperlage, doch ohne aktivierende Beschäftigung und geistige Anregung bleibt diese Zeit für ihn ungenutzt.

Im Sinne der **Prävention** achten Pflegende in dieser Phase auf häufige, angenehme und in den Tagesablauf integrierte Mobilisationen. Sie beherrschen Bewegungskonzepte (z. B. Kinaesthetics → 9.5), treten sicher auf, strahlen Ruhe und Kompetenz aus und machen dem Patienten Mut.

3. Phase: Immobilität im Raum

In der Phase **„Immobilität im Raum"** sind die Menschen zunehmend bewegungseingeschränkt. Sie wechseln nur noch zwischen Sofa, Rollstuhl oder Sessel und legen sich auch tagsüber ins Bett; das Gehen beschränkt sich auf wenige Schritte mit Unterstützung.

Diese Phase ist entscheidend für den weiteren Verlauf: Durch geschickte Hilfen und eine positive Bewältigung kann Bettlägerigkeit lange Zeit hinausgezögert werden. Dabei ist das regelmäßige und doch selbstbestimmte Wechseln zwischen Liegen und Sitzen wichtig. Jede Position wird sinnvoll mit anstehenden Aktivitäten verbunden, wie Kaffeetrinken im Sitzen oder das Vorlesen einer Geschichte im Liegen. Pflegebedürftige, die einige Male das Gefühl hatten, zu lange und ohne Hilfe außerhalb des Betts zu sitzen, wollen künftig das Bett nicht mehr verlassen. Daher achten Pflegende im Sinne der **Prävention** auf gute Zeitabstimmung. Besonders der ambulanten Pflege bedarf dies einer guten Organisation.

Umgebungsgestaltung

Bei der Umgebungsgestaltung im ambulanten und stationären Bereich dominiert meist das Pflegebett (→ 11.5.1) den Raum. Weitere Möbelstücke sind mit Pflegeartikeln belegt. Diese Veränderung zeigt dem alten Menschen, dass nicht mehr mit seinem Aufstehen gerechnet wird. Die Anschaffung eines Pflegebetts bedeutet einen entscheidenden Wendepunkt.

In Pflegeeinrichtungen wirken die Bewohnerräume oft wie Schlafzimmer. Es fehlen individuelle Hilfsmittel, die Bewohner sitzen in – oft unpassenden – Transportrollstühlen und tippeln mit den Füßen hin und her. Im ambulanten Bereich scheuen sich die Angehörigen oft aus Unsicherheit, Hilfsmittel anzuwenden.

Zur **Prävention** ist der Einsatz von aktivitätsfördernden Möbeln und Hilfsmitteln sehr wichtig. Pflegende verwenden zur Verfügung stehende Hilfsmittel, leiten Angehörige dazu an und erklären ihnen die Bedeutung dieser Maßnahmen.

Einstellung der Pflegenden

Die Absicht, Rücksicht auf die Pflegenden zu nehmen, führt häufig dazu, dass die Pflegebedürftigen auf Mobilitätsmaßnahmen verzichten. Sie wollen keine Umstände machen, nicht stören, nicht lästig sein und keine Zeit „verbrauchen". Eile, Zeitmangel und Ungeduld der Pflegenden können den Rückzug der Menschen verstärken. Um diesem Gefühl entgegenzuwirken, gehen Pflegende freundlich, zugewandt und ehrlich auf den Patienten zu.

4. Phase: Ortsfixierung

„Ortsfixierung" bedeutet, dass Menschen nicht selbstständig zwischen Orten wie Bett, Rollstuhl, Sessel oder WC wechseln können. Sie sind auf Hilfe angewiesen und bezeichnen sich selbst als „festgenagelt" oder „angekettet". Ein Heraussetzen lediglich als Veränderung der Körperlage ändert daran nichts. Ortsfixierung ist der entscheidende Zustand aus Sicht der Betroffenen.

Das **Konzept „Sich einrichten"** ist Teil eines Bewältigungsverhaltens: Das Heranholen persönlicher Dinge, das Verabschieden von ferner liegenden Gegenständen und das Ausstaffieren der Bettumgebung gehören dazu. Der Kontakt zur Außenwelt muss organisiert und ein befriedigend strukturierter Tagesablauf eingerichtet werden. „Sich einrichten" kann eine Bettlägerigkeit stabilisieren oder ein vorübergehendes Erträglichmachen bedeuten.

Dann stellt sich mit der Zeit ein Gefühl der Langeweile ein. Anfängliches Fernsehen lässt nach, Lesen ist aus verschiedenen Gründen erschwert: Bücher sind unhandlich, die Brille passt nicht u. Ä. Besuche sind zwar willkommen, allerdings haben bettlägerige Menschen nach kurzer Zeit selbst nichts mehr zu erzählen. Die ereignisarme Welt führt schließlich zu einem **Zeitverlust:** Monate und Jahre schrumpfen zusammen. Durch die Fixierung auf den Ort scheint die Zeit nicht mehr wichtig zu sein. Hinzu kommen Konzentrationsschwierigkeiten durch kognitive Einbußen; nach einigen Wochen dösen die Menschen vor sich hin.

Zur **Prävention** dienen geistige Herausforderungen und sinnvolle Beschäftigungen (→ Abb. 9.7). Auch befriedigende Beziehungen, das Gefühl, anerkannt und gebraucht zu werden, halten den Prozess der Bettlägerigkeit auf. Schlüsselereignisse wie der Tod nahestehender Menschen können hingegen die Entwicklung ungünstig beeinflussen, wohingegen gute Erlebnisse motivieren, gegen Bettlägerigkeit anzugehen. Die Betroffenen spüren die Erwartungen ihrer Umgebung genau und richten sich danach. Ihre Seelenlage pendelt zwischen „Alltagsgeschäft" und „Verzweiflung". Vielfach wird Bettlägerigkeit als allmähliches Sterben erlebt und die Betroffenen sind unglücklich. Gefühle des „Angewiesenseins" und „Wartenmüssens" sind dabei besonders schwierig.

Im Umgang können eine zuversichtliche Haltung und Ermutigung helfen. Die Menschen sollten so oft wie möglich außerhalb des Betts sein und möglichst keine „Bettkleidung" tragen. Außerdem kann durch kleine Interventionen, etwa den Rollstuhl einige Meter vor dem Ziel zu verlassen **(3-Schritte-Programm),** und einen vereinheitlichten Transfer eine schleichende Immobilisierung aufgehalten werden. Die eigene Mobilität, auch im kleinen Radius des Zimmers, hilft dabei, Autonomie und Würde zu wahren. Der Verlust der Selbstständigkeit ist eine der großen Ängste des Menschen, hier findet der Mobilitätserhalt seinen wichtigsten Grund.

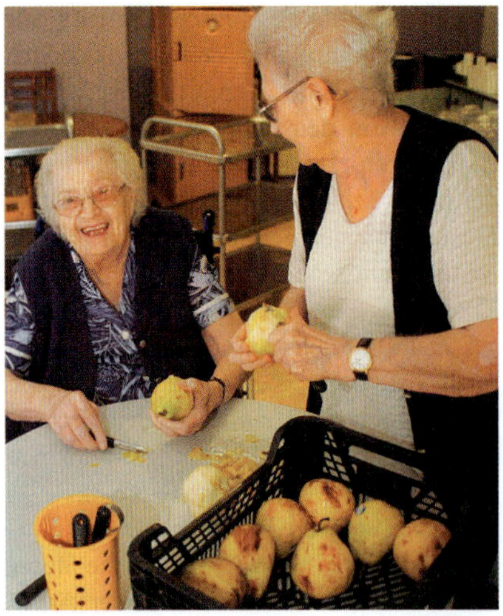

Abb. 9.7 Befriedigende Beschäftigungen, wie gemeinsames Kochen, motivieren ältere Menschen, aus dem Bett aufzustehen und sich an den Aktivitäten zu beteiligen. [J787]

3-Schritte-Programm

Es geht darum, dass ortsfixierte Menschen drei Schritte vor dem Ziel (z. B. Bett, Stuhl, WC) hingestellt werden und mit Hilfe und Zuspruch wenige Schritte gehen. Wenn dies bei jedem nötigen Transfer, also etwa 8–10-mal täglich, durchgeführt wird, ergibt sich ein erstaunlicher Trainingseffekt. Wichtig ist, zunächst geeignete Pflegebedürftige auszusuchen und die Betroffenen offiziell in das 3-Schritte-Programm aufzunehmen [5].

Insgesamt scheint die **Institutionalisierung** im Krankenhaus oder in der Pflegeeinrichtung ein mächtiger Wirkfaktor zu sein. Die Beteiligten begegnen sich in festen Rollen und Abläufen, das Verhalten entspricht den gegenseitigen Erwartungen. In einer Pflegeeinrichtung geben die Menschen ihre Alltagsaktivitäten auf, durch den Service wird alles an sie herangetragen. Dadurch werden sie zunehmend schwächer und können schließlich nicht mehr gehen.

Menschen brauchen Wertschätzung, sie setzen auf Gegenseitigkeit *(Reziprozität).* Wer sich nur noch als nutzloses Pflegebündel fühlt, will sich auch nicht mehr bewegen. Zur Bewegungsförderung gehört deshalb, älteren Menschen Kompetenz zu bestätigen und ihren Rat abzurufen.

5. Phase: Bettlägerigkeit

In der Phase **„Bettlägerigkeit"** liegen die Menschen rund um die Uhr im Bett. Sie stehen überhaupt nicht mehr auf, auch nicht zur Ausscheidung: Sie sind „strikt bettlägerig". Oft wird über sie als Liegende hinweggesprochen und sie fühlen sich nicht mehr ernst genommen. Ihnen bleiben keine Rückzugsmöglichkeit und keine Privatsphäre: Das Bett wird zum öffentlichen „Arbeitsort". Es kommt zu einem großen Verlust von Macht und Kontrolle über das Eigentum und Zuhause, über die „eigenen vier Wände".

Auch in dieser Phase sind noch **präventive Strategien** wichtig, damit sich die Menschen nicht ganz aufgeben. Ein bettlägeriger Mensch sollte sich im Bett so viel wie möglich selbst bewegen und verschiedene Positionen einnehmen. Wenn Menschen noch zur Ausscheidung das Bett verlassen, achten Pflegende darauf, diese Aktion so lange wie möglich auszudehnen und mit sinnvollen Angeboten zu koppeln. Das Bett ist als Privatsphäre zu akzeptieren.

Bettlägerigkeit als Daseinsstrategie

Bei der Prävention von Bettlägerigkeit geht es nicht um ein unreflektiertes Heraussetzen aller Pflegebedürftigen. Es muss sensibel und kompetent unterschieden werden, ob die Menschen liegen wollen oder ob sie es als unangenehm empfinden. Es ist nicht immer einfach, hinter die Kulissen zu schauen und die Bedürfnisse des Einzelnen herauszufinden. Die meisten Menschen sind wegen der Abhängigkeit unglücklich über das Liegen. Es gibt aber auch Menschen, für die Bettlägerigkeit eine Strategie sein kann, etwa um Kraft für Wichtigeres zu sammeln, um gedanklich eine Lebensbilanz zu ziehen oder für sich mit der Familie ins Reine zu kommen [5].

Bei plötzlich auftretender Bettlägerigkeit des Patienten versuchen Pflegende, die Ursache herauszufinden. Bei schon bestehender Bettlägerigkeit beobachten sie die weitere Entwicklung und wenden präventive Maßnahmen an. Die pathologischen Auswirkungen werden durch Muskelaufbau und Kreislauftraining langsam zurücktrainiert.

Biografieorientierung

Projekte in Altenheimen zeigen, dass Biografiekenntnisse für die Mobilitätsförderung nützlich sind. Es geht darum, ältere Menschen zum Gehen zu locken – durch interessante und vielfältige Angebote. Lebendigkeit berücksichtigt die Individualität der Menschen, ob es Berufe oder Hobbys sind, Reisen, Haustiere, Automarken oder Vereinszugehörigkeiten. In einer biografischen Anamnese ist auch herauszuhören, ob die Menschen früher Spaziergänger oder Sportler waren, wie wichtig ihnen Bewegung war.

9.5 Kinästhetik

DEFINITION

Kinästhetik/Kinaesthetics (*griech.* kinesis = Bewegung, aisthesis = Empfindung): Bewegungslehre, die sich mit Empfindung und Ablauf der natürlichen menschlichen Bewegung beschäftigt. Die Handlungs- und Bewegungsfähigkeiten der Pflegenden werden geschult, damit sie bewegungs- und wahrnehmungsbeeinträchtigte Patienten anleiten können, eigene Ressourcen wahrzunehmen und gezielt einzusetzen. Die internationale Bezeichnung des Konzepts ist Kinaesthetics [6].

Grundlagen der **Kinästhetik** bilden die Verhaltenskybernetik *(Wissenschaft von der Steuerung und Regelung komplexer Systeme)* und Elemente des modernen Tanzes.

Das Handlungskonzept Kinästhetik in der Pflege entstand Mitte der 1980er-Jahre durch die Arbeiten von Frank Hatch und Lenny Maietta in direktem Austausch mit Pflegenden und Therapeuten. Es wird in einer europäischen Netzwerkorganisation kontinuierlich weiterentwickelt und an die Bedürfnisse in den Gesundheitsberufen angepasst [7].

9.5.1 Ziele

Die **Ziele der Kinästhetik** sind:

- Bewegungsabläufe für Patient und Pflegende so physiologisch und kräfteschonend wie möglich gestalten
- Gesundheitsprophylaxe der Pflegenden durch die Vermeidung von unphysiologischem Heben und Tragen betreiben
- Ressourcen des Patienten erkennen und gezielt einsetzen
- Patienten ein Lernangebot für die täglichen Aktivitäten unterbreiten
- Bewegen und Aktivieren des Patienten angst-, stress- und schmerzfrei gestalten
- Gesundheit des Patienten so fördern, dass er ein möglichst selbstbestimmtes Leben führen kann.

9.5.2 Konzepte

In der Kinästhetik wurde ein Lernmodell entwickelt, um die Grundlagen der menschlichen Bewegung besser zu verstehen. Sechs **kinästhetische Konzepte** sind die Basis für die Anwendung, um die menschliche Bewegung und Interaktion wahrnehmen und beschreiben zu können (→ Abb. 9.8).

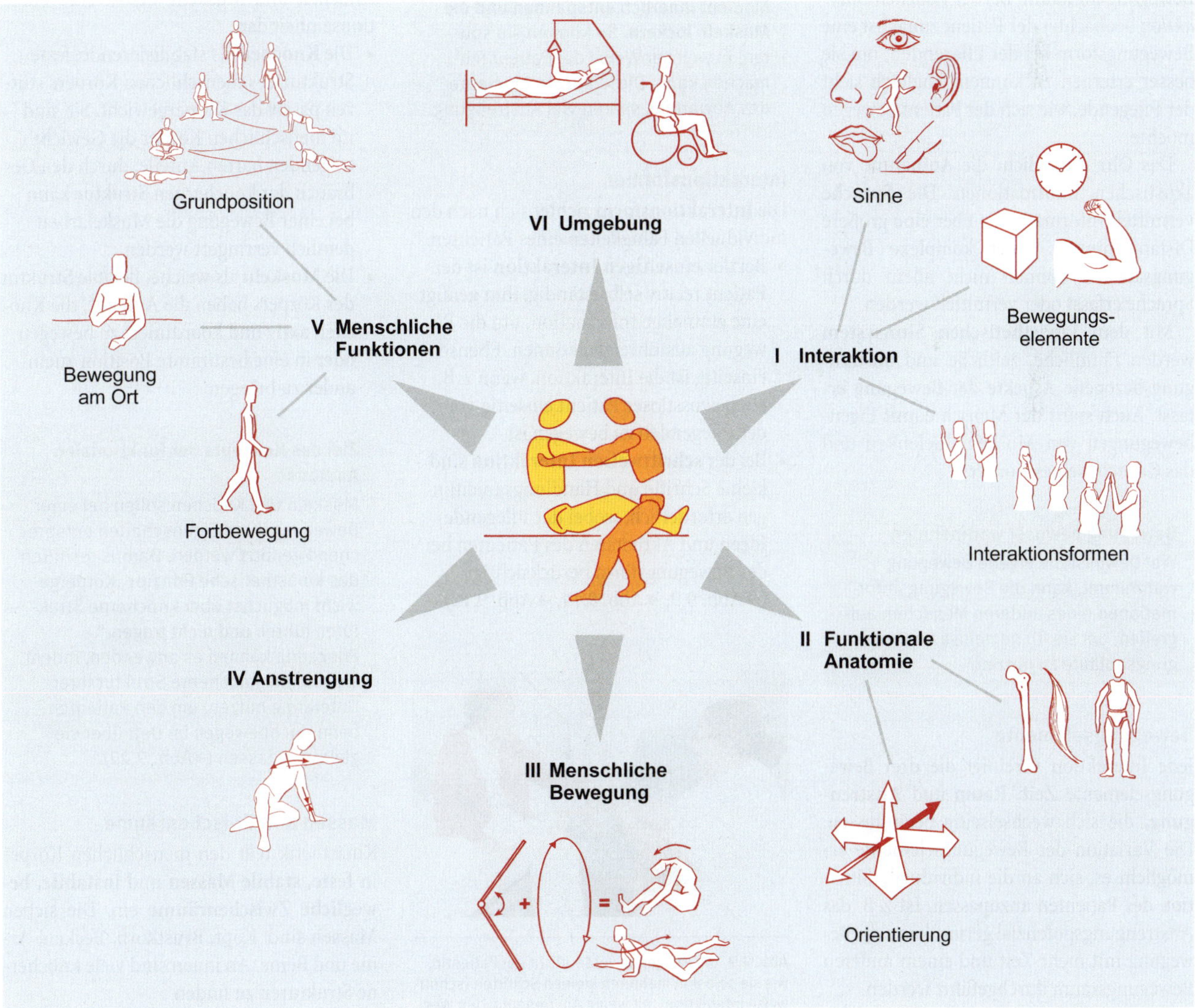

Abb. 9.8 Die sechs Konzepte der Kinästhetik. [A400]

1. Konzept: Interaktion

Interaktion beschreibt die Wechselbeziehung zwischen Patient und Pflegendem. Dabei geht es v.a. darum, sich die Zeit zu nehmen, die Ressourcen des Patienten zu erkennen und bei der Bewegungsanleitung gezielt einzusetzen. Zur Interaktion zählen die **Sinne,** die **Bewegungselemente** und die **Interaktionsformen.**

Sinne

Die Pflegenden leiten den Patienten zu einer Bewegung unter Zuhilfenahme der unterschiedlichen Sinne an. Eine besondere Rolle spielt dabei die Qualität einer **Berührung** *(taktile Interaktion),* die den direkten Kontakt zu einer Person ermöglicht. Die Pflegenden berühren den Patienten ruhig und abwartend, um ihm Sicherheit zu vermitteln und Eigenaktivitäten zu ermöglichen.

Das **Auge** ermöglicht das Erfassen einer Bewegung im Raum. Bei der *visuellen Interaktion* beobachtet der Patient zunächst eine Bewegungsform bei der Pflegenden, um sie besser erlernen zu können. Zugleich sieht der Pflegende, wie sich der Patient bewegen möchte.

Das **Ohr** ermöglicht die Aufnahme von akustischen Informationen. Die **Sprache** vermittelt Informationen über eine größere Distanz hinweg. Aber komplexe Bewegungsabläufe können nicht allein durch Sprache erfasst oder vermittelt werden.

Mit dem **kinästhetischen Sinnsystem** werden räumliche, zeitliche und anstrengungsbezogene Aspekte der Bewegung erfasst. Auch spürt der Mensch damit Eigenbewegungen von Muskeln, Gelenken und das Gewicht seines Körpers.

> **Bewegung bewusst wahrnehmen**
> Wer bewusst die eigene Bewegung wahrnimmt, kann die Bewegungsinformationen eines anderen Menschen aufgreifen, um sie für gemeinsame Bewegungsabläufe zu nutzen.

Bewegungselemente

Jede Interaktion vereinigt die drei Bewegungselemente **Zeit, Raum** und **Anstrengung,** die sich wechselseitig beeinflussen. Die Variation der Bewegungselemente ermöglicht es, sich an die individuelle Situation des Patienten anzupassen. Ist z. B. das Anstrengungspotenzial gering, kann die Bewegung mit mehr Zeit und einem anderen Bewegungsraum durchgeführt werden.

- **Zeit:** Es gibt die Zeit des Patienten und die Zeit der Pflegenden. Meist benötigt der Patient für seine Bewegung mehr Zeit als die Pflegenden. Für den Moment der gemeinsamen Bewegung gilt es, sich an dem Zeitbedarf des Patienten zu orientieren
- **Raum:** Der Spielraum der Gelenke bestimmt den inneren Bewegungsraum des Patienten. Den äußeren Raum bestimmen die Umgebung und die Pflegenden. Hieraus gilt es den gemeinsamen Bewegungsraum zu finden
- **Anstrengung:** Werden Zeit und Raum angemessen gestaltet, kann die Anstrengung für beide Beteiligten gering sein.

> **Vorbereitung der Pflegenden**
> Bei hoher Arbeitsbelastung neigen Pflegende dazu, schnell und mit einem relativ hohen Anstrengungspotenzial zu arbeiten. Um auf die Bewegungselemente des Patienten eingehen zu können, sollten sich die Pflegenden vor jeder körperlichen Hilfestellung für einen Moment **innerlich entspannen und die Muskeln lockern.** So können sie spüren, in welcher Weise der Patient mitmachen kann. Diese kurzen Momente des Abwartens sparen viel Anstrengung.

Interaktionsformen

Die **Interaktionsform** richtet sich nach den individuellen Fähigkeiten eines Patienten:

- Bei der **einseitigen Interaktion** ist der Patient relativ selbstständig, ihm genügt eine einmalige Information, um die Bewegung ausführen zu können. Ebenso einseitig ist die Interaktion, wenn z. B. ein bewusstloser Patient einseitig von der Pflegenden zu bewegen ist
- Bei der **schrittweisen Interaktion** sind kleine Schritte und Handlungsanleitungen erforderlich, wobei der Pflegende Ideen und Aktivitäten des Patienten bei der Bewegungsform berücksichtigt (→ Abb. 9.9, → Abb. 9.14, → Abb. 9.18)

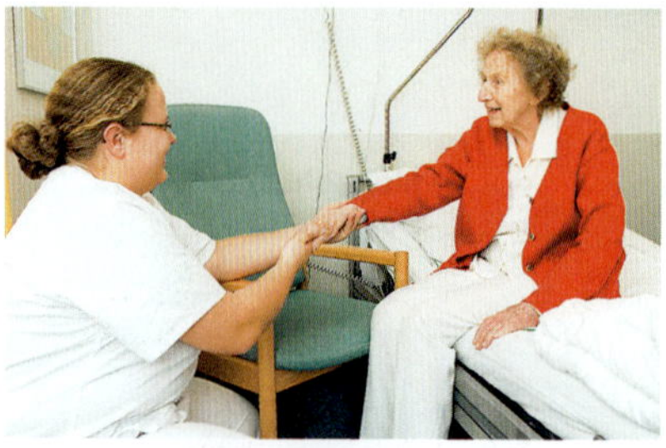

Abb. 9.9 Die Pflegende verdeutlicht der Patientin, wie sie selbst in mehreren kleinen Schritten (schrittweise Interaktion) mit wenig Anstrengung den Weg zum Stuhl zurücklegen kann. Die Pflegende wartet und reagiert auf die Aktivität der Patientin. [K115]

- Andere Patienten benötigen eine **gleichzeitig-gemeinsame Interaktionsform,** bei welcher der taktile Informationsaustausch zwischen Patient und Pflegendem nicht unterbrochen wird.

> **Interaktion**
> Interaktion bedeutet, einen **gemeinsamen Weg** für eine Bewegungsform zu suchen. Die Pflegenden beziehen die **Ideen und Aktivitäten des Patienten** in den Handlungsablauf ein. So verhindern sie, dass Patienten einseitig bewegt werden, obwohl sie auch in geringem Maße zur Eigenaktivität oder Mithilfe fähig wären.

2. Konzept: Funktionale Anatomie

In diesem Konzept geht es um die anatomischen Grundlagen für eine Bewegung.

Knochen und Muskeln

Knochen und Muskeln stellen eine Funktionseinheit dar:

- Die **Knochen** als stabilisierende, feste Struktur des menschlichen Körpers stützen passiv das Körpergewicht. Sie sind im menschlichen Körper die Gewicht tragenden harten Anteile; durch den Gebrauch der knöchernen Struktur kann bei einer Bewegung die Muskelarbeit deutlich verringert werden
- Die **Muskeln** als weiche, flexible Struktur des Körpers haben die Aufgabe, die Knochen aktiv und koordiniert zu bewegen oder in eine bestimmte Position zueinander zu bringen.

> **Ziel des Konzepts der funktionalen Anatomie**
> Muskeln und Knochen sollen bei einer Bewegung ihren Eigenschaften entsprechend genutzt werden. Daraus resultiert das kinästhetische Prinzip: „Körpergewicht möglichst über knöcherne Strukturen führen und nicht tragen."
> Pflegende können es anwenden, indem sie z. B. die knöcherne Struktur ihrer Unterarme nutzen, um den Patienten beim Hochbewegen im Bett über sie gleiten zu lassen (→ Abb. 9.22).

Massen und Zwischenräume

Kinästhetik teilt den menschlichen Körper in **feste, stabile Massen** und **instabile, bewegliche Zwischenräume** ein. Die sieben **Massen** sind: Kopf, Brustkorb, Becken, Arme und Beine. An ihnen sind viele knöcherne Strukturen zu finden.

An den **Zwischenräumen** befinden sich viele muskuläre Strukturen. Sie sind die

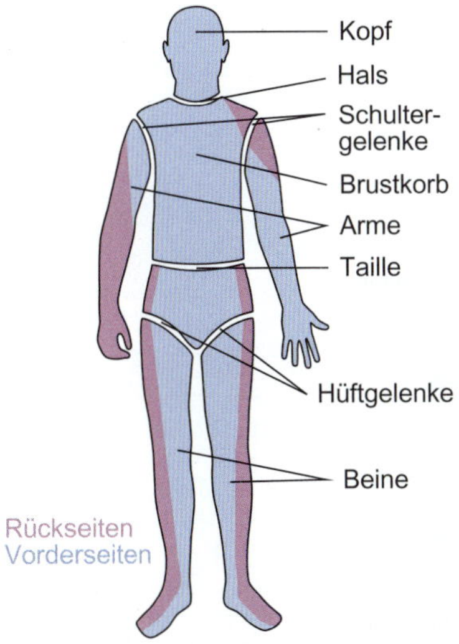

Abb. 9.10 Die Kinästhetik teilt den Körper in sieben Massen und sechs Zwischenräume. [L264]

sechs zwischen den Massen liegenden Teile: Hals, Taille, Schultergelenke und Hüftgelenke (→ Abb. 9.10). Sie verbinden die Massen untereinander und ermöglichen eine ausbalancierte Bewegung in unterschiedliche Richtungen.

Pflegende neigen häufig dazu, den Patienten im Ganzen zu bewegen, anstatt sein Körpergewicht aufeinander folgend, also **„Masse für Masse"** zu verlagern. Beim schrittweisen Bewegen einer Körpermasse nach der anderen kann der Patient eigene Ressourcen einsetzen, was für die Pflegenden weniger Anstrengung bedeutet.

Die Einteilung in Massen und Zwischenräume hilft, Bewegung zu fördern, eindeutige Signale zu setzen und dem Patienten bei der Bewegung Orientierung anzubieten.

- **Bewegung fördern:** Kontakt an den Massen bzw. an der stabilen knöchernen Struktur fördert Bewegung, Kontakt an den Zwischenräumen hemmt Bewegung und die Eigenaktivität des Patienten
- **Eindeutige Signale setzen:** Durch die Berührung an den Massen lässt sich eine differenzierte Bewegungsanleitung erreichen; Kontakt an den Zwischenräumen vermittelt diffuse Signale und blockiert die Beweglichkeit
- **Orientierung bieten:** Sie hilft dem Patienten, Bewegungen zu verstehen, um sie so besser ausführen zu können. Unterschieden in räumliche und körperliche Orientierung; z. B. hat ein Patient vor dem Aufstehen zunächst die **räumliche Orientierung,** sich nach oben zu bewegen. Damit er aufstehen kann, bietet ihm die Pflegende die **körperliche Orientierung** nach unten, indem sie ihm z. B. durch Druckausübung auf das Knie verdeutlicht, dass er sein Körpergewicht zum Aufstehen auf die Füße verlagern kann (→ Abb. 9.11).

Grundsatz

Die Massen fassen, die Zwischenräume spielen lassen.

3. Konzept: Menschliche Bewegung

Dieses Konzept beschreibt Grundmuster menschlicher Bewegung.

Haltungs- und Transportbewegungen

Alle Bewegungsabläufe setzen sich aus einer Kombination von Haltungsbewegungen *(Bewegung, die eine Beziehung zwischen den Massen herstellt)* und Transportbewegungen *(Bewegung, die eine Beziehung zur Umwelt herstellt)* zusammen. **Haltungsbewegungen** sorgen für die Aufrechterhaltung des Körpers, regulieren die Stabilität und das Gleichgewicht. **Transportbewegungen** bewirken Veränderungen der Position einzelner Körperteile in Bezug zur Umgebung, z. B. das Drehen des Unterarms. Jede Tätigkeit enthält beide Elemente der Bewegung.

Bewegung unterstützen

Bevor Pflegende mit einer Bewegungsunterstützung beginnen, warten sie ab, ob der Patient die **Beziehung zwischen den Körpermassen selbst herstellen** und damit das Bewegungsangebot aufgreifen kann.

Spiral- und Parallelbewegungen

Sie verdeutlichen die unterschiedlichen Bewegungsmuster. **Spiralbewegungen** sind Drehbewegungen um zwei Bewegungsachsen, die eine geringere Anstrengung, jedoch mehr Platz beanspruchen. Spiralbewegungen eignen sich besonders für geschwächte Patienten, die während dieser Bewegungsform eine bessere Kontrolle über ihren Körper haben.

Parallelbewegungen haben dagegen nur eine Bewegungsachse, d. h., es handelt sich um Beuge- und Streckbewegungen. Sie sind anstrengender als Spiralbewegungen.

Jeder Mensch hat sein individuelles Bewegungsmuster ausgebildet. Es gilt, dieses Muster zu unterstützen oder ein Angebot zu unterbreiten, das Muster zu erweitern.

4. Konzept: Anstrengung

Dieses Konzept bietet die Möglichkeit, **Anstrengungen** so zu dosieren, dass der Patient eigene Ressourcen und Bewegungsfähigkeiten einsetzen kann. Anstrengung wird hier also nicht als negativer Aspekt betrachtet, sondern es geht um die Frage, wie sie die Eigenaktivität des Patienten unterstützen kann.

Die zwei Anstrengungsformen sind **Ziehen** und **Drücken.** Zu Beginn einer Aktivität drückt oder zieht der Mensch mit unterschiedlichen Körperteilen. Dadurch baut sich ein fortlaufendes **Spannungssystem** im ganzen Körper auf (→ Abb. 9.12). Eine unbedachte Hilfe kann das Spannungssystem stören. Drückt sich z. B. ein Patient mit den Armen ab, während ihm gleichzeitig unter die Arme gegriffen und gezogen wird, ist sein Drücken ineffektiv und die Anstrengung erhöht sich bei beiden.

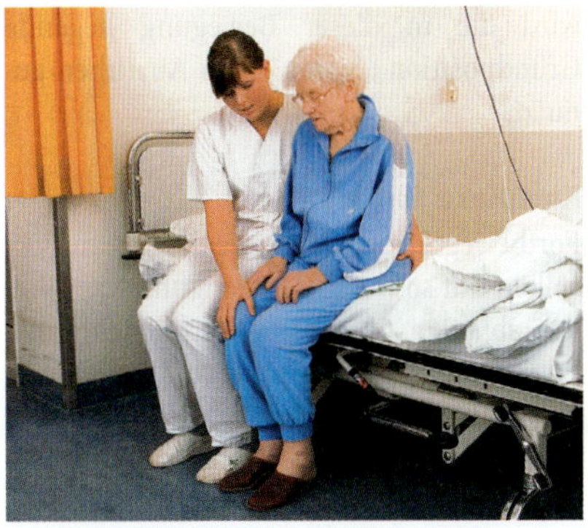

a Die Pflegende macht der Patientin vor dem Aufstehen durch Druckausübung in Richtung Boden deutlich, dass diese ihr Gewicht auf die Füße verlagern kann.

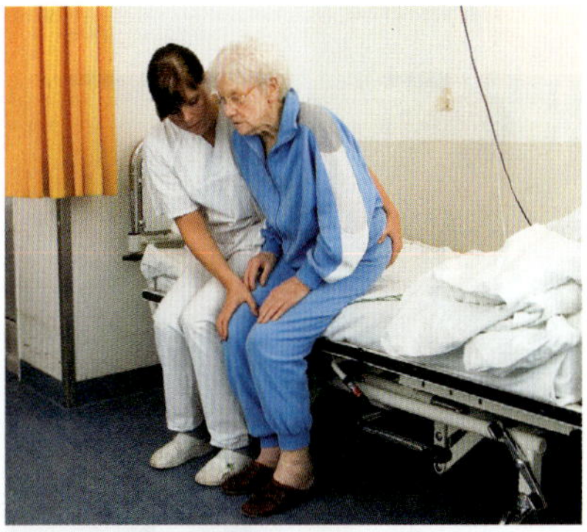

b Zum Aufstehen verlagert die Patientin ihr Gewicht auf die Füße und wird dabei von der Pflegenden durch Druck auf das Knie und im unteren Rückenbereich unterstützt.

Abb. 9.11 Unterstützung beim Aufstehen durch Gewichtsverlagerung. [K115]

Spannungssystem unterstützen
Die Pflegenden unterstützen das vom Patienten **selbst aufgebaute Spannungssystem** von Ziehen und Drücken, um die Aktivität effektiv und kräftesparend zu gestalten.

5. Konzept: Menschliche Funktionen

Dieses Konzept unterscheidet die **einfache Funktion** (Position und Grundposition) und die **komplexe Funktion** (Bewegung am Ort und Fortbewegung).

Einfache Funktion

Grundlage jeder Bewegungsaktivität sind Positionen. Hat ein Mensch Mühe, die jeweilige Position zu halten, fällt es ihm auch schwer, die Aktivität durchzuführen. Um die Bewegung angemessen zu gestalten, ist es von Bedeutung, die jeweilige Position zu analysieren und ggf. passend zu unterstützen.

Die **Position** kann danach beurteilt werden, wie der Mensch sein Gewicht in der Schwerkraft ausbalanciert. Ist das Körpergewicht gut über die knöcherne Struktur abgegeben, benötigt der Mensch wenig Anstrengung, die Position auszubalancieren und kann differenziert tätig sein. Benötigt er viel Anstrengung, um die Position zu halten, beeinträchtigt das seine Aktivitäten und Körperfunktionen.

Um die Vielzahl der Positionen einzuordnen, gibt es als Grundmuster die sieben **Grundpositionen** (→ Abb. 9.13):

- Rückenlage
- Bauchlage mit Ellbogenstütz
- Sitzen
- Hand-Knie-Stand
- Einbein-Knie-Stand
- Einbeinstand
- Zweibeinstand.

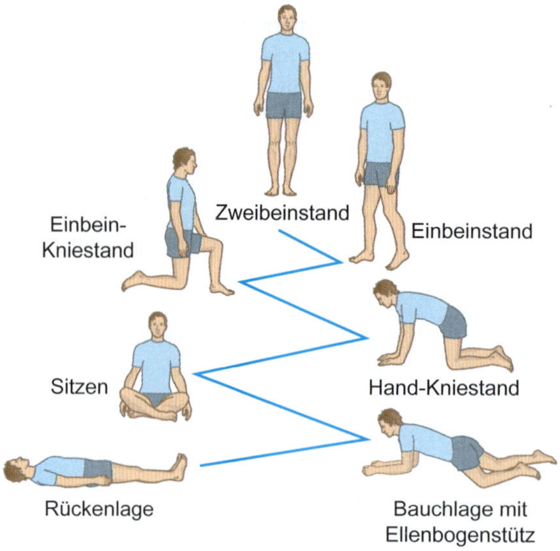

Abb. 9.13 Die sieben Grundpositionen. [L138]

Im Lauf der natürlichen Bewegungsentwicklung durchläuft der Mensch diese Grundpositionen, um vom Liegen zum Stehen zu kommen. So erlangt der Mensch schrittweise die Kompetenz, sich gegenüber der Schwerkraft auszubalancieren. Damit werden grundlegende Fähigkeiten erworben, weil das Gewicht in jeder Position neu ausbalanciert werden muss. Pflegende können bei der Unterstützung von Positionen sowie beim Wechsel der Positionen dem Patienten ein entsprechendes Lernangebot unterbreiten. Kranke lernen z. B. nach einem Schlaganfall das Aufstehen neu. Hilft eine Pflegende einem Patienten, aus einer liegenden Position heraus aufzustehen, wird die in dieser Bewegung liegende Grundposition „Sitzen" zum Ausruhen genutzt.

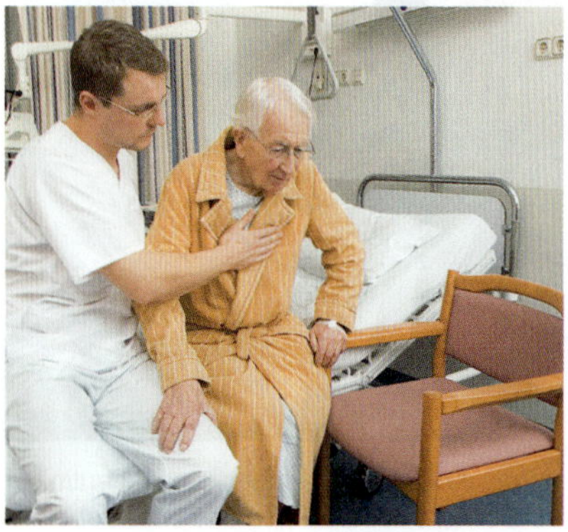

Abb. 9.12 Dieser Patient benötigt die kontinuierliche Unterstützung des Pflegenden, um selbst innerhalb seines Körpers das Spannungssystem von Ziehen und Drücken aufbauen zu können. So gelangt er vom Bett in einen Stuhl. [K115]

Komplexe Funktion

Fortbewegungen und Bewegungen am Ort sollten mit so wenig Anstrengung wie möglich ablaufen. In der Praxis vollziehen die Pflegenden daher **komplexe Funktionen** nach, die in einer natürlichen, fließenden Bewegung ablaufen. Diese Erkenntnisse übertragen sie dann auf die vom Patienten neu zu erlernenden Bewegungen.

Eine **Fortbewegung** (z. B. das Gehen) wird durch Gewichtsverlagerung ermöglicht: Das Körpergewicht wird auf ein Bein verlagert, dann macht das entlastete Bein einen Schritt, worauf das Körpergewicht zurückverlagert wird. Beim Gehen überlagern sich also zwei Bewegungsformen, die Gewichtsverlagerung und die Vorwärtsbewegung, die zusammengenommen die fließende Fortbewegung darstellen. Das Gewicht wird niemals komplett von der Unterstützungsfläche gehoben. Das Prinzip wird auf andere Positionen übertragen, z. B. bei der „gehenden" Fortbewegung im Bett (→ Abb. 9.21):

- Das Körpergewicht wird z. B. durch eine Seitwärtsdrehung verlagert
- Die Bewegung erfolgt mit dem entlasteten Körperteil
- Anschließend wird das Körpergewicht zurück auf einen neuen Ort verlagert.

Bewegungen am Ort sind z. B. Essen, Trinken, An-, Auskleiden, Ruhen und Schlafen. Auch bei diesen Aktivitäten kann der Patient so unterstützt werden, dass er viele Bewegungen selbst ausführen kann (→ Abb. 9.14).

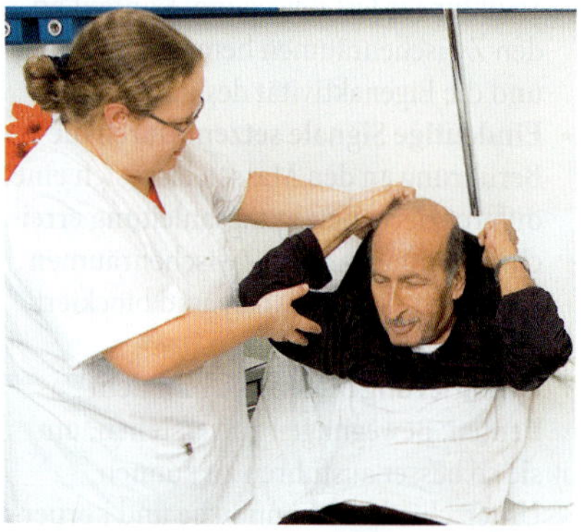

Abb. 9.14 Die Pflegende unterstützt den Patienten beim Anziehen, sodass er eigene Ressourcen einsetzen und viele Bewegungen selbst durchführen kann. [K115]

Schädliche Bewegungen vermeiden

Heben und Tragen sowie ruckartige Gewichtsverlagerungen widersprechen dem körperschonenden Prinzip der Kinästhetik und machen eine aufeinander bezogene und kontrollierte Bewegung unmöglich. Die Pflegenden vermeiden bei ihren Handlungen daher solche schädlichen Bewegungen und nehmen sich bei der Anleitung des Patienten Zeit, damit er Bewegungen in Ruhe ausführen kann.

6. Konzept: Umgebungsgestaltung

Pflegende gestalten die **Umgebung** eines Patienten derart, dass eine Bewegung so sicher und einfach wie möglich wird, und dass dieser seine vorhandenen Ressourcen nutzen kann. Hilfsmittel dazu sind z. B. spezielle Trinkgefäße, die der bewegungseingeschränkte Patient besser greifen und zum Mund führen kann. Das Platzieren von Hockern in der Badewanne oder Dusche erleichtert das selbstständige Waschen.

Hilfsmittel werden so ausgesucht, dass sie die individuellen Ressourcen des Patienten fördern und seine Fähigkeiten unterstützen. Pflegende nutzen örtliche Gegebenheiten so effektiv wie möglich, z. B. senken sie beim Aufstehen des Patienten das Bett so weit wie möglich oder stellen einen Stuhl so dicht wie möglich ans Bett (→ Abb. 9.15).

9.5.3 Analyse der menschlichen Aktivitäten

Jede **menschliche Aktivität** kann mit den Kinästhetik-Konzepten analysiert werden. Beispiel Essen und Trinken: Schon die Nahrungsaufnahme vom Teller kann für eine geschwächte Person so anstrengend sein, dass sie es nicht schafft, ausreichend Nahrung zu sich zu nehmen. In der Analyse können sich mögliche Ursachen zeigen:

- *Konzept menschliche Funktion:* Ist die Position für diese Bewegungsaktivität ungünstig?
- *Konzept Interaktion:* Benötigt der Patient trotz günstiger Position Hilfe bei der Nahrungsaufnahme?

9.5.4 Kinästhetik Infant Handling

Kinästhetik bietet für die **Bewegungsunterstützung von Säuglingen und Kleinkindern** ein grundlegendes Verständnis. Schon vor der Geburt entdecken Kinder in der Schwerelosigkeit des Fruchtwassers ihre Bewegungsmöglichkeiten. Nach der Geburt wirkt die Schwerkraft auf den Körper ein und das Kind muss sich neu orientieren und seine Bewegungskompetenz in der Schwerkraft entwickeln. Es geht darum, die natürlichen Bewegungsgrundlagen der Kinder im alltäglichen Handling zu nutzen und zu fördern – und zwar in der Art und Weise, wie sie es selbst tun würden, wenn sie es in der Schwerkraft bereits könnten. Dies ist für gesunde wie für kranke Kinder wichtig. Insbesondere entwicklungsverzögerte oder zu früh geborene Kinder benötigen ein qualifiziertes Angebot, das sie in ihrer normalen Bewegungsentwicklung fördert.

Grundlegende Aussagen der Kinästhetik

- Für Neugeborene ist es von Anfang an wichtig, sich selbst zu bewegen und nicht nur passiv bewegt zu werden, denn alle inneren Prozesse wie Kreislaufregulation, Verdauung, Atmung werden durch Bewegung gesteuert. Kinder lernen Bewegung in der gemeinsamen und aufeinander bezogenen Bewegung mit dem Erwachsenen. Durch Berührung verbinden sich die sensorischen und motorischen Systeme von Eltern und Kind. Dies ist eine Möglichkeit des direkten Lernens; sie folgen aktiv dem jeweils anderen und passen sich gegenseitig an
- Säuglinge lernen im ersten Lebensjahr, sich gegenüber der Schwerkraft auszubalancieren. Bei pflegerischen Tätigkeiten wird diese natürliche Bewegungsentwicklung nachempfunden (→ Abb. 9.16, → Abb. 9.17). Hebammen, Pflegende und die Eltern lernen dieses Vorgehen in speziellen Kinästhetik-Infant-Handling-Kursen.

9.5.5 Kinästhetik und Bobath-Konzept

Die **Kinästhetik** und das **Bobath-Konzept** (→ 37.6.6) orientieren sich ganzheitlich am Menschen. Beide Konzepte fördern die Selbstständigkeit des Patienten und ermöglichen so, dass er seinen Lebensalltag besser bewältigen kann.

Das **Bobath-Konzept** ist primär für Patienten mit Halbseitenlähmung *(Hemiparese* bzw. *Hemiplegie)* entwickelt, kann jedoch bei allen Formen von lähmungsbedingten Bewegungsstörungen (z. B. Tetraparese nach Schädel-Hirn-Trauma) angewandt werden. Ziel ist die Normalisierung des Muskeltonus, insbesondere zur Vorbeugung oder Verringerung von Spastizität. Die Bewegungsanbahnung orientiert sich an der normalen Bewegung, was bedeutet, dass beide Körperhälften in den Bewegungsablauf integriert werden.

Das **Kinästhetik-Konzept** orientiert sich an den Bewegungen des gesunden Menschen, wobei der Pflegende darüber entscheidet, wie sich dieses Konzept bei der jeweiligen Erkrankung eines Patienten anwenden lässt.

Beide Konzepte schließen sich nicht aus und können bei der Pflege bewegungs- und wahrnehmungseingeschränkter Menschen kombiniert werden.

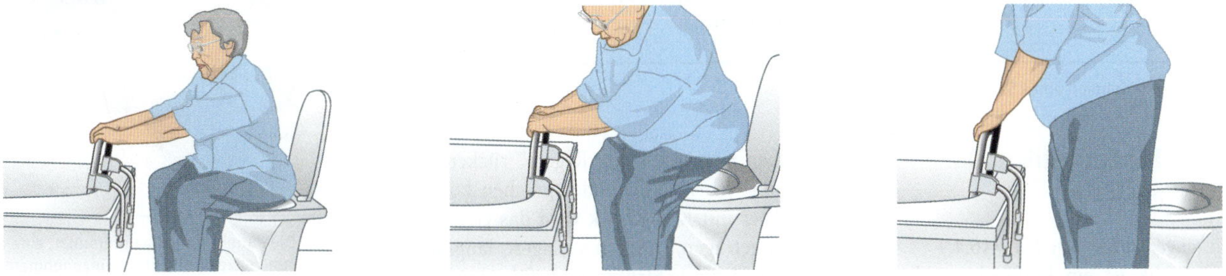

a Die Patientin hält sich mit beiden Händen an der Halterung fest.

b Nun verlagert sie ihr Gewicht nach vorne und zieht sich in den Stand.

c Auch im Stehen gibt die Halterung Sicherheit.

Abb. 9.15 Eine vorne angebrachte Halterung ermöglicht, dass die Pflegebedürftige ihr Gewicht beim Aufstehen von der Toilette nach vorne verlagern kann. [L138]

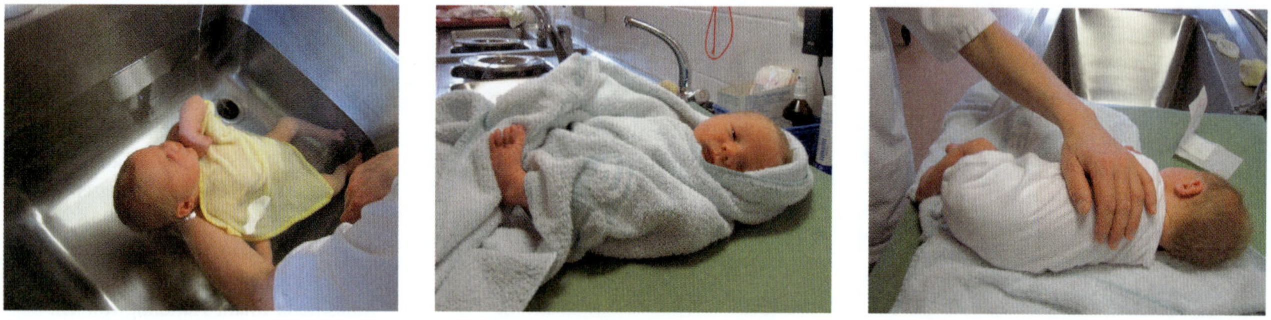

a Wenn ein Säugling gebadet wird, gleicht dies der Erfahrung im Mutterleib. Das Wohlfühlen im Wasser ist eine wichtige Sinneserfahrung. Wenn die Füße an den Beckenrand stoßen, hat das Kind eine Orientierung und eine Begrenzung wie im Mutterleib. Außerdem kann es sich mit den Beinen abstoßen.

b Aus der Wanne genommen, kann das Kind dieses Wohlfühlen in einem Badetuch noch nachempfinden; behutsam wird es abgetrocknet.

c Das Anziehen und Wickeln des Säuglings geschieht langsam und nachvollziehbar für das Kind. Es lernt, mitzumachen und beim Drehen zu helfen. Deshalb ist es günstig, das Wickeln und Anziehen über Dreh- und Spiralbewegungen durchzuführen. Wenn das Becken einfach nur an den Beinen hochgenommen wird, hat das Kind keine Möglichkeit, aktiv mitzuwirken.

Abb. 9.16 Baden und Wickeln eines Säuglings. [O166]

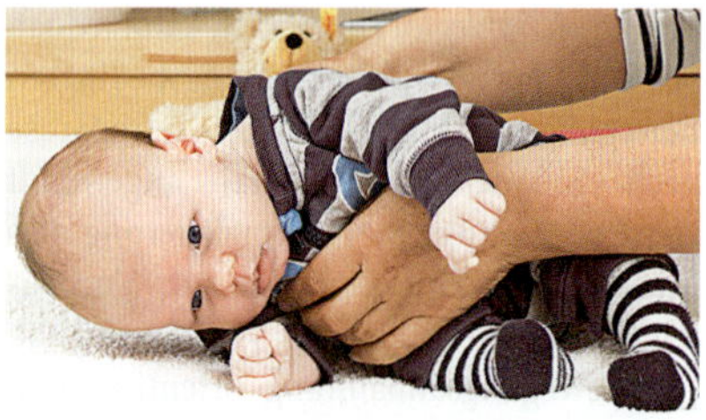

a Das Kind wird in einem spiralförmigen Bewegungsmuster aufgenommen, …

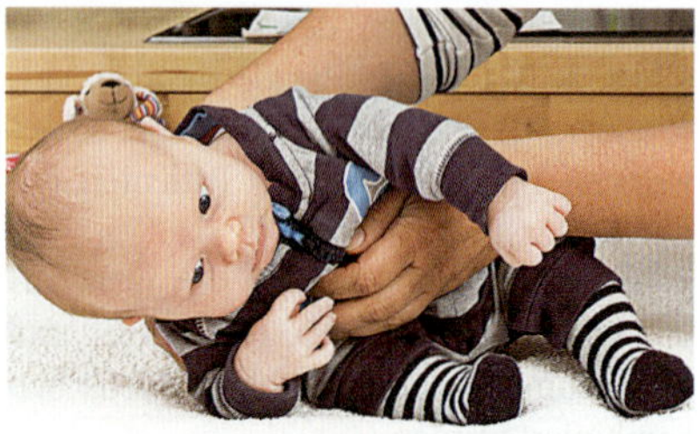

b … so kann es seinen Kopf selbst beugen und den Arm zum Abstützen einsetzen.

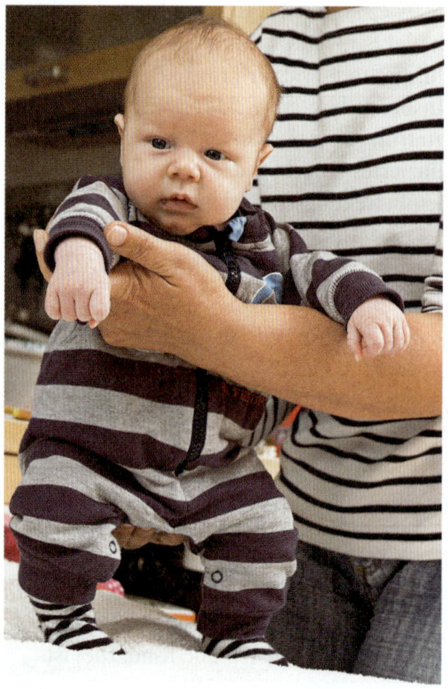

c Beim weiteren Aufnehmen kann das Kind unterstützt werden, sich auszubalancieren.

Abb. 9.17 Aufnehmen eines Säuglings. [K115]

9.5.6 Kinästhetik und Rückenschule

Rückengerechtes Arbeiten → 16.4.4

Kinästhetik ist ein kräfteschonendes und physiologisches Konzept und beugt daher möglichen Rückenproblemen vor. Die Pflegenden bewegen sich anstrengungsarm und vielfältig, dabei beugen sie mitunter ihren Rücken, was gewissen „Regeln" rückengerechter Arbeitsweise widersprechen könnte. Aber mit Kinästhetik wird das Gewicht nicht getragen, sondern verlagert, langsam über knöcherne Strukturen geführt und an die Unterstützungsflächen abgegeben. Somit steht Kinästhetik nicht im Widerspruch zur **Rückenschule,** in der ganz bewusst die Haltung und der Rücken gestärkt werden.

9.6 Mobilisation

DEFINITION

Mobilisation (*lat.* mobilitas = Beweglichkeit): Maßnahmen zur Aktivierung und Bewegungsförderung von Patienten.

Die **Mobilisation** erfordert von den Pflegenden Einfühlungsvermögen und Fachkompetenz, um die individuellen Bewegungsressourcen des Patienten zu erkennen und zu fördern, auch wenn dieser wenig Zutrauen zu sich hat. Zudem führt Zeitdruck bei Pflegenden nicht selten dazu, die Eigenaktivität der Patienten zu verhindern.

Bei der Mobilisation passen die Pflegenden sich der individuellen Situation des Patienten an und führen die Bewegungen gemeinsam mit ihm durch (→ Abb. 9.18). So

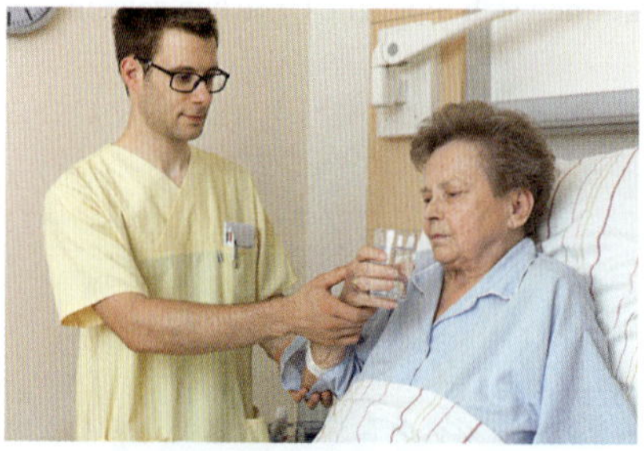

Abb. 9.18 Die Patientin wurde unterstützt, eine entspannte und sitzende Position einzunehmen. Trotzdem ist sie zu schwach, das Glas selbst zum Mund zu führen. In dieser Situation genügt es, den Arm der Patientin leicht zu unterstützen, sodass sie mit eigener Muskeltätigkeit das Glas zum Mund führen kann. Der Pflegende folgt ihrer Bewegung (Konzept Interaktion). [K115]

erfährt der Patient, dass er selbst etwas tun kann. Dies stärkt sein Selbstwertgefühl und sein Gesundheitsempfinden.

Frühzeitige und individuell angepasste Mobilisation

- Mindert das Krankheitsgefühl
- Fördert das Selbstwertgefühl und die Eigenständigkeit
- Dient der Dekubitus-, Kontrakturen-, Pneumonie-, Obstipations- und Thromboseprophylaxe
- Regt den Appetit an und fördert einen gesunden Schlaf (→9.3.10, →9.4).

9.6.1 Erhaltung und Förderung der Mobilität

Die **Förderung der Mobilität** wird im *Expertenstandard Erhaltung und Förderung der Mobilität in der Pflege* [5] thematisiert:

- Einschätzung, Planung und Koordination sowie Beratung, Durchführung und Evaluation der Maßnahmen zur Förderung der Mobilität sind Aufgaben der Pflegefachperson
- Der individuelle Status der Mobilität wird eingeschätzt (→9.3), die Aktivitäten werden mit dem Patienten geplant und mit anderen Berufsgruppen koordiniert Der Patient und seine Angehörigen werden zur Förderung der Mobilität beraten
- Bei Durchführung werden aktuelle Wünsche, etwaige Schmerzen und Ressourcen berücksichtigt
- Die Entwicklung der Mobilität wird evaluiert.

Einschätzen des Status der Mobilität

Die kriteriengeleitete **Einschätzung der Mobilität** (→9.3) eines pflegebedürftigen Menschen berücksichtigt alltägliche Aktivitäten (z. B. Positionswechsel im Liegen und Sitzen, Aufstehen und Gehen) und seine individuellen körperlichen Beeinträchtigungen und Ressourcen (kognitive und psychische Situation, Merkmale der materiellen und sozialen Umgebung) [8].

Im Expertenstandard gibt es kein spezifisches Assessmentinstrument. Eine hilfreiche Struktur kann das *Einschätzungsinstrument EBOMO* [5] sein.

Ebenso kann mit Kinästhetik-Kompetenz der **Status der Mobilität** beschrieben werden:

- Selbstständiger Positionswechsel im Liegen
- Selbstständiges Aufrichten in die sitzende Position
- Selbstständiges Ausbalancieren in Sitzposition
- Selbstständiges Aufstehen und Hinsetzen
- Selbstständiges Gehen
- Selbstständiges Treppensteigen
- Selbstständiges zu Boden gehen und wieder Aufstehen

Planung und Koordination. Die Förderung der Mobilität geschieht in einem multiprofessionellen Austausch auf der Basis von intern festgelegten Vereinbarungen. Je nach Bedarf werden Ärzte, Ergo- und Physiotherapeuten oder Kinästhetik-Trainer einbezogen.

Information, Beratung, Anleitung. Es gibt Beratungsangebote sowohl für Patienten als auch Angehörige, wie Mobilität in den Lebensalltag integriert werden kann. So können Angehörige erfahren, wie sie sich selbst entlasten und wirksam helfen können.

Durchführung. Eine angepasste Förderung der Eigenaktivität wird in die täglichen pflegerischen Aktivitäten integriert. So wird z. B. beim Waschen oder An- und Auskleiden die Mobilität der Patienten miteinbezogen. Bei allen Fortbewegungsaktivitäten geht es um angepasste Möglichkeiten zur aktiven Beteiligung. Es geht nicht um passive Transfertechniken. In Einrichtungen der Langzeitpflege werden gezielte Einzel- und Gruppenangebote zur Förderung der Mobilität angeboten. Auch in Akutkrankenhäusern, z. B. vor bestimmten Operationen, kann ein strukturiertes Lernangebot zur Förderung der Mobilität sinnvoll sein.

Evaluation. Mit gezielten Beobachtungen und Gesprächen werden die Angemessenheit und Wirksamkeit der Durchführung überprüft und entsprechend angepasst.

Individueller Bewegungsplan

Für Patienten, die eine längerfristige Positionsunterstützung benötigen, ist ein individueller Bewegungsplan erforderlich. Jede Einrichtung im Gesundheitswesen benötigt eine Dokumentationsvorlage (Bewegungsplan) zur Beschreibung der Positionsunterstützung.

Individueller Bewegungsplan

Routinemäßige zweistündliche Lagewechsel sind für den einen Patienten zu häufig und für den anderen zu selten. Entsprechend dem Expertenstandard zur Dekubitusprophylaxe (→6.11) und gemäß den Grundideen der Kinästhetik (→9.5) wird ein **individueller Bewegungsplan** erstellt. Das Intervall wird mithilfe des Fingertests (→6.11.4) festgelegt, Patientenwünsche werden dabei berücksichtigt.

Vorbereitung

Pflegende bereiten den Patienten auf die Mobilisation vor:

- Bei Bedarf Puls und Blutdruck kontrollieren (z. B. vor der Erstmobilisation nach einer Operation)
- Katheter, Infusionen, Sonden u. Ä. so sichern, dass diese den geplanten Bewegungsablauf nicht behindern
- Hausschuhe, Bademantel usw. bereitlegen und Patienten ausreichend ankleiden
- Mit kleinen Bewegungsübungen (z. B. Fußkreisen) im Bett beginnen, ggf. Körperwahrnehmung vorab fördern (somatische Stimulation →12.7.3).

Grundprinzipien

Individuell und interaktiv. Pflegende planen gemeinsam mit dem Patienten das Vorgehen, z. B. auf welcher Bettseite er aufstehen möchte (sollte ggf. der Situation nach der Entlassung entsprechen). Dabei berücksichtigen sie sowohl die Fähigkeiten als auch die verbalen und nonverbalen Reaktionen des Patienten, z. B. einen von Schmerz gezeichneten Gesichtsausdruck oder eine hohe Muskelanspannung.

Ruhe ausstrahlen. Jede Mobilisation benötigt Zeit. Strahlen die Pflegenden Ruhe aus, überträgt sich dies auf den Patienten und verringert seine Anstrengung und ggf. auch seine Angst.

Die eigene Gesundheit und Bewegung beachten. Die Pflegenden achten auf ihre eigene Gesundheit und die Wahrnehmung der eigenen Bewegung (rückengerechtes Arbeiten →16.4.4).

Den Patienten ermutigen. Pflegende ermuntern den Patienten zur Eigenaktivität und machen ihn auf Fortschritte aufmerksam.

Gewebeschonende Mobilisation durchführen. Pflegende achten darauf, dass bei der Mobilisation keine Scherkräfte auf der Haut oder im Gewebe des Patienten entstehen (→6.11.1)

Scherkräfte vermeiden

Um gewebeschädigende **Scherkräfte zu vermeiden,** winkeln die Patienten die Beine an. Bei der Bewegung nach oben verlagern sie das Becken und den Brustkorb, wobei die Füße als „fester" Punkt stehen bleiben. Ein Rutschen über die Unterlage wird vermieden. Kann der Patient die Beine nicht aufstellen, empfiehlt es sich, die Beine mithilfe einer Decke oder eines Lagerungskissens anzuwinkeln.

Sicherheit des Patienten

- Pflegende tragen geschlossene Schuhe oder Schuhe mit Riemen um die Fersen, damit sie bei der Mobilisation einen sicheren Halt haben
- Sie tragen keinen Schmuck an Händen und Unterarmen, mit dem sie die Haut des Patienten verletzt werden könnten
- Sie cremen nicht unmittelbar vorher die Hände ein, weil sie beim Festhalten des Patienten abrutschen könnten
- Sie sichern die Bremsen, z. B. am Bett, Rollstuhl oder Toilettenstuhl
- Sie lassen den Patienten Schuhe mit rutschfester Sohle tragen.

9.6.2 Mobilisation im Bett

Atemunterstützende Positionierungen → 3.4.2
Mobilisation nach Schlaganfall → 37.6.6

Positionsunterstützung im Liegen

Konzept der menschlichen Funktionen → 9.5.2

Normalerweise führt der Mensch seine Positionswechsel selbstständig durch. Ist er dazu nicht mehr in der Lage, benötigt er pflegerische Unterstützung. Kennzeichen für **aktivitätsunterstützende Positionen:**

- Das Körpergewicht ist direkt über alle Körpermassen abgegeben; der Patient kann entspannen, weil kein Körperteil mit Muskelkraft gehalten werden muss
- Körperfunktionen wie Atmung oder Verdauung sind nicht beeinträchtigt
- Die Eigenaktivität des Patienten ist nicht beeinträchtigt; (zu) viele weiche Kissen oder eine Superweichmatratze schränken die Eigenaktivität ein. Eine Weichlagerung wird nur eingesetzt, wenn der individuell abgestimmte Bewegungsplan für die Dekubitusprophylaxe nicht ausreichend ist (→ 6.11.4).

Individueller Positionswechsel. Jeder – auch der kleinste – Positionswechsel ist Bewegung. Die Pflegenden unterstützen den Patienten in seinen Fähigkeiten, die Lageänderungen selbst durchzuführen, bzw. bewegen sich mit ihm mit und führen ihn mit ihren Bewegungen (→ 9.5).

Stufenweise Positionsveränderung. Liegt der Patient z. B. auf der rechten Seite in 30°-Halbseitenlage, wird er unterstützt, sich in die 10°-Schräglage zu begeben, und erst in einem weiteren Intervall wird die Position auf die linke Seite verändert (→ Abb. 9.19). Diese stufenweise Positionsveränderung (Mikropositionierungen → 11.6.4) eignet sich besonders für die Nacht. Druckentlastende Positionswechsel sind so ohne viel Anstrengung möglich, sodass der Patient u. U. nicht für jeden Positionswechsel geweckt werden muss.

> **Rückengerechtes Arbeiten**
> Bevor Pflegende beginnen, mit einem liegenden Patienten zu arbeiten, bringen sie die Liegefläche des Betts zunächst auf ihre Beckenhöhe.

Bewegung zur Seite

Bei diesem Positionswechsel verlagert der Patient seine Körpermassen in Etappen an die Seite des Betts. Die Pflegenden unterstützen jene Massen, die der Patient nicht selbst bewegen kann. Dazu stehen sie möglichst auf der Seite des Betts, zu der sich der Patient hin bewegen soll (→ Abb. 9.20).

Bewegung zum Kopfende

Um die Bewegung des Patienten zum Kopfende des Betts zu unterstützen, gibt es verschiedene kinästhetische Vorgehensweisen. Nachfolgend werden einige Varianten beispielhaft erläutert.

„Gehendes" Bewegen

Beim **„gehenden" Bewegen** verlagert der Patient sein Körpergewicht – wie beim Gehen – abwechselnd nach rechts und links, wobei er seine entlastete Körperseite im Bett einen „Schritt" in Richtung des Kopfendes bewegt (→ Abb. 9.21). Pflegende machen sich selbst zunächst mit dieser Bewegungsform vertraut, um sie dann mit Patienten zu üben, damit er Bewegungsanteile selbst übernehmen kann. Pflegende geben ggf. nur noch Bewegungsimpulse.

Bei dieser „gehenden" Bewegungsart kann der Patient durch Gewichtsverlagerung von einer Körperseite auf die andere ohne viel Anstrengung seine „Massen" (→ Abb. 9.10) selbstständig in Richtung Kopfende bewegen. Er kann dabei eigene Bewegungsressourcen einsetzen. Der Kraftaufwand der Pflegenden ist bei dieser Vorgehensweise gering. Es kann aber relativ lange dauern, bis Pflegende oder der Patient diese Bewegungsform verinnerlicht haben und sie zügig abläuft.

Vorbereitung und Ausgangsposition. Das Kopfende ist nach Möglichkeit flach gestellt, um dem Patienten die Bewegung in

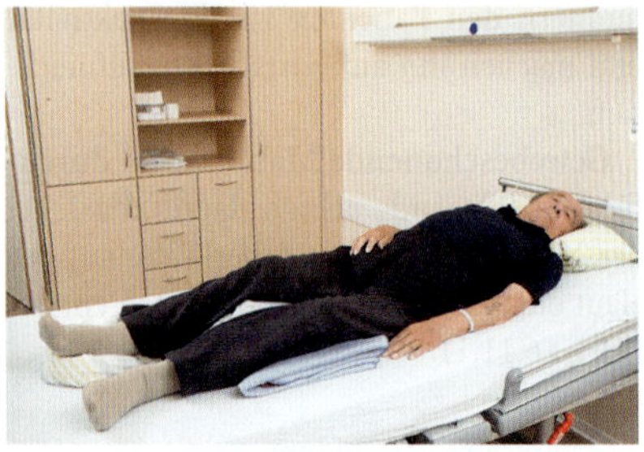

a Der Patient liegt in Schräglage links ca. 10°. Er kann das Körpergewicht der rechten Seite auf einer flach gerollten Decke ablegen. Die Decke ist so gelegt, dass die Ferse nur wenig Druck erfährt. Bei dieser Lage ist das linke Bein ein wenig angewinkelt. Die Außenseite des Knies wird unterstützt, um das Gewicht des Beins nicht auf den Außenknöchel zu konzentrieren.

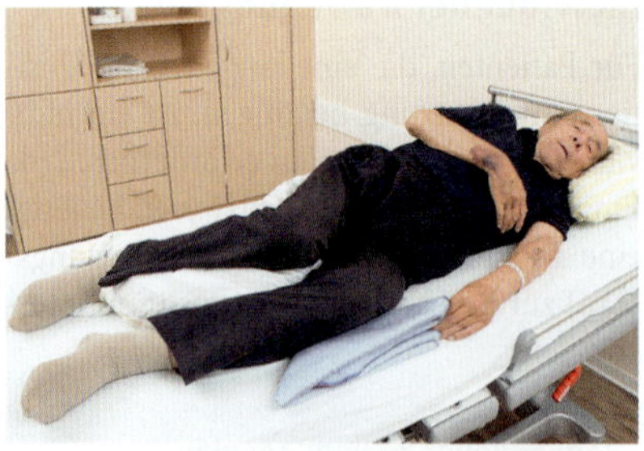

b Der Patient hat sich weiter auf die linke Seite gedreht. Er liegt nun in Schräglage links ca. 20°. Der linke Unterschenkel ist angewinkelt. Die gerollte Decke ist an die Position angepasst worden. Das linke Bein ist angewinkelt und wird ggf. durch ein kleines Kissen unterstützt.

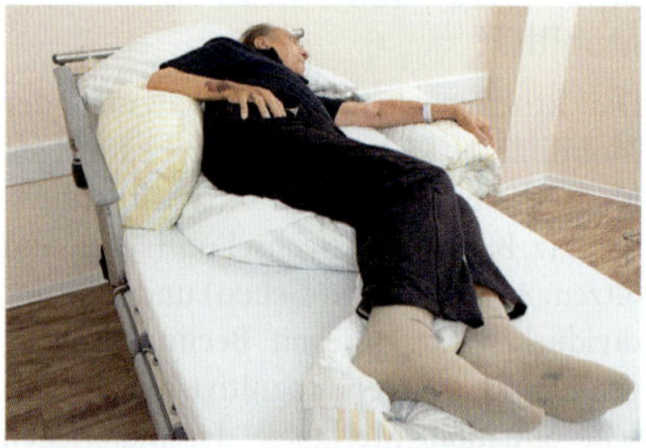

c Der Patient liegt noch weiter auf der Seite, in Halbseitenlage ca. 30°. Weiterhin gibt er Körpergewicht über die gerollte Decke ab. Alle Körpermassen sind so unterstützt, dass sie gut abgelegt sind.

Abb. 9.19 Positionsunterstützung. [K115]

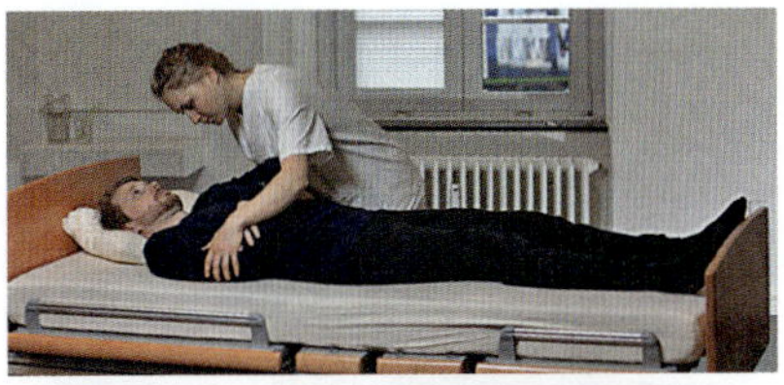

a Beim Bewegen eines liegenden Patienten an die Bettseite nach kinästhetischen Gesichtspunkten wird der Patient unterstützt, ein Körperteil nach dem anderen („Masse für Masse") zu bewegen. Die Reihenfolge wird individuell bestimmt. Hier hat der Patient den Kopf zur Seite bewegt. Er wird nun unterstützt, den Brustkorb zur Seite zu bewegen.

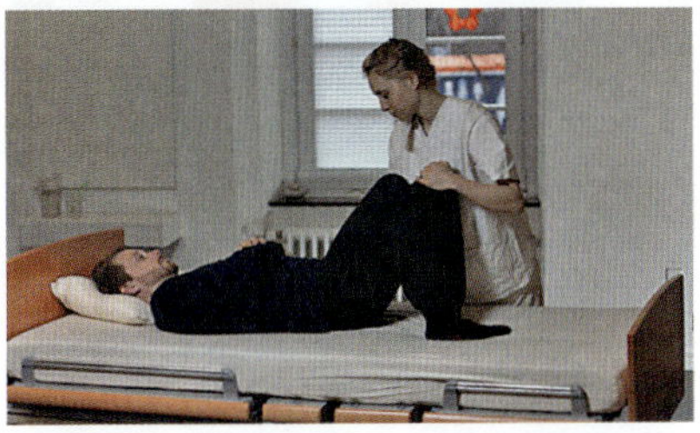

b Die Pflegende hat den Patienten angeleitet, die Beine aufzustellen und unterstützt ihn nun dabei, Gewicht mit den Beinen zu übernehmen. So kann das Becken entlastet werden.

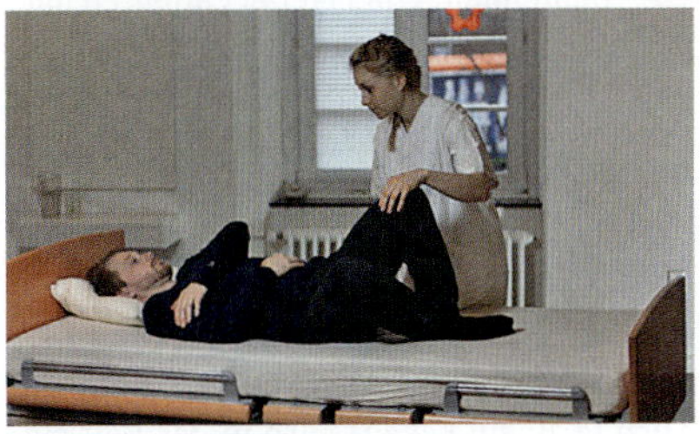

c Der Patient kann jetzt sein Becken zur Seite bewegen. Die Pflegende begleitet die Bewegung.

Abb. 9.20 Zur Seite bewegen in Etappen. [O166]

Richtung des Kopfendes zu erleichtern. Der Patient liegt auf dem Rücken und winkelt die Beine an.

Durchführung. Die Pflegenden bitten den Patienten, sich etwas auf die rechte Seite zu drehen. In dieser Position ist seine linke Körperseite entlastet und er kann durch eine kleine Beugung des Kopfes und Brustkorbs die linke Seite ein Stück nach oben bewegen. Dann legt der Patient sich wieder zurück und die vorher entlastete Körperseite liegt etwas näher am Kopfende. Anschließend dreht der Patient sich auf die linke Körperseite und der Vorgang wiederholt sich.

Kann der Patient die Arme einsetzen, können die Pflegenden ihm eine Hand anbieten, mit deren Hilfe der Patient sich herüberzieht. Falls er seine Arme nicht einsetzen kann, führen die Pflegenden die Bewegung am Brustkorb (die Berührung am beweglichen Schultergelenk würde nur einen diffusen Bewegungsimpuls setzen und Schmerzen verursachen). Beim Zurückdrehen können die Pflegenden die Bewegungen des Patienten gut am Becken oder Knie begleiten.

Um die Bewegung nach oben zu unterstützen, können die Pflegenden den Patienten bitten, sich zusätzlich mit den Füßen auf der Liegefläche abzudrücken. Die Pflegenden achten darauf, dass der Patient sich dabei nicht übermäßig anstrengt und keine Scherkräfte entstehen.

„Gleitendes" Bewegen

Das **„gleitende" Bewegen** durch Gewichtsverlagerung nach oben eignet sich v. a. bei Wirbelsäulenerkrankungen und nach Operationen des Beckens oder der Hüftgelenke. Allerdings muss der Patient das Becken anheben können, sonst entstehen gewebeschädigende Scherkräfte.

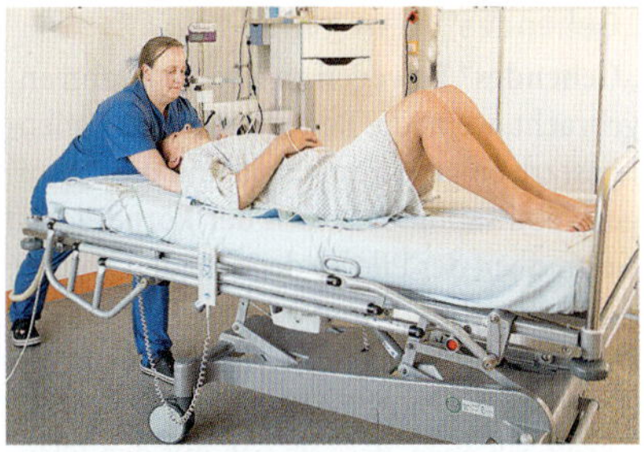

Abb. 9.22 „Gleitende" Bewegung zum Kopfende. Der Patient drückt sich mithilfe der Beine in Richtung Kopfende und gleitet auf den Unterarmen der Pflegenden nach oben. [K115]

Vorbereitung und Ausgangsposition. Der Patient liegt mit angewinkelten Beinen in Rückenlage. Eine rutschfeste Unterlage unter seinen Füßen bietet zusätzlichen Halt (wie in → Abb. 9.24), sodass die Füße nicht nach unten wegrutschen. Die Pflegenden stehen am Kopfende des Betts. Das Bettbrett ist entfernt. Sie legen ihre Hände unter den Brustkorb des Patienten, sodass das Gewicht des Patienten auf ihren Unterarmen ruht (→ Abb. 9.22).

Durchführung. Die Pflegenden bitten den Patienten, sein Becken anzuheben und sich mit den Füßen nach oben zu drücken. Das Gewicht des Oberkörpers ruht dabei auf ihren Unterarmen und Händen, die als „Gleitunterlage" dienen. Wenn sich der Patient nach oben abdrückt, ziehen ihn die Pflegenden nicht, sondern folgen seiner Bewegung.

- **Variante 1:** Die Pflegenden stehen an der Seite des Betts und legen ihre Unterarme unter den Brustkorb des Patienten
- **Variante 2:** Anstelle der Arme können die Pflegenden auch eine kleine Gleitunterlage unter den Brustkorb legen.

Auswahl der geeigneten Bewegungsform

Diese „gleitende" Bewegung zum Kopfende ist nur dann mit wenig Anstrengung verbunden, wenn der Patient in der Lage ist, **sich selbst mit den Füßen abzudrücken.** Die Pflegenden achten dabei darauf, dass sie den Patienten nicht *heben* oder *ziehen,* sondern dass er im Bett auf ihren Armen nach oben *gleitet.* Dazu nehmen sie eine stabile Position am Kopfende des Betts ein und warten, bevor sie selbst aktiv werden, zuerst auf Aktionen des Patienten. Aufgrund des physiologischen Bewegungsmusters ist eine „gehende" Bewegungsform einer „gleitenden" vorzuziehen, wobei immer die Ressourcen des Patienten berücksichtigt werden.

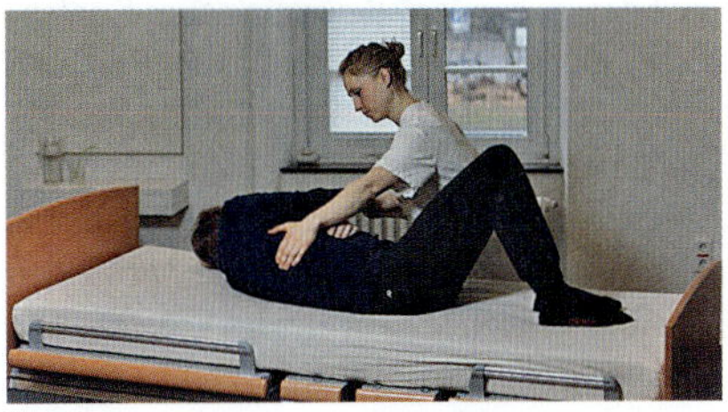

a Der Patient winkelt seine Beine an und dreht den Oberkörper etwas auf die Seite. Wenn er nun Kopf und Oberkörper beugt, kann sich die entlastete Seite Richtung Kopfende bewegen. Mit den Beinen kann sich der Patient zusätzlich abdrücken.

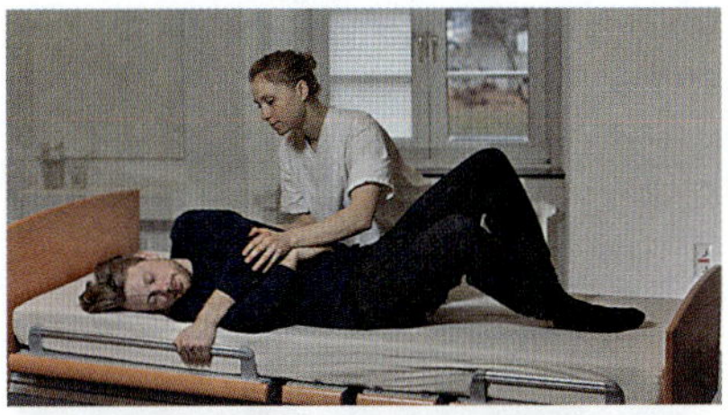

b Anschließend dreht sich der Patient auf die andere Seite und bewegt wiederum im gleichen Muster die entlastete Seite in Richtung Kopfende. Die Pflegende leitet den Patienten an, diese Bewegung möglichst selbstständig durchzuführen.

Abb. 9.21 „Gehendes" Bewegen zum Kopfende. [O166]

„Gehendes“ Bewegen zu zweit

„Gehendes“ Bewegen zu zweit ist dann angebracht, wenn die Bewegungen des Patienten stark eingeschränkt sind und die alleinige Mobilisation eventuell der körperlichen Gesundheit der Pflegenden schaden könnte.

Vorbereitung und Ausgangsposition. Die beiden Pflegenden stehen sich an den Bettseiten gegenüber. Sie stellen die Bettebene so nach oben, dass sie sich mit den Ellenbogen darauf abstützen können. Dann helfen sie dem Patienten, die Beine anzuwinkeln, und unterstützen dies bei Bedarf durch Kissen oder die Bettdecke. Nacheinander schieben die Pflegenden ihre Unterarme unter den Patienten, indem sie ihn etwas auf die Seite drehen. Sie legen die Unterarme versetzt unter die festen und gewichttragenden Teile, die eine unter Kopf, Schulter oder Steiß, die andere unter Brustkorb und Becken.

Durchführung. Im Prinzip werden hier die gleichen Bewegungen wie bei der „gehenden“ Bewegung zum Kopfende mit einer Pflegenden ausgeführt (→ Abb. 9.21). Allerdings dreht sich der Patient nicht selbst, sondern die beiden Pflegenden verlagern sein Gewicht auf ihren Unterarmen abwechselnd von der einen auf die andere Seite. Dabei bewegt diejenige Pflegende, deren Unterarme gerade weniger belastet sind, den Patienten im Bett ein Stück nach oben. Die zweite Pflegende folgt dieser Bewegung.

Bewegen in Etappen

Beim **Bewegen in Etappen** verlagert der Patient in Etappen sein Gewicht direkt nach oben. Er kann sein Gewicht auf die Arme und Beine verlagern und gleichzeitig sein Becken und den Brustkorb zum Kopfende bewegen.

Vorbereitung und Ausgangsposition. Der Patient liegt auf dem Rücken, die Beine sind angewinkelt und leicht gegrätscht aufgestellt. Die Arme liegen parallel neben seinem Körper. Der Pflegende steht am Fußende des Bettes.

Durchführung (→ Abb. 9.23). Der Pflegende achtet darauf, dass sich der Patient nicht unnötig anstrengt. Um ein Wegrutschen der Füße zu verhindern, kann er auf die Fußrücken drücken. Sollte der Patient zu schwach sein, sein Becken allein aufzustellen, unterstützt ihn dort ein weiterer Pflegender.

Bewegen mit Patientenhaltegriff

Das **Bewegen mit Patientenhaltegriff** entspricht der Bewegung in Etappen. Der Patient nimmt jedoch (anstatt die Ellenbogen auf die Matratze zu stützen) den Patientenhaltegriff *(Patientenaufrichter)* zu Hilfe, was die Bewegung erleichtert. Es erfordert aber mehr Kraft, die Schultern sind belastet und die Spannung der Bauchmuskeln ist erhöht, was z. B. nach einer Bauchoperation zu vermehrten Schmerzen führt.

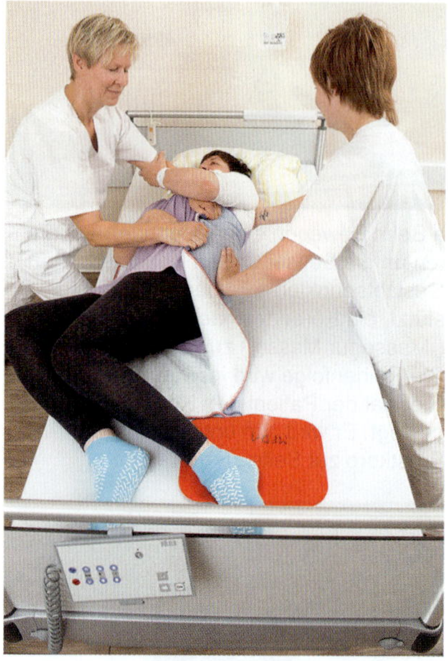

Abb. 9.24 Bei der Drehung des Patienten nutzen die Pflegenden das Hilfstuch, um ihn bei der Gewichtsverlagerung zur Seite zu stabilisieren. Der Patient kann mithelfen, indem er mit einem Arm zieht oder mit dem Fuß drückt. Vielen Patienten bietet das Hilfstuch zusätzliche Sicherheit. [K115]

VORSICHT! Die Verwendung des Patientenhaltegriffs ist bei Patienten mit einem Schlaganfall kontraindiziert, weil durch die einseitige Anstrengung eine Spastik begünstigt wird (→ 37.2.5). Auch nach Operationen am offenen Thorax darf dieses Hilfsmittel nicht benutzt werden.

Bewegen mit einem Tuch

Vorbereitung und Ausgangsposition. Das Tuch (z. B. ein Laken) wird in das Bett eingebracht, behelfsweise kann auch das Bettlaken verwendet werden. Der Patient liegt flach auf dem Rücken. Die beiden Pflegenden stehen sich etwas oberhalb der Bettmitte gegenüber.

Durchführung. Der Bewegungsablauf ähnelt der „gehenden“ Bewegung zum Kopfende zu zweit. Die Pflegenden fassen das Tuch auf der Höhe von Brustkorb und Becken des Patienten. Dieser stellt die Beine an, um die Bewegung aktiv zu unterstützen und das Einwirken von Scherkräften zu vermeiden (→ Abb. 9.24). Der Patient wird gebeten, sich mit den Füßen abzudrücken. Wenn die Pflegenden seinen Impuls spüren, bewegen sie das Tuch gleitend Richtung Kopfende. Sie lassen es entweder direkt zum Kopfende gleiten, oder sie führen eine „gehende“ Bewegung durch (abwechselnde Gewichtsverlagerung von Brustkorb und Becken).

Kann der Patient seine Beine nicht anwinkeln, sorgt eine zusammengerollte Bett-

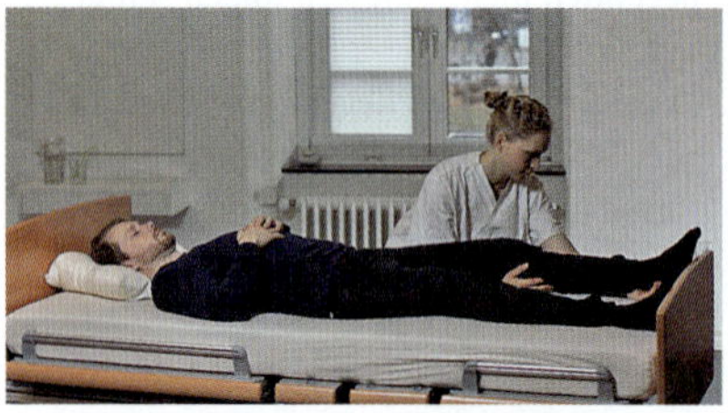

a Der Patient wird unterstützt, ein Bein anzuwinkeln. Die Pflegende hebt dabei das Bein nicht, sie unterstützt vielmehr den Patienten dabei, das Gewicht des Beins in Richtung Becken zu verlagern.

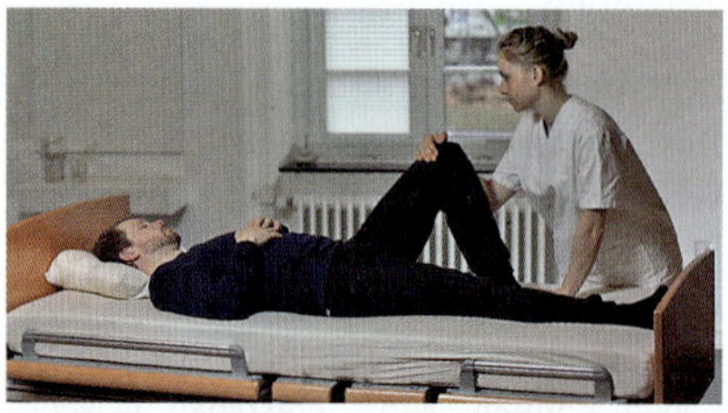

b Wenn das Bein angewinkelt ist, kann der Patient üben, den Fuß in die Unterlage zu drücken. Die Pflegende stabilisiert das Bein und unterstützt die Bewegung.

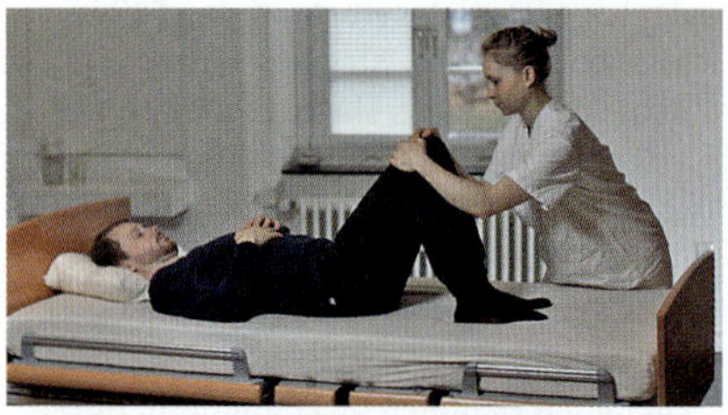

c Wenn das Aufstellen eines Beins möglich ist, kann der Patient mit beiden Beinen üben. Die Pflegende zeigt die Richtung mit ihren Händen an.

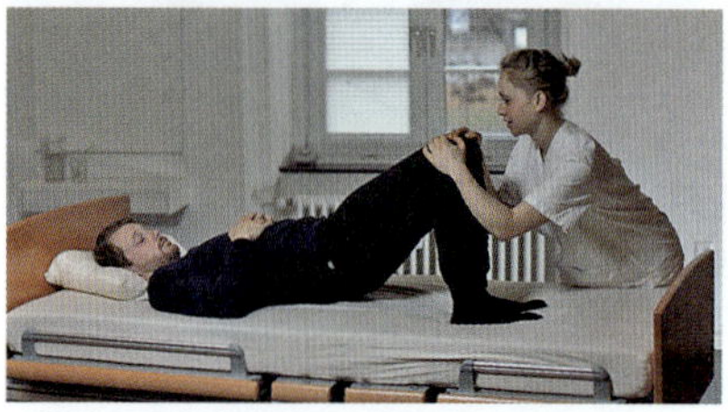

d Während die Pflegende die Aktivität der Beine unterstützt, kann der Patient das Becken anheben.

Abb. 9.23 Becken anheben. [O166]

decke dafür, dass niemals Scherkräfte entstehen.

Hilfsmitteleinsatz

Die Pflegenden achten darauf, dass die Durchführung der Maßnahme für sie nicht zu anstrengend wird (z. B. bei sehr immobilen und schweren Patienten). Es gibt entsprechende **Gleitunterlagen,** die bei Bedarf zusätzlich unter das Tuch gelegt werden können. Dann dosieren die Pflegenden ihre Kraft jedoch genau, denn die Unterlage erleichtert die Bewegung derart, dass der Patient womöglich zu hoch bewegt wird.

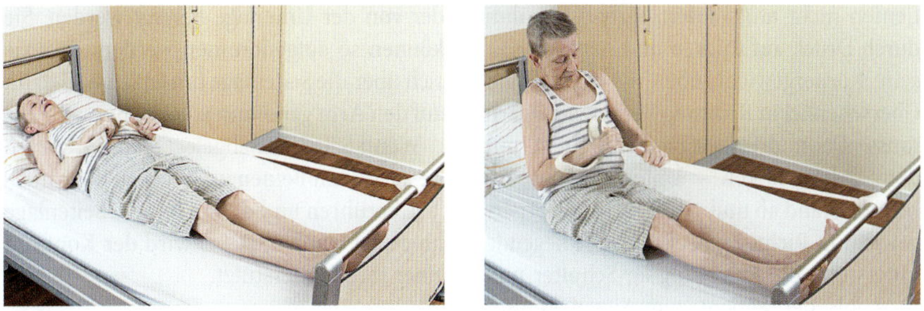

a Ein Band, am Fußende des Bettes angebracht, kann das Aufsetzen erleichtern.

b Die Patientin zieht sich mit den Armen in eine sitzende Position.

Abb. 9.25 Aufsetzen mit Bettband. [K115]

„Gehendes" Hochbewegen im Sitzen

Das **„gehende" Hochbewegen im Sitzen** eignet sich gut für eine „dosierte" Hilfestellung, wenn der Patient so mobil ist, dass er lediglich einen Bewegungsimpuls von den Pflegenden braucht. Bei Patienten, die durch Schwäche oder Immobilität leicht auf eine Seite kippen, steht der Pflegende auf der betroffenen Seite und kann sie so sichern.

Vorbereitung und Ausgangsposition. Der Pflegende steht seitlich hinter dem sitzenden Patienten. Bei Bedarf schiebt er seine Handflächen von hinten unter dessen Sitzbeinhöcker.

Durchführung. Der Pflegende leitet den Patienten an, sich abwechselnd nach links und rechts zu neigen. Den jeweils gewichtsentlasteten Sitzbeinhöcker bewegt der Patient in Richtung Kopfende. Dies fällt leichter, wenn er dabei seinen Oberkörper auf der gewichttragenden Seite nach vorne neigt. Kann er dabei seine Arme zum Abstützen benutzen, wird er dazu aufgefordert.

- **Variante 1:** Die gehende Bewegung im Sitzen kann auch mit einem Tuch (→ Abb. 9.24) unter dem Becken unterstützt werden
- **Variante 2:** Bei sehr unsicheren Patienten, die z. B. nicht allein sitzen können, wird die Unterstützung von zwei Pflegenden durchgeführt.

9.6.3 Aufsetzen und Aufstehen

Für eine physiologisch korrekte Sitzposition ist es wichtig, dass sich Bettknick und Hüftgelenk an derselben Stelle befinden (physiologischer Bettknick → 11.5.1, → Abb. 11.12).

Aufsetzen im Bett

Vorbereitung und Ausgangsposition. Zur Unterstützung dieser Aktivität kann das Kopfteil des Betts etwas erhöht werden. Der Pflegende steht in Schrittstellung in Thoraxhöhe des liegenden Patienten seitlich neben dem Bett und bittet ihn, den Kopf zu beugen. Bei Bedarf unterstützt er ihn.

Durchführung. Kann der Patient seine Arme benutzen, zeigt der Pflegende ihm, dass er sich mit dem zugewandten Arm abstützen kann. Der Pflegende stützt sich selbst am Bett ab. Mit der anderen Hand bietet er ihm Kontakt an. So kann sich der Patient daran aufrichten und gleichzeitig mit dem anderen Arm abdrücken.

Patientenschulung

Die Pflegenden lassen den Patienten das Aufsetzen im Bett schon **vor der Operation** erlernen, weil er zu diesem Zeitpunkt aufnahmefähiger ist als nach der Narkose.

Aufsetzen mit Bettband

Vorbereitung und Ausgangsposition. Der Pflegende erklärt dem Patienten die Vorgehensweise, knotet dann das Bettband an das Fußende des Betts und gibt es dem Patienten in die Hand.

Durchführung. Der Patient zieht sich langsam zum Sitzen (→ Abb. 9.25). Ist er nicht kräftig genug, unterstützt ihn der Pflegende unterhalb der Schulterblätter.

Aufsetzen an die Bettkante

Zum **Aufsetzen an die Bettkante** hilft der Pflegende dem Patienten zunächst, sich so auf die Seite zu drehen, dass zwischen ihm und der Bettkante noch Platz zum Abstützen der Arme ist (→ Abb. 9.26a). Dann wird der Patient unterstützt, das Becken etwas nach hinten zu bringen (er sitzt dadurch nachher nicht zu nah an der Bettkante mit der Gefahr herunterzurutschen). Anschließend schiebt der Patient die Beine nacheinander aus dem Bett und stützt sich gleichzeitig mit dem unten liegenden Unterarm und der Hand des anderen Arms auf der Matratze ab.

Der Pflegende selbst steht in Schrittstellung am Kopfende des Betts. Eine Hand liegt auf dem Rücken des Patienten, mit der anderen Hand drückt er den unten liegenden Arm auf die Matratze. Er hebt den Pa-

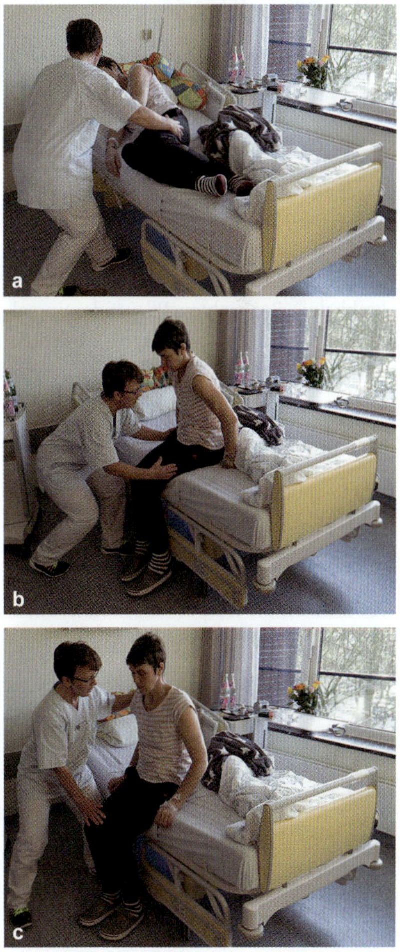

Abb. 9.26 Patienten an die Bettkante setzen. [O166]

tienten nicht an, sondern signalisiert ihm durch Druck auf Rücken und Arm, dass er sein Körpergewicht über die Arme und Oberschenkel in Richtung Becken verlagern muss. Dann drückt sich der Patient mit dem – hier linken – Unterarm und der rechten Hand ab und verlagert sein Körpergewicht in Richtung Becken. Der Pflegende unterstützt die Bewegung an Schulter und Arm, bis der Patient zum Sitzen kommt (→ Abb. 9.26b, c).

En-bloc-Aufsetzen

Das **En-bloc-Aufsetzen,** bei dem ein Pflegender den Patienten „als Ganzes" (*franz.:* en bloc) in einem Schwung aus einer liegenden Position heraus an die Bettkante setzt, wird mittlerweile sehr **kritisch** betrachtet, weil diese Bewegungsform sowohl für die Pflegenden als auch für den Patienten anstrengend und sogar schädlich sein kann (z. B. können erhebliche Rückenprobleme auftreten).

Drehen, Aufsetzen und Hinlegen en bloc nach Wirbelsäulenoperationen →Abb. 29.5, →Abb. 29.6

Aufstehen über die Bauchlage

Einige Patienten können sehr gut **über die Bauchlage aufstehen** (→ Abb. 9.27) und umgehen so die sitzende Position (z. B. nach einer Hämorrhoiden-OP). Dieses Bewegungsmuster ist Kindern abgeschaut, die häufig über die Bauchlage aus dem Bett „krabbeln". Beobachten Pflegende ein solches Bewegungsmuster beim Patienten, unterstützen sie dieses.

Säuglinge aus dem Bett nehmen oder hineinlegen

Wenn Säuglinge aufgenommen werden (→ Abb. 9.17), ist es für ihre eigene Bewegung hilfreich, wenn sie nicht mit dem ganzen Körper auf einmal die Unterlage verlassen, sondern die Körpermassen nacheinander von der Unterlage bewegt werden. Sie können so aufgenommen werden, dass sie sich über die Seitenlage hinsetzen und dann auf den Arm genommen werden.

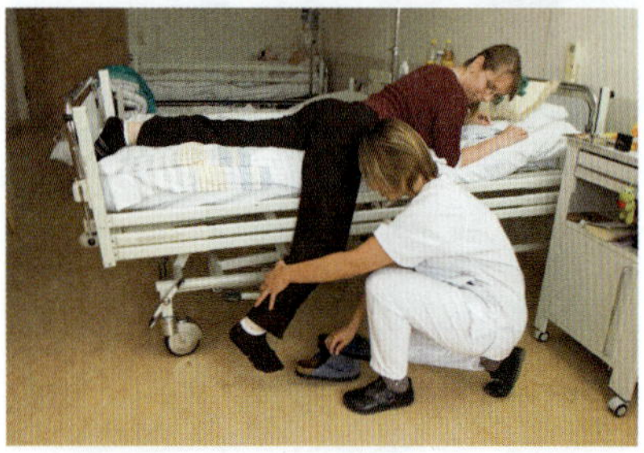

Abb. 9.27 Aufstehen über die Bauchlage. [O166]

Wenn Säuglinge abgelegt werden, sollten sie zuerst mit Beinen und Becken die Unterlage berühren und dann über die Seitenlage hingelegt werden. Dabei wird der Kopf mit einer Hand unterstützt.

9.6.4 Gehen

VORSICHT! Gefahr der orthostatischen Dysregulation.

Beim Übergang vom Liegen zum Stehen kommt es zu einer Verlagerung von 400–600 ml Blut in die Beinvenen. Bei der orthostatischen Dysregulation reichen die kompensatorischen Mechanismen nicht aus, den Kreislauf konstant zu halten und es droht ein Kreislaufkollaps.

Pflegende achten bei der Mobilisation auf folgende **Anzeichen:** Schwindel, Schwäche, Schummrig- oder Schwarzwerden vor den Augen, verschwommenes Sehen, Müdigkeit, Gähnen, Ohrensausen, Veränderung der Hautfarbe (Blässe, Blaufärbung *[Zyanose]*, plötzliche Rotfärbung *[Flush]*), Schweißausbruch (Schweiß ist kalt und klebrig), veränderte Atmung, Bewusstseinsstörungen (Vorbeugung →44.5.4).

Patienten führen

Beim **Führen eines Patienten** (→ Abb. 9.28) achten die Pflegenden darauf, seinen Bewegungsspielraum nicht einzuschränken. Sie vermeiden das Unterfassen der Achselhöhlen sowie das Umfassen der Schultern, welche die physiologische Armschwingung zur Gleichgewichtsstabilisation behindern. Durch das Fassen an Thorax, Becken oder Arm geben sie dem Patienten Halt beim Gehen.

Die Führpositionen hängen von der körperlichen Verfassung des Patienten ab. Manche bevorzugen, dass der Pflegende vor ihnen herläuft und sie an den Händen hält, um sich besser visuell zu orientieren. Andere halten sich am Rollator fest, während der Pflegende nur am Becken sichert. Ein Beispiel (→ Abb. 9.28):

- Zum Führen eines Patienten befinden sich Schulter und Becken des Pflegenden etwas hinter dem Becken und der Schulter des Kranken
- Mit einer Hand stützt der Pflegende Ellbogen, Unterarm oder Handgelenk. Durch Signale am Handgelenk, etwa wie leichten Druck, gibt er die Bewegungsrichtung an; dabei achtet er darauf, das Handgelenk des Patienten in seiner Bewegung nicht zu blockieren.

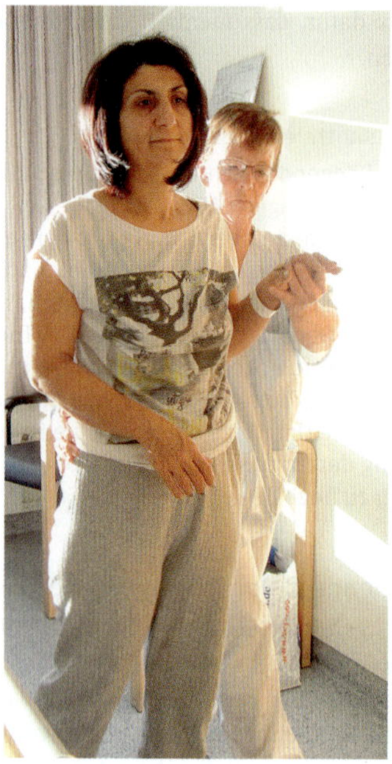

Abb. 9.28 Beim Führen eines Menschen sollte die Pflegende seinen Bewegungsspielraum und seine Bewegungsfreiheit nicht einschränken. [O166]

Der Patient droht zu stürzen

Es ist wenig sinnvoll, einen stürzenden Patienten am Oberkörper festhalten zu wollen. Besser ist es, den Patienten *kontrolliert* zu Boden gleiten zu lassen. Droht ein Patient zu stürzen, stellt sich der Pflegende hinter ihn und hilft ihm, sich zu beugen, sodass der Patient möglichst gefahrlos zusammensinkt. Der Pflegende geht mit auf den Boden und sichert den Kopf.

9.6.5 Hilfsmittel zur Mobilisation

Es gibt viele **Hilfsmittel,** um die Mobilisation sowohl für den Patienten als auch für die Pflegenden zu erleichtern und manchmal überhaupt erst zu ermöglichen. Die Entscheidung für ein bestimmtes Hilfsmittel wird nach verschiedenen Kriterien getroffen. Es soll u. a.:

- Sicherheit bieten
- Selbstständigkeit fördern
- Einfach zu bedienen sein
- Dem Zustand des Patienten angepasst sein.

Um eine Gewöhnung an das Hilfsmittel zu vermeiden, weil es letztlich die weitere Genesung des Patienten blockiert, ist die Notwendigkeit zum Einsatz dieser Produkte regelmäßig zu überprüfen. Bei fortschreitender Genesung ermutigen die Pflegenden

den Patienten in Absprache mit dem Arzt und den Physiotherapeuten, beim Gehen nach und nach auf das gewohnte Hilfsmittel zu verzichten.

Sachgerechte Anwendung

Mobilisationshilfen sind Medizinprodukte. Für sie gelten die Vorgaben der *Medizinprodukte-Betreiberverordnung (MPBetreibV)* bzgl. Einweisung und Anwendung. Vor der Anwendung eines Hilfsmittels machen sich die Pflegenden mit den technischen Funktionen des Geräts vertraut, um eine fachgerechte und sichere Bedienung zu gewährleisten. Sie lesen die beiliegende Gebrauchsanweisung und lassen sich von Kollegen einweisen. Sie beachten auch die ggf. vom Hersteller vorgeschriebenen technischen Wartungsintervalle sowie die hygienischen Notwendigkeiten, wenn ein Hilfsmittel bei verschiedenen Patienten angewendet wird.

Gehhilfen

Stabilitätsgrade → 29.1.3

Gehhilfen werden bei Menschen eingesetzt, die ihre Beine, z. B. nach einer Fraktur, nicht belasten dürfen oder unsicher gehen, etwa im Alter oder bei einer Lähmung. Es gibt eine Vielzahl unterschiedlicher Gehhilfen, von einfachen Gehstöcken über Vier-Punkt- und Unterarmgehstützen bis hin zu starren, fahrbaren und beweglichen Gestellen (→ Abb. 9.29).

Gehhilfen werden der jeweiligen Körpergröße des Patienten angepasst. Bei ihrer Benutzung hält der Patient sein Becken gerade. Sein Gang sollte aufrecht und entspannt sein.

Gehbock

Den **Gehbock** (*Gehgestell* → Abb. 9.29a) gibt es als starre oder bewegliche Ausführung. Sein Gebrauch erfordert ausreichend Kraft in den Armen, um die Gehhilfe voranzustellen und sich zu stützen.

Die **starre Ausführung** eignet sich für unsichere Patienten. Der Patient stellt den Gehbock ein Stück voran und geht dann, auf ihn gestützt, die entsprechende Strecke nach vorn.

Bei der **beweglichen** *(Reziprokal-)***Gehhilfe,** deren Gestell über Gelenke miteinander verbunden ist, wird abwechselnd die eine oder andere Seite vorgeschoben. Dies ermöglicht einen versetzten, wechselseitigen *(reziproken)* Gang. Der Bewegungsablauf ist physiologischer als beim starren Gehbock.

Eulenburg-Gehwagen

Der **Eulenburg-Gehwagen** (→ Abb. 9.29b) dient der Unterstützung des Gehens für alle Be- und Entlastungsstufen (z. B. Totalentlastung, Voll-/Teilbelastung, unbelasteter Fußsohlendruck) und wird bei älteren, gangunsicheren Patienten eingesetzt. Er vermittelt dem Patienten ein relativ hohes Sicherheitsgefühl, schränkt aber andererseits seine Selbstständigkeit deutlich ein. Beim Gehen hält sich der Patient mit beiden Händen am Gestell fest und schiebt es mit jedem Schritt vor sich her. Zusätzlich werden die Armen durch Achselpolster gehalten. Der Patient benötigt jedoch viel Kraft in Armen und Schultergürtel, um sich darin zu halten und die Beine vorwärts zu bewegen. Dabei besteht die Gefahr, den Schultergürtel zu überlasten. Durch das Aufstützen auf den Achselpolstern können auch Nervenläsionen und Durchblutungsstörungen der Arme entstehen. Darum sollten die Patienten beim Gehen öfter eine kurze Pause einlegen, um die Durchblutung wieder zu gewährleisten.

Gehstützen, Gehstöcke

Voraussetzung für den Einsatz der zahlreichen **Gehstützen** und **Gehstöcke** ist, dass der Patient zu ihrem Gebrauch angelernt wird. Pflegende überprüfen regelmäßig die Qualität der rutschhemmenden Gummikappe am unteren Ende.

Relativ sicher ist der Einsatz eines **Vier-Punkt-Gehstocks** (→ Abb. 9.29c), da aufgrund der vier Aufstützpunkte eine gute Standsicherheit gewährleistet ist. Nachteilig ist, dass solche Stöcke schwerer und im Gebrauch umständlicher sind als ein einfacher Gehstock.

Der Vorteil von **Unterarmgehstützen** *(UAGS,* → Abb. 9.29d) ist die flexible Nutzbarkeit für alle Formen der Be- und Entlastung (Gangschule → 29.1.3). Patienten brauchen für ihren Gebrauch Gleichgewichts- und Koordinationsfähigkeit sowie ausreichende Stabilität des Rumpfs und Kraft in den Armen. Die entsprechende Gangschulung mit Unterarmgehstützen sowie die exakte Einstellung dieser Gehhilfe fallen in den Kompetenzbereich der Physiotherapeuten. Die Pflegenden achten aber ebenfalls darauf, dass der Handgriff auf Höhe des Handgelenks (Handknöchel) eingestellt ist und sich die Unterarmstütze ca. 3–4 Fingerbreit unter dem Ellenbogen befindet.

Hinsetzen und Aufstehen müssen besonders geübt werden, wenn der Patient sein operiertes oder verletztes Bein nicht belasten darf.

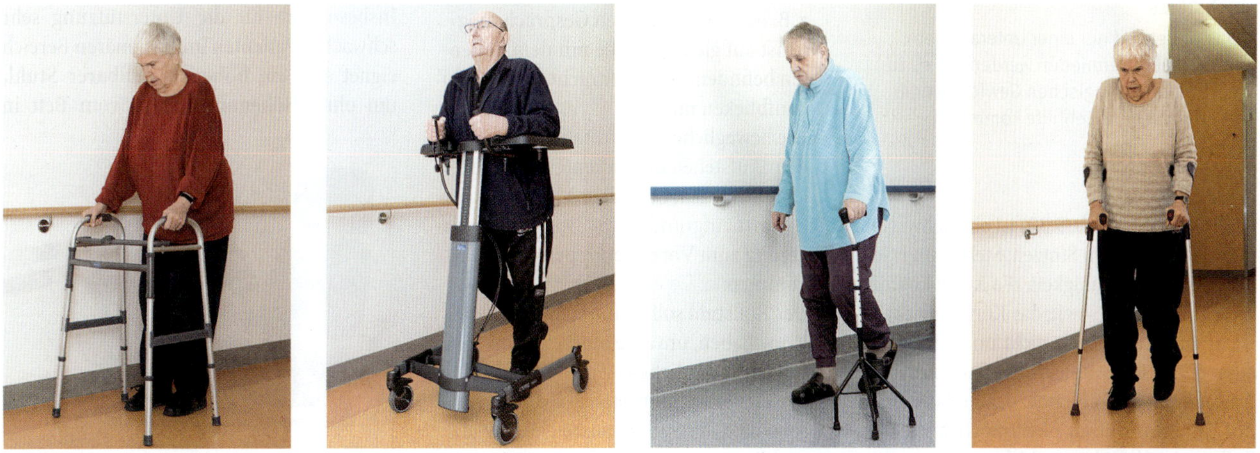

a Gehbock | b Eulenburg-Gehwagen | c Vier-Punkt-Gehstütze | d Unterarmgehstütze

Abb. 9.29 Verschiedene Gehstützen und Gehstöcke. [K115]

Zum Hinsetzen:
- Rückwärts an den Stuhl stellen
- Beide UAGS in die Hand der gesunden Seite nehmen
- Nicht belastbares Bein nach vorne strecken und gleichzeitig mit der Hand an die Lehne greifen, sich langsam in den Stuhl gleiten lassen
- UAGS an einen gut erreichbaren Ort stellen, am besten in eine spezielle Halterung.

Zum Aufstehen:
- Im Stuhl zunächst nach vorne bewegen
- UAGS auf der Seite des beeinträchtigten Beins in die Hand nehmen, ggf. auch beide UAGS
- Über die UAGS und das gesunde Bein aufstehen, ggf. mit der Hand auf der gesunden Seite von der Stuhllehne hochdrücken.

Arten des unterstützten Gehens

Belastungsstufen beim Gehen → 29.1.3
- **Dreipunktgang.** Wird bei allen Belastungsgraden von ent- bis vollbelastendem Gang angewendet. Der Patient stellt das Bein zwischen die Gehstützen, die beiden Stützen entlasten und begleiten das betroffene Bein (→ Abb. 29.4)
- **Zweipunktgang.** Wird angewendet, wenn das betroffene Bein voll belastet werden darf. Im Wechsel wird eine Stütze und das Bein der anderen Seite nach vorne gebracht (→ Abb. 29.4)
- **Durch-/Zuschwunggang.** Sonderform. Über die Unterarmgehstützen tragen die Arme das Körpergewicht, beide Beine werden gleichzeitig durch die Stützen hindurch geschwungen [9].

Kein Gehen mit nur einer Unterarmgehstütze

Das Gehen mit nur einer Unterarmgehstütze sollte vermieden werden, da es zu einer unphysiologischen Gewichtsverlagerung über die Gehhilfe kommt [9].

Rollator

Der **Rollator** (→ Abb. 9.30) ist ein Gehwagen und setzt Kraft zum Stützen, Stehen und Gehen voraus. Die Fähigkeit, die Arme koordiniert zu bewegen sowie das Körpergleichgewicht zu halten, muss nicht unbedingt voll ausgeprägt sein. Rollatoren finden häufig Anwendung bei Patienten, denen das Gehen mit Unterarmstützen nicht möglich ist. Der Rollator ist einfach zu schieben und ermöglicht aufgrund der Gummikappen am fixen Teil ein sicheres Abstützen.

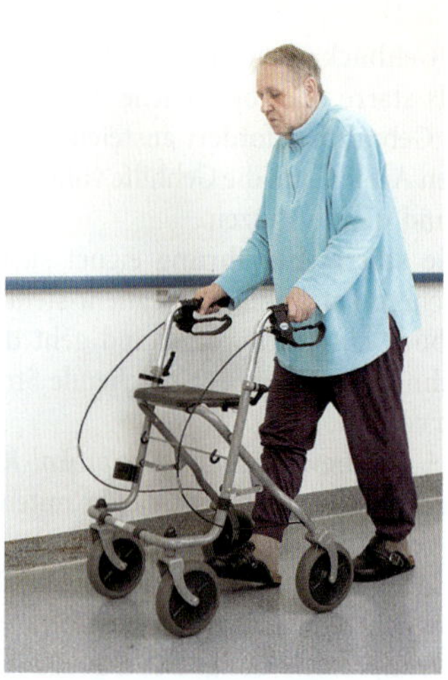

Abb. 9.30 Rollator. [K115]

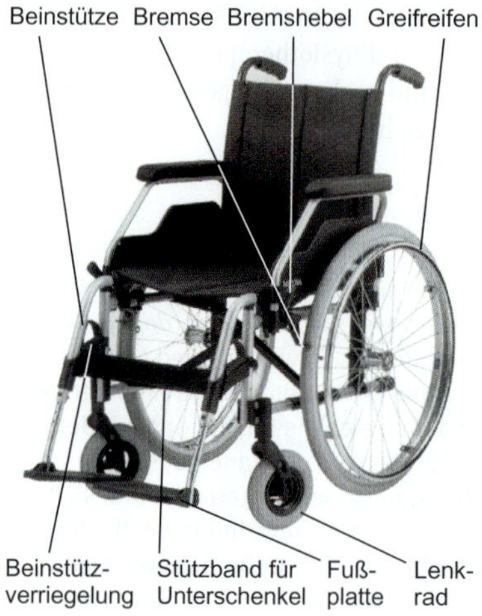

Abb. 9.31 Bestandteile eines Rollstuhls. [V121]

Rollstuhl

Der **Rollstuhl** (→ Abb. 9.31) ist mehr als eine reine Mobilisationshilfe, denn er eröffnet dem gehbehinderten Menschen ein hohes Maß an Fortbewegungsmöglichkeit und erlaubt ihm dadurch die Teilnahme am gesellschaftlichen Leben.

Je nach persönlichem Bedarf, Verwendungseinsatz, Art der Körperbehinderung oder Einschränkung, Körpergewicht und Alter des Patienten stehen unterschiedliche Ausführungen zur Verfügung, z. B. Kinder-, Aktiv-/Sport-, Standard- (Faltrollstuhl) und Elektrorollstühle. Sonderformen sind z. B. der Schiebewagen (häufig für den Patiententransport in Kliniken genutzt) und der Dusch- oder Toilettenstuhl (→ Abb. 26.26).

Im Umgang mit Patienten, die einen Rollstuhl nutzen, sind folgende Punkte zu beachten:
- Pflegende achten darauf, dass sie sich z. B. bei einem längeren Gespräch möglichst auf gleicher Höhe mit dem Patienten befinden, sodass er nicht zu ihnen hinaufblicken muss
- Die beweglichen Fußstützen müssen vor dem Aufstehen des Patienten hochgeklappt werden; bei vielen Modellen kann es sonst aufgrund der Schwerpunktverlagerung zum Vornüberkippen des Stuhls kommen
- Der Rollstuhl sollte eine stabile Rückenlehne haben, um eine aufrechte Sitzposition zu ermöglichen
- Die Sitzfläche sollte stabil und so breit sein, dass der Patient ausreichend Platz und Bewegungsfreiheit hat
- Um das Abschnüren von Blutgefäßen und die Entstehung von Thrombosen zu verhindern, sitzt der Patient mit der gesamten Länge der Oberschenkel auf der Sitzfläche
- Besteht die Gefahr, dass Patienten, z. B. Kinder mit einer Epilepsie (→ 37.8.2), aus dem Rollstuhl fallen, werden sie mit Gurten gesichert. Dies geschieht nach Absprache mit den Eltern, dem Arzt und, je nach Entwicklungsstand, auch mit dem Kind. Können Erwachsene selbst nicht rechtskräftig einwilligen, ist eine richterliche Genehmigung (→ 48.2.5) einzuholen
- Patienten mit fehlender Kopfkontrolle benötigen eine gepolsterte Kopfstütze am Rollstuhl
- Über hohe Schwellen wird der Rollstuhl nicht vorwärts, sondern rückwärts gefahren (Gefahr des Herausfallens).

Weitere Hilfsmittel

Insbesondere für die Unterstützung sehr schwacher Patienten im stationären Bereich eignet sich ein **höhenverstellbarer Stuhl,** um ohne Höhenunterschied vom Bett in

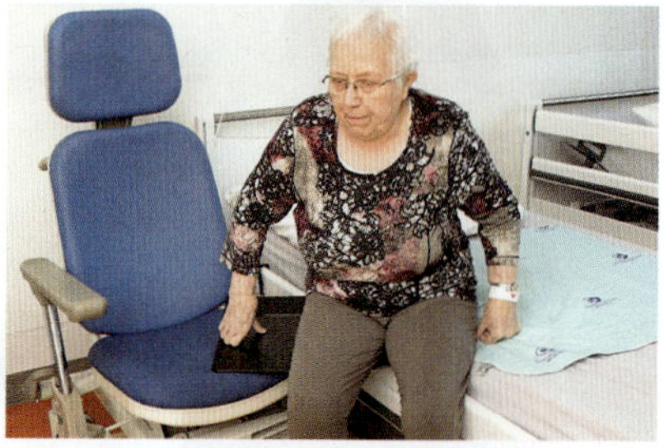

Abb. 9.32 Das Rutschbrett bildet eine „Brücke“ zwischen Bett und Rollstuhl, auf der die Patienten sich Schritt für Schritt bewegen kann. [K115]

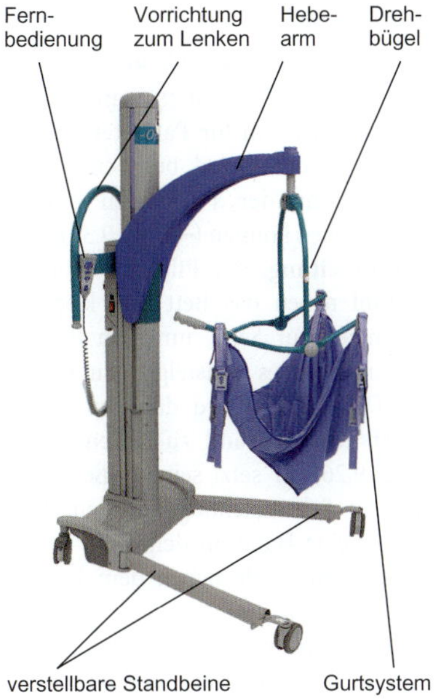

Abb. 9.33 Bestandteile eines Patientenlifters. [K115]

den Stuhl zu gelangen. Die Seitenlehne kann so verstellt werden, dass sich der Patient bei einem schrittweisen Bewegen vom Bett in den Stuhl auch darauf absetzen kann.

Patienten, die nicht sicher stehen können, gelangen mithilfe eines **Rutschbretts** (➔ Abb. 9.32) ohne Stand vom Rollstuhl zum Bett und umgekehrt.

Kleine **Gleitunterlagen** unter „Massen" (➔ 9.5), z. B. dem Brustkorb, ermöglichen eine Bewegung ohne Scherkräfte.

Patientenlifter

Ein **Patientenlifter** *(Patientenheber)* kommt zum Einsatz, wenn ein Transfer ohne Heben und Tragen nicht möglich wäre. Er eignet sich für stark bewegungseingeschränkte Patienten. Auch beim Einsatz eines Patientenlifters integrieren die Pflegenden die Eigenbewegungen des Patienten in den Bewegungsablauf.

Es gibt eine Vielzahl von Geräten (➔ Abb. 9.33), die alle über folgende Bestandteile verfügen:

- Hebearm
- Drehbügel oder Triangel
- Gurtsysteme (zweiteilig als Rücken- und Sitzgurt oder mehrteilig mit Kopf- und Beingurt)
- Tragetücher oder Spezialgurte (z. B. Toilettengurt)
- Verstell- und arretierbare Fahrrahmen.

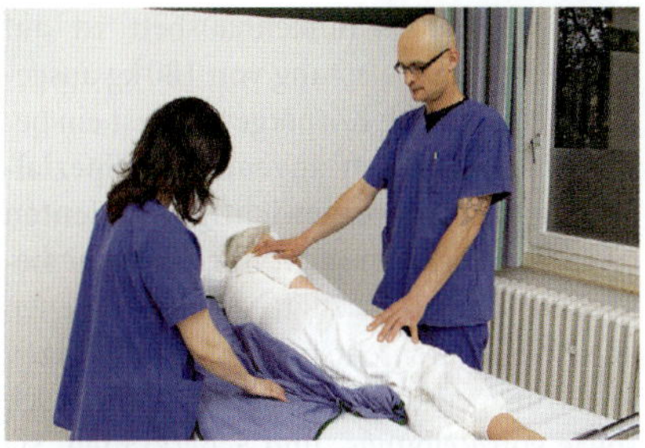

a Nachdem der passende Gurt ausgewählt ist, die Patientin bitten, sich auf die Seite zu drehen, und den Gurt einlegen.

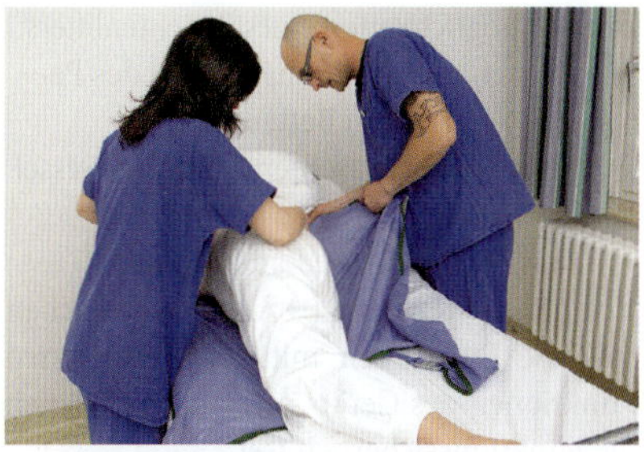

b Beim Drehen auf die andere Seite darauf achten, dass durch die Schlaufen keine Verletzungen entstehen. Nun den Gurt auf der anderen Seite herausziehen.

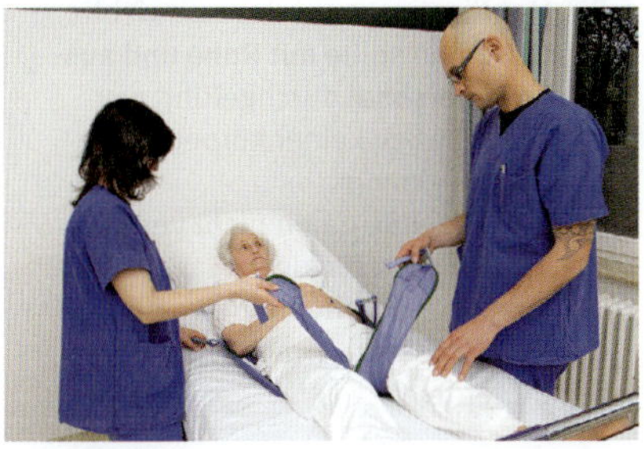

c Die Beingurte unter die Oberschenkel führen, anschließend die Position der Gurte überprüfen.

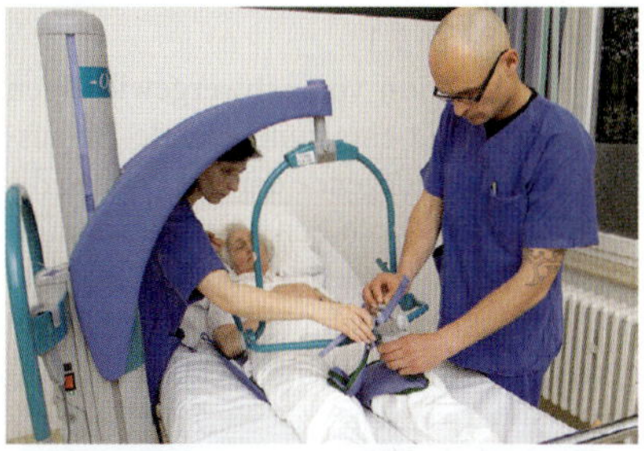

d Lifter in richtige Position bringen, Hebearm vorsichtig absenken und Gurte an den Haltevorrichtungen einhaken.

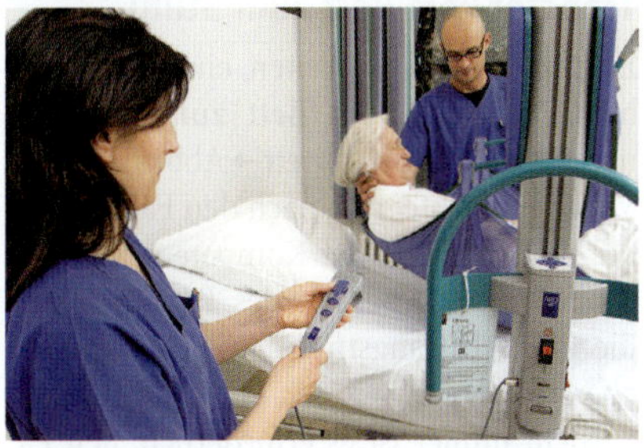

e Über die Fernbedienung Hebearm zunächst ein kleines Stück nach oben bewegen, Position der Patientin überprüfen. Patientin weiter nach oben fahren, während der „Fahrt" bei der Patientin bleiben, ggf. am Kopf unterstützen.

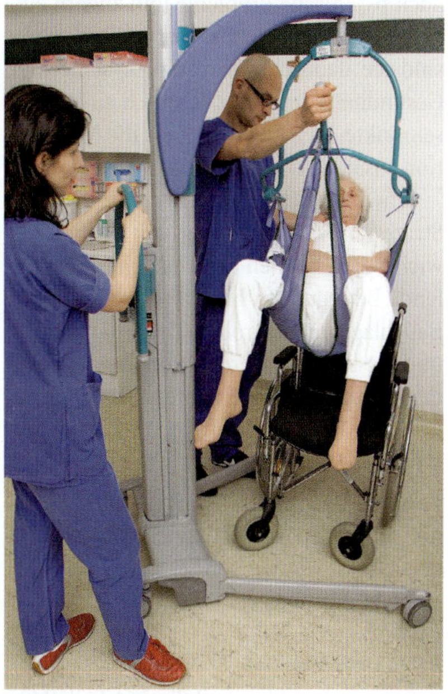

f Patientin durch Griff am Drehbügel in Richtung Stuhl dirigieren. Über dem Stuhl Lifter langsam absenken.

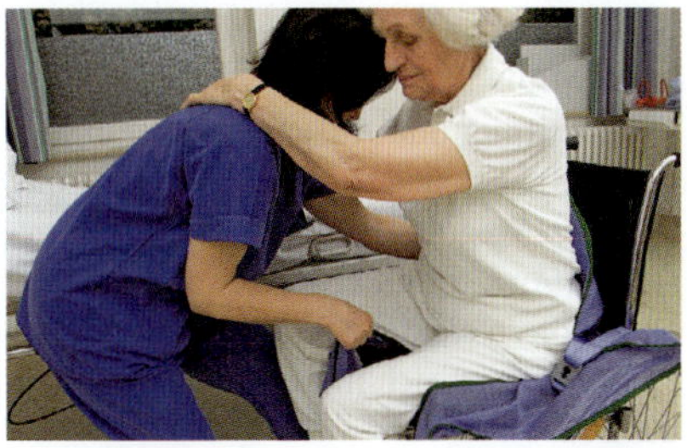

g Sitzt die Patientin im Stuhl, kann der Gurt entfernt werden. Dafür das Gewicht der Patientin zur Seite verlagern, den Oberschenkel anheben und den Gurt bis auf die Höhe des Gesäßes zur Seite entfernen. Dann lehnt sich die Patientin nach vorne und der Gurt kann hinter dem Rücken vollständig entfernt werden. Das Wiederanlegen des Gurts für den Rücktransport erfolgt in umgekehrter Reihenfolge.

Abb. 9.34 Anwendung eines Patientenlifters. [K115]

Einsatzmöglichkeiten eines Patientenlifters:
- Anheben und Positionswechsel des Patienten, z. B. beim Bettenmachen
- Umsetzen des Patienten auf Stuhl, Sessel oder Toilette
- Transfer, z. B. in die Badewanne.

Vor der Anwendung (→ Abb. 9.34) machen sich die Pflegenden mit den technischen Funktionen des Geräts vertraut und stellen die Funktionssicherheit fest.

9.6.6 Mobilisation von schwergewichtigen Patienten

Adipositas → 26.7.1

Die **Mobilisation von schwergewichtigen Patienten** stellt eine zunehmende Herausforderung für Pflegende dar. Oft können die Patienten nur durch den körperlichen Einsatz mehrerer Pflegenden bewegt werden. Die üblichen Maßnahmen zur Mobilisation geraten bei extrem übergewichtigen Patienten an ihre Grenzen.

Häufig haben Patienten mit massivem Übergewicht einen langen Leidensweg hinter sich. Sie haben körperliche und meist auch psychische Probleme und zögern eine Behandlung oft hinaus. Bei der Aufnahme sind sie dadurch oft in einem schlechten Gesundheitszustand, z. B. durch eine eingeschränkte Atemsituation, was die Mobilisation zusätzlich erschwert.

Schwergewichtige Menschen entwickeln Strategien zum Umgang mit ihrem Gewicht, z. B. können sich manche über rollende Bewegungen hinsetzen oder über die Bauchlage ins Bett rollen. Diese Fähigkeiten und Ressourcen werden von den Pflegenden erfragt und gezielt unterstützt.

Hilfsmittel

Besonders schwergewichtige Menschen benötigen **angepasste Hilfsmittel,** die bei Bedarf geleast werden können:
- Lagerungstücher
- Gleitunterlagen
- Spezialbetten (→ 45.2.3)
- Entsprechend breite Roll- und Toilettenstühle, Rollatoren (→ Abb. 26.26)
- Patientenlifter, z. B. Deckenlifter.

Wenn der Patient nicht angeleitet werden kann, seine Massen schrittweise nacheinander selbst zu verlagern, werden für die Mobilisation im Bett Lagerungstücher und Gleitunterlagen genutzt. Mit **Lagerungstüchern** können Pflegende das Vorbeugen ihres Oberkörpers unter Belastung vermeiden. **Gleitunterlagen** werden für die Seitwärtsbewegung einzelner Massen verwendet.

Das normale Krankenhausbett ist auf eine maximale Belastung von 180 kg ausgelegt. Ab ca. 130 kg Körpergewicht ist ein besonders breites Bett angemessen. **Spezialbetten für schwergewichtige Patienten** (→ 45.2.3) verfügen nicht nur über eine besondere Tragekapazität, sondern dienen außerdem durch entsprechende Matratzen und Auflagen der Reduzierung von Druck sowie von Reibungs- und Scherkräften. Sie sind meist verbreiter- und verlängerbar.

> **Auf die eigene Gesundheit achten**
> Die Mobilisation von schwergewichtigen Patienten sollte **mit Ruhe und ausreichend Personal** durchgeführt werden, damit es zu keiner körperlichen Überlastung kommt.
> Sofern Pflegende damit nicht vertraut sind, sollte auch für kleine Lageveränderungen ein Experte für Bewegung, z. B. ein Kinästhetik-Trainer, zurate gezogen werden.

9.6.7 Transfer

Transfer vom Bett zum Stuhl

Es gibt viele Möglichkeiten, einen Patienten beim **Transfer vom Bett zum Stuhl** zu unterstützen (Rutschbrett → Abb. 9.32). Das Vorgehen richtet sich nach den Fähigkeiten des Patienten und der Kompetenz der Pflegenden. Die Sicherheit des Patienten und die möglichst angstfreie Mobilisation sind oberstes Gebot.

Nicht immer ist es erforderlich, den Patienten erst in den Stand zu bringen, was sowohl für die Pflegenden als auch für den Patienten anstrengend sein kann. Nur wenn Stuhl und Bett unterschiedlich hoch sind, kann ein Aufstehen nötig sein.

Schrittweiser Transfer in einen Stuhl ohne Stand

Vorbereitung und Ausgangsposition. Der (Roll-)Stuhl steht nah neben dem Bett und ist gegen Wegrutschen oder Wegrollen gesichert. Arm- und Fußstützen werden entfernt, sofern sie beim Transfer stören. Der Pflegende setzt sich mit einem Stuhl neben das Bett.

Durchführung. Der Patient sitzt auf der Bettkante. Er kann seine Arme zum Abstützen einsetzen. Die Pflegende fordert ihn auf, sich ein wenig in Richtung Stuhl zu bewegen, und unterstützt die Bewegung am Bein und Becken des Patienten. So gelangt der Patient sicher und schrittweise in den Stuhl, ggf. mit dem Rutschbrett als Brücke (→ Abb. 9.32).

Transfer im Stehen

Transfer vom Bett zum Stuhl

Diese Form des Transfers vom Bett zum Stuhl ist vor allem für Patienten geeignet, die sich in den Stand begeben und mit Unterstützung der Pflegenden ein paar Schritte gehen können (→ Abb. 9.35).

Vorbereitung. Der Pflegende fährt den Rollstuhl neben das Bett und klappt die Beinstützen zur Seite, um dem Patienten ein barrierefreies Einsteigen zu ermöglichen Der Patient wird dabei unterstützt, sich an den Bettrand zu setzen (→ 9.6.3, → Abb. 9.26). Er setzt seine Füße fest und sicher in Schrittstellung auf den Boden. Kann er eine Hand an den Stuhl bringen, steht der Pflegende neben dem Patienten auf der anderen Seite.

Durchführung. Der Pflegende reicht dem Patienten eine Hand und begleitet die Bewegung. Der Kontakt hängt von der Kompetenz des Patienten und dem Größenverhältnis ab. Er fordert den Patienten auf, sein Gewicht auf die Füße zu verlagern, und geht selbst etwas in die Knie, um die Gewichtsverlagerung zu unterstützen.

Im Stand gehen beide ein paar Schritte in Richtung Stuhl. Der Pflegende wartet dabei auf die Aktivität des Patienten und geht in der Bewegung mit. Er achtet darauf, dass die Anstrengung nicht allein von ihm ausgeht und er ihn nicht „trägt".

Steht der Patient vor dem Stuhl, geht der Pflegende in die Knie und hilft dem Patienten so, den Oberkörper vorzubeugen. Er zeigt dem Patienten an, wo er sich am Stuhl festhalten kann, sodass er sich langsam setzen kann. Der Pflegende vermittelt Sicherheit und Ruhe und passt seine Unterstützung dem Bedarf des Patienten an.

Transfer vom Stuhl zum Bett

Eine weitere Variante (→ Abb. 9.36) zeigt, wie sich ein Patient durch die Drehung um die eigene Achse vom Rollstuhl in das Bett begibt. Durch die Drehung kann er sich jederzeit selbst mit den Armen abstützen. Die Pflegenden begleiten den vom Patienten individuell gewählten Bewegungsablauf.

Es gibt unzählige Varianten für den Transfer im Stehen. In vielen Kliniken kann mit Unterstützung von Kinästhetik-Trainern oder -Tutoren diese Kompetenz geprobt und geübt werden.

Transfer von Bett zu Bett

Um einen Patienten von einem Bett in ein anderes (oder auf eine andere Liegefläche) zu bewegen, gibt es verschiedene Möglichkeiten.

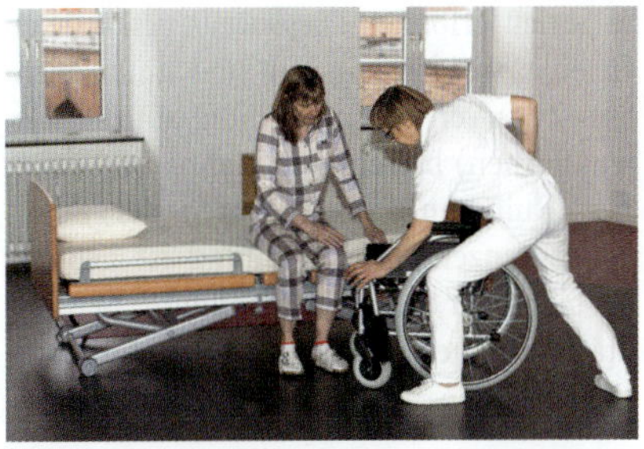

a Die Pflegende fixiert die Bremsen und entfernt ggf. die bettseitige Armlehne des Rollstuhls. Die Patientin sitzt stabil am Bettrand, beide Füße haben sicheren Kontakt zum Boden.

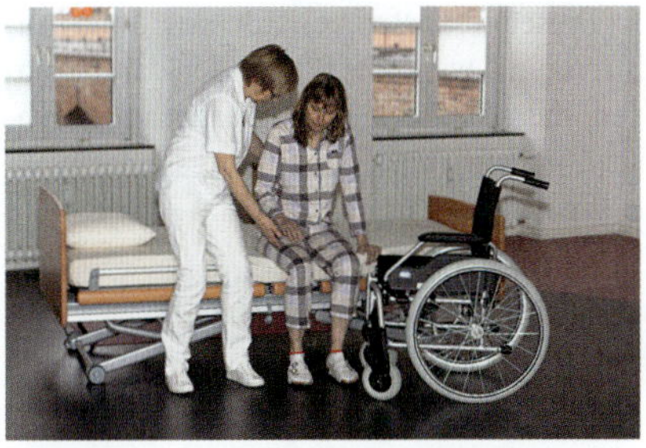

b Die Pflegende unterstützt die Patientin individuell entsprechend ihrer Kompetenzen und begleitet die Bewegungen der Patientin.

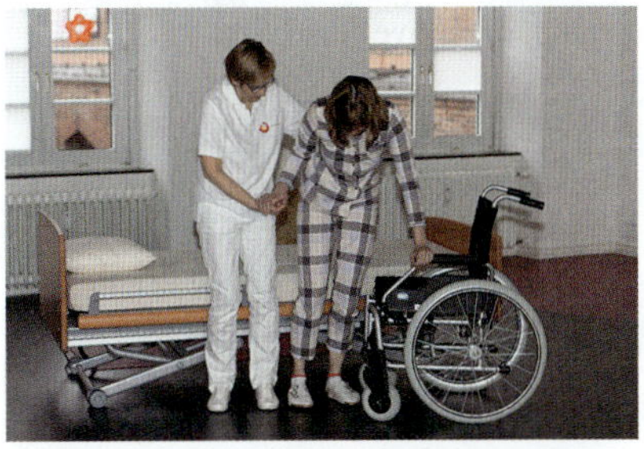

c Die Patientin kann sich beim Aufstehen mit einer Hand an der Armlehne festhalten.

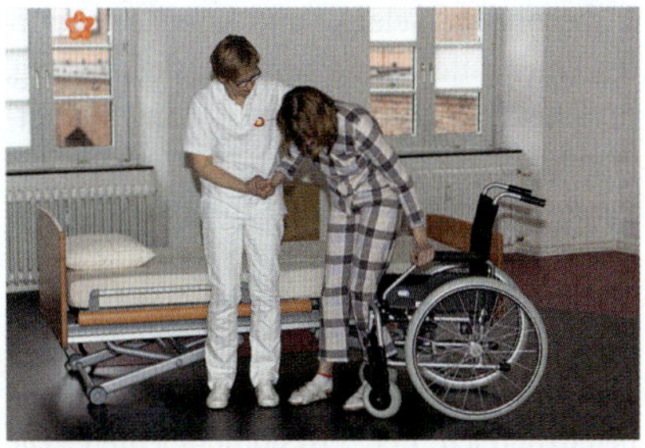

d Die Patientin dreht sich, indem sie kleine Schritte seitwärts macht.

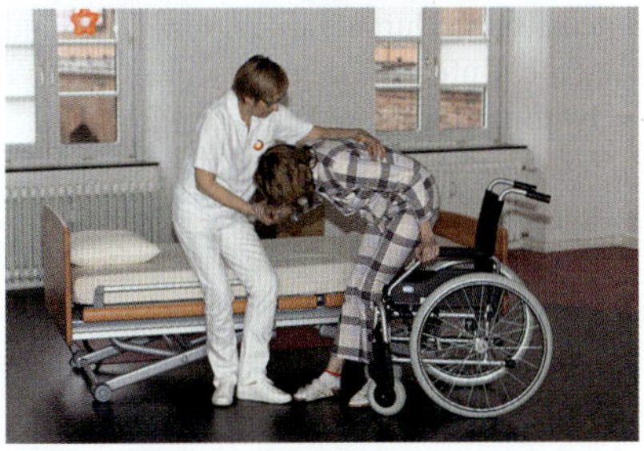

e Die Pflegende unterstützt die Patientin dabei, den Oberkörper nach vorne zu beugen und gibt ihr Sicherheit.

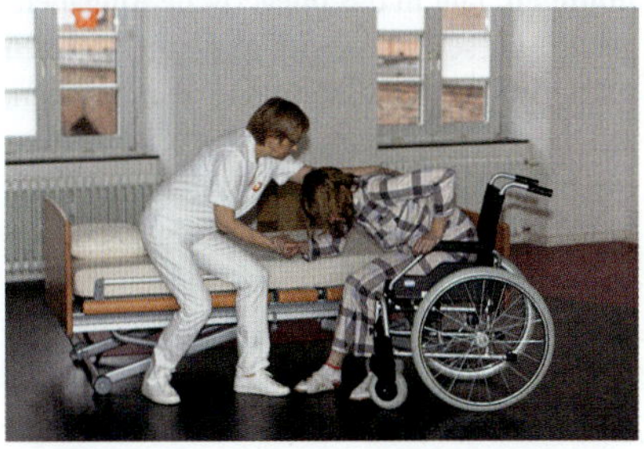

f Die Pflegende geht in die Knie und hilft der Patientin dabei, sich langsam zu setzen.

Abb. 9.35 Transfer im Stehen. [O166]

Bewegen „Masse für Masse“

Zur Seite bewegen in Etappen → Abb. 9.20

Um den Patienten entsprechend des Konzepts der funktionalen Anatomie (→ 9.5.2) „Masse für Masse“ zu bewegen, werden zwei Betten Seite an Seite nebeneinandergestellt. Beide Liegeflächen werden auf gleiche Höhe gebracht. Die Pflegenden vergewissern sich, dass die Bremsen der Betten festgestellt sind. Der Patient bewegt nun die „Massen“ Kopf, Brustkorb, Becken, Arme und Beine nacheinander seitwärts auf die neue Liegefläche. Ist er in seiner Bewegung eingeschränkt, unterstützen ihn 1–2 Pflegende bei diesem Vorgang.

Bewegen mit Hilfstuch

Bewegen des Patienten mit einem Hilfstuch → Abb. 9.24

Vorbereitung und Ausgangsposition. Beide Betten stehen nebeneinander auf gleichem Niveau in Beckenhöhe der Pflegenden. Unter den Körper des Patienten ist ein **Hilfstuch** gelegt (z. B. ein Bettlaken). Je ein Pflegender steht am Fuß- und Kopfende der Betten. Wenn möglich, steht ein dritter Pflegender dicht an der Seite des freien Bettes auf Höhe der Beckenlinie des Patienten. Der Patient liegt flach auf dem Rücken. Die Bettdecke ist entfernt.

Durchführung. Die an Kopf- und Fußende stehenden Pflegenden halten das Hilfstuch möglichst nah am Patienten. Sie ziehen das Tuch straff und bewegen den Patienten damit zum neuen Bett. Befindet er sich nahe genug bei dem dritten Pflegenden, hilft er von der Seite aus mit, den Kranken hinüberzuziehen.

Bewegen mit Rollbrett

Für den **Transfer von Bett zu Bett** mit dem Rollbrett (→ Abb. 9.37) stellen die Pflegen-

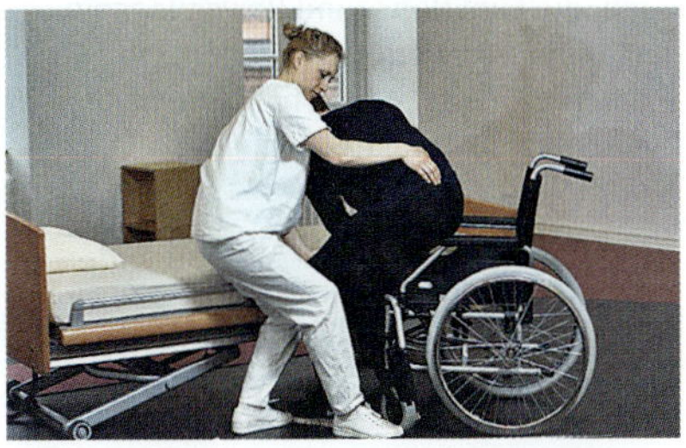

a Es gibt viele Wege, vom Rollstuhl in das Bett zu gelangen. Hier stützt der Patient sich mit beiden Armen am Bett ab und dreht sich in einer spiralförmigen Bewegung um die eigene Achse.

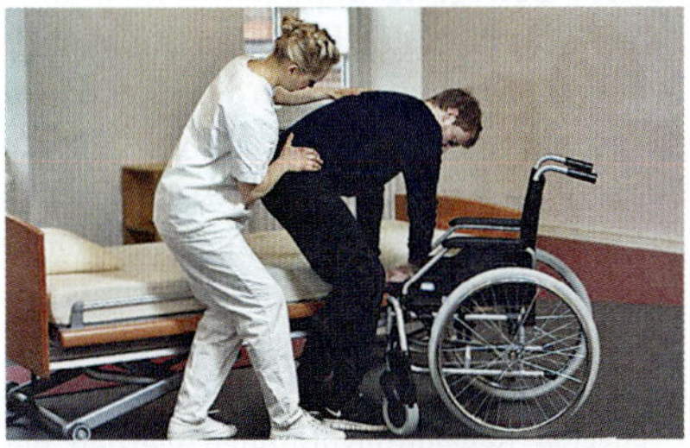

b Während der Patient sich langsam dreht, begleitet die Pflegende den Patienten in seinem individuellen Bewegungsablauf.

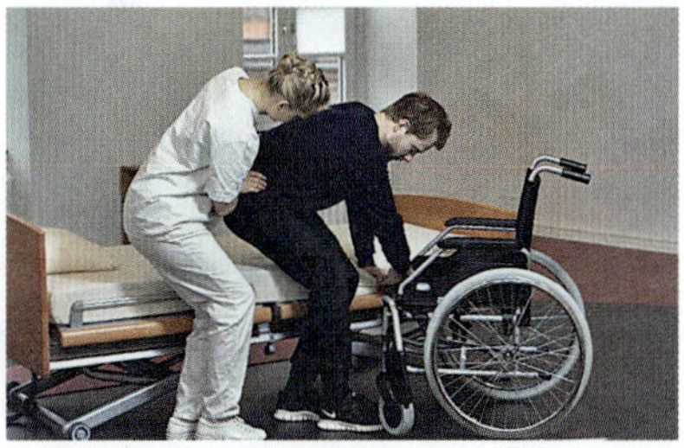

c So gelangt der Patient sicher vom Rollstuhl in das Bett.

Abb. 9.36 Transfer vom Rollstuhl zurück ins Bett (drehende Variante). [O166] den zwei Patientenbetten nebeneinander. Der Patient liegt in Rückenlage und kreuzt seine Arme über dem Brustkorb. Ein Pflegender dreht ihn etwas zu sich auf die Seite, damit der andere das Rollbrett unter den Patienten schieben kann. Der Patient ist bekleidet oder ein Laken liegt auf dem Rollbrett, sodass seine Haut nicht direkt mit dem Hilfsmittel in Kontakt kommt. Beim Zurückrollen gelangt er auf das Brett und wird damit langsam auf das andere Bett hinübergerollt. Bevor er zur Seite gedreht wird, um das Brett herauszunehmen, vergewissern sich die Pflegenden, dass der Patient in der gewünschten Höhe im Bett liegt.

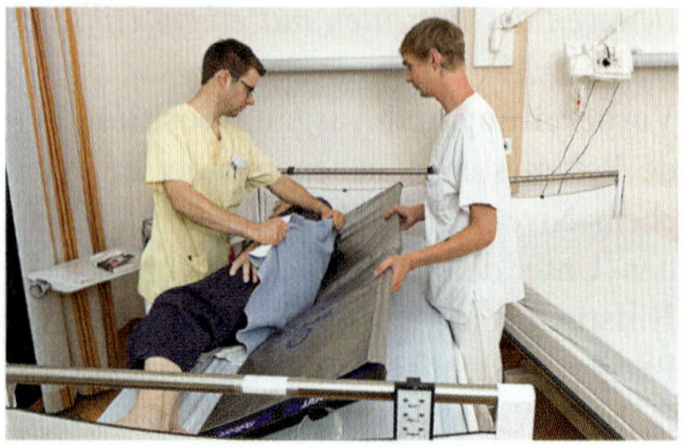

a Ein Pflegender dreht den Patienten, der auf einem Laken liegt, vorsichtig zu sich, während der andere Pflegende ihm das Rollbrett unterschiebt.

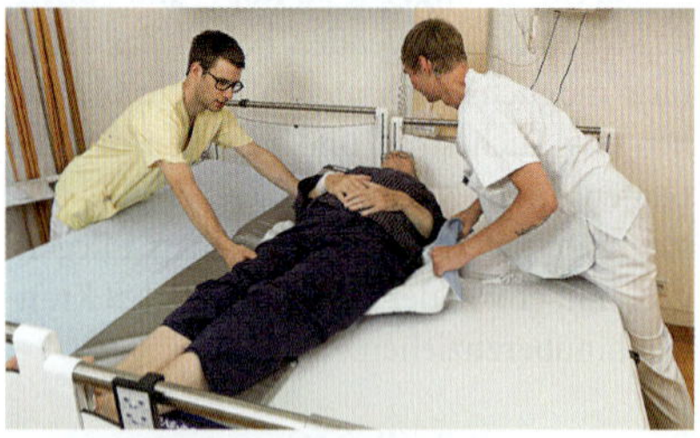

b Der Pflegende lässt den Patienten langsam zurückrollen, bis er mit dem Rücken auf dem Rollbrett liegt.

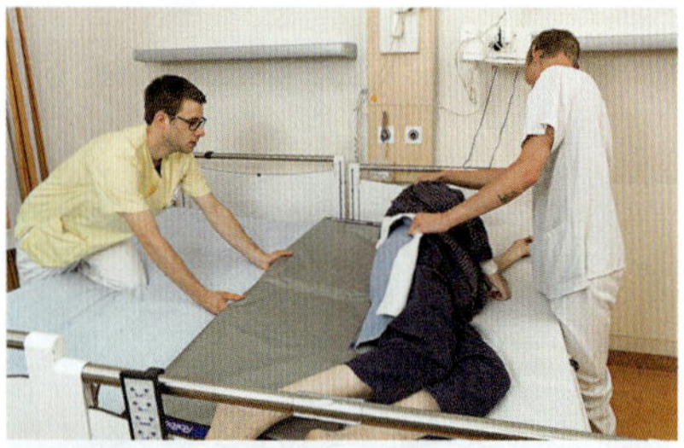

c Beide Pflegenden rollen den Patienten auf dem Rollbrett langsam auf das andere Bett und drehen ihn dort vorsichtig auf die Seite, damit das Rollbrett wieder entfernt werden kann.

Abb. 9.37 Transfer mit dem Rollbrett von Bett zu Bett. [K115]

Dieser Transfer verläuft fast ohne Anstrengung, wenn die Pflegenden darauf achten, dass die Bewegung so langsam durchgeführt wird, dass der Patient sie nachvollziehen kann.

9.6.8 Förderung von Eigenaktivität und Bewegungsübungen

Die **Förderung der Mobilität** beinhaltet die Förderung der Eigenbewegung bei täglichen Aktivitäten. Zusätzliche kleine **Bewegungsübungen** unterstützen das optimale Zusammenspiel des Bewegungsapparats. Insbesondere Gelenke und Knochen bedürfen einer guten Band- und Muskelführung, um effektiv zu funktionieren. Längere Bettlägerigkeit (→ 9.4) oder eine Verletzung, gepaart mit Inaktivität und Immobilität, stören dieses ausbalancierte Zusammenspiel und begünstigen die Entstehung von Folgeerkrankungen (→ 9.3.10).

Die **Bewegungstherapie** fällt in den Kompetenzbereich der Physiotherapeuten. Die Förderung der Eigenaktivität, kombiniert mit der Anleitung zu kleinen **Bewegungsübungen,** fällt in das pflegerische Aufgabengebiet. Diese lassen sich gut mit anderen pflegerischen Maßnahmen kombinieren, z. B. bei der Körperpflege oder beim Bettenmachen. Pflegende und Physiotherapeuten unterstützen und beraten sich gegenseitig.

Bei Bewegungsübungen sind eine sorgfältige Anleitung sowie die realistische Einschätzung der aktuellen Belastbarkeit des Patienten Grundvoraussetzungen.

Abhängig vom Grad der Selbstständigkeit und der Aktivität des Patienten unterscheidet man verschiedene Arten von Bewegungsübungen.

Passive Bewegungsübungen

Passive Bewegungsübungen werden ohne aktive Mitarbeit des Patienten ausgeführt. Bei ihrer Anwendung werden die Bewegungsmöglichkeiten und die vollständige Bewegungsampiltude eines Gelenks (→ 9.3.4) genutzt. Ziele sind: Erhalt eines funktionstüchtigen Bewegungsapparats sowie Anregung und Stabilisierung von Kreislauf-, Atem- und Gehirnfunktionen.

Passive Bewegungsübungen werden bei bewusstlosen, gelähmten oder im Allgemeinzustand sehr reduzierten Patienten angewendet. Eine weitere Indikation ist die Anbahnung aktiver Bewegungsmuster nach längerer Ruhigstellung oder Verletzung.

Das passive **Bewegen der Gelenke** birgt Risiken in Bezug auf Verletzungen und sollte gezielt erfolgen. Die jeweils gefährdeten Gelenke werden langsam und unter leichtem Zug (verhindert Reibung auf den Gelenkflächen) bewegt; die Maßnahme erfordert Ruhe und ein Erspüren der Bewegungsgrenzen. Zurückhaltung ist geboten bei fehlender Schmerzempfindung, Sensibilitätsstörungen oder bewusstlosen/komatösen Patienten.

Assistive Bewegungsübungen

Bei **assistiven Bewegungsübungen** hilft der Patient aktiv bei der Durchführung mit, der Pflegende führt und unterstützt. Diese Form der Bewegungsübung geht meist fließend in die aktive Form über.

Aktive Bewegungsübungen

Aktive Bewegungsübungen kann der Patient selbstständig ohne fremdes Zutun ausführen. Sie dienen neben dem Erhalt eines intakten und funktionstüchtigen Bewegungsapparats v. a. der Steigerung der Muskelkraft, der Anregung und Stabilisierung der Herz- und Kreislauftätigkeit, der Verbesserung der Atemfunktion und des venösen Rückstroms *(Gefäßtraining)* sowie der intensiveren Durchblutung von Haut und Gewebe. Unterschieden werden:

- **Isotone Übungen:** Die Spannung des Muskels bleibt gleich, er ändert aber seine Länge
- **Isometrische Übungen:** Die Länge des Muskels bleibt gleich, es ändert sich aber seine Spannung.

9.7 Kontrakturprophylaxe

DEFINITION

Kontraktur (*lat.* contrahere = zusammenziehen): Veränderung, der an der Gelenkfunktionen beteiligten Strukturen, die Funktions- und Bewegungseinschränkungen zur Folge haben, wodurch sich das Gelenk nicht mehr vollständig beugen, strecken, ab- oder adduzieren lässt [10].

Kontrakturprophylaxe: Alle Maßnahmen (einschl. Risikoerkennung und Evaluation), die der Entstehung von Kontrakturen vorbeugen.

Bei einer **Kontraktur** handelt es sich um eine bleibende Bewegungseinschränkung von Gelenken bis hin zur Gelenkversteifung, die durch tage- oder wochenlangen Bewegungsmangel, oft verbunden mit hoher Muskelspannung oder spastischer Lähmung (→ 37.2.4, → 37.2.5), verursacht wur-

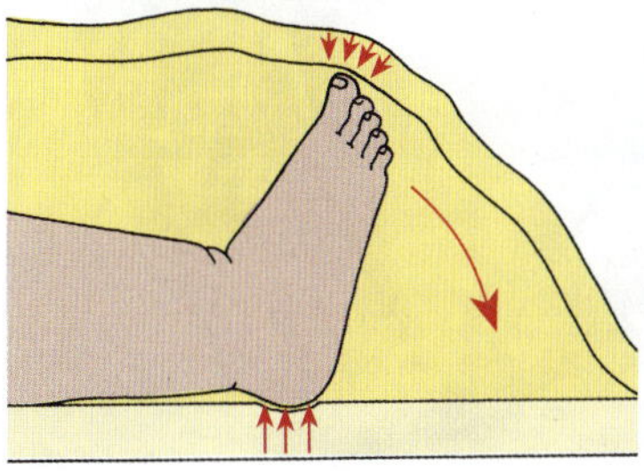

Abb. 9.38 Spitzfuß. Kontraktur im oberen Sprunggelenke in Streckstellung (Plantarflexion), bedingt durch den höheren Ruhetonus der Muskeln, die für die Flexion verantwortlich sind. Der Betroffene kann nur noch auf den Zehenspitzen gehen und den Fuß beim Gehen nicht mehr abrollen. [L157]

de. Im Gegensatz dazu gibt es auch die vorübergehende Funktionseinschränkung, bei der ein Patient z. B. nach einer Gipsbehandlung die entsprechenden Gelenke nicht mehr voll bewegen kann. Diese Bewegungseinschränkung bessert sich durch konsequentes Training.

Bei einer Kontraktur ist die Bewegung im betroffenen Gelenk charakteristisch verändert: Es besteht eine Zwangshaltung, die vom Patienten nicht aufgehoben werden kann, auch passiv kann das Gelenk nicht oder nur in sehr geringem Umfang – und dann unter großen Schmerzen – bewegt werden.

Kontrakturen reduzieren die Lebensqualität eines Patienten erheblich, gehen mit Problemen in allen Aktivitäten des alltäglichen Lebens einher und ziehen im Extremfall dauerhafte Pflegebedürftigkeit nach sich.

In der Kinderkrankenpflege spielen Kontrakturen v. a. bei körperlicher Behinderung, Frühgeborenen und bewusstlosen Kindern eine Rolle.

Arten von Kontrakturen

Man unterscheidet z. B. nach Art der Fehlstellung zwischen **Beuge-, Streck-, Abduktions- und Adduktionskontrakturen** (Bewegungsrichtungen → 9.2). Eine besondere Form ist der **Spitzfuß** (→ Abb. 9.38).

9.7.1 Ursachen und Risikofaktoren

Die Entstehung von Kontrakturen ist multifaktoriell bedingt und kann eine Sekundärerscheinung vieler Krankheiten sein [11]. In Betracht kommen:

- **Immobilität und Bettlägerigkeit:** Jede Muskelkontraktion führt automatisch zur Dehnung des Gegenspielers. Bei fehlender Bewegung kommt es zum Untergang von Muskelfasern und zum Ersatz durch Bindegewebe, Kollagen und Fett [12]
- **Lähmungen:** Erkrankungen des Nervensystems führen häufig zu Kontrakturen *(neurogene Kontrakturen),* z. B.
  - Spastischen Lähmungen (→ 37.2.5)
  - Rückenmarkverletzungen (→ 37.13.2)
  - Schlaganfall (→ 37.6)
  - Morbus Parkinson (→ 37.11.1)
  - Multipler Sklerose (→ 37.10)
- **Psychische Erkrankungen:** z. B. Depression, Antriebsminderung
- **Schonhaltung:** Bei chronischen Schmerzen nehmen Patienten häufig eine Schonhaltung ein, d. h., sie versuchen, eine Position zu finden, in der sie am wenigsten Schmerzen verspüren, und vermeiden jede Bewegung, die Schmerz auslöst
- **Großflächige Narben:** Bei großflächigen schweren Verbrennungen oder Verätzungen in Gelenknähe kommt es zu einer Defektheilung mit Narbenbildung (→ 14.5.5). Die Narben schrumpfen und es entsteht ein Narbenzug, der Bewegungen behindert. Die Folge sind Narbenkontrakturen *(dermatogene Kontrakturen)*
- **Gelenkdeformation:** Veränderung der knöchernen und knorpeligen Gelenkstrukturen reduzieren den Bewegungsspielraum des Gelenks, z. B. bei Arthrose, Arthritis, Gicht, Rheuma, oder operative Einsteifung von Gelenken, z. B. nach Unfall
- **Kontrakturen:** Durch die fehlende Beweglichkeit bei vorhandenen Kontrakturen besteht ein hohes Risiko für die Nachbargelenke, ebenfalls Kontrakturen zu entwickeln
- **Angeborene Fehlbildungen:** Gelenkfehlstellungen und/oder Bewegungseinschränkungen durch Fehlbildungen von Gelenken, Muskeln, Bändern, Sehnen und/oder Nerven
- **Pflege- und Behandlungsfehler:** Werden bewusstlose, gelähmte oder in ihrer Bewegung eingeschränkte Patienten nicht fachgerecht in ihrer Position unterstützt bzw. nicht ausreichend mobilisiert oder bewegt und z. B. in ihrer verbliebenen Eigenbewegung unterstützt, können sich Kontrakturen bilden. Die Mobilitätsförderung mit der Unterstützung der verbliebenen Eigenaktivität sollte im Vordergrund des pflegerischen Handelns stehen. Trotzdem können Kontrakturen entstehen.

9.7.2 Ziel und Maßnahmen der Kontrakturenprophylaxe

Positionierungen → 11.6
Lagerung in Neutralstellung → 11.6.3

Ziel der Kontrakturenprophylaxe ist es, die schmerzfreie Beweglichkeit der Gelenke zu erhalten.

Kontrakturenprophylaxe besteht aus Risikoerkennung, Maßnahmenplanung, Durchführung und Evaluation. Im Mittelpunkt der Maßnahmen steht die Wahrnehmungs- und Bewegungsförderung im Mittelpunkt. Es liegt derzeit kein wissenschaftlicher Nachweis zur Wirksamkeit der Maßnahmen zur Kontrakturenprophylaxe vor [11], [13].

Maßnahmen lassen sich unterscheiden in:

- Mobilitätsfördernde Interventionen
- Positionsunterstützende Interventionen [14].

Kontrakturenprophylaxe integrieren

Maßnahmen zur Kontrakturenprophylaxe können in viele Aktivitäten des täglichen Lebens integriert werden, z. B. bei der Körperpflege, beim Essen, bei jeglichem Positionswechsel oder bei der Thrombose- und Pneumonieprophylaxe. Damit Patienten den Sinn der Pflegehandlungen verstehen und zur Mitarbeit motiviert sind, informieren die Pflegenden über die Bedeutung der Maßnahmen.

Konkrete Maßnahmen der Kontrakturenprophylaxe sind:

- **Gefährdung erkennen:** Pflegende beurteilen die Bewegung eines Patienten (→ 9.3). Besonderes Augenmerk richten sie auf die Gelenkstellung, -beweglichkeit (→ 9.3.4) und Schmerzäußerungen des Patienten. Aus der Risikoerhebung folgen die nächsten Schritte
- **Patienten motivieren** zu Aktivität und Bewegung sowie Anleitung zu eigenaktiven Bewegungsübungen (→ 9.6.8)
- **Regelmäßige mobilisieren:** jedes Mobilisieren, auch das Bewegen unter kinästhetischen Gesichtspunkten im Bett (→ 9.5), fördert die Gelenkbeweglichkeit
- **Bewegungsspiel der Gelenke nutzen,** z. B. bei Körperpflege, An- und Auskleiden und jeglicher Mobilisation. Oftmals wird die Kleidung um den Patienten bewegt, statt ihn aufzufordern, die Hand zu strecken oder das Bein anzuwinkeln. Pflegende sollten bei diesen Tätigkeiten mit dem Patienten ein kreatives Vorgehen entwickeln, das den Bewegungsspielraum möglichst vieler Gelenke ausnutzt

- **Positionen unterstützen:** im Liegen wie im Sitzen mit häufigen kleinen, Veränderungen in nichtfixierenden Positionen
- **Körperspannung reduzieren** durch gezielte Positionsunterstützung, bei der Arme und Beine ihr Gewicht ablegen können (→ 9.6.2, Positionierungen → 11.6, Lagerung in Neutralstellung → 11.6.3)
- **Auf (Super-)Weichlagerung verzichten,** weil sie die Eigenaktivität der Patienten reduziert
- **Gelenke bewegen** (→ Abb. 9.39) unter Berücksichtigung der Körperstrukturen des Patienten und seiner Bewegungsspielräume mit unterschiedlichem Unterstützungsbedarf (→ 9.6.8); Physio- und Ergotherapeuten hinzuziehen
- **Spitzfuß vorbeugen:** Beim liegenden Patienten *weiche* Fußstütze, z. B. eine Fuß-Aktiv-Stütze nutzen (mit Kissen → Abb. 37.22), Beine im Wechsel aufstellen und Füße in die Matratze drücken (lassen), Vorfuß zum Fußrücken hin anbeugen (*Dorsalflexion* → Abb. 9.40), Patienten mit Fußsohlenkontakt sitzen lassen
- **Hilfsmittel wohlüberlegt einsetzen,** z. B. Fußstütze bzw. Fuß-Aktiv-Stütze gegen Spitzfuß und Versteifung des Kniegelenks, Handexpander, Gummi-Noppen-Bälle zum Greiftraining; Rücksprache mit dem Physio- und Ergotherapeuten halten
- **Schmerzmanagement und -therapie** (→ 13.2, → 13.3)
- **Medikamentengabe** nach Arztanordnung, z. B. zur Senkung des Muskeltonus.

VORSICHT! Bei Patienten nach Schlaganfall sind besondere Prioritäten in der Planung der Pflegemaßnahmen zu beachten (→ 37.6.6).

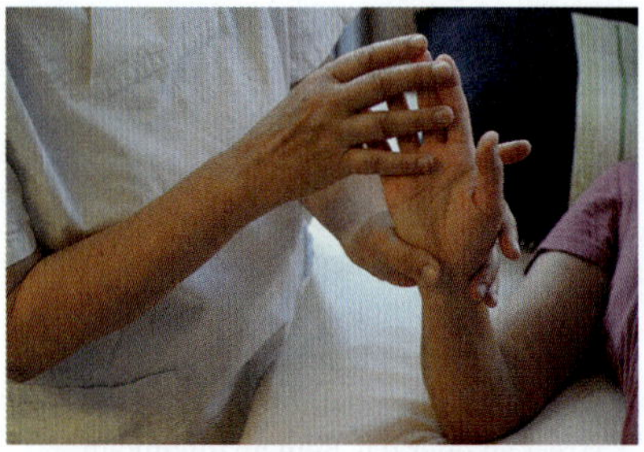

Abb. 9.39 Bewegen der Gelenke der Hand. Zurückhaltung ist bei Sensibilitätsstörungen und eingeschränkter Schmerzempfindung des Patienten geboten. Wenn möglich, wird der Patient angeleitet, Bewegungen aktiv auszuführen. Die Pflegende unterstützt ihn dann bei Bedarf. [O166]

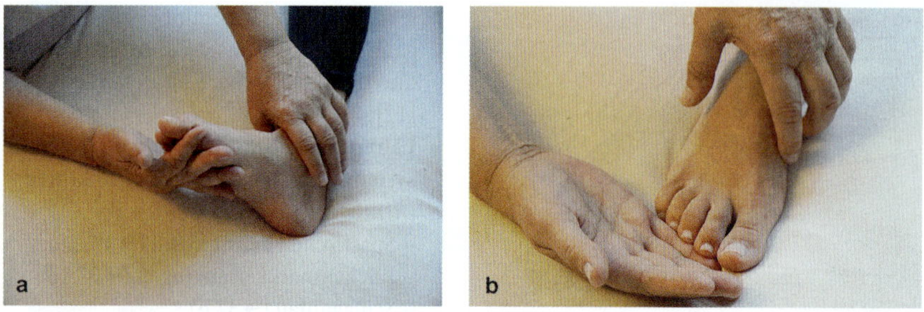

Abb. 9.40 Anbeugen des Fußes zum Fußrücken hin, um einem Spitzfuß vorzubeugen. [O166]

SPICKZETTEL

Kontrakturprophylaxe

Definition Kontraktur: (Meist) dauerhafte Einschränkung der Gelenkbeweglichkeit, oft verbunden mit Schmerzen.

Ursachen: Immobilität, Lähmungen, Schonhaltung, Narben über Gelenken, Gelenkerkrankungen, angeborene Fehlbildungen, Kontrakturen, Pflegefehler (unzureichende Bewegung, ungeeignete Positionierung).

Maßnahmen:
- Gefährdung einschätzen, auf Schmerzen achten.
- Patienten zu Bewegung aktivieren und motivieren, anleiten.
- Bewegung im Tagesablauf fördern, Bewegungsressourcen nutzen, aktive und passive Bewegungsübungen durchführen.
- Korrekte Positionsunterstützung, häufige Positionswechsel, individueller Einsatz von Hilfsmitteln.
- Zusammenarbeit mit Physio-, Ergotherapeuten.

9.8 Sturzprophylaxe

Stürze im Kindesalter → 18.2.4

DEFINITION

Sturz: Ereignis, bei dem der Betroffene unbeabsichtigt auf dem Boden oder auf einer anderen tieferen Ebene aufkommt [15].

Sturzprophylaxe: Maßnahmen, um Stürzen und sturzbedingten Verletzungen vorzubeugen.

Expertenstandard Sturzprophylaxe in der Pflege

Der Expertenstandard Sturzprophylaxe des *Deutschen Netzwerks für Qualitätsentwicklung in der Pflege* (→ 47.7) wurde 2005 erstmals veröffentlicht. Seit Januar 2013 liegt er in aktualisierter Fassung vor [15], [16].

Jeder Mensch hat aufgrund des aufrechten Gangs ein **Sturzrisiko.** Um nicht zu stürzen, muss er in der Lage sein, in Risikosituationen, etwa beim Stolpern über ein Hindernis, schnell die Balance zurückzugewinnen oder sich festzuhalten, bis die Balance wiederhergestellt ist. Neben der schnellen Reaktion sind körperlichen Funktionen wie Armstrecken und festes Greifen erforderlich. Damit gelten alle Personen als besonders sturzgefährdet, die diese Fähigkeiten zumindest teilweise verloren haben. Menschen im höheren Lebensalter (> 65 Jahre) gelten als Sturzrisikogruppe.

Stürze sind eine der häufigsten Ursachen für die Pflegebedürftigkeit älterer Menschen. Wissenschaftliche Untersuchungen belegen, dass die Hälfte aller 70-Jährigen bereits ein- oder mehrmals gestürzt ist. Die Folge sind oft schmerzhafte Hämatome und Prellungen. Bei etwa 15 % aller Stürze kommt es zu ernsthafteren Verletzungen, wobei die Oberschenkelhalsfrakturen (→ 29.11.9) mit mehr als 100.000 Fällen/Jahr das größte Problem darstellen. Häufig treten auch Frakturen des Oberarms und der Schulter auf.

Besonders gefährlich sind Stürze auf den Kopf. Die Folge kann eine Schädelfraktur oder ein subdurales Hämatom (*Bluterguss zwischen den Hirnhäuten,* → 37.7.3) sein, das oft erst nach einigen Tagen Symptome zeigt. Daher sollten Menschen, deren Kopf bei einem Sturz in Mitleidenschaft gezogen wurde, sofort ärztlich untersucht und beobachtet werden. Jegliche Veränderungen, z. B. des Bewusstseins, müssen ernst genommen werden.

9.8.1 Ursachen und Risikofaktoren

Sturzrisikofaktoren können in drei Gruppen unterteilt werden. Hinzu kommen Ursachen, die in einer ganz konkreten, einmaligen Situation entstehen (z. B. Glatteis).

Personenbezogene Risikofaktoren

Die Sturzursachen liegen in der **Person** selbst begründet:

- Beeinträchtigung funktionaler Fähigkeiten, z. B. Einschränkungen in den Aktivitäten des täglichen Lebens
- Beeinträchtigung sensomotorischer/kinästhetischer Funktionen und/oder der Balance, z. B. Einschränkungen der Bewegungskontrolle, der Gehfähigkeit
- Depression mit Erschöpfungszuständen
- Gesundheitsstörungen mit Schwindel, kurzzeitigem Bewusstseinsverlust oder ausgeprägter körperlicher Schwäche
- Kognitive Beeinträchtigungen (akut und/oder chronisch)
- Kontinenzprobleme
- Sturzanamnese und Sturzangst
- **Unkenntnis von Sturzgefahren:** Bis zum Alter von etwa drei Jahren können Kinder Sturzgefahren nicht oder nur unzureichend einschätzen und auch danach fällt manchen Kindern diese Einschätzung noch schwer. Bei intellektuellem Abbau (z. B. Demenz), zeigt sich ein ähnliches Phänomen: Risiken werden unzureichend eingeschätzt oder bestimmte Bewegungsabläufe sind nicht mehr ausreichend abrufbar, z. B. das Hinsetzen oder Treppensteigen.

Medikamentenbezogene Sturzrisikofaktoren

Die Sturzursache liegt in **Medikamenten** begründet:

- Polypharmazie > 4 Medikamente (Wechselwirkungen der Arzneimittel sind wenig kalkulierbar)
- Antihypertensiva
- Psychotrope Medikamente.

Umgebungsbezogene Risikofaktoren

Die Sturzursachen kommen aus dem **Umfeld** der Person:

- Freiheitsentziehende Maßnahmen
- Gefahren in der Umgebung, z. B. schwache Farbkontraste, geringe Beleuchtung, Stolperfallen (insbesondere Hindernisse auf dem Boden, die nicht immer da sind), z. B. Teppichkanten, Kabel
- Unpassendes Schuhwerk, neue oder ungewohnte Schuhe
- **Veränderungen im (Patienten-)Zimmer:** Die meisten Menschen haben einen Plan ihrer gewohnten Umgebung im Kopf, nach dem sie sich orientieren und bewegen. Ältere Patienten brauchen i. d. R. länger, um sich an ein verändertes Umfeld anzupassen. Sie stolpern daher leichter über Hindernisse, die sich vorher an einem anderen Platz befanden
- Im Kindesalter kommen auch gewöhnliche Alltagsgegenstände als exogene Sturzursachen infrage, z. B. Tische, Stühle, Treppen, Fensterbänke und viele andere Gegenstände, auf die Kinder hinaufklettern oder über die sie stolpern können.

Situationsbezogene Ursachen

Sie ergeben sich aus einer **konkreten Situation** heraus, etwa bei der Frühmobilisation, bei Gehübungen, beim Transfer Bett-Rollstuhl oder wenn Hilfsmittel (z. B. Rollatoren) aus irgendwelchen Gründen nicht eingesetzt werden können.

Stürze meist multifaktoriell bedingt

Meist führen nicht ein einzelner Faktor, sondern mehrere, scheinbar voneinander unabhängige Ursachen zu einem Sturz. Beispielsweise hebt ein älterer Mensch beim Gehen seine Füße nicht mehr ausreichend an, stolpert über einen Gegenstand und kann den Sturz wegen seiner Hüftgelenkarthrose nicht mehr rechtzeitig abfangen. Durch das Ausschalten von nur einem Risikofaktor kann jedoch bereits eine Vielzahl der Stürze verhindert werden.
Faktoren, die ein höheres bzw. hohes Sturzrisiko bedingen:

- Alter > 70 Jahre
- Einnahme von > 4 verschiedenen Medikamenten
- Multimorbidität
- Reduzierter Allgemeinzustand
- Körperliche Behinderung
- Wahrnehmungsstörungen
- Sehstörungen
- Immobil und inaktiv
- Stürze in der Vorgeschichte
- Sturzphobie *(Post-Fall-Syndrom).*

Teufelskreis Sturzangst

Vor allem ältere Menschen, die schon einmal gestürzt sind, entwickeln eine große Angst vor einem erneuten Sturz. Daraus kann sich eine regelrechte Sturzphobie entwickeln, die als **Post-Fall-Syndrom** bezeichnet wird. Aus Angst schränken die Betroffenen ihren Bewegungsradius weiter ein. Dadurch entsteht ein Teufelskreis aus Bewegungseinschränkung, Trainingsmangel und Mobilitätsstress. Menschen, dieAngst haben zu stürzen, bewegen sich vorsichtiger und damit weniger elastisch, sodass sie Störungen im Bewegungsablauf schlechter ausbalancieren können.

9.8.2 Risikoeinschätzung

Risikofaktoren führen in ihrer Kombination miteinander und situationsabhängig zum Sturz. **Skalen** zur Risikoeinschätzung werden laut Expertenstandard Sturzprophylaxe in der Pflege **nicht empfohlen.**

Deshalb sollen die **personenbezogenen Risikofaktoren** entsprechend der individuellen Situation erhoben werden. Dazu kann die Einrichtung ein Formblatt entwickeln. Dies sollte entsprechend der zu pflegenden Patienten geschehen, um die Arbeitsabläufe zu vereinfachen. Gleichzeitig müssen **umgebungsbedingte Risiken** und für den **Patienten besondere Risikosituationen** erhoben werden. Kann sich z. B. ein Patient mittels Rollator sicher bewegen, dann gelten Situationen, in denen dieses Hilfsmittel nicht eingesetzt werden kann, als besonders gefährlich bzw. als Sturzrisikosituation. Für diese sollten dann entsprechende Hilfen überlegt werden.

Sturzprävention ist eine **multiprofessionelle Aufgabe.** Alle Berufsgruppen, die an der Betreuung beteiligt sind, müssen ihren Beitrag leisten. Der Pflegefachperson obliegt häufig die erste Risikoeinschätzung, die Information aller Beteiligten einschließlich des Patienten und ggf. seiner Angehörigen sowie die Planung und Koordination der Maßnahmen.

9.8.3 Ziele der Sturzprophylaxe

- Die Zielsetzung im Expertenstandard lautet: *Jeder Patient/Bewohner mit einem erhöhten Sturzrisiko erhält eine Sturzprophylaxe, die Stürze weitgehend verhindert und Sturzfolgen minimiert.* Stürze bedeuten v. a. bei älteren Menschen ein hohes Risiko für schwerwiegende Verletzungen, die dann nicht selten die Mobilität einschränken. Hinzu kommt, dass oft das Vertrauen in die eigene Mobilität verloren geht [15]
- **Reduktion von Sturzrisiken:** Stürze lassen sich wahrscheinlich nicht völlig verhindern. Menschen, die sich bewegen, haben ein Risiko zu stürzen. Die Aufgabe der Sturzprophylaxe liegt darin, allgemeine und individuelle Sturzrisiken zu erkennen und nach Möglichkeiten zu suchen, diese Risiken zu minimieren
- **Gewährleisten einer sicheren Mobilität:** Die wesentliche Sturzprävention liegt darin, die vorhandene Mobilität zu erhalten oder wiederherzustellen. Deshalb gehören zur Sturzprophylaxe alle Maßnahmen, die für eine sichere Mobilität sorgen (→ 9.6). Dazu gehören Training der Alltagsfähigkeiten, sicherer Umgang mit Mobilitätshilfen (→ 9.6.5),

sichere Transfers (→ 9.6.7), ebenso wie die Umfeldgestaltung mit Ausruh- und Haltemöglichkeiten, aber auch angemessene Lichtverhältnisse oder Alarmgeber
- **Reduktion von sturzbedingten Verletzungen:** Da nicht alle Stürze zu vermeiden sind, muss das Verletzungsrisiko bei einem Sturz betrachtet und reduziert werden. Dazu gehören:
  - Niedrige Betthöhe (→ Abb. 9.45, nicht belegt)
  - Auffangmatten vor dem Bett (→ Abb. 9.46)
  - Sturzhelme (reduzieren Kopfverletzungen deutlich)
  - Hüftprotektoren (→ Abb. 9.47, bieten keinen eindeutigen Schutz).

9.8.4 Sturz- und Verletzungsprävention

Ältere Menschen haben typische Abnahmen der funktionellen Fähigkeiten in den Bewegungsabläufen *(functional decline)*. Im Alter finden sich oft:
- Kinästhetische Wahrnehmungseinbußen
- Verminderte Balanceressourcen
- Reduzierter Bewegungsspielraum der Gelenke
- Verringerte Muskelkraft
- Kleinschrittigkeit, Trippelschritte
- Eingeschränkte Seitwärtsbewegung.

Stürze passieren überwiegend **beim Aufstehen** aus dem Stuhl/von der Bettkante, **beim Losgehen** und **den ersten Schritten** und **bei Richtungswechseln.** Beim Aufstehen aus dem Bett dauert es für alte Menschen länger, den Körper auszubalancieren und einen sicheren Stand zu entwickeln. Hier braucht es i. d. R. eine Haltemöglichkeit, etwa die Stuhllehne oder das Teilgitter am Bett. Beim Losgehen müssen sie die ersten Schritte geradeaus gehen, weil sie recht unsicher laufen und ein früher Richtungswechsel eine zusätzliche Herausforderung bedeuten würde. Beim Richtungswechsel braucht es Platz, damit dieser nicht „auf der Stelle" erfolgen muss, was ein zusätzliches Sturzrisiko bedeuten würde. Dem muss die Raumplanung gerecht werden , d. h., Bett und andere Möbelstücke müssen geeignet zueinander platziert werden (→ Abb. 9.41) [17].

Freiheitseinschränkende Maßnahmen

Freiheitseinschränkende Maßnahmen (FEM) liegen vor, wenn ein Mensch seinen Willen, sich frei zu bewegen, über einen bestimmten Zeitraum oder regelmäßig aufgrund iatrogener Maßnahmen nicht verwirklichen kann [18], ohne dass therapeutische Gründe vorliegen.

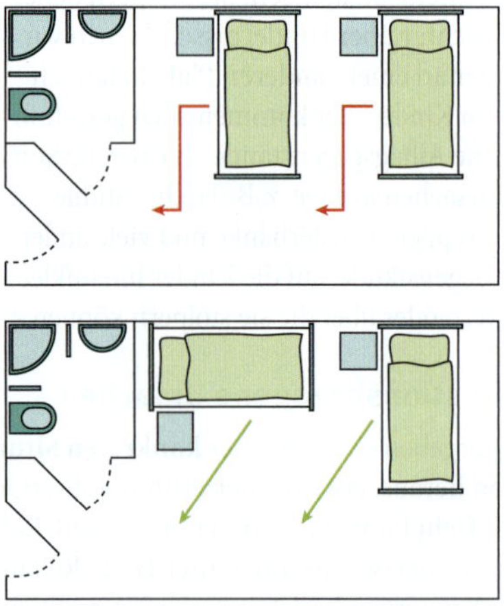

Abb. 9.41 Raumplanung. Ungeeignete Raumplanung, weil die Patienten gleich nach dem Losgehen einen Richtungswechsel machen müssen (oben); durch das Umstellen eines Betts können beide Patienten nach dem Aufstehen aus dem Bett zunächst ein paar Schritte geradeaus gehen (unten). [L143]

Verschiedene Untersuchungen haben gezeigt, dass vorübergehende, auch kurz andauernde FEM das Sturzrisiko erheblich begünstigen. Angenommen wird, dass es durch die FEM zu Störungen bei der Bewegungskoordination kommt. Damit können FEM nicht als Prophylaxemaßnahmen gegen Stürze gelten [19].

Werdenfelser Weg

Die **Initiative Werdenfelser Weg** wurde beim Amtsgericht Garmisch-Partenkirchen im Werdenfelser Land begründet. Sie stellt eine Abkehr vom starren Sicherheitsdenken („Stürze sind durch Fixierung zu vermeiden") dar. Vielmehr geht es um ein fachlich verantwortliches Abwägen von Sicherheit als Selbst- und Fremdschutz und dem Bedürfnis nach Bewegungsfreiheit. Dafür werden Verfahrenspfleger ausgebildet, i. d. R. Pflegefachpersonen mit mehrjähriger Berufserfahrung. Wird die Genehmigung einer freiheitseinschränkenden Maßnahme beantragt, gehen Verfahrenspfleger in die antragstellende Pflegeeinrichtung, um vor Ort mit den Mitarbeitern nach Alternativen für die FEM suchen. Das Verfahren dient dem effektiven Rechtsschutz des Patienten, der Einhaltung der Menschenwürde und gleichzeitig dem Recht auf körperliche Unversehrtheit.
Eine Studie zur Reduktion von freiheitsentziehenden Maßnahmen gibt auch Hinweise zur Reduzierung des Sturzrisikos [20].

Maßnahmen der Sturzprophylaxe

Motorische Entwicklung → 18.2.2, → 18.2.3, → 18.2.4
Altersgerechtes Wohnen → 19.7

Maßnahmen zum Schutz vor Stürzen und sturzbedingten Verletzungen sind vielfältig und müssen immer die aktuelle Patientensituation berücksichtigen. Der Betroffene wird ausführlich beraten, auf Sturzrisiken aufmerksam gemacht und informiert, wie er diese bestmöglich verhindern kann. Häufig ist es sinnvoll, Angehörige mitzuberaten, z. B. in der ambulanten Pflege [21], [22]:
- Patienten bei der Aufnahme ins Krankenhaus oder in die Pflegeeinrichtung die Räumlichkeiten zeigen und insbesondere auf Stufen hinweisen
- Wege abschreiten, um Entfernungen und ggf. körperliche Ermüdung besser einschätzen zu können
- Patienten im Umgang mit Geräten anleiten (z. B. Laufen mit dem Infusionsständer, Bewegen mit Sonden/Drainagen)
- Rufanlage und Lichtschalter in Reichweite gehbehinderter Patienten anbringen (auch beim Essen am Tisch, beim Waschen am Waschbecken), sodass sich der Patient jederzeit melden kann, ohne aufstehen zu müssen. Werden extra lange Leitungen für Rufanlagen verwendet, darauf achten, dass sie für Mitpatienten und Besucher keine Stolperfallen darstellen
- Veränderungen im Zimmer, z. B. durch zusätzliche Geräte, morgens vornehmen, damit der Patient Zeit hat, sich bis zur Nacht auf die veränderte Umgebung einzustellen
- Reaktionen auf Arzneimitteleinnahme überwachen, ggf. Neubewertung der Medikation (Arztaufgabe)
- In Duschen oder Badewannen absolut rutschfeste Matten verwenden und die Rutschfestigkeit vor Nutzung durch den Patienten prüfen (Sicherheitscheck). Feuchtigkeit auf dem Fußboden sofort beheben. Patienten nicht barfuß laufen lassen, da die Fußsohlen oft feucht sind und es zum Ausrutschen im Patientenzimmer kommen kann, weil der Fußboden anders beschaffen ist als im Nassbereich
- Während des Mobilisierens Patienten gutsitzende und u. U. rutschhemmende (Haus-)Schuhe tragen lassen. Schuhe dem Gangbild und den persönlichen Gewohnheiten entsprechend einsetzen, auch (Einmal-)Stoppersocken
- Alle Transfers (→ 9.6.7) einüben, ggf. Mobilisationsgürtel (→ Abb. 9.42) einsetzen. Auf eine ausreichende und nicht

blendende Beleuchtung in der Umgebung des Patienten achten (→ 19.7.3)

- Bremsen an Betten oder Rollstühlen immer feststellen. Fußstützen an Rollstühlen nur dann herunterklappen, wenn der Patient orientiert und einverstanden ist; desorientierte Patienten können ggf. versuchen, über die Fußstützen aufzustehen und dann stürzen (→ Abb. 9.43). Vor dem Aufstehen Fußstützen wegklappen, damit der Patient nicht mit dem Rollstuhl vornüberkippt
- Darauf achten, dass die Patienten ihre Brille und ihr Hörgerät tragen, bei Bedarf Hilfestellung geben
- Vor dem Aufstehen von der Bettkante oder dem Stuhl zunächst Bodenkontakt mit den Füßen schaffen (→ Abb. 9.11); Patienten auf mögliche Gefahren bei der Mobilisation hinweisen (z. B. Abrutschen von der Bettkante)

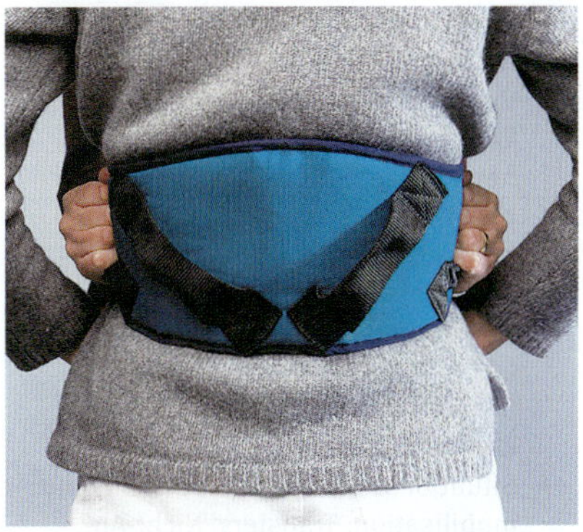

Abb. 9.42 Der Mobilisationsgürtel wird dem Patienten angezogen, um diesen beim Transfer oder bei Gehübungen im Haltegriff fassen zu können und ihm so sicheren Halt zu geben und einen Sturz zu verhindern. Um die Beweglichkeit im Rumpf zu erhalten, sollte es ein Gürtel sein, der im Rücken stützt, aber an den Seiten schmäler ist. [U151]

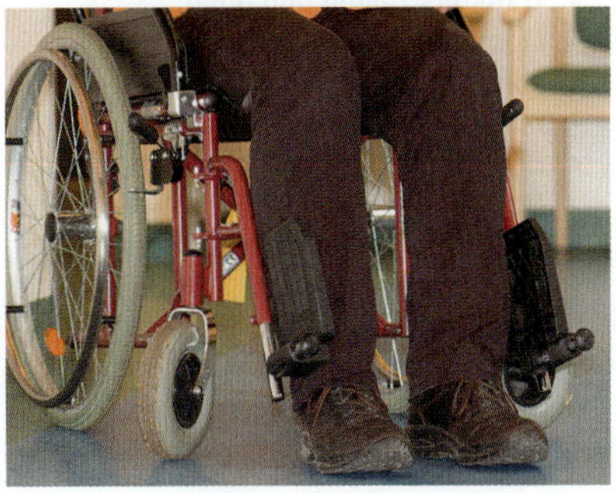

Abb. 9.43 Patient im Rollstuhl. Die Fußstützen sind nach oben geklappt, wenn die Gefahr besteht, dass der Patient bei heruntergeklappten Fußstützen aufsteht und dann stürzen würde. [K115]

- Beim Führen des Patienten auf langen Fluren die Wege durch das Bereitstellen eines Stuhls optisch verkürzen und den Patienten zwischendurch ausruhen lassen
- Regelmäßige Bewegungsübungen zum Training von Schritt- und Standfestigkeit
- Falls möglich, gezieltes Kraft- und Balancetraining nach Anleitung eines Physiotherapeuten (→ Abb. 9.44)
- Anleitung bei der Verwendung von Gehhilfen (→ Abb. 9.29)
- Hilfsmittel einsetzen (→ 9.6.5) und den Patienten bei der Anwendung anleiten, z. B. Aufstehhilfe, Rollator, Bewegungsmatte vor dem Bett, die bei Kontakt (Sturz) die Rufanlage aktiviert, Geräuschmelder (übermitteln Hilferufe von Patienten, welche die Rufanlage nicht bedienen können)
- Regelmäßige Fußpflege veranlassen, um schmerzhaften und bewegungseinschränkenden Wunden vorzubeugen
- Passform der Schuhe und Kleidung prüfen, ggf. ändern lassen (z. B. von den Angehörigen), z. B. stellen rutschende bzw. zu lange Hosen ein erhebliches Sturzrisiko dar
- Verwendung von speziellen Hilfsmitteln wie langer Schuhlöffel oder Greifzangen. Sie können helfen, Stürze zu vermeiden, die durch das Vorbeugen des Körpers und Verharren in dieser Position ausgelöst werden
- Inkontinenzhilfsmittel (→ 8.1.6) individuell anpassen, z. B. rutschen zu weite Inkontinenzhosen herunter und behindern so das Gehen.

Ein weiteres Problem ist die **tageszeitliche und örtliche Sturzhäufigkeit** in Ruhephasen und zur Übergabezeit am Mittag. Als Grund nimmt man an, dass die plötzlich eintretende Ruhe nach den morgendlichen Aktivitäten eine vermehrte innere Unruhe des Patienten auslöst, die dazu führt, dass er versucht, ohne fremde Hilfe aufzustehen. Eine weitere Häufung von Stürzen wird während der Dämmerung festgestellt, wenn es noch nicht dunkel ist und das Licht zu spät eingeschaltet wird (umgebungsbezogener Risikofaktor).

Mit dem Wissen kann gerade in diesen Zeiten durch geeignete Maßnahmen einem Sturz vorgebeugt werden.

Studien konnten nachweisen, dass Stürze durch Anwesenheit der Pflegenden im Sichtfeld des Patienten *(Mitarbeiterpräsenz)* verringert werden konnten.

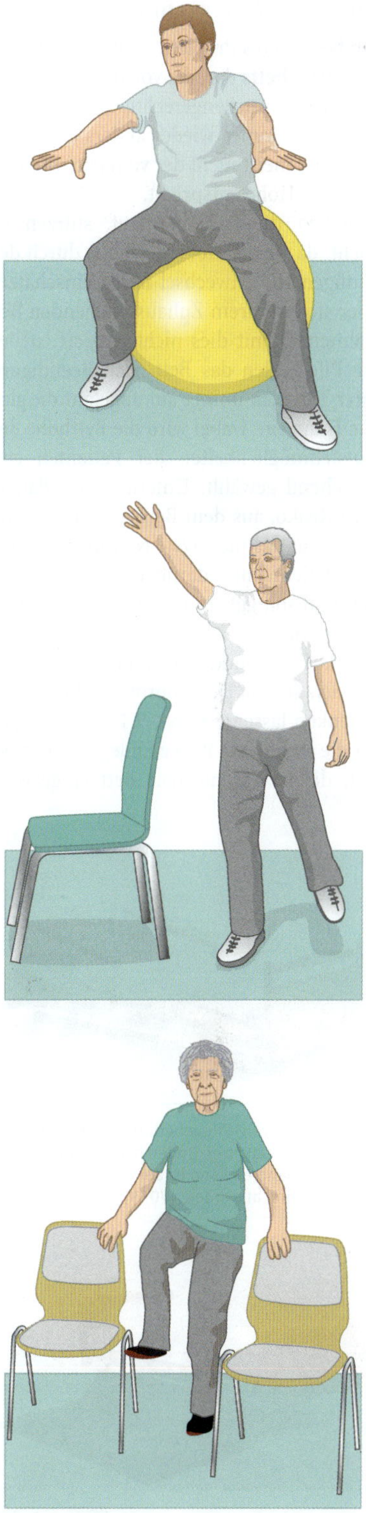

Abb. 9.44 Übungen zum Kraft- und Balancetraining. Oben: Sitzen auf einem Ball, Arme nach vorne ausstrecken, Beine im Wechsel nach vorne und wieder zurückstellen. Mitte: Arm (nach oben vorne) und Bein (nach hinten) diagonal strecken, der Stuhl dient lediglich der Sicherheit. Unten: Knie im Wechsel nach oben ziehen. [L138]

Höhe des Patientenbetts

Ein besonderes Problem stellt die **Höhe des Patientenbetts** dar, die von den Pflegenden für eine rückengerechte Arbeitsweise (→ 16.4.4) immer wieder anders eingestellt wird und meist nicht der vom Patienten gewohnten Höhe entspricht.

Stehen die Patienten auf, stürzen sie leicht, da sie die Höhe des Betts durch den häufigen Höhenwechsel falsch einschätzen oder sich in ihrem Zuhause stehenden Bett wähnen. Damit dies nicht passiert, stellen die Pflegenden das Bett nach Beendigung ihrer Tätigkeit immer auf ungefähr die gleiche Höhe ein. Dabei wird die Betthöhe den Aufstehmöglichkeiten der Patienten entsprechend gewählt. Unterliegt der Patient dem Risiko, aus dem Bett zu stürzen, wird dieses auf das niedrigste Niveau abgesenkt. Der Patient muss darüber informiert werden und soll ggf. zum Aufstehen Assistenz anfordern.

Der Fachhandel bietet Pflegebetten an, die sich auf die Höhe normaler Hausbetten absenken lassen (→ Abb. 9.45) bzw. stehen für die ambulante Pflege Einlegerahmen bereit, die in das normale Bett eingelassen werden und wie ein Pflegebett funktionieren.

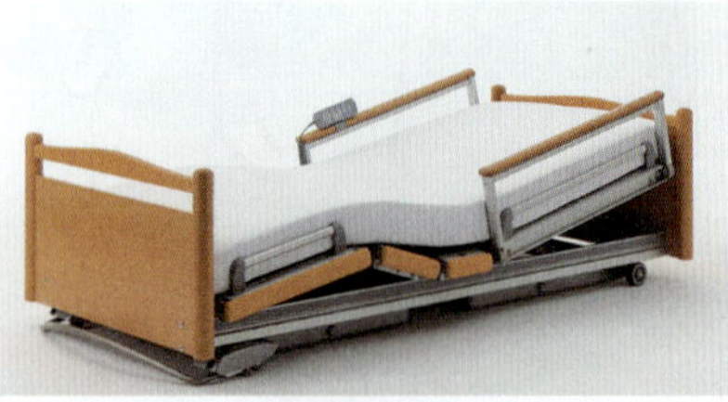

Abb. 9.45 Niedrig-Pflegebett. Das Bett lässt sich bis auf 30 cm über den Boden herunterfahren. Zu Pflegemaßnahmen kann es auf eine rückengerechte Höhe gebracht werden. [V075]

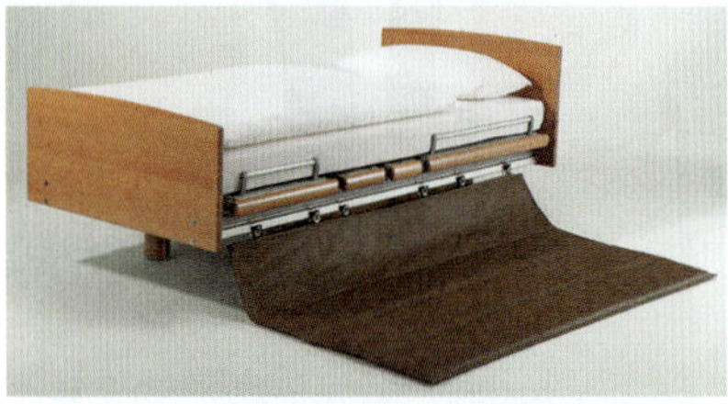

Abb. 9.46 Bett mit Auffangmatte. [V075]

Bei einem erhöhten Sturzrisiko aus dem Bett heraus, etwa bei unruhigem Schlaf oder weil der Bettrand nicht wahrgenommen wird, können rechts und links unter der Matratze **Keile** angebracht werden, die eine Kuhle erzeugen und damit eine Begrenzung darstellen.

Auch **Auffangmatten** haben sich inzwischen bewährt (→ Abb. 9.46). Der Vorteil gegenüber Matratzen vor dem Bett liegt in der Gestaltung: Die Auffangmatten sind an den Kanten abgeflacht, sodass diese kaum eine zusätzliche Stolperfalle darstellen.

Immer häufiger werden **Sensormatten** eingesetzt, die über ein besonderes Alarmsystem Mitteilung machen, wenn Patienten z. B. versuchen, selbstständig aus dem Stuhl aufzustehen oder das Bett zu verlassen. Diese werden eingesetzt, wenn Patienten ihre körperlichen Fähigkeiten nicht richtig einschätzen und sich durch selbstständiges Agieren gefährden. Betten, die nahezu ebenerdig sind, eignen sich v. a. für demente Patienten, die vollständig mobil und sehr nachtaktiv sind.

Schutz beim Stürzen

Stürze haben bisweilen lebensbedrohliche Folgen und sind trotz aller Vorsichtsmaßnahmen nie ganz auszuschließen. Aus diesem Grund wurden Hilfsmittel entwickelt, welche die Sturzfolgen so gering wie möglich halten sollen. Zur Dauernutzung haben sich **Sturzhelme** bewährt, die individuell vom Fachhandel angepasst werden.

Hüftprotektoren (→ Abb. 9.47, Vermeidung von Oberschenkelhalsfrakturen → 29.11.9) fangen bei einem Sturz die Stoßbelastung (Sturzenergie) ab und leiten sie an das umliegende Weichteilgewebe weiter, sodass der Oberschenkelhals nicht direkt getroffen wird. Inzwischen liegen auch Weichprotektoren vor, bei denen die Sturzenergie absorbiert wird und die einen höheren Tragekomfort aufweisen.

Durch die allgemeine Diskussion zum Sturzrisiko im Alter hat sich die Akzeptanz gegenüber solchen Hilfsmitteln erhöht. Pflegefachpersonen weisen im Rahmen ihres Beratungsauftrags auch auf solche Hilfsmittel hin.

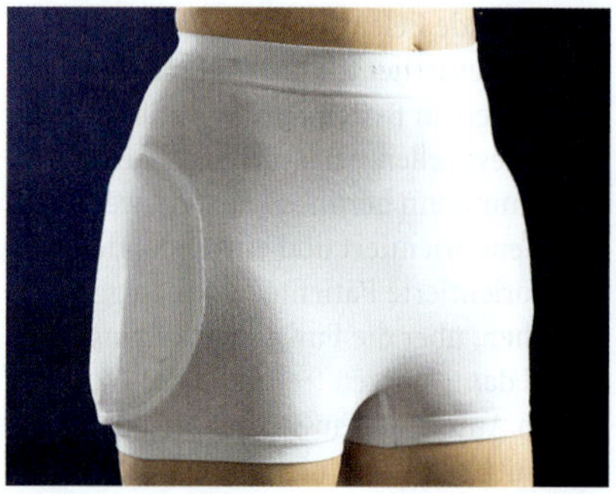

Abb. 9.47 Der Hüftprotektor Safehip® mindert beim Sturz das Risiko einer Hüftfraktur, insbesondere einer Oberschenkelhalsfraktur. In die Baumwollhose sind auf beiden Seiten körpergerecht geformte Textil-Pads zum Schutz des Trochanter major eingenäht. [U118]

SPICKZETTEL

Sturzprophylaxe

Definition Sturz: Betroffener kommt unbeabsichtigt auf dem Boden oder einer tieferen Ebene an.

Ursachen:

- Personenbezogen, z. B. körperliche Einschränkungen, Inkontinenz, frühere Stürze, Sturzangst, Kleinkinder bis etwa 3 Jahre.
- Mehr als vier Medikamente, Antihypertensiva u. a.
- Umgebungsbedingt, z. B. schlechtes Licht, Stolperfallen, unpassende Schuhe, Veränderungen in der bekannten Umgebung.
- Situationsbedingt, z. B. bei der Frühmobilisation, Transfers, Nicht-Anwendung von Gehhilfen.
- Freiheitseinschränkende Maßnahmen.

Maßnahmen:

- Umgebung sturzsicher machen, Gefahren/Hindernisse beseitigen bzw. darauf hinweisen.
- Brille, Hörgerät, sichere Schuhe tragen lassen, Kleidung anpassen.
- Transfers zeigen und üben.
- Mobilisationshilfen anbieten, anleiten, korrekt anwenden (z. B. Bremsen).
- Klingel in greifbarer Nähe.
- Bett niedrig stellen, Keile unter die Matratze.
- Medikamente überprüfen lassen.
- Kraft-, Balancetraining, Physiotherapie u. a.

Sturzfolgen minimieren: Sturzhelme, Auffangmatte, Hüftprotektoren.

9.9 Dokumentation von Sturzereignissen

Nach jedem Sturz wird der Gestürzte gründlich auf offensichtliche Verletzungen hin untersucht. Bei V. a. schwerwiegendere Verletzungen (z. B. Fraktur, Schädel-Hirn-Trauma) wird unverzüglich ein Arzt informiert.

Auch wenn die gestürzte Person keine Verletzungen hat, fertigen Pflegende ein **Sturzereignisprotokoll** an. Ziel ist es, den Sturzhergang zeitnah zu erfassen, zu analysieren und möglichst Informationen zu gewinnen, die helfen können, zukünftige Stürze zu vermeiden. Die meisten Menschen entwickeln ein persönliches Sturzmuster, d. h., ihre Stürze ereignen sich stets unter ähnlichen Bedingungen und aus vergleichbaren Gründen.

Fragen, die immer zu stellen sind: Warum ist der Patient/Bewohner gestützt? Was kann getan werden, um einen weiteren Sturz bzw. eine Sturzverletzung zu vermeiden? [15].

Außerdem gibt es „institutionelle Sturzmuster", wonach sich Stürze verschiedener Personen innerhalb der Einrichtung in einzelnen Punkten ähnlich sind (etwa zeitliches oder räumliches Auftreten). In beiden Fällen ist es die Aufgabe der Einrichtung bzw. der Pflegenden, diese Muster zu erkennen und zu durchbrechen. Unbedingt soll der Ort des Sturzes aufgesucht werden, um das Sturzgeschehen ortsnah nachvollziehbar zu machen und daraus Erkenntnisse zur Risikominimierung abzuleiten.

10

KOMMUNIKATION

Christine Keller

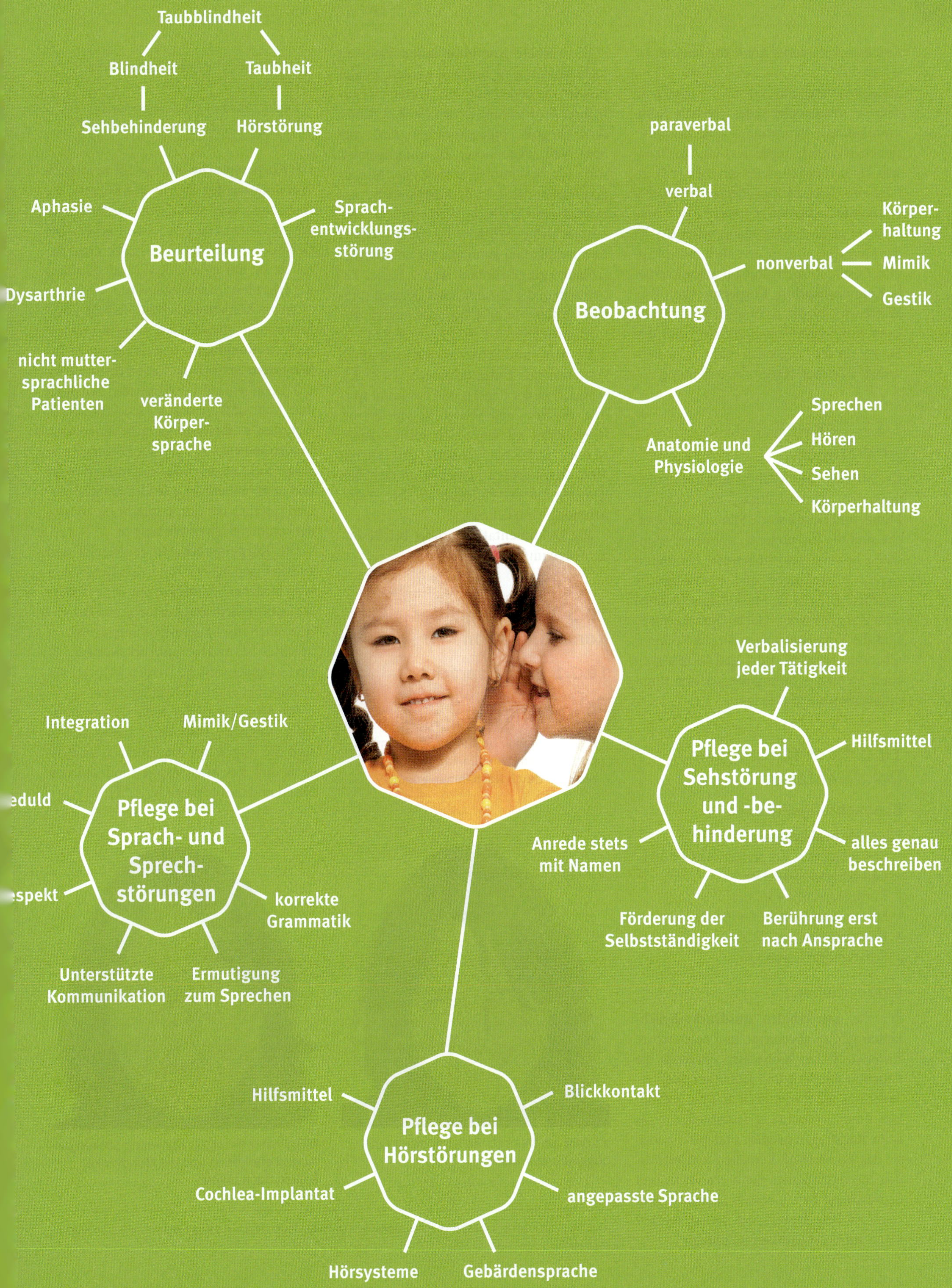
Taubblindheit
Blindheit
Taubheit
Sehbehinderung
Hörstörung
Aphasie
Beurteilung
Sprachentwicklungsstörung
Dysarthrie
nicht muttersprachliche Patienten
veränderte Körpersprache
paraverbal
verbal
Beobachtung
nonverbal
Körperhaltung
Mimik
Gestik
Anatomie und Physiologie
Sprechen
Hören
Sehen
Körperhaltung
Verbalisierung jeder Tätigkeit
Pflege bei Sehstörung und -behinderung
Hilfsmittel
Anrede stets mit Namen
alles genau beschreiben
Förderung der Selbstständigkeit
Berührung erst nach Ansprache
Integration
Mimik/Gestik
eduld
Pflege bei Sprach- und Sprechstörungen
espekt
korrekte Grammatik
Unterstützte Kommunikation
Ermutigung zum Sprechen
Hilfsmittel
Pflege bei Hörstörungen
Blickkontakt
Cochlea-Implantat
angepasste Sprache
Hörsysteme
Gebärdensprache

Kommunikation und Konfliktmanagement → Kap. 39

Menschen treten mit anderen in Kontakt, indem sie miteinander reden **(verbale Kommunikation).** Patientinnen und Bewohnerinnen in Einrichtungen des Gesundheitswesens können nicht immer sprechen (z. B. infolge einer Erkrankung) oder sie wollen über bestimmte Sachen nicht sprechen (z. B. weil es ihnen peinlich oder unangenehm ist). Jeder Mensch kommuniziert auch mittels Mimik, Gestik, Körperhaltung u. a. **(nonverbale Kommunikation, Körpersprache).** Paul Watzlawick bringt das mit den Satz *„Man kann nicht nicht kommunizieren"* auf den Punkt. Für die Pflegenden sind v. a. die nonverbalen Zeichen von großer Bedeutung.

10.1 Physiologische Grundlagen

Der Mensch hat vielfältige Ausdrucksmöglichkeiten. Körperhaltung, Bewegungsart, Mimik und Gestik sowie Stimme und Sprache sind die Instrumente, mit denen Menschen bewusst und unbewusst kommunizieren. Anatomische und physiologische Gegebenheiten, z. B. Muskulatur, Gaumen und Zunge sowie intakte Sprachzentren sind die Voraussetzungen für die Kommunikation. Auch die Hör- und Sehfähigkeit eines Menschen beeinflussen dessen Kommunikationsmöglichkeiten.

10.2 Beobachtung und Dokumentation

Beobachtungskriterien

Pflegende **beobachten:**

- Bewegung, v. a. Körperhaltung (→ 9.3.1) und Gangbild (→ 9.3.2)
- Körpersprache (→ 10.3.1)
- Stimme und Sprache (→ 10.3.2)
- Hörvermögen (→ 10.3.3)
- Sehvermögen (→ 10.3.4).

Datenerhebung

Für die **nonverbalen Ausdruckmöglichkeiten** gibt es allgemeine und objektivbare Kriterien. Daher beobachten Pflegende die Patientin sorgfältig und achten auf jede Veränderung. Sie fragen nach, um die Richtigkeit ihrer Beobachtung festzustellen. Falls keine Rückfragen möglich sind, beschreiben sie das beobachtete Verhalten und vermeiden Interpretationen. Statt: „Patientin liegt depressiv im Bett.", besser: „Patientin liegt wach im Bett, bewegt sich wenig, reagiert kaum auf Geschehnisse im Zimmer."

Die **verbale Kommunikation** kann im täglichen Umgang beurteilt werden. Kinder müssen die Bedeutung von Worten im Laufe ihrer Entwicklung lernen (→ 18.2). Unter dem Begriff Jugendsprache wird der Sprachstil Jugendlicher zusammengefasst, wie er in bestimmten Szenen oder Milieus gesprochen wird (z. B. Mischsprache aus Deutsch und Englisch, Werbesprüche, szenesprachliche Wörter) [1]. Eine verbale Kommunikation kann aus verschiedensten Gründen eingeschränkt sein, z. B. bei Patientinnen, die unzureichend Deutsch sprechen, intubierte oder tracheostomierte Patientinnen (→ 45.4.4, → 36.1.6, → 36.8.6).

Das **Hör- und Sehvermögen** kann durch verschiedene Untersuchungen (→ 35.3.1, → 36.3.2) in der Regel genau bestimmt werden. Da Hör- und Sehdefizite von Betroffenen selbst oft lange Zeit nicht erkannt werden (z. B. bei Kindern und älteren Menschen), achten Pflegende im täglichen Umgang mit der Patientin auf ihre Wahrnehmungsfähigkeiten.

Die **Dokumentation** erfolgt bei Besonderheiten im Pflegebericht.

10.3 Beurteilung der Kommunikation

10.3.1 Körpersprache

DEFINITION

Körpersprache: Gesamtes Spektrum der nonverbalen Kommunikation, angeboren oder durch Nachahmen erlernt.

Mimik: Gesichtsausdruck des Menschen.

Gestik: Ausdrucksbewegungen des Menschen, v. a. der Arme und Hände.

Die **Körpersprache** umfasst alle bewussten und unbewussten Signale des Körpers, die Aufschluss über den Gefühlszustand oder die Absichten eines Menschen geben. Die Gebärdensprache (→ 10.5.3) zählt nicht dazu, da sie nur eine andere Ausdrucksform des erlernten Sprachsystems ist.

Wenn Körpersprache und verbale Kommunikation offensichtlich übereinstimmen, heißt das **Kongruenz** *(Übereinstimmung).* **Inkongruenz** verwirrt die Gesprächspartnerin, z. B. wenn jemand mit hängenden Schultern und Kopf und traurigem Gesichtsausdruck sagt, dass es ihm sehr gut gehe. Emotionen werden authentischer über die Körpersprache ausgedrückt als über das gesprochene Wort und meist unbewusst gesendet. Manche Studien sprechen der Körpersprache bis zu 80 % der kommunikativen Wirkung zu.

Die **Körpersprache** ist individuell und kulturell geprägt. So kann eine Gebärde in verschiedenen Kulturkreisen eine unterschiedliche Bedeutung haben, was bei Patientinnen mit Migrationshintergrund zu beachten ist. Andere Ausdrucksweisen, z. B. ein lachendes Gesicht, werden weltweit mit Wohlgefühl und Freude interpretiert.

Die **Mimik** wird durch die Gesichtsmuskeln möglich. Besonders aussagekräftig sind die Augen mit Augenbrauen und -lidern und das Mienenspiel rund um den Mund und die Stirn (→ Abb. 10.1).

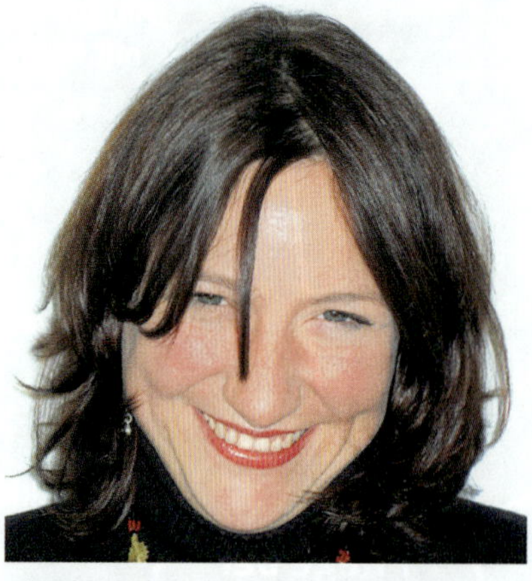

a Lacht ein Mensch, so ist er meist gut gelaunt und fröhlich.

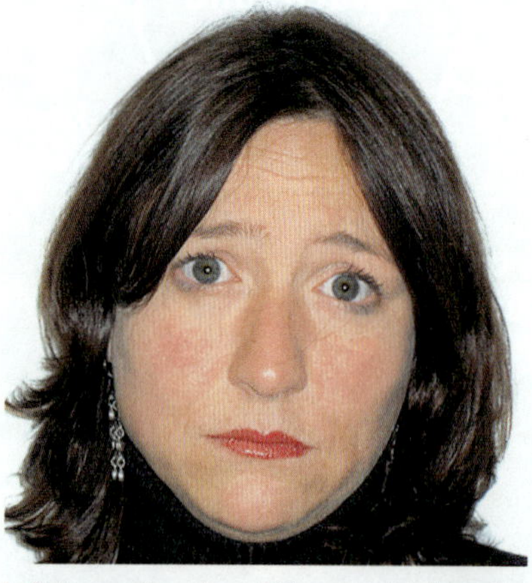

b Bei einer traurigen Stimmung blicken die Augen eher ernst und die Mundwinkel sinken nach unten.

Abb. 10.1 Der Gesichtsausdruck eines Menschen (Mimik) verrät viel über seine momentane Stimmungslage. [O408]

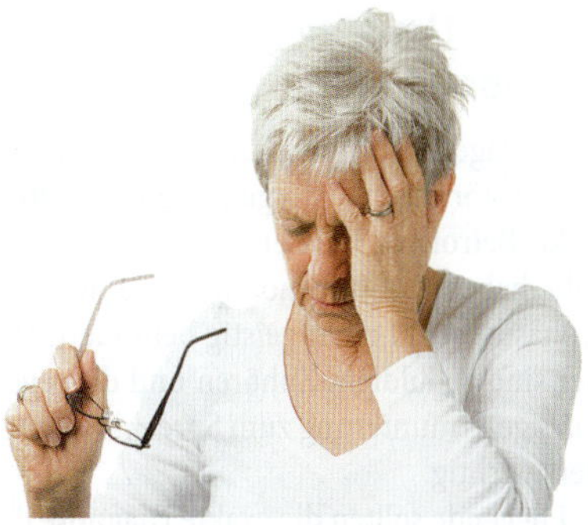

Abb. 10.2 Gestik in Verbindung mit Mimik spricht meist eine deutliche Sprache. Die Dame leidet wahrscheinlich unter körperlichen und/oder seelischen Schmerzen. [J787]

Die **Gestik** entsteht v. a. durch Gebärden mit den Armen und Händen, teilweise auch durch die Kopfposition (→ Abb. 10.2).

Die **Körperhaltung** im Stehen oder Sitzen unterstreicht ebenfalls die momentane emotionale Situation. Auch der Volksmund kennt ihre Bedeutung, z. B. „Haltung bewahren", „den Halt verlieren" oder „den Kopf hängen lassen" [2].

Veränderungen der Körpersprache

Krankheitsbedingt können sich Mimik, Gestik und Körperhaltung so stark verändern, dass die Körpersprache als Ausdrucksmittel nur (noch) bedingt eingesetzt werden kann (→ Tab. 10.1). Das kann dazu führen, dass sich die Betroffene unverstanden fühlt und Pflegende verunsichert sind.

10.3.2 Stimme und Sprache

DEFINITION

Stimme: Lautäußerung.

Sprache: Zuordnung von Lauten zu Denkinhalten.

Paraverbale Kommunikation: Gesamtes Spektrum der Stimme und Sprache, z. B. Sprechtempo, Stimmlage, Betonung, Lautstärke und Tonfall.

Stimme und Sprache sind die wesentlichen Instrumente der verbalen Kommunikation. Die **Stimme** eines Menschen ist durch dessen individuelle anatomische Gegebenheiten bestimmt. Sie wird durch Stimmlage, Stimmklang und Lautstärke charakterisiert. Der Mensch kann seine Stimme auch bewusst verändern (z. B. befehlend und fordernd). Unbewusst kann die Stimme durch Emotionen oder krankheitsbedingt beeinflusst werden. Zum Beispiel kann die Stimme undeutlich (z. B. nach Apoplex), monoton (z. B. bei Morbus Parkinson), leise (z. B. bei sehr großer Schwäche) oder sehr laut und schrill (z. B. bei Aufregung, Ärger) sein.

Die **Sprache** setzt Denkleistung voraus, damit das Gesprochene Sinn hat. Der Spracherwerb erfolgt im Kindesalter (→ 18.2.4). Der Einsatz von Sprache und die Wortwahl werden durch angeborene Sprachfähigkeiten bestimmt, sind alters- und bildungsabhängig sowie regional (Dialekt) und vom Umfeld geprägt. Innerhalb einer Gruppe (z. B. Jugendliche) oder einer Berufsgruppe entwickeln Menschen eine Fachsprache, die von Außenstehenden nicht immer verstanden wird.

Sprache mit Satzbau, Wortwahl und Formulierungen, aber auch Lautstärke, Tonfall und Sprechgeschwindigkeit **(paraverbale Kommunikation)** beeinflussen als unterschwellige Botschaft das Gesagte.

Sprachentwicklungsstörung

Psychologische Entwicklung des Kindes → 18.2

DEFINITION

Entwicklungsverzögerung *(Retardierung):* Verzögerung der Entwicklung eines Kindes im Vergleich zu Gleichaltrigen (→ 37.2.1).

Sprachentwicklungsstörung *(SES):* Zeitliche Verzögerung der Sprachentwicklung, d. h., Lautbildung, Wortschatz, Grammatik und Sprachverständnis sind nicht altersentsprechend ausgebildet. Verschiedene Ursachen. 7–8 % der Kinder sind betroffen, Jungen häufiger als Mädchen.

Sprachentwicklungsstörungen *(SES)* werden eingeteilt in [3], [4]:

- **SES bei altersentsprechender Allgemeinentwicklung:** Umschriebene Störung in der Sprachentwicklung *(USES)*, alle anderen Entwicklungsbereiche wie Denken und Motorik sind normal, es gibt keine erkennbare Ursache (genetisch bedingt, oft hatte ein Elternteil auch eine verzögerte Sprachentwicklung)
- **SES bei allgemeiner Entwicklungsverzögerung:** Es gibt auch in anderen Entwicklungsbereichen eine Verzögerung, häufig im Rahmen von genetischen Syndromen, neurologischen Erkrankungen, Autismusspektrumstörung. Auch eine Hörstörung (→ 10.5) in der sprachsensiblen Phase im 2. und 3. Lj. ist eine mögliche Ursache.

Pflegende beobachten das Sprech- und Sprachverhalten von Kindern, um frühzeitig eine Sprachentwicklungsstörung zu vermuten. Bei Verdacht sprechen sie die Eltern an und empfehlen diesen, den Kinderarzt aufzusuchen. Im Rahmen der Diagnostik werden körperliche Erkrankungen ausgeschlossen, die Art der Störung durch einen Logopäden genauer bestimmt. Eine Therapie sollte so früh wie möglich beginnen.

Die Logopädie ist die Hauptsäule der Therapie, die bei Bedarf durch Physio-, Ergo- oder Psychotherapie unterstützt wird. Unbehandelt beeinträchtigt eine Sprachentwicklungsstörung später das schulische Lernen, den Kontakt zu Gleichaltrigen, den Ausdruck von Emotionen und Verhalten sowie das Selbstwertgefühl.

10.3.3 Hörvermögen

DEFINITION

Hörvermögen: Fähigkeit des Hörorgans, des Hörnerven und der entsprechenden Hirnregion, akustische Reize aufzunehmen, weiterzuleiten und zu verarbeiten.

Tab. 10.1 Krankheitsbilder mit Auswirkungen auf die Körpersprache

Krankheitsbild	Typische Veränderungen
Morbus Parkinson (→ 37.11.1)	Starre Mimik (Maskengesicht), gebeugte Körperhaltung, Hypokinesie, Tremor
Fazialisparese (→ 37.15.4)	Herabhängender Mundwinkel, einseitig unvollständiger Lidschluss, Stirnrunzeln nicht möglich
Apoplex (→ 37.6)	Hemiparese, -plegie mit einseitig herabhängendem Mundwinkel
Multiple Sklerose (→ 37.10)	Steifes, breitbeiniges Gangbild, motorische Störungen auch der Gesichtsmuskulatur
Myopathie (→ 37.16.2)	Verlust der motorischen Fähigkeiten, auch im Bereich des Gesichts
Autismusspektrumstörung (→ 38.6.2)	Ritualisierte Gesten, wenig emotionale Reaktionen und Blickkontakt
Intelligenzminderung (→ 37.4.3), **geistige Behinderung** (→ 12.6)	Starrer oder verwirrter Blick, offenstehender Mund, Bewegungseinschränkung durch erhöhten Muskeltonus

Das **Hörvermögen** ist für die menschliche Kommunikation von wesentlicher Bedeutung. Für die Sprachentwicklung des Kindes ist das Hörvermögen sehr wichtig (→ 10.3.2, → 18.2.2). Auch im Erwachsenenalter erschweren Hörstörungen die Kommunikation (→ 10.5).

Pflegende achten beim Kontakt mit einer Patientin auf Anzeichen einer Hörstörung, z. B. ob diese auf Ansprache in normaler Lautstärke reagiert, den Kopf nach Geräuschen dreht sowie Fernsehen und Radio in einer normalen Lautstärke hört.

10.3.4 Sehfähigkeit

i DEFINITION

Sehfähigkeit: Fähigkeit des Sehorgans, des Sehnerven und der entsprechenden Hirnregion, visuelle Reize aufzunehmen, weiterzuleiten und zu verarbeiten.

Die **Sehfähigkeit** erleichtert die Kommunikation. Nur bei ausreichender Sehfähigkeit kann man Mimik, Gestik, Körperhaltung und Verhalten seiner Mitmenschen erkennen.

Ein Neugeborenes kann unterschiedliche Helligkeiten, Muster und Formen erkennen, die beste Sehschärfe liegt bei 20–25 cm. Sehschärfe, beidseitiges und räumliches Sehen müssen sich noch entwickeln, auch das Sehen in die Ferne [5].

Pflegende achten beim Kontakt mit einer Patientin auf Anzeichen einer Sehstörung, z. B. ob diese die Zeitung liest, oder fragen diese, ob sie gut in der Nähe und Ferne sehen kann.

10.4 Pflege bei Sprach- und Sprechstörungen

Sprach- und Sprechstörungen sind Störungen der verbalen Kommunikation.

Aphasie

i DEFINITION

Aphasie: Zentrale Sprachstörung nach abgeschlossener Sprachentwicklung bei intakten Sprechwerkzeugen (→ 37.2.10). Ursächlich bedingt durch eine Schädigung der für die Sprache verantwortlichen Neuronen in der Hirnrinde, z. B. durch einen Schlaganfall (*Apoplex* → 37.6) oder ein Schädel-Hirn-Trauma (→ 37.13.1).

Abhängig von der Form der **Aphasie** weist die Patientin unterschiedliche Symptome auf (→ Tab. 37.1). Auch die Schreib- und Lesefähigkeit sind oft beeinträchtigt. Die Betroffenen reagieren sehr unterschiedlich auf die fehlende verbale Kommunikationsmöglichkeit. Einige werden ungeduldig oder zornig, andere schweigen lieber, als dass sie sich lächerlich machen.

Der Umgang mit diesen Patientinnen ist anspruchsvoll. Zum einen versteht man ihre Nachrichten teilweise nicht oder nicht richtig, zum anderen verstehen auch die Patientinnen die an sie gehenden Signale häufig nicht oder falsch.

Eine frühe und intensive logopädische Therapie erzielt oft gute Erfolge. Pflegende unterstützen diese Maßnahmen bei der täglichen Arbeit.

Dysarthrie

i DEFINITION

Dysarthrie: Sprechstörung durch Schädigung der neuromuskulären Strukturen, die an der Sprechmotorik beteiligt sind, z. B. bei multipler Sklerose, Muskelerkrankungen.

Die **Dysarthrie** kann z. B. als Folge einer multiplen Sklerose (→ 37.10) entstehen. Weitere Ursachen für eine Sprechstörung sind eine Laryngektomie (→ 36.8.6), Tracheotomie (→ 36.1.6) und endotracheale Intubation (→ 46.8.3), weil durch das Fehlen bzw. Umgehen der Stimmbänder die normale Stimmbildung nicht mehr möglich ist.

Typische Dysarthrien mit unterschiedlichen Ursachen sind:

- **Lispeln:** falsche Aussprache von Zischlauten, Fehlbildung des S
- **Stottern:** Unterbrechung der fließenden Sprache, situationsbedingt unterschiedlich ausgeprägt
- **Stammeln:** Einzelne oder mehrere Laute werden falsch ausgesprochen, ausgelassen oder durch andere Laute ersetzt.

Das Sprachverständnis dieser Menschen ist intakt, sie verstehen, was der andere sagt, können sich selbst aber nur bedingt ausdrücken. Das Sprechen ist meist mühsam („um Worte ringen"), langsam und erfolgt mit geringer Lautstärke. Wenn möglich, setzt die Patientin unterstützend Mimik und Gestik ein. Da Patientinnen mit einer Dysarthrie andere verstehen, kommt es relativ selten zu Missverständnissen, außerdem ist die Schreibfähigkeit weitgehend erhalten, was zusätzlich die Kommunikationsmöglichkeiten verbessert. Eine frühe und intensive logopädische Therapie kann die Sprechfähigkeit verbessern.

10.4.1 Umgang mit Menschen mit Sprachstörung

Grundlage im Umgang mit Menschen mit Sprachstörungen ist **gegenseitiger Respekt.** Betroffene müssen vorrangig das Gefühl haben, ernst genommen zu werden. Aphasiker sind nicht geistig behindert. Daher sind geduldiges Zuhören und die regelmäßige Ermunterung zum Sprechen besonders wichtig.

Pflegende sollten die exakte Diagnose der Sprachstörung kennen, um auf den Fähigkeiten aufzubauen. Für die Kommunikation ist wichtig [6]:

- Für alle Tätigkeiten ausreichend Zeit einplanen, weil die Kommunikation länger dauern kann
- Für Kontinuität in der Betreuung sorgen und Sicherheit durch immer gleich ablaufende Arbeitsschritte vermitteln
- Die Patientin in alle Entscheidungen einbeziehen, nicht bevormunden und für diese sprechen
- Der Patientin Zeit lassen zum Verstehen und Worte zu suchen, sie aussprechen lassen, Pausen aushalten, Geduld haben, sie immer wieder zum Sprechen ermuntern, ohne ständig zu korrigieren oder „die Worte aus dem Mund zu nehmen"
- Verstandene Äußerungen bestätigen (z. B. durch Nicken)
- Verständnissichernde Fragen stellen, z. B. „Haben Sie mich verstanden?"
- Einfache, aber grammatikalisch richtige Sätze benutzen, langsam und deutlich sprechen, aber nicht in Telegrammstil oder Kindersprache, denn die Patientinnen sollen wieder lernen, in sinnvollen Sätzen und korrekten Sätzen zu sprechen
- Fragen stellen, die mit „Ja" oder „Nein" zu beantworten sind, bei schweren Sprachstörungen kann die Frage auch durch eine Geste (z. B. Daumen hoch oder runter) beantwortet werden
- Mimik und Gestik beim Sprechen einsetzen, während des Gesprächs auf Gegenstände zeigen oder Skizzen zeichnen, Blickkontakt halten
- Angehörige bei der Kommunikation unterstützen und beraten. Diese bei der Kommunikation um Unterstützung bitten, denn sie verstehen die Betroffene oft besser
- Mitpatientinnen auf die Sprachstörung aufmerksam machen, damit sie das nötige Verständnis aufbringen können
- Störende Nebengeräusche vermeiden bzw. reduzieren (laute Umgebung, Radio, Fernseher)
- Hilfsmittel einsetzen → 10.4.3.

Vorab klären: Geht es um ...
→ Eine Info? → Eine Frage? → Einen Wunsch?

A	B	C	D	Neues Wort	Ende der Mitteilung
E	F	G	H	Neu starten (falsch verstanden)	PAUSE
I	J	K	L	M	N
O	P	Qu	R	S	T
U	V	W	X	Y	Z
Ä	Ö	Ü	CH	SCH	

Abb. 10.3 Alphabettafel. [L126]

10.4.2 Umgang mit Menschen mit Sprechstörung

Pflegebeziehungen zu Menschen mit Sprechstörungen erfordern **genaues Zuhören und Geduld.** Gespräche erfordern meist mehr Zeit. Die Prinzipien im Umgang entsprechen weitestgehend denen bei Menschen mit Sprachstörung, zudem

- Auf eine gutsitzende Zahnprothese achten, die Patientin soll diese immer tragen
- Patientin zum Sprechen, Schreiben und Lesen animieren
- Hilfsmittel einsetzen → 10.4.3.

10.4.3 Unterstützte Kommunikation

DEFINITION

Unterstützte Kommunikation *(UK, alternative Kommunikation):* Jegliche Kommunikationsform, die fehlende Lautsprache ergänzt oder ersetzt.

Bei Sprach- und Sprechstörungen kommen unterschiedliche Methoden der **unterstützten Kommunikation** zum Einsatz [7], [8]:

- **Körpereigene Kommunikationsmittel:** U. a. Gestik, Blickzeichen (z. B. Augenschließen bei Ja), vereinbarte Handzeichen und Gebärden (z. B. Zeigefinger heben bei Ja, Kleinfinger heben bei Nein)
- **Nicht-elektronische Hilfsmittel:** Unter anderem Stift und Papier, Fotos und Piktogramme, Buchstaben-/Alphabettafel (→ Abb. 10.3), Kommunikationstafeln oder -bücher mit Fotos und Piktogrammen (→ Abb. 10.4, → Abb. 10.5), Themenlisten (Aufzählungen zu relevanten Themen, → Abb. 10.6) [9]. Bei motorischen Einschränkungen werden diese Hilfsmittel mit der **Methode des Partnerscannings** benutzt, d. h., die sprechende Person (z. B. Pflegende, Angehörige) geht Zeile für Zeile durch und die Patientin bestätigt die Auswahl mit einem Ja-Nein-Code. Es ist hilfreich, wenn die sprechende Kommunikationspartnerin mitschreibt
- **Elektronische Hilfsmittel** für Kinder und Erwachsene: Unter anderem schriftbasierte Kommunikationshilfen (die Betroffene tippt ihre Nachricht ins Gerät, diese kann am Display mitgelesen oder per Sprachausgabe gehört werden), komplexere Kommunikationshilfen (werden z. B. per Augensteuerung bedient) und Zubehör für Umfeldsteuerung (z. B. Licht, Fernsehen, Notrufsystem). Einen Überblick findet man u. a. bei REHADAT [10].

Für tracheostomierte Patientinnen gibt es Sprechventile (→ 36.1.6). Patientinnen nach Laryngektomie *(Kehlkopfentfernung)* benötigten eine spezielle Sprachrehabilitation (→ 36.8.6).

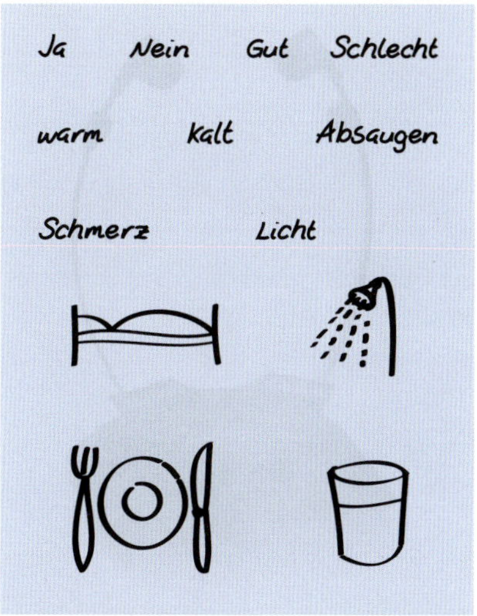

Abb. 10.4 Einfache selbst hergestellte Kommunikationstafel. [L138]

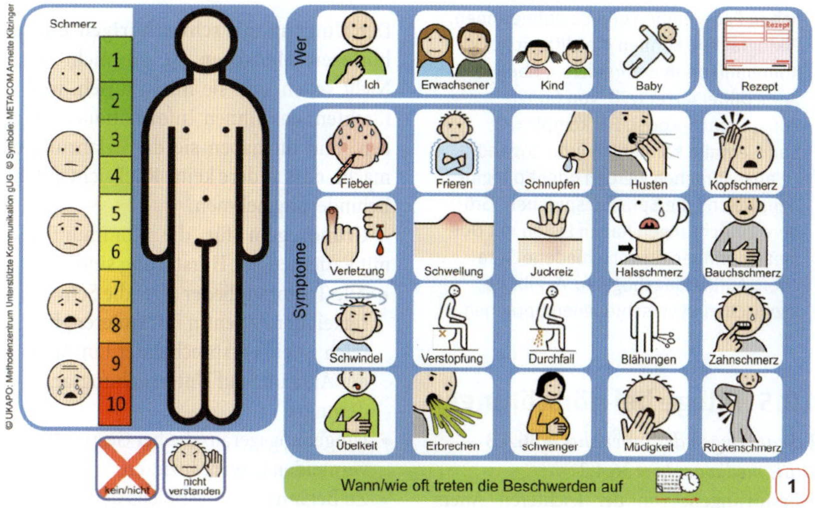

Abb. 10.5 Kommunikationstafel mit Piktogrammen und Schmerzskala. [W337]

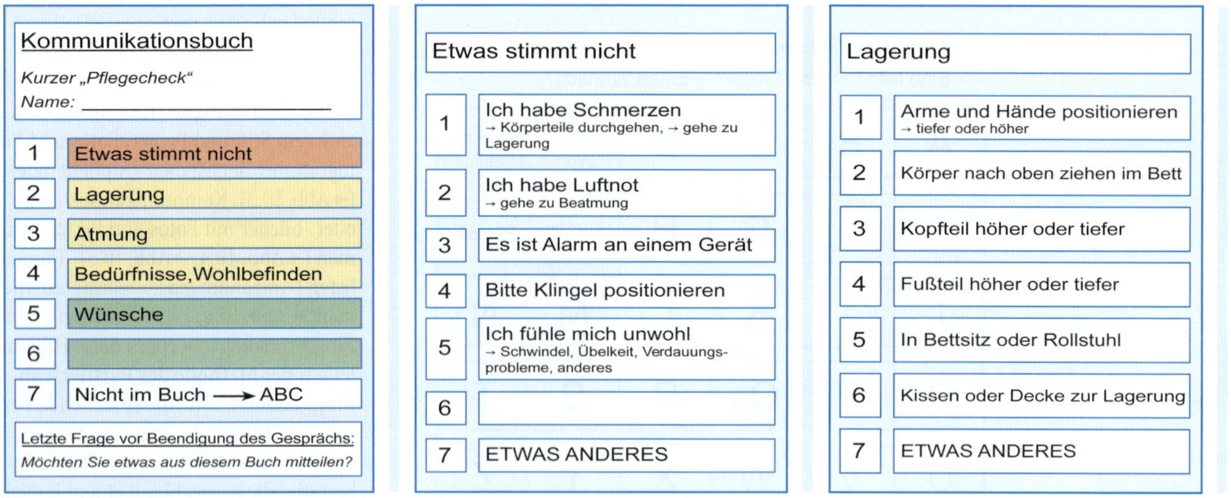

Abb. 10.6 Kommunikationsbuch mit Themenlisten. Diese können selbst hergestellt oder käuflich erworben werden. Zunächst wählt die Betroffene das Thema auf der linken Seite aus, dann wird das jeweilige Thema im Buch weiter differenziert. [L126]

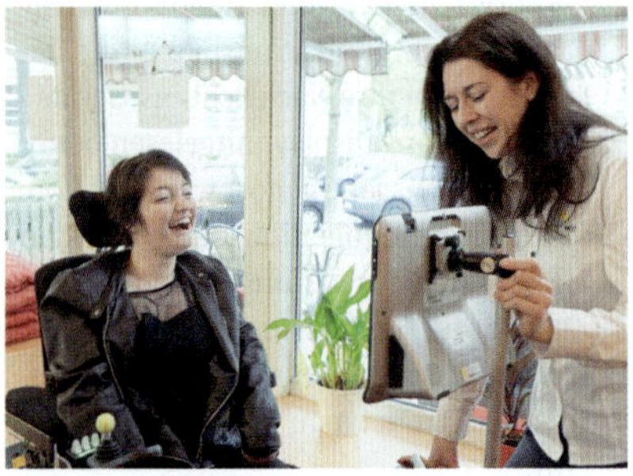

Abb. 10.7 Mithilfe eines altersentsprechenden Kommunikationsgeräts können auch beeinträchtigte und behinderte Kinder mit ihren Mitmenschen kommunizieren. [V421]

Nicht-muttersprachliche Patientinnen
Eine weitere Herausforderung ist die Kommunikation mit nicht-muttersprachlichen Patientinnen und Bewohnerinnen. Piktogramme können die alltägliche Kommunikation unterstützen, ebenso Sprachübersetzer (z. B. von Google, Pons, Sprach-Apps). Für komplexere Sachverhalte können An- und Zugehörige angesprochen werden oder Kolleginnen, welche die Sprache sprechen. Größere Einrichtungen haben Listen mit Dolmetscherinnen für verschiedene Sprachen. Aufklärungsbögen u. Ä. gibt es inzwischen in verschiedenen Sprachen.

10.5 Pflege bei Hörstörungen

Erkrankungen des Innenohrs → 36.4.3
Otitis media acuta → 36.4.2

Hörstörungen, von der leichteren Altersschwerhörigkeit bis zur angeborenen Innenohrschwerhörigkeit (→ 36.4.3), beeinträchtigen das tägliche Leben. Der Umgang mit den Mitmenschen bereitet der Betroffenen Schwierigkeiten, häufig fühlt sie sich von ihrer Umwelt isoliert. Unsicherheit, Einsamkeit und Resignation sind oft die Folge, besonders in fremder Umgebung und unter fremden Menschen. In Deutschland leiden etwa 13,5 Mio. Menschen unter einer Hörstörung, 1,2 Mio. sind hochgradig betroffen oder taub [11].

Bei **Kindern mit frühkindlicher Hörstörung** (z. B. genetisch bedingt, nach Virusinfektion der Mutter in der Schwangerschaft, Sauerstoffmangel unter der Geburt, Mittelohrentzündung und diversen Kinderkrankheiten) ist die Sprachentwicklung zusätzlich beeinträchtigt.

10.5.1 Umgang mit Menschen mit Hörstörung

Der **Umgang mit schwerhörigen und gehörlosen Menschen** ist oft nicht leicht. Nicht selten sind sie misstrauisch, weil sie fürchten, dass ihnen Informationen entgehen, und oft haben sie die Erfahrung gemacht, dass andere keine Rücksicht auf ihre Behinderung nehmen.

Grundregeln für die Kommunikation mit Patienten mit Hörstörung sind [12]:

- Alle Teammitglieder über die Schwerhörigkeit der Patientin informieren; hilfreich ist ein entsprechender Eintrag in der Akte und auf Untersuchungsanforderungen
- Umgebungsgeräusche bei Gesprächen vermeiden bzw. reduzieren
- Zu Beginn eines Gesprächs dem Menschen mit Hörstörung signalisieren, dass man sich mit ihm unterhalten möchte, Thema der Unterhaltung mitteilen und bitten, dass er ohne Scheu sofort unterbrechen soll, wenn er etwas nicht versteht
- Blickkontakt halten und mit deutlichen Mundbewegungen sprechen, da viele schwerhörige Menschen gut von den Lippen ablesen können
- Auf gute Lichtverhältnisse achten; in dunklen Räumen (z. B. beim Ultraschall) mit der Patientin Zeichen zur Verständigung vereinbaren
- Angemessen laut sprechen, nicht schreien, nicht ins Ohr flüstern oder rufen, nicht zu schnell sprechen, kurze und klare Sätze formulieren

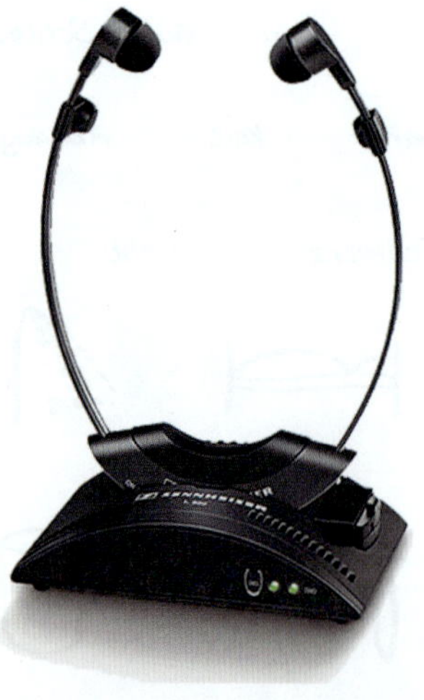

Abb. 10.8 Der Audioport A200 ist ein Hörverstärker für Menschen mit gering- bis mittelgradiger Hörschädigung. [V562]

- Hilfsmittel (→ 10.5.2) einsetzen, aber auch Papier und Stift u. a. Kommunikationsmittel der UK bereithalten (→ 10.4.3), wichtige Informationen immer schriftlich geben
- Sind mehrere Personen anwesend, dem Menschen mit Hörstörung immer das Gefühl geben, dass er integriert ist, dass seine Behinderung wahrgenommen wird
- Nicht für die Betroffene antworten (lassen)
- Engen Kontakt zu den Angehörigen halten, die ggf. Informationsdefizite ausgleichen können, denn sie kennen meist die besten Möglichkeiten für die Verständigung.

10.5.2 Hilfsmittel zum Hören

Hörsysteme sind Hörverstärker (→ Abb. 10.8) und Hörgeräte (→ Abb. 10.9), welche die Schallwellen verstärken, sodass die Betroffene die Sprache wieder besser versteht.

Hörgeräte

Es gibt verschiedene Arten von **Hörgeräten** *(Hörsystemen)*:

- **Hinter-dem-Ohr-Geräte** (HdO-Geräte): Das Hörgerät sitzt halbmondförmig hinter der Ohrmuschel und ist durch einen Verbindungsschlauch mit dem Ohrpassstück im äußeren Gehörgang verbunden. Dieses schließt den Gehörgang nach außen dicht ab und wird daher individuell angefertigt (→ Abb. 10.9a, → Abb. 10.10)
- **Hörbrillen:** Sie entsprechen Hinter-dem-Ohr-Geräten, das Hörgerät ist aber im Brillenbügel integriert
- **Im-Ohr-Geräte** (IO-Geräte): Sie sind so klein, dass sie in die Ohrmuschel oder in den knorpeligen Anteil des äußeren Gehörgangs passen (→ Abb. 10.9b, c).

Da jede Bauform Vor- und Nachteile hat, entscheiden HNO-Arzt, Hörgeräteakustiker und Patientin gemeinsam, welches Gerät für die individuelle Situation am sinnvollsten ist.

Bedienung

Patientenberatung

Obwohl das Hörgerät ein Hilfsmittel vergleichbar einer Brille ist, schämen sich einige Schwerhörige ihrer Behinderung und ihres Hörgeräts und benutzen es selten oder nie. Ältere Patientinnen fürchten zudem, mit dem Hörgerät und seiner Technik nicht zurechtzukommen. Daher ist es notwendig, der Patientin ihre Scheu zu nehmen und ihr zu zeigen, dass sie durch das Hörgerät eine höhere Lebensqualität und mehr Sicherheit im Alltag gewinnen kann.

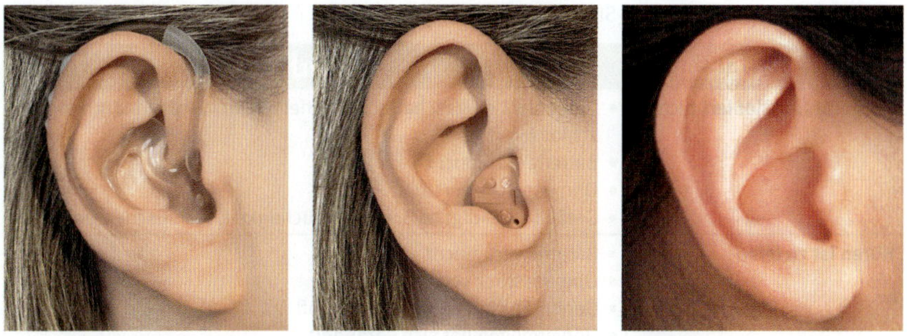

a HdO-Gerät mit platziertem Ohrpassstück und Positionierung des HdO-Geräts hinter dem Ohr.

b IO-Gerät mit Bedienelementen am Gerät.

c Vollautomatisches IO-Gerät. Durch Farbanpassung an die Haut ist das Gerät nahezu unauffällig.

Abb. 10.9 Verschiedene Arten von Hörgeräten. [V137, V216]

Zum **Einschalten** des Hörgeräts wird das Batteriefach mit einer funktionsfähigen und richtig eingesetzten Batterie komplett geschlossen. Zum **Anlegen** des Hörsystems sitzt die Patientin am besten an einem Tisch, ggf. vor einem aufgestellten Spiegel. Das Aufstützen der Ellenbogen erleichtert das ruhige und sichere Führen der Hände. Das Hörgerät ist speziell für das linke bzw. das rechte Ohr angepasst (rote Markierung im Batteriefach = rechtes Ohr, blaue Markierung = linkes Ohr). Das Ohrpassstück muss korrekt sitzen, denn wenn es nicht dicht abschließt, kann das Hörgerät nicht richtig funktionieren. Dann soll die Patientin den Mund öffnen und schließen, um Lufteinschlüsse im Gehörgang zu vermeiden. Anschließend wird das Hinter-dem-Ohr-Gerät hinter das Ohr gelegt, dabei darf der Schallschlauch nicht abknicken.

Zum **Herausnehmen** hebt die Patientin das Hörsystem an und schiebt es über die Ohrmuschel. Dann zieht sie das Ohrpassstück vorsichtig aus dem Ohr. Zum **Ausschalten** wird das Batteriefach geöffnet.

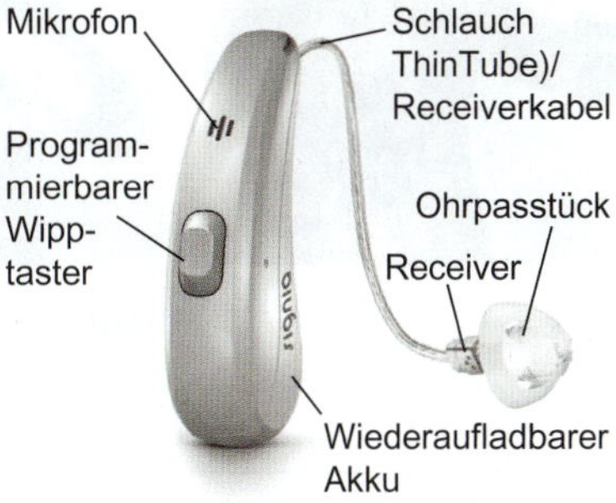

Abb. 10.10 Elemente eines HdO-Geräts. [V784]

Insbesondere bei älteren Menschen kann es Monate dauern, bis sie sich an das Hörsystem gewöhnt haben und mit ihm zurechtkommen. Auch aus diesem Grund ist es sinnvoll, frühzeitig mit dem Hörgerät zu beginnen und nicht erst dann, wenn die Kommunikationsfähigkeit der Patientin schon hochgradig eingeschränkt ist.

Liegt die Hörgeräteträgerin im Bett auf einem Kissen, pfeift das Hörgerät eher. Das Gerät muss dann entweder leiser gestellt werden oder die Betroffene muss sich zu Gesprächen etwas aufrichten (weitere Störungen → Tab. 10.2).

Tipps zum Umgang mit Hörsystemen

Hörgeräte sind teuer und einen Großteil der Kosten muss die Patientin selbst tragen. Deshalb ist sorgsamer Umgang mit dem Gerät wichtig:

- Herstellerhinweise und Bedienungsanleitung beachten
- Hörgerät keinem Kontakt mit Feuchtigkeit (z. B. Duschen, in feuchten Räumen), Haarspray oder Parfüm aussetzen; Ohr und Gehörgang müssen nach dem Duschen trocken sein, bevor das Hörgerät eingesetzt wird
- Gerät soll auf keine harte Unterlage fallen
- Gerät keiner starken Hitze (z. B. beim Föhnen) aussetzen
- Hörsystem über Nacht in einem speziellen Trocknungsbeutel aufbewahren
- Ohrpassstück und Hörsystem nur mit einem weichen Lappen und Spezialreiniger reinigen, Ohrschmalz nie mit spitzen Gegenständen (z. B. Zahnstochern) entfernen
- Gegen einen trockenen Gehörgang und Juckreiz Spezialcreme vom Hörgeräteakustiker verwenden.

Tab. 10.2 Mögliche Fehler bzw. Störungen des Hörsystems

Fehler bzw. Störung	Ursache
Hörgerät funktioniert nicht	• Gerät nicht eingeschaltet, Batteriefach nicht vollständig verschlossen • Batterie verbraucht • Ohrpassstück verstopft • Gerät beschädigt, z. B. durch Feuchtigkeit, technischen Defekt
Hören ist zu leise	• Batterie verbraucht • Ohrpassstück verstopft • Gehörgang mit Zerumen verstopft • Hörvermögen hat sich verändert
Hörgerät pfeift	• Ohrpassstück nicht richtig eingesetzt • Ohrpassstück zu klein, z. B. durch Veränderung des Ohrs • Schlauch defekt • Gehörgang mit Zerumen verstopft

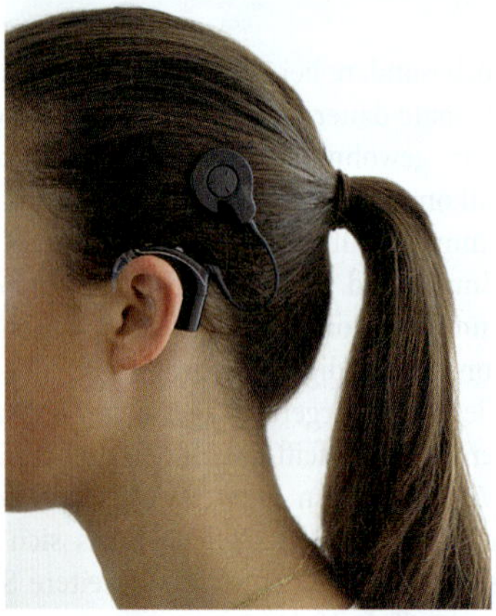

Abb. 10.11 Cochlea-Implantat. Der Sprachprozessor mit Mikrofon sitzt hinter dem Ohr, die Sendespule seitlich am Kopf leitet die Signale über die Haut an das Implantat im Innenohr. (Mit freundlicher Genehmigung von Cochlear. © Cochlear Limited 2022. Alle Rechte vorbehalten). [V587]

Cochlea-Implantat

Das **Cochlea-Implantat** *(CI, Innenohrprothese* → Abb. 10.11*)* ist ein Hörsystem bei hochgradiger Hörminderung, wenn ein Hörgerät nicht ausreicht. Es besteht aus:

- Sprachprozessor mit Mikrofon, Kabel und Sendespule, der außen am Ohr sitzt
- Implantat (Elektrodenträger), das operativ in die Gehörschnecke eingebracht wird.

Der Sprachprozessor wandelt die Schallwellen in elektrische Signale um, welche die Sendespule zum Implantat ins Innenohr leiten. Die Elektroden des Elektrodenträgers reizen dann den Hörnerven [13].

10.5.3 Umgang mit gehörlosen Menschen

In Deutschland leben ca. 80.000 Gehörlose; sie bezeichnen sich als gehörlos oder taub. Gehörlose Menschen können auch mit Hörgeräten allenfalls begrenzt Umweltgeräusche wahrnehmen. Viele Gehörlose können **vom Mund** der Sprechenden **ablesen,** wenn diese langsam, deutlich und möglichst hochdeutsch spricht (Grundregeln → 10.5.1).

Im Gegensatz zur landläufigen Meinung können Gehörlose prinzipiell sprechen, entsprechende Schulung vorausgesetzt. Die Patientin hört aber ihre eigene Sprache nicht und kann sie daher nicht kontrollieren und korrigieren. Deshalb ist die Sprache eines Gehörlosen oft schwerer verständlich.

Gehörlose Menschen verständigen sich untereinander meist mit der visuellen Gebärdensprache (→ Abb. 10.12). Im Krankenhaus und bei Arztbesuchen kann unter bestimmten Voraussetzungen eine Gebärdensprachendolmetscherin hinzugezogen werden. Oft beherrschen auch Angehörige die Gebärdensprache [14], [15], [16].

10.6 Pflege bei Sehstörung, Sehbehinderung und Blindheit

Pflege bei Augenerkrankungen → 35.1

Sehstörungen äußern sich in verminderter Sehschärfe (z. B. Verschwommensehen), aber auch als Verzerrung des Bildeindrucks, Doppeltsehen oder Gesichtsfeldeinschränkungen. Eine Sehstörung kann langsam oder plötzlich eintreten, reversibel oder unwiderruflich sein (→ 35.2.1).

Von **Sehbehinderung** spricht man, wenn das Sehvermögen trotz Sehhilfe auf dem besseren Auge ≤ 30 % als bei einem Normalsichtigen ist. Bei Blindheit ist das Sehvermögen auf dem besseren Auge ≤ 2 %.

Meist liegt die Ursache für eingeschränktes Sehen im Auge oder Sehnerv, seltener sind Störungen im zentralen Nervensystem, wo die Sinneseindrücke weitergeleitet, ausgewertet und bewusstgemacht werden.

10.6.1 Umgang mit Menschen mit Sehbehinderung

Leichtere Einschränkungen des Sehvermögens können mit Brille oder Kontaktlinsen leicht ausgeglichen werden. Bei schwerer **Sehbehinderung** und **Blindheit** verlieren die Betroffenen jedoch den wichtigen Sinn fast völlig. Jung erblindete Menschen finden sich in ihrer gewohnten Umgebung meist gut zurecht, bei erst spät Erblindeten ist dies oft schwieriger. In ihrer Wohnung, wo alles seinen festen Platz hat, sind die meisten sehr selbstständig. Wenn sie diese verlassen müssen, helfen Blindenstock oder ein Blindenführhund (→ Abb. 10.13).

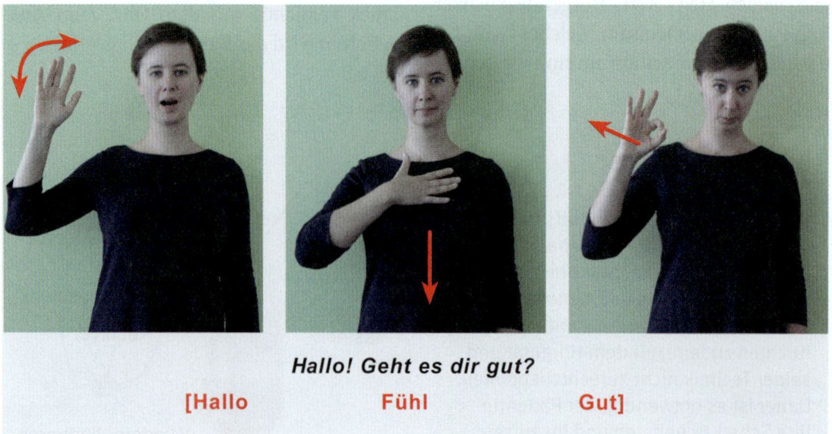

Abb. 10.12 Die Gebärdensprache setzt Handzeichen (Gebärden), Mimik und Körperhaltung zur Verständigung ein. Hier wird in deutscher Gebärdensprache dargestellt: „Hallo! Geht es dir gut?" durch die Gebärden „Hallo", „Fühl", „Gut". [O1082]

Bei einem Krankenhausaufenthalt oder Umzug in eine Pflegeeinrichtung müssen sich die Betroffenen in der neuen Umgebung zurechtfinden.

Prinzipien im Umgang sind:

- Patientin stets mit ihrem Namen anreden, auch als Pflegende jedes Mal den Namen nennen
- Patientin nie ohne vorherige Ansprache und Ankündigung anfassen; ggf. möchte sie die Pflegende abtasten (meist das Gesicht), um eine Vorstellung zu haben, wer sie pflegt
- Betreten und Verlassen des Zimmers immer ankündigen, ebenso Tätigkeiten
- Auf dem Nachtkästchen, Tisch und im Schrank nichts umräumen, da alles für die Betroffene seinen festen Platz haben muss; Schranktüren, Schubladen immer schließen, Zimmertüren stets ganz geöffnet oder geschlossen halten, nichts im Weg stehen lassen
- Zimmer und Bad genau beschreiben bzw. alle wichtigen Räume gemeinsam begehen, ggf. farbige Markierungen am Boden, an Schaltern usw. anbringen; die Betroffene fragen, was zu ihrer Orientierung beitragen kann
- Auf Wunsch der Patientin den Arm anbieten (z. B. führende Person fasst den Arm am Ellenbogen und geht dann voran), aber nicht einfach ungefragt die Hand oder den Arm fassen
- Beim Treppensteigen die erste und die letzte Stufe ankündigen und – wenn nötig – die Hand ans Geländer führen
- Beim Anbieten eines Sitzplatzes die Hand der Sehbehinderten auf die Arm-/Rückenlehne legen, sodass sie sich allein orientieren kann
- Beim Essen die Anordnung der Speisen analog des Ziffernblatts beschreiben und die Hände der Patientin zu Besteck und Trinkglas führen; Gläser und Tassen nicht ganz füllen, evtl. kann die Patientin das Einschenken selbst übernehmen
- Private Post nur auf Wunsch der Patientin öffnen; zuerst die Absenderin nennen, damit die Patientin entscheiden kann, wer den Inhalt vorlesen soll. Über den Inhalt unterliegt die Vorlesende der Schweigepflicht [17], [18].

Hilfsmittel

Einige Seheinschränkungen sind operativ behandelbar. Als **Hilfsmittel** werden verwendet:

- **Brille:** Sie sollte immer sauber geputzt und griffbereit sein; ggf. in Krankenhaus und Pflegeeinrichtung mit Namen beschriften
- **Kontaktlinsen** (→ 35.1.6)
- **Optische Sehhilfen** (Lupen): Vergrößern Texte als Hand-, Aufsetz- (werden direkt auf den Text aufgesetzt) oder Standlupen
- **Lampen:** Sollen ein helles Licht machen
- **Alltägliche Utensilien:** Armbanduhr, Wecker, Fieberthermometer u. a. mit Sprachansage; es gibt Telefone und Smartphones mit extra großem Display und Tasten; Münzbox zum leichten Auffinden von Geldmünzen u. a.
- **Hörbibliotheken** und **Vorlesegeräte:** Mit diesen können vielfältige Texte gehört werden
- **Brailleschrift** (Punkte-Schrift): Sie ermöglicht Blinden das Lesen. Sie wurde von Louis Braille Mitte des 19. Jahrhunderts erfunden. Innerhalb eines Grundsystems von sechs Punkten sind die erhabenen Punkte bei verschiedenen Buchstaben unterschiedlich angeordnet. Es gibt Bücher und Zeitungen in dieser Schrift, sie ist auch auf Geldscheinen und Arzneimittelverpackungen zu finden. Zusatzgeräte für den Computer wandeln das Getippte in die Brailleschrift um oder machen es hörbar.

Hilfsmittel für **draußen:**

- **Blindenstock** (→ Abb. 10.13): Er dient zur Orientierung im öffentlichen Raum und macht andere Menschen auf die Behinderung aufmerksam
- **Blindenführhund** (→ Abb. 10.13): Speziell ausgebildete Assistenzhunde gelten nach SGB V rechtlich als Hilfsmittel. Sie sind am weißen Führgeschirr erkennbar
- **Akustische Signale** an Ampeln, **Begrenzungsrillen,** z. B. an Bahnsteigen, oder **Brailleschrift** ermöglichen ein selbstständiges und möglichst sicheres Leben.

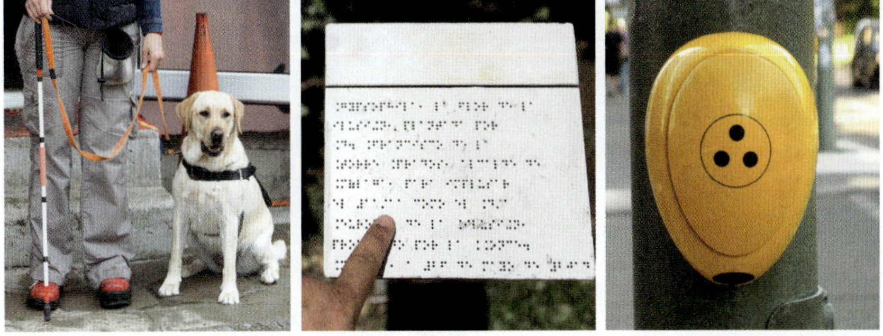

Abb. 10.13 Verschiedene Hilfsmittel für Menschen mit Sehbehinderungen: Ein Blindenstock und ein Blindenhund assistieren unterwegs. Informationen werden Menschen auch im öffentlichen Raum in Brailleschrift angeboten und an Ampeln gibt es akustische Signale zur Orientierung. [J787]

Beratungsstellen für sehbehinderte Menschen

Informationen zu Sehhilfen und anderen Hilfsmitteln, rechtliche Beratung sowie Trost und Beistand geben die Beratungsstellen des Deutschen Blinden- und Sehbehindertenverbands e. V. [19].

10.6.2 Umgang mit Menschen mit Taubblindheit

Taubblindheit ist eine doppelte Sinnenbehinderung, bei der Gehörlosigkeit und Blindheit gleichzeitig auftreten. Meist sind die beiden Sinne aber nicht vollständig ausgefallen, sondern nur hochgradig eingeschränkt. In Deutschland leben schätzungsweise 10.000 Menschen mit Taubblindheit. Die Einschränkungen sind umfassend und wirken sich auf alle Lebensbereiche aus.

Für die **Kommunikation** stehen verschiedene Möglichkeiten zur Verfügung, die auch davon abhängig sind, ob die Taubblindheit angeboren oder später erworben ist (Lautsprache ist möglich):

- **Taktile Gebärden:** Die Betroffene nimmt Informationen ihrer Gesprächspartnerin auf, indem sie ihre Hände auf die anderen legt und den Gebärden folgt
- **Lormen** (nach Hieronymus Lorm): Einzelne Finger und Handpartien sind verschiedenen Buchstaben zugeordnet. So buchstabiert die Gesprächspartnerin in die Hand der Taubblinden
- **Laut- und Gebärdensprache** – auch wenn sie die Gebärden des anderen nach dem vollständigen Erblinden nicht mehr sieht
- **Bildkarten** [20].

11

SCHLAF

Agnetha Radatz

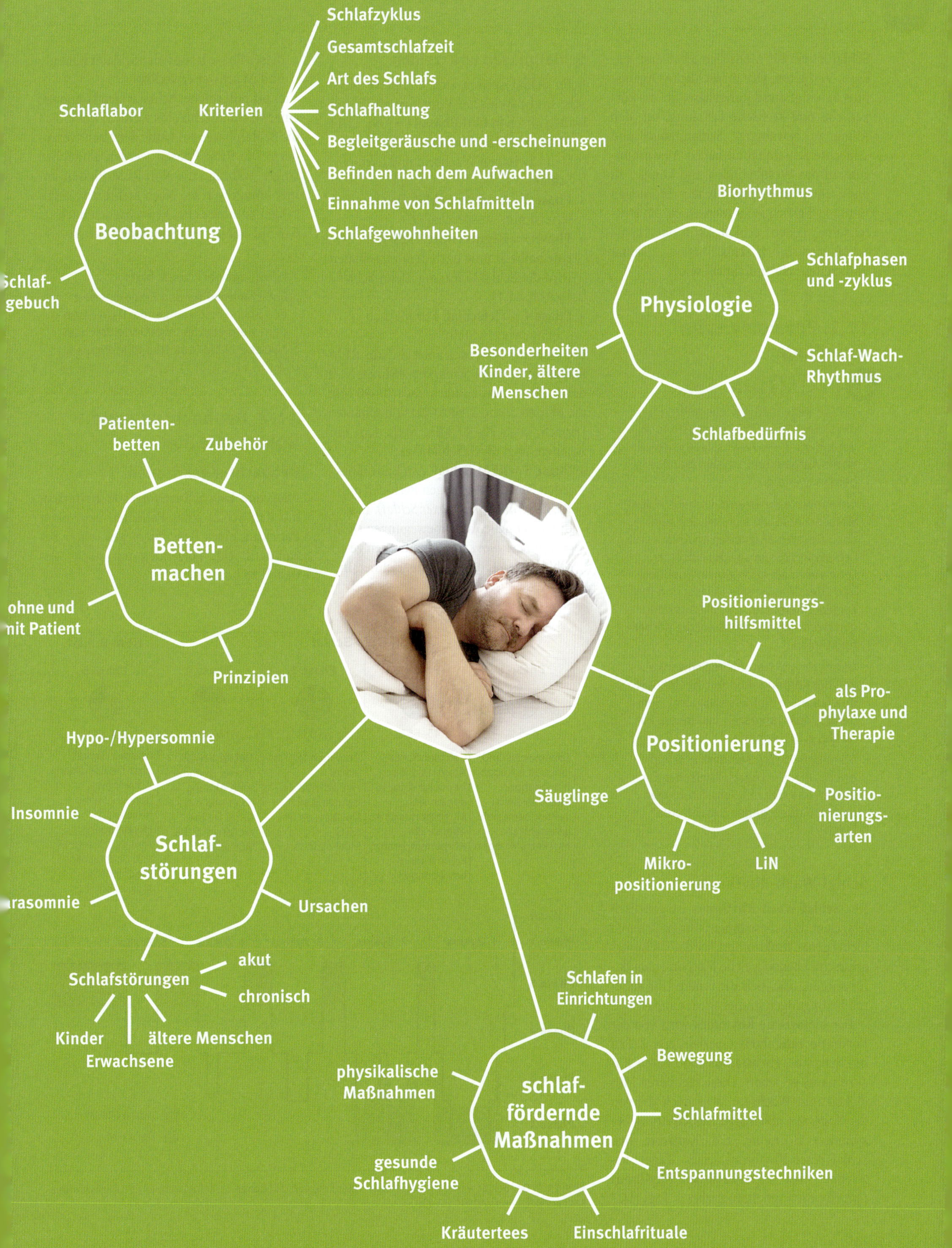
Beobachtung
Schlaflabor
Kriterien
Schlafzyklus
Gesamtschlafzeit
Art des Schlafs
Schlafhaltung
Begleitgeräusche und -erscheinungen
Befinden nach dem Aufwachen
Einnahme von Schlafmitteln
Schlafgewohnheiten
chlaf-
gebuch
Physiologie
Biorhythmus
Schlafphasen und -zyklus
Schlaf-Wach-Rhythmus
Schlafbedürfnis
Besonderheiten Kinder, ältere Menschen
Betten-machen
Patienten-betten
Zubehör
ohne und
nit Patient
Prinzipien
Positionierung
Positionierungs-hilfsmittel
als Pro-phylaxe und Therapie
Positio-nierungs-arten
LiN
Mikro-positionierung
Säuglinge
Schlaf-störungen
Hypo-/Hypersomnie
Insomnie
rasomnie
Ursachen
Schlafstörungen
akut
chronisch
Kinder
Erwachsene
ältere Menschen
schlaf-fördernde Maßnahmen
Schlafen in Einrichtungen
Bewegung
Schlafmittel
Entspannungstechniken
Einschlafrituale
Kräutertees
gesunde Schlafhygiene
physikalische Maßnahmen

Schlaf ist ein für Menschen lebensnotwendiges Verhalten. Der menschliche Organismus benötigt diese Ruhephase, für die körperliche und seelische Erholung, um den Alltag zu bewältigen. Schlafmangel und schlechte Schlafqualität haben Auswirkungen auf das Wohlbefinden und können zu physischen und psychischen Störungen führen. Obgleich jeder Mensch ca. ein Drittel seines Lebens schläft, kann das Thema Schlaf hinsichtlich Schlafritualen, -qualität und -zeiten sehr individuell sein.

11.1 Physiologische Grundlagen

i DEFINITION

Schlaf: Regelmäßig wiederkehrender, physiologischer Erholungszustand mit Veränderung der Bewusstseinslage. Er ist als Aufbau- und Erholungsphase lebensnotwendig.

Chronobiologie (*griech.* chronos = Zeit): Wissenschaft, die sich mit den zeitlichen Gesetzmäßigkeiten im Ablauf von Lebensprozessen sowohl einzelner Lebewesen als auch ganzer Populationen oder Ökosysteme befasst und ihre Folgen untersucht, z. B. die Auswirkungen des Tagesrhythmus auf die Körperfunktionen.

Biorhythmus: Natürliche Schwankungen der Körperfunktionen, beeinflusst durch äußere Einflüsse wie Licht, Temperatur oder Jahreszeit und innere Einflüsse, z. B. Hormone

Somnologie: (*lat.* somnum = Schlaf, *griech.* logos = Lehre): Klinisches Fachgebiet, das sich mit Schlafstörungen und schlafbezogenen Beschwerden befasst.

Schlaf-Wach-Rhythmus

Der **Schlaf-Wach-Rhythmus** ist genetisch festgelegt. Wie diese innere Uhr (z. B. durch Licht) genau funktioniert, wird noch immer erforscht, ebenso welche Mechanismen dafür sorgen, dass sich die innere Uhr äußeren Bedingungen immer wieder anpasst.

Der biologische Rhythmus wird von der **Formatio reticularis** (spezialisierte Zellen im Thalamus, Hirnstamm und oberen Rückenmark) gesteuert. Diese regulieren Müdigkeit und Wachsein, aber auch die von der Tageszeit abhängige Ausschüttung bestimmter Hormone, z. B. Kortison. Den Schlaf-Wach-Rhythmus eines Tages bezeichnet man als **zirkadianen Rhythmus** (*lat.* circum = um, herum; dies = Tag) [1].

Schlafphasen und -zyklen

Beim Schlaf spielen sich komplexe physische und psychische Vorgänge ab. Er verläuft zyklisch in fünf **Phasen** (→ Abb. 11.1):

- **Phase 1 = Einschlafphase.** Dämmerzustand zwischen Wachsein und leichtem Schlaf
- **Phase 2 = Leichter Schlaf.** Das Bewusstsein ist nun „ausgeschaltet"
- **Phase 3 = Beginnender Tiefschlaf.** Etwa eine halbe Stunde nach dem Einschlafen wird der Schlaf tiefer, sog. Delta-Schlaf (→ Abb. 11.1)
- **Phase 4 = Tiefschlaf.** Der Mensch schläft „wie ein Stein".

Die Phasen 1–4 werden auch als **Non-REM-Schlaf** (*orthodoxer Schlaf*) bezeichnet. Nach der 4. Phase werden nach etwa 20–30 Min. die Phasen 3 und 2 rückwärts durchlaufen. Danach, etwa 70–90 Min. nach dem Einschlafen, folgt die 5. Schlafphase.

- **Phase 5 = REM-Schlaf.** Am Ende eines jeden Schlafzyklus liegen Perioden des **REM-Schlafs** *(paradoxer Schlaf)*. Er ist durch schnelle Augenbewegungen *(REM = rapid eye movements)* unter den geschlossenen Lidern gekennzeichnet. In dieser Phase träumt der Schläfer häufig und ist schwer erweckbar.

Vier bis fünf solcher Schlafzyklen können in einer Nacht durchlaufen werden, wobei sich die Schlafphasen im Laufe der Nacht verändern: Die REM-Phasen werden allmählich länger, während die Non-REM-Phasen immer kürzer werden. Nach mehreren Schlafzyklen kommt es bei Erwachsenen nach ca. 6–8 Std. Schlaf zum Spontanerwachen.

Erholungswert des Schlafs

Entscheidend für den Erholungswert des Schlafs ist weniger die Dauer, sondern vielmehr der ungestörte Wechsel zwischen REM- und Non-REM-Phasen.

11.2 Beobachtung und Dokumentation

Beobachtungskriterien

Pflegende beobachten folgende **Kriterien,** um den Schlaf eines Patienten bzw. einer Patientin, eines Bewohners bzw. einer Bewohnerin (im Folgenden nur noch „Patient") zu beurteilen:

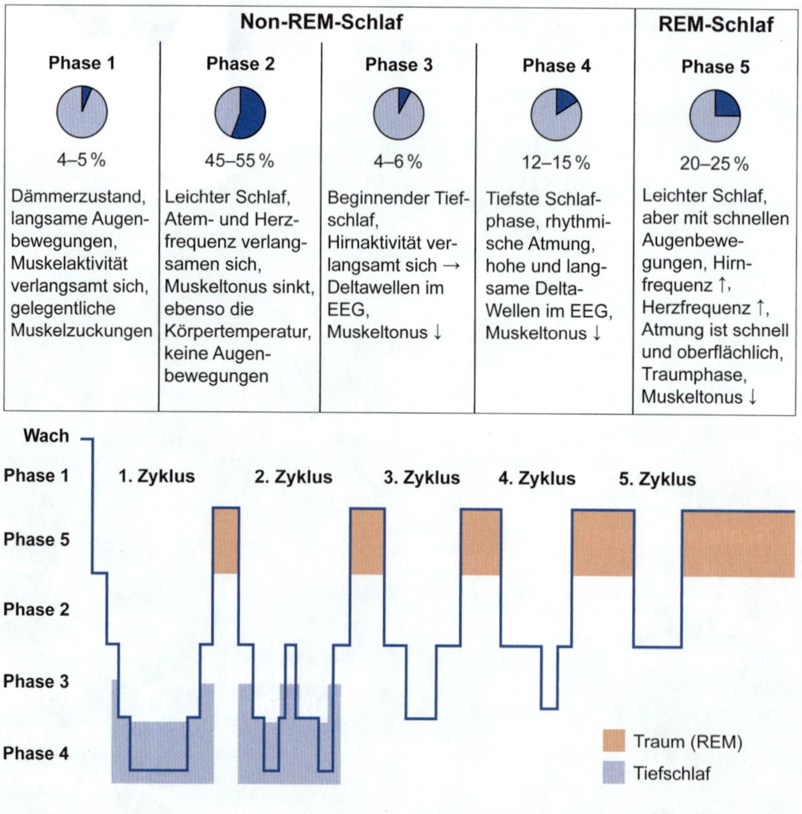

Abb. 11.1 Der Schlaf während einer Nacht. Oben: die verschiedenen Schlafphasen, unten: die Schlafphasen im zyklischen Verlauf. [L143]

Schlafprotokoll					Name:							
Bitte abends ausfüllen							Bitte morgens ausfüllen					
Datum	Genussmittel			Arzneimittel (Schlafmittel und andere)	Wann/ Wie lange tagsüber gelegen?	Wann ins Bett gegangen?	Wann aufgestanden?	Wie oft aufgewacht?	Wie haben Sie geschlafen? Und wie lange?			Bemerkungen
	Alkohol	Nikotin	Kaffee, Cola, Tee						Gut	Mittel	Schlecht	
14.6.18	*1 Bier (12.00 h)*	*5 Zig.*	*3 Tassen Tee (16.00 h)*		*13.00 h 1 Stunde*	*22.30 h*	*6.00 h*	*3×*			*4 Std.*	*Ärger mit dem Chef*

Abb. 11.2 Um einen Anhaltspunkt für die Ursache(n) seiner Schlafstörungen zu finden, wird der Patient gebeten, ein Schlaftagebuch zu führen. [A400]

- **Schlafzyklus.** Schlaf- und Wachphasen, Zeitpunkt des Einschlafens und des Erwachens
- **Gesamtschlafzeit.** Setzt sich aus Nacht- und Tagesschlaf zusammen
- **Art des Schlafs.** Ruhig, tief, oberflächlich
- **Schlafhaltung.** Bauch-, Seiten- oder Rückenlage
- **Begleitgeräusche.** Schnarchen, Stöhnen, Zähneknirschen
- **Begleiterscheinungen.** Bettnässen, Schlafwandeln, Reden im Schlaf
- **Befinden nach dem Aufwachen.** Erholtes oder abgespanntes Gefühl
- **Einnahme** und **Wirkung von Schlafmitteln** (→ 11.4.4)
- **Individuelle Schlafgewohnheiten.** Lieblingseinschlafposition, vor dem Einschlafen, z. B. Musik hören, Lesen oder Tee trinken.

Datenerhebung

Zur **Datenerhebung** beobachten die Pflegenden den Schlaf eines Patienten, insbesondere in der Nacht. Eine Krankenhausstation oder ein stationärer Pflegebereich ist jedoch kein Schlaflabor. Deshalb können Pflegende hier nur begrenzt Beobachtungen machen. Um Schlafstörungen und evtl. deren Ursachen zu erkennen, sind sie auf subjektive Äußerungen des Patienten angewiesen.

Bereits beim **Anamnesegespräch** erkundigen sich Pflegende nach der individuellen Schlafsituation des Patienten. Sie erfragen diese anhand der oben genannten Beobachtungskriterien.

Bei **Säuglingen und Kindern** erfragen sie zusätzlich:

- Hat das Kind bestimmte Rituale vor dem Einschlafen, z. B. das Vorlesen einer Gute-Nacht-Geschichte?
- Benötigt das Kind einen Schnuller oder Kuscheltiere zum Einschlafen?
- Kommt das Kind nachts zu den Eltern ins Bett?
- Hat das Kind Angst im Dunkeln oder benötigt es Licht?

Pflegende fragen am Morgen den Patienten, ob er gut geschlafen hat. Dies ist nicht nur eine Floskel, sondern dient dazu, Informationen über seinen Schlaf zu gewinnen, denn das subjektive Befinden eines Menschen – ob er sich am Morgen erholt fühlt oder „wie gerädert" – ist das wichtigste Kriterium bei der Beurteilung des Schlafs.

Schlaftagebuch

Das Führen eines **Schlaftagebuchs** (→ Abb. 11.2) gibt wesentliche Hinweise über das Schlafverhalten eines Patienten [2]. Es dient zur Anamnese und Ursachensuche bei Schlafstörungen und ist eine Möglichkeit der Selbstkontrolle. Zudem können mit ihm Maßnahmen zur Schlafförderung evaluiert werden. Jeden Tag trägt der Patient ein, wann er zu Bett geht, wie häufig und wie lange er nachts wach liegt und wie lange er insgesamt schläft.

Schlaflabor

Im **Schlaflabor** (speziell ausgestattetes Einzelzimmer, u. a. mit Video und Gegensprechanlage) werden Veränderungen des schlafenden Organismus durch die Messung verschiedener Körperfunktionen aufgezeichnet:

- Die Elektroenzephalografie (EEG → 37.3.3) misst die elektrische Hirnaktivität
- Die Elektrookulografie (EOG) misst die Augenbewegungen
- Die Elektromyografie (EMG, → 37.3.5) registriert die Muskelaktivität.

Zusätzlich werden Atmung und Atemgeräusche, Blutdruck, EKG, Temperatur und Körperbewegungen aufgezeichnet.

Dokumentation

Die **Dokumentation** des Schlafs erfolgt im Pflegebericht. Besonders bei Säuglingen, Kleinkindern und bei Menschen mit Schlafstörungen werden die Wach- und Schlafzeiten exakt dokumentiert.

11.3 Beurteilung des Schlafs

Normalzustand

Im Schlaf sind zahlreiche Körperfunktionen gegenüber dem Wachzustand verändert (→ Abb. 11.1). Neben diesen messbaren physiologischen Veränderungen gibt es höchst individuelle Unterschiede, z. B. hinsichtlich des Schlafbedürfnisses, der Schlafstruktur, der persönlichen Einstellung zum Schlaf und den Ritualen, die der Einzelne am Abend vor dem Zubettgehen durchführt.

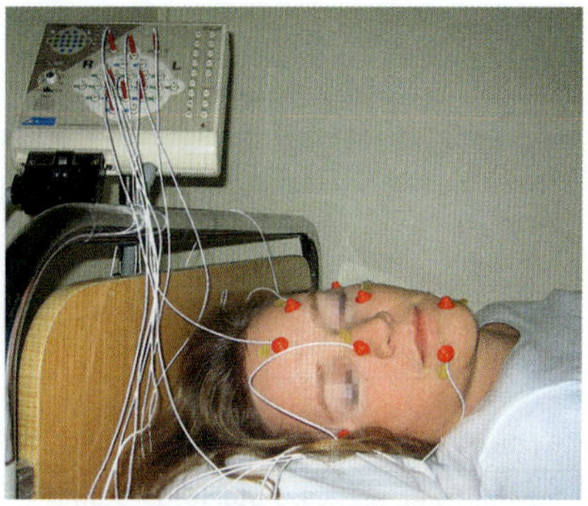

Abb. 11.3 Patientin zur Übernachtung im Schlaflabor. Sie ist umfangreich „verkabelt" und wird die ganze Nacht von einem Schlafmediziner oder einer Pflegefachperson überwacht. [K115]

11.3.1 Physiologische Veränderungen

Tagsüber dominiert der Sympathikus, im Schlaf dagegen der Parasympathikus, der den Körper entspannt [1]:

- Herzfrequenz und Blutdruck sinken
- Die Atmung wird langsamer, flacher und regelmäßiger
- Die Körpertemperatur sinkt um ca. 0,4 °C, in den frühen Morgenstunden ist sie am niedrigsten
- Die Muskelspannung lässt deutlich nach.

Das Bewusstsein ist je nach Schlaftiefe eingeschränkt bis ausgeschaltet (→ Abb. 11.1). Allerdings bleibt das Gehör funktionsfähig. Oft werden Geräusche in Träume eingebunden und so verarbeitet. Bei ungewohnten oder lauten Geräuschen (z. B. Klingeln des Weckers) erwacht der Schläfer meist.

In der **REM-Phase** steigt der Blutdruck, die Hirnrinde wird stärker durchblutet, Puls und Atmung werden schneller und unregelmäßig. Während die Körpermuskulatur maximal entspannt ist, werden die Geschlechtsorgane stärker durchblutet. Bei Männern kommt es zu Erektionen, bei Frauen steigen Körpertemperatur und Feuchtigkeit im Genitalbereich.

11.3.2 Individuelle Schlafunterschiede

Viele Parameter des Schlafs lassen sich im Schlaflabor messen. Nicht messbar sind jedoch das individuelle Schlafbedürfnis, die Einstellung zum Schlaf und das Schlafverhalten bzw. individuelle Rituale.

Unterschiedliches Schlafbedürfnis

Es gibt keine Faustregel dafür, wie viel Schlaf der Mensch braucht, um sich morgens erholt und leistungsfähig zu fühlen. (→ Tab. 11.1).

Tab. 11.1 Durchschnittswerte des Schlafbedarfs abhängig vom Lebensalter.

Lebensalter	Schlafbedarf in Std.
Säugling 6 Monate	Ca. 14 Std. (10–19 Std.)
Kleinkind 3 Jahre	Ca. 12 Std. (9–15 Std.)
Schulkind 6 Jahre	Ca. 10,5 Std. (9–13 Std.)
Jugendlicher 14 Jahre	Ca. 9 Std. (6–12 Std.)
Erwachsener	Ca. 7–8 Std.
Älterer Mensch	Ca. 7 Std.

Auch tagsüber besteht das Bedürfnis zu ruhen oder schlafen. Eine verstärkte Müdigkeit am Tag zeigt sich oft gegen 9–10 Uhr, gegen 13–15 Uhr („Mittagstief") und gegen 17–19 Uhr.

Altersabhängige Schlafstruktur

Die durchschnittliche nächtliche Schlafdauer von ca. 7–8 Std. bleibt beim **Erwachsenen** nahezu konstant. Bei **älteren Menschen** ab dem 60.–70. Lebensjahr wird der Schlaf durch längere Wachpausen unterbrochen, dafür schlafen sie häufiger kurz am Tag.

Besonderheiten des kindlichen Schlafs

Neugeborene und Säuglinge wachen nachts oft noch auf, weil sie Hunger haben. In der Regel verliert sich dieses Verhalten im Lauf des 1. Lj., das Kind schläft durch. Je jünger der Säugling oder das Kleinkind ist, desto mehr Schlaf benötigt es im Lauf des Tages, z. B. einen Vormittags- und einen Nachmittagsschlaf (→ Abb. 11.4).

Bei Neugeborenen lassen sich im Non-REM-Schlaf noch keine Schlafphasen unterscheiden (→ Abb. 11.1). REM-Schlaf und Non-REM-Schlaf nehmen je ca. 50 % der Schlafzeit ein, und die zyklische Abfolge erfolgt wesentlich häufiger als beim Erwachsenen (alle 30–70 min). In den ersten Lebensmonaten entwickeln sich die typischen Schlafphasen und bis Ende des ersten Lebensjahrs die zirkadiane Rhythmik. Bei Frühgeburten und/oder in Fällen von Sauerstoffmangelversorgung auch noch später.

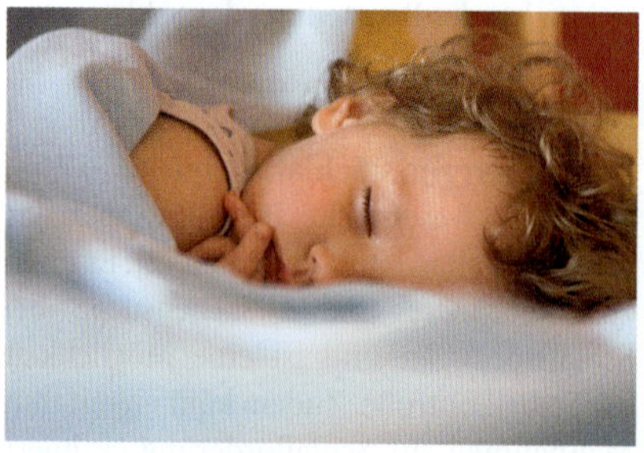

Abb. 11.4 Säuglinge und Kleinkinder sammeln im Schlaf Kraftreserven für die körperliche Entwicklung und erholen sich von den vielfältigen Sinneseindrücken während des Wachseins. [J787]

Körperliche und geistige Aktivität

Die Schlafdauer ist abhängig von **körperlichen und geistigen Aktivitäten** und von den täglichen Anforderungen. Menschen, die tagsüber körperlich schwer arbeiten oder sportliche Hochleistungen vollbringen, fallen abends „todmüde" ins Bett und schlafen „wie ein Stein". Auch anspruchsvolle geistige Aufgaben fordern den Körper gleichermaßen, der sich in der Nacht davon erholt. Hingegen können bei Menschen, denen eine Aufgabe, Beschäftigung und körperliche Aktivitäten fehlen, häufiger Schlafstörungen auftreten.

Unterschiedliche Tagesrhythmen

Individuelle Veranlagungen und Gewohnheiten bestimmen den **Schlaf- und Wachrhythmus** eines Menschen. Trotz vergleichbarer Schlafdauer sind manche Menschen morgens putzmunter, andere dagegen kaum ansprechbar; die einen sind Frühaufsteher, die anderen Nachtmenschen.

Individuelle Einstellung und Einschlafrituale

Der Mensch kann nicht abrupt vom „Wach sein" zum „Schlafen" wechseln. Am Abend braucht es eine Phase der Ruhe und Entspannung, in denen Hektik und Tagesereignisse langsam abfallen. Vor dem Schlafengehen haben die meisten Menschen abendliche **Einschlafrituale,** die eine Vorbereitung auf die Nacht und einen Abschied vom Tag darstellen (→ Abb. 11.5). Bei Kindern sind diese besonders stark ausgeprägt: Sie brauchen

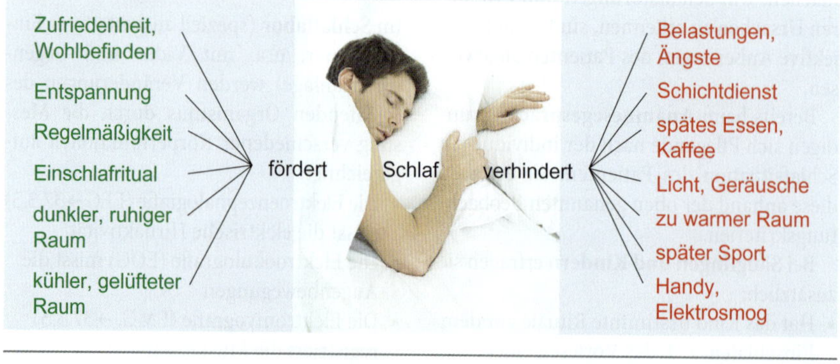

Abb. 11.5 Beispiele für fördernde und hemmende Einflüsse auf den Schlaf. [Foto: J787]

meist eine Gute-Nacht-Geschichte, ein Schlaflied oder ein bestimmtes Stofftier und die Anwesenheit der Eltern während der Einschlafphase. Pflegefachpersonen informieren diese über die Möglichkeit der Mitaufnahme ins Krankenhaus. Können Eltern nicht bei ihrem Kind übernachten, so sollten sie – ohne Eingrenzung durch Besuchszeiten – bei ihrem Kind bleiben können.
Weitere Einschlafrituale sind z. B.:

- Lesen oder Musikhören im Bett
- Spazieren gehen
- Etwas Warmes trinken
- Duschen oder Baden.

11.3.3 Schlafstörungen

Schlafstörungen *(Dyssomnien)* werden nach ihrer Dauer, Ursache und Form unterschieden. Sie werden vom Betroffenen subjektiv empfunden oder sind objektiv (z. B. im Schlaflabor, → 11.2) beobachtbar [2].

Akute und chronische Schlafstörungen

> **DEFINITION**
>
> **Akute Schlafstörungen:** Dauern bis zu drei Wochen und haben eine erkennbare Ursache. Nach Beseitigung der Ursache stellt sich der normale Schlaf wieder ein.
>
> **Chronische Schlafstörungen:** Dauern länger als drei Wochen, eine Ursache ist meist nicht erkennbar.

Akute Schlafstörungen treten z. B. nach Überschreiten mehrerer Zeitzonen bei Interkontinentalflügen *(Jetlag)*, vor Prüfungen oder nach Operationen auf. Sie können auch Folge von schmerzhaften Erkrankungen und quälenden Sorgen sein. Wenn Kinder viel Neues erleben, verarbeiten sie dies im Schlaf und wachen nachts häufiger auf.

Akute Schlafstörungen lassen sich durch die Beseitigung der Ursache meist beheben. Bleibt die Angst des Patienten, nicht einschlafen zu können, allerdings weiter bestehen, so kann sich eine **chronische Schlafstörung** entwickeln. Bei den meisten chronischen Schlafstörungen ist keine (offensichtliche) Ursache festzustellen.

Insomnie, Hypo- und Hypersomnie

> **DEFINITION**
>
> **Insomnie:** Schlaflosigkeit.
>
> **Hyposomnie:** Leichte Schlaflosigkeit.
>
> **Hypersomnie:** Sehr starkes Schlafbedürfnis.

Eine **Hyposomnie** tritt häufig infolge von Einschlafstörungen und Durchschlafstörungen auf. **Einschlafstörungen** führen zu einer Verkürzung der Gesamtschlafzeit, weil der Betroffene lange wach liegt und nicht einschlafen kann. Oft sind es quälende Gedanken, die ihm durch den Kopf gehen und ihn nicht zur Ruhe kommen lassen. Menschen mit **Durchschlafstörungen** können zwar einschlafen, wachen jedoch öfter in der Nacht auf und liegen wach, was dann ebenfalls zu einem Schlafdefizit führt.

Frühes Erwachen kommt häufig bei älteren Menschen vor, die früh ins Bett gehen *(Syndrom der vorverlagerten Schlafphase).*

Eine **erhöhte Schlafneigung** zeichnet sich im Wesentlichen durch eine gesteigerte Schläfrigkeit während des Tages aus, trotz ausreichendem Nachtschlafs. Etwa 4 % der Bevölkerung sind davon betroffen. Handelt es sich um eine pathologisch erhöhte Schlafneigung, z. B. bei Vergiftungserscheinungen oder Gehirnveränderungen, spricht man von **Hypersomnie.**

Chronobiologische Störungen liegen vor, wenn dem biologischen Schlaf-Wach-Rhythmus nicht entsprochen werden kann, z. B. bei (Nacht-)Schichtarbeitern. Aufgrund des sich häufig ändernden Schlaf-wach-Rhythmus wird ihr Schlaf oberflächlicher und kürzer. In Deutschland sind 80 % der (Nacht-)Schichtarbeiter von Schlafstörungen betroffen.

Parasomnien

Parasomnien sind störende oder krankhafte Begleiterscheinungen des Schlafs, die anfallsartig oder als Episoden auftreten, wie Schlafwandeln, Einnässen, Albträume und nächtliche Angstzustände *(Pavor nocturnus).* Die meisten dieser Symptome treten überwiegend im Kindes- und Jugendalter, im Alter oder nach Belastungssituationen auf.

Ursachen für Schlafstörungen

Leichtere und sporadisch auftretende **Schlafstörungen** sind den meisten Menschen vertraut und stellen im Allgemeinen keine Gefährdung für die Gesundheit dar. Die Angaben zur Häufigkeit von behandlungsbedürftigen Schlafstörungen differieren stark. Fest steht, dass das Risiko mit dem Lebensalter steigt [2].

Exogene Schlafstörungen

„Schlaf ist die beste Medizin", sagt eine Volksweisheit. Im Krankenhaus bzw. in einer Pflegeeinrichtung wird der Schlaf und eine erholsame Nachtruhe häufig gestört: pflegerische Aktivitäten, Überwachungsmaßnahmen, schnarchende und unruhige Mitpatienten u. a. und führen zu einer **exogenen Schlafstörung** (durch die Umgebung bedingt). Weitere exogene Faktoren sind: störendes Licht oder Lärm, zu warme oder zu kalte Raumtemperatur, ungeeignetes Bett oder Matratze, „Zwangshaltung", z. B. nach einer Operation oder mit einer Lagerungsschiene.

Organische Schlafstörungen

Organischen Schlafstörungen liegt eine körperliche Ursache zugrunde, z. B. [2]:

- Zu hoher oder zu niedriger Blutdruck (→ 22.4)
- Schmerzen, z. B. postoperativ
- Schlafapnoesyndrom (→ 23.12): rezidivierendes kurzes Aussetzen der Atemtätigkeit (v. a. während der Non-REM-Schlafphasen)
- Internistische und neurologische Erkrankungen, z. B. Demenz (→ 37.11.3) Asthma (→ 23.5), koronare Herzkrankheit (→ 21.5.1), Morbus Parkinson (→ 37.11.1), Schilddrüsenerkrankungen (→ 26.3)
- Starker Juckreiz bei Hauterkrankungen.

Psychoreaktive Schlafstörungen

Psychoreaktive Schlafstörungen haben psychische Ursachen, z. B.:

- Erlebnisse (auch freudige) des vergangenen Tages
- Bevorstehende Ereignisse
- Ängste, z. B. bei unklarer Diagnose oder vor einer OP; bei Kindern auch die Angst, verlassen zu werden, z. B. wenn sich die Eltern gerade getrennt haben
- Psychiatrische Erkrankungen, z. B. Depression (→ 38.10.1), Schizophrenie (→ 38.9.1), Alkoholkrankheit (→ 38.8.3) [2].

> **Schlafstörungen und Depression**
>
> Gestörter Schlaf ist ein **Leitsymptom der Depression** (→ 38.10.1): Ca. 80–90 % aller depressiver Patienten klagen über Schlafstörungen [3].

Schlafstörungen durch Arznei- und Genussmittel

- Arzneimittel, wie z. B. antriebssteigernde Antidepressiva, Betablocker, bestimmte Antibiotika, Schilddrüsenhormone; indirekt Diuretika durch Toilettengänge [2]
- Kaffee und andere koffeinhaltige und -ähnliche Getränke, wenn sie nicht unmittelbar vor dem Schlafengehen getrunken werden (nach dem Kaffeegenuss werden viele Menschen zuerst müde, ehe dann die anregende Wirkung einsetzt)

- Schwarzer Tee nach kurzer Ziehzeit
- Üppige, schwer verdauliche abendliche Mahlzeiten
- Alkohol. Die erholsame REM-Schlafphase (→ 11.1) ist unter deutlichem Alkoholeinfluss wesentlich verkürzt, und das Schnarchen sowie eine Schlafapnoe werden begünstigt.

Schlafstörungen im Kindes- und Jugendalter

Schlafstörungen im Kindes- und Jugendalter sind häufig, bis zu 40 % der Kinder sind betroffen. Meistens sind sie ein vorübergehendes alters- und entwicklungsabhängiges Phänomen. Schlafstörungen zeigen sich neben Ein- und Durchschlafstörungen auch als Schlaftrunkenheit (Desorientierung nach dem Wecken), als Schlafwandeln (Somnambulismus), als nächtliches Aufschrecken aus dem Tiefschlaf (Pavor nocturnus), als Albträume und nächtliches Einnässen (Enuresis nocturna).

Am Tage sind die Kinder verstärkt müde und emotional labil, die körperliche und geistige Leistungsfähigkeit ist vermindert.

Ursachen können mangelhafte Schlafhygiene und Störungen in der Umgebung sein, z. B. Medienkonsum (soziale Medien, Computerspiele). Möglich sind auch psychosoziale Belastungen (z. B. Streit im Elternhaus, Schulstress), traumatische Ereignisse (z. B. Unfall, körperliche Gewalt) oder psychische Erkrankungen (z. B. Angststörung, hyperaktive Störung) [4].

Schlafstörungen im Alter

Im Alter nimmt die Häufigkeit von **Schlafstörungen** zu. Sie sind nicht leicht von den physiologischen Veränderungen des Schlafmusters, z. B. häufigen nächtlichen Wachphasen, zu unterscheiden. Die zirkadiane Rhythmik ist bei älteren Menschen weniger stark ausgeprägt ist als bei jüngeren. Der Grund dafür dürfte in der reduzierten Produktion bzw. Ausschüttung von zirkadian wirksamen Hormonen und Neurotransmittern (Melatonin, Cortisol, Östrogen, Dopamin, Orexin u. a.) liegen. Bei Betroffenen mit grauem Star wird Melatonin beim Einsetzen der Dunkelheit verspätet freigesetzt, was u. a. das späte Einschlafen erklärt. Auch obstruktive Apnoen (→ 23.12) und Hypopnoen nehmen beim älteren Menschen zu, z. B. durch Abbau der Pharynxmuskulatur zu [5].

Weitere mögliche Ursachen sind:

- Bewegungsmangel, Bettlägerigkeit
- Schmerzen oder andere körperliche Beschwerden

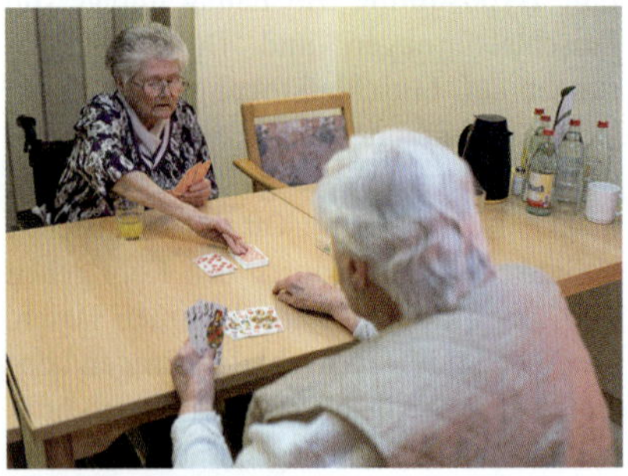

Abb. 11.6 Nachtcafé. [K157]

- Nebenwirkung von Arzneimitteln
- Ängste, Sorgen, Einsamkeit
- Psychische Erkrankungen, z. B. Depression, Angststörung, Demenz
- Ungewohnte Umgebung, z. B. nach Umzug in eine Pflegeeinrichtung.

Erhebliche Einschlafstörungen oder sehr häufige und lange Schlafphasen am Tag weisen auf eine behandlungsbedürftige Störung hin.

Nachtcafé

Insbesondere Menschen, die von einer Demenz betroffen sind, fallen durch lange Wachzeiten in der Nacht auf. Um den Betroffenen eine sinnvolle Beschäftigung zu ermöglichen, wurden in Pflegeeinrichtungen sog. **Nachtcafés** (→ Abb. 11.6) eingerichtet. Dort erhalten die Betroffenen, wenn sie möchten, etwas zu trinken und eine Kleinigkeit zu essen, und finden andere Menschen für ein Gespräch oder ein gemeinsames Spiel.

11.4 Schlaffördernde Maßnahmen

Die **Folgen von Schlafmangel** zeigen sich schnell. Schon nach einer Nacht ohne erholsamen Schlaf fühlen sich viele Menschen am Tag müde, sind weniger leistungsfähig und unkonzentriert. Sie frieren schneller, bekommen Kopfschmerzen, sind möglicherweise gereizt.

Kommt es zu länger dauernden Schlafdefiziten, wachsen die Angst vor der Schlaflosigkeit und die Sorge vor den möglichen Konsequenzen. Betroffene gehen oft mit dem Gedanken zu Bett, wieder nicht einschlafen zu können, und schauen ständig auf die Uhr. Sie bedenken genau, welche Anforderungen am nächsten Tag auf sie zukommen, und fürchten, diese nicht bewältigen zu können. Dadurch wird ein Kreislauf in Gang gesetzt, der die notwendige Entspannung weiter erschwert.

Pflegerische Maßnahmen können deshalb in der Beratung über eine adäquate Schlafhygiene, der Durchführung von **schlaffördernden Maßnahmen** sowie der Verabreichung von schlaffördernden Mitteln und angeordneter Medikamente liegen.

11.4.1 Gesunde Schlafhygiene

Prinzipien gesunder Schlafhygiene

- Sich tagsüber ausreichend bewegen
- Leichte Abendmahlzeiten einnehmen, nicht hungrig oder durstig ins Bett gehen
- Aktivitäten nicht unmittelbar vor dem Schlafengehen beenden, sondern geistige und körperliche Anstrengungen allmählich reduzieren
- Nach Möglichkeit immer zur selben Zeit ins Bett gehen, bei Ermüdungserscheinungen gleich ins Bett gehen
- Entspannenden Kräutertee am Abend trinken, z. B. Melisse, Fenchel, Hopfen, Baldrian, Johanniskraut (→ 43.9)
- Dafür sorgen, dass Körper und Füße warm sind, z. B. Socken anziehen, Duschen oder Baden
- Entspannungstechniken erlernen (→ 43.8), z. B. Autogenes Training, Yoga, Meditation, Fantasiereisen
- Möglichkeiten der Aromapflege nutzen (→ 43.9).

Pflegende schaffen im Krankenhaus und in Pflegeeinrichtungen die Voraussetzungen für eine angenehme Schlafumgebung und einen erholsamen Schlaf (→ Tab. 11.2). Oftmals sind es Kleinigkeiten, die für einen besseren Schlaf sorgen.

Bei gravierenden bzw. länger andauernden chronischen Schlafstörungen wird eventuell die Einnahme von Schlafmedika-

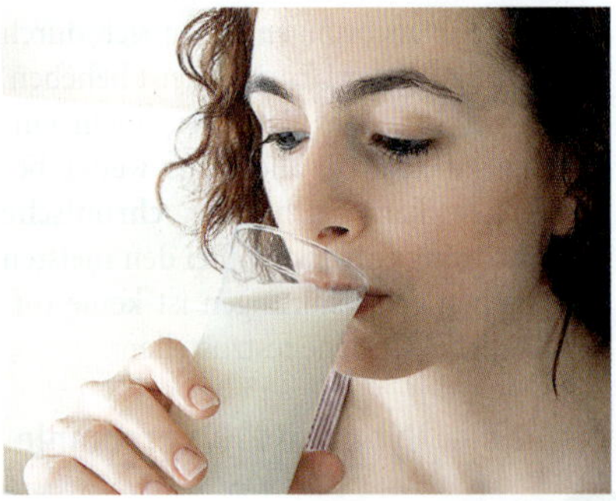

Abb. 11.7 Bei Schlafstörungen kann ein Glas warme oder kalte Milch eine positive Wirkung auf den Schlaf haben. Milch enthält die essenzielle Aminosäure Tryptophan, die im Körper zu Serotonin umgebaut wird. Serotonin ist eine chemische Überträgersubstanz *(Transmitter)*, die im Gehirn die Tiefschlafphasen auslöst. [J787]

Tab. 11.2 Für viele Schlafprobleme lassen sich geeignete Lösungen finden.

Schlafbeeinflussende Faktoren	Lösungsmöglichkeiten
Umgebungsfaktoren	
Ungewohntes Bett	Persönliche Dinge, z. B. Kopfkissen oder Stofftier, mitbringen lassen, zusätzliches Kissen anbieten
Ungewohnte Lage	Für möglichst bequeme Schlafposition sorgen (→ 11.6), gewohnte Einschlafposition erfragen
Krankenzimmer, Mehrbettzimmer	• Für ruhige Atmosphäre sorgen, Verhaltensregeln festlegen (z. B. Fernseh- und Besuchszeiten) • Individuelle Einschlafrituale (→ 11.3.2) erfragen und ermöglichen • Zimmer (noch einmal) lüften, optimale Raumtemperatur zum Schlafen liegt bei ca. 18 °C
Nächtlicher Kontrollgang des Pflegepersonals	• Kontrollgänge auf ein vertretbares Minimum reduzieren, leise arbeiten • Für Ruhe auf den Gängen sorgen
Licht	• Zimmer abdunkeln, z. B. Gardinen zuziehen • Nachtbeleuchtung einschalten; bei Kontrollgängen und Maßnahmen möglichst wenig Licht machen • Schlafbrille empfehlen • Auch auf Intensivstationen Licht und Aktivitäten reduzieren
Krankheitsbedingte Faktoren	
Schmerzen	• Nach Arztanordnung Schmerzmittel, ggf. Beruhigungs- und Schlafmittel verabreichen (→ 11.4.3) • Individuelle nicht-medikamentöse Maßnahmen bei Schmerzen (→ 13.3.2)
Nächtliches Wasserlassen	• Klingel in Reichweite, Urinflasche oder Toilettenstuhl bereitstellen • Vor dem Schlafengehen Toilettengang anbieten • Diuretika nach Möglichkeit nicht abends verabreichen
Bewegungseinschränkung durch Verbände, Infusionsleitungen, Sonden, Schienen usw.	• Bequeme Position im Bett ermöglichen, Schienen nach Arztrücksprache ggf. entfernen • Zu- und Ableitungen verlängern bzw. gut sichern
Physiologische Faktoren	
Mangel an körperlicher Bewegung	Beschäftigungen und körperliche Betätigung am Tag anbieten, besonders bei bettlägerigen Patienten
Störungen des Schlaf-Wach-Rhythmus	• Tagsüber Ruhe- bzw. Schlafzeiten vermeiden • Tagesablauf möglichst nahe am Gewohnten orientieren • Bei Patienten mit eingeschränkter Wahrnehmung bewusst auf Tageszeit hinweisen
Nächtliches Hungergefühl durch ungewohnt frühes Abendessen	Leicht verdauliche Spätmahlzeit anbieten
Psychische Faktoren	
Angst vor Untersuchungen und Eingriffen, Zukunftsängste, Depression	• Gesprächsbereitschaft zeigen • Zu Entspannungstechniken (z. B. Meditation, Autogenes Training, entspannende Musik, Achtsamkeitsübungen, → 43.8) anleiten bzw. beraten • Aromapflege (→ 43.9) anwenden, z. B. mit Lavendel- oder Orangenöl

menten (→ 11.4.3) notwendig, zusätzlich werden verhaltenstherapeutische und/oder tiefenpsychologische Behandlungen empfohlen. Genauso wie der Schlaf an sich individuell ist, muss hier auch eine individuelle Therapie für und mit dem den Betroffenen erstellt und immer wieder evaluiert werden [6], [7].

Zusätzlichen **Maßnahmen bei Säuglingen und Kindern:**

- Störende Licht- und Lärmquellen ausschalten; bei Kindern, die Angst im Dunkeln haben, (Nacht-)Licht brennen lassen
- Ruhige Gestaltung der Zeit vor dem Schlafengehen
- Bei Früh- und Neugeborenen CD mit Herztönen oder Stimme der Mutter oder des Vaters, bei Säuglingen Spieluhr anstellen
- Säuglinge, Kleinkinder mit rhythmischen Bewegungen schaukeln, streicheln
- Kindern eine Gute-Nacht-Geschichte vorlesen oder beruhigende Musik leise abspielen
- Bett tagsüber nicht als Spielort nutzen, es soll nur zum Schlafen da sein
- Zubettgehen nie als Bestrafung einsetzen.

Rituale für Kinder

Kinder brauchen eine Regelmäßigkeit bei der Zubettgehenszeit. Rituale vor dem Zubettgehen, z. B. waschen, Lied vorsingen, Gute-Nacht-Geschichte vorlesen, beten, die allabendlich in der gleichen Reihenfolge stattfinden, führen zur Entspannung des Kindes und erleichtern das Einschlafen.

11.4.2 Physikalische Maßnahmen

Teil- und Vollbädern → Tab. 6.5

Physikalischer Maßnahmen können beruhigend und schlaffördernd wirken:

- **Warme Vollbäder** in Wannenbad von ca. 37–38 °C unmittelbar vor dem Schlafengehen entspannt. Unterstützend wirken ätherische Öle wie Kamille, Lavendel, Baldrian, Melisse oder auch Lindenblüten (→ 43.9)
- **Feucht-heiße Bauchkompressen** (→ 43.9). Vorsicht bei Patienten mit Magen-, Darmerkrankungen
- **Kalte Armbäder** zur Beruhigung von Herz und Kreislauf (→ Tab. 6.5)
- **Kaltes Abwaschen der Beine**
- **Wadenwickel** mit ca. 22 °C kaltem Wasser (wie Wadenwickel, → 5.4.3, aber nur einmal)

- **Atemstimulierende Einreibung** (→ 3.4.2)
- **Basal stimulierende, beruhigende Ganzkörperwaschung** (→ 6.2.4)
- **Wechselfußbad** oder **warmes Fußbad** (→ Tab. 6.5).

Wirkung von Kälteanwendungen und Wechselfußbädern

Kälteapplikationen dürfen nur bei Patienten angewendet werden, deren Haut warm ist und die nicht frieren. Kontraindiziert sind sie bei Durchblutungsstörungen der Beine (→ 22.5.2). Kälteapplikation bewirkt zunächst eine Verengung der Blutgefäße, bevor als Gegenreaktion eine Weitstellung einsetzt, die zu warmen Füßen, körperlicher Entspannung und einem wohligen Gefühl führt.

11.4.3 Medikamentöse Therapie

Die am häufigsten eingesetzten **Hypnotika** *(Schlafmittel,* → Pharma-Info 11.1) gehören zur Stoffgruppe der **Benzodiazepine,** die eine schlafanstoßende Wirkung haben (→ 38.3.4). Ältere Hynotika wie **Barbiturate** und **Chloralhydrat** werden heute wegen ihrer vielen Nebenwirkungen kaum noch als Schlafmittel eingesetzt.

VORSICHT! Starke bzw. zu hoch dosierte Schlafmittel können atemdepressiv und blutdrucksenkend (vor allem nach intravenöser Verabreichung und in Kombination mit anderen zentral dämpfenden Arzneimitteln) wirken. Die Pflegenden beobachten daher nach Gabe solcher Arzneimittel den Blutdruck und die Atmung des Patienten und achten auf Müdigkeit und Apathie am nächsten Tag.

Schlafmittel gehören zu den gebräuchlichsten Arzneimitteln (→ Abb. 11.8). Sie erscheinen vielen Patienten als bequemer Weg aus der Schlaflosigkeit, sind aber alles andere als unproblematisch (Nebenwirkungen Hypnotika, → Pharma-Info 11.1). Zusätzlich kann die angstlösende Komponente vieler Schlafmittel zu einer psychischen Abhängigkeit führen. Deshalb:

- Immer nach der Ursache der Schlaflosigkeit suchen (Was lässt mich nicht schlafen?) und diese versuchen zu lösen
- Nicht routinemäßig fragen, ob der Patient ein Schlafmittel wünscht. Die Gabe eines Schlafmittels bedarf der ärztlichen Anordnung.

PHARMA-INFO 11.1: HYPNOTIKA

Hypnotika *(Schlafmittel)* sind Mittel, die den Schlafvorgang fördern. Unterschieden werden pflanzliche und synthetische Schlafmittel.

Grundsätzliche Nebenwirkungen: Allergische Reaktion, Gefahr von Gewöhnung und Abhängigkeit, Herabsetzung des Reaktionsvermögens, Tagesschläfrigkeit *(Hangover),* Verstärkung der Wirkung von Alkohol und anderer auf das ZNS wirkender Substanzen, paradoxe Reaktionen (z. B. Erregungszustände), insbesondere bei Kindern und älteren Menschen.

Benzodiazepine

Sie haben eine beruhigende, angstlösende und schlaffördernde Wirkung. Sie sind nicht zur Langzeitanwendung geeignet und dürfen nicht länger als vier Wochen angewendet werden, da sich ein Abhängigkeitssyndrom entwickeln kann. Sie sind je nach Wirkstoff kurz-, mittel- oder langwirksam.

Eingesetzt werden u. a. Brotizolam, z. B. Lendormin®, Oxazepam, z. B. Adumbran®, Triazolam, z. B. Halcion®, Lormetazepan, z. B. Lendormin®, Midazolam, z. B. Dormicum®.

Wichtige Nebenwirkungen: Tagesmüdigkeit, herabgesetzter Muskeltonus mit Gangunsicherheit und Sturzgefahr, Toleranzentwicklung und Abhängigkeitspotenzial, besonders bei älteren Menschen paradoxe Wirkung mit Verwirrtheit.

Benzodiazepinrezeptorantagonisten (Z-Substanzen)

Sie binden an die gleichen Rezeptoren wie die Benzodiazepine, besitzen eine ähnliche Wirksamkeit, haben aber einige Vorteile: Sie verursachen keine Nachwirkung und greifen weniger in das Schlafprofil ein, zudem kommt es nach dem Absetzen zu keiner überschießenden Reaktion. Sie gelten inzwischen als Schlafmittel der ersten Wahl bei Einschlafstörungen zur Kurzzeitbehandlung.

Eingesetzt werden Zopiclon, z. B. Ximovan®, Zolpidem, z. B. Stilnox®, Bikalm®.

Wichtige Nebenwirkungen: Deutlich geringere Muskelrelaxation, deutlich geringeres Abhängigkeitspotenzial.

Antipsychotika mit Zulassung für isolierte Schlafstörungen

Niedrigpotente Neuroleptika *(Antipsychotika)* finden Anwendung bei Schlafstörungen und zur Dämpfung von psychomotorischer Unruhe und Erregungszuständen, insbesondere bei Patienten der Geriatrie und Psychiatrie.

Eingesetzt werden Butyrophenone: Melperon, z. B. in Eunerpan®, Pipamperon, z. B. in Dipiperon®.

Wichtige Nebenwirkungen: Übelkeit/Erbrechen, Obstipation/Durchfall, Appetitverlust, parkinsonähnliche Symptome, Verkrampfungen der Muskulatur/hoher Muskeltonus, Kraftlosigkeit, niedriger Blutdruck, Tachykardie.

Antidepressiva mit Zulassung für Schlafstörungen

Bestimmte Antidepressiva (→ 38.3.2) können antriebshemmend, sedierend und angstlösend wirken. Sie werden eingesetzt, wenn Patienten mit Depression auch über Schlafstörungen klagen. Die Dosierung liegt in der Regel unter der antidepressiven Dosis.

Eingesetzt werden u. a. Agomelatin, z. B. in Valdoxan®, Amitriptylin, z. B. in Saroten®, Mirtazapin, z. B. in Remergil®.

Wichtige Nebenwirkungen (→ 38.3.2): Langsamer Wirkeintritt (müssen 2 Std. vor dem Schlafen gehen genommen werden)

Antihistaminika

Antihistaminika (→ Pharma-Info 31.1) haben durch die Blockade von zentralen H1-Rezeptoren eine sedierende Wirkung. Sie sind als einzige Substanzen nicht verschreibungspflichtig und werden häufig in der Selbstmedikation eingesetzt.

Eingesetzt werden: Diphenhydramin, z. B. Sedopretten®, Betadorm® D, Doxylaminsuccinat, z. B. in Hoggar® N, Sedar® plus.

Wichtige Nebenwirkungen: Schwindel und Benommenheit, Kopfschmerzen, Mundtrockenheit, Magen-Darm-Beschwerden.

Melatonin

Melatonin ist ein Hormon, das der Körper selbst herstellt, hauptsächlich in der Zirbeldrüse (Epiphyse) im Gehirn. Fällt Tageslicht auf die Netzhaut, so wird die Melatoninbildung gehemmt. Bei Dunkelheit wird die Ausschüttung angeregt.

Seit Jahrzehnten befasst sich die Schlafmedizin mit der Gabe von Melatonin, um Schlafstörungen entgegenzuwirken und den Tag-Nacht-Rhythmus zu unterstützen. Forschungen befürworten inzwischen die Gabe von Melatonin bei Schlafstörungen, auch bei Kindern. Frei verkäufliche Melatonin-Produkte wirken nur kurz, denn der Körper baut das Melatonin innerhalb von Stunden wieder ab. [8]

Präparate, u. a. Circadin®, Melatonin Vitabalans, Slenyto®.

Wichtige Nebenwirkungen: Kopfschmerzen, Unwohlsein und Übelkeit, leichtes Fieber, Nervosität und Reizbarkeit. Langzeitwirkungen sind noch nicht klar.

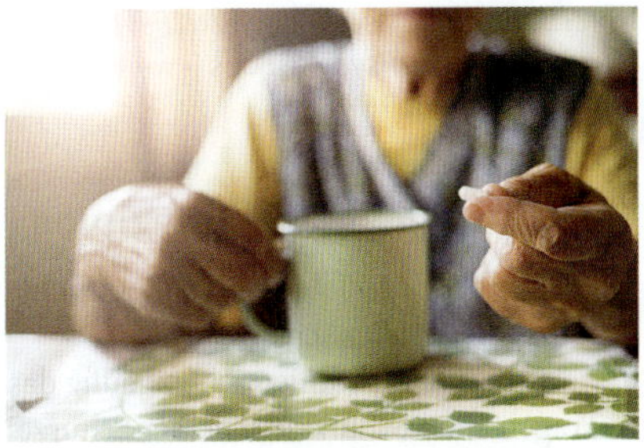

Abb. 11.8 Vor allem betagte, einsame Menschen greifen oft zu Schlafmitteln. [J787]

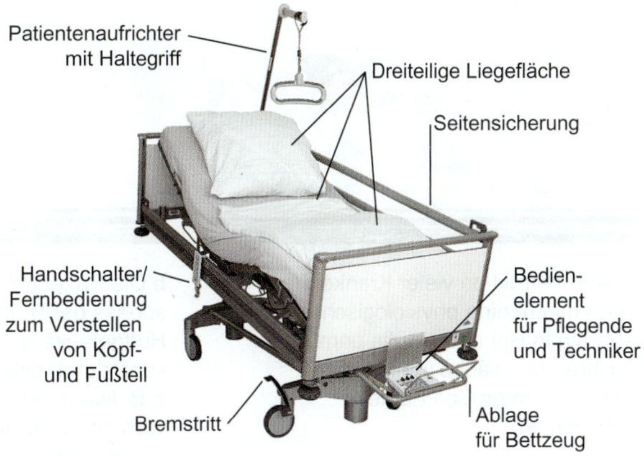

Abb. 11.9 Patientenbett mit Bestandteilen und Zubehör. [K115]

Als Alternative kommen **pflanzliche Arzneimittel** (*Phytotherapeutika,* → 43.9) infrage, die seit Jahrhunderten als Beruhigungsmittel *(Sedativa)* eingesetzt werden. Beispielsweise wirkt Baldrian (z. B. in Baldrian® ratiopharm), beruhigend, stimmungsaufhellend und entspannend. Eine sedierende Wirkung hat auch Hopfen (z. B. in Allcura®, Alluna® mit Baldrian). In der Anwendung auch als Hopfenkissen wirksam. Johanniskraut (z. B. in Laif®, Sedariston® mit Baldrian, Neuroplant®) wird bei Schlafstörungen, die mit depressiver Stimmungslage einhergehen, angewendet. Lavendel (z. B. in Lasea®) beruhigt ebenfalls und verbessert den Schlaf. Jedoch ist das Wissen um die Phytotherapie im Zusammenhang mit einer schlaffördernden Wirkung erfahrungsbasiert, da ausreichende Studien noch ausstehen.

Pflanzliche Arzneimittel

Pflanzliche Arzneimittel haben bei normaler Dosierung kaum unerwünschte Wirkungen. Sie dürfen jedoch erst nach Rücksprache mit dem Arzt verabreicht werden, da sie die Wirkung anderer Medikamente beeinflussen können. So darf z. B. Johanniskraut nicht in Kombination mit verschiedenen Herzmedikamenten, Immunsuppressiva oder Kontrazeptiva verabreicht werden, da es deren Wirkung durch Beschleunigung des Abbaus gefährdet. Kinder dürfen keine alkoholhaltigen Präparate bekommen.

11.5 Bettenmachen

Das tägliche **Bettenmachen** *(Betten, Bettenrichten)* dient nicht allein dem körperlichen Wohlbefinden des Patienten bzw. Bewohners und der Hygiene. Es ist auch eine Gelegenheit zur Kontaktaufnahme zwischen Pflegenden und Patienten. Pflegende können Beobachtungen und andere Pflegemaßnahmen (z. B. Prophylaxen, Mobilisation, Vitalzeichenkontrollen) mit dem Bettenmachen verbinden. Nach Möglichkeit arbeiten sie dabei zu zweit und vermeiden unnötige Gänge durch eine gute Koordination.

11.5.1 Patientenbett

Das **Patientenbett** (→ Abb. 11.9, → Abb. 11.10) muss sowohl den Bedürfnissen des Patienten als auch den Anforderungen der Pflegenden für gesundes Arbeiten gerecht werden. Bei Kindern richtet sich die Auswahl des Bettes nach der Größe bzw. dem Entwicklungszustand und der Erkrankung des Kindes. Die wichtigsten Bettarten sind:

- **Inkubator** zur Unterbringung von Früh- und Risikogeborenen (→ 34.24.8, → Abb. 34.93)
- **Wärmebett** zur Unterbringung von Früh- und Neugeborenen mit noch schwankender Körpertemperatur sowie Säuglingen nach chirurgischen Eingriffen. Unter der eigentlichen Matratze befindet sich eine beheizbare Metallplatte, deren Temperatur reguliert werden kann
- **Säuglingsbett** unterschiedlicher Größe: für Neugeborene, für Säuglinge bis zu ca. sechs Monaten sowie für Säuglinge bis ca. einem Jahr
- **Betten** mit Seitensicherung **für Kleinkinder** bis zu ca. sechs Jahren (→ Abb. 11.11)
- **Jugendbetten,** die im Wesentlichen so aussehen wie Erwachsenenbetten, jedoch kürzer sind
- **Erwachsenenbetten** in unterschiedlichen Ausführungen , z. B. als Niedrigbett (→ Abb. 9.45)
- **Spezialbetten,** z. B. für Rückenmarksverletzte, Intensivpatienten oder adipöse Patienten (→ Abb. 45.6). Sie unterscheiden sich erheblich in Wirkungsweise, Anwendung und Wartung. In vielen Fällen verfügen lediglich Intensivstationen oder Fachkliniken über diese Betten, da sie in der Anschaffung teuer sind. Be-

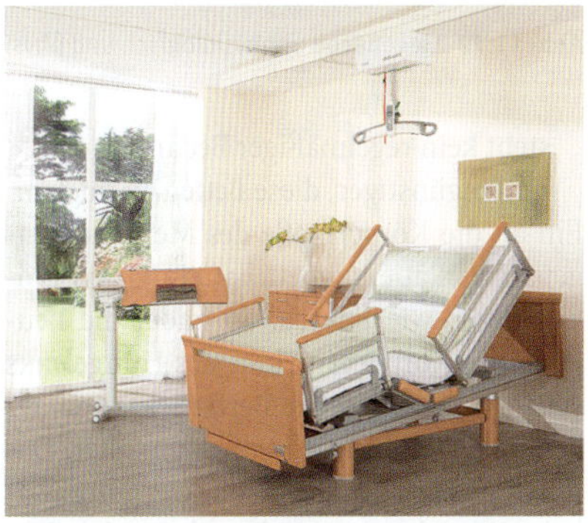

Abb. 11.10 In der ambulanten Pflege und in Pflegeeinrichtungen kommen ebenfalls Pflegebetten zum Einsatz, die optisch etwas ansprechender sind bei gleicher Funktionalität. Ggf. ist ein Niedrigbett bei Sturz sinnvoll, dessen Bettebene bodennah gebracht werden kann. [V075]

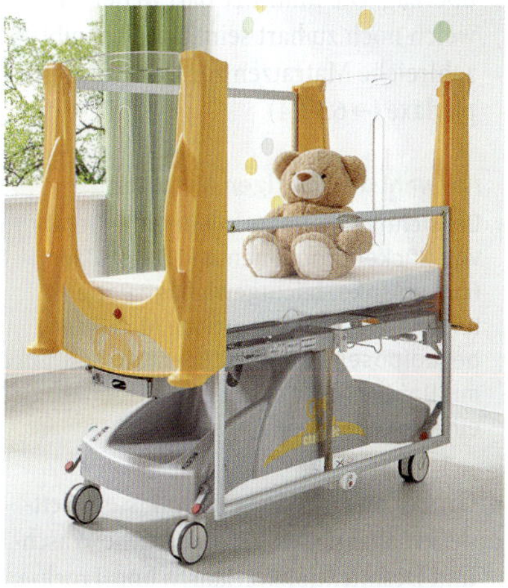

Abb. 11.11 Bett für Kleinkinder bis zu einer Größe von 125 cm. Die Liegefläche ist höhenverstellbar, ebenso kann eine Kopf- oder Fußtieflage eingestellt werden. Die 80 cm hohe Seitensicherung schützt auch Kinder, die sich schon aufrichten können. Sie kann in mehrere Zwischenpositionen eingestellt werden. Durch die Transparenz hat das Kind eine freie Sicht in den Raum. [V117]

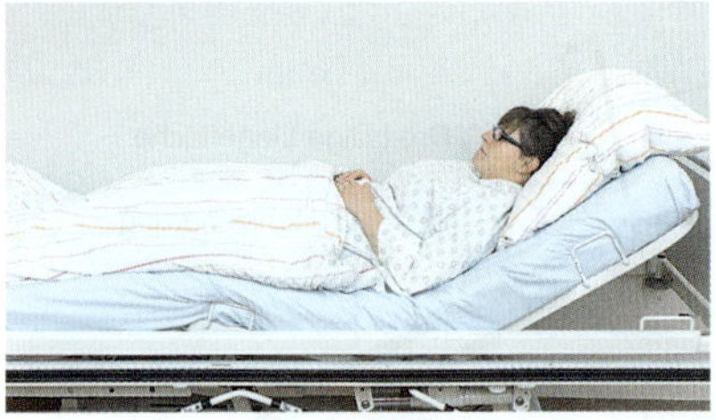

a Die Konstruktion vieler Krankenhausbetten macht eine physiologische Beugung in Höhe der Hüfte unmöglich, weil ihre Liegefläche in ein kleines Kopf- und ein großes Fußteil gegliedert ist.

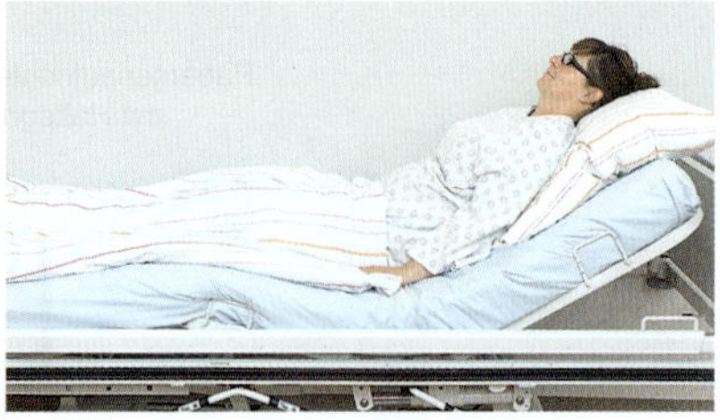

b Die Patientin ist weit oben im Bett, sodass der Bettknick auf Höhe des Hüftgelenks ist. Das Herunterrutschen kann durch eine „Rutschbremse", z. B. Handtuch unter den Sitzbeinhöckern, verhindert werden oder indem die gesamte Bettebene leicht kopfwärts gestellt wird.

Abb. 11.12 Liegefläche unphysiologisch und physiologisch. [K115]

steht kein regelmäßiger Bedarf, ist es kostengünstiger, diese Betten zu mieten.

Ein an die Körpermaße des Menschen angepasstes Patientenbett hat ein gleich großes Kopf- wie Fußteil. So findet die Beugung des Körpers in Höhe des Hüftgelenks statt **(physiologischer Bettknick),** und der gesamte Rücken wird gut unterstützt. Dadurch hat der Kranke mehr Bewegungsfreiheit, atmet besser durch und rutscht nicht nach unten (→ Abb. 11.12).

Bettzubehör

Zur sachgerechten **Ausstattung** von Patientenbetten gehören:

- Matratze sowie wasserdampfdurchlässiger, aber wasserabweisender Matratzenüberzug. Die Matratze darf weder zu weich noch zu hart sein. Daneben gibt es zahlreiche Matratzen zur Dekubitusprophylaxe (→ 6.11.4)

Auswahl der richtigen Matratze

Die richtige Matratze mindert die Gefahr von Rückenproblemen und Druckulzera. Für schlanke, leichtgewichtige Patienten eignen sich eher weiche Matratzen, bei adipösen Patienten oder Kranken mit Bandscheibenproblemen ist eher eine festere Unterlage angezeigt.

- Großes und ein kleines Kopfkissen, Bettdecke. Sie müssen für industrielle Wasch- und Desinfektionsverfahren und Trockner geeignet, robust und langlebig sein. Die Kissen bestehen in der Regel aus Polyurethan, die Bettdecken aus Polyester.

VORSICHT! Bis zum Kleinkindalter wird kein Kopfkissen verwendet, da das Kind mit der Nase darin versinken und ersticken könnte.

Zubehör, das bei Bedarf angebracht werden kann (→ Abb. 11.9):

- Patientenaufrichter mit Haltegriff
- Verschiedene Halter, z. B. für Infusionen (am Bettbügel), Urinflaschen und Gehhilfen
- Bettgitter. Das Anbringen von Bettgittern bedarf der Einwilligung bzw. Arztanordnung. Kleinkinderbetten haben immer Bettgitter (→ Abb. 11.11)
- Bettverlängerung für große Patienten (→ Abb. 11.13)
- **Nachtschränkchen, -tisch** mit Rollen und Bremsen, höhenverstellbarer und meist kippbarer Betttischplatte, Schubkasten und größerem Fach für Utensilien, ggf. mit Handtuchhaken, Schubkastenschloss, Halterung für Hausschuhe, Halterung für Bettschüssel u. a.

VORSICHT! Bettgitter stellen eine freiheitsentziehende Maßnahme nach § 239 Strafgesetzbuch dar. Sie sind rechtlich nur dann zulässig, wenn der Betroffene zugestimmt hat, Gefahr im Verzug ist oder wenn es einen richterlichen Beschluss dazu gibt. Für Patienten in psychiatrischen Einrichtungen gibt es besondere Regelungen im *Unterbringungsgesetz (UG)* bzw. *Psychisch-Kranken-Gesetz (PsychKG)* des jeweiligen Bundeslandes.

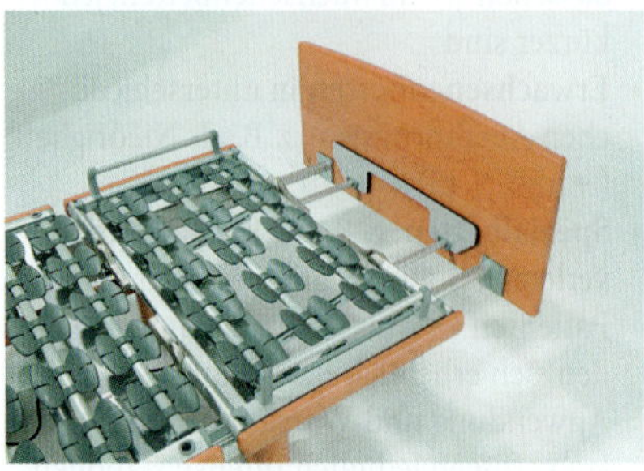

Abb. 11.13 Eine Möglichkeit der Bettverlängerung bei großen Patienten. [V075]

11.5.2 Hygienische Prinzipien

Pflegende beachten folgende **Hygienerichtlinien** beim Bettenmachen:

- Hausinterne Richtlinien sehen häufig das Tragen eines Schutzkittels/einer Schürze beim Bettenmachen vor
- Nach dem Abwerfen schmutziger Wäsche und vor der Entnahme frischer Wäsche Hände desinfizieren
- Ablagefläche für Kissen und Decken vorbereiten, z. B. Stuhl vor das Fußende des Bettes stellen, manche Betten haben auch eine auszieh-bzw. klappbare Ablagefläche für die Bettwäsche (→ Abb. 11.9)
- Starkes Aufschütteln von Decke und Kissen vermeiden, um keinen Staub aufzuwirbeln und so Krankheitserreger zu verbreiten
- Darauf achten, dass das Kopfkissen nicht mit dem Stecklaken in Berührung kommt
- Verschmutzte Wäsche wechseln und *sofort* in den Wäscheabwurf entsorgen
- Ablagefläche, sofern nicht das Patientenbettes genutzt wurde, desinfizierend abwischen.

11.5.3 Vorbereitung

Rückengerechte Arbeitsweise → 16.4.4

Ein Bett kann unterschiedlich gerichtet werden, jedoch erleichtert eine konstante Abfolge die Ausführung. Die Vorbereitung des Bettenmachens umfasst:

Material richten

- Auf einem Mehrzweckwagen oder speziellen Bettenwagen frische Wäsche, Händedesinfektionsmittel und benötigte Pflegematerialien richten
- Für die Schmutzwäsche einen Wäscheabwurf (fahrbares Gestell mit Wäschesack und Deckel) mit ins Zimmer nehmen.

Patienten und Zimmer vorbereiten

- Bei Bedarf dem Patienten eine halbe Stunde vor dem Betten ein Schmerzmittel nach Arztanordnung verabreichen
- Den Patienten über Ablauf und ggf. seine Mithilfe informieren
- Platz im Zimmer schaffen, Patientenhaltegriff ggf. hochhängen und Hilfsmittel aus dem Bett entfernen
- Intimsphäre durch Aufstellen eines Sichtschutzes wahren oder Patienten mit

dem alten abgezogenen Bettbezug abdecken
- Das Vorgehen dem Befinden des Patienten anpassen, Ressourcen beachten, d. h., ihn zur Mithilfe ermuntern und sich Zeit dafür nehmen
- Auf Wunden, Drainagen, Infusionen und Katheter achten
- Bett auf Arbeitshöhe bringen.

11.5.4 Beziehen eines leeren Bettes

Das **Beziehen eines leeren Bettes** kann alleine oder zu zweit erfolgen:
- Bettdecke und Kissen abziehen und auf der Ablage platzieren, dann Bettlaken entfernen
- Verschmutzte Wäsche direkt in den Wäschesack abwerfen, dabei Wäsche fern vom Körper halten
- Hände desinfizieren
- Frisches Bettlaken der Länge nach auf der Matratze ausbreiten. Die Mittellinie des Lakens liegt auf der Bettmitte
- Laken am Kopfende einschlagen, dann am Fußende straffziehen und die Seiten einschlagen; dieser Schritt entfällt bei Spannlaken. Die überhängenden Lakenteile unter die Matratze stecken
- Kopfkissen beziehen und dabei darauf achten, dass die Kissenecken die Ecken des Bezugs ausfüllen
- Deckenbezug auf links drehen (falls nicht der Fall), dann mit den Ecken des Bezugs die oberen Deckenenden fassen, Decke hochnehmen, Bezug abstreifen und mit kleinen Bewegungen über die Decke schütteln
- Bettdecke der Länge nach auf das Bett legen und ziehharmonikaartig falten: Bettdecke dritteln, sodass die Außenseite außen bleibt und sich Kopf- und Fußteil nicht berühren
- Bett auf Ausgangshöhe bringen.

11.5.5 Beziehen eines Bettes mit Patienten

Mobilisation → 9.6
Kinaesthetics → 9.5

Beim **Betten eines bettlägerigen Patienten** arbeiten die Pflegenden zu zweit.

Bei noch **sauberer Bettwäsche** spannen die Pflegenden Bett- und Stecklaken nach. Der Patient dreht sich dazu auf die Seite (ggf. dabei unterstützen). Dann richten sie Kissen und Bettdecke.

Betten eines bettlägerigen Patienten **mit Wäschewechsel:**
- Kopfteil flacher stellen, es ist nicht notwendig, dass es ganz flach ist
- Patient liegt in der Mitte, in der Regel ist dann ein Drehen auf beide Seiten ausreichend möglich
- Laken- und Stecklakenwechsel (→ Abb. 11.14); vorher bei Bedarf die Bettdecke abziehen und Patienten mit dem alten Bezug zudecken
- In Anschluss Kissen und Bettdecke bei Bedarf beziehen.

Wichtig
- Die Pflegenden achten darauf, dass der Patient sicher auf der Seite liegt. Sie unterlagern den Kopf mit dem Kissen (wird zum Lakenwechseln nicht entfernt) und legen ggf. ein kleines Kissen zwischen die Knie
- Sie decken den Patienten auf Wunsch oder bei Bedarf zu, z. B. mit dem alten Bettbezug
- Sie rollen das altes Laken, Stecklaken nach innen ein, v. a. bei Verschmutzung, und geben es sofort in den Wäscheabwurf
- Sie ziehen das Laken in alle Richtungen faltenfrei glatt
- Sie führen eine Händedesinfektion nach dem Positionieren durch.

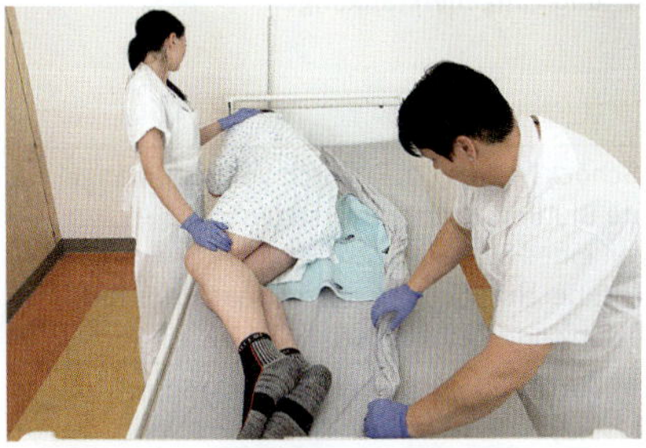

a Den Patienten unterstützen, sich zur Seite zu drehen. Das alte Laken und die Unterlage bis zur Mitte aufrollen.

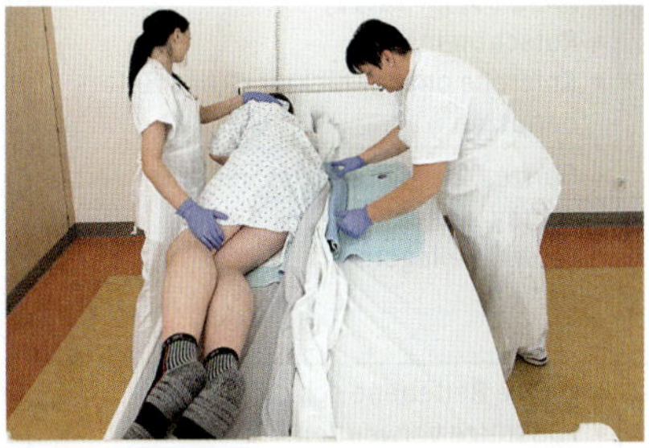

b Das frische Laken und die Unterlage bis zur Hälfte des Bettes ausbreiten und einspannen.

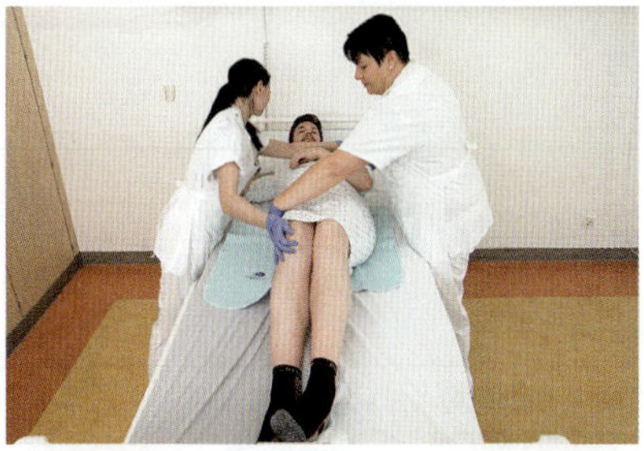

c Den Patienten unterstützen, sich über den „Wäscheberg" auf die andere Seite zu drehen.

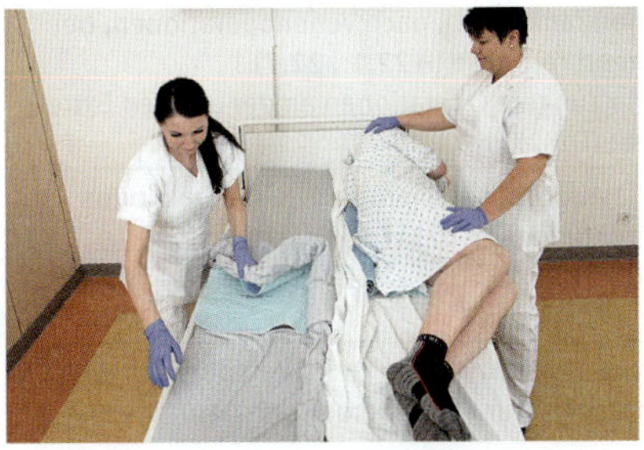

d Das alte Laken sowie die Unterlage entfernen und entsorgen.

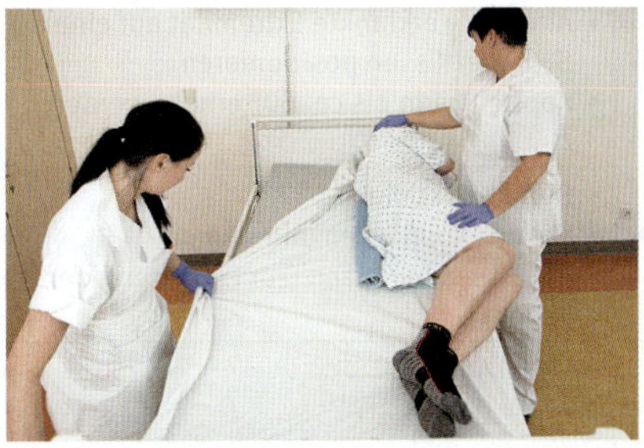

e Das neue Laken vollständig ausbreiten und einspannen.

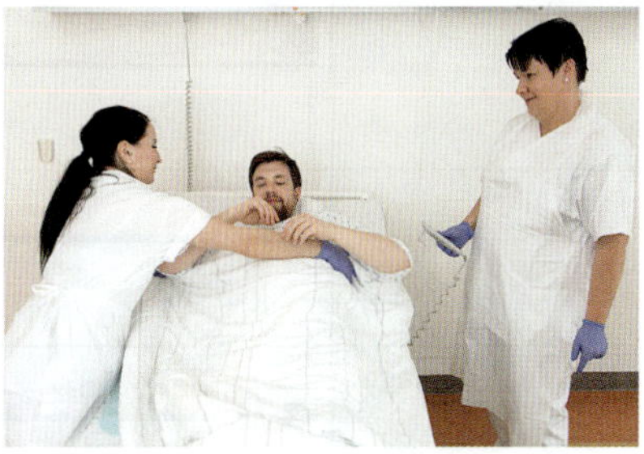

f Den Patienten unterstützen, eine bequeme Position einzunehmen und das Bett wieder auf Ausgangshöhe bringen.

Abb. 11.14 Beziehen des Bettes mit Patient über die Seitenlage. [K115]

Nachbereitung

- Nachfragen, ob es dem Patienten gut geht, ob er bequem liegt und noch etwas braucht
- Klingel und Nachttisch in Reichweite stellen, ebenso Getränk und andere benötigte Utensilien
- Bettenwagen desinfizieren und neu auffüllen, Wäschesack verschließen und zur Entsorgung bringen.

11.6 Positionierungen

Atemunterstützende Positionen → 3.4.3
Positionierung zur Kontrakturenprophylaxe → 9.7
Positionierungen nach dem Bobath-Konzept → 37.6.6

Können Patienten ihre Position im Bett nicht oder nicht ausreichend selbst verändern, werden sie von Pflegenden regelmäßig umpositioniert werden. Das gilt auch im Schlaf, denn auch im Schlaf ist ein Mensch nicht völlig bewegungslos. Weiterhin dient die fachgerechte Positionierung des Patienten der:

- **Prophylaxe,** z. B. Dekubitusprophylaxe (→ 6.11), Thromboseprophylaxe (→ 4.3), Pneumonieprophylaxe (→ 3.4.5) oder Kontrakturenprophylaxe (→ 9.7)
- **Therapie,** z. B. zur Schmerzerleichterung und Entspannung (u. a. bei Bauchschmerzen) oder der Regulierung des Muskeltonus, u. a. nach Schlaganfall (Bobath-Positionierungen → 37.6.6)

Weitere Positionierungen → Tab. 11.3

Positionierungshilfsmittel

Bei der Vielzahl von **Hilfsmitteln zur Positionierung** (→ Abb. 11.15) hängt die Entscheidung für ein bestimmtes Produkt von mehreren Kriterien ab, etwa:

- **Zweck,** z. B. Weichpositionierung, Hohllagerung von Körperteilen, Ruhigstellung
- **Priorität,** ggf. werden Bewegungseinschränkung und Verlust des Körperschemas bei der Weichpositionierung zugunsten der Dekubitusprophylaxe in Kauf genommen
- **Bequemlichkeit,** manche Patienten wünschen sich z. B. ein zweites Kopfkissen oder eine Nackenrolle
- **Hygiene** sowie **Strapazierfähigkeit** des Materials beim Waschen und Desinfizieren

Tab. 11.3 Verschiedene Positionierungsarten, ihre Durchführung und Indikationen. [Zeichnungen: L138]

Positionierungsart		Durchführung	Indikationen (Beispiele)
Flache Rückenlage	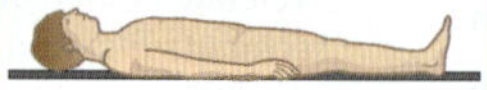	• Bett flach stellen • Nur kleines Nackenkissen benutzen • Evtl. kleine „Knierolle" unterlegen und Ferse freilagern	• Schädelverletzungen • Rückenoperationen • Wirbelsäulen- oder Beckenfrakturen
Rückenlage mit Knierolle	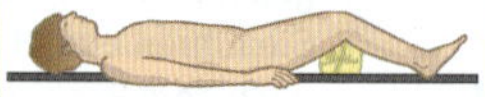	Knierolle nur kurzzeitig anwenden (Kontrakturgefahr)	• Zur Entspannung der Bauchmuskeln bei Bauchschmerzen • Nach Bauchverletzungen und -OPs
Oberkörperhochlage	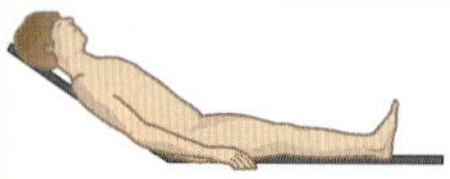	• Kopfteil des Bettes erhöhen (Bettknick und Hüftbeugung müssen übereinstimmen, → Abb. 11.12) • Rutschbremse • Knierolle oder „Knieknick" des Bettes benutzen	• Zur Atemerleichterung • Zum Essen und Trinken • Herz- und Lungenerkrankungen
Schocklage (Trendelenburg-Lage)	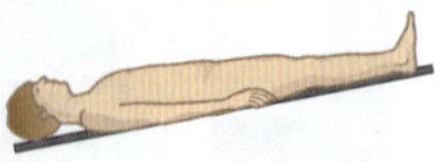	• Ganze Bettebene ca. 15° kopftiefwärts schräg stellen • Fersen freilagern	• Im Schock (→ 14.4), z. B. durch Volumenmangel, akute Blutung, Kreislaufversagen • Legen eines ZVK (→ 43.5.4) Vorsicht: bei Hirnblutung, dekompensierter Herzinsuffizienz und Beinödemen
Beintieflage/ schiefe Ebene	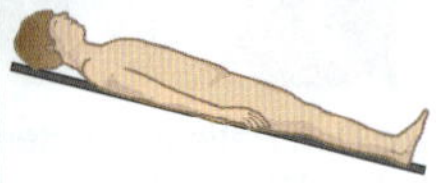	• Ganze Bettebene schräg stellen • Fußstütze verwenden • Evtl. Knierolle oder „Knieknick" des Bettes benutzen • Fersen freilagern	• Periphere arterielle Durchblutungsstörung (→ 22.5.2) • Nach Gefäßoperationen im arteriellen System an den Beinen
Beinhochlage	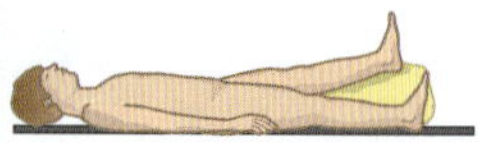	• Ganze Bettebene kopfwärts stellen • Alternativ erkrankte Extremität auf einer Schiene/Kissen positionieren • Kopfteil kann bis ca. 60° erhöht werden	• Zur Förderung des venösen Rückflusses bei Venenerkrankungen, nach Venenoperationen, bei Venenthrombose (→ 22.1., 22.7) • Verletzungen, Operationen an der unteren Extremität (Fuß, Knie)
Bauchlage	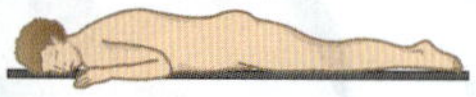	• Bett flach stellen • Kleines Kopfkissen unterlegen • Fußkissen benutzen (zur Entlastung der Zehen)	• Entlastungspositionierung, z. B. bei Dekubitus • Korrekturlage, z. B. bei Kontraktur • ARDS (→ 23.15)
Stabile Seitenlage	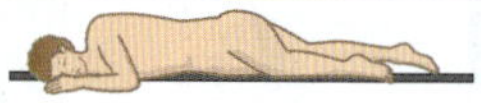	→ Abb. 14.4	• Bewusstlosigkeit (zum Freihalten der Atemwege) • Erbrechen (zur Verhinderung von Aspiration)
90°-Seitenlage	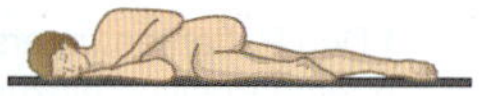	• Kopfteil flach oder ganz leicht erhöht stellen • Kissen hinter Nacken, Rücken und Becken legen • Bobath-Positionierung (→ 37.6.6)	• Hemiplegie, zentrale Lähmung, hoher Muskeltonus (→ 37.2.4, → 37.2.5) • Nach Lungenoperationen (→ 23.1.4) • Als Abwechslung, Wunsch des Patienten; ggf. müssen die Positionierungsintervalle verkürzt werden Vorsicht: hoher Druck im Bereich der Trochanter

Tab. 11.3 Verschiedene Positionierungsarten, ihre Durchführung und Indikationen. [Zeichnungen: L138] *(Forts.)*

Positionierungsart		Durchführung	Indikationen (Beispiele)
30°-Seitenlage	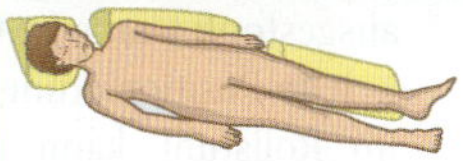	→11.6.1 →Abb. 11.16	• Dekubitusprophylaxe und -therapie • Zum Essen und Trinken bei Dekubitalulzera im Sakralbereich, dazu Bett in Beintieflage stellen Vorsicht: Die Lagerung ist eher unphysiologisch und kann sich negativ auf den Muskeltonus auswirken, bes. bei neurologischen Patienten.
135°-Seitenlage	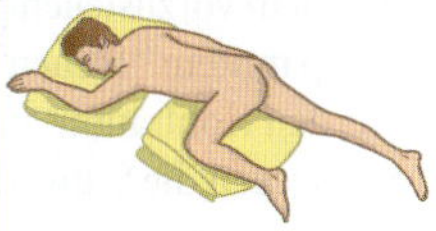	→11.6.2 →Abb. 11.17	• Zum Verbandswechsel im Rücken- und Sakralbereich, wenn keine zweite Pflegende vorhanden ist • ARDS (→23.15) • In Abwechslung zur 30°-Seitenpositionierung

- **Unerwünschte Wirkungen,** z. B. Schwitzen bei Kunst-/Schaumstoffkissen.

Als Positionierungshilfsmittel eignen sich:

- Kissen, z. B. mit Federfüllung, synthetischer watteähnlicher Füllung, Polystyrolkügelchen, Hirse- oder Weizenfüllung
- Schaumstoffe in verschiedenen Größen und Varianten, z. B. als Knierolle, Nackenrolle, Keil
- Decken (zusammengerollt oder -gelegt)
- Handtücher, Badetücher.

Positionierungsprinzipien

- So viele Lagerungshilfsmittel wie individuell nötig einsetzen
- Positionierungen dem Tagesablauf anpassen (z. B. Rückenlage zu den Mahlzeiten oder Besuchszeiten, Seitenlage in den anderen Zeiten), Positionswechsel mit anderen Handlungen kombinieren (z. B. Laken beziehen, Körperpflege)
- Im Pflegeteam gemeinsam festlegen, wann, womit und wie positioniert wird
- Patienten über Sinn und Zweck der Positionierung informieren, ihn so weit wie möglich in die Maßnahme einbeziehen
- Bewegungs- und Positionierungsintervalle an die individuelle Situation des Patienten anpassen
- Sich an der physiologischen Haltung bzw. Stellung der Gelenke orientieren (→9.7).

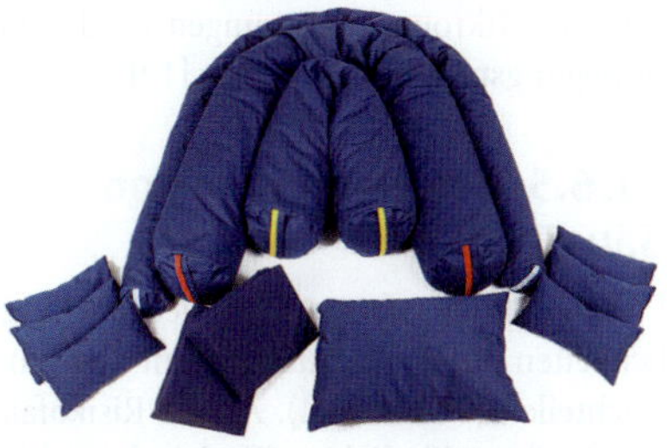

Abb. 11.15 Positionierungshilfsmittel. Je mehr und verschiedene Hilfsmittel den Pflegefachpersonen zur Verfügung stehen, umso individueller kann die Lagerung gestaltet werden. Für Kinder gibt es entsprechend kleinere Hilfsmittel. [V909]

Wohlbefinden des Patienten

Der Patient soll bequem liegen. Manchmal ist deshalb ein Kompromiss zwischen therapeutischer Notwendigkeit, korrekt ausgeführter Positionierung und Bequemlichkeit des Patienten zu finden.

SPICKZETTEL

Positionierung, Positionswechsel

Ziele:

- Prophylaxe, z. B. Dekubitus-, Pneumonie- oder Kontrakturenprophylaxe
- Ruhigstellung bei Verletzungen, Schmerzlinderung und Entspannung (z. B. bei Bauchschmerzen), Regulierung des Muskeltonus, z. B. nach Schlaganfall
- Für Alltagstätigkeiten, z. B. Essen, Schlafen.

Prinzipien:

- Positionierung und Wechselintervalle individuell auswählen und anwenden
- Physiologische Stellung der Gelenke berücksichtigen
- Wohlbefinden des Patienten steht im Vordergrund
- Patienten und ggf. Angehörige über das Ziel der Maßnahme informieren.

11.6.1 30°-Positionierung

Die **30°-Positionierung** (→Abb. 11.16) ist die klassische seitliche Lagerung zur Dekubitusprophylaxe. In dieser Position erfährt v. a. der Trochanter major *(großer Rollhügel)* keine Druckbelastung (→6.11.5).

Durchführung

- Bett kann, muss aber nicht ganz flach gestellt werden. Ein normalgewichtiger Patient kann in der Mitte des Bettes liegen bleiben
- Patienten zur Seite drehen
- Kissen so unter den Rücken legen, dass das Becken mit abgestützt ist, Patienten zurückdrehen
- Kontrollieren, ob die untere Schulter frei liegt
- Passendes Kissen unter den Kopf legen
- Oben liegendes Bein mit einem Kissen unterlagern, sodass das Bein auf der Höhe des Beckens liegt. Damit der Fuß nicht nach innen fällt, wird er ggf. gestützt, z. B. mit einem Handtuch
- Bei Bedarf den unten liegenden Außenknöchel mit einem dünnen Handtuch frei lagern
- Den unten liegenden Arm seitlich vom Körper positionieren, den oben liegenden Arm auf Hüfte bzw. Bauch legen (ggf. Kissen unter den Ellenbogen, wenn der Arm nach unten-hinten fällt), sofern der Patient seine Arme nicht selbstständig lagert.

30°-Seitenlage kontrollieren

- Beträgt die Seitenlage durchgängig ca. 30°?
- Ist die Wirbelsäule gerade (nicht verdreht)?
- Liegt der Kopf in der Verlängerung der Wirbelsäule?
- Bilden Kopf, Thorax, Becken und Beine eine Linie?
- Sind die dekubitusgefährdeten Stellen druckentlastet?
- Liegt der Patient bequem und kann er sein Gewicht überall an die Unterlage abgeben (→11.6.3)?

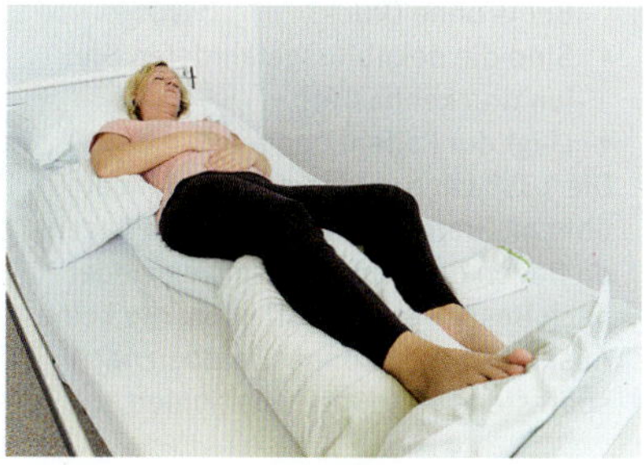

Abb. 11.16 30°-Seitenlage. [K115]

11.6.2 135°-Positionierung

Viele Menschen schlafen am liebsten in der **135°-Positionierung** (→ Abb. 11.17). Deshalb stellt sie häufig eine gute Alternative zur 30°-Positionierung dar. Außerdem wird in dieser Lage die Rückseite des Patienten vollständig entlastet. Die rückwärtigen Lungenbezirke werden besser belüftet und Sekrete mobilisiert. Die 135°-Positionierung wird am besten zu zweit durchgeführt.

Durchführung

- Bett ganz flach stellen, großes Kopfkissen gegen ein dünneres austauschen
- Patient zum Bettrand einer Seite bringen
- Zur Mitte liegenden Arm unter das Gesäß schieben und zwar so, dass die Handfläche nach oben zeigt
- Dickes Kissen oder zusammengerollte Decke griffbereit vor den Patienten legen
- Patienten auf die Seite (90°) drehen
- Kissen/Decke vor den Thorax und Bauch legen und Patienten weiter auf das Kissen drehen
- Unten liegende Schulter und Arm vorsichtig herausziehen
- Dünnes Kopfkissen so positionieren, dass der Patient frei atmen kann
- Oben liegenden Arm/Hand neben den Kopf des Patienten legen oder Hand leicht unter den Kopf schieben
- Oben liegendes Bein mit einem Kissen unterstützen, sodass das Bein auf der Höhe des Beckens liegt. Der Fuß darf nicht nach innen fallen, das Bein ist im Hüftgelenk nur leicht angebeugt
- Unten liegendes Bein ist gestreckt, Fuß ist mit einer Halbrolle o. Ä. so unterstützt, dass die Zehen gerade nicht auf der Matratze aufliegen (→ Abb. 11.17).

135°-Lage kontrollieren

- Sind Nase und Mund frei?
- Liegt der unten liegende Arm bestmöglich frei?
- Ist der Trochanter major *(großer Rollhügel)* ohne Druck?
- Sind die Zehen des unten liegenden Beins ohne Druck?
- Sind die dekubitusgefährdeten Stellen druckentlastet?
- Liegt der Patient bequem?

Die 135°-Lage wird in der Regel nicht über mehrere Stunden toleriert. Pflegende fragen den Patienten immer wieder nach Beschwerden. Patienten, die keine Auskunft geben können, werden nach spätestens 2 Std. neu positioniert.

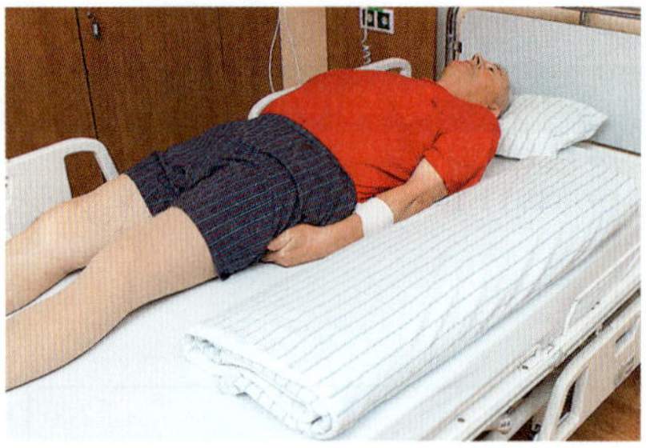

a Patient liegt ganz an einer Bettseite. Der zur Mitte liegende Arm ist unter das Gesäß geschoben, mit der Handfläche nach oben.

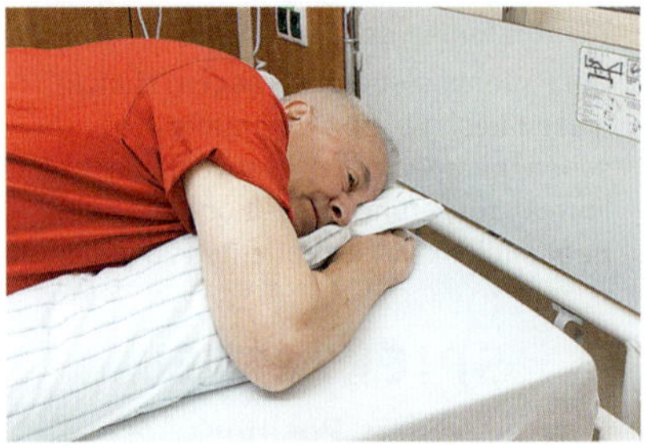

b Der Kopf liegt so auf einem kleinen Kissen, dass Mund und Nase frei sind.

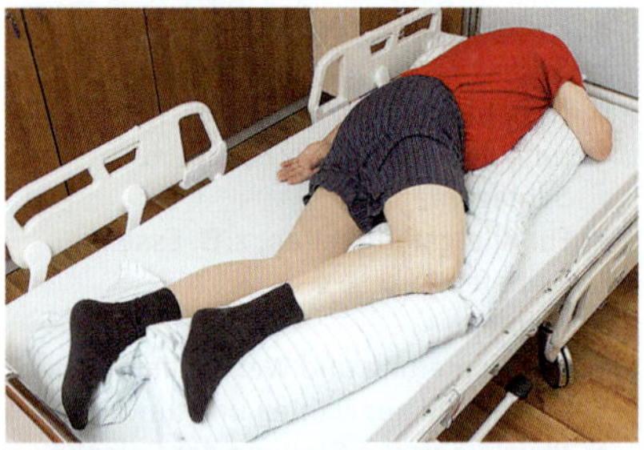

c Der Patient liegt mit dem Oberkörper auf einem dicken Lagerungskissen. Das oben liegende Bein ist mit einem Kissen auf Höhe des Beckens positioniert. Der unten liegende Fuß ist mit einem kleinen Lagerungshilfsmittel so unterpolstert, dass kein Druck auf die Zehen einwirkt.

Abb. 11.17 Patienten in die 135°-Lage bringen. [K115]

11.6.3 Lagerung in Neutralstellung

Die **Lagerung in Neutralstellung** *(LiN)* ist ein therapeutisches Konzept, bei dem die Körperabschnitte möglichst günstig zueinander positioniert werden, die Gelenke sind in „neutraler" Stellung. Dadurch wird die Überdehnung und Verkürzung von Muskeln vermieden. Paretische oder spastische Körperabschnitte werden mit ausreichend Lagerungsmaterial stabilisiert. Die Unterlage wird an den Körper angepasst, indem Hohlräume mit Positionierungsmaterialien ausgestopft werden (→ Abb. 11.18).

Jede Positionierung, z. B. auch das Sitzen im Rollstuhl, kann nach LiN modifiziert werden, wenn die Grundprinzipien beachtet werden. Für die neutrale Stellung der hilft es, sich vorzustellen, wie die Gelenke bei entspanntem Stehen sind. Abschließend werden Hohlräume ausgestopft und Körperteile gegen die Schwerkraft stabilisiert [9].

11.6.4 Mikropositionierungen

Mikropositionierungen imitieren die physiologischen kleinen Bewegungen, die jeder mobile Mensch ständig (8- bis 40-mal pro Std.) macht, auch im Schlaf. Dadurch findet eine Druck*reduzierung*, aber keine vollständige Druck*entlastung* statt.

VORSICHT! Mikropositionierungen ersetzen nicht die Durchführung von Positionswechseln.

Mikropositionierungen eignen sich grundsätzlich für alle bewegungseingeschränkten Menschen, z. B. für Schmerzpatienten, während der Nacht und insbesondere für Kinder. Sie bieten die Möglichkeit, schnell und sanft Lageveränderungen durchzuführen. Dabei wird der Patient nur minimal bewegt [10].

Durchführung

Als Hilfsmittel sind Handtücher, kleine Kissen oder Keile sowie Halbrollen geeignet. Diese werden z. B. unter die linke Schulter, die linke Hüfte und das linke Knie positioniert. In Uhrzeigerrichtung werden die Hilfsmittel nun weiter positioniert. Das Positionierungsintervall ist individuell zu wählen, z. B. alle 15 oder 30 Minuten. Auch bei anderen Positionierungen, z. B. der 30°-Seitenlage können Mikropositionierungen vorgenommen werden, indem die Lagerungskissen in ihrer Position verändert werden. Mikropositionierungen werden im Bewegungsplan dokumentiert [10].

11.6.5 Positionierung von Säuglingen

Für **Säuglinge** gibt es verschiedene Möglichkeiten der **Positionierung** mit Vor- und Nachteilen (→ Tab. 11.4). Als ein Risikofaktor für den **plötzlichen Kindstod** (*Sudden infant death syndrom/SIDS*, → 34.21.3) wurde die Bauchlage identifiziert (→ Abb. 11.19).

a Konventionelle Lagerung

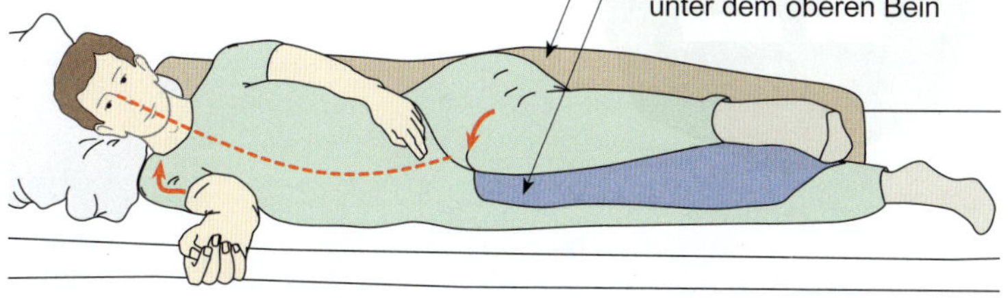

Die Wirbelsäule ist nicht gerade, sondern zieht der Schwerkraft folgend nach unten, der Schultergürtel ist komprimiert und das oben liegende Bein im Hüftgelenk adduziert. Ein hoher Druck lastet auf dem Ohr, der unten liegenden Schulter und dem Trochanter major.

b Lagerung in Neutralstellung (LiN®)

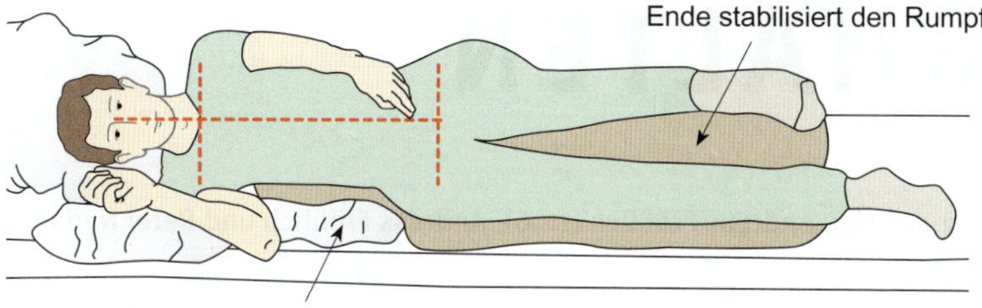

Die Körperabschnitte stehen besser zueinander, die Wirbelsäule ist gerade, weil eine Decke den Rumpf stabilisiert und die Hohlräume ausfüllt. Alle Körperteile sind gegen den Einfluss der Schwerkraft gesichert. Die Positionierung ist aufwändiger.

Abb. 11.18 Konventionelle Positionierung und Lagerung nach LiN, hier bei der 30°-Lagerung. [L141]

Tab. 11.4 Vergleich verschiedener Positionierungsmöglichkeiten für Säuglinge.

Position	Vorteile	Nachteile	Durchführung	Indikation
Seitenlage	• Aspirationsschutz • Rechtsseitenlage: Erleichterung der Magenentleerung	Rutschen oder Rollen des Säuglings in die Bauchlage möglich	• Kind auf die Seite legen • Unten liegenden Arm hervorholen • Handtuchrolle in den Rücken legen, um Rollen in die Rückenlage zu verhindern	• Rechtsseitenlage nach der Mahlzeit • Schlafposition
Rückenlage	• Bevorzugte Schlafposition zur Vermeidung des SIDS • Gute Blickmöglichkeit für wache Kinder • Ermöglicht das Spiel mit den Händen	Evtl. Abflachung des Hinterkopfes (vorübergehend)	Kind flach (ohne Kissen) auf den Rücken legen	• Empfohlene Schlafposition im ersten Lebensjahr • Wachzeiten
Bauchlage	• Aspirationsschutz • Fördert bestimmte Komponenten der motorischen Entwicklung, z. B. die Kopfhaltung	Hohes Risiko für den plötzlichen Kindstod	• Kind flach (ohne Kissen) auf den Bauch legen • Arme unter dem Rumpf hervorholen	• Wachzeiten • Nicht als allgemeine Schlafposition empfohlen

Schlafumgebung von Säuglingen

Die Aufklärung der Eltern von Neugeborenen ist eine Primärprävention, um das Risiko des plötzlichen Kindstods zu minimieren [11], [12]:

- Säuglingsbett im Elternschlafzimmer aufstellen (die gleichmäßigen Atemgeräusche der Eltern wirken sich positiv auf die Atemregulation des Säuglings aus)
- Kind im eigenen (Bei-)Bett schlafen lassen
- Utensilien vermeiden, in die der Säugling mit dem Gesicht „einsinken" und dadurch ersticken kann, z. B. Kopfkissen, Tier- oder Kunstfelle, weiche Matratzen
- Keine Utensilien verwenden, die sich das Kind über den Kopf ziehen kann, z. B. Kopfbedeckung, Nestchen, Stoffwindeln/Tücher, Bettdecke; Schlafsack statt einer Bettdecke verwenden
- Säuglinge nicht fest einwickeln, das sog. Swaddling, vor allem in Verbindung mit Bauch- oder Seitenlage, vermeiden
- Raumtemperatur von 18 °C schaffen
- Rauchfreie Umgebung schaffen
- Überwärmung vermeiden (die Haut im Hals-Nacken-Bereich soll warm, aber nicht verschwitzt sein)
- Kind in Rückenposition schlafen lassen; Seiten- und Bauchposition nur im Wachzustand und unter Aufsicht
- Kind zum Schlafengehen einen Schnuller anbieten, er kann das Risiko für das SIDS um 30 % senken.

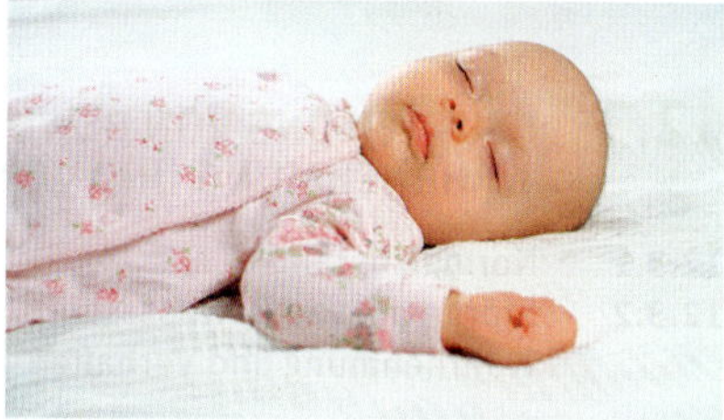

Abb. 11.19 Die Rückenlage ist die empfohlene Schlafposition für Neugeborene und Säuglinge. [J787]

12

BEWUSSTSEIN, WAHRNEHMUNG UND VERHALTEN

Christine Keller (12.1, 12.2), Siegfried Huhn (12.3, 12.4, 12.5), Andreas Fröhlich (12.6), Andreas Fröhlich und Peter Nydahl (12.7)

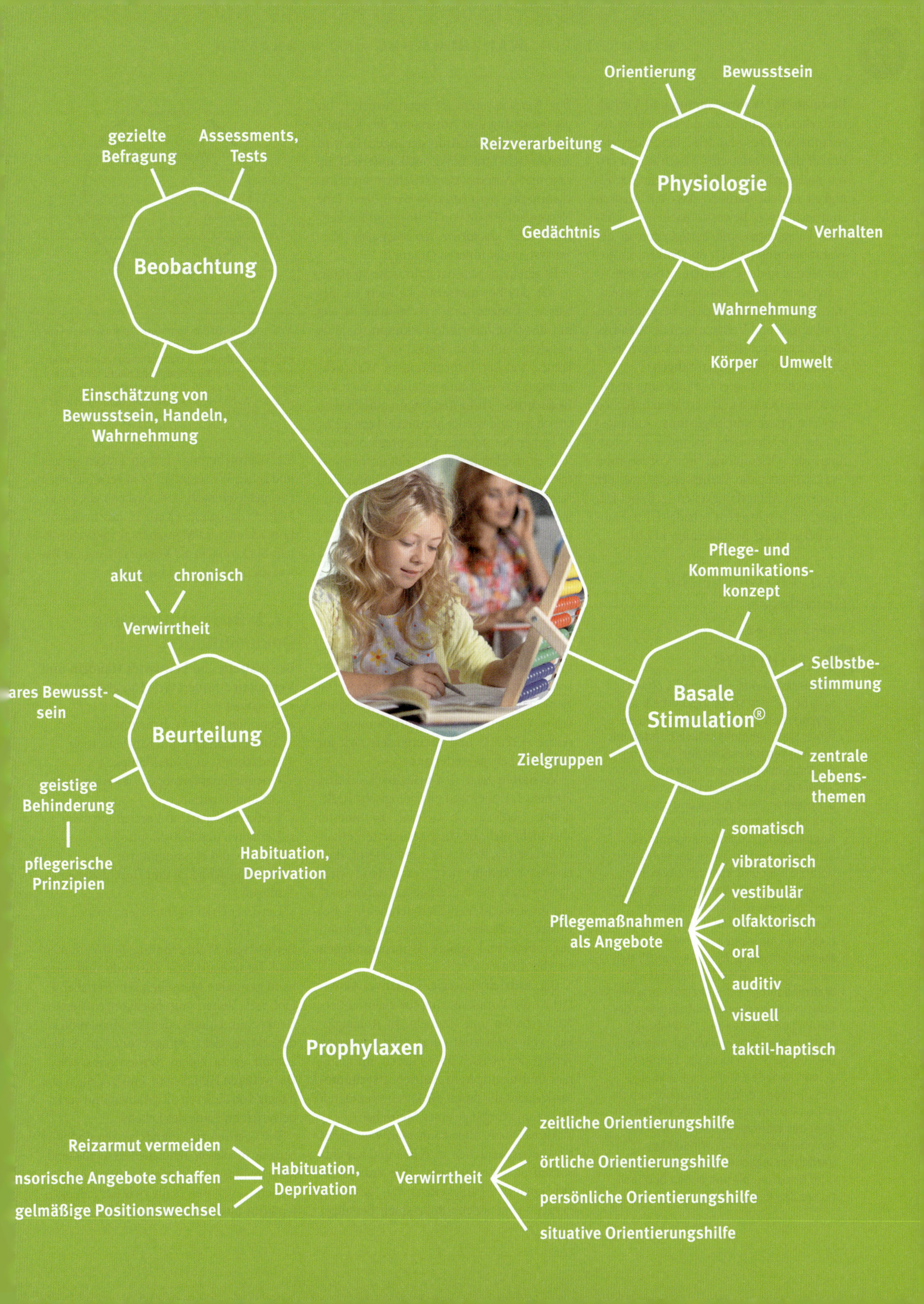

Beobachtung
gezielte Befragung
Assessments, Tests
Einschätzung von Bewusstsein, Handeln, Wahrnehmung
Physiologie
Orientierung
Bewusstsein
Reizverarbeitung
Gedächtnis
Verhalten
Wahrnehmung
Körper
Umwelt
Beurteilung
Verwirrtheit
akut
chronisch
ares Bewusst-sein
geistige Behinderung
pflegerische Prinzipien
Habituation, Deprivation
Basale Stimulation®
Pflege- und Kommunikations-konzept
Selbstbe-stimmung
zentrale Lebens-themen
Zielgruppen
Pflegemaßnahmen als Angebote
somatisch
vibratorisch
vestibulär
olfaktorisch
oral
auditiv
visuell
taktil-haptisch
Prophylaxen
Habituation, Deprivation
Reizarmut vermeiden
nsorische Angebote schaffen
gelmäßige Positionswechsel
Verwirrtheit
zeitliche Orientierungshilfe
örtliche Orientierungshilfe
persönliche Orientierungshilfe
situative Orientierungshilfe

Bewusstsein, Wahrnehmung und **Verhalten** gelten allgemein als die Grundlage für selbstbestimmtes Handeln. Besonders der Begriff des Bewusstseins ist schwer zu fassen und wird unterschiedlich definiert. Einigkeit besteht darüber, dass ein Mensch „um sich etwas bewusst machen zu können" Fähigkeiten und Fertigkeiten in der Wahrnehmung (→ 2.1), im Denken, im Erinnern und in der Orientierung benötigt.

Verschiedenste Erkrankungen beeinträchtigen diese Fähigkeiten, besonders Erkrankungen und Verletzungen des Gehirns, aber auch psychische Erkrankungen oder kindliche Entwicklungsstörungen.

Menschen mit einer Veränderung im Bewusstsein, Denken und Verhalten brauchen spezielle Pflege und Begleitung. Anhängig von der Situation steht mal mehr die Schaffung von Orientierung im Vordergrund (→ 12.4.2) oder die Verbesserung bzw. der Erhalt von Alltagsfähigkeiten (z. B. bei Demenz, nach schwerem Schädel-Hirn-Trauma, bei geistiger Behinderung → 12.6)

12.1 Physiologische Grundlagen

Wahrnehmen → 2.1

DEFINITION

Bewusstsein *(lat. conscientia, Mitwissen, bei Sinnen sein)*: Gesamtheit aller psychischen Vorgänge (Gedanken, Gefühle, Wahrnehmungen), verbunden mit dem Wissen um das eigene „Ich" und die Subjektivität dieser Vorgänge. Voraussetzung, um gezielt und sinnvoll auf die eigenen Bedürfnisse und die Umwelt reagieren zu können.
Kognition *(lat. cognitio, Erkenntnis)*: Strukturen und Prozesse der Aufnahme, Verarbeitung und Speicherung von Informationen, u. a. Wahrnehmung, Aufmerksamkeit, Gedächtnis, Sprache, Denken und Problemlösen, Intelligenz („geistige Aktivitäten").
Mental *(lat. mens, Geist, Verkunft)*: Den Verstand, den „Geist" betreffend.
Wahrnehmung: Singgebende Verarbeitung von Reizen unter Einbezug von Erfahrung und Lernen (→ 2.1). Wahrnehmung bildet nicht einfach im Inneren die äußere Wirklichkeit ab, sondern schafft für jeden Menschen sein eigenes Bild von der Welt. Durch Kommunikation verständigen sich Menschen über das Wahrgenommene und schaffen eine gemeinsame Wirklichkeit.
Verhalten: Jegliche Handlung, Äußerung oder Reaktion, die von außen beobachtet werden kann.

Das **Nervensystem** ist verantwortlich für die Steuerung und Anpassung des Körpers an die alltäglichen Anforderungen. Es wird anatomisch und funktionell unterteilt in: *zentrales Nervensystem* (Gehirn und Rückenmark), *peripheres Nervensystem* (alle Nerven außerhalb von Gehirn und Rückenmark) und *vegetatives Nervensystem* (Nervensystem der inneren Organe).

Es gibt keine neuroanatomische Struktur, in der das **Bewusstsein** lokalisiert ist. Bewusstes Denken und z. B. Sprache ist eng mit der Großhirnrinde verknüpft, Gefühle mit dem limbischen System und dem Thalamus, welcher Informationen, Wahrnehmungen ins Großhirn gelangen. Auch das **Gedächtnis** (Informationen aufnehmen, speichern und wieder abrufen = Lernen) ist in keiner bestimmten Gehirnregion verortet, es funktioniert im Zusammenspiel mehrerer Regionen. Über Nervenimpulse, Neurotransmitter, Neuropeptide und Hormone werden neuronale Prozesse gesteuert (→ Abb. 12.1).

Kreativität, Gedächtnis, Denken und Problemlösen, Orientierung und Sprache werden oft auch als *höhere Hirnleistungen* oder **Kognition** bezeichnet.

Wahrnehmung von inneren und äußeren Reizen ist grundlegend für das Überleben in der Welt und es ist die Basis für bewusstes und unbewusstes Verhalten. Die Entwicklung der Wahrnehmungen beginnt schon vor der Geburt (Wahrnehmungsbereiche → 12.7.3) und differenziert sich im Laufe des Lebens weiter aus.

Verhalten zeigt sich prinzipiell auf drei Ebenen: 1. Unbewusst physiologische Reaktionen (Reflexe), 2. Gelernt, routinierte, aber nicht mehr bewusst gesteuerte Verhaltensweisen (z. B. hat ein Kind gelernt, dass es alles bekommt, wenn es wütend wird, dann wird es dieses Verhalten „unbewusst" mit ins Erwachsenenleben nehmen), 3. Bewusstes, gesteuertes Verhalten als Reaktion auf innere und äußere Wahrnehmungen (→ Abb. 12.1).

Der **Antrieb** (Energie, Initiative, Aktivität) ist die Voraussetzung für zielorientiertes Verhalten und Handeln. In Abhängigkeit von Motivation und Stimmungslage verfügt der Mensch über Phasen mit höherem und niedrigerem Antrieb. **Psychomotorik** meint die durch die Psyche geprägten Bewegungsvorgänge eines Menschen.

Ab welchem Alter kann man von einem bewussten Menschen sprechen und wie entwickelt sich Bewusstsein? Wie entwickeln sich kognitive Fähigkeiten? Wie geschieht Lernen? Und welche Rolle spielt bei allem

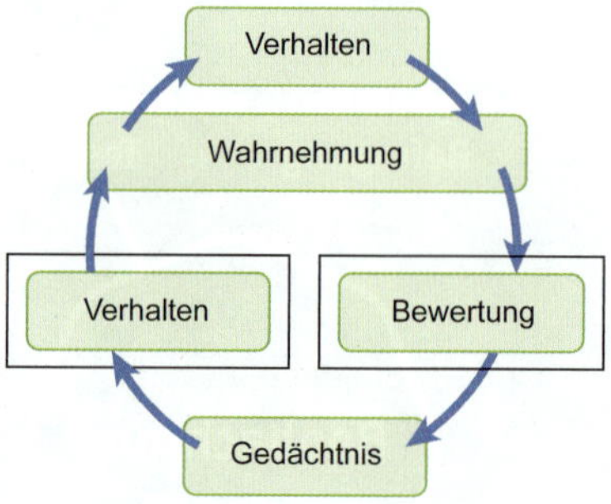

Abb. 12.1 Durch das komplexe Zusammenspiel verschiedener Hirnregionen und neuronaler Prozesse entsteht ein Kreislauf. Wahrnehmung, die individuell bewertet und mit bisherigen Erfahrungen abgeglichen wird, bedingt dann bewusstes oder unbewusstes Verhalten, was wiederum zu inneren und/oder äußeren Wahrnehmungen führt [1]. [L143]

die Wahrnehmung? Diesen Fragen gingen und gehen Wissenschaftler in verschiedenen Fachgebieten nach (z. B. Psychologie, Soziologie, Pädagogik). → Kap. 15 beschreibt die Entwicklung des Menschen aus verschiedenen Blickwinkeln als Voraussetzung für Bewusstsein, Denken und Handeln.

12.2 Beobachtung und Dokumentation

Bewusstsein und **bewusstes Handeln und Verhalten** erfordert viele Fähigkeiten:

- Wachheit
- Sensibilität und Wahrnehmung
- Aufmerksamkeit und Konzentration
- Gedächtnis- und Merkfähigkeit
- Orientierungsvermögen zu Person, Zeit, Ort und Situation
- Denkvermögen und Vorstellungskraft
- Verhalten und Selbstkontrolle
- Antrieb und Psychomotorik
- Reaktionsfähigkeit und Durchhaltevermögen
- Gewisser Grad an Intelligenz (→ 19.2.7, → 37.4.3).

Bewusstsein, Wahrnehmung und Verhalten sind keine statischen Zustände und auch beim gesunden Menschen sehr variabel: Es gibt z. B. Zeiten mit hochkonzentriertem Denken, im Urlaub oder der Meditation ist der aktive Geist ruhiger und im Schlaf kommt es zu einem Bewusstseinsverlust. Die weiteren Fähigkeiten sind u. a. auch abhängig von äußeren Situationen und verändern sich im Laufe des Lebens.

Die Grenzen zu Veränderungen und Störungen in diesen Bereichen sind fließend, kleinere Einschränkungen bleiben lange unbemerkt, auch weil es für viele der Fähigkeiten keine objektiv beweisbaren Tests gibt.

Indikation

Die **Beobachtung von Bewusstsein, Wahrnehmung und Verhalten** geschieht im täglichen Kontakt mit Patientinnen und Patienten (im Folgenden nur noch „Patientin"). Pflegefachpersonen bekommen schnell einen ersten Eindruck, ob die Patientin Kontakt aufnimmt, orientiert ist, Aufforderungen nachkommt oder zielgerichtet handelt und wie ihr Antrieb ist. Diesen „erste Eindruck" gilt es zu objektivieren und anhand von Beobachtungskriterien zu überprüfen. Pflegende bitten bei Auffälligkeiten Kollegen und den Arzt ebenfalls eine Einschätzung vorzunehmen.

Die Beobachtung ist in bestimmten Situationen unverzichtbar, z. B.

- Bei Verletzungen oder Erkrankungen des Schädels und/oder des Gehirns wie Schädel-Hirn-Traumen (→ 37.13.1), Hirntumoren (→ 37.12.1), zerebralen Durchblutungsstörungen und Blutungen des ZNS (→ 37.6, → 37.7)
- In der postoperativen Phase (→ 44.5)
- Nach schweren Verletzungen (Blutverlust, Schmerzen, Schock → 14.4)
- Nach Gabe von beruhigenden Arzneimitteln (*Anxiolytika*, → 38.3.4)
- Bei psychischen Erkrankungen wie Depression, Schizophrenie
- Bei kindlichen Entwicklungsstörungen.

Beobachtungskriterien

Patientenbeobachtung bei psychischen Erkrankungen → 38.1.2

Beobachtungskriterien sind:

- **Wachheit** *(Vigilanz)*. Ist die Patientin jederzeit erweckbar? Reagiert sie dann prompt und adäquat?
- **Sensibilität und Wahrnehmung.** Werden Reize (z. B. Berührung, Temperatur) bewusst und situationsgerecht wahrgenommen? An allen Körperregionen gleich? Entspricht die bewusste Wahrnehmung den aufgenommenen Reizen?
- **Aufmerksamkeit und Konzentration.** Kann die Patientin einem Gespräch konzentriert folgen? Pflegende können auch die Patientin fragen: Fällt es Ihnen schwer, bei einer Sache zu bleiben, konnten Sie sich schon mal besser konzentrieren?
- **Gedächtnis und Merkfähigkeit.** Um die Merkfähigkeit zu prüfen, kann man der Patientin z. B. sieben Gegenstände nennen oder eine kurze Geschichte erzählen. Dann bittet man sie sofort und nach 10 Min. alles wiederzugeben. Das Langzeitgedächtnis lässt sich prüfen, indem man nach Hochzeitdatum, Geburtsdaten der Kinder usw. fragt, aber auch nach kürzer zurückliegenden Ereignissen, z. B. was es zum Mittagessen gab.
- **Orientierung.** Sie lässt sich sinnvoll im Rahmen eines Gesprächs einschätzen durch Fragen wie Welcher Monat und Tag ist heute? Wann sind Sie in die Klinik gekommen und warum? An welchem Ort leben Sie? Sind Sie verheiratet und wie lange? Welchen Beruf üben Sie aus?
- **Verhalten und Selbstkontrolle.** Die Bewertung von Verhalten orientiert sich an dem vermeintlich „normalen, richtigen Verhalten", das durch gesellschaftliche Normen und Rollenerwartungen, eigene Erfahrungen und Lebensgeschichte und unbewussten Prozessen beeinflusst ist

> **Eine objektive Beobachtung ist nicht möglich**
> Jede Beobachtung, die ein Mensch (z. B. eine Pflegende) macht, macht sie durch ihre höchst subjektive „Brille", d. h., gerade Verhalten, Verhaltensweisen können nie objektiv beobachtet werden (= **Konstruktivismus**) [2].

- **Antrieb und Psychomotorik.** Die Individualität ist hier groß, d. h., ein Mensch kann zeitlebens eher aktiv und umtriebig sein und viele soziale Kontakte haben oder genau das Gegenteil. Zur Einschätzung kann die Patientin (oder die Angehörigen) gefragt werden: Haben Sie den Eindruck, dass Sie Ihre Lebendigkeit, Ihren Schwung verloren haben? Fühlen Sie sich manches Mal (an-)getrieben? Könne Sie gut zur Ruhe kommen?

Assessments

Die *Glasgow Coma Scale (GCS, Glasgow Koma Skala,* → Tab. 37.2) ist ein Instrument zur standardisierten Einschätzung des Schweregrads einer Bewusstseinsstörung bei einer akuten Schädel-Hirn-Erkrankung (→ 37.13.1). Die Kontrolle der Pupillenreaktion (→ Tab. 37.3) liefert ebenfalls wichtige Informationen zur Bewusstseinsbeurteilung.

Für die langfristige Beobachtung bewusstseineingeschränkter Menschen ist die GCS nicht geeignet. Für Patienten im Syndrom reaktionsloser Wachheit oder Syndrom des minimalen Bewusstseins (→ 37.2.12) stehen z. B. die *Koma-Remissions-Skala (KMS)* und die *Skala Expressive Kommunikation und Selbstaktualisierung (SEKS)* zur Verfügung [3], [4].

Zur weiteren differenzierten Einschätzung gibt es verschiedene (neuro-)psychologische Untersuchungsverfahren, z. B. *Verbaler Lern- und Merkfähigkeitstest, Hamburg-Wechsler-Intelligenztest, Demenztests* (→ 37.11.3). Die sind zeitaufwändiger und erfordern spezifische Fachkenntnisse.

Dokumentation

Beobachtungen von Bewusstsein, Wahrnehmung und Verhalten dokumentieren Pflegefachpersonen so präzise wie möglich und vermeiden dabei Bewertung. Ggf. steht Pflegenden in einer psychiatrischen Einrichtung ein spezieller Dokumentationsbogen zur Verfügung.

Bei Verdacht auf Veränderungen in einem oder mehreren Beobachtungskriterien informieren sie den Arzt.

12.3 Beurteilung von Bewusstsein, Wahrnehmung und Verhalten

12.3.1 Normalzustand

Kompakt auf den Punkt gebracht ist ein Mensch bei **vollem (klarem) Bewusstsein,** wenn er:

- Wach und ansprechbar ist
- Von sich aus sinnhaft agiert
- Prompt und adäquat reagiert
- Aufforderungen zielgerichtet nachkommt.

Aber Vorsicht! „Sinnhaft" und „adäquat" sind höchst subjektive Begriffe! Was z. B. sinnhaftes Verhalten ist, liegt immer im Ermessen des Einzelnen.

12.3.2 Störungen von Bewusstsein, Wahrnehmung und Verhalten

Entwicklungsverzögerung und -störung → 37.2.1
Sensibilitätsstörungen → 37.2.9
Bewusstseinsstörungen → 37.2.11, → 38.2.1
Syndrom der reaktionslosen Wachheit → 37.2.12
Orientierungsstörungen → 38.2.2
Aufmerksamkeits- und Konzentrationsstörungen → 38.2.3
Gedächtnisstörungen → 38.2.4
Denkstörungen → 38.2.5
Gedächtnisstörungen → 38.2.4
Wahrnehmungsstörungen → 38.2.7
Antriebs- und psychomotorische Störungen → 38.2.10
Intelligenzminderung → 37.4.3
Geistige Behinderung → 12.6

Patientinnen mit **Störungen von Bewusstsein, Wahrnehmung und Verhalten** können nicht adäquat auf innere und äußere Reize (die Umwelt) reagieren und gefährden unter Umständen sich selbst oder andere. Pflegenden erkennen das Ausmaß dieser Störungen und die resultierende Gefährdung, und handeln entsprechend bzw. geben dies an den Arzt weiter.

Individuelle Begleitung und Pflege
Es ist unmöglich, exakt einzuschätzen, welche Informationen eine Patientin mit Bewusstseinsstörung oder anderen Einschränkungen wahrnimmt. Jedoch wird davon ausgegangen, dass Menschen auch in schwerst-beeinträchtigenden Situationen über ein **elementares Bewusstsein und Lebendigkeit** verfügen, Gespräche hören und verstehen, Schmerz und andere Wahrnehmungen spüren und erleben oder „routinehaftes Abarbeiten" von Pflegemaßnahmen wahrnehmen.
Daher behandeln Pflegende alle Patientinnen unabhängig von ihrer Bewusstseinslage so, als ob sie nicht eingeschränkt wären. Wertschätzendes Handeln beginnt bei der Begrüßung und Information über geplante Maßnahmen (Basale Stimulation® → 12.7).
Die weitere individuelle Begleitung, Förderung und Pflege ist abhängig von der jeweiligen Störung.

12.4 Verwirrtheit

12.4.1 Akute und chronische Verwirrtheit

DEFINITION
Verwirrtheit: Bewusstseinsstörung mit komplexem Symptombild aus **Desorientiertheit** (*Störung des normalen Selbst-, Raum- und Zeitempfindens* → 38.2.2), **Denkstörungen** (z. B. verlangsamtes Denken, Wahnvorstellungen → 38.2.5) und **Gedächtnisstörungen** (→ 38.2.4).

Leichte Verwirrtheitszustände sind auf den ersten Blick eher unauffällig. Das Verhalten der betroffenen Menschen scheint etwas unangepasst oder „seltsam". Eine **schwere Verwirrtheit** ist dadurch gekennzeichnet, dass die Patientin offenbar nicht weiß, wo sie sich befindet, sich an einem anderen als dem tatsächlichen Ort vermutet oder in einer anderen Zeit (z. B. in der Kindheit oder jungen Erwachsenenzeit, → Abb. 12.2). Das Verhalten ändert sich entsprechend; für Außenstehende wirkt es sinnlos und verwirrt, in sich ist es jedoch für die Person stimmig. Für Pflegende

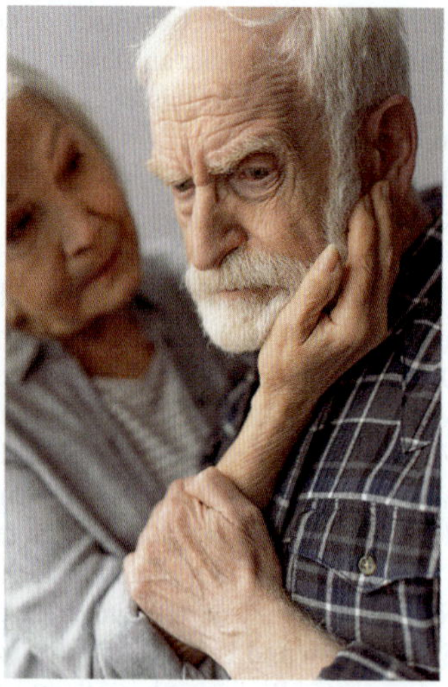

Abb. 12.2 Patienten mit akuter oder chronischer Verwirrtheit sind „in einer anderen Welt". Neben Orientierung brauchen sie vor allem Menschen, die ihnen Verständnis und Zuwendung geben und bereit sind zu verstehen, wie und warum es ihnen gerade so geht. [J787]

besteht die Herausforderung darin, sich in das Denken der Person zu versetzen, was als „empathische Logik" bezeichnet wird [5]. Der *Expertenstandard Beziehungsgestaltung von Menschen mit Demenz* spricht von „Verstehenshypothese", d. h., Pflegende fragen sich: „Aus welchem Denken, Fühlen, Erleben heraus und wie erlebt die Betroffene sich selbst, andere Menschen und die Umgebung" [6].

Mit der Diagnose „Verwirrtheit" sollte vorsichtig umgegangen werden, denn nicht alle Patienten, die sich aus Sicht der Pflegenden nicht in den Alltag im Krankenhaus oder in der Pflegeeinrichtung einfügen oder die in irgendeiner Form unangemessen reagieren, sind im medizinischen Sinn verwirrt. Beispielsweise kann die Ursache auch in einer Hörbehinderung oder einer Depression liegen. Ältere Menschen brauchen oft länger, um sich in einer ungewohnten Situation zu orientieren. Im Krankenhaus oder bei Neueinzug in eine Pflegeeinrichtung mit vielen neuen Eindrücken und Ungewissheiten, tritt schnell eine völlige Überforderung mit Orientierungsstörung auf. Beim Einzug in eine Pflegeeinrichtung wird alleine für den Wohnbereich (Station) eine Eingewöhnungszeit von sechs Wochen und länger angenommen.

Für Patientinnen, aber auch für Angehörigen und Pflegende, ist Verwirrtheit ein zentrales Problem. Besonders belastend ist es, wenn sich verwirrte Patientinnen aufgrund von Ängsten oder Wahnvorstellungen herausfordernd und aggressiv verhalten.

Akute Verwirrtheit

Setzt eine Verwirrtheit *plötzlich* ein, spricht man von **akuter Verwirrtheit** oder einem **deliranten Syndrom.** Sie kann von mehreren Stunden bis zu mehreren Tagen anhalten und wird meist durch ein Zusammenspiel mehrerer Faktoren hervorgerufen:

- **Medizinische Ursachen** wie Hormonstörungen (→ Kap. 26), Dehydratation (→ 33.10.2), Störungen des Elektrolythaushalts (→ 33.10), Sauerstoffmangel des Gehirns (→ 37.6), Hypotonie (→ 22.4.3), Herz- (→ 21.6) oder Ateminsuffizienz, akute Infekte (z. B. Atemwege), Stoffwechselentgleisungen (z. B. Diabetes → 26.6)
- **Iatrogene Ursachen,** z. B. Arzneimittelnebenwirkungen oder längere Narkosen
- **Vergiftungen,** insbesondere durch Alkohol oder Arzneimittel (→ 14.5.3)
- **Soziale Ursachen,** z. B. Ortswechsel (Umzug in Pflegeeinrichtung, Einweisung in Krankenhaus) oder Verlust enger Bezugspersonen (z. B. Tod des Ehepartners)
- **Dementielle Erkrankung** mit zusätzlichem Delir.

Diese Faktoren gilt es durch eine sorgfältige Anamnese (meist Fremdanamnese → 42.2) sowie körperliche und technische Untersuchungen zu identifizieren. Können die Ursachen beseitigt werden, verschwindet die Störung oft unmittelbar. Allerdings beruht ein großer Teil der akuten Verwirrtheitszustände auf einer bis dahin maskierten *(versteckten)* Demenz (→ 37.11.3).

VORSICHT! Das delirante Syndrom (→ 38.7) ist immer ein Notfall. Eine sorgfältige Klärung der Ursache sowie engmaschige Überwachung und Betreuung sind unbedingt durchzuführen. Nahrungsverweigerung, Unfähigkeit zur Kooperation, Umherirren und aggressive Handlungen gefährden den Patienten. Sie begründen immer eine ärztliche Versorgung und Krankenhausaufnahme.

Chronische Verwirrtheit

Entsteht eine Verwirrtheit langsam und nimmt über Monate oder Jahre zu, spricht man von **chronischer Verwirrtheit.** Ursache ist fast immer eine Demenz (→ 37.11.3).

12.4.2 Verwirrtheitsprophylaxe

Validation → 19.6.4
Biografiearbeit → 19.6.6

DEFINITION
Verwirrtheitsprophylaxe *(Desorientierungsprophylaxe):* Maßnahmen, die Menschen Orientierungsmöglichkeiten

anbieten. Bei an Demenz erkrankten Patienten geht es darum, die kognitiven Defizite durch Wiedererkennungseffekte abzuschwächen und durch „Realitäts-Orientierungshilfen“ zu strukturieren.

Vielen älteren Menschen bereitet eine Umgebungsänderung (z. B. Einweisung ins Krankenhaus) große Probleme, für manche stellt sie sogar eine ernste Lebenskrise dar. Sie sind kaum in der Lage, sich schnell an die neuen Bedingungen und vielen Eindrücke anzupassen. Verschärft wird diese Situation oft noch durch Medikamente. Als Reaktion kann es zu einer Phase akuter Verwirrtheit kommen: Die Betroffenen irren umher, finden ihr Zimmer nicht und wissen oft nicht, wo sie sind. Manche verlieren ihren Lebensmut, resignieren und verweigern sich den Pflegenden oder Ärzten. Die Pflegenden können mit den Maßnahmen einer **Verwirrtheitsprophylaxe** bzw. einer **Orientierungsförderung** dazu beitragen, dass neu aufgenommene Patienten nicht in diese Situation gelangen. Ziel ist, das Angebot an Realitäts-Orientierungs-Hilfen zu erhöhen und so den Stress für die Patienten zu reduzieren.

Ziele der Verwirrtheitsprophylaxe

Das **Ziel der Verwirrtheitsprophylaxe** liegt darin, die Kommunikation und den Ort so zu gestalten, dass für die Patienten eine Orientierung und Anpassung an die aktuelle Lebensbedingung möglich wird. So soll die therapeutische Beziehung tragfähig werden und der Aufenthalt nicht unnötig erschwert sein.

Maßnahmen zur Verwirrtheitsprophylaxe

Zeitliche Orientierungshilfen

- Uhren in ausreichender Anzahl und Größe, die die korrekte Zeit anzeigen (➔ Abb. 12.3)
- Kalender mit großen Zahlen in Zimmer, Flur oder Tagesraum, der täglich aktualisiert wird
- Tag-Nacht-Rhythmus beachten, bewusste Abendgestaltung, kein nächtliches Waschen
- Mahlzeiten als Orientierung, Abendessen nicht vor 18 Uhr (sonst eher Kaffeetrinken)
- Jahreszeitliche Angebote und Dekorationen
- Unterhaltung über das Wetter, die Jahreszeiten.

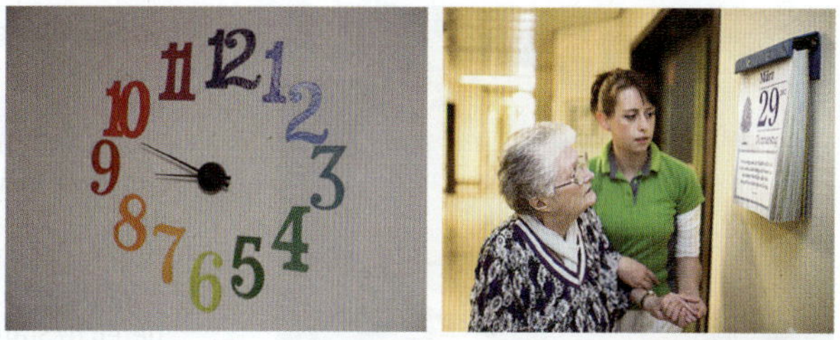

Abb. 12.3 Große, leicht abzulesende Uhren und Kalender unterstützen die zeitliche Orientierung. [P644, K157]

Örtliche Orientierungshilfen

- Stationen/Wohnbereiche unverwechselbar gestalten; eine Tafel anbringen, die den Ort oder den Stadtteil zeigt; ggf. Fotos der einzelnen Mitarbeiter sowie eine Übersicht „Heute im Dienst“
- Sich genügend Zeit nehmen, neu aufgenommene Patienten in die Örtlichkeiten einzuführen: persönlich ins Zimmer begleiten, das Zimmer zeigen und die Bettnachbarn vorstellen, die Toilette und den Tagesraum zeigen
- Toilettenräume eindeutig kennzeichnen durch Schilder „WC“, „Herren/Damen“ (➔ Abb. 12.4)
- Patientenzimmer besonders kennzeichnen, z. B. auf ein Bild neben der Zimmertür hinweisen; Bilder mit hohem Wiedererkennungswert bevorzugen
- Besonderes Kennzeichen an der Tür (innen und außen) anbringen, das sich beim Verlassen des Zimmers einprägt
- Große Zahlen (Höhe mindestens 30 cm) an der Tür befestigen, am besten innen und außen, damit sich der Patient die Zahl beim Verlassen des Zimmers einprägen kann
- Das Bett besonders kennzeichnen, z. B. durch Kleidungsstücke
- Evtl. Pinnwand hinter dem Bett anbringen, an die unter anderem persönliche Fotos angebracht werden können
- Grundsätzlich gilt: Je mehr Elemente auf einer Abbildung, desto größer sollte die Darstellung sein. Besser wenige Elemente groß darstellen.

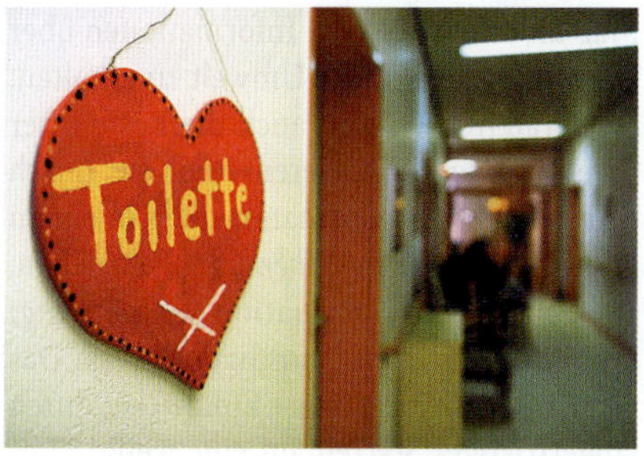

Abb. 12.4 Zur örtlichen Orientierungshilfe dient z. B. eine auffällige Beschriftung der Toilette. [K157]

Persönliche Orientierungshilfen

- Patienten stets mit dem Namen ansprechen, grundsätzlich mit Herr bzw. Frau, nicht duzen oder verniedlichen
- Vor Betreten des Zimmers anklopfen und Reaktion abwarten
- Von Angehörigen Fotos o. Ä. mitbringen lassen und an einem geeigneten Ort platzieren (➔ Abb. 12.5).
- Die Möglichkeit geben, sich im Spiegel zu betrachten (besonders bei Bettlägerigen wichtig – am besten bei jedem Aufstehen)
- Ganzkörperspiegel einsetzen, sobald der Patient das Bett verlassen kann
- Persönliche Kleidung tragen und wenn möglich komplett anziehen lassen.

Situative Orientierungshilfen

- Patienten direkt ansprechen und dabei ansehen
- Stets in verständlicher Sprache sprechen und kurzen Sätzen sprechen
- Keine Nebengespräche führen
- Nachfragen, ob Gesagtes verstanden wurde
- Auf Signale achten, die Unverständnis vermuten lassen
- Informationen wohldosiert geben, kein Überangebot; Unterscheidung in Wichtiges und weniger Wichtiges vornehmen

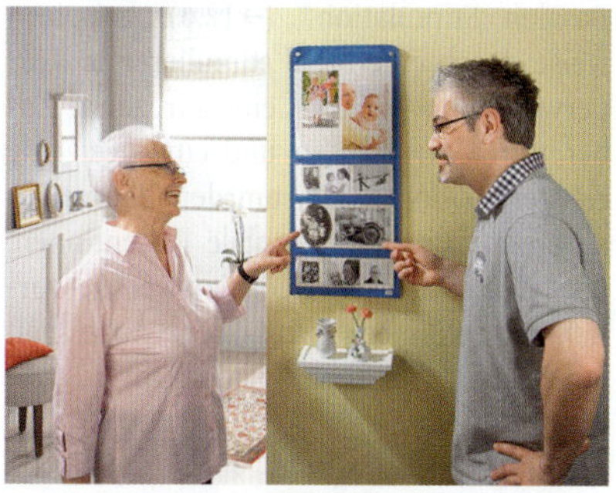

Abb. 12.5 Persönliche Gegenstände im Zimmer (z. B. die Lieblingsdecke von zu Hause) oder Fotos von der Familie, geben Orientierung und schaffen ein Stück Vertrautheit. Insbesondere über Fotos können Pflegende mit der Bewohnerin ins Gespräch kommen. [V384]

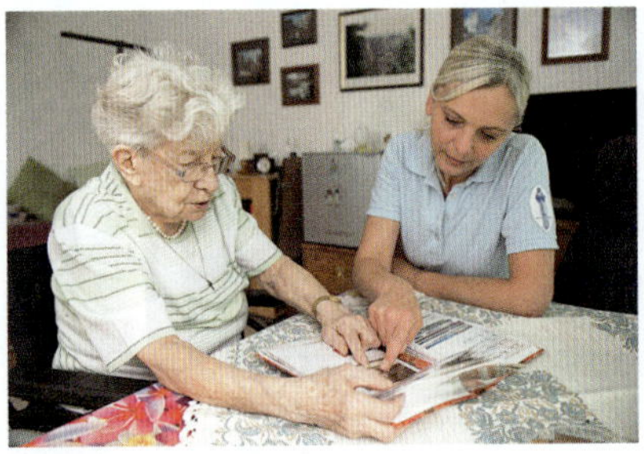

Abb. 12.6 Durch Aufmerksamkeit und Zuwendung kann teilweise verhindert werden, dass sich verwirrte alte Menschen noch stärker zurückziehen. [K115]

- Scheinbar „Verrücktes" zulassen, solange es nicht schadet
- Geselligkeit fördern, ohne persönliche Grenzen zu überschreiten (➔ Abb. 12.6).
- Privatheit und Schamgrenze achten, z. B. beim Waschen, beim Toilettengang oder der Inkontinenzversorgung
- Schwierige Situationen nicht bagatellisieren.

Neben den verschiedenen Orientierungshilfen zählen zu den Maßnahmen der **Verwirrtheitsprophylaxe** bzw. **Orientierungsförderung** solche Pflegemaßnahmen, die medizinische oder iatrogene Ursachen einer Verwirrtheit verhindern helfen, z. B. eine Dehydratationsprophylaxe (➔ 7.12) oder die Überwachung der Arzneimitteltherapie (➔ 43.3.9). Möglichst kein Einsatz von Weichlagerungsmatratzen, weil diese die Wahrnehmung für den eigenen Körper reduzieren (➔ Abb. 12.9).

Darüber hinaus wird die Wahrnehmung der Patientin gesichert und gefördert. Das beginnt damit, dass Brillen und Hörgeräte funktionstüchtig sind, regelmäßig überprüft und gereinigt werden. Weiter können Pflegende dem Patienten sensorische Informationen geben durch die Angebote der Basalen Stimulation® (➔ 12.6), beispielsweise durch eine basal stimulierende Körperwaschung (➔ 6.2.4), eine anregende Zubereitung der Speisen und eine geeignete Körperpositionierung, um den Raum einsehen zu können. Immobile Patientinnen, die keinen selbstständigen Ortswechsel vornehmen können, wird der Aufenthalt außerhalb des Zimmers ermöglicht.

SPICKZETTEL

Verwirrtheitsprophylaxe

Verwirrtheit: Bewusstseinsstörung mit Desorientiertheit, Denkstörungen, verlangsamtes Denken, Wahnvorstellungen, Gedächtnisstörungen.

Unterscheidung:
- Leichte bis hin zur schweren Verwirrtheit.
- Akute und chronische Verwirrtheit.

Prophylaxe bzw. Orientierung:
- Zur Zeit (z. B. Jahr/Jahreszeit, Monat, Tag/Tageszeit).
- Zum Ort (z. B. Klinik, Stadtteil, Wohnbereich/Station).
- Zur Person (z. B. Anreden mit Vor- und Nachnamen, persönliche Kleidung, Gegenstände).
- Zur Situation (z. B. Informationen in angemessener Sprache).

12.5 Habituation und Deprivation

DEFINITION

Habituation: Gewöhnung. Allmählich abnehmende Reaktionsbereitschaft eines Menschen bei immer gleichbleibenden Reizen.

Autostimulation *(Selbststimulation)*: Monotone, stereotype, sich ständig wiederholende Bewegungen und Handlungen eines Menschen mit dem Ziel, sich selbst und in der Umwelt wahrzunehmen. Teilweise auch selbstverletzend.

Deprivation (*lat.* deprivare = beraubt): Nicht beabsichtigter Entzug wichtiger sensorischer Informationen, z. B. im Rahmen eines Krankenhausaufenthaltes, als Folge von Bettlägerigkeit.

Bei reduzierten oder fehlenden Wahrnehmungs-, Bewegungs- und Kommunikationsmöglichkeiten drohen Beziehungsverlust und Isolation des Menschen. Insbesondere die Bewegungsarmut führt durch Fehlen von ständig neuen Wahrnehmungsimpulsen zu einer Orientierungslosigkeit: Der Mensch verliert sich selbst in seiner Umgebung.

Besonders immobile Patientinnen sind häufig nicht mehr in der Lage, über gezielte, koordinierte Eigenaktivität das notwendige Maß an differenzierten Informationen über ihren Körper und ihre Umwelt zu erhalten. Sie geraten in Gefahr, auch die Reste ihrer Orientierung zu verlieren, weil sie durch den reduzierten Informationsfluss in einem homogenen *(gleichbleibenden)* Feld leben. Die Folge ist die **Habituation** *(Gewöhnung)* an den reduzierten Informationsfluss. Das Gehirn schafft sich selbst Eindrücke; durch längerfristiges Starren auf eine weiße Zimmerdecke können Halluzinationen *(Wahrnehmungstäuschungen)* entstehen.

Deprivation entsteht aus denselben Situationen. Menschen werden wichtiger Impulse, Erfahrungen, Kontakte „beraubt", was leicht in Einrichtungen im Gesundheitswesen passiert. Menschen, die z. B. bettlägerig sind, schauen möglicherweise während ihrer gesamten Wachzeit an die Zimmerdecke. Sie sehen eine weiße, fast unstrukturierte Fläche, sie erfahren eine *visuelle Deprivation.* Sie haben im Bett nichts mehr aktiv zu tun. Ihre Hände tun nur noch ganz wenig von dem, was sie sonst Tag für Tag tun. Es fehlen jetzt viele taktile Informationen, eine *taktile Leere* entsteht. Die Geräusche auf einer Station sind eher monoton, vor allem für den Patienten sinn-los, sie lassen sich nicht in einen sinn-vollen Zusammenhang bringen. Bei Patientinnen, die über Sonden ernährt werden, wird der Mund sensorisch „lahm gelegt". Eine Beatmung, erforderliche Sonden, Verzicht auf normales Essen führt zu einer weiteren sensorischen Leere. Bewegungseinschränkungen des gesamten Körpers und vor allem eine intensive Weichpositionierung/-lagerung lassen eine *somatische Leere* entstehen – der eigene Körper kann nicht mehr wahrgenommen werden.

Habituation und Deprivation zwingen den Menschen förmlich dazu, sein eigenes Wahrnehmungssystem durch **Autostimulationen** aufrechtzuerhalten. Die Patientinnen zeigen u. a. folgendes Verhalten: Nestelbewegungen, Reiben und Kratzen der eigenen Haut, Reiben und Kratzen über Oberflächen, Schaukeln mit dem Rumpf, mit einem Körperteil gegen eine Fläche schlagen, Ziehen an „Schläuchen", Rufen.

Diese Verhaltensauffälligkeiten werden von der Umwelt jedoch oft falsch interpretiert, wodurch die Isolation und Orientierungslosigkeit noch verstärkt wird und seine Kommunikationsfähigkeit weiter zurückgeht. Sie beginnen „abzudriften", in schweren Fällen sind die Patientinnen scheinbar völlig teilnahmslos und nicht mehr ansprechbar – werden dann oft von außen nicht mehr angesprochen.

12.5.1 Prophylaxe von Habituation und Deprivation

Die **Prophylaxe von Habituation und Deprivation** hat zum Ziel, Reizverarmung und Reizarmut zu vermeiden, indem den Patientinnen angemessene sensorische Angebote gemacht werden.

Maßnahmen

Ein „Abdriften" in die Desorientierung lässt sich durch ein systematisches und auf die

Einzelperson bezogenes sensorisches Angebot meist vermeiden. Die Basale Stimulation® (→ 12.7) bietet hier eine Vielzahl von Wahrnehmungsangeboten in den verschiedenen Wahrnehmungsbereichen (→ 12.7.3). Weitere Maßnahmen sind u. a.:

- Zimmer bzw. nähere Patientenumgebung mit persönlichen Gegenständen gestalten (→ Abb. 12.7)
- Basal stimulierende Körperwaschungen (→ 6.2.4), Berührungen, Fuß- und Handmassagen
- Visuell attraktive Bilder, Fotos, Mobiles, Pflanzen u. a. Dekorationen aufhängen bzw. aufstellen, diese häufiger wechseln, z. B. jahreszeitlich
- Gegenstände zum taktilen Erkunden aufhängen bzw. hinlegen, am besten biografieorientiert (→ Abb. 12.17, → Abb. 12.18)
- Regelmäßige Positionswechsel, Mobilisationen aus dem Bett, gezielte Umgebungswechsel
- Patientinnen, Bewohnerinnen aus dem Zimmer fahren, in Kontakt mit anderen Mit-Bewohnerinnen bringen, an die frische Luft fahren (auch in der kalten Jahreszeit)
- Einfache (Haushalts-)Aufgaben geben, z. B. Unterwäsche zusammenlegen
- Alte Hobbys aufleben lassen, z. B. Handarbeiten, Puzzeln, Arbeiten mit Holz
- Musik und Singen, Gerüche und Düfte einsetzen
- Aus bekannten Texten vorlesen
- Gezielter, kurzzeitiger Einsatz von Musik und Filmen.

Fantasie und Kreativität

Pflegende und Alltagsbegleiter brauchen Fantasie und Kreativität, um immer wieder neue und abwechselnde Angebote zu machen. Es gibt (fast) keine Grenzen, solange die Bedürfnisse der Patientinnen berücksichtigt werden.

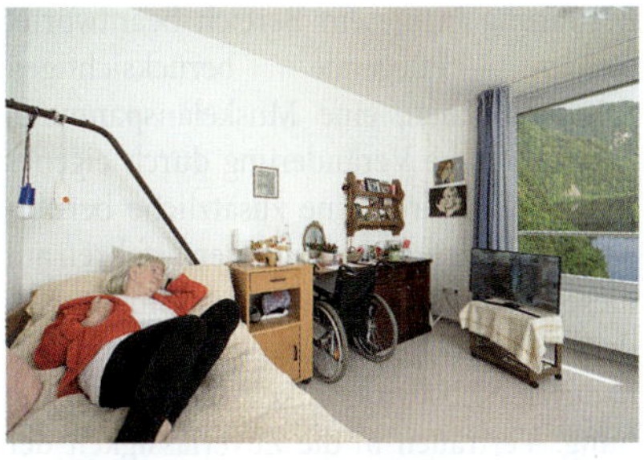

Abb. 12.7 Deprivationsprophylaxe durch persönliche Einrichtungsgegenstände [K115]

12.6 Geistige Behinderung

DEFINITION

Geistige Behinderung: Sehr weit gefasster und nicht immer klar begrenzter Begriff der auf Menschen angewandt wird, die in ihren kognitiven Fähigkeiten deutliche Einschränkungen haben. Geistige Behinderung ist keine Krankheit, kann aber Folge einer Krankheit sein. Meist frühkindliche, das Gehirn betreffende Störungen, die ein Leben lang mehr oder weniger schwerwiegende Auswirkungen haben.

Häufig komplexen Behinderung, d. h., nicht nur die kognitiven Fähigkeiten sind eingeschränkt, sondern das gesamte Verhalten eines Menschen ist verändert [7].

Diese schwerwiegende und umfängliche Beeinträchtigung **mentaler (geistiger) Fähigkeiten betrifft** etwas mehr als 400.000 Menschen in Deutschland. Durch genetische Veränderungen, durch Komplikationen vor, während und nach der Geburt, durch Stoffwechselstörungen, Unfälle, Gewalteinwirkung und Vergiftungen kann das menschliche Gehirn in seinen Funktionen geschädigt werden (→ 37.4.3). Daraus ergeben sich vielfältige Aktivitätseinschränkungen oder -veränderungen: die motorische Steuerung, die Wahrnehmung und die Sprache werden verlangsamt und eingeschränkt erlernt, das logische Denken baut sich nur sehr pauschal auf, anschauliches Denken herrscht vor. Damit wird auch die allgemeine Handlungsplanung beeinflusst und vor allem die Fähigkeit, sich an die Anforderungen des Augenblicks und des Alltags anzupassen *(adaptive behaviour)* [7].

Besonderheiten im pflegerischen Kontakt

Zurückgreifen auf bekannte Handlungsmuster

In neuen Situationen greifen **Menschen mit einer geistigen Behinderung** vor allem auf ihnen bekannte Handlungsmuster zurück. Das kann zu Irritationen beim Gegenüber führen, z. B. wenn bei der Begrüßung gleich eine Umarmung folgt. Dieser Mensch hat vielleicht die Erfahrung gemacht, dass er so einen anderen Menschen am besten erfahren und kennenlernen kann, unmittelbar körperlich, über den Geruch. Anschauen alleine genügt nicht, bleibt blass und wenig informativ.

So kann eine mentale Funktionseinschränkung schnell die Interaktion zwischen Menschen beeinträchtigen und zu Vermeidung und Abwehr bei den nicht behinderten Menschen führen.

Insbesondere krankheitsbedingt notwendige Untersuchungen oder pflegerische Interventionen durch fremde Personen, sind für viele Menschen mit einer geistigen Beeinträchtigung schwer zu ertragen. Sie brauchen eine langsame Annäherung, die der „Langsamkeit" des Wahrnehmens und Denkens entspricht. Geht es zu schnell, kann sich der betreffende Mensch mitunter nur wehren, indem er z. B. schreit, um sich schlägt oder tatsächlich aggressiv wird. Diese Verhaltensbesonderheiten werden im getakteten Berufsalltag medizinischer Institutionen häufig übersehen oder missachtet [8].

Prinzipien der Begleitung und Pflege

Umgang mit Menschen mit Sprachstörung → 10.4.1

Umgang mit Menschen mit Hörstörung → 10.5.1

Umgang mit Menschen mit Sehbehinderung → 10.6.1

Prinzipien im Umgang mit Menschen mit geistiger Behinderung sind [8]:

- Überlegte Zimmer- bzw. Mitpatientenauswahl (individuelle behindertenbedingte Anforderungen vorher in Erfahrung bringen)
- Einfache Sprache verwenden: Einfache Sätze, klare Aussagen, nicht befehlsorientiert, kongruent (Inhalt, Stimme und Körpersprache sind stimmig → 10.3.1), ggf. unterstützt von Gestik, Bildern (Unterstützte Kommunikation, Piktogramme → 10.4.3)
- Maßnahmen demonstrieren, z. B. an einer Puppe oder anderen Person
- Anwesenheit von Bezugspersonen möglichst rund um die Uhr ermöglichen (→ Abb. 12.8), Rooming-in (frühzeitig Kostenübernahmen klären lassen)
- Bezugspersonen nach Routinen und Handlungsabläufen (z. B. zur Körperpflege und Kleidung, Essen und Trinken, Medikamenteneinnahme, Kommunikationsmöglichkeiten, Bewegungsfähigkeiten, Schlafen, Hilfsmittel und persönliche Gegenstände) befragen und sorgfältig dokumentieren, ggf. auf einen spezifischen Anamnesebogen [8]
- Selbstpflegekompetenzen, die der Patient mit geistiger Behinderung gewohnt ist, einbeziehen (Veränderungen führen eher zur Abwehr), Bezugspersonen pflegerische Maßnahmen übernehmen lassen

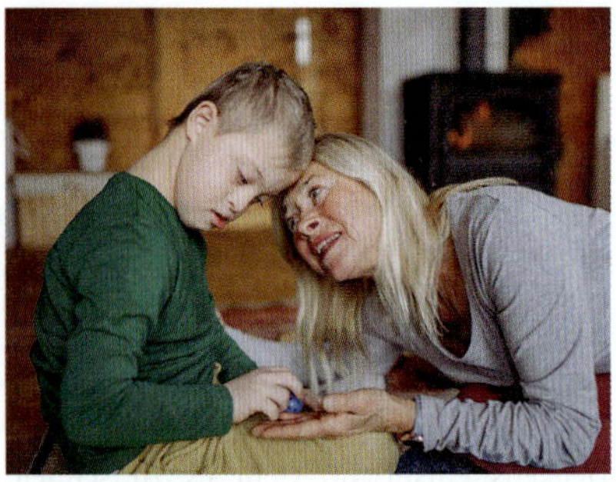

Abb. 12.8 Kinder und Erwachsene mit geistiger Behinderung brauchen mehr als alle anderen Patienten in unbekannten Situationen die Begleitung von ihnen nahestehenden Personen. Diese sind es auch, die Pflegenden differenziert von Routinen und Handlungsabläufen berichten können. [J787]

- Diagnostische Maßnahmen: Untersuchende Abteilung informieren, Wartezeiten kurz halten, mehr Zeit einplanen (Vermeidung von Hektik), Bezugsperson mitschicken; bei notwendiger Sedierung gebündelte Diagnostik.

Für manche betroffenen Menschen sind dabei Elemente der Basalen Stimulation® hilfreich: eine Initialberührung und Verabschiedung, dauerhafte Berührung während eines kritischen Pflegevorgangs oder Impulsberührungen für gemeinsame Bewegungen, z. B. Umdrehen im Bett.

12.7 Basale Stimulation®

DEFINITION

Basale Stimulation®: Pflege- und Kommunikationskonzept zur Förderung und Aktivierung beeinträchtigter Menschen mit Bewegungs-, Kommunikations- und Wahrnehmungsveränderungen. Basale Stimulation® heißt, dass die Pflegenden mit dem Patienten einfache, aber grundlegende Angebote zur Orientierung und Anregung gemeinsam entwickeln, die dem Patienten helfen, seinen Körper und seine Umwelt neu zu erspüren und zu erfahren und zu verstehen.

Basale Stimulation® ist ein Pflege- und Förderkonzept, das zunächst von *Andreas Fröhlich* für die Arbeit mit schwer mehrfach behinderten Kindern entwickelt wurde. In Zusammenarbeit mit *Christel Bienstein* konnte diese Arbeit dann erweitert werden, sodass sie in der Pflege von wahrnehmungsbeeinträchtigten, bewegungs- und kommunikationseingeschränkten Menschen eingesetzt werden konnte.

Basale Stimulation® gilt heute als Pflegekonzept mittlerer Reichweite (→ 50.3.5), d. h., es ist für viele, aber nicht für alle Patientinnen anwendbar.

Patientinnen, die in ihrer Wahrnehmungsfähigkeit, in ihrer Kommunikationsfähigkeit oder auch in ihrer Bewegungsfähigkeit stark eingeschränkt sind, können vom spezifischen Ansatz der basalen Stimulation profitieren. Es geht einerseits um Stressreduzierung, andererseits um die Unterstützung der verbliebenen Möglichkeiten des kranken Menschen. Patientinnen werden als eigenaktive Person gesehen, die trotzt erheblicher Einschränkungen nicht Objekt einer Pflege, sondern Subjekt in einem Krankheitsprozess sind.

Zielgruppen von Basale Stimulation®

„Basale Stimulation ist ein körperzentrierter, ganzheitlicher Ansatz, der sich an den einfachsten und grundlegenden Bedürfnissen von Menschen in Abhängigkeitssituationen orientiert mit dem Ziel, Stress zu reduzieren und Vertrauen aufzubauen.“ *Blandine Bruyet*

Patienten mit Störungen der Wahrnehmungs-, Kommunikations- und Bewegungsfähigkeit, z. B. Menschen, die:

- Bewusstseinsverändert sind (→ 12.3.2)
- Schwere Schlafstörungen haben (→ 11.3.3)
- Schwere Atemwegserkrankungen haben (→ Kap. 23)
- Immobil sind (→ 9.3.9)
- Desorientiert oder dement sind, z. B. bei Morbus Alzheimer (→ 37.11.4)
- Lähmungen haben, z. B. eine Hemiplegie (→ 37.2.4)
- Im Sterben liegen (→ Kap. 20).
- Frühgeborene.

Pflegende geben diesen Menschen systematische Unterstützung, indem sie sich der aktuellen Wahrnehmungsfähigkeit, der Kommunikationsfähigkeit und der Bewegungsfähigkeit anpassen, Überforderungen werden vermieden, eigene Kräfte gefördert [9].

Kompetenzerweiterung der Pflege durch Basale Stimulation®

Pflegende können durch den Einsatz basaler Stimulation ihren Patientinnen dabei helfen, den eigenen Körper besser wahrzunehmen und sich selbst in der Umwelt (z. B. Krankenzimmer) besser zu orientieren. Sie sprechen dabei insbesondere die elementaren Wahrnehmungsmöglichkeiten ihrer Patientinnen an. Diese sind meist auch dann noch erhalten, wenn scheinbar Teilnahmslosigkeit, Orientierungslosigkeit oder Apathie die aktuelle Situation beherrschen.

Patientinnen können oft noch ruhige und eindeutige Berührungen spüren, Gerüche riechen, auch Stimmen hören (eigentlich eher spüren). Dies können Pflegende nutzen, in dem sie sich am Wahrnehmungsniveau ihrer Patientinnen orientieren und sich diesem anpassen.

In den letzten Jahren konnte in vielen Einzelstudien gezeigt werden, wie Teilelemente des Gesamtkonzepts „Basale Stimulation“ wirksam sind [9]. Es ist schwierig, ein Konzept, das sich einem Prinzip der Ganzheitlichkeit verpflichtet fühlt, mit rein quantitativen Methoden auf seine Evidenz hin zu überprüfen [10]. Basale Stimulation ist wissenschaftsbasiert und plausibel.

Pflegetätigkeiten mit neuer Bedeutung

Pflegetätigkeiten werden sich durch dieses Konzept etwas verändern. Ausschließlich hygieneorientierte Pflege rückt in den Hintergrund, Pflege versteht sich mehr als Unterstützung der Wahrnehmung der Patientinnen. Eine Waschung dient nicht mehr ausschließlich der körperlichen Reinigung, sondern sie wird gleichzeitig zu einem Mittel der körperlichen Orientierung, der Unterstützung des Körperbewusstseins. Man wird nicht nur sauber, sondern fühlt sich auch ganz, ist eins mit sich. Sie wird eine basale Anregung, z. B. für eigene Bewegungsaktivität. Nur wenn man seinen eigenen Körper spürt, kann man sich zielgerichtet bewegen.

12.7.1 Basale Stimulation® als körperbasierte Kommunikation

Basale Stimulation® in der Pflege wird auch als **ganzheitlich körperliche Kommunikation** verstanden.

Die Kommunikation mit schwerst eingeschränkten Menschen wird dadurch ermöglicht, dass Pflegende sorgfältig beobachten und auch kleinste Signale ihres Gegenübers wahrnehmen und beantworten. Ein Zurückzucken im Arm kann durch eine deutliche Berührung in diesem Bereich beantwortet werden. Pflegende berücksichtigen Schmerzzeichen, eine Muskelanspannung, eine mimische Veränderung durch eigenes Innehalten, durch eine zusätzliche beruhigende Berührung. Patientinnen erfahren auf diese Weise, dass sie wahrgenommen werden in ihren Befindlichkeiten. Sie erleben dadurch Selbstwirksamkeit in einer Beziehung. Vertrauen in die Zuverlässigkeit der Pflegenden kann aufgebaut werden. Gleichzeitig kann situativer Stress abgebaut werden. Stress kostet Kraft, Stress vermindert die Möglichkeiten, sich zu öffnen und aus dem krankheitsbedingten tiefen Rückzug („Regression") herauszukommen.

Der **somatische Dialog** ist eine therapeutisch orientierte besondere Form dieser körperbasierten Kommunikation.

Beispiel: Eine Pflegende begrüßt eine Patientin, berührt sie an der Schulter und wartet ab. Hört und spürt sie die Begrüßung? Wie reagiert sie darauf? Verändert sich der Muskeltonus oder gar die ganze Haltung, drückt die Atmung etwas aus?

Im somatischen Dialog wird eine Art helfendes Gespräch angeboten, das gerade in kritischen Situationen den Patientinnen hilft besser mit einstürmenden, beunruhigenden und verwirrenden Eindrücken, Ängsten und Sorgen umzugehen [9].

> **Körperbasierte Kommunikation und somatischer Dialog**
>
> Körperbasierte Kommunikation und somatischer Dialog sind zentrale Bestandteile des Konzeptes „Basale Stimulation®". Beide sind nicht stimm- oder wortlos, aber die eigentliche Kommunikation erfolgt über Berührung und feinste Bewegung in der Berührung unter ganz besonderer Beachtung der Vitalzeichen der Patientinnen.

Bewusstlos wirkende Patientinnen

Bewusstseinsstörungen → 37.2.11
Pflege des beatmeten Patienten → 45.4.4
Pflege von Patienten mit Verletzungen des Schädels oder des Gehirns → 37.13.1

Vitalzeichen spielen gerade im Umgang mit **bewusstlos wirkenden Patientinnen** eine wichtige Rolle. Die Kommunikation ist oft schwierig, da diese Patientinnen kaum erkennbare und entschlüsselbare Rückmeldungen geben können. Dennoch ist es wichtig, dass die Pflegenden mit ihnen kommunizieren und sie über jeden bevorstehenden Pflegeschritt informieren.

Basale Stimulation® vermittelt Hilfen für die Kommunikation mit Bewusstlosen. Eine Grundannahme ist, dass der betroffene Mensch nicht komplett ohne eigenes Bewusstsein ist: **Jeder Patient hat sein Bewusstsein und ist basal erlebnis- und kommunikationsfähig.**

Diese Annahme hat sich inzwischen bestätigt. Betroffene haben nach ihrem „Erwachen" über das Hören von Stimmen und Geräuschen und das Wahrnehmen von Bewegungen berichtet. Darum warten die Pflegenden nicht ab, bis der „bewusstlose" Mensch von sich aus erwacht und Reaktionen zeigt, sondern fördern seine Aktionsfähigkeit durch gezielte Anregung, um ihn sanft aus seinem Zustand „herauszulocken".

12.7.2 Zentrale Lebensthemen

Die **zentralen Themen** beschreiben Aktivitäten aus dem Leben der Patientin, nicht pflegerische Handlungen und Aktivitäten aus dem Berufsleben der Pflegenden. Patientinnen werden nicht als Objekte der Pflege gesehen, sondern als eigenaktive Subjekte, die derzeit der Pflege bedürfen.

Es ist ein **Perspektivwechsel** nötig: Pflegende versetzen sich in die Situation der Patientin und entwickeln daraus zusammen mit ihr die Pflege. Die Patientin ist der Akteur ihrer eigenen Entwicklung und die Pflegenden unterstützen sie dabei.

> **Die zentralen Themen der Basalen Stimulation®**
>
> - Leben erhalten und Entwicklung erfahren
> - Das eigene Leben spüren
> - Sicherheit erleben und Vertrauen aufbauen
> - Den eigenen Rhythmus entwickeln
> - Das Leben selbst gestalten
> - Die Außenwelt erfahren
> - Beziehungen aufnehmen und Begegnungen gestalten
> - Sinn und Bedeutung geben und erfahren
> - Selbstbestimmung und Verantwortung leben
> - Die Welt entdecken und sich entwickeln.

Die **zentralen Themen** beschreiben Schwerpunkte, durch die die Pflegenden ihren Handlungen eine patientenbezogene Gewichtung geben. Dabei können ein oder auch mehrere zentrale Themen bedeutsam sein.

Beispiele: Pflegende gestalten z. B. eine Ganzkörperwaschung bei einer Patientin, der *das eigene Leben spüren* wichtig ist, durch nachmodellierende Berührungen. Bei einer anderen Patientin, für die *Selbstbestimmung und Verantwortung leben* bedeutsam ist, führen sie die Ganzkörperwaschung durch, indem sie sie eigene Entscheidungen durch gezieltes Nachfragen bzw. Nachspüren ermöglichen.

> **Basale Stimulation® ist ressourcenorientiert**
>
> Basale Stimulation® orientiert sich an den **Fähigkeiten eines Menschen,** nicht an seinen Defiziten (sprich: der Erkrankung).

> Basale Stimulation® ist nicht eine „Bereizung" von Patientinnen, sondern ein Konzept zur individuellen Entwicklungsbegleitung. Eine „Stimulation" wird in diesem Sinne als ein Angebot verstanden, über dessen Akzeptanz die Patientin entscheidet: Wenn sie das Angebot mit Aufmerksamkeit, Aktivität oder weiteren Entwicklungen beantwortet, dann hat die Pflegende das richtige Vorgehen gewählt.

12.7.3 Basal stimulierende Pflegemaßnahmen

Wahrnehmungsbereiche

Bereits in der frühen Schwangerschaft hat der Embryo Wahrnehmungsfähigkeiten, insbesondere in drei Bereichen: die **somatische,** die **vestibuläre** und die **vibratorische Wahrnehmung.** Die Pränatalforschung hat gezeigt, dass das ungeborene Kind bereits sehr früh, mit Sicherheit aber im vierten Schwangerschaftsmonat, über diese drei elementaren Wahrnehmungsbereiche verfügt. Die Basale Stimulation® (→ 12.7) knüpft an diese Erkenntnisse an.

Somatische Wahrnehmung. Sie ermöglicht die körperliche Wahrnehmung. Durch sie erlebt der Mensch Empfindungen von der Körperoberfläche *(Oberflächensensibilität)* und aus dem Körperinneren *(Tiefensensibilität).* Über Rezeptoren nimmt er Informationen wie Druck, Temperatur oder Schmerz auf.

Vibratorische Wahrnehmung. Sie umfasst einen großen Teil des vorgeburtlichen Erfahrungshorizonts. Ein ungeborenes Kind ist ständig z. B. dem Herzschlag, der Atmung und den Bewegungen der Mutter ausgesetzt. Vibration wirkt nicht nur parallel zum Hörsinn, sondern vor allem auch auf das Skelettsystem. Schwingungen erreichen die Knochen, insbesondere die Gelenke, wo entsprechende Rezeptoren sitzen. Wahrgenommen wird dies vom Menschen als Eindruck der „Kohärenz", des Zusammenhaltens des gesamten Stütz- und Bewegungsapparats.

Vestibuläre Wahrnehmung. Sie dient in erster Linie der Steuerung des Gleichgewichts und der Orientierung im Raum. Der *Nervus vestibularis* hat u. a. wesentlichen Einfluss auf die Augenbewegung, weshalb die vestibuläre Wahrnehmung in engem Zusammenhang mit der Verarbeitung visueller Eindrücke steht.

Neben den drei elementaren Wahrnehmungsbereichen erfolgt die menschliche Wahrnehmung noch über weitere fünf Be-

reiche, die ebenfalls in der embryonalen Entwicklung angelegt wurden:
- **Orale** und **olfaktorische Wahrnehmung.** Das Schmecken und Riechen
- **Auditive Wahrnehmung.** Das Hören, z. B. von Rhythmen, Stimmen, Geräuschen und Musik
- **Taktil-haptische Wahrnehmung.** Das Greifen und Tasten ermöglicht dem Menschen, seine Umwelt zu identifizieren und zu begreifen; auch kann er passiv Berührungen spüren
- **Visuelle Wahrnehmung.** Das Sehen, z. B. das Erkennen von Farben, Bewegungen, Entfernungen, Kontrasten und dreidimensionalen Bildern.

Es gibt vielfältige Anwendungsmöglichkeiten der basal stimulierenden Pflege, die in jede Pflegehandlung integriert werden können. Dabei gehen die Pflegenden behutsam vor und überfordern die Patientinnen nicht. Vielmehr sollen Aufmerksamkeit und Neugier des Betroffenen geweckt werden. Sie müssen keine Vorleistungen erbringen, um von diesen basalen Angeboten profitieren zu können.

Basale Stimulation® sorgt für behutsame Abwechslung

Homogene, eintönige länger andauernde Situationen werden vermieden (→ 12.5), statt dessen werden immer wieder kleine Veränderungen der unmittelbaren Umgebung (Bett, Zimmer) angeboten.

Bei der Basalen Stimulation® gibt es grundlegende sensorische Angebote, die sich auf die **Wahrnehmungsbereiche** beziehen:
- Somatische Angebote
- Vibratorische Angebote
- Vestibuläre Angebote
- Olfaktorische Angebote
- Orale Angebote
- Auditive Angebote
- Taktil-haptische Angebote
- Visuelle Angebote.

Diese Wahrnehmungsbereiche sind entsprechend der menschlichen Entwicklung bzw. der Re-Organisation der Entwicklung *von körpernahen zu mehr körperfernen Wahrnehmungen* geordnet. Die Angebote setzen zunächst bei schwerster Einschränkung körpernah, beim vitalen Zentrum des Körperstamms an. Dies ist der erste Orientierungsraum des schwer beeinträchtigten Menschen.

Überstimulation vermeiden

Pflegende achten darauf, dass Patientinnen keiner Überstimulation ausgesetzt werden, dass es Pausen zwischen verschiedenen Angeboten und Pflegemaßnahmen gibt, in denen die Sinneseindrücke verarbeitet werden können.

Somatische Angebote

Die **somatische** Stimulation (*griech.* soma = Körper) fördert den grundlegendsten Wahrnehmungsbereich des Menschen, denn es werden ihm eindeutige Informationen über seinen Körper und damit über sich selbst vermittelt.

Der gesamte Körper ist ein Wahrnehmungsorgan. Die Haut grenzt den Menschen gegen die Umwelt ab, ermöglicht aber gleichzeitig unmittelbare Kontakte. Jeder Mensch hat sein eigenes **Körperbild,** d. h., ein nicht formuliertes Wissen über seine Körperformen und -strukturen, das aber jeweils unterschiedlich ausdifferenziert ist. Lange Bewegungslosigkeit, hohe Spastizität oder auch ein schlaffer Muskeltonus verhindern, dass der Körper klare Informationen erhält und vermittelt. Es droht der Verlust des vertrauten Körperselbstbilds (→ 12.5). Eine Superweichpositionierung im Rahmen der Dekubitusprophylaxe (→ 6.11) verstärkt diese Situation noch. Körpergrenzen verschwimmen und das Körpergefühl verliert sich (→ Abb. 12.9).

Der Mensch erfährt seinen Körper primär durch **Berührung (Selbst- und Fremdberührung).** Berührungen ermöglichen es, einen anderen Menschen zu erfahren, zu kommunizieren und auch sich selbst deutlich zu spüren. Professionelle Berührungen in pflegerischen Handlungen sind kommunikativ und eine Form des Körpergesprächs [11]. In diesem Zusammenhang erhält die Berührung der Pflegenden einen neuen, wichtigen Stellenwert.

Basale Stimulation® entwickelt entsprechend eine **patientenorientierte Berührungssprache** [9].

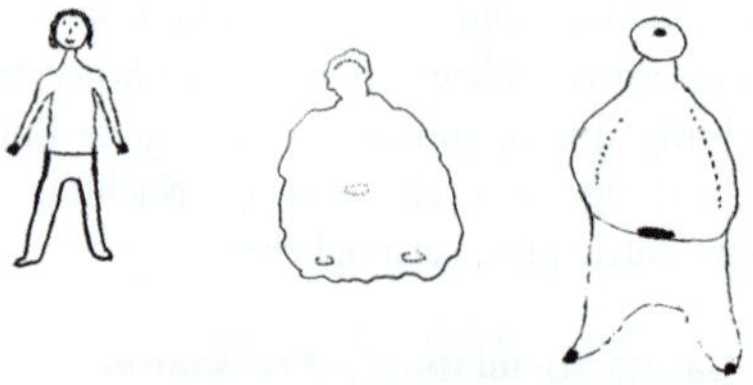

Abb. 12.9 Zeichnung der Körpergrenzen und des Körpergefühls einer Teilnehmerin in einem Kurs für Basale Stimulation vor (links), nach 30-minütige Liegen auf einer weichen Unterlage (Mitte) und auf einer harten Unterlage (rechts). [G832]

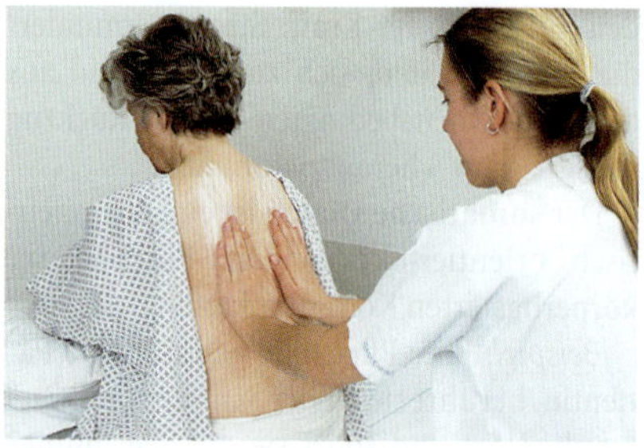

Abb. 12.10 Berührung von Haut zu Haut bei der atemstimulierenden Einreibung. [K115]

Berührungen:
- Sollten variabel in Dauer, Ort und Qualität sein
- Sollten informativ, d. h. eindeutig sein, sowie mit konstantem Druck, mit flach aufgelegter Hand
- Werden mit Ruhe ausgeübt
- Werden während der ganzen Pflegehandlung nicht unterbrochen
- Beginnen stets mit einer Initialberührung aus; von dort bewegen sich die Hände der Pflegenden ruhig, umfassend und fließend zum eigentlichen Ort der pflegerischen Handlung.

Ältere Menschen z. B. fühlen sich bei der Berührung im Rahmen einer atemstimulierenden Einreibung (→ Abb. 12.10) deutlich wohl [13].

Die somatische Stimulation wird intensiver, wenn die Pflegenden Materialien wie Frotteetücher oder raue Waschlappen bzw. Peelinghandschuhe einbeziehen, die das Empfinden für den eigenen Körper stärker hervorheben. Die Berührung von Haut zu Haut ermöglicht dagegen den zwischenmenschlichen Kontakt. Daher vermeiden die Pflegenden nach Möglichkeit das Tragen von Handschuhen (→ Abb. 12.11).

Initialberührung

DEFINITION

Initialberührung: Ritualisierte Begrüßung und Verabschiedung mit einer Berührung, durch die der Patient Sicherheit und Orientierung erleben kann.

Die **Initialberührung** orientiert sich an den Fähigkeiten und erkennbaren Vorlieben der Patientinnen. Sie beginnt am besten mit einer Ansprache aus einer gewissen Distanz, erst danach folgt eine deutliche Berührung. Ansprache und Berührung sollen individuell angemessen sein.

Bewährt hat sich als Initialberührung eine flächige, relativ feste Berührung an der

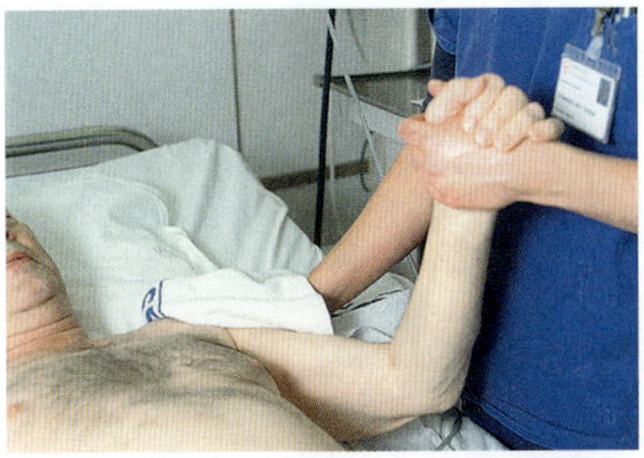

Abb. 12.11 Der Haut-zu-Haut-Kontakt ermöglicht dem in seiner Wahrnehmung beeinträchtigten Menschen, Kontakt mit der Umwelt aufzunehmen. Durch Berührung mit einem Waschlappen erhält er Informationen über seinen Körper und dessen Grenzen und damit auch über die eigene Identität. [K115]

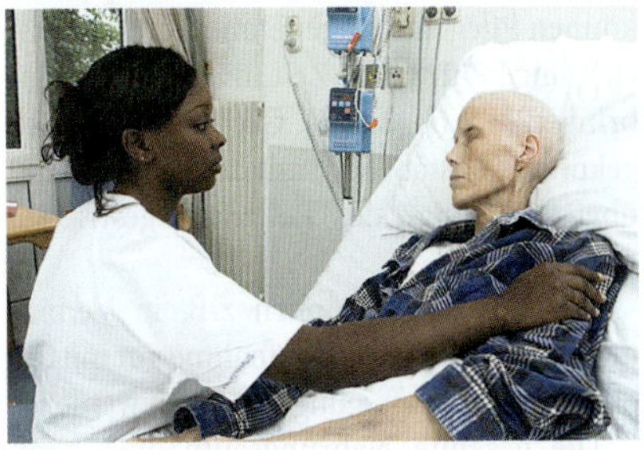

Abb. 12.12 Initialberührung. [K115]

Schulter. Diese liegt nah am Körperzentrum, ist aber nicht zu intim oder gar bedrängend.

Bei manchen Patientinnen könnte es aber auch eine Berührung am Fuß sein, wenn mehr Distanz sinnvoll erscheint, wenn diese die Annäherung als bedrohlich erleben.

In jeden Fall sollte die Wahl der Initialberührung im Team abgesprochen sein und von allen Beteiligten gleichermaßen eingesetzt werden (→ Abb. 12.12).

Vibratorische Angebote

Somatische Stimulation wirkt im Wesentlichen auf Haut und Muskeln, erreicht sie die innere Struktur des Körpers nicht. Für ein zusammenhängendes Körperselbstbild braucht man auch das Gefühl der „Kohärenz", des inneren Zusammenhalts. **Vibratorische Angebote** ermöglichen ein Spüren der Körpertiefe und der Körperstrukturen.

Der Einsatz der vibratorischen Stimulation in Längsrichtung des Körpers erzeugt ein intensives Gefühl für die tragenden Körperteile und die Gelenke. Ziel der vibratorischen Stimulation ist somit die Erfahrung der Körpertiefe, der Körperfülle und der inneren Stabilität.

> **Unterschiedliche Wirkung von Vibrationen**
>
> Während **Vibrationen am Muskel** eher lokale Empfindungen auslösen, werden **Vibrationen am Knochen,** z. B. an der Ferse oder am Ellenbogen, im Skelett weitergeleitet und sind tiefer im Körperinnern zu spüren.

Vibrationserfahrungen sind möglich, indem Pflegende ihre Hände am Körper des Menschen vibrieren lassen, z. B. an den Knochen als spezifische Körpererfahrung.

Alternativ können vibrierende Geräte verwendet werden. Dabei beachten die Pflegenden, ob die Patientin dies als angenehm empfindet oder ob sie die möglicherweise lauten Geräusche als störend wahrnimmt und entsprechend darauf reagiert.

Beispiel: Das Spüren eines Vibrationsgerätes an den Fersen kann Patientinnen einladen, die gesamten Beine in ihrer Länge und Stabilität zu erfahren und vielleicht wird dies zum Anlass genutzt, die Beine anschließend zu bewegen? Vibrationen können Knochen erfahrbar machen. Auf diese Weise bauen Patientinnen eine Sensibilität gegenüber ihren Füßen und Beinen auf und motorischen Impulsen wird der Weg gebahnt.

Die vibratorische Stimulation kann insbesondere an Thorax und Kopf auch die Schwingungswahrnehmung zum Hören vorbereiten (auditive Perzeption). Vorsicht, technische Vibration am Kopf kann zu intensiv sein.

Vestibuläre Angebote

Immobilität und langes Liegen führen häufig dazu, dass Patientinnen regredieren, d. h., auf eine frühere Entwicklungsstufe zurückversetzt werden. Dabei handelt es sich um eine weit zurückgreifende Regression, nämlich um das Leben in der Horizontalen, wie wir es als Säugling gewohnt waren. Neben der visuellen Perspektive (das Sehen des Raums) verändert sich das Empfinden der Wirkung von Schwerkraft auf den Körper.

Durch **vestibuläre Angebote** *(Vestibulum = Gleichgewichtsorgan im Innenohr)* wird es möglich, Patienten Informationen über Lage und Bewegung ihres Körpers im Raum zu vermitteln. Dies steht in engem Zusammenhang mit der Verarbeitung visueller Eindrücke. Die vestibuläre Stimulation wirkt haltungsstabilisierend und tonusnormalisierend. Sie fördert das Gleichgewicht, die Orientierung im Raum und die Wahrnehmung von Beweglichkeit. Äußere Zeichen, z. B. ein entspanntes Lächeln, weisen darauf hin, dass sich darüber hinaus ein intensives Wohlbefinden einstellt.

Beispiele: Patientinnen genießen behutsame Schaukelbewegungen vergleichbar mit dem tröstenden und beruhigenden Wiegen eines Kindes, wenn sich eine Person neben oder hinter sie setzt, um sie leicht hin- und herzuwiegen (→ Abb. 12.13). Auch der regelmäßige Lagewechsel eines Patienten vermittelt vestibuläre Informationen. Es gibt viele Möglichkeiten, Patientinnen die Erfahrung von Bewegung im Raum interessant und sicher zu ermöglichen: ein sanftes Schaukeln im Bett mit dem Laken, vielleicht auch ein Wiegen im Lifter oder das Aufrichten Kopfteils.

Bewegungen werden nicht ruckartig gestartet, sondern durch kleine Wiegebewegungen – vielleicht im Atemrhythmus – angebahnt. Die Bewegungen sind orientiert am Erleben der Patientinnen, fühlen sich sicher an, machen Sinn und können deswegen einladen, mitzumachen.

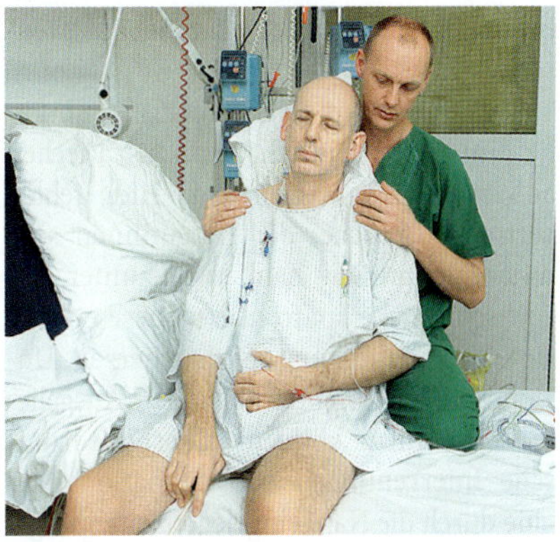

Abb. 12.13 Der Patient erfährt eine vestibuläre Stimulation, indem ihn der Pflegefachmann im Bett leicht hin- und herwiegt. [K115]

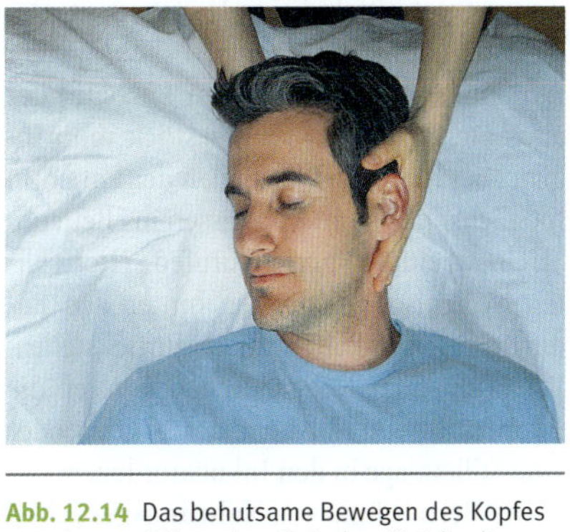

Abb. 12.14 Das behutsame Bewegen des Kopfes von einer auf die andere Seite bereitet den liegenden Patienten auf das Aufsetzen vor. [O408]

Somatische, vibratorische und vestibuläre Stimulation

Diese drei grundlegenden Anregungsangebote der Basalen Stimulation® vermitteln Ruhe, Sicherheit und Geborgenheit. Allein mit der Arbeit in diesen drei elementaren Bereichen kann die Wahrnehmung, die Körpererfahrung und die Identität schwer beeinträchtigter Menschen wesentlich gefördert werden.

Olfaktorische Angebote

Bei schwer beeinträchtigten oder komatösen Patientinnen ist die Geruchswahrnehmung in vielen Fällen erhalten. Sie findet in einem entwicklungsgeschichtlich sehr frühen Bereich des Gehirns statt. Geruchsinformationen sind daher für den Menschen von elementarer Bedeutung.

Im alltäglichen Leben spielen **vier grundlegende Geruchsthemen** eine wesentliche Rolle, nämlich der Nahrungs-, Natur-, Heimat- und Menschengeruch. Meist verbinden sich spezielle Erinnerungen mit diesen Gerüchen, z. B. erinnert eine frisch gemähte Wiese an das Haus der Großeltern oder ein bestimmter Duft an einen geliebten Menschen.

Die Situation im Krankenhaus ist für Patientinnen in Hinsicht auf das Riechen außerordentlich verwirrend. Hier fehlen vertraute Gerüche, die Patientinnen sind mit einer großen Zahl unbekannter Geruchseindrücke konfrontiert. Diese erleben sie oft in Verbindung mit Schmerzen, Unwohlsein, Desorientierung oder Ausgeliefertsein. Hinzu können intensivmedizinische Interventionen wie Intubation oder eine durch die Nase eingelegte Ernährungssonde treten, die die Geruchsinformationen weiter einschränken.

Die **Heimatgerüche** vermissen Patientinnen oftmals besonders. Das Patientenbett, die darin befindliche Wäsche und das Zimmer vermitteln keine Vertrautheit. Daher ist es sinnvoll, wenn die Lebenspartner z. B. ein Kopfkissen aus dem Ehebett oder auch ein getragenes Wäschestück mitbringen. Dies legen die Pflegenden der Patientin möglichst nah beim Kopfkissen ins Bett, um „Heimatgefühle" hervorzurufen. Hier sollten hygienische Bedenken hinter den Bedürfnissen der Patientinnen zurückstehen. Bei Früh- oder Neugeborenen können die Eltern z. B. ein Halstuch der Mutter oder eine Stilleinlage in den Inkubator legen.

Die Vermittlung von **Nahrungsgerüchen** ist besonders wichtig für Patientinnen, die enteral (→ 7.7.4) oder parenteral (→ 43.5.7) ernährt werden, weil Essen nicht nur der Nahrungsaufnahme, sondern auch dem Schmecken und dem Genuss dient. Daher ist es sinnvoll, dass die Pflegenden die Gabe der Sondennahrung mit einer olfaktorischen Anregung vorbereiten. Dies können z. B. appetitliche Düfte von Gewürzen wie Zimt, Anis oder Thymian sein. Manchmal beobachtet man bei Patientinnen Schmatzbewegungen, die einen Hinweis darauf geben, dass das Angebot von Gerüchen angenehme, appetitanregende Assoziationen auslöst.

Menschengerüche sind für Patientinnen, die sich nicht über Sehen und Hören orientieren können, eine wichtige Hilfe, Personen zu erkennen. Aus diesem Grund kann die für die Patientinnen hauptsächlich verantwortliche Pflegende ihren eigenen Duft mit ihrem Parfüm noch unterstreichen. Überdies ist es sinnvoll, zur Körperpflege der Patientinnen die ihm von zu Hause her vertrauten Produkte einzusetzen.

Viele Patienten sind nicht in der Lage, gezielt zu „schnüffeln". Es hat wenig Sinn, einem bewusstlosen Patienten ein Aromafläschchen unter die Nase zu halten, weil er hierzu tief einatmen müsste. Daher wedelt die Pflegende mit dem Fläschchen unter seiner Nase hin und her, wodurch sich die Moleküle verteilen und so leichter gerochen werden können.

Gerüche vorsichtig dosieren

Gerüche dürfen **nicht überdosiert** werden; auch ein angenehmer Duft kann zu intensiv sein und dann als störend oder sogar ekelerregend empfunden werden.

Orale Angebote

Orale Angebote beziehen sich auf den hochsensiblen Mundraum. Im Mund kann es zu einer sensorischen Verarmung kommen, insbesondere bei enteraler Ernährung oder Verabreichung von passierter Kost.

In dieser Hinsicht wurde die übliche Mundpflege (→ 6.7.4) neu überdacht. Ziel ist, dass die Patientin damit positive Gefühle verbindet. Daher leiten Pflegende ein orales Angebot ein, indem sie zum Öffnen des Mundes die Lippen der Patientin mit einer wohlschmeckenden Flüssigkeit bestreichen. Je nach den Bedürfnissen bieten sich hierzu z. B. Spargelsaft, Bouillon, Gewürzgurkensud oder Cola an. Sogar bei komatösen Patienten wurde durch solche Angebote eine erhöhte Mundaktivität wie Schmatzen und Kauen bis hin zu verbesserten Schluckreflexen beobachtet.

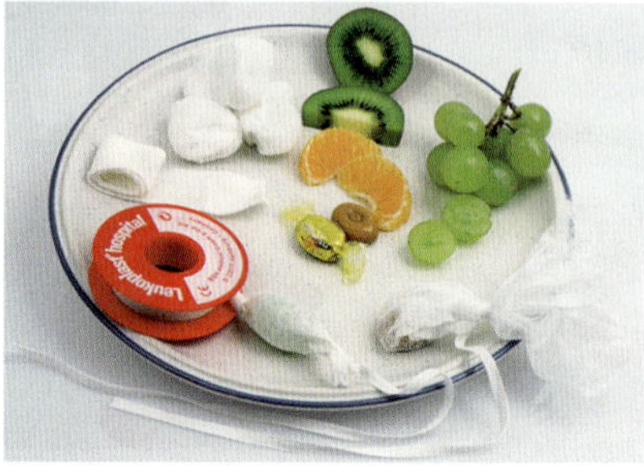

Abb. 12.15 Vor der Gabe von Sondennahrung wickeln die Pflegenden z. B. Obst in Gazesäckchen ein und stimulieren damit im Mundbereich des Patienten. Vertraute Geschmacksrichtungen wecken auch bei Bewusstlosen angenehme Empfindungen. [K115]

In die angefeuchteten Mullkompressen können Pflegende angenehme Geschmacksrichtungen für kurze Zeit in den Mund einbringen (→ Abb. 12.15). Geeignet sind auch gekühlte Saftstäbchen, mit denen vorsichtig über die Zunge des Patienten gestrichen wird.

Orale Angebote können z. B. in Verbindung mit der Nahrungsaufnahme gut mit der olfaktorischen Anregung gekoppelt werden.

Die gesamte Nahrungsaufnahme kann im Sinne einer Basalen Stimulation® mit vielfachen Sinnesanregungen verknüpft werden. Besonders bei dementen Menschen wurden in den letzten Jahren erfolgreich Ansätze mit Fingerfood (→ Abb. 7.23), „Kochen am Bett" oder „Essen im Umhergehen" entwickelt.

Auditive Angebote

Auditive Angebote durch Töne, Klänge, Geräusche oder Stimmen sind ein weiterer wichtiger Bereich in der Basalen Stimulation®.

Viele Patienten, die scheinbar nicht ansprechbar sind, reagieren durchaus auf vertraute Geräusche. Ein solches vertrautes Geräusch kann z. B. bei Neugeborenen eine Spieluhr sein, welche die Mutter sich in der Schwangerschaft auf den Bauch gelegt hat. Weiterhin kommen von den Eltern oder Geschwistern besprochene Tonträger infrage. Diese bietet sich auch bei Erwachsenen an. Angehörige können Geräte und Playlists mit vertrauten Stimmen oder Lieblingsmusik mitbringen oder eine Geschichte vorlesen. Vom Einsatz von Kopfhörern, die der Patient nicht selbst entfernen kann, wird abgeraten, da dabei die Gefahr einer „Zwangsanregung" besteht.

Ungünstig ist ein auditives Umfeld, bei dem eine Fülle von Geräuschen, Klängen und Stimmen ungefiltert auf die Patientinnen einwirken. Sie versinken dann meist in einem „auditiven Rauschen", weil er einzelne Geräusche nicht mehr differenzieren kann. Es ist besser, wechselnde, aber ganz klare und eindeutige Angebote zu entwickeln.

In der Pflege bedeutet schon die Ansprache und Information eine akustische Anregung. Dabei achten die Pflegenden auf Verständlichkeit und Eindeutigkeit ihrer Worte, die sie evtl. mit Berührungen unterstreichen. Auch Muttersprache, Dialekt oder Lieder können eine hohe Bedeutung für Einzelne haben.

Taktil-haptische Angebote

Der Mensch „begreift" seine Umwelt mit den Händen. Diese taktilen Informationen können bei Inaktivität verloren gehen. Es gibt viele Möglichkeiten für **taktil-haptische Angebote,** mit denen Patientinnen Objekte in die Hand gegeben werden, die sich in Form, Größe und Oberflächenbeschaffenheit unterscheiden.

Beispiele: Gegenstände wie eine Zahnbürste, eine Wärmflasche oder Dinge aus dem beruflichen sowie dem privaten Umfeld der Patientinnen. Geeignet sind auch Naturobjekte, etwa ein Schwamm, ein Wollknäuel oder ein Stein. Die Pflegenden legen vorsichtig die Hände der Person um diese Gegenstände und vermitteln so Tasteindrücke. Angehörige können ein „Tastbrett" mit vertrauten Materialien zusammenstellen (→ Abb. 12.16). Mit Kindern kann ein spielerisches Entwickeln von Tastaktivitäten sinnvoll sein.

Mittlerweile werden auch „Nesteldecken" (→ Abb. 12.17) o. Ä. angeboten, die die immer wieder zu beobachtenden Nestelbewegungen zu Erkundungsbewegungen umfunktionierten. Eine spezielle Decke ist mit allerhand unterschiedlichen Knöpfen, Bändern, Schnallen versehen, an denen die Hände sich „satt" tasten können.

Visuelle Angebote

Beim langen Liegen ist der Blick zur Decke eintönig, monoton und sinnlos. Nur wenige Ereignisse finden im Blickfeld des Patienten statt, die horizontale Lage ermöglicht meist nicht das Fixieren von subjektiv bedeutsamen Gegenständen, Bildern oder Ereignissen. Gehörtes und Gesehenes fügt sich nicht zusammen, die Betroffenen werden förmlich in eine visuelle Bewusstlosigkeit hineingedrängt.

Für **visuelle Angebote** prüfen die Pflegenden das Patientinnenzimmer aus deren Perspektive und rücken klar strukturierte, einfache und trotzdem visuell anregende Objekte in ihr Blickfeld. Sie achten darauf, wo der Blick der Personen hängen bleibt und was vielleicht Bedeutung für sie haben kann.

Weil sich die Sehfähigkeit ursprünglich über die Hell-Dunkel-Wahrnehmung entwickelt, sollten Bilder deutliche, kontrastreiche Motive aufweisen (→ Abb. 12.18). Ein „optisches Chaos" ist aber dringend zu vermeiden, ein Zuviel an visuellen Reizen drängt die Patientinnen eher in den Rückzug. Für eine visuelle Veränderung sollte immer wieder die Perspektive und die Position neu gewählt werden.

Es ist förderlich, wenn die Pflegenden Patientinnen im Bett aufsetzen, immer wieder mal die Position verändern oder im Rollstuhl in eine andere Umgebung fahren, z. B. in den Aufenthaltsraum oder den Park. Immer mehr Einrichtungen im Gesundheitswesen richten Spaziergänge und auch Gärten ein, die mit Rollstühlen und auch in Betten erlebt werden können.

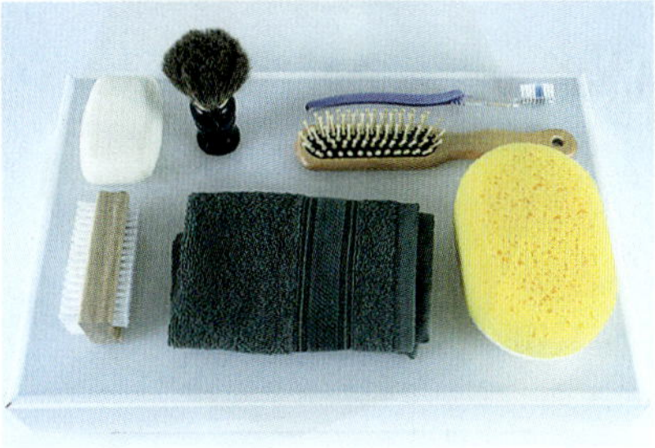

Abb. 12.16 Ein „Tastbrett" mit unterschiedlichen Gegenständen wie Schwamm, Handtuch, Bürsten, Rasierpinsel und Seife macht dem Patienten die tägliche Körperwäsche vertraut. [K115]

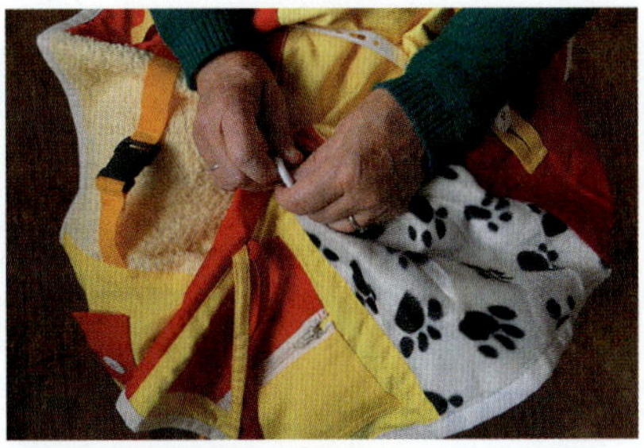

Abb. 12.17 Nesteldecke. Solche Decken können gekauft werden, mit ein bisschen Kreativität und handwerklichem Geschick aber auch selbst hergestellt werden. [P1280]

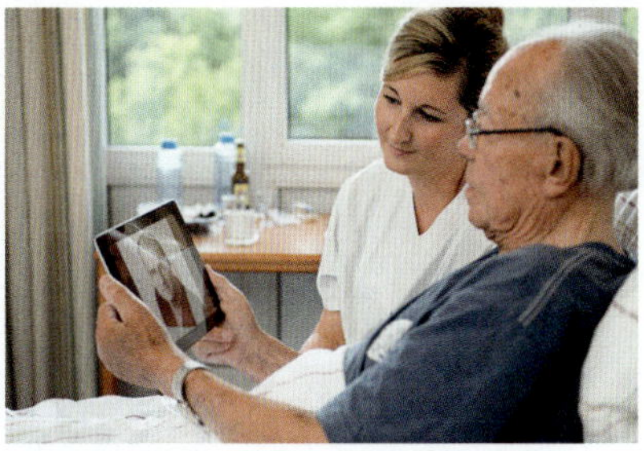

Abb. 12.18 Tablets bieten heutzutage eine gute Möglichkeit, individuell Bilder für den Patienten zusammenzustellen und mit ihm gemeinsam durchzublättern. Auch einfache Zeichenprogramme können so genutzt werden, um mit dem Patienten „grafische Spuren" zu schaffen. [K115]

Pflegeplanung

Pflegeplanung nach basal stimulierenden Aspekten

Eine basal stimulierende **Pflegeplanung** dient v. a. der Reflexion und stellt Fähigkeiten der Patientin in den Vordergrund. Sie unterstützt die Patientin in ihrem Heilungsprozess und gibt damit ein ganzes Stück pflegerische Verantwortung und Einfluss an die Patientin zurück: *Pflege macht nicht gesund, sondern hilft beim Gesundwerden.* Die Bestimmung und Gestaltung der Gesundung – letztendlich ihrer Lebenswelt – liegt in der Autonomie der Patientin selbst.

13

PFLEGE BEI SCHMERZEN

Nils Wommelsdorf

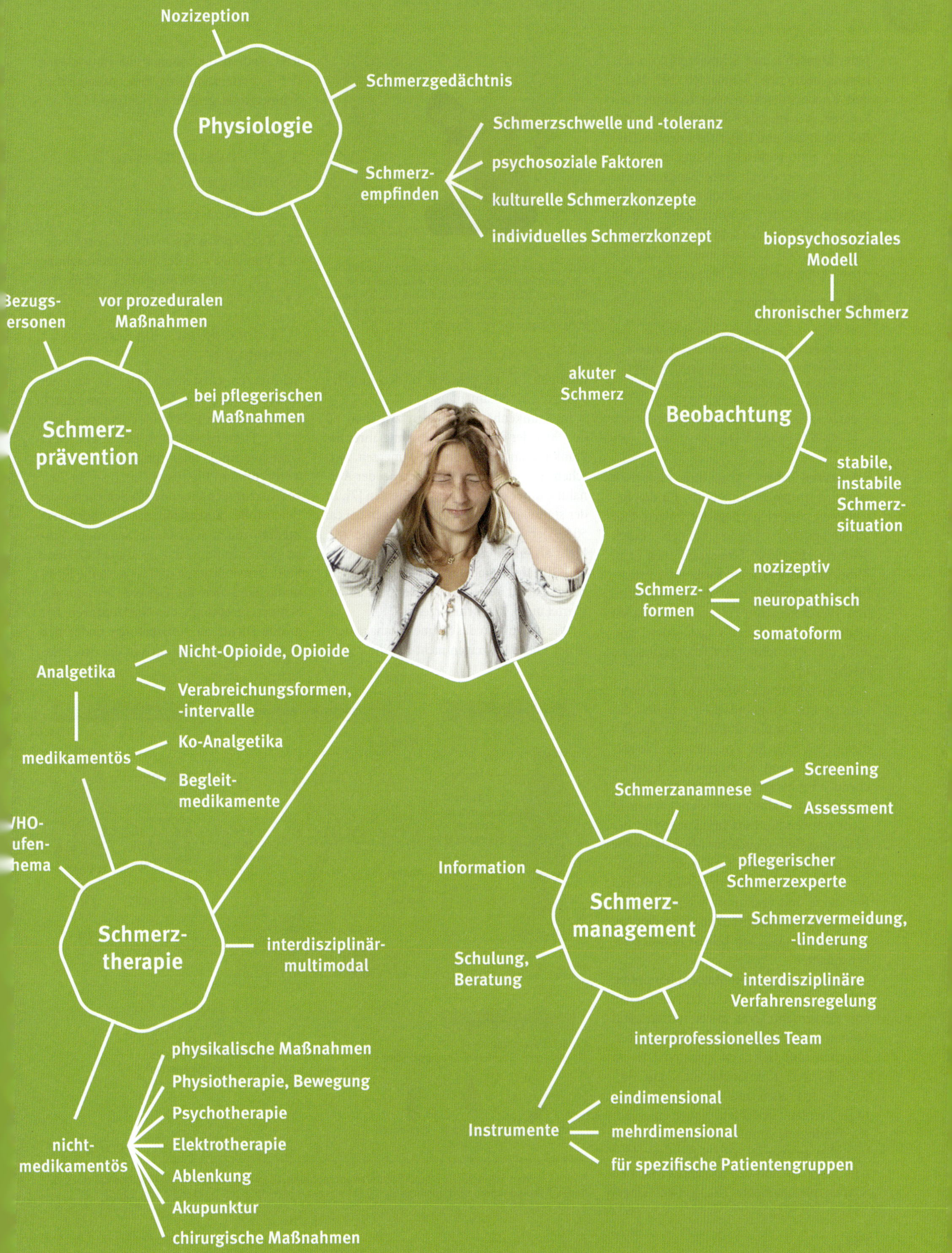
Physiologie
Nozizeption
Schmerzgedächtnis
Schmerz-
empfinden
Schmerzschwelle und -toleranz
psychosoziale Faktoren
kulturelle Schmerzkonzepte
individuelles Schmerzkonzept
Beobachtung
biopsychosoziales
Modell
chronischer Schmerz
akuter
Schmerz
stabile,
instabile
Schmerz-
situation
Schmerz-
formen
nozizeptiv
neuropathisch
somatoform
Schmerz-
prävention
Bezugs-
ersonen
vor prozeduralen
Maßnahmen
bei pflegerischen
Maßnahmen
Schmerz-
therapie
Analgetika
Nicht-Opioide, Opioide
Verabreichungsformen,
-intervalle
medikamentös
Ko-Analgetika
Begleit-
medikamente
/HO-
ufen-
hema
interdisziplinär-
multimodal
nicht-
medikamentös
physikalische Maßnahmen
Physiotherapie, Bewegung
Psychotherapie
Elektrotherapie
Ablenkung
Akupunktur
chirurgische Maßnahmen
Schmerz-
management
Schmerzanamnese
Screening
Assessment
Information
pflegerischer
Schmerzexperte
Schmerzvermeidung,
-linderung
Schulung,
Beratung
interdisziplinäre
Verfahrensregelung
interprofessionelles Team
Instrumente
eindimensional
mehrdimensional
für spezifische Patientengruppen

Jeder Mensch kennt Schmerzen. Von verletzungsbedingten Schmerzen bei Haut- und Knochendefekten über Krämpfe und Koliken, prozedurale Schmerzen, die durch Behandlungen und Untersuchungen entstehen, zu neuropathischen Schmerzen (*Nervenschmerzen*) durch einen Bandscheibenvorfall oder Phantomschmerzen nach Amputationen – der Schmerz kann sich in unterschiedlicher Art und Weise, für kurze oder lange Zeit und mit unterschiedlichen Auswirkungen auf das Leben zeigen.

DEFINITION

Schmerz: *„Schmerz ist eine unangenehme sensorische oder emotionale Erfahrung, die mit tatsächlichem oder drohendem Gewebsschaden verbunden ist, oder dieser ähnelt."* Neufassung des Schmerzbegriffs 2020 durch die *International Association for the Study of Pain* (IASP) [1].

Schmerzen haben – trotz ihrer biologisch zunächst sinnvollen Funktion – für den Betroffenen zahlreiche negative Folgen. Auf physiologischer Ebene können durch Schmerz ausgelöste Stressreaktionen (z. B. Blutdruckanstieg, Tachykardie) die Patientin, den Patienten bzw. die Bewohnerin, den Bewohner (im Folgenden nur noch „Patient", „Bewohner") gefährden und auch die Behandlung der Schmerzursache erschweren.

Schmerzbedingte körperliche Einschränkungen und Immobilisation erhöhen das Risiko für Komplikationen und Folgeprobleme wie z. B. für Pneumonien, Venenthrombosen und Kontrakturen. Entsprechende Prophylaxen sind durch eine ausreichende Schmerzlinderung womöglich nicht mehr notwendig. Einschränkungen in der Bewegung führen auch zur Muskelatrophie und zur Abnahme der Knochendichte kommen (→ 9.3.10) mit einem erhöhten Risiko für Stürze und Frakturen. Schmerzen führen zudem zu Einschränkungen in den Aktivitäten des täglichen Lebens und der Lebensqualität.

Schmerzen sind ein Massenphänomen. 2020 berichteten 61,3 % der Erwachsenen von Rückenschmerzen in den letzten zwölf Monaten [2]. Beschwerden der Muskulatur, Knochen und Gelenken machten fast ein Viertel aller Krankmeldungen aus [3]. 57,5 % der Frauen und 44,4 % der Männer in Deutschland berichten, binnen eines Jahres mindestens einmal von Kopfschmerzen betroffen zu sein [4]. 68,7 % der Erwachsenen haben 2018 in den letzten 12 Monaten Schmerzmedikamente (Analgetika) eingenommen [5], sie gehören zu den umsatzstärksten Medikamenten [6].

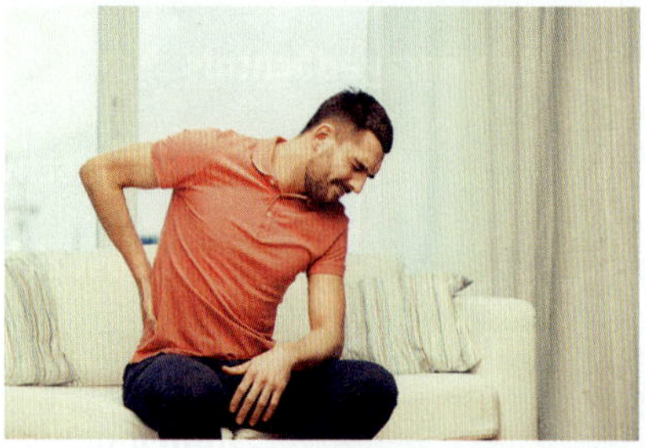

Abb. 13.1 Schmerzen können prinzipiell jede Körperregion betreffen. Auffallend viele Menschen leiden unter Rückenschmerzen, für die u. a. eine sitzende berufliche Tätigkeit und allgemein Bewegungsmangel mit verantwortlich sind. [J787]

In Krankenhäusern haben zwischen 60 und 90 % der Patienten im Rahmen ihrer Erkrankung und Behandlung Schmerzen, zwischen 30 und 80 % leiden schon bei der Aufnahme unter chronischen Schmerzen [7]. In der stationären Langzeitpflege liegen bei ca. 50 % der Bewohner Schmerzen vor [8]. Mehr als ein Viertel der Kinder zwischen 3 und 10 Jahren leiden unter Bauchschmerzen, bei den 11- bis 17-Jährigen mehr als ein Viertel unter Kopfschmerzen [9].

Wie bedeutsam das Schmerzmanagement in der Pflege ist, zeigen nicht nur diese Zahlen, sondern die schon frühe Entwicklung der Expertenstandards zum pflegerischen Schmerzmanagement seit 2002 (→ 13.2).

13.1 Physiologische Grundlagen

13.1.1 Nozizeption

Die **Nozizeption** beschreibt die körpereigenen Vorgänge von der Schmerzentstehung bis zur Wahrnehmung des Schmerzes (→ Abb. 13.2).

① Transduktion – die Schmerzentstehung

Schmerzen entstehen, wenn es zu einer Gewebeschädigung kommt, etwa durch mechanische (z. B. Schnittverletzung → Tab. 43.13, Tumorwachstum), chemische (z. B. Übersäuerung) oder physikalische (z. B. Verbrennung) Einflüsse. Durch solche Reize *(Noxen)* werden in den Zellen chemische Botenstoffe ausgeschüttet, die **Schmerzmediatoren**, u. a. Histamin, Serotonin, Prostaglandine und Kinine (→ Abb. 13.1). Diese Stoffe sensibilisieren und steigern die Empfindlichkeit der im Gewebe befindlichen Schmerzrezeptoren, den **Nozizeptoren**. Die größte Dichte an Nozizeptoren findet sich in der Haut. Sie sind auch in der Muskula-

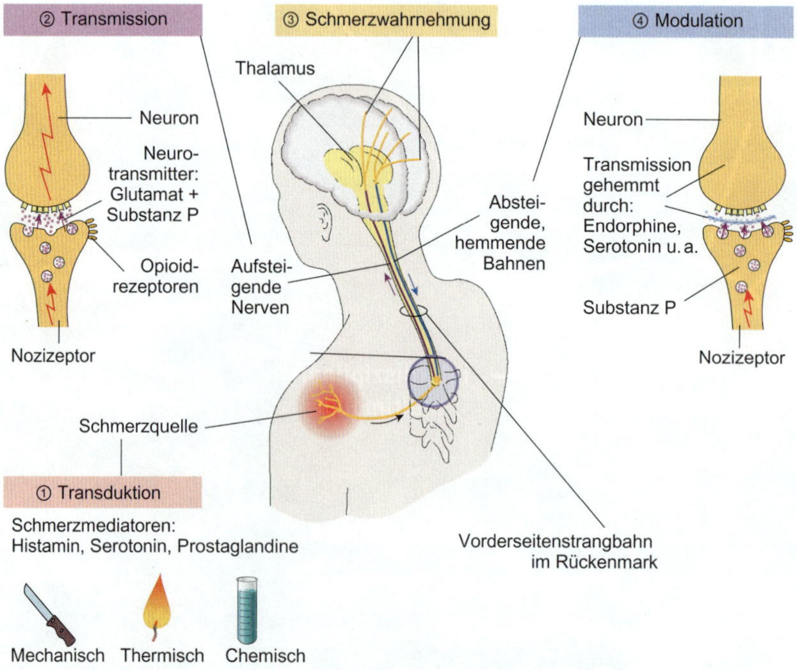

Abb. 13.2 Vom Schmerzreiz bis zur Schmerzwahrnehmung. Die vier grundlegenden Prozesse der Nozizeption: ① Transduktion, ② Transmission, ③ Schmerzwahrnehmung und ④ Modulation. [L190]

tur, der Knochenhaut (Periost), in den Kapseln innerer Organe sowie in den Wänden der Gefäße und Hohlorgane zu finden.

Ist der schädigende Reiz stark genug und wurde eine ausreichende Menge an Botenstoffen ausgeschüttet, entsteht im Schmerzrezeptor schließlich ein Aktionspotenzial (→ Abb. 13.2 ①). Dieses entsteht nach dem *Alles-oder-Nichts-Prinzip*, also ohne Abstufungen von der Stärke des Reizes, und ist mit kurzen, blitzartigen elektrischen Impulsen vergleichbar.

Sonderfall neuropathische Schmerzen

Einen Sonderfall stellen neuropathische Schmerzen dar, da keine äußerliche Reizung das Aktionspotenzial in den Nozizeptoren auslöst. Die Nervenzellen lösen hier, z. B. aufgrund von Schädigung, selbst den Schmerzreiz aus.

② Transmission – die Schmerzleitung

Die **Schmerzleitung** erfolgt in drei Phasen:

- Zunächst wird das entstandene Aktionspotenzial entlang der Bahn des Schmerzrezeptors bis ins Rückenmark weitergeleitet. Dort endet der Nozizeptor
- Im Rückenmark wird der Schmerzreiz vom Nozizeptor auf Neurone im Dorsalhorn des Rückenmarks übertragen. Das bedeutet, dass der Schmerzreiz das periphere Nervensystem verlässt und nun im zentralen Nervensystem weiterverarbeitet wird (→ Abb. 13.2 ②). Als **Neurotransmitter** (Überträgerstoffe des Nervensystems) werden **Substanz P** und **Glutamat** ausgeschüttet. Über Opioidrezeptoren am Nozizeptor kann die Menge der ausgeschütteten Botenstoffe beeinflusst werden. Hier setzen körpereigene Endorphine oder opioide Schmerzmittel an. Die Erregung gelangt dann unter anderem über die Vorderseitenstrangbahn des Rückenmarks zum Thalamus
- Der Thalamus dient als Verteilerstation. Er verteilt den Schmerzreiz weiter zu den unterschiedlichen Regionen in der Großhirnrinde.

③ Schmerzwahrnehmung

Erst in der Großhirnrinde dringt der **Schmerz ins Bewusstsein** (→ Abb. 13.2 ③). Die Bewertung des Schmerzes (z. B. als harmlos oder bedrohlich) und durch ihn ausgelöste Gefühlsqualitäten (Angst, Panik, Aufregung u. a.) werden aus verschiedenen Gebieten der Großhirnrinde „beigesteuert". Zahlreiche Gehirnareale bilden zusammen ein neuronales Netzwerk der Schmerzwahrnehmung (→ 13.1.4).

④ Modulation – die körpereigene Schmerzbeeinflussung

Beim absteigenden Hemmsystem schüttet der Körper eigene schmerzreduzierende Stoffe im Rückenmark aus, die **Endorphine**, die an die Opioidrezeptoren binden und so die Transmission dämpfen (→ Abb. 13.2 ④). Vermittelt wird dieser Mechanismus durch Bahnen, die vom Thalamus ins Rückenmark absteigen. Solche Regulationsmöglichkeiten sind sinnvoll, damit Schmerzreize nicht zur Unterbrechung lebensnotwendiger Handlungsabläufe (z. B. Fluchtreaktionen) führen.

Bei der segmentalen Hemmung wird die Umschaltung von einem schmerzleitenden Neuron auf das nächste im Rückenmark durch zwischengeschaltete Nervenzellen, die Interneurone, gehemmt.

In den ersten Lebensjahren ist die körpereigene Schmerzhemmung noch nicht voll ausgeprägt. Daher werden Schmerzen von kleinen Kindern möglicherweise verstärkt wahrgenommen.

13.1.2 Unterschiede im Schmerzempfinden

Schmerz ist ein biopsychosoziales Ereignis, in das zahlreiche individuelle Faktoren einfließen (→ Abb. 13.5).

Die Vielfalt des Schmerzes wird in seinen drei Dimensionen deutlich [10], die zwar immer vorhanden sind, aber je nach individueller Situation wechselnd stark in den Vordergrund treten (→ Abb. 13.3).

- **Die sensorisch-diskriminative Komponente:** Wahrnehmung der Lokalisation, Stärke und Qualität des Schmerzes
- **Affektiv-motivationale Komponente:** Individuelle Gefühle, die mit dem Schmerz verbunden sind (Angst, Panik, Aufregung, Ekel)
- **Kognitiv-evaluative Komponente:** Rationale Bewertung, die den Schmerz als bedrohlich, wichtig oder nebensächlich einordnet. Hier setzen viele Schulungs- und Beratungsmaßnahmen in der Schmerztherapie an.

Schmerzschwelle und -toleranz

DEFINITION

Schmerzschwelle: Punkt, ab dem ein Reiz als schmerzhaft wahrgenommen wird.

Schmerztoleranz: Punkt, bis zu dem es einer Person möglich ist, Schmerzen auszuhalten. Der Körper löst dann einen motorischen Fluchtinstinkt aus.

Zur Verdeutlichung kann man daran denken, wie es ist, einen heißen Topf von der Herdplatte zu nehmen: Zunächst empfindet man den Griff des Topfes zwar als heiß, spürt aber noch keinen Schmerz. Wenn der Topf heißer wird, erreicht der Reiz den Punkt, an dem die Berührung des Topfes als schmerzhaft erlebt wird, die **Schmerzschwelle.** Noch kann man den Topf trotz Schmerzen anfassen. Wird er aber noch heißer, lässt man den Topf in jedem Fall los, weil der Schmerz unerträglich, die **Schmerztoleranz** erreicht ist (→ Abb. 13.4).

Schmerzschwelle und Schmerztoleranz können sich von Mensch zu Mensch erheb-

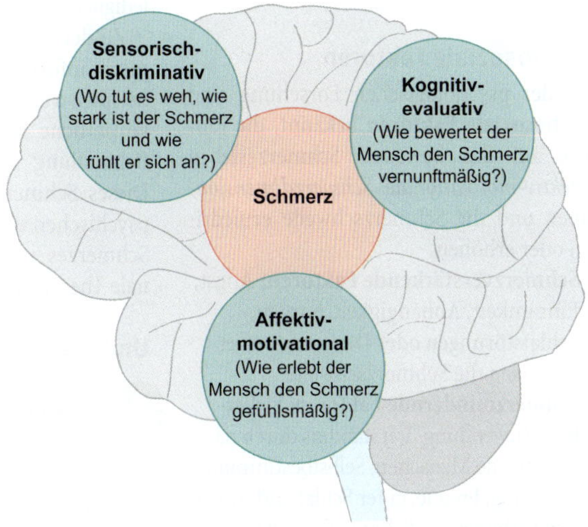

Abb. 13.3 Dimensionen des Schmerzempfindens. [L143]

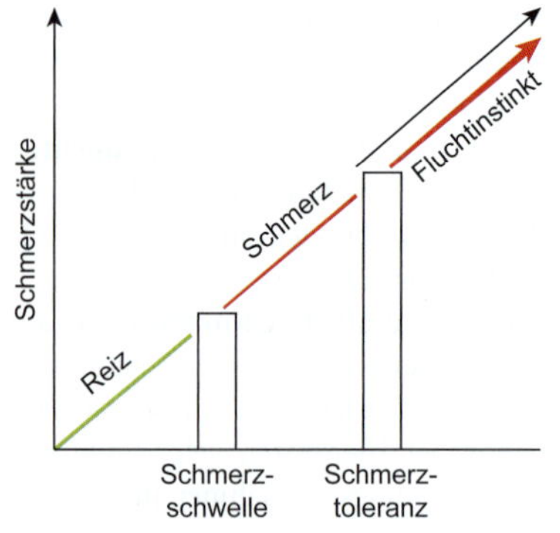

Abb. 13.4 Schmerzschwelle und Schmerztoleranz in Abhängigkeit zur Schmerzstärke. [L143]

lich unterscheiden. Unterschiede zwischen Männern und Frauen, aber auch alters- und z. T. krankheitsabhängige Veränderungen lassen sich beobachten. Je nach Situation werden Schmerzen auch von derselben Person oft unterschiedlich toleriert. Wiederholte Schmerzen können zu einer Absenkung der Schmerzschwelle und zu einer verminderten Schmerztoleranz führen.

Auch im Kindesalter scheint die Schmerzschwelle und -toleranz schon ähnlich ausgeprägt zu sein. Im Alter nimmt die Leitgeschwindigkeit der Nervenbahnen, und damit auch der Nozizeptoren, dann leicht ab. Dadurch ist die Schmerzschwelle möglicherweise leicht erhöht. Die Schmerztoleranz sinkt bei den Betroffenen eher.

> **Individueller Umgang mit Schmerzen**
> Pflegende bedenken bei allen Menschen mit Schmerzen, dass diese Schmerzen sehr unterschiedlich empfinden und Schmerzschwelle und -toleranz bei Menschen sehr unterschiedlich sind. Das berücksichtigen sie auch bei der Schmerzbehandlung und Pflege.

Psychosoziale Faktoren

Aus der psychologischen Forschung sind **psychosoziale Faktoren** bekannt, die Einfluss auf das bewusste Schmerzerleben *(affektiv-motivationale Schmerzdimension)* haben und die Schmerzschwelle erniedrigen oder erhöhen.

- **Schmerzverstärkende Faktoren:** Angst, Einsamkeit, Abhängigkeit, Sorgen, Schlafstörungen oder Depressionen erniedrigen die Schmerzschwelle
- **Schmerzmindernde Faktoren:** Sicherheit, Zuwendung, Verständnis durch nahestehende Menschen, Selbstbestimmung, Hoffnung, Freude, guter Schlaf und Ablenkung erhöhen die Schmerzschwelle.

So lässt sich ein vermindertes Schmerzempfinden unter der Geburt, aber auch die verstärkte Schmerzwahrnehmung im Rahmen der Chronifizierung des Schmerzes (→ 13.1.3) nachvollziehen. Bei Kindern wirkt sich die Anwesenheit der Eltern positiv, die beängstigende Umgebung einer Arztpraxis oder eines Krankenhauses bei vielen negativ aus.

Menschen, die Unangenehmes, z. B. eine Krankheit, nicht wahrhaben wollen, können oft erhebliche Schmerzen aushalten. So werden selbst größere Tumoren, die „normalerweise" erhebliche Schmerzen auslösen würden, nicht „bemerkt" *(kognitiv-evaluative Schmerzdimension)*. Auch (primäre) Depressionen können von starken Schmerzen begleitet sein.

Umgekehrt führen Schmerzen zu psychischen Veränderungen, besonders zu Depressionen, sodass die Differenzialdiagnose gelegentlich schwierig ist.

Kulturelle Schmerzkonzepte

Kulturen haben ein unterschiedliches Verständnis vom Schmerz und vom „angemessenen Umgang" mit ihm. Da diese **kulturellen Schmerzkonzepte** die Entwicklung des individuellen Schmerzkonzepts erheblich beeinflussen, hilft die Kenntnis der kulturellen Deutung von Schmerzen, den Einzelnen besser zu verstehen.

Schmerzkonzepte können aber auch zwischen den verschiedenen Schichten oder Gruppen innerhalb einer Gesellschaft unterschiedlich sein und sich einander sogar widersprechen.

Zum Beispiel wird lautes, Aufmerksamkeit forderndes Klagen häufig südeuropäischen oder Kulturen aus dem Nahen Osten zugeschrieben und in der Versorgung oft negativ wahrgenommen und abqualifiziert. Tatsächlich verhalten sich die Betroffenen lediglich so, wie sie es kulturell erlernt haben.

Zu den Schmerzkonzepten einer medizinisch informierten Gesellschaft gehört es beispielsweise, dass Schmerzen auf eine körperliche Krankheit hindeuten und die Behandlung am Körper anzusetzen hat. Dieses Schmerzkonzept vernachlässigt die psychischen und sozialen Dimensionen des Schmerzes und erschwert mehrdimensionale Therapieansätze.

Underreporting of Pain

> **DEFINITION**
> **Underreporting of Pain:** Menschen mit Schmerzen berichten selten bis gar nicht über ihre Schmerzen und fragen selten bis gar nicht nach einer Schmerztherapie. Das stellt ein Problem bei der Erfassung von Schmerzen da.

Underreporting of Pain hat unterschiedliche Ursachen.

Ein in der mitteleuropäischen Gesellschaft verbreitetes Konzept ist, dass Jungen und Männer weniger empfindlich sein dürfen als Mädchen und Frauen. Ermahnungen im Kindesalter wie „Ein Junge weint nicht" sind auch heute noch häufig. Generell übertreiben jedoch auch Kinder ihre Schmerzbelastung nicht, sodass durch diese Leitbilder die Einstellung zu Schmerzbelastungen nachhaltig negativ verändert wird.

Schmerzen werden von vielen Menschen als Herausforderung und das Eingestehen von Schmerzen als Schwäche wahrgenommen. Sie befürchten eine Abhängigkeit von Schmerzmitteln, vorrangig bei Opioiden. Dieses erlernte Verhalten sowie die Ängste, Sorgen und Befürchtungen der Betroffenen müssen beachtet und ernst genommen werden.

Mit zunehmendem Alter rechnen Menschen mit Einschränkungen ihrer Leistungsfähigkeit. Schmerzen, z. B. Gelenk- oder Rückenschmerzen, werden statistisch häufiger. Alte Menschen pflegen in sozialer Hinsicht außerdem eher Zurückhaltung als jüngere Menschen, denn das eigene Leid soll anderen nicht „zur Last" fallen. Aus diesem Grund sind Schmerzen im Alter oft unterdiagnostiziert und weniger behandelt. Die Art des Nachfragens spielt dabei eine Rolle: „Tut es Ihnen irgendwo weh?" ist besser als „Haben Sie Schmerzen?".

Andererseits kann auch Angst vor Injektionen, z. B. bei Kindern, dazu führen, dass die Schmerzen lieber verheimlicht werden, als eine „Spritze zu riskieren" [10].

> **Umgang mit Menschen, die nicht über Schmerz berichten**
> Das behandelnde Team braucht ein hohes Maß an Wissen über die kulturelle und individuelle Einstellung zu Schmerzen und den möglichen Ängsten bezüglich einer adäquaten Therapie. Nur eine umfassende Aufklärung über die Folgen einer unzureichenden Schmerzbehandlung sowie die eingesetzten Schmerzmittel und andere Maßnahmen können ein gutes Schmerzmanagement ermöglichen. Die Beratung muss immer die individuelle Situation des Betroffenen berücksichtigen (z. B. Kinder, Patienten mit kognitiven Einschränkungen, ältere Menschen).

13.1.3 Schmerzformen

Schmerzformen nach Pathologie

DEFINITION

Nozizeptiver Schmerz: Durch Schädigung verschiedener Köpergewebe ausgelöster Schmerz.

Neuropathischer Schmerz: Schmerzen aufgrund einer Läsion oder Erkrankung des peripheren oder zentralen Nervensystems selbst.

Somatoforme oder psychosomatische Schmerzstörung: Meist chronische Schmerzzustände, denen keine diagnostizierbare körperliche Ursache zugrunde liegt.

Schmerzen können anhand der ihnen zugrundeliegenden **Pathologie** unterschieden werden (→ Tab. 13.1).

Die verschiedenen Schmerzformen lassen sich häufig anhand der Schmerzqualität („Wie fühlt sich der Schmerz an?") und der Schmerzlokalisation („Wo fühlen Sie den Schmerz?") unterscheiden.

VORSICHT! Bei der Frage nach der Schmerzlokalisation können häufig auch **projizierte oder übertragene Schmerzen** beobachtet werden. So wird ein Schmerzreiz in das Innervationsgebiet des betreffenden Nerven **projiziert**, so z. B. ein Bandscheibenprolaps, der in den lateralen Fußrand ausstrahlt. **Übertragen** wird beispielsweise der Schmerz bei einem Herzinfarkt in die linke Schulter und den Oberarm. Der Schmerzreiz wird hier zwischen sich überkreuzenden Schmerzbahnen in Rückenmark und Gehirn übertragen.

Mixed Pain

Tumore oder auch ein Bandscheibenvorfall lösen Schmerzen aus, die sowohl nozizeptive (z. B. Schmerzreize durch Fehlstellung der Bandscheiben und dadurch des Körpers) als auch neuropathische (Kompression und Entzündung der Nervenfasern) Anteile haben. Treten Schmerzen unterschiedlicher Form gleichzeitig auf, werden sie als **Mixed Pain** bezeichnet.

Somatoforme oder psychosomatische Schmerzstörungen

Bei manchen Schmerzpatienten lässt sich auch nach gründlicher Diagnostik keine körperliche Ursache finden, die das Ausmaß der Symptome hinreichend erklärt. In diesen Fällen wird von einer **somatoformen** oder **psychosomatischen Schmerzstörung** (umgangssprachlich auch „Seelenschmerz") gesprochen.

Die Betroffenen leiden oft über Monate oder Jahre unter starken Schmerzen, häufig in wechselnden Körperregionen und mit veränderlichem Schmerzcharakter. Es besteht meist ein Zusammenhang zu stark belastenden Lebensereignissen wie etwa Krieg, Flucht oder auch schwerwiegenden Ereignissen in der Kindheit. Vielfach haben die Betroffenen bereits viele vergebliche Behandlungsversuche und Arztwechsel hinter sich. Sie sind in ihrem täglichen Leben stark beeinträchtigt und häufig treten als Folge Depressionen oder Angststörungen auf. Die Behandlung erfolgt primär mittels Psychotherapie (interdisziplinär-multimodale Schmerztherapie → 13.3.2). Eine gute Beziehungsgestaltung ist von pflegerischer Seite besonders wichtig.

Schmerzformen nach Zeitdauer

DEFINITION

Akuter Schmerz: Durch ein akutes Ereignis ausgelöster Schmerz, der für einen kurzen Zeitraum auftaucht und kurativ (= heilend) behandelt wird.

Chronischer Schmerz: Lang andauernde oder wiederkehrende Schmerzzustände, deren Ursache oft nicht (mehr) ergründbar ist. Die Behandlung zielt hier meist lediglich auf eine Linderung der Schmerzbelastung ab.

Akuter Schmerz

Der **akute Schmerz** ist ein Warnsignal des Körpers zum Selbstschutz des Organismus. Er geht meist auf eine fassbare Gewebeschädigung (z. B. einen Unfall oder auch eine Operation) zurück. Der Betroffene kann den akuten Schmerz in der Regel gut lokalisieren, wobei die Schmerzlokalisation oft dem Ort der Schädigung entspricht.

VORSICHT! Plötzlich auftretende Schmerzen sind ein Alarmzeichen.
Akute Schmerzereignisse sollten immer an die behandelnden pflegerischen oder ärztlichen Schmerzexperten berichtet werden.

Wichtig ist bei akuten Schmerzen, deren Ursache zu finden und diese gezielt zu behandeln. Trotzdem können akute Schmerzen meist schon vor Abschluss der Diagnostik mit Schmerzmitteln behandelt werden. Die Schmerzlinderung kann für die Diagnosestellung sogar von Vorteil sein, da die Betroffenen besser kooperieren und Auskunft geben können, wenn ihre Schmerzen gelin-

Tab. 13.1 Schmerzformen nach Pathologie [11].

	Nozizeptiver Schmerz			Neuropathischer Schmerz	
	Somatisch		Viszeral	Zentral	Peripher
Ursprung/Ursache	Oberflächenschmerz: Haut	Tiefenschmerz: Knochen, Gelenke, Muskeln, Bindegewebe	Dehnung von Hohlorganen, Spasmen glatter Muskulatur, Durchblutungsstörungen, Entzündungen	ZNS-Schädigungen (etwa nach einem Schlaganfall → 37.6), Fehlregulationen des sympathischen Nervensystems	Phantomschmerz (→ 29.5.7), postzosterische Neuralgie (nach Infektion mit Herpes Zoster → 30.8.3), Neuropathien, z. B. aufgrund von Diabetes oder Alkoholmissbrauch (→ 37.15.1), Mononeuropathien, z. B. aufgrund von Nervenkompressionen, z. B. bei Bandscheibenvorfall, Trigeminusneuralgie (→ 37.14.3)
Schmerzqualität	1. Kurz, hell, scharf 2. Diffus, dumpf, brennend	Dumpf, bohrend, manchmal spannend	Krampfartig, kolikartig, dumpf	Einschießend, stechend, schneidend, kribbelnd, brennend oder bohrend	
Schmerzlokalisation	Gut lokalisierbar	Schlecht lokalisierbar, in die Umgebung ausstrahlend	Meist schlecht lokalisierbar	Unterschiedlich	Lokalisierbar, ausstrahlend

dert sind. Zielsetzung der Therapie ist die Schmerzfreiheit bzw. die Minimierung der Schmerzen durch eine meist kausale (ursächliche) Therapie.

Prozedurale Schmerzen sind eine Unterform der akuten Schmerzen und entstehen durch Behandlungen, beispielsweise bei Operationen. Insbesondere Kinder können aber auch schon bei Blutentnahmen belastende prozedurale Schmerzen erleiden, die Angst und Stress auslösen.

Chronischer Schmerz

Von **chronischen Schmerzen** spricht man, wenn die Schmerzen über einen längeren Zeitraum andauern als die betroffenen Körperstrukturen üblicherweise für die Heilung bräuchten. Im Allgemeinen werden Schmerzen, die länger als 3 bis 6 Monate andauern, als chronische Schmerzen bezeichnet. Die Chronifizierung kann sich jedoch auch schon früher ausbilden.

Während akuter Schmerz eine Warnfunktion erfüllt, haben chronische Schmerzen diese Funktion weitgehend verloren. Hierbei spielen sowohl körperliche Veränderungen in der Schmerzverarbeitung selbst, ein verändertes Schmerzerleben, als auch psychische und soziale Faktoren eine Rolle (**biopsychosoziales Modell** → Abb. 13.5).

Werden Nozizeptoren durch ein nicht ausreichend gelindertes akutes Schmerzgeschehen ständig gereizt, erfolgt eine stetige Signalübertragung an die Neuronen des peripheren Nervensystems, die zu Veränderungen der Sensibilität in den peripheren Nervenzellen und dem Rückenmark selbst führt. Es bildet sich eine Art **„Schmerzgedächtnis"**.

Chronische Schmerzen verändern den Tagesablauf und schränken die Lebensqualität sowie die langfristige Lebensplanung der Erkrankten, wie auch ihrer Angehörigen, erheblich ein. Oft löst der chronische Schmerz Schlafstörungen, Erschöpfung und Depressionen aus. Unzureichende Behandlung führt die Betroffenen auf der Suche nach Hilfe meist zu zahlreichen verschiedenen Ärzten („Doctor-Hopping"), ohne dass eine durchgreifende Besserung der Beschwerden erreicht wird. Es kommt möglicherweise sogar zu unnötigen Operationen. Mittel- und langfristig entstehen häufig zusätzliche Probleme durch Schonung und dadurch bedingten sozialen Rückzug, die ihrerseits wiederum schmerzverstärkend wirken können (→ Abb. 13.6).

Chronische Schmerzen können ständig vorhanden sein oder chronisch-intermittierend auftreten, z. B. bei körperlicher Belastung. Zusätzlich zu einem chronischen

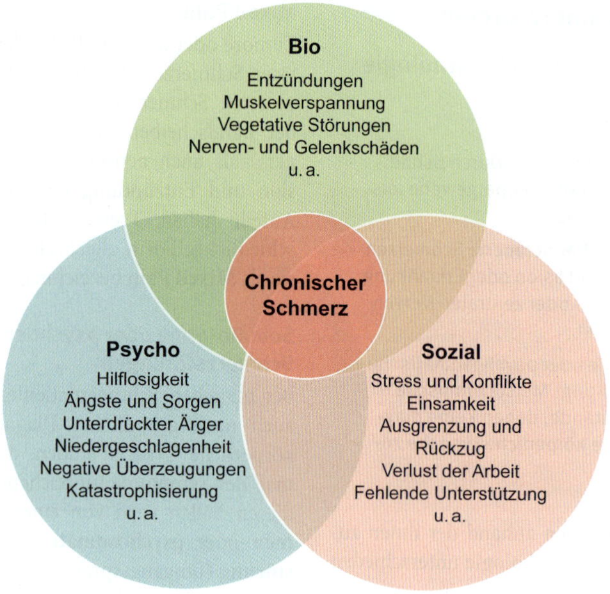

Abb. 13.5 Biopsychosoziales Schmerzmodell. Bei der Entstehung von chronischen Schmerzen greifen biologische, psychologische und soziale Faktoren ineinander und verstärken sich nicht selten. [L143]

Schmerz kann in entsprechenden Situationen auch ein akuter Schmerz auftreten.

VORSICHT! Plötzlich auftretende Schmerzen sind immer ein Alarmzeichen.
Akute Schmerzen können auch bei Menschen mit chronischen Schmerzen auftreten. Es kann sich um „Schmerzausbrüche" (Exazerbationen) der chronischen Erkrankung oder um davon unabhängige Schmerzereignisse handeln.

Chronische Schmerzen werden weiter unterteilt in primäre und sekundäre chronische Schmerzen.

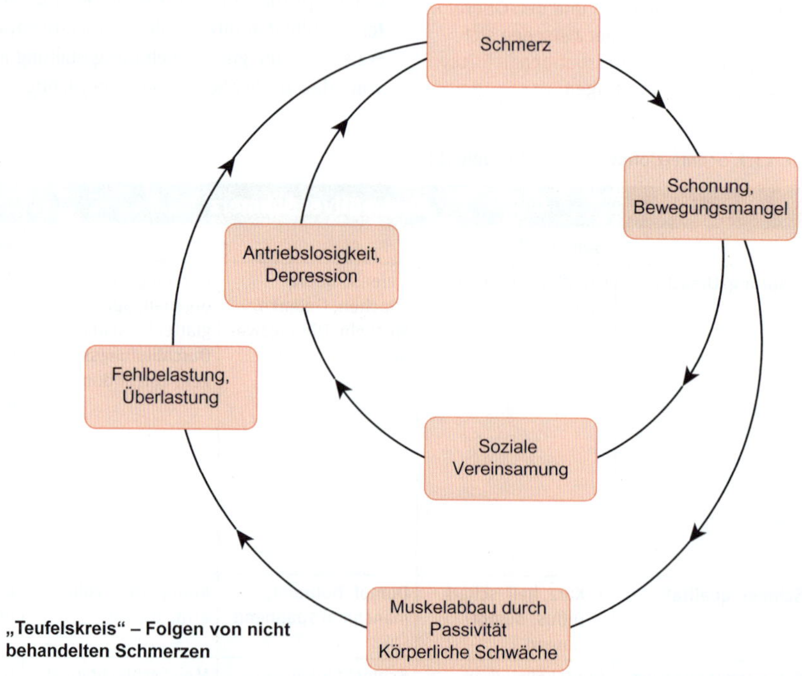

Abb. 13.6 Teufelskreis der Entstehung chronischer Schmerzen. [L143]

Primäre chronische Schmerzen

Primär chronische Schmerzen sind eine eigenständige Erkrankung. Sie treten dauerhaft oder wiederkehrend in einer oder mehreren anatomischen Regionen auf, gehen mit emotionalem Leid und/oder Funktionseinschränkungen einher und können durch keine andere Erkrankung erklärt werden, z. B. die Fibromyalgie (→28.9) oder das Complex regional pain syndrome (CRPS →29.5.6).

Sekundäre chronische Schmerzen

Sekundäre chronische Schmerzen treten aus Folge einer bestehenden Erkrankung auf (→Tab. 13.2)

Stabile und instabile Schmerzsituationen

Die Unterscheidung der Schmerzsituation in stabile oder instabile Zustände bezieht das biopsychosoziale Modell des Menschen mit ein (→Abb. 13.5). Sowohl chronische, als auch akute Schmerzen, können tolerabel oder intolerabel für die Betroffenen sein. Initial ist bei akuten Schmerzen immer von einer instabilen Situation auszugehen, die durch das Schmerzmanagement mit medikamentösen und nicht-medikamentösen Maßnahmen (→13.3.1, →13.3.2) stabilisiert werden kann. Die Stabilisierung chronischer Schmerzerkrankungen gestaltet sich meist langwieriger und komplexer.

Eine **stabile Schmerzsituation** ist durch eine bestehende und von den Betroffenen akzeptierte und umgesetzte Schmerzmanagementstrategie gekennzeichnet, die den Schmerz aus Sicht der Betroffenen ausreichend reduziert und ihnen die Teilhabe am Alltagsleben ermöglicht.

Eine **instabile Schmerzsituation** hingegen ist dadurch gekennzeichnet, dass Schmerzen nicht kontinuierlich ausreichend gelindert sind und/oder die Teilhabe am Alltagsleben nicht möglich ist. In diesem Fall muss das Schmerzmanagement optimiert werden.

SPICKZETTEL

Physiologie und Pathologie des Schmerzes

Nozizeption:

1. Schmerzursache (z. B. Schnittverletzung) → Schmerzentstehung.
2. Weiterleitung ins Rückenmark bis Thalamus → Aktionspotenzial, Neurotransmitter.
3. Schmerzwahrnehmung im Großhirn.
4. Schmerzbeeinflussung durch Endorphine.

Schmerzempfinden:

- Schmerzschwelle und -toleranz.
- Schmerzverstärkende und -hemmende Faktoren.
- Kulturelle Schmerzkonzepte.
- Underreporting of Pain.

Unterscheidung von Schmerzen:

- Nach der Pathologie.
- Nach der Schmerzdauer.
- Stabile und unstabile Schmerzsituation.

13.2 Schmerzmanagement

DEFINITION

Schmerzmanagement: Multiprofessionelles Behandlungskonzept mit dem Ziel, Schmerzen vorzubeugen, sie zu lindern oder zu beseitigen.

Umfasst Schmerzerfassung, medikamentöse und nichtmedikamentöse Behandlung, den Umgang mit Nebenwirkungen der Therapie sowie Schulung und Beratung der Betroffenen und ihrer Zugehörigen.

Die pflegerische Expertise finden sich im Expertenstandard. 2020 wurden die beiden vormaligen Standards zum Schmerzmanagement bei akuten und bei chronischen Schmerzen im *Expertenstandard Schmerzmanagement in der Pflege* zusammengeführt.

Die Zielsetzung lautet: „*Jeder Mensch mit akuten, chronischen oder zu erwartenden Schmerzen erhält ein individuell angepasstes Schmerzmanagement, das der Entstehung sowie der Chronifizierung von Schmerzen und schmerzbedingten Krisen vorbeugt oder Schmerzen beseitigt sowie zu einer akzeptablen Schmerzsituation und zu Erhalt oder Erreichung einer bestmöglichen Lebensqualität und Funktionsfähigkeit beiträgt.*" [12]

Das **Schmerzmanagement** ist „betroffenenzentriert". Ein solcher Ansatz stützt sich auf mehrere Säulen:

- Basis der Schmerzbehandlung ist die medikamentöse und nichtmedikamentöse Therapie, die sowohl bestehende Schmerzen lindert, aber auch prophylaktisch Schmerzen verhindert
- Information, Anleitung und Beratung ermöglichen es den Patienten mit Schmerzen, diese besser zu verstehen und Bewältigungsstrategien zu entwickeln
- Aktivitätstraining, Entspannungs- und Ablenkungsübungen helfen den Betroffenen, ihre Situation zu stabilisieren, den Schmerzen zu begegnen und sie so einzudämmen
- Einbeziehung des sozialen Umfelds, um übertriebener Fürsorge, aber auch Resignation, Unwillen und Ungeduld im Umgang mit dem Schmerzkranken begegnen zu können.

Neben der Behandlung durch pflegerische und ärztliche Schmerztherapeuten bezieht das Schmerzmanagement also beispielsweise Physio-, Ergo- oder Psychologie mit ein.

Tab. 13.2 Arten von sekundären chronischen Schmerzen.

Schmerzart	Mögliche Ursachen
Chronischer tumorbedingter Schmerz	Folge eines Tumorleidens und der begleitenden Belastungen (Total Pain →20.2.2)
Chronischer postoperativer oder posttraumatischer Schmerz	Phantom- und Stumpfschmerzen (→29.5.7), Operationen oder Langzeitfolge von Traumata
Chronischer neuropathischer Schmerz	• Periphere Schmerzen: Trigeminusneuralgie (→37.14.3), Polyneuropathie (→37.15.1), Herpes Zoster (→30.8.3) • Zentrale Schmerzen: Multiple Sklerose (→37.10)
Chronischer sekundärer Kopf- oder Gesichtsschmerz	Systemische oder lokale Traumata, Infektionen
Chronischer sekundärer viszeraler Schmerz	Entzündungen der inneren Organe
Chronischer sekundärer muskuloskelettaler Schmerz	Bandscheibenerkrankungen (→37.15.3), rheumatische Erkrankungen (→Kap. 28)

13.2.1 Beobachtung und Datenerhebung

Die **Beobachtung von Schmerzen** bildet die Grundlage einer adäquaten Schmerztherapie. Pflegefachpersonen in allen Einrichtungen im Gesundheitswesen übernehmen hier eine wichtige Aufgabe, da sie den intensivsten Kontakt zu Patienten bzw. Bewohnern oder Klienten haben.

Initiales Screening

Mit Beginn des pflegerischen Auftrags oder des ersten Kontakts führen Pflegefachpersonen ein **initiales Screening** durch. Sie erfassen, ob Schmerzen vorliegen oder womöglich aufgrund von Vorerkrankungen oder Behandlungen zukünftig wahrscheinlich werden.

Pflegefachpersonen fragen direkt, aktiv nach, ob Schmerzen vorliegen oder Schmerzmedikamente eingenommen werden. Sie verwenden eine Sprache und Begriffe, die dem Patienten bzw. Bewohner, Klienten geläufig sind, z. B. „Tut es irgendwo weh?", „Ist Ihnen nicht wohl?".

Sie beobachten und fragen auch bei Aktivitäten, denn häufig werden Schmerzen erst unter Belastung wahrgenommen.

Erst wenn eine Selbstauskunft nicht möglich ist, wird eine Fremdeinschätzung durch Pflegende erhoben (→ 13.2.3).

> „Schmerz ist das, was die betroffene Person über die Schmerzen mitteilt, er ist vorhanden, wann immer die betroffene Person sagt, dass sie Schmerzen hat." [13]

VORSICHT! Schmerzen unverzüglich behandeln

Bevor eine ausführliche Schmerzanamnese mittels Assessment erhoben wird, müssen akute Schmerzen bzw. eine instabile Schmerzsituation zunächst behandelt werden. Der Betroffene wird erst dann in der Lage sein, ausführlich über seine Schmerzen zu berichten.

(Schmerz-)Assessment

Liegen Schmerzen oder schmerzbedingte Probleme, schließt sich baldmöglichst ein differenzierteres **(Schmerz-)Assessment** an. Es dient dazu, sich ein Bild über die Situation des Betroffenen, die Schwere der Schmerzen und die Ansatzpunkte für pflegerisches und ärztliches Schmerzmanagement zu machen. Es ist auch Basis der Verlaufskontrolle.

Die Unterscheidung zwischen akutem und chronischem Schmerz ist besonders wichtig, da sie über grundlegende Strategien des Schmerzmanagements bestimmt.

Das Assessment umfasst in der Regel mindestens folgende Aspekte und soll sowohl in Bezug auf die aktuelle Situation als auch die Vorgeschichte erhoben werden [12]:

- **Lokalisation des Schmerzes.** *Streng lokalisiert* (z. B. an Wunden), *diffus* (z. B. Gliederschmerzen bei Grippe), *ausstrahlend* (z. B. in den linken Arm bei Herzinfarkt). Die Betroffenen zeigen entweder auf die schmerzende Körperstelle oder tragen sie in einer Körperskizze ein
- **Stärke des Schmerzes (Schmerzintensität).** Unterschieden in *momentane Schmerzstärke in Ruhe, bei Bewegung* oder *tiefem Einatmen* sowie *stärkster, durchschnittlicher* und *geringster Schmerz*. Da Schmerz nicht direkt messbar ist, beruht die Einschätzung der Schmerzstärke immer auf den Mitteilungen der Patienten mit Schmerzen. Um die spätere Vergleichbarkeit zu gewährleisten, sollte eine standardisierte Skala verwendet werden (→ Abb. 13.7)
- **Qualität des Schmerzes.** *Stechend* (z. B. bei Pleurareizung), *brennend* (z. B. bei Hautabschürfungen), *ziehend* (z. B. bei Rückenschmerzen), *klopfend* (z. B. bei eitriger Entzündung), *bohrend* (z. B. bei einem Tumor), *krampfartig* (z. B. bei Nierenkolik), *wehenartig* (z. B. bei Menstruationsbeschwerden), *beklemmend* (z. B. bei Angina pectoris).
Am sinnvollsten ist es, die Betroffenen zuerst selbst beschreiben zu lassen und bei Schwierigkeiten Auswahlmöglichkeiten anzubieten
- **Zeitliche Dimension.** *Wann* ist der Schmerz *das erste Mal* aufgetreten? Sind die Schmerzen zu *bestimmten Tageszeiten* oder im *Verlauf* der Woche oder des Monats schwächer oder stärker? Sind sie *konstant* oder treten *in Intervallen* auf?
- **Verstärkende und lindernde Faktoren des Schmerzes.** *Nach dem Essen* (z. B. bei einem Magengeschwür), *nach Anstrengung* (z. B. bei Herzerkrankungen), *witterungsabhängig* (z. B. bei Rheuma)? *Was hilft*, z. B. Wärme, Kälte, Ablenkung oder Entspannungsverfahren?
- **Auswirkungen auf das Alltagsleben.** Welche Auswirkungen hat der Schmerz auf den Schlaf? Auf die Alltagsaktivitäten? Gibt es weitere Symptome? Welche Einschränkungen ergeben sich durch die Schmerzen für die Betroffenen und ihr Umfeld?

Chronische Schmerzen und Auswirkungen

Bei chronischen Schmerzen sind Auswirkungen des Schmerzes auf die Lebensqualität der Betroffenen und auf ihre Alltagsfunktionen oft wichtiger als die Schmerzstärke im engeren Sinne. Belastungssituationen, Komorbiditäten und Risikofaktoren für den chronischen Verlauf sind ebenfalls zu berücksichtigen. Besonders entscheidend ist, dass Pflegende erkennen, welche Faktoren zum Aufrechterhalten einer *stabilen Schmerzsituation* beitragen und dass mögliche Gefährdungen der Stabilität erkannt und in der Pflegeplanung berücksichtigt werden.

13.2.2 Instrumente zur Schmerzerfassung und -einschätzung

Instrumente zur Schmerzerfassung strukturieren Screening und Assessment und helfen bei der Beschreibung und Dokumentation der individuellen Schmerzsituation und Verlaufskontrolle.

Eindimensionale Skalen zur Schmerzeinschätzung

Eindimensionale Skalen der Schmerzstärke erfassen die Angaben der befragten Personen in genau festgelegter Form (→ Abb. 13.7). So können subjektive Einflüsse bei der Schmerzerfassung verringert und die Einschätzungen verschiedener Untersucher besser vergleichbar werden. Auch der Zeitverlauf und der Therapieerfolg können besser beurteilt werden. Außerdem vereinfachen die Skalen die Dokumentation der Schmerzstärke.

Numerische Ratingskala (NRS)

Bei der **numerischen Ratingskala** ordnen Schmerzpatienten ihre Schmerzen einer Zahl zwischen 0 und 10 zu, wobei 0 für „kein Schmerz" und 10 für „stärkster subjektiv vorstellbarer Schmerz" steht. Die Skala kann auch als „Schmerzlineal" benutzt werden, indem ein Schieber entsprechend eingestellt wird (→ Abb. 13.7). Die numerische Ratingskala ist unkompliziert und wird von den meisten Menschen ohne Probleme angenommen.

Visuelle Analogskala (VAS)

Die **visuelle Analogskala** besteht aus einer 10 cm langen, horizontalen Linie; an einem Ende steht „keine Schmerzen", am anderen „stärkster subjektiv vorstellbarer Schmerz". Auch diese Skala wird häufig auf „Schmerzlinealen" genutzt. Ältere kommen oft mit einer horizontalen Anordnung, etwa in der Art eines Thermometers, oft besser zurecht als mit der vertikalen Anordnung.

Verbale Rangskalen (VRS)

Bei der **verbalen Rangskala** schätzen Schmerzpatienten ihre Schmerzen nach festgelegten Ausdrücken wie „keine Schmerzen", „leichte Schmerzen", „mäßige Schmerzen", „starke Schmerzen", „stärkste vorstellbare Schmerzen" ein.

Diese Zuordnungen sind zwar vergleichsweise grob, allerdings werden sie von manchen Menschen sehr viel besser verstanden als die NRS oder VAS; dies gilt insbesondere für Ältere und Personen mit Demenz.

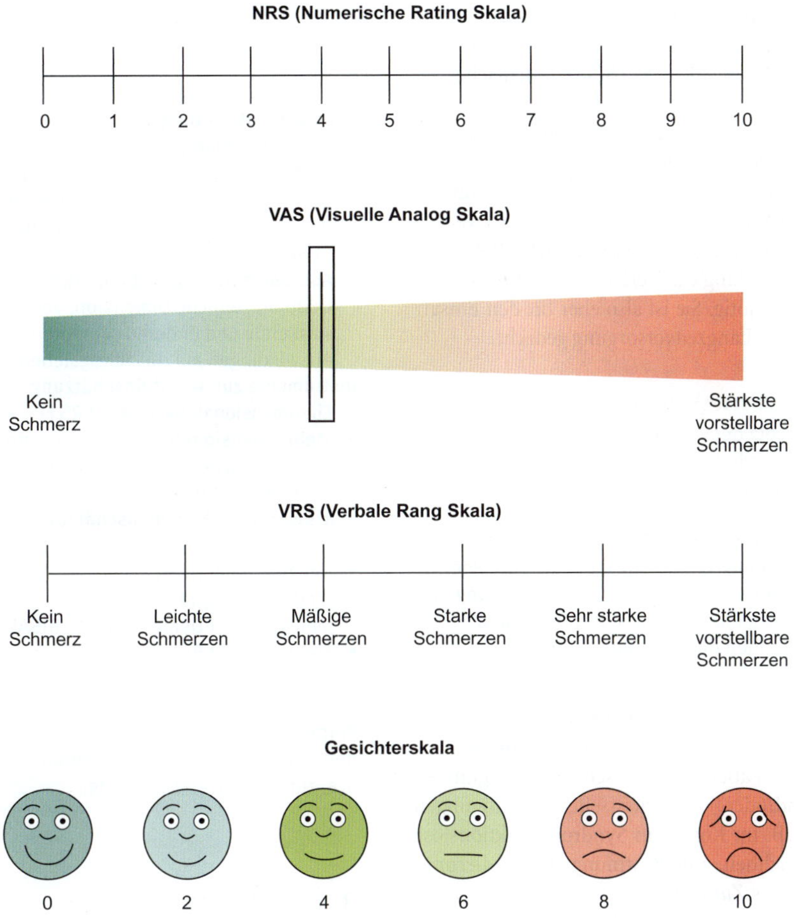

Abb. 13.7 Eindimensionale Skalen zur Schmerzerfassung: NRS, VAS, VRS, Gesichterskala. [L143]

Gesichterskalen

Bei Kindern über vier Jahren oder Menschen mit Entwicklungsstörungen können **Gesichterskalen**, wie z. B. die *Faces Pain Scale Revised (FPS-R)*, genutzt werden. Die Schmerzstärke muss einem der abgebildeten Gesichter zuzuordnen werden, die Abstufungen zwischen „kein Schmerz" und „stärkster subjektiv vorstellbarer Schmerz" visualisieren. Die Dokumentation erfolgt über eine dem Gesicht zugeordnete Ziffer.

Hierbei sollten Skalen mit weinenden Gesichtern vermieden werden, da Weinen bei Jungen und in bestimmten kulturellen Umfeldern oft mit Schwäche assoziiert wird.

Mehrdimensionale Instrumente

Bestehen Schmerzen über längere Zeit oder können nicht hinreichend gelindert werden, sollten **mehrdimensionale Instrumente** zur differenzierten Schmerzbeurteilung eingesetzt werden, die es für bestimmte Schmerzarten und -settings gibt, z. B.:

- Das **Brief Pain Inventory** *(BPI)*. Als Anamnese- und Verlaufsbogen erfasst es Schmerzstärke, Schmerzlokalisation, Schmerzreduktion, Schmerzbeeinträchtigung und eignet sich vor allem bei chronischen oder tumorbedingten Schmerzen. Es liegt in über 50 verschiedenen Sprachen vor und so auch für Patienten verwendet werden, die nicht (ausreichend) Deutsch sprechen [14]
- Der **Deutsche Schmerzfragebogen** der Deutschen Schmerzgesellschaft, der durch die Erfassung bestimmter Schmerzarten je nach Setting erweitert werden kann [15]. Es gibt auch den **Deutschen Schmerzfragebogen für Kinder und Jugendliche** [16]
- Das **Geriatrische Schmerzinterview** das speziell für ältere Menschen entwickelt wurde [17]
- Das **Schmerztagebuch.** Darin dokumentiert der Schmerzpatient kontinuierlich Schmerzstärke, zeitliches Auftreten, lindernde und verstärkende Faktoren, die eingenommenen Medikamente u. a. Es dient dazu, Informationen für die Optimierung der Therapie zu sammeln und dem Patienten einen bewussteren Umgang mit seinen Schmerzen zu ermöglichen. Auch den meisten Kindern gelingt es mit etwa 8–9 Jahren, ein Schmerztagebuch selbstständig zu führen [18], [19].

> **Verlaufskontrolle in individuell festzulegenden Abständen**
>
> Schmerzen können jederzeit neu auftreten und bekannte Schmerzen können sich in Stärke und Qualität verändern. Deshalb ist eine **Verlaufskontrolle** wichtig, die sich an der individuellen Situation orientieren sollte [12].
> Bei einer akuten Schmerzsituation (z. B. postoperativ) wird engmaschig (mindestens einmal pro Sicht) nach der Schmerzintensität gefragt werden, ebenso bei Ereignissen, die wahrscheinlich Schmerzen verursachen oder wenn die Schmerztherapie begonnen oder verändert wird.
> In der Langzeitversorgung ohne zu erwartende Schmerzbelastung kann das Intervall der Nachfrage ausgedehnt werden.
> Bei chronisch Schmerzkranken wird im multiprofessionellen Team festgelegt, wie oft der Schmerzverlauf kontrolliert wird. Häufiges Nachfragen wirkt sich bei dieser Gruppe in einer stabilen Situation teils negativ aus, weil die Betroffenen gelernt haben, mit verbleibendem Restschmerz umzugehen.

Fremderfassungsinstrumente

Nur wenn Betroffene sich selbst nicht äußern können, darf ersatzweise eine **Fremdeinschätzung** zum Einsatz kommen. Es muss immer bedacht werden, dass die Fremdeinschätzung von Schmerzen durch Angehörige oder Pflegende nie so zuverlässig ist, wie die Selbstauskunft der Betroffenen, und dass Schmerzen auch dann vorhanden sein können, wenn keine Verhaltensauffälligkeiten zu beobachten sind. Veränderungen der Vitalzeichen (z. B. Puls, Blutdruck) sind bei der Beurteilung der Schmerzen nicht zuverlässig, weil sie in erster Linie eine kurzfristige Stressreaktion anzeigen.

Je nach Bewusstseinslage, kognitivem Status und Entwicklungsstand sind typische Zeichen für Schmerzzustände (→ Abb. 13.8):

- **Gesichtsausdruck,** z. B. Stirnrunzeln, geschlossene oder zusammengekniffene Augen, „Grimassieren"
- **Lautäußerungen,** z. B. Stöhnen, Weinen, Rufen
- **Körperbewegungen,** z. B. steife Körperhaltung, veränderte Beweglichkeit, Hinfassen an die schmerzende Körperstelle

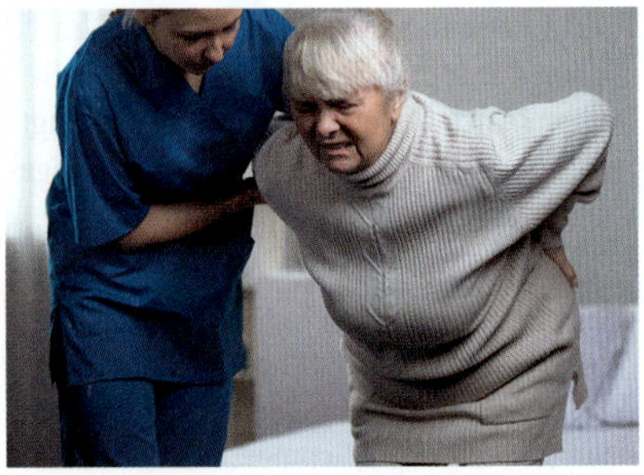

Abb. 13.8 Verzerrter Gesichtsausdruck, gebeugte Körperhaltung, der Griff an die Hüften, evtl. Stöhnen zeigen unmissverständlich an, dass diese Frau Rückenschmerzen hat. Aber nicht immer sind die Beobachtungen so eindeutig! [J787]

- **Veränderungen der zwischenmenschlichen Interaktion,** z. B. Aggressivität, verminderte soziale Interaktion, Apathie
- **Veränderungen der Aktivitäten oder Gewohnheiten,** z. B. veränderter Appetit, Nahrungsverweigerung, verlängerte Ruhephasen
- **Veränderungen des mentalen Status,** z. B. Verwirrtheit, Reizbarkeit [12].

Bei einer Fremdeinschätzung wird generell zunächst überprüft, ob die Betroffenen an einer Erkrankung leiden oder eine Behandlung durchgeführt wird, die üblicherweise Schmerzen verursacht. Bei Verdacht auf Schmerzen sollte eine **probatorische Schmerztherapie** (zur Klärung einer Diagnose versuchsweise durchgeführte) eingeleitet werden, um zu sehen, wie die Betroffenen darauf reagieren.

Schmerzeinschätzung bei Menschen mit Demenz

Eine **Demenzerkrankung** erschwert die Einholung der Selbstauskunft des Patienten zu möglichen Schmerzen. Studien haben jedoch gezeigt, dass Menschen mit leichter oder mittelschwerer Demenz durchaus in der Lage sind, eine eindimensionale Skala für die Schmerzintensität zu verwenden (→ Abb. 13.7). Dazu benötigen sie mitunter etwas mehr Zeit und die Instruktionen sollten bei jeder Anwendung wiederholt werden. Besonders gut kommen viele mit einer verbalen Ratingskala zurecht.

Bei fortgeschrittener Demenz, wenn die Fähigkeit zur verbalen Kommunikation verloren geht oder Fragen nur unverständlich beantwortet werden, wird eine Fremdeinschätzung der Schmerzen vorgenommen, z. B. mithilfe:

- *Beurteilung von Schmerzen bei Demenz (BESD)* (deutsche Übersetzung der *PAINAD = Pain Assessment in Advanced Dementia*) [20], [21]
- *Beobachtungsinstrument für das Schmerzassessment bei Menschen mit schwerer Demenz (BISAD)* (deutsche Übersetzung der *ECPA = Echelle comportementale de douleur pour personnes ágées sans communication*) [22], [23].

Während BESD auch bei kurzer Beobachtungszeit (2 Minuten) genutzt werden kann, ist für die Erfassung nach BISAD eine Beurteilung des Verlaufs über Stunden und Tage nötig. Sie ist also eher für den Einsatz in der Langzeitversorgung gedacht.

> **Selbstauskunft vor Fremdeinschätzung**
>
> Trotz der vorhandenen Probleme gilt auch bei älteren Menschen mit und ohne Einschränkungen der Kognition, dass die Schmerzeinschätzung durch die Betroffenen immer Vorrang vor einer Fremdeinschätzung hat. Vertraute Pflegende erkennen oft eine Veränderungen beim Patienten bzw. Bewohner und können dann gezielt nachfragen.

Schmerzeinschätzung bei Menschen mit neurologischen Erkrankungen

Für Patienten mit schweren kognitiven und/oder Bewusstseinsbeträchtigungen (z. B. im Koma, im Syndrom reaktionslose Wachheit, mit Beatmung und Sedierung) ist das *Zurich Observation Pain Assessment (ZOPA®)* gebräuchlich [24].

Schmerzeinschätzung bei Kindern und Menschen mit Entwicklungsstörungen

Hier hängt die Erhebungsmethode vom Alter bzw. dem jeweiligen Entwicklungsstand. ab. Daher beginnt die Schmerzeinschätzung im Gespräch mit den Eltern bzw. anderen Bezugspersonen. Um die Erfassung zu strukturieren, kann der *Deutsche Schmerzfragebogen für Kinder und Jugendliche (DSF-KJ)* genutzt werden [16].

Bei Früh- und Neugeborenen stehen die *Neonatal Infant Pain Scale (NIPS)* und für Kleinkinder bis etwa vier Jahre die *Kindliche Unbehagens- und Schmerzskala (KUSS).*

Ab dem vierten Lebensjahr kann Faces Pain Scale Revised (FPS-R) und ab dem 6. Lebensjahr dann die NRS (→ Abb. 13.7) selbständig benutzt werden

> **Immer das passende Assessment**
>
> Jede Einrichtung im Gesundheitswesen muss zielgruppenspezifische Einschätzungs- und Dokumentationsinstrumente zur Verfügung stellen als Voraussetzung für eine aktuelle, systematische Schmereinschätzung und Verlaufskontrolle. Das fordert der Expertenstandard.

> **SPICKZETTEL**
>
> **Schmerzbeobachtung und -einschätzung**
>
> **Schmerzbeobachtung:**
> - **Initiales Schmerzassessment** bei jedem Patienten: Schmerzen ja/nein?
> - Wenn ja = Schmerzen → Schmerzmedikation nach Arztanordnung, weiterführendes Assessment.
> - **Assessment:** Lokalisation, Stärke, Qualität, zeitliche Dimension, verstärkende und lindernde Faktoren, Auswirkungen auf das Alltagsleben.
>
> **Instrumente zur Selbsteinschätzung:**
> - **Eindimensional:** NRS, VAS, VRS FPS-R.
> - **Mehrdimensional:** Brief Pain Inventory, Geriatrisches Schmerzinterview, Schmerztagebuch u. a.
>
> **Instrumente zur Fremdeinschätzung:**
> Passend für die Zielgruppe, z. B. für
> - Neugeborene: NIPS.
> - Kinder bis 4. Lj.: KUSS.
> - Menschen mit Demenz: BESD, BISAD
> - Menschen mit Bewusstseinseinschränkung: ZOPA®.
>
> Sie nutzen Beobachtungen wie Mimik, Körperhaltung, Lautäußerungen, verändertes Verhalten, mentale Situation u. a. zur Schmerzeinschätzung.

13.3 Schmerztherapie

> **Schmerztherapie als Menschenrecht**
>
> Schmerzen sind eines der belastendsten Symptome überhaupt. Sie schränken die Lebensqualität und Aktivität der Betroffenen ein bis hin zur Unfähigkeit, sich selbst zu versorgen. Zudem können sie die Betroffenen akut (etwa durch vegetative Reaktionen) oder durch ihre Folgen (z. B. Immobilität) direkt gefährden. Entsprechend wichtig ist eine frühzeitige und ausreichende **Schmerztherapie.**
>
> Der Anspruch auf Schmerztherapie kann als Menschenrecht gesehen werden (Unantastbarkeit der Würde des Menschen und Recht auf körperliche Unversehrtheit). Auch rechtlich ist das Schmerzmanagement eine Verpflichtung aus dem Behandlungs- bzw. Pflegevertrag [25].

Bei der Schmerztherapie werden prinzipiell akute und chronische Schmerzen (→ 13.1.3) unterschieden (→ Tab. 13.3):

Bei chronischen Schmerzen (→ 13.1.3) handelt es sich hingegen meist um komplexe Schmerzerkrankungen. Eine evtl. Schmerzursache ist in den Hintergrund getreten, monomodale Therapien mit nur

Tab. 13.3 Prinzipien der Schmerzbehandlung bei akuten und chronischen Schmerzen

	Akute Schmerzen	Chronische Schmerzen
Ursache	In der Regel eindeutig, z. B. Entzündung, Trauma, Operation	Oft nicht bestimmbar bzw. eindeutig; komplexer Entstehungsmechanismus (→ Abb. 13.5, → Abb. 13.6)
Behandlungsprinzipien	• Ursächliche Behandlung, z. B. Antibiotikagabe • Symptomatische medikamentöse Schmerztherapie (im Vordergrund) • Nichtmedikamentöse Maßnahmen zur Unterstützung, z. B. Ruhigstellung, Kühlung	**Interdisziplinäre-multimodale Schmerztherapie:** Medizinische, physiotherapeutische, ergotherapeutische, psychologischen und psychotherapeutischen Verfahren (→ 13.3.2)
Ziele	• Schnelle Schmerzhemmung • Vorbeugung einer Chronifizierung	• Stabile Schmerzsituation • Verbesserung der Lebensqualität

einem Therapieverfahren zeigen wenig Erfolge. Hier muss die Therapie an mehreren Punkten ansetzen (→ Abb. 13.9).

13.3.1 Medikamentöse Schmerztherapie

Analgetika

DEFINITION

Analgetika *(Schmerzmittel):* Medikamente gegen Schmerzen, unterteilt in Nicht-Opioid-Analgetika (→ Pharma-Info 13.1) und Opioid-Analgetika (→ Pharma-Info 13.2).

Analgetika sind, neben der möglichen Behandlung der Ursache, die Grundlage der medizinischen Schmerzbehandlung.

Einige Patienten wünschen trotz Schmerzen keine Analgetika. Mögliche Ursachen reichen von der Befürchtung, als „wehleidig" zu gelten, über frühere schlechte Erfahrungen und Unverträglichkeiten bis zu Angst vor Abhängigkeit. Daher ist die Beratung zu Wirkungen und Nebenwirkungen, Vor- und Nachteilen der Schmerzmitteleinnahme wie auch ihrer Nicht-Einnahme, ein wichtiger Teil des Schmerzmanagements. Möchten die Betroffenen trotzdem keine Schmerzmittel einnehmen, muss diese Entscheidung akzeptiert werden. Sie müssen wissen, dass sie die Entscheidung jederzeit ohne Gesichtsverlust revidieren können.

Viel häufiger ist im praktischen Alltag allerdings, dass Patienten zu viele, ungeeignete oder die Schmerzmittel zu lange einnehmen.

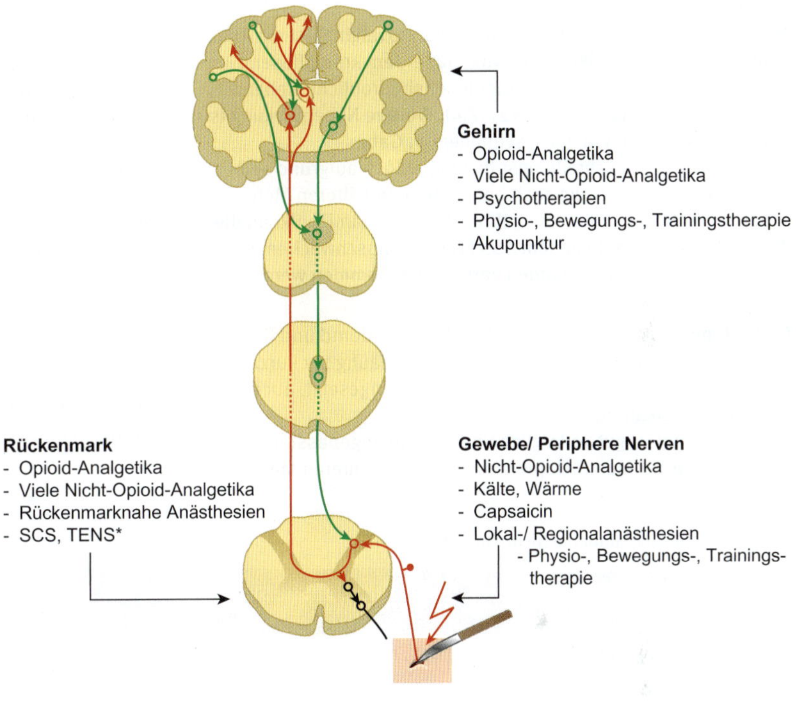

Abb. 13.9 Ansatzpunkte wichtiger Schmerztherapien. Rot = schmerzleitende Bahnen, grün = schmerzhemmende Bahnen (jeweils stark vereinfacht, *SCS, TENS → 13.3.2). [L138]

VORSICHT! Das Risiko von **Arzneimittelmissbrauch** und **Arzneimittelabhängigkeit** wird bei den Opioid-Analgetika häufig überschätzt, bei den Nicht-Opioid-Analgetika oft unterschätzt.
Schmerzmittelabhängigen Menschen drohen nicht nur die substanzspezifischen Nebenwirkungen, sondern auch ein **Analgetika-Kopfschmerz,** ein chronischer Kopfschmerz durch das Schmerzmittel selbst, den die Erkrankten durch immer höhere Schmerzmitteldosen bekämpfen. Dies verstärkt den Schmerz jedoch nur weiter (→ 37.14.2). Außerdem können durch Analgetikamissbrauch Diagnosen verschleppt und Therapiechancen verpasst werden. Ein Verdacht soll angesprochen werden, oft ist eine Entzugsbehandlung notwendig.

PHARMA-INFO 13.1: NICHT-OPIOID-ANALGETIKA

Nicht-Opioid-Analgetika (Übersicht → Tab. 13.4) sind Schmerzmittel unterschiedlicher chemischer Struktur, die meist über eine Synthesehemmung der schmerzvermittelnden Prostaglandine wirken (→ Abb. 13.2). Sie sind besonders bei leichten bis mäßigen Schmerzen, bei Knochenschmerzen und teils auch als Antirheumatika geeignet.

Prostaglandinsynthesehemmer

In geschädigtem Gewebe werden Prostaglandine freigesetzt, die Schmerzen, Entzündungsreaktionen und Fieber hervorrufen oder verstärken. **Prostaglandinsynthesehemmer** hemmen v. a. die Zyklooxygenase (*Cyclooxygenase, COX,* Schlüsselenzym der Prostaglandinbildung) in den Geweben, viele auch im ZNS. Durch die verminderte Prostaglandinbildung wirken sie schmerzlindernd *(analgetisch)*, fiebersenkend *(antipyretisch)* und teilweise entzündungshemmend *(antiphlogistisch)*.

Häufigste Nebenwirkungen der Prostaglandinsynthesehemmer sind Magenbeschwerden bis zu (blutenden) Magengeschwüren durch die verminderte Prostaglandinsynthese im Magen. Außerdem sind eine Abnahme der Nierenfunktion (insbesondere bei vorbestehender Herzinsuffizienz oder Nierenfunktionsstörung), pseudoallergische Reaktionen (v. a. ein sog. **Analgetika-Asthma** und Hautausschläge) sowie bei hoch dosierter Einnahme ZNS-Nebenwirkungen (Kopfschmerzen, Schwindel, Ohrensausen, Sehstörungen) möglich. Bei Langzeiteinnahme können alle zur **Analgetika-Nephropathie** bis zur Dialysepflicht führen.

Metamizol

Metamizol (z. B. Novaminsulfon-Generika, Novalgin®) ist ein Analgetikum und Antipyretikum und wirkt außerdem krampflösend *(spasmolytisch)*. Sehr seltene, aber lebensbedrohliche Nebenwirkung ist eine Agranulozytose (→27.7.4). Weitere Nebenwirkung ist ein Blutdruckabfall, v. a. nach schneller i. v. Gabe.

Metamizol ist verschreibungspflichtig, jedoch aufgrund seiner starken Schmerzlinderung auch bei Kindern und älteren Menschen in der Schmerztherapie gebräuchlich. Metamizon kann die Wirkung von niedrig dosiertem ASS (100 mg) abschwächen, deshalb sollte ASS mind. 2 Stunden vorher eingenommen werden.

Paracetamol

Paracetamol (z. B. ben-u-ron®) wirkt schmerzlindernd und fiebersenkend, aber nicht antientzündlich. Es wird häufig zur kurzzeitigen Bekämpfung von Schmerzen und Fieber eingesetzt, auch in der Selbstmedikation.

Paracetamol ist gut verträglich und kann in angepasster Dosierung auch zur Schmerztherapie bei Kindern und älteren Menschen genutzt werden. Bei Überdosierung, auch durch wiederholt geringe Überschreitung der Tageshöchstdosis, sind aber schwerste Leberschäden mit Todesfolge möglich. Hinweise auf eine Überdosierung, ggf. auch in suizidaler Absicht, sind Übelkeit, Erbrechen, Oberbauchschmerzen, erhöhte Transaminasen, LDH, Bilirubin und Prothrombinzeit.

Nichtsteroidale Antirheumatika (NSAR)

Nichtsteroidale Antirheumatika (*NSAR, nichtsteroidale Antiphlogistika,* →Pharma-Info 28.1) wirken analgetisch und antientzündlich sowie unterschiedlich stark fiebersenkend. **Nichtselektive nichtsteroidale Antirheumatika** *(traditionelle, klassische NSAR)* hemmen beide Isoenzyme (Unterformen) der Zyklooxygenase, **selektive COX-2-Hemmer** *(COX-2-Inhibitoren, Coxibe)* v. a. das Isoenzym COX-2. Daher sorgen selektive COX-2-Hemmer seltener für gastrointestinale Beschwerden.

Hauptindikation der NRSA sind Schmerzen am Bewegungsapparat, z. B. nach Verletzungen und bei Arthrosen, sowie rheumatische Erkrankungen. Ibuprofen und Acetylsalicylsäure (ASS) sind für viele auch in der Selbstmedikation Schmerzmittel der ersten Wahl, Ibuprofen auch für Kinder. ASS hemmt außerdem die Aggregation (Verklumpung) von Thrombozyten und wird daher hauptsächlich als *Thrombozytenaggregationshemmer* bei der Gefahr arterieller Gefäßverschlüsse eingesetzt. Da ASS bei Kindern und Jugendlichen das seltene, aber lebensbedrohliche Reye-Syndrom auslösen kann und aufgrund des allgemein schlechten Nebenwirkungsprofils, wird es in der modernen Schmerztherapie nicht mehr empfohlen. (→Pharma-Info 22.2).

Zusätzlich zu den oben genannten Nebenwirkungen der Prostaglandinsynthesehemmer erhöhen alle NRSA (bis auf ASS und evtl. Naproxen) das kardiovaskuläre Risiko.

Tab. 13.4 Übersicht über die Nicht-Opioid-Analgetika.

Substanz (Bsp. Handelsname)	Applikationsform, Dosierung*	Wirkdauer**	Wichtigste Nebenwirkungen (NW)/ Kontraindikationen (KI)
Metamizol, z. B. Novaminsulfon-Generika, Novalgin®	Oral, rektal, i. v. ED 0,5–1 g, THD 4–6 g	4–6 Std.	**NW:** Allergie; sehr selten (tödliche) Agranulozytose. Wegen der Gefahr schwerer anaphylaktischer Reaktionen und eines Blutdruckabfalls v. a. bei Fieber i. v.-Gabe als Kurzinfusion. (Harmlose) Rotfärbung des Urins möglich
Paracetamol, z. B. ben-u-ron®	Oral, rektal, i. v. ED 0,5–1 g, THD 4 g	6–8 Std.	**NW:** Bereits bei (mäßiger) Überdosierung Leberschäden **KI:** Schwere Leber- und Nierenfunktionsstörungen, Suizidgefahr
Nichtselektive nichtsteroidale Antirheumatika (NSAR), z. B. • Acetylsalicylsäure (ASS, z. B. Aspirin®) • Diclofenac (z. B. Voltaren®) • Ibuprofen (z. B. Imbun®) • Indometacin (z. B. Indo-CT®) • Naproxen (z. B. Naproxen AL®) **Selektive COX-2-Hemmer** →Pharma-Info 28.1	• Oral, i. v. ED 0,5–1 g, THD 3 g • Oral, rektal, (i. m.). ED 50–100 mg, THD 150–200 mg • Oral, rektal. ED 200–800 mg, THD 0,8–1,2 g • Oral, rektal. ED 25–100 mg, THD 150–200 mg • Oral, rektal. ED 250–750 mg, THD 0,5–1,25 g	4–12 Std.	**NW:** Gastrointestinale Beschwerden, ZNS-Störungen (z. B. Kopfschmerz, Depressionen, Müdigkeit), Nierenfunktionsverschlechterung, Analgetika-Asthma, bei ASS außerdem Reye-Syndrom bei Kindern und Jugendlichen **KI:** Magen- oder Duodenalgeschwüre, schwere Leber- und Nierenschäden, Blutgerinnungsstörungen, Schwangerschaft. ASS bei Kindern und Jugendlichen

* ED = Einzeldosis (je nach Zubereitung), THD = Tageshöchstdosis (teilweise nur kurzzeitig zulässig), jeweils bezogen auf Erwachsene. Bei Kindern und älteren Menschen möglicherweise angepasste Dosierung nötig.
** Je nach Präparat und Zubereitung (unretardiert oder retardiert, deshalb unterschiedliche Wirkzeiten möglich)

PHARMA-INFO 13.2: OPIOID-ANALGETIKA

Opioid-Analgetika (Übersicht →Tab. 13.5) sind vom Rauschmittel Opium abgeleitete, stark wirksame Schmerzmittel, die ihre Wirkung über die verschiedenen **Opioidrezeptoren** des zentralen und peripheren Nervensystems entfalten (→Abb. 13.2). Aufgrund ihres Abhängigkeits- und Missbrauchspotenzials unterliegen sie überwiegend der *Betäubungsmittelverschreibungsverordnung* und dem *Betäubungsmittelgesetz* (→48.4.3).

Opioid-Analgetika eignen sich zur Bekämpfung starker Schmerzen, z. B. bei Tumorpatienten (→27.5.6), postoperativ, aber auch bei schweren chronischen Schmerzen. Bei neuropathischen Schmerzen wirken sie oft weniger gut.

Wirkungen und Nebenwirkungen

Alle Opioid-Analgetika besitzen im Wesentlichen die gleichen Wirkungen und Nebenwirkungen:

- Starke Schmerzstillung *(Analgesie)*
- Sedierung, Schwindel, v. a. bei Therapiebeginn
- Reizung des Brechzentrums im Stammhirn mit Übelkeit und Erbrechen (v. a. zu Behandlungsbeginn)
- Hemmung des Atemzentrums (bedeutsam v. a. bei sehr hohen Dosierungen, Überdosierung)
- Hemmung des Hustenreflexes
- Einfluss auf die Stimmung (besonders bei schnellem Wirkeintritt durch i. v.-Injektionen oder Gabe über die Schleimhäute). Opioide können euphorisierend wirken, manchmal aber auch angstauslösend und niederschlagend
- Immunsuppression
- Tonuserhöhung der glatten Muskulatur des Magen-Darm-Trakts und der ableitenden Harnwege mit den Folgen Obstipation (wichtigste Nebenwirkung bei Dauerbehandlung), Druckanstieg in den Gallenwegen und Harnverhalt
- Pupillenverengung, Mundtrockenheit
- Histaminfreisetzung mit Juckreiz, Bronchialverengung und Gefäßweitstellung
- Die **Toleranzentwicklung** gegenüber den Wirkungen und Nebenwirkungen der Opioide ist unterschiedlich. Die Toleranzentwicklung gegenüber der analgetischen Wirkung wird häufig überschätzt und kann durch eine Dosissteigerung meist ausgeglichen werden.

Referenzsubstanz für die analgetische Wirkung ist Morphin. Die meisten Opioide lassen sich in ihrer Wirkstärke, bezogen auf Morphin, „umrechnen" (*analgetische Potenz zu Morphin* →Tab. 13.5). Tilidin und Tramadol wirken schwächer (ca. 1/10 der Stärke von Morphin), Fentanyl ca. 100-mal so stark wie Morphin.

Trotz des gleichen Wirkmechanismus und eines ähnlichen Nebenwirkungsprofils vertragen Patienten verschiedene Opioide unterschiedlich gut. Daher kann zum Beispiel bei starken Nebenwirkungen der Wechsel auf ein anderes Opioid Erfolg bringen und die Nebenwirkungen senken **(Opioidrotation).** Eine Kombination verschiedener Opioide ist meist nicht sinnvoll.

Opioide haben zwar Abhängigkeitspotenzial, die Gefahr *psychischer Abhängigkeit* ist in der Schmerztherapie jedoch gering, wenn sie regelmäßig nach Zeitplan gegeben werden, sodass der Blutspiegel relativ konstant ist (→Abb. 13.10). Die *körperliche Gewöhnung* ist nur bei plötzlichem Absetzen relevant, weil dann Entzugssymptome wie Bauchschmerzen, Durchfall, Übelkeit, Bluthochdruck und Angst möglich sind. Opiate werden deshalb über mindestens 14 Tag ausgeschlichen.

Pflegerische Maßnahmen bei Opioidnebenwirkungen

Bei mit Opioden behandelten Patienten können einige spezifische Nebenwirkungen auftreten, deren Erkennen, Prophylaxe und Behandlung in den Verantwortungsbereich der Pflegenden fällt:

- Obstipationsprophylaxe (→8.2.5). Eine Obstipation ist häufig und andauernd, sodass immer prophylaktische Maßnahmen (einschließlich Laxanziengabe) nötig sind
- Übelkeit und Erbrechen (→24.2.1). Sie treten v. a. zu Beginn einer Opioidtherapie auf, verlieren aber in aller Regel nach kurzer Zeit an Bedeutung. Ggf. sind (vorübergehend) Antiemetika angezeigt
- Überwachung der Blasenentleerung wegen der Möglichkeit eines Harnverhalts
- Ggf. Pflege bei Juckreiz (→32.2.2). Selten und meist nur vorübergehend erforderlich
- Bei Müdigkeit und Sedierung Begleitung beim Aufstehen
- Kontrolle von Puls, Blutdruck und Atmung, um eine mögliche Überdosierung, besonders bei erstmalig mit Opioiden behandelten Patienten, zu erkennen

Tab. 13.5 Opioid-Analgetika mit möglichen Applikationsformen und Angabe der analgetischen Potenz zu Morphin (ist immer mit 1 angegeben).

Substanz (Bsp. Handelsname)
Schwache (niedrigpotente) Opioide = WHO Stufe 2
Dihydrocodein, unretardiert, z. B. DHC Mundipharma®. *Analgetische Potenz: 0,2 : 1*
Tilidin • Unretardiert, z. B. Tilidin Lösung (mit BtM-Rezept) • Retardiert, z. B. Valoron® N retard *Analgetische Potenz: 0,1 : 1*
Tramadol • Unretardiert, z. B. Tramal®, • Retardiert, z. B. Tramal® long *Analgetische Potenz: 0,1 : 1*
Starke (hochpotente) Opioide = WHO Stufe 3, Verordnung erfordert immer ein Betäubungsmittelrezept (→48.4.3)
Buprenorphin • Unretardiert, z. B. Temgesic® • Transdermales therapeutisches System, z. B. Norspan® *Analgetische Potenz: 60–80 : 1*
Fentanyl • Unretardiert, z. B. Abstral® Schmelztabletten oder Instanyl® Nasenspray • Transdermales therapeutisches System, z. B. Durogesic® SMAT *Analgetische Potenz: 100 : 1*
Hydromorphon, unretardiert und retardiert, z. B. Palladon® *Analgetische Potenz: 5–7,5 : 1*
Levomethadon, unetardiert, z. B. Methaddict® *Analgetische Potenz: individuell, ca. 4 : 1*
Morphin • Unretardiert, z. B. Capros®, • Retardiert, z. B. MST Mundipharma® *Analgetische Potenz: 1 : 1*
Oxycodon • Unretardiert, z. B. Oxygesic® • Retardiert, z. B. Oxycodon-HCl Hexal® ret., mit Naloxon in Targin® *Analgetische Potenz: 1,5–2,5 : 1*
Piritramid, unretardiert, z. B. Dipidolor® *Analgetische Potenz: 2 : 1*
Remifentanil, unretardiert, z. B. Ultiva® *Analgetische Potenz: 100–200 : 1*
Sufentanil, unretardiert, z. B. Sufenta® *Analgetische Potenz: 1000 : 1*
Tapentadol, unretardiert oder retardiert, z. B. Palexia® *Analgetische Potenz: 0,4–0,6 : 1*

- Achten auf Anzeichen eines Missbrauchs bzw. auf das Sammeln von Arzneimitteln zu Suizidversuchen oder zur Weitergabe/Weiterverkauf.

Zeichen der Opioidintoxikation (Vergiftung)

- Atemdepression mit stark verminderter Atemfrequenz (< 8 Atemzüge/Min.)
- Bewusstseinsstörungen bis hin zum Koma, zerebrale Krämpfe
- Anfangs Pupillenverengung *(Miosis)*, in fortgeschrittenen Stadien Pupillenerweiterung *(Mydriasis)*
- Zyanose (durch zentrale Atemlähmung und Ansammlung von Bronchialsekret in den Atemwegen wegen Dämpfung des Hustenreflexes), toxisches Lungenödem bei Heroin, Hypothermie.

Antidot *(Gegenmittel)* ist **Naloxon,** z. B. Naloxon B. Braun®, in kurzen Abständen i. v. gespritzt. Evtl. ist eine Beatmung nötig.

Verabreichungsintervalle

Bei Schmerzen, die nicht nur kurz und einmalig auftreten, ist eine regelmäßige Analgetikagabe zu festen Zeiten zu empfehlen (→ Abb. 13.10). Die Verabreichungsintervalle orientieren sich an der Wirkdauer des jeweiligen Schmerzmittels.

Durch **Gabe zu festen Zeiten** kann gewährleistet werden, dass die Patienten gleichbleibend schmerzfrei sind, ohne immer wieder in den Schmerz „abzurutschen" oder durch zu hohe Dosierungen Nebenwirkungen zu erfahren.

Gleichzeitig sollte ein schnell wirksames Schmerzmittel als Bedarfsmedikation angeordnet sein, um bei **Schmerzspitzen (Durchbruchschmerzen)** eingreifen zu können (→ 13.5). Im Gespräch mit den Betroffenen wird der Bedarf festgestellt und ein passendes Bedarfsmedikament zügig verabreicht.

Überprüfung der medikamentösen Therapie

Um die **Wirksamkeit von Analgetika** in der Therapie zu überprüfen, sollten passende Selbst- oder Fremderfassungsinstrumente genutzt werden (→ 13.2.2). Wichtig ist, dass die Erfassung der Schmerzbelastung immer mit demselben Instrument erfolgt und sich die Zeitpunkte der Erfassung nach dem Wirkeintritt und der Wirkdauer des Medikaments richten.

So wirken Medikamentenpflaster erst nach vielen Stunden, *unretardierte orale Medikamente* oft nach 30–60 Minuten, *Injektionen* je nach Applikationsort schon nach wenigen Minuten. Die Wirkung eines *unretardierten Medikamentes* ist schon nach einigen Stunden kaum noch merklich, während *retardierte Medikamente* 12–24 Stunden, *Medikamentenpflaster* bis zu einer Woche lang wirken können.

Im Rahmen des pflegerischen Schmerzmanagements achten Pflegefachpersonen auch auf Neben- und Wechselwirkungen (→ Tab. 13.4, → Tab. 13.5) und informieren gegebenenfalls den Arzt bei Auffälligkeiten.

Anlässe für die Überprüfung der Wirksamkeit der Schmerztherapie

- Vor und nach der Gabe einer Bedarfsmedikation
- Neue oder veränderte Schmerzmedikation
- Individuell festzulegende Überprüfung ggf. orientiert an einrichtungsinternen Standards.

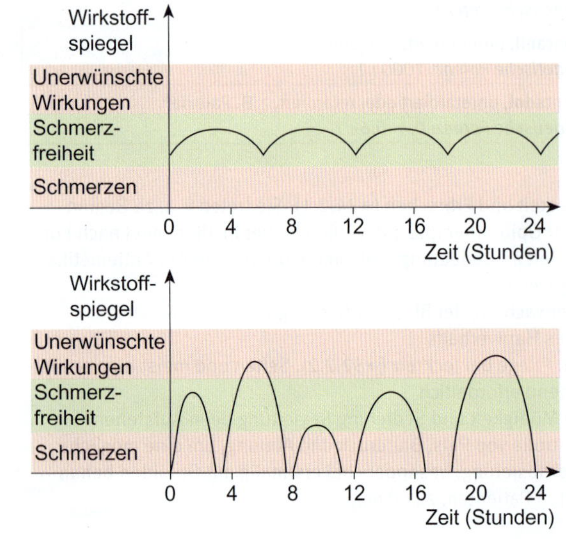

Abb. 13.10 Unterschied zwischen Bedarfs- und regelmäßiger Schmerzmitteleinnahme (hier am Beispiel eines kurz wirkenden Schmerzmittels). Die Einnahme zu festen Zeiten ermöglicht andauernde Schmerzfreiheit bei geringer Gefahr von unerwünschten Nebenwirkungen (oben). Bei der Bedarfseinnahme schwankt der Wirkstoffspiegel stark. Es besteht die Gefahr von Phasen der Unterdosierung mit Schmerzen sowie der Überdosierung mit unerwünschten Wirkungen (unten). [L190]

Ko-Analgetika

DEFINITION

Ko-Analgetika: Unterstützend zu den Analgetika eingesetzte Substanzen, die z. B. durch Beeinflussung der Schmerzverarbeitung oder Wirkung auf den Entstehungsmechanismus schmerzlindernd wirken, jedoch meist nicht primär in der Schmerztherapie Verwendung finden.

Antiepileptika

Antiepileptika *(Antikonvulsiva,* → 37.8.2), z. B. Pregabalin (u. a. Lyrica®) oder Gabapentin (etwa in Neurontin®), werden bei neuropathischen Schmerzen eingesetzt. Sie hemmen vor allem einschießende Schmerzen oder die Belastung durch Polyneuropathien.

Antidepressiva

Die analgetische Wirkung von **Antidepressiva** auf brennende Schmerzen oder Polyneuropathien ist *unabhängig* von ihrem antidepressiven Effekt. Hierüber müssen die Betroffenen informiert werden – sonst fühlen sie sich nicht ernst genommen, evtl. sogar zu psychisch Kranken „abgestempelt". Genutzt werden Antidepressiva wie z. B. Amitriptylin (etwa in Saroten®) oder Duloxetin (z. B. Cymbalta®) (→ 38.3.2).

Weitere Ko-Analgetika

Viele Schmerzzustände gehen mit entzündlichen Reaktionen (z. B. rheumatischen Erkrankungen) oder Gewebeschwellungen (z. B. Ödeme um einen Tumor) einher. In diesen Fällen lindern **Glukokortikoide** (→ Pharma-Info 26.1) den Schmerz.

Bei Schmerzen mit Verkrampfung glatter Muskulatur, v. a. im Bereich von Magen-Darm und Harnwegen, helfen **Spasmolytika** wie etwa Butylscopolamin (z. B. Buscopan®).

Bisphosphonate (→ 29.6.1) werden bei Knochenschmerzen, z. B. infolge von Osteoporose oder Tumoren eingesetzt.

Weitere Ko-Analgetika sind beispielsweise Ketamin, Cannabinoide, Clonidin, verschiedene Neuroleptika u. a.

Auch einige **Pflanzen** wie Arnika, Teufelskralle oder Weidenrinde können nachgewiesenermaßen Schmerzen lindern (Phytotherapie → 43.9), reichen alleine meist nur bei leichten Schmerzen aus und haben so eher unterstützende Wirkung.

Begleitmedikamente

Begleitmedikamente sollen Nebenwirkungen der Analgetika mildern. Am wichtigsten sind Medikamente zur Vorbeugung von Magengeschwüren bei Gabe von Prostaglandinsynthesehemmern, Laxanzien gegen eine opioidbedingte Obstipation und Antiemetika gegen Übelkeit und Erbrechen.

Systemische medikamentöse Schmerztherapie

Medikamentöse Therapie akuter Schmerzen

Bei **akuten Schmerzen** werden kurz wirksame Arzneimittel verabreicht. Diese führen oft schon nach wenigen Minuten zur Schmerzstillung oder deutlichen Schmerzlinderung, die Wirkung klingt allerdings auch rasch ab. Nach Abklingen der Wirkung können weitere Gaben notwendig oder eine Dosiserhöhung notwendig sein. Sollten die Schmerzen nach dieser initialen Behandlung nicht abnehmen, wird die Gesamtdosis der zum Erreichen einer stabilen Schmerzsituation nötigen Analgetika über einen Tag zusammengerechnet und dann auf regelmäßige, langwirksame Gaben verteilt.

Patientenkontrollierte Analgesie mit Medikamentenpumpen

Um eine optimale, dem individuellen Schmerzempfinden genau angepasste Schmerzmitteldosierung zu erreichen, müssen die Schmerzpatienten in die Therapie involviert werden. Wenn die orale, bukkale, transdermale oder nasale Aufnahme nicht ausreichend wirkt oder möglich ist, können Pumpen zur parenteralen Analgetikagabe genutzt werden, welche die Patienten selbst bedienen können. Man spricht von **patientenkontrollierter Analgesie** (*patient controlled analgesia,* kurz **PCA**), umgangssprachlich auch von *Schmerzpumpen.* Die Betroffenen können, meist zusätzlich zu einer voreingestellten Basisrate, durch Knopfdruck festgelegte Schmerzmitteldosen abrufen. Eine einprogrammierte Sperrzeit und Höchstdosis pro Stunde verhindern Überdosierungen.

Die PCA wird sowohl bei starken akuten (insbesondere postoperativ) als auch bei chronischen Schmerzen eingesetzt. Für die

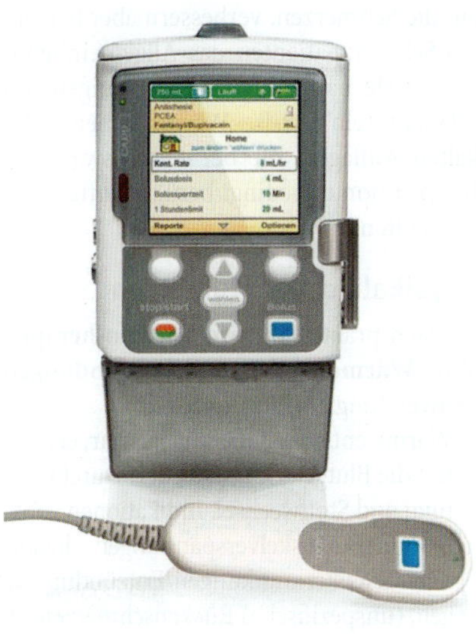

Abb. 13.11 Display und Bedienungseinheit einer PCA-Pumpe. Solche Pumpen können an i. v.-, s. c.-, peridurale, intrathekale und Regionalanästhesie-Katheter angeschlossen werden. [V090]

Langzeittherapie gibt es auch Pumpen, deren Reservoir subkutan implantiert wird. Kinder können ab dem 6. Lebensjahr mit einer PCA versorgt werden.

WHO-Stufenschema bei Tumorschmerzen

Für die medikamentöse Therapie von **Tumorschmerzen** ist das **WHO-Stufenschema zur Schmerztherapie** (→ Abb. 13.12) etabliert:

- **1. Stufe: Nicht-Opioid-Analgetika** (→ Pharma-Info 13.1)
- **2. Stufe: Schwache Opioid-Analgetika** (→ Pharma-Info 13.2) in Kombination mit Arzneimitteln der Stufe 1 und möglicherweise Ko-Analgetika
- **3. Stufe: Starke Opioid-Analgetika** (→ Pharma-Info 13.2) in Kombination mit Arzneimitteln der Stufe 1 und möglicherweise Ko-Analgetika.

Die Analgetika werden auf jeder Stufe ausdosiert, bei unzureichender Wirkung wird auf die nächste Stufe gewechselt. Dabei wird die Medikation der Stufe 1 und die Gabe von Ko-Analgetika beibehalten. Prinzipiell ist die medikamentöse Therapie kontinuierlich und vorausschauend.

Auf jeder Stufe sind neben **Ko-Analgetika** und **Begleitmedikamenten** weitere Verfahren der Schmerztherapie wie etwa lokalanästhetische Methoden oder Bestrahlungen möglich.

> **WHO-Stufenschema für alle Patienten**
> Das WHO-Stufenschema gilt auch für Kinder und alte Menschen, wobei auf die Wahl geeigneter Substanzen und Verabreichungsformen zu achten ist.

WHO-Stufenschema bei nicht tumorbedingten chronischen Schmerzen

Das Stufenschema kann auch für die Therapie chronischer Schmerzen anderer Ursache verwendet werden. Bei vielen **nicht tumorbedingten chronischen Schmerzen** weist die alleinige medikamentöse Schmerztherapie allerdings keine ausreichenden Erfolge auf. Problematisch sind außerdem die Nebenwirkungen bei Dauereinnahme. Daher werden vor und neben der medikamentösen Therapie alle therapeutischen Alternativen nichtmedikamentöser Art ausgeschöpft (interdisziplinär-multimodale Schmerztherapie → 13.3.2).

VORSICHT! Jeder vergebliche Therapieversuch verstärkt die Chronifizierung der Schmerzen.

Grundsätze der Verabreichung

Als Darreichungsform ist die **orale Analgetikagabe** meistens am günstigsten. Sie wird von den meisten Betroffenen bevorzugt, ist selbstständig möglich und wirkt bei chro-

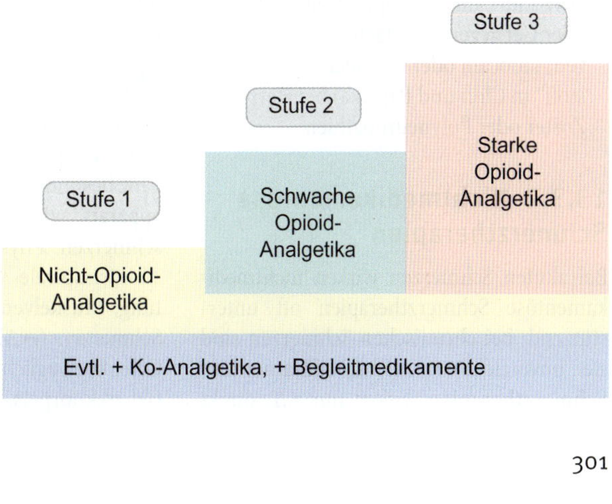

Abb. 13.12 WHO-Stufenschema zur Schmerztherapie. [A400]

nisch Schmerzkranken durch eher konstante Blutspiegel der Abhängigkeitsgefahr entgegen.

Auch **Zäpfchen** *(Suppositorien)* werden von vielen Patienten toleriert, doch ist die Resorption unsicherer.

Eine wichtige Erweiterung der therapeutischen Möglichkeiten sind **transdermale therapeutische Systeme (TTS,** → Tab. 43.1) mit Fentanyl oder Buprenorphin. Wegen ihrer langen Wirkdauer und schlechten Steuerbarkeit sind sie besonders bei stabilen Schmerzsyndromen geeignet, nicht aber bei akuten Schmerzen.

Injektionen sind wegen der meist bestehenden Abhängigkeit von einer anderen Person und der stark schwankenden Blutspiegel ungünstig. I.m.-Injektionen zur Schmerztherapie sind obsolet. Bei **Infusionen** werden Wirkstoffschwankungen zwar vermieden, doch sind die Betroffenen in Mobilität und Unabhängigkeit stark eingeschränkt (z.B. postoperativ).

Wichtig ist eine Medikation in **regelmäßigen Zeitabständen**. Diese werden so gewählt, dass der Blutspiegel des Schmerzmittels immer im therapeutischen Bereich liegt und der Schmerz kontinuierlich unterdrückt wird (→ Abb. 13.10). Günstig sind **retardierte Präparate**, die den Schmerzpatienten eine Nachtruhe ermöglichen. Zusätzlich zur Dauermedikation ist ein schnell **wirksames Schmerzmittel** für *Durchbruchsschmerzen* (Schmerzspitzen) sinnvoll, dass bei Bedarf schnell helfen kann.

Lokale medikamentöse Schmerztherapie

Zur medikamentösen Schmerztherapie zählt auch die **lokale Anwendung von Analgetika**. Zu erwähnen sind v. a:

- Nichtsteroidale Antirheumatika (z.B. Diclofenac in Voltaren® Gel, Salbe) bei oberflächlichen Schmerzen am Bewegungsapparat
- Transdermale Lokalanästhetika (→ 46.9), etwa Lidocain oder Opioide als Salbe oder Gel gegen oberflächliche Schmerzen; Lidocain oder Capsaicin („Scharfstoff" in Chili und Paprika) bei Herpes Zoster oder Polyneuropathien.

13.3.2 Nichtmedikamentöse Schmerztherapien

Bei akuten Schmerzen wirken nichtmedikamentöse Schmerztherapien oft unterstützend, bei chronischen Schmerzen sind sie unverzichtbar. **Nichtmedikamentöse Schmerztherapien** wirken nur z.T. direkt auf die Schmerzen, verbessern aber bei vielen Schmerzpatienten das Allgemeinbefinden. Viele haben eigene Erfahrungen mit „Hausmitteln", z.B. Wärmflaschen oder kalten Auflagen, die bei der Auswahl der Intervention unbedingt berücksichtigt werden sollten.

Physikalische Maßnahmen

Vielfach praktiziert wird **Thermotherapie,** also **Wärme- oder Kälteanwendungen** (Anwendungsformen → 43.6.3):

- Wärme entspannt die Muskulatur, erweitert die Blutgefäße und fördert Durchblutung und Stoffwechsel. Indikationen sind besonders Muskelverspannungen, chronische Gelenkerkrankungen/Entzündungen, (unspezifische) Rückenschmerzen und Koliken. Bei akuten Entzündungen, Verletzungen, Thrombosen etc. sind Wärmeanwendungen kontraindiziert
- Kälte wirkt abschwellend, lindert Entzündungen und hemmt direkt die Schmerzrezeptoren und Schmerzweiterleitung. Kälte hilft v.a. bei akuten Entzündungen, Verletzungen oder nach orthopädischen Operationen.

Pflegerisch wichtig ist die Vermeidung von Hitze- bzw. Kälteschäden der Haut. Kinder und kognitiv eingeschränkte Menschen werden deshalb beaufsichtigt und die Temperatur insbesondere bei Säuglingen auf höchstens 37 °C angepasst.

Massagen sind bei vielen Patienten beliebt und können, v.a. bei Muskelverspannungen, ebenfalls zur Schmerzlinderung beitragen. Sie sollten allerdings nur unterstützend oder zur Vorbereitung aktiver Übungen erfolgen, da sie eine passive Haltung begünstigen können. Im Bereich von Entzündungen, Verletzungen und Gefäßen mit der Gefahr einer Thrombose darf nicht massiert werden.

Auch einfache **Berührungen** durch nahestehende Personen können Schmerzen lindern, ohne dass eine systematische Technik angewendet wird. Warme Öle oder Lotionen können die Wirkung steigern.

Physiotherapie

Physiotherapie hat bei vielen chronischen Schmerzen eine wesentliche Bedeutung, ganz besonders bei solchen des Bewegungsapparats wie etwa chronischen Rückenschmerzen. Physiotherapie unterbricht die Abwärtsspirale aus Schmerzen, Fehlhaltung, Muskelverspannungen und weiteren Schmerzen (→ Abb. 13.6) und fördert u.a. Gelenkbeweglichkeit und Ernährung des Gelenkknorpels.

Anfangs können passive Bewegungsübungen sinnvoll sein. Zu den passiven Maßnahmen zählt auch die Positionierung durch Pflegende. Baldmöglichst erfolgen aktive Bewegungsübungen, welche die (gelenkstabilisierende) Muskulatur kräftigen und außerdem Kompetenzgefühl und Wohlbefinden des Patienten steigern (→ 9.6.8).

Regelmäßige **Bewegungs- und Trainingstherapie** löst Muskelverspannungen, hilft zu entspannen, bessert Körpergefühl und körperliche Leistungsfähigkeit und lindert Schmerzen. Nach derzeitigem Wissen ist eine individuell angepasste Kombination aus Kraft- und Ausdauertraining meist am besten. Bei Schmerzpatienten muss in aller Regel mit niedriger Intensität und kurzer Trainingsdauer begonnen und langsam und nur bei guter Verträglichkeit des Trainings gesteigert werden.

Bewegung und Positionierung

Aus der pflegerischen Erfahrung ist bekannt, dass Positionswechsel und Hilfen zur Bewegung vielen Betroffenen den Umgang mit ihren Schmerzen erleichtern können. Allerdings fehlen für die Wirksamkeit dieser Maßnahmen vielfach wissenschaftliche Belege.

Regelmäßige **Bewegung** und Bewegungsförderung (→ 9.6) gelten besonders in der Therapie von Rückenschmerzen als wirksam. Da Schmerzen oft zu Rückzug und Inaktivität führen, ist die Förderung von und Anleitung zu schonender Bewegung jedoch generell zu empfehlen. Gezielt gefördert werden sollten schmerzvermeidende Bewegungsabläufe, insbesondere im Rahmen von operativen Eingriffen. Die Schulung hierzu sollte bereits präoperativ erfolgen.

Eine angemessene **Positionierung** (→ 11.6), insbesondere nach Operation oder bei Paresen, kann das Entstehen schmerzhafter Reize vermindern. Allerdings sollte darauf geachtet werden, dass Patienten dadurch nicht zu Immobilität ermutigt werden.

Elektrotherapie

Ein wichtiges Verfahren der **Elektrotherapie** bei Schmerzen ist die *transkutane elektrische Nervenstimulation* (**TENS,** → Abb. 13.13). In dem schmerzenden Bereich werden Elektroden auf die Haut geklebt, die nicht-schmerzhafte Wechselstromimpulse aus einem handtellergroßen Stimulationsgerät zum Patienten leiten. Die Intensität wird so eingestellt, dass die Betroffenen ein Kribbeln spüren. Die Wirkung wird v.a.

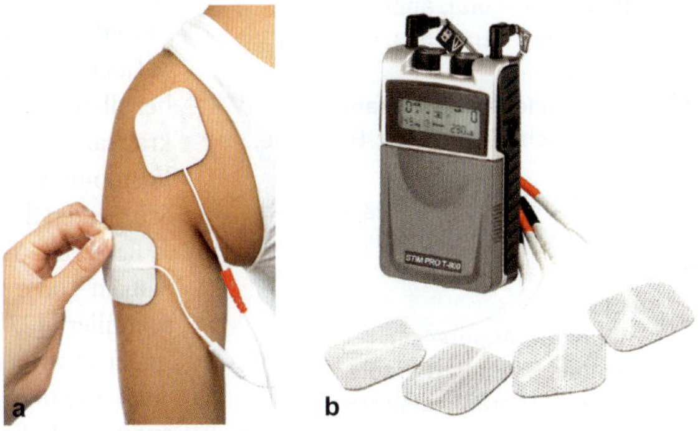

Abb. 13.13 TENS (transkutane elektrische Nervenstimulation). [J787, V799]

durch Hemmung der Schmerzübermittlung im Rückenmark und „Überdecken" des Schmerzes erklärt. Indikationen sind besonders lokale, neurogen oder muskulär bedingte Schmerzen wie Neuralgien oder Wirbelsäulensyndrome. TENS kann von den Betroffenen selbst angewendet werden, auch zu Hause.

Ähnlich funktioniert die *Rückenmarkstimulation* (**SCS** = *spinal cord stimulation*), es wird aber ein Elektroden-Empfängersystem in den Periduralraum (→ Abb. 46.24) eingebracht. Eingesetzt wird die SCS z. B. bei therapieresistenten Nerven- oder pAVK- (→ 22.5.2) bedingten Schmerzen.

Akupunktur und Akupressur

Akupunktur wird bei Rücken- und Knieschmerzen angewendet, seltener z. B. bei Migräne. Sie setzt an bestimmten Punkten des Körpers an, die in der traditionellen chinesischen Medizin (TCM) mit verschiedenen Körperregionen und Verhaltensstrukturen korrespondieren. In der Akupunktur werden diese mit feinen Nadeln, in der **Akupressur** durch oberflächlichen Druck stimuliert. Naturwissenschaftlich orientierte Forscher erklären sich die Wirkung der Akupunktur und der Akupressur durch Endorphinproduktion und eine Aktivierung zentraler schmerzhemmender Mechanismen.

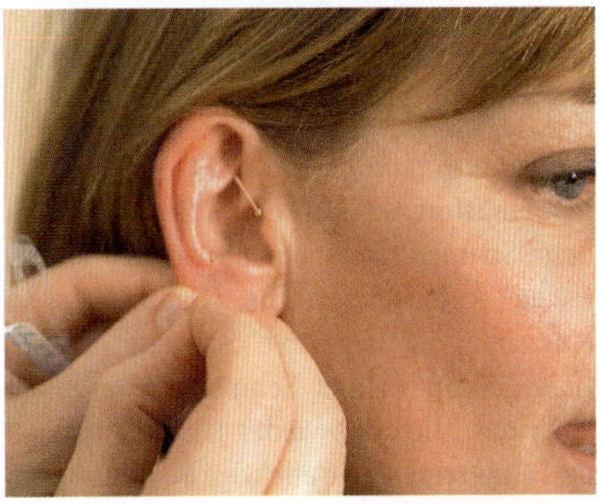

Abb. 13.14 Die Akupunktur (hier am Ohr) kann die medikamentöse Schmerztherapie ergänzen. [J787]

Psychotherapien

Vermeidungsverhalten kann zwar kurzfristig Schmerzen verhindern, schränkt aber den Betroffenen auf Dauer ein und fördert Angst und Depressionen, die wiederum zum Gefühl der Hilflosigkeit und zu Schmerzverstärkung führen. Ziel der **Psychotherapien** bei Schmerzen ist, dass nicht mehr der Schmerz den Patienten, sondern dieser den Schmerz kontrolliert. Eingesetzt werden u. a.:

- **Entspannungstechniken.** Ein Verfahren ist die progressive Muskelrelaxation nach Jacobson, bei der die Betroffenen bestimmte Muskelgruppen bewusst anspannen und wieder entspannen sollen. Schwieriger zu erlernen sind das autogene Training und Yoga. Alle Entspannungsverfahren sollen die Körperwahrnehmung verbessern und die schmerzfördernde hohe Muskelspannung senken
- **Biofeedback.** Automatische Prozesse wie beispielsweise Muskelspannung oder Herzfrequenz werden über Sensoren gemessen, das Ergebnis wird über ein Signal (z. B. Töne) zurückgemeldet. So wird es möglich, bewusst Einfluss auf normalerweise nicht wahrgenommene physiologische Prozesse zu nehmen
- **Imaginative Verfahren,** die mit „inneren Bildern" arbeiten. Die Betroffenen sollen sich z. B. ihren Schmerz vorstellen und dann verändern oder Fantasiereisen mit angenehmen inneren Bildern machen
- **Spezielle Schmerzbewältigungsprogramme** mit Übungen zur Körperwahrnehmung, Erlernen von Entspannungstechniken, Erkennen und Abbau ungünstiger Denkmuster und Erlernen günstiger Denk- und Verhaltensmuster, Wiederaufnahme früherer Kontakte und Aktivitäten.

Ablenkung

Studien konnten den schmerzlindernden Einfluss von **Musik** insbesondere nach Operationen und bei Tumorschmerz belegen. Dies wird mittlerweile z. B. bei Zahnoperationen genutzt. Die Organisation professioneller Musiktherapie ist nur selten realisierbar. Für **Ablenkung** von Schmerzen sorgen auch spannende Lektüre oder fesselnde Filme. Einigen Betroffenen hilft das Zusammensein mit Haustieren oder der Besuch von Freunden oder Familie, ein Spaziergang im Park oder Ähnliches.

Zur Ablenkung eignen sich bei jungen Kindern Schnuller, Bilderbücher, Reime sprechen, Lieder singen, Pusten oder Reiben der betroffenen Stelle. Ältere Kinder können z. B. Geschichten erzählen oder erzählt bekommen oder Bücher oder Filme anschauen. Das Kind sollte dabei wissen, dass es abgelenkt wird („Es tut nicht so weh, wenn du an etwas anderes denkst") und nicht über eine zu erwartende schmerzhafte Maßnahme getäuscht werden.

Bei Kindern ab vier Jahren kann gelenkte **Imagination** eingesetzt werden. Beispiele sind der „Schmerzschalter", den das Kind im Kopf umlegt, damit es nicht mehr wehtut, eine „Zauberdecke", die das Kind in Gedanken auf die schmerzende Stelle legt, oder ein „Zauberhandschuh". Kinder verfügen oft über eine lebendige Einbildungskraft und können bei Fantasiereisen in der Geschichte versinken.

Keine falschen Schlüsse ziehen

Erweisen sich Ablenkung und Entspannung als erfolgreich, darf daraus nicht gefolgert werden, dass die Schmerzen weniger schwerwiegend sind. Diese ergänzenden Maßnahmen können eine medikamentöse Therapie in der Regel nicht ersetzen.

Invasive Therapien

Invasive Gelenkinfiltrationen (z. B. intraartikuläre Glukokortikoidgabe bei Arthrose) oder Plexusinfiltrationen (z. B. des Plexus coeliacus mit Lokalanästhetika bei neuropathischen Schmerzen im Oberbauch) sind nebenwirkungsträchtig und daher nur bei Versagen anderer Therapieoptionen sinnvoll. Hierzu zählt auch die Gabe von Lokalanästhetika im Rahmen der verschiedenen Regionalanästhesieverfahren (→ 46.9).

Als letzte Möglichkeit können **chirurgische neurodestruktive** *(nervenzerstörende)* **Verfahren** erwogen werden. Da sie zu neuen neuropathischen Schmerzen oder

Schmerzrezidiven führen können, werden sie sehr zurückhaltend angewendet.

Interdisziplinär-multimodale Schmerztherapie

Als **interdisziplinäre-multimodale Schmerztherapie (IMST)** wird die „gleichzeitige, inhaltlich, zeitlich und in der Vorgehensweise aufeinander abgestimmte umfassende Behandlung von Menschen mit chronifizierten Schmerzsyndromen bezeichnet, in die verschiedene somatische, körperlich übende, psychologisch übende und psychotherapeutische Verfahren nach vorgegebenem Behandlungsplan ... eingebunden sind.“ [26] An der Behandlung sind Pflegefachpersonen, auf Schmerz spezialisierte Ärzte, Psychologen, Physio- und Ergotherapeuten sowie Sozialarbeiter beteiligt. Grundlage für das Behandlungskonzept ist die Annahme, dass an der Schmerzchronifizierung biologische, psychische und soziale Faktoren eine Rolle spielen (→Abb. 13.5).

Hauptziele sind: Alltagstätigkeiten wiederaufnehmen, Arbeitsfähigkeit wiederherstellen und Arbeitsaufnahme fördern, körperliche Schwächen abbauen, Bewegungsangst verringern, Risikoverhalten verändern (z. B. Schonverhalten) und zu gesundheitssportlicher Aktivität im Alltag hinführen [26].

Ältere Menschen mit Schmerzen

Die Versorgung mit Schmerzmitteln und der Zugang zu einer qualifizierten Schmerztherapie sind für ältere Menschen oft erschwert, weil z. B. Einschränkungen der Kognition oder Mobilität das Aufsuchen einer Schmerzambulanz oder die Teilnahme an einem multimodalen Gruppenprogramm erschweren. Spezialisierte Angebote für ältere Menschen sind eher selten. Pflegefachpersonen in der ambulanten und stationären Langzeitpflege beraten ältere Schmerzpatienten und ggf. deren Angehörige über Behandlungsmöglichkeiten und unterstützen bei der Suche nach adäquater Behandlung.

SPICKZETTEL

Schmerztherapie

Analgetika:
- Nicht-Opioid-Analgetika, Opioid-Analgetika, Ko-Analgetika.
- Verabreichung:
  - Zu festen Zeiten + Bedarfsmedikament
  - Nach WHO-Schema
  - In der Regel oral, aber auch TTS, Zäpfchen, intravenös, lokal, als PCA u. a.

Nichtmedikamentöse Maßnahmen:
- Physikalische Therapie, z. B. Wärme, Kälte.
- Physiotherapie, Bewegung, Positionierungen, Elektrotherapie.
- Psychotherapien, z. B. Entspannung, Ablenkung.
- Akupunktur, Akupressur.

Multimodale Schmerztherapie

Chirurgische Therapien (selten).

13.4 Schmerzprävention

Maßnahmen zur **Schmerzprävention** sollen bei zu erwartenden Schmerzen (z. B. bei Verbandwechseln, Punktionen, bei der Mobilisation) diese so weit wie möglich vermeiden, indem rechtzeitig vorher (probatorisch) ein Schmerzmittel verabreicht und die Einwirkzeit abgewartet wird. Möglich ist eine lokale Analgesie (z. B. Emla® Pflaster zur Oberflächenanästhesie vor Punktionen, →Abb. 13.15) oder die systemische Anwendung eines schnell wirkenden Schmerzmittels.

So wird vor großen Operationen ggf. ein Periduralkatheter (PDK →46.9.2) gelegt, über den postoperativ schnellwirksame Analgetika verabreicht werden können. Die Periduralanästhesie im Rahmen der Geburt ist ein weiteres Beispiel der Schmerzprävention.

Analgetika zum präventiven Einsatz vor prozeduralen Schmerzen (z. B. vor einem großen Verbandwechsel) sollten als Bedarfsmedikation angeordnet werden, sodass aufwändige und zeitraubende Rückfragen entfallen können (interprofessionelle Verfahrensregelung, →13.5). Die Maßnahme selbst sollten keine zusätzlichen Schmerzen verursachen, d. h., schmerzstillende Medikamente sollten möglichst oral (auch über eine PEG) oder parenteral (subkutan oder intravenös) erfolgen. Ähnlich schnell wie eine intravenöse Verabreichung wirkt auch die nasale, buccale oder sublinguale Applikation.

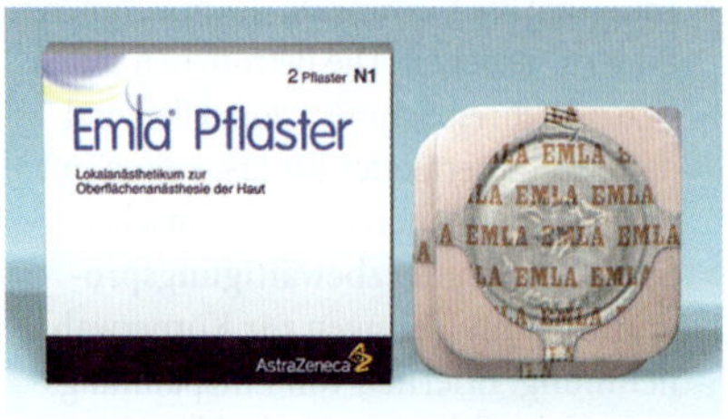

Abb. 13.15 Die Anwendung eines Emla® Pflasters ca. 60 Min. vor dem Eingriff verringert die Schmerzen, z. B. bei einer Blutentnahme. Ein geringer lokalanästhetischer Effekt tritt schon nach 5 Min. ein und hilft auch psychisch bei Angst vor Spritzen. [V328]

Generell sollte ein achtsames Vorgehen bei allen pflegerischen Maßnahmen, scherkräftearmes Mobilisieren und geeignete Positionierungen zur Vermeidung von Schmerzen durchgeführt werden.

Bei Früh- und Neugeborenen kann das Saugen oder Lutschen an Saccharoseschnullern [27] oder Hautkontakt schmerzlindernd wirken (Känguru-Methode →Abb. 4.95, Kleinkinder und junge Schulkinder auf den Schoß nehmen). Auch ältere Kinder oder Erwachsene können sich durch körperliche Nähe oder Halten der Hände vor prozeduralen Schmerzen entspannen.

Anwesenheit von Bezugspersonen

Die Anwesenheit von vertrauten Personen, wie den Eltern bei Kindern (selbst wenn die Kinder schon älter sind), kann die wichtigste Hilfe zur Bewältigung von Schmerzen sein.

Bei chronischen Schmerzen ist es wichtig, dass z. B. Krankenhausaufenthalte nicht zur Destabilisierung einer eigentlich stabilen Schmerzsituation führen. Pflegende sollten dafür Sorge tragen, dass die Erkrankten ihre täglichen Routinen und ihr persönliches Schmerzmanagement beibehalten können.

Absprache erforderlich

Pflegefachpersonen kommt bei der Prävention von Schmerzen eine Schlüsselrolle zu, da sie rund um die Uhr engen Kontakt zu den Betroffenen haben. Unbedingt erforderlich sind klare und verbindliche Absprachen zwischen den Berufsgruppen, sodass die Pflegefachpersonen das erforderliche Schmerzmittel rechtzeitig vor einer geplanten Maßnahme geben können. In der ambulanten Pflege wird auch das Umfeld entsprechend informiert und angeleitet.

13.5 Information, Schulung und Beratung

Patientenedukation →Kap. 40

Information, Schulung und Beratung sind beim Schmerzmanagement wichtige pflegerische Aufgabenbereiche. Dadurch kann einerseits die kognitive Schmerzverarbeitung („Trotz meiner Schmerzen werde ich nach der Therapie wieder laufen können“) und andererseits die affektive Bewertung beeinflusst werden („Auch schwere Schmerzen können nach der Operation behandelt werden – ich muss keine Angst haben“).

Wichtig ist besonders, mit den Betroffenen über zu erwartende Schmerzen, deren Vermeidung und Behandlung zu sprechen. Beispielsweise können **strukturierte Schulungen vor Eingriffen oder Operationen** zu weniger Schmerzen im Anschluss an die Maßnahme beitragen. Inhalte dabei sind u. a. Informationen über den Ablauf der Maßnahme und die zu erwartenden Schmerzen, aber auch über empfehlenswerte Verhaltensweisen (z. B. Umgang mit Gehhilfen oder einer PCA-Pumpe). Nach vielen Behandlungen sind Aufmerksamkeit und Lernfähigkeit in aller Regel so stark vermindert, sodass keine neuen Informationen aufgenommen werden können. Eine mündliche Beratung kann durch zusätzlich schriftliche Informationen, Medikamentenpläne und Merkblätter zur Prophylaxe von Nebenwirkungen (z. B. Obstipationsprophylaxe) unterstützt werden.

Für Erkrankte mit chronischen Schmerzen sind Information, Schulung und Anleitung besonders wichtig. Ziel ist es hierbei, abgestimmt auf die individuelle Situation, die Selbstmanagementkompetenzen der Betroffenen zu stärken und zu fördern. Dabei kommt es darauf an, individuelle Ziele des Schmerzmanagements zu bestimmen, da Schmerzfreiheit nicht immer erreichbar ist. Lebensqualität und Teilhabe stehen im Mittelpunkt. Es ist entscheidend, dass der chronische Schmerzpatient die Überzeugung entwickeln kann, seine Situation selbst bestimmen und beeinflussen zu können. Wenn möglich und vom Patienten akzeptiert, sollten auch Angehörige eingebunden werden. Bei spezifischen chronischen Schmerzarten, z. B. Kopf- oder Rückenschmerzen, haben sich Gruppenschulungen bewährt.

Institutionelle Rahmenbedingungen

Das Gelingen der Schmerztherapie wird auch durch **institutionelle Rahmenbedingungen** beeinflusst. Personenzentrierte Pflegesysteme und ausformulierte einrichtungsinterne Standards z. B. wirken positiv, hoher Arbeits- und Zeitdruck negativ auf die Qualität des Schmerzmanagements.

Vertrauen und Versorgungskontinuität durch interprofessionellen Team sind für den Patienten mit Schmerzen bedeutsam, er muss das Gefühl haben, sich auf die betreuenden Personen verlassen zu können (→ Abb. 13.16).

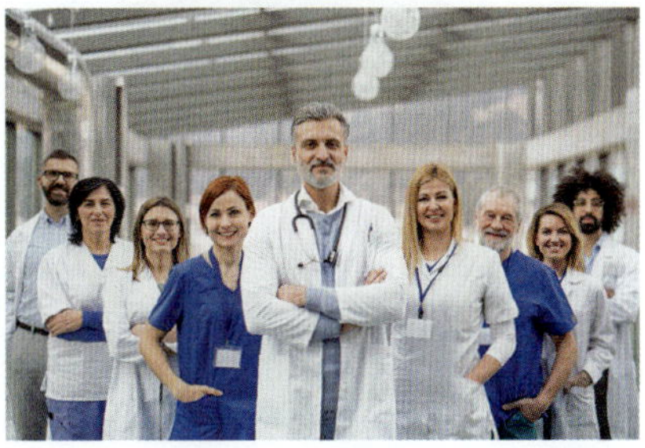

Abb. 13.16 Interprofessionelles Team. Neben Verfahrensregelungen, Assessements zur Erfassung von Schmerzen, Pflegedokumentation und aktueller Pflegeplanung ist vor allem der regelmäßige Austausch im interprofessionellen Team von entscheidender Bedeutung. Den Pflegefachpersonen kommt meist eine zentrale Position bei der Organisation des Schmerzmanagements und der Informationsweitergabe zu. [J787]

Interprofessionell geltende Verfahrensreglungen sind ein wichtiger Baustein, um Kommunikation und Prozesse sinnvoll zu regeln. Insbesondere in der ambulanten und stationären Langzeitpflege erweist sich ihre Umsetzung wegen der Vielzahl der Beteiligten aus Allgemein- und Fachmedizin, Physio-, Ergo- und Psychotherapie manchmal als schwierig. Die Kontinuität des Schmerzmanagements ist zudem ein wichtiger Aspekt des Überleitungs- bzw. Entlassungsmanagements.

Interprofessionelle Verfahrensregelung

In der Verfahrensregelung ist schriftlich das „Wer? Wie? Was?“ des Schmerzmanagements geregelt – konkret welche Aufgaben Pflege, Medizin und andere Berufsgruppen haben.

Für Pflegefachpersonen besteht der Vorteil einer solchen Verfahrensregelung darin, dass ihnen ein genau definierter Spielraum zugemessen wird, z. B. welche Schmerzmittel sie dem Patienten in welcher Dosierung geben können, ohne jedes Mal eine Einzelanordnung einholen zu müssen („Whitelist“). Dies betrifft besonders den Bereich der Bedarfsmedikation, die in Bezug auf Indikation, Bedarfsintervall, Dosierung und dem weiteren Vorgehen genau formuliert muss. Der Patient mit Schmerzen erhält schneller eine angemessene Schmerztherapie, während die Pflegenden rechtlich abgesichert sind.

Auch die Zuständigkeiten in der Schmerzanamnese, der Einsatz nichtmedikamentöser Maßnahmen und weiterer Maßnahmen im Schmerzmanagement bei chronischen Schmerzen können in der Verfahrensregelung gefasst werden.

Der *Expertenstandard Schmerzmanagement in der Pflege* fordert, dass Einrichtungen im Gesundheitswesen ihr Vorgehen im Umgang mit Schmerzpatienten in einer Verfahrensregelung darlegen.

Pflegerische Schmerzexpertinnen und -experten

Der *Expertenstandard Schmerzmanagement in der Pflege* fordert, dass bei instabilen Schmerzsituationen Pflegefachpersonen mit spezieller Expertise hinzugezogen werden sollen.

Algesiologische Fachassistentinnen und -assistenten (Pain Nurses) sind Pflegefachpersonen, die nach dem Curriculum der Deutschen Schmerzgesellschaft e. V. eine Fortbildung von 41,5 Unterrichtsstunden absolviert haben.

Ab 2024 wird nach einem neuen Curriculum mit 120 Unterrichtsstunden durch die Dt. Schmerzgesellschaft der Abschluss *Pflegefachfrau, -mann für Spezielle Schmerzpflege* etabliert [28].

Zukünftig kann mit den „erweiterten Kompetenzen zur Ausübung heilkundlicher Aufgaben“ entsprechend weitergebildeten Pflegefachpersonen eine eigenständige „Verantwortung für die Planung, Organisation, Gestaltung, Durchführung, Steuerung und Evaluation von Pflege- und Therapieprozessen zur Unterstützung von Menschen aller Altersstufen mit akuten und chronischen Schmerzen“ zufallen [29]. Diese Pflegefachpersonen können dann u. a. im **Akutschmerzdienst (Schmerzteam)** einer Klinik arbeiten und folgende Aufgaben übernehmen: Betreuung von postoperativen Schmerzpatienten, Sicherstellung klinikinterner Standards für die Analgesie, Kontrolle der eingesetzten Analgesieverfahren und die Schulung auf den Stationen.

Auch in **Schmerzambulanzen** oder **Schmerzkliniken** wirken Pflegefachpersonen in der Versorgung von Menschen mit chronischen nichttumorbedingten Schmerzen mit, die u. a. multimodale Behandlungsprogramme für spezielle Schmerzgruppen anbieten.

14

PFLEGE IN NOTFALL-SITUATIONEN

Thorsten Münch
Unter Mitarbeit von Christine Keller

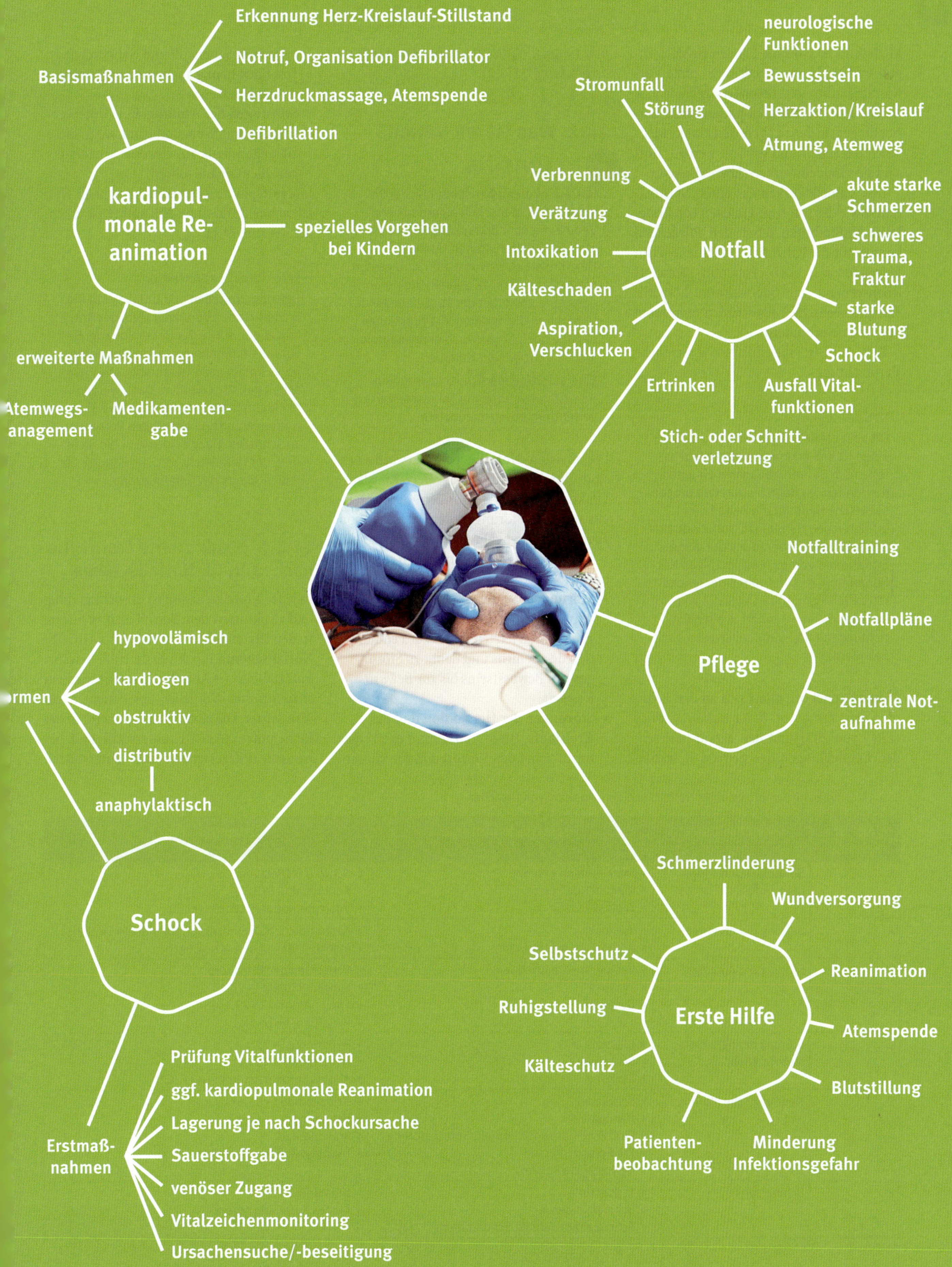
kardiopulmonale Reanimation
Basismaßnahmen
Erkennung Herz-Kreislauf-Stillstand
Notruf, Organisation Defibrillator
Herzdruckmassage, Atemspende
Defibrillation
spezielles Vorgehen bei Kindern
erweiterte Maßnahmen
Atemwegs-anagement
Medikamentengabe
Notfall
Stromunfall
Störung
neurologische Funktionen
Bewusstsein
Herzaktion/Kreislauf
Atmung, Atemweg
akute starke Schmerzen
schweres Trauma, Fraktur
starke Blutung
Schock
Ausfall Vitalfunktionen
Stich- oder Schnittverletzung
Ertrinken
Aspiration, Verschlucken
Kälteschaden
Intoxikation
Verätzung
Verbrennung
Pflege
Notfalltraining
Notfallpläne
zentrale Notaufnahme
Schock
rmen
hypovolämisch
kardiogen
obstruktiv
distributiv
anaphylaktisch
Erstmaßnahmen
Prüfung Vitalfunktionen
ggf. kardiopulmonale Reanimation
Lagerung je nach Schockursache
Sauerstoffgabe
venöser Zugang
Vitalzeichenmonitoring
Ursachensuche/-beseitigung
Erste Hilfe
Schmerzlinderung
Wundversorgung
Reanimation
Atemspende
Blutstillung
Minderung Infektionsgefahr
Patientenbeobachtung
Kälteschutz
Ruhigstellung
Selbstschutz

Medizinische Notfälle können zu jeder Tages- und Nachtzeit an jedem Ort ohne Vorwarnung auftreten. Besonders gehäuft passieren sie in medizinisch-pflegerischen Einrichtungen, in denen ältere und kranke Menschen behandelt und gepflegt werden. Dort sind sie somit ein vorhersehbares Ereignis.

Das schnelle Erkennen einer Notsituation sowie das sofortige Einleiten von **Erste-Hilfe-Maßnahmen** durch den Pflegenden können für die Patientin, den Patienten (im Folgenden nur noch „Patientin" genannt) lebensrettend sein oder schwere körperliche und seelische Folgeschäden reduzieren oder sogar verhindern.

Erste Hilfe ist eine ethische wie rechtliche Verpflichtung.

Notfalltraining

Oft sind es die Pflegenden, die als Erste einen Notfall erkennen und die lebensrettenden Sofortmaßnahmen einleiten. Ihr Handeln ist dann nicht selten prognoseentscheidend für die Betroffene. Erfolgreiches Handeln in Notfallsituationen setzt die Vorbereitung auf diese Situationen voraus. Regelmäßiges Notfalltraining, das Trainieren der lebensrettenden Handgriffe sowie die Wissensauffrischung gehört in allen Einrichtungen im Gesundheitswesen zum Standard.

Dieses Kapitel orientiert sich an den Leitlinien des *European Resuscitation Council (ERC)* von 2021 und den darauf basierenden Empfehlungen des *German Resuscitation Council (GRC, Deutscher Rat für Wiederbelebung)* [1], [2].

14.1 Was ist ein Notfall?

DEFINITION

Notfall: Akuter lebensbedrohlicher Zustand eines Menschen aufgrund einer Verletzung oder Erkrankung. Eine oder mehrere Vitalfunktionen (Atmung, Herz-Kreislauf, Bewusstsein) sind gestört oder ausgefallen. Es besteht die Gefahr, dass eine gestörte oder ausgefallene Vitalfunktion die anderen Vitalfunktionen negativ beeinflusst. Auch akute neurologische Defizite sind Notfälle.

Eine sofortige medizinische Intervention ist notwendig, um Folgeschäden zu verhindern oder zu reduzieren.

Die meisten **Notfälle** beim Erwachsenen sind durch Störung der Herz-Kreislauf-Funktion bedingt. Bei Kindern liegen weitaus häufiger Störungen der Atemfunktion zugrunde, etwa bei Fremdkörperaspiration.

Der Ausfall der Vitalfunktionen zeigt sich durch:

- **Störungen des Bewusstseins.** Alle schweren Störungen lebenswichtiger Organe führen letzten Endes zur Fehlfunktion des Gehirns und damit zu Störungen des Bewusstseins bis zur *Bewusstlosigkeit*
- **Störungen der Herzaktion und des Kreislaufs.** Hierdurch kommt es zu einer unzureichenden Versorgung der Körperzellen mit Sauerstoff und Nährstoffen. Das führt häufig auch zu einer Störung des Bewusstseins
- **Störungen der Atmung.** Eine Unterversorgung mit Sauerstoff kann, wenn diese zu lange anhält, zu schweren Schädigungen aller Organe führen.

Einige typische Zeichen helfen, einen Notfall schnell und ohne Hilfsmittel zu erkennen (→ Tab. 14.1).

Erst sichern, dann helfen

Bei allen Notfällen und Unfällen hat die Sicherheit des Verunglückten, der Notfallzeugen sowie der Helfer Vorrang. Bevor Hilfsmaßnahmen eingeleitet werden, muss immer nach Gefahrenquellen Ausschau gehalten werden. Dann werden die Maßnahmen ergriffen, um den Betroffenen und alle beteiligten Personen zu schützen. Dazu zählen z. B. die Sicherung der Unfallstelle und die Rettung der Patientin aus der Gefahrenzone.

14.1.1 Strukturierte Erste Hilfe nach xABCDE-Notfallschema

In jeder Notfallsituation ist es wichtig, ruhig und strukturiert dem Betroffenen zu helfen. In den letzten Jahren hat sich das **xABCDE-Notfallschema** für die Erste Hilfe bewährt und etabliert (→ Abb. 14.1). Damit wird ein strukturiertes Vorgehen am Patienten gewährleistet. Die Notfallpatientin wird in der Reihenfolge xABCDE untersucht und behandelt. Pflegefachpersonen unterstützen

Tab. 14.1 Typische Symptome eines Notfalls und eine Auswahl von Ursachen

xABCDE-Schema	Beschreibung	Typische Symptome	Ursachen (Bsp.)
x	Sofortige Intervention notwendig	• Stark blutende Wunde • Krampfende Person • Leblose Person	• Schwere Verletzung • Krampfanfall (→ 37.8) • Vitale Bedrohung/Lebensgefahr
A	Störung der Atemwege	• Zyanose • Hörbare Atemgeräusche	• Aspiration, z. B. Fremdkörper, Nahrung (→ 14.5.9) • Insektenstich in den Atemwegen
B	Störung der Atmung	• Veränderte Atemfrequenz • Zyanose • Dyspnoe	• Verletzung des Brustkorbs • Lungenembolie (→ 23.11.1) • Pneumothorax (→ 23.10) • Vergiftung (→ 14.5.3)
C	Störung der Herz-Kreislauf-Funktion	• Blässe • Schwindel • Synkope	• Hypertonie (→ 22.4.1) • Hypotonie (→ 22.4.3) • Akutes Koronarsyndrom (→ 21.5.2)
D	Neurologische Störung	• Schwindel • Hemiparese • Plötzliche Ganzunsicherheit, Sprachstörung • Krampfende Person • Bewusstlose Person	• Schlaganfall (→ 37.6) • Vergiftung • Krampfanfall • Hypoglykämie (→ 26.6.5)
E	Schmerzen	• Tachykardie • Schmerzäußerung • Schmerzhafte Mimik, Schonhaltung	• Unfallfolgen • Akutes Koronarsyndrom

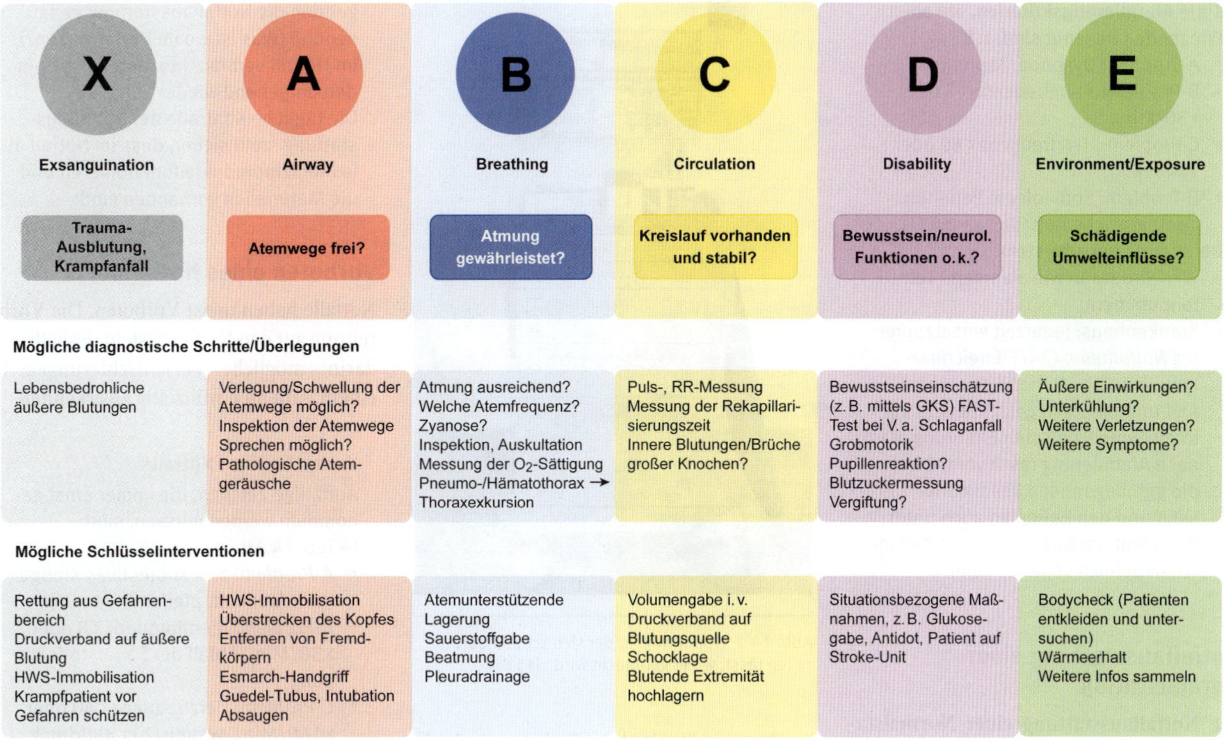

Abb. 14.1 xABCDE-Schema für das strukturierte Vorgehen bei Notfällen jeder Art, z. B. Unfälle, Traumata, internistische Notfälle. [L143]

die Ärztin, den Arzt (im Folgenden nur noch „Ärztin" genannt).

„Psychische Erste Hilfe"

Akut verunglückt oder lebensbedrohlich erkrankt zu sein, ist für die Patientin eine extreme Ausnahmesituation, die häufig mit äußerster Hilflosigkeit und Stressreaktionen, Angst und Panik einhergeht. Das kann Körperfunktionen negativ beeinflussen, z. B. kann sich ein Schock verschlimmern oder durch gesteigerten Sauerstoffverbrauch zum Versagen der Vitalfunktionen beitragen.

Pflegefachpersonen und Ersthelfer vermitteln durch kompetentes und einfühlendes Verhalten und Handeln der Patientin das Gefühl von Sicherheit und Hilfe, und reduzieren damit die Angst und Hilflosigkeit bei der Betroffenen. Nach Möglichkeit sollte sie nie alleine sein.

> **Reaktionslos heißt nicht wahrnehmungslos**
>
> Beruhigung und Beistand sind auch dann unabdingbar, wenn die Patientin keine Reaktionen mehr zeigt. Ihre Wahrnehmung kann noch erhalten sein, auch wenn ihr Reaktionsvermögen stark vermindert ist.

14.2 Vorbereitung auf einen Notfall

In jedem neuen Einsatzgebiet, insbesondere vor Nachtdiensten, sollten zur **Vorbereitung auf einen Notfall** die folgenden Fragen geklärt werden:

- *Welches Notfallequipment* gibt es in der Einrichtung, auf der Station? Wo ist es gelagert? Wie sind Notfallwagen, -koffer eingeräumt? Ist die Funktion von Sauerstoffquellen/-anschlüssen, EKG-Defibrillator-Einheit, Absauggerät, tragbarem Monitor gewährleistet?
- *Bei welchen Patientinnen/Bewohnerinnen* ist mit einer gesundheitlichen Verschlechterung zu rechnen bzw. welche können lebensbedrohlich erkranken?
- *Welche Notfälle* könnten auftreten?
- *Welche Maßnahmen* sind dann möglich und angezeigt? Welche Maßnahmen und Medikamente sind vom Arzt für den Notfall angeordnet? Für welche Maßnahmen besteht pflegerische Kompetenz (z. B. Defibrillation)
- *Welche* Patientenverfügungen wurden getroffen? Soll bei Notfällen interveniert werden? Wenn ja, mit welchen Maßnahmen? Soll noch Rücksprache genommen werden, z. B. mit einem Angehörigen, Betreuer?
- *Wer soll im Notfall benachrichtigt werden,* z. B. allgemeiner Notruf 112, diensthabender Arzt?

> **Einrichtungsinternes Notfallmanagement**
>
> Jede Einrichtung im Gesundheitswesen muss eine angemessene Notfallversorgung seiner Patientinnen bzw. Bewohnerinnen sicherstellen.
> Dies erfordert eine klare Organisation, die allen Pflegenden bekannt und vertraut sein muss.
> Lange etabliert sind in Krankenhäusern **Reanimationsteams,** die bei Kreislaufstillstand gerufen werden. Viele Krankenhäuser gehen dazu über, **medizinische Notfallteams** *(MET, Medical emergency team)* einzuführen, die bereits beim Eintreten potenziell lebensbedrohlicher Situationen alarmiert werden. Ziel ist es, kritisch Kranke frühzeitig zu behandeln und einen Kreislaufstillstand zu verhindern.
> Stationäre Langzeitpflegeeinrichtungen alarmieren über die Telefonnummer 112 den Rettungsdienst oder Notarzt.
> Wesentliche Bestandteile des einrichtungsinternen Notfallmanagements sind:

Klare **Alarmierungskriterien,** die allen Pflegenden bekannt sind, z. B.
- A-Problem: Dyspnoe, Aspiration
- B-Problem: Atemfrequenz < 8 oder > 30/Min.
- C-Problem: Herzfrequenz < 40 oder > 140/Min.
- D-Problem: Somnolente Patientin, neurologische Auffälligkeit (FAST).

Definiertes **Notrufsystem:**
- Wer wird wann wie alarmiert? Telefonnummern
- Krankenhaus: Jederzeit einsatzbereites *Notfallteam* (24/7-Erreichbarkeit), i. d. R. bestehend aus einem Arzt und einer Pflegefachperson mit intensivmedizinischer Erfahrung, das nach Alarmierung rasch vor Ort ist, die ggf. begonnene Reanimation fortsetzt und den Patienten auch unter Reanimationsbedingungen in den Intensivbereich verlegen kann.

Notfallausstattung einer Normalstation

Die **Notfallausstattung einer Normalstation** muss an einem gut zugänglichen Platz aufbewahrt werden.

Bewährt haben sich Notfallwagen (→ Abb. 14.2), Notfallkoffer oder -rucksäcke, die sich bei Bedarf rasch in ein Zimmer transportieren lassen. Ihre Ausstattung muss regelmäßig überprüft werden.

Im **Krankenhaus** gehören folgende Materialien, Geräte und Arzneimittel zur Notfallausstattung:
- Handschuhe, Desinfektionsspray, Schere, Pflaster
- Blutdruckmessgerät, Stethoskop
- Stauschlauch, Spritzen und Kanülen
- Materialien zum Legen eines venösen Zugangs (→ 43.5.3)
- Venenverweilkatheter, evtl. zentrale Venenkatheter
- Sauerstoffflasche mit Anschlussmöglichkeit für Beatmungsbeutel und Sauerstoffmasken oder -sonden, Flowmeter für Sauerstoffwandanschluss oder Sauerstoffflasche, Sauerstoffnasensonden und -masken (→ 3.5)
- Beatmungsbeutel mit Ventilen (Überdruck, PEEP), Reservoirbeutel und Sauerstoffschlauch, Masken in verschiedenen Größen (→ Abb. 14.23)
- Guedel- und Wendel-Tuben (→ Abb. 14.25)
- Larynxmasken (→ Abb. 46.12)
- Gegenstände zur Intubation (→ 46.8.3): Laryngoskop mit diversen Spateln, Batterien; Trachealtuben, Führungsstäbe für Trachealtuben, Magill-Zange

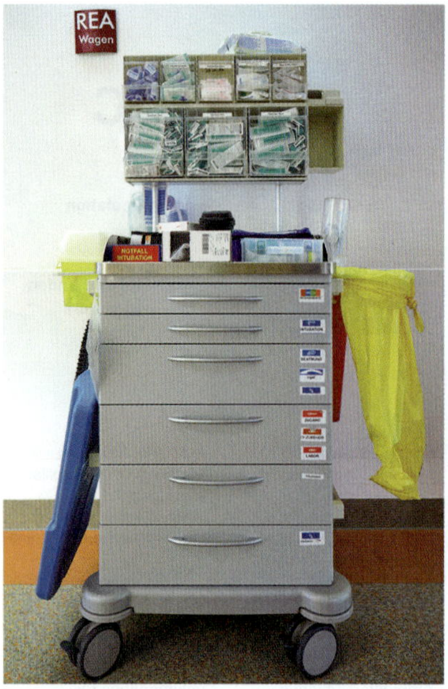

Abb. 14.2 Notfallwagen, der sich schnell dorthin rollen lässt, wo er gebraucht wird . [K115]

- Absauggerät mit Absaugkathetern (→ 3.4.5)
- Reanimationsbrett
- Defibrillator (→ Abb. 14.20) , EKG-Elektroden
- Infusions- und Spritzenpumpe, dazu passendes Infusionszubehör (→ 43.5.5)
- Ringer-Lösung (→ 43.5.1) o. Ä. (Volumenersatz, Trägerlösung für Arzneimittel, zum Offenhalten eines venösen Zugangs)
- Adrenalin, Amiodaron, Atropin, Natriumbikarbonat 8,4 % (→ 14.6.2)
- Evtl. weitere Medikamente, z. B. Dobutamin, Dopamin, Glukose, Magnesiumsulfat, Midazolam, Prednisolon
- Einmal-Tragetuch aus speziellem Plastikmaterial (bis 100 kg Körpergewicht).

Auch **Pflegeeinrichtungen** und **Einrichtungen der ambulanten Intensivpflege** (spezialisierte Wohngemeinschaften, häusliche Versorgung mit 24 Std., ggf. auch weniger) müssen eine Notfallausstattung vorhalten, die aber geringer ausfällt.

In der **ambulanten Pflege** rufen Pflegefachpersonen die 112 an, ggf. auch den Hausarzt oder den ärztlichen Bereitschaftsdienst 116117.

Übersichtliche Notfallausstattung

Um im Notfall rasch und sicher handeln zu können, ist es sehr wichtig, dass die Notfallausstattungen übersichtlich und bestenfalls einheitlich ausgerüstet sind (z. B. gleiche Basisausstattung aller Notfallwägen einer Klinik) und die Pflegenden die Notfallausstattung genau kennen (Was ist wo im Notfallwagen?). Im Notfall verbrauchte Materialien werden umgehend wieder aufgefüllt.
Die tägliche Kontrolle der Notfallausstattung stellt sicher, dass im Notfall alle Medizinprodukte funktionieren und die Materialien vorhanden sind.

Vorboten eines Notfalls

Notfälle haben meist Vorboten. Die Vorbereitung auf den Notfall besteht deshalb auch darin, mögliche Verschlechterungen bei einem Patienten frühzeitig zu erkennen.

Vorboten eines Notfalls

Auffällige Zeichen, die immer ernst genommen werden müssen, sind (→ Tab. 14.1):
- *A-Problem:* z. B. subjektives Kloßgefühl, Atemnot, pfeifende Atmung
- *B-Problem:* Atemfrequenz < 8 oder > 30/Min., Abfall der Sauerstoffsättigung
- *C-Problem:* Herzfrequenz < 40 oder > 140/Min., systolischer Blutdruck < 90 mmHg, Hypertonie mit Begleitsymptomen (z. B. Übelkeit, Kopfschmerzen, Schwindel)
- *D-Problem:* unerwartete Verschlechterung des Bewusstseinszustands, unerklärliche Unruhe, Schläfrigkeit
- *E-Problem:* deutlicher Rückgang der Urinproduktion, Kältezittern.

Und ganz wichtig: das eigene Bauchgefühl. Machen sich Pflegende Sorgen um einen Patienten (auch ohne für ihr „ungutes Gefühl" klare Gründe zu finden), so ist dies immer ernst zu nehmen und ein Grund, Arzt oder medizinisches Notfallteam zu informieren.

14.3 Nicht reanimationspflichtige Notfälle

14.3.1 Ersteinschätzung

Zur Ersteinschätzung und Behandlung kritisch kranker oder verletzter Patientinnen anhand einer Prioritätenliste dient das **xABCDE-Notfallschema** (→ Abb. 14.1). Es ist eine Erweiterung des bei der Reanimation verwendeten **ABC-Schemas** (Airway – Breathing – Circulation). Letzteres wird wegen der hohen Bedeutung von Notruf und Defibrillation für den Reanimationserfolg heute nicht mehr so stark betont wie früher.

Das xABCDE-Notfallschema kann für internistische und traumatologische Patientinnen und sowohl im außerklinischen Bereich als auch im Krankenhaus angewendet werden. Nach der Ersteinschätzung kann das Schema weiterhin zur engmaschigen Verlaufskontrolle eingesetzt werden.

14.3.2 Notfallmaßnahmen auf Station

Die Erste Hilfe orientiert sich an den Leitlinien des *European Resuscitation Council* 2021 [17].

Kommt es auf Station, in einem Wohnbereich zu einem Notfall, prüfen Pflegende zunächst die Vitalfunktionen des Patienten (Puls, Blutdruck, Atmung, Bewusstsein).

Patienten ohne Bewusstsein und mit unzureichender Atmung werden nach Tätigung des Notrufes reanimiert (→ 14.6).

Für alle anderen Notsituationen (Übersicht → Tab. 14.2) gilt:

- So rasch wie möglich Arzt verständigen bzw. Notruf tätigen
- In Pflegeeinrichtungen dafür sorgen, dass ein externer hausärztlicher Notdienst rasch zur Bewohnerin kommen kann (z. B. Pforte benachrichtigen)
- Der Patientin gegenüber beruhigend und sicher auftreten; Mitpatienten ggf. aus dem Zimmer bringen
- Angehörige aus dem Zimmer bitten; Ausnahme ist der Notfall bei einem Kind, hier sind die Bezugspersonen wichtig, damit beim Kind keine Panik entsteht
- Bis das Notfallteam/Notarzt/Hausarzt da ist, Patientin lückenlos überwachen (engmaschige Vitalzeichenkontrolle) oder an einen Überwachungsmonitor anschließen, möglichst Venenverweilkanüle legen und Sauerstoff verabreichen (z. B. 4 l/Min., angestrebt wird eine Sauerstoffsättigung von 94–98 %)
- Wache Patientin nach Notwendigkeit positionieren (→ Abb. 14.3), z. B. bei Atemnot oder Herzinsuffizienz mit systolischem RR > 100 mmHg Herzbettlage mit erhöhtem Oberkörper (→ Abb. 21.1), bewusstlose Patientin mit normaler Atmung in stabile Seitenlage bringen (→ Abb. 14.4), um eine Aspiration von Mageninhalt (z. B. bei Erbrechen) oder Blut (z. B. bei Nasenbluten) zu verhindern
- Infusionen vorbereiten (z. B. 0,9 % NaCl), Notfallkoffer mit Notfallmedikamenten in Griffweite stellen oder Notfallwagen in die Nähe, ggf. ins Zimmer fahren (lassen)
- Regelmäßig Vitalzeichen, ggf. Blutzucker kontrollieren
- Patientin möglichst nicht alleine lassen

Tab. 14.2 Notfälle in Pflege heute. Entsprechende Maßnahmen finden sich dort.

Addison-Krise → 26.5.2	Bewusstlosigkeit → 14.3.1	Hypertensiver Notfall (Bluthochdruckkrise) → 22.4.2	Schock → 14.5
Akinetische Krise → 37.11.1	Dehydratation → 33.10.2	Hypoglykämie → 26.6.5	Sepsis → 30.6
Akute intrakranielle Druckerhöhung → 37.5.3	Diabetisches Koma → 26.6.4	Intoxikation → 14.6.3	Spannungspneumothorax → 23.10
Akutes Abdomen → 24.2.3	Dyspnoe (Atemnot) → 3.3, → Tab. 23.2	Intrakranielle Blutung → 37.6	Stromunfall → 14.6.7
Akutes Koronarsyndrom → 21.5.2	Epiglottitis → 36.8.4	Komplikationen bei Infusionen → 43.5	Suizid-Warnsignale → 38.16
Akutes Skrotum → 33.7.2	Epileptischer Anfall → 37.8	Kurzer Bewusstseinsverlust → 21.2.3	Thoraxtrauma → 29.7.8
Amputationsverletzung → 14.6.1	Erfrierung → 14.6.6	Lungenembolie → 23.11.1	Thyreotoxische Krise → 26.3.3
Angina pectoris → 21.5.1	Ertrinken → 14.6.8	Lungenödem → 21.6.3	Transfusionszwischenfall → 27.5.8
Appendizitis → 24.6.5	Frakturen → 14.6.2	Maligne Hyperthermie → 46.11	Unterkühlung → 14.6.6
Arterienverletzung → 22.8.1	Gastrointestinale Blutung → 24.2.4	Myasthene Krise → 37.16.1	Verätzung → 14.6.4
Arterienverschluss → 22.5.3	Herzinfarkt → 21.5.2	Nadelstichverletzung → 14.6.1	Verbrennung → 14.6.5
Asthmaanfall → 23.5	Herz-Kreislauf-Stillstand → 14.3.1	Postoperative Beschwerden/ Komplikationen → 44.5.2	Verschlucken → 14.6.9
Augenfremdkörper/ -verätzung → 35.1.4	Herzrasen/-stolpern → 21.2.2	Pseudokrupp-Anfall → 36.8.3	Verwirrtheit (akute) → 12.3.2
Bauchaortenaneurysmaruptur → 22.5.6	Herzschmerzen → 21.2.1	Querschnittsyndrom → 37.13.2	Wunden → 14.6.1
Bauchtrauma → 29.7.8	Hyperkalzämische Krise → 33.10.4	Schädel-Hirn-Trauma → 37.13.1	Zytostatika-Paravasat → 27.5.1
Beinschmerzen (akut, ohne Verletzung) → 22.2.1		Schlaganfall → 37.6	

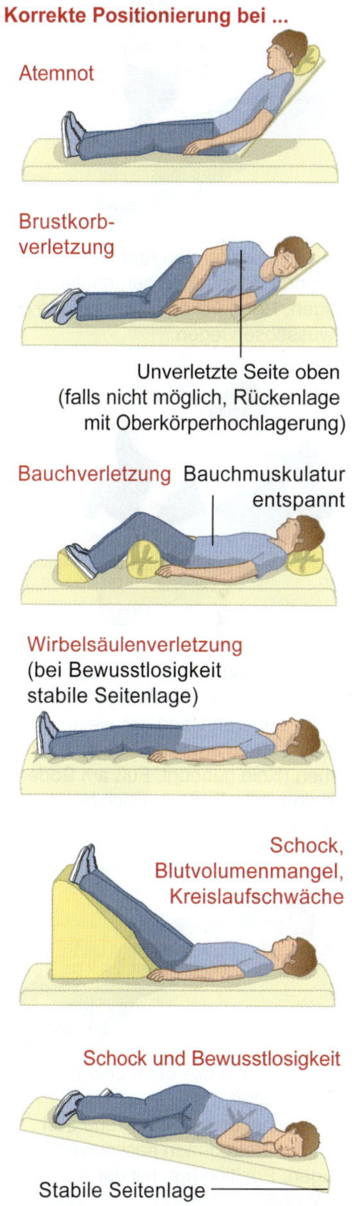

Abb. 14.3 Korrekte Positionierungen in Abhängigkeit von der Krankheitsursache (Herzbettlage → Abb. 21.1). [L138]

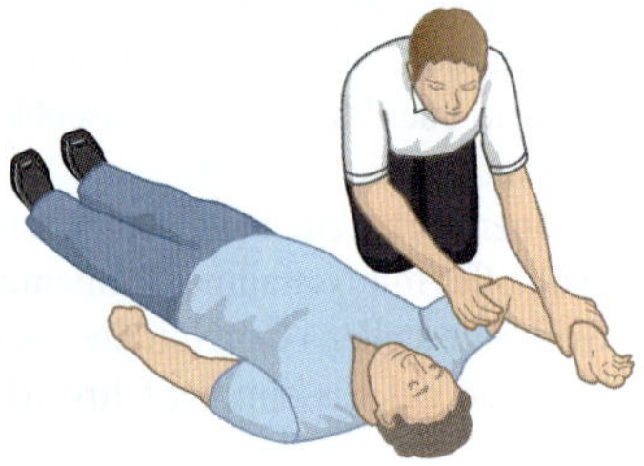

Den zugewandten Arm des Bewusstlosen rechtwinklig abspreizen. Den Arm so beugen, dass die Handfläche nach oben zeigt.

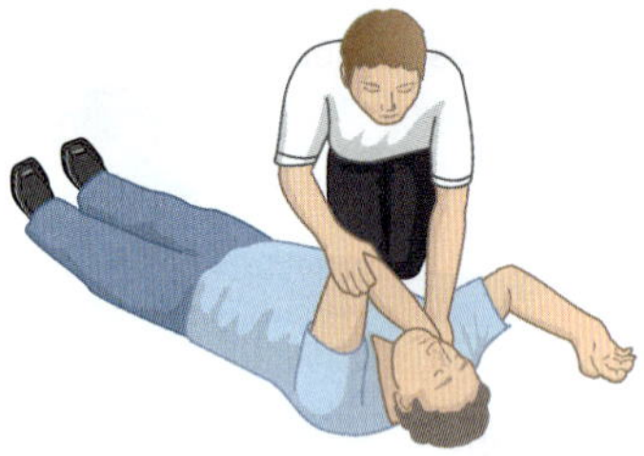

Den weiter entfernten Arm über die Brust des Betroffenen heranholen. Arm beugen, Handrücken an die Wange des Bewusstlosen legen.

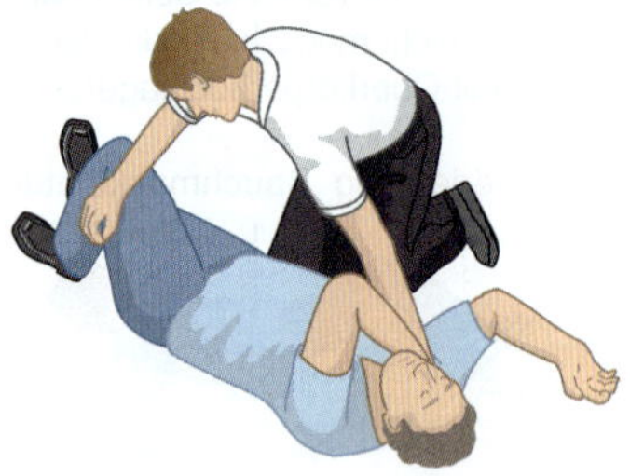

Mit einer Hand den Handrücken des Bewusstlosen an der Wange fixieren. Mit der anderen Hand das weiter entfernte Bein am Knie fassen, hochziehen (Knie gebeugt, Fuß am Boden) und den Betroffenen zu sich herüberdrehen.

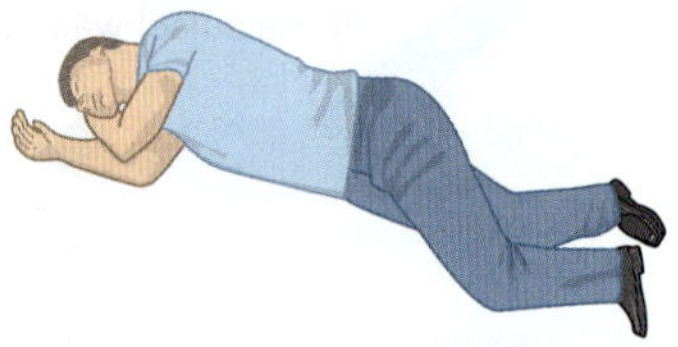

Hüfte und Knie des oben gelegenen Beins beugen.
Zum Freihalten der Atemwege den Kopf des Betroffenen nackenwärts beugen, Position ggf. mit der unter der Wange gelegenen Hand sichern.

Abb. 14.4 Durchführung der stabilen Seitenlage. [L138]

- Evtl. für den Notfall verordnete Medikamente verabreichen, z. B. Nitro-Spray
- Patientendokumentation bereitlegen, Verlauf sowie alle Maßnahmen dokumentieren.

14.4 Schock

DEFINITION

Schock: Generalisiertes Kreislaufversagen, bei dem der Körper den Durchblutungsbedarf einzelner oder aller Organe nicht mehr decken kann. Durch den daraus resultierenden Sauerstoffmangel lebenswichtiger Gewebe kann der Schock zur Bewusstlosigkeit, aber auch zum Organversagen (z. B. der Nieren) und damit zum Tod führen.

Beim Schock werden vier häufige **Schockformen** mit jeweils unterschiedlichen Ursachen unterschieden:

- **Hypovolämischer Schock** *(Volumenmangelschock,* → 14.4.2)
- **Kardiogener Schock** (→ 14.4.3)
- **Obstruktiver Schock** (→ 14.4.3)
- **Distributiver Schock** *(Verteilungsschock,* → 14.4.4): septischer Schock, anaphylaktischer Schock, neurogener Schock, orthostatischer Schock.

Die bei älteren Menschen bei Weitem häufigste Schockform ist der kardiogene Schock. Bei Kindern steht der hypovolämische Schock im Vordergrund.

14.4.1 Erstmaßnahmen bei Verdacht auf Schock

Erkennen des Schocks

Leitsymptome eines Schocks, die aber nicht immer alle und nicht gleichzeitig auftreten müssen, sind:

- Angst, Unruhe, Schwindel
- Einschränkungen des Bewusstseins, z. B. Teilnahmslosigkeit, Verwirrung, Bewusstseinstrübung bis hin zur Bewusstlosigkeit
- Schneller (> 100/Min.) und schwächer werdender, schließlich kaum noch tastbarer (fadenförmiger) Puls
- Sinken des systolischen Blutdrucks > 80 mmHg. *Schockindex* > 1 nur beim hypovolämischen Schock!
- Kalte, blasse bis zyanotische Haut (bei Sepsis oft fehlend), kalter kleinperliger, klebriger Schweiß auf der Stirn, Frieren
- Rasche oder erschwerte Atmung (Tachy-, Dyspnoe)
- Verminderte Urinmenge (Oligurie).

Schockindex

Die Dekompensation des Kreislaufs kann beim hypovolämischem Schock durch den **Schockindex** erfasst werden.

$$\text{Schockindex} = \frac{\text{Puls}}{\text{RR (systolisch)}}$$

Bewertung:

- Schockindex beim Gesunden ≅ 0,5
- Schockindex bei Schockgefahr/Schock > 1.

NOTFALL! Schock wahrscheinlich bei Schweiß 3 × k (kalt, klebrig, kleinperlig) + Tachykardie + Apathie.

Erstmaßnahmen bei Schock

- Bei unzureichender Atmung oder Kreislaufstillstand: Notruf und kardiopulmonale Reanimation (→ 14.6)
- Wenn möglich Beseitigung der Schockursache (z. B. Blutstillung)
- Lagerung:
  - Patientin im Schock mit erhaltenem Bewusstsein und ausreichender Atmung (außer solche im kardiogenen Schock → 14.4.3!) in **Autotransfusionslage** bringen: Kopf und Oberkörper flach lagern, Beine schräg nach oben lagern durch Unterschieben eines geeigneten Gegenstands unter die Beine (→ Abb. 14.3). Hierdurch fließt das in den Beinvenen gespeicherte Blut in den Körperkreislauf und hilft, den Blutdruck aufrechtzuhalten. Mehr als ca. 45° sollten die Beine wegen einer möglichen Beeinträchtigung der Lungenfunktion jedoch nicht angehoben werden. Bei Atemnot oder Schmerzen im Bauchraum den Betroffenen nach Wunsch positionieren, z. B. halbsitzend bei Atemnot
  - Bewusstlose, spontan atmende Patientin in die stabile Seitenlage (→ Abb. 14.4) bringen
  - Patientin mit (V. a.) kardiogenen Schock und systolischem RR > 100 mmHg in Herzbettlagerung bringen: Oberkörper 30–45° hoch, Beine gleichzeitig nach unten lagern (→ Abb. 21.1)
- Baldmöglichst werden mehrere periphervenöse Zugänge gelegt und je nach Schockform Flüssigkeit, z. B. isotone Kochsalzlösung, und Medikamente nach Erfordernis gegeben. Ist keine Vene zu finden, können Infusionen und Medikamente im Notfall auch über einen intraossären Zugang verabreicht werden (→ 43.5)

- Gabe von Sauerstoff, bei unzureichender Atmung manuelle oder maschinelle Beatmung
- Regelmäßige Kontrolle/fortlaufendes Monitoring von Bewusstsein, Atmung, Puls, Blutdruck und Hautzustand (z. B. Zyanose)
- Möglichst rasche Verlegung auf die Intensivstation oder IMC.

Sofortdiagnostik bei Schock

Manchmal ist die Schockform aufgrund der Anamnese und der Symptome klar, z. B. Volumenmangelschock bei starker Blutung oder anaphylaktischer Schock durch einen Insektenstich. Mitunter ist die Ursache des Schocks zunächst unbekannt.

Die **Sofortdiagnostik** im Krankenhaus hat zum Ziel, so rasch wie möglich die Ursache des Schocks herauszufinden, um eine kausale Therapie beginnen zu können:

- EKG: Herzinfarkt, Herzrhythmusstörungen?
- Röntgen-Thorax: Lungenödem, Pneumonie, Pneumo-/Hämatothorax?
- Blutuntersuchung: Blutgasanalyse (BGA), (großes) BB, CRP, BSG, Gerinnung, BZ, Kreatinin, Elektrolyte, CK/CK-MB, AST, LDH, Laktat, Lipase, Amylase, Troponine, Blutgruppe und Kreuzblut, evtl. Alkoholspiegel, toxikologische Untersuchungen, Blutkultur
- ZVD (wenn zentraler Venenkatheter liegt): Bei Rechtsherzversagen und Lungenembolie erhöht, bei Volumenmangelschock erniedrigt
- Röntgenleeraufnahme des Abdomens: Spiegel als Ileuszeichen (→ 24.6.1), freie Luft als Zeichen der Perforation eines Hohlorgans (→ 24.2.3)?
- Sonografie und CT: Cholezystitis, Harnstau, Abszesse, Milzvergrößerung, Aortenaneurysma? Freie Flüssigkeit?
- Urinstatus, Urinkultur: Harnwegsinfekt?
- Evtl. Liquorpunktion und -untersuchung (→ 37.3.2).

14.4.2 Hypovolämischer Schock

DEFINITION

Hypovolämischer Schock *(Volumenmangelschock)*: Schock durch erheblichen Flüssigkeitsverlust.

Der **hypovolämische Schock** entsteht durch Verluste von:

- *Blut* (z. B. nach Unfällen, bei gastrointestinalen Blutungen)
- *Plasma* (z. B. nach einer Verbrennung → 14.5.5)
- *Wasser und Elektrolyte* (z. B. bei starken Durchfällen/Erbrechen, Transpiration).

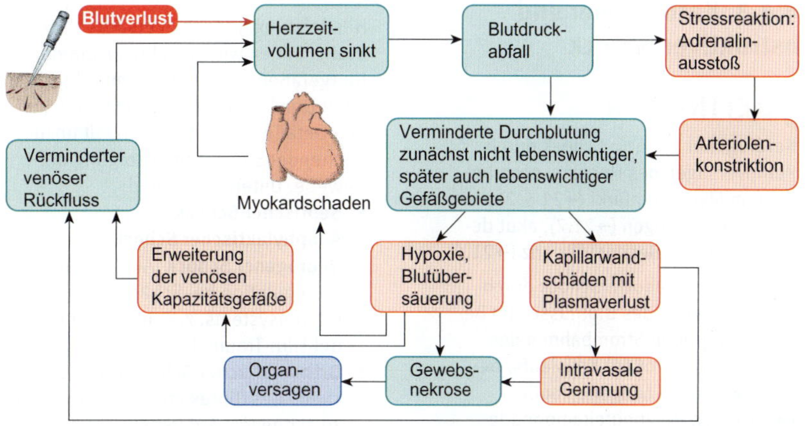

Abb. 14.5 Pathophysiologische Mechanismen bei Schock am Beispiel des Volumenmangelschocks. Im Verlauf des Schockgeschehens entwickeln sich mehrere „Teufelskreise" – das Geschehen verselbstständigt sich und kann zunehmend schlechter beherrscht werden. [L190]

Ab einem Verlust von über 10 % des Gesamtblutvolumens ergreift der Körper Gegenmaßnahmen, um die Sauerstoffversorgung lebenswichtiger Organe zu gewährleisten (→ Abb. 14.5): Das Nebennierenmark schüttet vermehrt die Hormone *Adrenalin* und *Noradrenalin* aus, die zur Vasokonstriktion (Gefäßverengung) in nicht lebensnotwendigen Organen (z. B. Haut, Muskulatur führen). Das Flüssigkeitsvolumen in den Gefäßen wird dadurch umverteilt **(zentralisiert).** Durch Sympathikusstimulation steigt die Herzfrequenz. Beide Mechanismen heben den Blutdruck an und die unmittelbar lebenswichtigen Organe wie Herz und Gehirn werden zumindest eine Zeit lang mit Blut versorgt.

Kreislaufzentralisation

Die **Kreislaufzentralisation** zeigt sich an folgenden Symptomen:

- Marmorierte (fleckig-weiße), später blasse und kaltschweißige Haut
- Eingefallenes Gesicht
- Kollabierte Halsvenen
- Frieren
- Verlangsamte Reaktion auf Reize.

Durch den Flüssigkeitsverlust hat der Patient außerdem Durst.

Wird der Schock in diesem Stadium nicht effektiv bekämpft und sinkt der systolische Blutdruck unter 80 mmHg, so vermindert sich die Nierendurchblutung und die Urinausscheidung geht zurück (*Oligurie, Anurie*). Gleichzeitig kommt es auch in anderen Organgebieten zu Durchblutungsstörungen, Sauerstoffmangel und letztlich Organschäden:

- Die Zellen stellen ihren Stoffwechsel von **aerob** *(mit Sauerstoff)* auf **anaerob** *(ohne Sauerstoff)* um, wodurch eine **metabolische Azidose** (→ 33.11.1) entsteht
- Die Azidose schädigt die Zellen und stört die Sauerstoffabgabe ins Gewebe, was den Sauerstoffmangel verstärkt. Lebenswichtige Organe versagen, oft ist ein **Multiorganversagen** die Folge, wobei Lungenversagen (ARDS, → 23.15) und akutes Nierenversagen (→ 33.5.7) besonders häufig sind.

Erstmaßnahmen

Die Erstmaßnahmen umfassen:

- Patientin beruhigen, hinlegen und in Autotransfusionslage bringen (→ 14.4.1). Ausnahme: Blutungen an Kopf, Lunge und oberem Magen-Darm-Trakt
- Sauerstoff (100 %) 6–8 l/Min. geben, ggf. reanimieren
- Starke Blutungen durch Druckverband oder Abdrücken zuführender Arterien stillen
- Große venöse Zugänge (evtl. ZVK) legen. Großzügig Infusionen zum Volumenausgleich geben, z. B. isotone Kochsalzlösung, bei Blutverlust evtl. auch Erythrozytenkonzentrate (→ 27.5.8)
- Kreislauf durch Gabe von Katecholaminen (Hormone der Nebennierenrinde, z. B. Adrenalin, Noradrenalin, → 14.6.2) unterstützen
- Azidose und Elektrolytverluste je nach Laborbefunden ausgleichen
- Laufendes Monitoring der Vitalparameter durchführen.

14.4.3 Kardiogener und obstruktiver Schock

DEFINITION

Kardiogener Schock: Schock durch Pumpversagen des Herzens, etwa bei akutem Myokardinfarkt (→ 21.5.2), Herzrhythmusstörungen (→ 21.7), akut dekompensierter Herzinsuffizienz (→ 21.6).

Obstruktiver Schock: Schock durch eine Einengung des Blutflusses im Bereich der großen Strombahnen des (kleinen oder großen) Kreislaufs, beispielsweise bei Lungenembolie (→ 23.11.1), Herzbeuteltamponade (→ 21.5.2) oder Spannungspneumothorax (→ 23.10).

Kardiogener Schock und **obstruktiver Schock** äußern sich ähnlich. Die Haut ist durch den oft starken Abfall der Sauerstoffsättigung des Blutes oft grau bis zyanotisch. Evtl. sind die Halsvenen gestaut. Bei Linksherzinsuffizienz (→ 21.6.2) kommen Symptome des Lungenödems (→ 21.6.3) wie brodelnde Atmung hinzu. Die Patientin versucht sich meist aufzusetzen und ringt nach Luft (*Orthopnoe*).

Erstmaßnahmen

Ziel ist es, das Herz zu entlasten und die Herzleistung zu steigern.

- Bei systolischem RR > 100 mmHg Oberkörperhoch-, Beintieflagerung *(Herzbettpositionierung)*, bei Blutdruckwerten darunter leichte Oberkörperhoch- oder flache Rückenlage
- Sauerstoffgabe (100 %, z. B. 6–8 l/Min.), ggf. kardiopulmonale Reanimation
- Unterstützung der Pumpleistung des Herzens durch Dopamin- bzw. Dobutaminperfusor, evtl. Diuretikagabe, z. B. Furosemid
- Therapie von Herzrhythmusstörungen
- Behandlung der Ursache, ggf. Beginn der Antikoagulanzien- oder Lysetherapie (→ 22.6)
- Analgosedierung (reduziert den Sauerstoffbedarf)
- Wärmeerhalt – die Patientin darf nicht frieren (erhöht den Sauerstoffverbrauch).

14.4.4 Distributiver Schock

DEFINITION

Distributiver Schock *(Verteilungsschock)*: Schockformen mit normalem Blutvolumen und (zunächst) ausreichender Herzleistung, jedoch „Versacken" des Blutes in den weitgestellten kleinen Blutgefäßen. Dadurch kommt es zu einer Durchblutungsstörung in den kleinen Gefäßen und Kapillaren mit unzureichender Sauerstoffversorgung der Gewebe. Unterformen sind:

- **Septischer Schock**
- **Anaphylaktischer Schock**
- **Neurogener Schock** (Ausfall der Gefäßregulation bei Schädigungen des Nervensystems, z. B. nach Schädel-Hirn-Trauma)
- **Orthostatischer Schock** („Versacken" des Blutes im Stehen oder bei zu schnellem Aufstehen).

Septischer Schock

DEFINITION

Septischer Schock: Schock im Rahmen einer Sepsis (→ 30.6).

Zum **septischen Schock** kommt es v. a. bei schweren bakteriellen Infektionen. Die Freisetzung von mikrobiellen Produkten, insbesondere **Bakterientoxinen** (→ 30.5, → 30.7.1), verursacht eine Weitstellung der Gefäße und somit trotz in der Frühphase hohen Herzminutenvolumens einen relativen Flüssigkeitsmangel. Blutströmung und Austauschprozesse in den peripheren Kreislaufgebieten *(Mikrozirkulation)* sind darüber hinaus durch weitere Prozesse gestört:

- Vom Körper freigesetzte vasoaktive *(gefäßaktive)* Substanzen führen über eine Erhöhung der Gefäßwanddurchlässigkeit zu einem Flüssigkeitsverlust ins Gewebe und verstärken den Flüssigkeitsmangel in den Gefäßen
- Erythrozyten und Thrombozyten ballen sich in peripheren Gefäßen zusammen *(aggregieren)* und führen zu **Mikroembolien** (Verschluss kleiner Gefäße)
- Das Gerinnungssystem wird aktiviert, Gerinnungsfaktoren werden massiv verbraucht (**Verbrauchskoagulopathie,** → 27.9.2).

Häufige Ursachen des septischen Schocks sind:

- Infektionen der ableitenden Harnwege (→ 33.4.1)
- Pneumonien (→ 23.4.4)
- Gallenwegsinfektionen (→ 25.5.4), Peritonitis (→ 24.8.1)
- Katheterinfektionen (z. B. durch ZVK).

Besonders gefährdet sind abwehrgeschwächte Patientinnen.

Die Patientin hat oft hohes Fieber, evtl. Schüttelfrost. Die Haut ist anfangs warm und gut durchblutet. Das rosige Aussehen kann über den Ernst der Erkrankung hinwegtäuschen. Typische Hauteinblutungen (*Petechien,* → Abb. 27.26) treten als Zeichen von Gerinnungsstörungen auf.

Erstmaßnahmen

Die gestörte Mikrozirkulation wird durch großzügige i. v.-Flüssigkeitszufuhr, z. B. mit isotoner Kochsalzlösung, behandelt (Volumenersatztherapie wie beim Volumenmangelschock). Einer Verbrauchskoagulopathie wird, je nach Stadium, durch Heparingabe vorgebeugt. Zusätzlich beginnen die i. v.-Antibiotikatherapie und die Suche und Sanierung der Infektionsquelle (Blutkulturen, Abstriche).

Anaphylaktischer Schock

DEFINITION

Anaphylaktischer Schock: Schwerstform der allergischen Typ-I-Reaktion (→ 31.2).

Beim **anaphylaktischen Schock** führt starke Histaminfreisetzung unter anderem zu Vasodilatation mit Blutdruckabfall, Abnahme des Herzminutenvolumens, Bronchokonstriktion und Erhöhung der Kapillarpermeabilität.

Häufig auslösende Allergene sind:

- Arzneimittel, etwa Antibiotika (z. B. laufende Kurzinfusion), HAES, Röntgenkontrastmittel
- Transfusionen (Transfusionszwischenfall, → 27.5.8)
- Insekten- und Schlangengifte
- Allergene bei Hyposensibilisierungstherapie.

Der anaphylaktische Schock beginnt rasch nach dem Allergenkontakt mit Unruhe, Juckreiz, Niesen und Quaddelbildung der Haut. Es folgen Schwindel, Übelkeit, Erbrechen, Durchfall, Fieber, Schüttelfrost, Angstgefühl und Luftnot mit Bronchospasmus (→ 23.5) und Larynxödem sowie Gefäßweitstellung mit relativem Volumenmangel.

Erstmaßnahmen

- Unterbrechung der Allergenzufuhr (z. B. der Infusion, Transfusion, Kontrastmittelgabe)
- Volumenersatztherapie, evtl. mit Druckinfusionen
- Adrenalin i. v. zur Kreislaufstabilisierung
- Glukokortikoide hoch dosiert i. v.

- Evtl. Antihistaminika i. v. (z. B. Tavegil®)
- Bei Bronchospasmus Inhalation von Salbutamol (z. B. Salbutamol AL®) bzw. Terbutalin (z. B. Bricanyl®) i. v.
- Bei Larynxödem evtl. Inhalation von Adrenalin (verdünnt)
- Autotransfusionslagerung (→ 14.5.1)
- Wärmeerhalt/-substitution mittels Wärmedecke
- Sauerstoffgabe, bei unzureichender Atmung frühzeitige Intubation.

SPICKZETTEL

Schock

Definition: Generalisiertes Kreislaufversagen mit verminderter Durchblutung und Sauerstoffmangel lebenswichtiger Gewebe.

Ursachenorientierte Einteilung:
- Hypovolämischer Schock durch Flüssigkeitsverluste
- Kardiogener Schock durch mangelhafte Pumpfunktion des Herzens
- Obstruktiver Schock durch starke Einengung großer Blutgefäße
- Distributiver Schock durch Fehlverteilung („Versacken") des Blutes mit septischem und anaphylaktischem Schock als wichtigsten Unterformen.

Symptome: Unruhe, Bewusstseinsstörung, schneller, flacher werdender Puls, niedriger Blutdruck, Atemstörung, kalte, blasse Haut (nicht bei septischem und anaphylaktischem Schock).

Erstmaßnahmen: Prüfung der Vitalfunktionen, ggf. kardiopulmonale Reanimation. Lagerung je nach Schockursache (generell Rückenlage mit Beinhochlagerung, bei Bewusstlosen stabile Seitenlage, bei kardiogenem Schock Rückenlagerung, ggf. Oberkörperhochlagerung). Sauerstoff, venöser Zugang, Vitalzeichenmonitoring. Ursachensuche und -beseitigung.

14.5 Erste Hilfe

Allgemeine Traumatologie → 29.5

Verletzungen können sichtbar, aber auch unter Kleidung verborgen oder ganz verdeckt sein. So ist z. B. ein geschlossener Knochenbruch von außen oft nur an einer Fehlstellung der Extremität oder einer Schwellung über der Fraktur zu erkennen. Bei der Suche nach Verletzungen muss deshalb der ganze Körper abgesucht und eventuell Kleidung entfernt werden.

Bei einem Unfall wird am besten nach Verletzungen gesucht, wenn die Patientin umgelagert wird. Die frühe Suche ist insbesondere bei Blutungen wichtig, um rechtzeitig Maßnahmen zur Blutstillung einzuleiten.

14.5.1 Wundversorgung

Die **Wundversorgung** durch den Ersthelfer besteht aus **Wundbedeckung** und **Blutstillung** (bei stark blutenden Wunden schon im Rahmen der Basismaßnahmen). Zum Selbstschutz vor einer Infektion trägt der Ersthelfer *grundsätzlich* Einmalhandschuhe. Weiter gilt:
- Bei Verbrennungen ausgiebig mit Wasser kühlen, evtl. mit metallbeschichteten Folien abdecken (→ 14.6.5)
- Bei Verätzungen mit Wasser spülen (→ 14.6.4).

Diese Maßnahmen dienen der Minderung der Infektionsgefahr, dem Kälteschutz, der Ruhigstellung und damit der Schmerzlinderung. Die Betroffene wird schnellstmöglich zum Arzt bzw. ins Krankenhaus gebracht zur weitergehenden Wundversorgung.

NOTFALL! Für den Ersthelfer gilt bei der **Wundversorgung** im Notfall:
- Wunde *nicht* berühren (es sei denn, dies ist zur Blutstillung erforderlich)
- Fremdkörper *nicht* entfernen
- Wunde *nicht* auswaschen. Allerdings ist diese Empfehlung umstritten. Verschmutzte Wunden *können* mit lauwarmem Wasser ausgewaschen werden, Bisswunden – insbesondere solche von tollwutverdächtigen Tieren – mit Seifenlösung
- *Keine* Puder, Salben, Sprays oder Desinfektionsmittel auftragen.

Wundabdeckung

Grundprinzipien der Wundversorgung → 43.13.4

Offene Wunden bekommen zum Schutz vor Umgebungskeimen eine möglichst keimfreie **Wundabdeckung.**

Die Wundauflage besteht aus einer oder mehreren Lagen sterilen Verbandmulls oder Kompressen, die steril auf die Wunde aufgebracht und anschließend z. B. mit Pflasterstreifen oder einem Dreiecktuch befestigt werden (Vorsicht – nicht über der Wunde knoten!).

Ideal zur Wundabdeckung sind auch Verbandpäckchen. Sie bestehen aus einer sterilen Wundauflage und einer Mullbinde zur Befestigung. Allerdings muss eine Blutstauung durch zu festes Anwickeln der Mullbinde vermieden werden.

Befinden sich große Fremdkörper in der Wunde (z. B. bei Pfählungsverletzungen), werden diese belassen und nur vorsichtig mit sterilem Verbandmull umpolstert, um keine weiteren Blutungen zu provozieren.

Steht nichts anderes zur Verfügung, können auch saubere Handtücher u. Ä. verwendet werden.

NOTFALL! Auch **Brust- und Bauchwunden** mit Eröffnung von Brust- bzw. Bauchhöhle werden lediglich steril bedeckt. Insbesondere darf bei Thoraxwunden kein „luftdichter" Verband angelegt werden, da dann evtl. ein lebensbedrohlicher Spannungspneumothorax (→ 23.10) entstehen könnte.

Blutstillung durch Druckverband

Bei starken (arteriellen) Blutungen der Arme und Beine eignet sich ein **Druckverband** (→ Abb. 14.6) zur Blutstillung. Der Helfer legt eine sterile Wundauflage auf die Wunde und fixiert sie mit einer Mullbinde (2–3 Bindengänge kreisförmig um die Extremität). Danach legt er ein elastisches Druckpolster, z. B. ein Verbandpäckchen oder eine noch zusammengewickelte Mullbinde, auf den Wundbereich. Weitere kreisförmig darübergewickelte Bindengänge sorgen für den erforderlichen Druck. Der Verband muss fest genug sein, um die Blutung zu stillen, andererseits darf er die Blutzufuhr nicht vollständig abschnüren.

Abschließend wird die verbundene Extremität möglichst hochgelagert. Dies senkt den Druck im blutenden Gefäß und damit die Nachblutungsgefahr.

Versorgung von Amputationsverletzungen

Abgetrennte Körperteile, z. B. Finger, können durch rechtzeitige chirurgische Maßnahmen oftmals wieder funktionsgerecht „eingepflanzt" **(replantiert)** werden. Solche Operationen sind allerdings nur erfolgreich, wenn das abgetrennte Körperteil **(Amputat)** lediglich gering geschädigt ist, und zwischen Unfall und Replantation nicht mehr als einige Stunden vergangen sind.

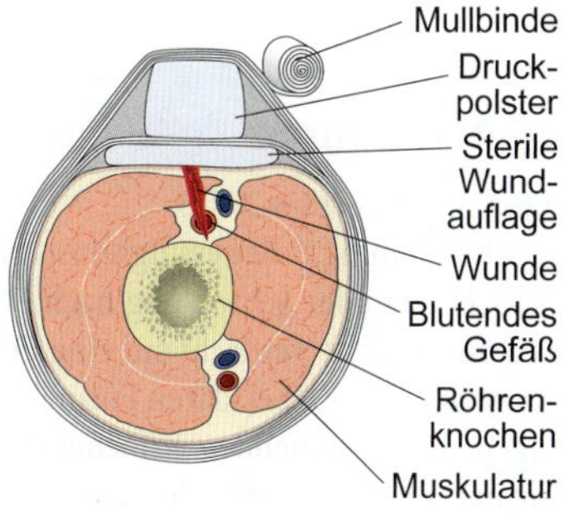

Abb. 14.6 Druckverband. [L190]

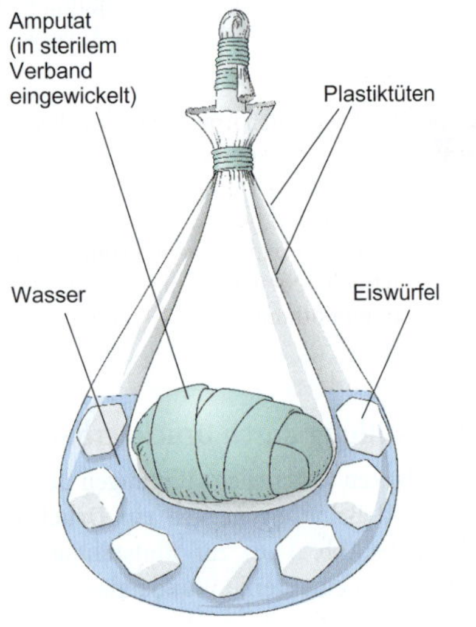

Abb. 14.7 Transport eines Amputats. Das Amputat darf keinesfalls direkt mit dem Eis in Berührung kommen, da das Gewebe dadurch geschädigt würde. [L190]

NOTFALL! Erstmaßnahmen am Unfallort bei **traumatischer Amputation** sind [3]:

- Stumpf trocken steril verbinden, ggf. Druckverband anlegen, Stumpf hochlagern. Stumpf nicht reinigen/desinfizieren, nicht abklemmen oder Extremität abbinden
- Amputat suchen (lassen)
- Amputat wie vorgefunden (nicht säubern oder abwaschen!) in ein trockenes, steriles Verbandtuch oder sterile Kompressen einwickeln, in eine saubere, wasserdichte Plastiktüte geben und diese verschließen. In eine zweite Plastiktüte Eis-Wasser-Gemisch füllen und Amputattüte hineinhängen. Zweite Tüte ebenfalls verschließen (→Abb. 14.7). Auf keinen Fall Amputat direkt mit Eis oder Wasser in Kontakt bringen!
- Idealerweise *Replantat-Notfallset* benutzen, das einen doppelwandigen Beutel mit separaten Zuschnürmöglichkeiten der Beutel und Kältekompressen enthält
- Das so verpackte Amputat schnellstmöglich mit dem Patienten in die Klinik bringen.

14.5.2 Frakturen

Frakturen: Übersicht →29.5.3

Bei Schonhaltung, Bewegungseinschränkung, Schmerz oder Schwellung nach einer Verletzung besteht Verdacht auf eine **Fraktur** *(Knochenbruch)*, bei klaren Formabweichungen, herausstehenden Knochenteilen, abnormer Beweglichkeit oder Lage sowie Knochenreiben ist sie sicher. Der **geschlossene Bruch** zeigt keine sichtbare Wunde, während der **offene Bruch** mit einer sichtbaren Wunde im Bereich der Bruchstelle einhergeht (→29.5.3).

Maßnahmen bei Verdacht auf Knochenbruch [4]:

- Bei offenem Bruch die Wunde frühestmöglich mit einer sterilen Wundauflage abdecken
- Bruchstelle wegen der Gefahr von Schock und Fettembolie (Verlegung der Gefäßkapillaren durch Fetttropfen aus Gewebe oder Knochenmark) nicht mehr bewegen als unbedingt nötig
- Bruch in der Stellung ruhigstellen und stabilisieren, in der der Verletzte gefunden wurde. Gelenk ober- und unterhalb des Bruchs in die Ruhigstellung einbeziehen. Fehlstellung belassen. Brüche von Arm und Hand können mit einem um den Hals geknoteten Dreiecktuch versorgt werden. Bei anderen Brüchen, z. B. der Beine, kann der Bruch mit geeignetem Material, etwa fest gerollten Kleidungsstücken, Decken, Kissen, Sandsäcken oder Ähnlichem, umpolstert werden
- Die Patientin wird nur dann umgelagert, wenn keine Nerven oder Gefäße verletzt sind, sie nicht festgeklemmt ist und keine besonderen Schmerzen äußert.

Zusätzlich wird bei größeren Frakturen, insbesondere des Oberschenkels und des Beckens, wegen der Schockgefahr durch Blutverlust eine **Schockbekämpfung** (z. B. mit Infusionen) eingeleitet (→14.5.1).

Erstmaßnahmen bei Verdacht auf Wirbelsäulenverletzungen

Verletzungen des Rückenmarks →37.13.2

Jede Bewegung der Patientin mit instabiler Wirbelsäulenfraktur, insbesondere Drehen und Beugen der Wirbelsäule, birgt die Gefahr, dass sich die Fragmente verschieben und Rückenmark oder Nervenwurzeln schädigen. Daher bei jeglichem Verdacht auf **Wirbelsäulenverletzung** als Ersthelfer [5]:

- Absolute Immobilisation des Verletzten anstreben
  - Verunfallte auffordern, sich nicht zu bewegen. Sie von vorne ansprechen, damit sie nicht den Kopf dreht
  - Verletzte nur bei absoluter Lebensgefahr von der Unfallstelle retten (z. B. Explosionsgefahr). Maßnahmen, bei denen die Wirbelsäule (mit)bewegt wird, nur bei vitaler Gefährdung durchführen. Ansonsten mit Rettung, Transport und Lagerung warten, bis der Rettungsdienst mit Hilfsmitteln (z. B. Stifneck®, Schaufeltrage, Spineboard, Vakuummatratze) da ist
- Rettungsdienst anfordern, Verdacht mitteilen
- Bis zur Ankunft des Rettungsdienstes Vitalzeichen des Verletzten engmaschig kontrollieren, evtl. Patientin zur motorischen Funktionsprüfung die Faust schließen oder die Zehen bewegen lassen, zur Prüfung auf Sensibilitätsstörungen Finger oder Zehen berühren („Welchen Finger fasse ich an?"). Alle Befunde mit Uhrzeitangabe dokumentieren.

14.5.3 Intoxikationen und Rauschzustände

DEFINITION

Intoxikation: Vergiftung des Körpers durch Aufnahme giftiger Substanzen. Entweder vorsätzlich (in Suizidabsicht) oder versehentlich (z. B. Kinder, die Reinigungsmittel trinken, Arbeitsunfälle, Überdosierung von Rausch- und Genussmitteln).

Toxine *(Gifte)*: Werden über Verdauungstrakt, Atemwege, Blutbahn oder Haut/Schleimhaut aufgenommen. Auf allen vier Wegen gelangt die giftige Substanz ins Blut, sodass eine Schädigung des gesamten Organismus möglich ist (→Abb. 14.8).

Vergiftungserscheinungen

Folgende Symptome weisen auf eine akute Vergiftung hin:

- Zentralnervöse Störungen wie Schwindel, Erregung, Bewusstseinstrübung bis zur Bewusstlosigkeit, Krämpfe, Lähmungen
- Psychische Störungen wie Aggressivität, Fantasieren, Depressionen

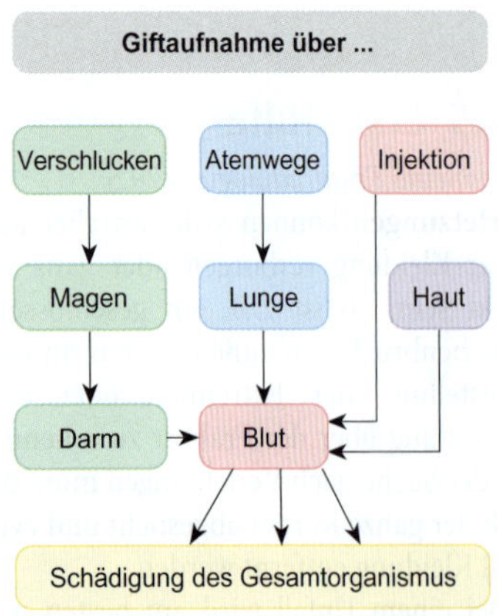

Abb. 14.8 Möglichkeiten der Giftaufnahme. [A400]

- Gastrointestinale Störungen wie Übelkeit, Erbrechen, Durchfall
- Atem- und Kreislaufstörungen wie Schock, Kreislaufstillstand, Atemlähmung, Tachykardie oder Bradykardie.

Hinzu treten lokale Schäden durch die toxische Substanz, z. B. eine Speiseröhrenverätzung nach oraler Aufnahme von Säuren (→ 14.6.4).

VORSICHT! Die Kombination von Bewusstseinsstörungen und Erbrechen kann für den Vergifteten gefährlich werden: Durch die Bewusstlosigkeit und die gleichzeitige Verminderung der Schutzreflexe kann es zur **Aspiration** (→ 7.10) von Erbrochenem kommen.

Durch die toxische (giftige) Wirkung der eingenommenen Substanzen drohen neben der *akuten Störung* der Vitalfunktionen oft auch *Spätschäden,* z. B. der Leber, des Gehirns oder der Nieren.

Die **Schwere bzw. Bedrohlichkeit** einer Vergiftung ist nicht immer leicht einzuschätzen, da manche Gifte erst mit zeitlicher Verzögerung wirken (z. B. Eisenvergiftung) oder nur schwer erkennbare, aber evtl. gefährliche Symptome verursachen (z. B. Herzrhythmusstörungen). Bei Giften, die das ZNS unterdrücken, ermöglicht evtl. die Komatiefe (→ 37.2.11) die Beurteilung des Vergiftungsgrads.

Jede Intoxikation wird deshalb so lange als akuter Notfall angesehen und behandelt, bis eine vitale Gefährdung des Patienten ausgeschlossen ist.

Behandlungsstrategie

VORSICHT! Bei Vergiftungen **Eigenschutz** nicht vergessen: Handschuhe und Schutzkleidung tragen, sowohl zum Schutz vor dem Gift als auch vor Infektionen (z. B. HIV, Hepatitis B/C).
Und: Aggressionen und Entzugssyndrome seitens intoxikierter Patienten sind möglich. Zur Gewaltabwehr sollten immer mehrere Personen anwesend sein. Gleichzeitig sich ruhig und deeskalierend verhalten.

Elementartherapie bei Intoxikationen

5-Fingerregel bei Intoxikationen

- Lebensrettende Basismaßnahmen:
  - Bei Gas- oder Dampfinhalation Rettung des Betroffenen aus der Gefahrenzone – Eigensicherung (Schutzkleidung, Schutzmasken) beachten
  - Sicherung der Vitalfunktionen, falls nötig kardiopulmonale Reanimation (→ 14.6)
- Asservierung von Proben: Sicherstellung von Material wie z. B. Tablettenresten, Gläsern, Flaschen, Urin, Erbrochenes
- Transport ins Krankenhaus
- Giftelimination (im Krankenhaus):
  - *Verringerung der Giftresorption* **(primäre Giftelimination)** und/oder
  - *Giftbindung* **(Giftabsorption)**
  - Beschleunigung der Giftausscheidung nach erfolgter Resorption **(sekundäre Giftelimination)** durch Hämodialyse (→ 33.1.7), Blutaustauschtransfusion oder forcierte Diurese
- Antidottherapie, z. B. auch Anruf bei einer Giftinformationszentrale [6].

NOTFALL! Notrufnummern von Giftinformationszentralen

Berlin	030/19240
Bonn	0228/19240
Erfurt	0361/730730
Freiburg	0761/19240
Göttingen	0551/19240
Mainz	06131/19240
München	089/19240
Wien	(0043)1/4064343
Zürich	(0041)44/2515151 (aus dem Ausland, sonst 145)

Beim Anruf folgende Informationen bereithalten, **6 W-Fragen** [6]:

- Wer (Alter, Gewicht – ungefähr)
- Was (Name des Giftstoffs bzw. Produkts, ggf. gezielt nach Hinweisen suchen, z. B. Tablettenschachteln im Papierkorb)
- Wann (genauer bzw. vermutlicher Einnahmezeitpunkt)
- Welche Menge (genaue Menge bzw. maximal mögliche Menge)
- Was ist bisher unternommen worden?
- Wie geht es der Betroffen?

Wenn bekannt, welche Vorerkrankungen bestehen (z. B. Epilepsie oder Herzrhythmusstörungen).

Zur Blutuntersuchung bei Vergiftungen gehört neben der Bestimmung von Blutbild, Elektrolyten, Blutzucker und Gerinnung ein **Drogenscreening:** Das Serum wird auf häufige Toxine untersucht, z. B. Opiate. Ein **Drogenscreening** ist darüber hinaus in Urin, Stuhl und Mageninhalt möglich.

Induziertes Erbrechen und Magenspülung

Die unmittelbare Verringerung der Giftresorption ist grundsätzlich einleuchtend. Die **primäre Giftelimination** birgt allerdings Gefahren und wird heute nur noch im Einzelfall und unter bestimmten Voraussetzungen (z. B. bei lebensbedrohlicher Vergiftung, Gifteinnahme – von Ausnahmen abgesehen – vor höchstens einer Stunde) und nach sorgfältigem Abwägen der Chancen und Risiken angewendet.

So besteht beim **induzierten Erbrechen** (z. B. herbeigeführt durch die orale Gabe von Ipecacuanha-Sirup) die Gefahr einer Aspiration. Eine **Magenspülung** darf bei bewusstseinsgetrübten Patientinnen aus dem gleichen Grund nur unter Intubationsbeatmung durchgeführt werden. Studien konnten die Wirksamkeit des induzierten Erbrechens und der Magenspülung nicht sicher belegen. Zudem verzögern sie die Gabe von Aktivkohle.

Aktivkohle und Glaubersalz

Aktivkohle *(medizinische Kohle)* bindet fast alle wasser- und fettlöslichen Substanzen im Magen-Darm-Trakt und wird deshalb zur Giftadsorption verwendet. Als Erstdosis wird 0,5–1 g Kohle (am besten Kohlepulver) pro kg Körpergewicht in Wasser aufgeschwemmt und oral oder über eine Magensonde gegeben. Die Gabe kann im weiteren Verlauf mit geringerer Dosis wiederholt werden.

Bleibt Kohle länger als 24 Std. im Magen-Darm-Trakt, besteht allerdings die Gefahr, dass bereits gebundene Gifte durch die Verdauungssäfte wieder freigesetzt und resorbiert werden. Deshalb wird die Darmpassage oft beschleunigt durch gleichzeitige Gabe z. B. von **Glaubersalz** *(Natriumsulfat)* oder Sorbitol.

Durch dieses Abführen wird auch der enterohepatische Kreislauf durchbrochen: Manche Gifte (z. B. Alkylphosphate, Toxine des Knollenblätterpilzes) werden über die Galle ausgeschieden, gelangen wiederum in den Darm, werden dort nochmals resorbiert und führen zur erneuten Vergiftung.

Darmspülung

In Ausnahmefällen, etwa nach Einnahme von Eisenpräparaten, kommt eine orthograde **Darmspülung** (→ 24.1.5) über eine Duodenalsonde zum Einsatz.

Forcierte Diurese

Bei der **forcierten Diurese** wird die Urinproduktion durch Zufuhr großer Mengen an Infusionslösungen in Kombination mit Diuretika massiv beschleunigt.

Sie wird eingesetzt bei Intoxikationen mit nierengängigen Substanzen (z. B. Barbiturate, Lithium), um die Ausscheidung zu beschleunigen, sowie bei Hyperkalzämie (→ 33.10.4).

Die Patientin erhält zur Entlastung und zur exakten Bilanzierung in aller Regel einen Blasendauerkatheter. Puls und Blutdruck sowie Elektrolyte müssen engmaschig überwacht werden, da die Gefahr von Kreislaufüberlastung und Elektrolytverschiebungen besteht. Fehlende Elektrolyte werden durch Zusatz zu den Infusionslösungen ergänzt. Kontraindiziert ist die forcierte Diurese bei Herz- und Niereninsuffizienz, Hirnödem und der Intoxikation mit Substanzen, die nicht über die Niere ausgeschieden werden.

Antidotgabe

Für einige Substanzen, z. B. Heroin und andere Opioide sowie Benzodiazepine (z. B. Valium®), stehen spezifische **Antidote** *(Gegenmittel)* zur Verfügung (→ Tab. 14.3). Je nach Applikationsform (s. c., i. m. oder i. v.) tritt die Wirkung unterschiedlich rasch ein.

Wirkt die giftige Substanz bzw. das überdosierte Medikament *länger* als das Antidot, kann es zum **Reboundeffekt** kommen, d. h., die Vergiftungserscheinungen treten erneut auf und müssen ggf. nochmals behandelt werden.

Pflege bei Intoxikation

Patientenbeobachtung
- Bewusstsein, Reaktionsvermögen, Stimmungslage
- Atmung: Atemfrequenz, -tiefe, Sauerstoffsättigung
- Puls, Blutdruck
- Temperatur
- Ein- und Ausfuhr, Bilanz
- Pupillengröße und -reaktion
- Hautkolorit, stehende Haufalte?

Neben der allgemeinen (Intensiv-)Pflege beachten die Pflegenden:
- Patientinnen mit einer Alkoholintoxikation neigen zum Auskühlen und müssen davor geschützt werden; sie neigen auch zur Hypoglykämie
- Bei Patientinnen mit bekannter Abhängigkeit von Drogen, Alkohol oder Arzneimitteln muss mit Entzugssymptomen (→ 38.8.3) gerechnet werden.

Alkoholintoxikation

Alkoholkrankheit 38.8.3

DEFINITION

Alkoholintoxikation *(Alkoholvergiftung, „C2-Intox.“)*: Vergiftung durch übermäßige Alkoholaufnahme innerhalb weniger Stunden (bei Erwachsenen meist über 100 g). Sehr häufig. Vor allem bei zu später oder ausbleibender Behandlung tödlicher Ausgang möglich.

Die **Alkoholintoxikation** ist in Deutschland die häufigste Vergiftung. Trotz individueller Unterschiede gibt es eine grobe Beziehung zwischen der Alkoholkonzentration im Blut (in Promille = ‰) und Symptomen:
- Ab ca. 0,3 ‰ gehobene Stimmung, beginnende Enthemmung, Rededrang, Beeinträchtigung von Konzentration, Reaktion und Aufmerksamkeit, Anstieg der Risikobereitschaft
- Bei ca. 0,5 ‰ Grenze der Fahrtüchtigkeit (diese ist jedoch schon darunter eingeschränkt)
- Ab ca. 0,8 ‰ Störungen von Gleichgewicht und Feinmotorik, Störung des räumlichen Sehens, beginnende Blickfeldverengung, deutliche Beeinträchtigung von Konzentration, Reaktion und Aufmerksamkeit, Selbstüberschätzung
- Ab ca. 1,2 ‰ ausgeprägte Gleichgewichtsstörungen, zunehmende Sprach-, Orientierungsstörungen
- Ab ca. 2 ‰ zunehmende Bewusstseinseinschränkung bis zum Koma
- Ab ca. 3 ‰ tödlicher Ausgang möglich.

Weitere typische Zeichen sind:
- Geruch nach Alkohol *(Alkoholfötor)*
- Erhöhte Wärmeabgabe durch Erweiterung der peripheren Gefäße (gerötetes Gesicht), häufig mit nachfolgender Unterkühlung
- Erbrechen, erhöhter Harnfluss (Polyurie, da Alkohol die Sekretion des antidiuretischen Hormons/ADH hemmt).

Tab. 14.3 Giftige Substanzen/überdosierte Arzneimittel und ihre spezifischen Antidote (Auswahl).

Substanz	Antidot
Methylalkohol	Ethylalkohol, Fomepizol (z. B. Fomepizole OPI®)
Benzodiazepine (z. B. Diazepam)	Flumazenil (z. B. Anexate®)
Heroin, Opiate	Naloxon (z. B. Naloxon B. Braun®)
Paracetamol (z. B. ben-u-ron®)	N-Acetylcystein (z. B. Fluimucil®)
Alkylphosphat	Atropin (z. B. Atropinsulfat Braun®)
Cumarine (z. B. Marcumar®)	Vitamin K (z. B. Konakion®)

Bei **Menschen mit Alkoholkrankheit** kann durch eine Alkoholintoleranz das klinische Bild über den tatsächlichen Vergiftungsgrad täuschen. Zusätzlich können weitere Ursachen für ein Koma bestehen, v. a. Hypoglykämien (→ 26.6.5), Mischintoxikationen (z. B. mit Tabletten oder injizierten Opioiden) und traumatisch bedingte Hirnblutungen. Entsprechend müssen die Behandlungsstrategien modifiziert werden.

Besteht nicht nur eine akute Alkoholvergiftung, sondern zugleich eine Alkoholabhängigkeit, entwickeln sich innerhalb von Stunden die Symptome des Alkoholentzugsdelirs (→ 38.8.3).

Behandlung alkoholvergifteter Patientinnen:
- Bei bewusstloser Patientin Notruf 112 und evtl. kardiopulmonale Reanimation. Erbrechen ist häufig, deshalb nicht reanimationsbedürftige Patientin in stabiler Seitenlage positionieren
- Im Krankenhaus Stabilisierung der Vitalfunktionen sowie Infusionstherapie mit einer glukosehaltigen Kochsalzlösung wegen der häufigen Hypoglykämien (→ 26.6.5)
- Bei Übererregung oder aggressivem Verhalten evtl. Haloperidol i. v. (z. B. in Haldol®)
- Bei Verdacht auf „gepanschten“ Alkohol oder die Aufnahme von Frostschutzmitteln entsprechende Blutuntersuchung, evtl. Gabe von Fomepizol (Antidot von Ethylenglycol) sowie Hämodialyse.

Benzodiazepinvergiftung

Benzodiazepine (→ 38.3.4) wie Diazep-ct® und Adumbran® gehören zu den meistverordneten Arzneimitteln in der Allgemeinmedizin und der Psychiatrie. Sie werden nicht selten in Suizidabsicht überdosiert eingenommen.

Die Patientin erscheint benommen, ihre Muskeln sind schlaff und entspannt, sie läuft – so weit noch möglich – ataktisch (unkoordiniert, schlaksig). Bei starker Überdosierung treten Bewusstlosigkeit, Atemdepression und Blutdruckabfall hinzu.

Aufgrund der langsamen Resorption kann bei Benzodiazepinvergiftungen eine Magenspülung, sofern sie indiziert ist, auch noch 6 Std. nach Einnahme sinnvoll sein. Als Antidot zur i. v.-Gabe steht der Benzodiazepinantagonist Flumazenil (z. B. Anexate®) zur Verfügung.

Die weiteren Maßnahmen bei Benzodiazepinvergiftung richten sich nach dem Zustand der Patientin. Wahrscheinlich ist eine Überwachung auf der Intensivstation notwendig.

14.5.4 Verätzungen

Verätzungen werden durch *Laugen* und *Säuren* hervorgerufen. Sie treten vor allem in Mund, Speiseröhre und Magen sowie an Augen und Haut auf.

Beim Trinken einer ätzenden Substanz kommt es zu heftigen Schmerzen und Speichelfluss. Die Schleimhäute sind durch Beläge, Verquellungen oder Blutungen verändert.

VORSICHT! Bei Verdacht auf *Verätzungen von Mund und Speiseröhre* als Erstmaßnahme etwa 200 ml Flüssigkeit (z. B. Wasser, Tee, Milch) in kleinen Schlucken zu trinken geben; nicht mehr, da sonst die Gefahr des Erbrechens besteht. Niemals Erbrechen auslösen! Dies würde die Schädigungen der Schleimhäute, insbesondere der Speiseröhre, nur verschlimmern [7].

Bei *Verätzungen der Haut,* z. B. durch Chemikalien, werden alle benetzten Kleider entfernt. Daraufhin muss der betroffene Bereich unter fließendem Wasser ausgiebig gespült werden. Ist kein Wasser vorhanden, wird der Schadstoff abgetupft. Dabei ist darauf zu achten, dass die Finger des Helfers den Ätzstoff nicht berühren und die Tupfer möglichst oft gewechselt werden [7].

Bei *Verätzung der Augen* (z. B. mit Kalkstaub) Betroffene auf den Boden legen, Kopf auf die Seite des verätzten Auges drehen und Augenspülung durchführen (→ 35.1.4): Wasser aus ca. 10 cm Höhe in den inneren Augenwinkel gießen, sodass es über den Augapfel und den äußeren Augenwinkel abfließen kann. Gesundes Auge schützen. Verband auf beide Augen und Betroffene schnellstmöglich zum Augenarzt bringen [7].

14.5.5 Verbrennungen

DEFINITION

Verbrennung: Thermische Verletzung, die zur Gewebeschädigung führt. Verursacht durch Flammen, heiße Flüssigkeiten (Verbrühung), Dämpfe, Gase, Strahlung (Sonne, radioaktive Strahlung), heiße Stoffe oder Kontaktflächen, Explosionen, Reibung oder elektrischen Strom.

Verbrühung: Gewebeschädigung durch heiße Flüssigkeiten (z. B. kochendes Wasser).

Entscheidend für Verlauf und Prognose einer Verbrennung sind u. a. Flächenausdehnung, Tiefenausdehnung (Schweregrad) und Alter des Patienten.

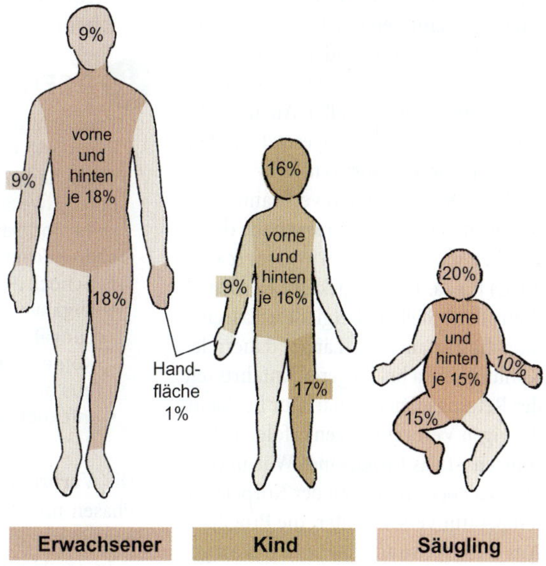

Abb. 14.9 Figurenschema zur Neuner-Regel und zur Abschätzung der verbrannten Körperoberfläche (VKOF) bei Kindern und Säuglingen. Faustregel: Der Handteller des Verletzten entspricht etwa 1 % seiner Körperoberfläche. [A300]

Flächenausdehnung

Je größer der verbrannte Hautanteil, desto bedrohlicher die Verbrennung. Sind mehr als 10–15 % der Hautoberfläche betroffen, so droht ein Volumenmangelschock, da große Mengen an Körperwasser über die geschädigte Haut verloren gehen. Verbrennungen über 50 % der Körperoberfläche enden oft tödlich.

Zur Abschätzung des verbrannten Hautanteils hat sich die **Neuner-Regel** bewährt: Beim Erwachsenen lässt sich die Körperoberfläche in elf „Neun-Prozent-Stückchen" aufteilen. Bei Kindern – und v. a. Säuglingen – mit ihrem relativ großen Kopf gelten modifizierte Regeln (→ Abb. 14.9). Generell gilt auch: Die Handfläche des Patienten entspricht 1 % seiner Körperoberfläche [8].

Tiefenausdehnung

Je tiefer der Verbrennungsdefekt reicht, desto größer sind die zu erwartenden Wasserverluste und toxinvermittelten Allgemeinschäden. Man unterscheidet Schweregrade der **Tiefenausdehnung** [8]:

- **Verbrennung 1. Grades.** Lokale Schwellung und Rötung. Die Schädigung ist auf die Oberhaut (Epidermis) beschränkt. Die Haut schuppt später ab; es bleiben keine Narben
- **Verbrennung 2. Grades.** Zusätzliche Bildung von Brandblasen mit starken Schmerzen. Auch die Lederhaut (Korium) ist in unterschiedlichem Ausmaß betroffen, dadurch entstehen zwei Formen:
  - **Grad 2a** *(Typ 2a).* Oberflächliche zweitgradige Verbrennung. Die Rötung ist „wegdrückbar" (etwa wenn man einen sauberen Spatel auf die Wunde drückt), der Wundgrund feucht. Narben bilden sich nach Abheilung nicht
  - **Grad 2b** *(Typ 2b).* Tiefe zweitgradige Verbrennung. Die Rötung ist nicht wegdrückbar, der Wundgrund trocken und evtl. weißlich. Narbenbildungen sind hier möglich
- **Verbrennung 3. Grades.** Komplette Zerstörung der Haut mit den Hautanhangsgebilden, eine Selbstheilung ist nicht mehr möglich
- **Verbrennung 4. Grades** *(Verkohlung).* Verbrennung von Unterhautfettgebe, Muskulatur, Knochen.

Oft sieht die Verbrennung zunächst undramatisch aus: Blasen bilden sich erst nach einer gewissen Zeit, Gewebedefekte sind anfänglich schwer einzuschätzen, z. T. sind Verbrennungen auch unter Kleidern verborgen.

Schmerz kein Maßstab

Bei der Verbrennung 3. Grades werden die Hautanhangsgebilde (Haare, Schweißdrüsen) und die Schmerzrezeptoren der Haut zerstört. Je geringer die Schmerzangaben bei Verbrennungen, desto schwerer ist möglicherweise die Schädigung.

Erstmaßnahmen

- Kleiderbrände sofort löschen. Hierzu die brennende Person, die aus Panik meist davonläuft, unbedingt aufhalten
- Wenn verfügbar, brennende Person mit Wasser übergießen oder in Wasser ein-

tauchen. Steht kein Wasser zur Verfügung, die Flammen mit Tüchern ersticken oder den Brennenden in Wolldecken einhüllen oder auf dem Boden wälzen („stop, drop and roll"). Auch Feuerlöscher können eingesetzt werden (nicht ins Gesicht spritzen!)

- Bei Schmerzen kann das verbrannte Areal zur Schmerzlinderung nach dem Löschen mit lauwarmem Wasser (ca. 20 °C) für ca. 10 Min. gekühlt werden (betroffene Stellen übergießen, Extremitäten hineintauchen). Länger dauernde Kühlung, etwa bei längerer Anfahrtszeit des Rettungsdienstes, darf nur bei kleinflächigen Verbrennungen erfolgen. Ansonsten ist das Risiko eines Wärmeverlusts zu hoch (Absinken der Körperkerntemperatur verschlechtert die Prognose). Aus diesem Grund wird bei Kindern generell nur im Bereich der Extremitäten gekühlt [9]
- Kleider und Schmuck möglichst rasch entfernen, jedoch nur, wenn sie nicht an der Haut kleben bzw. sich leicht abnehmen lassen
- Brandwunden steril oder zumindest sauber abdecken. Ansonsten bleibt die Wunde unbedeckt. Keinesfalls Salben, Puder oder Sprays verwenden! Auch in die Haut eingebrannte Materialien, z. B. Teer, nicht entfernen; Brandblasen nicht öffnen
- Schock und Schmerzen bekämpfen, evtl. Reanimation (→ 14.3) beginnen [8].

Indikationen einer stationären Behandlung

Verbrennungen › 10 % der Körperoberfläche (KOF, bei Kindern › 5 %) müssen im Krankenhaus behandelt werden. Verbrennungen 2. Grades von › 10 % KOF, Verbrennungen 3. Grades, Verbrennungen an Händen, Gesicht, Genitalien, Verbrennungen durch Elektrizität einschl. Blitzschlag und Inhalationstraumata sollen in einem **Zentrum für Brandverletzte** behandelt werden [8].

VORSICHT! Insbesondere bei Explosionen oder Brand in geschlossenen Räumen sowie bei Brandmarkierungen im Gesicht sind **Inhalationsschäden** der Lungen möglich (Schleimhautschwellung, Lungenödem). Die Schädigung des Respirationstrakts äußert sich durch Heiserkeit, Husten, Ruß im Sputum und Atemnot. Die Symptome können verzögert bis zu 48 Std. nach dem Trauma auftreten. Der Inhalationsschaden kann bis zum Lungenversagen führen. Bei Inhalationstrauma ist oft die sofortige Intubation nötig.

Weitere Behandlung und Verbrennungskrankheit

DEFINITION

Verbrennungskrankheit: Bei Verbrennungen ab etwa 15 % der Körperoberfläche Schädigung des Gesamtorganismus durch Eiweißzerfallsprodukte, Flüssigkeits- und Salzverluste mit den lebensbedrohlichen Komplikationen:
- Schock (→ 14.4)
- Organversagen (v. a. der Nieren und Lunge) durch Überschwemmung des Körpers mit toxischen Substanzen aus dem zerstörten Gewebe
- Infektionen.

Die **Verbrennungskrankheit** wird in drei Phasen mit jeweils typischen Komplikationen eingeteilt:
- In der **Akutphase** (*Frühphase,* die ersten 48 Std.) dominieren Flüssigkeits-, Elektrolyt-, Eiweiß- und Wärmeverluste über die ausgedehnten Wundflächen. Dadurch ist die Gefahr eines Schocks und Organversagens erhöht
- Während der **Intermediärphase** kommt es gehäuft zu Infektionen durch bakterielle Besiedelung der Wunden und zu gesteigerter Stoffwechselaktivität durch die einsetzende Wundheilung
- In der **Rehabilitationsphase** ist die akute Lebensbedrohung abgewendet, und die optische und funktionelle Wiederherstellung der Haut sowie die Mobilisation des Patienten stehen im Vordergrund.

Wundbehandlung

Konservative Wundbehandlung. Die Brandwunde wird anfangs konservativ mit folgenden Zielen behandelt:
- Primäre Wundheilung bei Verbrennungen 1. und 2. Grades
- Saubere (sterile) Wundverhältnisse für die spätere chirurgische Wundbehandlung bei Verbrennungen ab 3. Grad.

Der schwerbrandverletzte Patient wird 2- bis 3-mal pro Woche in sterilem, körperwarmem Wasser gebadet, in der Regel in Allgemeinanästhesie. Anschließend erfolgt die *geschlossene* oder *offene* Wundversorgung (→ 43.13.3).

Chirurgische Wundbehandlung. Bei Verbrennungen 3. Grades ist eine Erneuerung der Haut nicht mehr möglich, da alle regenerationsfähigen Hautzellen zerstört sind. Nach Nekrosenentfernung **(Nekrosektomie)** wird die Wunde durch **Hauttransplantation** abgedeckt. Kosmetisch am günstigsten ist Spalthaut. Ansonsten wird auf Meshgraft (*Maschentransplantat,* aus Spalthaut hergestelltes „Gitter", → Abb. 14.10) oder patienteneigene Zellkulturepidermis *(in Kulturen gezüchtete Hautzellen)* ausgewichen.

Postakute und stationäre Rehabilitation

Nach der akuten Phase geht es vor allem darum die Beweglichkeit im Bereich der Gelenke wiederherzustellen bzw. zu erhalten, da die Narben zu Kontrakturen führen können. Tägliche intensive Physiotherapie ist dafür notwendig, teilweise mit statischen und dynamischen Schienen.

Bei großflächigen Verbrennungen kommt es oft zur **hypertrophen Narbenbildung** (überschießendes Narbenwachstum). Enganliegende Kompressionsbandagen, sowohl für einzelne Körperteile wie auch als Ganzkörperanzug angefertigt, sollen dies verhindern. Die Patientin muss Bandagen bzw. Anzug 1–2 Jahre lang 23 Std. täglich tragen und darf sie nur zur Körperpflege abnehmen. Die tägliche Hautpflege ist aufwendig.

6–12 Monate nach der Verbrennung sind chirurgische Eingriffe zur funktionellen oder kosmetischen Korrektur möglich [8].

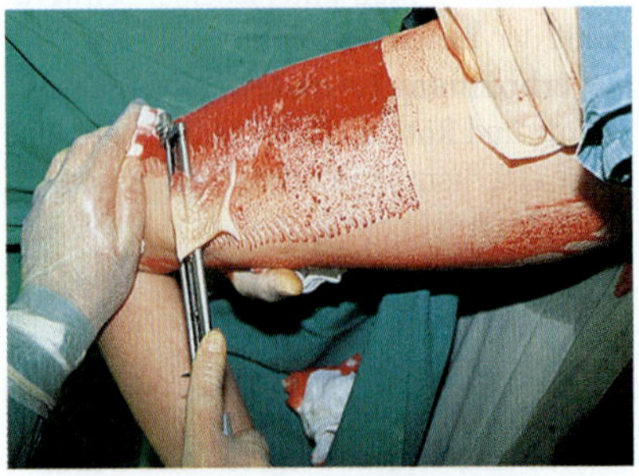

a Abtragen eines Spalthauttransplantats, das danach gitterförmig geschlitzt wird.

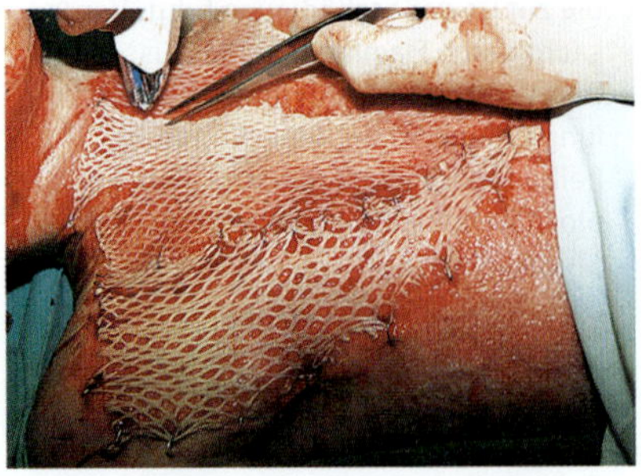

b Decken des Hautdefekts mit dem Meshgraft-Transplantat.

Abb. 14.10 Meshgraft-Transplantat. [F453]

Psychische Situation schwerbrandverletzter Patienten

Die schwerbrandverletzte Patientin ist extremen psychischen Belastungen ausgesetzt. Bei Einweisung ins Krankenhaus steht sie meist noch unter dem Einfluss des Unfallschocks. Danach steht zunächst die Angst ums Überleben und die Schmerzen im Vordergrund. Im weiteren Verlauf wird sich die Patientin der körperlichen Folgen bewusst, und die Angst vor dauernder Entstellung durch Narbenbildung, Verlust von Freunden und sozialen Kontakten, dem Arbeitsplatz wächst.
In dieser extremen Belastungssituation liegt die Patientin je nach Art der Wundbehandlung in einem Isolierzimmer, in dem sie wenig Ansprache und Kontakt hat. Deshalb ist die psychische Unterstützung durch Pflegende und Ärzte sowie die Hilfe von speziell geschulten Psychologen für Patientin und Angehörige unverzichtbarer Bestandteil der Therapie.

14.5.6 Kälteschäden

DEFINITION

Erfrierung: Lokale, meist auf die Haut beschränkte Kälteschädigung ohne Absinken der Körperkerntemperatur.

Unterkühlung *(Hypothermie):* Sinken der Körperkerntemperatur unter 35 °C. Akute Lebensgefahr bei Körpertemperaturen unter 30 °C.

Erfrierung

Erfrierungen treten besonders an den Akren (Zehen, Finger, Ohrläppchen, Nasenspitze) auf.

Ähnlich wie bei Verbrennungen ist der Heilungsverlauf von der Tiefenausdehnung abhängig. Man unterscheidet drei Schweregrade. Wie bei der Verbrennung sind die Grade 1 und 2 auf Ober- und Lederhaut beschränkt und heilen zumeist folgenlos ab.

- **Erfrierung 1. Grades.** Schädigung der Epidermis. Zunächst ist die Haut durch den kältebedingten Gefäßkrampf weiß, kalt und gefühllos. Später färbt sie sich blaurot und wird äußerst schmerzhaft, Beweglichkeit ist erhalten
- **Erfrierung 2. Grades.** Schädigung der Dermis. Blasenbildung und schwere Schwellungen *(Frostbeulen)*. Das Areal ist taub. Das Gewebe heilt innerhalb von 3–4 Wochen vollständig, neurologische Beschwerden können bleiben

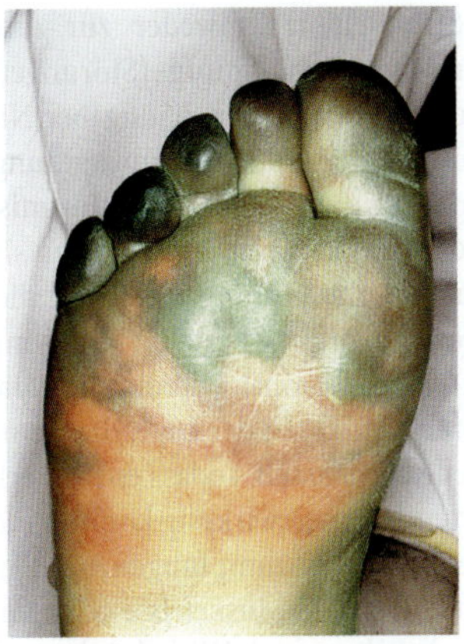

Abb. 14.11 Erfrierung des rechten Fußes. Die Zehen und der Vorfuß sind irreversibel geschädigt. [V220]

- **Erfrierung 3. Grades.** Schädigung der Dermis und Subkutis. Bildung von hämorrhagischen Blasen nach dem Auftauen, die Haut löst sich langsam ab und es können dauerhafte Schäden bleiben, auch Bewegungseinschränkungen oder eine Kälteempfindlichkeit
- **Erfrierung 4. Grades.** Schädigung der Dermis und der darunterliegenden Strukturen mit Nekrosenbildung, keine Schmerzen. Das Vollbild entwickelt sich über mehrere Wochen und führt zur Autoamputation bzw. zur notwendigen Amputation (→ Abb. 14.11). Dauerhafter anatomischer und funktioneller Schaden [9].

Erstmaßnahmen

Der betroffene Körperteil wird *langsam* erwärmt, z. B. im Wasserbad. Liegt eine schwere Erfrierung einer Extremität mit Unterkühlung vor, sollte keine Wärmeapplikation erfolgen, da hierdurch der Sauerstoffbedarf des geschädigten Gewebes rasch ansteigen würde – die wegen der Kälte eingeschränkte Durchblutung wäre nicht in der Lage, den benötigten Sauerstoff „anzuliefern". In diesem Fall wird der gesamte Körper langsam erwärmt (Erwärmung von „innen nach außen").

Die Hautschäden werden, ähnlich wie bei Verbrennungen, steril abgedeckt.

Unterkühlung vor Erfrierung

Bei allen Erfrierungen muss an eine gleichzeitig vorliegende Unterkühlung gedacht werden. Diese ist *vorrangig* zu behandeln.

Unterkühlung

Die **Unterkühlung** *(Hypothermie)* betrifft größere Körperregionen oder den gesamten Organismus.

Bei Überforderung der körpereigenen Gegenmaßnahmen (Muskelzittern, Engstellung der Hautgefäße) sinkt die Körperkerntemperatur (also die „Betriebstemperatur" der wichtigsten Organe) mit gefährlichen Folgen:

- Verlangsamung des Stoffwechsels mit Schläfrigkeit und Bewusstseinseintrübung
- Bradykardie
- Nachlassen der Schmerzempfindung
- Bei Frühgeborenen evtl. Hirnblutungen.

Bei etwa 27 °C sind die sichtbaren Lebensäußerungen so stark eingeschränkt, dass man vom **Scheintod** (*Vita minima* mit Koma, extrem langsamem Puls) spricht. Sinkt die Körpertemperatur weiter, tritt Kammerflimmern und später ein Herzstillstand auf (Stadien der Unterkühlung → Tab. 14.4) [9].

Unterkühlung tritt gehäuft auf:

- Bei Bewusstlosen (keine angemessene Wärmeproduktion)
- Im Wasser (Wasser leitet Kälte 20-mal besser als Luft)
- Bei Wind (rasche Wärmeverluste über die Haut)
- Unter Alkohol- und Arzneimittelwirkung (Hypnotika, Tranquilizer) – v. a. Alkohol führt durch Weitstellung der Hautgefäße zu raschen Wärmeverlusten
- Bei alten Menschen (eingeschränkte Wärmeproduktion)
- Bei kleinen Kindern (relativ große Körperoberfläche mit raschen Wärmeverlusten)
- Bei Rollstuhlfahrern.

Tab. 14.4 Stadien der Unterkühlung.

Stadium (Körpertemperatur)	Symptome
Mild (35–32 °C)	Patient zunächst bewusstseinsklar, Muskelzittern, Schmerzen, RR und Puls erhöht, Haut blass und kalt. Nach einiger Zeit zunehmende Apathie
Mäßig (31–28 °C)	Schläfrigkeit, Reflexe abgeschwächt, kein Muskelzittern mehr, keine Schmerzen, RR und Puls erniedrigt
Schwer (< 28 °C)	Koma (Scheintod), Puls nicht tastbar, minimale Atmung, keine Reflexe, evtl. Herz-Kreislauf-Stillstand, Pupillen erweitert und starr

Erstmaßnahmen

- Bei Kreislaufstillstand kardiopulmonale Reanimation durchführen (→ 14.6).
- Weitere Kälteverluste verhindern. Nasse Kleider entfernen, die Unterkühlte gut bedeckt und windgeschützt (!) positionieren, möglichst in einen warmen Raum bringen. Warmen Tee nur bei voll erhaltenem Bewusstsein anbieten (keinen Alkohol!)
- Nur bei leichter Unterkühlung (Kerntemperatur > 30 °C) und erhaltener Herz-Kreislauf-Funktion äußere Erwärmungsmaßnahmen ergreifen, z. B. durch Wärmepackungen in Achselhöhlen, am Hals oder in der Leistengegend. Bei allen schwer Unterkühlten drohen bei der aktiven Wiedererwärmung ernste Komplikationen, z. B. Herzkammerflimmern und Schock. Den Unterkühlten in diesem Fall möglichst schonend transportieren und nur unter ärztlicher Aufsicht aufwärmen! Frühzeitig den Rettungsdienst verständigen. [F453]

VORSICHT! Bei **Erfrierungen** gilt:
- Im Zweifel Erfrierungsopfer immer reanimieren, es sei denn, es liegt eine andere, zweifelsfreie Todesursache vor („Keiner ist tot, bis er nicht warm und tot ist."): Lebenszeichen oder umgekehrt den Tod festzustellen kann bei Hypothermie sehr schwierig sein, zudem ist die Überlebenszeit der Gewebe erheblich verlängert
- Niemals die Extremitäten isoliert erwärmen (drohendes „Versacken" des Blutes mit nachfolgendem Volumenmangelschock → 14.5.2)
- Niemals Autotransfusionslagerung oder größere Lageänderung am Unterkühlten vornehmen (Gefahr des Kammerflimmerns durch Rückfluss von kaltem Körperschalenblut zum Herzen).

14.5.7 Stromunfälle

Zu Stromverletzungen kann es kommen, wenn Strom durch den menschlichen Körper fließt. Als Sonderform des **Stromunfalls** kann der **Blitzschlag** aufgefasst werden.
Das Maß der Schädigung hängt ab von:

- Stromart. Wechselstrom ist gefährlicher als Gleichstrom
- Spannungsebene. Hochspannung (Spannung > 1.000 Volt) ist gefährlicher als Niederspannung (< 1.000 Volt)
- Stromstärke und Einwirkzeit
- Hautwiderstand. Feuchte Haut leitet Strom besser
- Stromweg. Stromfluss von Hand zu Hand ist gefährlicher als Stromfluss von Hand zu Fuß.

Der Strom führt entweder zur direkten **elektrischen Schädigung** (Störungen der Reizleitung im Körper, häufig bei Niederspannung) oder durch Umwandlung der Stromenergie in Hitze zur **thermischen Schädigung** (Verbrennung). Folgen sind:

- Muskelverkrampfungen, solange die Stromeinwirkung besteht (insbesondere bei Wechselstrom). Hierdurch ist das Opfer oft nicht in der Lage, die Stromquelle loszulassen, sodass es zur verlängerten Stromeinwirkung kommt. Plötzliche Muskelverkrampfungen können so stark sein, dass Muskelrisse oder Knochenbrüche – auch Wirbelsäulenverletzungen – entstehen
- Herzrhythmusstörungen bis zum Herzstillstand

Immer ins Krankenhaus
Hämodynamisch relevante Herzrhythmusstörungen sind noch nach Tagen möglich, ein evtl. Kammerflimmern kann nur durch möglichst frühe Defibrillation (→ 14.6.1) behandelt werden. Deshalb muss jeder Stromunfallpatient stationär vorgestellt werden. In der Regel werden die Patienten auch bei unauffälligen Befunden mindestens 24 Std. mit Monitor überwacht.

- Verbrennungen. Insbesondere an den Ein- und Austrittsstellen des Stroms kommt es zur Hitzeentwicklung mit entsprechenden *Strommarken*
- Evtl. zentralnervöse Schädigungen wie Verwirrung, gestörte Atemregulation, Koma oder Atemstillstand. Auch ein akutes Nierenversagen oder Schwellungen der Schleimhäute (einschließlich der Atemwege) können auftreten.

Erstmaßnahmen

Durch Kontakt zur Verletzten kann der Helfer in den Stromkreis geraten. Bei Unfällen mit elektrischem Strom hat die Eigensicherung deshalb höchste Priorität.

- Bei Haushaltsunfällen zuerst Stromzufuhr durch Herausziehen des Netzsteckers oder Ausschalten der Sicherung unterbrechen und vor erneutem Zuschalten sichern
- Bei Hochspannungsunfällen (z. B. an Hochspannungsleitungen) grundsätzlich sofort den Notarzt verständigen und z. B. durch Anruf beim örtlichen Stromwerk dafür sorgen, dass der Strom schnellstmöglich abgeschaltet wird. Weitere Hilfe kann erst *nach* dem Eintreffen von Fachpersonal erfolgen (Feuerwehr hat Fachpersonal!)
- Wenn erforderlich, mit der Wiederbelebung beginnen. Wegen des häufigen Kammerflimmerns hat die Defibrillation hohe Priorität!
- Möglicherweise vorhandene Strommarken wie Verbrennungswunden keimfrei bedecken.

14.5.8 Ertrinken

Beim **Ertrinken** füllt sich die Lunge durch reflektorische Atembewegungen rasch mit Wasser, das die lebensnotwendige Atemluft verdrängt. Selten verhindert ein Krampf der Kehlkopfmuskulatur *(Laryngospasmus)* das Eindringen von Wasser.

Ursachen sind fehlende Schwimmkenntnisse, Erschöpfung, Unterkühlung, aber auch Intoxikationen (oft Alkohol), Trauma (Sprung ins flache Wasser), seltener epileptische Anfälle oder Herzinfarkt.

Die Ertrunkene ist in der Regel bewusstlos und zyanotisch. Meist besteht ein Atemstillstand, selten noch eine Schnappatmung (→ 3.2.4). Anfänglich ist evtl. noch ein schneller Herzschlag vorhanden, der bei längerem Untertauchen langsamer wird und schwindet (zunächst Kammerflimmern, später Asystolie). Durch den Sauerstoffmangel kommt es nicht selten zu Krampfanfällen. Erbrechen ist wegen der großen verschluckten Wassermengen häufig. Typisch ist weißlicher bis blutiger Schaum vor Mund und Nase.

Erstmaßnahmen

- Opfer aus dem Wasser retten. Die Ertrunkene sollte bei der Rettung stets *horizontal* liegen, um eine weitere Einschränkung der Hirndurchblutung zu verhindern
- Bei allen Ertrinkungsunfällen und Tauchverletzungen an evtl. Wirbelsäulenverletzung denken
- So rasch wie möglich Mund-zu-Nase- oder Mund-zu-Mund-Beatmung durchführen (→ 14.6.1). Abweichend vom üblichen Vorgehen wird bei der Reanimation mit fünf Atemspenden begonnen, da die Verbesserung der Sauerstoffversorgung höchste Priorität hat
- Keinesfalls versuchen, „das Wasser aus der Lunge zu entfernen", etwa indem das Opfer mit dem Kopf nach unten „ausgeschüttelt" wird. Das in der Lunge verbliebene Wasser wird ohne weitere Maßnahmen rasch in den Körper aufgenommen
- Bei Pulslosigkeit kardiopulmonale Reanimation durchführen (→ 14.3).

Gleichzeitige Unterkühlung

Meist besteht bei Ertrunkenen gleichzeitig eine Unterkühlung. Sie sind deshalb wie Unterkühlungsopfer zu versorgen (→14.5.6).

14.5.9 Bolusgeschehen, Verschlucken

Aspirationsprophyaxe →7.10

Verschluckte Fremdkörper gelangen entweder in die Speiseröhre oder in die Atemwege (Aspiration). Der Fremdkörper in der Speiseröhre löst Schluckbeschwerden und Schmerzen aus. Der in die Luftröhre aspirierte Fremdkörper behindert die Einatmung. Man spricht in letzterem Fall von Atemwegsverlegung durch Fremdkörper.

Zur Feststellung einer Atemwegsverlegung den Betroffenen fragen: „Haben Sie einen Erstickungsanfall"? Wenn die Patientin antworten kann und dabei hustet und atmet, so liegt eine milde Obstruktion vor. Kann er nicht sprechen oder ringt nach Luft, so handelt es sich um eine schwere Obstruktion. Durch die mangelhafte Lungenbelüftung kann eine periphere Zyanose (blaugraue Verfärbung der Haut, →21.2.4) entstehen. Ein pfeifendes Atemgeräusch kann sowohl milde als auch schwere Formen begleiten.

Erstmaßnahmen bei Atemwegsobstruktion durch Fremdkörper

Ist die Patientin bei Bewusstsein, so wird sie als Erstes aufgefordert, kräftig zu husten. Bringt dies keinen Erfolg, so werden zunächst **Rückenschläge** versucht. Dazu stellt sich der Helfer neben und leicht hinter die Patientin und beugt dessen Oberkörper nach unten. Während der Helfer die Brust der Patientin mit einer Hand von vorne unterstützt, gibt er mit dem Handballen der anderen Hand fünf energische Schläge zwischen die Schulterblätter. Dies soll Hustenstöße auslösen.

Sind die Rückenschläge wirkungslos, so werden bis zu fünf Oberbauchstöße durchgeführt (**Heimlich-Handgriff,** →Abb. 14.12). Dieser Handgriff ist aber nicht ungefährlich, da es dabei zu inneren Verletzungen sowie zur Verlagerung eines vorher nur teilweise blockierenden Fremdkörpers mit vollständiger Atemwegsverlegung kommen kann. Deshalb darf der Heimlich-Handgriff nie leichtfertig angewendet werden, und danach muss die Patientin unter ärztlicher Beobachtung bleiben. Ist der Heimlich-Handgriff auch nach 5-maligem Versuch erfolglos, so setzt der Helfer erneut 5 Schläge zwischen die Schulterblätter ein, gefolgt von 5 Oberbauchstößen, und so weiter.

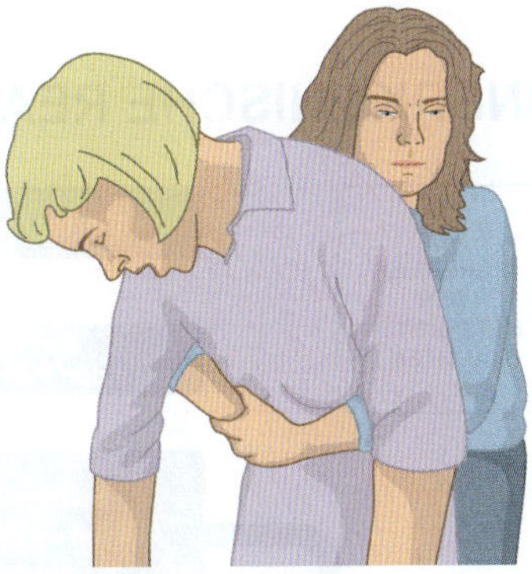

Abb. 14.12 Heimlich-Handgriff an stehender Patientin. Der Helfer schlingt von hinten die Arme um die Taille der Patientin. Er platziert seine Faust im epigastrischen Winkel der Betroffenen und umfasst sie mit der anderen Hand. Dann drückt er die Faust mit Unterstützung der anderen Hand kräftig, notfalls bis zu fünfmal, in die Bauchdecke in Richtung Zwerchfell. [L138]

Ist oder wird die Betroffene bewusstlos, geht der Helfer folgendermaßen vor:

- Notruf tätigen
- Kardiopulmonale Reanimation beginnen (→14.6.1)
- Beim Freimachen der Atemwege Mund der Patientin öffnen (→14.3.1) und Mundhöhle inspizieren
  - Sichtbare Fremdkörper mit dem gebogenen Zeigefinger entfernen
  - Bei nicht sichtbarem Fremdkörper kein „blindes, auf gut Glück" Entfernen versuchen, da die Gefahr besteht, dass der Fremdkörper tiefer in den Atemweg gelangt
- Bei Verfügbarkeit entsprechender Geräte z. B. Absaugen des Fremdkörpers versuchen.

Erstmaßnahmen bei Insektenstich in Mund und Rachen

Bei einem Bienen- oder Wespenstich in Mund oder Rachen sollte umgehend der Notruf 112 gewählt werden. Denn durch den Stich können Zunge und Schleimhäute in kurzer Zeit anschwellen und die Atemwege verlegen.

Bis der Rettungsdienst eintrifft, kann von innen und außen gekühlt werden: Betroffene soll Eiswürfel oder Speiseeis lutschen. Ersthelfer legen kalte Umschläge oder in ein Tuch eingeschlagene Kühlelemente um den Hals der Betroffenen. Bei Atemstillstand erfolgt die Atemspende bzw. Reanimation.

14.5.10 Stich- oder Schnittverletzung

DEFINITION

Stich- oder Schnittverletzung *(„Nadelstichverletzung"):* Jede Verletzung mit einem scharfen oder spitzen Instrument, das mit Patientenmaterial kontaminiert ist. In diesem Sinne auch eine Kratzverletzung, die durch eine Patientin, einen Patienten verursacht wurde.

In Deutschland kamen vor Einführung sicherer Instrumente (→42.5.1) jährlich ca. 500.000 **Nadelstichverletzungen** vor, nur etwa 10 % davon wurden gemeldet. Neuere, zuverlässige Zahlen gibt es nicht.

Die entstehenden kleineren Wunden sind harmlos – die Gefahr besteht darin, dass über gebrauchte Instrumente Infektionen übertragen werden, v. a. eine Hepatitis-B-, -C- oder eine HIV-Infektion. Der Anteil derer, bei denen danach erstmalig spezifische Antikörper nach Nadelstichverletzung nachweisbar sind, liegt für Hepatitis B bei etwa 30 %, für Hepatitis C bei ca. 3 % und für HIV wohl unter 0,3 %. Das Risiko wird durch weitere Einflüsse modifiziert, es ist z. B. wesentlich höher bei tiefen Verletzungen oder Stich mit einer Kanüle, die unmittelbar zuvor mit dem Blut des Patienten in Kontakt war.

NOTFALL! Nadelstichverletzungen und Sekretspritzer auf Schleimhäute sind Notfälle! Die Erstmaßnahmen sind nicht durch die Verletzung, sondern durch das Infektionsrisiko bedingt.

- Bei Nadelstich-/Instrumentenverletzung: Verletzte Stelle mindestens eine Minute bluten lassen bzw. Blutung durch Druck auf das *umliegende Gewebe* (nicht die verletzte Stelle selbst!) provozieren. Wunde dann intensiv mit einem Antiseptikum (mit Ethanol) spülen. Nadel/Instrument falls möglich sicherstellen
- Bei Verspritzen (fraglich) kontaminierten Materials [10]:
  - Auf intakte Haut: Mit Hautantiseptikum desinfizieren, anschließend mit Wasser und Seife reinigen
  - Auf verletzte Haut: Material grob entfernen, anschließend mit Antiseptikum gründlich desinfizieren
  - In Augen oder Mundhöhle: Über mehrere Minuten spülen mit reichlich (destilliertem) Wasser oder 0,9%iger Kochsalzlösung
- Unverzüglich Durchgangsarzt (D-Arzt) aufsuchen. Dieser leitet folgende Maßnahmen ein:
  - Das Blut der Betroffenen sowie der Indexperson („Spender") wird auf das Vorliegen einer HIV-, Hepatitis-B- und

-C-Infektion untersucht. Achtung: das Einverständnis der Indexperson muss vorliegen!
– Ist die Betroffene nicht ausreichend gegen Hepatitis B geschützt, so wird sie umgehend aktiv und passiv gegen Hepatitis B geimpft
– Bei Kontakt mit einer Hepatitis-C-positiven Person wird nach 2–4 Wochen und nach 3–6 Monaten eine Hepatitis-C-Virus-PCR durchgeführt. Bei einer Infektion wird eine antivirale Therapie gegen Hepatitis C eingeleitet (→25.4.1)
– Ist die Indexperson HIV-infiziert, kann beim Betroffenen eine medikamentöse *Postexpositionsprophylaxe gegen HIV* eingeleitet werden (→30.8.14). Ob oder ob nicht, hängt von verschiedenen Kriterien ab, z. B. wie hoch die HIV-RNA-Kopien/ml bei der Indexperson sind [11].

Kanülenverletzungen vermeiden

Entscheidend ist die Vorbeugung:
- Verwendung von *sicheren Instrumenten,* falls erforderlich, unmittelbar nach Benutzung Sicherungsmechanismus betätigen
- „Herkömmliche" spitze oder scharfe Instrumente (z. B. Skalpell) niemals liegen lassen, sondern nach Benutzung sofort in einen Entsorgungsbehälter (Kanülenabwurf, →Abb. 43.15) werfen
- Kanülenabwurf nicht „nachdrücken", sondern rechtzeitig schließen und entsorgen.

14.6 Kardiopulmonale Reanimation

DEFINITION

Kardiopulmonale Reanimation *(Herz-Lungen-Wiederbelebung; engl. Cardiopulmonary Resuscitation, CPR):* Wiederbelebung eines Menschen bei einem Herz-Kreislauf- und Atemstillstand. Unterschieden in:
- Basismaßnahmen (Basic life support, BLS) und
- Erweiterte Reanimationsmaßnahmen (Advanced life support, ALS).

Ein Herz-Kreislauf-Stillstand ist nicht nur ein häufiges, sondern auch ein schwerwiegendes Ereignis: von den Patientinnen, die innerklinisch einen Kreislaufstillstand erleiden, werden nur ca. 20 % lebend aus dem Krankenhaus entlassen. Wichtig für eine Verbesserung des Patienten-Outcomes ist ein schnellstmöglicher Beginn mit den Wiederbelebungsmaßnahmen.

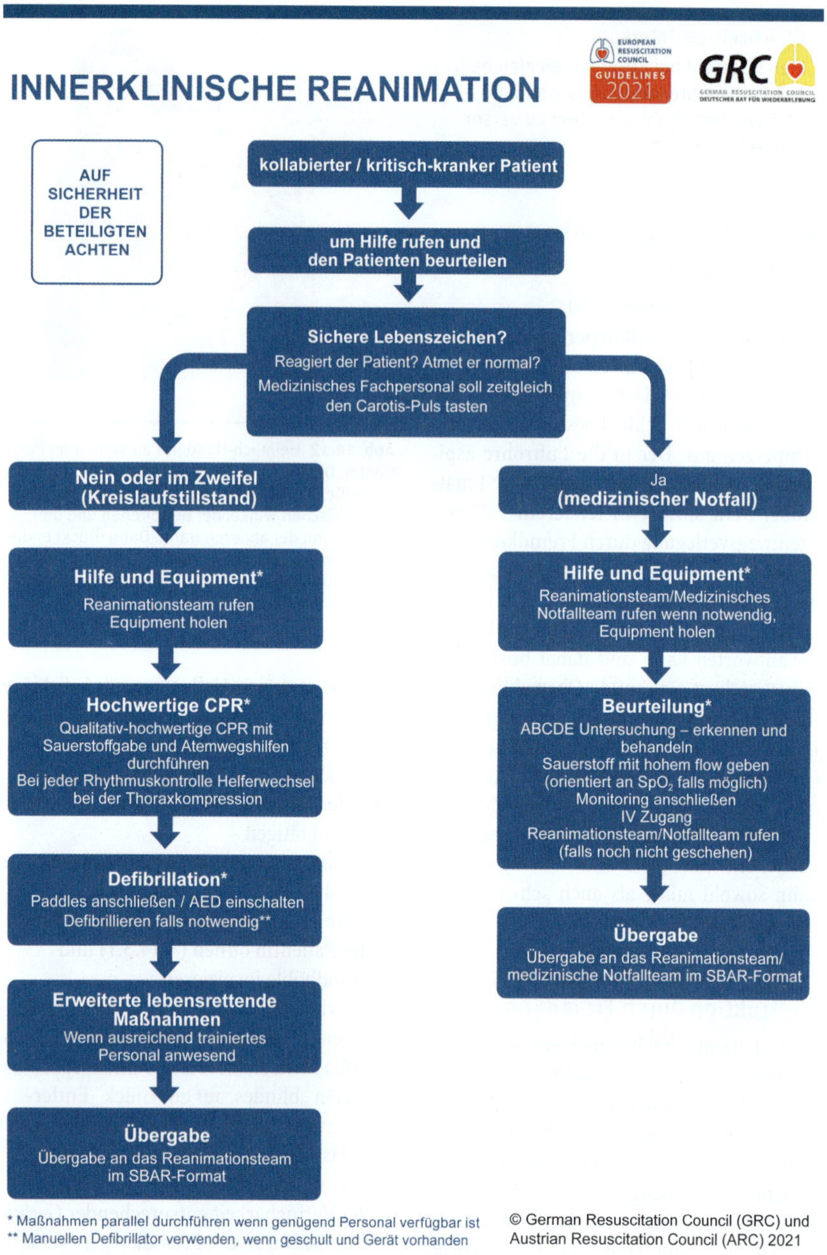

Abb. 14.13 Innerklinische Reanimation. © German Resuscitation Council (GRC) und Austrian Resuscitation Council (ARC) 2021. 1. Die Basis- (→14.6.1) und die weiteren Maßnahmen der Reanimation (→14.6.2) greifen ineinander. Zum xABCDE-Schema →14.1.1. [F781-035]

Die Maßnahmen der **kardiopulmonalen Reanimation** werden unterteilt in:
- Die auch von Laien durchzuführenden **Basismaßnahmen der Reanimation** (*Basisreanimation, Basis-CPR, Basic life support, BLS,* →Abb. 14.14) , also
  – Erkennen des Herz-Kreislauf-Stillstands durch Prüfung von Bewusstsein und Atmung
  – Notruf, möglichst Organisation eines automatischen Defibrillators (AEDs)
  – Herzdruckmassage, Atemspende
  – Anwendung eines automatischen Defibrillators
- Die von medizinischem Fachpersonal anzuwendenden **erweiterten Maßnahmen der Reanimation** (*Advanced life support, ALS,* →Abb. 14.22), wie beispielsweise die Intubation oder die Gabe von Medikamenten.

Bei der Behandlung einer Patientin mit Kreislaufstillstand im Krankenhaus ist die Einteilung in solche Kategorien willkürlich, da die Maßnahmen der **innerklinischen Reanima-**

tion auf allen Ebenen ineinander greifen und parallel ablaufen (→ Abb. 14.13).

Eigenschutz

Eigenschutz beachten: Handschuhe tragen, Nadelstiche und Sekretspritzer vermeiden!

14.6.1 Basismaßnahmen der Reanimation

In einer Notfallsituation überlegt vorzugehen, ist nicht einfach – viele Maßnahmen sind dringend und können doch nicht gleichzeitig durchgeführt werden. Ein standardisiertes „Schema" hilft, bei der **(Basis-) Reanimation** den Überblick zu behalten (→ Abb. 14.14) [12]. Zusätzlich zu dieser standardisierten Vorgehensweise ist eine regelmäßige Reanimationsfortbildung für medizinisches Fachpersonal obligat.

Schritt 1: Erkennen des Herz-Kreislauf-Stillstands

NOTFALL! Basismaßnahmen Schritt 1: Erkennen eines möglichen Herz-Kreislauf-Stillstands durch Prüfung von Bewusstsein und Atmung. Reagiert die Patientin nicht und ist keine normale Atmung vorhanden, so muss von einem Herz-Kreislauf-Stillstand ausgegangen werden.
Wichtig: Vereinzelte, langsame, kaum hörbare oder „schnappende" Atemzüge sind nicht normal, auch hier muss ein Herz-Kreislauf-Stillstand angenommen werden!

Finden die Pflegenden einen Menschen bewusstlos auf oder sehen sie ihn kollabieren, so rufen sie zunächst um Hilfe (z. B. durch Rufen, über Notrufklingel).

Praktisch gleichzeitig gehen sie zur Patientin und prüfen ihre Vitalfunktionen. Diese Prüfung entscheidet darüber, ob eine Reanimation erforderlich ist. Sie muss rasch ablaufen – innerhalb von 10 Sek. – und gleichzeitig verlässlich sein. Deshalb wird heute nur noch eine kurze Prüfung von Bewusstsein und Atmung empfohlen.

Eine Prüfung des Kreislaufs vor Beginn der Wiederbelebung wird auch für professionelle Helfer nicht mehr generell empfohlen. Es hat sich gezeigt, dass die Prüfung des Pulses oft falsche Ergebnisse erbringt und dabei zudem wertvolle Zeit vergeudet wird. Nur ein Erfahrener soll versuchen, den Karotispuls (→ Abb. 4.3) zu tasten, während er gleichzeitig nach anderen Lebenszeichen sucht [12].

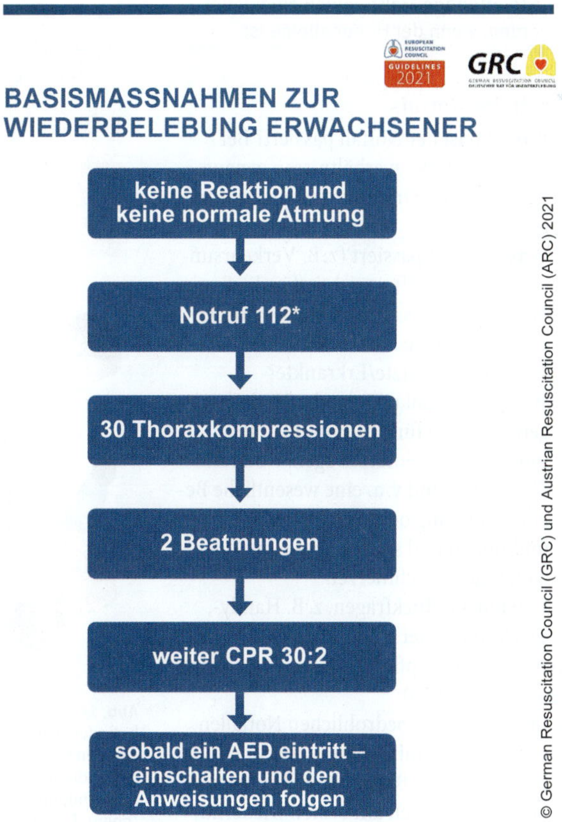

Abb. 14.14 Basismaßnahmen der Reanimation bei Erwachsenen (Basic life support, BLS). © German Resuscitation Council (GRC) und Austrian Resuscitation Council (ARC) 2021 [12]. CPR = kardiopulmonale Reanimation, AED = automatischer elektrischer Defibrillator.
(* Österreich/Schweiz Rettungsdienst auch 144).
[F781-034]

Prüfung des Bewusstseins

DEFINITION

Bewusstlosigkeit: Schwere Bewusstseinsstörung, bei der der Mensch nicht orientiert ist (→ 37.2.11). Die Bewusstlose hat die Fähigkeit der räumlichen und zeitlichen Orientierung verloren und reagiert weder auf Fragen noch auf Berührungen.

Eine bewusstlos erscheinende Patientin wird zur **Prüfung des Bewusstseins** zuerst leicht an den Schultern geschüttelt und laut angesprochen („Alles in Ordnung?"). Das Anfassen ist deshalb wichtig, weil Schwerhörigkeit eine Bewusstseinsstörung vortäuschen kann.

- Reagiert die Patientin, so wird sie zunächst in der vorgefundenen Lage belassen (weiteres Vorgehen → 14.1.1)
- Erfolgt keine Reaktion, so ist die Patientin bewusstlos. Der Ersthelfer ruft jetzt laut um Hilfe (falls noch nicht erfolgt), dreht die Patientin ggf. auf den Rücken und überprüft sofort die Atmung.

Die Ursache der **Bewusstlosigkeit** ist in der Regel zunächst unklar. Ursächliche Störungen *innerhalb des ZNS* sind z. B. ein epileptischer Anfall, ein Schlaganfall (→ 37.6), eine Hirnhaut- oder Gehirnentzündung (→ 37.9.1, → 37.9.2) oder eine Schädel-Hirn-Verletzung (→ 37.13.1). Mögliche Ursachen *außerhalb des ZNS* sind u. a. Schock (z. B. kardiogener Schock bei Herzinfarkt, → 14.4.3), Stoffwechselentgleisungen (z. B. bei Diabetes mellitus, → 26.6.4, → 26.6.5) oder eine schwere Atemstörung. Für das Vorgehen bei der Ersten Hilfe ist aber die Ursache der Bewusstlosigkeit nicht maßgeblich [12].

Prüfung der Atmung

Zur **Prüfung der Atmung** muss sich die Patientin in Rückenlage befinden. Der Helfer legt seine Hand auf die Stirn der Patientin und zieht den Kopf leicht nach hinten (Kopf wird leicht nackenwärts gebeugt bzw. „überstreckt"). Der Helfer hebt nun das Kinn mit den Fingern nach oben (himmelwärts) an, um die Atemwege der Patientin freizumachen (→ Abb. 14.15). Dies wird deshalb empfohlen, weil bei Bewusstlosen die Muskulatur häufig erschlafft ist, sodass die Zunge zurückfallen und die Atemwege verlegen kann.

Die Ersthelferin beugt nun ihre Wange dicht über Mund und Nase der Bewusstlosen und blickt gleichzeitig auf ihren Brustkorb. Atmet die Patientin, so kann der Hel-

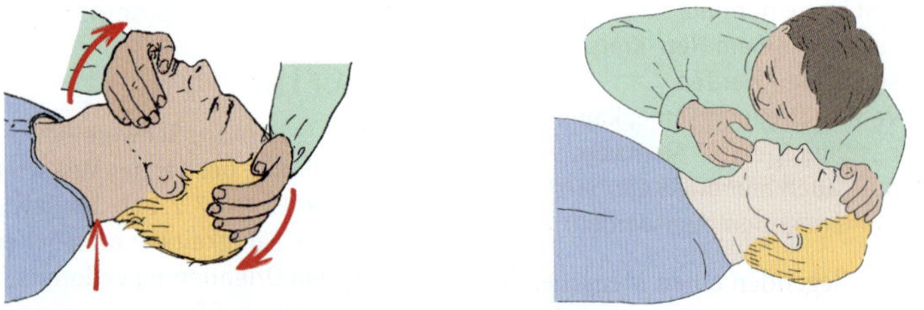

Abb. 14.15 Prüfung der Atmung. Eine Hand auf die Stirn des Patienten legen und seinen Kopf leicht nach hinten beugen (überstrecken). Mit der anderen Hand sein Kinn anheben, um die Atemwege freizumachen (links). Dann die Atmung durch Sehen, Hören und Fühlen prüfen (rechts). [L190]

fer dies *sehen* (atemsynchrone Thoraxexkursion), *hören* (Atemgeräusche) und *fühlen* (Luftbewegung an seiner Wange). Die Prüfung der Atmung darf nicht länger als 10 Sek. in Anspruch nehmen.

Bleiben Zweifel, ob die Atmung normal ist, muss von einem Kreislaufstillstand ausgegangen und mit der Wiederbelebung begonnen werden!

Die früher zur Prüfung der Atmung generell empfohlene Inspektion des Mundes zur Erkennung von Fremdkörpern wird heute nur noch geschultem Personal bei Notfällen innerhalb des Krankenhauses empfohlen. Dazu wird vor Überstreckung des Kopfes kurz in den Mund geschaut. Eventuell *sichtbare Fremdkörper,* z. B. Erbrochenes oder eine verrutschte Zahnprothese, werden dann entfernt – durch Ausräumung mit dem Finger, bei Verfügbarkeit auch mit Magill-Zange und Tupfer oder durch Absaugen [12].

Schritt 2: Notruf und Organisieren eines AED

NOTFALL! Basismaßnahmen Schritt 2: Notruf, möglichst Organisieren eines AED. Nach Erkennen eines Herz-Kreislauf-Stillstands wird sofort der Rettungsdienst bzw. im Krankenhaus das Notfallteam alarmiert (Notruf). Idealerweise wird gleichzeitig ein automatischer elektrischer Defibrillator organisiert.

Reagiert die Patientin nicht und ist keine normale Atmung vorhanden, so muss von einem Kreislaufstillstand ausgegangen werden. Dann folgt *unverzüglich* der **Notruf** *(Phone first).* Der **Euronotruf** 112 gilt in ganz Europa; in Österreich und der Schweiz kann der Rettungsdienst auch unter 144 erreicht werden. Die Priorität des Notrufs vor allen weiteren Maßnahmen gilt auch, wenn nur *ein Helfer* verfügbar ist und der Patient für den Notruf kurzzeitig alleine gelassen werden muss bzw. sich die Reanimation durch den Handy-Notruf etwas verzögert.

Sind *zwei Helfer* verfügbar, so beginnt die eine Person mit der Reanimation, während die andere den Notruf tätigt und einen **AED** *(automatischen externen Defibrillator)* organisiert bzw. im Krankenhaus das Reanimationsteam ruft und die Reanimationsausrüstung samt Defibrillator herbeibringt.

Ein einzelner Helfer soll nach den Leitlinien die Patientin nach getätigtem Notruf nicht alleine lassen, um einen AED zu holen, sondern sofort mit Herzdruckmassage und Atemspende beginnen [12].

Handy laut stellen

Beim Notruf mit dem Handy die Lautsprecherfunktion benutzen. Dann können parallel zum Notruf die ersten lebensrettenden Maßnahmen eingeleitet werden, wenn der Helfer alleine ist.

Inhalt des Notrufs

- **Wo?** Wo ist der Notfall passiert? Bei schwierigen Wegverhältnissen genaue Beschreibung/Orientierungsmarken angeben
- **Was?** Was ist passiert (z. B. Verkehrsunfall, Stromunfall) – wichtig für die Frage, ob evtl. weiteres Fachpersonal erforderlich ist, etwa die Feuerwehr
- **Wie viele** Verletzte/Erkrankte?
- **Welche** Erkrankungen oder Verletzungen – wichtig für den Entscheid Rettungsdienst – Notarztwagen. Notarztindikationen sind v. a. eine wesentliche Beeinträchtigung oder Fehlen der Vitalfunktionen und starke, akute und/oder zunehmende Schmerzen
- **Warten** auf Rückfragen, z. B. Handy-, Telefonnummer.

In medizinisch-pflegerischen Einrichtungen (→ Abb. 14.13):

- Bei *allen* lebensbedrohlichen Notfällen das Wort „Reanimation" verwenden
- Immer Station/Bereich und Zimmer nennen. Angaben am besten wiederholen, um Missverständnisse zu vermeiden.

Schritt 3: Herzdruckmassage und Atemspende

NOTFALL! Basismaßnahmen Schritt 3: Herzdruckmassage und Atemspende. Nach dem Notruf beginnen Ersthelfer sofort mit der **Herzdruckmassage,** geschulte Ersthelfer wie etwa Pflegende außerdem mit der **Atemspende.**

Der Ersthelfer setzt Herzdruckmassage und Atemspende so lange fort, bis die Patientin selber atmet, fachliche Hilfe eintrifft oder ein approbierter Arzt die Beatmung abbrechen lässt (→ 14.3.2).

Besonderheiten der Herzdruckmassage bei Kindern → 14.6.5

Nach Absetzen des Notrufs beginnt der Helfer schnellstmöglich mit der **Herzdruckmassage** *(Thoraxkompression).* Ist der Ersthelfer entsprechend ausgebildet und fähig, so werden nach 30 Thoraxkompressionen 2 **Atemspenden** *(Beatmungen)* gegeben. Ansonsten wird lediglich die Herzdruckmassage fortgeführt.

Herzdruckmassage

Voraussetzung ist eine harte Unterlage (z. B. Reanimationsbrett, Fußboden, Bettbrett), da auf einer weichen Unterlage (z. B. Matratze) die Druckbewegungen auf den

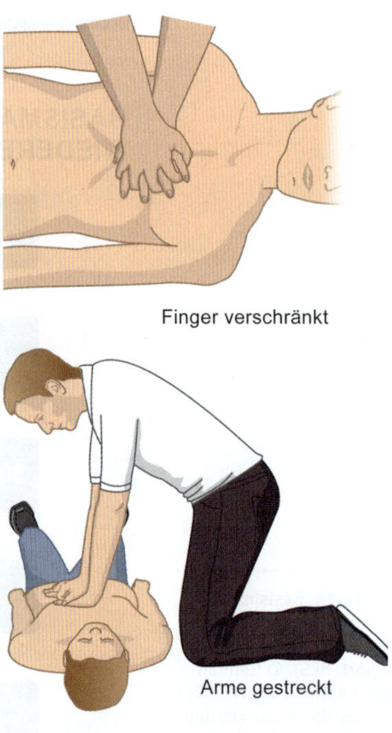

Abb. 14.16 Herzdruckmassage. Der Druckpunkt befindet sich in der Mitte der Brust. Ersthelfer legen den Handballen der einen Hand auf. Der andere Handballen liegt auf dem Handrücken der ersten Hand, die Finger sind miteinander verschränkt (oben). Die Arme des Helfers sind gestreckt (unten). [L138]

Brustkorb „verpuffen“ – die Betroffene wird lediglich tiefer in die weiche Unterlage hineingedrückt.

Die Pflegenden entkleiden den Brustkorb der Betroffenen, um die richtige Lokalisation für die Herzmassage aufzufinden: Der Druckpunkt befindet sich beim Erwachsenen in der *Mitte* des Brustkorbs (→ Abb. 14.16).

Der Helfer kniet sich in Brustkorbhöhe seitlich neben die Betroffene, legt den Handballen der einen Hand auf den Druckpunkt und den anderen Handballen auf den Handrücken der unteren Hand. Nun drückt er den Brustkorb mit *gestreckten Armen* 5–6 cm ein (→ Abb. 14.16). Danach nimmt er den Druck vollkommen weg, damit sich das Herz wieder mit Blut füllen kann, lässt aber die Hände auf dem Brustkorb [12].

Wie schnell drücken?

Die Herzdruckmassage beim Erwachsenen erfolgt mit einer „Arbeitsfrequenz“ von 100–120 Kompressionen/Min. Durch die Pausen für die Atemspenden ergibt sich eine effektive Frequenz von ca. 80 Kompressionen/Min.

Herzmassage und Atemspende erfolgen im rhythmischen Wechsel. Die Helfer beginnen beim Erwachsenen grundsätzlich mit der Herzdruckmassage.

Das **Verhältnis von Thoraxkompressionen zu Atemspende beträgt 30 : 2,** d. h., auf 30 Thoraxkompressionen folgen 2 Atemspenden (→ Abb. 14.14) [12].

Ein- und Zwei-Helfer-Methode

Ein einzelner Helfer beginnt die Reanimation mit 30 Thoraxkompressionen und führt anschließend 2 Beatmungen durch. Diesen Rhythmus behält er bei. Da die **Ein-Helfer-Methode** sehr anstrengend ist, sollte ein Einzelhelfer möglichst schnell eine zweite Person dazu holen (z. B. durch Rufe).

Bei der **Zwei-Helfer-Methode** beatmet der eine Helfer, der andere führt die Herzdruckmassage durch. Auch hier ist das Verhältnis 30 : 2. Da die Herzdruckmassage sehr anstrengend ist, sollten sich die beiden Helfer im Abstand von 2 Min. abwechseln. Die Thoraxkompressionen werden für den Positionswechsel nur so kurz wie möglich unterbrochen.

Atemspende

Besonderheiten der Atemspende bei Kindern → 14.6.5

Nach 30 Thoraxkompressionen erfolgen sofort **2 Atemspenden.** Diese sollten insgesamt nicht länger als 10 Sek. dauern.

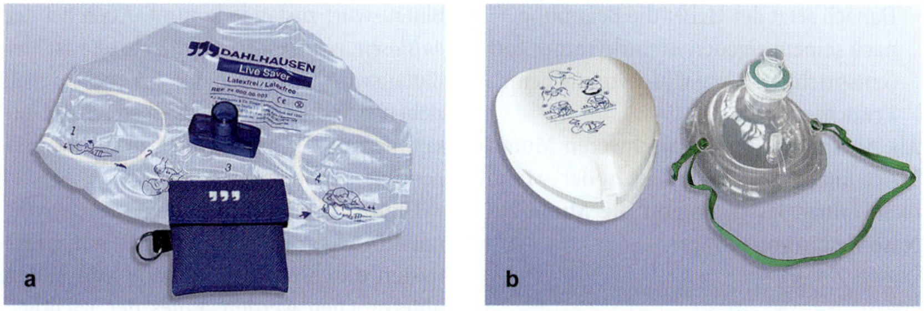

Abb. 14.17 Einfache Beatmungshilfen. Notfallbeatmungstücher (links) und Taschenmasken (rechts) sollen dem Ersthelfer die Beatmung erleichtern. [V620]

Hierzu werden die am besten geeigneten Geräte verwendet, die unmittelbar zur Hand sind, etwa **Taschenmasken** (→ Abb. 14.17). Diese sind in verschiedenen Größen für Erwachsene bzw. Kinder erhältlich und verfügen meist über ein Filter-Ventil-System, sodass die Ausatmungsluft des Patienten nicht direkt zurückströmt. Die Taschenmasken werden, wenn möglich, mit einer oralen Atemwegshilfe wie etwa einem Guedel-Tubus ergänzt (→ Abb. 14.25). Die Verwendung weiterer Hilfen wie Beatmungsbeutel oder die Intubation zählen üblicherweise zu den erweiterten Maßnahmen der Reanimation, wobei wie bereits erwähnt insbesondere im innerklinischen Bereich die Grenzen verschwimmen.

Sind keine Hilfsmittel verfügbar und ist der Ersthelfer dazu fähig und bereit, so erfolgen die Atemspenden als **Mund-zu-Mund-Beatmung** (→ Abb. 14.18).

Ist der Ersthelfer zur Atemspende unfähig oder nicht gewillt, oder sprechen medizinische Gründe gegen einen Mund-zu-Mund-Kontakt, so werden lediglich die Thoraxkompressionen fortgeführt, bis weitere Hilfe eintrifft [12].

Infektionsschutz

Die Hilfe in Notsituationen kann für den Helfer ein Infektionsrisiko darstellen.

Eine Infektion mit Hepatitis-B-, -C- oder HI-Viren setzt einen Blut-zu-Blut-Kontakt voraus, z. B. über Handverletzung des Helfers. Deshalb grundsätzlich Einmalhandschuhe tragen!

Die Mund-zu-Mund- oder Mund-zu-Nase-Beatmung des Laienhelfers kann bei Blutungen im Gesichtsbereich problematisch sein. Bis heute ist allerdings noch keine Infektion mit Hepatitis- oder HI-Viren durch Mund-zu-Mund-Beatmung bekannt geworden. Das minimale Infektionsrisiko kann durch die Verwendung eines Taschentuchs, einer Mullkompresse oder eines Stoffstücks weiter gesenkt werden.

Mund-zu-Mund-Beatmung

- Als Erstes überstreckt der Helfer den Kopf der Patientin
- Dann verschließt er die Nase der Patientin mit Daumen und Zeigefinger der auf der Stirn liegenden Hand. Gleichzeitig hebt er das Kinn an, um die Atemwege freizuhalten (→ Abb. 14.18)
- Der Helfer bläst seine Ausatemluft eine Sekunde lang vorsichtig in den Mund ein. Das anschließende Luftholen erfolgt am besten zur Seite hin. Dies erlaubt einen gleichzeitigen Blick auf die Thoraxbewegung. Bei richtiger Beatmungstechnik hebt und senkt sich der Brustkorb des Betroffenen

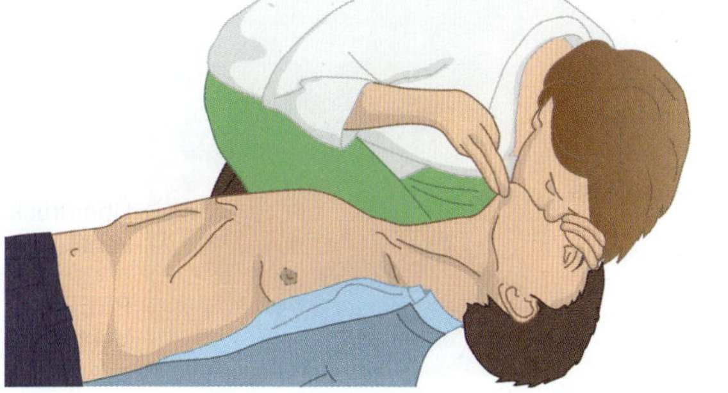

Abb. 14.18 Mund-zu-Mund-Beatmung. [L138]

- Danach setzt der Helfer die Beatmung nach seinem eigenen Atemrhythmus fort (entspricht ca. 12-mal pro Minute beim Erwachsenen) [12].

Als Alternative (etwa bei schweren Mundverletzungen oder wenn sich der Mund nicht öffnen lässt), kommt die **Mund-zu-Nase-Beatmung** infrage.

> **Heben des Brustkorbs beobachten**
> Bei den Atemspenden wird so viel Beatmungsvolumen gegeben, dass sich der Brustkorb normal hebt. Bleibt die Hebung des Brustkorbs aus, so muss von einer Verlegung der Atemwege, z. B. durch einen Fremdkörper, ausgegangen werden (Vorgehen → 14.5.9).

Bei innerklinischer Reanimation wird zum frühestmöglichen Zeitpunkt auf eine Beatmung mit sauerstoffangereicherter Luft umgestellt (z. B. mit Beatmungsbeutel, → Abb. 14.19), um die Sauerstoffversorgung des Patienten zu optimieren.

Die **geglückte Wiederbelebung** erkennt der Helfer daran, dass die Atmung einsetzt und der Puls am Hals tastbar wird. Die Hautfarbe der Reanimierten sollte sich normalisieren und die Pupillen klein werden.

Schritt 4: Defibrillation

> **NOTFALL! Basismaßnahmen Schritt 4: Defibrillation.** Sobald als möglich, d. h., sobald ein automatischer elektrischer Defibrillator (AED) herbeigeholt und die Pads an der Patientin angelegt sind, erfolgt die Defibrillation.

Herzdruckmassage und Beatmung können nur Erfolg haben, wenn das Herz der Patientin möglichst rasch wieder selbst tätig wird. Das ist in vielen Fällen nicht gegeben. Denn gerade bei einer der häufigsten Ursache eines Herz-Kreislauf-Stillstands beim Erwachsenen, dem Herzinfarkt, besteht oft ein *Kammerflimmern* (→ 21.7.2) oder eine *pulslose ventrikuläre Tachykardie.* Die Folge: sehr rasche, völlig unkoordinierte Zuckungen der Herzkammern, durch die kein ausreichender Blutauswurf zustande kommt. Auch bei der *pulslosen ventrikulären Tachykardie* ist der Blutauswurf unzureichend (in diesem Fall ziehen sich die Herzkammern so schnell zusammen, dass kein Puls mehr in der Körperperipherie „ankommt").

Diese lebensbedrohlichen Herzrhythmusstörungen können weitaus am effektivsten durch einen Stromstoß von außen unterbrochen werden. Eines der wichtigsten Verfahren in der Notfallmedizin ist deshalb heute die **Defibrillation.** Aus einem batteriebetriebenen Ladegerät wird ein Stromimpuls abgegeben, der über Klebeelektroden oder mit der Hand gehaltene Paddel auf dem Brustkorb des Betroffenen in das Herz eingeleitet wird. Dadurch wird der Herzmuskel für kurze Zeit elektrisch „stumm". Im Idealfall übernimmt dann der Sinusknoten wieder die Führung.

Neben den älteren „manuellen" Defibrillatoren, bei denen der Benutzer die Stromstärke einstellt und den Stromstoß auslöst, stehen heute AEDs (automatische externe Defibrillatoren) zur Verfügung. Sie ermöglichen auch ungeschulten Laien die Defibrillation, da sie den Anwender durch Bild- oder Sprachanweisungen führen (→ Abb. 14.20) und durch vorprogrammierte Diagnoseprogramme selbsttätig am EKG erkennen, ob eine Defibrillation sinnvoll ist. AEDs haben dazu geführt, dass die Defibrillation mittlerweile im Rahmen der Reanimations-Basismaßnahmen vermittelt wird.

Durchführung der Defibrillation

Bis ein Defibrillator einsatzbereit ist, wird mittels Thoraxkompressionen und Atemspenden reanimiert. Wichtig bei der Durchführung der Defibrillation (→ Abb. 14.21) [12]:

- Sobald ein Defibrillator bzw. AED zur Verfügung steht, wird er angeschaltet und die Klebeelektroden (Pads) auf die Brust der Patientin geklebt. Die Herzdruckmassage wird dabei nur unterbrochen, wenn der Ersthelfer alleine ist
- Sobald der AED in Betrieb genommen ist, muss der Ersthelfer dessen Sprach- oder Bildschirmanweisungen berücksichtigen
- Bei Geräten mit Paddeln werden die Paddel mit Elektrodengel bestrichen
- Pads bzw. Paddel unter Druck unterhalb des rechten Schlüsselbeins und unterhalb der linken Brustwarze aufkleben bzw. anpressen. Bei Trägern von Herzschrittmachern auf mindestens 10 cm Abstand vom Schrittmacher achten
- Die Auslösung des Stromstoßes wird den anderen Helfern immer angekündigt
- Bei der Defibrillation wird nur ein einzelner Schock abgegeben. Die Herzdruckmassage wird dafür so kurz wie möglich unterbrochen (< 5 Sek.)

> **VORSICHT! Während des Stromstoßes** Patientin nicht berühren, Sicherheitsabstand halten!

- Danach werden sofort (also ohne weitere Prüfung der Vitalzeichen) Thoraxkompressionen und Atemspenden für 2 Min. wiederaufgenommen.

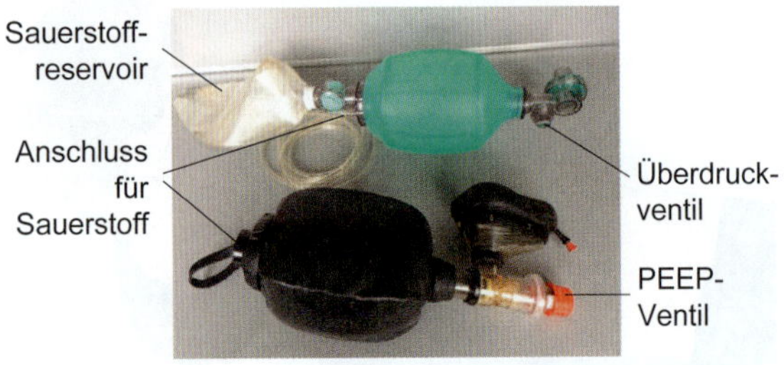

Abb. 14.19 Beatmungsbeutel. Beatmungsbeutel mit Sauerstoffreservoir und Überdruckventil (oben), Beatmungsbeutel mit PEEP-Ventil und Mund-Nasen-Maske. Über das PEEP-Ventil kann ein positiver endexspiratorischer Druck eingestellt werden (unten). [M845]

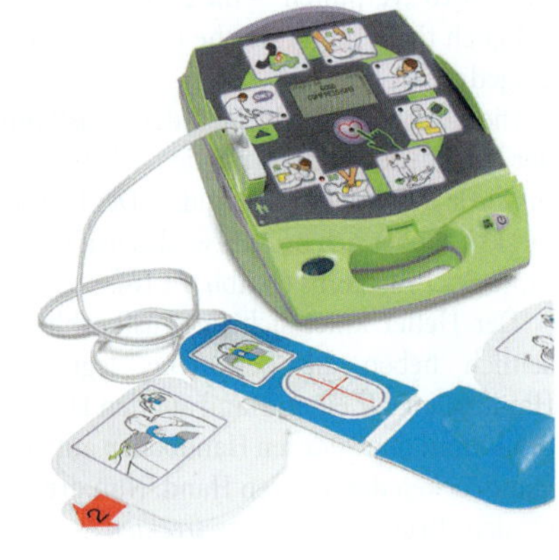

Abb. 14.20 Automatischer externer Defibrillator (AED). Piktogramme und Sprachanweisungen führen den ungeschulten Ersthelfer durch den gesamten Vorgang. [V672]

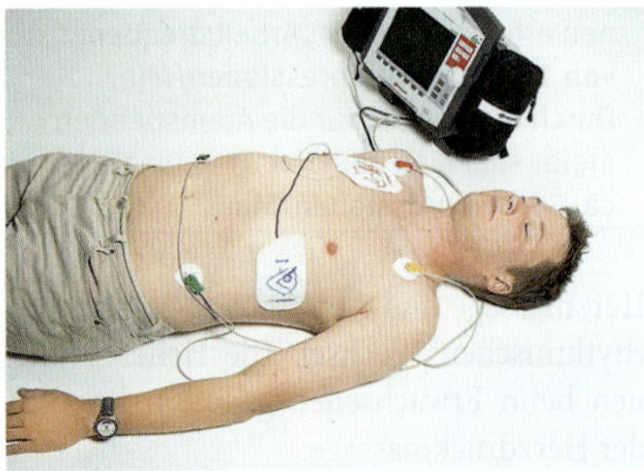

Abb. 14.21 Defibrillation, hier mit Pads. Während der Defibrillation jede Berührung mit dem Patienten oder dem Bett vermeiden! [J747]

Erst dann wird der Herzrhythmus erneut analysiert und ggf. abermals defibrilliert.

SPICKZETTEL

Basismaßnahmen der Reanimation (bei Erwachsenen)

Bewusstlose Person →
Schritt 1: Prüfen von Bewusstsein (ansprechen, anfassen) und Atmung (in Rückenlage Kopf des Patienten leicht überstrecken, Kinn anheben, prüfen, ob Atmung sicht-, hör-, fühlbar). Keine Reaktion und keine normale (!) Atmung = Herz-Kreislauf-Stillstand →
Schritt 2: Notruf, möglichst gleichzeitig Organisieren eines AED →
Schritt 3: Sofort danach Herzdruckmassage (Druckpunkt in der Mitte der Brust, Hände verschränkt, Arme gestreckt) und Atemspende (möglichst mit z. B. Taschenmaske, sonst Mund-zu-Mund-Beatmung). Rhythmus 30 Thoraxkompressionen zu 2 Atemspenden →
Schritt 4: Defibrillation, sobald AED vorhanden, Vorgehen gemäß Piktogrammen/Sprachanweisung.

14.6.2 Erweiterte Maßnahmen der Reanimation

Die Reanimation soll die Vitalfunktionen so lange aufrechterhalten, bis der Kreislauf wieder von selbst funktioniert. Das **Wiederkehren des Spontankreislaufs** wird auch kurz *ROSC* genannt *(Return of spontaneous circulation)*. Für dieses Ziel müssen parallel zur Reanimation oft weitere Maßnahmen ergriffen werden (→ Abb. 14.22), um beispielsweise die Ursachen des Kreislaufstillstands zu erkennen und zu behandeln. Solche Maßnahmen sind u. a. [13]:

- Die beständige Einschätzung des Patienten anhand einer Prioritätenliste. Hierzu hat sich das **xABCDE-Schema** bewährt (→ Abb. 14.1). Damit lässt sich das Notfallmanagement immer wieder neu justieren
- Das begleitende Monitoring der Vitalfunktionen, etwa durch EKG-, Blutdruck-Monitoring, Pulsoximetrie (→ 46.5), Kapnografie (Messung des Kohlendioxidgehalts in der Ausatemluft)
- Die begleitende apparative Diagnostik, etwa Sonografie/Echokardiografie, Röntgen, Blutgasanalysen und weiteren Laboruntersuchungen
- Sauerstoffgabe und Atemwegsmanagement bei Verfügbarkeit weiterer Hilfsmittel
- Das Legen intravenöser, evtl. auch intraossärer Zugänge (→ 43.5) und die Gabe von Medikamenten.

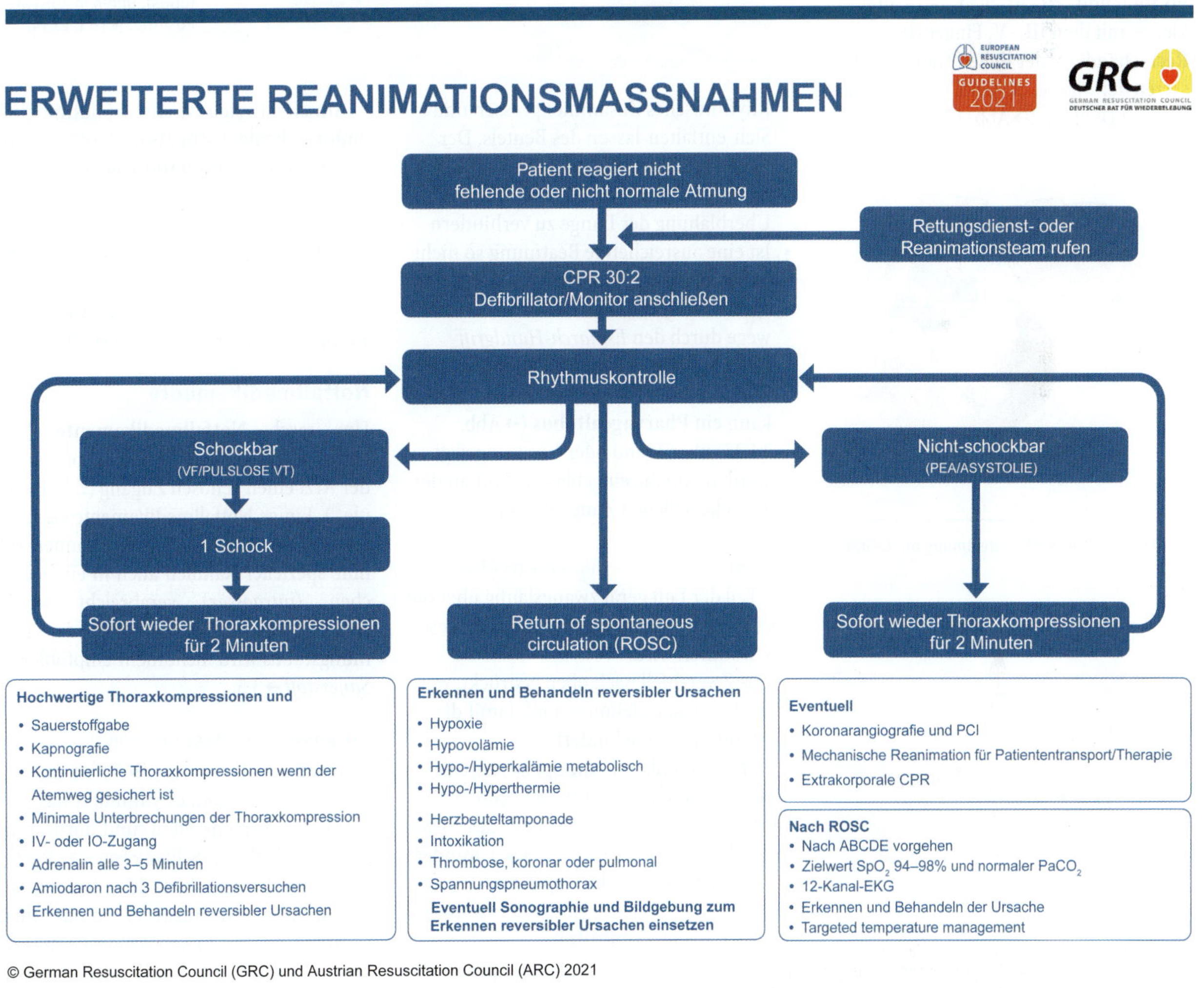

Abb. 14.22 Erweiterte Maßnahmen der Reanimation (Advanced Life Support, ALS). © German Resuscitation Council (GRC) und Austrian Resuscitation Council (ARC) 2021. [F781-035]

Atemwegsmanagement

In Rettungsdienst und Krankenhaus stehen dem professionellen Helfer verschiedene Atemwegshilfen zur Verfügung. Außerdem wird baldmöglichst Sauerstoff gegeben.

Beutel-Masken-Beatmung

Wird ein Beatmungsbeutel mit Gesichtsmaske (z. B. Ambu®-Beutel → Abb. 14.19) zur Beatmung verwendet, spricht man von einer **Beutel-Masken-Beatmung.** Korrekt durchgeführt kann eine Beutel-Masken-Beatmung genau so effizient sein wie die Intubationsbeatmung:

- Individuelle Auswahl der Maskengröße. Die Maske muss Nase und Mund dicht umschließen, darf Mundöffnung und Nase jedoch keinesfalls verlegen oder zusammenquetschen
- Nackenwärtsbeugen („Überstrecken") des Kopfes wie bei der Mund-zu-Mund-Beatmung
- Fixation und „Hochziehen" des Unterkiefers mit dem III.–V. Finger (bei Rechtshändern: der linken Hand), Aufsetzen der Maske, „C-Griff" mit Zeigefinger und Daumen (→ Abb. 14.23)

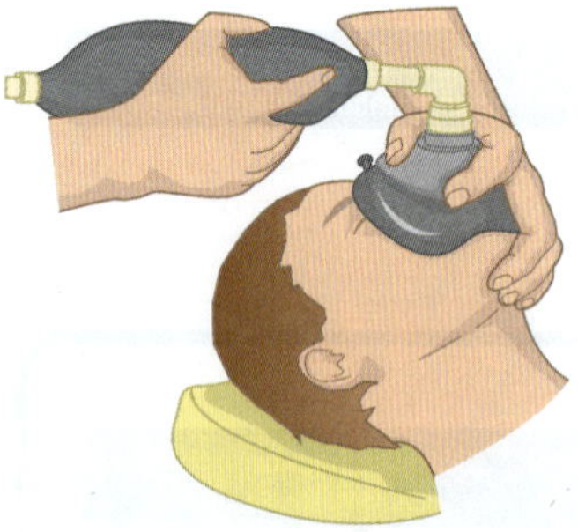

Abb. 14.23 Beutel-Masken-Beatmung mit C-Griff. [L138]

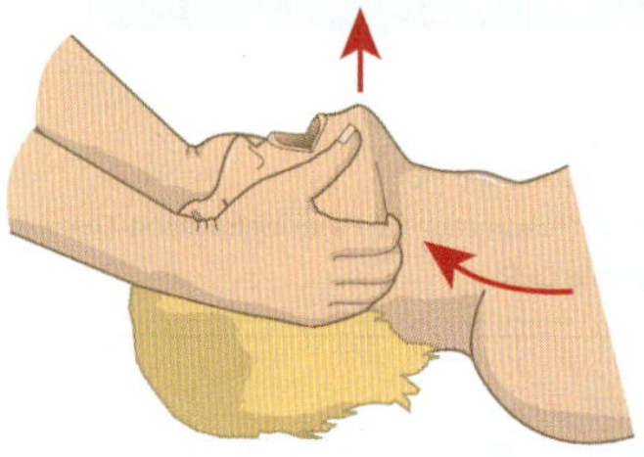

Abb. 14.24 Esmarch-Handgriff. Beide Hände fassen das Kinn des Verletzten und schieben den Unterkiefer so nach vorne, dass die untere Zahnreihe vor die obere kommt. Da durch diesen Griff die Atemwege ohne „Überstrecken" des Halses geöffnet werden, wird er bei evtl. HWS-Verletzung zur Öffnung der Atemwege bevorzugt. [L138]

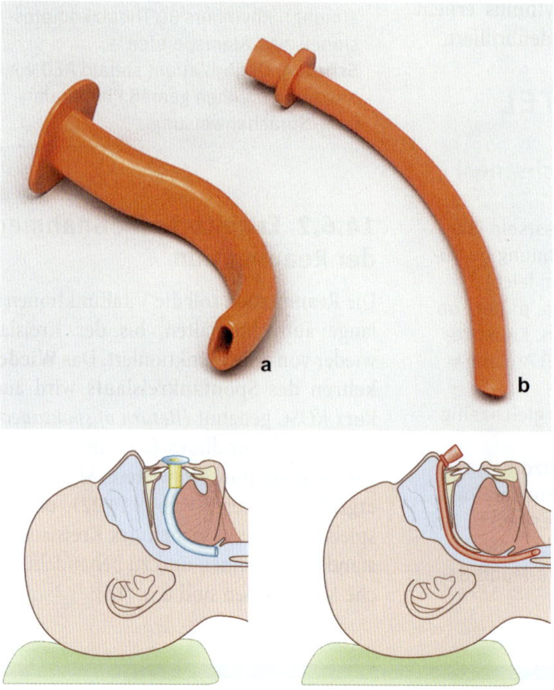

Abb. 14.25 Pharyngealtuben sollen die oberen Atemwege offenhalten. (a) Guedel-Tubus (Oropharyngealtubus), unten in korrekter Position; Einführen → Abb. 46.9; (b) Wendel-Tubus (Nasopharyngealtubus), unten in korrekter Position. [K183, L234]

- Rhythmisches Zusammenpressen und Sich-entfalten-lassen des Beutels. Der Beutel wird nur so stark komprimiert, dass sich der Brustkorb hebt, um eine Überblähung der Lunge zu verhindern
- Ist eine ausreichende Beatmung so nicht möglich, kann entweder ein zweiter entsprechend geschulter Helfer die Atemwege durch den *Esmarch-Handgriff* (→ Abb. 14.24) weiter öffnen und so die Zunge aus dem Weg räumen, oder es kann ein **Pharyngealtubus** (→ Abb. 14.25) über Mund oder Nase eingelegt werden, um die eingeblasene Luft an der zurückgefallenen Zunge vorbeiführen.

Risiken der Beutel-Masken-Beatmung

Ein Teil der Luft gerät zwangsläufig über die Speiseröhre in den Magen und bläht diesen auf. Dadurch wird:

- Das Zwerchfell nach oben gedrückt, was die Lungenausdehnung und damit die Atemfunktion behindert
- Der Mageninhalt in die Speiseröhre gepresst, was eine Aspiration begünstigt.

Langsames Zusammendrücken des Beatmungsbeutels (etwa über 2 Sek.) mindert vor allem das Risiko der Aspiration.

Weitere Atemwegshilfen

Eine weitere Möglichkeit sind **supraglottische Atemwegshilfen** *(Supraglottic airway device, SAD)*, etwa **Larynxtubus oder -maske** (→ 46.8.2).

Am effektivsten ist eine frühestmögliche **endotracheale Intubation** (→ 46.8.3) mit nachfolgender **Intubationsbeatmung,** die zudem einer Aspiration vorbeugen kann (→ 7.10, eine sog. *stille Aspiration* ist jedoch trotzdem möglich). Allerdings soll die Intubation nur von jemandem versucht werden, der über die entsprechende Ausbildung, Kompetenz und Erfahrung verfügt.

Notfallmedikamente

Um rasch **Notfallmedikamente** *(engl.* Drugs = Arzneimittel) geben zu können, legt der Arzt einen venösen Zugang (z. B. Braunüle®). Einige Notfallmedikamente (z. B. Adrenalin, Amiodaron, Atropin) können mithilfe spezieller Kanülen auch in einen Knochen *(intraossär)* verabreicht werden (→ 43.5). Die Applikation über den Beatmungstubus wird nicht mehr empfohlen.
Sauerstoff → 3.5

Adrenalin und Vasopressin

Adrenalin (z. B. Suprarenin®) ist ein körpereigenes Hormon, es stimuliert das sympathische Nervensystem und fördert dadurch Schlagkraft, Schlagfrequenz, Reizleitung und Erregbarkeit des Herzens. Die Standarddosis zur intravenösen oder intraossären Gabe für Erwachsene ist 1 mg. Adrenalin kann unverdünnt oder mit NaCl 0,9 % auf 10 ml Gesamtvolumen verdünnt gegeben und die Gabe alle 3–5 Min. wiederholt werden.

Alternativ wird von manchen Notärzten Vasopressin (antidiuretisches Hormon, ADH) verwendet. Es ist ebenfalls ein körpereigenes Hormon, das u. a. den Blutdruck erhöht, indem es eine Vasokonstriktion der Arteriolen bewirkt.

Diese beiden auch als **Vasopressoren** bezeichneten Medikamente kommen insbesondere bei fehlendem Herzschlag (Asystolie) und nach erfolgloser Defibrillation bei Kammerflimmern zum Einsatz. Allerdings lässt sich für keines der beiden ein Einfluss auf das Langzeitüberleben nachweisen.

Amiodaron

Lässt sich ein Kammerflimmern durch dreimalige Defibrillation nicht beheben, so kann das *Antiarrhythmikum* (→ Pharma-Info 21.2) Amiodaron (z. B. Cordarex®) intravenös oder intraossär in einer Einzeldosis von 300 mg eingesetzt werden. Eine weitere Indikation ist die hämodynamisch instabile (pulslose) ventrikuläre Tachykardie. Amiodaron dämpft die Erregungsleitung und die Bildung von Extrasystolen in der Herzkammer.

Elektrolytlösungen

Elektrolytlösungen wie etwa Ringer- oder isotone Kochsalzlösung (NaCl 0,9 %) sind Trägerlösungen für Arzneimittel, halten venöse Zugänge frei und sind zur Volumensubstitution geeignet. Die Gabe von glukosehaltigen Lösungen zur Volumensubstitution soll vermieden werden, da sich eine die Gehirnzellen schädigende Hyperglykämie entwickeln kann. Wird ein Arzneimittelbolus über einen periphervenösen Zugang gegeben, werden ca. 20 ml der Trägerlösung nachgespritzt oder nachinfundiert, um das Arzneimittel in Herznähe zu bringen.

Abbruch der Reanimation

Professionelle Helfer können den Abbruch der Reanimationsbemühungen erwägen, wenn [14]:

- Die Sicherheit der Helfer nicht länger gewährleistet ist
- Offensichtlich tödliche Verletzungen oder Zeichen des irreversiblen Tods vorliegen
- Eine gültige und zutreffende Patientenverfügung vorliegt
- Es einen anderen starken Hinweis darauf gibt, dass weitere Reanimationsmaßnahmen gegen die Wertvorstellungen und Präferenzen des Patienten verstoßen würden
- Die Maßnahmen als aussichtslos betrachtet werden
- Trotz laufender erweiterter Maßnahmen und ohne reversible Ursache (etwa Unterkühlung oder Intoxikation) eine Asystolie länger als 20 Minuten besteht.

14.6.3 Postreanimationsmanagement

Die Rückkehr der Kreislauffunktion nach einer Reanimation bedeutet längst nicht die weitgehende oder vollständige Erholung der Patientin, da durch die längerdauernde unzureichende Durchblutung Organschäden entstanden sein können. Diese werden als **Postreanimationssyndrom** zusammengefasst. [15]

Besonders kritisch sind Herz- und Gehirnschäden mit Herzschwäche/-versagen bzw. Bewusstseinsstörungen und Krampfanfällen als möglichen Folgen. Weitere Zeichen des Postreanimationssyndroms sind z. B. Hyperthermie, Blutzuckererhöhung oder auch Funktionsstörungen der Leber und der Nieren.

Das **Postreanimationsmanagement** umfasst entsprechend die weitere Unterstützung von Kreislauf und Atmung, Temperatursenkung, Normalisierung des Blutzuckerspiegels, Sedierung und die Behandlung der Organausfälle. Außerdem erfolgen Ursachensuche und -behandlung des Herz-Kreislauf-Stillstands.

Kühlung nach Reanimation

Patienten, die einen Herz-Kreislauf-Stillstand überlebt haben, aber komatös sind, werden möglichst rasch nach Rückkehr der Herz-Kreislauf-Tätigkeit leicht unterkühlt. Die Absenkung der Körpertemperatur auf 32–36 °C erfolgt überwiegend durch äußere Kühlelemente. Diese **therapeutische Hypothermie** hat sich v. a. zur Reduktion neurologischer Folgeschäden als günstig erwiesen, da sie den Gehirnstoffwechsel und den Gewebeuntergang verlangsamt.

14.6.4 Notfälle bei Säuglingen und Kindern

Im Gegensatz zum Erwachsenen sind **Notfälle bei Säuglingen und Kindern** am häufigsten bedingt durch Atemstörungen (etwa bei Fremdkörperaspiration, → 14.5.9), gefolgt von Störungen des Kreislaufs (etwa bei Volumenmangelschock, → 14.4.2). Viele Erste Hilfe Maßnahmen ähneln denen bei Erwachsenen. Allerdings gibt es einige Unterschiede bei medizinischen Maßnahmen zu beachten. Pflegende, die mit Kindern arbeiten, müssen diese kennen.

Neben der direkten Erste Hilfe am kindlichen Patienten ist es wichtig, die Eltern/Angehörigen nicht unbeobachtet zu lassen, da für sie eine Notfallsituation am Kind sehr häufig psychisch stark belastend sind.

Vergiftungen bei Kindern

Von **Vergiftungen** (→ 14.5.3) sind meist Kinder zwischen sechs Monaten und drei Jahren betroffen. In diesem Alter lernen sie die Welt durch Entdecken und Ausprobieren kennen. Vieles wird dabei mit dem Mund ertastet und erschmeckt. Sie kennen allerdings beim Erkunden Ihrer Umgebung noch nicht die Gefahren. Die dabei am häufigsten eingenommenen Substanzen sind Haushaltschemikalien (z. B. Spülmittel) und Arzneimittel (z. B. Schmerzmittel). Besonders schwere Vergiftungen entstehen bei Einnahme eisenhaltiger Präparate, z. B. Multivitaminpräparate mit Eisenzusatz.

Die häufigste Vergiftung bei älteren Kindern ab der Pubertät sind Alkohol, illegale sowie legale Drogen.

Die Erstmaßnahmen bei kindlichen Vergiftungen decken sich mit denen bei Erwachsenen.

Luftwegsobstruktion durch Fremdkörper bei Kindern

Wegen ihrem Erforschungsdrang der Umwelt, insbesondere mit dem Mund, kommt es gerade bei jüngeren Kindern (zumeist Säuglinge und Kleinkinder) leicht zur **Verlegung der Atemwege** durch „verschluckte" Gegenstände (→ 14.5.9). Am häufigsten werden Nahrungsmittel (Bonbons, Nüsse, Trauben), Spielsachen oder andere kleine Gegenstände (z. B. Münzen) aspiriert.

Eine Verlegung der Atemwege äußert sich durch plötzliche Atemnot mit Husten, Würgen oder Pfeiftönen *(Stridor, Giemen)*. Im schlimmsten Fall kann ein verlegter Atemweg der Auslöser einer Reanimation sein.

Erstmaßnahmen bei Kindern

Bei Kindern, die älter als 1 Jahr sind, gelten dieselben Regeln wie bei Erwachsen (→ 14.5.9) – auch hier sollten keine Versuche des blinden „Herausfingerns" unternommen werden, da der Fremdkörper auf diese Weise noch tiefer in die Atemwege gedrückt werden könnte. Solange das Kind noch effektiv hustet und Luft bekommt, sollten *keinerlei spezifische Maßnahmen* erfolgen. Das Kind wird schnellstmöglich, möglichst von Fachpersonal, in die Klinik gebracht. Es sollte bequem und möglichst angstfrei gelagert sein, z. B. in den Armen der Mutter.

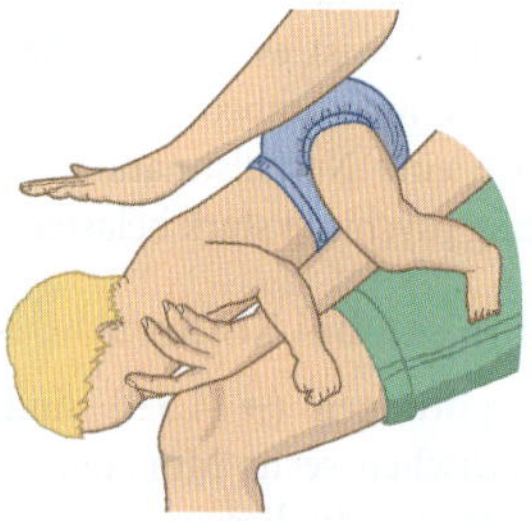

Abb. 14.26 Rückenschläge beim Säugling mit Atemwegsobstruktion. [L138]

Sind die Atemwege dagegen stark verlegt (schwere Atemnot, schwaches Schreien, ineffektives Husten, graue Hautfarbe), werden folgende Schritte unternommen [16]:

- Bis zu 5 Rückenschläge zwischen die Schulterblätter geben (→ Abb. 14.26). Beim Kind kann dazu wie beim Erwachsenen vorgegangen werden. Kleinere Kinder und Säuglinge werden am besten in Bauchlage über den Schoß des Helfers gelegt. Wichtig ist, dass der Kopf nach unten gelagert ist. Beim Säugling wird dabei der Kopf immer festgehalten (etwa am Kiefer)
- Lösen die Rückenschläge den Fremdkörper nicht, so wird auch bei Kindern der Heimlich-Handgriff durchgeführt. Der Helfer kniet dazu eventuell hinter dem Kind

Thoraxkompression statt Heimlich-Handgriff

Bei Säuglingen wird der Heimlich-Handgriff wegen der Verletzungsgefahr nicht angewendet. Dafür werden feste Thoraxkompressionen vorgenommen. Der Säugling wird dazu auf den Rücken gedreht. Der Handballen wird wie bei regulären Thoraxkompressionen aufgesetzt (→ Abb. 14.29), allerdings sind die Stöße härter und in größerem Abstand.

- Löst sich der Fremdkörper noch immer nicht, wird wieder mit Rückenschlägen begonnen und die Sequenz wiederholt, bis sich der Fremdkörper löst.

Wird das Kind ohnmächtig, wird wie folgt vorgegangen:

- Mund öffnen und nach Fremdkörper sehen
- *Sichtbare* Fremdkörper mit dem Finger entfernen
- Atemwege freimachen (Kinn anheben, Nacken *etwas* überstrecken)
- Fünfmal beatmen (→ 14.6.5). Erfolg kontrollieren (Brustkorbhebung? Husten, Bewegungen?)
- Bei mangelndem Erfolg mit Thoraxkompressionen beginnen (ohne vorherige Pulskontrolle)
- Nach einer Minute kardiopulmonaler Reanimation Notruf aktivieren (falls noch nicht geschehen).

14.6.5 Reanimation beim Kind

Ablauf der Reanimation

Ersthelfer ohne spezielle Ausbildung oder Kenntnisse in der **Reanimation bei Kindern** gehen genauso vor wie bei der Reanimation Erwachsener (→ 14.6.1, → Abb. 14.14).

Entsprechend geschulte Helfer gehen folgendermaßen vor (→ Abb. 14.27) [16]:

- Die Prüfung des Bewusstseins erfolgt wie beim Erwachsenen durch Anfassen und Ansprechen
- Ist das Kind bewusstlos, so wird es zur Prüfung der Atmung auf den Rücken gedreht. Die Atemwege werden zunächst freigemacht. Dazu wird die Hand auf die Stirn des Kindes gelegt und der Kopf leicht nach hinten gewendet. Gleichzeitig wird das Kinn mit den unter der Kinnspitze platzierten Fingern angehoben (→ Abb. 14.15)

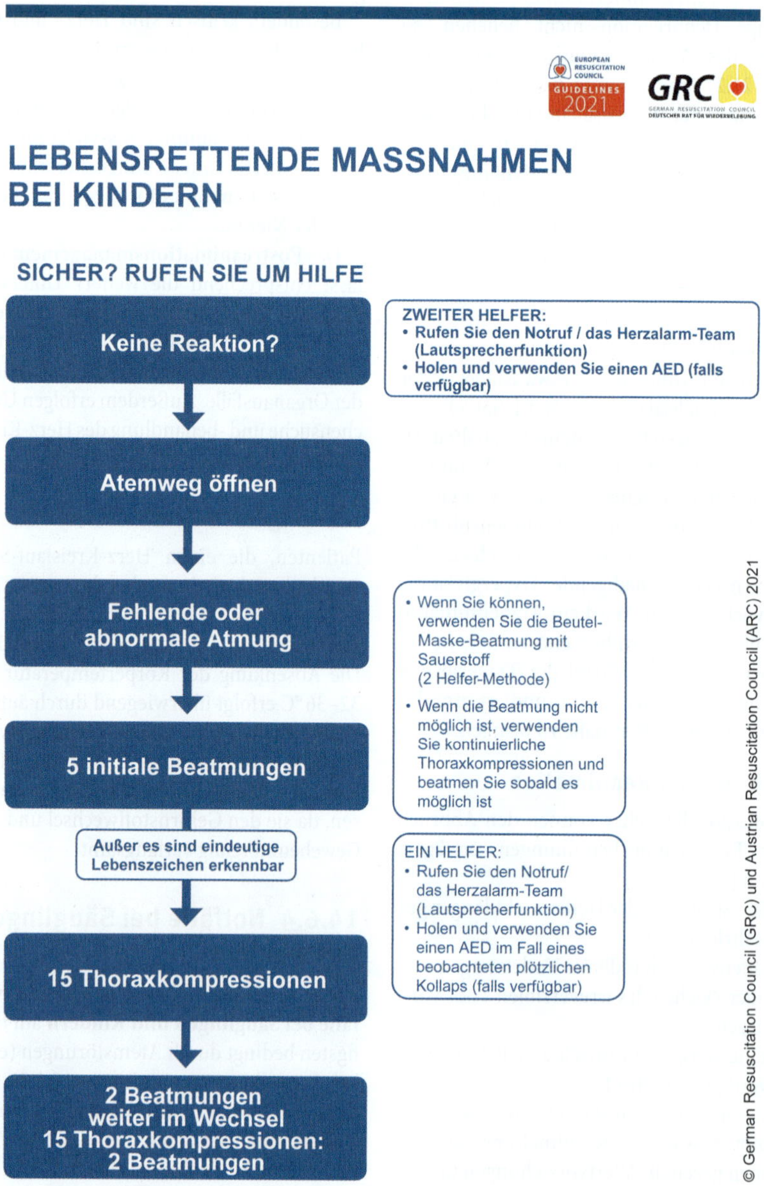

Abb. 14.27 Basismaßnahmen der Reanimation beim Kind. © German Resuscitation Council (GRC) und Austrian Resuscitation Council (ARC) 2021. Ersthelfer ohne spezielle Ausbildung gehen wie beim Erwachsenen vor (→ Abb. 14.14). [F781-041]

- Öffnen diese Maßnahmen die Luftwege nicht, so wird der Kiefer im Kieferwinkel angehoben (Esmarch-Handgriff, → Abb. 14.24)
- Die Atmung wird nun wie beim Erwachsenen durch Sehen, Hören und Fühlen geprüft
- Ist keine Atmung vorhanden oder ist diese ineffizient (z. B. schnappend), so werden offensichtliche Verlegungen der oberen Luftwege beseitigt, d. h. *sichtbare* Fremdkörper entfernt
- Nun werden 5 initiale Beatmungen gegeben (→ Abb. 14.28)
- Anschließend wird maximal 10 Sek. lang geprüft, ob sich beim Kind Lebenszeichen zeigen, z. B. Spontanbewegungen, Husten, Würgen oder eine *normale* Atmung. Einzelne, unregelmäßige Atemzüge oder Schnappatmung sind keine normale Atmung! Auch beim Kind wird eine Überprüfung des Pulses nicht mehr generell empfohlen, da diese unzuverlässige Ergebnisse erbringt
- Zeigen sich keine Lebenszeichen, so wird mit der Herzmassage begonnen
- Bei Kindern werden dabei 15 Thoraxkompressionen mit jeweils 2 Atemspenden abgewechselt **(15 : 2)**, (→ Abb. 14.27). Bei Neugeborenen wird im Verhältnis **3 : 1** reanimiert, d. h., auf 3 Thoraxkompressionen folgt 1 Beatmung [16].

Bei Kindern – erst reanimieren, dann Hilfe holen

Sollte in einer Säuglings-, Kinderreanimationssituaton nur ein Helfer vor Ort sein, soll er vor dem Notruf das Kind eine Minute reanimieren (das sind etwa 5 Zyklen aus Atemspenden und Thoraxkompressionen), bevor er Hilfe holt.

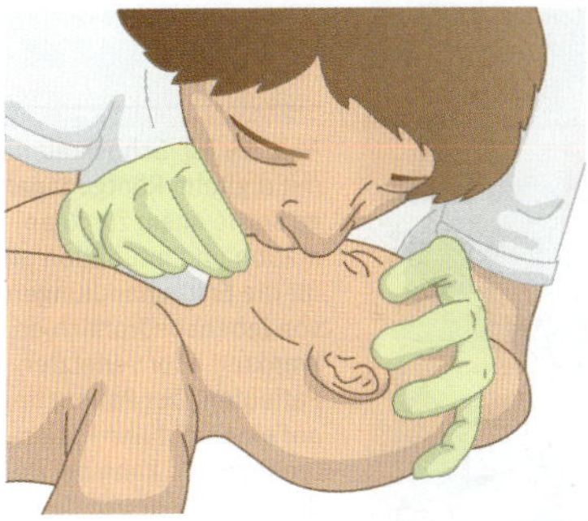

Abb. 14.28 Beatmung beim Säugling. Der Kopf ist nur leicht nackenwärts gestreckt, die Kiefer angehoben. Der Helfer umschließt Mund und Nase. [L138]

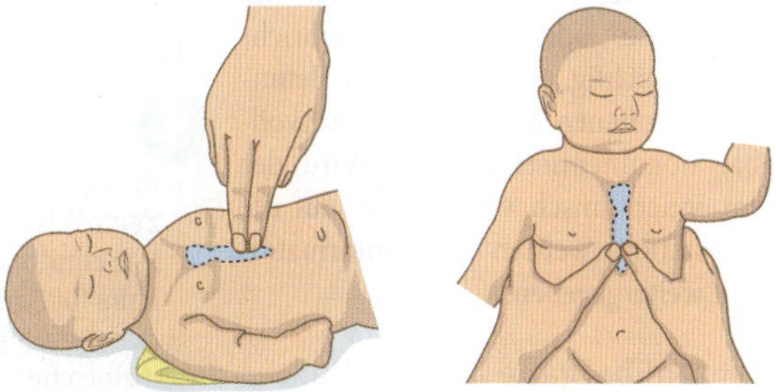

Abb. 14.29 Herzdruckmassage beim Säugling. Links Zwei-Finger-Technik. Rechts thoraxumfassende Technik (wenn zwei Helfer zur Verfügung stehen). Der Druckpunkt ist mittig, am unteren Sternumdrittel. [L138]

Notruf mit aktiver Lautsprecherfunktion am Handy durchführen, dann kann der Helfer während des Notrufs lebensnotwendige Maßnahmen (weiter)durchführen.

Atemspende bei Kindern

Bei der **Atemspende bei Kindern** sind diese Prinzipien zu berücksichtigen:

Bei Neugeborenen und Säuglingen soll sich der Kopf in neutraler Position befinden, dazu muss er allenfalls leicht nach hinten gestreckt werden (aber keine Überstreckung), zudem wird der Unterkiefer angehoben („Schnüffelstellung", → Abb. 14.28).

Bei Säuglingen umschließt der Helfer Mund *und* Nase des Kindes mit seinem Mund, bei älteren Kindern erfolgt eine Mund-zu-Mund-Beatmung und der Kopf wird wie beim Erwachsenen überstreckt.

Der Atem wird wie beim Erwachsenen über 1 Sek. eingeblasen. Je kleiner das Kind ist, desto weniger Luft wird pro Atemzug eingeblasen.

Herzdruckmassage bei Kindern

Bei der **Herzdruckmassage bei Kindern** sind diese Prinzipien zu berücksichtigen:

Auch bei Kindern liegt der beste Druckpunkt im mittigen Brustkorbbereich, in der unteren Hälfte des Brustbeins: Der Brustkorb soll bei jeder Kompression um mindestens ein Drittel seines Durchmessers eingedrückt werden (das sind ca. 4 cm beim Säugling und 5 cm beim älteren Kind).

Bei *Säuglingen* nimmt der Helfer für die Herzdruckmassage lediglich zwei gestreckte Finger – den Zeige- und Mittelfinger. Alternativ kann der ganze Brustkorb mit beiden Händen umfasst und mit den auf das Brustbein gesetzten Daumen eingedrückt werden (→ Abb. 14.29) [16].

Bei *älteren Kindern* wird entweder nur *ein* Handballen auf das Brustbein aufgesetzt oder aber wie beim Erwachsenen mit zwei Händen gedrückt.

Defibrillation bei Säuglingen und Kindern

Bei Kindern und Säuglingen soll die **Defibrillation,** wenn möglich mit eigens dafür vorgesehenem Defibrillator durchgeführt werden. Alternativ können auch Elektroden von Erwachsenen verwendet werden, wenn der Defibrillator über eine eingebaute Leistungsabschwächung verfügt.

Sind solche Geräte oder Paddels nicht verfügbar, kann für Säuglinge oder Kinder ein Standardgerät verwendet werden [16].

14.7 Übergabe des Patienten an das Klinikpersonal

Ein Patient wird zwischen seiner Aufnahme im Krankenhaus bis zu seiner Entlassung von unterschiedlichen Behandlungsteams versorgt und behandelt. Wichtige Informationen werden schriftlich oder mündlich dem nächsten Behandlungsteam übermittelt. Gerade mündliche Informationen können bei **Übergaben** leicht verloren gehen.

Ein wichtiger und oft vernachlässigter Bereich ist die Schnittstelle zwischen präklinischer und klinischer Patientenversorgung. Im stressigen Arbeitsalltag einer **zentralen Notaufnahme** (ZNA → 14.8) hat sich deshalb ein strukturierter und standardisierter Informationsaustausch bewährt.

Zu jeder mündlichen Patientenübergabe gehört ein schriftliches Notarzt- oder Notfallprotokoll, welches bei der Übergabe ausgehändigt werden muss.

Patientenrecht „Information"

Jeder Patient hat das Recht auf eine lückenlose Patientenakte, zu der auch alle präklinischen getroffenen Maßnahmen von Rettungsdienst und Notarzt gehören. Diese Maßnahmen sind in einem **Notfall- oder Notarztprotokoll** zu dokumentieren. Dieses gehört zur Patientenakte.

Aber auch bei Notfällen innerhalb des Krankenhauses oder einer Pflegeeinrichtung ist es wichtig, dass *zeitnah* alle Befunde und getroffenen Maßnahmen nachvollziehbar dokumentiert werden. Wird der Patient innerklinisch verlegt, z. B. auf die Intensivstation, werden diese Informationen mit weitergegeben.

Patientenübergabe an das Klinikpersonal

Für eine reibungslose **Patientenübergabe im Schnittstellenbereich zwischen präklinischer und klinischer Versorgung** haben sich folgende Maßnahmen während der Übergabe bewährt [18]:

- Alle für den Patienten verantwortlichen Personen sind bei der Übergabe anwesend
- Der Teamleiter der präklinischen Versorgung übergibt die Patientin an den Teamleiter der Klinik
- Alle hören zu, keiner beschäftigt sich in dieser Zeit mit einer anderen Aufgabe
- Muss die Patientin während der Übergabe vital überwacht werden oder sind lebenswichtige Maßnahmen notwendig (z. B. Beatmung), wird dafür eine Person bestimmt, die somit nicht aktiv mit der Patientenübergabe beschäftigt ist
- Die Übergabe erfolgt nach einer vorgegebenen Struktur, z. B. nach dem xABCDE-Schema (→ Abb. 14.1) oder dem **SAMPLER-Schema:**
  - S: Symptome und Befunde des Patienten
  - A: Allergien; sind Allergien bekannt?
  - M: Medikamente; welche Medikamente nimmt der Patient ein?
  - P: Persönliche Anamnese; ist etwas über die Krankengeschichte des Patienten bekannt?
  - L: Letze Medikamenten- und Nahrungsaufnahme, Stuhlgang
  - E: Ereignis; welches Ereignis hat die Situation ausgelöst?
  - R: Risikofaktoren; sind Risikofaktoren bekannt, z. B. Diabetes mellitus, Schwangerschaft?
- Der übernehmende Teamleiter wiederholt in kurzen Worten die Übergabe und stellt sicher, dass keine wichtigen Informationen vergessen oder falsch verstanden wurden
- Die Patientenübergabe erfolgt vor dem Umlagern des Patienten auf die Behandlungsliege der zentralen Notaufnahme.

14.8 Pflege in der Notaufnahme

DEFINITION

Notaufnahme *(Notfallambulanz, Nothilfe, Zentrale Notaufnahme/ZNA):* Anlaufstelle/Schnittstelle in einem Akutkrankenhaus für Patienten, die mit dem Notarzt oder Rettungsdienst aufgrund eines medizinischen Notfalls ins Krankenhaus gebracht werden oder selbst bzw. mit Angehörigen kommen. Teil der Notfallmedizin. In der Regel 24 Stunden geöffnet.

Triage *(in der Notaufnahme):* Identifizierung bzw. Priorisierung der notfallmäßig aufgenommenen Patienten nach der Dringlichkeit der Behandlungsnotwendigkeit.

In der **Notaufnahme** sind Ärzte und Pflegefachpersonen rund um die Uhr bereit, Patientinnen mit medizinischen Notfällen aufzunehmen und erstzuversorgen.

Die aufgenommenen Patientinnen werden nicht unbedingt in der Reihenfolge ihres Eintreffens behandelt, sondern nach der Dringlichkeit für eine Behandlung. Das richtige Einschätzen des Zustands der Patientinnen (Triage) ist deshalb eine wichtige Maßnahme in der Notaufnahme. Die Einschätzung erfolgt z. B. anhand der Vitalzeichen, Informationen des Rettungsdienstpersonals über (vermutete) Diagnosen oder anhand von Flussdiagrammen und Checklisten, z. B. Manchester-Triage-System (MTS).

Manche Krankenhäuser verfügen über eine **Notfallstation/Aufnahmestation,** auf der die Patientin ggf. länger für eine medizinische Versorgung bleibt. Ziel ist, Ärzte und Pflegende auf den Bettenstationen von Notfällen zu entlasten.

Neben interdisziplinären Notaufnahmen haben insbesondere große Krankenhäuser fachspezifische Notaufnahmen, z. B. eine unfallchirurgische, eine internistische, eine Stroke-Unit für Patienten mit (V. a.) Schlaganfall (→ 37.6.3), eine Chest-Pain-Unit für Patienten mit (V. a.) akutes Koronarsyndrom (→ 21.5.2).

14.8.1 Räumliche und personelle Ausstattung

Zur **räumlichen Ausstattung** gehören:

- Liegend-Kranken-Anfahrt
- Aufnahme/Anmeldung und Wartebereich für Patientinnen
- Untersuchungs- und Eingriffsräume
- Reanimations- bzw. Schockraum mit Notfallausstattung, Röntgeneinheit, Medikamenten (→ Abb. 14.30)
- Gipsraum
- Lagerräume, Raum für Geräteaufbereitung, unreiner Pflegearbeitsraum
- Räume für das Personal, z. B. Dienst- und Aufenthaltsraum.

Zur **personellen Ausstattung** gehören:

- Ärztinnen aus verschiedenen Fachgebieten, z. B. Anästhesie, Chirurgie, Unfallchirurgie, Innere Medizin
- Pflegefachpersonen,
- Weitere Personen, z. B. medizinische Fachangestellte, Reinigungskräfte.

14.8.2 Pflege in der Notaufnahme

Pflegefachpersonen in der Notaufnahme brauchen eine hohe fachliche Kompetenz in den verschiedensten medizinischen Fachbereichen, zudem eine große körperliche und psychische Belastbarkeit. Die pflegeri-

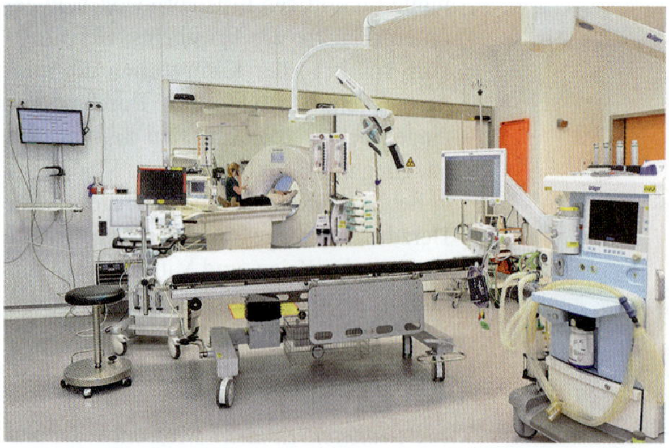

Abb. 14.30 Schockraum mit digitaler Röntgenanalage sowie allem zur Reanimation und Intubation und für die Erstbehandlungen von lebensbedrohlich erkrankten oder verletzten Patienten. Der Patient liegt auf einer mobilen Patientenliege und kann bei Bedarf z. B. schnell in den Operationssaal gefahren werden. [L241]

sche Arbeit ist gekennzeichnet durch unvorhersehbare Situationen, hohe Arbeitsdichte, stetigem Handlungsdruck und großer Verantwortung [19].

Pflegerische Aufgaben sind u. a.:

- Ersteinschätzung der Dringlichkeit einer Behandlung (Triagierung)
- Wundversorgung, Anlegen von Gips und Verbänden
- Vorbereitung von Patientinnen für chirurgische Eingriffe
- Assistenz bei der Durchführung von Interventionen bzw. eigenständige Durchführung, z. B. EKG schreiben, Blutabnahmen und Blutgasanalysen, Legen von Venen- und Blasenkathetern, OP-Vorbereitung, Gabe von Infusionen und Bluttransfusionen, Intubation
- Behandlung und Pflege von vital bedrohten Patientinnen im Schockraum
- Überwachung von Patientinnen an Monitoren.

Gleichzeitig sollen Pflegefachpersonen Ruhe ausstrahlen und Patientinnen und ihre Angehörigen in Notfallsituationen Sicherheit vermitteln. Oft müssen sie weniger schwerverletzten oder -kranken Patientinnen erklären, dass sie noch warten müssen, weil zunächst eine Schwerverletzte behandelt werden muss.

Immer wieder erleben Pflegefachpersonen in der Notaufnahme verbale und körperliche Gewalt, ausgelöst z. B. durch alkoholisierte Patientinnen, durch lange Wartezeiten sowie Desorientierung und Demenz. Hierfür brauchen sie deeskalierende Gesprächs- und Verhaltenstechniken [20].

Pflegefachpersonen, die mindestens sechs Monate in einer Notaufnahme gearbeitet haben, können eine **Fachweiterbildung Notfallpflege** nach Vorgaben der Deutschen Krankenhausgesellschaft (DKG) absolvieren. Die Weiterbildung umfasst 720 Stunden Theorie und 1800 Stunden Praxis und erfolgt berufsbegleitend meist über 2 Jahre.

15

ENTWICKLUNG DES MENSCHEN

Tilman Kommerell (15.1–15.3.8, 15.5.1),
Angelika Warmbrunn (15.3.9, 15.4.1–15.4.4, 15.5.2, 15.6),
Christine Keller (15.4.5, 15.5.3)

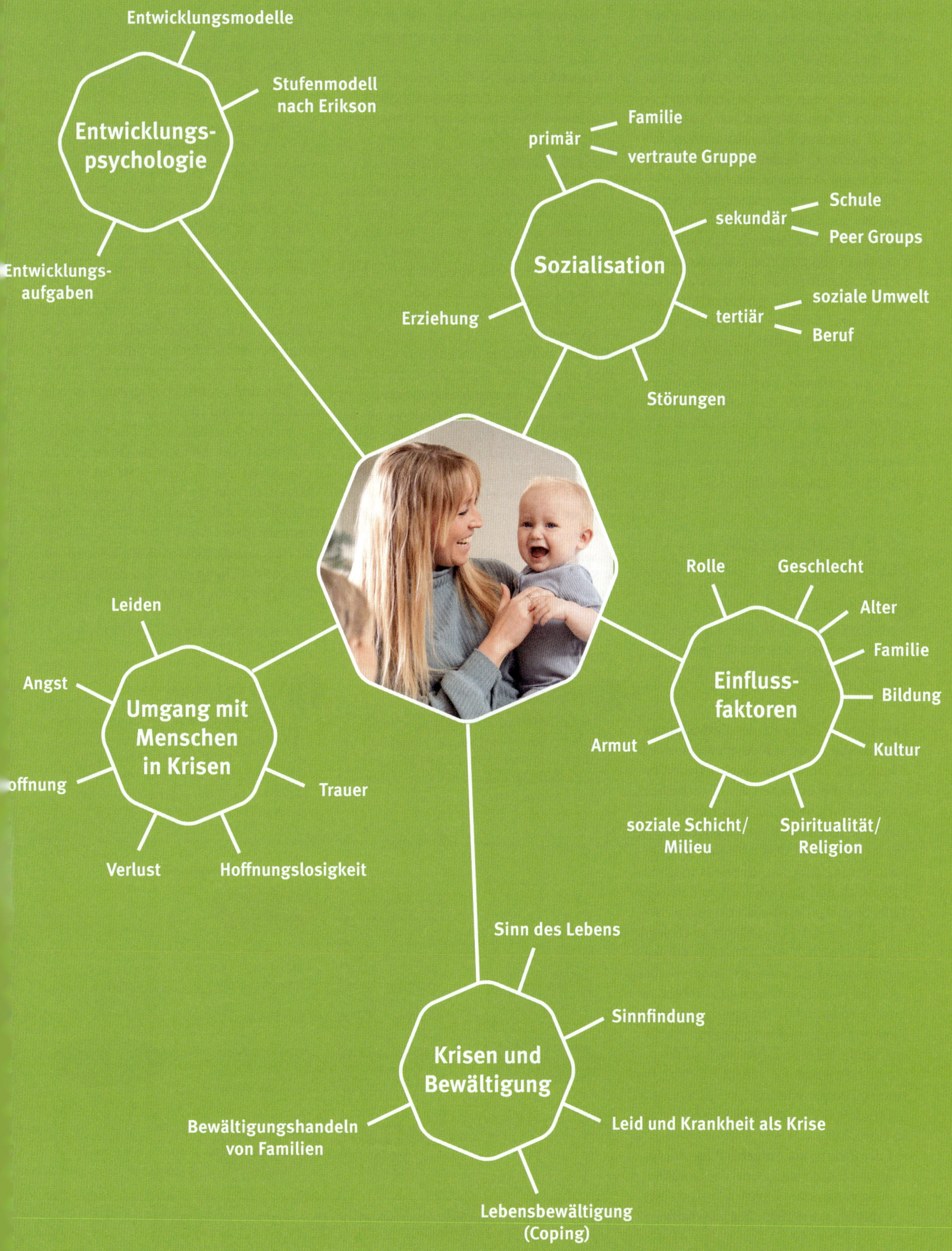
Entwicklungsmodelle
Stufenmodell nach Erikson
Entwicklungs-psychologie
Entwicklungs-aufgaben
primär
Familie
vertraute Gruppe
sekundär
Schule
Peer Groups
Sozialisation
Erziehung
tertiär
soziale Umwelt
Beruf
Störungen
Rolle
Geschlecht
Alter
Familie
Bildung
Einfluss-faktoren
Armut
Kultur
soziale Schicht/ Milieu
Spiritualität/ Religion
Leiden
Angst
Umgang mit Menschen in Krisen
offnung
Trauer
Verlust
Hoffnungslosigkeit
Sinn des Lebens
Sinnfindung
Krisen und Bewältigung
Bewältigungshandeln von Familien
Leid und Krankheit als Krise
Lebensbewältigung (Coping)

Pflegende begleiten Menschen in **allen Phasen der Entwicklung** – und dies nicht nur im Krankheitsfall: Gesunde Neugeborene brauchen ebenso Pflege wie ältere Menschen, auch wenn sie nicht krank sind. So gehört es zu den Aufgaben von Pflegenden, Menschen in ihrem lebenslangen Entwicklungsprozess zu begleiten und ihre Entwicklung und Autonomie zu fördern.

Pflegende brauchen grundlegende Kenntnisse aus der Entwicklungspsychologie und der Medizin, um normale, gesunde Entwicklungen von gestörten oder krankhaften zu unterscheiden. Aus der *Erziehungswissenschaft (Pädagogik)* gewinnen Pflegende Erkenntnisse, wie eine Entwicklung begleitet und gefördert werden kann. Erkenntnisse aus der *Entwicklungspsychologie* können zu einem besseren Verständnis beitragen, wie sich Menschen nach einer Krankheit neu orientieren und die krankheitsbedingten Veränderungen bewältigen. Aus diesem Wissen lassen sich dann die notwendigen Pflegeinterventionen ableiten.

15.1 Entwicklungspsychologie

DEFINITION

Entwicklungspsychologie: Teilgebiet der Psychologie, das sich mit den Entwicklungsstadien und -prozessen menschlichen Lebens befasst.

Entwicklung im Sinne der **Entwicklungspsychologie** ist nicht bloß ein automatisch ablaufender Prozess, der mit der Geburt beginnt und mit Erreichen des Erwachsenenalters abgeschlossen ist. Gemeint ist vielmehr die lebenslange Auseinandersetzung des Menschen mit seiner Umwelt. Die Herausforderung dabei ist, einerseits individuelles Glück und Zufriedenheit, andererseits Teilhabe an der Gesellschaft zu ermöglichen.

Ein Zweig der Entwicklungspsychologie erforscht, welche Entwicklung als „normal" angesehen werden kann, etwa wann Kinder „normalerweise" anfangen zu krabbeln, zu sprechen oder reif für die Einschulung sind. Diese zunächst auf Kinder beschränkte Beobachtung hat sich inzwischen auf die gesamte Lebensspanne von der Geburt bis zum Tod ausgeweitet.

Dieses Wissen hilft Pflegenden in zweierlei Hinsicht:

- **Entwicklung als Aufgabe:** Pflegende begleiten Betroffene z. B. bei der Bewältigung von Erkrankungen, dem Tod eines nahestehenden Menschen oder beim Übertritt von der häuslichen in die stationäre Pflege – also in ihrer persönlichen Entwicklung
- **Entwicklung als Norm:** Pflegende erkennen Störungen in der Entwicklung beispielsweise als Hinweise auf Erkrankungen.

15.1.1 Entwicklungsmodelle

Innerhalb der Entwicklungspsychologie werden zwei Kernfragen kontrovers diskutiert:

- Gestaltet der Mensch seine Entwicklung *aktiv* oder durchläuft er sie *passiv?*
- Wird die Entwicklung durch *äußere* Einflüsse (Umwelt) gesteuert, oder folgt sie einer *internen* Steuerung (genetisches Programm)?

Aus den unterschiedlichen Antworten auf diese Fragen entstanden verschiedene Modelle, die die menschliche Entwicklung zu erklären versuchen. Je nachdem, ob die Umwelt oder die Person eine eher aktive oder eine eher passive Rolle in der Entwicklung einnimmt, werden vier Entwicklungsmodelle unterschieden (→ Abb. 15.1) [1]:

- Exogenistisches Entwicklungsmodell
- Endogenistisches Entwicklungsmodell
- Selbstgestaltungstheorie
- Systemisches Entwicklungsmodell.

Theorien, Modelle, Konzepte → 50.3.1

Exogenistisches Entwicklungsmodell

DEFINITION

Exogenistisches Entwicklungsmodell: (*griech.* exo = [von] außen, außerhalb) Entwicklung wird von außen durch gezielte Reize gesteuert, der Mensch hat eine passive Rolle.

Behaviorismus: (*engl.* behavior = „Verhalten") Wissenschaftliche Theorie, die menschliches Verhalten allgemein als Reaktion auf Reize erklärt.

Der **Behaviorismus** vertritt die These, dass der Mensch und seine Entwicklung durch äußere Reize vollkommen kontrollierbar sind. Durch entsprechende Manipulation ist jedes gewünschte Ergebnis möglich. *John B. Watson,* der Begründer des Behaviorismus, war der Auffassung, dass jedes Verhalten und soziales Handeln auf entsprechende Reiz-Reaktions-Verknüpfungen zurückgehen. Er bot an, „man möge ihm ein Dutzend Kinder geben und eine Welt, in der er sie aufziehen könne, dann garantiere er, dass er jedes zu dem mache, was man wolle, Arzt, Rechtsanwalt, Künstler, Unternehmer oder auch Bettler und Dieb" [2].

Auf den ersten Blick wirkt dieses Modell beängstigend: der Mensch als „Roboter", der von außen durch Reize gesteuert werden kann. Ganz von der Hand zu weisen ist das Modell aber nicht. Zahlreiche Studien haben bewiesen, dass Umweltreize z. B. bei Kindern für eine normale (Sprach-)Entwicklung unabdingbar sind. Kann ein Kind z. B. nicht richtig hören, wird es auch nicht gut sprechen lernen.

Endogenistisches Entwicklungsmodell

DEFINITION

Endogenistisches Entwicklungsmodell: (*griech.* endo = „von innen erzeugt") Entwicklung erfolgt nach einem genetisch festgelegten Programm. Umweltfaktoren oder der eigene Wille haben keinen Einfluss.

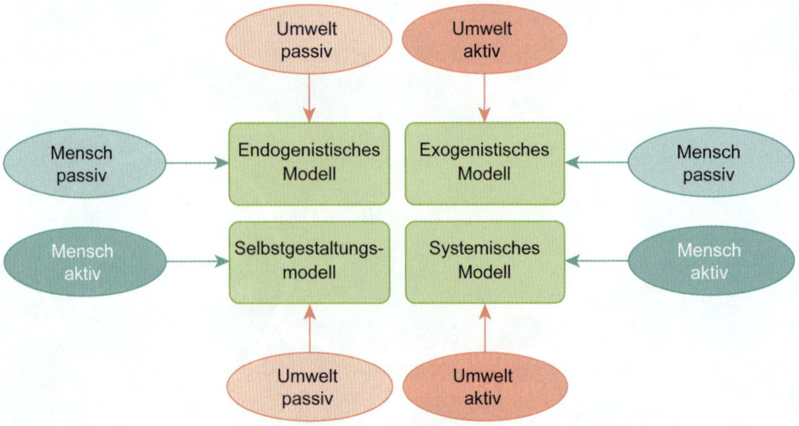

Abb. 15.1 Einordnung der Entwicklungsmodelle. [L143]

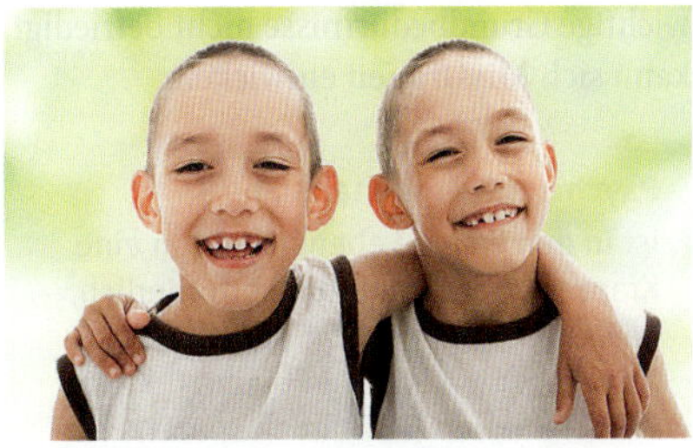

Abb. 15.2 Auch die Zwillingsforschung stützt mit erstaunlichen Hinweisen das endogenistische Entwicklungsmodell: Zwillinge, die nach der Geburt getrennt wurden und nichts voneinander wussten, heirateten zum gleichen Zeitpunkt, und ihre Ehepartner hatten denselben Beruf. [J787]

Nach dem **endogenistischen Modell** (→ Abb. 15.2) entwickelt sich der Mensch gleichsam automatisch, indem er einem genetisch festgelegten Programm folgt. Nur in bestimmten Phasen (sog. *Zeitfenstern*) ist der Mensch für äußere Einflüsse offen *(sensibel)*. Passen die Einflüsse nicht zum Entwicklungsprogramm, sind sie unwirksam oder lösen einen Defekt aus.

Die embryonale Entwicklung scheint den Vertretern des endogenistischen Modells recht zu geben: Aus einer einzigen Zelle entwickelt sich nach einem bestimmten Plan ein Mensch. Dies scheint von allein ohne Steuerung von außen zu geschehen. Auch die Veränderungen in der Pubertät oder im Klimakterium erscheinen so, als laufe zu einer bestimmten Zeit ein bestimmtes Programm ab, weil die „biologische Uhr“ es abruft.

Kritik am endogenistischen Modell

Die **endogenistische Sichtweise** wird u. a. wegen ihrer Einseitigkeit kritisiert. Sie würde bedeuten, dass alle Bemühungen von Eltern, Lehrenden und dem Individuum selbst vergeblich wären, da Entwicklung vorherbestimmt ist und kaum beeinflusst werden kann.

Selbstgestaltungstheorie

Die exogenistische und die endogenistische Sichtweise der menschlichen Entwicklung scheinen wie zwei Gegensätze. Beide Modelle können nur eingeschränkt erklären, warum sich alle Menschen im Groben gleich, aber im Detail doch unterschiedlich entwickeln.

DEFINITION

Selbstgestaltungstheorie: Der Mensch ist aktiver Gestalter seiner Entwicklung.

Konstruktivismus: In der Lernpsychologie die Theorie, dass jeder Lernende im Lernprozess ein individuelles Abbild seiner Umwelt erschafft.

Nach der **Selbstgestaltungstheorie** erkennt der Mensch seine Umwelt und verändert sie auch, indem er auf sie reagiert. Vorläufer dieser Theorie finden sich im sog. **Konstruktivismus.** Die radikalen Konstruktivisten gehen davon aus, dass es die *eine* Umwelt nicht gibt: Jeder Mensch bildet sich aus dem, was er wahrnimmt, seine eigene Umwelt, er konstruiert sich seine Welt. Die Theorie der Selbststeuerung hat ihren Ursprung z. B. in den Theorien von *Jean Piaget* (1896–1980) und *Heinz Werner* (1890–1964), die Entwicklung als weitgehend selbstgesteuerten Konstruktionsprozess ansehen.

Systemisches Entwicklungsmodell

DEFINITION

Systemisches Entwicklungsmodell: Das Gesamtsystem betreffend. Systeme sind z. B. das Organsystem oder eine Familie.

Schon im konstruktivistischen Modell ist ein systemischer Ansatz erkennbar: Der sich entwickelnde Mensch wird als aktiv und gestaltend wahrgenommen. Im **systemischen Entwicklungsmodell** wird sowohl dem sich entwickelnden Menschen als auch der Umgebung eine gestaltende Funktion beigemessen: Mensch und Umwelt bilden ein System gegenseitiger Beeinflussung.

Diese gegenseitige Beeinflussung wird auch als Interaktion (→ 39.5) bezeichnet, daher ist das systemische Entwicklungsmodell auch als **interaktionistisches Entwicklungsmodell** bekannt.

In diesem Modell verändern sich beide, Mensch und Umwelt, selbst und verändern sich dadurch auch gegenseitig. Die Aktivitäten und Veränderungen eines Teils führen zu Veränderungen und Aktivitäten des anderen Teils in diesem System.

Die **Familie** ist ein solches System, in dem das einzelne Familienmitglied (Mensch) mit den übrigen Mitgliedern (Umwelt) wechselseitig interagiert. So wird die Entwicklung eines Kindes einerseits durch die Familie geformt, andererseits können z. B. Verhaltensauffälligkeiten des Kindes Auswirkungen auf die anderen Familienmitglieder und ihre Beziehungen untereinander haben (→ Abb. 15.3).

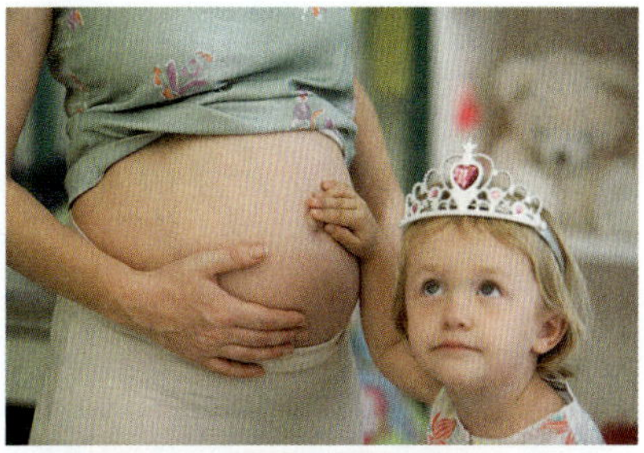

Abb. 15.3 System Familie: Durch die Geburt eines Geschwisterkinds verändern sich die Beziehungen. Das ältere Kind muss künftig die elterliche Liebe und Fürsorge teilen, und die Eltern werden eventuell mit Geschwisterrivalitäten konfrontiert, auf die sie reagieren müssen. [J787]

Systemischer Ansatz der WHO

Die *WHO* nennt unter den **Aufgaben der Pflege** u. a. die Betreuung von Familien und folgt damit dem systemischen Ansatz: Nicht nur der einzelne Mensch, sondern auch sein familiäres Umfeld sind in den Mittelpunkt pflegerischer Arbeit zu stellen.

In der Folge entstand weltweit das Konzept *Family Health Nursing*, in Deutschland mit **Familiengesundheitspflege** übersetzt.

Zeitfenster für Entwicklungsschritte

Für die Pflege und Erziehung bedeutsam ist die Erkenntnis, dass manche Entwicklungen, z. B. sprechen oder gehen zu lernen, nur in einem bestimmten **Zeitfenster** spielend möglich sind, während sie später nur schwer oder gar nicht nachgeholt werden können.

Robert J. Havighurst bezeichnet diese Zeitfenster als „sensitive periods of learning“. Die typischen Lernaufgaben der Entwicklung können demnach in bestimmten Lebensphasen angesiedelt werden, wobei drei Kriterien zeitgleich zusammentreffen müssen [3]:

- Der Betroffene ist reif für die Entwicklungsaufgabe, besitzt also die erforderlichen Fähigkeiten (→ Abb. 15.4)
- Die Gesellschaft oder Umwelt stellt die Entwicklungsaufgabe an den Betroffenen
- Der Betroffene selbst nimmt diese Aufgabe an.

So gibt es z. B. ein Zeitfenster für die „normale“ Sprachentwicklung. Wird ein Kind durch eine Lippen-Kiefer-Gaumenspalte (→ 34.24.1) daran gehindert, zur rechten Zeit das Sprechen zu lernen, kann diese Entwicklung zwar nach einer Operation

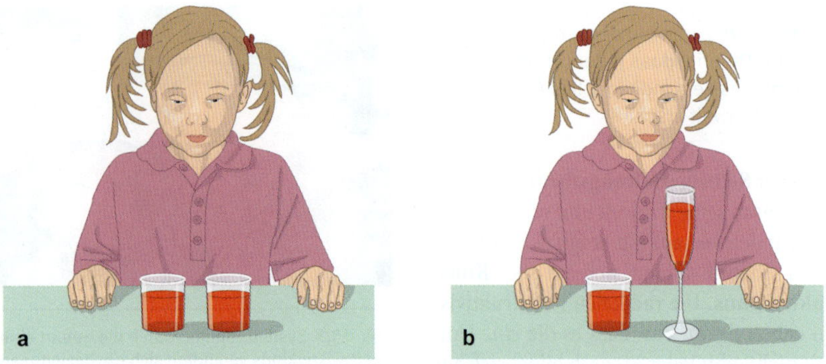

a Zwei gleich große Gläser werden mit Saft gefüllt, bis das Kind (als Versuchsperson) sagt, sie seien nun gleich voll. Das Kind wird sich bei gleicher Form der Gläser an der Füllhöhe orientieren.

b Die Flüssigkeit aus einem der beiden Gläser wird in ein Glas mit deutlich anderer Form umgefüllt, z.B. vom Saft- in ein Sektglas. Nun wird das Kind erneut gefragt, ob in beiden Gläsern gleich viel Saft sei. Manche Kinder antworten, in dem schmalen hohen Glas sei mehr Saft. Sie haben noch nicht die kognitive Reife, zu erkennen, dass von der Füllhöhe allein nicht auf die Flüssigkeitsmenge geschlossen werden kann.

Abb. 15.4 Piagets Umschüttaufgabe. [L138]

nachgeholt werden. Sie braucht dann aber wesentlich mehr Zeit. Solche Zeitfenster gibt es auch bei der Bewältigung von Lebensereignissen im Erwachsenenalter: Trauerarbeit dauert bis zu einem Jahr länger, wenn sie nicht bald nach dem Trauerereignis beginnt.

Verlust und Trauer → 15.6.4, → 20.7.2

15.1.2 Stufenmodell der psychosozialen Entwicklung

Die Entwicklungstheorie des deutsch-amerikanischen Psychoanalytikers *Erik Erikson* teilt das Leben in acht typische Entwicklungsstufen ein [4]. Jede Stufe entspricht jeweils einem Konflikt, der aktiv bearbeitet und bewältigt werden muss. Nur so kann die nächste Entwicklungsstufe erreicht werden. In seiner Beschreibung wählt *Erikson* extreme Gegensätze (*lat.* versus [vs.] = gegen) aus, als fände die Entwicklung zwischen diesen beiden Leitplanken statt. Die Altersangaben zu den einzelnen Phasen sind Richtwerte und nicht absolut zu sehen (→ Abb. 15.5).

0–1 Jahr: Urvertrauen vs. Misstrauen

Das Neugeborene ist vollkommen abhängig von seiner Bezugsperson, der es bedingungslos vertraut **(Urvertrauen).** Werden wichtige Grundbedürfnisse nicht befriedigt, kann sich **Misstrauen** entwickeln.

> **Psychischer Hospitalismus**
>
> Ist in den ersten Lebensmonaten eine Krankenhausbehandlung erforderlich, sollte der enge Kontakt des Kindes zur Bezugsperson erhalten bleiben. Kleine Kinder können (auch noch später) schwere Störungen entwickeln, wenn sie sich in dieser Krisensituation verlassen fühlen. Dieses Phänomen wurde 1930 von *René Spitz* als **psychischer Hospitalismus** [5] beschrieben (→ 18.4.2).

2–3 Jahre: Autonomie vs. Scham und Zweifel

Die wichtigsten Faktoren dieser Phase sind das Festhalten und Loslassen. Typischerweise erlernt das Kind in dieser Phase die Kontrolle über die Ausscheidungen. *Erikson* sieht hier den Wunsch des Kindes, gegenüber dem Willen der Eltern (Reinlichkeitserziehung) selbst zu entscheiden, ob es loslässt oder festhält (Wunsch nach Selbstständigkeit). Etwa zu dieser Zeit lernt das Kind auch, „Ich"-Sätze zu sprechen. Entwicklungsziele sind Stolz, **Autonomie** und ein fester Wille („Trotzalter"). Wird der Wunsch nach Selbstständigkeit von den Eltern unterdrückt, so kann das zu **Scham und Selbstzweifeln** führen.

4–5 Jahre: Initiative vs. Schuldgefühl

Nachdem das Kind sein Ich entdeckt hat, findet es spielend heraus, was es sein will: In Rollenspielen können Kinder stundenlang

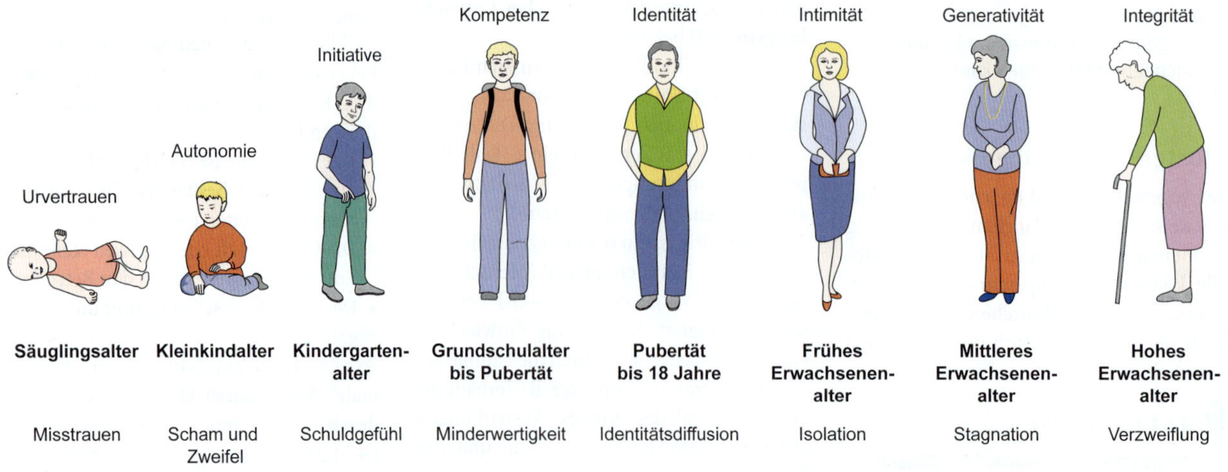

Abb. 15.5 Stufenmodell der psychosozialen Entwicklung nach Erikson. [L143]

z. B. „Vater, Mutter, Kind“ spielen. Damit üben sie in einer Mischung aus Nachahmung und kreativer Interpretation soziales Verhalten ein. Sie lernen auch, ihr Handeln mit den Folgen des Handelns in Verbindung zu bringen und für ihr Handeln verantwortlich zu sein. Manches Handeln führt dabei zu Schuldgefühlen. Wichtig ist in dieser Stufe, eine Balance zwischen **Initiative** und **Schuldgefühlen** zu entwickeln:

- Zu viel Initiative und zu wenig Schuldgefühl münden nach *Erikson* in Rücksichtslosigkeit
- Zu wenig Initiative und zu viel Schuldgefühl hemmen die Handlungsbereitschaft
- Ein Gleichgewicht von Initiative und Schuldgefühl führt zu Zielstrebigkeit.

6 Jahre bis Pubertät: Kompetenz vs. Minderwertigkeit

Die Lebenswelt des Kindes vergrößert sich durch die Einschulung. Das Kind lernt Erfolg und Misserfolg kennen. Wird ihm die Chance auf Erfolgserlebnisse genommen, z. B. durch Diskriminierung oder fehlende Anerkennung, so wird es sich inkompetent und **minderwertig** fühlen. Es wird sich nicht weiter anstrengen, „weil es ja sowieso nichts bringt“. Wenn es weder über- noch unterfordert wird, entwickelt das Kind ein Gefühl von **Kompetenz.**

Pubertät bis 18 Jahre: Identität vs. Identitätsdiffusion

Die eigene Identität zu entdecken, bedeutet zu wissen, *wer* man ist und wie man in diese Gesellschaft passt. Die Aufgabe des Jugendlichen ist es also, seine **Identität,** sein Selbstbild und seine soziale Rolle in der Gesellschaft zu finden. Eine eng gefasste Rolle ermöglicht zwar die Identitätsfindung, schränkt aber die Freiheit zu stark ein. Eine unklare oder weit gefasste Rolle führt dagegen zur **Identitätsdiffusion,** d. h. zum Verschwimmen des Ich-Empfindens.

Frühes Erwachsenenalter: Intimität vs. Isolierung

Aufgabe dieser Entwicklungsstufe ist es, eine Partnerbindung einzugehen und nicht isoliert zu bleiben, aber gleichzeitig in der Partnerschaft seine Eigenheit zu bewahren. Diese Eigenheit bezeichnet *Erikson* als **Intimität.** Wer Angst hat, seine Einzigartigkeit in einer Partnerschaft zu verlieren, wird sich von anderen isolieren (**Isolation**), um sein Selbst zu bewahren. *Erikson* versteht unter „Liebe“ die Fähigkeit zu einer gelungenen Partnerschaft, also die Fähigkeit, Unterschiede und Widersprüche zu tolerieren, ohne sich selbst dabei aufzugeben.

Mittleres Erwachsenenalter: Generativität vs. Stagnation

Generativität umfasst nach *Erikson* alles, was künftigen Generationen Leben ermöglicht: etwa eigene Kinder großzuziehen, zu unterrichten, Kunst und Wissenschaft zu betreiben und sich sozial zu engagieren. Der Gegensatz dazu wäre **Stagnation,** sich *nur* um sich selbst zu kümmern. Wie in allen vorherigen Entwicklungsstufen ist die Mitte anzustreben: sich einerseits um die nachfolgenden Generationen zu kümmern, sich andererseits dabei aber nicht selbst zu verlieren.

Hohes Erwachsenenalter: Integrität vs. Verzweiflung

Der letzte Lebensabschnitt stellt den Menschen vor die Aufgabe, auf sein Leben zurückzublicken, es anzunehmen und sich mit dem Gedanken an den Tod zu befassen. Das Gefühl, noch einmal leben zu müssen, um es dann besser machen zu können, oder die Angst vor dem Tod führen zu **Verzweiflung.** Setzt sich der Mensch in dieser Phase nicht mit Alter und Tod auseinander (und spürt nicht die Verzweiflung dabei), kann das zur Anmaßung und Verachtung des Lebens – des eigenen und des Lebens aller – führen. Wird diese Stufe jedoch erfolgreich gemeistert, erlangt der Mensch das, was *Erikson* „Weisheit“ nennt – dem Tod ohne Furcht entgegensehen, sein Leben annehmen, die Fehler und das Glück darin sehen zu können (**Integrität**).

> **Entwicklungsstörungen**
> Das Modell der Entwicklung von *Erikson* stellt jede Entwicklungsstufe als besondere Aufgabe dar. Geglückte bzw. glückliche Entwicklung löst die Aufgabe in der jeweiligen Altersstufe. **Entwicklungsstörungen** erklärt *Erikson* dadurch, dass die Aufgabe nicht (vollständig) gelöst wurde.

15.1.3 Entwicklungsaufgaben nach Havighurst

Havighurst verwertet die Erkenntnisse von *Erikson* und entwickelt sie weiter [3]. Übereinstimmend mit *Erikson* trifft er dabei folgende **Aussagen zur Entwicklung:**

- Sie findet über die gesamte Lebensspanne von der Geburt bis zum Tod statt
- Sie stellt eine Aufgabe an das Individuum
- Sie findet in alterstypischen Stufen statt, und die Bewältigung (oder Nicht-Bewältigung) der Aufgabe einer Stufe hat Einfluss auf die folgenden Stufen
- Sie verläuft erfolgreich (führt zu persönlichem Wohlbefinden und gesellschaftlicher Akzeptanz), wenn die jeweilige Aufgabe bewältigt wird.

Havighurst sieht darüber hinaus **drei Quellen,** aus denen Entwicklungsaufgaben (→ Tab. 15.1) an den Einzelnen gestellt werden:

- Körperliche Reifungsprozesse (körperliche Entwicklung, Wachstum), die weitgehend unabhängig von der jeweiligen Kultur bei allen Menschen ähnlich verlaufen
- Gesellschaftliche Erwartungen, die sehr stark kulturell geprägt sind
- Eigene, aktive (Mit-)Gestaltung der Entwicklung.

Mehr noch als *Erikson* betont *Havighurst,* dass die Entwicklungsaufgaben in der Auseinandersetzung des Einzelnen mit der Gesellschaft zu lösen sind: Er sieht ein Spannungsfeld zwischen individuellen Bedürfnissen und gesellschaftlichen Erfordernissen. Entwicklung geschieht somit in der Auseinandersetzung mit den Fragen: „Füge ich mich ein, passe ich mich an?“ oder „Bleibe ich mir selbst treu, versuche ich die Gesellschaft zu verändern?“ Dieser spannende Prozess, in die Gesellschaft hineinzuwachsen, wird auch als **Sozialisation** bezeichnet.

SPICKZETTEL

Entwicklungsmodelle

Exogenistisches Modell/Behavorismus: Entwicklung und Verhalten des Menschen werden durch äußere Reize gesteuert.
Endogenistisches Modell: Menschliche Entwicklung vollzieht sich als automatisch ablaufendes genetisches Programm.
Selbstgestaltungstheorie: Der Mensch gestaltet seine Entwicklung selbst.
Systemisches Modell: Mensch und Umwelt bilden ein System, in dem sie voneinander abhängig sind und sich gegenseitig beeinflussen und verändern.
Stufenmodell nach Erikson: Psychosoziale Entwicklung erfolgt in acht Stufen, in denen der Mensch jeweils einen bestimmten altersspezifischen Konflikt bearbeiten muss – als Voraussetzung dafür, dass die nächste Stufe erreicht werden kann.
Entwicklungsaufgaben nach Havighurst: Weiterentwicklung des Stufenmodells nach Erikson. Entwicklungsaufgaben entstehen aus körperlichen Reifungsprozessen, gesellschaftlichen Erwartungen und individuellen Zielen und Werten.

Tab. 15.1 Zu erlernende Entwicklungsaufgaben in den verschiedenen Lebensabschnitten nach Havighurst [3].

Frühe Kindheit (bis 6 Jahre)	Mittlere Kindheit (6–12 Jahre)	Adoleszenz (12–18 Jahre)	Frühes Erwachsenenalter (18–30 Jahre)	Mittleres Erwachsenenalter (30–60 Jahre)	Höheres Alter (ab 60 Jahre)
• Gehen • Essen • Sprechen • Ausscheiden • Geschlechter unterscheiden • Scham empfinden • Begriffe bilden • Realität beschreiben • Lesen • Richtig und falsch unterscheiden • Gewissen entwickeln	• Geschick entwickeln, seinen wachsenden Organismus positiv sehen • Mit Gleichaltrigen zurechtkommen • Männliches oder weibliches soziales Rollenverhalten • Lesen, Schreiben und Rechnen • Alltagsbewältigung • Gewissen, Moral und eine Werteskala entwickeln • Persönliche Unabhängigkeit • Einstellung gegenüber sozialen Gruppen und Institutionen	• Reifere Beziehungen zu Altersgenossen beiderlei Geschlechts aufbauen • Männliche oder weibliche Geschlechtsrolle übernehmen • Den eigenen Körper akzeptieren und nutzen • Emotional von Eltern und anderen Erwachsenen unabhängig sein • Sich auf Ehe und Familie, berufliche Karriere vorbereiten • Einen Leitfaden für das eigene ethische Verhalten entwickeln • Eine Ideologie entwickeln • Sozial verantwortlich handeln	• Einen Partner wählen und mit ihm leben • Eine Familie gründen und die Kinder versorgen und betreuen • Ein Heim herstellen, den Haushalt organisieren • In den Beruf einsteigen • Verantwortung als Staatsbürger ausüben • Eine angemessene soziale Gruppe finden.	• Heranwachsenden Kindern beistehen • Soziale und öffentliche Verantwortung eines Erwachsenen wahrnehmen • Einen Beruf befriedigend ausüben • Freizeit gestalten • Sich auf den Ehepartner als Person beziehen • Körperliche Veränderungen des mittleren Lebensalters akzeptieren und sich darauf einstellen • Sich auf alternde Eltern einstellen	• Sich abnehmende physische Kraft und Gesundheit eingestehen • An Ruhestand und reduziertes Einkommen anpassen • Mit dem Tod des Ehepartners rechnen • Bewusst zu seiner Altersgruppe gehören • Soziale Rollen flexibel annehmen • Zufriedenstellende Lebensbedingungen gestalten

15.2 Sozialisation

DEFINITION

Sozialisation: Prozess des Menschen, in eine Gesellschaft hineinzuwachsen und sich so zu entwickeln, dass er in einer Gesellschaft lebensfähig wird; dieser Prozess wird beeinflusst durch vorgegebene Faktoren wie z. B. Kultur, Klima, soziale Stellung.

Die **Sozialisation** ist ein Begriff der Sozialwissenschaften und umfasst alle Prozesse, durch die ein Mensch im Laufe seiner Entwicklung zum handlungsfähigen Partner einer Gruppe bzw. einer Gesellschaft wird und sich mit ihr auseinandersetzt. Eine erfolgreiche Sozialisation führt dazu, dass das Individuum die Normen und Werte der Gesellschaft annimmt und seine soziale Rolle in der gesellschaftlichen und kulturellen Umgebung findet.

Kennzeichnen von Sozialisation

- Dauert lebenslang an
- Dient dem Erwerb von Verhaltensweisen
- Geschieht über die Beziehung zu Mitmenschen
- Ermöglicht ein Verständnis von sich selbst
- Befähigt zur Teilhabe an der Gesellschaft und zu deren Veränderung
- Führt zu Spannungen: „Passe ich mich an oder grenze ich mich ab?“

15.2.1 Sozialisationsprozess

Der **Sozialisationsprozess** *(Vorgang der Sozialisation)* teilt sich in drei Phasen: die primäre, die sekundäre und die tertiäre Sozialisation.

Primäre Sozialisation

Die **primäre Sozialisation** findet v.a. in kleinen vertrauten Gruppen, meist der Familie – aber auch in Beziehungen zu Gleichaltrigen – statt und wird mit dem Herausbilden der Identität des Individuums abgeschlossen. Die in dieser Phase verinnerlichten Normen, Werte und Verhaltensweisen gelten als stabil, können sich aber in der sekundären Sozialisation noch ändern.

Sekundäre Sozialisation

Die **sekundäre Sozialisation** bereitet das Individuum auf seine Rolle in der Gesellschaft vor. Sie dauert bis zum Ende des Erwachsenwerdens und vollzieht sich nicht mehr nur im Elternhaus bzw. in der Familie, sondern auch in der Schule sowie in sog. **Peer-Groups** *(Gruppen von Gleichrangigen)*. Diese übernehmen bei Kindern und Jugendlichen wichtige Sozialisationsfunktionen und dienen der Emanzipation vom Elternhaus (→ Abb. 15.6). Die Jugendlichen üben soziale Muster gemeinsam mit ihren Freunden und erproben untereinander soziale Verhaltensweisen. Peer-Groups sind Spielfelder, um eigene Grenzen auszutesten, den Umgang mit anderen zu lernen und den Übergang ins Erwachsensein zunächst im geschützten Raum der Gleichrangigen zu erfahren.

Mehr als eine Gruppe Gleichaltriger

Peer-Group wird häufig mit „Gruppe der Gleichaltrigen“ übersetzt. Es reicht aber nicht, etwa gleich alt zu sein, um in eine Peer-Group aufgenommen zu werden. Peer-Groups haben häufig gemeinsame

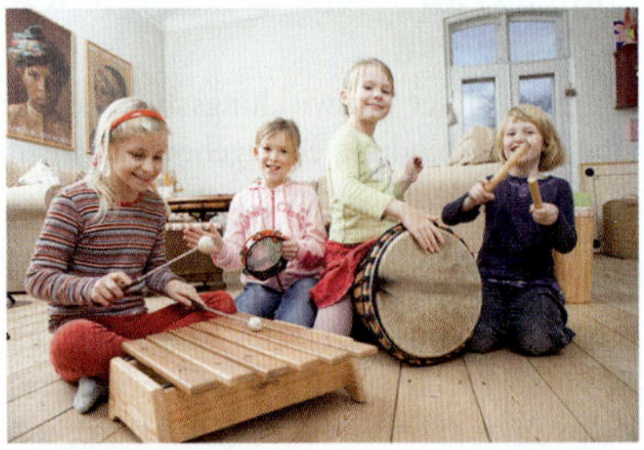

Abb. 15.6 Peer-Group: Beim gemeinsamen Spielen erleben sich Kinder und Jugendliche in einer Gruppe abseits des Elternhauses. [J787]

Interessen, Freizeitbeschäftigungen, eine ähnliche Sprache *(Jargon)*, Kleidung oder Symbole, welche die Gruppenzugehörigkeit kennzeichnen. An der Hypothese, Peer-Groups würden einzelne Jugendliche negativ beeinflussen und sie z. B. zum Drogenkonsum verleiten, gibt es zunehmend Kritik: Es könnte genauso gut sein, dass das Risiko für Alkohol- oder Drogenkonsum schon früher bestand und der Jugendliche sich deswegen die „passende" Peer-Group gesucht hat [6].

Tertiäre Sozialisation

Die **tertiäre Sozialisation** findet im Erwachsenenalter statt und bezeichnet die Anpassungen, die das Individuum in Interaktion mit seiner sozialen Umwelt ständig vornimmt. Da Sozialisation als ein lebenslanger Prozess des Lernens und der Anpassung verstanden werden muss, kann schließlich auch im beruflichen Bereich (berufliche Sozialisation) und darüber hinaus von einer tertiären Sozialisation gesprochen werden.

Störungen der Sozialisation

Manche Bedingungen können die harmonische Entwicklung eines Kindes bzw. die Entwicklung der Persönlichkeit stören, z. B. Armut, mangelnde Bildung der Eltern, Krankheiten und Behinderungen, z. B. Autismus (→ 38.6.2). Die gesunde Entwicklung kann auch beeinträchtigt werden, wenn ein Kind in ein Heim eingewiesen wird, wenn die Eltern das Kind ungenügend betreuen oder wenn es misshandelt oder in der Schule gehänselt wird.

15.2.2 Aspekte von Sozialisation

Obwohl Sozialisation ein lebenslanger Prozess ist, sind die Phasen der Kindheit und des Jugendalters am wichtigsten für ihr Gelingen. Ob die Sozialisation gelingt, ein Mensch also zum eigenständigen Partner in der Gesellschaft heranwächst oder nicht, hängt im Wesentlichen von drei Faktoren ab:

- **Soziabilisierung** ist Voraussetzung dafür, dass Sozialisation in allen ihren Aspekten überhaupt möglich wird. „Soziabel" meint, „fähig zu sozialen Kontakten" zu sein. Die Soziabilisierung bezeichnet die Entwicklung des Urvertrauens beim Säugling als Voraussetzung für soziale Handlungsfähigkeit. Kinder, die dieses Urvertrauen („die Welt ist gut") nicht erwerben können, erleiden psychische und physische Beeinträchtigungen
- Unter **Enkulturation** versteht man das (automatische) Erlernen einer bestimmten Kultur, also Sprache, Fertigkeiten, Techniken, Fähigkeiten, Normen und Werte, wie auch Sitten und Gebräuche einer Gesellschaft. Viele Soziologen verstehen Sozialisation ausschließlich im Sinne der Enkulturation. Sie erfassen damit die Anpassungsleistungen, die von den Individuen gefordert werden, um in einer bestimmten Kultur leben und überleben zu können
- **Individuation** (oder auch Personalisation) betont den Aspekt der Eigenständigkeit: Offenbar wird in Sozialisationsprozessen mehr gelernt als reine Anpassung, sonst wäre die Veränderung der Gesellschaft nicht denkbar. Eltern „lernen" von ihren Kindern, Lehrende von ihren Schülerinnen und Schülern. Derartige Aktivitäten befähigen die Individuen zur kritischen Auseinandersetzung mit sich selbst und der Gesellschaft.

Kritik an der „erzieherischen" Sozialisation

Sozialisation ist im erziehungswissenschaftlichen Sinn kritisch zu betrachten. Die Klassiker der Pädagogik, z. B. *Jean-Jacques Rousseau* (1712–1778), finden es bedenklich, wenn die Anpassung des Individuums an die Gesellschaft zu sehr im Vordergrund der Sozialisation steht. Erziehung kann vielmehr auch die Aufgabe haben, einer allzu starken Anpassung entgegenzuwirken, indem sie die individuellen Fähigkeiten und Begabungen ausbaut.

Im Roman „Emile" entwirft *Rousseau* das Bild einer Erziehung, die dem Kind eine freie Entfaltung seiner Natur ermöglichen und es so wenig wie möglich beeinflussen soll [7]. *Johann Heinrich Pestalozzi* (1746–1827), ein anderer Pädagoge der Aufklärung, vertritt die entgegengesetzte Auffassung, dass Eltern von Anfang an die Entwicklung ihrer Kinder in geordnete Bahnen lenken sollen [8].

In beiden Auffassungen – so gegensätzlich sie sind – steckt etwas Wahres: Die Entwicklung gelingt, wenn ein Kompromiss zwischen freier Entfaltung einerseits und der Anpassung an die gesellschaftlichen Gegebenheiten anderseits gefunden werden kann – oder anders ausgedrückt: ein Kompromiss zwischen individueller Freiheit und Verantwortung für die Gesellschaft.

SPICKZETTEL

Sozialisation

Primäre Sozialisation: Erfolgt v. a. in der Familie, schließt mit der Herausbildung einer eigenen Identität ab.
Sekundäre Sozialisation: Erfolgt verstärkt außerhalb des Elternhauses, v. a. in Gruppen von Gleichaltrigen bzw. Gleichgesinnten (Peer-Group).
Tertiäre Sozialisation: Fortlaufende Anpassungen des erwachsenen Individuums an das soziale Umfeld.
Störungen der Sozialisation: Beeinträchtigung der Entwicklung durch ungünstige Lebensumstände (Armut, mangelnde Bildung, Isolation, Gewalterfahrungen usw.).
Aspekte der Sozialisation: Soziabilisierung (Fähigkeit zu sozialen Kontakten), Enkulturation (Erlernen einer bestimmten Kultur), Individuation (Herausbilden einer eigenständigen Identität).
Erziehung: Gezieltes Hinwirken auf Veränderungen bei Kindern und Jugendlichen, entweder im Sinne einer Unterstützung der freien Entfaltung und Eigenständigkeit *(Rousseau)* oder im Sinne einer Lenkung der Entwicklung in geordnete Bahnen *(Pestalozzi)*.

15.3 Einflussfaktoren auf die Entwicklung

Die lebenslange menschliche Entwicklung ist zum einen genetisch bedingt und allen Menschen gemeinsam. Zum anderen wird sie durch die Sozialisation (→ 15.2) und weitere Einflussfaktoren geformt. Wichtige Entwicklungsfaktoren sind:

- Rolle
- Geschlecht
- Familie
- Alter
- Soziale Schicht/Milieu
- Bildung
- Armut
- Kultur
- Spiritualität/Religion.

15.3.1 Einflussfaktor Rolle

DEFINITION

Rolle: Verhaltenserwartungen gegenüber einem bestimmten sozialen Status, einer bestimmten Position oder einem bestimmten Beruf.

Role-taking: Versuch, die (z. T. unausgesprochenen) Erwartungen der Umwelt zu erfüllen und sie in das eigene Verhalten einzubauen [9].

Role-making: Dem Begriff des „role-taking" steht das „role-making" gegenüber, das besagt, dass Rollenerwartungen in jeder Situation neu interpretiert werden müssen und auch vom Rollenträger beeinflusst werden [10].

Gesellschaftliche **Rollen** werden mit der Sozialisation erworben. Beispielsweise erziehen Eltern ihre Mädchen anders als ihre Jungen. Die Struktur des Gehirns und die Entwicklung des Kleinkinds sind bei beiden Geschlechtern weitgehend ähnlich. Dagegen spielt Sozialisation die entscheidende Rolle z. B. dafür, ob Mädchen technikbefähigte und Jungen sozial intelligente Erwachsene werden [11]. Soziale Rollen beinhalten bestimmte Normen und Werte sowie Verhaltenserwartungen, die von der Umwelt an den Rollenträger herangetragen werden. Der Rollenträger entscheidet, ob er diesen Rollenerwartungen mehr oder weniger oder auch gar nicht entsprechen möchte.

DEFINITION

Intra-Rollenkonflikt: Erfahrung widerstreitender Anforderungen innerhalb einer Rolle.

Inter-Rollenkonflikt: Konflikt zwischen den Anforderungen verschiedener Rollen innerhalb einer Person.

Rollendistanz: Abweichung vom erwarteten Rollenverhalten.

Im Alltag bestehen oft widersprüchliche Anforderungen innerhalb einer Rolle oder zwischen verschiedenen Rollen.

Bei einem **Intra-Rollenkonflikt** liegen widersprüchliche Erwartungen *innerhalb* derselben Rolle vor: So kann eine Pflegende einerseits den Wunsch eines Patienten nach Aufklärung erfüllen wollen, während sie sich andererseits an ihre Schweigepflicht halten und auf den Arzt verweisen muss.

Im Falle des **Inter-Rollenkonflikts** besteht ein Widerspruch *zwischen* zwei Rollen, z. B. zwischen der Elternrolle (eine Pflegende möchte ihr Kind selbst zu Bett bringen) und der Rolle als Arbeitnehmerin, wenn sie überraschend eine Nachtschicht übernehmen soll (Inter-Rollenkonflikt, → Abb. 15.7).

Die Diskrepanz zwischen Rollenerwartungen und dem tatsächlichen, kritisch-abwägenden Rollenverhalten wird als **Rollendistanz** bezeichnet. So kann eine Ärztin mit der Pflegerolle die Vorstellung verbinden, dass eine Pflegefachperson ärztliche Tätigkeiten für sie übernimmt. Der Pfleger wünscht einerseits ein gutes Verhältnis zur Ärztin, will sich aber andererseits ausreichend seinen pflegerischen Aufgaben widmen können. Er setzt sich selbstkritisch mit dem Anliegen der Ärztin auseinander und lehnt es höflich, aber bestimmt ab.

Abweichungen von Rollenerwartungen können verschiedene Konsequenzen haben:

- **Sanktionen:** Wenn der Pfleger im letztgenannten Beispiel die Übernahme ärztlicher Tätigkeiten ablehnt, obwohl dies zu seinen vertraglich vereinbarten Aufgaben gehört, muss er eventuell mit einer Abmahnung rechnen
- **Belohnung:** Der Pfleger, der den Sinn seiner Tätigkeit vor allem in einer adäquaten, zugewandten Pflege sieht, gewinnt durch seine Entscheidung mehr Zeit, sich den pflegebedürftigen Menschen zu widmen
- **Unzufriedenheit im Beruf:** Wenn das eigene berufliche Selbstverständnis häufig in Konflikt mit den Rollenerwartungen gerät, kann dies langfristig dazu führen, dass der Pfleger in seinem Beruf unzufrieden ist.

Im Rahmen der Pflege und Versorgung von Menschen gibt es vielfältige Rollen für Pflegefachpersonen. Oft lassen sich diese nur schwer von den Erwartungen an andere Gesundheitsprofessionen abgrenzen und es muss jeweils in der konkreten Pflegesituation ein Schwerpunkt gefunden werden, z. B.:

- Die Unterstützung bei alltäglichen Verrichtungen (Übernahme) versus aktivierende, rehabilitierende Pflege
- Die Mitwirkung oder Assistenz bei Diagnostik und Therapie versus Konzentration auf die pflegerischen Kernaufgaben
- Die Bewältigung patientenferner, verwaltungstechnischer und organisatorischer Aufgaben versus eine patientennahe Pflege
- Die Übernahme von Tätigkeiten anderer Berufe (psychologische und seelsorgerliche Betreuung) versus Wahren des eigenen Kompetenzbereichs.

Voraussetzung für eine professionelle Pflege ist die Fähigkeit und innere Bereitschaft, das eigene berufliche Handeln zwar an diesen Rollenerwartungen auszurichten, sich aber auch klar abzugrenzen und damit vor Überforderung zu schützen.

Rollen von Pflegenden

Patient-Pflege-Beziehung nach Peplau
→ 50.3.4

Die Pflegetheorie von *Hildegard Peplau* [12] befasst sich ausdrücklich mit der **Interaktion von Pflegenden und Patienten.** *Peplau* beschreibt verschiedene **Rollen von Pflegenden** (hier jeweils in der weiblichen Form), aus denen sich im Umkehrschluss die jeweiligen Patientenrollen ergeben (→ Abb. 15.8). Das Modell erleichtert Pflegenden das Verständnis für die Rollenerwartungen von Patientinnen und Patienten (im Folgenden: Patienten) an sie und zeigt auf, wie sich die Berufsrolle im Laufe der Beziehung zum Patienten verändert bzw. verändern muss.

- **Rolle als Fremde** *(betrifft Pflegende und Patient):* Zu Beginn jeder Pflegebezie-

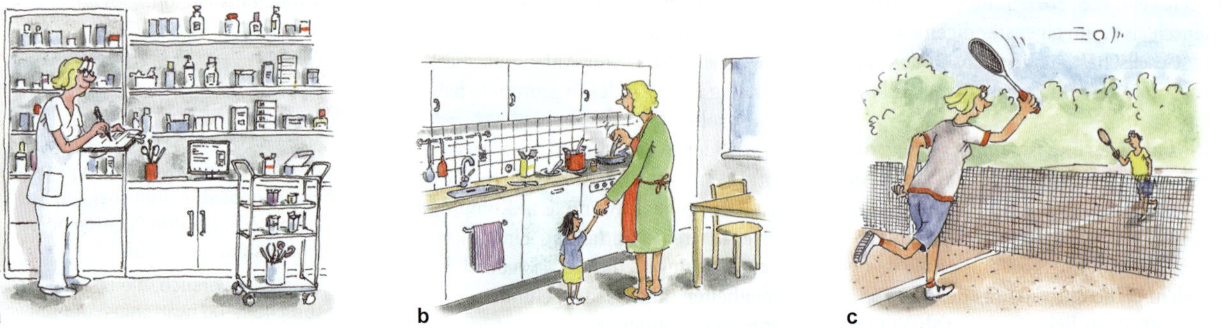

a b c

Abb. 15.7 Beispiele für verschiedene Rollen einer Person: als Pflegende (a), Mutter (b) und Freizeitsportlerin (c). [L142]

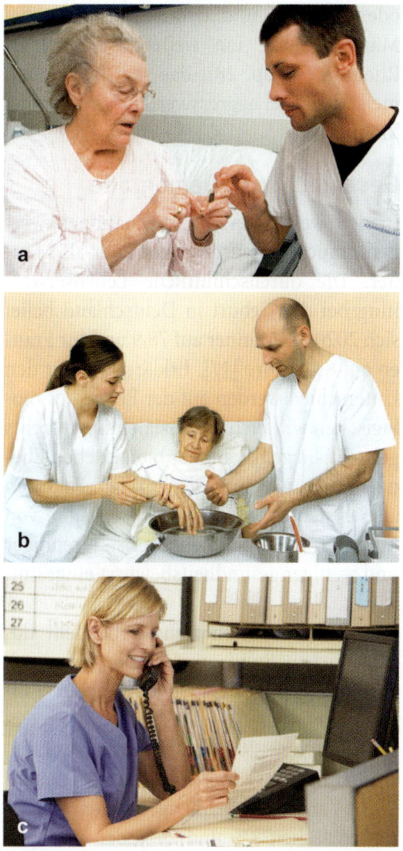

Abb. 15.8 Pflegende in ihren verschiedenen Rollen: als Beratende (a), Lehrende (b) und Persönlichkeiten mit Führungsqualitäten (c). [K115, J787]

hung stehen sich Pflegende und Patient als Fremde gegenüber. Soll sich die Beziehung positiv entwickeln, ist es für die Pflegende beim Kennenlernen besonders wichtig, dem Patienten offen zu begegnen und Kategorisierungen zu vermeiden

- **Rolle als Informantin** *(Patientenrolle: zu informierende Person mit individuellem Wissensstand):* Eine Pflegefachperson ist oft die erste Ansprechperson für Patienten, die Informationen suchen – oder sie wird nach Arztgesprächen um Aufklärung gebeten. Sie entscheidet, welche Informationen ein Patient erhält – abhängig vom Kenntnisstand, Erfahrung, Überzeugung und persönlicher Reife
- **Rolle als Lehrende** *(Patientenrolle: Lernender):* Um ihre Erkrankung im Alltag bewältigen zu können, benötigen Patienten Schulung und Anleitung auf einem Niveau, das ihren Fähigkeiten und Fertigkeiten entspricht (→ Kap. 40). Indem die Pflegende bei den Erfahrungen, Problemen und Ressourcen eines Patienten ansetzt, ermöglicht sie ihm, sich für die eigenen Belange zu engagieren
- **Rolle der Beraterin** *(Patientenrolle: Ratsuchender):* Während Schulungen und Anleitungen (→ 40.3) aus gesundheitlicher Sicht erforderlich sind und von den Pflegenden initiiert werden, geht ein Beratungsanliegen vom Patienten aus. Folgendes ist wichtig für die Beratungsfunktion der Pflege: eine hohe Kommunikationskompetenz (→ 39.3) und Fachkompetenz. Lösungen müssen *mit* dem Patienten (nur in Ausnahmefällen: *für* ihn) erarbeitet werden
- **Rolle als Lernende** *(Patientenrolle: Experte für sich selbst):* Pflegende lernen auch von Patienten. Sie erkennen das Wissen der Patienten über sich selbst und über ihre Erkrankung ebenso an wie deren Selbstbestimmungsrecht, Individualität und individuelle Bewältigungsstrategien
- **Rolle als Führungspersönlichkeit** *(Patientenrolle: aktiv Beteiligter):* Der Umgang von Pflegenden mit ihren Patienten ist stark vom Managementstil der jeweiligen Einrichtung geprägt. Einer Personenorientierung entspricht ein demokratischer Pflegestil, der die Mitentscheidung des Patienten beinhaltet
- **Rolle des Stellvertreters** *(Patientenrolle: selbst definierte Abhängigkeitsposition):* Stellvertreterrollen projiziert ein Patient auf die Pflegende, wenn z. B. in einer Pflegesituation Gefühle reaktiviert werden, die er bereits in früheren Beziehungen erlebt hat, z. B. die Mutterrolle. Gemeint ist jedoch nicht der wirkliche Ersatz der Mutter durch die Pflegende, sondern die Identifikation mit bestimmten Rollen*aspekten,* z. B. der Verantwortungsübernahme und Fürsorge für einen begrenzten Zeitraum.

Die Beziehung zwischen Patienten und Pflegefachpersonen ist auch gekennzeichnet durch eine für Fremde ungewohnte körperliche Nähe, die zur Überforderung auf beiden Seiten und zu Ekel, Scham, Aggression und Gewalt (→ 16.4.2) führen kann.

Nähe und Distanz in der Pflege → 16.4.2

Pflegende als Case Manager

Eine weitere wichtige Rolle für Pflegende kann die des sog. **Case Managers** sein. Dieser koordiniert alle Versorgungsleistungen und übernimmt dabei ebenfalls verschiedene Rollenfunktionen (→ 47.6.1).

Personenbezogen pflegen – Einflussfaktor Rolle

In einer personenbezogenen Pflege wird der Patient als **Partner** betrachtet, der zu selbstbestimmtem, kompetentem und verantwortlichem Handeln fähig ist. Daher wird er gleichberechtigt an Entscheidungen über die Pflege beteiligt. Die Pflegenden übernehmen dort Verantwortung für ihn, wo er diese selbst nicht tragen kann. Dieses Verständnis der Patientenrolle beinhaltet folgende Aspekte, die altersspezifisch, entwicklungsbezogen, soziokulturell und dem Gesundheitszustand einer Person angemessen zu berücksichtigen sind:

- Autonomie (Selbstbestimmung, → 49.3.2)
- Empowerment (→ 16.3.1)
- Expertentum für sich selbst
- Ressourcenorientierung.

Dazu passen Pflegende auch ihre Sprache dem Verständnisniveau von Patienten an. Insbesondere berücksichtigen sie die Biografie (*Biografiearbeit,* → 19.6.6) und die aktuelle Lage des Patienten (z. B. braucht ein Jugendlicher das Gefühl, Kontrolle über das Geschehen im Krankenhaus zu haben und nicht wie ein Kind behandelt zu werden) [13].

SPICKZETTEL

Rollen

Rolle: Verhaltenserwartung gegenüber einer Person in einer bestimmten Funktion.
Rollenkonflikt: Konfrontation mit widersprüchlichen Erwartungen innerhalb einer Rolle (Intra-Rollenkonflikt) oder zwischen verschiedenen Rollen einer Person (Inter-Rollenkonflikt).
Rollendistanz: Abweichung vom erwarteten Rollenverhalten.
Rollen von Pflegenden: Fremde, Informierende, Beratende, Lehrende, Lernende, Führungsperson, Stellvertreterrolle.
Rollen im Kontext personenbezogener Pflege: Patientenautonomie berücksichtigen, Ressourcen ermitteln und fördern, Patienten unterstützen, wo nötig.

15.3.2 Einflussfaktor Geschlecht

Eine wesentliche Rolle ist die **Geschlechterrolle,** die das Leben des Einzelnen weitgehend bestimmt. Unterschiede der Geschlechterrollen werden über gesellschaftliche Rollenzuschreibungen (→ 15.3.1) sozial verankert. In jeder Kultur werden Verhaltensweisen für das weibliche sowie für das männliche Geschlecht festgelegt, die als typisch, wünschenswert und sogar akzeptabel gelten.

DEFINITION

Biologisches Geschlecht (*engl.* sex): Biologischer Unterschied zwischen Individuen derselben Art durch die Anlage von weiblichen bzw. männlichen Keimdrüsen und Geschlechtszellen.

Soziales Geschlecht (*engl.* gender): Unterschiedliche gesellschaftliche Zuschreibungen und Erwartungen in Bezug auf Rollen, Eigenschaften und Verhaltensweisen beider Geschlechter, z. B. Kleidung, Auftreten, Beruf, Interessen.

Geschlechtsidentität: Inneres Wissen, welchem Geschlecht man sich zugehörig fühlt – unabhängig davon, was andere sagen.

Sexuelle Orientierung – so individuell wie jeder Mensch

Das biologische und das soziale Geschlecht prägen die **sexuelle Orientierung** einer Person, die in den ersten Lebensjahren dauerhaft entwickelt wird. Dem Menschen stehen prinzipiell verschiedene Möglichkeiten der sexuellen Orientierung offen: **Heterosexualität, Homosexualität** und **Bisexualität.**

Mittlerweile gibt es eine Vielzahl an neueren Begriffen, die ganz unterschiedliche sexuelle Orientierungen beschreiben: **Pansexuell** bedeutet, dass sich Menschen zu anderen Menschen hingezogen fühlen, und zwar unabhängig davon, welches Geschlecht oder welche Geschlechter sie haben. Als **asexuell** bezeichnet man jemanden, der eigentlich keine sexuelle Anziehung empfindet – egal welchem Geschlecht gegenüber. Und **queer** bedeutet, dass man die gesellschaftlichen Normen von Heterosexualität und Zweigeschlechtlichkeit ablehnt oder sie für sich selbst als nicht wichtig erachtet [14]. Das sind nur einige Beispiele – sexuelle Orientierungen sind so individuell wie jeder Mensch selbst. Es gibt auch Menschen, die sich gar nicht einordnen und damit „etikettieren" lassen möchten.

Transgeschlechtlichkeit hat viele Ausprägungen

Mit den Begriffen transsexuell, transgender und transident werden Personen beschrieben, die sich nicht mit dem bei ihrer Geburt zugewiesenen Geschlecht identifizieren.

Transsexuell: Dieser Begriff bezieht sich vor allem auf die beiden binären Geschlechtskategorien Mann/Frau. „Transsexuell" bedeutet damit, dass Personen ihre Geschlechtsidentität im „Gegengeschlecht" zu dem Geschlecht sehen, das ihnen bei der Geburt zugewiesen wurde.

Transsexualität – keine Erkrankung mehr

Transsexualität galt ab den 1950er-Jahren als Krankheit und war in der internationalen Klassifikation von Krankheiten (ICD) gelistet. Im Juni 2018 hat die Weltgesundheitsorganisation (WHO) die psychiatrische Diagnose Transsexualität und alle damit in Zusammenhang stehenden Diagnosen aus dem Katalog der psychischen Krankheiten entfernt [15].

Transgender: Dieser Begriff geht über den medizinischen und nur zwei Geschlechter kennenden Begriff „transsexuell" hinaus. Mit ihm sollen sich auch Menschen identifizieren können, die eine andere Geschlechtsidentität als männlich oder weiblich haben.

Transident: Dieser Begriff ist ein weiteres Wort für „transgender" (neben trans*geschlechtlich). Mit ihm kann der Aspekt der Identität betont werden, die sich mit der Geschlechtszugehörigkeit beschäftigt (→ Abb. 15.9) [15].

Geschlecht, Gesundheit und Krankheit

Biologisches und soziales **Geschlecht** nehmen Einfluss auf **Krankheiten** und gesundheitliche Einschränkungen. Frauen und Männer nehmen ihren Körper verschieden wahr und haben unterschiedliche Vorstellungen von Gesundheit.

Erkrankungen, die bislang als geschlechtsneutral galten, z. B. arterielle Verschlusskrankheiten (→ 22.5.2), verlaufen bei Frauen öfter symptomfrei, symptomarm oder atypisch und damit anders als bei Männern [16]. Ein weiteres Beispiel ist Rheuma (→ Kap. 28), das sich bei Frauen meist sehr viel aggressiver auswirkt als bei Männern.

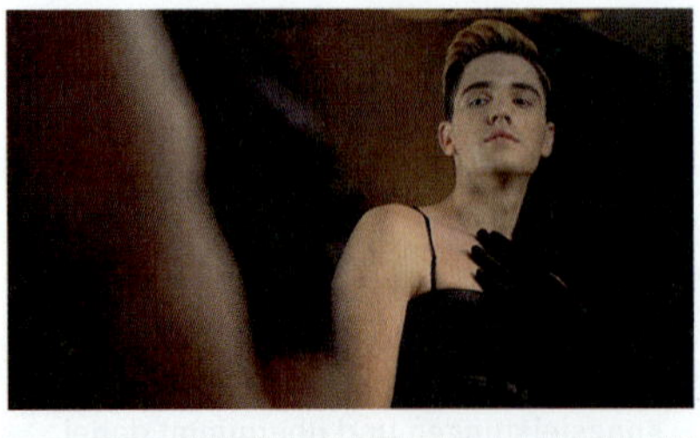

Abb. 15.9 Für trans*geschlechtliche Personen kann es sehr belastend sein, wenn ihnen aufgrund von körperlichen Merkmalen oder sozialem Verhalten eine falsche Geschlechtsidentität zugeordnet wird. [J787]

Geschlecht und Demografie

In den westlichen Industrienationen werden Frauen im Durchschnitt älter als Männer. Die durchschnittliche Lebenserwartung bei der Geburt in Deutschland belief sich 2020 für Männer auf 78,9 und für Frauen auf 83,6 Jahre [17]. Erklärungen für den Unterschied werden auf der Ebene des biologischen wie auch des sozialen Geschlechts gesucht: So gelten auf der biologischen Ebene Frauen aufgrund genetischer Faktoren als resistenter, während das Verhalten von Männern als gesundheitlich risikofreudiger und weniger gesundheitsbewusst eingestuft wird.

Anhand der Kohorten-Sterbetafeln des *Statistischen Bundesamtes* kann man auch vorausgeschätzte Wahrscheinlichkeiten ablesen, das Alter 100 zu erreichen. Beim Geburtsjahrgang 2020 hätten nach Vorausschätzungen zwischen 4 % (Variante 1) und 17 % (Variante 2) der neugeborenen Jungen und zwischen 8 % und 24 % der Mädchen die Chance, 100 Jahre alt zu werden [18].

Geschlecht und Lebensqualität im Alter

Im Alter unterscheidet sich die **Lebensqualität** (→ 19.2.6) von Frauen und Männern. Dieses als *Gender-Paradox* bezeichnete Phänomen bedeutet, dass Frauen im Vergleich zwar länger leben, aber höhere Krankheitsraten aufweisen als Männer. Aufgrund ihrer höheren Lebenserwartung steigt die Wahrscheinlichkeit, dass Frauen mit den negativen Folgen des Alters vergleichsweise stärker konfrontiert sind (→ 15.3.4). Dazu gehört v. a. das Risiko, chronisch krank zu werden.

Über 70 % der pflegenden Angehörigen sind Frauen (38 % davon sind über 70 Jahre alt). Nicht zuletzt setzt gesundheitliche Chancengleichheit voraus, dass genügend beruflich Pflegende zur Verfügung stehen, um eine fachlich angemessene pflegerische Versorgung sicherzustellen [19]. Denn die Belastungen der Pflegesituation können zu Krankheit oder Burnout (→ 16.4.3) führen und die persönlichen Beziehungen beeinträchtigen (Verlust des sozialen Netzes).

Auch die wirtschaftliche Lage von Frauen und Männern unterscheidet sich im Alter. Der Verdienstunterschied zwischen Frauen und Männern belief sich im Jahr 2020 auf

18 % (bei Vergleich des durchschnittlichen Bruttostundenlohns). Berücksichtigt man, dass Frauen seltener in Vollzeit und in Führungspositionen tätig sind, beträgt der Unterschied immer noch rund 6 % (sog. bereinigter **Gender Pay Gap,** bei gleicher Tätigkeit, gleichem Beschäftigungsumfang und gleichen Qualifikationen, 2018). Dabei spielt auch eine Rolle, dass von Frauen häufig ausgeübte Berufe trotz hoher Qualifikationsanforderungen und Belastungen nach wie vor schlechter vergütet werden. Dies gilt auch für den Pflegeberuf mit einem sehr hohen Frauenanteil [20].

Gesundheitsförderung und Prävention bei pflegenden Angehörigen → 16.3.2

Personenbezogen pflegen – Einflussfaktor Geschlecht

Das über das Geschlecht verankerte Selbstverständnis und die Geschlechtsidentität von Menschen sowie damit verbundene Schamgefühle und Wünsche werden berücksichtigt, z. B. führen möglichst gleichgeschlechtliche Pflegende die Intimpflege durch. Dabei sollten immer nur diejenigen intimen Körperteile unbedeckt sein, die tatsächlich gerade versorgt werden. Auch werden in allen pflegerischen Situationen die persönlichen Grenzen der Patienten respektiert.

Umgang mit Scham → 16.4.2

SPICKZETTEL

Geschlecht

Biologisches Geschlecht: Biologische Geschlechtsmerkmale.
Soziales Geschlecht: Gesellschaftliche Zuschreibungen (Aussehen, Verhalten).
Sexuelle Orientierung: Hetero-, Homo-, Bi-, Pan-, Asexualität, Queer etc.
Transgeschlechtlichkeit: Transsexuell, transgender, transident.
Einflüsse von Geschlecht: Unterschiedliches Gesundheitsverhalten, Risiken und Krankheitsverläufe, unterschiedliche Anforderungen an die Gesundheitsversorgung.
Geschlecht im Kontext personenbezogener Pflege: Geschlechtliches Selbstverständnis und Geschlechtsidentität anerkennen, Schamgrenzen berücksichtigen.

15.3.3 Einflussfaktor Familie

DEFINITION

Familie: Umfasst nach soziologischer Definition verschiedene Formen eines Zusammenlebens mit Kindern [21]. Aus pflegewissenschaftlicher Sicht ist die Gruppe von Menschen gemeint, die ein Patient als seine engsten Bezugspersonen betrachtet, unabhängig davon, ob es sich um Verwandte, Freunde oder z. B. Nachbarn handelt [22].

Im Zusammenleben der verschiedenen Familienmitglieder gibt es durch Sozialisation und Tradition geprägte Interaktionsmuster, Einstellungen und Handlungs(spiel)räume. Diese können sich auf den Einzelnen schützend *(protektiv)* oder auch belastend auswirken und Einfluss auf ihr Krankheits- und Gesundheitsempfinden sowie auf Krankheitsverläufe haben [23], [24]. Beispiele:

- Eine Mutter unterstützt ihren an Leukämie erkrankten Sohn bei der Bewältigung seiner Erkrankung (schützende Auswirkung)
- Das Desinteresse der erwachsenen Kinder an ihrem an Demenz erkrankten Vater verstärkt dessen Orientierungsverlust (belastende Auswirkung)
- Eine Frau muss sich unmittelbar nach der Geburt ihres ersten Kindes bereits wieder um die kranke Schwiegermutter kümmern (belastende Auswirkung).

Familienformen und -funktionen

Weltweit gibt es verschiedene **Familienformen** (→ Abb. 15.10). Zur **Kernfamilie** gehören Mutter, Vater und Kind(er). Drei-Generationen-Familien sind in Deutschland mittlerweile selten und v. a. in Fällen von Pflegebedürftigkeit der Großeltern oder auf dem Land (Erbhöfe) anzutreffen. Zahlreiche Formen von Ein- bis Zwei-Generationen-Haushalten sind entstanden, z. B. Singles, Wohngemeinschaften, Alleinerziehende, hetero- und homosexuelle Partnerschaften und Ehen, Patchwork-, Pflege- oder Adoptivfamilien [25].

Die Familie ist als Bezugsrahmen wie auch als Erziehungsinstanz im positiven Sinne von Bedeutung: Die familiäre Umgebung bietet Kindern (im Idealfall) ein dauerhaftes Gefühl der Zugehörigkeit, Sicherheit und Verlässlichkeit. So können sie eine stabile Identität entwickeln, die sie zur Führung sozialer Beziehungen, für eine ausgeglichene Emotionalität und zur Entwicklung ihrer Fähigkeiten und Fertigkeiten benötigen [26].

Als wichtigste **Funktionen von Familien** (→ Abb. 15.11) gelten [21]:

- **Sozialisation:** Identitätsbildung, der Aufbau einer Basispersönlichkeit sowie die Entwicklung von kognitiven, sozialen und ethisch-moralischen Handlungskompetenzen sind die wesentlichen Merkmale familialer Sozialisation. Sie wird von außerfamilialen Instanzen ergänzt, z. B. vom Bildungswesen, von Familienhebammen, Family Health Nurses, und teilweise kontrolliert, z. B. durch Gesundheits- und Jugendämter. Die Familie ist neben Kindertagesstätten, Kindergärten, -horten u. a. der entscheidende Ort *primärer* Sozialisation (→ 15.2.1)
- **Soziale Platzierung:** In der Familie findet der Prozess statt, durch den eine Person als Resultat ihrer Sozialisation an be-

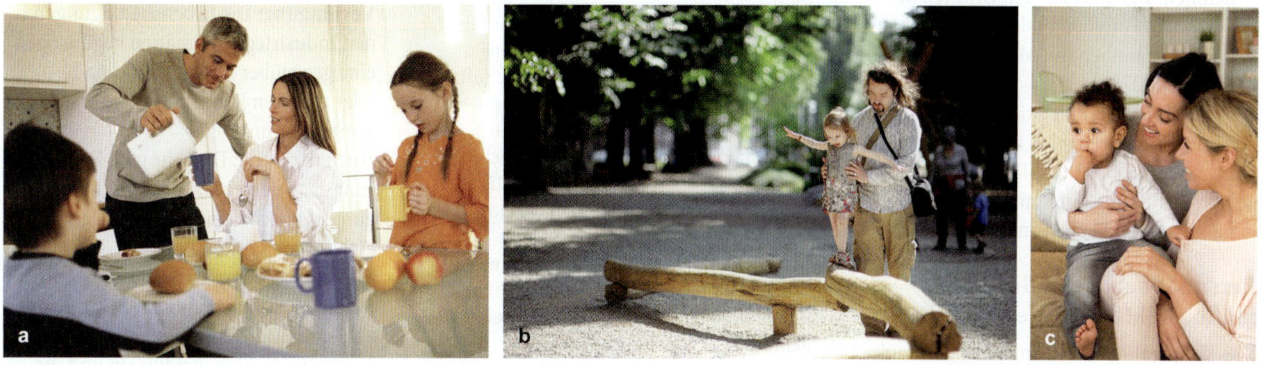

Abb. 15.10 Unterschiedliche Familienformen: klassische Kernfamilie (a), alleinerziehender Vater (b), lesbisches Paar mit Kind (c). [J787]

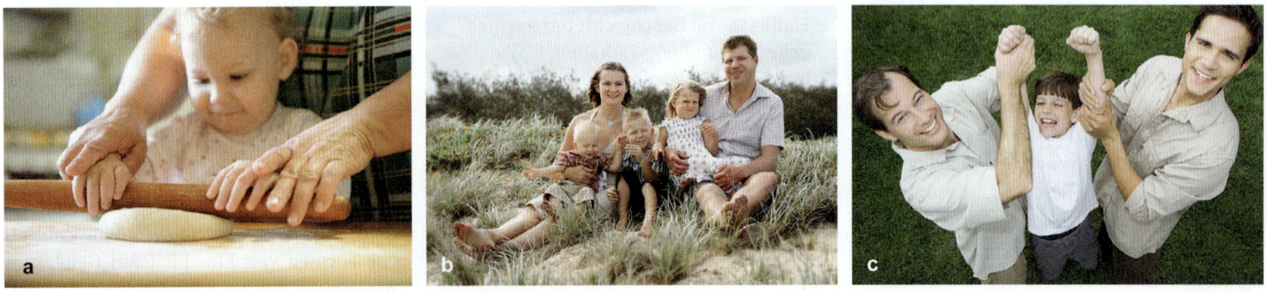

Abb. 15.11 Funktionen von Familie, etwa gemeinsame Produktion (a), Freizeitgestaltung (b) und emotionaler Ausgleich (c). [J787]

stimmte gesellschaftliche Positionen gelangt. Zum Beispiel beeinflusst die Haltung der Familie zu Bildung (insbesondere von Mädchen) die berufliche Stellung oder die Neigung zu bestimmten Hobbys. Auch bei Menschen, die Positionen im öffentlichen Leben besetzen, finden sich oft Vorbilder in der Familie
- **Emotionaler Ausgleich:** Die Familie ist der geschützte Raum für Emotionalität, Gefühlsäußerungen, Selbstdarstellung und persönliche Entfaltung, Zärtlichkeit und Intimität. Die emotionale Ausgleichsfunktion der Familie ist jedoch krisenanfällig (z. B. in Pflegesituationen) und bedarf u. U. professioneller Hilfe, insbesondere für pflegende Angehörige
- **Produktion:** Familien sind Produktionseinheiten, wenn Haushalt und Arbeit untrennbar miteinander verbunden sind, z. B. in bäuerlichen Familienbetrieben. Aber auch die „normale" Haushaltsführung umfasst hauptsächlich produktive Leistungen, z. B. Kochen, Putzen, Kinderpflege und -betreuung sowie handwerkliche Tätigkeiten und schließlich auch die ggf. sehr umfassenden Pflegeleistungen für Familienmitglieder
- **Reproduktion:** Kinder werden immer noch überwiegend in Familien mit Vater und Mutter geboren, die so die Aufgabe der Reproduktion der Gesellschaft übernehmen. Das trifft auf den Großteil der deutschen Familien und noch etwas häufiger auf Familien mit Migrationshintergrund zu [27]
- **Freizeit:** Die Familie prägt die Gewohnheiten des Einzelnen in den Bereichen Erholung, Freizeit und Konsum, abhängig von Bildung, Einkommen, Wohnverhältnissen und Lebensumwelt.

Personenbezogen pflegen – Einflussfaktor Familie

Die Kooperation von Familien bei Krankheit und Pflegebedürftigkeit ist besonders wichtig (Familienorientierte Pflege). Um diese zu erreichen bzw. zu verbessern, werden die Pflegeziele und -interventionen gemeinsam mit der Familie vereinbart und regelmäßige Familiengespräche geführt (→ 15.5.3).

Längerfristige häusliche Pflege kann für Angehörige nicht nur an sich belastend sein, es können auch Belastungen aufgrund von Beziehungsstörungen zum Pflegebedürftigen hinzukommen. Hier achten Pflegende auf Anzeichen von verbaler und nonverbaler Aggression auf beiden Seiten und bemühen sich im Dialog mit der Familie und ihrer Pflegedienstleitung um eine Lösung.

Zu bedenken ist, dass Familien sich im Wandel befinden: Die heute pflegebedürftigen älteren Menschen sind in Familien mit stärkeren und längerfristigen Bindungen aufgewachsen und haben aus ihrer Sicht „viel für die Familie getan". Im Alter und bei Pflegebedürftigkeit möchten sie sich gerne auf den Zusammenhalt der Familie verlassen und könnten enttäuscht werden, weil sich Intensität und Dauer familiärer Beziehungen inzwischen gewandelt haben.

SPICKZETTEL

Familie

Soziologische Definition: Verschiedene Formen des Zusammenlebens mit Kindern.

Pflegewissenschaftliche Definition: Alle engeren Bezugspersonen eines Menschen, unabhängig von Verwandtschaft.

Funktionen von Familie: Sozialisation von Kindern, soziale Platzierung von Nachkommen, emotionaler Ausgleich, Produktion, Reproduktion, Freizeit (Prägung von Freizeit- und Konsumverhalten).

Familie im Kontext personenbezogener Pflege: Familienorientierte Pflege, auf Belastungen pflegender Angehöriger achten.

15.3.4 Einflussfaktor Alter

Pflege des alten Menschen → Kap. 19

Sich in das **Älter- und Altwerden** hineinzufinden, ist eine Entwicklungsaufgabe des Menschen. In unserer Gesellschaft, die Jugendlichkeit und Tempo propagiert, kann die Erkenntnis, dass man hier nicht mehr mithalten kann, zu Sinn- und Identitätskrisen führen. Entwicklungspsychologisch muss der ältere Mensch damit umgehen lernen, dass sein Leben absehbar enden wird, und viele Verluste verkraften: Arbeit, Einkommen, gesellschaftliches Ansehen, vertraute Menschen und nicht zuletzt die Tatsache, dass der eigene Körper zunehmend nicht mehr die Voraussetzungen bietet, den Alltag unabhängig zu bewältigen. Hinzu kommt eine Verlangsamung von Mobilität und Denkprozessen im höheren Alter.

Strukturmerkmale des Alterns

Auch so kann Alter aussehen: Der 73-jährige Ruheständler schwingt sich auf sein Fahrrad, geht joggen, beteiligt sich in Bürgerinitiativen und engagiert sich im Repair-Café. Die 68-jährige Rentnerin reist viel und interessiert sich für Kultur und Bildung. Für den Seniorenausflug oder den Seniorennachmittag interessieren sich beide nicht. Schon 1993 hat der Sozialwissenschaftler *Hans Peter Tews* Strukturmerkmale alternder Gesellschaften herausgearbeitet [28]:
- **Verjüngung:** Die Lebensbedingungen in den Industriegesellschaften begünstigen eine gegenüber Entwicklungsländern oder früheren Jahrhunderten verlangsamte Alterung
- **Hochaltrigkeit:** Die sehr gute Ernährungslage und eine medizinische Versorgung auf höchstem Niveau führen zu einem verlängerten Leben
- **Singularisierung:** Die Auflösung von Mehrgenerationenfamilien durch berufliche Mobilität, Berufstätigkeit der Frauen, Trennungen, Ehescheidungen und die höhere Lebenserwartung von Frauen be-

wirken eine Zunahme alleinstehender Personen – auch und gerade im Alter. Die Entwicklung alternativer Wohnformen wie Betreutes Wohnen oder private Senioren-Wohngemeinschaften ist eine Reaktion auf diese Situation
- **Feminisierung:** Die höhere Lebenserwartung von Frauen hat zur Folge, dass ihre Zahl den Anteil der Männer in der Altersgruppe ab 75 Jahren deutlich übersteigt. Dementsprechend höher ist die Wahrscheinlichkeit für Frauen, in einem Pflegeheim versorgt zu werden
- **Entberuflichung:** Das Alter ist die Phase, in der der Alltag nicht mehr durch das Berufsleben strukturiert wird. Die Heraufsetzung des Rentenalters sowie die Beschäftigung von Senioren-Experten werden künftig diesen Zeitraum für einen Teil der alternden Bevölkerung nach hinten verschieben.

Die Fragen „Wann ist man alt?“ oder „Was bedeutet es, alt zu sein?“ werden von Laien wie von Wissenschaftlern unterschiedlich beantwortet.

Fest steht: Altern ist **multidimensional.** Es betrifft z. B. die körperliche und geistige Beweglichkeit, die Wahrnehmung und Kognition sowie die sozialen Beziehungen. Gleichzeitig ist Altern sozial konstruiert, das heißt, die Vorstellung, was als „alt“ gilt, ist gesellschaftlich geprägt.

Personenbezogen pflegen – Einflussfaktor Alter

Die individuelle Verfassung des Einzelnen wird auch im Alter von Faktoren wie der Lebenserfahrung, dem ehemaligen Beruf, persönlichen Interessen und natürlich dem Gesundheitszustand beeinflusst. Im Rahmen einer personenbezogenen Pflege stellen sich Pflegende auf das reduzierte Tempo Älterer ein und nehmen sich Zeit für Gespräche (Biografiearbeit). Sie ermutigen dazu, die verbliebenen Kompetenzen wahrzunehmen und zu nutzen, sie beachten die individuellen Bedürfnisse und Erfahrungen der Pflegebedürftigen und gehen wertschätzend auf ihre Ängste ein.

SPICKZETTEL

Alter

Demografische Perspektive: Verlangsamung des Alterungsprozesses, steigende Lebenserwartung, verbunden mit höherer Krankheitslast.

Soziale Perspektive: Singularisierung (vermehrt alleinstehende Ältere), Rückzug aus dem Berufsleben.

Psychologische Perspektive: Verlust von Einkommen, gesellschaftlichem Ansehen, vertrauten Menschen, körperlicher und geistiger Vitalität.

Alter im Kontext personenbezogener Pflege: Genügend Zeit für Pflege und Gespräche nehmen, verbliebene Kompetenzen erhalten und stärken, individuelle Bedürfnisse und Erfahrungen berücksichtigen.

15.3.5 Einflussfaktor soziale Schicht/Milieu

Soziale Schicht

i DEFINITION

Soziale Schicht: Bevölkerungsteile mit gemeinsamen bzw. ähnlichen sozialen Merkmalen wie Bildungsabschluss, Einkommen, Beruf, Status, Lebensstil, Werten, Normen und Symbolen.

Soziale Schichten haben großen Einfluss auf die Entwicklung. Sie beschreiben die Hierarchie gesellschaftlicher Gruppen. Unterschieden werden [27]:
- Oberschicht
- Mittelschicht (obere, mittlere, untere)
- Unterschicht.

Die **dominanten soziokulturellen Gruppen** einer Gesellschaft – in Deutschland die bürgerliche Oberschicht sowie die obere Mittelschicht – besitzen entscheidenden Einfluss auf z. B. Politik, Ökonomie und Bildung. Sie haben auch Einfluss darauf, welche kulturellen Deutungen, Werte und Normen Gültigkeit besitzen bzw. akzeptabel sind oder welche abgewertet bzw. abgelehnt werden.

Die sog. **Subkulturen** (z. B. Jugendkulturen, Minderheitenkulturen) grenzen sich bewusst von den dominanten Gruppen ab. Ihre Werte und ihre Selbstdarstellung können in der Mehrheitsgesellschaft auf Ablehnung stoßen. Als alternative und gesellschaftskritische Lebensformen können sie aber auch Zustimmung finden, wie z. B. die Hausbesetzerszene oder die Nahrungsbeschaffung durch „Containern“ (unerlaubte Entnahme von Lebensmitteln aus Abfallcontainern, z. B. von Supermärkten) (➔ Abb. 15.12).

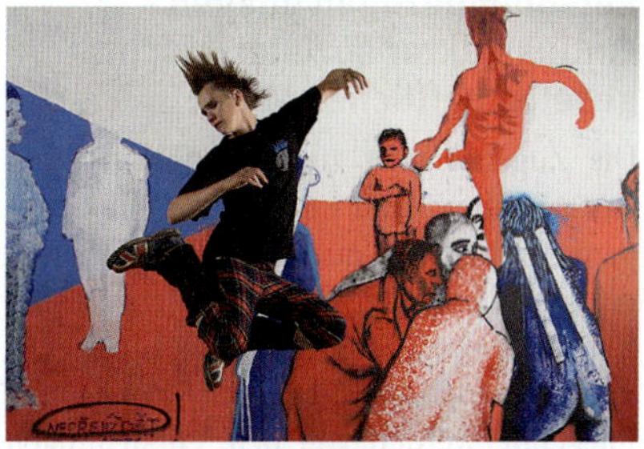

Abb. 15.12 Werte von Subkulturen sind vielfach gesellschaftlich nicht akzeptiert. [J787]

Die Zugehörigkeit zur **Unterschicht** kann sich als nachteilig für den künftigen Lebensstandard erweisen. Grund ist meist eine geringere Qualifizierung und daraus resultierend eine mangelnde Konkurrenzfähigkeit am Arbeitsmarkt.

Gesellschaftliches Milieu

Unterschiedliche Lebensweisen, verschiedene Familienformen, gegensätzliche Werte und Normen, zahlreiche Ausdrucksformen z. B. in Religion, Kunst, Architektur oder Technik bestimmen die heutigen Gesellschaften. Die globale Mobilität führt darüber hinaus zu vielfältigen Vermischungen. Damit sind heutige Gesellschaften pluralistischer gestaltet, als es die grobe Dreiteilung des Schichten-Modells in Ober-, Mittel- und Unterschicht beinhaltet. Daher setzt sich zunehmend der Begriff des **Milieus** durch, der nicht schicht-, sondern gruppenbezogene Zuordnungen vornimmt.

i DEFINITION

Soziales Milieu: Gruppenbezogener Begriff, der Menschen mit ähnlichen Werthaltungen, Auffassungen und Lebensweisen umfasst.

Auch das Milieu-Modell enthält eine Hierarchie. Es ist jedoch durchlässiger als das Schichten-Modell – eine Person kann mehreren Milieus angehören. Dadurch wird die sich permanent verändernde gesellschaftliche Realität genauer abgebildet. Exemplarisch werden hier die Vorstellungen erläutert, die mit einzelnen Milieus (➔ Abb. 15.13) verbunden sind („Sinus-Milieus“) [29].
- Die **bürgerliche Mitte** ist durch Leistungs- und Anpassungsbereitschaft und den Wunsch nach beruflicher und sozialer Sicherheit charakterisiert, häufig verbunden mit Abstiegsängsten
- Das **konservativ-etablierte Milieu** umfasst Personen der Oberschicht bzw. der oberen Mittelschicht: Freiberufler, leitende Angestellte, Beamte sowie Akademiker. Sie sind an der klassischen Hochkultur orientiert, gut ausgebildet und gesellschaftspolitisch kritisch, standesbewusst und mit Führungsanspruch

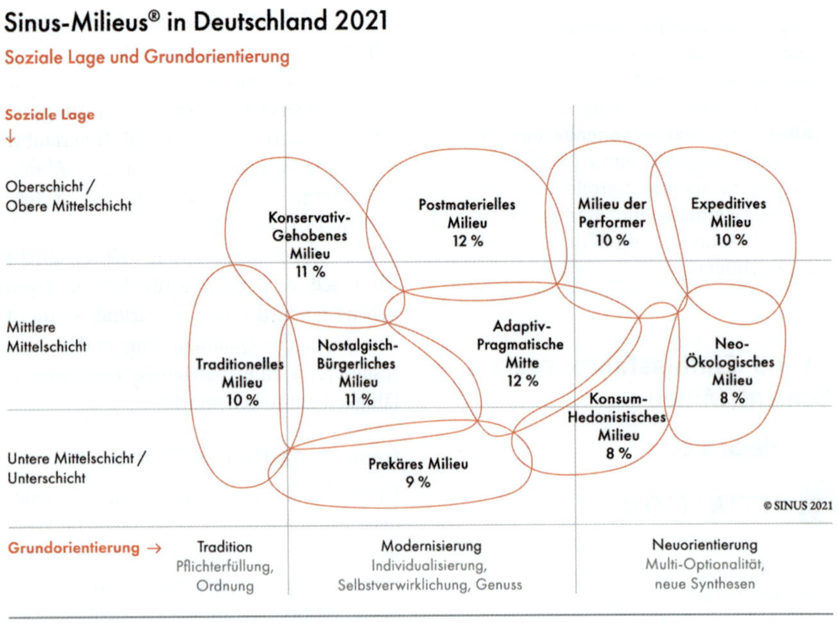

Abb. 15.13 Milieustruktur der deutschen Bevölkerung. [T998]

- Das **traditionelle Milieu** fasst Berufe wie mittlere Angestellte oder Beamte bis hin zu (selbstständigen) Handwerkern zusammen. Geschätzte Werte sind unter anderem Heimatverbundenheit, Sparsamkeit, Bescheidenheit, Pflichterfüllung und ein unverändertes Rollenbild von Mann und Frau
- Das **Milieu der Performer** (*engl.* perform: vollbringen, vorführen) ist die Heimat junger Menschen mit hohen Bildungsabschlüssen, beruflichem und privatem Ehrgeiz sowie Flexibilität. Sie betrachten sich als leistungsbetonte Trendsetter und Elite, zeigen sich weltoffen und risikobereit
- Das **adaptiv-pragmatische Milieu** (*adaptiv:* sich anpassend, *pragmatisch:* sachlich, auf Nützliches ausgerichtet) umfasst weniger global orientierte, aber internetaktive Personen, die als die „junge Mitte" bezeichnet werden. Auch wenn sie erfolgsorientiert sind, passen sie sich eher an als die Performer
- Das **hedonistische Milieu** (*hedonistisch:* lust-, vergnügungs-, genussorientiert) will ein abwechslungsreiches Leben, aber nicht angepasst erscheinen. Diskotheken und Kneipen, Sport und Musikhören bestimmen diese Kultur. Obwohl Hedonisten meist arbeiten bzw. in der Ausbildung stehen, verweigern sie sich eher den Anforderungen der Leistungsgesellschaft. Daher stehen sie politischen und gesellschaftlichen Engagements distanziert gegenüber (*Hedonismus* → 49.1.4)
- Im **expeditiven Milieu** (abgeleitet von *Expedition:* Erkundungsreise) finden sich junge, gut ausgebildete Personen, die weniger am Erfolg als an der Erkundung neuer Möglichkeiten interessiert sind
- Das **liberal-intellektuelle Milieu** versteht sich als aufgeklärte Bildungselite, kritisch und kosmopolitisch
- Das **neo-ökologische Milieu** vertritt ökologische und soziale Werte, ist kritisch gegenüber der Wachstumsideologie, der Globalisierung und ihren problematischen Auswüchsen und propagiert Nachhaltigkeit sowie Konsumbeschränkung
- Das **prekäre Milieu** (*prekär:* unsicher, problematisch) bilden gesellschaftlich Benachteiligte mit realen Zukunftsängsten, Ausgrenzungserfahrungen und dem Wunsch nach mehr Konsum, Prestige und gesellschaftlicher Anerkennung [29].

Personenbezogen pflegen – Einflussfaktor soziale Schicht/gesellschaftliches Milieu

Die Zugehörigkeit zu einer Schicht bzw. einem Milieu kann Erklärungen für Gruppenverhalten wie auch für das Verhalten des Einzelnen liefern. Für eine personenbezogene Pflege ist die Kenntnis dieser Zusammenhänge unentbehrlich. Denn auch Pflegende werden von den Vorstellungen der dominanten gesellschaftlichen Gruppen beeinflusst. Daher besteht die Gefahr, dass sie Menschen ausgrenzen, wenn sie deren Werte, Normen, Lebensstile oder Beziehungsformen nicht verstehen. Der **professionelle Blick auf Patienten** muss jedoch differenziert und individuell bleiben.

15.3.6 Einflussfaktor Bildung

DEFINITION

Bildung: Prozess und Ergebnis der geistigen Formung des Menschen durch die *primäre Sozialisation* (insbesondere in der Familie) und *sekundäre Sozialisation* in Bildungsinstitutionen und im Rahmen der Berufstätigkeit (→ 15.2).

Bildung ist abhängig von den Bildungszielen der Gesellschaft. In Deutschland haben z. B. naturwissenschaftliche Bildungsziele einen höheren Stellenwert als religiöse. Die Bildungsinstitutionen haben den Auftrag, einen Beitrag zur Bewältigung gesellschaftlicher Aufgaben zu leisten. Dazu gehört u. a. auch die Förderung der Gesundheit der Bevölkerung.

Bildung ist ein Weg zur Verwirklichung des Gesundheitsideals, das die *WHO* als „umfassendes körperliches, seelisches und soziales Wohlbefinden" beschreibt (→ 16.1.1), [30]. Bildung ist allerdings ebenso kulturabhängig wie der Umgang mit Gesundheit und Krankheit (→ 15.3.8).

Bildung und Gesundheit

Schultyp und Sozialschicht lassen Rückschlüsse auf das Gesundheitsverhalten von Lernenden zu: So **rauchen** Jungen und Mädchen zwischen 11 und 17 Jahren aus Familien mit niedrigem sozioökonomischem Status zweimal häufiger regelmäßig als Gleichaltrige aus Familien mit hohem sozioökonomischem Status. Gymnasiasten rauchen seltener als Gesamt-, Haupt- und Realschüler [31].

Riskanter Alkoholkonsum wurde bei 15,8 % der Jugendlichen im Alter von 11 bis 17 Jahren erhoben. Dabei zeigen die Unterschiede nach sozioökonomischem Status ein ähnliches Muster wie beim Rauchen, sie sind allerdings weniger stark ausgeprägt. Auffällig ist aber, dass unter den Befragten mit höherem und mittlerem Sozialstatus deutlich mehr Jugendliche angeben, jemals Alkohol getrunken zu haben, als in der Gruppe mit niedrigem Sozialstatus. Das Rauschtrinken ist bei 14- bis 17-jährigen Jungen mit 23,1 % häufiger anzutreffen als bei gleichaltrigen Mädchen (16,5 %) [31].

Übergewicht/Adipositas: Übergewicht und Adipositas haben bei uns in den letzten Jahren kontinuierlich zugenommen. Neben genetischen Ursachen spielt insbesondere die Sozialisation in der Familie in Bezug auf gesundes oder nicht gesundes Essen, zu viel Essen, Stress und zu wenig Bewegung eine wichtige Rolle (→ Abb. 15.14). Der Anteil der Übergewichtigen liegt bei 15 % der 3- bis 17-Jährigen. Bei Kindern aus Familien mit niedrigem Sozialstatus besteht ein höheres Risiko für Übergewicht und Adipositas [32]. An **sportlichen Aktivitäten** in einem Verein nehmen 74,1 % der Kinder und Jugendlichen mit hohem, jedoch nur 42,8 % der Kinder mit niedrigem Sozialstatus teil [33].

Faktoren, die das Ernährungs- und Gesundheitsverhalten beeinflussen, sind unter anderem die fehlenden finanziellen Ressourcen, Einflüsse des Wohnumfeldes (das wiederum von Armut bestimmt ist), aber auch persönliche, psychosoziale Faktoren, z. B. das Wissen und die Selbstwirksamkeitserwartung sowie die Sozialisation von Ernährungsgewohnheiten [34].

Personenbezogen pflegen – Einflussfaktor Bildung

Die Bildung zu Gesundheitsfragen ist sehr unterschiedlich. Sie setzt sich aus der formalen Bildung, also dem Wissen, das in der Schule, in Lehrgängen, Ausbildungen usw. erworben wurde, und dem Erfahrungswissen, den gelesenen oder gehörten Informationen (informelle Bildung) zusammen.

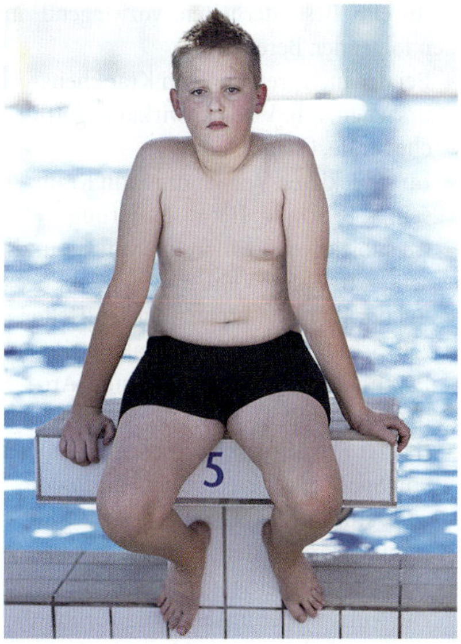

Abb. 15.14 Übergewicht ist vor allem in sozial schwachen Milieus ein zunehmendes Problem bei Kindern und Jugendlichen. [J787]

In Beratungssituationen (→ 40.4.1) berücksichtigen Pflegende daher die vorhandene bzw. fehlende Bildung und achten auf folgende Aspekte:

- Problemwahrnehmung und Verhaltensweisen, z. B. Essen beim Fernsehkonsum, Bewegungsmangel bei Kindern und Jugendlichen
- Entwicklungsstandards, z. B. Eigenständigkeit von Kindern bei der Körperpflege
- Informationsdefizite, z. B. zu gesunder Ernährung
- Angst vor Stigmatisierung, amtlichem Eingriff, z. B. vor Kontrollverlust bei Intervention des Gesundheitsamtes
- Beratungsverständnis, z. B. wird Beratung als Einmischung und Kontrolle verstanden
- Schwierigkeiten bei der Alltagsbewältigung (Überforderung durch Erziehungs- und Förderaufgaben), z. B. können Eltern ihren Kindern oft nicht bei den Hausaufgaben helfen oder haben kein Bewusstsein für die Notwendigkeit eines ruhigen Arbeitsplatzes
- Schwer überwindbare Zugangsbarrieren zu Hilfsangeboten, z. B. Angst vor Amtsdeutsch und Formularen
- Geringe Frustrationstoleranz, schnelle Verunsicherung.

Beratungsgrundsätze

Generell, aber besonders für die **Beratung von bildungsbenachteiligten Menschen,** gelten folgende Grundsätze:

- Umsicht und Sensibilität im Umgang
- Trotz hohen Aufklärungs-, Informations- und Beratungsbedarfs Vorgehen in kleinen Schritten
- Beachtung der großen Bedeutung von Schlüsselpersonen, z. B. Lehrerin, Pfarrer
- Intensive Beziehungsarbeit zur Vertrauensbildung
- Akzeptanz der Lebensform der Familie (Wahrnehmung ihrer Ressourcen wie ihrer Grenzen).

SPICKZETTEL

Bildung und Gesundheit

Bildung: Prozess und Ergebnis der geistigen Formung des Menschen durch Sozialisation in Familie, Bildungseinrichtungen und Beruf.

Auswirkungen auf das Gesundheitsverhalten:

- Wissensdefizite in Bezug auf gesundheitsförderliches und gesundheitsschädliches Verhalten.
- Höhere Prävalenz von Tabakkonsum, riskantem Alkoholkonsum und Übergewicht bei niedriger Bildung.

Bildung im Kontext personenbezogener Pflege:

- Problematische Entwicklungen und Verhaltensweisen ermitteln.
- Vertrauen herstellen und Ängste abbauen (v. a. vor Stigmatisierung, Einmischung und Kontrolle).
- Informationen an die kognitiven Fähigkeiten des Gegenübers anpassen; Ressourcen und Grenzen beachten.

15.3.7 Einflussfaktor Armut

DEFINITION

Armut: Materielle, gesundheitliche, kulturelle und soziale Mangellage, die sich in den verschiedenen Ländern der Erde sehr unterschiedlich darstellt. Armut beeinflusst wiederum die Bildungs- und Zukunftsperspektiven sowie generell die Mitgestaltungsmöglichkeiten in der Gesellschaft.

Was genau unter **Armut** verstanden wird, hängt einerseits von der ökonomischen Gesamtlage einer Gesellschaft ab und wird andererseits gesellschaftspolitisch bestimmt. Daher gibt es keine einheitliche Definition von Armut. Sie wird v. a. am Einkommen gemessen. Unterschieden werden:

- **Absolute Armut:** Das überlebensnotwendige Existenzminimum ist nicht gesichert; die Menschen hungern, sind mittel- und obdachlos, ohne medizinische Versorgung (ohne Kranken- und Pflegeversicherung) und ohne Bildungschancen (→ Abb. 15.15).
- **Armutsgefährdet** ist eine Person, die 60 % oder weniger des durchschnittli-

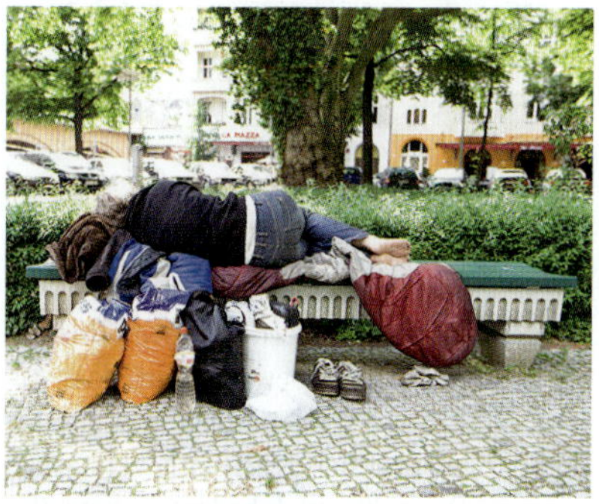

Abb. 15.15 Armut ist eine umfassende Mangellage, die in der absoluten Armut der Obdachlosigkeit am deutlichsten zutage tritt. [J787]

chen monatlichen **Nettoäquivalenzeinkommens** zur Verfügung hat [20].

Das **Armutsrisiko** ist somit ein relativer Begriff, weil es sich am Durchschnittseinkommen orientiert. Das Armutsrisiko sagt eher etwas über die Verteilung von Einkommen in einer Gesellschaft aus. Ein überdurchschnittliches Armutsrisiko haben junge Erwachsene, Alleinlebende, Alleinerziehende, Arbeitslose, Personen mit geringer Bildung und Menschen mit Migrationshintergrund [19].

Auch Erwerbstätige können von Armut betroffen sein. Laut dem Statistischen Bundesamt (Destatis) waren 8,0 % der Erwerbstätigen ab 18 Jahren im Jahr 2019 in Deutschland armutsgefährdet. Rund 3,1 Millionen Menschen hatten also trotz Arbeit weniger als 60 % des mittleren Einkommens (Median) der Gesamtbevölkerung. 15,4 % der Menschen ab 65 Jahren fielen trotz Erwerbsarbeit, mit der sie ihre Rente aufbessern, unter die Armutsgefährdungsgrenze. Besonders hart traf es Alleinerziehende: Mehr als jede oder jeder fünfte erwerbstätige Alleinerziehende (22,3 %) war 2019 armutsgefährdet [35].

Gesundheitliche Auswirkungen von Armut

Armut macht körperlich und seelisch krank: Dies zeigt sich z. B. als Fehlernährung mit häufigerem Übergewicht, mangelnder Zahngesundheit und höherem Kariesrisiko. Geringe finanzielle Mittel beeinträchtigen das Selbstwertgefühl und mindern das Vertrauen in die eigenen Fähigkeiten („Ich kann nichts machen …“). Aggressionen und destruktive Handlungen können die Folge sein [36].

Soziale Ausgrenzungserfahrungen sind oft die Folge. Die frühe **Wechselwirkung von Armut und mangelnder Gesundheit** erschwert es z. B. armen Jugendlichen, im Bildungssystem und damit im Leistungswettbewerb zu bestehen. Die Folge kann eine erhöhte Bereitschaft zu Risikoverhalten (Rauchen, Alkohol, Drogen) sein.

Personenbezogen pflegen – Einflussfaktor Armut

Pflegende können grundsätzlich das Phänomen Armut nicht lindern oder beeinflussen. Sie sollten sich aber bewusst sein, dass Armut, Bildung und Gesundheit eng zusammenhängen und sich gegenseitig verstärken können. Das sollte auch bedeuten, betroffene sozial Benachteiligte zu gesundheitlichen Themen aufzuklären, ob in der ambulanten Pflege oder bei Klinikaufenthalten. Je nach Bedarf vermitteln Pflegende Informationen zu gesunder Ernährung, zu den Folgen von Risikoverhalten (Rauchen, Alkohol, Drogen), aber auch zu Maßnahmen im Bereich „Safer Sex“. Diese Aufklärung sollte niemals von oben herab erfolgen, sondern immer mit Respekt vor der jeweiligen Person und abgestimmt auf die individuelle Situation.

15.3.8 Einflussfaktor Kultur

DEFINITION

Kultur: Gesamtheit der geistig-symbolischen und materiellen Lebensäußerungen einer Gesellschaft.

Der Begriff **Kultur** wird sowohl in der Alltagswelt als auch in den verschiedenen Wissenschaften unterschiedlich definiert. Eine bekannte Definition stammt von dem Kulturanthropologen *Edward Taylor.* Nach ihm ist Kultur „jenes komplexe Ganze, das das Wissen, den Glauben, die Kunst, die Moralauffassungen, die Gesetze, die Sitten und alle anderen Fähigkeiten und Gewohnheiten umfasst, die sich der Mensch als Mitglied der Gesellschaft aneignet“ [37].

Trotz der Unterschiede zwischen den verschiedenen Kulturen in den Erdteilen gibt es Gemeinsamkeiten über alle Kulturen hinweg (**transkulturelle Pflege,** Leininger, → 50.3.4) aber auch Unterschiede. So können z. B. Auslandserfahrungen den Blick auf die eigene Pflege bereichern und dabei unterstützen, die kulturell geprägte Sicht von Pflege zu hinterfragen.

Auch bei Krankheiten gibt es Gemeinsamkeiten und Unterschiede zwischen den Kulturen. Erkrankungen, die es nur in einer bestimmten Kultur gibt, werden als kulturgebundene Syndrome bezeichnet. In anderen Kulturen stoßen diese Erkrankungen auf Unverständnis und davon Betroffene werden unter Umständen nicht ernst genommen. So kennen zum Beispiel japanische Ärzte kein prämenstruelles Syndrom. In Mittelamerika existiert die Diagnose „Susto“ – eine Krankheit, die auf ein beängstigendes Ereignis zurückgeführt wird, bei dem der Geist den Körper verlässt. In Europa ist diese Diagnose weitgehend unbekannt.

Nicht nur bei Krankheiten gibt es kulturelle Unterschiede, auch beim Krankheitserleben und der Symptomäußerung. Leider werden solche Ausprägungen oft z. B. als „Mamma-Mia-Syndrom“ diffamiert und führen zu Fehleinschätzungen.

Kultursensible Pflege

Häufig treffen Pflege auf Angehörige anderer Kulturen: Etwa jeder fünfte Mensch in Deutschland hat einen Migrationshintergrund. Pflegende stehen dabei vor besonderen Herausforderungen, die ein hohes Maß an Einfühlungsvermögen und Toleranz erfordern. Allein die Sprachbarriere kann zu erheblichen Schwierigkeiten führen. Oft vermuten Beschäftigte im Gesundheitswesen bei Menschen mit Migrationshintergrund ohne weitere Überprüfung ein unzureichendes oder fehlendes Sprachverständnis. Sie „passen“ dann den eigenen Sprachstil entsprechend an, z. B. in scheinbar einfachen, aber grammatikalisch falschen Sätzen („Ich verbinden“ statt „Ich möchte Ihren Verband wechseln“). Dabei klingen solche Sätze nach Befehlen oder der Sprache kleiner Kinder. Sie sind aber im Umgang mit pflegebedürftigen Menschen – gleich welchen Alters – nicht angebracht.

Weitere Änderungen im Kommunikationsverhalten sind Überbetonung oder (unbewusste) Erhöhung der Lautstärke. Solche Änderungen treten umso häufiger auf, je fremdartiger der Mensch erscheint (z. B. dunklere Hautfarbe), und sind nicht durch Sprachschwierigkeiten gerechtfertigt.

Personenbezogen pflegen – Einflussfaktor Kultur

Um personenbezogen pflegen zu können, ist es für Pflegende wichtig, eine offene, verstehende Grundhaltung gegenüber der **Kultur** des zu pflegenden Menschen einzunehmen. In Pflegesituationen zeigen sich soziokulturelle Besonderheiten vorwiegend in den folgenden Bereichen:

- Bei der Interpretation von Krankheitsursachen, z. B. Vireneinwirkung, göttliche Strafe, Chance
- Im subjektiven Verständnis von Kranksein, z. B. Schuld, Herausforderung
- Im subjektiven Verständnis von Gesundsein, z. B. Glück, Verdienst
- Bei der Wahl der professionellen Helfer, z. B. Schulmediziner, Heilpraktikerinnen, Psychologen, Akupunkteurinnen, Aromatherapeuten
- Bei der Ernährung, z. B. Ver- und Gebote von Speisen, generell geltend und/oder zu bestimmten Anlässen, spezielle Zubereitungsvorschriften
- Bei der Ausscheidung, z. B. ausschließliche Nutzung der linken Hand zur Reinigung nach der Ausscheidung; im Gegenzug wird zum Essen ausschließlich die rechte Hand benutzt

- Bei der Hygiene, z. B. Waschen nur unter fließendem Wasser, nicht in der Wanne oder Schüssel, Häufigkeit von Waschvorgängen, z. B. bis zu fünfmal täglich vor dem Gebet bei Muslimen
- Im Bereich Sterben und Tod, z. B. religiöse Rituale [38].

Für viele Untersuchungen und Eingriffe existieren mehrsprachige Informations- und Aufklärungsbögen. In ähnlicher Weise sind mehrsprachige Broschüren zur pflegerischen Versorgung sinnvoll.

15.3.9 Einflussfaktor Spiritualität/Religion

Umgang mit religiösen Bedürfnissen Sterbender → 20.2.1, → 20.5.5

DEFINITION

Spiritualität (von *altgriech.* Geist, Hauch, *spiro:* Ich atme): Geistigkeit; ein auf (Religiös-)Geistiges ausgerichtetes Bewusstsein. Im weiteren Sinn auch geistige Entwicklung [39].

Religion (*lat.* religio = Gottesfurcht): Sammelbezeichnung für komplexe Systeme aus Überzeugungen und Verhaltensweisen, die in Gruppen überliefert und praktiziert werden. Eine allgemeingültige Definition gibt es nicht [39].

Spiritualität dient der Sinnorientierung im Leben. **Religionen** wie auch die unterschiedlichsten Glaubensformen weltweit nehmen Einfluss auf das Alltagsleben [40]. Lebenserfahrungen und letzte Sinnfragen werden dabei in ein übergeordnetes Bedeutungssystem eingeordnet. Durch gemeinsame Riten wird ein Gefühl der Zusammengehörigkeit hergestellt. Die Religionsforschung nennt folgende **Funktionen von Religionen:**

- Sie erklären die Beziehung zwischen Mensch, Welt und Kosmos
- Sie legitimieren die herrschende moralische und soziale Ordnung
- Sie verstärken die Bemühungen des Menschen im Kampf gegen Krankheit, Tod, Unglück, Katastrophen u. Ä. und verleihen den Gläubigen innere Sicherheit
- Sie stellen ein Gefühl der Zusammengehörigkeit her, z. B. durch gemeinsame Riten.

Besonders in Grenzsituationen des Lebens – wie Geburt, Heirat, Krankheit, Alter oder Tod – gibt es religiöse bzw. kulturspezifische Pflichten, z. B. spezielle Initiations-, Reinigungs-, Sterbe- und Totenrituale. Krankheit kann als Sinnkrise das bisherige Leben, aber auch die bisherige religiöse Orientierung infrage stellen und eine Neuorientierung herausfordern.

Religion und Gesundheit

Das Krankheitsverständnis, insbesondere von Menschen mit Migrationshintergrund, kann nicht nur rein schulmedizinisch, sondern auch (magisch-)religiös gefärbt sein. So werden Krankheiten u. U. als **göttliche Strafe** verstanden, z. B. beim Übertreten eines Tabus oder bei Missachtung religiöser Vorschriften. Krankheit zeigt sich hier als Verletzung einer Ordnung, die von einer überirdischen Instanz geahndet wird. Für den Erkrankten bedeutet dies, keinen Einfluss mehr zu haben, ausgeliefert zu sein, aber auch Buße tun zu müssen. Krankheit kann jedoch auch als **Bewährungsprobe** verstanden werden, durch die ein spiritueller Mensch sich ausgezeichnet fühlt [41].

Im Mittelmeerraum und in Asien ist der Glaube an dämonische Mächte verbreitet, die durch den „bösen Blick“ wirken. Man glaubt, dieser sei manchen Menschen angeboren oder entstehe aus einer momentanen Stimmung (z. B. Abneigung, Neid). Der böse Blick kann nach diesem Glauben Krankheiten auslösen. Als Schutzmaßnahmen werden unter anderem Anhänger wie das „Blaue Auge“, Tierfedern, Steine oder Amulette getragen.

Spiritualität bzw. Religion kann eine wertvolle Ressource zur Krankheits- und Krisenbewältigung darstellen. Auch nichtspirituelle und nichtreligiöse Menschen haben – bewusst oder unbewusst – in der Regel ethische oder weltanschauliche Glaubenssysteme oder Überzeugungen, die ihrem Leben Orientierung und durch vertraute Traditionen Geborgenheit geben.

Personenbezogen pflegen – Einflussfaktor Religion

Personenorientiert zu pflegen bedeutet, die spirituellen und religiösen Bedürfnisse der zu pflegenden Menschen zu respektieren. Dies fordert auch der Weltbund der Pflegenden (ICN) in seinem Ethik-Kodex (→ 49.2.4).

Pflegende können Menschen bei der spirituellen Sinnsuche unterstützen, indem sie z. B. Gesprächsbereitschaft signalisieren, den erwünschten Kontakt zu Seelsorgern oder Geistlichen herstellen und das Ausüben religiöser Praktiken ermöglichen. Sie ermitteln deshalb im Einzelfall die **aktuellen spirituellen Bedürfnisse** im Rahmen der Informationssammlung (→ 1.6.1) und stellen die im Haus vorhandenen Möglichkeiten vor. Die pflegerische Professionalität setzt allerdings ein Aushandeln der Pflegeinterventionen voraus, um mögliche Schäden für Patienten durch fehlgeleitete Vorstellungen zu vermeiden, z. B. Besuch einer heiligen Quelle anstelle einer umfangreichen Diagnostik.

Wunsch und Wirklichkeit

Die Ausübung religiöser Bedürfnisse kann in einem institutionell vorgegebenen Rahmen wie dem Krankenhaus oder Pflegeheim an Grenzen stoßen, z. B. weil Menschen mit unterschiedlichen religiösen Prägungen aufeinandertreffen, ausreichend große Besucherräume fehlen, Glaubenspraktiken mit den Ruhebedürfnissen von Mitpatienten kollidieren oder keine voneinander getrennten Küchen existieren. Pflegende benötigen neben ethischer und interkultureller Kompetenz auch Sensibilität und diplomatisches Geschick im Ausgleich unterschiedlicher Erwartungen und Bedürfnisse.

SPICKZETTEL

Spiritualität: Auf geistige Aspekte (u. a. Religion) ausgerichtetes Bewusstsein.
Religion: System von überlieferten Überzeugungen und Verhaltensweisen, die in einer Gruppe überliefert und praktiziert werden.
Religiös geprägtes Krankheitsverständnis: Göttliche Strafe, Bewährungsprobe, Folge des „bösen Blicks“, aber auch: Glaube als Ressource der Krankheitsbewältigung.
Religion im Kontext personenbezogener Pflege: Religiöse Bedürfnisse der zu pflegenden Menschen ermitteln und respektieren, über die im Haus vorhandenen Möglichkeiten informieren, unterschiedliche Erwartungen und Bedürfnisse, z. B. von Patienten zu Mitpatienten, ausgleichen.

Religiöse Bedürfnisse im Pflegekontext

Im Folgenden werden die wichtigsten Konsequenzen für die Pflege von Menschen mit Zugehörigkeit zu den großen Weltreligionen beschrieben. Die Zugehörigkeit allein sagt aber nichts darüber aus, inwieweit Menschen ihren Glauben individuell ausüben und sich an Glaubensvorschriften gebunden fühlen. Mit wachsender Pluralität der Gesellschaft sind Pflegende zunehmend auch mit Menschen konfrontiert, die nicht den genannten Glaubensrichtungen angehören (z. B. afrikanische oder afroamerikanische Religionen, Schamanismus, Animismus) oder konfessionsfrei sind (Agnostiker, Atheisten).

Christentum

Zu den **christlichen Religionen** gehören die römisch-katholische, griechisch-orthodoxe, russisch-orthodoxe, serbisch-orthodoxe und die protestantische Konfession. Allen gemeinsam ist der Glaube an den „dreieinigen" Gott, der mit Jesus Christus, dem menschgewordenen Sohn, und dem Heiligen Geist eine Einheit bildet.

Die Heilige Schrift ist die *Bibel,* in der die Zehn Gebote verbindliche Regeln für die Gemeinschaft mit Gott und den Menschen darstellen. Da Jesus am Kreuz gestorben ist, steht dieses als Symbol für das Christentum. Aus dem Glauben an die Auferstehung Jesu folgt der Glaube an die Auferstehung der Toten.

Wichtige Feiertage: Weihnachtsfest (Geburt Christi), Karfreitag (Tod Christi), Ostern (Auferstehung Christi) und Pfingsten (Wirken des Heiligen Geistes).

Für die Pflege gilt es, unterschiedliche Aspekte zu beachten (→ Abb. 15.16).

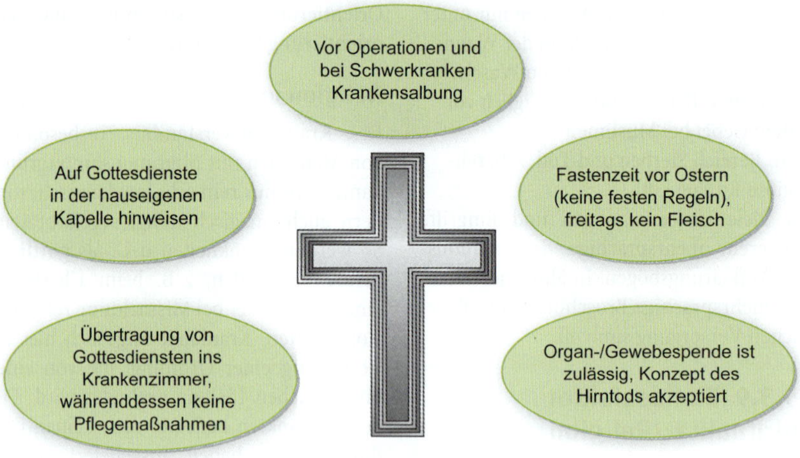

Abb. 15.16 Pflegerelevante Aspekte des christlichen Glaubens. [L143, J787]

Pflegerelevante Aspekte

Gebet und Gottesdienst: Vielen Christinnen und Christen (im Folgenden: Christen) ist der Gottesdienst v. a. an Sonn- und Feiertagen wichtig. Rundfunk- und Fernsehübertragungen von Gottesdiensten oder Andachten ermöglichen die „Teilnahme" auch für Menschen, die keine Kirche aufsuchen können. Manche Krankenhäuser übertragen den Gottesdienst aus der Krankenhauskapelle auf die Zimmer. In dieser Zeit führen die Pflegenden dort keine Pflegemaßnahmen durch. Auf Wunsch können Christen im Krankenhaus oder Pflegeheim die Kommunion bzw. das Abendmahl in ihrem Zimmer empfangen.

Vor Operationen und bei ernsten Erkrankungen kann ein Priester eine **Krankensalbung** durchführen und darüber Stärkung und Hoffnung spenden. Er berührt dabei die Stirn und die Hände des Patienten mit geweihtem Öl. Früher wurde diese Salbung als „letzte Ölung" bezeichnet.

Ernährung: Viele Christen verzichten freitags auf Fleisch. Für die Fastenzeit vor Ostern gibt es keine verbindlichen Ernährungsvorschriften. Vielen sind in dieser Zeit die Mäßigung beziehungsweise der Verzicht auf Gewohntes/Luxuriöses und die innere Einkehr wichtig.

Organ- und Gewebespende: Die Organ- und Gewebespende gilt als ein Akt der Nächstenliebe; das Konzept des Hirntods (→ 43.14) wird anerkannt [42].

Jehovas Zeugen

Eine besondere christliche Strömung sind Jehovas Zeugen (Jehova = Name Gottes). Sie legen die Bibel wörtlich aus und sind für ihre Missionstätigkeit bekannt. Als feierliche religiöse Handlungen werden Taufe und Hochzeit begangen. Ihre religiösen Feiertage sind das jährliche Abendmahl sowie die dreimal im Jahr stattfindenden Bibelkongresse. Zudem lehnen sie das Kreuz als christliches Symbol ab.

Bluttransfusionen: Aus der Bibel begründet, lehnen Zeugen Jehovas aufgrund ihrer Bibelauslegung Transfusionen von Vollblut sowie von den Blutkomponenten Erythrozyten, Leukozyten, Thrombozyten und Blutplasma ab. Sie akzeptieren aber Transfusionsalternativen. Die Einwilligung in Behandlungen mit Blutfraktionen (beispielsweise Albumin, Gerinnungsfaktoren) oder der Einsatz von Autotransfusionsverfahren (beispielsweise Cell Salvage, Herz-Lungen-Maschine) ist die Gewissensentscheidung jedes Einzelnen. Die meisten Zeugen Jehovas haben eine Patientenverfügung. Sorgeberechtigte Eltern tragen die Verantwortung für ihre Kinder.

Organ- und Gewebespende: Auch die Spende von Organen oder Geweben ist eine Gewissensentscheidung des Einzelnen.

Islam

Als Muslime (auch: *Moslems*) werden die Anhänger des **Islam** bezeichnet, der nach dem Christentum die zweitgrößte Religionsgemeinschaft ist. Die größten Glaubensgruppen sind Sunniten, Schiiten und Alewiten. *Allah* ist der Name des einzigen Gottes; Jesus gilt als Prophet und Mensch, nicht als Sohn Gottes. Die Heilige Schrift ist der *Koran.* Dabei handelt es sich um eine Sammlung göttlicher Offenbarungen, die dem Propheten Mohammed mitgeteilt wurden. Sie sind für alle Muslime verbindlich und bestimmen detailliert das Alltagsleben. Als wichtigste religiöse Pflichten gelten: der Besuch der Moschee am Freitag, fünfmal tägliche Gebete nach vorheriger Waschung und das Fasten im Monat Ramadan.

Wichtige Feiertage: Zuckerfest (Fastenbrechen am Ende der Fastenzeit), Opferfest (Höhepunkt der Pilgerreise nach Mekka). Die Daten richten sich nach dem islamischen Mondkalender.

Für die Pflege gilt es, unterschiedliche Aspekte zu beachten (→ Abb. 15.17).

Pflegerelevante Aspekte

Gebet: Solange es irgendwie möglich ist, versuchen gläubige Musliminnen und Muslime (im Folgenden: Muslime) selbst bei schwerer Erkrankung auf einem Teppich (evtl. auch auf einem Handtuch) ihre Gebetshaltungen einzunehmen (stehen – knien – tief auf den Boden hinunterbeugen). Alternativ kann auch im Sitzen gebetet werden. Der bettlägerige Muslim bewegt seine Finger oder Hände und seine Augenlider beim Gebet.

Körperpflege: Eine große Bedeutung hat die Reinigung des Körpers – alles, was den Körper verlässt, gilt als „unrein". Die Pflegenden geben dem Muslim deshalb, wenn möglich, die Gelegenheit, sich unter *fließendem* Wasser zu waschen. Dies gilt auch vor jedem Gebet und vor dem Essen sowie nach jedem Schlaf und jeder Ohnmacht. Die Verwendung von Waschlappen ist unüblich. Muslime haben durch den Anblick der Ausscheidung das

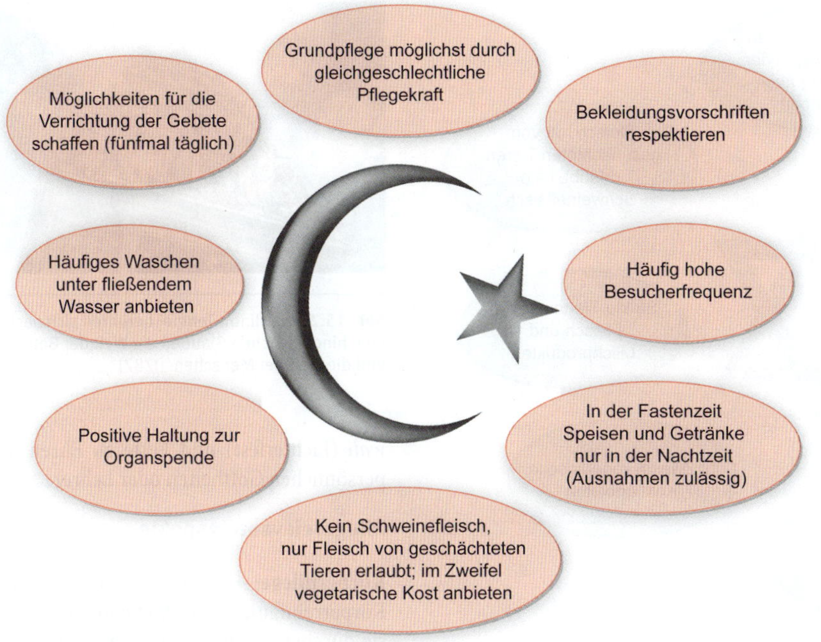

Abb. 15.17 Pflegerelevante Aspekte des muslimischen Glaubens. [L143, J787]

Gefühl, unrein zu sein. Daher kann z. B. ein Blasendauerkatheter abgedeckt werden. Zur körperlichen Hygiene zählt auch das Entfernen der Achsel- und Schamhaare.

Bekleidung: Innerhalb der Glaubensströmungen herrschen für Mädchen und Frauen unterschiedliche Vorschriften zur Bekleidung. Viele gläubige Musliminnen fühlen sich auch im Pflegebett ohne Kopfbedeckung schutzlos (→ Abb. 15.18). Besonders gegenüber Pflegenden des anderen Geschlechts können, auch bei Pflegeverrichtungen ohne Körperkontakt, ausgeprägte Schamgefühle bestehen. Deshalb wird die Pflege im Idealfall von gleichgeschlechtlichen Pflegenden, alternativ auch von Angehörigen übernommen.

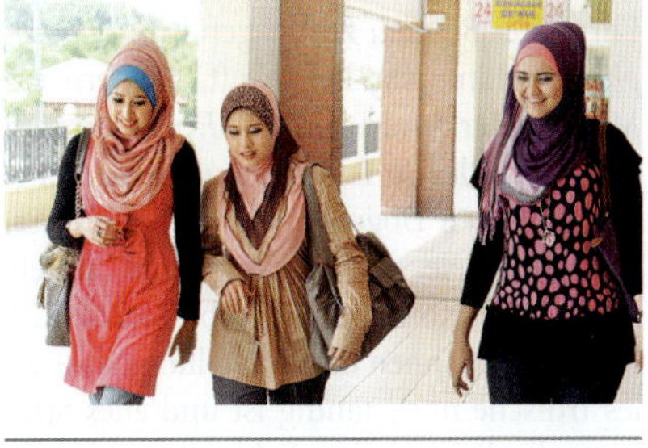

Abb. 15.18 Für viele muslimische Frauen gehört das Kopftuch selbstverständlich zur Kleidung; andere kämpfen gegen den Zwang an, es tragen zu müssen. Von Kritikern wird das Kopftuch als Zeichen der Unterdrückung von Frauen interpretiert. [J787]

Beschneidung: Die teilweise oder vollständige Entfernung der Vorhaut (Zirkumzision) von Jungen als Säugling oder später mit 13 Jahren ist besonders türkischen Muslimen wichtig. Sie ist aufgrund der Verletzung der körperlichen Unversehrtheit des Kindes umstritten und in Deutschland nur unter Auflagen (u. a. adäquate Schmerzbehandlung) erlaubt.

Ernährung: Die Hauptmahlzeit wird gerne am Abend eingenommen. Verboten *(haram)* sind Alkohol (auch in Kefir, Soßen usw.), Schweinefleisch und Speisen, die mit den Bestandteilen dieser Tiere (z. B. Wurst, Gelatine) hergestellt wurden. Der Verzehr anderer Fleischsorten ist nur erlaubt *(halal)*, wenn die Schlachtung nach islamischem Ritus (Schächten) durchgeführt wurde. Die Pflegenden können z. B. vegetarische Kost anbieten.

Im Fastenmonat **Ramadan** dürfen Gläubige nur zwischen Sonnenuntergang und Sonnenaufgang Nahrung zu sich nehmen und trinken. In nördlichen Breiten lässt sich dies nur schwer einhalten, darum unterbrechen manche das Fasten zwischen 23:00 Uhr und 3:00 Uhr, andere richten sich nach dem Sonnenaufgang und -untergang in Mekka. Kinder bis zur Pubertät, schwangere und menstruierende Frauen, alte, kranke und schwache Menschen sind von der Verpflichtung zum Fasten ausgenommen.

! VORSICHT! Vor allem das Verbot, tagsüber zu trinken, kann schwerwiegende gesundheitliche Folgen wie Dehydrierung und Kreislaufschwäche haben. Möchte ein muslimischer Patient dennoch fasten, bedarf es der Absprache mit Arzt und Pflegenden.

Organ- und Gewebespende: Die Organspende gilt als gottfällige Haltung. Ein Menschenleben zu retten, hat oberste Priorität [42].

Angehörige und Besucher: Der Besuch von Kranken gilt als kulturelle und religiöse Pflicht, die sich nicht nur auf Angehörige beschränkt. Deshalb haben muslimische Menschen im Krankenhaus häufig viel Besuch, was von Mitpatienten als belastend empfunden werden kann. Idealerweise können gläubige Muslime gemeinsam untergebracht werden oder Besuche in einem Besucherzimmer stattfinden.

Judentum

Das **Judentum** wurde zuerst vor fast 4.000 Jahren im heutigen Israel verbreitet. Aus dem Judentum entwickelten sich später das Christentum und der Islam. Der Begriff Judentum bezeichnet sowohl eine Religion als auch eine Tradition und Lebensweise. Anders als die Christen glauben Juden, dass der Messias erst noch kommen wird. Die Geschichte des Volkes und alle Lebens- und Verhaltensregeln werden aus der *Thora* (entspricht in etwa dem Alten Testament der Bibel) und dem *Talmud* entnommen und von Rabbinern interpretiert.

Wichtige Feiertage: *Jom Kippur* (Sühnefest), *Pessach-Fest* (Gedenken an den Auszug des Volks Israel aus Ägypten); *Sabbat* von Freitag- bis Samstagabend (Ruhetag, an dem zahlreiche Aktivitäten verboten sind), Chanukka (Lichterfest).

Für die Pflege gilt es unterschiedliche Aspekte zu beachten (→ Abb. 15.19).

Pflegerelevante Aspekte

Körperpflege und Bekleidung: Das Händewaschen hat im jüdischen Glauben eine rituelle Bedeutung und sollte bettlägerigen Patientinnen und Patienten möglichst oft angeboten werden, besonders vor jeder Mahlzeit. Unter anderem nach Menstruation und Geburt führen orthodoxe Frauen ein rituelles Tauchbad *(Mikwe)* mit „lebendigem" Wasser (z. B. Regenwasser) durch. Orthodoxe Jüdinnen zeigen sich nicht unbekleidet, tragen häufig Kopftuch, Hut oder Perücke *(Scheitel)* und möchten nicht von männlichen Pflegenden gewaschen werden.

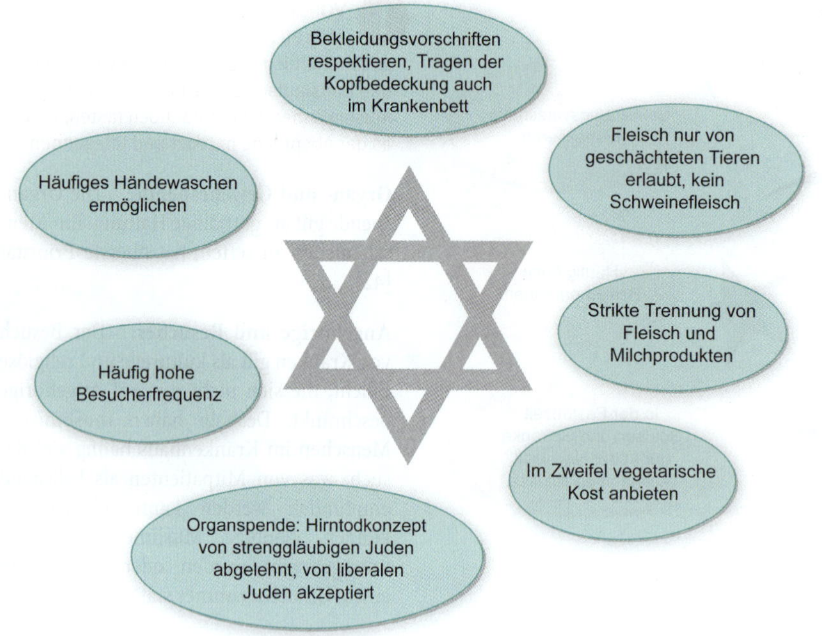

Abb. 15.19 Pflegerelevante Aspekte des jüdischen Glaubens. [L143, J787]

Auch strenggläubige männliche Juden tragen ein Käppchen *(Kippa)*, worauf sie auch bei Bettlägerigkeit nicht verzichten möchten.

Beschneidung: Die teilweise oder vollständige Entfernung der Vorhaut (Zirkumzision) von Jungen als Säugling am achten Tag *(Brit Mila)* nach der Geburt gilt als Gebot Gottes. Sie ist in Deutschland nur unter Auflagen (u. a. adäquate Schmerzbehandlung) erlaubt.

Ernährung: Strenggläubige Juden dürfen nur Speisen zu sich nehmen, die *koscher* sind, d. h., den komplizierten jüdischen Speisegesetzen entsprechen. Unter anderem darf Fleisch nicht mit Milchprodukten in Berührung kommen; das betrifft die Lagerung, die Zubereitung und den Verzehr der Speisen wie auch die Verwendung von Geschirr. Schweinefleisch und Wild sind nicht erlaubt. Tiere müssen wie im Islam geschächtet werden. Die Pflegenden können z. B. vegetarische Kost anbieten.

Organ- und Gewebespende: Für orthodoxe Juden gilt ein Mensch erst als tot, wenn sein Herz nicht mehr schlägt. Der Hirntod ist daher nicht dem Tod des Menschen gleichzusetzen. Dementsprechend ist eine Organentnahme bei Hirntoten nicht zulässig. Liberale Juden erkennen das Hirntodkonzept an.

Hinduismus

Hinduismus ist eine westliche Bezeichnung für vielfältige religiöse Lebenspraktiken, ursprünglich beheimatet auf dem indischen Subkontinent. Ihre Anhänger *(Hindus)* bilden nach dem Christentum und dem Islam die drittgrößte Weltreligion. Als höchstes Göttliches und letzte Wirklichkeit gilt *Brahman*. Dieser wird nicht angebetet, weil er in allem ist, was existiert. Der Hinduismus kennt ca. drei Millionen unterschiedliche Gottheiten, aus denen der Gläubige die für ihn bedeutsamsten auswählt (→ Abb. 15.20). Die drei hauptsächlich verehrten Gottheiten sind *Vishnu*, *Shiva* und *Shakti*. Als heilige Schriften gelten vielen die *Veden*, das *Bhagavatapurana* und die *Upanishaden*.

Durch gute und schlechte Gedanken und Taten beeinflusst der Gläubige sein *Karma* (Karma-Prinzip = Gesetz von Ursache und Wirkung) und somit die Art seiner Wiedergeburt *(Reinkarnation)* im Kreislauf von Geburt, Tod und Wiedergeburt *(Samsara)*. Ziel ist die Erlösung aus diesem Kreislauf und das Aufgehen im kosmischen Bewusstsein *(Brahman)*. Als wichtige Tugenden gelten Wahrhaftigkeit, Geduld, Selbstkontrolle, Gewaltlosigkeit und Gastfreundschaft. Religiöse Lehrer *(Gurus)* haben oft einen großen Stellenwert.

Wichtige Feiertage: *Maha Kumbh Mela* (alle zwölf Jahre, Bad im Ganges zur Reinigung von Sünden), *Holi* (Frühlingsfest), *Diwali* (Lichterfest) und Feste zu Ehren der persönlichen Gottheiten oder Lehrer.

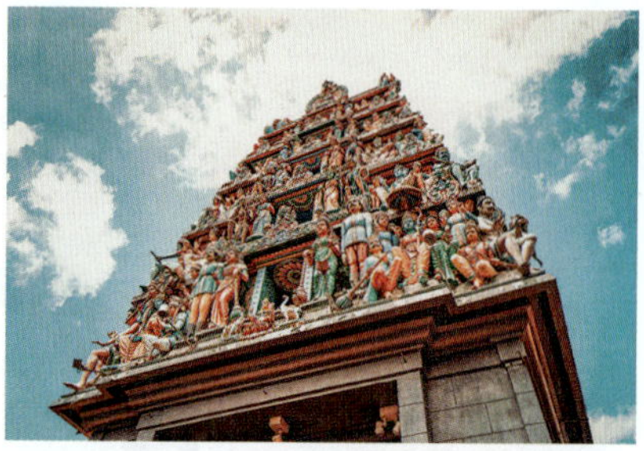

Abb. 15.20 Im Hindu-Tempel berühren sich nach dem hinduistischen Glauben die Welt der Götter und die Welt der Menschen. [J787]

Pflegerelevante Aspekte

Körperpflege: Hindus bevorzugen die Körperreinigung unter fließendem Wasser; sie duschen lieber als zu baden. Bettlägerigen Patienten sollten eine Waschschüssel und ein Wasserkrug angeboten werden [42].

Ernährung: Die vegetarische Lebensweise ist kein Dogma, wird aber aufgrund der angestrebten Gewaltlosigkeit als ideal angesehen. Fast alle Hindus lehnen das Töten von Kühen und das Essen von Rindfleisch (und allen Produkten daraus) ab, denn Kühe gelten als heilig.

Organ- und Gewebespende: Es gibt keine einheitliche Vorstellung. Einerseits kann ein Spender nach dem Tod noch Leben retten, damit sein Karma verbessern und so auf ein besseres nächstes Leben hoffen. Anderseits gibt es die Befürchtung, dass eine Transplantation den Kreislauf der Wiedergeburt stört.

Buddhismus

Der **Buddhismus** ist eine auf *Siddhartha Gautama* (5. oder 6. Jh. v. Chr.) und seinen Ehrentitel *Buddha* zurückgeführte *Philosophie*. Buddha war kein Gott, sondern ein Mensch, der durch sein sog. *Erwachen* zum Lehrer wurde. Im Buddhismus gibt es keine verbindlichen Dogmen oder Bekenntnisse, sondern viele Strömungen und unterschiedliche Konzepte (→ Abb. 15.21). Gemeinsam ist ihnen die Vorstellung, dass alles Irdische unbeständig ist und alles Streben, alle Begierde zu Leid führt. Wie im Hinduismus gelten das Karma-Konzept und die Bestrebung, den Kreislauf der Wiedergeburten durch das Eingehen in das *Nirwana* (völliges Erlöschen) zu durchbrechen.

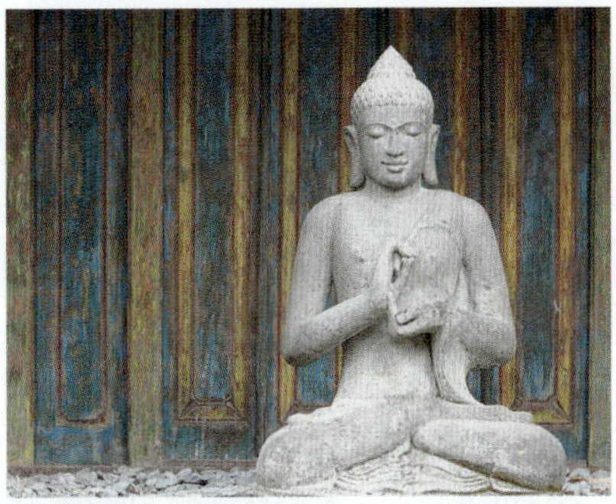

Abb. 15.21 Im Buddhismus gibt es keinen Gott. Indem Menschen der Weisheit Buddhas folgen, können sie Erkenntnis erlangen und sich aus dem leidhaften Dasein befreien. [J787]

Die Vorstellung, dass der Mensch ein von anderen getrenntes Ich und eine unvergängliche Seele besitzt, gilt als Illusion. Jeder Mensch, der diese Erkenntnis gewinnt, ist ein *Buddha* und erlangt das *Nirwana.* Der Tod ist daher nicht das Ende, sondern ein Übergang. Das Praktizieren von Tugend, Meditation und Weisheit dient dazu, Mitgefühl mit allen leidenden Wesen zu entwickeln und Gier, Hass und Verblendung zu überwinden. Insbesondere die tägliche Meditation ist Buddhisten wichtig [42].

Wichtige Feiertage: *Bodhi* (8. Dezember, Erwachen Buddhas) bzw. *Vesakh* (Mai oder Juni, Geburt, Erwachen und Eingehen Buddhas in das Nirwana) und verschiedene Feiertage mit Bezug zu den Jahreszeiten.

Pflegerelevante Aspekte

Ernährung: Vorschriften gibt es nicht, Vegetarismus wird jedoch oft bevorzugt.

Organ- und Gewebespende: Die Befreiung aus dem Kreislauf von Tod und Wiedergeburt kann noch während des Sterbeprozesses erlangt werden. Ein hirntoter Mensch wird als Sterbender verstanden, weil das Bewusstsein den Körper noch nicht vollständig verlassen hat und in eine neue Existenz eingetreten ist. Der Sterbeprozess soll deshalb möglichst frei von störenden Einflüssen geschehen. Eine Organentnahme stellt einen (unzulässigen) Eingriff in den Sterbevorgang dar. Lebendspenden sind möglich.

15.4 Lebenskrisen

Für viele Menschen gibt es im Laufe ihres Lebens Phasen, in denen sie sich damit auseinandersetzen, welche Bedeutung sie ihrem individuellen Leben geben können. Es stellt sich die Frage nach dem **Lebenssinn,** nach Sinnerfüllung und der tieferen Bedeutung des Lebens..

15.4.1 Sinn des Lebens

Wer über den Sinn des Lebens nachdenkt, beschäftigt sich mit philosophischen Fragen wie: Warum bin ich überhaupt hier? Habe ich eine bestimmte Aufgabe? Wohin gehe ich? Wer für sich einen Sinn in seinem Leben erkennt, für den hat es einen Zweck und eine Bedeutung, zu leben. Sinn im Leben zu finden, heißt, dass das, was man persönlich macht, für die Welt einen Unterschied macht [43].

Was dabei Sinn bedeutet, ist individuell sehr unterschiedlich. Es kann z. B. bedeuten, sich gut um seine Kinder und seine Familie zu kümmern, sich gesellschaftlich zu engagieren, z. B. für Obdachlose oder Flüchtlinge, oder sich für Ziele einzusetzen, die einem persönlich wichtig sind, wie Klimaschutz, Kunst, Politik (→ Abb. 15.22). Oft geht es hier um persönliche Werte wie Liebe, Solidarität, Toleranz, Freundschaft, beruflicher Erfolg, Weiterentwicklung etc. Das Leben erscheint dann sinnvoll, wenn es der idealen Wertvorstellung von Menschen entspricht.

Solange ein Mensch gesund ist, in seiner Beschäftigung Erfüllung findet und seinen Alltag gestalten kann, hinterfragt er in der Regel nicht, wodurch sein Leben einen Sinn erhält. Pflegende sind jedoch häufig mit Menschen konfrontiert, die sich aufgrund ihrer aktuellen Situation mit der Frage nach dem Sinn des Lebens beschäftigen. Das Erleben von Krisen, Krankheiten und Behinderungen sowie von Verlust und Trauer führt Menschen oft in eine elementar empfundene Verunsicherung, eine **Sinnkrise.** Das, was eine Person bislang erfüllt und zufriedengestellt hat, ist nun vielleicht nicht mehr möglich. Sie fragt sich vielleicht: Warum bekomme ausgerecht *ich* diese Krankheit? Warum erleide *ich* diesen Schicksalsschlag? Welchen Sinn hat mein Leben noch, wenn es von Schmerz und Leid geprägt ist und ich sterben muss? Vor diesem Hintergrund werden oft auch bisherige Lebenskonzepte, z. B. das Streben nach Geld oder beruflichem Erfolg, kritisch hinterfragt.

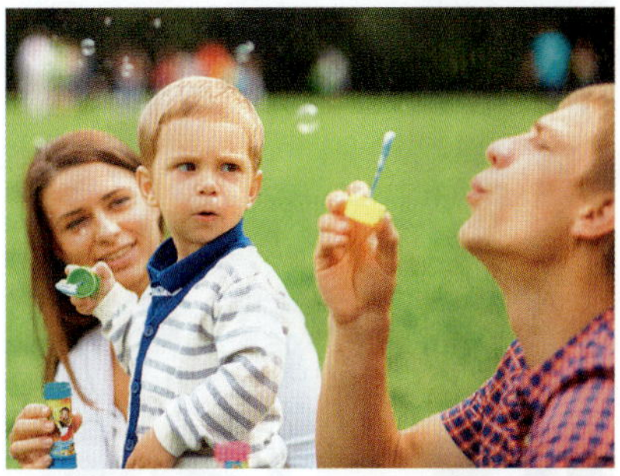

Abb. 15.22 Das Dasein für Kinder oder andere Personen ist für viele Menschen sehr sinnstiftend. [J787]

Die Sinnfrage zu stellen, ist ein besonderes Kennzeichen des Menschen. Er beschäftigt sich im **Bewusstsein seiner Sterblichkeit** auf einer abstrakten Ebene mit dem Sinn seines Lebens. Dabei sucht er nach Begründungen, die seine möglichen Antworten erklären, stützen oder umgekehrt infrage stellen, denn es drängt den Menschen dazu, nach einem dauerhaft gültigen Sinn zu suchen [44]. Dem Neurowissenschaftler *António Damásio* zufolge gehört die Suche nach Sinn zur genetischen Ausstattung des Menschen und dient als Schutz gegen Ängste und seelische Qualen. Der so gefundene Sinn kann Kraft und Zuversicht geben, Belastungen und Grenzsituationen auszuhalten [45].

15.4.2 Sinnorientierung

Allgemeine Sinnorientierungen

Jede Gesellschaft bestimmt Dinge als wertvoll, erstrebenswert und somit sinnvoll. Diese **Wert- und Sinnorientierungen** bestimmen sowohl die sozialen Normen (→ 49.1.1) und Rollen (→ 15.3.1) als auch das Verhalten des Einzelnen. Sie geben ihm Erwartungssicherheit und Berechenbarkeit. Im Alltagsleben werden diese Sinnorientierungen meist nicht hinterfragt oder angezweifelt. Ohne allgemein akzeptierte Sinnorientierungen kann keine Gesellschaft funktionieren.

Sinnorientierungen sind allerdings nicht für alle Zeiten festgeschrieben, sondern können sich mit zunehmender Differenzierung der Lebensformen, der Individualisierung und Ausbildung neuer Werte wandeln. Dies hat auch Auswirkungen auf den einzelnen Menschen. Er kann sich z. B. vom passiven Patienten, der sich den Abläufen und Erfordernissen anpasst, zum mündigen Patienten entwickeln, der seine Interessen vertritt und in Therapieentscheidungen eingebunden sein möchte.

Individuelle Sinnorientierung und Lebenswelt

In seiner individuellen Suche nach **Sinn** (→ Abb. 15.23) ist der einzelne Mensch nicht völlig frei. Er wird durch die vorherrschende Kultur, religiöse Vorstellungen und Werte, durch die Sozialisation und auch durch übernommene Rollen geprägt (→ 15.3.1). Die Handlungsweisen des Ein-

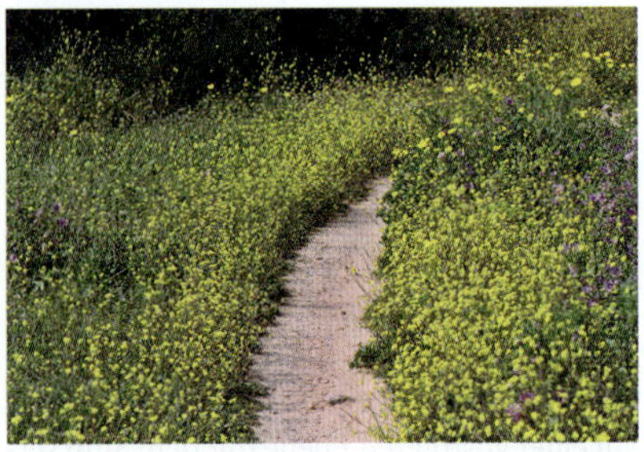

Abb. 15.23 Auf dem Lebensweg sucht der Mensch einen dauerhaften Sinn. [J787]

zelnen werden dann als sinnvoll verstanden, wenn sie persönlichen Wertvorstellungen entsprechen und mit übergeordneten Werten übereinstimmen, die in der Gesellschaft geteilt und anerkannt werden (sog. „common sense") [46]. Wie aber kommt es zu dieser Übereinstimmung?

Dem Sozialphänomenologen *Alfred Schütz* zufolge resultiert die **Lebenswelt** aus Erfahrungen, Sinnorientierungen und Deutungen, die dem Menschen in seinem individuellen Alltagsleben vertraut sind und deshalb nicht hinterfragt werden [46]. Zugleich beeinflussen diese Deutungen das Selbstverständnis und das Bewältigungsverhalten des Einzelnen.

Beispielsweise kann ein Mensch mit Schlafstörungen diese auf den zu hohen Konsum von Kaffee, auf zu viel Stress oder störende äußere Einflüsse zurückführen. Entsprechend seiner persönlichen Interpretation wird er unterschiedliche Lösungsansätze wählen: Vermeidung von Kaffee, Einüben von Entspannungstechniken oder Beseitigung von störenden Lärm- und Lichtquellen.

Viele Menschen sind durch ein Welt- und Menschenbild geprägt, welches die Entstehung von Krankheiten als eine Strafe oder Prüfung Gottes versteht. Durch Reue und Buße kann der Mensch dann mithilfe der Krankheit zur Erlösung finden: Der Krankheit wird ein Sinn zugesprochen (→ 15.3.9).

15.4.3 Sinnfindung

Im Leben und im Erleben von Widrigkeiten einen Sinn zu finden, ist für viele Menschen eine erfolgreiche Strategie, mit der sie ihr Leben meistern, ohne am Schicksal zu zerbrechen. Diese These hat der österreichische Neurologe und Psychiater *Viktor E. Frankl* vertreten. Der jüdische Wissenschaftler überlebte während des Naziregimes vier verschiedene Konzentrationslager. Nach dem Krieg verarbeitete er die Gräueltaten, die er erlebt hatte, in seinem Buch „... trotzdem Ja zum Leben sagen" [47]. Darin schreibt er von der Notwendigkeit, auch noch im tiefsten Leiden einen Sinn zu finden, um nicht zu zerbrechen. Seine Maxime: „Wenn das Leben einen Sinn hat, dann muss auch das Leiden einen Sinn haben" [48].

Frankl (1905–1997) beschreibt folgende Erfahrungen, die sinnstiftend wirken können:

- Etwas von sich selbst geben, z. B. soziales Engagement, Einsatz für andere Menschen, für die Natur, für Gerechtigkeit oder Frieden, eine Familie gründen, um ein guter Vater bzw. eine gute Mutter zu sein
- Künstlerische oder ästhetische Erfahrungen machen, z. B. sich mit Musik, Kunst, Literatur befassen, zeichnen, malen und gestalten (→ Abb. 15.24), Gedichte oder Geschichten schreiben, Natur erleben
- Eine versöhnliche Haltung gegenüber dem Leiden finden [48].

Frankl war überzeugt, dass jeder Mensch einen angeborenen Drang verspürt, in seinem Leben nach Sinn zu streben. Das sei auch wichtig für unser **Wohlergehen.** Ein Leben ohne Sinn könne hingegen krank machen. *Frankls* These wird mittlerweile durch Studien bestätigt. Wenn Menschen ihr Leben als sinnvoll erachten, senken sie damit ihr Risiko, an Alzheimer zu erkranken [49].

Sinnerfüllung ist auch das, was **Lebensqualität** ausmacht. Für die einen ist es die Liebe zu einem Partner, für andere steht das Finden von Ausdrucksmöglichkeiten des Selbst im Vordergrund: eine befriedigende Arbeit auszuüben oder etwas (Bleibendes) zu erschaffen. Das Gefühl, für einen anderen Menschen oder eine Gemeinschaft wertvoll zu sein, ist für viele Menschen sinnstiftend und steigert das **Selbstwertgefühl.** Dabei darf jedoch die Balance zwischen Hinwendung zu einem anderen und der Bewahrung der persönlichen Autonomie nicht verloren gehen (Helfersyndrom, → 16.4.3).

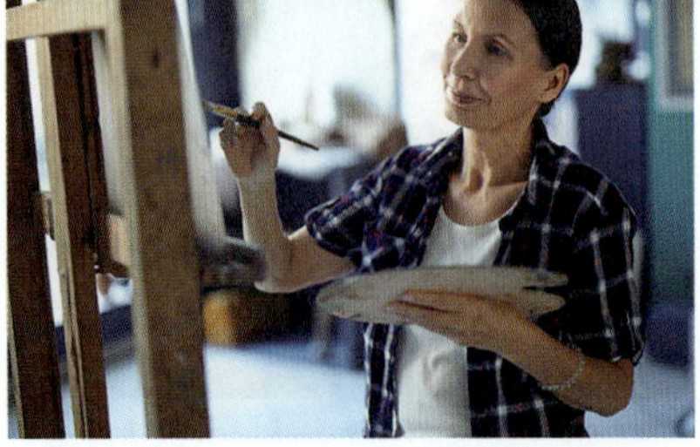

Abb. 15.24 Künstlerische Erfahrungen können dem Leben Sinn geben. [J787]

SPICKZETTEL

Sinnorientierung und Sinnfindung

Individuelle Sinnorientierung: Individuelles Handeln wird dann als sinnvoll erlebt, wenn es den persönlichen und übergeordneten Wertvorstellungen entspricht.

Sinnfindung: Sinnstiftend können persönliche Beziehungen sein, soziales Engagement, gesellschaftliche Anerkennung, künstlerische und ästhetische Erfahrungen, kreatives Schaffen von etwas Bleibendem, Aussöhnung mit persönlichem Leid.

Sinn und Krankheitsrisiko: Wer sein Leben als sinnvoll erachtet, senkt damit sein Risiko, an Alzheimer oder anderen Erkrankungen zu leiden.

15.4.4 Leid und Krankheit als Krise

Im gesunden Zustand hat ein Mensch vielfältige Möglichkeiten, die Sinnsuche zu gestalten und sich seinen Vorlieben und Interessen gemäß zu beschäftigen. Viele Menschen, die mit einer ernsthaften Erkrankung konfrontiert sind, müssen erleben, dass ihr bisher gewohntes Leben von völlig neuen Bedingungen gekennzeichnet wird. Diese Veränderungen können das Selbstbild und Selbstwertgefühl des Betroffenen erheblich beeinträchtigen und seine bisherige Sinnorientierung beeinflussen.

Sinnverlust durch Leiden

Die individuellen Möglichkeiten der Lebensgestaltung und somit auch der Sinnsuche werden durch chronische Erkrankungen, Schmerzen und nahendes Sterben stark eingeschränkt. Vorhandene Sinnkonzepte erscheinen nun möglicherweise sinnlos oder absurd. In dieser veränderten Situation stellt sich die Sinnfrage für viele Menschen neu oder sogar erstmalig bewusst.

Unterstützung bei der Sinnfindung

Aufgabe der Pflege ist es, Sinnfindungsprozesse und Neuorientierungsversuche des Patienten zu erkennen und zu unterstützen. Dazu sind folgende Fragen hilfreich:

- Wie geht ein Mensch mit seiner Krankheit um?
- Woraus schöpft er Kraft und Zuversicht, wenn Ziele nicht erreicht werden können oder Lebenskonzepte verändert werden müssen?

Selbst die bestmögliche Unterstützung, Pflege und Therapie können manchmal nicht verhindern, dass Menschen ihr Leben als unerträglich schwer oder sinnlos empfinden und Leid das vorherrschende Empfinden ist (→ 15.6.2). Die subjektiv erfahrene Sinnlosigkeit des eigenen Lebens und der Kontrollverlust sind wesentliche Gründe für den Wunsch nach Sterbehilfe. Klinische Studien zeigen, dass bei schwer kranken Menschen die Lebensqualität nur in relativ geringem Maß vom körperlichen Zustand abhängt und vielmehr Wertvorstellungen, Spiritualität und Lebenssinn eine große Rolle spielen. So ertrugen z. B. Menschen mit Krebs mit einem hohen Maß an Lebenssinn schwere körperliche Beeinträchtigungen besser und beurteilten ihre Lebensqualität besser als Menschen mit geringem Lebenssinn. Zudem waren sie besser geschützt vor Hoffnungslosigkeit, Depression und dem Wunsch nach Sterbehilfe [50].

Pflegende unterstützen den Betroffenen deshalb bei der Aufrechterhaltung von bestmöglicher Lebensqualität und Lebenssinn. Eine zielgerichtete, forschungsgestützte und validierte Intervention zur Ermittlung von Lebenssinn und Lebensqualität ist der unter der Leitung von *Martin Fegg* entwickelte Fragebogen **SMiLE-Lebenssinn** *(**S**chedule for **M**eaning **i**n **L**ife **E**valuation)* [50].

Sinnstiftende Bereiche lassen sich damit einfach und schnell ermitteln. Dieser Fragebogen kann von Pflegenden und therapeutischen Teams kostenlos genutzt werden: https://www.psychotherapie-muenchen.de/downloads/SMiLE_Manual.pdf

Palliativpflege → Kap. 20
Biografiearbeit → 19.6.6
Suizidprophylaxe → 38.16

15.4.5 Angehörige und Familien als Mitbetroffene

Bewältigungshandeln von Familien → 15.5.3

„Niemand ist alleine krank." Krankheit, v. a. chronische Krankheit, und Behinderung haben immer Auswirkungen auf das ganze **Familiensystem.** Das gilt für körperliche und psychische Erkrankungen gleichermaßen [51]. Die Familie und ihr (chronisch) krankes oder behindertes Mitglied beeinflussen sich gegenseitig in vielfältiger Weise. Häufig werden Krankheit, Therapie- und Pflegenotwendigkeiten zum entscheidenden Bestandteil familiärer Interaktionen, ja zum „organisierenden Prinzip" innerhalb der Familie, um das sich jede Kommunikation und der Tagesablauf dreht [52].

Jede **Familie** konstruiert sich ihre eigene Realität und teilt gemeinsame Überzeugungen über die Welt und auch über Gesundheit, Krankheit und Behinderung. Und jedes Familienmitglied hat für jedes andere Mitglied eine zentrale Rolle. Wird jemand in der Familie krank, dann wird diese Rolle kurzzeitig oder auch dauerhaft frei. Eine Familie, in der auf Dauer ein krankes oder behindertes Familienmitglied lebt, muss die Rollen neu verteilen und sich ggf. auch mit ihren Überzeugungen auseinandersetzen (→ Abb. 15.25). Das gelingt Familien nicht immer gleich gut.

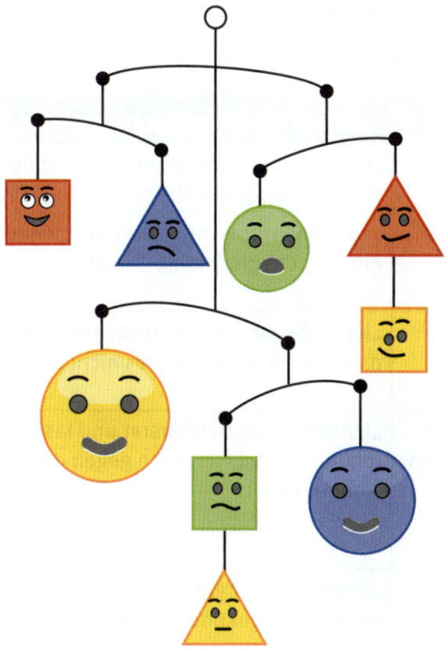

Abb. 15.25 Krankheit ist immer auch eine Familienangelegenheit, denn die Veränderung bei einem Mitglied beeinflusst alle anderen in der Familie mit – wie bei einem Mobilé. Das Familiensystem gerät aus dem Gleichgewicht und muss nach und nach eine neue Stabilität wiedererlangen. [L143]

Muster, die sich in Familien mit chronischer Krankheit entwickeln können

Arist von Schlippe hat verschiedene Muster beobachtet, die sich in Familien mit chronisch kranken Kindern entwickeln können. Diese Muster lassen sich auf Familien mit chronisch kranken Erwachsenen übertragen. Die folgenden Muster haben über kurz oder lang für ein Familienmitglied oder die ganze Familie einen hohen Preis. Die Überzeugungen werden manches Mal so oder ähnlich ausgesprochen, häufiger bleiben sie unbewusst.

- Sehr enge Bindungen innerhalb der Familie: „Nun müssen wir zusammenhalten! Wir können uns nur aufeinander verlassen, allein ist keiner lebensfähig!"
- Eingefrorene Rollenkonstellationen: „Jeder Veränderung ist gefährlich! Wir müssen den eingeschlagenen Lösungsweg beibehalten!"
- Isolierung nach außen: „Die Außenwelt ist bedrohlich! Wir haben weder Zeit noch Energie, uns mit anderen Menschen, Nachbarn usw. zu beschäftigen!"
- Enge Beziehung zwischen der Bezugsperson und der erkrankten Person: „Ich bin verantwortlich für die Erkrankung! Ich bin verantwortlich, dass es dir gut geht!"
- Tabuisierung und Bagatellisierung: „Solange wir es nicht aussprechen, nicht darüber sprechen, ist es nicht da!"
- Bedrohliche Familiengeschichten als Mehrgenerationsmuster, d. h., ungute Muster im Umgang mit Krankheit und Behinderung werden als „Geschichten", Verhaltensweisen über Generationen weitergegeben u. a.

Manchen Familien gelingt ein reibungsloser Umgang mit der Erkrankung: „Die Krankheit und Therapienotwendigkeiten sind zwar wichtig, bestimmen aber nicht unser Leben!" [52]. Man spricht dann von resilienten Familien (→ 15.5.3).

15.5 Krisenbewältigung

15.5.1 Lebensbewältigung (Coping)

Stress → 16.1.5

Alle Ereignisse im Leben lösen Reaktionen aus. So vielfältig wie die Ereignisse im Laufe des Lebens sein können, so vielfältig sind auch die Reaktionen und Bewältigungsstrategien.

DEFINITION

Coping (*engl.* to cope with = zurechtkommen mit): Reaktionen auf herausfordernde Lebensereignisse; möglich sind Strategien und Taktiken (sichtbares und beobachtbares Verhalten) wie auch Gedanken und Assoziationen, die nur durch Befragung zugänglich werden.

Coping *(Bewältigung)* ist also ein umfassender Begriff, der mögliche Reaktionen auf die Herausforderungen des Lebens zusammenfasst.

Zu den Bewältigungsaufgaben (sog. *Life Events*) gehören aber nicht nur die negativ empfundenen Lebensereignisse, wie der Verlust des Arbeitsplatzes, Tod eines nahen Freundes bzw. Verwandten oder Partnerschaftskonflikte. Vielmehr haben *Thomas H. Holmes* und *Richard H. Rahe* durch die Life-Event-Forschung gezeigt, dass auch erfreuliche Lebensereignisse wie Heirat, Beförderung oder Geburt eines Kindes bewältigt werden müssen [53].

Tab. 15.2 Coping im Pflegealltag. Zwei Beispiele verdeutlichen, wie unterschiedlich negative Ereignisse bewältigt werden: 1. Die Pflegefachfrau Claudia Müller wird auf die Nachbarstation versetzt. Dort arbeitet ihr früherer Partner, von dem sie sich erst vor Kurzem getrennt hat. 2. Aussagen von Menschen, die mit der Diagnose einer unheilbaren Krankheit konfrontiert wurden.

	Merkmal	Beispiel: Pflegefachfrau wird versetzt	Beispiel: Unheilbare Krankheit
Konfrontierendes Coping	Aggressives Verhalten zur Änderung der Situation	„Ich gehe zur Pflegedirektorin und bewege sie dazu, eine andere Pflegende zu versetzen."	„Ich kämpfe weiter."
Distanzierung	Rückzug bzw. Bedeutung eines Stressors minimieren	„Ach, das wird schon gutgehen, vielleicht komme ich ja in die andere Schicht."	„Ja und? Soll ich jetzt etwa alles hinschmeißen? Nein! Ich lebe weiter, als sei nichts geschehen."
Selbstkontrolle	Kontrolle eigener Gefühle und Aktionen	„Ich reiße mich eben zusammen, als Profi darf man mir im Beruf Privates nicht anmerken."	„Ich versuche, meine Gefühle für mich zu behalten. Ich muss mich zusammenreißen und tapfer sein."
Suche nach sozialer Unterstützung	Suche nach erreichbarer emotionaler Unterstützung oder nach Information	„Ich gehe zum Betriebsrat und lasse mich beraten, ob und wie ich mich gegen die Versetzung wehren kann."	„Gibt es da keine Selbsthilfegruppe? Ich bin doch nicht die Einzige mit dieser schlimmen Krankheit! Es gibt doch sicher andere, die es geschafft haben, von denen will ich lernen."
Selbstbeschuldigung	Ereignis als Strafe für vorausgegangenes Fehlverhalten	„Geschieht mir ganz recht. Hätte ich doch damals gleich gekündigt und das Krankenhaus gewechselt."	„Das musste ja so kommen! Irgendwie war mir immer klar, dass ich eines Tages für mein Glück bezahlen muss."
Wunschdenken, Vermeidung	Das Problem zu umgehen versuchen, indem man eine Vermeidungsmöglichkeit herbeisehnt	„Hoffentlich hat er gerade Urlaub."	„Ich wünsche mir so sehr, ich würde morgen früh aufwachen und alles wäre nur ein böser Traum gewesen."
Geplantes Problemlösen	Annahme: Es gibt eine Lösung!	„Ich gehe einfach zu ihm hin, und wir reden darüber. Wahrscheinlich ist es ja für uns beide nicht einfach."	„Ich weiß, was zu tun ist, und versuche alles, um das Problem zu lösen bzw. die Situation zu verbessern."
Positive Umdeutung	Das Gute im Bösen, alles hat auch sein Gutes	„So kann ich jetzt wenigstens zeigen, dass ich mich professionell verhalten kann."	„Wer weiß, wofür das alles gut ist? Ich lerne jetzt, was wirklich zählt im Leben."

Ways of Coping und Einteilungen von Coping-Strategien

Die amerikanischen Psychologen *Susan Folkman* und *Richard Lazarus* haben erstmals 1984 Bewältigungsreaktionen („Ways of Coping") untersucht und dabei acht typische Bewältigungsmuster [54] gefunden (→ Tab. 15.2).

Weitere Möglichkeiten, Coping-Strategien zu betrachten, greifen als Unterscheidungsmerkmal die Richtung und das Ziel heraus.

- **Internales Coping** (Richtung zum Betroffenen selbst): Die Bewältigung geschieht mit Blick auf die eigene Person („Ich bin schuld, ich muss mich ändern")
- **Externales Coping** (Richtung vom Betroffenen nach außen, in die Umwelt): Die Bewältigung soll durch Veränderung der Umgebung, der anderen, erreicht werden
- **Emotionsorientiertes Coping** (zielt auf die Gefühlswelt): „Ich kann zwar das Problem nicht lösen, aber ich kann dafür sorgen, dass es mir möglichst gut damit geht"
- **Problemorientiertes Coping** (zielt auf die Lösung des Problems).

Alle Strategien haben in bestimmter Ausprägung und Reihenfolge ihre Berechtigung: So muss sich z. B. in einer Beziehungskrise der eine Partner fragen (internal): „Was kann ich tun? Wie kann ich z. B. meine Grenzen deutlicher aufzeigen?" Genauso wichtig ist die Frage, wie sich der Partner ändern müsste (external), damit die Partnerschaft wieder gelingen kann.

Effektive Coping-Strategien

Verschiedene **Coping-Strategien** ergänzen sich gegenseitig. Eine Coping-Strategie gilt als effektiv, wenn sie:

- Belastungen oder Beanspruchungen vermindert
- Keine oder geringfügige negative Nebeneffekte aufweist
- Ein günstiges Aufwand-Nutzen-Verhältnis besitzt.

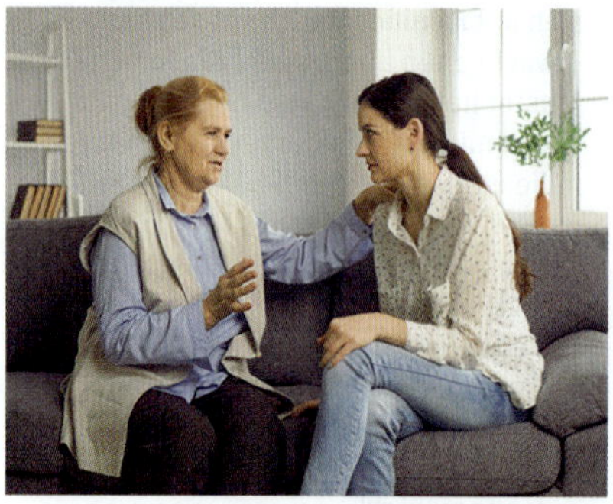

Abb. 15.26 Um negative Ereignisse zu bewältigen, ist es wichtig, a) dafür zu sorgen, dass es einem gut geht (emotionsorientiertes Coping) und b) dazu beizutragen, das Problem zu lösen (problemorientiertes Coping). [J787]

Situationsangepasstes Coping

Ein der **Situation angepasstes Coping** besteht aus einer gesunden Mischung von emotionsorientiertem und problemlösendem Coping (→ Abb. 15.26).

Häufig wird angenommen, problemorientiertes Coping sei immer dem vermeidenden oder emotionsorientierten Coping vorzuziehen. Es gibt jedoch Situationen, in denen eine Vermeidungsstrategie durchaus angemessen ist, z. B., um Zeit zum Nachdenken zu gewinnen. Wenn jemand ständig Probleme lösen will und gleichzeitig unfähig ist, sich zu entspannen, kann ein ernstzunehmendes Stress-Syndrom entstehen. Bloßes Vermeiden hat den Nachteil, dass die stressauslösende Situation bestehen bleibt.

Ungesundes und ineffektives Coping

Studien zeigen, dass Personen, die Stress bei der Arbeit empfinden, häufiger zur Zigarette greifen. Schwierigkeiten, sich das Rauchen abzugewöhnen, oder Schwankungen in der Zahl der gerauchten Zigaretten stehen ebenfalls in statistischem Zusammenhang mit Stress am Arbeitsplatz.

Auch für den übermäßigen Konsum von Alkohol und für den Missbrauch von Medikamenten gilt: Eine mögliche Ursache dafür ist das Streben nach Entspannung oder Ablenkung bei Stress („coping by doping").

Auf die Dauer sind diese Arten von Bewältigungsversuchen jedoch massiv gesundheitsschädlich [55].

SPICKZETTEL

Coping

Bewältigungsstrategien (nach *Folkman* und *Lazarus*): Konfrontation, Distanzierung, Selbstkontrolle, Suche nach sozialer Unterstützung, Selbstbeschuldigung, Wunschdenken/Vermeidung, geplantes Problemlösen, positive Umdeutung.

Zielrichtungen von Coping-Strategien:

- Internal (auf die eigene Person bezogene Veränderung).
- External (Veränderung der Umwelt)
- Emotionsorientiert (Verbesserung der eigenen Gefühlslage).
- Problemorientiert (Lösung des Problems).

15.5.2 Bewältigung besonderer Ereignisse

Krankheit nimmt unter den kritischen Lebensereignissen eine Sonderstellung ein.

Krise und Krankheit

Krankheit ist sowohl Ursache als auch Folge **kritischer Lebensereignisse:** Lebenskrisen können zur Erkrankung führen, umgekehrt können Erkrankungen auch Lebenskrisen auslösen, wenn etwa durch die Erkrankung der Arbeitsplatz in Gefahr gerät. Unbewältigte Krisen infolge von Krankheit können weitere Erkrankungen nach sich ziehen. Diese Abwärtsspirale zu durchbrechen, ist eine wichtige Aufgabe der Pflege: Pflegende können Menschen in Krisensituationen begleiten und bei der Bewältigung unterstützen.

Krankheiten und Therapieverfahren lösen insbesondere dann Krisen aus, wenn sie:

- Mit einem starken Gefühl der Abhängigkeit und des **Kontrollverlusts** einhergehen, z. B. bei
  - Operationen und Narkose
  - Abhängigkeit von medizinisch-technischen Geräten, z. B. Dialyse
  - Verlust von Körperfunktionen, etwa Sprachverlust nach einem Schlaganfall
- Das Selbstbild und das Selbstwertgefühl herabsetzen, z. B. bei
  - Entstellenden Operationen, z. B. Amputationen oder künstlichem Darmausgang
  - Verletzungen oder Verbrennungen im Gesicht
  - Verlust der Körperbehaarung durch Bestrahlung oder Zytostase
- Nur geringe Heilungschancen bieten und dem Betroffenen Leid zufügen, z. B. bei
  - Therapie bösartiger Tumore
  - Chronisch fortschreitenden Erkrankungen, z. B. rheumatoider Arthritis, Mukoviszidose oder amyotropher Lateralsklerose.

Krankheitsbewältigung

Unter **Krankheitsbewältigung** wird die Bemühung verstanden, die somatisch-biologischen, psychischen und sozialen Folgen der Krankheit in die eigene Lebensrealität zu integrieren [56]. Wie eine Krankheit verarbeitet wird, hängt sowohl von innerpsychischen Faktoren (*Resilienz,* →16.1.6) als auch von der Diagnose, dem Verlauf und der Schwere der Erkrankung ab. Zur Krankheitsbewältigung greifen Betroffene auf die gleichen Strategien zurück, die sie auch in anderen kritischen Lebenssituationen verwenden („Ways of Coping“, →Tab. 15.2).

Die Studien von *Folkman* und *Lazarus* [54] waren richtungsweisend für die Erforschung von Anpassungsprozessen bei schweren Erkrankungen. Daraus entwickelte sich das transaktionale Stressmodell (→16.1.5). Die lebensbedrohenden Erkrankungen werden darin als Stressoren angesehen, die zu sog. Bewältigungsaufgaben führen.

Modelle der Krankheitsbewältigung

Es gibt mehrere **Modelle der Krankheitsbewältigung,** um die speziellen Bewältigungsstrategien bei Krankheit (im Unterschied zum allgemein gültigen Problemlösungsverhalten) herauszuarbeiten. Im Vergleich zeigen diese Modelle einige Gemeinsamkeiten. Jedoch können diese Ansätze weder die Komplexität der individuellen Krankheitsverarbeitung vorhersagen noch sie vollständig erklären. Folgende Strategien können hilfreich sein:

- **Informationssuche:** Betroffene müssen selbst entscheiden, welches Ausmaß an Informiertheit sie zu welchem Zeitpunkt für ihre Krankheitsverarbeitung benötigen
- **Suche nach Sinn und konstruktiven Aktivitäten:** Oft setzten sie infolge der Erkrankung neue Schwerpunkte in ihrem Leben (→15.4.3)
- **Suche nach sozialer Unterstützung:** Die Suche nach sozialer Unterstützung durch die Familie, den Freundeskreis sowie professionelle Hilfsangebote und Selbsthilfegruppen stellt eine Strategie in der Krankheitsbewältigung dar
- **Willensleistungen:** Diese Strategie beinhaltet die Bereitschaft, die durch die Erkrankung entstandenen Beeinträchtigungen auszuhalten, zu meistern und für sein Leben zu kämpfen.

Pflegerische Interventionen

Ziel ist, dass die Betroffenen die Erkrankung und ihre Folgen in ihr Leben integrieren. Dies umfasst folgende Aufgaben:

- Die aktuelle Krankheitssituation, die Intensität der Belastung, vorhandene Ressourcen und die subjektive Einschätzung durch die erkrankte Person erfassen und dokumentieren
- Vorhandene und aktuelle Coping-Strategien gemeinsam mit der erkrankten Person und ihrer Familie ermitteln
- Bei starker Überforderung weitere Fachkräfte hinzuziehen, z. B. Seelsorger, Sozialarbeiterinnen, Psychologen, Psychiaterinnen
- Unterstützung gewähren in der kognitiven Auseinandersetzung und dem Bemühen um eine realistische Sichtweise
- Alternative Entscheidungs- und Handlungsmöglichkeiten aufzeigen
- Hoffnung vermitteln (→15.6.3)
- Informationen und Beratung über Unterstützung gewähren, z. B. über die Anpassung der Umgebung und den Einsatz von Hilfsmitteln
- Patientenschulung durchführen
- Entspannungstechniken vermitteln und einsetzen.

Krisenbewältigung

Das Wort „Krise“ leitet sich vom *lat.* „crisis“ („Scheidung, Entscheidung“) ab und bezeichnete als medizinischer Fachbegriff zunächst den entscheidenden Höhe- und Wendepunkt einer Krankheit. Später wurde der Begriff auch von anderen Disziplinen übernommen. Im Verlauf einer Krise befindet sich der Mensch in einem sehr labilen Zustand: Vorherrschend sind Gefühle großer Angst (→15.6.1), Unsicherheit und Hoffnungslosigkeit (→15.6.3) sowie von (Kontroll-)Verlust. Durch die Bedrohung von Identität und Selbstkompetenz besteht die Gefahr, dass der Betroffene resigniert.

Die hohe psychische Anspannung führt zu Erregungszuständen. Die nötige Ruhe, Entspannung und Schlaf sind nicht mehr gegeben. Betroffene sind oft nicht mehr in der Lage, eigene Grundbedürfnisse zu erfüllen oder Erwartungen und Anforderungen zu entsprechen. In akuten Krisensituationen sind sie nicht fähig, aktiv etwas zur Problemlösung beizutragen. Die gewohnten Kommunikationsmuster und Verhaltensweisen sind verändert und es besteht die Gefahr destruktiven Verhaltens gegenüber sich und anderen. Im Extremfall besteht Suizidgefahr.

Modelle der Krisenbewältigung

Bei der Erforschung von Krisenreaktionen wurden typische Verhaltensmuster und Verläufe gefunden. Daraus wurden verschiedene **Phasenmodelle** abgeleitet. Das bekannteste Phasenmodell stammt von der Sterbeforscherin *Elisabeth Kübler-Ross.* Sie beobachtete zunächst das Verhalten von Sterbenden und führte Interviews mit ihnen (→ 20.5.1) [57], hat ihre Erkenntnisse aber auch auf andere existenzielle Krisen übertragen. Die von ihr beschriebenen fünf Phasen lauten: 1. Nicht-Wahrhaben-Wollen, 2. Zorn, 3. Verhandeln, 4. Depressionen, 5. Zustimmung.

Das Phasenmodell von Kübler-Ross galt lange als Standardwerk. Mittlerweile steht es in der Kritik – wegen methodischer Schwächen, aber auch, weil es die Lebenswirklichkeit von sterbenden Menschen nicht ausreichend berücksichtigt [58].

Im Hinblick auf chronische Erkrankungen gibt es zudem verschiedene pflegewissenschaftliche Theorien, die das Erleben, die Bewältigung und die Bedeutung für das Leben und den Alltag der Erkrankten beschreiben, z. B. das „Modell der Bewältigung chronischer Krankheit" von *Doris Schaeffer* und *Martin Moers* (→ 50.3.5).

Pflegerische Interventionen

Für alle Beteiligten ist die Einsicht wichtig, dass die Krise nicht alleine bewältigt werden kann. Alle Maßnahmen sollten deshalb in einem möglichst großen therapeutischen Team unter Einbeziehung von Angehörigen geplant und durchgeführt werden. **Pflegerische Maßnahmen** bestehen grundlegend im Begleiten, Unterstützen, Anleiten und Beraten. Allen Mitgliedern im Team sollten folgende Prinzipien klar sein:

- Es gibt Krisen und darf sie geben. Die Abwehr der Krise bzw. das Nicht-wahrhaben-Wollen durch Pflegende oder Angehörige verstärkt beim Betroffenen das Gefühl, allein, isoliert und unverstanden zu sein
- Viele Krisen lassen keine schnelle Lösung zu. Vielmehr gilt es, gemeinsam Raum und Zeit zu gewinnen, um – wenn auch nur für den Moment taugliche – Bewältigungsstrategien zu ermitteln
- Niemand darf in der Krise allein gelassen werden, und die Spannung sollte gemeinsam ausgehalten werden.

Die Begleitung besteht im Wesentlichen im Aufbau einer Pflegebeziehung, die von Akzeptanz, Respekt und Vertrauen geprägt ist. Diese ermöglicht es dem Betroffenen, seine Probleme darzustellen – frei von Angst vor Wertungen und Ablehnung. Den kommunikativen Fähigkeiten kommt in Krisensituationen eine besondere Bedeutung zu.

In akuten Situationen muss bei Patienten mit starker Depression, Panik und Verzweiflung umgehend eine Suizidprophylaxe (→ 38.16) eingeleitet werden. Bei stark agitierten, aggressiven und gewaltbereiten Patienten müssen Maßnahmen zur Deeskalation (Vermeidung eines weiteren „Aufschaukelns") ergriffen werden (*Umgang mit aggressiven Patienten* → 16.4.2).

SPICKZETTEL

Krankheits- und Krisenbewältigung

Krankheit als Auslöser einer Krise: Aufgrund von Kontrollverlust, vermindertem Selbstwertgefühl, geringen Heilungschancen bei hoher Leidenserwartung.

Krankheitsbewältigung: Informationssuche, Suche nach Sinn und konstruktiven Aktivitäten, Suche nach sozialer Unterstützung, Willensleistung (Wille, die Krankheitsfolgen aktiv zu bewältigen).

Pflegerische Interventionen:

- Ermittlung und Dokumentation von Belastungen, Ressourcen und Bewältigungsstrategien.
- Information, Beratung und Anleitung.
- Unterstützung in der Auseinandersetzung und Entscheidungsfindung.
- Einbeziehung relevanter Fachkräfte (Seelsorger, Psychologin, Sozialarbeiter).
- **In Krisensituationen:** Aufbau einer vertrauensvollen Pflegebeziehung, Entlastung, Unterstützungsmöglichkeiten aufzeigen, ggf. Deeskalation, Suizidprophylaxe.

15.5.3 Bewältigungshandeln von Familien

Das Konzept der Resilienz (→ 16.1.6) wurde auf Familien als soziale Systeme übertragen. Eine Krise, z. B. chronische Krankheit, Behinderung, kann eine Familie unter den Belastungen zerbrechen lassen, andere Familien nutzen und entwickeln Stärken.

Resiliente Familien haben die Fähigkeit, sich neu auszubalancieren und auf die notwendigen Veränderungen einzustellen. Resilienz ist immer ein dynamischer Prozess [59]. Resiliente Familien haben eine Balance zwischen den Bedürfnissen der erkrankten Person und denen der übrigen Familienmitglieder gefunden. Sie haben eine offene, klare und kongruente Kommunikation, auch mit der erkrankten Person. Emotionen wie Trauer und Schuld zeigen sie offen, haben aber auch Spaß und Humor (→ Abb. 15.27). Sie haben sich ihre Flexibilität erhalten, können der Situation eine positive Bedeutung beimessen und haben ein Gefühl von Selbstwirksamkeit.

Resiliente Familien bewahren sich klare Familienstrukturen (z. B. Paarbeziehung) und die Verbundenheit der Familie als Ganzes, z. B. durch geteilte Überzeugungen, Einstellungen und Annahmen, wie Familie und das Leben funktionieren. Sie unternehmen aktive Bewältigungsschritte, suchen nach Lösungen und unterstützen sich gemeinsam in den Alltagsnotwendigkeiten. Dabei übernehmen sie alle Aufgaben. Resiliente Familien sind sozial integriert, pflegen ihr soziales Netz aktiv und bauen eine kooperative Beziehung mit den professionellen Helfern auf [59].

John S. Rolland, Professor für Psychiatrie und Verhaltenswissenschaften, beschreibt im **Modell der familiären Anpassung an Behinderung und chronische Krankheit** verschiedene Faktoren für den Anpassungsprozess von Familien [60], u. a.:

- Bei einer plötzlich auftretenden Erkrankung/Behinderung müssen schnell Ressourcen aktiviert werden. Es bleibt kaum Zeit zum Nachdenken oder Trauern
- Bei einer beständig fortschreitenden Erkrankung muss sich die Familie immer wieder auf neue Situationen einstellen, während bei einer konstanten Krankheit/Behinderung ein gewisses Maß an Stabilität und Vorhersagbarkeit besteht

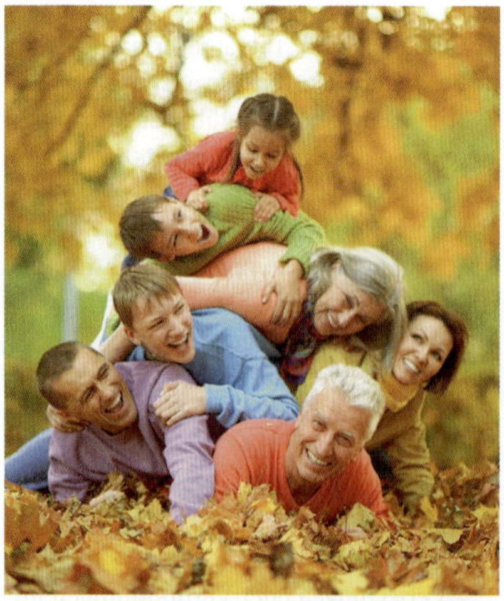

Abb. 15.27 Resiliente Familien kommunizieren offen und klar miteinander. Sie zeigen Emotionen, haben aber auch Spaß miteinander. [J787]

- Bei vielen Erkrankungen besteht ein hohes Maß an Ungewissheit, z. B. über die Geschwindigkeit der Einschränkungen, die Art und Weise, wie sie sich zeigen oder den Zeitpunkt der Verschlechterung
- Bei Erkrankungen mit einem tödlichen Lebensverlauf führt die Familie ein Leben im „Schwebezustand". Sie muss neben medizinischen und pflegerischen Maßnahmen auch mit dem bevorstehenden Abschied zurechtkommen
- Je schwerer die Beeinträchtigungen und die notwendigen Kompensationsmaßnahmen, umso größer ist die Belastung. Besonders schwer wiegen kognitive und intellektuelle Einschränkungen und sozial stigmatisierende und optisch entstellende Krankheiten oder Behinderungen
- Alle Erkrankungen bedeuten einen mehr oder weniger hohen täglichen Aufwand für medizinische und pflegerische Maßnahmen [60].

Folgen von Krankheit und Behinderung für die Familie

- Körperliche und psychische Dauerbelastung mit der Gefahr der physischen und emotionalen Erschöpfung, Vernachlässigung von Hobbys, Interessen
- Ambivalente Gefühle gegenüber dem kranken Familienmitglied, alte oder schwelende Konflikte können sich verstärken
- Schuldgefühle, Rollenkonflikte innerhalb der Familie, z. B. Eheprobleme, zu wenig Zeit für gesunde Geschwisterkinder
- Festhalten, „Einfrieren" von Rollenkonstellationen und Bewältigungsmustern, fehlende Anpassung der Familie an neue Gegebenheiten
- Unbearbeitete Trauer, Schuld, Diskriminierung und Stigmatisierung
- Verlust von familiärer Privatheit und Spontanität, aber auch soziale Isolation und starke Binnenorientierung der Familie
- Diffuse, teilweise ungute Grenzen gegenüber dem Helfersystem, fehlende Distanz und Probleme mit professionellen Dienstleistern
- Finanzielle Belastung
- Zukunftsängste.

Bewältigungshandeln von Familien unterstützen

Die Familie und ihr chronisch krankes oder behindertes Mitglied beeinflussen sich gegenseitig in vielfältiger Weise (→ 15.4.5). In diese familiären Interaktionen kommen professionelle Helfer wie Ärzte, Therapeutinnen, Pflegefachpersonen, Pflegeberaterinnen – und sind nicht „neutrale Beobachter" des Geschehens, vielmehr greifen sie in dieses „Gewebe von Interaktionen" direkt mit ein. Oftmals wird ihnen sogar eine vermittelnde Rolle zwischen den Familienangehörigen zugeschrieben [52].

Die Notwendigkeit, Familienmitglieder als Mitbetroffene zu sehen, scheint unabdingbar, denn Krankheit und Behinderung sind immer auch eine Familienangelegenheit. Pflegefachpersonen brauchen deshalb nicht nur Wissen zu Krankheiten, Therapien und speziellen Pflegemaßnahmen. Sie brauchen auch Wissen und Fähigkeiten, um die Familien in ihrem Umgang mit dem kranken Familienmitglied zu begleiten. *„Erkenntnisse aus den Bereichen Theorie, Praxis und Forschung über den Einfluss der Familie auf Gesundheit, Wohlbefinden und Krankheit ihrer Mitglieder verpflichten Pflegende familienzentrierte Pflege als integralen Bestandteil der pflegerischen Praxis wahrzunehmen."* [61]

Familienzentrierte Pflege

Familienzentrierte Pflege nach der Konzeption von der Pflegewissenschaftlerin *Lorraine M. Wright* und der Psychologin *Maureen Leahey* richtet sich an erkrankte Menschen, ihre pflegenden Angehörigen und an die ganze Familie als System. Sie bezieht die wichtigen Bezugspersonen der erkrankten Person als Mitbetroffene von Anfang an und kontinuierlich mit ein: *„To think family!"* [61]

Familienzentrierte Pflege beginnt mit einer grundlegenden Haltung gegenüber den Familien und den folgenden Grundannahmen:

- Die Familie ist in der Lage, eine Balance zwischen Veränderung und Stabilität zu schaffen. Wie jedes andere System auch, sind Familien beständig in Veränderung und haben die Fähigkeit zur Selbstregulation. Alle Ressourcen und Lösungen liegen in der Familie, auch wenn die Familie sie momentan nicht sieht. Die Aufgabe von Pflegefachpersonen ist es, mit den Angehörigen Ressourcen zu finden und Stärken aufzuzeigen
- Familien sind die Experten für ihre eigene Situation, d. h., Lösungen können nur aus der Familie kommen bzw. mit der Familie entwickelt werden – sie können nie von außen vorgegeben werden
- Veränderung ist abhängig von der Wahrnehmung des Problems. Probleme, die Pflegende mit ihrer professionellen „Brille" wahrnehmen, können Familien ganz anders und unproblematisch sehen
- Veränderung ist abhängig von der gemeinsamen Entwicklung von Zielen. Das bedeutet, Pflegende dürfen nicht ihre professionellen Ziele durchsetzen wollen, ohne die Bedürfnisse und Ziele der Familie zu erfragen und zu berücksichtigen
- Engagierte und wohlwollende Neutralität bedeutet, dass Pflegefachpersonen allen Lösungen, Meinungen, Werten usw. gegenüber neutral bleiben und interessiert nachfragen. Sie vermeiden den erhobenen Zeigefinger und die Position des allwissenden Experten
- Allparteilichkeit bedeutet, dass Pflegefachpersonen allen Familienmitgliedern gleichermaßen gegenübertreten. Sie bewerten nie in „gute" und „schlechte" Angehörige und vermeiden Parteinahme.

Die Beziehung ist das Wichtigste

Der Beziehungsaufbau zwischen dem Pflegeteam, der erkrankten oder pflegebedürftigen Person sowie den Angehörigen ist die erste zielgerichtete pflegerische Handlung – und das ist kein zufälliges Geschehen.
Im weiteren Verlauf ist die regelmäßige Beziehungserhaltung und -gestaltung von besonderer Bedeutung – und nicht erst, wenn die Pflegesituation nicht wie gewünscht verläuft.

Die Strukturen der Familie kennenlernen

Ein **Genogramm** bietet die Möglichkeit, die nächsten Bezugspersonen kennenzulernen und die Beziehungen der Familienmitglieder untereinander grafisch darzustellen. In einem **Ökogramm** können soziale Beziehungen außerhalb der Familie separat dargestellt werden.

Ein Genogramm wird mit der erkrankten Person und nach Möglichkeit mit seinen wichtigen Bezugspersonen zu Beginn des pflegerischen Auftrags erstellt (→ Abb. 15.28). Es kann mit schriftlichen Formulierungen ergänzt werden und jeder Pflegeanamnese und Biografiearbeit hinzugefügt werden. Eingesetzt werden Genogramme vor allem in der Langzeitpflege, z. B. in der außerklinischen Intensivpflege, der Psychiatrie oder im Behindertenbereich.

Familiengespräche

Familiengespräche beginnen mit dem pflegerischen Auftrag. Das Erstgespräch dient in erster Linie dazu, die Familie kennenzulernen und mit dem Genogramm zu beginnen. Zukünftige Gespräche erhalten und

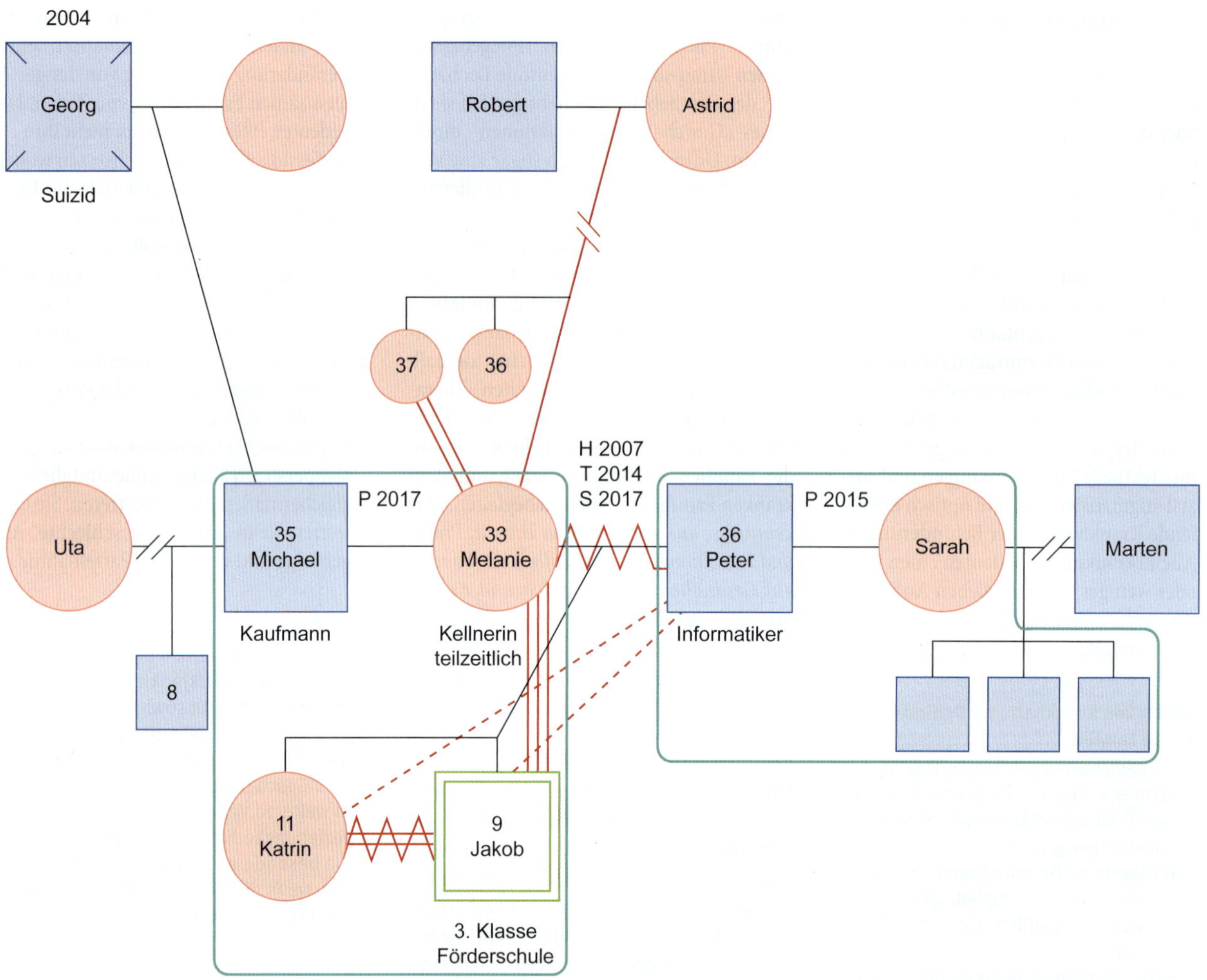

Abb. 15.28 Genogramm von Jakob, einem 9-jährigen Jungen mit spinaler Muskelatrophie. Die Eltern Melanie und Peter sind geschieden und beschreiben ihre Beziehung als konfliktreich (/\/\/\). Melanie lebt mit Jakob, seiner Schwester Katrin und dem neuen Lebensgefährten Michael in einer Wohnung (blaue Linie), der Vater hat ebenfalls eine neue Lebensgefährtin. Die Geschwister beschreiben ihre Beziehung als eng (═══) und trotzdem streiten sie häufig. Melanie und Jakob sagen beide, dass sie eine sehr enge Beziehung haben. Der Vater Peter beschreibt die Beziehung zu seinen Kindern als distanziert, er sieht sie nur einmal im Monat (------). Die Großeltern mütterlicherseits haben seit vielen Jahren keinen Kontakt mehr mit ihrer Tochter und den Enkelkindern (─||─). Dafür hat Melanie eine enge Beziehung zu ihrer ältesten Schwester, die sie oft auch ganz praktisch unterstützt. [L143]

fördern die Beziehung zwischen den Pflegefachpersonen und dem Familiensystem. Unstimmigkeiten können angesprochen und ausgeräumt werden, ehe sich Konflikte daraus entwickeln. Dabei zeigen die Pflegenden ihre Wertschätzung für die Leistungen der Familie. Diese geplanten Gespräche sollen in regelmäßigen Abständen stattfinden. Ein fester Ablauf schafft Sicherheit für alle Beteiligten (→ Abb. 15.29).

Weitere Interventionen

Weitere Interventionen für die Begleitung der Familie sind [61]:

- Stärken der Familie und der einzelnen Familienmitglieder anerkennen
- Informationen und Meinungen anbieten/erfragen, Ablehnung akzeptieren
- Emotionale Reaktionen anerkennen und ermuntern, diese zuzulassen
- Bewältigungshandeln jeglicher Art anerkennen und wertschätzen
- Familienmitglieder ermutigen, „ihre" Krankheitsgeschichte zu erzählen: „Wie erleben Sie die Situation?"
- Familienmitglieder ermutigen, sich Erholungspausen zu gönnen, Rituale zu entwickeln und Unterstützung im sozialen Umfeld zu suchen
- **Fragen stellen:** Beratung und Empfehlungen sind gut, sie werden aber oft zu früh und/oder ungefragt gegeben. Dann führen sie nicht selten zur Abwehr. Fragen sind häufig besser, z. B., um eine Situation besser zu verstehen, nach Zielen und Zukunftsperspektiven zu fragen oder den „Schweregrad" eines Problems zu erfassen (Skalierungsfrage). Auch eignen sich Fragen besser, um etwas über Ausnahmen und Ressourcen zu erfahren oder wie eine Situation individuell erlebt wird.

SPICKZETTEL

Bewältigungshandeln von Familien

Resilienz von Familien: In einer Krise, z. B. chronische Krankheit, kann eine Familie zerbrechen, sie kann aber auch neue Stärken entwickeln und wachsen.
Familienzentrierte Pflege: Die Bezugspersonen einer erkrankten Person sind Mitbetroffene. Pflegefachpersonen beziehen sie von Anfang an und kontinuierlich mit ein. Das Motto: „To think family".

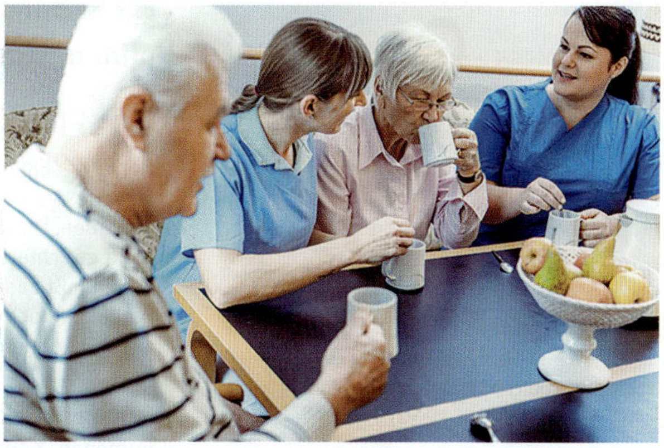

Abb. 15.29 Regelmäßige Familiengespräche fördern die Beziehung zwischen Pflegefachperson und Familie und können Konflikte frühzeitig ausräumen. [J787]

Genogramm: Grafische Darstellung der Beziehungen der Familienmitglieder untereinander. Eine Genogramm wird zusammen mit der erkrankten Person und den Bezugspersonen erstellt.
Familiengespräche: Sie beginnen mit dem pflegerischen Auftrag und finden dann regelmäßig statt. Familiengespräche fördern die Beziehung zwischen der Pflegefachperson und der gesamten Familie.

15.6 Umgang mit Menschen in Lebenskrisen

DEFINITION

Pflegephänomen: Ein Aspekt der Gesundheit, der selbstständiges pflegerisches Handeln erfordert. Wird auch gleichbedeutend als *Pflegeproblem* oder *Pflegediagnose* bezeichnet.

Jeder Mensch reagiert individuell auf Gesundheitsprobleme, veränderte Lebensprozesse und Lebensumstände. Pflegefachpersonen können diese Veränderungen wahrnehmen, systematisch beschreiben und gezielt auf diese Pflegephänomene eingehen [62]. Die folgenden Pflegephänomene treten häufig in Zusammenhang mit Lebenskrisen auf: Angst, Leiden, Hoffnung und Hoffnungslosigkeit, Verlust und Trauer.

15.6.1 Angst

DEFINITION

Angst: Eine als unangenehm erlebte Empfindung, die als Reaktion auf eine als Bedrohung oder Gefahr erlebte Situation auftreten kann und mit großen Abstufungen (von Unwohlsein bis zu existenzieller Not) und körperlichen Begleiterscheinungen auftreten kann.

Neues und Unbekanntes stellt sowohl einen Reiz als auch eine Bedrohung dar. Ist ein Mensch einer Herausforderung nicht oder noch nicht gewachsen, kann **Angst** entstehen. Auch Entwicklungs- und Reifungsprozesse (wie Pubertät und Altern) werden oft von Angst begleitet, ihre Bewältigung ist dann eine Fortentwicklung. In Abhängigkeit von den Lebensbedingungen, Erfahrungen und der Persönlichkeit eines Menschen wird Angst individuell sehr unterschiedlich erlebt.

Auch gesellschaftliche Bewertungen spielen eine Rolle: Da das Zeigen von Angst auch als Schwäche oder Inkompetenz interpretiert wird, ist es für einige soziale Gruppen fast unmöglich, in der Öffentlichkeit Angst einzugestehen. Dies gilt für Jungen und Männer mehr als für Mädchen und Frauen, für einige Berufsgruppen (wie Pflegende, Ärzte, Politiker) in weitaus höherem Maß als für andere. Es führt dazu, dass Angst oft verborgen wird.

In bedrohlichen Situationen wirkt Angst als **Warnsignal,** das Energien freisetzt. Der erhöhte Adrenalinspiegel ist eine sinnvolle körperliche Reaktion, die den Organismus bei Gefahr in **Alarmbereitschaft** versetzt und ihn zu Kampf, Flucht, zum Totstellen oder, nach entsprechender Bewertung, zur Problemlösung befähigt. Erregung, Unruhe und Anspannung als Begleitmerkmale können sich so weit steigern, dass der betroffene Mensch unfähig ist, sein Verhalten willentlich mit dem Verstand zu steuern.

Im Erleben von Krankheit und Krisen ist ein Mensch mit vielen Situationen konfrontiert, die existenzielle oder soziale Ängste auslösen können: Aufnahme ins Pflegeheim oder Krankenhaus, Untersuchungen und Eingriffe, Schmerzen, Abhängigkeit, Verlust oder Einschränkung der körperlichen Integrität (z. B. bei Behinderung), Veränderungen des Selbstkonzepts, Verlust von Bezugspersonen, Sterben und Tod.

Menschen mit chronischen oder lebensbedrohlichen Erkrankungen befürchten häufig eine Verschlechterung oder einen Rückfall. Diese oft latente Angst kann die Lebensqualität so beeinträchtigen, dass sie für viele Patienten zur großen Belastung wird. Auch Ungewissheit und fehlende Informationen können Angst auslösen oder verstärken.

Beobachtungskriterien und Dokumentation

Zahlreiche physische und psychische Symptome begleiten die Angst und können somit von Pflegenden als Warnsignale wahrgenommen und dokumentiert werden: Puls- und Blutdruckerhöhung, Atmungsbeschleunigung, Engegefühl, Unruhe, Schwitzen, Zittern, Bauch- und Kopfschmerzen, Durchfall, Schlafstörungen, vermehrter Harndrang, erweiterte Pupillen, bei starker Angst sogar Übelkeit und Erbrechen. Die Stimme kann zittern oder beben. Treten Symptome isoliert auf (z. B. hoher Blutdruck ohne sichtbare Unruhe), besteht die Gefahr, dass sie nicht als Angstsymptome erkannt werden.

Pflegerische Interventionen

Pflegende können Patienten dabei unterstützen, Angst abzubauen, indem sie:
- Eine vertrauensvolle Pflegebeziehung aufbauen und Empathie (→ 39.3.2), Anteilnahme, Zuwendung zeigen
- Angst zulassen, nicht bagatellisieren, aber auch nicht verstärken
- Informationen über Ursachen, Auslöser, Grad und Intensität der Angst sowie vorhandene Bewältigungsstrategien (→ 15.5.1) sammeln
- Für Sicherheit sorgen, z. B. bei Angst vor Dunkelheit Nachtlicht brennen lassen, gleichbleibende Bezugspersonen gewährleisten
- Beruhigen, trösten und ablenken, z. B. durch Beschäftigung, Spielen, Musik hören oder Ausübung von Tätigkeiten, die Konzentration erfordern
- Hoffnung vermitteln (→ 15.6.3)
- Spirituelle und religiöse Bedürfnisse berücksichtigen (→ 15.3.8)
- Angstlösende Entspannungsübungen, atemstimulierende Einreibung und Atemübungen, beruhigende Waschungen einsetzen
- Angehörige informieren und einbeziehen
- **Bei Kindern:** Halten und auf den Arm nehmen, Rooming-in, Trostobjekte (Kuscheltiere, Schmusekissen usw.) anbie-

ten, altersgerecht informieren, Gefühle im Spiel ausdrücken lassen. Regression (→ 18.3.2) des Kindes nicht negativ bewerten, sondern zulassen
- **Bei starker Angst oder Panik:** Die betroffene Person nicht allein lassen, ggf. von anderen Menschen abschirmen, Ruhe, Zuversicht und Sicherheit vermitteln. Unterstützung durch das Pflegeteam gewährleisten und bei entsprechender Diagnose und Anordnung medikamentöse Behandlung (Psychopharmaka) durchführen.

Selbstpflege

Für die Pflegenden ist es wichtig, die eigenen Grenzen zu berücksichtigen, sich nicht mit dem Betroffenen zu identifizieren und dessen Angst nicht zu übernehmen. Gefühle der Hilflosigkeit oder Überforderung können im Team besprochen und im Rahmen von Supervision (→ 16.4.4) oder Balint-Gruppen bearbeitet werden [63].

15.6.2 Leiden

Krankheits- und Krisenbewältigung → 15.5.2

DEFINITION

Leiden: Ein andauerndes, schmerzliches Erleben von innerer Spannung, Schmerz und Trauer.

Krankheiten und Krisen können zu Leid führen. Weil es menschliche Existenz ohne Schmerz, Abschied und Enttäuschung nicht gibt, stellt sich jedem Menschen die Frage, warum das Leid existiert und wie es überwunden werden kann.

Viele Kulturen, Religionen und philosophische Richtungen versuchen, darauf eine Antwort zu geben. Ursachen von Leid können im Individuum selbst, im sozialen Umfeld und in der Umwelt (z. B. Katastrophen, Vertreibung) liegen.

Durch unabänderliches Leid, z. B. den unwiederbringlichen Verlust von geliebten Bezugspersonen oder der Gesundheit, geraten viele Menschen in eine tiefe Sinnkrise. Gelingt es ihnen, das Unabänderliche anzunehmen und in ihr Leben zu integrieren, können sie eine veränderte Sichtweise erwerben und sich neu orientieren. Auch wachsen durch selbsterfahrenes Leid das Verständnis und die Empathie für das Leid anderer.

Die Bandbreite von Reaktionen auf das Leid reicht von Verdrängung bis zu Wehklagen, von fatalistischer Passivität bis zu Auflehnung, von Glauben bis zu Mutlosigkeit. Manche Menschen suchen Trost, Zuwendung und Unterstützung, andere ziehen sich aus sozialen Kontakten zurück.

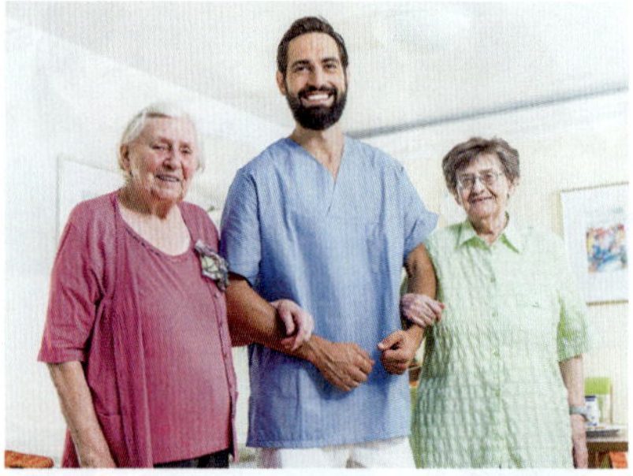

Abb. 15.30 Durch Fürsorge und Zuwendung wird Leid für viele Betroffene erträglicher. [J787]

Pflegerische Interventionen

Die Beziehung zum Patienten sollte geprägt sein von Echtheit, Wertschätzung, Anerkennung und Empathie. Werturteile und Stigmatisierung sollten als Gefahr erkannt und vermieden werden. Sinnvoll können alle Maßnahmen sein, bei denen Fürsorge und Zuwendung zum Tragen kommen (→ Abb. 15.30) und das Wohlbefinden verbessert wird:
- Zeit nehmen für Gespräche, in denen Gefühle zugelassen werden können
- Anwesend sein, Hand halten, zuhören können
- Atemstimulierende Einreibungen (→ 3.4.3) oder physikalische Maßnahmen.

Auch eine zeitlich befristete Entlastung von Pflichten sowie die Vermittlung an Selbsthilfe- oder Trauergruppen können notwendig sein.

Selbstpflege

Die Begleitung leidender Menschen stellt für alle Beteiligten eine belastende Situation dar, verbunden mit der Gefahr der Überforderung. Pflegende geraten u. U. an ihre fachlichen Grenzen und werden mit ambivalenten Gefühlen und Erwartungen der Betroffenen konfrontiert. Eine Balance zwischen Mitgefühl und Abgrenzung, zwischen Nähe und Distanz ist daher erforderlich. Pflegende müssen anerkennen, dass Schwäche – auch die eigene – zum Leben gehört. Eine Reflexion kann in pflegerischen Fallgesprächen, durch Supervision (→ 16.4.4) und Balint-Gruppen geschehen.

15.6.3 Hoffnung und Hoffnungslosigkeit

DEFINITION

Hoffnung: Ein Ausdruck des Lebenswillens, des Vertrauens in das Leben (Urvertrauen, → 15.1.2) und ein auf die Zukunft gerichtetes Gefühl der Erwartung. Es schließt das Wissen, dass sich die Dinge dennoch anders als erwartet entwickeln können, nicht aus.

Hoffnungslosigkeit ist Folge eines wahrgenommenen Kontrollverlusts und bezeichnet einen emotionalen oder geistigen Zustand, bei dem der Mensch nur begrenzte Möglichkeiten sieht, Probleme zu lösen oder Ziele zu erreichen. Sie kann zu Angst und Depressionen führen und den Lebenswillen untergraben.

Hoffnung kann das Krankheitserleben und seine Bewältigung (→ 15.5.2) prägen und Selbstheilungskräfte positiv beeinflussen. Deshalb ist es für Pflegende wichtig, sich in die erkrankte oder pflegebedürftige Person und ihre Bewertung einzufühlen. Einige hoffen auf Genesung und Rückkehr in ihr gewohntes Leben, andere darauf, wieder bei ihrer Familie sein zu können oder einen schmerzfreien Tag zu erleben. Auch am Ende des Lebens oder wenn keine Aussicht auf Heilung besteht, hoffen Menschen: auf einen größtmöglichen Erhalt der Lebensqualität (z. B. durch Schmerzfreiheit und Symptomkontrolle), auf Beistand und Begleitung und auf ein Sterben in Würde (*Palliativpflege* → Kap. 20).

Pflegerische Interventionen

- Empathische, vertrauensvolle, partnerschaftliche Pflegebeziehung, in der Wahrheiten nicht verschwiegen werden
- Förderung von Patientenautonomie (→ 49.3.2) und Steigerung des Selbstwertgefühls
- Erkennen, was für den betroffenen Menschen im Leben bedeutungsvoll ist, und dieses in die Pflege einbeziehen, Aktivierung positiver Erinnerungen, z. B. durch Biografiearbeit (→ 19.6.6)
- Ermitteln und Unterstützen von spirituellen Bedürfnissen (→ 15.3.8) sowie Unterstützen beim Suchen und Finden neuer Ziele
- Kontakt zu Bezugspersonen und anderen Menschen (auch Selbsthilfegruppen) herstellen, um gemeinsam Hoffnung zu entwickeln

- Krisenintervention und Suizidprophylaxe bei Suizidabsichten (➔ 38.16) [61].

15.6.4 Verlust und Trauer

DEFINITION

Trauer: Ein körperlich und seelisch erlebtes leid- und schmerzhaftes Verlustgefühl als Reaktion auf einen erwarteten zukünftigen oder aktuellen Verlust oder Tod.

Umgang mit trauernden Zugehörigen ➔ 20.4.4

Viele kritische Lebensereignisse stellen Verlusterfahrungen dar. Die Konfrontation mit Krankheit und Behinderung, der Abschied von wichtigen Lebensinhalten und Zielen, die Trennung vom Lebenspartner oder der Tod eines geliebten Gegenübers gehören zu den Ereignissen, die große Stressoren darstellen und oft als Lebenskrise erfahren werden (➔ 15.4, ➔ 15.6.2).

Pflegende sind besonders häufig mit Menschen konfrontiert, die trauern. Das Ausmaß und die erkennbaren Trauerreaktionen sind individuell sehr unterschiedlich.

Auch die Erwartungen der Umwelt und die eigene Bewertung der Situation im Lebenszusammenhang spielen eine Rolle. So kann ein pflegebedürftiger Mensch den Umzug in eine Pflegeeinrichtung als eine Angst auslösende Situation erleben, die seine persönliche Identität bedroht. Häufig erwarten aber Angehörige und Pflegende eine schnelle Anpassung ohne deutliche Trauerreaktionen, da sie fürchten, durch geäußerte Gefühle von Hilflosigkeit, Verzweiflung oder Wut belastet zu werden.

Mögliche Kennzeichen der Trauer sind vor allem:

- Weinen, Klagen, Jammern, Protestieren, aber auch Reglosigkeit, starre Mimik
- Ausdruck von Gefühlen wie Traurigkeit, Hoffnungslosigkeit (➔ 15.6.3), Zorn, Schuldgefühlen
- Stimmungsschwankungen, seelische Labilität, Unruhe, Nervosität
- Schlaf- und Essstörungen, sozialer Rückzug
- Gedanken, die ständig um das gleiche Thema kreisen
- Psychosomatische Beschwerden wie Kopf- und Magenschmerzen.

Pflegerische Interventionen

Für eine effektive Unterstützung ist eine akzeptierende, wertschätzende Haltung der Pflegenden erforderlich. Pflegende haben vielfältige Unterstützungsmöglichkeiten:

- Erinnerungen und Gefühlsäußerungen zulassen und nicht bewerten, destruktiven Verhaltensweisen jedoch Grenzen setzen und auf Suizidgefahr (➔ 38.16) achten
- Bräuche und Rituale des Erinnerns fördern, um später eine schrittweise Ablösung möglich zu machen
- Auftretende Selbstpflegedefizite ausgleichen, Entlastung von Alltagspflichten
- Kontakte zu Angehörigen und weiteren Bezugspersonen aufrechterhalten und fördern
- Frühere, schon erprobte Bewältigungsstrategien reaktivieren, zu schöpferischen Ausdrucksformen der Trauer anregen
- Über weitere Möglichkeiten professioneller Unterstützung beraten und Kontakte vermitteln.

Selbstpflege

Im Umgang mit Trauernden durchleben Pflegende und andere Begleiter häufig die gleichen Trauerphasen. Sie erfahren dabei ihre eigenen Grenzen und können sich hilflos und überfordert fühlen. Die Reflexion der Begleiterrolle durch Gespräche, die Abstimmung im Pflegeteam sowie die Unterstützung durch externe Berater, z. B. in Form von Supervision, sind wichtig, um ein Burnout (➔ 16.4.3) zu verhindern.

SPICKZETTEL

Interventionen bei Pflegephänomenen

Bei Angst: Angst zulassen, nicht bagatellisieren, aber auch nicht verstärken, Empathie, Zuwendung, Beruhigung, Hoffnung vermitteln, Maßnahmen zur Entspannung.

Bei Leiden: Anwesend sein, Hand halten, zuhören können, wertschätzender Umgang, Wohlbefinden verbessern, Entlastungs- und Unterstützungsangebote.

Bei Hoffnungslosigkeit: Vertrauen schaffen, beim Suchen und Finden neuer Ziele unterstützen, Kontakt zu Bezugspersonen und anderen Menschen fördern, bei Bedarf Krisenintervention und Suizidprophylaxe.

Bei Verlust und Trauer: Gespräche anbieten, Gefühlsäußerungen zulassen, Erinnerungsrituale und Ausdrucksmöglichkeiten anregen, Entlastung anbieten, soziale Kontakte fördern, Unterstützungsangebote vermitteln.

16

GESUNDHEITSFÖRDERUNG UND PRÄVENTION

Tilman Kommerell, Maren Asmussen-Clausen (16.4.4 – Rückengerechte Arbeitsweise),
Christine Pernlochner-Kügler (16.4.2 – Ekel und Scham), Heike Schambortski (16.4.2 – Nähe und Distanz, Aggression und Gewalt),
Angelika Zegelin und German Quernheim (16.5)

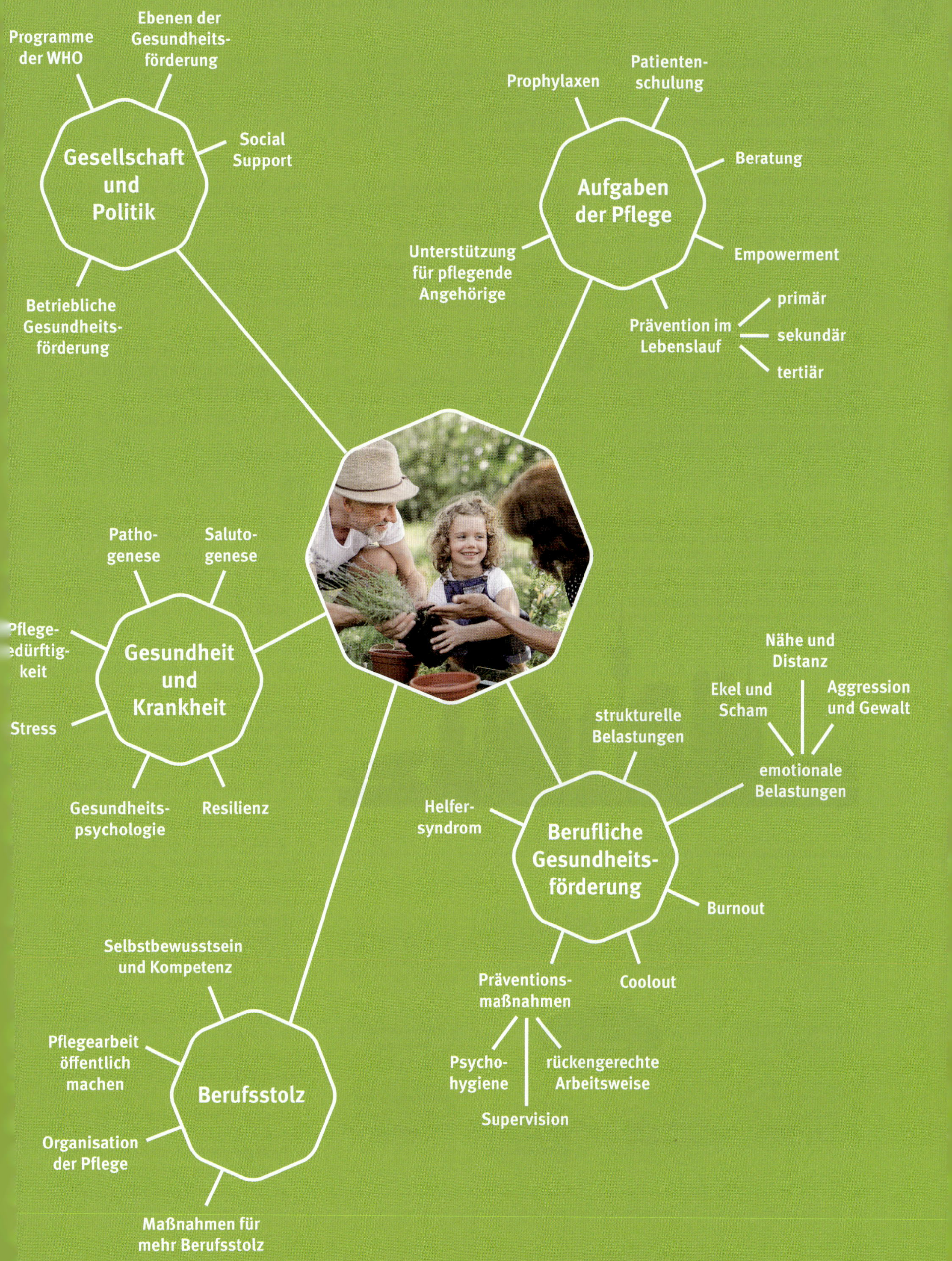

Gesellschaft und Politik
Programme der WHO
Ebenen der Gesundheitsförderung
Social Support
Betriebliche Gesundheitsförderung
Aufgaben der Pflege
Prophylaxen
Patientenschulung
Beratung
Empowerment
Unterstützung für pflegende Angehörige
Prävention im Lebenslauf
primär
sekundär
tertiär
Gesundheit und Krankheit
Pathogenese
Salutogenese
Pflege-
edürftig-
keit
Stress
Gesundheitspsychologie
Resilienz
Berufliche Gesundheitsförderung
strukturelle Belastungen
Nähe und Distanz
Ekel und Scham
Aggression und Gewalt
emotionale Belastungen
Helfersyndrom
Burnout
Coolout
Präventionsmaßnahmen
Psychohygiene
rückengerechte Arbeitsweise
Supervision
Berufsstolz
Selbstbewusstsein und Kompetenz
Pflegearbeit öffentlich machen
Organisation der Pflege
Maßnahmen für mehr Berufsstolz

In der Pflege ist die Bedeutung der **Gesundheitsförderung** gewachsen. Stationen dieser Entwicklung sind z. B. die Deklarationen der *Weltgesundheitsorganisation* (Gesundheit 2000), die Münchner Erklärung aus dem Jahr 2000 (→ Abb. 16.1), die Änderung der Berufsbezeichnung (*Gesundheits-* und Krankenpflege) im Zuge der Reform des Krankenpflegegesetzes im Jahr 2003 sowie die im neuen Pflegeberufegesetz 2017 formulierten Ausbildungsziele (→ 51.1.5).

Pflege und Gesundheitsförderung

*Gesundheits*förderung ist auch als Aufgabe der *Kranken*pflege zu sehen, obwohl das zunächst widersprüchlich klingt. Die Pflegenden spielen hier eine wichtige Rolle: Sie unterstützen Menschen in den Lebensaktivitäten, wenn diese sie krankheits- oder altersbedingt nicht mehr selbst ausführen können. Damit tragen Pflegende gleichzeitig auch zum Erhalt noch gesunder Fähigkeiten und Ressourcen bei. Aktivierende Pflege (→ 19.6.2) erfolgt z. B. krankheitsbedingt *und* ist zugleich gesundheitsfördernd.

Pflege und Gesundheitsförderung → 16.3

Um im Bereich der Gesundheitsförderung (→ 16.2.1) auf wissenschaftlich fundiertes Wissen zurückgreifen zu können, ist die relativ junge Fachdisziplin **Gesundheitswissenschaft** entstanden. Sie knüpft an die Erkenntnisse verschiedener Wissenschaften an (→ Abb. 16.2).

DEFINITION

Gesundheitswissenschaft: Beiträge aus Natur-, Sozial- und Geisteswissenschaften zur gesunden Lebensführung; somit erfüllt die Gesundheitswissenschaft (noch) nicht die Anforderungen an eine eigene wissenschaftliche Disziplin (→ 50.1.1).

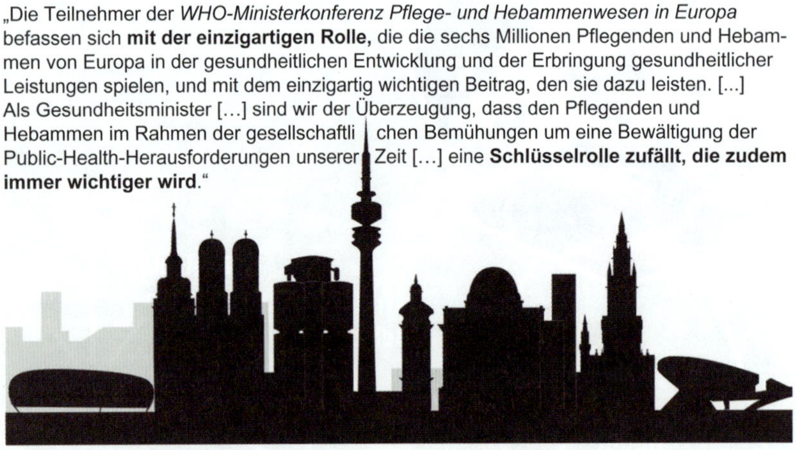

Abb. 16.1 „Erklärung von München – Pflegende und Hebammen – ein Plus für Gesundheit"; beschlossen auf der zweiten *WHO-Ministerkonferenz Pflege- und Hebammenwesen,* München, 15.–17. Juni 2000 [1]. [J787]

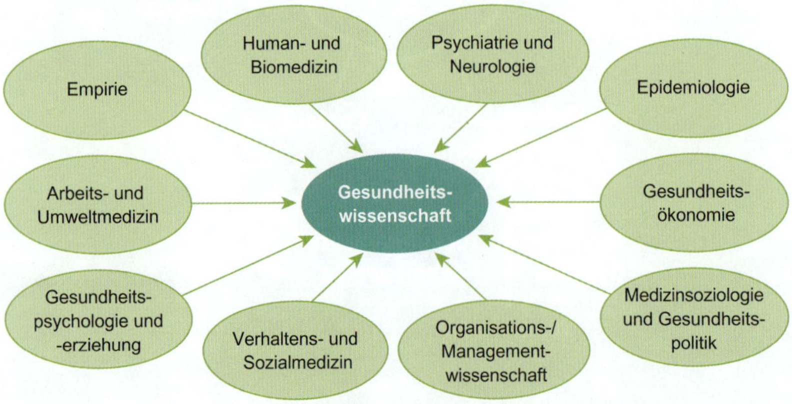

Abb. 16.2 Bezugswissenschaften der Gesundheitswissenschaft (in Anlehnung an [2]). [L143]

16.1 Begriffsklärung

Viele Menschen glauben genau zu wissen, was Gesundheit ist, weil jeder sich wünscht, gesund zu sein. Aber gibt es eine klar definierte Grenze zwischen Gesundheit und Krankheit? Die folgenden Abschnitte klären die Begriffe und ordnen sie in einen Zusammenhang ein.

16.1.1 Definition von Gesundheit, Krankheit und Pflegebedürftigkeit

Definition von Behinderung → 17.2

Gesundheit

DEFINITION

Gesundheit: Nach der Definition der *WHO* (1946): *„Gesundheit ist ein Zustand des vollständigen körperlichen, geistigen und sozialen Wohlbefindens und nicht nur das Freisein von Krankheit und Gebrechen."*

Dieser Definition zufolge kann kaum ein Mensch von sich sagen, er sei *vollständig* gesund: **Gesundheit** wird hier als Idealzustand beschrieben und bedeutet damit mehr als Nicht-Kranksein in allen Lebensbezügen (körperlich, seelisch, geistig und sozial). Insofern ist die *WHO*-Definition von Gesundheit auch heute noch gültig: Gesundheit

- Ist nicht (nur) das Gegenteil von Krankheit
- Bezieht sich auf Körper, Seele, Geist und soziales Umfeld (→ Abb. 16.3).

Neben dieser Definition von Gesundheit als störungsfreiem *Zustand* gibt es weitere Sichtweisen auf den Begriff der Gesundheit als

- Persönliche Stärke
- Leistungsfähigkeit
- Gebrauchsgut, also etwas, das hergestellt und „eingekauft" werden kann [3].

Wissenschaftliche Definitionen von Gesundheit

Zur weiteren Annäherung an den Gesundheitsbegriff kann man die Gesundheitsdefinitionen betrachten, die von einzelnen oder mehreren **Wissenschaften** erstellt wurden. Gesundheit ist in der

- **Biologie** gleichbedeutend mit der normalen Funktion der Organe (Physiologie) und einem regelrechten Körperbau (Anatomie)

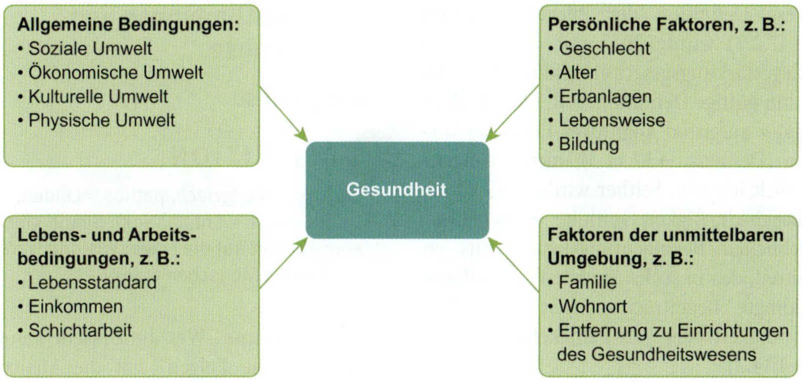

Abb. 16.3 Einflussfaktoren auf die Gesundheit [4]. [L143]

- **Psychologie,** z. B. das Gefühl, Anforderungen gewachsen zu sein und sein Leben unter Kontrolle zu haben (Kontrollüberzeugung)
- **Soziologie,** z. B. ein gelungenes Zusammenleben, in dem ein Individuum Aufgaben für die Gesellschaft übernehmen kann.

Konzepte von Gesundheit, die mehrere Wissenschaften einbeziehen, lassen sich im Wesentlichen in zwei Kategorien einteilen:

- Salutogenese (Gesundheit als Kraft, Fähigkeit, Ressource, die Menschen gesund hält)
- Pathogenese (Gesundheit als Schutz vor Krankheitserregern oder -ursachen).

Die mehrere Wissenschaften übergreifende Sicht von Gesundheit legt nahe, dass die **Gesundheitswissenschaft** nicht nur die Naturwissenschaften und die Medizin als Bezugswissenschaften benötigt. Sie profitiert auch von den Erkenntnissen der Sozial- und Geisteswissenschaften und nicht zuletzt auch von der Pflege und Pflegewissenschaft.

Laiendefinitionen von Gesundheit

Neben den wissenschaftlichen Definitionen gibt es aber auch ein Laienverständnis von Gesundheit, das für die Pflege bedeutsam ist, wenn es z. B. um Beratung zu Gesundheitsfragen geht: Der Ratsuchende wird ein wissenschaftsfundiertes Gesundheitswissen nicht so gut annehmen können, wenn es seinem seit Langem bestehenden Laienverständnis widerspricht.

Für Pflegende ist es daher wichtig zu verstehen, wie Laien Gesundheit sehen. Denn sie werden z. B. in Beratungsgesprächen (→ 40.4) mit diesen Vorstellungen konfrontiert, müssen darauf eingehen oder diese – wo nötig – zu entkräften versuchen.

Jeder Mensch hat seine eigene Vorstellung von Gesundheit. Häufig wiederkehrende Muster in solchen Vorstellungen sind z. B.:

- **Wertaussagen** wie „Gesundheit ist das höchste Gut“
- **Volksweisheiten** wie „Lieber arm und gesund als reich und krank“
- **Abgrenzungen**
  - Nicht krank sein
  - Keinen Arzt benötigen
  - Keine Schmerzen haben
- **Funktionsaussagen**
  - Normaler Stoffwechsel
  - Arbeiten und lieben können
  - Sich anpassen
  - Leistungsfähig sein.

Laienverständnis berücksichtigen

Pflegende beziehen die individuellen Laiendefinitionen von Gesundheit ein, wenn sie Gesundheit fördern oder zu Gesundheitsfragen beraten.

Krankheit

Ähnlich wie beim Begriff der Gesundheit gibt es auch beim Begriff der **Krankheit** unterschiedliche Sichtweisen. So steuern auch der Gesetzgeber und die ständige Rechtsprechung der Gerichte eine Definition von Krankheit bei:

- Der **Bundesgerichtshof (BGH)** definierte 1958 Krankheit als *„jede Störung der normalen Beschaffenheit oder der normalen Tätigkeit des Körpers, die geheilt, d. h., beseitigt oder gelindert werden kann“* [5]
- Für das **Bundessozialgericht (BSG),** das über Ansprüche eines Versicherten an die Krankenversicherung zu entscheiden hatte, ist Krankheit *„ein regelwidriger körperlicher oder geistiger Zustand, dessen Eintritt entweder die Notwendigkeit der Heilbehandlung des Versicherten oder lediglich seine Arbeitsunfähigkeit oder beides zugleich zur Folge hat“* [6].

Solche Definitionen unterstellen objektive Kriterien, um festzustellen, wer gesund und wer krank ist. Für eine Unterscheidung, wer Leistungen der Krankenversicherung bekommen soll und wer nicht, sind diese Definitionen durchaus gerechtfertigt. Sie berücksichtigen allerdings nicht, ob sich jemand krank *fühlt* (subjektive Sicht).

Gesundheit und Krankheit sind keine Gegensätze

Oftmals werden die Begriffe „Gesundheit“ und „Krankheit“ gegenübergestellt, als sei das eine das Gegenteil des anderen. Eine solche (sich gegenseitig ausschließende) Gegenüberstellung bezeichnet man als **Dichotomie,** das zugehörige Verständnis von Gesundheit und Krankheit als **dichotom.**

Das Gesundheitswesen und die Sozialversicherungen sind gleichsam gezwungen, dichotom zu denken:

- Entweder jemand ist krank und braucht z. B. Medikamente, oder er ist gesund und braucht keine
- Entweder jemand ist arbeitsunfähig und wird krankgeschrieben, oder er ist es nicht.

Völlige Gesundheit oder völlige Krankheit sind jedoch nicht zu erreichen: Jeder Mensch, auch wenn er sich überwiegend als gesund erlebt, hat auch kranke Anteile, und solange ein Mensch lebt, muss er teilweise noch gesund sein. Diesen Zusammenhang und den fließenden Übergang von Gesundheit und Krankheit bezeichnet man auch als **Gesundheits-Krankheits-Kontinuum** (→ Abb. 16.4) [7], [8].

Gesundheit und Krankheit als biopsychosoziale Wechselwirkung

Der Einfluss des Wechselspiels von Körper, Psyche und sozialen Umständen auf die Gesundheit wurde lange unterschätzt. Heute ist man sich einig, dass eine **biopsychosoziale Wechselwirkung** existiert und Gesundheit und Krankheit von verschiedenen Einflussfaktoren *(multifaktoriell)* bestimmt werden (→ Abb. 16.3). Darüber hinaus kön-

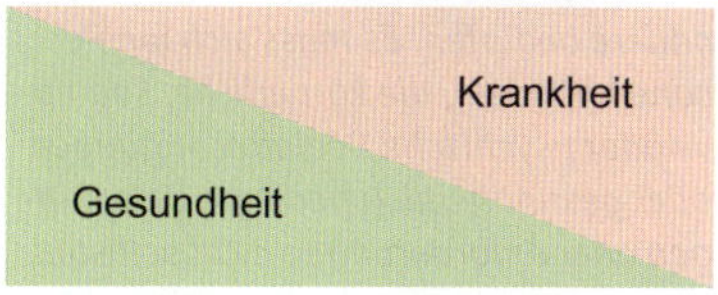

Abb. 16.4 Gesundheits-Krankheits-Kontinuum. Es gibt nicht die absolute Gesundheit oder Krankheit, sondern fließende Übergänge im Laufe des Lebens. [L143]

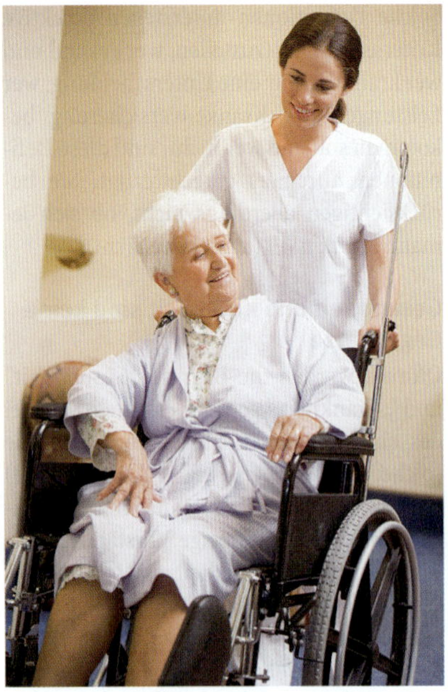

Abb. 16.5 Auch Krankheit und Pflegebedürftigkeit können mit subjektivem Wohlbefinden einhergehen. Das individuelle Erleben entscheidet mit darüber, ob und wie krank man sich fühlt. [J787]

nen Krankheit und Gebrechen auch mit subjektivem Wohlbefinden einhergehen: Man ist immer so krank, wie man sich fühlt.

Individuelles Erleben von Gesundheit und Krankheit

Das Erleben von Gesundheit und Krankheit ist äußerst subjektiv: Frisch verliebt sind Zahnschmerzen viel leichter zu ertragen als am Abend vor einer wichtigen Klausur. Insofern entscheidet nicht allein das Vorhandensein oder Fehlen von **Symptomen** *(Krankheitszeichen)*, sondern auch das **subjektive Empfinden** darüber, ob sich jemand krank fühlt (→ Abb. 16.5).

Pflegebedürftigkeit

DEFINITION

Pflegebedürftigkeit: (§ 14 SGB XI) *„Pflegebedürftig sind Personen, die gesundheitlich bedingte Beeinträchtigungen der Selbständigkeit oder der Fähigkeiten aufweisen und deshalb der Hilfe durch andere bedürfen. Es muss sich um Personen handeln, die körperliche, kognitive oder psychische Beeinträchtigungen oder gesundheitlich bedingte Belastungen oder Anforderungen nicht selbständig kompensieren oder bewältigen können. Die Pflegebedürftigkeit muss auf Dauer, voraussichtlich für mindestens sechs Monate [...] bestehen."*

Diese Definition der Pflegeversicherung (→ 47.2.2) wurde 2017 mit dem Zweiten Pflegestärkungsgesetz eingeführt, da die bis dahin gültige Definition, z. B. Pflegebedürftigkeit aufgrund kognitiver Einschränkungen (Demenz, → 37.11.3), nicht genügend berücksichtigte. Seither wird der Grad der Pflegebedürftigkeit mithilfe eines pflegefachlichen Begutachtungsinstruments ermittelt, das in sechs Modulen gesundheitsbedingte Beeinträchtigungen der Selbstständigkeit oder von Fähigkeiten beurteilt (→ 47.4.2).

Nicht immer ist Pflegebedürftigkeit mit Krankheit verbunden. Ein Neugeborenes z. B. würde ohne Pflege rasch sterben, weil es noch nicht für sich selbst sorgen kann. In späteren Lebensabschnitten kommen Menschen immer wieder in Situationen, in denen sie ohne fremde Hilfe nicht zurechtkommen, z. B., wenn im Alter die körperlichen und geistigen Kräfte nachlassen oder wichtige Informationen fehlen. Pflegebedürftigkeit liegt nicht nur vor, wenn die Gesundheit bereits beeinträchtigt ist, sondern auch dann, wenn eine Beeinträchtigung droht.

Erfassen der Pflegebedürftigkeit im Pflegeprozess → 1.2

SPICKZETTEL

Gesundheit – Krankheit – Pflegebedürftigkeit

Gesundheit: Laut *WHO*-Definition definiert als vollständiges körperliches, geistiges und soziales Wohlbefinden; nicht nur Abwesenheit von Krankheit; das Laienverständnis kann individuell unterschiedlich sein und sollte von Pflegenden mit berücksichtig werden.

Krankheit: Gesetzlich definiert als Störung der normalen Körperfunktion und -beschaffenheit, die geheilt oder gelindert werden kann; regelwidriger Zustand, der zur Notwendigkeit einer Heilbehandlung und/oder Arbeitsunfähigkeit führt; Erleben von Krankheit – ist unabhängig von Symptomen – sehr individuell.

Konzept des Gesundheits-Krankheits-Kontinuums: Gesundheit und Krankheit als Anfangs- und Endpunkte einer Strecke, auf der sich der Mensch ständig bewegt.

Pflegebedürftigkeit: Gesundheitlich bedingte Beeinträchtigungen der Selbstständigkeit oder der Fähigkeiten und damit verbundener Hilfebedarf für mind. 6 Monate; schließt auch kognitive Defizite ein, z. B. Demenz.

16.1.2 Pathogenese und Salutogenese

Pathogenese

DEFINITION

Pathogenese *(griech.* pathos = Leiden, Leid; Genese = Entstehung): Begriff gibt eine Antwort auf die Frage: Wie und warum werden Menschen krank?

In der Annahme „Wer die Ursache kennt, beherrscht die Folgen" hat die Medizin jahrhundertelang die Entstehung von Krankheiten erforscht und versucht, aus den Forschungsergebnissen Maßnahmen zur Krankheitsverhütung und -behandlung abzuleiten. Für viele Krankheiten sind inzwischen die Risikofaktoren hinreichend erforscht, so z. B. das Arteriosklerose-Risiko (→ 22.5.1). Um Gefäßerkrankungen vorzubeugen, lassen sich aus der Kenntnis der Risikofaktoren gezielte Programme, wie z. B. Bekämpfung des Übergewichts, Raucherentwöhnung usw. ableiten.

Die **Pathogenese** beruht also auf dem **Modell der Risikofaktoren.** Selbst bei Infektionskrankheiten (→ Kap. 30) führt nicht jeder Kontakt mit dem Erreger automatisch zur Infektionskrankheit. Weitere Risikofaktoren wie die Stärke oder Schwäche des Immunsystems oder auch psychische Belastungen spielen eine Rolle.

Letztlich fußt die Pathogenese auf der Annahme, dass sich Krankheiten in den Griff bekommen lassen, wenn man die auslösenden Risiken im Griff hat. Die Erfolge der Medizin in diesem Bereich bestätigen das Modell bis heute.

Trotzdem scheint es fraglich, ob diese Sichtweise allein ausreicht. So scheinen sich Impfungen und Medikamente, die Krankheitserreger abtöten, nur unwesentlich auf die kontinuierlich sinkenden Sterbefälle bei Infektionskrankheiten wie der Tuberkulose auszuwirken. Die Sozialmedizin macht v. a. die verbesserten **Lebens- und Hygienebedingungen** für den kontinuierlichen Rückgang der Todesraten verantwortlich.

Auch die Zunahme v. a. chronischer (und nichtinfektiöser) Erkrankungen – trotz aller medizinischer Höchstleistungen – gibt Anlass zur Annahme, dass Medizin allein zukünftig als „Gesundheitsschutz" nicht ausreicht. Vielmehr ist anzunehmen, dass es außer medizinischen Fortschritten noch weitere Faktoren gibt, die zum Rückgang von Erkrankungshäufigkeit und Sterblichkeit beitragen. Diese Faktoren sind v. a. im Bereich „Stärkung der Gesundheit" zu suchen. Aus dieser Erkenntnis entwickelte sich in der Mitte des 20. Jahrhunderts das Konzept der Salutogenese.

Salutogenese

DEFINITION

Salutogenese (*lat.* salus = Unverletztheit, Heil, Glück; *griech.* Genese = Entstehung): Begriff gibt Antwort auf die Frage: Was erhält Menschen gesund?

Das Konzept der **Salutogenese** wurde von dem Soziologen *Aaron Antonovsky* (1923–1994) formuliert (→ Abb. 16.6). Um aufzuzeigen, was Salutogenese konkret bedeutet und wie sehr sie die vorherrschende Denk- und Handlungsweise der Medizin hinterfragt, verwendet *Antonovsky* folgende Metapher: *„Die pathogenetische Herangehensweise möchte Menschen mit hohem Aufwand aus einem reißenden Fluss retten, ohne sich darüber Gedanken zu machen, wie sie da hineingeraten sind und warum sie nicht besser schwimmen können"* [7].

Mit diesem Vergleich will *Antonovsky* zum Ausdruck bringen, dass alle Menschen von einem Strom von Gesundheitsgefahren umgeben sind und dass es daher wichtig ist, Menschen das Schwimmen beizubringen, also ihren Widerstand gegen die Gefahren zu stärken.

Generalisierte Widerstandsressourcen und Stressoren

Resilienz → 16.1.6

DEFINITION

Generalisierte Widerstandsressourcen: Fähigkeiten, aber auch Umgebungsfaktoren, die generell helfen, sich gegen das zu wehren, was die Gesundheit bedroht. Das können physikalische, biochemische, materielle, kognitive, emotionale, soziale, kulturelle und politische Eigenschaften einer Person oder eines Sozialsystems sein. Generalisierte Widerstandsressourcen helfen somit nicht nur gegen Stress oder Infektionen, sondern allgemein gegen mögliche Gesundheitsbedrohungen.

Generalisierte Widerstandsressourcen spielen im Konzept der Salutogenese eine wichtige Rolle. Zu diesen Fähigkeiten oder Eigenschaften gehören z. B.:

- Kleidung, die vor Kälte oder Sonnenstrahlung schützt
- Vitaminreiche Ernährung, die das Immunsystem arbeitsfähig hält
- Einkommen, das gesunde Ernährung oder auch Arztbesuche ermöglicht

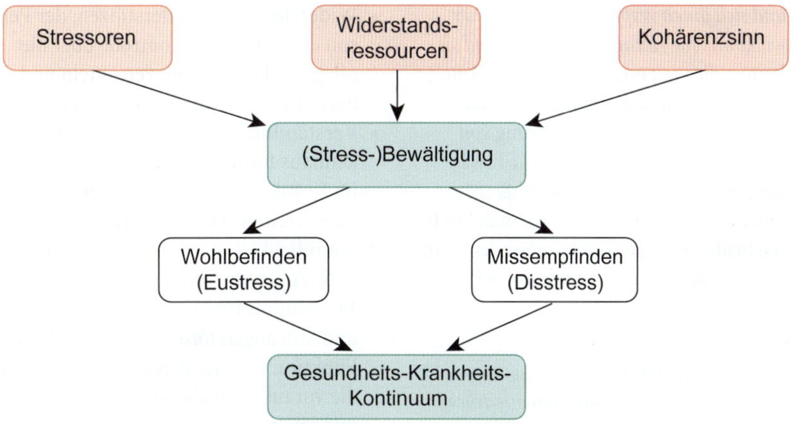

Abb. 16.6 Das Salutogenese-Konzept als Schaubild in Anlehnung an *Antonovsky* [7]. [L143]

- Wissen, was gesund für mich ist oder was meine Gesundheit gefährdet
- Glück zu fühlen und zufrieden sein zu können
- Über soziale Unterstützung (→ 16.2.2) zu verfügen
- Sich im Krankheitsfall oder bei Arbeitslosigkeit abgesichert zu wissen.

Die (möglicherweise) schädigenden Einflüsse, die von den Widerstandsressourcen abgewehrt werden sollen, heißen **Stressoren.**

DEFINITION

Stressoren: Externe und interne Faktoren, die zu einer Störung des gesundheitlichen Gleichgewichts *(Homöostase)* führen, z. B. Umweltbelastungen, soziale Konflikte, psychische Krisen, Krankheitserreger.

Somit gibt es zwei Gruppen von Faktoren: die angreifenden *(Stressoren)* und die verteidigenden Faktoren *(Widerstandsressourcen).* Sind die Verteidiger wenigstens gleich stark oder stärker als die Angreifer, bleibt das gesundheitliche Gleichgewicht erhalten. Dieses Gleichgewicht kann mal mehr, mal weniger, aber nie ganz oder gar nicht, vorhanden sein.

Kohärenzgefühl

DEFINITION

Kohärenzgefühl *(Sense of coherence, SOC):* Subjektive Empfindung des Menschen aufgrund seiner Lebenserfahrung, dass seine Umwelt verstehbar, handhabbar und sinnhaft ist.

Aus der Psychologie ist bekannt, dass es oft von der Lebenseinstellung abhängt, ob jemand Erfolg hat, Probleme löst und Schwierigkeiten bewältigt: Wer sich etwas zutraut, wird Erfolg haben. Um sich die Lösung eines Problems zuzutrauen, muss man auch davon überzeugt sein, dass Probleme verstehbar und lösbar sind. Diese Grundhaltung, die Welt als zusammenhängend und sinnvoll zu erleben, bezeichnet *Antonovsky* als **Kohärenzgefühl.** Sie setzt sich nach seinen Überlegungen aus drei Komponenten zusammen:

- Zu einem **Gefühl von Verstehbarkeit** *(Sense of comprehensibility)* führt die Fähigkeit, Reize – auch unbekannte – als geordnete, konsistente, strukturierte Informationen verarbeiten zu können und sie nicht als chaotisch, willkürlich, zufällig und unerklärlich wahrzunehmen. Mit Verstehbarkeit meint *Antonovsky* also ein Gefühl, die Umwelt wahrnehmen, ordnen und damit verstehen zu können
- Zu dem **Gefühl von Handhabbarkeit** *(Sense of manageability)* trägt die Überzeugung eines Menschen bei, dass Schwierigkeiten lösbar sind. *Antonovsky* nennt dieses Gefühl auch „instrumentelles Vertrauen" und definiert es als das *„Ausmaß, in dem man wahrnimmt, dass man geeignete Ressourcen zur Verfügung hat, um den Anforderungen zu begegnen"* [7]. Dabei betont *Antonovsky,* dass es nicht nur darum geht, über eigene Ressourcen und Kompetenzen verfügen zu können. Auch der Glaube daran, dass andere Personen oder eine höhere Macht dabei helfen, Schwierigkeiten zu überwinden, ist damit gemeint
- Das **Gefühl von Sinnhaftigkeit** *(Sense of meaningfulness)* ergibt sich durch das *„Ausmaß, in dem man das Leben als sinnvoll empfindet: Dass wenigstens einige der vom Leben gestellten Probleme und Anforderungen es wert sind, dass man Energie in sie investiert, dass man sich für sie einsetzt*

und sich ihnen verpflichtet, dass sie eher willkommene Herausforderungen sind als Lasten, die man gerne los wäre" [7]. *Antonovsky* sieht diese Komponente als die wichtigste an. Ohne die Erfahrung von Sinnhaftigkeit und ohne positive Erwartungen an das Leben ist das Kohärenzgefühl insgesamt gering, auch wenn die anderen beiden Komponenten vorhanden sind.

Sinn des Lebens, Sinnorientierung → 15.4

Vertrauenssache

Das **Kohärenzgefühl** ist *„eine globale Orientierung, die das Ausmaß ausdrückt, in dem jemand ein durchdringendes, überdauerndes und dennoch dynamisches Gefühl des Vertrauens hat, dass*

- *Erstens die Anforderungen aus der inneren oder äußeren Erfahrenswelt im Verlauf des Lebens strukturiert, vorhersagbar und erklärbar sind*
- *Zweitens die Ressourcen verfügbar sind, die nötig sind, um den Anforderungen gerecht zu werden*
- *Drittens diese Anforderungen Herausforderungen sind, die Investition und Engagement verdienen"* [7].

Auswirkungen der Salutogenese auf die Pflege

Im Pflegeprozess (→ Kap. 1) spielen neben den Pflegeproblemen immer auch die Ressourcen eine wichtige Rolle. Aus der Annahme, dass Menschen mit ausgeprägten Widerstandsressourcen und einem guten Kohärenzgefühl gesund bleiben, leitet sich für die Pflegenden die Aufgabe ab, Widerstandsressourcen zu stärken und das Kohärenzgefühl zu erhöhen.

Im praktischen Umgang mit kranken oder pflegebedürftigen Menschen bedeutet dies, dass eine effektive Gesundheitsförderung Faktoren wie Stress, Widerstandskraft sowie die familiäre, berufliche und ökonomische Situation einbezieht. Aber auch individuelle Strategien zur Krankheitsbewältigung (→ 15.5.2), das Selbstbestimmungsrecht (→ 49.3.2) und die Persönlichkeitsentfaltung der Person haben erheblich stärkere Bedeutung als in der Pathogenese [8].

Möglichkeiten der Pflege, das **Kohärenzgefühl von kranken oder pflegebedürftigen Menschen zu stärken** und ihre Krankheitsbewältigung zu unterstützen, sind:

- Patientenautonomie respektieren, indem Menschen bei Entscheidungen einbezogen werden, z. B. durch eine patientengesteuerte Schmerzmittelpumpe (PCA, → 13.3.1), damit sich der Betroffene selbst Schmerzmittel *(Analgetika)* verabreichen kann
- Widerstandskraft unterstützen; der Person ein Gefühl der Kontrolle über die pflegerischen Abläufe vermitteln und sie bei der Bewältigung unterstützen
- Verständnis für das Geschehen im Krankenhaus fördern, z. B. den Tagesablauf im Krankenhaus, Visiten-, Besuchs- und Essenszeiten erklären sowie wichtige Räumlichkeiten wie Stationszimmer, Bad, Toiletten, Cafeteria zeigen
- Verständnis für körperliche Prozesse und Störungen fördern, z. B. die (Ersatz-) Funktion von Geräten erklären und über die voraussichtliche Behandlungsdauer informieren
- Selbstvertrauen und Eigenständigkeit unterstützen, z. B. Motivation des kranken oder pflegebedürftigen Menschen fördern, sich Zeit nehmen für Gespräche
- Unnötige Abhängigkeiten vermeiden, z. B. durch aktivierende Pflege (→ 19.6.2)
- Individuelle Lebenssituation des Betroffenen berücksichtigen, z. B. eine ausführliche Pflegeanamnese erheben (Biografiearbeit, → 19.6.6)
- Soziale Unterstützung fördern, z. B. Angehörige aktiv in den Pflegeprozess einbeziehen, soziale Unterstützung aktivieren, über Hilfsangebote aufklären
- „Selbstheilungspotenziale" berücksichtigen und fördern
- Selbstaufmerksamkeit erhöhen; Körpererleben und emotionale Befindlichkeit des Betroffenen erkunden und fördern, z. B. Gelegenheit geben, Fragen zu stellen und über Belastendes zu sprechen.

Diese Möglichkeiten setzen eine gute Kenntnis der zu pflegenden Person und seiner Persönlichkeit voraus. Besonders bei länger andauernder Pflegebedürftigkeit ergibt sich im günstigen Fall ein allmählicher Prozess gegenseitigen Kennenlernens und Respektierens, der über Wochen vertieft werden kann. In der Summe können diese Maßnahmen die Überzeugung des Betroffenen stärken, dass Schwierigkeiten und Probleme lösbar sind [9].

Grundsätzlich können Menschen jedoch nur dorthin begleitet werden, wohin sie selbst möchten. Im Idealfall können die zu pflegenden Menschen längerfristig in ihrer Suche nach mehr Gesundheit bestärkt werden, womit die Prävention von Erkrankungen gefördert wird.

Zwei Seiten einer Medaille

In der Pflege müssen beide Konzepte, Salutogenese *und* Pathogenese, berücksichtigt werden. Denn beide Fragen sind berechtigt:

- Was erhält Menschen gesund?
- Was macht Menschen krank?

Die Antworten auf beide Fragen tragen dazu bei, wirksame Maßnahmen der Gesundheitsförderung und der Prävention von Krankheiten treffen zu können (→ Abb. 16.7).

SPICKZETTEL

Pathogenese und Salutogenese

Pathogenese: Was macht Menschen krank?

- Beruht auf dem Modell der Risikofaktoren.
- Geht davon aus, dass Krankheiten durch Beseitigung der Ursachen geheilt werden können.

Salutogenese (Antonovsky): Was hält Menschen gesund?

- Widerstandsressourcen können schädigende Einflüsse (Stressoren) abwehren, z. B. gesunde Ernährung, Wissen, soziale Unterstützung.
- Kohärenzgefühl: Wer seine Umwelt als verstehbar, sinnhaft und handhabbar erlebt, traut sich auch die Lösung eines Problems eher zu.

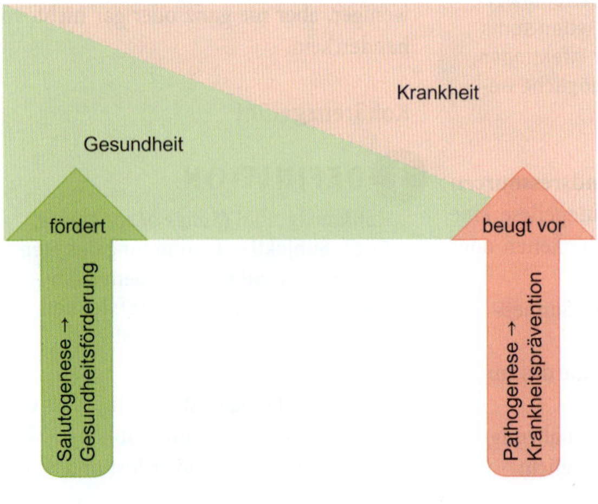

Abb. 16.7 Salutogenese und Pathogenese – zwei gleichberechtigte Säulen. [L143]

16.1.3 Gesundheitsförderung und Prävention

DEFINITION

Gesundheitsförderung: Maßnahmen, Gesundheit zu erhalten und Gesundheit zu fördern.

Prävention: Maßnahmen, Krankmachendes zu (ver-)meiden und so (Rest-)Gesundheit zu erhalten.

Gesundheitsförderung und **Prävention** haben ein gemeinsames Ziel: den gesundheitlichen Zustand des Einzelnen zu erhalten oder zu verbessern (→ Tab. 16.1, → Tab. 16.2). Dabei sind die Übergänge zwischen Gesundheitsförderung und Prävention fließend.

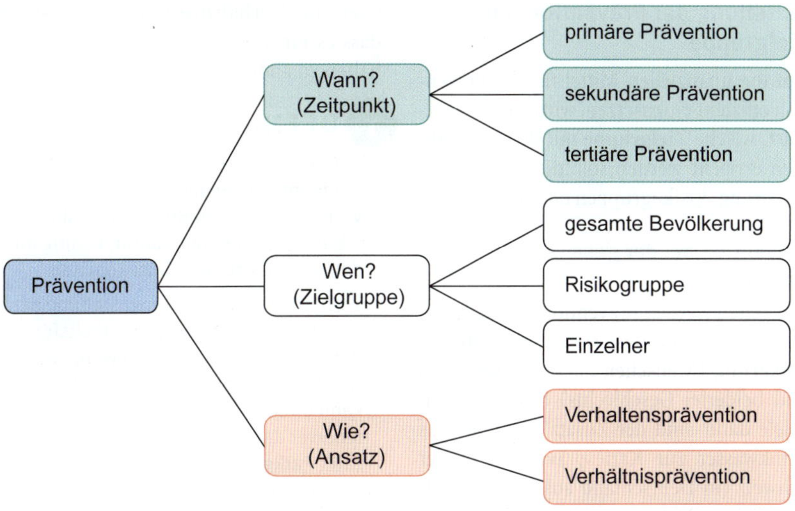

Abb. 16.8 Möglichkeiten der Prävention im Überblick. [L143]

Einteilung der Prävention nach dem Zeitpunkt

Die verschiedenen Präventionsmöglichkeiten (→ Abb. 16.8) unterteilen sich nach dem **Zeitpunkt,** zu dem sie einsetzen. Man spricht auch von sogenannten **Präventionsstufen:**

- Ist der Betroffene (noch) gesund, sorgt die **primäre Prävention** dafür, Gesundes gesund zu erhalten, etwa durch gesunde Ernährung, Bewegung und Körperpflege. So hat z. B. die Initiative der „Arbeitsgemeinschaft Zahngesundheit" nachweislich zu weniger Zahnkaries bei Kindern geführt [10]
- Ist es fraglich, ob bereits eine Erkrankung vorliegt, kann die **sekundäre Prävention** Krankheiten so früh wie möglich erkennen helfen. Für fast alle Erkrankungen gilt: Je früher sie diagnostiziert werden, desto besser sind die Heilungsaussichten. Dies gilt insbesondere für bösartige Tumore (→ Kap. 27)
- Liegt bereits eine Erkrankung vor, hilft die **tertiäre Prävention,** Krankheitsfolgen einzudämmen und Verschlechterungen bzw. Komplikationen vorzubeugen. Zur tertiären Prävention in der Pflege gehören insbesondere die Prophylaxen.

Tab. 16.1 Gesundheitsförderung und Prävention: eine Gegenüberstellung.

	Gesundheitsförderung	Prävention
Bezugswissenschaften	Vorwiegend Sozialwissenschaften (Psychologie, Soziologie)	Vorwiegend Naturwissenschaften (Biologie, Physik, Chemie) und Medizin
Grundsatzfrage	Was erhält gesund? Salutogenese (→ 16.1.2)	Was macht krank? Pathogenese (→ 16.1.2)
Ansatz	**Ressourcen stärken,** die den Menschen trotz widriger Umstände gesund erhalten	**Risiken minimieren,** die die Gesundheit gefährden
Beispiel: Es ist Herbst und die Gefahr steigt, sich mit einer Grippe anzustecken.	Morgens ein Glas frisch gepressten Orangensaft trinken, ausreichend schlafen, ein Wohlfühlbad nehmen	Mundschutz in öffentlichen Verkehrsmitteln tragen, Grippeschutzimpfung, erkrankte Personen meiden, häufiger Hände waschen

Tab. 16.2 Überblick über Gesundheitsförderung sowie primäre, sekundäre und tertiäre Prävention.

	Gesundheitsförderung	Prävention		
		Primäre	**Sekundäre**	**Tertiäre**
Sichtweise	Gesundheit fördern, Widerstandsressourcen stärken	Risiko minimieren, bevor Krankheit ausbricht	Krankheit frühzeitig erkennen, möglichst schon im symptomlosen Prodromalstadium	Verschlechterung (Chronifizierung) bei bestehender Erkrankung vermeiden, Komplikationen vermeiden
Zielgruppe	Gesamtbevölkerung, auch Gesunde	Risikogruppen, Merkmalsträger	Risikogruppen, aber auch Gesamtbevölkerung, falls Risikolage unklar	Bereits Erkrankte
Ziel	Gesunden Lebensstil beibehalten, ggf. ungesunden ändern	Lebensstil ändern	Beste Heilungschancen durch Früherkennung sichern	Weitere (Folge-)Schäden vermeiden
Beispiele, Maßnahmen	Bewegung, Ernährung, Stressbewältigung	Schutzimpfung (→ 30.3.2); ausreichend Bewegung, ggf. Gewicht reduzieren, Ausdauer fördern, Ernährung umstellen	Screenings, Routineuntersuchungen, Krebsfrüherkennungsuntersuchung	Prophylaxen, Rehabilitation (→ Kap. 17)

Einteilung der Prävention nach der Zielgruppe

Um die finanziellen Mittel für die Prävention effizient einzusetzen, wird zunächst geklärt, welche **Zielgruppe** mit den Maßnahmen erreicht werden soll: die gesamte Bevölkerung, Risikogruppen oder Einzelne.

Prävention bei der gesamten Bevölkerung

Nur selten werden Präventionsmaßnahmen so breit gestreut, dass sie die **gesamte Bevölkerung** (Menschen aller Altersgruppen und beiderlei Geschlechts) betreffen. Beispiele dafür sind der Zusatz von Fluor ins Trinkwasser zur Kariesprävention in der Schweiz (in Deutschland aus lebensmittelrechtlichen Bestimmungen nicht möglich) oder das generelle Verbot bestimmter suchterregender Substanzen. Diese Art der Prävention hat das Risiko, dass ein Teil der eingesetzten Mittel wirkungslos verpufft, sofern diese für Menschen ausgegeben werden, die kein Erkrankungsrisiko aufweisen.

Prävention bei Risikogruppen

Die auf **Risikogruppen** abgestimmte Prävention ist zielgerichteter. Soll z. B. an einem Aktionstag eines Krankenhauses allen Besuchern der Blutdruck gemessen werden, wäre der Aufwand relativ hoch. Da Bluthochdruck eher bei älteren Menschen auftritt und v. a. in Kombination mit Übergewicht besonders gefährlich ist (metabolisches Syndrom, → 26.6.2), würde Zeit und Geld gespart, wenn man nur den Menschen den Blutdruck misst, die über 40 Jahre alt sind und übergewichtig erscheinen.

Muss aber erst mit hohem Aufwand festgestellt werden, wer zur Risikogruppe gehört, kostet dies evtl. so viel Geld, dass für die eigentliche Präventionsmaßnahme u. U. nicht genug übrig bleibt. Nicht zuletzt könnte die gezielte Prävention zur Stigmatisierung einer Gruppe führen und daher aus ethischen Gründen unangebracht sein.

Prävention auf der personalen Ebene

Prävention auf der **personalen Ebene** hat das Ziel, Einzelne mit bestimmten Merkmalen anzusprechen. Typisch ist dies bei der Krebsfrüherkennung, da mittlerweile für viele Tumoren Risikofaktoren identifiziert und Altershäufigkeiten bestimmt sind.

Verhalten oder Verhältnis?

Immer wieder wird im Bereich der Gesundheitsförderung und der Prävention kontrovers diskutiert, was sinnvoller ist: direkt das **Verhalten** von Menschen ändern zu wollen oder die **Verhältnisse** so umzugestalten, dass es für Menschen attraktiv ist, ihr Verhalten zu ändern.

> **DEFINITION**
>
> **Verhaltensänderung:** Werbung und Ermutigung für gesundheitsförderndes Verhalten, z. B. ein Brief an alle Mitarbeitenden mit dem Aufruf, künftig mit dem Fahrrad zur Arbeit zu kommen.
>
> **Verhältnisänderung:** Umgestaltung der Verhältnisse, sodass gesundheitsförderndes Verhalten belohnt wird: Wer z. B. mit dem Fahrrad zur Arbeit fährt, kann direkt zum Haupteingang vorfahren; wer dagegen mit dem Auto fährt, zahlt Parkgebühren für einen weiter entfernten Parkplatz.

Beide Ansätze müssen sich sinnvoll ergänzen: Damit Menschen ihr Verhalten nachhaltig in Richtung Gesundheitsförderung verändern, muss ihnen das neu zu erlernende Verhalten attraktiv erscheinen. **Verhältnisprävention** kann diese Attraktivität erzeugen. Gleichzeitig muss das neu zu erlernende Verhalten bei den Betroffenen initiiert (gezeigt und vorgelebt) werden. Dort setzt die **Verhaltensprävention** an.

> **SPICKZETTEL**
>
> **Gesundheitsförderung und Prävention**
>
> **Gesundheitsförderung:**
> - Maßnahmen zum Erhalt und zur Förderung der Gesundheit.
> - Stärkung von Ressourcen.
>
> **Prävention:**
> - Krankmachende Einflüsse vermeiden (Risikominimierung).
> - Zeitliche Einordnung: Primär (Risiken für Erkrankungen minimieren), sekundär (Krankheiten frühzeitig erkennen), tertiär (Verschlechterung bestehender Erkrankungen vermeiden).
> - Zielgruppen: Gesamtbevölkerung, Risikogruppen, Einzelne.
> - Verhaltensprävention: Zu gesundheitsförderndem Verhalten ermutigen.
> - Verhältnisprävention: Gesundheitsfördernde Verhältnisse in der Umwelt schaffen.

16.1.4 Gesundheitspsychologie

Entwicklungspsychologie → 15.1

Um Gesundheitsverhalten erklären und erforschen zu können, bedient sich die Gesundheitspsychologie verschiedener Modelle, sog. **gesundheitspsychologischer Modelle.**

> **DEFINITION**
>
> **Gesundheitspsychologie:** Teildisziplin der Psychologie; erforscht das Gesundheits- und Krankheitserleben, untersucht Gesundheitsverhalten und entwickelt Strategien zur Gesundheitserziehung.

Health-Belief-Modell

Nach dem **Health-Belief-Modell** ist das Gesundheitsverhalten eines Menschen das Ergebnis einer einfachen Rechnung: Der Mensch muss sein Gesundheitsverhalten als wirksam gegenüber der Bedrohung einschätzen (→ Abb. 16.9).

Zweifel an der Bedrohung („Ich kenne jemand, der ist 80 Jahre alt geworden, obwohl er täglich rauchte") oder Zweifel an der Wirksamkeit („Das bringt doch jetzt auch nichts mehr") führen nicht zu gesundheitsförderndem Verhalten.

> **Health Belief**
> - (Subjektiv) wahrgenommener Schweregrad plus wahrgenommene Verwundbarkeit = wahrgenommene Bedrohung
> - Wahrgenommener Nutzen minus wahrgenommene Kosten (Opfer, Verzicht) = wahrgenommene Wirksamkeit des eigenen Gesundheitsverhaltens.

Anhand des Health-Belief-Modells lässt sich erklären, warum eine Bedrohung nicht in jedem Fall zu einer gesundheitsfördernden Verhaltensänderung führt:
- Wird die Bedrohung als übermächtig erlebt und gleichzeitig die Chance, etwas tun zu können, als gering eingeschätzt, sind die Betroffenen eher gelähmt als aktiv
- Wird die Bedrohung gering eingeschätzt, z. B. beim Autofahren unter Alkoholeinfluss, und gleichzeitig die Chance, das Problem beherrschen zu können, als gut angesehen („Ich hab das im Griff"), führt diese Einschätzung ebenfalls nicht zu angemessenem Verhalten.

Das Health-Belief-Modell findet seine Anwendung bei der Erforschung von Gesundheitsverhalten. Mithilfe des Modells wird das Gesundheitsverhalten vorhergesagt und dann – beispielsweise nach Schulungs- und Informationsveranstaltungen (→ 40.3) – überprüft. Auch in der Frage der **Adhärenz** (Einhaltung der Therapievereinbarungen durch den Patienten, → 40.1.3) gibt das Modell Impulse, die Bereitschaft zum Verzicht

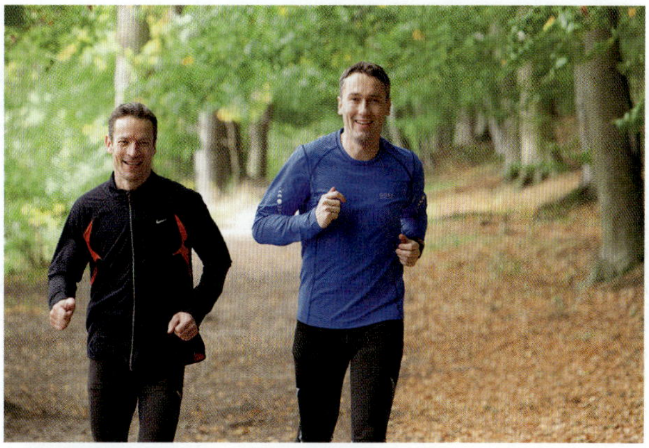

Abb. 16.9 Nach dem Health-Belief-Modell wird das Gesundheitsverhalten von bewussten Kosten-Nutzen-Überlegungen bestimmt: Schätzt jemand sein Herzinfarktrisiko als hoch ein und ist überzeugt, dass Bewegung dieses Risiko wirksam senken kann, wird ihn das eher zu regelmäßigem Joggen motivieren. [J787]

nicht überzustrapazieren: Allzu große Einschränkungen (z. B. eine strenge Diät) können im Verhältnis zu einem erwarteten geringen Nutzen verhindern, dass das gesunde Verhalten beibehalten wird.

Locus of Control

Auch beim Modell **Locus of Control** spielt die Einschätzung der Bedrohung und eigener Handlungsmöglichkeiten eine wichtige Rolle. Wörtlich übersetzt bedeutet Locus of control „Ort der Kontrolle". Gemeint ist damit die Einschätzung des Menschen, von welchem Ort die Kontrolle und Verantwortung für eine Handlung oder ein Ereignis ausgehen, von außen (external) oder von innen (internal).

- **External** *(außerhalb):* Die Folgen einer Handlung oder von Ereignissen werden als vom Glück, Zufall oder Schicksal bestimmt wahrgenommen („Jedenfalls außerhalb von mir, ich kann nichts machen")
- **Internal** *(innerhalb):* Die Folgen einer Handlung haben ihre Ursache in bestimmten Persönlichkeitseigenschaften („Jedenfalls liegt es an mir, ich kann etwas tun").

Somit ist der Locus of Control entscheidend für die Erwartung des Einzelnen, ob das (Gesundheits-)Problem selbst *(internal)* gelöst werden kann, oder ob sich die Lösung außerhalb *(external)* des persönlichen Einflusses befindet. Viele Untersuchungen bestätigen, dass diese **Erwartungshaltung** großen Einfluss auf das Ergebnis hat: Wer glaubt, ein Problem lösen zu können, erzielt bessere Ergebnisse als jemand, der sich das nicht zutraut. So handeln internal Überzeugte aktiver, reger und direkter, da sie davon ausgehen, durch ihr Handeln ihre Umwelt beeinflussen und verändern zu können.

Weichenstellung für die Gesundheit

Für das Gesundheitsverhalten ist es entscheidend, ob ein Mensch denkt, Gesundheit sei etwas, was er **selbst steuern, herbeiführen** oder **wiederherstellen** kann. Glaubt jemand, Gesundheit und Wohlergehen seien **Schicksal,** also nicht beeinflussbar, wird er sich weniger darum bemühen, seine Gesundheit zu erhalten oder zu fördern.

Selbstwirksamkeitserwartung

Dem Locus of Control sehr ähnlich ist das Modell der **Selbstwirksamkeitserwartung.** Es umfasst das Vertrauen in die eigene Fähigkeit, schwierige Handlungen nicht nur in Gang setzen, sondern auch zu Ende führen zu können, indem auftretende Barrieren überwunden werden.

Selbstwirksamkeitserwartung ist die subjektive Überzeugung, aufgrund eigenen Handelns schwierige Anforderungen bewältigen zu können. Je größer man den eigenen Handlungsspielraum zur Problemlösung einschätzt, desto größer ist die Motivation, auch tatsächlich zu handeln.

So spielt Selbstwirksamkeit bei der Bewältigung chronischer Krankheiten eine wichtige Rolle. Ergibt sich der Betroffene seiner Erkrankung und glaubt nicht daran, das Fortschreiten der Erkrankung irgendwie beeinflussen zu können, wird er nichts tun. Aktive Bewältigung, wie sie bei chronischen Erkrankungen erforderlich ist, entsteht nur bei vorhandener Selbstwirksamkeitserwartung.

Selbstwirksamkeit und Psyche

Hohe **Selbstwirksamkeitserwartung** ist häufig verbunden mit Optimismus, internaler Kontrolle und Leistungsmotivation. **Niedrige Selbstwirksamkeitserwartung** ist häufig mit Ängstlichkeit, Depressivität (→ 38.10.1) und Neurosen (→ 38.5) verbunden [11].

Das Modell der Selbstwirksamkeitserwartung bezieht sich nicht nur auf das Gesundheitsverhalten: In Schulen wird erforscht, wie man die Selbstwirksamkeit von Schülerinnen und Schülern erhöhen kann. Grundannahme ist, dass ihr Lernerfolg umso größer sein wird, je höher die Selbstwirksamkeitserwartung ist. Diese kann durch Mitbestimmung (Schülermitverwaltung) bei der Umsetzung des Lehrplans oder durch die Auswahl geeigneter Lehrpersonen und Lehrmittel gesteigert werden. Zum Projekt „Gesundheitsfördernde Schule" (→ 16.2.2) gehören somit nicht nur ein Rauchverbot im Schulgelände oder Äpfel statt Süßigkeiten in der Pause. Zur gesunden Schule gehört auch ein „gesundes Maß" an Mitbestimmung und Mitverantwortung.

Die Selbstwirksamkeitserwartung, die sich auf alle Lebensbereiche bezieht, kann z. B. durch Fragebögen ermittelt werden (z. B. http://userpage.fu-berlin.de/~health/germscal.htm).

Optimismus-Pessimismus-Modell

Allzu großer Optimismus kann durchaus problematisch sein: Manch unerfahrener Motorradfahrer verstirbt etwa an zu großem Optimismus, weil er (unberechtigterweise) glaubt, sein Motorrad zu beherrschen und den Straßenverkehr zu überblicken.

Zu viel **Optimismus** ist „ungesund", denn:

- Die Betroffenen schätzen die Gefahr oder Bedrohung zu niedrig ein und werden dadurch übermütig
- Die Betroffenen haben das Gefühl, mit allen Problemen leicht fertig zu werden.

Pessimismus ist „ungesund", denn

- Die Betroffenen schätzen die Gefahr oder Bedrohung zu hoch ein, was sie mutlos macht
- Den Betroffenen fehlt das Selbstbewusstsein, das für ein offensives Angehen von (Gesundheits-)Problemen erforderlich wäre.

Es kommt also auf das richtige Maß an Optimismus an (→ Tab. 16.3). Menschen bleiben nach dem **Optimismus-Pessimismus-Modell** gesund, wenn sie realistisch einschätzen können, ob sie

- Gesundheitsgefahren abwehren können (defensiver Optimismus)
- Gesundheit selbst aktiv erhalten können (funktionaler Optimismus).

Tab. 16.3 Auf das richtige Maß an Optimismus kommt es an. Zu viel, zu wenig und die „gesunde Mitte“ werden vergleichend gegenübergestellt und mit typischen Beispiel-Aussagen erläutert.

Pessimismus	Die „gesunde Mitte“	Optimismus
Kein oder kaum funktionaler Optimismus	**Ausreichend funktionaler Optimismus**	**Zu viel funktionaler Optimismus**
„Es war klar, dass ich krank werden würde, die Belastungen der letzten Zeit waren einfach zu viel für mich.“	„Damit ich mich auf meinen Körper verlassen kann, muss ich auch etwas tun, einfach gesund leben: mich viel bewegen und gesund essen, dann klappt das schon.“	„Ich krieg das schon hin. Klar ist das nicht ungefährlich, mit ein paar Bier im Bauch noch Auto zu fahren, aber mein Auto kennt den Weg.“
Kein oder kaum defensiver Optimismus	**Ausreichend defensiver Optimismus**	**Zu viel defensiver Optimismus**
„Krebs durch Rauchen? Nein, das kann auch so passieren, dass man Krebs bekommt, da kann man nichts dagegen machen!“	„Ansteckungsgefahr? Deswegen soll ich nicht aus dem Haus gehen? Klar muss man sich im Herbst nicht unnötig anhusten lassen, aber ausreichende Vitaminzufuhr stärkt die Abwehrkräfte, heißt es doch!“	„Grippeschutzimpfung? Ich? Nie im Leben! Neulich die Grippe hab ich weggesteckt wie nichts. Zwei Aspirin und ein steifer Grog – und schon war die Welt wieder in Ordnung!“

Sozial-kognitives Prozessmodell

Das **sozial-kognitive Prozessmodell** des Gesundheitsverhaltens nach *Ralf Schwarzer* beschreibt, wie Menschen zunächst die Absicht bilden, ihr Verhalten zu ändern, wie sie dann konkrete Änderungen planen, diese durchführen und aufrechterhalten bzw. wiederherstellen. Dieser Prozesscharakter unterscheidet dieses Modell von anderen.

Betroffene durchlaufen somit einen (konflikthaften) Entscheidungs- und Motivierungsprozess, bis sie sich neue Ziele setzen und darangehen, ein neues, gesundheitsförderndes Verhalten auszuprobieren. Das Modell unterscheidet zwei Phasen:

- Die **motivationale Phase,** in der sich ein Mensch zu gesundheitsförderndem Verhalten motivieren lässt
- Die **volitionale** *(willentliche)* **Phase,** in der ein Mensch das Verhalten tatsächlich ändert und beibehält.

Der Psychologe *Schwarzer* geht davon aus, dass dieser Entscheidungs- und Motivierungsprozess von **sozialkognitiven Einflussfaktoren** bestimmt wird. Darunter versteht er die Interpretation des Wahrgenommenen, ob:

- Eine tatsächliche Bedrohung der Gesundheit vorhanden ist
- Eine Chance auf Gegenmaßnahmen besteht, die wirksam dieser Bedrohung begegnen können (Selbstwirksamkeitserwartung, Ergebniserwartung)
- Das soziale Umfeld unterstützend wirkt [12].

Dieser Prozess der Entscheidungsfindung hat Elemente wie der **Pflegeprozess:**

- Information
- Einschätzung und Bewertung der Information
- Zielfestlegung
- Planung
- Umsetzung und Evaluation (→ 1.6, → 1.7).

SPICKZETTEL

Gesundheitspsychologische Modelle

Health-Belief-Modell: Wahrgenommene Bedrohung und wahrgenommene Wirksamkeit („Kosten-Nutzen-Relation“) des eigenen Gesundheitsverhaltens.
Locus-of-Control-Modell: Einschätzung, ob der „Ort der Kontrolle“ innerhalb oder außerhalb des Individuums liegt.
Selbstwirksamkeitserwartung: Vertrauen in die eigene Kompetenz, Anforderungen/Probleme zu bewältigen.
Optimismus-Pessimismus-Modell: Realistische Einschätzung der Möglichkeiten, Gesundheitsgefahren abzuwehren (defensiv) und aktiv die eigene Gesundheit zu erhalten (funktional).
Sozial-kognitives Prozessmodell: Entscheidungsprozess, der von der Motivierbarkeit für gesundheitsförderndes Verhalten (motivationale Phase) zur tatsächlichen Umsetzung (volitionale Phase) führt.

16.1.5 Stress

Ein umfassendes Verständnis von Gesundheit nimmt nicht nur die biologischen Gesundheitsgefahren (wie etwa Krankheitserreger) in den Blick, sondern auch psychische und soziale „Reize“, die sich als gesundheitsgefährdend erweisen könnten. **Stress** kann als ein solcher Reiz verstanden werden.

Reiz-Reaktions-Theorie

Hauptsächlich die biologisch geprägten Stressforscher versuchten in zahlreichen Tierversuchen zu beweisen, dass ein bestimmter Reiz *(Stimulus)* automatisch zu einer bestimmten Antwort *(Response)* führt (→ Abb. 16.10). So hat z. B. der US-amerikanische Physiologe und Psychologe *Walter Cannon* (1929) angenommen, die **Stressreaktion** eines Lebewesens sei ein durch nervale und hormonelle (Alarm-)Reaktionen herbeigeführter Zustand des „fight or flight“ *(„kämpfen oder fliehen“).* Der Instinkt laufe wie ein Programm ab und könne vom Betroffenen weder gestoppt noch beeinflusst werden.

Nach dieser Theorie wird die Antwort auf einen Reiz durch den Sympathikusnerv und das Hormon Adrenalin vermittelt; dies führt zu bestimmten Veränderungen wie etwa Puls-, Blutdruck- und Blutzuckererhöhung. Eine Stressreaktion ist folglich die Antwort auf eine Bedrohung. Sie besteht im Wesentlichen darin, den Körper für einen Kampf oder die Flucht bereit zu machen.

Dieses Stressmodell gilt aber nur für körperliche Stimuli: So werden z. B. Verletzun-

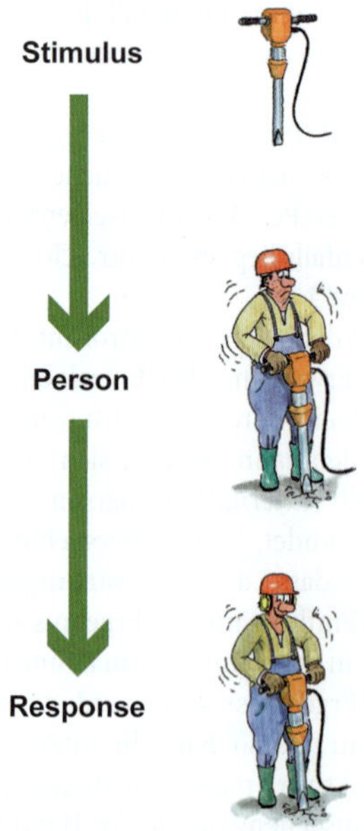

Abb. 16.10 Stressverständnis von *Cannon* als Reiz *(Stimulus)* und Reaktion *(Response).* [L142]

gen oder ein akutes Risiko, verletzt zu werden, von allen Menschen als Stress empfunden. Andere Stressoren dagegen werden von Menschen recht unterschiedlich bewertet. Was für den einen „totaler Stress" ist – etwa ein Vortrag vor einer Gruppe –, ist für den anderen ein „Kinderspiel" und kein Stress. Die betroffene Person spielt also eine Rolle.

Theorie des individuellen Gleichgewichts

Nach der **Theorie des individuellen Gleichgewichts** wirft der Betroffene seine Bewältigungsmöglichkeiten in die Waagschale (→ Abb. 16.11): Je größer die subjektiv empfundene Möglichkeit der Bewältigung eingeschätzt wird, desto weniger stresst ein bestimmter Reiz.

Dieses Stressmodell ist ein Fortschritt gegenüber der Reiz-Reaktions-Theorie nach *Cannon:* Hatte diese den Charakter eines „On-Off-Phänomens" – Stress liegt vor *(On)* oder eben nicht *(Off)* –, räumt die Theorie des individuellen Gleichgewichts ein, dass es *mehr* oder *weniger* Stress geben kann, und stellt die Frage, wie dieses „Mehr" oder „Weniger" gemessen werden kann, ohne auf die rein biologischen Messwerte zurückzugreifen.

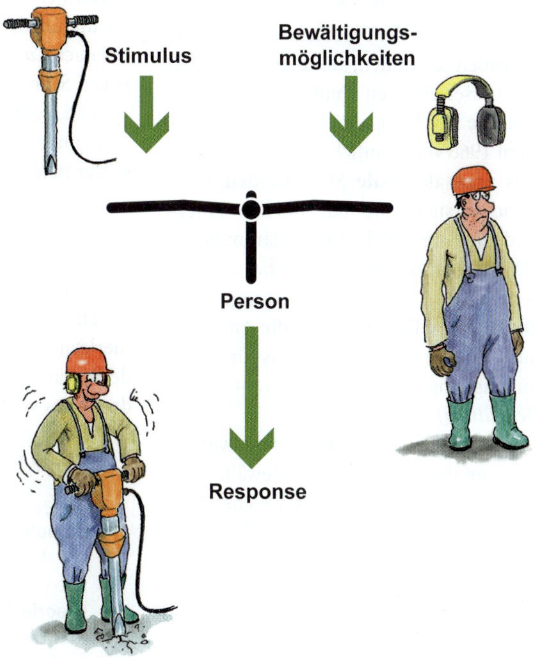

Abb. 16.11 Stressverständnis als Waage: Was wiegt mehr, der Stressreiz oder die Bewältigungsmöglichkeiten? Nur bei zu geringen Bewältigungsmöglichkeiten wird die Stressreaktion ausgelöst. [L142]

Anpassungssyndrom nach Selye

Der Mediziner und Biochemiker *Hans Selye* führte 1956 die Begriffe **Eustress** und **Disstress** in die Diskussion ein. Er unterscheidet Stress, der als stimulierend bzw. anregend empfunden wird, und Stress, der als schädlich oder lähmend empfunden wird (→ Abb. 16.12).

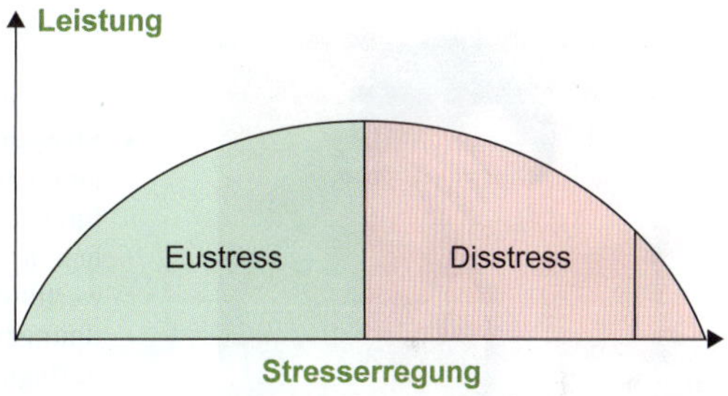

Abb. 16.12 Eustress und Disstress. Solange ein gewisser Stressreiz bewältigt werden kann, führt er zur Steigerung der Leistung (Eustress). Zu viel Stress lässt die Leistung wieder sinken (Disstress). [A400]

DEFINITION

Eustress: „Guter" Stress, beflügelt das Individuum zur erfolgreichen Bewältigung einer Herausforderung und hat langfristig positive gesundheitliche Auswirkungen.

Disstress: Gegenüber Eustress schädlicher, überfordernder, krank machender Stress.

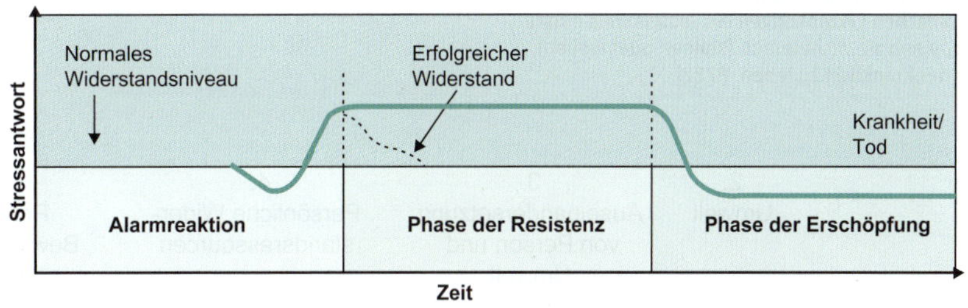

Abb. 16.13 *Selye* hat die Zeitkomponente in die Stressbetrachtung eingeführt: Er untersuchte, wie sich die Stressreaktion im zeitlichen Verlauf beschreiben lässt. [A400]

Des Weiteren betrachtet *Selye* den **Stressverlauf,** bringt also den Faktor Zeit mit ins Spiel (→ Abb. 16.13). Es geht also auch darum, wie lange Stress anhält und ob die wichtigen Erholungs- oder Regenerationsphasen folgen.

Selye geht davon aus, dass ein bestimmter Stimulus *(Stressor)* den Körper in Alarm versetzt. Der Betroffene mobilisiert seine Energie- und Widerstandsreserven für eine bestimmte Zeit. Anschließend ist er erschöpft, ruht sich aus und regeneriert. Bei länger andauerndem Stress ohne ausreichende Regenerationsphasen kommt es zum **allgemeinen Adaptationssyndrom** (*kurz:* AAS).

Was *Selye* ausblendet: Individuen reagieren auf eine identische Situation unterschiedlich. Stress ist subjektives Stresserleben. Da Menschen unterschiedlich auf Stressreize reagieren, lohnt es sich, über die Fragen nachzudenken, woher diese Unterschiede kommen, warum manche Menschen sozusagen vor Stress geschützt oder weniger angreifbar erscheinen.

Stressmodell nach Lazarus

Ein Pionier auf dem Gebiet, weitere Einflussgrößen zu finden, die das Phänomen Stress besser erklären können, ist der amerikanische Psychologe *Richard Lazarus* mit seinem 1966 veröffentlichten Werk [13].

Das **transaktionale Stressmodell** nach *Lazarus* versucht, die individuellen Unterschiede im Stresserleben zu erklären: Bevor der Mensch einen Stressreiz *(Stimulus)* an sich heranlässt, nimmt er Bewertungen vor:

- Die **primäre Bewertung** ist die Antwort auf die Frage: „Ist der Stimulus für mich günstig, ungünstig oder irrelevant *(ohne Bedeutung)*?“
- Die **sekundäre Bewertung** ist die Antwort auf die Frage: „Welche Bewältigungsmöglichkeiten gibt es, welche Bewältigungsfähigkeiten habe ich?“

Aus dieser Sichtweise resultiert die Bezeichnung **transaktional,** die eine komplexe Wechselwirkung beschreibt. Die Reaktion eines Menschen auf Stress ist somit als Antwort auf die primäre und sekundäre Bewertung zu verstehen.

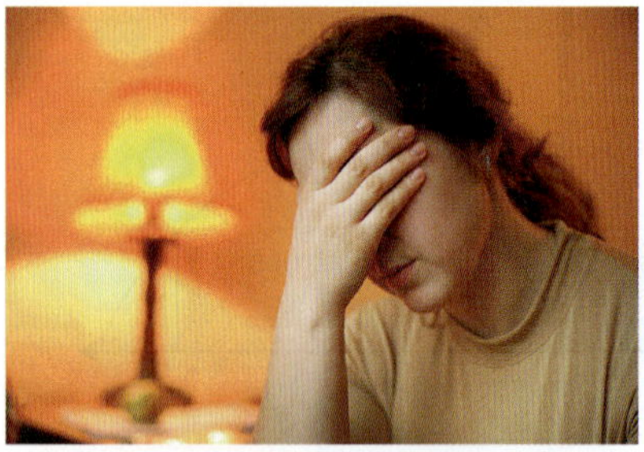

Abb. 16.14 Unzureichende Bewältigung ist selbst wieder Stress. Damit kann z. B. bei Patienten mit chronischen Erkrankungen ein Teufelskreis entstehen, wenn sie nicht lernen (können oder wollen), mit der Krankheit zu leben. [J787]

Wird ein Stimulus primär oder sekundär als ungünstig *(stressend)* bewertet, könnte das nach *Lazarus* folgende Ursachen haben:

- Der Stimulus ist schädlich oder bedrohend, vielleicht auch herausfordernd (primäre Bewertung)
- Der Betroffene schätzt seine Ressourcen als unzureichend ein, um die Situation zu bewältigen (sekundäre Bewertung).

Lazarus hat damit die bisherigen Stressmodelle um die Komponente der Bewältigung erweitert. Weiterhin macht er darauf aufmerksam, dass eine schlechte, unzureichende Bewältigung eines Problems selbst wieder Stress verursachen kann (→ Abb. 16.14).

SPICKZETTEL

Stress

- **Stimuli/Stressoren** wirken als Reize auf Menschen ein *(Reiz-Reaktions-Theorie)*.
- **Theorie des individuellen Gleichgewichts:** Je besser ein bestimmter Reiz subjektiv bewältigt werden kann, desto weniger stresst er.
- **Eustress/Distress:** Stress, der als stimulierend bzw. anregend empfunden wird (Eustress), Stress, der als schädlich oder lähmend empfunden wird (Distress).
- **Stressmodell nach Lazarus:** Stresserleben abhängig von primärer Bewertung des Stimulus (positiv, gefährlich, irrelevant) und sekundärer Bewertung (stehen ausreichend Bewältigungsmöglichkeiten zur Verfügung?).

16.1.6 Resilienz

DEFINITION

Resilienz: Psychische Widerstandsfähigkeit von Menschen. Resilienz ermöglicht es, selbst widrigste Lebenssituationen und hohe Belastungen ohne nachhaltige psychische Schäden zu bewältigen. Das Gegenteil von Resilienz heißt Vulnerabilität *(Verletzlichkeit, Verwundbarkeit, Empfindlichkeit)*.

Die aktuelle **Resilienzforschung** bezieht die Konzepte der Salutogenese und Stressforschung ein. Sie versucht die Frage zu klären, warum Betroffene trotz widriger Umstände und z. T. existenzbedrohender Ereignisse gesund, stark und widerstandsfähig bleiben können. Während Resilienz zunächst bei heranwachsenden Kindern untersucht wurde, wird sie inzwischen auf die ganze Lebensspanne bezogen betrachtet. Als übergreifendes Konzept erscheint Resilienz komplex und unübersichtlich. Wer sich aber mit den Konzepten *Stress und Coping* (→ 16.1.5) sowie *Salutogenese und Widerstandsressourcen* (→ 16.1.2) auseinandergesetzt hat, wird sich zurechtfinden und Bekanntes wiederentdecken (→ Abb. 16.15).

Resilienz wird als „Widerstandsfähigkeit“ deutlich, wenn ein Stressor (→ Abb. 16.15, → Nr. 1) auf einen Betroffenen einwirkt. In einem ersten Schritt wird dieser Stressor vom Betroffenen bewertet, ob er etwa eine Bedrohung, einen Verlust oder eine bewältigbare Herausforderung darstellt. Wenn z. B. bei einer Pflegenden ein befristeter Arbeitsvertrag ausläuft, steht sie vor der Herausforderung, sich um ein unbefristetes Arbeitsverhältnis zu bemühen oder sich einen neuen Arbeitsplatz zu suchen.

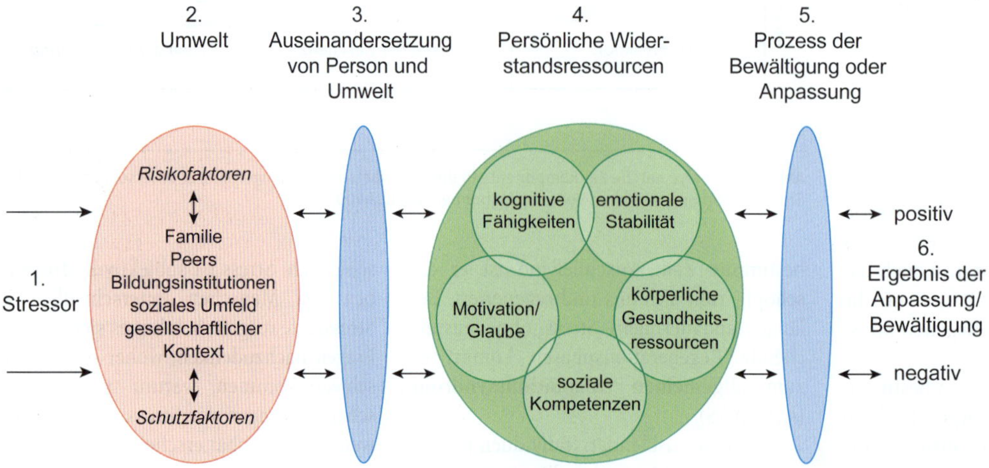

Abb. 16.15 Das Konzept der Resilienz (modifiziert nach [14]). [F1102]

Die Betroffene reagiert jedoch nicht völlig auf sich allein gestellt, sie ist eingebettet in eine **spezifische Umwelt** (→ Abb. 16.15, → Nr. 2). Diese Umwelt kann – bezogen auf den Stressor – als zusätzliches Risiko oder als Schutz wirken. Wenn die betroffene Pflegende z. B. als alleinerziehende Mutter auf das Einkommen angewiesen ist, wird diese Umweltbedingung den Stress für sie persönlich erhöhen. Weiß sie sich jedoch mit Freunden und Arbeitskollegen gut vernetzt, wird sie über diese Beziehungen leichter eine neue Stelle finden.

Die Umwelt ist gestaltbar (→ Abb. 16.15, → Nr. 3): Wenn es der Problemlösung dient, kann sich die Betroffene neue Bezugspersonen oder neue Informationsquellen erschließen. So könnte die Pflegende auf der Stellensuche alte Beziehungen zu bisherigen Arbeitsstellen oder zur Ausbildungsstätte wieder aufleben lassen.

Selbstverständlich liegt es immer auch an der Person selbst, ob ein Stressor bewältigt werden kann (→ Abb. 16.15, → Nr. 4). Neben den in der Abbildung dargestellten persönlichen Faktoren spielen z. B. auch das Geschlecht, das Temperament und bisherige Erfahrungen in ähnlichen Situationen eine Rolle.

Beim Beispiel der Stellensuche bedeutet das: Wer sich vielleicht wegen des drohenden Arbeitsplatzverlusts schämt, eher introvertiert ist, wird weniger offensiv andere Menschen um Unterstützung bitten. Wer schon einmal die Erfahrung gemacht hat, wie hilfreich „Beziehungen" sein können, wird das Problem erneut so zu lösen versuchen.

Unter den genannten Voraussetzungen startet nun der eigentliche **Bewältigungs- oder Anpassungsprozess** (→ Abb. 16.15, → Nr. 5). Falls dieser Prozess gelingt und zu einem positiven Ergebnis (→ Abb. 16.15, Nr. 6) führt, erhöht sich die Resilienz des Betroffenen. Misslingt die Bewältigung, kann eine psychische Beeinträchtigung entstehen [15].

Merkmale des Resilienzkonzepts

- Resilienz kann erlernt oder erworben werden, ist also nicht (nur) angeboren
- Resilienz ist dynamisch, d. h., sie verändert sich im Laufe des Lebens oder je nach Situation
- Resilienz ist multifaktoriell: Neben persönlichen Faktoren spielen auch Umweltfaktoren und soziale Bindungen eine wichtige Rolle. Dabei wirken diese Faktoren nicht nur einseitig auf das Individuum ein, der Betroffene ist nach diesem Konzept auch in der Lage, seine Umweltbedingungen aktiv mitzugestalten.

Kritik am Resilienzkonzept

Wenn sich Menschen bedingungslos in ihr Schicksal einfügen und nach dem Motto leben „Tue gern, was du tun musst!", dann scheinen sie problemlos zurechtzukommen, ganz so, als hätten sie ausgeprägte Widerstandsressourcen. In Wahrheit führt diese Form der „Bewältigung" durch übertriebene Anpassung aber dazu, dass ein Mensch sich selbst und seine Lebensziele oder Bedürfnisse verleugnet. Bei der Umsetzung des Resilienzkonzepts ist folglich darauf zu achten, dass die Eigenheiten und das Selbstbestimmungsrecht des Betroffenen gewahrt bleiben.

SPICKZETTEL

Resilienz

- Psychische Widerstandsfähigkeit des Einzelnen, die ihm eine erfolgreiche Problembewältigung auch unter widrigsten Umständen ermöglicht.
- Ist teilweise angeboren und von der Persönlichkeit abhängig, kann aber auch erlernt und erworben werden und sich im Laufe des Lebens verändern.
- Umweltfaktoren und soziale Bindungen können Resilienz stärken oder mindern, aber auch vom Individuum mitgestaltet werden.
- Resilienz ist abzugrenzen von übertriebener Anpassung.

16.2 Gesundheitsförderung in Gesellschaft und Politik

16.2.1 Programme der WHO

Alma-Ata: Primary-Health-Care-Deklaration

In den 1970er-Jahren musste die *WHO* feststellen, dass die großen Gesundheitsprobleme – z. B. die Herz-Kreislauf-Erkrankungen in den Industrienationen – mithilfe der Konzepte Prävention, Gesundheitserziehung und Gesundheitsaufklärung nicht nachhaltig verändert werden konnten. Auch in den Ländern der sog. Dritten Welt ließen sich die dortigen Gesundheitsprobleme nicht wesentlich beeinflussen. Daher wurde ein neues Ziel definiert: die Lebensbedingungen aller Menschen zu erhalten oder sogar zu verbessern, um ihnen damit zu ermöglichen, ihre eigenen Gesundheitspotenziale zu entwickeln. Diese Idee wurde 1978 auf der Internationalen Konferenz über primäre Gesundheitsversorgung in **Alma-Ata** in der **Primary-Health-Care-Deklaration** festgehalten.

Primary-Health-Care-Deklaration

„Das Erreichen des bestmöglichen Gesundheitszustands ist ein höchst wichtiges, weltweites soziales Ziel, dessen Verwirklichung das Handeln vieler anderer sozialer und ökonomischer Bereiche zusätzlich zum Gesundheitsbereich erfordert. Wirtschaftliche und soziale Entwicklung auf der Basis einer neuen Wirtschaftsordnung ist von grundlegender Bedeutung für die volle Erreichung von Gesundheit für alle und für die Verringerung der Kluft zwischen dem Gesundheitszustand in entwickelten und dem in Entwicklungsländern. Primäre Gesundheitsversorgung [...] bezieht zusätzlich zum Gesundheitssektor alle damit in Zusammenhang stehenden Sektoren und Aspekte der Entwicklung eines Landes und eines Gemeinwesens ein, insbesondere Landwirtschaft und Viehzucht, Nahrung, Industrie, Bildung, Wohnen, öffentliche Arbeiten und Nachrichtenverbindung, und verlangt die vereinten Anstrengungen all dieser Sektoren" [16].

Ottawa-Charta

Im Jahr 1986 wurde in der Ottawa-Deklaration **(Ottawa-Charta)** das internationale Konzept **„Gesundheit für alle bis zum Jahr 2000"** verabschiedet. Hierbei steht das Konzept der Gesundheitsförderung im Zentrum.

Ottawa-Charta

„Gesundheitsförderung zielt auf einen Prozess, allen Menschen ein höheres Maß an Selbstbestimmung über ihre Gesundheit zu ermöglichen und sie damit zur Stärkung ihrer Gesundheit zu befähigen. Um ein umfassendes körperliches, seelisches und soziales Wohlbefinden zu erlangen, ist es notwendig, dass sowohl Einzelne als auch Gruppen ihre Wünsche und Hoffnungen wahrnehmen und verwirklichen sowie ihre Umwelt meistern bzw. sie verändern können" [17].

Der Auszug macht deutlich, dass Gesundheitsförderung als Konzept sowohl bei Individuen und Gruppen als auch bei der sozialen und physischen Umgebung ansetzt. Ziel ist es, durch gesundheitsfördernde Methoden die Ressourcen und Kompetenzen auf allen Ebenen zu stärken, um die eigene Verantwortung für Gesundheit übernehmen zu können. Alle Ebenen, die sich um Gesundheit und soziale Bedürfnisse der Bevölkerung kümmern (Politik, Wirtschaft, Versorgungsinstanzen), werden zur Verantwortung auf-

Tab. 16.4 Handlungsstrategien und Aktionsfelder der Ottawa-Charta.

Handlungsstrategien	Aktionsfelder
• Voraussetzungen für Gesundheit sichern • Interessen vertreten • Befähigen und ermöglichen • Vermitteln und vernetzen.	• Gesundheitsfördernde Gesamtpolitik entwickeln • Gesundheitsfördernde Lebenswelten schaffen • Gesundheitsbezogene Gemeinschaftsaktionen unterstützen • Persönliche Kompetenzen entwickeln • Gesundheitsdienste neu orientieren.

gerufen. Gesundheitsförderung bekam damit die Bedeutung eines gesellschaftspolitischen Konzepts.

Mit der Ottawa-Charta wurde der Wandel von einem einseitig krankheitsorientierten hin zu einem salutogenetischen *(gesundheitsorientierten)* Denken eingeleitet (→ 16.1.3). Konkretisiert wurde die Ottawa-Charta durch die Formulierung von **Handlungsstrategien** und **Aktionsfeldern** (→ Tab. 16.4). Sie veranschaulichen die Verantwortung, die alle Ebenen zu übernehmen haben, um das Ziel der Ottawa-Charta zu erreichen.

„Gesundheit für alle"

Bereits 1984 wurden unter dem Dach **Gesundheit für alle im Jahr 2000** für Europa 38 Ziele formuliert, die den spezifischen europäischen Bedingungen und Anforderungen angepasst waren. Sie waren wie folgt gegliedert [18]:

Für eine bessere Gesundheit

- Allgemeine Gesundheit, Chancengleichheit, Lebensqualität
- Gesundheit spezifischer Bevölkerungsgruppen
- Prävention und Bekämpfung von Krankheit und Gesundheitsproblemen.

Strategien

- Gesundheitsförderlicher Lebensstil
- Gesunde Umwelt
- Bedarfsgerechte Versorgung
- Unterstützung: „Gesundheit für alle" – Entwicklungsstrategien.

Auf einer *WHO*-Konferenz in Lissabon 1991 wurden diese Ziele aufgrund der bis dahin gemachten Erfahrungen aktualisiert und auf das Jahr 2000 orientiert. Es entstand hierdurch in ganz Europa eine Bewegung, die dazu führte, dass Politik, Bildungseinrichtungen, Gesundheitswesen und Berufsverbände der Gesundheitsförderung in der Praxis eine Form gaben. Im Jahr 1998 erfolgte durch das *WHO-Regionalkomitee Europa* eine Aktualisierung des Rahmenkonzepts unter dem Titel „Gesundheit 21 – Gesundheit für alle im 21. Jahrhundert". Darin wurden die ursprünglich 38 Ziele zu 21 Zielen für die Europäische Region zusammengefasst und umformuliert [19].

Jakarta: Prioritäten für das 21. Jahrhundert

Die 4. Internationale Konferenz zur Gesundheitsförderung „Neue Akteure für eine neue Ära – Gesundheitsförderung für das 21. Jahrhundert" 1997 in **Jakarta** legte eine fünf Punkte umfassende Erklärung vor, die den Handlungsrahmen für Gesundheitsförderung auf dem Weg ins 21. Jahrhundert definiert [20].

Erklärung von Jakarta

Prioritäten der Gesundheitsförderung für das 21. Jahrhundert

1. Förderung sozialer Verantwortung für Gesundheit
2. Ausbau der Investitionen in die Gesundheitsentwicklung
3. Festigung und Ausbau von Partnerschaften für die Gesundheit
4. Stärkung der gesundheitsfördernden Potenziale von Gemeinschaften und der Handlungskompetenz des Einzelnen
5. Sicherstellung einer Infrastruktur für die Gesundheitsförderung.

SPICKZETTEL

Gesundheitsförderung in der WHO

Primary-Health-Care-Deklaration (Alma-Ata, 1978): Erreichen des bestmöglichen Gesundheitszustands als weltweites soziales Ziel unter Einbeziehung aller sozialen und ökonomischen Bereiche.
Ottawa-Charta – Gesundheit für alle bis zum Jahr 2000 (1986): Gesellschaftspolitisches Konzept zur Stärkung der Ressourcen und Kompetenzen des Einzelnen auf allen Ebenen (salutogenetischer Ansatz).
„Gesundheit für alle" in Europa: „Gesundheit für alle im Jahr 2000" (1984/1991) mit 38 Zielen, „Gesundheit 21" (1998) mit 21 Zielen.
Erklärung von Jakarta (1997): Handlungsrahmen und Prioritäten der Gesundheitsförderung auf fünf Ebenen.

16.2.2 Ebenen der Gesundheitsförderung

Bis auf wenige Erfolge (z. B. die Ausrottung der Pocken) ist es der *WHO* kaum gelungen, globale Gesundheitsprobleme zu lösen. Auch sind die Anforderungen – weltweit betrachtet – recht unterschiedlich: Während in einem Teil der Welt die Menschen Hunger leiden (→ Abb. 16.16), treten in den sog. Industrienationen Wohlstandskrankheiten auf, die auf ein Überangebot an Nahrungs- und Genussmitteln zurückzuführen sind.

Auch wenn der Welthunger-Index (→ Abb. 16.16) insgesamt zurückgegangen ist [21], steigt die weltweite Verbreitung von Unterernährung – nach Jahrzehnten des Rückgangs – wieder an. Das könnte ein Warnsignal dafür sein, dass sich auch andere Hungerindikatoren-Trends umkehren. Hungertreiber sind vor allem sich verschärfende Konflikte, klimabedingte Wetterextreme ebenso wie die wirtschaftlichen und gesundheitlichen Herausforderungen der COVID-19-Pandemie [22].

Die raschen Erfolge bei der Bekämpfung infektiöser Erkrankungen stellen sich bei den chronischen Erkrankungen nicht ein. Im Gegenteil: Die Zahl der Betroffenen mit chronischen Erkrankungen steigt kontinuierlich. Das Programm der *WHO* wandelt sich vom pathogenetisch-präventiven zum salutogenetisch-gesundheitsfördernden Bemühen (→ 16.1.2) durch die Verbesserung der Lebensumwelt. Dies geschieht auf drei Ebenen:

- **Makroebene:** Auf der Ebene von Staaten oder Staatengemeinschaften sind die politischen Rahmenbedingungen für Gesundheit zu gestalten, wie etwa die Chancengleichheit oder die Rahmenbedingungen für das Gesundheitswesen
- **Mesoebene:** Zur Ebene der unmittelbaren Lebensumwelt zählen Wohnortgemeinde, Arbeitswelt und der sog. **Social Support** *(soziales Netz, soziale Unterstützung)*
- **Mikroebene:** Die Ebene des Individuums umfasst Fähigkeiten, Gesundheitspotenziale, Bildung und auch z. B. die körperliche Fitness des Einzelnen.

Social Support

Soziale Unterstützung umfasst wichtige Personen und Einrichtungen der Mesoebene, die zur Förderung und Erhaltung der Gesundheit beitragen. Schon allein der Gedanke, sich im Notfall auf dieses Netz verlassen zu können, ist als gesundheitsfördernd einzuschätzen.

ABBILDUNG 1 **GLOBALE UND REGIONALE WHI-WERTE FÜR 2000, 2006, 2012 UND 2021 MIT BETRÄGEN DER EINZELNEN INDIKATOREN**

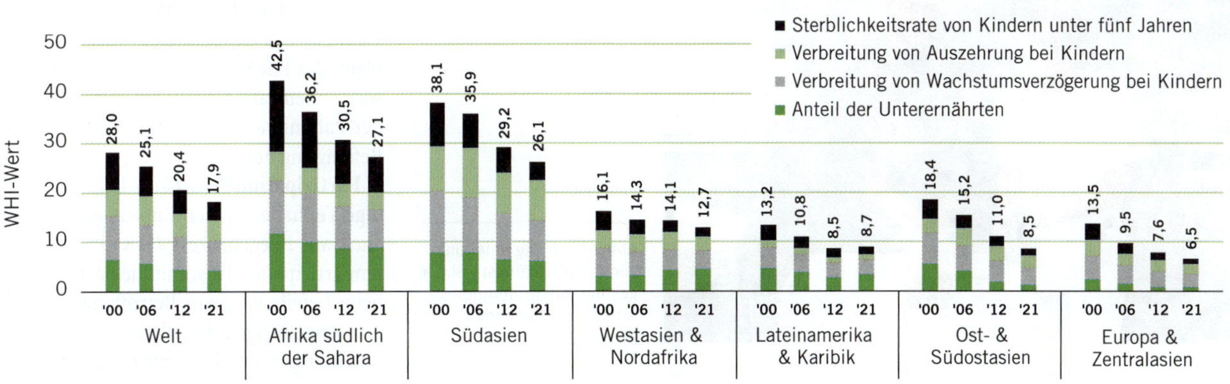

Abb. 16.16 Die Zahl der Hungernden in der Welt ist zwar insgesamt zurückgegangen, trotzdem gibt es regional große Unterschiede. Der Anteil der Unterernährten steigt wieder leicht an. Entwicklung des Welthunger-Index (WHI) zwischen 1992 und 2021 (Werte auf der WHI-Skala von 0 [= kein Hunger] bis 100 [= schlechtester Wert]) [21]. [W873-002]

- **Informationeller Support:** „Menschen oder Einrichtungen in meinem Umfeld helfen mit Informationen weiter und beantworten meine Fragen, z. B. ‚Was kann ich tun?' oder ‚Wo finde ich einen guten Arzt?'"
- **Emotionaler Support:** „Es gibt jemanden, der mir zuhört, mich tröstet, bei dem ich mich ausweinen kann"
- **Instrumenteller Support:** „Jemand gießt meine Blumen, geht für mich einkaufen, erledigt Botengänge"
- **Motivationaler Support:** „Jemand baut mich auf, bestärkt mich im guten Tun, begleitet mich."

16.2.3 Betriebliche Gesundheitsförderung

Die betriebliche Gesundheitsförderung ist ein geeignetes Mittel, um auf gesundheitliche Beanspruchungen der Beschäftigten, z. B. gestiegene psychische Belastungen und Zeitdruck, angemessen zu reagieren. Ihr Ziel ist, die Gesundheit, Leistungsfähigkeit und das Wohlbefinden der Mitarbeitenden zu fördern. Dazu werden Arbeitsmittel, Arbeitsumgebung, Arbeitszeit, Arbeitsorganisation, Sozialbeziehung und unterstützendes Umfeld einbezogen. Darüber hinaus sollte die Lebenssituation der Mitarbeitenden im Sinne der Work-Life-Balance berücksichtigt werden.

Die betriebliche Gesundheitsförderung ist ein wesentlicher Baustein des betrieblichen Gesundheitsmanagements. Sie schließt alle im Betrieb durchgeführten Maßnahmen ein, die die gesundheitlichen Ressourcen stärken, und beinhaltet

- Gesundheits- und Arbeitsschutz
- Betriebliches Eingliederungsmanagement
- Personal- und Organisationspolitik.

Die betriebliche Gesundheitsförderung umfasst a) Maßnahmen, die auf das Verhalten von Menschen ausgerichtet sind (Verhaltensprävention) und b) Maßnahmen, die Arbeitsbedingungen analysieren (Verhältnisprävention) (→ 16.1.3). Eine klare Trennung in der Praxis ist oftmals nicht möglich, da diese Bereiche sich gegenseitig beeinflussen. Beispiele für gesundheitsfördernde Maßnahmen im Betrieb sind z. B.:

- Gesunde Kantinenkost
- Gesundheitsfördernde Arbeitsplatzgestaltung und Mitarbeiterführung
- Rauchfreier Betrieb
- Gesundheitszirkel
- Flexible Arbeitszeiten
- Ernährungs- und Rückenkurse
- Kurse zu Entspannung und Stressmanagement
- Hilfs- und Beratungsangebote.

16.3 Pflege und Gesundheitsförderung

Ressourcenorientierung, Aktivierung und Stärkung der Selbstpflegekompetenzen – das sind nur wenige Stichworte aus dem breiten Aufgabenfeld, in dem sich Gesundheitsförderung und Pflege überschneiden.

Das **Präventionsgesetz** ist 2015 in Kraft getreten. Das Ziel des Gesetzes: Die Prävention soll den Stellenwert erhalten, den das Thema in der Gesellschaft braucht – für alle Altersstufen. Dazu sollen Prävention und Gesundheitsförderung dort angeboten werden, wo die Menschen den Großteil ihrer Zeit verbringen, also auch in Kitas, Schulen, Betrieben und in Pflegeeinrichtungen. Damit hat die Soziale Pflegeversicherung einen spezifischen Präventionsauftrag erhalten, um auch Menschen in stationären Pflegeeinrichtungen mit gesundheitsfördernden Angeboten erreichen zu können.

16.3.1 Aufgaben der Pflege im Rahmen der Gesundheitsförderung

Grundlagen pflegerischer Gesundheitsförderung und Prävention

Maßnahmen, die der **Gesundheitsförderung und pflegerischen Prävention** zugeordnet sind, sind Prophylaxen sowie Patientenschulung und -beratung.

Prophylaxen sollen Begleit- oder Folgeerkrankungen verhindern. In diesem Feld, das der tertiären Prävention (→ Tab. 16.2) zuzuordnen ist, besitzen Pflegende viel Erfahrung. Die Nationalen Expertenstandards in der Pflege (→ 47.7.1) bieten ein pflegewissenschaftliches Fundament, das die Erfahrung in diesem Bereich durch wissenschaftlich gesicherte Erkenntnisse untermauert und die Grundlage für Pflegehandeln bildet.

Die **Patientenschulung und -beratung** (→ Kap. 40) – wie auch die Schulung und Beratung von Angehörigen – tragen dazu bei, ein Leben mit der Krankheit bei größtmöglicher Gesundheit und Selbstbestimmung zu fördern (→ Abb. 16.17). Diese Maßnahmen beziehen sich allerdings ausschließlich auf Menschen, die bereits durch Krankheit oder Behinderung beeinträchtigt sind. Daher stellt sich die Frage, was Pflege im Bereich der primären Prävention (→ Tab. 16.1) und Gesundheitsförderung tun kann.

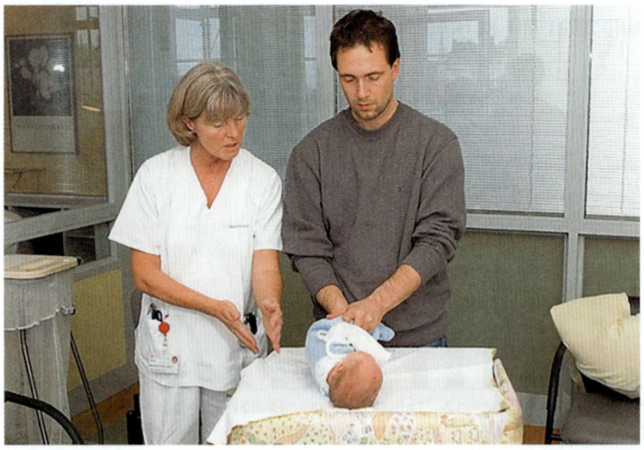

Abb. 16.17 Die Anleitung von Angehörigen ist Teil der gesundheitsfördernden Arbeit von Pflegenden. [K115]

Die aktuelle Diskussion über Aufgaben der Pflege im Bereich der Gesundheitsförderung folgt den von der WHO in der Ottawa-Charta (→ 16.2.1) geprägten Begriffen: **Empowerment, Enabling** und **Partizipation.**

Empowerment bedeutet:
- Ressourcen und adäquates Coping (→ 15.5.1) fördern
- Gesundheitsförderliches Verhalten aufrechterhalten
- Gesundheitsrelevante Verhaltensweisen ggf. verändern
- Erkrankungen vorbeugen
- Weitgehende Unabhängigkeit sichern.

In der Umsetzung wird der Adressat nicht belehrt, geschult oder informiert. Vielmehr geht es darum, lebenslange Lernprozesse anzubahnen.

Lernprozesse begleiten

Auch kranke oder gesundheitsgefährdete Menschen können ihre eigenen Erfahrungen gesundheitsfördernd nutzbar machen. Durch geplante, bewusste und konstruktiv begleitete Lernprozesse können Menschen sich aktiv mit ihrer Lebenswirklichkeit auseinandersetzen und dabei nicht nur ihre gesundheitlichen Risiken mindern, sondern auch ihre Fähigkeiten neu entdecken und entfalten [23].

Enabling *(Befähigung)* setzt auf Hilfe zur Selbsthilfe, damit nicht neue Abhängigkeiten entstehen, sondern das Selbstbestimmungsrecht (→ 49.3.2) gewahrt bleibt.

Enabling von pflegebedürftigen Menschen geschieht somit mehr durch eine Haltung, die die Pflegende einnimmt, als durch ein konkretes Tun. Objekt des Handelns ist nicht der Mensch mit Pflegebedarf, sondern vielmehr das Gesundheits- oder Pflegeproblem, das Pflegende und die betroffene Person gemeinsam bewältigen. Alle Strategien der Patientenorientierung tragen somit zur Befähigung bei.

Partizipation (→ 19.2.8) bedeutet mündige Teilhabe an allen Entscheidungen und auch am Pflegeprozess (→ Kap. 1). Patientenpartizipation ist somit die partnerschaftliche Beteiligung von Betroffenen und deren Angehörigen in allen wichtigen Entscheidungen des Pflegeprozesses. Auch in die Gesundheitsförderung beziehen Pflegende nicht nur den Betroffenen, sondern auch Umfeld und Angehörige ein.

SPICKZETTEL

Ziele pflegerischer Gesundheitsförderung

Empowerment: Kranke und pflegebedürftige Menschen lernen, ihre verbliebenen Gesundheitspotenziale zu erhalten, neue Gesundheitspotenziale zu entdecken und gesundheitsbezogene Veränderungen in ihr Leben zu integrieren.
Enabling: Betroffene können aufgeklärt, informiert und selbstständig ihr gesundheitsbezogenes und krankheitsbezogenes Verhalten steuern.
Partizipation: Betroffene und Angehörige können Versorgungsentscheidungen mit beeinflussen.

Tab. 16.5 Gesundheitsförderung und Prävention im Lebenslauf (in Anlehnung an [24]).

	Primäre Prävention „Gesundes gesund erhalten"	Sekundäre Prävention „Screening, um Krankheit frühzeitig zu entdecken"	Tertiäre Prävention „Folgeschäden und Komplikationen vermeiden, Rehabilitation"
Säuglings- und Kindesalter	• Impfungen (→ 30.3.2) • Verletzungen, Unfälle, Vergiftungen und Aspiration vermeiden, Chemikalien unerreichbar wegsperren, Rückhaltesysteme im Auto • Schlafumgebung entsprechend den Empfehlungen der Schlafforschung gestalten (→ 11.4) • Krankheiten durch Nährstoffmangel vorbeugen; Milchzahnkaries verhindern • Prävention späterer Adipositas durch Gewichtskontrolle der Mutter während der Schwangerschaft sowie angepasste Ernährung im Säuglingsalter.	• Stoffwechselscreenings zwischen dem 3. und 10. Lebenstag (Schilddrüsenunterfunktion, Phenylketonurie u. a.) • Kinder-Vorsorgeprogramm U1–J1 (→ 18.2).	Frührehabilitation und Lernförderung, z. B. in integrativen Kindergärten und Schulen: Die Gemeinsamkeit behinderter und nicht behinderter Kinder ist für beide Seiten von Vorteil.
Jugendalter	Vorbeugung von Alkohol- und Nikotinabhängigkeit sowie der Entwicklung einer „Nein, danke!"-Haltung gegenüber Drogen und Stoffen mit Suchtpotenzial.	Screenings liefern gesundheitsrelevante Daten, z. B.: • Einschulungsuntersuchung • Untersuchung nach Jugendarbeitsschutzgesetz • Betriebsmedizinische Untersuchung bei der Aufnahme einer Ausbildung oder Arbeit • Musterung.	

Tab. 16.5 Gesundheitsförderung und Prävention im Lebenslauf (in Anlehnung an [24]). *(Forts.)*

	Primäre Prävention „Gesundes gesund erhalten"	Sekundäre Prävention „Screening, um Krankheit frühzeitig zu entdecken"	Tertiäre Prävention „Folgeschäden und Komplikationen vermeiden, Rehabilitation"
Erwachsenenalter	• Prävention von typischen Erkrankungen des Erwachsenenalters durch Verhaltens- und Verhältnisprävention (→16.1.3) • Partizipation und Empowerment als Hauptstrategien.	• Gesundheits-Checks • Arbeits- und betriebsmedizinische Untersuchungen • Krebsfrüherkennungsuntersuchungen • Früherkennung von Stoffwechselerkrankungen, z. B. Diabetes mellitus (→26.6) und Bluthochdruck (→22.4.1) • Identifikation von Risikogruppen.	• Prophylaxen (→Kap. 16) • Rehabilitation (→Kap. 17).
Höheres Alter	• Erhalten körperlicher Aktivität • Angemessenes Ernährungsverhalten (Anpassung der Energiezufuhr, Berücksichtigung des erhöhten Eiweißbedarfs, ausreichende Flüssigkeitszufuhr) • Unfallschutz, Sturzprophylaxe (→9.8) • Erhalten kognitiver Aktivität (Gedächtnistraining zeigt bis ins hohe Alter Wirkung) • Präventive Hausbesuche und Prophylaxe von Pflegebedürftigkeit.	• Screenings zu den typischen Alterserkrankungen • Routineuntersuchungen im Rahmen hausärztlicher Betreuung oder anlässlich der Krankenhausbehandlung.	• Konzepte geriatrischer Rehabilitation (→17.4.2) • Rehabilitation nach typischen Alterserkrankungen wie Schlaganfall (→17.5.1), Herzinfarkt und sturzbedingten Frakturen sowie nach Gelenkersatz (→17.5.2).

Gesundheitsförderung und Prävention im Lebenslauf

Pflegende übernehmen vielfältige Aufgaben **im Lebenslauf** des Einzelnen.

Hierzu ist die Kenntnis gesunder und eingeschränkter Entwicklung sowie geeigneter Gesundheitsförderung und Prävention nötig (→Tab. 16.5).

16.3.2 Gesundheitsförderung und Prävention bei pflegenden Angehörigen

Von den über zwei Millionen pflegebedürftigen Menschen in Deutschland werden mehr als zwei Drittel zu Hause versorgt, die meisten von ihnen allein durch Angehörige mit oder ohne Unterstützung eines ambulanten Pflegedienstes.

Die pflegenden Angehörigen sind dabei vielfachen Belastungen ausgesetzt:

- Sie empfinden sich als „dauernd zuständig"
- Sie sind dadurch von sozialen Kontakten und Aktivitäten ausgeschlossen
- Sie empfinden sich als sozial isoliert.

Besonders intensiv ist diese Belastung bei Angehörigen, die einen demenziell erkrankten Menschen betreuen (→37.11.3). Nicht selten führt diese Belastung zur Beeinträchtigung der Gesundheit der pflegenden Angehörigen.

Voraussichtlich nimmt die Zahl pflegebedürftiger Personen zu. Gleichzeitig werden Familien kleiner, und die Familienangehörigen wohnen oft weit entfernt. Dies führt dazu, dass – wenn überhaupt – nur ein einzelnes Familienmitglied die Pflege des Angehörigen übernehmen kann. So konzentriert sich die Belastung auf diese Person.

Unterstützung für pflegende Angehörige

Um die Bereitschaft, Angehörige zu pflegen, zu erhalten, sieht das Pflegeversicherungsgesetz (SGB XI) als **Unterstützung für pflegende Angehörige** die Möglichkeit vor, Kurzzeit- und Verhinderungspflege, Pflegekurse und häusliche Pflegeschulungen in Anspruch zu nehmen (→47.2.2). Diese Angebote werden Untersuchungen zufolge jedoch eher zögerlich wahrgenommen. Somit ist es auch Aufgabe professionell Pflegender, zu diesen Angeboten zu beraten und bei den Pflichteinsätzen nach § 37 Abs. 3 SGB XI auf Anzeichen von Überlastung bei pflegenden Angehörigen zu achten.

Nach § 37 Abs. 3 der Pflegeversicherung (SGB XI) können Pflegebedürftige statt der „Pflegesachleistung" (also der Pflege durch einen ambulanten Pflegedienst) auch Pflegegeld beanspruchen. Das ist aber an die Verpflichtung geknüpft, sich durch eine zugelassene Pflegeeinrichtung beraten zu lassen (→Abb. 16.18). Diese Pflegeeinrichtung (meist ein ambulanter Pflegedienst) besucht den Pflegeempfänger bei Pflegegrad 2 und 3 halbjährlich sowie bei Pflegegrad 4 und 5 vierteljährlich einmal. Diese Besuche dienen laut Gesetz der Qualitätssicherung und der pflegefachlichen Unterstützung (**Beratungseinsatz nach § 37 Abs. 3 SGB XI**). Sie müssen dokumentiert werden. Der ambulante Pflegedienst kann diese Besuche direkt mit der Pflegekasse abrechnen.

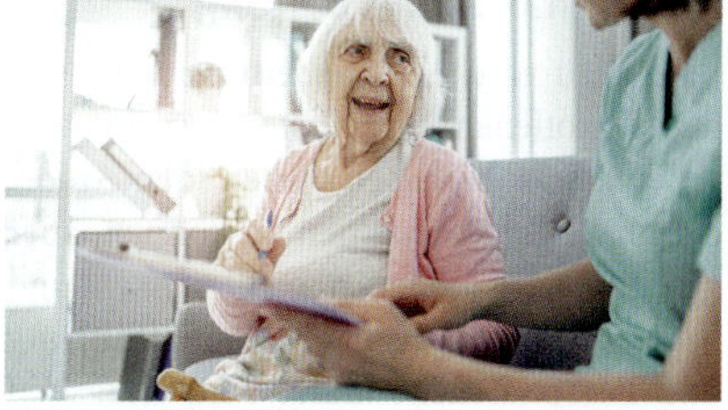

Abb. 16.18 Wer zu Hause gepflegt wird und Pflegegeld bezieht, erhält regelmäßig ein Beratungsgespräch zur Pflege. Ab Pflegegrad 2 ist dieses verpflichtend. [J787]

Beratungsinhalte

Die **Beratung pflegender Angehöriger** kann z. B. umfassen:

- Rückengerechtes Arbeiten (→16.4.4)
- Training im Umgang mit Hilfsmitteln
- Erlernen bestimmter Pflegetechniken
- Vermittlung weiterführender Hilfsangebote wie Wohnraum- oder Seniorenberatung, Kurzzeitpflege
- Ermutigung zum Besuch von Pflegekursen
- Kontaktaufnahme mit Selbsthilfegruppen (→17.2.5).

Das Sozial- und Gesundheitswesen kann auf die tätige Mithilfe pflegender Angehöriger nicht verzichten. Sie ermöglichen nicht nur eine erhebliche Kostenersparnis, sondern tragen auch dazu bei, dass die Pflegebedürftigen so lange wie möglich in der gewohnten Umgebung bleiben können. Das sichert deren Lebensqualität entscheidend. Weil die pflegenden Angehörigen so wertvoll sind, muss dafür gesorgt werden, dass sie nicht überlastet oder sogar selbst pflegebedürftig werden.

Um die Gesundheit der pflegenden Angehörigen zu sichern, müssen auch die professionell Pflegenden ihren Teil beitragen.

16.4 Berufliche Gesundheitsförderung für Pflegende

Pflegende sind einer Vielzahl von **Belastungen** ausgesetzt. Verschiedene Faktoren haben dazu geführt, dass diese Belastungen sich in der letzten Zeit sogar verdichtet haben.

Die von der Europäischen Union finanzierte „NEXT"-Studie (Nurses' Early Exit Study) lieferte bereits 2006 eine Datenbasis über den frühen Berufsausstieg von Pflegenden, um die subjektiv empfundene Zunahme der Belastungen zu belegen [25].

Die Studie zeigt auch, dass die Arbeitsbedingungen in Deutschland im europäischen Vergleich als relativ ungünstig erlebt werden. Als besonders belastend wird der Schichtdienst empfunden, wenn er auch Nachtdienste einschließt (→ Abb. 16.19).

16.4.1 Strukturelle Belastungen

Außer den beruflichen Belastungen, die im Zusammenhang mit dem Berufsausstieg gesehen werden, gibt es zahlreiche weitere Belastungen für Pflegende, die – auch wenn sie nicht zum Verlassen der Pflegetätigkeit führen – als beeinträchtigend empfunden werden. Dazu zählen u. a.:

- Verdichtung der Arbeitsbelastung durch Einsparung an Personal und Verkürzung der Patientenverweildauer
- Stress im Kollegenkreis und mit Vorgesetzten (häufiger als „Ärger" mit Patienten)
- Drohende Überforderung durch unklare Aufgabenbereiche
- Mangelnde oder gar fehlende Einarbeitung
- Hoher Krankenstand als Folge und Ursache weiterer Belastungen
- Gratifikationskrise als Missverhältnis zwischen Anstrengung und Belohnung.

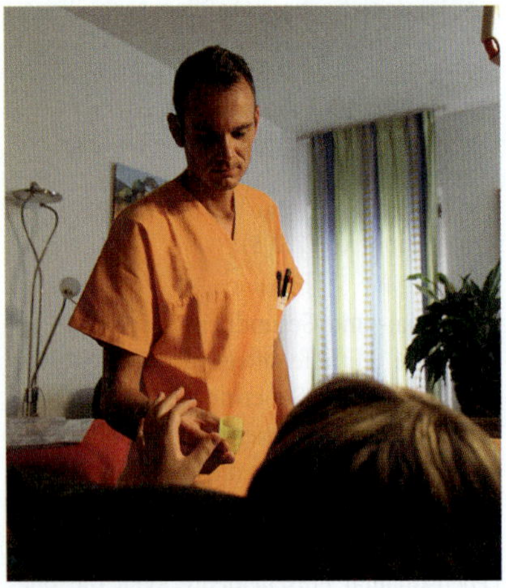

Abb. 16.19 Der Schichtdienst und vor allem der Nachtdienst werden von Pflegenden oft besonders belastend erlebt. [K333]

Stress mit Kollegen und Vorgesetzten

Umfragen der Berufsgenossenschaft unter Pflegenden haben ergeben, dass zwei Drittel der beruflichen Belastung sich nicht aus der Arbeit mit den Patienten, sondern aus gespannten Beziehungen im Kollegenkreis oder zu Vorgesetzten ergeben.

Mobbing und Bossing → 39.5.4

Unscharf definierte Aufgabenbereiche

Innerhalb der Berufsgruppe professionell Pflegender herrscht die Einschätzung vor, dass **Aufgabenbereiche unscharf definiert** sind. Aber auch in der Zusammenarbeit mit anderen Berufsgruppen des Gesundheitswesens oder im Kontakt mit Patienten und deren Angehörigen gibt es unterschiedliche Auffassungen, wofür Pflegende zuständig sind.

Die Berufsrolle Pflegender ist geprägt durch die vielfältigen Erwartungen anderer Menschen (Patienten, deren Angehörige, Kollegen und sonstige Mitarbeiter). Die Berufsrolle muss nicht mit dem *eigenen* oder dem *kollektiven* Berufsverständnis übereinstimmen.

Geprägt z. B. auch durch Krankenhausserien erwarten viele Menschen Unerfüllbares von Pflegenden. Aber auch im kleineren Rahmen, z. B. im Stationsteam, kann es zu Spannungen kommen, wenn der gefühlte Zuständigkeitsbereich mit dem tatsächlichen Arbeitsauftrag nicht übereinstimmt. Unzufriedenheit entsteht, wenn Pflegende „den ganzen Tag" beschäftigt sind und dabei das Gefühl haben, für das, wofür sie eigentlich zuständig sind (oder sich zuständig glauben), keine Zeit zu haben.

Rollen von Pflegenden → 15.3.1

Mangelhafte Einarbeitung

Eine allzu rasche **Einarbeitung** wird von den Betroffenen als belastend erlebt, weil sie einerseits beweisen wollen, den Anforderungen gerecht werden zu können, aber gleichzeitig vieles noch nicht wissen und beherrschen können. **Personalführung** und **Personalentwicklung** sind Aufgaben der Stations- bzw. Abteilungsleitung im Einvernehmen mit der Pflegedienstleitung. Dazu gehört nicht nur eine geplante Einarbeitung, sondern auch die Förderung berufsbezogener Kompetenzen während des gesamten Arbeitslebens.

Hoher Krankenstand

Auch der **hohe „Krankenstand"** der Pflegenden ist ein Indiz für die gestiegenen Belastungen. Im Gesundheitsreport 2019 „Pflegefall Pflegebranche?" wertete die Techniker Krankenkasse die Daten ihrer Versicherten aus. Danach fallen Kranken- und Altenpflegende im Schnitt jährlich für rund 23 Tage krankheitsbedingt aus. Das sind acht Tage und damit über 50 % mehr als in der Vergleichsgruppe aller Beschäftigten (15 Tage). Besonders betroffen ist dem Report zufolge die Altenpflege (→ Abb. 16.20). Mit einem Krankenstand von 6,9 % haben sie höhere Fehlzeiten als ihre Kollegen in der Krankenpflege mit 6,0 % [26]. Auch kommt es unter Pflegenden, vor allem in der Altenpflege, überdurchschnittlich häufig zu Frühberentungen [27].

Studien belegen den Zusammenhang zwischen den genannten Belastungen und dem Auftreten von Erkrankungen [26]. Leider beteiligen sich nur wenige Krankenhäuser und Pflegeeinrichtungen an Initiativen wie z. B. „Neue Qualität der Arbeit" (www.inqa-pflege.de) und „Deutsches Netzwerk für Betriebliche Gesundheitsförderung" (www.dnbgf.de). Viele Kliniken beziehen Gesundheitsförderung noch ausschließlich auf Patienten und nicht auf das eigene Personal.

Gratifikationskrise

Besonders gravierend werden berufliche Belastungen dann empfunden, wenn sie nicht mit der entsprechenden Anerkennung oder Wertschätzung verbunden sind. Die **Gratifikationskrise** (*engl.* Effort-Reward-Imbalance, ERI) wurde von *Johannes Siegrist* 1996 erstmals beschrieben und bezeichnet ein Missverhältnis zwischen dem Bemühen, den Anforderungen gerecht zu werden, und den Belohnungen *(Gratifika-*

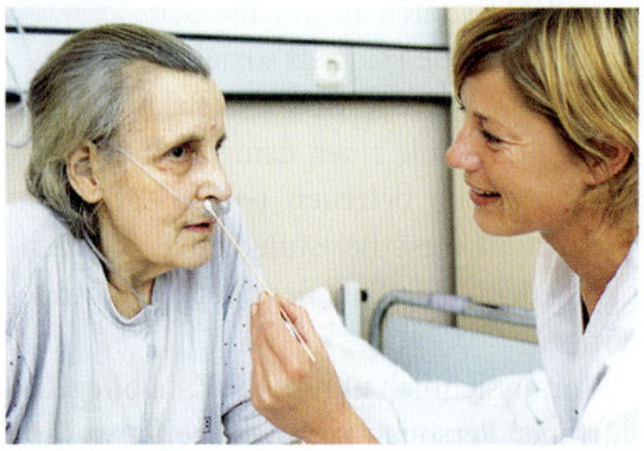

Abb. 16.20 Pflegende fallen häufiger krankheitsbedingt aus als andere Berufsgruppen. Besonders betroffen sind Mitarbeitende in der Altenpflege. [K115]

tionen): Demzufolge entsteht „zusätzlicher" Stress, wenn Pflegende auf der einen Seite die beruflichen Belastungen erleben, ihnen jedoch auf der anderen Seite angemessener Lohn, Aufstiegsmöglichkeiten oder Wertschätzung vorenthalten werden.

Die bundesweite „GratiCriN"-Studie bestätigt die Gratifikationskrise in der Pflege, die sich auch auf die Absichten eines Berufsausstiegs und -wechsels auswirkt. 40 % der befragten Pflegenden gaben an, mindestens einmal im Monat daran zu denken, den Pflegeberuf zu verlassen. Rund 30 % zogen monatlich in Erwägung, den Arbeitsplatz zu wechseln; und rund ein Drittel gab an, weniger Stunden arbeiten zu wollen [28].

Ressourcenorientierung als Lösungsansatz

Will das Krankenhaus sowohl die Gesundheit der Mitarbeitenden wie auch der Patientinnen und Patienten fördern, sind die **Ressourcen** beider Gruppen in den Blick zu nehmen. Bezogen auf die zu pflegenden Menschen bedeutet dies, unnötige Routinetätigkeiten zu unterlassen, wie z. B. das „Abarbeiten" von Assessmentskalen zur Risikoeinschätzung bei offensichtlich nicht gefährdeten Personen. Pflege wird stattdessen an den individuellen, tatsächlichen Bedürfnissen der zu pflegenden Menschen ausgerichtet und erzielt somit so viel Eigenaktivität wie möglich.

Mit Blick auf die Pflegenden bedeutet Ressourcenorientierung z. B., flexiblere Arbeitszeitmodelle anzubieten und die jeweiligen Fähigkeiten und Neigungen der Pflegenden wo immer möglich zu berücksichtigen.

SPICKZETTEL

Strukturelle Belastungen

- Stress mit Kollegen und Vorgesetzten.
- Unklare Aufgabenbereiche (Rollenverständnis und Zuständigkeiten).
- Mangelnde Einarbeitung und Kompetenzförderung.
- Hoher Krankenstand als Folge gestiegener Belastungen.
- Gratifikationskrise (Missverhältnis zwischen Engagement und Belohnung).

16.4.2 Emotionale Belastungen

DEFINITION

Gefühle *(Emotionen):* Angeborene psychische Kräfte; können grundsätzlich nicht abgewöhnt oder „abtrainiert" werden.

Primäre Gefühle: Ausgelöst durch äußere Reize im limbischen System, beispielsweise Angst, Wut, Freude, Trauer, Ekel. Sie sind „primitive", überlebensnotwendige Emotionen, die der Mensch von Geburt an besitzt, und setzen kein kognitiv hohes Entwicklungsniveau voraus.

Sekundäre Gefühle: Treten entwicklungspsychologisch später auf; sie werden durch Denkprozesse ausgelöst und setzen ein bestimmtes kognitives Niveau voraus. Dazu gehören z. B. Scham, Schuld, Reue, Neid und Eifersucht.

Gefühle signalisieren intuitiv und körperlich, was gut oder schlecht für den Menschen ist, und informieren ihn über seine Bedürfnisse: Aggression zeigt z. B. an, dass Bedürfnisse frustriert werden. Angst warnt vor Gefahr und steht für das Sicherheitsbedürfnis.

Ekel und Scham

Die Pflege und Behandlung von kranken und pflegebedürftigen Menschen bedeutet tägliche Konfrontation mit Situationen, die mit Ekel oder Scham einhergehen können. Ein für die Psychohygiene gesunder Umgang erfordert einerseits eine Haltung, die diese Phänomene als schützende Gefühle akzeptiert, andererseits Strategien, die es ermöglichen, diese Gefühle in der Pflegesituation zu regulieren bzw. abzuwehren.

Ekel

Ekel ist durch den Geruchs- und Geschmackssinn angeboren. Fauliges, Ausscheidungen, Auswürfe und Sekrete sind für den menschlichen Organismus ungesunde Abfälle und lösen bei allen Menschen instinktiv Ekel aus. Damit ist grundsätzlich eine wichtige Schutzfunktion verbunden. Darüber hinaus gibt es (kulturell) erlernten bzw. sozialisierten Ekel, z. B. Ekel vor bestimmten Speisen.

Dabei gibt es Unterschiede im Erleben von Ekel: Sind z. B. Ausscheidungen idealtypisch – also bernsteingelber, nicht riechender Urin oder brauner, geformter Stuhl –, erleben die Pflegenden das weniger belastend. Weichen Ausscheidungen davon ab, z. B. stark riechender Urin oder flüssiger, schmieriger Stuhl, macht das den Pflegenden mehr Stress. Diese bedeuten mehr Arbeit und werden, je nach Verfassung der Pflegenden, auch mehr oder weniger als eklig erlebt. Auch in Stresssituationen, z. B. wenn Pflegende überfordert und belastet sind, kann es schneller zu Ekelgefühlen kommen. Ekel ist oft eine Überlastungsreaktion [29].

Fast alle Pflegende kennen Ekelgefühle. Deshalb ist es auch wichtig, darüber zu sprechen. Es ist entlastend zu hören, dass es anderen ebenso geht. Erfahrene Pflegende können den jungen auch vermitteln, wie es gelingt, sich psychisch abzugrenzen und welche Strategien dabei helfen [29]. Wenn Pflegende sich z. B. auf eine Pflegetätigkeit konzentrieren, treten Ekelgefühle meist in den Hintergrund. Diese Techniken zur Gefühlsregulierung oder -abwehr müssen aber bewusst eingesetzt werden. Wenn das Thema Ekel verdrängt wird, führt das bei Pflegenden zu:

- Frustration
- Aggressionen und Gewalt gegenüber Patienten
- Gefühlstaubheit und reduziertem Hygienebedürfnis
- Burnout.

Tipps im Umgang mit Ekelgefühlen

- Offenheit im Team für „negative" Gefühle. Es muss möglich sein, dass Pflegende sagen: „Das kann ich jetzt nicht"
- Reduktion ekelbelasteter Situationen durch geeignete Pflegeplanung (→ Kap. 14), z. B. Kontinenzförderung, ausreichende Flüssigkeitszufuhr (selbstständige Toilettengänge durch bessere Orientierung, nicht so starker Uringeruch), Dekubitusprophylaxe (vermeidet offene übel riechende Wunden)
- Konsequente Schutzmaßnahmen im Umgang mit Ausscheidungen, z. B. Handschuhe, Kittel
- Pausen bzw. Distanzierung nach belastender Tätigkeit
- Vermittlung von Coping-Strategien im Umgang mit möglichen Ekelgefühlen
- Bewusste Abwehr von Ekelgefühlen durch Wechsel der Perspektive.

Scham

Scham tritt bei allen Menschen mit der Entwicklung des Ich-Bewusstseins und der Gewissensbildung zutage (→ 15.1.2). Scham für Verbotenes und Unangemessenes entwickelt sich im zweiten Lebensjahr, Körperscham (Scham für Nacktheit und körperliche Makel oder Funktionsstörungen) im sechsten Lebensjahr.

Speziell in einer Pflegebeziehung ist der zu pflegende Mensch oft von der Hilfe der Pflegeperson abhängig, körperlich wie auch emotional. Die Pflegende bekommt automatisch die Schwächen und Einschränkungen der pflegebedürftigen Person mit. Diese Abhängigkeit, gepaart mit der Scham über das eigene Unvermögen, fördert bei nahezu allen Personen die Angst, unverstanden zu sein und entwertet zu werden. In einer professionellen Pflegebeziehung muss der zu pflegende Mensch Vertrauen und einen sensiblen Umgang mit seiner Scham erwarten können [30].

Grundsätzlich sind Krankheit und Hospitalisierung immer mit Unsicherheit, Kontrollverlust, Angst und Frustration verbunden. Das Ignorieren des Schamgefühls verstärkt diese negativen Empfindungen zusätzlich:

- Es erhöht bereits bestehende Gefühle von Unsicherheit, Kontrollverlust und Angst
- Frustrierte Bedürfnisse lösen Aggressionen und Angst als Reaktion aus
- Angst steigert das Schmerzempfinden: Je größer die Angst, desto stärker wird Schmerz empfunden (Angst-Schmerz-Angst-Spirale)
- Patienten sind im Zustand von Angst, Scham, Frustration, Schmerz und Aggression nicht zur Adhärenz (➔ 40.1.3) motiviert, wodurch die Genesung verzögert wird.

Grundsätze für den schützenden Umgang mit Scham und Intimität

- Bewusstes Wahrnehmen fremder und eigener Scham
- Bewusstsein für Grenzüberschreitungen in Pflegehandlungen als Voraussetzung für eine behutsame Pflege ohne Übergriffigkeit
- Schutzmaßnahmen beachten, z. B. Sichtschutz, Handschuhe
- Selbstständigkeit des Patienten fördern
- Privatbereiche des Patienten (Bett, Nachtschränkchen) respektieren
- Schamgefühle nie direkt ansprechen, sondern umschreiben und generalisieren: „Den meisten Patienten ist das sehr unangenehm ..." [31].

Nähe und Distanz in der pflegerischen Beziehung

Distanzzonen

- **Intimer Raum:** *Grenze bei etwa 50 cm.* Innerhalb dieses Raumes werden i. d. R. nur enge Familienangehörige oder Kinder toleriert. Pflegende holen sich nach Möglichkeit die Zustimmung ein, wenn zum Beispiel bei der Körperpflege in diesen Raum eingedrungen werden muss
- **Persönlicher Raum:** *Umkreis von etwa 50–110 cm.* Auch dieser Raum ist einem ausgewählten Personenkreis wie Freunden vorbehalten und sollte von Pflegenden möglichst nicht ohne Zustimmung überschritten werden
- **Sozialer Raum:** *Umkreis von etwa 120–270 cm.* Hier finden üblicherweise die soziale Interaktion und Kommunikation statt. Man kann sich weder berühren noch riechen. Zum sozialen Raum gehören aber auch Umgangsformen wie das „Siezen" oder „Duzen". Als sozialer Raum ist auch das Zimmer des zu Pflegenden anzusehen, das ohne Anklopfen auch nicht betreten werden sollte
- **Öffentlicher Raum:** *Abstand von etwa 270 cm.*

Pflegebeziehungen sind dadurch gekennzeichnet, dass Pflegende sehr intime Einblicke in das Leben der zu pflegenden Menschen erhalten, wie sie sonst nur in familiären, freundschaftlichen oder Liebesbeziehungen möglich sind. Dadurch entsteht eine große Nähe, die in Konflikt zur **professionellen Distanz** geraten kann. Dabei handelt es sich bei Pflegebeziehungen um „asymmetrische Beziehungen", d. h., dass die Pflegeperson sehr eng in den persönlichen Bereich der zu pflegenden Person vordringt, während umgekehrt jedoch kein Austausch stattfindet. Daher sind Pflegepersonen besonders herausgefordert, die Grenzen zwischen Nähe und Distanz im Einvernehmen mit der pflegebedürftigen Person festzulegen und einzuhalten [30].

Das ist nicht immer einfach, denn gerade in Pflegebeziehungen können die **Grenzen zwischen Nähe und Distanz** verschwimmen: Manchmal sehen zu pflegende Menschen in der Pflegeperson z. B. einen Ersatz für familiäre Bindungen: „Sie sind wie eine Tochter für mich". Damit können Ansprüche verbunden sein, die über das berufliche Engagement hinausgehen. Die Gefahr besteht, sich dann emotional zu verausgaben, sodass die bis dahin gute Beziehung ins Gegenteil umschlägt. Die Pflegende fühlt sich ausgenutzt und kann sogar aggressive Gefühle entwickeln.

Wenn ein Zuviel an Nähe zugelassen wird, die Grenzen zwischen persönlicher und beruflicher Beziehung verwischen, kann das für beide Seiten negative Folgen haben. Der zu pflegende Mensch wird z. B. aus lauter Mitgefühl geschont, obwohl er stärker in seiner Selbstpflege (vgl. *Dorothea Orem,* ➔ 50.3.4) gefordert werden müsste. Umgekehrt kann der zu pflegende Mensch fehlende Distanz ausnutzen, übergriffig werden oder unangemessen viel Unterstützung einfordern.

Fehlende Distanz kann auch dazu führen, dass Pflegende nach Feierabend keinen Abstand zu ihrem Arbeitsalltag finden und ihre Erholung leidet. Aber auch eine zu große Distanz, fehlende Empathie und mangelndes Interesse sind keine Basis für eine gesunde Beziehung. Diese Beziehung ist ein wertvolles Arbeitsmittel in der Pflege und gibt der Arbeit Sinn.

Damit die richtige Balance zwischen Nähe und Distanz gelingt, ist es hilfreich, sich die Art der Beziehung zum jeweiligen zu pflegenden Menschen bewusst zu machen und darüber auch mit Kolleginnen und Kollegen zu sprechen (➔ Abb. 16.21). Fallbesprechungen und Supervision (➔ 16.4.4) können dafür der geeignete Rahmen sein.

Umgang mit Nähe und Distanz

- Pflegende sollten nicht vorschnell auf das Angebot eingehen, sich zu duzen. Eine professionelle Beziehung ist per „Sie" einfacher zu gestalten. Pflegende sollten sich mit dem Nachnamen ansprechen lassen

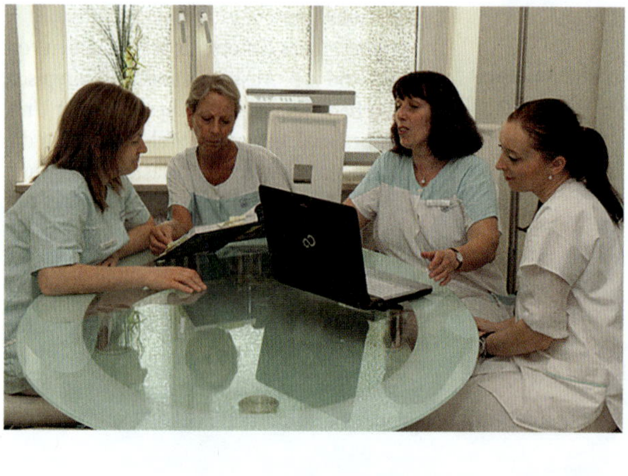

Abb. 16.21 Über den Umgang mit Nähe und Distanz sollte auch im Kollegenkreis gesprochen werden, z. B. in Supervisionen oder Fallbesprechungen. [K313]

- Wenn pflegebedürftige Menschen oder Angehörige unangemessene Ansprüche stellen, machen Pflegende freundlich, aber bestimmt klar, dass ihre Beziehung beruflicher Natur ist
- Schwierigkeiten in der Gestaltung der Beziehung zu einem zu pflegenden Menschen können im Pflegeteam angesprochen werden. Pflegende sollten offen für die Möglichkeit sein, eine zu pflegende Person an einen Kollegen oder eine Kollegin abzugeben
- Wichtig sind die Wahrung der Intim- und Privatsphäre sowie die Beachtung nonverbaler Signale von Unbehagen des Pflegebedürftigen
- Pflegende sollten empathisch gegenüber den zu pflegenden Menschen sein, ohne ihre eigenen Bedürfnisse aus dem Auge zu verlieren. Das ist eine gute Basis, um auf Dauer bei der Arbeit gesund zu bleiben.

SPICKZETTEL

Umgang mit emotionalen Belastungen

- **Ekel:** Vorbeugende Pflegemaßnahmen (z. B. Dekubitusprophylaxe, Kontinenzförderung), Ekelgefühle im Team ansprechen, Pausen/Distanzierung nach belastender Tätigkeit.
- **Scham:** Bewusstsein für Grenzüberschreitungen durch Pflegehandlungen und behutsamer Umgang damit, nonverbale Signale beachten, Schutzmaßnahmen (z. B. Sichtschutz beim Waschen), Privatsphäre des zu pflegenden Menschen respektieren.
- **Nähe/Distanz:** Distanzzonen beachten, vor Überschreitung des intimen Raums (Grenze bei ca. 50 cm) Einverständnis der zu pflegenden Person einholen; klare Abgrenzung gegen unangemessene Ansprüche von Pflegebedürftigen und Angehörigen, bei schwieriger Beziehungsgestaltung ggf. die Zuständigkeit für die zu pflegende Person abgeben.

Aggression und Gewalt

Gewalt in der Psychiatrie → 38.1.10

DEFINITION

Aggression: Körperliches oder verbales Handeln mit der Absicht, zu verletzen oder zu zerstören; kann auch ein Versuch sein, Beachtung für die eigene Person zu finden.

Gewalt: Liegt vor, *„wenn ein fremder Wille [...] einer Person oder Personengruppe aufgezwungen wird"* [32].

Macht: Macht ist die Befugnis oder Fähigkeit, den eigenen Willen gegenüber anderen und gegen Widerstände durchzusetzen. Der Begriff der Macht ist zunächst einmal neutral. Macht kann für positive und negative Zwecke eingesetzt werden.

Im pflegerischen Kontext verfügen sowohl das Personal als auch die betreuten Personen über Macht. Die Wahrnehmung von Verantwortung für eine pflegebedürftige Person beispielsweise ist eine Form von Machtausübung im positiven Sinn.

Machtmissbrauch: Machtmissbrauch dagegen ist eindeutig negativ definiert und bedeutet für die betroffene Person, dass Macht gegen ihre Bedürfnisse und Interessen quasi gewaltsam eingesetzt wird. Damit sind auch entwürdigende Maßnahmen gemeint, die nicht mit der Wahrnehmung von Verantwortung für die zu pflegenden Personen zu vereinbaren sind.

Aggressionen treten oft dann auf, wenn bei der Durchsetzung der eigenen Wünsche und Interessen andere Menschen im Weg stehen. Sie haben auch eine lebenswichtige Funktion im Rahmen der Selbstbehauptung. Aber auch negative Gefühle wie Frustration, Kälte, Hitze, Hunger, Schmerzen oder Furcht können Aggressionen hervorrufen. In der Regel haben Menschen gelernt, ihre aggressiven Impulse zu kontrollieren und damit umzugehen. Aber es kann Situationen geben, in denen das nicht mehr gelingt. Aggression kann sich, muss sich aber nicht in gewalttätigem Verhalten ausdrücken. Wie gut Menschen mit Frustration umgehen können und wie schnell Aggression zu gewaltsamem Handeln wird, ist individuell sehr verschieden.

Richtet sich Aggression ungehemmt gegen Menschen oder Sachen, um bewusst Schmerzen oder Schaden zuzufügen, spricht man von **Gewalt.** Gewalt kann sich äußern als:

- Körperliche Gewalt: Schädigung und Verletzung durch Körperkraft
- Seelische Gewalt: Schädigung und Verletzung z. B. durch Vorenthalten von Zuwendung, Vertrauen, seelisches Quälen, emotionale Erpressung
- Verbale Gewalt: Schädigung und Verletzung durch beleidigende, erniedrigende oder entwürdigende Aussagen
- Sexuelle Gewalt: Schädigung und Verletzung durch auf das Geschlecht der Person abzielende körperliche oder verbale Gewalt (sexuelle Belästigung)
- Vandalismus: Zerstörung oder Beschädigung von Gegenständen.

Im Umfeld von Pflegenden können besondere Faktoren hinzukommen, die Gewalt oder Aggression fördern. Die fördernden Faktoren können mit den handelnden Personen zusammenhängen, wie den Pflegenden, den zu pflegenden Menschen oder Angehörigen, sie können aber auch in den betrieblichen Strukturen und Abläufen verankert sein.

Personelle Gewalt

Wenn Personen die Grundbedürfnisse anderer Personen beeinträchtigen, nennt man das **personelle Gewalt.** Sie kann von zu pflegenden Menschen oder Angehörigen ausgehen, aber auch von den Pflegenden:

- Ursachen aufseiten der kranken und pflegebedürftigen Menschen oder Angehörigen:
  - Sie befinden sich in einer Ausnahmesituation, haben Angst oder fühlen sich hilflos ausgeliefert
  - Krankheitsbilder, die u. a. mit erhöhter Aggressivität einhergehen, z. B. Demenz (→ 37.11.3) oder psychische Erkrankungen (→ Kap. 38)
  - Wesensveränderung durch bestimmte Medikamente sowie Alkohol- oder Drogenmissbrauch
- Ursachen aufseiten der Pflegenden:
  - Überforderung
  - Emotionale Abgestumpftheit
  - Überhöhtes Helferideal
  - Persönlichkeitsstörungen, z. B. Sadismus.

Strukturelle Gewalt

Wenn durch die Rahmenbedingungen einer Institution (z. B. Krankenhaus oder Pflegeheim) die persönlichen Freiheiten stark eingeschränkt werden, wird indirekt Gewalt ausgeübt. Sie kann dann wiederum auch Ursache für personelle Gewalt werden, wenn sie beispielsweise bei den dort arbeitenden oder untergebrachten Personen Stress und Frustration verursacht. Beispiele für strukturelle Gewalt:

- Starre Hausordnungen oder Strukturen schränken die Autonomie der kranken und pflegebedürftigen Menschen ein
- Stress, Überforderung oder Burnout-Symptome (→ 16.4.3) bei den Pflegenden durch Mängel in der Arbeitsorganisation oder Personaleinsatzplanung
- Mangelhafte Ausstattung der Räumlichkeiten und Überbelegung der Zimmer

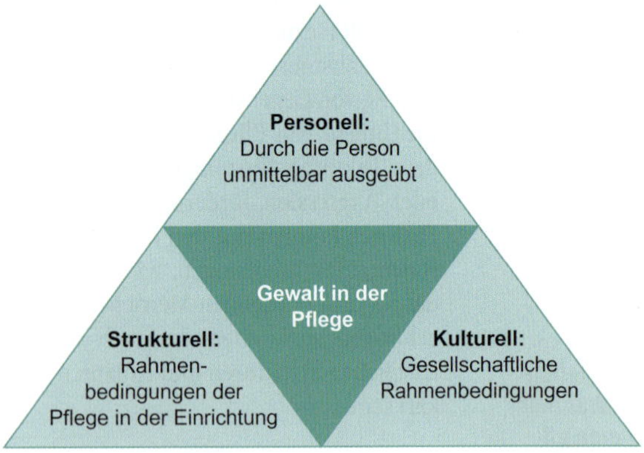

Abb. 16.22 Dreieck der Gewalt in der Pflege. [L143]

- Tagesabläufe orientieren sich nicht an den Bedürfnissen der zu Pflegenden, z. B. das Waschen im Nachtdienst
- Unzureichende Personalausstattung
- Fehlende Hilfsmittel.

Kulturelle Gewalt

Pflege findet nicht im gesellschaftsfreien Raum statt. Wie in der Gesellschaft mit Gewalt umgegangen wird, welches Image Pflege in der Gesellschaft hat oder auch wie viel Geld eine Gesellschaft für Gesundheitsleistungen auszugeben bereit ist, hat Einfluss auf die Strukturen der Gesundheitseinrichtungen und die Personen, die dort arbeiten. So sind die gesamtgesellschaftlichen Umstände die Grundlage für strukturelle und auch für personelle Gewalt. Man kann auch von einem „Dreieck der Gewalt" sprechen (→ Abb. 16.22).

Gewalt von Pflegenden gegenüber zu pflegenden Menschen

Nicht jede Gewalt geht mit Aggressivität einher. Manchmal müssen Pflegende Gewalt anwenden, um eine Selbst- oder Fremdgefährdung einer Person zu verhindern. Diese Gewalt darf nicht aggressiv sein und darf nur dann eingesetzt werden, wenn es keinen anderen Weg gibt. Auch wenn Pflegende in solchen Situationen den zu pflegenden Menschen nicht absichtlich schädigen, wird dieser eine Fixierung oder andere Formen der Einschränkung subjektiv als Aggression wahrnehmen, die bei ihm wiederum Aggression auslösen kann.

Deshalb ist es wichtig, dass Pflegende keine aggressiven Impulse gegenüber der zu pflegenden Person entwickeln. Die Gewaltanwendung muss legitimiert sein und auf das Mindestmaß beschränkt bleiben. Für diese Anlässe von Gewaltanwendung sind enge gesetzliche Vorgaben definiert, damit die durch das Grundgesetz geschützte Würde des Menschen gewahrt bleibt (→ 48.1.2). Speziell freiheitsentziehende Maßnahmen dürfen nur auf Basis einer richterlichen Entscheidung durchgeführt werden (→ 38.1.10).

Aber es gibt leider auch Formen absichtsvoller Gewalt von Pflegenden. Diese kann aktiv als Misshandlung oder passiv als Vernachlässigung in Erscheinung treten. Den Wünschen und Bedürfnissen einer hilflosen Person nicht nachzukommen, stellt ebenfalls eine Form von Gewalt durch Pflegende dar. Letztendlich kann sie alle Lebensbereiche des zu Pflegenden betreffen, z. B.:

- Ignorieren des Patientenrufs
- Kommunikation, z. B. Unterhaltung mit Dritten über den Kopf der zu pflegenden Person hinweg
- Körperliche oder medikamentöse Fixierung
- Körperpflege, z. B. Zwang zur Körperpflege, Zwangsparfümierung
- Essen und Trinken, z. B. Missachtung von Essgewohnheiten und -sitten
- Ausscheidung, z. B. ohne Sichtschutz auf dem Toilettenstuhl sitzen müssen
- Ruhen und schlafen, z. B. nächtliches Waschen
- Sich als Mann oder Frau fühlen, z. B. Waschungen im Intimbereich ohne Sichtschutz.

Es gibt kaum verlässliche Zahlen darüber, wie häufig Gewalt durch Pflegende ausgeübt wird. Die Dunkelziffer ist hoch, da es sich um ein Tabuthema handelt. Der Gewaltproblematik ist aber nur beizukommen, wenn sie enttabuisiert wird und darüber offen gesprochen wird.

> **Über Gewalt sprechen**
>
> Wenn ein offenes Gespräch im Team über Gewaltprobleme nicht möglich ist, können Pflegende sich auch an anonyme Krisentelefone (aktuelle Hotlines unter www.pflege-gewalt.de) wenden. Hier können sie über eigene negative Gefühle und Aggressionen gegenüber den zu Pflegenden sprechen oder sich Rat holen, wenn sie den Eindruck haben, dass in ihrem Pflegeteam Gewalt ausgeübt und toleriert wird.

Wenn Pflegende Aggressionen gegenüber den ihnen anvertrauten Menschen empfinden und sogar ausleben, ist es häufig Ausdruck dafür, dass sie mit ihrer Arbeitssituation überfordert sind (→ Abb. 16.23). Negative Gefühle angesichts von Druck und Überlastung können nicht über eine längere Zeit „heruntergeschluckt" werden, ohne dass die betroffene Person Schaden nimmt. Die Folge kann eine länger dauernde psychische Fehlbelastung sein, sodass ein vorheriges berufliches Engagement in das Gegenteil umschlägt (→ 16.4.3). Sie sollte ein Warnsignal sein, ähnlich wie körperlicher Schmerz. Das Pflegeteam hat verschiedene Möglichkeiten, darauf zu reagieren:

> **Umgang mit Aggressionen von Pflegenden**
>
> - Einen Austausch über negative Gefühle ermöglichen
> - Kurze Auszeiten und Rückzugsmöglichkeiten zum „Abreagieren" der inneren Spannung einplanen
> - Wechsel der Zuständigkeit für die Betreuung einer zu pflegenden Person
> - Patienten, deren Pflege sehr herausfordernd ist, werden von zwei Pflegefachpersonen betreut
> - Fallbesprechungen im Team, wie mit schwierigen Pflegesituationen umzugehen ist
> - Teamsupervisionen nutzen (→ 16.4.4)
> - Job-Rotation organisieren: Wechsel von patientennahen Aufgaben (z. B. Ganzwaschung) und patientenfernen (Medikamente stellen, Dokumentation).

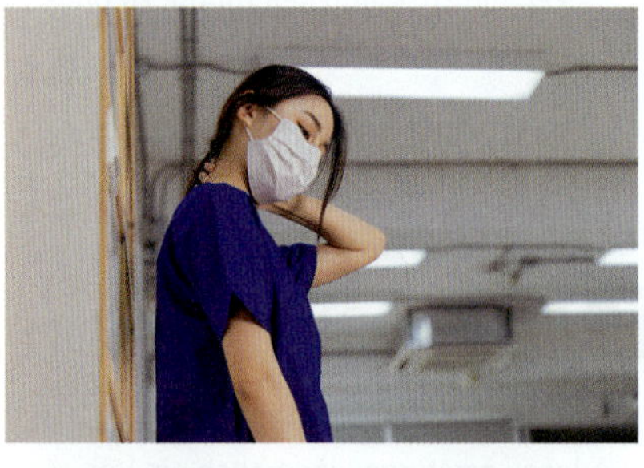

Abb. 16.23 Druck und Überlastung sind oft die Auslöser, dass Pflegende Aggressionen gegenüber den ihnen anvertrauten Menschen erleben. [J787]

Eine Dienstplanung, die eine gute Balance zwischen Arbeit und Privatleben ermöglicht und Arbeitsspitzen vermeidet, regelmäßige Pausen und Entspannung, aber auch die gegenseitige Unterstützung im Pflegeteam können dazu beitragen, Überforderungssituationen zu vermeiden. Ein falsch verstandenes Berufsethos im Sinne von „Ich muss immer stark sein“, das in den helfenden Berufen sehr verbreitet ist, kann der Grund dafür sein, dass Pflegende sich selbst überfordern und keine Grenzen setzen.

Gewalt von zu pflegenden Menschen gegenüber Pflegenden

Kratzen, Beißen, Anspucken oder Schlagen – mit diesen körperlichen Übergriffen von kranken oder pflegebedürftigen Menschen sehen sich Pflegende in ihrem Arbeitsalltag konfrontiert. Aber auch verbale Angriffe stellen eine Form von Gewalt dar: Beleidigungen, Beschimpfungen oder sexuelle Anzüglichkeiten belasten die Betroffenen manchmal mehr als körperliche Übergriffe.

Auch hier gibt es eine hohe Dunkelziffer, weil das Thema ähnlich tabuisiert wird wie Gewalt durch Pflegende. Eine Studie, die im Auftrag der Berufsgenossenschaft für Gesundheitsdienst und Wohlfahrtspflege (BGW) durchgeführt wurde, ergab, dass jede dritte befragte Pflegefachperson sich durch erlebte Gewalt stark belastet fühlt. Fast 80 % der Studienteilnehmenden haben in den vorausgegangenen zwölf Monaten Gewalt erlebt [33]. Eine Studie über die Verbreitung sexueller Belästigung im Pflege- und Betreuungsbereich ergab, dass nonverbale, verbale und körperliche Übergriffe in allen Einsatzgebieten von Pflegenden vorkommen. Mehr als die Hälfte der Befragten konnten mindestens einmal in den letzten 12 Monaten ein solches Ereignis erinnern [34].

Die Internationale Arbeitsorganisation (ILO) beschreibt Gewalt im beruflichen Kontext als *„Bandbreite von inakzeptablen Verhaltensweisen und Praktiken oder deren Androhung […], die darauf abzielen, zur Folge haben oder wahrscheinlich zur Folge haben, physischen, sexuellen oder wirtschaftlichen Schaden zu verursachen und umfasst auch geschlechtsspezifische Gewalt und Belästigung.“* [35].

Eskalationsspirale

Fast jede gewalttätige Situation hat eine **Vorgeschichte,** unvermittelte und plötzliche Übergriffe sind selten. Aggression und Gewalt durch Pflegende und Gewalt gegen Pflegende bedingen sich häufig wechselseitig. Das Zusammenspiel von patientenbezogenen, strukturellen und durch das Verhalten der Beschäftigten verursachten Gründen für Gewalt und Aggression mündet oft in einen Teufelskreis, der nur schwer zu durchbrechen ist (→ Abb. 16.24).

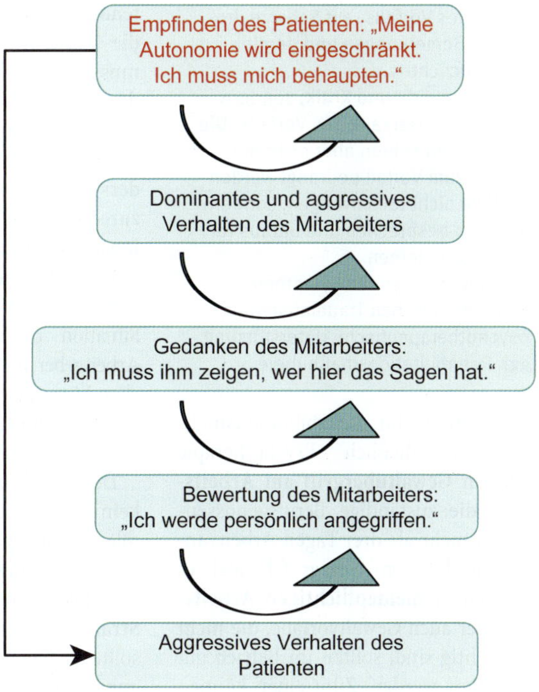

Abb. 16.24 Die Eskalationsspirale von Aggression, in Anlehnung an [36]. [L190/L143]

Umgang mit aggressiven Patienten

- Durch aktives Zuhören (→ 39.3.1) und einfühlsame Gesprächstechniken versuchen, die Situation zu entschärfen; nicht diskutieren, sondern offene Fragen stellen
- Das Verhalten des zu pflegenden Menschen nicht persönlich nehmen. Es kann Ausdruck seiner Erkrankung sein oder seiner Unfähigkeit, anders mit der Situation umzugehen
- Dominante Körpersprache, Drohgebärden, hektische Bewegungen und Androhung von Strafe unterlassen
- Das Gegenüber dezent beobachten und nicht mit Blicken fixieren
- In angemessener Lautstärke sprechen
- Kurze, prägnante und verständliche Anweisungen geben. Das Gesagte ggf. ruhig wiederholen
- Nicht den Mutigen spielen, bei den ersten Anzeichen von Gewaltbereitschaft die Situation verlassen und Hilfe organisieren
- Sicheren Abstand wahren und auf stabilen Stand achten
- Sicherstellen, dass ein Fluchtweg erreicht werden kann
- Ruhig und umsichtig reagieren.

Solange noch die Chance auf einen gewaltlosen Ausgang der Situation besteht, sollten Pflegende nie mit mehreren Personen gleichzeitig auf die aggressive Person zugehen. Die Entschärfung der Situation durch eine deeskalierende Gesprächsführung gelingt besser allein. Kolleginnen und Kollegen sollten sich im Hintergrund halten und unbeteiligt wirken. Zu viele Reize und Menschen, die ihn anschauen, ängstigen die betroffene Person und steigern ihre Anspannung. Gut ist es, die- oder denjenigen aus dem Team für das Gespräch auszuwählen, die den besten Zugang zu der aggressiven Person hat.

i DEFINITION

Deeskalation: Maßnahme, die die Entstehung oder die Steigerung von Gewalt und Aggression erfolgreich verhindern kann. Das Ziel jeder Deeskalationsmaßnahme ist es, aggressions- oder gewaltbedingte psychische oder physische Beeinträchtigungen oder Verletzungen eines Menschen zu vermeiden, wann und wo immer das möglich ist [37].

Ralf Wesuls hat ein **sechsstufiges Deeskalationsmodell** entwickelt (→ Tab. 16.6), das dem Grundsatz folgt, alles dafür zu tun, eine gewalttätige Eskalation zu vermeiden. Die pflegerische und therapeutische Bezie-

Tab. 16.6 Stufenmodell zur Deeskalation [37].

Deeskalationsstufe	Maßnahmen
1	**Verhinderung der Entstehung von Gewalt und Aggression** durch Prävention, z. B. wertschätzende Teamkultur, Vermeidung von Überforderung, Vermeidung unnötiger struktureller Zwänge, welche die Autonomie der Patienten einschränken, Handlungsspielräume für das Personal, Teamsupervision
2	**Veränderung der Sichtweisen** und Interpretation aggressiver Verhaltensweisen (z. B. Wissen um Störfaktoren in der menschlichen Kommunikation, →39.2.1, →39.2.2); Lernen, nicht seinem ersten Impuls nachzugeben; die eigene Wahrnehmung hinterfragen; Wechselwirkungen in der zwischenmenschlichen Interaktion berücksichtigen
3	**Verständnis der Ursachen** und Beweggründe aggressiver Verhaltensweisen, z. B. Kennen der Krankheitsbilder, die mit verstärkter Aggressivität einhergehen; Wissen um den Zusammenhang zwischen strukturellen Zwängen und Aggression als Versuch, wieder Autonomie zu erlangen; Aggression als Ausdruck der Unfähigkeit, Kontaktwünsche bzw. Ärger und Wut anders zu artikulieren
4	**Kommunikative Deeskalationstechniken** im direkten Umgang mit hochgespannten Patienten, z. B. Schaulustige entfernen, Blickkontakt, Widerspiegeln, wie der Patient auf die Pflegenden wirkt, ruhig und klar sprechen, einfache Sätze, offene Fragen stellen, Hilfsangebote machen, aktives Zuhören (→39.3.1), im Kontakt bleiben, Patienten nicht bedrängen, echtes Interesse zeigen, Lösungen erarbeiten
5	**Patientenschonende Abwehr- und Fluchttechniken** bei Angriffen von Patienten, z. B. wenn möglich Situation verlassen, wenn möglich Patienten durch Schließen der Zimmertür isolieren, keine Kampftechniken einsetzen. Spezielle Abwehrtechniken für den Umgang mit aggressiven Patienten trainieren (Arbeitgeber muss Angebote machen)
6	**Patientenschonende Immobilisations- und Fixierungstechniken:** Diese sind in speziellen Trainings zu lernen und in regelmäßigen Abständen zu üben (→38.1.10).

hung wird so geschützt. Nach erfolgreicher Bewältigung einer akuten Gewaltsituation wird diese mit dem zu pflegenden Menschen besprochen, damit sie auch von ihm verarbeitet werden kann.

Erst in der letzten Deeskalationsstufe ist es hilfreich, wenn mehrere Teammitglieder die patientenschonenden Immobilisations- und Fixierungstechniken anwenden. Ein gut aufeinander eingespieltes Team schafft es besser und schneller – nur durch den gemeinschaftlichen Körpereinsatz –, den Betroffenen zu fixieren. Es muss klar sein, wer das Kommando übernimmt und wer an welcher Körperseite der zu pflegenden Person eingreift. Eine Person bleibt im Kontakt mit dem Betroffenen und spricht mit ihm. Wenn es ein Alarmierungssystem gibt, ist dieses vor dem Eingriff zu starten, damit Unterstützung gewährleistet ist. Vor dem Eingriff legen die beteiligten Personen Brillen, Namensschilder, Kugelschreiber und andere verletzungsgefährdende Gegenstände ab, ohne dass die betroffene Person es mitbekommt.

Wenn Pflegende Opfer von Gewalt wurden

Gewalttätige oder aggressive Übergriffe können beim Opfer andauernde Folgen für die psychische Gesundheit hinterlassen, auch wenn keine körperlichen Schäden verursacht wurden [38]. Betroffene können nach einem Gewaltereignis psychisch traumatisiert sein, sie sind wie betäubt oder auch sehr erregt. Wut, Verzweiflung, Scham oder Selbstvorwürfe sind oft die erste Reaktion. Im weiteren Verlauf können Schlafstörungen, Gereiztheit und Konzentrationsschwierigkeiten auftreten. Deshalb ist eine angemessene Reaktion der Kolleginnen und Kollegen sowie Vorgesetzten wichtig.

Umgang mit betroffenen Pflegenden

- Der betroffenen Person als verständnisvoller Gesprächspartner direkt nach dem Übergriff voll und ganz zur Verfügung stehen
- Keine Erzählungen über eigene vergleichbare Erlebnisse, die betroffene Person ist genug mit sich selbst beschäftigt
- Kein Herunterspielen oder Bagatellisieren des Vorfalls, auf Scherze, ironische Bemerkungen und dergleichen verzichten
- Keine Vorwürfe und Kritik, sondern Fragen zum Hergang des Vorfalls. Die Betroffenen sollten aber nicht mit Fragen zum Vorfall bedrängt werden
- Vorfälle nicht totschweigen, sondern im Team besprechen und daraus für die Zukunft lernen
- Bei langanhaltenden Symptomen einer psychischen Traumatisierung psychotherapeutische Unterstützung, ggf. Rehabilitationsmaßnahme.

Ansprechpartner für Rehabilitationsmaßnahmen einschließlich Psychotherapie nach einem **Gewaltübergriff am Arbeitsplatz** ist die zuständige Berufsgenossenschaft. Bei mehr als drei Tagen Arbeitsunfähigkeit nach einem Übergriff handelt es sich um einen **meldepflichtigen Arbeitsunfall.** Aber auch Gewaltvorfälle, die nicht meldepflichtig sind, sollten im Betrieb gut dokumentiert werden. Zum einen können aus der Auswertung Schlussfolgerungen für die Prävention gezogen werden. Zum anderen dient die Dokumentation der Absicherung der Betroffenen, weil sich gerade psychische Folgen von Übergriffen oft erst nach Wochen bemerkbar machen.

Rechtliche Situation

Häufig sind sich Pflegende unsicher, ob und wie hart sie sich gegen gewalttätige Patienten wehren dürfen. Grundsätzlich ist es im Rahmen der **Notwehr** erlaubt, sich so zu wehren, dass der Angriff wirksam abgewehrt wird. Das gilt auch, wenn die angreifende Person dadurch verletzt wird. Doch die Notwehr muss angemessen sein und muss das Verletzungsrisiko der pflegebedürftigen Person und das eigene Verletzungsrisiko abwägen. Das gilt umso mehr, wenn die Person krankheitsbedingt besonders aggressiv reagiert und nicht mehr voll zurechnungsfähig ist. Es wird also ein professionelles Reagieren erwartet.

Damit Pflegende lernen, wie sie sich angemessen wehren oder bereits im Vorfeld die Situation deeskalieren können, sind die Arbeitgeber im Rahmen ihrer arbeitsrechtlichen Fürsorge verpflichtet, beispielsweise mit **Deeskalationstrainings** die Voraussetzungen für das professionelle Handeln zu schaffen.

Der Arbeitsplatz ist bezogen auf Gewalt kein rechtsfreier Raum. Auch kranke und pflegebedürftige Menschen machen sich strafbar, wenn sie Pflegepersonal angreifen, beleidigen, nötigen oder belästigen. Eine **Strafanzeige** der betroffenen Pflegenden sollte nach einem solchen Ereignis in Erwägung gezogen werden.

Gewaltprävention

Arbeitgeber in Gesundheitseinrichtungen sind aufgrund ihrer Fürsorgepflicht gegenüber den Beschäftigten zur **Gewaltprävention** verpflichtet [39]. Neben den im Deeskalationsstufenplan (→ Tab. 16.6) genannten Maßnahmen ist eine gesetzlich vorgeschriebene **Gefährdungsbeurteilung** [40] die Grundlage zur Analyse und Beurteilung der Arbeitssituation. Daraus werden dann Schritte zur Vermeidung oder Verminderung der Gefährdung abgeleitet.

SPICKZETTEL

Umgang mit Aggression und Gewalt

Aggression aufseiten der Pflegenden: Offene Gesprächskultur, Auszeiten und Rückzugsmöglichkeiten, Wechsel der Zuständigkeit, Fallbesprechungen, Supervision, Job-Rotation.

Aggression und Gewaltandrohung gegen Pflegende: Deeskalation, einfühlsame Gesprächsführung, Hektik und Drohgebärden vermeiden; Sicherheitsabstand wahren, Fluchtmöglichkeit sicherstellen; bei Anzeichen von Gewaltbereitschaft Situation verlassen, Hilfe holen; patientenschonende Immobilisation und Fixierung als letzte Option.

Unterstützung für Pflegende nach Gewalterfahrungen: Gespräch anbieten, Vorfall nicht bagatellisieren, behutsam den Hergang erfragen, im Team künftige Vorsorgemaßnahmen besprechen, ggf. Psychotherapie oder Rehabilitation.

16.4.3 Burnout, Coolout und Helfersyndrom

Burnout-Erscheinungen

DEFINITION

Burnout: Ausbrennen. Der Begriff wurde ursprünglich für die seelische Erschöpfung von Teams in der Sozialarbeit in den USA geprägt, setzte sich dann aber international durch.

Burnout-Erscheinungen *(Burnout-Syndrom):* Verlust der psychischen und physischen Leistungsfähigkeit eines Helfers, der nicht mehr in der Lage ist, diese Leistungsfähigkeit zu regenerieren. Gekennzeichnet durch eine abgegrenzte Art emotionaler Erschöpfung sowie durch den Verlust positiver Empfindungen gegenüber Patienten; Betroffene wirken gefühllos und abgestumpft.

Ein Burnout ist kein Zustand, der unvermittelt eintritt. Vielmehr verläuft die Entwicklung eines Burnout-Syndroms charakteristischerweise in mehreren **Phasen.**

Anfangsphase

Eines der ersten Signale des Burnouts ist **Überengagement.** Die Betroffenen arbeiten nahezu pausenlos. Während zu einer normalen Berufstätigkeit der Wechsel von Arbeit und Freizeit gehört, idealisieren sie die Arbeit als vollständig befriedigend und geben vor, keinerlei Erholung zu benötigen. Auf Entspannungs- und Erholungsphasen wird verzichtet, der eigene Einsatz als vorbildhaft hingestellt. Die Betroffenen fühlen sich unentbehrlich, verleugnen eigene Bedürfnisse, um die helfende Rolle perfekt durchzuhalten. Die Neigung, Kollegen im Team zu entwerten, um die eigene Vollkommenheit herauszustellen, macht solche Mitarbeiter oft unbeliebt und verstärkt das übermäßige Engagement.

Das **rechte Maß an Engagement** ist entscheidend: Berufsanfänger ohne positive Vorstellungen vom Beruf sind ebenfalls Burnout-gefährdet. Positive Vorstellungen vom Beruf sind z. B. die Meinung, Pflegearbeit sei sinnvoll und wichtig, oder die Überzeugung, durch die Pflege „etwas Gutes, Sinnvolles“ zu tun.

Einbruchsphase

Irgendwann bröckelt die überfordernde Leistungsfassade. Es lässt sich nicht mehr leugnen, dass Anspruch und Erfolgserlebnisse auseinanderklaffen und die Betroffenen ihren eigenen Ansprüchen nicht gewachsen sind. **Chronische Müdigkeit** und **Unlust,** die Arbeit zu beginnen, sind erste Warnsignale. Wird nach einem längeren Urlaub der erste Arbeitstag ebenso belastend erlebt wie der letzte vor dem Urlaub, ist klar, dass die Regenerationsfähigkeit reduziert ist.

Andere Symptome sind zunehmende **Distanz von den eigenen Aufgaben und von den Menschen,** die betreut werden sollen. Die Arbeit, die einmal idealisiert wurde, wird als erheblich anstrengender, verantwortungsvoller und im Vergleich zu allen anderen Tätigkeiten als schlechter bezahlt erlebt. Die Betroffenen fühlen sich ausgenutzt und gewinnen die Überzeugung, dass angesichts des Missverhältnisses von Anstrengung und Gehalt auch illegale Mittel (wie „Krankfeiern“ oder falsche Überstundenabrechnungen) erlaubt sind, um Vorteile herauszuholen.

Es gelingt den Betroffenen nicht mehr, die in jeder Arbeit unausweichlichen Versagungen und Belastungen auszugleichen und die damit verbundenen Aggressionen zu neutralisieren. Die **Aggressionen** werden entweder gegen die eigene Person gerichtet in Form von Schuldgefühlen, Selbstentwertungen, Zweifeln an der Eignung für den Beruf, oder sie richten sich gegen andere Pflegende sowie zu pflegende Menschen. In der geräuschvollen **Herabsetzung anderer,** die vermeintlich noch schlechter arbeiten, kann die betroffene Pflegende ihr beschädigtes professionelles Selbstgefühl retten (Mobbing, → 39.5.4).

In harmloseren Fällen sind die „Schuldigen“ weiter weg – die Ärzte, die Gesundheitspolitiker, die Krankenhausverwaltung. Klagen und Schuldzuschreibungen führen in einem Burnout-Zustand nicht zu dem Versuch, die eigenen Arbeitsbedingungen zu verbessern. Solche Bemühungen werden als hoffnungslos beurteilt, womit die eigene **Opferrolle** kultiviert wird.

Abbauphase

Nach einer Periode verminderter Zufriedenheit und wachsender Gefühle der Benachteiligung folgt als nächstes Stadium einer Burnout-Entwicklung der **Leistungsabbau.** Die Betroffenen können sich nicht mehr konzentrieren, es unterlaufen ihnen gehäuft Flüchtigkeitsfehler. Es scheint ihnen gleichgültig, ob sie gut oder schlecht arbeiten; ihre Leistungsbereitschaft und ihr berufliches Engagement schwinden. Der Krankenstand ist sehr hoch; zu den Symptomen einer **depressiven Entwicklung** treten **körperliche Leiden:** chronische Rücken- und Gelenkschmerzen, Schlaflosigkeit, erhöhte Anfälligkeit für Infektionen und Herz-Kreislauf-Probleme.

Die Gefahr von Alkoholismus oder Drogenmissbrauch wächst. Gerade Beschäftigte im Krankenhaus sind wegen der leichten Zugänglichkeit von Medikamenten gefährdet, unkontrolliert Aufputsch- oder Betäubungsmittel zu konsumieren. Dadurch wird ihre Leistungsfähigkeit weiter beeinträchtigt wird und die Neigung wächst, Schwierigkeiten zu vertuschen und zu verleugnen.

Burnout erfasst in der Abbauphase auch die nichtberuflichen Beziehungen. Dadurch wird die Krise weiter vertieft, weil Regenerationsmöglichkeiten wegfallen. Durch das **verlorene berufliche Selbstbewusstsein** ist auch das **Privatleben** beeinträchtigt. Die Betroffenen ziehen sich von Kontakten zurück, pflegen ihre Freundschaften nicht mehr, unternehmen nichts, wenn sich der Partner trennt oder scheiden lässt. Sie vereinsamen.

Kompensierter Burnout

Während die Schlussphase einer Burnout-Entwicklung eher als seltener Extremfall erscheint, sind die Fälle eines **kompensierten Burnouts** viel vertrauter. Dazu gehören die Berufstätigen, die einen inneren Ausstieg aus dem Beruf verbergen, um keine Schwierigkeiten zu bekommen. Sie leisten Dienst nach Vorschrift, bemühen sich, ihr mangelndes Engagement unauffällig zu halten, oder ersinnen „Rechtfertigungen", z.B. eigene Erkrankungen, Eheprobleme, Belastungen durch Kinder, Hausbau oder pflegebedürftige Angehörige.

Durch die noch wenig gefestigte Professionalisierung (→51.2.3) der Pflege besteht die Gefahr, ein Burnout auch auf Kollegen zu übertragen. Eine übermäßige Rücksichtnahme und die Bereitschaft, Ausreden hinzunehmen und mangelnde Leistungsbereitschaft zu entschuldigen, können Burnout-Entwicklungen fördern: Erledigen die weniger ausgebrannten Pflegenden im Team die Arbeit der stärker Betroffenen, dauert es meist nicht lange, bis sie selbst überlastet sind. In diesem Sinne ist Burnout auch „ansteckend" [41].

Burnout-Prophylaxe

Geeignete Maßnahmen der **Burnout-Prophylaxe** sparen Kosten, die durch krankheitsbedingte Fehlzeiten und den Rückzug qualifizierter Pflegefachpersonen aus dem Arbeitsfeld entstehen.

Den richtigen Zeitpunkt finden

Das **zentrale Problem der Burnout-Prophylaxe** ist, wie bei vielen anderen prophylaktischen Maßnahmen auch, dass sie umso **wirkungsvoller** ist, **je früher** sie einsetzt, aber umso **leichter zu begründen** ist, je **später** sie einsetzt.

Wirksame Maßnahmen gegen Burnout beziehen sich nicht nur auf die Risiko- oder Belastungsminimierung, sondern auf die Förderung gesunderhaltender Ressourcen. Eine der wichtigsten Ressourcen gegen Burnout ist die **soziale Unterstützung** (Social Support, →16.2.2). Menschen, die über ausreichende soziale Beziehungen von entsprechender Intensität und Qualität verfügen, sind gegen Krankheiten allgemein sowie gegen negative Auswirkungen von belastenden Lebensereignissen besser geschützt als Menschen ohne solche Bindungen.

Supervision (→16.4.4) bietet einen zeitlichen Rahmen und die Hilfe eines speziell ausgebildeten Gesprächsleiters, um über die eigene berufliche Rolle, Arbeitszufriedenheit und Karriereplanung nachzudenken. Leider wird sie im Klinikalltag noch zu selten angeboten oder in Anspruch genommen.

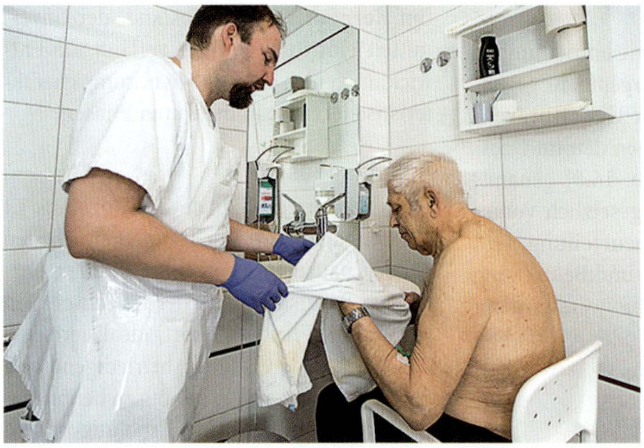

Abb. 16.25 Das Cool-out-Phänomen, beschreibt ein „Auskühlen" oder „Sich-kalt-Machen" von Pflegenden, um sich vor dem Widerspruch zwischen den eigenen Ansprüchen und der erlebten Realität zu schützen. [K115]

Coolout

DEFINITION

Coolout: Der Begriff beschreibt und erklärt den „Prozess einer moralischen Desensibilisierung, der sich in dem Spannungsfeld zwischen dem normativen pflegefachlichen Anspruch und den ökonomischen Zwängen des Pflegealltags entwickelt" [42].

Mit Coolout ist der unauflösbare Widerspruch in den Anforderungen an Pflegende gemeint: Pflegende sollen zum einen den hohen fachlichen Ansprüchen bei der Versorgung und Betreuung der ihnen anvertrauten Menschen verwirklichen. Zum anderen sehen sie sich aufgrund der ökonomischen Zwänge genötigt, im Pflegealltag schnell zu arbeiten (→Abb. 16.25). Dieser Widerspruch ist im Arbeitsalltag nur schwer auszuhalten und wurde in den Coolout-Studien analysiert [42].

Die Coolout-Studien zeigen auf, wie Pflegende, Lernende, Praxisanleiterinnen und Pädagogen auf diesen unauflösbaren Widerspruch ihrerseits mit Kälte reagieren. Sie beschreiben, wie Pflegende konflikthafte Alltagssituationen so für sich deuten, dass sie handlungsfähig bleiben können:

- Sie nehmen den Zustand naiv hin; der Widerspruch in den Anforderungen wird gar nicht erkannt
- Die Situation in der Praxis wird (gleichsam ohnmächtig) hingenommen
- Es wird engagiert versucht, den Widerspruch mit unterschiedlichen Strategien praktisch aufzulösen
- Es wird eingesehen, dass der Widerspruch unauflösbar ist [42].

Es gilt, die Mechanismen der Kälte und das strukturell angelegte Scheitern des pflegefachlichen Anspruchs offenzulegen und in Studium und Aus- und Weiterbildung darüber aufzuklären, schlussfolgert die Pflegewissenschaftlerin *Karin Kersting* [42]. Die Ergebnisse der Coolout-Studien müssten mit den Bedingungen dieser Praxis in Verbindung gebracht werden. *„Wird dies unterlassen, führt das dazu, dass berufliches Handeln, welches den hohen pflegefachlichen Anforderungen folgen will, dem Scheitern unreflektiert ausgeliefert wird mit der Folge, dass dieses Scheitern personalisiert wird und das heißt, den einzelnen beruflich Handelnden zugeordnet wird. [...] Coolout ist aber kein individuelles Phänomen oder gar ein individuelles Versagen, dem man auf der individuellen Ebene zu begegnen hat, sondern es betrifft alle und ist den gesellschaftlichen Verhältnissen – hier der Versorgungsrealität im Gesundheitswesen – geschuldet"* [43].

Helfersyndrom

DEFINITION

Helfersyndrom: Nicht bewusste Komponente der Helfermotivation. Beschreibung einer sozusagen naiven, von unbewussten Vorstellungen geprägten Motivation für helfende Berufe, die zum Burnout führen kann, weil sie angesichts der Realität der Arbeit zwangsläufig zu Überforderung und Enttäuschung führt.

Ungefähr zeitgleich mit den Burnout-Erscheinungen wurde von dem deutschen Psychologen *Wolfgang Schmidbauer* das **Helfersyndrom** beschrieben [44]. Er konzipierte diese unbewusste und daher konfliktträchtige Komponente der Motivation für einen helfenden Beruf. Diese kann durch günstige äußere Einflüsse (positive Teamerfahrungen, gute Ausbildung, professionelle Führung) abgemildert werden. Unter ungünstigen Umständen kann sie die Burnout-Gefahr erheblich steigern.

Nach den Forschungen *Schmidbauers* hängt diese unbewusste Komponente der Helfermotivation damit zusammen, dass sich die Helfer in ihrer Kindheit wenig beachtet und in ihren Bedürfnissen nach Anerkennung und Spiegelung durch Erwachsene abgelehnt fühlten. Um diese Mangelerlebnisse auszugleichen, identifizieren sie sich mit einer idealen, perfekten Helfergestalt, die möglichst vielen anderen gerade das gibt, was die Betroffenen selbst nie bekommen haben. Kennzeichnend für das Helfersyndrom nach *Schmidbauer* sind:

- **Starre Werthaltungen:** Die Unfähigkeit, eigene Vorstellungen zu relativieren, andere Vorstellungen anzunehmen und Humor in Bezug auf die Tatsache zu entwickeln, dass alle Menschen zwar nach Idealen streben, diese aber nicht immer erreichen können
- **Störungen im Erleben von Aggressionen:** Eigene Aggressionen werden verleugnet und indirekt ausgelebt, z. B. nach dem „Gesetz des verteidigten Dritten“: Die Betroffenen können sich nicht wehren, wenn ihnen selbst Unrecht geschieht. Wird das Unrecht aber einem Dritten zugefügt, können sie plötzlich kämpfen. Eine andere, verbreitete Form dieser indirekten Aggression sind Klatsch und Intrige: Entwertende, aggressive Äußerungen werden nicht an die Betroffenen adressiert, sondern erreichen sie auf Umwegen über Dritte. So werden schmerzhafte, aber auch klärende Auseinandersetzungen vermieden. Der Preis ist eine Vergiftung des Klimas in der Organisation oder Arbeitsgruppe
- **Unersättliches Verlangen nach Bestätigung:** Die Helferrolle beim Helfersyndrom hilft, angstbesetzte Gefühle von Abhängigkeit zu vermeiden. Deshalb sind die Betroffenen süchtig nach der Bestätigung, die sie daraus gewinnen, für andere wichtig zu sein und gebraucht zu werden. Befriedigt werden nicht eigene Bedürfnisse, sondern Bedürfnisse von Personen, die den Helfer brauchen und seine Hilfe dankbar anerkennen. In extremen Formen führt diese Unersättlichkeit dazu, dass Helfer im Urlaub depressiv werden, weil sie keine Möglichkeit haben, etwas für andere zu tun, und keine Befriedigung daraus gewinnen können, dass sie jetzt selbst versorgt werden
- **Vermeidung von Gegenseitigkeit:** Emotionale Beziehungen zwischen Erwachsenen beruhen darauf, dass jeder Partner einmal der Nehmende, ein anderes Mal der Gebende ist, sodass beide voneinander in ähnlicher Weise abhängig und unabhängig sind. Im Fall des Helfersyndroms werden auch die privaten, intimen Beziehungen anders gestaltet: Die Helfer sind darauf angewiesen, immer die Gebenden und Unabhängigen zu sein; sie „erziehen“ ihre Partner dazu, abhängig zu sein und zu bleiben.

Das Helfersyndrom kann, wenn es nicht vom vernünftigen „Ich“ überwacht wird, die berufliche Arbeit ernstlich beeinträchtigen: Die Helfer können jenen Zeitpunkt nicht erkennen, an dem ihre aktive Hilfe überflüssig wird und ihre professionelle Aufgabe darin liegt, kranke oder pflegebedürftige Menschen lediglich zu begleiten (aktivierende Pflege).

Andere Mechanismen des Helfersyndroms, wie z. B. indirekte Aggressionen, gefährden das soziale Klima in helfenden Organisationen. In diesem Zusammenhang sind Kritik- und Konfliktfähigkeit insbesondere für die Leitungskräfte von Teams und Abteilungen von größter Bedeutung.

Motive bewusst machen

Schmidbauer hat immer wieder betont: Bei der Beschreibung des Helfersyndroms handelt es nicht um eine allgemeine Entwertung spontaner Hilfsbereitschaft oder helfender Motive allgemein. Es geht um eine **nicht bewusste Komponente der Helfermotivation,** die durch Auseinandersetzung mit den eigenen Gefühlen während der Arbeit, durch Supervision und Selbsterfahrung erkannt und „entschärft“ werden kann (→16.4.4).

SPICKZETTEL

Burnout, Coolout und Helfersyndrom

Burnout:

- Anfangsphase: Überengagement, Idealisierung der Arbeit, Verzicht auf Entspannung und Erholung, Herausstellen eigener Leistungen.
- Einbruchphase: Chronische Müdigkeit, Unlust, Distanz zu den eigenen Aufgaben, Aggression gegen sich selbst und andere, Stilisierung der eigenen Opferrolle.
- Abbauphase: Leistungsabbau, Depression und somatische Symptome, Verlust des Selbstbewusstseins, sozialer Rückzug auch im Privatleben.
- Kompensierter Burnout: Innerer Ausstieg, der nach außen verborgen wird, vorgeschobene Rechtfertigungen für eigene Fehlleistungen.

Coolout:

- Widerspruch zwischen den eigenen fachlichen Ansprüchen und der erlebten Realität, v. a. schnell arbeiten zu müssen.
- Pflegende reagieren auf diesen unauflösbaren Widerspruch mit Kälte, um handlungsfähig zu bleiben.

Helfersyndrom:

- Unbewusste, konfliktträchtige Komponente der Helfermotivation.
- Kennzeichen: Starre Werthaltung, Verleugnung eigener Aggressionen, übermäßiges Verlangen nach Bestätigung, Ungleichgewicht in emotionalen Beziehungen durch absoluten Anspruch auf die Rolle des Gebenden.

Prävention: Reflexion der eigenen Gefühle, des eigenen Verhaltens und der Belastungen während der Arbeit, Supervision.

16.4.4 Präventionsmaßnahmen

Psychohygiene

Die Vielzahl von Belastungen, denen die Pflegenden ausgesetzt sind, macht es nötig, auch die eigene seelische und geistige Gesundheit zu erhalten und zu fördern. Bei der **Psychohygiene** geht es um die Aufarbeitung der Belastungen, die sich im Laufe der Zeit ansammeln. Dazu ist eine regelmäßige Reflexion des eigenen Verhaltens und der bestehenden Belastungen mit Kollegen oder Freunden unumgänglich. Nur wer sich selbst und sein Verhalten versteht, kann Maßnahmen ergreifen, die ihm den Alltag erleichtern, und ggf. nötige Veränderungen durchführen.

Aber auch institutionell kann ein effektiver Umgang mit den typischen Belastungen in der Pflege gefördert werden, z. B. in Form von **Gesundheitscoachings** von Einzelnen oder Teams. Dabei werden die Lebens- und Arbeitsbedingungen in Hinblick auf die eigenen gesundheitlichen Auswirkungen beleuchtet und umgestaltet.

Supervision

Vergleichsuntersuchungen haben ergeben, dass Arbeitsteams, die **Supervision** erhalten, die Kosten für diese Maßnahme durch geringere Fehlzeiten mehr als ausgleichen. Dennoch wird einem Team die Supervision oft aus Kostengründen verweigert.

In den oft hektischen Abläufen der klinischen Arbeit mit hohem Entscheidungsdruck vor Ort ist es schwer, Zeit und Raum für Überlegungen zur Verbesserung der Zusammenarbeit und Möglichkeiten zur gegenseitigen Unterstützung zu finden.

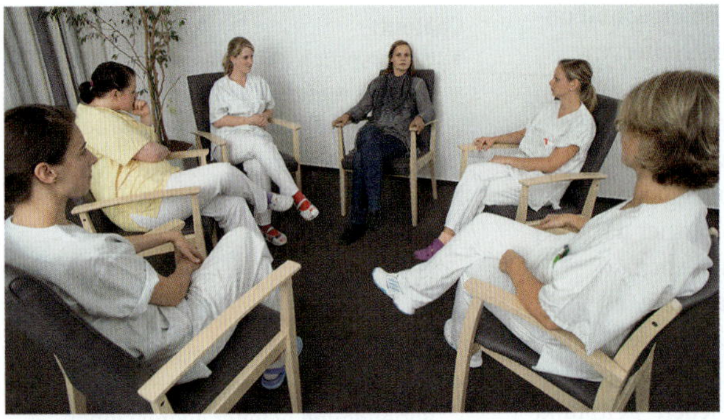

Abb. 16.26 Teamsupervision. Der Supervisor ersetzt keine Teamleitung. Er kann aber Leiter und Mitarbeitende dabei unterstützen herauszufinden, wie die Zusammenarbeit verbessert werden kann und wo Probleme liegen. [K115]

Hier bietet die Supervision einen zeitlichen Rahmen und die Hilfe eines speziell ausgebildeten Gesprächsleiters.

In der **Teamsupervision** (→ Abb. 16.26) können alle Beteiligten die Zusammenarbeit genauer betrachten, um Probleme zu erkennen und Konflikte zu lösen [45]. Pflegende können aber auch in einer **Einzelberatung** für sich persönlich Unterstützung in Fragen der eigenen beruflichen Rolle, der Arbeitszufriedenheit und Karriereplanung einholen.

Rückengerechte Arbeitsweise

> **Körperlich gesund bleiben**
>
> Die eigene Gesundheit zu erhalten, ist genauso wichtig, wie den zu pflegenden Menschen zu aktivieren. Wer auf sich selbst und seine Gesundheit achtet, kann auch pflegebedürftige Personen wirksam in ihrer Gesundheitsentwicklung unterstützen.

In der Pflege bedeutet „Bewegung" nicht nur, Menschen in ihrer Bewegung zu fördern und zu unterstützen, sondern auch, sich als Pflegende ergonomisch – also physiologisch – zu bewegen.

Der Bewegungsapparat einer Pflegenden ist zahlreichen Belastungen ausgesetzt. Deshalb ist es wichtig, sich der Eigenverantwortung für einen gesunden Rücken bewusst zu werden. Damit können mögliche rückenbelastende Tätigkeiten erkannt und vermieden werden.

Hauptursache für Rückenprobleme: Dysbalance

Vielfach schleichen sich ungünstige Bewegungsmuster im Berufsalltag ein. Es kommt einerseits zur Über- und Fehlbeanspruchung bestimmter Muskel- und Skelettbereiche und andererseits zum Verkümmern anderer, wichtiger Muskelpartien **(Dysbalance).** Das Resultat sind erworbene Schäden oder Störungen des komplexen Systems Wirbelsäule. Zur beruflich bedingten Belastung kommt oft ein Mangel an Bewegung in der Freizeit hinzu.

Neben der Fehlbelastung spielen eine genetische Disposition sowie angeborene oder erworbene Fehlstellungen von Wirbelsäule und Gelenken eine Rolle. Manchmal äußern sich auch Stress oder psychische Belastungen in einer Verspannung der Muskeln an der Wirbelsäule, die ebenfalls zu Rückenschmerzen führen können.

Frühzeitig vorbeugen

Die hohe Anzahl von Pflegenden mit Rücken-, Wirbelsäulen- oder Gelenkschmerzen macht deutlich, wie wichtig das Achten auf die eigene Gesundheit und die Prävention möglicher Schäden ist. Auch hier gilt: Vorbeugen ist besser als Heilen oder Umschulen wegen Berufsunfähigkeit.

> **Vorbeugende Maßnahmen**
>
> - Entlastende und physiologische Bewegungsabläufe durchführen (→ 9.5)
> - Fähigkeiten der pflegebedürftigen Menschen planvoll nutzen (→ 9.6)
> - Hilfsmittel gezielt und richtig einsetzen
> - Muskelkräftigung sowie Dehnungs- und Lockerungsübungen durchführen
> - Ausgleichssport betreiben
> - Entspannungstechniken einüben.

Prinzipien rückengerechter Arbeitsweise

Bei der Beachtung der **Prinzipien rückengerechter Arbeitsweise** passen sich die Pflegenden mit ihrer Bewegung an die jeweilige Situation an:

- Dynamische Positionen einnehmen und Standfläche vergrößern
- Umfeld organisieren
- Arbeitshöhe anpassen
- Patientenressourcen nutzen
- Korrekt heben, tragen, bücken
- Entlastungshaltungen und Kräftigung im Berufsalltag.

Dynamische Positionen einnehmen und Standfläche vergrößern

- Es ist wichtig, sich der jeweils eigenen Position gewahr zu werden und das eigene Körpergewicht für eine dynamische Positionsveränderung zu nutzen. So können viele Aktivitäten mithilfe einer Körperschwerpunktverlagerung von Beinen und Becken einhergehen. Günstig dafür ist eine leichte Schrittstellung der Beine mit leicht gebeugten Knien. Aus diesen Positionen heraus sind kontinuierliche kleine Haltungskorrekturen leicht möglich. Die Eigenbeweglichkeit bleibt – bei gleichzeitig guter Standqualität
- Der maximale Kniewinkel bei Belastung (z. B. Anheben von Lasten) sollte nicht kleiner sein als 90° (sonst extreme Gelenkbelastung).

Umfeld organisieren

- Sich genügend Raum zur Bewegung (Platz) schaffen
- Geeignetes Schuhwerk tragen: Flache Schuhe; auf Rutschfestigkeit, Fersenriemen und guten Halt achten
- Hilfsmittel bereitstellen: je nach Situation, z. B. Rollbrett, Rutschbrett, Stuhl oder Antirutschunterlage.

Arbeitshöhe anpassen

- Bett- und Liegeflächen ungefähr bis auf Hüfthöhe der Pflegenden verstellen. Lässt sich die Arbeitshöhe nicht beeinflussen, nicht mit Rundrücken arbeiten. Die Bewegungen aus Becken und Beinen heraus durchführen
- Bei Arbeiten in niedriger Höhe empfiehlt es sich, die sitzende Position einzunehmen (z. B. beim Essenreichen).

Patientenressourcen nutzen

Kinästhetik → 9.5
Patiententransfer → 9.6.7
Damit der zu pflegende Mensch so eigenaktiv wie möglich sein kann, plant die Pflegende die Bewegung gemeinsam mit ihm. Heben und ruckartige Bewegungen werden vermieden.

Die Pflegenden passen sich dem langsameren Tempo und den Bewegungen des zu pflegenden Menschen an (Kinästhetik, Konzept Interaktion). Sie unterstützen die verschiedenen Körpermassen der Person schrittweise nacheinander (Kinästhetik, Konzept funktionale Anatomie). Das Gewicht des zu Pflegenden leiten die Pflegenden auf eine Unterstützungsfläche, sodass sie dessen Gewicht nicht tragen müssen (→ 9.5).

Das Heben und Tragen einer zu pflegenden Person sollte ausschließlich in Notfallsituationen und dann möglichst mit mehreren Personen erfolgen (Erste Hilfe). Ansonsten belastet es unnötig den Rücken der Pflegenden.

Korrekt heben, tragen und bücken

Heben und Tragen in Kombination mit einer Rotationsbewegung schaffen enormen Belastungsdruck auf die Bandscheiben, wodurch ein Prolaps begünstigt wird. Beim Heben und Tragen von Gegenständen ist es deshalb wichtig, eine Rotation der Wirbelsäule zu vermeiden.

Bei großer Anstrengung atmen die Pflegenden bewusst aus; sie vermeiden eine Pressatmung und eine Belastung ihrer Beckenbodenmuskulatur (Stressinkontinenz → 8.1.6). Bei großer Kraftanstrengung spannen die Pflegenden deshalb auch ihre Beckenbodenmuskulatur an und atmen aus.

Ruckartige Bewegungen vergrößern die Belastung der Wirbelsäule unnötig. Daher führen die Pflegenden das Aufheben und Absetzen von Lasten (z. B. Infusionskartons, Patientenkoffer, Getränkekasten) nicht mit plötzlichem Schwung durch. Stattdessen begeben sie sich in eine passende Ausgangsposition (körpernah und frontal zugewandt) und bauen eine entsprechende Körperspannung auf. Dann wird der Gegenstand mit der Ausatmung angehoben bzw. abgesetzt.

Kraft × Kraftarm = Last × Lastarm

Das bedeutet: Je größer der Abstand der Last vom Körper ist, desto größer wird der Hebelarm und damit die auf den Körper bzw. Rücken einwirkende Kraft. Deshalb Lasten so körpernah wie möglich tragen (→ Abb. 16.27).

Beim Aufsammeln von kleinen Gegenständen auf dem Boden kann man sich gut mit dem einen Ellbogen am Knie abstützen, um so die Wirbelsäule zu entlasten (→ Abb. 16.28).

Die eigenen Grenzen beachten

Beim (häufigen) Anheben und Tragen schwerer Lasten (Männer: ab 15 kg Lastgewicht, Frauen: ab 10 kg) holen sich die Pflegenden Hilfe oder setzen Hilfsmittel ein. Auch wenn die Pflegenden rückengerecht heben und tragen, sollten sie immer daran denken, nur solche Lasten zu heben, die ihr Körper unbeschadet bewältigen kann.

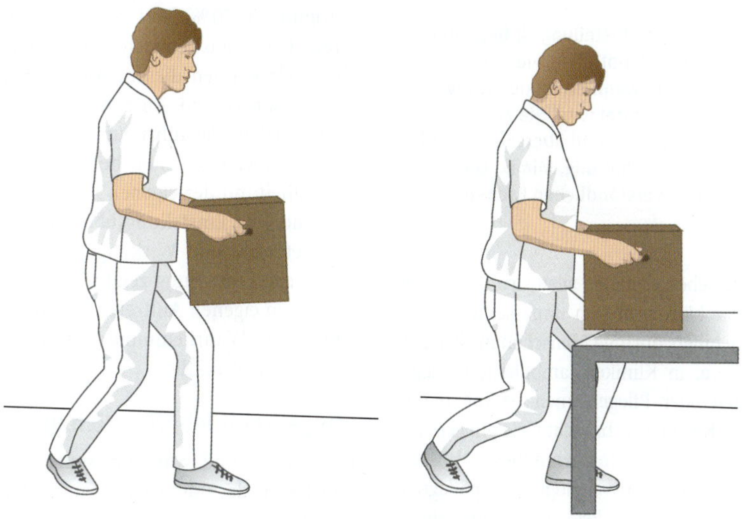

Abb. 16.27 Rückengerechtes Heben und Tragen. [L138]

Entlastungshaltungen und Kräftigung im Berufsalltag

Die Wirbelsäule und die Muskulatur erholen sich bei einem Wechsel der Position. Pflegende achten möglichst darauf, dass sie auch bei gleichbleibender Tätigkeit kleine Positionswechsel durchführen.

Ebenso profitieren Muskeln, Bänder, Gelenke und Knochen von Dehn- und Lockerungsübungen. Auch ein natürliches Bücken gehört dazu, solange es bewusst, langsam und kontrolliert erfolgt. Ruckartige und unkontrollierte Bewegungen können zu Verletzungen führen.

Möglichkeiten zur **Dehnung, Lockerung** und **Muskelkräftigung** im Berufsalltag sind:

- Im Stehen Knie etwas beugen und wieder strecken oder zwischen Stand- und Spielbein wechseln (mehrmals hintereinander Gewichtsverlagerung von einem Bein auf das andere)
- Im Stehen Brustbein heben und senken
- Im Stehen Schultern heben und senken sowie kreisen
- Möglichkeit nutzen, einen Fuß auf einem Hocker abzustellen, z. B. beim Richten von Arzneimitteln im Schrank.

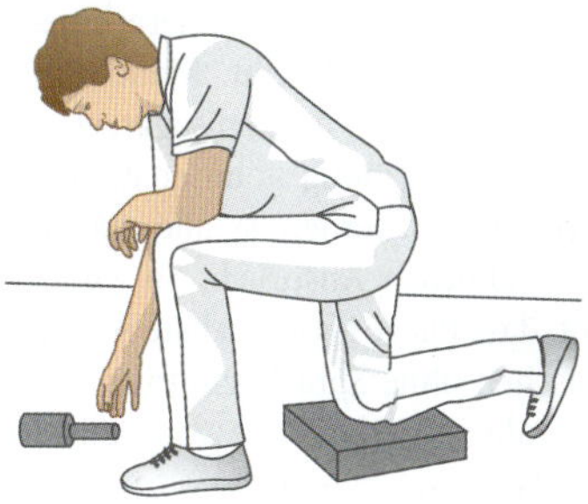

Abb. 16.28 Bücken mit Abstützen des Ellenbogens auf dem Knie. [L138]

Ausgleichs- und Entspannungsmöglichkeiten für den Alltag:

- Achtsamkeitstraining
- Erlernen von Entspannungstechniken bzw. „Körpertherapien“: z. B. Autogenes Training, Progressive Muskelrelaxation, Feldenkrais („Bewusstheit durch Bewegung“), Kinästhetik (→ 9.5), Rückenschule, Yoga, Tai Chi, Pilates.

Ausgleich in der Freizeit

Um die tägliche berufliche Herausforderung bewältigen zu können, ist es wichtig, die **Freizeit** erholsam und abwechslungsreich zu gestalten. Die persönliche Fitness kann durch unterschiedliche Hobbys gestärkt werden. Auch Kurse an Volkshochschulen oder im Rahmen der betrieblichen Gesundheitsförderung können die Achtsamkeit auf die eigene Gesundheit stärken.

16.5 Berufsstolz in der Pflege

i DEFINITION

Berufsstolz: Berufsstolz gehört zur Professionalität in der Pflege und basiert auf der Dreiheit von Denken, Fühlen und Handeln. Dazu gehört die kognitive Selbstüberzeugung einer hohen Fachlichkeit. Diese Einstellung ist begleitet von positiven Emotionen wie Freude, Zufriedenheit, wenn etwas qualitativ selbst verantwortet wird. Sie zeigt sich am authentischen und überzeugten Auftreten in Körperhaltung, Mimik, Gestik sowie einer verständlichen Fachsprache.

Die Pflegeberufe haben allen Grund, stolz zu sein: Sie kümmern sich umfassend um unzählige hilfebedürftige Menschen in allen Settings, u.a. in Kliniken, ambulanten Pflegediensten oder Pflegeheimen (→Abb. 16.29). Dieses „Kümmern" braucht viele pflegerische Fachkenntnisse, medizinisches Wissen, Kompetenzen im psychologischen, pädagogischen oder sozialen Feld. Vor allem geht es darum, sich auf einen individuellen Menschen einzustellen, also um Beziehungsarbeit – einschließlich der Angehörigen. Es gibt nur wenige Berufe, die ähnlich vielfältig und verantwortungsvoll sind – nicht ersetzbar durch Digitalisierung oder Robotik. Pflege heißt Antwort auf unaufschiebbare Bedürfnisse, sie kann nicht vertagt und auch nicht „schneller" durchgeführt werden, ohne dass es negative Konsequenzen hat. Pflegende könnten sehr selbstbewusst und mächtig sein!

Durch zahlreiche Kürzungen und Fremdbestimmungen ist die Pflegearbeit in den letzten Jahren stark reduziert worden, dadurch entfallen wichtige Gespräche und Ermutigungen. 70 % der Pflegenden wählten ihren Beruf aus ethischer Überzeugung, aber viele können diesem Anspruch mangels Personals und Ausstattung nicht gerecht werden. Das führt zum Ärger bei den Pflegefachpersonen. Stolz bedeutet eine Zufriedenheit mit der eigenen Arbeit und festigt eine gute Einstellung über die eigenen Kompetenzen und Wirkungen. Diese professionelle Einstellung zeigt sich auch nach außen, im eigenen Auftreten und in der öffentlichen Wahrnehmung. Stolz macht einen Beruf attraktiv.

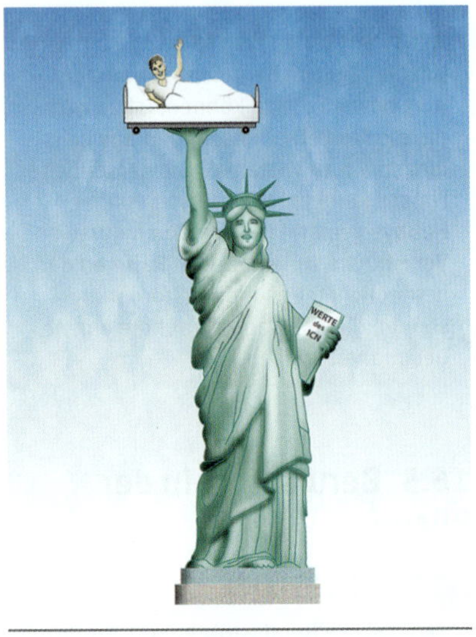

Abb. 16.29 Die Freiheitsstatue ist eines der bekanntesten Wahrzeichen der USA. Stolz steht sie auf Liberty Island in der Nähe von Manhattan. Ebenso stolz und selbstbewusst sollten sich auch Pflegende präsentieren – mit umfassenden Kompetenzen sind sie Tag für Tag für pflegebedürftige Menschen da. [M678]

Pflegearbeit ist öffentlich unklar

Ausbildung und Studium sollten darauf hinwirken, dass dem Nachwuchs der Zusammenhang von Macht und Lobbyismus deutlich wird – denn Pflegende sind bislang kaum organisiert. Dadurch wird die größte Berufsgruppe im Gesundheitswesen zu einer stummen Verschiebemasse. Ein wichtiger Schritt, um dem entgegenzutreten, sind Mitgliedschaften in Berufsverbänden, Gewerkschaften und ein Einsetzen für Pflegekammern – und damit für eine kontinuierliche Weiterentwicklung und Selbstbestimmung der Pflege (→51.5).

Stattdessen hat die Pflege-Community es jahrelang ertragen, dass der Beruf auf „Verrichtungen" reduziert wird und dass im DRG-System der Pflegeaufwand kaum eine Rolle spielt. All dies hat den Stolz in der Pflege reduziert: Die Pflege ist am Limit und arbeitet in Minutenkorridoren. Beruflich Pflegende fühlen sich als Fließbandarbeiterinnen, sie ahnen, dass eine gute Pflege mehr bedeutet.

Entsprechend widersprüchlich ist die gesellschaftliche Wahrnehmung. Pflege erscheint schwer, schmutzig und unterbezahlt. Zum Teil raten die eigenen Eltern und Freunde von dieser Berufswahl ab. Immer wieder wird Pflege auf einfache Tätigkeiten oder Assistenz des Arztes reduziert – die Pflegeberufe werden vergleichbar in einer Reihe mit Müllfahrern, Kassiererinnen und Waldarbeitern aufgereiht. Manche Bürgerinnen und Bürger denken sogar, es sei keine Ausbildung nötig – unter dem Begriff „Pflegekräfte" werden ja alle subsumiert, ohne fachlichen Anspruch. So wundert es nicht, dass Pflege als einfachste Aufgabe für Menschen ohne Sprachkenntnisse, Flüchtlinge oder Mitarbeitende von stillgelegten Branchen gesehen wird.

All dies liegt auch daran, dass die Berufsgruppe die Komplexität von Pflege nicht deutlich macht. Pflegende werden eher als Jammergestalten identifiziert. In der Tat: Sie sprechen kaum über Berufsinhalte, sie klagen und machen dadurch ihren Beruf uninteressant, weil sie ausschließlich die negativen Aspekte beleuchten. Stattdessen sollten sie die professionelle Arbeit und ihre enormen Auswirkungen betonen und daran arbeiten, dass die Rahmenbedingungen besser werden [46].

Deutschland ist Schlusslicht in der beruflichen Identitätsbildung der Pflegenden. International gibt es Pflegefachpersonen mit großem Stolz und gesellschaftlicher Anerkennung. Sie sind besser organisiert, verdienen mehr und nehmen an der Gesundheitspolitik teil. Sie pflegen Traditionen, Zeremonien, tragen Broschen/Abzeichen und Visitenkarten mit genauen Angaben zu ihrer Qualifikation.

Maßnahmen für mehr Berufsstolz

Jede und jeder Einzelne kann einen Beitrag zu mehr Berufsstolz leisten, z. B. durch „Haltung", beim Sich-Vorstellen oder im Gespräch mit pflegebedürftigen Menschen und ihren Angehörigen. Auch Institutionen können einen Rahmen für mehr Berufsstolz schaffen, indem sie z. B.:

- Wertschätzung gegenüber der Pflege zeigen
- Qualifikationen deutlich machen, z. B. auf Namensschildern oder als Aushang auf der Station
- Die Pflege im Eingangsbereich und auf der Homepage als kompetente und wichtige Berufsgruppe sichtbar machen.

Bei unzumutbaren Bedingungen sollten Pflegende „aufstehen", sich an ihre Ausbilderinnen und Schulen wenden, ggf. ihre Pflegekammer oder die Aufsichtsbehörden informieren. Wenn sie eine schlechte Pflege nicht mehr aushalten, sollten sie die selbstlose Opferbereitschaft verlassen. Kein Arzt oder Verwaltungsmitarbeiter würden beim Ausfall des Reinigungspersonals selbstverständlich OP oder Büro aufbereiten. Aber: Viele Pflegende bieten sich selbst dazu an.

Wird in den Einrichtungen an (historische) Vorbilder in der Pflege gedacht? Überall im Ausland werden bekannte Pflegende in Ehren gehalten. Wichtig ist eine Einmischung, wenn Pflege klein gehalten oder schlecht dargestellt wird. Pflegende sollten Stellung beziehen, auch in den lokalen Medien. Im Grunde sollte die Öffentlichkeitsabteilung regelmäßig in Flyern, Presseartikeln und auf der Webseite auch kleine Errungenschaften deutlich machen: Examen, Besuche, neue Fortbildungen.

Eine nachhaltige Maßnahme ist die Gepflogenheit, über brillante Momente im

Team zu sprechen, über Pflegeerfolge und Dankbarkeit der gepflegten Menschen und ihrer Angehörigen. Ebenfalls wenig aufwändig ist ein Round-Table-Gespräch zu den Inhalten von Pflege, 20 Minuten, etwa als verlängerte Übergabe. Es ist immer wieder festzustellen, dass andere Berufsgruppen nichts oder viel zu wenig über die Pflegearbeit wissen. So denken nicht wenige Ärzte, dass die Pflege nur dazu da ist, ihnen zu helfen und zu assistieren.

Im Buch „Der Pflege eine Stimme geben" [46] wird empfohlen, sich ein Beispiel zur kompetenten Pflege eines Patienten zu überlegen und diese Geschichte mit Details tatsächlich aufzuschreiben. Ein solches Storytelling kann genutzt werden, wenn man unerwartet in wenigen Minuten über seine Arbeit berichten soll. Jahrelang haben wir von „Bettenmachen, Durchgehen" o. Ä. gesprochen. Das hat das fehlerhafte Ansehen des Pflegeberufs gefestigt. Manchmal hört man von Laien die Aussage: „Das könnte ich nicht, was Sie in Ihrem Beruf alles machen". Pflegende sollten in solchen Situationen genauer nachfragen, was nicht gekonnt werden kann, und die Chance nutzen, über ihren tollen Beruf zu sprechen!

Visionen und Wünsche

In dem Mutmach- und Arbeitsbuch „Berufsstolz in der Pflege" [47] werden über 60 spannende Aufgaben zum Thema vorgestellt. Pflegende lernen, was sie alles selbst machen können, wie sie viel sicherer auftreten und ihnen mittels Embodiment eine selbstbewusste und zugleich professionelle Haltung gelingt. Selbst Berufsfindungspraktikantinnen und -praktikanten erkennen schnell, ob die beruflich Pflegenden über Berufsstolz verfügen, und entscheiden sich anschließend viel überzeugter für diesen Beruf. Berufsstolz ist dringend notwendig.

17

REHABILITATION

Bärbel Dangel

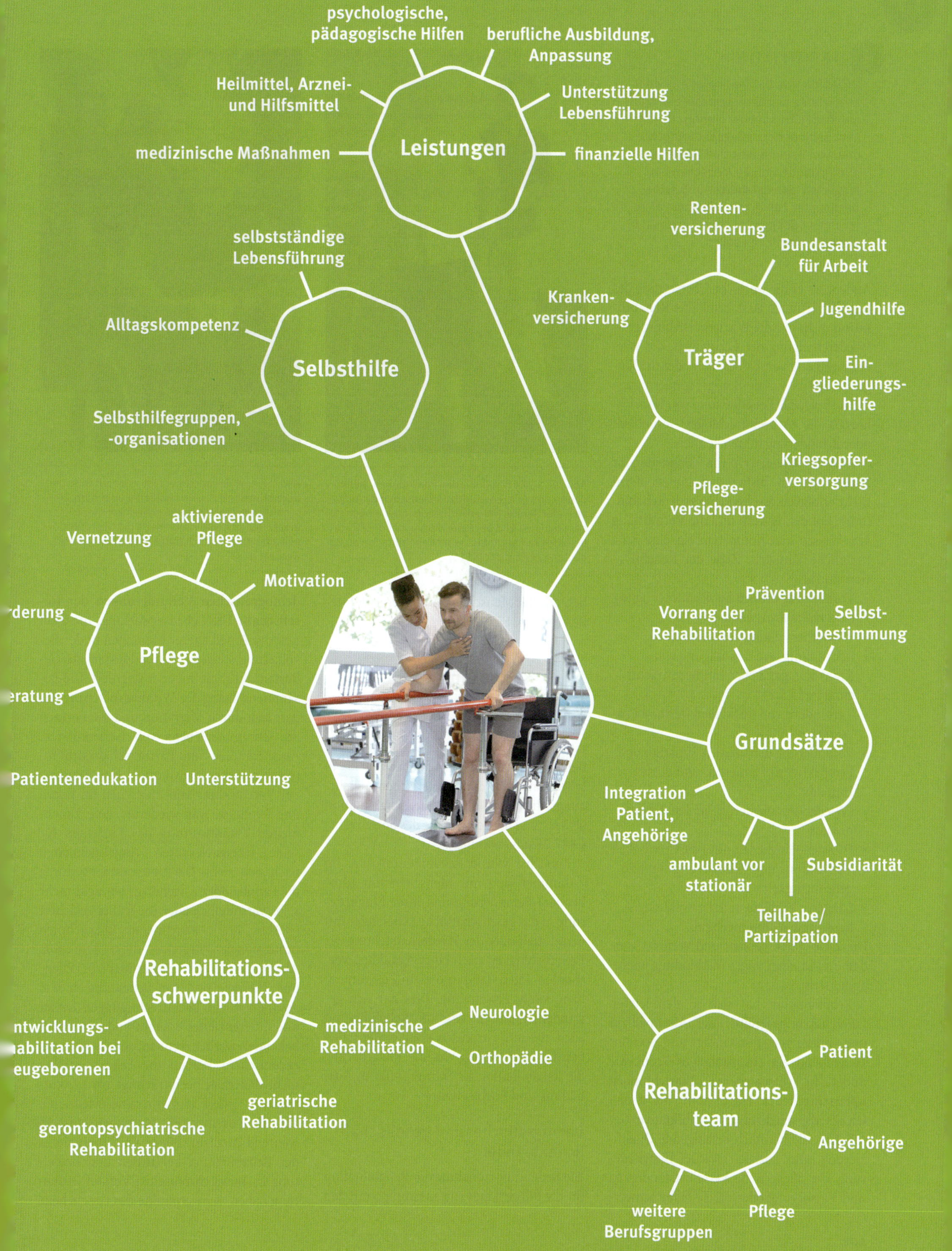

Leistungen
psychologische, pädagogische Hilfen
berufliche Ausbildung, Anpassung
Heilmittel, Arznei- und Hilfsmittel
Unterstützung Lebensführung
medizinische Maßnahmen
finanzielle Hilfen
Träger
Renten-versicherung
Bundesanstalt für Arbeit
Kranken-versicherung
Jugendhilfe
Ein-gliederungs-hilfe
Kriegsopfer-versorgung
Pflege-versicherung
Selbsthilfe
selbstständige Lebensführung
Alltagskompetenz
Selbsthilfegruppen, -organisationen
Pflege
Vernetzung
aktivierende Pflege
Motivation
rderung
eratung
Patientenedukation
Unterstützung
Grundsätze
Prävention
Vorrang der Rehabilitation
Selbst-bestimmung
Integration Patient, Angehörige
ambulant vor stationär
Subsidiarität
Teilhabe/ Partizipation
Rehabilitations-schwerpunkte
ntwicklungs-
abilitation bei
eugeboren
medizinische Rehabilitation
Neurologie
Orthopädie
geriatrische Rehabilitation
gerontopsychiatrische Rehabilitation
Rehabilitations-team
Patient
Angehörige
Pflege
weitere Berufsgruppen

i DEFINITION

Rehabilitation (lat. *re-* = wieder; *habilitare* = fähig machen): Umfasst alle Maßnahmen, die akut oder chronisch kranken, behinderten, pflegebedürftigen oder von Behinderung und Pflegebedürftigkeit bedrohten Menschen ein möglichst selbstständiges und selbstbestimmtes Leben mit Teilnahme an relevanten oder gewünschten Lebensaktivitäten ermöglichen sollen.

Anders, als es die wörtliche Übersetzung des Begriffs vermuten lässt, beinhaltet **Rehabilitation** nicht nur die Wiederherstellung bzw. Wiedererlangung der Gesundheit, die Wiederaneignung von Fähigkeiten oder die Eingliederung in soziale Bezüge, sondern auch die *vorbeugende* Beeinflussung von Entwicklungen, die zu beeinträchtigter Gesundheit oder Behinderung führen können.

Ist der Wiedererwerb von Fähigkeiten für Tätigkeiten im bisher ausgeübten Beruf nicht erfolgversprechend, so zielt Rehabilitation auf den Erwerb und die Vermittlung von Wissen und Kompetenz für eine neue berufliche Tätigkeit. **Ziele** der Rehabilitation sind also:

- Vorbeugung drohender Beeinträchtigung (*sekundäre Prävention* → 16.1.3)
- Wiederherstellung von Gesundheit
- Behandlung und Bewältigung von Krankheit, ggf. Leben mit Beeinträchtigung (→ 15.5.2)
- Verhindern von Rückfällen (*tertiäre Prävention* → 16.1.3)
- Veränderung der sozialen Situation und Perspektive des Patienten und dessen Umfelds
- (Wieder-)Eingliederung in den Arbeitsprozess
- (Wieder-)Eingliederung in die Gesellschaft
- Vermeidung und Reduzierung von Pflegebedürftigkeit
- Längerer Verbleib in der gewählten Lebens- und Wohnumgebung.

Die Ziele sollen geplant und vernetzt werden und in einer engen Verbindung zueinander stehen.

Rehabilitation hat sich in den letzten Jahrzehnten gegenüber der Akutmedizin und -pflege verselbstständigt und gewinnt zunehmend ein eigenständiges Profil. Sie findet in verschiedenen Einrichtungen unterschiedlicher Träger statt, bei denen jeweils das medizinisch-rehabilitative Geschehen, die beruflich befähigende Qualifizierung, die soziale (Wieder-)Eingliederung, die pflegerische Verselbstständigung und Versorgung oder die Teilhabe schwerbehinderter Menschen im Vordergrund stehen (→ Abb. 17.1).

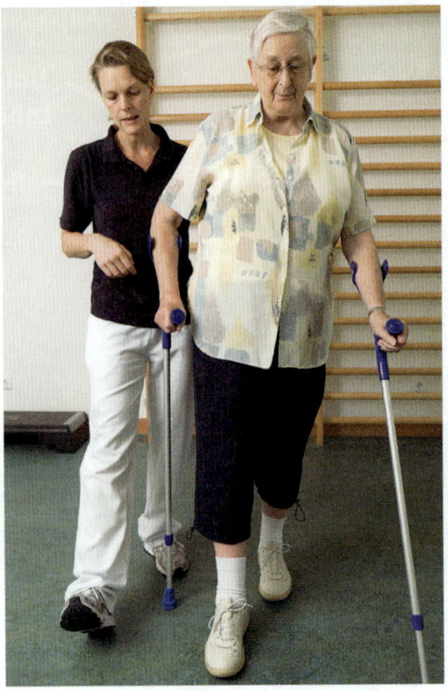

Abb. 17.1 Die Rehabilitation von kranken, behinderten und pflegebedürftigen Menschen ist Aufgabe vieler Berufe. Neben drohender oder eingetretener Krankheit und bei Behinderung hat die Pflegebedürftigkeit als Anlass einer Rehabilitation an Bedeutung gewonnen. [K115]

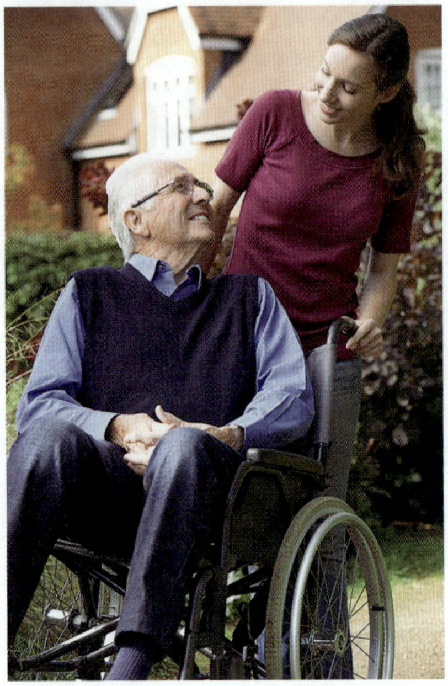

Abb. 17.2 Während früher fast jeder auf Hilfe und Unterstützung aus dem familiären oder partnerschaftlichen Umfeld zurückgreifen konnte, muss dieser Bedarf heute zunehmend durch professionell oder ehrenamtlich tätige Menschen gedeckt werden. [J787]

17.1 Bedeutung von Rehabilitation und Pflege

Ab Mitte des 20. Jh.s erlangte die Rehabilitation in der Medizin und Sozialpolitik zunehmende Bedeutung, in den letzten 30–40 Jahren auch in der pflegerischen Versorgung. Mittlerweile wurde die Rehabilitation als Leistung in alle Bereiche des Sozialrechts (→ 47.2) aufgenommen.

Zunächst wurde Rehabilitation v. a. im Zusammenhang mit Menschen mit (drohender) Behinderung und ihrer Eingliederung in das gesellschaftliche Leben oder mit dem Erhalt oder der Wiederherstellung der Erwerbstätigkeit nach einer Krankheit verstanden. Pflege fand in diesem Zusammenhang kaum Erwähnung. Dies hat sich gewandelt: Dadurch, dass die Rehabilitation auch alte und chronisch kranke Menschen betrifft, sind es nun v. a. die Pflegeberufe, die Rehabilitation als Schwerpunkt in Ausbildung und Praxis erfahren.

Demografischer und gesellschaftlicher Wandel

Die Bedeutungszunahme der Rehabilitation für die Pflege hängt eng zusammen mit den **demografischen Veränderungen der Gesellschaft:** Die Lebenserwartung, die Zahl und der Anteil älterer Menschen in der Bevölkerung steigen, währenddessen die Geburtenzahl abnimmt oder stagniert. Die Zusammensetzung der Wohnbevölkerung ändert sich durch Migration und die Formen des Zusammenlebens von Generationen. Auch Familien- und Partnerschaftsstrukturen wandeln sich. Es besteht eine Tendenz zur Vereinzelung von Menschen im Leben und Wohnen, was wiederum eine zunehmende Verantwortung des Einzelnen für seine lebensrelevanten Angelegenheiten nach sich zieht. Die Unterstützung durch die Familie oder Angehörige ist nicht mehr selbstverständlich oder wie früher gesichert (→ Abb. 17.2), zunehmend übernehmen professionell Pflegende diese Funktion. Aber auch die Beiträge der Medizin, Pflege und Therapie sind von Bedeutung, indem gesundheitliche Beeinträchtigungen früher und differenzierter erkannt und wirksamer behandelt werden können, sodass auch bei chronischem Verlauf die Lebenssituation nicht dauerhaft beeinträchtigt wird. Akutmedizin, -pflege und -therapie orientieren auf die gegenwärtige Krankheitsepisode, während Medizin, Pflege und Therapie in der Rehabilitation bei Hilfen und Begleitung im meist chronischen Verlauf Bedeutung haben. Schwerpunkte des Geschehens verlagern sich von ärztlich-medizinischen zu pflegerischen, therapeutischen und psychosozialen Hilfen.

Verändertes Krankheitenspektrum

Chronisch-degenerative Krankheiten, z. B. Krankheiten des neuromuskulären Systems (→37.16), und altersbedingte Einschränkungen nehmen zu. Gleichzeitig verbessern sich die Behandlungs- und Pflegemöglichkeiten, sodass ein längeres Leben – auch mit gesundheitlichen Einschränkungen oder einer schweren und chronischen Krankheit – möglich wird. Zugleich sind chronisch-degenerative Krankheiten oft von chronischen Schmerzen begleitet, deren Behandlung und Bewältigung eine Voraussetzung für gelingende Rehabilitation ist. Das **veränderte Krankheitenspektrum** erfordert eine Umorientierung von einer ausschließlich auf (vollständige) Heilung ausgerichteten Behandlung hin zu einer auf Erhalt und Förderung von Fähigkeiten, Wohlbefinden, Lebensqualität und sozialer Integration orientierten Versorgung. Dadurch bekommt die Pflege einen höheren Stellenwert und eine andere Ausrichtung. Die **Akzeptanz veränderter Bedingungen** und ihre **Bewältigung** werden für Patientinnen und Patienten (im Folgenden als „Patienten" bezeichnet) in der Rehabilitation wichtige Inhalte pflegerischer Arbeit.

Pflege von Menschen mit Schmerzen →Kap. 13

Pflege von alten Menschen →Kap. 19

Strukturen und Finanzierung der pflegerischen Versorgung

Seit der Einführung des DRG-Systems (→47.3.1) hat sich die Verweildauer von Patienten im Akutkrankenhaus verkürzt, sie werden zu einem früheren Zeitpunkt im Genesungsprozess entlassen. Dies kann bedeuten, dass sich die Pflege in der Klinik auf Kernaufgaben, also die unmittelbare pflegerische Versorgung, konzentrieren muss.

Förderung, Anleitung, Beratung, Training von Fähigkeiten, die Vermittlung von Wissen, Kompetenz zum Umgang mit der veränderten gesundheitlichen Situation und eine Vorbereitung auf die veränderte Lebenssituation sind auch und v. a. nach der Entlassung des Patienten aus der Klinik und im Prozess der Rehabilitation von grundlegender Bedeutung. Beim Wechsel der Einrichtung hat daher eine angemessene **Entlassungsplanung** und die Überleitung in die weitere Versorgung (→47.6.3) einen hohen Stellenwert.

Pflegeversicherung

Pflegeversicherung →47.2.2

Pflegebedürftigkeit →16.1.1

Mit Einführung der **Pflegeversicherung** 1995 wurde Rehabilitation eine sozialrechtliche Leistung für pflegebedürftige Menschen, die bis dahin von der Rehabilitation ausgeschlossen waren. Rehabilitation zielt demnach auf das Erreichen und den Erhalt von Selbstständigkeit im Alltag auch bei stark beeinträchtigten, meist alten Menschen, um z. B. den gewünschten Verbleib im eigenen Zuhause abzusichern.

Damit verbunden ist auch ein Wandel im Verständnis von Pflege: Während **Pflege** bis dahin v. a. als Teil der medizinischen Rehabilitation verstanden wurde und auf diese ausgerichtet war, wurde ihr Aufgabenspektrum inzwischen ausgeweitet. Ihr wurden auch in der ambulanten, teil- und vollstationären Pflege – also außerhalb von medizinischen oder geriatrischen Rehabilitationseinrichtungen – **rehabilitative Aufgaben** zugewiesen.

Leistungen der ärztlich verordneten **medizinischen Rehabilitation** für pflegebedürftige Menschen und ergänzende Leistungen werden in der Regel durch die gesetzlichen Krankenkassen finanziert (→17.2.4) und haben Vorrang gegenüber der Pflege (§ 5 Abs. 1, 4, 6 § 31 Abs. 1 SGB XI). Sie sollen beitragen, Pflegebedürftigkeit zu überwinden, zu mindern oder eine Verschlimmerung zu verhindern. Die Pflegekasse kann diese Leistungen in dringenden Fällen vorläufig selbst finanzieren, wenn die Krankenversicherung nicht rechtzeitig reagiert (§ 32 SGB XI). Mit der **aktivierenden Pflege** formuliert die Pflegeversicherung zudem einen eigenständigen pflegerischen Ansatz der Rehabilitation (→17.3.1).

Gegenstand der pflegerischen Ausbildung

Rehabilitation ist ein **Schwerpunkt in der Ausbildung** (→51.3.1). Nach dem Pflegeberufegesetz (PflBG) ist Ziel der Ausbildung die „selbstständige, umfassende und prozessorientierte Pflege von Menschen aller Altersstufen in akut und dauerhaft stationären sowie ambulanten Pflegesituationen" (§ 5 Abs. 1 PflBG). Dies umfasst „präventive, kurative, rehabilitative, palliative und sozialpflegerische Maßnahmen zur Erhaltung, Förderung, Wiedererlangung oder Verbesserung der physischen und psychischen Situation der zu pflegenden Menschen, ihre Beratung sowie ihre Begleitung in allen Lebensphasen" (§ 5 Abs. 2 PflBG). Doch bedauerlicherweise sind Rehabilitationseinrichtungen nicht für die verpflichtende praktische Ausbildung nach dem Pflegeberufegesetz zugelassen (§ 7 Abs. 1 PflBG).

Die Rehabilitation von kranken und pflegebedürftigen Menschen sowie von Menschen mit Behinderung ist demnach eine gleichrangige Aufgabe von Pflegefachpersonen. Im Bereich palliativer Maßnahmen zielt sie v. a. auf Erhaltung und Verbesserung der Lebensqualität.

17.2 Rahmenbedingungen für die Rehabilitation

17.2.1 Rechtliche Grundlagen

Rechtliche Regelungen zur Rehabilitation finden sich v. a. im Bereich der Sozialleistungen und der Rehabilitationsträger.

Das Recht auf **Rehabilitation und Teilhabe von Menschen mit Behinderung** bildet den 9. Band des Sozialgesetzbuchs **(SGB IX).** Es gibt den **Rahmen der Rehabilitation** für das gesamte Sozialgesetzbuch vor, wobei die einzelnen *Bereiche der Leistungsregelungen* in die Leistungsgesetze der verschiedenen Träger verwiesen werden. Die Regelungen zur Rehabilitation stellen ausdrücklich auf den einzelnen Rehabilitanden und die einzelne Rehabilitandin (im Folgenden als „Rehabilitand" bezeichnet), seine/ihre Information und Beteiligung ab, stärken das Zusammenwirken der verschiedenen Leistungsbereiche und Träger, vereinheitlichen die verfahrensmäßigen Festlegungen nach Beteiligung, Ort und Zeit, betonen die Qualitätssicherung, legen durchgehend Kriterien und Instrumente zugrunde und betonen die Verfahrenstransparenz.

17.2.2 Begriffe

Das **Rehabilitationsrecht** zielt unter dem Begriff der (vollen, wirksamen und gleichberechtigten) **Teilhabe** (→Tab. 17.1) auf eine umfassende Integration der betroffenen Menschen in ihre Lebensbezüge und in die Gesellschaft. Wesentlich geprägt wurde das Gesetz durch die **Internationale Klassifikation der Funktionsfähigkeit, Behinderung und Gesundheit** *(International Classification of Functioning, Disability and Health, ICF).*

ICF-Klassifikation

Die ICF gehört zu den Klassifikationen der *WHO*. Sie ergänzt die in der Gesundheitsversorgung gebräuchliche Einteilung der Krankheiten nach der internationalen statistischen Klassifikation der Krankheiten und verwandter Gesundheitsprobleme (ICD →42.9).

Tab. 17.1 Begriffe der ICF und der Rehabilitation [1].

Begriffe	Bedeutung
Behinderung	Oberbegriff für • Schädigungen, Beeinträchtigungen der Aktivität und Partizipation • Beeinträchtigung der funktionalen Gesundheit nach biopsychosozialem Verständnis (→Abb. 17.3)
Schwerbehinderung	Grad der Behinderung von wenigstens 50 %
Funktionale Gesundheit	• Körperliche Funktionen und Körperstrukturen entsprechen denen eines gesunden Menschen (Konzept der Körperfunktionen, -strukturen) • Aktivitäten und Partizipation umfassen die Aspekte der Funktionsfähigkeit aus individueller und gesellschaftlicher Perspektive (Konzept der Aktivitäten und Konzept der Teilhabe an Lebensbereichen)
Kontextfaktoren	Fördern oder beeinträchtigen die funktionale Gesundheit: • Umweltfaktoren: Bedingungen der natürlichen und sozialen Umwelt, v. a. materielle, soziale und einstellungsbezogene gesellschaftliche Faktoren, welche die Lebenssituation von Menschen und ihre Entfaltungsmöglichkeiten betreffen • Personenbezogene Faktoren: Individuelle Bedingungen der Herkunft, des Alters, des Geschlechts, der Biografie, von Bildung, Ausbildung und Beruf sowie der damit verbundenen Einstellungen, Erfahrungen und Dispositionen
Körperfunktionen	Physiologische Funktionen von Körpersystemen einschließlich der psychologischen Funktionen
Körperstrukturen	Anatomisch unterscheidbare Teile des Körpers (Organe, Extremitäten, Systeme etc.)
Schädigungen	• Beeinträchtigung einer Körperfunktion oder -struktur • Beeinträchtigung der Entwicklung • Verlust einer Funktion
Aktivität	Durchführung einer Aufgabe oder Handlung durch eine Person
Partizipation (Teilhabe)	Aktive oder passive Einbezogenheit **(Integration)** in eine soziale oder eine Lebenssituation. Die Integration kann auch durch Umweltfaktoren oder gesellschaftliche Bedingungen beeinträchtigt werden (strukturelle Bedingungen, Barrieren)
Beeinträchtigungen der Aktivität	Schwierigkeiten und Einschränkungen, die ein Mensch bei der Ausführung von Aktivitäten haben kann
Beeinträchtigungen der Partizipation	Probleme, die ein Mensch hinsichtlich der Integration oder des Einbezogenseins in Lebenssituationen haben, erleben oder wahrnehmen kann

Die ICF legt ihrer Klassifikation ein **biopsychosoziales Modell** (→Abb. 17.3) zugrunde und spannt den Bogen weiter als die auf Krankheiten bezogene ICD-10. Damit können die gesundheitlichen und sozialen Folgen, die die Lebenswirklichkeit der betroffenen Menschen verändern, angemessener und umfassender abgebildet werden.

Die Ausrichtung der Rehabilitation auf Teilhabe **(Partizipation)** bringt zum Ausdruck, dass das Ziel der Rehabilitation die Integration von Menschen mit (drohender) Behinderung in Gesellschaft und Beruf ist. Dies bedeutet die **Abkehr von einem Defizitmodell** von Behinderung hin zu einer **Ressourcenorientierung und -förderung.** Nach diesem Verständnis knüpft Rehabilitation an die (verbliebenen) Kompetenzen entwickelnd und fördernd an. Der Rehabilitand soll durch das Erwerben oder Trainieren von Fähigkeiten eine angestrebte, gesellschaftlich integrierte, aktive und selbstständige Rolle erreichen und stabilisieren.

Behinderung nach SGB IX

Nach § 2 Abs. 1 SGB IX haben Menschen mit Behinderung „körperliche, seelische, geistige oder Sinnesbeeinträchtigungen [...], die sie in Wechselwirkung mit einstellungs- und umweltbedingten Barrieren an der gleichberechtigten Teilhabe an der Gesellschaft mit hoher Wahrscheinlichkeit länger als sechs Monate hindern können“. Bei einer Beeinträchtigung weicht der Körper- und Gesundheitszustand von dem für das Lebensalter typischen Zustand ab. Sie sind von Behinderung bedroht, wenn eine solche Beeinträchtigung zu erwarten ist.

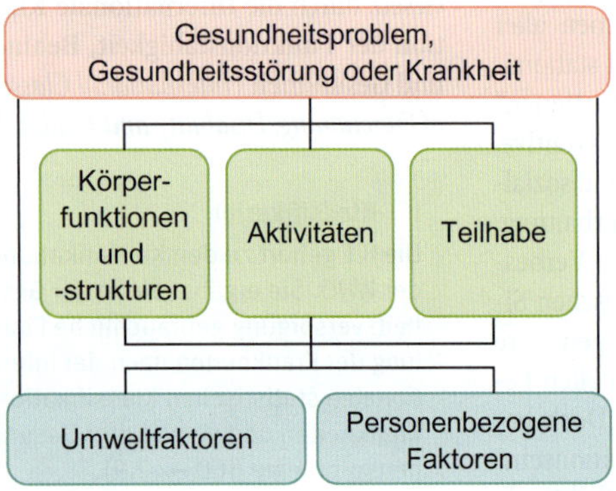

Abb. 17.3 Das biopsychosoziale Modell der Gesundheit nach der ICF (modifiziert nach [2]). [L143]

17.2.3 Grundsätze und Handlungsprinzipien

Grundsätze

Das Rehabilitationsrecht im SGB IX beachtet folgende **Grundsätze:**

- (Im Grundgesetz formuliertes) **Benachteiligungsverbot.** Es sichert Selbstbestimmung (Menschenwürde →49.2.1) und gleichberechtigte Teilhabe am gesellschaftlichen Leben (§ 1 SGB IX, →Abb. 17.4)
- Besondere Aufmerksamkeit gilt **Frauen** und **Kindern** mit (drohender) Behinderung sowie Menschen mit seelischer Behinderung (§ 1 SGB IX)
- Kinder sollten möglichst in ihrem sozialen Umfeld verbleiben und gemeinsam mit Kindern ohne Behinderung betreut werden

- **Prinzip der Subsidiarität:** Die jeweils kleinste soziale Einheit (Individuum, Familie, Gruppe etc.) ist vorrangig für die Lösung eines vorhandenen Problems verantwortlich, bevor auf nächsthöherer Ebene Hilfe oder Unterstützung in Anspruch genommen wird
- **Prinzip „ambulant vor stationär":** Ambulanten, teilstationären und wohnortnahen Angeboten ist der Vorzug vor stationärer oder überregionaler Rehabilitation zu geben. Die Entscheidung ist immer im Einzelfall zu treffen: Beispielsweise kann eine stationäre Maßnahme bei einer durch Haushalt und Kindererziehung belasteten Frau wirksamer sein, weil sie bei ambulanten Maßnahmen weiterhin für die alltäglichen Aufgaben verantwortlich bleiben muss und eine vorübergehende Entlastung von diesen Aufgaben die Ergebnisse der Rehabilitation verbessern kann
- **Prävention** (→ 16.1.3) hat Vorrang, und die Träger der Rehabilitation und Integrationsämter wirken untereinander und auch mit Arbeitgebern zusammen (§ 3 Abs. 1 SGB IX)
- **Vorrang der Rehabilitation vor anderen Sozialleistungen:** Rehabilitationsmaßnahmen werden durchgeführt, *bevor* jemand aus Arbeit und Beruf ausgegliedert, berentet oder pflegebedürftig wird. Leistungen zur Teilhabe haben Vorrang, wenn dadurch Rentenleistungen (bei Erwerbsminderung) nicht oder erst später notwendig werden (§ 9 SGB IX).

Leistungen zur Teilhabe sind unabhängig von der Ursache der Behinderung und haben folgende Ziele (§ 4 SGB IX). Sie sollen:

- Die (drohende) Behinderung abwenden, beseitigen, mindern, ihre Verschlimmerung verhüten oder ihre Folgen mildern
- Einschränkungen der Erwerbsfähigkeit oder Pflegebedürftigkeit vermeiden, überwinden, mindern, eine Verschlimmerung verhüten, den vorzeitigen Bezug anderer Sozialleistungen vermeiden oder laufende Sozialleistungen mindern
- Die Teilhabe am Arbeitsleben entsprechend Neigungen und Fähigkeiten dauerhaft sichern
- Die persönliche Entwicklung fördern, die Teilhabe an der Gesellschaft und eine möglichst selbstständige und selbstbestimmte Lebensführung ermöglichen oder erleichtern.

Handlungsprinzipien

Handlungsprinzipien in der Rehabilitation sind grundlegende Orientierungen für alle an der Rehabilitation beteiligten Personen. Der Rahmen fachlichen Handelns ergibt sich aus der Zielsetzung des § 1 SGB IX, Menschen mit (drohender) Behinderung Leistungen anzubieten, „um ihre Selbstbestimmung und gleichberechtigte Teilhabe am Leben in der Gesellschaft zu fördern, Benachteiligungen zu vermeiden oder ihnen entgegenzuwirken".

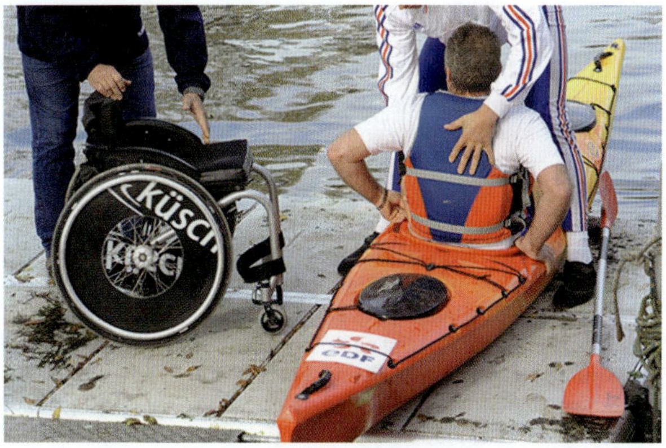

Abb. 17.4 Das Rehabilitationsrecht benennt heute ausdrücklich die gleichberechtigte Teilhabe von Menschen mit Behinderung am gesellschaftlichen Leben, während es früher stärker auf Arbeits- und Erwerbsfähigkeit ausgerichtet war. [J787]

Im Vordergrund stehen die **Beachtung der Menschenwürde** des Rehabilitanden, seine Selbstbestimmung (→ 49.3.2) und Eigenverantwortlichkeit. Die Beziehung zwischen Pflegefachpersonen und Patienten ist durch Respekt und Akzeptanz geprägt – eine Haltung, die auch die Zurückweisung fachlicher Handlungen oder Leistungen seitens des Patienten sowie die Mitwirkung und -gestaltung zulässt.

Neben fachlicher Kompetenz sind im Interesse einer erfolgreichen Rehabilitation daher auch soziale, personale und methodische Kompetenzen (→ 51.4.1) erforderlich. Pflegefachpersonen bringen laufend die Meinung, Zustimmung oder auch Ablehnung des Rehabilitanden in Erfahrung, motivieren ihn und moderieren den Rehabilitationsprozess. Bei einer Ablehnung von Maßnahmen suchen sie den Kontakt zum Betroffenen und versuchen zu ergründen, was hinter der Ablehnung stehen könnte. Dafür benötigen sie Empathie und wertschätzende Gesprächstechniken.

Die Begleitung durch **Hilfe zur Selbsthilfe** (→ 17.2.5) ist der Schlüssel zur selbstständigen Lebensführung. Beratung, Schulung und Anleitung, um Wissen zu vermitteln sowie geeignetes Verhalten und Handeln einzuüben, sowie die Vernetzung im Hilfesystem nehmen einen hohen Stellenwert ein.

Tab. 17.2 Träger der Rehabilitation und Leistungsgruppen (Auszug).

Träger der Rehabilitation	Leistungsgruppen
Träger der gesetzlichen Krankenversicherung (GKV)	• Leistungen zur medizinischen Rehabilitation • Unterhaltssichernde und andere ergänzende Leistungen
Träger der gesetzlichen Unfallversicherung (GUV)	• Leistungen zur medizinischen Rehabilitation • Leistungen zur Teilhabe am Arbeitsleben • Unterhaltssichernde und andere ergänzende Leistungen • Leistungen zur Teilhabe am Leben in der Gemeinschaft
Rentenversicherung Bund, Rentenversicherung Länder und Alterssicherung der Landwirte (GRV)	• Leistungen zur medizinischen Rehabilitation • Leistungen zur Teilhabe am Arbeitsleben • Unterhaltssichernde und andere ergänzende Leistungen
Bundesagentur für Arbeit (BA)	• Leistungen zur Teilhabe am Arbeitsleben • Unterhaltssichernde und andere ergänzende Leistungen
Träger der Jugendhilfe (Eingliederungshilfe)	• Leistungen zur medizinischen Rehabilitation • Leistungen zur Teilhabe am Arbeitsleben • Leistungen zur Teilhabe am Leben in der Gemeinschaft
Träger der Sozialhilfe (Eingliederungshilfe)	• Leistungen zur medizinischen Rehabilitation • Leistungen zur Teilhabe am Arbeitsleben • Unterhaltssichernde und andere ergänzende Leistungen • Leistungen zur Teilhabe am Leben in der Gemeinschaft
Träger der gesetzlichen Pflegeversicherung (GPV)	• Leistungen zur medizinischen Rehabilitation, Rehabilitation und ergänzende Leistungen in vollem Umfang. Realisierung durch zuständigen Träger • Pflegerische Rehabilitation als aktivierende Pflege (→ 17.3.1)

SPICKZETTEL

Rehabilitationsrecht

- **Rechtsgrundlagen:** Gesetz zur Rehabilitation und Teilhabe von Menschen mit Behinderungen (SGB IX), Pflegeversicherung (SGB XI), Krankenversicherung (SGB V) und die weiteren Sozialgesetzbücher.
- **Begriffsdefinitionen:** Beeinträchtigungen und Teilhabe gemäß ICF, Definition von Behinderung nach SGB IX.
- **Grundsätze:** Benachteiligungsverbot, Prinzip der Subsidiarität, Prinzip „ambulant vor stationär", Vorrang von Leistungen zur Prävention und Rehabilitation.
- **Handlungsprinzipien:** Förderung von Selbstbestimmung und gleichberechtigter Teilhabe, Wahrung der Menschenwürde, Eigenverantwortlichkeit, Verbleib von Kindern in ihrem sozialen Umfeld, Hilfe zur Selbsthilfe.

17.2.4 Träger, Voraussetzungen und Leistungen

Sozialleistungen zur Teilhabe werden in fünf **Leistungsgruppen** unterschieden (§ 5 SGB IX):

- Leistungen zur medizinischen Rehabilitation
- Leistungen zur Teilhabe am Arbeitsleben
- Unterhaltssichernde und andere ergänzende Leistungen
- Leistungen zur Teilhabe an Bildung und
- Leistungen zur sozialen Teilhabe (→ Abb. 17.4).

Spezifische Leistungen einer (pflegerischen) Rehabilitation sind hier nicht geregelt. Die Leistungen verteilen sich nach Inhalt und Anteil unterschiedlich auf die Träger der Rehabilitation (§ 6 SGB IX).

Träger

Träger der Leistungen *(Rehabilitationsträger)* sind die folgenden Einrichtungen:

- Träger der gesetzlichen Krankenversicherung (GKV)
- Träger der gesetzlichen Pflegeversicherung (GPV)
- Träger der gesetzlichen Rentenversicherung (GRV)
- Träger der gesetzlichen Unfallversicherung (GUV)
- Bundesagentur für Arbeit (BA)
- Träger der öffentlichen Jugendhilfe
- Träger der Eingliederungshilfe
- Träger der Kriegsopferversorgung und Kriegsopferfürsorge im Rahmen der Entschädigung bei Gesundheitsschäden.

In → Tab. 17.2 und → Tab. 17.3 sind die Rehabilitationsträger und Leistungsgruppen einander zugeordnet, weitere Zuständigkeitsregelungen zeigt → Abb. 17.5.

Eingliederungshilfe (→ Tab. 17.4) ist *nachrangig* zu Leistungen anderer Sozialleistungsträger. Präventive Leistungen, Hilfen zur Gesundheit (§§ 47–52 SGB XII) der Sozialhilfe, die eine drohende Behinderung

Tab. 17.3 Leistungsgruppen und Leistungen im Rahmen der Rehabilitation.

Leistungsgruppe	Leistungen
Leistungen zur medizinischen Rehabilitation (§§ 42–48 SGB IX)	**Ziel: Behinderungen** einschließlich **chronischer Krankheiten** abwenden, beseitigen, mindern, ausgleichen, eine Verschlimmerung verhüten oder **Einschränkungen der Erwerbsfähigkeit und Pflegebedürftigkeit** vermeiden, überwinden, mindern, den vorzeitigen Bezug von Sozialleistungen verhüten, laufende Sozialleistungen mindern • **Behandlung** durch Ärzte, Zahnärzte, andere Heilberufe, wenn deren Leistungen unter ärztlicher Aufsicht oder nach ärztlicher Anordnung erbracht werden, Anleitung, Fördern eigener Heilungskräfte • **Früherkennung** und Frühförderung von Kindern mit (drohender) Behinderung • **Arznei-** und **Verbandmittel** • **Heilmittel** (auch physikalische, Sprach- und Beschäftigungstherapie) • **Psychotherapie** als ärztliche und psychotherapeutische Behandlung • **Hilfsmittel** (notwendige Änderung, Instandhaltung, Ersatzbeschaffung, Ausbildung im Gebrauch), **digitale Gesundheitsanwendungen** • **Belastungserprobung, Arbeitstherapie, stufenweise Wiedereingliederung** • **Medizinische, psychologische, pädagogische Hilfen,** wenn zur Zielerreichung im Einzelfall erforderlich: z. B. Hilfen zur Unterstützung bei der Verarbeitung und/oder zur Aktivierung von Selbsthilfepotenzialen • Förderung der Selbsthilfe (Gruppen, Organisationen)
Leistungen zur Teilhabe am Arbeitsleben (§ 49 SGB IX) **Leistungen an Arbeitgeber (§ 50 SGB IX)** **Leistungen zu unterstützter Beschäftigung (§ 55 SGB IX)** **Leistungen in Werkstätten für behinderte Menschen (§ 56–58 SGB IX)**	**Ziel:** Erforderliche Leistungen, um die Erwerbsfähigkeit von Menschen mit (drohender) Behinderung zu erhalten, zu verbessern, herzustellen, wiederherzustellen oder dauerhaft zu sichern **Träger der beruflichen Rehabilitation** (§ 51 SGB IX) sind Berufsbildungswerke, Berufsförderungswerke und vergleichbare Einrichtungen der beruflichen Rehabilitation • Hilfen zum Erhalt/zur Erlangung eines **Arbeitsplatzes** einschließlich Aktivierung und beruflicher Eingliederung • **Berufsvorbereitung** einschließlich der bei Behinderung erforderlichen Grundausbildung • Individuelle betriebliche Qualifizierung im Rahmen Unterstützter Beschäftigung • **Berufliche Anpassung, Weiterbildung** zur Erlangung eines erforderlichen schulischen Abschlusses • **Berufliche Anpassung** und **Weiterbildung** einschließlich schulischen Abschlusses • **Berufliche Ausbildung,** soweit nicht überwiegend schulisch durchgeführt • Notwendige Praktika, Übernahme von Kosten für Unterkunft und Verpflegung und der Kosten, die unmittelbar in Zusammenhang der Durchführung der Maßnahme stehen • Notwendige Kraftfahrzeughilfe, Verdienstausfälle, Begleitperson, Arbeitsassistenz, Hilfsmittel, technische Arbeitshilfen, Kosten einer behinderungsgerechten Wohnung in angemessenem Umfang • **Förderung der Aufnahme einer selbstständigen Tätigkeit** • **Sonstige Hilfen** zur Förderung der Teilhabe am Arbeitsleben für eine geeignete Beschäftigung oder selbstständige Tätigkeit • **Medizinische, psychologische, pädagogische Hilfen** • Leistungen an **Arbeitgeber** (z. B. Ausbildungs-, Eingliederungs-, Arbeitshilfezuschüsse) • Unterstützung, um eine geeignete sozialversicherungspflichtige Beschäftigung zu erhalten • Leistungen, „um die Erwerbsfähigkeit der Menschen mit Behinderungen [...] zu erhalten, zu entwickeln, zu verbessern oder wiederherzustellen" (§ 49 Abs. 1 SGB IX), eine Beschäftigung zu ermöglichen oder zu sichern (Mindestmaß wirtschaftlich verwertbarer Arbeitsleistung)

Tab. 17.3 Leistungsgruppen und Leistungen im Rahmen der Rehabilitation. *(Forts.)*

Leistungsgruppe	Leistungen
Ergänzende Leistungen und Leistungen zum Lebensunterhalt (§§ 64–65 SGB IX)	• Ergänzende Leistungen: – Krankengeld, Versorgungskrankengeld, Verletztengeld, Übergangsgeld, Ausbildungsgeld, Unterhaltsbeihilfe – **Beiträge, Zuschüsse** zur Kranken-, Unfall-, Renten-, Pflegeversicherung, Bundesagentur für Arbeit – Ärztlich verordneter **Rehabilitationssport,** Übungen zur **Stärkung des Selbstbewusstseins** (insbesondere bei Frauen/Mädchen mit [drohender] Behinderung) – Ärztlich verordnetes **Funktionstraining** in Gruppen – **Reisekosten**, Betriebs-, **Haushalts- oder Betriebshilfe,** Kinderbetreuungskosten • Leistungen zum **Lebensunterhalt** bei: – Medizinischer Rehabilitation: Krankengeld, Verletztengeld, Übergangsgeld, Versorgungskrankengeld – Teilhabe am Arbeitsleben: Übergangsgeld, Ausbildungsgeld, Unterhaltsbeihilfe
Leistungen zur Teilhabe an Bildung und zur sozialen Teilhabe (§ 75 SGB IX, §§ 76–84 SGB IX)	• Gleichberechtigte Wahrnehmung von Bildungsangeboten • Leistungen für **Wohnraum** • **Assistenzleistungen** • **Heilpädagogische Leistungen** für nicht eingeschulte Kinder • Leistungen zur **Betreuung in einer Pflegefamilie** • Leistungen zum **Erwerb und Erhalt praktischer Kenntnisse und Fähigkeiten** • Leistungen zur **Förderung der Verständigung** • Leistungen zur **Mobilität** • **Hilfsmittel** (Instandhaltung und notwendige Unterweisung im Gebrauch)

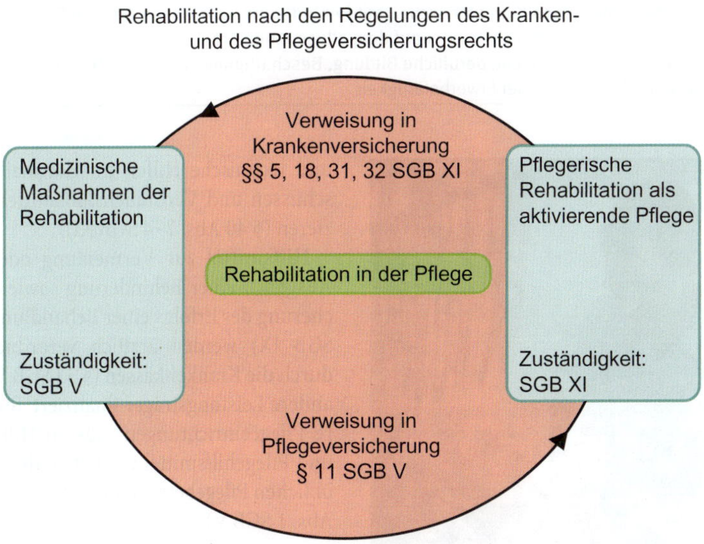

Abb. 17.5 Weitere Zuständigkeitsregelungen für die Rehabilitation [3]. [M672]

beseitigen sollen, haben Vorrang vor der Eingliederungshilfe. Die Länder sind für die Umsetzung dieser Regelungen verantwortlich. Leistungsberechtigte nach dem Asylbewerberleistungsgesetz erhalten keine Leistungen der Eingliederungshilfe.

Schwerbehinderung bezeichnet eine erhebliche „körperliche, seelische, geistige oder Sinnesbeeinträchtigung" mit ihren individuellen, gesundheitlichen und sozialen Folgen, die nicht nur vorübergehend besteht und erheblich von der durchschnittlichen Ausprägung der Fähigkeiten und Folgen abweicht. Durch eine Begutachtung wird ein **Grad der Behinderung** festgestellt, wenn Abweichungen von mindestens 50 % der durchschnittlichen Teilhabechancen bestehen. Dieser Grad der Behinderung wird als **Schwerbehinderung (GdB 50)** bezeichnet. Ihm sind im Rehabilitationsrecht des SGB IX unter diesem Begriff eine Reihe

Tab. 17.4 Besondere Leistungen zur selbstbestimmten Lebensführung für Menschen mit Behinderung (Eingliederungshilferecht, §§ 90–150a SGB IX).

Leistungsgruppe	Leistungen
Besondere Leistungen zur selbstbestimmten Lebensführung für Menschen mit Behinderungen (Eingliederungshilferecht)	**Ziel:** Leistungen der Eingliederungshilfe sollen Berechtigten eine **individuelle Lebensführung** ermöglichen, die der Würde des Menschen entspricht und die „volle, wirksame und gleichberechtigte **Teilhabe am Leben in der Gesellschaft**" fördert, um die „Lebensplanung und -führung möglichst selbstbestimmt und eigenverantwortlich wahrnehmen zu können" (§ 90 Abs. 1 SGB IX). Bei Leistungen der Eingliederungshilfe ist nach dem Einkommen und Vermögen ggf. ein Beitrag zu den Aufwendungen aufzubringen: • Medizinische Rehabilitation soll Beeinträchtigung abwenden, beseitigen, mindern, ausgleichen, eine Verschlimmerung verhüten, von Pflege unabhängig machen • Teilhabe am Arbeitsleben soll die Aufnahme, Ausübung und Sicherung einer entsprechenden Beschäftigung ermöglichen, die der Eignung und Neigung entspricht und die Leistungsfähigkeit und Persönlichkeit der Einzugliedernden fördert • Teilhabe an Bildung soll Fähigkeiten und Leistungen für einen Beruf fördern und Teilhabe an der *Gesellschaft* ermöglichen • Besondere Aufgabe der Sozialen Teilhabe ist die gleichberechtigte Teilhabe am Leben in der *Gemeinschaft* • Leistungen zur Mobilität • Besuchsbeihilfen

Tab. 17.5 Leistungen bei Schwerbehinderung.

Maßnahmengruppe	Maßnahme
Förderung von schwerbehinderten Menschen zur Teilhabe am Arbeitsplatz (§ 151 Abs. 1 SGB IX)	**Voraussetzung:** Auf Antrag des behinderten Menschen stellt die zuständige Behörde aufgrund einer Feststellung der Behinderung einen **Ausweis** über die Eigenschaft als schwerbehinderter Mensch aus, den Grad der Behinderung und ggf. weitere gesundheitliche Merkmale für einen Nachteilsausgleich fest: • Schwerbehinderte Menschen, die in ihrer Mobilität im Straßenverkehr erheblich beeinträchtigt, hilflos, gehörlos oder blind sind, werden alternativ zur Kraftfahrzeugsteuerermäßigung im öffentlichen Personenverkehr mit entsprechendem Ausweis (Merkzeichen „G“) unentgeltlich befördert • Private und öffentliche Arbeitgeber mit mindestens 20 (Erwerbs-)Arbeitsplätzen haben auf wenigstens 5 % der (Pflicht-)Arbeitsplätze schwerbehinderte Menschen zu beschäftigen. Für jeden unbesetzten Pflichtarbeitsplatz ist eine **Ausgleichsabgabe** an das zuständige **Integrationsamt** zu zahlen • Die Kündigung eines schwerbehinderten Arbeitnehmers bedarf der vorherigen Zustimmung des Integrationsamts • Betriebe und Dienststellen mit wenigstens fünf schwerbehinderten Menschen wählen eine Schwerbehindertenvertretung mit beratender, präventiver oder Beschwerdefunktion • Aufgaben der Teilhabe schwerbehinderter Menschen am Arbeitsleben werden durch Integrationsämter auf Landesebene und die Bundesagentur für Arbeit in Zusammenarbeit wahrgenommen • Das Integrationsamt hat folgende Aufgaben: Erhebung und Verwendung der Ausgleichsabgabe, Kündigungsschutz, begleitende Hilfen im Arbeitsleben und ggf. deren zeitweilige Entziehung • Das Integrationsamt kann im Rahmen seiner Zuständigkeit begleitende Hilfe im Arbeitsleben an schwerbehinderte Menschen und an Arbeitgeber erbringen • **Integrationsfachdienste** begleiten und unterstützen bei der Durchführung der Maßnahmen zur Teilhabe schwerbehinderter Menschen am Arbeitsleben • **Inklusionsbetriebe** sind selbstständige Unternehmen zur Beschäftigung, Förderung und Betreuung schwerbehinderter Menschen mit besonderen Schwierigkeiten auf dem allgemeinen Arbeitsmarkt • Eine **Werkstatt für behinderte Menschen** bietet Menschen mit Behinderung, „die wegen Art oder Schwere der Behinderung nicht, noch nicht oder noch nicht wieder auf dem allgemeinen Arbeitsmarkt beschäftigt werden können“ (§ 219 Abs. 1 SGB IX), angemessene berufliche Bildung, Beschäftigung, Möglichkeiten des Erhalts oder (Wieder-)Erlangung von Leistungs- oder Erwerbsfähigkeit

von Hilfen, Entlastungen und Nachteilausgleiche zugeordnet (→ Tab. 17.5).

Eigenverantwortliche Mitwirkung

Ausdrücklich werden Sozialleistungen generell, und damit auch die Leistungen der Pflegeversicherung, an ein **Einverständnis** und die **eigenverantwortliche Mitwirkung** des Rehabilitanden, Pflegebedürftigen oder Menschen mit Behinderung gebunden (§§ 6, 31 Abs. 3 SGB XI). Ohne dessen Mitwirkung (→ Abb. 17.6) stehen Wirkung und Erfolg der Rehabilitation infrage.

Beratungsanspruch

Pflegebedürftige Menschen haben einen umfassenden Anspruch auf eine wohnortnahe **Beratung** zu sozialen Leistungen und anderen Hilfestellungen im Zusammenhang mit dem Pflege-, Versorgungs- und Betreuungsbedarf (Pflegeberatung, § 7a SGB XI → 47.2.2).

Pflegehilfsmittel und Hilfsmittel

Pflegehilfsmittel können bei pflegebedürftigen Menschen zur Linderung der Beschwerden, Erleichterung der Pflege oder Verselbstständigung von der Pflegekasse bewilligt werden (§ 40 Abs. 1 SGB XI), wenn die Hilfsmittel nicht wegen Krankheit oder Behinderung erforderlich sind und weder die Krankenkasse noch ein anderer Leistungsträger zuständig ist.

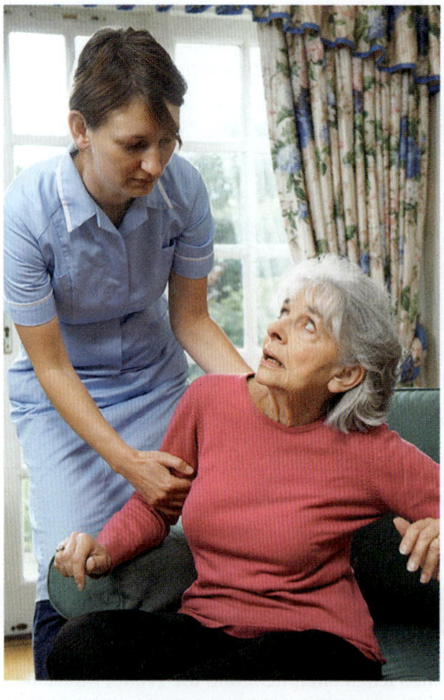

Abb. 17.6 So schwierig es im Einzelfall auch sein mag, dies zu akzeptieren: Auch nach ausführlichem Gespräch, nach Information und Beratung haben Patienten das Recht, eine Maßnahme zu verweigern und gegen wohlgemeinte, fachlich begründete und weiterbringende Interessen zu handeln, ohne Sanktionen durch die Pflegenden erfahren zu müssen. [J787]

Die Pflegekassen können technische Hilfsmittel zur Verfügung stellen, Maßnahmen zur Verbesserung des Wohnumfelds und technische Hilfen im Haushalt bezuschussen und Verbrauchshilfsmittel finanzieren (§ 40 Abs. 2–4 SGB XI).

Hilfsmittel zur Vermeidung oder zum Ausgleich einer Behinderung sowie der Sicherung des Erfolgs einer Behandlung (§ 47 SGB IX) werden ärztlich verordnet und durch die Krankenkassen (§ 33 SGB V) oder andere Leistungsträger finanziert. Stationäre Pflegeeinrichtungen müssen Hilfsmittel und Pflegehilfsmittel vorhalten, die für den üblichen Pflegebetrieb notwendig sind (§ 33 Abs. 1 SGB V).

SPICKZETTEL

Rahmenbedingungen von Rehabilitation

- **Leistungsgruppen:** Leistungen zur medizinischen Rehabilitation, zur Teilhabe am Arbeitsleben, zur Teilhabe am Leben in Gemeinschaft, Unterhaltsleistungen, ergänzende Leistungen.
- **Träger:** Gesetzliche Kranken-, Pflege-, Renten-, Unfallversicherung, Bundesagentur für Arbeit, öffentliche Jugendhilfe, Sozialhilfe, Versorgungs- und Integrationsämter.
- **Voraussetzung:** Zustimmung und eigenverantwortliche Mitwirkung des Rehabilitanden.
- **Weitere Ansprüche aus Pflegeversicherung:** Beratungsanspruch (Pflegeberatung), Anspruch auf Pflegehilfsmittel und Hilfsmittel.

17.2.5 Selbsthilfe

Verständnis und Stellenwert

DEFINITION

Selbsthilfe: Außerberufliche, ehrenamtliche, freiwillige, neutrale Aktivität von Menschen oder Organisationen als individuelle oder gruppenbezogene Hilfe zur Unterstützung, Bewältigung oder Problemlösung bei sich selbst oder anderen Menschen. Sie setzt regelhaft eigene Erfahrungen oder Betroffenheit voraus.

Die gesundheitsbezogene **Selbsthilfe** hat inzwischen einen hohen Stellenwert in der gesundheitlich-sozialen Versorgung. Selbsthilfegruppen und -organisationen, die auf Rehabilitation, Früherkennung oder Bewältigung von Krankheiten oder Behinderungen zielen, können **durch Sozialleistungsträger gefördert** werden (§ 20h SGB V, § 45 SGB IX, § 45d SGB XI). Insbesondere die Situation von Menschen mit chronischen Krankheiten, Behinderungen und psychosozialen Problemen wird durch Selbsthilfe verbessert, die Problembewältigung gefördert und unterstützt. Selbsthilfeförderung mit Bezug auf Demenz ist ausdrücklich in der Pflegeversicherung verankert (§ 45c Abs. 4 SGB XI). Kontakt- und Beratungsstellen können gefördert werden.

Oft hängt der Erfolg von Selbsthilfeaktivitäten, v. a. zu Beginn einer Initiative, vom Engagement und dem Grad der Betroffenheit einzelner Persönlichkeiten, deren Geschick und Durchsetzungsfähigkeit ab. Nicht selten muss sich Selbsthilfe mit ihrem Beitrag gegenüber Fachberufen oder einflussreichen und gefestigten Organisationen behaupten oder durchsetzen.

Selbsthilfe kann sich auf nahezu alle gesellschaftlichen Bereiche erstrecken, die soziale Konfliktpotenziale in sich bergen oder in denen professionelle Hilfe keine angemessenen Lösungen bietet. Von Pflege ist in diesem Zusammenhang jedoch nur ausnahmsweise die Rede, obwohl die **Pflege durch Angehörige** (Pflegepersonen) die größte soziale Selbsthilfe-Initiative darstellt.

Ebenen und Zielsetzung

Selbsthilfe wird auf verschiedenen **Ebenen** mit unterschiedlichen **Zielsetzungen** tätig.

Individualselbsthilfe

Individualselbsthilfe konzentriert sich auf den unmittelbaren Adressaten der Hilfe, also die eigene Person oder das Gegenüber. Sie erschöpft sich meist darin, eine Problematik zu erkennen, angemessen damit umzugehen, Hilfe, Entlastung und Pflege zu leisten. Darüber hinausgehende (gesellschaftliche) Wirkungen entfaltet sie nicht.

Selbsthilfegruppen

Selbsthilfegruppen sind in der Regel lockere Zusammenschlüsse von Menschen, die in gleicher oder ähnlicher Weise betroffen sind, meist ohne Mitwirken von professionellen Kräften. Sie bieten ein breiteres Spektrum von erfahrungsbasierten Hilfen, die von Informationen zu Krankheit und Behandlung über die Entlastung durch Gespräch und Beratung bis zu Hilfen zur Bewältigung und Begleitung oder dem Vermeiden problematischer Umgebungsbedingungen reichen. Die Zahl der Selbsthilfegruppen wird in Deutschland auf 70.000–100.000 geschätzt [4]. Selbsthilfegruppen arbeiten und kommunizieren auf der Basis eines solidarischen, gleichberechtigten und demokratischen Umgangs miteinander.

Selbsthilfeorganisationen

Selbsthilfeorganisationen sind betroffenen- oder problembezogene Zusammenschlüsse, deren Organisationsstruktur stärker ausgeprägt ist als bei Selbsthilfegruppen. Sie entfalten auch Wirkungen über die unmittelbare Betroffenheit hinaus. Sie wirken:

- Nach innen durch eine regionale oder überregionale Organisation von Teilnehmenden oder Mitgliedern
- Nach außen durch die Vertretung der Problematik und der Anliegen der Menschen in der Öffentlichkeit, im politischen Raum sowie im Rahmen der Versorgung.

Ungefähr 320 Selbsthilfeorganisationen mit Bezug zu Gesundheit und psychosozialen Problemlagen sind auf Bundesebene tätig [4].

Selbsthilfekontaktstellen

Selbsthilfekontaktstellen arbeiten mit dem Ziel der Information und Beratung der Bevölkerung und der Selbsthilfe auf örtlicher oder regionaler Ebene mit angestelltem Fachpersonal. Es existieren etwa 257 Kontaktstellen und 46 Unterstützungsstellen der Selbsthilfe. Sie unterstützen die Selbsthilfearbeit durch Dienstleistungen, Räume und technische Hilfen. Es gibt Selbsthilfekontaktstellen in freier (Wohlfahrtsverbände, kleinere Vereine) oder öffentlicher Trägerschaft (z. B. Gesundheits- und Sozialämter) [4].

Spitzenorganisationen der Selbsthilfe

Auf Bundesebene haben sich vier **Organisationen** herausgebildet, welche die Interessen der Selbsthilfegruppen und -organisationen vertreten [5]:

- *Bundesarbeitsgemeinschaft Selbsthilfe von Menschen mit Behinderung und chronischer Erkrankung und ihren Angehörigen e. V. (BAG Selbsthilfe)*
- *Der Paritätische, Gesamtverband e. V.:* Vertretung vieler Selbsthilfegruppen und -organisationen, die in den Landesverbänden organisiert sind
- *Deutsche Arbeitsgemeinschaft Selbsthilfegruppen e. V. (DAG SHG)*
- *Deutsche Hauptstelle für Suchtfragen e. V. (DHS).*

Wirkungen

Der Beitrag der Selbsthilfe im Rahmen der Versorgung von chronisch kranken Menschen oder Menschen mit Behinderung ist von sehr großer Bedeutung.

- Entscheidender Vorteil sind die **Erfahrungen,** die aus verschiedenen Phasen, Verläufen und Bewältigungsformen von Krankheiten erschlossen und vermittelt werden können. Ergänzend zur medizinischen Behandlung können Informationen zu Krankheit und Behandlung sowie Elemente der Symptomwahrnehmung und -kontrolle oder der Selbstbeobachtung vermittelt werden. Die Erfahrungen anderer Menschen in vergleichbaren Situationen können eine wichtige Hilfe bei der Bewältigung von Krankheitsfolgen sein (→ 15.5.2). Selbsthilfe unterstützt somit:
  - Das Befolgen ärztlicher oder anderer professioneller Ratschläge und Empfehlungen (Adhärenz → 40.1.4)
  - Die Akzeptanz von Hilfe und Unterstützung
  - Die Patientenzufriedenheit
  - Das Zurechtkommen im Alltag.
- Aus der Reflexion eigener und fremder Erfahrungen im Krankheits- und Behandlungsprozess entwickeln die Patienten neue **Kompetenzen.** Sie werden unterstützt durch den Austausch mit professionellen Helfern, durch Gespräche, Fort- und Weiterbildung, Literatur- oder Medienrecherche, Zeitschriften oder Informationsmaterial, v. a. auch im Internet, ggf. auch über soziale Medien
- Auch die erfahrungsbezogene **Beratung** zu Behandlungs- und Pflegeeinrichtungen sowie zu Versorgungswegen und -verläufen ist ein Vorzug. Im Gespräch unter weniger Zeitdruck und mit den Er-

fahrungen anderer lassen sich eigene Entscheidungen angemessener vorbereiten und sicherer treffen.

Über Selbsthilfe informieren

In der Mehrzahl der Fälle sind Krankenhaus- oder Rehabilitationsaufenthalte der **Zeitpunkt,** zu dem Betroffene Kontakt mit einer Selbsthilfegruppe oder -organisation aufnehmen. Viele der Selbsthilfeorganisationen sind aktiv im Bereich der Rehabilitation. Das Krankenhaus oder die Rehabilitationseinrichtung nehmen ihren Auftrag patientenorientiert wahr, wenn sie über Selbsthilfe informieren oder auf Wunsch des Patienten Kontakte knüpfen.

SPICKZETTEL

Selbsthilfe

- **Merkmale:** Erfahrungsaustausch und Unterstützung bezogen auf Gruppen von Menschen in definierten Problemlagen; außerberuflich, freiwillig, ehrenamtlich.
- **Finanzierung:** Spenden, Mitgliedsbeiträge, Förderung durch Sozialleistungsträger bei Zielsetzungen der Rehabilitation, bei Früherkennung und zur Krankheitsbewältigung des Patienten möglich.
- **Strukturen:** Selbsthilfegruppen, Selbsthilfeorganisationen, Selbsthilfekontaktstellen, Spitzenverbände der Selbsthilfe.
- **Wirkungen:** Erfahrungsaustausch, ergänzende Informationen, Entlastungen, Verbesserung der Adhärenz, der Akzeptanz von Hilfeleistungen, der Patientenzufriedenheit, Erwerb von Kompetenzen, Entscheidungshilfen.

17.3 Zusammenhang von Pflege und Rehabilitation

Pflege im Gesundheitssystem → Kap. 47

17.3.1 Pflege und Rehabilitation

Rehabilitative Pflege findet v. a. im Rahmen der medizinischen Rehabilitation, insbesondere der geriatrischen Rehabilitation (→ 17.4.2) und der neurologisch-neurochirurgischen Frührehabilitation (→ 17.5.1), statt. In diesem Zusammenhang wird die bedeutende Rolle der Pflege immer wieder betont. In der Pflegeversicherung ist Pflege im Grundsatz rehabilitativ (→ 47.2.2).

Eigenverantwortliche Durchführung und selbstständige Erbringung

Die Aufgaben, die Pflegefachpersonen im Rahmen der medizinischen Rehabilitation zugeschrieben werden, betreffen generell die Ausführung ärztlicher Anordnungen und ihre eigenverantwortliche Durchführung ärztlicher Maßnahmen. Rehabilitative Maßnahmen sind Bestandteil der Pflege (§ 4 PflBG) und werden im Rahmen des Pflegeprozesses als selbstständige und vorbehaltene Aufgaben (→ 1.1) umgesetzt. Dies betrifft auch die Steuerung von Versorgung (→ 47.6).

Spezifische auf die Rehabilitation bezogene Aufgaben von Pflegefachpersonen haben das Ziel, die **größtmögliche Selbstständigkeit und Lebensqualität** für Patienten/Rehabilitanden zu erreichen [6], [7]. Dies geschieht durch Maßnahmen zur Selbstbefähigung, Einbeziehung von Selbsthilfe, Bewältigungshilfen sowie Anleitung, Beratung und Edukation von Patienten und Angehörigen – Aufgaben, die entsprechend dem Pflegeberufegesetz selbstständige pflegefachliche Tätigkeiten sind. In den letzten Jahren hat die Befähigung von Patienten zum Selbstmanagement und zur Selbstständigkeit in der Versorgung an Bedeutung gewonnen, die sich auch in der rehabilitativen Pflege widerspiegeln.

Rehabilitative Pflege

Ziele

Vier **Ziele** pflegerischer Rehabilitation können unterschieden werden:

1. **Generelle Ziele:** Pflege:
   - Ist präventiv und rehabilitativ
   - Nutzt und evaluiert die Fähigkeiten und Ressourcen
   - Richtet Angebot und Planung an Fähigkeiten und Kompetenzen des Klienten aus
2. **Kooperative Ziele:** Pflege:
   - Bezieht Patienten und Angehörige ein
   - Beteiligt andere Personen an der fachlichen und sozialen Versorgung
   - Begleitet und steuert den Prozess
3. **Individuelle Ziele:** Pflege richtet das Geschehen aus:
   - Auf das jeweilige Individuum
   - Auf Bedarfe und Bedürfnisse der Betroffenen
4. **Pflegefachliche Ziele** betreffen:
   - Erhalt und Wiedererlangung von Fähigkeiten und Selbstständigkeit
   - Befähigung zum Selbstmanagement
   - Förderung vorhandener Ressourcen
   - Aktivierung neuer Potenziale, die bei Bedarfserhebungen ermittelt wurden
   - Erhalt bzw. Wiedererlangung von Integration und Partizipation
   - Gestaltung von Versorgungsübergängen und -wegen
   - Versorgung und Beratung.

Merkmale

Rehabilitative Pflege

- Findet in Kliniken, teil- und vollstationären Pflegeeinrichtungen und im ambulanten Versorgungssetting statt
- Orientiert sich an dem Ziel, die Selbstständigkeit der Betroffenen in Hinblick auf die Bewältigung des Alltags zu erhalten oder wiederzuerlangen. Die Rehabilitation setzt bei den Alltagserfordernissen an. Sie ist nicht direkt und unmittelbar an Krankheiten oder ärztliche Diagnosen gebunden oder durch sie begründet. Sie hat gemäß dem ICF-Modell (→ 17.2.2) den „ganzen" Menschen im Blick, nicht nur das von Einschränkungen betroffene Organ oder eine eingeschränkte Funktion
- Unterstützt den Rehabilitanden und seine Angehörigen dabei, mit den neuen Gegebenheiten seiner Lebenssituation zurechtzukommen und sie zu akzeptieren
- Setzt für die Zusammenarbeit mit dem Betroffenen und seinen Angehörigen die Wahrung von Autonomie und Selbstbestimmung voraus. Sie bezieht Laienpflege (informelle Pflege → 51.2.3) ausdrücklich ein
- Ist gekennzeichnet durch einen hohen Anteil an Information, Vermittlung von Wissen, Beratung, Anleitung, Schulung und Edukation von Patienten und Angehörigen mit dem Ziel, den Patienten in Angelegenheiten der eigenen Versorgung zu befähigen (→ Kap. 40)
- Zielt auf Aufbau und Erhalt einer Lebensqualität, die für den Betroffenen (und seine Angehörigen) gewünscht wird oder akzeptabel ist
- Beinhaltet die Koordination und Kooperation mit anderen Beteiligten. Rehabilitative Maßnahmen sollten von Pflegefachpersonen koordiniert werden, da diese den engsten Kontakt zum Patienten haben. Auf diese Weise können Kommunikations- und Schnittstellenprobleme behoben und eine kontinuierliche Versorgung erreicht werden
- Sollte im Sinne eines Case Managements (→ 47.6.1) angelegt sein: Planung und Durchführung der rehabilitativen Maßnahmen und die Koordination der weiteren Hilfen erfolgen fallbezogen. Gemein-

sam mit dem Patienten und seinen Angehörigen wird der Alltag besprochen, organisiert und bewältigt
- Erfolgt kontinuierlich. Sie setzt Einverständnis und Mitarbeit des Betroffenen (und seiner Angehörigen) voraus. Dementsprechend ist sie von ihrem Ansatz her individuell, bedürfnisorientiert und angemessen.

Umsetzung

Diese Zielorientierungen setzen Pflegefachpersonen in verschiedener Weise um. Rehabilitative Pflege ist [8]:
- **Ausführend,** pflegefachliche Handlungen betreffend
- **Unterstützend, vermittelnd und bewältigend** durch Unterstützung, Anleitung und Beaufsichtigung
- **Fördernd** durch Motivation, angemessene Zielsetzung
- **Beratend und begleitend** durch Gespräch, Einweisung, Supervision und Training
- **Vernetzend, verknüpfend, steuernd** durch Versorgungsberatung, Versorgungsmanagement und institutionelle Vermittlung.

Die Umsetzung der Ziele und damit die Entscheidung, welche pflegerische Tätigkeit in welchem Umfang zu erbringen ist, ergibt aus der **Ermittlung des individuellen Bedarfs,** auf der Basis der Aktivitäten des täglichen Lebens und unter Berücksichtigung des Lebens- und Versorgungsumfelds (→50.3.4).

Ausführende Tätigkeiten werden v. a. bei Patienten am Anfang des Rehabilitationsprozesses im Vordergrund stehen.

Sind pflegende Angehörige beteiligt, ist entscheidend, sie so früh wie möglich in die fördernden Maßnahmen einzuweisen, sie zu schulen, ihnen das Ziel der Maßnahme zu erläutern und sie zu (zunehmend) selbstständiger Ausführung anzuleiten.

Aktivierende Pflege als Konzept rehabilitativer Pflege

Pflege in der Pflegeversicherung wird als fördernder, rehabilitativer Ansatz beschrieben und als **aktivierende Pflege** bezeichnet. Aktivierende Pflege kann als eigenständiges Konzept der pflegerischen Rehabilitation gelten, sie ist jedoch nicht gleichzusetzen mit „Aktivierung".

Ziel der aktivierenden Pflege ist, Pflegebedürftigkeit zu vermeiden, zu überwinden, zu mindern oder – bei bestehender Pflegebedürftigkeit – eine Verschlimmerung zu verhindern.

Pflegebedürftigkeit (→16.1.1) gilt seit der Einführung der Pflegeversicherung als ein durch Prävention und Rehabilitation veränderbarer und beeinflussbarer Prozess.

Aktivierende Pflege ist charakterisiert als förderndes und ressourcenorientiertes Handlungsprinzip. Es handelt sich um einen umfassenden Ansatz, der:
- Auf weitestmögliche Eigenständigkeit und Unabhängigkeit der Klienten von Pflege (und Versorgung) setzt
- Auf Erhaltung vorhandener und Wiedererlangung verloren gegangener Fähigkeiten ausgerichtet ist
- Pflegerische Maßnahmen der Prävention einbezieht
- Weitgehend unabhängig von Krankheiten und Diagnosen ist
- Funktionale, v. a. körperbezogene Abläufe, aber auch komplexe psychische, geistige, seelische und soziale Zusammenhänge umfasst
- Den Patienten, seine Angehörigen und deren soziales Umfeld einbezieht
- Alltags- und wohnortnah angelegt ist („ambulant vor stationär").

Diese Merkmale der aktivierenden Pflege entsprechen in ihrer Ausrichtung auch den geltenden rechtlichen Regelungen (→17.2.1) [8], [9].

SPICKZETTEL

Rehabilitative Pflege

Aufgaben
- Ausführung von ärztlich verordneten Maßnahmen im Rahmen medizinischer Rehabilitation.
- Selbstständige Steuerung und Durchführung der Pflege auf Basis des Pflegeprozesses.
- Förderung von Selbstständigkeit, Selbstversorgungskompetenz und Lebensqualität der Betroffenen.

Ziele
- Ermittlung der Bedarfe und Bedürfnisse des Patienten.
- Evaluierung, Nutzung und Förderung von Fähigkeiten und Ressourcen.
- Erhalt und Wiedererlangung von Fähigkeiten.
- Einbeziehung von Patienten, Angehörigen und weiteren Personen.

Merkmale
- Kontinuierliche Durchführung, nicht unmittelbar an eine Krankheit oder Diagnose gebunden.
- Ausrichtung an den individuellen Alltagserfordernissen.
- Wahrung von Autonomie und Selbstbestimmung des Patienten.
- Hoher Anteil an Information, Schulung, Anleitung und Beratung.
- Fallbezogene Kooperation mit anderen Fachkräften und Koordination von Hilfen.

Aktivierende Pflege
- Konzept der rehabilitativen Pflege.
- Verselbstständigung in eigenen und sozialen Alltagsbezügen.
- Vermeidung, Minderung und Überwindung von Pflegebedürftigkeit.
- Vermitteln und Trainieren von Fähigkeiten.
- Einbeziehung funktionaler, v. a. körperbezogene Abläufe und komplexer psychischer, geistiger, seelischer und sozialer Aspekte.
- Einbeziehung von Präventionsmaßnahmen.
- Alltags- und Wohnortnähe.

17.3.2 Pflege im Rehabilitationsteam

Rehabilitationsteam

Rehabilitation ist ein komplexes Geschehen, das eine abgestimmte Zusammenarbeit von Fachkräften unterschiedlicher Berufe in einem **Rehabilitationsteam** erfordert. Durch die Abstimmung und Zusammenarbeit der Berufe soll für den Patienten mit seinem Bedarf das bestmögliche Ergebnis hinsichtlich der Minderung der Beeinträchtigung, der Wiederherstellung der Funktion und der sozialen Eingliederung erreicht werden.

Grundsatz für die Zusammenarbeit eines Rehabilitationsteams und den Erfolg der Maßnahmen ist, dass der Patient von allen Mitgliedern des Teams als Individuum gesehen wird.

Was zeichnet ein Team aus?

Der Begriff *Team* wird in der gesundheitlich-pflegerischen Versorgung verwendet, um die fachliche Breite und die Spezifität der Berufe zum Ausdruck zu bringen, die in den verschiedenen Bereichen mit unterschiedlichen Aufgaben tätig sind (→Abb. 17.7). Die **Zusammenarbeit im Team** zeichnet sich durch eine effektive Kommunikation, funktionierende Kommunikationsstrukturen und gelingenden Austausch aus. Teams werden eingesetzt, um durch die abgestimmte Nutzung der individuellen Fähigkeiten der einzelnen Mitglieder die jeweiligen Rehabilitationsziele zu erreichen. Deshalb ist jedes Teammitglied als Teil des Wissens und der Kompetenz des Teams von gleichrangiger Bedeutung.

Interaktion in Teams →39.5

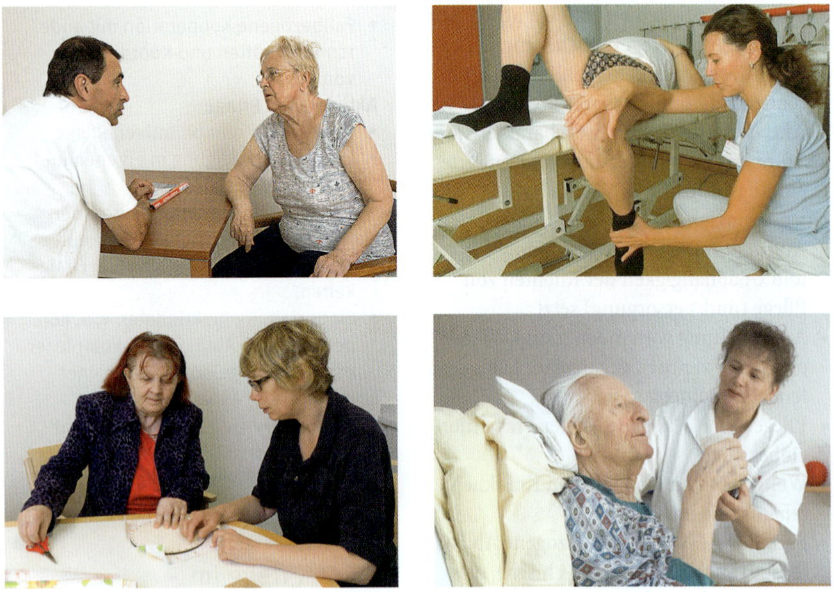

Abb. 17.7 Die Zusammenarbeit im Rehabilitationsteam ist für den Erfolg der Rehabilitation unerlässlich. [K115]

Zusammensetzung

Die **Zusammensetzung** und die Rollen im Rehabilitationsteam richten sich nach den Bedürfnissen und Erfordernissen des Patienten. Der **Patient** ist das wichtigste Mitglied des Teams, er ist aktiver Teilnehmer bei der Formulierung der Ziele und der Planung seiner Rehabilitation. Betroffene und ihre Angehörigen, die bereits lange Zeit mit Einschränkungen leben, sind häufig Experten in eigenen Angelegenheiten. Ihre Erfahrungen bezüglich Beeinträchtigung, Kompensation und Hilfe, ihre Kompetenz im Umgang mit den Einschränkungen werden bei der Rehabilitationsplanung berücksichtigt.

Das Rehabilitationsteam bezieht auch die **Angehörigen** in den Prozess verbindlich ein, wenn dies durch den Patienten und die Angehörigen selbst gewünscht wird. Das Team sichert die Kontinuität der Versorgung für den Patienten und koordiniert die einzubindenden und einzusetzenden Ressourcen.

Management

Das **Management** des Rehabilitanden ist komplex, weil alle für die Rehabilitation bedeutenden Aspekte seines Lebens beachtet, miteinander und mit dem gemeinsamen Ziel der Rehabilitation verbunden werden müssen. Ein Rehabilitationsteam muss die Ressourcen des Patienten und das breite Spektrum der Maßnahmen und Dienstleistungen kennen, die für verschiedene Altersgruppen, unterschiedliche Biografien, Vorlieben und Abneigungen sowie Einschränkungen oder soziale Situationen erforderlich und angemessen sind. Entscheidend für eine effektive Zusammenarbeit ist auch, gemeinsam zu klären, welche Funktionen und Aufgaben jeder im Team übernimmt, wie kommuniziert wird und wie mit Schnittstellen der Berufe und der Verläufe umgegangen wird.

Case Management → 47.6.1
Pflegerisches Entlassungsmanagement → 47.6.3

Pflege

Die weiteren Berufsgruppen im Rehabilitationsteam haben in der Regel einen eher punktuellen, fachbezogenen oder zeitlich begrenzten Kontakt zum Patienten. Der **Pflege** hingegen kommt aufgrund der räumlichen, zeitlichen und kommunikativen Nähe zum Patienten eine **zentrale und moderierende Position** zu.

Idealerweise verfügt jede Pflegefachperson im Rehabilitationsteam über eine spezifische Weiterbildung oder weist Fähigkeiten nach, die hilfreich sind für die Erhebung, Planung und Erreichung der Rehabilitationsziele und die Koordination des Geschehens.

Funktionen der Pflegefachpersonen

Im Rehabilitationsteam erfüllen Pflegefachpersonen folgende **Funktionen:**

- **Pflegerisches Handeln** im rehabilitativen Pflegeprozess. Dies beginnt mit einer eigenständigen pflegerischen Erhebung der pflege- oder rehabilitationsrelevanten Anamnese, dann erfolgen die Zielsetzung im Prozess, die Pflegeplanung, die Durchführung, die Überprüfung der Zielerreichung und eine Evaluation am Ende der Rehabilitation in der Institution (Pflegeprozess → 1.5)
- **Moderation** und **Prozessbegleitung.** Sie sind im Rehabilitationsverlauf z. B. im Rahmen von Versorgungsübergängen beim Entlassungsmanagement erforderlich. Hier sind Pflegefachpersonen für die Feststellung des Versorgungsbedarfs nach der Entlassung und die Umsetzung des Entlassungsprozesses zuständig mit dem Ziel, eine kontinuierliche Versorgung zu gewährleisten (Entlassungsmanagement → 47.6.3). Dazu übernehmen Pflegefachpersonen häufig eine moderierende und organisierende Rolle im Zentrum eines rehabilitativen Teams
- **Umsetzung eines spezifischen pflegerischen Handlungskonzepts.** Aktivierende Pflege (→ 17.3.1)
- **Pflegerische Rehabilitation durch Trainieren täglicher Verrichtungen.** Sie soll einer drohenden Behinderung vorbeugen. So ist es nicht selten, dass Patienten bei Aufnahme ins Krankenhaus noch selbstständig sind, nach Abschluss der Behandlung jedoch bezüglich Mobilität, Kontinenz oder anderer Verrichtungen auf Hilfe angewiesen sind. Unter Umständen ist sogar der Verbleib in der eigenen Wohnung infrage gestellt
- **Prävention** (→ Kap. 16)
- **Anwaltliche Funktion.** Pflegefachpersonen werden im Namen des Patienten tätig, sie organisieren für ihn Dienstleistungen im Sinne des Rehabilitations- oder Versorgungsziels (→ 17.3.1).

SPICKZETTEL

Rehabilitationsteam

Merkmale

- Zusammenarbeit von Fachkräften unterschiedlicher Berufe entsprechend dem Unterstützungsbedarf des Patienten.
- Gleichrangigkeit der beteiligten Fachkräfte; Patient und Angehörige sind Teammitglieder und Experten für ihre eigene Situation.
- Auf Wunsch Beteiligung der Angehörigen.
- Effektive Kommunikationswege und -strukturen.
- Umfassende Kenntnis von Maßnahmen und Dienstleistungen und deren Eignung für die jeweilige Lebenssituation des Patienten.
- Förderung von Selbstständigkeit und Lebensqualität der Betroffenen.

Rollen und Aufgaben der Pflegefachpersonen

- Zentrale Position aufgrund der räumlichen, zeitlichen und kommunikativen Nähe zum Patienten.
- (Alleinige) Verantwortung für den Pflegeprozess mit Anamnese, Zielbestimmung, Pflegeplanung, Durchführung und Evaluation.
- Überleitungs- und Entlassungsmanagement.
- Moderation bei Team- und Fallbesprechungen.
- Trainieren von Alltagskompetenzen zur Vermeidung von Pflegebedürftigkeit.
- Vertretung der Interessen des Patienten.

17.4 Rehabilitationsschwerpunkte in speziellen Situationen

Rehabilitation hat je nach Beeinträchtigung/Krankheit, Situation und Alter andere **Schwerpunkte und Ziele.** So zielt die Rehabilitation von Erwachsenen darauf ab, Fähigkeiten und Kompetenzen zu erhalten, wiederzugewinnen oder zu stabilisieren. Dagegen haben die Entwicklungs- und Sozialisationsprozesse (→ 15.1, → 15.2) bei kleinen Kindern meist noch nicht zur Differenzierung von Fähigkeiten geführt.

17.4.1 Entwicklungsrehabilitation bei Neugeborenen

Psychologische Entwicklung von Kindern → 18.2
Kranke und gefährdete Neugeborene → 34.24

Die Rehabilitation von Kindern unterscheidet sich von derjenigen bei Erwachsenen u. a. dadurch, dass es hierbei um die Förderung von noch nicht entfalteten Entwicklungspotenzialen geht. Deshalb wird die Rehabilitation von Kindern auch **Entwicklungsrehabilitation** genannt.

Entwicklungsrehabilitation zielt v. a. auf die Entwicklungsförderung von Kindern mit frühkindlichen Hirnfunktionsstörungen und Kindern, die durch eine angeborene oder früh erworbene Beeinträchtigung, z. B. aufgrund von Komplikationen bei der Geburt oder nach einer sehr untergewichtigen Geburt, keine Möglichkeit hatten, sich altersgemäß zu entwickeln (→ Abb. 17.8).

Im Unterschied zur Rehabilitation erwachsener Menschen entwickeln sich Kinder dynamisch und sind auf Funktions- und Kompetenzerwerb durch Bildung und soziale Entwicklung angewiesen. Die fördernde Pflege wird hier wichtiger Partner im Entwicklungsprozess. Zu ihren Aufgaben zählen die Beobachtung des Kindes und die Förderung und Unterstützung von Vitalfunktionen (z. B. Nahrungsaufnahme, Stimulation von Verdauung und Atmung), aber auch die Anleitung, Beratung und Schulung der Eltern. Gerade bei Neugeborenen mit Behinderungen benötigen die Eltern Begleitung und Unterstützung bei der Auseinandersetzung mit der Situation.

17.4.2 Rehabilitation alter Menschen

Pflege von alten Menschen → Kap. 19

Die **Rehabilitation alter Menschen** wird in der Literatur meist unter dem Begriff *geriatrische Rehabilitation* geführt, der eine Fachrichtung der medizinischen Rehabilitation bezeichnet. Pflegerische Rehabilitation ist ein Bestandteil der geriatrischen Behandlung im Rahmen des medizinischen Rehabilitationsprozesses. Die **geriatrische Rehabilitation** stellt so gesehen nur einen *Teilbereich* der Rehabilitation alter Menschen dar.

Geriatrische Rehabilitation

DEFINITION

Geriatrie: Wissenschaft vom Zusammenhang der biologischen, psychischen, biografischen und sozialen Prozesse des Alterns mit beeinträchtigter Gesundheit (Formen, Ausprägungen von Krankheit, altersspezifischen Krankheiten oder Fähigkeitsstörungen wie z. B. ausgeprägte Immobilität, Sehbehinderung oder Schwerhörigkeit). Sie beinhaltet das Vorbeugen, Erkennen und Behandeln dieser Beeinträchtigungen und Krankheiten einschließlich der Wiederherstellung von Gesundheit und Fähigkeiten (Rehabilitation).

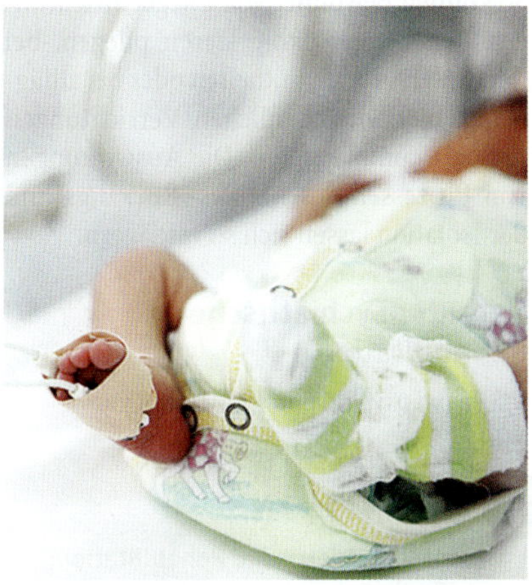

Abb. 17.8 Bei einigen Frühgeborenen ist eine Rehabilitation zum Wohle ihrer Entwicklung notwendig. [J787]

Geriatrische Rehabilitation zielt auf die Bewahrung, Wiederherstellung oder Stabilisierung der eingeschränkten oder von Beeinträchtigung bedrohten Gesundheit älterer Menschen ab. Im Vordergrund steht die Wiederherstellung von derzeit eingeschränkten Funktionen. Die Verbesserung von Alltagskompetenzen und Teilhabechancen sollte nach einem abgestimmten Plan durch Behandlung, aktivierend-rehabilitative Pflege und Interventionen von Therapeuten stationär oder ambulant unter Einbeziehung des Umfelds erfolgen.

Die geriatrische Rehabilitation findet meist in speziellen Kliniken oder Klinikabteilungen statt. Die Patienten haben Diagnosen wie beispielsweise Schlaganfall, Herz-Kreislauf-Krankheiten, Diabetes mellitus oder Morbus Parkinson. Ziel ist, durch die Rehabilitation eine weitgehende Selbstständigkeit zu erhalten, zu sichern oder wiederzugewinnen.

Grundlage ist die Klärung des Rehabilitationspotenzials durch ein **geriatrisches Assessment.** Dazu stehen verschiedene Instrumente zur Erhebung der Alltagsaktivitäten zur Verfügung (→ 17.5.1). Weitere diagnostische Klärungen betreffen die kognitiven Fähigkeiten und die soziale Situation. Je nach Ergebnis können einzelne Bereiche vertiefend erhoben werden.

Die geriatrische Rehabilitation weist meist eine sog. *Komm-Struktur* auf, bei der die Patienten die Einrichtung der Rehabilitation aufsuchen müssen. Dies kann u. U. für alte und beeinträchtigte Menschen schwierig sein, da sie ihre gewohnte Umgebung verlassen müssen und bei längeren Verfahren damit auch eine Trennung von Partner und sozialem Umfeld verbunden ist. Die **mobile Rehabilitation** erfolgt dagegen im gewohnten oder ständigen Wohnumfeld eines Patienten durch ein interdisziplinäres Team auf Basis eines individuellen Rehabilitationsplans.

Schwerpunkte pflegerischer Rehabilitation alter Menschen

Bedarfserhebung

Durch eine genaue **Bedarfserhebung** und Analyse der individuellen Lebensbedingungen der Betroffenen ist festzustellen, ob und welche Hilfen notwendig sind (→ Abb. 17.9).

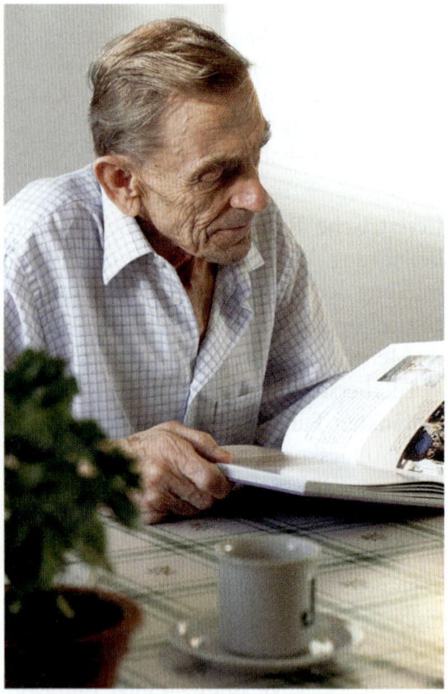

Abb. 17.9 Rehabilitation muss an die Situation und Bedürfnisse alter Menschen angepasst werden: Diese verfügen nicht selten über eingeschränkte physische Kapazitäten, leben oft bereits seit langer Zeit isoliert und weisen in den Bereichen der täglichen Verrichtungen (→ 17.5.1) Defizite auf (z. B. Mangelernährung oder eingeschränkte Bewegungsfähigkeit). [J787]

Vorsicht! Bei der Bedarfserhebung muss beachtet werden, dass alte Menschen nicht immer ein zutreffendes Bild von ihren Fähigkeiten haben. Dies kann sich sowohl in einer Unter- wie auch in einer Überschätzung des Hilfebedarfs äußern. In diesem Zusammenhang sind eine gezielte und kompetente Information und Beratung wichtig.

Förderung der Selbstpflege

Alte Menschen müssen häufig davon überzeugt werden, dass sie mit Unterstützung und angemessener Hilfe wieder in die Lage versetzt werden können, ihre **Selbstpflege** wahrzunehmen. Dies gilt insbesondere nach Krankheitsereignissen, die zu erheblichen Einschränkungen geführt haben. Bereits in der akuten Versorgung im Krankenhaus sollte ein Augenmerk auf die Förderung von Patienten höheren Alters gelegt werden. Alte Menschen, die in ihrer gewohnten Umgebung relativ selbstständig sind, werden durch einen Krankenhausaufenthalt nicht selten unselbstständig und von Hilfe abhängig. Aktivierende Pflege (→ 17.3.1) kann dies verhindern.

Hilfsmittelkompetenz

Pflegefachpersonen benötigen im Rahmen der Rehabilitation alter Menschen eine **Hilfsmittelkompetenz.** Sie müssen in der Lage sein einzuschätzen, welches Hilfsmittel für den Patienten erforderlich und geeignet sein könnte. Wenn notwendig, ziehen sie Experten zur fachlichen Beratung hinzu, trainieren und üben mit dem Patienten und seinen Angehörigen die Nutzung der pflegerelevanten Hilfsmittel. Im Rahmen der Entlassungsplanung (→ 47.6.3) muss gewährleistet sein, dass die erforderlichen Hilfsmittel am Entlassungstermin zur Verfügung stehen.

Aufbau von Netzwerken

Pflegerische Rehabilitation setzt Wissen und Kompetenz im **Aufbau von Netzwerken** und unterstützenden Strukturen voraus. In diesem Zusammenhang ist die Koordination der unterschiedlichen Akteure wichtig (z. B. Therapeuten, ehrenamtliche Dienste oder Kontakt zu Kirchengemeinden).

Beratung der Angehörigen

Bei der Rehabilitation alter Menschen ist es wichtig, die **Angehörigen zu beraten,** u. a. zu Entlastungsangeboten der Pflegeversicherung (→ 47.2.2, → 47.3.2). Eine gelegentliche Entlastung der Angehörigen ist notwendig, wenn sie weiterhin engagiert und erfolgreich die Pflege übernehmen sollen. Demotivierte, „ausgebrannte" pflegende Angehörige wirken sich negativ auf die Motivation des Betroffenen und seine aktive Teilnahme an einer Rehabilitation aus.

Soziale Integration alter Menschen

Die Teilnahme an Gruppenangeboten fördert die **Integration alter Menschen** und ist damit Teilziel der Rehabilitation im Bereich der sozialen Teilhabe.

Die Aktivierung kann bei eingeschränkter Kommunikationsfähigkeit auch über nichtsprachliche Kommunikation erfolgen: So können Bewohner von Pflegeeinrichtungen den Umgang mit Tieren pflegen, bei deren Versorgung mithelfen oder bei alltäglichen hauswirtschaftlichen Verrichtungen in Sozialkontakt treten. Die Auswirkungen von Prozessen des Abbaus, Rückzugs und der Isolation lassen sich so verzögern.

Gerontopsychiatrische Rehabilitation

Pflege bei psychischen Erkrankungen → Kap. 38

DEFINITION

Gerontopsychiatrische Rehabilitation: Betrifft die Rehabilitation älterer und alter Menschen mit psychischen Verhaltensauffälligkeiten, im Alltagskontext nicht nachvollziehbaren Besonderheiten oder psychiatrischen Krankheiten (→ Kap. 38).

Ziel

Ziel ist die Stabilisierung des körperlichen und psychischen Zustands. Die individuelle Besserung durch konkrete Maßnahmen der Rehabilitation ist relativ unwahrscheinlich. Rehabilitation kann aber, wenn sie sich auf die Situation der Versorgung, den Verlauf, auf Information, Beratung und tertiäre Prävention richtet, erheblich zur Stabilisierung beitragen. Sie hat dabei insbesondere neben dem Patienten immer auch die pflegende Bezugsperson und das Umfeld im Auge.

Diagnosestellung

Meist liegen bei Patienten mit gerontopsychiatrischen Beeinträchtigungen auch körperliche Einschränkungen vor. Diese sind oft der Anlass für einen Krankenhausaufenthalt, den Kontakt zu einem Arzt, einer Pflegefachperson oder einer Pflegeeinrichtung. Besonders im Anfangsstadium einer Demenz (→ 37.11.3) versuchen Betroffene oft, die Symptome der Krankheit „zu verbergen". Depressionen, Angst, Einschränkung des Bewegungsradius bzw. Rückzug in die Wohnung und Vermeiden sozialer Kontakte können die Folgen sein.

Wenn die Demenz sich offenbart

Eine örtliche Veränderung (z. B. bei einem Krankenhausaufenthalt) führt meist zu einer Desorientierung des Betroffenen: Er findet die Toilette nicht, irrt durch die Flure, sucht sein Zimmer. In diesem Zusammenhang werden die Probleme manifest und öffentlich. Die Demenz wird Diagnose.

Krisensituation Klinikaufenthalt

In Kliniken werden Patienten mit einer Demenz oft als „Störfaktor" empfunden: Sie sind unruhig, suchen ihre gewohnte Ordnung und Umgebung, die Personen sind ihnen fremd, Beschäftigung und Bewegung sind nur eingeschränkt möglich. Tagesabläufe, Umgangsformen und die Versorgung sind anders als gewohnt. Maßnahmen im Rahmen der Behandlung werden nicht verstanden, sie wirken angstauslösend. Die Patienten arbeiten nicht aktiv an ihrer Versorgung mit, sodass sich die Verweildauer verlängert.

Erschwerend kommt hinzu:

- In Kliniken ist es laut, es herrscht allgemeine Hektik, und ggf. sind die Räume

schlecht beleuchtet, sodass Orte schlecht voneinander unterscheidbar sind
- Durch Immobilität steigt ggf. die Gefahr eines Dekubitus. Der Ernährungszustand verschlechtert sich, wenn die Pflegenden nicht ausreichend auf Nahrungs- und Flüssigkeitszufuhr achten
- Weil der Patient sich durch die räumliche Desorientierung nicht zurechtfindet, kann er die Toilette nicht nutzen, er wird evtl. inkontinent
- Klinischem Personal fehlen oft die spezifische Kompetenz und die Zeit, um mit Menschen mit Demenz angemessen umzugehen
- Probleme entstehen z. B. im Verhältnis von Nähe und Distanz oder bei auftretenden Aggressionen (→ 16.4.2)
- Menschen mit Demenz benötigen Tagesstrukturierung und Beschäftigung (→ 19.3, → 19.4) statt starre Zeitvorgaben.

So kann es in der Klinik zu einer **Krisensituation** für den Patienten kommen, mit der oft nicht angemessen umgegangen wird. Der Patient wird manchmal sogar ruhiggestellt und evtl. fixiert, Katheter und PEG-Sonden werden gelegt.

Vorsicht! Die **Symptome** können sich in solchen Krisen so **verschlimmern,** dass der Patient nicht mehr in sein häusliches Lebensumfeld zurückkehren kann. Stattdessen folgt – häufig über eine gerontopsychiatrische Behandlung – der Umzug in ein Heim, ohne dass die Möglichkeiten einer häuslichen Versorgung hinreichend geprüft worden wären.

Situation der Patienten und ihrer Angehörigen

Wegen der eher zufälligen und relativ „späten" Kontakte im medizinischen Versorgungssystem, aber auch aus bewusster Entscheidung der Lebenspartner findet die Versorgung von Menschen mit Demenz vorrangig und über lange Zeit in der häuslichen Umgebung statt. Dies stellt hohe Anforderungen an die pflegenden Angehörigen. In vielen Fällen erfahren Patient und Angehörige kaum Unterstützung von außen. Die Belastungen können bei den Angehörigen Erschöpfung und Krankheit auslösen. Dies kann letztlich dazu führen, dass sie die Versorgung nicht mehr bewältigen und der Umzug des alten Menschen in eine vollstationäre Pflegeeinrichtung die Konsequenz ist. Die Bewahrung der gewohnten Lebensumgebung stellt für den Menschen mit Demenz ein bedeutendes Ziel der Rehabilitation dar, weil es ein entscheidender Faktor für die Stabilisierung seines Zustands ist.

Stationäre Aufnahme vermeiden

In **vollstationären Pflegeeinrichtungen** nimmt die Zahl der Bewohner mit einer Demenz stetig zu. Um diesen Aufenthalte in Krankenhäusern oder in stationären gerontopsychiatrischen Einrichtungen, die meist zu einer Verschlechterung ihres Zustands führen, zu ersparen, sind spezifische Versorgungskonzepte in Pflegeeinrichtungen erforderlich.

Schwerpunkte pflegerischer Rehabilitation von Menschen mit Demenz

- **Erkennen der Symptome** und **adäquater Umgang** mit dementen Menschen
- **Biografieorientierte Arbeit** (→ 19.6.6) bietet mit Informationen aus dem Lebenslauf Anknüpfungspunkte für den Aufbau einer Beziehung zwischen Pflegenden und Betroffenen. Die **Kommunikation** ist gekennzeichnet von Verstehen und Sich-verständlich-Machen, von Geduld und Gelassenheit, vom Nachfragen, wie der Patient etwas verstanden hat, sowie von einer klaren, verständlichen und einfühlsamen Art des Sprechens (→ 37.11.3)
- **Stabilisierung und Förderung der körperlichen Fähigkeiten**
- **Vermeidung von Stürzen:** Durch die kognitive Beeinträchtigung kommt es nicht selten zu Stürzen, zu Oberschenkelhalsfrakturen mit Krankenhausaufenthalten und auf Dauer beeinträchtigter Mobilität (Sturzprophylaxe → 9.8)
- **Beratung:** Angehörige, die erstmalig mit der Situation konfrontiert sind, werden eingehend über die Krankheit, ihren Verlauf und Unterstützungsmöglichkeiten informiert, um mit der Situation besser zurechtzukommen. Selbsthilfegruppen sollten früh kontaktiert und einbezogen werden. Kurzzeitpflege kann für eine zwischenzeitliche Entlastung sorgen.

SPICKZETTEL

Rehabilitation alter Menschen

Geriatrische Rehabilitation
- **Durchführung:** in speziellen Kliniken oder Klinikabteilungen oder als „mobile", wohnortnahe Rehabilitation.
- **Ziele:** Bewahrung, Wiederherstellung oder Stabilisierung der eingeschränkten oder von Beeinträchtigung bedrohten Gesundheit älterer Menschen, Förderung von Alltagskompetenz, Selbstpflegefähigkeit, Hilfsmittelkompetenz und Teilhabechancen.
- **Bedarfserhebung:** Geriatrisches Assessment.
- **Aufbau von Netzwerken.**
- **Beratung von Angehörigen,** insbesondere zu Entlastungsmöglichkeiten.
- **Gruppenangebote** zur sozialen Integration der Patienten.

Gerontopsychiatrische Rehabilitation
- **Ziel:** Stabilisierung des körperlichen und psychischen Zustands.
- **Probleme:** Schwierigkeiten der Diagnosestellung im Anfangsstadium, Neigung der Patienten zu Rückzug und Isolation, Zustandsverschlechterung bei Klinikaufenthalt durch Desorientierung, Immobilität, mangelnde Tagesstrukturierung und Beschäftigung.
- **Aufgaben:** Erkennen von Symptomen der Demenz, Biografiearbeit, Stabilisierung körperlicher Fähigkeiten, Sturzprophylaxe, Angehörigenberatung.

17.5 Rehabilitationsschwerpunkte bei ausgewählten Krankheitsgeschehen

17.5.1 Rehabilitation in der Neurologie: Schlaganfall

Schlaganfall und Pflege eines Menschen nach Schlaganfall → 37.6

Situation der Patienten

Ein Schlaganfall tritt v. a. bei älteren Menschen auf. Seit einigen Jahren ist zwar die Sterblichkeit rückläufig, doch häufig ist ein Schlaganfall Auslöser von Pflegebedürftigkeit (→ 16.1.1) bei erwachsenen Menschen.

Weil es sich v. a. um ältere und alte Menschen handelt, kommen zu den Einschränkungen aufgrund des Schlaganfalls weitere altersbedingte Beeinträchtigungen hinzu. Diese können den Hilfebedarf zusätzlich erhöhen. Das bedeutet: Immer mehr Menschen überleben einen Schlaganfall, aber sie leben mit Einschränkungen und bedürfen – ggf. dauerhaft – der Unterstützung (→ Abb. 17.10). Insofern ist die Rehabilitation von Patienten mit einem Schlaganfall ein für die Pflege bedeutendes Thema.

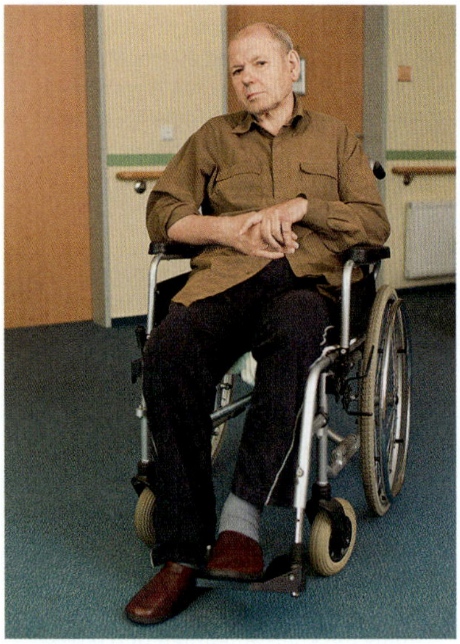

Abb. 17.10 Ein Schlaganfall bringt häufig lebenslange Veränderungen für den Betroffenen und seine Familie mit sich. [K115]

Phasen der neurologischen Rehabilitation

Die **neurologische Rehabilitation** dauert häufig länger als Rehabilitationsprozesse in anderen Bereichen. Sie gliedert sich in **sechs Phasen** (A–F → Tab. 17.6).

Die „Phaseneinteilung in der neurologischen Rehabilitation" wurde erarbeitet vom *Verband Deutscher Rentenversicherungsträger (VDR)*, um die Leistungen der Rehabilitation den entsprechenden Trägern (→ 17.2.4) zuordnen zu können [10].

Ein Patient muss die Phasen A–F nicht in der zeitlichen Abfolge durchlaufen – und auch nicht jede einzelne Phase. Je nach Rehabilitationsbedarf und Wirkung der Rehabilitation kann er einzelne Phasen „überspringen" oder auch in der Phase der dauerhaften Pflege (F) verbleiben. Ebenso können einzelne Phasen unterbrochen werden.

Die Einordnung des Patientenzustands in eine der genannten Phasen erfolgt mittels verschiedener Erhebungsinstrumente. Beispielsweise werden die Funktionen der Verrichtungen des täglichen Lebens mit dem *Barthel-Index* bzw. *Frührehabilitations-Barthel-Index* oder dem *Funktionalen Selbstständigkeitsindex (FIM®)* erhoben.

Um Patienten in Rehabilitationseinrichtungen angemessen versorgen zu können, müssen Pflegeaufwand und Schweregrad der Schädigung anhand von Erhebungsinstrumenten objektiviert werden. Auf dieser Grundlage bewilligen und finanzieren die Kostenträger den Aufenthalt.

Instrumente zur Erhebung des Bedarfs

Barthel-Index und FR-Index

Der **Barthel-Index** wurde Mitte der 1960er-Jahre entwickelt und ist weit verbreitet. Leicht handhabbar erhebt er **zehn funktionelle Einschränkungen** des täglichen Lebens: Essen und Trinken, Bett- bzw. Stuhltransfer, persönliche Pflege, Toilettenbenutzung, Baden/Duschen, Gehen auf ebenem Grund/

Tab. 17.6 Phaseneinteilung der neurologischen Rehabilitation am Beispiel eines Schlaganfalls [10], [11].

Phase	Situation des Patienten	Ziel (Ende der Phase)
Phase A **Akutbehandlung**	Medizinische Akutbehandlung im Krankenhaus, je nach Schweregrad auf einer intensivmedizinischen oder internistischen Station, idealerweise in **Stroke-Units** als spezifischem Versorgungsangebot für Schlaganfallpatienten (→ 37.6.4)	Das Ende dieser Phase ist nicht eindeutig definiert. Merkmale sind: • Keine vitale Bedrohung des Patienten • Zusätzliche bestehende Krankheiten verhindern eine Mobilisierung des Patienten nicht • Ärztliche Behandlung steht zunehmend weniger im Vordergrund, an ihre Stelle tritt die therapeutische Versorgung Am Ende der Phase A wird der Patient in den Prozess der Rehabilitation übergeleitet und je nach Zustand und Bedarf einer der Phasen B bis D zugeordnet
Phase B **Behandlung und Frührehabilitation, intensivmedizinische Versorgung muss vorgehalten werden**	Für bewusstlose oder schwer bewusstseinsgetrübte Schlaganfallpatienten. Der überwiegend bettlägerige Patient ist aufgrund seines Zustands nur sehr eingeschränkt kooperationsfähig. Um in Phase B aufgenommen zu werden, sollen Patienten nicht mehr beatmet werden und auch keiner intensivmedizinischen Versorgung mehr bedürfen. Zusätzlich bestehende Krankheiten des Patienten dürfen sich nicht einschränkend auf die Rehabilitation auswirken	Im Vordergrund dieser Phase steht, den Patienten „ins bewusste Leben zurückzuholen", um Kooperationsfähigkeit für die weitere Rehabilitation zu erreichen. Es geht um eine Förderung der basalen, sensorischen und motorischen Funktionen. Am Ende der Phase entscheidet sich, ob der Patient in Phase C oder in Phase F übernommen wird
Phase C **Behandlung und Frührehabilitation, Patient kann in der Therapie mitarbeiten, medizinische Behandlung und pflegerische Versorgung sind in erheblichem Umfang erforderlich**	Der Patient ist überwiegend bewusstseinsklar und kann kooperativ kontinuierlich an mehreren therapeutischen Maßnahmen teilnehmen. Er benötigt keine intensivmedizinische Überwachung mehr. Er verfügt (wieder) über grundlegende motorische und neuropsychologische Funktionen. Er benötigt meist noch pflegerische Unterstützung bei den Verrichtungen des täglichen Lebens	Ziel dieser Phase ist, die Selbstständigkeit im Alltag zu erreichen. Grundlegende motorische und neuropsychologische Funktionen sollen wiederhergestellt werden, der Patient soll für seine Rehabilitation motiviert werden. Am Ende der Phase C entscheidet sich, ob der Patient in Phase D, E oder F weiter rehabilitiert wird
Phase D **Rehabilitation, nach Abschluss der Frühmobilisation (medizinische Rehabilitation). Zwischen Entlassung aus der Akutklinik und Beginn der Anschlussheilbehandlung (AHB) sollen nicht mehr als 14 Tage liegen**	Voraussetzungen des Patienten sind: • Weitgehende Selbstständigkeit in den Verrichtungen des täglichen Lebens (Körperpflege, An-/Auskleiden, Essen, Gehen usw.) auch unter Nutzung von Hilfsmitteln • Kooperationsfähigkeit und Bereitschaft, aktiv an der Rehabilitation mitzuarbeiten In der Regel ist dafür eine Reha in den Phasen B bzw. C notwendig, bei geringer Schädigung kann der Betroffene evtl. auch gleich in Phase D	Erreichen von Alltagskompetenz und einer selbstständigen Lebensführung

Tab. 17.6 Phaseneinteilung der neurologischen Rehabilitation am Beispiel eines Schlaganfalls [10], [11]. *(Forts.)*

Phase	Situation des Patienten	Ziel (Ende der Phase)
Phase E **Behandlung und Rehabilitation nach Abschluss intensiver medizinischer Rehabilitation, nachgehende Leistungen, die entsprechend dem Verlauf die Kompetenzentwicklung im Einzelnen fördern können, berufliche Rehabilitation**	Der Rehabilitand kann sein Leben eigenverantwortlich führen	Stabilisierung und Kompensation von Einschränkungen, Förderung in Teilbereichen. Zeitlich befristet betrifft dies Maßnahmen im Rahmen einer beruflichen Wiedereingliederung. Maßnahmen zur Verbesserung der sozialen Teilhabe oder der allgemeinen Lebensführung können lebenslang andauern. Der Übergang zwischen dieser ambulanten rehabilitativen Langzeitversorgung und der ambulanten Krankenbehandlung chronisch eingeschränkter Schlaganfallpatienten ist fließend
Phase F **Behandlung und Rehabilitation, dauerhafte Pflege und Versorgung, zustandserhaltende Maßnahmen sind erforderlich**	In diese Phase werden Patienten, die in den vorherigen Rehaphasen vorübergehend oder dauerhaft keine Fortschritte erzielen, schwerstpflegebedürftig bleiben, ggf. auch lebensbedrohlich gefährdet sind, übergeleitet. Diese Form der Langzeitpflege findet häufig in vollstationären Pflegeeinrichtungen statt. Nicht selten wird sie aber auch unter hohem Aufwand ambulant von Angehörigen und einem Pflegedienst erbracht. Häufig findet in Pflegeheimen keine spezifische Rehabilitation für diese Bewohner statt, insbesondere wenn sie nicht durch ein Konzept, die Weiterbildung von Fachpersonen, mehrere zu versorgende Bewohner der Phase F und eine entsprechende Ausstattung und Finanzierung auf diese Form der Pflege ausgerichtet sind	Vermeiden von Komplikationen, Erhalten bisher erreichter Erfolge durch die Rehabilitation. Wenn eine Verschlechterung des Status oder Rückzugstendenzen des Rehabilitanden festgestellt und erfasst werden, soll er erneut rehabilitative Maßnahmen erhalten, um den Zustand zu stabilisieren

Fortbewegung mit Rollstuhl, Treppensteigen, An-/Auskleiden, Stuhl- und Harnkontrolle.

Jede Funktion wird mit Punkten bewertet, die eine Gesamtsumme (max. 100 Punkte) ergeben. 100 Punkte drücken weitgehende Selbstständigkeit des Patienten bei den Verrichtungen aus. Je geringer die Punktzahl ist, desto höher ist die bestehende Abhängigkeit von Hilfe und Versorgung. Die Bewertung erfolgt in 5-Punkte-Schritten.

Mitte der 1990er-Jahre wurde der Barthel-Index um den **Frührehabilitations-Barthel-Index** *(FR-Index nach Schönle)* erweitert [12]. Er berücksichtigt zusätzlich die Beeinträchtigung von Atmung, Verhalten und Kommunikation. Die Punktwerte zählen im Minusbereich und können bis zu −325 Punkte erreichen. Beide Indizes werden summiert.

FIM®-Index

Ein weiteres, häufig eingesetztes Instrument zur Erfassung der Selbstständigkeit in den Verrichtungen des täglichen Lebens ist die **Functional Independence Measure** (FIM®, funktionale Selbstständigkeitsmessung → Abb. 17.11). Neben den funktionsbezogenen alltäglichen Verrichtungen beinhaltet der FIM® auch psychosoziale und kognitive Merkmale. Er wird eingesetzt, um den Zugewinn an Funktionsfähigkeit zu messen.

Der FIM® misst, was der Patient tatsächlich „macht" oder „kann", und zielt darauf, wesentliche Merkmale zu erfassen, um den Schweregrad und den Verlauf von Einschränkungen zu erheben und zu dokumentieren. Das Erhebungsinstrument gliedert sich in **sechs Bereiche** mit insgesamt 18 Merkmalen:

- **Selbstversorgung** (Essen/Trinken, Körperpflege, Baden/Duschen/Waschen, Ankleiden oben, Ankleiden unten, Intimhygiene)
- **Kontinenz** (Blasen-, Darmkontrolle)
- **Transfer** (Bett/Stuhl/Rollstuhl, Toilettensitz, Dusche/Badewanne)
- **Fortbewegung** (Gehen/Rollstuhl, Treppensteigen)
- **Kommunikation** (Verstehen akustisch/visuell, Ausdruck verbal/nonverbal)
- **Soziale und kognitive Fähigkeiten** (soziales Verhalten, Problemlösung, Gedächtnis).

Die Bewertung erfolgt mittels einer 7-Punkte-Skala. Unterschieden werden Selbstständigkeit ohne Hilfe durch weitere Personen (Stufe 7 und 6), Beaufsichtigung und Vorbereitung (Stufe 5), geringe bis ausgeprägte Hilfestellung (Stufe 4–2) und völlige Unselbstständigkeit (Stufe 1) [13].

Pflegerische Rehabilitation bei Schlaganfall

Grundlegende Prinzipien

Die **grundlegenden Prinzipien** bei der rehabilitativen Pflege von Schlaganfallpatienten gelten bereits in der Phase der Akutbehandlung, denn eine Frührehabilitation kann beginnen, sobald keine vitale Bedrohung mehr besteht und der Zustand des Patienten stabil ist. Der Übergang in die rehabilitative Pflege ist also fließend.

> **Ziel**
> Die Rehabilitation zielt darauf ab, maximal mögliche Funktionen (wieder-)erreichen oder zumindest die verbliebenen Funktionen zu erhalten und zu stabilisieren.

- In der Phase der Frührehabilitation gestaltet sich die Pflege aktivierend-therapeutisch. Als generelles Konzept für die Versorgung von Patienten mit Schlaganfall hat sich das Bobath-Konzept (→ 37.6.6) etabliert, ergänzend kommen weitere Maßnahmen zum Einsatz, z. B. Basale Stimulation® (→ 12.7.1) oder die Therapie des facio-oralen Trakts (→ 7.11) [14]
- Die Rehabilitation soll **schnellstmöglich** einsetzen, wenn der Zustand des Patienten stabil ist. Sobald die Vitalwerte stabil sind, sollte der Patient das Bett verlassen
- Die rehabilitative Phase nach einem Schlaganfall beginnt mit einem pflegerischen Assessment (→ 1.5) und endet idealerweise mit dem Erreichen der maximal möglichen Funktionen, oder – wenn dies nicht mehr möglich ist – mit der Anpassung an die neue Lebenssituation. Patienten und Angehörige werden motiviert und lernen, notwendige Maßnahmen der Kompensation und Unterstützung auszuführen
- Zentraler Stellenwert in der pflegerischen Rehabilitation kommt der kontinuierlichen Erhebung des Ausmaßes krankheitsbedingter Defizite zu, um frühzeitig durch entsprechende Maßnah-

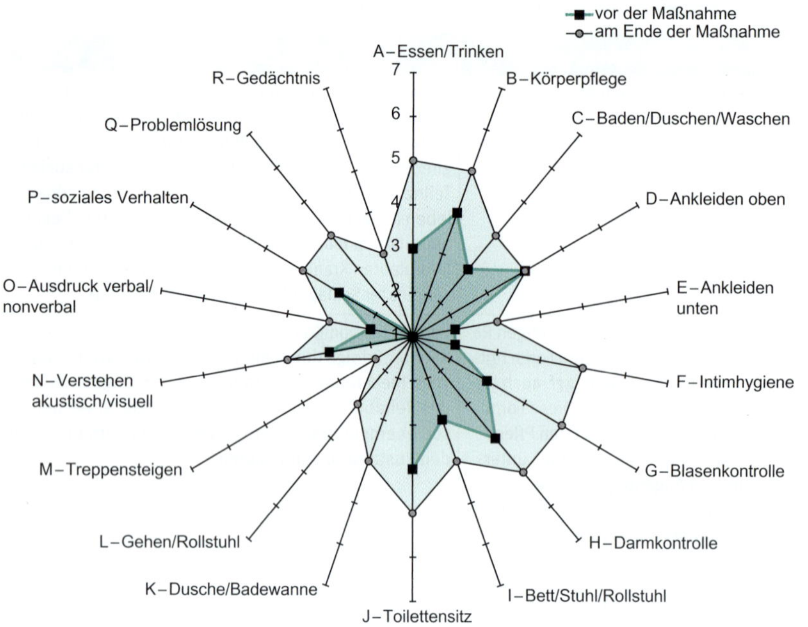

Abb. 17.11 Funktionale Selbstständigkeitsmessung (FIM®). Dunkel: Zeitpunkt der Aufnahme, hell: Zeitpunkt der Entlassung des Patienten. 1 – Völlige Unselbstständigkeit, 2 – Ausgeprägte Hilfestellung, 3 – Mäßige Hilfestellung, 4 – Kontakthilfe, 5 – Beaufsichtigung/Vorbereitung, 6 – Eingeschränkte Selbstständigkeit, 7 – Völlige Selbstständigkeit [13]. [M672]

men das Fortschreiten zu minimieren. Dies gilt auch nach den Phasen der Akutversorgung und der Frührehabilitation
- Komplikationen können in allen Phasen der Rehabilitation auftreten. Deshalb ist es wichtig, dass Pflegefachpersonen, Patienten und Angehörige die (kontrollierbaren) Risiken kennen, um Komplikationen und einem weiteren Schlaganfall vorzubeugen. Hier spielt v. a. die Anwendung der Prophylaxen eine wichtige Rolle:
  - Pneumonieprophylaxe (→ 3.5)
  - Kontrakturenprophylaxe (→ 9.7)
  - Thromboseprophylaxe (→ 4.3)
  - Dekubitusprophylaxe (→ 6.12).

Allgemeine Aspekte in der pflegerischen Rehabilitation

- Beobachten der Körperhaltung des Patienten und die Anbahnung normaler Bewegung (→ 37.1.2)
- Fördern der Selbstpflege, indem notwendige (persönliche) Gegenstände (Taschentücher, Lichtschalter usw.) durch den Patienten erreicht und benutzt werden können
- Anwendung unterschiedlicher und abwechselnder Methoden zum Wiedererwerb verloren gegangener oder beeinträchtigter Kompetenzen
- Anleitung/Schulung kurz halten und nur relevante Inhalte vermitteln (keine langen Ausschmückungen)
- Adäquate Bezeichnungen wählen, z. B. von betroffener und nicht betroffener Seite anstatt von guter und schlechter Seite sprechen
- Ruhe- und Aktivitätsphasen abwechseln
- Langsames Vorgehen in der Förderung, um die Ausdauer des Patienten aufzubauen.

Motivation des Patienten

Wichtig ist, von Beginn an eine positive Einstellung zu fördern und den Patienten zu normalen Aktivitäten und Interessen zu ermuntern, um eine Verschlechterung der mentalen Verfassung zu vermeiden. Der vom Rehabilitationsteam erstellte Plan strukturiert den Tag des Patienten und beinhaltet die individuell festgelegten Therapien und Aktivitäten. Der Patient sollte die meiste Zeit des Tages körperlich und geistig aktiv sein und keine langen Phasen mit „Nichtstun" in depressiver oder isolierter Umgebung verbringen – allerdings muss auch dem Ruhebedarf Rechnung getragen werden.

Motivation spielt eine entscheidende Rolle für die Wirkung der Rehabilitation. Situationen von Hilflosigkeit und Desorientierung des Patienten müssen vermieden werden. Die pflegerischen Handlungen werden nicht „nebenbei", sondern aktiv und ausdrücklich erbracht. So erkennt und versteht der Patient die Bedeutung der fördernden Maßnahmen und das Engagement, ihn an der Normalität teilhaben zu lassen. Dies stimuliert die kognitive Funktion und fördert dessen Reaktionen. Ängstlichkeit, Apathie oder Depressionen wirken sich dagegen hemmend auf die Motivation aus.

Persönlicher Kontakt

Patienten bedürfen nach einem Schlaganfall z. T. eines engeren Kontakts zu Pflegefachpersonen. Sie brauchen Pflegefachpersonen, die ihnen Mut machen, sie motivieren und fördern. Sie benötigen Rückversicherung, positive Bestätigung und Ermutigung, Barrieren zu überwinden, die Rehabilitation zu akzeptieren und sich aktiv zu beteiligen.

Die Wahrnehmung von Erfolgen der rehabilitativen Maßnahmen ist wichtig, um den mit einem Schlaganfall einhergehenden depressiven Momenten entgegenzusteuern. Erfolgserlebnisse führen zur engagierten Teilnahme an der Rehabilitation und damit zu einem schnelleren (Wieder-)Erlangen von Fähigkeiten.

Integration der Angehörigen

Angehörige müssen aktiv in den Rehabilitationsprozess eingebunden sein, die Bedürfnisse des Patienten kennen und sich aktiv in der Unterstützung beteiligen. Die nur langsam sichtbar werdenden Erfolge der Maßnahmen sowie die oft labile psychische Verfassung des Patienten belasten Angehörige, sodass sie bei intensiver Mitwirkung möglicherweise überfordert sind. Hinzu kommt die Konfrontation mit einer neuen Lebenssituation, die zeitlich begrenzt oder auch dauerhaft durch Beeinträchtigungen gekennzeichnet ist. Sie gilt es zu bewältigen.

Die Angehörigen werden umfassend über die Krankheit und den Prozess der Rehabilitation aufgeklärt und auf die Entlassung des Patienten vorbereitet.

Spezifische Aspekte der Rehabilitation nach einem Schlaganfall

Hilfsmittel

Patienten nach einem Schlaganfall benötigen möglicherweise **Hilfsmittel** zur Kompensation verloren gegangener Fähigkeiten. Hilfsmittel können auch notwendig sein, um den Patienten Sicherheit bei täglichen Verrichtungen zu geben. Infrage kommen Hilfsmittel:

- Zur **Körperpflege,** z. B. Duschstuhl, Badewannenlifter, Anziehhilfen, Greifzangen, Toilettenstuhl, Toilettenerhöhung, Verbrauchshilfsmittel bei Inkontinenz
- Im Bereich der **Mobilität,** z. B. Gehstock, Rollator, Rollstuhl (→9.6.5)
- Für die **Ernährung,** z. B. spezielles Geschirr und Besteck mit breiteren Griffen (→7.5.5).

Möglicherweise benötigt der Patient auch zu Hause ein Pflegebett mit Bettseitenteilen. Bei Beeinträchtigungen der Sprache ist an spezifische Hilfsmittel für die **Kommunikation** oder für den Erwerb von Fähigkeiten der Kommunikation (→10.4.2) zu denken. Sehr wichtig für die Sicherheit des Patienten ist die Verfügbarkeit eines **Notrufsystems.** Bauliche Veränderungen in der Wohnung (z. B. Entfernung der Türschwellen, Verbreiterung von Türen, barrierefreies Bad →19.7.2) werden ggf. von der Pflegeversicherung bezuschusst. Pflegefachpersonen beraten den Patienten bzw. die Angehörigen im Rahmen der Entlassungsplanung über Hilfsmittel. Sie arbeiten mit entsprechenden Experten (Physiotherapeutinnen, Ergotherapeuten, Logopädinnen) und Hilfsmittellieferanten zusammen und veranlassen, dass die erforderlichen Hilfsmittel bei Entlassung zur Verfügung stehen.

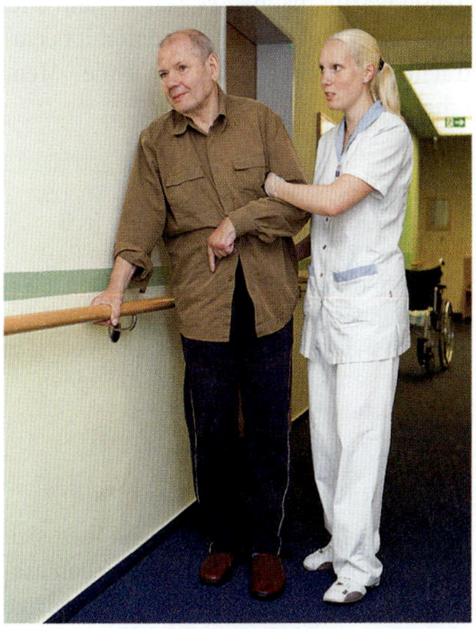

Abb. 17.12 Zentrale Bedeutung in der Rehabilitation eines Schlaganfallpatienten hat das Wiedererlernen normaler Bewegungsabläufe, z. B. des Gehens. [K115]

Die **spezifischen Aspekte** der Rehabilitation nach einem Schlaganfall resultieren unmittelbar aus dem Krankheitsereignis, möglichen Komplikationen, Begleiterscheinungen oder ergeben sich mittelbar durch die Auswirkungen der Einschränkungen.

Körperpflege, Mobilität und Ernährung

Häufig bestehen Beeinträchtigungen in den Verrichtungen des täglichen Lebens in den Bereichen **Körperpflege, Mobilität und Ernährung:** Lähmungen und Einschränkungen der Beweglichkeit führen (mindestens zeitlich begrenzt) zu einem meist grundlegenden Selbstpflegedefizit des Patienten.

Wesentlicher Schwerpunkt der Rehabilitation ist das Wiedererlernen von verloren gegangenen Funktionen durch Anleiten, Schulen und Trainieren von Fähigkeiten, z. B. das Gehtraining (→Abb. 17.12), Anziehtraining oder das Wiedererlernen des Waschens. Können Einschränkungen nicht oder nur unzureichend rückgängig gemacht werden, gilt es, diese durch Nutzung von Hilfsmitteln oder durch Erlernen alternativer Techniken zu kompensieren. So kann die linke statt der beeinträchtigten rechten Hand zum Schreiben genutzt werden, oder es werden geeignete Hilfsmittel zur selbstständigen alltäglichen Versorgung eingesetzt.

Neurogene Dysphagie →37.2.8
Pflege bei Harninkontinenz →8.1.6

Wahrnehmungsveränderungen

Wahrnehmungsveränderungen aufgrund eines Schlaganfalls können den Patienten bei den Verrichtungen des täglichen Lebens beeinträchtigen: Bezüglich des **Sehvermögens** kann z. B. das Sehfeld reduziert sein, der Patient sieht „Doppelbilder" oder die Sehschärfe nimmt ab. Pflegefachpersonen sollten mit dem Patienten Techniken üben, die es ihm ermöglichen, mit diesen Einschränkungen besser umzugehen. So kann das langsame Bewegen des Kopfs von links nach rechts oder von oben nach unten das komplette (normale) Sehfeld wiederherstellen.

Die Aufklärung von Angehörigen ist wichtig: Durch das Aufsetzen einer spezifischen Brille, die entsprechende Einschränkungen simuliert, kann ihnen die Sehsituation des Patienten plastisch vermittelt werden.

Auch **Gefühle und Wahrnehmungen** können beeinträchtigt sein, sodass Druck, Temperatur, Schmerz, Berührung nicht oder nur eingeschränkt wahrgenommen werden. Hinzu kommen der nicht selten beeinträchtigte Hautzustand alter Menschen (dünn, trocken) und das Ignorieren der durch den Schlaganfall betroffenen Seite *(Neglect).* Pflegefachpersonen fördern die Wahrnehmung, indem sie den Patienten auf die betroffene Seite aufmerksam machen: durch Berühren des betroffenen Arms, das Benutzen von angemessenen Bezeichnungen, der Beschreibung dessen, was sie tun, sodass der Patient es nachvollziehen kann. Liegt beim Patienten eine Apraxie (→37.2.10) vor, kann die Pflegefachperson den Patienten unterstützen, indem sie ihn mit seiner unbeeinträchtigten Hand führt, wenn die Handlung stockt und der Patient nicht weiterweiß. Diese Maßnahmen sollten täglich wiederholt werden.

Beeinträchtigung von Sprache und Stimme

Eine **beeinträchtigte Sprache und Stimme** sind für den Patienten und seine Angehörigen sehr belastend und frustrierend. Hilfreich ist die schriftliche Verständigung oder auch die Einbeziehung von Personen, die den Patienten gut kennen und ihn trotz der verbalen Einschränkungen verstehen können.

Motorische Einschränkungen

Motorische Einschränkungen zeigen sich als Schwäche oder Lähmungen, z. B. einer Körperhälfte (→37.2.4). Ein wichtiger Aspekt pflegerischer Arbeit ist es, den Angehörigen die Auswirkungen der Einschränkung zu erklären. Hierzu kann man z. B. mit einem Angehörigen die Situation simulieren, indem man dessen Arm so blockiert, dass er ihn nicht bewegen kann. Das vermittelt das Gefühl, wie es ist, wenn das Gleichgewicht beeinträchtigt ist und man nicht gegensteuern kann.

Psychosoziale und emotionale Veränderungen

Psychosoziale und emotionale Veränderungen können auftreten: Der Patient kann sein Erinnerungsvermögen verlieren, über eine kurze Aufmerksamkeitsspanne und ein geringes Urteilsvermögen verfügen oder unfähig sein, Wissen oder Fähigkeiten in unterschiedlichen Situationen anzuwenden. Er ist möglicherweise nicht in der Lage, zu kalkulieren, zu begründen oder abstrakt zu denken. Aufgabe der Pflege ist es, dem Patienten Raum und Zeit für Antworten zu geben oder Übungen und Spiele zum Wiedererlernen von Fähigkeiten durchzuführen, z. B. durch die Aufforderung, den Inhalt eines Textes oder Zeitungsartikels wiederzugeben.

Da Patienten nach einem Schlaganfall sich nicht selten in einer labilen Verfassung befinden, können sie unter emotionalen Schwankungen leiden. Zudem bringen die krankheitsbedingten Veränderungen Rollenänderungen (→ 15.3.1) mit sich, die den Patienten und seine Angehörigen sehr belasten können.

Pflegerische Entlassungsplanung

Entscheidend für den Erfolg einer Rehabilitation nach Schlaganfall ist die Fortführung der Maßnahmen in der häuslichen Umgebung. Dies sicherzustellen ist Aufgabe der **pflegerischen Entlassungsplanung.** Die Maßnahmen der Rehabilitation müssen bereits in der stationären Phase so ausgerichtet sein, dass sie dem Lebensumfeld Rechnung tragen.

Alltagsnahe Vorbereitung

Der Patient muss lernen, in seinem gewohnten Alltag zurechtzukommen, nicht in der „künstlichen" Situation in der Klinik. Deshalb müssen in den Kliniken **Lern-Settings** aufgebaut werden und für Trainings zur Verfügung stehen, z. B. eine Küche mit Küchengeräten, sodass Alltagsabläufe trainiert werden können. Dafür reichen Maßnahmen wie physiotherapeutische Übungen nicht aus.

Zweitens muss die Rehabilitation zu Hause zielorientiert, abgestimmt und koordiniert weitergeführt werden. Untersuchungen haben gezeigt, dass sich die Wirkung der Rehabilitation hinsichtlich der Kompetenzentwicklung in den Verrichtungen des täglichen Lebens nach der Entlassung aus der Rehabilitation nicht ohne Weiteres aufrechterhalten lässt [15]. Hier muss die pflegerische Rehabilitation ansetzen, um mit den Pflegebedürftigen zu **trainieren.** Pflegende sind oft die einzigen Fachpersonen, die regelmäßig und alltagsnah Kontakt zu den Betroffenen haben. Sie haben die Aufgabe, Angehörige zu informieren, zu beraten und im Rahmen der Trainings zu schulen und zu unterstützen. Dieser Prozess muss in der stationären Phase beginnen und ambulant fortgesetzt werden.

Für die **soziale Integration** nach der Entlassung aus der Klinik können auch verschiedene ehrenamtlich erbrachte Dienstleistungen (Rollstuhl- oder Gesprächsdienste, Angebote der Kirchen-/Glaubensgemeinschaften, Nachbarschaftshilfen, interkulturelle Angebote) hilfreich sein. Spaziergänge, Besuche von Senioreneinrichtungen und -angeboten oder die Kontaktvermittlung zu Selbsthilfegruppen unterstützen Patienten – auch mit Beeinträchtigungen – bei der Teilhabe am sozialen Leben.

SPICKZETTEL

Rehabilitation nach Schlaganfall

Probleme

- Einschränkungen bei Körperpflege, Mobilität, Ernährung und Kontakten.
- Schluckstörungen (Aspirationsgefahr).
- Blaseninkontinenz, sensorische Störungen.
- Eingeschränkte Wahrnehmung von Reizen wie Druck, Temperatur und Schmerz; Neglect, Apraxie.
- Sprechstörungen.
- Motorische Einschränkungen.
- Psychische und emotionale Beeinträchtigungen.

Spezifische Maßnahmen

- Beginn der Frührehabilitation, sobald die Vitalfunktionen stabilisiert sind.
- Prophylaxen (Thrombose, Pneumonie, Kontrakturen, Dekubitus).
- Training von Alltagsaktivitäten und kognitiven Fähigkeiten.
- Organisation von Hilfsmitteln und Schulung im Umgang damit.
- Kontinenztraining.
- Pflege nach Bobath-Konzept, Basale Stimulation®, Training des facio-oralen Trakts.

17.5.2 Rehabilitation in der Orthopädie: Hüftgelenk-Totalendoprothese

Pflege nach TEP → 29.1.3, → 29.11.8

Situation der Patienten

Patienten nach Implantation einer Hüftgelenk-Totalendoprothese (TEP) sind oft bereits *vor* der Operation in ihrer Bewegungsfähigkeit eingeschränkt – es sei denn, die Operation erfolgte aufgrund einer Fraktur.

Die zuvor bestehenden Beeinträchtigungen spielen auch für die postoperative Rehabilitation eine Rolle.

Ziel

Generelles **Ziel** der Rehabilitation ist es, die Beweglichkeit zu verbessern oder wiederherzustellen, die Muskulatur und ihre Funktion aufzubauen und Selbstständigkeit im Alltag zu erreichen (→ Abb. 17.13). Im Vordergrund der Rehabilitation stehen physiotherapeutische Maßnahmen (Verbesserung der Beweglichkeit, Aufbautraining, Kälteanwendungen, Massagen, Elektrotherapie). Rehabilitative Maßnahmen werden als **Anschlussheilbehandlung** *(AHB)* durchgeführt. Je nach Erfolg der Maßnahmen ist nach Abschluss der AHB eine ambulante Weiterführung rehabilitativer Maßnahmen erforderlich.

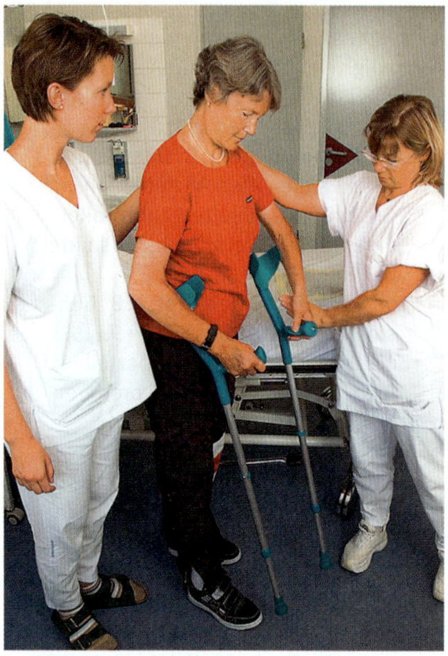

Abb. 17.13 Bei der Rehabilitation eines Patienten nach TEP geht es v. a. um die Wiederherstellung der Mobilität. [K115]

Maßnahmen der pflegerischen Rehabilitation

Die **pflegerische Rehabilitation** richtet sich primär darauf, Selbstständigkeit in den täglichen Verrichtungen zu erreichen. Bei der Patientengruppe, die dies schwerpunktmäßig betrifft, handelt es sich v. a. um alte, chronisch kranke, seit Längerem mit beeinträchtigter Beweglichkeit lebende Menschen.

Den Blick auf Erfolge richten

Mithilfe bestimmter Instrumente (z. B. FIM® → 17.5.1) kann der Erfolg den Patienten transparent gemacht werden. So können sie den Sinn von möglicherweise mit Schmerz und Anstrengung verbundenen Maßnahmen nachvollziehen und akzeptieren.

Rehabilitative Pflege in der Klinik

Je nach Bedarf des Patienten gestalten sich die Aufgaben der pflegerischen Rehabilitation unterschiedlich. Auf der Grundlage einer Bedarfserhebung entwickeln Pflegefachpersonen eine den Fähigkeiten des Patienten angepasste Planung. Pflegefachpersonen beobachten den Patienten in der Klinik bei seinen Bewegungsabläufen und nehmen wahr, wie er zurechtkommt. Sie erläutern die rehabilitativen Maßnahmen und beziehen Therapeuten bzw. Ärzte ein, wenn Patienten einen Aufklärungs- und Informationsbedarf bezüglich ihrer Krankheit oder den therapeutischen Maßnahmen haben. Geht es z. B. um die Einschätzung der Belastbarkeit, muss der Patient wissen, wie hoch die einzelnen Belastungen sind, die bei alltäglichen Bewegungsabläufen auf die Endoprothese einwirken.

Auch nach der Operation und während der Rehabilitation können Schmerzen auftreten. Da sie sich negativ auf die Motivation, die Teilnahme an der Rehabilitation und die Selbstpflegefähigkeit auswirken, ist ein **Schmerzmanagement** deshalb von entscheidender Bedeutung (➔ 13.2).

Rehabilitation im Anschluss an die stationäre Behandlung

Weil diese Patienten meist seit Langem mit Einschränkungen leben, muss der Prozess der Förderung auch in der häuslichen Umgebung oder in der vollstationären Pflegeeinrichtung weitergeführt werden. Enden die rehabilitativen Maßnahmen mit der Entlassung aus der Klinik, bleibt der Patient im Alltag von anderen Personen und fremder Hilfe abhängig.

Beratung und Schulung

Patientenedukation ➔ 40.1

Im Rahmen der Beratung und Schulung von Patienten und Angehörigen kann es einerseits darum gehen, durch die Vermittlung von Wissen und die Förderung der Motivation die Einsicht in Form und Notwendigkeit der Maßnahmen zu verbessern. Andererseits sollte der Einsatz von Hilfsmitteln zur Kompensation frühzeitig besprochen werden, um mit dem Patienten den Gebrauch zu üben und Angehörige einzuweisen.

SPICKZETTEL

Rehabilitation nach Implantation einer Hüft-TEP

Probleme

- Einschränkung der Beweglichkeit
- Muskelabbau
- Schmerzen.

Spezifische Maßnahmen

- Physiotherapie
- Schmerzmanagement.

18

PFLEGE VON KINDERN

Freya Strüwe, Sabine Decker (18.1, 18.3.1, 18.3.3, 18.4),
Herbert Renz-Polster (18.2, 18.3.2, 18.4.1),
Heike Baumeister (18.4.2, 18.4.3, 18.5)

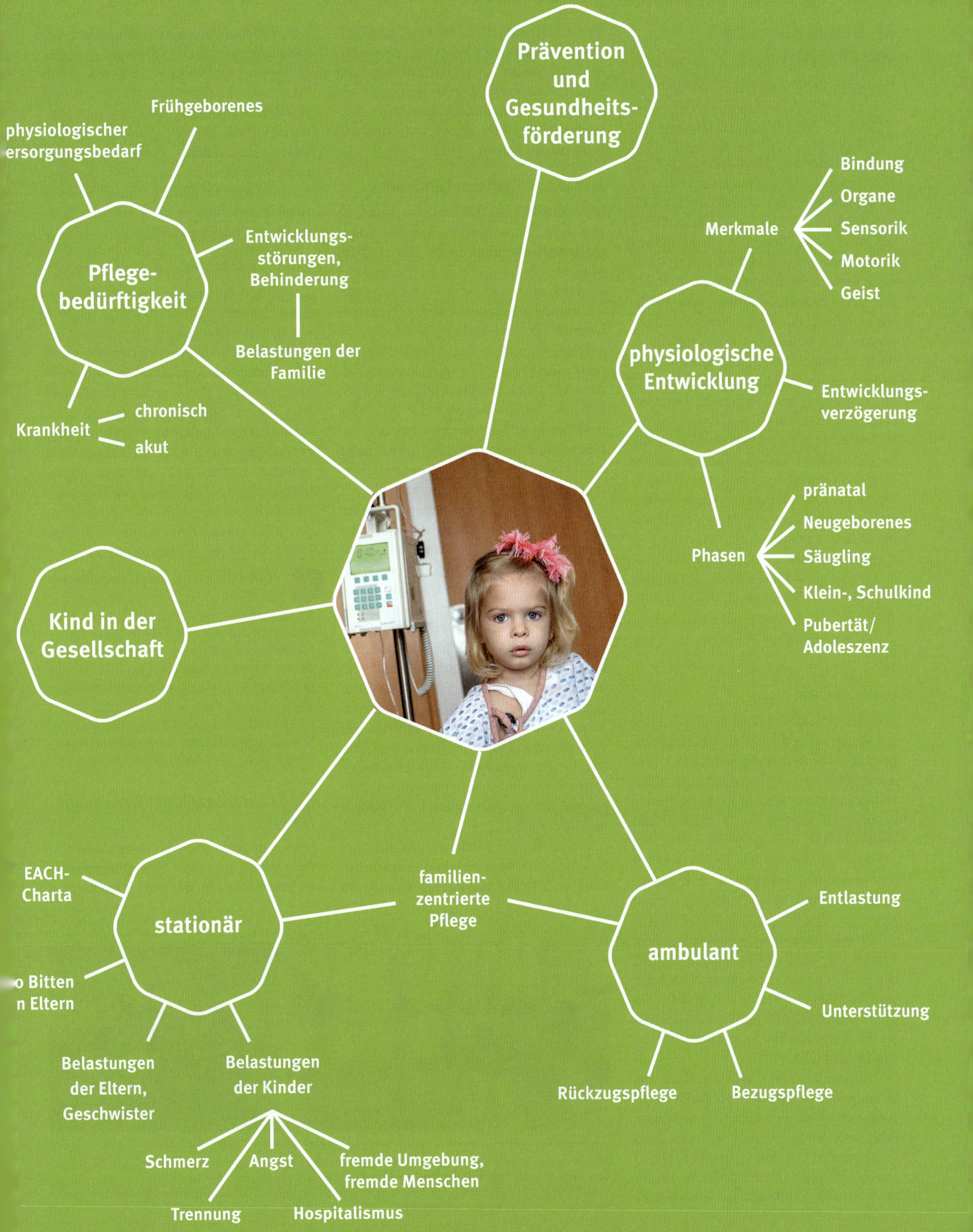
Prävention und Gesundheitsförderung
Pflegebedürftigkeit
Frühgeborenes
physiologischer
ersorgungsbedarf
Entwicklungsstörungen, Behinderung
Belastungen der Familie
Krankheit
chronisch
akut
physiologische Entwicklung
Merkmale
Bindung
Organe
Sensorik
Motorik
Geist
Entwicklungsverzögerung
Phasen
pränatal
Neugeborenes
Säugling
Klein-, Schulkind
Pubertät/ Adoleszenz
Kind in der Gesellschaft
stationär
EACH-Charta
o Bitten
n Eltern
Belastungen der Eltern, Geschwister
Belastungen der Kinder
Schmerz
Angst
fremde Umgebung, fremde Menschen
Trennung
Hospitalismus
familienzentrierte Pflege
ambulant
Entlastung
Unterstützung
Rückzugspflege
Bezugspflege

18.1 Das Kind in der Gesellschaft

Im Jahr 2020 wurden in Deutschland 773.144 Kinder lebend geboren, rund 0,6 % weniger als im Vorjahr [1], [2]. Von den 13,1 Millionen Kindern und Jugendlichen unter 18 Jahren in Deutschland leben inzwischen fast 20 % mit nur einem Elternteil im Haushalt [3]. Bei alleinerziehenden Elternteilen ist das in neun von zehn Fällen die Mutter. Der Phase des Alleinerziehens sind oft andere Formen (Ehe, Partnerschaft ohne Trauschein) vorausgegangen bzw. folgen neue Formen wie Stief- oder Patchworkfamilien. Ein Drittel der Alleinerziehenden lebt in neuen Partnerschaften, jedoch in getrennten Haushalten. dadurch kann es zu Konflikten in der Erziehung und im Umgangs- und Sorgerecht kommen. Diese können auch Auswirkungen auf die Gesundheitserziehung und die Versorgung kranker Kinder haben. Alleinerziehende Mütter sind häufiger von Armut bedroht. Da mit der Erkrankung eines Kindes Kosten einhergehen (Wege zur Arztpraxis/Therapie, Arbeitsausfall), ist die Belastung entsprechend größer.

5,1 Millionen Kinder leben in Familien mit Migrationshintergrund, das sind 39 % aller Kinder in Deutschland. 1 Million Kinder haben eine eigene Migrationserfahrung [4].

Kinderrechte

Von der Generalversammlung der Vereinten Nationen wurde 1989 das **Übereinkommen über die Rechte des Kindes** *(VN-Kinderrechtskonvention)* verabschiedet, 1992 trat es in Deutschland in Kraft. Das Übereinkommen besteht aus 54 Artikeln und basiert auf vier Grundprinzipien: dem Diskriminierungsverbot, dem Recht auf Leben und persönliche Entwicklung, dem Beteiligungsrecht und dem Kindeswohlvorrang [5].

Eltern sind die wichtigsten Anwälte ihrer Kinder. Das entspricht auch den Absichten der VN-Kinderrechtskonvention: Nach Art. 5 sind die Aufgaben, Rechte und Pflichten der Eltern zu achten, Art. 18 Abs. 1 gewährleistet die Verantwortung der Eltern für das Kindeswohl [5].

Die Aufnahme von **Kinderrechten ins Grundgesetz der Bundesrepublik Deutschland** wurde diskutiert. Über den vom Bundeskabinett im Januar 2021 verabschiedeten Gesetzentwurf (Ergänzung von Art. 6, Abs. 2) wurde Anfang Juni 2021 abgestimmt. Die für eine Grundgesetzänderung erforderliche Zweidrittelmehrheit in Bundesrat und Bundestag wurde nicht erreicht [5]. Die Kampagne *KinderrechteChampion* wurde von zehn Kinderrechtsorganisationen gestartet, um Kinderrechte zur Bundestagswahl im September 2021 auf die Agenda zu setzen und langfristig zu stärken [6].

Armut und Kindergesundheit

Jedes fünfte Kind gilt in Deutschland als arm – 20,2 Prozent leben von Leistungen auf Grundsicherungsniveau. Das sind 2,8 Millionen Kinder. Durch die Coronakrise wird sich die Situation für arme Kinder und ihre Familien weiter verschärfen [7]. Armut bedeutet für Kinder häufig, von Anfang an ausgegrenzt und in ihrer Entwicklung benachteiligt zu sein. Das spiegelt sich insbesondere in den Bereichen Bildung, Kultur, Soziales und Gesundheit wider [8]. Während bei Erwachsenen eine chronisch beeinträchtigte Gesundheit das Armutsrisiko erhöht, verhält es sich bei Kindern umgekehrt. **Armut** macht Kinder krank [9].

Einerseits weisen Kinder aus Familien mit einem niedrigen **Sozialstatus** seltener Allergien auf, konsumieren weniger Medikamente und sind häufiger geimpft als Gleichaltrige mit hohem sozialem Status, andererseits nutzen sozial benachteiligte Familien seltener die Früherkennungsuntersuchungen (→ 18.2) und die zahnärztlichen Kontrolluntersuchungen. Kinder aus Familien mit niedrigem Sozialstatus verfügen über geringere Ressourcen zum Stressabbau, essen ungesünder und sind häufiger übergewichtig [10]. Kinder und Jugendliche, die in ungünstigen Lebensumständen aufwachsen, sind somit eine wichtige Zielgruppe für die Prävention und Gesundheitsförderung.

Die wachsende Kinderarmut führt zum Anstieg von Phänomen der **Verwahrlosung** und **Vernachlässigung,** sichtbar an z. B. Unterernährung, unzulänglicher Bekleidung, mangelnder Körperpflege, unbehandelten Krankheiten und fehlendem Schutz vor Unfallrisiken [8]. Die **Wohlstandsverwahrlosung** hingegen, auch Verwöhn-Verwahrlosung *(Affluenza),* ist nach außen kaum sichtbar. Die Kinder sind in materieller Hinsicht über-, aber emotional unterversorgt. Sie fallen z. B. durch eine geringe Frustrationstoleranz, asoziales Verhalten und Rückzug auf [11].

Kinder mit Migrationshintergrund

Kinder mit beidseitigem **Migrationshintergrund** (Mutter und Vater) weisen deutlich häufiger ein Übergewicht, ein ungesundes Ernährungs- und Bewegungsverhalten und eine stärkere Neigung zu Tabak- und Alkoholkonsum auf als Kinder mit einseitigem oder keinem Migrationshintergrund. Hinsichtlich Prävalenz akuter und chronischer Erkrankungen gibt es kaum Unterschiede zwischen Kindern mit und ohne Migrationshintergrund. Lediglich bei Maserninfektionen und bei psychischen Erkrankungen weisen Kinder mit Migrationshintergrund ein höheres Risiko auf [10].

! VORSICHT! Kinder, die als **Flüchtlinge** nach Deutschland gekommen sind, bringen oft traumatische Erfahrungen mit Zerstörung, Gewalt und Tod mit. Diese Traumata können irritierende Auswirkungen auf das Verhalten, die Beziehungen und Interaktionen mit anderen haben. Alltägliche Gegenstände, Geräusche oder auch Gerüche können für traumatisierte Menschen Schlüsselreize (Trigger) sein und lassen sie in einen emotionalen Ausnahmezustand geraten.

Zivilisationskrankheit Bewegungsmangel

Im Vergleich zu früheren Generationen ist bei Kindern heute ein **Bewegungsmangel** zu beobachten (→ Abb. 18.1). Das Resultat

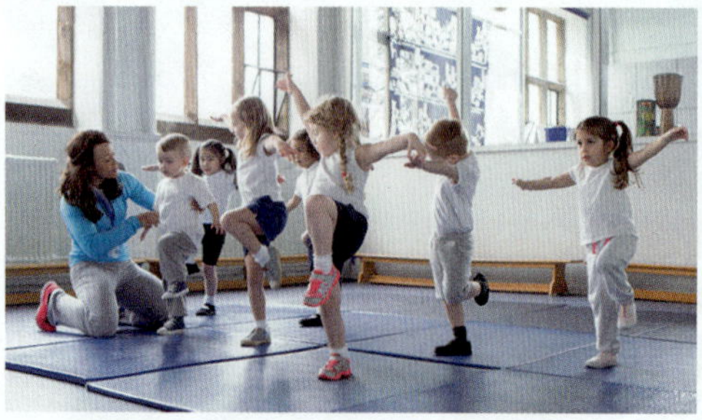

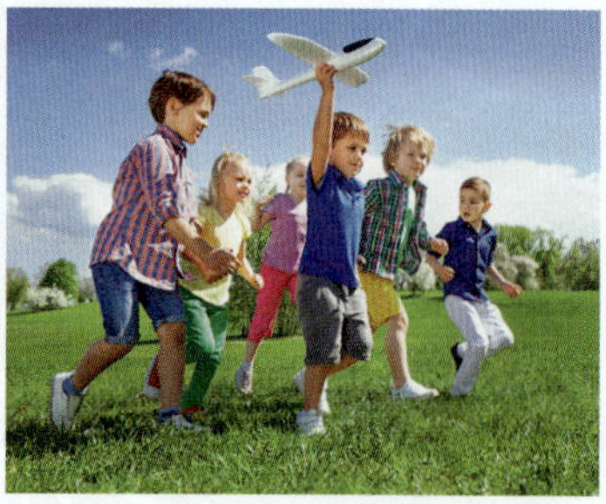

Abb. 18.1 Der Bewegungsmangel bei Kindern wurde durch die Coronapandemie verstärkt und wird durch den Konsum von elektronischen Medien weiter vorangetrieben. Regelmäßige Bewegung, z. B. angeleitet in einem Verein, mit anderen Kindern oder mit den Eltern, trägt wesentlich zu einer gesunden körperlichen, geistigen, emotionalen und sozialen Entwicklung bei. [J787]

ist eine zunehmende Anzahl an stark übergewichtigen Kindern und Kindern mit Muskel- und Haltungsschwächen. Die Ergebnisse der Kindergesundheitsstudie zeigen, dass zwar rund 77,5 % der Kinder und Jugendlichen zwischen 3 und 17 Jahren regelmäßig Sport treiben. Aber nur rund 27,5 % kommen auf die 60 Min. körperlicher Aktivität am Tag, die von der WHO empfohlen werden. Ein wesentlicher Grund für den Bewegungsmangel wird in der verstärkten Nutzung elektronischer Medien gesehen [10]. Die gesundheitlichen Risiken übermäßigen Medienkonsums für Kinder reichen von Fütter- und Einschlafstörungen bei Babys über Sprachentwicklungsstörungen bei Kleinkindern bis zu Konzentrationsstörungen im Grundschulalter. Insbesondere übermäßiger Smartphone-, Fernseh- und Computerkonsum führt außerdem zu Einbußen der Konzentrationsfähigkeit und vermehrten Verhaltensauffälligkeiten [12].

DEFINITION

Pädiatrie *(Kinderheilkunde)*: Lehre von der Entwicklung des kindlichen und jugendlichen Organismus, den Erkrankungen und deren Therapie und Prävention.

18.2 Physiologische Entwicklung

Entwicklungspsychologie → 15.1

In den folgenden Abschnitten werden zunächst die verschiedenen typischen Phasen der kindlichen Entwicklung dargestellt. Aus dem Wissen über die altersgerechte Entwicklung ergibt sich für die Pflege, wie Entwicklung gefördert, Störungen frühzeitig erkannt und entsprechende Interventionen abgeleitet werden können.

Aspekte der kindlichen Entwicklung

Bei der Beobachtung der **Entwicklung** des Kindes spielen verschiedene **Aspekte** eine Rolle:

- Allgemeine körperliche Entwicklung, z. B. Größe, Gewicht und Körperproportionen
- Entwicklung der Körperorgane und deren Funktionen, z. B. des Herz-Kreislauf-Systems
- Motorische Entwicklung
- Sensorische Entwicklung
- Geistige (kognitive) Entwicklung
- Emotionale und soziale Entwicklung.

Altersgerechte oder verzögerte Entwicklung?

Wachstum und **Entwicklung** von Kindern zeigen eine außerordentliche Vielfalt. Manche Kinder lernen früh zu sprechen, aber erst spät zu laufen; bei anderen ist es umgekehrt. Entwicklung hat also – innerhalb eines gewissen Rahmens (→ Abb. 18.2) – bei jedem Kind ihr eigenes Tempo. Dieses wird auch vom Geschlecht bestimmt: In den ersten Lebensjahren sind Mädchen in weiten Bereichen der Entwicklung, z. B. bei der Sprachentwicklung oder der Kontrolle der Ausscheidungen („Sauberkeit"), durchschnittlich „schneller" als Jungen. Entsprechend schwierig ist die Unterscheidung zwischen (noch) **altersgerechter** und **verzögerter Entwicklung.**

Altersgerecht

Als altersgerecht wird die Entwicklung eines Kindes bezeichnet, wenn es einen bestimmten Entwicklungsschritt gleichzeitig oder früher macht als 90 % aller Kinder.
Kinder mit verzögerter Entwicklung sind häufig Spätentwickler, d. h., sie holen

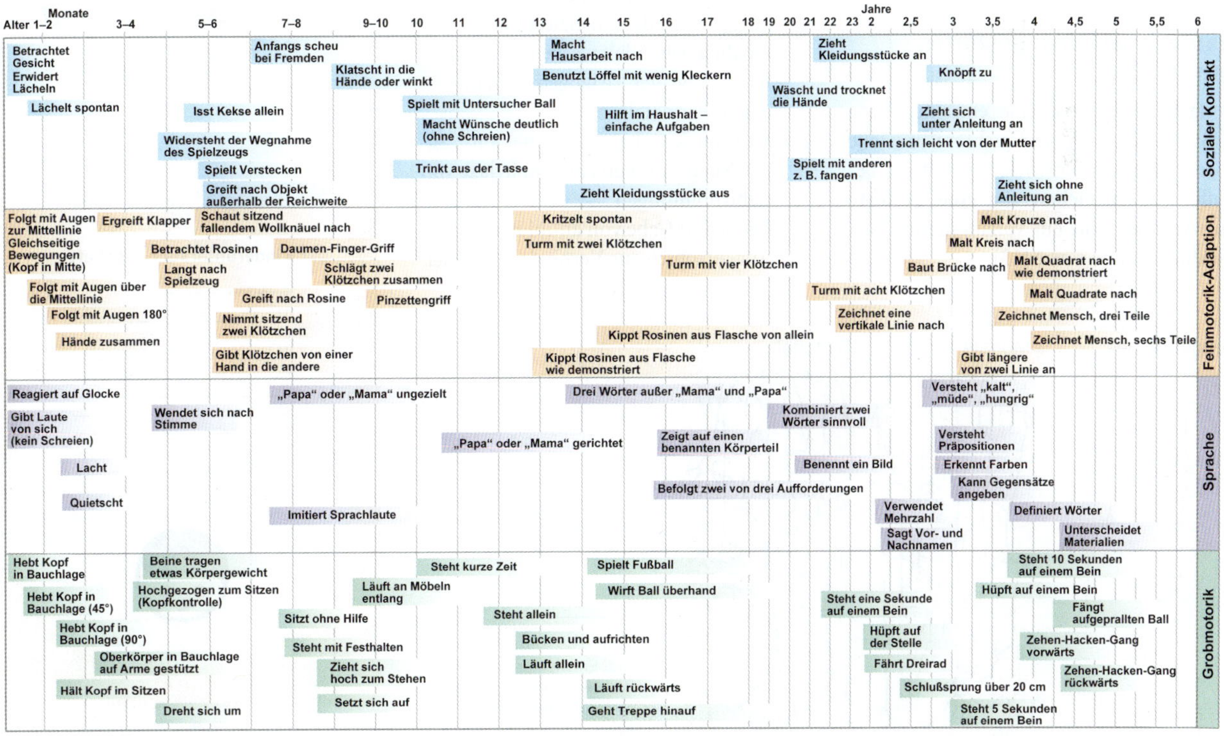

Abb. 18.2 Kinder mit einem auffälligen Entwicklungsverlauf können von der Kinderärztin durch einfache Screening-Untersuchungen erkannt werden, etwa mithilfe des Bayley-Tests *(Bayley Scales)* oder der hier gezeigten Denver-Entwicklungsskalen *(Denver Developmental Scales)*. Auf diesen Skalen sind die bis zum Alter von sechs Jahren zu erwartenden Entwicklungsschritte vermerkt. [A300]

den Rückstand später wieder auf. Bis dahin werden sie engmaschig kinderärztlich untersucht, um eine mögliche Krankheit, Behinderung oder ungünstige Entwicklungsbedingungen früh zu entdecken.

Kinderärzte und -ärztinnen (im Folgenden als Kinderärztinnen bezeichnet) gehen davon aus, dass von den 10 % der Kinder, die in ihrer Entwicklung verzögert sind, etwa ein Drittel eine therapiebedürftige Krankheit hat oder im Verlauf der Entwicklung weiter in Rückstand geraten und damit bleibend behindert sein wird. Bei diesen Kindern wird nicht mehr von einer Entwicklungsverzögerung, sondern von einer **Entwicklungsstörung** gesprochen.

Die Kinderärztin oder die Entwicklungsneurologin untersucht zunächst, ob es sich um eine **isolierte,** d. h., auf einen bestimmten Bereich (z. B. die Motorik oder die Sprache) beschränkte, oder eine **allgemeine** *(globale)* Entwicklungsverzögerung handelt, die alle Bereiche der kindlichen Entwicklung betrifft. Kinder mit einer allgemeinen Entwicklungsverzögerung haben häufiger eine verminderte Intelligenz und holen ihren Entwicklungsrückstand seltener auf als Kinder mit einem isolierten Entwicklungsrückstand.

Warnzeichen einer gestörten Entwicklung

Je nach Ursache ist eine einzelne Ebene (z. B. die Motorik) oder mehrere bzw. alle Ebenen von der Entwicklungsstörung betroffen. **Warnzeichen für eine gestörte Entwicklung** sind ein verlangsamtes Entwicklungstempo sowie [13]:

- In der Motorik:
  - Herabgesetzte oder erhöhte Muskelspannung *(Muskeltonus);* es können eine oder mehrere Körperregionen betroffen sein
  - Seitenunterschiede bei der Körperhaltung und Bewegung
  - Beibehalten von Bewegungsmustern, die sich normalerweise mit der Reifung des Gehirns (→ Abb. 18.3) verlieren (Primitivreflexe des Neugeborenen → Tab. 18.2)
- In weiteren Bereichen:
  - Mangelnde Kontaktaufnahme: fehlendes „soziales" Lächeln
  - Ungewöhnliche Erregbarkeit des Nervensystems; sehr schläfriges oder „überdrehtes" Kind, schrilles Schreien, Zittrigkeit, Krampfanfälle
  - Verlangsamte *(rezeptive)* Sprachentwicklung.

Prävention und Gesundheitsförderung

Prävention und Gesundheitsförderung → Kap. 16

Die wichtigsten Präventionsprogramme in der **Pädiatrie** fußen v. a. auf zwei Säulen:

- **Prä- und perinatale Vorsorge,** z. B.:
  - Vorsorgeuntersuchungen in der Schwangerschaft, bei denen Risiken für das Kind diagnostiziert und wenn möglich behandelt werden (→ 34.13)
  - Betreuung aller Risikogeburten in einem Perinatalzentrum
  - Vitamin-K-Gabe, etwa Konakion®, an alle Neugeborenen zur Prophylaxe von Gehirnblutungen
  - Bei Bedarf Gabe von antibiotischen Augentropfen zur Verhinderung einer eitrigen Bindehautentzündung, z. B. durch Chlamydien oder Gonokokken
- **Postnatale Vorsorge,** z. B.:
  - Kinderärztliche Kinderfrüherkennungsuntersuchungen (→ Abb. 18.4; elf Untersuchungen – U1–U9, J1 – werden von den Krankenkassen bezahlt, die zusätzlich kinderärztlich empfohlenen U10, U11 und J2 werden nur teilweise von den Krankenkassen als freiwillige Leistungen übernommen) sowie zahnärztliche Früherkennungsuntersuchungen (insgesamt drei ab dem Alter von zweieinhalb Jahren bis zum vollendeten 6. Lebensjahr) [14], [15]
  - Kinderärztliche Impfungen nach den *Empfehlungen der Ständigen Impfkommission am Robert Koch-Institut* (STIKO → 30.3.2)
  - Die Gabe von Vitamin D zur Rachitisprophylaxe (im 1., evtl. auch noch im 2. Lebensjahr), die Gabe von Fluoridtabletten zur Verhinderung von Karies (in den ersten sechs Lebensjahren, alternativ kommt auch die Anwendung einer fluoridhaltigen Zahnpasta beim Zähneputzen infrage, → Abb. 6.34) sowie das Screening *(Reihenuntersuchung)* auf Stoffwechseldefekte (*Neugeborenenscreening* → 18.2.2) und angeborene Hörfehler *(Hörscreening).*

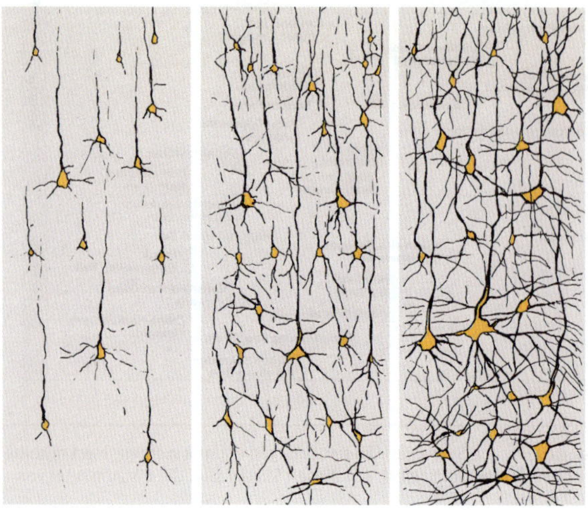

Abb. 18.3 Hirnreifung in drei Entwicklungsstadien. Während beim Neugeborenen die Neuronen weitgehend unverknüpft nebeneinander liegen, bilden sich mit zunehmendem Alter des Kindes unzählige Verbindungen zwischen den Nervenzellen aus. [L190]

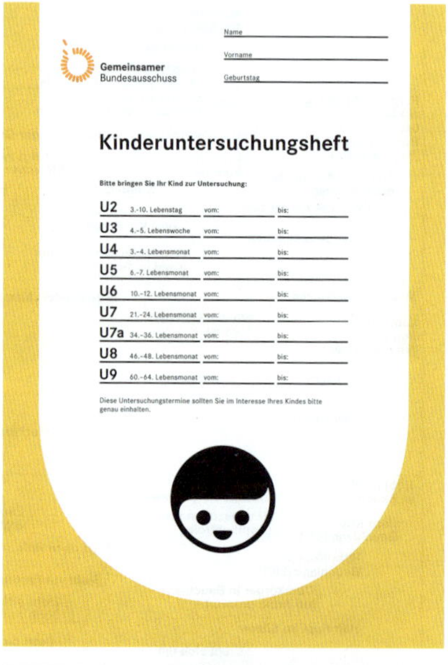

Abb. 18.4 Alle Eltern erhalten nach der Geburt ihres Kindes das Kinderuntersuchungsheft (seit 2022 auch in elektronischer Form, eU-Heft) von der Geburtsklinik oder von der Hebamme bzw. dem Entbindungspfleger. [W257]

Früherkennung

Die **Früherkennungsuntersuchungen** beinhalten immer die Anamnese seit der letzten Untersuchung, die Feststellung von Größe und Gewicht, die Überprüfung des Entwicklungsstands sowie die Beratung der Eltern zu allgemeinen Aspekten der Säuglings- und Kinderpflege wie z. B. zur Ernährung. Außerdem werden die Eltern zu Impfungen beraten und auf die nächsten Impftermine aufmerksam gemacht. Im ambulanten Bereich tätige Pflegefachpersonen sind häufig an der Durchführung dieser Untersuchungen beteiligt.

Zur Krankheitsvorbeugung gehören nicht nur die konkreten Maßnahmen des Gesundheitssystems. Vorbeugend wirken z. B. auch eine menschengerechte Verkehrsplanung, die Verkehrserziehung (→ Abb. 18.5), die Sexualerziehung und die Bekämpfung des Rauchens. Vorbeugung umfasst auch Aspekte des Alltags wie eine gesunde Ernährung, bezahlbaren Wohnraum und ausreichend Bewegung.

SPICKZETTEL

Kindliche Entwicklung – Förderung und Prävention

- **Entwicklungsbereiche:** Körperliche, motorische, sensorische, geistige, emotionale und soziale Entwicklung.
- **Entwicklungsverzögerungen und -störungen:**
  - Isoliert: einzelne Bereiche betreffend, z. B. Motorik
  - Global: alle Entwicklungsbereiche betreffend.
- **Prävention:**
  - Pränatal: Schwangerenvorsorge
  - Perinatal: Betreuung von Risikogeburten, Gabe von Vitamin K und antibiotischen Augentropfen
  - Postnatal: Rachitisprophylaxe (Vitamin D), Fluoridgabe bzw. Benutzung fluoridhaltiger Zahnpasta, Neugeborenen- und Hörscreening
  - Kinder- und zahnärztliche Früherkennungsuntersuchungen.

18.2.1 Pränatale Entwicklung

Pränatale Diagnostik → 34.13.4

Entwicklungsmerkmale

Die menschliche Entwicklung beginnt mit der Zeugung. Die **pränatale** *(vorgeburtliche)* **Entwicklung** teilt sich in drei Phasen:

- Die **Keimphase** (1. bis Mitte 2. Schwangerschaftswoche), in der die Befruchtung, die ersten Zellteilungen und die Einnistung der Eizelle im Uterus erfolgen
- Das **Embryonalstadium** (Mitte 2. bis 8. Woche), in dem sich die wichtigsten Organsysteme entwickeln
- Das **Fetalstadium** (ab der 9. Woche nach der Befruchtung), das v. a. dem Wachstum und der Ausreifung dient.

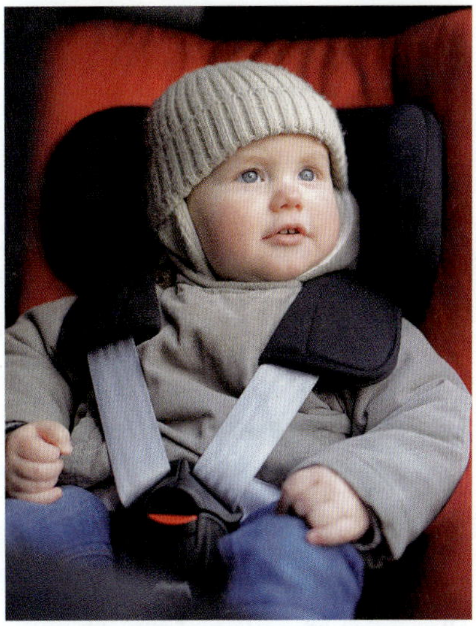

Abb. 18.5 Die Gurtpflicht und das Sitzen in geeigneten Kindersitzen sowie die Förderung des Tragens von Fahrradhelmen trugen dazu bei, dass sich die Zahl der Verkehrsunfälle mit tödlichem Ausgang seit 1990 mehr als halbiert hat. [J787]

Die pränatale Entwicklung ist zum Großteil genetisch vorprogrammiert. Aber bereits hier machen sich Umwelteinflüsse bemerkbar. So können etwa von außen kommende Schädigungsfaktoren Fehlbildungen verursachen (→ Tab. 18.1), Kinder von rauchenden Müttern sind bei der Geburt oft untergewichtig.

Allgemeine körperliche Entwicklung

Die pränatale **körperliche Entwicklung** ist die am schnellsten verlaufende Entwicklung im Leben eines Menschen. So verdoppelt z. B. der Embryo im 4. Monat innerhalb von vier Wochen fast seine Länge, sein Gewicht nimmt um das Drei- bis Vierfache zu.

Entwicklung der Körperorgane

In den ersten drei Monaten der Schwangerschaft entwickeln sich fast alle **Organe.** Daher reagiert das ungeborene Kind im ersten Schwangerschaftsdrittel (etwa ab dem Ausbleiben der Menstruation) besonders empfindlich *(vulnerabel)* auf schädigende Einflüsse.

Rötelnembryopathie → 30.8.8

Motorische Entwicklung

Wahrscheinlich schon im 3. Schwangerschaftsmonat entstehen erste **motorische Fähigkeiten** – der Fetus beginnt, sich zunächst generalisiert zu bewegen. Etwa im 4.–5. Schwangerschaftsmonat sind Mimik, Saugen, Finger- und Zehenbewegungen möglich. Im 5. Schwangerschaftsmonat sind die Bewegungen des Ungeborenen so kräftig, dass die Mutter sie spürt.

Sensorische Entwicklung

Wann genau erste Reize aus dem Körperinneren oder der Umwelt das ZNS des Fetus erreichen und wann er beginnt wahrzunehmen, ist nach wie vor unbekannt. Erste **Hörleistungen** sind ab etwa der 16. Schwangerschaftswoche möglich, Reaktionen auf akustische Reize sind etwa zwei Monate später zu beobachten. Schmerzsinn und Somatosensorik entwickeln sich wohl noch früher, der Sehsinn später.

Tab. 18.1 Wichtige schädigende Einflüsse vor der Geburt und deren Auswirkungen. Alle Frauen im gebärfähigen Alter sollten hierüber Bescheid wissen, damit sie ihr Kind keinen vermeidbaren Risiken aussetzen.

Schädigende Einflüsse	Mögliche Auswirkungen (Beispiele)
Chemische Substanzen, z. B.: • Bestimmte Arzneimittel (gute Informationsquelle: www.embryotox.de) • Alkohol und andere Drogen **Physikalische Faktoren,** z. B. ionisierende Strahlung **Mütterliche Erkrankungen,** z. B.: • Infektionen • Stoffwechselerkrankungen **Unzureichende Ernährung, Vitaminmangel,** z. B. Folsäuremangel **Sauerstoffmangel** **Alkohol- oder Drogenkonsum sowie Rauchen**	• Fruchttod (Fehl-, Totgeburt) • Fehlbildungen • Verminderte Toleranz gegenüber anderen Belastungsfaktoren, Frühgeburt • Niedriges Geburtsgewicht, Wachstumsretardierung • Verminderte Intelligenz, Beeinträchtigung der Motorik, Verhaltensauffälligkeiten • Zusätzlich bei Alkohol bzw. Drogen: Entzugserscheinungen (Atemprobleme, Erbrechen, Zittern, Krämpfe) sowie fetales Alkoholsyndrom (FAS → 34.24.1) • Zusätzlich bei Rauchen: bis zu 10-fach erhöhtes Risiko für den plötzlichen Kindstod (→ 34.21.3) • Zusätzlich bei Infektionen, v. a. in der Spätschwangerschaft: schwere kindliche Infektion • Zusätzlich bei ionisierender Strahlung: Risikoerhöhung für bösartige Tumoren

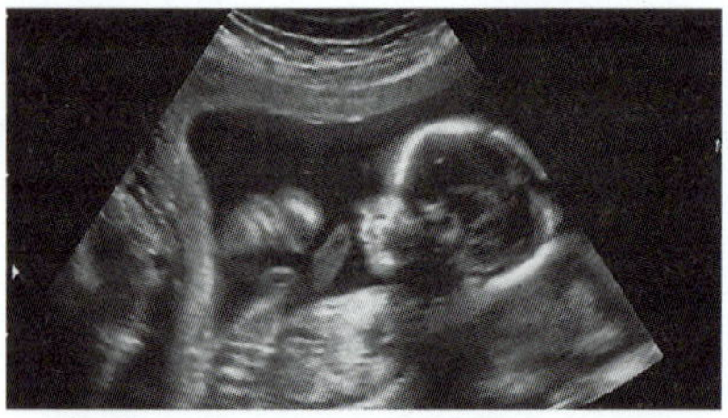

Abb. 18.6 Im Ultraschall ist die Entwicklung des Fetus zu beobachten. [J787]

Geistige Entwicklung

Auch die **geistige Entwicklung** setzt vor der Geburt ein. Ob ein Kind Erinnerungen an die Zeit im Mutterleib hat, weiß man nicht. Forschungsergebnisse belegen jedoch die Wahrnehmungsfähigkeit des Kindes im Mutterleib. Manchmal wird versucht, die kindliche Entwicklung von außen positiv zu beeinflussen, z. B. durch das Vorspielen klassischer Musik.

Emotionale und soziale Entwicklung: Entwicklung der Bindung

Die **Bindung** *(Bonding)* beginnt aus Sicht der werdenden Mutter mit der Feststellung der Schwangerschaft. Das Betrachten des heranwachsenden Embryos im Ultraschallbild (→ Abb. 18.6) und das Spüren erster Kindsbewegungen lassen diese Bindung wachsen. Das heranwachsende Kind kann etwa acht Wochen vor der Geburt die mütterlichen Herztöne und Umweltgeräusche hören; es beruhigt sich, wenn die Mutter z. B. den Bauch streichelt. Für die spätere Beziehung ist es entscheidend, dass sich hier auch die werdenden Väter einbringen.

Prävention und Gesundheitsförderung

Schädigende Einflüsse verschiedenster Art können die pränatale Entwicklung stören. Je nach Art, Zeitpunkt und Intensität der Schädigung reicht die Spannbreite von kaum merklichen funktionellen Abnormitäten bis hin zum Fruchttod (→ Tab. 18.1, → Tab. 34.11). Alle Substanzen, die bei Ungeborenen **Fehlbildungen** hervorrufen können, heißen **Teratogene.** Das bedeutendste Teratogen ist Alkohol, der für das fetale Alkoholsyndrom (→ 34.24.1) verantwortlich ist.

Schwangerenberatung → 34.13.2

SPICKZETTEL

Pränatalphase

- Sehr schnelle Zunahme von Körpergröße und Gewicht; Entwicklung aller Organe in den ersten drei Monaten.
- Erste Bewegungen im 3. Schwangerschaftsmonat, erste Hörleistungen ab dem 4. Schwangerschaftsmonat, Reaktionen auf akustische Reize ab dem 6. Monat.
- Aufnahme einer emotionalen Bindung bereits im Mutterleib.
- Hohe Anfälligkeit für fruchtschädigende Einflüsse in den ersten drei Schwangerschaftsmonaten.

18.2.2 Neugeborenenperiode

Physiologische Geburt → 34.17
Erstversorgung des Neugeborenen → 34.18

Entwicklungsmerkmale

Allgemeine körperliche Entwicklung

Bei der Geburt wiegen die meisten Kinder zwischen 2,5 und 4,2 kg. In den ersten vier Lebenstagen nimmt das Neugeborene v. a. durch den natürlichen Wasserverlust bis zu 12 % seines Geburtsgewichts ab. Gesunde Kinder haben nach 8–21 Tagen ihr Geburtsgewicht wieder erreicht. Bei den durch Kaiserschnitt geborenen Kindern ist der Gewichtsabfall ausgeprägter, da die Mutter bei der operativen Entbindung oft Infusionen bekommt [16], [17].

Entwicklung der Körperorgane

Herz-Kreislauf-System: Nach der Geburt verringert sich die Herzfrequenz kontinuierlich. Am Ende des 1. Lebensjahrs liegt die Herzfrequenz bei wachen Säuglingen etwa zwischen 80 und 150 Schlägen/Min. und nimmt bis zum Erwachsenenalter stetig ab. Der Blutdruck hingegen nimmt mit wachsender Körpergröße kontinuierlich zu.

Atmungssystem: Die Atemfrequenz ist mit ca. 40 Atemzügen/Min. beim Neugeborenen und immer noch ca. 20/Min. beim älteren Kind höher als beim Erwachsenen. In den ersten Lebensjahren trägt v. a. das Zwerchfell zur Atembewegung bei (Zwerchfellatmung). Mit jedem Atemzug wölbt sich der Bauch durch das herabsinkende Zwerchfell vor, man spricht deshalb auch von Bauchatmung.

Energie- und Flüssigkeitshaushalt, Ausscheidungsfunktion: Bereits im Mutterleib spielt der Flüssigkeitshaushalt eine wichtige Rolle, der ausgeschiedene Urin macht einen Großteil des Fruchtwassers aus. Nach einer bis zu 24 Std. anhaltenden „Pinkelpause" nach der Geburt scheidet das Neugeborene zunächst 8- bis 10-mal pro Tag Urin aus.

Bezogen auf das Körpergewicht haben Säuglinge einen viel höheren Energie- und Flüssigkeitsbedarf als ältere Kinder und Erwachsene. Insbesondere Neugeborene sind deshalb auf häufiges Anlegen bzw. Füttern angewiesen (in der Neugeborenenzeit sind 15, 20 oder mehr Stillmahlzeiten pro Tag normal, → 34.21.4).

Die **Nieren** sind erst im Alter von ein bis zwei Jahren voll ausgereift. Besonders im ersten Lebensmonat ist sowohl die Konzentrations- als auch die Verdünnungsfähigkeit eingeschränkt. Schwankungen im Flüssigkeits- und Elektrolythaushalt führen deshalb leicht zu einer Überwässerung mit der Neigung zu Ödemen, andererseits kann es auch leicht zu einer Dehydratation (→ 7.12) kommen.

Der erste zähe, grün-schwarze Stuhlgang *(Mekonium)* ist ein wichtiges Zeichen für die Aufnahme der **Ausscheidungsfunktion.** Das Neugeborene sollte innerhalb der ersten 48 Std. Mekonium abgesetzt haben. Dies wird in der Dokumentation vermerkt. Der anschließend bis zum 4./5. Lebenstag abgesetzte hellere Stuhl wird als **Übergangsstuhl** bezeichnet. Bei gestillten Kindern wird der Übergangsstuhl vom goldgelben, aromatisch bis leicht säuerlich riechenden **Muttermilchstuhl** abgelöst. Wird das Kind mit Kunstmilch ernährt, so hat der Stuhl einen süßlich-fauligen Geruch.

Die Stuhlhäufigkeit schwankt insbesondere bei gestillten Kindern erheblich. Sowohl 10-mal täglich als auch einmal alle zehn Tage sind normale Frequenzen, solange das Kind gedeiht und keine Zeichen des Unbehagens zeigt.

Leber: Während des gesamten Lebens fällt durch den ständigen Abbau von Hämoglobin Bilirubin an, das mit der Gallenflüssigkeit über die Leber ausgeschieden wird. Diese „Entgiftung" kommt erst nach der Geburt in Gang; im Mutterleib wird das Blut des Fetus über die Plazenta und damit den mütterlichen Organismus entgiftet. In den ersten Lebenstagen ist die Bilirubinausscheidung nur sehr eingeschränkt möglich, das Bilirubin lagert sich im Gewebe ein und führt bei etwa 50 % der Neugeborenen zum – in der Regel harmlosen – Neugeborenenikterus (→ 34.24.5).

Immunsystem: Gesunde Neugeborene haben reichlich Antikörper der Klasse IgG, die größtenteils von der Mutter stammen *(Leihimmunität, Nestschutz).* Damit verfügen sie über eine passive Immunität gegenüber verschiedenen Erregern, z. B. Masern, Röteln, Mumps. Nach dem Abbau der mütterlichen Antikörper kommt es im Alter von 3–12 Monaten zu niedrigen Antikörperspiegeln im kindlichen Blut. Das Kind ist

Tab. 18.2 Primitivreflexe des Neugeborenen (Auswahl). Alle Reflexe sind bei Geburt schon vorhanden. [Fotos: K382, K115]

Primitivreflexe des Neugeborenen		
Schreitphänomen (bis 4. Woche)	**Umklammerungsreflex (*Moro-Reaktion*, bis 5. Monat)**	
Hält man das Kind aufrecht am Rumpf, sodass seine Füße die Unterlage berühren, macht es Schreitbewegungen. 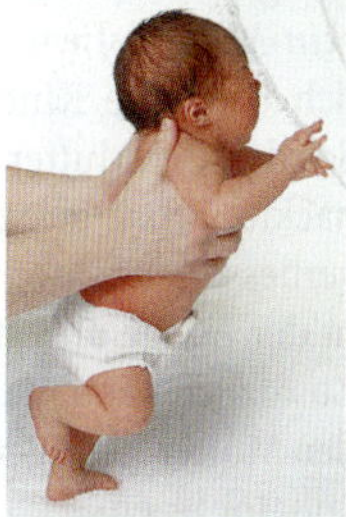	Hält man das Kind in Rückenlage und lässt seinen Kopf plötzlich ein Stück nach unten fallen … 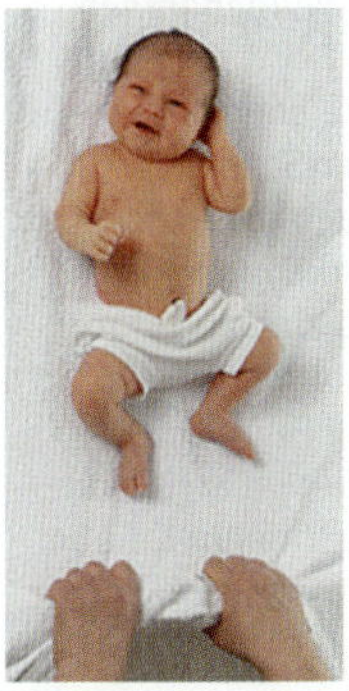 … abduziert und streckt es die Arme (Hände sind geöffnet) … 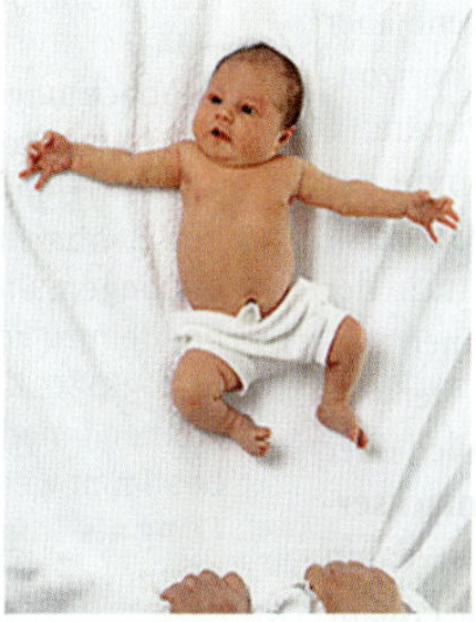	… und führt sie dann über die Brust zusammen (Schreckreaktion, auch z. B. bei lauten Geräuschen). 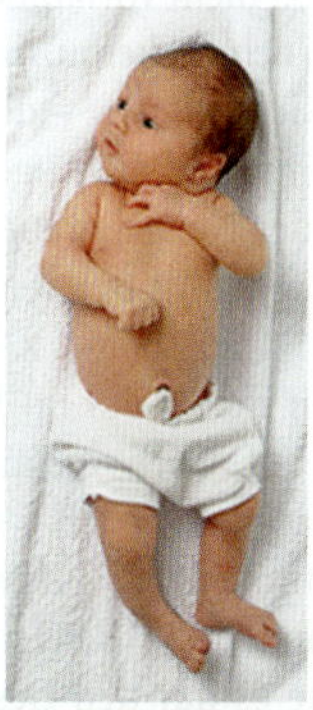
Saugreflex (bis 3. Monat)	**Handgreifreflex (*tonischer Handreflex*, bis 5. Monat)**	**Asymmetrisch-tonischer Nackenreflex (bis 5. Monat)**
Legt man einen Finger zwischen die Lippen des Kindes, fängt es an, rhythmisch zu saugen. 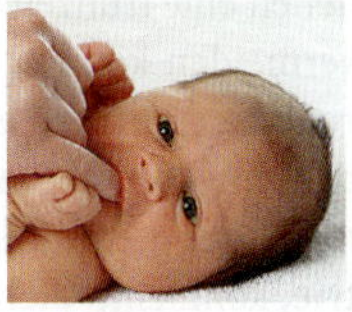	Legt man einen Finger quer in die Handinnenfläche des Kindes … 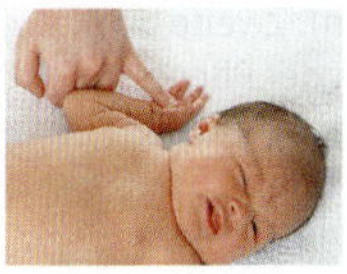 … greift es kräftig zu. 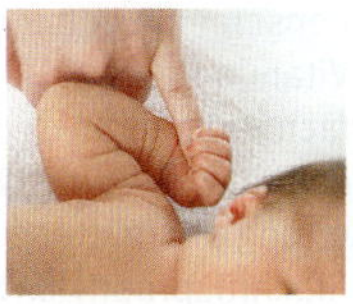	Dreht man den Kopf des auf dem Rücken liegenden Kindes aus der Mittelstellung zur Seite, streckt es Arm und Bein auf der Gesichtsseite und beugt die Extremitäten der Gegenseite („Fechterstellung"). 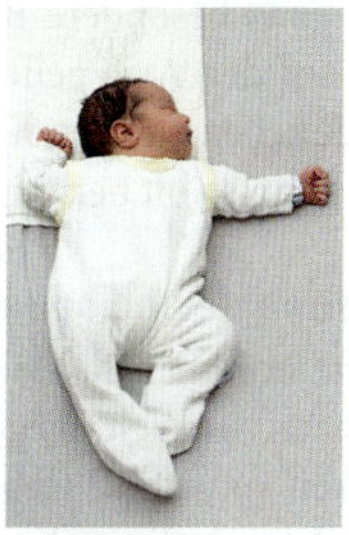
Oraler Suchreflex (*Rooting*, bis 4.–6. Monat)		**Fußgreifreflex (bis 12. Monat)**
Streichelt man den Mundwinkelbereich des Säuglings, verzieht er den Mund und dreht den Kopf zur gestreichelten Seite. 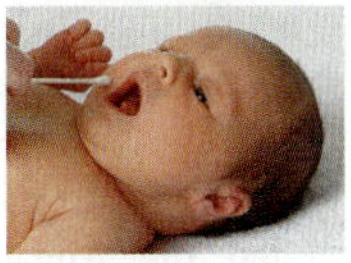		Drückt man mit dem Daumen o. Ä. gegen die Fußballen, beugt das Kind alle Zehen. 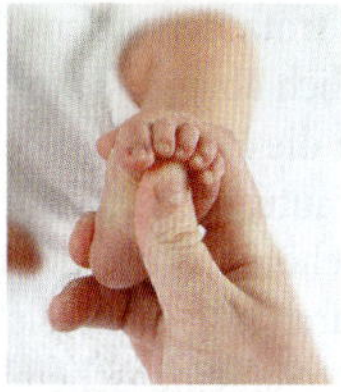

jetzt anfälliger für Infektionen; durch den Kontakt mit verschiedenen Erregern und Impfstoffen bildet der Körper jedoch zunehmend eine eigene Immunität aus und produziert selbst Antikörper.

> **Anzeichen eines Infekts**
> Da ihre Abwehr noch nicht voll entwickelt ist, reagieren Neugeborene und junge Säuglinge auf **Infektionen** oft mit (scheinbar) leichten und oft unspezifischen Krankheitszeichen (subfebrile Temperatur, „schlechtes Trinken" oder „komische Hautfarbe"). Die genaue Patientenbeobachtung und das hygienegerechte Verhalten der Pflegenden sind deshalb besonders wichtig.

Motorische Entwicklung

Die **Körperhaltung** des Neugeborenen entspricht noch der räumlichen Enge im Mutterleib: Arme und Beine sind sowohl in Bauch- als auch in Rückenlage gebeugt, die Hände sind gefaustet. Das Nervensystem ist bei der Geburt noch nicht voll ausgereift. Die **Bewegungen** werden stark von den **Primitivreflexen** (→ Tab. 18.2) beeinflusst, die gleichzeitig auch Schutzreflexe sind. Ansonsten sind die Bewegungen des Neugeborenen zunächst auf relativ ungerichtete „Massenbewegungen" beschränkt. Im Gegensatz zu Armen und Beinen kann das Neugeborene den Körperstamm nur wenig bewegen, den Kopf kann es von einer Seite zur anderen drehen, jedoch nicht länger „halten" (fehlende Kopfkontrolle).

Es gibt unterschiedliche Varianten, wie ein Säugling getragen oder hochgenommen werden kann (→ Abb. 9.17, Drehen des Säuglings → Abb. 38.84, → Abb. 34.85).

Auch das **Verhalten** des Neugeborenen wird stark durch reflektorische Abläufe bestimmt. Ist es wach, so steht das Saugen im Vordergrund seiner Aktivitäten. Ansonsten schläft es zwischen 13 und 21 Std. am Tag, wobei diese Spanne zeigt, wie individuell schon ganz kleine Kinder sind.

Neugeborene zeigen früh Interesse am menschlichen Gesicht. Das erste Lächeln tritt oft im Schlaf auf („Engelslächeln"). Etwa ab der 6. Woche entwickelt sich das soziale Lächeln als Antwort auf Zuwendung, was die Eltern-Kind-Beziehung vertieft.

Sensorische Entwicklung

Schon das Neugeborene hat ein gutes **Hörvermögen** und reagiert z. B. auf Glockenläuten. Auch sehen kann es bereits, am schärfsten in etwa 25 cm Entfernung; die **Sehschärfe** muss sich allerdings noch erheblich weiterentwickeln, räumliches Sehen ist noch nicht vorhanden. Bereits in der ersten Woche erkennt das Neugeborene aber grob Gesichtszüge – den Mund als horizontale Linie und die Augen als zwei Punkte.

In der Neugeborenenperiode nimmt das Kind seine Mutter v. a. über den **Geruchssinn** wahr, sodass z. B. ein Halstuch der Mutter dem Kind im Inkubator einen vertrauten Geruch vermitteln kann. Der Geschmack von Milch – ob Muttermilch oder Kunstmilch – ist die zweite **Geschmackserfahrung** des Neugeborenen, bis dahin kannte es nur den Geschmack des Fruchtwassers.

Der **Tastsinn** hat für das Neugeborene eine ganz besondere Bedeutung. Indem es z. B. auf den Arm genommen wird, erfährt es die lebensnotwendige körperliche Nähe und kann so oft beruhigt werden.

Emotionale und soziale Entwicklung

Heute kommen fast alle Kinder im Krankenhaus zur Welt. Liegen keine besonderen Risiken vor, ist die Geburt zu Hause genauso sicher wie die im Krankenhaus. Im Krankenhaus ist besonders wichtig, dass die Geburt trotz der vielen Technik so sanft wie möglich abläuft *(sanfte Geburt)*. Dazu kann auch die Begleitung der Mutter durch eine vertraute, im Gebären erfahrene Frau *(Doula)* gehören: Studien zeigen, dass die Geburt dadurch insgesamt leichter verläuft.

Bereits eine scheinbar so geringfügige Maßnahme wie ein früher **Haut-zu-Haut-Kontakt** mit der Mutter führt zu einer verbesserten Mutter-Kind-Bindung und einem weniger gestressten Säugling. Mit dem **Durchtrennen der Nabelschnur** sollte etwa 45 Sek. gewartet werden, bis die Nabelschnur vollständig blutleer ist. Diese Extraportion an Blut, die in den kindlichen Kreislauf zurückfließt, beugt einem späteren Eisenmangel vor; zudem verbessert sich dadurch die Immunabwehr des Neugeborenen.

Weitere Faktoren mit Einfluss auf die sich entwickelnde Mutter-Kind-Beziehung sind z. B. das Stillen, körperliche Nähe oder Rooming-in (→ 34.20). Fühlt sich die Mutter wohl, geborgen und anerkannt, so fördert dies auch die Mutter-Kind-Beziehung. Die feinfühlige und stärkende Pflege dient deshalb auch dem **Bindungsaufbau.**

Prävention und Gesundheitsförderung

Früherkennungsuntersuchungen

U1 unmittelbar nach der Geburt

Beobachtung und Untersuchung des Neugeborenen → 34.23.2
Kranke und gefährdete Neugeborenen → 34.24
Beobachtung der Vitalzeichen, Reflexe und Muskeltonus (Apgar-Schema → 34.18) unmittelbar nach der Geburt und Beobachtung auf erkennbare Fehlbildungen, um ggf. medizinisch sofort handeln zu können. Geburtsgewicht und -größe, Kopfumfang (→ Abb. 18.7) können innerhalb der Zeit im Kreißsaal bestimmt werden. Erste Vitamin-K-Gabe (2 mg als Tropfen) zur Prophylaxe von Blutungen.

U2 am 3.–10. Tag

Gründliche Untersuchung durch eine Kinderärztin auf Geburtsverletzungen, Reife und Anpassung des Kindes, Kopfumfang, Muskeltonus, Neugeborenenikterus. Durchführung des Neugeborenenscreenings (siehe unten). Zweite Vitamin-K-Gabe. Befragung der Pflegefachperson und der Mutter zu Auffälligkeiten, z. B. Trinkschwierigkeiten. Beratung der Mutter zur Vitamin-D-Gabe (Rachitisprophylaxe) und Fluoridgabe (zur Zahnhärtung).

Oft sind es die Pflegenden, die **Auffälligkeiten** bei eben noch gesund wirkenden Neugeborenen bemerken. Dies können z. B. Neugeborenenkrämpfe oder eine auffällige Atmung sein. Je früher diese Symptome erkannt und deren Ursache behandelt wird, desto besser sind die Heilungschancen des Kindes.

Auch bei **Frühgeborenen** wird auf eine gesunde soziale Beziehung geachtet und jede Möglichkeit des direkten Kontakts genutzt. Die Eltern werden motiviert, zu ihrem Baby im Inkubator Kontakt aufzunehmen, es zu berühren und es nach Möglichkeit persönlich zu füttern. So wird die Eltern-Kind-Beziehung gefördert. Bei der **Känguru-Methode** *(Kangarooing, Skin-to-skin-Methode)* wird das häufig noch künstlich beatmete Kind mit allen Kabeln und Sonden der Mutter oder dem Vater auf die nackte Brust gelegt und zugedeckt. Dies verbessert nachweislich den Gasaustausch in der Lunge und stabilisiert den Kreislauf. Zusätzlich kann man dem Kind z. B. ein von der Mutter getragenes Halstuch in den Inkubator legen.

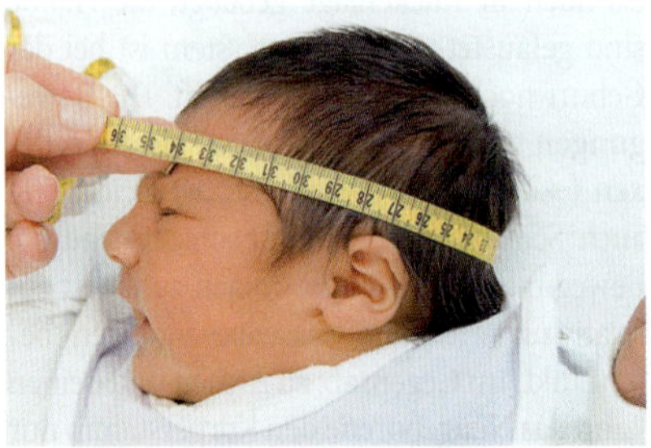

Abb. 18.7 Die Messung des Kopfumfangs erfolgt an der Stelle mit dem größten messbaren Umfang um Stirn und Hinterhauptbein. [K115]

Neugeborenenscreening

Einige Stoffwechselerkrankungen, aber auch andere genetische Veranlagungen führen schon zu irreversiblen Schäden des Nervensystems, bevor sie wegweisende Symptome verursachen. Um insbesondere solche Erkrankungen rechtzeitig zu erkennen, bei denen eine frühzeitige Behandlung Schäden vermeiden könnte, wird im sog. **Neugeborenenscreening** das Blut jedes Neugeborenen untersucht. Eine dabei wichtige Labormethode, die **Tandem-Massenspektrometrie,** kann eine Vielzahl von Stoffwechselerkrankungen entdecken. Routinemäßig werden alle Neugeborene heute auf 19 Erkrankungen getestet, z. B. auf angeborene Hypothyreose, Phenylketonurie, Ahornsirupkrankheit, Galaktosämie, Mukoviszidose, neuerdings auch auf spinale Muskelatrophie und Sichelzellanämie. Die Teilnahme am Screening ist freiwillig.

Durchführung: Zunächst füllen die Pflegenden die Angaben auf der Testkarte (→ Abb. 18.8) aus. Nach Desinfektion der Einstichstelle sticht die Pflegefachperson zwischen 36 und 72 Std. nach der Geburt mit einer kleinen Lanzette seitlich in die Ferse des Neugeborenen. Der erste Tropfen wird mit einem Zellstofftupfer aufgenommen, dann werden alle Kreise der Testkarte bis zu den Rändern mit Blut getränkt. Anschließend versorgt die Pflegefachperson die Ferse des Kindes mit einem Pflaster; die Karte wird zur Untersuchung in ein spezielles Screeninglabor geschickt.

Hörscreening

Mit einer Häufigkeit von etwa 0,2 % verhältnismäßig häufig ist die **angeborene Schwerhörigkeit** (→ 10.5). Sie ist folgenschwer, denn die betroffenen Kinder bleiben ohne Behandlung nicht nur in der Sprachentwicklung zurück (im Extremfall entwickelt sich die Sprache gar nicht), sondern ihre gesamte Entwicklung ist gestört. Wird der Hörfehler

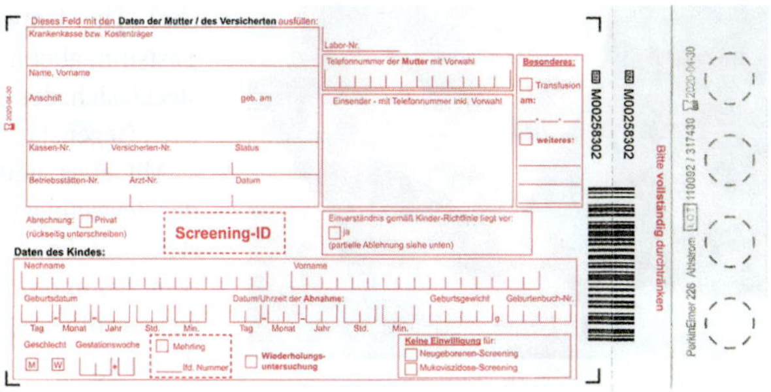

Abb. 18.8 Testkarte für das Neugeborenenscreening. [T999]

rechtzeitig – möglichst in den ersten sechs Lebensmonaten – erkannt, so sind die Chancen des Kindes auf eine weitgehend normale Entwicklung gut.

Ein **Hörscreening** gehört heute zum generellen Screening aller Neugeborenen. Die Untersuchung wird am 2. oder 3. Lebenstag durchgeführt, indem mithilfe eines kleinen, mobilen Geräts die otoakustischen Emissionen des Gehirns (*OAE* ➔36.3.2) gemessen werden. Sie ist für das Kind schmerz- und nebenwirkungsfrei und dauert nur Minuten. Auffällige Befunde müssen von spezialisierten HNO-Ärzten kontrolliert werden.

SPICKZETTEL

Neugeborenenperiode

- **Geburtsgewicht:** Im Normalfall 2,5–4,5 kg; wird nach anfänglichem Gewichtsverlust in den ersten Lebenstagen nach 8–21 Tagen wieder erreicht.
- **Puls- und Atemfrequenz:** Nach der Geburt hoch, verringert sich mit zunehmendem Alter. Ab 24–48 Std. nach der Geburt hohe **Ausscheidungsfrequenz,** daher häufige (Still-)Mahlzeiten erforderlich (15–20 pro Tag).
- **Neugeborenenikterus** (physiologisch) bei ca. 50 % aller Kinder.
- Hohe (zunächst passive) **Immunität** gegen Infektionserreger.
- **Bewegungen** vornehmlich Primitivreflexe, **Hör- und Tastsinn** bereits ausgeprägt, eingeschränktes **Sehvermögen.**
- **Körperliche Nähe,** möglichst direkter Hautkontakt zur Mutter, wichtig für die Entwicklung einer Beziehung.
- **Früherkennungsuntersuchung:** U1 unmittelbar nach der Geburt, U2 am 3.–10. Tag.

18.2.3 Säuglingsalter

Das 1. Lebensjahr heißt **Säuglingsalter,** weil die Aufnahme zumindest der flüssigen Nahrung vornehmlich über das Saugen geschieht.

Vergleicht man das hilflose, völlig von seiner Umwelt abhängige menschliche Neugeborene mit dem frisch geborenen Nachwuchs von Menschenaffen, so kann man den Menschen auch als eine „physiologische Frühgeburt" bezeichnen. Nach diesem Verständnis dienen die ersten Lebensmonate dem Nachholen der im Mutterleib nicht abgeschlossenen Reifung.

Entwicklungsmerkmale

Allgemeine körperliche Entwicklung

Der Säugling entwickelt sich sehr schnell: Das einjährige Kind krabbelt oder „robbt", es läuft mit Festhalten an der Hand eines Erwachsenen, einige Säuglinge machen erste freie Gehversuche. Fingermahlzeiten isst das Kind selbstständig und beginnt, mit dem Löffel zu essen. Es ahmt gern nach, z. B. Winken, versteht seinen Namen sowie einige einfache Begriffe. Einige Säuglinge sprechen mit zwölf Monaten schon erste Worte, z. B. „Mama" und „Papa", oder auch „Bagger". Es mag Gib-und-nimm-Spiele und genießt den sozialen Austausch in vollen Zügen.

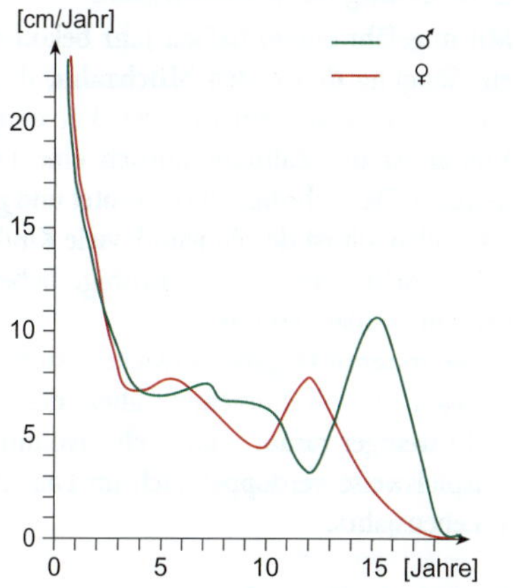

Abb. 18.9 Durchschnittliche Wachstumsgeschwindigkeit (Größenzunahme in cm/Jahr) bei Mädchen und Jungen. Nach dem Abfall der Wachstumsgeschwindigkeit im Kleinkindalter haben Mädchen eine zweite Phase schnellen Wachstums (Wachstumsschub) mit ungefähr 12, Jungen dagegen mit etwa 14–15 Jahren. [A400]

Entwicklung von Größe, Gewicht und Körperproportionen

Beurteilung von Körpergröße und -gewicht, Ernährungszustand und -verhalten ➔7.3

Als Faustregel kann gelten: Im Alter von fünf Monaten hat sich das Geburtsgewicht verdoppelt und mit einem Jahr verdreifacht (später dann mit sechs Jahren versechsfacht und mit zehn Jahren verzehnfacht). Gestillte Kinder nehmen in den ersten vier Monaten oft rascher zu als nicht gestillte Kinder. Das Längenwachstum vollzieht sich im Vergleich langsamer: Mit einem Jahr ist das Kind rund 75 cm groß, also „nur" um 50 % gewachsen (➔Abb. 18.9, ➔Abb. 18.10).

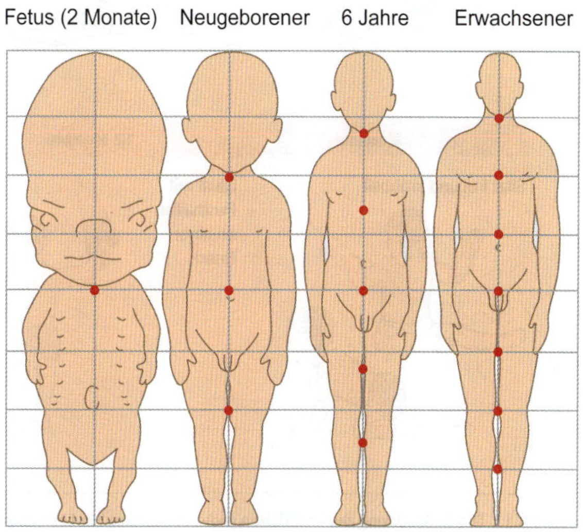

Abb. 18.10 Veränderung der Körperproportionen vom Fetus zum Erwachsenen nach *Carl Heinrich Stratz* (dt. Gynäkologe, 1858–1924). Das Verhältnis vom Kopf zum Körper beträgt beim zwei Monate alten Fetus 1:2, beim Neugeborenen 1:4, beim Sechsjährigen 1:6 und beim Erwachsenen 1:8. [A400]

Entwicklung der Körperorgane

Mit ungefähr einem halben Jahr bekommt ein Säugling den ersten **Milchzahn,** dann folgt jeden Monat ein weiterer. Für einige Kinder ist der Zahndurchbruch eine Leidenszeit: Das Zahnfleisch ist gerötet und geschwollen, oft ist der Po wund; viele Kinder haben Schmerzen, sind unruhig, fiebern evtl. und schlafen schlecht.

Die **inneren Organe** entwickeln sich sozusagen im Verborgenen, aber deshalb nicht weniger rasant – das Gehirnvolumen beispielsweise verdoppelt sich im Lauf des 1. Lebensjahrs.

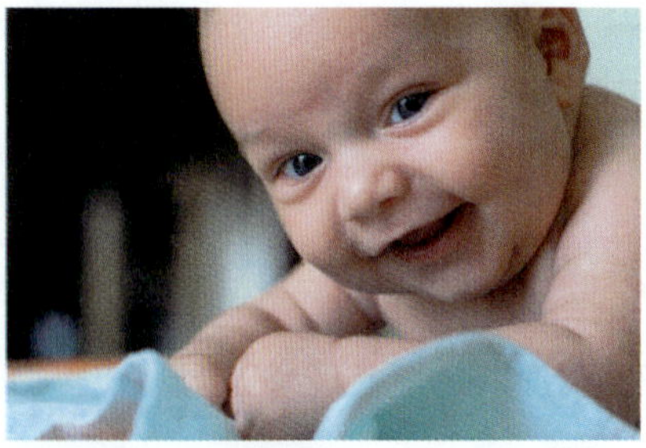

Abb. 18.11 Knapp drei Monate alter Säugling im typischen Unterarmstütz. [J787]

Motorische Entwicklung

Mit fortschreitender Entwicklung des Nervensystems verschwinden die Primitivreflexe und werden von **Gleichgewichtsreaktionen** und zunehmend **bewusst gesteuerten Bewegungsmustern** abgelöst. Diese sind Voraussetzung für den aufrechten Gang, der Körper kann nun den „Kampf" mit der Schwerkraft aufnehmen. Durch Üben leiten Säuglinge ihre motorischen Entwicklungsschritte selbst ein. Dieses „Selbsttrainingsprogramm" entspringt ihrem angeborenen Bewegungsdrang und ist gleichzeitig mit Lustgewinn verbunden.

Im Alter von **drei Monaten** kann ein Säugling Kopf und Schultern etwa 45 bis 90° von der Unterlage heben und für längere Zeit halten (Kopfkontrolle). Dabei stützt er sich typischerweise auf die Unterarme (Unterarmstütz → Abb. 18.11). Beim Hochnehmen aus der Rückenlage hängt der Kopf nur noch geringfügig nach hinten. Das Kind beobachtet zunehmend seine Umwelt und gern auch die eigenen Hände.

Im Alter von **sechs Monaten** sind Arme und Beine gestreckt. Dies weist auf die allmähliche Vorbereitung auf den aufrechten Gang hin. Der Säugling stützt sich in Bauchlage auf die geöffneten Hände, wobei Brust und Oberbauch von der Unterlage gehoben werden (→ Abb. 18.12). Er dreht sich ohne Hilfe vom Bauch auf den Rücken und umgekehrt. Den Kopf kann er jetzt in allen Positionen voll halten. Der Säugling greift gezielt, wobei er die Gegenstände zwischen allen Fingern und der Handfläche hält (palmares Greifen, von *lat.* palma = Handfläche). Die Umwelt erforscht er mit dem Tastsinn, aber auch mit dem Mund; darum steckt sich der ältere Säugling alle möglichen Gegenstände in den Mund.

Mit etwa **neun Monaten** erweitert sich der Bewegungsraum: Der Säugling sitzt frei, steht mit Festhalten und beginnt zu krabbeln. Feinmotorisch erlernt er nun den Pinzettengriff: Gegenstände werden zwischen Zeigefinger und Daumen gehalten. Der Säugling wirft nun absichtlich Gegenstände auf den Boden und kann sich zunehmend selbst beschäftigen. Mit **zwölf Monaten** krabbelt das Kind, steht und kann an der Hand oder an Möbeln entlanglaufen (→ Abb. 18.13).

Wie bei der gesamten Entwicklung des Kindes ist der zeitliche Verlauf individuell

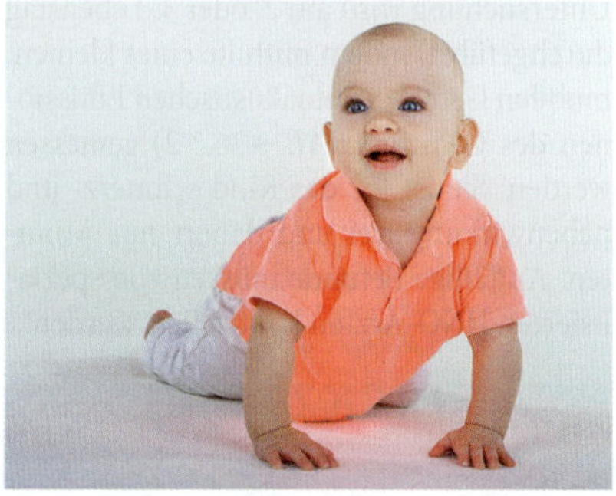

Abb. 18.12 Ein Säugling im Alter von sechs Monaten stützt sich mit gestreckten Armen auf die geöffneten Hände. [J787]

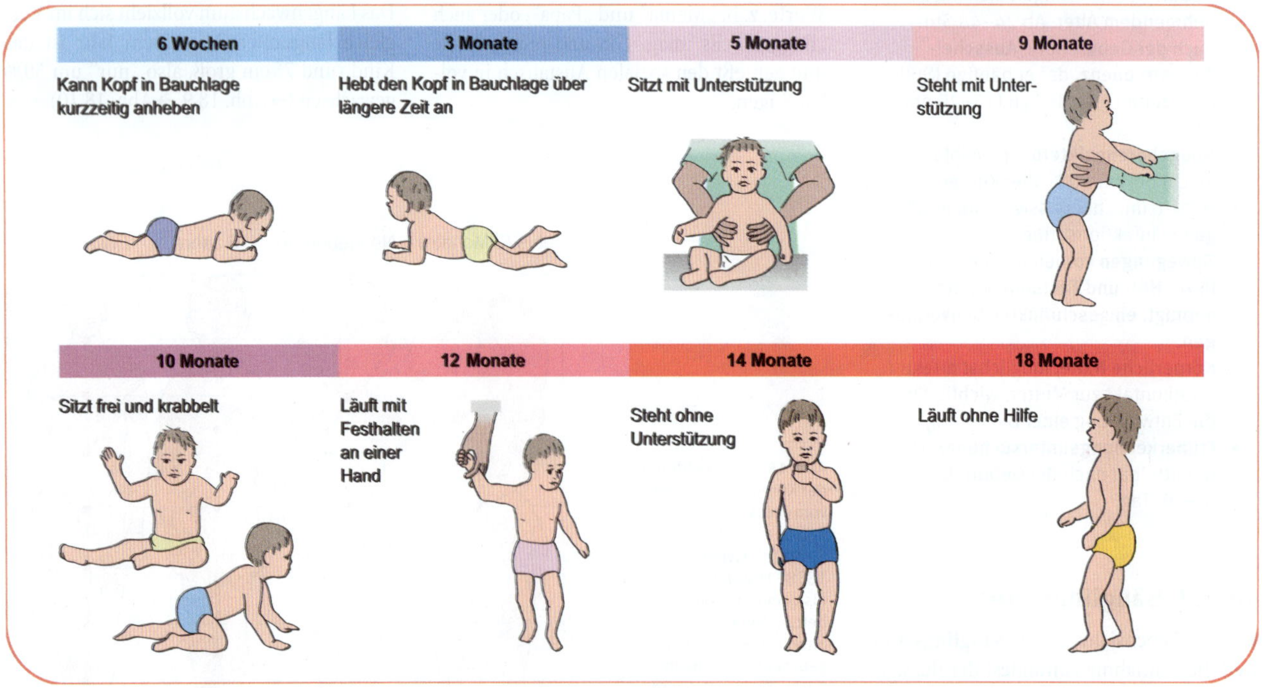

Abb. 18.13 Die Entwicklung der kindlichen Motorik bis zum 18. Lebensmonat. [L190]

sehr unterschiedlich, sodass heute eher von *Entwicklungskorridoren* gesprochen wird als von zeitlich fest verankerten Meilensteinen. Der Korridor für das Laufenlernen etwa liegt zwischen zehn und 20 Monaten, ist also riesig. Auch überspringen manche Säuglinge das Krabbeln.

Sensorische Entwicklung

Die **sensorische Entwicklung** läuft parallel zur motorischen Entwicklung: Beide beeinflussen sich gegenseitig. Mehr Bewegungsfreiheit bedeutet immer auch die Erweiterung des Wahrnehmungshorizonts. **Verbesserte Wahrnehmung** (räumliche Orientierung, Gleichgewicht) wiederum fördert die Motorik. Mit drei Monaten folgt das Kind bewegten Objekten mit den Augen und reagiert mit Begeisterung, wenn etwas Angenehmes in Aussicht ist. Mit 4–6 Monaten ist das **räumliche Sehen** bereits relativ gut entwickelt, und im Alter von etwa einem Jahr wird die Sehschärfe eines Erwachsenen erreicht. Schielt ein Kind *(Strabismus* → 35.12*)*, so können sich die Sehschärfe des schwächeren Auges und das räumliche Sehen nicht entwickeln, da der Seheindruck des schwächeren Auges vom Gehirn unterdrückt wird.

Geistige Entwicklung

Wahrnehmen → 2.1

Die **geistig-sprachliche Entwicklung** ist ohne Wahrnehmung undenkbar. Das Einjährige ahmt Laute nach („plappert") und beginnt erste Worte zu sprechen und zu verstehen. Das sprachliche Lernen vollzieht sich dabei im Rahmen der alltäglichen Beziehungen – das Kind erschließt sich die Wortbedeutungen aus dem Kontext der beobachteten Handlungen und Emotionen.

Nonverbale Äußerungen: Schon bevor ein Kind sprechen kann, kann es sich auf vielfältige Weise äußern, etwa durch Änderungen des Gesichtsausdrucks, durch Körperbewegungen oder Lautäußerungen. **Schreien** ist ein Spätsignal.

Ursachen des Schreiens

Durch das Weinen möchte ein Baby seiner Umwelt etwas sagen. Säuglinge weinen nicht aus Trotz oder um zu „nerven", dies würde ein Selbst*bewusstsein* voraussetzen, das der Säugling noch gar nicht hat. Ursachen für das Schreien können sein:

- **Hunger.** Der Säugling schreit drängend und rhythmisch, stets lang gezogen und manchmal zornig
- **Schmerz.** Z. B. bei Blähungen oder Wundsein. Kurzatmiges, lautes, schrilles, oft panisches Schreien, mit Wechsel von Rhythmus und Tonlage
- **Langeweile.** „Quengelndes", fragendes Schreien
- **Suche nach Nähe.** Die Suche nach als schützend empfundener Nähe ist ein Grundbedürfnis des Säuglings. Sobald er hochgenommen wird, hört er meist auf zu schreien
- **Müdigkeit.** Rhythmisches, nicht drängendes, sondern klagendes Schreien. Oft reibt sich das Kind die Augen
- **Plötzliches Erschrecken.** Z. B. durch laute Geräusche. Aufziehendes, „stotterndes" Schreien. Der Säugling ist „außer sich", aber meist leicht zu trösten
- **Überreiztheit, Krankheit.** Das Schreien ist gereizt, der Säugling lässt sich nur schwer trösten
- **Unbequeme Körperlage oder Umgebung.** Säuglinge, die sich noch nicht drehen können, weinen manchmal, weil sie ihre Körperlage nicht mögen oder Abwechslung brauchen. Auch gegen Kälte oder Überwärmung protestieren sie schreiend.

Emotionale und soziale Entwicklung

Ein Säugling entwickelt sich im Rahmen seiner Beziehungen mit seinen Betreuungspersonen. Durch funktionierende Beziehungen – Beziehungen, die seine Bedürfnisse erkennen und verlässlich befriedigen – erfährt er emotionale Sicherheit, die auch als **sichere Bindung** bezeichnet wird. Die in den Alltagsbeziehungen erfahrene Sicherheit wird vom Säugling genutzt, um seine Umwelt aus eigenem Antrieb zu erforschen und *selbstwirksam* zu sein. Die emotionale Absicherung durch feinfühlige und verlässliche Beziehungen ist damit auch die wichtigste Grundlage des frühkindlichen Lernens.

Beziehungsaufbau

Der Säugling gestaltet von Anfang an seine **Beziehungen** aktiv mit. Dabei spielen auch angeborene Signale eine Rolle, durch die er seine Eltern und mögliche Helfer zu seiner Betreuung bewegt. Zu diesen Signalen gehört das **Kindchenschema,** das im Lauf des ersten Jahres immer ausgeprägter wird: Ein im Vergleich zum Körper großer Kopf, große Augen, Stupsnäschen und kleines Kinn – das Kind sieht „süß" aus. Aber auch die Eltern verfügen von Anfang an über eine Art intuitives Kommunikationsprogramm, das sog. **intuitive Elternprogramm,** das sie auf besonders kindgerechte Weise auf das Baby zugehen lässt. Sie reden z. B. unwillkürlich in „Babysprache", also in einem hohen Singsang mit häufigen Wiederholungen und überzeichneten begleitenden Gesichtsausdrücken. Nach der Neugeborenenzeit werden Eltern zunehmend durch soziale Rückkopplungssignale in ihrer Fürsorge für das Kind bestärkt: Der Säugling schaut seine Bezugspersonen an, er belohnt die Eltern mit einem Lächeln und bringt sie so dazu, ihm noch mehr Fürsorge zu schenken.

Das „Liebeshormon" Oxytocin

Gerade anfangs spielen **hormonelle Signale** in der unwillkürlichen Abstimmung zwischen Mutter und Kind eine wichtige Rolle. Durch Körperkontakt und Stillen steigt bei der Mutter die Ausschüttung des Hormons Oxytocin. Dies hat vielfältige Wirkungen auf ihr zentrales Nervensystem, es löst Entspannung und Wohlbefinden aus, vermindert das Schmerzempfinden und fördert so eine sichere Bindung.

Exzessives Schreien

Eine besondere Herausforderung in der Anfangszeit kann das **exzessive Schreien** (teils auch als „Säuglingskoliken" bezeichnet) sein: regelmäßiges, unstillbares Schreien, das in den ersten drei Lebensmonaten v. a. abends auftritt.

Die Diagnose wird gestellt, wenn ein Säugling mehr als drei Stunden am Tag, an mehr als drei Tagen in der Woche und während mehr als drei Wochen quengelt oder schreit. Betroffen sind 15 % der Säuglinge. Die Ursache ist unbekannt. Wegen des oft geblähten Bauchs werden traditionell Koliken als Auslöser verdächtigt. Heute wird jedoch vermutet, dass die Blähungen eher Folge als Ursache der Schreiattacken sind.

In manchen Fällen kann hinter dem exzessiven Schreien eine **gestörte intuitive Kommunikation** zwischen Bindungspersonen und Kind liegen, meist ist die Beziehungsebene jedoch normal.

Die Symptome des exzessiven Schreiens verschwinden meist von alleine. Bei manchen Babys lässt die Neigung zum Schreien jedoch nicht nach *(persistierendes Schreien)*, viele dieser Säuglinge bleiben in ihrer gesamten emotionalen Regulation (Schreien, Schlafen, Trinken) auch im weiteren Säuglingsalter und darüber hinaus „schwierig". Man spricht dann von einer **frühkindlichen Regulationsstörung** (→ 38.6.1).

Es gibt keine medizinische Therapie des exzessiven Schreiens. Die Eltern sollten wissen, dass ihr Kind nicht „krank" ist und sich das Problem meist auswächst. Der teilweise auch gebrauchte Begriff „Schreibaby" sollte vermieden werden, da er das Baby über sein Schreien definiert.

Gegen Blähungen werden oft Entschäumer (z. B. Dimeticon, sab simplex®) verordnet, sie wirken jedoch meist nicht. Dasselbe gilt für probiotische Tropfen (z. B. BiGaia®). Immer wird auch die **Kommunikationsebene** miteinbezogen, d. h., es wird versucht, eine feinfühlige, verlässliche Kommunikation zu unterstützen. Hier hilft oft auch körperliche Nähe, etwa das Tragen im Tragetuch. Wichtig ist, dass sich die betroffenen Eltern gegenseitig unterstützen und sich gerade für die Abendstunden Hilfe organisieren. In hartnäckigen oder anhaltenden Fällen kann eine Überweisung an eine **Schreiambulanz** (z. B. an großen Kinderkliniken) hilfreich sein.

Leider lässt sich zur Vorbeugung nur wenig unternehmen. Häufigeres Anlegen bzw. häufigere Flaschenmahlzeiten sowie das **Beachten der kindlichen Signale** (ein müdes Kind will nicht bespielt oder stimuliert werden, ein waches Kind will nicht dauernd abgelegt werden) sind immer günstig. Die Angst vor „Verwöhnung" bringt oft zusätzlichen Stress in das Familiensystem und sollte durch eine kundige Beratung entschärft werden. Eine Nahrungsumstellung bei der Mutter oder der Verzicht auf blähende Speisen sind nach vergleichenden Studien wirkungslos.

Fremdeln

„Acht-Monats-Angst" *(Fremdeln):* Das Kind kann nun unterscheiden, welche Personen ihm vertraut und welche ihm fremd sind. Während es früher alle menschlichen Gesichter angelächelt hat, schenkt es jetzt nur noch den ihm vertrauten Personen ein Lächeln. Auf Gesichter, die ihm fremd sind, reagiert es abweisend.

Prävention und Gesundheitsförderung

Früherkennungsuntersuchungen

U3 in der 4.–6. Lebenswoche

- Dritte Vitamin-K-Gabe, zusätzlich Ultraschalluntersuchung der Hüfte
- **Warnzeichen:** Z. B. unzureichende Gewichtszunahme, schwaches Saugen, fehlendes Fixieren oder Folgen von Objekten mit den Augen, Augenzittern *(Nystagmus* → 36.3.4*)*, fehlendes Lächeln, kein Erschrecken bei lauten Geräuschen, keine unterschiedlichen Lautäußerungen.

U4 im 3.–4. Lebensmonat

- Zusätzlich: Beginn der Standardimpfungen (→ 30.3.2)
- **Warnzeichen:** Ernährungsprobleme, schlaffes Nach-hinten-Fallen des Kopfes beim Hochziehen aus der Rückenlage, keine Kopfkontrolle in der Bauchlage, ständig geschlossene Hände, kein Zusammenführen der Hände in der Mittellinie, kein Halten von Spielzeug, kein Anlächeln von Personen.

U5 im 6.–7. Lebensmonat

Warnzeichen: Z. B. kein Spiel mit den Händen, kein Abstützen und Greifen in Bauchlage, kein Drehen, konstantes Schielen, kein Blickkontakt, kein Interesse an Spielzeug oder der Umwelt ganz allgemein.

U6 im 10.–12. Lebensmonat

Warnzeichen: Z. B. kein Sitzen, kein Krabbeln, kein Hochziehen und Stehen, kein Pinzettengriff, keine beginnende Sprachentwicklung (Silbenverdoppelung, Nachahmung von Lauten).

Früher bedrohten v. a. Infektionskrankheiten Gesundheit und Leben von Säuglingen. Durch Impfungen und bessere therapeutische Möglichkeiten haben diese abgenommen. Heute sind prä- und perinatal erworbene Erkrankungen und nach wie vor der plötzliche Kindstod (→ 34.21.3) Haupttodesursachen im Säuglingsalter.

Unfallprävention

Mit den Bewegungsmöglichkeiten des Säuglings steigt auch das Risiko von Unfällen und Vergiftungen. Stürze vom Wickeltisch oder aus dem Kinderwagen sind die häufigste Ursache für schwere Verletzungen, allzu häufig in Verbindung mit einem lebensbedrohlichem Schädel-Hirn-Trauma (→ 37.13.1).

Folgende **Sicherheitsmaßnahmen** beugen Unfällen bei älteren Säuglingen und Kleinkindern vor [18]:

- Keine verschluckbaren oder spitzen, scharfkantigen Gegenstände in der Nähe des Kindes lassen (auch kein kleinteiliges Spielzeug)
- Kordeln und Schnüre, insbesondere an Kleidungsstücken, vermeiden (Strangulationsgefahr)
- Kind auf dem Wickeltisch und in der Badewanne nie aus den Augen bzw. Händen lassen
- Treppen, Türen (auch Balkontüren) und Fenster sichern
- Kind nie unbeaufsichtigt an Hitzequellen (z. B. Herd, Bügeleisen, Kamin) lassen
- Steckdosen sichern
- Kind nicht unbeaufsichtigt mit Tieren alleine lassen
- Medikamente, Reinigungsmittel und andere Chemikalien verschlossen halten
- Kind im altersgerechten Kindersitz stets anschnallen.

SPICKZETTEL

Säuglingsalter

- Schnelle Entwicklung von **Gewicht** und Organreifung, **Längenwachstum** um 75 % und Verdopplung des Gehirnvolumens bis zum Ende des 1. Lebensjahrs; **Entwicklung des Milchgebisses** ab dem 6. Monat.
- Kontinuierliche Zunahme von **Körperkontrolle,** gezielter Bewegung im Raum, gezieltem Greifen. **Räumliches Sehen** mit 4–6 Monaten entwickelt, im 12. Monat **Krabbeln** und erste Gehversuche.
- Beginn von **Spracherwerb** durch Nachahmung von Lauten und Worten, Erschließung von Wortbedeutungen durch Beobachtung.
- **Beziehungsaufbau:** „Kindchenschema", intuitives Elternprogramm. Hohe Bedeutung verlässlicher Beziehungen.
- **Exzessives Schreien** (Säuglingskoliken) in den ersten drei Monaten bei 15 % der Kinder.
- **Fremdeln** im Alter von ca. acht Monaten (Achtmonatsangst).
- **Früherkennungsuntersuchungen** U3–U6.
- **Unfallprävention** im Haushalt (Stürze, Vergiftung, Verbrennung, Verschlucken kleiner Gegenstände).

18.2.4 Kleinkind-, Kindergarten- und Grundschulalter

Ab dem **Kleinkindalter** werden nicht nur die motorischen Fähigkeiten und die Sprache weiterentwickelt und gegen Ende des **Grundschulalters** teilweise fast abgeschlossen. Es wird insbesondere auch der Umgang mit anderen Menschen erlernt *(Sozialverhalten),* außerdem wird grundlegendes Allgemeinwissen in der Schule erworben. Grundlage der sozialen Entwicklung ist dabei die Fähigkeit, sich in andere Menschen einzufühlen. Der Erwerb dieser Fähigkeit kennzeichnet die mittlere Kindheit ab dem 3. bis 4. Lebensjahr.

Entwicklungsmerkmale

Entwicklung der Körperorgane

Mit 2,5 Jahren sind meist schon alle 20 Zähne des Milchgebisses vorhanden. Der Aufbau des bleibenden Gebisses mit seinen 32 Zähnen beginnt ab dem 6. Lebensjahr.

Motorische Entwicklung

Im Kleinkindalter lernt das Kind z. B. zu rennen und Treppen zu steigen. Auch die **feinmotorischen Fähigkeiten** nehmen zu: Das Kind kann mit dem Löffel essen und aus dem Becher trinken. Gerade die feinmotorischen Fähigkeiten werden im Kindergartenalter weiter ausgebaut – das Kind lernt z. B. zu malen oder mit Schere und Klebstoff umzugehen.

Für viele Eltern sind das späte Kita- und das Grundschulalter eine relativ „ruhige" Zeit. Allerdings können sich erste Lernschwierigkeiten zeigen, die möglicherweise sekundär emotionale und soziale Probleme nach sich ziehen.

Geistige Entwicklung

Wie für die motorische Entwicklung gilt auch für die **geistige Entwicklung:** Kinder lernen im Spiel – v. a., wenn das Spiel Freiraum für Kreativität lässt. **Spielen** ist für Kinder ein lebenswichtiger Entwicklungsantrieb [19].

Zum Spielen braucht ein Kind nicht nur Spiel*sachen,* sondern v. a. auch Spiel*raum:* die Freiheit, seinem altersentsprechenden Spielbedürfnis nachzugehen. Zu Hause, aber auch im Krankenhaus, sollten Kinder nicht mit Spielsachen überfrachtet werden; mit wenigen, einfachen Spielzeug kommen sie oft besser zurecht. Gleichzeitig gilt es, Störungen zu vermeiden, damit das Kind auch spielend lernen kann, sich zu konzentrieren.

Dauerbespaßung nicht sinnvoll

Ein Kind muss nicht ständig beschäftigt werden. Auch im Spiel braucht es immer wieder Verarbeitungspausen. Diese Pausen werden von den Eltern leicht als Langeweile fehlgedeutet, sodass sie dem Kind immer neue Spiele anbieten. Dies führt letztlich beim Kind zur Reizüberflutung.

Die **Sprachentwicklung** schreitet rasant voran: Als Faustregel kann gelten, dass ein Einjähriges Einwortsätze, ein Zweijähriges Zweiwortsätze und ein Dreijähriges schon „wirklich gut" spricht (→ Abb. 18.2). Die Bandbreite ist aber enorm. Mädchen sind dabei im Durchschnitt den Jungen voraus.

Emotionale und soziale Entwicklung

Mit dem Laufenlernen erweitert sich der Erfahrungsraum des Kindes immens. Sein Verhalten wird nun vom eigenen Willen angetrieben, und das Kind erfährt, dass es die Umwelt zu seinen Gunsten verändern und den Gang der Dinge ändern kann.

Etwa zwischen 15 Monaten und drei Jahren ist deshalb „Nein" ein beliebtes Wort. Diese **Autonomiephase** ist ein für die Entwicklung wichtiges Ritual, mit dem das Kind sich immer wieder seiner Selbstwirksamkeit versichert und durch das es letzten Endes seinen eigenen Entwicklungsraum schützt – verbunden mit dem deutlichen „Nein" des Trotzalters ist ja auch die Forderung, Dinge selbst zu machen. Durch das trotzige Verhalten verschafft sich das Kind also auch Gelegenheit zur Übung – denn wer würde einem Kind den Reißverschluss schließen, das laut „Selber machen!" brüllt?

Gegen **Ende des 2. Lebensjahrs** entwickelt das Kind zunehmend **Allmachtsfantasien.** Es weiß und kann alles am besten. Zudem sieht sich das Kleinkind als Zentrum allen Geschehens: Es sieht nur sich, redet nur von sich und nimmt andere Menschen nur als Mitspieler in seinem eigenen (Lebens-)Spiel wahr. Dieser „natürliche Egoismus" hilft ihm, mit Mut und Zuversicht den nächsten Schritt in der Sozialentwicklung zu meistern: die Übernahme einer befriedigenden Rolle in der Gruppe – insbesondere der Kindergruppe (→ Abb. 18.14). In diesem neuen Umfeld entwickelt das Kind sein soziales Geschick und die Fähigkeit, mit anderen klarzukommen und zu kooperieren. Hier lernt es zunehmend auch Grenzen kennen – die Grenzen, die ihm das Leben der anderen setzt. Durch diesen **Schritt in die Gruppe** entwickelt sich aus dem natürlichen Egoismus allmählich soziale Kompetenz und Selbstständigkeit.

Vom egozentrischen Kind zum Gruppenkind

Im 3. und 4. Lebensjahr macht die soziale und emotionale Entwicklung des Kindes einen großen Schritt: Aus dem stark ich-bezogenen Kind wird ein immer kompetenteres „Gruppenkind". Es lernt allmählich, die Dinge auch aus der Perspektive seiner Mitmenschen zu verstehen. Diese „Theorie des Geistes" ist ein wichtiger Grundstein für das soziale Miteinander. Durch das Spielen mit anderen, auch älteren Kindern lernt das Kind die Grenzen seiner Wünsche und seines Willens kennen, lernt, sich an Regeln zu halten und mit anderen auf gemeinsame Ziele hinzuarbeiten (zu kooperieren).

Im **Kindergartenalter** hat das Kind schon zu großen Teilen seine Persönlichkeit gebildet. Nach und nach entwickelt sich die Fähigkeit, sich selbst zu beobachten („Wie fühle ich mich?") und sich selbst zu beurteilen („Ich bin doch ein liebes Kind?"). Die Realitätsnähe wächst, die Katze im Bilderbuch regt zwar die Fantasie an, ist aber nicht mehr so real, dass sie gestreichelt wird.

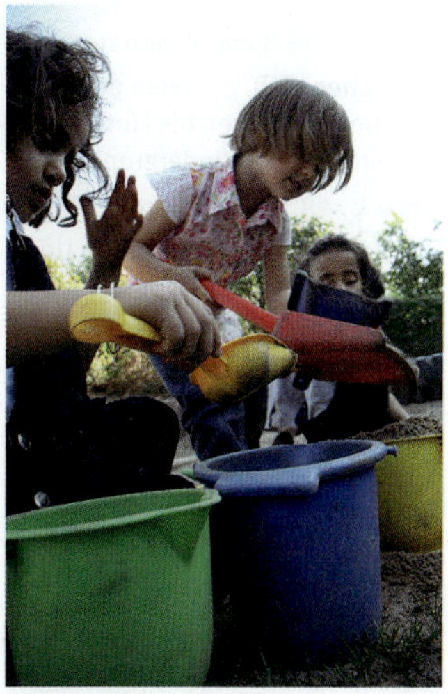

Abb. 18.14 Der Kontakt zu Gleichaltrigen wird mit zunehmendem Alter immer wichtiger. Neben den Eltern und Geschwistern vermissen Kinder im Krankenhaus daher häufig auch ihre Freunde. [J787]

Dem Kind werden seine Rolle und Position in der Gruppe immer bewusster – sei es in der Familie, der Nachbarschaft oder im Kindergarten. Es gestaltet seine sozialen Beziehungen nun nach intuitiven „ethischen" Regeln *(intuitive Moral).* Das Kindergartenkind gibt gern Geschenke und pocht auf Gerechtigkeit. Spielte das Kind früher mehr „neben" anderen Kindern als „mit" ihnen, so hat es jetzt einen „besten Freund": Aus dem egozentrischen Kleinkind ist ein auch auf die Gemeinschaft hin orientiertes Kindergartenkind geworden.

Ab dem **Schulalter** gibt sich das Kind nicht mehr mit seinen unmittelbaren Erfahrungen zufrieden; es will seine Welt auch verstehen. Gleichaltrige (Peer-Group → 15.2.1) gewinnen zunehmend an Bedeutung, v. a. nach Abschluss der Grundschule nimmt der Einfluss der Eltern ab. In höheren Schuljahren kann deshalb die Zusammensetzung der Klasse (soziale Schichten, Geschlechterverteilung usw.) entscheidend für die Entwicklung des Kindes sein.

Prävention und Gesundheitsförderung

Früherkennungsuntersuchungen

U7 im 21.–24. Lebensmonat

Warnzeichen: Z. B. kein freies Laufen (auffällig bereits ab 16 Monaten), kein Treppensteigen, kein Zeigen auf Körperteile, kein Wortschatz von mindestens fünf Worten außer „Mama" und „Papa" mit 18 Monaten, keine Zweiwortsätze mit zwei Jahren.

U7a im 34.–36. Lebensmonat

Warnzeichen: Z. B. Schielen oder Sehschwäche, keine Drei- bis Fünfwortsätze, Isolation in der Kindergruppe.

U8 im 43.–48. Lebensmonat

- Zusätzlich: Seh- und Hörtest, Urinuntersuchung
- **Warnzeichen:** Z. B. kein Einbeinstand, kein Erkennen von Formen (Teile in eine Formbox stecken), kein Nachmalen eines Kreises, tagsüber nicht „sauber", kein Sprechen in ganzen Sätzen, kein Gebrauch von Präpositionen, keine Ich-Form.

U9 im 60.–64. Lebensmonat

- Zusätzlich: Urinuntersuchung, Besprechung der Schulreife
- **Warnzeichen:** Z. B. kein Hüpfen, kein „Gänsefüßchen-", Zehen- und Hackengang, kein Nachzeichnen einfacher Figuren (Dreieck, Kreuz), kein selbstständiges Anziehen, kein konzentriertes Spielen, auffälliges Verhalten, kein geordnetes Erzählen.

Inzwischen schlagen Kinderärztinnen auch eine U10 und U11 auf eigene Rechnung vor.

Unfallprävention

Typische Gefahr für Kinder im Vorschulalter sind: Verbrennungen an heißen Herdplatten oder durch kochendes Wasser, Verkehrsunfälle, Verletzungen durch technische Geräte. Das Kind muss sich in einer nicht kindgerechten, technisierten Welt zurechtfinden. Selbst das Schulkind kann noch nicht das Verhalten der Umgebung realistisch einschätzen, weshalb es die Geschwindigkeit z. B. fahrender Autos falsch berechnet. Es überschätzt dabei seine eigenen Fähigkeiten gewaltig, so z. B. beim Fahrradfahren oder beim Überqueren der Straße. Der Unfalltod ist weltweit die häufigste Todesart bei Kindern.

Dennoch ist es nicht sinnvoll, das Kind vor allen Gefahren schützen zu wollen. Vielmehr sollten die Betreuenden kleine Gefahren zulassen, denn Kinder lernen durch Versuch und Irrtum die Gefahren alltäglicher Situationen wie auch ihre eigenen Fähigkeiten kennen. Ein gewisses Maß an Stürzen ist im Kindesalter normal. Vor großen Gefahren hingegen müssen die Kinder konsequent und altersgerecht geschützt werden.

Spiele, die mit Bewegung einhergehen und Geschicklichkeit erfordern, unterstützen die Körperwahrnehmung und die Entwicklung von motorischen Fertigkeiten. Umgekehrt wirkt sich Bewegungsmangel, z. B. bei hohem Fernsehkonsum oder ständigem Spielen im Sitzen, ungünstig auf beides aus. Dies kann das Unfallrisiko erhöhen.

Einüben eines gesunden Lebensstils

Gesundheitsförderung heißt zum anderen: **Einüben eines** im weitesten Sinne **gesunden Lebensstils** mit ausreichend Bewegung, ausgewogener Ernährung (→ 7.1.2, → 7.1.3), (einigermaßen) geregeltem Tagesrhythmus usw. Kinder, die einen solchen Lebensstil als normal empfinden, werden in der Pubertät vielleicht auch gegen einzelne Bestandteile desselben rebellieren. Die Wahrscheinlichkeit, dass sie als Erwachsene einigermaßen vernünftig leben, ist jedoch größer als bei solchen, denen im Elternhaus das Gegenteil vorgelebt wird.

SPICKZETTEL

Vom Kleinkind zum Schulkind

- **Kleinkindalter:**
  - Fähigkeit, zu laufen und Treppen zu steigen, Entwicklung feinmotorischer Fähigkeiten
  - Sprachentwicklung: Im ersten Jahr Einwortsätze, im zweiten Jahr Zweiwortsätze, im dritten Jahr Ganzsätze
  - Trotzphase zwischen 15 Monaten und 3 Jahren – Selbstwirksamkeitserfahrung durch „Neinsagen", natürlicher kindlicher Egoismus.
- **Kindergartenalter:**
  - Förderung der geistigen und motorischen Entwicklung durch Spiel
  - Einüben von Sozialverhalten unter Gleichaltrigen.
- **Schulkindalter:** Zunehmende Bedeutung der Peer-Group.
- **Prävention:** Früherkennungsuntersuchungen U7–U9, Unfallprävention, Verkehrserziehung, Einübung eines gesunden Lebensstils.

Entwicklungsstörungen

Gedeihstörungen

DEFINITION

Wachstumsstörung: Abweichung von der normalen Größenentwicklung. Unterteilt in **Kleinwuchs** (früher: Minderwuchs) und **Hochwuchs** (→ 7.3.1).

Gedeihstörung: Mangelhafte gesamtkörperliche Entwicklung, d. h. Beeinträchtigung von Gewichtszunahme *und* Längenwachstum. Typischerweise ist zunächst das Gewicht und erst später das Längenwachstum betroffen.

Ursachen von **Gedeihstörungen:**

- **Ungenügendes Nahrungsangebot,** z. B. durch Armut oder elterliche Vernachlässigung. Neben einem unzureichenden *quantitativen* Nahrungsangebot kann auch eine *qualitative* Fehlernährung für Gedeihstörungen verantwortlich sein, z. B. durch Vitaminmangel
- **Ungenügende Nahrungsaufnahme,** z. B. durch Nahrungsverweigerung, aber auch durch Passagehindernisse, z. B. bei Pylorusstenose (→ 24.5.1)
- **Ungenügende Nahrungsverwertung,** z. B. durch Veränderungen der Dünndarmschleimhaut mit nachfolgender Malabsorption (→ 24.6.2), z. B. bei Zöliakie (→ 24.6.3), oder durch Mangel an Verdauungsenzymen mit verringerter Nahrungsaufschlüsselung (Maldigestion, → 24.6.2), z. B. bei Mukoviszidose (→ 23.14)
- **Schwere chronische Erkrankungen,** z. B. chronisch-entzündliche Erkrankungen (etwa rheumatische Erkrankungen, → Kap. 28), schwere Herzfehler oder Niereninsuffizienz (→ 33.5.8)
- **Stoffwechselstörungen** mit Fehlverwertung von Nahrungsbausteinen, z. B. Diabetes mellitus (→ 26.6)
- **Vorgeburtliche (intrauterine) Belastungen,** z. B. durch Alkohol oder Zigarettenrauchen (→ Tab. 18.1)

Nach ihrem Schweregrad werden die Gedeihstörungen oft in **Dystrophie** *(leichte bis mittelschwere Unterernährung)* und **Atrophie** (*Marasmus:* schwere Form der Unterernährung) unterteilt. Beide zeigen die gleichen klinischen Zeichen in unterschiedlicher Ausprägung:

- Untergewicht mit reduziertem subkutanem Fettgewebe
- Trockene, faltige Haut, die zu einem greisenhaften Gesicht und hängenden Hautfalten, v. a. im Bereich des Gesäßes *(Tabaksbeutelgesäß),* führt
- Mangelhaft entwickelte Muskulatur
- Wachstumsverzögerung
- Evtl. Ödeme durch Proteinmangel
- Blässe durch die oft begleitende Eisenmangelanämie.

Therapie und Prognose hängen von der Ursache der Gedeihstörung ab.

Störungen der sprachlichen Entwicklung

Sprachentwicklungsverzögerung

Die Diagnose **Sprachentwicklungsverzögerung** („*Sprachstörung*" → 10.3.2) wird häufig gestellt, sie muss weiter differenziert werden:

- Verzögerung des **expressiven Sprachvermögens:** unzureichende Fähigkeit, *sinnvolle Worte zu sagen*
- Verzögerung des **rezeptiven** *(„erkennenden")* **Sprachvermögens.** Unzureichende Fähigkeit, die *Bedeutung von Worten zu verstehen.*

Insbesondere das rezeptive Sprachvermögen steht mit dem geistigen Entwicklungsstand in einer engen Wechselbeziehung. Ist dieses Sprachvermögen eingeschränkt und sind auch andere Entwicklungsbereiche verzögert, so ist dies oft ein Zeichen für tiefer liegende Entwicklungsprobleme, z. B. geistige Behinderung (→ 37.4.3) oder Autismus (→ 38.6.2).

Sprachentwicklung

Die **Sprache** entwickelt sich auf der Grundlage funktionierender, „bedeutsamer" Beziehungen: Ein Kind lernt sprechen, indem es **Beziehungen mit Menschen** ausgestaltet, die ihm wichtig und zugewandt sind (gleichgültig, ob das Erwachsene oder Kinder sind). Sprachentwicklungsverzögerungen können deshalb auf ein **verarmtes Beziehungsgefüge** hinweisen. Tatsächlich sind Verzögerungen der Sprachentwicklung bei Kindern in sozial gestressten Milieus viermal häufiger als in der Mittelschicht. Bei einer verzögerten Sprachentwicklung muss zudem stets eine **Schwerhörigkeit** (→ 36.2.2) ausgeschlossen werden. Eine Vorstellung beim Kinderarzt ist immer dann zu empfehlen, wenn ein Kind mit 18 Monaten keine sinnvollen Einzelwörter oder im Alter von zwei Jahren keine Zweiwortsätze spricht, z. B. „Lukas Hunger".

Sprechstörungen

Abzugrenzen von der Sprachstörung sind die **Sprechstörungen,** bei denen das Kind die Wörter nicht richtig aussprechen kann (etwa wenn es „Taffee" statt „Kaffee" sagt). Die meisten dieser Störungen verlieren sich von selbst. Etwa 10 % aller Kinder stottern im Kleinkind- und Kindergartenalter vorübergehend. Noch häufiger ist der entwicklungsbedingte Sigmatismus *(Lispeln),* der meist, aber nicht immer von selbst wieder verschwindet. Auch das Stottern ist oft ein entwicklungsbedingtes Durchgangsstadium, kann aber persistieren. Folgendes gilt es bei Sprechstörungen zu beachten (→ 10.4):

- Kann ein Kind bestimmte Laute nicht richtig bilden, so bringt es nichts, das Kind zu kritisieren oder aufzufordern, „richtig" zu sprechen. Hierdurch könnte nämlich besonders das Stottern noch verstärkt werden
- Bei einer „verwaschenen" Sprache wird mittels Hörtest eine Schwerhörigkeit (→ 36.2.2) ausgeschlossen.

Bestehen auffällige Sprechstörungen, sollte das Kind der Kinderärztin vorgestellt werden, die ggf. eine logopädische Therapie in die Wege leitet. Dies gilt insbesondere für das hartnäckige Stottern.

Störungen der geistigen Entwicklung und des Verhaltens

Während die körperliche Reifung zu einem Großteil genetisch festgelegt ist, sind **seelische und soziale Entwicklungsschritte** viel stärker von *Beziehungserfahrungen* und sonstigen Auseinandersetzungen mit der Umwelt geprägt. **Störungen** liegen hier oft im Schnittbereich zwischen körperlichen, seelischen und sozialen Lebensfunktionen, d. h., seelische Fehlentwicklungen zeigen sich oft in körperlichen Problemen oder in einem auffälligen Verhalten in Familie, Kindergarten oder Schule. Man spricht von psychosomatischen Störungen und von Verhaltensstörungen, z. B. Störungen des Sozialverhaltens.

Umgekehrt können sich aber auch körperliche Erkrankungen, z. B. des Gehirns, in seelischen Entwicklungsstörungen oder Verhaltensstörungen äußern.

Psychosomatische Störungen

Psychosomatische Störungen betreffen sowohl die körperliche als auch die geistige Entwicklung von Kindern und Jugendlichen. Sie können sich äußern in:

- **Essstörungen,** z. B. Adipositas (→ 26.7.1) und Nahrungsverweigerung
- **Schlafstörungen**
- **Ausscheidungsstörungen,** z. B. Einnässen oder Einkoten. Bei manchen Kindern deutet dies auf familiäre Konflikte hin; in einer Art „Teufelskreis" wird die zugrunde liegende Konfliktsituation durch das Einnässen bzw. Einkoten ständig weiter verstärkt
- **Motorischen Störungen,** z. B. Tics, d. h. unwillkürlichen, „sinnlosen" Muskelzuckungen wie plötzlichem Grimassieren, respiratorischen Affektkrämpfen („Wegbleiben" des Atems), also durch Frustration oder Zorn ausgelöste Erregung mit Atemstillstand und ggf. nachfolgendem Krampfanfall.

Nicht selten werden Störungen diagnostiziert, die gar keine sind. Wenn kleine Kinder kein Gemüse essen, dann ist das keine Essstörungen, sondern zumeist ein normales Verhalten. Dasselbe gilt für Säuglinge und kleine Kinder, die nicht allein einschlafen können. Dahinter steht in der Regel keine psychosomatische Störung, sondern der „Plan der Natur", der sich nur langsam und behutsam ändern lässt.

Verhaltensstörungen

Verhaltensstörungen können sich in vielfältiger Weise äußern, z. B.:

- **Angststörungen.** Einschränkung des kindlichen Alltagslebens durch nicht entwicklungsgerecht verarbeitete Ängste (→ 38.12.1)
- **Zwangsstörungen.** Zwangsrituale oder Zwangshandlungen (→ 38.10.2), die der psychischen Entlastung dienen und Leidensdruck hervorrufen
- **Aggressionsstörungen.** Abnorme Aggressionen, die zu sozialen Konflikten führen
- **Aufmerksamkeitsdefizit-(Hyperaktivitäts-)Syndrom** (AD[H]S → 38.6.3).

Betreuung von Kindern mit Entwicklungsstörungen

Die meisten schwerbehinderten und somit pflegebedürftigen Kinder zwischen null und 15 Jahren werden von den Eltern gepflegt. Sie sind meist rund um die Uhr im Einsatz und entsprechend häufig stark belastet.

Eine wichtige **Aufgabe der Pflegenden** ist es daher, den Eltern Entlastungsmöglichkeiten aufzuzeigen. Sie können die Eltern darin unterstützten, das Kind anzunehmen, indem sie auf kleine, oft übersehene Entwicklungsschritte aufmerksam machen (→ Abb. 18.15). Auch bei der Suche nach einer passenden Institution (heilpädagogische Tagesstätte, integrative Kita, sonderpädagogische Förderzentren [SPZ], schulvorbereitende Einrichtungen [SVE] usw.) können Pflegende die Eltern beraten und begleiten.

Umgang mit Kindern im Krankenhaus → 18.4.2

Ambulante Kinderkrankenpflege → 18.5

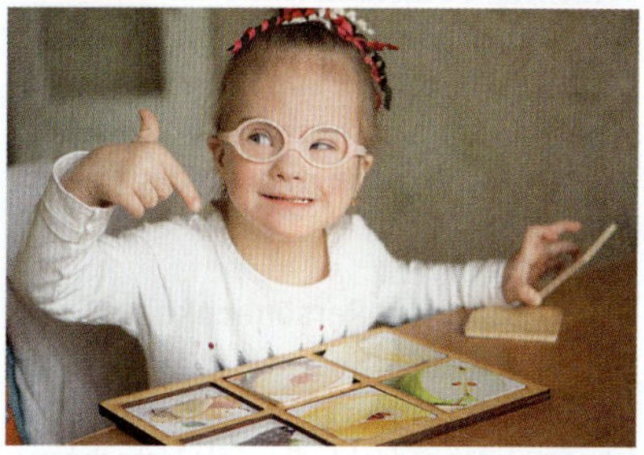

Abb. 18.15 Kinder mit eventuellen Entwicklungsstörungen werden entsprechend ihrer Potenziale gefördert. [J787]

SPICKZETTEL

Entwicklungsstörungen

- **Gedeihstörungen:** Ungenügende Nahrungsaufnahme oder Nahrungsverwertung, schwere chronische Erkrankungen, Stoffwechselstörungen.
- **Störungen der Sprachentwicklung:** Sprachentwicklungsverzögerung (expressives und rezeptives Sprachvermögen), Sprechstörungen (Lispeln, verwaschene Sprache).
- **Psychosomatische Störungen:** Ess-, Schlaf-, Ausscheidungsstörungen, motorische Störungen.
- **Verhaltensstörungen:** Angst-, Zwangs-, Aggressionsstörungen, AD(H)S.

18.2.5 Pubertät und Adoleszenz

Als **Pubertät** wird der Zeitraum von der Entwicklung der sekundären Geschlechtsmerkmale bis zur Geschlechtsreife bezeichnet. Bei Mädchen umfasst dies etwa das 11.–16. Lebensjahr, bei Jungen das 13.–18. Lebensjahr. Der Begriff **Adoleszenz** wird uneinheitlich benutzt, im deutschsprachigen Raum sind damit üblicherweise die Jahre zwischen Ende der Pubertät und Abschluss der körperlichen Wachstumsvorgänge (bei Frauen etwa im 19. Lebensjahr, bei Männern um das 23. Lebensjahr) gemeint. Oft bezieht der Begriff auch die persönliche Identitätsfindung mit ein.

Entwicklungsmerkmale

Allgemeine körperliche Entwicklung

Wenn auch die **sexuelle Entwicklung** das augenfälligste Merkmal der Pubertät ist, fallen in diese Zeitspanne dennoch eine Fülle weiterer Veränderungen. Umgekehrt beginnt die sexuelle Entwicklung nicht erst in der Pubertät: Bereits Kleinkinder nehmen sich als Jungen oder Mädchen wahr.

Zu Beginn der Pubertät ist häufig ein körperlicher **Wachstumsschub** zu erkennen: Der Körper wird schlaksig, und es bilden sich, meist beginnend mit Brust- bzw. Genitalentwicklung, nach und nach die **sekundären Geschlechtsmerkmale** des Erwachsenen aus.

Entwicklung der Persönlichkeit

Auch im **Gehirn** finden in dieser Zeit erhebliche **Umbauvorgänge** statt. Allerdings ist es zu kurz gedacht, diese als Ursache von Pubertätsproblemen anzusehen: Auch bei Jugendlichen, die relativ problemlos durch die Pubertät kommen, verändert sich das Gehirn, das zudem nicht nur in der Pubertät, sondern ein Leben lang plastischen Veränderungsprozessen unterworfen ist.

Schon eher kann die „Sturm-und-Drang-Zeit" der Pubertät verstanden werden, wenn man bedenkt, vor welcher Herausforderung die Kinder jetzt stehen. In nur wenigen Jahren werden sie sich als Erwachsene selbstständig im Leben behaupten, Entscheidungen treffen, Verpflichtungen eingehen müssen. Dies erklärt, weshalb gerade in der Adoleszenz **Verhaltensprogramme** aktiviert werden, die für einen gelingenden Start im Erwachsenenalter wichtig sind:

- Risikobereitschaft
- Innovationspotenzial (erhöhte Lernfähigkeit im Umgang mit neuen Situationen und Technologien)
- Fähigkeit, „flache" soziale Netze (also eher unverbindliche Freundschaften) aufzubauen und zu unterhalten
- Begeisterungs- und Motivationsfähigkeit für selbst gestellte Aufgaben.

Kulturvergleichende Untersuchungen zeigen, dass die Pubertät nicht in allen Kulturen als Krise oder problematische Entwicklungsphase erlebt wird, sondern dass das Konfliktpotenzial dieser Lebensphase stark mit der gesellschaftlichen Rolle der Jugendlichen in der jeweiligen Gesellschaft zusammenhängt. Vermutlich rühren viele Probleme heutiger Jugendlicher auch daher, dass ihre spezifischen „Verhaltensvorteile" nicht mehr sozial anerkannt, gefördert und mit einem Nutzen für die Gruppe verbunden werden.

Prävention und Gesundheitsförderung

Früherkennungsuntersuchungen

J1 (Jugendgesundheitsberatung) im 13.–14. Lebensjahr

Zusätzlich: Urinuntersuchung, Gespräch über Alkohol und Drogen, Probleme der Jugendlichen mit der Schule oder den Eltern, Verhaltensprobleme, Aufbau einer Arzt-Patienten-Beziehung unabhängig von den Eltern, Hinweis auf Impfungen.

Die Pubertät ist eine Zeit des Ausprobierens, auch im Bereich der alltäglichen Beziehungen, entsprechend sind Alkohol-, Nikotin- und Drogenkonsum sowie Mobbing und Unfälle maßgebliche Gesundheitsrisiken in dieser Phase. Auch Safer Sex sowie Sicherheit im Internet, v. a. in sozialen Netzwerken, sind wichtige gesundheitliche Themen.

Interventionen bei Entwicklungsstörungen

Häufige Ursachen medizinisch-pflegerischer **Interventionen** sind Essstörungen (→ 38.6.5), v. a. die sog. Pubertätsmagersucht *(Anorexia nervosa)* und die Ess-Brechsucht *(Bulimie),* ferner Alkohol- und Drogenvergiftungen sowie Suizidversuche. Häufig spiegeln diese Probleme nicht nur akute Konflikte wider, sondern entstehen auch auf der Basis früher familiärer Beziehungs- und Bindungsproblematiken. Daher ist oftmals eine Bearbeitung des komplexen Beziehungsgefüges zwischen dem Heranwachsenden und seiner Umwelt (Eltern, Klassenkameraden usw.) erforderlich.

SPICKZETTEL

Pubertät und Adoleszenz

- Entwicklung der sekundären Geschlechtsmerkmale und Sexualität.
- Entwicklung einer eigenen Persönlichkeit.
- Alterstypische Verhaltensweisen wie Risikobereitschaft, Erweiterung des Erfahrungshorizonts, Fähigkeit zu lockeren Freundschaften.
- Häufige Entwicklungsprobleme: Essstörungen (Anorexia nervosa, Bulimie), Alkohol- und Drogenvergiftungen, Suizidversuche.

18.3 Das pflegebedürftige Kind

Im Allgemeinen übernehmen die Eltern die Pflege ihres Kindes bzw. unterstützen es altersgerecht. Ist das Kind von Krankheit und/oder Behinderung bedroht bzw. betroffen, wird **professionelle Pflege** erforderlich. Bei der Pflege von kranken Kindern spielt die Anleitung und Beratung von Eltern eine besondere Rolle.

Familienhebammen sowie Pflegefachpersonen in *Präventionsprogrammen* und *frühen Hilfen* können Krankheiten und Entwicklungsstörungen entgegenwirken und weiteren Versorgungsbedarf in die Wege leiten (z. B. in sozialpädiatrischen Zentren oder durch ambulante Kinderkrankenpflege).

18.3.1 Krankheit im Kindesalter

Die *Langzeitstudie zur Gesundheit von Kindern und Jugendlichen in Deutschland (KiGGS,* [19]) liefert auf Basis zweier Befragungen von insgesamt über 12.000 Haushalten in Deutschland Daten, u. a. zu akuten und chronischen Erkrankungen im Kindes- und Jugendalter.

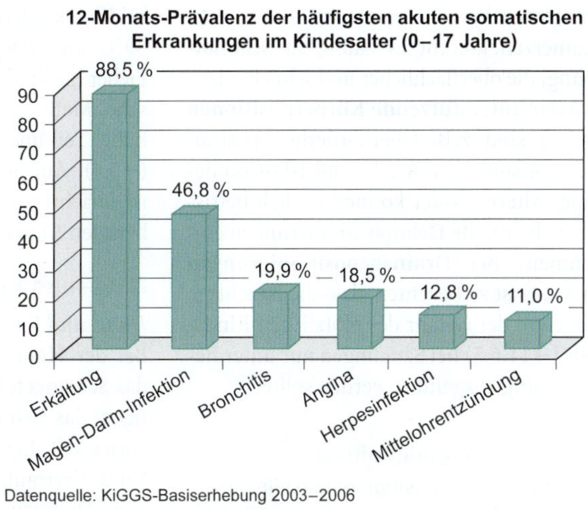

Abb. 18.16 Prävalenzen der häufigsten akuten somatischen Erkrankungen im Kindesalter (Angaben in Prozent) [20]. [X221–015], [L143]

Akute Erkrankungen

Neben den typischen Kinderkrankheiten wie Masern, Mumps und Windpocken treten Infektionen der oberen Luftwege wie Husten, Nasennebenhöhlen- und Mittelohrentzündungen im Kindesalter häufig auf (→ Abb. 18.16). Auch aufgrund ihres noch nicht ausgereiften Immunsystems erkranken Kinder häufiger an bakteriellen Infektionen wie Bronchitis und Harnwegsinfekten. Ein weiteres häufig auftretendes Problem ist der Kopflausbefall (Pedikulose → 32.5.4).

Chronische Erkrankungen

Als „chronisch" werden Erkrankungen bezeichnet, die mit einer länger oder lebenslang andauernden gesundheitlichen Beeinträchtigung einhergehen. Diese Krankheiten können und müssen ärztlich behandelt werden, können aber nicht vollständig geheilt werden.

Nach Daten der *KiGGS* leiden im Befragungszeitraum rund 32 % der 0- bis 17-jährigen Kinder in Deutschland an einer chronischen Erkrankung; rund ein Viertel von ihnen (14 % aller Kinder) hat einen speziellen Versorgungsbedarf oder leidet an Einschränkungen im Alltag [22]. Zu den häufigsten Krankheitsbildern gehören:

- Neurodermitis (→ 32.7.1)
- Obstruktive Bronchitis (→ 23.4.2), Heuschnupfen (→ 36.5.2) und Asthma bronchiale (→ 23.5, → Abb. 18.17)
- Aufmerksamkeitsdefizit-bzw. Hyperaktivitätsstörungen (AD[H]S → 38.6.3) [18].

Hinzu kommen eher seltene, zum Teil genetisch bedingte Erkrankungen wie z. B.:

- Mukoviszidose/Zystische Fibrose (CF → 23.14)
- Neurofibromatose Typ 1
- Chronische Darmentzündungen: Colitis ulcerosa und Morbus Crohn (→ 24.6.4)
- Diabetes mellitus Typ 1 (juveniler Diabetes) und Typ 2 (→ 26.6)
- Angeborene Herzfehler (→ 21.4.1)
- Epilepsien (→ 37.8.2) [20].

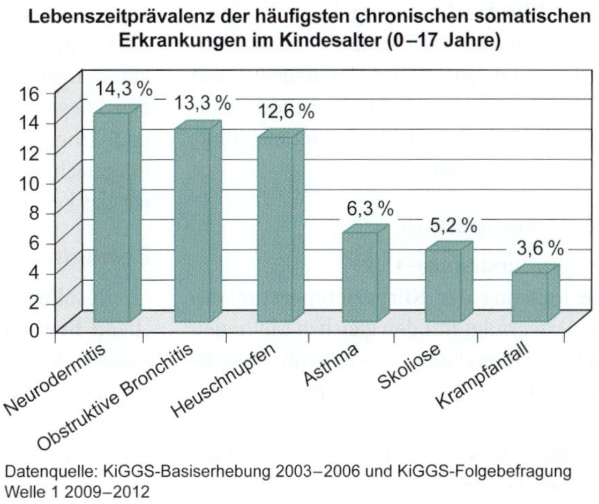

Abb. 18.17 Die häufigsten chronischen somatischen Erkrankungen im Kindesalter (Angaben in Prozent) [21], [22]. [X221–015], [X221–016], [L143]

Belastungen durch chronische Erkrankungen

Angehörige, Familien als Mitbetroffene → 15.4.5
Bewältigungshandeln von Familien → 15.5.3

Chronisch kranke Kinder sind im Vergleich zu Gleichaltrigen weniger leistungsfähig und erleben täglich ihre Einschränkungen, denen insbesondere unter Kindern nicht immer verständnisvoll und unterstützend begegnet wird. Daraus ergeben sich häufig psychosoziale Belastungen (z. B. durch **Mobbing**).

Andererseits erhalten kranke Kinder viel Aufmerksamkeit und werden oft **überfürsorglich** behandelt (Helikoptereltern), was in der Familie zu Schwierigkeiten wie Eifersucht, Rückzug, Aggressionen der Geschwister oder der Partner führen kann.

Diagnostische Prozeduren und tägliche, oft mehrfach erforderliche **Behandlungen** wie Medikamenteneinnahme und Physiotherapie stellen für die Kinder und ihre Familie eine große Belastung dar. Pflegende können sie unterstützen durch Aufklärung und Anleitung im Umgang mit Symptomen wie beispielsweise Juckreiz, Krämpfen, Atemnot, Durchfall, Schmerzen und Konzentrationsschwäche.

Besonders belastend für die Betroffenen sind **Tumorerkrankungen** und schwere kindliche **Fehlbildungen.** Diese Erkrankungen erfordern meist eine intensive Pflege. Die Eltern, die mit der Möglichkeit oder Wahrscheinlichkeit eines frühzeitigen Todes ihres Kindes konfrontiert sind, brauchen besondere Unterstützung.

18.3.2 Krankheit aus Sicht des Kindes

Kinder erleben Krankheit anders als Erwachsene. Im Gegensatz zu Erwachsenen verfügen sie nicht über Wissen, das gegen die Verunsicherung hilft. Auch ist es schwierig, kleinen Kindern Hoffnung zu vermitteln, da Hoffnung ein Verständnis für zeitliche Abläufe voraussetzt, das Kleinkinder noch nicht haben. Ähnliches gilt für das Schmerzerleben. Ein Erwachsener weiß z. B., dass eine Blutentnahme „sein muss" und nur einen kurzen Schmerz verursacht. Für ein Kind ist sie eine undefinierbare Bedrohung.

Kranke Kinder ziehen sich – noch stärker als Erwachsene – auf ihre Grundbedürfnisse zurück. Dieser Rückzug bedeutet oft einen „Rückfall" in Verhaltensmuster aus früheren Entwicklungsstufen und wird deshalb auch als **Regression** (*lat.* regredere = zurückschreiten) bezeichnet.

Kranke Kinder erwarten Sicherheit primär von den Eltern und anderen nahen Bezugspersonen: Das kranke Kind braucht deshalb Vertrautheit und verlässliche Beziehungen.

SPICKZETTEL

Kranke Kinder

- **Akute Erkrankungen:** Masern, Windpocken, Mumps, Infektionen der oberen Atemwege, Magen-Darm- und Harnwegsinfektionen.
- **Chronische Erkrankungen:** Neurodermitis, Asthma bronchiale, Mukoviszidose, Neurofibromatose, chronische Darmentzündungen, Diabetes mellitus, angeborene Herzfehler, Krampfanfälle.
- **Belastungen der Kinder:** Mobbing unter Gleichaltrigen, diagnostische und therapeutische Prozeduren, gravierende Einschränkungen durch Tumorerkrankungen und schwere Fehlbildungen.
- **Reaktionen:** Überfürsorglichkeit der Eltern mit Auswirkungen auf das Familiensystem, Regression der Kinder.

18.3.3 Pflege des kranken Kindes

Beobachtung

Beobachten → 2.2

Pflegende müssen häufig Angaben der Kinder objektivieren, weil die Kinder ihre Beschwerden nicht präzise benennen können. So klagen kleine Kinder etwa über „Bauchschmerzen", obwohl das Ohr schmerzt. Die gesammelten Informationen können ergänzt werden durch Angaben von Beobachtungsinformationen der Eltern und anderer Angehöriger. Wichtig ist eine genaue Dokumentation der Ergebnisse.

Atmung

Beobachtung der Atmung → 3.2

Die **Atemzüge** des Kindes werden möglichst unauffällig beim schlafenden oder ruhigen Kind gezählt. Während bei Säuglingen die Atemzüge am sichersten durch Auflegen der Hand unterhalb des Schwertfortsatzes des Brustbeins erspürt bzw. mittels Auflegen eines Stethoskops auf den Thorax auskultiert werden, sollte bei älteren Kindern eine Berührung vermieden werden, da diese die Atmung dann häufig bewusst beeinflussen. Mit dem Peak-Flow-Meter (→ 23.3.2) kann die Atemfunktion schon ab vier Jahren gemessen werden.

Haben die Kinder Angst, Schmerzen oder sind sie emotional erregt, atmen sie häufig schneller und oberflächlicher. Einige Kinder neigen in extremen Fällen zur **Hyperventilation** oder machen in Schreck- bzw. Schockmomenten kurze Atempausen. Bei starken Schmerzen kommt es häufig zu **Schonatmung,** die oberflächlicher und schneller ist.

Atemunterstützende Körperpositionen (→ 3.3) sind z. B. Oberkörperhochpositionierung sowie die A-, T- und I-Positionierung. Ältere Kinder können zeitlich befristet auch gezielte Dehnpositionierungen einnehmen. Bei **Drainagepositionierungen** (→ 3.4.4) ist zu beachten, dass die Bauchlage aufgrund der Gefahr des plötzlichen Kindstods (→ 11.6.5) bei Säuglingen nur unter Beobachtung ausgeführt werden sollte.

Positionierungshilfsmittel

Wichtig ist, die Positionierungshilfsmittel nach Größe des Kindes auszuwählen. So reichen bei Säuglingen beispielsweise Moltontücher aus, während beim älteren Kind Positionierungshilfen wie beim Erwachsenen (Kissen, Rollen) zum Einsatz kommen.

Typische kindgerechte **Atemübungen** (→ 3.4.3) sind das Seifenblasenpusten oder das Aufpusten von Luftballons, das Blubbern mit einem Strohhalm im Wasserglas oder das Singen. Lippenbremse und Blubberflasche können schon beim Kindergartenkind angewandt werden. Ältere Kinder können auch mit PEP-Geräten oder inspiratorischen Atemtrainern üben.

Herz und Kreislauf

Pulsbeobachtung → 4.1.2, → 4.1.3
Blutdruckmessung → 4.2.2

Üblicherweise erfolgt die **Pulskontrolle** beim ruhigen oder schlafenden Kind. Vor dem Ertasten des Pulses sollte dem wachen Kind dieser Vorgang spielerisch und altersgerecht erklärt werden. Bei Säuglingen ist es sinnvoll, die Herzfrequenz mittels Stethoskop zu ermitteln. Häufig wird in der Pflege von Kindern ein **EKG-Monitoring** angeordnet.

Die **Blutdruckmessung** beim Kind erfolgt meist über Oszillometrie. Auskultatorische und palpatorische Messungen stellen weitere Möglichkeiten dar. Im Kinderintensivbereich wird meist die arterielle Blutdruckmessung durchgeführt.

Körpertemperatur

Temperaturmessung → 5.2

Die Messung der **Körpertemperatur** von Kindern erfolgt mit den gleichen Methoden und Thermometerarten wie beim Erwachsenen (→ 5.2.2). Schnullerthermometer sind unzuverlässig.

Kinder haben bei Infektionen deutlich häufiger **Fieber** als Erwachsene. Vor allem bei Kleinkindern treten oft Temperaturen bis 39 °C auf. Pflegerische Interventionen bei Fieber im Kindesalter können z. B. physikalische Maßnahmen wie Wadenwickel oder kühle Teil-und Ganzkörperwaschungen sein (→ 5.4). Auf ausreichend Flüssigkeitszufuhr ist zu achten. Die Vitalzeichen sind beim fiebernden Kind engmaschig zu kontrollieren.

Haut- und Körperpflege

Haut- und Körperpflege → Kap. 6

Bei der **Haut- und Körperpflege** ist stets das Schamgefühl des Kindes zu berücksichtigen, das sich bereits im Kindergartenalter entwickelt. Eigene Kleidung vermittelt dem Kind Vertrautheit und Geborgenheit. Baden, Duschen, Ganz- oder Teilkörperwaschung können meist von den Eltern durchgeführt werden, die ggf. von Pflegefachpersonen beraten werden. Das gilt z. B. auch für die Ohren- oder Augenpflege (→ 6.4, → 6.5). Bei der Nasenpflege (→ 6.6) ist zu beachten, dass Säuglinge fast ausschließlich über die Nase atmen, eine unbehinderte Nasenatmung muss daher sichergestellt sein.

Bei der **Zahn- und Mundpflege** (→ 6.7) sollten Kinder altersentsprechend angeleitet werden. Bei Kindern, die vor Untersuchungen oder einer Operation nüchtern bleiben müssen, sollte auf das Putzen der Zähne verzichtet werden. Zahnspangen sollten beim Krankenhausaufenthalt wie gewohnt getragen und gereinigt werden.

Neugeborene, Säuglinge und Krabbelkinder werden regelmäßig gewickelt; dabei ist besonders auf Anzeichen von Wundsein zu achten (→ 8.1.6).

Ernährung

Energie- und Nährstoffbedarf → 7.1.3

Eltern benötigen unter Umständen Unterstützung bei der **Ernährung** ihres kranken Kindes. Je nach Alter und Gesundheitszustand des Kindes kann die **Ernährungsberatung** sich auf Stillen und Beikost (→ 7.1.2), Allergieprävention, Diäten bei speziellen Erkrankungen oder Sondenernährung beziehen. Pflegerische Interventionen bei Übelkeit und Erbrechen (→ 24.2.1) müssen von der Pflegefachperson ebenso beherrscht werden wie das Legen einer Magensonde (→ 7.7.1).

Bewegung

Eltern sollten angeleitet werden, für ausreichend **Bewegung** im Alltag des Kindes zu sorgen. Kranke Kinder werden je nach Krankheitsbild frühzeitig und individuell angepasst mobilisiert. Dabei sollten Pflegende bewegungsunterstützende Maßnahmen in ihren Pflegealltag integrieren, z. B.

das Kinaesthetics Infant Handling® (→9.5). Bei eingeschränkter Bewegungsfähigkeit kommen die gleichen Prophylaxen wie bei Erwachsenen zur Anwendung: Kontrakturenprophylaxe (→9.7), Dekubitusprophylaxe (→6.11), Thromboseprophylaxe (→4.3), Sturzprophylaxe (→18.2.3).

Kommunikation

Kommunikation →Kap. 10

Die Fähigkeiten der **verbalen Kommunikation** eines Kindes sind abhängig von Alter und Entwicklungsstand (→18.2). Die **Körpersprache** ergänzt gerade bei Kindern die verbale Kommunikation. Allerdings können Kinder ihre Mimik, Haltung und Gestik nur begrenzt kontrollieren. Die Kommunikation mit seh-, hör- oder sprachbeeinträchtigten Kindern (→10.4) erfordert spezifische Kenntnisse und den Einsatz von Hilfsmitteln, z.B. einer Sprechtafel für sprachbehinderte Kinder. In der Kommunikation mit fremdsprachigen Kindern können Bildtafeln oder -karten hilfreich sein. Häufig findet die Kommunikation zwischen Kind und Pflegenden im Dreiecksgefüge mit den Eltern statt. Beratung und Anleitung der Bezugspersonen ist eine wesentliche Aufgabe der Pflege.

Schlaf

Schlaffördernde Maßnahmen →11.4

Neugeborene im Inkubator betten →34.24.8

Kinder erholen sich im **Schlaf,** sammeln Kraftreserven und verarbeiten ihre Erlebnisse. Dauer, Tiefe und Struktur des Schlafes verändern sich im Lauf der Zeit (→11.3.2). Während Säuglinge rund 18 von 24 Std. schlafen, kommen Schulkinder bereits mit 11 Std. aus. Wenn Kinder krank sind oder Schmerzen haben, kann das die Schlafqualität sehr beeinträchtigen. Es können schlaffördernde Maßnahmen angewendet werden, die nach Aussage der Eltern auch zu Hause wirken. Die Schlafumgebung von Säuglingen sollte besonders im Hinblick auf das Risiko des **plötzlichen Kindstods** (→11.6.5) sicher gestaltet und Verletzungsrisiken ausgeschlossen werden.

Schmerz

Pflege bei Schmerzen →Kap. 13

Schmerzempfindung ist unabhängig vom Lebensalter und auch schon beim Frühgeborenen nachweisbar. Das Erfassen des Schmerzes bei Kindern ist sehr komplex. Zur Einschätzung werden altersabhängig die Selbsteinschätzung der Kinder, die Fremdeinschätzung durch Eltern und die Krankenbeobachtung durch die Pflegenden sowie spezielle kindgerechte Schmerzerfassungsinstrumente herangezogen (→13.3.2). Je weniger sich das Kind verbal über seine Schmerzen äußern kann, desto wichtiger wird die Mimik des Kindes für die Schmerzerfassung. Auch die Erhöhung von Muskeltonus und/oder Pulsfrequenz kann auf Schmerzen hinweisen.

Verabreichen von Medikamenten

Arzneimitteltherapie →43.3

Die Arzneimittelgabe bei Kindern erfordert Fingerspitzengefühl der Pflegenden. Kinderfreundliche Darreichungsformen (z.B. Saft) sind zu bevorzugen, dabei ist die korrekte Verabreichung von Säften, Tropfen, Tabletten und Zäpfchen zu berücksichtigen. Ehrlichkeit und kindgerechte Erläuterung erhöhen die Bereitschaft des Kindes, die Medikamente einzunehmen.

SPICKZETTEL

Besonderheiten der Pflege bei Kindern

- **Beobachtung:** Neben der Erhebung objektiver Daten besondere Berücksichtigung subjektiver (auch nonverbaler) Informationen und von Angaben Angehöriger.
- **Atem- und Pulskontrolle:** Möglichst beim ruhigen oder schlafenden Kind; Blutdruckmessung oszillometrisch, im Intensivpflegebereich meist arteriell; Messung der Körpertemperatur wie bei Erwachsenen.
- **Körperpflege:** Durchführung nach Möglichkeit durch die Eltern bzw. altersgerechte Anleitung und Durchführung durch das Kind; Schamgefühl der Kinder berücksichtigen, bei Säuglingen und Kleinkindern auf Anzeichen von Wundsein achten.
- **Ernährung:** Beratung und Anleitung der Eltern zu Stillen, Beikost, Allergieprävention, Diäten, Sondenernährung; Interventionen bei Übelkeit und Erbrechen.
- **Bewegung:** Frühzeitige Mobilisation, Anwendung bewegungsunterstützender Maßnahmen (Kinaesthetics Infant Handling®, Bobath), Durchführung von Prophylaxen.
- **Kommunikation:** Verbale und nonverbale Signale beachten, bei eingeschränkter Kommunikationsfähigkeit Einsatz von Hilfsmitteln.
- **Schlaf:** Beeinträchtigung durch Krankheit und Schmerzen; gewohnte schlaffördernde Maßnahmen ergreifen, für eine gesunde und risikoarme Schlafumgebung sorgen.
- **Schmerz:** Anwendung kindgerechter Schmerzerfassungsinstrumente, Selbsteinschätzung der Kinder, Fremdeinschätzung der Eltern, Beachtung körperlicher und nonverbaler Anzeichen von Schmerz.
- **Medikamente:** Altersgerechte Darreichungsformen, ehrliche Kommunikation, kindgerechte Aufklärung.

18.4 Das Kind im Krankenhaus

Kinder bedürfen im Krankenhaus besonderer Aufmerksamkeit und Fürsorge. Seit vielen Jahren setzen sich Elterninitiativen und Fachverbände deshalb dafür ein, die Situation der kleinen Patienten so kindgerecht wie möglich zu gestalten.

So entstand 1968 in Frankfurt das *AKIK (Aktionskomitee Kind im Krankenhaus).* Es wurde von mehreren Elterninitiativen gegründet, die seit 1997 in einem Bundesverband mit Sitz in Frankfurt zusammengefasst sind. Der Verband sieht seine Aufgaben u.a. darin, die Öffentlichkeit für die spezifischen Bedürfnisse von Kindern im Krankenhaus zu sensibilisieren, das Miteinander von Eltern und Klinikpersonal zu gestalten und Fortbildungsmaßnahmen in der Kinderkrankenpflege zu fördern. Er informiert politische Verantwortungsträger, Öffentlichkeit und Medien und bietet Beratung für Kinder, Jugendliche, Eltern und Bezugspersonen [23].

Andere Vereinigungen (s. Kontaktadressen im Literaturverzeichnis).

18.4.1 Krankenhaus aus Sicht des Kindes

Muss ein Kind stationär behandelt werden, verschärfen sich die Reaktionen auf die Krankheit und neue Probleme treten hinzu:

- Die Trennung vom Zuhause bringt evtl. den Verlust der wichtigsten Bezugsperson mit sich; die Mitaufnahme eines Elternteils gehört deshalb heute zu Recht zum Standard in Kinderkliniken
- Der Verlust der gewohnten häuslichen Umgebung und damit täglicher Aktivitäten und Routinen verstärkt die ohnehin vorhandene krankheitsbedingte Verunsicherung
- Bei älteren Kindern kann der Verlust von Bindungen zu Altersgenossen schmerzlich sein. Die virtuelle Vernetzung mit Freunden und Klassenzimmer ist heute leicht möglich
- Der Krankenhausaufenthalt bedeutet – besonders für Jugendliche – einen Verlust von gerade erworbener Unabhängigkeit

- Zusätzlich wird das Kind mit schmerzhaften Eingriffen, evtl. auch mit dem nahenden Tod konfrontiert.

Ängste

Insbesondere kleine Kinder bedrücken v.a. diese beiden Fragen:
- „Bin ich da allein?"
- „Tut das weh?"

Auch wenn ein Kind diese Fragen nicht direkt stellt, sollten sich Pflegende die **Befürchtungen des Kindes** immer bewusst machen und ihr Handeln danach ausrichten.

18.4.2 Umgang mit Kindern im Krankenhaus

Krankenhäuser der Allgemeinversorgung sind oft nur unzureichend auf die Betreuung von Kindern eingestellt. Kinder werden dort teilweise auf Erwachsenenstationen versorgt, wobei kindliche Entwicklungsbedürfnisse und spezielle Anforderungen an pflegerisches Handeln nicht immer berücksichtigt werden können. Um den Bedürfnissen von **Kindern im Krankenhaus** angemessen begegnen zu können und negative physische und psychische Folgen zu vermeiden, wurde 1988 in Leiden/Niederlande die *Charta für Kinder im Krankenhaus* von Kind- und Krankenhausinitiativen aus zwölf europäischen Ländern verabschiedet.

Seit der Gründung des europäischen Dachverbands *European Association for Children in Hospital (EACH)* im Jahre 1993 ist die Charta unter der Bezeichnung *EACH-Charta* (→Abb. 18.18) bekannt. Ziel von EACH ist es, die in der Charta aufgeführten Forderungen europaweit umzusetzen. Um dies zu erreichen, wurden und werden Eltern, politisch Verantwortliche und alle an der Betreuung von kranken Kindern beteiligten Personen aufgerufen, im Einklang mit der Charta zu handeln.

Um eine adäquate medizinische und pflegerische Betreuung von kranken Kindern zu gewährleisten, sollte diese in **spezialisierten Kinderkliniken** erfolgen.

Pflegende müssen im Umgang mit kranken Kindern nicht nur die kurativen und präventiven Aspekte unterstützen, sondern zudem auch altersphysiologische Entwicklungsstände berücksichtigen und entsprechend pflegerisch unterstützen.

Innerhalb der Lebensspanne „Kindheit" finden sich altersabhängige Krankheitsbilder, altersübergreifende, teils chronische Erkrankungen und zugleich rasant voranschreitende physische und psychische Entwicklungsschritte (→15.1, →18.2). Das bedeutet, dass in den unterschiedlichen Phasen der Lebensspanne „Kindheit" spezielle Anforderungen an pflegerisches Handeln zu stellen sind.

SPICKZETTEL

Belastungsfaktor Krankenhaus
- Psychische Belastung durch Trennung von der gewohnten Umgebung und Bezugspersonen besonders bei kleineren Kindern.
- Trennung von Altersgenossen und Verlust der gerade erst gewonnenen Unabhängigkeit bei Jugendlichen.
- Ängste, Konfrontation mit Schmerzen oder nahendem Tod.
- Pflege: Berücksichtigung des Entwicklungsstands der Kinder, Berücksichtigung der EACH-Charta.

Früh- und Neugeborene

Pflege des Neugeborenen →34.23
Pflege des Frühgeborenen →34.24.8

Die Betreuung von **früh- und neugeborenen Kindern** im Krankenhaus stellt eine

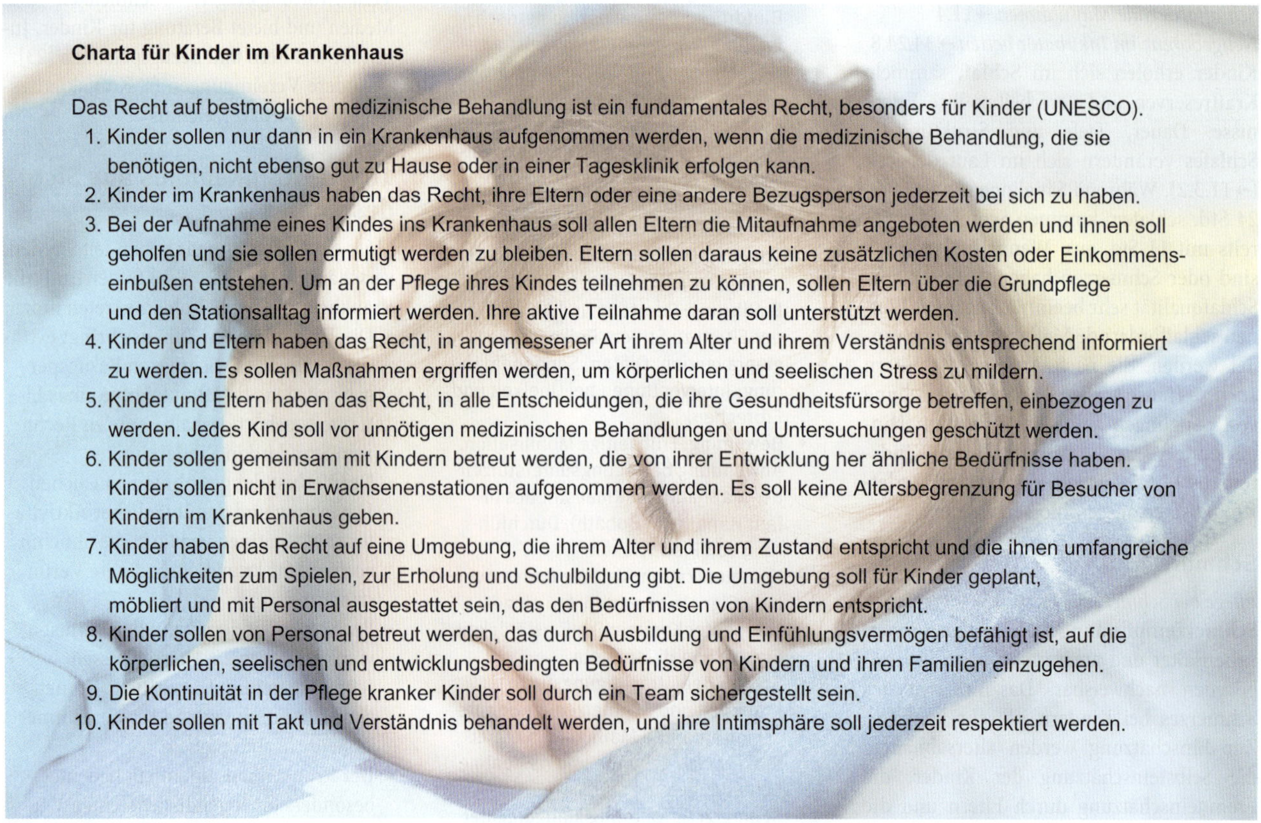

Charta für Kinder im Krankenhaus

Das Recht auf bestmögliche medizinische Behandlung ist ein fundamentales Recht, besonders für Kinder (UNESCO).

1. Kinder sollen nur dann in ein Krankenhaus aufgenommen werden, wenn die medizinische Behandlung, die sie benötigen, nicht ebenso gut zu Hause oder in einer Tagesklinik erfolgen kann.
2. Kinder im Krankenhaus haben das Recht, ihre Eltern oder eine andere Bezugsperson jederzeit bei sich zu haben.
3. Bei der Aufnahme eines Kindes ins Krankenhaus soll allen Eltern die Mitaufnahme angeboten werden und ihnen soll geholfen und sie sollen ermutigt werden zu bleiben. Eltern sollen daraus keine zusätzlichen Kosten oder Einkommenseinbußen entstehen. Um an der Pflege ihres Kindes teilnehmen zu können, sollen Eltern über die Grundpflege und den Stationsalltag informiert werden. Ihre aktive Teilnahme daran soll unterstützt werden.
4. Kinder und Eltern haben das Recht, in angemessener Art ihrem Alter und ihrem Verständnis entsprechend informiert zu werden. Es sollen Maßnahmen ergriffen werden, um körperlichen und seelischen Stress zu mildern.
5. Kinder und Eltern haben das Recht, in alle Entscheidungen, die ihre Gesundheitsfürsorge betreffen, einbezogen zu werden. Jedes Kind soll vor unnötigen medizinischen Behandlungen und Untersuchungen geschützt werden.
6. Kinder sollen gemeinsam mit Kindern betreut werden, die von ihrer Entwicklung her ähnliche Bedürfnisse haben. Kinder sollen nicht in Erwachsenenstationen aufgenommen werden. Es soll keine Altersbegrenzung für Besucher von Kindern im Krankenhaus geben.
7. Kinder haben das Recht auf eine Umgebung, die ihrem Alter und ihrem Zustand entspricht und die ihnen umfangreiche Möglichkeiten zum Spielen, zur Erholung und Schulbildung gibt. Die Umgebung soll für Kinder geplant, möbliert und mit Personal ausgestattet sein, das den Bedürfnissen von Kindern entspricht.
8. Kinder sollen von Personal betreut werden, das durch Ausbildung und Einfühlungsvermögen befähigt ist, auf die körperlichen, seelischen und entwicklungsbedingten Bedürfnisse von Kindern und ihren Familien einzugehen.
9. Die Kontinuität in der Pflege kranker Kinder soll durch ein Team sichergestellt sein.
10. Kinder sollen mit Takt und Verständnis behandelt werden, und ihre Intimsphäre soll jederzeit respektiert werden.

Abb. 18.18 Charta für Kinder im Krankenhaus [23]. [Foto: J787] sehr intensive pflegerische Aufgabe dar. In dieser Lebensphase steht oft, v. a. im weiteren Verlauf des Klinikaufenthalts, eine entwicklungsfördernde Pflege im Vordergrund.

Frühgeborene z. B. sind häufig nicht krank, sondern bedürfen einer medizinischen und pflegerischen Versorgung aufgrund ihrer körperlichen Unreife. Letztere kann zusätzlich typische Krankheitsbilder bedingen. Oft werden Frühgeborene in den ersten Lebenstagen auf der Intensivstation betreut und verbringen im Anschluss daran noch viele Woche und Monate in der Kinderklinik. Diese Umgebung unterscheidet sich vollkommen von der physiologischen intrauterinen Umwelt. Frühgeborene erleben Stress, Schmerzen, Lärm, Licht und nicht zuletzt auch die Trennung von der Mutter.

Neugeborene hingegen sind zwar physiologisch auf das extrauterine Leben eingestellt, aber die Umgebung Krankenhaus kann die Entwicklung hemmen. Insbesondere wirkt sich die Trennung von der Mutter ungünstig auf den Bindungsaufbau zwischen Mutter und Kind aus.

Spezifische pflegerische Maßnahmen sind:

- Den Kindern eine möglichst stressreduzierte und entwicklungsfördernde Betreuung ermöglichen
- Sehr gute Patientenbeobachtung durchführen, auch auf Stress- und Schmerzsymptomatik. Geeignete Schmerzassessment-Instrumente verwenden, z. B. *Berner Schmerzscore für Neugeborene (BNS), Premature Infant Pain Profile (PIPP);* weitere Instrumente → 13.3.2
- Ärztliche und pflegerische Tätigkeiten gut koordinieren, um dem Kind lange Ruhezeiten zu ermöglichen
- Inkubator oder Bett abdunkeln, was auch die Geräuschkulisse abschwächen kann
- Spezielle entwicklungsfördernde Pflegekonzepte anwenden, um die physische und kognitive Reifung des Kindes zu unterstützen, z. B. NIDCAP® (*Newborn Individualized Developmental Care and Assessment* [30]), Basale Stimulation® in der Pflege (→ 12.7.1), Kinaesthetics Infant Handling® (→ 9.5)
- Frühestmöglich die Eltern in die Pflege des Kindes einbeziehen, diese anleiten und beraten, u. a. um eine intakte Eltern-Kind-Beziehung, z. B. mittels Känguru-Methode (→ 18.2.2), aufzubauen.

Pflege Frühgeborener

Frühgeborene sollen eine **stressreduzierte** und **entwicklungsfördernde Pflege** und Umgebung erfahren, damit physische und kognitive Reifeprozesse gefördert werden.

Säuglinge und Kleinkinder

Säuglinge und Kleinkinder werden durch den Aufenthalt im Krankenhaus oft stark belastet und verunsichert. Sie erleben eine ungewohnte Umgebung, die sich deutlich vom häuslichen Umfeld unterscheidet. Zudem sind sie in ihrer Bewegungsfreiheit oft eingeschränkt, und der entwicklungsphysiologisch wichtige Spiel- und Entdeckungstrieb wird stark begrenzt.

Die Kinder erleben medizinische und pflegerische, vielleicht schmerzhafte Maßnahmen und sind mit vielen unbekannten Menschen konfrontiert. Im Säuglings- und Kleinkindalter ist das Bedürfnis nach Sicherheit, Gewohnheit und nach Anwesenheit von Bezugspersonen vorrangig. Kognitiv sind diese Kinder noch nicht in der Lage, Krankheitseinsicht zu gewinnen oder sich über die Notwendigkeit von pflegerischen und medizinischen Maßnahmen im Klaren zu sein.

In dieser Lebensphase reagieren Kinder auf frustrierende, unangenehme Ereignisse am häufigsten mit Abwehr (Verweigerung). Dabei zeigen sie oft eine typische Abfolge psychischer Reaktionen, in die sie ihre wichtigsten Bezugspersonen einbeziehen:

- **Protest.** Das Kind zeigt Angst und Aggression, z. B. durch Schreien, Weinen, „Trotzreaktionen", Zornausbrüche (ggf. auch gegen die Eltern)
- **Apathie.** Das Kind wendet sich ab, wird still
- **Depression und Resignation.** Das Kind zieht sich in sich zurück, wehrt Gefühlsbeziehungen wie tröstenden Zuspruch ab, weint und spielt nicht mehr.

Vor allem die Trennung des Kindes von den Eltern durch einen Krankenhausaufenthalt in dieser Lebensphase kann die kindliche Entwicklung stark negativ beeinflussen und zur Entstehung eines **psychischen Hospitalismus** beitragen. Dieser kann in vier verschiedene Schweregrade unterteilt werden:

1. **Separationsschock.** Gekennzeichnet durch Protest, Verzweiflung, Ablehnung
2. **Anaklitische Depression.** Symptome wie Apathie, Resignation und Retardierung treten in Erscheinung
3. **Mentale Inanition.** Psychosomatische Störungen und irreversible psychische Schädigungen sind festzustellen
4. **Hospitalismus im engeren Sinn.** Äußert sich in schweren physischen und psychischen Dauerschäden, führt zu vitaler Bedrohung bis hin zum Tod [25].

Die schwerste Form des psychischen Hospitalismus ist heute in unserer Kultur nur noch sehr selten anzutreffen.

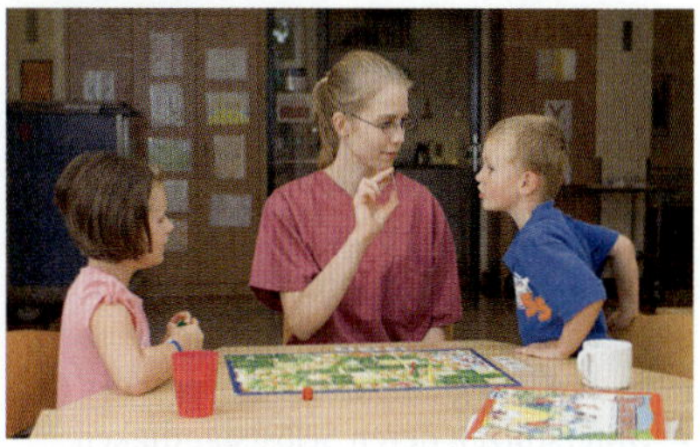

Abb. 18.19 Durch das Spiel mit der Pflegefachperson erfährt das Kind, dass diese nicht nur für unangenehme Tätigkeiten zuständig ist. [K115]

Pflegefachpersonen berücksichtigen im Umgang mit Kindern im Krankenhaus Folgendes [24]:

- Sie orientieren ihr Handeln an den Bedürfnissen des Kindes (→ Abb. 18.18, → Abb. 18.19)
- Sie handeln einfühlsam und behutsam und sorgen für eine vertrauensfördernde Umgebung. Dazu kann es sinnvoll sein, das Bett bzw. das Zimmer des Kindes mit eigenen, vertrauten Sachen zu gestalten (Spielzeug, Kuscheltiere, Musik)
- Sie sorgen dafür, dass Untersuchungen und schmerzhafte Eingriffe möglichst im Behandlungszimmer und nicht im Patientenzimmer erfolgen
- Sie sorgen für altersgerechte Spielmaterialien bzw. organisieren Unterstützung durch pädagogische Fachkräfte
- Sie unterstützen und organisieren die Mitaufnahme eines Elternteils (→ 18.4.3)
- Sie beziehen die Eltern in die Pflege ein. Häufig erleben die Kinder Situationen als weniger belastend und beängstigend, wenn eine vertraute Bezugsperson dabei ist
- Sie beraten, leiten an und unterstützen die Eltern während des Krankenhausaufenthalts
- Sie organisieren – wenn möglich – speziell ausgebildete **Klinikclowns,** die die kranken Kinder besuchen. Sie aktivieren die Selbstheilungskräfte und unterstützen die Therapie durch die Kraft des Humors (→ 16.5).

Schulkinder und Jugendliche

Für **Schulkinder und Jugendliche** bedeutet eine Erkrankung oft einen spürbaren Einschnitt in ihr soziales Leben. Je älter das Kind bzw. der Jugendliche ist, desto stärker sind die Entwicklung zu Selbstständigkeit und der Ablöseprozess von den Eltern vorangeschritten. Besonders das Auftreten einer chronischen Erkrankung kann diese Entwicklungsphase nachhaltig negativ beeinflussen. Mit fortschreitendem Alter ist das Kind kognitiv

in der Lage, seine Krankheit und die notwendigen medizinischen und pflegerischen Maßnahmen zu hinterfragen, zu verstehen und mögliche Konsequenzen abzuleiten.
Pflegefachpersonen:
- Wahren die Intimsphäre der Kinder und Jugendlichen, informieren altersgerecht und treffen gemeinsame Absprachen
- Unterstützen deren Selbstständigkeit und Selbstpflegefähigkeit mit Beratung und Anleitung
- Stellen bei Bedarf und in Absprache mit der Ärztin den Kontakt zu angrenzenden Berufsgruppen her, z. B. Psychologinnen, Pädagogen, Seelsorgerinnen
- Lassen ältere Kinder und Jugendliche über das Einbeziehen der Eltern in die Pflege nach Möglichkeit selbst entscheiden und unterstützen deren Entscheidung
- Sorgen für altersgerechte Beschäftigungsangebote (z. B. Kicker, Bücher, Musik, Fernseher, Laptop)
- Unterstützen, dass die Kinder Gegenstände von zu Hause mitbringen und den Kontakt zu anderen sozialen Gruppen aufrechterhalten (→ Abb. 18.20).

Kinder mit Entwicklungsbeeinträchtigungen

Kinder mit chronischer Krankheit oder Behinderung müssen immer wieder in Kinderkliniken betreut werden, häufig bis ins Erwachsenenalter. Für Pflegende bedeutet das, der vorhandenen Pflegebedürftigkeit und den individuellen Entwicklungsmöglichkeiten im Sinne des Pflegeprozesses zu begegnen. Zusätzlich muss auf den akuten pflegerischen Bedarf im Krankenhaus eingegangen werden. In der häuslichen Umgebung entwicklungsbeeinträchtigter Kinder zwischen null und 15 Jahren sind die Eltern meist die Hauptpflegepersonen.

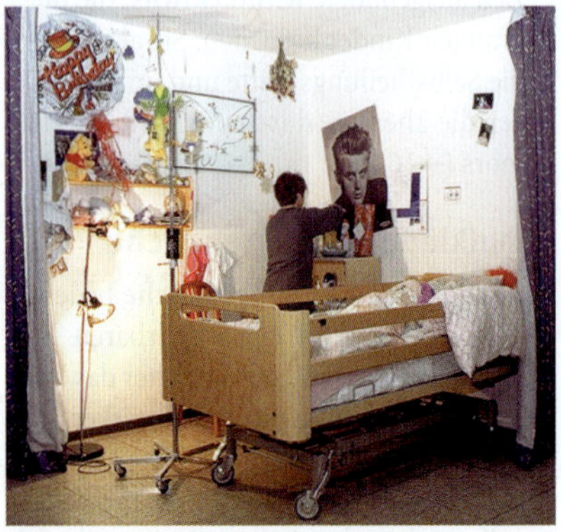

Abb. 18.20 Eine vertrautere Umgebung lässt sich im Krankenhaus schaffen, wenn große Kinder ihr Patientenzimmer selbst gestalten. [K183]

Eltern, primär Mütter, sind die Experten, wenn es um die alltägliche, pflegerische Versorgung ihrer Kinder geht. Eine enge Zusammenarbeit zwischen Eltern und Pflegenden ist daher obligat [26], [27], [28].
Pflegefachpersonen:
- Erfragen die individuellen Fähigkeiten und Bedürfnisse des Kindes
- Leiten die Hauptpflegepersonen bei Bedarf an und bieten Beratung
- Fördern realistische Erwartungshorizonte: Welche Entwicklungsschritte sind wahrscheinlich, welche möglich, welche unmöglich? Dies öffnet den Blick auf das Kind und erleichtert die Annahme des Kindes sowie die Zukunftsplanung
- Zeigen den Eltern Ressourcen und Stärken des Kindes auf
- Leben einen freundlichen und positiv motivierenden Umgang mit dem Kind vor
- Verstehen ggf. Frustration der Eltern: Die Medizin kann bei entwicklungsgestörten Kindern nicht immer das erfüllen, was sie ansonsten verspricht – Besserung und Heilung
- Vermitteln den Kontakt zu anderen betroffenen Familien und zu Selbsthilfegruppen (→ 17.2.5), mit denen die Eltern ihre Erfahrungen teilen können
- Beraten zu Möglichkeiten, die die Familie entlasten, z. B. häusliche Kinderkrankenpflege, Kurzzeitpflege
- Stellen bei Bedarf den Kontakt zu anderen Berufsgruppen her, z. B. Sozialarbeiter, Psychologinnen, Seelsorger, Case Managerinnen.

Wahrnehmung fördern

Der Einsatz von wahrnehmungsfördernden Pflegekonzepten ermöglicht den Pflegenden einen professionellen, individuellen Umgang mit dem Kind. Eltern können aus diesen Konzepten Anregungen für die weitere häusliche Versorgung gewinnen. Beispiele sind die Basale Stimulation® (→ 12.7.1), das Kinaesthetics Infant Handling® (→ 9.5) und das Bobath-Konzept (→ 37.6.6).

SPICKZETTEL

Pflege von Kindern im Krankenhaus

Früh- und Neugeborene:
- Reduzierung von Stressfaktoren in der Umgebung.
- Sinnvolle Koordination therapeutischer und pflegerischer Maßnahmen.
- Einsatz spezieller entwicklungsfördernder Pflegekonzepte.
- Körperkontakt und Beziehungsaufbau mit den Eltern.

Säuglinge und Kleinkinder:
- Typische Stressreaktionen: Protest, Apathie, Depression und Resignation, im Extremfall psychischer Hospitalismus.
- Pflege: Behutsames und einfühlsames Vorgehen, Aufbau von Vertrauen.
- Vertrauten Gegenständen des Kindes, altersangemessene Spiele und pädagogische Betreuung, Besuch von Klinikclowns.
- Enge Einbeziehung zu den Eltern (möglichst Mitaufnahme eines Elternteils); Anleitung und Unterstützung der Eltern.

Schulkinder und Jugendliche:
- Wahrung der Intimsphäre, Herstellung von Privatsphäre im Zimmer.
- Förderung der Selbstständigkeit und Selbstpflegefähigkeit.
- Jugendlichen Entscheidung über Einbeziehung der Eltern überlassen.
- Angemessene Beschäftigungsmöglichkeiten, Möglichkeiten der Kontaktaufnahme zu Gleichaltrigen.

Kinder mit Entwicklungsstörungen:
- Eltern als Experten respektieren und unterstützen.
- Realistischen Erwartungshorizont fördern, Ressourcen der Kinder erkennen und den Eltern aufzeigen.
- Möglichkeiten der Entlastung aufzeigen, Kontakt zu Selbsthilfegruppen, andere relevanten Berufsgruppen.
- Wahrnehmungsfördernde Pflegekonzepte.

Begrenzung des Krankenhausaufenthalts

Kinder werden möglichst zu Hause behandelt und gepflegt *(EACH-Charta* → Abb. 18.18*)*. Daher suchen Pflegenden gemeinsam mit den anderen Mitgliedern des therapeutischen Teams nach Möglichkeiten, wie der Krankenhausaufenthalt des Kindes verkürzt und eine häusliche Betreuung sichergestellt werden kann.

18.4.3 Eltern kranker Kinder

Angehörige, Familie als Mitbetroffene → 15.4.5
Bewältigungshandeln von Familien → 15.5.3

Die Integration und der professionelle Umgang mit den Eltern ist eine wichtige Aufgaben von Pflegefachpersonen (→ Abb. 18.21, → Abb. 18.22). Für das System „Familie" bedeutet die Erkrankung eines Kindes eine mehr oder minder schwere Belastung, die das Leben innerhalb der Familie akut und nachhaltig verändern kann. Das Kind ist angewiesen auf

Unterstützung und Fürsorge durch die übrigen Mitglieder des familiären Systems. Pflegende dürfen daher das Kind nicht ausschließlich als Individuum sehen, sondern müssen die überlebenswichtigen primären Bezugspersonen stets mitbetrachten. Im Zuge einer **familienzentrierten Pflege** (→ 15.5.3) sind Modelle und Konzepte entstanden, die diesen systemischen Blick beschreiben und Anwendungsmöglichkeiten eröffnen [28], [29].

Wichtige Voraussetzungen für die familienzentrierte Pflege sind der Verzicht auf festgelegte Besuchszeiten und die Möglichkeit der Mitaufnahme eines Elternteils. Die meisten Kinderkliniken verfügen über Elternzimmer oder Elternwohnhäuser auf dem Klinikgelände. Die Betreuung mitaufgenommener Eltern ist für die Pflegenden eine zusätzliche wichtige Aufgabe, denn die Situation der Eltern ist komplex:

- Anstatt ihr Kind schützen und behüten zu können, müssen Eltern zusehen, wie ihr Kind Schmerzen erleidet

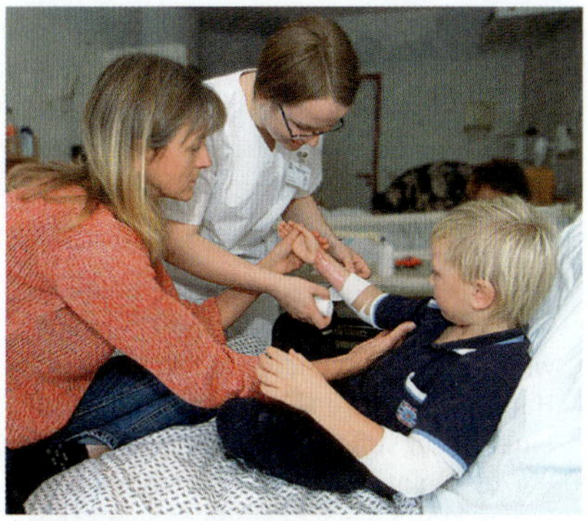

Abb. 18.21 Viele Kinder zeigen eine bessere Kooperation, wenn Mutter oder Vater an der Pflege beteiligt werden. [K115]

- Während Eltern normalerweise ihr Kind vor Eingriffen fremder Menschen schützen können, können sie dieser Rolle im Krankenhaus nur eingeschränkt nachkommen
- Vorher waren die Eltern die alleinigen Experten für das Wohlergehen ihres Kindes, nun kommen (fremde) Pflegende und Ärztinnen hinzu
- Oft leiden Eltern an Schuldgefühlen („Hätte ich ihm nur verboten …") und sind zwischen den nun getrennten Teilen der Familie (Partner, andere Kinder) hin- und hergerissen
- Das Krankenhaus ermöglicht wenig Privatsphäre und Rückzugsmöglichkeiten.

Pflegende erkennen die Bedürfnisse und Probleme der Eltern und können beratend und begleitend darauf eingehen. Bei Bedarf stellen sie **Kontakte zu anderen Berufsgruppen** her (z. B. Psychologen, Seelsorgerinnen). Es kann sinnvoll sein, Eltern **Informationen über Modelle der Stressbewältigung** *(Coping)* anzubieten oder Wege aufzuzeigen, wie z. B. familiäre Ressourcen genutzt werden können, um zukünftig neue Lebensräume zu gestalten *(Empowerment)*. Eine professionelle psychologische Betreuung kann von Pflegenden nicht erbracht werden.

Mein Kind muss ins Krankenhaus – 10 Bitten an Eltern

Vorbereitung ist besser als Vermeidung

Machen Sie nach Möglichkeit schon vorher Ihr Kind altersentsprechend mit dem Thema „Krankenhaus" und „Rettungsdienst" vertraut. Dies nimmt die Angst vor dem Ungewissen. Nutzen Sie „Tage der Offenen Tür", verwenden Sie einen Spielzeug-Arztkoffer oder animieren Sie Ihren Kindergarten, einen Rettungswagen anzuschauen. Versuchen Sie, dass in Ihrem Umfeld und auch von Ihnen selber über Ärzte, Behandlungen und Krankenhaus möglichst positiv gesprochen wird.

Ehrlichkeit ist besser als Verharmlosung

Bereiten Sie Ihr Kind auf eventuell schmerzhafte Behandlungen vor. Durch Verharmlosen oder Verschweigen riskiert man einen Vertrauensverlust des Kindes in Sie als Mutter oder Vater, aber auch in den Arzt oder das Pflegepersonal und erschwert unter Umständen die folgende Therapie.

Ruhe ist besser als Hektik

Behalten Sie die Nerven, denn die Situation ist, wie sie ist und muss bewältigt werden. Atmen Sie tief durch. Sie wissen, dass Ihr Kind aufgrund seiner hohen Sensibilität spürt, wenn Sie den Boden unter den Füßen verlieren.

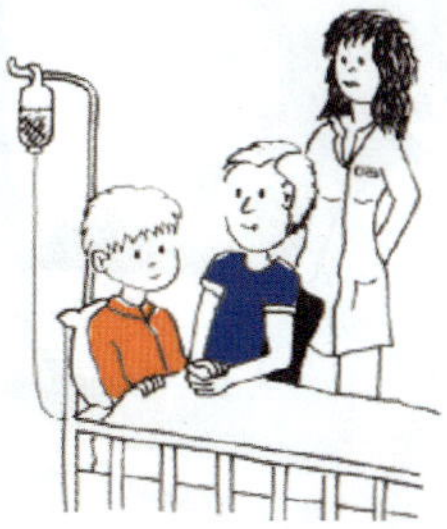

Taktik der kleinen Schritte ist besser als Überrumpelung

Nehmen Sie Ihr Kind während der Untersuchung oder Behandlung vielleicht auf den Schoß. Erklären Sie ihm gemeinsam mit dem Arzt die nun folgenden Schritte und geben Sie ihm Raum, Fragen zu stellen.
Das schafft Sicherheit.

Regeln sind besser als impulsives Handeln

Sie kennen ihr Kind am Besten. Informieren Sie die Ärzte und das Pflegepersonal im Krankenhaus unbedingt über Vorlieben und Abneigungen, Gewohnheiten und Besonderheiten Ihres Kindes wie zum Beispiel Allergien, Medikamente und Ängste. Im Gegenzug lassen Sie sich über Regeln im Krankenhaus informieren. Damit können schon einige Missverständnisse im Vorfeld vermieden werden.

Alleinsein ist das Schlimmste

Sollten Sie nicht den ganzen Tag oder über Nacht im Krankenhaus bleiben können, ist es sehr wichtig, dem Kind sein Lieblingsspielzeug, möglichst ein Kuscheltier, mitzugeben. Dadurch hat es z. B. zum Einschlafen etwas Vertrautes bei sich, welches ihm emotionale Sicherheit und Geborgenheit schenkt.

Unterstützung bedeutet Entlastung

Denken Sie in dieser belastenden Situation auch an sich selber und aktivieren Sie Ihr „soziales Netzwerk". Akzeptieren Sie z. B. Unterstützung durch Großeltern, Freunde oder auch eventuell durch gesunde Geschwisterkinder.

Die „wohldosierte" Aufgabenverteilung gibt Ihnen Entlastung und Ihren gesunden Kindern das Gefühl, in dieser Situation nicht ausgeschlossen zu sein und auch ein wenig helfen zu können. Erfolgreich bewältigte Problemsituationen stärken die Familienbande.

Einfühlungsvermögen ist besser als Beharrungsvermögen

Das gesamte Personal im Krankenhaus möchte mit all seiner Erfahrung und seinem Wissen nur das Beste für Ihr Kind. Bedenken Sie bitte: Sie befinden sich in einer Ausnahmesituation. Ärzte und Pflegekräfte befinden sich an ihrer Arbeitsstelle und haben ihren berufsbedingten Rhythmus. Überlegen Sie sich, ob Sie Ihr Anliegen genau jetzt, z. B. während der „Übergabe" vorbringen müssen oder ob es nicht auch noch eine halbe Stunde Zeit hätte.

Nachsicht ist besser als Strenge

Ein Krankenhausaufenthalt ist für die ganze Familie eine Ausnahmesituation. Ihr krankes Kind reagiert anders als „normal", ist vielleicht müde und kann sich schlecht konzentrieren. Auch Ihr Partner und die Geschwisterkinder sind ein wenig aus der Bahn geworfen. Sind Sie daher nachsichtig, wenn nicht alles so läuft und alle sich so verhalten, wie Sie es erwarten. Sprechen Sie auch Ihre Erwartungen deutlich aus. Am meisten Nachsicht aber haben Sie bitte mit sich selber.

Die „Summe" aller Bitten ergibt die 10. Bitte – die Bitte um VERTRAUEN

- In das Können und die Motivation des medizinische und pflegerischen Personals
- In die Belastbarkeit Ihres familiären und soziales Netzwerkes
- In Ihre eigenen Fähigkeiten der Problembewältigung und nicht zuletzt
- In die Stärke Ihres hoffentlich bald wieder gesunden Kindes

Abb. 18.22 Das *Aktionskomitee Kind im Krankenhaus* (AKIK) hat einen Flyer mit zehn Bitten an Eltern entwickelt, deren Kind im Krankenhaus behandelt werden muss (Download auf der Website www.akik.de) [23]. [W1076]

Informationsmaterial

Erfahrungsgemäß haben die Eltern bei der ersten Krankenhausaufnahme viele Fragen an die Pflegenden. Diese beziehen sich u. a. auf den Stationsablauf (Essenszeiten, Zuständigkeiten usw.) sowie auf die örtlichen Gegebenheiten. Ein Elternmerkblatt oder eine Informationswand erleichtert den Eltern das Zurechtfinden auf der Station.

Vertrauen und gegenseitige Achtung

Bereits bei der Aufnahme wird die Grundlage des **Vertrauens und der gegenseitigen Achtung** zwischen Eltern und Pflegenden geschaffen. Eltern sind oft ängstlich bezüglich dessen, was ihr Kind erwartet. Pflegende nehmen die Fragen und Sorgen der Eltern ernst und versuchen, auch Ängste zu erspüren, die die Eltern nicht in Worte fassen können.

Das Eingehen auf die individuellen Bedürfnisse des Kindes (z. B. Ernährungsgewohnheiten und Einschlafrituale) im Rahmen der Informationssammlung verhindert nicht nur spätere Probleme, sondern gibt den Eltern auch das Gefühl, dass ihr Kind als Persönlichkeit angesehen wird und in den Händen der Pflegenden gut aufgehoben ist.

Wo immer möglich lassen Pflegende den Eltern **Entscheidungsspielraum.** Dabei berücksichtigen sie die enge emotionale Bindung zwischen Eltern und Kind und unterstützen die Aufrechterhaltung des familiären Systems. Ritualisierte Verhaltensweisen zwischen Eltern und Kindern (z. B. bestimmte Einschlafrituale) werden von Pflegenden situationsangemessen unterstützt, wenn sie das Wohlbefinden des Kindes fördern. Darüber hinaus sind Pflegende in der Lage, Alternativen anzubieten und gemeinsam mit den Eltern nach Lösungen zu suchen. Sie akzeptieren die Eltern als Experten für ihre Kinder und sind in der Lage, das situativ notwendige pflegerische Fachwissen zu vermitteln.

Vertrauensaufbau

Der Aufbau eines Vertrauensverhältnisses zwischen Pflegenden und Eltern ist wichtig, um notwendiges pflegerisches Handeln umsetzen zu können. Modelle einer Bezugspflege (*Primary Nursing* →47.5.3) unterstützen diesen Aufbau, indem ständig wechselnde pflegerische Bezugspersonen vermieden werden.

Einbeziehen der Eltern

Die *EACH-Charta* (→Abb. 18.18) fordert das **Einbeziehen der Eltern.** Kinder fühlen sich meist sicherer, wenn eine vertraute Person an ihrer Seite ist. Eltern wollen in der Regel wissen, was mit ihrem Kind passiert und es in der Situation begleiten und trösten. Sie sind oft dankbar, pflegerische Aufgaben (wieder) selber übernehmen zu können – auch, um ein Gefühl der Hilflosigkeit ablegen zu können.

Pflegende klären in einem Gespräch, welche Maßnahmen von den Eltern übernommen werden wollen und können. Im Früh- und Neugeborenenbereich werden Eltern von Pflegenden individuell in der Versorgung ihrer Kinder angeleitet, bevor die Eltern die Pflege mit Unterstützung und dann selbstständig übernehmen.

Verlauf dokumentieren

Die Dokumentation informiert über den Stand und Verlauf der pflegerischen Versorgung des Kindes durch die Eltern, z. B.: Welche Pflegemaßnahmen werden selbstständig durchgeführt? Wo brauchen Eltern Unterstützung? Wann kommen sie zum Kind?

Die Eltern dürfen aber auch nicht überfordert werden. Nicht immer wollen und können sie z. B. bei unangenehmen medizinischen und pflegerischen Maßnahmen anwesend sein. Hier sind stets die individuellen Wünsche zu respektieren.

Manchen Eltern ist es nicht möglich, ihr Kind während des gesamten Krankenhausaufenthalts zu betreuen. Pflegende vermitteln den Eltern die Sicherheit, dass das Kind auf der Station gut betreut wird und nehmen ihnen auch mögliche Schuldgefühle. Sie sprechen mit den Eltern ab, bei welchen Problemen sie verständigt werden möchten (z. B. wenn das Kind aufwacht und nach den Eltern ruft) oder wann ihre Anwesenheit förderlich ist, z. B. wenn eine schmerzhafte Handlung wie das Legen eines neuen intravenösen Zugangs notwendig wird.

Eine besondere Aufgabe der Eltern besteht – sofern möglich – in der Vorbereitung des Kindes auf den Krankenhausaufenthalt. Altersgemäße Informationen (→40.2) können dem Kind die Angst vor dem Unbekannten nehmen, z. B. mittels vorbereitender Spiele (→Abb. 18.23). Empfehlenswert sind auch ein Besuch im Krankenhaus sowie eine kindgerechte Informationsbroschüre, um das Krankenhaus, die Station und die Pflegenden kennenzulernen.

Rechte der Eltern

Während Eltern früher oft als Besucher angesehen wurden, hat sich ihre Stellung heute – auch dank der Rechtsprechung – verbessert: Eltern sind auch im Krankenhaus die einzig **Sorgeberechtigten** ihres Kindes. Pflegende und Ärztinnen handeln – außer in Notfällen – immer in deren Auftrag. Das Krankenhauspersonal übernimmt auf Wunsch der Eltern die medizinische und pflegerische Versorgung des kranken Kindes und führt diese nach aktuellen Wissensstand und den geltenden gesetzlichen und kran-

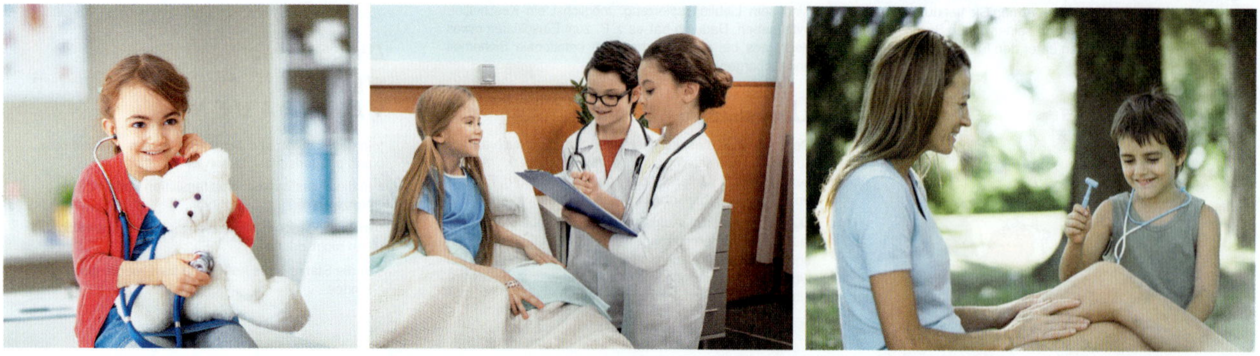

Abb. 18.23 Kinder haben weniger Angst vor dem Krankenhaus, wenn sie sich vorher spielerisch darauf vorbereiten können. Dies kann entweder allein, mit Gleichaltrigen oder mit den Eltern stattfinden. [J787]

kenhausinternen Bestimmungen aus. Zu diesen Bestimmungen gehören auch die ärztliche **Aufklärung** der Sorgeberechtigten und die **Einholung des Einverständnisses** bei diagnostischen und therapeutischen Eingriffen (→ 49.3.2, → 48.3.3). Bis (mindestens) zum 14. Lebensjahr wird dieses Einverständnis von den Sorgeberechtigten eingeholt.

Sorge- und Besuchsrecht

Eltern sind die Sorgeberechtigten und haben *jederzeit* das Recht, ihr Kind zu sehen – auch außerhalb der Besuchszeiten.

Nach § 45 SGB V haben alle gesetzlich krankenversicherten Eltern einen **Anspruch auf Krankengeld,** wenn sie wegen der Beaufsichtigung, Betreuung oder Pflege ihres kranken Kindes nicht arbeiten können. Voraussetzung ist allerdings, dass im Haushalt keine andere Person lebt, die sich um das Kind kümmern könnte, und dass das Kind jünger als zwölf Jahre oder behindert ist. Zudem ist der Anspruch beschränkt auf maximal zehn Tage pro Jahr und Kind (bei Alleinerziehenden 20 Tage), bei mehreren Kindern auf maximal 25 Tage (bei Alleinerziehenden 50 Tage).

SPICKZETTEL

Eltern als Ratsuchende und als Partner in der Pflege

Situation der Eltern im Krankenhaus:
- Veränderungen im Familiengefüge.
- Gefühle von Ohnmacht und Hilflosigkeit.
- Ängste um das Kind, Schuldgefühle.
- Wenig Privatsphäre und Rückzugsmöglichkeiten.

Vertrauensaufbau:
- Ängste der Eltern ernst nehmen; Sicherheit vermitteln.
- Den Eltern möglichst Entscheidungsspielräume zugestehen.
- In der Familie gepflegte Rituale auch im Krankenhaus möglichst unterstützen.
- Informationsmaterial über Einrichtung und Abläufe zur Verfügung stellen.
- Familienzentrierte Pflege, Bezugspflege.

Einbeziehung der Eltern:
- Aufnahmevorbereitung (Informationsmaterial, Stationsbesichtigung vorab).
- Pflegerische Aufgaben unter Anleitung übernehmen lassen, Verlauf dokumentieren.
- Eltern nicht überfordern, individuelle Grenzen der Mitwirkungsbereitschaft respektieren.

Rechte der Eltern:
- Wahrnehmung des Sorgerechts mindestens bis zum 14. Lebensjahr des Kindes:
  - Recht auf ärztliche Aufklärung vor Eingriffen
  - Recht auf Zustimmung oder Ablehnung von Eingriffen oder pflegerischen Maßnahmen, sofern mit dem Wohl des Kindes vereinbar.
- Besuchsrecht jederzeit.
- Anspruch auf Krankengeld nach § 45 SGB V bei Verdienstausfall aufgrund der Betreuung und Pflege des kranken Kindes.

18.5 Ambulante Kinderkrankenpflege

Angehörige, Familie als Mitbetroffene → 15.4.5
Bewältigungshandeln von Familien → 15.5.3

Für den Bereich der **ambulanten Kinder(intensiv)krankenpflege** ist die Auseinandersetzung mit Modellen und Konzepten einer familienorientierten Pflege von besonderer Bedeutung. Hier arbeiten die Pflegenden im häuslichen Umfeld der Kinder und sind sehr nahe an der Familie. Pflegende im häuslichen Umfeld müssen sich mit den **Strukturen, der Situation und den Ressourcen des familiären Systems** auseinandersetzen, um die Notwendigkeit pflegerischen Handels zu erkennen.

Viele der Kinder, die von einem Kinder(intensiv)pflegedienst betreut werden, sind bereits seit der Geburt pflegebedürftig. Sie haben oftmals einen langen Krankenhausaufenthalt hinter sich, bevor sie in die häusliche Umgebung entlassen werden können. Eltern werden dann bereits im Krankenhaus von Pflegenden für die Versorgung ihrer Kinder angelernt.

Überleitung in die häusliche Pflege

Es ist sinnvoll für die Pflegenden des ambulanten Pflegedienstes, das Kind bereits in der Klinik vor der Übernahme kennenzulernen. Dazu können sie das Kind einige Stunden auf der Station mitbetreuen. So kann eine gute pflegerische Überleitung gestaltet werden.

Rückzugspflege und Bezugspflege

Der Anleitungs- und Unterstützungsbedarf der Eltern in der häuslichen Kinderkrankenpflege kann zu Beginn recht groß sein. Meist entwickeln sich die Eltern jedoch nach und nach zu Experten. Pflegende können sich dann mehr und mehr zurückziehen **(Rückzugspflege).**

Schwer und andauernd pflegebedürftige Kinder (z. B. heimbeatmete Kinder) werden dagegen oft 24 Std. am Tag von Pflegenden eines häuslichen Kinderkrankenpflegedienstes (mit)betreut. Hier arbeiten Pflegende meist im Drei-Schicht-System und in **Bezugspflegemodellen** (→ 47.5).

Entlastung und Unterstützung

Die Pflegenden ermöglichen den Eltern während ihrer Präsenzzeiten in der Familie eine „Auszeit" von der Pflege ihres kranken Kindes. Eltern können diese Zeit zur oftmals dringend benötigten Erholung nutzen. Zudem können sie manche Alltagstätigkeiten ohne das kranke Kind leichter erledigen.

In der häuslichen Pflege kranker Kinder müssen Pflegende erkennen, ob und wann **angrenzende Berufsgruppen** mit in die Versorgung des Kindes bzw. der Familie einbezogen werden müssen. Sie müssen entscheiden, wann eine Kinderärztin hinzugezogen werden muss.

Immer häufiger sterben v. a. chronisch kranke Kinder im häuslichen Umfeld. Dann kann die zusätzliche Unterstützung durch eine Palliativmedizinerin und spezialisierte Palliativpflegedienste sinnvoll sein.

19

PFLEGE VON ÄLTEREN MENSCHEN

Elfriede Derrer-Merk, Tilman Kommerell (19.6.6)

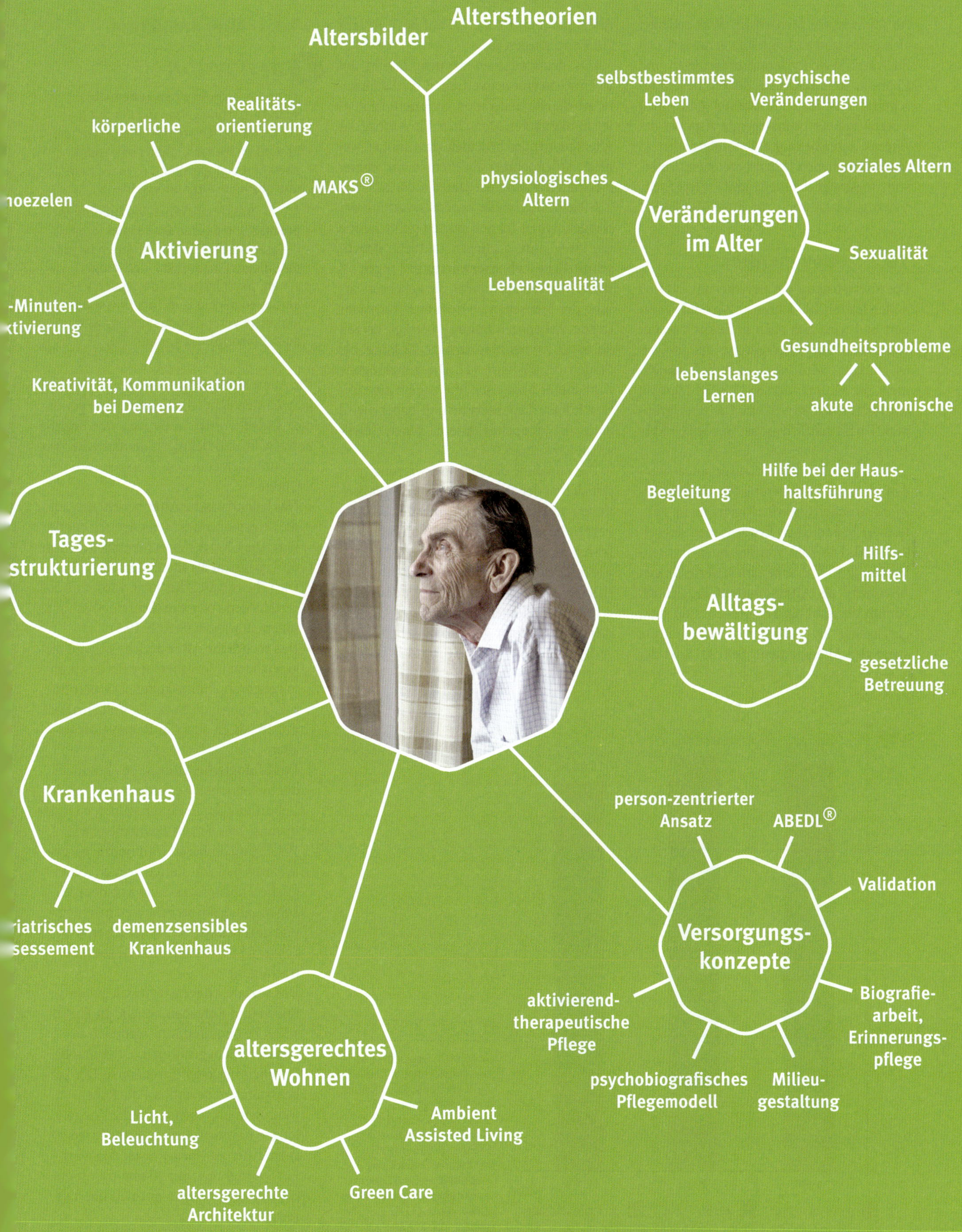

Altersbilder
Alterstheorien
Aktivierung
körperliche
Realitäts-
orientierung
MAKS®
oezelen
-Minuten-
tivierung
Kreativität, Kommunikation
bei Demenz
Veränderungen
im Alter
selbstbestimmtes
Leben
psychische
Veränderungen
soziales Altern
physiologisches
Altern
Sexualität
Lebensqualität
lebenslanges
Lernen
Gesundheitsprobleme
akute
chronische
Tages-
strukturierung
Alltags-
bewältigung
Begleitung
Hilfe bei der Haus-
haltsführung
Hilfs-
mittel
gesetzliche
Betreuung
Krankenhaus
iatrisches
sessement
demenzsensibles
Krankenhaus
Versorgungs-
konzepte
person-zentrierter
Ansatz
ABEDL®
Validation
Biografie-
arbeit,
Erinnerungs-
pflege
aktivierend-
therapeutische
Pflege
psychobiografisches
Pflegemodell
Milieu-
gestaltung
altersgerechtes
Wohnen
Licht,
Beleuchtung
Ambient
Assisted Living
altersgerechte
Architektur
Green Care

Ab wann ist ein Mensch alt? Was bedeutet alt werden und alt sein? Was verändert sich im Alter? Welche Herausforderungen und Chancen kennzeichnen diesen Lebensabschnitt? Das folgende Kapitel gibt einen Überblick über grundlegende Aspekte des Alterns, altersbedingte Veränderungen in unterschiedlichen Lebensbereichen, Unterstützungsmöglichkeiten und pflegerische Versorgungskonzepte für ältere Menschen.

19.1 Leben im Alter

Die Altersstruktur der Bevölkerung hat sich in den letzten 100 Jahren gravierend verändert und wird sich auch in Zukunft weiter verändern. Die Altersgruppe der 20- bis 64-Jährigen wird voraussichtlich abnehmen, die Gruppe der 65- bis 79-Jährigen wird sich etwas vergrößern. Die Altersgruppe 80+ wird deutlich größer werden (→ Abb. 19.1).

Insgesamt kann davon ausgegangen werden, dass die Bevölkerung ein Ungleichgewicht zwischen erwerbstätigen und im Rentenalter befindlichen Erwachsenen aufweisen wird. Die Zahl von Personen im Rentenalter je 100 Personen im erwerbsfähigen Alter wird als **Altersquotient** bezeichnet. Nimmt die Zahl der Senioren zu und sinkt gleichzeitig die Zahl der Erwerbsfähigen, steigt der Altenquotient. Seit 2015 ist der Altersquotient um ca. 1,5 auf 36,4 im Jahr 2019 angestiegen [2].

Das deutsche Rentensystem beruht auf einem Generationenvertrag, d. h., die jüngere, arbeitende Generation finanziert die Renten für die älteren Menschen. Ein Anstieg des Altersquotienten bedeutet, dass immer weniger Arbeitnehmer die Renten für immer mehr ältere Menschen zahlen müssen.

Gleichzeitig ist die Lebenserwartung der Neugeborenen in den letzten zehn Jahren um zwei Jahre gestiegen (aktuelle **durchschnittliche Lebenserwartung:** Jungen 78 Jahre, Mädchen 83 Jahre), die Lebenserwartung der Menschen ab dem 60. Lebensjahr **(ferne Lebenserwartung)** beträgt derzeit (2016–2018) bei Männern ca. 22 Jahre, bei Frauen ca. 25 Jahre [1]. Die zunehmende Zahl älterer Menschen, die zudem eine immer höhere Lebenserwartung haben, wird auch als „doppeltes Altern" einer Gesellschaft bezeichnet.

Die Zunahme der Lebenserwartung spiegelt sich in der steigenden Zahl von Patientinnen und Patienten (im Folgenden als Patienten bezeichnet) im Alter von 50 bis 79 Jahren in Krankenhäusern (→ Abb. 19.2) wider. Diese Zahlen weisen darauf hin, dass sich die Aufgaben der Pflege von der Akutversorgung junger Erwachsener zunehmend hin zu einer gerontologischen Pflege verlagern [3].

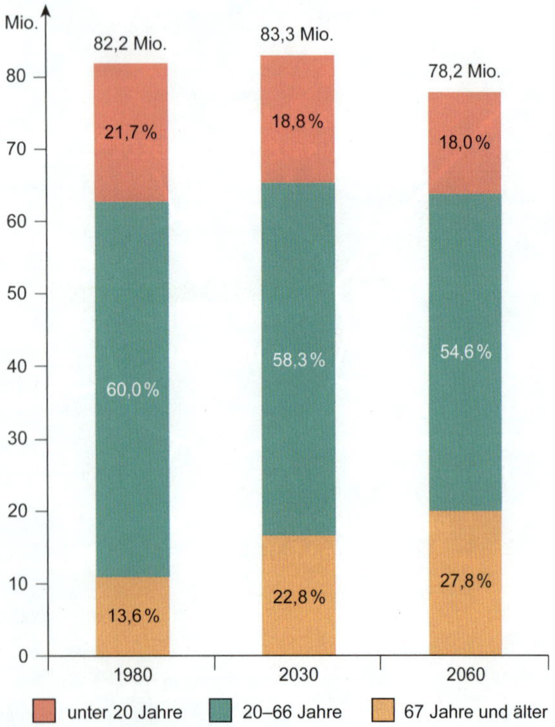

Abb. 19.1 Geschätzte Altersentwicklung in Deutschland bis 2060; Bevölkerung nach Altersgruppen in Prozent (14. koordinierte Bevölkerungsvorausberechnung. Variante mit moderater Entwicklung der Geburtenrate und Lebenserwartung und schwächerer Zuwanderung) [1]. [W193–06, L143]

19.1.1 Alter und Altern

DEFINITION

Alter: Bezeichnet einen **Lebensabschnitt.** Diesem gehen die Kindheit, Jugend und das Erwachsenenalter voraus. Es wird im menschlichen Lebenslauf zwischen biologischem, psychischem und sozialem Alter unterschieden.

Altern: Beschreibt einen **Veränderungsprozess** und dessen Einflussfaktoren, die zum Altwerden führen. Altern ist ein natürlicher Prozess von physiologischen, psychischen und sozialen Veränderungen bis hin zum Tod. Dieser allmähliche Veränderungsprozess wird auch **Biomorphose** genannt [4].

Die Alternsforschung hat in den letzten drei Jahrzehnten deutliche Erkenntnisse gewonnen. Dabei wurden auch viele der Begriffe untersucht und definiert, die das Alter aus den unterschiedlichen Perspektiven betrachten:

- **Das kalendarische Alter** bezieht sich auf die Lebensjahre des Menschen seit der Geburt. Die UNO definiert Menschen ab dem 60. Lebensjahr als ältere Menschen [5]. Die Lebensphase Alter kann wiederum auf verschiedene Weise in mehrere Abschnitte unterteilt werden (→ Abb. 19.3)
- **Das rechtliche Alter** bezieht sich auf die gesetzlichen Vorgaben, die für bestimmte Lebensabschnitte gelten. Das betrifft z. B. den Jugendschutz, die Volljährigkeit mit 18 Jahren oder das Renteneintrittsalter
- **Das biologische Alter** ist das Resultat der biologischen Veränderungen seit der Geburt und deren Einfluss auf den Organismus. Dies betrifft Phänomene wie Wachstum, Pubertät (Stimmbruch), erste Anzeichen von Verletzlichkeit (biologische Abbauprozesse etwa ab dem 35. Lebensjahr), körperliche Beschwerden und degenerative Veränderungen wie Sehverschlechterung oder Hörbeeinträchtigung
- **Das soziale Alter** bezieht sich auf die Rollen und Aufgaben, welche die Gesellschaft bestimmten Altersgruppen zuschreibt. Dazu gehören u. a. Berufsrolle, Familienrolle oder Ehrenämter. Der Lebensstandard beeinflusst die Rollenwahrnehmung ebenso wie die Vorstellungen davon, welche Aufgabe in welchem Alter als Norm verstanden wird. Ein Sportler mag mit 40 schon alt sein, ein Manager dagegen noch als unerfahren gelten

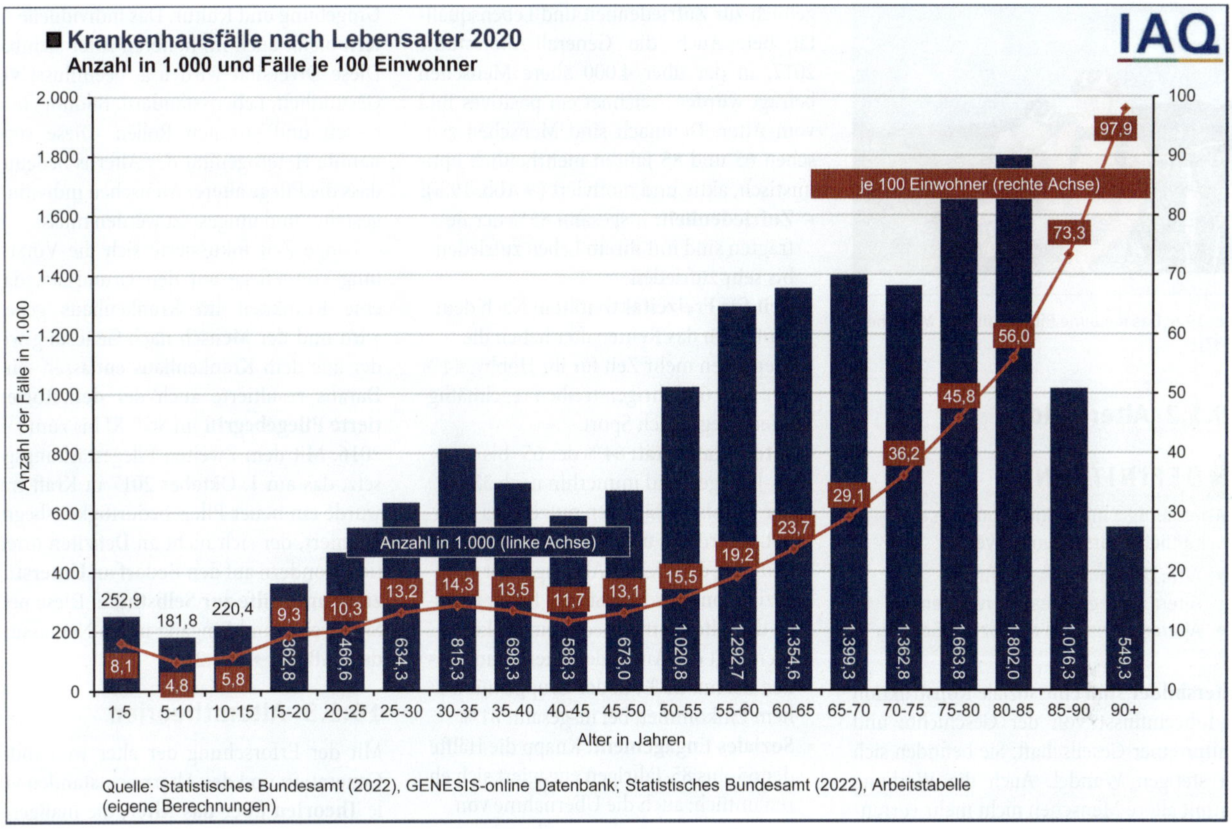

Abb. 19.2 Krankenhausfälle nach Alternsgruppen, Stand 2019 [3]. [T1238]

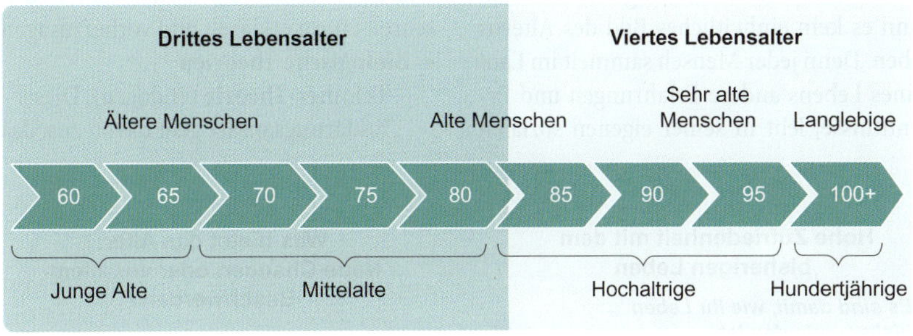

Abb. 19.3 Mögliche Einteilung der Lebensphase Alter. [L143]

- **Das psychologische Alter** beschreibt das eigene Erleben und Empfinden des Altseins oder Altwerdens. Die eigene Fähigkeit zur Teilhabe am Leben, der Grad an Toleranz und Wachheit, das Interesse, Neues zu lernen und Kontakte zu anderen Menschen zu haben, bestimmen die Wahrnehmung von Alter.

Verschiedene Wissenschaften befassen sich mit dem Alter und dem Altern:

- **Gerontologie** ist die Lehre des Alterns. Sie beschäftigt sich mit der Beschreibung, Erklärung und Modifikation von körperlichen, psychischen, sozialen, historischen und kulturellen Aspekten des Altwerdens und der damit verbundenen Veränderungsprozesse
- **Geriatrie** (Alterskunde) ist *„[…] die medizinische Spezialdisziplin, die sich mit den körperlichen, geistigen, funktionalen und sozialen Aspekten in der Versorgung von akuten und chronischen Krankheiten, der Rehabilitation und Prävention alter Patientinnen und Patienten sowie deren spezieller Situation am Lebensende befasst“* [6]
- **Gerontopsychiatrie** wird laut Definition der Psychiatrie-Enquete von 1975 als *„Wissenschaft von der Krankheitslehre, Diagnostik, Therapie und Prävention psychischer Erkrankungen des hohen und höheren Alters“* beschrieben [7, S. 13]. Zur Gerontopsychiatrie gehören auch die Entwicklung neuer Therapiemethoden und die Bereitstellung von Präventionsmöglichkeiten für ältere Menschen, v. a. was die Bereiche Depressionen und Demenz betrifft
- **Geragogik** beschäftigt sich mit der Gestaltung von Lernprozessen im Alter und speziell mit der Bildung und den Bildungschancen für alternde Menschen. Das lebenslange Lernen steht hier im Vordergrund. Die Seniorenbildung im weitesten Sinne schafft und fördert generationenübergreifende Lern- und Bildungsgelegenheiten
- **Intersektionale Forschung** beschäftigt sich mit der Verknüpfung und den Wechselwirkungen von verschiedenen, teilweise sich verändernden Aspekten (Herkunft, Kultur, Alter, Gesundheit, Gesellschaft, Gender etc.), die das Leben eines Menschen beeinflussen.

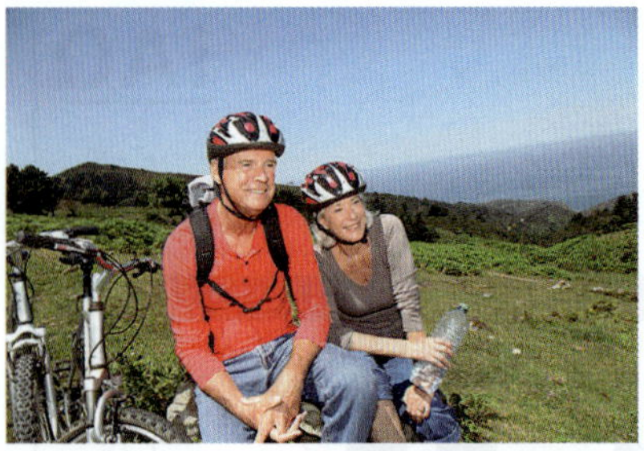

Abb. 19.4 Das moderne Bild von älteren Menschen. [J787]

19.1.2 Altersbilder

DEFINITION

Altersbilder: Individuelle und gesellschaftliche Vorstellungen von:
- Alter (Zustand des Altseins)
- Altern (Prozess des Älterwerdens)
- Älteren Menschen als soziale Gruppe.

Altersbilder sind eine soziale Konstruktion und beeinflusst von der Geschichte und Kultur einer Gesellschaft. Sie befinden sich im stetigen Wandel. Auch die Werbung nimmt ältere Menschen nicht mehr vorrangig als krank und pflegebedürftig wahr, sondern als aktive Mitglieder der Gesellschaft und damit als potenzielle Kunden (→ Abb. 19.4). Dennoch sind ältere Menschen auch heute noch von Diskriminierung betroffen (sogenannte **Altersdiskriminierung,** *Ageism*).

DEFINITION

Ageism: Soziale und ökonomische Benachteiligungen, die Menschen aufgrund ihres Lebensalters erfahren. Bezieht sich darauf, wie Menschen denken (Stereotypisierung), fühlen (Vorurteile) und welche Konsequenzen sich daraus ergeben (Diskriminierung).

2006 trat das *Allgemeine Gleichbehandlungsgesetz (AGG)* in Kraft. Es gewährt potenziell Betroffenen einen Rechtsanspruch auf Schutz vor Benachteiligungen, u. a. wegen ihres Geschlechts und ihrer Geschlechtsidentität, ihres Alters, ihrer Religion oder einer Behinderung.

Positive Aspekte des Alters

Die Entpflichtung aus dem Arbeitsleben eröffnet vielen älteren Menschen neue Möglichkeiten, ihr Leben zu gestalten. Der Altersforscher *Leopold Rosenmayr* nennt dies auch die „späte Freiheit" [8]. Diese sogenannte Produktivität im Alter trägt maßgeblich zur Zufriedenheit und Lebensqualität bei. Auch die Generali-Altersstudie 2017, in der über 4.000 ältere Menschen befragt wurden, zeichnet ein positives Bild vom Alter. Demnach sind Menschen zwischen 65 und 85 Jahren mehrheitlich optimistisch, aktiv und motiviert (→ Abb. 19.5):
- **Zufriedenheit:** Insgesamt 85 % der Befragten sind mit ihrem Leben zufrieden bis sehr zufrieden
- **Zeit für Freizeitaktivitäten:** Nach dem Eintritt in das Rentenalter haben die Menschen mehr Zeit für ihr Hobby. 44 % der über 65-Jährigen treiben regelmäßig oder gelegentlich Sport
- **Internetaffinität:** 64 % der 65- bis 74-Jährigen und immerhin noch 33 % der 75- bis 85-Jährigen nutzen das Internet. Allerdings unterscheidet sich die Nutzung deutlich in Abhängigkeit vom sozioökonomischen Status: In der Gruppe der Älteren mit niedrigem Einkommen liegt der Anteil der Internetnutzenden bei nur 23 %, in der Gruppe mit hohem Einkommen bei insgesamt 81 %
- **Soziales Engagement:** Knapp die Hälfte der 65- bis 85-Jährigen engagiert sich ehrenamtlich; auch die Übernahme von Verantwortung in der Familie oder im Freundeskreis ist ausgeprägt [9].

Altersbilder in der Pflege

Da das Altern ein lebenslanger Prozess ist, kann es kein einheitliches Bild des Alterns geben. Denn jeder Mensch sammelt im Lauf seines Lebens andere Erfahrungen und Erkenntnisse, lebt in seiner eigenen sozialen Umgebung und Kultur. Das individuelle Altern bleibt auch im höheren Alter sichtbar. Diese Diversität wird u. a. beeinflusst von Gesundheit, Lebensstandard, Bildung, Interessen und sozialen Rollen. Diese sogenannte Heterogenität des Alterns bedeutet, dass die Pflege älterer Menschen individuell gestaltet und umgesetzt werden muss.

Lange Zeit fokussierte sich die Vorstellung von Pflege auf den Grundsatz, dass eine Krankheit im Krankenhaus geheilt wird und der Mensch nach Genesung wieder aus dem Krankenhaus entlassen wird. Daraus resultierte auch der **defizitorientierte Pflegebegriff** im SGB XI bis zum Jahr 2016. Mit dem Zweiten Pflegestärkungsgesetz, das am 1. Oktober 2017 in Kraft trat, wurde ein neuer Pflegebedürftigkeitsbegriff definiert, der sich nicht an Defiziten orientiert, sondern auf den **Bedarf an Unterstützung und Hilfe zur Selbsthilfe.** Diese neue Sichtweise fand Eingang in die Neufassung des SGB XI (→ 47.2.2).

19.1.3 Alterstheorien

Mit der Erforschung der älter werdenden Generation und des Alterns entstanden viele **Theorien über das Alter,** die maßgeblichen Einfluss auf den Umgang mit älteren Menschen in unserer Gesellschaft hatten und haben. Es gibt eine Vielzahl an Theorien, die versuchen, individuelles Altern und die alternde Gesellschaft näher zu beschreiben, zu erklären und vorherzusagen.
- **Biologische Theorien**
  - **Telomer-Theorie** (endogen): Dieser Erklärungsansatz geht davon aus, dass

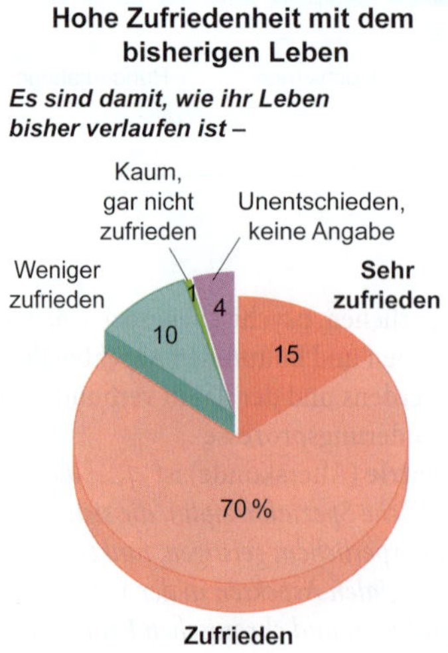

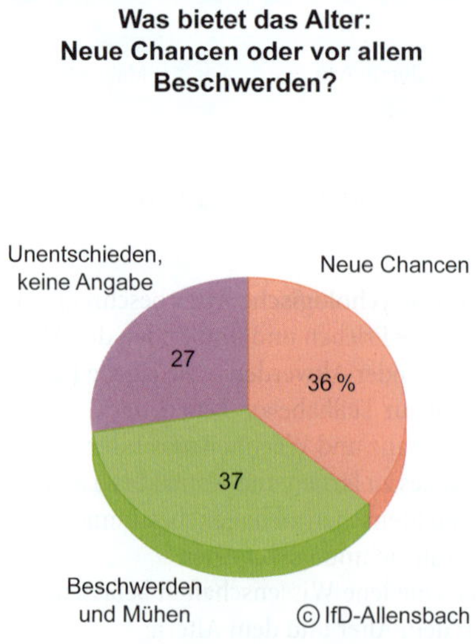

Abb. 19.5 Ergebnisse der Generali Altersstudie 2017. Links: Zufriedenheit mit dem bisherigen Leben. Rechts: Zukunftserwartungen in Bezug auf das Alter [9]. [W1055, L143]

die Telomere (Chromosomenenden) der DNA bei jeder Zellteilung kürzer werden und somit die Zahl der Zellteilungen begrenzt ist
  - **Theorie der freien Radikale** (exogen): Beim Stoffwechsel werden sogenannte freie Radikale freigesetzt. Diese schädigen die Moleküle von Eiweißen und DNS. Durch die stetig wachsende Anzahl von geschädigten Zellkomponenten entsteht Alterung. Körpereigene Radikalfänger wie Urate oder das Enzym Katalase können die Radikale unschädlich machen
- **Psychosoziale Theorien**
  - **Disengagementtheorie** (veraltet): Jeder Einzelne strebt mit zunehmendem Alter nach einem Rückzug aus den sozialen Rollen und Aufgaben in der Gesellschaft. Die Gesellschaft wiederum erwartet diesen Rückzug im Alter (Ruhestand). Diese Theorie wird empirisch nicht mehr unterstützt
  - **Aktivitätstheorie:** Die sozialen und individuellen psychischen Bedürfnisse ändern sich mit dem Alter nicht. Demnach sind aktive Personen, wenn sie in ein soziales Netzwerk und Verantwortlichkeiten eingebunden sind, auch zufrieden mit ihrem Leben. Das Gefühl, gebraucht zu werden, führt zu einer inneren Zufriedenheit
  - **Kontinuitätstheorie:** Das Leben im Alter ist die Fortsetzung des Lebens im mittleren Alter. Dabei ist Aktivität wichtig für die Kompetenzerhaltung und Gesundheit
  - **Kognitive Alternstheorie:** Die Bedeutung von subjektiv erlebten Veränderungen und die persönliche Bedeutung dieses Erlebens sind wichtiger als die objektiven Veränderungen. Grundlage des aktiven Alterns und Wohlbefindens ist die positive emotionale Bewertung von Veränderungen (→ 19.2)
  - **Sozioemotionale Selektivitätstheorie:** Das Aufrechterhalten der sozialen Kontakte im Alter unterliegt einem Selektionsprozess. Die selbstbestimmte Reduktion sozialer Interaktionen geht mit der qualitativen Vertiefung von wichtigen und positiv erlebten Beziehungen (weniger in der Menge, aber dafür intensiver mit den Wenigen) einher
  - **Theorie der fluiden und kristallinen Intelligenz** → 19.2.7
  - **Theorie der selektiven Optimierung mit Kompensation:** Während des Alternsprozesses ist es oft erforderlich, Lebensziele anzupassen. Vorhandene Fähigkeiten können optimiert und bei Bedarf verloren gegangene Fähigkeiten kompensiert werden, z. B. durch Inanspruchnahme von Hilfe. Das Konzept erklärt lebenslanges Lernen und wird auch als „erfolgreiches Altern" *(Successful aging)* bezeichnet. Das bedeutet Ausschöpfen der Kapazitätsreserven bei Kompensation der Leistungseinbußen und -verluste (→ 19.2.8) Das Konzept ist jedoch kritisch zu sehen, da nicht alle Menschen auf die zur Anpassung notwendigen Ressourcen zurückgreifen können
  - **Lebenslanges Lernen** → 19.2.7.

SPICKZETTEL

Altern in Gesellschaft und Wissenschaft

- **Demografischer Wandel** (altersbezogen): Zunahme des Anteils älterer Menschen in der Gesellschaft, verbunden mit höherer Lebenserwartung; Anstieg des Altersquotienten; höherer Bedarf an pflegerischer Versorgung bei gleichzeitig sinkender Anzahl von Beitragszahlern in der Sozialversicherung.
- **Altersbegriffe:** Kalendarisches, biologisches, rechtliches, soziales, psychologisches Alter.
- **Alterswissenschaften:** Gerontologie (Lehre des Alterns), Geriatrie (Altersheilkunde), Gerontopsychiatrie (Wissenschaft der psychischen Erkrankungen im Alter), Geragogik (Gestaltung von Lernprozessen im Alter).
- **Altersbilder:** Gesellschaftliche und individuelle Vorstellungen von Alter (Stigma, Self-stigma), Altern und älteren Menschen als sozialer Gruppe unterliegen kulturellen Einflüssen.
- **Alterstheorien:**
  - **Biologische Theorien:** Telomer-Theorie, Theorie der freien Radikale.
  - **Psychosoziale Theorien:** Disengagement-, Aktivitäts-, Kontinuitäts-, Selektivitätstheorie, kognitive Alterstheorie, Theorie der fluiden und kristallinen Intelligenz, Theorie der selektiven Optimierung mit Kompensation.

19.2 Veränderungen im Alter

19.2.1 Physiologisches Altern

Es gibt eine Reihe von Veränderungen im ganzen Körper, welche Teil des natürlichen Alterungsprozesses und nicht als „krankhaft" zu werten sind. Dennoch können diese Veränderungen immense Auswirkungen auf das tägliche Leben haben. Schmerzen, Beeinträchtigungen der Bewegungsfähigkeit und der Sinneswahrnehmung können Ursachen für eine herabgesetzte Lebensqualität und verminderte Teilhabe am gesellschaftlichen Leben sein. → Tab. 19.1 listet eine Auswahl von Veränderungen im Alter auf.

19.2.2 Häufige Gesundheitsprobleme im Alter

Akute und chronische Erkrankungen

Oft leiden ältere Menschen nicht nur an einer akuten Krankheit, sondern ebenso

Tab. 19.1 Auswahl physiologischer Alterungsprozesse und damit verbundene Risiken. [L190, L275]

Organsystem/Veränderung		Risiken
Auge 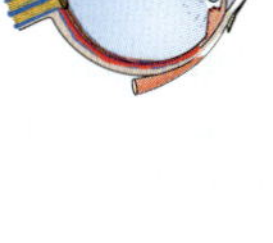	• Verzögerte Scharfstellung • Verzögerte Adaptation des Lichteinfalls, reduzierte Anpassungsfähigkeit der Pupille (Verzögerung von bis zu ca. ½ h → Sturzgefahr) • Eingeschränkte Akkommodation der Nah- und Fernwahrnehmung, verschwommenes Sehen • Verminderte Kontrast- und Farbwahrnehmung • Zunehmende Blendempfindlichkeit • Erhöhter Lichtbedarf durch Linsentrübung und Veränderungen der Hornhaut • Gesichts- und Blickfeldeinengung (→ 35.3.5)	• Altersbedingte Makuladegeneration (→ 35.10.5): Funktionsverlust und Absterben der Netzhautzellen an der Fovea centralis („Punkt des schärfsten Sehens") → Erblindung • Diabetische Retinopathie (→ 26.6.6): Schädigung der Blutgefäße in der Netzhaut durch langjährige Diabetes-Erkrankung → Erblindung • Grauer Star (Katarakt → 35.7): Trübung der Linse, begünstigt durch UV-Licht oder Diabetes mellitus → schleichender, schmerzloser Sehverlust • Alterssichtigkeit *(Presbyopie* → 35.11.3): Elastizitätsverlust der Linse schränkt die Fähigkeit zur Fokussierung naher Gegenstände ein • Glaukom (grüner Star → 35.8): Schädigung des Sehnervs durch erhöhten Innendruck/mangelnde Durchblutung → schleichender Sehverlust • Sehhilfen werden nicht genutzt oder nicht angepasst

Tab. 19.1 Auswahl physiologischer Alterungsprozesse und damit verbundene Risiken. [L190, L275] *(Forts.)*

Organsystem/Veränderung		Risiken
Ohr 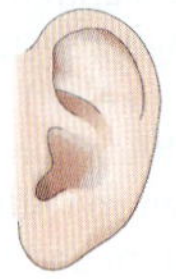	• Verknöcherung (Otosklerose → 36.4.2) des Übergangs zwischen Gehörknöchelchen und Innenohr • Degeneration der Haarzellen im Innenohr (→ 36.4.2)	• Hohe Tonfrequenzen gehen als Erstes verloren • Verlust von Kommunikation und Teilhabe am gesellschaftlichen Leben • Unfallrisiken im Straßenverkehr • Ohrgeräusche (Tinnitus → 36.2.3) • Hörgeräte werden vergessen oder unsachgemäß verwendet
Gehirn 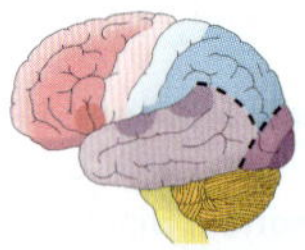	• Verringerung der Anzahl der Gehirnzellen, Abnahme des Botenstoffs Azetylcholin und Abbau der Myelinscheiden • Verminderung der Hirndurchblutung und des Hirnstoffwechsels • Verringertes Volumen des Hippocampus	• Verzögertes Reaktionsvermögen • Verringerte Merkfähigkeit • Verlangsamung des Informationsverarbeitungsprozesses Die Veränderungsprozesse können durch Training positiv beeinflusst werden *Leitbefunde bei psychischen Erkrankungen* → 38.2
Verdauungssystem 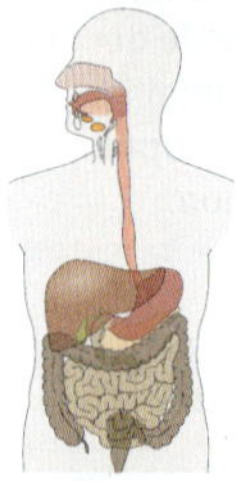	• Mund: Verringerung der Geschmacksknospen, Verdeckung der Geschmacksrezeptoren durch Vollprothesen, Beeinträchtigung des Geschmackssinns durch Medikamente oder eingeschränkte Mundhygienefähigkeit • Magen: Verminderte Elastizität und Aktivität des Magens • Darm: Verminderte Absorption von Vitaminen und Nährstoffen, verlangsamte Darmtätigkeit	• Appetitmangel • Abneigung gegen Speisen • Flüssigkeitszufuhr vermindert aufgrund mangelnden Durstgefühls • Gewichtsverlust (→ 7.3.2) • Sättigung durch kleine Portionen • Verzögerter Nahrungstransport • Gefahr der Fehl- und Mangelernährung (→ 7.3.3) • Gefahr der Obstipation bzw. Diarrhoe (insbesondere in Verbindung mit Psychopharmaka)
Harnsystem 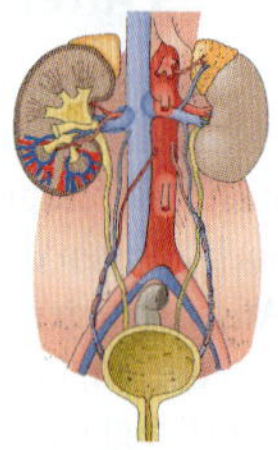	• Abnahme der glomerulären Filtrationsleistung der Niere durch Abnahme der Nephrone und Arteriosklerose (→ 33.5.8) • Überaktivität oder Schwäche der Harnblasenmuskulatur	• Vermindertes Durstempfinden → Exsikkose mit Verschiebung des Elektrolythaushalts (→ 33.10, Dehydratationsprophylaxe → 7.12, Pharmakokinetik und -dynamik im Alter beachten → 43.3.3) • Hyperhydration • Häufiges Wasserlassen, Harninkontinenz (→ 8.1.6), Nykturie (→ 33.2) • Urämie (→ 33.5.8)
Gefäßsystem 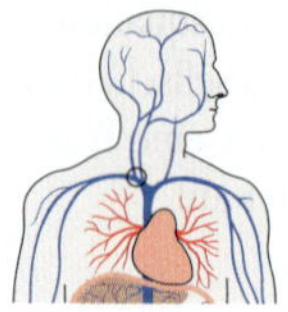	• Elastizitätsverlust der Gefäße, Gefäßverengung durch Ablagerungen an den Gefäßwänden (Arteriosklerose → 22.5.1) • Verengung der Herzkranzgefäße (→ 21.5)	• Hypertonie (→ 22.4.1) • Verminderte Pumpleistung des Herzens (→ 21.6) • Verminderte Durchblutung und Sauerstoffversorgung des Körpers
Bewegungsapparat 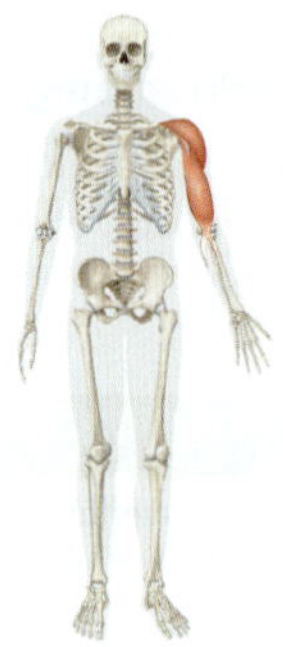	**Muskeln, Sehnen:** • Vermehrte Einlagerung von Fett in den Zellen (hier Muskel) mit Abnahme der Muskelmasse • Verringerte Flüssigkeitsspeicherung der Zellen (Abnutzung der Gelenkknorpel, Hautalterung) **Skelettsystem:** • Abnahme der Knochenmineraldichte (Osteoporose → 29.6.1) • Verminderte Knorpelmasse (Arthrose → 29.6.3)	• Abnahme der Muskelkraft und Ausdauerfähigkeit • Neigung zu Fehlstellungen und Bewegungseinschränkungen der Gelenke (→ 29.6.3) → Schmerzen und Reduzierung der körperlichen Aktivität • Verminderte Selbstständigkeit, erhöhte Abhängigkeit von anderen • Frailty (→ 19.2.2), erhöhtes Sturzrisiko (→ 9.8)

stark unter an den damit verbundenen **Krankheitsauswirkungen.** So sind **akute Krankheiten,** z. B. eine Fraktur, oft nur ein Symptom bzw. eine Folge vorangegangener Krankheiten, z. B. einer Osteoporose (→ 29.6.1).

Ältere Menschen haben bei stationären Behandlungen häufiger **Komplikationen** als jüngere. So treten bei Patienten ab dem 85. Lebensjahr 7,1 Nebendiagnosen zusätzlich zur Hauptdiagnose auf. Als häufigste Hauptdiagnosen stehen Herz-Kreislauf-Erkrankungen, Krebs, Verletzungen und Krankheiten des Bewegungsapparats (→ Abb. 19.6) im Vordergrund [10], [11].

Die Zahl **chronischer Erkrankungen** steigt mit zunehmendem Alter. Häufige Erkrankungen im höheren Alter sind:

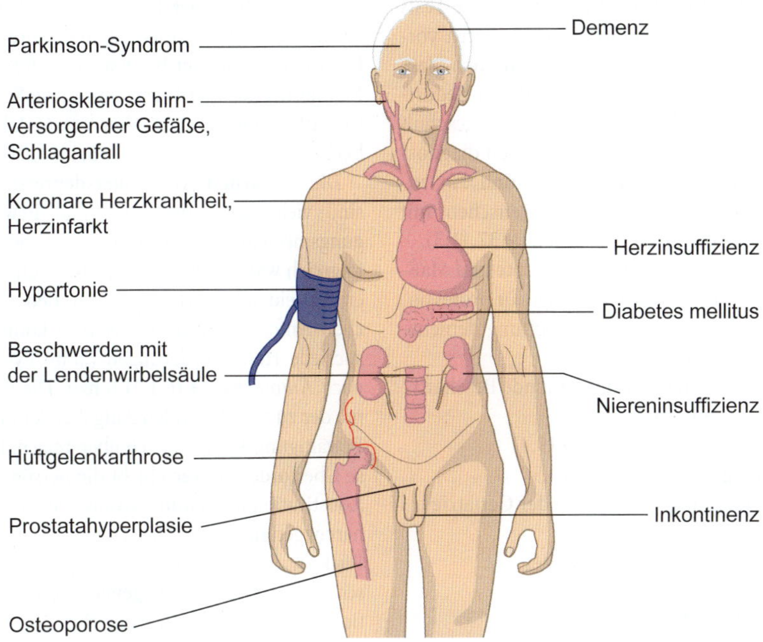

Abb. 19.6 Häufige medizinische Probleme des älteren Menschen, von denen oft mehrere gleichzeitig vorliegen (Multimorbidität). [L190]

- Herz-Kreislauf-Erkrankungen (→ Kap. 21, → Kap. 22)
- Diabetes mellitus (→ 26.6)
- Morbus Parkinson (→ 37.11.1)
- Gicht (→ 26.9)
- Rheuma (→ Kap. 28)
- Multiple Sklerose (→ 37.10)
- Allergien (→ 31.2)
- Demenz (→ 37.11.3) [12].

Etwa zwei Drittel der über 65-Jährigen haben mindestens zwei chronische Erkrankungen.

Multimorbidität

DEFINITION

Geriatrietypische Multimorbidität: Kombination von Multimorbidität und geriatrietypischen Befunden bzw. Sachverhalten. Ein Mensch im fortgeschrittenen Alter ist multimorbide, wenn er multiple strukturelle oder funktionelle Schädigungen bei mindestens zwei behandlungsbedürftigen Erkrankungen aufweist.

Das Geriatrietypische der **Multimorbidität** (→ Abb. 19.6) ist eine Kombination der nachfolgend genannten Merkmalkomplexe:

- Vorhandensein von Schädigungen und Beeinträchtigungen der Aktivität im Sinne eines **geriatrischen Syndroms**
- Relativ hohes Risiko der Einschränkung der Selbstständigkeit im Alltag (→ 19.2.8) bis hin zur Pflegebedürftigkeit (→ 16.1.1)
- Ggf. zusätzlich relativ hohes Risiko von Krankheitskomplikationen, z. B. Thrombosen, hinzukommende Infektionen, Frakturen, verzögerte Rekonvaleszenz.

Die Folge können Einschränkungen in der selbstständigen Bewältigung des Alltags, Verluste sozialer Beziehungen und Pflegebedürftigkeit sein.

DEFINITION

Geriatrisches Syndrom: Gehäuft im höheren Alter auftretende Kombination von Symptomen, die sich gegenseitig beeinflussen und verstärken. Dazu zählen u. a. die **„geriatrischen I's":**

- Immobilität
- Instabilität durch Gangstörungen mit Schwindel und Sturzneigung
- Impairment (Einschränkungen der Wahrnehmungsfähigkeit)
- Inappetenz, Fehl- und Mangelernährung, Flüssigkeitsdefizit
- Intellektueller Abbau (Demenz)
- Inkontinenz, Dekubitalulzera
- Isolation.

Hinzu kommen häufig chronische Schmerzen, Sensibilitätsstörungen und psychische Störungen (Angst, Depression) sowie Beeinträchtigungen durch Mehrfachmedikation, herabgesetzte Medikamententoleranz und häufige Krankenhausbehandlungen. Ein geriatrisches Assessment (→ 19.8) bei der Aufnahme in eine Einrichtung im Gesundheitswesen kann bestehende Gesundheitsprobleme von Beginn an erfassen.

Frailty

DEFINITION

Frailty: Gebrechlichkeit. Klinisches Syndrom mit verminderter Reservekapazität und verminderter Kompensationsfähigkeit bei Störungen und Beeinträchtigungen.

Sarkopenie: Ausgeprägter Verlust an Muskelmasse, Muskelkraft und Muskelleistung; häufig, aber nicht immer mit einem Gewichtsverlust verbunden.

Frailty wird diagnostiziert, wenn mindestens drei der folgenden Kriterien vorliegen [13]:

- Unfreiwilliger Gewichtsverlust (> 10 % in einem Jahr oder 5 % in sechs Monaten)
- Subjektiv empfundene Erschöpfung
- Objektivierbare Muskelschwäche (Handkraftmessung)
- Langsamer Gang
- Geringe physische Aktivität.

Im Zentrum der Frailty (→ Abb. 19.7) stehen der Verlust von Muskeln bzw. Muskelkraft und die damit verlangsamte Reaktionsfähigkeit, z. B. bei Stürzen. Diese sogenannte **Sarkopenie** (→ Abb. 19.8, → Tab. 7.7), die insbesondere bei Immobilität rasch voranschreitet, gilt es aufzuhalten.

Dem Abbau von Muskelkraft und Reaktionsfähigkeit kann durch regelmäßiges Trainieren von Kraft, Ausdauer und Balance entgegengewirkt werden. Dies ist auch im hohen Alter noch möglich. Infrage kommen z. B. tägliche Spaziergänge von etwa einer halben Stunde, Übungen mit dem TheraBand®, Yoga, Hanteltraining (Sturz- und Verletzungsprävention → 9.8.4). Bei der Ernährung sollte auf eine erhöhte Proteinzufuhr (→ 7.1.1) geachtet werden.

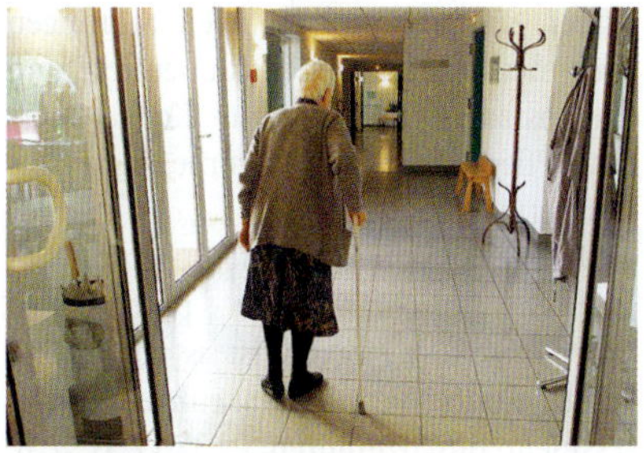

Abb. 19.7 Frailty. [J787]

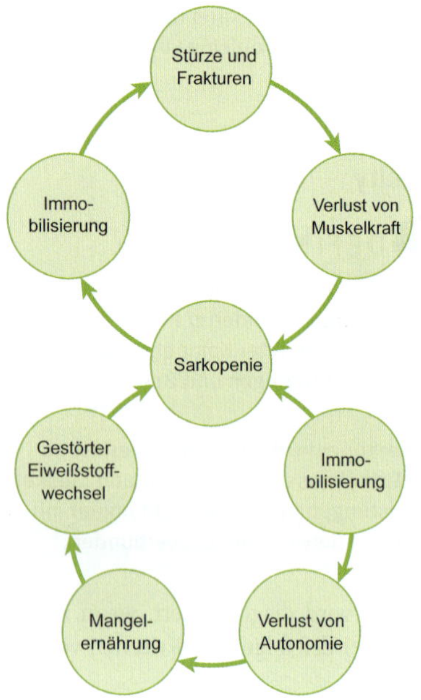

Abb. 19.8 Teufelskreis der Sarkopenie. [L231]

Durch aktivierende Pflege (→ 19.3, → 19.6.2) und die Motivation zu selbstständigen Kraft- und Balanceübungen ist ein spürbarer Kraftzuwachs möglich. Dadurch werden die Selbstständigkeit der Lebensführung und damit das Wohlbefinden erheblich gesteigert. Immobile Menschen können durch die Anwendung von Kinästhetik (→ 9.5) unterstützt werden.

Altersdemenz

Übersicht Demenzerkrankungen → 37.11.3
Mit zunehmendem Alter steigt die Gefahr, an einer **Demenz** zu erkranken. 2019 sind 7 % Männer und 8,9 % Frauen der 75- bis 79-Jährigen an Demenz erkrankt. Bei Menschen über 90 Jahren sind ca. 30 % demenzkrank [14], [11].

Bei der Behandlung von Menschen (65 Jahre und älter) im Krankenhaus ist davon auszugehen, dass ca. 40 % von einer leichten kognitiven Störung oder Demenz betroffen sind. Diese kognitiven Störungen sind meist insuffizient dokumentiert und diagnostiziert. Das hat zur Konsequenz, dass Pflegende damit unvorbereitet konfrontiert werden [15].

Um die Betreuung von Menschen mit kognitiven Einschränkungen professionell unterstützen zu können, ist es notwendig, bei der Aufnahme ins Krankenhaus ein Assessment durchzuführen (→ 37.11.3), z. B. *Dementia Detection Test (DemTect), Mini Mental Status Test (MMST/MMSE)* oder *Cognitive Impairment Test* [15]. Diese Tests werden von Psychologen oder Ärzten vorgenommen. Es ist jedoch erforderlich, dass die Pflegenden für die besonderen Bedürfnisse von Menschen mit Demenz geschult und sensibilisiert werden, um den diagnostischen Prozess unterstützen und auf zukünftige Bedürfnisse von Menschen mit Demenz reagieren zu können (→ 37.11.3).

Pflegetherapeutische Konzepte und Maßnahmen bilden die Grundlage für professionelles Arbeiten bei der Begleitung demenzkranker Menschen:

- Aktivierung und sinnstiftende Beschäftigung (→ 19.3)
- Tagesstrukturierung (→ 19.4)
- Alltagsbewältigung (→ 19.5)
- Versorgungskonzepte in der Geriatrie (→ 19.6)
- Entlastung der Angehörigen.

Altersdepression

Depression → 38.10.1
Die **Depression** gehört zu den affektiven Störungen (→ 38.10). Sie ist eine seelische Erkrankung, bei der neben Stimmung und Antrieb auch das Denken betroffen ist. Depressive Menschen sind meist in der gesamten Lebensführung beeinträchtigt. Die Bewältigung von Alltagsaufgaben (z. B. Körperpflege, Haushalt, soziale Kontakte) ist erschwert oder gelingt überhaupt nicht.

Die Lebenszeitprävalenz einer depressiven Symptomatik (Anzahl der Personen, die im Laufe ihres bisherigen Lebens erkrankt sind) ist in der Altersgruppe 60–69 Jahre am höchsten: Sie beträgt bei Frauen 22,9 %, bei Männern 11,6 % [16]. Die depressive Symptomatik beträgt ab dem Alter von 65 Jahren bei Frauen 8,7 % und Männer 5,4 % [17].

Die **Ursachen** von Altersdepressionen sind vielfältig: Anpassungs- und Bewältigungsmechanismen, die bisher im Leben erfolgreich waren, versagen plötzlich aufgrund einschneidender Erlebnisse. Zu den täglichen Anforderungen (Stressoren) kommen spezielle Herausforderungen („Life Events" nach *Antonovsky* → 16.1.2) hinzu. Die Summe der zu bewältigenden Aufgaben kann die Bewältigungskompetenzen übersteigen. Diese Überforderung verschiebt die persönliche Konstitution in Richtung Krankheit, das Kohärenzgefühl sinkt. Die Folgen sind z. B. Rückzug, Verstimmung und körperliche Beschwerden. Besteht eine genetische Disposition, ist das Risiko, an einer Depression zu erkranken, zusätzlich erhöht.

Auslöser für eine Depression im Alter können u. a. sein:

- Verlust von geliebten Menschen, des gewohnten Umfelds und sozialer Kontakte
- Gekränktheit und Scham aufgrund von Krankheit und Hilfebedürftigkeit
- Probleme mit veränderten Rollenbildern (Kinder kümmern sich um ihre Eltern)
- Isolation (soziale Deprivation)
- Verlust von Lebensinhalten und Beschäftigung (Eintritt in den Ruhestand)

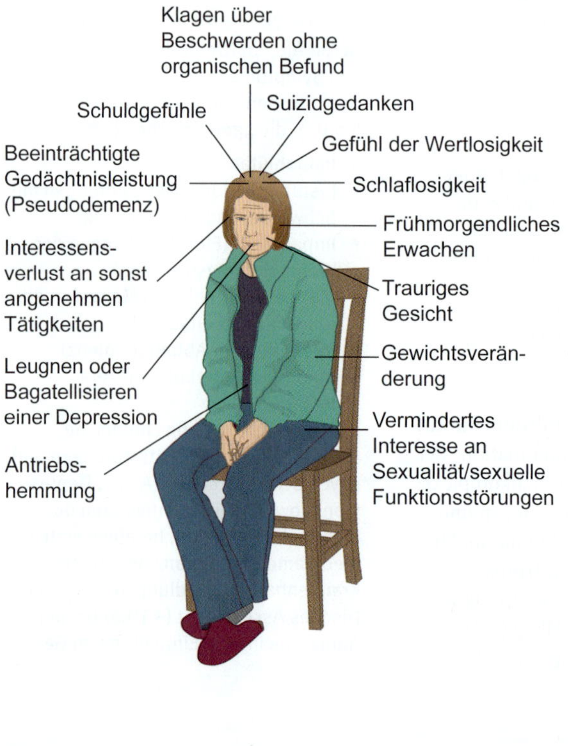

Abb. 19.9 Typische Symptome einer Altersdepression. [L138]

- Vermehrte gesundheitliche Probleme
- Fragen nach dem Lebenssinn.

Die **Symptome** der Altersdepression (→ Abb. 19.9) weisen einige Besonderheiten auf:

- Betroffene klagen nicht über Traurigkeit, obwohl sie auf andere Menschen depressiv wirken. Oftmals leugnen oder bagatellisieren sie Depressionen
- Sie klagen über vielerlei Beschwerden und beschäftigen sich intensiv mit der eigenen Gesundheit (Somatisierung, lavierte Depression) sowie über
- Schmerzen ohne körperliche Befunde, Zwangshandlungen und -gedanken, Angst. Die Gedächtnisleistung (Vergesslichkeit, Verwirrung) ist deutlich stärker beeinträchtigt als die emotionale Befindlichkeit **(Pseudodemenz).**

Die ärztliche **Diagnosestellung** erfolgt mittels *Geriatrischer Depressionsskala* (GDS). Bei Patienten mit körperlichen Krankheiten und Behinderungen ist die Häufigkeit von Depressionen erhöht.

VORSICHT! Die Altersdepression gehört *nicht* zu den physiologischen Alterserscheinungen und ist aufgrund der **hohen Suizidgefahr** (→ 38.16) in jedem Fall behandlungsbedürftig. Befindlichkeitsstörungen und leichtere, subdiagnostische depressive Syndrome sind Studien zufolge (u. a. *Berliner Altersstudie* [18]) allerdings deutlich häufiger als voll ausgebildete depressive Erkrankungen.

Abgrenzung Depression/Pseudodemenz – Demenz – Delir

Eine Altersdepression ist mitunter von einer Demenz schwer zu unterscheiden, weswegen sie auch als Pseudodemenz bezeichnet wird. Noch häufiger kommt es vor, dass ein **Delir** (akute Bewusstseinsstörung → 12.3.2) mit einer Demenz verwechselt wird. Bei hospitalisierten geriatrischen Patienten ist ein Delir keine Seltenheit. Gerade wegen der Ähnlichkeit einiger Symptome ist eine genaue Diagnostik durchzuführen, um eine Depression von einer Demenz bzw. einem Delir zu unterscheiden und angemessen behandeln zu können (→ Tab. 19.2) [19].

Die Bedeutung der Diagnostik und Krankenbeobachtung durch Pflegende wird vor dem Hintergrund der hohen Suizidgefahr bei Depression deutlich. Etwa 30 % aller Suizide werden von Menschen über 65 Jahre verübt. Männer führen dabei weit häufiger einen Suizid herbei als Frauen. Die Art des Suizids ist „härter“ als bei jüngeren Menschen [20].

SPICKZETTEL

Medizinische Probleme im Alter

- **Zunahme akuter und chronischer Erkrankungen.**
- **Geriatrietypische Multimorbidität:** Kombination von Multimorbidität (mind. zwei Erkrankungen gleichzeitig) und geriatrietypischen (→ Tab. 19.1) Einschränkungen.
- **Geriatrische Syndrome:** Symptomkombinationen aus z. B. Immobilität, Instabilität, Impairment, Inappetenz, Inkontinenz, Isolation („geriatrische I's“).
- **Gebrechlichkeit:** Verminderte Fähigkeit, Störungen und Beeinträchtigungen zu kompensieren, gekennzeichnet durch Gewichtsabnahme, Erschöpfung, Muskelschwäche, langsamen Gang und verminderte Aktivität. **Sarkopenie:** Verlust an Muskelmasse und Muskelkraft, oft verbunden mit Gewichtsverlust; abwendbar durch körperliches Training und angepasste Ernährung.
- **Kognitive Störungen:** Altersdemenz, Altersdepression/Pseudodemenz (oft durch Bagatellisierung oder Somatisierung kaschiert, *cave:* Suizidgefahr), Delir (akute Bewusstseinsstörung).

19.2.3 Psychische Veränderungen

Die Persönlichkeit des älteren Menschen ist das Resultat seiner bisherigen Lebenserfahrung, seiner individuellen Veranlagung und seiner aktuellen Lebenssituation. Insofern ist es schwierig, generelle Aussagen über **psychische Veränderungen im Alter** zu treffen.

Die Frage nach Persönlichkeitsveränderungen ist bisher nur wenig erforscht. Eine 2014 veröffentlichte Studie konnte zeigen, dass sich die Persönlichkeit ab dem Alter von 70 Jahren häufig noch einmal verändert. Die Veränderungen wurden gemessen an den **„Big Five“** (emotionale Stabilität, Extravertiertheit, Offenheit für neue Erfahrungen, Verträglichkeit und Gewissenhaftigkeit). Die Veränderungsrichtung war bei den einzelnen Faktoren individuell sehr unterschiedlich. Zwei eindeutige Trends konnten allerdings festgestellt werden: Der größere Teil der älteren Menschen ist im Vergleich zu Jüngeren verträglicher im persönlichen Umgang, aber weniger offen für neue Erfahrungen. Das könnte mit der veränderten Zeitperspektive und dem Bewusstsein des nahenden Todes zusammenhängen.

Dem Psychologen und Alternsforscher *Hans-Werner Wahl* zufolge ist Altern eine Weiterentwicklung der Persönlichkeit, verbunden mit einer neuen Grenzerfahrung von Verletzlichkeit (z. B. aufgrund von körperlichen Beschwerden sowie Veränderungen und Verlusten im sozialen Umfeld) [21]. Diese Erfahrung muss der ältere Mensch verarbeiten, und er muss sich der neuen Lebenssituation anpassen. Im Rückblick auf Erlebtes und Erreichtes gilt es, sich mit der Vergangenheit auszusöhnen und das Sterben als Teil des Lebens zu akzeptieren. Dies entspricht nach *Erik Erikson* der

Tab. 19.2 Unterscheidungsmerkmale Depression – Demenz – Delir.

Depression/Pseudodemenz	Demenz	Delir
Schneller, erkennbarer Beginn	Schleichender Beginn	Abrupter Beginn
Stimmung konstant depressiv	Stimmung und Verhalten schwanken	Stimmung und Verhalten schwanken von Minute zu Minute
„Weiß-nicht-Antworten“ überwiegen	Antworten sind zunächst überwiegend richtig	Eindeutige Desorientiertheit
Klagen über Beschwerden, z. B. Schlafstörungen, Appetitlosigkeit, Schmerzen	Bagatellisieren, Vertuschen der Alltagsdefizite, keine Klagen. Versuche, allein zurechtzukommen	Äußerung vielfältiger somatischer Beschwerden
Kaum Durchhaltevermögen; voll orientiert; kognitive Fähigkeiten konstant, z. B. Merkfähigkeit, Orientierung zu Ort, Zeit, Situation, Person; Antriebslosigkeit, subjektives Gefühl von Versagen	Zunehmender Verlust der kognitiven Fähigkeiten, z. B. Merkfähigkeit, Orientierung zu Ort, Zeit, Situation, Person	Getrübtes/verändertes Bewusstsein, kurze Aufmerksamkeitsspanne, beeinträchtigte kognitive Denkleistung, Halluzinationen, gestörter Schlaf-Wach-Rhythmus, Agitiertheit oder Lethargie/Somnolenz. Symptome klingen nach Therapie der Ursachen meist schnell wieder ab

achten Stufe der psychosozialen Entwicklung („Ich-Integrität"), deren Bewältigung zur Weisheit führt (→ 15.1.2).

19.2.4 Soziales Altern

Soziales Altern beinhaltet u. a. individuelles Altern, Eintritt ins Rentenalter, veränderte Familiensituation, veränderte religiöse Bedürfnisse. Krankheiten oder Bewegungseinschränkungen können zudem die Teilnahme am sozialen Leben erschweren. Zugleich stehen diesen Verlusten auch neue Gestaltungs- und Kompensationsmöglichkeiten gegenüber (→ Tab. 19.3).

Als ein Beispiel der Produktivität im Alter gilt auch die aktive **Verschiebung des persönlichen Lebensinvestments.**

DEFINITION

Persönliches Lebensinvestment *(PLI)*: Ausmaß an Energie, das Menschen durch Handlungen oder Gedanken in zehn zentrale Lebensbereiche investieren, um dort ihre Ziele zu erreichen oder Verlusten vorzubeugen: Gesundheit, kognitive Leistungsfähigkeit, Hobbys und Interessen, Beziehung zu Freunden und Bekannten, Sexualität, Wohlergehen der Angehörigen, Beruf oder berufsähnliche Beschäftigung, Unabhängigkeit, Nachdenken über das eigene Leben, Tod und Sterben.

Die Berliner Altersstudie [18] hat untersucht, wie sich die Priorisierung des Lebensinvestments in sieben dieser Bereiche im Alter verändert (→ Tab. 19.4). Während Gedanken um die Gesundheit im jungen Erwachsenenalter keine Rolle spielen, stehen sie im hohen und sehr hohen Erwachsenenalter an zweiter bzw. erster Stelle des Lebensinvestments. Die Familie kommt im jungen Erwachsenalter an dritter Stelle, während sie im hohen Erwachsenenalter

Tab. 19.4 Veränderung der Prioritäten im Verlauf des Lebens.

Junges Erwachsenenalter (25–34 Jahre)	1. Beruf 2. Freunde 3. Familie 4. Unabhängigkeit
Mittleres Erwachsenenalter (35–54 Jahre)	1. Familie 2. Beruf 3. Freunde 4. Kognitive Leistungsfähigkeit
Höheres Erwachsenenalter (55–64 Jahre)	1. Familie 2. Gesundheit 3. Freunde 4. Kognitive Leistungsfähigkeit
Hohes Erwachsenenalter (70–84 Jahre)	1. Familie 2. Gesundheit 3. Kognitive Leistungsfähigkeit 4. Freunde
Sehr hohes Erwachsenenalter (85–105 Jahre)	1. Gesundheit 2. Familie 3. Nachdenken über das Leben 4. Kognitive Leistungsfähigkeit

oberste Priorität hat. Im hohen und sehr hohen Erwachsenenalter sind die Aspekte Familie, Gesundheit, kognitive Leistungsfähigkeit und das Nachdenken über den Tod wichtige Bereiche, in deren Erhalt Motivation und Energie investiert wird.

19.2.5 Sexualität im Alter

Das Bedürfnis nach Nähe, Zärtlichkeit, fester Bindung und Vertrautheit ist unabhängig vom Alter. Kein Mensch möchte allein sein oder sich einsam fühlen. Auch im höheren Lebensalter sehnen sich Menschen nach Nähe, Berührung und sexueller Befriedigung (→ Abb. 19.10). Nach neueren Erkenntnissen der Berliner Alterstudie II ist Sex auch im hohen Alter ein wichtiges Thema [22].

Für ältere Menschen wie auch für die Pflegenden ist es wichtig, auch im Alter Sexualität als einen wichtigen Bestandteil des Lebens anzuerkennen. Die individuellen Bedürfnisse gilt es v. a. in Pflegeeinrichtungen ernst zu nehmen und nach Möglichkeit zu befriedigen, nicht zu unterbinden.

Aspekte, welche die Sexualität im Alter beeinflussen können (→ Abb. 19.11), sollten allen Pflegenden bewusst sein. Dadurch wird es ihnen auch möglich, diesbezügliche Bedürfnisse und Sorgen der älteren Menschen zu verstehen. Dazu gehört auch, deren Schamgefühle wahrzunehmen und bei Pflegemaßnahmen zu respektieren.

Probleme im Krankenhaus, in stationären Einrichtungen oder in der häuslichen Pflege treten auf, wenn persönliche Grenzen überschritten werden. Sexuelle Übergriffe durch ältere Menschen auf Pflegende sind keine Seltenheit, werden aber aus Scham häufig nicht thematisiert [23], [24]. Im Umgang mit den Pflegebedürftigen sollten Pflegende daher ihre eigenen Schamgrenzen bewusst wahrnehmen und Anzüglichkeiten sowie tätlichen Übergriffen ein klares Nein erteilen. Die Leitung der Einrichtung ist verpflichtet, ihre Mitarbeitenden vor sexuellen Übergriffen zu schützen.

Für alle Pflegenden gilt, die Intim- und Privatsphäre der älteren Menschen zu wahren. Sexuelle Übergriffe vonseiten des Pflegepersonals sind selbstverständlich verboten und müssen strafrechtlich angezeigt und verfolgt werden.

Tab. 19.3 Soziale Veränderungen im Alter.

Verlust	Gewinn/Kompensation
Verlust der Unabhängigkeit durch gesundheitliche Einschränkungen und körperliche Beschwerden	Konzentration auf erhaltene Kompetenzen (SOK → 19.2.8)
Ausscheiden aus dem Erwerbsleben	Zeit für Hobbys, private Interessen und ehrenamtliche Tätigkeiten (Produktivität im Alter, „späte Freiheit")
Materielle Einbußen	Stärkere Hinwendung zu immateriellen Werten (verändertes Life-Investment → Tab. 19.4, → 19.2.6)
Verlust des Partners, Verlust gleichaltriger Freunde	Stärkere Hinwendung zu den Familien der Kinder, Unterstützung bei der Betreuung der Enkelkinder, Freiwilligenarbeit
Verringerung der sozialen Kontakte	Qualität sozialer Beziehungen wird wichtiger als Quantität

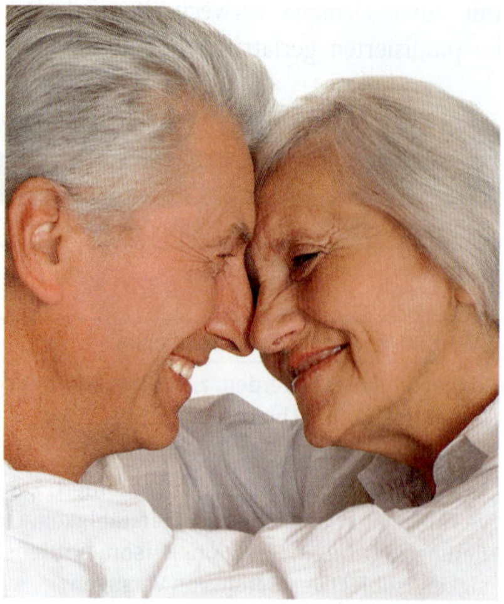

Abb. 19.10 Intimität im Alter. [J787]

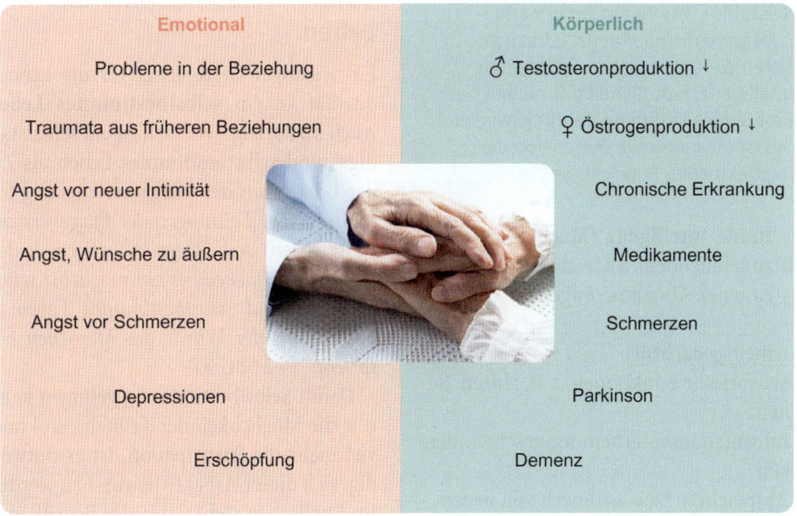

Abb. 19.11 Einflussfaktoren auf die Sexualität im Alter. [J787, L143]

19.2.6 Lebensqualität

DEFINITION

Lebensqualität: *„[...] Wahrnehmung einer Rolle im Kontext des die alternde Person umgebenden Kultur- und Wertsystems, unter Berücksichtigung ihrer Ziele, Erwartungen, Werte und Sorgen. Dieses Konzept [...] umfasst [...] die körperliche Gesundheit, den psychischen Zustand, das Maß an Unabhängigkeit, die sozialen Beziehungen, das persönliche Wertesystem und die Beziehungen zu wichtigen Aspekten des Umfelds. [...] Im Verlauf des Alterns wird die Lebensqualität der Menschen von ihrer Fähigkeit zur Wahrung ihrer Autonomie und Unabhängigkeit bestimmt."* [25, S. 13]

Altern ist durch positive und negative Veränderungen geprägt. Auch im hohen Alter ist ein Zugewinn an Erfahrungen und Wissen, also **lebenslanges Lernen** (→ 19.2.7), möglich. Altern kann somit erfüllend und glücklich sein (→ 19.2.1). Ein wichtiger (Mess-)Wert in diesem Zusammenhang ist die **Lebensqualität** des einzelnen Menschen, ein bedeutender Parameter für eine hohe Lebensqualität ist ein **selbstbestimmtes Leben** (→ 19.2.8).

Mit zunehmendem Alter und damit einhergehenden sozialen, psychischen und physischen Veränderungen stellt sich für ältere Menschen die Frage der **Lebensqualität.** Der amerikanische Gerontologe *M. Powell Lawton* hat in seinen Studien entscheidende Erkenntnisse zum Wohlbefinden gewonnen und Lebensqualität als multidimensionales Modell beschrieben. Folgende **Dimensionen** spielen demnach bei der Bewertung von Lebensqualität eine Rolle:

- **Objektive Umwelt,** z. B. Wohnraum, Quartier, Nachbarn, Einkaufsmöglichkeiten
- **Subjektives Wohlbefinden,** z. B. Fähigkeit, Gefühle verbal und nonverbal auszudrücken; Gefühl der Zugehörigkeit; Gefühl der Lebenszufriedenheit
- **Verhaltenskompetenz,** z. B. Fähigkeit, ein selbstständiges und selbstbestimmtes Leben zu führen; Anpassungsfähigkeit an neue Lebenssituationen (z. B. Umzug ins Heim, Verlust des Partners), Fähigkeit zur Problemlösung und Orientierung
- **Erlebte Lebensqualität,** subjektive Bewertung der Lebensbedingungen.

Auf der Basis von *Lawtons* Dimensionen der Lebensqualität wurden **Instrumente zur Messung der Lebensqualität** entwickelt, u. a.:

- DCM (Dementia Care Mapping)
- INSEL (Instrument zur Erfassung von Lebensqualität in der stationären Altenhilfe)
- HILDE (Heidelberger Instrument zur Lebensqualität Demenzkranker) [26].

Ein wichtiges Modell für die aktivierende Pflege ist das **ökologische Modell der Handlungsanforderungen** von *Lawton* (→ Abb. 19.12, [25]). Es zeigt auf der einen Seite die vorhandene Kompetenz einer Person, auf der anderen Seite die Umweltanforderungen an diese.

Je niedriger die persönliche Kompetenz eines Menschen ist, seinen Alltag zu bewältigen, desto schwerer wird es, die täglichen Umweltanforderungen zu bewältigen. Bei nachlassenden Fähigkeiten verringert sich zum einen die Anpassungsfähigkeit an die Umwelt, zum anderen wird der bestehende Handlungsspielraum immer kleiner.

Die täglichen Anforderungen der Umwelt werden problematisch, wenn die Kompetenz zu ihrer Bewältigung sinkt. (*Beispiel:* Eine Person konnte bis vor Kurzem noch selbstständig in ihrer Wohnung leben; ein Sturz mit Klinikaufenthalt und Operation macht das nun unmöglich. Die Person benötigt Hilfe von anderen.)

Anforderung – Überforderung – Unterforderung

Liegen die von der Umwelt herangetragenen Aufgaben unterhalb einer kritischen Schwelle, fördern sie die **Mobilisierung von Ressourcen** und die Aktivität. Die Person erlebt diese Anforderungen dann als anregend. Kommt es zu einer **Überforderung,** so gerät die Person unter Stress und reagiert mit negativen Gefühlen und Angst. Sind die Anforderungen geringer als die Bewältigungskapazitäten der Person, so bewegt sie sich zunächst in der **Zone der maximalen Behaglichkeit** und empfindet dies als angenehm. Erst bei beträchtlicher oder lang anhaltender **Unterforderung** können Langeweile und Apathie das Lebensgefühl bestimmen (→ Abb. 19.12).

Das bedeutet für die Pflege von älteren Menschen, dass das Anforderungsniveau der Umwelt der Bewältigungskapazität des Menschen angepasst werden muss, damit dieser weder über- noch unterfordert ist. Die Beziehung zwischen persönlicher Kom-

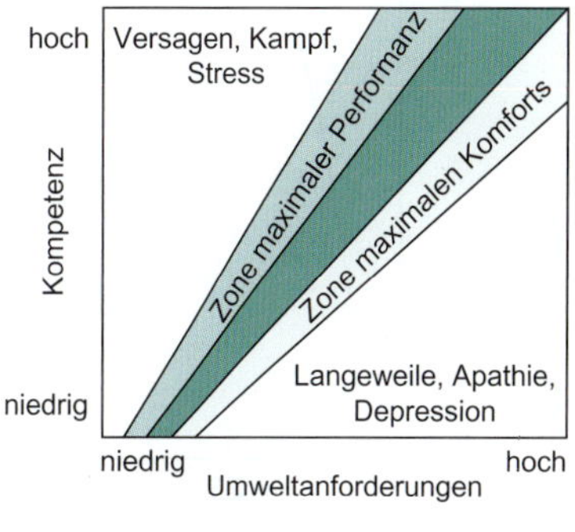

Abb. 19.12 Lawtons ökologisches Modell der Handlungsanforderungen [25]. [L143]

petenz und dem Anforderungsniveau ist ausschlaggebend für die erlebte Lebensqualität und Förderung der Selbstständigkeit.

19.2.7 Lebenslanges Lernen

Die Grundlage für **lebenslanges Lernen** ist die Fähigkeit des Organismus, sich zu verändern. Das betrifft sowohl die Erneuerung von Gehirnzellen als auch die Fähigkeit, sich neuen Anforderungen aus der Umwelt anzupassen und mit entsprechend verändertem Verhalten zu reagieren. Diese **Plastizität** (*griech.* = Veränderbarkeit, Formbarkeit) ist Grundlage für eine aktivierende (→ 19.3, → 19.6.2) und rehabilitative Pflege (→ 17.4.2). Auch im Alter und selbst bei Demenz sind Lernen und eine Steigerung der Leistungsfähigkeit möglich. Das zeigt sich in verschiedenen Studien, z. B. in der *Berliner Altersstudie* (*BASE,* [18]).

Der Begriff des lebenslangen Lernens wirft die Frage nach dem Wesen bzw. dem Erhalt von Intelligenz auf. Dabei werden zwei Formen der Intelligenz unterschieden, die **fluide** und die **kristalline Intelligenz** (→ Abb. 19.13). Beide haben im Alter einen unterschiedlichen Verlauf.

DEFINITION

Fluide Intelligenz/Mechanik *(„flüssige Intelligenz"):* Beschreibt die Geschwindigkeit und Genauigkeit der Informationsverarbeitung, etwa beim Erlernen von Sprachen oder Lösen von Problemen durch Denken. Es bedarf keiner früheren Lernerfahrung; die fluide Intelligenz ist wissensunabhängig und die biologische Dimension der intellektuellen Entwicklung.

Kristalline Intelligenz/Pragmatik *(„festgefügte Intelligenz"):* Dazu gehören Weisheitswissen, emotionale Intelligenz, berufliche Erfahrungen oder Problemlösen durch Erfahrungswissen. Sie ist die kulturelle Dimension der intellektuellen Entwicklung [18].

Die **fluide Intelligenz (Mechanik)** nimmt mit zunehmendem Alter ab. Konkret führt das zu einer Abnahme folgender Fähigkeiten:

- Arbeitsgedächtnis
- Sensorische Funktionen, z. B. Hören, Sehen
- Informationsverarbeitungsgeschwindigkeit
- Abspeichern bzw. Erinnern von neuen Aufgaben
- Aufmerksamkeit
- Konzentration.

Diese Verluste müssen allerdings nicht zwangsläufig das Wohlbefinden im Alter beeinträchtigen, denn die **kristalline Intelligenz (Pragmatik)** kann die Defizite der fluiden Intelligenz in ausgewählten Bereichen ausgleichen oder durch entsprechendes Training und Erfahrungswissen abschwächen. Diese Erkenntnisse sind die Basis für geriatrische Rehabilitation. Alle Angebote und Aktivitäten für ältere Menschen gehen vom Prinzip des lebenslangen Lernens aus. Wenn Menschen sich bis ins hohe Alter hinein aktiv ihren Hobbys und Interessen widmen und sich körperlich fit halten, erhöht das die Chance für eine höhere Lebensqualität.

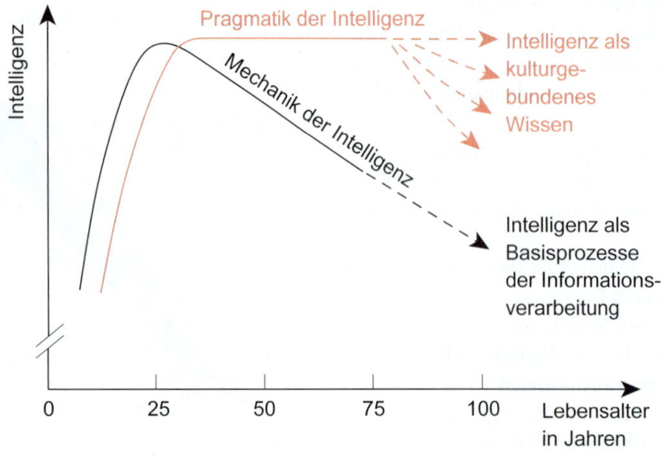

Abb. 19.13 Idealisierte Lebensverlaufskurven verschiedener Formen der Intelligenz. [L143]

19.2.8 Selbstbestimmtes Leben

Ein wichtiger Gradmesser für die Lebensqualität ist ein **selbstbestimmtes Leben.** Auch im Sozialgesetzbuch ist ein selbstständiges und selbstbestimmtes Leben als Ziel der Leistungen der Pflegeversicherung formuliert: *„Die Leistungen der Pflegeversicherung sollen den Pflegebedürftigen helfen, trotz ihres Hilfebedarfs ein möglichst selbstständiges und selbstbestimmtes Leben zu führen, das der Würde des Menschen entspricht."* (§ 2 SBG XI)

Damit Selbstbestimmung gelingen kann, u. a. die Möglichkeit der Teilhabe und noch viel mehr die Partizipation, ist es notwendig, sich dieser Aspekte bewusst zu werden. Im Englischen steht dafür der Begriff „participation". Der Psychologe und Sozialforscher *Michael T. Wright* definiert die Aspekte der **Partizipation** wie folgt:

- Teilhabe und Teilnahme
- Entscheidungsmacht bei allen wesentlichen Fragen der Lebensgestaltung
- Definitionsmacht und die Möglichkeit mitzubestimmen, welche Gesundheitsprobleme durch gesundheitsfördernde bzw. präventive Maßnahmen angegangen werden sollen
- Je mehr Einfluss auf einen Entscheidungsprozess, umso größer die Partizipation
- Akzeptanz von Vielfalt [27].

Die Partizipation älterer Menschen am Leben, an der Gesellschaft, an Bildung und der eigenen Gesundheit sind wichtige Elemente, um ein partizipatorisches Demokratieverständnis und Gleichbehandlung umzusetzen.

Maßnahmen, um die Partizipation älterer Menschen zu gewährleisten, sind die grundsätzliche Einbeziehung in die Entwicklung und Entscheidung von Projekten wie:

- Spezielle Bildungsmaßnahmen mit und für ältere Menschen/Mitarbeitende
- Schulungen zur Gesunderhaltung (z. B. Kochkurse für Diabetiker, spezielle Fitnessangebote)
- Angebot altersspezifischer Gebrauchsgüter (z. B. Seniorenhandys)
- Altersgerechte Wohnungen, Förderung von Umbaumaßnahmen (→ 19.7)
- Wohnortnahe Einkaufsmöglichkeiten
- Erreichbarkeit von kulturellen Angeboten
- Mobilitätsförderung, z. B. durch Niederflurbahnen/-busse, Abhol- oder Bringdienste

- Informationen über die Finanzierung von Pflegehilfsmitteln (→ 47.2.2), die Beantragung von Pflegegraden (→ 47.4.2) und Reha-Möglichkeiten (→ Kap. 17)
- Aufklärung über § 10 Heimgesetz (Mitwirkung von Bewohnern einer Einrichtung)
- Aktivierende Pflege (→ 17.3.1)
- Partizipatorische Forschung.

Die Selbstbestimmungskompetenz älterer Menschen im Krankenhaus ist derzeit als eher gering anzusehen. Je mehr sich ältere Menschen im Gesundheits-Krankheits-Kontinuum (→ 16.1.1) Richtung Krankheit oder Pflegebedürftigkeit bewegen, desto mehr tritt die Fähigkeit zu rationalen Entscheidungen in den Hintergrund. Das Bedürfnis nach Hilfe, Fürsorge und Betreuung dominiert. Das bedeutet, dass Menschen im Alter in ihrer **Selbstbestimmung und Partizipation im Krankenhaus** aktiv unterstützt werden müssen, z. B. durch:

- Aufklärungsgespräche mit Patienten und Angehörigen über Wirkungen, Vor- und Nachteile geplanter Maßnahmen
- Einbeziehen der Patienten in alle für die Behandlung wichtigen Entscheidungen
- Transparente Tagesabläufe
- Schulungen zu gesundheitsförderndem Verhalten
- Beratungsangebote für Patienten und Angehörige
- Etablierung von Selbsthilfegruppen
- Verständliche Formulierungen in Patientendokumenten (Risiko-Kommunikation).

Das **Stufenmodell der Partizipation** nach *Wright* (→ Abb. 19.14) kann auch dazu dienen, im Team die aktuelle Situation zu diskutieren: Auf welcher Stufe der Partizipation stehen die Pflegenden, was wünschen sie sich? Wo stehen die Menschen, die sie pflegen? Wie könnten diese Menschen besser am Leben und an Entscheidungen teilhaben?

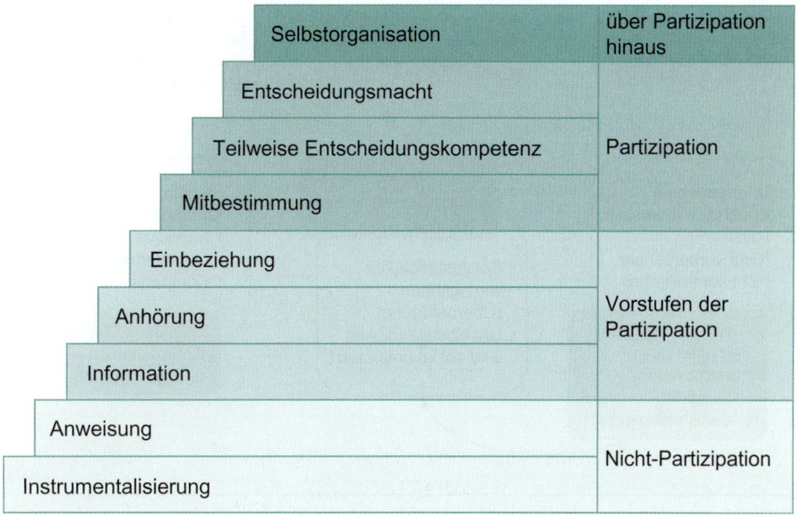

Abb. 19.14 Stufenmodell der Partizipation. Je höher die Stufe, umso stärker ist die Beteiligung des älteren Menschen. [27], [F436]

Verlust der Selbstständigkeit

Die Psychologin und Gerontologin *Margret Baltes* hat sich eingehend mit der Fragestellung des **Verlusts der Selbstständigkeit** im Alter beschäftigt: *„Aus der Perspektive der sozialen Lerntheorie bietet unsere Gesellschaft eine Umwelt für alte Menschen, die weder anregenden noch fordernden Charakter hat, also keine Anreize zu Selbständigkeit und Autonomie setzt. Sie ist vielmehr […] durch Schutz und Sicherheitsmaßnahmen gekennzeichnet, wodurch Unselbstständigkeit geradezu kultiviert wird.“* [28, S. 160]

> **Pflegende in der Verantwortung**
> Die Pflegenden sind aufgefordert, über ihr Verhalten gegenüber pflegebedürftigen Menschen nachzudenken: Fördern sie deren Selbstständigkeit oder nicht? Pflegenden ist dabei die Gefahr bewusst, dass *„die soziale Umwelt allzu schnell verallgemeinert und totale Inkompetenz auf Seiten des alten Menschen annimmt“* [28, S. 161].

Der Verlust der Selbstständigkeit bezieht sich auf mehrere **Dimensionen** (u. a. geistig, sozial und physisch). Die **Gründe** dafür können vielfältig und (z. B. durch vorherrschende Altersbilder und Stereotype) kulturell geprägt sein. Der Verlust von Selbstständigkeit hat verschiedene **Funktionen:** Er kann nicht nur negativ, sondern auch positiv bewertet werden, z. B. erhält ein Pflegebedürftiger durch den Pflegedienst Hilfe und soziale Zuwendung. Der Verlust der Selbstständigkeit ist immer mit dem Phänomen der **Abhängigkeit** verbunden. Diese wird wissenschaftlich in drei Modellen beschrieben (→ Abb. 19.15).

Gelernte Hilflosigkeit

Traumata oder Erfahrungen, in denen eine Umweltreaktion nicht vorhersehbar war *(nicht kontingent)* und Betroffene dieser hilflos ausgeliefert waren (z. B. Krieg, Misshandlung), können das Gefühl der Hilflosigkeit im Alter wiederaufleben lassen. Bei einer schweren Krankheit oder dem Umzug in eine Pflegeeinrichtung kann dieses Gefühl des Kontrollverlusts zu Passivität und mangelnder eigener aktiver Mitwirkung führen.

Pflegerische Intervention: Gemeinsame Entwicklung von Strategien zur Erlangung der Kontrolle, um am Genesungsprozess aktiv mitzuwirken.

Gelernte Abhängigkeit

Werden Menschen kontinuierlich überversorgt, obwohl sie sich z. B. noch selbstständig waschen, anziehen oder essen könnten, führt dies zur gelernten Abhängigkeit. Die Betroffenen akzeptieren dies unter Umständen, da sie z. B. dadurch Zuwendung erhalten.

Pflegerische Intervention: Aktivierende Pflege, Zeit nehmen, Hilfe zur Selbsthilfe.

Verhaltensabhängigkeit als integraler Bestandteil erfolgreichen Alterns

> **Selektion – Optimierung – Kompensation (SOK)**
> Unselbstständigkeit als Ergebnis des Prozesses von Selektion, Optimierung und Kompensation (SOK) kann Teil eines **erfolgreichen Alterns** sein.

Durch akute Erkrankungen oder degenerative Prozesse wird es für ältere Menschen immer schwerer, die Alltagsanforderungen in vollem Umfang zu bewältigen. Dadurch entsteht zwangsläufig Abhängigkeit. Bestimmte Verhaltensweisen helfen, diese so entstehende Abhängigkeit zu verarbeiten:

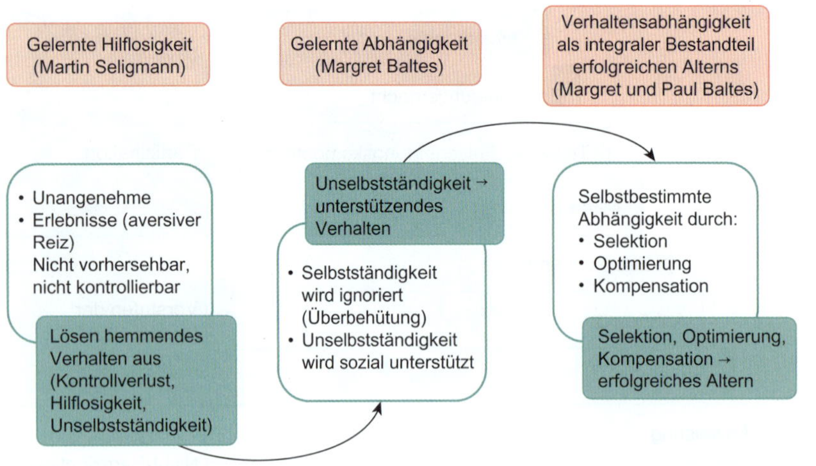

Abb. 19.15 Verlust der Selbstständigkeit (gelernte Hilflosigkeit – Abhängigkeit – SOK). [L143]

- **Selektion** bedeutet, dass Ziele angepasst werden und nur noch die Aktivitäten des täglichen Lebens selbstständig ausgeführt werden, die keine Probleme bereiten
- **Optimierung** bedeutet, dass vorhandene Kompetenzen erhalten und weiter trainiert werden (z. B. Musizieren, Singen, Schreiben, Lesen, Kochen etc.)
- **Kompensation** bedeutet, dass einzelne Bereiche und Aktivitäten des täglichen Lebens unterstützt durch Hilfsmittel oder von anderen übernommen werden (z. B. Putzen, Einkaufen).

Pflegerische Intervention: Aktivierende Pflege, Bereitstellung von Hilfsangeboten, wenn bestimmte Fähigkeiten nicht mehr erhalten oder wiedererlernt werden können (Haushaltshilfe, Pflegedienst etc.).

SPICKZETTEL

Lebensqualität: Lebenslanges Lernen und Selbstbestimmung

- **Dimensionen der Lebensqualität** *(Lawton):* Objektive Umwelt, subjektives Wohlbefinden, Verhaltenskompetenz, erlebte Qualität der Lebensbedingungen.
- **Ökologisches Modell der Handlungsanforderungen:** Verhältnis von Anforderungen durch Umwelt und Alltag zu den Bewältigungskapazitäten des älteren Menschen (Anregung, Überforderung, Unterforderung).
- **Lebenslanges Lernen:** Auch im hohen Alter möglich aufgrund der Fähigkeit zur Anpassung an veränderte Bedingungen (Plastizität).
- **Fluide Intelligenz** (Geschwindigkeit und Genauigkeit der Informationsverarbeitung, wissensunabhängig) nimmt im Alter ab, **kristalline Intelligenz** (Problemlösungskompetenz aufgrund von Erfahrungswissen) kann z. B. kognitive Einbußen möglicherweise kompensieren.
- **Selbstbestimmtes Leben und Partizipation:** Teilhabe und Teilnahme; Definitions- und Entscheidungsmacht in Fragen der Lebensgestaltung wie auch der Pflege und Therapie; Akzeptanz von Vielfalt; Bereitstellung altersangemessener Informationen und Angebote.
- **Verlust der Selbstständigkeit:**
  - Gelernte Hilflosigkeit (wiederauflebende Gefühle von Hilflosigkeit aufgrund früherer Erfahrungen von Kontrollverlust).
  - Gelernte Abhängigkeit durch anhaltende Überversorgung.
  - Unselbstständigkeit als Ergebnis von Selektion, Optimierung und Kompensation (erfolgreiches Altern).

19.3 Aktivierung und sinnstiftende Beschäftigung

Die meisten Konzepte der **Aktivierung** und **sinnstiftenden Beschäftigung** wurden für Menschen mit Demenz entwickelt. Es zeigt sich aber, dass Beschäftigung und Aktivierung für alle älteren Menschen zur Steigerung der Lebensqualität und selbstständigen Lebensführung beitragen.

19.3.1 Körperliche Aktivierung

Mit dem Erhalt und der Förderung der Aktivität älterer Menschen wird deren Selbstständigkeit gefördert; es wird Abbauprozessen (z. B. Sarkopenie) vorgebeugt und gleichzeitig die geistige Fitness angeregt. So trägt **körperliche Aktivität** (→ Abb. 19.16) wesentlich zu gesundem Altern bei. Dabei kann jede Art der körperlichen Aktivität unterstützend wirken, z. B. Seniorengymnastik, Wassergymnastik, Seniorentanz, Sitztanz oder Yoga, aber ebenso vermeintlich profane Dinge wie Treppensteigen oder ein Spaziergang.

Die Heidelberger Studie *Training bei Demenz* aus dem Jahr 2008 [29] zeigte erstmals, dass selbst bei demenziell erkrankten Personen signifikante Erfolge im Krafttraining und eine kognitive Verbesserung und v. a. Trainierbarkeit von aufmerksamkeitsabhängigen motorischen Leistungen (Plastizität, → 19.2.7) zu erreichen sind. Diese Erkenntnisse sind bahnbrechend für die Rehabilitation und die aktivierende Pflege, da sie belegen, dass es sich in jedem Fall und in jedem Stadium lohnt, eine aktivierende Pflege umzusetzen.

19.3.2 Zehn-Minuten-Aktivierung

Das Konzept der **Zehn-Minuten-Aktivierung,** welches von der Mal- und Beschäftigungstherapeutin *Ute Schmidt-Hackenberg* entwickelt wurde, beruht darauf, ältere

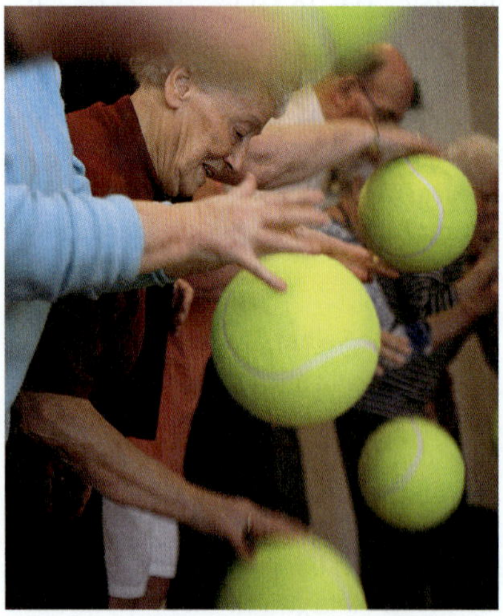

Abb. 19.16 Körperliche Aktivität erfüllt viele Bedürfnisse des älteren Menschen. Sie ermöglicht Erfolgserlebnisse und trainiert die Körperfunktionen. [J787]

Menschen in kleinen Gruppen zu aktivieren [30]. Dabei erfordert die Zehn-Minuten-Aktivierung wenig Vorbereitungszeit, kann individuell an den jeweiligen Menschen angepasst werden und ist jederzeit spontan einsetzbar. Voraussetzungen für die *Zehn-Minuten-Aktivierung* sind:

- Geeigneter Raum
  - Geeignetes Licht
  - Gemütlichkeit ausstrahlend
  - Kreisbildung möglich
- Richtiger Zeitpunkt
  - Täglich 10 Min.
  - Festen Zeitpunkt festlegen
- Geeignete Materialien
  - Materialien aus einer aktiveren Zeit der älteren Menschen
  - Aufbewahrung in einem „Aktivierungsschrank", z. B. in beschrifteten Schuhkartons, im Deckel eine Kurzanleitung
- Aktivierungsplan: Übersicht für die Mitarbeiter, wer wann womit die Aktivierung durchführt.

Die Methoden für die *Zehn-Minuten-Aktivierung* sind vielfältig. Jede Pflegefachperson kann ihre Ideen einbringen, z. B.:

- Erinnerungsarbeit anhand von Memorykarten aus vergangenen Tagen
- Tastmemory
- Aktuelle Tageszeitung vorlesen
- Ballspielen (reihum, jeder Mitspieler sagt einen Buchstaben des Alphabets mit einem Wort gleichen Anfangs, z. B. A = Apfel, B = Bett)
- Gegenstände „von früher" sammeln und darüber sprechen
- Entsprechend der Jahreszeit Wörter sammeln („Was fällt Ihnen zu Frühling ein?")
- Gemeinsames Singen.

19.3.3 Kreativität und Kommunikation bei Menschen mit Demenz

Der britische Schriftsteller *John Killick* und die Ergotherapeutin *Claire Craig* [31] sammelten Erkenntnisse aus der kreativen Arbeit mit demenzerkrankten Menschen und entwickelten daraus ein **Konzept zur Kreativität und Kommunikation.**

Die **Schwerpunkte** dieses Konzepts sind:

- Gemeinsam altbekannte Lieder singen
- Einen Chor für demenzkranke Menschen und das Pflegepersonal etablieren
- Bewegung im Moment, Tanz
- Gedichte schreiben
- Theater spielen (Improvisation)
- Geschichten erzählen
- Malen
- Keramik- bzw. Tonarbeit

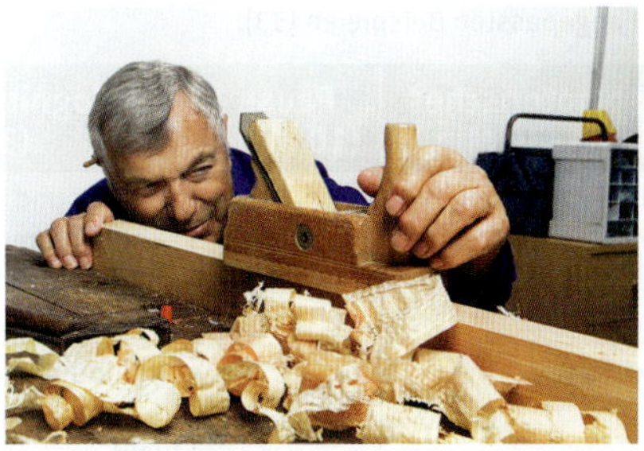

Abb. 19.17 Arbeiten an der Werkbank. [J787]

- Holz, Metall, Stein, Glas be- bzw. verarbeiten (→ Abb. 19.17)
- Textilien (Filzen), Wolle verarbeiten, Nähen, Stricken, Häkeln
- Fotografieren
- Besuch von Ausstellungen, Theater, Kino, Konzerten, Lesungen
- Spaziergänge im Wald.

Bei all diesen Angeboten liegt der Fokus der Kreativität auf der Aktivität an sich, auf dem Prozess der Kreativität, der Expressivität und dem Erreichen eines *Flow*-Gefühls. So können Menschen mit Demenz ihr eigenes kreatives Potenzial entdecken.

19.3.4 Motorische, alltagspraktische, kognitive und soziale Aktivierungstherapie

Die **motorische, alltagspraktische, kognitive und soziale Aktivierungstherapie (MAKS®)** ist eine nichtmedikamentöse Mehrkomponententherapie. Der therapeutische Ansatz folgt dem Normalitätsprinzip und beinhaltet motorisches, alltagspraktisches kognitives und soziales Aktivierungstraining für Menschen mit Gedächtnisstörungen welches im Rahmen des *Leuchtturmprojekts Demenz* [32] entwickelt wurde. Das ursprüngliche Modul „Spiritualität" wurde zu „sozialer Einstimmung" erweitert, um es vielfältiger anwenden zu können. Ziel war es, Menschen ohne den Einsatz von Medikamenten in folgenden Bereichen zu fördern:

- Sensomotorisches Modul (Grob- und Feinmotorik, Gleichgewicht, Sinneswahrnehmung)
- Alltagspraktisches Modul (Kochen, Backen, Garten, Gesellschaftsspiele, Feste und Feiern)
- Kognitives Modul (Wahrnehmen, Merken, Wiedererkennen, logisches Denken)
- Soziales Modul (Orientierung in der Gruppe uns sozialem Gefüge) [33].

Die MAKS®-Therapie wurde für ca. 1,5–2 Std. pro Tag 6-mal pro Woche (→ Tab. 19.5) entwickelt. Das Konzept setzt eine aktive Umsetzung einer theoriegeleiteten Pflege (z. B. ABEDL nach *Krohwinkel* → 50.3.4), voraus. Weitere Grundbedingung sind eine validierende Grundhaltung (→ 19.6.4) und Kenntnisse der Biografie der Betroffenen [33].

Das Konzept findet mittlerweile eine breite Anwendungsbasis in modifizierter Form im stationären, teilstationären und ambulanten Bereich der Altenhilfe und wird von geschultem Personal umgesetzt. Die Erfahrungen mit MAKS® bezüglich der Anwendung im Krankenhaus zeigen, dass es einen zunehmenden Bedarf an strukturierten Konzepten, z. B. in akut geriatrischen Einrichtungen, gibt.

Einige Beispiele:

Sensomotorisches Modul

Ziel: Förderung der Beweglichkeit, Vorbereitung auf den Hauptteil.

- Aufwärmübung mit einem Igelball (3–5 Min.):
  - Igelball zwischen den Händen wie einen Knödel formen, um die Arme herumführen, auf beiden Seiten nach oben und wieder nach unten, im Uhrzeigersinn vom Brustkorb über den Bauch, über die Oberschenkel, (falls möglich) in Richtung Unterschenkel und Füße führen
  - Ball rechts hochwerfen, fangen, links hochwerfen, fangen
  - Ball um den Oberkörper und die Hüfte kreisen lassen
  - Ball durch die Beine wie eine „liegende Acht" fädeln
  - Ball im Kreis erst rechts herum weitergeben, dann links herum
  - Ball zum Schluss in einen Behälter (in der Mitte) werfen
- Tischkicker.

Alltagspraktisches Modul

Ziel: Förderung der sensomotorischen Kompetenz bzw. sozialen Interaktion, Erinnerung an frühere Erfahrungen.

- Bauen eines Windrads: Material sollte bereitgestellt oder gemeinsam mit den älteren Menschen eingekauft werden (als erster Impuls für die alltagspraktische Kompetenz)
- Blumenbeet bepflanzen (Alternative: Blumen gießen)
- Herstellen eines Kräuterquarks. Falls Kräuterbeet vorhanden: gewünschte Kräuter identifizieren, pflücken, waschen, klein schneiden, mit Quark vermischen und würzen.

Tab. 19.5 Beispiel für einen MAKS®-Wochenplan mit angepassten Beispielen [33].

Wochentag	Soziale Einstimmung (10 Min.)	Sensomotorisches Training (30 Min.)	Pause (10 Min.)	Kognitives Training (30 Min.)	Alltagspraktisches Training (40 Min.)
Montag	Meditation/Achtsamkeitsübung Atemübung, Wahrnehmung von Geräuschen	Yoga im Sitzen oder Stehen	–	Kognitiv und alltagspraktisch: Länderfahnen (mittels Karten oder virtuell)	Schweizer Wurstsalat (Imbiss zubereiten)
Dienstag	Austausch von Erlebnissen, z. B. Jahreszeit	Tischkickern	–	Zählübung, Rechenrätsel (Papier- und Bleistiftübung oder Tafel, virtuell)	Dominospiel selber basteln (Handwerken)
Mittwoch	Singen von themenbezogenen Liedern, Jahreszeit etc.	Schwungtuch	–	Sätze verbinden (Papier- und Bleistiftübung), Rätsel (Papier oder virtuell)	Tischschmuck oder jahreszeitliche Dekoration gestalten (Kräuter sammeln etc.)
Donnerstag	Erinnern von Gedichten; Vorlesen oder Rezitieren	Training mit Hanteln, Bändern, Seilen	–	Gegenstände benennen, z. B. aus dem Arbeitsalltag (vorhandene Gegenstände oder virtuell)	Filmvorführung, Handwerken (Wird etwas im Haus/Zimmer benötigt?)
Freitag	Was wünsche ich mir für den Tag?	Zielwerfen, Zielschießen, Boule	–	Memory, Spiele für Erwachsene	Künstlerisches Gestalten, Malen und Zeichnen
Samstag	Erinnerungsmemory mit Bildern	(Sitz-)Tanz	–	Finden von Wörtern in alphabetischer Reihenfolge	Gartenbeet, Tiere im Garten
Kommentar					

Kognitives Modul

Ziel: Förderung der sensomotorischen Kompetenz.

- Fingergymnastik als einführendes Ritual für die nachfolgenden Papier- und Bleistiftübungen:
  - Im Rhythmus der Musik klatschen, Faust schließen, öffnen
  - Hände zwischendurch ausschütteln, imaginierte Glühbirne heraus- und eindrehen und nach den Sternen greifen, Finger einzeln wahrnehmen, indem der Daumen sich nacheinander mit Zeigefinger, Mittelfinger, Ringfinger und kleinem Finger verbindet
- Klatschspiele: Zwei Personen sitzen sich gegenüber, klatschen im Rhythmus und sprechen Reime dazu
- Papier- und Bleistiftübungen (nach MAKS®)
- Kognitive Übungen am PC (nach MAKS®).

Soziales Modul

Ziel: Förderung der psychosozialen und spirituellen Ressourcen (Gemeinschaft, Geborgenheit und Sicherheit erleben), Wertschätzung und Akzeptanz der Persönlichkeit erfahren (Individualität). Den Einzelnen in das soziale Gefüge integrieren und ihn in der Gruppe ankommen lassen. Das bedeutet auch, dass Individualität geschätzt wird und alle Beteiligten zur Gruppe gehören.

- Erhalt des seelischen Gleichgewichts des Lebens
- Erhalt und Stärkung der Identität
- Wertschätzung
- Gemeinschaftsgefühl erleben
- Wahrnehmung des Hier und Jetzt
- Erträglich machen von Desorientierung
- Religiöse Erfahrungen in der Gemeinschaft.

Die Weiterentwicklung des MAKS®-Konzepts ermöglicht es den Menschen, die Erfahrung von Gemeinschaft und Zugehörigkeit zu einer Gruppe zu erleben. Da Erlebnisarmut Demenz voranschreiten lässt, fördern Aktivitäten Erlebnisvielfalt, wozu u. a. der Jahreskreislauf oder das Kirchenjahr vielfältige Anregungen geben. Die Angebote können religiöse Aspekte beinhalten und sollten auf biografische Erfahrungen und Werte der teilnehmenden Menschen angepasst werden [34].

19.3.5 Realitätsorientierungstraining

Beim **Realitätsorientierungstraining (ROT)** werden sog. Realitätsanker im Alltag angeboten, z. B.:

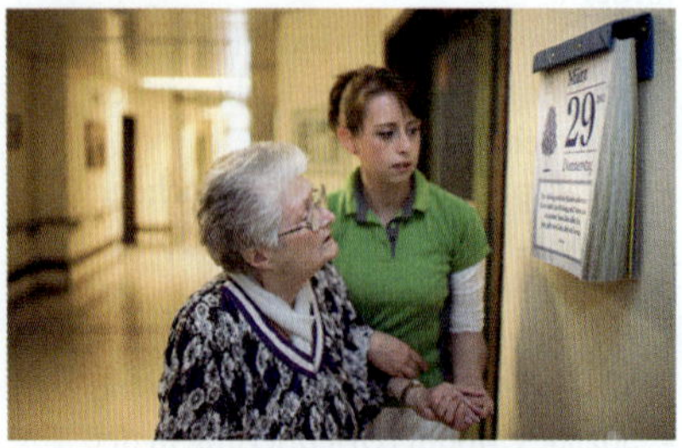

Abb. 19.18 Gut lesbare Uhren und Kalender setzen „Realitätsanker" und erleichtern die Orientierung. [K157]

- Personen immer mit Namen ansprechen
- Namensschild an der Tür
- Kalenderführung (→ Abb. 19.18)
- Jahreszeitliche Raumgestaltung
- Optische Orientierungshilfen, z. B. Piktogramme für Speisesaal oder Bad.

Das Realitätsorientierungstraining ist nur bei leichter Demenz geeignet. Bei mittlerer und schwerer Erkrankung kann der Sinn der Realitätsanker oft nicht mehr erkannt werden. Die Folge wäre eine Überforderung der Betroffenen.

19.3.6 Snoezelen

Dieses Konzept wurde Ende der 1970er-Jahre in den Niederlanden entwickelt, um Menschen mit sensorischen Störungen und schwersten Behinderungen sinnvolle Freizeit- und Erholungsmöglichkeiten zu bieten. Der Begriff **Snoezelen** ist eine Wortschöpfung aus den niederländischen Wörtern „snuffelen" („schnüffeln, schnuppern") und „doezelen" („dösen, schlummern").

> **DEFINITION**
> **Snoezelen-Raum:** Ausgewogen gestaltete Räumlichkeit, in der durch harmonisch aufeinander abgestimmte multisensorische Reize Wohlbefinden und Selbstregulationsprozesse bei den Anwesenden ausgelöst werden (→ Abb. 19.19).

Bei der Anwendung und Nutzung der Räumlichkeiten ist es gerade für Menschen mit Demenz wichtig, dass diese weder Angst bekommen noch Einrichtungsgegen-

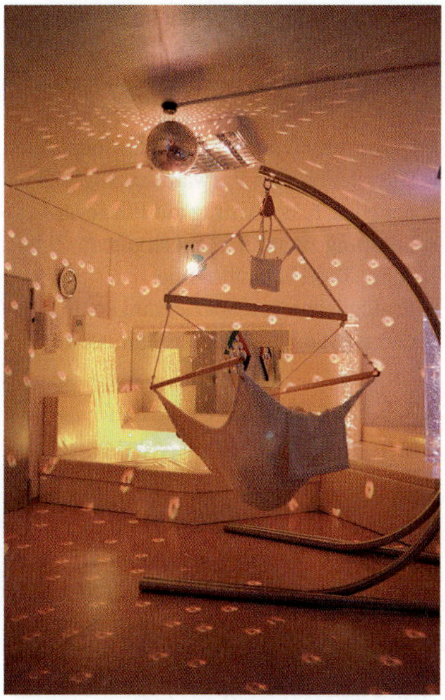

Abb. 19.19 Snoezelen. [V794]

stände für sie gefährlich werden können (Kerzen, Strom, Wassersäule).

SPICKZETTEL

Potenziale älterer Menschen aktivieren

- **Körperliche Aktivierung** (z. B. Gymnastik, Sitztanz, Yoga, Spaziergänge) zur Prävention von körperlichem Abbau und Immobilität.
- **Zehn-Minuten-Aktivierung** (z. B. Erinnerungsarbeit anhand geeigneter Materialien, Spiele, Vorlesen aus der Tageszeitung).
- **Förderung von Kreativität und Kommunikation** nach *Killig und Craig* (z. B. gemeinsames Singen, Geschichten erzählen, Theaterspielen, gestalterisches Arbeiten).
- **MAKS®** (motorische, alltagspraktische, kognitive und soziale Aktivierungstherapie).
- **Realitäts- und Orientierungstraining (ROT)** für Menschen mit beginnender Demenz (Person beim Namen anreden, Namensschilder, Kalender, Uhren, optische Orientierungshilfen).
- **Snoezelen** (Angebot von speziell gestalteten Räumen, welche die Entspannung fördern).

19.4 Tagesstrukturierung

Der Gedanke der **Tagesstrukturierung** entstammt den Erkenntnissen der Demenzforschung: Je klarer und verständlicher die Struktur des Tages und die Abläufe in der Pflegeeinrichtung für die Bewohner dargestellt sind, desto ruhiger und entspannter wird die Atmosphäre für alle Beteiligten.

Tab. 19.6 Beispiel für einen Tagesstrukturplan.

Uhrzeit	Aktivität	Besonderheit im Krankenhaus
Ab 6:30 Uhr	Körperpflege	Individuelle Zeit für Körperpflege bei immobilen oder hilfsbedürftigen Patienten
7:30–9:00 Uhr	Frühstück	
9:00–10:00 Uhr	Gymnastik mit Ball	Untersuchungen Labor, Röntgen, MRT, ggf. mit aktueller Namensliste für die Patienten (Datenschutz beachten)
10:00–11:30 Uhr	Künstlerisch tätig werden (Kreativitätsraum)	Arzt-/Pflegevisite bei Gartengang bitte abmelden, Visite kann vorgezogen werden
11:30–12:30 Uhr	Mittagessen	
12:30–14:00 Uhr	Entspannung/Ruhen	Besuch von Angehörigen
Ab 14:30 Uhr	Kaffee	Besuch von Angehörigen
15:00–17:00 Uhr	Spaziergang, Seelsorger liest aus der Bibel	Sprechzeiten von Ärzten und Pflegepersonal
17:30–18:30 Uhr	Abendessen	
Ab 19:00 Uhr	Hilfe beim Zubettgehen	
Ab 20:30 Uhr	Nachtcafé	

Darüber hinaus bietet die Tagesstrukturierung einen Zuwachs an Lebensqualität für alle am Pflegeprozess Beteiligten. Folgende Aspekte werden bei der Planung beachtet:

- **Tag** (bezieht sich auf 24 Stunden)
- **Struktur.** Bestimmte Tätigkeiten/Angebote finden zu einem festen Zeitpunkt im Tagesablauf statt. Die Tagesstruktur kann bewohner- oder ablauforientiert sein
- **Maßnahmen.** Maßnahmen und Handlungen, die mit den einzelnen Tätigkeiten/Angeboten verbunden sind.

Die Funktionen und Ziele einer **festen Tagesstruktur** speziell in Einrichtung für Menschen mit Demenz tragen u. a. folgenden Erkenntnissen Rechnung:

- Demenzkranke sind äußerst milieusensibel. Das Fehlen einer Tagesstruktur führt zu Überforderungssymptomen, z. B. Unruhe, Angst, Pflegeverweigerung
- Die Tagesstruktur wird für die Demenzerkrankten durch die Wahrnehmung vertrauter Betreuungspersonen erfahrbar. Somit ist deren Präsenz für die Betroffenen eine unabdingbare Milieukonstante
- Konzepte der Tagesstrukturgestaltung beruhen auf dem Prinzip der Minderung von Hektik und Stress bei allen Interaktionen zwischen Pflegenden und Demenzkranken
- Sensorische Stimuli wie Musik, Gerüche und besondere Lichtverhältnisse wirken als Verstärker der jeweiligen Tagesstrukturelemente [35].

Bewährt haben sich **Übersichtspläne** für die ganze Woche sowie konkrete **Tagespläne** („Heute findet statt: …" → Tab. 19.6). Das hilft, den Tagesablauf für die älteren Menschen und für Angehörige und Besuchsdienste übersichtlicher und transparent zu machen und den Tag abwechslungsreich und sinnstiftend zu gestalten.

Wichtig bei der Tagesstrukturierung ist, die **biologische Leistungskurve** des Menschen zu beachten (→ Abb. 19.20). Innerhalb eines Tages gibt es dabei Gemeinsamkeiten zwischen den meisten Menschen. So ist der Mensch ein tagaktives Wesen und nachts eher schläfrig. Weiterhin können bei vielen Menschen folgende Phasen differenziert werden:

- 8:00–10:00 Uhr: Aufwärmphase
- 10:00–12:00 Uhr: Höchstleistung
- 12:00–14:00 Uhr: nachlassende Leistungsbereitschaft
- 14:00–16:00 Uhr: erneute Erhöhung der Leistungsbereitschaft
- 16:00–18:00 Uhr: sinkende Leistungsbereitschaft.

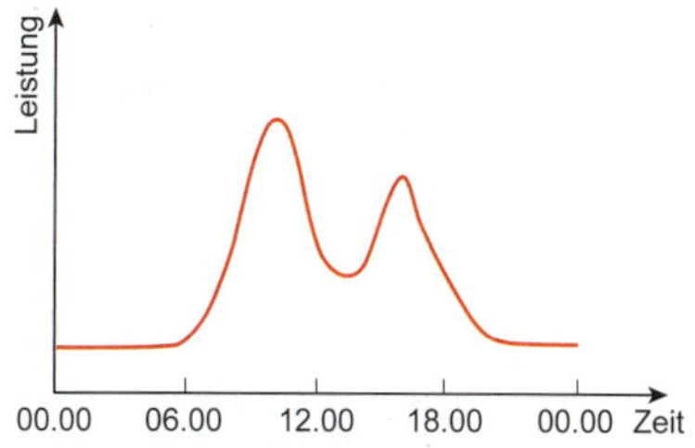

Abb. 19.20 Tagesleistungskurve. [L143]

Aufgrund dieser Leistungskurve lassen sich bestimmte Tätigkeiten/Angebote terminieren, z. B. „Entspannung/Ruhe" nach dem Mittagessen. Der bei Menschen mit Demenz oftmals verloren gegangene Tag-Nacht-Rhythmus kann durch die Berücksichtigung der biologischen Leistungskurve und einer klaren Tagesstruktur unterstützt werden. Der Tagesrhythmus wird u. a. von Tages- und Jahreszeiten (hell/dunkel) und den individuellen Gewohnheiten (z. B. Langschläfer) beeinflusst. Zu beachten ist dabei auch, dass sich der Schlafbedarf vieler älterer Menschen reduziert. Oftmals reichen ihnen schon 6–7 Stunden, um ausgeschlafen zu sein.

Besondere Interessen und Fähigkeiten der älteren Menschen werden bei den tagesstrukturierenden Angeboten berücksichtigt. Die Möglichkeiten und Ressourcen der Mitarbeitenden oder anderer Bewohner bzw. Patienten werden an dieser Stelle ebenso bedacht. Basierend auf den vorhandenen Ressourcen der jeweiligen Einrichtung lassen sich so ganze Wochenpläne erstellen (→ Tab. 19.7).

Tab. 19.7 Beispiel für tagesstrukturierende sinnstiftende Beschäftigung (Wochenplanauszug).

Uhrzeit	Montag	Dienstag
7:30–9:00 Uhr	Frühstück	Frühstück
9:00–10:00 Uhr	Gymnastik/ Wii-Spiele, Wohnbereich	Singen, Speisesaal
10:15 Uhr	Spaziergang, Eingang	Spaziergang, Eingang
11:30–12:30 Uhr	Mittagessen	Mittagessen
13:00–14:00 Uhr	Entspannung/ Mittagsruhe	Entspannung/ Mittagsruhe
14:15 Uhr	Kaffee	Kaffee
15:00–16:00 Uhr	Gartengestaltung, Außenbereich	Theatergruppe, Aul... Wii-Spiele, Speisesaal
17:30–18:30 Uhr	Abendessen	Abendessen
18:30 Uhr	Schachgruppe/ Kartenspiele	Singen
19:30 Uhr	Pflege und Hilfe beim Zubettgehen	Pflege und Hilfe beim Zubettgehen
20:30 Uhr	Nachtcafé (Buffet, Musik, Zeitungen, Spiele)	Nachtcafé (Buffet, Musi... Zeitungen, Spiele)

Auch im Krankenhaus (→ 19.8) wären tagesstrukturierende Angebote für Menschen mit Demenz äußerst wünschenswert, um die Selbstständigkeit zu erhalten und dem Risiko von Muskelabbau und Pneumonien aufgrund der eingeschränkten Aktivität vorzubeugen. Die damit verbundene Steigerung der Lebensqualität und Unterstützung zur selbstständigen Lebensführung sind für die Genesung und somit für alle Beteiligten von Vorteil.

19.5 Alltagsbewältigung

Mit zunehmendem Altern kann es für Menschen schwierig werden, den Alltag z. B. in den Bereichen Körperpflege, Nahrungszubereitung, Einkaufen, Sozialkontakte und Mobilität allein zu bewältigen. Hierfür gibt es verschiedene Unterstützungsangebote.

19.5.1 Hilfe bei der Haushaltsführung

Im Rahmen der Einstufung der Pflegebedürftigkeit (→ 47.4.2) wird auch der Bedarf an hauswirtschaftlicher Versorgung erhoben (§ 14 Abs. 3 SGB XI). Für **Hilfe bei der Haushaltsführung** wird in der Pflegeversicherung nach § 36 Abs. 1 SGB XI (→ 47.2.2) finanzielle Unterstützung als Bestandteil der Pflegesachleistung gewährt. So können dem Pflegegrad entsprechende Leistungen von ambulanten Pflegediensten erbracht werden. Dazu gehören: Hilfen beim Einkaufen, Kochen, Reinigen der Wohnung, Spülen, Wechseln und Waschen der Wäsche und Kleidung, Beheizen der Wohnung. Ziel ist es, ein Höchstmaß an Selbstständigkeit des pflegebedürftigen Menschen zu erhalten.

19.5.2 Begleitung

Die Aufgaben der **Begleitung,** z. B. Hilfestellung bei Anträgen, Information über Hilfsangebote und Überleitungspflege, übernehmen zumeist die Sozialdienste im Krankenhaus. Erster Ansprechpartner sind aber oft die Pflegenden.

In der häuslichen Umgebung (ambulante Pflege) bieten sich weitere Möglichkeiten der Begleitung an:

- Kontakte zu Verwandten, Nachbarn und Freunden aufrechterhalten durch Hilfe bei Telefonaten, beim Briefeschreiben oder auch bei gemeinsamen Besuchen
- Begleitung zu oder Organisation von Seniorentreffs
- Begleitung bei und Organisation von Arztbesuch bzw. Hausbesuch
- Organisation von Treffen mit Seelsorger, Besuchsdiensten
- Sicherstellen von warmen Mahlzeiten bzw. Organisation des Catering-Service
- Organisation einer Ernährungsberatung
- Hilfestellung bei Verwaltungsangelegenheiten, z. B. bei Antrag auf Pflegegrad
- Beratung zu und Organisation von sinnvoller Tagesbeschäftigung
- Ermöglichen von Spaziergängen und anderen außerhäuslichen Erlebnissen.

19.5.3 Hilfsmittel in der Versorgung älterer Menschen

Damit ältere Menschen weiterhin selbstständig in den eigenen vier Wänden leben können, gibt es eine Vielzahl an **Hilfsmitteln,** z. B. Schlüsseldrehhilfen, Greifzangen, Flaschenöffner für Drehverschlüsse, speziell geformtes Besteck, Trinkbecher, Treppenlifte, Gehhilfen, Pflegebett, Rollstühle, Anziehhilfen, Lesegeräte, Hörhilfen und vieles mehr (→ Abb. 19.21). Die Hilfsmittel müssen an die jeweiligen Bedürfnisse des Patienten angepasst werden. Eine Beratung durch ein Sanitätshaus ist daher in jedem Fall anzuraten. Die Kosten für viele Hilfsmittel werden von der gesetzlichen Krankenversicherung übernommen (§ 33 SGB V).

19.5.4 Gesetzliche Betreuung

Können persönliche Angelegenheiten vorübergehend oder dauerhaft nicht allein geregelt werden, kann es u. U. unumgänglich sein, eine **gesetzliche Betreuung** einzurichten. Das Betreuungsrecht ist im *Gesetz zur Reform des Rechts der Vormundschaft und Pflegschaft für Volljährige* (Betreuungsgesetz, BtG) geregelt.

Ist für einen demenziell erkrankten Menschen oder für Menschen mit Behinderung eine Betreuung eingerichtet, so ist die Betreuungsperson in alle Entscheidungsprozesse einzubeziehen, die den Aufgabenkreis der Betreuung umfassen. Das gilt für Einwilligungen in Behandlungen ebenso wie für Fixierungen (gesonderte richterliche Erlaubnis notwendig → 48.2.5). Besteht für einen Patienten bzw. Bewohner eine Betreuung, muss geprüft werden, ob diese auch den hierfür erforderlichen Aufgabenkreis umfasst.

Voraussetzungen für die gesetzliche Betreuung nach § 1896 BGB

„(1) Kann ein Volljähriger aufgrund einer psychischen Krankheit oder einer körperlichen, geistigen oder seelischen

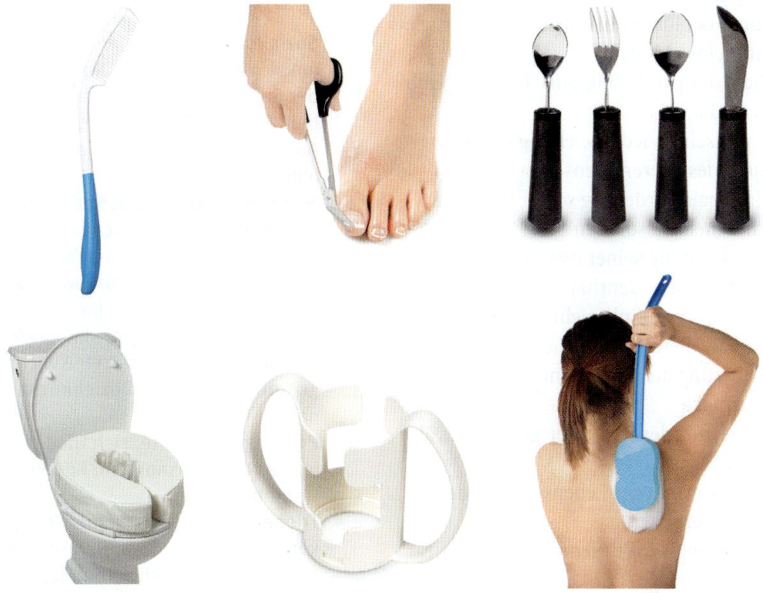

Abb. 19.21 Beispiele für Hilfsmittel für ältere Menschen mit Einschränkungen. [V143]

SPICKZETTEL

Unterstützung bei der Alltagsbewältigung

- **Hilfe bei der Haushaltsführung:** Einkaufen, Kochen, Reinigung der Wohnung, Wäsche etc.
- **Begleitung:** Unterstützung in Verwaltungsangelegenheiten, Informationen über Hilfsangebote, Unterstützung sozialer Kontakte und von Freizeitaktivitäten, Organisation von Arztbesuchen, seelsorgerischer Betreuung, Besuchsdiensten etc.
- **Hilfsmittelversorgung:** Spezielle Hilfsmittel zur Alltagsbewältigung bei motorischen Einschränkungen, Seh- und Hörhilfen, Gehhilfen, Pflegebett etc.
- **Gesetzliche Betreuung:** Übertragung definierter Aufgaben und Entscheidungsbefugnisse auf eine gerichtlich bestellte Betreuungsperson bei eingeschränkter Entscheidungsfähigkeit des Betroffenen.

Behinderung seine Angelegenheiten ganz oder teilweise nicht besorgen, so bestellt das Betreuungsgericht auf seinen Antrag oder von Amts wegen für ihn einen Betreuer [...].
(1a) Gegen den freien Willen des Volljährigen darf ein Betreuer nicht bestellt werden.
(2) Ein Betreuer darf nur für Aufgabenkreise bestellt werden, in denen die Betreuung erforderlich ist [...].
(3) Als Aufgabenkreis kann auch die Geltendmachung von Rechten des Betreuten gegenüber seinem Bevollmächtigten bestimmt werden.
(4) Die Entscheidung über den Fernmeldeverkehr des Betreuten und über die Entgegennahme, das Öffnen und das Anhalten seiner Post werden vom Aufgabenkreis des Betreuers nur dann erfasst, wenn das Gericht dies ausdrücklich angeordnet hat."

Der Aufgabenkreis erstreckt sich nur auf unbedingt notwendige Aufgaben (**Erforderlichkeitsgrundsatz**). Somit ist eine gesetzliche Betreuung nur dann notwendig, wenn keine anderen Hilfen zur Verfügung stehen. Das Selbstbestimmungsrecht der Betroffenen soll dabei so weit wie möglich gewahrt bleiben.

Im Rahmen der Betreuung können folgende mögliche **Aufgabenkreise** durch den Betreuer übernommen werden:

- **Gesundheitssorge:** Hier ist stets zu überprüfen, ob der Aufgabenkreis eingeschränkt werden kann, z. B. auf die nervenärztliche Behandlung oder auf die Entscheidung über eine bestimmte medizinische Maßnahme
- **Aufenthaltsbestimmung:** Sie erfasst auch die Entscheidung über eine Unterbringungsmaßnahme
- **Vermögenssorge:** Sie umfasst alle Entscheidungen, die mit dem Vermögen des Betreuten in Zusammenhang stehen. In vielen Fällen ist aber die Einengung dieses Aufgabenkreises angezeigt, etwa auf die Geltendmachung von Renten-, Sozialhilfe- bzw. Versicherungsleistungen oder beim Abschluss eines bestimmten Vertrags
- **Wohnungsangelegenheiten:** Dieser Aufgabenkreis sollte immer gesondert ausgewiesen werden, wenn Entscheidungen im Zusammenhang mit der Wohnung des Betroffenen erforderlich sind, die dieser selbst nicht mehr treffen kann
- **Fernmeldeverkehr:** Entscheidung über die Entgegennahme und das Öffnen und Anhalten der Post des Betroffenen. Dies setzt eine ausdrückliche richterliche Bestimmung voraus (§ 1896 Abs. 4 BGB). Die Übertragung dieses Aufgabenkreises ist nur zulässig, wenn der Betreuer sonst seine Aufgabe zum Wohl des Betreuten nicht erfüllen kann.

19.6 Pflege- und Therapiekonzepte in der Geriatrie

Expertenstandard Beziehungsgestaltung in der Pflege von Menschen mit Demenz →37.11.3

Evidenz-basierte **Pflege- und Therapiekonzepte** (→50.3) sind die Voraussetzung für eine systematische und professionelle Pflege. In der Pflege älterer Menschen sind folgende von Bedeutung:

- Fördernde Prozesspflege (*Krohwinkel* →19.6.1, →50.3.4)
- Aktivierend-therapeutische Pflege (*Barthels* →19.6.2)
- Bobath-Konzept (→37.6.6)
- Basale Stimulation® (*Bienstein* und *Fröhlich* →12.7)
- Kinästhetik (→9.5)
- Psychobiografisches Pflegemodell (*Böhm* →19.6.3)
- Validation (*Feil* und *Richard* →19.6.4)
- Person-zentrierter Ansatz im Umgang mit verwirrten Menschen (*Kitwood* →19.6.5)
- Biografiearbeit (→19.6.6).

19.6.1 Fördernde Prozesspflege nach Monika Krohwinkel

Das Modell der fördernden Prozesspflege nach *Monika Krohwinkel* (→50.3.4) ist in sehr vielen Pflegeeinrichtungen die theoretische Ausgangsbasis für die Pflegepraxis. Es handelt sich um ein personenbezogenes Modell, das die Fähigkeiten und Selbstständigkeit fördert.

Wichtige Aspekte für die Pflegepraxis ergeben sich aus den jeweiligen Zielen:

- **Primär pflegerisches Interesse:** Die Bedürfnisse, Probleme, Fähigkeiten und existenziellen Erfahrungen des Pflegebedürftigen erkennen und mit Priorität behandeln
- **Primäre pflegerische Ziele:** Selbstständigkeit und Wohlbefinden des älteren Menschen erhalten, fördern und ihn dazu befähigen
- **Pflegerische Hilfeleistungen** (angepasst an die jeweiligen Bedarfe):
  - Für jemanden handeln
  - Führen und leiten
  - Für eine fördernde Umgebung sorgen
  - Unterstützen und fördern
  - Anleiten, beraten, schulen.

Ein zentraler Bestandteil des Konzepts ist das **ABEDL®-Strukturierungsmodell** (Aktivitäten, Beziehungen und existenzielle Erfahrungen des täglichen Lebens). Es hilft den Pflegenden, eine individuelle und ressourcenorientierte Pflegeplanung und Dokumentation zu erstellen und die Maßnahmen zu evaluieren. Die meisten Dokumentationsvorlagen sind auf dieses Modell abgestimmt.

19.6.2 Aktivierend-therapeutische Pflege in der Geriatrie

Die **aktivierend-therapeutische Pflege in der Geriatrie (ATP-G)** nach *Friedhilde Bartels* hat zum Kern, dass Pflege durch die Anwendung des Bobath-Konzepts (→ 37.6.6) zur therapeutischen Pflege wird. Diese aktivierend-therapeutische Pflege findet ihre Anwendung bei Menschen mit Pflege- und Unterstützungsbedarf sowie in der Rehabilitation von älteren Menschen.

Die ATP-G hat die Wiedererlangung der optimalen individuell erreichbaren Kompetenz in den Bereichen Mobilität, Selbstständigkeit und Teilhabe zum Ziel [36].

19.6.3 Psychobiografisches Pflegemodell

Das vom österreichischen Pflegewissenschaftler *Erwin Böhm* entwickelte **psychobiografische Pflegemodell** sieht den Menschen als Partner in einer Beziehung: „Wir betreuen Menschen und nicht die Betten." Die Beziehungspflege sowie eine verstehende und bemühende Pflege sind Kernelemente seines Modells.

Ziele des psychobiografischen Pflegemodells sind u. a.:

- Psychische Wiederbelebung *(Reaktivierung)* des älteren Menschen
- Maximale Förderung seiner noch vorhandenen Ressourcen
- Anerkennung seiner psychobiografisch gewachsenen Identität
- Konsequente Einbeziehung der Patienten bzw. Bewohner in die Pflege
- Linderung der Symptome ohne Psychopharmaka
- Steigerung des Selbstwertgefühls des älteren Menschen
- Verbesserung der Lebensqualität des älteren Menschen
- Steigerung der Pflegequalität durch Beziehungspflege
- Steigerung der Arbeitszufriedenheit der Pflegenden.

Das psychobiografische Pflegemodell verwendet die Begriffe „Normalitätsprinzip" und „thymopsychische Biografie" (Thymopsyche = Gefühlsanteil der Seele). Die lebensgeschichtlichen (gefühlten) Anteile der Biografie, die sich aus Geschichten *(Storys)*, Folklore *(Volksweisheiten)* und den daraus resultierenden Copingstrategien (→ 15.5.1) entwickeln, sind nach *Böhm* viel wichtiger für die Pflege als die Sammlung von Daten. Auffällige Verhaltensweisen lassen sich laut *Böhm* nur im Lichte der individuellen Biografie und der daraus ableitbaren „Prägung" verstehen. Es ist also wichtig, die psychobiografische Normalität der Menschen zu kennen und wiederherzustellen [37].

Individuelles Normalitätsprinzip

Beispiel: Eine Person, die ihr Leben lang nur einmal in der Woche gebadet hat, versteht nicht, warum die Pflegenden wollen, dass sie nun täglich duscht. Wichtig ist es deshalb, sich nach der psychobiografisch gewachsenen Normalität und Identität der pflegebedürftigen Menschen zu richten und nicht etwa das Hygienebedürfnis des Pflegepersonals zu befriedigen [37].

Der individuelle Lebenslauf und die damit verbundenen Erfahrungen haben für jeden Menschen eine besondere Bedeutung. Um das zu erkennen, nutzt *Böhm* die **Zugangswege.** Diese bieten die Möglichkeit, Menschen mit Demenz in ihrer eigenen Erlebniswelt zu erreichen.

Zugangswege nach Böhm

- **Sozialisation:** Lebenslanges Lernen, um sich der Kultur, den Normen und der Gesellschaft anzupassen (Kindheit, Familie, Kindergarten, Schule, Ausbildung, eigene Familie, Arbeitsleben)
- **Mutterwitz/Humor:** Mit Spaß und Humor erreicht man Menschen mit Demenz leichter als über den Verstand
- **Seelische und soziale Grundbedürfnisse:** Erreicht man den Menschen nicht mit dem Verstand, sind die individuellen Bedürfnisse eine wichtige Grundlage für die Beziehungsaufnahme
- **Prägungen:** Erlernte, sich wiederholende Verhaltensnormen; Rituale, die Sicherheit geben
- **Triebe/Antrieb:** Allgemeiner Trieb, körperlicher Trieb (z. B. Nahrung und Sexualität), seelischer Trieb (z. B. Macht, Demut, Schönheit)
- **Intuition:** Die Intuition bleibt trotz kognitiver Einbußen oftmals erhalten. Sie befähigt Menschen, sich einer Situation entsprechend zu verhalten
- **Urkommunikation:** Kommunikation findet auch nonverbal über bewusstes Berühren, z. B. Initialberührung (→ 12.4.3), statt.

19.6.4 Validation

Die Technik der **Validation** wurde ursprünglich von der Gerontologin *Naomi Feil* entwickelt. Validation ist eine Methode, um mit desorientierten, hochbetagten Menschen zu kommunizieren. *Feil* geht davon aus, dass jeder älterer Mensch noch Entwicklungsaufgaben (→ 15.1.2) zu lösen hat. Hochbetagte Menschen kämpfen nach *Feils* Erfahrung mit Lebensereignissen, die sie noch nicht bewältigt haben [38]. Das Erleben und die Fähigkeiten dieser Menschen verlaufen dabei in verschiedenen Phasen:

- **Mangelhafte Orientierung.** Konflikte aus der Vergangenheit stellen sich für den Betroffenen in verschleierter Form dar
- **Zeitverwirrtheit.** Der Betroffene hält nicht mehr an der Realität fest, sondern zieht sich in sich selbst zurück
- **Sich wiederholende Bewegungen.** Der Betroffenen ersetzt Worte durch Bewegungen und verwendet diese zur Bearbeitung unbewältigter Konflikte
- **Vegetieren.** Der Betroffene schließt die Welt komplett aus und gibt das Streben, sein Leben zu verarbeiten, auf.

Ohne Hilfe und Unterstützung durchläuft ein älterer verwirrter Mensch jede dieser vier Phasen. Validation soll helfen, das Abgleiten zu verhindern bzw. zu verzögern [39].

Techniken

Validation basiert auf einem empathischen Ansatz und einer ganzheitlichen Erfassung des Individuums. Folgende **Kommunikationstechniken** werden angewandt:

- Zentrieren des Anwenders, sich von eigenen Gefühlen distanzieren, keine Verteidigung
- Fragen nach Extremsituationen/-erlebnissen („Wann war es am schlimmsten?")
- Sich das Gegenteil vorstellen („Wann war es schöner, z. B. in der Wohnung?")
- Schlüsselwörter heraushören („Was ist das eigentliche Thema?")
- W-Fragen stellen (Wer, was, wann, wo, wie? Aber *keine* Warum-Fragen).

Integrative Validation (IVA)

Die deutsche Psychogerontologin *Nicole Richard* griff die Methode der Validation auf und modifizierte sie. Die **Integrative Validation (IVA)** verzichtet auf die Einteilung nach Phasen, auf Fragetechniken und auf Interpretationen. Sie basiert auf einer empathischen, wertschätzenden Grundhaltung und orientiert sich an den Gefühlen und den Antrieben (Ressourcen) jedes einzelnen Menschen, wie Trauer, Wut, Misstrauen, Sorge, Ängste, Fleiß, Ordnung, Fürsorge. Laut *Richard* stehen diese im Alter zunehmend im Zentrum des Erlebens und bilden daher auch die Basis von herausforderndem Verhalten. *Richard* benennt und bestätigt diese Gefühle und Antriebe im Gespräch und erklärt sie damit für gültig. So fühlen sich die Menschen ernst genommen und wertgeschätzt. Dazu sind folgende Schritte erforderlich:

- **Gefühle und Antriebe wahrnehmen und erspüren,** z. B. Unruhe, Sorgen, Ängste
- **Aspekte validieren,** d. h., in direkten und kurzen Sätzen Gefühle und Antriebe annehmen, akzeptieren, wertschätzen. Persönliches Echo geben, z. B.: „Sie haben keine Ruhe mehr …", „Sie sind in Sorge …", „Es ist zum Verzweifeln …"
- **Aspekte allgemein validieren,** z. B. mit Sprichwörtern, Volksweisheiten, Liedern, generelles Echo geben, z. B. „Kleine Kinder, kleine Sorgen, große Kinder, große Sorgen" …
- **Lebensthema, berufsbezogene Antriebe und Schlüsselwörter erarbeiten,** biografisches Echo geben, z. B. „Als Lehrerin lieben Sie Kinder …" [40].

Diese Art des Einfühlens sollte im Rahmen einer Fort- oder Weiterbildung erlernt werden und kann auch im Krankenhaus gut umgesetzt werden.

Die Wirklichkeit des Menschen mit Demenz ist ausschlaggebend; dieser führt die Pflegenden, nicht umgekehrt. Dies erfordert den Aufbau einer Beziehung und sicheren Bindung [40]. Die Kommunikation baut dabei auf zwei Prinzipien auf:

- **Agierendes Prinzip.** Ansprechen der Person direkt auf die Lebensthemen (Hobby/Beruf), z. B. eine Sekretärin auf Papier, Ordnung, Einhalten von Terminen …
- **Reagierendes Prinzip.** Ressourcen werden wahrgenommen und validiert, z. B. „Sie sind sehr ordentlich …", „Sie arbeiten gern mit Menschen …".

19.6.5 Person-zentrierter Ansatz im Umgang mit verwirrten Menschen

Tom Kitwood entwickelte in den 1980er-Jahren ein humanistisches Konzept für den Umgang mit verwirrten Menschen, die **person-zentrierte Pflege.** Auch bei Kitwood stehen nicht die Krankheit oder die Therapie an erster Stelle, sondern die Person und ihre Bedürfnisse. Das Konzept gliedert sich in drei Aspekte: Zugangswege, Bedürfnisse und Aspekte positiver Arbeit (→ Tab. 19.8) [41].

Kitwood konzipierte auf Basis des person-zentrierten Ansatzes ein Evaluations- und Beobachtungsverfahren, das insbesondere zur Abbildung der Lebensqualität älterer Menschen dient: das **Dementia Care Mapping (DCM).** Dabei handelt es sich um ein systematisches Evaluations- und Beobachtungsverfahren mit dem Ziel, Menschen mit demenziellen Erkrankungen eine verbesserte Lebensqualität in Pflegeeinrichtungen zu ermöglichen. Dazu werden die älteren Menschen über einen bestimmten Zeitraum (4–6 Std.) bezüglich der Aspekte *Verhaltensweisen, personale Detraktionen* (erniedrigende oder negative Interaktionen mit dem Pflegepersonal, z. B. Einschüchtern, Vorenthalten, Infantilisieren, Herabwürdigen, Beschuldigen) und *personale Aufwerter* (positive Ereignisse, z. B. Wärme, Respekt, Akzeptanz, Bestätigen, Echtheit, Validation) beobachtet. Die so ermittelten Ergebnisse werden kodiert und bewertet.

Tab. 19.8 Das Konzept der Person-zentrierten Pflege.

Zugangswege	Bedürfnisse	Positive Arbeit mit verwirrten Menschen
• Berichte älterer Menschen • Zuhören bei Äußerungen im Alltag/in der Gruppe • Beobachten anderer Menschen mit ähnlichen Merkmalen, Rollenspiel im Team	• Bindung an Bezugspersonen • Trost • Liebe • Partner sein im Pflegeprozess • Sinnvolle Beschäftigung • Erhalt oder Wiederfinden der eigenen Identität	• Person als einzigartig anerkennen • Verhandeln über Bedürfnisse • Zusammenarbeit • Spielen • Sensorische bzw. sinnbezogene Interaktion

19.6.6 Biografiearbeit

DEFINITION

Biografie *(Lebensbeschreibung, Lebensgeschichte):* Bringt den individuellen Reifungsprozess eines Menschen zum Ausdruck, der von verschiedenen Einflüssen wie z. B. Familie, Beruf und soziales Umfeld geprägt wird.

Biografiearbeit: Die Beschäftigung mit der Biografie eines Menschen. Sie trägt der Individualität und letztlich der Menschenwürde Rechnung.

Erinnerungspflege: Möglichst detailgetreue Rekonstruktion von Handlungskontexten, Erfahrungshorizonten und Sinnzusammenhängen.

Bei einer Pflege nach dem biografischen Ansatz werden die individuellen Lebenserfahrungen und Potenziale des Pflegebedürftigen berücksichtigt. Voraussetzungen sind Grundkenntnisse der Pflegenden über dessen Lebenslauf und Lebenseinstellung sowie historische Kenntnisse über die Generation des Pflegebedürftigen.

Biografiearbeit ist auch aktive Erinnerungsarbeit, d. h. eine spontane oder angeleitete Verarbeitung von Lebenserinnerungen und Lebenserfahrungen. Ereignisse werden aus dem Gedächtnis rekonstruiert, um dieses Material durch Erklären und Bewerten zu bearbeiten. Biografiearbeit bezieht die Vergangenheit in die aktuelle Gegenwart und mögliche Zukunft ein. Damit ist sie auch geeignet, um den Erinnernden bei der Suche oder Festigung seiner Identität, bei einer Bilanzierung seines bisherigen Lebens und bei der Neuorientierung zu unterstützen.

Schon das Erzählenlassen, besonders aus der Kinder- und Jugendzeit, führt zu mehr subjektivem Wohlbefinden und Lebenszufriedenheit [42].
Gelungene Biografiearbeit:

- Verbindet Vergangenheit, Gegenwart und Zukunft
- Steigert Wohlbefinden und Lebenszufriedenheit
- Eröffnet einen Zugang zu einem zunächst fremden Menschen und einer ressourcenorientierten Pflege
- Ist für alle Altersgruppen geeignet.

Ob Pflegende Biografiearbeit einsetzen können, hängt weniger vom Alter des Pflegebedürftigen ab als von institutionellen Rahmenbedingungen. Betragen Verweildauer oder Kontaktzeit, wie z. B. in der stationären oder ambulanten Langzeitpflege, Wochen oder Monate, ergeben sich Chancen und Nutzungsmöglichkeiten für Biografie- und Erinnerungsarbeit.

VORSICHT! Bei **Interviews** zur Biografiearbeit beachten:

- Aufdringliche Neugierde oder „Verhöre" vermeiden. Langsam und behutsam vorgehen, manchmal sind Erinnerungen für die Betroffenen schmerzlich
- Schweigepflicht beachten.

Um Verständnis für den pflegebedürftigen Menschen zu entwickeln, sein Verhalten und sein Erleben zu verstehen, sollten Pflegende dessen Lebensgeschichte kennen. Auch gründliche Kenntnisse der Zeitgeschichte sind erforderlich, da die persönliche Lebensgeschichte immer im Zusammenhang mit ihrem sozialen Umfeld und im historischen Kontext zu sehen ist (→ Abb. 19.22). Dabei spielen unterschiedliche Perspektiven eine Rolle:

- **Psychologische Perspektive.** Das beobachtbare Verhalten wird unmittelbar als Summe der vergangenen Lebensereignisse verstanden
- **Soziologische Perspektive.** Der Mensch wird innerhalb seiner sozialen und historischen Bezüge betrachtet (Herkunftsfamilie, Kindheit, Jugend, Schulzeit, Beruf, Partnerschaft, Wohn- und Einkommenssituation, Krieg, Vertreibung). Das wahrnehmbare Interaktions- und Bindungsverhalten ist durch die individuelle soziale Geschichte beeinflusst
- **Aktivierende Perspektive.** Lebenswege, Lebensereignisse und Lebenskrisen werden so begleitet, dass die vorhandenen Fähigkeiten unterstützt werden. Es geht nicht nur darum, den Verlust von Fähigkeiten und Funktionen zu kompensieren, sondern auch darum, dem Menschen neue Möglichkeiten zu eröffnen, sein Leben auch unter Bedingungen von Krankheit und Behinderung lebenswert zu gestalten.

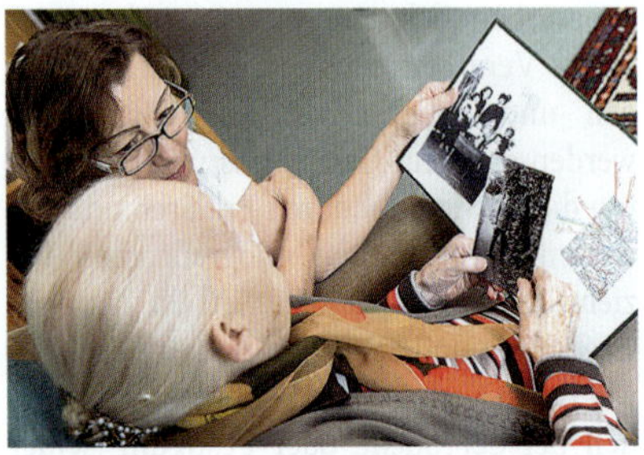

Abb. 19.22 Fotos oder auch Gegenstände von früher wecken Erinnerungen an die gelebte Biografie. [K157]

Selbstreflexion ist gefordert

Pflegende, die nach dem biografischen Ansatz arbeiten, setzen sich zuvor mit ihrer eigenen Biografie und mit dem Altern und Sterben auseinander.

Ziele

- Unterstützung bei der Sinnfindung (→ 15.4.2), Selbsterkenntnis und Suche nach neuen Lebenszielen nach der Beendigung eines Lebensabschnitts
- Überwindung von Einsamkeits- und Minderwertigkeitsgefühlen
- Förderung von Interessen
- Entdecken von Ressourcen, erfolgreichen und nicht erfolgreichen Copingstrategien (→ 15.5.1).

Ansätze und Methoden

Es gibt zwei unterschiedliche Ansätze der Biografiearbeit.
Aktivitätsorientiert sind:

- Singen von und sprechen über bekannte traditionelle Lieder, Museumsbesuche, handwerkliche Aktivitäten, Basteln
- Gestalten von „Erinnerungsecken" mit verschiedenen Objekten, z. B. vertrautes Mobiliar, Fotos oder Gegenstände mit Erinnerungswert.

Gesprächsorientiert sind Einzel- und Gruppengespräche zu vorgegebenen Themen, z. B. Feste, Feiertage, Schulzeit, Familie.

Erinnerungspflege

Erinnerungspflege greift möglichst genau im Sinne der Betroffenen Ereignisse und Erlebnisse auf. Dabei geht es nicht darum, Ereignisse realitätsgetreu zu erfassen, sondern die „Geschichte", die Art und Weise, wie der Betroffene sie erlebt hat und erzählt, zu erfassen. Menschen sind immer die „Autoren" ihrer Lebensgeschichte und entscheiden, wie sie diese begreifen. Zum Beispiel: „Wie haben Sie als Kind Ihre Geburtstage erlebt?"

Milieugestaltung

Durch **Milieugestaltung** kann Biografiearbeit unterstützt werden. Ziel ist es, eine Atmosphäre zu schaffen, in der sich der Pflegebedürftige wohl und zu Hause fühlt.
Zum einen ist dazu eine intakte Beziehung zwischen Pflegefachperson und Pflegebedürftigem notwendig, zum anderen trägt auch die Gestaltung der Umgebung dazu bei, dass der Pflegebedürftige einen Bezug zu seiner eigenen Biografie findet, z. B. indem er Platz für eigene Gegenstände hat und sein Zimmer seinem Geschmack entsprechend einrichten und dekorieren kann.

SPICKZETTEL

Spezielle Versorgungskonzepte

- **Fördernde Prozesspflege** *(Krohwinkel):* Individuelle Förderung der Fähigkeiten und der Selbstständigkeit des älteren Menschen in den Aktivitäten, Beziehungen und existenziellen Erfahrungen des täglichen Lebens (ABEDL).
- **Aktivierend-therapeutische Pflege** *(Bartels):* Pflegemodell auf Basis des Bobath-Konzepts (→ 37.6.6) mit dem Ziel, die verbliebenen Ressourcen des Pflegebedürftigen optimal zu fördern.
- **Psychobiografisches Pflegemodell** *(Böhm):* Berücksichtigung der lebensgeschichtlichen Anteile der Biografie des Pflegebedürftigen, um sich in der Pflege an dessen Normalität zu orientieren.
- **Validation** *(Feil):* Spezielle Technik der Kommunikation mit verwirrten Menschen, um den biografischen Hintergrund irritierender Verhaltensweisen zu erkennen und adäquat reagieren zu können. Weiterentwicklung zur **Integrativen Validation** *(Richards):* wertschätzende Grundhaltung und Orientierung an den Gefühlen und Antrieben des Pflegebedürftigen.
- **Person-zentrierter Ansatz** *(Kitwood):* Der Pflegebedürftige steht mit seinen individuellen Bedürfnissen (Bindung, Trost, Liebe, sinnvolle Beschäftigung) im Mittelpunkt.

- **Biografiearbeit:** Berücksichtigung der individuellen Erfahrungen des Pflegebedürftigen; aktive Erinnerungsarbeit durch Aktivitäten und Gespräche, um Interessen und Ressourcen zu ermitteln; Unterstützung durch Milieugestaltung.

19.7 Altersgerechtes Wohnen

In den vergangenen Jahren wurde eine Vielzahl an **neuen Wohnformen** und Ideen für eine **angepasste Wohnarchitektur** für ältere Menschen entwickelt, da sich die Vorstellungen vom und die Ansprüche an das Wohnen im fortgeschrittenen Lebensalter verändern. Nicht nur in der eigenen Wohnung, sondern auch in einer Pflegeeinrichtung bedeutet Wohnqualität immer auch Lebensqualität.

19.7.1 Wohnformen im Alter

Viele Menschen wünschen, im Alter möglichst selbstbestimmt zu leben. Dies begünstigte die Entwicklung **neuer Formen des Wohnens und Zusammenlebens.** In → Abb. 19.23 wird zwischen gemeinschaftlichem Wohnen und dem eigenen Zuhause unterschieden. Beide Formen können durch die Pflegeversicherung unterstützend mitfinanziert werden. Ein weiterer neuerer Ansatz ist das Wohnen im Quartier.

Wohnen im Quartier

Grundgedanke **quartierbezogener Wohnkonzepte** ist, dass jüngere und ältere Menschen in einem Wohngebiet, Stadtteil oder Wohnquartier zusammenleben. Hier können sie sich gegenseitig unterstützen. Damit können Selbstständigkeit und soziale Teilhabe der Älteren gefördert und eine bessere Betreuung Pflegebedürftiger in der gewohnten Umgebung erreicht werden.

19.7.2 Altersgerechte Architektur

Wohnraumanpassung

Vorgaben zum barrierefreien Bauen sind in der DIN-Norm 18025 festgeschrieben. Dazu gehört auch der Umbau der bestehenden Wohnung. So können z. B. Türschwellen entfernt, Türen verbreitert oder Rampen an Eingängen installiert werden.

Für die barrierefreie **Wohnraumanpassung** zu Hause ist es möglich, **Finanzierungshilfen** zu erhalten. Sie können z. B. bei der Pflegekasse nach § 40 Abs. 4 SGB XI beantragt werden, wenn durch die Anpassung die häusliche Pflege ermöglicht und erleichtert oder eine selbstständigere Lebensführung des Pflegebedürftigen wiederhergestellt werden kann. Zuschüsse für Umbaumaßnahmen werden nach Ermessen der Pflegekassen gewährt.

Weitere Finanzierungshilfen können je nach Einzelfall bei der gesetzlichen Unfallversicherung, den gesetzlichen Krankenkassen, den Berufsgenossenschaften, den Kommunen bzw. den Sozialämtern, der Agentur für Arbeit oder dem Rentenversicherungsträger beantragt werden.

Architektur von Pflegeeinrichtungen und Krankenhäusern

Das Umfeld und die Atmosphäre eines Raums bzw. eines Gebäudes haben Einfluss auf die Genesung. Diesen Sachverhalt belegen verschiedene internationale Studien [43], z. B. fand die Architektin *Christine Nickl-Weller* heraus, dass die räumliche Gestaltung eines Krankenhauses wesentlich zur Genesung betragen kann [44]. Dazu gehören u. a. Lichtgestaltung, Geräuschquellen, Gerüche, Grundrisskonstruktion und Kunst im Krankenhaus etc. Diese Faktoren sind nicht nur wohltuend für die Patienten, sondern können auch die Qualität des Arbeitsplatzes verbessern.

Ähnliche Entwicklungen betreffen auch die Pflegeeinrichtungen. Hier geht es darum, den Bewohnern ein wohnliches Ambiente zu bieten. Dabei werden die Erkenntnisse der Demenzforschung berücksichtigt (Biografiearbeit, Sinnesgarten, räumliche Orientierung). Neue Erkenntnisse betreffen auch die Licht- und Farbgestaltung in den Einrichtungen.

Die nachfolgenden Kriterien wurden zwar für Menschen mit Demenz entwickelt, doch alle Menschen in einer Pflege- oder anderen Einrichtung der geriatrischen und gerontologischen Versorgung profitieren von einer freundlichen, klar strukturierten Architektur, welche die Bedürfnisse der Menschen ernst nimmt:

- Kleine Wohngruppen
- Häuslicher Charakter (→ Abb. 19.24)
- Einbeziehen der Bewohner in den Alltag
- Einfache und geradlinige Ausführung von Erschließungswegen, z. B. Fluren, Aufenthaltsräumen, Zimmern, Bädern

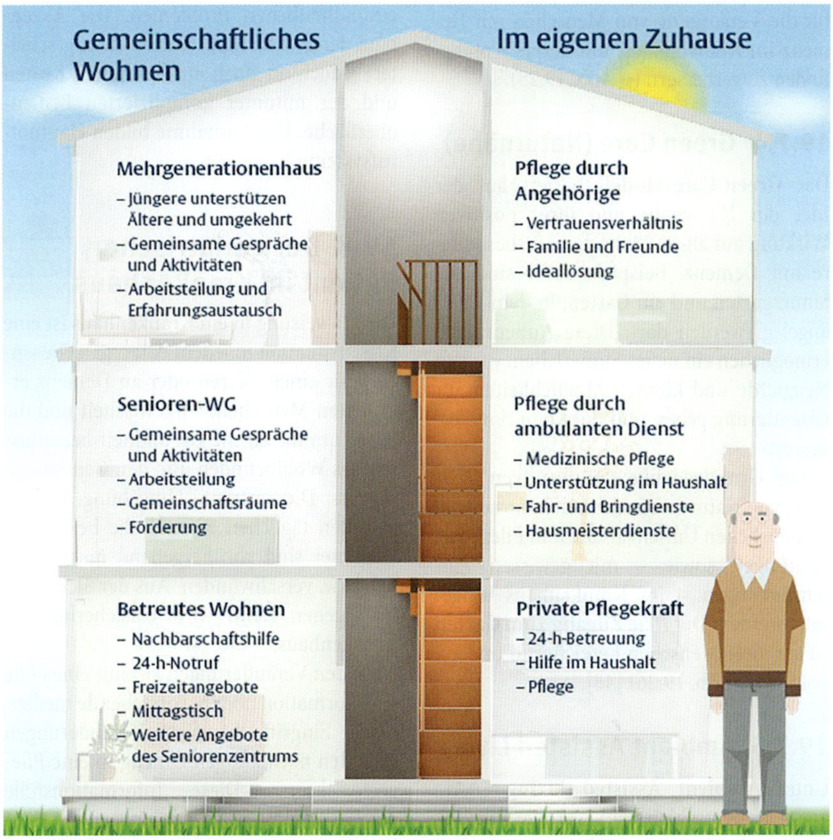

Abb. 19.23 Wohnformen im Alter. [V795]

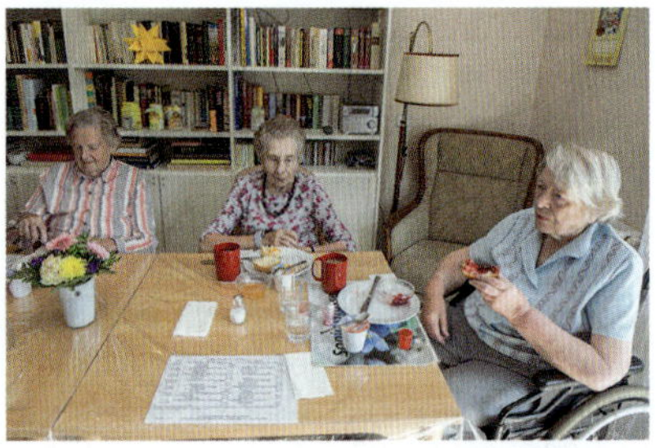

Abb. 19.24 Esszimmer mit häuslichem Charakter. [K157]

- Einbringen von markanten Referenzpunkten, z. B. biografische Orientierung
- Orientierungshilfen, z. B. eigener Briefkasten, Türschild, Bilder aus der Vergangenheit
- An eventuelle Seheinschränkungen angepasste Beleuchtung und Farbgestaltung (→ 19.7.3)
- Von zentralem Ess-und Aufenthaltsort barrierefrei zugänglicher Freibereich/Gartenzugang (→ 19.7.4), evtl. Terrasse/Wintergarten in unmittelbarer Nähe des Zugangs
- Klar gefasste Räume im Wohnbereich, deren Funktion/Bedeutung deutlich ist
- Sicherheitsaspekte bei Weglauftendenzen (z. B. Ausgangstüren „verstecken“)
- Wohnraumgestaltung für Menschen mit Demenz sollte für die zukünftigen Planungen und Gestaltung von großer Bedeutung sein. Das bietet für Menschen mit kognitiven Einschränkungen die Möglichkeit sich besser zu orientieren und den Genesungsprozess positiv zu unterstützen.

19.7.3 Licht und Beleuchtung

Mit zunehmendem Alter wird zum einen mehr Licht benötigt, um gut sehen zu können; zum anderen sorgen Licht- und Schatten- sowie Blendeffekte zunehmend für Irritationen [45]. Eine indirekte und schattenfreie Raumbeleuchtung (500 Lux in Augenhöhe) bietet die Grundlage für den Schlaf-Wach-Rhythmus, hellt die Stimmung auf und wirkt beruhigend (→ Abb. 19.25). Als Wandfarbe empfehlen sich warme Pastellfarben.

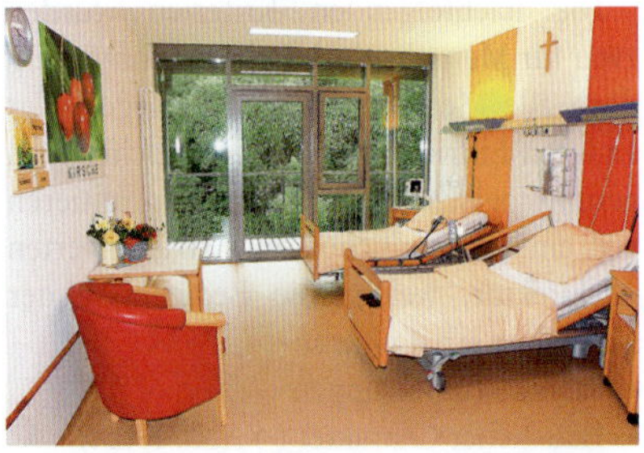

Abb. 19.25 Mit Licht den Alltag von Menschen mit Demenz strukturieren. Hier ein „WohnLichtZimmer“ der Rehabilitationsklinik in Trostberg [47]. [T1239]

Altersgerechte Beleuchtungssysteme

Funktionen des Lichts

- **Visuell:** Licht muss in ausreichender Stärke und Qualität vorhanden sein, um unterschiedlichste Sehaufgaben bewältigen zu können
- **Emotional:** Licht unterstützt bzw. beeinflusst die Atmosphäre des Raums und sorgt für Wohlbefinden oder Missempfindung
- **Biologisch:** Licht beeinflusst die biologischen Abläufe im menschlichen Körper [46].

Dynamische Beleuchtungssysteme unterstützen den Tag-Nacht-Rhythmus. Die Lichteinstrahlung erfolgt indirekt und durch Deckenbeleuchtung. Übergänge zwischen drinnen und draußen haben eine gleichmäßige Leuchtdichte und sind reflexionsfrei. Inzwischen gibt es auch Konzepte und Ideen für die Versorgung von Menschen mit Demenz im Krankenhaus, um deren Wohlbefinden zu verbessern (→ Abb. 19.25).

19.7.4 Green Care (Naturnähe)

Das **Green-Care-Modell** basiert auf der Idee der Naturnähe und ihrer positiven Wirkung auf ältere Menschen, insbesondere mit Demenz. Beispiele dafür sind der Sinnesgarten und ein Garten, in dem Hand angelegt werden darf. Diese Außenräume ermöglichen ein neues Sinnerleben, wecken Neugierde und können Möglichkeiten zur Orientierung geben und die Kognition verbessern.

Der Grundgedanke der positiven Wirkung von Naturverbundenheit kann sowohl im häuslichen Umfeld als auch in Pflegeeinrichtungen sowie – mit gewissen Einschränkungen – im Krankenhaus umgesetzt werden. Der freie **Zugang zum Garten** ist für viele Menschen bereichernd und erholsam (→ Abb. 19.26) [48].

19.7.5 Ambient Assisted Living

Unter **Ambient Assisted Living** (AAL, www.aal-deutschland.de) werden Konzepte, Produkte und Dienstleistungen verstanden, die neue Technologien und das soziale

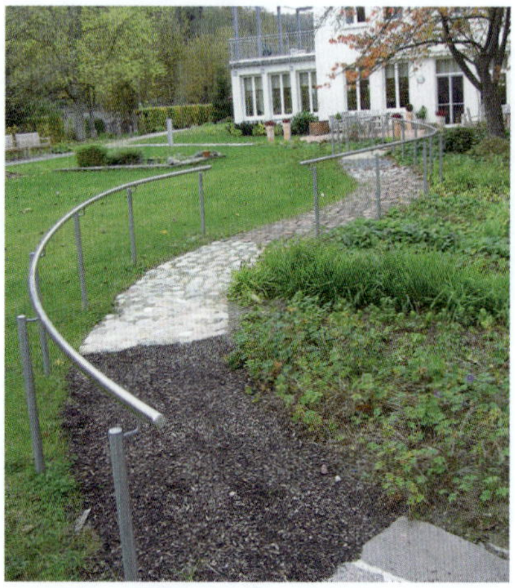

Abb. 19.26 Sinnes- bzw. Gerontogarten mit Handlauf, unterschiedlicher Bepflanzung und verschiedenen Bodenbelägen. [T617]

Umfeld miteinander verbinden und verbessern mit dem Ziel, die Lebensqualität für Menschen in allen Lebensabschnitten (v. a. aber im Alter) zu erhöhen. Diese Assistenzsysteme bieten den älteren Menschen technische Hilfen zur Unterstützung, zur Überwachung, z. B. bei der Medikamenteneinnahme oder beim Kochen, und zur selbstständigen Lebensführung auch bei gesundheitlichen Problemen. Die Akzeptanz der technischen Unterstützung scheitert jedoch oft noch an den hohen Kosten und der mitunter komplizierten Bedienoberfläche. Die Ausnahme bilden Hautnotrufsysteme.

19.8 Der geriatrische Patient im Krankenhaus

Die Einweisung in ein Krankenhaus ist eine Krisensituation in jedem Alter, ganz besonders für einen älteren oder an Demenz erkrankten Menschen. Ungewissheit und die Sorge um die eigene Gesundheit beeinflussen das Wohlbefinden und den Genesungsprozess. Die vertraute Umgebung, die gewohnten täglichen Rituale, die bekannten Gesichter sind vorübergehend nicht möglich bzw. verschwunden. Aus der Sicherheit im eigenen Heim wird Unsicherheit im Krankenhaus.

Zu den Veränderungen kommt eine Fülle an Information über bevorstehende medizinische Eingriffe, häusliche Veränderungen oder den notwendigen Umzug in eine Pflegeeinrichtung. Diese Informationsfülle überfordert ältere Menschen oft (→ 19.2) und begünstigt Desorientierung und Verunsicherung in ihrem Erleben.

Geriatrisches Assessment

Das therapeutische Team erstellt im Idealfall schon bei der Aufnahme eine umfassende Anamnese und Pflegediagnostik. Um den Bedürfnissen der älteren Menschen Rechnung zu tragen, nehmen immer mehr Bundesländer Vorgaben für ein reguläres geriatrisches Screening bei Patienten über 75 Jahren als Standard in ihre Krankenhausplanung auf. Zum geriatrischen Assessment gehörten u. a. folgende Instrumente:

- Geriatrisches Screening bei Klinikaufnahme (AFGIB)
- Geriatrisches Screening nach *Lachs* (körperliches Befinden, soziale Integration und Befinden)
- Barthel-Index (Alltagsaktivitäten, → 17.5.1)
- Geldzähltest (Selbsthilfefähigkeit)
- Handkraftmessung und Tinetti-Test (Sturzgefahr)
- Mini-Mental-State und Uhrentest (Kognition, → 37.11.3, → Abb. 37.48)
- Timed-up-and go-Test (Mobilität, → 9.8.2)
- Depressionsskala (Emotion)
- Sozialstatus
- Schmerzassessment (→ 13.2.2)
- Delir Observation Screening Scale (DOS); Nursing Delirium Screening Scale (NU-DESC)
- Mini Nutritonal Assessment (MNA, → 7.2) [50].

Auf der Basis des Assessments und mit dem Wissen um die Sorgen älterer Menschen im Krankenhaus besteht die Aufgabe der Pflegenden darin, die Selbstheilungskräfte und die Motivation zur Wiedererlangung der Alltagskompetenzen zu fördern (→ Tab. 19.9, → Abb. 19.27).

Patienten mit Demenz im Krankenhaus

Die Betreuung von **an Demenz erkrankten Menschen im Krankenhaus** stellt eine zunehmende Herausforderung dar. Derzeit weisen ca. 40 % der über 65-jährigen Patienten, die aufgrund einer somatischen Diagnose im Krankenhaus behandelt werden, kognitive Defizite auf; ca. 20 % sind an Demenz erkrankt [51]. Um diese Patienten angemessen versorgen zu können, sind personelle und bauliche Maßnahmen erforderlich (→ Tab. 19.10).

Darüber hinaus sollte das Entlassungsmanagement im Krankenhaus insbesondere die Situation von Menschen mit Demenz berücksichtigen.

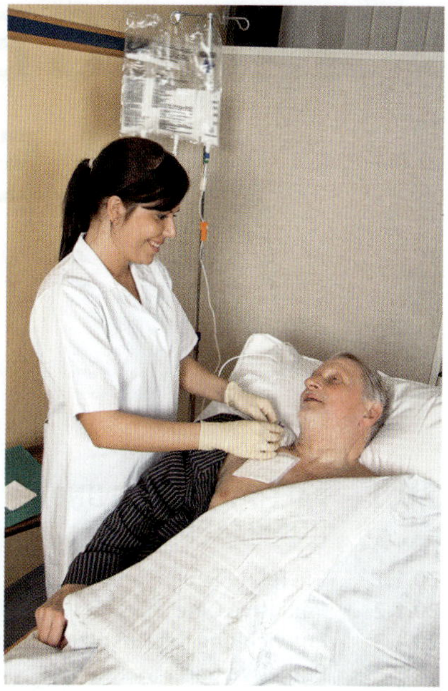

Abb. 19.27 Bei der Pflege geriatrischer Patienten im Krankenhaus ist es wichtig, dass Pflegende sich Zeit nehmen, auf die Sorgen und Ängste des älteren Menschen eingehen und ihm Zuversicht vermitteln. [J787]

Tab. 19.9 Der geriatrische Patient im Krankenhaus.

Probleme des Patienten	Aufgaben der Pflege
Verunsicherung durch viele unbekannte Gesichter im Pflegeteam	Wertschätzende Kommunikation
Ängste vor therapeutischen und pflegerischen Maßnahmen	Pflegehandlungen erklären
Unerwartete Reaktion auf veränderte Medikation	Angehörige als Partner in die Pflege integrieren
Unverständnis angesichts vieler neuer Informationen	Verlangsamte Informationsverarbeitung berücksichtigen
Zu wenig Zeit, eigene Belange zu äußern	Zeit zum Zuhören nehmen
Verlust von Sicherheit durch veränderten Tagesablauf	Tagesstruktur in Ruhe erklären (→ 19.4)
Gefühl der Hilflosigkeit und des Ausgeliefertseins	Zeit nehmen für biografisches Arbeiten, aktivierende Pflege
Pflegeprobleme, u. a. Exsikkose, Mangelernährung, Kontrakturen, Verwirrtheit	Sorgfältige Anamnese und Pflegediagnostik

Tab. 19.10 Empfehlungen für die Versorgung von Menschen mit Demenz im Krankenhaus. [52]

Kurzfristige Maßnahmen	Mittelfristige Maßnahmen	Langfristige Maßnahmen
• (Niederschwellige) Fortbildung/Schulung des Krankenhauspersonals zur Demenzversorgung • Demenzpatienten z. B. durch Überleitungsbögen und Assessments identifizieren • Bezugspersonen bei Aufnahme, Pflege und Betreuung (Beaufsichtigung, Beschäftigung) einbeziehen • Rooming-in: Die Begleitung durch Angehörige verringert Angstzustände und bringt Sicherheit für die Betroffenen, gleichzeitig werden die Angehörigen in die pflegerische Versorgung integriert	• Sprechstunde für pflegende Angehörige • Supervision zur Reflexion der eigenen Tätigkeit und des Verhaltens gegenüber Menschen mit Demenz • Einstellen von Altenpflege-/gerontopsychiatrischen Fachpersonen zur Beratung und Unterstützung für die Pflege von Menschen mit Demenz • Einbeziehung ehrenamtlicher Helfer, z. B. Besuchsdienst, Begleitung zu Untersuchungen • Flexible Behandlungsabläufe	• Rundumbetreuung durch ein Patientenbegleitteam, z. B. vor und nach Operationen • Zusammenarbeit mit den medizinischen und sozialen Einrichtungen vor Ort: – Niedergelassene Ärzte – Soziale Dienste – Ambulante und stationäre Pflegeeinrichtungen – Betroffenengruppen – Patientenberatungsstellen • Demenzsensible Architektur: – Orientierungshilfen Farb- und Lichtgestaltung – Vermeidung von Glastüren – Sitzgelegenheiten zum Ausruhen – Aufenthaltsräume – Zugang zum geschützten Garten

20

PALLIATIVE CARE UND PFLEGE IN DER LETZTEN LEBENSPHASE

Ulrich Heller, Katarina Theißing
Unter Mitarbeit von Christine Keller

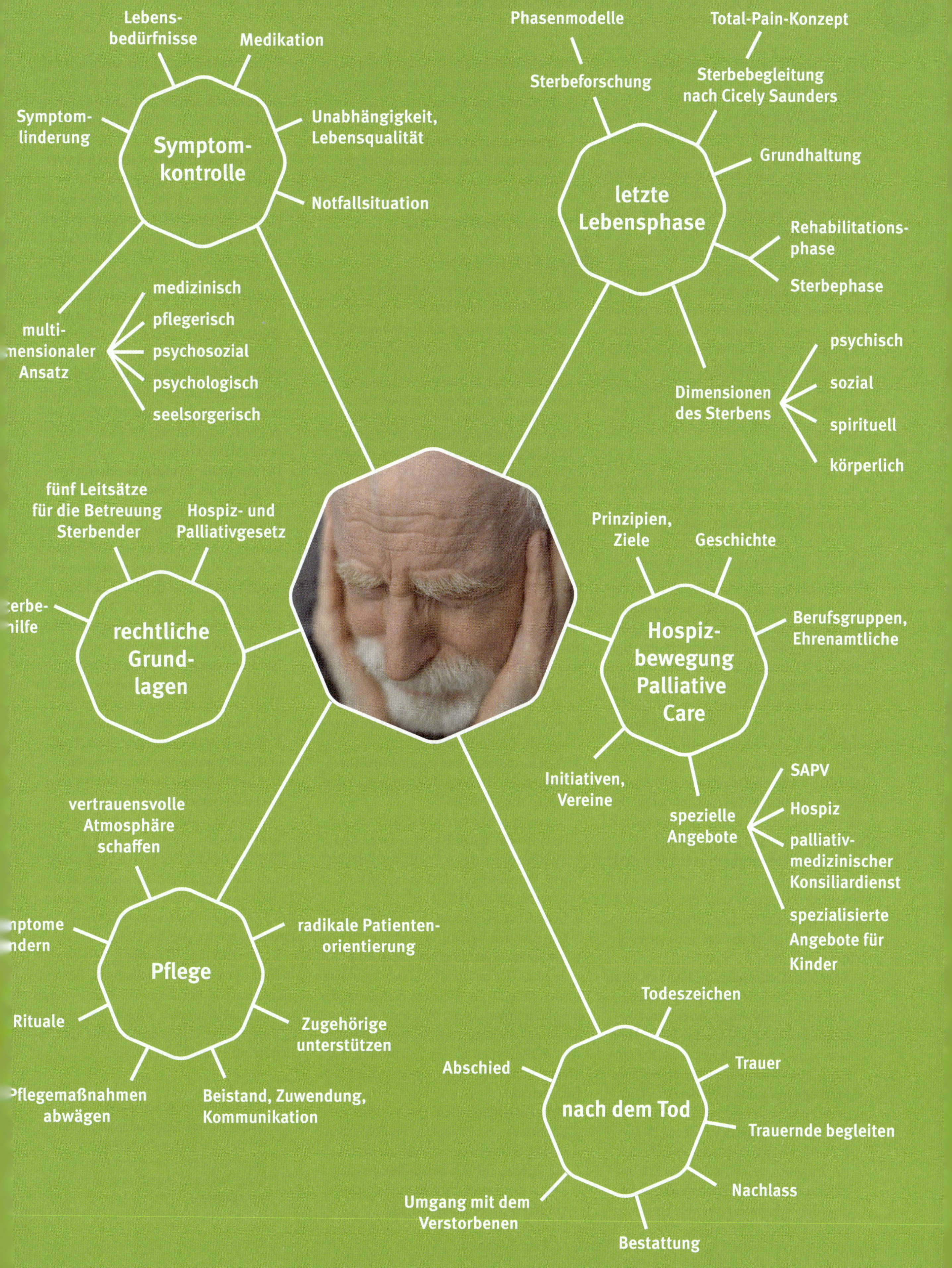
Symptom-
kontrolle
Lebens-
bedürfnisse
Medikation
Symptom-
linderung
Unabhängigkeit,
Lebensqualität
Notfallsituation
multi-
mensionaler
Ansatz
medizinisch
pflegerisch
psychosozial
psychologisch
seelsorgerisch
letzte
Lebensphase
Phasenmodelle
Total-Pain-Konzept
Sterbeforschung
Sterbebegleitung
nach Cicely Saunders
Grundhaltung
Rehabilitations-
phase
Sterbephase
Dimensionen
des Sterbens
psychisch
sozial
spirituell
körperlich
rechtliche
Grund-
lagen
fünf Leitsätze
für die Betreuung
Sterbender
Hospiz- und
Palliativgesetz
erbe-
ilfe
Hospiz-
bewegung
Palliative
Care
Prinzipien,
Ziele
Geschichte
Berufsgruppen,
Ehrenamtliche
Initiativen,
Vereine
spezielle
Angebote
SAPV
Hospiz
palliativ-
medizinischer
Konsiliardienst
spezialisierte
Angebote für
Kinder
Pflege
vertrauensvolle
Atmosphäre
schaffen
nptome
ndern
radikale Patienten-
orientierung
Rituale
Zugehörige
unterstützen
Pflegemaßnahmen
abwägen
Beistand, Zuwendung,
Kommunikation
nach dem Tod
Todeszeichen
Abschied
Trauer
Trauernde begleiten
Nachlass
Umgang mit dem
Verstorbenen
Bestattung

20.1 Palliative Care und Hospizarbeit

Alter und Altern → 19.1.1

Menschen mit unheilbaren Erkrankungen können heute aufgrund medizinisch-technischer Entwicklungen noch viele Monate oder Jahre leben. In diesem Zusammenhang sind die Konzepte der **Palliative Care** und der **Hospizarbeit** entstanden.

Wenn das Therapieziel nicht mehr die Heilung einer Erkrankung ist, verändert sich die Grundausrichtung von Medizin und Pflege. Im Vordergrund steht dann das Ziel der möglichst hohen Lebensqualität für die Betroffenen und unter Umständen auch eine Lebensverlängerung. Der Wunsch nach einer Verlängerung des Lebens nimmt bei vielen Menschen mit steigendem Verlust der individuell empfundenen Lebensqualität ab.

Dieses Kapitel beschäftigt sich mit der Pflege von Menschen, die aufgrund einer Erkrankung oder eines Zustands mit ihrem baldigen Tod konfrontiert sind.

20.1.1 Die letzte Lebensphase

Der Mensch durchläuft in seiner Entwicklung mehrere Stadien (→ 15.1) oder Lebensphasen. Den Höhepunkt der körperlichen und geistigen Leistungsfähigkeit erreicht er im Alter zwischen 25 und 30 Jahren. Danach setzen physiologische Abbauprozesse ein, die mit dem zunehmenden Verlust von Fähigkeiten verbunden sind, bis der Mensch schließlich stirbt. Doch Menschen sterben nicht selten auch schon in jüngeren Jahren, z. B. an Herz-Kreislauf- oder Krebserkrankungen – erwartet, wenn eine Erkrankung länger bestand und unheilbar ist, oder unerwartet, z. B. an einem Herzinfarkt oder Unfall.

Die **letzte Lebensphase** kann nicht exakt definiert werden, denn sie ist individuell verschieden lang und kann einen Zeitraum von Stunden bis zu Jahren umfassen. Im Kontext der Palliative Care wird sie eingeteilt in:

- **Rehabilitationsphase.** Sie beginnt, wenn eine Krankheit als nicht heilbar eingestuft wird, unabhängig von der voraussichtlichen Lebenszeit. Diese Phase kann sich, je nach zugrunde liegender Erkrankung, über Monate bis Jahre erstrecken.
- **Sterbephase.** Stadium, indem das körperliche Sterben beginnt. Sie umfasst die letzten 3 bis 7 Tage des Lebens [1]. Die körperlichen und geistigen Fähigkeiten der Patientin werden durch die Erkrankung zunehmend eingeschränkt, ohne dass dies auf akute, reversible Ursachen zurückzuführen ist [1]. Diese Phase kann nochmals unterschieden werden in:
  - **Terminalphase.** Die letzten Tage vor dem Tod
  - **Finalphase.** Erwartung des voraussichtlichen Tods innerhalb von Stunden bzw. eines Tages.

20.1.2 Palliative Care

DEFINITION

Palliativ: Lat. *palliare* = umhüllen, mit einem Mantel zudecken.

Palliative Care: Nach der Definition der Weltgesundheitsorganisation (WHO) von 2002 „[...] ein Ansatz zur Verbesserung der Lebensqualität von Patienten und ihren Familien, die mit einer lebensbedrohlichen Erkrankung konfrontiert sind. Dies geschieht durch Vorbeugung und Linderung des Leidens mittels frühzeitiger Erkennung und korrekter Beurteilung der Behandlung von Schmerzen und anderen Beschwerden körperlicher, psychologischer und spiritueller Art." [2]

Palliative Care ist ein Konzept, das sich auf die Beratung, Versorgung und Begleitung von Menschen mit unheilbaren, progredienten *(fortschreitenden)* Erkrankungen spezialisiert hat.

Beispiele für unheilbare, progrediente Erkrankungssituationen sind u. a.:

- Nicht mehr kurative behandelbare onkologische Erkrankungen
- Weit fortgeschrittene chronische Erkrankungen des Herzens, der Lunge oder der Verdauungssysteme
- Neurologische Krankheitsbilder wie die Amyotrophe Lateralsklerose (→ 37.11.6), Multiple Sklerose (→ 37.10), fortgeschrittene Demenz (→ 37.11.3) oder Parkinsonerkrankung (→ 37.11.1)
- Genetische Syndrome mit einem fortschreitenden Verlauf
- Infektionserkrankungen wie z. B. AIDS (→ 30.8.14), Creutzfeldt-Jakob-Erkrankung.

Inwieweit und ab welchen Zeitpunkt der Behandlungsansatz der Palliative Care und damit palliativmedizinische bzw. -pflegerische Maßnahmen in der Behandlung zum Tragen kommen, hängt von verschiedenen Faktoren ab:

- Dem **Patientenwillen.** Der Wille der Patientinnen und Patienten (im Folgenden als Patientinnen bezeichnet) ist immer maßgeblich für den Behandlungsansatz, sofern die gewünschte Therapie nicht vorhersehbar Schaden zufügt
- Dem **Krankheitsstadium.** In einem weit fortgeschrittenen Krankheitsstadium ist ein kurativer Ansatz oft nicht mehr möglich, denn er würde dann mehr Schaden als Nutzen zufügen
- Dem **voraussichtlichen Krankheitsverlauf.** Mit Voranschreiten der Erkrankung kann es zu immer mehr lebensqualitätseinschränkenden Symptomen kommen. Die Frage muss sein, ob der Grad der Gesundheit und der Lebensqualität, die sich die Betroffenen vorstellen, für eine angemessene Zeit zu erreichen ist
- Der **voraussichtlichen Lebenszeitprognose.** Bei einer kurzen Lebenszeitprognose ergeben sich andere Prioritäten in Bezug auf die Lebensqualität. Zum Beispiel können Langzeitfolgen durch Medikamente oder durch andere Erkrankungen (z. B. schlecht eingestellter Diabetes) vernachlässigt werden
- Der **durch die Grunderkrankung hervorgerufenen Symptomlast.** Ist die Symptomlast sehr hoch, hat die Symptombehandlung eine hohe Priorität. Das kann in manchen Fällen im Widerspruch zu einer indizierten, aber zusätzlich belastenden Therapie der Grunderkrankung stehen
- Der **aktuellen Tagesverfassung der Patientin.** Die Patientinnen müssen die Behandlungsansätze mittragen können. Die physische Belastbarkeit und der Wille zur Therapie steht in Abhängigkeit zu ihrer aktuellen Verfassung, denn bei schwerer Krankheit ist der Allgemeinzustand oft großen Schwankungen unterworfen
- Der **individuellen Lebenssituation.** Sie hat einen großen Einfluss auf den Patientenwillen und die empfundene Lebensqualität.

Palliative und kurative Behandlungsansätze stehen dabei nicht zwangsläufig gegeneinander, sondern können unter Beachtung der benannten Faktoren ergänzend zum Einsatz kommen (→ Abb. 20.1).

Im Verlauf der Erkrankung nehmen die Indikationen für den palliativen Behandlungsansatz in der Regel zu. Kurative und palliative Maßnahmen sind im Sinne einer bestmöglichen Lebensqualität für die Patientin miteinander abzuwägen.

Prinzipien der Palliative Care

- Linderung von Schmerzen und anderen belastenden Symptomen
- Bejahung des Lebens und Anerkennung des Sterbens als normalen Lebensprozess

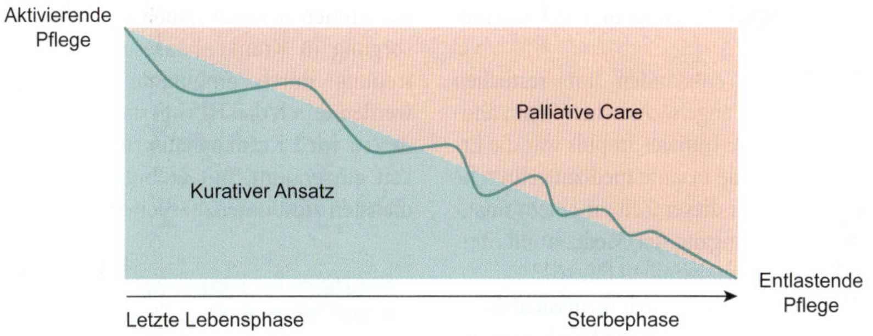

Abb. 20.1 Mit fortschreitender Erkrankung reduzieren sich die aktivierenden und kurativen Behandlungsansätze, und der Bedarf an lindernden, entlastenden Maßnahmen und Palliative Care nimmt zu. In welchem Maß die verschiedenen Ansätze zum Tragen kommen, ist von verschiedenen Faktoren abhängig und kann sich im Verlauf in beide Richtungen ändern. [L143]

- Keine Beabsichtigung der Beschleunigung oder Verzögerung des Todes
- Integration von psychologischen und spirituellen Aspekten
- Unterstützung der Patientin, ihr Leben bis zum Tod so aktiv wie möglich zu gestalten
- Unterstützung der Zugehörigen (Angehörige und weitere der Patientin nahestehende Personen) während der Erkrankung und in der Trauerzeit
- Multiprofessionelle Teamarbeit zur bestmöglichen Begleitung von Patientin und Zugehörigen
- Förderung der Lebensqualität, die den Verlauf der Erkrankung positiv beeinflussen kann
- Frühzeitiger Beginn im Krankheitsverlauf, auch in Verbindung mit anderen Therapien, die ggf. eine Lebensverlängerung zum Ziel haben, einschließlich Untersuchungen, um die Komplikationen besser verstehen und behandeln zu können [2].

Veränderte Ziele im Verlauf der Erkrankungen

Lebensqualität → 19.2.6

Ziel bei der Begleitung von Menschen in der letzten Lebensphase ist der **Erhalt der größtmöglichen Lebensqualität** für den Betroffenen und sein Umfeld (→ Abb. 20.2). Je nach Krankheitsfortschritt kann das eine ständige Veränderung und Anpassung der Pflegeziele und -maßnahmen nötig machen.

Flexible Maßnahmenplanung

Die Krankheitsverläufe am Lebensende sind häufig schwankend und es kommt zu schnellen Veränderungen der Patientensituation. Mit Fortschreiten der Erkrankungen nehmen die Phasen der Instabilität zu.

Pflegefachpersonen planen Nahziele, die unter Umständen täglich aktualisiert werden müssen. Ebenso müssen die geplanten Maßnahmen (bei Verbesserung und Verschlechterung) ständig evaluiert und an die veränderte Situation angepasst werden.

In der **rehabilitativen Phase** (→ 20.1.1) steht die Förderung der Selbstständigkeit, der Erhalt von Fähigkeiten und der sozialen Teilhabe der Patientin im Mittelpunkt. Dies gilt allerdings nur, wenn sich die entsprechenden Maßnahmen positiv auf die subjektiv empfundene Lebensqualität der Patientin auswirken.

Mit **Voranschreiten der Erkrankung** nehmen die Ressourcen der Betroffenen ab, und die Pflege muss sich auf die Kompensation der Verluste konzentrieren. Die Notwendigkeit einer guten Symptomkontrolle rückt immer mehr in den Vordergrund. Es sind zunehmend lindernde Maßnahmen indiziert. Das momentane Wohlbefinden der Patientin wird zum zentralen Ziel. Um dies zu erreichen, sind entlastende Maßnahmen für viele Betroffenen hilfreich, und die Pflegeziele müssen entsprechend angepasst werden.

In der **Sterbephase** (→ 20.1.1) steht im Vordergrund, der Patientin und ihrem Umfeld einen guten Abschied zu ermöglichen. Diese Zielveränderung stellt viele vorher indizierte Maßnahmen infrage. Die Arbeit mit den Zugehörigen nimmt nochmals an Bedeutung zu. Bei den meisten Sterbenden geht es darum, Symptome zu lindern und bei allen Maßnahmen dem erhöhten Ruhebedürfnis Rechnung zu tragen.

Den Weg zu Ende denken

Du bist wichtig, weil Du eben Du bist. Du bist bis zum letzten Augenblick Deines Lebens wichtig, und wir werden alles tun, damit Du nicht nur in Frieden sterben, sondern auch bis zuletzt leben kannst.

Cicely Saunders

Das Zitat weist darauf hin, wie wichtig es ist, Menschen in der letzten Lebensphase die größtmögliche Lebensqualität zu ermöglichen – und zwar bis zum allerletzten Moment. Dafür ist es notwendig, dass das multiprofessionelle Team versucht, den möglichen Verlauf der Erkrankung (den „Weg") zu Ende zu denken, um alle Hilfsangebote und Maßnahmen auf mögliche Auswirkungen in der nahen Zukunft der Patientin zu identifizieren. Das Team muss prüfen, wie sich diese auf längere Sicht negativ oder positiv auf die empfundene Lebensqualität auswirken können. Beispielsweise kann eine aufwendige Schmerztherapie vereinfacht werden, wenn die Betroffene zu Hause sterben möchte – auch um den Preis einer nicht so sicheren Schmerzkontrolle.

Die größte Sicherheit erfährt die Betroffene, wenn schon vor Beginn einer Therapie solche Wünsche mit ihr besprochen wurden.

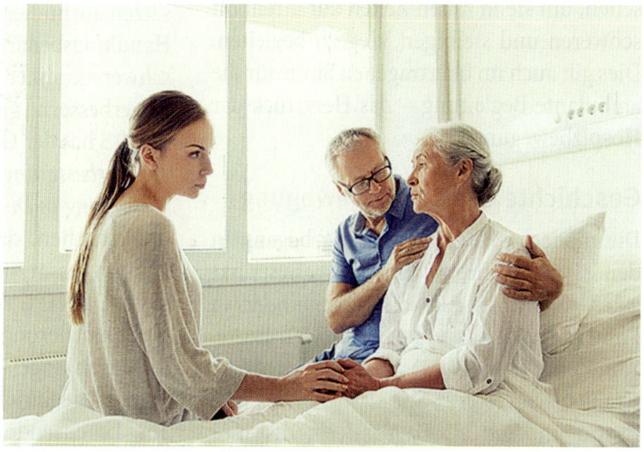

Abb. 20.2 Die Frage „Was ist Lebensqualität" kann jeder nur für sich selbst beantworten. Gesundheitsbezogene Lebensqualität *(Health-Related Quality of Life, HRQoL)* erfasst das subjektive Wohlbefinden – trotz Erkrankung – in der physischen, psychischen und sozialen Dimension. Für viele unheilbar Kranke trägt die Fürsorge und Liebe der Familie wesentlich zur Lebensqualität bei. [J787]

SPICKZETTEL

Palliative Care in der letzten Lebensphase

Letzte Lebensphase:

- Rehabilitationsphase: Einstufung einer fortschreitenden Erkrankung als unheilbar.
- Sterbephase: Beginn des körperlichen Sterbens
  - Terminalphase: die letzten Tage vor dem Tod
  - Finalphase: die letzten Stunden vor dem Tod.

Palliative Care:

- Beratung, Versorgung und Begleitung von Menschen mit unheilbaren, progredienten Erkrankungen und deren Zugehörigen durch ein multiprofessionelles System.
- Linderung von Schmerzen und belastenden Symptomen.
- Förderung der größtmöglichen Lebensqualität.
- **Vorausschauende und flexible Maßnahmenplanung:** Ziele und Maßnahmen immer wieder an Krankheitsverlauf anpassen, empfundene Lebensqualität erfragen.

20.1.3 Entwicklung der Hospizarbeit und der Palliative Care

DEFINITION

Hospiz (lat. *hospitium* = Herberge, Ruhelager, Gastfreundschaft): Im Pflegekontext eine Einrichtung, in der Sterbende entsprechend ihren Bedürfnissen umfassend betreut werden.

Im Mittelalter waren **Hospize** Herbergen an den Pilgerwegen, häufig in rauen, unwirtlichen Gegenden wie Alpenpässen. Pilger wurden dort aufgenommen, versorgt und falls nötig gepflegt. Die moderne Hospizbewegung hat dieses Bild übernommen. Sie sieht sich als Herberge für sterbende Menschen, um sie in rauen Zeiten auf ihrem oft schweren und steinigen Weg zu begleiten. Dies gilt auch im übertragenen Sinne für die ambulante Begleitung – das Herzstück der Hospizbewegung [3].

Geschichte der Hospizbewegung

Die moderne **Hospizbewegung** begann in den 1960er-Jahren. Ein Ausgangspunkt war Großbritannien, wo *Cicely Saunders* in London 1967 das erste Hospiz eröffnete. Saunders (1918–2005) war eine englische Krankenschwester, Sozialarbeiterin und Ärztin und gilt als Begründerin der modernen Hospizbewegung und Palliativmedizin.

Gleichzeitig entstanden im restlichen Europa und im angelsächsischen Raum ähnliche Initiativen. Initialer Impuls war die Erfahrung, dass die rasante medizintechnische Entwicklung zu dieser Zeit zu einem unangemessenen Umgang der Medizin mit Sterbenden und ihren Familien führte [3]:

- Menschen wurden auch in aussichtslosen Situationen durch die Möglichkeiten der Intensiv- und Transplantationsmedizin am Leben gehalten. Sterben wurde als Versagen angesehen und verdrängt. So wurden Sterbende, nachdem alle medizinischen Möglichkeiten ausgeschöpft waren, kaum weiterbegleitet. In dieser Zeit beruflich Pflegende erzählen häufig, dass Menschen in der Sterbephase ins Badezimmer (ab)geschoben wurden, wo sie dann sich selbst überlassen blieben
- Obwohl ein großer Teil der Menschen zu Hause sterben möchte, war (und ist) das nur einem sehr kleinen Teil vergönnt. Die meisten Menschen starben (und sterben) in Institutionen wie Krankenhäusern und Pflegeeinrichtungen.

Menschen ein würdevolles Sterben zu Hause zu ermöglichen war von Anfang an ein zentrales Ziel der Hospizbewegung.

Auch in Deutschland bildeten sich aus Empörung über diese Missstände, wenn auch etwas verzögert, zahlreiche Bürgerinitiativen mit dem Ziel, die Situation sterbender Menschen zu verbessern. Dabei handelte es sich zunächst um ein weitgehend gesellschaftliches, ehrenamtliches Engagement, das im Wesentlichen von Laien getragen wurde.

1997 wurden erste Regelungen zur stationären, hospizlichen und palliativmedizinischen Versorgung ins Fünfte Sozialgesetzbuch (SGB V) aufgenommen, 2010 wurde die *Charta zur Betreuung schwerstkranker und sterbender Menschen in Deutschland* (→ Abb. 20.3) veröffentlicht. Mit fünf Leitsätzen formuliert sie Aufgaben, Ziele und Handlungsbedarfe, um die Betreuung schwerstkranker und sterbender Menschen zu verbessern [4].

2015 hat der Gesetzgeber mit dem *Gesetz zur Verbesserung der Hospiz- und Palliativversorgung in Deutschland (HPG)* nochmals unterstrichen, dass jedem Menschen eine Palliativversorgung am Lebensende zusteht. Das HPG regelt neben der verbesserten Finanzierung vieler Hospiz- und Palliativeinrichtungen auch die Verpflichtung von Pflegeeinrichtungen, den Bewohnern am Lebensende eine Palliativversorgung zukommen zu lassen. Auch die Palliativversorgung in Krankenhäusern und die Betreuung durch ambulante Pflegedienste werden durch das HPG gestärkt. Unter anderem wird Krankenhäusern die Möglichkeit eingeräumt, mit ambulanten Hospizdiensten zusammenzuarbeiten.

Prinzipien der Hospizbewegung

- Der sterbende Mensch und seine Zugehörigen stehen im Zentrum
- Den Betroffenen steht ein interdisziplinäres Team zur Verfügung (→ 20.2.2)
- Freiwillige, ehrenamtliche Helfer und Helferinnen werden in die Begleitung einbezogen
- Gute Kenntnisse der Symptomkontrolle sind vorhanden
- Die Begleitung erfolgt kontinuierlich, bei Bedarf auch über den Tod hinaus (Trauerbegleitung).

Vom Hospiz zur Palliativpflege

Im Lauf der Zeit engagierten sich zunehmend Beschäftigte im Gesundheitssystem für die angemessene Versorgung Sterbender, und die Hospizprinzipien konnten sich allmählich international etablieren. Da der Begriff Hospiz nicht in allen Sprachen das Gleiche bedeutet, einigte man sich auf den Begriff **Palliative Care** (→ 20.1.2) für die ganzheitliche, multiprofessionelle Begleitung schwerkranker und sterbender Menschen und ihrer Zugehörigen.

Der palliative Ansatz bezieht sich sowohl auf den fürsorglich-schützenden Aspekt der Begleitung als auch auf das „Ummanteln" der Symptome im Rahmen der Symptomkontrolle. Damit unterscheiden sich Palliativmedizin und Palliativpflege grundlegend von der kurativen, ursachenbezogenen Behandlung von Krankheiten und Symptomen.

20.1.4 Allgemeine Angebote

Mit dem *Gesetz zur Verbesserung der Hospiz- und Palliativversorgung in Deutschland (Hospiz- und Palliativversorgung, HPG)* ist die Palliativversorgung eine Regelversorgung des deutschen Gesundheitssystems [4].

- **Hospizgruppe, Hospizinitiative:** Rein ehrenamtlich organisierte Gruppen, die ausschließlich für die Unterstützung der Betroffenen und Zugehörigen da sind
- **Hospizverein, Hospizdienst:** Verfügt über qualifizierte Ehrenamtliche (Hospizbegleiter) und mindestens eine hauptamtliche Koordinationskraft. Tätigkeitsschwerpunkt ist die psychosoziale Begleitung

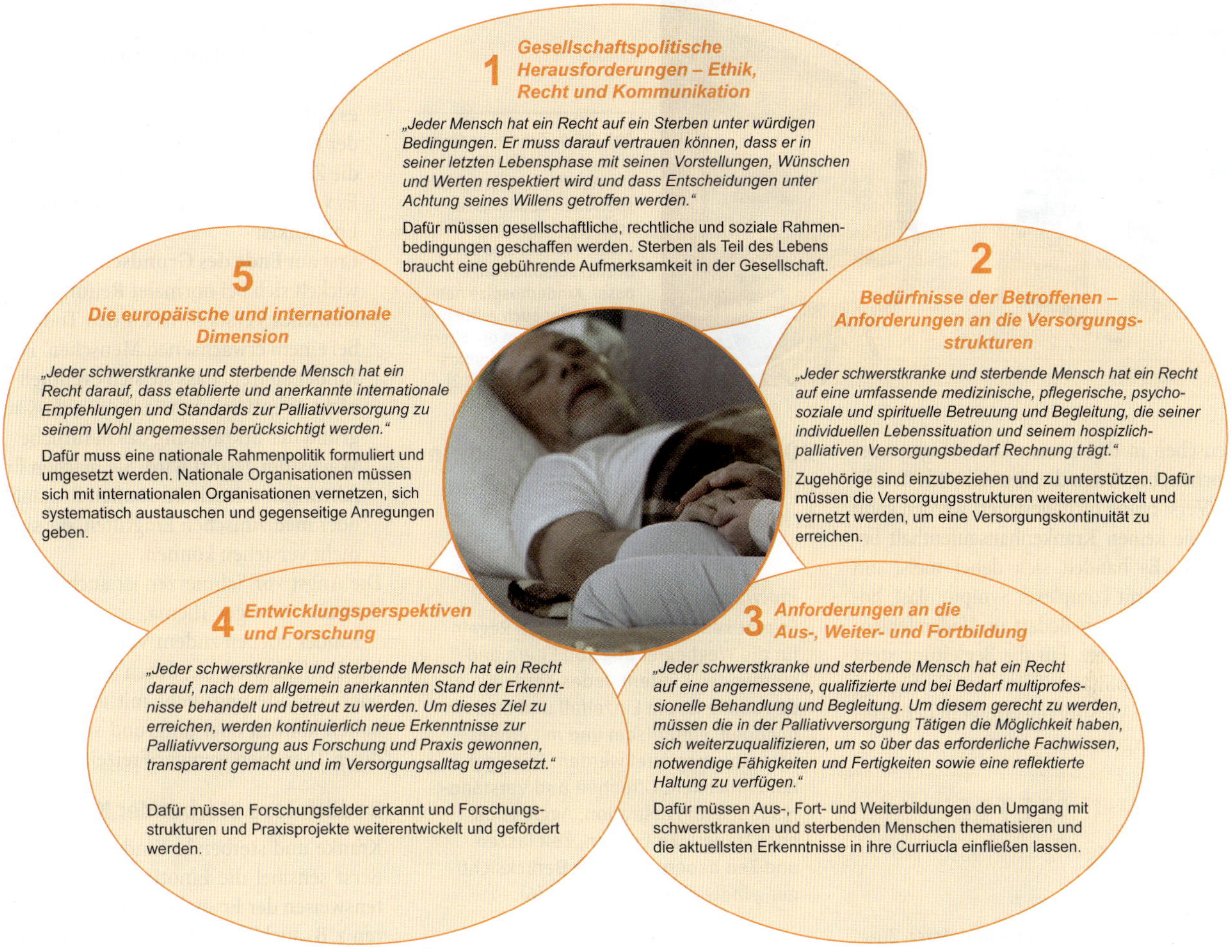

Abb. 20.3 Auszüge aus den fünf Leitsätzen der Charta zur Betreuung schwerstkranker und sterbender Menschen und für deren Umsetzung notwendige Voraussetzungen. [W1201, L143, J787]

- **Ambulanter Hospiz- und Palliativberatungsdienst:** Hospizdienste/-vereine, die zusätzlich zu qualifizierten Ehrenamtlichen und einer Koordinationskraft auch Pflegefachpersonen mit einer Weiterbildung in Palliative Care hauptamtlich beschäftigen. Diese unterstützen beratend bei allen palliativpflegerischen und palliativmedizinischen Themen.

20.1.5 Spezialisierte Angebote

Spezialisierte ambulante Palliativversorgung

Die **spezialisierte ambulante Palliativversorgung (SAPV)** wird von multiprofessionellen, spezialisierten Teams angeboten. Sie ist gedacht für Menschen, die mit so aufwändigen und komplexen Symptomlasten konfrontiert sind, dass die allgemeine Regelversorgung nicht mehr ausreichend ist. Die Teams bestehen aus Ärzten und Ärztinnen (im Folgenden als Ärztinnen bezeichnet), Pflegefachpersonen und teilweise Sozialarbeitenden – alle mit Weiterbildung und Erfahrung in der Palliativversorgung.

Die SAPV kann von der Haus- oder Klinikärztin verordnet werden. Sie kann zu Hause oder auch in stationären Pflegeeinrichtungen (Pflegeheim, Hospiz) erbracht werden.

Palliativmedizinischer Konsiliardienst

Hierbei handelt es sich um Teams, die in Kliniken zur Versorgung schwerkranker und sterbender Menschen, die nicht auf der Palliativstation liegen, hinzugezogen werden können. Der **Konsiliardienst** ist eine weitgehend beratende Tätigkeit, die meist von Ärztinnen und Pflegefachpersonen mit palliativer Weiterbildung und Erfahrung erbracht wird – bei Bedarf können auch andere Berufsgruppen hinzugezogen werden.

Palliativstation

Palliativstationen in Krankenhäusern sind eigenständige, in ein Krankenhaus integrierte, spezialisierte Stationen. Dort werden schwerstkranke und sterbende Menschen versorgt, die einer Krankenhausbehandlung bedürfen. Ziele der Behandlung sind, falls möglich, eine Verbesserung oder Stabilisierung der jeweiligen Krankheitssituation sowie die anschließende Entlassung nach Hause, in eine Pflegeeinrichtung oder in ein Hospiz. Auch eine Palliativstation arbeitet mit einem interdisziplinären Team.

Stationäres Hospiz

Ein **stationäres Hospiz** ist eine vom Krankenhaus oder einer Altenpflege- oder Behinderteneinrichtung unabhängige, kleine familiäre Pflegeeinrichtung (→ Abb. 20.4). Stationäre Hospize sind spezialisiert auf die pflegerische Versorgung und Begleitung von

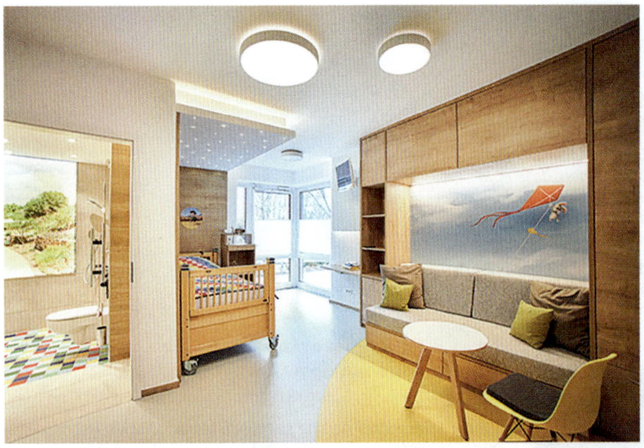

Abb. 20.4 Zimmer in einem Kinderhospiz. Die räumliche Ausstattung ist auf die speziellen Bedürfnisse schwerkranker und sterbenden Kinder und deren Bezugspersonen angepasst. Kinderhospize nehmen Kinder auch zeitlich begrenzt auf, um die Eltern vorübergehend zu entlasten. [T116, K413, O712]

Menschen in den letzten Lebenstagen oder -wochen, bei denen die ausreichende häusliche Versorgung nicht gesichert werden kann und die keinen Krankenhausaufenthalt benötigen. Es handelt sich dabei meist um Menschen mit komplexer Symptomlast, hohem pflegerischen Bedarf und/oder fehlendem sozialen Netz. Für die Begleitung steht ein interdisziplinäres Team zur Verfügung. Die ärztliche Versorgung erfolgt in der Regel durch niedergelassene Ärztinnen.

SPICKZETTEL

Hospizbewegung und Palliative Care

Prinzipien:

- Fokus auf der Patientin und deren Zugehörigen.
- Kontinuierliche Begleitung durch ein interdisziplinäres Team.
- Einbeziehung ehrenamtlich Tätiger.
- Palliative Care: Ganzheitlicher interdisziplinärer Ansatz zur Vorbeugung und Linderung von Leiden, um die Lebensqualität der Patientin zu verbessern.

Angebote:

- Hospizgruppen/-initiativen (rein ehrenamtlich organisiert).
- Hospizvereine/-dienste (qualifizierte ehrenamtliche Hospizbegleiterinnen, hauptamtliche Koordinationskraft).
- Ambulanter Hospiz- und Palliativberatungsdienst (zusätzlich Beratung durch hauptamtliche Pflegefachpersonen).
- Spezialisierte ambulante Palliativversorgung (Betreuung zu Hause oder stationär durch ein multiprofessionelles Team).
- Stationäres Hospiz (Begleitung durch ein interdisziplinäres Team, ärztliche Versorgung in der Regel durch niedergelassene Ärztinnen).
- Palliativstationen und palliativmedizinischer Konsiliardienst in Krankenhäusern.

20.1.6 Begleitung von Kindern mit einer lebenslimitierenden Erkrankung

Individuelle Begleitung

Es gibt keine allgemeingültigen Regeln für die Wegbegleitung von Eltern und sterbenden Kindern. Jedes Kind und jede Familie ist ein Einzelfall und muss individuell, einfühlsam und mit großer Empathie begleitet werden. Dazu gehören Ehrlichkeit, Offenheit und Verständnis (auch für Frustration, Aggression oder Trauer), Zeit geben, Zeit lassen und Zeit haben sowie die Berücksichtigung individueller Wünsche [6].

Eine besondere Situation für alle entsteht bei der Begleitung von **Kindern mit einer lebenslimitierenden Erkrankung** oder Behinderung. Die Kinder sind in der Regel in eine feste Familienstruktur eingebettet, die auch die Versorgung übernimmt. Die Begleitung und Versorgung des Kindes umfassen dementsprechend auch immer die Begleitung seiner Eltern und Geschwister (→ 15.4.5, → 15.5.3). Ziel ist es, die Familie so weit zu stützen und zu stabilisieren, dass sie die Versorgung des Kindes auch weiterhin übernehmen kann.

Der Kontakt mit einem Menschen, der entgegen der natürlichen Ordnung so früh sterben muss, löst bei allen Beteiligten große Betroffenheit aus. Häufig erleben betroffene Familien eine soziale Isolierung, weil das Umfeld sich nicht mit dieser Situation auseinandersetzen will oder kann [6].

Die kindliche Sicht auf den Tod

Kinder haben je nach Lebensalter und persönlicher Reife einen anderen Umgang mit dem Tod:

- **Kleinkinder** verbinden mit dem Tod noch nichts Dauerhaftes und halten sich selber für unsterblich. In ihrer Vorstellung können die Eltern z. B. ein totes Tier wieder „ganz machen“
- Im **Grundschulalter** hat ein Kind unter Umständen schon die Erkenntnis, dass es selber oder andere sterben können. In der Regel hat das Kind aber noch nicht die Zeitvorstellung eines Erwachsenen. Es versteht noch nicht den Begriff der Endlichkeit
- Erst am **Ende des Grundschulalters** entwickelt sich bei normaler Reifung ein ähnliches Verständnis für den Tod wie bei einem erwachsenen Menschen. Die Kinder spüren, dass sie sich eventuell nicht so entwickeln wie andere, dass aufgrund der Erkrankung das natürliche Wachstum gestört wird. Sie machen Erfahrungen mit schmerzhaften Zuständen oder medizinischen Eingriffen, die sie nicht verstehen können.

Die Angst vor Schmerzen ist auch bei Kindern ein wichtiges Thema.

Kinder erleben zudem Verluste im sozialen Umfeld, weil sie durch die Krankheit oder Behinderung nicht mit anderen mithalten können oder aufgrund von notwendigen Therapien weniger Freizeit haben.

Bedürfnisse sterbender Kinder

Kranke und sterbende Kinder nehmen äußerst sensibel die Emotionen und Verhaltensweisen der Erwachsenen wahr. Sie spüren z. B. auch, dass ihre Eltern traurig sind und wollen diese oft nicht noch mehr belasten. Deshalb reden viele Kinder nicht mit ihren Eltern über ihre Ängste und Sorgen. Oft erlebt man, dass die Kinder versuchen, Eltern und Geschwister zu trösten.

Das multiprofessionelle Team bietet offene Gespräche an, sowohl für das Kind als auch für die Familie. Besonders die betroffenen Kinder brauchen Ansprechpartner, um zu verstehen, was los ist. Professionelle und ehrenamtliche Helferinnen können Gesprächspartner für Themen sein, die das Kind nicht mit den Eltern besprechen kann. Auch eine altersgemäße Aufklärung über das Sterben in enger Absprache mit den Eltern ist wichtig für das Kind. Eine gute Hilfe können zudem Kinder- und Jugendbücher zum Thema Sterben sein [6].

Unterstützung für Eltern und Geschwisterkinder

Familien brauchen eine besondere Begleitung. Trotz Angst vor und Trauer um den drohenden Verlust des kranken Kindes übernehmen die Eltern meist dessen komplette Versorgung. Diese Belastungssituation überfordert viele Familien (→ Abb. 20.5).

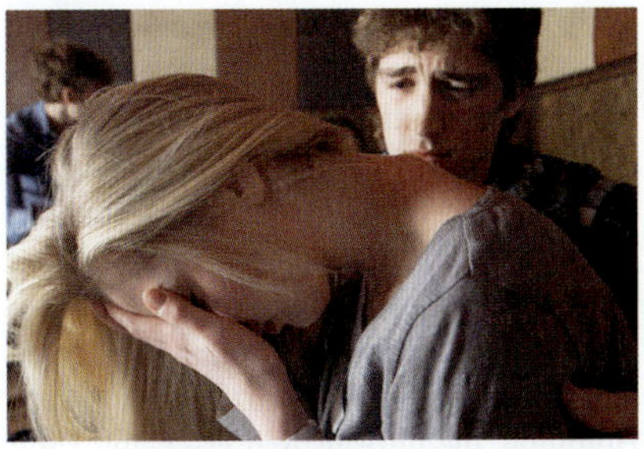

Abb. 20.5 Die Pflege eines sterbenden Kindes ist für die Eltern eine große Belastung. [J787]

Eltern brauchen praktische Unterstützung in den alltäglichen Dingen sowie verlässliche und ehrliche Gesprächspartner im multiprofessionellen Team. Pflegefachpersonen zeigen Hilfsangebote auf (z. B. Familienhilfe, Kurzzeitpflegeangebote, Kinderhospiz, Unterstützungsmöglichkeiten im sozialen Umfeld) und vermitteln ggf. seelsorgerische und psychologische Gespräche oder Gespräche mit anderen betroffenen Eltern. Wichtig ist, den Eltern das Gefühl zu vermitteln, in ihrer Situation und mit ihren Gefühlen (z. B. Hilflosigkeit, Schuld- oder Insuffizienzgefühle) nicht allein zu sein [6].

Auch die **Geschwisterkinder** brauchen besondere Aufmerksamkeit. Sie erleben, dass sich alles nur noch um das kranke Kind dreht und wenig Zeit für sie und ihre Bedürfnisse bleibt. Nicht selten wird dadurch der stille oder auch ausgesprochene Wunsch geweckt, dass alles vorbei sein soll. Dieser Wunsch kann große Schuldgefühle bei einem Kind auslösen.

Geschwister sollen – unabhängig vom Alter – am Geschehen teilhaben können. Auch sie müssen Gelegenheit haben, ihre Ängste und Sorgen auszudrücken. Gut informierte Kinder gehen in der Regel mit dem Abschiednehmen sehr natürlich um und signalisieren, wie viel Zuwendung und Nähe sie brauchen.

Hilfreich können ganz praktische Dinge sein, wie z. B. Abschiedsgeschenke basteln, einen Abschiedsbrief schreiben oder greifbare Erinnerungen sammeln (Erinnerungsbox mit Fotos, Hand- oder Fußabdruck, Zeichnungen, Bastelarbeiten) [6].

Spezialisierte Angebote für Kinder

Inzwischen gibt es **spezialisierte Angebote für schwerstkranke und sterbende Kinder** und ihre Familien: z. B. ambulante Kinderhospizdienste, Kinder-SAPV-Teams, Palliativstationen für Kinder, Kinderhospize. Viele dieser Angebote setzen – im Vergleich zu den spezialisierten Angeboten im Erwachsenenbereich – wesentlich früher im Krankheitsverlauf ein. Die Begleitung von Kindern und ihren Familien erfolgt häufig über mehrere Jahre.

20.2 Begleitung in der letzten Lebensphase

20.2.1 Die vier Dimensionen der letzten Lebensphase

Es lassen sich **vier Dimensionen** unterscheiden, in denen Menschen ihre letzte Lebensphase (→ 20.1.1) und ihr Sterben erleben (→ Abb. 20.6):

- Psychische Dimension
- Soziale Dimension
- Spirituelle Dimension
- Körperliche Dimension.

Psychische Dimension

„Im Unbewussten ist jeder von uns von seiner Unsterblichkeit überzeugt."

Sigmund Freud, 1915

Dieses Zitat von *Sigmund Freud*, dem Begründer der Psychoanalyse, will sagen, dass der psychologische Schutzmechanismus der Verdrängung des Todes es erst ermöglicht, ein normales, glückliches Leben zu führen. Natürlich begreifen Menschen kognitiv, dass sie eines Tages sterben müssen. Emotional aber bleibt dieses Wissen in den meisten Phasen ihres Lebens abstrakt und fern und hat keinen Einfluss darauf, wie sie die Welt sehen und sich darin erleben. Es ist leicht nachzuvollziehen, dass es nicht sinnvoll ist, ein Leben im ständigen Bewusstsein der eigenen Sterblichkeit zu führen.

Bei Menschen, die nach einer ungünstigen *(infausten)* Diagnose konkret mit ihrer eigenen Sterblichkeit und dem nahen Tod konfrontiert sind, wird dieser psychologische Schutzwall durchlässig, und sie reagieren auf unterschiedlichste Weise darauf. Häufige **emotionale Reaktionen** sind:

- Angst
- Trauer
- Verdrängung und Verleugnung
- Demoralisation
- Hoffnung
- Ambivalenz.

Angst

Beispiele für **Ängste** in Bezug auf das Sterben:

- Ungewissheit, was noch alles auf einen zukommt
- Angst vor Schmerzen und anderen Symptomen
- Angst vor Abhängigkeit, Hilflosigkeit und Pflegebedürftigkeit
- Angst, nicht zu Hause bleiben zu können
- Angst, dass das Sterben zu schnell geht
- Angst, dass das Sterben zu lange dauert
- Angst, was aus den Angehörigen wird, wenn man nicht mehr da ist
- Angst vor dem Jenseits oder dem Nicht-mehr-da-Sein.

> **Ausdrucksformen von Angst**
> Angst kann sich körperlich ausdrücken, z. B. als Luftnot, Übelkeit (bis hin zu Erbrechen), Schlaflosigkeit.
> Angst kann sich maskieren als Wut, Rationalisierung oder betonte Heiterkeit.

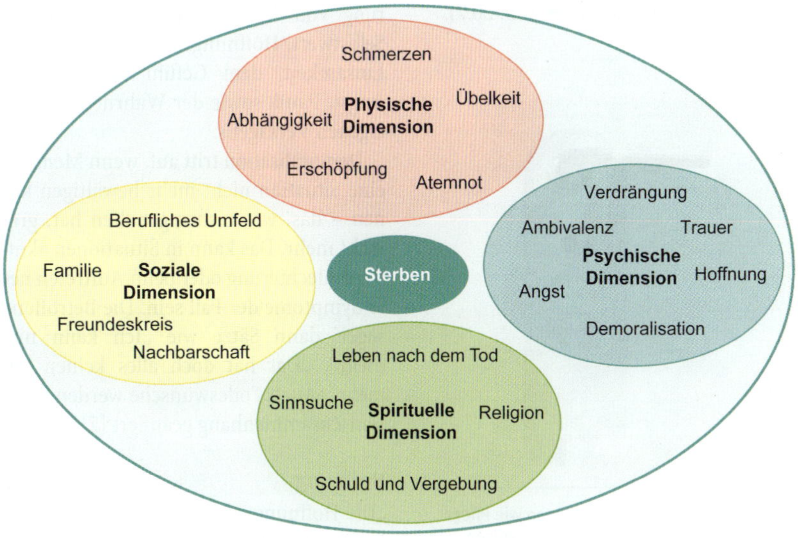

Abb. 20.6 Dimensionen in der letzten Lebensphase und ihre Bedeutung. [M1000, L143]

Trauer

Menschen in einer terminalen Situation haben viele Verluste zu **betrauern:**

- Verlust der Lebensperspektive und des Gefühls, eine Zukunft zu haben; dies beinhaltet sowohl die eigene Zukunft als auch die gemeinsame Zukunft mit nahestehenden Menschen. Das kann z. B. die Trauer darüber sein, die Kinder oder Enkelkinder nicht mehr groß werden zu sehen, keine Pläne mehr machen zu können oder die Vorstellungen, Ziele und Wünsche für die eigene Zukunft aufgeben zu müssen. Je nach Alter bedeutet für Kinder Zukunft einen kürzeren, überschaubareren Zeitraum. Sie trauern darüber, dass sie die nächste Klassenfahrt verpassen oder nicht gemeinsam mit Freundinnen den Schulübertritt erleben können.
  Alte Menschen betrauern am Lebensende auch das Nichtgelebte wie verpasste Chancen oder die Tatsache, dass es ihnen nicht möglich war, das Leben nach eigenen Bedürfnissen zu gestalten
- Verlust von Rollen (soziale Dimension des Sterbens)
- Verlust körperlicher Funktionen und Fähigkeiten, Verlust der körperlichen Unversehrtheit
- Verlust von Intimsphäre und Privatheit: Menschen in der letzten Lebensphase sind auf Hilfe von außen angewiesen. Damit verlieren sie zumindest teilweise die Kontrolle über den eigenen Lebensbereich. Fremde Menschen kommen in die eigene Wohnung, oder man verliert sogar den Rückzugsort des eigenen Zuhauses und muss in eine Pflegeeinrichtung oder Hospiz ziehen (→ Abb. 20.7).

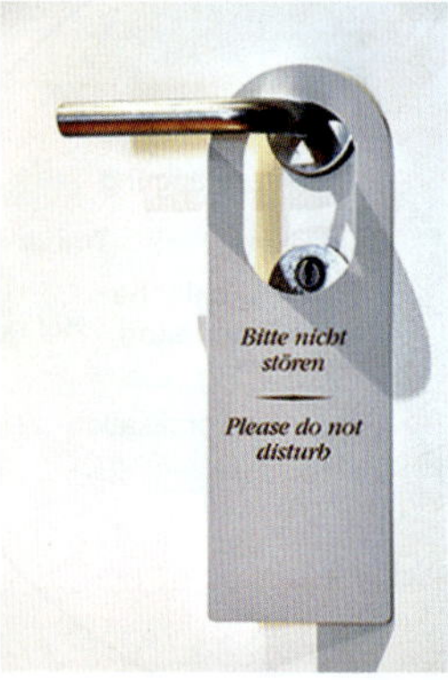

Abb. 20.7 Besonders in Institutionen wie Pflegeeinrichtungen, Krankenhäuser oder Hospizen brauchen Menschen und Zugehörige Zeiten, in denen sie sicher sein können, nicht gestört zu werden. [J787]

Verdrängung und Verleugnung

Eine Reaktionsmöglichkeit auf nicht aushaltbare Tatsachen ist die **Verdrängung** oder **Verleugnung.** Das kann bedeuten, dass Betroffene die Diagnose anzweifeln bzw. nicht annehmen. Oder sie suchen trotz anhaltender Symptome keine Arztpraxis auf und vermeiden so eine Konfrontation mit der (befürchteten) Realität. In späteren Krankheitsphasen kann Verdrängung als Instrument der Entlastung dienen.

Nur in extremen Fällen wird auch im fortgeschrittenen Stadium die Erkrankung an sich geleugnet. Vielmehr geht es darum, das Voranschreiten der Erkrankung so zu deuten, dass dies aushaltbar ist: Müdigkeit und Erschöpfung werden auf das Wetter oder die Medikamente geschoben, Appetitlosigkeit und Übelkeit auf das Essen oder einen Darminfekt.

Verdrängung kann für Menschen in der letzten Lebensphase eine Entlastung in der Konfrontation mit dem Sterben sein. Für die Betroffenen kann die Möglichkeit zu verdrängen eine Ressource darstellen, um ihre Handlungsfähigkeit zu bewahren. Für das begleitende Umfeld ist Verdrängung nicht immer leicht zu akzeptieren. Insbesondere wenn sich Betroffene (potenziell) schaden, indem sie die Begrenzungen und Risiken der Erkrankung nicht sehen: So kann es zu Stürzen kommen, wenn der Weg zum Bad nicht mehr selbstständig möglich ist, diese Tatsache aber geleugnet wird.

Demoralisation

Das **Demoralisationssyndrom** beschreibt umfassend die Komplexität existenzieller Not. Es steht in Verbindung mit der Erfahrung von Kontrollverlust und geringem Selbstwert, Hoffnungslosigkeit, Scham und Einsamkeit, dem Gefühl der Besorgnis, Angst, Panik sowie der Wahrnehmung des eigenen Versagens.

Demoralisation tritt auf, wenn Menschen eine Situation nicht mehr bewältigen können – das, was bisher geholfen hat, greift nicht mehr. Das kann in Situationen akuter Verschlechterung oder beim Auftreten neuer Symptome der Fall sein. Die Betroffenen sagen dann Sätze wie „Ich kann nicht mehr", „Das hat doch alles keinen Sinn mehr". Auch Todeswünsche werden in diesem Zusammenhang geäußert [7].

Hoffnung

„Die Hoffnung stirbt zuletzt", lautet ein bekanntes Sprichwort. Und tatsächlich begleitet **Hoffnung** als stabilisierender und stärkender Faktor unheilbar erkrankte Menschen häufig bis zum Tod. Auch wenn die primäre Hoffnung – zu überleben – enttäuscht wird, finden die Betroffenen Neues, auf das sie ihre Hoffnung richten können: die Hochzeit der Tochter oder die Geburt des Enkels noch zu erleben, ein Projekt beenden zu können, zu Hause sterben zu können und – ganz zum Schluss – ohne Schmerzen und geborgen sterben zu können. Auch Hoffnung, die unrealistisch erscheint, kann tragen und muss nicht zwingend korrigiert werden.

Hoffnung schafft Sinn und stärkt, Hoffnungslosigkeit dagegen schwächt und zermürbt. Hoffnungsfördernde Strategien sind:

- Pflege von zwischenmenschlichen Beziehungen und Bezug zur menschlichen Gemeinschaft
- Anpeilen erreichbarer Ziele
- Pflegen einer spirituellen Grundlage
- Aktivieren von Eigenschaften wie Entschlossenheit, Mut und Gelassenheit
- Humor und Unbeschwertheit
- Erinnerungen an aufmunternde Erlebnisse
- Erfahrung von Wertschätzung, Respekt.

Ambivalenz

Ambivalenz *(Zwiespältigkeit, Zerrissenheit, Doppelwertigkeit)* ist ein häufig zu beobachtendes Phänomen. Menschen tätigen scheinbar widersprüchliche Äußerungen in Bezug auf ihre Situation und ihr Sterben. Morgens äußern sie den Wunsch zu sterben, mittags zwingen sie sich zum Essen, „um wieder zu Kräften zu kommen". Dieses Verhalten wird von Zugehörigen und in der Vergangenheit auch vom behandelnden Team häufig mit einer negativen Wertung belegt: Jemand ist noch nicht so weit, seine Situation zu akzeptieren.

Heute weiß man, dass der Zustand der Ambivalenz zur komplexen und existenziellen Erfahrung des eigenen Sterbens dazugehört und bei vielen Menschen bis zum

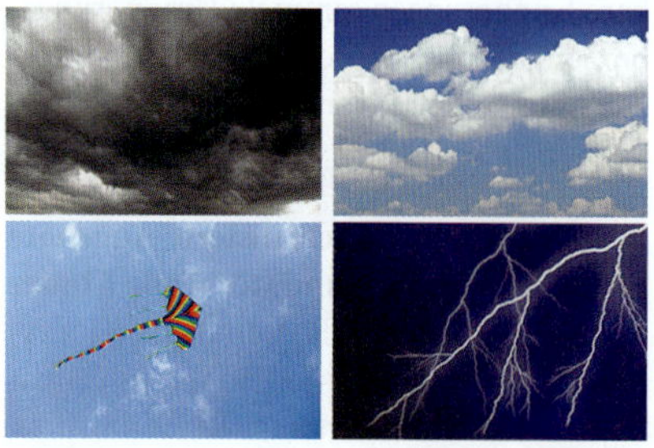

Abb. 20.8 Ambivalenz in Bezug auf die eigene Situation gehört zum Sterbeprozess dazu. Selbstwahrnehmung und Stimmung können sich mehrmals am Tag ändern. [J787]

Schluss erhalten bleibt (→Abb. 20.8). So schließen sich der Wunsch zu sterben und der Wunsch zu leben nicht gegenseitig aus, sondern können gleichzeitig bestehen, mit unterschiedlicher Sichtbarkeit je nach Situation.

Ambiguitätstoleranz
Pflegende und andere Berufsgruppen brauchen die Fähigkeit, Widersprüchlichkeiten, Uneindeutiges und Mehrdeutiges auszuhalten, ohne sofort auszuweichen, es abzulehnen oder auf sich zu beziehen. Sie verstehen, dass menschliches Verhalten, insbesondere in existenziellen Lebenssituationen, nicht immer eindeutig ist.

Soziale Dimension

Im Verlauf einer unheilbaren Erkrankung verlieren die Betroffenen ihre soziale Rollen (→15.3.1), z. B. die als Kind, als Familienmitglied, als Vater oder Mutter, als Lebenspartner. Für Menschen, die sich stark über ihre berufliche Identität definieren, ist der Verlust der beruflichen Rolle besonders schwer. Für Eltern kann es sehr schmerzhaft sein, die Rolle als Mutter oder Vater nicht mehr (wie gewohnt) ausfüllen zu können. Kinder können eine Rolle übernehmen, in der sie ihre Eltern unterstützen und trösten.

Sterben hat also auch eine **soziale Dimension.** Verändert sich eine Rolle in einem sozialen Netz, so hat das immer Auswirkungen auf alle an diesem Netz Beteiligten (→15.4.5, →Abb. 15.25). Dies ist Herausforderung und Chance zugleich. Manche Familien fallen fast auseinander, andere können die aufgegebenen Rollen neu besetzen, durchaus auch positiv: Die Versorgerin wird zur Versorgten und kann es vielleicht genießen, einmal selbst verwöhnt zu werden. Andere Familienmitglieder können jetzt Verantwortung übernehmen und ungeahnte eigene Stärken entdecken.

Alte Menschen drücken ihre sozialen Verluste häufig in dem Satz: „Ich bin doch nur noch eine Last für alle“ aus. Sie empfinden sich nicht mehr als wichtiger und wirksamer Teil eines sozialen Gefüges, sei es Familie oder Gesellschaft.

Sensibler Umgang mit sozialen Rollen
Das soziale Sterben hängt stark davon ab, wie die Umwelt mit den sozialen Rollen der Betroffenen umgeht. Eine unheilbar an Krebs erkrankte Pflegende hat das einmal so beschrieben: „Das Schlimmste ist, wenn ich gefragt werde: ‚Was *waren* Sie denn von Beruf?‘ Ich *bin* Krankenschwester! Ich höre doch nicht auf, Krankenschwester zu sein, bloß, weil ich krank bin. Das fühlt sich an, als wäre ich schon nicht mehr da.“

Spirituelle Dimension

Einflussfaktor Spiritualität/Religion →15.3.9

Spiritualität *(Geistigkeit, „inneres Leben“)* befasst sich mit Sinn- und Wertfragen des Daseins und existenziellen Lebensfragen. Spiritualität und Religiosität sind nicht das Gleiche. Für manche Menschen ist Religiosität die Ausdrucksform ihrer Spiritualität, sie hilft ihnen, sich mit ihren spirituellen Fragen und Nöten auseinanderzusetzten. **Spiritual Care** ist die gemeinsame Sorge von Seelsorge, Medizin, Pflege, Sozialarbeit und anderen Disziplinen für die Spiritualität kranker und sterbender Menschen.

Spirituelle Themen können sein:

- Die Frage nach dem Sinn: „Warum passiert mir das?“ „Womit habe ich das verdient?“
- Die Auseinandersetzung mit Schuld, Vergebung, Versöhnung
- Die Suche nach Kraftquellen und Trost
- Die Frage nach einem Weiterleben nach dem Tod bzw. dem „Nicht mehr sein“
- Die Verbindung zwischen dem Menschen und dem großen Ganzen (Gott, Natur, Gesellschaft u. a.). Das Sterben kann diese Verbindungen verändern bzw. auf die Probe stellen.

Körperliche Dimension

Die **körperliche Dimension** des Sterbens ist von Verlusten und Beschwerden geprägt:

- Schwerstkranke und Sterbende erleben z. B. den Verlust von Energie und Kraft, der Selbstständigkeit, der kognitiven Leistungsfähigkeit, der Kontinenz
- Sie erleben Veränderungen des Körperbilds durch die Krankheit (z. B. Wunden, Ödeme), das Alter (z. B. Falten, Zahnverlust, Kachexie) und die Therapie (z. B. Haarverlust, Tracheostoma)
- Sie haben häufig Beschwerden wie Schmerzen, Übelkeit und Atemnot und sind auf Medikamente und Geräte (z. B. Schmerzpumpe) angewiesen.

Je näher der Tod rückt, umso mehr nehmen Erschöpfung und Müdigkeit zu. Das kann von den Betroffenen als Belastung, manchmal aber auch als Segen (im Schlaf Ruhe finden) empfunden werden.

SPICKZETTEL

Dimensionen der letzten Lebensphase

- **Psychische Dimension:** Angst, Trauer, Verdrängung und Verleugnung, Demoralisation, Hoffnung, Ambivalenz.
- **Soziale Dimension:** Verlust sozialer Rollen (Beruf, Elternrolle etc.).
- **Spirituelle Dimension:** Fragen nach Sinn, Schuld, Vergebung, Versöhnung; Hoffnungs- und Trostquellen.
- **Körperliche Dimension:** Verlust körperlicher Fähigkeiten und Funktionen, Veränderung des Körperbilds, Erschöpfung, Müdigkeit, Schmerzen.

20.2.2 Das Konzept der Sterbebegleitung nach Cicely Saunders

Total Pain

DEFINITION

Total Pain (dt. *allumfassender Schmerz*): Umfassendes Verständnis von Schmerz, der in der körperlichen, psychischen, spirituellen und sozialen Dimension erlebt wird. Das bis heute in der Palliative Care leitende Konzept wurde von Cicely Saunders (→20.1.3) entwickelt und beinhaltet die Erkenntnis, dass kein Symptom isoliert in nur einer Dimension betrachtet werden kann.

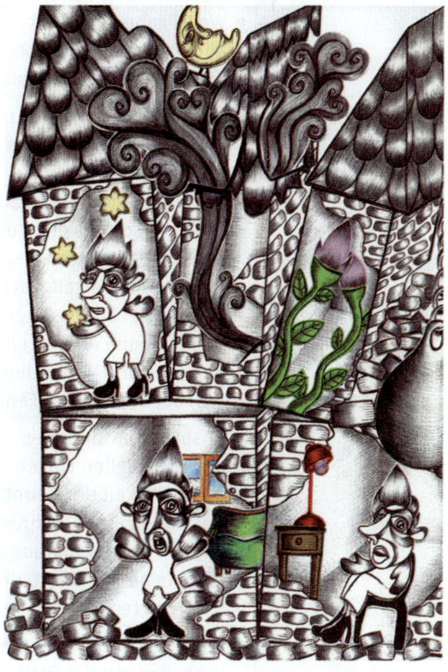

Abb. 20.9 *Total Pain* – Abrissbirne, die ein Haus zerstört, als Sinnbild des Erlebens eines Sterbenden. Aufgabe der Pflegenden ist es, in diesem Haus wieder intakte Räume zu schaffen. [L305]

Durch die vielen gleichzeitigen Einbrüche am Lebensende kommt es bei vielen Menschen zu einer Verschlimmerung der einzelnen Symptomlasten. Dies kann zu einer Symptomeskalation auf der körperlichen, psychischen, sozialen und spirituellen Ebene (→20.2.1) führen – vergleichbar mit einem Haus, das von einer Abrissbirne nach und nach zerstört wird (→Abb. 20.9).

Diesen Zustand beschreibt Saunders als **vollkommenen Schmerz (Total-Pain-Syndrom).** Sie zieht aus dieser Erkenntnis den Schluss, dass kein Leid isoliert betrachtet werden kann, sondern das Leiden immer ein komplexes Erleben auf mehreren Ebenen darstellt [8], [9].

Inwieweit ein Mensch einen Verlust kompensieren oder ein Leid ertragen kann, ist von seinen Ressourcen abhängig (→15.5). Beispielsweise sind Wahrnehmung und Verarbeitung eines physischen Schmerzgeschehens nicht nur von der Größe und Art des verursachenden Schadens abhängig, auf die **Schmerzwahrnehmung** (→13.1.2) können weitere Faktoren Einfluss nehmen (→Abb. 20.10).

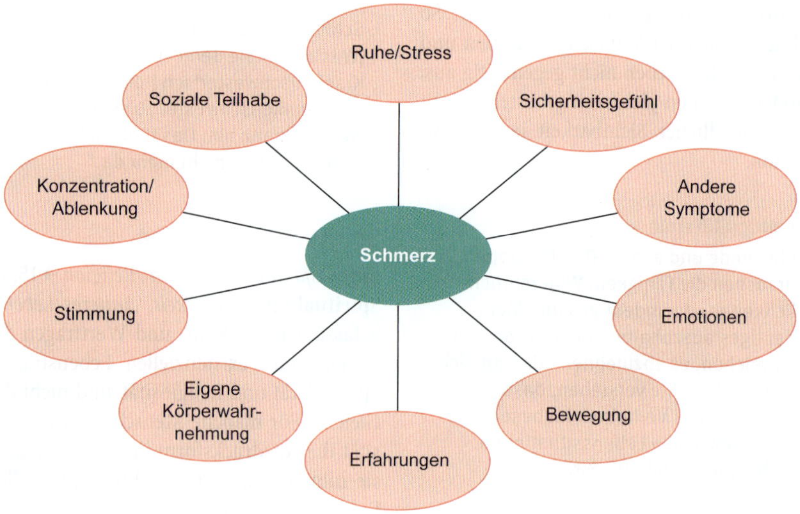

Abb. 20.10 Sich gegenseitig beeinflussende Faktoren, die Auswirkungen auf das Schmerzempfinden haben. [L143]

Tab. 20.1 Verschiedene Berufsgruppen und mögliche Rollen und Aufgaben

Berufsgruppe	Rollen und Aufgaben
Ärztinnen	• Übernehmen die medizinische Grundbetreuung der Patientin • Sorgen für die medikamentöse Linderung der Symptome • Informieren das Team über Krankheiten, Prognosen und Therapien • Klären die Patientin und ihre Zugehörigen auf • Fungieren als Ansprechpartnerinnen für medizinische Fragen
Pflegefachpersonen	• Übernehmen die alltägliche Pflege und Betreuung der Patientin und ihrer Zugehörigen und haben dadurch häufig den engsten Kontakt zu der Patientin und den Zugehörigen • Förderung und Erhalt der Alltagsfähigkeiten der Patientin • Linderung der Symptome durch pflegerische Maßnahmen • Durchführung der ärztlich angeordneten Therapie und Behandlungspflege • Weitergabe aller Beobachtungen und Veränderungen an das Team • Mithilfe bei der ärztlichen Aufklärung in enger Absprache mit der Ärztin • Koordinierende Funktion im Team
Sozialarbeiter	• Unterstützen Patientin und Zugehörige bei der Verarbeitung der durch die Krankheit entstandenen persönlichen und sozialen Veränderungen • Sind Ansprechpartner und Berater für alle sozialrechtlichen Fragen • Vermitteln im Bedarfsfall Hilfsangebote • Fungieren oft als erste und engste Ansprechpartner für die Zugehörigen und bringen deren Perspektive ins Team ein • Fördern die Freizeitgestaltungsmöglichkeiten der Patientin • Mithilfe bei Entlassungen • Mithilfe beim Aufbau eines Betreuungsnetzes • Beratung und Vermittlung von Hilfsangeboten in besonderen Situationen, z. B. bei betroffenen Familien mit minderjährigen Kindern
Seelsorgerinnen	• Ansprechpartnerinnen für die Patientin und ihre Zugehörigen bei religiösen und spirituellen Fragen und Bedürfnisse unabhängig von der Religionszugehörigkeit der Betroffenen und ihres Umfelds • Auf Wunsch Durchführung bzw. Vermittlung religiöser Rituale • Mithilfe bei der Klärung von Sinnfragen • Mithilfe bei der Bearbeitung von Fragen nach Schuld und Vergebung oder unerledigten Dingen
Atem-, Kunst- und Musiktherapeuten	• Versuchen auch außerhalb der verbalen Kommunikation Ausdrucksmöglichkeiten mit der Patientin zu erarbeiten • Bieten Hilfen bei der Bewältigung der Krankheitssituation an • Bieten Methoden zur Entspannung und Ablenkung an

Das Total-Pain-Konzept

Wenn es gelingt, bei den betroffenen Menschen in einem oder mehreren Bereichen Symptome oder Faktoren zu stabilisieren, wirkt sich dies positiv und lindernd auf das sonstige erlebte Leid aus **(Total-Pain-Konzept).** Es reicht also nicht aus, nur ein Symptom in einer Dimension (→20.2.1) zu behandeln, sondern es ist immer ein multidimensionaler Ansatz notwendig, um den Menschen ausreichend Linderung zu verschaffen.

Dieses Konzept ist bis heute eine Grundlage von Palliative Care und Hospizarbeit (→20.1.3). Um Bedürfnisse in allen Dimensionen zu befriedigen, braucht es ein multidisziplinäres Team (→Abb. 20.11). Seine Aufgabe ist es, wieder „intakte Räume" für die Patientin und ihr Umfeld zu schaffen, um die Situation zu stabilisieren und so dem Total-Pain-Syndrom entgegenzuwirken. Dabei bringen die verschiedenen Berufsgruppen ihre Kompetenzen und Perspektiven ein (→Tab. 20.1).

Zum multidisziplinären Team gehören neben Pflegefachpersonen, Ärztinnen und Therapeutinnen auch Betreuungskräfte, Klinikclowns, ehrenamtliche Hospizbegleiterinnen u. a.

Tab. 20.1 Verschiedene Berufsgruppen und mögliche Rollen und Aufgaben *(Forts.)*

Berufsgruppe	Rollen und Aufgaben
Physio-therapeutinnen	• Bewegungsangebot mit dem Ziel, die Alltagsfähigkeiten der Patientin zu erhalten und zu fördern • Lindernde Massagen, Lymphdrainagen und Anwendungen zur Unterstützung der Symptomkontrolle
Psycho-therapeuten	• Gezielte Unterstützung bei der Krankheitsbewältigung • Mithilfe bei der Therapie von Depressionen oder Angststörungen • Arbeiten oft nicht in der direkten Patientenarbeit, sondern als Supervisoren des betreuenden Teams • Trauerarbeit mit Zugehörigen
Köchinnen/Diät-assistentinnen	• Beratung der Patientin und der Zugehörigen zu Ernährungsfragen • Angebot sinnlicher Geschmackserlebnisse

Patientin und Zugehörige als Teil des Teams

Die Patientin und ihre Zugehörigen sind Teil des multidisziplinären Teams. Sie bringen ihre Perspektiven ein und werden aktiv an der Gestaltung der Therapie, Pflege und Begleitung beteiligt.

Grundsätze multiprofessioneller Zusammenarbeit

Eine gute Zusammenarbeit zum Wohle der Patientin ist durch diese Merkmale gekennzeichnet:

- Es besteht ein **gemeinsames Grundverständnis,** dass Beratung, Begleitung und Versorgung der Patientin und Zugehöriger im Team erfolgt
- Es besteht eine **Einigung im Team** über die Ziele der Beratung, Begleitung und Versorgung
- Es erfolgt eine **Zusammenarbeit auf Augenhöhe.** Für Entscheidungen werden alle Perspektiven und Beobachtungen berücksichtigt. Grundlage dafür ist ein wertschätzender, achtsamer Umgang untereinander
- Jedes Mitglied ist gefordert, sich für die Perspektiven und Kompetenzen anderer Professionen zu öffnen. Es findet ein **gemeinsames Lernen statt,** das über den eigenen beruflichen Horizont hinausgeht
- Es besteht ein **klares Rollen- und Aufgabenverständnis** innerhalb des Teams.

Ehrenamtliche Hospizbegleiterinnen

Ehrenamtliche Hospizbegleiter und **-begleiterinnen** (im Folgenden als Hospizbegleiterinnen bezeichnet) sind Bürger und Bürgerinnen, die den Sterbenden und ihren Zugehörigen ehrenamtlich zur Seite stehen. Als Bindeglied setzen sie durch ihren Einsatz das Signal, dass die Gesellschaft die sterbenden Menschen nicht allein lässt. Hospizbegleiterinnen werden durch die Hospizvereine in Kursen für die Aufgabe der Sterbebegleitung vorbereitet. Sie können das Palliativteam auf vielfältige Weise ergänzen: Sie bringen Zeit mit, sind Gesprächspartnerinnen, Zuhörerinnen oder Sitzwachen. Je nach persönlichen Fähigkeiten und beruflichem Hintergrund können sie auch weitere Aufgaben übernehmen.

Durch die Hospizbegleiterinnen wird es möglich, Menschen ohne eigene soziale Kontakte eine Versorgung zukommen zu lassen, die über die normale Betreuung hinausgeht. Sie begleiten Schwerstkranke und Menschen in der letzten Lebensphase z. B. bei kleinen Ausflügen, helfen bei Alltagserledigungen oder lesen ihnen vor. Ihre Perspektive ohne institutionelle oder medizinische „Brille" kann eine Bereicherung für das professionelle Team darstellen.

Inzwischen ist ein Hinzuziehen von Hospizbegleiterinnen über viele Hospizvereine sowohl im klinischen und ambulanten Kontext als auch in Pflegeeinrichtungen möglich. Kinderhospizvereine bilden Hospizbegleiterinnen speziell für die Begleitung sterbender Kinder und ihrer Familie aus.

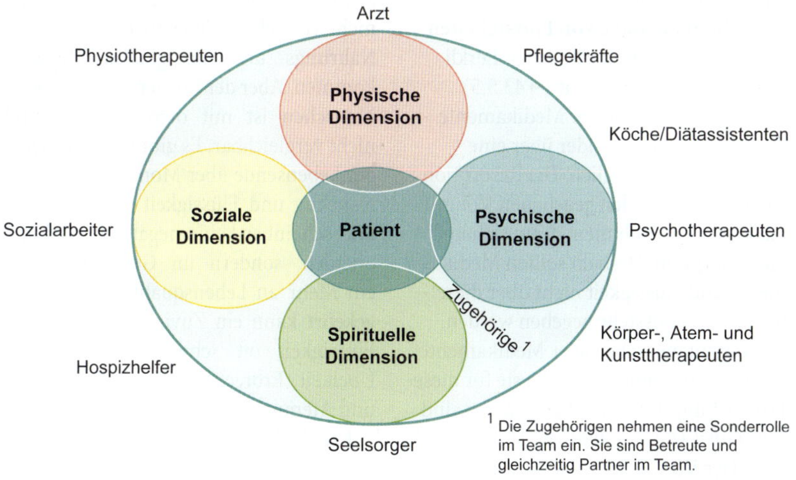

Abb. 20.11 Das Hospizkonzept. [M1000, L143]

SPICKZETTEL

Sterbebegleitung nach Cicely Saunders

- **Total Pain:** Umfassendes Verständnis von Schmerz; Symptomeskalation auf der körperlichen, psychischen, spirituellen und sozialen Ebene.
- **Total-Pain-Konzept:** Multidimensionaler Ansatz der Symptomlinderung in allen Dimensionen.
- **Hospizkonzept – interdisziplinärer Ansatz:** Einbeziehung aller relevanten Berufsgruppen (Pflege, Medizin, Physiotherapie, Psychiatrie usw.), der Patientin und ihrer Zugehörigen als Partner im Team.
- **Voraussetzungen:**
  - Gemeinsames Grundverständnis
  - Einigkeit im Team über die Ziele
  - Zusammenarbeit auf Augenhöhe, gemeinsames Lernen
  - Einbeziehung von Hospizbegleiterinnen.

20.3 Symptomkontrolle

Menschen in der letzten Lebensphase leiden unter verschiedenen körperlichen Symptomen, die durch Erkrankung und/oder Therapien und den damit verbundenen Veränderungen hervorgerufen werden. Diese Symptome stellen für viele eine große Einschränkung der Lebensqualität dar. Die umfassende Linderung der Symptome, die **Symptomkontrolle,** ist eine zentrale Aufgabe des behandelnden Teams.

20.3.1 Grundsätze der Symptomkontrolle

Multidimensionaler Ansatz

Der Ansatz zur Symptomkontrolle ist immer **multidimensional** (→ 20.2.1, → 20.2.2). Meist reicht es nicht, nur ein Medikament gegen ein bestimmtes Symptom zu verabreichen, vielmehr müssen pflegerische, psychosoziale, psychologische und seelsorgerische Behandlungsstrategien miteinbezogen werden.

Ohne die medikamentöse Linderung der Symptome kann die Patientin allerdings in vielen Fällen nicht die notwendigen Ressourcen für die anderen Therapieansätze aufbringen. Die medikamentöse Therapie der Symptome ist deshalb oft als erster Schritt indiziert.

Keine Diagnostik ohne therapeutische Konsequenz

Falls eine Therapie der Ursache des Symptoms behandeln kann und zumutbar ist, kommen therapeutische Maßnahmen auch bei Menschen am Lebensende zum Einsatz. Deshalb können diagnostische Maßnahmen indiziert sein, auch wenn sie eine zusätzliche Belastung für die Betroffenen darstellen.

> **Wohlüberlegte Diagnostik**
> Vor jeder Diagnostik ist aber zu prüfen, ob das vermutete Untersuchungsergebnis wirklich zu einer Therapie oder einer anderen Konsequenz für die Patientin führen würde. Wenn nicht, sollte am Lebensende keine Diagnostik mehr durchgeführt werden.

Beispielsweise sollte bei einer Patientin am Lebensende, die die Symptome einer Lungenentzündung aufweist, nur dann einer Röntgenuntersuchung durchgeführt werden, wenn vorher geklärt ist, dass sie eine Antibiotikatherapie bekommen würde. Eine symptomatische Therapie der Lungenentzündung ist auch ohne gesicherten Befund möglich.

Medikamentöse Therapie am Lebensende

Die **medikamentöse Therapie** (→ 43.3) soll so einfach wie möglich und damit von der Patientin selbst zu handhaben sein. Folgende Grundsätze gelten:

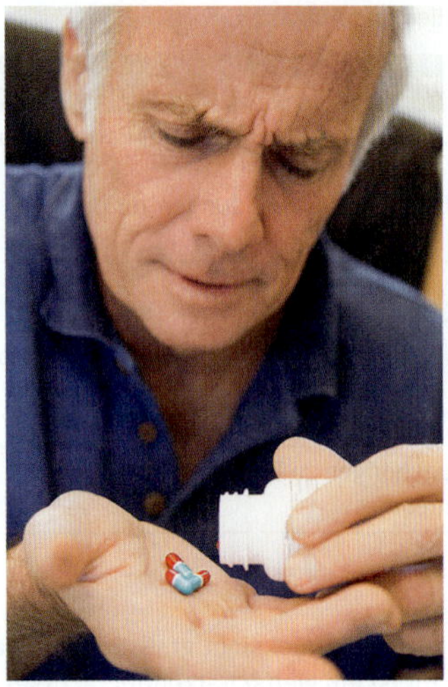

Abb. 20.12 Die Medikamente sollten so lange wie möglich selbstständig appliziert werden. Das geht am besten bei oraler Medikation. [J787]

- Nach Möglichkeit **orale Medikation** (→ 43.3.9). Die Patientin kann die Medikamenteneinnahme selbst steuern, durchführen und entscheiden ob, wann und wie sie was einnimmt. Die Therapie ist leicht im häuslichen Umfeld durchführbar (→ Abb. 20.12). Wenn notwendig, können durch Medikamente mit retardierter Wirkung konstante Medikamentenspiegel erreicht und die Häufigkeit der Einnahme reduziert werden
- Die **transdermale Applikation** (→ Tab. 43.1, → 43.3.9) kann eine gute Alternative zur oralen Medikation sein. Die Aufnahme über die Haut ist u. a. abhängig von der Hautdurchblutung. Spätestens in der Finalphase ist aufgrund der eintretenden Zentralisation eine ausreichende Hautdurchblutung nicht mehr gegeben
- Die **subkutane Gabe von Flüssigkeiten und Medikamenten** ist auch außerklinisch leicht durchführbar (→ 43.5.5). Eine sichere Abgabe der Medikamente ist über Einzelgaben oder über eine Spritzenpumpe möglich. Die Resorption ist abhängig von den gegebenen Volumina; je weniger Volumen, desto sicherer die Resorption. Deshalb sollten Medikamente und Flüssigkeit nicht über dieselbe Applikationsstelle gegeben werden. Die subkutane Gabe vieler Medikamente ist auch dann möglich, wenn sie für diese Darreichungsform nicht zugelassen sind *(Off-Label-Use in palliativen Situationen)* [10]. Der Vorteil der subkutanen Flüssigkeitsgabe bei Palliativpatientinnen ist, dass das Risiko einer Hyperhydratation wesentlich geringer ist als bei der venösen Gabe, denn subkutan gegebene Flüssigkeit wird nicht mehr aus dem Gewebe resorbiert, wenn eine ausreichende Rehydrierung stattgefunden hat
- Liegt ein **zentralvenöser Zugang** (Port oder ZVK → 43.5.4), kann dieser für die Medikamentenabgabe genutzt werden, wenn eine orale Medikation nicht mehr möglich ist. Die i. v.-Gabe ist bei den meisten Medikamenten in Bezug auf ihre Wirksamkeit die sicherste Applikationsform. Die Gabe von Flüssigkeiten in der Sterbephase über einen intravenösen Zugang ist aufgrund der großen Gefahr einer Hyperhydratation kritisch zu hinterfragen, weil sie beim sterbenden Menschen zu einer Zunahme der Beschwerden führen kann [1].

> **Dauerhafte Hilfestellung bei größtmöglicher Unabhängigkeit**
> Medikamente sollen eine dauerhafte Hilfestellung sein, Nebenwirkungen können in dieser Lebensphase weitgehend außer Acht gelassen bzw. in vielen Fällen auch genutzt werden.
> Die medikamentöse Therapie wird von weiteren Maßnahmen begleitet (multidimensionaler Ansatz).
> Wenn die Therapie die Patientin in eine Abhängigkeit von zusätzlicher Unterstützung bringt, ohne dass eine ausreichende Symptomkontrolle erreicht wird, muss sie kritisch hinterfragt werden (professionelle Haltung, → 20.4.3).

20.3.2 Essen und Trinken

Essen und Trinken wird in der Begleitung schwer kranker Menschen für die Betroffenen und deren Zugehörige oft zu einem zentralen Thema. Für viele Menschen ist es nicht vorstellbar, über mehrere Tage ohne Nahrungs- und Flüssigkeitszufuhr auszukommen. Aber der Körper eines sterbenden Menschen ist mit dem eines Gesunden nicht vergleichbar. Es gibt Patientinnen, die am Lebensende über Monate hinweg kaum Nahrung und Flüssigkeit zu sich nehmen und scheinbar keine negativen Wirkungen erleiden, sondern im Gegenteil dadurch ein Mehr an Lebensqualität erleben. Umgekehrt kann ein Zuviel an Nahrung und Flüssigkeit oft schwere Symptome wie Übelkeit, Erbrechen, Wassereinlagerungen und Atemnot hervorrufen.

Es gibt keine Regel, welche Zufuhrmengen an Flüssigkeit und Nahrung ein sterbender Mensch benötigt. Insofern muss mit der Patientin, den Zugehörigen und dem behandelnden Team unter Umständen täglich neu entschieden werden, wie viel Nahrung und Flüssigkeit die Patientin braucht. Indikatoren für die Entscheidung sind:

- Der Patientenwunsch
- Die empfundene Lebensqualität
- Das Hunger- und Durstgefühl.

Terminale Dehydratation

DEFINITION

Terminale Dehydration: Langsamer Verlust von Flüssigkeit und Salzen bei Sterbenden, der als physiologisch angesehen werden kann [10].

Viele schwerstkranke Menschen haben im Verlauf der Erkrankung ein vermindertes Durstgefühl. Auftretende Symptome (z. B. Ödeme, Atemnot, Schmerzen) werden oft gelindert, wenn der Körper langsam dehydriert. Eine verminderte Flüssigkeitszufuhr und die damit einhergehende Dehydratation **(terminale Dehydratation)** werden dann toleriert, wenn dadurch keine Symptome auftreten, die die Lebensqualität einschränken (→ Tab. 20.2). Palliative Patientinnen tolerieren oft mehrere Wochen eine Flüssigkeitszufuhr von weniger als 500 ml pro Tag.

Der Zeitpunkt, an dem sich das Durstgefühl vermindert und der Körper mit weniger Flüssigkeit auskommt, ist von Mensch zu Mensch verschieden und kann Monate oder Wochen vor dem Tod einsetzen oder erst wenige Tage oder Stunden davor. Ein guter Navigator, ob dieser physiologische Prozess eingesetzt hat, ist das subjektive Durstgefühl der Patientin.

Durst oder Mundtrockenheit?

Mundtrockenheit (→ 20.3.3) und Durstgefühl werden oft verwechselt. Die Patientin sollte daher erst *nach* dem Befeuchten der Mundschleimhäute nach ihrem Durstgefühl gefragt werden. Häufig reicht ein Befeuchten der Mundschleimhäute aus.

Symptome einer Dehydratation (z. B. Unruhe, Verwirrtheitszustände → 33.10.2) sind ein Hinweis darauf, dass der Körper noch nicht zur Exsikkose bereit ist.

Pflegefachpersonen

- Klären Patientin und Zugehörige über die Flüssigkeitszufuhr am Lebensende auf
- Führen regelmäßig eine Mund- und Lippenpflege durch (→ 20.3.3), um die Schleimhäute vor Austrocknung, Einrissen oder Entzündung zu schützen
- Beobachten die Patientin auf negative Folgen der Dehydratation (→ Tab. 20.2) und sprechen ggf. mit der Ärztin über eine vorsichtige Flüssigkeitssubstitution.

Kachexie

Viele schwerwiegende Erkrankungen gehen aufgrund eines veränderten Stoffwechsels (z. B. durch Entzündungsprozesse) mit einem starken Gewichtverlust einher, eine **Kachexie** (→ 7.3.3, → Tab. 7.7, → Abb. 20.13) entsteht.

Der Gewichtsverlust kann als Folge der Grunderkrankung und des nahenden Lebensendes entstehen oder durch eine Appetitlosigkeit (→ 7.3.4) mit verminderter Nahrungszufuhr. Im zweiten Fall ist eine Therapie der Kachexie auf Wunsch der Patientin möglich.

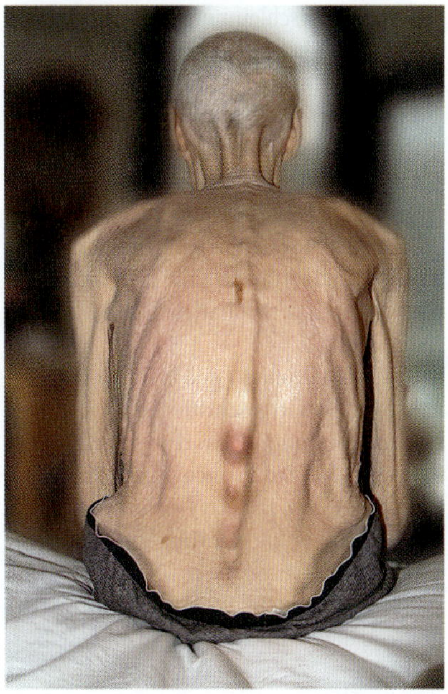

Abb. 20.13 Ausgeprägte Kachexie nach langer zehrender Krankheit am Lebensende. [M703]

Die Betroffenen leiden unter zunehmender Schwäche und Appetitlosigkeit. Das Essen wird immer mehr zu einer großen Anstrengung und unter Umständen zur Qual. Dieser Zustand kann Angst machen, weil es den Patientinnen und ihren Zugehörigen vor Augen führt, dass der Verlauf der Erkrankung voranschreitet. Bei vielen Zugehörigen entsteht eine irrationale Angst, dass die Patientin qualvoll verhungern wird. Das ist jedoch nicht der Fall, denn:

- Durch die Kachexie kommt es zu einer Appetitlosigkeit, die Betroffenen haben kein Hungergefühl mehr. Insofern ist ein qualvolles Verhungern nicht möglich
- Die langsame Auszehrung des Körpers muss im Rahmen der progredienten Erkrankung als natürlicher Verlauf angesehen werden und lässt sich ohne Therapie der Grunderkrankung nicht aufhalten
- Mit der Kachexie und einer häufig zunehmenden Immobilität geht auch ein verminderter Kalorienbedarf einher. In vielen Fällen stagniert irgendwann die Gewichtsabnahme
- Eine Verlängerung der Lebenszeit durch eine hochkalorische Ernährung ist potenziell möglich, aber Erfolge sind nicht belegt [11]
- Ein zu hohes Angebot an Nährstoffen kann einen kachektischen, geschwächten Körper überfordern und weitere Symptome wie Durchfall, Übelkeit, Erbrechen,

Tab. 20.2 Vor- und Nachteile der terminalen Dehydratation.

Vorteile	Nachteile
Reduktion von Ödemen und Ergüssen (z. B Aszites, Pleuraerguss oder Hirnödem)	Trockenheit von Mundschleimhaut und Lippen
Entspannung durch veränderte Zusammensetzung der Elektrolyte	Mögliche Muskelkrämpfe durch veränderte Zusammensetzung der Elektrolyte
Ausschüttung von Endorphinen, dadurch tritt eine Entspannung ein	Exsikkose führt in der Regel zu Unruhe bzw. Verwirrtheitszuständen (jedoch selten beim sterbenden Menschen)
Vorbereitung des Körpers auf den Sterbeprozess (der Körper muss nur noch ein geringes Flüssigkeitsvolumen bewältigen), Reduktion der Gefahr eines Lungenödems u. a. Wassereinlagerungen	
Verminderte Magen-Darm-Sekretion kann Erbrechen reduzieren	Obstipation
Weniger pulmonales Sekret, dadurch Verminderung von Husten und Atemnot	Gefahr, dass zähes Lungensekret entsteht, das schwer abzuhusten ist
Reduktion der Urinausscheidung bringt Erleichterung für die Patientin. Seltener Notwendigkeit für einen Dauerkatheter	

Ödeme, Verschleimung oder extreme Müdigkeit hervorrufen
- Eine künstliche Ernährung (z. B. über PEG) führt zu einer vermehrten Appetitlosigkeit und nimmt der Patientin die Lust am Essen. Ein Geschmackserleben kann aber für viele Menschen noch ein Stück Lebensqualität darstellen. Insofern ist die Indikation für eine künstliche Ernährung in der palliativen Phase kritisch zu prüfen.

Aus diesen Gründen gilt beim Thema Ernährung: Im fortgeschrittenen Krankheitsstadium bestimmt das Hungergefühl der Patientin die Zufuhrmenge der Nahrung. Hierbei gelten z. B. auch Getränke wie Cola, Säfte oder Bier als Nahrung und Kalorienzufuhr. Im Mittelpunkt der Ernährung steht die geeignete Form und Konsistenz und v. a. der sinnliche Aspekt von Essen.

Essen positiv besetzen

Der Patientin ist zu vermitteln, dass sie sich nicht zum Essen zwingen muss, sondern so viel oder so wenig essen kann, wie sie möchte. Die Portionsgrößen sollten ihrem Appetit angepasst werden. Auch ein Löffel Essen ist ein Erfolg und ermöglicht der Patientin ein Geschmackserlebnis. Wenn Essen nicht zur Pflicht wird, sondern positiv besetzt ist, nehmen viele Patientinnen wieder mehr Nahrung auf und erleben Essen als ein Stück Lebensqualität.

Wichtig ist, beim Essen und Trinken die Zugehörigen einzubeziehen und gut aufzuklären. Die Pflegefachpersonen stehen ihnen bei ihren Sorgen bei und geben Tipps, wie sie der Patientin noch etwas Gutes tun können, z. B. indem sie eine kleine Portion der Lieblingsspeise mitbringen.

SPICKZETTEL

Nahrungs- und Flüssigkeitszufuhr
- Maßgeblich sind das Hunger- und Durstgefühl der Patientin.
- Kachexie und terminale Dehydratation sind am Lebensende natürliche Prozesse.
- Flüssigkeits- und Kalorienbedarf sind deutlich reduziert; Patientinnen leiden in der Regel nicht an Hunger und Durst.
- Essen kann für die Betroffenen eine Qual sein und zusätzliche Beschwerden verursachen.
- Essen und Mundpflege sind als Geschmackserlebnis zu gestalten.
- Die Ablehnung von Essen und Getränken ist zu akzeptieren.

20.3.3 Mundtrockenheit

Spätestens wenn im Sterbeprozess die Mundatmung einsetzt, kommt es bei den Patientinnen zur **Mundtrockenheit** *(Xerostomie)*. Aufgrund der bei den meisten Kranken schon vor dem Sterbeprozess eintretenden Dehydratation (→ 20.3.2) oder aufgrund von medikamentösen Nebenwirkungen leiden viele Patientinnen schon weit vorher unter Mundtrockenheit.

Mundtrockenheit kann für die Betroffene ein sehr belastendes Symptom darstellen, das oft als ständiges Durstgefühl empfunden wird. Zudem führen trockene Mundschleimhäute zu weiteren Problemen im Mundraum, z. B. zu massiver Borkenbildung, schmerzhaften Rissen und Ulzerationen an der Mundschleimhaut, Geruchsbildung, Geschmacksveränderungen und zu Infektionen wie Stomatitis oder Mundsoor (→ Tab. 6.7).

Mundpflege mit veränderten Zielen

Allgemeine und spezielle Mundpflege → 6.7.4, → 6.7.5

Das Angebot einer ausreichenden Mundpflege ist eine pflegerische Aufgabe. Dabei steht v. a. das Wohlbefinden der Patientin im Vordergrund. Pflegefachpersonen führen die Inspektion des Mundraums und die Mundpflege entsprechend den Bedürfnissen und Vorstellungen der Patientin durch.

Die Maßnahmen müssen an die aktuellen Ziele der palliativen Pflege angepasst sein und der Steigerung der Lebensqualität dienen. Eine Befeuchtung der Mundschleimhaut oder eine Säuberung der Mundhöhle kann auch mit einem Schluck Bier oder einem Löffel Eis erreicht werden. Auch Öle, z. B. Kokosöl, das angenehm im Geschmack ist, können zur palliativen Mundpflege benutzt werden (→ Abb. 20.14). Die intensive Reinigung der Zähne und der Mundhöhle muss nicht mehr das primäre Ziel sein.

Tipps für die Mundpflege
- Weiche Zahnbürsten und milde Kinderzahnpasta verwenden, da schwerkranke, mangelernährte Menschen häufig unter schmerzhaften Veränderungen des Zahnfleischs leiden
- Bonbons oder Kaugummis können das Gefühl der Mundtrockenheit lindern. Bei Zungenbelag können auch vorsichtig dosiert Brausepulver oder kleine Stücke von Vitaminbrausetabletten eingesetzt werden, um die Zunge zu reinigen
- Wenn geschwächte Patientinnen nicht mehr in der Lage sind, zu schlucken oder auszuspucken, können z. B. Sprühflaschen mit dem Lieblingsgetränk oder eingefrorene Flüssigkeiten zum Lutschen eingesetzt werden. Mit einer Pipette kann Flüssigkeit gut dosiert in den Mundraum gegeben wird (→ Abb. 20.14). Vorsicht: Flüssigkeit exakt dosieren, damit sich die Patientin nicht verschluckt
- Den Mundraum unter Verwendung von Kompressen, Watteträgern oder Mundpflegestäbchen aus Schaumstoff mit fettenden oder feuchten Lebensmitteln auswischen. Auch hier sollten Lebensmittel verwendet werden, die die Patientin mag. Verzichtet wird auf austrocknende/gerbende, „scharfe" oder unangenehm schmeckende Lösungen. Glycerinhaltige Mundpflegestäbchen („Lemon-Sticks") sind kontraindiziert, da sie die Mundschleimhaut austrocknen!

Durch die Verwendung von Getränken und Nahrungsmitteln bei der Mundpflege kann der Patientin zusätzlich ein **Geschmackserlebnis** ermöglicht werden, wenn sie nicht mehr essen kann (→ Abb. 20.14). Für die Zugehörigen kann dies ein tröstlicher Gedanke sein, und sie können durch aktives Tun nach Anleitung gut in die Mundpflege eingebunden werden.

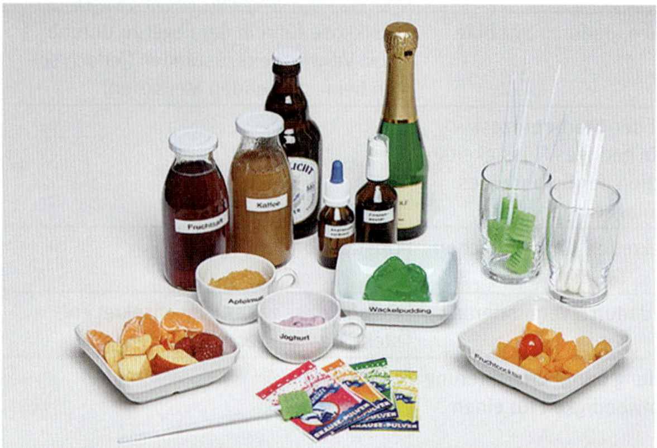

Abb. 20.14 Bei der Mundpflege unter palliativen Aspekten kommt alles infrage, was die Mundtrockenheit lindert und die Betroffene als wohltuend und positiv erlebt. Bei Bedarf werden Lieblingsgetränke und -geschmacksrichtungen bei den Zugehörigen erfragt. Pflegende können Zugehörige bitten, z. B. ein Lieblingseis herzustellen oder zu besorgen. [K115]

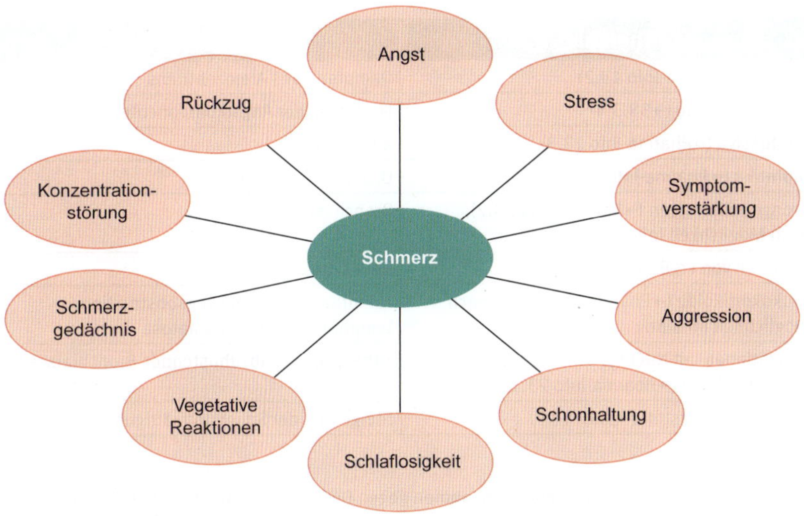

Abb. 20.15 Mögliche negative Folgen von Schmerz. [L143]

SPICKZETTEL

Mundpflege

- Mundtrockenheit entsteht häufig durch Dehydratation oder Medikamente, spätestens bei Einsetzen der Mundatmung.
- Mundtrockenheit wird oft mit Durstgefühl verwechselt.
- Veränderte Ziele der Mundpflege: Wohlbefinden der Patientin hat Priorität, Mund- und Zahnhygiene treten in den Hintergrund.
- Bonbons oder Kaugummi zur Anregung der Speichelproduktion.
- Verwendung von Lebensmitteln zur Mundpflege (Geschmackserlebnis).
- Aspirationsgefahr beachten; Zitronenstäbchen mit Glycerin oder Tees mit Gerbstoffen sind zum Anfeuchten nicht geeignet.

20.3.4 Schmerz

Pflege von Menschen mit Schmerzen → Kap. 13

Der physische ***Schmerz*** *(Algesie)* ist ein häufig vorkommendes Symptom bei Menschen mit einer lebensbedrohlichen Erkrankung. Der Schmerz, der normalerweise als Warnsignal des Körpers fungiert, kann am Ende des Lebens zum qualvollen Wegbegleiter werden. Er hat aufgrund der irreversiblen körperlichen Veränderungen seinen Sinn verloren. Die meisten Menschen haben Angst vor Schmerzen und wünschen sich eine adäquate Therapie. Ein unbehandelter chronischer Schmerz führt zu zahlreichen negativen Folgeerscheinungen und Nebenwirkungen (→ Abb. 20.15).

Mit den Möglichkeiten der Schmerztherapie lässt sich der physische Schmerz häufig auf ein erträgliches Maß reduzieren (→ 13.3). Wann der Schmerz als erträglich eingestuft werden kann, bestimmt das subjektive Empfinden der Patientin.

Medikamentöse Schmerztherapie

Medikamentöse Schmerztherapie → 13.3.1

Bei der Wahl der Applikationsform der Schmerzmittel wird eine größtmögliche Unabhängigkeit der Patientin angestrebt (→ 20.3.1). Pflegefachpersonen erkennen Probleme bei einer Applikationsform (z. B. Dysphagie bei oraler Gabe, schlechte Hautdurchblutung bei transdermaler Applikation) und sprechen die behandelnde Ärztin darauf an, ebenso, wenn sich die Patientin mit einer Applikationsform nicht wohlfühlt.

Adäquate Kommunikation

Maßgeblich für den Erfolg der medikamentösen Schmerztherapie ist die gute, immer wiederkehrende Aufklärung der Patientin über die Wirkung der Therapie auf den Schmerz.
Die Patientin ist die einzige Person, die über Erfolg oder Misserfolg der Therapie Auskunft geben kann. Sie ist allein deshalb eine wichtige Partnerin im therapeutischen Team.

Pflegerische Maßnahmen

Pflegerische Aufgaben sind:

- Schmerzbeobachtung und Dokumentation (→ 13.2.3)
- Abgabe der Analgetika (→ Pharma-Info 13.1, → Pharma-Info 13.2) und Ko-Analgetika (→ 13.3.1) an die Patientin

Basis- und Bedarfsmedikation

Für eine erfolgreiche Schmerztherapie am Lebensende erhalten Patientinnen eine Basismedikation zu festen Zeiten mit möglichst langer Wirksamkeit. Für Durchbruchschmerzen (plötzlich auftretende extrem starke Schmerzen) bzw. Schmerzspitzen muss ein schnell wirksames Bedarfsmedikament mit einer schnellen Wirkstoffaufnahme (z. B. sublingual, als Nasenspray) angeordnet sein. Pflegefachpersonen verabreichen diese zeitnah und konsequent.

- Beobachtung auf die Wirkung (wahrscheinlicher Wirkeintritt und Wirkdauer) und Nebenwirkungen der Analgetika (→ Pharma-Info 13.1, → Pharma-Info 13.2)
- Durchführung von nichtmedikamentösen Maßnahmen (→ 13.3.2).

20.3.5 Dyspnoe

Atmung → Kap. 3
Pflege von Menschen mit Lungenerkrankungen → Kap. 23

DEFINITION

Dyspnoe *(Atemnot):* Das subjektive Gefühl, nicht genug Luft zu bekommen.

Die **Dyspnoe** (→ 23.2, → Tab. 23.2) ist für die Betroffenen und ihre Zugehörigen ein beängstigendes und belastendes Symptom. Die Patientinnen sind häufig kurzatmig und klagen über ein Beklemmungsgefühl und das dringende Bedürfnis nach mehr Luft. Die Atemnot kann kontinuierlich bestehen oder als attackenartig auftreten. Häufig mündet die daraus entstehende Todesangst in einen Teufelskreis (→ Abb. 20.16). So verstärken sich Angst und Atemnot ständig.

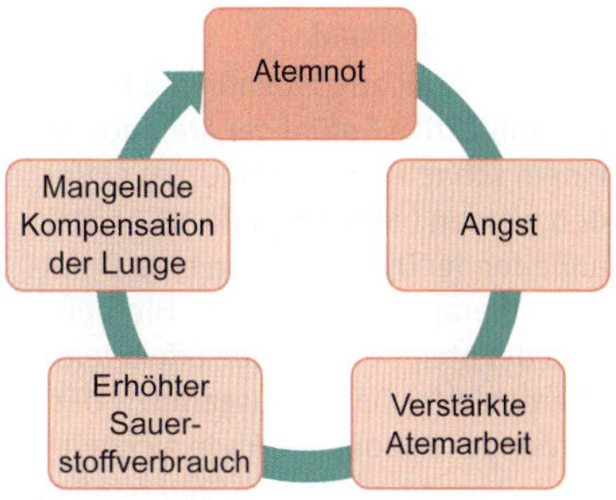

Abb. 20.16 Teufelskreis Atemnot. [L143]

Die **Ursache** der Atemnot muss nicht pathologisch begründet sein. Das Wissen um die schwere Erkrankung und den bevorstehenden Tod löst bei vielen Menschen massive Ängste und in der Folge Atemnot aus. Umgekehrt muss nicht jede pathologische Atmung mit dem Gefühl der Dyspnoe einhergehen. Falls die Ursache der Atemnot nicht reversibel ist, muss das primäre Behandlungsziel die Reduktion des Gefühls der Dyspnoe sein.

Zur Einschätzung des Handlungsbedarfs sollte neben der Intensität der Atemnot auch die emotionale Belastung sowie die konkreteren Einschränkungen im Alltag, die aus der Angst vor der Atemnot resultieren, erfasst werden.

Maßnahmen

Die **Therapie** der Dyspnoe sollte immer die Ursache der Atemnot (→ Tab. 23.2) berücksichtigen, die nach Möglichkeit beseitigt wird. Ursächliche und symptomatische Maßnahmen können parallel erfolgen (→ Tab. 20.3, → Tab. 20.4). Alle Maßnahmen zielen auf die größtmögliche Lebensqualität der Patientin ab.

Indikation für Sauerstoffgabe

Die übliche sofortige Sauerstoffgabe ist bei Palliativpatientinnen kritisch zu hinterfragen. Indiziert ist Sauerstoff nur, wenn die Ursache der Dyspnoe eine zu geringe Sauerstoffsättigung ist. Dann kann die Sauerstoffgabe – auch subjektiv – das Gefühl der Atemnot lindern. Die Gefahr, dass aus Angst vor erneuter Atemnot eine dauerhafte Abhängigkeit von Sauerstoff und damit die Abhängigkeit von einem medizinischen Gerät und eingeschränktem Bewegungsradius entsteht, ist jedoch groß. Zudem nimmt man der Patientin die Möglichkeit, ihren Körper im Verlauf der Erkrankung an eine niedrigere Sauerstoffsättigung, wie sie im Sterbeprozess normal ist, zu gewöhnen.

Opiate bei Atemnot

Bei vielen Palliativpatientinnen kann das subjektive Gefühl der Atemnot mit einem schnell wirksamen Opiat gelindert werden (→ Pharma-Info 13.2). Bei anhaltender Dyspnoe kann eine Opiatdauertherapie indiziert sein. Hierbei wird der atemberuhigende Effekt leicht überdosierter Opiate ausgenutzt. Der Körper der Betroffenen kann sich mit der Zeit an die niedrigere Sauerstoffsättigung adaptieren und sich so an den Verlauf der Erkrankung anpassen. Zugleich ist die Patientin durch diese Therapie so gut wie nicht eingeschränkt [1].

Tab. 20.3 Mögliche ärztliche Maßnahmen gegen Dyspnoe bei Palliativpatientinnen.

Therapie	Indikation
Opiate (→ Pharma-Info 13.2)	Dämpfung des Atemzentrums
Benzodiazepine (→ 38.3.4)	Linderung der Angstkomponente, Sedierung
Antitussiva (→ Pharma-Info 23.3)	Reizhusten
Diuretika (→ Pharma-Info 33.1)	U. a. bei Lungenödem
Bronchodilatotoren (→ Pharma-Info 23.2), nach Möglichkeit inhalativ	Bronchospasmus
Punktion von Ergüssen oder Aszites	Bei Aszites, Pleuraerguss
Glukokortikoide (→ Pharma-Info 26.1), nach Möglichkeit inhalativ	Tumorbedingte Atemwegsobstruktion, Lymphangiosis carcinomatosa
Inhalationen mit NaCl 0,9 %, 3 %, ggf. mit Expektoranzien (→ Pharma-Info 23.1)	Zähes, schwer abzuhustendes Bronchialsekret
Gabe von Sauerstoff (→ 3.5)	Steigerung der Sauerstoffsättigung

Tab. 20.4 Ergänzende pflegerische Maßnahmen gegen Dyspnoe bei Palliativpatientinnen. *Erstmaßnahmen bei Dyspnoe* → 3.3, → 23.2

Intervention	Wirkung
Handventilator vor das Gesicht (Trigeminusbereich) halten (lassen)	Luftzug steigert das subjektive Gefühl, Luft zu bekommen
Nicht alleine lassen, Sicherheit und Ruhe vermitteln	Reduziert das Angstgefühl
Warmen Lavendelwickel auf die Brust auflegen	Beruhigt die Atmung und die Psyche
Beruhigende Ausstreichungen, atemstimulierende Einreibung (→ 3.4.3)	Beruhigt, reduziert die Atemfrequenz
Zur dosierten Lippenbremse anleiten (→ 3.4.3)	Ausatmung wird gebremst, verhindert Kollabieren der Bronchien
Der **Prophylaxe der Atemnot** kommt in der Lebensendphase eine große Bedeutung zu. Dazu stehen Pflegefachpersonen verschiedene Möglichkeiten zur Verfügung, die sie unter Berücksichtigung der individuellen Patientensituation anwenden (→ 3.4.3, → Tab. 3.7). Infrage kommt auch regelmäßige Bewegung, die sich günstig auf die Atemnotsituation vieler Betroffener auswirkt. Gehhilfen, z. B. Rollator, unterstützen die Mobilität und gleichzeitig die Atemhilfsmuskulatur.	

Zubereitung eines warmen Lavendelwickels

Kompressen mit kaltgepresstem Öl (z. B. Mandelöl) tränken und zwischen zwei Wärmflaschen erwärmen, dann 5 Trpf. naturreines ätherisches Lavendelöl auf die Kompresse geben. Die Kompresse in einen Waschlappen geben und als Auflage auf das Sternum legen, ggf. mit einem Handtuch auf der Brust fixieren. Lavendelöl hat eine beruhigende Wirkung, die Wärme an der Brust wirkt befreiend auf die Atmung (→ 43.9, → Tab. 43.12).

20.3.6 Rasselatmung

Die **Rasselatmung** (*„Todesrasseln"*) ist ein exspiratorisches Geräusch, das häufig in den letzten Stunden oder Tagen vor dem Tod beobachtet werden kann. Vermutlich entsteht es durch die Erschlaffung des Hypopharynx und das Versagen des Schluck- und Hustenreflexes beim sterbenden Menschen. In der Folge sammeln sich in den oberen Atemwegen kleine Mengen an Speichel und Bronchialsekret, die weder geschluckt noch abgehustet werden können und bei jeder Ausatmung in Schwingung geraten. Das typische, eindringliche Geräusch der Rasselatmung entsteht. Die Rasselatmung stellt für die meisten Patientinnen keine Atemeinschränkung dar.

Ein Problem für Zugehörige

Für Zugehörige ist das Geräusch eine extreme Belastung und oft mit der Vorstellung verbunden, dass die Sterbende massiv leidet. Es ist dann Aufgabe des interprofessionellen Teams, die Zugehörigen über das Symptom und seine Ursache aufzuklären.

Maßnahmen

Wenn die Situation für die Zugehörigen trotz Aufklärung schwer aushaltbar ist, können Maßnahmen zur Reduktion oder Umverteilung des Speichels und Bronchialsekrets erwogen werden:

- Reduzierung bzw. Absetzen der enteralen oder parenteralen Flüssigkeitszufuhr
- Umpositionierung des Kopfes oder 30°-Seitenlagerung, damit der Speichel aus dem Mund fließen kann
- Verabreichung von Anticholinergika (z. B. Scopolamin transdermal oder subkutan; Butylscopolamin, z. B. in Buscopan® als Suppositorium, subkutan; Atropin als Injektion oder oral verabreichte Augentropfen) zur Reduzierung von Speichelbildung und Bronchialsekret.

Absaugen vermeiden

Absaugen der oberen Atemwege (ggf. endotracheal bei liegender Trachealkanüle) kann beim sterbenden Menschen Stress und Unruhe auslösen und eine Atemnot hervorrufen. Zudem kann es eine vermehrte Speichelbildung auslösen und die Schleimhaut reizen.

SPICKZETTEL

Veränderte Atmung

Atemnot (Dyspnoe):

- Atemnot und Angst verstärken sich gegenseitig.
- Bei Auswahl der Therapiemittel langfristige Wirksamkeit, Auswirkungen auf die Lebensqualität und Anwendbarkeit auch im häuslichen Bereich prüfen.
- Opiate sind in der Regel Therapie der ersten Wahl.
- Sauerstoffgabe ist kritisch zu hinterfragen, Gewöhnung an niedrigere Sauerstoffsättigung ohne Sauerstoffgabe möglich (Adaption).
- Pflege: Beruhigung der Patientin, Positionierung, Ausstreichungen, Klopfmassagen, warme Lavendelwickel, Anleitung zu Lippenbremse und Entspannungstechniken.

Rasselatmung:

- Entsteht durch Flüssigkeit (Speichel, Bronchialsekret) in Hypopharynx und Trachea.
- Wird von der Patientin nicht als Atemeinschränkung empfunden.
- Maßnahmen: Leichte Umpositionierung, Einstellen der parenteralen Flüssigkeitsgabe, Gabe von Anticholinergika; Absaugen nicht sinnvoll.

20.3.7 Schwäche

Schwäche ist ein häufig vorkommendes Begleitsymptom, wenn das Lebensende aufgrund einer Erkrankung bevorsteht. Liegt ein allgemeines Schwächegefühl vor, spricht man von **Asthenie.**

Schwäche: Normal, aber belastend

Es muss als normal angesehen werden, dass sich am Lebensende das Gefühl der Asthenie einstellt. Für die Betroffene stellt es aber trotzdem ein belastendes Symptom dar.

Das ausgeprägte Schwächegefühl, unter dem z. B. viele Tumorerkrankte leiden, nennt man **Fatigue** (→ 27.1.5). Die Ursachen sind multifaktoriell (→ Abb. 27.5) und die Symptome vielgestaltig.

Für die Patientinnen ist die Schwäche schwer abgrenzbar zu körperlichen Einschränkungen, die neurologisch bedingt sind. So werden beginnende oder bestehende Paresen von vielen Betroffenen ebenfalls als Schwäche bezeichnet. Auch wenn an den Extremitäten Ödeme oder Taubheitsgefühle auftreten, kann dies als Schwäche empfunden werden. Es ist wichtig, regelmäßig über die Schwächen und ihre Ursachen mit den Patientinnen zu sprechen.

Maßnahmen

Für die betroffenen Menschen ist das Schwächegefühl, zumindest vor Beginn der Terminalphase (→ 20.5.4), ein sehr belastendes Symptom. Sie ist ein deutlich fühlbares Zeichen der schweren Erkrankung. Jede Tätigkeit wird zu einer großen Anstrengung und Belastung. Das Symptom Schwäche ist häufig nicht erfolgreich behandelbar, auch wenn einzelne Ursachen, z. B. Anämie, Hyperkalzämie, Hypokaliämie oder Hypothyreose, behandelbar sind.

Eine kurzzeitige Minderung des Schwächegefühls und eine Appetitsteigerung können durch Gabe von Dexamethason, einem Glukokortikoid (→ Pharma-Info 26.1), erreicht werden. Ein Therapieversuch kann auch mit stimulierenden Medikamenten wie Methylphenidat (Psychostimulanz, z. B. in Equasym®) oder Modafinil (zur Behandlung von Narkolepsie, z. B. in Modasomil®) erfolgen. Gegebenenfalls werden Medikamente, die Schwäche und Müdigkeit (z. B. das Muskelrelaxans Baclofen) mitverantworten, nach Rücksprache mit der Ärztin reduziert.

Pflegefachpersonen beraten Patientin und Zugehörige zum Symptom der Schwäche/Fatigue (→ 27.1.5). Sie unterstützen die Patientin individuell und tagesabhängig bei Aktivitäten des täglichen Lebens.

Kraftreserven schonen

Die geringere Belastbarkeit muss bei der Planung und Durchführung von Maßnahmen berücksichtigt werden. Maßnahmen werden über den Tag verteilt. Pflegefachpersonen haben die Aufgabe, sorgfältig und gemeinsam mit der Patientin das richtige Maß zwischen passiver und aktivierender Pflege abzuwägen. Ziel ist die möglichst hohe individuell empfundene Lebensqualität der Patientin.

Eine angepasste Bewegung scheint sich bei vielen Patientinnen positiv auf den Gesamtverlauf des Schwächegefühls auszuwirken. Die Maßnahmen müssen sich nach dem Wohlbefinden und Wünschen der Betroffenen richten. Dabei sind auch der Krankheitsverlauf und die Lebenszeitprognose zu berücksichtigen. Im weit fortgeschrittenen Stadium kann die Schwäche auch unterstützend für die Patientin sein, sich ihrem Ruhebedürfnis hinzugeben.

20.3.8 Übelkeit und Erbrechen

Erbrechen → 8.3, → 24.2.1

Ein belastendes Symptom bei Menschen am Ende ihres Lebens ist die **Übelkeit** *(Nausea),* die auch mit **Erbrechen** *(Emesis)* einhergehen kann. Übelkeit und Erbrechen können auch unabhängig voneinander auftreten; dafür kommt eine Vielzahl von Ursachen infrage (→ Tab. 20.5).

Maßnahmen

Pflege bei Erbrechen → 8.3.3

- Nach Möglichkeit Ausschaltung bzw. Behandlung der Ursache
- Individuelle Flüssigkeitssubstitution. Bei Sterbenden immer unter Berücksichtigung der notwendigen Menge (→ 20.3.2). Die Betroffene soll keinen Durst haben und nicht unter den Folgen einer schnellen Veränderung im Säure-Basen- und Elektrolythaushalt leiden. Auf der anderen Seite hat eine Hyperhydratation auch nachteilige Folgen (→ Tab. 20.2). Durchführung der Mundpflege und Maßnahmen zur Mundschleimhautbefeuchtung (→ 20.3.3)
- Durch die gezielte Gabe von **Antiemetika** (→ Pharma-Info 24.1) ist evtl. eine Linderung der Symptomatik möglich. Wirkmechanismus der verschiedenen Antiemetika beachten, denn ein Prokine-

Tab. 20.5 Ursachen von Übelkeit.

Übergeordnete Ursachen	Konkrete Ursachen (Beispiele)
Ursachen im zentralen Nervensystem	Erhöhung des intrakraniellen Drucks (z. B. bei Hirntumor, Hirnblutung), Meningitis, Enzephalitis, Störung des Gleichgewichtsapparats; Medikamente, Vergiftung, metabolische Veränderungen mit Wirkung auf der ZNS
Gastrointestinale Ursachen	Magenkarzinom oder Tumoren der Nachbarorgane, Gastritis oder Magenulkus, Blähungen und Obstipation, Aszites, Ileus/ Subileus, zu schnell verabreichte Sondennahrung
Medikamenteninduzierte Ursachen	Nichtsteroidale Antirheumatika, Opioide, Zytostatika, Antibiotika, Cumarine, Antikonvulsiva; Mukolytika, Eisenverbindungen; Strahlentherapie
Psychische Ursachen	Stress, Angst, Ekel, antizipatorisch (konditioniert durch z. B. Gerüche oder Vorerfahrung, z. B. bei der Chemotherapie)

tikum wie Metoclopramid kann bei einem Ileus das Erbrechen noch verstärken. Im palliativen Bereich werden auch **Neuroleptika** (→ 38.3.1), die zentral das Brechzentrum hemmen, in sehr niedriger Dosierung gegen die Übelkeit eingesetzt. Sie verfügen über ein breites therapeutisches Spektrum und können dadurch mehrere Mechanismen unterbrechen, die zur Übelkeit führen

- **Pflegerische Maßnahmen.** Mundpflege nach Erbrechen anbieten; Essen in kleinen, appetitlichen Portionen anbieten; Oberkörperhochpositionierung nach der Mahlzeit; für ruhige Umgebung sorgen; für Ablenkung sorgen, z. B. durch Gespräche, Fernsehen; für Entspannung sorgen, z. B. durch Fantasiereisen, Meditation, entspannende Hand- oder Fußmassage, Entspannungs- und Atemübungen; Duftlampe/Diffusor anbieten, z. B. mit Zitrusölen, Pfefferminze, Ingwer. Mit spezieller Ausbildung können auch Akupunktur, Akupressur oder hynotherapeutische Maßnahmen angeboten werden
- Behandlung von **Blähungen und Obstipation** (oft eine Folge der Bewegungsarmut, Dehydratation, Opiaten, → 24.2.6). Geeignete Abführmaßnahmen (Laxanzien, → Pharma-Info 24.2), die die Belastbarkeit und Lebenssituation der Betroffenen berücksichtigen

Hilfe bei Blähungen

Patientinnen, die unter einem sehr aufgeblähten Bauch sowie Übelkeit und Völlegefühl leiden, kann eine Kolonmassage mit einem sog. Vier-Winde-Öl (enthält Anis-, Kümmel-, Koriander- und Fenchelöl) angeboten werden. Eine feucht-warme Bauchauflage wirkt entspannend (→ 8.2.5).

- Hin und wieder entwickeln Patientinnen am Lebensende (z. B. durch lange Bettlägerigkeit, Hirntumor) einen **Drehschwindel**. Da schnelle Positionsveränderungen Übelkeit und Erbrechen hervorrufen können, werden diese Maßnahmen sehr langsam und behutsam durchgeführt. Je nach Krankheitsstadium und -situation kann der Versuch sinnvoll sein, die Körperwahrnehmung mit Maßnahmen der Basalen Stimulation® (→ 12.4) zu trainieren
- Lösen der **Anblick von Essen** und **unangenehme Gerüche** Übelkeit und Erbrechen aus, kann prophylaktisch ein Antiemetikum gegeben werden. Pflegende sorgen für ausreichend frische Luft (z. B. Essensreste sofort abräumen, keine Lebensmittel wie Obst etc. im Zimmer aufbewahren, riechende Müllbeutel sofort entfernen), bieten Wunschgerichte an (kalte und fettarme Speisen werden oft besser toleriert) und akzeptieren auch eine selbst gewählte Nahrungskarenz
- Lösen Medikamente einen **Widerwillen und Übelkeit** aus, sollte geprüft werden, ob das Medikament reduziert oder umgestellt werden kann.

SPICKZETTEL

Übelkeit und Erbrechen

- Ursachen: Medikamente, Stoffwechselveränderungen, Druckerhöhung, Entzündungen und Durchblutungsstörungen im Gehirn, gastrointestinale Störungen, Stress, Angst, Ekel.
- Flüssigkeitssubstitution bei Erbrechen sorgfältig abwägen (z. B. kontraindiziert bei irreversiblem Ileus).
- Medikamentöse Therapie: Antiemetika, ggf. niedrig dosierte Neuroleptika.
- Obstipationsprophylaxe, ggf. Abführmaßnahmen; Darmmassage bei Blähungen.
- Bei Drehschwindel nur sehr langsame und vorsichtige Mobilisation.
- Selbst gewählte Nahrungskarenz akzeptieren.
- Ggf. Applikationsform von Medikamenten umstellen.

20.3.9 Delirantes Syndrom

Verwirrtheit → 12.4
Bewusstseinsstörungen / akute Verwirrtheit → 12.4.1

Unter dem Begriff **delirantes Syndrom** wird eine Vielzahl unterschiedlicher, plötzlich auftretender Verwirrtheitszustände zusammengefasst. Das Delir zeigt sich durch plötzliche Veränderungen des Bewusstseins sowie Störungen der Orientierung, des Affekts, des Gedächtnisses und der Wahrnehmung der Patientin. Nicht immer muss das Delir mit psychomotorischen Unruhezuständen einhergehen, auch Inaktivität und Rückzug der Patientin sind möglich.

Die **Ursachen** für ein akutes Delir sind vielfältig (→ 12.3.2). Für delirante Zustände eines sterbenden Menschen können mehrere Ursachen gleichzeitig verantwortlich sein (z. B. Medikamentenwirkung, Stoffwechselstörungen, Sauerstoffmangel, Dehydratation). Auch Menschen, die schon Störungen in der Kognition durch eine andere Grunderkrankung haben, können zusätzlich von einem Delir betroffen sein. Falls möglich, ist die Therapie der Ursache zwingend erforderlich.

Maßnahmen

Verwirrtheitsprophylaxe → 12.4.2

Wenn die Patientin unter dem deliranten Syndrom leidet, muss schnell eine Therapie eingeleitet werden, die nach Möglichkeit die Ursache behandelt, z. B. Gabe eines Glukokortikoids bei erhöhtem Hirndruck bei Hirntumoren (→ 37.12.1), Korrektur von metabolischen Veränderungen wie Hyponatriämie, Hyperkalziämie oder Blutzuckerentgleisung, Sauerstoffgabe bei Hypoxie, Behandlung eines Krampfanfalls (→ 37.8).

Der symptomatische Therapieversuch erfolgt in der akuten Phase zusätzlich durch Neuroleptika (→ 38.3.1).

Pflegefachpersonen dokumentieren ihre Beobachtung zum Verhalten der Patientin präzise.

Ruhe und Orientierung

Pflegefachpersonen vermitteln der Patientin Ruhe und Orientierung. Das kann durch sichtbare Orientierungspunkte im

Raum, aber auch durch persönliche Gegenstände oder die Anwesenheit vertrauter Personen geschehen. Auf das Verhalten der Patientin kann auch durch eine Reduzierung von Stressfaktoren Einfluss genommen werden.

Stressfaktoren können z. B. Geräusche, Dunkelheit, zu viele Außenreize, Mitpatientinnen oder häufig wechselndes Personal sein. Ob die Methode der *Validation* (→ 19.6.4) oder aber eine Korrektur der Wahrnehmung im Umgang mit der Patientin hilfreich ist, müssen die Pflegefachpersonen in der individuellen Situation ausprobieren.

Belastende Aspekte des Delirs

Für die Patientin und ihr Umfeld stellt das Delir ein sehr belastendes Symptom dar. Viele Patientinnen merken, dass mit ihnen etwas nicht stimmt und sie alles durcheinanderbringen, was zu massiven Angstzuständen führen kann.

Zugehörige können das veränderte Verhalten der vertrauten Person oft nicht verstehen. Es kann für sie einen vorzeitigen Verlust der ihnen bekannten Person darstellen. Häufig kommt es zu Schuld- und Schamgefühlen, wenn sich das Verhalten der Betroffenen außerhalb der anerkannten Norm bewegt.

Für Pflegefachpersonen kann der Umgang mit deliranten Patientinnen im Arbeitsalltag, der viel Geduld und Nachsicht abverlangt, eine große Belastung darstellen.

SPICKZETTEL

Delir

Symptome: Akute Bewusstseinsveränderung, Störungen der Orientierung, des Affekts, des Gedächtnisses und der Wahrnehmung, Agitiertheit oder Inaktivität/Rückzug.
Ursachen: Grunderkrankungen, Medikamente, Sauerstoffmangel, Dehydratation u. a.
Therapie und Pflege: In der Regel Neuroleptika, Therapie der Grunderkrankung, Stressfaktoren reduzieren, Orientierungspunkte schaffen.
Belastungen: Massive Angst aufseiten der Patientin, Scham- und Schuldgefühle der Zugehörigen, zeitaufwändige, zuwendungsintensive Pflege erforderlich.

Pruritus → 32.2.2
Palliative Wundversorgung → 43.13.7
Pflege bei erhöhter Blutungsneigung → 27.1.3, *akute Blutungen* → s. jeweilige Kapitel

20.3.10 Palliative Akutsituationen

Pflege in Notfallsituationen → 14

DEFINITION

Palliativer Notfall: Plötzlich auftretendes, aber vorhersehbares krisenhaftes Ereignis (Notfallsituation) in der Palliativsituation, das entgleiten kann.

Im Verlauf von schweren Erkrankungen kann es immer wieder zu **Akutsituationen** kommen, die aber aufgrund der vorliegenden Erkrankungen in der Regel vorhersehbar sind. Palliative Akutsituationen sind u. a.:

- Akute Schmerzkrise
- Akute Atemnot (→ 20.2.5)
- Akute Blutung
- Akutes Delir (→ 12.4, → 20.3.9)
- Epileptischer Anfall (→ 37.8)
- Unstillbares, heftiges Erbrechen (→ 20.3.8).

Ziel des Krisenmanagements

Ziel des Krisenmanagements ist es, durch ruhiges, symptomorientiertes Eingreifen der Betroffenen unmittelbar Linderung zu verschaffen. Nicht immer ist die Lebenserhaltung das Hauptziel der Maßnahmen.

Alle Maßnahmen berücksichtigen die Lebensphase, die Wünsche und die Begleitumstände der Patientin. Deshalb ist es bei jeder Palliativpatientin notwendig, schon im Vorfeld mit dem behandelnden Team, der Patientin und den Zugehörigen mögliche Notfallsituationen zu identifizieren und einen entsprechenden Notfallplan bzw. Krisenplan aufzustellen – in ambulanten wie stationären Versorgungssituationen. Dieser dient dazu, alle Beteiligten auf die Krisensituation vorzubereiten und ihnen dadurch Sicherheit zu geben. Für das behandelnde Team ist es wichtig durchzudenken, welche therapeutischen Interventionen in einer entsprechenden Situation möglich sind und wo die Grenzen der Behandlung liegen.

Krisenplan – Notfallplan

Der Krisenplan enthält in der Regel folgende Elemente:

- Medikamente, die im Bedarfsfall verabreicht werden können
- Utensilien, die vorhanden sein sollten
- Angaben zu den notwendigen Handlungen und Abläufen im Notfall.

Wille und Wünsche der Patientin und der Zugehörigen sind bei der Planung zu erfassen und zu berücksichtigen, sie dürfen aber nicht zu Schreckensszenarien, die zusätzlich verunsichern, hochstilisiert werden. Mögliche Notfallsituationen *können*, müssen aber nicht im Rahmen der Erkrankung auftreten, was entsprechend sensibel durch das multiprofessionelle System kommuniziert wird.

20.4 Begleitung in der letzten Lebensphase

20.4.1 Wie dem Sterben begegnen?

Grundhaltung der Begleitenden

In der **professionellen Begleitung von unheilbar kranken Menschen** ist es unerlässlich, den Tod und das Sterben als einen natürlichen Teil des Lebens zu begreifen. Die Begleitenden bringen eine Grundhaltung mit, die das natürliche Sterben eines Menschen zulässt und weder versucht den Tod zu beschleunigen noch den Sterbeprozess zu verlängern.

Pflegende sind die Berufsgruppe, die meist den engsten Kontakt zur Sterbenden und ihren Zugehörigen hat. Sie sind mit den vielen intensiven Emotionen konfrontiert, die die letzte Lebensphase hervorruft. Durch den engen Kontakt mit der Betroffenen und die Bearbeitung der existenziellen Themen wird den Pflegenden die Einzigartigkeit des Gegenübers bewusst, und es entstehen häufig auch intensive Beziehungen zu den Patientinnen.

Für Pflegende ist es zur Bewältigung ihrer Rolle als professionelle Begleitende wichtig, für sich das richtige Maß zwischen Beziehungsaufbau und Abstand zur Schwerkranken zu finden. Für den gesunden Umgang in der Sterbebegleitung ist es hilfreich, eine eigene Einstellung und Position zu Tod und Sterben zu erarbeiten.

Radikale Patientenorientierung

Ethisches Handeln in der Pflege → Kap. 49

„Es geht nicht darum, dem Leben mehr Tage zu geben, sondern den Tagen mehr Leben."
Cicerly Saunders

Die Begleitung von Menschen in der letzten Lebensphase strebt für die Betroffene ein Höchstmaß an Lebensqualität, ein für sie lebenswertes Leben an. Was dies bedeutet und umfasst, kann nur die Betroffene für sich selbst definieren (→ Abb. 20.2). Alle im multiprofessionellen Team richten sich nach ihrem Verständnis von Lebensqualität, nach ihren Wünschen und Bedürfnissen. Dieser Grundsatz wird als **radikale Patientenorientierung** bezeichnet.

Dabei sind die Grenzen dieser Werteorientierung zu beachten (→ 49.2). Palliativbegleiterinnen dürfen durch ihre Handlungen den Menschen niemals Schaden zufügen. Somit ist z. B. die Tötung auf Verlangen (→ 20.6) der Patientin ausgeschlossen. Die von ihr gewünschten Maßnahmen müssen einen subjektiven Nutzen bringen und indiziert sein.

Die radikale Patientenorientierung kann Helfende an die Grenzen der Durchführbarkeit bringen. So darf und soll die Betreuung eines sterbenden Menschen viel Zeit in Anspruch nehmen, aber nicht so viel Zeit, dass andere Patientinnen nicht mehr versorgt werden können oder Begleitende regelmäßig mit Anforderungen konfrontiert werden, denen sie nicht gerecht werden können. Die Bereitschaft zu einer offenen und ehrlichen Kommunikation über **Grenzen der Hilfsangebote** gehört deshalb zur Haltung der radikalen Patientenorientierung dazu.

Recht auf ein Sterben in Würde

Würde

Würde ist ein philosophischer Begriff, der sich nicht einfach erklären lässt. Es ist ein Achtung gebietender Wert, der einem Menschen innewohnt und eine große Bedeutung für ihn hat. Dabei definiert jeder Mensch diese Werte für sich selbst.

Zivilisierte Staaten legen grundlegende gesellschaftliche Werte in ihren Rechtsgrundlagen fest, Deutschland hat diese im Grundgesetz festgeschrieben. Alle nachgeordneten Gesetze müssen sich daran orientieren.

Die Würde des Menschen ist unantastbar. Sie zu achten und zu schützen ist Verpflichtung aller staatlichen Gewalt.

Art. 1 (1) Grundgesetz

Ein oft formuliertes Ziel der Hospizbewegung ist, ein **Sterben in Würde** zu ermöglichen. *„Jeder Mensch hat ein Recht auf ein Sterben unter würdigen Bedingungen“* aus der Charta zur Betreuung schwerstkranker und sterbender Menschen (→ Abb. 20.3) drückt die Anforderung an das multiprofessionelle Team aus [4].

Nicht immer kann ein Wert eines sterbenden Menschen bis zum Schluss bewahrt werden. So kann eine Schwerstkranke ihre Würde verletzt sehen, wenn sie die Kontrolle über ihre Ausscheidungen verliert – ein Umstand, der für die Begleitenden nicht veränderbar ist. Dann bleibt nur, dass Pflegende u. a. den Umgang mit der inkontinenten Patientin größtmöglich würdevoll gestalten. Sie erkennen ihre Werte bis zum Schluss an und verletzten sie nicht aktiv.

20.4.2 Selbstpflege der Begleitenden

Emotionale Belastungen → 16.4.2
Burnout und Helfersyndrom → 16.4.3

Der Umgang mit den Themen Tod und Sterben kann unter Umständen für die Begleitenden sehr belastend sein. Gerade in Einrichtungen oder auf Stationen, die viele sterbenskranke Menschen betreuen, sind Pflegende gefährdet, durch die Begleitung dieser Menschen ein **psychisches Überlastungssyndrom** zu entwickeln. Gerade wenn das Sterben für Pflegende zur Routine wird, ist diese Gefahr gegeben. Sie können dann ihren Aufgaben nicht mehr mit der notwendigen Sensibilität und Aufmerksamkeit nachkommen. Fehler oder Verpasstes sind aber in diesen Fällen rückwirkend nicht wiedergutzumachen. Schnell und unbemerkt kann es dadurch zu einer Überlastung kommen.

Es empfiehlt sich deshalb innezuhalten, wenn jemand stirbt, und sich den Tod dieses Menschen bewusst zu machen. Sinnvolle Hilfsmittel dazu sind z. B. teaminterne **Abschiedsrituale** (→ 20.5.5).

Auch ein zu tiefes Einsteigen in die Begleitung sterbender Menschen kann zu einer Überlastung der einzelnen Pflegefachperson führen. Um dies zu verhindern, muss die Sterbebegleitung immer als Teamaufgabe begriffen werden. Ein gegenseitiges Stützen im Team und eine gute Zusammenarbeit stellen einen guten Schutz für die Einzelne dar. Im Teamwork ist es auch einfacher, Grenzen der Versorgungsmöglichkeiten zu erkennen, einen ethischen Umgang mit diesen Grenzen zu finden und diesen gemeinsam zu vertreten. Auf vielen Stationen werden auch Supervisionen angeboten, um dem Team und den Einzelnen zu helfen, Begleitungen nochmals bewusst zu reflektieren.

Ausgleich schaffen

Neben einem bewusst dosierten Beziehungsaufbau und einem reflektierten Umgang mit der Thematik kann es für eine Pflegefachperson auch hilfreich sein, in ihrem Privatleben für einen gesunden Ausgleich zu sorgen.

20.4.3 Abwägen von Pflegemaßnahmen

Individualisierte Pflege

Standardisierte Pflegeabläufe individuell auf die Bedürfnisse der schwerstkranken oder sterbenden Patientin auszurichten, ist im Alltag eine große Herausforderung. Grundvoraussetzung sind eine gute Kommunikation und Abstimmung im Team.

Pflegefachpersonen wägen alle pflegerischen Maßnahmen im Sinne einer höchstmöglichen Lebensqualität für die Patientin ab. Abhängig vom Krankheitsfortschritt müssen standardisierte Pflegemaßnahmen immer wieder an die momentane Situation der Patientin angepasst werden. Dabei werden zum Teil auch Gefährdungen für die Patientin, die durch Unterlassen oder Erbringen von Maßnahmen entstehen, in Kauf genommen. Beispielsweise können Positionierungsmaßnahmen zur Dekubitusprophylaxe eine größere Einschränkung der Lebensqualität darstellen als der entstehende Dekubitus selbst, sodass Pflegende immer wieder Maß und Ziel von Positionierungen abwägen. Gegebenenfalls steht eine bequeme, atemunterstützende Position, der Wunsch nach einem veränderten Körperempfinden, das Bedürfnis nach einem Perspektivwechsel im Raum, das Schmerzempfinden oder das Ruhebedürfnis der Patientin im Vordergrund.

Positionierungen → 11.6, *Mikropositionierungen* → 11.6.3

Auch für Körperpflege, Mobilisation und weitere Prophylaxen findet eine sorgfältige Erhebung der Bedürfnisse und Probleme der Patientinnen statt. Die Ziele und Maßnahmen sind entsprechend anzupassen.

20.4.4 Kommunikation mit Sterbenden und Zugehörigen

Kommunikation → Kap. 10

Das Bemühen um eine gelungene **Kommunikation** ist Voraussetzung einer guten palliativen Begleitung. Dabei geht es zum einen darum, dass alle Beteiligten die Informationen, die sie brauchen, auf eine für sie verständliche Weise erhalten.

Der sterbende Mensch wie auch seine Zugehörigen dürfen jederzeit ihre Fragen, Anliegen und Nöte äußern und sich mit ihren Themen gesehen und verstanden fühlen. Im besten Fall schafft Kommunikation für die Betroffenen Orientierung, Sicherheit, Handlungsfähigkeit und ein Gefühl der Kontrolle.

Pflegende als immer verfügbare Ansprechpartner nehmen dabei eine Schlüsselrolle ein (→ Abb. 20.17).

- Schwerstkranke und sterbende Menschen sind häufig erleichtert, wenn sie über ihre Situation, über das Sterben und

den Tod sprechen können. Aber nicht mit jedem und nicht in jeder Situation. Der Impuls, über das Sterben zu sprechen, geht von der Betroffenen aus und wird ihr nicht aufgedrängt
- Es gibt nicht nur eine Wahrheit. In schweren, existenziellen Situationen suchen Betroffene eine Perspektive auf die Realität, die es ihnen ermöglicht, die Situation zu bewältigen
- Was schwer auszuhalten ist, ist schwer zu begreifen und muss immer wieder thematisiert werden. Manchmal wenden sich die Betroffenen mit ihren Fragen auch an verschiedene Teammitglieder, um sicherzugehen, dass sie eine korrekte Information erhalten haben („Ist es wirklich in Ordnung, dass meine Mutter nichts mehr isst?"). Das deutet auf große Unsicherheit hin. Umso wichtiger ist es in solchen Situationen, dass von den einzelnen Teammitgliedern keine widersprüchlichen Informationen gegeben werden
- Es ist wichtig, eine offene, klare Sprache zu verwenden, um Missverständnisse zu vermeiden
- Die Kommunikation mit schwer kranken, erschöpften Menschen braucht Zeit und Ruhe. Es ist hilfreich, sich auf das Notwendige zu beschränken und den Betroffenen Zeit zu lassen, das Gesagte aufzunehmen und darauf zu reagieren.

Kommunikation jenseits der Sprache

Ist der Sterbeprozess weit fortgeschritten, verliert das gesprochene Wort an Bedeutung. Die Betroffenen sprechen wenig und sehr leise und können nur noch in geringem Maße Informationen aufnehmen. In den meisten Fällen signalisieren sie nur noch Zustimmung oder Ablehnung durch minimale Bewegungen des Kopfes oder der Augen.

SPICKZETTEL

Umgang mit dem Sterben

- **Grundhaltung:**
  - Sterben und Tod als natürliche Prozesse wahrnehmen
  - Ausgewogenes Verhältnis zwischen Beziehungsaufbau und Abstand zur Sterbenden finden.
- **Radikale Patientenorientierung:**
  - Größtmögliche Lebensqualität als absolut vorrangiges Ziel
  - Ausrichtung aller Maßnahmen auf die Bedürfnisse der Patientin
  - Grenzen der Unterstützungsmöglichkeiten offen kommunizieren.
- **Sterben in Würde ermöglichen.**
- **Kommunikation:**
  - Gespräch über Sterben und Tod anbieten, wenn der Impuls von der Betroffenen ausgeht
  - Patientinnen und Zugehörigen Orientierung und Sicherheit vermitteln
  - Einheitliche Kommunikationsstrategie entwickeln, widersprüchliche Informationen vermeiden
  - Ausreichend Zeit für Gespräche nehmen, Aufnahmefähigkeit und Reaktionsgeschwindigkeit des Betroffenen berücksichtigen
  - Bei eingeschränkter Sprechfähigkeit auf nonverbale Signale achten.

20.5 Die Sterbephase

20.5.1 Sterbeforschung

DEFINITION

Sterbeforschung *(Thanatologie)*: Wissenschaft, die sich mit dem Prozess des Sterbens und dem Tod befasst. Sie bezieht Forschungen aus unterschiedlichen Wissenschaftsdisziplinen ein *(interdisziplinär)*, darunter auch aus der Pflegewissenschaft.

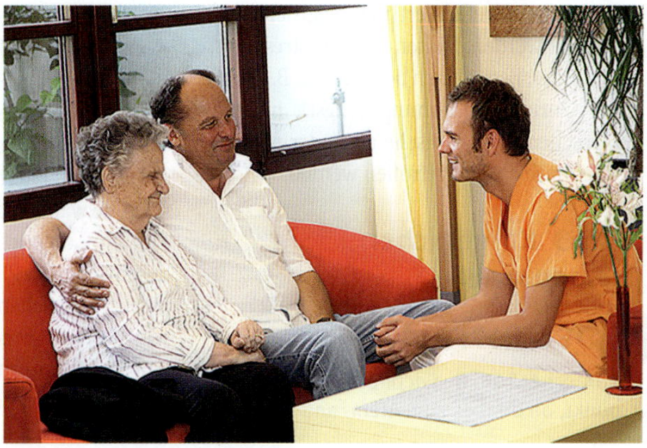

Abb. 20.17 Gespräche mit den Zugehörigen einer Sterbenden in ruhiger und vertrauensvoller Atmosphäre stellen eine wesentliche Aufgabe von Pflegefachpersonen in der Palliativpflege dar. [K333]

Sterbephasen nach Kübler-Ross

Elisabeth Kübler-Ross (1926–2004) war eine Schweizer Ärztin, die in den USA arbeitete und lehrte. Sie gilt als eine der Begründerinnen der modernen **Sterbeforschung** und wurde v.a. durch ihr 1969 erschienenes Buch „Interviews mit Sterbenden" bekannt. Auf Basis zahlreicher Gespräche mit sterbenden Menschen entwickelte sie das **Modell der fünf Phasen des Sterbens:**
- 1. Phase – Nicht-wahrhaben-Wollen
- 2. Phase – Zorn
- 3. Phase – Verhandeln
- 4. Phase – Depression
- 5. Phase – Akzeptanz.

Das Modell von *Kübler-Ross* gilt in seiner ursprünglichen Form als überholt. Das liegt zum einen an den fehlenden wissenschaftlichen Standards bei der Erstellung, zum anderen hat sich die Sterbeforschung seit den 1960er-Jahren weiterentwickelt. Heute geht man davon aus, dass Prozesse menschlichen Erlebens nicht in definierten, aufeinanderfolgenden Phasen verlaufen [12], [13]. Auch wenn *Kübler-Ross* nie gesagt hat, dass diese Phasen alle und in dieser Reihenfolge durchlaufen werden müssen, hat sich das Modell doch als idealtypischer Verlauf eines Sterbeprozesses in vielen Köpfen sowie in der Fachliteratur festgesetzt. Vor allem die Phase der Akzeptanz wird häufig mit einem gelungenen, „guten" Sterben gleichgesetzt.

VORSICHT! Die **Gefahr des Modells** liegt im Wesentlichen darin, dass es verhindert, sterbenden Menschen mit Offenheit und Absichtslosigkeit zu begegnen. Die von *Kübler-Ross* beschriebenen Emotionen können zwar im Verlauf des Sterbens auftreten. Einen bestimmten Verlauf mit dem Erreichen eines definierten Ziels (Akzeptanz) im Sterbeprozess zu erwarten, ist aber nicht hilfreich und kann auf alle Beteiligten Druck ausüben.

Andere Phasenmodelle, die ebenfalls in den 1970er-Jahren entstanden sind, beschreiben das Sterben mit einer geringeren Anzahl von Phasen und ohne Erlebensinhalte.

Weiterentwicklung der Sterbeforschung

Die bisher beschriebenen Phasenmodelle beschäftigen sich mit dem Sterben aufgrund einer unheilbaren Krankheit. Das Erleben hochbetagter Menschen zum Lebensende ist aber selten geprägt von einer Diagnose und der darauffolgenden Krise. Vielmehr nähern sich alte Menschen meist langsam dem eigenen Sterben an. In ihrem Erleben dominiert das Nachlassen von Körperfunktionen, Fähigkeiten und Vitalität.

Nach dem heutigen Wissensstand sind ein **ambivalentes Verhalten und Erleben** zum eigenen Sterben und zum eigenen Tod ein häufig vorkommendes Phänomen. Das gilt sowohl für hochbetagte, multimorbide Menschen als auch für Menschen, die aufgrund einer infausten Diagnose mit dem Tod konfrontiert sind [14]. So stehen die Annahme und die Verdrängung des Todes, das Lebenwollen und das Sterbenwollen nebeneinander und beeinflussen das Erleben der Betroffenen gleichermaßen.

DEFINITION

Ambivalenz: Psychischer Zustand, in dem einander widersprechende Wünsche und Gefühle in einer Person gleichzeitig auftreten und zu inneren Spannungen führen.

In der neueren Sterbeforschung hat man daher Abstand von den Phasenmodellen der Vergangenheit genommen. Vielmehr geht es darum herauszufinden, was den Sterbeprozess eines Menschen, sein Erleben und seinen Umgang mit diesem beeinflusst. Dies geschieht aus den Perspektiven der unterschiedlichen Disziplinen wie z. B. Psychologie, Soziologie, Theologie, Pflegewissenschaft und Medizin. So schlägt der Psychologe und Thanatologe *Joachim Wittkowski* [15] vor, die Konzepte von **Bindung und Singgebung** zur Untersuchung des Erlebens Sterbender heranzuziehen. Er stellt fest, dass Sterbende mit dem Verlust der Welt, was auch immer sie für das Individuum bedeutet, konfrontiert sind. Es handelt sich um einen totalen Verlust, nicht vergleichbar mit den Verlusten, die einem vielleicht bisher im Leben begegnet sind. Dieser Verlust der eigenen Welt wird im Voraus betrauert *(antizipatorische Trauer)*. Wie der Mensch mit dieser existenziellen Trauer umgeht, so *Wittkowski*, hat zum einen mit seiner Bindung an die Welt zu tun und zum anderen mit dem Sinn, den er ihr geben kann.

20.5.2 Symbolsprache der Sterbenden

Viele sterbende Menschen verwenden in den letzten Tagen und Stunden vor ihrem Tod eine bildhafte, symbolische Sprache. Auffallend ist, dass bestimmte Bilder bei vielen Menschen unabhängig von ihrem sozialen und kulturellen Hintergrund und ihrer aktuellen Situation immer wieder auftauchen. Man spricht hier von der **Symbolsprache der Sterbenden:**

- **Auf eine Reise gehen.** Ein häufig vorkommendes Bild ist das einer bevorstehenden Reise. Mögliche Aussagen sind:
  - „Ich muss zum Zug"
  - „Gleich werde ich abgeholt"
  - „Ich muss packen, wo ist mein Koffer?"
  - Je nach körperlicher Verfassung, kann das Gefühl, auf eine Reise zu gehen, sich auch körperlich ausdrücken. Die Betroffenen stehen auf oder versuchen es, der Koffer wird gesucht und die Jacke angezogen. Auch Stress und die Angst, den Zug zu verpassen oder von den Abholenden nicht gefunden zu werden („Wissen die überhaupt, wo sie mich finden?"), können in diesem Zusammenhang auftreten
- **Nach Hause gehen.** Ein anderes Bild ist das einer Heimkehr. Die Betroffenen sagen:
  - „Ich geh jetzt nach Hause"
  - „Ich muss heim, meine Mutter wartet"
  - Diese Aussagen treten unabhängig davon auf, wo sich die Betroffene befindet. Auch Sterbende, die in ihrem eigenen Zuhause leben, verwenden das Bild des Heimkehrens
- **Wiedersehen mit verstorbenen Menschen.** Sterbende Menschen berichten manchmal, dass sie verstorbene Angehörige sehen oder gesehen haben. Meist handelt es sich dabei um sehr nahestehende Personen:
  - „Heute Nacht saß meine Mutter dort im Sessel."
  - „Da hinten steht mein Mann!"
  - „Wo ist meine Schwester, sie war doch gerade da?"

Je nachdem, welche Perspektive man einnimmt, kann man diese Aussagen und Verhaltensweisen als Desorientierung, Delir (→ 20.3.9) und Halluzinationen ansehen oder aber als Phänomene, die zum Sterbeprozess dazugehören und die Auseinandersetzung mit dem nahen Tod ausdrücken.

Tatsächlich ist das nicht immer leicht zu unterscheiden. Wichtig ist, dass diese Phänomene nicht unreflektiert pathologisiert und therapiert werden. Sollten sie aber Stress und Leid für den Betroffenen bedeuten (z. B. belastende Unruhe, Bedrohung, Angst), müssen entsprechende pflegerische und/oder medizinische Maßnahmen getroffen werden.

20.5.3 Körperlicher Sterbeprozess

DEFINITION

Klinischer Tod: Bezeichnet den Zeitpunkt, an dem es zum Atem- und Kreislaufstillstand kommt. Eine Reanimation ist zu diesem Zeitpunkt noch möglich.

Biologischer Tod: Unwiderruflicher Ausfall aller Zell- und Organfunktionen des Menschen.

Der **körperliche Sterbeprozess** geht mit zunehmendem Schlafbedürfnis, zunehmender Schwäche und einem reduzierten Allgemeinzustand einher. Schlucken und Sprechen sind nur noch mühsam möglich. Es kann auch vorkommen, dass sterbende Menschen den Blick nicht mehr fixieren können.

Häufig kann man auch am Beginn oder im Verlauf des Sterbeprozesses emotionale Veränderungen wie Ängstlichkeit oder Unruhephasen beobachten. Menschen greifen z. B. nach etwas, um sich festzuhalten, decken sich auf, ziehen sich aus oder versuchen, das Bett zu verlassen. Umgekehrt kann es vorkommen, dass sich Ängste oder Verwirrtheitszustände plötzlich bessern.

Der Kreislauf wird schwächer und zentralisiert sich auf die lebenswichtigen Organe. Dadurch werden die Extremitäten kalt und marmoriert, die Nase erscheint spitz. Bei verminderter Sauerstoffsättigung des Blutes entwickelt die Sterbende eine Zyanose (→ 21.2.4). Die Urinmenge nimmt aufgrund der verschlechterten Nierendurchblutung ab.

Der Schluck- und Hustenreflex bleibt aus, und es kommt zur Rasselatmung (→ 20.3.6). Spätestens jetzt setzt die Mundatmung ein. Es kommt zu einer vertieften, unregelmäßigen Atmung, zum Teil mit langen Atempausen bzw. zu einer **Cheyne-Stokes-Atmung** (→ 3.2.4). Am Ende des Sterbeprozesses verändert sich die Atmung noch einmal: Die Sterbende zieht schnappend die Luft ein, zwischen den Atemzügen liegen lange Atempausen.

Bei den meisten Menschen kommt es schon Stunden vor dem Tod zu einer Bewusstseinstrübung bis zur scheinbaren Bewusstlosigkeit. Von außen ist der Grad der Bewusstlosigkeit nicht zu beurteilen. Manchmal lässt sich beobachten, dass sich das Verhalten oder die Atmung aufgrund von äußeren Einflussfaktoren verändert, z. B. durch das Kommen oder Gehen von Zugehörigen oder beruhigende Worte. Nicht nur aus diesem Grund empfiehlt es sich, mit Sterbenden so umzugehen, als seien sie wach und ansprechbar.

Wann, ob und in welcher Reihenfolge die beschriebenen Phänomene auftreten, ist bei jedem Menschen genauso unterschiedlich wie die Länge der Sterbephase (→ 20.1.1). Am Ende kommt es zum Atem- und Herz-Kreislaufstillstand **(klinischer Tod)** und damit verbunden zum Ausfall des zentralen

Nervensystems. Im Verlauf kommt es dann mit dem Untergang der letzten Zelle zum **biologischen Tod.**

20.5.4 Begleitung in der Sterbephase

Das Ziel der **Begleitung in der Sterbephase** ist es, der Betroffenen und ihrem Umfeld einen guten Abschied zu ermöglichen. Menschen haben unterschiedliche Vorstellungen davon, was einen guten Abschied ausmacht, er ist deshalb im Sinne der Sterbenden und ihrer engsten Zugehörigen zu gestalten. Krankheit, Medizin und Pflege sollten diese Phase des Lebens nicht bestimmen. Eine ausreichende Symptomkontrolle und eine der Belastbarkeit und dem Ruhebedürfnis der Patientin angepasste pflegerische Versorgung sind in diesem Sinne nur Mittel zum Zweck, um das Ziel eines guten Abschieds zu unterstützen (→ Abb. 20.18).

Beistand für die Sterbende

Ein zentrales Ziel der Hospizarbeit (→ 20.1.2) ist, dass sich der Mensch in dieser Phase seines Lebens nicht verlassen fühlt. Dabei ist allerdings zu beachten, dass sich dieses Ziel nicht immer mit den Bedürfnissen der Sterbenden deckt. Nicht zuletzt durch das erhöhte Ruhebedürfnis gibt es Menschen, die in der Sterbephase niemanden nahe bei sich haben wollen.

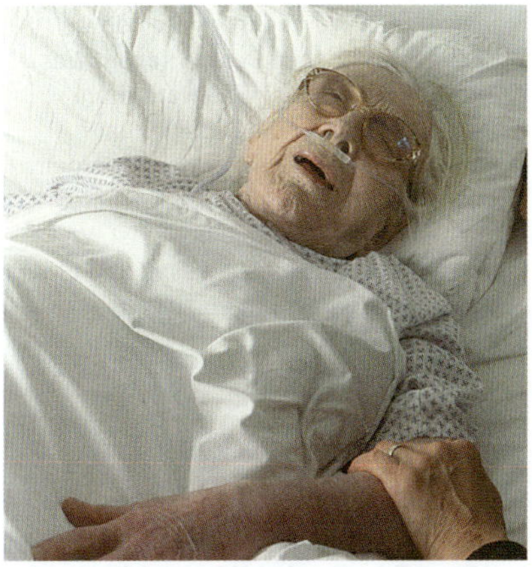

Abb. 20.18 Irgendwann kommt die Zeit zum Abschiednehmen. Menschliche Nähe und Körperkontakt wirken meist beruhigend auf die Sterbende. Gibt es Zugehörige, dann sollten diese so oft und so lange wie möglich da sein. Gibt es keine Zugehörige, dann übernehmen diese Aufgabe Ehrenamtliche oder Pflegefachpersonen. „Nicht alleine sterben lassen" meint nicht, dass immerzu jemand anwesend sein muss, vielmehr muss die Sterbende das Gefühl haben, dass es Hilfsangebote gibt, dass sie nicht alleine ist, dass nach ihr geschaut wird und dass ihre Bedürfnisse immer wieder neu erfasst und ihre Wünsche beachtet werden. [K115]

Belastende Symptome erkennen

Sterbende Menschen können noch lang die Stirn- und Augenmuskulatur kontrollieren. Eine angespannte Körpermuskulatur, Stirnfalten oder zugekniffene Augen können Zeichen einer vorliegenden Symptomlast (Total Pain → 20.2.2, → 20.3) sein.

Weitere Zeichen, dass eine pflegerische oder medizinische Intervention nötig ist, sind eine ausgeprägte Unruhe oder starke vegetative Symptome (z. B. Schwitzen, Blutdruck- und Atemveränderungen → 20.3). Die am häufigsten vorkommenden Symptome in der Sterbephase sind Schwäche, Atemnot, Schmerzen und Angst. Dabei wirkt sich die Schwäche in dieser Phase für viele Sterbende positiv aus, da sie dem oft vorherrschenden Ruhebedürfnis entgegenkommt.

Begleitung der Zugehörigen

In den meisten Fällen ist es für die Sterbende und ihre Bezugspersonen bedeutsam, die verbleibende Zeit miteinander zu verbringen und voneinander Abschied zu nehmen.

Wenn das behandelnde Team die Patientin als sterbend einschätzt, werden die Zugehörigen möglichst zeitnah über den Beginn des Sterbeprozesses informiert. Dafür ist es hilfreich, vorher abzuklären, wer wann informiert werden soll und will.

Das Miterleben einer gut begleiteten Sterbephase kann den Zugehörigen in der späteren Trauerphase eine große Unterstützung sein. Die Pflegefachpersonen sind Ansprechpartner für die Zugehörigen und geben ihnen die notwendige Sicherheit, die Begleitung durchzustehen.

Betreuung der Zugehörigen

Wichtig ist eine klare Kommunikation über die Situation der Patientin. Damit Zugehörige die Veränderungen im Sterbeprozess einordnen können, ist es hilfreich, sie über die körperlichen Veränderungen und Phänomene, die jetzt auftreten können und zum normalen Sterbeprozess gehören, aufzuklären.

Bei den Zugehörigen kommt häufig ein Gefühl der Hilflosigkeit auf, wenn sie dem geliebten Menschen nur beim Sterben zusehen können. Es ist deshalb eine wichtige Aufgabe der Pflegfachpersonen, die Zugehörigen handlungsfähig zu machen. Dazu kann es hilfreich sein, die für die Sterbende angemessene Pflege mit den Zugehörigen abzustimmen und Letztere in die Durchführung einzubeziehen. Dabei müssen Fähigkeiten und Belastbarkeit der Zugehörigen berücksichtigt werden.

Wohltuende Maßnahmen

Wohltuende Maßnahmen in der Sterbephase können Lavendelwickel (→ 20.3.5), Mundpflege (→ 20.3.3) und entlastende Positionierungen, wie die Nestlagerung, bei der zusammengerollte Decken rundherum eng an den Körper der Sterbenden angelegt werden, sein. Da viele Sterbende nur noch eine geringe Ausscheidung haben, kann der Urin oft mit zusammengerollten Binden oder Einlagen aufgefangen werden. Das erspart der Sterbenden den für sie anstrengenden Schutzhosenwechsel.

Die Zugehörigen werden auf Wunsch in die Maßnahmen miteinbezogen und angeleitet. Zum Beispiel können Ausstreichungen, Fuß- oder Handmassagen von ihnen übernommen werden. Etwas tun zu können erleben viele Zugehörige als hilfreich.

Maßnahmen zur Symptomkontrolle (→ 20.3) werden ganz individuell an die Bedürfnisse der Sterbenden angepasst, im Vordergrund steht immer die höchstmögliche Lebensqualität. Symptome wie Rasselatmung (→ 20.3.6) oder Unruhe können für Zugehörige eine große Belastung darstellen und sollten ihnen deshalb erklärt werden. Wenn die Zugehörigen trotz Aufklärung mit der Situation nicht zurechtkommen, können Gegenmaßnahmen unter Berücksichtigung der Bedürfnisse der Patientin indiziert sein.

Abschiedssituation unterstützen

Oft wissen Zugehörige nicht, wie sie sich in Gegenwart des Sterbenden verhalten sollen. Die Pflegefachpersonen ermuntern sie, sich natürlich und in Einklang mit ihren Gefühlen zu verhalten.

Es kann auch hilfreich sein, den Zugehörigen zu erklären, was nach Eintritt des Todes auf sie zukommt. Diese Fragen beschäftigen die Zugehörigen häufig und können sie davon ablenken, bewusst Abschied von der Sterbenden zu nehmen.

Eine geeignete Atmosphäre schaffen

Je nach Situation kann durch leise Musik oder Veränderung der Lichtverhältnisse auf die Abschiedssituation Einfluss genommen werden. Die Wünsche und Vorstellungen der Sterbenden und ihres Umfelds sollten damit unterstützt werden. Medizinprodukte und Pflegehilfsmittel sollten in der Umgebung der Patientin auf ein Minimum reduziert werden, um eine möglichst natürliche, friedvolle Umgebung zu schaffen.

Ziel ist, der Sterbenden und ihren Zugehörigen die Möglichkeit zu geben, ihren Vorstellungen entsprechend voneinander Abschied zu nehmen. Sie werden informiert, dass sie jederzeit selbst entscheiden können, wie sie diese Zeit gestalten wollen. Dies schließt auch die Möglichkeit ein, dass die Sterbende nicht bis zum Schluss von ihren Zugehörigen begleitet wird.

Pflegefachpersonen nehmen sensibel war, ob die Betroffenen eher alleine sein möchten oder ihre Begleitung brauchen. Hilfreich können auch das Anbieten und die gemeinsame Durchführung von Ritualen (→ 20.5.5) sein.

SPICKZETTEL

Das Sterben begleiten

- Vorrangiges Ziel pflegerischer Maßnahmen ist der Erhalt der größtmöglichen Lebensqualität.
- Unter Umständen häufige Schwankungen im Krankheitsverlauf; Pflegemaßnahmen daher flexibel anpassen, standardisierte Pflegepläne individualisieren, Nahziele setzen.
- Fokus auf Kompensation von Defiziten und Symptomkontrolle, Ruhebedürfnis berücksichtigen.
- Engmaschige Überwachung der Patientin, um belastende Symptome schnell zu erkennen.
- Zugehörige zeitnah über den Eintritt der Sterbephase informieren, ihre Handlungsfähigkeit unterstützen, z. B. durch Einbeziehung in die Pflege.
- Geeignete Atmosphäre zum Abschiednehmen schaffen.

20.5.5 Kulturelle Aspekte und Ressourcen

Rituale

Lebenskrisen → 15.4

DEFINITION

Ritual (lat. *ritualis* = den religiösen Brauch betreffend): Bezeichnet ein Vorgehen nach immer gleichen, festgelegten Regeln, das zu einem bestimmten Zeitpunkt oder beim Eintreffen bestimmter Ereignisse durchgeführt wird. Häufig werden symbolische Handlungen mit großer Aufmerksamkeit ausgeführt und symbolische Gegenstände benutzt.

In allen Kulturen und Religionen kennt man **Rituale und rituelle Handlungen,** v. a. an den Schwellensituationen und Übergängen des Lebens. Sie sollen in Krisensituationen Halt und Orientierung, Sinn und Gemeinschaft herstellen.

Es ist nicht verwunderlich, dass besonders das Lebensende als vielleicht größte und bedrohlichste Schwelle im menschlichen Leben von zahlreichen Ritualen begleitet wird. Viele der Rituale um Trauer, Tod und Sterben haben einen religiösen Hintergrund (Krankensalbung, Beerdigung). Ein klassisches **Übergangsritual** verläuft in drei Phasen [16], was sich gut am Beispiel einer Bestattung darstellen lässt:

1. **Trennung/Loslösung.** Bei der Trauerfeier erinnert man sich an die Verstorbene: Wer war sie? Was hat sie ausgemacht? Welche Bedeutung hatte sie für mich, die Familie, die Gesellschaft etc.?
2. **Übergang.** Das Hinablassen des Sargs ins Grab macht deutlich: Etwas Einschneidendes hat sich verändert – dieser Mensch ist nicht mehr unter uns und wird auch nicht mehr wiederkehren
3. **Neuanbindung.** Der Leichenschmaus kann als Symbol der Verankerung im Leben verstanden werden – die Hinterbliebenen essen und trinken, weil sie gemeinsam weiterleben werden. Sie teilen die Erinnerung.

Individuelle Einstellung und Rituale

Kulturen, Religionen und der einzelne Mensch haben eigene Einstellungen und Rituale im Umgang mit Krisen, Sterben, Tod und Trauer. In manchen Kulturen ist ein expliziter Umgang mit Tod und Sterben angemessen, in anderen ist es ein Tabu, das Sterben konkret zu benennen. Pflegende müssen die Riten und Einstellungen anderer Kulturen nicht im Einzelnen kennen. Sie fragen in einem guten Moment nach, was der Betroffenen und ihren Zugehörigen bedeutsam und wichtig für das Sterben und die Zeit danach ist.
Auch nicht religiöse Menschen greifen in Krisenzeiten auf vertraute Rituale zurück, andere wiederum empfinden sie als befremdlich und sinnlos. Rituelle Handlungen sind nur dann hilfreich, wenn sie für die Beteiligten Sinn ergeben und von ihnen gewollt sind, sie dürfen nicht aufgezwungen werden.

Häufige rituelle Handlungen sind:

- Fenster unmittelbar nach dem Versterben öffnen, damit die Seele entweichen kann
- Kerzen im oder vor dem Zimmer der Verstorbenen anzünden (→ Abb. 20.19)
- Trauerbuch (Kondolenzbuch), in das sich jeder eintragen kann
- Rituale unterliegen Veränderungen. Alte, nicht mehr so häufig anzutreffende Rituale:
  - Alle Spiegel werden zugehängt, solange der Leichnam im Haus ist, damit die Tote nicht hineinschaut und jemanden mitnimmt
  - Uhren werden angehalten, damit die Tote nicht durch das Ticken gestört wird
  - Münzen als Geld für die Fähre ins Jenseits werden auf die Augen gelegt.

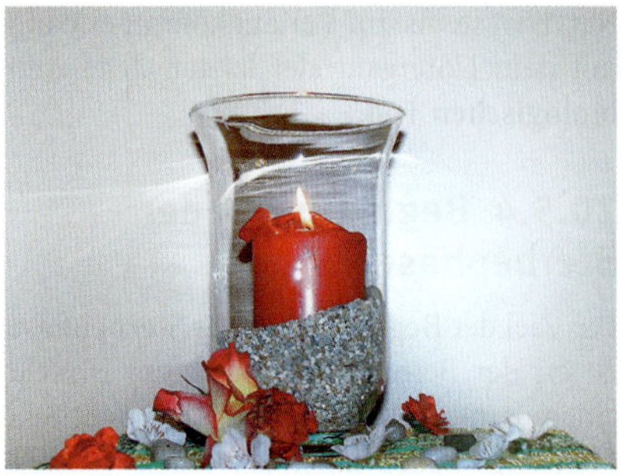

Abb. 20.19 In vielen Palliativeinrichtungen wird eine brennende Kerze vor die Tür der Verstorbenen gestellt. [M1000]

Rituale im multiprofessionellen Team

Viele Hospiz- und Palliative-Care-Teams haben Rituale für die Selbst- und Teampflege und um einen guten Abschluss einer Sterbebegleitung zu finden. Beispielsweise versammelt sich das Team einmal in der Woche, um der Verstorbenen der letzten Woche zu gedenken. Die Namen aller Verstorbenen werden vorgelesen, für jede wird eine Kerze angezündet. Wer möchte, kann etwas zu der verstorbenen Person sagen: Was verbinde ich mit ihr? Was war schön oder lustig während der Begleitung? Was war schwierig? Am Schluss werden die Kerzen ausgepustet als sichtbares Zeichen, dass das Team bereit ist, Vergangenes hinter sich zu lassen und offen in neue Begegnungen zu gehen.

20.6 Ethische und rechtliche Aspekte

Sterbehilfe

Der Begriff der **Sterbehilfe** ist nicht klar definiert. In der öffentlichen Diskussion werden damit Handlungen bezeichnet, die den Tod vorzeitig herbeiführen bzw. den Sterbeprozess nicht künstlich verlängern. Strikt davon abzugrenzen ist der Begriff der **Sterbebegleitung** („indirekte Sterbehilfe", Therapie am Lebensende). Er bezeichnet Maßnahmen der Pflege und Betreuung von Menschen im Sterbeprozess, die ausschließlich der Leidenslinderung dienen und weder die Verlängerung noch die Verkürzung des Sterbeprozesses zum Ziel haben.

Die weit verbreitete Unterscheidung in aktive, passive und indirekte Sterbehilfe ist missverständlich und irreführend. Deshalb schlug der *Nationale Ethikrat* bereits 2006 neue, eindeutige Begrifflichkeiten vor (→ Tab. 20.6).

Bis 2015 war der assistierte Suizid in Deutschland nicht strafrechtlich geregelt. Die Gesetzgebung folgte der Logik, dass die Hilfe bei einer straffreien Handlung (dem Suizid) selbst auch nicht strafbar sein kann. Die ärztliche Suizidhilfe *(ärztlich assistierter Suizid)* wurde zum damaligen Zeitpunkt durch das Standesrecht geregelt. Die Musterberufsordnung der Bundesärztekammer schlägt 2011 folgende Formulierung zum ärztlich assistierten Suizid vor:

§ 16 Beistand für Sterbende

Ärztinnen und Ärzte haben Sterbenden unter Wahrung ihrer Würde und unter Achtung ihres Willens beizustehen. Es ist ihnen verboten, Patientinnen und Patienten auf deren Verlangen zu töten. Sie dürfen keine Hilfe zur Selbsttötung leisten.

2015 wurde vom Deutschen Bundestag das *Gesetz zum Verbot der geschäftsmäßigen Förderung der Selbsttötung* (§ 217 StGB) verabschiedet. Darin wurde die Hilfe zur Selbsttötung unter bestimmten Voraussetzungen (Geschäftsmäßigkeit) unter Strafe gestellt. Zahlreiche Organisationen und Einzelpersonen klagten daraufhin vor dem Bundesverfassungsgericht.

Am 26. Februar 2020 erklärte das Bundesverfassungsgericht den § 217 StGB als verfassungswidrig und stellte fest, dass ein Recht auf selbstbestimmtes Sterben auch das Recht einschließt, sich das Leben zu nehmen. Dafür darf man sich Hilfe nehmen, sofern sie freiwillig angeboten wird. Niemand darf aber zur Beihilfe zum Suizid verpflichtet oder gezwungen werden. Das Bundesverfassungsgericht führte weiter aus, dass sich das Recht auf Hilfe bei der Selbsttötung nicht auf bestimmte Lebensphasen wie das Ende einer schweren Erkrankung oder das hohe Alter begrenzt, sondern in allen Lebensphasen besteht. Voraussetzung ist, dass akute Krisen und psychische Erkrankungen ausgeschlossen sind und die Freiverantwortlichkeit gewährleistet wird.

In Konsequenz dieses Urteils entschied der 124. Deutsche Ärztetag 2021, die berufsrechtlichen Regelungen für Ärztinnen und Ärzte zur Suizidhilfe zu ändern. § 16 Satz 3 der (Muster-)Berufsordnung wurde aufgehoben. Es wird erwartet, dass der Bundestag 2022 ein neues Gesetz verabschiedet, das die Suizidhilfe regelt.

Hospizbewegung und Palliativversorgung sehen sich (historisch) als Alternative zur Tötung und zur Suizidhilfe.

Weitere rechtlich relevante Themen für die Begleitung von Menschen in der letzten Lebensphase sind:

Errichten eines Nottestaments → 48.3.2
Vorsorge- und Betreuungsvollmacht → 48.3.3
Umgang mit der Patientenverfügung → 48.3.4
Rechtliche Aspekte zu wiederbelebenden Maßnahmen → 48.3.4

20.7 Nach dem Tod

20.7.1 Umgang mit Verstorbenen

Wenn ein Mensch gestorben ist, informieren die Pflegefachpersonen oder die Einrichtungsleitung eine Ärztin und dokumentieren den (mutmaßlichen) Todeszeitpunkt in der Pflegedokumentation.

Die Pflegenden schaffen im Sterbezimmer eine friedliche und ordentliche Atmosphäre, indem sie Pflegeutensilien und Medizinprodukte entfernen.

Feststellung des Todes

Die offizielle Todesfeststellung darf nur eine approbierte Ärztin nach Vorliegen sicherer Todeszeichen wirksam bescheinigen. Nach der **Leichenschau** füllt sie die zur Bestattung notwendige **Todesbescheinigung** aus. Die hier dokumentierte Uhrzeit des Todes ist der offizielle Todeszeitpunkt. Nur wenn die Ärztin auf diesem Dokument einen natürlichen Tod bescheinigt, ist eine Bestattung ohne Einschalten der Staatsanwaltschaft möglich. Bei unklarer oder nicht natürlicher Todesursache darf eine weitere Versorgung des Leichnams vor Eintreffen der Polizei und Staatsanwaltschaft nicht durchgeführt werden.

Tab. 20.6 Terminologie Sterbehilfe [17].

Alte Bezeichnung	Empfehlung des Nationalen Ethikrats	Definition	Rechtliche Einordnung
Aktive Sterbehilfe	Tötung auf Verlangen	Liegt vor, wenn jemand durch das „ausdrückliche und ernstliche Verlangen" der Getöteten zur Tötung bestimmt wurde und den Tod gezielt aktiv herbeiführt, z. B. durch die Verabreichung einer Substanz mit tödlicher Wirkung	In Deutschland verboten (§ 216 StGB), in Europa in den Niederlanden, Belgien und Luxemburg und in Spanien unter bestimmten Voraussetzungen erlaubt
Assistierter Suizid	Beihilfe zur Selbsttötung	Liegt vor, wenn eine Ärztin oder eine andere Person jemanden bei einer freiverantworteten Selbsttötung unterstützt, z. B. durch Beschaffung eines todbringenden Medikaments. Die Tatherrschaft muss bei der Sterbewilligen selbst liegen, d. h., das Medikament muss von dieser selbst eingenommen werden	In Deutschland kein Straftatbestand (Stand September 2022)
Indirekte Sterbehilfe	Therapien am Lebensende	Bezeichnet alle medizinischen Maßnahmen, die in der Sterbephase mit dem Ziel erfolgen, Leid (z. B. Schmerzen, Atemnot) zu lindern, auch wenn nicht auszuschließen ist, dass dadurch der Sterbeprozess beschleunigt wird. Entscheidend sind die Indikation und Angemessenheit der Maßnahmen zur Leidenslinderung	Nicht strafbar bzw. in vielen Fällen geboten, solange die Intention nicht Lebensverkürzung, sondern Leidenslinderung ist
Passive Sterbehilfe	Sterben lassen/Sterben zulassen (Therapiezieländerung, Behandlungsbegrenzung)	Unterlassen, Begrenzen oder Beenden lebenserhaltender oder lebensverlängernder Maßnahmen (z. B. künstliche Ernährung, Beatmung, Reanimation)	Straffrei und geboten, wenn es dem Patientenwillen entspricht oder die Maßnahme medizinisch nicht (mehr) indiziert ist

Todeszeichen

Sichere Todeszeichen

- **Totenflecken** *(Livores)*: Durch die Schwerkraft sinkt das Blut in die am tiefsten gelegenen Hautgefäße ab *(Hypostase)*. Es entsteht eine rötlich-bläuliche, fleckige Verfärbung der Haut, die anfangs noch wegdrückbar ist. Im Verlauf kommt es zu einer flächigen, nicht mehr wegdrückbaren, bläulich-rötlichen Verfärbung der gesamten Liegefläche des Verstorbenen
- **Totenstarre** *(Rigor mortis)*: Kontraktion der Muskulatur, die sich im Verlauf wieder zurückbildet (nach Stunden oder erst nach Tagen)
- **Leichenfäulnis:** Geruchsentwicklung durch den langsam einsetzenden Fäulnis- und Auflösungsprozess
- **Mit dem Leben nicht vereinbare Verletzungen.**

Unsichere Todeszeichen

- Atem- und Herz-Kreislauf-Stillstand
- Kalter und schlaffer Körper
- Weite und lichtstarre Pupillen.

Versorgung des Leichnams

Pflegefachpersonen führen folgende Maßnahmen durch:

- Alle Zugänge und Ableitungen werden nach Möglichkeit entfernt werden. Zugänge oder Ableitungen, aus denen beim Entfernen noch große Mengen Flüssigkeit austreten würden, können belassen und abgeklebt werden
- Wenn vorhanden, werden Zahnprothesen eingesetzt und der Verstorbene ggf. rasiert. Der Leichnam wird gesäubert und angekleidet, ggf. übernimmt das auch das Bestattungsunternehmen
- Das Ankleiden des Leichnams ist erst nach der Leichenschau durch die Ärztin möglich, die die Leiche unbekleidet begutachten muss. Allerdings empfiehlt es sich, den Leichnam vor Eintreten der Leichenstarre anzukleiden, da das Ankleiden zu diesem Zeitpunkt wesentlich leichter und sanfter durchzuführen ist
- In manchen Einrichtungen ist es üblich, das Kinn der Verstorbenen hochzubinden, damit sich deren Mund schließt. Dies ist aber nicht notwendig. In der Regel schließt sich der Mund auf natürliche Weise nach Eintritt der Totenstarre von selbst. Um den Mundschluss zu fördern, kann der Unterkiefer in den ersten Stunden mit einer Handtuchrolle oder einer Kinnstütze gestützt werden
- Sollten die Augen der Verstorbenen nicht geschlossen bleiben, können die Lider kurz mit einem feuchten Tupfer beschwert werden. Für die Verabschiedung der Zugehörigen sollten die Tupfer wieder entfernt werden.
- Wenn die Verstorbene Schmuck trägt, ist dieser in der Regel zu entfernen, außer der für die Bestattung zuständige Zugehörige verfügt dies anders.

Respekt und Nähe

Der Umgang mit dem Leichnam sollte zu jeder Zeit respektvoll sein. Für Zugehörige kann die Mithilfe beim Waschen und Ankleiden ein für ihre Trauerbewältigung sehr hilfreiches Ritual sein.

Zugehörigen Abschied ermöglichen

Ziel der Versorgung des Leichnams ist, ihn für die letzte Begegnung mit den Zugehörigen zurechtzumachen (→ Abb. 20.20). Die Verstorbene bleibt so lange in ihrem Zimmer, bis sich die Zugehörigen verabschieden konnten. Es sei denn, es gibt einen Abschiedsraum, in die die Verstorbene gebracht werden kann.

Administrative Tätigkeiten

Im Krankenhaus wird an den Leichnam ein Identifikationskärtchen angebracht. Je nach Institution sind die nach dem Eintritt des Todes erforderlichen **administrativen Tätigkeiten** (z. B. das Ausfüllen einer Sterbefallanzeige oder der Eintrag in die Mitternachtsstatistik) durch die Pflegefachpersonen zu erledigen.

SPICKZETTEL

Nach dem Versterben

- Ärztin und Einrichtung informieren, mutmaßlichen Todeszeitpunkt dokumentieren.
- Leichenschau und Feststellung des Todes durch die Ärztin (sichere Todeszeichen: Totenflecken, Totenstarre, Leichenfäulnis, mit dem Leben unvereinbare Verletzung).
- Administrative Aufgaben je nach Einrichtung (Sterbefallanzeige, Mitternachtsstatistik).
- Versorgung des Leichnams:
  - Entfernung von Zugängen und Ableitungen
  - Säuberung des Leichnams, Rasur, Einsetzen von Zahnprothesen
  - Ankleiden des Leichnams nach der Leichenschau, aber möglichst vor Einsetzen der Totenstarre
  - Ggf. Förderung des Mundschlusses durch Unterstützung des Kinns, Förderung des Lidschlusses durch Auflegen feuchter Tupfer
  - Schmuck entfernen.

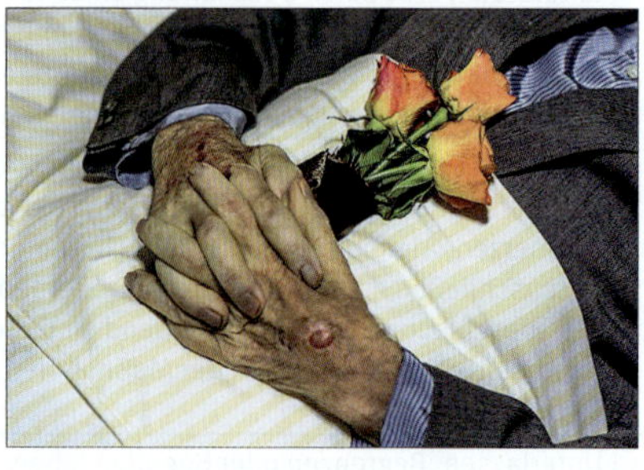

Abb. 20.20 Dem Verstorbenen kann noch eine Rose in die Hand gegeben werden. [J787]

20.7.2 Trauer

Verlust und Trauer → 15.6.4

Die **Trauer** ist sehr bedeutsam bei der Begleitung von Menschen in der letzten Lebensphase. Zugehörige mussten über längere Zeit den körperlichen Verfall des schwer kranken Menschen miterleben, was eine große Herausforderung ist. In dieser Zeit sind viele Zugehörige durch aktuelle Aufgaben und die Verantwortung für den Sterbenden von ihren eigenen Bedürfnissen und ihrer Trauer abgelenkt. Erst mit Eintritt der Sterbephase wird ihnen bewusst, dass sie einen Menschen verlieren, der ihnen sehr wichtig ist.

Trauer ist ein Verarbeitungsprozess, um diesen Verlust bewältigen zu können. Trotzdem kann sie massive Auswirkungen auf den Menschen haben. Trauer kann zum Rückzug, zur Selbstaufgabe bis hin zu Krankheit und Tod führen.

Phänomene der Trauer

Die Trauer ruft widersprüchliche Gefühle wie Verzweiflung, Wut oder Niedergeschlagenheit hervor. Es gibt auch Phasen des Vergessens, die unter Umständen mit einem Schuldgefühl einhergehen. Auch kann die Trauer körperliche Veränderungen mit sich bringen. Eine gebeugte Körperhaltung, Hautveränderungen oder ein beschleunigter Alterungsprozess sind z. B. Phänomene, die bei trauernden Menschen zu beobachten sind.

Es ist wichtig zu wissen, dass Trauerreaktionen wie Weinen oder Schreien eine für den Menschen tröstende Funktion haben. Deshalb geht es im Umgang mit Trauernden nicht darum, die Tränen sofort zu trocknen. Es ist auch nicht das Ziel, den Zugehörigen die Trauer abzunehmen. Sie brauchen ihre Trauerzeit, um den Verlust verarbeiten zu können (→ Abb. 20.21).

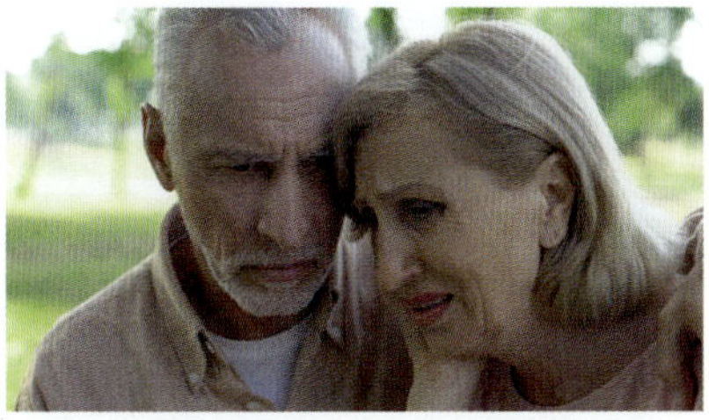

Abb. 20.21 Trauer angesichts des Verlusts eines geliebten Menschen ist eine natürliche und sehr individuelle Reaktion. Die Verarbeitung des Verlustes durch die Trauer schafft erst die Möglichkeit, sich irgendwann wieder dem Leben und der Zukunft zuzuwenden. [J787]

Trauer ist individuell

Nicht immer ist Trauer für die Außenwelt sichtbar. Es gibt Menschen, die scheinbar ganz pragmatisch ihr Leben weiterleben. Zum Teil löst ein solches Verhalten Unverständnis im persönlichen Umfeld aus. Dies ist jedoch ungerechtfertigt. Auch wenn die Trauer nicht sichtbar ist, ist fest davon auszugehen, dass nach dem Verlust eines nahestehenden Menschen ein Trauerprozess einsetzt.

Trauernde nicht allein lassen

Für viele Trauernde ist es wichtig und hilfreich, Beistand zu erhalten. Oft haben sie aber nicht die Kraft, Hilfe einzufordern. Es ist deshalb Aufgabe des behandelnden Teams, mit dem Zugehörigen zu klären, wer zur Seite stehen kann. Bei sozial gut eingebetteten Menschen übernimmt diese Funktion das nahe Umfeld. Maßnahmen zur Trauerbewältigung sind u. a. Trauer zulassen und darüber sprechen, auf die Beerdigung gehen, einen Gedenkort aufsuchen, aufschreiben, was einen aktuell bewegt, z. B. in einem Tagebuch, Abwechslung und Ablenkung suchen, sich etwas Gutes tun. Bei schwierigen Trauerverläufen ist manchmal mehr Hilfe notwendig. Für diese Fälle gibt es in Hospizvereinen und Beratungsstellen Angebote in Form von Einzelbegleitungen oder Trauergruppen (**Trauerbegleitung**), worüber die Zugehörigen zu informieren sind und evtl. bei der Herstellung des Kontakts unterstützt werden.

Die Arbeit mit trauernden Zugehörigen beginnt aber schon vor Eintritt des Todes. Eine gute Begleitung in der Sterbephase kann sich sehr positiv auf den späteren Trauerprozess auswirken.

Problematische Trauersituationen

Problematische Trauersituationen, die eine verlängerte Trauerzeit nach sich ziehen können und eine besondere Aufmerksamkeit durch das behandelnde Team erfordern, sind u. a.:

- Wenn ein Suizid zum Verlust des geliebten Menschen geführt hat. Diese Form des Sterbens verursacht oft Schuldfragen bei den Zugehörigen
- Wenn Eltern ihre Kinder verlieren. Auch wenn erwachsene Kinder sterben, stellt dies die natürliche Ordnung auf den Kopf
- Wenn das Sterben unter dramatischen Bedingungen stattfand (z. B. bei einem Unfall) und keine Zeit zum Abschiednehmen bestand
- Wenn Zugehörige keine Begleitung/Aufklärung bekommen haben oder der Verarbeitungsprozess durch Medikamente oder betäubende Mittel unterdrückt wird.

In diesen Fällen ist es besonders wichtig, dass die Zugehörigen auf Angebote der psychologischen Beratung und Trauerbegleitung hingewiesen werden.

20.7.3 Nachlass und Bestattung

Umgang mit dem Nachlass

Mit dem Tod der Patientin geht der gesamte **Nachlass** in den Besitz der erbberechtigten Person(en) über. Bei der Herausgabe von Wertgegenständen, die der Verstorbenen gehörten, sind die einrichtungseigenen Regelungen zu beachten, die in den Geschäftsbedingungen bzw. im Vertrag zwischen Patientin und Institution festgehalten sind. Die Herausgabe der Wertgegenstände sollte nur gegen eine unterschriebene Empfangsbestätigung an die nächsten Angehörigen oder eine erbberechtigte Person erfolgen. Unter Umständen ist auch eine Herausgabe der Wertgegenstände nur gegen Vorlage des Erbscheins möglich.

Bestattung

Das **Bestattungsrecht** ist Angelegenheit der Bundesländer. In vielen Bundesländern ist in Gesetzen oder Ausführungsverordnungen geregelt, wann der Leichnam in eine Leichenhalle überführt werden muss. Meist ist dies in einem Zeitraum zwischen 24 und 36 Stunden nach Eintritt des Todes vorgeschrieben, sofern es eine Leichenhalle in der Gemeinde gibt. Nur Bayern macht für die Überführung keine Vorschriften. Wenn es keine Leichenhalle oder Regelung zur Überführung gibt, ist eine Aufbahrung im häuslichen Umfeld über mehrere Tage möglich.

Im Regelfall darf der Leichnam nicht früher als 48 Stunden nach Eintritt des Todes bestattet werden. Je nach Bundesland muss die Bestattung innerhalb von vier Werktagen bis zehn Tagen erfolgen. In einigen Kommunen müssen besondere Wünsche wie z. B. eine anonyme Bestattung oder eine Feuerbestattung vorher durch den Verstorbenen schriftlich festgelegt sein. Der Patientin und ihren Zugehörigen sollte daher rechtzeitig angeraten werden, sich über die Vorschriften zu erkundigen, wenn ein spezieller Bestattungswunsch besteht.

Gesprächsangebot

Viele Menschen wissen nicht, was auf sie zukommt, wenn sie sich um einen Todesfall kümmern müssen. In Deutschland bieten die meisten Bestattungsinstitute Komplettpakete an, die sowohl die Organisation der Bestattung und der Trauerfeier als auch Hilfe bei allen behördlichen Angelegenheiten umfassen. Diese Information reicht häufig aus, um die Zugehörigen zu beruhigen.

In vielen Familien wird das Thema Bestattung ausgespart. Ein Gespräch – mit Pflegenden oder einem Bestatter – bietet der Patientin und ihren Zugehörigen die Möglichkeit, ihre Anliegen und Wünsche zu diesem Thema zu klären. Außerdem gibt die rechtzeitige Thematisierung der Erkrankten die Möglichkeit, selbst Anordnungen für ihre Bestattung zu treffen, z. B. mithilfe einer **Bestattungsvorsorge** (Vertrag mit einem Bestattungsunternehmen).

Bestattungspflichtig sind in der Regel Angehörige. Gibt es keine bestattungspflichtigen Angehörigen oder verfügen weder die Verstorbene noch die bestattungspflichtigen Zugehörigen über genügend finanzielle Mittel, um die Bestattungskosten zu decken, erfolgt eine **Sozialbestattung.**

SPICKZETTEL

Nachlass und Bestattung

- Wurden Wertgegenstände in Verwahrung genommen, erfolgt die Herausgabe an die Erbberechtigten gegen eine schriftliche Empfangsbestätigung und ggf. gegen Vorlage des Erbscheins.
- Vorschriften zur Überführung des Leichnams und Möglichkeiten der Aufbahrung sind je nach Bundesland unterschiedlich geregelt.
- Bestattung *muss* je nach Bundesland innerhalb von vier Werktagen bis zehn Tagen erfolgen, frühestens jedoch 48 Stunden nach Eintritt des Todes.
- Ggf. Regelungen für besondere Bestattungswünsche beachten.
- Patientin und Zugehörigen frühzeitig ein Gespräch über Bestattungsfragen ermöglichen.

21

PFLEGE BEI HERZERKRANKUNGEN

Nicole Menche
Unter Mitarbeit von Christine Keller

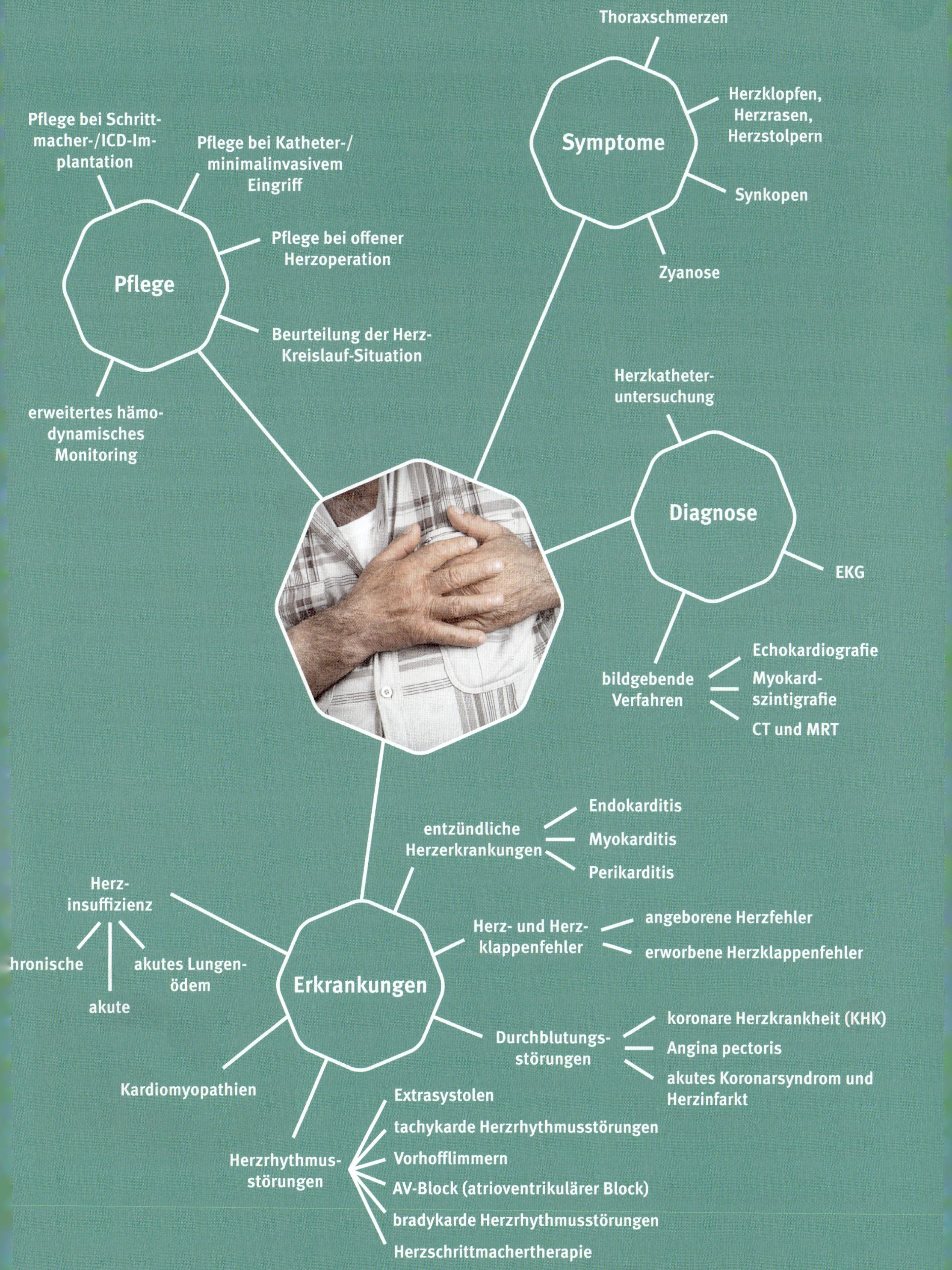

Thoraxschmerzen
Herzklopfen, Herzrasen, Herzstolpern
Symptome
Synkopen
Zyanose
Pflege bei Schrittmacher-/ICD-Implantation
Pflege bei Katheter-/ minimalinvasivem Eingriff
Pflege bei offener Herzoperation
Pflege
Beurteilung der Herz-Kreislauf-Situation
erweitertes hämodynamisches Monitoring
Herzkatheteruntersuchung
Diagnose
EKG
bildgebende Verfahren
Echokardiografie
Myokardszintigrafie
CT und MRT
entzündliche Herzerkrankungen
Endokarditis
Myokarditis
Perikarditis
Herzinsuffizienz
hronische
akute
akutes Lungenödem
Herz- und Herzklappenfehler
angeborene Herzfehler
erworbene Herzklappenfehler
Erkrankungen
Durchblutungsstörungen
koronare Herzkrankheit (KHK)
Angina pectoris
akutes Koronarsyndrom und Herzinfarkt
Kardiomyopathien
Herzrhythmusstörungen
Extrasystolen
tachykarde Herzrhythmusstörungen
Vorhofflimmern
AV-Block (atrioventrikulärer Block)
bradykarde Herzrhythmusstörungen
Herzschrittmachertherapie

Die medizinischen Fachgebiete

DEFINITION

Kardiologie: Teilgebiet der Inneren Medizin, das sich mit den Erkrankungen von Herz, herznahen Gefäßen und Kreislauf einschließlich der konservativen und katheterinterventionellen Therapien befasst.

Kinderkardiologie: Teilgebiet der Pädiatrie, das Erkennung, konservative und interventionelle Behandlung von Herz-Kreislauf-Erkrankungen im Kindes- und Jugendalter beinhaltet.

Herzchirurgie *(Kardiochirurgie):* Medizinisches Fachgebiet, das Diagnostik und operative Behandlung von Arteriosklerose der Herzkranzgefäße, Fehlbildungen, Klappenerkrankungen und Verletzungen des Herzens, der herznahen Gefäße und des Mediastinums sowie damit zusammenhängend der Lungen umfasst.

21.1 Pflege bei Herzerkrankungen

Blutdruckkontrolle → 4.2.2
Pulskontrolle → 4.1.2
Überwachung der Atmung → 3.2

21.1.1 Patientensituation

Erkrankungen des Herzens treten akut auf oder haben einen chronischen Verlauf. Sie können aber immer schnell lebensbedrohlich werden.

Akut Herzkranke werden auf einer Intermediate-Care- (IMC-) oder Intensivstation mithilfe eines Überwachungsmonitors (→ 45.3.2) bzw. auf der Allgemeinstation durch Telemonitoring (→ 21.1.3) überwacht, um z. B. Herzrhythmusstörungen rechtzeitig zu erkennen.

Pflegende kontrollieren regelmäßig die Vitalzeichen der Betroffenen. Sie beobachten ihr Befinden, erkundigen sich nach Beschwerden und unterstützen sie je nach ihren Einschränkungen.

VORSICHT! Menschen mit kardiologischen Erkrankungen klagen möglicherweise immer über dieselben Beschwerden (Atemnot, Herzklopfen bzw. -stolpern, Schmerzen in der Brust). Die Beschwerden können sich aber auch verändern oder neue treten hinzu. **Beschwerden immer ernst nehmen,** da sie jederzeit auf eine Verschlechterung hinweisen können!

Viele Menschen mit kardiologischen Erkrankungen plagen Ängste, sowohl bezüglich ihrer gesundheitlichen als auch ihrer familiären und beruflichen Zukunft. Die Pflegenden helfen durch Anteilnahme und Gesprächsbereitschaft (→ 39.3). Sie beziehen sie aktiv in alle Maßnahmen ein und beraten sie zu einem *gesundheitsfördernden Verhalten* (→ Kap. 16).

Bei der Neuorientierung und Veränderung von ungünstigen Lebensgewohnheiten ist vielen Betroffenen die Kontaktaufnahme zu einer Selbsthilfegruppe, Koronarsportgruppe oder der *Deutschen Herzstiftung* eine große Hilfe.

21.1.2 Beobachten, Beurteilen und Intervenieren

Atmung

Herzkranke leiden oft unter **Atemnot** (*Dyspnoe* → 21.6.1, → 3.3), die sich meist bei Belastung und im Liegen verschlimmert und beim Aufsetzen bessert. Daher beobachten Pflegende bei ihnen besonders die Atmung (Atemfrequenz? Atemnot? Atemgeräusche? Zyanose?).

Die nichtinvasive Überwachung der Sauerstoffsättigung mittels Pulsoximetrie (→ 4.1.2) ist heute Standard bei akuten Herzerkrankungen.

Bei Bedarf unterstützen die Pflegenden den Patienten bzw. die Patientin (im Folgenden „Patient" genannt) bei der Oberkörperhoch- oder Herzbettpositionierung (→ Abb. 21.1), sorgen für ausreichend frische Luft und verabreichen Sauerstoff nach Arztanordnung (→ 3.5). Weitere atemunterstützende Maßnahmen (→ 3.4.3) verschaffen oft Linderung.

Kommunikation

Im Gespräch mit dem Patienten werden seine Sorgen deutlich, z. B. Angst vor Zustandsverschlechterung, Verunsicherung bei Veränderungen oder dauerhafter Einschränkung. Die Pflegenden gehen empathisch auf die Sorgen ein und vermitteln Sicherheit durch Fachinformationen und professionelles Auftreten.

Pflegende achten außerdem auf verbale und nonverbale Schmerzäußerungen (→ 13.2, → 21.2.1). Thoraxschmerzen treten bei vielen Herzerkrankungen und deren Komplikationen auf. Umgekehrt können Schmerzen auch kardiale Folgen haben (z. B. Tachykardie). Die Pflegenden informieren bei Schmerzen den Arzt bzw. die Ärztin (im Folgenden als „Arzt" bezeichnet) und verabreichen Analgetika nach Anordnung.

Bewegung

In der Akutphase einer Herzerkrankung kann körperliche Belastung die Situation verschlechtern. Dann entscheidet der Arzt je nach Art und Schwere der Erkrankung, welche körperliche Belastung sich der Patient zumuten darf. Ein Teil der Betroffenen meidet von sich aus körperliche Anstrengung, andere müssen gebremst werden. Pflegende und Physiotherapeuten unterstützen bei der stufenweisen Mobilisation. Dabei beobachten sie Atmung, Puls, Blutdruck, Gesichtsfarbe und das allgemeine Befinden des Patienten, um eine Überforderung rechtzeitig zu erkennen. Die Maßnahmen werden immer dem individuellen Leistungsvermögen angepasst.

Muss der Patient Bettruhe einhalten, empfindet er meist die Oberkörperhoch- bis hin zur **Herzbettpositionierung** (→ Abb. 21.1) als angenehm, bei der er sowohl Füße als auch Hände abstützen kann.

VORSICHT! Oberkörperhoch- und Beintieflagerung bei der **Herzbettpositionierung** erleichtern die Atmung und entlasten das Herz. Dabei kann der arterielle Blutdruck gefährlich abfallen und ein kardiogener Schock (→ 21.5.2) oder eine Minderdurchblutung des Gehirns drohen. Bei einem Blutdruck < 90 mmHg und einem Puls > 100/Min. muss die Positionierung abgebrochen werden.

Je nach Zustand sind Dekubitus-, Thrombose-, Pneumonie- und/oder Kontrakturenprophylaxe erforderlich.

Ernährung

Eine ungeeignete Ernährung mit z. B. Adipositas (→ 26.7.1), Hyperlipoproteinämie (→ 26.8) oder Diabetes mellitus (→ 26.6) stellt einen Risikofaktor für die koronare Herzkrankheit (→ 21.5.1) dar. Die Arteriosklerose der Herzkranzgefäße kann durch eine Änderung der Ernährung positiv be-

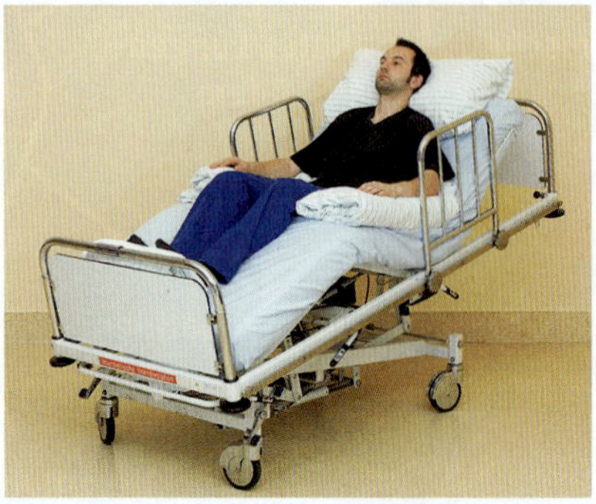

Abb. 21.1 Herzbettpositionierung. [K115]

einflusst werden. Pflegefachpersonen, Diätassistenten und Ärzte beraten den Patienten über die Notwendigkeit einer Ernährungsumstellung und Gewichtsreduktion und informieren über geeignete Nahrungsmittel und Zubereitungsarten.

Ausscheidung

Bei Patienten mit einer dekompensierten Herzinsuffizienz (→21.6) lagert sich häufig Flüssigkeit in Beinen (→Abb. 21.20), Rücken oder Lungen (Lungenödem, →21.6.3) ein mit verminderter Belastbarkeit und schlechterer Atmung mit Atemnot als Folgen. Im Rahmen einer diuretischen Therapie bilanzieren die Pflegenden die Urinausscheidung, kontrollieren täglich das Gewicht und die Ödeme. Bei Bedarf erstellen sie eine Flüssigkeitsbilanz (→8.1.2).

Körperliche Schonung und eine evtl. Beschränkung der Trinkmenge begünstigen eine Obstipation. Da obstipationsbedingtes Pressen das Herz belastet und Atemnot auslösen kann, führen die Pflegenden Maßnahmen zur Obstipationsprophylaxe und bei Obstipation (→8.2.5, →24.2.6) durch.

Körpertemperatur

Entzündliche Herzerkrankungen (→21.8) gehen mit Temperaturerhöhung/Fieber einher (→Kap. 5). Pflegende kontrollieren engmaschig die Körpertemperatur. Nach interventionellen und herzchirurgischen Eingriffen kann ein Temperaturanstieg Hinweis auf eine beginnende Infektion sein.

Generell werden fiebersenkende Maßnahmen bei Herzkranken frühzeitiger eingesetzt als bei Herzgesunden, da durch das Fieber der Sauerstoffbedarf steigt und damit die Herzarbeit zunimmt, was eine zusätzliche Gefährdung darstellen kann.

21.1.3 Beurteilung der Herz-Kreislauf-Situation

Arterielle Blutdruckmessung →45.3.2
Rechtsherzkatheteruntersuchung →21.3.6

Bei den meisten Patienten reichen 1- bis 3-mal tägliche Kontrollen von Puls und Blutdruck (→4.1.2, →4.2.2) zur Kreislaufbeurteilung. Bei akut Herzkranken wird ein Überwachungsbogen angelegt, noch häufiger gemessen und nach Beschwerden gefragt. Alternative ist **Telemonitoring,** d.h. die Fernüberwachung von Patienten. In der Kardiologie bezeichnet dies die Erfassung von Puls, EKG und/oder Blutdruck am Patienten, ihre Übermittlung an eine zentrale Überwachungsstation im Krankenhaus

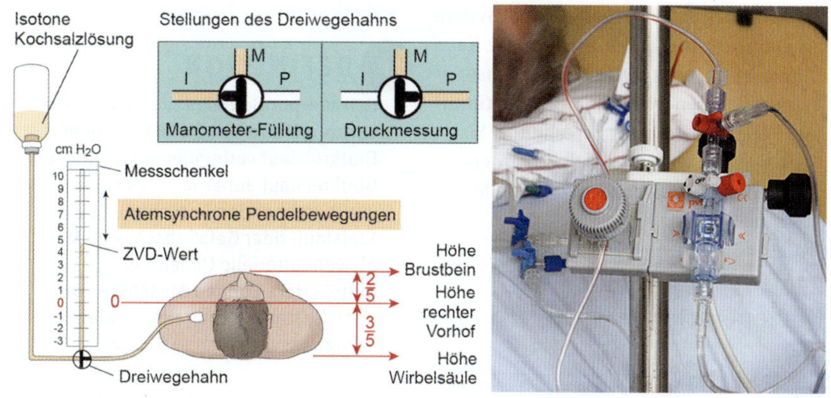

Abb. 21.2 ZVD-Messung. Links Prinzip der ZVD-Messung mit speziellem dreischenkligen Infusionssystem (I = Schenkel zur Infusion, M = Schenkel zur Messleiste, P = Schenkel zum Patienten). Rechts elektronische Messung mittels Einweg-Druckwandler. [L190, K115]

oder eine Arztpraxis und ihre Auswertung dort. Die Details (z.B. Parameter, Art der Übertragung) variieren.

Bei Schwerkranken kann ein **erweitertes hämodynamische Monitoring** erforderlich sein. Nichtinvasives Verfahren ist z.B. die Sonografie (Echokardiografie, →21.3.5, Sonografie der V. cava inferior), die binnen Minuten Rückschlüsse auf die Herzleistung erlaubt. Invasive Verfahren erfordern das Legen eines zentralen Venenkatheters (→43.5.4), eines Rechtsherzkatheters (→21.3.6) und/oder einer arteriellen Kanüle (→45.3.2).

Messung des zentralen Venendrucks

> **DEFINITION**
>
> **Zentraler Venendruck** *(ZVD):* Blutdruck im intrathorakalen Hohlvenensystem, gemessen in der V. cava superior. Maß für die Funktion des rechten Herzens und den Füllungszustand des venösen Systems. Normal 2–12 cm H_2O bzw. 1,5–9 mmHg mit geringen atemabhängigen Schwankungen.

Bei der **Messung des zentralen Venendrucks** wird der Druck in der oberen Hohlvene unmittelbar vor dem rechten Vorhof bestimmt (→Abb. 21.2). Voraussetzung ist ein korrekt liegender zentraler Venenkatheter (→43.5.4).

Die ZVD-Messung war lange Standard bei der Herz-Kreislauf-Überwachung von Schwerkranken (z.B. erniedrigter ZVD bei Volumenmangel, erhöhter ZVD bei Herzinsuffizienz oder Lungenembolie). Sie wird jedoch zunehmend kritisch gesehen. Relevant sind weniger die absoluten Einzelwerte als vielmehr der ZVD-Verlauf.

Heute üblich ist eine **elektronische Messung des ZVD** (auf Überwachungs-, Intensivstationen) über einen mit dem ZVK verbundenen Druckwandler (Transducer, →Abb. 21.2), der an den Überwachungsmonitor angeschlossen ist und kontinuierlich den ZVD anzeigt (Maßeinheit mmHg). Angaben über benötigte Materialien und Durchführung der Messung werden von den jeweiligen Firmen herausgegeben. Die **manuelle ZVD-Messung** mittels speziellem Infusionssystem und Wassersäule (Maßeinheit cm H_2O) erfolgt kaum mehr.

Bestimmung weiterer Herz-Kreislauf-Parameter

Es gibt verschiedene Möglichkeiten, minimalinvasiv weitere Herz-Kreislauf-Parameter wie etwa Schlag- und Herzzeitvolumen zu ermitteln.

- Das PiCCO®-System (engl. *Pulse Contour Cardiac Output,* dt. *Pulskontur-Herzzeitvolumen*) kombiniert die **transpulmonale Thermodilutionsmethode** und die **Pulskonturanalyse.** Mit ihm können kontinuierliche Aussagen über Herzzeitvolumen, Vor- und Nachlast, Kontraktilität des Herzens sowie über extravasales Lungenwasser gemacht werden. Nötig sind ein ZVK und ein arterieller Spezialkatheter (PiCCO®-Katheter). In den ZVK wird eine definierte Menge kalter Kochsalzlösung injiziert, die durch rechtes und linkes Herz in die Arterien des Körperkreislaufs transportiert wird. Der arterielle Spezialkatheter registriert die Temperaturveränderung, außerdem kontinuierlich den arteriellen Druckverlauf, und berechnet daraus weitere Herz-Kreislauf-Parameter [1]

- Das FloTrac®- und das ProAQT®-System benötigen eine (beliebige) arterielle Kanüle, an die ein spezieller Drucksensor angeschlossen wird, außerdem bestimmte Patientendaten zur Berechnung. Sie sind gedacht für potenziell gefährdete Patienten mit vorhandener arterieller Kanüle.

21.1.4 Pflege bei Herzoperationen

DEFINITION

Herzoperation: Operation am Herzen oder den großen herznahen Gefäßen (ohne Schrittmacherimplantation). Häufigste Herzoperationen in Deutschland sind Bypassoperationen.

Herzoperationen erfordern einen hohen personellen und technischen Aufwand und sind daher speziellen **Herzzentren** vorbehalten. Sie werden unterteilt in:

- **Operationen am schlagenden Herzen** *(geschlossene Herzoperationen)* ohne Einsatz der Herz-Lungen-Maschine. Dies sind v. a. Eingriffe an den herznahen Gefäßen und ein Teil der koronaren Bypassoperationen
- **Operationen am stillgelegten Herzen** *(offene Herzoperationen)* **mit Unterbrechung** der Herztätigkeit für längere Zeit und Einsatz der **Herz-Lungen-Maschine.** Sie erfolgen v. a. zur Korrektur von Herz- oder Herzklappenfehlern, zur Anlage eines koronaren Bypasses sowie zur Herztransplantation.

Häufigster Zugang bei Herzoperationen ist die **mediane Längssternotomie,** d. h. die Längsspaltung des Sternums in der Mittellinie. Die Zahl *minimalinvasiver Eingriffe,* die nur eine **Mini-Sternotomie** oder **Mini-Thorakotomie** erfordern, steigt ebenso wie die der *Hybrideingriffe,* d. h. Kombinationen aus Herzoperation und Katheterintervention.

Operationen am stillgelegten Herzen

Die meisten Herzoperationen erfordern ein längeres „Stillstehen" des Herzens und/oder Abklemmen der Aorta ascendens, was ohne besondere Maßnahmen zu irreversiblen Schäden an Herz und/oder Gehirn führen würde. **Extrakorporale Zirkulation** sowie **Hypothermie** und **Kardioplegie** als myokardprotektive Maßnahmen *(protektiv = schützend)* verlängern die zur Verfügung stehende Zeit.

Extrakorporale Zirkulation

DEFINITION

Extrakorporale Zirkulation *(EKZ, extrakorporaler Kreislauf, EKK):* Mit dem Blutkreislauf verbundener künstlicher Blutkreislauf außerhalb des Körpers zur vorübergehenden Ausschaltung eines Kreislauf- oder Gefäßabschnitts. Meist als venoarterielle Umleitung des Blutes mittels **Herz-Lungen-Maschine,** aber auch Bestandteil extrakorporaler Blutreinigungsverfahren (→ 33.1.7).

Bei der **extrakorporalen Zirkulation** werden Herz-, Kreislauf- und in der Regel auch Lungenfunktion des Patienten von einer **Herz-Lungen-Maschine** *(HLM,* → Abb. 21.3) übernommen.

Da das Blut (teilweise oder meist komplett) an Herz und Lunge vorbeigeleitet wird, spricht man auch von einem *kardiopulmonalen Bypass.*

Hypothermie

Mit sinkender Körpertemperatur nehmen Stoffwechselaktivität und Sauerstoffverbrauch des Organismus ab und die Ischämietoleranz von Herz und Gehirn zu (**Ischämietoleranz** = Widerstandsfähigkeit von Geweben gegenüber Durchblutungsminderung oder -unterbrechung). Daher werden Herzoperationen in **Hypothermie** *(Unterkühlung)* von 26–30 °C durchgeführt. Diese wird meist durch *Blutkühlung* in der Herz-Lungen-Maschine erzielt (*Wärmetauscher,* → Abb. 21.3).

Kardioplegie

DEFINITION

Kardioplegie *(Herzlähmung):* Künstlich herbeigeführter, reversibler Herzstillstand.

Die meistverwendete Methode ist die **Perfusionskardioplegie** mit *kardioplegischer Lösung.* Lösungen mit viel Kalium, Magnesium, Lidocain oder Procain werden in die Koronararterien infundiert und führen zum (reversiblen) Herzstillstand.

Minimalinvasive Eingriffe

Insbesondere Mitral- und Aortenklappeneingriffe (→ 21.4.2), Verschlüsse von Vorhofseptumdefekten (→ 21.4.1) und einige koronare Bypassoperationen (→ 21.5.1) werden zunehmend ohne großflächige Eröffnung des Brustkorbs als **minmalinvasive Operationen** durchgeführt.

Im Wesentlichen werden zwei Verfahren angewandt:

- Eingriffe am schlagenden Herzen *ohne Einsatz der Herz-Lungen-Maschine* über einen seitlich zwischen den Rippen angelegten kleinen Schnitt (lediglich das Operationsgebiet wird mit speziellen Instrumenten ruhiggestellt). So durchgeführte Bypass-Operationen heißen **MIDCAB-Operationen** *(minimally invasive direct coronary artery bypass).* Bei vergleichbarer Technik, aber Zugang über eine Sternotomie spricht man von **OPCAB-Operation** *(off pump coronary artery bypass)*

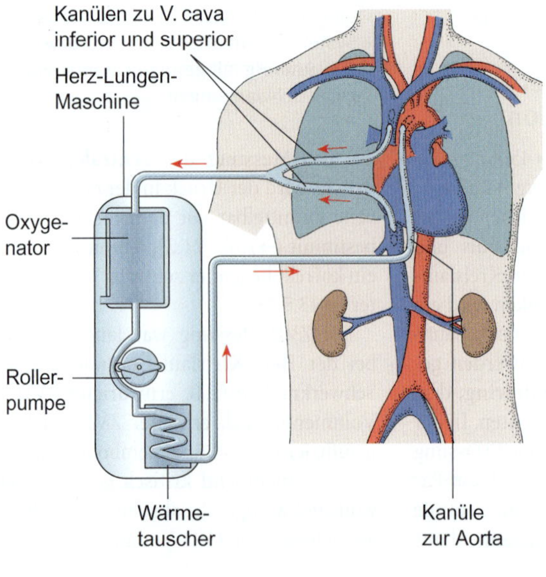

Abb. 21.3 Funktionsprinzip einer Herz-Lungen-Maschine (vereinfachte Schemazeichnung). Venöses Blut wird aus den Hohlvenen (V. cava inferior und superior) oder dem rechten Vorhof in die Herz-Lungen-Maschine geleitet. Als Erstes nimmt es im Oxygenator Sauerstoff auf und gibt Kohlendioxid ab. Danach passiert das Blut die Rollerpumpe, die es vorantreibt. Im Wärmetauscher wird das Blut je nach Erfordernissen gekühlt oder erwärmt, bevor es in eine große Körperarterie zurückgeleitet wird. [L190]

- Eingriffe *mit Einsatz der Herz-Lungen-Maschine*. Dabei wird die Herz-Lungen-Maschine entweder über Blutgefäße in der Leiste angeschlossen und die Operation über einen kleinen seitlichen Schnitt am Brustkorb vorgenommen **(Port-Access-System)** oder das obere Drittel des Sternums durchtrennt **(Mini-Sternotomie)** und darüber sowohl die Herz-Lungen-Maschine angeschlossen als auch die Operation vorgenommen.

Bestimmte Eingriffe sind heute teilweise sogar katheterinterventionell (→21.3.6, →43.12) möglich, etwa der Verschluss eines Vorhofseptumdefekts oder der Aortenklappenersatz.

Herztransplantation

Ist eine fortschreitende Herzinsuffizienz (→21.6.1) weder medikamentös noch chirurgisch zu bessern, kann eine **Herztransplantation** *(HTX)* erwogen werden. Sie ist vom Säuglingsalter bis zu einem (biologischen) Alter von 65–70 Jahren möglich. Das erkrankte Herz wird entfernt und das Spenderherz an der gleichen Stelle *(orthotop)* eingepflanzt. Die allgemeinen Überlegungen entsprechen denen anderer Organtransplantationen (→43.14).

2021 wurden in Deutschland 329 Herztransplantationen durchgeführt. Weitaus häufigste Indikation war eine Kardiomyopathie [2]. Die 5-Jahres-Überlebensrate liegt mittlerweile über 70 %.

Künstliche Kammerunterstützungssysteme

Künstliche Kammerunterstützungssysteme *(ventrikuläre Assist-Systeme, ventricular assist device, VAD)* sollen bei hochgradiger Herzinsuffizienz die Zeit überbrücken, bis sich das Herz des Patienten erholt hat oder ein Spenderherz verfügbar ist. Teilweise werden sie auch auf Dauer eingesetzt, z. B. wenn der Patient nicht transplantiert werden kann.

Als kurzzeitige Lösungen dienen *außenliegende Zweikammerunterstützungssysteme*, d. h., eine Pumpe außerhalb des Körpers unterstützt beide Herzkammern. Für längere Zeiträume von Monaten bis Jahren werden innenliegende *Einkammerunterstützungssysteme* verwendet. Die *linksventrikulären Unterstützungspumpen* liegen am Herzen und sind über aus dem Körper herausgehende Kabel mit Steuereinheit und Stromversorgung außerhalb des Körpers verbunden.

Für die Unterstützungssysteme ist eine Antikoagulation nötig. Wesentliche Komplikationen sind Blutungen, Schlaganfälle und Infektionen (Sepsis).

Komplikationen

Hauptkomplikationen von Herzoperationen sind (allgemeine OP-Risiken →44.2):

- Nachblutungen im Operationsgebiet
- (Generalisierte) Blutungen infolge Gerinnungsstörungen
- Atemstörungen bis hin zur Ateminsuffizienz, häufig Pneumonie
- Zerebrale Ausfälle bis hin zum Schlaganfall (→37.6), z. B. durch Luftembolie oder Kalkembolisation (nach Klappenoperationen)
- Postoperatives Durchgangssyndrom mit zum Teil länger anhaltender Verwirrtheit (→12.3.2)
- Herz-Kreislauf-Störungen bis hin zum Herzinfarkt und Kreislaufversagen (→21.5.2)
- Aseptische Lockerung oder Wundinfektionen am Sternum.

Präoperative Pflege

Präoperative Pflege →44.2

> **Psychische Ausnahmesituation beachten**
> Bei allen Vorbereitungen berücksichtigen die Pflegenden die enorme psychische Belastung der Patienten. Die bevorstehende Operation am (offenen) Herzen erleben die meisten als lebensbedrohend. Pflegende respektieren, dass Patienten sehr unterschiedlich mit solchen Ängsten umgehen. Sie bieten Gespräche an, nehmen Sorgen und Befürchtungen ernst und geben sachliche Informationen.

Die **präoperative Pflege** entspricht grundsätzlich den allgemeinen Maßnahmen vor Operationen in Allgemeinanästhesie.

- Die Pflegenden organisieren alle angeordneten Untersuchungen: EKG, Blutuntersuchungen (wegen der intraoperativen Hypothermie einschließlich Kälteantikörper), Blutgruppenbestimmung, Röntgen-Thorax, Lungenfunktionsprüfungen (→23.3.2), Echokardiografie (→21.3.5), Sonografie der hirnversorgenden Gefäße (→42.6.6, →37.6.3) sowie invasive Untersuchungen (v. a. Herzkatheteruntersuchung, →21.3.6). Bei entzündlichen Prozessen, z. B. bei bakterieller Endokarditis (→21.8.1), sind eine HNO- und zahnärztliche Konsiliaruntersuchung zur Fokussuche erforderlich
- Da die Lungen während des Einsatzes der Herz-Lungen-Maschine nicht belüftet werden, kommt der Pneumonieprophylaxe (→3.4) eine besondere Bedeutung zu. Pflegende und/oder Physiotherapeuten üben schon vor der Operation mit dem Patienten Atem- und Abhusttechniken ein und informieren, dass eine Nikotinkarenz 6–8 Wochen vor und 10 Tage nach OP die Gefahr von Wundproblemen verringert [3]
- Nahrungsabbau und Darmreinigung richten sich nach dem geplanten Eingriff
- Die Rasur bzw. Haarkürzung umfasst den gesamten vorderen Rumpf vom Hals bis zu den Leisten einschließlich der Achselbehaarung. Vor einer Bypass-Operation mit geplanter Entnahme von Beinvenen werden ggf. zusätzlich beide Beine enthaart
- In der Akutphase einer Herzerkrankung unterstützen die Pflegenden bei der Körperpflege, beim Lagern und Bewegen und achten auf die individuelle Belastungsgrenze des Patienten.

Postoperative Pflege

Postoperative Pflege →44.5

Nach einer großen herzchirurgischen Operation bleibt der Patient in der Regel eine Nacht auf der Intensivstation. Bei komplikationslosem Verlauf kann er bereits am ersten postoperativen Tag auf eine IMC- oder die Allgemeinstation verlegt werden.

Pflegeschwerpunkte der **postoperativen Pflege** sind:

Herz-Kreislauf-System, Körpertemperatur

Die engmaschige Überwachung von Herzfrequenz und -rhythmus ist eine wichtige Maßnahme, ggf. ist der Patient an einen EKG-Monitor angeschlossen, denn (tachykarde) Rhythmusstörungen sind in den ersten postoperativen Tagen nicht selten. Bei Bedarf werden zusätzlich EKGs geschrieben.

Die Pflegenden überwachen engmaschig den Blutdruck, ggf. ist die Blutdruckobergrenze durch den Arzt festgelegt.

Die Pflegenden messen zweimal täglich die Körpertemperatur, bei Bedarf häufiger.

Atmung

Die Pflegenden beobachten die Atmung, besonders Atemfrequenz und -tiefe, denn der Patient hat oft eine schmerzbedingte Schonatmung. Sie achten auf eine ausreichende Schmerzbehandlung. Häufig ist in den ersten postoperativen Tagen Sauerstoffgabe notwendig. Die Sauerstoffsättigung wird mittels Pulsoximetrie (→23.3.3) überwacht, bei Bedarf erfolgen Blutgasanalysen (→23.3.4).

Unmittelbar nach der Extubation (→ 45.3.3) beginnen die atemtherapeutischen Maßnahmen, ohne und mit einfachen Atemtherapiegeräten (→ 3.5.2). Pflegende weisen auf die Wichtigkeit einer ausreichend tiefen Atmung und das Abhusten hin.

Ernährung und Ausscheidung

Die Patienten dürfen bei ausreichender Wachheit und vorhandenen Schutzreflexen bereits wenige Stunden nach der Extubation schluckweise trinken. Bei gutem Allgemeinbefinden dürfen sie am nächsten Tag leichte Kost zu sich nehmen.

Die Flüssigkeitszufuhr, als Infusion und oral, erfolgt in den ersten postoperativen Tagen sehr restriktiv, da Patienten nach Operationen mit der Herz-Lungen-Maschine häufig einen großen Volumenüberschuss haben, der das Herz stark belastet. Die Trinkmengenbeschränkung ist oft sehr belastend, häufige Mundpflege bringt Erleichterung.

Gleichzeitig vermindern Stress und die Gabe von Katecholaminen die Nierendurchblutung und Wasserausscheidung. In den ersten Tagen überwachen die Pflegenden engmaschig die Urinausscheidung, ggf. mittels Urimeter. Bei einer Ausscheidung ≤ 100 ml/Std. erhält der Patient ein Diuretikum (→ Pharma-Info 33.1).

In den ersten Tagen werden Ein- und Ausfuhr dokumentiert. Der Arzt legt täglich die Zielbilanz/24 Std. fest. Meist ist in den ersten Tagen eine negative Bilanz (–500 ml) angestrebt. Später ersetzten Gewichtskontrollen die Flüssigkeitsbilanz.

Mobilisation

Wurde das Sternum eröffnet (Sternotomie), besteht die Gefahr einer **Sternuminstabilität,** besonders bei ruckartigen oder asymmetrischen Bewegungen des Oberkörpers. Hochziehen am Bettbügel, Aufstützen auf einem oder beiden Armen und starkes Dehnen des Thorax sind ebenfalls ungeeignet.

Pflegende beachten folgende Prinzipien und leiten den Patienten dazu an:

- Lagerung auf dem Rücken mit leicht erhöhtem Oberkörper, ab dem ersten postoperativen Tag ist auch eine vorsichtige 30°-Positionierung möglich
- Achsengerechtes Drehen: Patienten auffordern, die Arme vor der Brust zu verschränken und den Brustkorb zu umgreifen, dann en bloc drehen
- Aufsetzen an den Bettrand: En bloc in die Seitenlage drehen, Beine über den Bettrand schieben und aufsetzen
- Hochrutschen im Bett nach kinästhetischem Prinzip: Patienten en bloc etwas auf die Seite drehen, frei liegende Schulter nach oben schieben/ziehen und Becken nach oben drücken. Diesen Vorgang mit Wechsel der beiden Seiten so lange wiederholen, bis der Patient weit genug oben liegt (→ Abb. 9.22). Gegebenenfalls kann er diese Schaukelbewegung nach Anleitung auch selbstständig durchführen.

Eine Frühmobilisation am ersten postoperativen Tag wird angestrebt – auch zur Dekubitus- und Pneumonieprophylaxe. Die Steigerung der Mobilisation ist abhängig von der individuellen Patientensituation und geschieht schrittweise.

> **Puls als Überwachungskriterium**
> In den ersten postoperativen Tagen jeweils vor und nach der Mobilisation den Puls des Patienten kontrollieren. Ist die Pulsfrequenz infolge der Mobilisation um mehr als 20 Schläge/Min. gestiegen oder sind Rhythmusstörungen neu aufgetreten, Arzt informieren.

Bei komplikationslosem Verlauf wird der Patient nach ca. einer Woche in ein wohnortnäheres Krankenhaus oder in eine kardiologische Reha-Klinik verlegt.

Wunde und Drainagen, Verbandwechsel

Pflege bei Pleuradrainage → 23.1.6

Mediastinal- und Pleuradrainagen (→ 23.1.6) dürfen nicht abgeknickt bzw. länger abgeklemmt werden, um Komplikationen zu vermeiden (Pneumothorax, Herztamponade). Mindestens am ersten postoperativen Tag sind sie unter Dauersog. Die Drainagen werden durch den Arzt entfernt, wenn nur noch minimal Blut abfließt und keine (Luft-)Leckage mehr nachweisbar ist, meist am 2.–4. Tag, ebenso ein liegender Pulmonaliskatheter (→ 21.3.6).

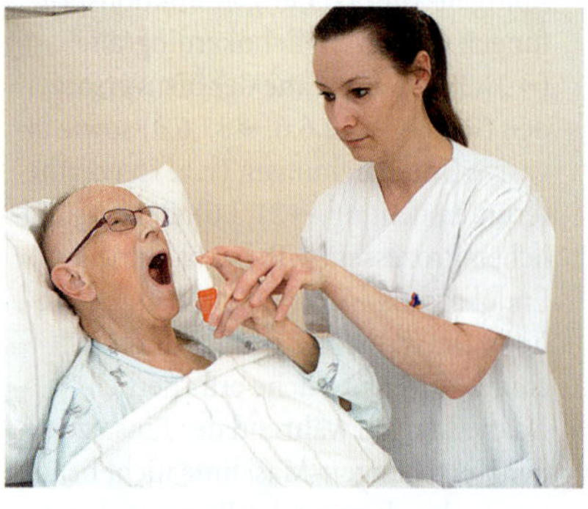

Abb. 21.4 Gabe von Nitrolingual-Spray®. [K115]

Die Operationswunde(n) und die Drainageaustrittsstellen werden täglich inspiziert und aseptisch verbunden.

Evtl. liegende Herzschrittmacherelektroden werden über die ausgeleiteten Schrittmacherdrähte nach 8–10 Tagen gezogen, die Wundfäden bzw. -klammern am 10.–12. postoperativen Tag.

21.2 Hauptbeschwerden und Leitbefunde

Atemnot (Dyspnoe) → 3.3
Lungenödem → 21.6.3

21.2.1 Thoraxschmerzen

> **DEFINITION**
> **Thoraxschmerzen** *(Brustschmerzen)*: Meist zusammenfassender Begriff für Schmerzen, Stechen, (starken) Druck, Beklemmung im Thorax. Insbesondere bei Lokalisation in der linken Thoraxhälfte *(linksthorakal)* oder hinter dem Brustbein *(retrosternal)* im allgemeinen Sprachgebrauch auch als **Herzschmerzen** bezeichnet.

Die wichtigsten zugrundeliegenden Erkrankungen bei (akuten) **Thoraxschmerzen** sind:

- Koronare Herzkrankheit (KHK → 21.5.1)
  - *Angina pectoris* (→ 21.5.1): Vor allem bei Belastung Schmerz und Engegefühl in der Herzgegend, oft ausstrahlend in linken Arm oder Hals, evtl. Atemnot. Besserung auf Ruhe oder Nitratgabe (→ Abb. 21.4, → Pharma-Info 21.1)
  - *Akutes Koronarsyndrom* (→ 21.5.2): Sehr starke retrosternale Schmerzen, häufig Übelkeit, Ausbruch kalten Schweißes, Unruhe bis zur Todesangst. Keine wesentliche Besserung durch Ruhe oder Nitratgabe
- *Perikarditis* (→ 21.8.3): Meist atem- und lageabhängige Schmerzen, langsamer entstanden, häufig flache Atmung, Fieber
- *Bluthochdruckkrisen* (→ 22.4.2): Ähnlich Angina pectoris, evtl. zusätzlich Schwindel, Sehstörungen
- *Disseziierendes Aortenaneurysma* (→ 22.5.6): Plötzlich heftigste Schmerzen retrosternal zwischen den Schulterblättern, vielfältige Ausstrahlung/Schmerzwanderung nach unten, oft Schock
- *Lungenembolie* (→ 23.11.1): Thoraxschmerzen (evtl. atemabhängig, meist inspiratorisch stärker werdend), Atemnot, Zyanose, Schock

- *Pneumothorax* (→23.10): Thoraxschmerzen, Atemnot, asymmetrische Atembewegungen, Husten
- *Pleuritis* (→23.13.1): Atemabhängige Schmerzen, Schonatmung, häufig Fieber
- *Interkostalneuralgie:* Nach vorne ziehende Schmerzen durch Reizung der Zwischenrippennerven bzw. deren Wurzeln, z. B. bei Veränderungen der Brustwirbelsäule, Herpes zoster (→30.8.3)
- *Muskuläre Verspannungen:* Gelegentlich Angina-pectoris-ähnliche Beschwerden. Ausgelöst nicht durch allgemeine Belastung, sondern durch bestimmte Rumpf- oder Armbewegungen
- *Erkrankungen des Magen-Darm-Trakts:* z. B. Speiseröhren-, Magenentzündung (→24.4.1, →24.5.2), Magengeschwüre (→24.5.3), Gallenwegs-, Bauchspeicheldrüsenerkrankungen (→25.5, →25.6)
- Seelischer Stress.

Insbesondere bei erstmaligem Auftreten ist eine Klärung der Ursache ohne Hilfsmittel (EKG, Sonografie, Labor) kaum möglich.

Immer ernst nehmen

Jeder akute Thoraxschmerz wird bis zum Beweis des Gegenteils als bedrohlich eingestuft. Um die Vielzahl von Ursachen rasch eingrenzen und eine Behandlung ggf. schnell einleiten zu können, wurden mittlerweile vielerorts **Chest Pain Units** *(CPUs, Brustschmerz-Einheiten, -Ambulanzen)* eingerichtet.

Erstmaßnahmen

- Arzt benachrichtigen, weitere Pflegefachperson verständigen
- Patienten beruhigen, beengende Kleidungsstücke entfernen und Oberkörper hochlagern, Fenster öffnen
- Pulsfrequenz, -rhythmus, -qualität, Blutdruck, Hautfarbe und Bewusstseinslage beobachten und dokumentieren
- Patienten informieren, absolute Bettruhe einzuhalten und jegliche körperliche Anstrengung zu vermeiden
- Auf Arztanordnung:
  - Sauerstoff geben (→3.5)
  - Zwei Hübe Nitroglyzerin-Spray (z. B. Nitrolingual-Spray®) verabreichen (→Abb. 21.4), wegen der blutdrucksenkenden Wirkung jedoch nur bei einem systolischen Blutdruck ≥ 100 mmHg und nicht bei Einnahme von Phospodiesterase-5-Hemmern (gegen Erektionsstörungen, →33.9.1)
- Weitere Maßnahmen auf Arztanordnung durchführen, z. B. EKG (→21.3.1) organisieren/ableiten, Materialien zur Blutabnahme (→42.5.1) richten.

21.2.2 Herzklopfen, Herzrasen, Herzstolpern

Der Mensch verspürt seinen Herzschlag nur, wenn sich Rhythmus, Frequenz oder Qualität auffallend verändern (→4.1.3). Dies kann physiologisch sein, etwa bei körperlicher Belastung, aber auch auf eine Herzerkrankung hinweisen:

- **Herzklopfen** *(Palpitation)* bezeichnet allgemein das (unangenehme) Empfinden des eigenen Herzschlags
- Beim **Herzrasen** schlägt das Herz viel zu schnell (starke Tachykardie, →21.7.2). Die Zeit ist für eine Füllung und Entleerung der Kammern zu kurz, das Schlagvolumen verringert sich. Bei längerer Dauer wird dem Betroffenen schwindelig, evtl. wird er bewusstlos (→21.2.3)
- **Herzstolpern** bezeichnet meist einen durch Extraschläge (Extrasystolen, →21.7.1) unregelmäßigen Herzschlag.

Erstmaßnahmen

- Arzt benachrichtigen (lassen), Patienten beruhigen
- Pulsfrequenz, -rhythmus, -qualität, Blutdruck, Hautfarbe und Bewusstseinslage beobachten und dokumentieren. Baldmöglichst EKG ableiten (lassen) und/oder Patienten an einen Monitor anschließen
- Patienten informieren, jegliche körperliche Anstrengung zu vermeiden
- Bei Atemnot atemunterstützende Maßnahmen (→3.4.3) und Herzbettpositionierung (→Abb. 21.1) durchführen, auf Arztanordnung Sauerstoff (→3.5) verabreichen
- Bei drohendem Herz-Kreislauf-Stillstand (Puls extrem schwach, nicht zählbar oder ≥ 180/Min.) Reanimation vorbereiten, bei Herz-Kreislauf-Stillstand unverzüglich reanimieren (→14.6).

21.2.3 Synkopen

DEFINITION

Synkope: Plötzlicher, kurz dauernder Bewusstseinsverlust infolge vorübergehender Minderdurchblutung des ganzen Gehirns unterschiedlicher Ursache, der auch ohne Behandlung höchstens wenige Minuten dauert [4].

Vasovagale Synkopen *(Reflexsynkopen)* sind bedingt durch eine Vasodilatation mit reflektorischer, zu starker Sympathikushemmung und Parasympathikusaktivierung. Vorboten sind Schwäche, Übelkeit, Kältegefühl, Schwarzwerden vor den Augen und Schwindel. Typischerweise sackt der Betroffene langsam zusammen.

- Am häufigsten ist die **orthostatische vasovagale Synkope** nach längerem Stehen, oft erstmals in oder kurz nach der Pubertät
- Weitere Unterformen der vasovagalen Synkope sind z. B. die **blut-/verletzungsassoziierte vasovagale Synkope** oder die **vasovagale Synkope bei Karotissinus-Syndrom** (→21.7.4).

Kardiale Synkopen haben ihre Ursache im Herzen (häufig Herzrhythmusstörung, seltener strukturelle Herzerkrankung) und treten besonders bei älteren Menschen auf.

Synkope infolge orthostatischer Hypotonie ereignen sich typischerweise nach dem Aufstehen, besonders vom Liegen ins Stehen oder Sitzen, oder nach sehr langem Stehen (das Blut „versackt" in den Beinen).

Arztbesuch nötig

Jede Synkope erfordert Anamnese, körperliche Untersuchung, Ruhe-EKG und aktiven Stehtest, z. B. verkürzten Schellong-Test (→22.3.1). Ggf. folgt eine weiterführende Diagnostik. Eine sofortige Krankenhausaufnahme ist bei Warnzeichen wie (neuen) Thoraxschmerzen, Dyspnoe (→23.2), anhaltend sehr niedrigem Puls oder Blutdruck nötig [4].

Abgegrenzt werden müssen z. B. Epilepsie (→37.8), TIA (→37.6.2) sowie bei Kleinkindern das sog. *Wegbleiben:* Ein zornig schreiendes Kleinkind wird plötzlich still, bekommt eine Atempause und wird bewusstlos. Die Haut ist meist anfangs blass und später bläulich, leichte Muskelzuckungen können auftreten (daher auch **Affektkrämpfe** genannt). Nach wenigen Sekunden wacht das Kind wieder auf und ist beschwerdefrei.

Erstmaßnahmen

- Patienten sofort hinlegen bzw. Sturzfolgen nach Möglichkeit abmildern (z. B. Patienten aus einer Gefahrenzone bringen, Kopf vor Anschlagen schützen), Beine hochlagern, nicht alleine lassen
- Nach Hilfe rufen, Arzt benachrichtigen
- Vitalzeichen kontrollieren (Puls, Atmung, Bewusstsein)

- Gestürzten Patienten auf Sturzfolgen untersuchen (V. a. Extremitätenfraktur? Platzwunde? Gehirnerschütterung?) Stürze sind bei kardiologischen Patienten ein häufig vorkommendes, unerwünschtes Ereignis [5]
- Risikofaktoren abklären (z. B. Medikamentennebenwirkung) und Sturzereignisprotokoll anfertigen (→9.8) [5]
- Bei Menschen mit Diabetes oder Alkoholabhängigkeit und Nicht-Wachwerden Blutzucker-Stix durchführen
- Weitere Maßnahmen (z. B. EKG, venöser Zugang, Infusionen) nach Arztanordnung organisieren bzw. durchführen.

21.2.4 Zyanose

DEFINITION

Zyanose: Bläulich-rote Verfärbung der Haut und/oder Schleimhäute durch verminderten Sauerstoffgehalt des Blutes.

Häufiges Begleitsymptom einer **Zyanose** ist Atemnot. Unterschieden werden:

- **Zentrale Zyanose:** Der arterielle Sauerstoffpartialdruck ist vermindert *(Hypoxämie)*, d. h., die Erythrozyten sind nicht vollständig mit Sauerstoff gesättigt. Auch gut durchblutete Organe wie die Zunge sind zyanotisch. Häufige Ursachen sind:
  - Herz-Lungen-Erkrankungen mit Behinderung des Gasaustauschs (z. B. Lungenödem, →21.6.3) oder Verlegungen der Lungenstrombahn (z. B. Lungenembolie, →23.11.1)
  - Herzfehler mit Zumischung von venösem zu arteriellem Blut (Rechts-links-Shunt, →21.4.1)
- **Periphere Zyanose** (→Abb. 21.5): Dem Blut wird im Gewebe vermehrt Sauerstoff entzogen (erhöhte Sauerstoffausschöpfung), etwa bei verlangsamter Blutzirkulation (z. B. bei Herzinsuffizienz, Schock, Kälte) sowie erhöhtem Sauerstoffbedarf der Gewebe. Die periphere Zyanose ist v. a. an Akren (Finger-, Zehenspitzen, Nase) und Lippen sichtbar, Zunge und Mundschleimhaut erscheinen weiter „rosig".

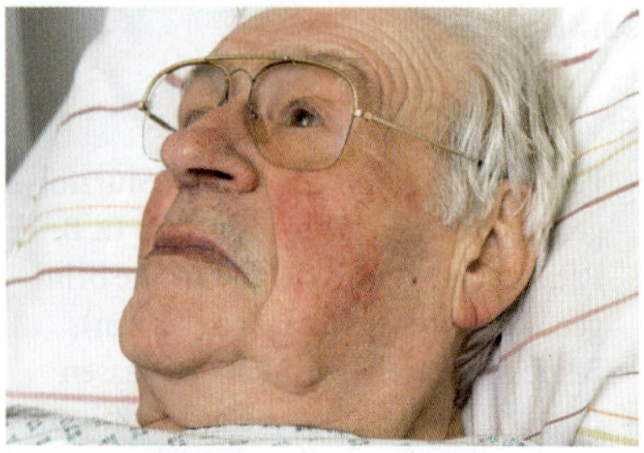

Abb. 21.5 Lippenzyanose bei einem Patienten mit chronischer Herzinsuffizienz. [K115]

Pflege

Maßnahmen bei akuter Atemnot →3.3

Pflegende achten bei allen Pflegemaßnahmen auf eine Zyanose.

Da Patienten mit einer Zyanose häufig frieren, sorgen Pflegende für ausreichende Wärmezufuhr. Bei neu aufgetretener Zyanose nehmen sie stets Arztrücksprache (Hypoxämiegefahr, →23.3.4).

21.3 Der Weg zur Diagnose

Auskultation des Herzens →42.3
Röntgenaufnahme des Thorax →42.6.2

21.3.1 EKG: Übersicht

DEFINITION

EKG *(Elektrokardiogramm):* Registrierung und Aufzeichnung der elektrischen Erregungsvorgänge des Herzens.

Bei der Erregungsleitung im Herz entsteht ein geringer Stromfluss, der sich bis zur Körperoberfläche ausbreitet und an Thoraxwand, Armen und Beinen messen lässt. Diese Stromflusskurve des Herzens heißt *Elektrokardiogramm* oder kurz **EKG.** Das EKG gibt Auskunft über Herzrhythmus und Erregungszustand des Myokards.

Weitaus am häufigsten ist das **Oberflächen-EKG** mit folgenden Formen:

- **Ruhe-EKG.** „Standard"-EKG (→21.3.2)
- **Monitor-EKG.** Kontinuierliche EKG-Ableitung mit Darstellung des EKGs auf einem Monitor zur Überwachung während Eingriffen, auf Überwachungs-/Intensivstationen (→45.3.2)
- **Belastungs-EKG.** EKG während standarisierter körperlicher Anstrengung (→21.3.3)
- **Langzeit-EKG.** EKG über einen längeren Zeitraum zur Diagnose nur vorübergehend auftretender Rhythmusstörungen (→21.3.4)
- **Mobiles EKG.** Kleines, tragbares EKG-Gerät, z. B. für Notfälle, Hausbesuche, meist mit Möglichkeit der Datenübertragung auf PC/Tablet
- **Telemetrie-EKG.** Drahtlose Datenübertragung vom Patienten zu einem anderen Ort (zentraler Pflegestützpunkt, Arztpraxis, →21.1.3)
- **Eventrekorder.** Maximal handgroße Geräte, die der Patient selbst (bei Beschwerden) auf die Brust drückt und die dann ein EKG ableiten und speichern. Für die Erfassung selten auftretender, aber vom Betroffenen bemerkter Herzrhythmusstörungen.

Selten wird ein EKG vom Körperinneren her abgeleitet:

- Das **Ösophagus-EKG** von der Speiseröhre aus (besserer Empfang der Vorhof- und Septumsignale)
- Das **intrakardiale EKG** im Rahmen einer Herzkatheteruntersuchung (→21.3.6)
- Das EKG von einem zentralen Venenkatheter aus zur Kontrolle der ZVK-Lage.

21.3.2 Ruhe-EKG

DEFINITION

Ruhe-EKG: EKG-Ableitung am ruhenden, liegenden Patienten. Häufigste EKG-Form.

Ein **Ruhe-EKG** wird v. a. abgeleitet zum Screening/als Sportuntersuchung, vor Operationen, bei Verdacht auf Herzerkrankungen oder zur Herzschrittmacherkontrolle (→21.7.5).

Pflege

Vorbereitung

Benötigte Materialien sind:

- EKG-Gerät mit ausreichend Papier oder PC-EKG-System, jeweils mit zehn Elektrodenkabeln
- Klemm- oder Saugelektroden oder selbstklebende Einmalelektroden
- Elektroden-Gel bzw. Kontaktspray oder Hautdesinfektionsmittel
- Ggf. Einmalrasierer bei starker Brustbehaarung.

Der Patient soll Oberkörper, Unterarme und Unterschenkel frei machen. Bei einem PC-EKG-System wird die Patientendokumentation geöffnet und die erforderlichen Daten eingegeben.

Durchführung

Um immer vergleichbare Ergebnisse zu erhalten, sind die Punkte zur Befestigung der Elektroden standardisiert (→Abb. 21.6). Zur Steigerung der Leitfähigkeit wird Elektroden-Gel auf die Haut bzw. Kontaktspray oder Hautdesinfektionsmittel auf Saugelektroden aufgebracht. Selbstklebende Einmalelektroden enthalten das Gel unter der Folie. Haften alle Elektroden gut, werden sie

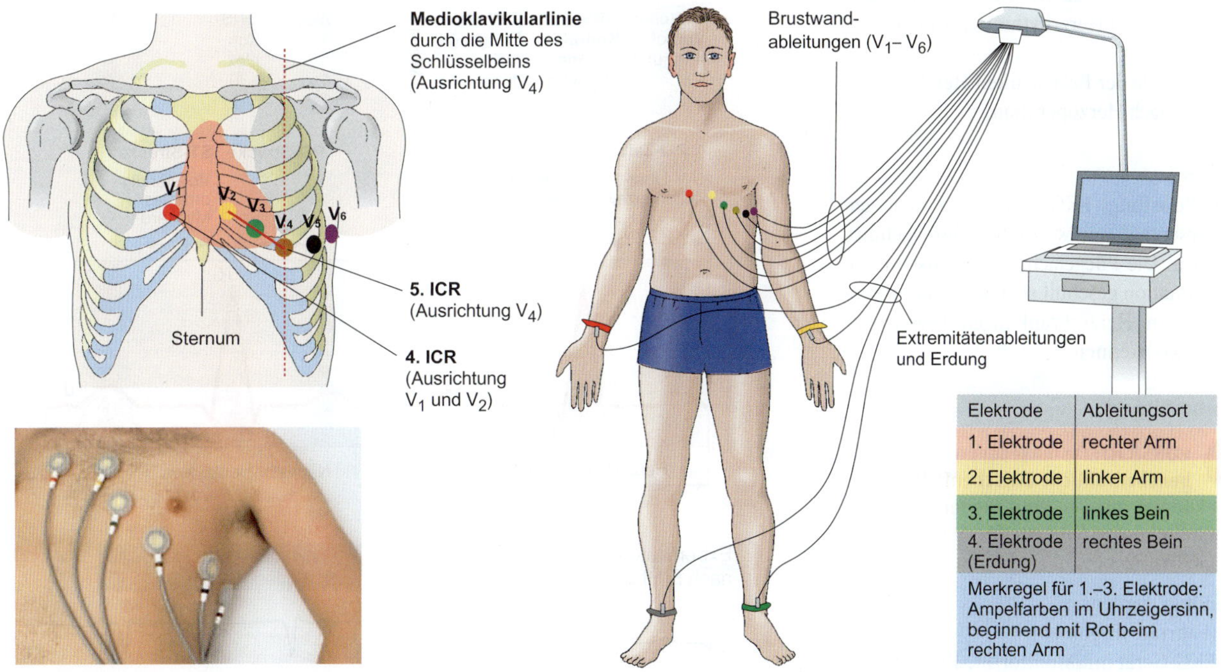

Abb. 21.6 Platzierung der EKG-Elektroden. Üblicherweise werden sechs Brustwandableitungen V_1 bis V_6 und sechs Extremitätenableitungen im 12-Kanal-EKG gleichzeitig abgeleitet. [A400, K115, L190]

mit den entsprechenden Elektrodenkabeln des Geräts verbunden. Dann kann das Gerät eingeschaltet und das EKG abgeleitet werden. Während der Ableitung soll sich der Patient nicht bewegen, nicht sprechen und keine Metallteile berühren.

Extremitätenableitungen

Die Elektroden werden ca. 2 cm oberhalb der Fuß- bzw. Handgelenke angebracht und mit den Elektrodenkabeln des Geräts verbunden (Farben → Abb. 21.6).

Brustwandableitungen

Die Elektroden der *unipolaren Brustwandableitungen nach Wilson* werden mit V_1 bis V_6 bezeichnet und folgendermaßen angelegt:

- V_1 = rechts parasternal (am Sternumrand) im 4. ICR (Interkostalraum)
- V_2 = links parasternal im 4. ICR
- V_3 = auf der 5. Rippe zwischen V_2 und V_4
- V_4 = in der linken Medioklavikularlinie im 5. ICR links (Herzspitze, bei Frauen mit großen Brüsten Elektrode unter der Brustfalte befestigen, Hausstandard beachten)
- V_5 = vordere Axillarlinie (am vorderen Rand der Achsel) links in Höhe V_4
- V_6 = mittlere Axillarlinie links in Höhe V_4.

Nachbereitung

Die Nachbereitung durch die Pflegenden umfasst:

- Qualität des EKGs beurteilen (Linien in der richtigen Position? Verwackelt? 1-mV-Eichzacke vorhanden?)
- Ableitungen entfernen, Patienten Tücher reichen und bei Bedarf beim Abwischen des Gels und beim Anziehen behilflich sein
- Papier-EKG-Streifen mit Patientendaten, Datum, Uhrzeit, Ableitungsmodus und Schreibgeschwindigkeiten beschriften bzw. Richtigkeit dieser Angaben auf dem Ausdruck/Monitor überprüfen, Besonderheiten vermerken
- Durchführung dokumentieren
- Saugelektroden reinigen und desinfizieren, Einmalelektroden entsorgen.

Häufige Fehler beim EKG

- Schlecht klebende Elektroden, Wackelkontakte, Wechselstromsignale durch andere Geräte im Raum, Zittern, Bewegungen des Patienten → „verzittertes" EKG, Null-Linien-Schwankungen
- Fehlerhafter Anschluss von Kabeln → falsch krankhafte Befunde, „völlig anderes" Aussehen des EKGs.

Auswertung

Bei der Auswertung eines EKGs überprüft der Arzt, ob alle Zacken, Wellen, Komplexe und Strecken normal aussehen und ob ihre Dauer im (altersabhängigen) Normbereich liegt (normales EKG → Abb. 21.7).

21.3.3 Belastungs-EKG

DEFINITION

Ergometrie: Kontinuierliche Messung und Dokumentation von Befinden und Herz-Kreislauf-Parameter während standardisierter körperlicher Belastung.

Belastungs-EKG: Ergometrie mit kontinuierlicher EKG-Ableitung.

Beim **Belastungs-EKG** versucht der Arzt, durch eine definierte Belastung einen erhöhten Sauerstoffverbrauch und damit EKG-Veränderungen oder eine Angina pectoris (→ 21.5.1) zu provozieren. Weit verbreitet ist die **Fahrrad-Ergometrie** im Liegen oder Sitzen (→ Abb. 21.8), seltener die **Laufband-Ergometrie,** bei der der Patient auf einem Laufband geht oder läuft.

Ein Belastungs-EKG kann erfolgen zur:

- Gesundheitsvorsorge (Ausschluss einer KHK, Sportuntersuchung)
- Diagnose und Verlaufskontrolle einer KHK (→ 21.5.1), (belastungsabhängiger)

Hypertonie (→ 22.4.1) oder (belastungsabhängiger) Herzrhythmusstörungen (→ 21.7)
- Kontrolle der Belastbarkeit Herzkranker oder nach Herzoperation.

Pflege

Das Belastungs-EKG darf nur in ständiger Anwesenheit eines Arztes durchgeführt werden. Die Pflegefachperson muss in der Reanimation geschult sein und Warnsymptome von Herzerkrankungen (Beschwerden, EKG) kennen.

Vorbereitung

VORSICHT! Da bei jeder Ergometrie **lebensbedrohliche Zwischenfälle** auftreten können, müssen Notfallkoffer/-wagen, Defibrillator und Sauerstoffgerät immer bereitstehen.

Benötigt werden:
- (Fahrrad-)Ergometer
- EKG-Gerät mit Monitor/PC-EKG-System mit Elektrodenkabeln, Saugelektroden und EKG-Papier
- Elektroden-Gel bzw. alkoholhaltiges Hautdesinfektionsmittel
- Blutdruckmessgerät und Stethoskop
- Vorgefertigtes Protokoll.

Die Punkte zur EKG-Ableitung entsprechen im Prinzip denen des Ruhe-EKGs. Damit der Patient aber beim Bewegen nicht durch Kabel behindert wird, werden die Elektroden für die Extremitätenableitungen in aller Regel am Rumpf statt an Armen und Beinen fixiert.

Unmittelbar vor der Ergometrie muss ein Ruhe-EKG aufgezeichnet werden, um z. B. Durchblutungsstörungen auszuschließen. Nur wenn dieses in Ordnung ist, darf die Ergometrie beginnen.

Durchführung

Begonnen wird mit einer Belastung von 25–50 Watt, die stufenweise bis zur angestrebten Belastung bzw. Herzfrequenz erhöht wird. Während der gesamten Belastung und mindestens 5–10 Minuten danach wird:
- Das EKG des Patienten kontinuierlich aufgezeichnet
- Bei einem Papier-EKG-Gerät in regelmäßigen Abständen (*ohne* Belastungsunterbrechung) ein EKG-Streifen ausgedruckt. Beschwerden des Patienten werden zum entsprechenden Zeitpunkt vermerkt
- Der Blutdruck des Patienten engmaschig kontrolliert.

Die Ergometrie muss sofort abgebrochen werden bei Erschöpfung, stark zunehmen-

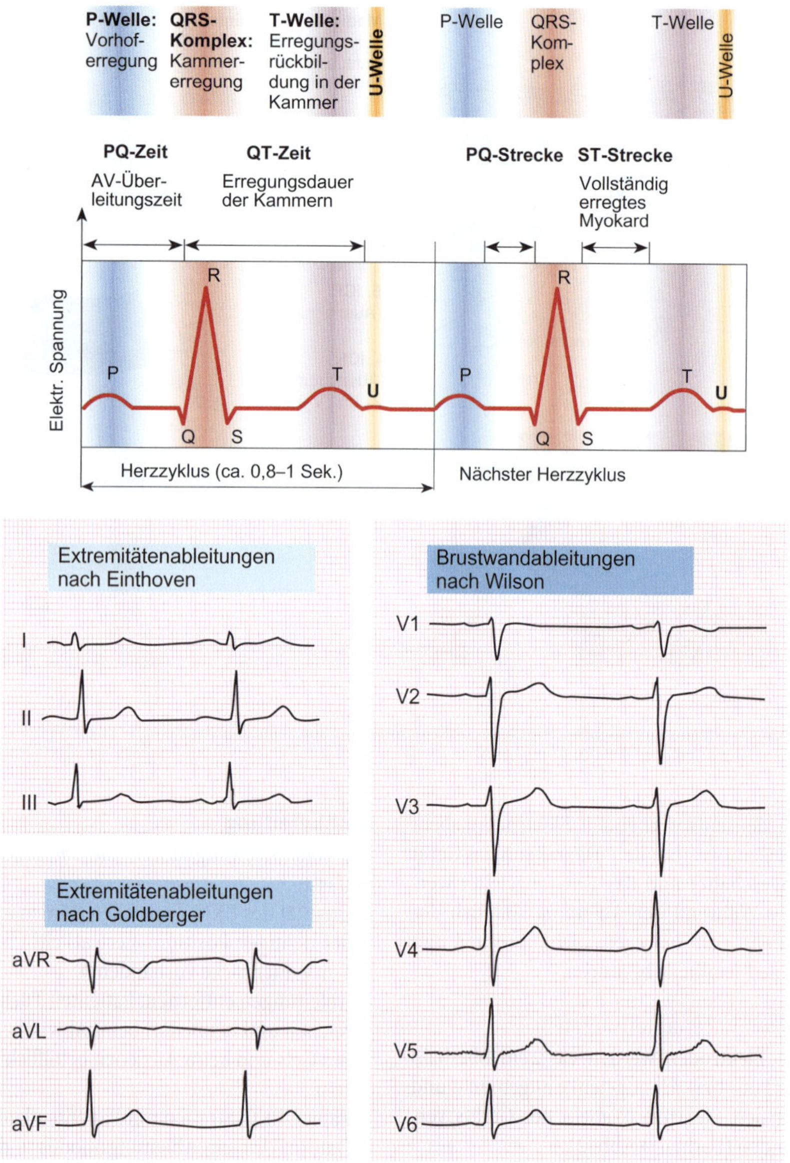

Abb. 21.7 EKG. Oben Schemazeichnung (Ableitung II), unten Normalbefund eines Standard-EKG mit den Ableitungen I, II, III, aVR, aVL, aVF und V_1–V_6. [L190, B152]

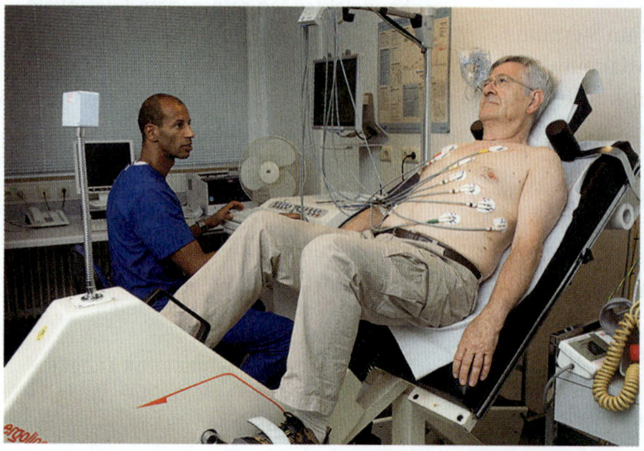

Abb. 21.8 Fahrrad-Ergometrie. In festen Intervallen wird der Blutdruck des Patienten gemessen, ohne die Belastung zu unterbrechen. [K115]

der Dyspnoe, Erreichen der maximalen Herzfrequenz, Schwindel, Kopfschmerz, Zyanose, Angina pectoris, EKG-Veränderungen, die eine akute Schädigung des Herzens anzeigen, ausgeprägten Herzrhythmusstörungen, Blutdruckanstieg über ca. 250/115 mmHg oder Blutdruckabfall.

21.3.4 Langzeit-EKG

> **DEFINITION**
>
> **Langzeit-EKG:** EKG über einen längeren Zeitraum, meist 24 Std., zur Erfassung nur zeitweilig auftretender Herzrhythmusstörungen.

Ein **Langzeit-EKG** soll nur zeitweilig auftretende Herzrhythmusstörungen feststellen. Da der Patient seinen gewohnten Tätigkeiten nachgehen soll, werden tragbare Langzeit-EKG-Rekorder verwendet, welche kontinuierlich ein EKG ableiten und aufzeichnen. Die Auswertung erfolgt computergestützt.

Eine Sonderform sind **Loop-Rekorder,** die das EKG kontinuierlich registrieren, aber nur bei Auffälligkeiten oder Tastendruck länger speichern. Sie werden wie Langzeit-EKG-Rekorder am Körper getragen oder bei speziellen Indikationen (miniaturisiert) subkutan im Brustbereich implantiert.

Das Langzeit-EKG dient:

- Der Diagnose von Herzrhythmusstörungen
- Der Abklärung von Synkopen oder – bei Kindern – Atempausen
- Der Überwachung einer antiarrhythmischen Therapie
- Der Kontrolle nach Herzoperationen
- Der Schrittmacherkontrolle
- Je nach Gerät der Diagnose stummer, d. h. vom Betroffenen nicht bemerkter Durchblutungsstörungen des Herzens *(stumme Myokardischämien).*

Pflege

Benötigt werden:

- Langzeit-EKG-Rekorder mit Befestigungsgurt, Ableitungen und Kassette/Speicherkarte
- Selbstklebende Einmalklebeelektroden
- Ggf. Einmalrasierer
- Pflaster.

Vor der sicheren Fixierung der Elektroden und Kabel wird die EKG-Qualität geprüft.

Der Patient soll sich während der Ableitzeit völlig normal verhalten. Er erhält einen Protokollbogen, auf dem er besondere Belastungen oder Beschwerden (z. B. Herzrasen, Schwindel) mit Uhrzeit vermerkt. Bei fast allen Geräten kann er auch über Knopfdruck eine Markierung im EKG setzen.

21.3.5 Bildgebende Verfahren

Echokardiografie

> **DEFINITION**
>
> **Echokardiografie** (kurz *Echo*): Ultraschalluntersuchung des Herzens.

Grundlagen der Sonografie → 42.6.6

Die **Echokardiografie** ist das wichtigste bildgebende Verfahren in der Kardiologie.

Am häufigsten ist die **transthorakale 2-D-Echokardiografie** *(TTE),* bei der ein Ultraschallkopf auf den Thorax aufgesetzt wird.

Bei der **transösophagealen Echokardiografie** *(TEE)* wird der Schallkopf in die Speiseröhre eingeführt, um Vorhöfe, Aorten- und Mitralklappe sowie Aortenanfang genau zu beurteilen. Der Patient muss nüchtern sein und eine Einverständniserklärung unterzeichnen. Eine leichte Sedierung kann die Untersuchung erleichtern. Eine evtl. Nahrungskarenz nach der Untersuchung ordnet der Arzt individuell an.

Die meisten Geräte ermöglichen das Zuschalten eines Farb-Dopplers auf Knopfdruck **(Farb-Duplex-Echokardiografie),** was v. a. Aussagen über die Schwere von Herzfehlern ermöglicht (→ Abb. 21.11, → 42.6.6). Eine weitere Option ist die **3-D-Echokardiografie** zur räumlichen Darstellung z. B. angeborener Herzfehler oder vor interventionellem Klappenersatz (→ Abb. 21.11, → 21.1.4)

Kontrastechokardiografie bezeichnet eine Echokardiografie nach i. v.-Gabe eines speziellen Ultraschallkontrastmittels. Sie erfolgt v. a. zur Einschätzung von Herzfehlern mit Shunt (→ 21.4.1).

Bei der **Stressechokardiografie** erfolgt die Echokardiografie während und nach standardisierter körperlicher (Ergometer) oder medikamentöser Belastung (Dobutamin, Adenosin, ggf. Atropin). Regionale Wandbewegungsstörungen unter Belastung weisen auf eine Minderdurchblutung hin.

Myokardszintigrafie

> **DEFINITION**
>
> **Myokardszintigrafie:** Nuklearmedizinische Untersuchung des Herzen mit Darstellung des durchbluteten (lebenden, vitalen) Herzmuskelgewebes.

Die **Myokardszintigrafie,** überwiegend als **SPECT-Myokardszintigrafie** (→ 42.6.5), stellt Myokardvitalität und (indirekt) Myokarddurchblutung als Bild dar. Bei der **Gated-SPECT** erfolgen die Aufnahmen EKG-getriggert.

Meist wird der Patient zunächst körperlich (auf einem Fahrrad-Ergometer) oder medikamentös (mit gefäßerweiterndem Arzneimittel, Adenosin) belastet und dann die radioaktive Substanz i. v. injiziert, die sich in durchbluteten Herzmuskelbezirken anreichert. Stellen sich Teile des Herzmuskels unter Belastung nicht dar, folgen spätere Ruheaufnahmen zur Beurteilung der Ruhedurchblutung.

Pflege

- Herzwirksame Medikamente (v. a. Betablocker) werden auf Arztanordnung vorher abgesetzt, andere Medikamente können eingenommen werden
- Zur Szintigrafie bleibt der Patient nüchtern. In den letzten 12 Std. vor der Untersuchung sind auch Koffein, Nikotin, Schokolade nicht erlaubt
- Nach der Belastung soll der Patient etwas Fettreiches essen, z. B. Wurst-/Käsebrot mit Butter (verbessert die Ausscheidung des radioaktiven Mittels und damit oft die Bildqualität), und er kann seine Medikamente einnehmen
- Nach der Untersuchung soll er viel trinken.

Cardio-CT

Die **Cardio-CT** ohne Kontrastmittel wird vor allem zum Nachweis von Koronarkalk als Ausdruck einer koronaren Herzkrankheit (→ 21.5.1) eingesetzt.

Die Cardio-CT mit Kontrastmittel (**koronare CTA,** *koronare CT-Angiografie, virtuelle Koronarangiografie*) zeigt die Koronararterien mittlerweile in hoher Bildqualität (→ Abb. 21.9). Sie wird häufig bei Patienten mit niedriger oder mittlerer KHK-Wahrscheinlichkeit zum KHK-Ausschluss durchgeführt.

Cardio-MRT

Das **Cardio-MRT** stellt Herz und große Gefäße (beispielsweise zur Beurteilung von Klappenfehlern) sowie das Myokard selbst dar (z. B. entzündungsbedingte Myokardveränderungen).

Außerdem lassen sich durch Cardio-MRT der Blutstrom sowie die Kammerfunktion (Wandbewegungsstörungen, Volumina) sehr gut beurteilen.

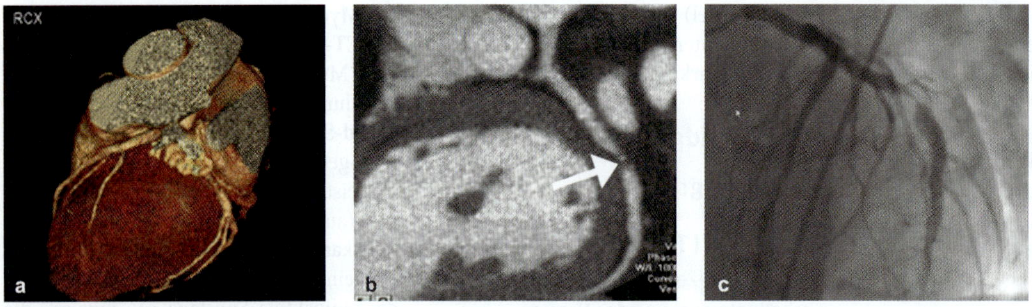

Abb. 21.9 Cardio-CT und Koronarangiografie. In der Cardio-CT wurde eine Stenose im Ramus circumflexus (RCX-Stenose) diagnostiziert (a und b) und durch eine Koronarangiografie bestätigt (c). [T573]

21.3.6 Herzkatheteruntersuchung

DEFINITION

Herzkatheteruntersuchung: Minimalinvasive Verfahren mit Vorschieben eines Katheters zum Herzen, bei der **Rechtsherzkatheteruntersuchung** über eine große Vene zum rechten Herzen, bei der **Linksherzkatheteruntersuchung** über eine große Arterie zum linken Herzen (→ Abb. 21.10). Möglichkeit u. a. von Druckmessungen, Kontrastmitteldarstellungen und teilweise therapeutischen Eingriffen (**katheterinterventionelle Therapie,** → 43.12).

Herzkatheteruntersuchungen können unter entsprechenden Voraussetzungen auch ambulant erfolgen.

Rechtsherzkatheteruntersuchung

Bei der **Rechtsherzkatheteruntersuchung** *(Pulmonalarterienkatheteruntersuchung)* wird der Katheter nach Punktion einer großen Vene (Leistenbeuge, Arm) bis zum rechten Vorhof vorgeschoben (→ Abb. 21.10).

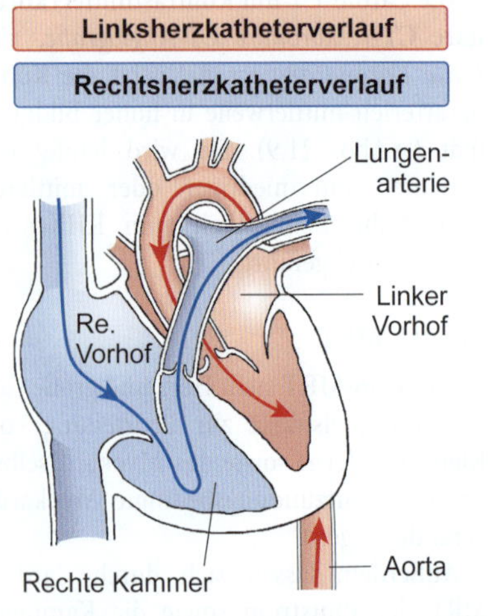

Abb. 21.10 Katheterverlauf bei Rechts- und Linksherzkatheteruntersuchung. [L190]

Je nach Katheter (z. B. *Angiografie-, Einschwemmkatheter*) sind Kontrastmitteldarstellung oder Druckmessungen im *rechten Herzen* möglich, etwa Druckmessungen in rechtem Vorhof, rechter Kammer und A. pulmonalis. Letzterer entspricht bei in der Pulmonalarterie geblocktem Ballon in etwa dem Druck im linken Vorhof. Mit einem *Swan-Ganz-Katheter* kann das Herzminutenvolumen bestimmt werden (bei längerem Monitoring weitgehend z. B. durch PiCCO®-Katheter verdrängt, → 21.1.3).

Bei einer einmaligen Rechtsherzkatheteruntersuchung wird der Katheter nach Dokumentation der Messwerte entfernt. Katheter mit mehreren Lumina können in der Intensivpflege gleichzeitig als normaler zentraler Venenkatheter (ZVK) genutzt werden.

Komplikationen

Komplikationen bei Legen eines ZVK → 43.5.4

- Herzrhythmusstörungen (→ 21.7)
- Perikardtamponade bei Perforation des Myokards (→ 21.5.2)
- Pulmonalarterienverletzung, -verschluss.

Pflege bei liegendem Rechtsherzkatheter

Die Patienten sind in der Regel auf einer IMC- oder Intensivstation.

- Verbandwechsel eines zentralen Venenkatheters (→ 43.5.4) [6]
- Übersichtliche Anordnung und Fixierung der Katheterzuleitungen
- Lagekontrolle des Katheters (über den Monitor) regelmäßig sowie nach jeder Manipulation am Katheter (Verbandwechsel, Umlagerung). Bei Lageveränderungen sofortige Arztbenachrichtigung.

Elektrophysiologische Untersuchung

Die **elektrophysiologische Untersuchung** *(EPU)* kann bei unklaren Synkopen (→ 21.2.3) oder schweren Herzrhythmusstörungen (→ 21.7) sinnvoll sein.

Spezielle Elektrodenkatheter werden über eine große Vene ins rechte Herz vorgeschoben. Dort wird an mehreren definierten Stellen ein *intrakardiales EKG* abgeleitet und ggf. zur Provokation von Herzrhythmusstörungen elektrische Reize gesetzt. Der Herd, von dem die Rhythmusstörungen ausgehen, wird möglichst in gleicher Sitzung katheterinterventionell abgetragen (→ 21.7.2).

Linksherzkatheteruntersuchung und Koronarangiografie

Bei der **Linksherzkatheteruntersuchung** wird der Katheter nach Punktion vorzugsweise der A. radialis am Handgelenk (sonst der A. femoralis in der Leiste, selten der A. brachialis am Arm) über die Aorta bis in die linke Herzkammer vorgeschoben (→ Abb. 21.10). Unter Röntgendurchleuchtung kann Kontrastmittel in proximale Aorta, linke Kammer oder Koronararterien gespritzt werden (**Aorto-, Lävokardio-, Koronarangiografie,** → Abb. 21.9), um z. B. festzustellen, ob Herzkranzgefäße verengt oder verschlossen sind.

Komplikationen

Mögliche Komplikationen sind:

- Kontrastmittelzwischenfall (→ 14.4.4, → 31.2)
- Herzrhythmusstörungen (→ 21.7)
- Verschluss eines Herzkranzgefäßes (→ 21.5.2)
- Blutung, Thrombose und Aneurysmabildung (Aufweitung des Gefäßes, → 22.5.6) im Bereich der Punktionsstelle mit der Gefahr arterieller Embolie.

Pflege

Pflege vor der Untersuchung

- Nach Arztanordnung Arzneimittel rechtzeitig vor der Untersuchung absetzen, z. B. orale Antikoagulanzien (→ 22.6), evtl. Heparin absetzen, Antidiabetika reduzieren/absetzen
- Voruntersuchungen nach Arztanordnung organisieren
- Patienten wegen möglicher Zwischenfälle mit nachfolgender Narkose nüchtern lassen (nach hausinternem Standard)

- Bei geplantem Zugang über die Leiste linke und rechte Leistengegend von Unterbauch bis Mitte Oberschenkel rasieren (nach hausinternem Standard), auf Hautveränderungen achten. Fußpulse an beiden Füßen aufsuchen und die Palpationsstellen mit einem wasserfesten Stift markieren. So können sie nach der Untersuchung bei der seitenvergleichenden Fußpulskontrolle zuverlässig gefunden werden
- Materialien für einen periphervenösen Zugang richten (→ 43.5.3)
- Bei bekannter Kontrastmittelallergie prophylaktische Maßnahmen nach Arztanordnung durchführen
- Patienten noch einmal zur Toilette gehen lassen, ggf. Prämedikation verabreichen, frisches Klinikhemd geben, Schmuck, Zahnprothesen ablegen lassen und ihn nach Abruf ins Herzkatheterlabor fahren.

Pflege nach der Untersuchung

- Nach Punktion der A. femoralis Patient Bettruhe nach Arztanordnung einhalten lassen. Die Dauer der Bettruhe hängt prinzipiell vom Durchmesser des verwendeten Katheters und der Art des gewählten Verschlusssystems ab (häufig Kollagenverschlusssystem wie Angio-seal®). Nach Punktion der A. radialis ist keine Bettruhe notwendig. Der Patient soll Arm bzw. Bein nicht beugen, um die Durchblutung sicherzustellen und ein Verrutschen des Druckverbands zu vermeiden, die Fersen werden frei gelagert
- Vitalzeichen engmaschig kontrollieren, Überwachungsprotokoll anlegen
- Druckverband zunächst stündlich, dann zweistündlich auf Zeichen einer Blutung kontrollieren. Er wird nach wenigen Stunden entfernt. Wurde die Punktionsstelle mit einem alternativen System verschlossen, sind die Herstellerangaben zu beachten, evtl. wird nur ein Schnellverband angelegt, den die Pflegenden regelmäßig auf Nachblutung beobachten
- Einstichstelle regelmäßig auf Komplikationen wie Hämatom oder Entzündung beobachten. Patienten informieren, dass er sich bei Auffälligkeiten, z. B. Kribbeln, Pelzigkeit, Nachblutung, sofort melden soll
- Puls distal der Punktionsstelle zur Früherkennung einer arteriellen Durchblutungsstörung anfangs stündlich, dann zweistündlich tasten und dabei auch das sensorische Empfinden und die Haut beurteilen (Blässe, Kälte?)
- Patienten zum reichlichen Trinken anhalten, um die Kontrastmittelausscheidung zu beschleunigen (Ausnahme ist eine Flüssigkeitsbeschränkung). Die Pflegenden achten auf eine ausreichende Urinausscheidung. Essen ist gleich nach der Untersuchung möglich
- Patienten informieren, die Punktionsstelle in den nächsten Tagen nicht zu belasten (z. B. durch das Heben von schweren Gegenständen, Pressen beim Stuhlgang). Bei Auffälligkeiten soll er zügig den Hausarzt aufsuchen.

21.4 Herz- und Herzklappenfehler

21.4.1 Angeborene Herzfehler

DEFINITION

Angeborene Herzfehler *(kongenitale Herzfehler, -vitien)*: Angeborene Fehlbildungen des Herzens, der Herzklappen und/oder der herznahen großen Gefäße.

Ungefähr 1 % aller Lebendgeborenen hat einen **angeborenen Herzfehler.**

Krankheitsentstehung

Ursächlich spielen genetische und exogene Faktoren eine Rolle, z. B. Infektionen der Mutter während der Schwangerschaft.

Pathophysiologie und Einteilung

Einige Herzfehler schränken lediglich den sonst normalen Blutfluss ein, z. B. Klappenverengungen. Bei anderen fließt das Blut durch Kurzschlussverbindungen (engl. *shunt*) über normalerweise nicht angelegte oder bereits kurz nach der Geburt verschlossene „Abkürzungen", z. B. den Ductus arteriosus Botalli (→ Tab. 21.1). Die Flussrichtung wird durch das Druckgefälle bestimmt, d. h., das Blut fließt von Kreislaufabschnitten mit höheren zu Abschnitten mit niedrigeren Drücken. Bei der dritten Gruppe ist die Herzanatomie völlig

Tab. 21.1 Die häufigsten angeborenen Herzfehler. Fallot-Tetralogie und Transposition der großen Arterien sind zyanotische Herzfehler. [L138, L157]

Schemazeichnung	Anatomie und Physiologie des Defektes	Klinik
Ventrikelseptumdefekt (VSD) 31 %*		
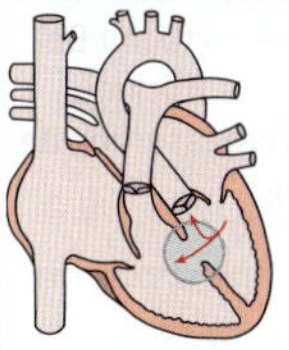	Loch im Kammerseptum → Blutfluss von der linken in die rechte Kammer → Druck- und Volumenbelastung des Lungenkreislaufs, Rechtsherzhypertrophie. Später Shuntumkehr zum Rechts-links-Shunt **(Eisenmenger-Reaktion)**	Je nach Größe und Lage des Defekts verminderte Belastbarkeit, Gedeihstörungen, wiederholte bronchitische Infekte, Herzinsuffizienz
Vorhofseptumdefekt (ASD) 7 %*		
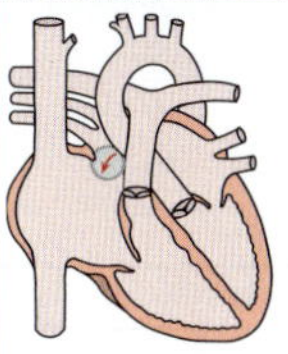 (→ Abb. 21.11)	Loch im Vorhofseptum → Blutfluss vom linken in den rechten Vorhof → Druck- und Volumenbelastung des Lungenkreislaufs, Rechtsherzhypertrophie. Später Shuntumkehr	Je nach Größe und Lage des Defekts verminderte Belastbarkeit, Gedeihstörungen, wiederholte bronchitische Infekte, Herzinsuffizienz. Erste Symptome oft erst im späten Kindes- oder Jugendalter
Persistierender Ductus arteriosus (PDA) 7 %*		
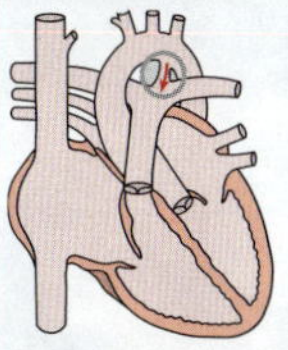	Ausbleibender Verschluss des Ductus arteriosus Botalli → Blutfluss aus der Aorta zurück in die Lungenarterie. Später Shuntumkehr	Je nach Shuntgröße verminderte Belastbarkeit, Entwicklungsverzögerung, Infekte
Pulmonalstenose (PS) 7 %*		
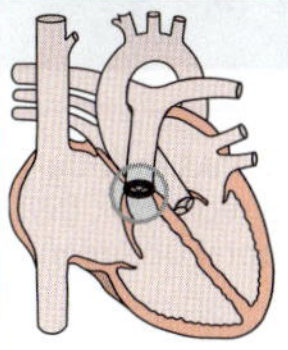	Druckbelastung des rechten Herzens durch Verengung der Pulmonalklappe	Atemnot, Rechtsherzinsuffizienz

Tab. 21.1 Die häufigsten angeborenen Herzfehler. Fallot-Tetralogie und Transposition der großen Arterien sind zyanotische Herzfehler. [L138, L157] *(Forts.)*

Schemazeichnung	Anatomie und Physiologie des Defektes	Klinik
Aortenisthmusstenose (ISTA) 5–8 %*		
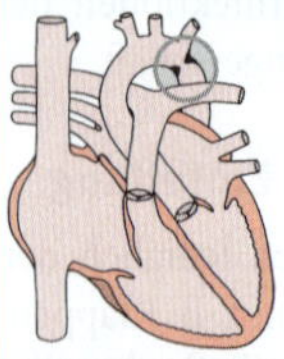	Einengung der Aorta vor oder nach dem Abgang des Ductus arteriosus Botalli	Je nach Typ unterschiedlich, v. a. Hypertonie im Kopf-Arm-Bereich bei gleichzeitiger Pulsabschwächung und Schwäche der Beine
Atrioventrikulärer Septumdefekt (AVSDH, AV-Kanal) 4,8 %*		
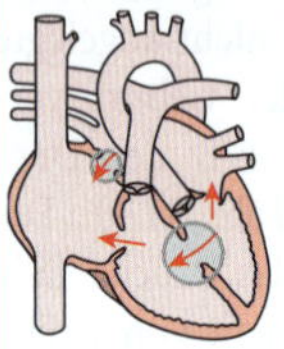	Vorhofseptumdefekt • Bei partiellem AVSD: + Mitralinsuffizienz • Bei komplettem AVSD: + eine gemeinsame, insuffiziente AV-Klappe + Ventrikelseptumdefekt	Bei komplettem AVSD Herzinsuffizienz bereits im Säuglingsalter, ansonsten je nach Ausprägung ähnlich Vorhofseptumdefekt
Aorten(klappen)stenose (AS) 3–6 %*		
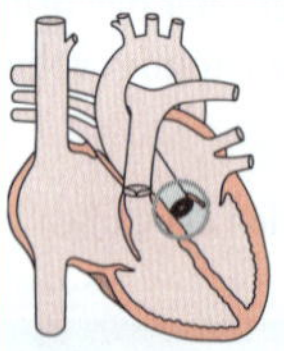	Druckbelastung des linken Herzens durch Einengung der Aortenklappe oder ihrer unmittelbaren Umgebung	Im Säuglingsalter Herzinsuffizienz, später Atemnot bei Belastung, Herzrhythmusstörungen, Synkopen (→ 18.2.3), Angina-pectoris-Anfälle
Fallot-Tetralogie (TOF) 5,5 %*		
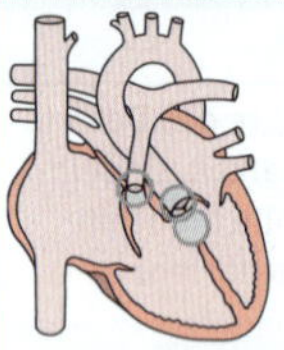	Pulmonalstenose + Ventrikelseptumdefekt + nach rechts verlagerte und damit über dem Septumdefekt „reitende" Aorta + Hypertrophie der rechten Kammer	Zyanose, stark verminderte Belastbarkeit, Gedeihstörung, Atemnot, hypoxämische Anfälle, evtl. mit Bewusstlosigkeit. Typische Hockstellung der Kinder zur Verbesserung der Sauerstoffversorgung
Transposition der großen Arterien (TGA) 4,5 %*		
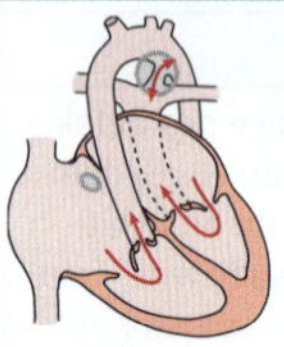	Ursprung der Aorta aus dem rechten, der Pulmonalarterie aus dem linken Ventrikel. Nur lebensfähig bei gleichzeitigem Shunt, z. B. durch persistierenden Ductus	Zyanose, Atemnot, Herzinsuffizienz

* Häufigkeit bezogen auf alle angeborenen Herzfehler, Zahlen nach [7].

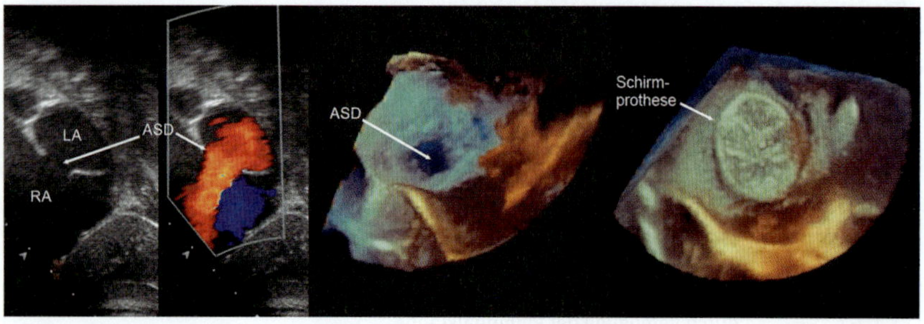

Abb. 21.11 Vorhofseptumdefekt (ASD). Ganz links 2-D-Echokardiografie. Zweites Bild von links Farb-Duplex-Echokardiografie. Rechts 3-D-Echokardiografie vom Ösophagus aus, zweites Bild von rechts vor, Bild ganz rechts nach katheterinterventionellem Verschluss mittels Schirmprothese (Helex® Septal Occluder). LA (RA) = linkes (rechtes) Atrium = linker (rechter) Vorhof. [E1076]

„falsch" angelegt, etwa bei der Transposition der großen Arterien.

Je nach ihrer Auswirkung auf die Sauerstoffkonzentration des Körperkreislaufs unterscheidet man:

- **Zyanotische Herzfehler.** Führt der Herzfehler zum Zufluss von sauerstoffarmem Blut in das arterielle, sauerstoffreiche Blut des Körperkreislaufs, so vermindert sich dort die Sauerstoffsättigung – es kommt zur Zyanose (→ 21.2.4). Da das sauerstoffarme Blut normalerweise ausschließlich von der *rechten* Herzkammer ausgeworfen wird, spricht man von einem **Rechts-links-Shunt**
- **Azyanotische** *(nichtzyanotische)* **Herzfehler.** Hier kommt es entweder nicht zur Durchmischung von sauerstoffarmem und sauerstoffgesättigtem Blut oder es wird sauerstoffgesättigtes Blut (aus *linker* Herzhälfte oder Aorta) in den Lungenkreislauf eingeschleust **(Links-rechts-Shunt).** Es kommt nicht zu einem Sauerstoffabfall im Körperkreislauf und nicht zur Zyanose.

Symptome, Befund und Diagnose

Schwere angeborene Herzfehler werden heute oft vor der Geburt durch Sonografie oder beim Neugeborenen infolge des Pulsoximetrie-Screenings (→ 23.3.3) diagnostiziert. Herzfehler können sofort nach der Geburt durch Atem- und Kreislaufstörungen lebensbedrohlich sein, im Säuglings- oder Kindesalter zu Herzinsuffizienz führen (→ 21.6), aber auch bis zum Erwachsenenalter ohne Beschwerden bleiben. Wie andere chronische Organerkrankungen können sie die Entwicklung des Kindes beeinträchtigen. Technische Untersuchungen sind v. a. Echokardiografie, Cardio-MRT (→ 23.3.5) und ggf. Herzkatheteruntersuchung (→ 23.3.6).

Behandlungsstrategie und Pflege

Pflege bei Herzoperationen → 21.1.4

Die Therapie besteht in der Behandlung einer Herzinsuffizienz (→ 21.6), einer Endokarditisprophylaxe (→ 21.8.1) sowie einer oder mehrerer Operationen in einem kinderkardiochirugischen Zentrum. Einige Herzfehler müssen schon in den ersten Lebenstagen operiert werden, andere z. B. erst im Kindergartenalter. Minimalinvasive und katheterinterventionelle Eingriffe (→ 21.1.4) haben auch hier zunehmende Bedeutung, etwa der Verschluss eines Vorhofseptumdefekts durch eine Schirmprothese (→ Abb. 21.11).

Über 90 % der betroffenen Kinder erreichen heute das Erwachsenenalter, viele davon können normal leben. Generell sollte ein herzkrankes Kind an möglichst vielen Aktivitäten seiner gesunden Altersgenossen teilhaben dürfen, damit es nicht in eine Außenseiterrolle gerät. Nicht wenige Eltern neigen aus Angst zur Überbehütung des Kindes. Hier können Beratung und Kontakt zu anderen Betroffenen (Eltern wie Kindern) helfen, z. B. in einer Selbsthilfegruppe. Meist ist lebenslange kardiologische Betreuung notwendig.

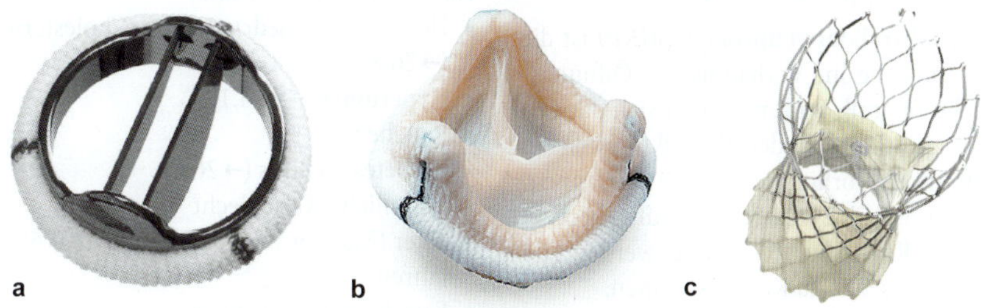

Abb. 21.12 Links mechanische Herzklappenprothese mit zwei Flügeln, deren Ventilmechanismus den Blutfluss nur in eine Richtung erlaubt. Mitte Bioprothese. Der (helle) Gewebering dient jeweils zum Einnähen der Klappe. Rechts biologische Transkatheter-Herzklappe. Eingeführt über einen Katheter, drängt sie beim Entfalten die defekte Klappe an die Gefäßwand. [U142, X217, U244]

21.4.2 Erworbene Herzklappenfehler

DEFINITION

Herzklappenfehler: Krankhafte Veränderung und Funktionsstörung einer Herzklappe.

Krankheitsentstehung

Erworbene Herzklappenfehler (→ Tab. 21.2) sind in der Regel Folge einer Arteriosklerose (→ 22.5.1) oder Endokarditis (→ 21.8.1).

Am häufigsten ist die Aortenklappenstenose, am zweithäufigsten die Mitralklappeninsuffizienz.

- Bei einer **Klappenstenose** ist die Lichtung der Klappe zu eng. Die vorgeschalteten Herzabschnitte müssen einen höheren Druck aufbringen, um das Blut durch die kleinere Öffnung zu pressen. Übersteigt dies die Leistungsfähigkeit des Herzens, entsteht eine Herzinsuffizienz
- Bei einer **Klappeninsuffizienz** schließt die Klappe nicht mehr dicht, ihre Ventilfunktion geht verloren, bei jedem Herzschlag wird ein Teil des Blutes in die „stromaufwärts" liegende Kammer zurückgepresst. Das hin- und herpendelnde Blut überfordert schließlich die Leistungsfähigkeit des Herzens
- **Kombinierte Herzklappenfehler** haben Stenose- *und* Insuffizienzkomponenten.

Behandlungsstrategie und Pflege

Pflege bei Herzoperationen → 21.1.4

Die Behandlungsstrategie hängt von Art und Schwere des Klappenfehlers ab. Oft ist nach einer gewissen Zeit der konservativen Therapie ein invasiver Eingriff unumgänglich.

Bei **Herzklappenrekonstruktionen** wird versucht, die Funktionsfähigkeit der Klappe z. B. durch Lösen von Verwachsungen wiederherzustellen.

Ist dies nicht möglich, muss die funktionsunfähige Herzklappe in einer **Klappenersatzoperation** ersetzt werden. Verwendet werden (→ Abb. 21.12):

- **Mechanische Prothesen** aus Metall oder Kunststoff. Ihr Hauptnachteil ist die Notwendigkeit einer lebenslangen Antikoagulation (→ 22.6)
- **Bioprothesen** *(biologische Prothesen). Heterografts* sind aufwändig präparierte Schweineklappen oder aus Rinderperikard hergestellt. Eine dauerhafte Antikoagulation ist nicht nötig. Wesentlicher Minuspunkt ist eine Haltbarkeit von nur 10–15 Jahren. *Homografts* sind menschliche Klappentransplantate aus Spenderherzen. Sie halten etwas länger, sind aber nur begrenzt verfügbar.

Evtl. kommt statt einer Operation ein katheterinterventioneller Eingriff (→ 21.1.4) in Betracht, z. B. als Klappenrekonstruktion das **Mitralklappenclipping** bei Mitralklappeninsuffizienz oder der *kathetergestützte Aortenklappenersatz* (*transcatheter aortic valve implantation,* **TAVI**) bei Aortenklappenstenose. Welches Vorgehen im Einzelfall am sinnvollsten ist, wird am besten in einem interdisziplinären Herzteam besprochen.

Regelmäßige Nachsorgeuntersuchungen sind erforderlich.

Tab. 21.2 Symptome, Befund und Diagnostik der häufigsten erworbenen Herzklappenfehler (Therapie → Text).

	Aortenklappenstenose	Aortenklappen-insuffizienz	Mitralklappenstenose	Mitralklappen-insuffizienz
Symptome	Linksherzinsuffizienz, Schwindel und Synkopen, v. a. bei Belastung, Belastungsdyspnoe, Angina pectoris	Linksherzinsuffizienz, Belastungsdyspnoe, Angina pectoris. Typisch: sehr hohe Blutdruckamplitude	• **Facies mitralis** (Wangenrötung = Mitralbäckchen plus Lippenzyanose) • Atemnot, Husten, evtl. blutiges Sputum, Lungenödem • Vorhofflimmern • Später retrosternales Engegefühl, Zeichen der Rechtsherzinsuffizienz	• Belastungsdyspnoe, Schwindel, Zeichen der Rechtsherzinsuffizienz • Bei akuter Insuffizienz (z. B. bei Myokardinfarkt) akute Herzinsuffizienz mit Lungenödem
Auskultationsbefund	Systolisches Geräusch	Diastolisches Geräusch	Diastolisches Geräusch	Systolisches Geräusch
Diagnosesicherung	EKG, Röntgenaufnahme des Thorax, Farb-Duplex-Echokardiografie, Cardio-MRT, Herzkatheteruntersuchung			

Mitralklappenprolaps

Beim **Mitralklappenprolaps** *(MKP)* ist die Mitralklappe im Verhältnis zur Öffnungsfläche zu groß. Dadurch wölbt sich das Mitralsegel während der Ventrikelsystole in den linken Vorhof vor. Der Mitralklappenprolaps ist mit 2–6 % relativ häufig, bereitet in aller Regel aber keine Beschwerden und führt nur selten zu Komplikationen.

21.5 Durchblutungsstörungen des Herzens

21.5.1 Koronare Herzkrankheit

DEFINITION

Koronare Herzkrankheit *(KHK):* Mangeldurchblutung *(Ischämie)* und dadurch Sauerstoffmangel *(Hypoxie)* des Herzmuskels durch Einengung oder Verschluss von Koronararterien. In den Industrieländern häufige Erkrankung, Lebenszeitprävalenz bei den 40- bis 79-Jährigen knapp 10 % [8].

Manifestationen sind:

- **Chronisches Koronarsyndrom** *(CCS)* Dieses umfasst Patienten
  - Mit stabiler Angina pectoris und/oder Dyspnoe und vermuteter KHK
  - Mit Funktionsstörungen der linken Kammer/Herzinsuffizienz und vermuteter KHK
  - Ohne oder mit (stabilen) Beschwerden nach akutem Koronarsyndrom oder *Revaskularisierung (Wiedereröffnung)* der Herzkranzgefäße
  - Mit Angina pectoris und vermuteten *Vasospasmen* (krampfartigen Verengungen der Herzkranzgefäße) oder *mikrovaskulärer Erkrankung* (d. h. der kleinen Herzkranzgefäße)
  - Ohne Beschwerden (durch Screening entdeckt) [9]
- **Akutes Koronarsyndrom** (→ 21.5.2)
- Herzinsuffizienz (→ 21.6)
- Herzrhythmusstörungen (→ 21.7)
- **Plötzlicher Herztod** *(Sekunden-, akuter Herztod)*, oft infolge Kammerflimmerns.

Für die **KHK** gibt es ein *Disease-Management-Programm* (*DMP* → 8.3.1).

Krankheitsentstehung

Ursache der KHK ist überwiegend eine fortschreitende arteriosklerotische Verengung der Herzkranzgefäße, die zur Minderdurchblutung und in der Folge zum Sauerstoffmangel des Herzmuskels führt (Arteriosklerose → 22.5.1).

Hauptrisikofaktoren sind:

- Hohes LDL-, niedriges HDL-Cholesterin (→ 26.8)
- Hypertonie (→ 22.4.1)
- Rauchen
- Diabetes mellitus (→ 26.6)
- Männliches Geschlecht
- Alter (Männer über 55, Frauen über 65 Jahren)
- Familiäre Veranlagung.

Je nach Anzahl der (erkennbar) betroffenen Herzkranzgefäße spricht man von einer **1-**, **2-** oder **3-Gefäß-Erkrankung.**

Symptome und Untersuchungsbefund

Angina pectoris

Bei einer höhergradigen Koronararterienverengung kommt es durch körperliche oder psychische Belastung, Kälte oder schwere Mahlzeiten zu Sauerstoffmangel des Herzmuskels, der sich typischerweise durch **Angina-pectoris-Anfälle** äußert: Sekunden bis Minuten anhaltende Schmerzen im Brustkorb mit Engegefühl (*lat.* Angina pectoris = Brustenge), Beklemmung und oft Angst. Meist strahlen die Schmerzen in den linken Arm aus, seltener in Hals, Rücken, Oberbauch, rechten Arm, Unter- oder Oberkiefer (→ Abb. 21.13). Frauen haben oft atypische Beschwerden, z. B. Übelkeit.

Typische und atypische Angina pectoris

Kriterien:

- Charakteristische, kurz dauernde retrosternale Beschwerden
- Ausgelöst durch körperliche oder psychische Belastung
- Besserung auf Ruhe oder Nitratgabe.

Typische Angina pectoris: Alle drei Kriterien erfüllt.

Atypische Angina pectoris: Nur zwei dieser Kriterien erfüllt.

Bei einer **stabilen Angina pectoris** treten die Anfälle jeweils nach ähnlichen Auslösern auf (z. B. zwei Etagen Treppensteigen), der Schmerzcharakter bleibt gleich und die Beschwerden verschwinden durch körperliche Ruhe und Arzneimittel nach höchstens 20 Min.

Tritt eine Angina pectoris neu auf, nehmen Anfallshäufigkeit, Anfallsdauer und Schmerzintensität zu **(Crescendo-Angina)** oder lösen immer geringere Belastungen Beschwerden aus, handelt es sich um eine **instabile Angina pectoris.** Die Schmerzen sind medikamentös nur schwer zu beeinflussen.

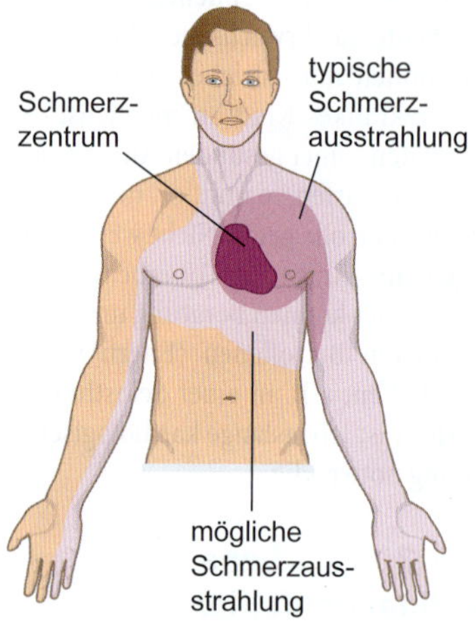

Abb. 21.13 Charakteristische Ausbreitung des Angina-pectoris-Schmerzes. [L138]

NOTFALL! Die **instabile Angina pectoris** gehört zum lebensbedrohlichen akuten Koronarsyndrom (→ 21.5.2). Sie ist ein kardiologischer Notfall.

Diagnostik

Die Diagnostik (→ 21.3) umfasst EKG, Langzeit-EKG, Echokardiografie sowie Belastungs-Untersuchung (nicht bei akutem Koronarsyndrom). CT und MRT dienen v. a. dem KHK-Ausschluss bei Patienten mit niedriger oder mittlerer KHK-Wahrscheinlichkeit. Bei Hochrisikopatienten und therapeutischen Konsequenzen erfolgt eine Koronarangiografie (→ Abb. 21.9) mit der Möglichkeit einer gleichzeitigen Intervention.

Außerdem werden die weiteren Risikofaktoren abgeklärt (z. B. Blutzucker, Cholesterin, Blutdruck), um das gesamte kardiovaskuläre Risiko des Patienten einzuschätzen.

Behandlungsstrategie

Behandlungsstrategie bei Angina-pectoris-Anfall

NOTFALL! Die **Erstmaßnahmen bei akuter Angina pectoris** sind:

- Patienten hinsetzen/mit erhöhtem Oberkörper lagern, beengende Kleidung entfernen, Ruhe einhalten lassen
- Vitalzeichen kontrollieren, Patienten beruhigen und nicht alleine lassen. Möglichst Hilfe holen, z. B. über die Rufanlage
- Bedarfsmedikamente, v. a. kurz wirksames Nitrat (bei systolischem RR ≥ 100 mmHg, → Pharma-Info 21.1), nach Arztanordnung bzw. hausinternem Standard geben

- **Krankenhaus:** Ggf. Sauerstoff nach Arztanordnung bzw. hausinternem Standard geben. EKG nach Arztanordnung anmelden bzw. schreiben, ggf. Herzinfarktausschluss durchführen (Monitoring, wiederholte EKGs, Blutentnahmen), Patienten ins Herzkatheterlabor oder auf die Intensivstation verlegen.
- **Ambulante Pflege, Pflegeeinrichtungen:** Je nach Ausprägung und Dauer des Anfalls und Ansprechen auf Ruhe und/oder Medikamente Hausarzt informieren oder Rettungsdienst/Notarzt anfordern.

Langzeitbehandlung der KHK

Medikamentöse Langzeitbehandlung

Die **medikamentöse Langzeitbehandlung** soll die Beschwerden lindern und einen Herzinfarkt verhindern. Sie umfasst [8] [9]:

- Nitrate zur Anfallsbehandlung, → Pharma-Info 21.1
- Betablocker (z. B. Beloc®, → Pharma-Info 22.1). Sie senken durch Reduzierung des myokardialen O_2-Verbrauchs Anfallshäufigkeit und -schwere und beugen Rhythmusstörungen vor
- Bei Unverträglichkeit oder unzureichender Wirkung z. B. lang wirksame Kalziumantagonisten (etwa Amlodipin AAA®), Ivabradin (etwa Procoralan®) oder Ranolazin (etwa Ranexa®), ggf. auch in Kombination. Gelegentlich *Molsidomin* (z. B. Corvaton®), das eine nitratähnliche Wirkung hat
- Thrombozytenaggregationshemmer, am häufigsten niedrig dosierte Azetylsalizylsäure (z. B. ASS® 100), bei Unverträglichkeit z. B. Clopidogrel (z. B. Iscover® → Pharma-Info 22.2) zur Verhinderung einer Thrombenbildung in den Herzkranzgefäßen
- Cholesterinsenkende Statine (z. B. Sortis®, → Pharma-Info 26.2), für die ebenfalls eine Prognoseverbesserung nachgewiesen wurde
- Bei eingeschränkter Funktion der linken Herzkammer ACE-Hemmer (→ Pharma-Info 22.1).

Weitere kardiovaskuläre Risikofaktoren wie etwa Hypertonie oder Diabetes mellitus werden ebenfalls medikamentös behandelt.

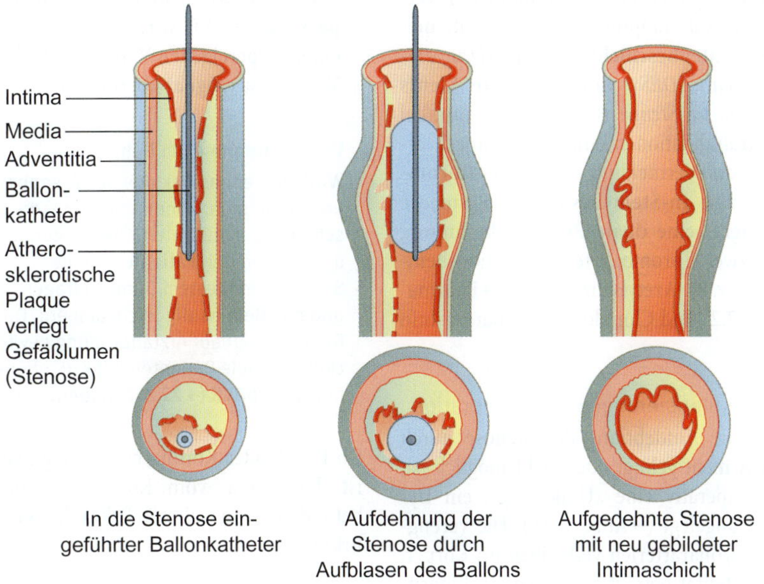

Abb. 21.14 Perkutane transluminale (koronare) Angioplastie (PTCA). Nach Aufdehnung der Stenose wächst über die Plaquereste eine neue Intimaschicht. [L138]

Revaskularisierung: PTCA

Die **perkutane transluminale k[c]oronare Angioplastie** (kurz *PTCA, koronare Ballondilatation*) ist die wichtigste *katheterinterventionelle* Behandlungsmethode der KHK. Allgemein spricht man auch von **PCI** *(perkutane koronare Intervention)*.

Unter Röntgendurchleuchtung wird ein dünner Ballonkatheter meist von der A. radialis in das erkrankte Koronargefäß vorgeschoben (→ 21.3.6), der Ballon in der Engstelle aufgeblasen (→ Abb. 21.14) und so die Stenose aufgedehnt.

Die PTCA erfordert nur einen kurzen stationären Aufenthalt. Zwischenfälle können allerdings eine notfallmäßige Bypass-Operation erfordern.

Die übrigen Komplikationen der PTCA entsprechen denen der Koronarangiografie (→ 21.3.6).

In der Regel wird bei der PTCA ein **Stent** (hier: *Gefäßstütze*) implantiert, der sowohl einen Akutverschluss als auch spätere **Re-**

PHARMA-INFO 21.1: NITRATE

Nitrate werden v. a. bei KHK eingesetzt. Ihre Wirkung beruht auf einer Entspannung der glatten Gefäßmuskulatur.

- Durch Erweiterung der Venen *(venöses Pooling)* wird der Blutrückstrom zum Herzen geringer, die *Vorlast* sinkt
- Infolge Arterienerweiterung sinkt der Widerstand, gegen den das Herz anpumpen muss, die *Nachlast*
- Es kommt zu einer direkten Erweiterung der Herzkranzgefäße.

Das Herz muss weniger Arbeit leisten, verbraucht dadurch weniger Sauerstoff und wird besser mit Sauerstoff versorgt.

Im akuten Angina-pectoris-Anfall lindert das rasch und kurz wirksame **Glyzeroltrinitrat** (*Nitroglyzerin*, z. B. Nitrolingual®, Nitronal®) gut die Beschwerden. Zerbeißkapseln werden zerbissen und die Flüssigkeit im Mund behalten, Dosiersprays am besten unter die Zunge gesprüht (nicht inhalieren, → Abb. 21.4). Der Wirkstoff wird über die Mundschleimhaut resorbiert, die Wirkung tritt bereits nach 1–5 Min. ein (Wirkdauer ca. 30 Min.).

Lang wirksame Nitrate wie **Isosorbidmononitrat** (z. B. Ismo®), **Isosorbiddinitrat,** kurz *ISDN* (z. B. Isoket®) als Tabletten oder Nitratpflaster sind in der Dauertherapie nur noch Reservemedikamente, da sie die Prognose nicht verbessern. Wegen rascher Gewöhnung bei wiederholter Gabe ist eine nächtliche **Nitratpause** nötig.

Nebenwirkungen sind **Nitratkopfschmerzen,** Gesichtsröte und, v. a. bei höherer Dosierung, Blutdruckabfall bis zum Kollaps sowie als Gegenregulation ein Frequenzanstieg *(Reflextachykardie)*.

stenosen (abermalige Verengungen) verhindern soll. Empfohlen werden heute **medikamentenbeschichtete Stents** *(Drug-eluting-Stents, DES)*; **unbeschichtete Stents** *(Bare-metal-Stents, BMS)* werden nur bei Kontraindikationen eingesetzt. Danach erfolgt zur Vermeidung einer **Stentthrombose** und **In-Stent-Restenose** (Restenose im Stent) eine **duale Plättchenhemmung** mit zwei Thrombozytenaggregationshemmern, z. B. Azetylsalizylsäure (→Pharma-Info 22.2) und Clopidogrel (→Pharma-Info 22.4).

Revaskularisierung: Bypass-Operation

Falls die Aufdehnung der Stenose durch PTCA nicht gelingt oder nicht möglich ist, wird operativ eine „Umleitung", ein **Bypass**, angelegt (→Abb. 21.15). Die verengten Koronararterien verbleiben im Körper. Die Letalität beträgt bei geplanten Eingriffen 1–2 %.

- Wegen besserer Langzeitergebnisse wird die Verwendung einer Arterie bevorzugt. Es wird möglichst die hinter dem Brustbein verlaufende A. thoracica interna (früher *A. mammaria interna*, engl. kurz *IMA*) distal abgetrennt und hinter der Engstelle neu eingepflanzt (**Mammaria-Bypass,** *Mammaria-k[c]oronarer-Bypass*, kurz *MCB, IMA-Bypass* →Abb. 21.15)
- Beim **aorto-k[c]oronaren Venen-Bypass,** kurz *ACVB,* wird die Engstelle mit einer körpereigenen Vene (meist aus der V. saphena magna) überbrückt.

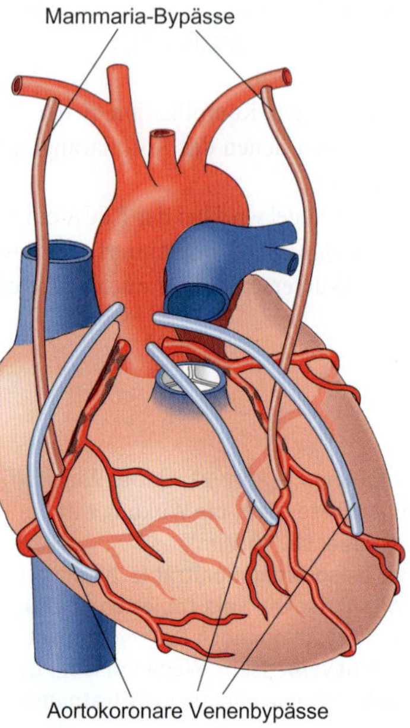

Abb. 21.15 Umgehung stark verengter Koronararterien, hier durch drei aorto-koronare Venen-Bypässe (ACVB) und zwei Neueinpflanzungen der A. thoracica interna (Mammaria-Bypässe). [L190]

> **Venenentnahme am Bein**
> Wird ein Venenstück aus der V. saphena entnommen, können Stauungserscheinungen auftreten. Die Pflegenden informieren den Patienten, keine Strümpfe mit festem Bund zu tragen und das Bein häufig hochzulagern. Das Bein wird nur auf Arztanordnung gewickelt, da viele Patienten mit KHK ebenfalls eine pAVK (→22.5.2) haben.

Ob PTCA oder Koronarchirurgie günstiger ist, hängt v. a. vom Koronarangiografiebefund und von weiteren Erkrankungen des Erkrankten ab.

Pflege bei KHK

Pflege bei Herzinsuffizienz →21.6.1
Pflege bei Linksherzkatheteruntersuchung →21.3.6
Pflege bei Herzoperationen →21.1.4
Pflege bei Herzrhythmusstörungen →21.7
Pflege bei Dyspnoe →3.3

Pflege nach einem Angina-pectoris-Anfall

Die Patientenbeobachtung umfasst:

- Vitalzeichenkontrolle (Blutdruckabfall bei Nitroglycerin-Gabe? Herzrhythmusstörungen? Tachykardie?)
- Ggf. Monitoring mit kontinuierlicher Überprüfung von EKG, Blutdruck und Sauerstoffsättigung des Blutes
- Schmerzen.

Weitere Maßnahmen sind:

- Patienten zunächst Bettruhe einhalten lassen und anschließend nach Arztanordnung mobilisieren. Je nach Allgemeinzustand unterstützen und alle notwendigen Prophylaxen durchführen. Besonders auf Obstipationsprophylaxe achten (Pressen beim Stuhlgang erhöht den intrathorakalen Druck)
- Ggf. Reduktionskost und/oder cholesterinarme Kost bestellen. Blähende Speisen vermeiden, da der Zwerchfellhochstand bei Blähungen die Herzbeschwerden oft verstärkt. Mehrere kleine Mahlzeiten reichen, da große Mahlzeiten Angina-pectoris-Anfälle auslösen können. Ernährungsberatung bestellen
- Informationsmaterial aushändigen, z. B. über Internetseiten und spezifische Apps, zu Selbsthilfegruppe.

> **Prävention und Gesundheitsberatung**
> - Minimierung vermeidbarer Risikofaktoren (Nikotinkarenz, bestmögliche Einstellung von Hypertonie oder Diabetes mellitus)
> - Vermeidung individueller Angina-pectoris-Auslöser (z. B. große Anstrengung, Kälte, reichliche Mahlzeiten)
> - Abbau von Übergewicht, bei Normgewicht kalorisch ausreichende, nahevegetarische Ernährung mit reichlich mehrfach ungesättigten Fettsäuren (wenig Fleisch, viel Fisch, hochwertige Pflanzenöle, Ernährungsberatung →7.9). Allenfalls geringer Alkoholkonsum
> - Regelmäßige körperliche Aktivität (nach ärztlicher Anordung) unterhalb der Angina pectoris auslösenden Schwelle mindestens dreimal pro Woche für 30 Minuten, mit Puls-/Fitnessuhr bzw. -armband, ggf. in speziellen Sportgruppen
> - Kennen der Warnzeichen von instabiler Angina pectoris und Herzinfarkt (→21.5.2)
> - Beratung zu Medikamentenwirkungen bzw. Nebenwirkungen und zur Bedeutung einer regelmäßigen Einnahme. Umgang mit Nitratspray/-kapseln.

SPICKZETTEL

> **Koronare Herzkrankheit (KHK)**
> **Definition:** Durchblutungsminderung des Herzmuskels infolge Koronararterienverengung.
> **Ursache/Risikofaktoren:** Fast immer Arteriosklerose.
> **Symptome:** Bei chronischer KHK Leitsymptom Angina pectoris mit retrosternalem Schmerz bei Belastung, der sich auf Ruhe/Nitratgabe bessert. Atypisches Bild häufiger bei Frauen, Menschen mit Diabetes.
> Außerdem möglich: Instabile Angina pectoris, Herzinfarkt, Herzrhythmusstörungen, plötzlicher Herztod, Herzinsuffizienz.
> **Diagnostik:** EKG, Echokardiografie, Belastungsuntersuchung, Koronarangiografie.
> **Therapie/Pflege:** Konservativ durch Behandlung der Risikofaktoren, Tabakentwöhnung, Lebensstiländerung.
> Im akuten Anfall Nitratgabe zur Symptomlinderung.
> Als Dauermedikation v. a. Thrombozygtenaggregationshemmer, Betablocker, Statine. Ggf. PTCA, evtl. mit Stenteinlage, Bypass-Operation.

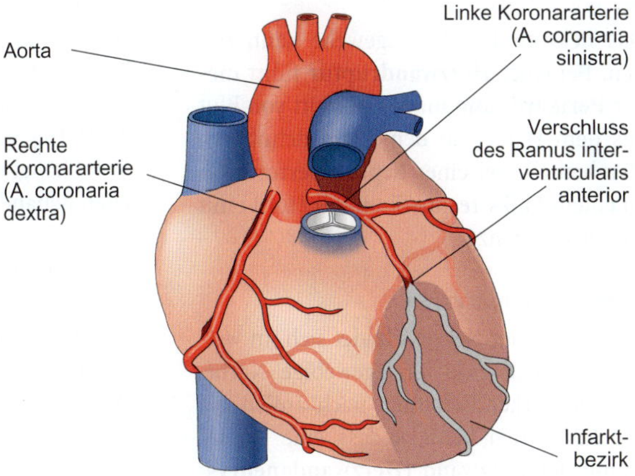

Abb. 21.16 Herzinfarkt. Durch Verschluss einer Koronararterie stirbt das von dieser Arterie versorgte Herzmuskelgewebe ab. [L190]

21.5.2 Akutes Koronarsyndrom und Herzinfarkt

DEFINITION

Akutes Koronarsyndrom *(ACS)*: Akut lebensbedrohliche Formen der KHK. Umfasst instabile Angina pectoris, Herzinfarkt und plötzlichen Herztod.

Herzinfarkt *Myokardinfarkt)*: Akute, schwere Manifestation der KHK mit umschriebener *Nekrose* (Gewebsuntergang) des Herzmuskelgewebes infolge lang anhaltender *Ischämie* (Mangeldurchblutung). Akutsterblichkeit ca. 40–45 %, vor allem *vor* Krankenhausaufnahme. In Deutschland eine der häufigsten Todesursachen.

Krankheitsentstehung

Dem **Herzinfarkt** zugrunde liegt der Verschluss einer oder mehrerer Koronararterien/-äste, meist infolge einer Thrombusbildung in atherosklerotisch veränderten Gefäßabschnitten. Das distal des Verschlusses gelegene Myokard wird nicht mehr (ausreichend) mit Sauerstoff versorgt (→ Abb. 21.16). Nach 3–6 Std. hat sich eine irreversible Nekrose des betroffenen Muskelgewebes ausgebildet.

Infarkte betreffen oft den Ramus interventricularis anterior der linken Koronararterie **(Vorderwandinfarkt).** Bei einem **Hinterwandinfarkt** sind die rechte Koronararterie oder der Ramus circumflexus der linken Koronararterie verschlossen (→ Abb. 21.16).

Symptome und Untersuchungsbefund

- Plötzlich heftige retrosternale Schmerzen, häufig mit starkem Engegefühl, Todesangst und Unruhe. Die Schmerzen dauern meist länger als 20 Min. und sprechen kaum oder nicht auf Medikamente an

Stummer Herzinfarkt

20–25 % der Herzinfarktpatienten haben nur wenig oder keine Schmerzen *(stummer Herzinfarkt)*. Oft sind dies Frauen, Menschen mit Diabetes oder ältere Menschen.

- Evtl. Schmerzausstrahlung in Unterkiefer, Arme, Bauch oder zwischen die Schulterblätter
- Übelkeit, Erbrechen
- Blasse, fahl-graue Gesichtsfarbe und kalter Schweiß im Gesicht
- Atemnot (Dyspnoe), die zum Hinsetzen oder Einsetzen der Atemhilfsmuskulatur zwingt
- Plötzlicher Kreislaufzusammenbruch, ggf. mit Bewusstlosigkeit und kardiogenem Schock.

Diagnostik

Differenzialdiagnose des Thoraxschmerzes →21.2.1

Definition des Herzinfarkts

Ein Herzinfarkt liegt vor bei **Nachweis herzspezifischer Nekroseparameter** (bevorzugt Troponinerhöhung und -veränderung) und mindestens einem der folgenden Kriterien (vereinfacht nach [10]):

- Symptome einer Ischämie
- Neue (ischämische) EKG-Veränderungen, z. B. ST-Hebung
- Entwicklung einer krankhaften Q-Zacke
- In bildgebenden Verfahren neu aufgetretener Verlust an funktionsfähigem Myokard oder regionale Wandbewegungsstörung
- Nachweis eines Koronarthrombus durch Bildgebung (Koronarangiografie) oder Autopsie.

Sind bei erhöhten Troponinen keine ST-Hebungen nachweisbar, liegt ein **NSTEMI** *(Non-ST-Elevations-Myokardinfarkt)* vor. Bei ST-Hebungen handelt es sich um einen **STEMI** *(ST-Elevations-Myokardinfarkt)*.

EKG

Ein Ruhe-EKG zeigt oft typische Veränderungen. Es kann jedoch kurz nach dem Ereignis noch unauffällig sein, weshalb ein EKG bei Infarktverdacht ggf. mehrfach wiederholt werden muss. Im Verlauf entwickeln sich weitere charakteristische Veränderungen (→ Abb. 21.17).

Blutuntersuchung

Aus den geschädigten Herzmuskelzellen gelangen vermehrt Eiweiße und Enzyme ins Blut und können dort in erhöhter Konzentration nachgewiesen werden. Am bedeutsamsten sind die herzspezifischen **Troponine T** und **I,** wobei am besten hochsensitive Tests *(hsTn)* eingesetzt werden. Im Zweifel ermöglicht eine Wiederholung nach spätestens 3 Std. eine definitive Infarktdiagnose bzw. -ausschluss.

Echokardiografie

Regionale Wandbewegungsstörungen treten sehr früh auf, weshalb die Echokardiografie raschestmöglich (in Notaufnahme oder Chest Pain Unit, →21.2.1) erfolgen sollte.

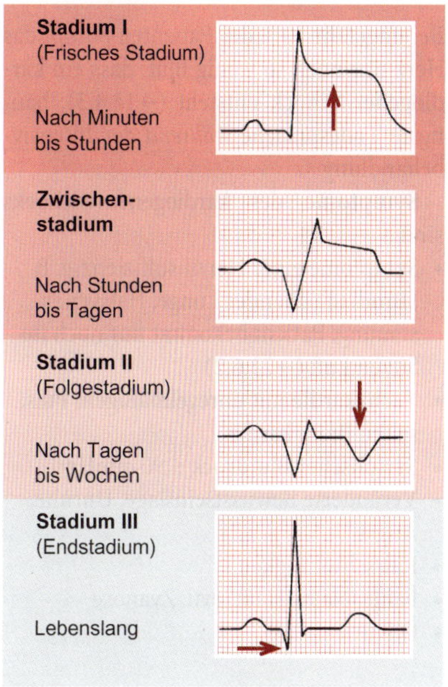

Abb. 21.17 Zeitlicher Verlauf typischer EKG-Veränderungen beim Herzinfarkt (STEMI). [L190]

Koronarangiografie

Eine Koronarangiografie (➔21.3.6), ggf. mit Akut-PTCA (➔21.5.1, ➔Abb. 21.9, ➔Abb. 21.14), erfolgt bei allen Patienten mit STEMI raschestmöglich, bei NSTEMI je nach individuellem Risiko (➔Abb. 21.18 und unten).

Komplikationen

Insbesondere in den ersten Stunden und Tagen drohen Komplikationen:

Herzrhythmusstörungen

Ca. 90 % der Herzinfarktpatienten entwickeln Herzrhythmusstörungen, 10 % das lebensbedrohliche Kammerflimmern (➔21.7.2).

Herzrhythmusstörungen sind die häufigste Todesursache *bis* zum Eintreffen auf der Intensivstation!

Linksherzinsuffizienz

Je größer die Nekrosen und damit die nicht-funktionellen Muskelanteile sind, desto eher kommt es zu einer (Links-)Herzschwäche mit Lungenstauung (➔21.6) bis hin zum akuten Lungenödem (➔21.6.3).

Kardiogener Schock

DEFINITION

Kardiogener Schock: Lebensbedrohliches Kreislaufversagen mit schwerem Sauerstoffmangel des Organismus, hervorgerufen durch ein primäres Herzversagen („Pumpversagen").

Bei ungefähr 10 % der Patienten pumpt das Herz nur noch so wenig Blut, dass ein kardiogener Schock entsteht (➔14.4.3), häufigste Todesursache *während* der Intensivbehandlung.

Symptome des kardiogenen Schocks sind:

- Symptome einer Herzinsuffizienz, z. B. „Brodeln" über der Lunge, Halsvenenstauung, Patient bekommt nur noch im Sitzen Luft (➔21.6.2)
- Tachykardie mit unregelmäßigem Puls, selten Bradykardie
- Systolischer Blutdruck ≤ 90 mmHg
- Veränderte Bewusstseinslage, Unruhe, Angst
- Kaltschweißigkeit
- Fahle, blasse Haut, evtl. Zyanose
- Oligurie.

Myokardruptur

Das nekrotische Muskelgewebe kann reißen. Bei einer **Herzwandruptur** führt dies zur **Perikardtamponade** (Austritt von Blut aus dem Herzen in den kaum dehnbaren Herzbeutel), bei einer **Septumperforation** zu einem Links-rechts-Shunt (➔21.4.1) mit Herzinsuffizienz.

Herzwandaneurysma

Im Bereich der Nekrose bildet sich im weiteren Verlauf eine bindegewebige Narbe, die bei starker Belastung nach außen gedrückt werden kann, sodass eine Aussackung der Herzwand **(Herzwandaneurysma)** entsteht. Ein Aneurysma schränkt die Herzfunktion ein und kann perforieren (platzen) oder zum Entstehungsort von Thromben werden.

Re-Infarkt

Etwa ein Drittel der Herzinfarktpatienten erleidet einen zweiten Infarkt mit insgesamt schlechter Prognose.

Behandlungsstrategie

Erstmaßnahmen

VORSICHT! Bei (V. a.) **Herzinfarkt keine i. m.-Injektion** wegen Blutungsgefahr bei der Lyse.

Bei etwa 50 % der verstorbenen Herzinfarktpatienten ist der Tod innerhalb der ersten Stunde nach Beschwerdebeginn eingetreten. Deswegen wird jeder Patient mit akutem Koronarsyndrom unter Notarztbegleitung unverzüglich in ein Krankenhaus eingeliefert und dort intensivmedizinisch betreut (➔Abb. 21.18):

- Ggf. sofort reanimieren (➔14.3)
- Patienten nicht alleine lassen und beruhigen. Mit erhöhtem Oberkörper lagern, beengende Kleidung entfernen. Ist der Patient ansprechbar, alle Maßnahmen erklären
- Vitalzeichen engmaschig kontrollieren einschl. Pulsoximetrie (➔23.3.3), baldestmöglich Monitoring durchführen
- Bei systolischem Blutdruck ≥ 100 mmHg zwei Hübe Nitroglyzerin-Spray verabreichen
- Bei Sauerstoffsättigung < 90 % Sauerstoff nach Arztanordnung geben
- Venenzugang legen lassen, dabei Blut abnehmen für Troponine, Gerinnung, weitere Werte nach Arztanordnung bzw. hausinternem Standard
- Nach Anordnung Analgetika und Sedativa verabreichen, z. B. Morphin bzw. Diazepam
- Thrombozytenaggregationshemmer und Antikoagulanzien nach Arztanordnung geben, z. B. Azetylsalizylsäure plus ADP-Rezeptor-Blocker (➔Pharma-Info 22.2), Heparin (➔Pharma-Info 22.3). Die Wahl hängt u. a. von der voraussichtlichen Behandlung (konservativ oder invasiv) ab und wird möglichst mit dem angesteuerten Herzkatheterlabor abgesprochen
- Betablocker nach Arztanordnung verabreichen (➔Pharma-Info 22.1)
- Bei Hypertonie medikamentös Blutdruck senken, weitere Komplikationen wie beispielsweise Herzrhythmusstörungen behandeln.

Akut-PCI

Bei Verfügbarkeit innerhalb von ca. 2 Std. ist die **Akut-PCI** (PCI = perkutane koronare Intervention, ➔21.5.1, ➔Abb. 21.14) der Lysetherapie überlegen. Sie wird deshalb bei Betroffenen mit STEMI und mit instabiler Angina pectoris/NSTEMI und sehr hohem Risiko (etwa anhaltende Schmerzen) angestrebt.

Lysetherapie

Ist bei einem STEMI keine Akut-PCI verfügbar, kann innerhalb der ersten Stunden auf der Intensivstation eine **Lysetherapie** (*Thrombolyse* ➔Pharma-Info 22.5) erfolgen. Sie wird als *systemische Lyse* über einen venösen Zugang verabreicht. Ziel ist, den Thrombus in der Koronararterie aufzulösen und so die Durchblutung wiederherzustellen. Häufig gelingt es dadurch, das Infarktareal zu begrenzen. Danach wird der Patient unverzüglich in eine Klinik mit PCI-Möglichkeit verlegt.

Die Lysetherapie ist nicht ungefährlich (Blutungen, Embolien, Herzrhythmusstörungen, Überempfindlichkeitsreaktionen). Absolute Kontraindikationen sind vor Kurzem durchgeführte Operationen und Gerinnungsstörungen, relative, z. B. frische i. m.-Injektionen.

Weiterführende Maßnahmen

Wird keine Akut-PCI durchgeführt, erfolgt die Koronarangiografie je nach Zustand und Risiko des Patienten (je instabiler der Patient und je höher sein Risiko, desto früher).

Die weitere medikamentöse Behandlung entspricht im Wesentlichen derjenigen bei KHK (➔21.5.1), allerdings zunächst mit dualer Plättchenhemmung (Azetylsalizylsäure plus ADP-Rezeptor-Blocker, ➔Pharma-Info 22.2).

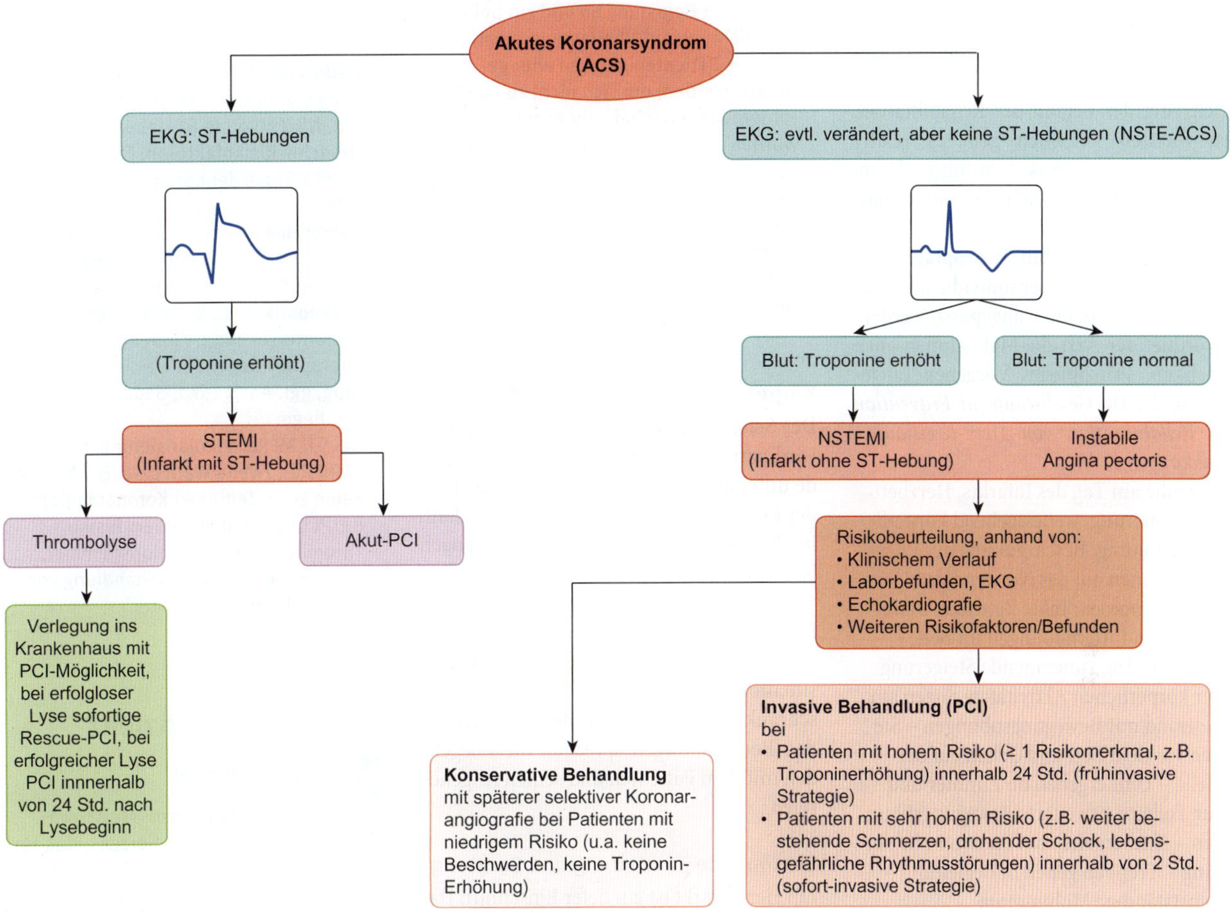

Abb. 21.18 Vorgehen bei akutem Koronarsyndrom (ACS, leicht verändert nach [11], [12]). [L143]

Oft empfiehlt sich nach dem Krankenhausaufenthalt eine Anschlussheilbehandlung (AHB), bei der der Patient unter Kontrolle zunehmend körperlich belastet und zu einer herzgesunden Lebensweise beraten wird.

Maßgeblich für den weiteren Verlauf ist die konsequente Minimierung der kardiovaskulären Risikofaktoren.

Pflege

Ein Patient mit Herzinfarkt wird mindestens in den ersten 24 Std. kontinuierlich auf einer Intensivstation überwacht. Pflegerische Schwerpunkte sind:

Patientenbeobachtung

- **Herz-Kreislauf.** Anfangs Monitoring von EKG, Puls und Blutdruck, später dann 2- bis 3-mal täglich Vitalzeichenkontrolle und im Rahmen von körperlicher Belastung, EKG nach Arztanordnung; ggf. weitere Parameter bei liegendem Rechtsherzkatheter (→ 21.3.6), PiCCO- oder zentralem Venenkatheter (→ 21.1.3)
- **Atmung.** Atemfrequenz und -tiefe? Dyspnoe? Verschlechterung bei Belastung? „Brodeln" als Zeichen einer Lungenstauung? Sauerstoffsättigung und Sauerstoffbedarf? Blässe oder Zyanose?
- **Temperatur.** 2- bis 3-mal tägliche Kontrolle, Temperaturanstieg durch Resorptionsvorgänge möglich
- **Schmerzen.** Frage nach Schmerzen und der Wirkung von Analgetika, auf nonverbale Zeichen von Schmerzen achten (→ 13.2)
- **Bewusstsein und psychisches Befinden.** Patient orientiert, ansprechbar? Zunehmende Verwirrung? Angst? Depressive Stimmungslage? Unruhe? (→ 12.3, → 12.4)
- **Flüssigkeitsbilanzierung,** einschl. der Beobachtung auf Ödeme, Gewichtskontrollen
- **Medikamente.** Medikamentennebenwirkungen?

Ernährung und Ausscheidung

Der Patient bleibt bis zur Herzkatheteruntersuchung nüchtern. Danach darf er schluckweise trinken und die Kost wird abhängig vom Allgemeinbefinden aufgebaut. Im weiteren Verlauf ist eine ballaststoffreiche Ernährung zur Obstipationsprophylaxe notwendig und ein mildes Laxans, denn der Patient darf bei der Defäkation nicht stark pressen. Zu Beginn ist die Einfuhr bzw. Trinkmenge ggf. nach Arztanordnung begrenzt, besonders bei Zeichen einer Herzinsuffizienz.

Pflegende beobachten die Urin- und Stuhlausscheidung und unterstützen den Patienten dabei. Bei stabiler Herz-Kreislauf-Situation darf der Patient den Toilettenstuhl oder die Toilette (Tür darf nicht von innen verschlossen werden!) benutzen.

Bewegung

Die Mobilisation richtet sich nach der Schwere/Ausdehnung des Infarkts und der individuellen Herz-Kreislauf-Situation. Ziel ist die frühestmögliche Mobilisation bei größtmöglicher Sicherheit. Die frühe Mobilisation dient der Prophylaxe von Pneumonie, Dekubitus und Thrombose und ist gleichzeitig der Beginn der Rehabilitation. Den meisten Patienten geht es relativ schnell wieder gut, was dazu führen kann, dass sie den Ernst des Infarktes unterschätzen.

Ein **Standard-Mobilisationsplan** nach Herzinfarkt muss immer individuell an den Zustand des Patienten angepasst werden, ggf. ordnet der Arzt die Maßnahmen auch täglich an. Prinzipielles Vorgehen (angelehnt an die *Dt. Gesellschaft für Prävention und Rehabilitation von Herz-Kreislauferkrankkungen e. V.*):

- Bettruhe am Tag des Infarkts, Herzbettpositionierung, weitestgehend körperliche Schonung, Beschränkung der Pflegemaßnahmen auf das Notwendigste
- 1. Tag: eingeschränkte Bettruhe, Bewegungs- und Atemübungen im Bett
- Am 2.–6. Tag zunehmende Steigerung der körperlichen Aktivitäten: Sitzen am Bettrand mit Bewegungsübungen – Stehen vor dem Bett und Gehen auf der Stelle – Umhergehen im Zimmer und zur Toilette, erweiterte Bewegungsübungen – Umhergehen auf Station in Begleitung – Treppen gehen in Begleitung – selbstständige Mobilisation
- Ca. 7. Tag: Beginn einer ambulanten oder stationären Reha-Maßnahme, um die körperliche Belastbarkeit weiter zu steigern, Gruppengymnastik.

Zur Beurteilung der Belastung werden Blutdruck und Puls vor während, unmittelbar und drei Minuten nach der körperlichen Anstrengung kontrolliert.

Blutdruckabfall, Tachykardie (Pulsfrequenz geht auch 3 Min. nach Belastungsende nicht deutlich zurück), Herzrhythmusstörungen, Blässe, Kaltschweißigkeit, Tachypnoe oder Dyspnoe und Engegefühl in der Brust weisen auf eine körperliche Überlastung hin. In diesem Fall wird die körperliche Anstrengung abgebrochen, der Patient soll sich hinlegen, Pflegende kontrollieren die Vitalzeichen und informieren den Arzt.

Patienten aktiv beteiligten

Der Patient mit Herzinfarkt soll lernen, die eigene körperliche Belastbarkeit einzuschätzen und die Grenzen zu achten. Pflegende leiten den Patienten zur selbstständigen Pulskontrolle (sehr einfach mit Pulsuhr o. Ä.) vor, während und nach einer Belastung an und zur Selbstbeobachtung auf Überlastungszeichen. Manche Patienten müssen eher gebremst werden, um sich nicht zu überfordern, andere sind sehr ängstlich und würden am liebsten jede Anstrengung vermeiden.
Hier brauchen Pflegefachpersonen und Physiotherapeutinnen ein gutes Einfühlungsvermögen und die Fähigkeit zur professionellen Beratung und Motivierung.

Körperpflege und weitere Maßnahmen

Der Selbstpflegeanteil bei der Körperpflege wird patientenabhängig gesteigert. Pflegende unterstützen den Patienten zunächst bei der Körperpflege im Bett/am Bettrand, dann im Bad sitzend am Waschbecken, danach ist auch Duschen möglich.

Die Pflegenden führen die notwendigen Prophylaxen durch.

Da Stress oder Aufregung die Kreislaufsituation verschlechtert, können evtl. Einschränkungen nötig sein. Bei entsprechenden Beobachtungen sprechen die Pflegenden mit dem Patienten und seinen Angehörigen.

Persönliche Zuwendung und Beratung

Ein Herzinfarkt ist ein tiefer Einschnitt: Das bisherige Leben und die Lebensgewohnheiten sollten überdacht werden, und nicht selten bewegt den Patienten die Frage nach dem Sinn des (Weiter-)Lebens. Die Pflegenden können zwar diese existenziellen Fragen nicht für den Patienten beantworten, sie können aber aktiv zuhören und Denkanstöße geben und so den Betroffenen bei der Verarbeitung unterstützen.

Viele Patienten sind bereits sehr früh nach dem Ereignis offen für Beratungsgespräche und zeigen Bereitschaft für die Änderung von ungünstigen Lebensgewohnheiten. Um jedoch dauerhaft durchzuhalten, ist eine mehrwöchige Rehamaßnahme sinnvoll, die dauerhafte Teilnahme an einer Herzsportgruppe und oft einer Selbsthilfegruppe.

Prävention und Gesundheitsberatung

Im Wesentlichen wie bei KHK (→ 21.5.1). Zusätzlich:

- Reha-Aufenthalt zur Förderung einer gesunden Lebensweise und psychischen Unterstützung
- Warnzeichen eines Zweitinfarkts
- Mitführen eines Notfallausweises.

SPICKZETTEL

Herzinfarkt

Definition: Ischämisch bedingter Untergang von Herzmuskelgewebe. STEMI mit, NSTEMI ohne ST-Hebungen im EKG.
Ursache/Risikofaktoren: Fast immer Arteriosklerose der Koronararterien = KHK.
Symptome: Leitsymptom stärkster retrosternaler Druck und Schmerz ohne Besserung auf Ruhe oder Nitrate.
Diagnostik: EKG, Echokardiografie, Blutuntersuchung, Koronarangiografie.
Therapie/Pflege: Vitalzeichensicherung, ggf. Analgetika, Sedativa. Intensivpflege.
Bei STEMI Revaskularisierung, erste Wahl PCI, zweite Wahl Lyse. Bei NSTEMI keine Lyse, Zeitpunkt Koronarangiografie/PCI nach individuellem Risiko. Thrombozytenaggregationshemmer, Statine, Betablocker, Behandlung von Risikofaktoren.

21.6 Herzinsuffizienz

DEFINITION

Herzinsuffizienz *(Herzmuskelschwäche):* Unvermögen des Herzens, das zur Versorgung des Körpers erforderliche Blutvolumen zu fördern. Syndrom mit den Leitsymptomen verminderter Belastbarkeit und Dyspnoe als Folge verschiedener Herz-Kreislauf-Erkrankungen. Nur bei früher Ursachenbeseitigung gute Prognose.

Für die chronische **Herzinsuffizienz** ist ein *Disease-Management-Programm* (*DMP* → 40.3) verfügbar.

Einteilung

Die Herzinsuffizienz kann eingeteilt werden [13]:

- Nach betroffener Herzkammer in **Links- und Rechtsherzinsuffizienz** (linke bzw. rechte Herzkammer betroffen) oder **Globalinsuffizienz** (beide betroffen)
- Nach Auswurffraktion (**Ejektionsfraktion** = *EF* = Schlagvolumen/enddiastolisches Volumen, normal 55–70 %) bzw. Ventrikeldehnbarkeit in **systolische Herzinsuffizienz** *(heart failure with reduced ejection fraction, HFrEF)* mit reduzierter Auswurffraktion und **diastolische Herzinsuffizienz** *(heart failure with preserved ejection fraction, HFpEF)* mit erhaltener Auswurffraktion, aber verminderter Ventrikeldehnbarkeit

Tab. 21.3 Stadieneinteilung der Herzinsuffizienz gemäß der *New York Heart Association* (kurz **NYHA**).

NYHA-Stadium	Beschwerden
I	Keine Beschwerden bei normaler Belastung, aber Nachweis einer beginnenden Herzerkrankung durch (technische) Untersuchungen
II	Leichte Einschränkung der körperlichen Leistungsfähigkeit, Beschwerden bei stärkerer körperlicher Belastung
III	Ausgeprägte Einschränkung der körperlichen Leistungsfähigkeit, Beschwerden bei geringer körperlicher Belastung
IV	Beschwerden (Dyspnoe) schon in Ruhe

- Nach der Zeitdauer der Entwicklung in **chronische Herzinsuffizienz** (→21.6.1) und **akute Herzinsuffizienz** (→21.6.2)
- Klinisch je nach Schwere in die **NYHA-Stadien I–IV** (→Tab. 21.3) oder die **ABCD-Stadien A–D** nach der *American Heart Association* (**AHA,** in Deutschland seltener). Im klinischen Sprachgebrauch wird außerdem gesprochen von **kompensierter Herzinsuffizienz** mit durch Gegenregulationen noch ausreichendem Herzzeitvolumen und **dekompensierter Herzinsuffizienz** mit unzureichendem Herzzeitvolumen und entsprechenden Beschwerden.

21.6.1 Chronische Herzinsuffizienz

Krankheitsentstehung

Häufigste Ursachen einer **chronischen Herzinsuffizienz** beim Erwachsenen sind die arterielle Hypertonie (→22.4.1) und die KHK (→21.5.1), zusammen ca. 70–90 % der Fälle [13]. Beide treten oft kombiniert auf. Weitere Ursachen sind u. a. Kardiomyopathien (→21.9) und Herzrhythmusstörungen (→21.7).

Bei Säuglingen ist eine Herzinsuffizienz am häufigsten durch angeborene Herzfehler (→21.4.7) bedingt. Bei älteren Kindern ist eine (neu aufgetretene) Herzinsuffizienz selten, hier nehmen Entzündungen und Infektionen, Herzrhythmusstörungen und Kardiomyopathien als Ursache zu.

Durch Aktivierung von Sympathikus und Renin-Angiotensin-Aldosteron-System sowie Mehrsekretion von ADH (antidiuretisches Hormon) gelingt dem Organismus zunächst eine Kompensation. Auf Dauer wirken sich die Gegenregulationsmechanismen allerdings negativ aus.

Symptome und Untersuchungsbefund

Erstsymptome sind oft Leistungsminderung, Schwäche und schnelle Ermüdbarkeit.

Bei der Linksherzinsuffizienz (→Abb. 21.19) staut sich das Blut in den Lungenkreislauf zurück. Leitsymptome sind Belastungs- und Ruhedyspnoe bis zur Orthopnoe (→23.2), Zyanose, Hustenreiz, Tachykardie und Herzrhythmusstörungen.

Bei der Rechtsherzinsuffizienz (→Abb. 21.19) staut sich das Blut in den Venen des Körperkreislaufs. Sichtbare Zeichen sind Ödeme, v. a. an Knöcheln und Unterschenkeln (→Abb. 21.20), Halsvenenstauung und Zyanose. Leber und Milz sind vergrößert tastbar. Durch Rückstau in die Magenvenen leiden die Patienten unter Appetitlosigkeit und Übelkeit.

Nachts muss der Patient mit Rechts- wie mit Linksherzinsuffizienz mehrfach aufstehen, um Wasser zu lassen **(Nykturie):** Das geschwächte Herz wird durch die Bettruhe entlastet und die Nieren werden besser durchblutet, sodass Ödeme leichter ausgeschwemmt werden können. Als Ausdruck der Sympathikusaktivierung besteht oft eine Tachykardie.

Herzinsuffizienz bei Kindern

Leitsymptome der Herzinsuffizienz bei Säuglingen sind schneller Herzschlag, beschleunigte Atmung sowie Gedeihstörung oder Belastungsunverträglichkeit: Die

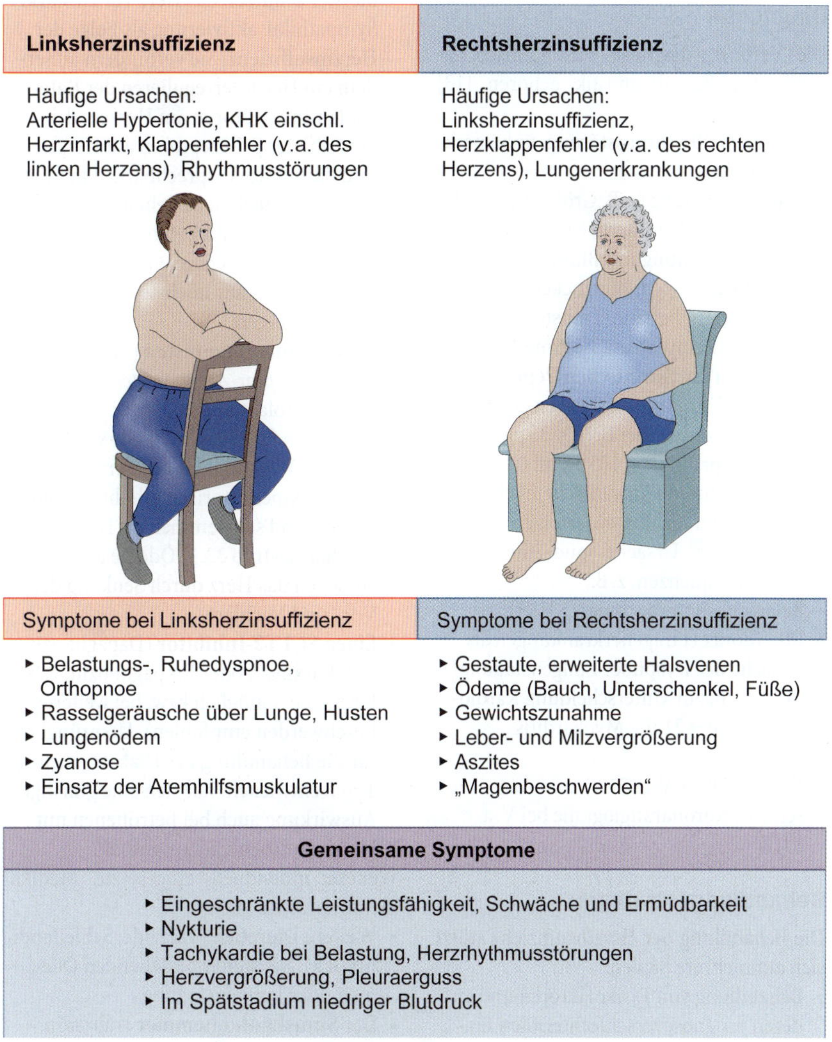

Abb. 21.19 Häufige Ursachen und Symptome von Links- und Rechtsherzinsuffizienz. [L190]

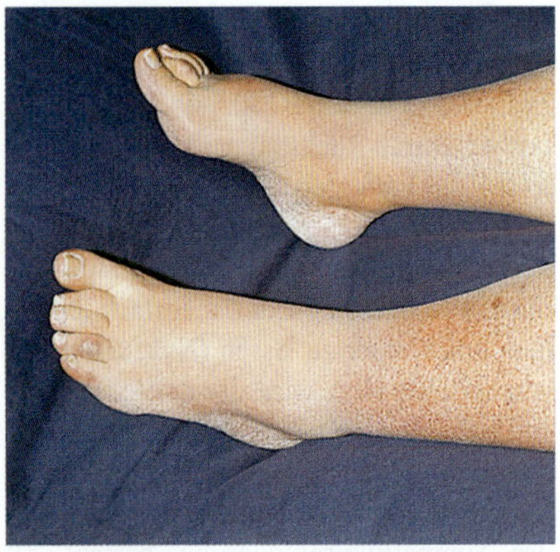

Abb. 21.20 Typisches Knöchelödem bei Herzinsuffizienz. [R246]

Säuglinge schwitzen schon bei geringer Belastung (Trinken!). Charakteristisch ist außerdem eine Lebervergrößerung *(Hepatomegalie).*

Diagnostik

Die Verdachtsdiagnose wird klinisch gestellt. Zur Basisdiagnostik gehören [13] [14]:

- EKG (z. B. Rhythmusstörung, unbemerkter Infarkt?)
- Echokardiografie (z. B. Größe und Funktion der Herzkammern, Klappen)
- Blutuntersuchung mit Blutbild, Kreatinin, Elektrolyten, Blutzucker, $HbA1_c$, Leberwerten, Ferritin/Transferrinsättigung, TSH empfohlen. Bestimmung der **kardialen natriuretischen Peptide,** die bei Herzdehnung vom Herzen ausgeschüttet werden. Bei **BNP** < 35 pg/ml oder **NT-proBNP** < 125 pg/ml ist eine Herzinsuffizienz unwahrscheinlich.

Weitere Untersuchungen erfolgen je nach mutmaßlicher Ursache und therapeutischen Konsequenzen, z. B.:

- Belastungsuntersuchung (KHK?)
- Rö.-Thorax (Lungenerkrankungen als Ursache der Dyspnoe? Lungenstauung?)
- MRT (z. B. zur Unterscheidung Kardiomyopathie → 21.9 – Myokarditis → 21.8.2)
- Cardio-CT (→ Abb. 21.9) zum Ausschluss, Koronarangiografie bei V. a. KHK.

Behandlungsstrategie

Die Behandlung der Herzinsuffizienz stützt sich auf mehrere Säulen:

- Behandlung von Risikofaktoren und anderen prognoseverschlechternden Einflüssen
- Lebensstiländerung (z. B. Training)
- Möglichst Beseitigung der Ursache (z. B. Operation eines Herzklappenfehlers)
- Medikamentöse, ggf. invasive Therapie der Herzinsuffizienz.

Medikamentöse Therapie der Herzinsuffizienz

Alle Patienten mit reduzierter Auswurffraktion erhalten [13] [14] [15]:

- **ACE-Hemmer, Angiotensinrezeptorblocker** (→ Pharma-Info 22.1): ACE-Hemmer (z. B. Delix®) wirken gefäßerweiternd und senken dadurch die Nachlast. Alternative bei Unverträglichkeit sind Angiotensinrezeptorblocker (z. B. Lorzaar®, Diovan®). Als Ersatz ist die Fixkombination **Angiotensin-Rezeptor-Neprilysin-Inhibitor** *(ARNI)* Sacubitril/Valsartan (z. B. Entresto®) möglich, empfohlen ist sie bei weiter bestehenden Beschwerden
- **Betablocker** (→ Pharma-Info 22.1): Betablocker schützen das Herz vor zu starker Sympathikusaktivierung als Folge der Herzinsuffizienz. Sie verhindern außerdem ein Herunterregulieren der Katecholaminrezeptoren am Herzen, d. h., die Zahl der β-Rezeptoren am Herzen und damit die Ansprechbarkeit auf Katecholamine bleiben bestehen. ACE-Hemmer und Betablocker werden niedrig dosiert begonnen und die Dosis wird dann bis zur höchsten verträglichen Dosis gesteigert
- **Aldosteronantagonisten** *(Mineralokortikoid-Rezeptor-Antagonisten, MRA),* etwa Spironolacton (z. B. Aldactone®) oder Eplerenon (z. B. Inspra®). Sie vermindern die Wirkung des bei Herzinsuffizienz kompensatorisch erhöhten Aldosterons und schwemmen als Diuretika (→ Pharma-Info 33.1) Ödeme aus, d. h., entlasten das Herz durch Senkung der Vor- und Nachlast
- Einen **SGLT2-Inhibitor** (Dapagliflozin, z. B. Forxiga®, oder Empagliflozin, z. B. Jardiance®, möglich bzw. bei weiteren Beschwerden empfohlen). Ursprünglich für die Behandlung des Diabetes mellitus Typ 2 entwickelt, hat sich eine günstige Auswirkung auch bei Betroffenen mit Herzinsuffizienz herausgestellt.

Weitere individuell eingesetzte Medikamente sind v. a. [14]:

- Weitere Diuretika (Thiazide, Schleifendiuretika). Bei weiter bestehenden Ödemen oder Lungenstauung
- Der **Sinusknotenhemmer** Ivabradin (z. B. Procoralan®). Bei Patienten mit Sinusrhythmus und hoher Herzfrequenz
- **Digitalisglykoside** (Digitoxin, z. B. Digimerck®, Digoxin, z. B. Lanitop®). Selten, v. a. bei Vorhofflimmern mit Tachyarrhythmie trotz anderer Medikamente. Geringe therapeutische Breite. Nebenwirkungen v. a. Magen-Darm-Beschwerden, Herzrhythmusstörungen (→ 21.7), Sehstörungen (v. a. Farbensehen, Augenflimmern), ZNS-Störungen (Halluzinationen, Verwirrtheit).

Bei der Herzinsuffizienz mit erhaltener Auswurffraktion werden Medikamente, vor allem gegen Ödeme und Begleiterkrankungen, gegeben. Erstes prognoseverbesserndes Medikament ist Empagliflozin [13] [14] [16].

Invasive Therapien

Invasive Therapien zielen zum einen auf die Beseitigung der Ursache (z. B. Bypass-, Herzklappenfehler-Operation).

Zum anderen sind für bestimmte Patientengruppen sinnvoll:

- Eine **kardiale Resynchronisationstherapie** *(CRT),* bei der ein Dreikammer-Herzschrittmacher (→ 21.7.5) die Kontraktion von rechtem und linkem Herzen zeitlich optimal aufeinander abstimmt und dadurch die Pumpleistung steigert
- Ein **implantierbarer Kardioverter-Defibrillator** (*ICD* bzw. *CRT-ICD-System,* → 21.7.5), der einen plötzlichen Herztod durch Rhythmusstörungen verhindern soll.

Bleiben alle Maßnahmen erfolglos, können bei einem Teil der Betroffenen Kammerunterstützungssysteme oder eine Herztransplantation erwogen werden (→ 21.1.4) [14].

Pflege

Pflege bei Dyspnoe → 3.3
Pflege bei Zyanose → 21.2.4
Unterstützung bei der Sekretentleerung → 3.4.3, → 3.4.4

- Patientenbeobachtung: Vitalzeichen (Blutdruck, Puls, Atmung), Flüssigkeitsbilanz, Gewicht, Haut (z. B. Stauungsdermatitis bei Beinödemen), Medikamentennebenwirkungen
- Bei Appetitlosigkeit Wunschkost anbieten. Mehrere kleine, eiweißreiche Mahlzeiten sind üppigen Mahlzeiten vorzuziehen. Blähende, fettreiche und schwer verdauliche Nahrungsmittel meiden. Der Kaloriengehalt orientiert sich am Ausgangsgewicht (nicht nur Übergewicht, auch Untergewicht ist ungünstig). Ggf. Trinkmengenbeschränkung beachten. Erlaubte Trinkmenge möglichst gleich-

mäßig über den Tag verteilen, bei starkem Durst z. B. Eiswürfel zum Durstlöschen anbieten
- Bei Säuglingen, die noch keine Beikost erhalten, eventuell eine höher kalorische Milchnahrung geben, um den Energiebedarf des Kindes trotz Flüssigkeitsrestriktion zu decken. Ist die Anstrengung beim Trinken für das Kind zu groß, kann eine Sondenernährung erforderlich sein
- Wenn nötig Darmtätigkeit anregen, z. B. mit Macrogol
- Bei (dekompensierter) Herzinsuffizienz körperliche Schonung ermöglichen, Patienten abhängig von der Belastbarkeit bei den täglichen Aktivitäten unterstützen. Bei Besserung der Symptome Patienten motivieren, seine Aktivitäten entsprechend seiner Belastbarkeit zu steigern
- Notwendige Prophylaxen durchführen, v. a. Pneumonie-, Thrombose-, Obstipationsprophylaxe
- Patienten nötigenfalls mit erhöhtem Oberkörper positionieren, optimale Schlafbedingungen schaffen, da Atemnot und Nykturie den Schlaf schon genug stören
- Medikamentöse Therapie überwachen und auf Nebenwirkungen achten.

Prävention und Gesundheitsberatung
- Anleitung und Motivation des Patienten zum Führen eines Herztagebuchs. In diesem können täglich die Vitalzeichen Blutdruck und Puls, das Gewicht, die Trinkmenge und Medikamente dokumentiert werden, zudem das Allgemeinbefinden. Auffälligkeiten wie Stauungszeichen (z. B. Beinödeme, schlechtere Atmung) oder eine rasche Gewichtszunahme als Folge von Wassereinlagerung durch eine Verschlechterung der Herzinsuffizienz können erfasst werden. Der Patient wird informiert, welche Symptome auf eine beginnende Dekompensation hindeuten, und dass er dann seinen Arzt aufsuchen soll [17] [18]
- Ggf. Teilnahme am Telemonitoring (unter bestimmten Voraussetzungen Kassenleistung, → 21.1.3)
- Vermeidung kardiovaskulärer Risikofaktoren (inkl. Raucherentwöhnung → 23.1.3), bestmögliche Behandlung ursächlicher Erkrankungen
- Bei kompensierter Herzinsuffizienz regelmäßiges Ausdauertraining [13], z. B. in speziellen Herzsportgruppen. Es verbessert den Stoffwechsel im Muskel, wirkt positiv auf die Gefäße, erhöht die Lebensqualität und wirkt der komplexen Erschöpfung und (reaktiven) depressiven Verstimmung entgegen, die oft mit Herzinsuffizienz verbunden sind. Körperliche Belastung bei Atemnot abbrechen! Eine strenge Schonung bis hin zur Bettruhe ist nur bei dekompensierter Herzinsuffizienz notwendig
- Vermeidung von Untergewicht, ggf. Abbau von Übergewicht nach Arztrücksprache
- Keine spezielle Diät, aber ausgewogene, fettarme Kost (möglichst mit mehrfach ungesättigten Fettsäuren), wenig Fleisch, viel Fisch (sog. Mittelmeerdiät). Flüssigkeitszufuhr individuell je nach Ödemen und Elektrolyten nach Arztanordnung. Exzessive Flüssigkeitszufuhr auf jeden Fall vermeiden. Erlaubte Trinkmenge gleichmäßig über den Tag verteilen
- Allenfalls geringer Alkoholkonsum
- Keine lang andauernde Kälteeinwirkung. Kälte verengt die peripheren Gefäße und erhöht damit den Widerstand, gegen den das Herz arbeiten muss
- Keine Reisen in Gebiete höher als 1.500 m oder mit sehr heißem oder feuchtem Klima, keine Langstreckenflüge
- Pneumokokkenimpfung, jährliche Grippeimpfung zur Vermeidung von Infektionen (erhöhtes Komplikationsrisiko)
- Berücksichtigung der sozialen Auswirkungen der Erkrankung (z. B. Sexualität, Freizeitgestaltung), Suchen nach Ressourcen gemeinsam mit dem Patienten, damit er mit den Veränderungen umzugehen lernt.

SPICKZETTEL

Herzinsuffizienz

Definition: Unfähigkeit des Herzens, ein ausreichendes Herzzeitvolumen zu fördern.

Ursache/Risikofaktoren: Am häufigsten Hypertonie, KHK.

Symptome: Leitsymptome Leistungsminderung, Dyspnoe, Ödeme.

Diagnostik: EKG, Echokardiografie, Blutuntersuchung.

Therapie/Pflege: Ganz überwiegend konservativ. Behandlung der Risikofaktoren, individuell angepasste körperliche Aktivität. ACE-Hemmer/Angiotensinrezeptorblocker/Angiotensin-Rezeptor-Neprilysin-Inhibitor, Betablocker, Aldosteronantagonist, SGLT2-Inhibitor. Förderung der Selbstmanagementfähigkeiten.

21.6.2 Akute Herzinsuffizienz

Akute Linksherzinsuffizienz

Ursachen der **akuten Linksherzinsuffizienz** sind vor allem der Herzinfarkt (→ 21.5.2) und die hypertensive Krise (→ 22.4.2), aber auch der plötzliche Abriss von (Teilen der) Herzklappen und Herzrhythmusstörungen. Folge ist ein akutes **Lungenödem** (→ 21.6.3) oder ein *kardiogener Schock* (→ 21.5.2, → 14.5.3).

Akute Rechtsherzinsuffizienz

Zur **akuten Rechtsherzinsuffizienz** führen am häufigsten die Lungenembolie mit plötzlichem Druckanstieg im Lungenkreislauf (→ 23.11.1) und der rasch auftretende Perikarderguss.

Aus der Unfähigkeit des Herzens, das erforderliche Blutvolumen zu transportieren, entwickelt sich:
- Ein Blutrückstau in die großen Venen des Körperkreislaufs, der sich durch Halsvenenstauung und später auch periphere Ödeme zeigt *(Rückwärtsversagen)*
- Ein unzureichendes Blutangebot an die linke Kammer (und damit den arteriellen Körperkreislauf), was zu Tachykardie, Blutdruckabfall und Schocksymptomatik führt *(Vorwärtsversagen).*

21.6.3 Akutes Lungenödem

DEFINITION

Akutes Lungenödem: Ansammlung von (seröser) Flüssigkeit in Lungeninterstitium und/oder Lungenalveolen mit lebensbedrohlicher Atemstörung.

Krankheitsentstehung

Häufigste Ursache eines **Lungenödems** ist die akute Linksherzinsuffizienz (→ 21.6.2), etwa bei Herzinfarkt (→ 21.5.2). Die Pumpschwäche des linken Herzens führt zu einem Blutrückstau im Lungenkreislauf. Weitere Ursachen sind Überwässerung bei Niereninsuffizienz oder Proteinmangel, Infekte, anaphylaktischer Schock oder toxische Reaktionen.

Symptome, Befund und Diagnostik

Ein Lungenödem beginnt mit Atemnot und Husten *(Asthma cardiale).* Die Atemnot nimmt rasch zu, und es sind ohne Stethoskop „brodelnde" feuchte Rasselgeräusche hörbar *(Distanzrasseln).* Der Kranke hustet schaumig-rotes Sputum ab und ist zyanotisch, die Herzfrequenz steigt bei sinkendem Blutdruck schnell an. Der Patient ist unruhig und hat Todesangst.

Die Diagnose wird klinisch gestellt. EKG, Rö.-Thorax, Echokardiografie und Blutuntersuchung (natriuretische Peptide, →21.6.1) ermöglichen die Unterscheidung zwischen kardial und nicht-kardial bedingtem Lungenödem. Eine Blutgasanalyse (→23.3.4) zeigt das Ausmaß der Gasaustauschstörung an und hilft bei der Einschätzung der Prognose.

Behandlungsstrategie

Beim Lungenödem ist der sofortige Behandlungsbeginn lebensrettend (ggf. Verlegung auf die Intensivstation):

- Patienten beruhigen, in Herzbettlage positionieren (→Abb. 21.1)
- Atemwege frei machen, ggf. absaugen
- Vitalzeichen kontrollieren/Monitoring, Atmung beobachten
- Pulsoximetrie durchführen, bei Hypoxie Sauerstoff verabreichen (→3.5)
- Venösen Zugang legen (lassen)
- Bei kardialem Lungenödem
  - 20–80 mg Furosemid (z. B. Lasix®) i. v. injizieren
  - Bei RR ≥ 100 mmHg systolisch zwei Hübe Nitroglyzerin sublingual geben, danach ggf. i. v. über Perfusor (Pharma-Info →21.1)
  - Evtl. zur Steigerung der Herzkraft Dobutamin (etwa Dobutamin Carinopharm®) über Perfusor verabreichen
- Bei toxischem Lungenödem inhalative Glukokortikoide geben
- Bei starker Unruhe niedrig dosiert Morphin verabreichen
- Bei ausbleibender Besserung der Atmung Patienten nichtinvasiv über eine Maske beatmen (→45.4.1), ggf. Intubation und invasive maschinelle Beatmung (→45.4.2).

Nach Stabilisierung erfolgt die Behandlung der Grunderkrankung.

Pflege

Pflege bei Dyspnoe →3.3

Patientenbeobachtung

- Blutdruck, Puls, Atmung (Brodeln? Dyspnoe? Sputum?)
- Haut: Zyanose? Blässe? Kaltschweißigkeit? Schweißausbrüche?
- Periphere Sauerstoffsättigung/Pulsoximetrie
- Temperatur
- Urinausscheidung, Flüssigkeitsbilanz
- Bewusstseinslage (Eintrübung?)
- Ggf. ZVD (→21.1.3).

Weitere Maßnahmen

Die pflegerischen Maßnahmen umfassen:

- Anfangs Bettruhe einhalten lassen, danach Mobilisation nach Arztanordnung. Je nach Grad der Immobilität alle erforderlichen Prophylaxen durchführen und Patienten bei der Körperpflege und Ausscheidung unterstützen
- Gegebenenfalls Blasendauerkatheter legen
- In der Akutphase Patienten nüchtern lassen, danach leicht verdauliche Kost bestellen
- Nach der Akutphase auf Trinkmengenbeschränkung (Arztanordnung) achten, häufiger Mundpflege anbieten
- Regelmäßig Gewicht kontrollieren, um die Effektivität der ausschwemmenden Maßnahmen zu überwachen bzw. weitere Flüssigkeitsansammlung rechtzeitig zu erkennen.

21.7 Herzrhythmusstörungen

DEFINITION

Herzrhythmusstörungen: Störungen der Herzfrequenz und/oder der Regelmäßigkeit des Herzschlags aufgrund von Reizleitungs- und/oder Reizbildungsstörungen.

Tachykardie: Herzfrequenz über 100 Schläge/Min. bei Erwachsenen (→4.1.3) bzw. über der altersentsprechenden Normgrenze bei Kindern (→Tab. 4.1).

Bradykardie: Herzfrequenz unter 60 Schläge/Min. bei Erwachsenen (→4.1.3) bzw. unter der altersentsprechenden Normgrenze bei Kindern (→Tab. 4.1).

Arrhythmie: Unregelmäßiger Herzschlag.

Tachyarrhythmie: Unregelmäßiger, zu schneller Herzschlag.

Bradyarrhythmie: Unregelmäßiger, zu langsamer Herzschlag.

Asystolie: (Elektrischer und mechanischer) Herzstillstand. Führt praktisch sofort zum Kreislaufstillstand. Reanimation notwendig (→14.3)

Herzrhythmusstörungen können asymptomatisch bleiben oder im Extremfall zum plötzlichen Herztod führen.

Leitsymptome sind aber Herzklopfen, Herzstolpern, zu schneller oder zu langsamer Puls, Schwindel bis zur Synkope (→21.2.3) sowie die Zeichen der Herzinsuffizienz (→21.3.1).

Diagnosesicherung und Klassifikation erfolgen durch Ruhe-EKG (→21.3.1) mit langem Rhythmusstreifen, Langzeit- (→21.3.3) und Belastungs-EKG (→21.3.2) sowie Eventrekorder (→21.3.1).

Wearables (etwa Smartwatches) erkennen Rhythmusstörungen mittlerweile recht zuverlässig, eine zunehmende Bedeutung ist zu erwarten [19].

In schwierigen Fällen ist eine invasive elektrophysiologische Untersuchung (EPU, →21.3.6) erforderlich, ggf. mit Arzneimitteltestung. Außerdem ist immer eine Echokardiografie sinnvoll.

Bei Kindern sind Herzrhythmusstörungen selten. Prinzipiell sind alle Formen wie beim Erwachsenen möglich.

21.7.1 Extrasystolen

DEFINITION

Extrasystole *(ES)*: Außerhalb des regulären Grundrhythmus auftretender Herzschlag.

Extrasystolen können vorzeitig oder verspätet, einzeln oder gehäuft auftreten.

Ist der Abstand zwischen einer (vorzeitigen) Extrasystole und der nächsten regulären Herzaktion größer als derjenige zwischen zwei normalen Herzaktionen, heißt dies **kompensatorische** *(ausgleichende)* **Pause.**

Supraventrikuläre Extrasystolen

Eine **supraventrikuläre Extrasystole** (*SVES, lat.* supra = über, ventriculus = Kammer) hat ihr Erregungszentrum oberhalb des His-Bündels in Sinusknoten, AV-Knoten oder Vorhofmyokard (→Abb. 21.21). Sie kommt sowohl bei Gesunden als auch bei Herzkranken vor.

Der Betroffene hat meist keine Beschwerden, gelegentlich Herzklopfen, Herzjagen oder „Aussetzer".

Bei einer fassbaren Herzerkrankung wird diese behandelt. Bei Herzgesunden ist eine Behandlung nur selten erforderlich.

Ventrikuläre Extrasystolen

Ventrikuläre Extrasystolen (*VES*, →Abb. 21.22) gehen von His-Bündel oder Kammermyokard aus.

Monomorphe VES sehen immer gleich aus, **polymorphe VES** unterschiedlich. **Couplet** bezeichnet zwei, **Triplet** drei VES hintereinander, **Salve** eine längere Folge.

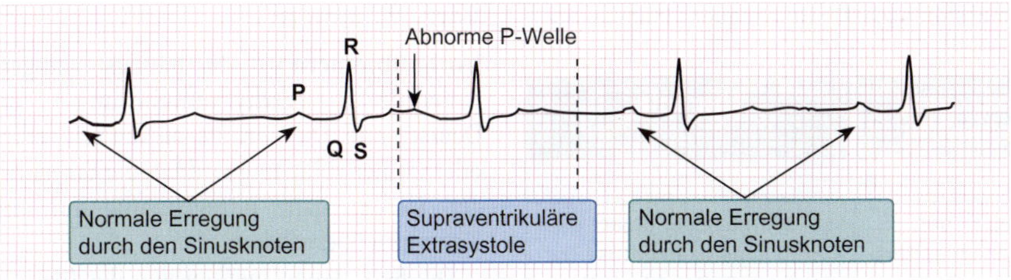

Abb. 21.21 EKG bei supraventrikulärer Extrasystolie. Jeder Kammererregung (QRS-Komplex) geht eine Vorhoferregung (P-Welle) voraus. Da die Erregung der SVES in den Vorhöfen einen anderen Weg nimmt als die des Sinusknotens, sieht die P-Welle der SVES abnorm aus (deformiert, negativ). [B152]

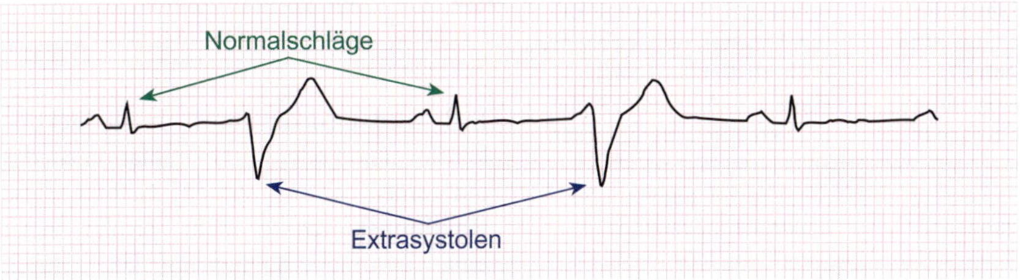

Abb. 21.22 EKG bei ventrikulärer Extrasystolie (hier: Bigeminus). Dem verbreiterten und deformierten QRS-Komplex geht keine P-Welle voran. [B152]

Beim **Bigeminus** folgt einer VES ein Normalschlag.

Einzelne VES haben meist keinen Krankheitswert. Gehäuften VES liegt oft eine organische Herzkrankheit (z. B. KHK, →21.5.1) zugrunde, lebensgefährliche ventrikuläre Tachykardien (→21.7.2) können die Folge sein. Zum einen muss die Grunderkrankung behandelt werden. Zum anderen wird die Gabe von Antiarrhythmika (→Pharma-Info 21.2) oder die Implantation eines automatischen Defibrillators (*ICD*, →21.7.2) erwogen.

21.7.2 Tachykarde Herzrhythmusstörungen

Bei **tachykarden Herzrhythmusstörungen** schlägt das Herz zu schnell (→Tab. 21.4). Bei **supraventrikulären Tachykardien** liegt das Erregungsbildungszentrum in den Vorhöfen, bei **ventrikulären Tachykardien** *(Kammertachykardie)* in den Herzkammern.

Bei Überschreiten einer bestimmten Herzfrequenz wird mit zunehmender Herzfrequenz immer weniger Blut in das Kreislaufsystem gepumpt (lebensbedrohlich!), weil den Kammern nicht genügend Zeit zur Erschlaffung und Neufüllung verbleibt oder die Herzkontraktionen zu schwach und unkoordiniert sind. Die Diagnose erfolgt durch das EKG.

Therapeutische Möglichkeiten bei tachykarden Herzrhythmusstörungen in der Akutsituation sind:
- Antiarrhythmika (→Pharma-Info 21.2)
- **Overdrive-Pacing** *(antitachykardes Pacing, Überstimulation).* Elektrische Stimulation mit einer höheren als der Tachykardie-Frequenz
- **Elektrokardioversion.** EKG-getriggerter Gleichstromstoß in Kurznarkose
- **Defibrillation.** Gleichstromstoß ohne EKG-Triggerung. Notfallmaßnahme zur Unterbrechung von Kammerflattern/-flimmern (→14.6.1).

Eine Grunderkrankung wird möglichst behandelt.

Reicht dies nicht, erfolgen möglichst katheterinterventionelle bzw. elektrische Therapien:
- **Katheterablation.** Nach Lokalisation des Erregungsursprungs/der zusätzlichen Leitungsbahn, von dem/der die Rhythmusstörung ausgeht, durch elektrophysiologische Untersuchung erfolgt in gleicher Sitzung die katheterinterventionelle Zerstörung durch Hochfrequenzstrom **(Radiofrequenzablation)** oder Kälte **(Kryoablation).**
  Die Pflege entspricht der bei Herzkatheteruntersuchung (→21.3.6)
- **ICD** *(implantierbarer Kardioverter-Defibrillator, AICD, automatic implantable cardioverter defibrillator).*
  Ein ICD wird vergleichbar einem Herzschrittmacher (→21.7.5) voll implantiert. Er erkennt Kammertachykardien und Kammerflimmern und versucht Kammertachykardien durch Overdrive-Pacing, bei Erfolglosigkeit und Kammerflimmern durch Elektroschock (wird vom Betroffenen schmerzhaft erlebt) zu beenden. Die Geräte besitzen außerdem Schrittmacherfunktion.
  Pflegerisch gelten die gleichen Grundsätze wie bei Schrittmacherimplantation (→21.7.5).

Antiarrhythmika werden wegen ihrer Nebenwirkungen und oft fehlender Prognoseverbesserung zurückhaltend eingesetzt. Ausnahme sind Betablocker.

PHARMA-INFO 21.2: ANTIARRHYTHMIKA

Antiarrhythmika sind verschiedene Substanzgruppen zur medikamentösen Behandlung von (tachykarden) Herzrhythmusstörungen. Sie werden nach Vaughan/Williams nach ihrem Wirkmechanismus in vier Klassen eingeteilt:
- **I:** Natriumkanalblocker mit unterschiedlicher Wirkung auf das Aktionspotenzial der Herzmuskelzellen, etwa Ajmalin (z. B. Gilurytmal®), Propafenon (z. B. Rytmonorm®)
- **II:** Betablocker, etwa Metoprolol (z. B. Beloc®), Bisoprolol (z. B. Concor®)
- **III:** Kaliumkanalblocker, v. a. Amiodaron (z. B. Cordarex®)
- **IV:** Kalziumantagonisten, in erster Linie Diltiazem (z. B. Dilzem®), Verapamil (z. B. Isoptin®).

Wichtige Nebenwirkungen sind ZNS-Störungen, Herzkraftschwächung und Herzrhythmusstörungen(!).

Patientenbeobachtung und Überwachung
- Erfolg der Therapie: Pulsfrequenz, -qualität, Blutdruck, Dyspnoe, allgemeine Leistungsfähigkeit
- Nebenwirkungen, z. B. therapieinduzierte neue Herzrhythmusstörungen?
- Bei i. v.-Therapie mit Antiarrhythmika stets EKG-Monitoring.

Tab. 21.4 Übersicht über die tachykarden Herzrhythmusstörungen. **F** = Herzfrequenz (Kammerfrequenz), **U** = Ursachen, **S** = Symptome. [B152, A300, A400]

Erkrankung Definition	Wichtige Ursachen/ Symptome	Therapie
Sinus(knoten)tachykardie		
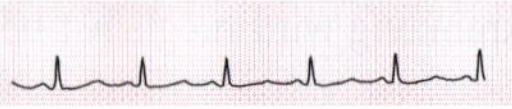 Vom Sinusknoten ausgehende Erregungen, **F** = 100–160/Min. (bei Kindern altersentsprechend mehr)	**U:** Z. B. Belastung, Fieber, Hyperthyreose, Anämie, Herzinsuffizienz, Koffein, Blutverlust, Arzneimittel **S:** Beschleunigter Herzschlag	• Beseitigung der Ursache • Selten medikamentöse Therapie (z. B. Betablocker)
Paroxysmale supraventrikuläre Tachykardie		
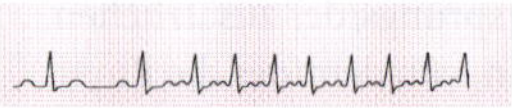 Von den Vorhöfen ausgehende Erregungen, die alle auf die Kammern übergeleitet werden, **F** = 160–200/Min., bei Kindern 180–300/Min.	**U:** Bei **AV-Knoten-Reentry-Tachykardie** zwei Bahnen im/nahe dem AV-Knoten, bei **atrioventrikulärer Reentry-Tachykardie** (z. B. **WPW-Syndrom**) zusätzliche Bahn zwischen Vorhof und Kammer außerhalb des AV-Knotens. → Reentry („kreisende Erregungen") **S:** Plötzliche Anfälle von Herzrasen, evtl. Schwindel, Bewusstlosigkeit	• Akut: Steigerung des Vagotonus (z. B. Trinken von kaltem Wasser). Falls erfolglos, Antiarrhythmika, je nach Form, z. B. Adenosin, Ajmalin, Verapamil, Betablocker. Falls erfolglos, evtl. Overdrive-Pacing der Vorhöfe, Elektrokardioversion • Langfristig möglichst EPU, Katheterablation (→ 21.7.2)
Vorhofflattern		
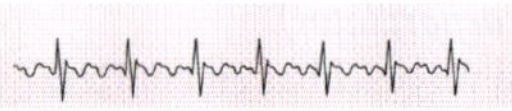 250–350 Vorhofkontraktionen/ Min., i. d. R. Überleitung nur jeder 2. oder 3. Erregung zu den Kammern (2:1- bzw. 3:1-Überleitung), **F** = 125–150/Min.	**U:** Meist vorbestehende Herzerkrankungen **S:** Herzrasen, Schwäche, bei Überleitung aller Vorhofaktionen akute Herzinsuffizienz mit Luftnot	• Evtl. Digitalis, Betablocker (z. B. Beloc®), Verapamil (z. B. Isoptin®) • Overdrive-Pacing der Vorhöfe oder Elektrokardioversion
Vorhofflimmern		
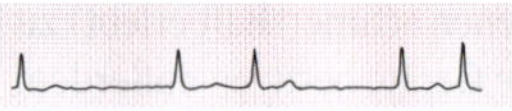 350–600 Vorhofkontraktionen/ Min. mit unregelmäßiger Überleitung auf die Kammern	**U:** Z. B. KHK, Herzinsuffizienz, Kardiomyopathie, Hyperthyreose, aber auch bei Gesunden **S:** Völlig unregelmäßiger Herzschlag (absolute Arrhythmie). Evtl. Schwindel, Herzinsuffizienz. Gefahr durch Vorhofthromben mit Embolie im Körperkreislauf (Schlaganfall!). Teilweise nur zeitweilig auftretend	• Behandlung der Ursache • Evtl. Rhythmisierung (unter Antikoagulation) durch Antiarrhythmika oder Elektrokardioversion • Evtl. Katheterablation • Ansonsten medikamentöse Frequenzkontrolle durch Betablocker, Verapamil, Digitalis. Antikoagulation
Kammertachykardie (ventrikuläre Tachykardie)		
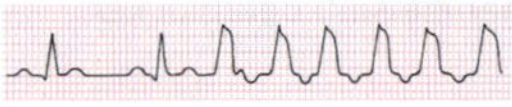 Kammerfrequenz › 100/Min. mit Erregungsursprung in den Kammern	**U:** V. a. KHK, Herzinfarkt, Kardiomyopathie **S:** Herzrasen, Dyspnoe, Angina pectoris, akute Herzinsuffizienz	• Akut: Antiarrhythmika, bei Erfolglosigkeit Kardioversion • Behandlung der Grunderkrankung • Langfristig Antiarrhythmika, evtl. ICD-Implantation
Kammerflattern		
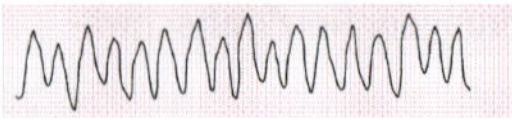 Kammerfrequenz 250–350/Min.	**U:** Z. B. KHK, Herzinfarkt, Kardiomyopathie, Myokarditis **S:** (Funktioneller) Herz-Kreislauf-Stillstand mit akuter Lebensgefahr!	• Reanimation, Defibrillation • Behandlung der Grunderkrankung • Langfristig Antiarrhythmika, evtl. ICD-Implantation
Kammerflimmern		
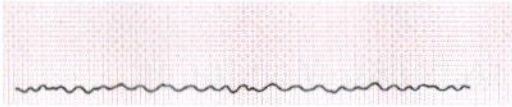 Kammerfrequenz › 350/Min.	Wie Kammerflattern	Wie Kammerflattern

Vorhofflimmern

Vorhofflimmern ist die häufigste länger dauernde Herzrhythmusstörung in Deutschland. Die Vorhöfe zucken zeitweilig oder immer völlig ungeordnet, die Erregungen werden ganz unregelmäßig auf die Kammern übergeleitet.

Die Betroffenen merken von der (geringen) Minderung der Herzleistung wenig und der völlig unregelmäßige Puls **(absolute Arrhythmie)** bleibt oft unbemerkt.

VORSICHT! Gefährlich bei Vorhofflimmern sind **Vorhofthromben** mit nachfolgender arterieller Embolie und z. B. Schlaganfall.

Evtl. wird medikamentös, durch Elektrokardioversion oder Katheterablation wieder ein Sinusrhythmus erzielt. Gelingt diese **Rhythmuskontrolle** nicht, erfolgt meist eine Thromboembolieprophylaxe durch orale Antikogulanzien (→ Pharma-Info 22.4). Bei Tachyarrhythmia absoluta wird zudem die Herzfrequenz medikamentös gesenkt **(Frequenzkontrolle).**

21.7.3 Reizleitungsstörungen des Herzens

Bei **Reizleitungsstörungen** wird die Erregung aus dem Sinusknoten nicht auf normalem Weg und in normaler Geschwindigkeit bis zum Myokard weitergeleitet.

AV-Block (atrioventrikulärer Block)

DEFINITION

AV-Block *(atrioventrikulärer Block):* Verzögerte oder unterbrochene Erregungsleitung von den Vorhöfen zu den Kammern.

- Beim **AV-Block I. Grades** ist die Überleitung verzögert. Im EKG ist die PQ-Zeit verlängert (→ Abb. 21.23). Eine Behandlung ist meist nicht erforderlich
- Beim **AV-Block II. Grades** (→ Abb. 21.23) werden intermittierend Vorhofaktionen nicht zu den Kammern übergeleitet:
  - Beim **Typ I** *(Mobitz I, Wenckebach-Periodik)* verzögert sich die Überleitung immer mehr, bis schließlich eine Überleitung ausfällt. Der Puls des Patienten ist unregelmäßig
  - Beim **Typ II** *(Mobitz II)* werden die Vorhofaktionen in einem bestimmten Rhythmus übergeleitet, bei der 3:1-Überleitung z. B. jede dritte

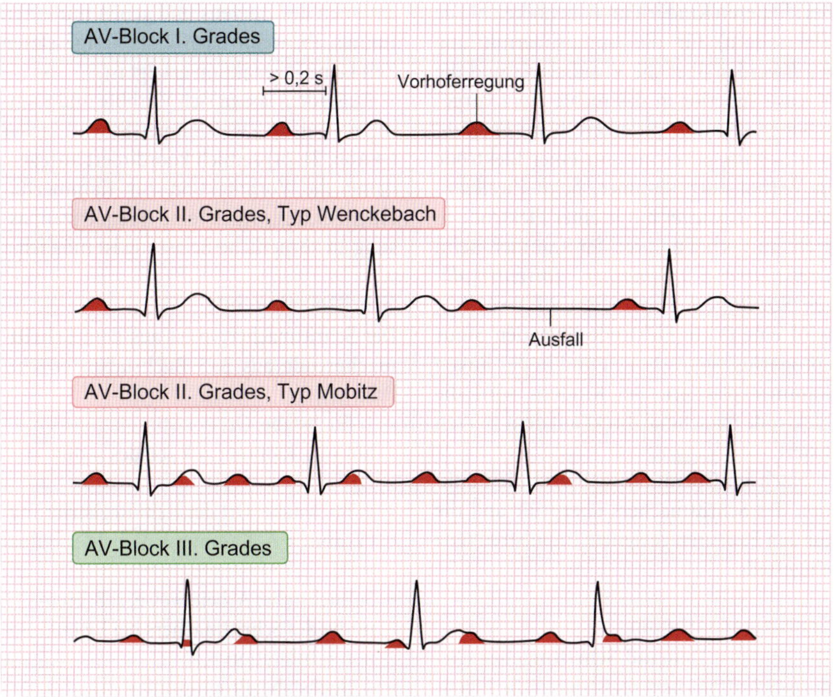

Abb. 21.23 EKG-Bilder bei den verschiedenen AV-Blöcken. [B152]

Arzneimittel-Überdosierungen müssen als Ursache ausgeschlossen werden. Eine (Herzschrittmacher-)Behandlung ist erforderlich, falls der Patient Symptome wie Synkopen oder Belastungsdyspnoe zeigt oder sich wahrscheinlich ein AV-Block III. Grades entwickeln wird (meist bei Typ II)

- Beim **AV-Block III. Grades** (→ Abb. 21.23) ist die Überleitung der Vorhoferregung auf die Kammern aufgehoben (lebensbedrohlich!), sodass Vorhöfe und Kammern unabhängig voneinander schlagen **(AV-Dissoziation).**
  Die Kammerfrequenz ist mit < 40 (bei Säuglingen bis 80) Schlägen/Min. zu niedrig.
  Es besteht die Gefahr einer Herzinsuffizienz und der zerebralen Durchblutungsminderung mit Synkopen **(Adams-Stokes-Anfall).**
  Der AV-Block III. Grades wird zunächst medikamentös (z. B. mit Atropin oder Orciprenalin) oder mithilfe eines passageren Schrittmachers behandelt. Bleibt ein AV-Block III. Grades bestehen, muss ein permanenter Schrittmacher implantiert werden (→ 21.7.5).

Schenkelblockierungen

> **DEFINITION**
> **Schenkelblock** *(intraventrikulärer Block, faszikulärer Block)*: Verzögerte oder unterbrochene Reizleitung in rechtem und/oder linkem Kammerschenkel (**Rechtsschenkelblock,** *RSB,* bzw. **Linksschenkelblock,** *LSB*).

Schenkelblockierungen betreffen die Reizleitung innerhalb der Herzkammern. Die Blockade *eines* Schenkels ist meist asymptomatisch, da die etwas verzögerte Erregung der betroffenen Kammer ohne hämodynamische Konsequenzen bleibt. Bei Blockade *beider* Schenkel muss das Kammermyokard selbst die Erregung bilden. Die Kammereigenfrequenz ist jedoch für eine ausreichende Blutversorgung des Organismus zu gering, vergleichbar dem AV-Block III. Grades. Die Therapie besteht dann in der Implantation eines Schrittmachers (→ 21.7.5).

21.7.4 Bradykarde Herzrhythmusstörungen

AV-Block III. Grades, Schenkelblock → 21.7.3

Bradykarde Herzrhythmusstörungen sind Herzrhythmusstörungen mit einer Herzfrequenz < 60 Schlägen/Min. bei Erwachsenen bzw. unter der altersentsprechenden Normgrenze bei Kindern.

Sinus(knoten)bradykardie

Bei **Sinus(knoten)bradykardien** gehen die Erregungen vom Sinusknoten aus. Sie werden meist zufällig diagnostiziert, eine Behandlung ist in der Regel nicht nötig.

Sinusknoten-Syndrom

> **DEFINITION**
> **Sinusknoten-Syndrom** *(Sick-Sinus-Syndrom, SSS, Syndrom des kranken Sinusknotens, SKS)*: Herzrhythmusstörungen durch gestörte Sinusknotenfunktion. Organische Ursache, oft KHK.

Das **Sinusknoten-Syndrom** zeigt sich v. a. durch Sinusbradykardie, Sinusknotenstillstand **(Sinusarrest)** oder Wechsel von brady- und tachykarden Herzrhythmusstörungen **(Bradykardie-Tachykardie-Syndrom)** mit entsprechenden Beschwerden.

Die Behandlung besteht in einer Herzschrittmacherimplantation. Oft ist zusätzlich eine medikamentöse Therapie nötig.

Karotissinus-Syndrom

> **DEFINITION**
> **Karotissinus-Syndrom** *(hypersensitiver Karotissinus)*: Zu starke Reflexantwort der Drucksensoren (Druckrezeptoren) im Karotissinus. Dadurch Bradykardie bis hin zum Herzstillstand und/oder Gefäßweitstellung bei Druck auf den Karotissinus.

Typisch für das **Karotissinus-Syndrom** ist, dass die Patienten bei bestimmten Kopfbewegungen Schwindel angeben oder sogar bewusstlos werden.

Die Diagnose wird durch einen **Karotissinus-Druckversuch** gestellt. Dabei wird die Karotisgabelung von Arzt unter EKG-Kontrolle und in Reanimationsbereitschaft massiert und die Herz-Kreislauf-Reaktionen des Patienten beobachtet.

Einzig wirksame Behandlung ist die Implantation eines Herzschrittmachers.

21.7.5 Herzschrittmachertherapie

> **DEFINITION**
> **(Künstlicher) Herzschrittmacher** *(engl.* Pacemaker): Gerät, welches das Myokard zu Kontraktionen stimuliert. Unterteilt in **temporäre Herzschrittmacher** außerhalb des Körpers und die vollständig implantierbaren **permanenten Herzschrittmacher.**

Ein **(künstlicher) Herzschrittmacher** ist erforderlich, wenn das Herz durch Erregungsbildungs- oder -leitungsstörungen so langsam schlägt, dass der Sauerstoffbedarf des Körpers nicht mehr gedeckt wird. Die kritische Herzfrequenz liegt bei etwa 40 Schlägen/Min., bei Kindern altersentsprechend höher.

Herzschrittmacher stimulieren die Herzmuskulatur durch elektrische Impulse zur Kontraktion und führen so zu einem regelmäßigen Herzschlag.

Häufigste Schrittmacherindikation

Die häufigste Indikation für eine Schrittmacherimplantation ist ein höhergradiger AV-Block (→ 21.7.3).

Temporäre Herzschrittmacher

Temporäre *(passagere)* **Herzschrittmacher** gelangen in Notfallsituationen zum Einsatz, etwa bei kurzzeitigen Bradykardien im Rahmen eines Infarkts, oder zur Überbrückung bis zur Implantation eines permanenten Herzschrittmachers. Die Elektroden werden über eine größere Vene eingeführt, der Impulsgeber liegt *außerhalb* des Körpers **(externer Schrittmacher).** Der Patient muss Bettruhe einhalten, um eine Dislokation (Verschiebung) der Sonde in der rechten Kammer zu vermeiden. Ist selbst für das transvenöse Einführen keine Zeit, kann unter entsprechender Medikation (schmerzhaft!) über Klebeelektroden durch die Thoraxwand stimuliert werden.

In der Herzchirurgie werden temporäre Herzschrittmacher zur Behandlung von (meist vorübergehenden) postoperativen Rhythmusstörungen eingesetzt. Die Elektroden werden während der Operation an der Herzwand befestigt und über die Brustwand ausgeleitet.

Pflege

- Beobachtung des Patienten auf Komplikationen (z. B. Phlebitis, Thrombose, Pneumothorax)
- Überwachung von Herzfrequenz und -rhythmus, um Elektrodendislokationen rechtzeitig zu erkennen.

Permanente Herzschrittmacher

Ein **permanenter Herzschrittmacher** (→ Abb. 21.24) wird operativ implantiert. In Lokal- oder – v. a. bei Kindern – Allgemeinanästhesie wird das Schrittmacheraggregat subkutan meist im Bereich des rechten M. pectoralis major eingesetzt (→ Abb. 21.25), bei kleineren Kindern im Bauchbereich. Die Elektrode(n) für die Impulsübermittlung wird/werden über die V. subclavia und die V. cava superior in das rechte Herz vorgeschoben und dort verankert, beim *Einkammer-Schrittmacher* mit nur einer Elektrode in Vorhof oder Kammer, beim *Zweikammer-Schrittmacher* mit je einer Elektrode in rechtem Vorhof und rechter Kammer. Beim *Dreikammer-Schrittmacher (biventrikulären Schrittmacher)* für die CRT (→ 21.6.1) wird eine dritte Elektrode über den Sinus coronarius vorgeschoben und in der linken Kammer platziert. Bei Kindern wird die Elektrode manchmal direkt auf dem Herzen fixiert.

Noch im Operationssaal wird die Funktion des Schrittmachers überprüft und die für den Patienten geeignete Impulsfrequenz eingestellt.

Schrittmachertypen

Die heutigen **Demand-Schrittmacher** *(Bedarfs-Schrittmacher)* registrieren die Eigenaktionen des Herzens und geben nur einen Impuls ab, wenn nach einer festgesetzten Zeit keine Eigenaktion erfolgt ist.

Außerdem lassen sich Vorhöfe und Kammern durch Zweikammer-Schrittmacher (→ Abb. 21.24) zeitlich koordiniert anregen, damit die Vorhofaktion zur Kammerfüllung beiträgt. Auch eine Frequenzanpassung an körperliche Belastung ist möglich.

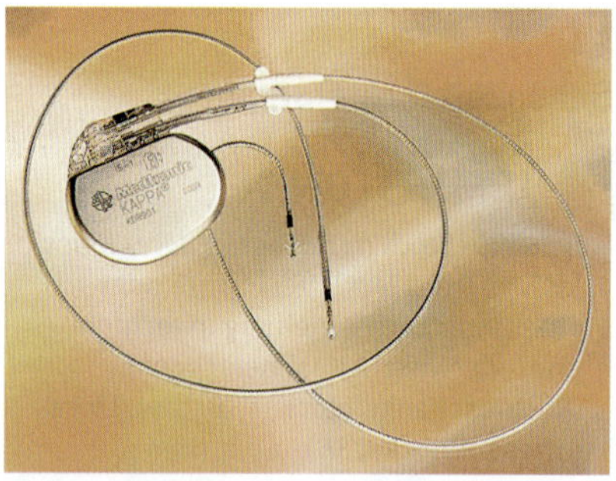

Abb. 21.24 Permanenter Herzschrittmacher, hier ein Zweikammer-Schrittmacher. [E325]

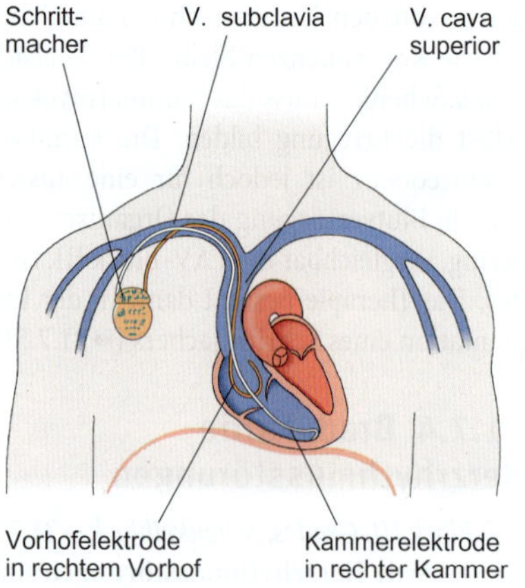

Abb. 21.25 Lage eines permanenten Herzschrittmachers im Körper. [L190]

Schrittmachercode

Der Schrittmachertyp ist aus dem **Schrittmachercode** aus 3–5 Buchstaben ersichtlich.

- 1. Buchstabe: Ort der Stimulation (Vorhof = A, Kammer = V, beides = dual = D)
- 2. Buchstabe: Ort der Reiz-Registrierung (Vorhof = A, Kammer = V, beides = dual = D)
- 3. Buchstabe: Arbeitsweise, z. B. Hemmung des Schrittmachers bei Eigenaktionen = Inhibition = I
- 4. Buchstabe: Programmierbarkeit, z. B. Frequenzanpassungsfunktion
- 5. Buchstabe: für Multisite-Stimulation (Stimulation an mehreren Stellen).

Komplikationen

- Frühkomplikationen: Blutung, Infektion, Pneumothorax
- Im weiteren Verlauf: Fehlfunktionen des Schrittmachers, z. B. fehlende Wahrnehmung von Eigenaktionen, Elektrodendislokation/-bruch, Batteriedefekt (selten, aber gefährlich).

Pflege bei Herzschrittmacherimplantation

Vor Schrittmacherimplantation:

- 6 Std. vor dem Eingriff Nahrungskarenz, Trinken bis 2 Std. vorher möglich
- Rasur bzw. Haarkürzung von Hals, oberem Thorax (bis Mamillenhöhe), Schulter, Achsel und Oberarm

Nach der Schrittmacherimplantation:

- EKG und Röntgen-Thorax
- Vitalzeichenkontrolle, nach Möglichkeit über Monitor
- Körperliche Schonung nach Arztanordnung, ggf. Unterstützung bei den täglichen Aktivitäten. Patienten informieren, Arm der operierten Seite wegen der Gefahr der Sondendislokation zu schonen
- Druckverband am OP-Tag, Kontrolle auf Nachblutung und Entzündungszeichen, ggf. Redondrainagen- und/oder Fädenentfernung (→ 44.5.5, → 44.5.6) nach Arztanordnung.

Prävention und Gesundheitsberatung

- Auch nach der Entlassung anfangs schonen
- In den ersten 4–8 Wochen Arm und Schulter der operierten Seite schonen (nicht über den Kopf heben), keine schweren Lasten heben. Keine Sportarten ausüben, die den Oberkörper stark beanspruchen. Prinzipiell die Frage geeigneter Sportarten mit dem Arzt besprechen
- Anfangs kein Auto fahren. Nach der Wundheilung und bei regelrechter Schrittmacherfunktion ist die Fahreignung generell gegeben (Bestätigung durch den Kardiologen) [20]
- Bei Magnetfeldern Abstand halten, z. B. 50 cm bei Mikrowellengeräten. Keine Dauermagneten in Schrittmachernähe bringen
- Mindestabstand von 20 cm zu elektrischen Kleingeräten und Mobiltelefonen einhalten, da diese (abhängig vom Netz) zu Störungen führen können: z. B. Telefon an das dem Schrittmacher abgewandte Ohr halten, nicht in der Brusttasche direkt über dem Schrittmacher tragen
- An Flughäfen vor der Personenkontrolle Schrittmacherausweis zeigen (Detektoren verursachen keine Störungen, geben jedoch Alarm). Durch Diebstahlsicherungssysteme am Ausgang von Kaufhäusern rasch durchgehen (bei längerem Aufenthalt zwischen den Systemen sind theoretisch Störungen möglich)
- Sich nicht unmittelbar vor großen Lautsprecherboxen aufhalten
- Arbeitsplatz auf Störquellen (z. B. Elektroschweißgeräte, große Magneten) prüfen lassen
- Bei jedem neuen Arztkontakt auf den Schrittmacher aufmerksam machen. Bei Schrittmacher oder implantierbarem ICD (→ 21.7.2) ist eine MRT z. B. gar nicht oder nur unter speziellen Vorsichtsmaßnahmen möglich
- Schrittmacherausweis immer bei sich tragen
- Regelmäßige Termine zur Schrittmacherkontrolle wahrnehmen (meist 2-mal jährlich), teils auch telemetrisch (*Remote Follow-up*, Patient schickt Daten z. B. via Mobilfunk an den Kardiologen, → 21.1.3).

21.8 Entzündliche Herzerkrankungen

DEFINITION

Entzündliche Herzerkrankungen: Entzündung der Innenhaut **(Endokarditis)**, der Muskelschicht **(Myokarditis)**, der Außenhaut des Herzens **(Perikarditis)** oder aller Herzschichten **(Pankarditis)**. Bedingt durch eine Vielzahl von Ursachen (Bakterien, Viren, Autoimmunphänomene, oft nicht feststellbar).

21.8.1 Endokarditis

DEFINITION

Endokarditis: Entzündung der Herzinnenhaut *(Endokard)* mit drohender Zerstörung der Herzklappen. Lebensbedrohlich, Folgeschäden möglich.

Krankheitsentstehung

Bei einer **bakteriellen Endokarditis** besiedeln Bakterien im Rahmen einer *Bakteriämie* (→ 30.5, z. B. bei eitriger Zahnwurzelentzündung) die Herzklappen und schädigen diese. Besonders gefährdet sind vorgeschädigte Herzklappen (→ Abb. 21.26). Bei Immungeschwächten können auch Pilze zu einer Endokarditis führen.

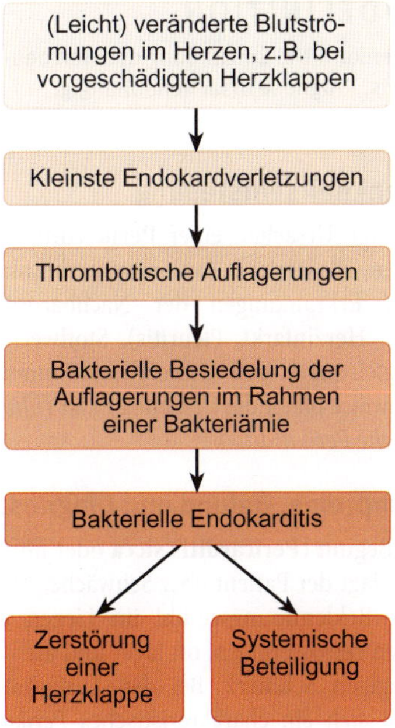

Abb. 21.26 Krankheitsentstehung der bakteriellen Endokarditis. [A400]

In Mitteleuropa heute selten ist die **rheumatische Endokarditis** als Teil des **rheumatischen Fiebers,** eine Streptokokken-Folgekrankheit (→ 30.7.3). Die gegen die Streptokokken gebildeten Antikörper richten sich gegen strukturähnliche Anteile des Endokards.

Symptome

Bakterielle Endokarditis

Eine **bakterielle Endokarditis** kann – je nach Erreger und Abwehrsituation des Betroffenen – hochakut, aber auch schleichend **(Endocarditis lenta)** beginnen. Typische Symptome sind:

- (Unklares) Fieber, Nachtschweiß
- Schwäche, Gewichtsverlust, Anämie
- Evtl. Zeichen der Herzinsuffizienz (→ 21.6.2)
- Evtl. ZNS-Störungen, Hautsymptome (besonders Petechien oder kleine, rote schmerzhafte Knötchen, v. a. an Fingern und Zehen).

Hauptkomplikation ist das Ablösen der Ablagerungen auf den Herzklappen mit nachfolgendem Einschwemmen in den Kreislauf. Es bilden sich Embolien in Gehirn, Nieren, Haut und anderen Organen *(septische Metastasen).*

Rheumatische Endokarditis

Typisch für die **rheumatische Endokarditis** sind:

- Fieber, allgemeines Krankheitsgefühl
- Gelenkschmerzen (Polyarthritis der großen Gelenke)
- Hauterscheinungen (ringförmige Hautausschläge, kleine subkutane Knötchen)
- Zunächst kaum Herzbeschwerden.

Befund und Diagnostik

Bei der Untersuchung ist häufig ein bis dahin nicht bekanntes Herzgeräusch festzustellen. Diagnostisch erstrangig sind Blutuntersuchungen einschließlich wiederholter Blutkulturen, (transösophageale) Echokardiografie (→ 21.3.5) und ggf. CT.

Behandlungsstrategie

Die bakterielle Endokarditis erfordert eine sofortige Antibiotikatherapie, zunächst über mehrere Wochen i. v., danach evtl. oral. Ggf. wird ein Herzchirurg hinzugezogen, da einige Komplikationen, z. B. eine akute Herzinsuffizienz oder ein Abszess, eine rasche Operation erfordern.

Bei der rheumatischen Endokarditis wird zur Beseitigung des Streptokokkeninfekts Penizillin gegeben. Die rheumatischen Beschwerden werden mit nichtsteroidalen Antirheumatika (→Pharma-Info 28.1), evtl. auch Glukokortikoiden (→Pharma-Info 26.1) behandelt.

Pflege

Pflege bei Antibiotikaeinnahme →Pharma-Info 30.1
Pflege bei Fieber →5.4
Pflege bei Herzinsuffizienz →21.6.1

Patientenbeobachtung

Die Patientenbeobachtung umfasst:

- Vitalzeichen 3-mal täglich, evtl. Monitoring
- Temperaturkontrollen 3-mal täglich
- Haut/Schleimhaut: rote Flecken oder Knötchen als Zeichen von Mikroembolien? Gelenkschwellung? Ödeme? Nachtschweiß?
- Schmerzen: Herz-, Gelenkschmerzen?
- Sehstörungen oder andere Ausfälle durch septische Metastasen
- Körpergewicht, Flüssigkeitsbilanzierung, v. a. bei Herzinsuffizienz oder vermuteter Nierenschädigung.

Weitere Maßnahmen

In der Akutphase muss sich der Patient unbedingt schonen, ggf. (eingeschränkte) Bettruhe einhalten. Deshalb:

- Unterstützung bei den täglichen Aktivitäten, z. B. Körperpflege, Ausscheidung, Bewegung, später schrittweise Steigerung des Selbstpflegeanteils und der Mobilisation nach Arztanordnung
- Durchführung der notwendigen Prophylaxen.

Prävention und Gesundheitsberatung

Nach einer bakteriellen Endokarditis vor allen invasiven Eingriffen (z. B. Zahnsanierung, endoskopische Eingriffe, Operationen) auf die durchgemachte Endokarditis aufmerksam machen, da je nach Eingriffsrisiko vorbeugend Antibiotika eingenommen werden müssen (sonst Rezidivgefahr!).
Eine solche **Endokarditisprophylaxe** ist auch bei bestimmten angeborenen Herzfehlern sowie nach Klappenersatz erforderlich.

21.8.2 Myokarditis

DEFINITION

Myokarditis: Akute oder chronische Entzündung der Muskelschicht des Herzens. Häufige Ursache Virusinfektionen. Meist gute Prognose.

Symptome, Befund und Diagnostik

Viele **Myokarditiden** verlaufen unbemerkt. Die Beschwerden reichen ansonsten von Müdigkeit und Schwäche über Tachykardie und Herzrhythmusstörungen bis zur Herzinsuffizienz.

Die Diagnose wird durch Blutuntersuchungen, EKG, Röntgen, Echokardiografie, MRT und (selten) Herzmuskelbiopsie gestellt.

Behandlungsstrategie

Eine spezifische Therapie ist nur selten möglich. Herzinsuffizienz und Herzrhythmusstörungen werden symptomatisch medikamentös therapiert. Bei schwerer Herzinsuffizienz ist eine Antikoagulation erforderlich.

Da sich nach (manifester) Virusmyokarditis bei ca. 15 % der Patienten eine (dilatative) Kardiomyopathie (→21.9) entwickelt, sollen sich die Betroffen für etwa ein halbes Jahr nicht „ausbelasten" (Alltagsbelastungen sind erlaubt). Das weitere Vorgehen hängt von der kardiologischen Kontrolluntersuchung ab.
Pflege →21.8.1

21.8.3 Perikarditis

DEFINITION

Perikarditis: Entzündung des Herzbeutels. Prognose ursachenabhängig.

Krankheitsentstehung

Häufige Ursachen einer **Perikarditis** sind Viren, Bakterien, Autoimmunerkrankungen, Erkrankungen der Nachbarorgane (z. B. Herzinfarkt, Pleuritis), Stoffwechselentgleisungen (z. B. Urämie) und Tumoren. Teilweise bleibt die Ursache unklar *(idiopathische Perikarditis)*.

Symptome, Befund und Diagnostik

Zu Beginn (**Pericarditis sicca** oder *fibrinosa*) klagt der Patient über Schwäche, Atemnot, Beklemmungsgefühl im Liegen und einen retrosternalen, oft lage- und atemabhängigen Schmerz. Bei der Auskultation zeigt sich ein charakteristisches *Perikardreiben*.

Häufig bildet sich im Folgestadium ein entzündlicher **Perikarderguss** (→Abb. 21.27) im Herzbeutel (**Pericarditis exsudativa** oder *feuchte Perikarditis*). Ein großer Erguss kann zu einer verminderten Auswurfleistung des Herzens mit vermindertem Blutdruck und Tachykardie bis zum kardiogenen Schock führen.

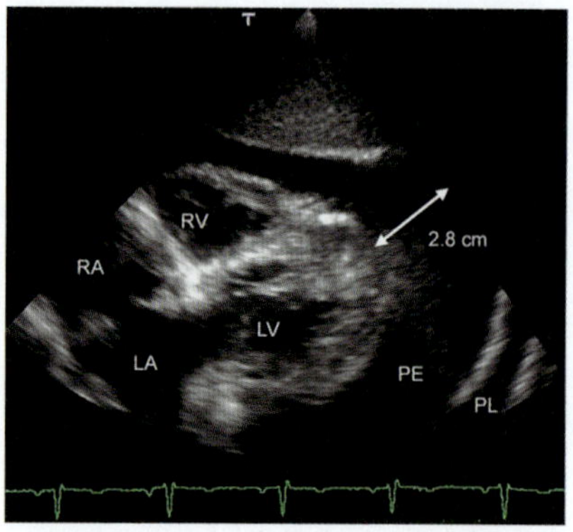

Abb. 21.27 Perikarderguss in der Echokardiografie. RA/LA = rechter/linker Vorhof. RV/LV = rechte/linke Kammer. PE = Perikarderguss. [T576]

Die Diagnose stützt sich v. a. auf Auskultation (Perikardreiben), Blutuntersuchungen, EKG, Echokardiografie (Perikarderguss?), Rö.-Thorax und evtl. CT/MRT.

Behandlungsstrategie

Bei vermuteter Virusperikarditis ohne Hinweise auf eine ungünstige Prognose werden Azetylsalizylsäure, nichtsteroidale Antirheumatika und Colchicin gegeben. Bis zur Normalisierung aller auffälligen Befunde sollen sich die Betroffenen schonen, Sport ist meist für mindestens drei Monate nicht erlaubt.

Bei fassbarer Grunderkrankung wird diese behandelt. Bei großem Perikarderguss kann eine **Perikardpunktion** zur Entlastung erforderlich sein.
Pflege →21.8.1

21.9 Kardiomyopathien

DEFINITION

Kardiomyopathie *(CM):* Herzmuskelerkrankung mit Funktionsstörung des Herzmuskels, die nicht Reaktion auf eine andere Herz- oder Gefäßerkrankung ist.

In Europa werden die **Kardiomyopathien** überwiegend eingeteilt nach morphologischen Kriterien in **dilatative, hypertrophische, restriktive, arrhythmogene rechtsventrikuläre** und **nicht klassifizierbare Kardiomyopathie** (→Tab. 21.5).

Tab. 21.5 Kurzcharakterisierung der verschiedenen Kardiomyopathien. Die Diagnostik umfasst EKG, Echokardiografie, MRT, ggf. Linksherzkatheteruntersuchung und Myokardbiopsie. **U** = Ursache, **S** = Symptome [L190]

Schemazeichnung	Pathophysiologie	Ursachen/Symptome	Therapie
Dilatative Kardiomyopathie (DCM, CCM)			
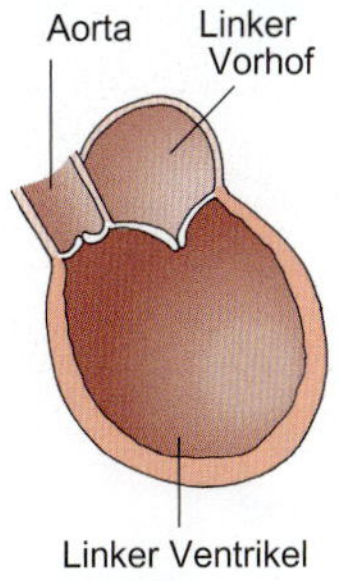	Vorhof-, Kammererweiterung, eingeschränkte Pumpfunktion, evtl. mangelnder AV-Klappen-Schluss, Thrombenbildung	**U:** Genetisch, infektiös (v. a. viral), hypertensiv, alkoholtoxisch, ischämisch, autoimmun, oft aber unklar **S:** Herzinsuffizienz, Herzrhythmusstörungen	Evtl. Versuch der Ursachenbehandlung. Symptomatische Therapie von Herzinsuffizienz (→ 21.6.1) und Rhythmusstörungen (→ 21.7), Antikoagulation, Ausschaltung weiterer herzschädigender Faktoren. Ggf. CRT (→ 21.6.1), ICD-Implantation (→ 21.7.2), Kammerunterstützungssystem, Herztransplantation (→ 21.1.4)
Hypertrophische Kardiomyopathie (HCM)			
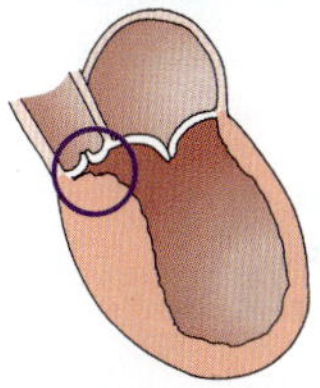	Herzmuskelverdickung ohne Zunahme der Leistungsfähigkeit. Bei der *hypertrophisch-obstruktiven Kardiomyopathie (HOCM)* Behinderung des Blutausflusses in die Aorta durch Verdickung des Septums	**U:** Oft genetisch **S:** Atemnot bei Belastung, Angina-pectoris-ähnliche Beschwerden, Herzklopfen, Schwindel, Synkope, plötzlicher Herztod durch Herzrhythmusstörungen (unklare Todesfälle junger Sportler)	Körperliche Schonung. Betablocker, herzfrequenzsenkende Kalziumantagonisten, evtl. ICD-Implantation (→ 21.7.2), operative Entfernung oder katheterinterventionelle Infarzierung des Muskelwulstes
Restriktive (obliterative) Kardiomyopathie (RCM, OCM)			
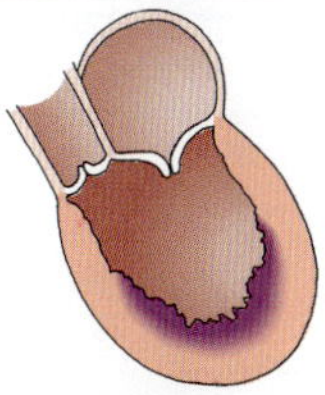	Behinderung der diastolischen Ventrikelfüllung durch verminderte Dehnbarkeit der Kammern. Später Endokardverdickung, Thrombenbildung. Kontraktionskraft normal	**U:** Genetisch, Amyloidose, Sarkoidose, systemische Sklerose, unbekannt **S:** Zunehmende Herzinsuffizienz (oft v. a. Rechtsherzinsuffizienz), Embolien bei Thromben	Symptomatische Therapie von Herzinsuffizienz (→ 21.6.1), Rhythmusstörungen (→ 21.7). Antikoagulation. Ggf. ICD-Implantation, Transplantation (→ 21.7.2)
Arrhythmogene rechtsventrikuläre Kardiomyopathie (ARVCM)			
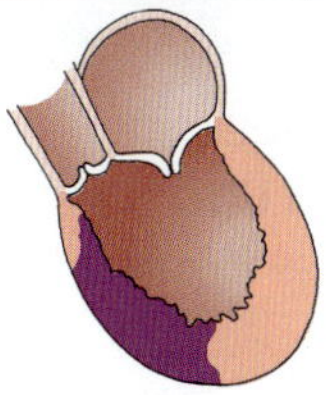	Einlagerung von Fett- und Bindegewebe in das Myokard, rechter Ventrikel häufiger und stärker betroffen als linker	**U:** Genetisch, unbekannt **S:** Palpitationen, Herzrhythmusstörungen, Synkope, plötzlicher Herztod bei jungen Menschen. Seltener (Rechts-) Herzinsuffizienz	Körperliche Schonung. Symptomatische Therapie von Herzinsuffizienz (→ 21.6.1), Rhythmusstörungen (→ 21.7). Evtl. ICD-Implantation (→ 21.7.2)
Bei familiären Formen: Beratung und Untersuchung leiblicher Angehöriger			

Pflege bei Herzinsuffizienz → 21.6

22

PFLEGE BEI KREISLAUF- UND GEFÄSSERKRANKUNGEN

Nicole Menche
Unter Mitarbeit von Christine Keller

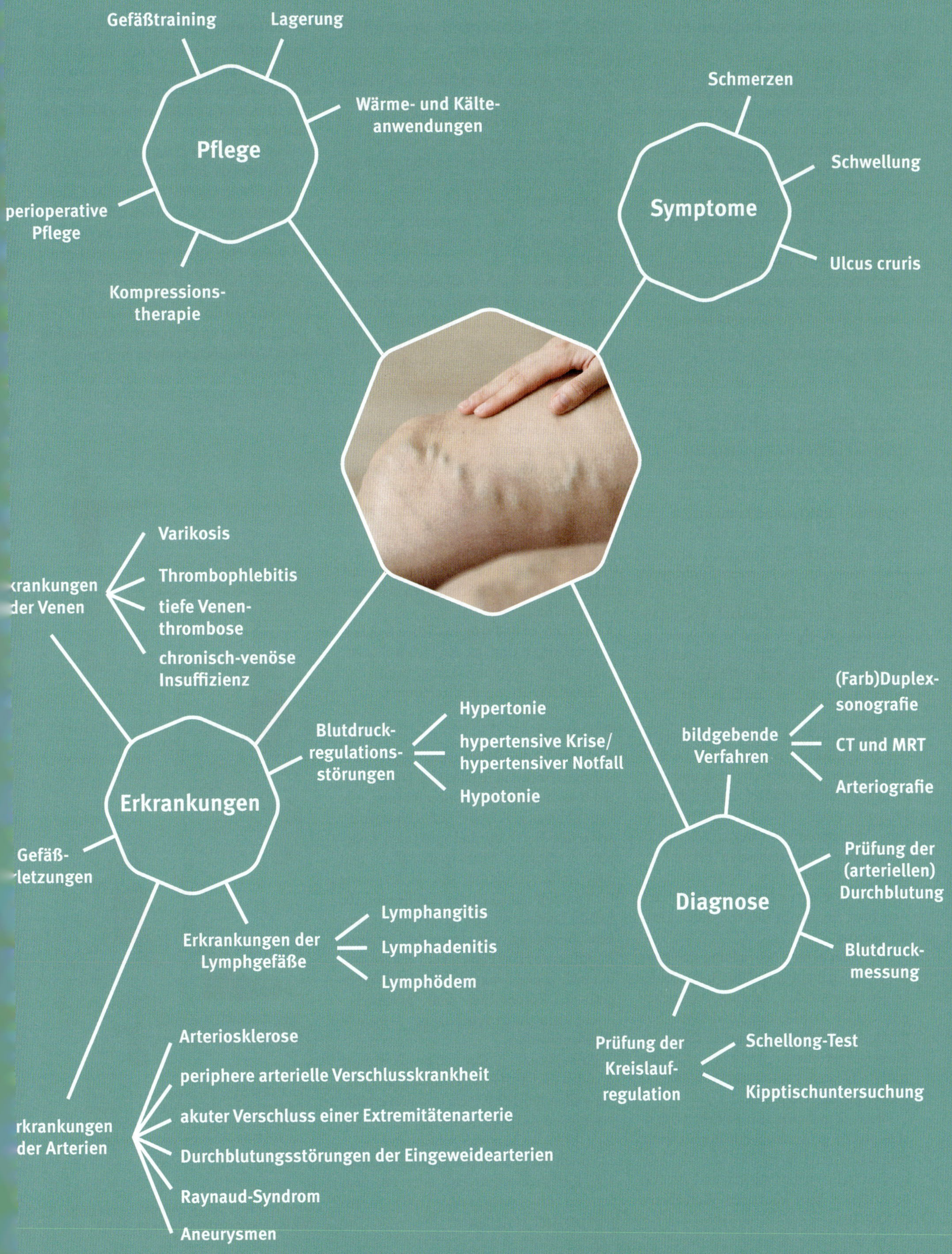
Pflege
Gefäßtraining
Lagerung
Wärme- und Kälte-anwendungen
perioperative Pflege
Kompressions-therapie
Symptome
Schmerzen
Schwellung
Ulcus cruris
Erkrankungen
rankungen der Venen
Varikosis
Thrombophlebitis
tiefe Venen-thrombose
chronisch-venöse Insuffizienz
Blutdruck-regulations-störungen
Hypertonie
hypertensive Krise/ hypertensiver Notfall
Hypotonie
Gefäß-
letzungen
Erkrankungen der Lymphgefäße
Lymphangitis
Lymphadenitis
Lymphödem
rkrankungen der Arterien
Arteriosklerose
periphere arterielle Verschlusskrankheit
akuter Verschluss einer Extremitätenarterie
Durchblutungsstörungen der Eingeweidearterien
Raynaud-Syndrom
Aneurysmen
Diagnose
bildgebende Verfahren
(Farb)Duplex-sonografie
CT und MRT
Arteriografie
Prüfung der (arteriellen) Durchblutung
Blutdruck-messung
Prüfung der Kreislauf-regulation
Schellong-Test
Kipptischuntersuchung

Die medizinischen Fachgebiete

DEFINITION

Angiologie: Teilgebiet der Inneren Medizin, das sich mit den Erkrankungen von Arterien, Kapillaren, Venen und Lymphgefäßen befasst. Eingeschlossen sind Prophylaxe, Diagnostik, konservative Therapie, Indikationsstellung zu operativen und katheterinterventionellen Therapieverfahren und Rehabilitation.

Gefäßchirurgie: Medizinisches Fachgebiet, das die Diagnostik und operative Therapie, Nachsorge und Rehabilitation von Gefäßerkrankungen einschließlich der Gefäßverletzungen und Gefäßfehlbildungen umfasst.

22.1 Pflege bei Kreislauf- und Gefäßerkrankungen

22.1.1 Patientensituation

Kreislauf- und Gefäßerkrankungen sind in unserer Gesellschaft sehr häufig. Sie bereiten lange keine Beschwerden und können so über Jahre bis Jahrzehnte unbemerkt entstehen.

Begünstigt werden Kreislauf- und Gefäßerkrankungen durch eine ungesunde Lebensweise, z. B. mit Rauchen, Bewegungsmangel und Übergewicht oder schlecht eingestelltem Diabetes mellitus (→ 22.5.1, → 22.7.1).

Patienten bzw. Patientinnen (im Folgenden als „Patientin" bezeichnet) mit Gefäßerkrankungen gehen häufig aufgrund eines akuten, oft mit Schmerzen einhergehenden Ereignisses (z. B. akute Durchblutungsstörung, Thrombose) oder wegen Verschlechterung einer vorbestehenden Erkrankung (etwa Verstärkung einer Claudicatio intermittens, Ulzera am Fuß oder Bein) zum Arzt bzw. zur Ärztin (im Folgenden „Ärztin" genannt).

Neben der akuten Behandlung sind diese Patientinnen meist aufgefordert, ihre jahrelangen ungesunden Lebensgewohnheiten umzustellen. Der Beratung und Motivation durch das multiprofessionelle Team aus Pflegefachpersonen, Ärztinnen, Ernährungsfachleuten kommt daher besondere Bedeutung zu (→ Kap. 16).

Pflegende nehmen sich Zeit für Gespräche, planen gemeinsam mit der Patientin realistische, erreichbare Ziele und Maßnahmen. Sie schulen die Patientin und ihre Angehörigen in ganz konkreten Maßnahmen (→ Kap. 40).

22.1.2 Beobachten, Beurteilen und Intervenieren

Ein wesentlicher Risikofaktor für (arterielle) Gefäßerkrankungen, bei vielen Betroffenen sogar der bedeutsamste überhaupt, ist das *Rauchen:* Es beschleunigt die Entwicklung einer Arteriosklerose und dabei insbesondere der peripheren arteriellen Verschlusskrankheit (→ 22.5.2) und des Herzinfarkts (→ 21.5.2). Entsprechend wichtig ist die Motivierung zur Tabakentwöhnung (→ 23.1.3).

Mit Stress jeglicher Art richtig umzugehen und so seine körperlichen Auswirkungen wie etwa Bluthochdruckkrisen abzufangen, ist besonders für Patientinnen mit arterieller Hypertonie wichtig (→ 22.4.1).

Herz-Kreislauf

Bei allen Gefäßerkrankungen stehen folgende Beobachtungen im Vordergrund:

- Puls und Blutdruck, bei der ersten Messung am rechten *und* linken Arm
- Bei arteriellen Gefäßerkrankungen Fußpulse (→ Abb. 22.8), Durchblutung (Hauttemperatur und -farbe), Motorik und Sensibilität, Ulzerationen an Füßen/Beinen, Frage nach Schmerzen beim Gehen/in Ruhe
- Bei venösen und lymphatischen Gefäßerkrankungen Umfang von Füßen/Beinen (Umfangszunahme z. B. am Abend), Hautveränderungen, Ulzerationen.

Bewegung

Ein der Patientensituation angepasstes **Ausdauertraining** reguliert bei konsequenter und regelmäßiger Durchführung u. a. den Blutdruck (Hypo- und Hypertonie), stärkt die Herzkraft und senkt den Ruhepuls, verbessert Fließeigenschaften und Sauerstoffausschöpfung des Blutes sowie die Funktionsfähigkeit des Gefäßendothels. Es hilft Blutfette und Körpergewicht zu senken. Bewegung verbessert den venösen Rückfluss aus den Beinen zum Herzen und unterstützt den Lymphfluss in den Lymphgefäßen. Körperlicher und psychischer Stress kann durch regelmäßige Bewegung abgebaut werden.

Idealerweise findet die Bewegung draußen und mit Gleichgesinnten statt. Dabei sollten möglichst viele und große Muskelgruppen beteiligt sein, wie z. B. beim Radfahren, Walken oder Schwimmen.

Vorteilhaft ist auch **Bewegung im Alltag,** z. B. Kurzstrecken zu Fuß oder mit dem Fahrrad zurückzulegen oder Treppe zu laufen statt Aufzug zu fahren.

Gefäßtraining

Zum Ausdauertraining hinzu kommt ein gezieltes **Gefäßtraining,** je nachdem ob Arterien, Venen oder Lymphgefäße betroffen sind. Dieses ist auch für weniger mobile Patientinnen geeignet:

- Bei der pAVK (→ 22.5.2) im Stadium I und II soll die Bildung von Kollateralen *(Umgehungskreisläufen)* um die Engstelle unterstützt werden. Neben einem **strukturierten Gehtraining** (→ 22.5.2) sind Übungen besonders geeignet, bei denen die Durchblutung in den Beinarterien stoßartig gesteigert wird (→ Abb. 22.1)
- Bei venösen Erkrankungen (→ 22.7.1, → 22.7.4) stehen Übungen zur **Aktivierung der Wadenmuskelpumpe** im Vordergrund (→ Abb. 22.2), die für den venösen Rückfluss herzwärts mitverantwortlich ist.

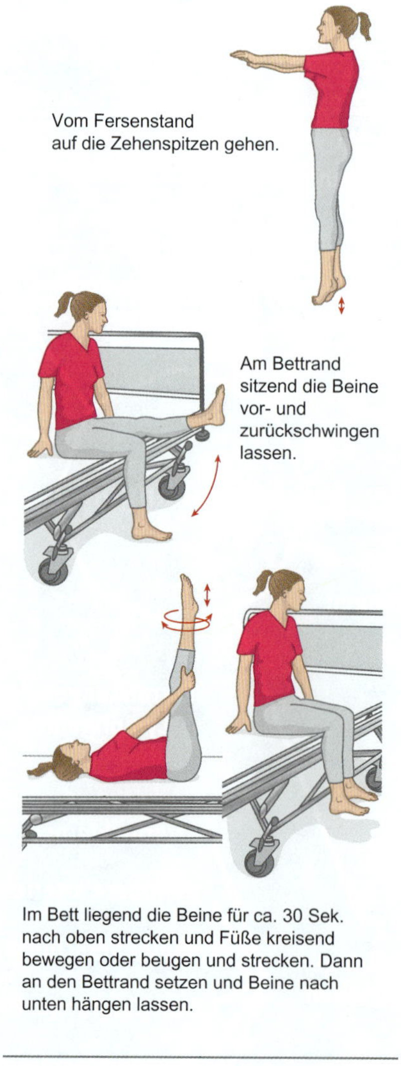

Abb. 22.1 Beispiele für Übungen zum Gefäßtraining bei arteriellen Erkrankungen. [L138]

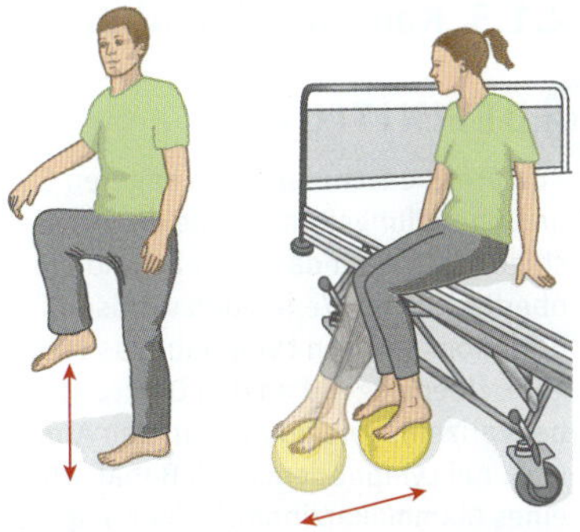

Auf der Stelle gehen, wenn möglich, die Beine deutlich anheben („Storchengang“).

Auf dem Stuhl/Bettrand sitzend einen Ball mit den Füßen hin- und herrollen.

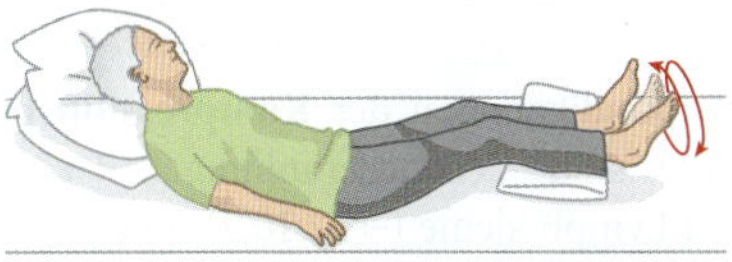

Im Liegen die Füße kreisen und beugen und strecken. Der venöse Rückfluss wird zusätzlich unterstützt, wenn die Beine auf einem Kissen erhöht positioniert werden.

Abb. 22.2 Beispiele für Übungen mit Aktivierung der Wadenmuskelpumpe bei venösen Erkrankungen. [L138]

S-L-Regel bei Venenerkrankungen

S wie Stehen und Sitzen ist ungünstig, da dann die Muskelpumpe nicht aktiv ist und das venöse Blut leichter fußwärts versacken kann. **L** wie Laufen und Liegen sind besser. Bei längerem Stehen oder Sitzen kann durch Anspannen der Beinmuskulatur und Gehen auf der Stelle der venöse Rückfluss gefördert werden.

- Beim Lymphödem (→ 22.10.2) steht die **Entstauung des Gewebes** im Vordergrund. Dies geschieht durch eine Kompressionstherapie in Verbindung mit **Bewegungsübungen** (→ Abb. 22.3). Als Bewegungsübungen können auch die für venöse Erkrankungen gewählt werden. Alle Übungen dienen auch der Lymphödemprophylaxe.

Individuellen Bewegungsplan erstellen

Physiotherapeutinnen und Pflegefachpersonen erstellen einen individuellen Bewegungsplan, der neben der Krankheitssituation auch das Allgemeinbefinden und die körperliche Leistungsfähigkeit der Patientin berücksichtigt. Die Bewegungsübungen sollen mehrmals täglich durchgeführt werden, dabei steht die Regelmäßigkeit vor der Intensität. Beim Auftreten von (neuen) Schmerzen muss mit der Ärztin Rücksprache genommen werden.

Positionierung

Neben der aktiven Bewegung spielt die **Positionierung** bei allen Gefäßerkrankungen eine wichtige Rolle.

Arterienerkrankungen

Die Beine werden immer tief positioniert, um die arterielle Durchblutung fußwärts zu unterstützen (→ Abb. 22.4). Werden die Fersen zur Dekubitusprophylaxe frei positioniert, achten die Pflegenden darauf, dass die Füße trotzdem der tiefste Punkt sind. Sie stellen die ganze Bettebene leicht fußwärts. Das gelegentliche Sitzen am Bettrand oder auf dem Stuhl unterstützt die arterielle Durchblutung.

VORSICHT! Bei Arterienerkrankungen **keine Hochpositionierung** der Beine!

Venenerkrankungen

Die Beine werden leicht erhöht positioniert, um den venösen Rückfluss durch die Schwerkraft zu fördern. Die Patientin kann zusätzlich immer wieder die Füße kreisen oder beugen und strecken (→ Abb. 22.2). Langes Sitzen ist ungünstig, Übereinanderschlagen der Beine ist zu vermeiden.

Gleichzeitige Arterien- und Venenerkrankung

Hier ist eine Flachpositionierung der Beine mit kurzen Phasen einer Tiefpositionierung (keine Hochpositionierung) sinnvoll, soweit die Ärztin keine anderen Anordnungen trifft.

Lymphatische Erkrankungen

Da der lymphatische Fluss herzwärts gerichtet ist, wird die betroffene Extremität immer erhöht positioniert. Die Patientin soll ein längeres Herunterhängenlassen von Arm oder Bein vermeiden.

Ernährung

Allen Kreislauf- und Gefäßkranken wird geraten, Übergewicht zu reduzieren. Wesentlich hierzu sind eine abwechslungsreiche, ballaststoffreiche, zuckerarme Ernährung und körperliche Bewegung. Ziel ist eine langsame, längerfristige Gewichtsreduzierung, dabei müssen die Ziele realistisch und auf die persönliche Situation des Betroffenen abgestimmt sein. Bei Menschen mit Diabetes wird zur Prophylaxe diabetischer Folgeerkrankungen (→ 26.6.6) eine gute Einstellung des Blutzuckerspiegels angestrebt.

Patientinnen mit chronisch-venöser Insuffizienz sollen durch eine ballaststoffreiche Ernährung einer Obstipation vorbeugen, die den venösen Rückfluss im Becken erschweren kann (→ 8.2.5).

Eine arterielle Hypertonie wird durch Adipositas und hohe Kochsalzzufuhr begünstigt, weshalb zusätzlich salzarme Ernährung empfehlenswert ist (→ 22.4.1, → 26.7.1). Hyperlipidämie (→ 26.8) ist ein wichtiger Risikofaktor der Arteriosklerose (→ 22.5.1) und erhöht somit das kardiovas-

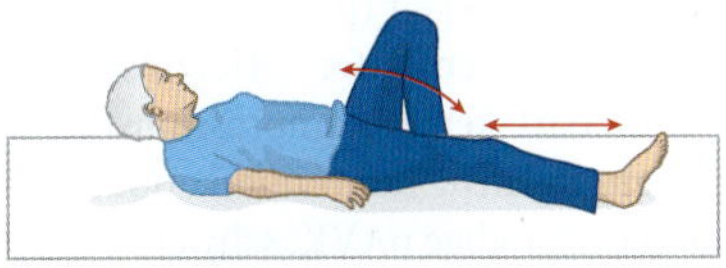

Beine abwechselnd in Hüft- und Kniegelenk beugen und strecken.

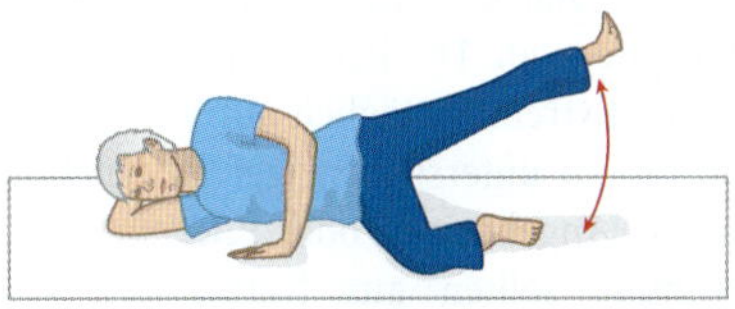

Oben liegendes Bein anheben und senken.

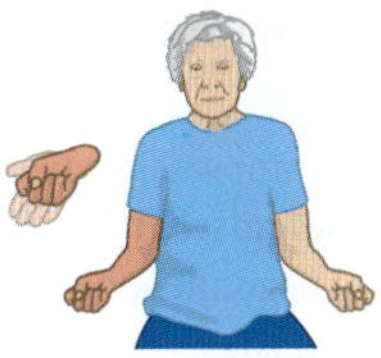

Hände zur Faust ballen und wieder öffnen.

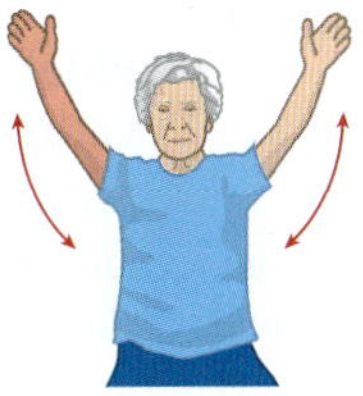

Arme gestreckt nach oben heben und wieder fallen lassen.

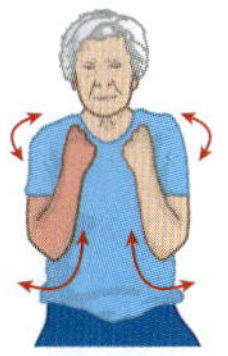

Arme zum Körper anbeugen und wegstrecken.

Abb. 22.3 Beispiele für Bewegungsübungen bei Bein- und Armlymphödemen. [L138] kuläre Gesamtrisiko, auch aus diesem Grunde sind eine cholesterinarme Ernährung und Auswahl „günstiger“ Fette anzuraten.

Geringe Mengen Alkohol sind meist erlaubt. Größere Mengen allerdings führen (einmal abgesehen von ihren Wirkungen auf die Leber und den restlichen Organismus, →25.4.3) durch Stimulation des sympathischen Nervensystems zur Blutdruckerhöhung und sollten daher gemieden werden.

Haut

Wärmeanwendungen

Arterienerkrankungen

Das erkrankte Bein wird z. B. mit Wollsocken oder Watteverband warm gehalten (→Abb. 22.4).

Lokale Wärmeanwendungen, z. B. durch Wärmflasche, sind kontraindiziert, da diese nur die gesunden, nicht aber die erkrankten Arterien erweitern und sich so die Durchblutung in den ohnehin schon minderversorgten Bezirken noch weiter verschlechtert *(Steal-Phänomen)*. Außerdem steigt durch das oft gestörte Temperaturempfinden die Verbrennungsgefahr bei lokaler Wärmeanwendung.

Venen- und lymphatische Erkrankungen

Lokale Wärmeanwendung führt über die Erschlaffung der Venen zu einem venösen Rückstau und fördert die Bildung von Varizen und Lymphödem. Zudem verstärkt die (arterielle) Durchblutungssteigerung ein Lymphödem.

Daher sind z. B. lange Fuß-, Wannen- und Sonnenbäder oder Saunagänge nicht empfehlenswert. Zügiges Duschen ist hingegen möglich.

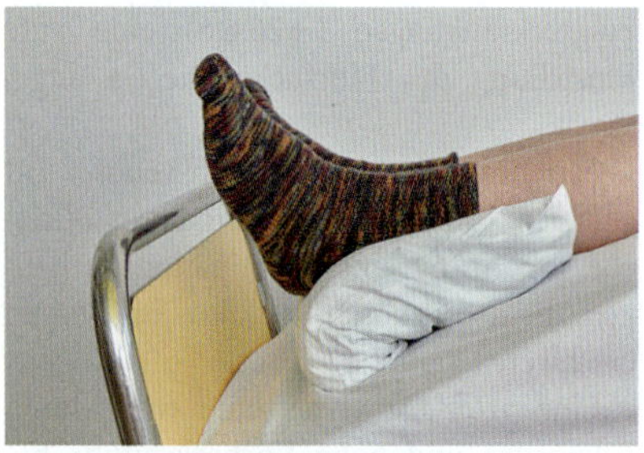

Abb. 22.4 Um die arterielle Durchblutung zu verbessern, sollen Betroffene mit pAVK (→22.5.2) die Füße warmhalten. Die Wollsocken dürfen nicht am Bund einschnüren. Die Fersen werden frei gelagert, trotzdem müssen die Füße der tiefste Punkt sein. [K115]

Kälteanwendungen

Arterienerkrankungen

Kälte verengt die Arterien, was die Durchblutung der schon minderdurchbluteten Körperteile noch weiter verschlechtert.

Hypotonie und Venenerkrankungen

Empfehlenswert sind kalte Wasseranwendungen (z. B. nach Kneipp) wie Knie- und Schenkelgüsse, kühle Waschungen oder Abduschen der Beine von distal nach proximal, Wasser- und Tautreten oder Schwimmen (Wassertemperatur 22–28 °C). Das trainiert und strafft die Gefäße und bringt den Kreislauf in Schwung. Anwendungen mit kaltem Wasser dürfen nur bei warmem Körper und warmen Beinen erfolgen. Bei kalten Beinen sind Wechselgüsse möglich (mit warm beginnen, mit kalt aufhören). Je kälter das Wasser ist, desto kürzer sollte die Anwendung sein.

Pediküre und Hautpflege

Bei *allen* Gefäßerkrankungen heilen selbst kleine Wunden nur schlecht und Infektionen breiten sich in dem minderdurchbluteten oder ödematösen Gewebe schnell aus. Zur Vermeidung von Verletzungen sollte die Patientin nicht barfuß laufen und die **Pediküre** am besten durch ausgebildete Fußpflegerinnen durchführen lassen.

Patientinnen mit Gefäßerkrankungen haben oft eine problematische, infektionsanfällige Haut, z. B. trockene Haut mit Neigung zu Einrissen als Eintrittspforten für Erreger (→30.7.1, →32.5.3). Die betroffene Extremität (meist die Beine) wird täglich mit lauwarmem Wasser gewaschen und gründlich abgetrocknet. Daran schließt sich eine sorgfältige, individuell angepasste **Hautpflege** an. Die Patientin wird angeleitet, die Extremität täglich auf Veränderungen hin zu untersuchen, ggf. übernehmen das die Angehörigen oder Pflegenden. Die Strümpfe sollten aus Naturfasern (z. B. Baumwolle) sein, damit Schweiß verdunsten kann, und sie dürfen nicht einschnüren. Gut passendes Schuhwerk beugt Druckstellen vor.

Kleidung

Die Kleidung (v. a. Blusen, BH, Unterhosen, Hosen, Gürtel, Socken, Schuhe) und Schmuck (Ringe, Uhren) sollten so locker sitzen, dass sie weder die Blutzirkulation bei arteriellen Erkrankungen noch den venösen Rückfluss bei venösen Erkrankungen behindern noch ödematös geschwollenes Gewebe einschnüren.

22.1.3 Kompressionstherapie

DEFINITION

Kompressionstherapie: Im engeren Sinne Behandlungsformen, die durch flächigen Druck auf das Gewebe und die oberflächlichen Venen den venösen Blutstrom und den Lymphabfluss steigern. Überwiegend an den Beinen (z. B. bei Varizen), gelegentlich an den Armen (z. B. bei Lymphödem nach Behandlung eines Mammakarzinoms). Zur Kompressionstherapie eingesetzt werden der **phlebologische Kompressionsverband** *(PKV)*, **medizinische adaptive Kompressionssysteme** *(MAK)* und **medizinische Kompressionsstrümpfe** *(MKS)* [1].

Hauptindikationen der **Kompressionstherapie** sind Venenerkrankungen (→22.7) und Lymphödeme (→22.10.2), unabhängig von weiteren Maßnahmen. Die Kompression von außen greift ursächlich in das Krankheitsgeschehen ein [1]:

- Verengung der oberflächlichen Venen. Dadurch schließen zum einen die Venenklappen wieder und ein venöser Rückstau fußwärts wird verhindert. Zum anderen wird die Fließgeschwindigkeit im venösen System gesteigert
- Bildung eines stabilen Widerlagers für die Beinmuskulatur, dadurch wird die Wirkung der Muskelpumpe erhöht und der venöse Rückfluss gefördert
- Reduzierung von Ödemen im Gewebe, weil Wasser zurück ins Blut- und Lymphgefäßsystem gepresst wird
- Verminderung von Schmerzen, die vor allem durch den Blutrückstau und Ödeme entstehen.

Bei fortgeschrittener peripherer arterieller Verschlusskrankkeit (pAVK, →22.5.2) oder akut dekompensierter Herzinsuffizienz (→21.6) darf keine Kompressionstherapie erfolgen. Relative Kontraindikationen sind eine geringgradige pAVK, schwere periphere Neuropathie/Sensibilitätsstörungen und ausgeprägte nässende Hautveränderungen.

Phlebologischer Kompressionsverband

In der Regel wird die Kompressionsbehandlung mit einem **phlebologischen Kompressionsverband** *(PKV)* begonnen, bis die Extremität abgeschwollen ist.

Bindenmaterial

Die Ärztin ordnet an, welches Bindenmaterial verwendet werden soll (→Tab. 22.1). **Kurzzugbinden** bestehen aus unelasti-

Tab. 22.1 Dehnbarkeit, Druckverhalten und Indikationen von Kurzzug-, Mittelzug- und Langzugbinden [1].

Binde	Dehnbarkeit	Druckverhalten	Indikationen
Kurzzugbinde	Gering (> 10 – < 100 %)	Hoher Arbeits-, geringer Ruhedruck. Sie verlieren den angewickelten Druck mit der Zeit, müssen mindestens 1-mal täglich erneuert werden	Immobilität, nach Varizen-OP (→ 22.7.1)
Mittelzugbinde	Mittel (100–140 %)	Mittlerer Arbeits-, mittlerer Ruhedruck	Thrombophlebitis (→ 22.7.2), schwere Varikosis (→ 22.7.1)
Langzugbinde	Hoch (> 140 %)	Geringer Arbeits-, hoher Ruhedruck. Sie können den angewickelten Druck über mehrere Tage halten	Nur nach spezieller Anordnung, z. B. bei Lymphödem (→ 22.10.2)

schem Material und sind entsprechend wenig dehnbar. **Langzugbinden** hingegen werden aus elastischen Materialien gefertigt und sind dadurch gut dehnbar.

Dies hat Einfluss auf den Druck:

- Der **Ruhedruck** ist der Druck, den die Binde in Ruhe auf das Bein ausübt. Langzugbinden haben in gedehntem Zustand eine starke Tendenz, sich wieder zusammenzuziehen, sie haben einen hohen Ruhedruck. Die weniger dehnbaren Kurzzugbinden haben eine geringere Tendenz sich zusammenzuziehen, sie üben einen geringeren Ruhedruck aus
- **Arbeitsdruck** bezeichnet den Widerstand des Verbands gegen die aktive Muskulatur bei Bewegung. Die wenig dehnbaren Kurzzugbinden können gegen die kontrahierte Muskulatur wenig nachgeben, sie haben einen hohen Arbeitsdruck. Genau umgekehrt ist es mit den sehr dehnbaren Langzugbinden, sie haben einen geringen Arbeitsdruck.

Je höher die Dehnbarkeit, desto höher auch die **Dehnungssperre,** d. h. der Punkt (oder anders ausgedrückt, die Dehnung in Prozent), bis zu dem eine Binde dehnbar ist.

Gebrauchsfertige Bindensysteme

Gebrauchsfertige Bindensysteme, auch *Mehrkomponenten-* oder *Fertigbindensysteme* genannt, beinhalten in der Regel eine Polsterung, Kompressionsbinden und eine Fixierbinde.

Gebrauchsfertige Bindensysteme erleichtern das Anlegen (teilweise durch optische Markierungen) und gewährleisten einen therapierelevanten Druck von 40–60 mmHg. Spezielle „Lite"-Mehrkomponentensysteme können nach Arztanordnung bei pAVK I und II eingesetzt werden.

Die Systeme sind allerdings deutlich teurer. Da sie mehrere Tage verbleiben können (Herstellerangaben beachten), sind sie besonders für die häusliche Versorgung geeignet.

Wickeltechnik

Korrekte Wickeltechnik unabdingbar

Das korrekte Wickeln der Beine ist eine anspruchsvolle Maßnahme, die nur in geübte Hände gehört. Eine unsachgemäße Wickeltechnik kann u. a. den venösen Rückfluss verschlechtern, die arterielle Durchblutung behindern, Druckstellen oder Nervenverletzungen verursachen.

Die Überlegenheit einer speziellen Wickeltechnik (z. B. nach Pütter) ist nicht bewiesen, entscheidend sind die korrekte Technik der ausgewählten Methode und die Einhaltung der allgemeinen Prinzipien [1], [2].

Folgende Prinzipien sind bei allen Wickeltechniken zu beachten (→ Abb. 22.5):

- Kompressionsverband nur am entstauten Bein anwickeln, Patientin mindestens 30 Min. vorher liegen lassen
- Schlauchmull, Polstermaterial, Kompressionsbinden (Art nach Arztanordnung) in ausreichender Menge und unterschiedlicher Breite (am Fuß 6–8 cm, Bein 10–12 cm) und Pflasterrolle bereitlegen
- Schlauchmull aus Baumwolle direkt über die Haut ziehen. Er soll Schweiß aufnehmen und Allergien gegen das Bindenmaterial vorbeugen
- Zehen, Fuß und Bein mit Polsterwatte oder Schaumstoffbinden polstern, Knochenvorsprünge wie Schienbein oder Knöchel zusätzlich polstern, um Druckschäden zu vermeiden. Größere Absenkungen/Eindellungen zusätzlich polstern oder mit sogenannten Pelotten auffüllen, damit sich der Druck später gleichmäßig verteilt

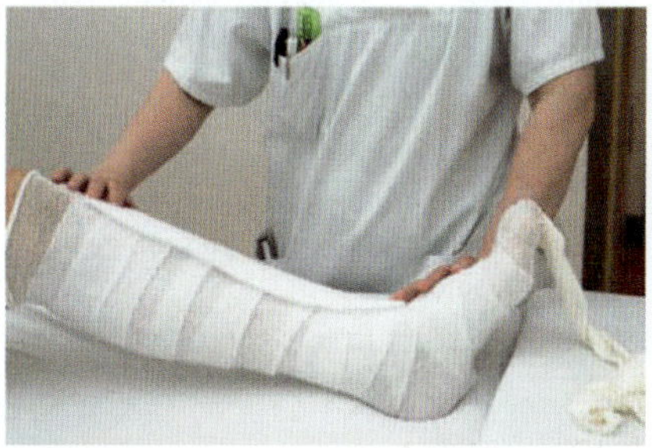

Fußgelenk in 90°-Stellung bringen, Schlauchmull überziehen, Synthetikwatte anwickeln, Knochenvorsprünge (z. B. Schienbein) zusätzlich polstern.

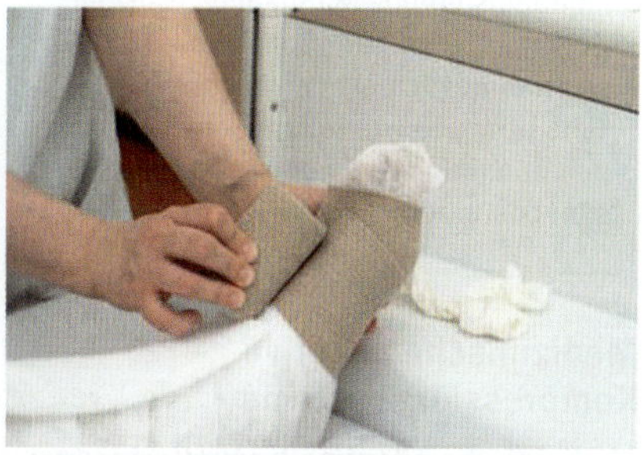

Mit der Kompressionsbinde am Großzehengrundgelenk beginnen, Ferse ohne Falten/ Fenster modellieren, Binde ohne Anheben abrollen, Druck langsam vermindern.

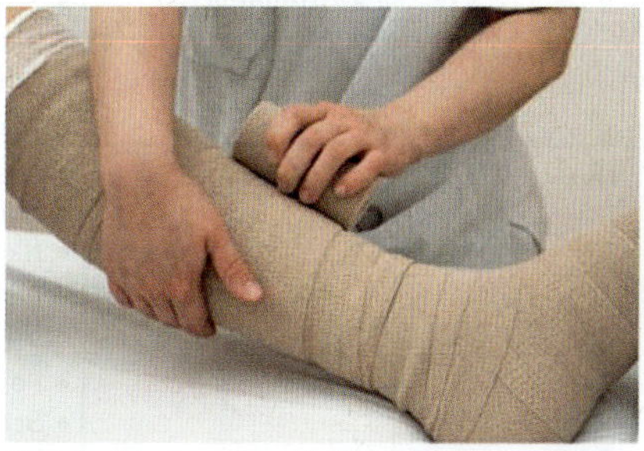

Zweite Binde gegenläufig wickeln, am Fuß beginnend. Binden der Länge nach mit Pflaster vor Verrutschen sichern.

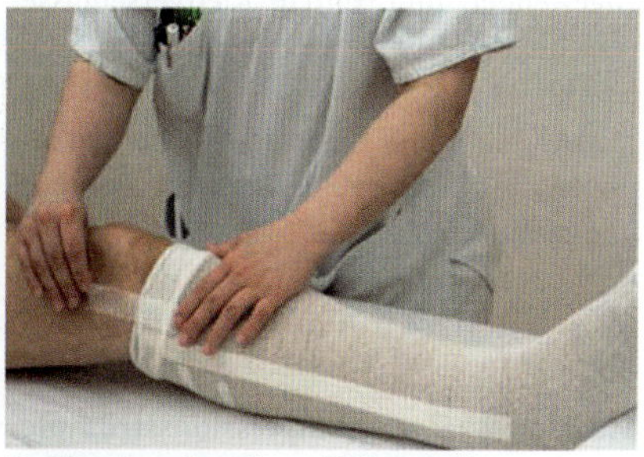

Schlauchverband am Fuß umschlagen und von distal über das Bein ziehen, ggf. mit Pflaster am Bein fixieren.

Abb. 22.5 Anlegen eines Kompressionsverbands. [K115]

- Sprunggelenk in 90°-Stellung bringen
- Kompressionsbinden anwickeln, am Großzehengrundgelenk beginnen:
  - Bindenanfang mit zwei Kreistouren fixieren
  - Fuß einschließlich der Ferse einwickeln
  - Binde am Bein zirkulär abrollen, Bindenkopf nicht abheben, um ungleiche Bindenspannung zu verhindern, Falten und Lücken vermeiden. Dabei am Fuß mit stärkerem Druck beginnen, diesen dann nach oben kontinuierlich abnehmen lassen
  - Bis unterhalb des Kniegelenks wickeln, die Touren sollen sich um 1–2 cm überschneiden
  - Für einen Oberschenkelkompressionsverband nach proximal weiterwickeln
  - Zweite Binde gegenläufig anwickeln, ebenfalls mit abnehmendem Druck von unten nach oben
- Verband gegebenenfalls mit längsverlaufenden Pflastersteifen fixieren
- Überstehenden Schlauchverband vom Fuß aus über das Bein ziehen [3].

Das Wickeln der oberen Extremität erfolgt analog.

Kompression und Bewegung

Eine Kompressionstherapie ist keine immobilisierende Maßnahme. Ganz im Gegenteil: Die Patientinnen sollen so viel wie möglich gehen oder gymnastische Übungen wie Fußkreisen und -wippen durchführen, damit die Kompression bestmöglich wirken kann.

Medizinische adaptive Kompressionssysteme

Medizinische adaptive Kompressionssysteme *(MAK)* ähneln von der Wirkungsweise den Kurzzugbinden, sie werden auch in der Entstauungsphase angelegt. Sie können einfacher – auch vom Betroffenen selbst – angewendet und durch Klettverschlüsse verschlossen und nachjustiert werden (→ Abb. 22.6).

MAK gibt es für unterschiedliche Indikationen, für obere und untere Extremität und in unterschiedlichen Längen.

Medizinische Kompressionsstrümpfe

Medizinische Kompressionsstrümpfe *(MKS)* sollen nach der Entstauung in der Erhaltungsphase einer erneuten Ödem- und Ulkusbildung vorbeugen.

Ein Kompressionsstrumpf muss passen, um zu wirken.

Zuerst werden an der stehenden Patientin (bei abgeschwollenem Bein) definierte Beinumfänge und Längen gemessen. Dann wird der passende Serienkompressionsstrumpf ausgewählt oder eine Maßanfertigung angeordnet. Zusätzlich muss die Ärztin die Kompressionsklasse anordnen (→ Tab. 22.2).

MKS werden morgens angezogen, während des Tages getragen und zur Nacht ausgezogen.

Vor allem Maßstrümpfe sind teuer und sollten vor Beschädigungen geschützt werden:

- Fuß- und Fingernägel kurz halten, Hornhaut an den Füßen entfernen
- Spezielle Handschuhe oder feste Haushaltshandschuhe beim Anziehen tragen und eine Anziehhilfe verwenden (→ Abb. 22.7)
- Strümpfe nicht überdehnen
- Strümpfe mindestens 3-mal wöchentlich waschen.

Waschen, Trocknen, Haltbarkeit

Kompressionsbinden, -systeme und -strümpfe dürfen nach Herstellerangaben mehrmalig gewaschen und meist im Trockner getrocknet werden. Binden können etwa 15-mal gewaschen werden, MKS und MAK etwa 6 Monate benutzt werden, ehe die Elastizität deutlich nachlässt.

Alle müssen früher gewechselt werden, wenn sie beschädigt oder zu groß geworden sind.

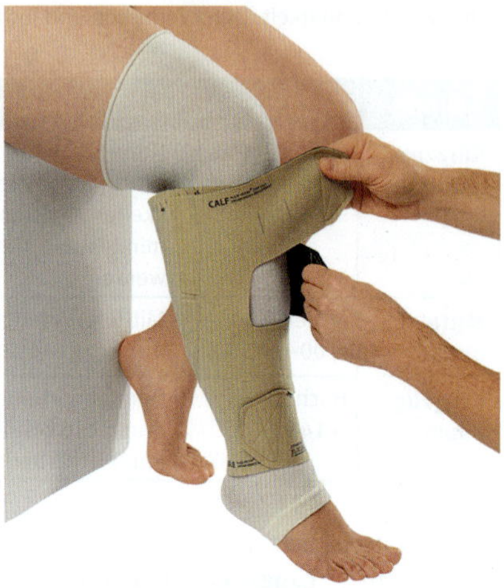

Abb. 22.6 Medizinisch adaptives Kompressionssystem. Es ist individuell einstellbar und hat, ähnlich der Kompressionsstrümpfe, verschiedene Kompressionsbereiche im Verlauf. [V481]

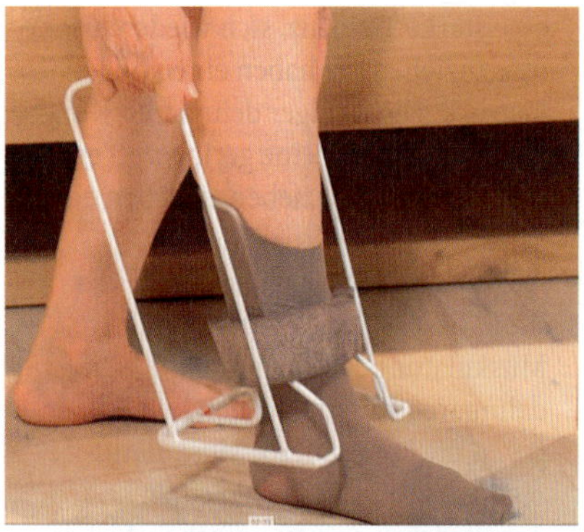

Abb. 22.7 Anziehhilfe für Kompressionsstrümpfe. Der Strumpf wird über die inneren Stangen gestülpt und unten umgeschlagen. Dann kann man mit dem Fuß oben hineinschlüpfen und den Strumpf durch Hochziehen der Griffe anziehen. [V481]

Tab. 22.2 Kompressionsklassen (KKL) bei Kompressionsstrümpfen [4].

Kompressionsklasse	Druck im Fesselbereich [mmHg]	Indikationen
I	Ca. 20 mmHg	• Schwere- und Müdigkeitsgefühl in den Beinen • Geringgradige Varikosis (→ 22.7.1) mit schwacher Ödemneigung • Beginnende Schwangerschaftsvarikosis
II	Ca. 30 mmHg	• Ausgeprägte Varikosis mit Ödemneigung • Stärkere Schwangerschaftsvarikosis • Nach Abheilung kleiner Ulzera oder nach Thrombophlebitis (→ 22.7.2) • Nach Varizenverödung, -operation
III	Ca. 40 mmHg	• Postthrombotisches Syndrom (→ 22.7.3, → 22.7.4) • Schwere Varikosis mit starker Ödemneigung, Atrophie blanche, Dermatoliposklerose • Nach Abheilung besonders rezidivierender Ulzera
IV	Bis 60 mmHg	• Lymphödem (→ 22.10.2) • Elefantiastische Zustände

22.1.4 Perioperative Pflege bei Gefäßoperationen

DEFINITION

Gefäßoperation: Eingriff an den Blutgefäßen (Arterien, Venen), um den z. B. durch eine Gefäßverengung gestörten Blutfluss weitestmöglich wiederherzustellen und so drohende Folgeschäden durch schlechte Gewebsdurchblutung oder venösen Rückstau zu minimieren oder zu verhüten.

Perioperative Pflege → Kap. 44
Thromboseprophylaxe → 4.3

Präoperative Pflege

Die Pflegenden sorgen dafür, dass alle nötigen Unterlagen vorliegen, und organisieren noch ausstehende Untersuchungen. Hierzu gehören häufig eine Doppler- bzw. Duplex-Sonografie (→ 42.6.6), eine CT- oder MR-Angiografie oder, falls diese nicht ausreichen, eine Angiografie (→ 22.3.2).

Ernährung und Ausscheidung

Präoperative Nahrungsabbau und -karenz entsprechen dem üblichen Vorgehen (→ 44.2.2). Abführmaßnahmen sind in der Regel nicht notwendig.

Haarentfernung bzw. -kürzung

Die Haarentferung bzw. -kürzung umfasst bei Extremitätenoperationen die ganze Extremität einschließlich der Achsel- bzw. Leisten- und Schambehaarung. Bei abdominellen Eingriffen werden von den Mamillen bis zu den Knien die Haare entfernt bzw. gekürzt, bei Eingriffen im Bereich der Leiste vom Nabel bis zur Oberschenkelmitte.

Vor Entnahme körpereigener Venen wird zusätzlich die vorgesehene Entnahmeregion enthaart, also typischerweise ein Bein.

VORSICHT! Patientinnen mit schwerer arterieller Durchblutungsstörung der Beine erhalten *keine* medizinischen Thromboseprophylaxestrümpfe, und ihre Beine dürfen auch nicht gewickelt werden. Bei leichterer arterieller Durchblutungsstörung (pAVK Stadium I und II, → 22.5.2) hängt dies von der Arztanordnung ab.

Pflege nach Arterienoperationen

Beobachten, Beurteilen und Intervenieren → 22.1.2

Herz-Kreislauf

Da ein zu hoher Blutdruck (über 160 mmHg systolisch) die Gefäßnähte gefährdet, andererseits aber ein zu niedriger Blutdruck (unter 120 mmHg systolisch) einen erneuten Gefäßverschluss durch Thrombosierung (z. B. im Bypass) verursachen kann, sind engmaschige Blutdruckkontrollen unerlässlich. Bei Risikopatientinnen legt die Ärztin in der Regel einen oberen und unteren Grenzwert für den systolischen Blutdruck fest.

Die Pflegenden kontrollieren die Durchblutung, Motorik und Sensibilität (*DMS-Kontrolle,* → 29.1.3) an der operierten Extremität, besonders distal des Operationsgebiets (Taststellen der Fußpulse → Abb. 22.8).

VORSICHT! Akute Schmerzen oder Veränderungen/Abschwächung der Fußpulse an der operierten Extremität sind mögliche Symptome eines (erneuten) Gefäßverschlusses. Die Pflegenden informieren dann unverzüglich die Ärztin.

Postoperativ ist oft eine Antikoagulation (→ 22.6.) erforderlich. Die Pflegenden achten verstärkt auf lokale oder generalisierte Blutungskomplikationen (→ 27.9.4).

Bewegung

Positionierung

Nach Operationen an Arm-/Beinarterien wird die betroffene Extremität in den ersten Stunden flach bzw. leicht tief positioniert und ein Watteverband angelegt. Dies vermindert den Druck auf die Haut, dient somit der Dekubitusprophylaxe und fördert durch Warmhalten die Durchblutung. Um eine Durchblutungsminderung zu vermeiden, dürfen die Gefäße nicht abgeknickt werden. Für Eingriffe im Abdomen bedeutet dies eine Oberkörperhochpositionierung bis max. 45° bei Flachlagerung der Beine. Zum Essen kann das Bett auch in eine schiefe Ebene gebracht werden.

Bei einem knieüberschreitenden Eingriff ist eine Kniebeugung von maximal 15° erlaubt, aber keine Kniestreckung, damit die Naht nicht zu sehr unter Spannung steht.

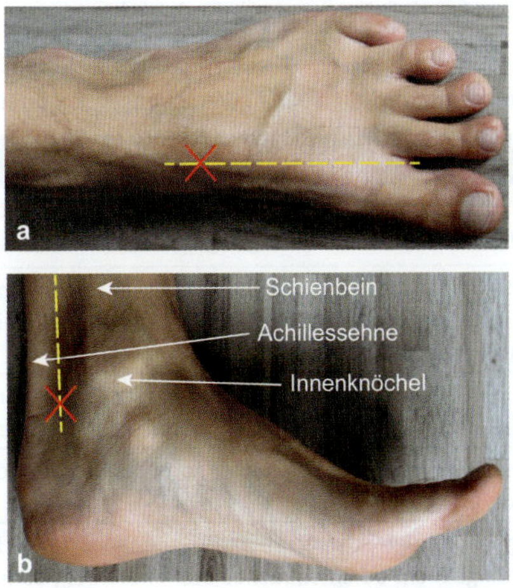

Abb. 22.8 Taststellen der Fußpulse. Oben Taststelle an der A. dorsalis pedis, unten Taststelle an der A. tibialis posterior. [O1082, V492]

Mobilisation

In der Regel wird die Patientin so früh wie möglich nach Arztanordnung mobilisiert. Dabei ist ein Abknicken der operierten Gefäße zu vermeiden. Nach Arterienoperationen im Bereich des Beckens und der Leiste sind z. B. Stehen, Liegen und Gehen erlaubt, hingegen ist längeres Sitzen wegen der Gefäßabknickung ungeeignet. Die Pflegenden leiten die Patientin zu schonenden Bewegungsabläufen an und begleiten sie so lange beim Aufstehen, bis sie kreislaufstabil ist und die Bewegungsabläufe beherrscht. Bei zu erwartenden Schmerzen verabreichen sie rechtzeitig vorher Analgetika.

Wunde und Drainagen, Verbandwechsel

Redon-Saugdrainagen (→ 44.5.5) entfernt die Ärztin bei komplikationslosem Verlauf am 1.–2. postoperativen Tag, bei starker Sekretförderung später. Hautfäden am Hals werden nach 5–7 Tagen gezogen, am Abdomen und Leiste nach 8–10 Tagen und an den Extremitäten nach 10–12 Tagen. Hautnähte über Gelenken und nach Amputationen werden oft länger belassen. Ansonsten erfolgt die übliche postoperative Wundkontrolle und -behandlung (→ 43.13).

Weitere pflegerische Maßnahmen

Die Pflegenden:

- Überwachen nach intraabdominellen Eingriffen engmaschig die Urinausscheidung und erstellen eine Flüssigkeitsbilanz (→ 8.1.2), um eine Störung der Nierenfunktion infolge Beeinträchtigung der Nierengefäße rechtzeitig zu erkennen
- Führen Maßnahmen zur Obstipationsprophylaxe (→ 8.2.5) durch, da starkes Pressen beim Stuhlgang den intraabdominellen Druck erhöht und die arteriellen Gefäßnähte belastet
- Beachten die hohe Dekubitusgefahr im Bereich der Fersen, v. a. bei Patientinnen mit pAVK III und IV (→ 22.5.2). Zur Dekubitusprophylaxe führen sie regelmäßige Umlagerung, Weich- und Freilagerung und frühzeitige Mobilisation durch. Die Fersen müssen trotz Freilagerung der tiefste Punkt sein

- Verabreichen Heparin nach Arztanordnung (meist Low-Dose-Heparinisierung, Pharma-Info → 22.3). Eine Antikoagulation kann unter Umständen lebenslang nötig sein.

Pflege bei Antikoagulation und Lyse → 22.6.

Pflege nach Venenoperationen

Beobachten, Beurteilen und Intervenieren → 22.1.2

Kompressionstherapie → 22.1.3

Pflegende achten auf Schmerzen, Nachblutungen, Schwellung und Infektionszeichen. Verbandwechsel und ggf. Drainagenentfernung erfolgen nach Arztanordnung.

Um den venösen Rückfluss im Becken nicht durch Stuhlverstopfung zu erschweren, erfolgt eine Obstipationsprophylaxe (→ 8.2.5).

Bewegung

Die betroffene Extremität wird erhöht positioniert, z. B. auf einer Keel-Schiene (→ Abb. 22.9). Eine Kompression erfolgt mittels Verband, Strümpfen oder adaptivem Kompressionssystem (→ 22.1.3). Die Pflegenden achten darauf, ob der im OP angelegte Verband korrekt sitzt, nicht schmerzt, und prüfen Hautfarbe bzw. -temperatur der betroffenen Extremität.

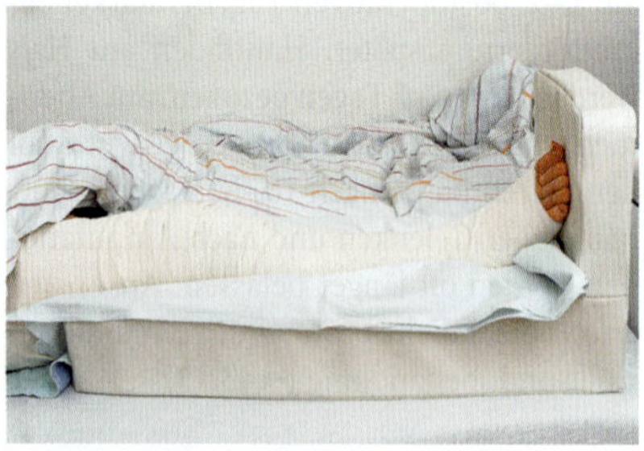

Abb. 22.9 Auf einer Keel-Schiene hochpositioniertes Bein nach einer Varizenoperation. [K115]

Die Patientinnen werden noch am OP-Tag mobilisiert. Außerdem erhalten sie meist Heparin (→ Pharma-Info 22.3) subkutan.

VORSICHT! Wegen der **Gefahr einer tiefen Beinvenenthrombose** keine Mobilisation ohne Kompressionsverband oder -strümpfe.

Längeres Stehen und Sitzen sollte noch einige Zeit vermieden werden, Liegen und Laufen wirken sich positiv aus.

Außerdem ist das Tragen von korrekt angepassten medizinischen Kompressionsstrümpfen für mehrere Wochen wichtig.

22.2 Hauptbeschwerden

22.2.1 Schmerzen

Da oft Beingefäße betroffen sind, sind **Beinschmerzen** besonders häufig.

Akute Beinschmerzen

- Typisch für einen akuten *Arterienverschluss* sind plötzliche, starke Schmerzen im betroffenen Bein. Das Bein ist blass und kalt, die Fußpulse sind nicht mehr tastbar. Ischämiebedingte Nervenläsionen verursachen Sensibilitäts- und motorische Störungen, meist der Zehen. Möglicherweise besteht eine Schocksymptomatik (→ 14.4)
- Schmerzen durch *Venenverschlüsse* beginnen eher schleichend und sind in der Regel nicht so stark wie bei arteriellen Verschlüssen. Insbesondere Wadenschmerzen, die beim Auftreten zu- und bei Hochpositionierung abnehmen, weisen auf eine tiefe Beinvenenthrombose hin.

Pflege

NOTFALL! Plötzlich einsetzende oder sich verschlimmernde **Beinschmerzen** sind ein Notfall!

Bei **plötzlich einsetzenden** oder **sich verschlimmernden Beinschmerzen** gilt:

- Vitalzeichen kontrollieren
- Ärztin benachrichtigen
- Bei blasser, kalter Haut und Fehlen der Fußpulse (dringender Verdacht auf arteriellen Gefäßverschluss, → 22.5.3) betroffene Extremität *tief positionieren,* Watteverband anlegen und/oder Wollstrümpfe anziehen, Patientin Bettruhe einhalten lassen. Venösen Zugang für die Schmerztherapie und i. v.-Antikoagulation vorbereiten. Evtl. OP-Vorbereitungen durchführen, Patientin nüchtern lassen
- Bei livider, warmer Haut (wahrscheinlichste Ursache ist eine Thrombose) Bein *hoch positionieren,* Patientin Bettruhe einhalten lassen (auf Arztanordnung) und Materialien für venösen Zugang zur evtl. i. v.-Antikoagulation vorbereiten. Ggf. OP-Vorbereitung durchführen
- Bei akutem Gefäßverschluss an einer Extremität (meist Bein) Fersen bzw. Extremität zur Dekubitusprophylaxe frei lagern
- Schmerzlokalisation und -intensität, Hautfarbe und -wärme, Bein- und Fußpulse, Beinumfang, Sensibilität und Motorik beobachten und dokumentieren. Je nach ärztlicher Anordnung Vitalzeichen weiter engmaschig kontrollieren.

Intermittierende Beinschmerzen

Intermittierende, d. h., nur zwischenzeitlich vorhandene **Beinschmerzen** zeigen zwar meist keinen Notfall an, sind aber ein Alarmsignal und abklärungsbedürftig (häufige Ursachen → Tab. 22.3).

Tab. 22.3 Symptome und wegweisende Untersuchungsbefunde bei häufigen Erkrankungen mit intermittierenden Beinschmerzen.

Erkrankung	Symptomatik	Wegweisende Befunde
Bandscheiben-/degenerative Wirbelsäulenveränderungen (→ 37.15.3)	Rückenschmerzen mit Ausstrahlung ins Bein. Oft stechend und ausgelöst durch bestimmte Bewegungen	Typische Sensibilitätsstörungen, Kraftminderung
Hüft-/Kniegelenkarthrose (→ 29.6.3)	Schmerz zu Belastungsbeginn, der dann besser und erst nach längerer Belastung wieder schlechter wird. Langsames Abklingen. Maximum oft in Gelenknähe	Evtl. Gelenkschwellung/-deformierung
pAVK (→ 22.5.2)	Claudicatio intermittens: belastungsabhängige (Gehen) krampfartige Muskelschmerzen, die sich im Stehen rasch bessern	Abgeschwächte oder fehlende Fußpulse, Bein oft kühl
Polyneuropathie (→ 37.15.1)	Typischerweise brennende Schmerzen, oft v. a. nachts und an den Fußsohlen	Typische Sensibilitätsstörungen
Spinalkanalstenose (→ 37.15.3)	Belastungsabhängige Schmerzen ähnlich denen bei AVK. Besserung allerdings nicht durch einfaches Stehenbleiben, sondern Stehen mit gebeugter Lendenwirbelsäule oder Hinsetzen	Neurologische Ausfälle
Varikosis (→ 22.7.1)	Nach langem Stehen „schwere" Beine, Besserung durch Hochlagerung, evtl. nächtliche Wadenkrämpfe	Sichtbare Varizen (Krampfadern), evtl. bräunlich-blaue Hautveränderungen

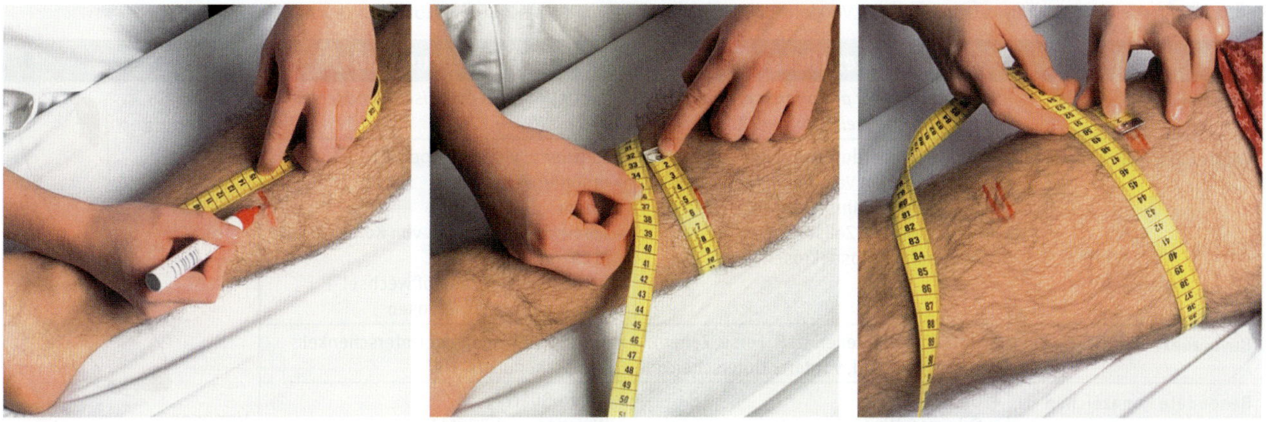

a Die Pflegefachperson zeichnet eine Markierung am Messpunkt und eine weitere 1 cm oberhalb auf.

b Zwischen den beiden Markierungen wird das Maßband ohne Zug angelegt und der Umfang gemessen.

c Abschließend misst die Pflegefachperson den Umfang an beiden Oberschenkelmesspunkten.

Abb. 22.10 Beinumfangsmessung. [K183]

22.2.2 Schwellung

Die **akute Schwellung** einer Extremität ohne vorangegangenes Trauma ist Leitsymptom des *Venenverschlusses.* Am häufigsten ist die **akute Beinschwellung** (innerhalb von Stunden bis Tagen) infolge einer tiefen Bein- oder Beckenvenenthrombose. Meist ist die Haut gleichzeitig verfärbt (Rötung, mäßige Zyanose) und überwärmt. Auf Druck gibt die Patientin Schmerzen an. Andere Ursachen einer nicht verletzungsbedingten, einseitigen Beinschwellung sind Varizen ohne Thrombose (→ 22.7.1) oder Lymphödeme (→ 22.10.2).

Beinschwellungen bei Rechtsherzinsuffizienz, Leber- oder Nierenerkrankungen sind in aller Regel beidseits.

Messen des Extremitätenumfangs

- Messung stets in der gleichen Position der Patientin vornehmen, z. B. im Liegen
- Messhöhe an der Patientin mit *zwei* Markierungen mit wasserfestem Stift einzeichnen, damit immer auf gleicher Höhe gemessen wird (→ Abb. 22.10). Dabei hausinterne Richtlinien beachten, z. B. bei Verdacht auf tiefe Beinvenenthrombose 15 cm oberhalb des Innenknöchels sowie 10 und 20 cm oberhalb der Kniescheibe oder des tastbaren Spaltes am Kniegelenk
- Stets im Seitenvergleich messen.

Mensch nicht exakt symmetrisch

Viele Menschen haben eine meist geringe Beinumfangsdifferenz.

22.2.3 Ulcus cruris

DEFINITION

Ulcus cruris (*Unterschenkelulkus, -geschwür,* umgangssprachlich auch *offenes Bein*): Oft tiefer Substanzdefekt in vorgeschädigter Haut am Unterschenkel, in 60–80 % venös bedingt.

Nekrose: Lokal begrenztes Absterben von Zellen oder Geweben im lebenden Organismus.

Gangrän: I. d. R. ischämisch (durch Minderdurchblutung) bedingte Nekrose mit Autolyse (Selbstverdauung, -abbau) und Verfärbung des Gewebes. Die **trockene Gangrän** ist ein blauschwarzer bis schwarzer, scharf abgegrenzter Gewebedefekt, der wie mumifiziert aussieht. Das Gewebe ist trocken und hart. Bei der **feuchten Gangrän** zersetzen Bakterien (v. a. Anaerobier, → 30.6.1) das abgestorbene Gewebe. Die matschig-schmierige Wunde riecht übel-faulig.

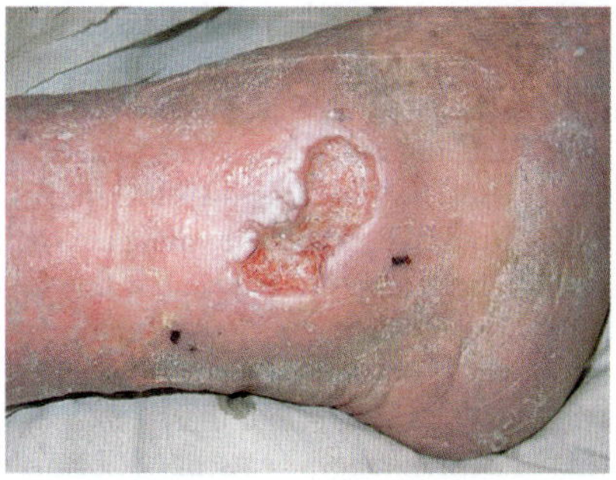

Abb. 22.11 Venöses Ulcus cruris, hier am medialen Unterschenkel unmittelbar oberhalb des Knöchels. [M845]

Das **Ulcus cruris** ist eine der pflegerisch bedeutsamsten chronischen Wunden. Als Hauptformen werden differenziert [4]:

- Das **venöse Ulcus cruris** (*Ulcus cruris venosum,* → Tab. 22.4, → Abb. 22.11), häufigstes Ulkus
- Das **arterielle Ulcus cruris** (*Ulcus cruris arteriosum,* → Tab. 22.4, → Abb. 22.12)
- Das **(gemischte) arterio-venöse Ulcus cruris** *(Ulcus cruris mixtum)*
- Das **diabetische Fußulkus** (*Ulkus bei diabetischem Fußsyndrom,* → 26.6.6). Hier spielen verschiedene Faktoren zusammen. Meist liegen eine diabetesbedingte Polyneuropathie *und* Mikroangiopathie zugrunde.

Krankheitsentstehung, Symptome und Befund

Venöses Ulcus cruris

Ein venöses Ulcus cruris (→ Abb. 22.11) ist das letzte Stadium einer chronisch-venösen

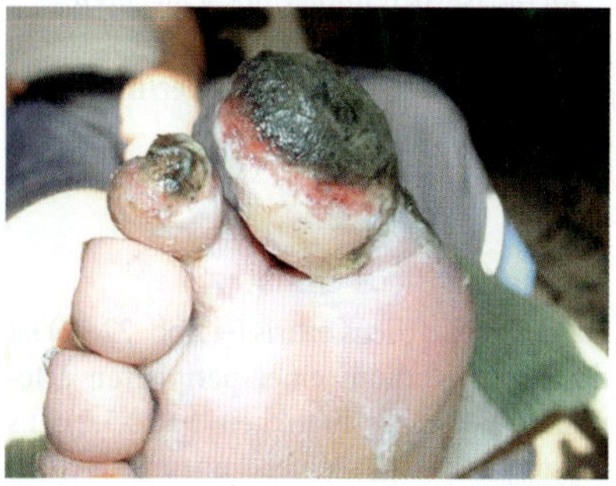

Abb. 22.12 Arterielles Ulcus cruris. Typische Lokalisation im Bereich der Zehen, feuchte Gangrän durch bakterielle Besiedelung. [M845]

Tab. 22.4 Arterielles und venöses Ulcus cruris im Vergleich. Zum diabetischen Fußulkus → 26.6.6. [L138]

	Arterielles Ulcus cruris	Venöses Ulcus cruris
Ursache	Schwerstform der *peripheren arteriellen Verschlusskrankheit* (pAVK → 22.5.2)	Schwerstform der *chronisch-venösen Insuffizienz* (CVI → 22.7.4)
Entstehungsmechanismus	Arterielle Minderdurchblutung → unzureichende Versorgung der Zellen mit Sauerstoff und Nährstoffen → herabgesetzter Zellstoffwechsel → Zell- und Gewebsnekrosen	Insuffiziente Venenklappen → erhöhter Venendruck → Ödem → vermehrter Anfall u. a. von Kohlendioxd und Laktat → herabgesetzter Zellstoffwechsel → Zell- und Gewebsnekrosen
Bevorzugte Lokalisation	Distale (Druck-)Stellen (z. B. Ferse, Zehen), seitlicher Fußrand, vorderer Unterschenkel	Innenknöchel, medialer Unterschenkel („Gamaschenulkus“)
Besondere Kennzeichen	• Oft tief • Schwarze Wundränder, Nekrose in der Wunde • Kühle Haut, evtl. livide verfärbt, Fußpulse meist fehlend	• Oft großflächig • Wulstige, verhärtete Wundränder • Stauungsdermatose, evtl. Ödeme • (Viel) Wundexsudat • Warme Haut, gerötet
Diagnostik	Anamnese, Befund, (Farb-Duplex-)Sonografie, Dopplerdruckmessung, evtl. CT/MR-Angiografie, Arterio-/Phlebografie, Röntgen (Knochenbeteiligung?)	
Therapie	Behandlung der Grunderkrankung und ihrer Symptome (→ 22.5.2, → 22.7.4), lokale Wundbehandlung, Schmerztherapie, Verbesserung der arteriellen Durchblutung bzw. des venösen Rückflusses, Verhinderung von Komplikationen, Gesundheitsberatung	

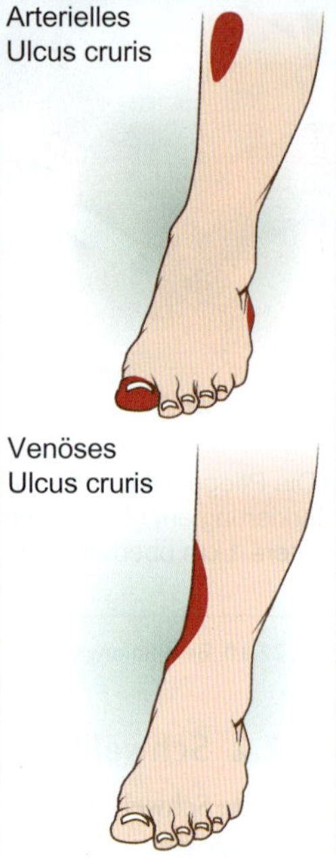

Insuffizienz (→ 22.7.4). Es entwickelt sich typischerweise auf schon veränderter Haut (harte, rote, evtl. schmerzhafte „Platten“ kurz vor der Ulkusentwicklung). Es ist oft großflächig und nässt. Der Wundgrund ist gelblich-schmierig belegt, die Wundräder wulstig und verhärtet.

Typische Hautveränderungen in der Umgebung sind:

- Glänzende, dünne und leicht verletzbare Haut durch Elastizitätsverlust
- Braun-gelbe und/oder livide Hyperpigmentierung, lokale Gefäßerweiterungen **(Corona phlebectatica)** an den Fußkanten, Knöchel- bis Unterschenkelödeme. Haut und Beinmuskulatur bilden eine verhärtete, glänzende Einheit **(Dermatoliposklerose)**
- Verletzungsbedingte unregelmäßige, kleine Narben infolge der schlechten Heilungstendenz
- Entzündungen bei bakterieller/mykotischer Folgeinfektion
- Nagelveränderungen.

Arterielles Ulcus cruris

Das arterielle Ulcus cruris (→ Abb. 22.12) ist das letzte Stadium einer peripheren arteriellen Verschlusskrankheit (→ 22.5.2). Es entsteht infolge einer unzureichenden Sauerstoffversorgung *(Ischämie)*, im schlimmsten Fall stirbt Gewebe ab **(Gangrän).** Typisch ist die Lokalisation an Zehen und Fersen. Arterielle Ulzera sind oft tief, bei einer polyneuropathischen Komponente (etwa bei Diabetes) kann der Schmerz fehlen.

Durch Schrumpfungs- und Verdunstungsprozesse *(Mumifikation)* demarkiert sich die Gangrän mit der Zeit deutlich vom durchbluteten Gewebe. Besiedelt sich die Nekrose mit Bakterien, entstehen oft schmierige, übel riechende Beläge, eine feuchte Gangrän ist entstanden. Es besteht die Gefahr, dass sich die Infektion unter dem nekrotischen Gewebe weiter ausbreitet.

Die Haut in der Umgebung ist kühl, blass-livide oder bläulich verfärbt. Die Patientin klagt über heftige Schmerzen (außer bei ausgeprägter Neuropathie).

Pflege bei Ulcus cruris

Patientinnen mit chronischen Wunden sind sehr in ihrer Lebensqualität eingeschränkt, z. B. durch Schmerzen, Wundgeruch, Mobilitätseinschränkung, Energiemangel, sozialen Rückzug oder therapiebedingte Notwendigkeiten. Sie wünschen sich von Pflegenden, in ihrer gesamten Lebenssituation wahrgenommen und nicht nur auf die Wunde reduziert zu werden. Die Einschätzung von wund- und therapiebedingten Einschränkungen einschl. Selbstmanagementfähigkeiten gehört neben einem wundspezifischen Assessment zu den pflegerischen Aufgaben [5].

Pflege bei venösem Ulcus cruris

Förderung des venösen Rückflusses

Ein Ulcus cruris heilt nur ab, wenn seine Ursache beseitigt wird, hier also die venöse Stauung [2]:

- *Kompressionsverband, -system* oder *-strümpfe* setzen dem erhöhten Gefäßinnendruck einen erhöhten Außendruck entgegen (→ 22.1.3)
- Gefördert wird der venöse Rückfluss außerdem durch *Bewegung* der Wadenmuskulatur und des Sprunggelenks (→ 22.1.2).

Die Patientin soll mit der Kompressionstherapie viel herumlaufen und häufig Fußgymnastik (→ Abb. 22.2) durchführen. Dadurch wird das gestaute Blut herzwärts transportiert und gleichzeitig der Kontrakturtendenz im Sprunggelenk entgegengewirkt. Hochlagern der Beine, Beachtung der S-L-Regel und der weiteren Verhaltensregeln bei Varikosis (→ 22.7.1) beugen ebenfalls einer venösen Stauung vor.

Wundversorgung

Das Ulkus wird zunächst gereinigt, je nach hausinternem Standard z. B. mit Ringer-Lösung (Spülen oder vorsichtige mechanische Säuberung). Fibrinöse Beläge werden nach den Richtlinien der modernen Wundtherapie gelöst (→ 43.13). Für die anschließende *feuchte Wundbehandlung* wird eine Wundauflage (Polyurethanschaum, Hydrokolloid

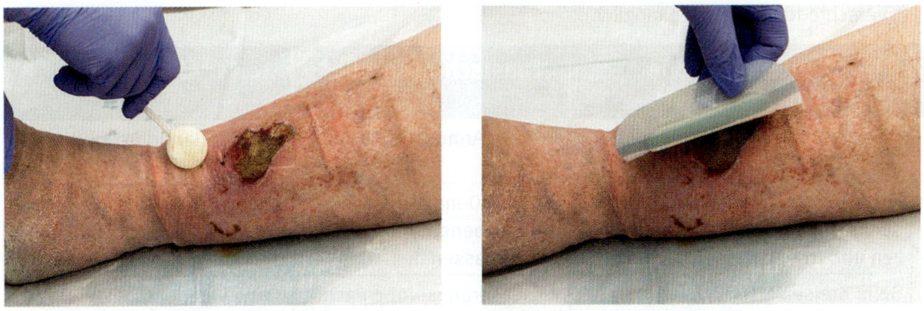

a Aufbringen des Hautschutzes (z. B. 3M™ Cavilon™ Reizfreier Hautschutz) auf die Wundumgebung.

b Auflegen einer geeigneten Wundauflage, hier: selbstklebende PU-Schaumkompresse mit Silikonbeschichtung.

Abb. 22.13 Versorgung eines Ulcus cruris venosum. [K115]

oder Alginat) entsprechend der Wundheilungsphase bzw. der Exsudatmenge gewählt (→ Abb. 22.13) [6].

> **Nicht kleben**
> Aufgrund der häufig problematischen Umgebungshaut beim venösen Ulcus cruris (Haut ist trocken, schuppig, ekzematös) sind zum Abdecken Wundauflagen ohne Klebeflächen empfehlenswert, die mit einer Mullbinde fixiert werden [6].

Nach Anlegen des Verbands erfolgt eine Kompressionstherapie (→ 22.1.3). Der lokale Druck auf ein venöses Ulcus cruris im Innenknöchelbereich lässt sich durch Unterlegen eines Polsters aus Schaumgummi steigern, was vielen Patientinnen angenehm ist.

Hautpflege

Die Umgebung um das Ulcus cruris herum wird gereinigt und mit einem speziellen Hautschutz (→ Abb. 22.13) gegen Mazerationen durch Wundexsudat geschützt oder bei trockener Haut mit harnstoffhaltigen Produkten (z. B. Allpresan®, Atrac-Tain®) gepflegt.

Schmerztherapie

Bei venösen Ulzera wirken Kompression und Bewegung durch Besserung der venösen Stauung schmerzlindernd. Einflüsse, welche die Stauung verschlechtern (z. B. Wärme), verstärken Schmerzen und sollten deshalb gemieden werden. Bei stärkeren Schmerzen (Schmerzassessment → 13.2.2) sind Analgetika erforderlich, auch prophylaktisch vor schmerzhaften Verbandwechseln.

Verhinderung von Rezidiven

Nach Abheilen des Ulcus cruris setzen die Patientinnen prophylaktisch die Kompressionstherapie fort, beachten die allgemeinen Maßnahmen zur Förderung des venösen Rückstroms (→ 22.1.2), treiben regelmäßig Sport (z. B. Walking, Schwimmen, Rad fahren), tragen flaches Schuhwerk, duschen die Waden einmal täglich in kreisenden Bewegungen kalt ab und achten darauf, sich am Bein nicht zu verletzen [4]. Ärztlicherseits sind bei instabilen Narben Hautplastiken oder Hauttransplantationen möglich.

Pflege bei arteriellem Ulcus cruris

Förderung der arteriellen Durchblutung

Durch katheterinterventionelle oder operative Maßnahmen (→ 22.5.2) muss zunächst die arterielle Durchblutung wiederhergestellt werden. Ein arterielles Ulkus bedeutet eine pAVK Stad. IV, in dem kein Gehtraining erfolgt.

Wundversorgung

Die *trockene Gangrän* wird mit sterilen Kompressen trocken verbunden, in die Zehenzwischenräume werden Kompressen eingelegt und locker mit einer Mullbinde fixiert. Ein Watteverband erhält die Restwärme und schützt vor Verletzungen. Ziel ist die vollständige Mumifzierung des abgestorbenen Gewebes und die Abgrenzung (Demarkation) zum Gesunden. Nach Wiederherstellung der Gefäßdurchgängigkeit wird die Gangrän chirurgisch entfernt bzw. es erfolgt eine weitergehende Amputation. Die entstandene Wunde wird dann wundphasengerecht behandelt (→ 43.13).

Eine *feuchte Gangrän* ist lebensbedrohlich – es droht eine Ausbreitung der Infektion bis zur Sepsis (→ 30.6). Daher erfolgt eine systemische Antibiotikatherapie (→ Pharma-Info 30.1), im Extremfall auch eine Amputation. Die Gangrän wird gereinigt, mit einem Schleimhautdesinfektionsmittel behandelt und trocken verbunden. Ggf. werden trocken haltende antiinfektive Wundkompressen wie Silberaktivkohle (Vliwaktiv®Ag, Actisorb® silver 220) oder Cutisorb® sorbact eingesetzt (→ Tab. 43.15) [6].

Hautpflege

Die Haut in der Umgebung der Gangrän ist durch die schlechte Durchblutung eher trocken und schuppig. Sie benötigt eine entsprechend angepasste Hautpflege.

Schmerztherapie

Die Patientinnen haben oft stärkste Schmerzen und benötigen eine angepasste Schmerztherapie. Das Tieflagern und Warmhalten der Beine fördert die arterielle Durchblutung und unterstützt die Schmerzbehandlung (→ Abb. 22.4). Einschnürungen, z. B. durch enge Socken oder Schuhe, müssen vermieden werden. Die Füße sind hochgradig dekubitusgefährdet, eine sorgfältige Prophylaxe verhindert weitere Wunden/Wundkomplikationen und Schmerzen.

Verhinderung von Rezidiven

Hauptsäulen der Rezidivprophylaxe sind die Beseitigung von Risikofaktoren (→ 22.5.1) sowie, nach Verbesserung der arteriellen Durchblutung, ein konsequentes Gefäßtraining, um die Bildung von Umgehungskreisläufen zu unterstützen (→ 22.1.2, → 22.5.2).

22.3 Der Weg zur Diagnose

Blutdruckmessung → 4.2.2
Tasten der Pulse → 4.1.2

22.3.1 Klinische Funktionsprüfungen

Prüfung der (arteriellen) Durchblutung

Klinische Funktionsprüfungen werden in erster Linie zur schnellen Einschätzung des Schweregrads einer arteriellen Gefäßerkrankung eingesetzt, insbesondere:

- Die Bestimmung des Knöchel-Arm-Index
- Belastungstests und dabei vor allem der Gehtest (→ Tab. 22.5).

Knöchel-Arm-Index

> **DEFINITION**
> **Knöchel-Arm-Index** *(Ankle-brachial-[pressure-]Index, ABI):* Quotient aus Knöchel- und Armblutdruck. Normal 0,9–1,2, bei Werten < 0,9 ist von einer peripheren arteriellen Verschlusskrankheit auszugehen.

Tab. 22.5 Belastungstests bei Arterienerkrankungen (* verschiedene Varianten möglich).

	Gehtest	Lagerungsprobe nach Ratschow	Faustschlussprobe*	Allen-Test
Zielsetzung	Differenzierung einer pAVK Stadium II	Test der Beindurchblutung	Test der Armdurchblutung	Test der Handdurchblutung
Durchführung	Gehen unter standardisierten Bedingungen auf einem Laufband, sonst auf ebenem Boden	Fußekreisen in Rückenlage (Beine senkrecht erhoben), dann Aufsitzen und Hängenlassen der Beine	20- bis 30-mal Faustschluss bei erhobenem Arm. Dann Hängenlassen des Arms	10-mal Faustschluss bei Kompression der A. ulnaris/A. radialis am Handgelenk
Normalbefund	Unbegrenzt beschwerdefreies Gehen	Beim Kreisen gleichbleibende Hautfarbe der Fußsohlen. Beim Hängenlassen Hautrötung nach max. 10 Sek., Venenfüllung nach max. 20 Sek.	Wie Lagerungsprobe nach Ratschow	Keine Veränderung der Hautfarbe
Pathologischer Befund	Einschränkung der Gehstrecke durch Schmerzen (schmerzfreie/max. Gehstrecke in m, Gehzeit)	Fußsohlenblässe und Schmerzen beim Fußekreisen. Verzögerte Rötung und Venenfüllung	Wie Lagerungsprobe nach Ratschow	Abblassen der Handfläche

Normalerweise ist der Blutdruck im Liegen am Knöchel 5–10 mmHg höher als am Arm. Der **Knöchel-Arm-Index** (systolischer Blutdruck am Bein geteilt durch systolischen Blutdruck am Arm) liegt etwas über eins. Niedrigere Werte weisen auf eine Einengung von Aorta, Bein- oder Beckenarterien hin.

Durchführung

Der Test kann von einer Pflegefachperson durchgeführt werden und ist auch bei wenig mobilen Menschen möglich (→ Abb. 22.14):

- Patientin 10 Min. ruhen lassen
- In Rückenlage der Patientin Blutdruck mit einer Blutdruckmanschette an beiden Oberarmen und mit einer Dopplersonde an den Unterschenkeln (A. dorsalis pedis und A. tibialis posterior) messen, alternativ ein Spezialgerät zur automatischen Blutdruckmessung an allen vier Extremitäten verwenden (→ Abb. 22.14)
- Quotient aus dem Mittelwert der beiden Armblutdrücke und dem Beinblutdruck bilden.

Bei grenzwertigem Index kann die Messung bei mobilen Patientinnen nach Gehbelastung wiederholt werden.

Prüfung der Kreislaufregulation

Vor allem Synkopen (→ 21.2.3), Schwindel (→ 37.2.3) und Stürze können durch *orthostatische Dysregulation* verursacht sein, also eine gestörte Kreislaufregulation beim Wechsel vom Liegen zum Stehen.

Schellong-Test

Der **Schellong-Test** (→ Abb. 22.15) ist ein Screening-Test zur Prüfung der orthostatischen Regulation. Die Patientin liegt unter Kontrolle von Puls und Blutdruck für 5–10 Min. ruhig auf dem Rücken. Dann steht die Patientin (rasch) auf und bleibt möglichst 10 Min. ohne Abstützen stehen. Dabei werden alle 1–2 Min. Puls und Blutdruck gemessen und in ein Diagramm eingetragen. Nach 10 Min. legt sie sich erneut hin; Puls und Blutdruck werden gemessen, bis die Ausgangswerte wieder erreicht sind. Normal ist ein leichter Blutdruckabfall im Stehen (≤ 20 mmHg systolisch und 10 mmHg diastolisch).

Kipptischuntersuchung

Aufwändiger, aber empfindlicher ist die **Kipptischuntersuchung.**

Vor der Untersuchung muss die Patientin 2–6 Std. Nahrungskarenz einhalten und erhält einen venösen Zugang.

Die genaue Durchführung variiert. Die Patientin liegt auf einer kippbaren Liege mit Fußplatte. Um Stürze zu vermeiden, wird sie durch einen Brustgurt gesichert. Es erfolgt ein EKG- und Blutdruckmonitoring,

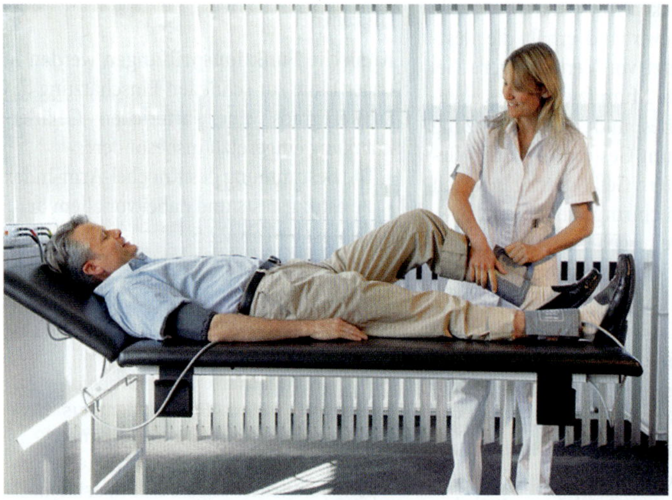

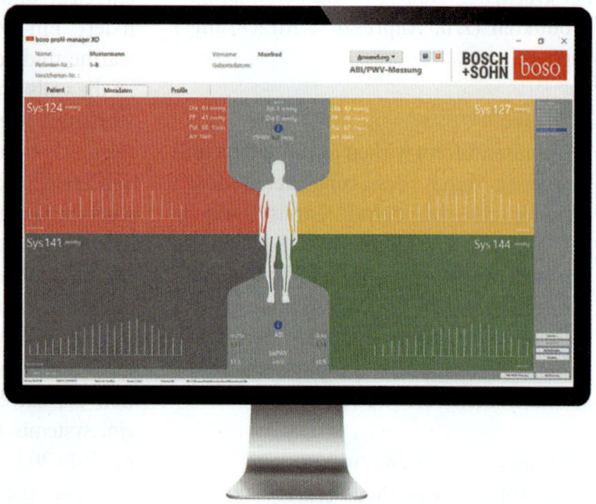

Abb. 22.14 ABI-System zur automatischen Blutdruckmessung an allen vier Extremitäten und zur PC-gestützten Berechnung des ABI. [V410]

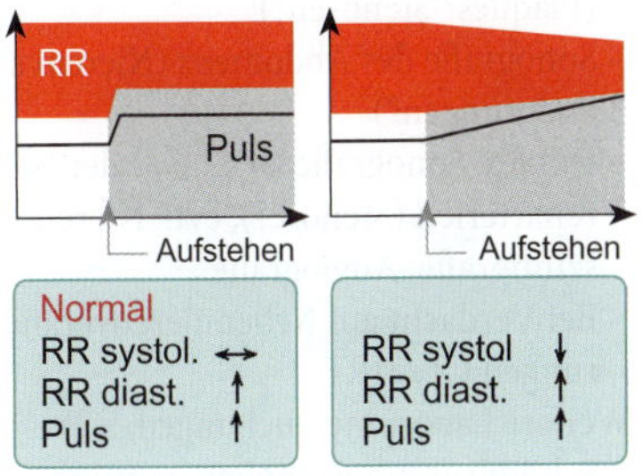

Abb. 22.15 Schellong-Test beim Gesunden (links) und sympathikotone Form der orthostatischen Hypotonie (rechts). [A400]

oft auch eine Pulsoximetrie. Dann wird die Patientin passiv durch Kippen des Tisches für bis zu 45 Min. aufgerichtet. Ggf. werden Nitrate sublingual gegeben, um Beschwerden und Blutdruckabfall zu provozieren. Nach der Stehbelastung wird der Tisch wieder waagerecht gestellt und werden die Werte bis zur Normalisierung kontrolliert.

22.3.2 Bildgebende Verfahren

Häufigstes bildgebendes Verfahren bei Arterien- *und* Venenerkrankungen ist die **(Farb-) Duplex-Sonografie** (→ 42.6.6, → Abb. 22.32). Sie erlaubt Aussagen über Gefäßwand und -lichtung sowie Strömungsverhältnisse. Ggf. folgen **CT- oder MR-Angiografie** (*CTA, MRA*, → 42.6.4), die bei vielen Fragestellungen ausreichen.

Angiografien (invasive Gefäßdarstellungen) sind belastend und mit Komplikationsgefahr verbunden, v. a. Blutung, Infektion, Hämatom, Thromboembolie, Aneurysma-/Fistelbildung und Kontrastmittelunverträglichkeit (→ 42.6.2):

- **Arteriografie** *(Kontrastmitteldarstellung der Arterien)*. Standard ist die **DSA** *(digitale Subtraktionsangiografie)*. Vor und nach Kontrastmittelgabe werden Röntgenbilder erstellt und die Leeraufnahmen von den Kontrastmittelaufnahmen mithilfe eines Computers „abgezogen" (subtrahiert), sodass nur die Gefäße abgebildet werden. Bei der i. v.-DSA wird das Kontrastmittel i. v. injiziert. Bei der i. a.-DSA wird eine größere Arterie punktiert, ein Katheter vorgeschoben und das Kontrastmittel über den Katheter in den krankheitsverdächtigen Gefäßbezirk injiziert. *Diagnostische Arteriografien* sind selten (Pflege → 42.6.2). Häufiger sind *interventionelle Arteriografien* mit Therapie in gleicher Sitzung, etwa Aufdehnung einer Stenose (**PTA**, → 22.5.2) oder lokaler Lyse (→ Pharma-Info 22.5)
- **Phlebografie** *(Kontrastmitteldarstellung der Venen)*. Die Phlebografie mit Kontrastmittelinjektion in eine Fußrücken- oder Handvene ist weitestgehend durch die (Farb-)Duplex-Sonografie verdrängt worden.

22.4 Blutdruckregulationsstörungen

22.4.1 Hypertonie

DEFINITION

Arterielle Hypertonie *(Bluthochdruck)*: Dauerhafte, nicht situationsabhängige Blutdruckerhöhung über 140/90 mmHg beim Erwachsenen (→ 4.2.3) bzw. über die altersabhängigen Normalwerte bei Kindern (→ Tab. 4.4). Große soziale Bedeutung durch ihre Spätkomplikationen. In Deutschland diagnostizierte Hypertonie bei fast ⅓ der Erwachsenen (aber fast ⅔ der über 65-Jährigen) [7].

Hypertensive Schwangerschaftserkrankungen → 34.15.4

Krankheitsentstehung

Die **primäre** *(essenzielle)* **Hypertonie** ist multifaktoriell bedingt (→ Abb. 22.16), d. h., äußere Faktoren lassen den Blutdruck auf der Basis einer genetischen Veranlagung ansteigen.

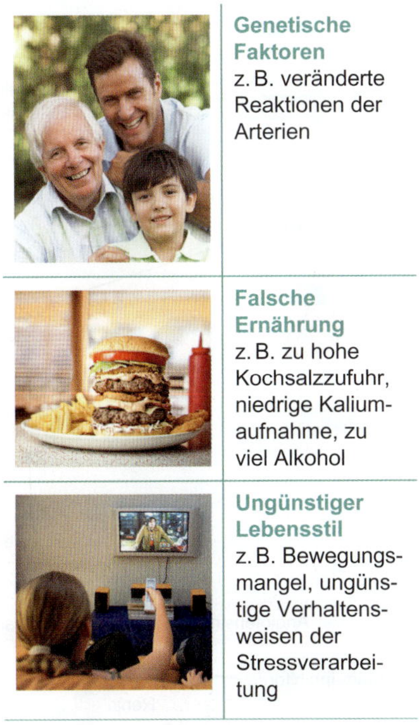

Abb. 22.16 Multifaktorielle Genese der primären Hypertonie. [J787]

Die **sekundäre Hypertonie** ist Folge anderer Erkrankungen, v. a.:

- Des Hormonsystems, etwa primärer Hyperaldosteronismus (→ 26.5.1), Schilddrüsenüberfunktion (→ 26.3.3), Cushing-Syndrom (→ 26.5.1), **Phäochromozytom** (Katecholamine produzierender Nebennierenrindentumor)
- Des Nierenparenchyms (**renoparenchymatöse Hypertonie**) oder der Nierengefäße (**renovaskuläre Hypertonie**) mit daraus resultierender Stimulation des Renin-Angiotensin-Aldosteron-Systems
- Des Schlafapnoesyndroms (→ 23.12)
- Von Arzneimitteln (z. B. „Pille").

Unterschiedliche Ursachengewichtung

Bei Erwachsenen überwiegen mit 80–90 % die primären Hypertonien. Häufigste Ursachen der sekundären Hypertonie sind das Schlafapnoesyndrom und der primäre Hyperaldosteronismus. Bei Kindern dagegen handelt es sich zu 90 % um sekundäre Hypertonien, am häufigsten renoparenchymatöse und -vaskuläre Hypertonien.

Symptome und Untersuchungsbefund

Die meisten Patientinnen haben keinerlei Beschwerden; die Blutdruckerhöhung wird oft zufällig diagnostiziert. Einige klagen über (morgendliche) Kopfschmerzen, Ohrensausen, Herzklopfen, Dyspnoe, Schwindel oder Schweißausbrüche, besonders bei Belastung.

Bei der körperlichen Untersuchung liegt der Blutdruck über 140/90 mmHg (Einteilung → Tab. 22.6). In den USA gelten bereits Werte über 130/80 mmHg als hyperton.

Ansonsten ist der körperliche Untersuchungsbefund bei primärer Hypertonie anfangs normal. Bei sekundärer Hypertonie können pathologische Befunde durch die Grunderkrankung feststellbar sein (z. B. auskultierbares Gefäßgeräusch im Abdomen bei Nierenarterienstenose).

Komplikationen

Je länger eine Hypertonie besteht und je höher der Blutdruck ist, desto größer ist die Gefahr von Endorganschäden:

- **Gefäße.** Der Bluthochdruck beschleunigt die *Arteriosklerose* (→ 22.5.1)
- **Auge.** Die hypertoniebedingten Netzhautschäden reichen über Netzhautblutungen bis zur Erblindung

Tab. 22.6 Schweregrade der Hypertonie beim Erwachsenen (gültig für Deutschland) [8].

	Systolischer RR		Diastolischer RR
Optimaler Wert	< 120 mmHg	und	< 80 mmHg
Normwert	120–129 mmHg	und/oder	80–84 mmHg
Hochnormaler Wert	130–139 mmHg	und/oder	85–89 mmHg
Hypertonie Grad 1 (leicht)	140–159 mmHg	und/oder	90–99 mmHg
Hypertonie Grad 2 (mittelschwer)	160–179 mmHg	und/oder	100–109 mmHg
Hypertonie Grad 3 (schwer)	≥ 180 mmHg	und/oder	≥ 110 mmHg
Isolierte systolische Hypertonie	≥ 140 mmHg	und	< 90 mmHg

- **Herz.** Mögliche Folge ist eine **hypertensive Herzkrankheit** mit Linksherzhypertrophie (→ 21.6) durch den erhöhten Widerstand im Körperkreislauf, einer Mikroangiopathie der Herzkranzarterien (zusätzlich zur KHK durch Arteriosklerose, → 22.5.1), unzureichender Entspannung in der Diastole und Herzrhythmusstörungen (v. a. Vorhofflimmern)
- **Niere.** Frühes Zeichen einer **hypertensiven Nephropathie** ist eine (erhöhte) Albuminausscheidung mit dem Urin. Bei langjähriger Hypertonie bildet sich eine *arteriosklerotische Schrumpfniere* mit Niereninsuffizienz bis zum Nierenversagen (→ 33.5.7) aus
- **Gehirn.** Wichtigste Komplikation am Gehirn ist der *Schlaganfall* (→ 37.6).

Diagnostik

Die Diagnostik hat folgende Ziele:

- Schweregradbestimmung
- Abgrenzung der verschiedenen Hypertonieformen
- Erfassung von Folgeschäden
- Diagnose weiterer kardiovaskulärer Risikofaktoren.

Das Basisprogramm umfasst [8]:

- Blutdruckmessungen: Patientinnen mit einer primären Hypertonie zeigen bei wiederholten Blutdruckmessungen oder bei der **Langzeitblutdruckmessung** *(ambulante 24-Stunden-Blutdruckmessung, ambulantes Blutdruck-Monitoring, ABDM)* relativ konstante Blutdruckerhöhungen; für Kranke mit einem Phäochromozytom sind krisenhafte Blutdruckentgleisungen typisch. Bei einer Aortenisthmusstenose (→ Tab. 21.1) ist der Blutdruck an den Armen zu hoch (evtl. rechts höher als links), der an den Beinen zu niedrig. Auch Blutdruckselbstkontrollen können zur Diagnostik herangezogen werden. Grenzwert ist bei der Selbstmessung 135/85 mmHg, bei der 24-Stunden-Blutdruckmessung für den 24-Std.-Mittelwert 130/80 mmHg

Einmal beidseits messen

Unerlässlich ist die Messung des Blutdrucks zumindest einmal an *beiden* Armen. Später wird am Arm des höheren Werts gemessen.

- Blutuntersuchungen: Elektrolyte, Kreatinin, Blutbild, Blutzucker, HbA_{1c}, Blutfette, Harnsäure, Leberenzyme
- Urinuntersuchung: Teststreifenuntersuchung auf Mikroalbuminurie (→ 33.3.1)
- EKG (→ 21.3.1)
- Augenärztliche Untersuchung mit Spiegelung des Augenhintergrunds (→ 35.3.2).

Erste Schritte der weiterführenden Diagnostik bei Verdacht auf sekundäre Hypertonie oder Folgeschäden sind v. a. [8]:

- Bildgebende Diagnostik.
  - Echokardiografie (→ 21.3.1)
  - Sonografie der Halsschlagadern (Plaques? Stenosen?)
  - Sonografie des Abdomens (Nierenveränderungen?)
  - Duplex-Sonografie (→ 42.6.6) der Nierenarterien (Stenose?), evtl. Nierenszintigrafie, Angiografie
  - Bei Verdacht auf Nebennierenveränderungen CT, MRT
- Weitere Laboruntersuchungen, z. B.
  - Schilddrüsenhormonbestimmung
  - Kortisolbestimmung im Blut, Dexamethasonkurztest (→ 26.5.1)
  - Renin- und Aldosteronbestimmung im Blut (ggf. Arzneimittel auf Arztanordnung vorher absetzen)
  - Untersuchung des 24-Std.-Urins auf Katecholamine und ihre Abbauprodukte. Der Urin muss in einem dunklen Gefäß unter Zusatz von Salzsäure/Eisessig gesammelt werden. Arzneimittel werden vorher auf Arztanordnung abgesetzt. Einen Tag vor und während des Sammelns sind starke körperliche Aktivität, Stress und bestimmte Nahrungs- und Genussmittel zu meiden (Details beim Labor erfragen).

Behandlungsstrategie

Bei der sekundären Hypertonie wird möglichst die Grunderkrankung behandelt, beispielsweise eine Nierenarterienstenose beseitigt.

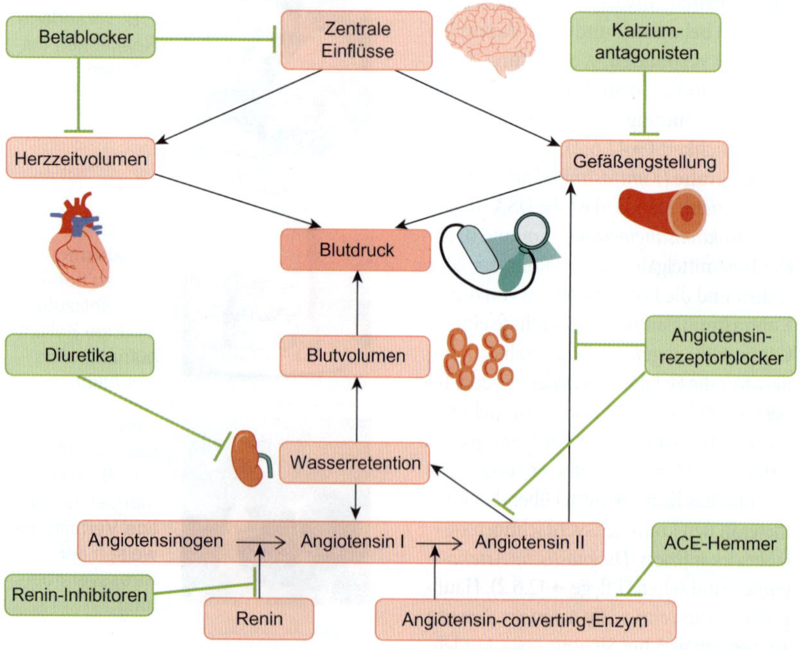

Abb. 22.17 Wirkmechanismus der verschiedenen Antihypertensiva. [L143]

Behandlungsbasis bei jeder primären Hypertonie sind blutdruckregulierende Lebensstilveränderungen. Eine medikamentöse Therapie mit **Antihypertensiva** ist nötig bei den meisten Patientinnen mit primärer Hypertonie und den Patientinnen mit sekundärer Hypertonie, die nicht operabel sind oder bei denen der Bluthochdruck nach Behandlung der Grunderkrankung weiterbesteht.

Wichtigste Antihypertensiva (→Abb. 22.17) sind ACE-Hemmer/Angiotensinrezeptorblocker, Betablocker, Kalziumantagonisten (→Pharma-Info 22.1) und (Thiazid-)Diuretika (→Pharma-Info 33.1). Ziel ist die dauerhafte Blutdrucksenkung unter 140/90 mmHg, bei guter Verträglichkeit meist darunter (je nach Alter, Risiko) [8] [9].

Medikamentöse Strategie bei Hypertonie

Empfohlen wird bei primärer Hypertonie folgendes Vorgehen [8]:

- **Stufe 1 (Anfangsbehandlung).** Zweifachkombination aus RAAS-Hemmer und lang wirksamem Kalziumantagonist oder Diuretikum, möglichst als Fixkombination (eine Tablette). Monotherapie nur bei systolischem Blutdruck unter 150 mmHg, sehr alten/gebrechlichen Menschen
- **Stufe 2.** Dreifachkombination aus RAAS-Hemmer, lang wirksamem Kalziumantagonist und Diuretikum, möglichst als Fixkombination (eine Tablette)
- **Stufe 3 (resistente Hypertonie).** Medikation der Stufe 2 plus z. B. Spironolacton/anderes Diuretikum oder Betablocker (zwei Tabletten)
- Bei KHK frühzeitiger Einsatz von Betablockern, z. B. in Stufe 1 Zweifachkombination aus RAAS-Hemmer und Betablocker.

PHARMA-INFO 22.1: ANTIHYPERTENSIVA

Antihypertensiva *(Antihypertonika)* senken den Blutdruck. **(Thiazid-) Diuretika** (→Pharma-Info 33.1), **RAAS-Hemmer** *(Hemmstoffe des Renin-Angiotensin-Aldosteron-Systems,* unterteilt in **ACE-Hemmer** und **Angiotensinrezeptorblocker**), **Betablocker** und **Kalziumantagonisten** gelten als gleichwertig. Die Präparate werden nach Wirkung, Verträglichkeit und Begleiterkrankungen ausgewählt. Meist ist von Anfang an eine Zweierkombination mit einem RAAS-Hemmer als einem Kombinationspartner sinnvoll. Lang wirksame Präparate und Fixkombinationen können die Adhärenz verbessern [8].

Immer gilt:

- Langsame Blutdrucksenkung. Zu schnelle Blutdrucksenkung kann v. a. bei Älteren die Gehirndurchblutung verschlechtern und z. B. zu Verwirrtheit führen
- Anfänglich Vorsicht beim Aufstehen (langsames Aufstehen über das Sitzen), ggf. Aufstehen nur in Begleitung, da zu Therapiebeginn Orthostase-Probleme (→22.4.3) möglich sind
- Kein eigenmächtiger Therapieabbruch. Es drohen nicht nur die genannten Spätkomplikationen, sondern teils auch ein überschießender Blutdruckanstieg *(Rebound-Effekt)* und Herzrhythmusstörungen.

RAAS-Hemmer

ACE-Hemmer *(Prilate)* hemmen das *Angiotensin-converting-Enzym,* sodass weniger Angiotensin II und Aldosteron gebildet werden. Außerdem vermindern sie den Abbau blutdrucksenkender Kinine. Beides senkt den Blutdruck und entlastet das Herz. Zudem haben ACE-Hemmer eine *organoprotektive* (organschützende) *Wirkung,* v. a. auf Herz und Nieren.

Vertreter sind u. a. Captopril (z. B. Capto-CT®), Enalapril (z. B. Xanef®), Lisinopril (z. B. LisiHEXAL®) und Ramipril (z. B. Delix®). Begonnen wird mit einer niedrigen Dosis, die langsam gesteigert wird.

Hauptnebenwirkungen sind chronischer Reizhusten (ca. 5 %), Hautausschläge, Magen-Darm-Beschwerden, Geschmacksstörungen, Kreatininanstieg, Hyperkaliämie sowie selten, aber gefährlich, ein angioneurotisches Ödem (Quincke-Ödem →32.6).

Gleichwertig sind **Angiotensinrezeptorblocker** *(ARB, Sartane, AT1-Rezeptor-, Angiotensin-II-Antagonisten),* die Angiotensin II von seinem Typ-1-Rezeptor verdrängen. Sie verursachen kaum jemals Reizhusten und angioneurotische Ödeme.

Zu den Angiotensinrezeptorblockern gehören Candesartan (z. B. Atacand®), Eprosartan (z. B. Teveten mono®), Irbesartan (z. B. Karvea®), Losartan (z. B. Lorzaar®), Olmesartan (z. B. Votum®), Telmisartan (z. B. Micardis®) oder Valsartan (z. B. Diovan®).

Der **direkte Renin-Inhibitor** *(Renin-Hemmer)* Aliskiren (z. B. Rasilez®) wird bisher eher selten eingesetzt.

Pflege

- Wegen starker Blutdrucksenkung in der Anfangszeit Blutdruck engmaschig kontrollieren. Diuretika nach Arztanordnung möglichst 1–2 Tage vorher absetzen. Ggf. Aufstehen nur in Begleitung
- Bei Menschen mit Diabetes regelmäßig Blutzucker überprüfen, da Hypoglykämien beobachtet worden sind
- Auf Zeichen einer Hyperkaliämie (→33.10.3) achten.

Betablocker

Betablocker sind besonders für Betroffene mit gleichzeitiger KHK oder Herzinsuffizienz Mittel der Wahl. Sie hemmen als **Sympatholytika** *(Sympathikolytika, Antisympathotonika)* den Sympathikotonus und senken über eine Verminderung von Herzfrequenz und Herzkraft das Herzzeitvolumen und damit den Blutdruck. Kontraindikationen sind Asthma und schwere pAVK. Bei Diabetes können Betablocker Hypoglykämiesymptome verschleiern.

Oft eingesetzt werden z. B. Bisoprolol (z. B. Concor®) und Metoprolol (z. B. Beloc-Zok®). Carvedilol (z. B. Dilatrend®) und Nebivolol (z. B. Nebilet®) haben zusätzlich einen gewissen gefäßerweiternden Effekt.

Pflege

- Zu Beginn engmaschig Blutdruck und Puls kontrollieren (bei Bradykardie Ärztin informieren)
- Bei Menschen mit Diabetes Blutzucker häufiger überprüfen (verminderte Hypoglykämiesymptome →26.6.5).

Kalziumantagonisten

Kalziumantagonisten *(Kalziumkanal-Blocker, Ca^{2+}-Antagonisten)* erweitern die Blutgefäße und senken damit Gefäßwiderstand und Blutdruck. In der Bluthochdrucktherapie werden nur lang wirksame Präparate eingesetzt (Ausnahme: hypertensive Krise →22.4.2).

Hauptnebenwirkungen sind Kopfschmerz, Hitzegefühl, Beinödeme, Magen-Darm-Beschwerden (Appetitlosigkeit, Übelkeit) und Herzrhythmusstörungen.

Beispiele sind Nifedipin (z. B. Adalat®), Amlodipin (z. B. Norvasc®), Felodipin (z. B. Felodipin-ct®), Lercanidipin (z. B. Carmen®), Nitrendipin (z. B. Bayotensin®). Diltiazem und Verapamil werden als Antiarrhythmika, nicht in der Hochdrucktherapie eingesetzt.

Pflege

Wegen des schnellen Wirkungseintritts sind bei unretardierten Darreichungsformen häufige Blutdruckkontrollen notwendig.

Weitere Antihypertensiva

α_1-Blocker (z. B. Doxazosin, etwa Diblocin®, Urapidil, etwa Ebrantil®), **zentral wirksame Sympatholytika** (z. B. Clonidin, etwa Catapresan®, α-Methyldopa, etwa Presinol®) und **Vasodilatatoren** (z. B. Dihydralazin, etwa Nepresol®, Minoxidil, etwa Lonolox®), sind speziellen Indikationen vorbehalten.

Der Stellenwert der **renalen Denervierung,** bei der katheterinterventionell sympathische Nervenfasern in der Wand der Nierenarterien zerstört werden, ist noch unklar.

Pflege

Typischerweise haben Betroffene keine Symptome durch die Erkrankung, aber vor allem zu Therapiebeginn Beschwerden durch die Nebenwirkungen der Arzneimittel. Daher ist die Therapieadhärenz oft ein großes Problem und entsprechend die fortwährende Motivation der Patientin eine wesentliche Aufgabe der Pflegenden. Bei Nebenwirkungen ermutigen Pflegende zu einem Gespräch mit der Ärztin, um einen eigenmächtigen Behandlungsabbruch zu vermeiden. Gerade Müdigkeit und Magen-Darm-Beschwerden sind meist vorübergehend.

Die Pflegenden kontrollieren regelmäßig den Blutdruck und beobachten die Patientin auf Wirkung und Nebenwirkungen der Blutdruckmedikation.

Prävention und Gesundheitsberatung

Die Pflegenden beraten die Patientin zu folgenden Punkten [9] [10]:

- Umgang mit Medikamenten (→ Pharma-Info 22.1) und Bedeutung der regelmäßigen Medikamenteneinnahme für die Prognose. Wie bei vergessener Einnahme vorzugehen ist, ist in aller Regel der Packungsbeilage zu entnehmen. Bei den bevorzugten Präparaten zur einmal täglichen Einnahme gilt als Faustregel: Wird die vergessene Einnahme im Laufe des Tages bemerkt, sollte die Tablette „nachgenommen" werden. Fällt sie erst am nächsten Tag auf, wird die Dosis übersprungen
- Blutdruckselbstkontrolle (→ 4.2.2) und -dokumentation (Tagebuch, App). Messtechnische Kontrolle (MTK) des Messgeräts alle 2 Jahre [11]
- Gesunde Ernährung, maßvoller Genussmittelkonsum:
  - Abbau von Übergewicht (→ 26.7.1)
  - Nikotinkarenz (→ 23.1.3)
  - Reduktion des Alkoholkonsums (Alkohol steigert den Blutdruck). Der „Grenzwert" liegt etwa bei dem auch als (noch) leberverträglich angesehen Wert (→ 25.4.3)
  - Kochsalzreduzierte Kost. Durch Reduktion des Salzkonsums auf 5–6 g/Tag statt 8–10 g/Tag in Deutschland lässt sich der systolische Blutdruck um einige mmHg senken. Vorsicht vor „versteckten" Salz in Konserven, Fertigsaucen, Wurst, Käse etc.
  - Generell Ernährung mit reichlich Obst und Gemüse (Ausnahme Niereninsuffizienz, → 33.10.3), Bevorzugung pflanzlicher, ungesättigter Fette
- Stressabbau bzw. Erlernen von Stressbewältigungsstrategien (→ 16.1.5)
- Mildes Ausdauertraining (z. B. schnelles Gehen, Joggen, Radfahren, Schwimmen) 5- bis 7-mal wöchentlich über mind. 30 Min., möglichst nach Austesten der Belastbarkeit durch die Ärztin. Keine Kraft- und Kampfsportarten oder Sportarten mit hohen „Belastungsspitzen"
- Anbieten strukturierter Schulungsprogramme, Selbsthilfe-/Sportgruppen, Apps als Motivationshilfe
- Regelmäßige Arztbesuche zur Frühdiagnose von weiteren Risikofaktoren und Spätkomplikationen.

SPICKZETTEL

(Arterielle) Hypertonie

Definition: Dauerhafte Blutdruckerhöhung (Erwachsene > 140/90 mmHg).
Ursache/Risikofaktoren: Bei primärer Hypertonie Kombination aus genetischer Veranlagung und ungesunden Lebensstilfaktoren, bei sekundärer Hypertonie Grunderkrankung wie z. B. Hyperaldosteronismus, Nierenerkrankung.
Symptome: Meist erst durch Folgeerkrankungen, z. B. Komplikationen durch die beschleunigte Arteriosklerose, Herz-, Niereninsuffizienz.
Diagnostik: Blutdruckmessung, Suche nach Folgeschäden.
Therapie/Pflege: Ggf. Behandlung einer Grunderkrankung. Lebensstiländerung, Antihypertensiva (v. a. RAAS-Hemmer, Kalziumantagonisten, Diuretika, Betablocker). Meist lebenslange Dauertherapie.

22.4.2 Hypertensive Krise/ Hypertensiver Notfall

DEFINITION

Hypertensive Krise: Krisenhafte Entgleisung des Bluthochdrucks ohne Symptome. Blutdruck bei Erwachsenen ≥ 180/120 mmHg, bei Kindern gelten altersabhängige, niedrigere Grenzwerte.

Hypertensiver Notfall: Blutdruckentgleisung mit Symptomen und akuter Gefährdung von Herz, Gefäßen, ZNS und/oder Nieren. Umgehende stationäre Behandlung notwendig.

Während die **hypertensive Krise** ernst, aber nicht unmittelbar lebensbedrohlich ist, sind beim **hypertensiven Notfall** lebenswichtige Organe akut gefährdet:

- Herz, Gefäße: Gefahr von Angina pectoris (→ 21.5.1), akutem Koronarsyndrom (→ 21.5.2), Lungenödem (→ 21.6.3), Aortendissektion (→ 22.5.6)
- Gehirn: Gefahr von hypertensiver Massenblutung (→ 37.6), **Hochdruckenzephalopathie** mit Versagen der Autoregulation der Hirnarterien. Warnzeichen sind Übelkeit, Erbrechen, Kopfschmerzen, Sehstörungen und andere neurologische Ausfälle sowie epileptische Anfälle
- Nieren: Gefahr eines akuten Nierenversagens (→ 33.5.7).

Behandlungsziel beim hypertensiven Notfall ist zunächst eine Blutdrucksenkung um ca. 20–25 %, eine noch stärkere Blutdrucksenkung kann zu Minderdurchblutung des Gehirns führen. Evtl. ist eine Verlegung auf die Intensivstation notwendig.

NOTFALL! Erstmaßnahmen beim **hypertensiven Notfall** sind:

- Ärztin benachrichtigen
- Patientin beruhigen, Bettruhe einhalten lassen, Oberkörper hochpositionieren. Vitalzeichen engmaschig messen bzw. Patientin an Monitor anschließen
- Bei (drohendem) Lungenödem oder Angina pectoris 2–3 Hübe Glyceroltrinitrat (z. B. Nitrolingual®, → Pharma-Info 21.1) sublingual geben
- Ansonsten Nitrendipin oder Nifedipin (→ Pharma-Info 22.1) auf Arztanordnung verabreichen, z. B. Nifedipin-ratiopharm® Tropfen (nicht bei Angina pectoris!). Bei Bedarf nach 30 Min. wiederholen
- Sauerstoff (ca. 4 l/Min.) geben (→ 3.5)
- Ggf. weitere Medikamente auf Arztanordnung vorbereiten, z. B. bei Überwässerung oder (drohendem) Lungenödem 20–40 mg Furosemid (z. B. Lasix®) i. v., bei Erfolglosigkeit Nitroperfusor nach hausinternen Richtlinien.

Nach Beseitigung der akuten Gefahr besteht die weitere Pflege in der regelmäßigen Kontrolle der Vitalzeichen, der Ausscheidung (Flüssigkeitsbilanz), der Vigilanz, der Überwachung der medikamentösen Behandlung und der Mobilisation nach Anordnung.

22.4.3 Hypotonie

DEFINITION

Hypotonie: Dauernde Blutdruckerniedrigung unter 100/60 mmHg bei gleichzeitigen Beschwerden durch die Minderdurchblutung der Organe.

Orthostatische Dysregulation *(orthostatische Hypotonie)*: Wiederkehrender Blutdruckabfall bis hin zur Ohnmacht beim Wechsel vom Liegen/Sitzen zum Stehen oder bei längerem Stehen. Der Ruhe-Blutdruck kann erniedrigt, normal oder erhöht sein.

Schock → 14.4

Krankheitsentstehung

Ätiologisch werden unterschieden:

- Die **primäre Hypotonie** ohne erkennbare Ursache
- Die **sekundären Hypotonien** als Ausdruck einer Grunderkrankung, etwa Herzinsuffizienz (→ 21.6), Anämie (→ 27.6.1), hormonellen Störungen (z. B. Nebennierenrindeninsuffizienz → 26.5.2), nach Infektionen oder längerer Immobilisation sowie als Nebenwirkung von Arzneimitteln (z. B. Diuretika).

Symptome, Befund und Diagnostik

Die Patientinnen klagen meist über Abgeschlagenheit, morgendliche „Anlaufschwierigkeiten", Leistungs- und Konzentrationsschwäche sowie Schwindel mit Schwarzwerden vor den Augen. (Kurze) Bewusstlosigkeiten sind möglich (Sturzgefahr!). Nicht selten sind auch depressive Verstimmungen, Frösteln und Blässe.

Bei der primären Hypotonie handelt es sich sehr häufig um sehr schlanke Kinder, Jugendliche oder junge Frauen mit unauffälligem Untersuchungsbefund. Bei den sekundären Hypotonieformen stehen die Befunde der Grunderkrankung im Vordergrund.

Die Diagnose wird durch mehrfache Blutdruckmessungen und Schellong-Test (→ 22.3.1) gestellt.

Behandlungsstrategie

Erstmaßnahmen nach Kollaps bei orthostatischer Hypotonie, z. B. Synkope → 21.2.3

Bei der sehr häufigen, harmlosen primären Hypotonie reichen blutdruckregulierende Allgemeinmaßnahmen, z. B. Bewegung, Wechselduschen. Medikamente, etwa Sympathomimetika (z. B. Effortil®), sollten nur ausnahmsweise eingesetzt werden.

Bei symptomatischen Hypotonien wird möglichst die ursächliche Erkrankung behandelt.

Prävention und Gesundheitsberatung

- Gefäßtraining durch Wechselduschen, Bürstenmassagen, klimatische Reize
- Regelmäßige körperliche Betätigung
- Reichliches Trinken, sofern keine Kontraindikation besteht
- Kein abruptes Aufstehen aus dem Liegen, sondern zunächst Aufsetzen und z. B. Kreisen mit den Füßen
- Bei längerem Stehen Wippen auf dem Zehenballen, Betätigung der Bauchpresse oder andere Muskelbetätigung.

22.5 Erkrankungen der Arterien

Vaskulitiden (Gefäßentzündungen) → 28.8

22.5.1 Arteriosklerose

DEFINITION

Arteriosklerose (umgangssprachlich *Arterienverkalkung*): Im weiteren Sinn Sammelbezeichnung für verschiedene chronische Arterienerkrankungen, die mit einer Verhärtung und Verdickung der Arterienwand einhergehen. Im engeren Sinn Synonym für die häufigste dieser Erkrankungen, die **Atherosklerose** mit vorherrschenden Intimaveränderungen der großen Arterien, Einengung des Gefäßlumens und daraus resultierenden Durchblutungsstörungen. In unserer Wohlstandsgesellschaft häufigste Gefäßerkrankung überhaupt mit enormer sozialer und volkswirtschaftlicher Bedeutung.

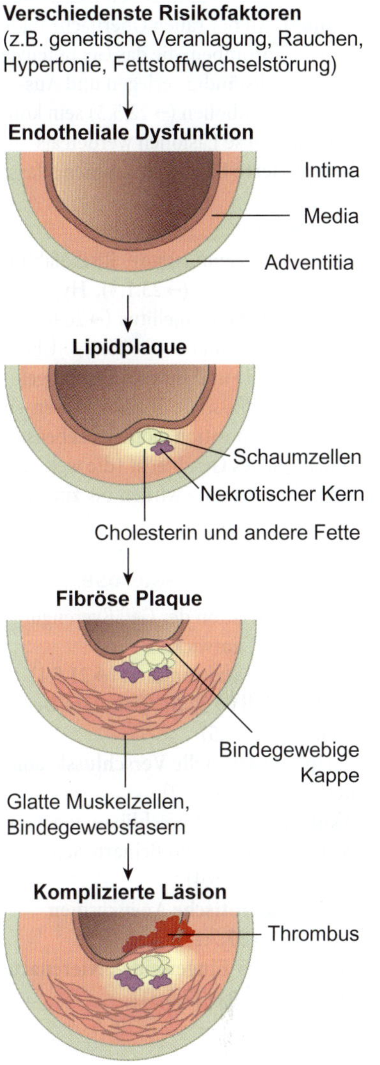

Abb. 22.18 Entstehung der Arteriosklerose. [L138]

Krankheitsentstehung und Risikofaktoren

Krankheitsentstehung

Nach derzeitiger Vorstellung entsteht die Arteriosklerose wie folgt (→ Abb. 22.18):

- Verschiedenste (Risiko-)Faktoren führen zu einer **endothelialen Dysfunktion** (Funktionsstörung des Endothels) und/oder kleinsten Endotheldefekten
- Thrombozyten, Lymphozyten und Makrophagen lagern sich an die Gefäßwand an und setzen Botenstoffe frei, Lipide werden in die Gefäßwand eingelagert
- Monozyten und Makrophagen wandern in die Gefäßwand ein und es kommt zu einer chronischen Gefäßwandentzündung. Durch LDL-Aufnahme wandeln sich die Makrophagen zu **Schaumzellen** um
- „Übervolle" Schaumzellen sterben ab, sodass in der Läsion ein nekrotischer Kern entsteht und das in den Schaumzellen enthaltene Fett frei wird. Nun spricht man von einer **Lipidplaque**
- Die Muskelzellen in der Gefäßwand proliferieren und begünstigen einen bindegewebigen Umbau. So entsteht die härtere **fibröse Plaque,** welche die Gefäßlichtung einengt und evtl. Kalksalze einlagert
- Das Risiko einer manifesten Durchblutungsstörung hängt nicht nur vom Ausmaß der Einengung ab. Herde mit viel Bindegewebe engen das Gefäß ein, sind aber meist stabil **(stabile Plaque).** Gefährlich sind jedoch auch flache, fettreiche Herde mit dünner bindegewebiger Kappe, denn die Kappe kann leicht Risse

bekommen und aufbrechen **(instabile Plaque).** An der rauen Oberfläche bilden sich oft Thromben, die das Gefäß teilweise oder vollständig verlegen und Ausgang von Embolien (→ 22.5.3) sein können. Alle diese Läsionen werden als **komplizierte Läsion** zusammengefasst.

Risikofaktoren

Wesentliche *beeinflussbare* Risikofaktoren sind Nikotinabusus (→ 23.1.3), Hypertonie (→ 22.4.1), Diabetes mellitus (→ 26.6), Fettstoffwechselstörungen (→ 26.8), Übergewicht (→ 26.7.1) und Bewegungsmangel.

Nicht beeinflussbare Risikofaktoren sind genetische Disposition, höheres Lebensalter und männliches Geschlecht (die weiblichen Geschlechtshormone wirken bis zur Menopause schützend).

Folgen der Arteriosklerose

Je nach Lokalisation der Gefäßverengungen (→ Abb. 22.19) entwickeln sich:

- **Koronare Herzkrankheit** (→ 21.5.1)
- **Schlaganfall** (→ 37.6), **vaskuläre Demenz** (→ 37.11.5)
- **Periphere arterielle Verschlusskrankheit** (*pAVK*, → 22.5.2)
- **Akute arterielle Verschlüsse,** v. a. von Bauch-, Leisten- und Beinarterien (→ 22.5.3, → 22.5.4)
- **Arteriosklerotische Aneurysmen** (→ 22.5.6, → 37.7.1)
- **Stenosen der Eingeweide-, Nierenarterien** (→ 22.5.4, → 22.5.3).

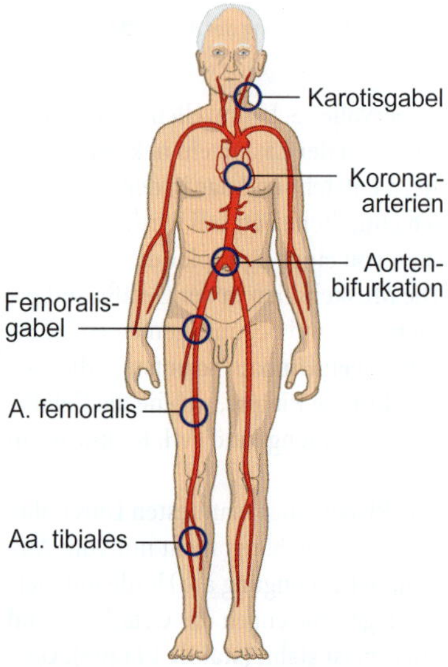

Abb. 22.19 Bevorzugte Lokalisationen der Arteriosklerose. [L138]

> **Prävention und Gesundheitsberatung**
> Schwerpunkt der Gesundheitsberatung bei Arteriosklerose ist die Motivation zur Minimierung der Risikofaktoren: Tabakentwöhnung (→ 23.1.3), Senkung eines erhöhten Blutdrucks (→ 22.4.1), Behandlung von Fettstoffwechselstörungen oder Diabetes mellitus (→ 26.8, → 26.6), Abbau von Übergewicht (→ 26.7.1), ausreichende Bewegung.

22.5.2 Periphere arterielle Verschlusskrankheit

> **DEFINITION**
> **Periphere arterielle Verschlusskrankheit** *(pAVK)*: Chronische Verengungen und Verschlüsse der Aorta oder der Extremitätenarterien, in ca. 95 % der unteren Extremität. Häufige Erkrankung v. a. älterer Menschen (15–20 % aller über 70-Jährigen), in ungefähr 80 % asymptomatisch [12].

Krankheitsentstehung

Weitaus häufigste Ursache der **pAVK** ist die Arteriosklerose (→ 22.5.1). Andere Ursachen, etwa Gefäßentzündungen, sind selten. Daher beschränkt sich das Folgende auf die arteriosklerotisch bedingte pAVK.

Der wohl wichtigste Risikofaktor ist Rauchen, deshalb und wegen der Hauptlokalisation wird die pAVK häufig auch als *Raucherbein* bezeichnet. Ein weiterer Hauptrisikofakor ist ein Diabetes mellitus.

Symptome und Untersuchungsbefund

Fast immer sind die unteren Extremitäten betroffen, meist mit einer **Claudicatio intermittens** *(intermittierendes Hinken, Schaufensterkrankheit)* als Leitsymptom: Die Betroffene kann nur eine begrenzte Strecke gehen. Dann treten durch die hochgradigen Arterienstenosen Minderdurchblutung und Ischämieschmerzen in den Beinen auf, die zum Ausruhen – kaschiert durch Schaufenster ansehen – zwingen. Durch das ruhige Stehen verbessert sich die Durchblutung, die Schmerzen lassen nach, und die Patientin kann ein Stück weitergehen. Im Verlauf wird die schmerzfreie Gehstrecke immer kürzer.

Weitere Krankheitszeichen sind *belastungsabhängige* Schwäche der betroffenen Extremität sowie eine dünne, blass-blaue, kühle Haut.

Bei Verschlimmerung kommt es zu dauernden **Ruheschmerzen** sowie evtl. Nekrosen und Gangrän (→ 22.2.3).

Einteilung der pAVK

- Bei der Einteilung nach der *Lokalisation* wird bei der unteren Extremität eine **pAVK vom Becken-, Oberschenkel- und Unterschenkeltyp** unterschieden. Die Schmerzen sind fast immer eine Etage tiefer als die befallene Gefäßregion lokalisiert, also im Oberschenkel bei Befall der Beckengefäße, im Unterschenkel (Wade) bei Oberschenkel-pAVK und im Fuß bei Verengung der Unterschenkelarterien
- Für den *Schweregrad* der pAVK ist in Deutschland für die untere Extremität die **Stadieneinteilung nach Fontaine** gebräuchlich (→ Tab. 22.7). Die Stadien III und IV entsprechen der **kritischen Extremitätenischämie** *(Critical limb ischaemia, CLI).*

Diagnostik

Die Verdachtsdiagnose wird gestellt durch Anamnese, Inspektion und Palpation der Füße, Tasten der Fuß- und Beinpulse (→ Abb. 22.8) und Ratschow-Lagerungsprobe (→ Tab. 22.5). Der Knöchel-Arm-Index (→ 22.3.1) ist zu niedrig. Ein standardisierter Gehtest erfolgt zur Bestimmung der schmerzfreien Gehstrecke.

Erstes bildgebendes Verfahren ist die Farb-Duplex-Sonografie, ggf. gefolgt von CT- oder MR-Angiografie. Eine Arteriografie erfolgt fast nur, wenn eine gleichzeitige Intervention geplant ist (→ 22.3.2).

Da meist ein *generalisiertes* Gefäßleiden vorliegt, wird nach weiteren Manifestationen gesucht, vor allem einer KHK (→ 21.5.1) oder zerebralen Durchblutungsstörung (→ 37.6). Eine Blutuntersuchung soll Risikofaktoren wie etwa erhöhte Blutfette aufdecken.

Tab. 22.7 Stadieneinteilung der pAVK nach Fontaine [13].

I	Keine Beschwerden, aber nachweisbare Veränderungen
II	Claudicatio intermittens („Schaufensterkrankheit"): • **II a** = schmerzfreie Gehstrecke › 200 m • **II b** = schmerzfreie Gehstrecke ‹ 200 m
III	Ruheschmerz in Horizontallage
IV	Ulkus/Gangrän

Behandlungsstrategie

Ziele der Behandlung sind die Reduktion des kardiovaskulären Risikos, die Beschwerdebesserung und der Extremitätenerhalt.

Basis ist die Minimierung von Risikofaktoren, wobei Tabakentwöhnung (→ 23.1.3) und bestmögliche Einstellung eines Diabetes mellitus (→ 26.6) das größte Gewicht haben.

Konservative Therapie

Die konservative Behandlung umfasst:

- Thrombozytenaggretationshemmer (Clopidogrel oder Azetylsalizylsäure, → Pharma-Info 22.2) sollen eine Thrombenbildung in den Arterien verhindern. Bei hohem Ischämierisiko und niedrigem Blutungsrisiko wird zunehmend eine Kombinationstherapie erwogen, z. B. Rivaroxaban niedrig dosiert plus Azetylsalizylsäure [14]
- Alle Betroffenen erhalten außerdem ein Statin (→ Pharma-Info 26.2)
- Konsequentes **Gehtraining** beseitigt im Stadium II zwar nicht die Gefäßverengung, führt aber durch wiederholte Beanspruchung der Muskulatur *hinter* der Stenose zur Ausbildung von **Kollateralen** (Umgehungskreislauf um die Gefäßverengung, → 22.1.2). Vor dem Gehtraining wird die individuelle schmerzfreie Gehstrecke ermittelt. Am wirksamsten ist strukturiertes Gehtraining in einer Gefäßsportgruppe (mindestens 3-mal wöchentlich für 30–60 Min.). Ist dies nicht verfügbar/möglich, ist tägliches, individuelles Intervalltraining (insgesamt 60 Min., Belastungsintervalle 5–15 Min., bis zum Belastungsschmerz) eine Alternative. Geht auch dies nicht, kann z. B. Armergometertraining helfen. In den Stadien III und IV ist Gehtraining nicht mehr sinnvoll.

In den Stadien III und IV können bei Inoperabilität Prostaglandine (z. B. Iloprost®, Prostavasin®) i. v. oder i. a. zur Gefäßerweiterung verabreicht werden.

Rekanalisierende Maßnahmen: Katheterinterventionelle Verfahren

Ab Stadium IIb können *rekanalisierende Maßnahmen* sinnvoll sein, in den Stadien III und IV (kritische Extremitätenischämie) sollen sie schnellstmöglich erfolgen. Proximale Stenosen werden vor distalen angegangen.

PTA

Bei der **PTA** *(perkutane transluminale Angioplastie)* wird die Stenose durch einen kleinen, aufblasbaren Ballon aufgedehnt, der an einem Katheter bis zur Stenose vorgeschoben wird. Die PTA wird v. a. bei isolierten, kurzstreckigen Stenosen angewendet und kann mit der lokalen Lyse (→ Pharma-Info 22.5) kombiniert werden. Im Rahmen der PTA wird meist ein **Stent** *(innere Gefäßstütze,* → Abb. 22.20) implantiert, der das Gefäß nach der Aufdehnung von innen offen halten soll.

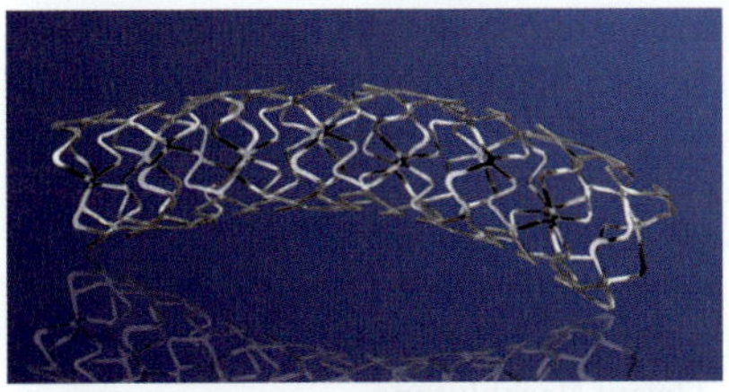

Abb. 22.20 Entfalteter Stent. [X217]

Lokale Lyse

Evtl. kann versucht werden, den Thrombus medikamentös mittels Fibrinolytika (Pharma-Info → 22.5) wieder aufzulösen. In aller Regel wird die **lokale (Thrombo-)Lyse** mit einer PTA kombiniert.

Rekanalisierende Maßnahmen: Operative Verfahren

TEA

Bei der **TEA** *(Thrombendarteriektomie, Endarteriektomie, Intimektomie, Ausschälplastik)* wird der Thrombus zusammen mit der krankhaft veränderten Gefäßinnenwand „ausgeschält" (→ Abb. 22.21). Da die Gefahr einer erneuten Stenose- oder Verschlussbildung mit der Länge des operierten Gefäßabschnitts steigt, bleibt die TEA kurzen Stenosen vorbehalten.

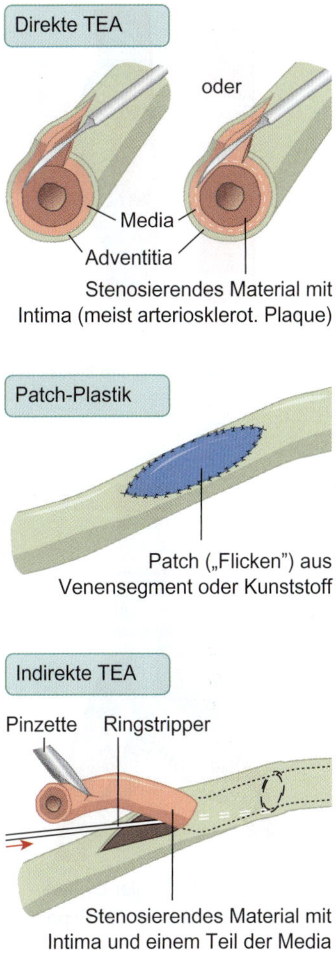

Abb. 22.21 Oben: Bei der direkten TEA wird die Arterie über der Stenose eröffnet und das stenosierende Material, evtl. unter Mitnahme eines Teils der Media (rechts), mit einem Spatel ausgeschält. Mitte: Nach der direkten TEA folgt oft eine *Patch-* oder *Erweiterungs-Plastik.* Der Einschnitt in der Arterie wird mit einem Venen- oder Kunststoff-„Flicken" (*engl.* patch) so verschlossen, dass sich der Querschnitt des Gefäßes vergrößert und dadurch das Risiko eines abermaligen Verschlusses sinkt. Unten: Bei der indirekten TEA werden von einer weiter entfernten Gefäßinzision Spezialinstrumente (z. B. Ringstripper, Fogarty-Ballonkatheter) vorgeschoben und das stenosierende Material ausgeschält. [L138]

Bypass-Operationen

Bei langstreckigen oder multiplen Stenosen sowie Stenosen der Aorta oder aortanahen Arterien sind **Bypass-Operationen** besser geeignet (→ Abb. 22.22). Der verengte oder verschlossene Gefäßabschnitt wird durch Implantation einer Kunststoffprothese oder einer körpereigenen Vene umgangen. Das stenosierte Gefäß wird nicht entfernt.

Der Verlauf eines **anatomischen Bypasses** (→ Abb. 22.23) entspricht in etwa dem des stenosierten Gefäßes. Beim **extraanatomischen Bypass** verläuft die Prothese hingegen völlig anders. Extraanatomische Bypässe sind oft technisch einfacher und haben einem geringeres OP-Risiko als anatomische, aber schlechtere Langzeitergebnisse.

Die Bezeichnung des Bypasses gibt an, welche Gefäße miteinander verbunden wurden: Ein *aorto-bifemoraler Bypass* (→ Abb. 22.23) beginnt an der Aorta und endet an beiden Femoralarterien, ein *femoropoplitealer Bypass* reicht von der A. femoralis bis zur A. poplitea

Bei einem Interponat (→ Abb. 22.22) wird der verengte oder verschlossene Gefäßabschnitt entfernt und die Prothese End-zu-End mit den beiden Gefäßstümpfen anastomosiert.

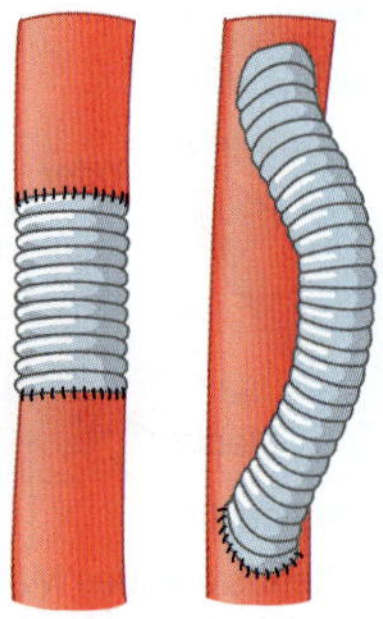

Abb. 22.22 Interponat (links) und Bypass (rechts). [L190]

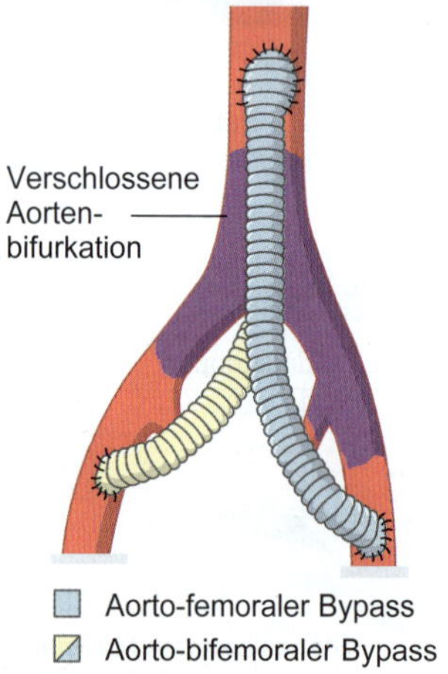

Abb. 22.23 Aorto-bifemoraler Bypass als Beispiel eines anatomischen Bypasses (hier eine Bifurkationsprothese). [L138]

Hybrideingriffe

Interventionelle und operative Verfahren können in einem **Hybrideingriff** miteinander kombiniert werden.

Amputationen

Amputation → 29.5.7

Eine Amputation ist immer nur die letzte Möglichkeit. Vorher erfolgen, falls irgend möglich, rekanalisierende Maßnahmen, um die Amputation zu vermeiden oder zumindest weiter distal vornehmen zu können.

Pflege

Beobachten, Beurteilen und Intervenieren → 22.1.2

Perioperative Pflege bei Gefäßoperationen → 22.1.4

Pflege bei PTA

Die Patientin bleibt für den Eingriff nüchtern. Die Pflegenden kürzen/entfernen die Haare in der Leistenregion. Sie geben Heparin nach Arztanordnung.

Nach der PTA steht die Beobachtung im Vordergrund:

- Vitalzeichenkontrolle
- Punktionsstelle auf korrekte Lage des Druckverbands und Sandsacks, Kontrolle auf Nachblutung
- Bein- und Fußpulse (→ Abb. 22.8), Temperatur und Hautfarbe von Füßen und Beinen. Es ist sinnvoll, die Stellen mit einem Stift zu markieren, an denen die Fußpulse tastbar sind. Bei Anzeichen für eine (erneute) Ischämie zügig die Ärztin verständigen
- Einhaltung der Bettruhe, Vermeidung von Gefäßabknickung, z. B. beim Essen.

22.5.3 Akuter Verschluss einer Extremitätenarterie

DEFINITION

Akuter Verschluss einer Extremitätenarterie: Durch plötzliche Verlegung einer Arterie meist der unteren Extremitäten bedingter Durchblutungsstopp mit akuter Gefährdung der abhängigen Organe bzw. Gewebe. Notfall!

Krankheitsentstehung

Ca. 70 % der **akuten arteriellen Verschlüsse** sind Folge einer Embolie, am häufigsten aus dem linken Herzen, z. B. bei Vorhofflimmern (→ 21.7.2).

Im Herzen entstandene Thromben lösen sich und „verstopfen" eine periphere Arterie. Auch Embolien aus arteriosklerotischen Gefäßen, v. a. der Aorta, sind möglich.

30 % haben andere Ursachen, z. B. eine aufgepfropfte Thrombose bei vorbestehender, pAVK-bedingter Stenose.

Symptome, Befund und Diagnostik

Arterienverschluss – 6-mal „P"

Typisch für einen akuten arteriellen Verschluss sind die „sechs englischen P":

- **P**ain: (Plötzlich einsetzender) stärkster Schmerz
- **P**aleness: Blässe des betroffenen Körperteils
- **P**araesthesia: Gefühlsstörungen
- **P**ulslessness: Pulslosigkeit der Extremität
- **P**aralysis: Bewegungseinschränkungen oder -unfähigkeit
- **P**rostration: Schock.

Bei inkompletter Ischämie, etwa durch Vorhandensein eines Kollateralkreislaufs, können die Beschwerden geringer sein oder einzelne Symptome fehlen.

Die Verdachtsdiagnose wird klinisch gestellt und durch Farb-Duplex-Sonografie gesichert. Evtl. erfolgt eine Arteriografie (→ 22.3.2). EKG und Echokardiografie erlauben die Feststellung bzw. den Ausschluss einer kardialen Emboliequelle. Eine vorbestehende pAVK (→ 22.5.2) legt einen thrombotischen Verschluss nahe.

Behandlungsstrategie

Erstmaßnahmen bei einem arteriellen Gefäßverschluss sind:

- Sofortige Gabe von 5.000–10.000 IE Heparin i. v. (Pharma-Info → 22.3)
- Schmerzbekämpfung, meist mit Opioid-Analgetika (z. B. Dolantin®, → Pharma-Info 13.2).

Das Gefäß muss dann raschestmöglich wiedereröffnet werden. In Betracht kommen:

- Katheterinterventionelle Verfahren (→ 22.5.2), z. B. lokale Lyse, Embolektomie über einen Ballonkatheter (→ Abb. 22.24), **Aspirationsthrombektomie** (Absaugen des Embolus über den Katheter)
- Operative Verfahren (TEA, Bypass-Operation, → 22.5.2).

Die Wahl des Verfahrens hängt u. a. von Lokalisation und Art des Verschlusses (embolischer oder thrombotischer Verschluss), ggf. weiteren Verengungen/Verschlüssen und Verfügbarkeit ab.

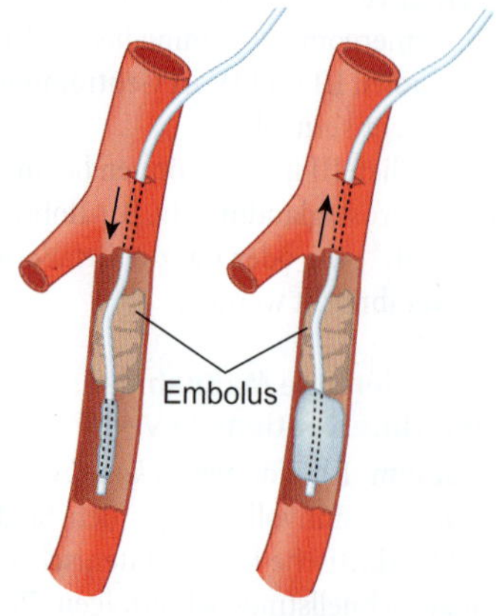

Abb. 22.24 Embolektomie mit einem Fogarty-Ballonkatheter. Der Katheter wird nach Inzision in die Arterie eingeführt (links) und mit entblocktem Ballon durch den Embolus geschoben. Dann wird der Ballon geblockt und beim Herausziehen des Katheters der Embolus mitentfernt. [L138]

An die Operation schließt sich eine Thrombozytenaggregationshemmung an, z. B. mit Azetylsalizylsäure, ggf. kombiniert mit Clopidogrel (→ Pharma-Info 22.2).

Gelingt es nicht, die Durchblutung innerhalb weniger Stunden (bei einem kompletten Verschluss an der unteren Extremität 6 Std.) wiederherzustellen, muss die Extremität oft amputiert werden.

Pflege

Pflege bei systemischer Lyse → Pharma-Info 22.5
Perioperative Pflege bei Gefäßoperationen → 22.1.4
Vor der Entscheidung über die endgültige Therapie muss die Patientin nüchtern bleiben und strenge Bettruhe einhalten, wobei die betroffene Extremität tief positioniert, warm gehalten und vor Druck geschützt wird (→ Abb. 22.4). Geeignet ist z. B. ein lockerer Watteverband, der gleichzeitig der Dekubitusprophylaxe dient.

Die Vitalzeichen werden engmaschig kontrolliert. Durchblutung und Sensibilität der betroffenen Extremität werden überwacht (Hauttemperatur und -farbe, Fuß- und Beinpulse → Abb. 22.8, Extremitätenumfang → Abb. 22.10) und die Wirksamkeit der Schmerzbekämpfung überprüft.

VORSICHT! Bei **Arterienverschluss:**
- Keine i. m.-Injektionen, da diese eine Kontraindikation für eine evtl. Lyse darstellen können
- Keine MT-Strümpfe, keine einschnürenden Socken oder Verbände.

22.5.4 Durchblutungsstörungen der Eingeweidearterien

Akute arterielle Durchblutungsstörung des Darms

Eine **akute arterielle Durchblutungsstörung des Darms** ist Folge eines embolischen oder thrombotischen *Verschlusses der Mesenterialarterie* **(Mesenterialinfarkt).**

Akute Bauchschmerzen mit Übelkeit sind charakteristisch für die erste Phase der Erkrankung. Nach einer „fatalen Pause" von ca. 12 Std., in denen die Bauchschmerzen nachlassen, folgen ein paralytischer Ileus (→ 24.6.1) und meist eine Peritonitis (→ 24.8.1).

Die Abdomenleeraufnahme (→ 24.3.2) weist den Ileus nach, die Farb-Duplex-Sonografie oft den Verschluss. Ggf. erfolgen eine CT-Angiografie oder DSA (→ 22.3.2). Im Zweifel wird operiert, da das Zeitfenster für eine Revaskularisation klein ist. Bereits nekrotische Darmabschnitte werden reseziert. Die postoperative Betreuung erfolgt auf einer Intensivstation.

Die Letalität liegt um 70 %.

Chronische arterielle Durchblutungsstörung des Darms

Die **chronische arterielle Durchblutungsstörung der Eingeweidearterien** tritt am häufigsten bei älteren Menschen mit arteriosklerotischen Gefäßen auf.

Durch die langsam zunehmende Gefäßeinengung entsteht eine **Angina abdominalis** *(Angina intestinalis)* mit Bauchschmerzen nach dem Essen (erhöhter Sauerstoffbedarf des Darms durch die Verdauungstätigkeit). Essensvermeidung (wegen der Schmerzen) und Malabsorptionssyndrom (→ 24.6.2) aufgrund der Darmischämie führen zu Gewichtsverlust. Weitere Symptome sind Dauerschmerzen, Blut im Stuhl und Ileus (→ 24.6.1).

Die Diagnostik entspricht der bei akuter Durchblutungsstörung. Therapeutisch wird die Blutversorgung des Darms wenn irgend möglich katheterinterventionell oder operativ verbessert.

Mehrere kleine Mahlzeiten sind günstiger als wenige große, da für die Verdauung kleiner Mahlzeiten weniger Sauerstoff benötigt wird und die Beschwerden daher nach dem Essen nicht so stark sind.

22.5.5 Raynaud-Syndrom

DEFINITION

Raynaud-Syndrom: Anfallsweise Minderdurchblutung der Finger, seltener auch der Zehen. Frauen häufiger betroffen als Männer.

Krankheitsentstehung

Das **primäre Raynaud-Syndrom** *(Morbus Raynaud)* ist funktionell bedingt, d. h., es ist keine organische Ursache für die vorübergehenden Gefäßspasmen zu finden.

Das **sekundäre Raynaud-Syndrom** tritt im Rahmen bestimmter Grunderkrankungen auf, etwa einer systemischen Sklerose (→ 28.7.3), einer Arteriosklerose mit Gefäßverschlüssen an den Akren (→ 22.5.1) oder bei einigen Arzneimitteln [15].

Symptome, Befund und Diagnostik

Beim primären Raynaud-Syndrom werden die Finger im Anfall durch die Ischämie zunächst blass und kalt, dann zyanotisch,

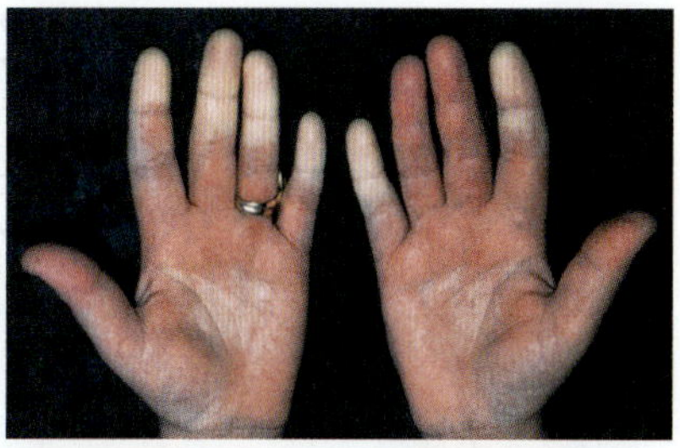

Abb. 22.25 Primäres Raynaud-Syndrom (Anfall hier durch Kälte provoziert). [M180]

und als Letztes folgt eine Rötung durch reaktive Mehrdurchblutung. Die Anfälle werden oft durch Kälte ausgelöst (→ Abb. 22.25). Diese Art des Raynaud-Syndroms ist harmlos.

Beim sekundären Raynaud-Syndrom treten die Anfälle öfter auf und dauern länger an, die Rotfärbung fehlt nicht selten. Durch die arterielle Minderversorgung entwickeln sich punktförmige Nekrosen an den Kuppen.

Diagnostik und Differenzialdiagnostik umfassen u. a. Provokationstests (Faustschluss-, Allen-, Kältetests), Blutuntersuchungen (Autoantikörper?), bildgebende Verfahren (Farb-Duplex-Sonografie, MR-Angiografie) und Kapillarmikroskopie (→ 28.7.3) [15].

Behandlungsstrategie und Pflege

Die Therapie besteht bei den funktionellen Durchblutungsstörungen im Vermeiden von Kälte und Nässe sowie strikter Nikotinkarenz. Im akuten Anfall hilft Erwärmung der betroffenen Körperteile, z. B. durch Handschuhe, Wollsocken oder Trinken warmer Flüssigkeiten.

Medikamentös werden gefäßwirksame Substanzen eingesetzt, vor allem Kalziumantagonisten (z. B. Adalat®). Bei einem schweren sekundären Raynaud-Syndrom kommen auch Prostaglandininfusionen (z. B. Prostavasin®), Phosphodiesterase-5-Hemmer (z. B. Sildenafil, etwa Viagra®) oder Endothelinantagonisten (z. B. Bosentan, etwa Tracleer®) in Betracht.

22.5.6 Aneurysmen

DEFINITION

Aneurysma: Umschriebene Arterienausweitung (Formen → Abb. 22.26), die überall im Körper auftreten kann, am häufigsten aber die Bauchaorta betrifft. Durch Blutungen und Durchblutungsstörungen gefährlich.

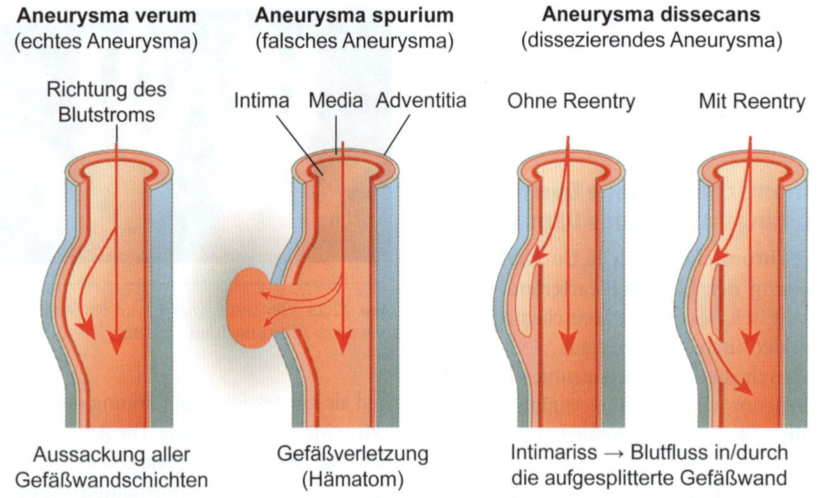

Abb. 22.26 Die drei häufigsten Aneurysmaformen. [L138]

Jedes Aneurysma ist bedrohlich:

- Durch **Ruptur** mit Blutaustritt in die Nachbarschaft. Die dünne Aneurysmawand kann bei Blutdruckerhöhungen platzen und das Blut strömt mit arteriellem Druck in die Umgebung. Bei einem Aortenaneurysma kann die Patientin innerhalb weniger Minuten verbluten. Bei zerebralen Aneurysmen droht eine tödliche Einblutung ins Gehirn (→ 37.7.1)
- Durch **Größenzunahme** mit Kompression benachbarter Strukturen
- Durch **Thrombose.** Infolge veränderter Strömungsverhältnisse ist die Thrombosegefahr in Aneurysmen größer als in intakten Gefäßen. Der Thrombus kann das Gefäß teilweise oder vollständig verlegen
- Durch **arterielle Embolie.** Bei Thrombusbildung im Aneurysma können sich Teile des Thrombus lösen und mit dem Blutstrom in kleinere Arterien verschleppt werden, wo sie „stecken bleiben" und einen akuten Gefäßverschluss hervorrufen können *(arterio-arterielle Embolie).*

Bauchaortenaneurysma

DEFINITION

Bauchaortenaneurysma *(BAA):* Aneurysma der Aorta zwischen Zwerchfell und Aufgabelung der Aorta in die beiden Beckenarterien, am häufigsten unterhalb des Abgangs der Nierenarterien *(infrarenal).* Meist arteriosklerotisch bedingt. Häufigkeit wohl ca. 1,5 % der 65-jährigen Männer, Frauen seltener, mit steigendem Alter zunehmend. Bei Ruptur sehr hohe Letalität [16].

Symptome, Befund und Diagnostik

Ein **Bauchaortenaneurysma** verursacht oft lange keine Beschwerden. Nicht selten wird es z. B. bei einer Sonografie zufällig diagnostiziert. Manche Patientinnen haben Bauch-, Flanken- oder Rückenschmerzen, die häufig fehlgedeutet werden. Das akut lebensbedrohliche rupturierte Bauchaortenaneurysma zeigt sich durch plötzliche, heftigste Schmerzen und rasche Schockentwicklung.

Die Diagnose wird durch (Duplex-)Sonografie oder CT bzw. MRT inkl. Angiografie gesichert (→ Abb. 22.27). Bei akutem Brustschmerz schließen normale D-Dimere (→ 22.7.3) ein rupturiertes Aortenaneurysma weitestgehend aus.

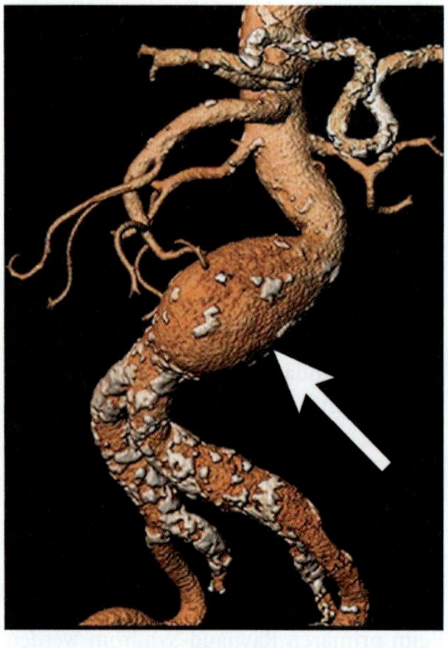

Abb. 22.27 Bauchaortenaneurysma (Pfeil) in der 3-D-Rekonstruktion. [F538]

Behandlungsstrategie und Pflege

Bei kleinen, symptomlosen Aneurysmen mit ausreichend dicker Wand wird unter regelmäßigen sonografischen Kontrollen (zunächst) abgewartet. Ansonsten wird das Aneurysma ausgeschaltet durch [16]:

- Operation mit Ersatz des aneurysmatragenden Aortenabschnitts durch eine Rohr- oder Y-Prothese aus Kunststoff (→ 22.5.2, → Abb. 22.22, → Abb. 22.23)
- Endovaskuläres Einbringen einer Stentprothese (*endovascular aortic repair,* **EVAR,** → Abb. 22.28).

Eine Ruptur erfordert einen sofortigen Notfalleingriff.

NOTFALL! Bei **Bauchaortenaneurysmaruptur:**

- Ärztin benachrichtigen (Notruf)
- Patientin beruhigen, strengste Bettruhe einhalten und nüchtern lassen, Vitalzeichen kontrollieren
- Schocklagerung durchführen
- Material zum Legen großlumiger venöser Zugänge vorbereiten
- Intubation und ggf. Reanimation vorbereiten bzw. einleiten
- Auf Arztanordnung diagnostische Maßnahmen, Verlegung auf die Intensivstation oder Not-Operation vorbereiten.

Bei diagnostiziertem Aneurysma und geplanter Operation sind wichtig:

- Aufklärung der Patientin, Blutdruckanstiege und ruckartige Bewegungen zu vermeiden, ebenso starkes Pressen beim Stuhlgang (Obstipationsprophylaxe)
- Häufige Vitalzeichenkontrollen und Überwachung einer evtl. antihypertensiven Medikation
- Ggf. Gewichtsreduktion zur Senkung des OP-Risikos.

Perioperative Pflege bei Gefäßoperationen → 22.1.4

Prävention und Gesundheitsberatung

Männer über 65 Jahren haben Anspruch auf eine einmalige Abdomensonografie zur Frühdiagnose eines Bauchaortenaneurysmas.

Disseziierende Aortenaneurysmen

Disseziierende Aortenaneurysmen (*Aortendissektion,* → Abb. 22.26) beginnen am häufigsten in der thorakalen Aorta und reichen in bis zu 50 % bis zur Bauchaorta.

Ursache ist meist eine Arteriosklerose, seltener eine Aortenentzündung oder das **Marfan-Syndrom,** eine erbliche Bindegewebserkrankung mit Gefäßwandschwäche.

Symptome, Befund und Diagnostik

Leitsymptom sind akute, stärkste und typischerweise stechende Thoraxschmerzen, die in den Rücken oder die Arme ausstrahlen und teilweise nach unten „wandern". Da die Abgänge der Aortenäste im Dissektionsbereich komprimiert werden, sind Durchblutungsstörungen die Folge, etwa ein Herzinfarkt, Schlaganfall, Nierenversagen oder Darmnekrosen. Je nach Ausmaß des Blutverlusts entwickelt sich ein Schock (→ 14.4).

Die Diagnostik entspricht der beim Bauchaortenaneurysma.

Behandlungsstrategie und Pflege

Die Patientin muss sofort absolute Bettruhe einhalten und wird intensivmedizinisch betreut. Ihre Vitalzeichen werden engmaschig kontrolliert (Monitoring), ein erhöhter Blutdruck nach Arztanordnung medikamentös gesenkt.

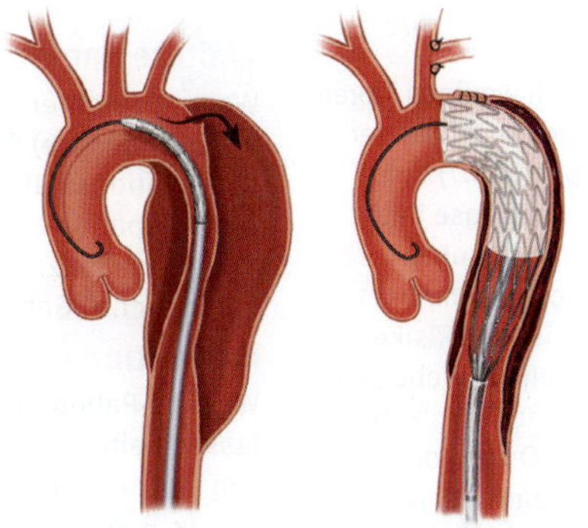

Abb. 22.28 Endovaskuläres Einbringen einer Stentprothese bei disseziiertem Aortenaneurysma. Links Einbringen des Stents, recht entfalteter Stent. [G1125]

Das weitere Vorgehen (konservativ, katheterinterventionell, geplante Operation, Notfall-Operation, z. B. → Abb. 22.28) hängt von Lokalisation und Größe des Aneurysmas sowie Zustand der Patientin ab.

22.6 Thrombozytenaggregationshemmung, Antikoagulation und Lyse

DEFINITION

Thrombozytenaggregationshemmung: Medikamentöse Hemmung der Blutplättchenfunktion (→ Pharma-Info 22.2). Vor allem zur Verhinderung arterieller Gerinnsel/Durchblutungsstörungen.

Antikoagulation: Medikamentöse Gerinnungshemmung durch Unterbrechung der Gerinnungskaskade. Zur Vorbeugung der Entstehung oder Verhinderung der Ausweitung von venösen oder kardialen Thrombosen (→ Pharma-Info 22.3, → Pharma-Info 22.4).

Thrombolyse *(Lyse)*: Medikamentöse Wiederauflösung arterieller oder venöser Thromben (→ Pharma-Info 22.5).

PHARMA-INFO 22.2: THROMBOZYTENAGGREGATIONSHEMMER

Thrombozytenaggregationshemmer *(TAH, Thrombozytenfunktions-, Plättchenhemmer)* hemmen das Zusammenballen von Thrombozyten mit nachfolgender Thrombusbildung (→ Abb. 22.29).

Thrombozytenaggregationshemmer sind z. B. bei KHK (→ 21.5.1), pAVK (→ 22.5.2), TIA oder Schlaganfall (→ 37.6) sowie nach Eingriffen an Arterien angezeigt. Zur Prophylaxe venöser Thrombosen eignen sie sich nicht. Bei hohem Risiko werden zwei Substanzen mit unterschiedlichem Wirkmechanismus kombiniert *(duale Plättchenhemmung)*. Ob Pausieren bei invasiven Eingriffen sinnvoll ist, hängt vom individuellen Risikoprofil der Patientin ab.

Azetylsalizylsäure (kurz *ASS*, z. B. Aspirin®) hemmt die Zyklooxygenase und wird in einer Dosis von meist 75–100 mg täglich gegeben. Häufigste Nebenwirkungen sind Magen-Darm-Beschwerden bis zu Geschwüren oder Magen-Darm-Blutungen, Allergien und Verengungen der Atemwege (*ASS-Asthma* – Vorsicht bei Menschen mit Asthma).

Alternative und Kombinationspartner bei der dualen Plättchenhemmung ist der **ADP-Rezeptor-Antagonist** Clopidogrel (z. B. Iscover®, Plavix®). Prasugrel (z. B. Efient®) und Ticagrelor (z. B. Brilique®) werden beim akuten Koronarsyndrom in Kombination mit ASS gegeben.

Glykoprotein-IIb/IIIa-Antagonisten wie Eptifibatid (z. B. Integrilin®) und Tirofiban (z. B. Aggrastat®) haben die stärkste Wirkung, aber auch die höchste Blutungsgefahr. Sie werden in speziellen Situationen eingesetzt, etwa nach Stenteinlage.

PHARMA-INFO 22.3: PARENTERALE ANTIKOAGULANZIEN

Parenterale Antikoagulanzien werden meist kurzzeitig verabreicht, z. B. perioperativ oder bei akuten thromboembolischen Erkrankungen.

Heparine

Heparine sind natürliche Mukopolysaccharide unterschiedlicher Molekülgröße.

- **Niedermolekulare** *(fraktionierte)* **Heparine** *(NMH)* wie Enoxaparin (z. B. Clexane®), Dalteparin (z. B. Fraxiparin®) oder Tinzaparin (z. B. Innohep®) enthalten nur Moleküle bis zu einer bestimmten Größe. Sie bilden einen Komplex mit Antithrombin III, der dann v. a. Faktor X hemmt (→ Abb. 22.29). Die PTT bleibt normal, ggf. ist die aufwändige Messung der Anti-Xa-Aktivität nötig. Niedermolekulare Heparine werden wegen geringerer Risiken und weniger Injektionen pro Tag bevorzugt
- **Unfraktionierte Heparine** (*UFH*, z. B. Heparin-Natrium-5000-ratiopharm®) enthalten Moleküle aller Größen. Sie hemmen, ebenfalls nur mit Antithrombin III, Faktor X und Thrombin (→ Abb. 22.29). Die PTT ist verlängert und eignet sich zur Therapiekontrolle. Unfraktionierte Heparine können auch i. v. gegeben werden.

Man unterscheidet:

- Die **prophylaktische Heparinisierung** *(Low-Dose-Heparinisierung)* zur Thromboseprophylaxe (→ 4.3), bei den niedermolekularen Heparinen mit einer, bei den unfraktionierten mit zwei s. c.-Injektionen täglich
- Die **therapeutische Heparinisierung** *(High-Dose-Heparinisierung)* z. B. bei thromboembolischen Erkrankungen (frische Venenthrombose, Lungenembolie), Herzinfarkt, Verbrauchskoagulopathie (→ 27.9.2) oder extrakorporaler Zirkulation (z. B. Dialyse). Sie erfolgt bei niedermolekularen Heparinen durch 1–2 s. c.-Injektionen täglich in gewichtsabhängiger Dosierung ohne Gerinnungskontrollen, bei unfraktionierten Heparinen i. v. über eine Spritzenpumpe und unter engmaschigen Gerinnungskontrollen (Zielbereich PTT 1,5- bis 2-Faches des Ausgangswerts). Die Blutproben für die Gerinnungskontrollen dürfen nicht aus der Extremität mit dem Heparinperfusor und erst recht nicht aus dem Zugang selbst entnommen werden.

Heparine dürfen auch bei schwangeren und stillenden Frauen gegeben werden. Bei Blutungen steht als Antidot Protamin (z. B. Protamin ME®) langsam i. v. zur Verfügung.

Nebenwirkungen und Kontraindikationen

Die Blutungsgefahr ist dosisabhängig erhöht. Nach wenigen Tagen bis drei Wochen kann es zu einem heparininduzierten Abfall der Blutplättchen (**heparininduzierte Thrombozytopenie,** *HIT*) kommen. Während die Frühform *(HIT Typ I)* eine gute Prognose hat, sinken die Thrombozyten bei der Spätform *(HIT Typ II)* unter 100.000/µl Blut, und die Letalität beträgt trotz sofortigen Absetzens bis 20 %. Bei niedermolekularen Heparinen ist das Risiko niedriger als bei unfraktionierten. Weitere, teils seltene Nebenwirkungen sind Allergien, (reversibler) Haarausfall, Hautnekrosen, Leberwertanstieg sowie bei Langzeittherapie eine Osteoporose.

Kontraindikationen sind entsprechend eine Heparinallergie oder ein früherer heparininduzierter Thrombozytenabfall, für die therapeutische Heparinisierung außerdem Blutungen, unbeherrschbarer Bluthochdruck, Operationen oder (schwere) Verletzungen in den letzten 1–2 Wochen oder Gefäßläsionen.

Weitere parenterale Antikoagulanzien

Weitere parenterale Antikoagulanzien sind:

- Der **(indirekte) Faktor-Xa-Hemmer** Fondaparinux (z. B. Arixtra®, Indikationen ähnlich Heparin) und Danaparoid (z. B. Orgaran®, bei Heparinallergie, HIT Typ II)
- Argatroban (z. B. Argatra®), ein *Thrombinhemmer* (bei HIT Typ II, nur zur i. v.-Gabe).

Prävention und Gesundheitsberatung

Wird die Patientin während der Heparinisierung nach Hause entlassen, leiten Pflegende zur s. c.-Selbstinjektion an. Bei Schmerzen soll die Betroffene wegen eines erhöhten Blutungsrisikos kein ASS (z. B. Aspirin®) nehmen. Verletzungen sollte sie bestmöglich vermeiden und bei (Warnzeichen) einer schweren Blutung unverzüglich die Ärztin aufsuchen.

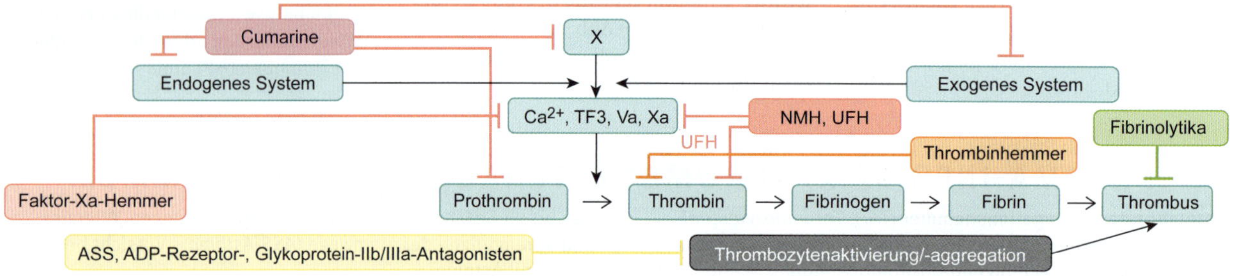

Abb. 22.29 Angriffspunkte von Thrombozytenaggregationshemmern und Antikoagulanzien. [L143]

PHARMA-INFO 22.4: ORALE ANTIKOAGULANZIEN

Orale Antikoagulanzien werden v. a. bei der Langzeitantikoagulation eingesetzt, z. B. bei Vorhofflimmern oder Thromben in den Herzhöhlen, nach Herzklappenersatz, tiefer Venenthrombose (→ 22.7.3) oder Lungenembolie (→ 23.11.1). Die direkten oralen Antikoagulanzien sind außerdem zur perioperativen Thromboseprophylaxe in der Orthopädie zugelassen.

Cumarine

Cumarine wie etwa Phenprocoumon (z. B. Marcumar®, Phenprogamma®) sind Vitamin-K-Antagonisten. Sie hemmen die Synthese bestimmter Gerinnungsfaktoren in der Leber, indem sie das hierzu notwendige Vitamin K aus seiner Bindung verdrängen (→ Abb. 22.29). Die Wirkung setzt erst nach einigen Tagen ein, da anfangs noch genügend Gerinnungsfaktoren im Blut vorhanden sind.

Nach höherer Dosierung in den ersten Tagen zur Aufsättigung richtet sich die weitere Dosierung nach der INR bzw. dem Quick-Wert. Der Zielwert hängt von der Indikation ab (oft INR 2–3 bzw. Quick-Wert 25–35 %).

Nebenwirkungen sind v. a. Blutungen, Allergien, **Marcumarnekrosen** (Hautnekrosen, meist in der ersten Woche), Haarausfall sowie eine verzögerte Knochenbruchheilung.

Kontraindikationen sind neben den Gegenanzeigen der High-dose-Heparinisierung eine Verbrauchskoagulopathie (→ 27.9.2), schwere Leberschäden (→ 25.4.5) sowie Schwangerschaft (dann Heparingabe).

Besondere Vorsicht ist außerdem geboten, wenn eine zuverlässige Tabletteneinnahme und regelmäßige Blutkontrollen nicht gewährleistet sind oder die Verletzungsgefahr der Betroffenen hoch ist.

Cumarine müssen wegen des Blutungsrisikos etwa eine Woche vor geplanten invasiven Eingriffen abgesetzt werden. Zusätzlich kann Vitamin K, z. B. 5–10 Tropfen Konakion®, oral verabreicht werden. Die Wirkung setzt nach 6–12 Std. ein, da die Gerinnungsfaktoren erst in der Leber synthetisiert werden müssen. Ob **Bridging** nötig ist, also die überbrückende Gabe von Heparin bis zur Wiedereinnahme der Cumarine, wird individuell entschieden.

Ist ein sofortiger Wirkungseintritt erforderlich, etwa bei einer Notfalloperation oder schweren Blutung, muss PPSB i. v. (→ Tab. 27.6) gegeben werden.

Direkte orale Antikoagulanzien

Als **direkte orale Antikoagulanzien** (*DOAK,* gelegentlich *neue direkte Antikoagulanzien, NOAK*) werden zusammengefasst:

- Der **Thrombinhemmer** (→ Abb. 22.29) Dabigatran (z. B. Pradaxa®)
- Die **(direkten) Faktor-Xa-Hemmer** (→ Abb. 22.29) Apixaban (z. B. Eliquis®), Edoxaban (z. B. Lixiana®), Rivaroxaban (z. B. Xarelto®).

Alle sind zur Thromboseprophylaxe (teilweise nicht bei allen Indikationen), zur Thrombembolieprophylaxe bei Vorhofflimmern sowie zur Therapie und Rezidivprophylaxe der tiefen Beinvenenthrombose und Lungenembolie zugelassen.

Sie werden in einer festen Dosis ohne Gerinnungskontrollen gegeben, sind vergleichsweise wirksam wie Cumarine und verursachen wohl weniger Blutungen. Daher werden DOAK mittlerweile häufiger als Cumarine in der Langzeitantikoagulation eingesetzt. Im Zweifel sind Gerinnungskontrollen allerdings schwieriger. Perioperativ reicht meist präparatabhängiges Pausieren.

Bei einer Blutung unter Dabigatran steht als Antidot Idarucizumab (z. B. Praxbind®) zur Verfügung, bei Apixaban und Rivaroxaban Andexanet alfa (z. B. Ondexxya®), außerdem PPSB.

Prävention und Gesundheitsberatung

- Ausstellen eines Antikoagulanzien-Passes, den die Patientin immer bei sich tragen sollte
- Einnahme der Tabletten immer zur gleichen Tageszeit. Bei vergessener Einnahme hängt es vom Präparat ab, bis wann die Einnahme nachgeholt werden kann (siehe Packungsbeilage oder Rücksprache mit der Ärztin). Auf keinen Fall am Tag darauf Dosis „nachholen"
- Selbstbeobachtung: Bei Blut in Urin oder Stuhl bzw. schwarzem Stuhl sofort die Ärztin aufsuchen
- Vermeiden von Verletzungen (→ 27.1.3): Verzicht auf Sportarten mit hohem Verletzungsrisiko, Vorsicht bei der Gartenarbeit, Trocken- statt Nassrasur, Verwendung weicher Zahnbürsten
- Information aller behandelnden (Zahn-)Ärztinnen nicht nur über die Antikoagulanzien-Einnahme (es dürfen z. B. keine i. m.-Injektionen verabreicht werden), sondern alle eingenommenen Arzneimittel. Wegen möglicher Wechselwirkungen keine Einnahme frei verkäuflicher Arzneimittel ohne Arztrücksprache
- Reisen: Keine Reisen in Länder, in denen Blutkonservengaben nicht gewährleistet oder risikoreich sind (→ 27.5.8)
- Bei Frauen zuverlässige Empfängnisverhütung (→ 34.11), in der Schwangerschaft wird statt oralen Antikoagulanzien Heparin gegeben
- Bei Cumarineinnahme zusätzlich:
  - Vitamin-K-reiche Nahrungsmittel (v. a. grüne Gemüse) immer in ungefähr gleicher Menge verzehren, da die Gerinnungshemmung vom Verhältnis zwischen Vitamin K und seinem Antagonisten Marcumar® abhängt
  - Regelmäßige Blutgerinnung kontrollieren (je nach Stabilität der Einstellung ca. zweimal pro Woche bis einmal alle vier Wochen) mit individueller Dosierung der Tabletten nach dem aktuell gemessenen Quick-/INR-Wert. Entweder Kontrollen in der Arztpraxis oder Selbstkontrolle durch INR-Bestimmung aus Kapillarblut mithilfe kleiner Testgeräte, vergleichbar der Blutzuckerselbstkontrolle. Dann Vermittlung entsprechender Schulungsprogramme.

PHARMA-INFO 22.5: FIBRINOLYTIKA

Fibrinolytika *(Thrombolytika)* aktivieren die *Fibrinolyse,* d. h. den Abbau von Fibrin. In der Medizin werden sie zur **Thrombolyse** (kurz *Lyse,* medikamentöse Auflösung eines Thrombus oder Embolus) bei Herzinfarkt (STEMI → 21.5.2), Schlaganfall (→ 37.6.4), akutem Arterienverschluss (→ 22.5.3), massiver tiefer Venenthrombose (→ 22.7.3) oder Lungenembolie (→ 23.11.1) eingesetzt.

Wegen der Gefahr schwerwiegender Nebenwirkungen erfordert die Lysetherapie das (schriftliche) Einverständnis der Patientin und erfolgt auf einer Intensiv- oder Intermediate-care-Station (z. B. auch Stroke Unit). Komplikationen können z. B. Blutungen einschließlich Gehirnblutungen und Unverträglichkeitsreaktionen sein.

Kontraindikationen

Wegen drohender unbeherrschbarer Blutungen sind absolute Kontraindikationen der Lyse u. a.:

- Aktuelle innere Blutungen, kurz zurückliegende Magen-Darm-Blutungen, (größere) Operationen/Verletzungen, bestimmte Punktionen sowie durchgemachte Gehirnblutungen
- Ischämischer Schlaganfall im letzten halben Jahr
- ZNS-Tumoren.

Relative Kontraindikationen sind z. B. unbeherrschbarer Bluthochdruck oder einige entzündliche Erkrankungen/Infektionen (Sepsis, Endokarditis).

Verfahren und Präparate

Unterschieden werden:

- Die **systemische Lyse,** bei der das Arzneimittel i. v. gespritzt wird und seine Konzentration im ganzen Körper gleich hoch ist
- Die **lokale Lyse,** bei der das Arzneimittel mit einem Katheter direkt an den Thrombus gebracht wird und dort die höchste Konzentration erreicht.

Eingesetzt werden am häufigsten rt-PA (*recombinant tissue plasminogen activator, Alteplase,* z. B. Actilyse®) oder rt-PA-Abkömmlinge, etwa Reteplase, z. B. Rapilysin®, Tenecteplase, z. B. Metalyse®, gelegentlich Urokinase (z. B. Urokinase HS medac®). Die Lysedauer liegt meist bei wenigen Minuten bis einer Stunde.

Pflege bei systemischer Lyse

- Arzneimittel in verordneter Verdünnung über eine Spritzenpumpe geben
- Patientin während der Infusion nicht alleine lassen. Monitoring und Beobachtung auf Komplikationen wie Blutungen (z. B. Bewusstseinsstörungen als Zeichen einer Hirnblutung), Herzrhythmusstörungen („Reperfusionsarrhythmie"), allergische Reaktionen (wie etwa Hautrötung, Kopf- und Gelenkschmerzen) und Temperaturanstieg. Bei Verdacht auf Nebenwirkungen sofort Ärztin informieren
- Stuhl auf Blut, Haut auf Einblutungen beobachten sowie Nasen-Rachen-Raum kontrollieren
- Patientin Bettruhe einhalten lassen
- Verletzungen vorbeugen: Nassrasur, rektale Temperaturmessung und Zähneputzen vermeiden
- Wegen der Gefahr lebensbedrohlicher Blutungen keine i. m.-Injektionen, bei Schmerzen keine Azetylsalizylsäure und keine nichtsteroidalen Antirheumatika (beispielsweise Aspirin® bzw. Voltaren®) verabreichen.

22.7 Erkrankungen der Venen

22.7.1 Varikosis

DEFINITION

Varizen *(Krampfadern):* Geschlängelte und erweiterte (oberflächliche) Venen, am häufigsten an den Beinen.

Varikosis *(Krampfaderleiden):* Ausgedehnte Varizen der Beine. Bei Erwachsenen Varizen Stadium C2–C3 in knapp 30 %, Stadium C4–C6 in ca. 3,5 %, mit dem Alter zunehmend [17].

Krankheitsentstehung

Der **primären** *(idiopathischen)* **Varikosis** liegt eine Venenwandschwäche oder Venenklappeninsuffizienz zugrunde. Fast immer besteht eine familiäre Disposition. Begünstigt wird die Varikosis z. B. durch stehende Tätigkeit, Übergewicht und Schwangerschaft.

Die **sekundäre Varikosis** ist Folge anderer Venenerkrankungen (z. B. einer tiefen Thrombose, → 22.7.3), die zur Abflussbehinderung im tiefen Venensystem oder Zerstörung der Venenklappen führen. Die oberflächlichen Venen werden dann überlastet.

Einteilung

Differenziert werden:

- Nach den betroffenen Venen
  - Die winzigen, netz- oder kranzförmigen **Besenreiservarizen** in der Haut
  - **Retikuläre Varizen** subkutaner Nebenäste
  - **Pelvine Varizen** im (kleinen) Becken
  - **Perforansvarizen** der Verbindungsvenen zwischen tiefen und oberflächlichen Venen
  - **Seitenastvarizen** von Seitenästen der V. saphena magna und parva
  - **Stammvarizen** der V. saphena magna und V. saphena parva. Sie liegen an der Innenseite von Ober- und Unterschenkel bzw. Rück- und Außenseite des Unterschenkels. Häufig sind auch die Perforansvenen oder die Mündungsklappe der V. saphena magna in die V. femoralis funktionsunfähig
- Nach klinischem Schweregrad *(C = engl. clinical condition)* die Stadien C0–C6 (**CEAP-Klassifikation** → Tab. 22.8).

Tab. 22.8 Klinische Zeichen aus der CEAP-Klassifikation der chronischen Varikosis (vereinfacht nach [4]).

C0	Keine sichtbaren Zeichen einer Venenkrankheit
C1	Besenreiser u./o. retikuläre Varizen
C2	Varizen (Durchmesser ≥ 3 mm), keine Zeichen der chronisch-venösen Insuffizienz
C3	Ödem durch venöse Insuffizienz
C4	Hautveränderungen/Stauungsdermatose durch venöse Insuffizienz
C5	Wie C4 mit abgeheiltem Ulcus cruris
C6	Aktuell bestehendes venöses Ulcus cruris

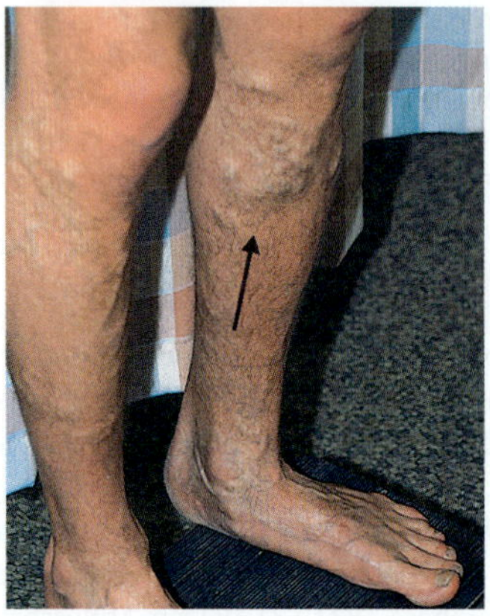

Abb. 22.30 Patient mit ausgeprägter Varikosis. Die erweiterten, geschlängelten Venen sind deutlich zu erkennen. [E554]

Symptome, Befund und Diagnostik

Eine Varikosis (→ Abb. 22.30) kann lange symptomlos bleiben und die Patientinnen nur in kosmetischer Hinsicht stören. Viele klagen aber über Schwellneigung, Schwere- und Spannungsgefühl der Beine sowie nächtliche Muskelkrämpfe. Wichtig ist, die Patientin im Stehen zu untersuchen, da die Varizen im Liegen oft „leerlaufen".

Ziele der Diagnostik sind die Unterscheidung zwischen primären und sekundären Varizen und die Schweregradeinschätzung. Meist reichen Anamnese, Untersuchung und Farb-Duplex-Sonografie (→ 42.6.6, evtl. mit Provokationstests).

Komplikationen

- Thrombophlebitis (→ 22.7.2)
- Blutung aus geplatzten Varizen (Varizenruptur)
- Trophische Hautveränderungen, Ödem, im Extremfall Ulcus cruris (→ 22.2.3)
- Bei ausgeprägtem Stammvenenbefall tiefe Venenthrombose (→ 22.7.3).

Behandlungsstrategie

Bei der Behandlung werden neben Allgemeinmaßnahmen (→ 22.1.2) und ggf. individueller Kompressionstherapie (→ 22.1.3) oft eines oder mehrere der folgenden Verfahren eingesetzt. Nach allen Verfahren soll die Patientin eine Kompressionstherapie erhalten, deren Dauer individuell festgelegt wird [17].

Sklerosierung

Bei der ambulanten **Sklerosierung** *(Verödung)* wird ein Verödungsmittel, das die Veneninnenwand schädigt, in die Varizen gespritzt. Vorzugsweise wird *Aethoxysklerol* verwendet. Durch **Schaumsklerosierung,** d. h. die (duplexkontrollierte) Injektion aufgeschäumter Verödungsmittel, können auch größere Varizen und selbst Stammvarizen sklerosiert werden. Anschließend wird ein Kompressionsverband angelegt und die Patientin geht zügig umher.

Komplikationen sind v. a. Lokalreaktionen, Hautpigmentierungen und Teleangiektasien im behandelten Bereich. Ernste Komplikationen sind selten.

Minimalinvasive Verfahren

Bei den **endovenösen thermischen Ablationsverfahren** *(EVTA),* Hauptformen **Radiofrequenzobliteration** *(RFO)* und **endovenöse Laserablation** *(EVLA),* wird die Vene von innen so stark erhitzt, dass sie sich verschließt. Sie haben in den letzten Jahren stark zugenommen.

Zu den minimalinvasiven Verfahren zählt auch die **Mini-Phlebektomie,** die Entfernung kleiner Varizen in Lokalanästhesie über Mini-Inzisionen.

Varizenoperation

Eine Varizenentferung wird hauptsächlich bei der Stammvarikosis der V. saphena magna durchgeführt und nur, wenn die tiefen Beinvenen durchgängig sind. Sie ist ambulant möglich.

- Die Chirurgin unterbindet die V. saphena magna an ihrer Einmündung in die V. femoralis sowie unterhalb des varikös veränderten Venensegments, außerdem alle Äste, die am Venenstern in die V. saphena münden (**Crossektomie,** → Abb. 22.31)
- Anschließend wird der erkrankte Venenabschnitt entfernt (**Venenstripping,** → Abb. 22.31)
- Funktionsunfähige Perforansvenen werden unterbunden, variköse Seitenäste über separate, kleine Inzisionen entfernt
- Das Vorgehen bei einer Stammvarikosis der V. saphena parva ist analog (proximaler Schnitt in der Kniekehle).

Hauptkomplikationen sind Wundheilungsstörungen und Störungen des Lymphabflusses am operierten Bein.

Venenerhaltende Operationen sind nur unter bestimmten Voraussetzungen möglich und eher selten.

Pflege bei Varizenoperation

Perioperative Pflege → Kap. 44
Perioperative Pflege bei Gefäßoperationen → 22.1.4
Kompressionstherapie → 22.1.3
Beobachten, Beurteilen und Intervenieren → 22.1.2

Präoperative Pflege

- **Haarkürzung bzw. -entfernung.** Sie erfolgt vom Bauchnabel abwärts (einschließlich der Schambehaarung) bis hin zum betroffenen Fuß
- **Körperreinigung.** Die präoperativen Maßnahmen (Rasur, Duschen) werden so geplant, dass sie beendet sind, bevor die Ärztin mit einem wasserfesten Stift die Venenverläufe anzeichnet. Die Patientin darf das betroffene Bein anschließend nicht mehr waschen
- **Thromboseprophylaxe.** Für das nicht zu operierende Bein erhält die Patientin einen MT-Strumpf (→ 4.3).

Postoperative Pflege

- **Patientenbeobachtung.** Pflegende achten auf Nachblutungen (Verband durchgeblutet?), Zeichen von Durchblutungsstörungen (Hauttemperatur, -farbe), motorische oder sensible Störungen, Schmerzen (z. B. bei zu straffem Verband, Durchblutungsstörungen) und korrekten Sitz des intraoperativ angelegten Kompressionsverbands am operierten Bein

- **Bewegung.** Das operierte Bein wird erhöht positioniert, auf einem Kissen oder einer Schiene (→ Abb. 22.9). Die Frühmobilisation ist jedoch maßgeblich für Operationserfolg und Thromboseprophylaxe. Die Patientin wird noch am OP-Tag mobilisiert und soll bei stabilen Kreislaufverhältnissen regelmäßig gehen
- **Verbandwechsel.** Der erste Verbandwechsel erfolgt meist am zweiten postoperativen Tag. Dann wird auch eine evtl. Redon-Saugdrainage in der Leiste gezogen. Die Fäden werden am 8.–11. postoperativen Tag entfernt
- **Kompressionsbehandlung.** Die Patientin soll mindestens eine Woche, ggf. länger, einen Kompressionsstrumpf der Kompressionsklasse II (→ Tab. 22.2) tragen.

Prävention und Gesundheitsberatung

- Bedeutung der Kompression, insbesondere bei Betroffenen mit Stehberufen
- „S-L-Regel", Gefäßtraining → 22.1.2
- Meiden von Wärme: Keine direkte Sonneneinstrahlung, keine heißen Bäder oder Saunagänge. Bevorzugung von kalten Wasseranwendungen an den Beinen
- Leichtes Hochlagern der Beine zur Nacht
- Meiden einer Erhöhung des Venendrucks, z. B. kein Tragen schwerer Lasten, kein Pressen beim Stuhlgang (Obstipationsprophylaxe)
- Abbau von Übergewicht, Nikotinkarenz.

SPICKZETTEL

Varikosis (Krampfaderleiden)

Definition: Erweiterte, geschlängelte oberflächliche Beinvenen.

Ursache/Risikofaktoren: Meist multifaktoriell ohne fassbare Grunderkrankung.

Symptome: Deutlich sichtbare oberflächliche Beinvenen, schwere, geschwollene Beine, v. a. abends, nächtliche Wadenkrämpfe. Bei chronisch-venöser Insuffizienz trophische Hautveränderungen bis zum Ulcus cruris.

Diagnostik: Klinisch, Duplex-Sonografie.

Therapie/Pflege: „Venengünstiges" Verhalten (z. B. S-L-Regel = kein langes Sitzen/Stehen, besser Liegen/Laufen), Kompressionstherapie. Ggf. Sklerosierung (Verödung), minimalinvasive Verfahren, operative Varizenentfernung.

22.7.2 Thrombophlebitis

DEFINITION

Thrombophlebitis: Entzündung und Thrombose einer oberflächlichen Vene.

Krankheitsentstehung

Bei der **abakteriellen Thrombophlebitis** bildet sich ein Gerinnsel in einer oberflächlichen Vene, meist in einer Varize **(Varikophlebitis)**, seltener in einer gesunden Vene z. B. nach Verletzung. Es kommt zu einer *lokal begrenzten* Entzündung.

Die **bakterielle Thrombophlebitis** ist zumeist Folge infizierter venöser Zugänge oder „unsauberer" Injektionsbestecke bei Drogenabhängigen. Komplikation ist eine hämatogene Streuung der Bakterien.

Symptome, Befund und Diagnostik

Die Thrombophlebitis zeigt sich durch einen derben, druckschmerzhaften Venenstrang, dessen Umgebung gerötet und überwärmt ist. Evtl. besteht eine lokale Schwellung. Nur bei der bakteriellen Thrombophlebitis können Allgemeinsymptome wie Fieber, Schüttelfrost sowie eine eitrige Einschmelzung des Herds hinzutreten.

Die Diagnose einer Thrombophlebitis wird klinisch gestellt. Bei einer Thrombophlebitis der V. saphena magna erfolgt eine Sonografie zur Klärung der Ausdehnung und damit des Risikos einer tiefen Beinvenenthrombose. Bei Verdacht auf bakterielle Beteiligung sollten ein Blutbild angefertigt und eine Blutkultur entnommen werden.

Behandlungsstrategie und Pflege

Bei einer Thrombophlebitis oberflächlicher Varizen [18]:

- Keine Bettruhe, sondern viel Gehen mit Kompressionsverband (→ 22.1.3)
- Zur Beschwerdelinderung lokale Kühlung, Heparinsalbe. Bei Schmerzen nichtsteroidale Antirheumatika (→ Pharma-Info 13.1, → Pharma-Info 28.1) nach Arztanordnung
- Bei großem Gerinnsel evtl. Stichinzision mit Auspressen des Koagels
- Bei bettlägerigen Patientinnen oder drohender Beteiligung tiefer Venen Heparin s. c.
- Ggf. Varizensanierung (→ 22.7.1)
- Bei bakterieller Thrombophlebitis zusätzlich Antibiotika.

22.7.3 Tiefe Venenthrombose

DEFINITION

Thrombose: Blutgerinnung in den Blutgefäßen oder den Herzhöhlen mit Bildung eines Blutgerinnsels.

Thrombophilie: Angeborene oder erworbene erhöhte Thromboseneigung.

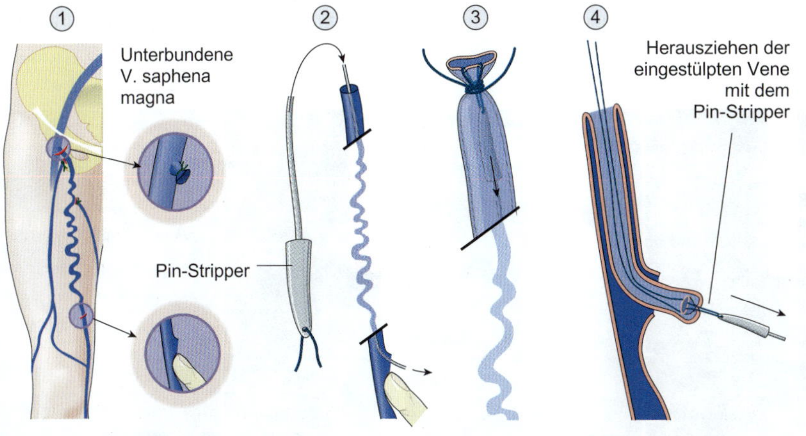

Abb. 22.31 Varizenentfernung. Zuerst werden die V. saphena magna und alle am Venenstern in sie einmündenden Äste unterbunden. Dann wird der Stripper proximal in die abgesetzte V. saphena magna eingeführt und am distalen Ende der Varizen ausgeleitet. Danach wird die Vene am Stripper fixiert und mit diesem nach distal herausgezogen. [L190]

Tiefe Venenthrombose *(TVT, Phlebothrombose):* Verschluss einer tiefen Vene durch eine Thrombose. Zu 90 % in den tiefen Bein- und Beckenvenen, links häufiger als rechts. Vor allem durch ihre Komplikationen Lungenembolie (→ 23.11.1) und postthrombotisches Syndrom (→ 22.7.4) gefährlich. Mit zunehmendem Lebensalter steigende Erkrankungshäufigkeit.

Embolie: Gefäßverschluss durch einen **Embolus,** d. h. in die Blutbahn verschleppte Substanzen, die sich nicht im Blut lösen, z. B. Thromben **(Thrombembolie),** Luft, Fremdkörper oder Bakterien.

Krankheitsentstehung

Einschätzung der Thrombosegefährdung → 4.3

Die Entstehung eines Thrombus wird vor allem durch drei Risikofaktoren begünstigt **(Virchow-Trias):**

- **Veränderung der Blutströmung,** v. a. Strömungsverlangsamung (z. B. bei Immobilisation, Gipsbehandlung, Lähmung, hochgradiger Herzinsuffizienz)
- **Gefäßwandschädigung** (etwa nach einer Operation)
- Veränderte Blutzusammensetzung mit erhöhter Gerinnungsneigung **(Hyperkoagulabilität)** und somit erhöhter Thromboseneigung **(Thrombophilie).** Häufigste angeborene Ursache ist die **APC-Resistenz** durch Mutation des für den Gerinnungsfaktor V zuständigen Gens *(Faktor-V-Leiden-Mutation)* mit ca. 5 % der Bevölkerung. Auch eine genetisch bedingte **Prothrombinerhöhung** ist verhältnismäßig häufig. Erworbene Ursachen sind z. B. Adipositas, Rauchen, Schwangerschaft, Einnahme oraler Antikonzeptiva sowie einige Bluterkrankungen und Tumoren.

Symptome und Untersuchungsbefund

Meist bemerkt die Patientin zuerst ein Schwere- und Spannungsgefühl am betroffenen Bein, einen belastungsabhängigen Fußsohlen- oder Wadenschmerz und evtl. einen ziehenden Schmerz entlang der Venen. Mäßiges Fieber ist möglich.

Die Untersucherin stellt typischerweise eine Schwellung von Unterschenkel oder gesamtem Bein fest (Umfänge beider Beine messen, → Abb. 22.10). Die Haut der betroffenen Extremität ist bläulich-rot, warm und glänzend. Evtl. sind die tiefen Beinvenen druckschmerzhaft.

Variables klinisches Bild

Die Beschwerden können sehr ausgeprägt sein, insbesondere bei bettlägerigen Patientinnen aber auch gering (z. B. nur ein leichtes Ödem der Knöchelregion). Dann wird die tiefe Venenthrombose erst nach Auftreten einer Lungenembolie diagnostiziert.

Schwerste und lebensbedrohliche Verlaufsform ist die **Phlegmasia coerulea dolens** mit (praktisch) vollständiger Verlegung der venösen Strombahn und Stillstand des venösen Rückstroms in der betroffenen Extremität. Das Bein nimmt rasch an Umfang zu und verfärbt sich blaurot, die Pulse sind nicht mehr tastbar. Die Patientin hat stärkste Schmerzen und gerät in einen Schock (→ 14.4).

Komplikationen

Lebensgefährliche Akutkomplikation einer tiefen Bein- oder Beckenvenenthrombose ist die **Lungenembolie** (→ 23.11.1).

Bei ca. 50 % der Patientinnen entwickelt sich im Laufe vieler Jahre ein **postthrombotisches Syndrom** als Spätkomplikation (→ 22.7.4).

Thromboserezidive sind häufig, da die vorgeschädigten Venenwände neue Thromboseherde darstellen.

Diagnostik

Bei Verdacht auf Lungenembolie → 23.11.1

Der Diagnosesicherung dienen [18]:

- Bei nicht hoher klinischer Thrombosewahrscheinlichkeit **D-Dimer-Bestimmung** im Blut (D-Dimere = Bruchstücke des Fibrins). Bei normalem D-Dimer-Wert ist eine akute Venenthrombose sehr unwahrscheinlich
- Bei hoher klinischer Thrombosewahrscheinlichkeit oder erhöhtem D-Dimer-Wert **Kompressions-Sonografie** (→ 42.6.6, → Abb. 22.32). Bei Thrombose lässt sich die Vene kaum oder gar nicht zusammendrücken
- Bei weiterbestehender Unklarheit und therapeutischen Konsequenzen CT-, MR- oder (selten) konventionelle Phlebografie (→ 22.3.2).

Bei einer tiefen Beinvenenthrombose ohne erkennbare Risikofaktoren sind im weiteren Verlauf Blutgerinnungsuntersuchungen zur Feststellung einer Thrombophilie (u. a. APC-Resistenz-Test, AT III, Protein C, Protein S) und/oder eine Tumorsuche erforderlich.

Behandlungsstrategie

Erster Behandlungsschritt ist die unverzügliche Antikoagulation. Zugelassen sind Heparin (therapeutische Heparinisierung), Fondaparinux und direkte orale Antikoagulanzien (→ Pharma-Info 22.3, → Pharma-Info 22.4). Die Antikoagulation senkt das Risiko von Lungenembolien und Frührezidiven. Heute wird möglichst kurzstationär oder ambulant behandelt.

Eine Gefäßwiedereröffnung wird nur angestrebt bei Phlegmasia coerulea dolens oder ausgedehnten frischen Thrombosen jüngerer Menschen, z. B. durch Kombination aus Thrombolyse (→ Pharma-Info 22.5) und Thrombektomie (Entfernung des Thrombus, z. B. mittels Fogarty-Katheter, → 22.5.2, → Abb. 22.24).

Bei Gabe von Heparin oder Fondaparinux beginnt die orale Antikoagulation mit Cumarinen gleichzeitig oder es wird nach einigen Tagen auf direkte Antikoagulanzien umgestellt. Bei Therapie mit direkten oralen Antikoagulanzien von Anfang an wird die

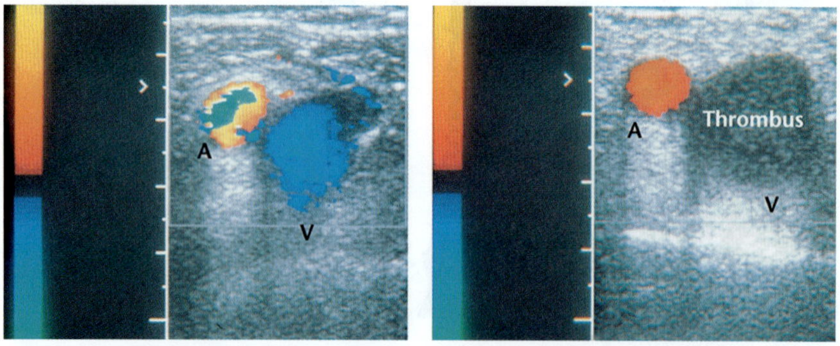

Abb. 22.32 Farb-Duplex-Sonografie, links Normalbefund, rechts bei Thrombose der rechten V. femoralis. Die erweiterte Vene ist ganz vom Thrombus ausgefüllt, die blaue Farbkodierung fehlt. Auf Druck mit dem Schallkopf ist die normale Vene links kompressibel, das mit dem Thrombus angefüllte Gefäß rechts hingegen nicht. [M180]

Dosis präparatabhängig reduziert. Die Antikoagulation ist für mindestens 3 Monate erforderlich [18].

Pflege

Keine i. m.-Injektionen
Bei Verdacht auf Phlebothrombose und/oder Antikoagulation keine i. m.-Injektionen (z. B. Impfung), da diese eine Kontraindikation für eine evtl. Lyse darstellen.

- **Bewegung.** Patientinnen früh mobilisieren, da Bettruhe weder das Risiko einer Lungenembolie noch das eines postthrombotischen Syndroms vermindert. Nur bei akuter Schwellung und Schmerzen ist überwiegende Bettruhe mit Hochpositionierung des Beins angezeigt, bis die Beschwerden abgeklungen sind. Dann führen Pflegende alle notwendigen Prophylaxen durch und unterstützen bei den Lebensaktivitäten
- **Kompressionstherapie.** Die betroffene Extremität wird zunächst mit Binden gewickelt. Nach Abschwellen des Beins erhält die Patientin medizinische Kompressionsstrümpfe (meist der Klasse II), deren Tragedauer sich nach dem Befund der Kontrolluntersuchungen richtet (→ 22.1.3)
- **Beobachtung.** Die Pflegenden beobachten das Bein (Pulse? Hautfarbe, -temperatur? Sensibilität? Schmerzen?) und messen regelmäßig den Beinumfang (→ Abb. 22.10)
- Wegen der Gefahr einer Lungenembolie sind abrupte Bewegungen und Pressen beim Stuhlgang zu vermeiden (Obstipationsprophylaxe, → 8.2.5).

Prävention und Gesundheitsberatung
Thromboseprophylaxe → 4.3
- Beratung bei Varizen → 22.7.1
- Aufklärung über die weiter erhöhte Thrombosegefahr mit Notwendigkeit einer Rezidivprophylaxe: Antikoagulation für mindestens 3 Monate, nach Absetzen der Antikoagulation großzügige Indikation einer prophylaktischen Heparinisierung bei Bettlägerigkeit. Keine thrombosefördernden Arzneimittel („Pille"). Bei Risikosituationen (z. B. langen Bus-/Flugreisen) ggf. Kompression und Antikoagulation als Prophylaxe.

22.7.4 Chronisch-venöse Insuffizienz

DEFINITION
Chronisch-venöse Insuffizienz *(CVI)*: Typische Kombination von Venen- und/oder Hautveränderungen bei länger bestehender primärer oder sekundärer Varikosis oder angeborenen Fehlbildungen der Venen/-klappen.
Postthrombotisches Syndrom: Chronisch-venöse Insuffizienz als Folge einer Thrombose der tiefen Bein- oder Beckenvenen.

Krankheitsentstehung

Die Stauung des Bluts lässt den Blutdruck im venösen Schenkel der Kapillaren und in den Venolen ansteigen. Zunächst resultiert eine Ödemneigung, langfristig eine Sklerose (Verhärtung) der Haut und Unterhaut. Die Hautanhangsgebilde (Haare, Nägel, Drüsen) werden geschädigt, Pigmente lagern sich vermehrt ein, und im Endstadium bilden sich Ulzera und Nekrosen. Die Haut wird anfällig gegenüber Keimen und heilt nach Verletzungen nur schlecht.

Symptome, Befund und Behandlungsstrategie

Am häufigsten klagen die Patientinnen über Knöchelödeme, schwere Beine und Spannen im betroffenen Bein bei längerem Stehen oder Sitzen sowie nächtliche Wadenkrämpfe. Schmerzen beim Gehen sind in fortgeschrittenen Stadien möglich und bessern sich beim Stehen und Hochlagern des Beins *(venöse Claudicatio)*.

Unbehandelt kommt es bei 85 % der Patientinnen im Laufe von Jahren zur Sklerose der Haut mit Pigmenteinlagerung und im Endstadium zum Ulcus cruris venosum (→ 22.2.3, → Abb. 22.11).

Die Behandlung ist stadienabhängig (→ Tab. 22.9).

Tab. 22.9 Stadieneinteilung nach Widmer, mod. nach Marshall [5], und Therapie der chronisch-venösen Insuffizienz.

Stadium	Klinische Befunde	Behandlungsstrategie und Pflege
I	Reversible Stauungsödeme, Corona phlebectatica (erweiterte Hautvenen an den Fußrändern)	Individuell je nach Ursache, Stadium und Zustand der Patientin: • Ursache beseitigen, also v. a. Varizensanierung (→ 22.7.1) • Kompressionstherapie (→ 22.1.3) • Ulkusbehandlung (→ 22.2.3)
II	Dauerhafte Ödeme, Hyper-/Depigmentierung, Stauungsdermatitis, Fibrosierung von Haut und Unterhaut, weißfleckige Hautatrophie	
III	• IIIa: abgeheiltes Ulcus cruris • IIIb: bestehendes Ulcus cruris	

22.8 Gefäßverletzungen

22.8.1 Arterienverletzungen

Arterienverletzungen haben größere klinische Bedeutung als venöse, da sich infolge des hohen Blutdrucks rasch ein erheblicher Blutverlust entwickeln kann.

Krankheitsentstehung

- **Direkte Arterienverletzungen** machen den Hauptteil arterieller Verletzungen aus.
  - **Scharfe Arterienverletzungen** entstehen durch Stich, Schnitt, Schuss oder Pfählungstrauma sowie ärztliche Maßnahmen (z. B. Angiografie, Punktionen). Die Gefäßwand wird von außen nach innen durchtrennt
  - **Stumpfe Arterienverletzungen** sind Folge von Prellungen, Quetschungen, Verrenkungen oder Frakturen. Die Gefäßwand wird von innen nach außen verletzt. Intima und Media retrahieren sich. Dadurch wird die Gefäßlichtung kleiner, und an der Verletzungsstelle können sich Thromben bilden, die zu Durchblutungsstörungen führen
- **Indirekte Arterienverletzungen** sind Folge indirekter Gewalteinwirkung. Typisches Beispiel ist das Zerreißen der Aorta bei einem frontalen Autozusammenstoß (*Dezelerationstrauma* bei plötzlicher Beschleunigungsänderung).

Symptome, Befund und Diagnostik

Leitsymptom der *scharfen Arterienverletzung* ist die *Blutung* nach außen (hellrote, pulsierende Blutung, → Abb. 22.33) oder innen (Hämatombildung). Durch den Blutverlust kann die Patientin in einen Volumenmangelschock geraten (→ 14.4.2).

Leitsymptom der *stumpfen Arterienverletzung* ist die *Ischämie* mit Kälte, Blässe und peripherem Pulsverlust der betroffenen Extremität, Schmerzen, evtl. neurologischen Ausfällen. Die Blutung fehlt, da der Thrombus im Gefäßinneren das Gefäß abdichtet.

Art der Verletzung	Schweregrade	Symptomatik	
		Blutung nach außen	Periphere Ischämie
Scharfe Arterienverletzung 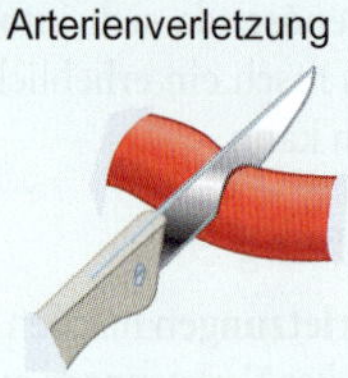	I 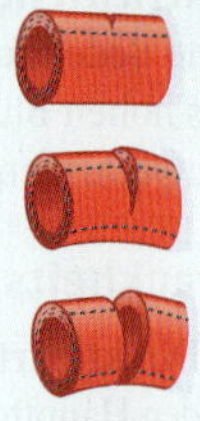	Nein	Nein
	II	Stark	Möglich
	III	Unterschiedlich stark	Immer
Stumpfe Arterienverletzung 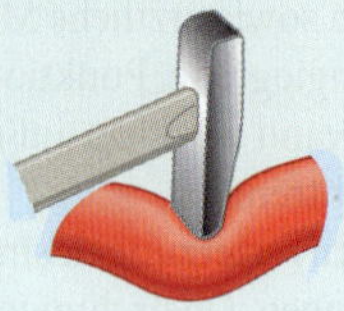	I 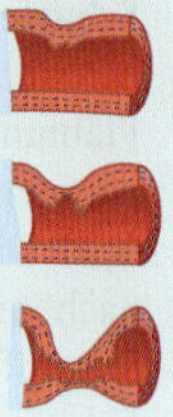	Nein	Selten
	II	Nein	Häufig
	III	Gering	Immer

Abb. 22.33 Unterschiede bei scharfen und stumpfen Arterienverletzungen. [L138]

Die Verdachtsdiagnose wird klinisch gestellt (Pulsstatus!). Die wichtigsten bildgebenden Verfahren sind (Farb-)Duplex-Sonografie und CT/MRT.

Behandlungsstrategie

NOTFALL! Erstmaßnahmen bei **Arterienverletzungen** sind:
- Offene Blutungen steril verbinden und durch Druckverband oder Blutdruckmanschette komprimieren, bei ausgedehnten Blutungen notfalls zuführende Arterie mit Fingern oder Faust komprimieren, z. B. A. femoralis in der Leiste bei Blutungen am Oberschenkel. Keinesfalls Gefäße mit scharfen Klemmen fassen, da dies die Aussichten einer operativen Gefäßwiederherstellung erheblich verschlechtert
- Vitalzeichen und Bewusstseinslage kontrollieren, ggf. Schock bekämpfen und Kreislauf stabilisieren (z. B. Volumenersatz). Bei (mutmaßlich) geschlossenen Blutungen Kreislauf stabilisieren, Blutungsquelle suchen (Weichteilschwellungen?) und möglichst zuführendes Gefäß komprimieren.

Da sich durch den hohen Druck in den Arterien rasch ein lebensbedrohlicher Blutverlust entwickeln kann, werden alle Arterienverletzungen schnellstmöglich minimalinvasiv oder operativ versorgt. Beim Polytrauma (*Mehrfachverletzungen*, →29.7.8) haben Arterienverletzungen oberste Priorität!

22.8.2 Venenverletzungen

Venenverletzungen entstehen wie arterielle Verletzungen, sind jedoch seltener.

Typisch ist das langsame, kontinuierliche Austreten dunklen Blutes. Nach ausgedehnter Quetschung oder längerer Kompression (z. B. beim Abbinden einer arteriellen Blutung) können sich außerdem Thromben in dem verletzten Gefäß bilden und zu einer Lungenembolie führen.

Größere Venenverletzungen müssen ebenfalls minimalinvasiv oder operativ behandelt werden.

22.9 Arteriovenöse Fisteln

DEFINITION

Arteriovenöse Fistel *(AV-Fistel)*: Angeborene oder erworbene, krankhafte Kurzschlussverbindung zwischen arteriellem und venösem Gefäßsystem.

Krankheitsentstehung

Die meisten **arteriovenösen Fisteln** sind angeboren. Erworbene Fisteln sind Folge von Gefäßverletzungen (→22.8), ärztlichen Maßnahmen, Entzündungen oder Tumoren. Eine absichtlich herbeigeführte arteriovenöse Fistel ist der Shunt zur Dialyse (→33.1.7).

Symptome, Befund und Diagnostik

Die Symptome hängen vor allem von Lokalisation und Größe der Fistel ab:
- Da das Blut nicht durch die Kapillaren, sondern durch den Kurzschluss direkt in eine Vene fließt, werden die hinter dem Shunt gelegenen Gewebe evtl. nicht ausreichend durchblutet und es entwickeln sich die Zeichen einer peripheren Minderdurchblutung
- Die Vene hinter der Fistel muss eine unphysiologisch hohe Blutmenge bei unphysiologisch hohem Druck transportieren. Sie erweitert sich und pulsiert
- Bei großen arteriovenösen Fisteln kann das Herzzeitvolumen erheblich gesteigert sein. Folgen sind Tachykardie, belastungsabhängige Dyspnoe und auf Dauer eine Herzinsuffizienz (→21.6)
- Im Bereich der Fistel kann sich ein Aneurysma entwickeln (→22.5.6)
- Bei angeborenen oder früh erworbenen Fisteln kann es durch Stimulation des Längenwachstums zum lokalen Riesenwuchs (meist einer Extremität) kommen.

Die Verdachtsdiagnose wird durch Klinik und Auskultation („Maschinengeräusch") gestellt und durch (Farb-)Duplex-Sonografie sowie Angiografie gesichert.

Behandlungsstrategie

Therapeutisch wird versucht, z. B. durch Ligatur oder Resektion der beteiligten Gefäße oder interventionelle radiologische Verfahren einen Verschluss der Fistel zu erreichen.

22.10 Erkrankungen der Lymphgefäße

22.10.1 Lymphangitis und Lymphadenitis

DEFINITION

Lymphangitis: Lymphgefäßentzündung.
Lymphadenitis: Lymphknotenentzündung.

Krankheitsentstehung

Lymphangitis und **Lymphadenitis** entstehen durch ausgeprägte lokale Entzündungen in den vorgeschalteten Körperregionen.

Darüber hinaus können systemische Infektionen eine generalisierte Lymphknotenbeteiligung hervorrufen.

Symptome, Befund und Diagnostik

Eine Entzündung der *Lymphgefäße* zeigt sich durch rote Streifen im Verlauf der Lymphbahnen, die sich zum Körperstamm hin ausbreiten, warm anfühlen und druckschmerzhaft sind.

Entzündete *Lymphknoten* sind vergrößert und druckschmerzhaft. Die Haut darüber kann gerötet und überwärmt sein. In schweren Fällen bilden sich *Abszesse.* Evtl. bestehen Fieber und eine Beeinträchtigung des Allgemeinbefindens.

Die Diagnose wird meist klinisch gestellt.

Behandlungsstrategie und Pflege

Häufig kann die zugrundeliegende Entzündung medikamentös, z. B. mit Antibiotika, behandelt werden. Lymphknotenabszesse werden chirurgisch versorgt.

Der betroffene Körperteil wird ruhiggestellt, gekühlt und nach Möglichkeit hochpositioniert. Die weitere Pflege hängt von der Grunderkrankung ab.

22.10.2 Lymphödem

DEFINITION

Lymphödem: Erkrankung infolge Störung des Lymphabflusses. Unbehandelt chronisch-progredient.

Krankheitsentstehung

Das **primäre Lymphödem** (→ Abb. 22.34) ist angeboren und durch eine Minderentwicklung der Lymphgefäße bedingt. Es wird häufig nach der Pubertät oder in frühem Erwachsenenalter manifest. Frauen sind häufiger betroffen als Männer.

Dagegen wird das **sekundäre Lymphödem** z. B. durch (wiederholte) Entzündungen, Tumoren *(malignes Lymphödem)* oder Therapien (Strahlentherapie, Lymphknotenentfernung, z. B. beim Mammakarzinom) verursacht, die Lymphgefäße und Lymphknoten verlegen oder zerstören.

Symptome, Befund und Diagnostik

Die Patientin klagt über Spannungs- und Schweregefühl sowie Brennen und Bewegungseinschränkung der betroffenen Körperregion. Das Lymphödem ist typischerweise blass und schmerzlos.

- **Stadium 0.** Kein Ödem, verminderte Transportkapazität der Lymphgefäße
- **Stadium 1.** Weiches, teigiges Ödem, reversibel, Dellen beim Eindrücken
- **Stadium 2.** Härter werdendes Ödem, teilweise reversibel, kaum noch eindrückbar, (zunehmende) Fibrose und Verhärtung des Gewebes
- **Stadium 3.** Schwerste Ausprägung mit massiver Schwellung, irreversibel **(Elefantiasis).**

Die Diagnose ist meist klinisch möglich. Manchmal sind z. B. *Lymphszintigrafie, Lymphografie* oder CT/MRT erforderlich.

Behandlungsstrategie und Pflege

Beobachten, Beurteilen und Intervenieren → 22.1.2

Lymphödemprophylaxe bei (gynäkologischen) Karzinomen → 34.1.5

Soweit möglich, wird die Ursache behandelt.

In fortgeschrittenen Stadien und bei Erfolglosigkeit der konservativen Therapie kann eine Operation angezeigt sein.

Pflege und physikalische Therapie beim Lymphödem sind sehr komplex und zeitintensiv, vermögen aber den Zustand der Patientin oft sehr zu bessern.

Die **komplexe physikalische Entstauungstherapie** *(KPE)* umfasst [19]:

- Hautpflege
- Manuelle/apparative Lymphdrainage
- Kompression (zuerst komprimierende lymphologische mehrlagige Wechselverbände, auf Dauer Kompressionsstrümpfe, -handschuhe, -ärmel)
- Entstauende Sport-/Bewegungstherapie. (→ Abb. 22.3).

Häufig muss die Behandlung zunächst in einer spezialisierten Klinik begonnen werden, ehe sie dann lebenslang zu Hause fortgeführt werden kann.

Prävention und Gesundheitsberatung

- Konsequente Durchführung der komplexen physikalischen Entstauungstherapie
- Positionierung. Intermittierende Hochlagerung der betroffenen Extremität, Meiden bestimmter Körperhaltungen, z. B. übereinander geschlagene Beine oder langes Sitzen bei einem Beinödem, langes Herunterhängen des Arms bei einem Armödem
- Bewegungstherapie. Auch im Alltag auf die Bewegungen achten. Gleichmäßige, sanfte Bewegungen wirken sich positiv aus, während ruckartige Bewegungen (z. B. beim Kegeln), Überkopfarbeiten (z. B. Wäsche aufhängen), Überanstrengung (z. B. schweres Tragen) und monotone Belastungen (z. B. langes Tippen) der betroffenen Region ungünstig sind
- Kleidung. Keine einengenden oder abschnürenden Kleidungsstücke anziehen
- Keine starke Hitze oder Kälte. Diese führen über eine Durchblutungssteigerung (bei Kälte reaktive Hyperämie) zu einer Ödemverstärkung. Also keine heißen Bäder oder Wickel, keine Sonnenbäder und Saunagänge, aber auch keine Kälteanwendungen, z. B. Eispackungen
- Schutz der betroffenen Extremität vor Verletzungen (z. B. bei der Gartenarbeit, im Umgang mit Tieren). Im Falle einer Verletzung sorgfältige Behandlung und engmaschige Kontrolle der Extremität, z. B. auf Infektionszeichen
- Keine Injektionen und Blutdruckmessungen an der betroffenen Extremität!

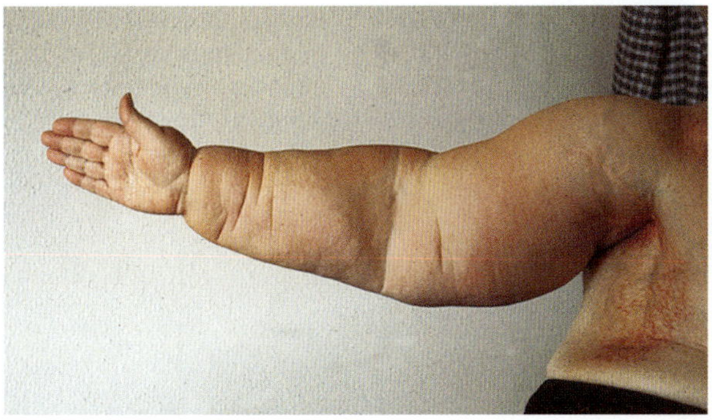

Abb. 22.34 Patientin mit sekundärem Lymphödem des rechten Arms und strahlentherapiebedingter Fibrose. Neben einem deutlichen Lymphödem besteht eine Bewegungseinschränkung des rechten Arms. Aufgrund der eingeschränkten Abduktion neigt die Patientin den Oberkörper kompensatorisch zur Gegenseite. [M874]

23

PFLEGE BEI LUNGENERKRANKUNGEN

Nicole Menche, Sylvia Röhm-Kleine
Unter Mitarbeit von Christine Keller

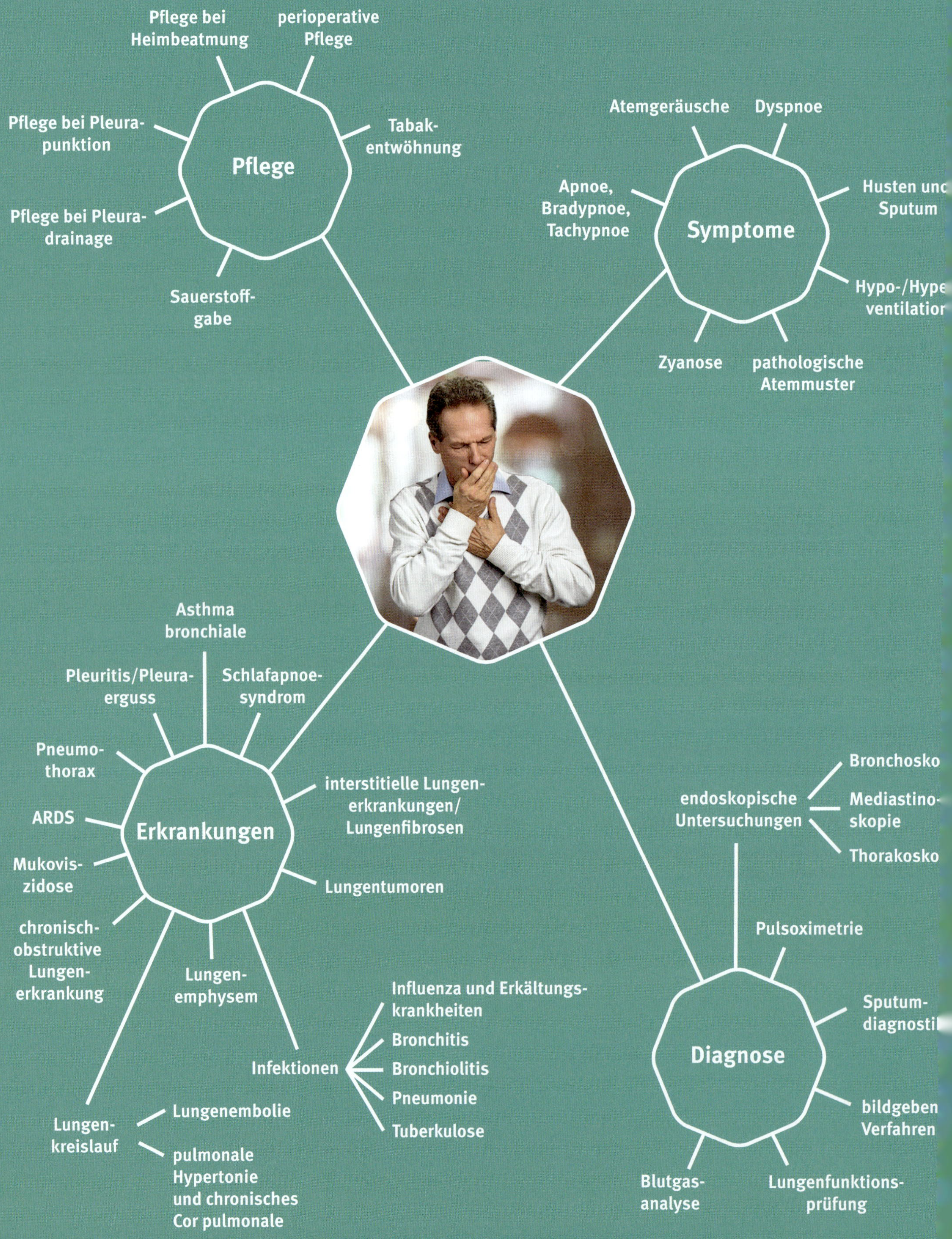
Pflege
Pflege bei Heimbeatmung
perioperative Pflege
Tabak-entwöhnung
Pflege bei Pleura-punktion
Pflege bei Pleura-drainage
Sauerstoff-gabe
Symptome
Atemgeräusche
Dyspnoe
Husten un
Sputum
Apnoe, Bradypnoe, Tachypnoe
Hypo-/Hype
ventilatio
Zyanose
pathologische Atemmuster
Erkrankungen
Asthma bronchiale
Pleuritis/Pleura-erguss
Schlafapnoe-syndrom
Pneumo-thorax
interstitielle Lungen-erkrankungen/ Lungenfibrosen
ARDS
Mukovis-zidose
Lungentumoren
chronisch-obstruktive Lungen-erkrankung
Lungen-emphysem
Infektionen
Influenza und Erkältungs-krankheiten
Bronchitis
Bronchiolitis
Pneumonie
Tuberkulose
Lungen-kreislauf
Lungenembolie
pulmonale Hypertonie und chronisches Cor pulmonale
Diagnose
endoskopische Untersuchungen
Bronchosko
Mediastino-skopie
Thorakosko
Pulsoximetrie
Sputum-diagnosti
bildgeben Verfahren
Blutgas-analyse
Lungenfunktions-prüfung

Die medizinischen Fachgebiete

DEFINITION

Pneumologie *(Lungen- und Bronchialheilkunde, Pulmologie)*: Teilgebiet der Inneren Medizin, das sich mit Prophylaxe, Diagnostik, *konservativer* Therapie und Rehabilitation bei Erkrankungen der unteren Atemwege, der Lungen, der Pleura, des Mediastinums und der schlafbezogenen Atemstörungen sowie der Tabakentwöhnung befasst.

Thoraxchirurgie: Fachgebiet der Medizin, das die Diagnostik und *operative* Therapie bei Erkrankungen und Fehlbildungen von Brustwand, Pleura, Bronchialsystem, Lungen, Mediastinum und Zwerchfell zum Gegenstand hat.

Atemwegsverlegung durch Fremdkörper → 14.5.9
Atemstörungen des Neugeborenen → 34.24.2

Fachweiterbildung Atmungstherapeut

Pflegefachpersonen können sich berufsbegleitend zum **Atmungstherapeuten** *(Respiratory Therapist)* weiterbilden. Die Tätigkeiten umfassen u. a. diagnostische Maßnahmen, Beatmungspflege (→ 45.4) einschließlich Respiratorentwöhnung, Sauerstoff- und Inhalationstherapie, physiotherapeutische Techniken und Tabakentwöhnung. Die Weiterbildung umfasst 720 Std. einschl. umfangreicher Praktika.

23.1 Pflege bei Lungenerkrankungen

Beatmungstherapie → 45.4

23.1.1 Patientensituation

Lungenerkrankungen belasten die Betroffenen in unterschiedlichem Ausmaß. Ein Patient bzw. eine Patientin (im Folgenden als „Patient" bezeichnet) mit einer leichten Bronchitis leidet weniger unter seinen Beschwerden als ein Patient mit einer schweren Pneumonie.

Unabhängig vom Ausmaß der Einschränkungen ist die Lunge jedoch für viele Menschen – ebenso wie das Herz – ein Organ von besonderer Bedeutung, denn Sauerstoff ist die Grundlage allen Lebens. Beeinträchtigungen der Lungenfunktion werden daher meist als sehr belastend, Atemnot in Ruhe sogar als lebensbedrohlich empfunden. Alltagsaktivitäten sind durch die Atemnot deutlich eingeschränkt.

23.1.2 Beobachten, Beurteilen und Intervenieren

Viele Lungenerkrankungen führen auch zu Beeinträchtigungen des Kreislaufs. Um diese zu erkennen und einzuschätzen werden im Rahmen der Pflegeanamnese und zur Verlaufsbeobachtung nicht nur die Atmung, sondern alle **Vitalzeichen** des Patienten kontrolliert, also auch Puls (→ 4.1), Blutdruck (→ 4.2) und Bewusstsein (→ 12.2).

Messungen der Körpertemperatur (→ 5.2) dienen außerdem der Verlaufskontrolle bei entzündlichen Erkrankungen wie z. B. einer Pneumonie.

Eine Sauerstoffunterversorgung durch Beeinträchtigungen der Atmung kann zu bläulicher Verfärbung von Lippen und Haut führen. Die Pflegenden beobachten die Haut des Patienten (→ 6.1.2) und informieren den Arzt bzw. die Ärztin (im Folgenden „Arzt" genannt) bei Veränderungen.

Atmung

Beurteilung der Atmung → 3.2
Beobachtung von Husten und Sputum → 3.3.8, → 3.3.9
Unterstützung der Atmung und Pneumonieprophylaxe → 3.4
Pflege bei Dyspnoe → 3.3

Das Hauptaugenmerk bei Patienten mit Lungenerkrankungen liegt auf der Beobachtung der Atmung.

Pflegefachpersonen ergreifen Maßnahmen, um dem Patienten die Atmung zu erleichtern, und verabreichen Sauerstoff nach Arztanordnung (→ 3.5). Sie leiten den Patienten zu Atemübungen an, führen sekretlösende Maßnahmen durch und saugen bei Bedarf Atemwegssekrete ab (→ 3.4.5).

Bei Bedarf unterstützen die Pflegenden bei den Alltagsaktivitäten wie Waschen und Kleiden.

23.1.3 Nikotinabhängigkeit und Tabakentwöhnung

Pro Jahr sterben in Deutschland fast 130.000 Menschen an den Folgen des **(Zigaretten-)Rauchens.** Die Raucherquote liegt in Deutschland derzeit bei ca. 22 % der Erwachsenen (Männer häufiger als Frauen) und ca. 5 % der 12- bis 17-Jährigen. Jeweils etwa 1 % der Erwachsenen „rauchen" **E-Zigaretten** und **Tabakerhitzer,** wohl etwas mehr Wasserpfeifen [1].

Nikotinabhängigkeit

Über Tabakrauch aufgenommenes **Nikotin** ist eine Droge mit hohem Abhängigkeitspotenzial. Nikotin führt zum einen zur körperlichen Abhängigkeit: Es gelangt ins Blut und flutet rasch im Gehirn an, wo es über Nikotinrezeptoren als „Belohnung" v. a. Entspannung, Anregung oder Aufmerksamkeitssteigerung vermittelt.

Zum anderen existiert eine psychische Abhängigkeit: In bestimmten Situationen greift der Raucher „automatisch" zur Zigarette – die Zigarette gehört zur Kaffeepause oder beendet das Essen.

Gesundheitliche Folgen

Nikotin ist akut toxisch – für ein Kleinkind kann das Essen einer einzigen Zigarette tödlich sein. Die für eine lebensgefährliche Vergiftung nötige Dosis wird beim Erwachsenen durch Rauchen nicht erreicht.

Von enormer Bedeutung sind die gesundheitlichen Spätschäden des Rauchens. Sie sind v. a. auf die über 4.000 weiteren Inhaltsstoffe (etwa Benzol, Nitrosamine, Schwermetalle) zurückzuführen. Am bekanntesten, aber nur die „Spitze des Eisbergs", ist das stark erhöhte Lungenkrebsrisiko (→ Abb. 23.1).

Auch Passivrauchen ist schädlich – im *Nebenrauch,* der ins Zimmer zieht, sind die schädlichen Stoffe teilweise höher konzentriert als im *Hauptrauch,* den der Raucher inhaliert! Besonders schädlich ist Passivrauchen für Kinder. Raucht eine Schwangere, so leidet das Kind doppelt: Zum einen „raucht es mit", zum anderen ist seine Versorgung mit Sauerstoff und Nährstoffen infolge der vasokonstriktorischen Wirkung des Nikotins auf die Plazentagefäße und des Kohlenmonoxidgehalts im Blut schlechter.

Bei E-Zigaretten und Tabakerhitzern sind evtl. die bekannten Risiken niedriger als bei Zigaretten, dafür aber neue Gefahren vorhanden, z. B. durch die Aromen.

Tabakentwöhnung

Stopp lohnt immer

Es ist nie zu spät, mit dem Rauchen aufzuhören. Bereits nach wenigen Wochen sind positive Veränderungen spürbar. Eine akute Erkrankung kann Anlass für einen Raucher sein, sich mit einem Rauchstopp zu beschäftigen. Das ist oft ein guter Zeitpunkt für eine Patientenberatung [2].

Alle Patienten sollten nach ihrem Tabakkonsum gefragt werden. Zur Einschätzung der Zigarettenabhängigkeit wird der **Fagerströmtest für Zigarettenabhängigkeit** *(FTCD)* empfohlen [3] [4]:

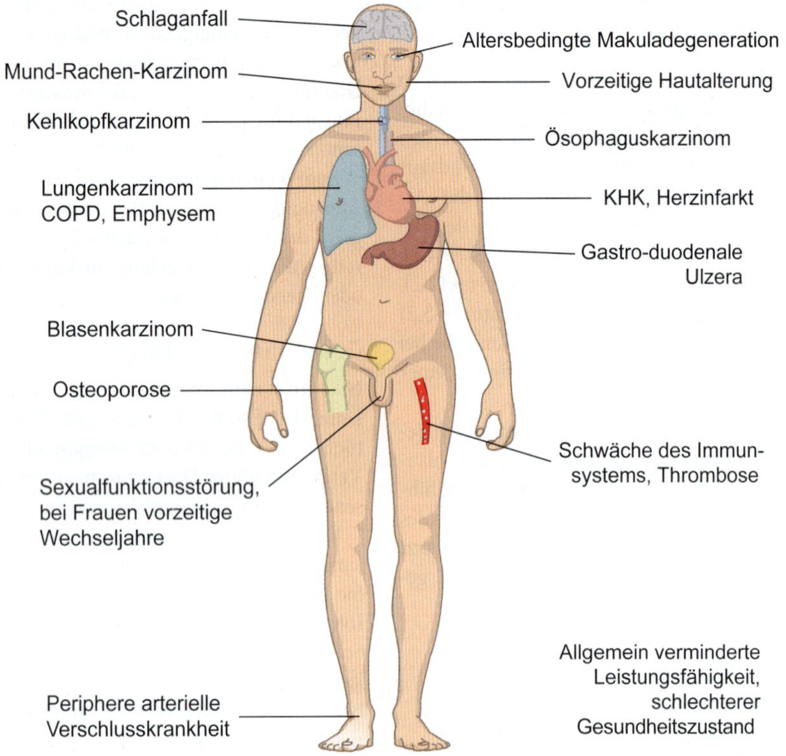

Abb. 23.1 Risikofaktor Rauchen. Rauchen ist ein Risikofaktor für mehr als zwei Dutzend Erkrankungen (Risikoerhöhung ca. 2- bis über 20-fach). [L138]

- Wann rauchen Sie die erste Zigarette nach dem Aufwachen?
- Fällt es Ihnen schwer, an Orten, an denen Rauchen verboten ist (z. B. Kino, Restaurant), nicht zu rauchen?
- Auf welche Zigarette würden Sie nicht verzichten wollen (morgens die erste oder andere)?
- Wie viele Zigaretten rauchen Sie in der Regel pro Tag?
- Rauchen Sie in den ersten Stunden nach dem Aufstehen mehr als am Rest des Tages?
- Kommt es vor, dass Sie rauchen, wenn Sie krank sind und tagsüber im Bett liegen?

Raucher sollten zunächst kurz zum Rauchstopp beraten werden und dabei weitere Hilfen angeboten werden. Oft entwickelt sich die Motivation aber nur langsam. Für Raucher, die nicht aufhören können bzw. wollen, können Hilfen zur Reduktion des Zigarettenkonsums sinnvoll und ein erster Schritt sein.

Motivation und Information

Abschreckung und Belehrung wirken wenig. Erfolgversprechender ist es, die positiven Folgen des Rauchstopps wie höhere Leistungsfähigkeit und mehr Geld herauszustellen. Auch Information über die zu erwartenden Schwierigkeiten, v. a. Entzugserscheinungen (z. B. Unruhe, Reizbarkeit, Konzentrations-, Schlafstörungen, Heißhunger), gehört dazu.

Verhaltenstherapien

Verhaltenstherapien (Gruppen-, Einzeltherapien) gegen die psychische Abhängigkeit sind fester Bestandteil der Tabakentwöhnung. Sie sollen mehrere Bausteine enthalten, z. B. Patientenedukation, Motivationsförderung, Erlernen von Verhaltens- und Bewältigungsstrategien im Alltag (z. B. Alternativhandlungen zum Rauchen, Stressbewältigungs-, Entspannungstechniken) [4]. Akupunktur und Hypnose können verhaltenstherapeutische Maßnahmen unterstützen.

Medikamentöse Hilfen

Medikamentöse Hilfen lindern die Entzugssymptomatik und sind nachgewiesenermaßen wirksam [4]:

- Am häufigsten eingesetzt werden (rezeptfreie) **Nikotinersatzpräparate** als Pflaster, Kaugummis, Lutschtabletten, Spray oder Inhaler. Sie dämpfen die Entzugserscheinungen durch die physische Abhängigkeit und werden 2–3 Monate in absteigender Dosierung angewendet. Bei starken Rauchern sind Kombinationen möglich. Hauptnebenwirkungen sind Übelkeit, Kopfschmerzen und Schlafstörungen, Kontraindikationen sind schwere kardiovaskuläre Erkrankungen. Ganz wichtig: Es darf nicht gleichzeitig geraucht werden! Und: Wegen der Vergiftungsgefahr für Kinder unzugänglich aufbewahren!
- Bei Erfolglosigkeit können (rezeptpflichtige) Medikamente gegeben werden:
  - Das Antidepressivum **Bupropion** (z. B. Zyban®) verringert das Rauchverlangen, richtet sich also gegen die psychische Komponente. Häufige Nebenwirkungen sind Schlafstörungen, Schwindel, seltene psychische Störungen und epileptische Anfälle
  - **Vareniclin** (z. B. Champix®) ist ein teilweiser Nikotinrezeptor-Agonist im ZNS und erleichtert den körperlichen Entzug. Hauptnebenwirkungen sind Übelkeit, Schwindel, Schlafstörungen und Kopfschmerzen
  - Ähnlich wirkt das pflanzliche Alkaloid **Cytisin** (z. B. Asmoken®). Häufigste Nebenwirkungen betreffen Magen-Darm, ZNS und Kreislauf (Blutdruckerhöhung)
  - Bei Erfolglosigkeit können andere Medikamente versucht werden (v. a. Nortriptylin, Clonidin), die jedoch hierfür nicht zugelassen sind.

Weitere Hilfen

Möglicherweise können E-Zigaretten bzw. Tabakerhitzer beim Rauchstopp unterstützen, sofern nicht gleichzeitig geraucht wird.

Als hilfreich haben sich regelmäßige Kontakte zu Selbsthilfegruppen oder professionellen Helfern erwiesen, bei denen Probleme besprochen werden.

Digitale Angebote wie etwa Online-Programme oder Apps können ebenfalls helfen.

Ausreichende Bewegung und gesunde Ernährung beugen der Gewichtszunahme nach dem Rauchstopp vor.

Prävention und Gesundheitsberatung

Rauchprävention setzt am besten bei Kindern und Jugendlichen an, denn die meisten Raucher haben als Jugendliche begonnen. Jugendliche werden schneller abhängig und haben ein hohes Risiko gesundheitlicher Folgeschäden. Rauchprävention ist Aufgabe von Politik und Gesellschaft (z. B. erschwerter Zugang zu Tabakwaren, Rauchverbote) wie auch jedes Einzelnen. Zu ihr gehören u. a.:

- Vorbild zu sein – wer selbst raucht, ist in puncto Rauchprävention meist wenig glaubwürdig
- Das Selbstbewusstsein der Jugendlichen zu stärken – wer selbstbewusst ist, kann leichter Nein zur Zigarette sagen.

Pflegende motivieren Raucher zum Rauchstopp und begleiten sie bei der Tabakentwöhnung.

23.1.4 Pflege bei Lungenoperationen

DEFINITION

Lungenresektion: Entfernung von Lungengewebe.

Thorakotomie: Operative Eröffnung der Brusthöhle.

Bei Lungenoperationen handelt es sich oft um **Lungenresektionen** mit Entfernung der erkrankten Lungenabschnitte (Lungenresektionsverfahren → Tab. 23.1).

Tab. 23.1 Verschiedene Lungenresektionsverfahren in der Übersicht. [L190, L138]

Bezeichnung	Definition	Indikationen (Bsp.)
Keilresektion 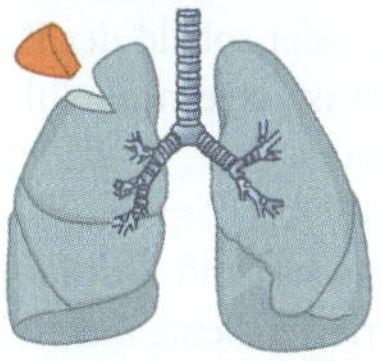	Entfernung eines keilförmigen Lungenabschnitts	Kleine gutartige Tumoren, Metastasen, Biopsien (z. B. bei generalisierten Lungenerkrankungen)
Segmentresektion 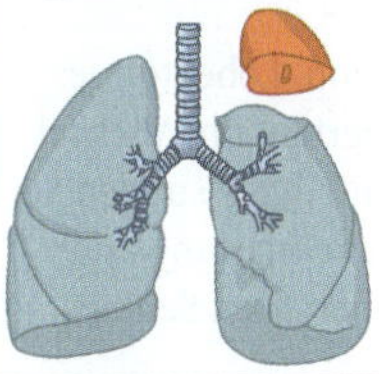	Entfernung eines oder mehrerer Lungensegmente unter Beachtung der anatomischen Grenzen	Isolierte Bronchiektasen, gutartige Tumoren, Metastasen, seltener bösartige Tumoren
Lobektomie *(Lappenresektion)* 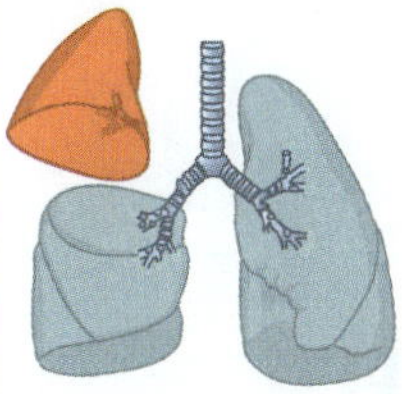	Entfernung eines oder – rechts – zweier benachbarter Lungenlappen *(Bilobektomie)*	Ausgedehnte Entzündungen, Bronchiektasen, bösartige Tumoren (häufigste OP-Form beim Lungenkarzinom!)
Pneumektomie 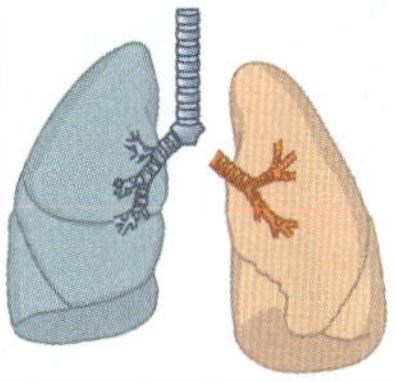	Entfernung einer Lunge (also des Lungengewebes einer Thoraxhälfte)	Bösartige Tumoren, insbesondere zentrale Lungenkarzinome
Manschettenresektion 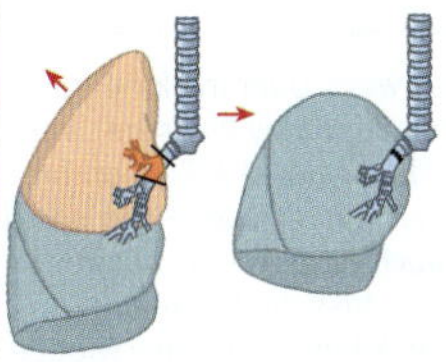	Resektion eines Bronchus- oder Trachealabschnitts einschließlich des betreffenden Lungenanteils und Anastomosierung der Stümpfe	Bösartige Tumoren, die auf den Bronchus oder die Trachea übergegriffen haben (bei kurativer Zielsetzung)
Dekortikation	Entfernung von viszeralen und parietalen Pleuraveränderungen	Verwachsungen im Pleuraspalt, Pleuraschwarte (z. B. nach Pleuraempyem)

Die Grunderkrankung des Patienten geht meist mit einer Einschränkung der Lungenfunktion einher, die durch die Operation zusätzlich vermindert wird. Ziele der perioperativen Pflege sind neben der Optimierung der Lungen- und Herzfunktion die Vermeidung von Komplikationen wie Pneumonie, Thrombose oder Atelektasenbildung (**Atelektase** = nicht belüfteter Lungenbezirk mit unzureichend entfalteten/kollabierten oder verlegten Alveolen).

Hauptkomplikationen nach Lungenoperationen

- Nachblutung
- Herzrhythmusstörung, -insuffizienz
- Pneumonie durch Sekretstau
- Respiratorische Insuffizienz
- Pleuraerguss, -empyem, Pneumothorax
- **Bronchusstumpfinsuffizienz** mit Eindringen von Sekreten und Luft in den **Pleuraraum**
- Fistelbildung mit **Hautemphysem:** Luft dringt in das Subkutangewebe ein und führt zu einer Schwellung, die sich unter typischem „Schneeballknirschen" wegdrücken lässt.

Thorakotomie

- Bei den meisten Lungenoperationen wird eine **anterolaterale Thorakotomie** in der vorderen oder eine **posterolaterale Thorakotomie** in der hinteren Thoraxhälfte gewählt. In beiden Fällen wird der Thorax seitlich eröffnet (→ Abb. 23.2). Von einer **Minithorakotomie** spricht man bei kleinen Inzisionen von wenigen Zentimetern Länge
- Bei der *medianen Thorakotomie* (**Sternotomie,** → 21.1.4) wird der Thorax vorne durch Längsspaltung des Sternums eröffnet, z. B. bei Herzoperationen.

Minimalinvasive Eingriffe

Minimalinvasive Eingriffe bis hin zu Lob- und Pneumektomien erfolgen über eine **videoassistierte Thorakoskopie** *(VAT, VATS):* Ein in den Thorax eingebrachtes Thorakoskop mit Kamera überträgt die Bilder auf einen Monitor, über zusätzliche kleine Inzisionen werden die eigentlichen Operationsinstrumente eingeführt.

Lungentransplantation

Bei schwersten Lungenerkrankungen kommt manchmal als Ultima Ratio eine **Lungentransplantation** *(LTX)* infrage (Transplantationen → 43.14). Sie erfolgt *orthotop,* d. h., die Spenderlunge liegt dort, wo vorher die erkrankte Lunge lag.

Unterschieden werden die **Einzellungentransplantation** *(SLTX),* die **Doppellungentransplantation** *(DLTX)* und die **Herz-Lungen-Transplantation.** 2021 wurden in Deutschland 283 Lungentransplantationen durchgeführt. Häufigste Indikationen waren chronisch-obstruktive und interstitielle Lungenerkrankungen [5].

Präoperative Pflege

Präoperative Pflege → 44.2

Thoraxchirurgische Eingriffe lösen beim Betroffenen große Furcht aus. Die einfühlsame Beratung, Führung und Unterstützung des Patienten bei allen Maßnahmen vermitteln Sicherheit und helfen, Ängste abzubauen. Das kann auch den postoperativen Verlauf günstig beeinflussen. Die präoperative Beratung erfolgt mündlich sowie schriftlich und schließt praktische Übungen mit ein. Sie umfasst:

- Auswirkung von Beatmung und Narkose auf Atmung, Husten, Sekretproduktion
- Postoperative Schmerzen und Schonatmung, Möglichkeiten und Bedeutung einer ausreichenden Schmerztherapie (→ 13.2, → 13.3.1)
- Wichtigkeit des Abhustens sowie Hustentechniken und atemunterstützende Körperpositionierungen (→ 3.4.3)
- Bedeutung der Frühmobilisation, Techniken der Mobilisation
- **Atemtraining.** Einfache Atemübungen, Anwendung von Atemtrainern und elektrischen Atemhilfen bzw. Geräte zur Sekretlockerung und -entfernung (→ 3.4.2, → 3.4.3), die nach Möglichkeit präoperativ eingeübt werden, ggf. unterstützt durch ein Informationsblatt
- Negative Auswirkungen des Rauchens (erhöhte Sekretbildung, Gefahr von Sekretstau → 23.1.3).

Das Leistungsvermögen der gesunden Lunge wird schon präoperativ trainiert. Die präoperativen Ausgangsbefunde sind zudem Richtwerte für die postoperative Atemtherapie. Sie können motivationsfördernd auf den Patienten wirken. Der Patient erfährt, dass seine Mitarbeit ganz entscheidend den Operationserfolg mitbestimmt.

Neben der allgemeinen präoperativen Diagnostik und Pflege sind zusätzlich Lungenfunktionsprüfungen (→ 23.3.2) zur Abschätzung des Operationsrisikos erforderlich.

Bei antero- und posterolateralen Thorakotomien (→ Abb. 23.2) rasieren bzw. kürzen die Pflegenden die Haare des kompletten Oberkörpers vorne und hinten, bei Sternotomie nur die Vorderseite samt Achselhöhle.

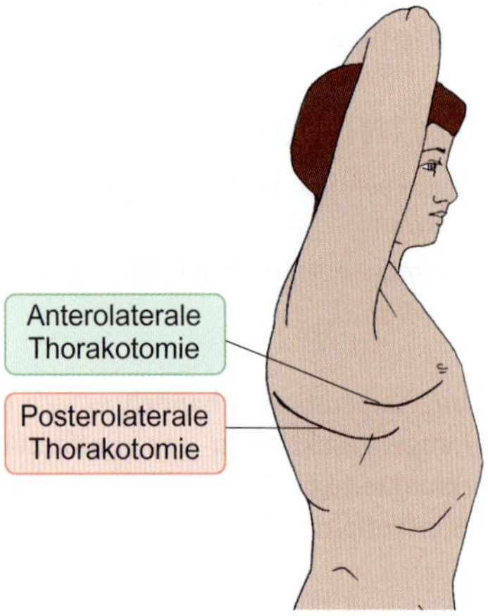

Abb. 23.2 Thorakotomie. [L215, A400]

Postoperative Pflege

Postoperative Pflege → 44.5
Pflege bei Pleuradrainage → 23.1.6

Atmung, Herz-Kreislauf

Beobachtung

Nach der Operation wird der Patient häufig 24 Std. auf der Intensiv- oder Intermediate-Care-Station betreut. Im Vordergrund steht die Überwachung von Puls, Blutdruck, Atmung einschließlich Sauerstoffsituation (→ 23.3.3, → 23.3.4), Abhusten von Sekret, Bewusstseinslage und Hautfarbe.

VORSICHT! Durch die erhöhte Rechtsherzbelastung nach Pneumektomie kommt es am 3.–5. postoperativen Tag häufig zu supraventrikulärer Tachykardie, die zur Herzinsuffizienz führen kann. Beim Auftreten von **Herzrhythmusstörungen** informieren Pflegende umgehend den Arzt.

Pneumonie- und Atelektasenprophylaxe

Die Atemtherapie beginnt, sobald der Patient wach ist. Neben der häufigen Aufforderung zum tiefen Durchatmen, der Unterstützung beim Abhusten, dem Abhustetraining (→ 3.4.3) sowie Atemübungen (Bauch- und Flankenatmung) und Atemtraining (→ 3.4.3, → Abb. 23.3) kommen mehrmals täglich Inhalationen (→ 3.4.3), meist mit Zusatz von Expektoranzien (→ Pharma-Info 23.1) und/oder Bronchodilatoren (→ Pharma-Info 23.2), zur Anwendung.

Meist ist in den ersten postoperativen Tagen Sauerstoffgabe (2–3 l/Min.) notwendig (→ 3.5).

Schmerz

Da postoperative Schmerzen zur Schonatmung und Vermeidung von Abhusten führen, ist in den ersten postoperativen Tagen eine ausreichende Analgesie wichtig (→ 13.3.1). In der Regel verordnet der Arzt dem Patienten eine Basismedikation in regelmäßigen Zeitabständen. Bei Bedarf erhält der Patient zusätzlich rasch wirksame Analgetika. Ggf. erfolgt eine patientenkontrollierte Analgesie mittels Schmerzmittelpumpe (*PCA-Pumpe,* → 13.3.1). Atemtherapie wird nach der Schmerzmittelgabe durchgeführt, damit der Patient gut mitarbeiten kann.

Bewegung

Die **Positionierung** erfolgt grundsätzlich atemerleichternd, d. h. mit erhöhtem Oberkörper. Nach ca. 6 Std. oder sobald der Patient ausreichend wach ist, lagern die Pflegenden alle 2–3 Std. um:

- Nach Pneumektomie: Oberkörperhochpositionierung im Wechsel mit Positionierung auf der operierten Seite. Ziel ist die Verbesserung der Belüftung der gesunden Lunge
- Nach Segmentresektion, Lobektomie: Oberkörperpositionierung im Wechsel mit Positionierung auf der gesunden Seite. Ziel ist, die Lungenentfaltung und -belüftung auf der operierten Seite zu

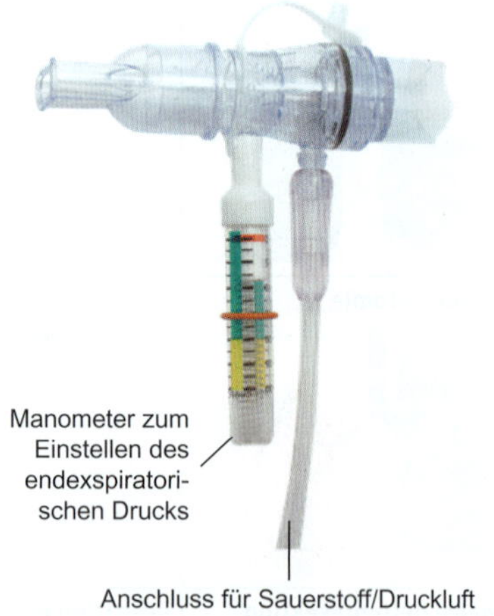

Abb. 23.3 EzPAP®-Atemwegs-Überdrucktherapiesystem (*engl.* Easy Positive Airway Pressure), verwendbar mit Mundstück oder Maske. Ein kontinuierlicher Flow von 5–15 l/Min. erzeugt einen positiven Atemwegsdruck, auch am Ende der Ausatmung. Dieser verhindert, dass die Alveolen kollabieren, Atelektasen können teilweise wiedereröffnet werden. Die Lunge wird besser belüftet und der Gasaustausch verbessert. Der Flow wird durch Anschluss an ein Flow-Meter (Druckluft oder Sauerstoff) erzeugt [6]. [V090]

verbessern. Zwischenzeitlich ist je nach Operationsgebiet auch eine V- oder A-Lagerung (→ 3.4.3) möglich.

Die **Mobilisation** beginnt am Abend des Operationstags unter Berücksichtigung des Allgemeinbefindens und der Pleuradrainage (→ 23.1.6). Nur nach Arztrücksprache darf die Drainage ggf. zur Mobilisation vom Sog genommen und mit Schwerkraft betrieben werden. Alternativ kann zur Mobilisation ein kleines akkubetriebenes Drainagesystem angeschlossen werden. Bereits am ersten postoperativen Tag sollte der Patient mindestens zweimal täglich kurz aufstehen und im Sessel sitzen.

Kontrakturenprophylaxe (→ 9.7). Nach Lungenoperationen bewegen die Patienten das Schultergelenk auf der betroffenen Seite nur eingeschränkt. Dies kann Verspannungen, im Extremfall Kontrakturen verursachen. Gezielte physiotherapeutische Übungen wirken dem entgegen.

Wunden und Drainagen, Verbandwechsel

Die Pflegenden beobachten Wunde, Verband und Drainageneintrittsstellen auf Nachblutung und Infektion. Sie achten im Thorax-, Schulter- und Halsbereich auf das Auftreten eines Hautemphysems als Zeichen einer pathologischen Verbindung zwischen Bronchialsystem oder Pleura und Haut bzw. Unterhaut.

Pflegefachpersonen kontrollieren mindestens 3-mal täglich die Pleuradrainage (→ 23.1.6). Der Arzt legt den notwendigen Sog fest. Grundsätzlich gilt:

- Nach Pneumektomie: niedriger Sog, z. B. 5 cm H_2O, oder Schwerkraftdrainage. Wegen drohender Mediastinalverschiebung darf der Sog nicht höher sein, eventuell wird intermittierend gesaugt
- Nach Lobektomie, Segmentresektion: höherer Sog, z. B. 15–20 cm H_2O. Der Sog fördert den Sekretablauf auf der operierten Seite und damit die Ausdehnung der Restlunge.

Weitere pflegerische Maßnahmen

- *Unterstützung bei der Körperpflege.* Abhängig vom Allgemeinbefinden unterstützen die Pflegenden in den ersten Tagen beim Waschen und Kleiden
- *Kostaufbau, Obstipationsprophylaxe* (→ 8.2.5). Ist der Patient wach, erhält er schluckweise Tee. Danach wird die Kost rasch aufgebaut. Um einen Zwerchfellhochstand mit zusätzlicher Atmungseinschränkung zu vermeiden, werden keine blähenden Speisen gegeben und eine Obstipationsprophylaxe durchgeführt
- *Sozialdienst.* Insbesondere körperlich Arbeitende sind meist längerfristig oder auf Dauer arbeitsunfähig, ggf. ist ein Schwerbehindertenausweis zu beantragen. Nach größeren Lungenoperationen kommt eine Anschlussheilbehandlung in Betracht.

> **Prävention und Gesundheitsberatung**
> Patienten nach Lungenresektionen sollen auch nach der unmittelbaren postoperativen Phase alle lungenschädigenden Faktoren vermeiden. Hier ist in erster Linie das Rauchen zu nennen (→ 23.1.3). Vielfach empfiehlt sich eine Fortführung der Atemübungen auch nach der Entlassung aus dem Krankenhaus bzw. der Reha-Klinik.

23.1.5 Pflege bei Pleurapunktion

> **DEFINITION**
> **Pleurapunktion:** Punktion der Pleurahöhle.

Die **Pleurapunktion** hat große Bedeutung in der Pneumologie. *Diagnostische Pleurapunktionen* erfolgen bei Pleuraergüssen zur Ursachenklärung. Bei *therapeutischen Pleurapunktionen* wird Erguss abgelassen, manchmal Arzneimittel in die Pleurahöhle eingebracht. Auch die Anlage einer Pleuradrainage (→ 23.1.6) erfordert eine Pleurapunktion.

Hauptkomplikationen sind Pneumothorax (→ 23.10), Blutungen oder Infektionen.

Vorbereitung

Pflegende richten für die diagnostische Pleurapunktion folgende Materialien:

- Ggf. Einmalrasierer
- Bettschutz, Schutzhandschuhe, Spritzenabwurf, Abwurf
- Hautdesinfektionsmittel, Händedesinfektionsmittel
- Lokalanästhetikum, Spritze, Kanüle
- Evtl. Codein gegen Hustenreiz
- Sterile Tupfer/Kompressen, sterile Schlitzkompressen, Verbandmaterial (z. B. Wundschnellverband oder Fixomull®), Verbandschere

Für die *diagnostische Pleurapunktion* außerdem [7]:

- Pleurapunktionsset mit Sekretbeutel, Dreiwegehahn, Spritze (50 ml), Punktionskanüle, alternativ großlumige Einmalkanüle oder Angiografiekanüle
- Sterile Handschuhe, steriles Lochtuch, steriles Tuch (für die Ablagefläche); Mund-Nasen-Schutz für den Arzt
- Untersuchungsröhrchen (für angeordnete Untersuchungen) und Laborscheine

Für die *therapeutische Pleurapunktion* außerdem:

- Ggf. Ableitungsschlauch und Auffanggefäß, wenn kein Punktionsset verwendet wird
- Medikamente nach Arztanordnung zum Einbringen in den Pleuraspalt

Zum *Legen einer Pleuradrainage* außerdem [7]:

- Sterile Handschuhe, sterile Kittel, steriles Lochtuch, steriles Tuch
- Mund-Nasen-Schutz für Arzt und Pflegefachperson, Kopfhaube für den Arzt
- Skalpell
- Pleuradrainageschlauch mit Trokar, ggf. Kornzange/Klemme
- Drainagesystem, z. B. Mehrwegsystem oder Einwegsystem mit Wand-Vakuumanschluss, elektrisches digitales Pleuradrainagesystem
- Nahtmaterial, Nadelhalter
- Zwei Klemmen.

Durchführung

Die *Pleurapunktion* erfolgt meist im Patientenzimmer oder im Sonografieraum. *Pleuradrainagen* werden bevorzugt in einem Eingriffsraum, auf der Intensivstation oder im OP gelegt, da dort kontinuierliche Überwachung und sofortige Behandlung bei Komplikationen möglich sind.

Für die *Pleurapunktion* sitzt der Patient mit leicht nach vorn gebeugtem Oberkörper auf dem Bettrand oder einem Stuhl, sodass sich die Zwischenrippenräume dehnen (→ Abb. 23.4). Der Arm auf der betroffenen Seite ist angehoben. Eine Pflegefachperson steht vor dem Patienten, unterstützt seine Position und vermittelt ihm Sicherheit. Alternativ liegt der Patient im Bett auf der Seite und hat den oben liegenden Arm über den Kopf gelegt. Das *Legen einer Pleuradrainage* erfolgt immer in Rücken- oder Seitenlage.

Zuerst wird durch Sonografie/Röntgen die Lokalisation des Ergusses bzw. der Luft festgestellt, da hiervon der Punktionsort abhängt, ggf. erfolgt die Punktion auch unter Sonografiekontrolle. Häufiger Punktionsort bei einer Pleuradrainage zum Absaugen von Sekret ist der 3.–5. Interkostalraum (ICR) in der mittleren Axillarlinie **(Bülau-Drainage),** zum Absaugen von Luft gele-

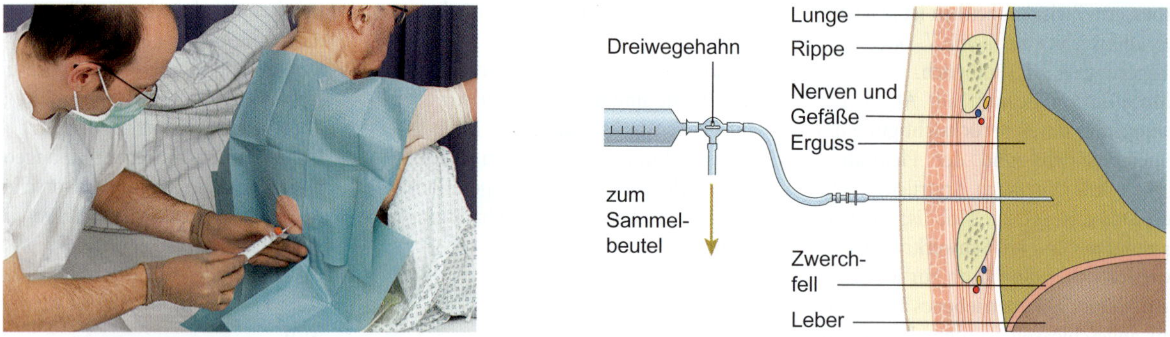

Abb. 23.4 Pleurapunktion. Links Punktion am sitzenden Patienten, rechts Lage der Pleurapunktionsnadel. [K115, L190]

gentlich der 2.–3. ICR in der Medioklavikularlinie **(Monaldi-Drainage).**

Nach Hautdesinfektion und Lokalanästhesie sticht der Arzt am Oberrand einer Rippe in den Pleuraspalt ein (→ Abb. 23.4). Die Pflegefachperson unterstützt den Arzt bei den weiteren Maßnahmen und beobachtet den Patienten. Er soll während der Punktion nicht husten oder pressen.

Nach der *Pleurapunktion* wird die Einstichstelle mit einem sterilen Verband abgedeckt. Eine liegende *Pleuradrainage* wird zunächst angenäht und dann mit einer sterilen Schlitzkompresse, Kompressen und einem elastischen Klebevlies (z. B. Fixomull®) verbunden. Ein zusätzlicher Pflasterzügel verhindert bei Zug an der Drainage Schmerzen und eventuelles Ausreißen des Fadens. Dabei zwischen Pflasterzügel und Wunde so viel Abstand lassen, dass der Verbandwechsel an der Drainage ohne Lösen des Pflasterzügels möglich ist. Zusätzlich wird die Verbindungsstelle Drainage – Ableitungssystem vor versehentlicher Diskonnektion geschützt, z. B. durch längs aufgeklebten Pflasterstreifen.

Nachbereitung

- Patienten unterstützen, Rückenlage mit leicht erhöhtem Oberkörper einzunehmen
- Engmaschig Atmung, Puls und Blutdruck überwachen und Wundverband auf Nachblutung kontrollieren
- Röntgenkontrolle zum Ausschluss eines Pneumothorax oder Bestimmung des Restergusses (Pleurapunktion) bzw. Lagekontrolle der Drainage organisieren
- Patienten nach Schmerzen fragen, ggf. Schmerzmittel nach Arztanordnung verabreichen
- Patienten über die Funktion der Saugung und die dabei entstehenden Geräusche informieren.

23.1.6 Pflege bei liegender Pleuradrainage

DEFINITION

Pleuradrainage (nicht ganz korrekt *Thoraxdrainage*): Drainage im Pleuraspalt (→ Abb. 23.5) zur Ableitung von Luft oder Flüssigkeit.

Legen einer Pleuradrainage → 23.1.5

Pleuradrainagen leiten beim Pneumothorax (→ 23.10) Luft und beim Pleuraerguss (→ 23.13.2) eine pathologische Flüssigkeitsansammlung aus dem Pleuraspalt ab.

Prinzip der Pleuradrainage

Pleuradrainagen können nach verschiedenen Kriterien unterteilt werden:

- In *wiederverwendbare (resterilisierbare) Systeme* und *Einmalsysteme*
- In Drainagen, die nur mittels *Schwerkraft* und solche, die mittels *Sog* arbeiten (→ Abb. 23.5)
- In *Ein-*, *Zwei-* und *Dreiflaschensysteme* (→ Abb. 23.5).

Dreiflaschensystem

Die heute viel verwendeten **Einmalsysteme** basieren auf dem **Dreiflaschensystem** (→ Abb. 23.5) [8]:

- Erste, patientennahe Flasche ist die **Sekretsammelflasche** (in Einwegsystemen meist mehrere **Sammelkammern**)
- Die zweite Flasche dient als **Wasserschloss:** Die Luft aus dem Pleuraspalt entweicht über ein unter Wasser endendes Steigrohr. Das Wasser wirkt wie ein Ventil: Luft kann nach außen entweichen und aufsteigen, aber nicht mehr zurück in den Pleuraspalt. In Einmalsystemen ersetzt teilweise ein **Anti-Reflux-Ventil** das Wasserschloss
- Dritte Flasche ist die **Sogkontrollflasche** *(Saugkontrollflasche, Sog-, Saugbegrenzungskammer).* Auch sie enthält ein unter Wasser endendes Steigrohr, hier zur Einstellung des Sogs. Eine angeschlossene elektrische Saugpumpe oder ein Vakuum-Wandanschluss hält den Sog konstant.

Die Sogstärke wird durch die Füllhöhe von Wasser in der Sogkontrollkammer oder durch ein **mechanisches Manometer** reguliert. Meist wird ein Sog von 15–20 cm Wassersäule (H_2O) eingestellt. Die Summe aus der eingestellten Sogstärke und der Höhe der Wassersäule im Wasserschloss entspricht in etwa dem Unterdruck im Pleuraspalt des Patienten. Ist dieser Sog bzw. Unterdruck zu hoch, kann er durch Druck auf ein Ventil **(Hochnegativitäts-Entlastungsventil)** ausgeglichen werden.

Die verschiedenen Drainagesysteme unterscheiden sich in der Handhabung erheblich, daher immer die Gebrauchsanweisung des jeweiligen Herstellers beachten! Pflegefachpersonen müssen eine entsprechende Einweisung erhalten haben.

Elektrische digitale Pleuradrainagesysteme

Bei **elektrischen digitalen Pleuradrainagesystemen** (z. B. Thopaz™, → Abb. 23.5) erzeugt eine kleine akkubetriebene Saugpumpe patientennah den Unterdruck. Der eingestellte Sog wird automatisch auch bei Luftleckage konstant gehalten. Über ein Display kann der 24-Std.-Verlauf abgelesen werden, ein Alarmsystem informiert z. B. über Druckabfall oder Verstopfen. Durch den kleinen kompakten Bau gestaltet sich die Mobilisation einfacher.

Heimlich-Ventil

Das **Heimlich-Ventil** wird v. a. in der Notfallmedizin und bei Transporten angewendet. Es wird auf die Thoraxdrainage aufgesteckt und dann ggf. ein Sekretbeutel/-fla-

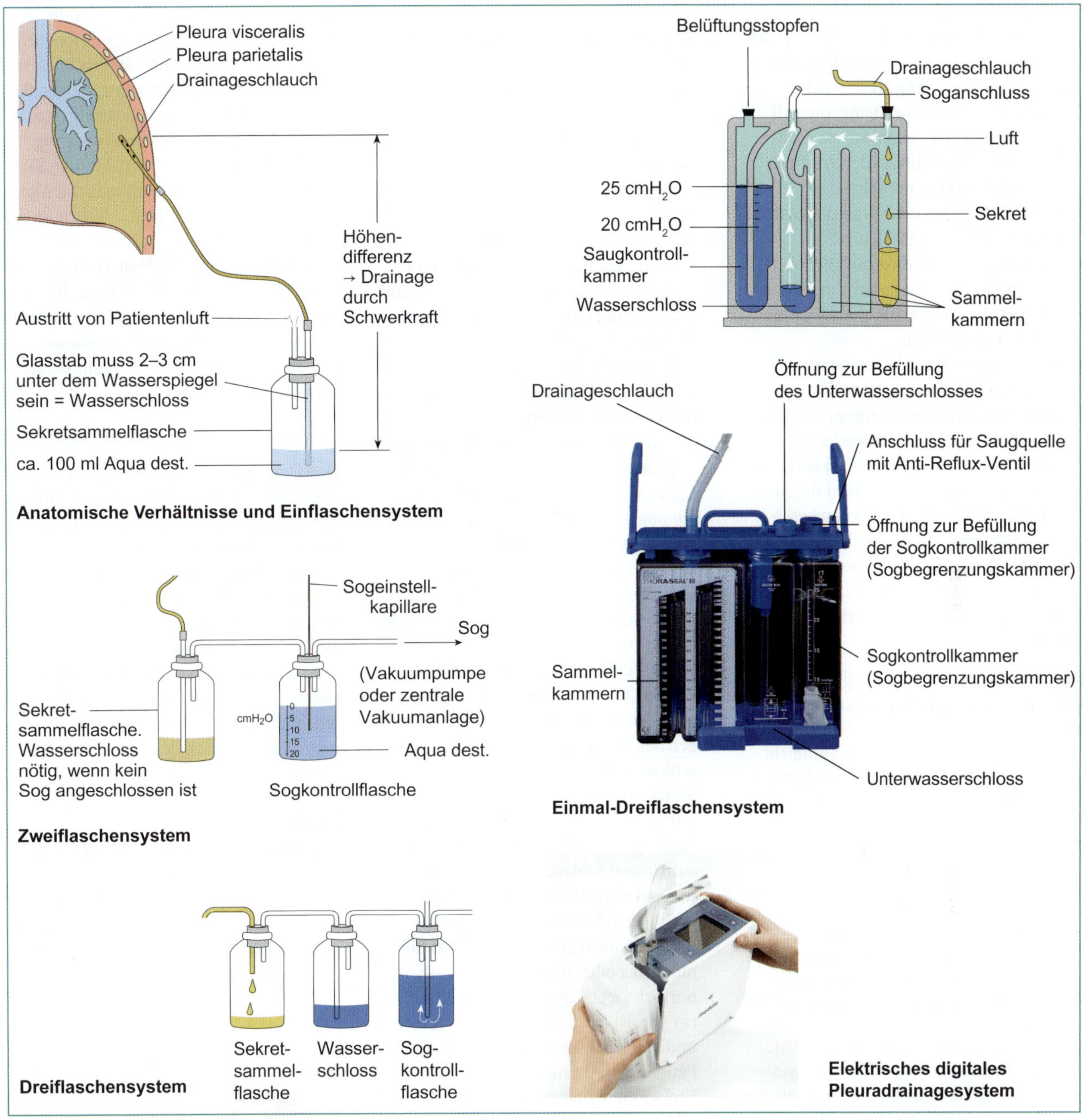

Abb. 23.5 Pleuradrainagen. Links: Ein-, Zwei- und Dreiflaschensystem, rechts: handelsübliche Systeme nach dem Dreiflaschensystem. [L190, L215, K115, U144]

sche angeschlossen. Ein Rückschlagventil im Inneren verhindert den Rückstrom von Luft in die Pleurahöhle und damit eine Vergrößerung des Pneumothorax, gleichzeitig können Luft und Sekrete entweichen.

Pflege bei liegender Drainage

Unabhängig von der Art des Systems gilt:

- *Mobilisation.* Sie ist auch bei liegender Drainage möglich und notwendig. Der Patient sitzt an der Bettkante, tritt vor dem Bett auf der Stelle oder sitzt im Sessel neben dem Bett. Bei intaktem Wasserschloss eines Zweiflaschensystems darf der Sog nach Arztanordnung in der Regel kurz abgestellt werden. Wichtig ist nur, dass das System aufrecht und unter Thoraxniveau steht.
Einwegsysteme können zur Mobilisation vom Vakuum-Wandanschluss abgekoppelt werden, da sie den Sog einige Zeit halten können (Herstellerangaben beachten!).
Elektrische digitale Systeme können problemlos mitgenommen werden und ermöglichen die größte Bewegungsfreiheit

Abklemmen der Pleuradrainage

Eine Pleuradrainage darf nur auf ausdrückliche ärztliche Anordnung für Mobilisation und Transport abgeklemmt werden. Bei Spannungspneumothorax (→ 23.9) sowie bei beatmeten Patienten (Gefahr eines Spannungspneumothorax) darf die Drainage nie abgeklemmt werden.

- *Atemunterstützende Maßnahmen.* Oberkörperhochpositionierung verbessert die Ventilation (→ 3.4.3). Kissen unter den Armen werden häufig als angenehm empfunden. Intensive Atemgymnastik (→ 3.4.3) und evtl. sekretlösende Maßnahmen (→ 3.4.4) dienen der Pneumonie- und Atelektasenprophylaxe
- Unterstützung bei der Körperpflege und weiteren Alltagstätigkeiten
- Aseptischer Verbandwechsel. Beobachtung von Eintrittsstelle und Umgebung auf Infektionszeichen, Blutung/Hämatom, Hautemphysem
- *Absaugsystem.* Das Absaugsystem soll vor allem bei Unterbrechung des Sogs unter Patientenniveau hängen, um ggf. bei Aufhebung des Unterdrucks als Schwerkraftdrainage wirken zu können. Drainageschläuche sollen nicht durchhängen, da dies die Sogwirkung herabsetzt, falls erforderlich, sind flüssigkeitsgefüllte Schläuche in die Sammelkammer zu entleeren. Ein Abknicken des Drainageschlauchs muss verhindert werden.

VORSICHT! Bei versehentlichem **Herausrutschen der Drainage** sofort einen sterilen Verband anlegen und die Stelle mit Folie oder breiten Pflasterstreifen luftdicht abdecken. Falls ein Zuziehfaden (Tabakbeutelnaht) liegt, diesen zuvor verknoten und Patienten währenddessen zum tiefen Ausatmen auffordern. Sofortige Arztinformation!

Prävention und Gesundheitsberatung

Die Pflegenden informieren über:

- Die Notwendigkeit atemunterstützender Maßnahmen wie z. B. Positionierung, Atemübungen/-training und Mobilisation
- Das Vermeiden von Husten und Pressen. Ggf. erhält der Patient Antitussiva (→ Pharma-Info 23.3), Bronchodilatatoren (→ Pharma-Info 23.2) und wird zu Maßnahmen der Obstipationsprophylaxe beraten (→ 8.2.5)
- Die Wichtigkeit, eine Schonhaltung zu verhindern. Oft helfen schon Positionswechsel, meist ist eine Schmerztherapie (→ 13.3) notwendig
- Den korrekten Umgang mit dem Saugsystem, wenn der Patient selbstständig aufstehen möchte. Dann sind die Schläuche so zu fixieren, dass er sein Bett ohne fremde Hilfe verlassen kann. Die Pflegenden üben die Mobilisation mit dem Patienten und überprüfen sie. Der Patient soll die Drainage zwar beobachten, er darf aber nicht daran manipulieren!

Beobachtungen

- *Atmung.* Atemfrequenz, -intensität und -rhythmus (→ 3.2). Schonatmung, atmungsabhängige Schmerzen? Atemgeräusche, Zeichen der Atemnot (→ 3.2.6, → 3.3)
- Puls, Blutdruck, Temperatur, ggf. Pulsoximetrie (→ 23.3.3)
- *Allgemeinbefinden* und *Kooperationsfähigkeit,* z. B. beim Atemtraining
- *Sekret.* Menge (alle Sammelkammern addieren), Beschaffenheit (Wundsekret, Blut, Eiter). Sekretmenge in Flüssigkeitsbilanzierung (→ 8.1.2) berücksichtigen. Plötzliche Veränderungen des Sekrets, z. B. deutliche Zu- oder Abnahme der Sekretmenge, Blutbeimengung, unverzüglich dem Arzt melden
- *Sogstärke.* Bei angeschlossener Saugung und einem leichten Sprudeln ist der Flüssigkeitspegel in der Sogkontrollkammer ein ungefähres Maß für die Sogstärke. Bei Fertigsystemen in der Gebrauchsanweisung informieren, wie die Sogstärke am jeweiligen System zu kontrollieren ist
- *Wasserstand im Wasserschloss und in der Sogkontrollkammer.* Ist der Wasserstand durch Verdunstung gesunken, Flüssigkeit nur bei unterbrochener Saugung auffüllen. Atemsynchrone Schwankungen des Wasserspiegels im Wasserschloss sind normal. Fehlen diese, ist das System zwischen Patient und Wasserschloss verstopft oder abgeknickt. Dann Drainageschlauch kontrollieren. Bei unauffälligem Schlauch probieren, ob Lagewechsel oder Atemübungen helfen
- *Dichtigkeit des Systems.* Ein hörbares Blubbern im Wasserschloss ist bei Pneumothorax oder älteren Absaugsystemen normal. Liegt dagegen kein Pneumothorax vor, ist das Blubbern Zeichen einer undichten Schlauchverbindung zwischen Patient und Absaugsystem oder eines Lecks innerhalb der Pleurahöhle („Fistelbildung"). Dann körpernah abklemmen. Blubbert es danach nicht mehr, ist das Leck innerhalb der Pleurahöhle oder an der Punktionsstelle (Arzt informieren). Blubbert es weiter, nach Leck im Schlauchsystem suchen [8].

VORSICHT! Bei **plötzlichem Schmerz, Hustenreiz oder Kurzatmigkeit** soll sich der Patient unverzüglich melden!

Besonderheiten bei Kindern und älteren Menschen

Bei Kindern entsprechen die pflegerischen Maßnahmen denjenigen bei Erwachsenen, allerdings variieren die benötigten Drainagekomponenten und die Sogstärke je nach Körpergröße des Kindes. Da die Drainage das natürliche Bewegungsbedürfnis eines Kindes einschränkt, sorgen Pflegende für ausreichend Beschäftigungsmöglichkeiten. Die Einbeziehung, Aufklärung und Anleitung der Eltern ist besonders wichtig.

Bei älteren Menschen ist bei der Fixierung der Drainage die empfindliche Altershaut zu berücksichtigen. Neben hautfreundlichem Pflaster kann die Fixierung auch auf einer aufgeklebten Hydrokolloidplatte (z. B. Comfeel®) erfolgen. Bei desorientierten Menschen muss die Drainage evtl. noch großflächig mit Kompressen und Klebevlies abgedeckt werden, um sie zu sichern.

Entfernen der Pleuradrainage

Eine Drainage bei Pneumothorax wird in der Regel am 3.–8. Tag durch den Arzt entfernt, eine Drainage zur Sekretabsaugung bei geringer Förderleistung meist am 7.–14. Tag. Vor dem Entfernen wird i. d. R. eine Röntgenaufnahme des Thorax angefertigt. Ist der Befund unauffällig, wird der Sog abgestellt, die Drainage zunächst abgeklemmt (→ Abb. 23.6) und nach einer erneuten Röntgenaufnahme 24 Std. später (Lunge weiterhin ausgedehnt?) entfernt. Bei elektrischen digitalen Systemen wird nach dem vom Gerät erfassten Therapieverlauf entschieden.

Durchführung

Der Patient liegt auf dem Rücken oder in 30°-Seitenlage mit erhöhtem Oberkörper. Der Arzt entfernt den Verband und löst die Fixationsnaht. Der Patient soll tief einatmen und dann forciert ausatmen. Das Ziehen der Drainage während des Ausatmens soll ver-

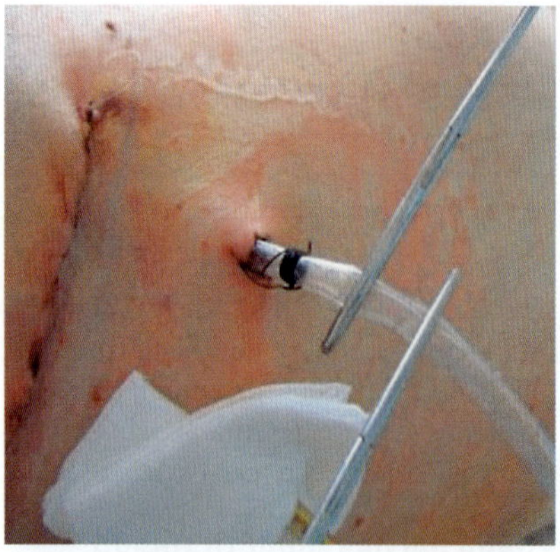

Abb. 23.6 Abklemmen der Pleuradrainage. Nur zum Wechseln des Ableitungssystems wird die Drainage kurzzeitig mit zwei Klemmen in entgegengesetzter Richtung abgeklemmt (nicht bei Spannungspneumothorax oder maschineller Beatmung!). [M289]

hindern, dass Luft in den Pleuraspalt gelangt. Die Drainageeintrittsstelle wird mithilfe des Zuziehfadens verschlossen. Danach legen die Pflegenden einen sterilen Verband an und fixieren ihn dachziegelartig mit einem Pflaster. Der Verband verbleibt 72 Std., um den Wundverschluss sicherzustellen.

Die Pflegenden überprüfen engmaschig die Vitalzeichen des Patienten, insbesondere seine Atmung. Eventuell ist in den ersten Stunden nach dem Ziehen eine Bettruhe angeordnet. Kontrollröntgenaufnahmen der Lunge in den nächsten Tagen zeigen, ob die Lunge weiterhin ausgedehnt bleibt.

23.2 Hauptbeschwerden und Leitbefunde

Hauptbeschwerden und Leitbefunde bei Lungenerkrankungen sind aufs Engste mit Beobachten und Beurteilen der Atmung verknüpft (→ 3.2):

- *Apnoe* (Atemstillstand), *Bradypnoe* (zu langsame Atmung), *Tachypnoe* (zu schnelle Atmung) → 3.2.2
- *Atemgeräusche* wie z. B. *Schnarchen, Rasselgeräusche* (in den Bronchien durch Schleim und Flüssigkeit entstehende krankhafte Atemgeräusche), *Stridor* (pfeifendes Atemgeräusch bei Atemwegsverengung) → 3.2.6
- *Dyspnoe* (erschwerte Atmung) → 3.3, → Tab. 23.2

NOTFALL! Erstmaßnahmen bei Dyspnoe sind (Details → 3.3):

- Oberkörper hochpositionieren, atemerleichternde Stellung (z. B. Kutschersitz, → Abb. 3.18) einnehmen lassen
- Vitalzeichen kontrollieren
- Kollegen und Arzt rufen
- Beengende Kleidung lockern, ggf. Fenster öffnen
- Bei (V. a.) Verschlucken mit Atemwegsverlegung Erstmaßnahmen → 14.5.9
- Bedarfsmedikation/Sauerstoff auf Arztanordnung geben
- Materialien für venösen Zugang richten (lassen).

- *Husten* und *Sputum* (Auswurf) → 3.2.8, → 3.2.9, → Tab. 23.2. Länger dauernder Husten sowie blutiges Sputum sind immer abklärungsbedürftig

NOTFALL! Erstmaßnahmen bei Hämoptoe (Aushusten größerer Blutmengen) sind:

- Arzt sofort benachrichtigen
- Oberkörper hochpositionieren, Patienten beruhigen
- Blut auffangen, evtl. Sekret absaugen
- Mundpflege durchführen (lassen).

Tab. 23.2 Übersicht über Dyspnoe und Husten als häufige Leitsymptome.

Charakteristisches Bild	Häufige Ursachen
Dyspnoe: Erschwerte Atmung. Meist mit Atemnot (Gefühl „nicht genug Luft zu bekommen")	
Anfallsweise akute Dyspnoe mit • Husten, erschwerter Ausatmung • Evtl. Zyanose	Asthma bronchiale (→ 23.5)
Akute Dyspnoe mit • Husten, evtl. schaumig-rötliches Sputum • Evtl. Zyanose • Evtl. hörbarem „Brodeln"	Akute (Links-)Herzinsuffizienz (→ 21.6.2)
Akute Dyspnoe mit • Oft vorheriger Bettlägerigkeit/OP • Evtl. atemabhängigem Thoraxschmerz • Evtl. Kreislaufstörungen/Schock	Lungenembolie (→ 23.11.1)
Akute Dyspnoe mit • Stechendem Thoraxschmerz • Trockenem Husten • Evtl. Zyanose	Pneumothorax (→ 23.10)
Akute Dyspnoe mit • Sehr schneller Atmung, keine Zyanose • Kribbeln der Hände, um den Mund • „Pfötchenstellung" der Hände	Hyperventilationstetanie (→ 33.10.4)
Akute Dyspnoe • Nach Verschlucken • Evtl. mit Zyanose	Fremdkörperaspiration (→ 14.5.9)
Über Stunden/Tage entstandene Dyspnoe mit • Verlängerter Ausatmung • Evtl. gelbgrünem Sputum	COPD (→ 23.6), evtl. mit Infektexazerbation
Über Stunden/Tage entstandene Dyspnoe mit • Fieber, schlechtem Allgemeinbefinden • Evtl. gelbgrünem Sputum • Evtl. Zyanose	Pneumonie (→ 23.4.4)
Meist langsam entstandene Dyspnoe mit • Evtl. Zyanose • Evtl. eingeschränktem Allgemeinbefinden	• Herzinsuffizienz • Pleuraerguss (→ 23.13.2)
Husten, Sputum (Auswurf)	
Akuter Husten mit • (Leichten) Allgemeinbeschwerden • Allgemeinem Krankheitsgefühl, oft Fieber	• Virusinfekt (→ 23.4.1) • Akute Bronchitis (→ 23.4.2)
Akuter Husten mit • Dyspnoe variabler Ausprägung • Evtl. gelbgrünem Sputum • Starkem Krankheitsgefühl, Fieber	Pneumonie (→ 23.4.4)
Chronischer Reizhusten • Bei bekannter Hypertonie	Nebenwirkung von ACE-Hemmern (→ Pharma-Info 22.1)
Chronischer Husten • Meist (Ex-)Raucher	• COPD (→ 23.6) • Lungenkarzinom (→ 23.9.1)
Chronischer Husten • Oft nachts/morgens	Refluxkrankheit (→ 24.4.1)
Chronischer Husten • Oft morgens am stärksten, oft Kopfschmerzen • Mit (gelblichem) Sputum	Chronische Nasennebenhöhlenentzündung (→ 36.5.3)
Chronischer Husten mit • Evtl. Sputum • Allgemeiner Schwäche • Nachtschweiß, subfebrilen Temperaturen	Tuberkulose (→ 23.4.5)
Blutiges Sputum (Hämoptyse = geringe, Hämoptoe = größere Blutmenge) • Ohne Fieber • Mit Nachtschweiß, Schwäche • Bei akuter Erkrankung	• Linksherzinsuffizienz (→ 21.6.2), Lungenkarzinom (→ 23.9.1) • Tuberkulose (→ 23.4.5) • Schwere Bronchitis (→ 23.4.2), Pneumonie (→ 23.4.4)

- *Hypoventilation* (zu geringe Lungenbelüftung mit zu niedrigem Atemzeitvolumen), *Hyperventilation* (gesteigertes Atemminutenvolumen) → 3.2.3
- *Pathologische Atemmuster* → 3.2.4
- *Zyanose* (bläuliche Haut durch verminderten Sauerstoffgehalt des Blutes) → 21.2.4.

23.3 Der Weg zur Diagnose

Perkussion und Auskultation der Lungen → 42.3

23.3.1 Sputumdiagnostik

Gewinnung von Sputum → 3.2.9

Bei der **bakteriologischen Untersuchung** (→ 30.5.3) von Sputum werden die Keime bestimmt, die (möglicherweise) zur Entzündung der Atemwege geführt haben.

Bei der **zytologischen Untersuchung** (→ 42.8) wird nach Gewebetrümmern oder abgestoßenen (bösartigen) Zellen gesucht. Hier muss dem Sputum Formalin zugesetzt werden, damit evtl. enthaltene Bakterien die Gewebeprobe nicht zersetzen.

23.3.2 Lungenfunktionsprüfung

DEFINITION

Lungenfunktionsprüfung *(Lufu)*: Messung von Lungen- und Atemvolumina sowie Atemstromstärken zur Einschätzung der Leistungsfähigkeit der Lunge. Eingesetzt zur Diagnose und Verlaufskontrolle von Lungenerkrankungen und vor operativen Eingriffen.

Die **Lungenfunktionsprüfung** erlaubt die Unterscheidung zwischen **obstruktiven und restriktiven Ventilationsstörungen** *(Lungenbelüftungsstörungen)*:

- Bei *obstruktiven Ventilationsstörungen* ist der Strömungswiderstand in den Atemwegen erhöht. Beispiele sind die chronisch-obstruktive Bronchitis (→ 23.6) und das Asthma bronchiale (→ 23.5)
- *Restriktive Ventilationsstörungen* bezeichnen die krankhaft verminderte Dehnbarkeit der Lunge (z. B. bei Lungenfibrose, → 23.8) und des Thorax (z. B. bei Kyphoskoliose, → 29.7.4).
- Mischformen sind möglich.

Spirometrie

DEFINITION

Spirometrie: Basisuntersuchung der Lungenfunktionsprüfung mit Bestimmung insbesondere der verschiedenen Lungenvolumina/-kapazitäten und der Einsekundenkapazität.

Basisuntersuchung in der Lungenfunktionsdiagnostik ist die **Spirometrie.**

Der Patient atmet nach einigen normalen Atemzügen zunächst langsam, aber weitestmöglich aus und danach so weit ein, wie er kann. Dieses maximal atembare Volumen ist die **(inspiratorische) Vitalkapazität** *(IVC, VC)*. Sofort danach atmet er so schnell und stark aus, wie er kann (→ Abb. 23.7). Bei Kindern und Schwerkranken wird die Reihenfolge etwas verändert [9].

Die Luftmenge, die der Patient in einer Sekunde maximal ausatmen kann, ist das *forcierte exspiratorische Volumen der ersten Sekunde* (**FEV_1**, *Einsekundenkapazität*). Bezogen auf die Vitalkapazität (FEV_1/VC) ergibt sich der **Tiffeneau-Wert,** der beim Gesunden ≥ 70 % liegt. Beide Werte sind insbesondere bei Verengungen der Atemwege, etwa beim Asthma bronchiale, vermindert.

Der **Bronchodilatationstest** mit Testwiederholung 15 Min. nach Inhalation eines β_2-Sympathomimetikums (z. B. Salbutamol, → Pharma-Info 23.2) zeigt, ob sich die verengten Atemwege wieder erweitern können. Umgekehrt wird im **unspezifischen inhalativen Provokationstest** durch abnorm starke Atemwegsverengung auf bronchokonstriktorische Substanzen (z. B. Histamin) eine Hyperreagibilität („Überempfindlichkeit") der Atemwege festgestellt.

Pflege vor Spirometrie

Nötig sind Bestimmung und Dokumentation von Größe, Gewicht und Alter des Patienten, da alle Lungenvolumina hiervon und vom Geschlecht abhängig sind. Zur Messung sitzt der Patient, die Nase wird mit einer Nasenklemme verschlossen, das Mundstück soll er mit den Lippen fest umschließen.

Peak-Flow-Messung

Die **Peak-Flow-Messung** erfolgt mit einem ungefähr handgroßen **Peak-Flow-Meter** (→ Abb. 23.8).

Gemessen wird der Höchstwert des Luftstroms bei forcierter Ausatmung (*engl.* peak flow = Spitzenfluss).

Die Peak-Flow-Messung eignet sich bei chronischen Lungenerkrankungen (z. B. Asthma) zur schnellen Krankheitskontrolle (auch zur Patientenselbstkontrolle).

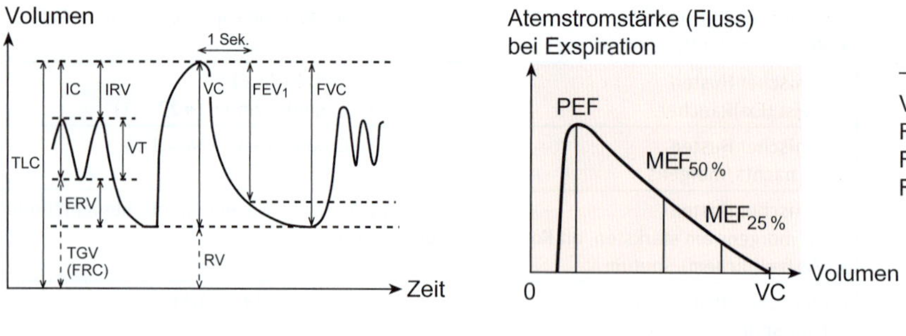

	Obstruktion	Restriktion
VC	↔ (↓)	↓
RV	↔ (↑)	↓
FEV	↓	(↓)
FEV_1/VC	↓	↔

ERV = Exspiratorisches Reservevolumen
FEV_1 = Forciertes exspiratorisches Volumen (über 1 Sek.)
FVC = Forcierte Vitalkapazität
IC = Inspiratorische Kapazität
IRV = Inspiratorisches Reservevolumen
$MEF_{50\% (25\%)}$ = Exspiratorischer Fluss bei 50% (25%) der Vitalkapazität
PEF = Maximaler exspiratorischer Fluss
RV = Residualvolumen
TLC = Totale Lungenkapazität
VC = Vitalkapazität
VT = Atemzugvolumen

Abb. 23.7 Spirometrie. Links Volumen-Zeit-Kurve, Mitte Fluss-Volumen-Kurve, jeweils Normalbefund. Rechts Veränderungen bei obstruktiver und restriktiver Ventilationsstörung. [L143, A400]

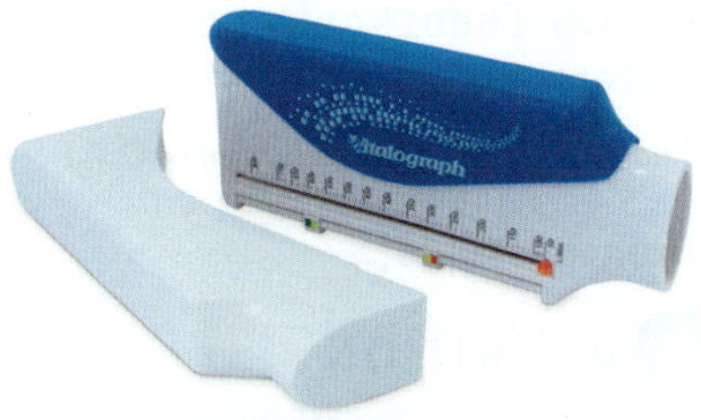

Abb. 23.8 Peak-Flow-Meter. Der grüngelbe Schieber steht auf 80 % des ermittelten persönlichen Bestwerts, der rot-gelbe Schieber gibt 50 % des persönlichen Bestwerts an. [V802]

Für jeden Patienten wird zunächst ein individueller „Bestwert" als Richtgröße ermittelt.

Die Messungen erfolgen regelmäßig 1-bis 2-mal täglich (am besten morgens), außerdem bei Atembeschwerden, Infekten und Medikamentenumstellung, ggf. 15 Min. vor und nach der Inhalation mit Bronchodilatatoren (→ Pharma-Info 23.2).

Nach der Messung ordnet der Patient den besten Wert einer der drei Farben des Ampelschemas (→ Abb. 23.9) zu und passt die Behandlung ggf. entsprechend des Behandlungsplans an.

Anleitung

Pflegefachpersonen leiten den Patienten zum Umgang mit dem Gerät an:

- Im Stehen bzw. mit aufrechtem Oberkörper messen
- Zeiger am unteren Ende der Messskala auf 0 stellen (je nach Gerät)
- Gerät waagerecht vor den Mund halten, tief einatmen, Luft kurz anhalten
- Mundstück fest mit den Lippen umschließen
- Schnell mit aller Kraft mit kurzem Atemstoß ausatmen
- Messwert (Zeigerstand) ablesen
- Wieder auf 0 stellen und zwei weitere Messungen durchführen, höchsten Wert im Protokoll notieren [10].

23.3.3 Pulsoximetrie

DEFINITION

Pulsoximetrie: Nichtinvasive, transkutane Messung der (arteriellen) Sauerstoffsättigung (*SaO_2; partielle Sauerstoffsättigung, SpO_2*) des Hämoglobins mittels einer aufgesteckten oder aufgeklebten Sonde.

Die **Pulsoximetrie** ermöglicht die einfache Feststellung der Sauerstoffbeladung des Hämoglobins (→ 23.3.4) und damit des Sauerstoffgehalts im Blut. Sie ist Standard z. B. bei Herz- und Lungenerkrankungen sowie zum Monitoring in Notfall-, Intensivmedizin, Anästhesie sowie während Eingriffen.

Lichtquellen im Clip senden rotes und infrarotes Licht aus. Sauerstoffbeladenes (oxigeniertes) Hämoglobin absorbiert rotes Licht stärker, nicht-sauerstoffbeladenes (desoxigeniertes) Hämoglobin infrarotes. Auf der gegenüberliegenden Seite des Clips misst ein Fotodetektor das ankommende Licht und errechnet daraus die Sauerstoffsättigung. Gleichzeitig wird der Puls anhand des pulsatilen Blutflusses bestimmt.

Normal ist eine Sauerstoffsättigung über 95 %. Bei Beurteilung der Messwerte wird der Gesamtzustand des Patienten berücksichtigt (z. B. Schock?), bei unglaubwürdigen Werten werden mögliche Störfaktoren überprüft (→ Tab. 23.3).

Tab. 23.3 Wichtige Ursachen falscher Messwerte bei der Pulsoximetrie.

Falsche Messergebnisse bei	Mögliche Ursachen
• Schlechter Gewebedurchblutung • Schwachem Puls	• Hypotonie (→ 22.4.3), Schock (→ 14.4) • Niedriges Herzminutenvolumen (→ 4.1.1) • pAVK (→ 22.5.2), Vasokonstriktion (Arzneimittel, Kälte) • Blutdruckmessung an der Extremität mit dem Sensor
• Lichteinfall von außen auf den Sensor	• Lockerer Sensor • Falsche Sensorgröße (z. B. bei Kindern)
• Bewegungen	• Zittern, unruhiger Patient
• Verfärbung im durchstrahlten Bereich	• Schmutz • Nagellack
• Verändertem Hämoglobin	• Kohlenmonoxidvergiftung, **Methämoglobinämie** (Hb mit Fe^{3+} statt Fe^{2+}, z. B. bei bestimmten Vergiftungen)

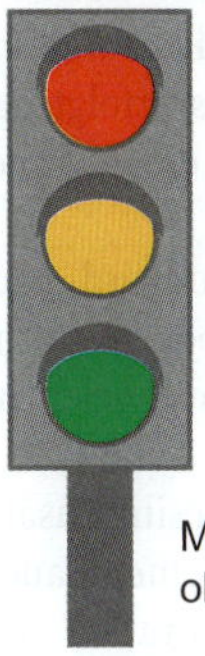

Abb. 23.9 Ampelschema (modifiziert nach [10]).

Pflege

Bei Erwachsenen und Kindern wird der Sensor in aller Regel an Finger, Zeh oder Ohrläppchen platziert, bei Säuglingen an Handteller, Handgelenk oder Mittelfuß:

- Pulsoximetrie-Sensor (→ Abb. 23.10) anbringen (Clip- oder Klebesensor), Fotodetektor vollständig bedecken, damit kein Licht von außen darauf fällt. Ggf. Sensor mit Gerät verbinden
- Bei Messung an Finger oder Zeh darauf achten, dass die Extremität ruhig gehalten wird
- Zur Vermeidung von Druckstellen Position des Sensors mindestens alle zwei Stunden wechseln

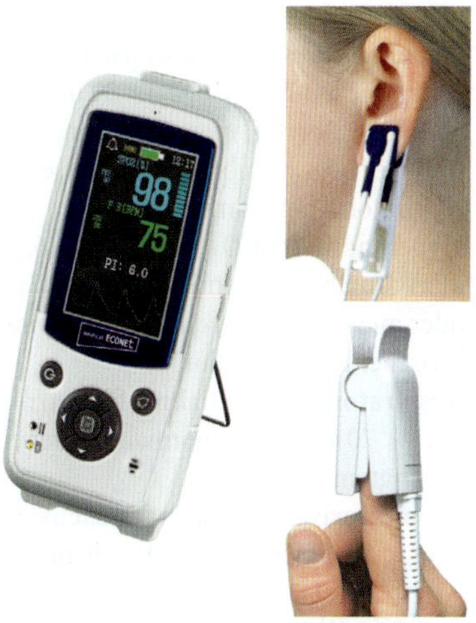

Abb. 23.10 Links batteriebetriebener Pulsoximeter, Anzeige oben Sauerstoffsättigung, unten Pulsfrequenz. Rechts zwei verschiedene Sensoren. Das vom Sensor abgehende Kabel wird in das Gerät eingesteckt. [V792]

- Sensor nach Herstellerangaben reinigen und desinfizieren.

23.3.4 Blutgasanalyse

DEFINITION

Blutgasanalyse *(BGA)*: Messung der **Partialdrücke** *(Teilkonzentrationen)* der Atemgase (Sauerstoff, Kohlendioxid) im arteriellen oder arterialisierten Blut. Meist zusätzliche Bestimmung von *pH-Wert* und *Standardbikarbonat* im Blut, da Blutgase und Säure-Basen-Haushalt eng zusammenhängen.

Respiratorische Insuffizienz *(Ateminsuffizienz)*: Stark gestörter Gasaustausch in den Lungen mit krankhaft veränderten Blutgasen.

Bedingt durch **Ventilationsstörung** *(Störung der Lungenbelüftung)*, **Perfusionsstörung** *(Störung der Lungendurchblutung)*, **Verteilungsstörung** *(schlechte Abstimmung Lungenbelüftung/-durchblutung)* und/oder **Diffusionsstörung** *(Störung des Gasaustausches)*.

Unterteilt nach dem Ausmaß in **respiratorische Partial-** (erniedrigter pO_2) **und Globalinsuffizienz** (erniedrigter pO_2 *und* erhöhter pCO_2) und nach dem zeitlichen Verlauf in **akute und chronische respiratorische Insuffizienz.**

Die **Blutgasanalyse** *(BGA)* erlaubt eine Beurteilung des Gasaustausches in der Lunge. Sie erfordert arterielles Blut oder arterialisiertes Kapillarblut (→42.5.1). Die Normwerte sind altersabhängig (→Kap. 52). Krankhaft sind:

- **Hypoxämie:** Sauerstoffpartialdruck im arteriellen Blut (paO_2) < 70 mmHg (9,5 kPa, altersabhängig)
- **Hypokapnie:** Kohlendioxidpartialdruck im arteriellen Blut ($paCO_2$) < 32 mmHg (4,3 kPa). Durch Hyperventilation (→3.3.2) oder metabolische Azidose mit respiratorischer Kompensation
- **Hyperkapnie:** $paCO_2$ > 46 mmHg (6,1 kPa). Durch Hypoventilation (→3.2.3) oder metabolische Alkalose mit respiratorischer Kompensation
- **Respiratorische Partialinsuffizienz:** paO_2 < 70 mmHg bei normalem oder erniedrigtem $paCO_2$
- **Respiratorische Globalinsuffizienz:** paO_2 < 70 mmHg bei $paCO_2$ > 46 mmHg.

Arterielle Blutentnahme

Für eine arterielle Punktion werden benötigt:

- Schutzhandschuhe, keimarme Tupfer und Hautdesinfektionsmittel
- Spezielles heparinisiertes BGA-Röhrchen, Kanüle
- Tupfer/Kompressen zum Komprimieren der Punktionsstelle, Verbandmaterial.

Die Arterienpunktion ist eine ärztliche Aufgabe. Meist wird die A. radialis am Handgelenk oder die A. femoralis im Leistenbereich punktiert. Bei liegender arterieller Kanüle (auf der Intensivstation, →Abb. 45.10) erfolgt die Blutentnahme aus der Kanüle.

Nach der Punktion ist eine Kompression der Punktionsstelle für mindestens 5 Min. erforderlich, da sich sonst große Hämatome bilden können. Nach Anlegen des Verbands muss die Punktionsstelle in der nächsten Zeit auf Nachblutung kontrolliert werden. Bei Punktion der A. femoralis erfolgt ggf. eine weitere Kompression mit einem Sandsack für ca. 30 Min.

Das gefüllte BGA-Röhrchen wird nach der Punktion sofort zum Labor gebracht. Geräte zur BGA stehen auch auf vielen Intensivstationen.

Für die korrekte Auswertung sind zusätzlich (für Patienten während einer Sauerstofftherapie) die O_2-Konzentration der Atemluft und (bei Fieber) die Körpertemperatur des Patienten zu notieren.

23.3.5 Bildgebende Verfahren

Lungenszintigrafie →23.11

Erstes bildgebendes Verfahren bei Verdacht auf Lungenerkrankungen ist die **Röntgennativaufnahme des Thorax** (→42.6.2) in zwei Ebenen, kurz *Rö.-Thorax.* Pneumonien, Tumoren, Pleuraergüsse sind ab einer gewissen Größe sichtbar.

Unverzichtbar ist außerdem die CT (→42.6.3), nicht nur bei Tumoren, die schon ab wenige Millimeter Größe darstellbar sind, sondern z. B. auch als:

- **HRCT** *(high resolution CT, hoch auflösende CT)* beispielsweise bei Verdacht auf Lungenemphysem oder -fibrose
- **Angio-CT** beispielsweise bei Verdacht auf Lungenembolie
- **3D-CT,** beispielsweise als *virtuelle Bronchoskopie* oder zur dreidimensionalen Darstellung der Lungenarterien.

Die **MRT** (→42.6.4) wird besonders bei (Verdacht auf) Mukoviszidose, Tumoren und Erkrankungen des Lungenkreislaufs genutzt.

Eine **Lungensonografie** (→42.6.6, →Abb. 23.25) erfolgt aufgrund der begrenzten Eindringtiefe v. a. zur Beurteilung peripherer Prozesse sowie in Notfällen, etwa bei Dyspnoe.

23.3.6 Endoskopische Untersuchungen

Endoskopische Untersuchungen →42.7.1

Bronchoskopie

DEFINITION

Bronchoskopie: Endoskopische Untersuchung von Trachea und Bronchien.

Bei der **Bronchoskopie** werden die Luftwege mit einem Endoskop betrachtet, je nach Fragestellung bzw. geplantem Eingriff mit einem *flexiblen* oder *starren Bronchoskop.* Bei flexiblen Bronchoskopen reichen bei Erwachsenen in aller Regel Schleimhautanästhesie und Sedierung, bei starren ist eine Allgemeinanästhesie nötig. Bronchoskopien sind prinzipiell ambulant möglich.

Die *diagnostische Bronchoskopie* (evtl. mit Biopsie) wird v. a. bei Verdacht auf bösartige Tumoren durchgeführt (→Abb. 23.11).

Bei einer *therapeutischen Bronchoskopie* werden Fremdkörper entfernt, Tumoren z. B. mittels Laser verkleinert oder Sekret abgesaugt.

Hauptkomplikationen sind Hypoxämie, Herzrhythmusstörungen, Blutungen, Infektionen, Asthmaanfälle, Perforationen oder Pneumothorax.

Endobronchialer Ultraschall

Mittels spezieller Endoskope mit zusätzlichem winzigen Ultraschallkopf an der Endoskopspitze ist ein **endobronchialer Ultraschall** *(EBUS-Bronchoskopie)* möglich. Dadurch können auch Prozesse nahe, aber außerhalb der Atemwege dargestellt und ggf. biopsiert werden.

Bronchoalveoläre Lavage

Bei einer Bronchoskopie ist eine **bronchoalveoläre Lavage** *(Bronchiallavage, BAL)* möglich. Bei der *diagnostischen bronchoal-*

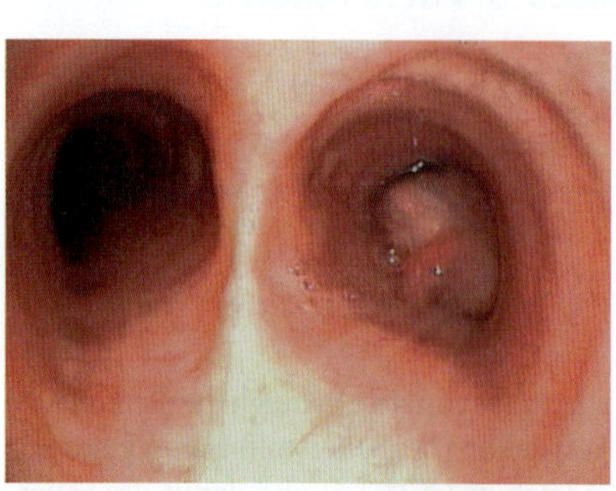

Abb. 23.11 Bronchoskopiebefund eines malignen Tumors im rechten Hauptbronchus. [R234]

veolären Lavage werden Bronchien und Alveolarraum mit physiologischer Kochsalzlösung gespült, um Sekret, Zellen und Mikroorganismen zu gewinnen. Auch eine *therapeutische bronchoalveoläre Lavage,* z. B. zur Entfernung von zähen Sekreten und Fremdkörpern, kann manchmal nötig sein.

Pflege

Zusätzlich zu den allgemeinen Maßnahmen (→ 42.7.1) müssen für die Untersuchung meist Röntgen-Thorax, Lungenfunktionsprüfung, Blutgasanalyse, Blutbild und Gerinnungsstatus vorliegen.

Vor dem Eingriff bleibt der Patient nüchtern, die Zahnprothese ist zu entfernen. Nach der Untersuchung kontrollieren die Pflegenden engmaschig die Vitalzeichen, besonders die Atmung. Bis zum völligen Abklingen der Lokalanästhesie (ca. 2 Std.) darf der Patient wegen der Aspirationsgefahr nicht essen und trinken. Nach einer Allgemeinanästhesie dauert die Nahrungskarenz länger. Darüber hinaus kann der Patient (vorübergehend) heiser sein oder Hustenreiz haben.

Mediastinoskopie

DEFINITION

Mediastinoskopie: Endoskopische Untersuchung des (mittleren) Mediastinums.

Die **Mediastinoskopie** erfordert eine Allgemeinanästhesie und einen kleinen Hautschnitt am Jugulum. Wichtige Indikation sind z. B. unklare Lungenerkrankungen mit Vergrößerung der Lymphknoten am Lungenhilum. Mittlerweile ist nicht nur eine Lymphknotenbiopsie, sondern auch eine mediastinoskopische Lymphknotenentfernung möglich.

Pflege

- Die präoperative Vorbereitung entspricht der bei einer kleinen Operation (→ 44.2). Die Haarentfernung/-kürzung umfasst den vorderen Oberkörper, eine Handbreit des Halses sowie die Axillen (hausinternen Standard berücksichtigen)
- Nach dem Eingriff wird der Patient mit erhöhtem Oberkörper gelagert. Seine Vitalzeichen werden zuerst halbstündlich und später stündlich kontrolliert
- Nach einigen Stunden (Arztanordnung) darf der Patient trinken und essen
- Wund- und Temperaturkontrollen sind in den nächsten Tagen wichtig, um eine Infektion rechtzeitig zu erkennen.

Thorakoskopie

DEFINITION

Thorakoskopie: Endoskopische Untersuchung der Pleurahöhle.

Thorakoskopie bezeichnet die endoskopische Untersuchung der Pleurahöhle (→ Abb. 23.11). Hauptindikationen sind unklare Befunde im Bereich von Brustwand, Pleura, Lungen oder Zwerchfell sowie unklare Pleuraergüsse. Wichtigste Komplikation sind Blutungen.

Die Thorakoskopie wird in Allgemeinanästhesie oder Lokalanästhesie plus Sedierung durchgeführt. Der Patient wird auf die Seite positioniert und das Endoskop zwischen den Rippen eingeführt. Nach der Untersuchung wird oft eine Pleuradrainage gelegt.

Die **Pflege** bei Thorakoskopie entspricht in etwa der bei Mediastinoskopie. Hinzu kommt die Pflege bei Pleuradrainage (→ 23.1.6).

Videoassistierte Thorakoskopie (VAT) → 23.1.4

23.4 Infektiöse Erkrankungen der Atmungsorgane

Epiglottitis → 36.8.4
Pseudokrupp → 36.8.3
Keuchhusten → 30.7.10

23.4.1 Influenza und Erkältungskrankheiten

Influenza

DEFINITION

Influenza *(Virusgrippe, echte Grippe)*: Akute Infektion der Atemwege, typischerweise mit hohem Fieber und starkem Krankheitsgefühl. Bei komplikationslosem Verlauf Abklingen nach knapp 1 Woche, v. a. bei Menschen mit Vorerkrankungen hohes Komplikationsrisiko.

Krankheitsentstehung

Die **(saisonale) Influenza** wird durch **Influenzaviren** der Typen A–C hervorgerufen. Die Viren werden durch Tröpfcheninfektion und direkten Kontakt übertragen und schädigen die Epithelien des Atemtrakts. Zwei Glykoproteine der Virusoberfläche, das **Hämagglutinin** *(HA)* und die **Neuraminidase** *(NA)*, sind wichtig für die Pathogenität und die Einteilung der Influenza A in Subtypen.

Charakteristisch für Influenzaviren ist die rasche Entstehung neuer Typen durch Mutation. Insbesondere Influenza-A-Viren führen im Abstand von einigen Jahren zu **Influenzaepidemien** und in größeren Abständen sogar zu **Influenzapandemien** (→ 30.2.1), da die vorhandenen Antikörper nicht mehr schützen (z. B. 2009 Pandemie durch Influenza A H1N1/2009, sog. *Schweinegrippe*).

Influenza-A-Viren treten auch im Tierreich auf, v. a. bei Wasservögeln (**aviäre Influenza,** *Vogelgrippe*). Die Tier-zu-Mensch-Übertragung ist bisher selten, die Mensch-zu-Mensch-Übertragung extrem selten, die Letalität hoch.

Symptome, Befund und Diagnostik

Möglich sind sowohl erkältungsähnliche als auch schwerste Bilder. Typischerweise bekommt der Patient nach einer Inkubationszeit von 1–4 Tagen innerhalb von Stunden Fieber ≥ 38,5 °C. Er fühlt sich sehr krank und hat Kopf-, Glieder- und Rückenschmerzen. Hinzu treten ein zunächst trockener Reizhusten, evtl. Halsschmerzen und Heiserkeit.

Die körperliche Untersuchung ist wenig ergiebig (geröteter Rachen, evtl. wenige Rasselgeräusche auskultierbar). Ein Schnelltest kann evtl. bei Risikogruppen sinnvoll sein.

Komplikationen

Besonders bei Säuglingen, älteren Menschen sowie Patienten mit Abwehrschwäche oder Vorerkrankungen der Atemwege drohen Komplikationen:

- Schäden durch das Virus selbst, v. a. **Influenzapneumonie** (→ 23.4.4), ZNS-Herzbeteiligung (Myoperikarditis, → 21.8)
- Bakterielle Folgeinfektionen, v. a. Pneumonien, Nasennebenhöhlen- und Mittelohrentzündungen
- Verschlimmerung vorbestehender Atemwegserkrankungen (z. B. Asthma) bis zur respiratorischen Insuffizienz
- Bei kleinen Kindern Pseudokrupp-Anfälle.

Behandlungsstrategie

In den ersten 48 Std. nach Krankheitsbeginn kann eine antivirale Medikation (Virostatika → Pharma-Info 30.2) den Verlauf abschwächen. Sie soll v. a. bei Risikogruppen erwogen werden. Zugelassen sind Neuraminidasehemmer (z. B. Oseltamivir, etwa Tamiflu®) und Baloxavir (etwa Xofluza®, Einmalgabe, in Deutschland nicht auf dem Markt).

Ansonsten ist die Behandlung symptomatisch, vor allem mit fiebersenkenden und schmerzlindernden Arzneimitteln (bei Kindern und Jugendlichen keine Azetylsalizylsäure). Bei bakteriellen Sekundärinfektionen werden Antibiotika gegeben.

Pflege

Wegen der hohen Ansteckungsgefahr werden Patienten in stationären Einrichtungen meist bis zu 7 Tage nach Krankheitsbeginn isoliert.

- Die Hygienemaßnahmen zur Vermeidung einer Erregerübertragung sind strikt einzuhalten (→ 30.2.3). Die persönliche Schutzausrüstung besteht aus Schutzkittel, Einmalhandschuhen und Mund-Nasen-Schutz bei Betreten des Zimmers. Bei patientennahen Tätigkeiten ist das Tragen einer FFP2-Atemschutzmaske (→ Abb. 30.3) empfohlen [11]. Die Anzahl der Besucher wird auf ein Minimum reduziert. Sie werden vorab über die Erkrankung informiert und in die erforderlichen Hygienemaßnahmen eingewiesen
- Die Pflegenden kontrollieren engmaschig die Vitalzeichen einschließlich Temperatur. Sie beobachten auch den Husten und das Sputum (→ 3.2.8, → 3.2.9)
- Solange der Patient hohes Fieber hat und daher überwiegend Bettruhe einhält, sind Dekubitus-, Thrombose-, Pneumonie- und Obstipationsprophylaxe erforderlich, außerdem alle notwendigen Maßnahmen bei Fieber (→ 5.4)
- Die Kost soll leicht verdaulich und vitaminreich sein (Wunschkost). Wichtig ist ausreichende Flüssigkeitszufuhr (wenn keine Kontraindikationen vorliegen). Als angenehm werden auch warme Getränke empfunden.

Prävention und Gesundheitsberatung

Für ältere, besonders komplikations- oder ansteckungsgefährdete Menschen wird die jährliche Grippeschutzimpfung empfohlen, für mindestens 60-Jährige mit einem Hochdosis-Impfstoff. Sie wird auch empfohlen für Menschen mit direktem Kontakt zu Geflügel und Wildvögeln, um eine Doppelinfektion saisonale – aviäre Influenza zu verhindern. Die Virostatika zur Behandlung der Influenza können (bei Risikogruppen) auch nach einem mutmaßlichen/sicheren Kontakt vorbeugend gegeben werden [11]. Auch medizinisch-pflegerischem Personal wird die Impfung empfohlen [12].

Abstand halten, Hygienemaßnahmen und Tragen eines Mund-Nasen-Schutzes vermindern während einer „Grippewelle" das Ansteckungsrisiko. Während der COVID-19-Pandemie (→ 30.8.10) waren Influenza und Erkältungskrankheiten weitaus seltener als in den Vorjahren.

Erkältungskrankheiten

DEFINITION

Erkältung (*grippaler Infekt, akute respiratorische Infektion, ARI, influenza like illness, ILI,* teilweise auch nicht korrekt *Grippe*): Sehr häufige, fast immer virale Infektion der oberen und unteren Luftwege von meist nur wenigen Tagen Dauer. Gefährdung durch Komplikationen nur für Risikopatienten.

Krankheitsentstehung

Bis heute konnten Hunderte verschiedener „Schnupfenviren" identifiziert werden. Wichtige Erreger sind *Adeno-, Myxo-, Echo-* und *Rhinoviren* und – für Kleinkinder gefährlich – *RS-Viren* (*respiratory syncytial virus,* kurz *RSV*).

Übertragung und Schädigungsmechanismus entsprechen dem bei Influenza.

„Ständig" erkältet

Erwachsene können ca. 3–5, Vorschulkinder 4–8 Erkältungen pro Jahr haben.

Symptome, Befund und Diagnostik

Nach kurzer Inkubationszeit von meist 1–2 Tagen bekommen die Patienten je nach Virus und Veranlagung:

- Schnupfen (zunächst dünnflüssig-klar, später schleimig-eitrig), Niesen
- Halsschmerzen, „Kratzen" im Rachen
- Heiserkeit, Husten
- Evtl. Augenbindehautentzündung
- Kopf- und Gliederschmerzen, möglicherweise (leichtes) Fieber.

Die körperliche Untersuchung ist bis auf eine mäßige Rötung der Rachenschleimhaut unauffällig.

Eine weitergehende Diagnostik ist nur bei Risikopatienten oder Verdacht auf Komplikationen angezeigt (etwa bei erneutem Fieberanstieg nach mehreren Tagen).

Behandlungsstrategie und Pflege

Symptomatische Behandlung und Pflege entsprechen denen bei Influenza. Bei Säuglingen kann die Behinderung der Nasenatmung zu Atem- und Trinkstörungen führen. Hier helfen abschwellende Nasentropfen (z. B. Otriven®) und Nasenpflege mit NaCl 0,9 % oder z. B. Rhinomer®-Nasenspray.

23.4.2 Akute Bronchitis

DEFINITION

Akute Bronchitis: Entzündung der Bronchien, meist mit einer **Tracheitis** (*Entzündung der Luftröhre*) einhergehend und in ca. 90 % viral verursacht. Vor allem bei Kindern häufige Erkrankung mit jahreszeitlichem Gipfel im Winter. Beim Gesunden meist folgenloses Ausheilen. Bei Menschen mit Lungenvorerkrankungen erhöhtes Pneumonierisiko und Gefahr einer Verschlechterung der Lungenerkrankung bis zur respiratorischen Insuffizienz.

Krankheitsentstehung

Meist hat sich bei einer **akuten Bronchitis** eine virale Infektion der oberen Luftwege nach „unten" ausgebreitet.

Manchmal ist die akute Bronchitis durch chemische Reize bedingt oder tritt im Rahmen allgemeiner Viruserkrankungen auf, z. B. bei Masern.

Symptome, Befund und Diagnostik

Eine Virusbronchitis beginnt mit Schnupfen, Hals-, Kopf- und Gliederschmerzen und allgemeinem Krankheitsgefühl als Zeichen eines Atemwegsinfekts. Es folgt ein trockener Husten, der bald produktiv wird. Fieber über 39 °C ist selten.

Die Auskultation der Lunge ergibt wenige Rasselgeräusche. Die Diagnose wird klinisch gestellt.

Obstruktive Bronchitis des Kleinkinds

Vor allem bei entsprechend veranlagten Kleinkindern können sich die Bronchien entzündungsbedingt stark verengen. Bei dieser **obstruktiven Bronchitis** ist die Ausatmung erschwert, in ausgeprägten Fällen hat das Kind Atemnot. Die Abgrenzung zum Infektasthma (→ 23.5) ist bisweilen erst durch die weitere Beobachtung des Kindes über Jahre möglich.

Behandlungsstrategie

Die Behandlung ist symptomatisch mit fiebersenkenden und evtl. schmerzlindernden Arzneimitteln sowie bei behinderter Nasenatmung mit Nasentropfen (beispielsweise Nasivin®). Bei einer bakteriellen Sekundärinfektion sind Antibiotika angezeigt.

Bei einer obstruktiven Bronchitis ist ein Behandlungsversuch mit den beim Asthma üblichen Bronchodilatatoren sinnvoll (→ Pharma-Info 23.2).

Pflege

Die Pflegemaßnahmen sind symptomorientiert, die Unterstützung ist abhängig vom Allgemeinbefinden. Bettruhe ist in der Regel nicht notwendig, aber körperliche Schonung.

- Leichte, vitaminreiche Kost, Wunschkost
- Bei Fieber oder starker Verschleimung der Atemwege reichliche Flüssigkeitszufuhr (Kontraindikationen beachten), ggf. Einfuhrbilanz. Insbesondere heiße Getränke wirken schleimlösend. Teezubereitungen aus Anis, Salbei und Thymian sowie Brustwickel (→ 3.4.4) können zusätzlich helfen
- Bei trockenem, unproduktivem Husten Hustentechnik bei Reizhusten (→ 3.4.3), Gabe von Antitussiva (→ Pharma-Info 23.3)
- Ggf. sekretlösende Maßnahmen (z. B. Anfeuchten der Raumluft, Inhalationen, Vibrationstherapie, → 3.4.3)
- Ausreichend Frischluft, kein Nikotin.

23.4.3 Bronchiolitis

DEFINITION

Bronchiolitis: Viral bedingte Entzündung der kleinen Luftwege bei Säuglingen, häufig mit Giemen einhergehend.

Virusinfekte der oberen Luftwege breiten sich bei Säuglingen nicht selten bis hinunter in die Bronchiolen aus und führen dort zu einer **Bronchiolitis.** Häufigstes verursachendes Virus ist das *Respiratory Syncytial Virus* (**RS-Virus,** *RSV*).

Die betroffenen Säuglinge fallen durch rasche Atmung, Dyspnoe (→ Abb. 34.89), Husten, feuchte Rasselgeräusche und Giemen auf. Säuglinge unter 6 Monaten können unter teilweise gefährlichen Atempausen (*Apnoe,* → 3.2.2) leiden.

Die Diagnose wird klinisch gestellt. Das auslösende Virus kann oft in den Nasen-Rachen-Sekreten nachgewiesen werden.

Eine spezifische Therapie gibt es nicht. Die Behandlung beschränkt sich im Wesentlichen auf ausreichende Flüssigkeitszufuhr und ggf. Sauerstoffgabe.

Eine passive Impfung gegen RSV steht für Risikogruppen wie etwa ehemalige Frühgeborene mit Atemwegsproblemen zur Verfügung.

23.4.4 Pneumonie

DEFINITION

Pneumonie *(Lungenentzündung)*: Entzündung des Lungenparenchyms durch infektiöse, allergische oder physikalisch-chemische Ursachen. Prognose für vorher Gesunde meist gut, für Herz-Lungen-Kranke oder Abwehrgeschwächte hohe Komplikationsgefahr. In den Industrieländern häufigste zum Tod führende Infektionskrankheit.

Krankheitsentstehung und Einteilung

Es gibt mehrere Einteilungen der **Pneumonien,** die sich z. T. überlappen (→ Tab. 23.4). Teilweise wird auch differenziert in **Pneumonie** (infektiös bedingte Lungenentzündung), **Pneumonitis** (physikalisch-chemisch bedingt) und **Alveolitis** (allergisch-toxisch bedingt).

Symptome und Untersuchungsbefund

Weit überwiegend werden Pneumonien durch Bakterien verursacht. Oft entwickelt sich innerhalb von 12–24 Std. ein schweres Krankheitsbild mit hohem Fieber und Schüttelfrost. Gleichzeitig tritt Husten auf, nach kurzer Zeit mit eitrigem, gelbgrünem, evtl. auch rötlich-braunem Sputum. Oft bestehen Dyspnoe (→ Tab. 23.2), eine schnelle, flache Atmung, evtl. mit deutlicher Bewegung der Nasenflügel *(Nasenflügeln)*, Schmerzen beim Atmen (*pleuritischer Schmerz,* → 23.13.1) und eine Schonatmung auf der erkrankten Seite. Manchmal ist der Kranke zyanotisch (→ 21.2.4). Bei der Perkussion der Lunge ist der Klopfschall über dem betroffenen Lungenabschnitt ge-

Tab. 23.4 Übersicht über die verschiedenen Einteilungen der Pneumonien.

Kriterium	Pneumoniebegriff	Definition
Ätiologie	**Infektiöse Pneumonie**	Durch Bakterien, Viren, Pilze oder Protozoen
	Nichtinfektiöse Pneumonie	Durch physikalisch-chemische Reize (Bestrahlung, Reizgasinhalation), Allergie, **Aspiration** („Einatmen" von Fremdkörpern mit nachfolgender bakterieller Besiedelung, **Aspirationspneumonie,** → 7.10)
Zeitlicher Verlauf	**Akute Pneumonie**	Rasch einsetzende Pneumonie mit schnellem Verlauf
	Chronische Pneumonie	Langsam beginnende Pneumonie mit länger dauerndem Verlauf
Vorheriger Gesundheitszustand	**Primäre Pneumonie**	Pneumonie bei zuvor Gesunden
	Sekundäre Pneumonie	Pneumonie bei Patienten mit prädisponierender Grunderkrankung wie z. B. Linksherzinsuffizienz **(Stauungspneumonie),** Lungenerkrankung, Aspiration, Atelektase **(Bettpneumonie)**
Ort der Infektion	**Ambulant erworbene Pneumonie** *(AEP, community-acquired pneumonia, CAP)*	Zu Hause erworbene Pneumonie. Erregerprofil altersabhängig, am häufigsten Streptococcus pneumoniae (früher Pneumokokken)
	Health-care-associated pneumonia *(HCAP)*	Pneumonie bei Patienten mit regelmäßigem Kontakt zum Gesundheitswesen, z. B. Dialyse-, onkologische Praxis. Sonderform: in Pflegeeinrichtungen erworbene Pneumonie (**nursing-home-acquired pneumonia,** *NHAP*)
	Nosokomiale Pneumonie *(hospital-acquired pneumonia, HAP)*	Im Krankenhaus erworbene Pneumonie (ab 48 Std. nach Aufnahme auftretend). Sonderform: **beatmungsassoziierte Pneumonie** *(ventilator-acquired pneumonia, VAP)*
Ausdehnung/ Röntgenbild	**Lobärpneumonie**	Ein ganzer Lungenlappen betroffen, vor allem bei Kindern auftretend
	Bronchopneumonie	Herdförmige Entzündung der Bronchiolen und des sie umgebenden Lungengewebes
Pathologisch-anatomische Kriterien	**Alveoläre Pneumonie**	Entzündungsreaktion vor allem in den Alveolen
	Interstitielle Pneumonie	Lungeninterstitium betroffen. Oft durch Viren, häufig bei Immunschwäche
	Pleuropneumonie	Pneumonie unter Mitbeteiligung der Pleura (Pleuritis → 23.13.1)

dämpft und es sind Bronchialatmen und Rasselgeräusche auskultierbar.

Vor allem Pneumonien durch Viren, Chlamydien und Mykoplasmen beginnen langsam und uncharakteristisch mit trockenem Husten und Fieber meist unter 39 °C. Das Allgemeinbefinden ist in der Regel nur mäßig beeinträchtigt, die Lungenuntersuchung wenig ergiebig. Diese Pneumonien werden häufig zunächst als „Grippe" fehldiagnostiziert.

Ältere Menschen haben oft weniger Lungen- und mehr, evtl. sogar nur Allgemeinbeschwerden, etwa Schwäche oder Verwirrtheit.

Diagnostik

Die Röntgenaufnahme des Thorax zeigt flächige oder herdförmige Verschattungen (→ Abb. 23.12). Blutuntersuchungen (u. a. Blutbild, CRP oder Prokalzitonin) und Pulsoximetrie sollten ebenfalls immer erfolgen.

Bei pneumoniebedingter Krankenhausaufnahme und nosokomialen Pneumonien ist ein Erregernachweis durch Untersuchung des Sputums (→ 23.3.1), Blutkulturen, gegebenenfalls Bronchoskopie mit Bronchiallavage (→ 23.3.5) u. a. invasive Maßnahmen anzustreben. Bei Verdacht auf COVID-19 (→ 30.8.10), Legionellen-Pneumonie (→ 30.7.9) bzw. Tuberkulose (→ 23.4.5) erfolgt eine entsprechende Diagnostik. Ggf. zeigt eine Blutgasanalyse die Schwere der Gasaustauschstörung.

Komplikationen

Hauptkomplikationen sind respiratorische Insuffizienz und **ARDS** (akutes Lungenversagen, → 23.15), eitrige Einschmelzung von Lungengewebe **(Lungenabszess),** Pleuraerguss und **Pleuraempyem** (eitriger Pleuraerguss, → 23.13.2), Herzinsuffizienz, Kreislaufsymptome bis zum Schock, Thrombosen und systemische Erregerausbreitung (z. B. mit Meningitis).

Insbesondere nach (wiederholten) kindlichen oder nekrotisierenden Pneumonien können sich **Bronchiektasen** entwickeln, irreversible Erweiterungen von Bronchien oder deren Ästen, die Lungenbelüftungsstörungen und Infektionen begünstigen.

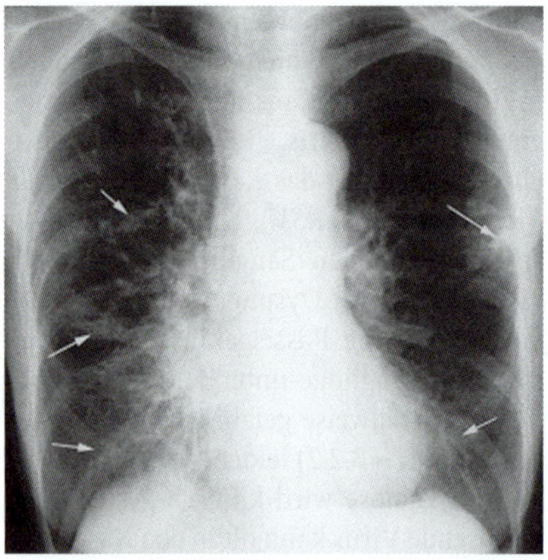

Abb. 23.12 Bronchopneumonie in der p. a.-Aufnahme. Die Pfeile zeigen auf mehrere Verschattungen, die sich nicht an Lappengrenzen halten. [M500]

Behandlungsstrategie

Klinisch stabile Patienten mit ambulant erworbener Pneumonie und 0 Punkten im **CRB-65-Score** (je ein Punkt für Alter > 65 Jahre, Bewusstseinstrübung, Atemfrequenz > 30/Min., Blutdruck < 90/60 mmHg), einer Sauerstoffsättigung > 90 % sowie Fehlen instabiler Begleiterkrankungen und chronischer Bettlägerigkeit können (zunächst) zu Hause bleiben [13].

Säuglinge unter 6 Monaten werden immer stationär aufgenommen.

Antiinfektiöse Therapie

Da das verursachende Bakterium anfangs in der Regel unbekannt ist, erfolgt die Antibiotikatherapie zunächst kalkuliert, d. h. gegen die *wahrscheinlichsten* Erreger. Kriterien sind vor allem der Ort und die Schwere der Erkrankung, Patientenalter und -zustand. Nach Vorliegen der mikrobiologischen Untersuchungsergebnisse oder ausbleibender Besserung wird die Behandlung evtl. geändert.

Bei Pilzpneumonien (nur bei erheblicher Abwehrschwäche) werden Antimykotika (→ Pharma-Info 30.3) i. v. und inhalativ gegeben.

Bei Verdacht auf Influenza- oder COVID-19-Pneumonie können Virostatika eingesetzt werden (→ 23.4.1, → 30.8.10).

Symptomatische Therapie

Hinzu tritt eine symptomatische Therapie je nach Ausprägung der Beschwerden:

- Bei starken Schmerzen oder hohem Fieber sind fiebersenkende und schmerzstillende Arzneimittel, z. B. Paracetamol (etwa ben-u-ron®), angezeigt
- Bei viel und zähem Sekret können Expektoranzien gegeben werden (→ Pharma-Info 23.1)
- Bei unstillbarem Husten ohne Sputum werden hustendämpfende Arzneimittel (→ Pharma-Info 23.3) verordnet
- Bei respiratorischer Insuffizienz erfolgen ggf. Sauerstofftherapie (→ 3.5), Beatmung und extrakorporale Lungenersatztherapie.

Pflege

Pflege bei Fieber → 5.3, → 5.4

Pneumonieprophylaxe

Besonders gefährdet sowohl für eine Pneumonie als auch für teils tödliche Komplikationen sind Säuglinge und ältere Menschen, Patienten mit Vorerkrankungen von Herz oder Lunge, schwerer Grunderkrankung oder Abwehrschwäche. Auch eine mangelhafte Belüftung der Lunge (z. B. bei Bettlägerigkeit oder schmerzbedingter Schonatmung), beeinträchtigte Drainage der Atemwege (etwa durch einen Tumor) sowie langjähriges Rauchen stellen Risikofaktoren dar.

Zu Beginn jedes Krankenhausaufenthalts sowie bei allen Veränderungen des Gesundheitszustands (sowohl in der stationären als auch in der häuslichen Pflege) müssen daher das Gefährdungsrisiko eingeschätzt und frühzeitig prophylaktische Maßnahmen ergriffen werden (→ 3.4).

PHARMA-INFO 23.1: EXPEKTORANZIEN

Expektoranzien sind eine chemisch uneinheitliche Gruppe von Arzneimitteln.

Sie sollen:

- Die Sekretion von dünnflüssigem Bronchialsekret steigern
- Den bereits gebildeten Schleim verflüssigen (**Sekretolytika,** *Mukolytika)*
- Den Abtransport des Sekrets fördern **(Sekretomotorika).**

Häufig eingesetzt werden z. B. Acetylcystein (etwa Fluimucil®) oder Ambroxol (etwa Mucosolvan®). Es gibt sie zur oralen Gabe und teilweise auch als Zusatz zu Inhalationslösungen.

Die Wirksamkeit von Expektoranzien ist für viele Indikationen nicht belegt. Bei Patienten, die zu schwach zum Abhusten sind, dürfen Expektoranzien nicht gegeben werden, da das Sekret dann in den Atemwegen verbleibt.

Pflegerische Maßnahmen sind:

- **Beobachtung von Atmung** (→ 3.2), Husten (→ Tab. 23.2), Sputum (→ 3.2.9), ggf. Pulsoximetrie (→ 23.3.3)
- **Beobachtung der Vitalzeichen** (Puls, Blutdruck) sowie Körpertemperatur und Ausscheidungen (Schweiß, Urin, Stuhl, evtl. Flüssigkeitsbilanz)
- **Ventilationsförderung** durch Atemübungen und Atemtraining (→ 3.4.3)
- **Bewegung, Frühmobilisation** und Durchführung von atemunterstützendenPositionen (→ 3.4.3)
- **Sekretmanagement:** Sekretverflüssigende, -lösende und entleerende Maßnahmen, z. B. Inhalationen, Anleitung zu Abhustetechniken, Atemtraining mit oszillierenden PEP-Geräten (→ 3.4.4), wichtig ist ausreichendes Trinken
- Frage nach dem **Allgemeinbefinden** und bei Bedarf Unterstützung des Patienten bei den Alltagsaktivitäten, körperliche Schonung ist anzuraten
- Beobachtung von Appetit und Trinkmenge, bei Bedarf Wunschkost und Lieblingsgetränke anbieten
- Durchführung von notwendigen Prophylaxen, besonders Dekubitus- und Thromboseprophylaxe.

Prävention und Gesundheitsberatung

Bei einer infektiösen Pneumonie werden der Patient und seine Besucher über hygienische Schutzmaßnahmen, vor allem beim *Husten* und dem *Umgang mit Sputum* (→ 3.2.9), informiert. Je nach Verdacht und Erregernachweis erfolgt eine Isolierung. Die Pflegenden achten auf die Einhaltung der Hygienerichtlinien, um eine Keimübertragung zu vermeiden (→ 41.2.3, → 41.1).
Gegen einige Pneumonieerreger kann geimpft werden (COVID-19-, Hib-, Influenza-, Masern-, Pneumokokkenimpfung). Besonders gefährdete Patienten werden außerdem beraten, wie sie ihr Pneumonierisiko z. B. durch Atemtraining mindern können. Insbesondere Menschen, die schon eine Pneumonie hatten, werden ggf. zur Tabakentwöhnung motiviert.

SPICKZETTEL

Pneumonie (Lungenentzündung)

Definition: Entzündung des Lungengewebes (Alveolen und/oder Interstitium).
Ursache/Risikofaktoren: Meist Bakterien oder Viren. Risikogruppen ältere Menschen, Menschen mit Vorerkrankungen von Lunge und/oder Herz, Immunsupprimierte.
Symptome: Atemwegsbeschwerden (v. a. Husten, Dyspnoe), Fieber.
Diagnostik: Röntgen-Thorax, Blutuntersuchung, Pulsoximetrie, evtl. Blutgasanalyse, Versuch des Erregernachweises.
Therapie/Pflege: Bei V. a. bakterielle Ursache Antibiotika. Bettruhe, Flüssigkeitszufuhr, Atemtherapie, pflegerische Prophylaxen. Ggf. Intensivtherapie, u. a. mit Beatmung.

23.4.5 Tuberkulose

DEFINITION

Tuberkulose *(Tb, Tbc, Schwindsucht)*: Weltweit verbreitete, bakterielle Infektionskrankheit mit chronischem Verlauf. Meist in den Atmungsorganen lokalisiert, jedoch grundsätzlich Befall aller Organe möglich. Besonders gefährdet sind Ältere, Alkoholkranke und Abwehrgeschwächte. Meldepflichtig nach IfSG. Für 2020 wurden 4.127 Erkrankungen gemeldet, davon gut 70 % **Lungentuberkulosen** [14], [15].

Krankheitsentstehung und -verlauf

Erreger der **Tuberkulose** ist das sehr widerstandsfähige Stäbchenbakterium **Mycobacterium tuberculosis.** Es wird überwiegend durch kleinste Tröpfchen (aerogen) übertragen, also von Menschen mit **offener Lungentuberkulose** durch Husten, Niesen oder Sprechen in die Umwelt abgegeben und vom Nächsten eingeatmet.

Bei einer **offenen Tuberkulose** sind in Sputum oder Magensaft Tuberkulosebakterien nachweisbar. Bei einer **geschlossenen Tuberkulose** ist dies nicht der Fall.

Verlauf

Erstinfektion und primäre Tuberkulose

Die Tuberkulosebakterien gelangen mit dem Atemstrom in die Lungen. In den Folgewochen bildet sich ein kleiner **Primärherd,** der zusammen mit den ebenfalls beteiligten regionären Lymphknoten des Lungenhilums als **Primärkomplex** bezeichnet wird. Typische Gewebereaktion ist der **Tuberkel,** ein Granulom (zell- und gefäßreiches Bindegewebsknötchen) mit zentraler Nekrose, die bei der Tuberkulose auch **Verkäsung** oder *tuberkulöser Käse* heißt.

Bei guter Abwehrlage heilt der Primärkomplex ab, evtl. aber unter Bildung hämatogener Streuherde (→ Abb. 23.13). Bei schlechter Abwehrlage kommt es zur **Frühgeneralisation** (Streuung der Bakterien). Alle Krankheitserscheinungen bei der Erstinfektion werden als **primäre Tuberkulose** zusammengefasst.

Latente tuberkulöse Infektion

Meist werden die Tuberkulosebakterien dauerhaft abgekapselt, man spricht von **latenter tuberkulöser Infektion** *(LTBI).*

Postprimäre Tuberkulose

Die **postprimäre Tuberkulose** entsteht Jahre oder Jahrzehnte nach der Erstinfektion durch *Reaktivierung* (Wiederaufflackern) der Streuherde (→ Abb. 23.13). Sie ist in der Regel eine isolierte Organtuberkulose, am häufigsten eine **Lungentuberkulose.**

Symptome und Untersuchungsbefund

Nur etwa 5–10 % der Infizierten erkranken:

- Bei der *primären Tuberkulose* hat der Patient grippeähnliche Beschwerden. Seltener treten Fieber, Nachtschweiß, Husten, Auswurf, Pleuritis (evtl. mit Pleuraerguss, → 23.13.1, → 23.13.2) oder ein *Erythema nodosum* (rötliche, druckschmerzhafte Hautknoten) auf. Eine frühe **Miliartuberkulose** (→ Abb. 23.13) ist in Deutschland selten
- Die *postprimäre Lungentuberkulose* bleibt wegen ihrer schleichenden Entwicklung oft lange Zeit unbemerkt. Typisch sind Leistungsabfall, ständige Müdigkeit, Gewichtsverlust, subfebrile Körpertemperatur, Nachtschweiß sowie chronischer Husten, evtl. mit (blutigem) Sputum und Thoraxschmerzen.

Diagnostik

Die Befunde bei Röntgenaufnahme des Thorax und ggf. CT sind sehr variabel, von kaum erkennbaren Verschattungen über Verkalkungen bis zu **Kavernen** (Kaverne = krankhafte Höhle) und Pleuraergüssen.

IGRA und Tuberkulinhauttest

IGRA *(Interferon-Gamma Release Assay, Interferon-γ-Test)* und **Tuberkulinhauttest** *(THT)* testen die immunologische Reaktion des Körpers auf Tuberkulosebakterien. Sie werden ca. 6 Wochen nach Infektion positiv. Ein positiver Test beweist die Auseinandersetzung des Immunsystems mit Tuberkulosebakterien, nicht eine Erkrankung! Umgekehrt kann der Test, z. B. bei hochakutem Verlauf oder Abwehrschwäche, negativ sein.

Beim IGRA wird eine Blutprobe des Patienten in Kontakt mit Tuberkulosebakterien gebracht. Sensibilisierte T-Lymphozy-

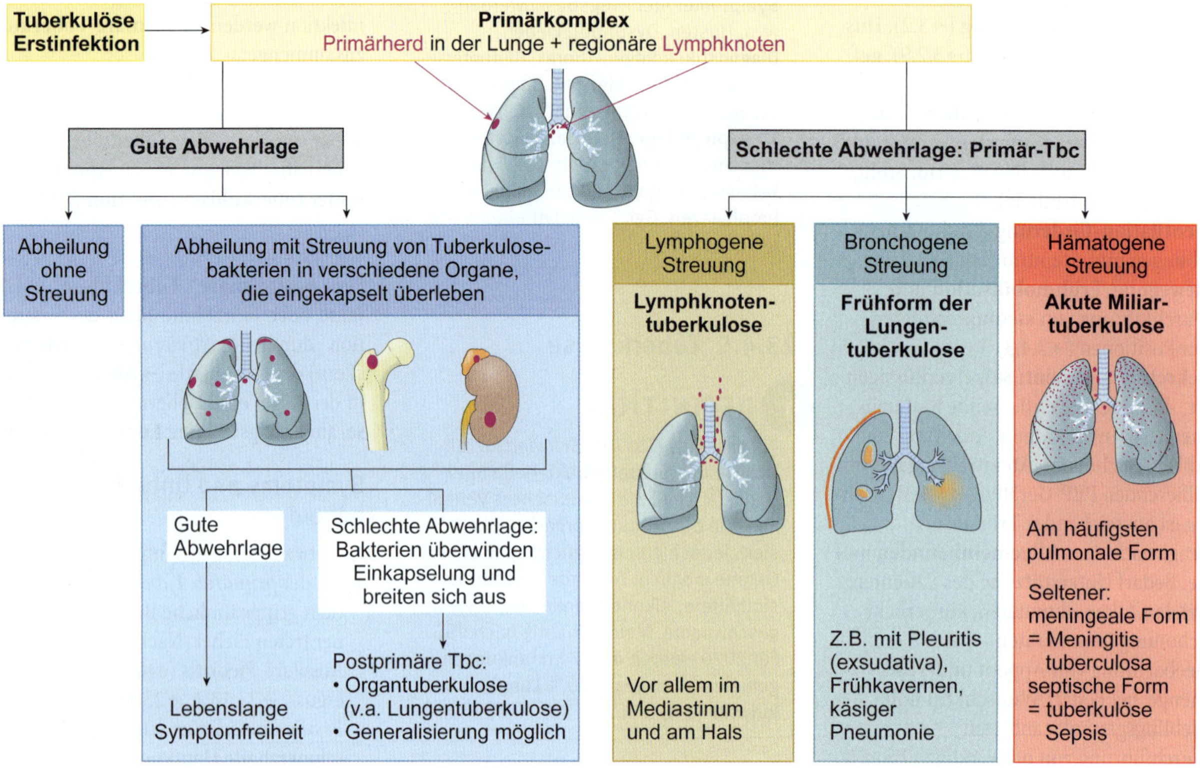

Abb. 23.13 Pathogenese der Tuberkulose. [L190]

ten geben darauf γ-Interferon ab. Der IGRA hat den Tuberkulinhauttest wegen höherer Spezifität weitgehend abgelöst.

Der Tuberkulin-Hauttest erfolgt v. a. noch bei (jüngeren) Kindern. Beim **Mendel-Mantoux-Test** wird *Tuberkulin PPD RT 23* intrakutan an der Unterarm-Beugeseite injiziert. Die Teststelle wird mit einem Stift markiert, in der Patientendokumentation vermerkt und darf bis zum Ablesen nicht gewaschen werden. Abgelesen wird nach 3–4 Tagen (max. einer Woche). Als positiv gilt nur eine *tastbare Verhärtung* definierter Größe.

Nachweis der Tuberkulosebakterien

Sichere Diagnose und Resistenztestung sind nur durch Erregernachweis in Sputum, Bronchialsekret oder Magensaft möglich.

Behandlungsstrategie

Die Standardtherapie umfasst die **Tuberkulostatika** *(antituberkulöse Arzneimittel)* Ethambutol (EMB, z. B. EMB-Fatol®), Isoniazid (INH, z. B. Isozid®), Pyrazinamid (PZA, z. B. Pyrafat®) und Rifampicin (RMP, z. B. Eremfat®). Zunächst wird zwei Monate mit einer Viererkombination, dann vier Monate mit einer Zweierkombination behandelt. Bei Resistenzen oder intolerablen Nebenwirkungen wird die Behandlung verlängert und/oder weitere Medikamente eingesetzt [16].

> **Resistenzen**
>
> Resistenzen erschweren und verlängern die Behandlung. In Deutschland bestand 2020 bei 2,7 % der Betroffenen eine **MDR-Tuberkulose** *(multidrug resistant)* mit Erregerresistenz mindestens gegen die *Erstrangmedikamente* Isoniazid und Rifampicin. Davon waren die Erreger bei 0,1 % sogar gegen bestimmte *Zweitrangmedikamente* resistent (**XDR-Tuberkulose,** *extensive drug resistant*) [14].

Pflege bei offener Lungentuberkulose

Pflege bei Pneumonie → 23.4.4
Umgang mit Sputum → 3.2.9

Beobachtungen

- Überwachung der Medikamenteneinnahme
- Vitalzeichen, Temperatur, Allgemeinbefinden
- Husten/Abhusten, Sputum
- Appetit, Gewicht (2 × wöchentlich).

Hygienemaßnahmen

> **Personaluntersuchungen**
>
> Wird eine Tbc-Infektion erst während der Krankenhausbehandlung diagnostiziert, ohne dass zuvor Schutzmaßnahmen ergriffen wurden, müssen alle Mitarbeiter mit vorherigem Patientenkontakt dem Betriebsarzt gemeldet und untersucht werden.

Besonders bei offener Lungentuberkulose sind gewissenhafte Hygienemaßnahmen wichtig, um Ansteckung von Mitpatienten, Personal und Angehörigen zu verhindern. Der Patient muss wissen, dass seine Kooperation eine wichtige Präventionsmaßnahme darstellt, und entsprechend sorgfältig aufgeklärt werden (Quellenisolierung → 30.1.4, hausinterne Standards beachten) [17]:

- Sorgfältige Einhaltung aller Maßnahmen der **Basishygiene** (→ 41.2)
- **Isolierung/Einzelzimmerunterbringung:** Dauer individuell, in der Regel bis der Erregernachweis im Sputum dreimal negativ war (meist ca. drei Wochen nach Beginn der medikamentösen Therapie)
- **Schutzmaßnahmen für Personal und Besucher:** Anlegen einer FFP2-Atem-

schutzmaske (→ Abb. 30.3) bei Betreten des Zimmers, von Schutzkittel und Handschuhen bei möglicher Kontamination (z. B. Tätigkeiten am Patienten). Besondere Vorsicht beim Umgang mit Sputum, nicht anhusten lassen

- Möglichst wenige betreuende Pflegende
- Verbleib aller Gebrauchsgegenstände im Zimmer, auch das Patientenbett bleibt möglichst im Zimmer
- **Information des Patienten:** Er soll sich beim **Husten oder Niesen** von anderen Menschen wegdrehen und ein Papiertuch vor Mund und Nase halten, um die Anzahl der Keime in der Raumluft möglichst gering zu halten, danach soll er sich die Hände desinfizieren. Häufiges Lüften
- **Patientenbesuche:** Nur nach vorheriger Aufklärung über Infektionsgefährdung und Hygienemaßnahmen, Besucherkreis einschränken, keine Kinder
- Der Patient trägt einen **Mund-Nasen-Schutz** beim unumgänglichen Verlassen des Zimmers oder wenn sich andere Menschen länger in seinem Zimmer aufhalten (Mund-Nasen-Schutz wechseln lassen, wenn er feucht ist)
- **Entsorgung:** Beim Geschirr krankenhausübliche Hygienemaßnahmen. Sämtlicher Müll aus dem Patientenzimmer gilt als infektiös. Auch die Wäsche, sie wird im Zimmer gesammelt
- **Flächendesinfektion:** Mit Desinfektionsmitteln, die nach der Liste der *Deutschen Gesellschaft für Hygiene und Mikrobiologie* (DGHM-Liste) wirksam sind, z. B. Desderman® oder Gigasept®. In der Regel werden eine laufende Desinfektion patientennaher Flächen und eine Schlussdesinfektion aller erreichbaren Flächen durchgeführt.

Prävention und Gesundheitsberatung

- Frühzeitige Diagnose und konsequente Behandlung Erkrankter sowie Untersuchung und ggf. vorbeugende Behandlung von Kontaktpersonen sind die wesentlichen Pfeiler der Prävention
- Die Patienten werden eindrücklich auf die Bedeutung einer regelmäßigen Medikamenteneinnahme hingewiesen, bei Migranten mit einem Dolmetscher. Alle Medikamente werden einmal am Tag zusammen eingenommen, am besten 30 Min. vor dem Frühstück. Kombinationspräparate verringern die Zahl der Tabletten. Erscheint eine Adhärenz (→ 40.1.3) problematisch, kann die Zusammenarbeit, z. B. mit Sozialarbeitern, die Behandlung evtl. sicherstellen
- Erkrankte sollten starke körperliche Anstrengungen vermeiden, sich kalorisch ausreichend und ausgewogen ernähren, während der Behandlung auf Alkohol verzichten sowie auf Dauer lungenschädigende Faktoren (Rauchen!) vermeiden. Zusätzlich wird der Betroffene über die Hygienegrundsätze informiert. Alle Informationen sind möglichst in schriftlicher Form weiterzugeben.

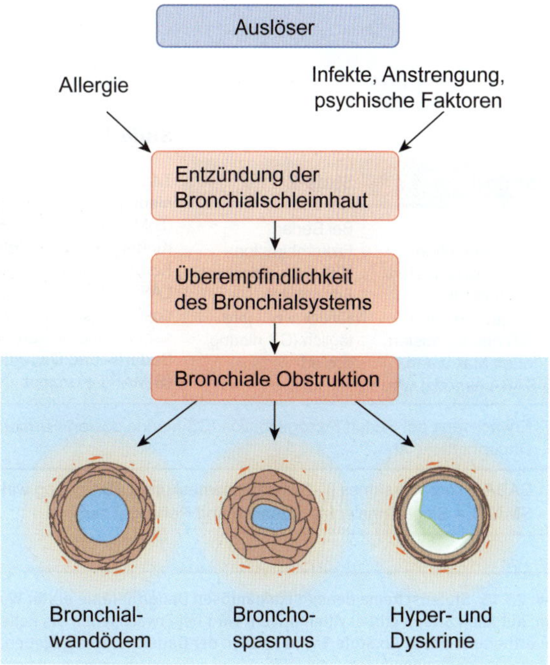

Abb. 23.14 Pathogenese und Pathophysiologie des Asthma bronchiale. Zentrale Bedeutung haben eine chronische Entzündung und Übererregbarkeit der Bronchien. Auf diesem Boden führen verschiedene Reize zu Ödem der Bronchialschleimhaut, Kontraktion der Bronchialmuskulatur *(Bronchospasmus)* sowie übermäßiger und zäher Schleimbildung (*Hyper-* und *Dyskrinie*) und damit zu Atemwegsverengung und Atemnotanfall. Im Verlauf kann es zu bindegewebigem Umbau *(Remodeling)* und damit bleibenden Veränderungen der Atemwege kommen. [L138]

23.5 Asthma bronchiale

DEFINITION

Asthma bronchiale (*Bronchialasthma,* kurz *Asthma*): Heterogene Erkrankung der Atemwege, meist gekennzeichnet durch Übererregbarkeit und chronische Entzündung der Atemwege sowie variable Atemwegsobstruktion (→ Abb. 23.14). Leitsymptom Atemnotanfälle. Betrifft ca. 5 % der Erwachsenen und 10 % der Kinder. Schwerstes Bild ist der **Status asthmaticus** mit über 24 Std. andauerndem Asthmaanfall. Bei konsequenter Behandlung meist gute Prognose.

Für das **Asthma bronchiale** ist ein Disease-Management-Programm (→ 40.3) etabliert.

Krankheitsentstehung

- Beim **exogen-allergischen Asthma** *(extrinsisches Asthma)* ist eine allergische Typ-I-Reaktion (→ Tab. 31.2) nachweisbar, beispielsweise gegen Hausstaubmilben, Pollen oder Tierhaare. Diese Form zählt zum *atopischen Formenkreis* (→ 31.2)
- Beim **nichtallergischen Asthma** *(intrinsisches Asthma)* lösen Infekte *(Infektasthma),* körperliche Anstrengungen *(Anstrengungsasthma),* kalte Luft, psychische Faktoren (z. B. Stress) oder Inhalation atemwegsreizender Substanzen die Anfälle aus
- Mischformen sind häufig.

Anfallsauslöser

Hauptauslöser des Asthmas sind bei Säuglingen und Kleinkindern Infekte und bei Schulkindern Allergien.

Bei Erwachsenen überwiegen Mischformen.

Symptome und Untersuchungsbefund

Leitsymptom des Asthmas ist der Atemnotanfall mit *erschwerter und verlängerter Ausatmung* und trockenen Rasselgeräuschen. Oft hat der Patient vor allem zu Anfallsbeginn Husten. Meist am Ende des Anfalls hustet er zähen, glasigen Schleim aus. Viele sitzen im Anfall aufrecht mit vornüber geneigtem Oberkörper und aufgestützten Armen. Die Atemnot kann bis zur Erstickungsangst führen.

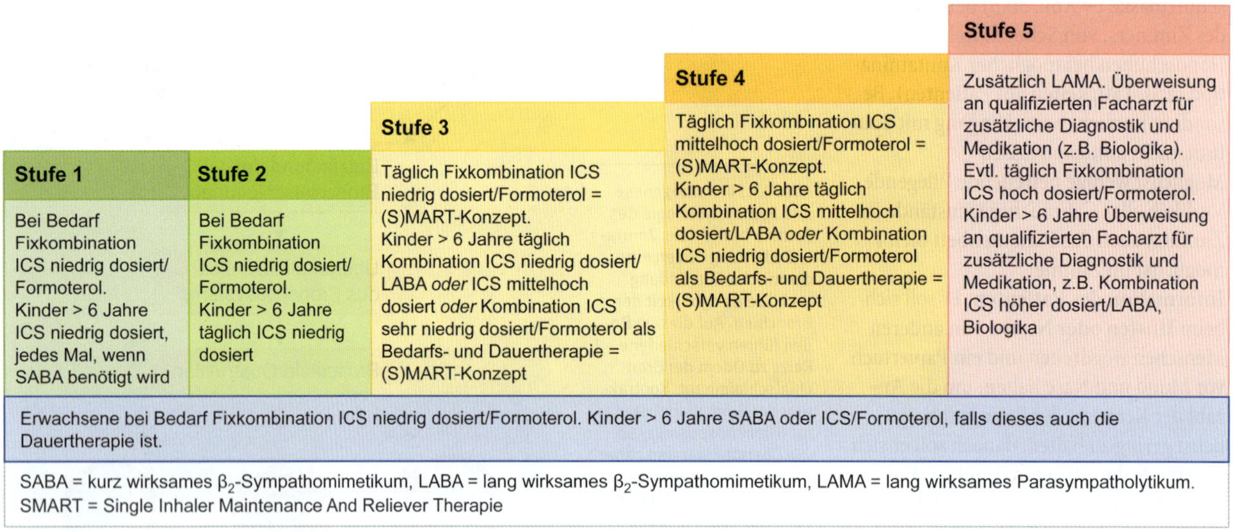

Abb. 23.15 Stufenschema der medikamentösen Dauertherapie erster Wahl bei Asthma, leicht verändert nach [19]. Dieses Schema zeigt die bevorzugte Medikation, auf allen Stufen gibt es Alternativen. Wird bei Erwachsenen als Reliever SABA gewählt, so ist ICS in Stufe 1 bei jeder Bedarfsmedikation und ab Stufe 2 als Dauertherapie nötig. Ab Stufe 3 wird LABA in der Dauertherapie gegeben. [L143]

VORSICHT! Symptome eines schweren Anfalls beim Erwachsenen sind Atemnot beim Sprechen, Unruhe, Einsatz der Atemhilfsmuskulatur, eine Atemfrequenz über 25 Atemzüge/Min., ein Puls über 110 Schläge/Min. und ein Peak-Flow-Wert < 50 % des persönlichen Bestwerts (→ 23.3.2). Im ambulanten Bereich Notarzt anfordern! **Lebensgefahr** besteht u. a. bei fehlenden Atemgeräuschen, Erschöpfung, verminderter Ansprechbarkeit, Zyanose oder Abfall von Puls oder Blutdruck.

Diagnostik

Die Erstdiagnostik umfasst [18] [19]:

- Lungenfunktionsprüfung mit Bronchospasmolyse-, evtl. Provokationstest (→ 23.3.2). FEV_1/VC vermindert mit deutlicher Besserung nach Bronchospasmolyse, stärkere Schwankungen als normal
- Ggf. Blutuntersuchung (z. B. Eosinophilie → sog. *eosinophiles Asthma*)
- Ggf. Allergiediagnostik im anfallsfreien Intervall, weitere Untersuchungen je nach Verdachtsmomenten.

Bei einem schweren Anfall ist eine Blutgasanalyse (→ 23.3.4) zur Einschätzung der Gefährdung nötig, bei Verdacht auf eine Verschlimmerung durch Infektion z. B. Röntgen des Thorax, Sputum- und Blutdiagnostik.

Schwierigkeiten bereiten leichte Formen mit ständig wiederkehrendem Husten. Bei Säuglingen ist an Husten durch gastroösophagealen Reflux (→ 24.4.1) zu denken. Bei Kleinkindern ist die Grenzziehung zwischen (wiederholten) obstruktiven Bronchitiden und (Infekt-)Asthma kaum möglich, auch eine Mukoviszidose (→ 23.14) kann sich ähnlich zeigen. Bei Jugendlichen sollte eine (funktionelle) *Stimmbanddysfunktion* ausgeschlossen werden. Bei Erwachsenen sind die chronisch-obstruktive Bronchitis (→ 23.6) und der gastroösophageale Reflux (→ 24.4.1) wichtige Differenzialdiagnosen.

Behandlungsstrategie

Die Asthmabehandlung umfasst sowohl im Anfall als auch in der Dauertherapie medikamentöse und nichtmedikamentöse Maßnahmen.

Therapie beim akuten Asthmaanfall

- Atemerleichternde Positionierungen (→ 3.4.3, → Abb. 3.18), dosierte Lippenbremse (→ Abb. 3.9), PEP-Atemtechniken
- Rasch wirksame β_2-Sympathomimetika inhalativ, etwa Salbutamol (z. B. Sultanol®) 2–4 Hübe. Ggf. Wiederholung nach 10–15 Min. (→ Pharma-Info 23.2)
- Sauerstoff 2–4 l/Min. über Nasensonde unter Bewusstseins- und Pulsoximetriekontrolle (→ 23.3.3)
- Glukokortikoide, z. B. 25–100 mg Prednisolon oral oder i. v. (→ Pharma-Info 26.1)
- Flüssigkeitszufuhr (oral oder i. v.)
- Evtl. inhalativ Ipratropiombromid (→ Pharma-Info 23.2)
- Evtl. β_2-Sympathomimetika s. c., langsam i. v. oder über eine Spritzenpumpe
- Evtl. Magnesium als Kurzinfusion i. v.
- Evtl. Absaugen von Atemwegssekreten (→ 3.4.4), nicht-invasive oder invasive Beatmung (→ 45.4.1, → 45.4.2).

Stufentherapie der Dauerbehandlung

Für das Asthma gibt es ein **Stufenschema der medikamentösen Dauerbehandlung** (→ Abb. 23.15). Die Grundsätze der Behandlung sind bei Kindern und Erwachsenen im Wesentlichen gleich. Zwei Medikamentengruppen werden unterschieden:

Erleichterungsmedikamente

Bei den **Erleichterungsmedikamenten** oder *Relievern* handelt es sich meist um β_2-Sympathomimetika, selten Parasympatholytika (→ Pharma-Info 23.2) zur Inhalation. Sie lindern als Bedarfstherapie rasch die Beschwerden, beeinflussen die zugrundeliegende Entzündung aber nicht.

Kontrollmedikamente

Kontrollmedikamente oder *Controller* sind entzündungshemmende Medikamente, welche die Erkrankung (längerfristig) kontrollieren sollen. Eine erste Wirkung zeigt sich meist nach wenigen Tagen, bis zur vollen Wirkung vergehen aber Wochen. Sie sind immer eine Dauertherapie.

- Eine Vorrangstellung haben **inhalative Glukokortikoide** (*ICS*, → Pharma-Info 26.1). Beispiele sind Beclometason (z. B. Beclomet Easyhaler®), Budesonid (z. B. Pulmicort®), Ciclesonid (z. B. Alvesco®), Flucitason (z. B. Flutiform®) und Mometason (z. B. Asmanex Twisthaler®)

PHARMA-INFO 23.2: BRONCHODILATATOREN

Bronchodilatatoren *(Bronchospasmolytika)* lassen die Bronchialmuskulatur erschlaffen und erweitern dadurch die Atemwege. Sie werden in erster Linie bei Asthma und chronisch-obstruktiver Lungenerkrankung (→ 23.6) eingesetzt. Hauptvertreter sind β_2-Sympathomimetika und Parasympatholytika.

β_2-Sympathomimetika

Die Wirkung des Sympathikus wird durch α-, β_1- und β_2-Rezeptoren an der Oberfläche der Zielzellen vermittelt. An den Bronchien sind in erster Linie β_2-Rezeptoren zu finden. Ihre Stimulation führt zur Erschlaffung der Bronchialmuskulatur und so zur Erweiterung der Atemwege.

β_2-Sympathomimetika sind die stärksten Bronchodilatatoren:

- Beispiele für *kurz wirksame β_2-Sympathomimetika* (*short acting beta-agonists*, **SABA**) sind Fenoterol (z. B. Berotec®), Reproterol (z. B. Bronchospasmin®) oder Salbutamol (z. B. Sultanol®)
- *Lang wirksame β_2-Sympathomimetika* (*long-acting beta-agonists*, **LABA**) sind Formoterol (mit gleichzeitig schnellem Wirkungseintritt, z. B. Formoterol AL®) und Salmeterol (z. B. Serevent®). Noch länger wirksam ist z. B. Indacaterol (Onbrez Breezhaler®), das bei chronisch-obstruktiver Lungenerkrankung verwendet wird.

Wichtigste Darreichungsform sind **Pulverinhalatoren** und **Dosieraerosole** (*DA*, siehe Pflege). Sie wirken bei korrekter Anwendung in Minuten und haben wenig systemische Nebenwirkungen. Es gibt auch Kombinationspräparate mit inhalierbaren Glukokortikoiden.

Prinzipiell sind die Nebenwirkungen überwiegend Folge der Restwirkung auf β_1-Rezeptoren: Tachykardie, Herzklopfen, -rhythmusstörungen, Fingerzittern, Unruhe. Deshalb werden (systemische) β_2-Sympathomimetika bei Patienten mit Bluthochdruck, Herzrhythmusstörungen, koronarer Herzkrankheit oder Schilddrüsenüberfunktion nur unter sorgfältiger Kontrolle eingesetzt.

Parasympatholytika

Parasympatholytika *(Anticholinergika, Antimuskarinergika)* erweitern die Bronchien durch Hemmung des Parasympathikus. Ihre Wirkung ist beim Asthma geringer als die der β_2-Sympathomimetika, bei der chronisch-obstruktiven Bronchitis etwa gleichwertig.

Ein kurz wirksames Parasympatholytikum (*short acting antimuscarinergicum*, **SAMA**) ist z. B. Ipratropiumbromid (etwa Atrovent®), lang wirksame (*long acting antimuscarinergicum*, **LAMA**) Tiotropiumbromid (etwa Spiriva®) oder Aclidinium (etwa Bretaris® Genuair®, bei chronisch-obstruktiver Lungenerkrankung).

Nebenwirkungen, die bei inhalativer Anwendung jedoch in der Regel gering sind, bestehen in Mundtrockenheit und einer verminderten Produktion von Bronchialsekret.

- **Leukotrien-Rezeptor-Antagonisten** (*LTRA*, Montelukast, z. B. Singulair®) besetzen die Rezeptoren der entzündungsvermittelnden Leukotriene und unterdrücken dadurch die Entzündung. Hauptnebenwirkungen sind Magen-Darm-Beschwerden und Kopfschmerzen
- Eine weitere Option bei schweren (Sonder-)Formen sind die zu den **Biologika** (auch → Pharma-Info 28.2) zählenden *monoklonalen Antikörper*. Omalizumab (z. B. Xolair®) ist ein monoklonaler Antikörper gegen IgE. Mepolizumab (z. B. Nucala®) und Reslizumab (z. B. Cinqaero®, beide zur s. c.-Injektion) richten sich gegen Interleukin 5, Benralizumab (z. B. Fasenra®, alle 4 Wochen i. v.) gegen dessen Rezeptor, Dupilumab (z. B. Dupixent®, zur s. c.-Injektion) gegen den Interleukin-4-Rezeptor [20].

Die Behandlung richtet sich nach der aktuellen *Asthmakontrolle:* Bei Beschwerden wird die Behandlung intensiviert, bei Wohlbefinden und guter Lungenfunktion über drei Monate kann eine Reduktion der Medikamente *(Step down)* versucht werden.

Weitere Maßnahmen

- Bei *allergischem Asthma* muss die Allergie behandelt werden (→ 31.2.2)
- Spielen psychosoziale Faktoren als Anfallsauslöser eine Rolle, können stützende psychotherapeutische Behandlungsmaßnahmen helfen.

Pflege

Peak-Flow-Messung → 23.3.2

Pflege im akuten Anfall

Erstmaßnahmen bei Atemnot → 3.3.10

Hat der Patient bereits ein **Bedarfsmedikament,** wird zunächst dieses (z. B. 2–4 Hübe Salbutamol) verabreicht. Ruhiger und einfühlsamer Umgang mindert die Angst des Patienten. Die Pflegefachperson oder ein Angehöriger bleiben beim Betroffenen, bis die Atemnot besser geworden ist.

Bis zum Eintreffen des Arztes sollten die Materialien für die zu erwartenden Anordnungen vorbereitet werden:

- Arzneimittel: β_2-Sympathomimetika, Glukokortikoide
- Materialien für venösen Zugang, Blutentnahmeröhrchen (BB, Elektrolyte, evtl. Blutgasanalyse)
- Alles für eine Sauerstoffgabe (→ 3.5), zum Absaugen (→ 3.4.5) und evtl. zur Intubation (→ 46.8.3).

VORSICHT! Warnzeichen eines Asthmaanfalls sind:

- Bei der Peak-Flow-Messung Abfall der Morgenwerte, Zunahme der tageszeitlichen Schwankungen, im Ampelschema Umschalten von „grün“ auf „gelb“ (→ Abb. 23.9)
- Zunahme der Atemnot, besonders nachts oder frühmorgens
- Vermehrter Husten, nächtliche Hustenattacken
- Abnahme der körperlichen Belastbarkeit
- Steigender Verbrauch an Bedarfsmedikamenten
- Anzeichen einer Atemwegsinfektion (Fieber, grüngelbes Sputum etc.).

Richtige Inhalationstechnik

Für die Wirksamkeit inhalierter Medikamente ist die richtige Inhalationstechnik entscheidend, dafür braucht der Patient, bei Kindern die Eltern, eine gute Anleitung. Die vielen verschiedenen **Inhalationssysteme** (→ Abb. 23.16) unterscheiden sich trotz gleichen Prinzips in der Anwendung. Pflegende beachten daher stets die Herstellerangaben. Am besten wird nur ein Inhalationssystem für alle Medikamente verwendet. Immer gilt:

- Aufsetzen bzw. Patienten in eine Oberkörperhochposition bringen
- Tief ausatmen
- Mundstück gut mit den Lippen umschließen
- Tief einatmen, Luft 5–10 Sek. anhalten, dann ruhig ausatmen, ggf. weiteren Hub inhalieren.

Bei **Dosieraerosolen** *(DA)* wird das Arzneimittel mithilfe eines Treibgases vernebelt. Zuerst wird das DA geschüttelt. Die Auslösung eines Hubs erfolgt mit der gleichzeitigen, langsamen und tiefen Einatmung. Bei Verwendung einer Inhalierhilfe (Spacer, → Abb. 23.17) wird der Hub zunächst in diesen verabreicht, dann atmet der Patient über den Spacer tief ein. Der Spacer ist v. a. bei Kleinkindern und Erwachsenen mit we-

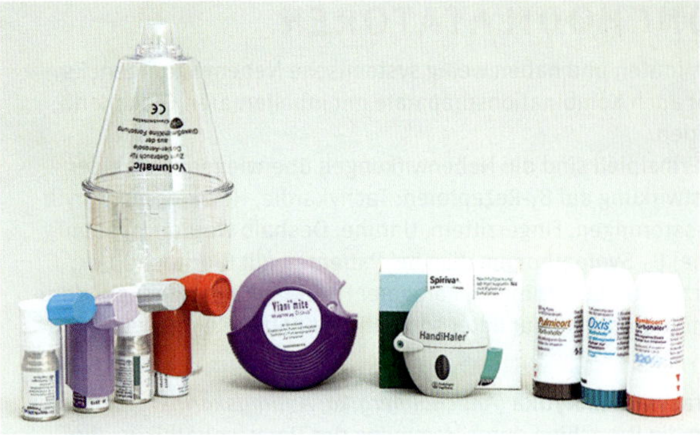

Abb. 23.16 Verschiedene Applikatoren für inhalative Medikamente. Links Dosieraerosole ohne und mit Inhalierhilfe. Mitte und rechts Pulverinhalatoren (Diskus®, HandiHaler®, Turbohaler®). [K115]

nig Koordinierungsfähigkeit sinnvoll, weil Auslösung und Einatmung nicht mehr gleichzeitig erfolgen müssen.

Pulverinhalatoren sind treibgasfrei, sodass auch kein Kältereiz daraus entsteht. Zudem sind sie leichter zu handhaben, da das Arzneimittel direkt durch die Einatmung freigesetzt wird. Inhalierhilfen werden nicht benötigt und meist zeigt eine Zählvorrichtung die Anzahl verbleibender Inhalationshübe an. Allerdings ist eine schnelle, kräftige Einatmung nötig, die nicht jedem Patienten möglich ist. Die Anwendung ist vom jeweiligen System abhängig und im Beipackzettel beschrieben (Tubohaler® exemplarisch →Abb. 23.18). Gebräuchliche Pulverinhalatoren sind u. a. Turbohaler (z. B. Aerodur® Turbohaler®, Oxis® Turbohaler®), Diskus (z. B. Serevent® Diskus®), Easyhaler (z. B. Salbu Easyhaler®) und HandiHaler (z. B. Srivasso® HandiHaler).

Korrekte Anwendung **inhalativer Glukokortikoide:**

- Glukokortikoide bevorzugt als Pulverinhalator oder als Dosieraerosol mit Spacer inhalieren, da der Wirkstoff so gezielter die tieferen Atemwege erreicht und weniger davon im Mund-Rachen-Raum abgelagert wird
- Vor den Mahlzeiten inhalieren
- Nach der Inhalation Zähne putzen oder zumindest Mund gründlich ausspülen
- Bei gleichzeitiger Anordnung eines Bronchodilatators zunächst diesen inhalieren, einige Minuten später dann das Glukokortikoid, das durch die erweiterten Bronchien nun besser an den Wirkort gelangt.

Inhalierhilfen bei Kindern

Bei Kindern müssen altersgerechte Inhalierhilfen verwendet werden. Dosieraerosole werden stets mit vorgeschalteter Inhalierhilfe verabreicht, da Kinder Einatmung und Sprühstoß nicht koordinieren können.
Bei Säuglingen werden Inhalierhilfen mit weicher Mund-Nasen-Maske benutzt, da sie das Mundstück nicht mit den Lippen umschließen können.

VORSICHT! Patienten mit Asthma müssen wissen, dass sie bei Schmerzen oder Fieber **keine Azetylsalizylsäure** (z. B. Aspirin®) einnehmen dürfen, da diese Asthmaanfälle provozieren kann. Besser ist das ebenfalls rezeptfreie Paracetamol (z. B. ben-u-ron®). Außerdem müssen sie bei jedem neuen Arztkontakt auf ihre Asthmaerkrankung hinweisen, da viele Arzneimittel bei Asthma kontraindiziert sind.

Prävention und Gesundheitsberatung

Asthmaprävention ist nur begrenzt möglich. Neben den Empfehlungen zur Allergieprävention (→31.2.2) sind das Meiden von Aktiv- und Passivrauchen, Schimmel in der Wohnung und möglichst Kfz-Abgasen wichtig [20]. Die Zahl der Todesfälle bei Asthma bronchiale hat in den letzten Jahren abgenommen. Dies wird im Wesentlichen auf die Therapie mit inhalierbaren Glukokortikoiden und die Einführung standardisierter **Patientenschulungsprogramme** zurückgeführt [21].

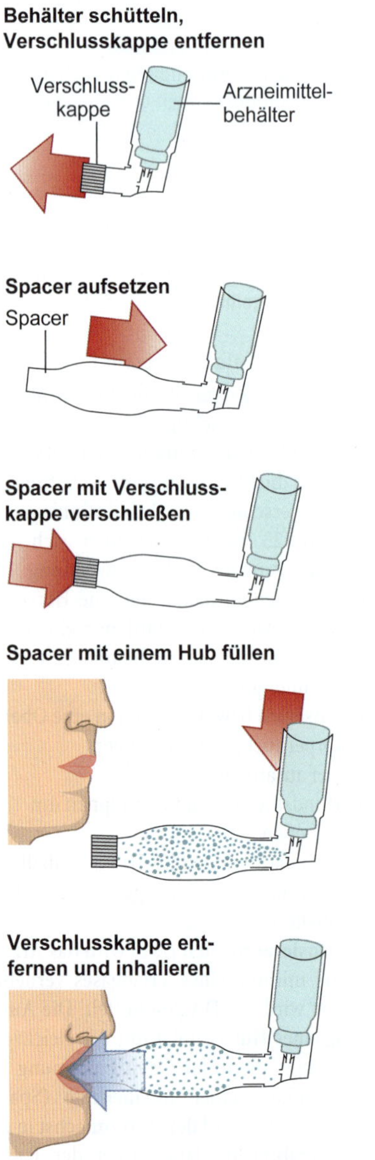

Abb. 23.17 Anwendung eines Dosieraerosols mit Spacer als Inhalationshilfe. [L138]

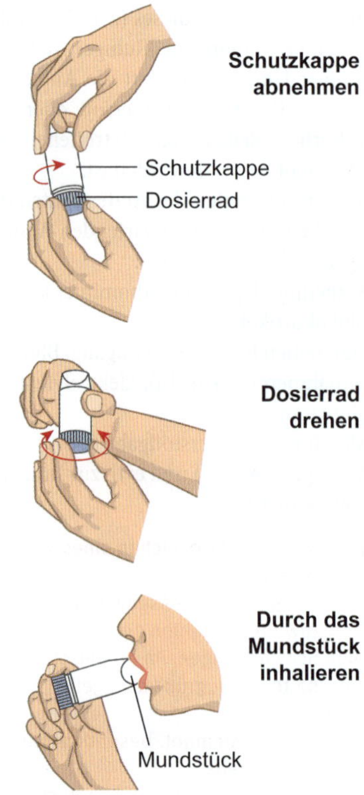

Abb. 23.18 Anwendung des Turbohaler® als Beispiel eines Pulverinhalators. [L138]

Asthmaschulungsprogramme

Die Patientenschulung erfolgt ambulant oder stationär in Kleingruppen, am günstigsten durch ein interdisziplinäres Team [21]. Hauptziele sind Förderung von Selbstkontrolle und Eigenverantwortung, Unterstützung bei der Krankheitsbewältigung und Bewältigung von persönlichen und familiären Belastungen. Die Fähigkeiten des Patienten, mit seiner Erkrankung umzugehen, auch als *Selbstmanagement* bezeichnet, sind regelmäßig zu beurteilen. Nachschulungen sind etwa alle zwei Jahre sinnvoll [22].

Die Inhalte werden je nach Patientengruppe (Kleinkinder/Eltern, Schulkinder, Jugendliche, Erwachsene) auf unterschiedliche Weise vermittelt:

- Ursachen, Auslöser und Symptome des Asthmas
- Wahrnehmung und Einschätzung der Atmung und der Lungenfunktion, z. B. mittels Borg-Skala (→ 3.3)
- Peak-Flow-Meter und Ampelschema (→ 23.3.2)
- Asthmaprotokoll, Patiententagebuch
- Medikamentöse Therapie, Umgang mit Medikamenten und individuellem Behandlungs-/Notfallplan, Selbstanpassung der Therapie nach Vorgaben des Arztes
- Inhalationssysteme, Inhalationstechnik [23]
- Atemtraining (→ 3.4.3), atemunterstützende Positionen (→ 3.4.3), Atemtechniken zur Verminderung der Atemwegsverengung (PEP-Atmung), z. B. dosierte Lippenbremse (→ 3.4.3)
- Verhalten bei akutem Asthmaanfall
- Entspannungstechniken
- Ausdauertraining und Sport [24]
- Bedeutung regelmäßiger Arztbesuche und Lungenfunktionsprüfung
- Kontaktadressen und Hinweise auf Selbsthilfegruppen.

Bei rauchenden Patienten ist unbedingt auf eine Entwöhnung hinzuarbeiten (→ 23.1.3). Einige Asthmaschulungsprogramme beinhalten diese, meist empfiehlt sich aber ein separates Tabakentwöhnungsprogramm.

Prävention und Gesundheitsberatung

Der Patient wird informiert, ein Asthma-Notfallset griffbereit zu haben. Es enthält:

- Persönlichen Notfallstufenplan und Notrufnummern (Haus-, Notarzt)
- Notfallmedikamente (ärztlich verordnete Bedarfsmedikamente für Verschlechterungen).

Das Set wird an einem festen Platz daheim deponiert bzw. außerhalb des Hauses vom Patienten mit sich geführt. Auch Angehörige sollen den Aufbewahrungsort kennen.

SPICKZETTEL

Asthma (bronchiale)

Definition: Chronische Atemwegserkrankung mit chronischer Entzündung und Übererregbarkeit sowie reversibler Atemwegsobstruktion.
Ursache/Risikofaktoren: Multifaktoriell.
Symptome: Anfallsweise Dyspnoe mit erschwerter Ausatmung.
Diagnostik: Klinik, Lungenfunktionsprüfung, evtl. Allergietests.
Therapie/Pflege: Vor allem inhalative Glukokortikoide und Bronchodilatatoren. Patientenschulung (u. a. Umgang mit den Medikamenten/Inhalationshilfen, Selbstkontrolle, atemerleichternde Maßnahmen).

23.6 Chronisch-obstruktive Lungenerkrankung

DEFINITION

Chronisch-obstruktive Lungenerkrankung (*COPD* von engl. *chronic obstructive pulmonary diseases*): Lungenerkrankung mit persistierenden Atemwegsbeschwerden und Atemflussbehinderung/Atemwegsobstruktion infolge Veränderungen von Atemwegen und/oder Alveolen, in aller Regel bedingt durch eingeatmete Schadstoffe (Definition nach *Global Initiative for Chronic Obstructive Lung Disease/GOLD).* Mit einer Häufigkeit von 10–15 % „Volkskrankheit" mit erheblicher sozioökonomischer Bedeutung. Prognose nur gut, wenn die Ursache im Frühstadium beseitigt wird.

Chronische Bronchitis: Husten und Auswurf an den meisten Tagen von mindestens drei Monaten zweier aufeinanderfolgender Jahre (Definition nach *WHO*). Die Bronchitis kann mit oder ohne Obstruktion einhergehen.

Exazerbation: Verschlimmerung einer bestehenden Erkrankung.

Für die **chronisch-obstruktive Lungenerkrankung** gibt es ein Disease-Management-Programm (→ 40.3).

Krankheitsentstehung

Zwar spielt bei der Entstehung die genetische Veranlagung eine Rolle. Hauptursache sind allerdings eingeatmete Schadstoffe und dabei mit 85–90 % der Fälle das Rauchen.

Die Schadstoffe führen zu einer chronischen Entzündung von Atemwegen und Lungen, deren Mechanismen im Detail noch unklar sind, die sich aber sowohl von der normalen Entzündungsreaktion als auch von der Entzündung bei Asthma bronchiale unterscheidet. Die Entzündung beeinträchtigt die normalen Reinigungs- und Reparaturmechanismen der Atemwege und zerstört Lungengewebe. Folgen sind Atemwegob-

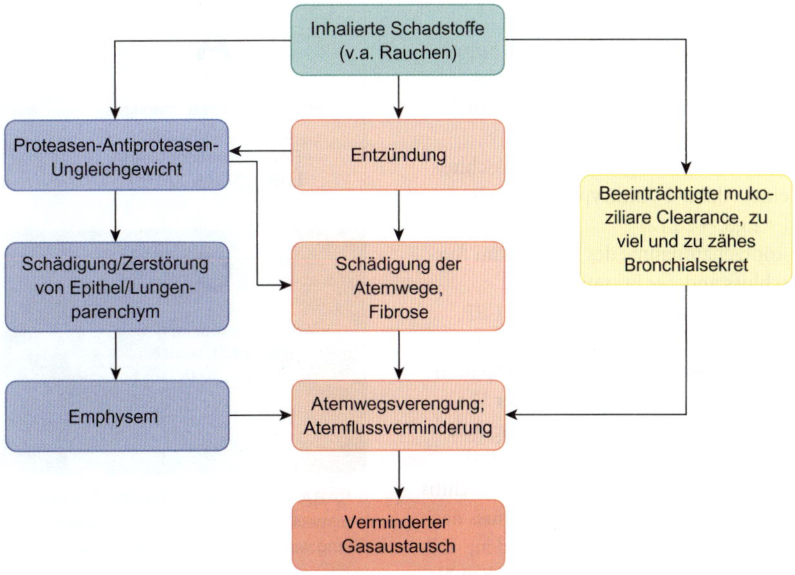

Abb. 23.19 Pathogenese der chronisch-obstruktiven Lungenerkrankung. [L143]

struktion und Emphysem (→ Abb. 23.19). Schon früh ist die Mikrozirkulation in den Lungen beeinträchtigt. Unter anderem über die Entzündungsbotenstoffe zieht die chronisch-obstruktive Lungenerkrankung den ganzen Organismus in Mitleidenschaft.

Symptome und Untersuchungsbefund

Die meisten Betroffenen sind über 40 Jahre alt. Leitsymptome, auch als **AHA-Symptome** bekannt, sind:

- Atemnot (Dyspnoe), zunächst bei Belastung, im Krankheitsverlauf zunehmend
- Husten, chronisch mit rezidivierendem Giemen
- Auswurf (chronische Sputumproduktion).

Für die Symptomeinschätzung werden möglichst Fragebögen wie **CAT™** *(COPD Assessment Test™)* oder **mMRC** *(Modified Medical Research Council Dyspnea Scale)* verwendet.

Viele Patienten haben Begleit- und Folgeerkrankungen: Rechtsherzbelastung/-insuffizienz (→ 23.11.2), Cor pulmonale (→ 21.6, → 23.11.2), Verschlechterung von Allgemein- und Ernährungszustand, Muskelschwund, Depression und Osteoporose.

Bei der körperlichen Untersuchung zeigt sich oft ein Fassthorax. Der Klopfschall über der Lunge ist hypersonor. Bei der Auskultation sind Giemen und Brummen hörbar (→ 42.3).

Diagnostik und Differenzialdiagnose

Die Diagnosestellung ist in der Regel klinisch möglich. Die weitere Diagnostik umfasst:

- Lungenfunktionsprüfung durch Spirometrie (FEV_1/FVC nach Gabe eines Bronchodilatators < 0,70 oder als die untere Normgrenze, → 23.3.2)
- Blutuntersuchung. Einmalig Ausschluss eines Alpha-1-Antitrypsin-Mangels (→ 23.8, → 26.12)
- Röntgenaufnahme des Thorax zum Ausschluss anderer Erkrankungen
- Bei Exazerbation BSG, Blutbild, CRP, Röntgenaufnahme des Thorax, evtl. mikrobiologische und zytologische Sputumdiagnostik. Bei Polyglobulie oder V. a. respiratorische Verschlechterung Pulsoximetrie (→ 23.3.3), BGA (→ 23.3.4).

Bei Kindern tritt eine chronische Bronchitis nicht auf. Bei ständigem Husten muss nach anderen Ursachen gesucht werden, z. B. einem Asthma oder einer chronischen Nasennebenhöhlenentzündung mit ständigem Herunterlaufen von Schleim in den Rachen.

Komplikationen

Hauptkomplikationen sind:

- **Exazerbationen:** Akute, mindestens 2 Tage dauernde Verschlechterung, die eine Therapieintensivierung erfordert; ausgelöst z. B. durch Atemwegsinfektionen
- Respiratorische Insuffizienz (→ 23.3.4)
- Cor pulmonale (→ 23.11.2).

Behandlungsstrategie

Unabdingbar: Tabakentwöhnung
Wichtigste Maßnahme ist absolute Nikotinkarenz!

Unabhängig vom Schweregrad sind folgende Maßnahmen angezeigt [25]:

- Tabakentwöhnung (→ 23.1.3), ggf. Arbeitsplatzwechsel
- Grippe-, Pneumokokken-, COVID-19-Impfung
- Atem-, Physiotherapie, körperliches Training und entsprechende Schulung (siehe Pflege)
- Gewichtsregulierung (siehe Pflege)
- Ggf. Rehabilitationsmaßnahmen, Hilfsmittelversorgung, soziale Hilfen.

Die medikamentöse Therapie richtet sich anfangs nach der Eingruppierung in die Gruppen A–D (→ Abb. 23.20). Basismedikation sind inhalative Bronchodilatatoren (→ Pharma-Info 23.2). Sie vermindern die Lungenüberblähung und steigern die Belastbarkeit.

Reicht die Anfangstherapie nicht aus, wird die Behandung je nach Vorbehandlung und Beschwerden (Dyspnoe, Exazerbationen) intensiviert. Bei vorrangigen Exazerbationen werden auch inhalierbare Glukokortikoide und/oder der Phosphodiesterase-4-Hemmer Roflumilast (z. B. Daxas®) eingesetzt. Antibiotika werden bei Exazerbationen mit eitrigem Sputum gegeben [25] [26].

Bei fortgeschrittener COPD kommen eine **Langzeit-Sauerstofftherapie** *(engl. Long-Term Oxygene Therapy, LTOT,* d. h. Sauerstoffgabe ≥ 15 Std./Tag, → 3.5) und eine Heimbeatmung in Betracht. Außerdem wird die Möglichkeit chirurgischer Maßnahmen (Emphysemchirurgie, Lungentransplantation) geprüft.

Pflege

Ziel der Pflege ist es, die Eigenkompetenz des Betroffenen zu fördern, damit die notwendigen Maßnahmen selbstständig durchgeführt werden können. (Thorax-)Beweglichkeit und Lungenfunktion sollen so

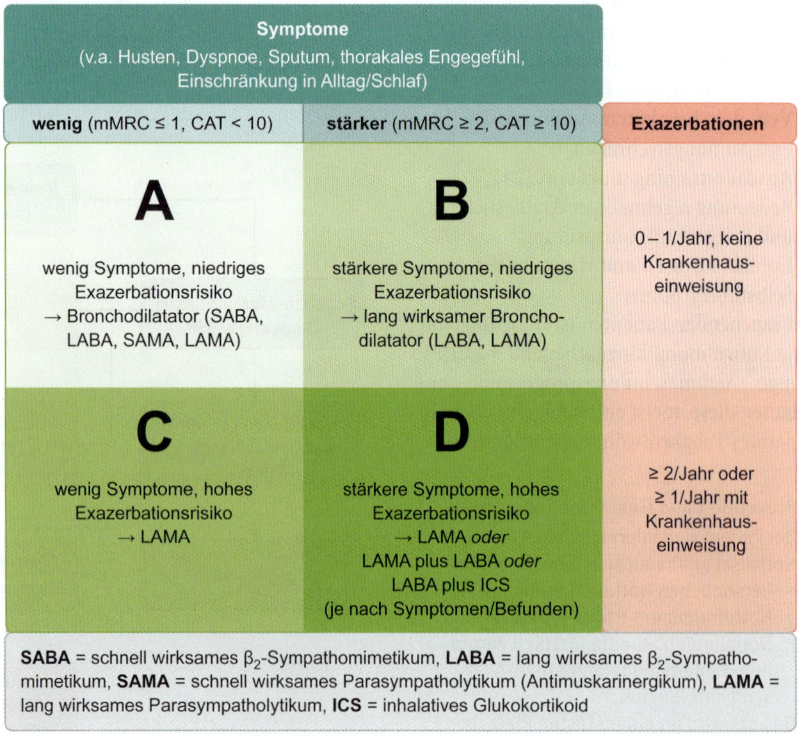

Abb. 23.20 Schweregradeinteilung und Anfangsbehandlung der COPD [26]. [L143]

gut wie möglich erhalten bzw. verbessert und ein Fortschreiten der Erkrankung verhindert werden.

Beobachtung

- Atmung, Husten/Abhusten und Sputum (→ 3.2.9), Peak-Flow-Werte (→ 23.3.2)
- Körpertemperatur (Infekt?)
- Hautfarbe, Puls und RR (v. a. bei Rechtsherzinsuffizienz), Ödeme
- Bewusstseinslage (Unruhe bei O_2-Mangel, Somnolenz bei Hyperkapnie oder drohender CO_2-Narkose bei O_2-Gabe).

Atmung

Geeignet sind alle Maßnahmen, die eine Intensivierung der Ventilation bewirken und die Lockerung und Entfernung von Atemwegssekreten verbessern:

- Atemübungen und Atemtraining, z. B. PEP-Atmung (dosierte Lippenbremse, Gähn- und Schnüffelatmung, → 3.4.3)
- Atemfördernde Positionen, z. B. Oberkörperhochlagerung, Dehnlagerungen, Kutschersitz (→ 3.4.3)
- Maßnahmen des Sekretmanagements (→ 3.4.4), z. B. Vibrationsbehandlung, Drainagelagerung, ausreichende Flüssigkeitszufuhr, Abhustetechniken, Ausatmen mit oszillierenden PEP-Geräten, Inhalationen, evtl. Absaugen von Sekreten (→ 3.4.5)
- Anleitung des Patienten zur richtigen Arzneimittelanwendung (z. B. Umgang mit Dosieraerosolen, → 23.5) und zur Handhabung des Peak-Flow-Meters (→ 23.3.2)
- Erstmaßnahmen bei Atemnot (→ 3.3)
- In fortgeschrittenen Stadien (Langzeit-) Sauerstofftherapie (→ 3.5), evtl. Heimbeatmung.

Heimbeatmung

Eine **Heimbeatmung** *(außerklinische Beatmung)* kann die Lebensqualität des Patienten bei respiratorischer Globalinsuffizienz verbessern. Voraussetzungen sind die professionelle, in der Regel stationäre Anleitung von Patient und Angehörigen sowie die Begleitung/Betreuung durch einen spezialisierten ambulanten (Intensiv-)Pflegedienst bzw. ein Beatmungszentrum nach der Entlassung. Patient und Angehörige werden frühzeitig über die Möglichkeit der Heimbeatmung informiert, um entscheiden zu können, ob und welche der zur Verfügung stehenden Verfahren sie möchten. Die Beatmung kann stundenweise oder dauerhaft erfolgen.

Meist wird mit einer **nichtinvasiven Beatmung** *(noninvasive ventilation, NIV)* begonnen, bei der der Patient über eine dicht sitzende Maske über Nase, Mund und Nase oder das ganze Gesicht beatmet wird.

Muss der Patient länger als 12–15 Std. täglich beatmet werden, erfolgt in aller Regel eine Tracheostomie (→ 36.1.6) und eine **invasive Beatmung** über eine Trachealkanüle.

Spezielle Heimbeatmungsgeräte ermöglichen dem Patienten ein weitgehend selbstbestimmtes Leben [27].

Prävention und Gesundheitsberatung

Patienten mit chronisch-obstruktiver Lungenerkrankung profitieren von strukturierten, ambulanten oder stationären Patientenschulungen. Sie umfassen folgende Inhalte, die auch die Pflegenden auf Station und in der häuslichen Pflege immer wieder aufgreifen und individuell vertiefen [25]:

- Kennen und Meiden inhalativer schädigender Einflüsse: v. a. Tabakentwöhnung (→ 23.1.3), Vorsicht bei Kälte, Nebel und trockener Luft (können Obstruktion verstärken)
- Wirkungsweise von und Umgang mit Medikamenten, v. a. Dosieraerosolen (→ 23.5)
- Selbstwahrnehmung und Verbesserung der Atmung: Umgang mit dem Peak-Flow-Meter (→ 23.3.2), Maßnahmen zur Atemförderung und zum Sekretmanagement, frühes Erkennen einer Exazerbation
- Selbsthilfetechniken bei Dyspnoe, z. B. dosierte Lippenbremse, atemfördernde Positionen
- Motivation zum individuell angepassten körperlichen Training, um die allgemeine Belastbarkeit und Thoraxbeweglichkeit zu fördern: Physiotherapie (ergänzt durch häusliche Übungen), Lungensportgruppe, Ausdauer- und Krafttraining (bei geringer Belastbarkeit ggf. isoliertes Krafttraining nur der Extremitäten), Training der Inspirationsmuskulatur (z. B. mit Threshold®). Jegliche körperliche Aktivität ist günstiger als Inaktivität [24], [28]. Vorbeugung von Atemwegsinfektionen, da diese die Atemsituation akut und drastisch verschlechtern können
- Ernährung [29]:
  - Ernährungszustand (z. B. Gewichtsverlauf, BMI) regelmäßig erfassen und überwachen. Viele Patienten entwickeln im Verlauf eine Unterernährung, da die Atemmuskulatur bis zu 10-mal mehr Energie verbraucht. Mit dem Gewichtsverlust ist auch ein Rückgang der Atemmuskulatur verbunden
  - Bei krankheitsbedingtem Untergewicht: Speisen mit hochwertigen pflanzlichen Ölen anreichern, Produkte mit hohem Fettgehalt verwenden, energiereiche Zwischenmahlzeiten (z. B. Müsliriegel, Sahnejoghurt, Supplemente), ggf. Ernährungsberatung
  - Reduktion von (deutlichem) Übergewicht (→ 26.7.1)
  - Meiden blähender Speisen und kohlensäurehaltiger Getränke, da Zwerchfellhochstand die Atmung zusätzlich beeinträchtigt
  - Zur Vermeidung von Atemnot: mit aufgestützten Armen essen, Speisen in sehr kleine Stücke schneiden, 5–6 kleine Mahlzeiten am Tag, langsam und in Ruhe essen, Hauptmahlzeit mittags, ggf. Lippenbremse beim Ausatmen zwischen den Bissen, ggf. vor dem Essen Bronchodilatator verwenden
- Ggf. rechtzeitige Arbeitsplatzberatung im Hinblick auf Umschulungsmaßnahmen
- Ggf. Ergotherapie und Hilfsmittelberatung, z. B. Optimierung von Bewegungsabläufen, Einüben von Atemtechniken bei körperlicher Aktivität, Beseitigung von Gefahrenquellen in der häuslichen Umgebung
- Sicherstellung der Pflegeüberleitung aus der Klinik mit Anleitung und Schulung des Patienten in der häuslichen Umgebung.

Nicht nur schonen

Die Haltung vieler Kranker sich zu schonen, um die Atemnot zu mindern, ist ungünstig. Durch die Schonung nehmen Muskelkraft sowie Leistungsfähigkeit des Herz-Kreislauf-Systems ab, und die Atemnot tritt bei immer geringerer Belastung auf.

SPICKZETTEL

Chronisch-obstruktive Lungenerkrankung (COPD)

Definition: Erkrankung mit persistierenden Atemwegsbeschwerden und -verengung.
Ursache/Risikofaktoren: Inhalierte Schadstoffe, meist durch Rauchen.
Symptome: Husten, Sputum, Dyspnoe. Bei fortgeschrittener COPD viele Begleiterkrankungen.
Diagnostik: Klinik, Lungenfunktionsprüfung. Rö-Thorax, Blutuntersuchungen etc. insbesondere zum Ausschluss anderer Erkrankungen, bei Komplikationen.

Therapie/Pflege: Ganz überwiegend konservativ. Tabakentwöhnung, körperliche Aktivität, Atemtherapie, ausreichende Ernährung. Inhalative Medikamente, v. a. Bronchodilatatoren. Ggf. Sauerstoff-Langzeit-, Beatmungstherapie.

23.7 Lungenemphysem

DEFINITION

Lungenemphysem: Überblähung des Lungengewebes mit Elastizitätsverlust und unwiderruflicher Zerstörung von Alveolen. Dadurch Bildung immer größerer Emphysemblasen, Verminderung der Gasaustauschfläche und Totraumvergrößerung.

Krankheitsentstehung

Meist liegt dem **Lungenemphysem** langjähriges Rauchen zugrunde. Bei jungen Patienten ohne Risikofaktoren kann ein erblich bedingter **Alpha-1-Antitrypsin-Mangel** (→ 26.12) ursächlich sein.

Beides führt zu einem Enzymungleichgewicht in der Lunge mit Überwiegen der **Proteasen,** welche die elastischen Fasern des Lungengewebes abbauen, sodass die Lunge irreversibel überdehnt wird. Gasaustauschfläche und Lungengefäße sind verringert.

Symptome und Untersuchungsbefund

Die Patienten haben chronische Atemnot, oft zunächst nur bei Belastung, schließlich schon in Ruhe. Manche zeigen eine Zyanose (→ 21.2.4).

Bei der Inspektion fällt ein **Fassthorax** auf: Die Rippen stehen fast horizontal, d. h., der Brustkorb des Patienten verharrt ständig in Inspirationsstellung. Bei der Perkussion ist der Klopfschall durch den vermehrten Luftgehalt hypersonor, die Lungengrenzen stehen tief und sind kaum verschieblich.

In Spätstadien bestehen zusätzlich Zeichen einer Rechtsherzinsuffizienz (→ Abb. 21.19).

Diagnostik

Die Diagnosestellung ist anhand des klinischen Bilds, einer Lungenfunktionsprüfung und, falls erforderlich, einer hochauflösenden CT (HRCT, empfindlichstes Verfahren) möglich.

Röntgenaufnahmen des Thorax und Blutuntersuchungen (BB, CRP, BGA → 23.3.4) dienen der Einschätzung der respiratorischen Situation und dem Ausschluss einer Pneumonie. Das EKG zeigt in Spätstadien die Zeichen der Rechtsherzhypertrophie.

Bei jüngeren Patienten ist (einmalig) die Alpha-1-Antitrypsin-Bestimmung im Blut angezeigt.

Behandlungsstrategie

Eine Wiederherstellung der zerstörten Strukturen ist nicht möglich. Entscheidend ist, das Fortschreiten der Erkrankung aufzuhalten (Tabakentwöhnung!). Ist das Emphysem mit einer chronisch-obstruktiven Lungenerkrankung vergesellschaftet, folgt die Behandlung den gleichen Grundsätzen (→ 23.5).

Bei Alpha-1-Antitrypsin-Mangel kann das fehlende Enzym (z. B. Prolastin®, → 26.12) ersetzt werden.

Minimalinvasive Verfahren oder Operationen, etwa die Resektion sehr großer Emphysemblasen, der am stärksten betroffenen Lungenbezirke **(Lungenvolumenreduktion)** oder eine Lungentransplantation, sind nur sehr selten indiziert.

Pflege

Pflegeziele, -maßnahmen sowie Prävention und Gesundheitsberatung entsprechen im Wesentlichen denen bei (fortgeschrittener) chronisch-obstruktiver Lungenerkrankung (→ 23.5).

Außerdem weisen Pflegende auf Selbsthilfegruppen hin.

Pflege bei Sauerstofftherapie → 3.5

23.8 Interstitielle Lungenerkrankung/Lungenfibrose

DEFINITION

Interstitielle Lungenerkrankung: Unterschiedliche chronische Entzündungen des Lungenparenchyms, die bei Fortschreiten in eine Lungenfibrose münden.
Ursachen z. B. Infektionen, Sarkoidose (→ 23.8.1), organische Stäube (exogen-allergische Alveolitis, → 23.8.2), anorganische Stäube **(Pneumokoniosen),** Kollagenosen (→ 28.7), teils unklar.

Lungenfibrose: Bindegewebiger Umbau *(Fibrosierung)* des Lungengerüsts und daraus resultierende *restriktive Ventilationsstörung.*

23.8.1 Lungensarkoidose

DEFINITION

Sarkoidose *(Morbus Boeck, Morbus Besnier-Boeck-Schaumann)*: Granulombildende, meist chronische Systemerkrankung unklarer Ursache mit Bevorzugung der Hilumlymphknoten der Lungen und der Lungen selbst. Altersgipfel 20.–40. Lebensjahr und um das 60. Lebensjahr, Frauen häufiger betroffen als Männer. Prognose meist gut.

Löfgren-Syndrom: Akute Form der Sarkoidose, an der v. a. junge Frauen erkranken. Meist Spontanheilung.

Symptome und Untersuchungsbefund

Die **Sarkoidose** kann alle Organe befallen. Mit über 90 % am häufigsten sind Lungen und mediastinale Lymphknoten betroffen, gefolgt von Leber, Haut und Augen.

Die schleichend beginnende **chronische Form der Lungensarkoidose** verläuft anfangs häufig symptomlos oder symptomarm und wird oft nur zufällig diagnostiziert. Später hat der Patient Husten, Fieber, Belastungsdyspnoe und Gelenkbeschwerden.

Weit seltener ist das **Löfgren-Syndrom.** Es beginnt akut mit Fieber, Erythema nodosum und Gelenkschmerzen sowie häufig trockenem Husten und Belastungsdyspnoe. Besonders typisch sind Schmerzen in beiden Sprunggelenken.

Diagnostik

An erster Stelle der Diagnostik stehen die Röntgenaufnahme und hochauflösende CT des Thorax. Die Typeneinteilung erfolgt nach dem Rö-Thorax in die Typen 0–IV.

Die weitere Diagnostik umfasst:

- Bronchoskopie mit endobronchialem Ultraschall, bronchoalveolärer Lavage (→ 23.3.6) und Biopsie
- Blutuntersuchungen inkl. Bestimmung des *Angiotensin-converting-Enzyms* und des *löslichen Interleukin-2-Rezeptors,* die als Aktivitätsparameter verwertbar sind
- Kalziumbestimmung im Urin
- Zum Screening/bei Verdacht auf Befall weiterer Organe EKG, MRT, Sonografie
- Lungenfunktionsprüfung (in fortgeschrittenen Stadien restriktive Ventilationsstörung).

Behandlungsstrategie

Die Sarkoidose ist immer kontroll-, aber nicht immer behandlungsbedürftig. Behandelt wird bei Gefährdung des Patienten,

z. B. Lungenfunktionseinschränkung mit verminderter körperlicher Belastbarkeit, Hyperkalzämie oder ZNS-Befall. Standard sind Glukokortikoide oral (→Pharma-Info 26.1), bei Lungenbefall später auch inhalativ. Auch Augenbeteiligung kann oft lokal behandelt werden. Reservemedikamente sind Immunsuppressiva (→Pharma-Info 31.2).

Pflege

Die Pflege hängt von Krankheitsstadium bzw. Symptomen ab. Bei fortgeschrittener Krankheit stehen atemerleichternde und -unterstützende Maßnahmen (→3.4) im Vordergrund. Atemtherapie und -training fördern die Thoraxbeweglichkeit. Blähende Speisen sollten vermieden werden. Prävention und Gesundheitsberatung erfolgen wie bei der chronisch-obstruktiven Lungenerkrankung (→23.5).

23.8.2 Exogen-allergische Alveolitis

DEFINITION

Exogen-allergische Alveolitis *(EAA, Hypersensitivitätspneumonie, allergische interstitielle Pneumonie)*: Chronische Lungenerkrankung durch die Inhalation organischer Stäube (→Tab. 23.5), die bei entsprechend Veranlagten zu einer Typ-III- und Typ-IV-Immunreaktion (→Tab. 31.2) mit nachfolgender Entzündung der Lunge führt. Nur bei rechtzeitiger Antigenkarenz gute Prognose.

Tab. 23.5 Verschiedene Formen der exogen-allergischen Alveolitis.

Erkrankung	Antigenquelle
Befeuchterfieber	Befeuchtungs- und Klimaanlagen
Dachdeckerlunge	Organische Dachmaterialien (Stroh, Schilf)
Farmerlunge	Feuchtes, schimmeliges Material (Heu, Komposterde)
Holz-/Waldarbeiterlunge	Sägemehl von Eichen und Zedern
Müllarbeiterlunge	Biomüll
Taubenzüchter-/Vogelhalterlunge	Vogelexkremente (auch Tauben)

Je nach Zeitdauer und Ausmaß des Allergenkonkakts verläuft die **exogen-allergische Alveolitis:**

- Akut mit rezidivierenden Fieberschüben, Husten und Atemnot
- Chronisch mit schleichendem Beginn der Beschwerden.

Die Diagnose wird durch Röntgenaufnahme des Thorax, ggf. (hochauflösende) CT, bronchoalveoläre Lavage (→23.3.6) und Blutuntersuchungen gestellt.

Am wichtigsten ist das Meiden der auslösenden Substanz (Antigenkarenz). Medikamentös werden Glukokortikoide (→Pharma-Info 26.1) und Immunsuppressiva eingesetzt. Infektionen müssen antibiotisch behandelt werden.

Pflege

Pflegefachpersonen informieren den Patienten über die Bedeutung der Arzneimitteleinnahme und leiten ihn zu atemerleichternden und -unterstützenden Maßnahmen (→3.4.2) an.

23.8.3 Idiopathische interstitielle Pneumonien

Die ursächlich unklaren **idiopathischen interstitiellen Pneumonien** bzw. **idiopathischen Lungenfibrosen** sind wohl multifaktoriell verursacht. Einige Formen sind tabakrauch-assoziiert. Betroffen sind v. a. Menschen über 50 Jahren.

Leitsymptome sind langsam zunehmende Dyspnoe, (trockener) Husten und Abgeschlagenheit. Die Diagnose ist eine Ausschlussdiagnose.

Nintedanib (z. B. Ofev®) und Pirfenidon (z. B. Esbriet®) verlangsamen das Fortschreiten oft und werden ab Diagnose empfohlen [30]. Behandlung und Pflege umfassen ansonsten Schutz vor Infektionen, Atemtraining, (Langzeit-)Sauerstofftherapie (→3.5) und Reha-Maßnahmen. Als Ultima Ratio kommt eine Lungentransplantation in Betracht.

23.9 Bösartige Lungentumoren

23.9.1 Lungenkarzinom

DEFINITION

Lungenkarzinom *(Bronchialkarzinom)*: Weitaus häufigstes primäres Lungenmalignom mit Ausgang vom Bronchial- bzw. Alveolarepithel. Zweithäufigster bösartiger Tumor bei Männern, dritthäufigster bei Frauen. Mittleres Erkrankungsalter ca. 70 Jahre. 5-Jahres-Überlebensrate knapp 20 % [31].

Krankheitsentstehung

Beim größten Teil der **Lungenkarzinome** spielen eingeatmete Noxen für die Entstehung eine entscheidende Rolle, an erster Stelle das Tabakrauchen: Bis 90 % der Erkrankungen bei Männern und mindestens 60 % der bei Frauen in Deutschland werden hierauf zurückgeführt [31]. Die Risikoerhöhung hängt von Alter bei Rauchbeginn, Menge und Art der gerauchten Zigaretten ab.

Bedeutung kommt außerdem radioaktivem Radon, anderen Luftschadstoffen (z. B. Feinstäuben, Dieselabgasen) sowie beruflichen Karzinogenen wie Asbest, Chrom oder Kohlenteer zu.

Histologische Einteilung

Wichtig für die Behandlung ist vor allem die Differenzierung zwischen **kleinzelligen** (knapp 20 %) und **nichtkleinzelligen Karzinomen** (z. B. Plattenepithelkarzinom, ca. 25 %, Adenokarzinom, gut 40 %).

Symptome und Untersuchungsbefund

Keine Frühsymptome
Erstsymptome des Lungenkarzinoms sind in der Regel Spätsymptome!

Häufigste Symptome bei Diagnosestellung sind Husten, Dyspnoe (→ Tab. 23.2), Schmerzen im Thorax und Gewichtsverlust. Auch blutiges Sputum kann Erstsymptom sein. Gerade Husten und Dyspnoe werden oft wegen einer gleichzeitigen obstruktiven Lungenerkrankung lange nicht richtig gedeutet. Verlegt der Tumor einen Bronchus, so können sich dahintergelegene Lungenabschnitte entzünden **(Retentionspneumonie).**

Die körperlichen Untersuchungsbefunde sind sehr variabel.

Symptome invasiven Wachstums und Metastasierung

Heiserkeit durch Beeinträchtigung des N. laryngeus recurrens oder gestaute Halsvenen sind in der Regel Zeichen organüberschreitenden Wachstums und damit der Inoperabilität.

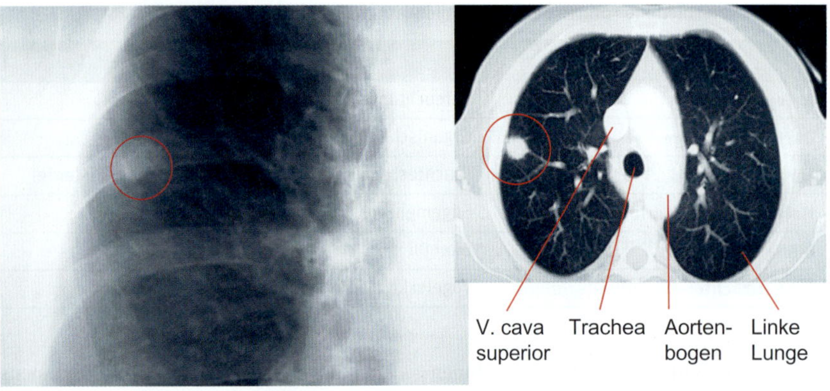

Abb. 23.21 Lungenkarzinom. In der Röntgenleeraufnahme (links) ist der Rundherd durch die Überlagerung mit einer Rippe kaum erkennbar. In der Computertomografie (rechts) stellt er sich deutlich dar. [T197]

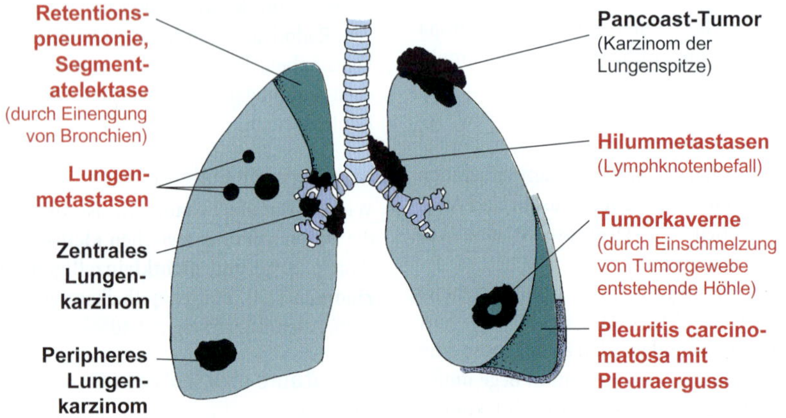

Abb. 23.22 Mögliche Befunde in der Röntgenaufnahme des Thorax bei einem Lungenkarzinom. [L215]

Ein **Pancoast-Tumor** in der Lungenspitze wächst häufig in die Thoraxwand ein und führt durch Nervenreizung zu hartnäckigen Thoraxschmerzen.

Manchmal geht der Patient wegen Rückenschmerzen, Kopfschmerzen oder Lähmungen zum Arzt, die Ausdruck einer bereits erfolgten Knochen- oder Gehirnmetastasierung sind.

Paraneoplastische Symptome

Vor allem kleinzellige Lungenkarzinome verursachen **paraneoplastische Symptome** (→ 27.3), am häufigsten hormoneller oder neuromuskulärer Art.

Diagnostik

An erster Stelle stehen Röntgenaufnahmen und CT oder MRT des Thorax (→ Abb. 23.21, → Abb. 23.22).

Es folgt eine Bronchoskopie mit Biopsie (→ 23.3.6) bzw. bei peripherem Tumor eine transthorakale Biopsie oder Thorakoskopie zur histologischen Diagnose und für molekulargenetische Untersuchungen auf Mutationen der Tumorzellen (→ 27.4). Die **Autofluoreszenz-Bronchoskopie** erkennt kleine Karzinome besser. Sie beruht darauf, dass blaues Licht einer bestimmten Wellenlänge gesunde Gewebe wesentlich stärker fluoreszieren lässt als maligne Gewebe. Evtl. ist ein endobronchialer Ultraschall sinnvoll.

Bei gesicherter Tumordiagnose folgen Untersuchungen zur Ausbreitungsdiagnostik (Staging), die von Tumortyp und -ausdehnung abhängen, insbesondere CT/MRT, Knochenszintigrafie und PET bzw. PET-CT (→ 42.6.5).

Lungenfunktionsprüfung (→ 23.3.2), Pulsoximetrie (→ 23.3.3) und BGA (→ 20.3.4) sollen die Operabilität des Patienten klären.

Evtl. *Tumormarker* (→ 27.4.5) für die spätere Verlaufskontrolle sind **NSE** *(Neuronspezifische Enolase)*, **CYFRA 21-1** (Zytokeratinfragment) und **CEA** *(Carcinoembryonales Antigen)*.

Behandlungsstrategie

Kurative Therapieansätze

Ob ein kurativer Therapieansatz möglich ist, hängt von Größe und Art des Tumors ab.

Überwiegend ist die Behandlung heute multimodal:

- Bei *nichtkleinzelligen Karzinomen* ist die Behandlung in frühen Stadien primär operativ (meist Lobektomie), oft mit postoperativer (adjuvanter) Chemotherapie. Eine Alternative für allgemein inoperable Patienten ist eine Strahlentherapie.
  In fortgeschrittenen Stadien ist das Vorgehen multimodal, teils mit, teils ohne Operation.
  Der Einsatz zielgerichteter Therapien (→ 27.5.2) wie etwa Kinasehemmern (z. B. Afatinib, Crizotinib, Erlotinib) oder verschiedenen Antikörpern einschl. Checkpoint-Inhibitoren (z. B. Bevacizumab, Pembrolizumab) hängt von den Mutationen der Tumorzellen ab [32]
- *Kleinzellige Karzinome* metastasieren sehr früh auf dem Blutweg. Deshalb beinhaltet die Behandlung immer systemische Therapien.
  Bei kleinen Tumoren umfasst die Behandlung die operative Tumorentfernung, eine Chemotherapie und eine (postoperative) Schädelbestrahlung.
  Bei größeren Tumoren besteht die Behandlung in einer Strahlenchemotherapie und einer Schädelbestrahlung [33].

Palliative Therapieansätze

In 60–70 % ist die Therapie schon ab Diagnosestellung palliativ.

Laser-, Strahlen-, Chemo- oder zielgerichtetete Therapien (→ 27.5) können Beschwerden und Lebensqualität bessern und das Überleben verlängern. Manchmal ist auch eine palliative Operation angezeigt. Bronchiale Endoprothesen *(Stents)* können verengte Bronchien offen halten.

Spätstadien erfordern oft umfangreiche Maßnahmen zur Symptomlinderung, beispielsweise:

- Medikamentöse Schmerztherapie (mit Begleitmedikation und Co-Analgetika, → 13.3)
- Antitussiva (Hustendämpfer) zur Linderung des unstillbaren Hustenreizes (→ Pharma-Info 23.3)
- Glukokortikoide (z. B. Fortecortin®) bei Hirnödem oder Leberkapselspannungsschmerz infolge von Metastasen (→ Pharma-Info 26.1).

PHARMA-INFO 23.3: ANTITUSSIVA

Husten ist ein Schutzreflex, der die Atemwege von schädigenden Substanzen reinigt. Gelegentlich, etwa bei Reizhusten und Erschöpfung des Patienten, kann aber eine medikamentöse Unterdrückung des Hustens sinnvoll sein.

Antitussiva *(Hustendämpfer, Hustenmittel)* blockieren den Hustenreflex und lindern so den Hustenreiz. Wegen der Gefahr einer Sekretansammlung in den Atemwegen dürfen sie nicht mit Expektoranzien kombiniert werden.

Codein/-abkömmlinge (z. B. Codicaps mono®, Paracodin®) sowie Dextromethorphan (z. B. Hustenstiller-ratiopharm® Dextromethorphan) sind schwache Opioide. Sie haben deshalb entsprechende Nebenwirkungen (v. a. Obstipation, Sedierung und damit Beeinträchtigung der Fahrtüchtigkeit, → Pharma-Info 13.2), wenn auch gering.

Substanzen ohne Abhängigkeitspotenzial sind Noscapin (z. B. Capval®). Levodropropizin (z. B. Quimbo®) und Pentoxyverin (z. B. Silomat®).

Pflege

Pflege bei Lungenoperationen → 23.1.4
Pflege in der Endphase des Lebens → Kap. 20
Pflege von Menschen mit onkologischen Erkrankungen → 27.1
Pflege bei Therapiemaßnahmen in der Onkologie → 27.5

Häufig ist eine Heilung unwahrscheinlich. Entsprechend ist eine Hauptaufgabe der Pflegenden, den Betroffenen und seine Angehörigen einfühlsam zu begleiten, in der seelischen Verarbeitung der Krankheit zu unterstützen und für seine Ängste Verständnis zu zeigen. Wichtig ist, sehr genau auf die Äußerungen des Patienten und auch seiner Angehörigen bezüglich seiner Befindlichkeit zu hören.

Um bestmögliche Lebensqualität und die Würde des Patienten zu gewährleisten, werden folgende Schwerpunkte gesetzt:

- Pflege von Menschen mit Schmerzen (→ Kap. 13)
- Erkennen von Atembeeinträchtigungen (→ 3.2.10), daraus resultierend atemunterstützende und -fördernde Maßnahmen (→ 3.4), Maßnahmen zum Sekretmanagement (→ 3.4.4)
- Vermeiden von Sekundärerkrankungen (z. B. Pneumonie, Thrombose, Dekubitus, Infektionen) durch geeignete prophylaktische Maßnahmen
- Erhaltung von Mobilität und größtmöglicher Selbstständigkeit
- Evtl. Vermittlung von weiteren Ansprechpartnern wie Sozialarbeiter, Seelsorger, Psychologe oder Selbsthilfegruppe. Interprofessionelle Patientenbegleitung [24]
- Pflegeüberleitung in die häusliche Pflege, den ambulanten oder stat. Hospizdienst im Rahmen der Palliativpflege (→ Kap. 20).

Prävention und Gesundheitsberatung

Weitaus wichtigste präventive Maßnahme ist, nicht zu rauchen und auch Passivrauchen zu vermeiden. In Risikogebieten sind bauliche Maßnahmen und Lüften gegen das aus dem Erdreich kommende Radon sinnvoll.

Ein Früherkennungsprogramm gibt es (noch) nicht. Wahrscheinlich senkt eine Low-Dose-CT bei Risikopersonen die Sterblichkeit. Auch auf die Liquid Biopsy (→ 27.4.4) werden große Hoffnungen gesetzt.

SPICKZETTEL

Lungenkarzinom

Definition: Primäres Lungenmalignom mit insgesamt schlechter Prognose. Unterteilt in nicht-kleinzellige (v. a. Plattenepithel-, Adenokarzinom) und kleinzellige Lungenkarzinome.
Ursache/Risikofaktoren: Hauptursache Rauchen.
Symptome: Leitsymptome Husten, Dyspnoe, evtl. Allgemein-, paraneoplastische, metastasenbedingte Symptome.
Diagnostik: v. a. Bronchoskopie, CT/MRT.
Therapie/Pflege: Heute überwiegend multimodal, bei nichtkleinzelligen Karzinomen und kurativem Ansatz meist mit Operation und weiteren Therapien, bei kleinzelligen Karzinomen immer Chemotherapie und Schädelbestrahlung, evtl. Operation. Palliativ lokale und systemische Therapien. Schmerztherapie, atemerleichternde Maßnahmen.

23.9.2 Lungenmetastasen

DEFINITION

Lungenmetastasen *(sekundäre Lungenmalignome)*: Tochtergeschwülste anderer bösartiger Tumoren in den Lungen, v. a. von Mamma-, Nieren- und Prostatakarzinomen.

Bei Vorliegen von **Lungenmetastasen** ist die Behandlung in aller Regel palliativ, wobei die Behandlungsverfahren und Aussichten von der Art des Tumors sowie Zahl und Sitz der Metastasen abhängen.

23.10 Pneumothorax

DEFINITION

Pneumothorax: Ansammlung von Luft im Pleuraspalt. Durch Aufhebung des Unterdrucks kommt es infolge der Eigenelastizität der Lungen zum teilweisen oder kompletten Kollaps der betroffenen Lunge, die nur noch vermindert oder gar nicht mehr belüftet wird und am Gasaustausch teilnimmt. Prognose des Spontanpneumothorax trotz evtl. Rezidive oft gut, des symptomatischen Pneumothorax abhängig von der Grunderkrankung.

Thorax- und Lungenverletzungen → 29.7.8

Krankheitsentstehung und Formen

Nach der Ursache werden differenziert:

- **Spontanpneumothorax** (häufigste Form).
  - **Idiopathischer Spontanpneumothorax** (so genannt, obwohl teilweise die Ruptur einer pleuranahen Emphysemblase nachweisbar ist), v. a. bei Männern von 20–40 Jahren
  - **Symptomatischer** *(sekundärer)* **Spontanpneumothorax** als Folge anderer Lungenerkrankungen, z. B. beim Lungenemphysem
- **Traumatischer Pneumothorax** durch Gewalteinwirkung
- **Iatrogener Pneumothorax** als Komplikation einer ärztlichen Maßnahme, z. B. Anlage eines zentralen Venenkatheters.

Nach Vorhandensein eines Defekts werden unterschieden (→ Abb. 23.23):

- **Offener Pneumothorax** mit Verbindung zwischen Pleurahöhle und Außenwelt
  - *Offener äußerer Pneumothorax*, z. B. bei Stichverletzung
  - *Offener innerer Pneumothorax*, z. B. durch Platzen einer Emphysemblase
- **Geschlossener Pneumothorax** ohne diese Verbindung.

Teilweise wird nur der offene *äußere* Pneumothorax als offener Pneumothorax bezeichnet.

Spannungspneumothorax

Ein Notfall ist der **Spannungspneumothorax** *(Ventilpneumothorax)*, bei dem die Luft infolge eines Ventilmechanismus zwar in den Pleuraspalt eindringen (z. B. geplatzte Emphysemblase, Verletzung von außen), aber nicht mehr entweichen kann. Als Folge wird die betroffene Pleurahöhle mit jedem Atemzug mehr „aufgepumpt" und das Mediastinum zur gesunden Lunge hin verdrängt.

Blutrückfluss zum Herzen und Funktion von Herz und Lungen werden binnen kürzester Zeit lebensbedrohlich beeinträchtigt (→ Abb. 23.24).

Symptome, Befund und Diagnostik

Leitsymptome sind plötzlich einseitige, stechende Schmerzen im Brustkorb, Husten und Atemnot. Einige Patienten haben kaum, andere starke Beschwerden mit Zyanose.

Beim Spannungspneumothorax können sich innerhalb kurzer Zeit stärkste Atemnot, Zyanose, Tachykardie und Blutdruckabfall bis zum lebensbedrohlichen Schock (→ 14.4) entwickeln.

Dem Untersucher fallen Tachypnoe und asymmetrische Atembewegungen auf. Der Klopfschall ist einseitig hypersonor, die Atemgeräusche bei der Auskultation leise oder fehlend.

Die Diagnose wird durch Sonografie, Röntgen des Thorax (in Exspiration) oder im Zweifel CT gesichert. Ein EKG ist zum Monitoring und zum Ausschluss kardialer Erkrankungen, eine Blutgasanalyse zur Einschätzung der respiratorischen Situation nötig.

Behandlungsstrategie

Bei einem kleinen Spontanpneumothorax und geringen Beschwerden des Patienten kann die Spontanresorption der Luft abgewartet werden.

Ansonsten wird die Luft durch eine Pleuradrainage mit Sog entfernt (→ 23.1.6), bis Röntgenaufnahmen eine voll entfaltete Lunge zeigen.

Schließt sich die Verbindung zwischen Pleuraspalt und Bronchialsystem nach Wiederausdehnung der Lunge nicht, wird sie operativ verschlossen, heute bevorzugt videoassistiert thorakoskopisch (VAT/VATS, → 23.2.6). Auch beim wiederholten Spontanpneumothorax auf der gleichen Seite wird operiert.

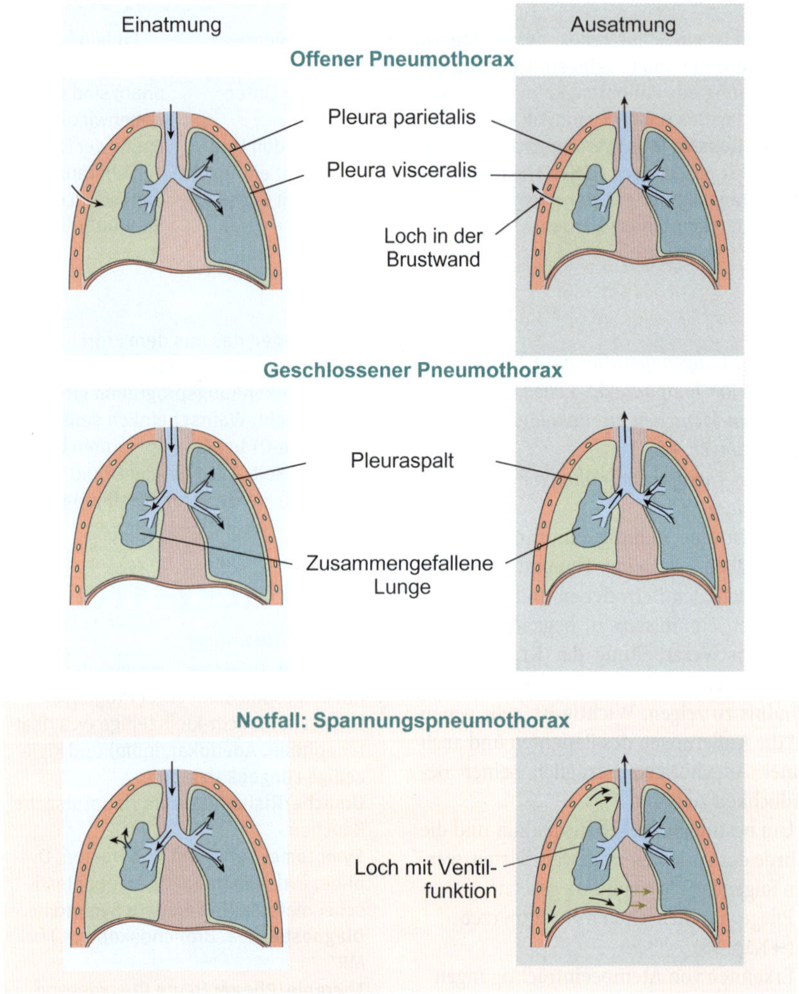

Abb. 23.23 Verschiedene Formen des Pneumothorax. [L190]

NOTFALL! Lebensrettende **Sofortmaßnahme bei Spannungspneumothorax** ist die Umwandlung in einen offenen Pneumothorax: Steht kein spezielles Besteck zur Verfügung, wird mit einer möglichst großen Kanüle im 2. oder 3. ICR am Oberrand der Rippe in der Medioklavikularlinie der betroffenen Seite eingestochen. Dadurch entweicht der Überdruck sofort. Falls vorhanden, kann ein aufgesetzter, eingeschlitzter Fingerling als *Ventil* (sog. *Tiegel-Ventil*) das Eindringen von Luft von außen verhindern. Die endgültige Versorgung besteht in einer Pleuradrainage.

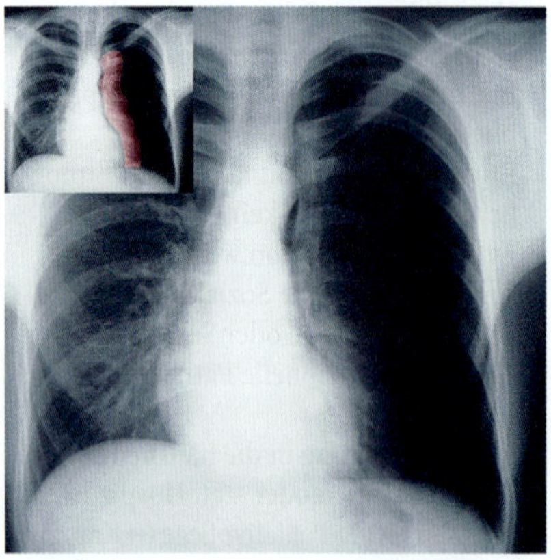

Abb. 23.24 Spannungspneumothorax links. Die linke Lunge ist völlig kollabiert und grenzt sich am linken Herzrand als Verschattung ab (im kleinen Bild rosa). Die betroffene Thoraxseite ist schwarz, die normale Lungenzeichnung fehlt. Mediastinum und Herz sind zur gesunden Seite hin verdrängt. [T197]

Pflege

Die Erstmaßnahmen bei Pneumothorax entsprechen den Erstmaßnahmen bei Dyspnoe (→ 3.3). Hinzu kommen die Pflege beim Legen (→ 23.1.5) und bei liegender Pleuradrainage (→ 23.1.6).

23.11 Erkrankungen des Lungenkreislaufs

Lungenödem → 21.6.3

23.11.1 Lungenembolie

DEFINITION

Lungenembolie: Verlegung von Lungengefäßen durch Thromben aus dem venösen Gefäßsystem. Häufige „plötzliche" Todesursache.

Krankheitsentstehung

Eine **Lungenembolie** ist in 90 % Folge einer tiefen Bein- oder Beckenvenenthrombose (→ 22.7.3). Thromben bzw. Teile davon lösen sich, erreichen mit dem Blut über untere Hohlvene/rechtes Herz die Lungenstrombahn und verlegen eine Lungenarterie.

Die Verlegung führt je nach Ausprägung zur Störung des Gasaustauschs und akuten Widerstandserhöhung im kleinen Kreislauf bis zum Pumpversagen der rechten Herzkammer (**akutes Cor pulmonale,** → 23.11.2).

Die Risikofaktoren entsprechen denen bei tiefer Beinvenenthrombose (→ 22.7.3).

Symptome und Untersuchungsbefund

Kleine Embolien können unbemerkt bleiben. Typisch sind ansonsten plötzliche Atemnot, schnelle Atmung, atemabhängige Thoraxschmerzen und Husten (evtl. mit blutigem Sputum). Der Puls ist schnell, der Blutdruck evtl. erniedrigt bis zum Schock, eine Synkope ist (→ 21.2.3) möglich. Der Patient ist ängstlich und unruhig, seine Haut blass oder zyanotisch und schweißig. Als Ausdruck der zentralvenösen Druckerhöhung sind die Halsvenen gestaut.

Zusätzlich bestehen meist die Zeichen einer tiefen Beinvenenthrombose (→ 22.7.3), die aber oft nicht bemerkt wurde.

Diagnostik

Aufgrund von Symptomatik und Risikofaktoren wird die Vortest-Wahrscheinlichkeit einer Lungenembolie geschätzt. Bei niedriger/mittlerer Wahrscheinlichkeit werden zunächst die **D-Dimere** (→ 22.7.3) im Blut bestimmt (bei Thrombenbildung erhöht) [35]. Bei Normalwerten ist eine Lungenembolie äußerst unwahrscheinlich.

Bei hoher Lungenemboliewahrscheinlichkeit folgt eine *CT-Pulmonalisangiografie* (**CTPA,** → 21.6.3) zum Embolienachweis, bei Nichtverfügbarkeit eine **Lungenszintigrafie** mit Darstellung von Lungendurchblutung, ggf. auch Lungenbelüftung durch Gabe einer radioaktiven Substanz. Ist bei instabilen Patienten die CT nicht verfügbar, zeigt eine Echokardiografie die Rechtsherzbelastung. Auch krankhafte Werte von Troponin (→ 21.5.2) oder natriuretischen Peptiden (→ 21.6.1) zeigen eine Herzschädigung und damit einen schweren Verlauf an. Eine invasive **Pulmonalisangiografie** *(Pulmonalis-DSA)* erfolgt nur noch selten [36].

Gleichzeitig wird durch Farb-Duplex-Sonografie nach einer tiefen Beinvenenthrombose (→ 22.7.3) gesucht [36].

Behandlungsstrategie

Behandlung der Wahl ist die sofortige Antikoagulation, bei Patienten mit hohem Sterberisiko mit unfraktioniertem Heparin i. v., ansonsten mit niedermolekularen Heparinen s. c. (therapeutische Heparinisierung, → Pharma-Info 22.3), Fondaparinux (→ Pharma-Info 22.3) oder direkten oralen Antikoagulanzien (→ Pharma-Info 22.4). Bei Patienten mit mittlerer oder hoher Lungenemboliewahrscheinlichkeit wird die Antikoagulation schon vor Abschluss der Diagnostik eingeleitet [36].

Ggf. sind Sauerstoffgabe, Schmerzbekämpfung mit Opioiden (→ Pharma-Info 13.2) und Sedierung (z. B. mit Diazepam) nötig.

Bei instabilen oder sich verschlechternden Patienten wird nach initialer Schocktherapie die Auflösung des Embolus mittels Lyse (→ Pharma-Info 22.5) versucht, gelegentlich seine Entfernung mittels Katheter [35].

Nach dem Akutstadium soll weitere Behandlung mit Antikoagulanzien (→ Pharma-Info 22.4) Rezidiven vorbeugen. Rezidivierende Lungenembolien können zum chronischen Cor pulmonale (→ 23.11.2) führen.

Pflege

Pflege bei systemischer Lyse → Pharma-Info 22.5

Pflege bei tiefer Beinvenenthrombose → 22.7.3

Erstmaßnahmen

VORSICHT! Bei Lungenembolie **keine Kopftiefposition** als Schocktherapie, da die Volumenverschiebung zu einem akuten Herzversagen führen kann.

- Patienten absolute Bettruhe einhalten lassen
- Oberkörper hochpositionieren (wirkt erhöhtem intrathorakalen Druck entgegen)
- Über die Rufanlage Hilfe holen, Arzt benachrichtigen. Patienten möglichst nicht alleine lassen, beruhigend auf ihn einwirken, Hektik vermeiden
- Bei Atemnot Erstmaßnahmen durchführen (→ 3.3)
- Fenster öffnen, bei Hypoxämie bis zu 10 l/Min. Sauerstoff über Maske (möglichst mit Ventil und Reservoirbeutel) unter ständiger Patientenbeobachtung verabreichen (→ 3.5) [37]
- Vitalzeichen kontrollieren. Bei Schockzeichen (Blutdruckabfall, Pulsanstieg → 14.4) Beine auf Herzniveau anheben, dabei leichte Oberkörperhochposition belassen
- Analgetika nach Arztanordnung verabreichen
- Intubations- und Reanimationsbereitschaft sicherstellen. Bei Atem- oder Herzstillstand mit Reanimation beginnen (→ 14.6)
- Materialien für einen venösen Zugang mit Blutentnahme, einen ZVK und eine Blutgasanalyse sowie die oben genannten Arzneimittel richten (lassen)
- Evtl. Verlegung des Patienten auf die Intensivstation vorbereiten.

VORSICHT! Bei Verdacht auf eine Lungenembolie und während einer Lysetherapie **keine i. m.-Injektionen** verabreichen (→ Pharma-Info 22.5).

Pflege im weiteren Krankheitsverlauf

- Patienten engmaschig beobachten: Vitalzeichen, Temperatur, Bewusstsein und Allgemeinbefinden, Pulsoximetrie. Bei Lysetherapie auf Blutungen (Haut, Schleimhäute, Blut im Stuhl oder Urin, Gelenkschmerzen) achten
- Bei Lysetherapie Patienten Bettruhe einhalten lassen, deren Dauer vom Arzt angeordnet wird (nach Schweregrad der Embolie, Grunderkrankung). Er soll größere Bewegungen vermeiden, damit sich keine weiteren Thromben ablösen
- Patienten zur Atemerleichterung und zur Senkung des intrathorakalen Drucks mit erhöhtem Oberkörper positionieren
- Ihn bei den Alltagstätigkeiten unterstützen. Bei Lysetherapie vorsichtiges Zähneputzen, keine Nassrasur
- Prophylaxen je nach Allgemeinzustand des Patienten durchführen
- Auf blähende und stopfende Speisen verzichten, da ein Zwerchfellhochstand die Atmung weiter beeinträchtigt. Zur Vermeidung weiterer Embolien soll der Patient beim Stuhlgang nicht pressen, ggf. Maßnahmen zur Obstipationsprophylaxe durchführen
- Trinkmengenbeschränkung bei Rechtsherzbelastung einhalten lassen, Flüssigkeitsbilanz erstellen.

Prävention und Gesundheitsberatung

Die Beratung des Patienten zu Risikofaktoren, Rezidivprophylaxe und -warnzeichen entspricht im Wesentlichen der bei tiefer Beinvenenthrombose (➔ 22.7.3).

Die Betroffenen werden für mindestens drei Monate auf orale Antikoagulanzien eingestellt (Patienteninformation ➔ Pharma-Info 22.4).

23.11.2 Pulmonale Hypertonie und chronisches Cor pulmonale

DEFINITION

Pulmonale Hypertonie *(PH, Lungenhochdruck)*: Chronische Erhöhung des mittleren Pulmonalarteriendrucks auf > 20 mmHg in Ruhe.

Chronisches Cor pulmonale: Pulmonale Hypertonie mit Rechtsherzbelastung und nachfolgender Hypertrophie der rechten Herzkammer.

Akutes Cor pulmonale ➔ 23.11.1

Krankheitsentstehung

Eine **pulmonale Hypertonie** ist in über 95 % Folge einer anderen Erkrankung, ganz überwiegend Linksherz- oder Lungenerkrankungen oder Lungenembolien.

Symptome, Befund und Diagnostik

Die Beschwerden sind zunächst oft nur diskret mit leichter Ermüdung, Belastungsdyspnoe, Husten und Tachykardie. Zusätzlich können Symptome der Grunderkrankung bestehen.

Die Diagnostik umfasst u. a. EKG, Echokardiografie, Lungenfunktionsprüfung, Röntgen-Thorax, CT/MRT sowie Rechtsherzkatheteruntersuchung (➔ 21.3.6).

Behandlungsstrategie

Je nach Ursache/Form und Schweregrad der pulmonalen Hypertonie umfasst die Therapie:

- Behandlung der Grunderkrankung
- Orale Antikoagulation (➔ Pharma-Info 22.4)
- Symptomatische Therapie der Rechtsherzinsuffizienz (➔ 21.6)
- Langzeit-Sauerstofftherapie (➔ 3.5)
- Medikamentöse Drucksenkung durch Gefäßerweiterung v. a. mit
  - Hoch dosierten Kalziumantagonisten (➔ Pharma-Info 22.1)
  - Prostaglandinen (z. B. Remodulin®, Ventavis®)
  - Prostazyklin-Rezeptor-Agonisten (z. B. Selexipag, etwa Uptravi®)
  - Endothel-Rezeptor-Antagonisten (z. B. Ambrisentan, etwa Volibris®, Bosentan, etwa Tracleer®)
  - Phosphodiesterase-5-Hemmern (z. B. Sildenafil, etwa Revatio®)
  - Guanylatcyclase-Stimulatoren (z. B. Riociquat, etwa Adempas®)
- Bei ausgewählten Patienten chirurgische Maßnahmen einschließlich Lungentransplantation.

23.12 Schlafapnoesyndrom

DEFINITION

Schlafapnoesyndrom *(SAS)*: Schlafbezogene Atemstörung mit mindestens fünf Atemstillständen oder eingeschränkter Atmung pro Stunde mit einer Dauer über 10 Sek. Hauptform **obstruktives Schlafapnoesyndrom** *(OSAS)*. Betrifft v. a. übergewichtige Männer mittleren Alters.

Krankheitsentstehung

Durch ein Zusammenspiel endo- und exogener Faktoren kollabieren beim **obstruktiven Schlafapnoesyndrom** im Schlaf die oberen Atemwege. Während des Schlafs treten trotz Atemanstrengung längere Atempausen auf, die zu Sympathikusaktivierung und kurzen Wachreaktionen **(Arousals)** führen, die dem Betroffenen aber nicht bewusst werden.

Symptome, Befund und Diagnostik

Leitsymptome sind lautes, von Pausen unterbrochenes Schnarchen, starke Tagesmüdigkeit mit Einschlafneigung und Leistungsminderung. Außerdem sind eine pulmonale Hypertonie, arterielle Hypertonie und Herzrhythmusstörungen häufig.

Bei der Untersuchung achtet der Arzt auf Engen im Bereich der Atemwege.

Oft reicht eine ambulante Untersuchung mithilfe tragbarer Geräte zur Diagnose. Bei weiterbestehendem Verdacht trotz unauffälligen Befunds erfolgt eine **Polysomnografie** *(PSG)* im **Schlaflabor** [38].

Behandlungsstrategie

Verengungen im HNO-Bereich werden möglichst operativ beseitigt, Übergewicht sollte abgebaut werden. Abendlicher Alkohol und opulente Mahlzeiten sind zu meiden.

Bei Atempausen (fast) nur in Rückenlage genügt eine Vorrichtung, welche die Rückenlage verhindert, z. B. ein spezieller Rucksack. Teilweise hilft auch eine **Unterkieferprotrusionsschiene,** welche durch Vorziehen des Unterkiefers Engstellen vermindert.

Vielfach ist jedoch eine kontinuierliche nächtliche Überdruckbeatmung über eine nasale Maske (**nCPAP-Therapie,** *nCPAP = nasal continuous positive airway pressure*) notwendig. Wichtig sind eine individuelle Maskenauswahl und Schulung des Patienten im Umgang mit Maske und Beatmungsgerät.

23.13 Pleuraerkrankungen

23.13.1 Pleuritis

DEFINITION

Pleuritis *(Brustfellentzündung,* auch nicht korrekt *Rippenfellentzündung)*: Entzündung der Pleura.

Krankheitsentstehung

Hauptursache einer **Pleuritis** sind Lungenerkrankungen (z. B. Lungenentzündung, -tuberkulose, Lungen-, Pleuratumoren), seltener z. B. Bauchspeicheldrüsenentzündung oder Kollagenosen (➔ 28.7).

Eine Pleuraentzündung ohne Erguss heißt **Pleuritis sicca** *(Pleuritis fibrinosa, trockene Rippenfellentzündung)*. Aus ihr entwickelt sich meist eine **Pleuritis exsudativa** *(feuchte Rippenfellentzündung)* mit *entzündlichem Pleuraerguss* (➔ 23.13.2).

Symptome, Befund und Diagnostik

Bei der Pleuritis sicca hat der Patient atemabhängige Thoraxschmerzen, die oft so stark sind, dass es zu ausgeprägter Schonhaltung und -atmung kommt. Beim Übergang in eine Pleuritis exsudativa lassen die Schmerzen oft nach. Je nach Größe des Pleuraergusses treten dann Atemnot und Druckgefühl in der Brust auf. Zusätzlich bestehen die Symptome der Grunderkrankung. Kennzeichnend für eine Pleuritis sicca ist das „Pleurareiben" oder „Lederknarren" bei der Lungenauskultation (➔ 42.3).

Der Ursachenklärung dienen Blutuntersuchungen, Tuberkulintest, Röntgen-Thorax, evtl. auch CT oder Thorakoskopie (➔ 23.3.6). Bei der Pleuritis exsudativa wird der Erguss untersucht (➔ 23.1.5).

Behandlungsstrategie

An erster Stelle steht die Behandlung der Grunderkrankung. Symptomatisch ist bei der Pleuritis sicca Schmerzmittelgabe nötig, damit der Patient durchatmen kann.

Pflege

Wegen der schmerzbedingten Ateneinschränkung und Schonatmung sind eine konsequente Schmerztherapie (→13.3) und Pneumonieprophylaxe (→3.4) wichtig. Der Kranke soll sich möglichst auf die gesunde Seite legen, um die Belüftung und Ausdehnung der erkrankten Lunge zu fördern. Ggf. ist Unterstützung bei der Körperpflege und Mobilisation notwendig.

23.13.2 Pleuraerguss

DEFINITION

Pleuraerguss: Flüssigkeitsansammlung in der Pleurahöhle. Hauptursachen Herzinsuffizienz, Tumoren, Entzündungen, Lungenembolie. Die Prognose hängt von der Ursache ab.

Krankheitsentstehung und Einteilung

Je nach Art der Flüssigkeit werden unterschieden:

- **Hydrothorax** durch **Transsudat:** Wässrige, klare Flüssigkeit, Eiweiß < 30 g/l. Häufigste Ursache Herzinsuffizienz (→21.6)
- **Serothorax** durch **Exsudat:** Klares oder trübes, gelbliches Sekret, evtl. auch blutig oder fibrinös, Eiweiß ≥ 30 g/l. Hauptursachen Entzündungen (Infektionen, Kollagenosen), bösartige Tumoren von Lunge (→23.9.1) und Pleura
- **Pleuraempyem** *(Pyothorax):* Eitriger Erguss, z. B. bei bakterieller Pneumonie (→23.4.4)
- **Hämatothorax:** Blut im Pleuraraum. Meist durch Verletzungen (→23.10) oder bösartige Tumoren
- **Chylothorax:** Milchig-trübes Sekret durch Austritt von Lymphflüssigkeit in den Pleuraraum. Durch Lymphabflussstörungen (z. B. bei malignen Lymphomen →27.8) oder Verletzungen des Ductus thoracicus.

Immer Ursachenklärung

Jeder neu aufgetretene (einseitige) Pleuraerguss wird punktiert und das Punktat chemisch, zytologisch und bakteriologisch untersucht (→23.1.5), um die Ursache zu klären (Tumor?). Hauptsächliche bösartige Tumoren sind das Lungenkarzinom (→23.9.1), die **Pleurakarzinose** (Durchsetzung der Pleura von zahlreichen Karzinommetastasen) und das **Pleuramesotheliom** (seltener, aber hochmaligner Pleuratumor mit sehr schlechter Prognose, der sich flächenhaft über die Pleura ausbreitet und die Lunge infiltriert).

Symptome, Befund und Diagnostik

Leitsymptom des (ausgedehnten) Pleuraergusses ist Atemnot. Vor allem langsam entstehende Pleuraergüsse werden aber lange nicht bemerkt. Der Klopfschall über dem Erguss ist bei der Auskultation gedämpft und das Atemgeräusch mit dem Stethoskop nur noch leise oder gar nicht mehr hörbar (→42.3).

Gesichert wird die Diagnose durch Sonografie (→Abb. 23.25), Röntgen-Thorax und diagnostische Pleurapunktion (→23.1.5).

Behandlungsstrategie

Die Behandlungsstrategie eines Pleuraergusses hängt von seiner Ursache ab:

- Herzinsuffizienzbedingte Pleuraergüsse werden durch medikamentöse Therapie der Herzinsuffizienz und ggf. entlastende Pleurapunktion (→23.1.5) behandelt
- Bei entzündlichen Ergüssen steht die antiinfektiöse Therapie im Vordergrund. Zusätzlich wird der Erguss abpunktiert oder drainiert, um **Pleuraschwarten** (bindegewebige, flächige Pleuraverdickung) vorzubeugen. Pleuraempyeme werden drainiert oder thorakoskopisch saniert (oft mit nachfolgender Spül-Saug-Behandlung). In Spätstadien kann eine **Dekortikation** (Entfernung der Pleuraschwarten) notwendig sein
- Bei ständig wiederkehrenden Pleuraergüssen, z. B. bei unheilbaren Tumoren, kann eine **Pleurodese** (medikamentöse Verklebung der Pleurablätter) versucht werden. Das Medikament wird nach Punktion des Ergusses oder thorakoskopisch in den Pleuraraum eingebracht. Kommt eine Pleurodese nicht in Betracht oder war sie erfolglos, kann ein getunnelter **Pleurakatheter** (z. B. PleurX™ Kathetersystem, →Abb. 23.26) gelegt werden, über den eine Entlastung leichter möglich ist als durch wiederholte Punktionen und mit dem der Patient auch nach Hause gehen kann. Eine palliative **Pleurektomie** (operative Entfernung von Teilen der Pleura parietalis) erfolgt selten
- Bei verletzungsbedingten Ergüssen ist in aller Regel eine Operation notwendig.

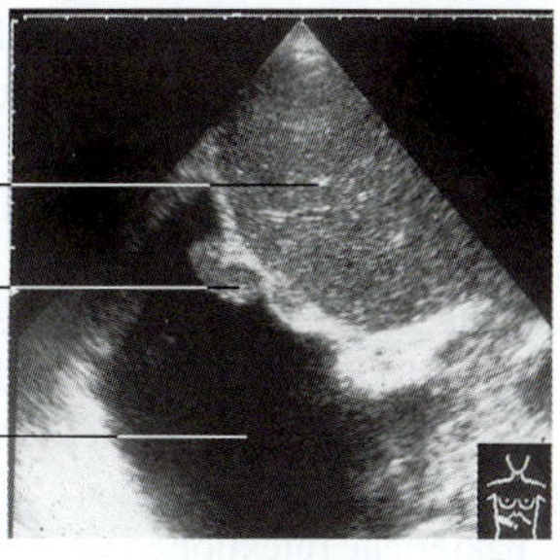

Abb. 23.25 Sonografiebefund bei Pleuraerguss. [M385]

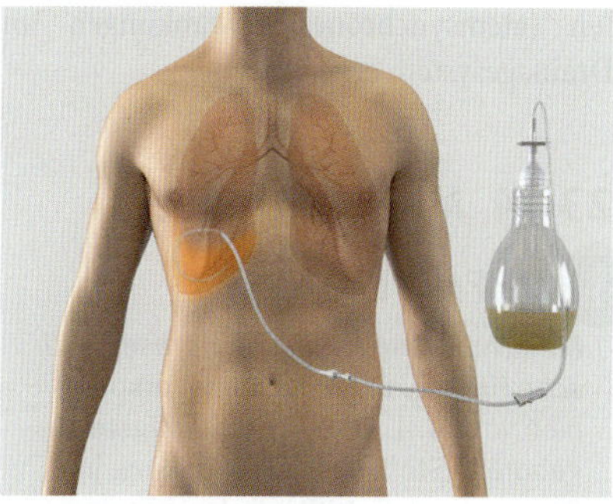

Abb. 23.26 PleurX™ Kathetersystem. Ein dünner Silikonkatheter wird minimalinvasiv in den Pleuraspalt eingelegt und unter der Haut (getunnelt) nach außen geführt. Am sichtbaren Ende des Pleurakatheters befindet sich ein Sicherheitsventil. Intermittierend oder kontinuierlich kann eine Flasche mit Sog oder ein Sekretbeutel angeschlossen werden. [V342]

Pflege

Pflege bei Lungenoperationen →23.1.4
Pflege bei Pleurapunktion, -drainage →23.1.5, →23.1.6

Die Beobachtung des Patienten umfasst insbesondere die Vitalzeichen und die liegende Pleuradrainage.

Pflegemaßnahmen und Beratung beziehen sich auf atemfördernde und sekretlösende Maßnahmen (→3.4.3, →3.4.4) und auf Hilfe bei Dyspnoe (→3.3). Der Patient sollte möglichst nicht auf der betroffenen Seite liegen, um eine zusätzliche Beeinträchtigung der Belüftung in den beteiligten Lungenabschnitten zu vermeiden. Häufig ist eine Sauerstoffgabe (→3.5) notwendig. Die Pflegenden unterstützen bei den Alltagstätigkeiten, v. a. bei der Körperpflege und Mobilisation.

Nach einer **Pleurodese** werden die häufig großen Sekretmengen über die Pleuradrainage in der Flüssigkeitsbilanz erfasst und ggf. nach Arztanordnung ausgeglichen.

Nach einer **Pleurektomie** fließt am Anfang viel blutiges Sekret über die Pleuradrainage ab. Die Pflegenden überwachen Vitalzeichen und Fördermenge der Drainage engmaschig und informieren bei anhaltendem oder verstärktem Blutverlust den Arzt. Ein plötzliches Nachlassen der Blutung kann Zeichen für die Verstopfung der Drainage oder eines intrathorakalen Hämatoms sein. Daher ist die Drainage regelmäßig auf Durchgängigkeit zu überprüfen (atemsynchrone Schwankungen im Drainagesystem erkennbar).

23.14 Mukoviszidose

DEFINITION

Mukoviszidose *(zystische Fibrose, cystische Fibrose, CF)*: Mit einem Vorkommen von ca. 1:3.500 zweithäufigste angeborene Stoffwechselerkrankung in Deutschland. Betrifft v. a. Lungen und Bauchspeicheldrüse. Durchschnittliche Lebenserwartung über 50 Jahre.

Krankheitsentstehung

Ursache der **Mukoviszidose** sind zahlreiche autosomal-rezessiv vererbte Defekte des **CFTR-Gens** *(CTFR = Cystic Fibrosis Transmembrane Conductance Regulator)* auf Chromosom 7. Diese führen über einen Chloridkanaldefekt in allen exokrinen Drüsen zur Bildung abnorm zäher Sekrete und damit zur Verstopfung der Drüsenausführungsgänge.

Symptome und Untersuchungsbefund

In ca. 20 % wird die Erkrankung schon beim Neugeborenen durch **Mekoniumileus** manifest: Das abnorm zähe Mekonium verlegt die Darmlichtung und führt kurz nach der Geburt zum Ileus (→ 24.6.1).

Im weiteren Verlauf betreffen die Symptome den gesamten Organismus, wobei der Schweregrad sehr variabel ist:

- Im Vordergrund stehen die Lungensymptome. Der zähe Bronchialschleim erschwert die (Selbst-)Reinigung der Atemwege und ist ein guter Nährboden für Bakterien. Betroffene haben immer wieder schwere Atemwegsinfekte, auch mit „Problemkeimen". Sie husten typischerweise reichlich zähes, bei Infektionen gelbgrünes Sekret aus. Nach Infekten brauchen sie lange Zeit, bis sie sich wieder einigermaßen erholt haben, auf Dauer können **Bronchiektasen** (Erweiterungen der Bronchien) entstehen
- In den oberen Atemwegen häufig sind außerdem eine chronische Nasennebenhöhlenentzündung und Nasenpolypen
- Beteiligung des exokrinen Bauchspeicheldrüsenanteils führt in fast 90 % zu einer exokrinen Pankreasinsuffizienz (→ 25.6.2) mit Störung der Fettresorption und massigen Fettstühlen. Im weiteren Verlauf tritt in etwa 30 % ein Diabetes mellitus hinzu
- Durch Beteiligung von Leber und Gallenwegen kommt es bei ca. 10 % der Erwachsenen zur Leberzirrhose (→ 25.4.5)
- Ein Teil der Betroffenen hat (rezidivierende) Darmobstruktionen (Mekoniumileus-Äquivalent)
- Lungen- und Verdauungsprobleme münden oft schon frühzeitig in eine Gedeihstörung, die Kinder sind typischerweise klein und mager
- Bei Frauen ist die Fruchtbarkeit herabgesetzt, Männer sind in aller Regel unfruchtbar.

Diagnostik

Die Diagnose kann meist durch den Nachweis eines erhöhten Chloridgehalts des Schweißes gesichert werden **(Schweißtest).** Der Test ist schmerzlos und ungefährlich. Um Verfälschungen zu vermeiden, sollte das Kind vorher nicht geduscht und keinen schweißtreibenden Sport ausgeübt haben. Nach Diagnosesicherung sollte eine molekulargenetische Untersuchung erfolgen, wobei auf die häufigsten der fast 2.000 bekannten Mutationen untersucht wird.

Neugeborenenscreening

Seit 2016 erfolgt ein Neugeborenenscreening (→ 18.2.2) mit der Bestimmung des **immunreaktiven Trypsins** aus Kapillarblut als erstem Schritt.

Behandlungsstrategie

Entscheidend für die Prognose ist ein frühestmöglicher Beginn der symptomatischen Therapie, die am besten durch ein **CF-Zentrum** koordiniert wird.

Eine kausale Behandlung ist nicht möglich. Hauptpfeiler ist der Behandlung ist die symptomatische Behandlung und dabei v. a. Inhalationen zur Sekretverflüssigung (auch mit Zusätzen wie des DNA-spaltenden Enzyms Dornase alfa, z. B. Pulmozyme), Atem-, Physio- und Enährungstherapie (siehe Pflege).

CFTR-Modulatoren steigern die Zahl der Chloridkanäle oder ihre Funktion in begrenztem Umfang. Sie sind gendefektabhängig, die Dreierkombination aus Elexacaftor, Tezacaftor, Ivacaftor (z. B. Kaftrio®) zusätzlich zu Ivacaftor (z. B. Kalydeco®) kommt für die meisten Betroffenen in Betracht. CFTR-Modulatoren werden mittlerweile bei über der Hälfte der Patienten eingesetzt [39].

Bakterielle Infektionen werden frühzeitig antibiotisch behandelt. Teilweise werden langfristig inhalierbare Antibiotika (z. B. Tobramycin) eingesetzt. Bei respiratorischer Insuffizienz ist eine Langzeit-Sauerstofftherapie (→ 3.5) und ggf. eine nichtinvasive Beatmung (über Nasen- oder Mund-Nasen-Maske) angezeigt, letzter Ausweg ist die Lungentransplantation.

Die Funktionsstörung des Pankreas und die Resorptionsstörung erfordern eine ausreichende Enzymsubstitution mit fett-, eiweiß- und kohlenhydratabbauenden Enzymen (z. B. mit Kreon®, → 25.6.2) und die zusätzliche Zufuhr fettlöslicher Vitamine.

Pflege

Die tägliche konsequente **Atem- und Inhalationstherapie** (→ Abb. 23.27) ist lebenswichtig. Sie kann mehrere Stunden täglich in Anspruch nehmen [40]:

- Nacheinander wird mit hypertoner NaCl-Lösung (NaCl 3 % oder 6 %), Sympathomimetika (→ Pharma-Info 23.2) und Antibiotika jeweils 15 Min. inhaliert
- Vor der Inhalation mit Antibiotika wird eine **autogene Drainage** durchgeführt, eine Selbsthilfetechnik zum Abhusten. Nach langsamer Einatmung folgt eine Atempause, anschließend wird durch schnelle, schwungvolle Ausatmung das Sekret gelöst und in die oberen Atemwege befördert, sodass es abgehustet werden kann. Die Anwendung eines oszillierenden PEP-Geräts sowie weitere sekretlösende Maßnahmen sind sinnvoll (→ 3.4.4). Bei Säuglingen und Kleinkindern stehen Vibrationsmassagen im Vordergrund

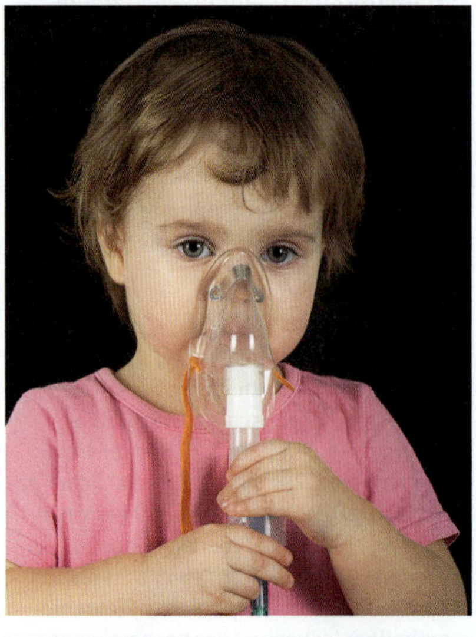

Abb. 23.27 Inhalationen. Inhalationen gehören für Kinder mit Mukoviszidose oder anderen chronischen Atemwegserkrankungen zum Alltag wie die Mahlzeiten. [J787]

- Atemfördernde Positionierungen und Lagerungsdrainagen (→ 3.4.3) erfolgen in Abhängigkeit von der Symptomatik
- Möglicherweise ist eine vorübergehende oder Langzeit-Sauerstofftherapie (→ 3.5) notwendig
- Zur Infektionsprophylaxe ist eine gute häusliche und persönliche Hygiene notwendig, auch im Umgang mit Atemtherapiegeräten. Im Herbst und Winter soll sich der Betroffene vor Unterkühlung schützen und Menschenansammlungen vermeiden
- Die Kost muss hochkalorisch und fettreich sein, da ein großer Teil der mit der Nahrung aufgenommenen Kalorien nicht resorbiert wird. Bei Bedarf sind eine Anreicherung der Nahrung, zusätzlich hochkalorische Supplemente und Vitamin- und Elektrolytpräparate erforderlich
- Tritt zusätzlich ein Diabetes mellitus auf, werden alle damit verbundenen Pflegemaßnahmen ergriffen (→ 23.6).

Prävention und Gesundheitsberatung

Von besonderer Bedeutung ist die Einhaltung von Hygienemaßnahmen für Pflegende und die Betroffenen, u. a. im Umgang mit Inhalationszubehör und Atemtherapiegeräten.
Eltern und altersabhängig auch die Betroffenen werden wiederholt geschult und möglichst in Selbsthilfegruppen eingebunden [41].
Ein offener Umgang mit der Erkrankung ist besonders wichtig. Durch das Verständnis, z. B. von Lehrern und Mitschülern des erkrankten Kindes, lassen sich Hygieneregeln und Therapieprogramm leichter umsetzen und die Lebensqualität des Betroffenen steigern. Ebenso wichtig ist eine Kontinuität in der ärztlichen Betreuung [42].
Klimakuren können das Immunsystem des erkrankten Kindes stärken. Wie bei allen genetischen Erkrankungen sollten die Eltern über die Möglichkeiten der humangenetischen Beratung informiert werden.

23.15 ARDS

DEFINITION

ARDS *(Acute Respiratory Distress Syndrome, akutes Lungenversagen)*: Akute respiratorische Insuffizienz (→ 23.3.4) durch akute beidseitige Lungenschädigung. Letalität ca. 40 %.

Krankheitsentstehung

Ursache des **ARDS** ist eine schwere direkte oder indirekte Schädigung der Lunge, etwa durch Pneumonie (einschließlich COVID-19-Pneumonie, → 30.8.10), Aspiration (z. B. von Magensaft), Sepsis, Traumen (z. B. Polytrauma, Verbrennungen), Schock oder Verbrauchskoagulopathie (→ 27.9.2).

Symptome, Befund und Diagnostik

Je nach Ursache und Ausmaß der Schädigung können die Krankheitserscheinungen sofort oder nach einer Latenz von Stunden bis Tagen eintreten.

Symptome und Befunde sind:

- Zunächst Hyperventilation, Hypoxämie und respiratorische Alkalose (→ 33.11.2)
- Dann Dyspnoe und ein interstitielles Lungenödem
- Schließlich respiratorische Globalinsuffizienz (→ 23.3.4) und respiratorische Azidose (→ 23.3.4).

Die Diagnose wird durch Anamnese, Blutgasanalyse und Röntgenaufnahme des Thorax gestellt.

Behandlungsstrategie

Therapeutisch stehen die Beseitigung der auslösenden Ursache und bei vitaler Gefährdung eine maschinelle **druckkontrollierte Beatmung** mit PEEP (→ Tab. 45.1) im Vordergrund. Wegen des Lungenödems wird eine negative Flüssigkeitsbilanz (→ 8.1.2) angestrebt, bei drohendem Multiorganversagen sind hier Kompromisse nötig.

Gelingt eine ausreichende Sauerstoffversorgung trotz maximaler Intensivtherapie nicht, kommen **Lungenunterstützungs-/-ersatzverfahren** in Betracht, etwa **ECMO** (*extrakorporale Membranoxigenierung*, sog. *künstliche Lunge*): Venöses Blut wird aus dem Körper in eine Maschine geleitet. Nach dem Gasaustausch über eine künstliche Membran wird das Blut in eine Arterie oder Vene des Patienten zurückgegeben.

Pflege

Pflege beatmeter Patienten → 45.4

Kinetische Therapie

Von besonderer Bedeutung in der Behandlung ist die **kinetische Therapie,** also die regelmäßige Umlagerung, um das Durchblutungs- und Belüftungsverhältnis der Lunge zu verbessern [43].

Eine Form der kinetischen Therapie ist die **kontinuierliche laterale Rotationstherapie.** Hier wird der Patient durch ein Spezialbett in festgelegten Zeitintervallen und Rotationsgraden von der Rechts- zur Linksseitenlage bewegt. Bei einer anderen Form der kinetischen Therapie wird der Patient in die **Bauchlagerung** gebracht. In Bauchlage werden die dorsobasalen Lungenabschnitte besser belüftet und Bronchialsekret aus diesen Bezirken kann leichter abfließen und dann abgehustet oder abgesaugt werden.

23.16 Erkrankungen des Mediastinums

23.16.1 Akute Mediastinitis

DEFINITION

Mediastinitis: Entzündung des Mediastinums, d. h. des Bindegewebes zwischen den beiden Lungen. Hauptsächlich als **akute Mediastinitis** auftretend.

Die **akute Mediastinitis** ist meist Folge anderer Erkrankungen: Durch Perforation von Luftwegen oder Speiseröhre, durch Fortleitung schwerer Entzündungen benachbarter Organe oder postoperativ nach Sternotomie dringen Bakterien ins Mediastinum ein und rufen dort eine lebensbedrohliche Entzündung hervor.

Meist ist der Patient schwer krank. Er klagt über Schmerzen hinter dem Brustbein und beim Schlucken und hat hohes Fieber, nicht selten auch Zeichen einer Sepsis (→ 30.6). Liegt eine Perforation zugrunde, entwickeln sich ein Mediastinalemphysem und ein Hautemphysem an Hals und Gesicht.

Die Behandlung erfordert fast immer eine Operation mit Drainage unter gleichzeitiger hoch dosierter Antibiotikagabe. Trotz intensivmedizinischer Betreuung ist die Letalität mit bis zu 50 % hoch.

23.16.2 Mediastinaltumoren

Im Mediastinum können sich z. B. gut- oder bösartige Tumoren des Thymus, maligne Lymphome, aber auch gutartige Zysten von Luftwegen oder Herz entwickeln.

Kleine **Mediastinaltumoren** bereiten meist keine Beschwerden, größere rufen durch Kompression benachbarter Organe z. B. Luftnot oder Schluckbeschwerden hervor.

Die Diagnose wird durch CT oder MRT sowie meist eine Biopsie gesichert, z. B. durch Bronchoskopie oder Thorakoskopie. Die Behandlung hängt von der Gewebediagnose des Tumors ab, meist ist die operative Entfernung angeraten.

24

PFLEGE BEI ERKRANKUNGEN DES MAGEN-DARM-TRAKTS

Nicole Menche
Unter Mitarbeit von Ulrike Frühwald

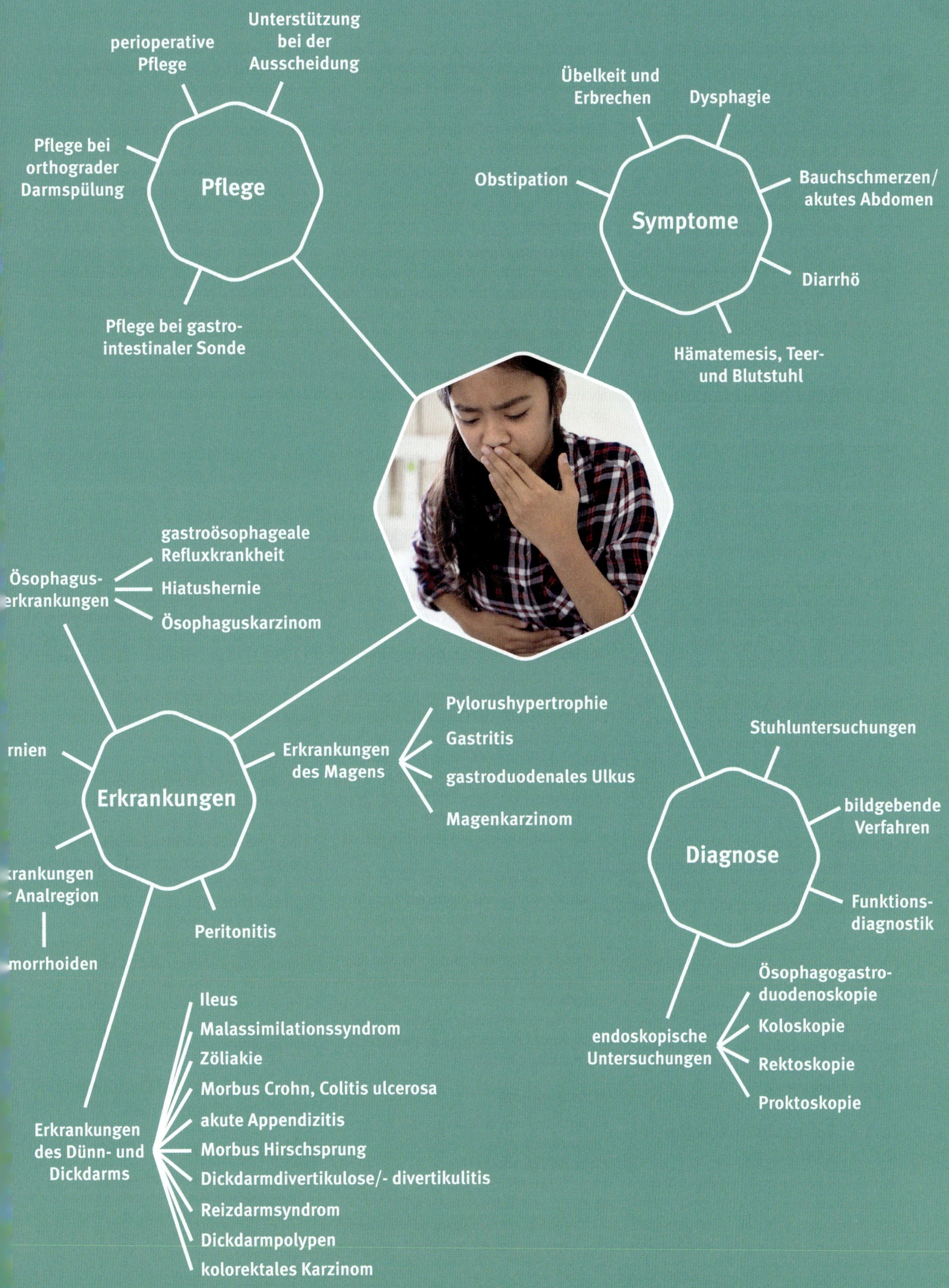

Pflege
perioperative Pflege
Unterstützung bei der Ausscheidung
Pflege bei orthograder Darmspülung
Pflege bei gastrointestinaler Sonde
Symptome
Übelkeit und Erbrechen
Dysphagie
Obstipation
Bauchschmerzen/ akutes Abdomen
Diarrhö
Hämatemesis, Teer- und Blutstuhl
Ösophagus-
rkrankungen
gastroösophageale Refluxkrankheit
Hiatushernie
Ösophaguskarzinom
Erkrankungen
rnien
Erkrankungen des Magens
Pylorushypertrophie
Gastritis
gastroduodenales Ulkus
Magenkarzinom
rankungen
Analregion
morrhoiden
Peritonitis
Erkrankungen des Dünn- und Dickdarms
Ileus
Malassimilationssyndrom
Zöliakie
Morbus Crohn, Colitis ulcerosa
akute Appendizitis
Morbus Hirschsprung
Dickdarmdivertikulose/- divertikulitis
Reizdarmsyndrom
Dickdarmpolypen
kolorektales Karzinom
Diagnose
Stuhluntersuchungen
bildgebende Verfahren
Funktionsdiagnostik
endoskopische Untersuchungen
Ösophagogastroduodenoskopie
Koloskopie
Rektoskopie
Proktoskopie

Die medizinischen Fachgebiete

DEFINITION

Gastroenterologie: Teilgebiet der *Inneren Medizin.* Umfasst Vorbeugung, Diagnostik, konservative und endoskopische Therapie der Erkrankungen von Speiseröhre, Magen, Darm, Leber, Gallensystem und Pankreas.

Viszeralchirurgie: Teilgebiet der *Chirurgie,* das sich mit Diagnostik, operativer Behandlung und Nachbehandlung von Erkrankungen der inneren Organe befasst, insbesondere der Verdauungs- und der endokrinen Organe.

24.1 Pflege bei Erkrankungen des Magen-Darm-Trakts

Darmeinläufe und Klistiere → 8.2.6
Magenspülung → 14.5.3
Pflege bei gastrointestinaler Sonde → 7.7
Stomatherapie und -pflege → 8.2.7

24.1.1 Patientensituation

Nicht wenige Patienten und Patientinnen (im Folgenden „Patientinnen" genannt) werden wegen einer akuten und/oder lebensbedrohlichen Magen-Darm-Erkrankung stationär aufgenommen, was sie und ihre Angehörigen verunsichert. Die Pflegenden bemühen sich, auf Ängste und Probleme einzugehen und Ruhe zu vermitteln.

Einige Erkrankungen des Magen-Darm-Trakts bzw. die dadurch notwendigen Operationen, etwa die Anlage eines Anus praeter bei Rektumkarzinom, beeinflussen das Leben der Betroffenen drastisch, möglicherweise über viele Jahre. Bei diesen Patientinnen ist eine gute, angemessene Information bezüglich erkrankungs- bzw. OP-bedingter Veränderungen wichtig. Hilfreich kann der Kontakt zu Selbsthilfegruppen sein, die Tipps und Erfahrungen weitergeben.

Bei körperlich belastenden Erkrankungen oder umfangreichen operativen Eingriffen, etwa in der Tumorchirurgie, ist die rechtzeitige Einleitung von Reha- bzw. Kurmaßnahmen und die Klärung der häuslichen Versorgung sinnvoll (frühzeitig Sozialdienst informieren).

24.1.2 Beobachten, Beurteilen und Intervenieren

Zentrale Pflegeprobleme bei Magen-Darm-Erkrankungen sind die beeinträchtigte Nahrungsaufnahme und Stuhlausscheidung. Weitere Schwerpunkte sind die Pflege bei Schmerzen (viele Magen-Darm-Erkrankungen gehen mit Schmerzen einher), die onkologische Pflege und die Pflege vor und nach Magen-Darm-Operationen. Die perioperative Pflege ist in diesem Buch jeweils bei der Erkrankung zu finden, bei der die betreffende Operation typischerweise vorgenommen wird.

Ernährung

Auf Diäten wird heute überwiegend verzichtet, da sie die Prognose nicht (wesentlich) verbessern, aber die Lebensqualität einschränken. Die Betroffenen sollen lediglich die Speisen und Getränke meiden, die ihnen nicht bekommen. Hierbei können Pflegende zu bestimmten Nahrungsmitteln raten oder abraten, ausprobieren muss es die Betroffene jedoch selbst.

Ist eine Diät zwingend notwendig, etwa nach einer Magenresektion (→ 24.5.4), werden Patientin und Angehörige über deren Zweck und Dauer informiert, damit die Diät nicht unterlaufen wird. Insbesondere wenn die Diät für längere Zeit oder gar lebenslang notwendig ist, z. B. bei Zöliakie (→ 24.6.3), wird eine Diätassistentin hinzugezogen. Auch Kinder werden altersgemäß über die Kostumstellung informiert bzw. beraten.

Auf individuelle Wünsche eingehen

Leidet eine Patientin unter länger dauernder Appetitlosigkeit, kann es hilfreich sein, ihr „gewünschte" Speisen zu bestellen oder von Angehörigen oder Freunden mitbringen zu lassen. Auch eine Diätassistentin kann evtl. helfen. Neben den allgemeinen Maßnahmen zur Appetitförderung (→ 7.4, → 7.5.5) sind empfehlenswert:

- Regelmäßig essen, kleine Mahlzeiten zu sich nehmen
- Auf (höher konzentrierten) Alkohol, starken Kaffee und Zigaretten verzichten bzw. den Konsum reduzieren (schlecht magenverträglich)
- Keine Arzneimittel einnehmen, die die Magenschleimhaut reizen, z. B. Azetylsalizylsäure
- Bei Mangelernährung aufgrund länger dauernder Appetitlosigkeit evtl. Kost mit Trinknahrung ergänzen.

Ausscheidung

Beobachtung des Stuhlgangs → 8.2.2
Obstipationsprophylaxe → 8.2.5
Pflege bei Erbrechen → 8.3.3
Pflege bei Diarrhö → 24.2.5
Pflege bei Stuhlinkontinenz → 8.2.4

Beschwerden beim Stuhlgang oder im Bereich des Afters werden oft schamhaft verschwiegen. Um herauszufinden, ob bzw. welche Beschwerden (z. B. erstmalige Stuhlinkontinenz) vorliegen, ist von den Pflegenden Sensibilität gefordert. Wichtig ist aufmerksames Zuhören. Nicht selten erwähnen Patientinnen dringend abklärungsbedürftige Beschwerden nur beiläufig. Beispielsweise muss die Äußerung einer Patientin, sie leide wohl unter Hämorrhoiden, da sie seit Kurzem etwas Blut auf dem Stuhl habe, an den Arzt bzw. die Ärztin (im Folgenden als „Ärztin" bezeichnet) weitergeleitet werden, da auch ein Darmtumor für die Beschwerden verantwortlich sein kann. Dann können frühe Diagnostik und Therapie lebensrettend sein.

Viele Untersuchungen im Magen-Darm-Bereich sowie die Unterstützung beim Ausscheiden greifen massiv in die Intimsphäre ein. Für die Pflegenden gilt daher immer:

- Die Intimsphäre der Patientin beachten
- Hilfsmittel frühzeitig aufzeigen und einsetzen, z. B. Nachtstuhl sowie weiches Toilettenpapier, Einlagen und Cremes als Hautschutz
- Abführmaßnahmen wenn möglich auf Toilette oder in separatem Raum durchführen
- Bei eingeschränkter Mobilität ggf. Toilettenstuhl oder Steckbecken bereitstellen.

Bei Ösophagus- und Magenfundusvarizen (→ 25.1.1) mit erhöhter Blutungsgefahr wird die Patientin von den Pflegenden auf Bluterbrechen bzw. Teerstuhl beobachtet und zur Selbstbeobachtung angeleitet.

Bewegung

Bei Bauchschmerzen infolge einer gastrointestinalen Erkrankung oder Operation kann – zusätzlich zu einer evtl. Analgetikagabe – eine **bauchdeckenentspannende Positionierung** mit leicht erhöhtem Oberkörper und leicht gebeugten Hüftgelenken (durch Unterstützung mit Kissen oder Rolle im Kniebereich) in Rückenlage helfen. Sie kann allerdings Immobilität verstärken. Patientinnen sollten daher nach Möglichkeit bei Schmerzen die Beine aufstellen oder anziehen und wieder strecken. Dies dient – durch Betätigung der Muskelpumpe – gleichzeitig der Thromboseprophylaxe (→ 4.3).

24.1.3 Pflege bei Ösophaguskompressionssonden

DEFINITION

Ösophaguskompressionssonden: Mehrlumige Magensonden mit 1–2 Ballons, die blutende Ösophagus- oder Magenfundusvarizen durch Druck auf die

Varizen komprimieren und dadurch die Blutung mechanisch stoppen sollen.

Endoskopische Therapien haben inzwischen den Einsatz von **Ösophaguskompressionssonden** weitgehend abgelöst. Man unterscheidet die **Sengstaken-Blakemore-Sonde** und die **Linton-Nachlas-Sonde** (→ Abb. 24.1).

Ösophaguskompressionssonden sind komplikationsträchtig. Die **Hauptgefahren** bestehen in:

- Dyspnoe, Hypoxie (Sauerstoffmangel) durch Verlegung von Trachea und Larynx infolge Sondendislokation
- Aspirationspneumonie (→ Tab. 23.4)
- Ösophagusruptur (Speiseröhrenriss) oder Kardiaruptur (Riss am Mageneingang)
- Druckulzera im Bereich des Ösophagus mit Perforationsgefahr.

Pflege

Pflege bei oberer Gastrointestinalblutung → 24.2.4

Vorbereitung und Legen

Pflegefachpersonen richten die benötigten **Materialien:**

- Alle Materialien zum Legen einer gastrointestinalen Sonde (→ 7.7)
- Schutzkleidung für Ärztin und assistierende Pflegefachperson (langärmliger Kittel, Handschuhe, Mundschutz, ggf. Schürze, Haarschutz, Schutzbrille)
- Großlumige Spritze (mind. 50 ml)
- Klemme
- Schaumstoffpolster (Nase) und Pflaster
- Absauggerät mit Zubehör
- Zusätzlich bei der Sengstaken-Blakemore-Sonde eine Handpumpe und ein Manometer nach Recklinghausen
- Ggf. Aufhängevorrichtung für den Zug sowie ggf. ein Gewicht von 250–1.000 g (z. B. Plastikinfusionsflaschen mit entsprechendem Inhalt).

Die **weiteren Vorbereitungen** umfassen:

- Venösen Zugang legen (lassen), falls nicht schon vorhanden
- Ggf. Sedativum nach Arztanordnung verabreichen
- Am Patientenbett ggf. Aufhängevorrichtung für die Extension anbringen
- Weitere Vorbereitungen wie beim Legen einer gastrointestinalen Sonde (→ 7.7) treffen
- Vor dem Legen einer Ösophaguskompressionssonde überprüfen, ob die Lumina durchgängig und die Ballons dicht sind. Anschließend die Luft aus den Ballons absaugen und die Ansätze mit Verschlusskappen oder Klemmen schließen, um das Eindringen von Luft in die Ballons während des Vorschiebens zu vermeiden.

Das Legen der Kompressionssonde ist eine ärztliche Aufgabe. Nach Füllen und Blocken der Ballons wird die Sonde etwas zurückgezogen und das Gewicht angehängt, bei der Sengstaken-Blakemore-Sonde wird außerdem der Druck im Ösophagusballon mit dem Manometer kontrolliert. Pflegefachpersonen assistieren beim Legen und fixieren danach die Sonde an der Nase.

Pflege bei liegender Sonde

Pflege bei liegender Ösophaguskompressionssonde → Tab. 24.1

VORSICHT! Wichtig ist eine **engmaschige Kontrolle der Atmung,** da eine verrutschte Sonde oder Speichelansammlungen oberhalb des Ballons zu Dyspnoe, Aspiration und Ersticken führen können. Patientinnen mit Ösophaguskompressionssonde werden daher immer auf IMC- oder Intensivstationen versorgt.

Entfernen der Sonde

Soll die Sonde nicht wegen einer nachfolgenden endoskopischen Sklerosierung entfernt werden, wird bei der Sengstaken-Blakemore-Sonde folgendermaßen vorgegangen:

- Steht die Blutung bei einem intraösophagealen Druck von 25–30 mmHg, Kompression für weitere 12 Std. belassen

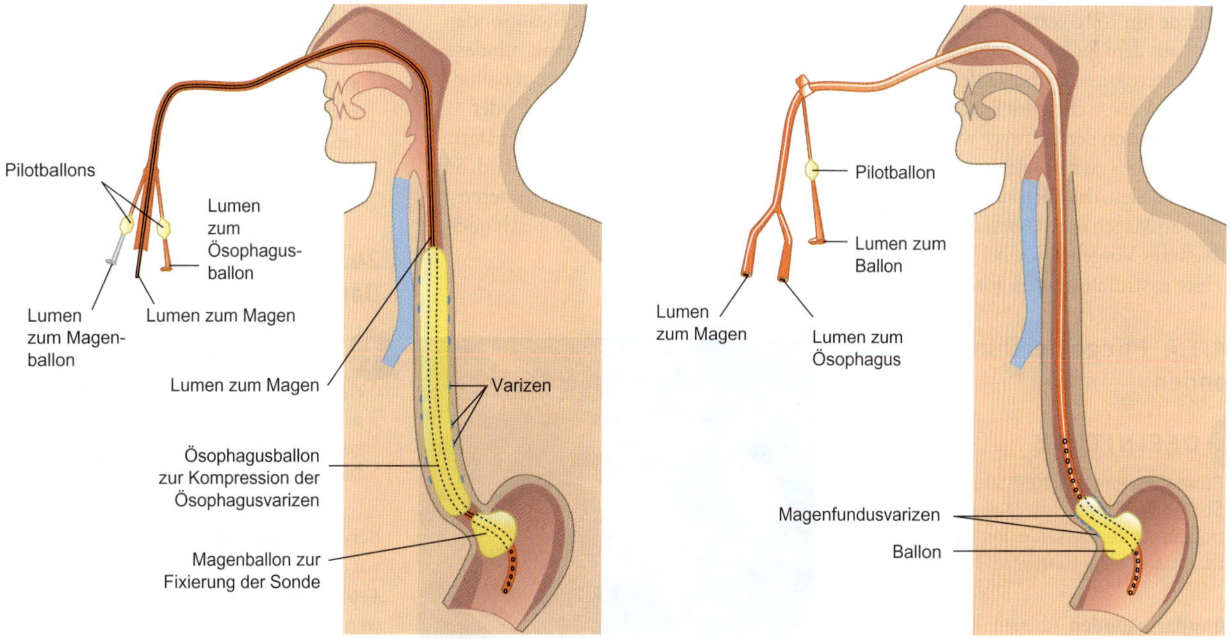

Abb. 24.1 Ösophaguskompressionssonden. Links Sengstaken-Blakemore-Sonde zur Kompression blutender Ösophagusvarizen (ein Teil der Sonden hat noch eine weitere Öffnung zum Absaugen des Ösophagus). Rechts Linton-Nachlas-Sonde zur Kompression blutender Varizen in Magenfundus und unterem Ösophagus. [L138]

Tab. 24.1 Pflegemaßnahmen bei liegender Ösophaguskompressionssonde.

Sengstaken-Blakemore-Sonde	Linton-Nachlas-Sonde
Engmaschige Druckkontrollen (ca. alle 15 Min.)	
Regelmäßige Druckentlastungen nach Arztanordnung. Blutungskontrolle durch regelmäßiges Spülen des Magens mit Wasser über den Magenzugang	
Bei weiterbestehender Blutung evtl. Erhöhung des Drucks im Ösophagusballon (auf Arztanordnung)	Bei weiterbestehender Blutung evtl. Erhöhung des Zugs auf die Sonde (auf Arztanordnung)
Aspirationsprophylaxe bei Sonden ohne proximales Ösophaguslumen: alle 30 Min. Absaugen des Speichels aus dem Mund-Rachen-Raum, ansprechbare Patientinnen ggf. dazu anhalten, den Speichel auszuspucken	Aspirationsprophylaxe: alle 30 Min. Absaugen des Speichels oberhalb des Magenballons durch den Ösophaguszugang, ggf. auch Dauersog
Regelmäßige Lagekontrolle, weitere Pflegemaßnahmen wie bei liegender Gastrointestinalsonde →7.7. Wichtig: Mund- und Nasenpflege	
Engmaschige Vitalzeichenkontrolle, evtl. O_2-Gabe (→3.5). Ständige Nähe einer Pflegefachperson (Intensivpflege)	

- Bei bestehender Extension Gewichte pro Stunde um 100 g vermindern
- Pflasterfixierung lösen
- Luft aus dem Ösophagusballon ablassen. Patientin beim Entblocken des Ballons schluckweise Tee trinken lassen, um Verklebungen zu lösen
- Sonde bei geblocktem Magenballon ein kleines Stück in den Magen vorschieben, neu fixieren und 4–24 Std. in dieser Lage belassen (Möglichkeit der sofortigen Komprimierung bei Rezidivblutungen)
- Weiteres Vorgehen wie beim Entfernen einer gastrointestinalen Sonde (→7.7).

Bei Linton-Nachlas-Sonde:

- Bei bestehender Extension Gewichte pro Stunde um 100 g vermindern
- Luft aus dem Ballon erst ablassen, wenn alle Extensionsgewichte entfernt sind, um ein Verrutschen des Ballons mit Kompression der Luftwege während des Entblockens zu vermeiden
- Sicherstellen, dass sich kein Blut im Aspirat von Magen oder Ösophagus befindet
- Weiteres Vorgehen wie bei Entfernung einer gastrointestinalen Sonde (→7.7).

24.1.4 Pflege bei Dünndarmsonden

DEFINITION

Dünndarmsonde: 120–310 cm lange Sonde aus Gummi oder Kunststoff, die transoral oder -nasal in den (tieferen) Dünndarm eingeführt wird.

Dünndarmsonden dienen unterschiedlichen Zwecken:

- Der Diagnostik, z. B. Gewinnung von Duodenalsaft, Einbringen von Kontrastmittel. Diese Sonden sind dünn und eher kurz, werden in aller Regel über die Nase gelegt und nach der Maßnahme wieder entfernt
- Der Ernährung. Hierbei handelt es sich ebenfalls um dünne, kurze Sonden, jedoch mit längerer Liegedauer. Sie werden durch die Nase vorgeschoben, endoskopisch oder operativ platziert (→7.7.3)
- Der Dekompression und inneren Schienung (z. B. **Miller-Abbott-, Dennis-Sonde** → Abb. 24.2). **Dekompression** bezeichnet hier die Entlastung des Darms von Darminhalt, z. B. bei einem Ileus (→24.6.1). Sonden zur **inneren Schienung** sollen einem mechanischen Ileus bei Verwachsungen vorbeugen und werden intraoperativ gelegt. Diese Sonden sind unterschiedlich lang mit mindestens zwei Lumina sowie einem Ballon am distalen Ende, der mit Luft oder Wasser gefüllt und dann mit der Darmperistaltik weitertransportiert wird. Sonden zur Dekompression und inneren Schienung werden endoskopisch oder intraoperativ gelegt.

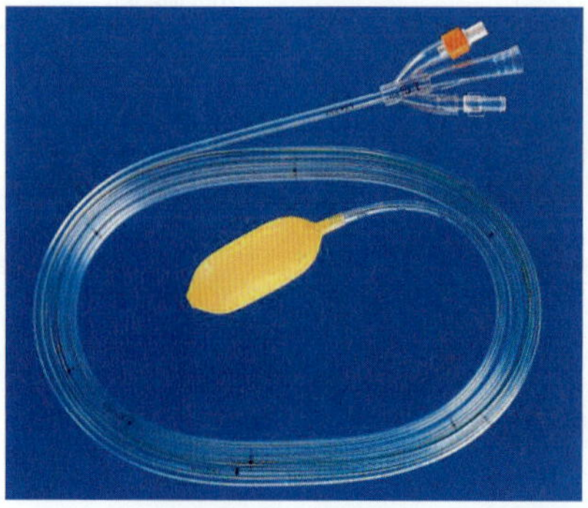

Abb. 24.2 Dennis-Sonde mit je einem Lumen zum Ballon, zur Entlastung und zur Spülung. [V793]

Pflege

Pflege bei liegender Dünndarmsonde

- Pflegemaßnahmen wie bei liegender Gastrointestinalsonde durchführen (→7.7)
- Durchgängigkeit der Sonde durch Spülungen alle 6–8 Std. (z. B. mit 30 ml Aqua dest.) sicherstellen
- Zum Transport der Patientin ist meist ein Sekretbeutel mit der Sonde verbunden, in den das Dünndarmsekret abfließt. Auf Station wird entweder eine Absaugung an die Sonde angeschlossen oder der Sekretbeutel belassen. Abgesaugtes/abgelaufenes Sekret bilanzieren, Beschaffenheit dokumentieren.

Entfernen der Sonde

Dünndarmsonden dürfen nur langsam und nur auf Arztanordnung entfernt werden, da sonst die Gefahr einer Invagination (Darmeinstülpung →24.6.1) besteht:

- Ballon entleeren, Ansatz zum Ballon abklemmen
- Sonde langsam, z. B. stündlich um ca. 20 cm oder nach Arztanordnung/Hausstandard, herausziehen. Gezogenen Abschnitt reinigen, Sonde neu fixieren
- Bei einer noch verbleibenden Länge von 45–50 cm Sonde spülen, damit sich kein Magensaft mehr im Lumen befindet, der beim Herausziehen der Sonde zu Schleimhautreizungen führt
- Sonde abklemmen, Patientin mit erhöhtem Oberkörper positionieren
- Sonde zügig entfernen. Zur Vermeidung einer Aspiration von Darminhalt oder anhaftenden Schleimpartikeln Patientin vorher tief einatmen und die Luft anhalten lassen
- Mund spülen lassen (ggf. Mundpflege vornehmen) und Nasenpflege durchführen.

24.1.5 Orthograde Darmspülung

DEFINITION

Orthograde Darmspülung (orthograd = in physiologischer Richtung): Spülung zur gründlichen Darmreinigung vor Darmoperationen oder Endoskopien.

Bei der **orthograden Darmspülung** werden vor einer Untersuchung oder Operation 4–6 l Abführlösung und Flüssigkeit binnen weniger Stunden oral oder über eine gastrointestinale Sonde verabreicht. Danach soll der Stuhlgang wasserklar sein. Kontraindikationen sind z. B. Ileus, Darmstenosen, aber auch eine (schwere) Herzinsuffizienz.

Orthograde Darmspülung durch Trinken

Die Flüssigkeitszufuhr durch Trinken ist im ambulanten Bereich die Regel und wird auch im Krankenhaus bevorzugt. Sie erfolgt 2-mal je nach Untersuchungszeitpunkt *(Dosissplitting)*, meist am Vortag und am Tag der Untersuchung.

Die Patientin trinkt jeweils ca. 1 l einer speziellen Spüllösung (z. B. bei Moviprep®) plus 1 l *klare* Flüssigkeit nach Wahl (z. B. Wasser, Kamillen-, Fencheltee, klare Brühe) oder weniger Fertiglösung (z. B. bei Citrafleet®) und entsprechend mehr klare Flüssigkeit. Sie muss alle 30–45 Min. 1 l trinken, sonst bleibt der Spüleffekt aus und die resorbierte Elektrolytlösung belastet Herz, Kreislauf und Nieren.

Häufig verursachen die Trinkmenge und evtl. der Geschmack der Spüllösung Übelkeit. Häufig hilft vorheriges Kühlen der Lösung.

Orthograde Darmspülung über eine Sonde

Kann die Patientin die Spüllösung nicht in ausreichender Menge trinken, wird sie über eine gastrointestinale Sonde zugeführt.

Materialien und Vorbereitung

Für eine orthograde Darmspülung sind erforderlich:

- Materialien zum Legen einer gastrointestinalen Sonde (→ 7.7.1)
- Körperwarme Spülflüssigkeit
- Infusionsgerät, Überleitsystem, Infusionsständer
- Formular zur Flüssigkeitsbilanzierung (→ 8.1.2) und zur Vitalzeichenüberwachung
- Blutdruckapparat, Stethoskop
- Ggf. Toilettenstuhl, Bademantel, Decke (zum Warmhalten)
- Antiemetikum nach Arztanordnung.

Die Patientin wird vor der Spülung gewogen, um anhand einer evtl. Gewichtszunahme Flüssigkeitseinlagerungen erkennen zu können.

Durchführung

- Gastrointestinale Sonde legen (→ 7.7.1)
- Für mobile Patientinnen eine Toilette freihalten, weniger mobile Patientinnen auf einen Toilettenstuhl setzen (lassen). Während der Spülung den Topf des Toilettenstuhls regelmäßig leeren
- Dafür sorgen, dass die Patientin nicht friert
- Infusionssystem an die Sonde anschließen und den ersten Liter der Spüllösung in etwa 30 Min. einlaufen lassen. Übrige Flüssigkeit bei guter Verträglichkeit innerhalb 2–4 Std. verabreichen
- Zustand und Vitalzeichen der Patientin, Einlaufgeschwindigkeit der Spüllösung und Ausscheidung engmaschig kontrollieren
- Bei Komplikationen (Unwohlsein, Schwäche) Spülung unterbrechen, Ärztin informieren. Nach Anordnung Antiemetikum verabreichen und Spülung wieder starten. Bei anhaltendem Unwohlsein Spülung beenden
- Bei starken Schmerzen, Erbrechen und/oder fehlender Stuhlausscheidung ebenfalls Spülung abbrechen und Ärztin informieren.

Nachbereitung

- Sonde entfernen (→ 7.7.1)
- Ggf. bei Intimtoilette bzw. Körperpflege unterstützen
- Ggf. Toilettenstuhl reinigen und desinfizieren
- Bis zur Untersuchung/Operation nur klare Flüssigkeiten trinken lassen (z. B. Tee, Wasser, Bouillon)
- Flüssigkeitshaushalt bilanzieren
- Vitalzeichen kontrollieren
- Gewicht überprüfen, bei starker Zunahme Ärztin informieren
- Elektrolyte nach Arztanordnung kontrollieren.

24.2 Hauptbeschwerden

Blähungen → 7.3.4
Dreimonatskoliken → 7.3.4
Kindliche Gedeihstörung → 18.2.4
Mangelernährung → 7.5.3
Stuhlinkontinenz → 8.2.4

24.2.1 Übelkeit und Erbrechen

DEFINITION

Übelkeit *(Nausea)* und **Erbrechen** *(Emesis, Vomitus)*: Zum Symptomenkomplex zahlreicher gastroenterologischer Erkrankungen gehörend, v. a. der Gastroenteritis (→ 30.7.6), des akuten Abdomens (→ 24.2.3) sowie von Magen-Darm-Geschwüren (→ 24.5.3).

Pflege bei Erbrechen → 8.3.3

Krankheitsentstehung

Zwar sind **Übelkeit** und **Erbrechen** beim Erwachsenen Leitsymptome vieler gastroenterologischer Erkrankungen. Übelkeit und Erbrechen können jedoch auch zahlreiche Ursachen außerhalb des Magen-Darm-Trakts haben, z. B.:

- Herzinsuffizienz (*Stauungsgastritis* → 21.6.1) oder Herzinfarkt (→ 21.5.2)
- Stoffwechselerkrankungen/-entgleisungen, z. B. diabetische Ketoazidose (→ 26.6.4)
- Medikamente, beispielsweise Zytostatika (→ 27.5.1)
- Vergiftungen (→ 14.5.3)
- Erkrankungen des Gleichgewichtsorgans, z. B. Neuritis vestibularis (→ 36.4.3)
- Neurologische Erkrankungen, z. B. Migräne (→ 37.14.1), erhöhter Hirndruck (→ 37.5), Meningitis (→ 37.9.1)
- Starke Schmerzen
- Angst, Ekel
- Frühschwangerschaft.

Infektionen?

Bei Kindern sind Übelkeit und Erbrechen am häufigsten Folge von Infektionen: Insbesondere kleine Kinder erbrechen nicht nur bei einer Gastroenteritis, sondern auch bei anderen Infektionen, beispielsweise Mittelohrentzündungen (→ 36.4.2).

Außerdem gibt es bei Kindern einige altersspezifische Gründe für Erbrechen wie etwa:

- Dünndarmatresie des Neugeborenen (→ Tab. 34.17)
- Pylorusstenose des wenige Wochen alten Säuglings (→ 24.5.1)
- **Azetonämische Erbrechen** des Klein- und Schulkinds. Die Auslöser dieses wiederholten, hartnäckigen Erbrechens sind unterschiedlich, die Entstehung nach wie vor unklar.
  Typisch sind obstartiger Mundgeruch, der auf eine Unterzuckerung hindeutet, und ein positiver Streifentest auf Ketone im Urin.

PHARMA-INFO 24.1: ANTIEMETIKA

Antiemetika sind Arzneimittel zur symptomatischen Unterdrückung von Erbrechen. Sie werden gegeben, wenn Erbrechen „nutzlos" ist oder die Patientin gefährdet. So wird z. B. Erbrechen infolge einer Chemotherapie immer und ggf. schon vorbeugend behandelt (Details → 27.5.1). Kurzzeitiges Erbrechen bei einem Magen-Darm-Infekt hingegen wird nicht unterdrückt, da es zwar unangenehm ist, aber Erreger aus dem Körper entfernt und somit physiologisch sinnvoll ist.
Häufig eingesetzt werden:

- **Antihistaminika der ersten Generation** (→ Pharma-Info 31.1), etwa Dimenhydrinat (z. B. Vomex A®, Mittel der Wahl bei Kindern). Wirkung durch Blockade von H_1-Rezeptoren im ZNS. Nebenwirkungen Müdigkeit, anticholinerge Nebenwirkungen (z. B. Mundtrockenheit, Seh-, Miktionsstörungen)
- **Dopamin-(D_2-Rezeptor-)Antagonisten,** etwa Domperidon (z. B. Motilium®), Metoclopramid (z. B. MCP AL®). Wirkung durch Blockade von D_2-Rezeptoren im ZNS (v. a. MCP), Förderung der Beweglichkeit des Magen-Darm-Trakts. Nebenwirkungen Müdigkeit/Schwindel, extrapyramidale Bewegungsstörungen (daher möglichst nicht bei Kindern)
- **5-HT_3-(Serotonin-Rezeptor-)Antagonisten** *(Setrone)*, etwa Granisetron (z. B. Kevatril®), Ondansetron (z. B. Zofran®), Palonosetron (z. B. Aloxi®). Wirkung durch zentrale und periphere Blockade von 5-HT_3-Rezeptoren. Sehr wirksam, gegen postoperatives, chemo- und strahlentherapiebedingtes Erbrechen. Insgesamt gut verträglich, Nebenwirkungen Obstipation, Kopfschmerzen.

VORSICHT! Viele Säuglinge „spucken" ein bisschen nach dem Füttern oder befördern beim „Bäuern" etwas Milch nach draußen. Dieses **Speien bei Säuglingen** ist als normal anzusehen, solange sich das Kind wohlfühlt und gedeiht. „Echtes" Erbrechen hingegen (im Schwall, mit anderen Krankheitszeichen wie Fieber, Nahrungsverweigerung, Blässe) ist beim Säugling immer abklärungsbedürftig.

Behandlungsstrategie

Vor allem bei Kindern und älteren Menschen drohen schnell *Dehydratation* (→ 33.10.2, Einschätzung → 7.12) und *Elektrolytverschiebungen.*

Vorrangig sind das Herausfinden und Beseitigen der Ursache sowie der Flüssigkeits- und Elektrolytersatz, möglichst oral, in ausgeprägten Fällen parenteral (Pflege bei Infusionstherapie → 43.5.5). Ob Antiemetika (→ Pharma-Info 24.1) sinnvoll sind, hängt vom Einzelfall ab.

Vergiftung?
Bei Verdacht auf eine Vergiftung Erbrochenes für die toxikologische Analyse aufheben.

24.2.2 Dysphagie

DEFINITION

Dysphagie *(Schluckbehinderung, Schluckbeschwerden):* Schluckstörung, meist mit Druckgefühl oder Schmerzen hinter dem Sternum oder im Oberbauch. Unterteilt in **oropharyngeale Dysphagie** mit gestörtem Weitertransport der zerkleinerten Nahrung aus dem Mund und **ösophageale Dysphagie** mit Passagebehinderung im Ösophagus.

Die Ursachen der **Dysphagie** sind zahlreich, v. a.:

- Erkrankungen des Mund-Rachen-Raums wie Infektionen oder Tumoren
- Erkrankungen des Ösophagus, etwa Beweglichkeitsstörungen, Fremdkörper, Divertikel oder Karzinom
- Neurologische Erkrankungen (*neurogene Dysphagie* → 37.2.8), z. B. Schlaganfall
- Psychische Ursachen *(psychogene Dysphagie).*

Oft gelingt es durch Anamnese und Untersuchung, die Ursache einzugrenzen. Bei Verdacht auf eine Ösophaguserkrankung steht diagnostisch die Ösophagogastroskopie an erster Stelle (→ 24.3.3). Die Therapie richtet sich nach der Grunderkrankung. Evtl. ist eine künstliche (enterale) Ernährung erforderlich.
Schluckprüfung und -training → 7.11

Alarmzeichen
Jede Dysphagie ist ein Alarmsymptom und muss diagnostisch geklärt werden.

24.2.3 Akutes Abdomen

DEFINITION

Akutes Abdomen *(akuter Bauch):* Symptomenkomplex mit akuten, starken Bauchschmerzen, Abwehrspannung des Abdomens und Kreislaufbeeinträchtigung. Erfordert unverzügliche Diagnostik und Therapie.

Krankheitsentstehung

Ursachen eines **akuten Abdomens** beim Erwachsenen sind (→ Abb. 24.3):

- Entzündungen, am häufigsten Appendizitis (→ 24.6.5), Cholezystitis (→ 25.5.3), Divertikulitis (→ 24.6.7), Pankreatitis (→ 25.6.1)
- Ileus (→ 24.6.1)
- Organperforation, z. B. Magen-, Darm-, Gallenblasenperforation
- Gefäßerkrankungen, z. B. Mesenterialarterieninfarkt (→ 22.5.4), Bauchaortenaneurysmaruptur (→ 22.5.6)
- Gallen- (→ 25.5.2), Nierenkolik (→ 33.5.11)
- Bauchtrauma (→ 29.7.8), z. B. mit Milzruptur
- Einige Erkrankungen außerhalb des Bauchraums/systemische Erkrankungen, z. B. Herzinfarkt (→ 21.5.2), entgleister Diabetes mellitus (→ 26.6)
- Bei Frauen gynäkologische Erkrankungen, z. B. Extrauteringravidität (→ 34.15.2).

Bei Früh- und Neugeborenen sind Darmatresien (→ Tab. 34.17) und andere Fehlbildungen sowie die nekrotisierende Enterokolitis (→ 34.24.8) bedeutsam, bei älteren Säuglingen und Kleinkindern die Invagination (Darmeinstülpung → 24.6.1) und der Volvulus (Darmdrehung → 24.6.1).

Inkarzerierte Hernien (eingeklemmte Brüche → 24.9.1) können in jedem Alter Ursache eines akuten Abdomens sein.

Symptome, Befund und Diagnostik

Leitsymptome sind akute, starke Bauchschmerzen, Übelkeit und Erbrechen. Häufig bestehen Fieber sowie Unruhe, Kaltschweißigkeit, Tachykardie und Hypotonie als Zeichen eines beginnenden Schocks. Bei älteren Menschen sind die Symptome oft geringer.

VORSICHT! Jedes über Stunden anhaltende **Schreien beim Säugling,** bei dem sich dieser nicht beruhigen lässt oder zunehmend „verfällt", ist verdächtig auf ein akutes Abdomen!

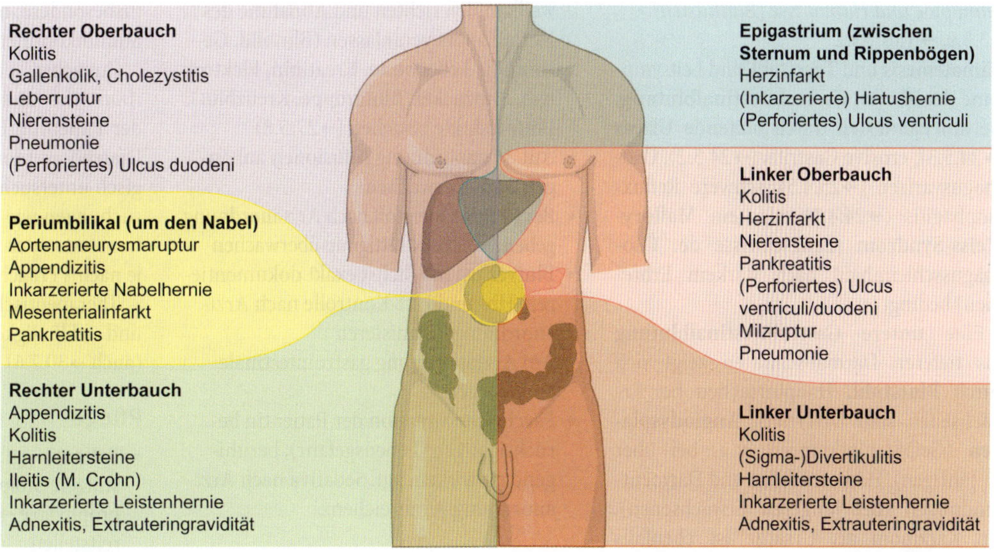

Abb. 24.3 Häufige Ursachen des akuten Abdomens beim Erwachsenen. Die Schmerzlokalisation kann Hinweise auf die Ursache geben. [L138]

Bei der Untersuchung achtet die Ärztin v. a. auf eine **Abwehrspannung** („bretttharter Bauch“) als Zeichen einer Bauchfellentzündung und auf Darmgeräusche (Peristaltik). Unbedingt erforderlich ist eine rektale Untersuchung. Bei Frauen kann eine gynäkologische Untersuchung notwendig sein.

Schmerzcharakter/-verlauf als Hinweis auf die mögliche Ursache

- *Kontinuierlich zunehmender Schmerz* bei Entzündung, z. B. Appendizitis
- *Kolikartiger Schmerz* mit schmerzfreien Intervallen bei Hohlorganverlegung, z. B. eingeklemmten Gallensteinen
- *Perforationsschmerz:* hochakuter Beginn, später zudem Peritonitiszeichen
- *Darmischämieschmerz:* hochakuter Beginn, dann für Stunden relative Schmerzbesserung („fauler Friede“), später zusätzlich Peritonitis
- *Schmerzausstrahlung*, z. B. in die rechte Schulter bei Cholezystitis.

Blut- und Urinuntersuchungen, EKG, Sonografie des Abdomens, Röntgen-Thorax, Abdomenübersichtsaufnahme und CT des Abdomens dienen der Ursacheneingrenzung. Weitere Untersuchungen, z. B. Endoskopien (➔ 24.3.3), folgen je nach Befund.

NOTFALL! Ein **akutes Abdomen** ist **lebensgefährlich** und erfordert immer eine stationäre Einweisung und unverzügliche Diagnostik.

Behandlungsstrategie

Die Erstmaßnahmen umfassen:

- Nahrungs- und Flüssigkeitskarenz
- Bettruhe
- I. v.-Zugang zur Volumengabe (Kreislauf stabilisieren)
- Bei V. a. mechanischen Ileus gastrointestinale Sonde
- Nach Erstdiagnostik ggf. Gabe *kurz wirksamer* Schmerzmittel
- Ggf. sofortige Operation, z. B. bei massiver Blutung oder anhaltendem heftigen Schmerz seit mehr als 6 Std. bei bis dahin gesunder Patientin.

Pflege

Patientenbeobachtung

- Allgemeinzustand, Vitalzeichen
- Blutzucker
- Flüssigkeitsbilanz (➔ 8.1.2)
- Evtl. ZVD (➔ 21.1.3)
- Erbrechen, Stuhlgang, Miktion
- Schmerzcharakter und -verlauf.

Die Aufgaben der Pflegenden umfassen v. a.:

- Auf das Einhalten der Nahrungs- und Flüssigkeitskarenz achten
- Infusionen anhängen und überwachen
- Alle Maßnahmen durchführen, die bei strenger Bettruhe nötig sind, z. B. Prophylaxen, Körperpflege im Bett
- Ggf. Schmerzmittel verabreichen, bauchdeckenentspannende Positionierung
- Ggf. Patientin für die Operation vorbereiten (➔ 44.2)
- Ggf. Blasenkatheter legen (➔ 33.1.3)
- Ggf. gastrointestinale Sonde legen (lassen, ➔ 7.7.1)
- Ggf. Sauerstoff nach Arztanordnung verabreichen (➔ 3.5)
- Evtl. Patientin beim Erbrechen unterstützen (➔ 8.3.3).

Die Pflegenden nehmen bei allen Pflegemaßnahmen Rücksicht auf die psychische Ausnahmesituation der Patientin, indem sie ruhig und besonnen handeln und ihre Tätigkeiten erklären.

24.2.4 Hämatemesis, Teer- und Blutstuhl

DEFINITION

Hämatemesis: Bluterbrechen infolge oberer Gastrointestinalblutung. Entweder „kaffeesatzartig“ (braun-schwarz) durch Kontakt des Bluts mit der Salzsäure des Magens oder hellrot (frisches Blut) bei sehr starker Blutung oder Blutungsquelle im Ösophagus.

Teerstuhl *(Melaena):* Durch Hämoglobinabbauprodukte schwarzer, glänzender Stuhl mit klebriger Konsistenz. Hauptursache obere Gastrointestinalblutung, jedoch nur bei mehrstündiger Verweilzeit in Magen und Darm.

Blutstuhl *(rote Darmblutung, Hämatochezie):* Peranaler Abgang von rotem Blut in oder auf dem Stuhl. Leitsymptom der unteren Gastrointestinalblutung, aber auch bei massiver oberer Gastrointestinalblutung möglich.

Obere Gastrointestinalblutung: Blutung aus Ösophagus, Magen oder Duodenum. Mit 85–90 % am häufigsten.

Mittlere Gastrointestinalblutung: Blutung aus Jejunum oder Ileum (< 5 %).

Untere Gastrointestinalblutung: Blutung aus Kolon oder Rektum (ca. 5 %).

Hämoptoe und Hämoptyse (Bluthusten) → 3.3.9, → Tab. 23.2

Hämatemesis und **Teerstuhl** sind Leitsymptome der **oberen Gastrointestinalblutung,** die am häufigsten durch blutende Ulzera (→ 24.5.3), erosive Gastritis (→ 24.5.2), Ösophagusvarizen (→ 25.4.5), schwere Refluxösophagitis (→ 24.4.1) oder ein **Mallory-Weiss-Syndrom** (Längseinrisse der Ösophagusschleimhaut nach starkem Erbrechen) bedingt ist.

Eine **untere Gastrointestinalblutung** aus tieferen Darmabschnitten zeigt sich durch **Blutstuhl.** Hauptursachen bei Erwachsenen sind Divertikel, **Angiodysplasien** (Gefäßfehlbildungen, v. a. bei über 65-Jährigen), Hämorrhoiden und Darmentzündungen (bei jüngeren Erwachsenen). Ein Karzinom als Ursache ist ebenfalls möglich, häufiger sind hier aber okkulte (klinisch nicht sichtbare) Blutungen. Bei Kindern ist v. a. an eine Invagination (→ 24.6.1), ein Meckel-Divertikel (→ 24.6.5) oder an eine Purpura Schoenlein-Henoch (→ 27.9.4) zu denken.

Risikofaktor ist außerdem die Einnahme von Thrombozytenaggregationshemmern oder Antikoagulanzien.

> **Nicht immer Blut**
> Nicht jeder dunkle oder schwarze Stuhl ist durch eine Blutung bedingt (Beobachtung des Stuhls → 8.2.2). Auch bestimmte Lebens- oder Arzneimittel können die Ursache sein.

Zur Ursachenklärung ist, ggf. nach Kreislaufstabilisierung, eine rasche, evtl. auch Notfallendoskopie angezeigt, bei der sich die Blutung meist stillen lässt (→ 25.4.5).

Pflege

Auch wenn die meisten gastrointestinalen Blutungen (zunächst) von selbst aufhören, ist jede Blutung potenziell lebensbedrohlich und erfordert von den Pflegenden ein schnelles und sicheres Vorgehen:

- Patientin Bettruhe, Nahrungs- und Flüssigkeitskarenz einhalten lassen
- Auch bei scheinbar stabilem Zustand Patientin engmaschig beobachten auf Puls, Blutdruck, Atmung, Bewusstsein, Stuhl- und Urinausscheidung (evtl. Blasenkatheter legen → 8.1.5). Bei Hautblässe, Kaltschweißigkeit, Pulsanstieg und Blutdruckabfall Schockbehandlung einleiten (→ 14.4) und Ärztin benachrichtigen
- Auf Arztanordnung Materialien für das Legen von zwei großlumigen Venenverweilkanülen richten und Abnahme des Notfalllabors veranlassen (Blutbild, Gerinnung, Leberwerte, Kreatinin, Elektrolyte, Blutzucker, Blutgruppe, Kreuzblut), Blutprodukte bestellen (→ 27.5.8)
- Auf Arztanordnung Infusionen anhängen und überwachen
- Bei Bedarf Sauerstoff nach Arztanordnung geben, Sauerstoffsättigung überwachen
- Blutverlust möglichst exakt dokumentieren. Hb- und Hkt-Kontrolle nach Arztanordnung organisieren
- Auf Arztanordnung gastrointestinale Sonde legen
- Psychische Situation der Patientin berücksichtigen (Lebensgefahr), beruhigend einwirken, ggf. Sedativa nach Arztanordnung verabreichen.

24.2.5 Diarrhö

> **DEFINITION**
> **Diarrhö** *(Durchfall):* Bei Erwachsenen mehr als drei ungeformte bis dünnflüssige Stühle täglich, bei Kindern deutlich mehr und deutlich dünnere Stühle als gewöhnlich. Je nach zeitlichem Verlauf Unterscheidung zwischen **akuter** und **chronischer** (länger als einen Monat anhaltender) **Diarrhö.**

Paradoxe Diarrhö → 24.2.6
Stuhlgangfrequenz → 8.2.3

Häufige Ursachen für **akute Diarrhöen** sind:

- Magen-Darm-Infektionen (*infektiöse Diarrhö* → 30.7.6, → 30.7.7), bei Kindern auch Infektionen anderer Körperstellen
- Lebensmittelvergiftungen (→ 30.7.6)
- Arzneimitteleinnahme, z. B. Laxanzien, Antibiotika (Antibiotika-assoziierte Diarrhö → Pharma-Info 30.1)
- Psychische Einflüsse, etwa Angst.

Chronische Diarrhöen können beispielsweise bedingt sein durch:

- Morbus Crohn, Colitis ulcerosa (→ 24.6.4)
- **Mikroskopische Colitis** (ursächlich unklare, endoskopisch nicht sichtbare Dickdarmentzündung v. a. älterer Menschen)
- Nahrungsmittelunverträglichkeiten
- Malabsorption (→ 24.6.2).

Wird trotz Diagnostik keine Ursache gefunden, spricht man von **funktioneller Diarrhö.**

Begleitsymptome der Diarrhö sind u. a. krampfartige Bauchschmerzen, Dehydratation (v. a. bei Kindern und älteren Menschen → 7.12, → 33.10.2), Elektrolytverlust, Schwäche, Appetitlosigkeit, evtl. Fieber und insbesondere bei älteren Menschen auch Stuhlinkontinenz (→ 8.2.4).

Zunächst erfolgen eine ausführliche *Anamnese* und körperliche Untersuchung der Patientin. Bei *blutiger* und *chronischer* Diarrhö werden Stuhlproben mikrobiologisch untersucht (→ 24.3.1). Weitere Untersuchungen wie Blutuntersuchungen, Funktionstests oder Endoskopien schließen sich je nach Verdachtsdiagnose an.

Therapeutisch sind Ursachenbeseitigung und Flüssigkeitssubstitution vorrangig (auch → 30.7.6).

Pflege

- Patientin ggf. beim Toilettengang unterstützen; Stolperfallen beseitigen (Sturzprophylaxe → 9.8.1), ggf. Nachtstuhl bereitstellen
- Stuhl auf Menge, Konsistenz, Farbe, Geruch und Frequenz beobachten und dokumentieren (→ 8.2.2)
- Nach dem Toilettengang Analregion mit klarem Wasser säubern (lassen), präventiv Hautschutzfilm auftragen (→ 6.1.5). Inkontinenzhilfsmittel bzw. Windeln bei Säuglingen und Kleinkindern möglichst zeitnah nach jeder Stuhlentleerung wechseln, um einer Inkontinenz-assoziierten Dermatitis (→ 8.1.6) vorzubeugen
- Vitalzeichen, Allgemeinzustand und Hautturgor kontrollieren, evtl. Flüssigkeitsbilanz erstellen (dünnflüssigen Stuhlgang als Ausscheidungsmenge erfassen → 7.12)
- Auf ausreichende Flüssigkeitszufuhr (Wasser, ungesüßter Tee) achten, bei hohem Flüssigkeitsverlust Infusionstherapie nach Arztanordnung; bei Kindern ggf. orale Rehydratationstherapie (→ 30.7.6) durchführen
- Bei Bauchschmerzen Wärme (feucht-heiße Kompressen → 43.6.3), bauchdeckenentspannende Positionierung (→ 24.1.2) anwenden
- Leichte, auf die Diarrhö-Ursache abgestimmte Wunschkost anbieten.

> **Nahrungsmittelunverträglichkeiten**
> **Nahrungsmittelunverträglichkeiten** werden meist unterteilt in:
> - **Lebensmittelvergiftungen,** z. B. Botulismus (→ Tab. 30.6), durch Staphylokokkentoxine (→ 30.7.2)
> - **Nahrungsmittelallergien**
>   - IgE-vermittelt (→ 31.2)
>   - Nicht-IgE-vermittelt (→ 31.2). Teilweise wird hierzu auch die Zöliakie (→ 24.6.3) gezählt

- **Nahrungsmittelintoleranzen**
  - **Pseudoallergien** durch nichtallergische Freisetzung von Histamin oder durch biogene Amine, z. B. Unverträglichkeit von Benzoesäure, Käse, Wein, Glutamat
  - **Enzymmangel,** z. B. bei **Laktoseintoleranz** (Beschwerden auf Milch/-produkte durch *Laktasemangel,* bei 15 % der Deutschen als „Normvariante"), **intestinaler Fruktoseintoleranz** (Blähungen und Diarrhö auf Obst oder Süßigkeiten durch **niedrige Transporterkapazität** in der Darmschleimhaut, ebenfalls „Normvariante"), **hereditärer Fruktoseintoleranz** (Unverträglichkeit kleinster Fruktosemengen, gefährlich → Tab. 26.1)
  - **Unspezifische Nahrungsmittelunverträglichkeiten,** z. B. Fleischunverträglichkeit bei Magenulkus.

24.2.6 Obstipation

DEFINITION

Obstipation *(Konstipation, Stuhlverstopfung):* Verzögerte Darmentleerung mit geringer Stuhlfrequenz (alle 3–4 Tage), harter Stuhlkonsistenz *und* damit verbundenen Beschwerden. Häufigkeit ca. 15 % der Bevölkerung, Frauen häufiger als Männer, ältere Menschen häufiger als junge.

Pflege bei Obstipation und Obstipationsprophylaxe → 8.2.5

Echte **Obstipation** ist beim Säugling selten. Ein fehlender oder verzögerter Mekoniumabgang beim Neugeborenen kann auf eine Mukoviszidose (→ 23.14), eine Fehlbildung des Magen-Darm-Trakts oder eine Störung der Nervenversorgung des Darms (Morbus Hirschsprung → 24.6.6) hinweisen.

Im Kleinkind- und Schulalter recht häufig ist die chronisch-habituelle Obstipation (siehe unten). Fassbare Ursachen einer Obstipation sind Analfissuren, Fehlbildungen des Rückenmarks (→ 37.4.1), Allgemeinerkrankungen (z. B. Hypothyreose, Elektrolytstörungen), Arzneimittel, aber auch eine Kuhmilchallergie.

Ursachen einer **akuten Obstipation** beim Erwachsenen sind z. B.:

- Kolonkarzinome oder -polypen, die das Darmlumen einengen
- Erkrankungen der Analregion (z. B. Analfissuren), sodass die Defäkation schmerzhaft ist und deswegen unterdrückt wird
- Peristaltikstörungen nach Operationen oder bei Koliken
- Bettlägerigkeit, fieberhafte Erkrankungen (insbesondere bei gleichzeitig geringer Flüssigkeitszufuhr).

Bei der **chronischen Obstipation** des Erwachsenen steht die **chronisch-habituelle Obstipation** im Vordergrund. Wahrscheinlich löst die Kombination aus ballaststoffarmer Kost, Flüssigkeits- und Bewegungsmangel bei bestehender Disposition die Obstipation aus, eine direkte und konstante Ursache-Wirkung-Beziehung ist aber nicht gesichert. Häufig ist auch Obstipation im Rahmen eines Reizdarmsyndroms (→ 24.6.8), diese zählt aber nicht zur chronisch-habituellen Obstipation. Arzneimittel wie Opioide oder Diuretika führen ebenfalls zur chronischen Obstipation. Bei den neurologischen Ursachen zu erwähnen, sind z. B. Polyneuropathien mit Beteiligung des vegetativen Nervensystems (etwa bei Diabetes mellitus) oder das Parkinson-Syndrom. Endokrinologische Ursachen wie Hypothyreose sind – abgesehen von der Schwangerschaft bei Frauen – selten.

Begleitend können krampfartige Schmerzen bei der Stuhlentleerung *(Tenesmen),* Völlegefühl, Appetitlosigkeit und ein aufgeblähter Bauch sowie leichte Bauchschmerzen hinzutreten. Bei hartnäckiger Obstipation können sich die „oberhalb" des harten Stuhlpfropfens aufgestauten Kotmassen bakteriell zersetzen und verflüssigen und um den harten Stuhl herum „auslaufen". Folge ist eine **paradoxe Diarrhö** mit ständigem Stuhlschmieren.

Warnzeichen

Jede neu auftretende Obstipation beim Erwachsenen ist verdächtig auf ein Kolonkarzinom, insbesondere wenn ein Wechsel von Obstipation und Diarrhö, Blutauflagerungen auf dem Stuhl und/oder unfreiwilliger Stuhlabgang mit Winden hinzutreten. Sie muss durch Koloskopie (→ 24.3.3) abgeklärt werden.

Bei Patientinnen ohne Alarmsymptome und mit unauffälligem Untersuchungsbefund kann ein zeitlich befristeter Therapieversuch unternommen werden. Bei starken Beschwerden, Warnsymptomen wie etwa Blut im Stuhl oder Gewichtsverlust, pathologischen Untersuchungsbefunden oder Therapieversagen erfolgen weitergehende Untersuchungen, z. B. Koloskopie.

Bei organisch bedingter Obstipation steht die Behandlung der Grunderkrankung im Vordergrund. Die Behandlung der habituellen Obstipation folgt einem Stufenschema (→ Abb. 24.4) [1]:

- Basis ist eine Lebensstilumstellung mit reichlich Ballaststoffen und Flüssigkeit in der Ernährung sowie ausreichend Bewegung. Pro- und Präbiotika können versucht werden. **Probiotika** sind Nahrungs-, Nahrungsergänzungs- oder Arzneimittel mit lebensfähigen Mikroorganismen (v. a. Milchsäure-, Bifidobakterien, aber auch bestimmte Hefen), welche die Darmbakterien (das *Darmmikrobiom*) günstig beeinflussen sollen. **Präbiotika** sind nicht verdauliche Nahrungsbestandteile bzw. Zubereitungen, die diesen gesundheitsfördernden Mikroorganismen im Darm gezielt als Nahrung dienen sollen
- Die Betroffene soll Stuhldrang möglichst nicht (regelmäßig) unterdrücken
- Reicht dies nicht, sollte die Betroffene zusätzliche Faserstoffe aufnehmen, z. B. Leinsamen
- Bei weiter unzureichendem Erfolg und fehlendem Hinweis auf eine Entleerungsstörung werden im nächsten Schritt **Laxanzien** *(Abführmittel)* gegeben, v. a. Macrogol, Natriumpicosulfat und Bisacodyl. Bei einer Entleerungsstörung helfen rektale Entleerungshilfen (alle → Pharma-Info 24.2)
- Bei Versagen werden weitere Maßnahmen erwogen, beispielsweise Prucaloprid (→ Pharma-Info 24.2), Kombinationstherapien oder chirurgische Maßnahmen (bei Entleerungsstörungen).

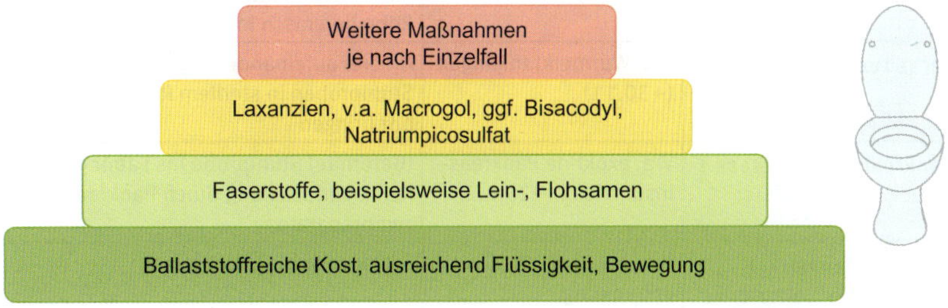

Abb. 24.4 Stufentherapie der Obstipation. [L143]

PHARMA-INFO 24.2: LAXANZIEN

Laxanzien *(Abführmittel)* sind Arzneimittel zur Beschleunigung des Nahrungstransports im Darm und der Darmentleerung.

Laxanzien sollen nur nach Arztrücksprache eingesetzt werden. Notwendig sind sie, wenn der Stuhl erkrankungsbedingt weich gehalten werden soll (z. B. bei schmerzhaften Analerkrankungen, nach Herzinfarkt, um Pressen zu vermeiden), zur Darmreinigung vor Eingriffen oder bei Obstipation als Nebenwirkung bestimmter Medikamente (z. B. Opioide, Verapamil). Viel häufiger und oft missbräuchlich werden Laxanzien zur Selbstmedikation eingesetzt. Auf keinen Fall dürfen Laxanzien bei unklaren Bauchschmerzen, Ileus (→ 24.6.1) oder akutem Abdomen (→ 24.2.3) gegeben werden.

Quellmittel

Quellmittel *(Füllmittel)* sind pflanzliche nicht resorbierbare Substanzen (wie Leinsamen, z. B. Linusit®, Flohsamenschalen, z. B. Mucofalk®), die im Darm aufquellen, so die Darmwand dehnen und reflektorisch die Darmperistaltik anregen. Quellmittel müssen mit reichlich Flüssigkeit eingenommen werden, da sie sonst im Darm verkleben und im Extremfall zu einem mechanischen Ileus (→ 24.6.1) führen. Dauereinnahme ist gefahrlos.

Osmotisch wirksame Laxanzien

Osmotisch wirksame Laxanzien enthalten schwer resorbierbare Substanzen, die *osmotisch* Wasser im Darm zurückhalten, dadurch den Stuhl weich halten und die Peristaltik anregen. Auch hier ist bei oraler Gabe reichlich Flüssigkeit nötig.

Osmotische Abführmittel können zu Elektrolytverschiebungen führen.

- Mittel der Wahl ist meist das synthetische Macrogol (Polyethylenglykole, PEG, z. B. Movicol®), das in Flüssigkeit gelöst getrunken wird und dosisabhängig wirkt. Dauereinnahme ist möglich
- Dadurch seltener eingesetzt wird der Zweifachzucker Laktulose (z. B. Bifiteral®), der häufiger zu Blähungen führt.

Schleimhautreizende Laxanzien

Schleimhautreizende Laxanzien hemmen die Resorption von Natrium und Flüssigkeit durch die Darmschleimhaut, in höherer Dosierung steigern sie außerdem die Chloridabgabe in den Darm. Auch andere Elektrolyte wie Kalium und Kalzium gehen verstärkt verloren. Diese Laxanzien sollten bewusst eingesetzt werden. Empfohlen werden Bisacodyl (z. B. Dulcolax®) und Natriumpicosulfat (z. B. Laxoberal®). Nebenwirkungen bei Dauereinnahme sind v. a. Hypokaliämie mit Verstärkung der Obstipation (→ 33.10.3), Hyponatriämie und Osteoporose durch Kalziummangel.

Weitere Laxanzien

Weitere Laxanzien sind:

- Prucaloprid (z. B. Resolor®), nur nach Therapieversagen zugelassen, fördert die Darmbeweglichkeit
- Naloxegol (z. B. Moventig®) bei Obstipation infolge Einnahme von Opioid-Analgetika und Wirkungslosigkeit anderer Laxanzien
- Rektale Entleerungshilfen, also Zäpfchen (Bisacodyl- oder CO_2-freisetzende Supp.), Klysmen (→ 8.2.6, nur kurzzeitig).

24.3 Der Weg zur Diagnose

24.3.1 Stuhluntersuchungen

Inspektion des Stuhls → 8.2.2

Häufigste Stuhluntersuchung ist die auf **okkultes Blut,** d. h. mit dem bloßen Auge nicht sichtbares Blut (weitere → Tab. 24.2).

Fäkale Okkultbluttests

Die Untersuchung auf okkultes Blut im Stuhl erfolgt v. a. zur Frühdiagnose kolorektaler Karzinome (→ 24.6.10) und Ursachensuche bei unklarer Anämie (→ 27.6.1). Verwendet werden überwiegend **immunologische Okkultbluttests** *(iFOBT, immunologischer fäkaler Okkultbluttest),* die Hämoglobin mittels monoklonaler Antikörper nachweisen. Diese Tests sind weniger störanfällig als die früheren **chemischen Okkultbluttests,** erlauben quantitative Aussagen und sind teilweise vollautomatisch auswertbar.

Patientenberatung

Um ein korrektes Testergebnis zu erzielen, werden Patientinnen darüber informiert:

- Drei Tage vor der ersten Probenentnahme bis zum Testende ballaststoffreiche Kost zu sich zu nehmen. Einschränkungen bei der Nahrungsmittelauswahl gibt es nicht
- Den Test bei Blutungen (z. B. Hämorrhoidal-, Menstruationsblutung, Zahnfleischbluten) nicht durchzuführen
- Keine Azetylsalizylsäure oder nichtsteroidale Antirheumatika einzunehmen
- Unbedingt die Herstellerangaben auf dem Test/der Packungsbeilage zu beachten, da die Anwendungsvorschriften von Hersteller zu Hersteller variieren können.

Ein positiver Test erfordert eine Koloskopie (→ 24.3.3) zur Ursachenklärung. Auch wenn die Ursache harmlos sein kann (z. B. Hämorrhoiden), ist die Patientin beunruhigt. Pflegende nehmen sich Zeit für deren Sorgen und Fragen.

Tab. 24.2 Die wichtigsten Stuhluntersuchungen (Test auf okkultes Blut siehe Text).

Untersuchung	Indikation (Bsp.)	Pflegerische Aufgaben
Stuhlkultur	V. a. bakterielle Diarrhö (→ 30.7.6)	Frische, ca. erbsengroße Stuhlprobe (ggf. mit Schleim-/Blutbeimengung) in sterilem Röhrchen rasch ins Labor transportieren
Parasiten/Wurmeier	V. a. Wurmerkrankungen (→ 30.11)	An drei aufeinanderfolgenden Tagen Stuhlproben in sterilem Röhrchen ins Labor bringen
Pankreatische Elastase 1	V. a. exokrine Pankreasinsuffizienz (→ 25.6.2)	(Geformte) Stuhlprobe ins Labor geben. Keine Verfälschung durch Pankreasenzympräparate
Neutrophilenmarker: Calprotectin, Laktoferrin	V. a. entzündliche Darmerkrankung	Stuhlprobe ins Labor geben
Clostridium-difficile-Toxin	V. a. Clostridium-difficile-Diarrhö	Frische, ungeformte Stuhlprobe ins Labor geben

24.3.2 Bildgebende Verfahren

Eine **Abdomenleeraufnahme** (→ Abb. 24.21) erfolgt bei Verdacht auf Magen-Darm-Perforation (Luftsicheln unter dem Zwerchfell) oder Ileus (typische „Spiegel" in den Darmschlingen an der Grenze zwischen Flüssigkeit und Luft).

Kontrastmittelröntgenaufnahmen des Magen-Darm-Trakts wie etwa der Ösophagusbreischluck (→ Tab. 42.4) haben v. a. Bedeutung bei der Frage nach Beweglichkeits-/Passagestörungen sowie bei Kontraindikationen oder Nicht-Einverständnis der Patientin zur Endoskopie. Sonografien des Abdomens und Kontrastmitteluntersuchungen von Gallenblase oder Harnwegen erfolgen vor der Darmuntersuchung, da das Kontrastmittel im Darm die Beurteilung der anderen Organe behindert (weitere pflegerische Maßnahmen →42.6.6).

Die Sonografie gewinnt in der Darmbeurteilung zunehmend an Bedeutung, z. B. bei chronisch-entzündlichen Darmerkrankungen, akuter Appendizitis (→Abb. 24.29) oder Divertikulitis.

Insbesondere bei Tumoren, aber auch bei bestimmten Fragestellungen, z. B. bei Morbus Crohn (→24.6.4), werden CT und MRT eingesetzt (→42.6.3, →42.6.4, →Abb. 24.5).

MR-Enterografie

Vor allem bei der Suche nach einer Dünndarmbeteiligung bei Morbus Crohn hat heute außerdem die **MR-Enterografie** *(Hydro-MRT des Dünndarms, MR-Sellink)* einen hohen Stellenwert:

- Nahrungseinschränkungen und Abführmaßnahmen am Vortag erfolgen nach einrichtungsüblichem Schema
- Vor der Untersuchung darf die Patientin mindestens 3 Std. weder essen, trinken noch rauchen, auch hier sind die Vorgaben unterschiedlich
- 30–40 Min. vor der MRT trinkt die Patientin ca. 1,5 l Kontrastmittellösung
- Unmittelbar vor der Untersuchung erhält sie einen venösen Zugang, während der Untersuchung werden Buscopan® und MRT-Kontrastmittel injiziert
- Nach der Untersuchung darf die Patientin wegen der muskelentspannenden Medikamentenwirkung nicht selbst Auto fahren; eine kurzzeitige leichte Diarrhö durch die Kontrastmittellösung ist möglich.

24.3.3 Endoskopien des Magen-Darm-Trakts

Endoskopien des Magen-Darm-Trakts einschließlich **Endosonografien** (→42.6.6) können sowohl zu diagnostischen (Ulkus? Eindringtiefe eines Karzinoms?) als auch zu therapeutischen Zwecken (z. B. Blutstillung, Polypabtragung) durchgeführt werden. Unterschieden werden:

- Die **Ösophagogastroduodenoskopie** (*ÖGD*, Gastroskop →Abb. 24.6) zur Untersuchung von Ösophagus, Magen und Duodenum
- Die **Koloskopie** zur Untersuchung des kompletten Dickdarms und meist auch der letzten Zentimeter des Ileums **(Ileokoloskopie)**
- Die **Sigmoidoskopie** zur Untersuchung der ca. unteren 50 cm des Darms
- Die **Rektoskopie** zur Untersuchung des Mastdarms
- Die **Proktoskopie** zur Untersuchung des analnahen Darmabschnitts
- Die **Videokapsel-Endoskopie** (→Abb. 24.7), bei der eine gut 2 cm große Videokapsel geschluckt wird und dann auf natürliche Weise den Darm passiert (ohne Biopsiemöglichkeit, Sensoren auf der Bauchhaut nehmen die Daten auf)
- Zur Untersuchung des Dünndarms die **Ballon-Enteroskopie** und die **Spiral-Enteroskopie** mit „Auffädeln" des Dünndarms durch 1–2 Ballons oder eine Spirale. Endoskopie von oral und/oder anal (nacheinander unter Analgosedierung oder Allgemeinanästhesie), nur in Spezialzentren.

Pflege

Pflege bei Endoskopie →42.7.1

Zusätzlich zur allgemeinen Pflege bei Endoskopien sind folgende Maßnahmen nötig (stets hausinterne Standards berücksichtigen):

- Bei allen Untersuchungen vorheriges Absetzen von Medikamenten und ggf. Verabreichen der Prämedikation nach Arztanordnung
- *Ösophagogastroduodenoskopie:* Am Vorabend leichte oder flüssige Kost, ab 22 Uhr Nahrungskarenz. Vor der Untersuchung Entfernen herausnehmbarer Zahnprothesen, ggf. Anziehen eines Krankenhaushemds, Legen einer Verweilkanüle. Nach der Untersuchung in aller Regel Nahrungskarenz bis zum Abklingen der Lokalanästhesie im Rachen (ca. 2 Std.), nach Biopsieentnahme länger (ca. 4–6 Std., Arztanordnung)
- Vor allen *Darmuntersuchungen* gründliche Reinigung der Analregion

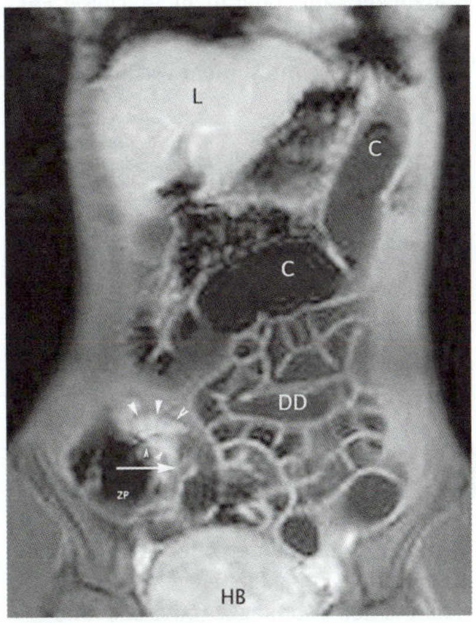

Abb. 24.5 MRT (mit Kontrastmittel) bei Morbus Crohn. Die Pfeilspitzen zeigen auf die entzündete, verdickte Wand des terminalen Ileums, das Ileumsegment vor dieser Engstelle ist stark erweitert (→). C = Kolon, DD = Dünndarm, HB = Harnblase, L = Leber, ZP = Zökalpol. [M507, M500]

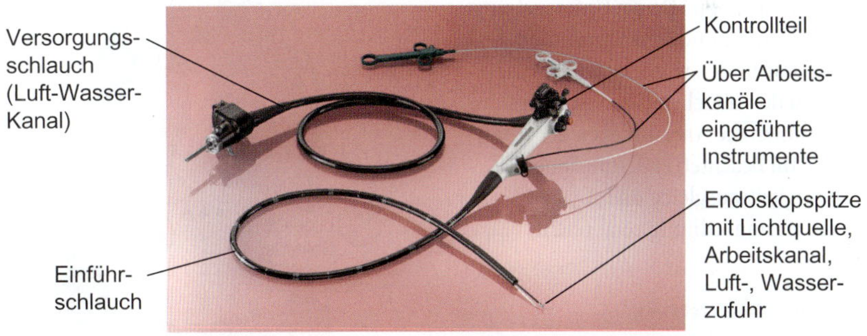

Abb. 24.6 Flexibles Gastroskop zur Untersuchung von Ösophagus, Magen und Duodenum. [V221]

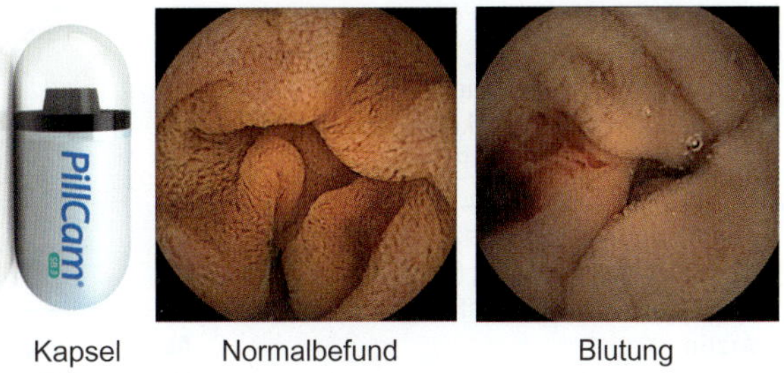

Abb. 24.7 Videokapsel-Endoskopie. [U244]

- *Koloskopie:* Ab 3–5 Tagen vor der Untersuchung keine kern- oder faserhaltigen Lebensmittel (z. B. Trauben, Spargel), keine körnerhaltigen Lebensmittel (z. B. Müsli, Vollkornbrot). Üblicherweise orthograde Darmspülung (→ 24.1.5) am Vortag der Untersuchung, ggf. zusätzliche Gabe von Laxanzien (→ Pharma-Info 24.2). Danach nur noch flüssige Kost (keine Milch oder fetthaltige Suppen). Am Untersuchungstag sind Tee oder Kaffee und die Einnahme von Arzneimitteln erlaubt. Ggf. Anziehen einer Koloskopiehose (mit Schlitz hinten), Legen einer Verweilkanüle. Nach der Untersuchung evtl. Nahrungskarenz nach Arztanordnung
- *Sigmoidoskopie, Rektoskopie:* Am Vortag leichte Kost. Am Untersuchungstag meist Klistier, selten gründliche Darmreinigung
- *Proktoskopie:* Evtl. Miniklistier ca. 1 Std. vor der Untersuchung
- *Videokapsel-Endoskopie:* Am Vortag leichtes Mittagessen, danach Nahrungskarenz, Abführmaßnahmen nach Arztanordnung, kein Trinken mehr ab 22 Uhr. 2 Std. nach Schlucken der Kapsel darf die Patientin trinken, nach 4 Std. soll sie eine leichte Mahlzeit zu sich nehmen, nach 8 Std. wird der Rekorder entfernt und die Patientin darf normal essen
- *Ballon-, Spiral-Enteroskopie:* Zur Untersuchung von oral muss die Patientin nüchtern sein, für eine Untersuchung von anal entspricht die Vorbereitung der einer Koloskopie. Da die Untersuchung länger dauert und unter Analgosedierung stattfindet, werden danach zusätzlich zu den üblichen Überwachungsrichtlinien die Anordnungen der Anästhesistin beachtet, evtl. Infusionen als Flüssigkeitsausgleich und Analgetika nach Arztanordnung verabreicht.

Patientenbeobachtung

Hauptkomplikationen gastroenterologischer Endoskopien sind Blutungen und Perforation, wobei das Risiko nach Biopsie oder z. B. Polypabtragung höher ist als bei Endoskopien ohne solche Maßnahmen.
Deshalb achten Pflegende nach gastroenterologischen Endoskopien auf das Allgemeinbefinden der Patientin (Blutdruck, Puls, Schmerzen, Hautfarbe) sowie Veränderungen des Abdomens und der Stuhlausscheidung (Blut im Stuhl?) und informieren bei Auffälligkeiten die Ärztin.

24.3.4 Funktionsdiagnostik

pH-Metrie, Impedanz-, Kapsel-pH-Metrie

Die **pH-Metrie** misst den pH-Wert im Ösophagus über 24 Std. Dazu wird der Patientin klassischerweise eine pH-Messsonde über die Nase in den Ösophagus eingeführt und ein Registriergerät umgehängt. Bei der **Impedanz-pH-Metrie** misst die Sonde (zusätzlich) an mehreren Stellen die Impedanz (elektrische Leitfähigkeit), die sich bei Passage von Luft oder Flüssigkeit ändert. Bei der **Kapsel-pH-Metrie** wird endoskopisch eine Sonde platziert, die 48–96 Std. Daten an einen Rekorder sendet und dann auf natürlichem Weg ausgeschieden wird.

Atemtests

Bei (gastroenterologischen) **Atemtests** trinkt die Patientin eine Testlösung. Nach 30, 60, 90 und 120 Min. atmet sie in ein Messgerät aus und die Ausatemluft wird analysiert.

- Bei **H_2-Atemtests** (*H_2-Exhalationstests* → Abb. 24.8) enthält die Lösung 50 g des zu testenden Zuckers (z. B. Laktose, Laktulose, Fruktose, Glukose, Sorbit). Bei einer Resorptionsstörung im Dünndarm gelangt der Zucker in den Dickdarm, wo er von Bakterien verstoffwechselt wird. Der entstehende Wasserstoff (H_2) diffundiert durch die Darmwand, gelangt mit dem Blut in die Lungen und ist in der Ausatemluft erhöht
- Bei **^{13}C-Atemtests** ist die Testsubstanz mit ^{13}C (Kohlenstoffisotop) markiert. Nur wenn diese verstoffwechselt wird, bildet sich $^{13}CO_2$ und wird abgeatmet. Beispiele sind der **^{13}C-Harnstoff-Atemtest** zum Nachweis einer Helicobacter-pylori-Besiedelung und der **gemischte ^{13}C-Triglyzerid-Atemtest** bei Verdacht auf exokrine Pankreasinsuffizienz.

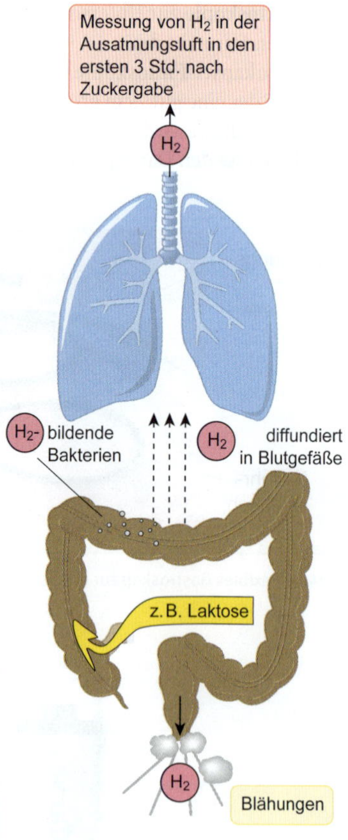

Abb. 24.8 Prinzip des H_2-Atemtests zur Diagnostik von Resorptionsstörungen. [L138]

Pflege

- Information bei Anmeldung zur Untersuchung (ggf. Informationsblatt): vier Wochen vor der Untersuchung keine Antibiotika, zwei Wochen vorher keine orthograde Darmspülung. Absetzen von (Magen-)Medikamenten nach Arztanordnung
- Am Vortag wenig Ballaststoffe, 12 Std. vor der Untersuchung Nahrungskarenz (hausinterne Standards beachten)
- Am Untersuchungstag nicht rauchen, kein Kaugummi, keine Bonbons, Zähneputzen nach hausinternem Standard.

Laktose-Toleranztest

Bei V. a. Laktose-Unverträglichkeit wird evtl. zusätzlich der Blutzucker bestimmt. Bei einer Resorptionsstörung steigt der Blutzucker kaum oder nicht an. Dieser **Laktose-Toleranztest** ist auch möglich, wenn ein Laktose-Atemtest nicht verfügbar ist.

24.4 Ösophaguserkrankungen

Ösophagusvarizen → 25.4.5
Soor-Ösophagitis → 30.9.2

24.4.1 Gastroösophageale Refluxkrankheit

DEFINITION

Gastroösophageale Refluxkrankheit *(GERD):* Beschwerden oder Komplikationen durch Zurückfließen von Mageninhalt in den Ösophagus **(gastroösophagealer Reflux).** Unterteilt v. a. in:

- **Erosive Refluxkrankheit** *(ERD):* Unterschiedlich starke *Refluxösophagitis* (Entzündung der Ösophagusschleimhaut infolge des Refluxes)

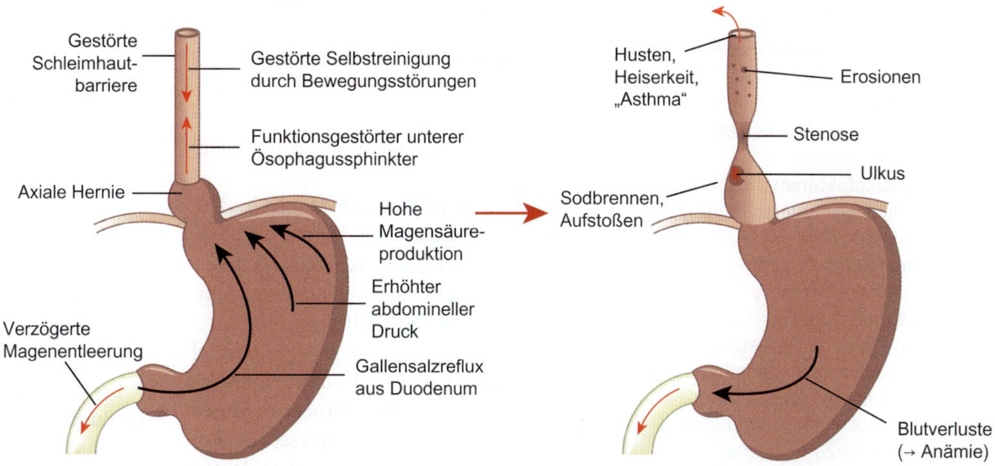

Abb. 24.9 Entstehung, Symptome und Komplikationen der gastroösophagealen Refluxkrankheit. [L138]

- **Nichterosive Refluxkrankheit** *(NERD)* mit GERD-typischen Beschwerden, aber ohne endoskopische Ösophagusveränderungen
- Manifestationen außerhalb der Speiseröhre, z. B. Heiserkeit, Atem- und bei Kindern Gedeihstörungen ohne Ösophagusveränderungen.

Krankheitsentstehung

Ursache der **gastroösophagealen Refluxkrankheit** ist überwiegend ein unzureichender Verschluss des unteren Ösophagussphinkters (→ Abb. 24.9). Die Ursache dafür bleibt meist unklar. Die aggressive Magensäure fließt zurück in den Ösophagus und greift dessen Plattenepithel an. Ein gewisses Zurücklaufen von Speisebrei aus dem Magen in die Speiseröhre ist jedoch bei jungen Säuglingen normal.

Symptome und Untersuchungsbefund

Leitsymptom bei Säuglingen ist ständiges Spucken nach den Mahlzeiten, das bei schwerer Ausprägung zu Speiseröhrenentzündung, Anämie (durch Blutverluste) sowie Gedeihstörungen (durch Kalorienverlust) führt. Durch Aspiration kann Mageninhalt in die Trachea gelangen und scheinbar unerklärlichen, chronischen Husten, „Asthma" oder Lungenentzündungen hervorrufen. Weitere mögliche Folge bei Säuglingen sind Atemstörungen bis zum Atemstillstand!

Typische Beschwerden bei älteren Kindern und Erwachsenen sind **Sodbrennen** und (saures) Aufstoßen, oft v. a. beim Bücken, im Liegen und nach dem Essen. Später treten Schmerzen hinter dem Sternum sowie beim Schlucken hinzu. Auch Husten und Heiserkeit sind möglich, sogar ohne gastrointestinale Beschwerden (→ Abb. 24.9). Komplikationen sind Blutungen aus Ulzera, narbige Strikturen des Ösophagus oder ein **Barrett-Ösophagus** (Zylinderepithel statt Plattenepithel im unteren Ösophagus) mit erhöhtem Risiko einer malignen Entartung der chronisch-entzündeten Ösophagusschleimhaut.

Diagnostik

Hauptmittel der Diagnostik bei Kindern ist die (Impedanz-)pH-Metrie (→ 24.3.4), die zu häufige und zu lange pH-Abfälle in der Speiseröhre bzw. Refluxepisoden zeigt.

Bei Erwachsenen steht die Endoskopie (→ 24.3.3) zur Feststellung von Komplikationen an erster Stelle, ggf. ergänzt durch (Impedanz-)pH-Metrie und **Ösophagusmanometrie** (Druckmessung im Ösophagus, ebenfalls über eine Sonde, nur präoperativ).

Behandlungsstrategie

Bei Säuglingen reichen meist häufige kleine Mahlzeiten, Oberkörperhochlagerung (ca. 30°-Lagerung) beim Schlafen und evtl. Eindicken der Säuglingsmilch (z. B. Nestargel®). Bei Kuhmilchernährung kann ein zeitlich befristeter Wechsel auf eine kuhmilchfreie Säuglingsmilch sinnvoll sein, da ein Reflux durch nicht IgE-vermittelte Kuhmilchproteinallergie ausgelöst werden kann. Bei endoskopisch gesicherten Schleimhautschädigungen der Speiseröhre werden Protonenpumpenhemmer (→ Pharma-Info 24.3) gegeben. Meist verbessert sich die Schließfunktion des unteren Ösophagus von selbst, eine Operation ist nur selten erforderlich.

Bei Erwachsenen umfasst die Therapie neben der Änderung von Ernährungsgewohnheiten und Verhalten eine medikamentöse Behandlung, fast immer mit Protonenpumpenhemmern (→ Pharma-Info 24.3). Bei typischen Beschwerden und Fehlen von Warnzeichen für Komplikationen oder eine andere Grunderkrankung können Protonenpumpenhemmer auch probatorisch ohne vorherige Endoskopie gegeben werden. Bei häufigen Rezidiven mit Notwendigkeit einer medikamentösen Dauertherapie kann eine Operation erwogen werden: Der Mageneingang wird durch *Fundoplikatio* (→ 24.4.2) eingeengt, möglichst laparoskopisch. Narbige Verengungen des Ösophagus werden endoskopisch aufgedehnt *(Bougierung).*

Bei einem Barrett-Ösophagus sollen wegen des erhöhten Karzinomrisikos regelmäßige Kontrollendoskopien erfolgen (Abstand abhängig vom histologischen Befund).

Pflege

Pflege bei Fundoplikatio → 24.4.2

Prävention und Gesundheitsberatung

Die Pflegenden informieren die Patientin über günstige Allgemeinmaßnahmen:

- Individuell unverträgliche Nahrungsmittel meiden, meist sind dies säurehaltige Speisen und Getränke
- In den letzten 3 Std. vor dem Schlafengehen nichts mehr essen. Mit leicht erhöhtem Oberkörper schlafen. Nach den Mahlzeiten nicht hinlegen
- Ggf. Gewicht reduzieren; dies senkt den Druck auf den unteren Ösophagussphinkter und wirkt zudem auf den Sphinkter selbst
- Nicht rauchen.

SPICKZETTEL

Gastroösophageale Refluxkrankheit (GERD)

Definition: Beschwerden/Komplikationen durch Zurückfließen von Mageninhalt in den Ösophagus.
Ursache/Risikofaktoren: Unzureichender Verschluss des unteren Ösophagus → Rückfluss von Mageninhalt.
Symptome: Saures Aufstoßen, Sodbrennen, Schluckbeschwerden, Heiserkeit, Husten, „Asthma", nächtliche Atemnot, Schmerzen hinter dem Brustbein. Bei Säuglingen „Spucken", Gedeihstörung, Husten, Pneumonie, Atemstörung.
Diagnostik: Ösophagogastroduodenoskopie, (Impedanz-)pH-Metrie.
Therapie/Pflege: Meist konservativ (Allgemeinmaßnahmen, Protonenpumpenhemmer), selten operativ (Fundoplikatio).

24.4.2 Hiatushernie

Leisten-, Schenkel-, Nabel- und Narbenhernie → 24.9

DEFINITION

Hiatushernie (*lat.* hiatus = Spalt): Zwerchfellbruch mit teilweiser oder kompletter Verlagerung des Magens in den Thorax ohne Einstülpung der Speiseröhre. Ursache ist meist eine Erweiterung des Hiatus oesophageus.

Krankheitsentstehung und Einteilung

- Mit 80–90 % am häufigsten ist die **axiale Hernie** *(Gleithernie, gastroösophageale Hernie)*, bei der Kardia und Fundus des Magens zeitweise oder ständig oberhalb des Zwerchfells liegen. Ihre Häufigkeit nimmt mit steigendem Alter zu
- Bei der **paraösophagealen Hernie** liegen Ösophagus und Kardia normal im Brust- bzw. Bauchraum, der Magenfundus drängt sich aber neben der Speiseröhre in den Brustraum
- **Mischformen** beider Formen kommen vor
- Bei einem **Upside-down-Magen** ist der gesamte Magen in den Thorax verlagert und steht durch die Fixierung des unteren Ösophagus am Zwerchfell „auf dem Kopf" (alle → Abb. 24.10).

Begünstigend wirken ein anlage- oder altersbedingter Verlust der Bindegewebselastizität und ein erhöhter Druck im Bauchraum, z. B. verstärkte Bauchpresse bei chronischer Obstipation, chronischer Husten oder Schwangerschaft.

Symptome, Befund und Diagnostik

Axiale Hernien bereiten meist keine Beschwerden. Mitunter tritt eine Refluxösophagitis (→ 24.4.1) wegen des fehlenden unteren Ösophagusverschlusses oder ein Ulkus wegen der mechanischen Belastung auf.

Paraösophageale Hernien führen zu Völlegefühl, Druckgefühl in der Herzgegend, Schluckbeschwerden oder Luftnot. Refluxösophagitiden sind sehr selten (Sphinkterfunktion intakt).

Die Diagnose wird durch Endoskopie und Ösophagografie (→ Tab. 42.4) gestellt.

Komplikationen

Insbesondere bei der paraösophagealen Hernie drohen Komplikationen, beispielsweise Schleimhauterosionen und Ulzera, Einklemmung oder Stieldrehung des Magens **(Magenvolvulus)** oder Speiseröhreneinklemmung **(Ösophagusinkarzeration).**

Behandlungsstrategie

Axiale Hernien sind nur bei einer Refluxkrankheit behandlungsbedürftig (→ 24.4.1). Paraösophageale Hernien und Upside-down-Magen werden wegen der Komplikationsgefahr häufig operiert.

Fundoplikatio, Hiatoplastik und Gastropexie

Fundoplikatio, Hiatoplastik und Gastropexie erfolgen ohne Eröffnung des Thorax und des Ösophagus vom Abdomen her, möglichst laparoskopisch.

Bei der **Fundoplikatio** wird der Magenfundus manschettenförmig um den unteren Ösophagus genäht. Die **Fundusmanschette** (→ Abb. 24.11) soll die Funktion des unteren Ösophagussphinkters wiederherstellen und den Reflux verhindern. Falls notwendig, wird zusätzlich der Hiatus oesophageus durch einige Nähte verengt **(Hiatoplastik).**

Die **Gastropexie** wird bei der paraösophagealen Hernie nach vorheriger Rückverlagerung des Magens in den Bauchraum und Einengung des Hiatus oesophageus durchgeführt: Bei der **Fundophrenikopexie** wird der Magenfundus von unten am Zwerchfell fixiert, bei der **vorderen Gastropexie** die Magenvorderwand an die Bauchdecke geheftet.

Pflege bei Fundoplikatio, Hiatoplastik und Gastropexie

Perioperative Pflege → Kap. 44

Präoperative Pflege

Bereits vor der Operation beginnt die Patientin unter physiotherapeutischer Anleitung mit Atemübungen. Am Vortag der Operation erhält sie leichte Kost. Vor dem

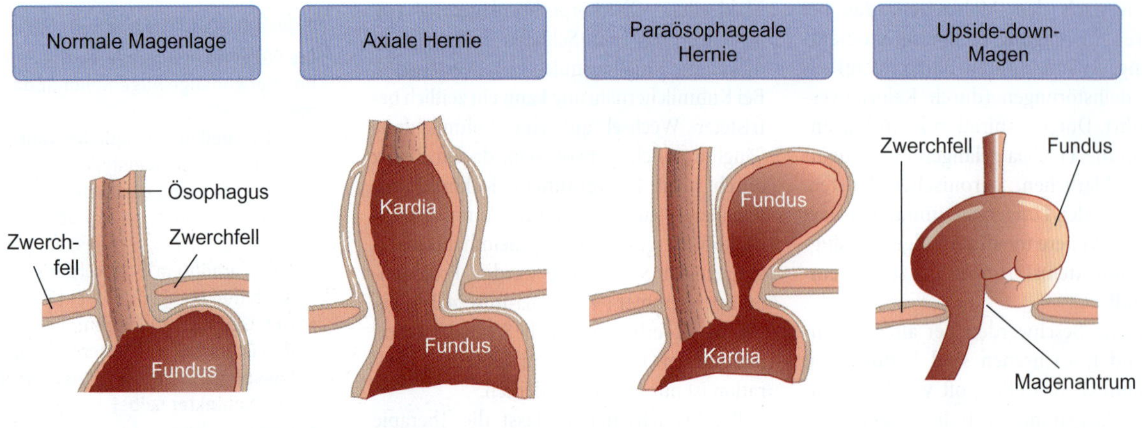

Abb. 24.10 Physiologische Magenlage und Formen der Hiatushernie. [L138]

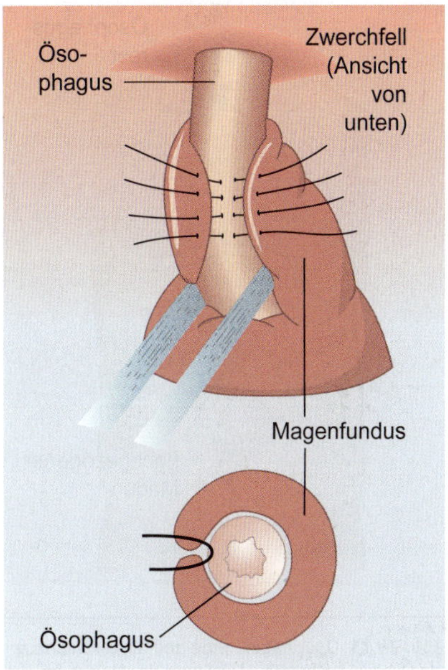

Abb. 24.11 Fundoplikatio. Oben OP-Situs, unten 360°-Fundoplikatio im Querschnitt. [L138]

Eingriff wird die vordere Rumpfbehaarung von den Mamillen bis oberhalb der Schambehaarung entfernt (oft erst im OP-Trakt).

Postoperative Pflege

- Die allgemeinen Pflegemaßnahmen entsprechen denen bei Refluxösophagitis (→ 24.4.1)
- Die Lage der intraoperativ als innere Schienung eingelegten Magensonde wird mindestens einmal täglich kontrolliert, da die Verletzungsgefahr bei Dislokation der Sonde hoch ist. An der Sonde darf nicht manipuliert werden, bei jedem versehentlichen Verrutschen wird sofort die Ärztin benachrichtigt. Die Sonde wird entfernt, wenn die Darmtätigkeit eingesetzt und vorheriges Abklemmen nicht zu einem Sekretstau geführt hat, in der Regel nach 24–48 Std.
- Wunddrainagen sind nicht obligat. Liegt eine Zieldrainage, wird sie in der Regel am 1.–2. postoperativen Tag gekürzt und am 2.–3. Tag entfernt
- Die Patientin darf ab dem 1. postoperativen Tag schluckweise Tee trinken. Von kohlesäurehaltigen Getränken ist abzuraten, um Aufstoßen zu vermeiden. Pflegefachpersonen überwachen die Schluckfunktion. Danach erfolgt der Kostaufbau nach Arztanordnung
- Bei guten Kreislaufverhältnissen wird noch am OP-Tag mit der Frühmobilisation begonnen
- Der Pneumonieprophylaxe dienen regelmäßige Atemgymnastik und ausreichende Schmerzmittelgabe.

24.4.3 Ösophagusfremdkörper

Fremdkörper bleiben meist in der oberen physiologischen Engstelle des Ösophagus oder im unteren Ösophagussphinkter stecken. Am häufigsten sind Kinder oder ältere Menschen betroffen. Kinder verschlucken v. a. Münzen, Spielzeugteile und Nüsse, Erwachsene eher zu große Fleischbrocken, Gebissteile und Knochen.

Oft ist zunächst nicht nur unklar, was, sondern auch ob überhaupt etwas verschluckt wurde. *Jeder* Verdacht muss durch Ösophagoskopie (→ 24.3.3) abgeklärt werden, um eine **Ösophagusperforation** zu verhindern. Meist kann der Fremdkörper gleich endoskopisch entfernt werden.

24.4.4 Ösophagusdivertikel

> **DEFINITION**
>
> **Divertikel:** Angeborene oder erworbene, sackartige Schleimhautausstülpung umschriebener Wandbezirke in Ösophagus, Magen (selten), Dünndarm (selten) oder Dickdarm (→ 24.6.7). Unterschieden werden **echte Divertikel** mit Ausstülpung der *gesamten* Darmwand und **falsche Divertikel** *(Pseudodivertikel),* die als erworbene *Schleimhauthernien* durch Lücken der Muskulatur dringen, z. B. an Durchtrittsstellen von Gefäßen (→ Abb. 24.30).
>
> **Ösophagusdivertikel:** Ausstülpungen der Ösophaguswand (→ Abb. 24.12) durch Druck von innen **(Pulsionsdivertikel)** oder Zug von außen **(Traktionsdivertikel,** z. B. durch Narben nach Entzündungen).

Symptome, Befund und Diagnostik

Leitsymptome der **Ösophagusdivertikel** sind Fremdkörpergefühl im Hals, Schluckbeschwerden (*Dysphagie* → 24.2.2), Hustenreiz (v. a. nachts) und übler Mundgeruch. Bei nächtlichem Zurückströmen *(Regurgitieren)* von unverdauten Speiseresten sind morgens Flecken auf dem Kopfkissen sichtbar.

Komplikationen entstehen durch Aspiration der nachts zurückströmenden Speisereste (Gefahr einer Aspirationspneumonie) und Entzündungen *(Divertikulitis)* mit erhöhtem Perforationsrisiko.

Die Diagnose wird durch Ösophagusbreischluck und Endoskopie gestellt.

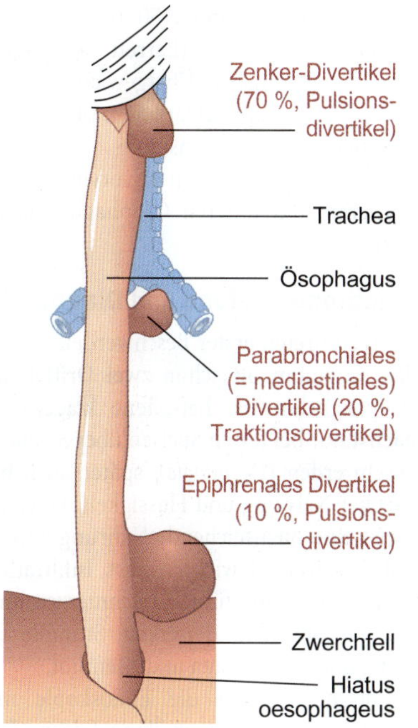

Abb. 24.12 Lokalisation der Ösophagusdivertikel. [L138]

Behandlungsstrategie

Symptomatische Zenker-Divertikel werden endoskopisch oder operativ behandelt. Die übrigen Divertikel sind meist nicht behandlungsbedürftig.

Pflege

Die Pflege bei Divertikelresektion entspricht im Wesentlichen der bei Ösophagusresektion (→ 24.4.5), da der Ösophagus intraoperativ eröffnet wird. Die präoperative Haarkürzung umfasst den vorderen Rumpf vom Kinn bis zur Leiste (je nach Divertikellokalisation erfolgt der Hautschnitt an Hals oder Thorax).

24.4.5 Ösophaguskarzinom

> **DEFINITION**
>
> **Ösophaguskarzinom** *(Speiseröhrenkrebs):* Bösartiger Speiseröhrentumor, der meist früh das lokale Bindegewebe infiltriert und lymphogen metastasiert. Männer häufiger betroffen als Frauen, mittleres Erkrankungsalter bei Männern 68, bei Frauen 71 Jahre, 10-Jahres-Überlebensrate ca. 20 % [2].

Krankheitsentstehung

Hauptrisikofaktoren des **Ösophaguskarzinoms** sind [3]:

- Beim Adenokarzinom (50–60 %) gastroösophagealer Reflux (Barrett-Ösophagus → 24.4.1), Rauchen, Übergewicht
- Beim Plattenepithelkarzinom (40–50 %) Rauchen, Alkoholkonsum.

Das Ösophaguskarzinom ist vorwiegend im mittleren und unteren Ösophagus lokalisiert.

Symptome, Befund und Diagnostik

Beim Auftreten erster Beschwerden verlegt das Karzinom oft schon zwei Drittel des Ösophaguslumens. Betroffene klagen zunächst nur bei festen Speisen über Schluckbeschwerden *(Dysphagie)*, später auch bei weicher Nahrung und Flüssigkeit. Folge ist meist eine unzureichende Nahrungszufuhr mit massivem Gewichtsverlust. Infiltration in die Umgebung führt zu Schmerzen hinter dem Sternum, Heiserkeit, Stimmlosigkeit *(Aphonie)*, Husten und Atemnot.

Entscheidend ist die Endoskopie mit Biopsie. Zur Stadieneinteilung folgen (Endo-)Sonografie, CT bzw. MRT von Hals, Thorax und Abdomen sowie evtl. Bronchoskopie, PET/PET-CT oder Laparoskopie [3].

Behandlungsstrategie

Grundsätze der Behandlung sind [3]:

- Eine **endoskopische Resektion** (als **endoskopische Mukosaresektion,** *EMR,* oder **endoskopische Submukosadissektion,** *ESD*) reicht nur bei ganz kleinen, oberflächlichen Tumoren
- Bei Tumoren im mittleren oder unteren Ösophagusdrittel wird der Ösophagus teilweise **(Ösophagusresektion)** oder fast ganz **(subtotale Ösophagektomie)** entfernt und die Lücke überbrückt, bevorzugt durch Hochziehen des Magens (*Magenhochzug* → Abb. 24.13), sonst Zwischenschalten eines Dickdarmstücks *(Koloninterponat)*. Das genaue Vorgehen hängt von Lokalisation und Ausdehnung des Tumors ab. Auch bei minimalinvasivem Vorgehen handelt es sich um große Eingriffe, oft mit Zugang von Hals, Thorax und Abdomen. Bei fortgeschrittenen Tumoren erfolgt eine präoperative (neoadjuvante) Chemo- oder Radiochemotherapie, um den Tumor zu verkleinern *(Downstaging)* und dann entfernen zu können. Ggf. erfolgt auch eine postoperative Chemotherapie
- Karzinome im oberen Speiseröhrendrittel infiltrieren die Umgebung besonders früh, zudem sind sie schwerer zu operieren. Bei ihnen ist eine definitive Radiochemotherapie (also ohne nachfolgende Operation) möglich.

Bei inoperablen Patientinnen oder nicht komplett entfernbaren Tumoren wird eine definitive Radiochemotherapie empfohlen.

Bei ausgedehntem Tumorwachstum in die Umgebung oder bei Fernmetastasen ist nur eine palliative Therapie möglich, die insbesondere die Nahrungspassage sicherstellen und so die Lebensqualität der Patientin verbessern soll. Standard ist das endoskopische Einlegen eines *Stents* (→ Abb. 24.14), um das Lumen (die Lichtung) des Ösophagus offenzuhalten. Das Legen einer perkutanen endoskopischen Gastrostomie (PEG → 7.7.3) ermöglicht die Zufuhr flüssiger Nahrung bei Verschluss des Ösophagus. Auch Chemo-, Radiochemo- und zielgerichtete palliative Therapien sind möglich.

Pflege

Pflege onkologischer Patientinnen → 27.1
Pflege bei Dyspnoe → 3.3
Pflege bei PEG/PEJ → 7.7, → 43.5.6

Beim Ösophaguskarzinom ist die Ernährungssituation der Betroffenen von großer Bedeutung. Meist haben diese schon bei Diagnose durch Schluckbeschwerden und Schmerzen beim Essen deutlich an Gewicht verloren und nehmen während der belastenden Therapie weiter ab. Dadurch kann eine Malnutrition (Mangelernährung) entstehen, die ggf. eine Ernährungstherapie erfordert. Abhängig von Ernährungszustand der Patientin, Tumorlage und -ausbreitung sowie Art und Umfang der Behandlung kommen eine Ernährungsberatung/-anpassung, eine enterale Sondenernährung sowie eine teilweise oder vollständige parenterale Ernährung zum Einsatz.

Empfehlungen für Patientinnen, die essen können:

- Viele kleine (anstelle weniger großer) Mahlzeiten mit reichlich Flüssigkeit
- Nahrung gut kauen lassen, ggf. weiche/pürierte Kost anbieten
- Nach den Mahlzeiten wenn möglich umhergehen lassen (verbessert den Übertritt des Speisebreis in den Magen)
- Bei Schmerzen beim Schlucken auf Arztanordnung Analgetikum vor den Mahlzeiten verabreichen
- Die Mahlzeiten ggf. mit flüssiger (Zusatz-)Kost (*Formuladiät* → 26.7.1) und Vitaminen ergänzen.

Patientenbeobachtung und Dokumentation

- Vitalzeichen
- Husten, Schlucken, Stimme
- Ernährungszustand, Gewicht (→ Kap. 7).

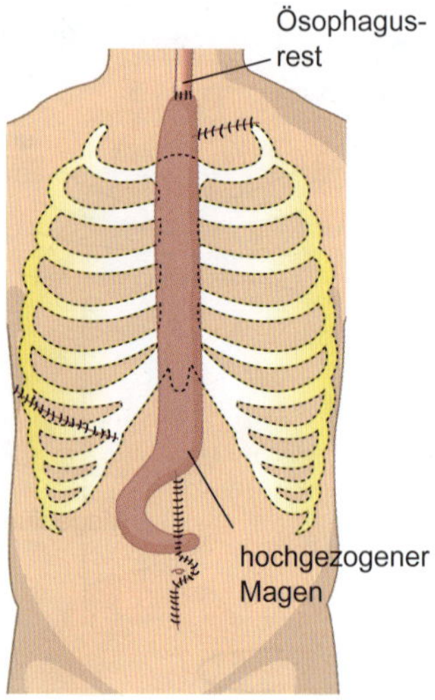

Abb. 24.13 Ösophagektomie und Magenhochzug als Ösophagusersatz. Meist wird der Magen im ehemaligen Ösophagusbett hochgezogen, seltener vor oder hinter dem Sternum. [L138]

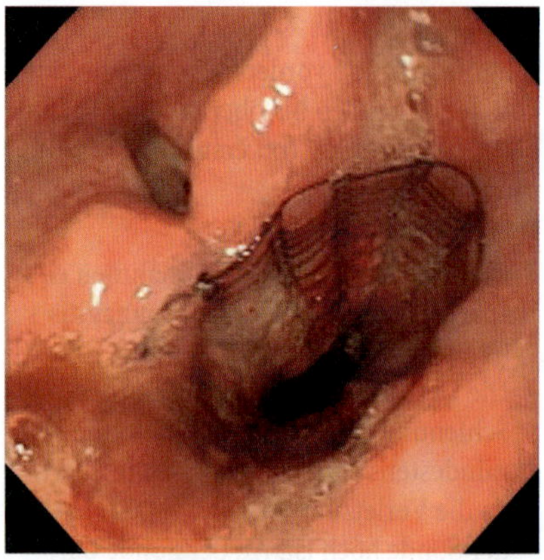

Abb. 24.14 Ösophagusstent im proximalen Ösophagus. Indikation für die Stenteinlage war ein Ösophaguskarzinom, das das Lumen deutlich eingeengt hatte. [F581]

Perioperative Pflege bei Ösophagusresektion/Ösophagektomie

Allgemeine prä- und postoperative Pflege → 44.2, → 44.3, → 44.5

Präoperative Pflege

Neben den allgemeinen präoperativen Maßnahmen ist die Anmeldung eines HNO-Konsils zur Beurteilung der N.-recurrens-Funktion und einer Lungenfunktionsprüfung (→ 23.3.2) erforderlich.

Viele Betroffene haben aufgrund eines Nikotinabusus ein erhöhtes Risiko für Lungenkomplikationen.

Die Haarkürzung erfolgt vom Kinn bis zu den Leisten einschließlich der Flanken, Achsel- und Schambehaarung. Darmreinigung und Nahrungsabbau erfolgen nach Arztanordnung. Sie hängen davon ab, ob der Magen oder ein Darmstück als Speiseröhrenersatz dienen soll. Unabdingbarer Bestandteil der Pneumonieprophylaxe ist die präoperative physiotherapeutische Anleitung der Atemübungen.

Bei allen Pflegetätigkeiten berücksichtigen die Pflegenden die enorme psychische Belastung, unter der die körperlich oft erheblich geschwächten Patientinnen stehen.

Postoperative Pflege

Patientenbeobachtung und Dokumentation

Anfangs wird die Patientin auf der Intensivstation versorgt. Nach der Verlegung beobachten die Pflegenden:

- Vitalzeichen
- Allgemeinbefinden, Schmerzen
- Magensonde: Lage, Menge und Aussehen des Sekrets
- ZVK, Infusionen
- Flüssigkeitsbilanz, ZVD
- Wunddrainagen, Pleuradrainage (nach Thorakotomie), Verbände
- Zeichen einer Anastomoseninsuffizienz (z. B. Verschlechterung des Allgemeinzustands, Fieber)
- Später: Kostaufbau, Verträglichkeit der Kost.

- **Positionierung.** Postoperativ positionieren Pflegende die Patientin halb sitzend mit dem Kopf leicht nach vorne. Überstrecken des Kopfs nach hinten wird vermieden, um die Anastomose zwischen Ösophagusstumpf und hochgezogenem Magen/Interponat nicht zu stark zu belasten
- **Mobilisation.** Die Mobilisation erfolgt frühestmöglich nach Arztanordnung, wobei eine Frühmobilisation bei den durch die lange Operation geschwächten Patientinnen meist nicht möglich ist
- **Prophylaxen.** Um eine schmerzbedingte Schonatmung zu verhindern, achten Pflegende auf eine ausreichende Schmerzmedikation. Sie führen eine Pneumonieprophylaxe (→ 3.4) mit regelmäßigen Atemübungen und ggf. Inhalationen durch. Soor- und Parotitisprophylaxe sind wegen der trockenen Mundschleimhaut bei parenteraler Ernährung und liegender Magensonde besonders wichtig (→ 6.7.6, → 6.7.7)
- **Wundversorgung.** Die Zieldrainagen (meist Easy-Flow-Drainagen mit Adhäsivbeutel) werden am 2. postoperativen Tag gekürzt und am 5.–6. postoperativen Tag gezogen, Redon-Saugdrainagen am 2.–3. Tag (Umgang mit Drainagen → 44.5.5). Die Fäden werden am 7.–10. Tag entfernt
- **Pleuradrainage.** Die Sekretmenge wird engmaschig kontrolliert und bei V. a. ein Leck sofort die Ärztin informiert. Bleibt die Lunge auch 12 Std. nach Abklemmen der Drainage entfaltet und fördert die Drainage weniger als 100 ml Sekret/24 Std., wird die Pleuradrainage durch die Ärztin entfernt (→ 23.1.6)
- **Magensonde.** Postoperativ liegt für ca. 5–7 Tage eine Magensonde, die Sekret ableitet und die Anastomosen von innen schient; sie wird gezogen, wenn ein Gastrografin-Breischluck die Dichtigkeit der Anastomosen ergeben hat

VORSICHT! An einer Magensonde, die nach Operationen von Ösophagus und Magen liegt, darf nie manipuliert werden. Durch die unmittelbare Nähe zum OP-Gebiet birgt jede Dislokation die Gefahr einer **Anastomosenperforation.** Eine Dislokation wird unverzüglich der Ärztin gemeldet.

- **Kostaufbau.** Wann mit dem Kostaufbau angefangen wird, variiert von Haus zu Haus. Meist wird erst begonnen, wenn die Röntgenkontrolle der Anastomose unauffällig war. Bis dahin wird die Patientin parenteral oder über eine gastrointestinale Sonde ernährt (→ 7.7.4, → 43.5.6). Anschließend darf sie in der Regel schluckweise Tee trinken und ab dem 6.–9. Tag Breikost zu sich nehmen. Bei guter Verträglichkeit wird der Nahrungsaufbau weiter gesteigert. Manche Kliniken weichen von dieser Regelung ab und beginnen bei guten Anastomosenverhältnissen und normalem postoperativen Verlauf schon am 2.–3. Tag mit der oralen Flüssigkeitsaufnahme, nachdem die Magensonde frühzeitig entfernt wurde. Wurde der Magen zur Überbrückung hochgezogen, kann die Patientin nur kleine Mahlzeiten zu sich nehmen, da das physiologische Speisereservoir fehlt, was die Gefahr eines *Dumpingsyndroms* erhöht (→ 24.5.4).
  Einige Patientinnen werden über eine duodenale/jejunale Sonde ernährt (→ 7.7.4), die bei absehbarer Unmöglichkeit einer oralen Ernährung bereits intraoperativ gelegt wird.

Patientinnen mit tiefen Anastomosen leiden häufig unter einem Magensaftreflux. Hier finden zusätzlich die Pflegemaßnahmen bei Refluxösophagitis Anwendung (→ 24.4.1).

Auch in der Folgezeit sollte die Patientin 6–8 kleine Mahlzeiten täglich zu sich nehmen und die Nahrung gut kauen, meist ist eine fett- und zuckerarme Schonkost am verträglichsten. Kaffee und Alkohol sind zu meiden.

Pflege bei Stentimplantation

Die Pflege vor Stentimplantation entspricht der vor einer Ösophagogastroduodenoskopie (→ 24.3.3).

Nach der Implantation wird die Patientin mit erhöhtem Oberkörper positioniert. Meist ist eine sofortige Mobilisation möglich. In der Regel kann die Patientin am 1. Tag nach der Implantation nach vorheriger Röntgenkontrolle klare Flüssigkeit zu sich nehmen. Ab dem 2. Tag ist pürierte Kost erlaubt. Um die Schmerzen beim Essen durch die gereizten Schleimhäute gering zu halten, kann 15 Min. vor dem Essen ein Lokalanästhetikum nach Arztanordnung in den Rachenraum gesprüht werden, das beim Schlucken in die Speiseröhre gelangt. Die Patientin soll zu den Mahlzeiten viel trinken und nur in halb sitzender oder sitzender Position essen: Die Nahrung „rutscht“ nur durch die Schwerkraft durch den Stent. Auch zum Schlafen wird das Kopfteil des Betts hochgestellt.

Patientenberatung

- Auch nach der Entlassung nur pürierte Kost oder kleine Bissen fester Nahrung (gut gekaut) aufgeteilt auf 6–8 kleine Mahlzeiten täglich zu sich nehmen
- Nur mit aufrechtem Oberkörper (sitzend oder stehend) essen. Zu den Mahlzeiten viel trinken und nach dem Essen zur Verbesserung der Speisepassage eine Viertelstunde umhergehen
- Oberkörper beim Schlafen weiterhin erhöht positionieren.

24.5 Erkrankungen des Magens

24.5.1 Pylorushypertrophie

DEFINITION

Pylorushypertrophie *(Pylorusstenose, Magenpförtnerverengung):* Angeborene Hypertrophie (zu starke Ausbildung) der Ringmuskulatur am Magenausgang und daraus resultierend Verengung des Magenausgangs. Manifestation typischerweise in der 3.–8. Lebenswoche. Betrifft zu 80 % Jungen.

Krankheitsentstehung

Die Ursache der **Pylorushypertrophie** ist unklar. Die Ringmuskulatur am Magenausgang ist so verdickt, dass selbst die flüssige Säuglingsnahrung den Magenausgang kaum passieren kann.

Symptome, Befund und Diagnostik

Die Symptome setzen etwa in der 3. Lebenswoche ein. Nach den Mahlzeiten erbricht das Baby *im Strahl* oder *Bogen*. Typischerweise ist das Kind nach dem Erbrechen gleich wieder hungrig, trinkt eine zweite Portion gierig und erbricht wieder. Durch die fehlende Nahrungs- und Flüssigkeitszufuhr verfallen die Kinder rasch (Dehydratation).

Die Diagnosesicherung ist sonografisch möglich (→ Abb. 24.15).

Behandlungsstrategie

Behandlung der Wahl ist fast immer die laparoskopische oder offen operative Spaltung der verdickten Pförtnermuskulatur, welche die Enge dauerhaft beseitigt. Ein Flüssigkeitsdefizit und Elektrolytstörungen werden ggf. präoperativ durch Infusionen ausgeglichen [4].

24.5.2 Gastritis

DEFINITION

Gastritis: Magenschleimhautentzündung.

Akute Gastritis

Die **akute Gastritis** *(akute Magenschleimhautentzündung, Magenverstimmung)* entsteht durch Infektionen (→ 307.6), bakterielle Toxine (→ 30.7.6), stressbedingt, z. B. durch schwere Operationen, sowie – bei Erwachsenen wohl am häufigsten – durch übermäßigen Alkohol- und Nikotingenuss oder (länger dauernde) Einnahme nichtsteroidaler Antirheumatika (→ Pharma-Info 13.1, → Pharma-Info 28.1).

Symptome, Befund und Diagnostik

Die Patientinnen leiden unter Druckgefühl in der Magengegend, Appetitlosigkeit, Übelkeit und Erbrechen. Bei blutenden Schleimhautdefekten (*Erosionen*, daher **erosive Gastritis**) treten die Symptome der gastrointestinalen Blutung wie Teerstuhl und/oder Hämatemesis (→ 24.2.4) hinzu.

Die Diagnose wird meist klinisch gestellt, kann aber nur durch Gastroskopie mit Biopsie gesichert werden.

Behandlungsstrategie und Pflege

Wird die Ursache beseitigt, heilt eine akute Gastritis unter kurzzeitiger Nahrungskarenz oder Tee-Zwieback-Diät sowie Verzicht auf Kaffee, Alkohol und Nikotin binnen weniger Tage aus. Meist werden außerdem Protonenpumpenhemmer (→ Pharma-Info 24.3) gegeben.

Bei Schleimhauterosionen entspricht die Therapie der des Magenulkus (→ 24.5.3) bzw. der gastrointestinalen Blutung (→ 24.2.4).

Chronische Gastritis

Die **chronische Gastritis** *(chronische Magenschleimhautentzündung)* ist relativ häufig. Sie hat verschiedene Ursachen, deren Anfangsbuchstaben die sog. **ABC-Klassifikation** ergeben:

- **Typ A** (ca. 5 %): *Autoimmungastritis.* Autoantikörperbildung gegen die Salzsäure produzierenden Zellen und den Intrinsic Factor. Infolgedessen Salzsäuremangel im Magensaft **(Anazidität)** und *perniziöse Anämie* (→ 27.6.1). Erhöhtes Magenkarzinomrisiko
- **Typ B** (80–85 %): *Bakterielle Helicobacter-pylori-Gastritis.* Mit zunehmendem Alter ansteigend, Häufigkeit insgesamt jedoch wegen verbesserter hygienischer Verhältnisse abnehmend (Helicobacter-Infektion in Deutschland derzeit geschätzt bei ca. 5–7 % der jüngeren Grundschulkinder und 30–45 % der Erwachsenen) [5]
- **Typ C** (10–15 %): *Chemisch-toxische Gastritis* aufgrund eines Gallenrefluxes oder durch Einnahme nichtsteroidaler Antirheumatika.

Symptome, Befund und Diagnostik

Die chronische Gastritis verläuft häufig über Jahre symptomlos. Nur wenige Betroffene leiden unter Oberbauchdruck/-schmerzen, Übelkeit und Brechreiz.

Diagnosesicherung und Differenzierung erfordern eine Endoskopie mit Biopsie und *Helicobacter-pylori-Diagnostik.* Ggf. folgen weitere Blutuntersuchungen.

Behandlungsstrategie

Die Beschwerden werden symptomatisch behandelt.

- Eine spezifische Therapie der Typ-A-Gastritis gibt es nicht. Bei Vitamin-B_{12}-Mangel bekommen die Patientinnen lebenslang alle drei Monate das fehlende Vitamin B_{12} parenteral verabreicht
- Bei der Typ-B-Gastritis wird die Besiedelung des Magens mit Helicobacter medikamentös angegangen (→ 24.5.3)
- Vorrangig bei der Typ-C-Gastritis ist die Ursachenbeseitigung.

24.5.3 Gastroduodenales Ulkus und Ulkuskrankheit

DEFINITION

Gastroduodenales Ulkus *(Magen-/Zwölffingerdarmgeschwür):* Durch Verdauungssäfte entstandener Schleimhautdefekt, der im Gegensatz zur *Erosion* auch die Muscularis mucosae der Schleimhaut durchbricht (→ Abb. 24.16). Am häufigsten entwickeln sich Ulzera im Magen (**Ulcus ventriculi,** *Magengeschwür*) und im Duodenum (**Ulcus duodeni,** *Zwölffingerdarmgeschwür*).

Gastroduodenale Ulkuskrankheit: Rezidivierende gastroduodenale Ulzera über Jahre.

Prognose heute ganz überwiegend gut.

Krankheitsentstehung

Dem **Ulcus ventriculi bzw. duodeni** liegt ein Ungleichgewicht zwischen *aggressiven* (die Schleimhaut angreifenden) und *defensiven* (die Schleimhaut schützenden) Faktoren zugrunde (→ Abb. 24.16).

Wichtigste aggressive Faktoren

Wichtigste aggressive Faktoren bei der Ulkusentstehung sind die Salzsäure, die Besiedelung des Magens mit dem gramnegativen Bakterium **Helicobacter pylori** *(Hp)* und die Einnahme nichtsteroidaler Antirheumatika.

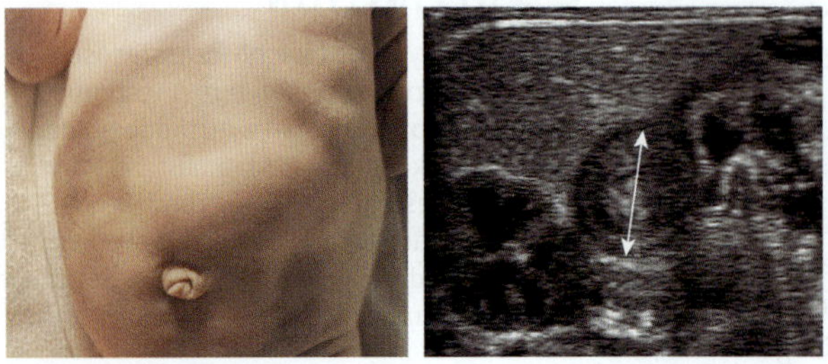

Abb. 24.15 Neugeborenes mit Pylorushypertrophie. Links deutlich sichtbare Peristaltik, rechts Sonografiebefund mit viel zu dickem Pylorus (↔ zeigt den Außendurchmesser des Pylorus). [O530, T742]

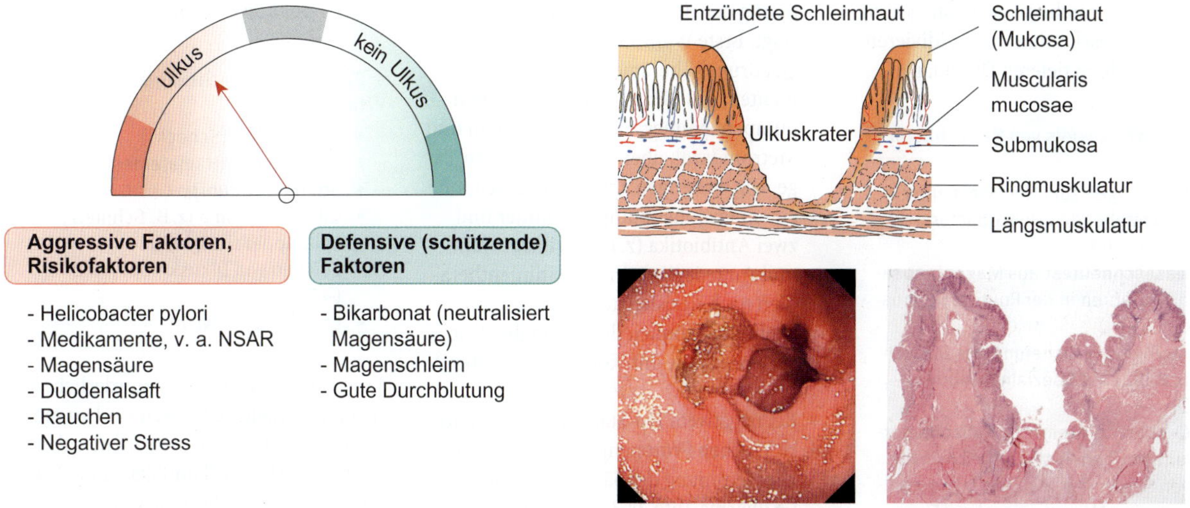

Abb. 24.16 Links Ulkusentstehung. Rechts oben Ulkus in der Schemazeichnung, unten endoskopischer und histologischer Befund. [A400, L190, F582, T468]

Stressulkus

Eine Sonderform ist das **Stressulkus,** das bei Intensivpatientinnen durch den akuten Stress auftritt.

Ulkusformen

- **Ulcus ventriculi:** Meist ältere Menschen betroffen. Keine Geschlechtsdifferenz. Häufigste Lokalisation im Antrum und an der kleinen Kurvatur. In ca. 75 % positiver *Helicobacter-pylori-Status.* Gefahr der Verwechslung mit ulzeriertem Magenkarzinom
- **Ulcus duodeni:** 2- bis 3-mal häufiger als Magenulkus. Meist jüngere Menschen betroffen, v. a. Männer. Vermehrte Produktion von Magensäure. In über 95 % positiver Hp-Status.

Symptome, Befund und Diagnostik

Im Vordergrund stehen unspezifische Beschwerden wie Schmerzen im Oberbauch, die beim Ulcus ventriculi typischerweise direkt, beim Ulcus duodeni länger nach den Mahlzeiten auftreten (Nüchternschmerz). Außerdem äußern die Patientinnen Übelkeit, Appetitlosigkeit, Völlegefühl und Gewichtsverlust. Nicht wenige haben allerdings kaum Beschwerden, sodass das Ulkus erst nach Auftreten von Komplikationen erkannt wird (→ Tab. 24.3).

Die Diagnose wird durch Ösophagogastroduodenoskopie mit Biopsie gesichert. Wichtig sind ein Karzinomausschluss bei Magenulzera und die Klärung, ob eine Helicobacter-Infektion vorliegt. Nur bei Kindern und nicht vorbehandelten Patientinnen unter etwa 45 Jahren mit leichten Oberbauchbeschwerden, aber ohne Alarmsymptome wie Erbrechen oder Gewichtsverlust, kann im Einzelfall zunächst auf eine Endoskopie verzichtet werden.

Bei Ulzera ohne die genannten Risikofaktoren sollte nach anderen Ursachen gesucht werden, etwa einem Morbus Crohn (→ 24.6.4) oder einem **Zollinger-Ellison-Syndrom.** Hier führt ein Gastrin produzie-

Tab. 24.3 Ulkuskomplikationen und die jeweiligen (Sofort-)Maßnahmen.

Komplikation und Symptome	(Sofort-)Maßnahmen
Akute Blutung	
• Hämatemesis • Blutstuhl, Teerstuhl • Volumenmangel (Tachykardie, RR ↓, Schwindel, Kaltschweißigkeit) • Kreislaufschock	• Vitalzeichenkontrolle, Nahrungs- und Flüssigkeitskarenz • Möglichst flache Positionierung der Patientin, ggf. Schocklagerung • Infusionen, ggf. Transfusionen, ggf. ZVD-Messung (→ 21.1.3) • Notfallendoskopie mit Versuch der endoskopischen Blutstillung • Evtl. Legen einer gastrointestinalen Sonde zur Entlastung bei gestautem Magensaft oder Blutungen (→ 7.7.1) • Medikamentöse Säurehemmung (Protonenpumpenhemmer) • Bei unstillbarer Blutung oder hoher Rezidivgefahr: Operation
Chronische Blutung	
• Teerstuhl • Anämie	• Vitalzeichenkontrolle, Nahrungs- und Flüssigkeitskarenz • Ggf. Transfusion • Falls noch nicht geschehen: endoskopische Ulkusdiagnostik/-therapie
Perforation (Durchbruch)	
Akuter Schmerz → evtl. beschwerdearme Phase → akutes Abdomen (→ 24.2.3)	• Vitalzeichenkontrolle, Nahrungs- und Flüssigkeitskarenz • Schockbekämpfung (→ 14.4), Infusionen, ggf. Transfusionen • Sofortige Notoperation • Hoch dosierte Antibiotika
Penetration in umliegende Organe	
Anhaltende, starke, bohrende Schmerzen (oft bis in Rücken und linke Schulter)	• Vitalzeichenkontrolle, Nahrungs- und Flüssigkeitskarenz • Infusionen • Operation
Stenose des Pylorus	
• Langsame Entwicklung von Völlegefühl, Übelkeit, Erbrechen • Gewichtsverlust	• Ggf. Legen einer gastrointestinalen Sonde zur Magenentleerung • Ggf. vorübergehende künstliche enterale/parenterale Ernährung (→ 43.5.7) • Ggf. Hemmung der Säuresekretion • Aufdehnung, Operation

render Tumor durch massive Steigerung der Magensäuresekretion zu rezidivierenden Ulzera auch im tieferen Dünndarm.

Tests zum Nachweis von Helicobacter pylori

Untersuchungen zum Nachweis einer aktuell bestehenden Helicobacter-pylori-Infektion sind:

- **Ureaseschnelltest** aus Magenbiopsaten: Verfahren in der Routinediagnostik
- Histologische Sicherung aus Biopsaten, Kultur auf Spezialnährböden, PCR
- **^{13}C- oder ^{14}C-Atemtest, Helicobacter-Stuhl-Antigen-Test:** Zum nichtinvasiven Screening, zur Erstdiagnostik bei jungen Menschen und zur Erfolgskontrolle nach Eradikationstherapie. Kein Ersatz für Endoskopie und Biopsie!

Die Tests sind frühestens zwei Wochen nach Ende einer Protonenpumpenhemmer- und vier Wochen nach Ende einer Antibiotikatherapie (auch Eradikationstherapie) zuverlässig!

Behandlungsstrategie: Medikamentöse Therapie

Fast immer reicht eine medikamentöse Therapie.

- Bei positivem Hp-Status ist eine **Helicobacter-Eradikationstherapie** zur Beseitigung der Helicobacter-Infektion angezeigt. Erste Wahl sind bismuthaltige Quadrupel-Therapien mit vier Medikamenten, z. B. Bismut, einem Protonenpumpenhemmer, einem Tetrazyklin und Metronidazol, über mindestens zehn Tage. Die bisherigen Tripel-Therapien mit einem Protonenpumpenhemmer und zwei Antibiotika (z. B. Clarithromycin und Amoxicillin) sind Zweitlinientherapien nach Resistenztestung.
  Probiotika können die Verträglichkeit verbessern. Re-Infektionen sind selten [5], [6]
- Bei negativem Hp-Status werden mehrere Wochen Protonenpumpenhemmer zur Hemmung der Säuresekretion (→ Pharma-Info 24.3) gegeben.

Ulkusbegünstigende Arzneimittel, z. B. nichtsteroidale Antirheumatika (NSAR), werden möglichst abgesetzt. Bei hohem Rezidivrisiko erfolgt eine medikamentöse Rezidivprophylaxe.

Kontrollendoskopie

Die Ausheilung eines Ulcus ventriculi muss beim Erwachsenen endoskopisch kontrolliert werden, um kein Karzinom zu übersehen. Bei der Kontrollendoskopie wird auch der Erfolg der Eradikationstherapie überprüft. Ohne Notwendigkeit einer Kontrollendoskopie kann dies auch z. B. durch Atemtest erfolgen.

Pflege bei konservativer Therapie

Patientenbeobachtung und Dokumentation

- Vitalzeichen (Schock?)
- Erbrochenes (Hämatemesis?)
- Stuhl (Teerstuhl?)
- Ulkussymptome (z. B. Schmerz, Übelkeit, Appetitlosigkeit)
- Zeichen von Ulkuskomplikationen (→ Tab. 24.3)
- Ernährung, Gewicht.

Eine Ulkusdiät ist nicht erforderlich, lediglich unverträgliche Speisen sind zu meiden. Verzichten müssen Betroffene aber auf hochprozentige Alkoholika und Nikotin. Ansonsten gelten bezüglich der Ernährung dieselben Empfehlungen wie bei der Refluxösophagitis (→ 24.4.1). Ist das Ulkus stressbedingt, kann das Erlernen von Stressbewältigungstechniken sinnvoll sein.

Behandlungsstrategie: Operative Therapie

Folgezustände nach Magenoperationen → 24.5.4

Pflege nach Magenoperation → 24.5.4

Durch die Erfolge der medikamentösen Behandlung wird nur noch selten operiert. Lediglich bei Perforation, Penetration, endoskopisch nicht stillbaren Blutungen oder nicht dilatierbaren Magenausgangsstenosen ist eine Operation angezeigt. Meist reichen lokale Exzisionen, Umstechung, Gefäßunterbindung oder Übernähung.

PHARMA-INFO 24.3: ULKUSTHERAPEUTIKA

Ulkustherapeutika greifen im Wesentlichen an Helicobacter pylori (*Helicobacter-Eradikationstherapie,* siehe Text) und der Magensäure an.

Protonenpumpenhemmer

Protonenpumpenhemmer *(PPH, Protonenpumpeninhibitoren, PPI),* z. B. Lansoprazol (etwa Lanso TAD®), Omeprazol (etwa Omep®), Pantoprazol (etwa Pantozol®) oder Rabeprazol (etwa Pariet®), unterdrücken die Magensäuresekretion vollständig durch Hemmung des Enzyms H^+/K^+-ATPase, eines Schlüsselenzyms für den Protonentransport der Belegzelle.

Protonenpumpenhemmer sind erste Wahl bei Magen- und Duodenalulzera sowie Refluxösophagitis und auch für die Langzeittherapie zugelassen.

Wichtigste Nebenwirkungen sind Magen-Darm-Beschwerden, Müdigkeit, Schwindel und Kopfschmerzen.

Protonenpumpenhemmer sollen nach langer Nüchternphase vor dem Essen eingenommen werden (vor dem Frühstück).

H_2-Antagonisten

H_2-Antagonisten *(H_2-Rezeptor-Antagonisten, Histamin-H_2-Antagonisten, H_2-Blocker)* wie Famotidin (z. B. Famotidin STADA®) vermindern die Magensäuresekretion, indem sie die Histamin-H_2-Rezeptoren der Belegzellen blockieren. Oft reicht eine Tageseinzeldosis vor dem Schlafengehen. H_2-Antagonisten werden v. a. in der Stressulkus- und Rezidivprophylaxe verwendet.

Hauptnebenwirkungen sind allergische Reaktionen, Magen-Darm-Beschwerden, Müdigkeit, Kopfschmerzen und Schwindel.

Weitere Medikamente

- **Antazida** (z. B. Maaloxan®, Riopan®), v. a. in der Selbstmedikation. Neutralisieren bereits gebildete Magensäure. Einnahme 1–2 Std. nach den Mahlzeiten und zur Nacht und mit 1 Std. Zeitabstand zu anderen Medikamenten
- **Schutzfilmbildner,** z. B. Sucralfat (etwa Sucrabest®), Reservepräparate in der Stressulkusprophylaxe. Überziehen die Magenschleimhaut für ca. 6 Std. mit einem dünnen Schutzfilm. Einnahme 1 Std. vor einer Mahlzeit mit 2 Std. Abstand zu anderen Medikamenten.

Die **Operationen nach Billroth,** bei denen durch Zweidrittel-Resektion des Magens große Teile der Gastrin und Säure produzierenden Magenabschnitte entfernt werden, werden ebenso wie die **Vagotomie** (Unterbindung der zum Magen führenden Vagusäste) praktisch nicht mehr durchgeführt.

SPICKZETTEL

Gastroösophageale Ulkuskrankheit

Definition: Wiederholt auftretendes Magen- und/oder Zwölffingerdarmgeschwür (Ulcus ventriculi bzw. duodeni).
Ursache/Risikofaktoren: Helicobacter pylori, nichtsteroidale Antirheumatika, Rauchen → Überwiegen der aggressiven Faktoren → erst oberflächlicher, dann tiefer Defekt der Schleimhaut.
Symptome: Appetitlosigkeit, Übelkeit, Druck/Schmerzen im Oberbauch. Häufigste Komplikation Blutung → Teerstuhl, evtl. Hämatemesis, Anämie, Kreislaufsymptome.
Diagnostik: Ösophagogastroduodenoskopie.
Therapie/Pflege: Meist konservativ mit Hp-Eradikationstherapie/Protonenpumpenhemmern, kein Rauchen, wenig Alkohol, keine NSAR. Bei Blutung endoskopische, bei Perforation/Penetration operative Therapie.

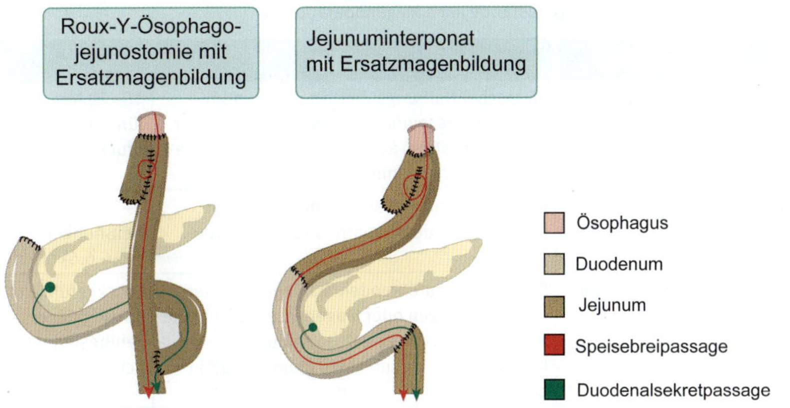

Abb. 24.17 Gastrektomie mit Bildung eines Ersatzmagens. Beide Techniken sind auch ohne Ersatzmagenbildung möglich. [L138]

24.5.4 Magenkarzinom

DEFINITION

Magenkarzinom *(Magenkrebs):* Bösartiger Tumor des Magens, meist Adenokarzinom. In Deutschland etwa 3 % aller Krebsneuerkrankungen, Männer häufiger betroffen als Frauen, mit zunehmendem Alter steigendes Risiko. 10-Jahres-Überlebensrate insgesamt ca. 30 % [2].
Magenfrühkarzinom: Auf Mukosa und Submukosa beschränktes Karzinom.

Krankheitsentstehung

Bekannte Risikofaktoren für ein **Magenkarzinom** sind:

- Helicobacter-pylori-Infektion (→ 24.5.3)
- Magenvorerkrankungen, z. B. chronische Gastritis Typ A/B (→ 24.5.2), Magenresektion
- Familiäre Disposition
- Nikotin- und Alkoholabusus
- Nitrosamine in der Nahrung, z. B. in Fleisch, Wurst.

Symptome, Befund und Diagnostik

Das Magenkarzinom bereitet lange Zeit keine oder nur unspezifische Beschwerden. Meist klagen die Betroffenen erst spät über Gewichtsabnahme, Leistungsknick, Schmerzen, Übelkeit und evtl. Abneigung gegenüber bestimmten Speisen (häufig Fleisch und Wurst).

Speiseröhrennahe Karzinome können zu einer Dysphagie (→ 24.2.2), magenausgangsnahe zu einer Magenentleerungsstörung mit Erbrechen führen. Auch eine akute oder chronische gastrointestinale Blutung (→ 24.2.4) ist möglich.

An erster Stelle steht die Gastroskopie mit Biopsie. Endosonografie, CT von Thorax, Abdomen und Becken, evtl. Sonografie des Halses sowie Laparoskopie dienen dem Staging (→ 27.4.6) [7]. Tumormarker (→ 27.4.4) sind CA 19–9, CA 72–4 und CEA.

Behandlungsstrategie

Bei einem auf die Mukosa beschränkten Karzinom kommt evtl. eine endoskopische Resektion (EMR, ESD) in Betracht [7].

Ansonsten wird der Magen je nach Tumorgröße und -lokalisation zu ⅘ oder komplett entfernt (**Magenresektion** bzw. **Gastrektomie**), außerdem die regionären Lymphknoten und das große Netz. Bei Tumoren des gastroösophagealen Übergangs muss häufig der untere Ösophagus mitreseziert werden, bei fortgeschrittenen Tumoren nicht selten Pankreasschwanz und Milz.

Nach Entfernung des Magens wird die Magen-Darm-Passage wiederhergestellt, häufig unter Bildung eines **Ersatzmagens,** der als Speisereservoir eine Überdehnung des Darms verhindert (→ Abb. 24.17).

Bei fortgeschrittenen Tumoren erfolgt eine prä- und postoperative Chemotherapie [7].

Palliative medikamentöse Therapien umfassen Chemo-, Immun- und zielgerichtete Therapien. Palliativmaßnahmen zur Verbesserung der Nahrungspassage sind u. a. die endoskopische Abtragung des Tumors, die Einlage eines Stents oder einer Ernährungssonde (→ 7.7.3). Bei inoperablem Karzinom mit Magenausgangsstenose kann eine **Gastroenterostomie** *(GE)* angelegt werden, beispielsweise wird eine Jejunumschlinge hochgezogen und Seit-zu-Seit mit der Magenwand anastomosiert, sodass der Speisebrei darüber abfließen kann.

Frühkomplikationen nach Magenresektion/Gastrektomie

- Blutung
- Anastomosen-, Duodenalstumpfinsuffizienz
- Abszesse.

Spätfolgen nach Magenoperationen

Schätzungsweise 10–20 % aller magenoperierten Patientinnen leiden unter Spätfolgen (→ Abb. 24.18, → Tab. 24.4).

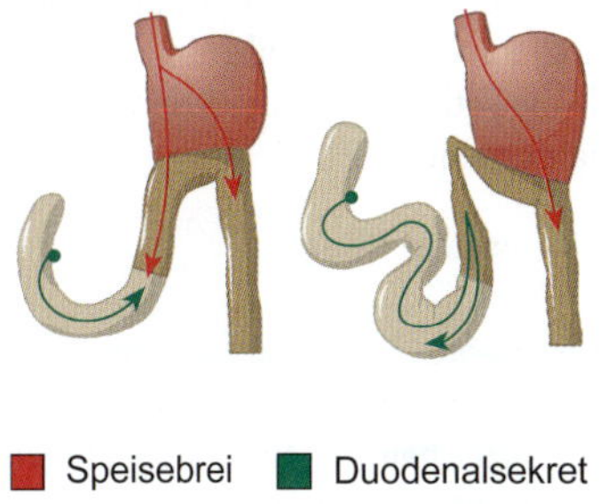

Abb. 24.18 Syndrom der zuführenden Schlinge, hier nach Magenteilresektion. Links infolge einer technisch ungünstigen Anastomose mit Magenentleerung auch in die zuführende Schlinge, rechts infolge Stenose der zuführenden Schlinge. [L138]

Tab. 24.4 Die häufigsten Folgezustände nach Magenoperationen

Syndrom	Ursache	Symptome	Therapie
Frühdumpingsyndrom	Zu rascher Nahrungsübertritt ins Jejunum → Dehnung des Jejunums, osmotisch bedingter Flüssigkeitsstrom aus den Blutgefäßen ins Jejunum mit Volumenmangel	10–20 Min. nach Beginn der Mahlzeit Völlegefühl, Übelkeit, Erbrechen, Schwitzen, Blutdruckabfall, Tachykardie	Diät, wie im Kasten Prävention und Gesundheitsberatung dargestellt
Spätdumpingsyndrom	Rasche Nahrungspassage und -resorption → überschießende Insulinfreisetzung → Hypoglykämie	1–3 Std. nach dem Essen Hypoglykämie mit Heißhunger, Schwäche, Schwitzen, Zittern (→ 26.6.5) bis zur Bewusstlosigkeit	
Syndrom der zuführenden Schlinge (→ Abb. 24.18)	Stenose der zuführenden Schlinge am Übergang zum Magen oder Magenentleerung in die zuführende Schlinge → Ansammlung von Galle, Pankreassekret und evtl. Mageninhalt in der zuführenden Schlinge	Druckgefühl im rechten Oberbauch, Besserung nach (galligem) Erbrechen. Bei bakterieller Fehlbesiedelung des gestauten Inhalts zusätzlich Durchfälle	Operativ
Syndrom der abführenden Schlinge	Stenose der abführenden Schlinge → Aufstau von Nahrungsbrei	Erbrechen von Flüssigkeit, Galle und Nahrung	Operativ
Pankreatikozibale Asynchronie	Falsche zeitliche Abstimmung von Pankreasenzymsekretion und Speisebreipassage → unzureichende Vermischung von Speisebrei und Pankreasenzymen	Durchfall, Gewichtsabnahme	Substitution von Pankreasenzymen

Langfristig besteht außerdem ein erhöhtes Karzinomrisiko in einem evtl. Magenstumpf.

Pflege bei Magenresektion/ Gastrektomie

Pflege bei onkologischen Erkrankungen → 27.1

Präoperative Pflege

Allgemeine präoperative Pflege → 44.2

- Nahrungsabbau/-karenz und Darmreinigung erfolgen entsprechend dem Klinikstandard für die jeweilige Operation bzw. der Arztanordnung. Zur Darmentleerung wird in manchen Häusern zusätzlich zum Reinigungseinlauf ein orales Abführmittel gegeben
- Die Haarkürzung erfolgt von den Mamillen abwärts (einschließlich Achselhöhlen) bis zur Leistenregion (einschließlich Schambehaarung), meist erst im OP. Vor der Operation soll die Patientin duschen und den Bauchnabel gründlich reinigen
- Präoperativ werden Aufsitzen (→ 9.6.3) und Atemtechniken (→ 3.4) unter physiotherapeutischer Anleitung eingeübt, da die Patientin postoperativ wenig aufnahmefähig ist.

Postoperative Pflege

Patientenbeobachtung und Dokumentation

- Vitalzeichen, ggf. Sauerstoffsättigung
- Allgemeinbefinden
- Schmerz
- Infusionen, ZVK
- Flüssigkeitsbilanz, ZVD
- Gastrointestinale Sonde
- Magensekret: Menge, Farbe, Geruch, Beimengungen
- Wunde, Drainagen (Menge und Aussehen des Sekrets), Verbände
- Später: Kostaufbau, Verträglichkeit der Kost, Darmtätigkeit.

Positionierung. Postoperativ wird die Patientin mit leicht erhöhtem Oberkörper positioniert (evtl. Knierolle zur Bauchdeckenentlastung).

Mobilisation. Die Mobilisation erfolgt je nach Operation und Befinden der Patientin so früh wie möglich. Sofern keine Kontraindikationen vorliegen, wird die Patientin in der Regel am 1. postoperativen Tag erstmals mobilisiert.

Gastrointestinale Sonde. Pflegefachpersonen achten auf die korrekte Lage der Sonde (sie darf wegen der Perforationsgefahr der Anastomosen auf keinen Fall dislozieren) sowie auf Sekretmenge, -aussehen, -geruch und Beimengungen; ein kotiger Geruch weist beispielsweise auf einen Dünndarmileus hin. Die Sonde wird erst entfernt, wenn die Dichtigkeit der Anastomosen durch einen Gastrografin-Breischluck erwiesen ist und die Darmtätigkeit wieder eingesetzt hat. Nach einer Magenresektion ist dies in der Regel um den 5. postoperativen Tag, nach einer Gastrektomie meist um den 7. postoperativen Tag der Fall.

Zieldrainagen. Zieldrainagen, beispielsweise Easy-flow- oder Robinson-Drainagen, werden je nach Art der Operation in Anastomosennähe platziert. Eine zunehmende Blutmenge kann auf eine Nachblutung hinweisen, ein verändertes Aussehen des Sekrets auf Anastomosenundichtigkeit *(Anastomosendehiszenz)*.

Die Drainagen werden nach einer Magenresektion überwiegend am 2. postoperativen Tag gekürzt und am 4. Tag entfernt, nach einer Gastrektomie etwas später (nach röntgenologischem Nachweis der Anastomosensuffizienz).

Abführmaßnahmen. Hat noch keine Darmtätigkeit eingesetzt, erhält die Patientin in der Regel am 3. postoperativen Tag ein Klysma.

Kostaufbau. Der Kostaufbau erfolgt sehr unterschiedlich in den verschiedenen Kliniken. Pflegende beachten den hausinternen Standard bzw. die Arztanordnung.

Beim Fast-Track-Konzept wird die Patientin bereits ab dem 1. postoperativen Tag enteral ernährt (es hat sich gezeigt, dass eine enterale Ernährung die Rate an Anastomoseninsuffizienzen nicht erhöht).

Als Faustregel gilt, dass Operierte nach einer Gastrektomie nach ca. 2–3 Wochen wieder (weitgehend) normale Kost essen können, allerdings auf mindestens 6–8 kleine Mahlzeiten verteilt.

Pflegende informieren über eine auf Dauer günstige Ernährung, um resektionsbedingten Beschwerden vorzubeugen.

Prävention und Gesundheitsberatung

Bei einer **individuellen Ernährungsberatung** erhalten die Patientin und ggf. Angehörige detaillierte Informationen zur Ernährung nach teilweiser/vollständiger Entfernung des Magens:

- Viele kleine (8–10) statt wenige große Mahlzeiten (kleiner Rest- bzw. Ersatzmagen). Langsam essen und gut kauen, da durch fehlende Magenenzyme die Verdauung behindert ist
- Führen eines Ernährungsprotokolls, um Unverträglichkeiten zu ermitteln
- Ausreichend trinken, jedoch nicht zu, sondern v. a. zwischen den Mahlzeiten, in kleinen Schlucken und nicht mehr als 200 ml auf einmal
- Keine größeren Zuckermengen, da Zucker Wasser anzieht (→ Dumping-syndrom)
- Bevorzugung langsam resorbierter Kohlenhydrate (Kartoffeln, Brot oder Brötchen aus sehr fein gemahlenem Vollkornmehl), falls gut verträglich. Ggf. zusätzlich Quellstoffe (Guar, Pektin) zur Resorptionsverzögerung
- Milch- und Milchprodukte nach individueller Verträglichkeit (häufig schlechte Verträglichkeit von ungesäuerter Milch, aber gute Verträglichkeit von Sauermilcherzeugnissen wie Quark, Joghurt, Skyr)
- Vermeiden blähender, stark gewürzter/gesalzener (ziehen Wasser an) und sehr fetter Speisen. Ebenso schlecht verträglich ist häufig zu heißes oder zu kaltes Essen (fehlende Funktion des Magens, Nahrungsmittel vor Kontakt mit dem Dünndarm auf Körpertemperatur zu bringen)
- Bei gestörter Fettverdauung Gabe von Pankreasenzymen, ggf. Ersatz eines Teils der Nahrungsfette durch mittelkettige Fettsäuren (MCT)
- Ggf. Mahlzeiten zu festgelegten Zeiten einnehmen (viele Betroffene haben kaum noch Hungergefühl und „vergessen" das Essen)
- Sorgfältiges Waschen, Durchgaren von Lebensmitteln, da die Magensäure zur Keimabtötung fehlt
- Verzicht auf Alkohol und Rauchen
- Tägliche Gewichtskontrolle, um eine Gewichtsabnahme zu erkennen
- Alle drei Monate Injektion von Vit. B_{12}, ggf. Einnahme von Folsäure, Kalzium- und Eisenpräparaten
- Bei Spätdumpingsyndrom Mitführen von Würfel-/Traubenzucker zum Abfangen einer evtl. Hypoglykämie.

24.6 Erkrankungen des Dünn- und Dickdarms

24.6.1 Ileus

DEFINITION

Ileus: Lebensbedrohliches Krankheitsbild mit Unterbrechung der Dünn- oder Dickdarmpassage durch ein *mechanisches Hindernis* **(mechanischer Ileus)** oder eine *Darmlähmung* **(paralytischer Ileus).** Letalität ungefähr 10–25 %.

Subileus: Uneinheitlich benutzter Begriff, der meist die Vorstufe eines Ileus mit gestörter, aber (noch) nicht unterbrochener Darmpassage bezeichnet.

Krankheitsentstehung

Pathogenese des Ileus → Abb. 24.19

Mechanischer Ileus

Der **mechanische Ileus** entsteht durch Verengung des Darmlumens von innen oder Kompression von außen.

Die Gewichtung der Ursachen ist dabei altersabhängig:

- Hauptursachen beim Neugeborenen sind
  - Der **Mekoniumileus** durch zu zähes Mekonium (v. a. bei Mukoviszidose → 23.14)
  - **Darmatresien** (angeborenes Fehlen der Darmlichtung, etwa *Dünndarmatresie* → Tab. 34.17)
- Bei älteren Säuglingen und Kleinkindern ist eine **Invagination** (→ Abb. 24.20) häufig. Ein Darmabschnitt stülpt sich dabei teleskopartig in einen anderen, am häufigsten das distale Ileum ins Kolon, wobei die Ursache in aller Regel unklar bleibt

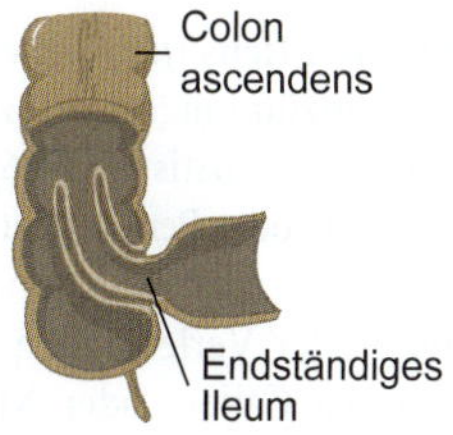

Abb. 24.20 Invagination. [L138]

- Bei älteren Kindern und jungen Erwachsenen sind die chronischen Darmentzündungen *Morbus Crohn* und *Colitis ulcerosa* (→ 24.6.4) oder *Darmpolypen* (→ 24.6.9) bedeutsam
- Bei älteren Erwachsenen sind zunehmend *Tumoren,* v. a. Kolonkarzinome (→ 24.6.10), für einen Ileus verantwortlich. Zu den weiteren Ursachen zählen auch Divertikulitiden (→ 24.6.7) sowie Gallensteine, die durch (entzündliche) Perforation oder auf natürlichem Weg in den Magen-Darm-Trakt gelangt sind und an Engstellen stecken bleiben **(Gallensteinileus)**
- Eine *inkarzerierte Hernie* (eingeklemmter Bruch → 24.9.1) oder Verwachsungen nach Bauchoperationen **(Brideileus)** können in jedem Alter Ursache eines mechanischen Ileus sein.

Sonderform ist der **Strangulationsileus,** bei dem die Blutversorgung der Darmwand *zusätzlich* durch eine Abschnürung oder Verdrehung der Mesenterialgefäße unterbrochen ist. Dies ist z. B. beim **Volvulus** der Fall, bei dem sich der Darm um seine Mesenterialachse dreht. Der Dünndarmvolvulus tritt v. a. bei Säuglingen und Kleinkindern, der Dickdarmvolvulus bei Erwachsenen auf.

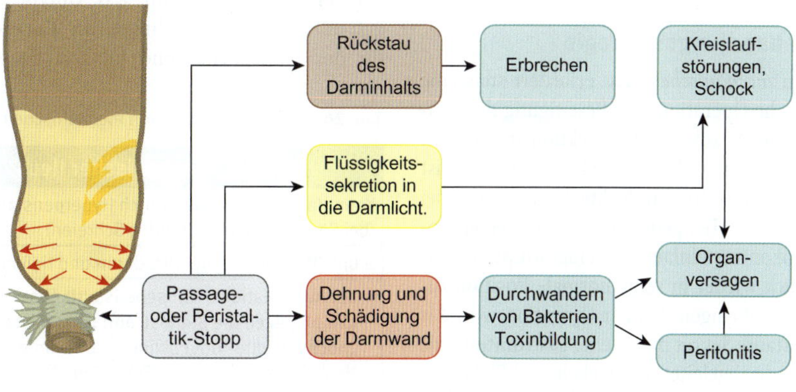

Abb. 24.19 Pathogenese des Ileus (vereinfacht). [L138]

Paralytischer Ileus

Ein **paralytischer Ileus** *(funktioneller Ileus)* tritt v.a. bei Entzündungen auf, z.B. einer perforierten Appendizitis (→24.6.5), Pankreatitis (→25.6.1) oder Peritonitis (→24.8.1), sowie reflektorisch nach Bauchoperationen *(Darmatonie)* oder Verletzungen. Er kann aber auch durch Gallen- oder Nierenkoliken, Stoffwechselentgleisungen, vaskulär (z.B. bei Mesenterialinfarkt →22.5.4) oder durch Medikamentennebenwirkung bedingt sein.

Symptome und Untersuchungsbefund

Gemeinsame Symptome und Befunde beider Ileusformen sind:

- **Übelkeit und Erbrechen,** bei fortgeschrittenem Ileus auch kotiges Erbrechen durch Stauung des Dünndarminhalts in den Magen **(Miserere)**
- Meteorismus
- **Volumenmangelschock.** Durch die fehlende Rückresorption von Verdauungssäften verbleibt viel Flüssigkeit im Darmlumen. Zusätzliche Flüssigkeitsverluste entstehen durch Erbrechen
- Evtl. Fieber, Tachykardie, Leukozytose.

Klinische Unterschiede →Tab. 24.5

Diagnostik

Die Röntgenaufnahme des Abdomens zeigt einen typisch aufgeblähten Darm mit Flüssigkeitsspiegeln (→Abb. 24.21) und bei einer Darmperforation freie Luft. Zur weiteren Ursachenklärung erfolgen v.a. Sonografie und CT, ggf. mit Angio-CT. Blutuntersuchungen dienen sowohl der Ursachensuche als auch der Zustandsbeurteilung der Patientin (BB, CRP, Elektrolyte, Kreatinin, Blutzucker, ALT, AST, Gerinnung, Lipase, AP, Blutgasanalyse, präoperativ Blutgruppe und Kreuzblut). Außerdem wird der Urin untersucht.

Behandlungsstrategie

Ein *mechanischer Ileus* erfordert stets eine rasche Operation und Beseitigung des Hindernisses sowie ggf. Resektion irreversibel geschädigter Darmanteile. Ausnahme ist eine frühzeitig entdeckte Invagination bei Kindern. Hier gelingt es oft durch einen Kolonkontrasteinlauf, das eingestülpte Darmstück wieder in seine normale Position zurückzubringen. Bis zur Operation wird das gestaute Sekret durch eine gastrointestinale Sonde abgeleitet, Flüssigkeit und Elektrolyte werden intravenös ersetzt.

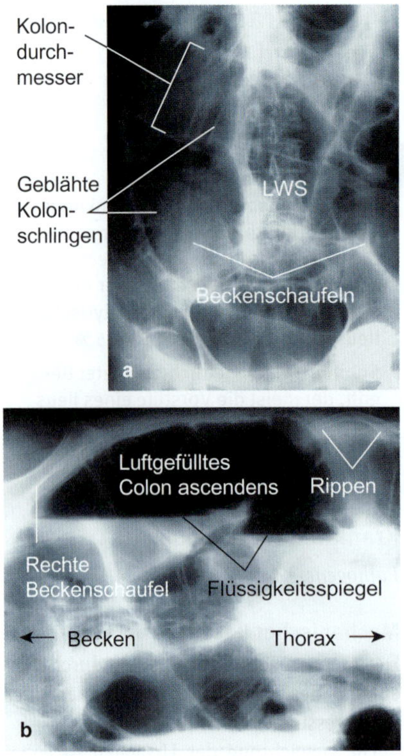

Abb. 24.21 Röntgenaufnahmen bei mechanischem Ileus. Die Aufnahme im Stehen (a) zeigt ein luftgefülltes, massiv gedehntes Kolon. Im Liegen (b) sind zusätzlich typische Flüssigkeitsspiegel sichtbar, da die Flüssigkeit im Darm nicht weitertransportiert wird und sich ansammelt. [T170]

Der *paralytische Ileus* wird nur bei chirurgisch angehbarer Ursache wie etwa Mesenterialarterienverschluss oder Peritonitis operiert. Ansonsten wird er unter Berücksichtigung der Grunderkrankung konservativ behandelt. Die konservative Behandlung umfasst Nahrungskarenz, Legen einer gastrointestinalen Sonde und Absaugen des gestauten Sekrets, die medikamentöse Senkung des Sympathikotonus und Anregung der Peristaltik (Distigmin, z.B. Ubretid®), ggf. abführende Maßnahmen, die Korrektur des Flüssigkeits- und Elektrolythaushalts durch Volumensubstitution (ZVK) und evtl. Antibiotikagabe.

Pflege

- (Assistenz beim) Legen einer gastrointestinalen Sonde
- Überwachung der Nahrungskarenz, Durchführung und Überwachung der Medikamenten- und Infusionstherapie
- Bauchdeckenentspannte Positionierung (→24.1.2)
- Unterstützung bei allen Einschränkungen und Durchführung aller notwendigen Prophylaxen
- Legen eines transurethralen Blasendauerkatheters
- Ggf. Operationsvorbereitung (Haarkürzung bei Darmoperationen →Abb. 44.8)
- Bei *konservativer Therapie eines paralytischen Ileus* auf Arztanordnung:
  - Intermittierendes Legen eines Darmrohrs (mechanischer Reiz erleichtert den Abgang von Blähungen)
  - Durchführung von Schwenkeinläufen zur Anregung der Peristaltik
  - Patientin außerdem möglichst viel umhergehen lassen (falls keine Kontraindikationen vorliegen)
- Psychische Begleitung der Patientin (lebensbedrohliche Erkrankung). Patientin miteinbeziehen (alle Maßnahmen erklären), Unruhe vermeiden.

Patientenbeobachtung und Dokumentation

- Vitalzeichen, ggf. ZVD
- Flüssigkeitsbilanz
- Schmerzen
- Gastrointestinale Sonde (Menge, Aussehen, Sekret)
- Infusionen, ZVK.

VORSICHT! Beim **mechanischen Ileus** sind Einläufe und orale Abführmittel kontraindiziert.

Tab. 24.5 Unterscheidung von mechanischem und paralytischem Ileus.

Mechanischer Ileus	Paralytischer Ileus
Krampfartige Schmerzen durch Hyperperistaltik (bei Säuglingen: anhaltendes Schreien)	Meist nur Druckgefühl
Stuhl-/Windverhalt bei Dickdarm- und tiefem Dünndarmileus	Stuhl-/Windverhalt
• Bei Auskultation Stenoseperistaltik (Darmmuskulatur kämpft gegen die Stenose an): „metallische“, „spritzende“, „hochgestellte“ oder „klingende“ Darmgeräusche • Nach Stunden bis Tagen Fehlen von Darmgeräuschen (Ermüdung der Darmmuskulatur)	Bei Auskultation Fehlen von Darmgeräuschen („Totenstille“)

24.6.2 Malassimilationssyndrom

DEFINITION

Malassimilationssyndrom: Symptomenkomplex durch verminderte Ausnutzung der in der Nahrung enthaltenen Nährstoffe.

Krankheitsentstehung

Ursachen des **Malassimilationssyndroms** sind:

- **Maldigestion.** Unzureichende Verdauung der Nahrung, meist durch Mangel an Verdauungsenzymen (z. B. bei chronischer Pankreatitis → 25.6.2)
- **Malabsorption.** Resorptionsstörung der bereits aufgespaltenen Nährstoffe infolge der verschiedensten chronischen Dünndarmerkrankungen, z. B. Morbus Crohn, oder Enzymmangel, z. B. Laktasemangel.

Symptome und Untersuchungsbefund

Eine Malassimilation zeigt sich durch:

- Darmbeschwerden: Blähungen, chronische Diarrhö mit oft voluminösen Stühlen, evtl. **Fettstühle** (*Steatorrhö* = lehmartige, klebrige, glänzende, scharf riechende Stühle, Volumen > 300 g, Fettgehalt > 7 g täglich)
- Gewichtsabnahme
- Mangelerscheinungen, z. B. Ödeme (Eiweißmangel), Anämie (Eisen, Folsäure, Vitamin-B_{12}-Mangel), Knochenschmerzen (Kalziummangel), Nachtblindheit (Vitamin-A-Mangel)
- Neurologische Erscheinungen (z. B. Missempfindungen), trockene Haut, Mundwinkelrhagaden
- Im Kindesalter zusätzlich Gedeih- und Wachstumsstörungen.

Hinzu kommen die Symptome durch die Grunderkrankung.

Diagnostik

Mangelzustände werden mithilfe von Laboruntersuchungen nachgewiesen. Die Ursachenklärung gelingt meist durch Stuhluntersuchungen (z. B. Bestimmung der Elastase 1 im Stuhl → 24.3.1), Endoskopie mit Darmschleimhautbiopsie (→ 24.3.3), Funktionstests (→ 24.3.4) sowie je nach Verdacht weitere Untersuchungen bis zum CT.

Behandlungsstrategie

Die kausale Therapie richtet sich nach der Ursache. Symptomatisch werden der Wasser- und Elektrolythaushalt reguliert und ein Vitamin-, Mineralstoff- und Spurenelementmangel ausgeglichen. Evtl. ist eine parenterale Ernährung erforderlich (→ 43.5.7).

24.6.3 Zöliakie

DEFINITION

Zöliakie *(gluteninduzierte Enteropathie):* Autoimmunbedingte Glutenunverträglichkeit mit Schädigung der Dünndarmzotten. Vollbild mit Malassimilationssyndrom durch Resorptionsstörungen bei ca. 0,1 %, leichtere Formen bei 0,5–1 % der deutschen Bevölkerung. Bei konsequent glutenfreier Diät gute Prognose.

Krankheitsentstehung

Die **Zöliakie** ist eine Autoimmunerkrankung. Genetische Faktoren spielen eine Rolle (familiär gehäuftes Auftreten; fast nur bei Menschen mit den HLA-Antigenen DQ2, DQ8), die Auslöser sind unklar.

Gliadin ist Teil des in vielen Getreiden enthaltenen **Glutens.** Nach Spaltung im Darm werden Gliadinbruchstücke in die Schleimhaut aufgenommen und binden an HLA auf antigenpräsentierenden Zellen. **Gewebstransglutaminase-Autoantikörper** setzen **Gewebstransglutaminase** frei. Diese verändert das Gliadin und steigert dadurch dessen Immunogenität. Es kommt zur T- und in der Folge B-Zell-Aktivierung sowie Bildung weiterer Autoantikörper. Am Ende der Kette steht eine Entzündung der Darmschleimhaut mit Zottenatrophie und Kryptenhyperplasie.

Die Zöliakie ist überzufällig häufig mit weiteren Autoimmunerkrankungen verbunden, v. a. Diabetes mellitus Typ 1 (→ 26.6.1), autoimmun bedingten Schilddrüsenentzündungen (→ 26.3.5) oder Autoimmunhepatitis (→ 25.4.2).

Symptome, Befund und Diagnostik

Die Nahrung junger Säuglinge ist in der Regel glutenfrei. Typischerweise setzen die Symptome deshalb erst eine Zeit nach Zufüttern glutenhaltiger Nahrung ein.

Bei der **klassischen Zöliakie,** die heute nur noch 10–20 % aller Fälle ausmacht, haben die Kinder keinen Appetit und leiden unter chronischen Durchfällen (Fettstühle) sowie evtl. Erbrechen. Ihr Bauch ist vorgewölbt, die Extremitäten sind dünn. Häufig sind sie blass und weinerlich. Mit der Zeit kommt es zu schwerer Gedeihstörung und Malabsorptionssyndrom (→ 24.6.2) [8].

Heute häufiger sind leichtere, oft später beginnende Verläufe mit uncharakteristischen abdominellen Beschwerden (z. B. Blähungen, wechselnde Stuhlgewohnheiten), Müdigkeit, Depression, Wachstumsverminderung, Pubertätsverzögerung oder Eisenmangelanämie. Sie werden meist **symptomatische Zöliakie** genannt (→ Abb. 24.22).

Nicht nur Darm betroffen

Die Zöliakie ist eine *systemische* Erkrankung. Extraintestinale Manifestationen sind z. B. die **Dermatitis herpetiformis Duhring** mit Hautrötung und -bläschen, eine Hepatitis oder Arthritiden (Gelenkentzündungen).

Bei einem Anfangsverdacht, dem Screening von Risikogruppen oder beschwerdefreien Familienangehörigen werden unter glutenhaltiger Kost die IgA-Autoantikörper gegen

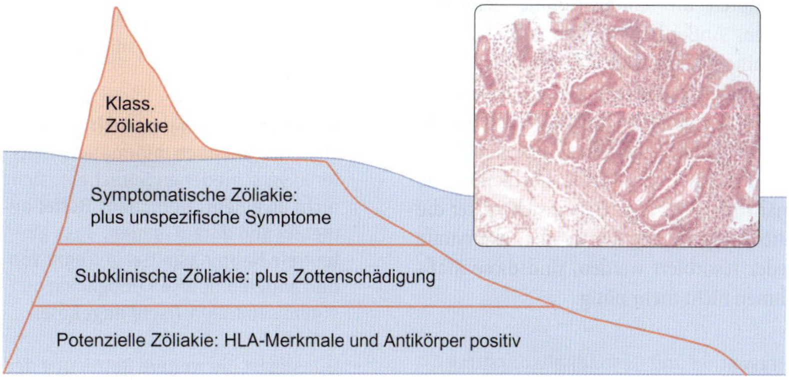

Abb. 24.22 „Eisberg" der Zöliakie. Die klassische Zöliakie ist nur die Spitze des Eisbergs. Leichtere Verlaufsformen machen einen viel größeren Anteil aus. Oben rechts histologischer Befund bei klassischer Zöliakie mit fast völliger Zottenatrophie. [L143, G774]

Gewebstransglutaminase *(tTG, TGA)* im Blut bestimmt, außerdem das Gesamt-IgA zum Ausschluss eines IgA-Mangels, der zu falsch negativen Ergebnissen führt. Bei niedrigem Gesamt-IgA und negativen IgA-Autoantikörpern gegen Gewebstransglutaminase werden IgG-Autoantikörper gegen Gewebstransglutaminase, **Endomysium** *(EMA)* oder **deamidierte Gliadinpeptide** *(dGP)* gemessen.

Bei pathologischen Befunden oder klassischer Zöliakie erfolgt eine Ösophagogastroduodenoskopie mit Entnahme mehrerer Biopsien aus dem Duodenum. Sie sichert zusammen mit dem Ansprechen auf eine glutenfreie Diät die Diagnose. Bei Kindern und Jugendlichen mit sehr hohen Antikörperspiegeln kann nach entsprechender Information auf die Biopsie verzichtet werden [8].

Behandlungsstrategie und Pflege

Patientenbeobachtung und Dokumentation

- Stuhl: Häufigkeit? Beschaffenheit? Aussehen?
- Appetit, Ernährungszustand (Gewicht?), Einhaltung der Diät
- Körperlicher Allgemeinzustand (bei Kindern Entwicklungsstörung?).

Die einzig wirksame Behandlung besteht in einer *lebenslangen* glutenfreien Diät. Hierunter werden die meisten Patientinnen beschwerdefrei.

Auch beschwerdefreie Patientinnen sollen sich lebenslang glutenfrei ernähren, da sonst das Risiko bösartiger Magen-Darm-Erkrankungen (besonders von Lymphomen) steigt.

Anfangs sollen auch Milch und Milchprodukte wegen des sekundären Laktasemangels durch die Zottenatrophie gemieden werden. Außerdem werden z. B. fehlende Vitamine, Elektrolyte und Eisen parenteral verabreicht. Zusätzlich zur Laktoseintoleranz kann eine Fett-, Fruktose- und Sorbitunverträglichkeit bestehen. Bei deutlicher Gewichtsabnahme ist eine hochkalorische Ernährung angezeigt. Haben sich später die Zotten regeneriert, sodass die Nährstoffe wieder resorbiert werden, sind diese Maßnahmen nicht mehr nötig.

Prävention und Gesundheitsberatung

Eine zuverlässige Primärprävention der Zöliakie ist nicht möglich. Empfohlen wird, bei Säuglingen im 5.–7. Monat mit dem Füttern kleiner Mengen glutenhaltiger Beikost zu beginnen, noch während gestillt wird. Bei erhöhtem Risiko, etwa Typ-1-Diabetes oder engen Verwandten mit Zöliakie, sollten Antikörperuntersuchungen erfolgen.
Bei Betroffenen ist die Aufklärung der Patientin (bei Kindern auch der Eltern) durch eine Diätassistentin über erlaubte und nicht geeignete Lebensmittel wichtig:

- Weizen, Roggen, Gerste, Dinkel und Grünkern enthalten Gluten, Hafer ist in aller Regel mit Weizen verunreinigt. Daher sind praktisch alle „normalen" Brote, Backwaren, Müslimischungen, Nudeln, Bier und Malzgetränke tabu.
  Speziell gereinigter Hafer in kleinen Mengen kann ausgetestet werden
- Erlaubt sind z. B. Amaranth, Buchweizen, Chiasamen, Hirse, Kartoffeln, Johannisbrotkernmehl, Leinsamen, Lupine, Mais, Maniok, Quinoa, Reis und Soja sowie daraus hergestellte Produkte, außerdem alle Fleisch-, Fisch-, Obst- und Gemüsearten
- Bei Verwendung von Fertiggerichten sind die Angaben der Inhaltsstoffe aufmerksam zu lesen (Kennzeichnungspflicht für alle Produkte der EU). Glutenfreie Produkte sind heute breit verfügbar
- Da Gluten auch „versteckt" in vielen anderen Produkten vorhanden ist, empfiehlt sich eine Kontaktaufnahme mit der *Deutschen Zöliakie-Gesellschaft,* die Listen glutenfreier Nahrungsmittel herausgibt
- Empfehlenswert ist, Mahlzeiten anfangs milcheiweißfrei zuzubereiten und Fett in Form von mittelkettigen Triglyzeriden zuzugeben
- Bereits kleinste Mengen (z. B. wenige Krümel) reichen, um immunologische Reaktionen auszulösen. Daher müssen glutenhaltige und -freie Lebensmittel getrennt aufbewahrt und mit separaten Küchenutensilien zubereitet werden
- Essen im Restaurant bleibt schwierig. Betroffene sollten den Koch ansprechen (es gibt auch Informationsblätter in verschiedenen Sprachen), sich nicht an einem „normalen" Buffet bedienen und darauf achten, dass glutenfreie Nahrungsmittel getrennt von den anderen Speisen (möglichst an einem separaten Tisch) angeboten werden
- Günstig ist die weitere Betreuung der Patientin bzw. von Eltern und Kind auch nach der Entlassung durch eine Ernährungsberaterin.

24.6.4 Chronisch-entzündliche Darmerkrankungen

DEFINITION

Chronisch-entzündliche Darmerkrankungen *(CED):* Zusammenfassende Bezeichnung für den **Morbus Crohn** und die **Colitis ulcerosa.** Oft schubweiser Verlauf, Leitsymptome Bauchschmerzen, Durchfälle (teils blutig) und beeinträchtigtes Allgemeinbefinden. Manifestationen außerhalb des Magen-Darm-Trakts möglich. Erstmanifestation meist zwischen 15 und 35 Jahren.

Die Krankheitsentstehung ist multifaktoriell und im Detail unklar. Die **chronisch-entzündlichen Darmerkrankungen** werden heute nicht mehr als „klassische" Autoimmunerkrankungen gesehen. Vielmehr sind eine gestörte Barrierefunktion der Darmwand und Veränderungen der Darmbakterien (des Darmmikrobioms) ins Zentrum gerückt. Wahrscheinlich wandern Darmbakterien in die Darmwand ein, aktivieren bei vorhandener genetischer Veranlagung Lymphozyten und andere Abwehrzellen, und die Darmwand entzündet sich.

Morbus Crohn

DEFINITION

Morbus Crohn *(Ileitis terminalis, Enteritis regionalis):* Chronisch-entzündliche Darmerkrankung unklarer Ursache, die im ganzen Gastrointestinaltrakt auftreten kann, am häufigsten aber im terminalen Ileum und Kolon. Die Entzündung umfasst alle Schichten der Darmwand (→ Abb. 24.26) und kann zu Abszessen, Fisteln und Stenosen führen. Hohe Rezidivneigung, jedoch mit zunehmendem Alter eher Abnahme der Krankheitsaktivität. Lebenserwartung (fast) normal.

Symptome und Untersuchungsbefund

Der **Morbus Crohn** verläuft typischerweise in Schüben. Die Patientinnen haben chronische Durchfälle (3- bis 6-mal täglich), krampfartige Bauchschmerzen (oft im rechten Unterbauch) und im akuten Schub Fieber. Der Gewichtsverlust ist Folge einer verminderten Nahrungsaufnahme (zur Schmerzvermeidung) und einer unzureichenden Nährstoffresorption. Kinder haben oft Wachstumsstörungen.

Extraintestinale Manifestationen, z. B. Gelenkentzündungen oder Hauterscheinungen, sind verhältnismäßig häufig.

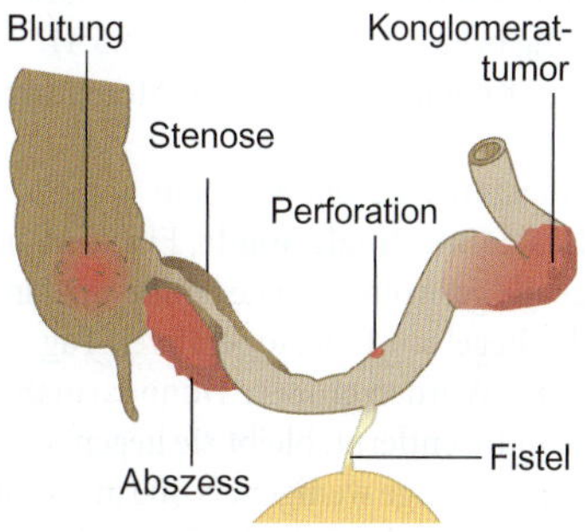

Abb. 24.23 Komplikationen des Morbus Crohn. Konglomerattumor bezeichnet eine durch entzündliche Verklebungen/Verwachsungen entstandene Schwellung. [L138]

Bei der körperlichen Untersuchung lässt sich die Verdickung des Darms evtl. als druckschmerzhafte Resistenz tasten. Bei der Inspektion der Analregion können Fistelausgänge sichtbar sein.

Komplikationen → Abb. 24.23

Diagnostik und Differenzialdiagnose zur Colitis ulcerosa → Tab. 24.6, → Abb. 24.26

Behandlungsstrategie

Konservative Therapie. Der Morbus Crohn wird primär *konservativ* behandelt [9]:

- Im akuten Schub ballaststoffarme/-freie Ernährung, ggf. parenterale Ernährung, bei Kindern und Jugendlichen Behandlung der Wahl!
- Bei einem Schub mit **leichter bis mäßiger Entzündungsaktivität** Budesonid (z. B. Entocort®), ein Glukokortikoid (→ Pharma-Info 26.1), das aufgrund seiner schnellen Verstoffwechselung in der Leber weniger Nebenwirkungen hat als andere. Bei Befall des Rektums und tiefer Dickdarmabschnitte kann Budesonid als Zäpfchen oder (Schaum-)Klysma gegeben werden. Alternativ Versuch mit Mesalazin (5-Aminosalizylsäure, 5-ASA, z. B. Claversal®), das aber nicht zuverlässig wirkt. Bei **hoher Entzündungsaktivität** oder Befall des oberen Magen-Darm-Trakts systemische Glukokortikoide (möglichst nicht bei Kindern und Jugendlichen)
- Bei Fisteln zusätzlich Antibiotika, etwa Metronidazol (z. B. Metronidazol AL®)
- Bei Erfolglosigkeit Biologika, v. a. TNF-α-Blocker (etwa Adalimumab, z. B. Humira®, Infliximab, z. B. Remicade®) oder die monoklonalen Antikörper Ustekinumab (z. B. Stelara®), Vedolizumab (z. B. Entyvio®). Evtl. zusätzlich Azathioprin (z. B. Imurek®)
- Ggf. medikamentöse Rezidivprophylaxe.

Elektrolyt- und Flüssigkeitsverluste werden ausgeglichen, evtl. auch Vitamine, Folsäure, Eisen und Zink zugeführt.

Operative Therapie. Eine Operation kann bei Befall nur der Ileozökalregion und Erfolglosigkeit von Glukokortikoiden (statt Biologika) erwogen werden. Komplikationen wie Stenosen, Perforation, Ileus, Blutungen, Abszesse oder ausgedehnte Fisteln müssen operiert werden. Oft handelt es sich um eine **Ileozökalresektion** (operative Entfernung von terminalem Ileum und Zökum → Abb. 24.24) mit **Ileoaszendostomie.** Prinzipiell wird so sparsam wie möglich reseziert, da eine Heilung nicht erreicht werden kann und bei ausgedehnten Resektionen ein **Kurzdarmsyndrom** durch einen zu kurzen Dünndarm droht. Bei mehreren kurzstreckigen Strikturen z. B. erfolgen deshalb **Strikturoplastiken** (→ Abb. 24.25). Heute kann oft laparoskopisch operiert werden.

Pflege

Hilfe bei der Ausscheidung → 8.1.4

Ein Pflegeschwerpunkt bei Morbus Crohn ist die **psychische Betreuung.** Die Betroffenen benötigen Hilfe bei der Auseinander-

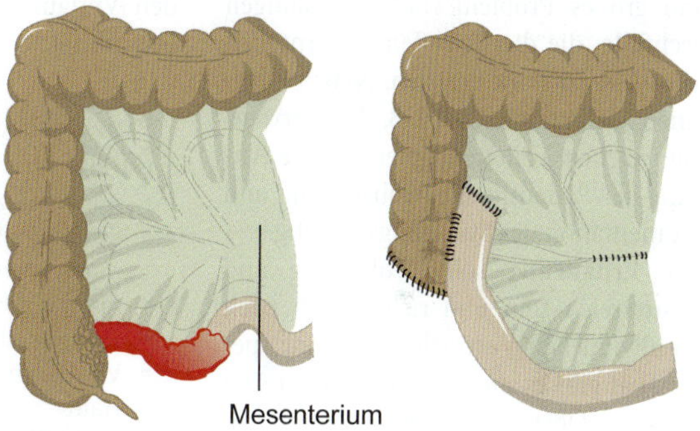

Abb. 24.24 Ileozökalresektion mit anschließender Ileoaszendostomie (Verbindung zwischen Ileumrest und Colon ascendens). Prinzipiell wird so sparsam wie möglich reseziert. [L138]

Tab. 24.6 Vergleichende Übersicht Morbus Crohn – Colitis ulcerosa.

	Morbus Crohn	Colitis ulcerosa
Lokalisation	Abschnittsweiser Befall von terminalem Ileum und Kolon, selten des ganzen Gastrointestinaltrakts	Beginn im Rektum, kontinuierliche Ausbreitung nach proximal, äußerst selten bis ins terminale Ileum
Symptome	Drei bis sechs Durchfälle pro Tag, selten blutig. Darmkrämpfe, Schleimabgang. Appendizitisähnliche Symptome. Schubweiser Verlauf ohne richtige Ausheilung	Bis zu 30 blutig-schleimige Durchfälle pro Tag. Darmkrämpfe, Bauchschmerzen, Temperaturerhöhung. Meist chronisch-rezidivierender Verlauf
Diagnostik	• Anamnese, körperliche Untersuchung (Stuhlfrequenz? Blutige Stühle? Fisteln/Abszesse?) • Blut: Blutbild (Anämie?), Entzündungsparameter (BSG, CRP, Leukozyten), Leber-, Nierenwerte, Beurteilung des Eisenhaushalts • Stuhluntersuchungen (u. a. Calprotectin, Infektionsausschluss) • Zur Diagnosesicherung immer Ileokoloskopie mit Biopsien Zur Suche nach weiteren Herden/Verlaufskontrollen v. a. Sonografie, Ösophagogastroduodenoskopie, MRT, MR-Enterografie, Kapselendoskopie	
Komplikationen	Stenosen, Fisteln, Abszesse, Malabsorptionssyndrom, selten Perforation. Erhöhtes Kolonkarzinomrisiko	Ulzerationen mit Blutungen, Abszesse, toxisches Megakolon mit septischem Krankheitsbild, stark erhöhtes Kolonkarzinomrisiko
Therapie	Arzneimittel siehe Text. Ggf. Ernährungstherapie im Schub (v. a. bei Kindern und Jugendlichen bei M. Crohn). Milchfreie Kost bei Patientinnen mit Laktoseunverträglichkeit	
	Bei Komplikationen früher oder später fast immer chirurgisch (Resektionen so sparsam wie möglich). Hohe Rezidivrate	Bei Komplikationen oder Versagen der konservativen Therapie chirurgisch: Proktokolektomie, möglichst kontinenzerhaltend mit ileoanalem Pouch (→ Abb. 24.27)

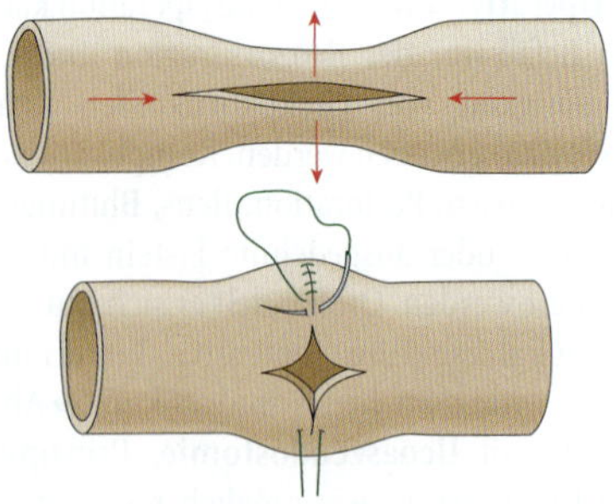

Abb. 24.25 Strikturoplastik: Erweiterung der Striktur durch Längseröffnung und Quervernähung. [L190]

setzung mit der chronischen Erkrankung und dem ungewissen Krankheitsverlauf. Da die meisten noch recht jung sind, kommen erschwerend Probleme am Arbeitsplatz und in der Partnerschaft hinzu. Hier hilft oft schon aktives Zuhören, bei Arbeitsplatzproblemen kann der Sozialdienst eingeschaltet werden. Hilfreich ist auch der Kontakt zu Selbsthilfegruppen. Reha-Maßnahmen werden schon in der Klinik eingeleitet.

Ein großes Problem sind die häufigen **Durchfälle,** die die Betroffenen körperlich und psychisch stark belasten. Neben allgemeinen Maßnahmen wie z. B. der Verwendung weichen Toilettenpapiers ist die Anleitung der Patientin zur Beobachtung und Dokumentation des Stuhlgangs wichtig.

Die **Ernährung** sollte vollwertig und nährstoffreich sein und richtet sich nach der individuellen Verträglichkeit; eine spezielle Diät gibt es nicht. Günstig wirkt sich ein hoher Obst- und Gemüseanteil [9], möglicherweise auch der Zusatz von Omega-3-Fettsäuren aus. Meist werden mehrere kleine Mahlzeiten besser vertragen. Im **entzündlichen Schub** wird der Darm durch parenterale oder enterale Ernährung entlastet (ballaststofffreie Trink- oder Sondennahrung). Bei schweren Entzündungen werden niedermolekulare Lösungen (mit vorgespaltenen Nährstoffen) verabreicht. Anschließend erfolgt ein langsamer Kostaufbau. Begonnen wird mit Tee, Brühe (kein Kaffee, keine Fruchtsäfte), Reis- und Haferschleim sowie Zwieback. Bei guter Verträglichkeit kommen Weißbrot, Kompotte, Teigwaren, Kartoffeln, Fleisch und leicht verdauliche Gemüse (alle fettarm zubereitet) hinzu.

Die Pflegenden beachten:

- Bei der häufigen Laktoseunverträglichkeit wird milchfreie Kost gegeben
- Bei Stenosen ist eine ballaststoffarme Kost angezeigt
- Bei Fettstühlen wird eine MCT-reiche Kost verabreicht (MCT = mittelkettige Triglyzeride → 25.1.2)
- Bei Einnahme von Kortisonpräparaten ist eine kalziumreiche Kost wichtig (Kortison steigert den Kalziumbedarf und erhöht das Osteoporoserisiko). Werden kalziumreiche Milchprodukte schlecht vertragen, wird Kalzium medikamentös ersetzt
- Dabei muss die Kost den Flüssigkeits-, Kalorien- und Nährstoffbedarf der Patientin decken (→ 7.1, der Eiweißbedarf ist im Schub erhöht)
- Um Mangelzuständen durch eine gestörte Resorption vorzubeugen, ist die Einnahme eines Multivitamin-Mineralstoff-Präparats empfehlenswert.

Bei **Schmerzen** wirken oft eine Knierolle zur Bauchdeckenentlastung, feuchtwarme Wickel und rhythmische Einreibungen mit Ölen (beispielsweise Kümmel-Anis-Öl) schmerzlindernd.

Die Patientenberatung umfasst neben der Beratung zur Ernährung auch die Beratung zur Tabakentwöhnung, da Rauchen den Verlauf eines Morbus Crohn negativ beeinflusst.

Patientenbeobachtung und Dokumentation

- Allgemeinzustand, Entwicklung
- Ernährungszustand (Mangelerscheinungen wie z. B. Anämie bei Eisenmangel, Ödeme bei Eiweißmangel)
- Flüssigkeitshaushalt
- Vitalzeichen, Gewicht, Schmerzen, Haut
- Stuhl (Häufigkeit, Menge, Konsistenz, Beimengungen, Geruch)
- Analregion (Abszesse, Fisteln)
- Überwachung der parenteralen, später der Verträglichkeit der enteralen Ernährung
- Arzneimittel(neben)wirkungen.

Perioperative Pflege bei Ileozökalresektion

Allgemeine perioperative Pflege → Kap. 44

Besonderheiten der präoperativen Pflege:

- **Ernährung.** Bei Elementardiät oder parenteraler Ernährung ist keine besondere Vorbereitung nötig. Ansonsten wird am Vortag der Operation ab mittags flüssige Kost gegeben
- **Darmreinigung.** Vor einer Ileozökalresektion wird ein Reinigungseinlauf durchgeführt, vor isolierten Dünndarmeingriffen ist keine besondere Darmreinigung erforderlich
- **Haarkürzung** (entspricht der Haarkürzung bei Magenresektion → 24.5.4)
- Ggf. Kontaktaufnahme zur Stomatherapeutin.

Postoperative Besonderheiten:

- **Gastrointestinale Sonde.** Eine evtl. liegende gastrointestinale Sonde wird in der Regel am 1. postoperativen Tag entfernt. Wurden größere Dünndarmabschnitte entfernt, bleibt sie liegen, bis die Fördermenge weniger als 300 ml beträgt, die Peristaltik wieder in Gang gekommen ist und die Patientin das Abklemmen ohne Übelkeit/Erbrechen toleriert
- **Kostaufbau.** Nahrungs- und Flüssigkeitskarenz sind abhängig von der Operationsart (laparoskopisch/mit Laparotomie). Der Kostaufbau erfolgt nach Arztanordnung anfangs mit Tee, später mit flüssiger Nahrung. Bei vorhandener Darmtätigkeit wird die Kost weiter aufgebaut
- **Ausscheidung.** Entleert sich der Darm nicht spontan, erhält die Patientin nach Arztanordnung ein Klysma. Pflegefachpersonen achten auf Darmgeräusche und beobachten das Abdomen. Nach Eingriffen im Bereich des Kolons ist meist ein suprapubischer Blasenkatheter für einige Tage notwendig (→ 33.1.4)
- **Wunde, Drainagen.** Drainagen (ggf. Redon- bzw. Zieldrainage) werden nach Arztanordnung entfernt, sofern keine Zeichen einer Anastomoseninsuffizienz vorliegen. Dünndarmanastomosen sind etwa am 5. postoperativen Tag verheilt.

Nach ausgedehnten Dünndarmresektionen kann sich ein **Kurzdarmsyndrom** entwickeln, da die Resorptionsfläche verringert ist: Es kommt zur Gallensäurenmalabsorption und später zu Fettresorptionsstörungen, Vitaminmangelerscheinungen (→ 26.7.2) und Störungen im Mineralstoffhaushalt. Die Patientin hat Fettstühle, eine Anämie, evtl. Gallen- und/oder Nierensteine und verliert Gewicht. Daher wird sie bereits im Krankenhaus über die geeignete **Diät** informiert:

- Günstig sind 6–8 kleine Mahlzeiten täglich, die nicht zu viel Milch(-produkte) enthalten, da diese Durchfälle provozieren. Fett ist im Rahmen des Verträglichen erlaubt
- Nach der Resektion distaler Dünndarmabschnitte ist die Gefahr von Nierensteinen erhöht. Deshalb sollten Betroffene oxalsäurereiche Lebensmittel, v. a. Rhabarber, Spinat, Bohnen und Erdbeeren, nur in kleinen Portionen essen oder ganz darauf verzichten

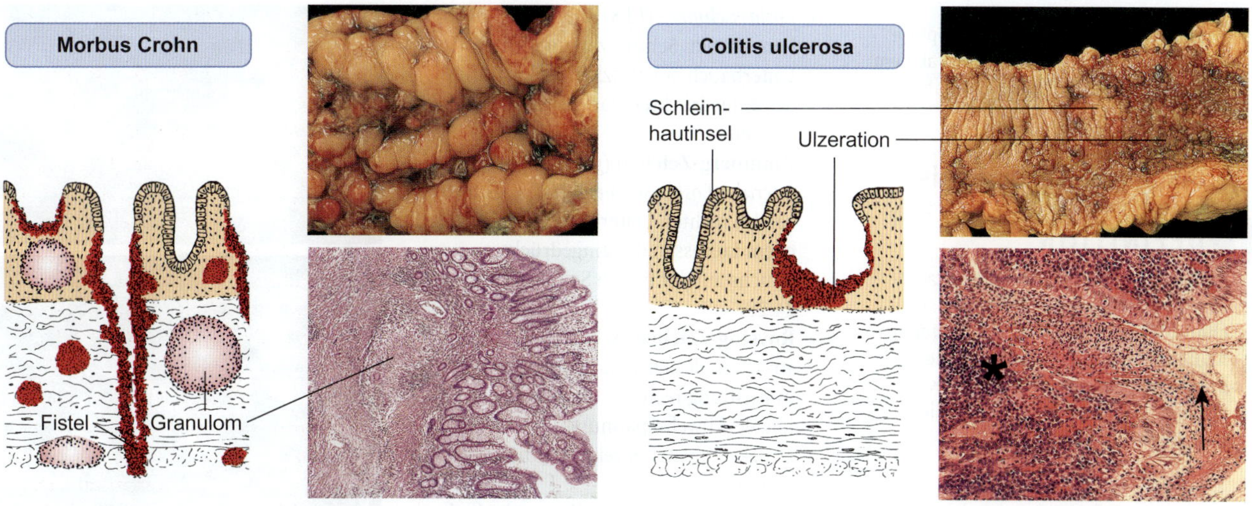

Abb. 24.26 Morbus Crohn und Colitis ulcerosa im Vergleich. Makroskopisch zeigt die Schleimhaut beim Morbus Crohn ein sog. Kopfsteinpflasterrelief, bei der Colitis ulcerosa Ulzera mit an Polypen erinnernder (pseudopolypöser) Schleimhaut dazwischen. Mikroskopisch typisch sind Granulome beim Morbus Crohn und Erosionen/Ulzera bei der Colitis ulcerosa (bei → Erosion, bei * entzündliches Infiltrat). [L190, R285]

- Wegen der gestörten Resorption lebenswichtiger Vitamine und Mineralstoffe müssen Vitamin B_{12}, A, D und K, Folsäure, Zink und möglicherweise Eisen und Kalzium substituiert werden, je nach Einzelfall oral oder parenteral.

Colitis ulcerosa

DEFINITION

Colitis ulcerosa: Chronische Dickdarmentzündung, fast immer im Rektum beginnend und in Richtung Dünndarm fortschreitend. In 30 % Befall des gesamten Dickdarms. Die Entzündung ist auf Schleimhaut und Submukosa begrenzt (→ Abb. 24.26), wo sie zu Ulzerationen und Kryptenabszessen führt. Nach langjähriger Erkrankung hohes Entartungsrisiko.

Symptome und Untersuchungsbefund

Die blutig-schleimigen Durchfälle treten bis zu 30-mal täglich auf und sind von krampfartigen Schmerzen *(Tenesmen)* begleitet. Bei schwerer Entzündung kommen Fieber, Appetitlosigkeit, Übelkeit und Gewichtsabnahme hinzu.

Diagnostik und Differenzialdiagnose zum Morbus Crohn → Tab. 24.6, → Abb. 24.26

Komplikationen

Gefährlichste Akutkomplikation ist das **toxische Megakolon,** eine massive Erweiterung des Darmlumens. Symptome sind Erbrechen, hohes Fieber, ein aufgetriebenes, gespanntes Abdomen und Schockzeichen. Bessert sich das Bild nicht rasch auf einen medikamentösen Therapieversuch, muss eine Kolektomie erfolgen.

Mit zunehmender Krankheitsdauer und Ausdehnung steigt das Risiko eines kolorektalen Karzinoms erheblich.

Behandlungsstrategie

Konservative Therapie. Die medikamentöse Therapie ähnelt der des Morbus Crohn, Erstwahlmedikament zum Remissionserhalt ist jedoch Mesalazin, welches auch das Karzinomrisiko senkt. Alternativen sind bestimmte E.-coli-Präparate, Biologika und Immunsuppressiva [10]. Ernährungstherapie beeinflusst die Krankheitsaktivität wenig oder nicht, ist aber ggf. zur Deckung des Nährstoffbedarfs nötig.

Operative Therapie. Bei Versagen der konservativen Therapie, Komplikationen sowie Dysplasien (Epithelveränderungen als Karzinomvorstufen) ist eine **Proktokolektomie** angezeigt: Der gesamte Dickdarm einschließlich des Rektums wird entfernt. Zum Kontinenzerhalt werden der Schließapparat des Rektums und die sensible Darmschleimhaut erhalten *(Rektokolektomie mit submuköser Proktektomie).* In der Regel wird der ileoanalen Anastomose ein Dünndarmreservoir *(ileoanaler Pouch)* vorgeschaltet, das die Funktion der Rektumampulle übernimmt (→ Abb. 24.27). Evtl. muss ein temporäres Ileostoma gelegt werden (→ 8.2.7).

Pflege bei konservativer Therapie → Morbus Crohn

Pflege bei Kolonresektion → 24.6.10

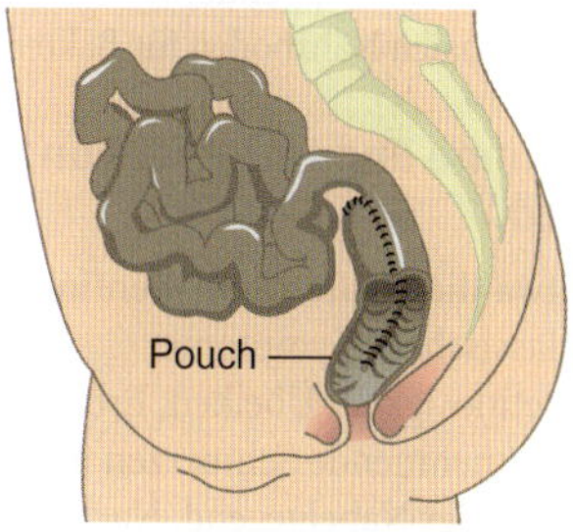

Abb. 24.27 Proktokolektomie mit submuköser Proktektomie und ileoanalem Pouch bei Colitis ulcerosa. [L138]

Prävention und Gesundheitsberatung

Beratungsschwerpunkte bei Morbus Crohn und Colitis ulcerosa sind:

- Eine der Krankheitsaktivität angepasste Ernährung, ggf. gezielte Substitution fehlender Nährstoffe, Vitamine und Mineralien
- Umgang mit Medikamenten und deren Nebenwirkungen (v. a. von Glukokortikoiden → Pharma-Info 26.1, Immunsuppressiva → Pharma-Info 31.2, Biologika → Pharma-Info 28.2)
- Bei Anlage eines Stomas Beratung zur Stomaversorgung (→ 8.2.7)
- Bei psychischer Belastung Erlernen von Entspannungstechniken, ggf. Unterstützung durch den Psychologen
- Kontakt zu Selbsthilfegruppen, Vermittlung von Informationen
- Notwendigkeit regelmäßiger ärztlicher Kontrollen. Karzinomrisiko insbesondere nach langjähriger Colitits ulcerosa

stark erhöht (jährliche Koloskopie je nach befallenen Darmanteilen ab dem 8., spätestens 15. Krankheitsjahr).

24.6.5 Akute Appendizitis

DEFINITION

Akute Appendizitis (*Wurmfortsatzentzündung,* umgangssprachlich fälschlicherweise auch *Blinddarmentzündung*): Akute (bakterielle) Entzündung der Appendix vermiformis. Betrifft v. a. Kinder ab dem Grundschulalter, Jugendliche und jüngere Erwachsene.

Krankheitsentstehung

Ursache der **akuten Appendizitis** ist meist ein Verschluss des Appendixlumens, z. B. durch Kotsteine. Das gestaute Sekret schädigt durch Druck die Appendixwand und bildet einen optimalen Nährboden für Bakterien.

Symptome und Untersuchungsbefund

Nur etwa die Hälfte der Patientinnen zeigt die „klassischen" Symptome:

- Appetitlosigkeit, Übelkeit, Erbrechen
- Erst zunehmende Schmerzen in Oberbauch oder Nabelgegend. Nach einigen Stunden Schmerzverlagerung in rechten Unterbauch. Dauerschmerz mit Verstärkung beim Gehen und Schmerzlinderung bei Beugen des rechten Beins
- Mäßiges Fieber.

Die häufigsten Befunde bei der Untersuchung des Abdomens sind:

- Lokaler Druck- und Klopfschmerz im rechten Unterbauch am **McBurney**- und **Lanz-Punkt** (→ Abb. 24.28)
- *Loslassschmerz (LLS)* am McBurney- und Lanz-Punkt. Schmerzen im rechten Unterbauch bei plötzlichem Loslassen des eingedrückten Bauchs auf der rechten Seite
- **Blumberg-Zeichen** *(gekreuzter, kontralateraler Loslassschmerz, KLLS).* Schmerzen im rechten Unterbauch bei plötzlichem Loslassen des eingedrückten Bauchs auf der linken Seite (→ Abb. 24.28)
- **Rovsing-Zeichen.** Schmerzen beim Ausstreichen des Dickdarms von der Mitte in Richtung rechter Unterbauch
- Lokale Abwehrspannung
- Druckschmerz bei rektaler Untersuchung.

Die Differenz zwischen axillar und rektal ermitteltem Wert bei der Temperaturmessung ist häufig größer als gewöhnlich, Verlass ist jedoch hierauf nicht.

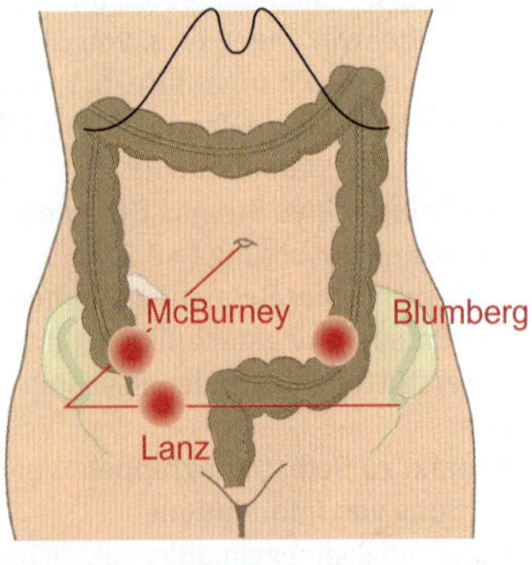

Abb. 24.28 Die drei nach den Ärzten McBurney, Lanz und Blumberg benannten Druckpunkte bei der Appendizitis. [L138]

Komplikationen

Hauptkomplikation der Appendizitis ist die **Perforation.** Bei der **offenen Perforation** fließt eitriges Sekret in die freie Bauchhöhle und führt zu einer lebensbedrohlichen *generalisierten Peritonitis* (→ 24.8.1). Von einer **gedeckten Perforation** spricht man, wenn z. B. das große Netz die Perforation abdeckt. Folge ist eine *lokale Peritonitis* mit Eiteransammlung im rechten Unterbauch **(perityphlitischer Abszess).**

Diagnostik und Differenzialdiagnose

Die Verdachtsdiagnose wird klinisch gestellt. Eine frühzeitige Diagnose kann schwierig sein, da Lageanomalien der Appendix die verschiedensten Schmerzlokalisationen hervorrufen und die Symptomatik je nach Alter variiert:

- Bei kleinen Kindern kann sich die Appendizitis in einem geblähten Abdomen äußern, fast immer mit Fieber und Appetitlosigkeit
- Alte Menschen haben oft nur geringe Beschwerden, weil die Reaktionen des Organismus auf die Entzündung abgeschwächt sind *(Altersappendizitis)*
- In der Schwangerschaft steigt die Appendix mit zunehmendem Uteruswachstum nach oben *(Schwangerschaftsappendizitis).*

Auch die Entzündung eines **Meckel-Divertikels,** eines Rests des embryonalen Dottergangs im Ileum, kann zu appendizitisähnlichen Beschwerden führen. Weitere Komplikation des Meckel-Divertikels ist eine (schmerzlose) untere gastrointestinale Blutung.

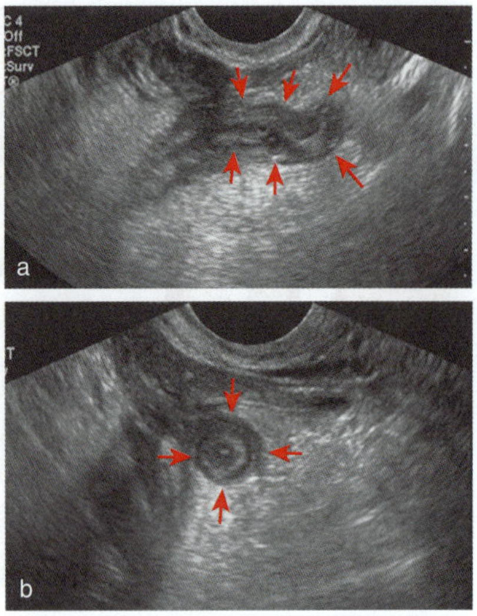

Abb. 24.29 Sonografie bei akuter Appendizitis mit Vergrößerung und Wandverdickung der Appendix (Pfeile). [G1135]

Im Blut zeigt sich häufig eine Leukozytose und CRP-Erhöhung. Die Sonografie stellt oft die veränderte Appendix dar (→ Abb. 24.29) und schließt andere Ursachen aus.

Behandlungsstrategie

Standard ist die frühzeitige **Appendektomie** (Entfernung des Wurmfortsatzes), heute überwiegend laparoskopisch, sonst offen über einen kleinen Wechsel- oder Pararektalschnitt im rechten Unterbauch. Eine konservative Behandlung der unkomplizierten Appendizitis mit Antibiotika wird in Studien untersucht [11].

Therapie bei diffuser Peritonitis → 24.8.1

Pflege

Erstmaßnahmen bei Appendizitisverdacht

- Temperaturmessung axillär und rektal
- Nahrungskarenz, Bettruhe
- Kleines Blutbild
- Urinsediment
- Ggf. Richten der Materialien für venösen Zugang, Infusion
- Kühlelement auf rechten Unterbauch (nach Arztrücksprache)
- Nach Rücksprache OP-Vorbereitung.

Perioperative Pflege

Allgemeine prä- und postoperative Pflege → 44.2, → 44.3, → 44.5

Die Operationsvorbereitung entspricht den allgemein üblichen Regeln, wobei auf das Abführen wegen des Zeitdrucks oft verzichtet werden muss. Die Haarkürzung erfolgt von einer Handbreit oberhalb des Nabels bis zu den Leisten einschließlich Schambehaarung (meist im OP).

Schwerpunkte der postoperativen Pflege sind:

- **Vitalzeichenkontrolle.** Besondere Bedeutung hat die Temperaturkontrolle (Fieber als Zeichen von Komplikationen, z. B. Abszessbildung)
- **Mobilisation,** beginnend am Abend des OP-Tags (→9.6)
- **Ernährung.** Bei nicht perforierter Appendizitis darf die Patientin nach laparoskopischer Appendektomie am OP-Tag trinken und ab dem 1. postoperativen Tag leichte Kost essen. Nach konventioneller Operation darf sie am 1. postoperativen Tag trinken und am 2. leichte Kost essen (Voraussetzung: rege Darmperistaltik). War die Appendix perforiert, wird die Patientin für 2–3 Tage parenteral ernährt, bevor die Kost entsprechend der Arztanordnung aufgebaut wird
- **Gastrointestinale Sonde.** Eine gastrointestinale Sonde ist nur bei perforierter Appendizitis oder präoperativ nicht nüchterner Patientin erforderlich und wird in der Regel am 1. postoperativen Tag entfernt
- **Wunde, Zieldrainage.** Eventuelle Zieldrainagen werden entfernt, wenn sich kein eitriges Sekret mehr entleert (meist nach 4–6 Tagen). Hautnähte mit nichtresorbierbarem Nahtmaterial werden in der Regel vom Hausarzt zwischen dem 8. und 10. postoperativen Tag gezogen (nach Arztanordnung).

Um die Narbe nicht zu belasten, sollte die Patientin bis ca. zwei Wochen nach der Entlassung nicht schwer heben (höchstens ca. 5 kg). Sport ist etwa zwei Wochen nach einer laparoskopischen und vier Wochen nach einer konventionellen Appendektomie erlaubt (auch sportartabhängig).

SPICKZETTEL

Appendizitis

Definition: (Akute) Wurmfortsatzentzündung.
Ursache/Risikofaktoren: Bakterielle Entzündung des Wurmfortsatzes.
Symptome: Appetitlosigkeit, Übelkeit, Erbrechen, Bauchschmerzen, zuerst im Ober-, später im rechten Unterbauch.
Diagnostik: Sonografie, Blutuntersuchung.
Therapie/Pflege: (Laparoskopische) Appendektomie (Entfernung des Wurmfortsatzes).

24.6.6 Morbus Hirschsprung

DEFINITION

Morbus Hirschsprung (*Megacolon congenitum*, Megakolon = Riesendarm): Angeborene Enge im Bereich des Dickdarms mit Erweiterung des proximal der Engstelle gelegenen Darmabschnitts.

Krankheitsentstehung

Beim **Morbus Hirschsprung** sind bestimmte Nervenzellen der Darmwand (meist im Enddarmbereich) nicht angelegt.

Dadurch kann der betroffene Darmabschnitt nicht erschlaffen, ist also ständig eng. In der Folge staut sich der Stuhl vor der Engstelle auf, sodass sich die Darmabschnitte proximal des *aganglionären Segments* (aganglionär = ohne Nervenzellen) enorm erweitern.

Symptome, Befund und Diagnostik

Die erkrankten Kinder fallen meist durch fehlenden Mekoniumabgang in den ersten 48 Lebensstunden oder hartnäckige, bereits im Säuglingsalter beginnende Obstipation auf. Das Abdomen ist oft aufgetrieben. Evtl. treten Erbrechen und eine Gedeihstörung (→18.2.4) hinzu.

Gesichert wird die Diagnose durch histologische Untersuchung einer Darmschleimhautbiopsie, die das Fehlen der Nervenzellen zeigt.

Behandlungsstrategie

Die Behandlung besteht in der operativen Entfernung des verengten Darmabschnitts.

24.6.7 Dickdarmdivertikulose und Divertikelkrankheit

DEFINITION

Dickdarmdivertikulose: Ganz überwiegend erworbene, falsche Divertikel (→24.4.4, →Abb. 24.30) im Dickdarm, v. a. in Colon descendens und Sigma. Häufigste Divertikel des Verdauungstrakts. Vor allem bei älteren Menschen (über 50 % der über 70-Jährigen).

Divertikelkrankheit: Divertikulose mit Beschwerden, Entzündung und/oder Komplikationen [12].

Divertikulitis: Entzündung von Divertikeln.

Krankheitsentstehung

Die Entstehung von **Dickdarmdivertikeln** ist multifaktoriell (Veränderungen von Darminnervation, -bindegewebe, -muskulatur). Ein wichtiger Risikofaktor ist das Alter. Ballaststoffarme Ernährung, Bewegungsmangel und Übergewicht erhöhen das Risiko einer Divertikelkrankheit.

Ursache einer **Divertikulitis** sind der in der Aussackung gestaute Darminhalt, der die Divertikelwand reizt und schließlich zur Entzündung führt, sowie eine divertikelbedingte Durchblutungsstörung der Schleimhaut [12].

Symptome und Untersuchungsbefund

Die **Divertikulose** bleibt in ca. 80 % symptomlos. Hauptsymptome von **Divertikelkrankheit** und **Divertikulitis** sind Schmerzen (oft im linken Unterbauch), Stuhlunre-

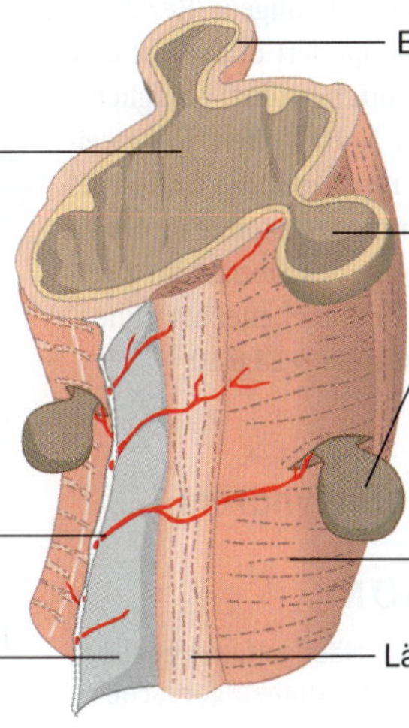

Abb. 24.30 Echte und falsche Kolondivertikel. Bei den seltenen angeborenen, echten Divertikeln stülpt sich die gesamte Darmwand aus. Sehr viel häufiger sind die erworbenen, falschen Divertikel, bei denen sich nur Mukosa und Submukosa ausstülpen. Besondere Schwäche zeigt die Darmwand an den Eintrittsstellen von Blutgefäßen. [L138]

gelmäßigkeiten (Verstopfungen, Durchfälle) und Meteorismus. Die Symptome ähneln denen einer akuten Appendizitis, sind jedoch meist *links* lokalisiert („Linksappendizitis"). Blut- und Schleimbeimengungen im Stuhl sowie Fieber sind möglich. Bei der Untersuchung lässt sich evtl. eine walzenförmige Resistenz im linken Unterbauch tasten.

Komplikationen

Hauptkomplikationen sind:

- Gedeckte oder offene Perforation, u. U. mit Peritonitis
- Abszess-, Fistelbildung
- Divertikelblutung
- (Narbige) Darmstenosen, die zum mechanischen Ileus (→ 24.6.4) führen können.

Diagnostik

Die Divertikulose wird oft als Nebenbefund bei einer Koloskopie aus anderem Grund festgestellt. Bei akuter Divertikulitis stehen wegen der erhöhten Perforationsgefahr Sonografie und CT im Vordergrund. Die Blutuntersuchung zeigt bei einer Divertikulitis oft die typischen Entzündungszeichen.

Behandlungsstrategie und Pflege

Die asymptomatische Dickdarmdivertikulose ist nicht behandlungsbedürftig. Die Behandlung der akuten unkomplizierten Divertikulitis ist ambulant und konservativ möglich, bei erhöhtem Risiko auch mit Antibiotika. Bei akuter komplizierter Divertikulitis (z. B. ausgeprägte Entzündung) wird die Patientin stationär aufgenommen und erhält Antibiotika. Die Ernährung erfolgt je nach Zustand enteral oder parenteral [12]. Peristaltikanregende Laxanzien und Einläufe sind wegen der Perforationsgefahr verboten.

Bei Versagen der konservativen Therapie, Perforationsverdacht, häufigen Rezidiven oder Stenosen wird operiert und meist eine **Sigmaresektion** durchgeführt, möglichst laparoskopisch, im Notfall offen. Ein zweizeitiges Vorgehen mit Resektion und Anlegen einer (passageren) Kolostomie im ersten und Rückverlagerung des Stomas im zweiten Eingriff erfolgt heute seltener als früher.

Pflege bei Kolonresektion → 24.6.10
Stomapflege → 8.2.7

24.6.8 Reizdarmsyndrom

DEFINITION

Reizdarmsyndrom: Häufige funktionelle Darmstörung ohne fassbare organische Ursache.

Die Ursache des **Reizdarmsyndroms** ist unklar. Diskutiert werden u. a. Veränderungen der Darmbeweglichkeit, -reizwahrnehmung, -immunantwort und -mikroorganismen, eine gestörte Barrierefunktion der Darmschleimhaut, aber auch psychosomatische Faktoren.

Diagnosekriterien sind [13]:

- Länger als drei Monate dauernde Beschwerden (z. B. Bauchschmerzen, Blähungen), die von Patientin *und* Ärztin auf den Darm bezogen werden und in der Regel mit Stuhlgangsveränderungen einhergehen
- Beeinträchtigung der Lebensqualität
- Keine Veränderungen, die eine andere Erkrankung als Ursache wahrscheinlich machen.

Der körperliche Untersuchungsbefund ist unergiebig. In aller Regel sind (einmalig) weitere Untersuchungen zum Ausschluss ernsthafter Erkrankungen nötig.

Faustregel

Je kürzer die Vorgeschichte und je älter die Patientin ist, desto unwahrscheinlicher ist ein Reizdarmsyndrom.

Wesentlich ist die Aufklärung, z. B. dass das Darmkrebsrisiko nicht erhöht ist und die Symptome gebessert werden können. Kostveränderung je nach dominierenden Beschwerden mit Meiden nicht verträglicher Speisen, evtl. **Low-FODMAP-Diät** (arm an ***f****ermentierbaren* ***O****ligo-*, ***D****i-*, ***M****onosacchariden und [****a****nd]* ***P****olyolen*), Minderung individueller Triggerfaktoren (etwa Schlafmangel), körperliche Bewegung und Psychotherapien können helfen. Rifaximin (z. B. Xifaxan®) und Probiotika können zur Verbesserung des Darmmikrobioms, weitere Arzneimittel symptomorientiert gegeben werden [13].

24.6.9 Dickdarmpolypen

DEFINITION

Dickdarmpolyp: Benigner Tumor meist der Darmschleimhaut, überwiegend **Adenome.** Vorkommen bei 10 % der Erwachsenen (20–30 % der über 60-Jährigen), in 50 % der Fälle im Rektum.

Krankheitsentstehung

Bei der Entstehung von **(adenomatösen) Dickdarmpolypen** spielen wohl die gleichen Faktoren eine Rolle wie beim kolorektalen Karzinom (→ 24.6.10). Sonderformen sind **Polyposis-Syndrome** wie die autosomal-dominant vererbte **familiäre adenomatöse Polyposis** *(FAP, Adenomatosis coli)* mit > 100 Polypen.

Symptome, Befund und Diagnostik

Meist führen die Adenome nicht zu Beschwerden und werden bei einer Dickdarmuntersuchung aus anderem Grund diagnostiziert. Mitunter können kleinere Mengen Blut (Nachweis okkulten Bluts im Stuhl) abgesetzt werden. Einige Adenome können große Mengen Schleim sezernieren, bei großen Polypen sind Bauchschmerzen, Invagination oder Ileus möglich.

Die Diagnose wird durch Koloskopie mit Biopsie gesichert.

Behandlungsstrategie und Pflege

Wegen des Entartungsrisikos wird jeder Polyp endoskopisch abgetragen **(Polypektomie)** und histologisch beurteilt. Möglichkeiten sind die Entfernung mittels Schlinge (→ Abb. 24.31), Biopsiezange, endoskopische Mukosaresektion (EMR), endoskopische Submukosadissektion (ESD) und **endoskopische Vollwandresektion** *(FTR = Full thickness resection)*. Bei größeren Adenomen und Passagestörungen kann eine Dickdarmteilresektion erforderlich sein. Nachuntersuchungen sollten regelmäßig erfolgen, wobei der zeitliche Abstand von Zahl, Größe und Art der Polypen abhängt.

Bei einer familiären adenomatösen Polypose ist immer eine Proktokolektomie (bevorzugt mit Pouch → Abb. 24.27, mit Stoma → Abb. 24.32) angezeigt, da Betroffene früher oder später ein Karzinom entwickeln.

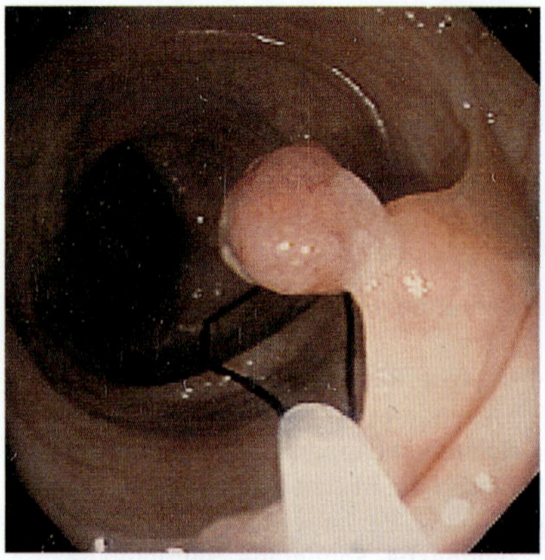

Abb. 24.31 Endoskopische Polypektomie mit Diathermieschlinge. Die Schlinge wird um den Polypen gelegt, zugezogen und Strom appliziert. Dadurch erhitzt sich der Schlingendraht, durchtrennt den Polypenstiel und wirkt gleichzeitig blutstillend. [R229]

Ihren Familienmitgliedern wird eine genetische Beratung mit Genanalyse angeboten.
Pflege bei Koloskopie → 24.3.3
Pflege bei Kolonresektion → 24.6.10

24.6.10 Kolorektales Karzinom

DEFINITION

Kolorektales Karzinom (*Dick-* bzw. *Mastdarmkarzinom, Kolon-Rektum-Karzinom*): In Deutschland bei Frauen zweit-, bei Männern dritthäufigster bösartiger Tumor (Lebenszeitrisiko ca. 5,9 %). Etwa ⅔ Dickdarm-, ⅓ Mastdarmkarzinome. Histologisch meist Adenokarzinom. Männer etwas häufiger betroffen als Frauen, über die Hälfte der Betroffenen erkranken nach dem 70. Lebensjahr. 10-Jahres-Überlebensrate knapp 60 % [2].

Krankheitsentstehung

Nach heutigem Wissen spielen Umweltfaktoren und hier insbesondere die Ernährung eine bedeutende Rolle bei der Entstehung des **kolorektalen Karzinoms,** v.a. eine Kost mit wenig Ballaststoffen und viel Fleisch (v.a. verarbeitetes rotes Fleisch/Wurst). Eine familiäre Häufung weist auf genetische Einflüsse hin. Als **Präkanzerosen** (Karzinomvorstufen) gelten Polypen **(Adenom-Karzinom-Sequenz)** – v.a. die familiäre adenomatöse Polyposis (→ 24.6.9) und das **hereditäre nichtpolypöse Kolonkarzinom-Syndrom** *(Lynch-Syndrom)* – sowie die Colitis ulcerosa (→ 24.6.4). Rektum und Sigma sind häufiger betroffen als Colon ascendens und transversum.

Symptome und Untersuchungsbefund

Typische Frühsymptome gibt es nicht. Jeder Wechsel von Stuhlgewohnheiten ohne erklärbare Ursache, z. B. Obstipation und/oder Diarrhö (auch abwechselnd), ist bei Menschen ab dem 40. Lebensjahr verdächtig. Da die Patientinnen diese Symptome aber oft lange nicht beachten, suchen sie erst bei weiteren Beschwerden wie Blut im Stuhl, Gewichtsabnahme, krampfartigen Schmerzen oder (Sub-)Ileus durch die Tumorstenose die Ärztin auf. Durch chronische, oft unbemerkte Blutverluste kann eine Anämie (→ 27.6.1) entstehen.

Diagnostik

Bei Verdacht auf ein kolorektales Karzinom erfolgt eine Koloskopie mit Biopsie. Ist diese nicht möglich, wird eine **CT-** oder **MR-Kolonografie** *(virtuelle Koloskopie)* durchgeführt.

Sonografie des Abdomens, Röntgenaufnahmen des Thorax und oft auch CT/MRT von Thorax und Abdomen dienen dem Staging. Wichtigster Tumormarker für die Verlaufskontrolle ist das CEA (→ 27.4.4). Bei einem Rektumkarzinom erfolgen zusätzlich eine Rektoskopie, eine MRT des kleinen Beckens und eine Endosonografie zur Einschätzung der lokalen Tumorausdehnung [15].

Behandlungsstrategie

Kurative Behandlungsstrategien

Endoskopische Verfahren oder lokale, beim Rektumkarzinom transanale Exzisionen eignen sich nur bei sehr kleinen Tumoren, die außerdem bestimmte Niedrig-Risiko-Merkmale aufweisen. Ansonsten wird der Tumor (offen oder laparoskopisch) onkologisch radikal mit ausreichendem Sicherheitsabstand unter Mitnahme der regionären Lymphknoten entfernt [14].

Welche Darmanteile reseziert werden, hängt von der Lokalisation des Tumors ab (→ Abb. 24.32). Meist kann der Sphinkter und damit die Kontinenz erhalten werden.

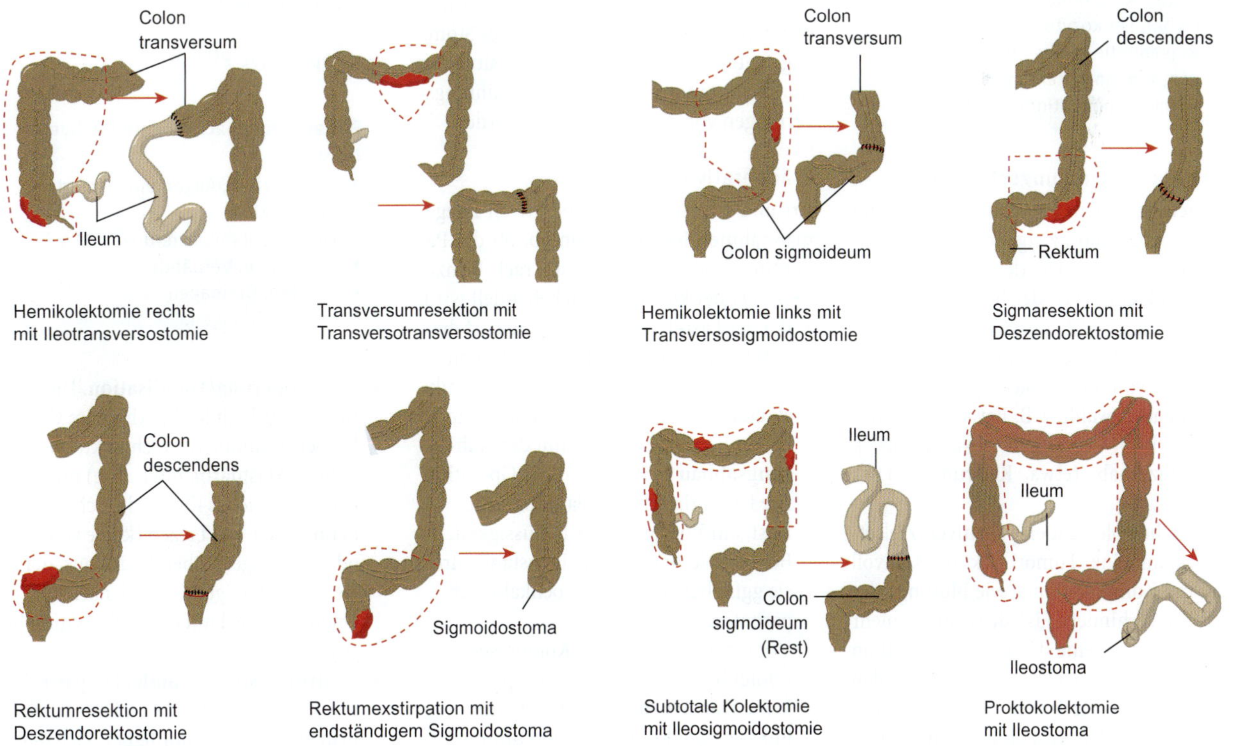

Abb. 24.32 Typische En-bloc-Resektionsverfahren an Kolon und Rektum (Proktokolektomie mit Pouch → Abb. 24.27). Die genauen Resektionsgrenzen sind von der Grunderkrankung und bei malignen Tumoren der Tumorlokalisation abhängig. [L138]

Nur bei tief sitzenden Rektumtumoren muss ein (endgültiges) Sigmoidostoma angelegt werden.

Beim einzeitigen Vorgehen wird unmittelbar nach der Darmresektion die Darmkontinuität wiederhergestellt. Bei Ileus oder Darmperforation wird zunächst der tumorbefallene Darmabschnitt reseziert, der Darm anastomosiert und proximal der Anastomose zur Entlastung ein doppelläufiges Enterostoma angelegt. Später wird das Enterostoma zurückverlagert.

Beim Rektumkarzinom erfolgt häufig eine präoperative (neoadjuvante) Radiochemotherapie. Stadienabhängig wird als adjuvante Therapie beim Kolonkarzinom eine Chemotherapie empfohlen mit 5-Fluorouracil, Capecitabin und Oxaliplatin als wichtigsten Zytostatika. Auch beim Rektumkarzinom kann eine adjuvante Radiochemo- oder Chemotherapie erfolgen [14], [15].

Einzelne oder wenige Leber- oder Lungenmetastasen sollten operativ entfernt werden. Alternative ist eine Chemotherapie, ggf. gefolgt von einer Operation.

Postoperative Komplikationen

- Blutung
- Verlängerte Darmatonie
- Anastomoseninsuffizienz. Warnzeichen: faulig riechendes, kotiges Drainagesekret, (lokaler) Druckschmerz, Fieber, Leukozytose
- Blasenentleerungs-, Potenzstörungen, v. a. nach Rektumoperationen
- Stomakomplikationen (→ 8.2.7).

Palliative Behandlungsstrategien

Bei metastasiertem kolorektalen Karzinom kann eine Chemo-, zielgerichtete oder Immuntherapie die Überlebenszeit verlängern, ein kleiner Teil der Betroffenen kann danach sogar mit kurativer Zielsetzung operiert werden. Die Substanzen werden abhängig von der Molekularbiologie des Tumors ausgewählt, z. B. Bevacizumab (etwa Avastin®), Cetuximab (etwa Erbitux®), Pembrolizumab (etwa Keytruda®) [14], [15].

Auch bei bleibender palliativer Zielsetzung kann eine Tumorresektion sinnvoll sein, um Komplikationen wie Blutung oder Ileus zu verhindern. Ist diese nicht mehr möglich, kann eine Umgehungsoperation die Darmpassage wiederherstellen und den drohenden mechanischen Ileus verhindern (→ Abb. 24.33). In Ausnahmefällen wird lediglich ein palliatives Enterostoma angelegt. Außerdem können tief sitzende Rektumkarzinome lokal exzidiert oder kryo-

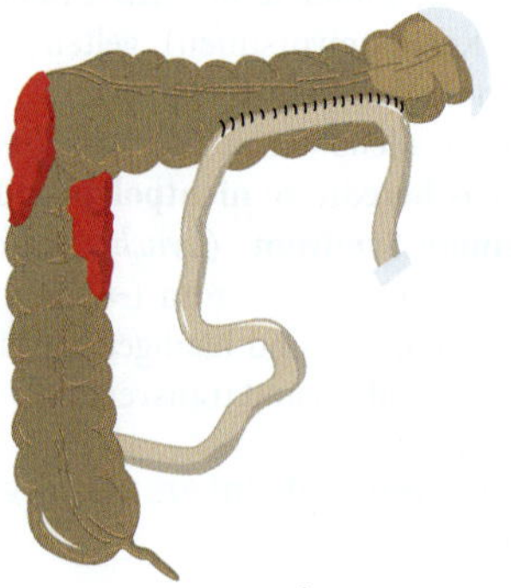

Abb. 24.33 Seit-zu-Seit-Ileotransversostomie zur Umgehung einer tumorbedingten Stenose in der rechten Kolonhälfte. [L138]

oder elektrochirurgisch bzw. mittels Laser abgetragen werden.

Pflege bei Kolonresektion

Allgemeine prä- und postoperative Pflege → 44.2, → 44.3, → 44.5
Pflege von onkologischen Patienten → 27.1
Sterbebegleitung → 20.3
Stomapflege → 8.2.7

Kolonresektionen sind große Operationen, die die Patientinnen physisch und psychisch stark belasten. Oft wissen sie vor der Operation nicht, ob eine kurative oder nur eine palliative Behandlung möglich ist und ob ein permanentes oder temporäres Stoma angelegt wird. In dieser Ausnahmesituation werden Aufmerksamkeit und Einfühlungsvermögen von den Pflegenden gefordert.

Präoperative Pflege

Art und Umfang der präoperativen Pflegemaßnahmen hängen davon ab, ob die Patientin nach dem Fast-Track-Prinzip (→ 44.1) oder konventionell behandelt wird.

- Bei der Fast-Track-Behandlung darf die Patientin bis wenige Stunden vor dem Eingriff klare Flüssigkeit trinken (Klinikstandard beachten). Bei der konventionellen Vorbereitung beginnt der **Nahrungsabbau** 2–5 Tage vor der Operation: Die Patientin erhält ballaststoffarme Kost, am Vortag nur noch Flüssigkeit. Bei reduziertem Allgemeinzustand wird sie ggf. über einen ZVK hochkalorisch parenteral ernährt
- Vor einer rechtsseitigen Kolonresektion erfolgt beim Fast-Track-Konzept meist keine **Darmvorbereitung,** vor einer linksseitigen Kolon- oder Rektumresektion werden 1–2 Einläufe (am OP-Tag und ggf. am Abend zuvor) verabreicht. Eine gründliche Darmreinigung erfolgt nur bei wenigen Operationen (Klinikstandard beachten). Bei konventionellem Vorgehen erfolgt eine gründliche Darmreinigung, meist mittels orthograder Darmspülung (→ 24.1.5) am Vortag. Bei Kontraindikationen, etwa einer hochgradigen Stenose, erfolgt die Darmvorbereitung nach Anordnung der Chirurgin
- Zur Reduzierung des Risikos postoperativer Infektionen (Eröffnung des bakterienhaltigen Kolons) erhält die Patientin Antibiotika *(perioperative Antibiose)*
- Ist schon vor der Operation klar, dass ein Enterostoma gelegt werden muss, wird die Stomatherapeutin informiert. Sie nimmt noch vor der Operation Kontakt zur Patientin auf. Patientin, Ärztin und Stomatherapeutin bestimmen gemeinsam die spätere Lage des Stomas, die anschließend angezeichnet wird. Kann keine Stomatherapeutin hinzugezogen werden, übernehmen Pflegende gemeinsam mit der Ärztin deren Aufgaben (→ 8.2.7)
- Die **Haarkürzung** (Klinikstandard beachten) erfolgt am vorderen Rumpf von den Mamillen bis zu den Leisten einschließlich der Schambehaarung; bei Rektumresektion oder -amputation auch im Anal- und Gesäßbereich (→ Abb. 44.8)
- Einüben der postoperativen (bauchdeckenschonenden) Mobilisation und Atemgymnastik.

Postoperative Pflege

Patientenbeobachtung und Dokumentation

- Vitalzeichen, Allgemeinzustand, Schmerzen
- Flüssigkeitsbilanzierung, ZVD
- OP-Wunde, Verbände
- Sonden, Drainagen
- Ausscheidungen.

- **Positionierung/Mobilisation.** Die Patientin wird mit leicht erhöhtem Oberkörper positioniert. Nach Rektumexstirpation (Mastdarmentfernung) mildert u. U. ein weiches Kissen die Schmerzen beim Sitzen und Liegen (keine Gummi- oder Sitzringe → üben Druck aus, der das Gewebe schädigt). 6–8 Std. nach der Operation wird mit der Mobilisation begonnen
- **Gastrointestinale Sonde.** Die gastrointestinale Sonde wird beim Fast-Track-Prinzip (→ 44.1) unmittelbar nach der Operation entfernt, sonst bei geringer Fördermenge am 1.–2. postoperativen Tag

- **Blasenkatheter** (Pflege → 8.1.5). Während nach Eingriffen im Bereich des Kolons in der Regel nur für 1–2 Tage ein Blasenkatheter notwendig ist, sind Blasenentleerungsstörungen nach Rektumoperationen sehr häufig und dauern länger. Deshalb verbleibt der Blasenkatheter nach Eingriffen am Rektum für ca. 3–6 Tage (nach Rektumexstirpation mindestens 7 Tage). Liegt ein suprapubischer Katheter, beginnt ca. am 5. Tag das Blasentraining (→ 8.1.6)
- **Darmstimulation.** Eine Darmatonie über 2–3 Tage ist normal. Die beginnende Darmtätigkeit zeigt sich durch Darmgeräusche und abgehende Blähungen. Die erste Defäkation erfolgt nach präoperativer orthograder Darmspülung häufig erst nach 6–7 Tagen. Fehlen die Darmgeräusche, ist das Abdomen aufgebläht oder muss die Patientin aufstoßen oder sogar erbrechen, ist die Ärztin zu informieren. Die Darmtätigkeit wird nur auf Arztanordnung stimuliert. Aggressive Abführmittel werden nicht angewendet, da sie die Darmnaht zu sehr belasten würden. Manchmal tut der Patientin feuchte Wärme gut.

VORSICHT! Nach Rektumoperationen sind alle Manipulationen am Enddarm, etwa die rektale Temperaturmessung oder die Anwendung von Suppositorien, Klysmen oder Einläufen, verboten, um die Anastomose nicht zu gefährden.

- **Kostaufbau.** Beim Fast-Track-Konzept darf die Patientin noch am Operationstag trinken, ab dem 1. postoperativen Tag leichte Kost (kohlenhydratreiche Drinks, Joghurt, Brei, Suppe, Zwieback) und nach dem ersten Stuhlgang normale Kost essen. Der Kostaufbau nach einer konventionellen OP beginnt später, bis dahin wird die Patientin parenteral ernährt (auf Soor- und Parotitisprophylaxe achten). Frühestens ab dem 2. postoperativen Tag erhält die Patientin schluckweise Tee, dann wird die Kost je nach Verträglichkeit langsam aufgebaut. Voraussetzung ist immer eine geregelte Darmtätigkeit
- **Wunde, Drainagen.** Verbände werden regelmäßig bzw. nach Bedarf gewechselt, wenn sie durchgeblutet sind. Ist die Wunde trocken, bleibt sie offen. Wurde ein Enterostoma angelegt, wird die Bauchwunde vor dem Enterostoma versorgt. Redon-Saugdrainagen werden am 2.–3., Zieldrainagen am 4.–7., Fäden oder Klammern zwischen dem 7. und 10. postoperativen Tag entfernt. Anastomosen am Dickdarm sind etwa am 7. postoperativen Tag verheilt.

Je nach Größe und Lokalisation des entfernten Darmabschnitts muss die Patientin auf evtl. Veränderungen der Stuhlgewohnheiten vorbereitet werden:

- Eine Hemikolektomie rechts, Transversum- oder Sigmaresektion hat diesbezüglich in aller Regel keine Folgen
- Nach einer linksseitigen Hemikolektomie wird der Stuhl weicher (geringere Flüssigkeitsresorption), die Entleerungsfrequenz steigt auf durchschnittlich 2- bis 3-mal täglich an
- Nach einer Kolektomie wird wässriger, elektrolytreicher, recht aggressiver Stuhl ausgeschieden. Die Patientin wird daher rechtzeitig von einer Diätassistentin über die geeignete Ernährung informiert.

Regelmäßige Kontrollen sind zur Früherkennung von Lokalrezidiven und Metastasen notwendig.

Prävention und Gesundheitsberatung

- Primärprävention: Vermeiden von Übergewicht, „gesunde“, ballaststoffreiche Kost mit reichlich Obst und Gemüse („5 am Tag“) und wenig rotem Fleisch, ausreichend körperliche Aktivität, Nikotinverzicht, wenig Alkohol [15]
- Sekundärprävention: Stuhltest auf okkultes Blut im Stuhl ab dem 50. Lebensjahr (→ 24.3.1). Koloskopie (→ 24.3.3) bei Männern erstmalig ab 50, Frauen ab 55 Jahren, bei unauffälligem Befund erneut nach (mindestens) 10 Jahren. Bei Menschen mit erhöhtem Risiko früherer Beginn der Koloskopien und engere Zeitintervalle. Die Koloskopie beugt zudem durch Polypentfernung einer Karzinomentstehung vor. [15]

SPICKZETTEL

Kolorektales Karzinom (KRK)

Definition: (Adeno-)Karzinom von Kolon oder Rektum.
Häufigkeit: Ca. 6 %.
Altersgipfel: Ab etwa 45 Jahren stetige Häufigkeitszunahme.
Ursache/Risikofaktoren: Überwiegend über Jahre aus Adenomen entstehend. Risikofaktoren familiäre Belastung (bis hin zu genetisch bedingtem KRK), Ernährung.
Symptome: Unspezifisch, v. a. Wechsel der Stuhlgewohnheiten, Blut im Stuhl, später Allgemeinsymptome, Schmerzen.
Diagnostik: Koloskopie.
Therapie/Pflege: Bei kurativer Zielsetzung immer operativ, fast immer Darmresektion, v. a. bei tief sitzenden Rektumkarzinomen evtl. Stomaanlage. Bei größeren Tumoren multimodal, bei Kolonkarzinomen meist mit adjuvanter Chemotherapie, bei Rektumkarzinomen neoadjuvante Radiochemotherapie.
Besonderes: Krebsfrüherkennungsprogramm mit jährlichem fäkalem Okkultbluttest ab 50 und Koloskopie ab 50 (♂) bzw. 55 (♀) Jahren, Wiederholung ≥ 10 Jahre später. Bei rechtzeitiger Diagnose gute Prognose.

24.7 Erkrankungen der Analregion

Die häufigste Erkrankung der Analregion sind vergrößerte Hämorrhoiden (weitere Erkrankungen der Analregion → Tab. 24.7).

24.7.1 Hämorrhoiden

DEFINITION

Hämorrhoiden: Krampfaderähnliche, knotige Erweiterungen des submukösen arteriovenösen Gefäßpolsters im Analkanal. Sehr häufig (genaue Zahlen unklar), meist ohne Beschwerden.

Krankheitsentstehung

Wichtig scheint eine familiäre Disposition zu Bindegewebsschwäche. Begünstigend wirken Obstipation, Schwangerschaft und sitzende Tätigkeit.

Symptome, Befund und Diagnostik

Beschwerden und Befund sind schweregradabhängig:

- **Stadium I.** Gefäßpolster vergrößert, nur proktoskopisch feststellbar. Leitsymptom hellrote Blutauflagerungen auf dem Stuhl, evtl. perianaler Juckreiz
- **Stadium II.** Bei der Stuhlentleerung Vorfallen von Polstern/Knoten, die sich von alleine wieder zurückziehen (spontane Reposition). Leitsymptome Juckreiz, Brennen, Nässen, Blutung, seltener Schmerzen
- **Stadium III.** Keine spontane Reposition mehr, aber manuelle Reposition möglich. Vor allem Juckreiz, Schleimsekretion, Schmerzen, Fremdkörpergefühl/Gefühl der unvollständigen Entleerung, evtl. Schleimhautulzera, Kontinenzstörung

- **Stadium IV.** Hämorrhoiden permanent vorgefallen, keine Reposition möglich.

Symptome im Wesentlichen wie Stad. III. Komplikationen sind Blutungen sowie die schmerzhafte Thrombosierung und Einklemmung der Knoten.

Die Diagnosesicherung erfolgt durch Analinspektion, rektale Untersuchung und Prokto-Rektoskopie.

Behandlungsstrategie

Konservative Therapie

Allgemeine Maßnahmen sind Gewichtsreduktion bei Übergewicht (→26.7.1) und Obstipationsprophylaxe (→8.2.5). Lokale Applikation von schmerzstillenden und entzündungshemmenden Salben und Zäpfchen kann die Beschwerden lindern [16]. Im Stadium I–II ist eine **Sklerosierung** der Hämorrhoiden durch submuköse Injektion eines Verödungsmittels möglich. Im Stadium II wird heute die **Gummibandligatur** bevorzugt: Die Hämorrhoide wird mittels eines Gummirings von der Blutzufuhr abgeschnitten, stirbt ab und wird ausgeschieden, das Gewebe darunter vernarbt und schrumpft [16].

Operative Therapie

Hämorrhoiden im Stadium III und IV werden unter rückenmarknaher oder Allgemeinanästhesie operiert (→Abb. 24.34). Hauptverfahren sind:

- Die **Stapler-Hämorrhoidopexie** (v. a. für Stadium III) mit Anlage einer in der Regel kreisrunden Naht oberhalb der Hämorrhoiden, Hineinziehen und Entfernen von Schleimhaut des distalen Rektums durch den Stapler und mit Setzen einer (Klammer-)Naht und Gewebestraffung. Es entsteht keine offene Wunde
- Die **offene Hämorrhoidektomie** mit Entfernung der „Hämorrhoiden-Zipfel". Nachteilig ist eine offene Wundfläche, die Zeit zum Heilen braucht.

> **Komplikationen nach Hämorrhoiden-OP**
> - Blutung
> - Stuhlinkontinenz (meist temporär)
> - Stenose des Analkanals (selten).

Pflege

Pflege bei Hämorrhoidektomie

Allgemeine prä- und postoperative Pflege →44.2, →44.3, →44.5

Präoperative Pflege: Entleerung des Rektums, z. B. durch ein Klysma, und Entfernung der Haare in der Perianalregion.

Postoperative Pflege:

- Auf anale Nachblutungen achten
- Patientin vorzugsweise in Seiten- oder Bauchlage positionieren
- Am Abend des OP-Tags bekommt die Patientin leichte Kost (Klinikstandard bzw. Arztanordnung beachten)
- Je nach OP-Methode den Verband am 1. postoperativen Tag abnehmen, evtl. vorher anfeuchten, und die offene Wunde nach jedem Stuhlgang sowie morgens und abends mit lauwarmem Wasser abduschen (lassen). Danach Salbentupfer auflegen, z. B. mit Bepanthen®-Salbe, oder trocken verbinden (Einmalnetzhose mit Vorlage). Sitzbäder nach Arztanordnung durchführen
- Obstipationsprophylaxe durchführen, um die Schmerzen bei der Stuhlentleerung zu reduzieren. Gegebenenfalls Schmerzmittelgabe vor dem Stuhlgang.

Auch nach der Entlassung sollte die Patientin den Einsatz der Bauchpresse zur Stuhlentleerung vermeiden (Informationen über Obstipationsprophylaxe →8.2.5).

> **Prävention und Gesundheitsberatung**
> - Bedeutung einer sorgfältigen Analreinigung (Waschen nach jedem Stuhlgang, Bidetbenutzung)
> - Umgang mit lokal wirkenden Arzneimitteln (Salbeneinlagen, Zäpfchen)
> - Allgemeine Verhaltensregeln:
>   - Stuhldrang nicht unterdrücken, beim Stuhlgang nicht pressen, keine zu langen „Sitzungen" abhalten
>   - Obstipation vorbeugen
>   - Übergewicht reduzieren, für ausreichend Bewegung sorgen
>   - Langes Sitzen ohne Unterbrechungen vermeiden.

24.8 Erkrankungen des Bauchfells

24.8.1 Peritonitis

> **DEFINITION**
> **Peritonitis:** Bauchfellentzündung. Letalität bis 50 %.

Einteilung

Bakterielle – abakterielle Peritonitis

Eine **Peritonitis** ist ganz überwiegend *bakteriell* bedingt.

- **Sekundäre bakterielle Peritonitis** (häufig), ganz überwiegend als **Perforationsperitonitis** (Perforation eines bakteriell kontaminierten Hohlorgans, z. B. einer entzündeten Appendix) oder **Durchwanderungsperitonitis** (Bakterien wandern durch eine stark geschädigte Darmwand)
- **Primäre bakterielle Peritonitis** durch hämatogene oder lymphogene Streuung

Tab. 24.7 Überblick über weitere Erkrankungen der Analregion.

Erkrankung	Definition, Symptome, Befund und Diagnostik	Behandlungsstrategie und Pflege
Analabszess/-fistel	Abszess- und evtl. Fistelbildung durch Entzündung sphinkternaher schleimproduzierender Drüsen oder bei Morbus Crohn. Bei Analabszess Leitsymptome Schmerz, Schwellung, Rötung, bei Fistel verschmutzte Wäsche	Chirurgische Sanierung, danach offene Wundbehandlung, täglich Sitzbäder, Duschen nach dem Stuhlgang. Bei Morbus-Crohn-Fisteln zuerst medikamentöse Therapie
Analfissur	Schmerzhafter Längsriss der Analschleimhaut. Leitsymptom stechende Schmerzen bei und nach dem Stuhlgang, evtl. Blutauflagerungen. Diagnose klinisch	Schmerzbekämpfung und Entzündungshemmung (z. B. Salben, Supp.), Stuhl weich halten. Bei chronischer Fissur operativ
Analkarzinom	Schmerzen, Fremdkörpergefühl, Juckreiz, Blut auf dem Stuhl, Kontinenzstörungen. Diagnose endoskopisch und histologisch	Je nach Einzelfall Operation, Strahlen-, Chemotherapie
Anal- und Rektumprolaps	Vorfallen und äußeres Sichtbarwerden der Analschleimhaut des Rektums. Leitsymptome Blut-, Schleimabgang, Nässen, Inkontinenz, Schleimhautschädigung. Diagnose klinisch	Bei Analprolaps Therapie der i. d. R. ursächlichen Hämorrhoiden. Bei Rektumprolaps **Resektionsrektopexie** (operative Fixierung des Rektums am Kreuzbein)
Perianalvenenthrombose	Thrombosierung einer perianalen Vene. Leitsymptom Schmerz. Blickdiagnose (bläulicher, harter Knoten)	Bei ausgeprägten Beschwerden Stichinzision. Anschließend Sitzbäder

von Bakterien oder über die Eileiter aufsteigende Infektion. Insgesamt selten, aber häufige Komplikation einer Leberzirrhose (→ 25.4.5)

Bei der **abakteriellen Peritonitis** sind z. B. Blut oder Galle *(chemisch-toxische Peritonitis)* oder auch Strahlen ursächlich.

Lokale – generalisierte Peritonitis

Ist die Peritonitis örtlich begrenzt, spricht man von einer **lokalen Peritonitis.** Eine **generalisierte** *(diffuse)* **Peritonitis** betrifft das gesamte Peritoneum.

Symptome, Befund und Diagnostik

Eine *lokale Peritonitis* verursacht einen starken, aber örtlich eingegrenzten Bauchschmerz.

Charakteristisch für eine *generalisierte Peritonitis* sind starke Bauchschmerzen, steigende Abwehrspannung der *gesamten* Bauchmuskulatur („brettharter“ Bauch) und eine zunehmende Darmatonie bis zum paralytischen Ileus (→ 24.6.1) mit akutem Abdomen (→ 24.2.3).

Diagnostik wie akutes Abdomen → 24.2.3

Komplikationen

Gefährliche Akutkomplikationen einer generalisierten Peritonitis sind Sepsis (→ 30.6), Kreislauf- oder Multiorganversagen. Außerdem können sich Abszesse innerhalb der Bauchhöhle entwickeln und Darmschlingen verkleben.

Behandlungsstrategie

Die primäre Peritonitis kann meist konservativ behandelt werden. Bei der sekundären Peritonitis ist nach Kreislaufstabilisierung und Schockbehandlung die (Not-)Operation mit Ursachenbeseitigung und weitestmöglicher Entfernung von Keimen, Nekrosen und Fibrin unter perioperativer Antibiose angezeigt:

- Bei leichter bis mäßiger Peritonitis spült die Chirurgin die Bauchhöhle und legt dann dicklumige Drainagen ein
- Bei schwerer Peritonitis und fraglicher Ursachenbeseitigung verschließt sie das Abdomen evtl. nur provisorisch (z. B. provisorischer „Reißverschluss“, VAC-Therapie). An den Folgetagen öffnet sie den Verschluss alle 24–48 Std. zur wiederholten Spülung und Reinigung der Bauchhöhle **(Etappenlavage).**

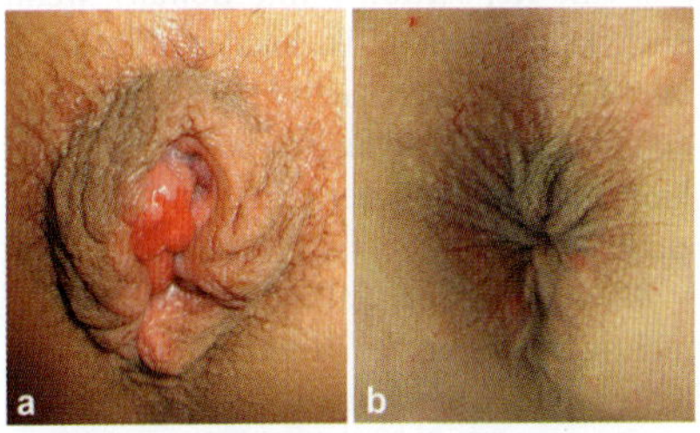

Abb. 24.34 Prolabierte Hämorrhoiden. (a) Vor und (b) nach minimalinvasiver Operation. [G054]

Pflege

Die Peritonitis erfordert in der Regel intensivmedizinische Betreuung. Präoperativ entspricht die Pflege der bei akutem Abdomen, postoperativ orientiert sie sich am durchgeführten Eingriff und der Belastbarkeit der Patientin.

Pflege bei akutem Abdomen → 24.2.3

24.8.2 Peritonealkarzinose

> **DEFINITION**
> **Peritonealkarzinose** *(Bauchfellkrebs):* Flächige Durchsetzung des Bauchfells mit Karzinomzellen.

Eine **Peritonealkarzinose** ist meist durch Metastasierung von Magen-Darm-, Pankreas- oder Ovarialkarzinomen verursacht.

Leitsymptome sind unspezifische Abdominalbeschwerden, Obstipation, (Sub-)Ileus sowie Aszites. Diagnostisch stehen bildgebende Verfahren und die Laparoskopie im Vordergrund.

Aufgrund des fortgeschrittenen Tumorleidens ist die Behandlung schwierig und meist multimodal, die Prognose schlecht.

24.9 Hernien

24.9.1 Übersicht

> **DEFINITION**
> **Hernie** *(Bruch):* Eingeweide- oder Weichteilbruch, oft mit sackartiger Ausstülpung des Peritoneums **(Bruchsack)** durch eine Bauchwandlücke (**Bruchpforte,** *Bruchring*) und Hervortreten von Eingeweiden oder Organteilen (**Bruchinhalt,** *Bruchsackinhalt*) in den Bruchsack. Man unterscheidet:
> - Nach Entstehung **angeborene** und **erworbene** Hernien
> - Nach Lokalisation **äußere** und **innere Hernien**
> - Nach Komplikationen **reponible, irreponible** und **inkarzerierte** *(eingeklemmte)* Hernien.

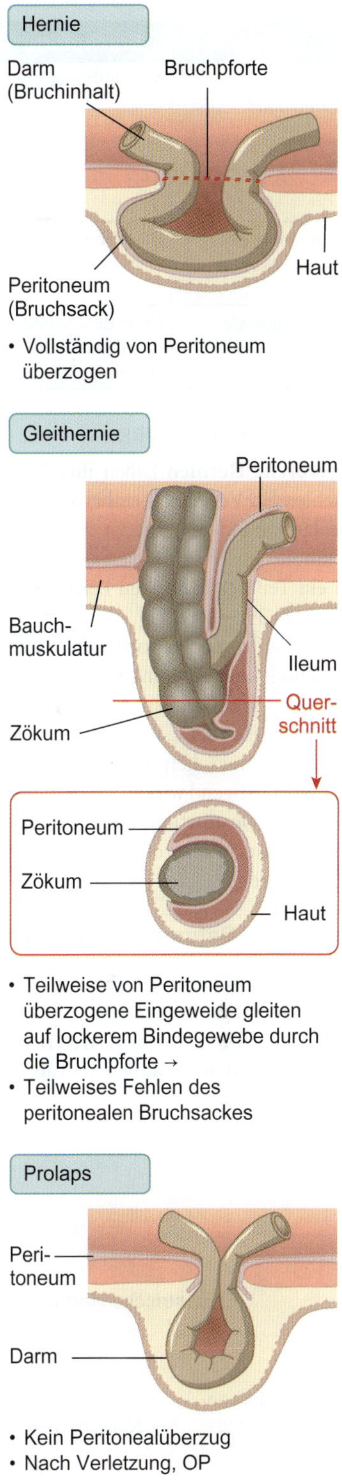

Abb. 24.35 Hernie, Gleithernie und Prolaps. [L138]

Vergleich Hernie, Gleithernie und Prolaps (Eingeweidevorfall) → Abb. 24.35

Tab. 24.8 Übersicht über weitere äußere Hernien (Leistenhernie → 24.9.2).

Hernie	Bruchpforte	Besonderheiten
Nabelhernie *(Hernia umbilicalis)*	Nabelöffnung	Häufigste Hernie bei Kindern, v. a. Frühgeborenen. Oft Spontanverschluss, daher OP vor dem 2. Geburtstag nur bei Inkarzeration. Bei Erwachsenen hohe Inkarzerationsgefahr, immer Operation (Ausnahme: bei in der Schwangerschaft entstandenen Hernien zunächst Abwarten)
Narbenhernie *(Hernia cicatricea)*	OP-Narbe	Erhöhtes Risiko, z. B. bei Wundinfektionen, Adipositas oder Kachexie, auch abhängig von der Schnittführung
Schenkelhernie *(Hernia femoralis)*	Unter dem Leistenband medial der Femoralgefäße	V. a. bei älteren Frauen. Hohe Inkarzerationsgefahr

Krankheitsentstehung

Angeborene Hernien haben ihre Ursache im fehlenden Verschluss embryonaler Peritonealausstülpungen. Hierzu gehören v. a. die kindlichen Nabelhernien (→ Tab. 24.8) und ein Teil der indirekten Leistenhernien (→ Abb. 24.39, → 24.9.2).

Die häufigeren **erworbenen Hernien** sind durch anlagebedingte, etwa Durchtrittsstellen von Gefäßen, Nerven oder des Samenstrangs, oder z. B. durch Verletzung erworbene Schwächen der Bauchwand bedingt. Begünstigend wirken z. B. Adipositas, chronische Obstipation oder Druckerhöhung im Bauchraum etwa infolge Aszites oder Tumoren.

Symptome, Befund und Diagnostik

Äußere Hernien

Äußere Hernien (z. B. *Leisten, Schenkel-, Nabel-* und *Narbenhernien*) treten durch die Bauchwand nach außen (→ Tab. 24.8, → Abb. 24.36). Im Bereich der Bruchpforte findet sich eine sicht- oder nur tastbare Vorwölbung. Diese Vorwölbung kann normalerweise in den Bauchraum zurückgedrückt werden **(reponible Hernie)** und stülpt sich bei Erhöhung des intraabdominalen Drucks (Husten, Niesen, Schreien, Pressen) wieder aus. Bei einer **irreponiblen Hernie** kann die Hernie nicht mehr zurückgedrängt werden. Die Bruchregion ist häufig mäßig schmerzhaft, insbesondere bei Belastung. Befinden sich Darmanteile im Bruchsack, können über der Vorwölbung Darmgeräusche gehört werden.

Die Diagnostik äußerer Hernien erfolgt durch klinische Untersuchung.

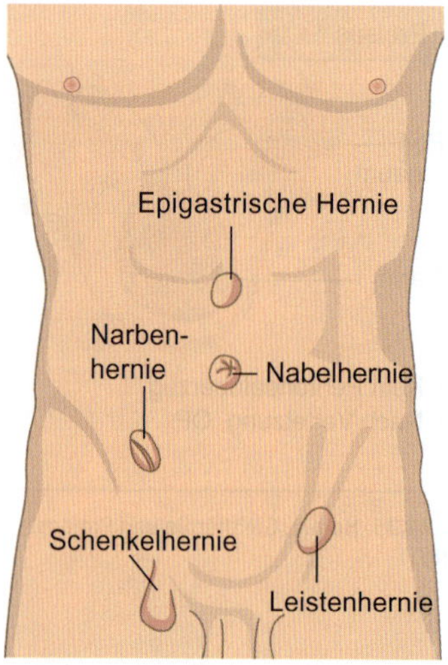

Abb. 24.36 Lokalisation wichtiger äußerer Hernien. [L138]

Innere Hernien

Innere Hernien, z. B. in Peritonealtaschen, sind selten und von außen nicht sichtbar. Sie werden meist erst bei Komplikationen, z. B. akutem Abdomen, diagnostiziert.

Komplikationen

Drohende Komplikation jeder Hernie ist die **Inkarzeration** *(Einklemmung)*, bei der der Bruchinhalt (häufig der Darm) in der Bruchpforte stranguliert wird (→ Abb. 24.37). Die **komplette Inkarzeration** führt sowohl zur Unterbrechung der Stuhlpassage mit *mechanischem Ileus* (→ 24.6.1) als auch zur Ischämie der Darmwand mit lebensbedrohlichem Absterben von Darmgewebe *(Darmgangrän)* und *Durchwanderungsperitonitis* (→ 24.8.1). Die Bruchregion ist hochschmerzhaft und mitunter gerötet. Die Patientin entwickelt die Symptome des *akuten Abdomens* (→ 24.2.3).

Bei einer **inkompletten Inkarzeration** *(Darmwandbruch, Littré-, Richter-Littré-Hernie)* wird nur ein Teil der Darmwand eingeklemmt. Da die Stuhlpasssage erhalten bleibt, verläuft sie zunächst relativ symptomarm und wird vielfach erst durch die Peritonitis bemerkt.

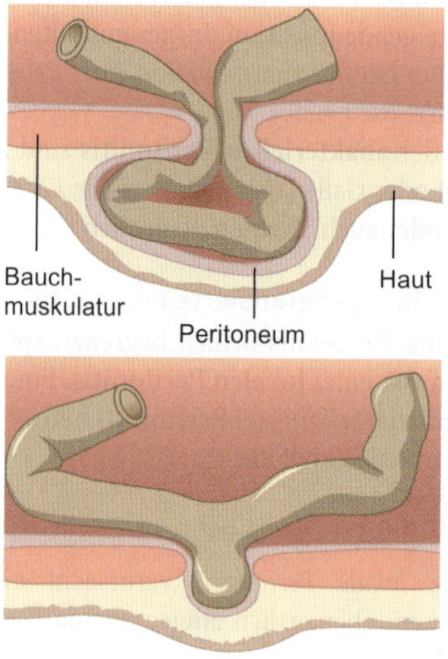

Abb. 24.37 Komplett inkarzerierte Hernie mit Störung von Durchblutung und Darmpassage (oben) und inkomplett inkarzerierte Hernie (unten) mit alleiniger Durchblutungsstörung. [L138]

VORSICHT! Bei einem **Säugling mit bekannter Hernie** ist stundenlanges Schreien immer verdächtig auf eine Inkarzeration der Hernie.

Behandlungsstrategie

Grundsätzlich werden auch reponible Hernien wegen der Inkarzerationsgefahr operiert (oft laparoskopisch): Der Bruchsack wird eröffnet, der Bruchinhalt zurückverlagert und der Bruchsack beseitigt **(Herniotomie).** Danach wird die Bruchpforte verschlossen oder zumindest stark eingeengt (**Hernioplastik,** *Hernienreparation, Bruchpfortenverschluss*).

Nicht eingeklemmte Hernien können geplant, inkarzerierte müssen sofort operiert werden. Durch die Durchblutungsstörung bereits irreversibel geschädigte Darmabschnitte müssen entfernt werden.

Bei einer Hernie, die weniger als 4–6 Std. inkarzeriert ist, versucht die Ärztin manchmal eine **Reposition** (ohne Gewalt), wenn noch keine Peritonitis, lokalen Reizungen oder Ileus bestehen. Gelingt diese, kann auf den Noteingriff zugunsten eines geplanten Eingriffs innerhalb der nächsten Tage verzichtet werden.

Bei inoperablen Patientinnen kann bei nicht-eingeklemmten Hernien das ansonsten obsolete **Bruchband** angelegt werden: Mechanische Kompression von außen soll ein Ausstülpen des Bruchsacks und dadurch eine mögliche Einklemmung vermeiden.

Hauptkomplikationen nach Hernienoperation

- Blutung, Peritonitis
- Verletzung benachbarter anatomischer Strukturen
- Rezidivhernie.

Pflege bei Hernienoperation

Allgemeine prä- und postoperative Pflege → 44.2, → 44.3, → 44.5

Präoperative Pflege

Die Haarkürzung erfolgt bei Leisten- und Schenkelhernien von einer Handbreit oberhalb des Nabels bis zur Mitte beider Oberschenkel einschließlich der Schambehaarung (meist im OP), bei Narben-, Nabel- und epigastrischen Hernien großzügig in der Umgebung der Hernie (hausinternen Standard beachten). Bei geplanten Operationen erhält die Patientin am Vorabend der Operation flüssige Kost und meist ein Klistier zur Darmreinigung. Bis zur geplanten Operation beobachten Pflegefachpersonen Betroffene auf Symptome einer inkarzerierten Hernie; in diesem Fall muss die Operation vorgezogen werden.

Postoperative Pflege

- Wenn keine Redon-Saugdrainage eingelegt wurde, wird die Wunde auf Arztanordnung mit einem kleinen Sandsack komprimiert, um Hämatomen vorzubeugen. Bei Männern sind nach Leisten- und Schenkelhernienoperationen die Positionierung der Hoden auf einem *Hodenbänkchen* und die Benutzung eines *Hodensuspensoriums* empfehlenswert, um einer postoperativen Hodenschwellung entgegenzuwirken. Wurde eine Redon-Saugdrainage eingelegt, wird diese am 2. postoperativen Tag entfernt. Fäden werden zwischen dem 8. und 10. postoperativen Tag gezogen, nach Narbenhernien evtl. später
- Die Kost wird in der Regel ab dem 1. postoperativen Tag auf Arztanordnung aufgebaut, nach einer Darmresektion bzw. einer Eröffnung des Darms später (abhängig von einsetzender Darmperistaltik). Bei großen Nabelhernien erfolgt der Kostaufbau wie nach Appendektomie (→ 24.6.5)

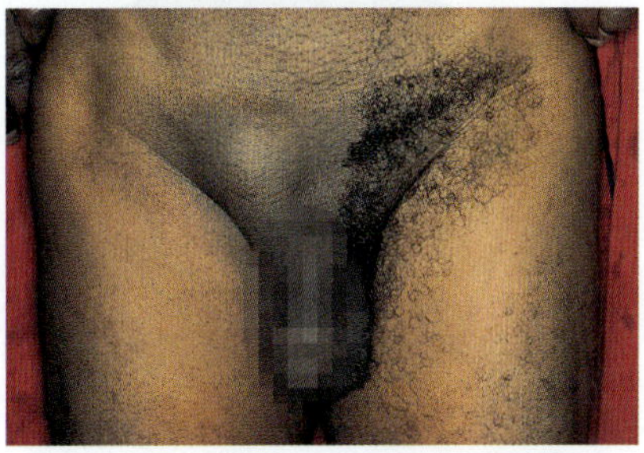

Abb. 24.38 Deutlich sichtbare (direkte) Leistenhernie rechts. [E397]

- In der Regel kann die Patientin noch am OP-Tag mobilisiert werden. Zur Verringerung des Rezidivrisikos sollte die Patientin ruckartige Bewegungen meiden und beim Aufstehen, Husten oder Niesen eine Hand auf die Wunde legen und damit einen Gegendruck erzeugen
- Starke Belastungen der Bauchdecken und eine Erhöhung des intraabdominalen Drucks sind zu vermeiden, weil sie das Rezidivrisiko erhöhen. Da die Patientin beim Stuhlgang nicht pressen soll, ist eine Obstipationsprophylaxe erforderlich. Husten wird ggf. medikamentös bekämpft.

Prävention und Gesundheitsberatung

Wann die Patientin nach der Operation wieder voll belastbar ist (Sport, Heben), hängt von der Art der Hernie und der Operationstechnik ab. Faustregel: Nach laparoskopischen Operationen kann nach etwa einer Woche, nach konventionellen nach zwei Wochen mit leichten körperlichen Tätigkeiten begonnen werden. Schwere Tätigkeiten sind erst später erlaubt.

24.9.2 Leistenhernien

DEFINITION

Leistenhernie *(Hernia inguinalis):* Mit ca. 75 % der Fälle häufigste Hernie bei Erwachsenen (→ Abb. 24.38). Betrifft zu 90 % Jungen oder Männer.

Leistenhernien, die am inneren Leistenring *lateral* der epigastrischen Gefäße in den Leistenkanal eintreten (→ Abb. 24.39), sind **indirekte Leistenhernien.** Sie liegen innerhalb des M. cremaster und können bis ins Skrotum reichen **(Skrotalhernie).**

Bei Leistenhernien, die sich *medial* der epigastrischen Gefäße durch die dünne Faszie des M. transversus abdominis in den Leistenkanal hineinwölben, handelt es sich um **direkte Leistenhernien** (→ Abb. 24.39).

Mit völlig beschwerdefreien Patientinnen kann ein abwartendes Vorgehen vereinbart werden. Jede symptomatische Leistenhernie sollte operiert werden, auch laparoskopisch und bei geeigneten Patientinnen ambulant.

Das Rezidivrisiko liegt bei 5–10 %. Eine seltene, aber ernste Spätkomplikation bei Männern ist die *Hodenatrophie.*

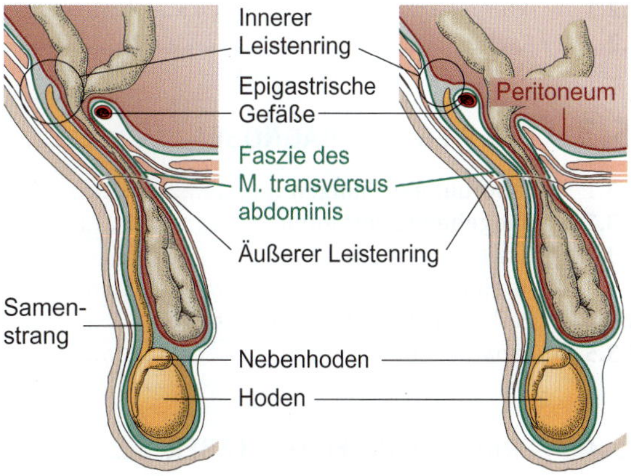

Abb. 24.39 Links indirekte Leistenhernie. Sie tritt durch den inneren Leistenring lateral der epigastrischen Gefäße in den Leistenkanal. Rechts direkte Leistenhernie. Sie wölbt sich z. B. bei hohem intraperitonealen Druck medial der epigastrischen Gefäße durch die hier sehr dünne Faszie des M. transversus abdominis in den Leistenkanal. [L190]

25

PFLEGE BEI ERKRANKUNGEN VON LEBER, GALLENWEGEN, PANKREAS UND MILZ

Nicole Menche
Unter Mitarbeit von Ulrike Frühwald

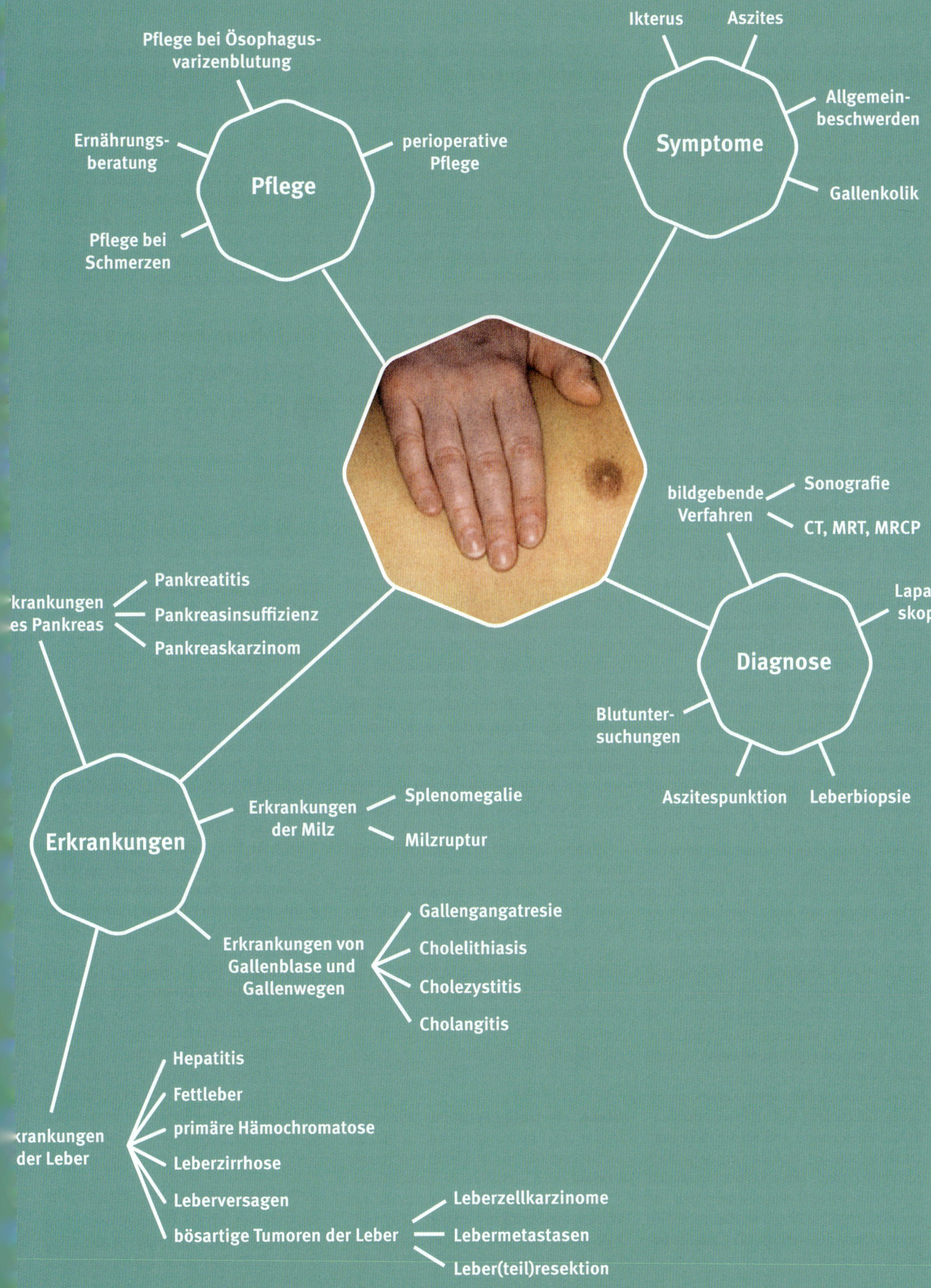
Pflege
Pflege bei Ösophagus-
varizenblutung
perioperative
Pflege
Ernährungs-
beratung
Pflege bei
Schmerzen
Symptome
Ikterus
Aszites
Allgemein-
beschwerden
Gallenkolik
Diagnose
bildgebende
Verfahren
Sonografie
CT, MRT, MRCP
Laparo-
skopie
Blutunter-
suchungen
Aszitespunktion
Leberbiopsie
Erkrankungen
rkrankungen
es Pankreas
Pankreatitis
Pankreasinsuffizienz
Pankreaskarzinom
Erkrankungen
der Milz
Splenomegalie
Milzruptur
Erkrankungen von
Gallenblase und
Gallenwegen
Gallengangatresie
Cholelithiasis
Cholezystitis
Cholangitis
rankungen
der Leber
Hepatitis
Fettleber
primäre Hämochromatose
Leberzirrhose
Leberversagen
bösartige Tumoren der Leber
Leberzellkarzinome
Lebermetastasen
Leber(teil)resektion

Das medizinische Fachgebiet

Neben dem Magen-Darm-Trakt (→ Kap. 24) gehören die **Leber,** die **Gallenblase** und das **Pankreas** *(Bauchspeicheldrüse)* zu den Verdauungsorganen und damit zum Fachgebiet des *Gastroenterologen* bzw. *Allgemein-* oder *Viszeralchirurgen.*

Die **Milz** ist zwar kein Verdauungsorgan, jedoch wegen ihrer räumlichen Nähe und der gemeinsamen Blutversorgung bei Erkrankungen der Verdauungsorgane oft mitbetroffen.

25.1 Pflege bei Erkrankungen von Leber, Gallenwegen, Pankreas und Milz

Prä- und postoperative Pflege → 44.2, → 44.3, → 44.5
Pflege von Alkoholkranken → 38.8.2
Pflege von onkologischen Patienten → 27.1

25.1.1 Patientensituation

Bei Erkrankungen von Leber, Gallenwegen und Pankreas sind die Krankheitsbilder und damit auch die Situation des Patienten bzw. der Patientin (im Folgenden „Patient" genannt) sehr unterschiedlich.

Einen Patienten mit einer erstmaligen, akuten Cholezystitis bewegen andere Fragen als einen Patienten mit einer chronischen Hepatitis. In beiden Fällen kann der bzw. die Betroffene (im Weiteren als „der Betroffene" bezeichnet) jedoch durch eine angepasste Lebensweise und Ernährungsform seinen Zustand positiv beeinflussen. Hier ist die kompetente Beratung durch die Pflegenden wichtig.

Hilfreich, insbesondere bei chronischen Erkrankungen, ist die Vermittlung von Kontaktadressen von Selbsthilfegruppen zum Austausch mit anderen Betroffenen.

Bei einer hochgradigen Einschränkung der Leberfunktion oder (blutenden) Ösophagus- bzw. Magenfundusvarizen muss sich der Patient unter Umständen mit einer akut lebensbedrohlichen Situation auseinandersetzen.

Bei Patienten mit einem Karzinom von Leber, Gallenblase, Gallengängen oder Pankreas stehen Fragen und Ängste in Zusammenhang mit der eigenen Vergänglichkeit im Vordergrund. Diese Karzinome werden typischerweise spät diagnostiziert und haben eine schlechte Prognose. Hier wird Pflege oft innerhalb absehbarer Zeit zur Sterbebegleitung (→ 20.3).

25.1.2 Beobachten, Beurteilen und Intervenieren

Ernährung

Ernährung nach Pankreatektomie → 25.6.3
Die meisten Patienten dürfen essen, was sie vertragen. Spezielle Diäten sind nur in Einzelfällen nötig, eine *Nahrungskarenz* ebenfalls nur selten, z. B. bei der akuten Pankreatitis (→ 25.6.1). Beide werden von Arzt bzw. Ärztin (im Folgenden als „Arzt" bezeichnet) angeordnet.

Patienten mit *Lebererkrankungen* vertragen häufig keine fetten Speisen sowie Kohl und Hülsenfrüchte. Bei fortgeschrittener Leberzirrhose muss die Eiweiß-, Vitamin- und ggf. auch Kohlenhydratzufuhr erhöht, bei Aszites die Kochsalzzufuhr eingeschränkt werden (→ 25.4.5).

Patienten mit *Gallensteinen* (→ 25.5.2) sollen die Speisen meiden, die bei ihnen Koliken auslösen. Häufig sind dies fette und gebratene Speisen, Eier, Kohl, Vollkornprodukte, Kaffee, aber auch rohes Obst.

Bei Patienten mit *chronischen Pankreaserkrankungen* (→ 25.6.2) ist wegen der Fettverwertungsstörung eine fettarme Kost unter Bevorzugung mehrfach ungesättigter Fettsäuren empfehlenswert. Oft reicht es, bewusst auf Fettgehalt und -art der Nahrungsmittel zu achten und Verdauungsenzyme medikamentös zu ersetzen. Ansonsten können spezielle Fette gegeben werden, sog. **mittelkettige Triglyzeride** (*engl.* Medium chain triglycerides, MCT), um die Versorgung des Kranken sicherzustellen. Entwickelt sich aufgrund der gestörten Fettverwertung ein Mangel an fettlöslichen Vitaminen, werden diese parenteral zugeführt.

Alkohol hingegen ist bei allen Leber- und Bauchspeicheldrüsenerkrankungen unabhängig von Ihrer Ursache absolut tabu. Für einige ist das Nein zum Alkohol problemlos, andere empfinden zwar die Verhaltensänderung als schwierig und die Fragen aus ihrem Umfeld als lästig, ein Verzicht ist aber möglich. Alkoholkranke Menschen jedoch brauchen in aller Regel professionelle Unterstützung (→ 38.8), trotzdem ist die Rückfallquote hoch.

Ausscheidung

Blasse, salbenartige Fettstühle *(Steatorrhö)* weisen auf Pankreaserkrankungen hin, ein tonfarbener *(acholischer)* Stuhl und brauner Urin auf einen Verschluss der Gallengänge.

Bei bestimmten Erkrankungen, die mit Wassereinlagerungen einhergehen (z. B. Aszites), ist eine exakte Dokumentation von Ein- und Ausfuhr erforderlich (→ 8.1.2). Für bestimmte diagnostische Fragestellungen wird der Patient ggf. beim Urinsammeln unterstützt.

Atmung

Einschränkungen der Mobilität, eine erkrankungsbedingt flachere Atmung, ein reduzierter Allgemeinzustand sowie ggf. eine Restriktion der Flüssigkeitszufuhr führen zu einer erhöhten Pneumoniegefahr. Maßnahmen zur Pneumonieprophylaxe sind daher besonders wichtig.

25.2 Hauptbeschwerden

25.2.1 Ikterus

DEFINITION

Ikterus *(Gelbsucht):* Gelbfärbung von Haut und Schleimhäuten durch Anstieg des Bilirubins im Blut mit nachfolgendem Bilirubinübertritt in die Gewebe. Sichtbar ab einem *Gesamtbilirubin* von etwa 2 mg/dl (34 µmol/l), zuerst als **Sklerenikterus** am Auge, weil hier die Gelbfärbung der Bindehaut vor dem Hintergrund der weißen Sklera (Lederhaut) besonders deutlich ist.

Ikterusformen

- **Prähepatischer Ikterus** *(Überproduktions-, nichthepatischer Ikterus):* Beispielsweise durch erhöhten Abbau roter Blutkörperchen (*hämolytischer Ikterus, Hämolyse* → 27.6.1). Das Bilirubin wird an Albumin gebunden mit dem Blut zur (gesunden) Leber transportiert, die jedoch so viel Bilirubin nicht bewältigen (d. h., konjugieren) kann. Als Folge steigt das *indirekte* Bilirubin im Blut an (indirekt, weil erst nach Ablösung vom Albumin messbar)
- **Intrahepatischer Ikterus** *(Parenchymikterus):* Durch Veränderungen der Leberzellen, etwa bei Vergiftungen, Leberentzündung (→ 25.4.1), -zirrhose (→ 25.4.5)
- **Posthepatischer Ikterus** *(obstruktiver, cholestatischer, Verschlussikterus):* Infolge Verlegung der Gallenwege, z. B. durch Gallensteine oder Tumoren. Das nach der Konjugation von den Leberzellen abgegebene *direkte,* nierengängige Bilirubin kann nicht abfließen, sondern staut sich zurück **(Cholestase)** und steigt im Blut an.

Symptome, Befund und Diagnostik

Leitsymptom ist die Gelbverfärbung von Augenbindehäuten und Haut (→ Abb. 25.1, → Abb. 25.2). Vor allem beim posthepati-

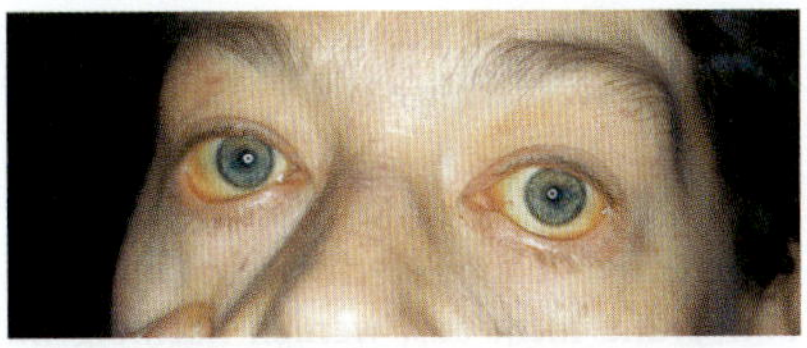

Abb. 25.1 Deutlicher Sklerenikterus bei (noch) normaler Hautfarbe. [R168]

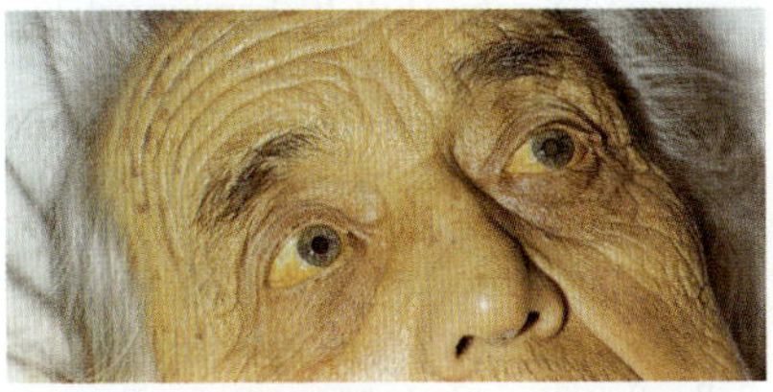

Abb. 25.2 Ausgeprägter Ikterus. [R246]

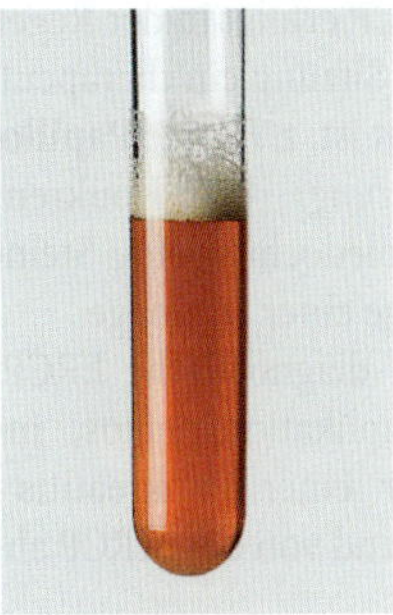

Abb. 25.3 Bilirubinhaltiger bierbrauner Urin, auf dem sich nach dem Schütteln Schaumbläschen gebildet haben. [K115]

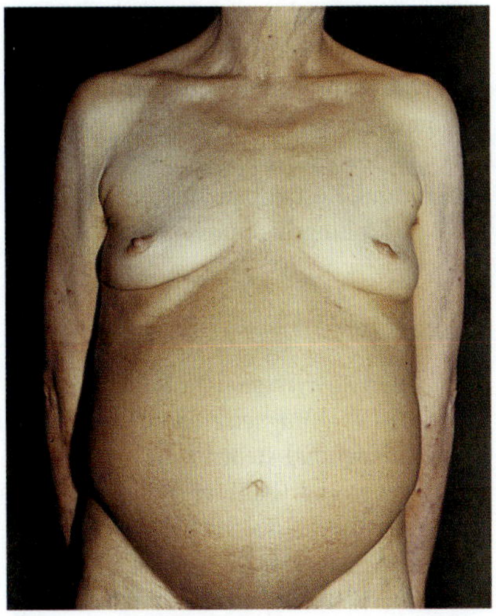

Abb. 25.4 Patient mit ausgeprägtem Aszites bei Leberzirrhose. Das Abdomen ist deutlich vorgewölbt, die Haut gelblich (Ikterus). Typisch für eine Leberzirrhose ist außerdem die Gynäkomastie (Brustdrüsenvergrößerung beim Mann) bei spärlicher Bauch- und Schambehaarung. [R246]

Tab. 25.1 Differenzialdiagnose des Ikterus anhand Laboruntersuchungen und klinischer Kriterien. Zu den sonstigen Laborparametern → 25.3.1.

	Prähepatisch	Intrahepatisch	Posthepatisch
Serum			
• Indirektes Bilirubin	↑↑	Normal bis ↑	(↑)
• Direktes Bilirubin	Normal	↑↑	↑↑
• AST, ALT	Normal	↑↑	↑
• AP, γ-GT	Normal	↑	↑↑
Urinfarbe	Normal	Dunkel	Dunkel
Stuhlfarbe	Dunkel	Variabel	Hell
Juckreiz	Nein	Evtl.	Häufig

schen Ikterus ist quälender Juckreiz häufig. Je nach Ikterusform treten außerdem Stuhlentfärbung und (Dunkel-)Braunfärbung des Urins hinzu (→ Abb. 25.3, → Tab. 25.1). Erste und meist wegweisende technische Untersuchungen sind die Sonografie (→ 25.3.2) und Blutuntersuchungen (→ Tab. 25.1). Weitere Untersuchungen folgen je nach Verdachtsdiagnose.

Behandlungsstrategie

Pflege bei Juckreiz → 32.2.2

Ein prä- und intrahepatischer Ikterus wird meist konservativ behandelt. Die Ursachen eines posthepatischen Ikterus werden endoskopisch oder operativ angegangen (z. B. eingeklemmte Gallensteine).

Juckreizlindernde Medikamente sind z. B. gallensäurebindende Arzneimittel, z. B. Cholestyramin (Colestyramin; etwa Quantalan®), bestimmte Antidepressiva (z. B. Sertralin, etwa Sertra TAD®) oder der Opiatantagonist Naltrexon (etwa Nalorex®).

25.2.2 Aszites

DEFINITION

Aszites *(Bauchwassersucht)*: (Ansammlung von) Flüssigkeit in der Bauchhöhle.

In ca. 75 % ist **Aszites** durch eine Lebererkrankung bedingt, am häufigsten eine *Leberzirrhose* (→ 25.4.5). Zweithäufigste Ursache mit ca. 10 % sind bösartige Tumoren. Weitere Ursachen sind Rechtsherzinsuffizienz, hochgradiger Eiweißmangel oder Entzündungen im Bauchraum.

Symptome, Befund und Diagnostik

Der Patient bemerkt den Aszites an einem vergrößerten Bauchumfang (→ Abb. 25.4) und einer Gewichtszunahme, die aber durch gleichzeitige Abmagerung infolge der Grunderkrankung überdeckt werden kann. Zusätzlich leiden viele Patienten an Blähungen. Ein ausgeprägter Aszites kann durch Zwerchfellhochstand zu Atemeinschränkung und Dyspnoe führen.

Dem Untersucher fallen ein vorgewölbter Bauch mit verstrichener Nabelregion und evtl. eine *Nabelhernie* (→ 24.9.1) auf.

Methode der Wahl bei Aszitesverdacht ist die Sonografie, die Flüssigkeitsmengen ab 50–100 ml darstellt. Bei neu aufgetretenem Aszites erfolgt zumindest eine diagnostische Aszitespunktion mit Aszitesuntersuchung (→ 25.3.3).

Behandlungsstrategie

Erster Schritt sind Allgemeinmaßnahmen (siehe Pflege). Reichen diese nicht, werden Diuretika (→ Pharma-Info 33.1) zur (symptomatischen) Aszitesausschwemmung gegeben, v. a. Spironolacton (z. B. Aldactone®), ggf. zusätzlich Furosemid (z. B. Lasix®) oder Torasemid (z. B. Torem®) [1].

Bei ausgeprägtem Aszites oder Therapieresistenz erfolgt eine (therapeutische) Aszitespunktion (→ 25.3.3), ggf. mehrfach. Bleibt diese Behandlung erfolglos, wird je nach Ursache die Anlage einer **Aszitesdrainage** (→ 25.3.3) oder eines **transjugulären intrahepatischen portosystemischen Shunts** (*TIPS* → 25.4.5) erwogen.

Pflege

Pflege bei Leberzirrhose oder Leberausfallkoma → 25.4.5

Pflege von onkologischen Patienten → 27.1

- Körperliche Aktivität je nach Allgemeinzustand; ggf. prophylaktische Maßnahmen durchführen
- Auswahl von Kleidung, die am Bauch locker sitzt (kein Einschnüren durch Bündchen)
- Evtl. Positionierung mit angezogenen Beinen oder Knierolle zur Bauchdeckenentspannung
- Bei Atembeschwerden Positionierung mit erhöhtem Oberkörper und Pneumonieprophylaxe

- Kalorisch ausreichende, eiweißreiche, vitaminhaltige Kost. Kein Nachsalzen des Essens, Verzicht auf besonders salzreiche Nahrungsmittel. Bei schlecht auf die Behandlung ansprechenden Aszites Beschränkung der Salzzufuhr (< 5 g täglich)
- Flüssigkeitsrestriktion nach Arztanordnung, meist auf ca. 1.500 ml täglich, weniger nur bei Patienten mit niedrigem Blutnatriumspiegel
- Flüssigkeitsbilanzierung. Patienten zur aktiven Mitarbeit bei der Maßnahme motivieren, ggf. unterstützen
- Tägliches Wiegen des Patienten zur Verlaufskontrolle. Die tägliche Gewichtsabnahme soll bei alleinigem Aszites bei maximal 300–500 g liegen, bei zusätzlich peripheren Ödemen bei maximal 1 kg
- Bei ZVK ggf. ZVD-Messung (→ 21.1.3)
- Ggf. Assistenz bei der Aszitespunktion (→ 25.3.3), Organisation sonografischer Kontrollen nach Arztanordnung.

25.3 Der Weg zur Diagnose

25.3.1 Laboruntersuchungen

Blutuntersuchungen spielen bei Leber-, Gallenwegs- und Pankreaserkrankungen eine überragende Rolle (Normwerte → Kap. 52).

- Messung der Leber- und Pankreasenzymaktivitäten. Marker von Leberzellschäden sind v. a. die **ALT** *(ALAT, Alanin-Amino-Transferase)* und die **AST** *(ASAT, Aspartat-Amino-Transferase),* Indikatoren einer Cholestase die **AP** *(Alkalische Phosphatase)* und die **γ-GT** *(γ-Glutamyl-Transferase, GGT).* Bei Verdacht auf eine Pankreatitis wird die **Lipase** im Blut bestimmt
- *Bilirubin* (→ 25.2.1)
- Bestimmung des Plasmaeiweißes *Albumin,* des Enzyms *Cholinesterase* (kurz **ChE**) und des *Gerinnungsstatus* (→ 27.4.3) zur Beurteilung der Lebersyntheseleistung (Albumin, Cholinesterase und einige Gerinnungsfaktoren werden in der Leber gebildet)
- Serologische Untersuchungen (→ 42.5.1) bei Verdacht auf *Virushepatitis* (→ 25.4.1)
- Autoantikörpersuche (→ 31.3)
- Bestimmung des Eisen- und Kupferspiegels im Blut (→ 25.4.5).

25.3.2 Bildgebende Verfahren

Sonografie

Die (Abdomen-)Sonografie (→ 42.6.6) ist das am häufigsten eingesetzte bildgebende Verfahren (→ Abb. 25.5): Leber, Gallenblase und Milz sind sehr gut darstellbar (Lebergröße? Metastasenverdächtige Herde? Gallensteine? Gallenstau?).

Beim Pankreas können Luftüberlagerungen die Darstellung erschweren. Reicht die Sonografie nicht aus, werden nachfolgend oft CT bzw. MRT eingesetzt.

ERCP

Die endoskopisch-retrograde Cholangio-Pankreatikografie (**ERCP**) kombiniert Endoskopie und Kontrastmittelröntgen. Nach einer Duodenoskopie (→ 24.3.3) wird die Papille im Duodenum sondiert, *retrograd* Kontrastmittel in Gallen- und Pankreasgang gespritzt (retrograd = rückwärts, hier „in Gegenrichtung zum physiologischen Gallenfluss") und geröntgt. Ohne Darstellung des Pankreasgangs handelt es sich um eine **ERC** *(endoskopisch-retrograde Cholangiografie).*

Eine ERCP erfolgt in der Regel nur, wenn in gleicher Sitzung ein therapeutischer Eingriff geplant ist, z. B. eine **Papillotomie** *(Papillenschlitzung)* bei Konkrementen im Ductus choledochus, eine Steinentfernung oder Einlage einer Drainage.

Die rein diagnostische ERCP ist wegen ihres Komplikationsrisikos, insbesondere der Gefahr einer Pankreatitis (→ 25.6.1), weitestgehend von der MRCP abgelöst worden.

Pflege

Die Pflege bei ERCP entspricht im Wesentlichen der bei Ösophagogastroduodenoskopie (→ 42.7.1, → 24.3.3).

Zusätzlich achten Pflegefachpersonen nach der Untersuchung auf Zeichen einer Pankreatitis bzw. auf Veränderungen des Abdomens (Abwehrspannung? Schmerzen?). Zeitdauer der Nahrungskarenz, Infusionen und Kostaufbau richten sich nach der Art des Eingriffs und werden vom Arzt festgelegt.

MRCP

MRC *(Magnetresonanz-Cholangiografie)* und **MRCP** *(Magnetresonanz-Cholangiopankreatikografie)* stellen Gallenwege bzw. Gallenwege und Pankreasgang dar. Die MRCP (→ Abb. 25.23) ist bei vielen Fragestellungen heute gleichwertig zur ERCP, ohne deren Risiken und Strahlenbelastung, allerdings auch ohne die Möglichkeit therapeutischer Eingriffe. Bei der **One-stop-shop-MRT** *(All-in-one-MRT)* erfolgen MRT, MRCT und MR-Angiografie in einer Untersuchung.

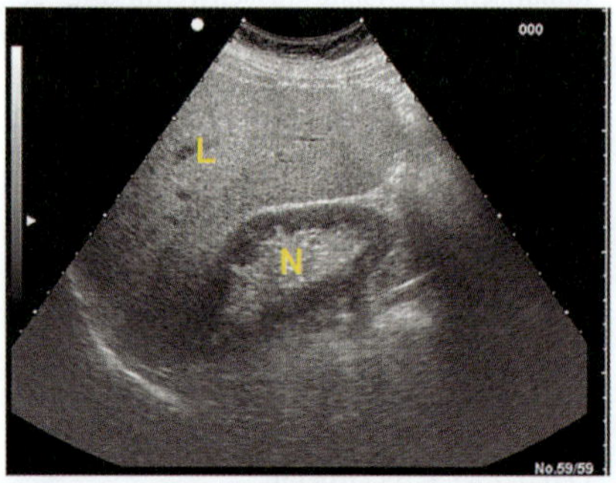

Fettleber. Große, im Vergleich zur Niere (N) zu helle Leber (L) mit abgerundeter Kontur.

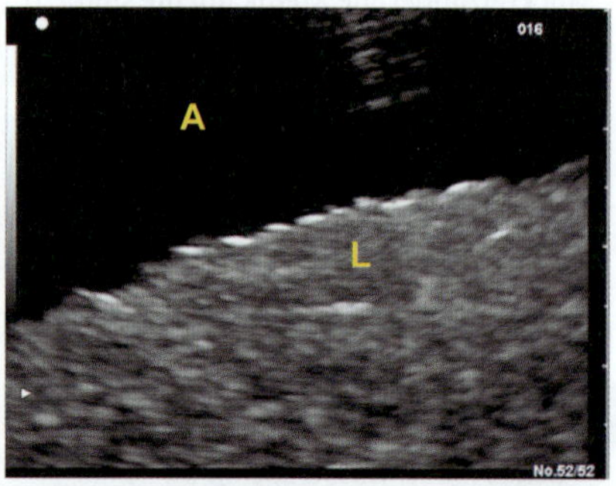

Leberzirrhose. Leber (L) mit vielen Knoten und höckriger Oberfläche sowie Aszites (A).

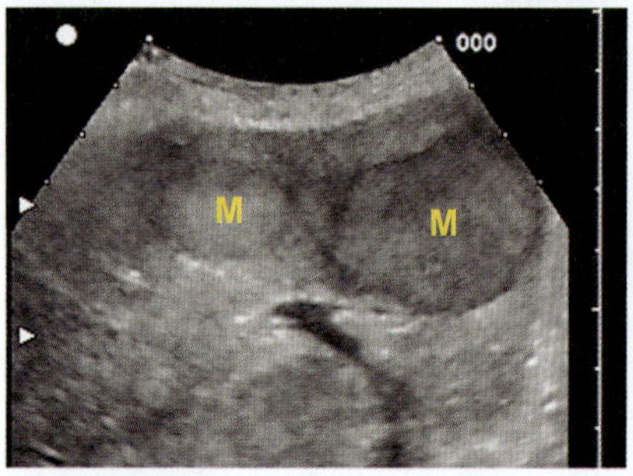

Metastasenleber. Leber mit mehreren Metastasen (M) eines Kolonkarzinoms.

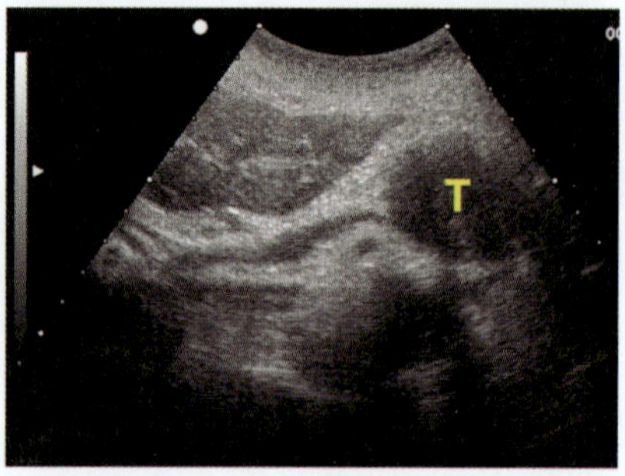

Pankreaskarzinom (T). Großer, zufällig entdeckter Tumor im Pankreasschwanz.

Abb. 25.5 Verschiedene Sonografiebefunde. Die Sonografie ist zentrales bildgebendes Verfahren bei Erkrankungen von Leber, Gallenblase bzw. -wegen, Pankreas und Milz. [M512]

25.3.3 Aszitespunktion/-drainage

DEFINITION

Aszitespunktion *(Bauch-, Bauchhöhlen-, Peritonealpunktion):* Punktion der (flüssigkeitsgefüllten) Peritonealhöhle zu Diagnostik und/oder Therapie.

Die **Aszitespunktion** dient der Ursachenklärung eines Aszites und der Entlastung bei ausgeprägtem Aszites. Bevorzugter Punktionsort ist der Übergang vom äußeren zum mittleren Drittel auf einer Linie zwischen Nabel und Spina iliaca anterior links. Die Punktion erfolgt in aller Regel unter sonografischer Kontrolle, um Verletzungen der Bauchorgane zu vermeiden.

Bei unbeherrschbarem Aszites kommt evtl. eine **Aszitesdrainage** *(Peritonealdrainage)* in Betracht. Unter sterilen Bedingungen wird ein *Aszites-Dauerdrainage-Katheter* in die Bauchdecke eingeführt. Bei Bedarf wird der Katheter durch Pflegefachpersonen, geschulte Angehörige oder den Patienten mit einem Ablaufsystem verbunden und Aszites abgelassen. Eine weitere Option ist eine subkutan implantierte **peritoneovesikale Aszitespumpe,** die den Aszites über Katheter von der Peritonealhöhle in die Harnblase leitet.

Pflege

Vorbereitung des Patienten

- Patientenunterlagen einschließlich aktueller Blutwerte (Blutbild, Gerinnungswerte) und Einverständniserklärung beireitlegen
- Evtl. angeordnete Analgetika geben
- Patienten unmittelbar vor der Punktion bitten, zur Toilette zu gehen
- Patienten wiegen
- Ggf. Haare im Bereich der Einstichstelle entfernen (hausinterne Richtlinien beachten)
- Patienten in Rücken- bis leichter Linksseitenlage positionieren (um Zugang zur Punktionsstelle und Abfluss des Punktats zu erleichtern).

Benötigte Materialien

- Bettschutz
- Maßband, Filzschreiber, ggf. Clipper
- Abwurfbehälter
- Materialien zur Hautdesinfektion (→ 42.5.1), Händedesinfektionsmittel
- Instrumententisch mit steriler Auflage
- Bei Punktion auf Station: mobiles Ultraschallgerät
- Materialien zur Lokalanästhesie (→ 46.9)
- Materialien zur Punktion: Sterile Tupfer, sterile Handschuhe und Mund-Nasen-Schutz für den Punktierenden [2], zusätzlich
  - Bei der diagnostischen Punktion 20-ml-Spritze und Kanüle Nr. 1 (gelb)
  - Bei der Entlastungspunktion z. B. Aszites-Punktionsset oder Venenverweilkanüle, Verlängerungsschlauch, Dreiwegehahn, 50-ml-Spritze und Sekretbeutel als geschlossenes System
- Materialien zur Diagnostik:
  - Etikettierte Untersuchungsröhrchen (klinische Chemie, Pathologie, Mikrobiologie)
  - Anforderungsschein
  - Ggf. Urometer zur Bestimmung des spezifischen Gewichts
- Materialien zum Wundverschluss:
  - Pflaster, sterile Kompressen
  - Evtl. Sandsack zur Kompression der Punktionsstelle.

Durchführung

Die Aszitespunktion (→ Abb. 25.6) ist eine ärztliche Tätigkeit.

Pflegefachpersonen:

- Kontrollieren engmaschig die Vitalzeichen des Patienten (Schockzeichen möglich durch zu rasche Druckentlastung)
- Verabreichen Infusionen nach Arztanordnung; ab einer Punktionsmenge von 5 l abgelassenem Aszites meist 8 g Humanalbumin/l
- Legen einen Sandsack auf die Punktionsstelle und unterstützen den Patienten, sich auf die dem Punktionsort gegenüberliegende Seite zu legen, um einem Aszitesleck vorzubeugen
- Messen, beobachten und dokumentieren Menge, Aussehen (klar? trüb?) und ggf. spezifisches Gewicht des Punktats und leiten die Probe ins Labor weiter
- Dokumentieren den Verlauf der Punktion.

Nachbereitung

Nach der Punktion kontrollieren Pflegende:

- Regelmäßig den Verband (auslaufender Aszites? Infektionszeichen?) sowie Allgemeinbefinden und Vitalzeichen des Patienten, um Komplikationen (z. B. Blutung) rechtzeitig zu erkennen
- Täglich das Gewicht (nachlaufender Aszites?)
- Das Einhalten der Bettruhe nach hausinternem Standard. Sie unterstützen den Patienten bei allen Einschränkungen.

Ggf. organisieren die Pflegenden Laboruntersuchungen zur Kontrolle nach Arztanordnung.

25.3.4 Perkutane Leberbiopsie/-punktion

DEFINITION

Leberbiopsie: Entnahme einer Gewebeprobe aus der Leber.

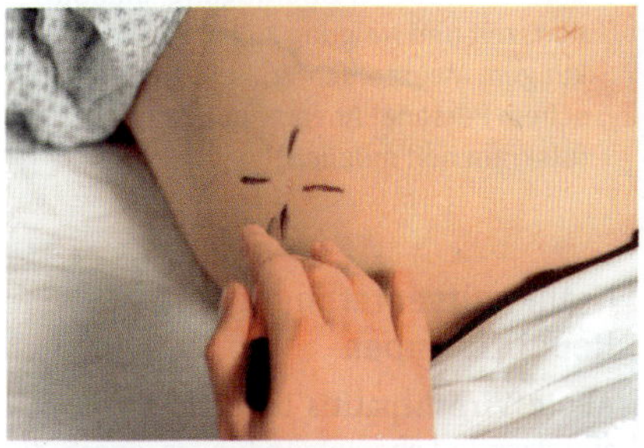

Der Arzt markiert die Punktionsstelle am Übergang vom mittleren zum äußeren Drittel einer gedachten Linie zwischen Nabel und Spina iliaca anterior superior.

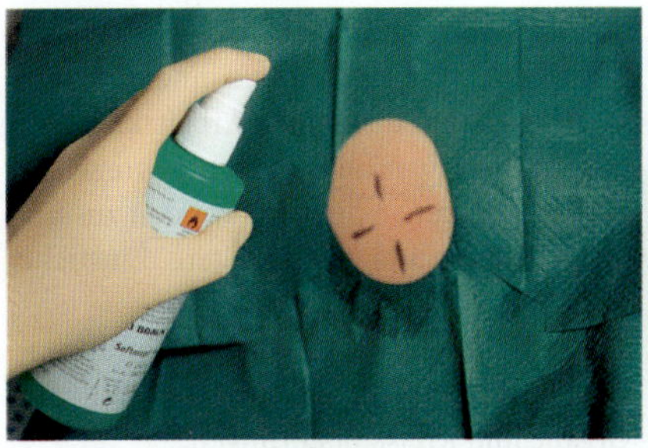

Die Punktionsstelle wird mit einem sterilen Lochtuch abgedeckt und die Haut desinfiziert. Danach setzt der Arzt die Lokalanästhesie.

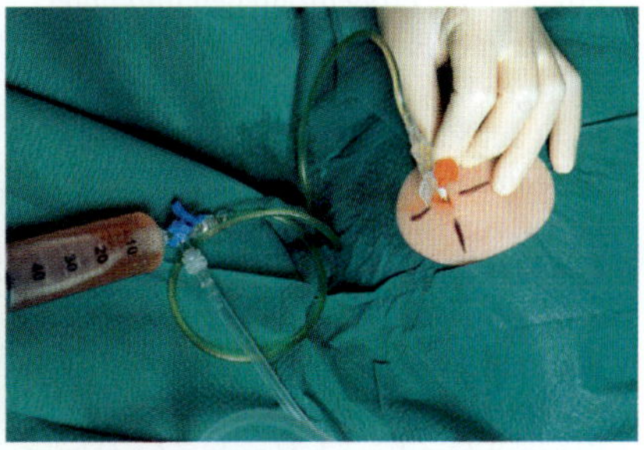

Nach Punktion der Bauchhöhle mit einer speziellen Punktionskanüle kann eine Aszitesprobe entnommen oder Flüssigkeit zur Entlastung abgeleitet werden.

Abb. 25.6 Aszitespunktion. [K115]

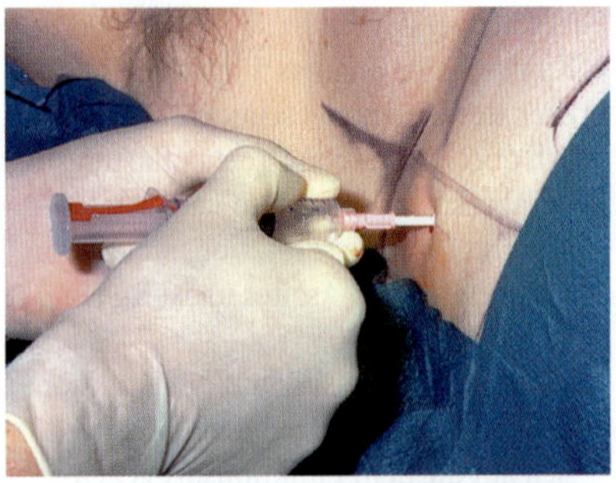

Abb. 25.7 Leberpunktion mit Menghini-Nadel. [K183]

Eine **Leberbiopsie** kann zu Diagnostik wie auch Verlaufskontrolle und Therapieentscheid bei bekannter Grunderkrankung angezeigt sein. Sie erfolgt fast immer durch eine **perkutane Leberpunktion** (→ Abb. 25.7) unter Ultraschallkontrolle oder im Rahmen einer Laparoskopie (→ 25.3.5).

Die perkutane Leberbiopsie/-punktion ist ambulant oder stationär möglich. Bei kleinen Kindern wird die Punktion in Kurznarkose, bei älteren unter Sedierung durchgeführt. Bei Erwachsenen reicht in aller Regel eine Lokalanästhesie.

Hauptkomplikationen sind Blutungen und Galleleck, seltener Organverletzungen und Infektionen.

Pflege

Vorbereitung

Vor der Untersuchung werden Medikamente (v.a. Thrombozytenaggregationshemmer, Antikoagulanzien) auf Arztanordnung abgesetzt und die nötigen Blutuntersuchungen (meist Blutbild, Gerinnungswerte) veranlasst.

Am Untersuchungstag:

- Patienten nüchtern lassen
- Ggf. Haare an der Punktionsstelle entfernen
- Patientenakte inkl. aktueller Blutwerte, Etiketten für Probenröhrchen und unterschriebener Einverständniserklärung bereitlegen bzw. mitgeben, falls Punktion nicht auf Station durchgeführt wird
- Patienten unmittelbar vor der Punktion bitten, zur Toilette zu gehen
- Ggf. Material vorbereiten: Alles zum Legen einer Venenverweilkanüle, Hautdesinfektionsmittel, alles zur Lokalanästhesie, spezielles Punktionsbesteck mit Leberpunktionsnadeln, z. B. nach Menghini (→ Abb. 25.7) und Spezialspritze, Skalpell oder Lanzette, NaCl 0,9 %, sterile Handschuhe, steriles Abdeck- oder Lochtuch, sterile Tupfer, Verbandmaterial, Gefäß mit Fixierlösung für Leberzylinder, Sandsack [2].

Nachbereitung

- Die Pflegenden kontrollieren die Vitalzeichen des Patienten nach Arztanordnung und den Verband (Blutungen? Austritt von Galle?)
- Nach der Punktion soll der Patient für ca. 4–6 Std. lockere Bettruhe einhalten, davon die ersten 2–4 Std. (je nach Punktionsstelle) in Rechtsseitenlage auf einem Sandsack oder in Rückenlage mit aufliegendem Sandsack, um den Leberbereich zu komprimieren
- Die Pflegenden veranlassen eine Sonografiekontrolle der Punktionsstelle (Zeitpunkt gemäß Arztanordnung/hausinternem Standard)
- Bei komplikationslosem Verlauf darf der Patient nach 4 Std. wieder essen und trinken (Arztanordnung)
- Schmerzen in der rechten Schulter können durch eine Zwerchfellreizung bedingt sein. Arzt informieren.

25.3.5 Laparoskopie

DEFINITION

Laparoskopie *(Bauchspiegelung)*: Endoskopie von Bauchhöhle, Bauch- und Beckenorganen zu diagnostischen und/oder therapeutischen Zwecken.

Die **Laparoskopie** ermöglicht die direkte Betrachtung der Organe, die gezielte Punktion von Krankheitsherden im Bauchraum, aber auch therapeutische Eingriffe einschließlich (früher offener) Operationen. Sie erfolgt in aller Regel in Allgemeinanästhesie, wobei diagnostische Laparoskopien ambulant möglich sind.

Die Bauchhöhle wird über eine Kanüle mit Gas aufgebläht, sodass sich die inneren Organe voneinander abheben. Anschließend wird nach einem kleinen Bauchschnitt nahe dem Nabel ein 20 cm langes, bleistiftdünnes Führungsrohr *(Laparoskop)* eingeführt. Der Arzt kann sich die inneren Organe ansehen und über einen Arbeitskanal im Laparoskop Spezialinstrumente vorschieben. Für operative Eingriffe werden zusätzliche Instrumente über weitere Einstiche eingeführt.

Hauptkomplikationen sind Blutungen, Peritonitis, Verletzung intraabdomineller Organe und Kreislaufstörungen.

Pflege

Die Vorbereitungen zu einer Laparoskopie entsprechen denen zu einer kleinen Operation (→ 44.2).

Nach dem Eingriff:

- Vitalzeichen kontrollieren, in den ersten Stunden z. B. dreimal stündlich (hausinternen Standard beachten)
- Nach einer Gewebeentnahme Einstichstelle mithilfe eines Sandsacks komprimieren
- Verband auf Durchbluten kontrollieren
- Patienten nach Blutdruckkontrolle erstmalig nach 4–6 Std. in Begleitung aufstehen lassen (mit erstem Toilettengang verbinden). Der Zeitpunkt hängt auch vom durchgeführten Eingriff ab, Abweichungen vom hausinternen Standard werden vom Arzt angeordnet
- Bei starkem Durstgefühl Mund ausspülen bzw. später, falls erlaubt, schluckweise Tee trinken lassen
- Nahrungskarenz nach Arztanordnung einhalten lassen. Meist ist am Abend des OP-Tags Suppe oder Tee und Zwieback erlaubt, ab dem 1. postoperativen Tag Vollkost
- Zusätzliche Maßnahmen je nach durchgeführtem Eingriff auf Arztanordnung durchführen.

Postoperative Schmerzen von unterhalb des Zwerchfells bis zum Nacken sind durch das eingeleitete Gas bedingt und bedürfen in der Regel keiner medikamentösen Therapie.

25.4 Erkrankungen der Leber

25.4.1 Akute Virushepatitis

DEFINITION

Akute Virushepatitis: Viral bedingte Leberentzündung mit Leberzellnekrosen und einem meist intrahepatischen Ikterus (→ 25.2.1). Unterteilung je nach ursächlichem Virus in die Typen A–E mit unterschiedlicher Übertragung, Inkubationszeit und Neigung zu Folgeerkrankungen. Meldepflichtig. Bei medizinischem Personal Anerkennung als Berufskrankheit möglich.

Krankheitsentstehung und Hepatitis-Typen

Akute Virushepatitis bezeichnet plötzlich einsetzende Leberentzündungen durch die **Hepatitis-Viren A–E** (→ Tab. 25.2).

- Die fäkal-oral übertragene **Hepatitis A** ist in ca. 30–40 % eine *Reiseerkrankung* nach Reisen in Länder mit schlechterem Hygienestandard

Tab. 25.2 Übersicht über die wichtigsten Hepatitisviren und die durch sie verursachten Erkrankungen. Zahlen nach [3].

	Hepatitis A	Hepatitis B	Hepatitis C	Hepatitis D	Hepatitis E
Erreger	Hepatitis-A-Virus (HAV, RNS-Virus)	Hepatitis-B-Virus (HBV, DNS-Virus)	Hepatitis-C-Virus (HCV, RNS-Virus)	Hepatitis-Delta-Virus (HDV)*	Hepatitis-E-Virus (HEV, RNS-Virus)
2020 gemeldete Fälle	557	6.798	4.542	41	3.246
Hauptübertragungsweg	Fäkal-oral	Parenteral, sexuell, perinatal	Parenteral, sexuell, perinatal	Parenteral, sexuell, perinatal	Fäkal-oral, (halb-)rohes Fleisch
Inkubationszeit	2–7 Wochen	6 Wochen bis 6 Monate	2 Wochen bis 6 Monate	2 Wochen bis 6 Monate	2 Wochen bis 2 Monate
Dauer der Infektiosität	2 Wo. vor bis 2 Wo. nach Symptom-/1 Wo. nach Ikterusbeginn	Bis HBs-Ag, HBe-Ag und HBV-DNS negativ	Solange HCV-RNS positiv	Unklar	Unklar
Serologische Diagnostik	Anti-HAV-IgM/-IgG, HAV-RNS	HBs-Ag, HBe-Ag, Anti-HBc-gesamt/-IgM, HBV-DNS	Anti-HCV (erst nach 1–6 Monaten positiv), HCV-RNS	Anti-HDV-IgG, HDV-RNS, Hepatitis-B-Serologie	Anti-HEV-IgM, HEV-RNS
Besonderheiten des Verlaufs	Fulminante Verläufe ≤ 0,1 %. 10 % protrahierte, keine chron. Verläufe	Fulminante Verläufe 0,5–1 %. Bei Erwachsenen 5–10 %, bei Säuglingen 90 % chron. Verläufe	Fulminante Verläufe sehr selten. Unbehandelt 60–85 % chron. Verläufe bei Erwachsenen	Bei gleichzeitiger HBV- und HDV-Inf. schwererer Verlauf, ca. 10 % chron. Infektionen. Bei HDV-Inf. bei bestehender HBV-Inf. bis 90 % chron. Verläufe	Bis ca. 3 %, bei Schwangeren bis 20 % fulminante Verläufe, chron. Verläufe bei Immunsuppression
Impfung	Passiv und aktiv	Passiv und aktiv	Nicht möglich	Impfung gegen Hepatitis B	In Deutschland nicht verfügbar

* Inkomplettes RNS-Virus, nur bei gleichzeitiger HBV-Infektion pathogen

- **Hepatitis B, C und D** werden in erster Linie durch Körpersekrete übertragen (Blut/Blutprodukte, Samenflüssigkeit bzw. Vaginalsekret, Speichel). Risikogruppen sind daher v. a. Abhängige von i. v. applizierten Drogen, Personen mit häufig wechselnden Sexualpartnern und Menschen aus Ländern mit hoher Hepatitis-B- bzw. -C-Häufigkeit. Bedeutsam ist außerdem die perinatale Infektion Neugeborener. Die Übertragung durch Blutprodukte ist in Deutschland heute sehr selten. Voraussetzung für eine Hepatitis D ist außerdem eine bestehende oder gleichzeitig erworbene Hepatitis B
- Die fäkal-oral übertragene **Hepatitis E** ist zum einen eine Reiseerkrankung, zum anderen auf unzureichend gegartes Schweine- und Wildfleisch zurückzuführen.

Eine **akute infektiöse Hepatitis** kann zudem durch viele andere Viren (z. B. Epstein-Barr-, Zytomegalie-Virus), Bakterien (z. B. Leptospiren) und Protozoen (z. B. Toxoplasmen, Plasmodien) hervorgerufen werden.

Symptome und Untersuchungsbefund

Typisch ist ein dreiphasiger Verlauf:

- **Prodromalphase** *(präikterisches Stadium):* Tage bis zwei Wochen
  - Grippeähnliche Allgemeinsymptome
  - Appetitlosigkeit, Übelkeit, Erbrechen, Druckgefühl im rechten Oberbauch, Durchfall
  - Gelenk- und Muskelschmerzen
- **Krankheitsphase** *(ikterisches Stadium):* Meist 2–6 Wochen
  - Ikterus, graugelber Stuhl, brauner Urin (→ 25.2.1)
  - (Druckschmerzhafte) Vergrößerung von Leber, Milz, evtl. Lymphknoten
  - Juckreiz, insbesondere bei ausgeprägtem Ikterus
- **Rekonvaleszenzphase** *(postikterisches Stadium):*
  - Langsame Rückbildung aller Krankheitszeichen, evtl. längere Zeit uncharakteristische Beschwerden.

Kinder zeigen durchschnittlich leichtere Verläufe als Erwachsene.

Komplikationen

Gefährlichste Frühkomplikation ist ein **fulminanter Verlauf** bis hin zum akuten Leberversagen (→ 25.4.6).

Wichtigste Spätkomplikation ist die **chronische Hepatitis** mit erhöhtem Risiko einer *Leberzirrhose* (→ 25.4.5) und eines *Leberzellkarzinoms* (→ 25.4.7).

Keine Beziehung zwischen Beschwerden und Chronifizierung

Ein Rückschluss von der Schwere des akuten Krankheitsbilds auf das Risiko einer Chronifizierung ist nicht möglich. Gerade die akute Hepatitis C verläuft überwiegend asymptomatisch, wird aber unbehandelt oft chronisch.

Diagnostik

Bei einer akuten Virushepatitis sind Bilirubin und Transaminasen (ALT > AST) deutlich, AP und γ-GT meist nur leicht erhöht (→ 25.3.1). Eine Sicherung des Erregers gelingt durch serologische Untersuchungen (→ Tab. 25.2, → Abb. 25.8, → Abb. 25.9).

Behandlungsstrategie

Leberschädigende Einflüsse werden ausgeschaltet (kein Alkohol, Absetzen aller ver-

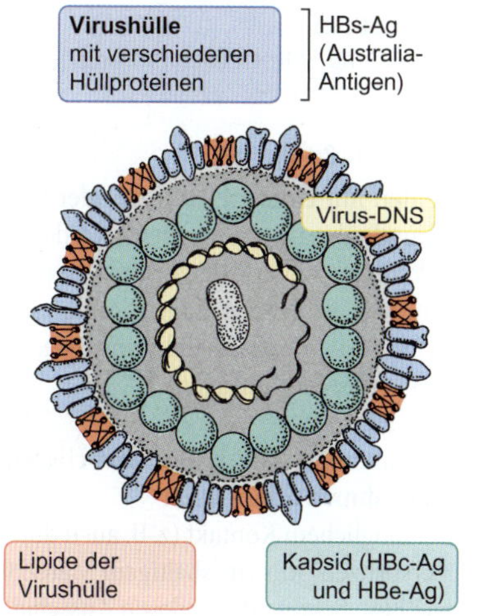

Abb. 25.8 Aufbau des Hepatitis-B-Virus mit den diagnostisch wichtigen Antigenen. [L190]

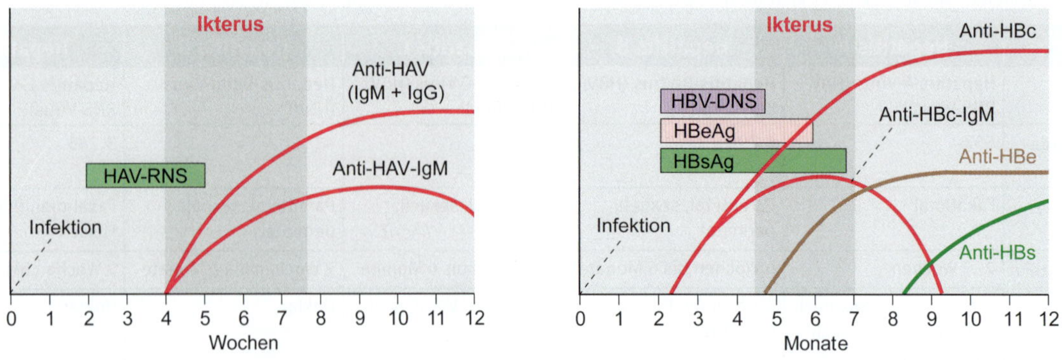

Abb. 25.9 Links serologisches Profil bei Hepatitis A. Rechts serologisches Profil bei Hepatitis B (mit nachfolgender Ausheilung). HBs-Ag-Nachweis bedeutet mögliche, HBV-DNS-Nachweis sichere Ansteckungsfähigkeit. [R236]

zichtbaren Medikamente), Beschwerden symptomatisch therapiert.

Eine akute schwere Hepatitis B (Quick-Wert-Abfall) wird frühzeitig mit Nukleosid-/Nukleotidanaloga wie etwa Lamivudin (z. B. Zeffix®) behandelt [4]. Eine akute Hepatitis C wird immer mit einer Kombination direkt antiviraler Substanzen (DAA) über 8–16 Wochen behandelt, etwa mit Glecaprevir/Pibrentasvir (z. B. Maviret®) oder Velpatasvir/Sofosbuvir (z. B. Epclusa®) [5]. Sie heilt dann fast immer aus. Leberversagen ist eine Indikation zur Lebertransplantation (→25.4.5).

Pflege

Pflege bei Infektionskrankheiten →30.1

Patientenbeobachtung und Dokumentation

- Allgemeinbefinden, Vitalzeichen, Gewicht
- Ausscheidungen (Häufigkeit, Konsistenz, Blut)
- Haut und Skleren (Gelbfärbung?).

Hygienemaßnahmen

Patienten mit einer Hepatitis A oder E, die fäkal-oral übertragen werden, werden im Krankenhaus isoliert [6]. Bei einer Hepatitis B, C oder D erfolgt dies nur in Sonderfällen, etwa bei Gastrointestinalblutung oder anderen schweren Blutungen.
Immer gilt:

- Patienten und Angehörige über Hygienemaßnahmen informieren
- Bei möglichem Kontakt (z. B. auch durch Verspritzen) mit virushaltigem Material wie Blut, Sekret oder anderen Ausscheidungen Handschuhe und Schutzkittel tragen (ggf. auch Schutzbrille und Mund-Nasen-Schutz). Nach Umgang mit kontagiösem Material Hände desinfizieren. Auch eingetrocknetes Blut ist ansteckend
- Benutzte Kanülen in einen als „infektiös“ gekennzeichneten Abfallbehälter entsorgen
- Laborröhrchen je nach Richtlinien des Hauses besonders kennzeichnen
- Mit virushaltigem Material in Berührung gekommene Gegenstände desinfizieren. Kontaminierte Bettwäsche sowie Verbandmaterial kennzeichnen und gesondert entsorgen
- Hygieneartikel des Patienten beschriften und gesondert aufbewahren (z. B. im Nachttisch)
- Separate Toilette/Waschbecken zur Verfügung stellen. Falls dies nicht möglich ist, Patienten eigenen Nachtstuhl oder Steckbecken benutzen lassen und nach Entlassung gemäß Hygienevorschriften desinfizieren.

Auch bei Patienten in Pflegeeinrichtungen gelten die oben genannten Hygienemaßnahmen. Ob der Patient ggf. vorübergehend in einem Einzelzimmer untergebracht werden muss und inwieweit er Gemeinschaftsräume nutzen bzw. an gemeinschaftlichen Veranstaltungen teilnehmen kann, entscheidet der Arzt u. a. abhängig von etwaigen Verhaltensauffälligkeiten und der Kooperationsbereitschaft des Bewohners.

Allgemeine Pflegemaßnahmen

Pflege bei Fieber →5.4
Pflege bei Juckreiz →32.2.2
Pflege bei Übelkeit →24.2.1
Bettruhe wird heute nicht mehr generell empfohlen, der Patient soll sich aber körperlich schonen. Die Pflegemaßnahmen, z. B. Prophylaxen, richten sich nach dem Allgemeinzustand des Patienten.

Spezielle Leberschonkost (→25.1.2) ist nicht nötig, wohl aber absolute Alkoholkarenz. Viele Patienten empfinden auch warme Wickel bei Oberbauchschmerzen als angenehm.

Pflegemaßnahmen bei Kindern

- Hautpflege gemeinsam durchführen, um die Haut intakt zu halten (Juckreiz ist für Kinder sehr belastend)
- Spiele und Beschäftigungsmöglichkeiten im oder am Bett anbieten (Ablenkung vom Juckreiz).

Prävention und Gesundheitsberatung

Die Aufklärung von Risikogruppen/Eltern über die Möglichkeiten der Prävention umfasst:

- Expositionsprophylaxe
  - Bei Hepatitis A und E v. a. Beachtung der allgemeinen Hygieneregeln sowie der Küchen- und Toilettenhygiene insbesondere bei Reisen in Länder mit schlechterem Hygienestandard. Bei bereits eingetretenem Erkrankungsfall nach jedem Toilettengang Hände desinfizieren. Handschuhe und Schutzkittel (ggf. auch Mundschutz und Schutzbrille) für betreuende Personen, wenn Kontakt mit virushaltigem Material zu befürchten ist. Die Händedesinfektion ist auch dann nötig, wenn Handschuhe getragen werden
  - Zur Expositionsprophylaxe der Hepatitis E außerdem Durchgaren von Schweine- und Wildfleisch vor dem Verzehr
  - Bei Hepatitis B, C, D v. a. Schutz vor Blutkontakten, bei Geschlechtsverkehr mit (möglicherweise) infiziertem Partner Kondombenutzung

- Möglichkeit der Immunprophylaxe gegen Hepatitis A und B
  - Gegen beide kann aktiv (z. B. Havrix® bzw. Engerix-B®) und passiv (z. B. Beriglobin® bzw. Hepatect®) geimpft werden, auch mit einem Kombinationsimpfstoff gegen Hepatitis A *und* B (z. B. Twinrix®)
  - Die aktive Hepatitis-B-Impfung wird für alle Kinder empfohlen, für Erwachsene nur bei erhöhter Gefährdung (z. B. medizinisch Tätige, Sexualpartner und enge Familienangehörige von Patienten mit chronischer Hepatitis B)
  - Die Hepatitis-A-Impfung wird nur bei erhöhter Gefährdung empfohlen (z. B. beruflicher Kontakt mit Kindern, Reisen in gefährdete Gebiete)
  - Nach Exposition Ungeschützter kann eine Aktiv-passiv-Simultanimpfung empfehlenswert sein
  - Für Pflegepersonal wird die aktive Impfung gegen Hepatitis A *und* B empfohlen
- Hepatitis C: Keine Impfprophylaxe möglich. Nach wahrscheinlicher oder sicherer Exposition wiederholte Blutuntersuchungen, bei Serokonversion medikamentöse Therapie.

Information des Patienten über:

- Notwendigkeit regelmäßiger Kontrolluntersuchungen und absoluter Alkoholkarenz nach der Entlassung
- Für eine gewisse Zeit Medikamenteneinnahme nur nach Arztrücksprache
- Verhalten zum Schutz der Angehörigen vor Ansteckung.

25.4.2 Chronische Hepatitis

DEFINITION

Chronische Hepatitis *(chronische Leberentzündung):* Länger als 6 Monate bestehende Entzündung der Leber unterschiedlicher Ursache.

Krankheitsentstehung und Einteilung

Chronische Hepatitiden werden nach drei Kriterien unterteilt.

- Der zugrunde liegenden Ursache:
  - Virusbedingte chronische Hepatitis
  - **Autoimmunhepatitis** *(AIH).* Die meist schleichend beginnende Autoimmunhepatitis betrifft v. a. Frauen mittleren Alters. Betroffene haben gehäuft weitere Autoimmunerkrankungen, z. B. autoimmun bedingte Schilddrüsenentzündung (→ 26.3.5), rheumatoide Arthritis (→ 28.6.1)
  - Exogen-toxische chronische Hepatitis durch Alkohol (→ 25.4.3), Arzneimittel oder Chemikalien
  - Stoffwechselkrankheiten, die unter dem Bild einer chronischen Hepatitis verlaufen können, z. B. die *Hämochromatose* (→ 25.4.4) oder der *Morbus Wilson* (→ 25.4.5)
- Dem Ausmaß der entzündlichen Aktivität: minimal, mild, mäßig oder schwer
- Dem Ausmaß der Fibrosierung (Bindegewebsvermehrung) und der Leberstrukturzerstörung: minimal, mild, mäßig, schwer, Zirrhose.

Symptome, Befund und Diagnostik

Die chronische Hepatitis bereitet in erster Linie uncharakteristische Beschwerden wie Müdigkeit, verminderte Leistungsfähigkeit, Völle- und Druckgefühl im Oberbauch. Juckreiz tritt v. a. bei der Autoimmunhepatitis früh auf.

Die Verdachtsdiagnose wird durch wiederholte oder lang dauernde Transaminasenerhöhung, positive Hepatitisserologie bzw. positive Autoantikörper gestellt. Zur Diagnosesicherung oder Schweregradeinschätzung ist oft eine Leberbiopsie (→ 25.3.4) sinnvoll.

Behandlungsstrategie und Pflege

Die **chronische Hepatitis B** mit entzündlicher Aktivität (Transaminasen erhöht), höherer Viruslast oder Fibrose wird mit (pegyliertem) α-Interferon (z. B. Pegasys®) oder Nukleosid-/Nukleotidanaloga (etwa Entecavir, z. B. Baraclude®) behandelt. Beide sind Langzeittherapien [4].

Therapie der Wahl bei **chronischer Hepatitis C** sind interferonfreie Therapien mit direkt antiviralen Substanzen über mehrere Monate. Die Substanzen hängen v. a. von Virustyp und evtl. Leberzirrhose ab (häufige Kombinationen → 25.4.1). Darunter liegen die Heilungsraten über 90 % [5].

Seit 2020 ist Bulevirtid (z. B. Hepcludex®) zur Behandlung der **chronischen Hepatitis D** zugelassen.

Bei der **Autoimmunhepatitis** ist die 10-Jahres-Überlebensrate durch mehrjährige immunsuppressive Therapie (→ 31.3) mit Glukokortikoiden und Azathioprin (z. B. Imurek®) auf ca. 90 % gestiegen.

Weitere leberschädigende Noxen wie etwa Alkohol müssen unbedingt vermieden werden. Der Patient soll sich mäßig körperlich bewegen und auf eine ausgewogene, vitaminreiche Ernährung achten.

Weiterführende Informationen für Betroffene bieten Selbsthilfegruppen.

25.4.3 Fettlebererkrankung

DEFINITION

Fettlebererkrankung *(Fatty liver disease, FLD):* Zusammenfassende Bezeichnung für **Fettleber** (meist definiert als Verfettung von über 50 % der Leberzellen), **Fettleberhepatitis** *(Steatohepatitis)* und daraus resultierende *Leberfibrose/-zirrhose.*

Fettleber

Mit einer Häufigkeit von ca. 25 % der Erwachsenen ist die **nichtalkoholische Fettleber** *(NAFL, NAFLD)* die häufigste chronische Lebererkrankung. Hauptursachen sind (viszerale = stammbetonte) Adipositas (→ 26.7.1), metabolisches Syndrom (→ 26.6.2) und Diabetes mellitus Typ 2 (→ 26.6.2). Auch Erkrankungen wie Zöliakie (→ 24.6.3) oder Arzneimittel können zu einer Fettleber führen [7].

Die **alkoholische Fettleber** (*AFL, AFLD,* ca. 5–10 % der Erwachsenen) ist die leichteste **alkoholbedingte Leberschädigung** (*Alcohol-related liver disease, ALD;* Alkoholkrankheit → 38.8.2). Vor allem regelmäßige Zufuhr größerer Alkoholmengen führt über Stoffwechselveränderungen der Leber zu Leberverfettung, verminderter Glukoneogenese (Hypoglykämiegefahr!) und durch toxische Abbauprodukte zur Leberzellschädigung.

Alkoholberechnung

Die „Grenze" für einen risikoarmen Alkoholkonsum liegt für Frauen bei 12 g Alkohol täglich, für Männer bei 24 g [8].

Alkohol pro Getränk in g =
Volumen-%/100 × Volumen des Getränks in ml × 0,8 g/ml

Beispiele:
0,2 l Wein mit 11 Vol.-% Alkohol → 0,11 × 200 ml × 0,8 g/ml = 17,6 g Alkohol.
0,5 l Bier mit 5 Vol.-% Alkohol → 0,05 × 500 ml × 0,8 g/ml = 20 g Alkohol.

Da Beschwerden (weitestgehend) fehlen, wird die Fettleber häufig zufällig bei einer Blutuntersuchung oder Sonografie aus anderem Grunde diagnostiziert. Die γ-GT kann erhöht sein, ein erhöhtes MCV (→ 27.4.1) und erhöhte **CDT** (*Carbohydrate-defiziente Transferrine* = Transferrinformen mit weniger Kohlenhydraten als normal) auf einen Alkoholkonsum hinweisen.

Fettleberhepatitis

Wird die Ursache nicht beseitigt, so kann es zur **nichtalkoholischen bzw. alkoholischen Fettleberhepatitis** (*NASH* bzw. *ASH, SH = Steatohepatitis*) kommen. Einige Patienten haben kaum Beschwerden, andere klagen über verminderte Leistungsfähigkeit, Übelkeit, Erbrechen oder Druckgefühl im rechten Oberbauch. Ikterus ist möglich. Neben der γ-GT sind die Transaminasen und evtl. Bilirubin erhöht.

Einzig wirksame Behandlung ist die Beseitigung der Ursache, also je nach Ursache Gewichtsreduktion, Bewegung (aerobes Training mindestens 3 Std./Woche), Diabetestherapie und Reduktion des Alkoholkonsums [7] oder absolute Alkoholabstinenz. Darunter sind Fettleber und Fettleberhepatitis reversibel.

Leberfibrose und -zirrhose

Bei fortgeschrittener Leberschädigung kann sich eine nicht mehr rückbildungsfähige **Leberfibrose** bis zur **Leberzirrhose** (→ 25.4.5) entwickeln.

25.4.4 Primäre Hämochromatose

DEFINITION

Primäre Hämochromatose *(hereditäre Hämochromatose):* Autosomal-rezessiv vererbte Eisenstoffwechselstörung mit chronisch erhöhter Eisenresorption, Eisenablagerungen und infolgedessen Organschäden. Mit einer Häufigkeit von ca. 0,3 % häufigste, jedoch gut behandelbare Stoffwechselstörung in Deutschland.

Typisch für die **primäre Hämochromatose** ist die Trias aus Lebererkrankung (bis zur Leberzirrhose), Diabetes mellitus und bronzefarbener Haut. Weiter sind Herz-, Hormon- und Gelenkschäden möglich.

Frauen erkranken seltener und später als Männer, weil sie durch die Menstruation das Zuviel an Eisen lange „entsorgen". Bei Menschen mit hohem Alkoholkonsum zeigt sich die Hämochromatose durch die eisenfreisetzende und leberschädigende Wirkung des Alkohols gehäuft.

Die Diagnose wird durch Blutuntersuchungen (Serumeisen, Plasmaferritin und Transferrinsättigung erhöht), molekulargenetische Untersuchung und Leberpunktion gestellt.

Bei gesicherter Diagnose werden nahe Verwandte ebenfalls molekulargenetisch untersucht.

Hauptsäulen der Therapie sind lebenslang Aderlässe und eisenarme Ernährung. Kaffee und schwarzer Tee zu den Mahlzeiten vermindern die Eisenaufnahme. Umgekehrt sollte Vitamin C wegen Förderung der Eisenresorption nicht im Übermaß aufgenommen werden. Auf Alkohol müssen Betroffene verzichten.

Bei rechtzeitiger Behandlung ist die Lebenserwartung normal.

25.4.5 Leberzirrhose und Leberinsuffizienz

DEFINITION

Leberzirrhose *(Schrumpfleber):* Chronisch-progrediente, irreversible Zerstörung des Lebergewebes mit knotig-narbigem Umbau der Leber. Mögliches Endstadium aller chronischen Lebererkrankungen. Altersgipfel 50.–60. Lebensjahr, Männer : Frauen = 7 : 3. Prognose eher schlecht, nach Komplikationen 5-Jahres-Überlebensrate 20 %.

Leberinsuffizienz: Leberfunktionsstörung. Akut oder chronisch und infolge verschiedener Ursachen möglich. Schwerstform **Leberversagen** mit **Leberkoma.**

Krankheitsentstehung

Zwei Hauptursachen

Häufigste Ursache einer **Leberzirrhose** bei Erwachsenen ist in Deutschland mit ca. 50–60 % ein chronischer Alkoholabusus, gefolgt von der chronischen Virushepatitis mit ca. 40 %. Bei Kindern stehen Fehlbildungen der Gallenwege und angeborene Stoffwechselerkrankungen ursächlich im Vordergrund.

Weitere Ursachen sind:

- Autoimmunerkrankungen (Autoimmunhepatitis → 25.4.2, primär biliäre Cholangitis → 25.5.5). Wahrscheinlich ebenfalls autoimmun bedingt ist die **primär sklerosierende Cholangitis** *(PSC),* eine chronisch-fibrosierende Entzündung der Gallenwege
- Gallenwegserkrankungen mit Gallestau **(sekundär biliäre Zirrhose)**
- Kardiovaskuläre Erkrankungen, z. B. Stauungsleber bei chronischer Rechtsherzinsuffizienz oder Lebervenenverschluss
- Nichtalkoholische Fettleberhepatitis (→ 25.4.3)

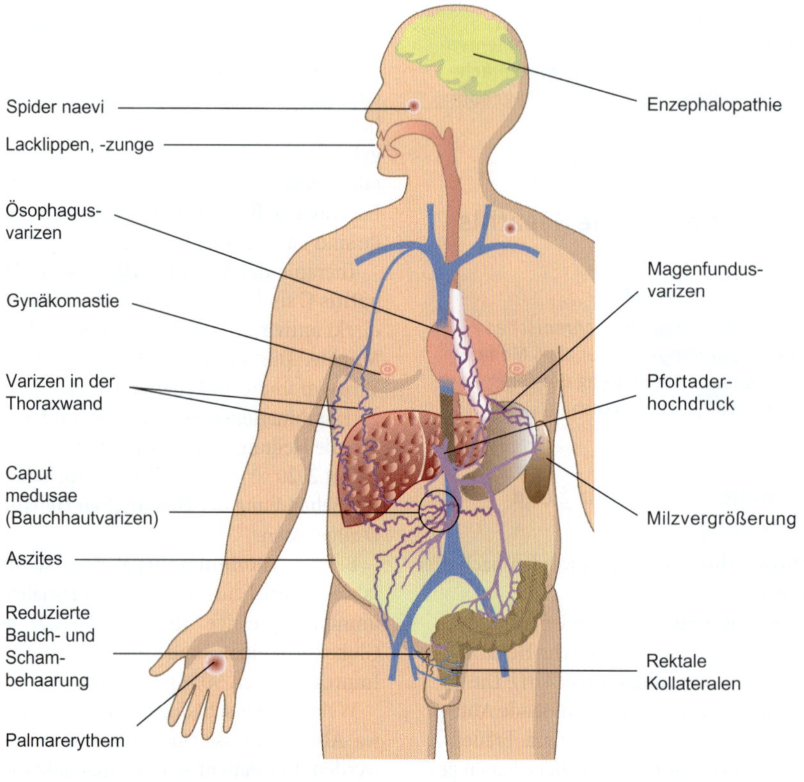

Abb. 25.10 Typische Symptome bei Leberzirrhose. [L138]

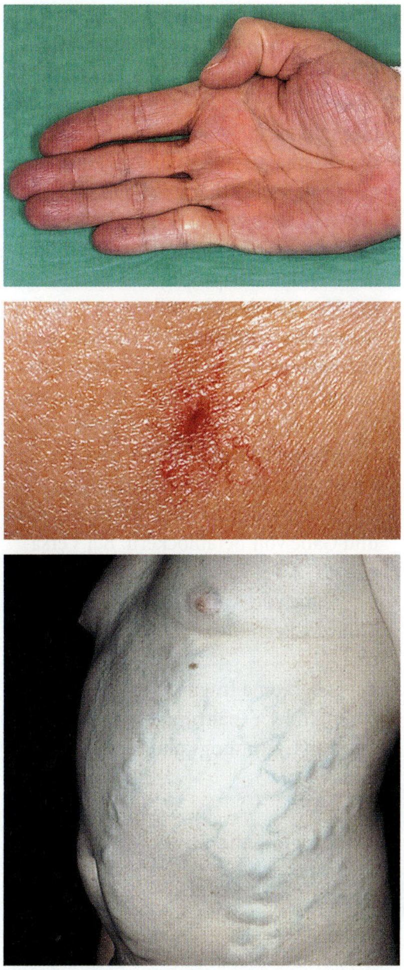

Abb. 25.11 Leberhautzeichen. Oben Palmarerythem, Mitte Spider naevi, unten Caput medusae. [T434, T435, T436, E306, R246]

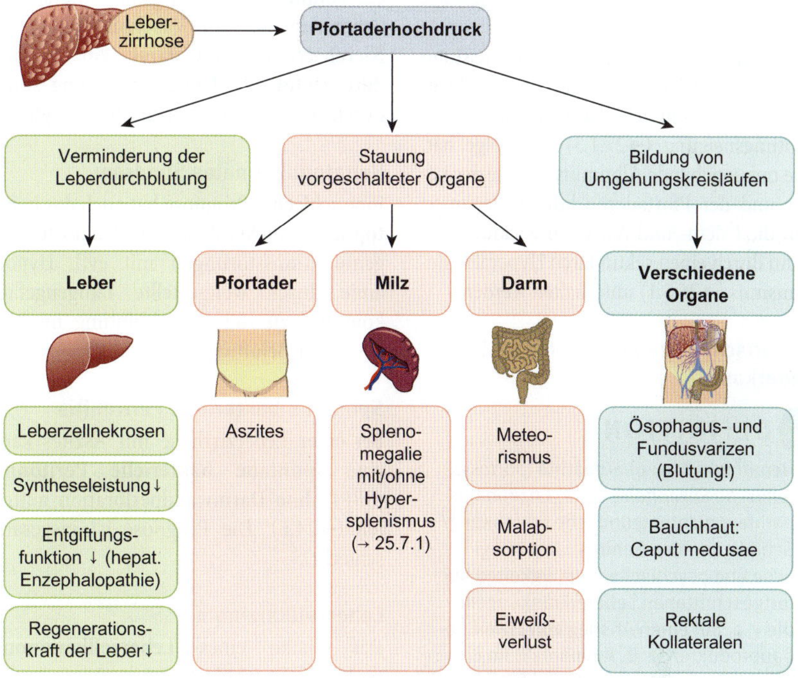

Abb. 25.12 Auswirkungen des Pfortaderhochdrucks auf verschiedene Organe. [L138]

- Stoffwechselerkrankungen, z. B.
  - Hämochromatose (→ 25.4.4)
  - **Morbus Wilson** mit abnormer Kupferspeicherung insbesondere in Leber und Basalganglien. Dies führt zu Leberschäden sowie neurologischen Erscheinungen
  - α_1-Antitrypsin-Mangel (→ 23.7, → 26.11)
  - Mukoviszidose (→ 23.14)
- Arzneimittel oder Gifte.

Leberzelluntergang, narbig-bindegewebige Umwandlung der Leber und Durchblutungsstörungen führen zum einen durch den erschwerten Blutstrom zu Pfortaderhochdruck (siehe unten), zum anderen zur Leberfunktionseinschränkung **(Leberinsuffizienz).**

Außerdem nimmt die an sich sehr hohe Regenerationsfähigkeit der Leber ab.

Symptome und Untersuchungsbefund

Die Symptome bei Leberzirrhose umfassen (→ Abb. 25.10):

- **Allgemeine Beschwerden,** v. a. Mattigkeit, verminderte Leistungsfähigkeit, Gewichtsverlust, Schwitzen, psychische Verstimmung und evtl. Druckgefühl oder Schmerzen im Oberbauch
- **Leberhautzeichen** (→ Abb. 25.11), typischerweise
  - **Spider naevi** (*Gefäßsternchen der Haut,* sternförmige Gefäßerweiterungen mit einer roten Erhabenheit in der Mitte)
  - **Palmarerythem** (beidseits gerötete Handinnenflächen), Weißfleckung der Haut bei Abkühlung
  - **Lackzunge** (glatte und rote Zunge durch Vitamin-B-Mangel), Mundwinkelrhagaden (eingerissene Mundwinkel)
  - **Caput medusae** (*Medusenhaupt,* erweiterte Venen unter der Bauchhaut infolge eines Umgehungskreislaufs bei Pfortaderhochdruck)
  - Im weiteren Sinne Juckreiz (mit entsprechenden Kratzdefekten), Hautatrophie *(Pergamenthaut),* Ikterus
- **Hormonelle Störungen** mit Potenzstörungen und Libidoverlust, **Gynäkomastie** (Brustbildung beim Mann → Abb. 25.4), Hodenatrophie und sog. **Bauchglatze** durch den Verlust der männlichen Sekundärbehaarung. Bei Frauen sind Störungen der Regelblutung häufig.

Bei einer Erkrankung mit Gallestau als Ursache haben die Patienten neben ausgeprägtem Ikterus oft quälenden Juckreiz.

Die derbe Leber kann normal groß, vergrößert oder verkleinert sein. Bei der körperlichen Untersuchung zeigt sich oft ein von Blähungen und Aszites aufgetriebener Bauch (→ Abb. 25.4).

Komplikationen

Schreitet die Leberzirrhose fort, führt sie bei fast allen Patienten früher oder später zu tödlichen Komplikationen.

Pfortaderhochdruck

Die Ansammlung von Bindegewebe in der Leber engt die Blutgefäße ein. Das Blut kann nicht mehr ungehindert durch die Leber strömen, es entsteht ein **Pfortaderhochdruck** (*portale Hypertension* → Abb. 25.12). Der Blutstau führt zu einer Milzvergrößerung (*Splenomegalie* → 25.7.1) mit vermehrtem Abbau von Blutkörperchen und zur Ausbildung von Umgehungskreisläufen (→ Abb. 25.10) zwischen Pfortader- und V.-cava-System.

Beeinträchtigte Syntheseleistung der Leber

Durch die beeinträchtigte Syntheseleistung der Leber werden nicht mehr genügend Gerinnungsfaktoren gebildet, was eine erhöhte Blutungsneigung (→ 27.1.3) zur Folge hat. Die unzureichende Albuminsynthese der Leber und der Pfortaderhochdruck begünstigen die Ödem- und Aszitesentwicklung, die dann durch einen sekundären Hyperaldosteronismus (→ 26.5.1) unterhalten werden.

Hepatische Enzephalopathie und Leberkoma

DEFINITION

Hepatische Enzephalopathie *(portosystemische Enzephalopathie,* Enzephalopathie = nichtentzündliche Erkrankung/Schädigung des Gehirns): Neurologische und psychische Auffälligkeiten bei fortgeschrittenen Lebererkrankungen, die v. a. auf einen Anstieg von Eiweißabbauprodukten (z. B. Ammoniak) im Blut durch die gestörte Entgiftungsfunktion der Leber zurückzuführen sind.

Leberkoma *(hepatisches Koma, Coma hepaticum):* Häufig tödliche Schwerstform der hepatischen Enzephalopathie. Unterteilt in:

- **Leberzerfallkoma** *(endogenes Leberkoma)* bei akutem Leberversagen (→ 25.4.6)
- **Leberausfallkoma** *(exogenes Leberkoma)* bei Leberzirrhose mit Umgehungskreislauf, ausgelöst durch zusätzliche, „exogene" Belastungen des Organismus. Hohe Eiweißzufuhr (durch Nahrung, gastrointestinale Blutung), Alkohol, Infektionen oder andere Belastungsfaktoren überfordern die geschädigte Leber, neurotoxische Substanzen können nicht ausreichend entgiftet werden und lösen die akute Verschlechterung aus.

Erstsymptome der **hepatischen Enzephalopathie** sind Müdigkeit, Konzentrationsstörungen und z. B. Schriftveränderung durch Störungen der Feinmotorik. Es folgen zunehmende Verlangsamung, Persönlichkeitsveränderungen, verwaschene Sprache, grobschlägiger Handtremor *(Flapping tremor, Flattertremor)* und Erinnerungslücken. Schließlich treten zunehmende Orientierungs- und Bewusstseinsstörungen hinzu.

Hepatorenales Syndrom

Weitere Komplikation bei fortgeschrittener Leberzirrhose ist ein funktionelles Nierenversagen **(hepatorenales Syndrom)** mit schlechter Prognose. Wahrscheinlich führt ein Volumenmangel aufgrund unterschiedlicher Auslöser zur Vasokonstriktion der Nierenarterien und damit zur Minderdurchblutung der Nieren. Besserung ist nur durch verbesserte Leberfunktion möglich.

Hepatopulmonales Syndrom

Eine schlechte Prognose hat auch das **hepatopulmonale Syndrom,** bei dem es zu Lungenfunktionsstörungen mit evtl. Hypoxämie durch weitgestellte Lungengefäße kommt („zu viel" Durchblutung im Vergleich zur Belüftung).

Spontane bakterielle Peritonitis

Bei einer Leberzirrhose mit Aszites kann eine **spontane bakterielle Peritonitis** *(SBP)* ohne Darmwandperforation auftreten (→ 24.6). Die Prognose ist insgesamt schlecht.

Leberzellkarzinom

Das Risiko eines **Leberzellkarzinoms** (→ 25.4.7) ist erhöht.

Diagnostik

- Labor: Transaminasen (ALT, AST), γ-GT, AP und Bilirubin (leicht) erhöht, Gerinnungsfaktoren, Cholinesterase und Albumin wegen der Funktionsstörung der Leber vermindert. Häufig Elektrolytstörungen (v. a. Hypokaliämie, Hyponatriämie), Anämie, Leuko-Thrombozytopenie. Ursachenklärung durch Hepatitis-Serologie, Bestimmung von Eisen und Kupfer, Suche nach Autoantikörpern
- Oberbauchsonografie zur Darstellung zirrhosetypischer Veränderungen, eines Aszites und zum Ausschluss anderer Oberbaucherkrankungen
- Duplex-Sonografie zur Einschätzung des Blutflusses in der Pfortader
- **Elastografie** *(transiente Elastometrie):* Nichtinvasive, auf Ultraschall beruhende Verfahren zur Messung der „Lebersteife" als Maß der Fibrosierung. Bei leichter Fibrose oft falsch negativ
- **Endoskopie** (Ösophagus- und Magenfundusvarizen?)
- Leberbiopsie zur Diagnosesicherung (→ 25.3.4). Meist perkutan, seltener laparoskopisch (höckerige Leberoberfläche).

Behandlungsstrategie

Konservative Therapie

Vorrangig ist die Ursachenbeseitigung. Zusätzliche Noxen (z. B. Alkohol, Arzneimittel) werden weitestmöglich ausgeschaltet, die Komplikationen behandelt:

- Behandlung des Aszites → 25.2.2
- Zur Blutungsprophylaxe bei Ösophagus- oder Fundusvarizen Gabe z. B. von Betablockern, die den Druck im Pfortadergebiet senken
- Bei Ösophagus- oder Fundusvarizenblutung ggf. Schocktherapie (→ 14.4), Gabe v. a. von Terlipressin (z. B. Glycylpressin®) i. v. zur Blutstillung und Antibiotika zur Infektionsprophylaxe. Endoskopie mit Versuch der Blutstillung, z. B. durch **Gummibandligatur** oder endoskopische **Sklerosierung.** Bei Erfolglosigkeit (vorübergehendes) Legen einer Ösophaguskompressionssonde (→ 24.1.3) oder eines **Ösophaguskompressionsstents**
- Prophylaxe einer Rezidivblutung durch Gummibandligatur oder Sklerosierung und Gabe von Betablockern. Bei Versagen ggf. TIPS-Anlage
- Ggf. Gabe von Antibiotika, z. B. Rifaximin, zur Beeinflussung der Darmbakterien
- Bei Leberkoma Intensivtherapie, u. a. mit parenteraler Ernährung sowie dem Ersatz von Gerinnungsfaktoren und Vitamin K.

Portosystemische Shunts

DEFINITION

Portosystemischer Shunt *(portovenöser, portokavaler Shunt):* Kurzschlussverbindung zwischen portalem und kavalem Gefäßsystem zur Druckentlastung des Pfortaderkreislaufs bei Pfortaderhochdruck.

Bei einem **portosystemischen Shunt** wird das gestaute Blut aus dem Pfortaderkreislauf teilweise *(inkompletter portosystemischer Shunt)* oder vollständig *(kompletter portosystemischer Shunt,* selten) an der geschädigten Leber vorbei ins Hohlvenensystem geleitet. Der Vorteil ist die sichere Druckentlastung. Die Ösophagus- und Fundusvarizen kollabieren, weitere Varizenblutungen sind selten. Hauptnachteil ist ein deutlich erhöhtes Risiko einer hepatischen Enzephalopathie, weil Leberdurchblutung und damit Entgiftung des Blutes abnehmen.

Heute bevorzugt wird der **transjuguläre intrahepatische portosystemische [Stent-] Shunt** (kurz *TIP[S]S* → Abb. 25.13), ein interventionell-radiologisches Verfahren. Er ist risikoarm und behindert eine spätere Lebertransplantation nicht. In Lokalanästhesie und unter Analgosedierung wird ein Spezialkatheter über V. jugularis und V. cava in eine Lebervene geschoben. Dort wird

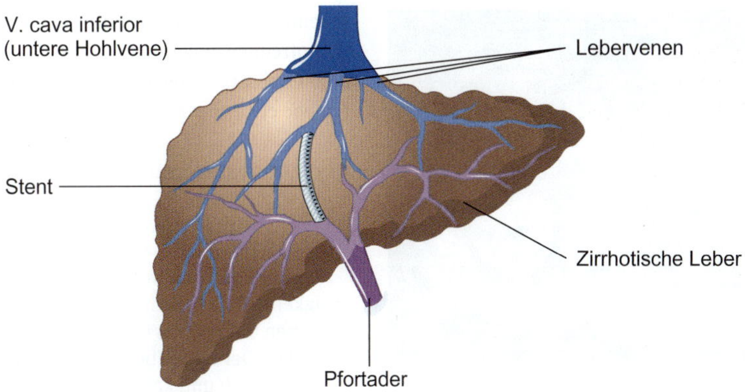

Abb. 25.13 Beim TIPS wird in der Leber eine Kurzschlussverbindung zwischen einem Pfortaderast und einer Lebervene geschaffen und mittels eines Stents offen gehalten. [L138]

über den Katheter ein Pfortaderast punktiert und das Gewebe zwischen Lebervene und Pfortaderast mittels Ballondilatation geweitet.

In den so entstandenen Kanal wird der Stent eingelegt und aufgedehnt (die Blutmenge, die über den Stent abfließt, wird durch dessen Durchmesser bestimmt).

Chirurgische portosystemische Shunts *(ChiPS)* mit operativer Anlage des Kurzschlusses sind nur noch Reserveverfahren.

Lebertransplantation

2021 erfolgten in Deutschland 834 **Lebertransplantationen** (*LTX,* 780 nach postmortaler Organspende, 54 nach Leberteil-Lebendspende), am häufigsten wegen Leberzirrhose, alkoholbedingter Leberschäden und bösartiger Tumoren der Leber oder Gallenwege [9].

Die Kontraindikationen entsprechen im Wesentlichen denen anderer Transplantationen (→ 43.14). In aller Regel wird die Leber *orthotop* transplantiert, also an der Stelle der kranken Leber.

Wegen des Mangels an Spenderorganen wird nicht immer eine ganze Leber transplantiert:

- Bei der **Split-Leber-Transplantation** wird die Spenderleber in zwei Teile für zwei Empfänger geteilt
- Bei der **Leberteil-Lebendspende** wird dem Spender ein Teil seiner Leber entnommen und transplantiert.

Frühkomplikationen bestehen v. a. in Nachblutungen, Thrombosen von A. hepatica oder Pfortader sowie einer Stenose oder Fistel der Gallengangsanastomose.

Spätkomplikationen sind das Wiederauftreten der Grundkrankheit (beispielsweise einer Virushepatitis) sowie die akute oder chronische Transplantatabstoßung (→ 43.14).

VORSICHT! Zeichen einer **Transplantatabstoßung** sind:
- Fieber, Abgeschlagenheit
- Bauchschmerzen
- Verminderte Galleproduktion
- Anstieg von Transaminasen und Bilirubin.

Nach einer Lebertransplantation sind wie nach anderen Organtransplantationen lebenslange Immunsuppression (→ 43.14) und Nachkontrollen notwendig.

Pflege

Pflege von Alkoholkranken → 38.8.2
Pflege bei Aszites → 25.2.2
Pflege bei Juckreiz → 32.2.2
Pflege bei Ösophagusvarizenblutungen → 24.1.3

Kein Alkohol
Unabdingbar ist absolute Alkoholkarenz!

Patienten, die eine Lebertransplantation benötigen, müssen in aller Regel wegen ihres sehr schlechten Allgemeinzustands schon präoperativ auf der Intensivstation versorgt werden. Hier wird der Transplantierte auch in den ersten Tagen nach der Operation betreut.

Ansonsten gilt:

- Energetisch angemessene, vitamin- und eiweißreiche, fettreduzierte ausgewogene Kost, ggf. mittels Nahrungssupplementen und zusätzlich künstlicher enteraler Ernährung. Häufig kleine Mahlzeiten, möglichst keine Nahrungskarenz länger als 4–6 Stunden (Einnahme einer Spätmahlzeit). Bevorzugung von Milch- und pflanzlichem Eiweiß, ggf. Gabe von verzweigtkettigen Aminosäuren (z. B. Hepa Merz®) bzw. damit angereicherter Kost [1]. Salz sollte sparsam verwendet werden [10]
- Wegen Immunsuppression gute Küchenhygiene, gründliches Waschen oder Schälen von Obst und Gemüse, kein rohes Fleisch und roher Fisch (Sushi)
- Bei Aszites Kochsalz- und ggf. Flüssigkeitsbeschränkung zur Aszitesausschwemmung (→ 25.2.2)
- Stuhlregulierung mit Laktulose (z. B. Bifiteral®). Anzustreben sind zwei bis drei weiche Stuhlgänge am Tag. Auf Nebenwirkungen wie Durchfall und Blähungen achten. Ggf. Reduktion der ammoniakbildenden Darmbakterien durch orale Gabe von Antibiotika und Laktulose, Letzteres evtl. auch als Einlauf
- Motivation zu individuell angepasster körperlicher Aktivität
- Prophylaxen je nach Einschränkung, v. a. Dekubitus-, Thrombose-, Infektions- und Kontrakturenprophylaxe. Bei Aszites (oberflächliche Atmung) Pneumonieprophylaxe (→ 3.4)
- Wegen Gerinnungsstörungen Vermeiden von Verletzungen (Sturzprophylaxe → 9.8) und Hautläsionen (→ 27.1.3)
- Sorgfältige Pflege der oft atrophischen Haut (Pergamenthaut)
- Engmaschige Patientenbeobachtung v. a. auch in der häuslichen Pflege, da Angehörige eine sich verschlechternde hepatische Enzephalopathie oft nicht bemerken
- Information, keine Arzneimittel eigenmächtig einzunehmen, da viele Arzneimittel die Leber belasten.

Patientenbeobachtung
- Allgemeinbefinden und Bewusstsein (Bewusstseinseintrübung durch Anstieg der Ammoniakkonzentration? Drohendes Alkoholdelir?)
- Vitalzeichen, ggf. ZVD (→ 21.1.3)
- Haut (Gelbfärbung?)
- Körpergewicht, Bauchumfang, Ausscheidung, Flüssigkeitsbilanz
- Blutungszeichen.

25.4.6 Leberschädigungen durch andere Noxen und akutes Leberversagen

Leberschädigungen durch andere Noxen

Nicht nur Alkohol, auch viele andere Fremdstoffe können die Leber akut oder chronisch schädigen:

- Nahrungsmittel und -zusatzstoffe
- Toxine, beispielsweise des Knollenblätterpilzes

- Arzneimittel, z. B. Immunsuppressiva oder Zytostatika
- Gewerbliche Stoffe, z. B. Pestizide.

Die Symptome reichen von geringem Druckgefühl im Oberbauch bis zum akuten **Leberversagen** und können den Krankheitszeichen aller anderen Lebererkrankungen zum Verwechseln ähnlich sein. Eine Therapie ist nur teilweise möglich.

Akutes Leberversagen

DEFINITION

Akutes Leberversagen: Funktionsausfall der Leber bei vorher Lebergesunden innerhalb von Tagen bis Wochen nach Beginn einer Lebererkrankung.

Hauptursachen des **akuten Leberversagens** in Mitteleuropa sind Virushepatitiden (→ 25.4.1) und Vergiftungen, z. B. durch Paracetamol oder Knollenblätterpilze.

Leitsymptome sind Ikterus, Gerinnungs- und Bewusstseinsstörungen (Schwerstform Leberzerfallkoma → 25.4.5).

Reye-Syndrom

Das **Reye-Syndrom** ist eine akute Gehirn- und Leberschädigung bei Kindern und Jugendlichen, die wahrscheinlich auf dem Boden einer genetischen Disposition durch die Kombination von Virusinfekt und Gabe von Azetylsalizylsäure ausgelöst wird.

Die Krankheit beginnt mit Erbrechen, es folgen Krampfanfälle und Bewusstseinstrübung bis zum lebensbedrohlichen Koma. Die Behandlung ist symptomatisch, die Prognose zweifelhaft.

Bei Kindern kein ASS

Eltern sollen wissen, dass Kindern und Jugendlichen unter 16 Jahren zur Fiebersenkung und Schmerzbekämpfung keine Azetylsalizylsäure gegeben werden darf.

25.4.7 Bösartige Tumoren der Leber

Leberzellkarzinome

Primäre Leberkarzinome sind in Europa relativ selten. Am häufigsten bei Erwachsenen sind **Leberzellkarzinome** *(hepatozelluläre Karzinome),* in ca. 90 % auf dem Boden einer Leberzirrhose (→ 25.4.5).

Leitsymptome sind Oberbauchbeschwerden, Müdigkeit und Gewichtsverlust. Ikterus, Aszites und Dekompensation der vorbestehenden Leberzirrhose sind möglich.

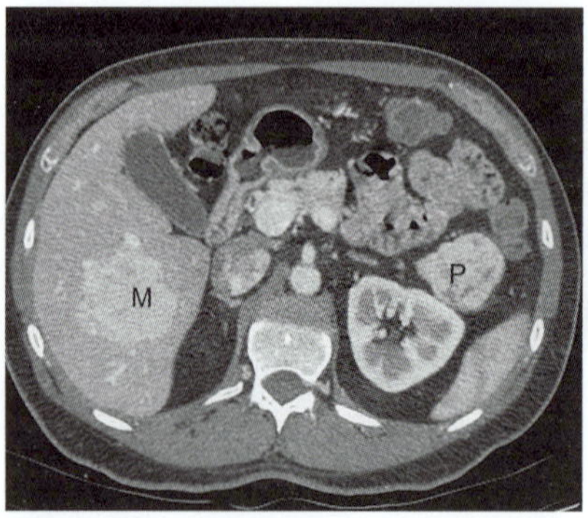

Abb. 25.14 Lebermetastase (M) in der Computertomografie. Primärtumor war ein bösartiges Gastrinom des Pankreas (P). [F534]

Die Diagnose wird sonografisch, mittels CT oder MRT gestellt. Häufig ist der Tumormarker *AFP* (α-Fetoprotein) erhöht.

Kurativ kommen Leberteilresektion, evtl. Lebertransplantation oder **Radiofrequenzablation** *(RFA)* in Betracht. Bei Letzterer wird unter CT- oder Sonografiekontrolle eine Elektrode in den Tumor eingeführt und so stark erhitzt, dass das Tumorgewebe „verkocht" wird.

Palliativ eingesetzt werden z. B.:

- Radiofrequenzablation
- **Transarterielle Chemoembolisation** (*TACE,* künstlicher embolischer Verschluss der tumorversorgenden Arterie über einen Katheter)
- **Transarterielle Radioembolisation** *(TARE, selektive interne Radiotherapie, SIRT)* mit Einbringen winziger radioaktiver „Kügelchen" (Mikrosphären) über einen Katheter in die Leberarterie, sodass der Tumor gezielt und sehr hochdosiert bestrahlt wird
- Zielgerichtete und Immuntherapien, z. B. Tyrosinkinasehemmer, Checkpoint-Inhibitoren (→ 27.5.3).

Die Prognose ist insgesamt schlecht.

Lebermetastasen

Häufigste bösartige Lebertumoren sind **Lebermetastasen** *(sekundäre Lebermalignome),* die sich in der Sonografie als rundliche Knoten darstellen (→ Abb. 25.14). Bei einer **Metastasenleber** ist die Leber von Tumorknoten durchsetzt.

Bei bestimmten Tumoren (z. B. dem kolorektalen Karzinom) kann bei einzelnen, komplett zu entfernenden Lebermetastasen dennoch unter kurativer Zielsetzung behandelt werden. Überwiegend ist die Behandlung aber palliativ, die Prognose insgesamt schlecht. Die Behandlungsmöglichkeiten umfassen lokale Verfahren zur Metastasenentfernung/-verkleinerung wie etwa Radiofrequenzablation, Chemo- oder Radioembolisation sowie systemische Verfahren wie etwa eine palliative Chemotherapie.

Verfahren der Leber(teil)resektion

Leber wächst nach

Aufgrund der großen Regenerationsfähigkeit der nichtzirrhotischen Leber können bis zu 80 % der Leber entfernt werden. Der verbleibende Leberrest wächst nach und kann den Funktionsverlust in der Regel ausgleichen.

Bei Lebertumoren, aber auch bei schweren Leberverletzungen (→ 25.4.8), Abszessen oder Echinokokkuszysten (→ 30.10.1), kann eine **Leber(teil)resektion,** d. h. eine operative Entfernung von Teilen der Leber, erforderlich sein. Diese orientiert sich in der Regel an den anatomischen Grenzen der Leber (**typische Resektion,** z. B. Entfernung eines oder mehrerer Lebersegmente).

Pflege bei Leberresektion

Präoperative Pflege

Allgemeine präoperative Pflege → 44.2

Die präoperativen Maßnahmen hängen vom geplanten Eingriff und Ausmaß der Leberschädigung ab. In aller Regel erhält der Patient am Vortag der Operation einen Reinigungseinlauf. Mittags bekommt er leichte, abends nur noch flüssige Kost. Die Haarkürzung (meist erst im OP) umfasst den vorderen Rumpf von den Mamillen bis zu den Leisten einschließlich der Schambehaarung (hausinternen Standard berücksichtigen). Da die Leber sehr gefäßreich ist und daher der Blutverlust während der Operation hoch sein kann, müssen ausreichend Erythrozytenkonzentrate bereitgehalten werden.

Postoperative Pflege

Allgemeine postoperative Pflege → 44.5

Nach einer Leberresektion werden die Patienten postoperativ meist für einen Tag auf der Intensivstation betreut (→ Kap. 45). Nach Übernahme auf die Allgemeinstation gilt:

- **Positionierung.** Der Patient wird abwechselnd in Rückenlage mit leicht erhöhtem Oberkörper und in 30°-Linksseitenlage positioniert (Rechtsseitenlage führt zu Druck auf die Wunde)
- **Mobilisation.** Pflegefachpersonen lassen den Patienten bei guten Kreislaufverhältnissen meist am 1. postoperativen Tag

über die linke Seite aufstehen. Dabei wird mit den Händen ein Gegendruck auf die Operationswunde ausgeübt, um Schmerzen durch Zug auf die Wunde zu vermeiden. Häufigkeit und Dauer des Aufstehens werden je nach Befinden des Patienten gesteigert. Die Mobilisation wird nach Möglichkeit mit der Körperpflege verbunden

- **Kostaufbau.** Am 1. postoperativen Tag erhält der Patient schluckweise Tee. Der weitere Aufbau erfolgt abhängig von der Größe der Resektion und dem Zurückkehren der Darmtätigkeit (Abgang von Winden oder Stuhl). Wurde intraoperativ eine gastrointestinale Sonde gelegt, wird diese bei komplikationslosem Verlauf meist noch am Operationstag auf Arztanordnung gezogen
- **Wundversorgung.** Der erste Verbandwechsel erfolgt in der Regel am 2. postoperativen Tag. Dabei entfernt der Arzt ggf. auch die Redon-Saugdrainagen. Im weiteren Verlauf wird der Verband je nach Bedarf und verwendetem Verbandmaterial unter sterilen Bedingungen gewechselt und die Wunde dabei insbesondere auch auf Gallenfisteln beobachtet. Robinson- und Penrose-Drainagen (→44.5.5) werden je nach Menge und Beschaffenheit des Wundsekrets, in der Regel jedoch am 2.–5. postoperativen Tag, entfernt. Bis dahin kontrollieren und dokumentieren die Pflegenden das Wundsekret täglich. Die Fäden entfernt der Arzt zwischen dem 7. und 10. postoperativen Tag
- **Prophylaxen.** Wegen der Schmerzen beim Atmen (aufgrund des hohen Bauchschnitts) atmen viele Patienten nicht tief genug durch (Schonatmung). Deswegen kommt der Pneumonieprophylaxe eine große Bedeutung zu (→3.4), ebenso wie einer angemessenen Schmerztherapie (→Kap. 13). Dürfen die Patienten über mehrere Tage nichts essen, ergreifen die Pflegenden Maßnahmen zur Soor- und Parotitisprophylaxe (→6.7.6, →6.7.7).

Patientenbeobachtung und Dokumentation

- Vitalzeichen
- Flüssigkeitsbilanz, ggf. ZVD-Messung
- Wundkontrolle, v. a. auf Nachblutungen wegen der häufigen Gerinnungsstörungen bei Lebererkrankungen
- Bewusstseinslage, insbesondere bei Verdacht auf Insuffizienz der Restleber.

25.4.8 Leberverletzungen

Krankheitsentstehung

Hauptursache von **Leberverletzungen** sind stumpfe Bauchtraumen (→29.7.8).

Symptome, Befund und Diagnostik

Leitsymptome sind:

- Prellmarken
- Bauchschmerzen, oft mit Ausstrahlung in die rechte Schulter
- Volumenmangelschock durch Blutverlust
- Akutes Abdomen (→24.2.3) durch Galle- und Blutaustritt in die Bauchhöhle.

Evtl. treten die Symptome mit zeitlicher Verzögerung auf: Bei einem Leberparenchymriss und noch intakter Leberkapsel blutet es zunächst unter die Kapsel **(subkapsuläres Hämatom).** Erst nach Stunden bis zwei Tagen rupturiert die Kapsel, und der Patient kann innerhalb kürzester Zeit in einen lebensbedrohlichen Zustand geraten **(zweizeitige Leberruptur).**

Die Diagnosesicherung gelingt in aller Regel durch Sonografie (freies Blut in der Bauchhöhle?) und CT.

Komplikationen

Hauptkomplikationen von Leberverletzungen sind:

- Nachblutungen
- Infektionen
- **Hämobilie.** Übertritt von Blut in die Gallenwege und nachfolgend in das Duodenum; Symptomtrias *Kolik, Melaena* und *Ikterus*
- **Bilhämie.** Übertritt von Galle in die Blutbahn mit hochgradigem Bilirubinanstieg im Blut und ausgeprägtem Ikterus.

Behandlungsstrategie und Pflege

Patientenbeobachtung und Dokumentation bei Verdacht auf Lebertrauma

- Vitalzeichen
- Stuhl (Teerstuhl?), Haut, Skleren (Ikterus?)
- Allgemeinbefinden (Schmerz)
- Abdomen (Hämatome, Bauchdeckenspannung, Bauchschmerzen).

Nur leichte Verletzungen, die nicht mehr bluten, können konservativ behandelt werden. Ansonsten wird der Betroffene operativ versorgt. Resektionen werden möglichst vermieden, können aber bei schweren Leberverletzungen unumgänglich sein.

Pflege bei Leberresektion →25.4.7

25.5 Erkrankungen von Gallenblase und Gallenwegen

25.5.1 Gallengangatresie

Ungefähr eines von 12.000 Neugeborenen hat eine **Gallengangatresie,** bei der die intra- oder extrahepatischen Gallenwege unzureichend oder gar nicht ausgebildet sind. Die Ursache ist unbekannt. Die Galle staut sich in die Leber zurück, auf Dauer bildet sich eine (biliäre) Leberzirrhose aus.

Leitsymptom ist ein im Neugeborenenalter beginnender, zunehmender Ikterus. Der Urin des Kindes ist dunkel, sein Stuhl hell. Die Diagnose wird durch Sonografie und MRC (→25.3.2) gestellt.

Bei einer extrahepatischen Gallengangatresie kann eine **Kasai-Operation** helfen, bei der eine künstliche Verbindung zwischen Leberhilum und Jejunum geschaffen wird. Bei einer intrahepatischen Gallengangatresie oder unzureichendem Operationserfolg ist eine Lebertransplantation (→25.4.5) die einzige Chance.

25.5.2 Cholelithiasis

DEFINITION

Cholelithiasis *(Gallensteinkrankheit, Gallensteinleiden):* Bildung von Konkrementen in der Gallenblase **(Cholezystolithiasis)** und/oder den Gallengängen **(Choledocholithiasis).** Etwa 15 % der Deutschen sind betroffen, v. a. Frauen. In 80 % der Fälle symptomlos.

Krankheitsentstehung

Voraussetzung für die **Cholelithiasis** ist ein Lösungsungleichgewicht der Galle („übersättigte Galle"), sodass Cholesterin, Biliru-

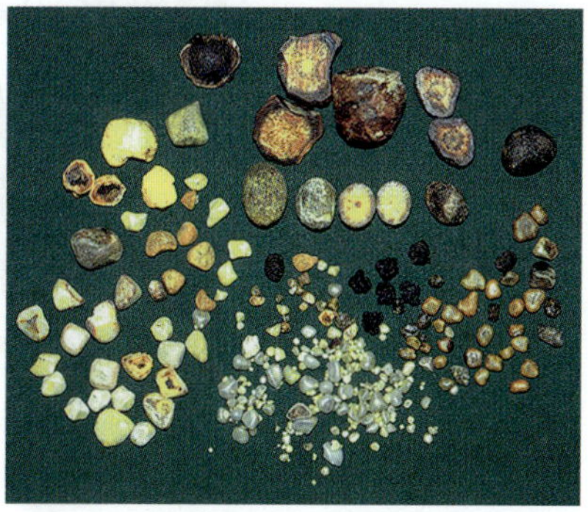

Abb. 25.15 Gallensteine: hellgelbe, kugelig-ovale Cholesterinsteine, kleine schwarze Bilirubinsteine und die häufigen gemischten Steine. [T173]

bin und Kalzium ausgefällt werden. Es bilden sich kleine Kristalle, die zu **Cholesterinsteinen** (meist Mischsteine mit einem Cholesteringehalt über 50 %, in etwa 10 % *reine* Cholesterinsteine), **Pigmentsteinen** (v. a. Bilirubinsteinen) oder – selten – **Kalziumbilirubinatsteinen** heranwachsen (→ Abb. 25.15).

Die meisten Steine bilden sich in der Gallenblase. Steine in den Gallengängen sind überwiegend Folge einer Steinaustreibung aus der Gallenblase in die Gallengänge.

Risikofaktoren sind positive Familienanamnese, weibliches Geschlecht, Alter über 40 Jahre, unausgewogene Ernährung, Adipositas (→ 26.7.1), Diabetes mellitus (→ 26.6), Hypercholesterinämie (→ 26.8), Schwangerschaft, Entzündungen, Beweglichkeitsstörungen und Stauung der Gallenwege sowie hämolytische Anämien (→ 27.6.1).

6-F-Regel der Risikofaktoren
- Female (weiblich)
- Fat (adipös)
- Forty (Alter ≥ 40 Jahre)
- Fair (hellhäutig)
- Fertile (mit Kindern)
- Family (familiäre Veranlagung).

Symptome und Untersuchungsbefund

Bei **stummen Steinen** bestehen keine oder nur geringe Symptome.

Gallenkolik

Typisch ist die **Gallenkolik,** wenn ein Stein aus der Gallenblase in den Ductus cysticus oder Ductus choledochus ausgetrieben wird: Der Patient hat heftige, krampfartige Schmerzen im rechten Ober- und Mittelbauch, die in Rücken oder rechte Schulter ausstrahlen können. Die Schmerzen dauern über 15 Min. bis 5 Std. Auslöser sind oft fette Speisen. Vegetative Begleiterscheinungen wie Schweißausbruch, Brechreiz und Erbrechen sowie evtl. Kreislaufkollaps sind häufig.

Die Temperatur kann leicht erhöht sein. Die körperliche Untersuchung ergibt einen Druckschmerz über der Gallenblase.

Komplikationen

Bei einigen Patienten kommt es zu ernsten Komplikationen (→ Abb. 25.16):
- Bei Steineinklemmung im Ductus choledochus bekommt der Patient einen *Verschlussikterus* (→ 25.2.1)
- Klemmt sich ein Stein im Papillenbereich ein oder verletzt er bei seiner Passage das Pankreas, droht eine *akute Pankreatitis* (→ 25.6.1)
- Der Gallenstau begünstigt eine bakterielle *Cholezystitis* (→ 25.5.3) und *Cholangitis* (→ 25.5.4)
- Verschließt ein Stein den Ductus cysticus, können in der Gallenblase gebildeter Schleim und die Galle nicht abfließen und sammeln sich in ihr an. Es entsteht ein **Gallenblasenhydrops.** Durch zusätzliche bakterielle Besiedelung kann sich ein **Gallenblasenempyem** (Eiteransammlung in der Gallenblase) entwickeln, das sich durch hohes Fieber und Schüttelfrost zeigt. Die geschwollene Gallenblase ist stark druckschmerzhaft
- Insbesondere bei einer gleichzeitigen Entzündung können die Steine die Gallenblasenwand perforieren und zu einer *Peritonitis* (→ 24.8.1) führen. Sie können auch in benachbarte Gewebe penetrieren und **Leberabszesse** oder einen **Gallensteinileus** hervorrufen
- Bei massiver Cholezystitis, Gallenblasenempyem und abszedierender Cholangitis kann eine lebensbedrohliche Sepsis entstehen (→ 30.6).

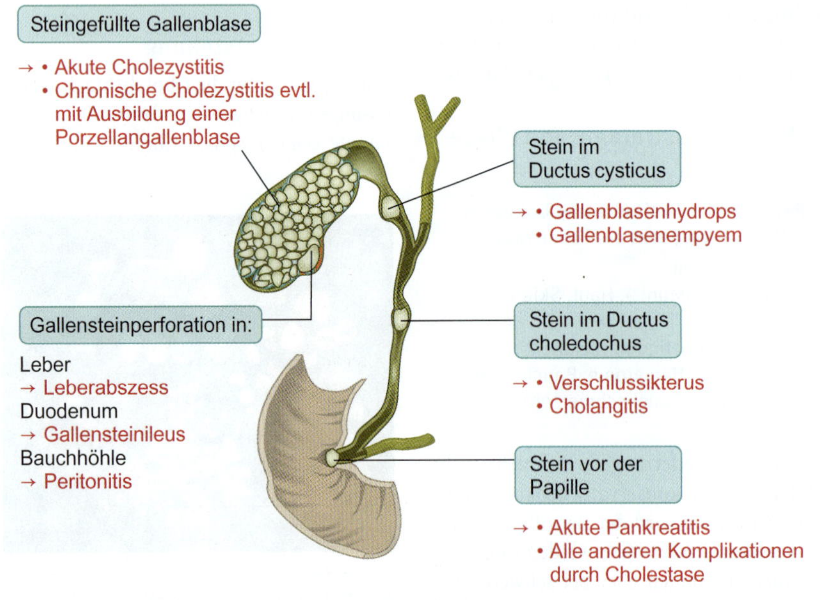

Abb. 25.16 Mögliche Komplikationen von Gallensteinen je nach ihrer Lokalisation. [L138]

Diagnostik und Differenzialdiagnose

Zentrales Diagnoseinstrument bei Gallensteinleiden ist die Sonografie [11]. Sie stellt sowohl die Steine als auch ihre Folgen und Komplikationen dar, z. B. Wandverdickungen bei entzündeter Gallenblase (→ Abb. 25.19) oder erweiterte Gallengänge bei Gallenstau.

Zum differenzialdiagnostischen Ausschluss anderer Erkrankungen oder Komplikationen bei akuten Beschwerden sind erforderlich:
- Blut- und Urinuntersuchung (z. B. Entzündungszeichen? Pyelonephritis?)
- EKG (Herzinfarkt?)
- Evtl. Röntgenleeraufnahme des Abdomens (Ileus? Freie Luft?) und des Thorax (Pneumonie?)
- Evtl. MRC/MRCP (→ 25.3.2), Endosonografie, ERCP (→ 25.3.2).

Behandlungsstrategie

Bei einer symptomlosen Cholezystolithiasis besteht in der Regel keine Behandlungsindikation. Nur eine **Porzellangallenblase** (Gallenblase mit verkalkter, verhärteter Wand) sollte wegen des erhöhten Risikos eines **Gallenblasenkarzinoms** entfernt werden [11, 12].

Patienten mit einer akuten starken Gallenkolik erhalten krampflösende (z. B. Buscopan®) und schmerzlindernde (z. B. Diclofenac, Pethidin) Arzneimittel, und der Arzt verordnet eine vorübergehende Nahrungskarenz.

Klingt die Gallenkolik ab, sollten sich die Betroffenen zu einer **Cholezystektomie** *(CHE, Gallenblasenentfernung)* im beschwerdefreien Intervall entschließen *(Intervalloperation),* um erneuten Koliken und Komplikationen vorzubeugen [11]. Auch Patienten mit wiederholten leichten Koliken, rezidivierendem „Ziehen“ oder Schmerzen im rechten Oberbauch wird zur Operation geraten.

Bei anhaltenden Schmerzen und Entzündungszeichen ist die *Frühoperation* angezeigt, um z. B. einer Gallenblasenperforation vorzubeugen.

Bei Gallengangsteinen/Gallensteineinklemmung im Ductus choledochus wird versucht, den oder die eingeklemmten Steine unverzüglich durch ERCP (→ 25.3.2) und Papillotomie mittels eines Steinextraktionsballons oder Dormiakörbchens zu entfernen (→ Abb. 25.17). Gelingt dies, folgt die (in der Regel laparoskopische) Cholezystektomie *(therapeutisches Splitting)*. Alternativen bei (absehbarer) Erfolglosigkeit sind extrakorporale Stoßwellenlithotripsie (→ 33.5.11), Laserlithotripsie oder konventionelle offene Cholezystektomie mit *Choledochusrevision* [11].

Verfahren der Cholezystektomie

Laparoskopische Cholezystektomie. Standard bei unkomplizierten Fällen ist heute die laparoskopische Cholezystektomie (→ Abb. 44.3, Laparoskopie → 25.3.5). In ca. 5 % ist intraoperativ ein Umstieg zur konventionellen Cholezystektomie erforderlich, etwa infolge laparoskopisch nicht beherrschbarer Komplikationen. Der Patient muss vom Arzt präoperativ darüber aufgeklärt werden.

Konventionelle Cholezystektomie. Beispielsweise nach starken Verwachsungen, z. B. nach Voroperationen am Magen, ist meist eine konventionelle Cholezystektomie erforderlich, also die Entfernung der Gallenblase über einen Transrektalschnitt im rechten Oberbauch oder einen Rippenbogenrandschnitt.

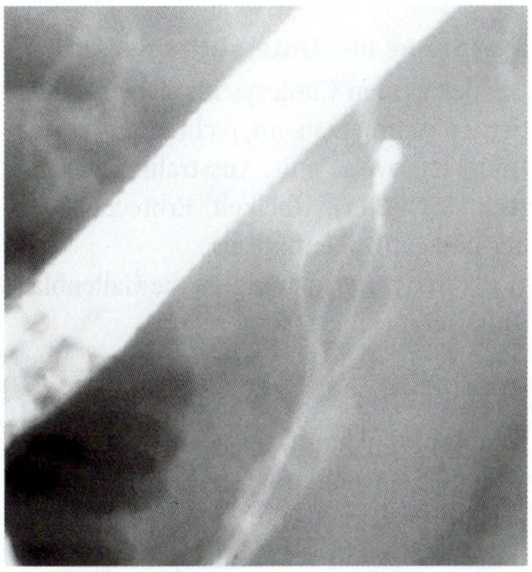

Abb. 25.17 Endoskopische Gallensteinentfernung mit Dormiakörbchen. [E546]

Zeigt die intraoperative Cholangiografie Steine in den Gallenwegen, erfolgt je nach Größe und Lokalisation der Steine eine Choledochusrevision oder eine postoperative ERCP mit Steinentfernung.

> **Erneute Gallengangsteine möglich**
>
> Nach jeder Cholezystektomie können sich Steinrezidive im Gallengangsystem bilden.
> Dann wird versucht, diese mit ERCP und endoskopischer Papillenschlitzung zu entfernen. Misslingt dies, wird operiert (Choledochusrevision).

Choledochusrevision. Bei nicht interventionell behebbaren Gallenwegssteinen erfolgt eine **Choledochotomie** *(Eröffnung des Choledochus)*. Diese ermöglicht das Betrachten der Gallengänge durch ein Choledochoskop zur sicheren Diagnosestellung. Konkremente lassen sich meist ausspülen oder mit *Fogarty-Kathetern* (→ Abb. 22.24), *Steinfasszangen* oder *-löffeln* entfernen. In einigen Kliniken wird auch eine laparoskopische Choledochusrevision praktiziert, die aber technisch schwieriger und weniger erfolgreich ist.

Der normale Gallefluss ins Duodenum ist durch eine operationsbedingte Papillenschwellung in den ersten postoperativen Tagen erschwert. Nach Entfernung aller Steine legt der Chirurg deshalb eine **T-Drainage** in den Choledochus ein (→ Abb. 25.18), um einen Galleabfluss nach außen zu gewährleisten.

> **Komplikationen nach Cholezystektomie**
>
> - Blutung
> - Infektion (Bauchdeckenabszess, intrabdomineller Abszess)
> - Gallenfistel (selten).

Pflege bei Gallenkolik

> **Patientenbeobachtung und Dokumentation**
>
> - Puls, Blutdruck, Temperatur
> - Allgemeinbefinden
> - Abdomen (harte Bauchdecke? Schmerzen?).

Maßnahmen gegen Schmerzen. Bei Schmerzen verabreichen die Pflegenden schmerzlindernde Arzneimittel aus der vom Arzt festgelegten Bedarfsmedikation. Krampflösend wirken warme Bauchwickel (nicht bei entzündlichen Erkrankungen

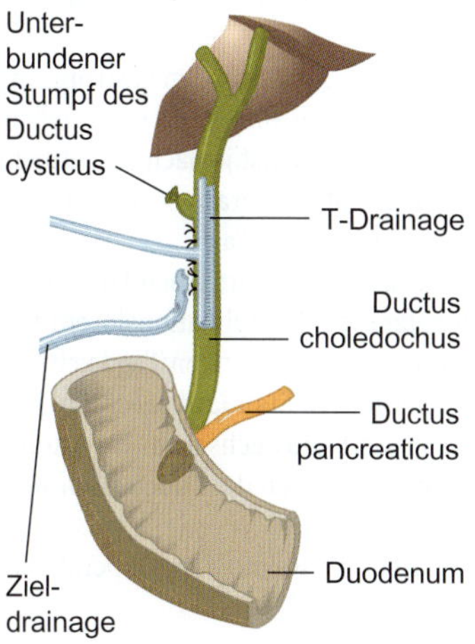

Abb. 25.18 Drainagen nach Cholezystektomie mit Choledochusrevision. [L138]

und nur nach Arztanordnung). Angenehm kann außerdem eine Knierolle zur Bauchdeckenentspannung sein.

Ernährung. Die Patienten sollen relative Bettruhe und Nahrungskarenz einhalten. Ab dem 2.–3. Tag wird die Kost langsam aufgebaut (Tee → Haferschleim → Weißbrot, Zwieback → Kartoffelbrei → Gallenschonkost bzw. Nahrungsmittel, die der Betroffene verträgt).

Eine positive Auswirkung einer fettarmen Diät im beschwerdefreien Intervall ist nicht erwiesen. Übergewicht sollte der Patient abbauen.

Pflege bei Cholezystektomie

Allgemeine perioperative Pflege → 44.3, → 44.5

Pflege bei laparoskopischer Cholezystektomie

Die **präoperativen Pflegemaßnahmen** entsprechen denen der konventionellen Cholezystektomie (ein Patient wird stets für den größtmöglichen Eingriff vorbereitet):

- Am Vortag der Operation normales Frühstück, mittags leichte Kost, abends Flüssigkeit
- Meist keine Abführmaßnahmen (hausinternen Standard beachten)
- Gründliche Reinigung des Nabels
- Wenn überhaupt, Haarkürzung erst im OP-Trakt.

Postoperativ:

- Sorgfältige Patientenbeobachtung
- Positionierung des Patienten in Rückenlage mit leicht erhöhtem Oberkörper, ggf. Knierolle zur Bauchdeckenentlastung. Erstes Aufstehen am Abend des

Operationstags mit meist rascher weiterer Mobilisation
- Ziehen der ggf. liegenden gastrointestinalen Sonde in aller Regel unmittelbar postoperativ, sonst je nach Sekretmenge am Abend des Operationstags oder am 1. postoperativen Tag
- Schluckweise Tee am Abend des Operationstags, bei komplikationslosem Verlauf ab 1. postoperativen Tag leichte Kost (hausinternen Standard beachten)
- Erster Verbandwechsel am 1. postoperativen Tag, Ziehen der Fäden nach sieben Tagen
- Entlassung etwa am 3. postoperativen Tag.

Pflege bei konventioneller Cholezystektomie

Die präoperative Pflege entspricht der bei laparoskopischer Cholezystektomie, evtl. wird am Vortag ein Klysma zur Darmreinigung gegeben. Postoperativ gelten folgende Richtlinien:
- **Positionierung und Mobilisation** wie bei laparoskopischer Cholezystektomie
- **Wundversorgung.** Beim ersten Verbandwechsel am 1. postoperativen Tag wird die subkutan eingelegte Redon-Saugdrainage gezogen. Die subhepatisch eingelegte Zieldrainage (Robinson- oder Penrose-Drainage → 44.5.5) wird in der Regel am 2.–4. postoperativen Tag entfernt. Die Fäden zieht der Arzt zwischen dem 8. und 10. postoperativen Tag
- **Gastrointestinale Sonde** wie bei laparoskopischer Cholezystektomie
- **Darmtätigkeit.** Ggf. wird am 2.–3. postoperativen Tag ein Klysma zur Anregung der Darmtätigkeit gegeben
- **Kostaufbau** wie bei laparoskopischer Cholezystektomie.

Pflege nach Choledochusrevision

Die Besonderheiten der Pflege nach Choledochusrevision resultieren aus der intraoperativ eingebrachten T-Drainage:
- Der Sekretbeutel wird zunächst unter Körperniveau des Patienten befestigt. Ab dem 3.–4. postoperativen Tag wird die Drainage intermittierend und immer länger auf Arztanordnung abgeklemmt. In einigen Häusern wird stattdessen der Sekretbeutel ab dem 3. postoperativen Tag auf Körperniveau gehängt. Verträgt der Patient dies gut und ist die postoperative Cholangiografie unauffällig, wird die Drainage vom Arzt am 6. postoperativen Tag gezogen
- Die Sekretmenge wird regelmäßig gemessen und dokumentiert (hat der Sekretbeutel keinen Ablassschlauch, Füllstand mit Datum auf dem Sekretbeutel vermerken). Am 1.–2. postoperativen Tag sind 1.000–1.500 ml täglich normal, am 3.–4. Tag sollte die Sekretmenge deutlich abnehmen (auf ca. 300 ml/24 Std. oder weniger)
- Vor dem Ziehen der Drainage wird der Beutel in manchen Kliniken für kurze Zeit nochmals ohne Abklemmung unter Körperniveau aufgehängt, damit nach dem Ziehen möglichst wenig Galle austritt
- Nach der Drainagenentfernung wird der Patient noch ca. 24 Std. lang beobachtet, da kurzzeitig leichtes Fieber und geringe Schmerzen im rechten Oberbauch auftreten können. Der Drainagekanal verschließt sich normalerweise innerhalb von 1–3 Tagen spontan. Geringer Galleaustritt über 1–2 Tage ist (selten) möglich. Bei größeren Sekretmengen Arzt informieren.

Patientenbeobachtung und Dokumentation nach Cholezystektomie und Choledochusrevision
- Vitalzeichen
- Allgemeinbefinden, Schmerzen, Haut (Ikterus?), Stuhl-, Urinfarbe
- Wund- und ggf. T-Drainage: Art und Menge des Sekrets
- Wunde/Verband: Entzündungszeichen? Nachblutung? Nach Entfernen der T-Drainage Galleaustritt?
- Kostaufbau: Verträglichkeit der Kost, Appetit.

VORSICHT! Folgende Zeichen können auf eine **verstopfte oder dislozierte T-Drainage** hinweisen:
- Im Vergleich zum Operationstag unverhältnismäßig geringe Sekretmenge im Auffangbeutel oder plötzliches Sistieren (Stehenbleiben) des Sekretflusses
- Ikterus, Juckreiz, Druckgefühl im Oberbauch.

Postcholezystektomiesyndrom

Von einem **Postcholezystektomiesyndrom** spricht man, wenn Patienten nach der Operation weiter über Beschwerden klagen, unabhängig davon, ob ein ursächlicher Zusammenhang zum Gallensteinleiden oder zur Operation besteht oder nicht. Mögliche Ursachen sind z. B. eine falsche Indikationsstellung zur Operation, während der Operation übersehene Steine oder eine Papillenstenose sowie neu aufgetretene Krankheiten.

SPICKZETTEL

Cholelithiasis (Gallensteinkrankheit, -leiden)

Definition: Konkremente („Steine") in Gallenblase oder -wegen.
Ursache/Risikofaktoren: Verschiebung des Cholesterin-Gallensäuren-Gleichgewichts in der Galle zugunsten des Cholesterins → Ausfällen von Cholesterin.
Symptome: Gallenkolik, oft ausgelöst durch fettes Essen, Dauer mind. 15 Min. bis höchstens 5 Std.
Diagnostik: Sonografie.
Therapie/Pflege: Bei Gallenkolik Spasmolytika (gegen Krämpfe), Analgetika (gegen Schmerzen). Dann (laparoskopische) Cholezystektomie.

25.5.3 Cholezystitis

DEFINITION

Cholezystitis: Entzündung der Gallenblase, in über 90 % bei Cholelithiasis. Unterteilt in **akute** und **chronische Cholezystitis.**

Akute Cholezystitis

Krankheitsentstehung

Ursache der **akuten Cholezystitis** ist meist eine temporäre Verlegung des Ductus cysticus durch einen Gallenstein. Die gestaute Galle schädigt die Gallenblasenwand, es kommt zu einer zunächst *abakteriellen* Entzündung. In der Folge wandern Bakterien ein und führen zur *bakteriellen* Cholezystitis.

Symptome und Untersuchungsbefund

Bei der akuten Cholezystitis haben die Patienten Schmerzen im rechten Oberbauch (möglicherweise mit Ausstrahlung in die rechte Schulter), Übelkeit, Erbrechen, Fieber und evtl. einen Ikterus.

Bei der Untersuchung ist die Gallenblase druckschmerzhaft.

Komplikationen

Hauptkomplikationen sind Perforation der Gallenblasenwand mit Gefahr einer galligen Peritonitis, Penetration z. B. in die Leber, Gallenblasenempyem und Sepsis.

Übergang in eine chronische Cholezystitis ist möglich.

Diagnostik

Die Diagnose kann meist sonografisch (➔ Abb. 25.19) und durch Blutuntersuchung (BSG, CRP, Leukozyten und oft Leberwerte erhöht) gestellt werden [11, 12]. Die weiteren Untersuchungen entsprechen denen bei Gallenkolik. Bei hohem Fieber sind Blutkulturen (➔ 30.5.3) erforderlich.

Behandlungsstrategie und Pflege

Eine akute Cholezystitis wird immer stationär behandelt: Schmerzbekämpfung (➔ 25.5.2), Nahrungs- und Flüssigkeitskarenz und bei Komplikationszeichen i. v.-Antibiotikagabe [11, 12].

Im Idealfall wird die entzündete Gallenblase innerhalb der ersten 24 Std. nach stationärer Aufnahme (laparoskopisch) entfernt [11, 12]. Nur wenn dies nicht möglich ist, wird zunächst konservativ behandelt und im beschwerdefreien Intervall operiert. Schwere Verlaufsformen sind eine Indikation zur Notfallcholezystektomie.

> **Patientenbeobachtung/Dokumentation**
> - Temperatur, Puls, Blutdruck
> - Schmerzen, Bauchdeckenspannung
> - Pankreatitiszeichen, Darmtätigkeit.

Chronische Cholezystitis

Die **chronische Cholezystitis** ist Folge einer akuten Cholezystitis oder einer (evtl. symptomlosen) Cholezystolithiasis.

Hauptsymptome sind Beschwerden nach bestimmten Nahrungsmitteln (v. a. nach fettreichen Speisen), Oberbauchdruck oder -schmerz sowie Koliken und Meteorismus. Die Beschwerden können abklingen (und später rezidivieren), aber auch in eine akute Cholezystitis übergehen.

Die Behandlung besteht in der Cholezystektomie.

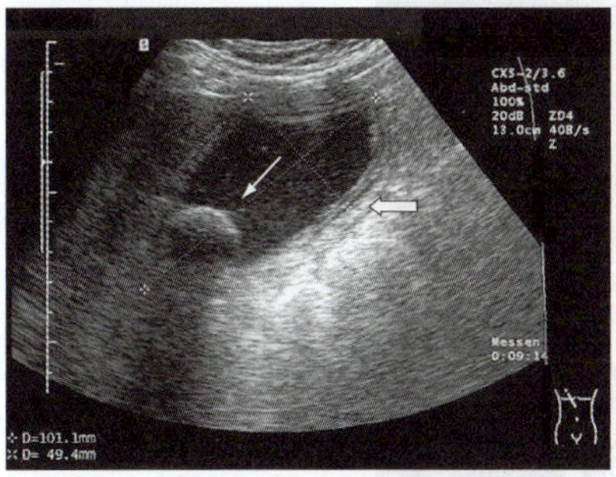

Abb. 25.19 Verdickte, geschichtete Gallenblasenwand (dicker Pfeil) mit großem Gallenstein bei Cholezystitis (dünner Pfeil). [R233]

25.5.4 Akute eitrige Cholangitis

> **DEFINITION**
> **Akute eitrige Cholangitis:** Entzündung der Gallenwege, in der Regel durch Aufsteigen von Bakterien bei einer Gallenabflussstauung.

Typische Dreifach-Symptom-Kombination bei der **akuten eitrigen Cholangitis** ist die **Charcot-Trias** aus Fieber mit Schüttelfrost, Ikterus und rechtsseitigem Oberbauchschmerz. Die Diagnose wird durch Blutuntersuchungen und Sonografie gesichert.

Die Patienten bedürfen der Intensivüberwachung mit Kontrolle von Blutdruck, Puls, Ausscheidungen und Atmung (BGA ➔ 23.3.4).

Unter i. v.-Antibiotikatherapie erfolgt schnellstmöglich eine ERCP mit Papillotomie und Steinextraktion (➔ 25.3.2). Gelingt dies nicht, muss die Galle entweder durch eine perkutane Drainage nach außen abgeleitet **(perkutane transhepatische Cholangio-Drainage)** oder eine Cholezystektomie mit Choledochusrevision durchgeführt werden. Ansonsten droht innerhalb von Stunden eine **Cholangiosepsis.** Die übrige Therapie entspricht derjenigen bei akuter Cholezystitis (➔ 25.5.3).

25.5.5 Primär biliäre Cholangitis

> **DEFINITION**
> **Primär biliäre Cholangitis** *(PBC):* Autoimmunerkrankung mit chronisch-progredienter, nichteitriger Entzündung der kleinen intrahepatischen Gallengänge und daraus resultierendem Gallenstau. Betrifft zu 90 % Frauen, meist über 40 Jahre. Häufig bestehen weitere Autoimmunkrankheiten. Mögliches Endstadium ist die **primär biliäre Zirrhose,** eine Sonderform der Leberzirrhose (➔ 25.4.5).

Die Patienten haben lange Zeit nur Juckreiz sowie uncharakteristische Allgemein- und Oberbauchbeschwerden. Die Diagnose wird durch Blutuntersuchungen (v. a. Nachweis antimitochondrialer Autoantikörper), Sonografie und evtl. Leberbiopsie gestellt.

Eine kausale Therapie ist nicht bekannt. Standard ist die Gabe von Ursodesoxycholsäure (z. B. Ursofalk®) zur Anregung des Gallenflusses, bei Unverträglichkeit oder Erfolglosigkeit Obeticholsäure (OCA, z. B. Ocaliva®). Juckreiz und z. B. Vitaminmangelerscheinungen werden symptomatisch angegangen. Ggf. ist eine Lebertransplantation (➔ 25.4.5) zu erwägen.

25.6 Erkrankungen des Pankreas

Mukoviszidose ➔ 23.14

25.6.1 Akute Pankreatitis

> **DEFINITION**
> **Akute Pankreatitis** *(akute Bauchspeicheldrüsenentzündung):* Plötzlich einsetzende Entzündung des Pankreas mit Selbstandauung *(Autolyse)* des Organs und Beeinträchtigung der Pankreasfunktion. Altersgipfel 30.–50. Lebensjahr. Am häufigsten **milde Pankreatitis** ohne lokale Komplikationen und ohne Organversagen. Seltener **mäßig schwere Pankreatitis** mit Organversagen unter 48 Std. Dauer und/oder lokalen Komplikationen (z. B. Flüssigkeitsansammlung um das Pankreas, Nekrose) oder **schwere Pankreatitis** mit länger dauerndem oder Multiorganversagen. Milde Pankreatitis Letalität 0,1 %, schwere ca. 50 % [13].

Krankheitsentstehung

> **Zwei Hauptursachen**
> Hauptursachen der akuten Pankreatitis bei Erwachsenen sind mit jeweils ca. 40 % Gallenwegserkrankungen und Alkoholabusus [13].

Bei der **akuten Pankreatitis** werden die Verdauungsenzyme des Pankreas bereits im Pankreas und nicht erst im Dünndarm aktiviert. Während Alkohol direkt pankreastoxisch wirkt, führen Gallensteine durch Gallenstau, Druckanstieg und Verletzung des Pankreasgangs zur Zellschädigung. Folge ist die Selbstandauung des Organs (➔ Abb. 25.20). Die Freisetzung von Botenstoffen und Toxinen kann außerdem zu Komplikationen im gesamten Organismus führen.

Selten ist die akute Pankreatitis bei Erwachsenen u. a. durch Arzneimittel, exzessive Erhöhung von Blutkalzium oder -triglyzeriden, Infektionen (z. B. Mumps, Hepatitis), Trauma, iatrogen (ERCP) oder genetisch verursacht. Bei Kindern ist eine akute Pankreatitis selten und häufiger durch Infektionen, Pankreas- oder Gallen-

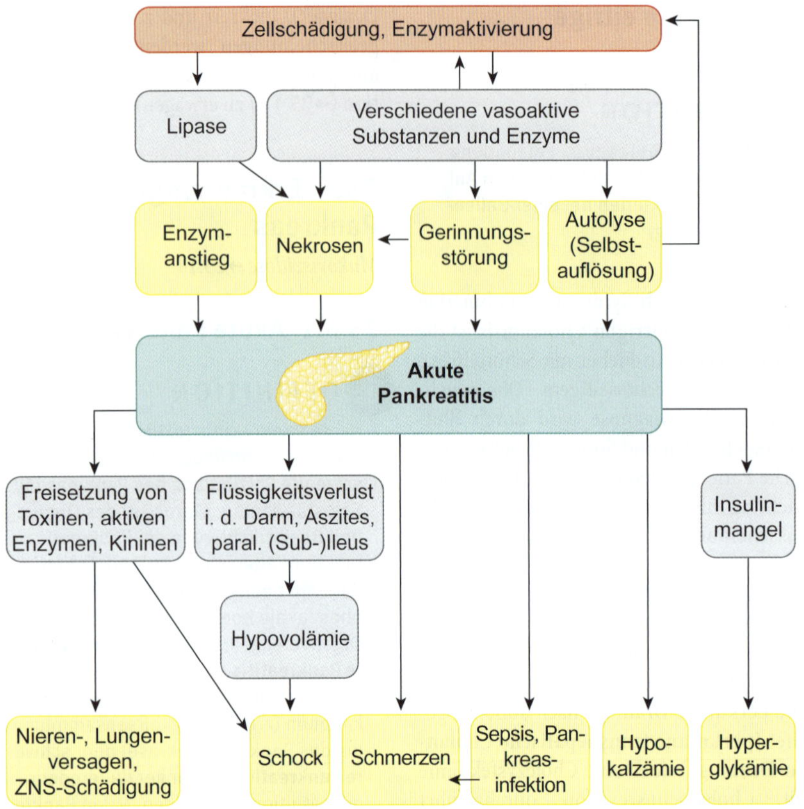

Abb. 25.20 Entstehung der akuten Pankreatitis. [L138]

wegsfehlbildungen, Traumen (Fahrradlenker in den Bauch) oder Mukoviszidose (→ 23.14) bedingt.

Symptome und Untersuchungsbefund

Typisch ist ein plötzlicher Beginn mit schweren Dauerschmerzen im Oberbauch, die oft gürtelförmig in den Rücken ausstrahlen. Außerdem bestehen Übelkeit, Erbrechen, Meteorismus, (Sub-)Ileus (→ 24.6.1) und evtl. Fieber. In schweren Fällen treten Aszites, Pleuraergüsse, Schock- und Sepsiszeichen hinzu.

Charakteristisch bei der körperlichen Untersuchung ist ein druckschmerzhaftes und prall-elastisches Abdomen (sog. *Gummibauch*).

Komplikationen

VORSICHT! Die Gefährlichkeit der akuten Pankreatitis lässt sich oft erst um den dritten Erkrankungstag abschätzen.

Lebensbedrohliche Komplikationen der akuten Pankreatitis sind Kreislaufversagen mit nachfolgendem *akuten Nieren- und Lungenversagen* (→ 33.5.7, → 23.15), *Verbrauchskoagulopathie* (→ 27.9.2), *Sepsis* (→ 30.6), Blutungen, Abszesse und **Pseudozystenbildung** (Pseudozyste = Hohlraum, der nur von Bindegewebe umgeben ist und nicht von Epithel ausgekleidet wird).

Diagnostik

Die Lipase im Blut ist stark erhöht. Außerdem bestehen eine Leukozytose und CRP-Erhöhung. Indikatoren eines schweren Verlaufs sind z. B. hohes CRP, Blutzuckeranstieg oder Hypokalzämie.

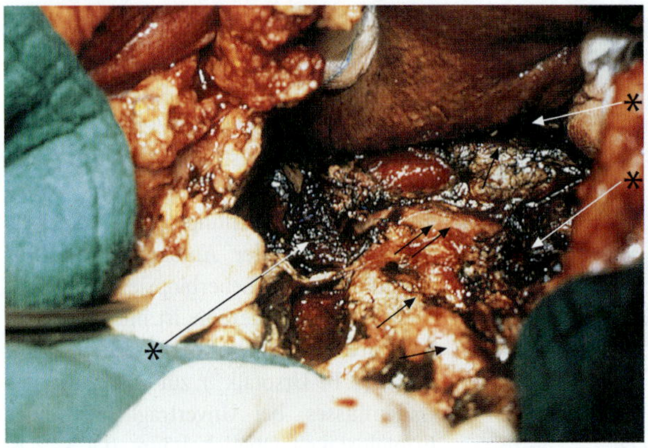

Abb. 25.21 Intraoperatives Bild einer Nekrosenausräumung (Nekrosektomie) bei schwerer Pankreatitis (Pfeile: vitales Restpankreas; Pfeile mit Stern: peripankreatische Nekrosen). [M430]

Bei der Sonografie sind oft Pankreasnekrosen, Gallensteine, Gallengangserweiterungen und – meist ab der zweiten Krankheitswoche – Pseudozysten nachweisbar. Je nach Schweregrad und (Verdachts-)Ursache können Endosonografie, CT, MRCP oder ERC angezeigt sein.

Behandlungsstrategie

Konservative Therapie

Die Therapie einer akuten Pankreatitis ist primär konservativ:

- Allgemeinmaßnahmen siehe Pflege
- Schmerzbekämpfung
- Parenteraler Elektrolyt- und Volumenersatz
- Bei wiederholtem Erbrechen oder (Sub-)Ileus Ableiten des Magensafts über eine gastrointestinale Sonde
- Ggf. Insulin
- Ggf. Schocktherapie, maschinelle Beatmung, Hämodialyse.

Invasive Therapien

Bei Verdacht auf eine Gallensteineinklemmung im Papillenbereich ist eine frühzeitige ERC (→ 25.3.2) mit Papillenschlitzung und Steinentfernung angezeigt. Nach gallensteinbedingter Pankreatitis wird eine Cholezystektomie empfohlen, deren Zeitpunkt von Schwere und Einzelfall abhängt [13].

Komplikationen wie (infizierte) Nekrosen (→ Abb. 25.21), Abszesse und im weiteren Verlauf (symptomatische) Pankreaspseudozysten werden möglichst endoskopisch und nicht offen-operativ angegangen.

Pflege

Pflege bei Fieber → 5.4, → 5.5
Pflege bei nasogastraler Sonde → 7.7.1
Pflege bei Pankreasoperationen → 25.6.3
Pflege bei parenteraler Ernährung → 43.5.6
Intensivpflege → Kap. 45

Patienten mit einer akuten Pankreatitis werden meist auf der Intensivstation betreut:

- Engmaschige Kontrolle von Vitalzeichen, ZVD, Flüssigkeitsbilanz, Blutzucker
- Bei zu niedriger Sauerstoffsättigung O_2-Gabe
- Stuhlgangsbeobachtung wegen Gefahr eines (Sub-)Ileus und ggf. Anregung der Darmtätigkeit auf Arztanordnung
- Schmerzbeobachtung. Zur Linderung ggf. Knierolle zur Entlastung der Bauchdecke, Kühlelement auf den Oberbauch (Arztrücksprache) und Analgetika nach Anordnung
- Bei alkoholbedingter Pankreatitis Beobachtung des Patienten auf Entzugssymptomatik (→ 38.8.3)
- Überwachung der Infusions- und Ernährungstherapie
- Bei Ileus oder (starken) Schmerzen Nahrungs- und Flüssigkeitskarenz, parenterale Ernährung, Soor- und Parotitisprophylaxe (→ 6.7.6, → 6.7.7).
  Ansonsten hat Nahrungskarenz keinen Einfluss auf die Prognose. Möglichst früher oraler Kostaufbau nach Verträglichkeit mit fettarmer, leichter Kost, jedoch ohne Reizstoffe wie z. B. Kaffee. Absolutes Tabu ist Alkohol (unabhängig von der Ursache). Ist ein frühzeitiger oraler Kostaufbau nicht möglich, ist die Ernährung über eine gastrointestinale Sonde eine Alternative zur parenteralen Ernährung
- Infolge des stark reduzierten Allgemeinzustands Unterstützung bei allen Einschränkungen und Durchführung aller notwendigen Prophylaxen; Heparingabe nach Arztanordnung
- Nach Abklingen der Akutphase zunehmende Mobilisation je nach Arztanordnung und Befinden des Patienten.

SPICKZETTEL

Akute Pankreatitis
Definition: Plötzliche Entzündung der Bauchspeicheldrüse.
Ursache/Risikofaktoren: Gallensteine, Alkoholabusus.
Symptome: Dauerbauchschmerzen, Übelkeit, Erbrechen, (Sub-)Ileus
Diagnostik: Sonografie, ggf. weitere Bildgebung.
Therapie/Pflege: Konservativ (v. a. Infusionen, Analgetika, möglichst früher Kostaufbau), konservative/minimalinvasive Therapie bei Gallensteinen oder Komplikationen.

25.6.2 Chronische Pankreatitis und Pankreasinsuffizienz

DEFINITION

Chronische Pankreatitis: Kontinuierlich oder in Schüben fortschreitende Bauchspeicheldrüsenentzündung mit zunehmendem bindegewebigem Umbau des Pankreas und Verlust der endo- und exokrinen Pankreasfunktion **(Pankreasinsuffizienz).** Bei Erwachsenen in 50–85 % durch Alkoholabusus bedingt, bei Kindern Mukoviszidose häufige Ursache. Langzeitprognose wesentlich abhängig von Fortbestehen oder Beseitigung der Ursache.

Symptome und Untersuchungsbefund

Leitsymptom der **chronischen Pankreatitis** sind wiederholte, nicht kolikartige Oberbauchschmerzen über Stunden bis Tage, typischerweise mit gürtelförmiger Ausstrahlung in den Rücken. Oft werden sie durch fette Mahlzeiten oder Alkohol ausgelöst. Die Patienten nehmen wegen der starken Schmerzen häufig eine gekrümmte Körperhaltung ein. Im Endstadium lassen die Schmerzen meist nach („Ausbrennen" der Pankreatitis). Viele Patienten verlieren bereits früh an Gewicht.

Erst wenn mehr als 90 % des Pankreas zerstört sind, treten mit Fettunverträglichkeit, Fettstühlen, Malassimilationssyndrom (→ 24.6.2) und Diabetes mellitus (→ 26.6) die Zeichen einer exo- und endokrinen **Pankreasinsuffizienz** auf.

Bei der Palpation des Abdomens geben die meisten Patienten einen Druckschmerz im Oberbauch an.

Komplikationen

Komplikationen sind insbesondere Pseudozysten mit Kompression der Gallenwege (Ikterus) oder des Duodenums, Abszesse, eine Milzvenenthrombose oder ein Aszites.

Diagnostik und Differenzialdiagnose

Erste technische Untersuchung ist die (Endo-)Sonografie, ggf. ergänzt durch CT und MRT (einschließlich MRCP) [13]. Sie zeigen typische Veränderungen und ermöglichen die Abgrenzung zu anderen Abdominalerkrankungen. Die Lipase im Blut ist in der Regel nur im akuten Schub erhöht. Evtl. ist eine (endosonografische) Feinnadelpunktion nötig.

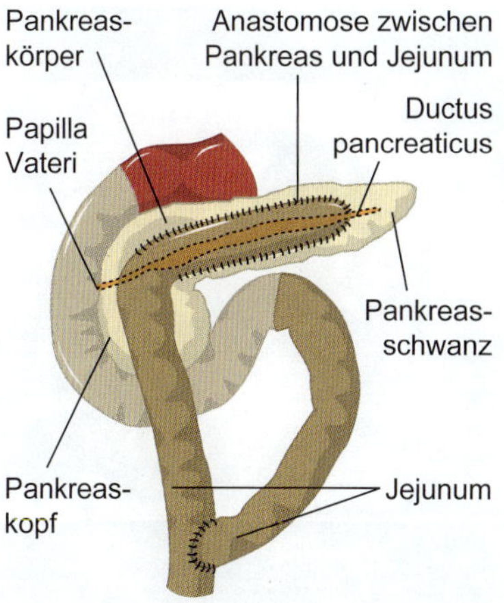

Abb. 25.22 Pankreatojejunostomie bei chronischer Pankreatitis. Der Ductus pancreaticus wird langstreckig eröffnet und mit einer ausgeschalteten Jejunumschlinge nach der Roux-Y-Technik verbunden. [L138]

Bei Verdacht auf eine exokrine Pankreasinsuffizienz ist die Bestimmung der Elastase 1 im Stuhl (→ Tab. 24.1) Untersuchung der ersten Wahl. Alternative ist ein Atemtest mit ^{13}C-markierten Fetten (→ 24.3.4) [13].

Behandlungsstrategie

Die Behandlung umfasst [13]:

- Behandlung akuter Schübe wie bei akuter Pankreatitis (→ 25.6.1)
- Absoluten Alkoholverzicht, außerdem das Meiden pankreastoxischer Medikamente. Tabakentwöhnung (→ 23.1.3), da Rauchen das Fortschreiten fördert
- Ausreichend hoch dosierte Substitution fehlender Pankreasenzyme (z. B. Kreon®). Einnahme während der Mahlzeiten, bei höherer Dosierung ein Teil zu Beginn und ein Teil während der Mahlzeit
- Insulintherapie bei Diabetes mellitus (Vorsicht – erhöhte Hypoglykämiegefahr → 26.6.5)
- Ggf. Substitution fehlender Vitamine und Spurenelemente
- Ggf. Schmerztherapie.

Komplikationen wie etwa Pseudozysten (mit Beschwerden), Pankreas- oder Gallengangstenosen werden möglichst endoskopisch angegangen (z. B. Zystendrainage, Gangdilatation, Stentimplantation). Operiert wird nur bei dadurch nicht behebbaren Ursachen bzw. Komplikationen, nicht beherrschbaren Schmerzen oder trotz Ausschöpfung aller diagnostischen Möglichkeiten weiter bestehendem Tumorverdacht. Häufig sind **Drainageoperationen,** damit das gestaute Pankreassekret abfließen kann (→ Abb. 25.22).

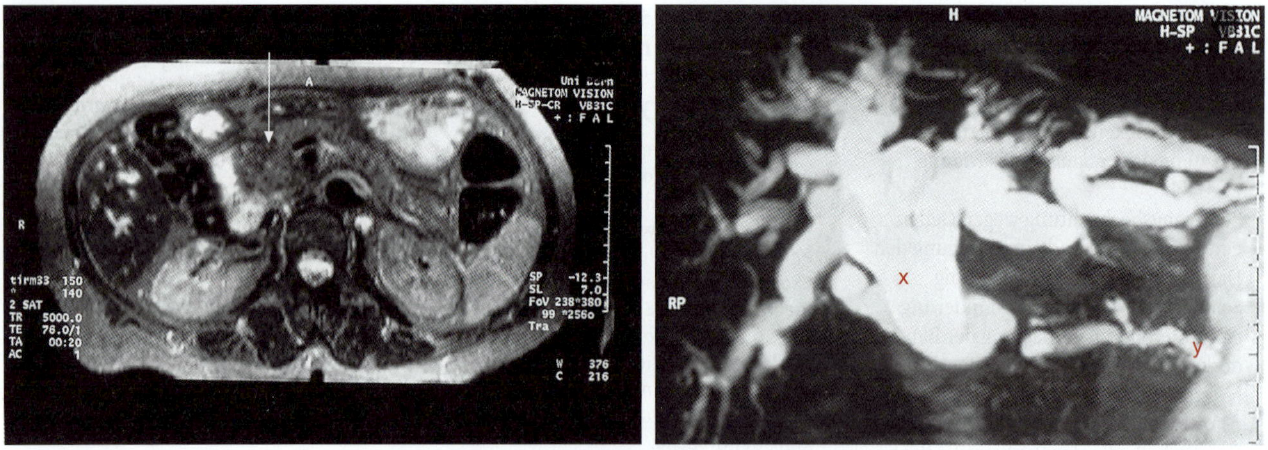

Abb. 25.23 Pankreaskopfkarzinom in der Kernspintomografie. Links „normales" Kernspintomografiebild (der Pfeil zeigt auf das Karzinom). Rechts die im gleichen Untersuchungsgang angefertigte MRCP (Stau des Ductus choledochus bei x und des Ductus pancreaticus bei y). [R234–008]

Pflege

Pflege bei akuter Pankreatitis →25.6.1
Pflege bei Diabetes mellitus →26.6
Pflege bei Pankreasoperation →25.6.3

Am günstigsten sind 4–6 kleine Mahlzeiten täglich. Bei (ausreichendem) Ersatz der Pankreasenzyme kann der Betroffene oft die für eine gesunde Ernährung empfohlene Fettmenge zu sich nehmen. Ansonsten wird die Fettzufuhr so „austariert", dass der Patient keine Fettstühle hat. Ggf. werden mittelkettige Triglyzeride (z. B. Ceres®-Margarine) gegeben. Kann der Kalorien- und Nährstoffbedarf dennoch nicht gedeckt werden, ist die zusätzliche Gabe einer Trinknahrung indiziert.

25.6.3 Pankreaskarzinom

DEFINITION

Pankreaskarzinom *(Bauchspeicheldrüsenkrebs):* Zu ca. 70 % im Pankreaskopf lokalisierter, bösartiger Tumor des Pankreas. Histologisch meist Adenokarzinom. Mittleres Erkrankungsalter > 70 Jahre, 5-Jahres-Überlebensrate ca. 10 % [13].

Krankheitsentstehung

Die Krankheitsentstehung des **Pankreaskarzinoms** ist unklar. Risikofaktoren sind ein Pankreaskarzinom bei nahen Verwandten, Rauchen, Alkoholabusus/chronische Pankreatitis (→25.6.2) und erhebliches Übergewicht/Diabetes mellitus Typ 2 (→26.6.2).

Symptome, Befund und Diagnostik

Das Pankreaskarzinom bereitet lange Zeit nur unspezifische Beschwerden ähnlich denen bei chronischer Pankreatitis (→25.6.2). Pankreaskopf- und Papillenkarzinome können aber recht früh durch Verlegung der ableitenden Gallenwege zu einem *schmerzlosen* Ikterus und einer vergrößerten, nicht druckschmerzhaften Gallenblase **(Courvoisier-Zeichen)** führen. Paraneoplastische Thrombosen und Thrombophlebitiden sind möglich.

Falls möglich, erfolgen heute (Endo-)Sonografie und MRT mit MRCP und MR-Angiografie (→Abb. 25.23, →25.3.2). Alternativ sind Spiral-CT mit gleichzeitiger CT-Angiografie plus ERCP die ersten Untersuchungen. Tumormarker (→27.4.4) sind CEA und CA 19–9.

Behandlungsstrategie

Die Behandlung des Pankreaskarzinoms ist primär operativ. Aufgrund der oft späten Diagnose ist eine kurative Operation nur in 15–20 % möglich.

Kurative Operationsverfahren

Methode der Wahl beim Pankreaskopf- oder -papillenkarzinom ist meist die **pyloruserhaltende partielle Duodenopankreatektomie** (*Whipple-Operation in der Modifikation nach Traverso* →Abb. 25.24) mit Erhalt des Magens. Bei einem Pankreaskörper- oder -schwanzkarzinom erfolgt eine **totale Duodenopankreatektomie** oder eine **(subtotale) Pankreaslinksresektion** mit Entfernung des Pankreasschwanzes und der Milz.

Bei Patienten mit lokal fortgeschrittenen Tumoren kann eine neoadjuvante (präoperative) Chemotherapie zur Tumorverkleinerung erwogen werden [15].

Folgen der vollständigen Pankreasentfernung sind eine exokrine *und* endokrine Pankreasinsuffizienz mit lebenslangem, immer insulinpflichtigem Diabetes mellitus (auch klassifiziert als **pankreopriver Diabetes mellitus** oder **Diabetes mellitus Typ 3c**).

Eine adjuvante Chemotherapie wird empfohlen, z. B. mit Gemcitabin und Paclitaxel oder Fluorouracil/Folinsäure, Irinotecan und Oxaliplatin [15].

Palliative Verfahren

Palliativmaßnahmen können die Überlebenszeit des Patienten verlängern und die Beschwerden lindern:

- Bei **Ikterus** möglich sind eine endoskopische Stenteinlage in den Ductus choledochus, eine **perkutane transhepatische Cholangiodrainage** *(PTCD)* oder die Anlage einer **biliodigestiven Anastomose,** d. h. einer operativen Verbindung zwischen Gallenwegen und Magen-Darm-Trakt. Beispiel ist die **Cholezysto-** oder **Choledochojejunostomie** zwischen Gallenblase bzw. Ductus choledochus und einer ausgeschalteten Dünndarmschlinge. Da die Galle wieder abfließen kann, bildet sich der Ikterus zurück und dem Patienten geht es subjektiv besser
- In fortgeschrittenen Stadien ist eine **Magenentleerungsstörung** häufig. Hier kann eine endoskopische oder chirurgische **Gastrojejunostomie** zur Umgehung der tumorbedingten Stenose helfen. Alternative ist die endoskopische Stenteinlage
- Medikamentöse Therapien umfassen (Kombinations-)Chemotherapien (siehe Behandlungsstrategie) und zielgerichtete Therapien.

Pflege

Pflege bei Diabetes mellitus → 26.6
Pflege bei onkologischen Erkrankungen → 27.1

Prä- und postoperative Pflege bei Pankreasoperationen

Allgemeine prä- und postoperative Pflege → 44.2, → 44.3, → 44.5

Am Vortag der Operation erhält der Patient mittags flüssige Kost und abends nur noch Tee. Zur Darmreinigung wird ein Reinigungseinlauf durchgeführt (hausinterne Richtlinien beachten). Die Haarkürzung erfolgt (meist erst im OP) von den Brustwarzen bis zu den Leisten einschließlich der Schambehaarung. Auf Arztanordnung bestellen die Pflegenden meist 4–6 Erythrozytenkonzentrate.

Postoperativ wird der Patient in der Regel 1–2 Tage auf der Intensivstation betreut.

- **Positionierung und Mobilisation.** Postoperativ wird der Patient anfangs in Rückenlage mit leicht erhöhtem Oberkörper positioniert. Mobilisation ist je nach Zustand ab dem 1. postoperativen Tag möglich. Sie wird stufenweise abhängig von Kreislauf- und Schmerzsituation gesteigert
- **Wundversorgung.** Die Pflegenden beobachten den Wundverband auf Nachblutungen und kontrollieren engmaschig Menge und Beschaffenheit des Drainagensekrets. Ggf. werden Amylase und Lipase im Drainagensekret bestimmt (Arztanordnung). Normalerweise fallen die Werte ab. Ein Anstieg deutet auf eine Anastomoseninsuffizienz hin. Den ersten Verbandwechsel führt der Arzt am 2. postoperativen Tag durch. Danach wird der Verband je nach verwendetem Material und Wundsituation unter sterilen Bedingungen gewechselt. Die Zieldrainagen entfernt der Arzt, wenn sie nur noch wenig unauffälliges Wundsekret fördern. Möglicherweise sind Röntgenuntersuchungen mit Kontrastmittel notwendig, um die Dichtigkeit der Anastomosen zu kontrollieren
- **Gastrointestinale Sonde.** Bei komplikationslosem Verlauf kann die gastrointestinale Sonde meist am 1. postoperativen Tag entfernt werden
- **Kostaufbau.** Der Kostaufbau hängt von der Art der Operation und dem Befinden des Patienten ab. In der Regel beginnt die orale Nahrungsaufnahme ab dem 1.–3. postoperativen Tag mit flüssiger Nahrung und wird dann zügig gesteigert. Voraussetzungen für den Kostaufbau sind die Dichtigkeit der operativ angelegten Anastomosen, die wieder in Gang gekommene Darmtätigkeit und die Verträglichkeit der Speisen. Später kann der Patient essen, was er verträgt. Auf Alkohol sollte er allerdings verzichten (siehe Ernährung nach Pankreatektomie)
- **Blutzuckerkontrollen.** Nach jeder Pankreasoperation wird der Blutzuckerspiegel des Patienten engmaschig kontrolliert und auf Arztanordnung durch Gabe von Normalinsulin korrigiert. In der Regel normalisiert sich der postoperativ erhöhte Blutzuckerspiegel nach einer Pankreaslinksresektion und partiellen Duodenopankreatektomie nach einiger Zeit wieder. Nach einer Pankreatektomie besteht ein insulinpflichtiger Diabetes.

Patientenbeobachtung und Dokumentation

- Vitalzeichen
- Allgemeinbefinden, Schmerz
- Infusionen (ZVK)
- Flüssigkeitsbilanz, ZVD
- Blutzuckerkontrollen
- Gastrointestinale Sonde (Lage der Sonde, Menge und Beschaffenheit des Sekrets)
- Wunde, Drainagen und Verbände
- Später: Kostverträglichkeit.

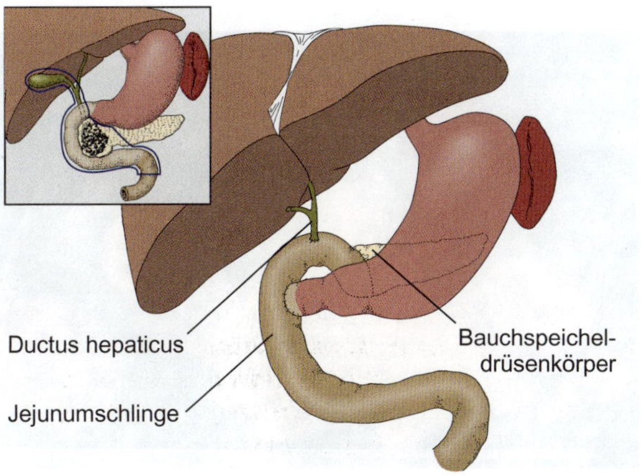

Abb. 25.24 Bei der pyloruserhaltenden Whipple-Operation (Modifikation nach Traverso) werden Pankreaskopf, Duodenum, Gallenblase und regionäre Lymphknoten entfernt, im Gegensatz zur klassischen Whipple-Operation aber nicht zwei Drittel des Magens. Der Erhalt des Magenausgangs verbessert die Lebensqualität bei vergleichbaren Ergebnissen. Im kleinen Bild Zustand präoperativ mit eingezeichneten Resektionskanten. [L190]

Ernährung nach Pankreatektomie

Nach Pankreatektomie ist der Patient oft mehrere Wochen appetitlos. Auch danach kann die Ernährung Probleme bereiten. Durch die unzureichende/fehlende exokrine Pankreasfunktion (je nach Resektionsausmaß) ist die Fettverdauung, durch die unzureichende/fehlende endokrine Pankreasfunktion die Blutzuckerregulation gestört. Grundzüge der Diät, die im Rahmen einer Ernährungsberatung inklusive Diabetesschulung (→ 26.6.12) individuell angepasst wird, sind:

- Alkoholkarenz
- Verteilung der Nahrung auf 6–8 kleine Mahlzeiten täglich
- Substitution der fehlenden Pankreasenzyme. Bei intaktem Magen-Darm-Trakt in Kapselform zu Beginn/während der Mahlzeit, nach Magenteilresektion als Granulat, das in 2–4 Portionen während des Essens mit wenig Flüssigkeit eingenommen wird
- Fettgehalt der Kost je nach Verträglichkeit. Ggf. Zufuhr eines Teils der Fette als mittelkettige Triglyzeride (MCT-Fette)
- Vitamin- und proteinreiche Ernährung. Verzicht auf Vollkornprodukte und größere Mengen Rohkost (Ballaststoffe sind schwer verdaulich)
- Diabetesangepasste Ernährung (→ 26.6.11). Da im Gegensatz zum Diabetes Typ 1 und 2 nicht nur die Produktion des blutzuckersenkenden Insulins ausgefallen ist, sondern auch die des blutzuckersteigernden Glukagons, sind die Patienten insbesondere durch Hypoglykämien (→ 26.6.5) gefährdet
- Substitution der fettlöslichen Vitamine A, D, E und K sowie Vitamin B_{12}
- Bei schwerer Beeinträchtigung der Verdauungsfunktion zusätzlich Gabe von Eisen-, Kalium-, Kalzium- und Spurenelementpräparaten.

Angesichts der erheblichen Beeinflussung des täglichen Lebens durch die Pankreatektomie ist rechtzeitig eine Anschlussheilbehandlung durch den Sozialdienst in die Wege zu leiten und dem Patienten der Kontakt zu einer Selbsthilfegruppe zu empfehlen.

Prävention und Gesundheitsberatung

Pflegende beraten die Patienten zu folgenden Punkten:

- Beobachtung der Wunde. Bei Nässen der Wunde oder Infektionszeichen muss der Arzt verständigt werden
- Beobachtung des Allgemeinzustands. Treten plötzlich Fieber, Erbrechen, Bauchschmerzen oder eine Kreislaufschwäche auf, muss ebenfalls der Arzt informiert werden. Dies können z. B. Anzeichen einer Anastomoseninsuffizienz sein. Ebenso sind anhaltende Obstipation (Hinweis auf Darmverschluss durch Stenose) oder Teerstuhl (Hinweis auf Blutung) Warnzeichen
- Angemessenes Verhalten. Bis sechs Wochen postoperativ ist das Heben schwerer Lasten zu meiden (max. 5 kg). In den ersten 4–6 Wochen sind Schwimmen und Baden nicht erlaubt, ebenso keine körperlich anstrengenden Tätigkeiten
- Ggf. Beratung zum Verhalten nach Milzentfernung (→ 25.7.2).

25.6.4 Pankreasverletzungen

Krankheitsentstehung

Pankreasverletzungen sind selten und meist Folge eines stumpfen Bauchtraumas (→ 29.7.8).

Symptome, Befund und Diagnostik

Leitsymptome sind Oberbauchschmerzen mit Ausstrahlung in Rücken und Schulter, Übelkeit bis zum Erbrechen, zunehmende Abwehrspannung des Abdomens und paralytischer Ileus.

VORSICHT! Da bei Pankreasverletzungen oft schwere Begleitverletzungen bestehen, werden gerade die **Anfangssymptome oft übersehen.**

Entscheidend bei der Diagnosesicherung sind bildgebende Verfahren, v. a. Sonografie und CT. Die Lipase im Blut kann erhöht sein. Manchmal wird die Pankreasverletzung auch während einer wegen eines stumpfen Bauchtraumas durchgeführten Laparotomie festgestellt.

Behandlungsstrategie

Eine leichte **Pankreaskontusion** *(Pankreasprellung)* wird konservativ behandelt. Ansonsten muss endoskopisch oder operativ eingegriffen werden, wobei Resektionen möglichst vermieden werden.

Pflege

Bei Verdacht auf eine Pankreasverletzung beobachten die Pflegenden den Patienten engmaschig auf die Zeichen eines akuten Abdomens (→ 24.2.3). Bei erstmalig auftretenden oder zunehmenden Beschwerden informieren sie den Arzt.

Pflege bei akutem Abdomen → 24.2.3
Pflege bei Pankreasoperation → 25.6.3

25.7 Erkrankungen der Milz

25.7.1 Splenomegalie

DEFINITION

Splenomegalie: Vergrößerung der Milz.

Hypersplenismus *(Hyperspleniesyndrom):* Splenomegalie, Überaktivität der Milz mit beschleunigtem Blutzellabbau und dadurch Mangel an Blutzellen im Blut.

Krankheitsentstehung

Ursachen von **Splenomegalie** und **Hypersplenismus** sind:

- Infektionskrankheiten, z. B. infektiöse Mononukleose (→ 36.6.1), Sepsis (→ 30.6)
- Hämatologische und lymphatische Erkrankungen, z. B. hämolytische Anämien (→ 27.6.1), Leukämien (→ 27.7.1), Lymphome (→ 27.8, → Abb. 25.25)
- Pfortaderstau, z. B. bei Leberzirrhose (→ 25.4.5)
- Rheumatische Erkrankungen, z. B. Lupus erythematodes (→ 28.7.2)
- Einige Speicherkrankheiten
- Primäre Milzerkrankungen, z. B. primäre Milztumoren, Milzzysten.

Eine Splenomegalie kann zu einer Überaktivität der Milz mit beschleunigtem Abbau der Blutzellen führen. Kann das Knochenmark diesen Abbau der Blutzellen nicht mehr kompensieren, entsteht ein Mangel an Zellen im Blut.

Symptome, Befund und Diagnostik

Möglicherweise führt die vergrößerte Milz zu Druckgefühl und Schmerzen im linken Oberbauch. Hinzu treten evtl. die Symptome der Grundkrankheit.

Die Diagnose wird durch Sonografie gestellt. Blutuntersuchungen und technische Untersuchungen zur Ursachenklärung schließen sich an.

Behandlungsstrategie und Pflege

Therapie und Pflege sind abhängig von der Grundkrankheit. Insbesondere wenn eine Ursachenbeseitigung nicht möglich ist, kann je nach Grunderkrankung eine **Splenektomie** *(Milzexstirpation, Milzentfernung)* in Betracht kommen, die teilweise auch laparoskopisch möglich ist.

Pflege bei Splenektomie → 25.7.2

25.7.2 Milzverletzungen/Milzruptur

Krankheitsentstehung

Die Milz ist aufgrund ihrer Blutfülle und dadurch weichen Konsistenz besonders verletzungsgefährdet. Ursache ist meist ein stumpfes oder penetrierendes Bauch- oder Thoraxtrauma (→ 29.7.8). *Spontanrupturen,* z. B. bei chronisch myeloischer Leukämie (→ 27.7.3), sind selten.

Symptome, Befund und Diagnostik

Die Symptomatik hängt vom Verletzungsausmaß ab. Oft kommt es zu starkem Blutverlust in die Bauchhöhle und zu Kreislaufstörungen bis zum Schock (→ 14.4). Durch Nervenreizung kommen zu den Oberbauch- und linksseitigen Flankenschmerzen noch linksseitige Schulterschmerzen hinzu **(Kehr-Zeichen).**

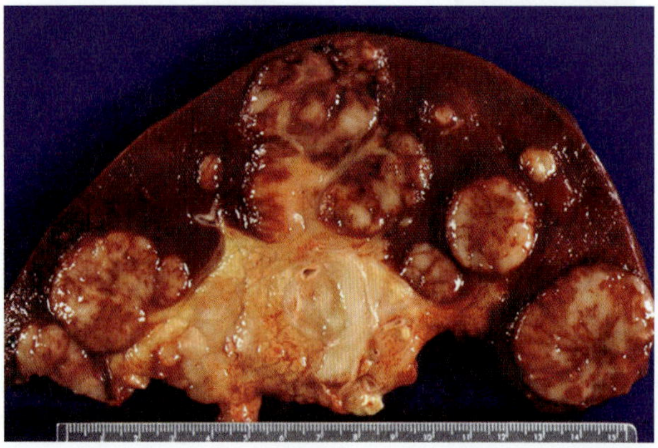

Abb. 25.25 B-Zell-Lymphom der Milz. [G055]

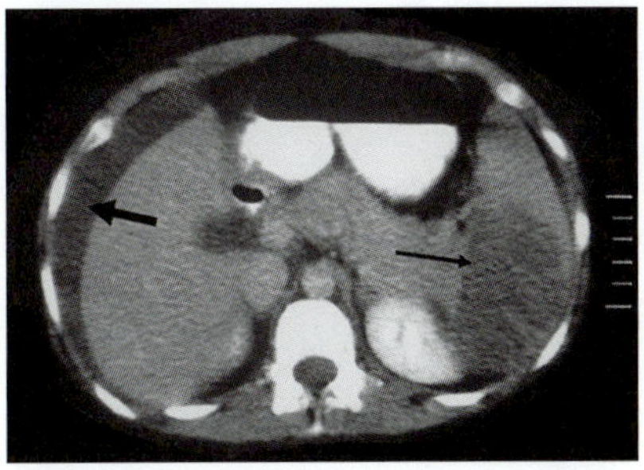

Abb. 25.26 Milzruptur in der Computertomografie. Der schmale Pfeil zeigt auf die rupturierte Milz, der breite auf die freie Flüssigkeit in der Bauchhöhle. [F532]

Bei der **zweizeitigen Milzruptur** sammelt sich das Blut erst innerhalb der Milzkapsel an **(subkapsuläres Hämatom),** bis nach einem symptomfreien Intervall von bis zu zwei Wochen die Kapsel reißt und eine akute Blutung einsetzt.

Bei der Untersuchung können Abwehrspannung des Abdomens, Zunahme des Bauchumfangs und bei traumatischer Ursache Prellmarken auffallen.

Sonografie oder CT (→ Abb. 25.26) sichern in der Regel die Diagnose.

Bei Rippenfraktur gefährdet

Bei jeder linksseitigen Rippenfraktur muss eine Milzverletzung ausgeschlossen werden!

Behandlungsstrategie

Ein Teil der Milzverletzungen kann konservativ behandelt werden (bei Kindern häufiger als bei Erwachsenen). Ansonsten wird operiert. Es wird versucht, die Milz zumindest teilweise zu erhalten (gelingt bei Kindern häufiger als bei Erwachsenen).

Komplikationen nach Splenektomie

Insbesondere zwei Komplikationen der Splenektomie sind zu beachten:

- Thrombose/Thrombembolie. Nach einer Splenektomie steigt die Thrombozytenzahl im peripheren Blut teils erheblich an (Maximum ca. 2 Wochen postoperativ)
- **OPSI-Syndrom** *(Overwhelming post splenectomy infection syndrome, Postsplenektomiesepsis),* eine fulminante Sepsis mit hoher Letalität, am häufigsten durch Pneumokokken und Meningokokken. Das Risiko ist besonders hoch in den ersten drei Jahren nach dem Eingriff.

Pflege

Allgemeine prä- und postoperative Pflege → 44.2, → 44.3, → 44.5

Pflege bei Splenektomie

Die präoperative Pflege folgt den allgemein üblichen Richtlinien. Bei den häufigen Notfallsplenektomien ist eine gründliche Vorbereitung des Patienten naturgemäß nicht möglich. Die Haarkürzung (meist erst im OP) erfolgt von den Mamillen bis zu den Leisten einschließlich der Schambehaarung und der linken Flanke. Bei geplanten Splenektomien bekommt der Patient am Vortag der Operation mittags nur noch leichte, abends flüssige Kost, zur Darmreinigung ein Klysma bzw. ein orales Abführmittel.

Postoperativ ist hervorzuheben:

- **Positionierung und Mobilisation.** Postoperativ wird der Patient in Rückenlage mit leicht erhöhtem Oberkörper positioniert. Sitzen am Bettrand ist meist am Abend des Operationstags, erstes Aufstehen am 1. postoperativen Tag möglich
- **Patientenbeobachtung.** Beobachtet werden Vitalzeichen, Bauchumfang, Allgemeinbefinden und Schmerzen des Patienten (auch als Thrombosezeichen)
- **Prophylaxen.** Wegen der häufigen Schonatmung ist eine Pneumonieprophylaxe (→ 3.4) erforderlich. Der Thromboseprophylaxe dienen Frühmobilisation, Verwendung von MT-Strümpfen (→ 4.3) und Heparingabe nach Arztanordnung. Alle Patienten erhalten eine Low-Dose-Heparinisierung über vier Wochen, bei sehr hohen Thrombozytenzahlen zusätzlich Azetylsalizylsäure oral
- **Darmstimulation.** Ggf. werden am 3. postoperativen Tag Abführmaßnahmen nach Arztanordnung durchgeführt
- **Kostaufbau.** Bei reger Darmtätigkeit erfolgt der Kostaufbau nach hausüblichem Schema (z. B. flüssige Kost ab dem 1. postoperativen Tag).

Pflege bei organerhaltender Operation

Nach einer organerhaltenden Operation mobilisieren Pflegefachpersonen den Patienten erst nach Rücksprache mit dem Arzt, da in vielen Häusern eine mehrtägige Bettruhe üblich ist, um Zug auf die frisch vernähte bzw. verklebte Milz zu vermeiden.

Prävention und Gesundheitsberatung

Beginnend einige Tage nach der Splenektomie besteht eine hohe Infektionsgefahr durch Wegfall der Milz bei der Immunabwehr *(Immundefizienz).* Sie nimmt zwar im weiteren Verlauf wieder ab, der Betroffene bleibt jedoch lebenslang gefährdet. Maßnahmen zur Risikominderung sind:

- Der Patient erhält einen Notfallausweis *(Splenektomiepass)*
- Er muss über die erhöhte Infektionsgefahr informiert sein und wissen, dass er bei Fieber unverzüglich einen Arzt aufsuchen muss.
  Ist ein sofortiger Arztkontakt in Ausnahmesituationen nicht sofort möglich, ist bei fieberhaften Erkrankungen ein vorher verschriebenes Antibiotikum selbstständig einzunehmen, was aber den baldmöglichsten Arztbesuch nicht ersetzt
- Der Patient wird über die notwendigen Impfungen und ärztlichen Kontrollen informiert.
  Neben den Impfungen gegen Hämophilus B, Meningo- und Pneumokokken werden Impfungen gegen COVID-19 und Influenza empfohlen. Bei geplanter Splenektomie erfolgen die Impfungen bereits präoperativ [16, 17].

26

PFLEGE BEI ENDOKRINOLOGISCHEN, STOFFWECHSEL- UND ERNÄHRUNGSBEDINGTEN ERKRANKUNGEN

Christine Keller, Andrea Müller (26.6)

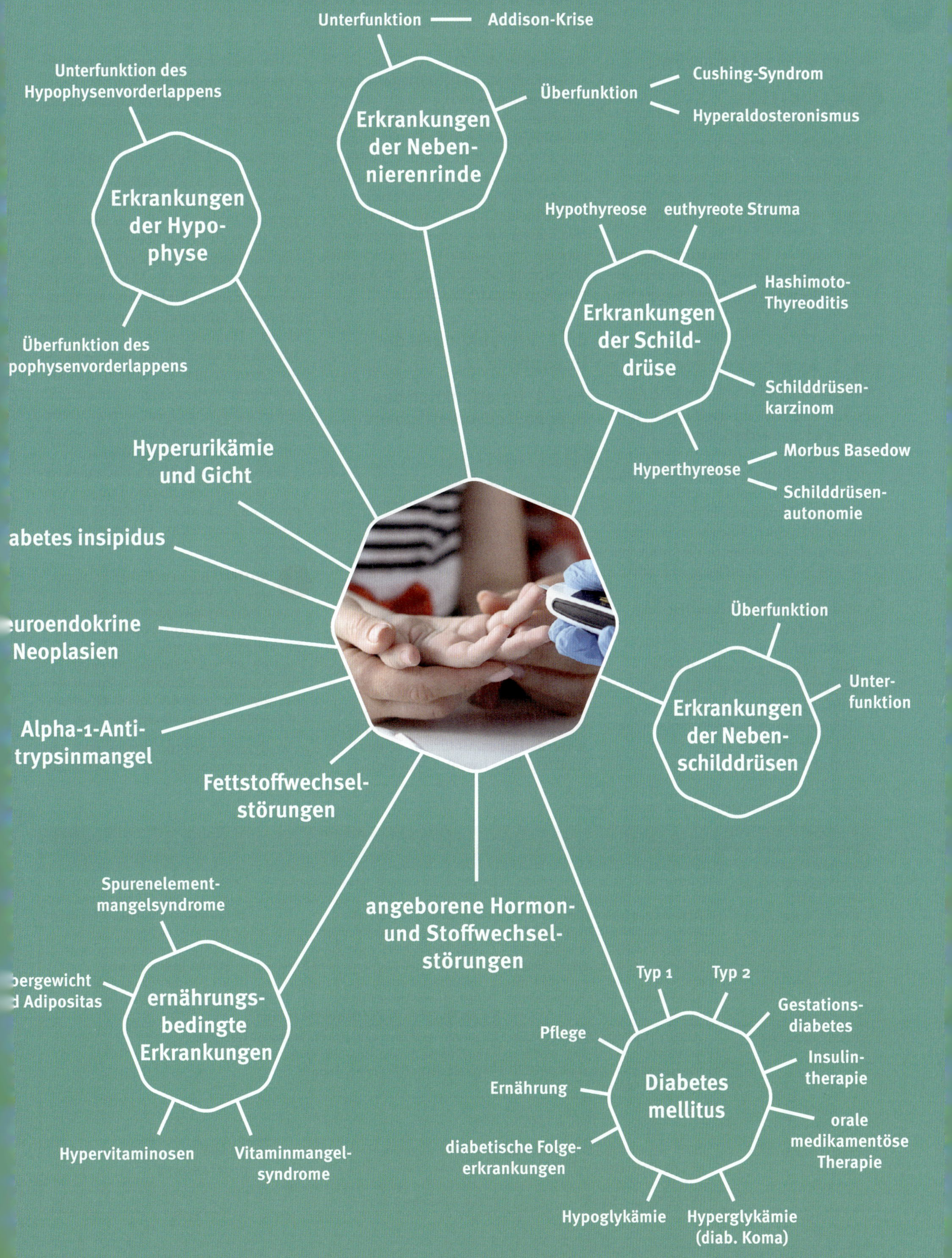
Unterfunktion
Addison-Krise
Erkrankungen der Nebennierenrinde
Überfunktion
Cushing-Syndrom
Hyperaldosteronismus
Unterfunktion des Hypophysenvorderlappens
Erkrankungen der Hypophyse
Überfunktion des
pophysenvorderlappens
Hypothyreose
euthyreote Struma
Hashimoto-Thyreoditis
Erkrankungen der Schilddrüse
Schilddrüsenkarzinom
Hyperthyreose
Morbus Basedow
Schilddrüsenautonomie
Hyperurikämie und Gicht
abetes insipidus
euroendokrine Neoplasien
Alpha-1-Antitrypsinmangel
Fettstoffwechselstörungen
Überfunktion
Unterfunktion
Erkrankungen der Nebenschilddrüsen
angeborene Hormon- und Stoffwechselstörungen
Spurenelementmangelsyndrome
bergewicht
d Adipositas
ernährungsbedingte Erkrankungen
Hypervitaminosen
Vitaminmangelsyndrome
Typ 1
Typ 2
Gestationsdiabetes
Insulintherapie
orale medikamentöse Therapie
Pflege
Ernährung
diabetische Folgeerkrankungen
Diabetes mellitus
Hypoglykämie
Hyperglykämie (diab. Koma)

Das medizinische Fachgebiet

DEFINITION

Endokrinologie und Diabetologie: Teilgebiet der Inneren Medizin, das sich mit Vorbeugung, Diagnostik und konservativer Behandlung von Erkrankungen der hormonbildenden Drüsen einschließlich des endokrinen Pankreas beschäftigt.

Das Fachgebiet der **Endokrinologie und Diabetologie** ist so komplex, dass keine für alle Erkrankungen gültigen Aussagen möglich sind.

26.1 Angeborene Hormon- und Stoffwechselstörungen

Es gibt eine Vielzahl **angeborener Hormon- und Stoffwechselstörungen** (➔ Tab. 26.1). Jede einzelne davon ist selten, mit einer Gesamthäufigkeit von 0,1–0,2 % sind sie aber durchaus klinisch relevant.

Manchmal kommt es in den ersten Lebenstagen zu einer akuten Stoffwechselentgleisung. Häufig beginnen die Symptome aber erst später und oft wenig charakteristisch:

- Fütterungsschwierigkeiten, Nahrungsverweigerung, Erbrechen
- Auffälliger Körpergeruch
- Milz-, Lebervergrößerung, Ikterus
- Muskeltonus erniedrigt („schlaffes" Baby) oder erhöht (➔ 37.2.5)
- Teilnahmslosigkeit, Bewusstseinsstörungen, Krampfanfälle
- Hypoglykämien (➔ 26.6.5)
- Azidose (➔ 33.11.1)
- Gedeihstörung (➔ 18.2.4), Entwicklungsverzögerung (➔ 18.2).

Ohne Behandlung beeinträchtigen diese Erkrankungen die kindliche Entwicklung, einige können tödlich enden. Ein Teil ist durch rechtzeitige diätetische oder medikamentöse Maßnahmen behandelbar, wobei die Behandlung oft vor den ersten Symptomen beginnen muss, um eine (weitgehend) normale Entwicklung zu erreichen. Dies unterstreicht die Bedeutung des Neugeborenenscreenings (➔ 18.2.2).

26.2 Erkrankungen der Hypophyse

26.2.1 Unterfunktion des Hypophysenvorderlappens

DEFINITION

Hypophysenvorderlappeninsuffizienz *(Hypopituitarismus)*: Unterfunktion des Hypophysenvorderlappens mit partiellem oder völligem Fehlen von Hypophysenvorderlappenhormonen.

Krankheitsentstehung

Bei einer **primären Hypophysenvorderlappeninsuffizienz** liegt die Ursache der Hypophysenvorderlappeninsuffizienz in einer Hypophysenvorderlappenschädigung z. B. durch Tumoren, Entzündungen oder Autoimmunprozesse. Die **sekundäre Hypophysenvorderlappeninsuffizienz** ist durch Erkrankungen des Hypothalamus bedingt.

Der Mangel kann einen Teil oder alle Hypophysenvorderlappenhormone betreffen **(partielle Hypophysenvorderlappeninsuffizienz** bzw. **Panhypopituitarismus).**

Symptome, Befund und Diagnostik

Die Symptome setzen schleichend ein. Betroffene bemerken meist als Erstes die Folgen einer Hoden- bzw. Eierstockunterfunktion: Männer berichten über verminderte Libido und Potenz, Frauen über Zyklusstörungen und Ausbleiben der Menstruation. Die Schambehaarung lichtet sich, bei Frauen werden die Brüste, bei Männern die Hoden kleiner. Dann treten die Zeichen einer Schilddrüsenunterfunktion hinzu (➔ 26.3.4). Als Letztes kommt es zur (evtl. lebensbedrohlichen) Nebennierenrindenunterfunktion (➔ 26.5.2). Die Patientinnen und Patienten (im Folgenden als Patientinnen bezeichnet) sind blass, müde und antriebsarm.

Bei Kindern besteht eine Wachstumsverzögerung. Bei Erwachsenen sind die Symptome unterschiedlich (Müdigkeit, stammbetontes Übergewicht, Abnahme der Muskelmasse).

NOTFALL! Bei zusätzlichen Belastungen, z. B. Infektionen, kann es zu einem **hypophysären Koma** kommen, da der Körper auf Stress nicht mit einer erhöhten Hormonproduktion reagiert. Leitsymptome sind v. a. Atem- und Kreislaufstörungen (Hypoventilation, Bradykardie, Hypotonie), Hypoglykämie (➔ 26.6.5), Abfall der Körpertemperatur und Bewusstseinstrübung.

Die Hypophysenvorderlappen- und peripheren Hormone im Blut sind vermindert

Tab. 26.1 Angeborene Stoffwechselstörungen (Auswahl).

Erkrankung mit ungefährer Häufigkeit	Defekt	Leitsymptome	Behandlung
Adrenogenitales Syndrom *(AGS)** **Klassisches AGS 1:13.000**	Durch verschiedene Enzymdefekte bedingter Glukokortikoidmangel mit kompensatorischer Nebennierenrindenhyperplasie und Anstau von Zwischenprodukten der Glukokortikoidsynthese, die zu Androgenen umgebaut werden. Teils ist auch die Mineralokortikoidsynthese beeinträchtigt	• Evtl. beim Neugeborenen Salzverlustsyndrom mit Trinkschwäche, Apathie, Erbrechen, Dehydratation • ♀: Virilisierung *(Vermännlichung)* des äußeren Genitals. Keine Pubertät • ♂: Erst unauffällig, dann frühe Scheinpubertät (Wachsen von Penis/Schambehaarung, kleine Hoden) • Als Kinder groß, als Erwachsene zu klein	• Bei Salzverlustsyndrom Korrektur des entgleisten Wasser- und Elektrolythaushalts durch Infusionen • Ersatz der fehlenden Glukokortikoide (Patientin braucht einen Medikamentenausweis) • Bei Mädchen ggf. operative Korrektur des äußeren Genitals
Biotinidasemangel* 1:23.000	Genetisch bedingter Mangel des Enzyms Biotinidase, dadurch Biotinmangel und als Folge gestörter Abbau organischer Säuren	Hautrötung, Haarausfall, schlaffe Muskeln, epileptische Anfälle, Hör-/Sehverlust u. a. neurologische Symptome, Azidose	Biotingabe
Hypothyreose* 1:4.000	➔ 26.3.4		
(Hereditäre) Fruktoseintoleranz 1:20.000	Durch Enzymmangel bedingte Abbaustörung der Fruktose (= Fruchtzucker, in Obst, Gemüse, Saccharose = Haushaltszucker und Sorbit)	Ab Beikostfütterung Hypoglykämie (➔ 26.6.5), Übelkeit, Erbrechen, epileptische Anfälle. Später Gedeihstörung, Leber-, Nierenschäden	Fruktose-, saccharose- und sorbitfreie Ernährung

Tab. 26.1 Angeborene Stoffwechselstörungen (Auswahl). *(Forts.)*

Erkrankung mit ungefährer Häufigkeit	Defekt	Leitsymptome	Behandlung
Galaktosämie* **Klassische Galaktosämie** **1:40.000**	Durch verschiedene Enzymdefekte verursachte Abbaustörung der Galaktose	Hypoglykämie, Apathie, Erbrechen, Leberschäden, Ikterus, Anämie, Ödeme, evtl. Krämpfe, Koma. Retardierung	Galaktosefreie Ernährung ohne Milch(-produkte) (auch keine laktosefreie Milch!), stattdessen Sojamilch
Glykogenosen **1:20.000**	Durch Mangel an verschiedenen Enzymen bedingte Glykogenspeicherung in verschiedenen Organen	Je nach Form unterschiedlich, v. a. Hypoglykämie, Lebervergrößerung, schlaffe Muskulatur	Nur z. T. möglich, v. a. verschiedene Diäten, evtl. Lebertransplantation
Hyperammonämie **1:8.000**	Am häufigsten Enzymdefekte im Harnstoffzyklus mit Ammoniakanstieg im Blut	Trinkschwäche, Erbrechen, schlaffe Muskeln, Lethargie, Gedeihstörung, geistige Behinderung	Eiweißarme Diät (mit Deckung des Bedarfs an essenziellen Aminosäuren), evtl. z. B. Argininggabe
MCAD-Mangel* **1:10.000**	Enzymdefektbedingter eingeschränkter Fettsäureabbau	Bei Fasten Übelkeit, Apathie, Hypoglykämie, Koma	Vermeiden längerer Nüchternperioden
Mukoviszidose* **1:3.000**	→ 23.14		
Phenylketonurie *(PKU)** **1:10.000**	Durch Enzymmangel verursachte Umwandlungsstörung der Aminosäure Phenylalanin mit Anreicherung von Phenylalanin/-abbauprodukten	Geruch nach Mäuseurin. Hyperaktivität, Krämpfe, schwerste psychomotorische Retardierung. Verminderte Pigmentierung (blaue Augen, hellblondes Haar)	Zuerst phenylalaninfreie, dann -arme Diät. Gabe spezieller Eiweißpräparate zur Deckung des Eiweißbedarfs

* Erkrankung wird durch das Neugeborenenscreening (→ 18.2.2) erfasst.

und steigen im **kombinierten Hypophysenvorderlappen-Stimulationstest** nach Gabe der Releasing-Hormone nur gering oder gar nicht an.

Weitere Untersuchungen, z. B. eine MRT (→ 42.6.4), dienen der Ursachensuche. Eine augenärztliche Untersuchung deckt Gesichtsfelddefekte (durch Druck eines Tumors auf den Sehnerv) auf.

Behandlungsstrategie

Eine zugrunde liegende Erkrankung wird nach Möglichkeit behandelt, z. B. durch Tumorentfernung.

Die fehlenden Glukokortikoide, Schilddrüsen- und Geschlechtshormone werden lebenslang ersetzt. Bei Kindern wird immer, bei Erwachsenen bei erheblichem Mangel ein Wachstumshormon gegeben (1-mal täglich s. c. mittels spezieller Pens).

Pflege

- Bei starker Ausprägung engmaschige Kontrolle der Vitalzeichen zur frühzeitigen Erkennung eines hypophysären Komas
- Sorgfältige Haut- und Haarpflege (sehr dünne, trockene und empfindliche Haut)

Prävention und Gesundheitsberatung

- Patientenausweis
- Ggf. Anleitung zur s. c.-Injektion
- Schulung zur Dosissteigerung bei Stresssituationen, z. B. Infektionen
- Vermittlung von Kontaktadressen zum Austausch mit Betroffenen.

Diabetes insipidus → 26.10

26.2.2 Überfunktion des Hypophysenvorderlappens

DEFINITION

Überfunktion des Hypophysenvorderlappens: Vermehrte Sekretion eines oder mehrerer Hypophysenvorderlappenhormone, meist durch gutartige hormonproduzierende Tumoren *(Adenome).*

Symptome, Befund und Diagnostik

Am häufigsten ist das **Prolaktinom,** das durch *Prolaktinsekretion* bei Frauen zu Zyklusstörungen, Sterilität, Brustwachstum und Milchfluss führt, bei Männern zu Libidostörungen sowie seltener zu Brustwachstum und Brustschmerzen.

Durch Druck des Tumors auf die Sehnervenkreuzung ist eine Gesichtsfeldeinschränkung möglich.

Bei einer Überproduktion von **Wachstumshormon** kommt es bei Kindern zum **Riesenwuchs.**

Bei Erwachsenen entsteht eine **Akromegalie** (*Akren* = distale Körperteile), d. h. eine Vergrößerung von Kinn, Nase, Händen, Füßen sowie eine Vergröberung der Gesichtszüge durch Wachstum von Jochbeinen, Kiefer, Lippen und Zunge (→ Abb. 26.1). Kopfschmerzen, Vergrößerung innerer Organe, Hypertonie und verschlechterte Glukosetoleranz sind möglich.

Wird das normale Gewebe durch den Tumor geschädigt, bestehen zusätzlich die Zeichen einer (partiellen) Hypophysenvorderlappenunterfunktion (→ 26.2.1).

Die Diagnose wird durch Hormonbestimmung im Blut mit nachfolgender Lokalisationsdiagnostik gestellt.

Behandlungsstrategie

Bei Prolaktinomen werden **Dopaminagonisten** wie Bromocriptin (z. B. Pravidel®), Quinagolid (z. B. Norprolac®) oder Cabergolin (z. B. Dostinex®) gegeben, welche die Hormonbildung hemmen und den Tumor oft deutlich verkleinern.

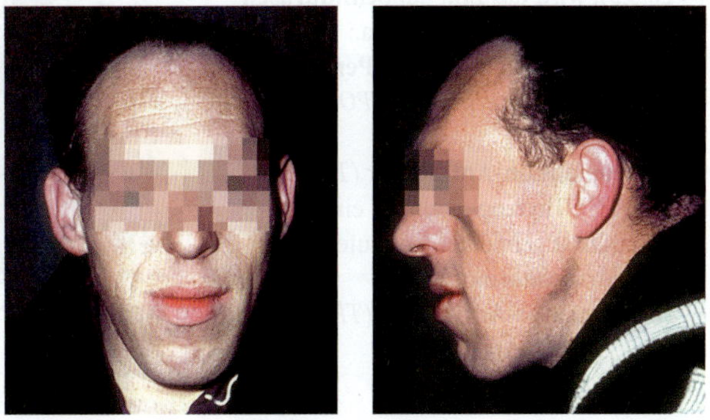

Abb. 26.1 30-jähriger Patient mit Akromegalie. Stirnbein, knöcherne und knorpelige Nase sowie Kinn lassen eine deutliche Vergröberung erkennen. Die Füße sind um zwei Schuhgrößen länger geworden, die Hände haben sich ebenfalls vergrößert. [T127]

Bei unzureichender Wirkung oder Unverträglichkeit der Medikamente sowie bei allen anderen Tumoren ist die operative Tumorentfernung Therapie der Wahl. Bei Inoperabilität oder Erfolglosigkeit kommt eine Strahlentherapie in Betracht.

Zur Behandlung der Akromegalie bei inoperablen Patientinnen oder zur präoperativen Tumorverkleinerung werden **Somatostatinanaloga** (etwa Octreotid, z. B. Sandostatin®) oder der **Wachstumshormonrezeptor-Antagonist** Pegvisomant (z. B. Somavert®) eingesetzt.

Bei partieller Hypophysenvorderlappeninsuffizienz werden die fehlenden Hormone substituiert.

26.3 Schilddrüsenerkrankungen

Schilddrüsenerkrankungen sind sehr häufig. Sie können eingeteilt werden in:

- Erkrankungen mit *normalen* Schilddrüsenhormonspiegeln **(Euthyreose)**
- Erkrankungen mit *Störung* der Schilddrüsenstoffwechsellage. Bei **Hyperthyreose** sind die Schilddrüsenhormonspiegel zu hoch, bei **Hypothyreose** zu niedrig.

Unabhängig vom Hormonspiegel kann die Schilddrüse normal groß, vergrößert **(Struma)** oder verkleinert sein.

26.3.1 Schilddrüsendiagnostik

Blutuntersuchungen

Erste Blutuntersuchung bei Screening und Verdacht auf eine Schilddrüsenerkrankung ist die Bestimmung des basalen TSH (*Thyroidea-stimulierenden Hormons*). Bei pathologischem Ausfall werden die (freien) Schilddrüsenhormone T_3 *(Trijodthyronin)* und T_4 *(Thyroxin)* bestimmt.

Bei Patientinnen mit Verdacht auf immunogen (mit-)bedingte Schilddrüsenerkrankungen, beispielsweise Morbus Basedow (→ 26.3.3) und Hashimoto-Thyroiditis (→ 26.3.5), wird das Blut auf **Schilddrüsenautoantikörper** untersucht, v. a.:

- **Antikörper gegen Thyroid-Peroxidase** (Schilddrüsenenzym; kurz *TPO-Ak, Anti-TPO*)
- **Thyreoglobulin-Antikörper** *(Tg-AK, Anti-TG)*. Thyreoglobulin ist ein in der Schilddrüse gebildeter Vorläufer der Schilddrüsenhormone
- **TSH-Rezeptor-Antikörper** *(TRAK)*.

Sonografie

Die **Sonografie** ermöglicht eine genaue Volumenbestimmung und Strukturbeurteilung der Schilddrüse (Knoten? Zysten? → Abb. 26.8). Eine sichere Aussage über Gut- oder Bösartigkeit der Veränderung ist nicht möglich.

Schilddrüsenszintigrafie

Die **Schilddrüsenszintigrafie** (→ 42.6.5) ist bei speziellen Fragestellungen angezeigt, z. B. der Funktionsdiagnostik von Knoten. In aller Regel wird als Radionuklid ^{99m}Technetium i. v. injiziert. Die Beurteilung (→ Abb. 26.2) erfolgt im Vergleich mit der Sonografie.

- **Warme Knoten** speichern das Radionuklid gleich stark oder etwas stärker als die Umgebung
- **Heiße Knoten** speichern das Nuklid sehr intensiv. Das übrige Schilddrüsengewebe stellt sich kaum oder gar nicht dar
- **Kalte Knoten** sind nicht stoffwechselaktiv und speichern das Radionuklid somit nicht. Kalte Knoten mit soliden Anteilen sind karzinomverdächtig
- Eine **diffuse Mehr-** oder **Minderspeicherung** ist Ausdruck einer erhöhten bzw. verringerten Stoffwechselaktivität der gesamten Schilddrüse.

Der **Suppressionstest** *(Suppressionsszintigrafie)* überprüft den Regelkreis und schließt sich ggf. an eine Schilddrüsenszintigrafie an. Gabe von Schilddrüsenhormonen über einige Tage führt physiologischerweise über eine verringerte TSH-Sekretion zu einer verminderten Radionuklidaufnahme des normalen Schilddrüsengewebes im (zweiten) Szintigramm. Dagegen speichern autonome Bezirke, die sich der Kontrolle durch das übergeordnete TSH entzogen haben, das Radionuklid ebenso stark wie im Ausgangsszintigramm.

Pflege

Hohe Jodmengen vor der Untersuchung vermindern die Jodaufnahme der Schilddrüse und verfälschen so das Ergebnis. Daher soll die Patientin auf stark jodhaltige Nahrung (z. B. Seefisch, Meeresfrüchte, Algen, Seetang) ca. vier Wochen vor der Untersuchung verzichten. Auf ärztliche Anordnung werden Medikamente vor der Untersuchung abgesetzt, z. B. Schilddrüsenhormone mit T_3 zehn Tage, solche mit T_4 sowie stärker jodhaltige Medikamente vier Wochen vorher. Bis 200 µg Jodid können weitergenommen werden. Untersuchungen mit jodhaltigen Kontrastmitteln werden *nach* der Schilddrüsenszintigrafie eingeplant. Nahrungskarenz vor der Untersuchung ist nicht nötig.

Feinnadelpunktion der Schilddrüse

Eine **Feinnadelpunktion der Schilddrüse** *(Aspirationszytologie* → Abb. 26.3*)* ist v. a. bei kalten Knoten indiziert.

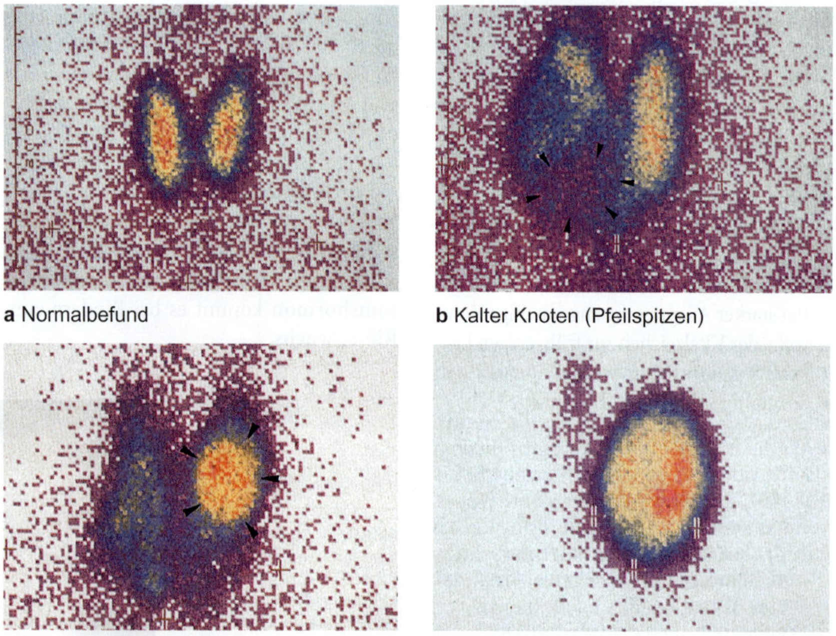

a Normalbefund
b Kalter Knoten (Pfeilspitzen)
c Warmer Knoten (Pfeilspitzen)
d Heißer Knoten

Abb. 26.2 Verschiedene Schilddrüsenszintigramme. [M511, M467]

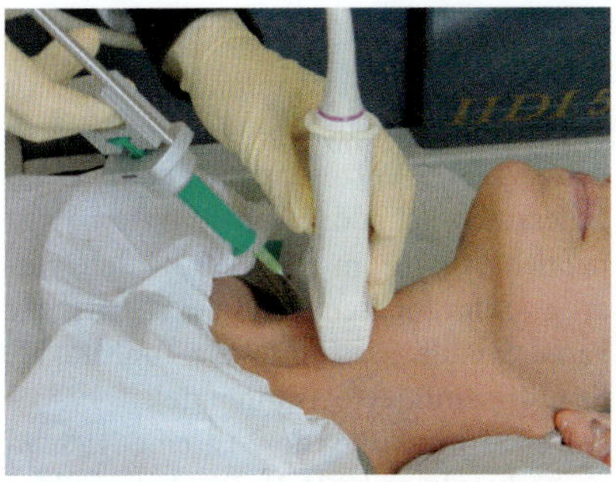

Abb. 26.3 Spezieller Handgriff zur einhändigen Feinnadelpunktion. Die zweite Hand bleibt für die Fixation des Herds oder die Ultraschallkontrolle frei. [T004]

Unter sonografischer Kontrolle wird der verdächtige Bezirk mit einer dünnen Kanüle punktiert und Material für die zytologische Untersuchung entnommen.

Pflege

- Benötigtes Material: Hautdesinfektionsmittel, sterile Tupfer, dünne Kanülen, mehrere 10-ml-Spritzen, spezieller *Cameco-(Pistolet-)Handgriff* oder *Kolbenschieberventil,* sterile Handschuhe, steriles Abdeck-/Lochtuch, Pflaster, Objektträger, Behälter für das Punktat, Begleitpapiere, Sonografiegerät (falls nicht im Raum vorhanden)
- Vorbereitung der Patientin: Kurz vor der Punktion um Blasenentleerung bitten. Ggf. Rasur/Haarkürzung. Patientin ggf. zur Punktion begleiten
- Nachbereitung: Wunde auf Blutung oder Infektionszeichen beobachten.

26.3.2 Euthyreote Struma

DEFINITION

Euthyreote Struma *(blande Struma):* Schilddrüsenvergrößerung bei regelrechter Hormonlage. Knapp 20 % der Erwachsenen sind betroffen, ältere Menschen häufiger als jüngere. Prognose unter Therapie sehr gut.

Krankheitsentstehung

Häufigste Ursache einer **euthyreoten Struma** ist Jodmangel in der Nahrung. Dann ist die Schilddrüsenhormonsynthese erschwert, und die Schilddrüse versucht durch Wachstum genügend Hormone zu produzieren.

Vielfach ist zunächst die Schilddrüse gleichmäßig vergrößert **(Struma diffusa)**, bevor sich nach Jahren Knoten bilden **(Struma nodosa,** *Knotenstruma***)**.

Symptome, Befund und Diagnostik

Der Patientin fällt zumeist eine Verdickung des Halses auf, evtl. auch ein Engegefühl im Halsbereich (→ Abb. 26.4).

Die Diagnostik umfasst:

- Blutabnahme (TSH basal, evtl. freies T_3 und T_4)
- Sonografie (z. B. Schilddrüsenvolumen? Knoten?)
- Evtl. Szintigrafie, Feinnadelpunktion.

Komplikationen

- Inspiratorischer Stridor, Luftnot, Kloßgefühl und Schluckbeschwerden durch Druck auf Luft- und Speiseröhre, v. a. wenn Teile der Struma hinter dem Brustbein liegen **(retrosternale Struma)**
- Entkoppelung eines oder mehrerer Knoten vom Regelkreis (autonome Schilddrüsenknoten → 26.3.1)
- Schilddrüsenkarzinom (Risiko ca. 4 %).

Behandlungsstrategie

Konservative Therapie

Die medikamentöse Behandlung besteht je nach Alter der Patientin und Schilddrüsengröße in der Gabe von Jodid (100 µg bei Kindern, 200 µg bei Erwachsenen) oder der Kombinationstherapie mit Jodid und Thyroxin (z. B. Thyronajod® Henning).

Operative Therapie

Bei erheblichen Beschwerden und Malignitätsverdacht ist immer eine Operation angezeigt, ggf. auch bei Autonomie (→ 26.3.3), erhöhtem Karzinomrisiko, großer Struma oder um Komplikationen durch weiteres Wachstum zu verhindern [1]. Sie erfolgt über einen queren Zugang knapp oberhalb des Sternums **(Kocher-Kragenschnitt** → Abb. 44.18**).** Das Resektionsausmaß reicht von der **Teilresektion** über die **subtotale Strumaresektion** (Entfernung eines Großteils der Schilddrüse, Belassen eines Schilddrüsenrests beidseits und der Nebenschilddrüsen → Abb. 26.9) bis zur **Thyroidektomie** *(Schilddrüsenentfernung* → Abb. 26.9*).*

Komplikationen

Spezifische Komplikationen nach Schilddrüsenoperation (→ Tab. 26.2) sind die **Rekurrensparese** mit Lähmung der Kehlkopfmuskeln und Beeinträchtigung der

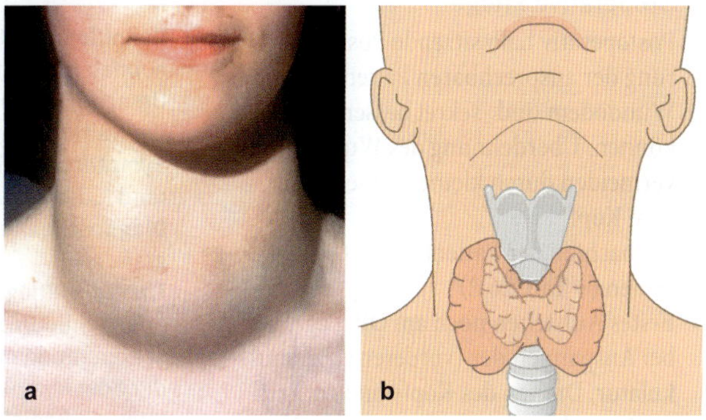

Abb. 26.4 (a) Patientin mit euthyreoter Knotenstruma (Struma nodosa). (b) Die Umfangszunahme des Halses, evtl. auch mit einem Engegefühl beim Atmen und Schlucken, entsteht durch die starke Größenzunahme der Schilddrüse. [T127, L138]

Tab. 26.2 Mögliche Komplikationen einer Schilddrüsenoperation und deren pflegerische Konsequenzen.

Komplikation	Symptome	Überwachung von
Nachblutung	• Stridor (Atemgeräusch), Atemnot • Halsumfang ↑ • Rasche Blutzunahme in den Redon-Saugdrainagen • Durchbluteter Verband • Volumenmangelschock (→ 14.4.2)	• Atmung (→ 3.3) • Halsumfang • Puls, Blutdruck • Redon-Saugdrainagen (Sekretmenge, -aussehen) • Verband
Rekurrensparese durch lokales Wundödem oder intraoperative Reizung/Verletzung des N. recurrens	• Heiserkeit nimmt postoperativ zu bzw. klingt nicht ab • Sprechschwierigkeiten, Stimmlosigkeit • Atemnot (bei beidseitiger Schädigung des N. recurrens)	• Heiserkeit • Stimmfähigkeit (Patientin stimmhafte Wörter wie Coca-Cola sprechen lassen) • Atmung
Hypoparathyroidismus durch Verletzung oder Entfernung der Nebenschilddrüsen	Serumkalzium ↓, dadurch • Sensibilitätsstörungen, v. a. „Kribbeln" perioral und an den Fingern • Muskelkrämpfe mit Pfötchenstellung der Hände	• Sensible Störungen (Patientin gezielt fragen) • Finger- und Handstellung • Serumkalziumspiegel (→ 33.10.4)

Stimmbandbeweglichkeit und die Nebenschilddrüsenunterfunktion *(Hypoparathyroidismus* → 26.4.2*)*. Beide können vorübergehend oder dauerhaft sein.

Radiojodtherapie

Alternative zur Operation ist eine **Radiojodtherapie** (→ 26.3.6), insbesondere bei älteren Patientinnen, Patientinnen mit erkrankungsbedingt höherem Operationsrisiko oder **Rezidivstruma.**

Perioperative Pflege bei Schilddrüsenoperation

Perioperative Pflege → Kap. 44

Präoperative Pflege

- HNO-Konsil zur Beurteilung der Stimmbänder- und damit der N.-recurrens-Funktion einplanen (hausinternen Standard beachten)
- Ggf. Haarkürzung vom Kinn bis *hinter* die Ohren, Hals und Brust bis zu den Brustwarzen. Haare so zusammenbinden, dass in Rückenlage keine Druckstellen entstehen (Klinikstandard beachten).

Postoperative Pflege

- Postoperativ halb sitzende Positionierung der ansprechbaren Patientin, damit Wundödem und -sekret besser abfließen können. Überdehnung des Wundgebiets vermeiden durch kleines Kissen unter dem Kopf
- Beobachten der Patientin auf Komplikationen (→ Tab. 26.2)
- Erstes Aufstehen noch am OP-Tag. Dabei Anspannen der (vorderen) Halsmuskulatur, Drehen des Kopfs und ruckartige Körperbewegungen vermeiden: Kopf mit beiden Händen umgreifen, etwas nach vorne beugen und während des Aufsetzens festhalten (lassen)
- Ggf. Unterstützung bei der Körperpflege
- Bei komplikationslosem Verlauf Trinken und Essen nach Abklingen der Narkose (in der Regel wenige Stunden nach OP, Klinikstandard beachten). Dabei wegen der Gefahr des Verschluckens anfangs bei Patientin bleiben
- Erster Verbandwechsel am 1. postoperativen Tag, meist mit Entfernen evtl. eingelegter Redon-Saugdrainagen. Ziehen der Fäden (meist ein Hautfaden) ab dem 4. postoperativen Tag (entfällt bei resorbierbaren Fäden).

Bei komplikationslosem Verlauf kann die Patientin am 2. postoperativen Tag entlassen werden.

Prävention und Gesundheitsberatung

- Ausreichende Jodzufuhr mit der Nahrung. Der tägliche Bedarf beträgt bei Säuglingen und Kindern 50–100 µg, bei Jugendlichen und Erwachsenen 100–200 µg und bei Schwangeren und Stillenden bis zu 260 µg Jodid und wird in weiten Teilen Deutschlands nicht gedeckt (Jodmangelgebiete). Daher Verwendung jodierten Kochsalzes im Haushalt, Kauf mit Jodsalz zubereiteter Produkte, häufiger Verzehr von Seefisch. In Schwangerschaft und Stillzeit Jodidtabletten
- Nach Strumaresektion lebenslange **Rezidivprophylaxe** mit Jodid und/ oder Thyroxin zur Vermeidung einer Rezidivstruma aus dem Schilddrüsenrestgewebe
- Regelmäßige Einnahme von Schilddrüsenhormontabletten entweder morgens 30 Min. vor dem Frühstück oder 30 Min. vor dem Schlafengehen mit mindestens 2 Std. Abstand zur letzten Mahlzeit [2]
- Notwendigkeit regelmäßiger ärztlicher Kontrolluntersuchungen.

SPICKZETTEL

Euthyreote Struma

Definition: Schilddrüsenvergrößerung bei normalen Schilddrüsenhormonspiegeln.
Ursache/Risikofaktoren: Jodmangel in der Nahrung.
Symptome: Meist nur kosmetisch störend („dicker Hals").
Diagnostik: Blutuntersuchung, Sonografie.
Therapie/Pflege: Gabe von Jodid und/ oder Schilddrüsenhormonen, Schilddrüsenoperation mit teilweiser, weitgehender oder kompletter Schilddrüsenentfernung, Radiojodtherapie. Nach Operation/Radiojodtherapie Rezidivprophylaxe mit Schilddrüsenhormonen.

26.3.3 Hyperthyreose

DEFINITION

Hyperthyreose *(Schilddrüsenüberfunktion)*: Überproduktion von Schilddrüsenhormonen. Prävalenz etwa 1 %, Frauen sind häufiger betroffen. Hauptursachen:

- **Schilddrüsenautonomie.** Ungehemmte Produktion von Schilddrüsenhormonen in Schilddrüsengewebebezirken, nicht selten bei Älteren mit vorbestehender Struma
- **Morbus Basedow** *(Immunhyperthyreose)*. Chronische, autoimmunogene Schilddrüsenentzündung, oft Frauen mittleren Alters.

Krankheitsentstehung

Bei der **Schilddrüsenautonomie** hat sich Schilddrüsengewebe der Kontrolle durch den Regelkreis entzogen und produziert ungehemmt Schilddrüsenhormone. Meist handelt es sich um ein oder mehrere gutartige **Schilddrüsenadenome,** seltener die ganze Schilddrüse **(unifokale, multifokale** bzw. **disseminierte Autonomie).**

Der **Morbus Basedow** ist eine *Autoimmunerkrankung* (→ 31.3). Die Autoantikörper besetzen die TSH-Rezeptoren und führen zu einer ständigen Stimulation der hormonbildenden Zellen.

Symptome, Befund und Diagnostik

Die Symptome der Hyperthyreose betreffen den ganzen Organismus (→ Abb. 26.6):

- Psychische Veränderungen, v. a. Nervosität, Unruhe, Schlafstörungen. Bei Kindern evtl. Abfall der Schulleistungen infolge Konzentrationsstörungen
- Erhöhte Herzfrequenz, evtl. Herzrhythmusstörungen
- Warme und gerötete Haut sowie dünnes, weiches Haar
- Wärmeempfindlichkeit mit leichtem Schwitzen
- Erhöhte Stuhlfrequenz/Durchfälle
- Muskelschwäche und feinschlägiger Fingertremor („Zittern" der Finger)
- Gewichtsverlust trotz eher reichlicher Nahrungsaufnahme infolge des gesteigerten Energiebedarfs
- Auf Dauer Osteoporose.

Atypisches Bild

Vor allem bei älteren Patientinnen kann die Hyperthyreose symptomarm verlaufen und sich lediglich durch Gewichtsverlust, Schwäche oder Herzrhythmusstörungen zeigen.

Über 50 % der Patientinnen mit Morbus Basedow haben eine ebenfalls immunbedingte **endokrine Orbitopathie** *(endokrine Ophthalmopathie)*. Der Augapfel tritt hervor **(Exophthalmus),** das Oberlid ist zurückgezogen und der Lidschlag zu selten (→ Abb. 26.5). In schweren Fällen bestehen Augenmuskellähmungen mit Doppelbildern, in Extremfällen Erblindung durch Druck auf den Sehnerv.

Seltener ist das **prätibiale Myxödem,** eine blaurote, grobporige Schwellung in der Schienbeinregion, das beim Eindrücken keine Delle hinterlässt.

Die Untersuchungen entsprechen denen bei euthyreoter Struma (→ 26.3.2). T_3 und T_4 sind erhöht, TSH erniedrigt (Hyperthyreose). Bei Verdacht auf Morbus Basedow ist

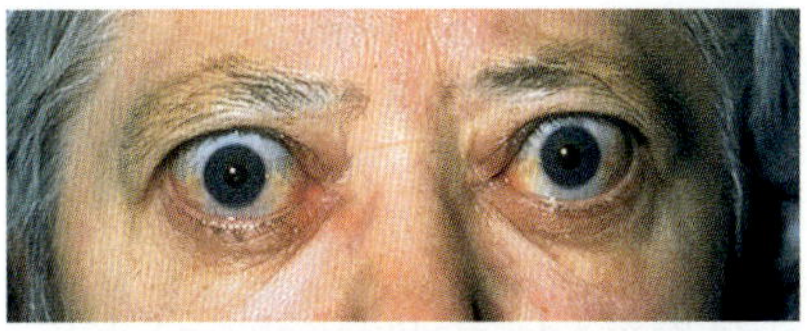

Abb. 26.5 53-Jährige mit Morbus Basedow. Auffallend sind die hervortretenden Augen mit zurückgezogenen Oberlidern und der starre Blick. [T127]

eine Autoantikörper-Suche (TRAK → 26.3.1) angezeigt. Die Szintigrafie erfasst autonome Bezirke.

Behandlungsstrategie

Zum Erreichen einer Euthyreose werden zunächst orale **Thyreostatika** verabreicht, welche die Schilddrüsenhormonsynthese hemmen, u. a. Carbimazol (z. B. Carbimazol Hexal®), Thiamazol (z. B. Favistan®) und Propylthiouracil (z. B. Propycil®). Die Dosierung wird durch Kontrolle der Schilddrüsenwerte überprüft. Nebenwirkungen sind Hautreaktionen (Pruritus, Exanthem) sowie Leberschäden oder (selten) Agranulozytose (→ 27.7.4, regelmäßige Blutbildkontrolle erforderlich).

Morbus Basedow

Beim **Morbus Basedow** werden die oralen Thyreostatika etwa ein Jahr lang gegeben, um eine Remission zu erzielen. Bei zu starken Nebenwirkungen, Erfolglosigkeit oder Rezidiv nach Absetzen der Medikation erfolgt eine subtotale Schilddrüsenresektion oder eine Radiojodtherapie.

Gegen die endokrine Orbitopathie werden lokale Maßnahmen (künstliche Tränen/Augensalbe, getönte Brillengläser, nachts hochgestelltes Kopfende des Betts), Selen, Glukokortikoide und Strahlentherapie eingesetzt. In schweren Fällen ist eine Augenoperation angezeigt. Auf Rauchen sollte unbedingt verzichtet werden. Trotzdem lässt sich die endokrine Ophthalmopathie nicht immer befriedigend bessern.

Schilddrüsenautonomie

Bei **Schilddrüsenautonomie** wird nach Erreichen einer Euthyreose operiert, wobei bei einzelnen Adenomen oft eine **Adenomenukleation** (Ausschälung des Adenoms aus dem gesunden Gewebe) möglich ist. Alternative ist eine Radiojodtherapie (→ 26.3.6).

! **NOTFALL!** Lebensbedrohliche Komplikation einer Hyperthyreose ist die **thyreotoxische Krise.** Sie tritt spontan oder nach Gabe jodhaltiger Arznei- oder Kontrastmittel (→ 42.6.2, → 42.6.5) auf.
Leitsymptome sind hochgradige Tachykardie, Herzrhythmusstörungen, Fieber, Durchfall, Erbrechen, Muskelschwäche und Erregung, später Somnolenz und Koma.
Die Patientin wird unverzüglich auf eine Intensivstation verlegt. Sofortiger Therapiebeginn ist lebensrettend:
- Thyreostatika, evtl. Perchlorat (z. B. Irenat®), meist frühzeitige Strumaresektion
- Flüssigkeits-, Elektrolytersatz, hohe Kalorienzufuhr
- Evtl. Betablocker, Glukokortikoide i. v.
- Evtl. medikamentöse Sedierung
- Ggf. O_2 niedrig dosiert über Nasensonde
- Fiebersenkende physikalische Maßnahmen
- Thromboseprophylaxe.

Pflege

Perioperative Pflege bei Schilddrüsenoperation → 26.3.2
- Engmaschige Kontrollen von Puls und Blutdruck, Temperatur, Motorik (Tremor? Hyperaktivität?), Ausscheidungen (Durchfall?), psychischem Zustand (Unruhe? Nervosität?) und Gewicht, um eine thyreotoxische Krise rechtzeitig zu erkennen
- Unterbringung in einem ruhigen Zimmer. Hektik durch Personal, Mitpatientinnen oder Besuch, aber auch aufregende Fernsehsendungen vermeiden. Bettruhe bei schweren Verläufen
- Verzicht auf stimulierende Getränke wie Kaffee oder Schwarztee
- Raumtemperatur gemäß den Wünschen der Patientin (meist unter 20 °C)
- Einträufeln künstlicher Tränen oder entzündungshemmender Augentropfen nach Arztanordnung bei einer Hornhautgefährdung durch die endokrine Orbitopathie.

Prävention und Gesundheitsberatung
- Umgang mit Thyreostatika: Bei Halsschmerzen oder Fieber Ärztin aufsuchen (Ausschluss Agranulozytose)
- Ggf. Umgang mit Schilddrüsenhormontabletten (zur Rezidivprophylaxe → 26.3.2)
- Regelmäßige ärztliche Kontrollen
- Keine eigenmächtige Einnahme von Arzneimitteln. Aspirin® etwa kann durch Verdrängung der Schilddrüsenhormone aus ihrer Bindung an die Bluteiweiße die Hyperthyreose verstärken.

26.3.4 Hypothyreose

DEFINITION
Hypothyreose *(Schilddrüsenunterfunktion):* Mangel an Schilddrüsenhormonen. Häufiger als die Hyperthyreose. Prävalenz ca. 1–2 %, mit den latenten Hypothyreosen bis 10 %. Behandelt gute Prognose.

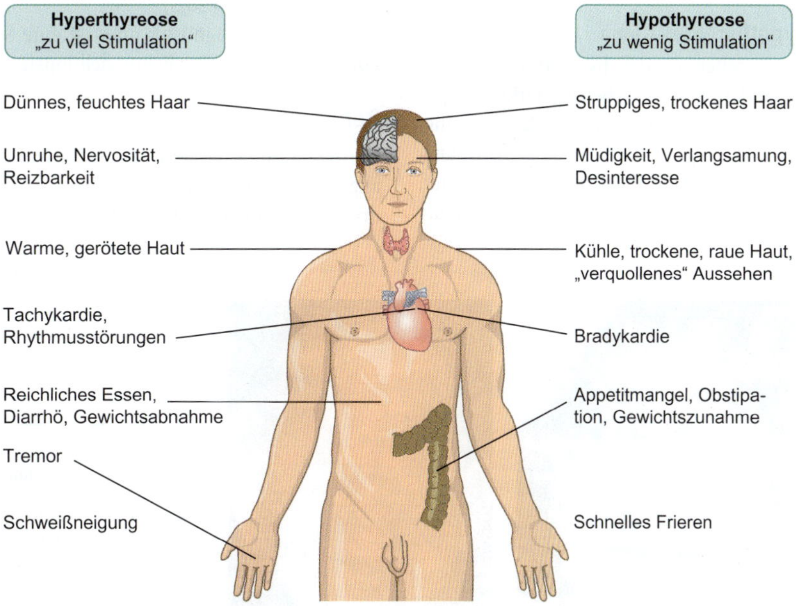

Abb. 26.6 Leitsymptome der Hyper- und Hypothyreose im Vergleich. [L138]

Krankheitsentstehung

Häufigste Hypothyreose ist die **primäre Hypothyreose** mit Ursache in der Schilddrüse, v. a. infolge Thyroiditis (Schilddrüsenentzündung →26.3.5) sowie unzureichender Hormonsubstitution nach Schilddrüsenoperation oder Radiojodtherapie (→26.3.6).

Die seltene **sekundäre Hypothyreose** ist meist durch Hypophysenvorderlappeninsuffizienz (→26.2.1) bedingt.

Symptome und Untersuchungsbefund

Die Hypothyreose beginnt meist schleichend. Es entwickeln sich (→Abb. 26.6, →Abb. 26.7):

- Leistungsabfall, Müdigkeit, Verlangsamung und Desinteresse
- Kühle, blasse, raue, trockene, teigig geschwollene Haut **(generalisiertes Myxödem)**
- Struppige, trockene Haare
- Raue, heisere Stimme
- Kälteempfindlichkeit
- Gewichtszunahme trotz Appetitmangel
- Bradykardie, verlangsamte Reflexe
- Obstipation
- Bei Frauen Unfruchtbarkeit, Zyklusstörungen.

Bei Kindern bleibt außerdem die körperliche wie geistige Entwicklung zurück.

Die Hypothyreose wird häufig als Depression oder bei älteren Patientinnen (wegen des im Alter oft uncharakteristischen Bilds) als Demenz (→37.11.3) verkannt.

Hypothyreotes Koma

Heute selten ist das **hypothyreote Koma** *(Myxödem-Koma):* Neben verstärkten Hypothyreose-Symptomen treten Bewusstseinstrübung, Krampfanfälle, Atemstörung, Hypothermie und Elektrolytentgleisung auf. Die Therapie erfolgt auf der Intensivstation.

Angeborene Hypothyreose

Mit einer Häufigkeit von ca. 1 : 4.000 ist die **angeborene Hypothyreose** die häufigste angeborene Hormonstörung. Meist ist sie Folge einer Entwicklungsstörung der Schilddrüse.

Oft treten erst in der 2.–4. Lebenswoche mit einem verlängerten Neugeborenenikterus (→34.24.5) Trinkunlust, Muskelschlaffheit, Schläfrigkeit und zunehmender Obstipation wegweisende Beschwerden auf; Nabelhernien (→24.9.1) sind häufiger als bei gesunden Kindern. In der Folge bleibt das Kind in seiner gesamten körperlichen und geistigen Entwicklung immer mehr zurück.

Neugeborenen-Screening

Prognoseentscheidend ist der frühestmögliche, lebenslange Ersatz der fehlenden Schilddrüsenhormone. Da schon eine Therapieverzögerung von wenigen Wochen zu deutlicher und irreversibler Intelligenzminderung führt, erfolgt bei allen Neugeborenen in Deutschland ein **Hypothyreose-Screening** (→18.2.2), das die meisten angeborenen Hypothyreosen erfasst.

Diagnostik

Die Blutuntersuchung ergibt erniedrigte T_3- und T_4-Werte. Bei der häufigeren primären Hypothyreose ist der TSH-Spiegel erhöht. Liegt eine *Hashimoto-Thyroiditis* (→26.3.5) zugrunde, sind in der Regel Anti-TPO und Antikörper gegen Thyreoglobulin (TgAK) nachweisbar. Zusätzlich sind die Cholesterinwerte erhöht (→26.8).

Die weitere Diagnostik umfasst eine Sonografie und evtl. eine Feinnadelbiopsie.

Behandlungsstrategie

Die Behandlung besteht in der individuell angepassten Dauersubstitution mit Schilddrüsenhormonen, z. B. Euthyrox®. Um Herzbeschwerden zu vermeiden, wird einschleichend dosiert (je älter die Patientin, desto vorsichtiger).

Pflege

- Zu Beginn der medikamentösen Substitution Puls, Blutdruck und EKG regelmäßig kontrollieren, um Herzrhythmusstörungen und andere Zeichen einer bis dahin latenten KHK (→21.5.1) rechtzeitig zu erkennen (der Sauerstoffverbrauch des Herzens steigt durch die Gabe von Schilddrüsenhormonen)
- Obstipationsprophylaxe durchführen (→8.2.5)
- Kalorienarme, aber appetitlich angerichtete Mahlzeiten reichen. Die Betroffenen sind trotz ihres schlechten Appetits häufig übergewichtig
- Für Wärme sorgen
- Wegen der trockenen Haut auf adäquate Haut- und Haarpflege achten. Patientinnen auf Ödeme beobachten
- Bei verlangsamten Patientinnen mehr Zeit für die aktivierende Pflege sowie Ruhepausen einplanen.

Prävention und Gesundheitsberatung

- Umgang mit Schilddrüsenhormontabletten vermitteln (→26.3.2)
- Notwendigkeit des lebenslangen Hormonersatzes und regelmäßiger ärztlicher Kontrollen hervorheben.

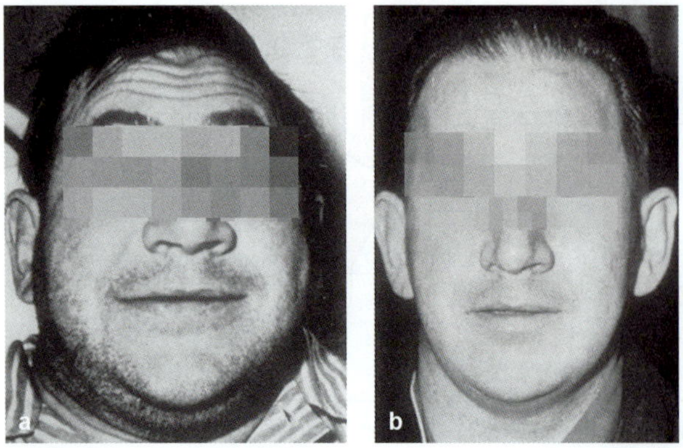

Abb. 26.7 Patient mit Hypothyreose. (a) Auffällig ist das teigig geschwollene Gesicht. Der Patient ist sehr kälteempfindlich, müde und verlangsamt. (b) Derselbe Patient unter der Therapie mit Schilddrüsenhormonen (normales Aussehen, subjektives Wohlbefinden). [T127]

26.3.5 Thyroiditis: Hashimoto-Thyroiditis

DEFINITION

Thyroiditis: Schilddrüsenentzündung. Unterteilt in **akute, subakute** und **chronische Thyroiditis.** Am häufigsten ist die chronische, autoimmunbedingte **Hashimoto-Thyroiditis.** Inzwischen häufigste Autoimmunerkrankung, mehr als 10 % der Bevölkerung, Frauen erkranken 10-mal häufiger [3].

Die **Hashimoto-Thyroiditis** *(chronisch-lymphozytäre Thyroiditis, Autoimmunthyroiditis)* ist eine chronische, autoimmunbedingte Schilddrüsenentzündung, bei der die Schilddrüsenfollikel im Verlauf durch Bindegewebe ersetzt werden.

Die Erkrankung verläuft eher symptomarm. Manchmal kommt es zu einer vorübergehenden Hyperthyreose (→26.3.3), oft werden die Beschwerden aber erst durch die entstandene Hypothyreose bemerkt (→26.3.4).

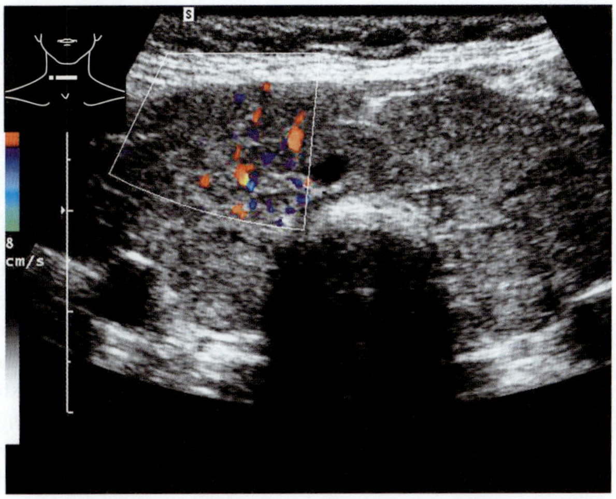

Abb. 26.8 Chronische Hashimoto-Thyroiditis. In der Sonografie ist die Schilddrüse echoärmer (dunkler) und unregelmäßiger als normal mit geringer Gefäßversorgung. [R280]

Bei der Blutuntersuchung sind Autoantikörper (Anti-TPO, Tg-AK) nachweisbar, evtl. eine beschleunigte BSG und eine Lymphozytose. Die Diagnose wird durch Sonografie (→ Abb. 26.8) und evtl. Feinnadelpunktion (→ Abb. 26.3) gesichert.

Eine kausale Behandlung ist nicht möglich. Die (lebenslange) Hypothyreose lässt sich aber mit Schilddrüsenhormonen behandeln.

26.3.6 Schilddrüsenkarzinom

DEFINITION

Schilddrüsenkarzinom: Mit ca. 1,3 % aller Neuerkrankungen seltener bösartiger Tumor, aber häufigster bösartiger Tumor des Hormonsystems. Frauen gut doppelt so häufig betroffen wie Männer. Prognose abhängig von Tumorart und -stadium, 10-Jahres-Überlebensrate insgesamt um 90 % [4].

Krankheitsentstehung

Schilddrüsenkarzinome gehen am häufigsten als **differenzierte follikuläre** oder **papilläre, gering differenzierte** oder **undifferenzierte Schilddrüsenkarzinome** vom Follikelepithel aus. Die seltenen **medullären Karzinome** *(C-Zell-Karzinome)* entstehen durch Entartung der Kalzitonin produzierenden C-Zellen.

Risikofaktoren sind eine Strahlentherapie im Halsbereich sowie Aufnahme radioaktiven Jods, auch bei Struma und Schilddrüsenknoten ist das Risiko erhöht.

Ein Teil der medullären Schilddrüsenkarzinome tritt familiär gehäuft auf, die Mehrzahl davon im Rahmen einer autosomal dominant vererbten **multiplen endokrinen Neoplasie** *(MEN, multiple endokrine Adenomatose, MEA)*. Dabei kommt es zusätzlich zu weiteren, gut- oder bösartigen Tumoren u.a. in Nebenschilddrüsen, Bauchspeicheldrüse und Nebenniere.

Symptome, Befund und Diagnostik

Nicht wenige Schilddrüsenkarzinome werden zufällig entdeckt. Wegweisend sind ansonsten schnelles Wachstum von Knoten, Schluckbeschwerden, Heiserkeit sowie Vergrößerung von Halslymphknoten.

Die Diagnose erfolgt durch Sonografie, Szintigrafie und Feinnadelpunktion. CT und MRT des Halses dienen der Einschätzung des Lokalbefunds, weitere bildgebende Verfahren ggf. der Metastasensuche. Im Zweifel wird operiert. Tumormarker sind *Thyreoglobulin* für differenzierte und *Kalzitonin* für C-Zell-Karzinome (→ 27.4.4).

Bei einem C-Zell-Karzinom wird mittels Gentests nach einer MEN gesucht. Bei gesicherter MEN werden auch die Familienangehörigen der Patientin untersucht.

Behandlungsstrategie

Erster Therapieschritt ist die Operation, je nach Art und Größe des Tumors die Entfernung der betroffenen Schilddrüsenhälfte **(Hemithyroidektomie)** oder der gesamten Schilddrüse **(totale Thyroidektomie** → Abb. 26.9**)**, ggf. auch der regionalen Lymphknoten. Postoperativ schließt sich bei differenzierten, hormonell aktiven Karzinomen eine **Radiojodtherapie** an, die auch kleinste Metastasen zerstören soll. Bei undifferenzierten Tumoren ist evtl. eine perkutane Bestrahlung (→ 43.11) sinnvoll.

Palliativ werden v. a. Tyrosinkinasehemmer eingesetzt (→ 34.4.2).

Zur Vermeidung einer Hypothyreose werden lebenslang Schilddrüsenhormone so hoch dosiert substituiert, dass die TSH-Sekretion dauerhaft unterdrückt wird, um evtl. noch vorhandenen Tumorzellen keinen Wachstumsreiz zu geben.

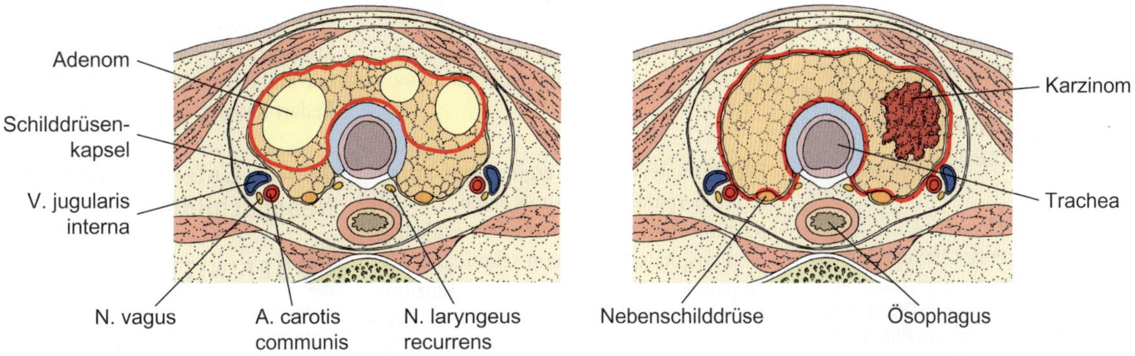

Abb. 26.9 Unterschiede in den Resektionsgrenzen (rot) bei subtotaler Strumaresektion (links) und (totaler) Thyroidektomie (rechts). [L190]

Radiojodtherapie

Die **Radiojodtherapie** mit ^{131}Jod ist eine nuklearmedizinische Strahlentherapie (→ 43.11). Sie ist bei bestimmten Formen der Hyperthyreose und bei differenzierten Schilddrüsenkarzinomen angezeigt.

Jod wird fast nur in der Schilddrüse gespeichert. Die Schilddrüse und funktionell aktive, Jod speichernde Schilddrüsenkarzinome einschließlich ihrer Metastasen werden mit sehr hohen Dosen radioaktiven Jods bestrahlt und zerstört. Die Strahlenbelastung des übrigen Körpers ist gering.

Beim Schilddrüsenkarzinom folgt die Radiojodtherapie einige Wochen nach der Schilddrüsenentfernung. In der Zeit dazwischen dürfen *keine* Schilddrüsenhormone oder Jodpräparate gegeben werden, da die Metastasen sonst nur wenig oder kein (radioaktives) Jod aufnehmen.

Zur Dosisberechnung erfolgt vor der Radiojodtherapie ein **Radiojodtest.** Dabei wird nach Gabe radioaktiven Jods eine Schilddrüsen- bzw. Ganzkörperszintigrafie zur Berechnung des Jodumsatzes und der Metastasenlokalisation angefertigt.

Die Radiojodtherapie wird nur auf speziellen nuklearmedizinischen Stationen mit Strahlenschutzeinrichtungen durchgeführt. Die Patientinnen schlucken das radioaktive Jod und bleiben in der Klinik, bis die von ihnen ausgehende Radioaktivität unter den gesetzlichen Grenzwert gefallen ist. Sie versorgen sich möglichst selbst. Komplikationen treten in der Regel nicht auf. Nach Entlassung soll sich die Patientin noch 1–2 Wochen schonen und längeren, engen Kontakt zu Mitmenschen vermeiden („Sicherheitsabstand" von ca. 2 m, möglichst kein Kontakt zu Schwangeren und Kleinkindern). Für 4–6 Monate ist ggf. eine zuverlässige Empfängnisverhütung nötig (→ 34.11).

Pflege → 26.3.2, → 27.5.5

26.4 Erkrankungen der Nebenschilddrüsen

26.4.1 Überfunktion der Nebenschilddrüsen

DEFINITION

Hyperparathyroidismus: Überfunktion der Nebenschilddrüsen mit gesteigerter Sekretion von Parathormon (PTH). Durch den veränderten Kalzium- und Phosphathaushalt kommt es zur klassischen Symptomkombination aus „Stein-, Bein- und Magenpein". Betrifft v. a. Frauen.

Krankheitsentstehung

Ursache des **primären Hyperparathyroidismus** ist in ca. 80 % ein *Nebenschilddrüsenadenom,* das unabhängig vom Blutkalziumspiegel Parathormon produziert. An zweiter Stelle steht mit 15 % die *Nebenschilddrüsenhyperplasie.* Beim **sekundären Hyperparathyroidismus** ist die gesteigerte PTH-Sekretion Folge eines erniedrigten Kalziumspiegels im Blut, am häufigsten bei Niereninsuffizienz.

Das *Parathormon* führt über eine vermehrte Kalziumresorption aus dem Darm und eine gesteigerte Knochendemineralisation zu einem erhöhten Blutkalziumspiegel, der u. a. die Gastrin- und Säurebildung des Magens stimuliert sowie Nerven- und Muskelstoffwechsel beeinflusst.

Symptome, Befund und Diagnostik

Nicht selten Zufallsbefund

Am häufigsten ist heute eine zufällig festgestellte symptomlose Hyperkalzämie.

Leitsymptome sind ansonsten:

- Polyurie mit kompensatorisch erhöhter Trinkmenge (Polydipsie), wiederholte Nierensteine („Steinpein") durch erhöhten Blutkalziumspiegel
- Knochenschmerzen („Beinpein") durch erhöhten Knochenumbau
- Appetitlosigkeit, Übelkeit („Magenpein"), Obstipation, selten gastroduodenales Ulkus (→ 24.5.3) durch gesteigerte Säuresekretion
- Psychische Veränderungen, Müdigkeit und Muskelschwäche.

NOTFALL! Ein unbehandelter Hyperparathyroidismus kann zur **hyperkalzämischen Krise** (→ 33.10.4) führen. Warnsymptome sind massive Polyurie, Polydipsie, Erbrechen, Exsikkose, Fieber und Bewusstseinstrübung. Die Patientin muss auf die Intensivstation verlegt werden (Behandlung → 33.10.4).

Die Blutuntersuchung ergibt beim primären Hyperparathyroidismus einen erhöhten Kalzium- und PTH- sowie einen erniedrigten Phosphatspiegel. Beim sekundären Hyperparathyroidismus kann der Kalziumspiegel normal sein. Die Lokalisation des bzw. der Adenome gelingt meist durch Sonografie, CT und/oder MRT. Ggf. muss eine multiple endokrine Neoplasie (→ 26.3.6) ausgeschlossen werden.

Behandlungsstrategie

Beim *asymptomatischen* Hyperparathyroidismus kann oft unter Kontrollen abgewartet werden.

Bei einem einzelnen Adenom wird das betroffene Epithelkörperchen entfernt, evtl. minimalinvasiv. Bei einer Hyperplasie *aller* vier Epithelkörperchen werden diese entfernt und ein Rest in die Muskulatur des Unterarms eingepflanzt, wo er bei einem evtl. Rezidiv besser zugänglich ist. Ein Nebenschilddrüsenkarzinom erfordert die **Hemithyroidektomie** *(halbseitige Schilddrüsenentfernung)* auf der erkrankten Seite.

Vor der Operation muss ein erhöhter Kalziumspiegel durch intravenöse Flüssigkeitszufuhr, Furosemid (z. B. Lasix®), Kalzitonin (z. B. Calcitonin Rotexmedica®) und in schwersten Fällen durch Bisphosphonate (z. B. Aredia®) gesenkt werden (→ 33.10.4).

Die symptomatische Behandlung umfasst reichlich Flüssigkeit, gute Vitamin-D-Versorgung, ggf. Bisphosphonate (zur Osteoporoseprophylaxe) sowie evtl. das Kalzimimetikum Cinacalcet (z. B. Mimpara®), wenn eine Operation wegen Inoperabilität nicht möglich ist.

Postoperative vorübergehende Hypokalzämien werden mit Kalzium und Vitamin D behandelt.

Perioperative Pflege

Perioperative Pflege bei Schilddrüsenoperation → 26.3.2

Die perioperative Pflege entspricht im Wesentlichen der bei Schilddrüsenoperationen. Ggf. ist präoperativ eine kalziumarme Kost erforderlich. Wurde ein Epithelkörperchenrest in den Unterarm eingepflanzt, achten die Pflegenden darauf, diesen Arm zu schonen (keine Blutdruckmessungen oder Blutentnahmen an diesem Arm).

Nach der Operation kommt es durch den überstürzten Kalziumeinbau in die Knochen zu einer Hypokalzämie mit Muskelkrämpfen. Deshalb wird mehrfach am Tag der Blutkalziumspiegel kontrolliert und bei Bedarf Kalzium oral oder i. v. ersetzt.

26.4.2 Unterfunktion der Nebenschilddrüsen

DEFINITION

Hypoparathyroidismus: Unterfunktion der Nebenschilddrüsen mit Parathormonmangel. Meist Folge von Operationen im Halsbereich mit (versehentlicher) Entfernung aller vier Nebenschilddrüsen.

Klinisch kommt es beim **Hypoparathyroidismus** als Folge des niedrigen Serumkalziumspiegels v. a. zu einer Übererregbarkeit von Nerven und Muskulatur, die sich in gesteigerten Reflexen, Parästhesien und anfallsartigen Muskelkrämpfen **(Tetanie** → 33.10.4) mit typischer Pfötchenstellung der Hände äußert.

Die Diagnose wird durch Blutuntersuchung gestellt (zu niedriger Kalzium- und PTH-Spiegel bei erhöhtem Blutphosphatspiegel).

Die Behandlung erfolgt durch orale oder intravenöse Kalziumzufuhr in Kombination mit Vitamin-D-Präparaten (z. B. Vigantol®). Die Patientin erhält einen Patientenausweis, der Blutkalziumspiegel wird regelmäßig kontrolliert.

26.5 Erkrankungen der Nebennierenrinde

26.5.1 Überfunktion der Nebennierenrinde

Cushing-Syndrom

DEFINITION

Cushing-Syndrom: Nebennierenrindenüberfunktion mit (überwiegender) Erhöhung von Kortisol (Hauptvertreter der körpereigenen Glukokortikoide) im Blut. Prognose ursachenabhängig.

Krankheitsentstehung

Ein **Cushing-Syndrom** kann bedingt sein durch:

- Glukokortikoid-Dauertherapie (→ Pharma-Info 26.1) – am häufigsten!
- ACTH-Mehrsekretion, die zu einer beidseitigen Nebennierenrindenhyperplasie mit Überfunktion führt. Meist liegen (gutartige) Tumoren des Hypophysenvorderlappens zugrunde **(Morbus Cushing),** seltener eine paraneoplastische ACTH-Bildung, v. a. bei kleinzelligem Lungenkarzinom (→ 23.9.1)
- Autonome Kortisol-Mehrsekretion durch gutartige **Nebennierenrindenadenome,** selten durch ein **Nebennierenrindenkarzinom.**

Symptome und Untersuchungsbefund

Nach meist unspezifischem Beginn mit Leistungsabfall, Müdigkeit und Schwäche entwickeln sich (→ Abb. 26.10):

- Stammfettsucht, Rundgesicht, Fettpolster im Nacken und in den Schlüsselbeingruben durch Gewichtszunahme und Fettumverteilung
- Gesichtsrötung, Hauteinblutungen, dünne Haut, breite rote Striae *(Striae rubrae)* und langsame Wundheilung durch Eiweißabbau und Bindegewebsatrophie
- Muskelschwäche durch Eiweißabbau
- Rundrückenbildung und Knochenschmerzen durch erhöhten Knochenumbau und Osteoporose
- Erhöhte Infektanfälligkeit durch immunsuppressive Wirkung
- Psychische Veränderungen, meist Depressionen
- Fettige Haut, Akne und männlicher Schambehaarungstyp bei Frauen infolge Androgenwirkung
- Zyklusstörungen bei Frauen, Potenzminderung bei Männern.

Bei Kindern kommt es außerdem zu einer Wachstumsverminderung, evtl. auch zu einer Pubertätsverzögerung.

Bei der Untersuchung werden häufig eine Hypertonie und Ödeme festgestellt.

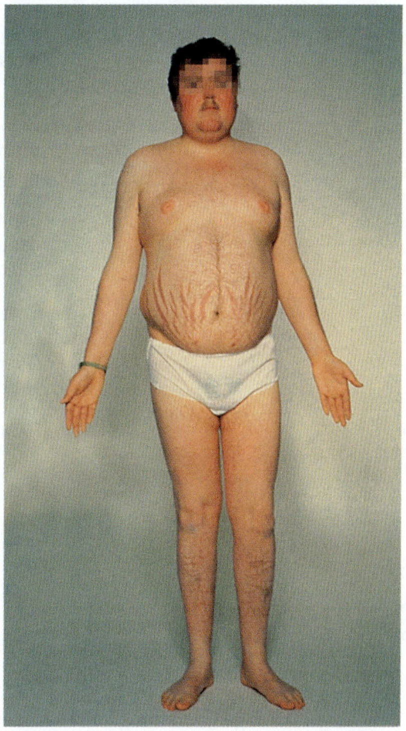

Abb. 26.10 Patient mit Cushing-Syndrom. Typisch sind das runde gerötete Gesicht, die Stammfettsucht, die vertikal verlaufenden Striae und die im Verhältnis dünnen Beine. [E273]

Diagnostik und Differenzialdiagnose

Mehrfach tägliche Bestimmungen des Plasmakortisols (morgendlich erhöhte Werte, kein Abfall zum Nachmittag), alternativ des freien Kortisols im Speichel sowie des Kortisols im 24-Std.-Urin sichern den Hormonüberschuss. Sekundär bestehen oft eine gestörte Glukosetoleranz sowie Blutbildveränderungen.

Nächster Schritt ist ein **Dexamethason-Kurztest:** Bei Cushing-Syndrom sinkt der Plasmakortisolspiegel nach oraler Gabe von 1–2 mg Dexamethason um 24 Uhr bis zum nächsten Morgen nicht oder nicht ausreichend ab. Bei pathologischem Ergebnis erfolgen eine ACTH-Bestimmung im Blut, ein **hoch dosierter Dexamethason-Hemmtest** mit höher dosierter, längerer Kortisongabe sowie ein **CRH-(Stimulations-)Test** mit Stimulation von ACTH- und Kortisolproduktion durch CRH.

Bei gesichertem Hormonüberschuss folgen Sonografie, CT, MRT von Nebenniere und Gehirn zur Lokalisationsdiagnostik.

Behandlungsstrategie

Das nichtiatrogene Cushing-Syndrom wird in erster Linie chirurgisch behandelt, um ein Hypophysen- oder Nebennierenadenom zu entfernen. Gelingt dies nicht, kann eine Strahlenbehandlung der Hypophyse oder die beidseitige Entfernung der Nebennieren **(bilaterale Adrenalektomie)** angezeigt sein. Auch bei multiplen Nebennierenrindenadenomen werden beide Nebennieren entfernt. Bei Karzinomen der Nebenniere ist in aller Regel die Entfernung der betroffenen Nebenniere ausreichend, oft ist eine Nachbestrahlung erforderlich. Bei paraneoplastischem Cushing-Syndrom steht die Behandlung des Primärtumors im Vordergrund.

Postoperativ müssen zunächst hohe Glukokortikoidmengen substituiert werden, da die Nebennieren erst allmählich wieder „anspringen" und die Patientin sonst durch eine akute Nebennierenrindeninsuffizienz gefährdet wäre (→ 26.5.2). Nach beidseitiger Nebennierenentfernung müssen die Nebennierenrindenhormone lebenslang substituiert werden, nach einseitiger Nebennierenentfernung wird die Medikation langsam ausgeschlichen.

Beispielsweise bei Inoperabilität der Patientin oder überbrückend bis zur Operation kann eine medikamentöse Hemmung der Hormonsynthese versucht werden, z. B. mit Mitotan (etwa Lysodren®).

PHARMA-INFO 26.1: GLUKOKORTIKOIDE

Es gibt zwei Formen der **Glukokortikoidtherapie:**

- Die **Substitutionstherapie** bei Glukokortikoidmangel
- Die weitaus häufigere **pharmakologische Glukokortikoidtherapie.** Hier werden die entzündungshemmenden und immunsupprimierenden Wirkungen der Glukokortikoide zur Behandlung von Allergien, chronischen Entzündungen, Autoimmunerkrankungen und Transplantatabstoßungen genutzt.

Substanzen sind (mit zunehmender Wirkstärke) Hydrocortison (z. B. Hydrocortison Hoechst®), Prednison (z. B. Decortin®), Prednisolon (z. B. Decortin H®), Methylprednisolon (z. B. Urbason®) und Dexamethason (z. B. Fortecortin®).

Nebenwirkungen

Mit den gefürchteten Nebenwirkungen (→ Abb. 26.11) ist nur die *länger dauernde* pharmakologische Glukokortikoidtherapie behaftet:

- *Iatrogenes Cushing-Syndrom,* falls eine substanzabhängige „Schwellendosis" **(Cushing-Schwelle)** überschritten wird, z. B. bei Prednisolon ca. 7,5 mg täglich. Je höher die Wirkstärke, desto niedriger die Cushing-Schwelle
- *Sekundäre Nebennierenrindeninsuffizienz,* da das von außen zugeführte Glukokortikoid die CRH- und ACTH-Sekretion hemmt (frühestens nach zwei Therapien und umso wahrscheinlicher, je länger die Therapie dauert). Bei plötzlichem Absetzen droht daher eine akute Nebennierenrindenunterfunktion (→ 26.5.2). Deshalb werden Glukokortikoide immer langsam abgesetzt *(ausgeschlichen),* damit sich die Nebennierenrinden wieder an die „Eigenarbeit" gewöhnen. Ein gewisser Schutz wird durch Nachahmung des Tagesrhythmus erreicht, d. h. morgendliche Gabe der gesamten Tagesdosis. Alternativ kommt eine *Alternate-day-Gabe* (jeden 2. Tag) in Betracht.

Auch der Mehrbedarf an Glukokortikoiden in Stresssituationen kann von der Nebenniere nicht gedeckt werden und macht z. B. perioperativ eine Erhöhung der Glukokortikoiddosis erforderlich.

Um die Nebenwirkungen gering zu halten, wird die lokale Gabe gegenüber der systemischen bevorzugt (für die meisten Nebenwirkungen ist die Dosis im Blutkreislauf maßgeblich) und die geringste noch ausreichende Dosis gegeben.

Pflege

- Während einer Glukokortikoidtherapie treten gehäuft blutende Magen- und Zwölffingerdarmgeschwüre auf, oft ohne nennenswerte Beschwerden. Daher auf das Auftreten von Teerstuhl achten bzw. Patientin zur Selbstbeobachtung anleiten, ggf. Test auf okkultes Blut (→ 24.3.1) durchführen
- Auch Infektionen können „maskiert" sein. Deshalb Temperatur regelmäßig kontrollieren und auf Entzündungszeichen achten
- Patientin auf das Auftreten von Cushing-Symptomen beobachten, insbesondere auf psychische Veränderungen
- Eiweiß-, kalzium- und kaliumreiche, aber salz- und kalorienarme Kost geben, um der Appetit- und Gewichtssteigerung sowie den Stoffwechselwirkungen der Glukokortikoide entgegenzuwirken. Regelmäßig Blutzucker kontrollieren
- Wegen Gefahr der Flüssigkeitsretention tgl. Gewicht kontrollieren.

Die Patientin erhält einen Medikamentenausweis mit Indikation, Dauer und Dosierung der Glukokortikoidtherapie, den sie stets bei sich tragen soll, damit bei Notfällen keine zusätzliche Gefährdung durch die sekundäre Nebennierenrindenunterfunktion entsteht (→ 26.5.2).

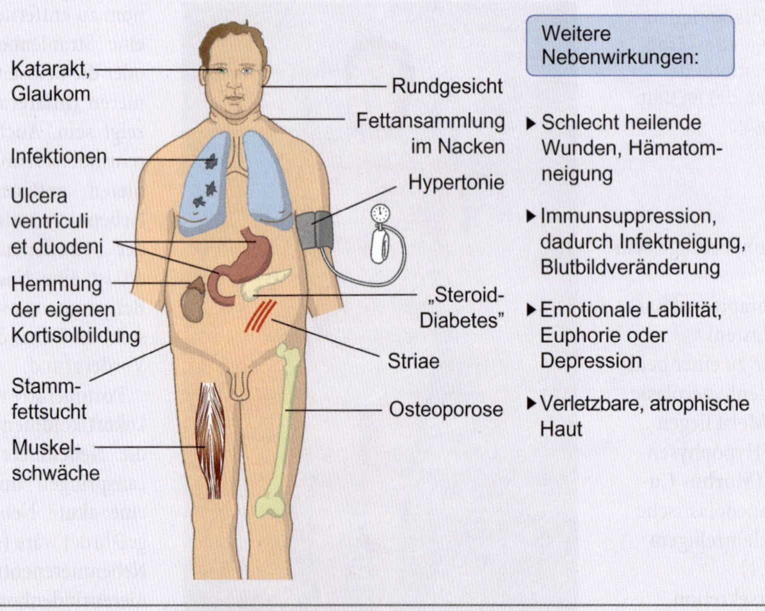

Abb. 26.11 Mögliche Nebenwirkungen einer Glukokortikoid-Dauertherapie. [L138]

Pflege

- Tägliche Gewichtskontrolle wegen der Gefahr der Flüssigkeitsretention
- Kalorien- und salzarme, jedoch kaliumreiche Kost
- Wegen der Hautveränderungen sorgfältige Hautpflege und Vermeidung zusätzlicher Belastungen, z. B. möglichst keine Pflaster
- Postoperativ erhöhte Infektions- und Thrombosegefahr, daher entsprechende Prophylaxen. Außerdem Beobachtung der Patientin auf die Symptome einer Nebennierenunterfunktion (→ 26.5.2)
- Bei Depressionen evtl. Einschaltung einer Psychologin bzw. Psychiaterin. Psychische Unterstützung bei der Auseinandersetzung mit dem veränderten Aussehen, auf Wunsch Kontaktvermittlung zu Selbsthilfegruppen.

Hyperaldosteronismus

DEFINITION

Hyperaldosteronismus: Nebennierenrindenhormonüberproduktion mit Erhöhung des Aldosterons.

Krankheitsentstehung

Beim Hyperaldosteronismus werden unterschieden:

- **Primärer Hyperaldosteronismus** *(Conn-Syndrom)*, z. B. durch gutartige **Nebennierenrindenadenome** oder eine beidseitige idiopathische **Nebennierenrindenhyperplasie**
- **Sekundärer Hyperaldosteronismus** durch Aktivierung des Renin-Angiotensin-Aldosteron-Systems, z. B. bei Diuretikatherapie, Nierenarterienstenose (➔ 33.5.2).

Symptome, Befund und Diagnostik

Leitsymptom der Aldosteronüberproduktion ist eine Hypertonie mit ihren Folgen (➔ 22.4.1).

Hypokaliämie und Alkalose (➔ 33.11.2) sind möglich und können sich durch Obstipation, Muskelschwäche bis zu Lähmungen, aber auch tetanische Muskelkrämpfe und Parästhesien zeigen.

Hypertonieursache

Der primäre Hyperaldosteronismus mit normalem Serumkalium ist eine der häufigsten Ursachen einer sekundären Hypertonie beim Erwachsenen!

Die Aldosteronbestimmung ergibt erhöhte Werte. Beim primären Hyperaldosteronismus ist der Reninspiegel erniedrigt, beim sekundären Hyperaldosteronismus ist der Reninspiegel erhöht. Die Lokalisationsdiagnostik umfasst v. a. Sonografie, Szintigrafie, CT und MRT.

Behandlungsstrategie

Bei Adenomen wird die betroffene Nebenniere operativ entfernt (teils minimalinvasiv), bei Nebennierenrindenhyperplasie die Aldosteronwirkung z. B. mit Spironolacton (etwa in Aldactone®) dauerhaft unterdrückt. Evtl. sind weitere Diuretika (➔ Pharma-Info 33.1) erforderlich. Bei sekundärem Hyperaldosteronismus steht hauptsächlich die Ursachenbeseitigung im Vordergrund.

26.5.2 Unterfunktion der Nebennierenrinde

DEFINITION

Nebennierenrindeninsuffizienz *(Unterfunktion der Nebennierenrinde)*: Möglicherweise lebensbedrohlicher, jedoch gut behandelbarer Mangel an Mineralo- und Glukokortikoiden.

Krankheitsentstehung

Liegt die Ursache der Nebennierenrindeninsuffizienz in einem Untergang von Nebennierenrindenzellen, spricht man von **primärer Nebennierenrindeninsuffizienz** *(Morbus Addison)*. 80 % davon sind autoimmun bedingt, 20 % verteilen sich auf seltene Ursachen (z. B. Tbc, Blutung).

Die **sekundäre Nebennierenrindeninsuffizienz** ist Folge einer verminderten Stimulation bei Hypothalamus- oder Hypophysenerkrankungen sowie Nebenwirkung einer Glukokortikoiddauerbehandlung (➔ Pharma-Info 26.1). Im Gegensatz zur primären Nebennierenrindeninsuffizienz ist hier die ACTH-unabhängige Mineralokortikoidsekretion weitgehend erhalten.

Symptome und Untersuchungsbefund

Die Patientinnen fühlen sich müde und schwach. Oft bestehen Übelkeit und Erbrechen, sodass sie an Gewicht verlieren. Hypoglykämien sowie psychische Störungen wie Reizbarkeit oder Verwirrtheit sind möglich.

Bei der primären Nebennierenrindeninsuffizienz bestehen mit Dehydratation, Hypotonie, evtl. Schwindel und Ohnmachten sowie Salzhunger zusätzlich die Zeichen eines Mineralokortikoidmangels. Außerdem fällt eine Hyperpigmentierung auch nicht sonnenbeschienener Hautbezirke wie z. B. Handinnenflächen, Fußsohlen und Mundschleimhaut auf.

Bei der sekundären Nebennierenrindeninsuffizienz sind außerdem Zeichen des Schilddrüsen- und Geschlechtshormonmangels festzustellen (➔ 26.3.4).

Bei Kindern lassen die Schulleistungen meist nach, Wachstum und Pubertät verzögern sich.

NOTFALL! Bei (gerade noch) kompensierter Nebennierenrindeninsuffizienz können zusätzliche Belastungen wie Infektion oder Unfall eine **Addison-Krise** auslösen: Zusätzlich zu oben genannten Symptomen bestehen Dehydratation, Schock mit Oligurie und Bewusstseinsstörungen bis zum Koma sowie evtl. Erbrechen und Durchfälle. Lebensrettend ist die Intensivtherapie mit Kortisongabe und Volumensubstitution.

Diagnostik und Differenzialdiagnose

Kortisol im Blut sowie seine Metaboliten im Urin sind vermindert. Bei der primären Nebennierenrindeninsuffizienz bestehen ein Aldosteronmangel und eine metabolische Azidose (➔ 33.11.1) mit erhöhter Kalium- und erniedrigter Natriumkonzentration im Blut.

ACTH-Bestimmung im Blut, CRH-Test (➔ 26.5.1) und **ACTH-Test** (Kortisolbestimmung nach Gabe von ACTH) erlauben die Differenzierung zwischen primärer und sekundärer Nebennierenrindeninsuffizienz. Bei primärer Nebennierenrindeninsuffizienz wird nach Autoantikörpern im Blut gesucht, bei sekundärer nach der Ursache.

Behandlungsstrategie

Bei der primären Nebennierenrindeninsuffizienz müssen Mineralo- *und* Glukokortikoide lebenslang ersetzt werden (➔ Pharma-Info 26.1), bei der sekundären nur die Glukokortikoide. Geeignet sind z. B. Hydrocortison (etwa Hydrocortison Acis®) und Fludrocortison (etwa Astonin® H). Um den normalen Tagesrhythmus nachzuahmen, wird die Kortisondosis meist in eine morgendliche und eine geringere mittägliche und/oder abendliche Dosis aufgeteilt.

Pflege

- Bei Verdacht auf eine Nebennierenrindeninsuffizienz Beobachtung auf die Warnsymptome einer Addison-Krise: zunehmende Schwäche bei gleichzeitiger Unruhe, Übelkeit, Erbrechen und Verminderung der Urinmenge. Wegen Hypotonie regelmäßige Blutdruckkontrolle
- Reichliche Flüssigkeitszufuhr, eher kochsalzreiche Ernährung.

Prävention und Gesundheitsberatung

- Notwendigkeit der lebenslangen Hormonsubstitution. Bei Belastungen jeder Art (Stress, körperliche Anstrengung, Infekte) Erhöhung der Kortisondosis auf das 2- bis 5-Fache, im Zweifelsfall Arztrücksprache
- Patientenausweis, den die Betroffene zusammen mit einer „Notportion" Kortison stets bei sich tragen sollte.

26.6 Diabetes mellitus

DEFINITION

Diabetes mellitus *(Zuckerkrankheit):* Verschiedene Stoffwechselstörungen mit chronischer Erhöhung des Blutzuckerspiegels (bei erniedrigter intrazellulärer Blutzuckerverfügbarkeit) durch gestörte Insulinsekretion und/oder gestörte Insulinwirkung [5].

Geschätzte Diabeteshäufigkeit in Deutschland knapp 10 % der erwachsenen Bevölkerung, Dunkelziffer von mind. 2 Mio. [5]. Oft starke psychische Belastung der Betroffenen sowie erhebliche soziale Bedeutung insbesondere durch gravierende Folgeerkrankungen. DMP *(Disease management program* → *40.3)* sowohl für Diabetes mellitus Typ 1 als auch für Diabetes mellitus Typ 2 vorhanden.

Der manifeste Diabetes mellitus wird eingeteilt in [6], [7]:

- **Diabetes mellitus Typ 1** (→ Tab. 26.3, → 26.6.1)
- **Diabetes mellitus Typ 2** (→ Tab. 26.3, → 26.6.2)
- **Andere spezifische Diabetes-Typen** *(Diabetes mellitus Typ 3)* wie z. B. Diabetes mellitus durch Erkrankungen des exokrinen Pankreas, hormonelle Erkrankungen (etwa Akromegalie → 26.2.2, Cushing-Syndrom → 26.5.1), Arzneimittel (Glukokortikoide → Pharma-Info 26.1, Thiazid-Diuretika → Pharma-Info 33.1), genetische Defekte der B-Zell-Funktion (**MODY-Formen** = *Maturity onset diabetes of the young*)
- **Gestationsdiabetes** (*Schwangerschaftsdiabetes* → 26.6.3).

Pflegerische Weiterbildungen

Für Pflegefachpersonen gibt es verschiedene Möglichkeiten der Weiterbildung in der Diabetologie, v. a. zur **Diabetesberaterin DDG** *(Deutsche Diabetes Gesellschaft)* oder **Diabetesassistentin DDG** (beide mit Schwerpunkt Schulung und Beratung), **Diabetes-Pflegefachkraft DDG** (Klinik bzw. Langzeit) oder **Wundassistentin DDG** (Schwerpunkt diabetisches Fußsyndrom).

26.6.1 Diabetes mellitus Typ 1

DEFINITION

Diabetes mellitus Typ 1: Diabetes mellitus durch absoluten Insulinmangel infolge meist autoimmun bedingter Zerstörung der B-Zellen des Pankreas. In Deutschland 5–10 % der Menschen mit Diabetes mellitus (im Folgenden als Diabetikerinnen bezeichnet), davon rund 32.000 unter 20 Jahren [5]. Gute Prognose dank (intensivierter) Insulintherapie.

Tab. 26.3 Unterscheidung von Diabetes mellitus Typ 1 und Typ 2.

	Diabetes mellitus Typ 1	Diabetes mellitus Typ 2
Manifestationsalter	Meist vor dem 40. Lebensjahr	Meist im mittleren bis höheren Lebensalter
Ursache und Auslöser	Absoluter Insulinmangel, meist infolge autoimmunbedingter Zerstörung der B-Zellen des Pankreas (→ Abb. 26.12)	Verminderte Insulinwirkung an Leber, Muskel- und Fettzellen (Insulinresistenz). Zunächst kompensatorisch erhöhte Insulinproduktion, die sich später erschöpft (→ Abb. 26.12). Förderung der Manifestation v. a. durch Überernährung und Bewegungsmangel
Erbliche Komponente	Vorhanden, aber eher gering	Stärker ausgeprägt
Klinik	Rascher Beginn mit starkem Durst, Polyurie, Übelkeit, Schwäche und Gewichtsverlust. Häufig Ketose, Ketoazidose oder Koma (gerade bei Kindern) bei Manifestation	Langsamer Beginn mit Harnwegsinfekten, Hautjucken, Mykosen, Schwäche. Häufig Bluthochdruck und Übergewicht. Bei Diagnose in bis zu 20 % bereits diabetische Folgeerkrankungen
Besondere Laborbefunde	C-Peptid niedrig. Meist Autoantikörpernachweis	C-Peptid meist hoch. Keine Autoantikörper
Stoffwechsellage	Eher labil	Eher stabil
Therapie	Insulin, gesunde Ernährung mit Berechnung der Kohlenhydrate	Gewichtsreduktion, Bewegung, kalorienreduzierte Ernährung. Bei Erfolglosigkeit orale Antidiabetika, bei Versagen Insulin (→ Abb. 26.13)

Krankheitsentstehung

Wahrscheinlich setzen exogene Faktoren, am ehesten Virusinfekte (z. B. Mumps-, Enteroviren), auf dem Boden einer erblichen Veranlagung eine pathologische Immunreaktion in Gang. Diese zerstört die B-Zellen des Pankreas und führt so zum *absoluten* Insulinmangel. Wenn 80–90 % der B-Zellen zerstört sind, wird die Erkrankung manifest.

Symptome und Untersuchungsbefund

Das klinische Bild des Diabetes mellitus Typ 1 entwickelt sich oft rasch:

- Durch die erhöhte Zuckerausscheidung mit dem Urin **(Glukosurie)** kommt es zu einer Polyurie. Diese kann bei schon „trockenen" Kindern zu erneutem nächtlichen Einnässen führen. Trotz großen Durstes und hoher Trinkmengen *(Polydipsie)* entwickelt die Patientin eine zunehmende Dehydratation
- Viele Patientinnen nehmen trotz reichlichen Essens an Gewicht ab
- Die zunehmende Stoffwechselentgleisung führt zu Übelkeit, Bauchschmerzen, Schwäche und Bewusstseinsstörungen bis hin zum Koma (ketoazidotisches Koma, → 26.6.4), das v. a. bei Kindern nicht selten Erstmanifestation des Diabetes ist.

Die Patientinnen sind häufig schlank. Bei Bewusstlosen weisen vertiefte Atmung und der *Azetongeruch* des Atems auf ein **ketoazidotisches Koma** hin (→ 26.6.4).

Diagnostik

Bei Krankheitsmanifestation ist der Blutzuckerspiegel *(BZ)* deutlich erhöht. Weitere Untersuchungen wie Blutgasanalyse (→ 23.3.4) und Bestimmung der Elektrolyte sollen das Ausmaß der Stoffwechselentgleisung und die aktuelle Gefährdung erfassen. Sinnvolle Urinuntersuchungen sind Urinstatus sowie Untersuchung auf Glukose und Ketonkörper, die als Folge des gesteigerten Fettabbaus entstehen.

Zum Diagnosezeitpunkt sind meist Autoantikörper (z. B. **Inselzellautoantikörper** = *ICA,* **Insulinantikörper** = *IAA,* **Glutaminsäure-Decarboxylase-Antikörper** = *GADA,* **Tyrosin-Phosphatase-IA-2-Autoantikörper** = *IA-2A*) nachweisbar.

Die Messung des **C-Peptids,** einer Aminosäurekette, die bei Abspaltung des Insulins aus dem Vorläufer **Proinsulin** entsteht, ermöglicht die Abschätzung der (Rest-)Insulineigenproduktion.

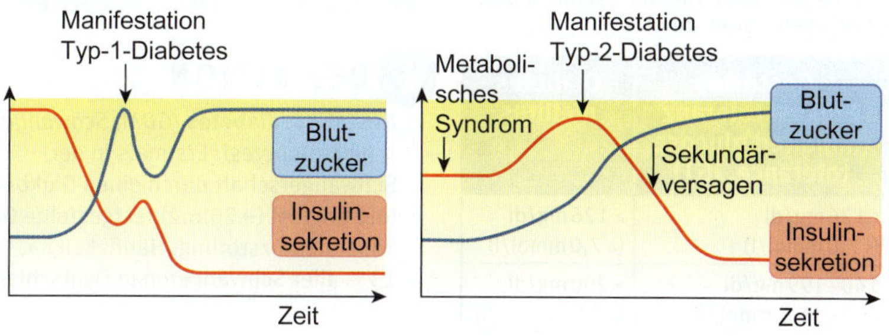

Abb. 26.12 Entwicklung von Insulinsekretion und Blutzucker bei Diabetes mellitus Typ 1 (links) und Typ 2 (rechts). [L138]

Behandlungsstrategie

Der Diabetes mellitus Typ 1 erfordert eine lebenslange Insulintherapie (→26.6.8). Zwar kommt es kurz nach Beginn der Insulintherapie oft zu einer Erholung der B-Zellen mit sehr niedrigem Insulinbedarf *(Honeymoon-Phase)*, dies hält jedoch nur Wochen bis Monate an. Therapieziele sind eine möglichst normnahe (nahe normoglykämische) Blutzuckereinstellung, eine bestmögliche Lebensqualität und die Minimierung von Folgeerkrankungen. Erstrebenswert ist zudem größtmögliche Flexibilität bei der Nahrungsaufnahme, damit die Betroffene weitgehend normal leben kann. Ganz wesentlich ist außerdem die interdisziplinäre Betreuung, um die psychische Belastung der Patientin zu minimieren.

Ernährung →26.6.1
Pflege →26.6.10

26.6.2 Diabetes mellitus Typ 2

DEFINITION

Diabetes mellitus Typ 2: Diabetes mellitus durch Insulinresistenz und gestörte Insulinsekretion. Hauptmanifestationsfaktoren sind Übergewicht und Bewegungsmangel. Über 90 % aller Diabetikerinnen in Deutschland sind Typ-2-Diabetikerinnen. Auftreten in der Regel im mittleren bis höheren Lebensalter, allerdings ist in Deutschland eine (noch) geringe, aber durch die steigende Adipositashäufigkeit zunehmende Zahl an Kindern und Jugendlichen mit Typ-2-Diabetes zu verzeichnen.

Krankheitsentstehung

Der **Diabetes mellitus Typ 2** ist gekennzeichnet durch **Insulinresistenz** (verminderte Insulinempfindlichkeit von Muskel-, Leber- und Fettzellen) und **Insulinsekretionsstörung.** Die körpereigene Insulinproduktion ist zunächst erhalten und zu Beginn sogar erhöht.

Die Manifestation hängt (bei gegebener Veranlagung) von exogenen Faktoren ab, in erster Linie Überernährung, Übergewicht und Bewegungsmangel.

Metabolisches Syndrom

Der Diabetes mellitus Typ 2 ist Teil des **metabolischen Syndroms.** Nach der *International Diabetes Foundation (IDF)* liegt ein metabolisches Syndrom bei stammbetontem Übergewicht (BMI > 30 kg/m² oder Taillenumfang bei Frauen > 85 cm, bei Männern > 94 cm) und mindestens zwei der folgenden Kriterien vor:

- Nüchtern-BZ > 100 mg/dl (5,6 mmol/l) oder Diabetes mellitus Typ 2
- Blutdruck > 130/85 mmHg oder blutdrucksenkende Medikation
- Triglyzeride im Blut > 150 mg/dl (1,7 mmol/l) oder triglyzeridsenkende Medikation
- HDL-Cholesterin im Blut bei Frauen < 50 mg/dl (1,3 mmol/l), bei Männern < 40 mg/dl (1 mmol/l).

Das Risiko von Herz-Kreislauf-Erkrankungen ist erheblich erhöht.

Symptome und Untersuchungsbefund

Die Symptome entwickeln sich langsam über Monate bis Jahre, zunächst v.a. Schwäche, Leistungsminderung, Juckreiz, Pilzinfektionen der Haut und Harnwegsinfekte. Erst später treten die typischen Diabetessymptome wie Durst und Polyurie hinzu.

Nicht selten wird ein Diabetes mellitus Typ 2 zufällig durch eine Routineuntersuchung des Bluts diagnostiziert. Selten manifestiert er sich durch ein (hyperosmolares) Koma (→26.6.4).

Schon bei Diagnosestellung ist die Suche nach diabetischen Folgeerkrankungen (→26.6.6) von Bedeutung, da der Diabetes eventuell jahrelang (unbehandelt) bestanden hat. Erforderlich sind daher eine Abklärung der arteriellen Gefäßsituation, eine neurologische und eine augenärztliche Untersuchung.

Diagnostik und Differenzialdiagnose

Diagnosekriterien

- HbA1c ≥ 6,5 % (48 mmol/l) *oder*
- Plasmaglukose im Plasma zu einem beliebigen Zeitpunkt des Tages (ohne Rücksicht auf die letzte Mahlzeiteneinnahme) ≥ 200 mg/dl = 11,1 mmol/l *oder*
- Nüchtern-Plasmaglukose ≥ 126 mg/dl = 7,0 mmol/l (nüchtern bedeutet hier keine Kalorienzufuhr seit mindestens 8 Std.) *oder*
- Im **oralen Glukosetoleranztest** *(OGT, oGTT)* 2-Std.-Wert im Plasma oder kapillären Vollblut ≥ 200 mg/dl = 11,1 mmol/l [4].

Oraler Glukosetoleranztest (oGTT, nach WHO-Richtlinien)

- Drei Tage vor dem Test mindestens 150 g Kohlenhydrate pro Tag bei normaler körperlicher Aktivität zuführen
- Nach 8–12 Std. Nahrungs-, Alkohol- und Nikotinkarenz morgens Nüchtern-BZ bestimmen und die Patientin dann 75 g Glukose, gelöst in 250–300 ml Wasser, innerhalb von 5 Min. trinken lassen (Kinder 1,75 g/kg Körpergewicht)
- Die Patientin soll bis zur zweiten Blutentnahme sitzen oder liegen, sich nicht anstrengen, nicht rauchen
- Zweiten BZ 2 Std. nach dem Glukosetrunk messen
- Beurteilung →Tab. 26.4
- Störfaktoren:
  - Menstruation (mindestens drei Tage Abstand)
  - Arzneimittel, z. B. Thiazid-Diuretika, Glukokortikoide, Kontrazeptiva, Laxanzien (mindestens drei Tage vorher absetzen)
  - Akute Erkrankungen, Erkrankungen mit veränderter Resorption, Magenteilresektion.

Glykohämoglobine

Abhängig vom Blutzuckerspiegel lagert sich Glukose *fest* an Hämoglobin an, bis dieses abgebaut wird. Die Bestimmung dieser **Glykohämoglobine** („gezuckerte" Hämoglobine) im Blut erlaubt eine Aussage über den mittleren Blutzuckerspiegel der letzten Wochen. Gebräuchlichster Wert ist das **HbA1c**

Tab. 26.4 Beurteilung des oralen Glukosetoleranztests [4]. Eine pathologische Glukosetoleranz bedeutet ein erhöhtes Diabetesrisiko, weshalb sie auch als *Prädiabetes* bezeichnet wird.

Bewertung (Plasmaglukose)	Normal	Abnorme Nüchternglukose (Impaired fasting glucose, IFG)	Gestörte Glukosetoleranz (Impaired glucose tolerance, IGT)	Diabetes mellitus
Nüchtern	< 100 mg/dl (5,6 mmol/l)	100–125 mg/dl (5,6–6,9 mmol/l)	< 126 mg/dl (< 7,0 mmol/l)	≥ 126 mg/dl (≥ 7,0 mmol/l)
2-Std.-Wert	< 140 mg/dl (7,8 mmol/l)		140–199 mg/dl (7,8–11,1 mmol/l)	≥ 200 mg/dl (≥ 11,1 mmol/l)

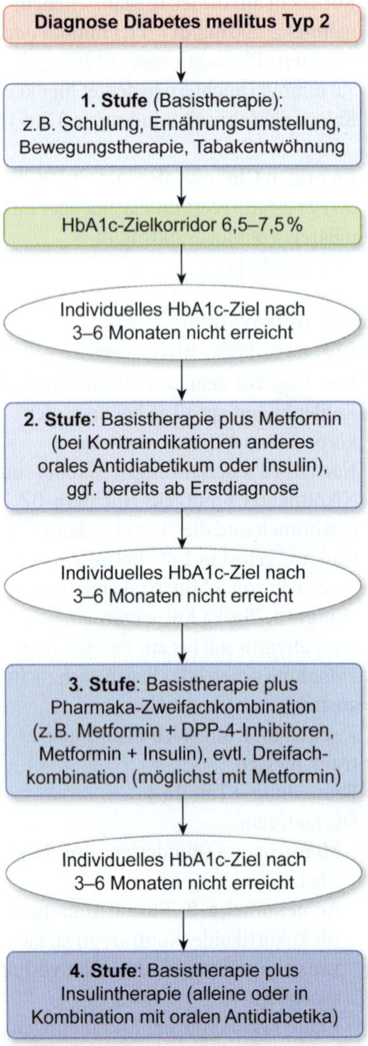

Abb. 26.13 Therapie des Diabetes mellitus Typ 2. [L231]

als Maß der Blutzuckereinstellung der letzten zwei Monate. Ein HbA1c ≥ 6,5 % (48 mmol/mol Hb) bestätigt einen Diabetes mellitus.

Behandlungsstrategie

Die Therapieziele bei Diabetes mellitus Typ 2 (→ Abb. 26.13) sind grundsätzlich die gleichen wie bei Typ 1, werden aber durch individuelle Faktoren modifiziert (z. B. Lebensalter, Begleiterkrankungen). Bei jüngeren Patientinnen sind Gewichtsabnahme und normnahe Blutzuckerwerte wesentlich zur Vermeidung von Folgeerkrankungen. Mit zunehmendem Alter und bei schweren Begleiterkrankungen rückt die Vorbeugung vor Langzeitschäden in den Hintergrund und die Vermeidung von Akutkomplikationen (diabetisches Koma, Hypoglykämie mit z. B. Sturzgefahr) wird vorrangig. Zudem sind Betroffene im höheren Lebensalter oft nur noch eingeschränkt schulbar.

Die **Basistherapie** umfasst eine strukturierte Schulung, Ernährungstherapie (→ 26.6.11) und Steigerung der körperlichen Aktivität (Bewegung im Alltag, aerobes Ausdauer-/Krafttraining). Diese gehen den Diabetes mellitus Typ 2 *ursächlich* an. Weitere Gefäß-Risikofaktoren wie etwa eine Hypertonie werden optimal eingestellt, um das hohe kardiovaskuläre Risiko zu senken. Raucherinnen werden zur Raucherentwöhnung motiviert und beraten.

Wird der individuelle HbA1c-Zielwert (Zielkorridor 6,5–7,5 %) hierdurch nicht erreicht, wird eine **medikamentöse Therapie** mit *oralen Antidiabetika* (→ 26.6.7) begonnen, bevorzugt mit Metformin. Bei Erfolglosigkeit werden nach 3–6 Monaten weitere orale Antidiabetika hinzugefügt oder ergänzend eine Insulintherapie begonnen (insbesondere bei vorliegender Niereninsuffizienz, Leberzirrhose). Reicht auch dies nicht, wird nach weiteren 3–6 Monaten immer Insulin gegeben, ggf. in Kombination mit oralen Antidiabetika (→ 26.6.8). Ist der Stoffwechsel zum Zeitpunkt der Diagnose entgleist, beginnt die medikamentöse Behandlung sofort [8].

Pflege → 26.6.10

26.6.3 Gestationsdiabetes

DEFINITION

Gestationsdiabetes *(GDM, Schwangerschaftsdiabetes):* Erstmals in der Schwangerschaft durch einen Glukosetoleranztest (→ 26.6.2) festgestellte Glukosetoleranzstörung. Häufigkeit ca. 13 % aller Schwangeren in Deutschland.

Die Krankheitsentstehung des **Gestationsdiabetes** ähnelt der des Diabetes mellitus Typ 2, der Gestationsdiabetes wird als Form des Prädiabetes gesehen.

Die Schwangere hat meist keine Beschwerden, der Gestationsdiabetes gefährdet aber Mutter und Kind: Kurzfristig ist das Risiko für beide während Schwangerschaft und Geburt erhöht (→ 34.23.2), langfristig das Diabetesrisiko der Mutter, evtl. auch das Stoffwechselrisiko für das Kind. Daher erfolgt heute bei allen Schwangeren ein modifizierter Glukosetoleranztest (→ 34.13.3) [9].

Die Behandlung besteht zunächst in Ernährungsumstellung und Bewegung. Können die Therapieziele (der Zielblutzucker liegt unterhalb der Werte Nicht-Schwangerer) hierdurch nicht erreicht werden, wird bis zur Geburt Insulin gegeben.

Mutter und Kind werden während Schwangerschaft und Geburt besonders engmaschig überwacht. 6–12 Wochen nach der Geburt erfolgt bei der Mutter ein erneuter Glukosetoleranztest. Meist normalisiert sich der Blutzuckerspiegel nach der Schwangerschaft. Wegen des erhöhten Risikos eines späteren Typ-2-Diabetes (10-Jahres-Risiko 35–60 %) soll die Mutter ihren Lebensstil dauerhaft umstellen und regelmäßig HbA1c-Kontrollen durchführen lassen.

26.6.4 Diabetisches Koma

DEFINITION

Diabetisches Koma *(Coma diabeticum, hyperglykämisches Koma):* Stets lebensbedrohliche Akutkomplikation des Diabetes mellitus mit sehr hohen Blutzuckerwerten. Unterteilt in:

- **Ketoazidotisches Koma,** v. a. bei Typ-1-Diabetikerinnen und bei ungefähr 25 % aller Typ-1-Diabetikerinnen *Erstmanifestation* der Erkrankung. Typische Auslöser bei *behandeltem* Diabetes sind ein erhöhter Insulinbedarf, z. B. bei Infekt, sowie Dosierungsfehler, auch durch Pen- oder

Pumpendefekte. Der hochgradige Insulinmangel führt zu einer Hyperglykämie (BZ › 250 mg/dl = 13,9 mmol/l) *und* zu einer *Lipolyse* (Fettabbau) mit Ketonkörperproduktion und Azidose. Infolge der Azidose entgleist der Elektrolyt-, v. a. der Kaliumhaushalt
- **Hyperosmolares Koma** bei Menschen mit einem Diabetes mellitus Typ 2. Erstmanifestation oder infolge von Ernährungsfehlern, vernachlässigter Medikamenteneinnahme oder plötzlich erhöhtem Insulinbedarf. Die extreme Blutzuckererhöhung (BZ meist › 700 mg/dl = 39 mmol/l) bedingt eine ausgeprägte Glukosurie mit so hohen Flüssigkeits- und Elektrolytverlusten über die Niere, dass sich eine deutliche *Exsikkose* entwickelt. Die vom Körper noch selbst produzierten Insulinmengen reichen aber zur Hemmung der Lipolyse, sodass meist keine Azidose entsteht.

Symptome und Untersuchungsbefund

Nach einem Stunden bis Tage dauernden Stadium mit Polyurie, starkem Durst, Schwäche, Übelkeit und Erbrechen kommt es zu einer zunehmenden Bewusstseinstrübung (→ Tab. 26.5, → Tab. 26.6).

Beim **ketoazidotischen Koma** können abdominale Symptome mit Schmerzen und Abwehrspannung bis zum brettharten Abdomen im Vordergrund stehen **(Pseudoperitonitis).** Typisch sind darüber hinaus vertiefte Atmung (**Kußmaul-Atmung** → 3.2.4) und Azetongeruch in der Atemluft.

Dagegen dominieren beim **hyperosmolaren Koma** oft die Zeichen des Volumenmangels: Die Patientinnen sind exsikkiert, trotz einer Tachykardie ist der Blutdruck niedrig, die Haut ist warm und trocken.

Diagnostik und Differenzialdiagnose

Die Diagnose ist durch Blutzuckermessung möglich (POCT → 42.5, kapillare Blutentnahme → 42.5.1).

Zur Abschätzung der akuten Gefährdung sind eine Blutgasanalyse (BGA → 23.3.4), die Bestimmung der Elektrolyte, der Serumosmolarität und der Nierenwerte im Blut sowie der Ketonkörper im Urin erforderlich. Ein Blutbild ist zum Ausschluss von Infektionen nötig.

Behandlungsstrategie

Auf der Intensivstation erfolgen [7]:
- Intravenöse Volumensubstitution. Der Gesamtbedarf kann bis zu 15 % des Körpergewichts betragen
- Gabe von Normalinsulin über Spritzenpumpe i. v. (0,05–0,1 IE/kg KG/Std.). Der Blutzuckerspiegel darf wegen der Gefahr eines Hirnödems stündlich nur um 50–100 mg/dl (5,6–2,8 mmol/l) und in den ersten 24 Std. nicht unter 250 mg/dl (13,8 mmol/l) sinken
- Bei BZ < 300 mg/dl (16,7 mmol/l) evtl. zusätzlich Glukose i. v. nach Blutzuckerwert
- Elektrolytausgleich, v. a. Kaliumzufuhr, da durch Azidoseausgleich und Insulingabe vermehrt Kalium in die Zellen einströmt (Gefahr von Herzrhythmusstörungen!)
- Nur bei pH < 7 Bikarbonatgabe zur Korrektur des Säure-Basen-Haushalts (→ 33.11.1)
- Thromboseprophylaxe mit Heparin.

Pflege

- Flüssigkeitsbilanzierung. Legen eines transurethralen Blasendauerkatheters, bei starkem Erbrechen einer Magensonde
- Durchführung aller notwendigen Prophylaxen
- Überwachung der Infusionstherapie, Pflege der venösen Zugänge.

Patientenbeobachtung und Dokumentation
- Stündliche Kontrollen von BZ, Kalium, Natrium, ZVD (→ 21.1.3)
- Mindestens vierstündliche Kontrollen der BGA (→ 23.3.4)
- Regelmäßige Kontrolle von Blutdruck, Puls, Atmung (Aspirationsgefahr), Temperatur, Haut und Bewusstsein
- Stündliche Flüssigkeitsbilanzierung.

Tab. 26.5 Symptome bei ketoazidotischem und bei hyperosmolarem Koma.

	Ketoazidotisches Koma	Hyperosmolares Koma
Vor allem bei	Typ-1-Diabetes	Typ-2-Diabetes
Entwicklung über	Stunden bis Tage	Tage bis Wochen
BZ-Werte	Meist 250–700 mg/dl (14–39 mmol/l)	› 560 mg/dl (33 mmol/l)
Leitsymptome	Appetitlosigkeit, Polyurie, Polydipsie. Dehydratation durch osmotische Diurese (massive Glukosurie), Tachykardie und Hypotonie bis zum Schock. Oligo-/Anurie bis zum akuten Nierenversagen. Verlangsamte Reflexe, hypotone Muskulatur, Bewusstseinsstörungen	
	Azidose mit Übelkeit, Erbrechen, Peritonitissymptomen, Azetongeruch, Kußmaul-Atmung	Trockene, heiße Haut

Tab. 26.6 Differenzialdiagnose zwischen hyperglykämischem Koma und schwerer Hypoglykämie (hypoglykämischem Schock).

	Hyperglykämisches Koma	Schwere Hypoglykämie (hypoglykämischer Schock)
Beginn	Langsam über Tage	Rasch (Minuten)
Bedürfnis	Starker Durst	Heißhunger
Muskulatur	Hypoton	Hyperton, Tremor
Haut	Trocken, exsikkiert	Feucht, kaltschweißig
Atmung	Vertieft bei Ketoazidose	Normal
Augäpfel	Weich, eingefallen	Normal
Symptome	Fieber, Bauchschmerz, evtl. zerebrale Krampfanfälle	Zerebrale Krampfanfälle, neurologische Ausfälle

26.6.5 Hypoglykämie

DEFINITION

Hypoglykämie *(Unterzuckerung):* BZ ‹ 50 mg/dl (2,8 mmol/l). Bei **milden Hypoglykämien** vegetative Symptome und evtl. psychische Veränderungen, Eigentherapie möglich. Bei **schweren Hypoglykämien** Bewusstseinsstörung, neurologische Ausfälle, Fremdhilfe nötig.

Krankheitsentstehung

Hypoglykämien treten ganz überwiegend bei bekanntem Diabetes als Folge einer Arzneimittelüberdosierung, zu später oder/und zu geringer Aufnahme von Kohlenhydraten, Alkoholgenuss oder ungewohnt schwerer körperlicher Anstrengung auf. Ältere Menschen haben evtl. keinen Appetit und essen folglich wenig oder nichts, spritzen aber trotzdem die verordnete Menge Insulin oder nehmen ihre Tabletten ein.

Ursachen bei Nicht-Diabetikerinnen sind z. B. schwere Leber- oder Nierenfunktionsstörungen, eine Alkoholvergiftung (→ 14.5.3) oder ein Insulinom (→ 26.11).

Symptome, Befund und Diagnostik

Die klinischen Symptome entwickeln sich oft in wenigen Minuten (→ Tab. 26.6):

- Heißhunger, Zittern, Schwitzen, Unruhe, Herzklopfen durch die vegetative Gegenregulation
- Als Folgen des Glukosemangels im Gehirn psychische Veränderungen (Reizbarkeit, Ängstlichkeit, Konzentrationsstörungen), Kopfschmerzen. Bewusstseinstrübung bis zur Bewusstlosigkeit, neurologische Ausfälle (z. B. Doppelbilder, Sprach-, Koordinationsstörung), zerebrale Krampfanfälle, im Extrem zentrale Atem- und Kreislaufregulationsstörungen.

Schulung Hypoglykämiewahrnehmung

Bei Medikation mit Betablockern (→ Pharma-Info 22.1) oder diabetischer Neuropathie (→ 26.6.6) können die vegetativ bedingten Symptome fehlen, bei langjährigem Diabetes oder häufigen Hypoglykämien kann die Hypoglykämiewahrnehmung abnehmen. Umgekehrt können bei andauernd erhöhten Blutzuckerwerten Unterzuckerungssymptome bereits bei normalen Blutzuckerwerten auftreten.

Betroffene, Angehörige und ggf. betreuende Personen (z. B. Lehrkräfte) sollten deshalb in der Hypoglykämiewahrnehmung geschult werden.

Die Diagnosestellung ist durch Blutzuckermessung sofort möglich. Immer ist eine Ursachensuche erforderlich.

Behandlungsstrategie

Leichte Hypoglykämien werden meist von der Betroffenen selbst abgefangen. 2–4 Plättchen Traubenzucker oder glukosehaltige Getränke (z. B. 100–200 ml Apfelsaft) steigern den Blutzucker unabhängig von der Medikation, Di- und Oligosaccharide (v. a. Würfelzucker, zuckerhaltige Produkte) wirken nicht bei Medikation mit Glukosidasehemmern (→ Tab. 26.7).

Bei schwerer Hypoglykämie ohne Bewusstlosigkeit können Dritte der Betroffenen ein orales Glukosegel verabreichen (z. B. Glucogel®). Für schwere Hypoglykämien mit Bewusstlosigkeit gibt es Glukagon-Fertigampullen (z. B. GlucaGen® HypoKit → Abb. 26.14) zur Injektion durch Laien. Diese wirken aber nicht bei alkoholbedingten Hypoglykämien und leeren Glykogenspeichern (z. B. nach einer Hypoglykämie kurz zuvor). Die ärztliche Behandlung besteht in Glukose 40 % i. v.

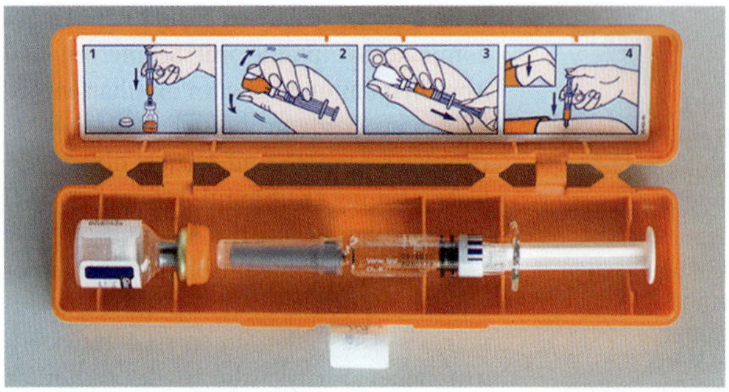

Abb. 26.14 Hypoglykämie-Notfallset. Es ermöglicht durch seine bebilderten Instruktionen auch Laien die Injektion. [K115]

Die weitere Behandlung und stationäre Beobachtungsdauer hängen davon ab, wie schnell die Patientin aufklärt und welche Ursache der Hypoglykämie zugrunde lag.

Pflege

Die Überwachung der Patientin steht im Vordergrund: Bewusstsein, Puls und Blutdruck halbstündlich, Blutzucker in den ersten 24 Std. zweistündlich kontrollieren.

VORSICHT! Bei **Bewusstlosigkeit unbekannter Ursache** stets Blutzucker messen.
Bei unklarem Koma von einer Hypoglykämie ausgehen → nie Insulin, sondern *immer Glukose* verabreichen und Wirkung abwarten.
Bei Hyperglykämie schaden die zusätzlichen 10 g Zucker nicht, Insulin aber kann bei Hypoglykämie tödlich sein.

Prävention und Gesundheitsberatung

- Empfehlen einer strukturierten Diabetesschulung
- Information über Warnsymptome einer Hypoglykämie
- Ständiges Mitführen von Traubenzucker: mindestens 2 BE, z. B. vier quadratische Plättchen (23 g)
- Hypoglykämie-Prävention beim Sport → 26.6.10.

26.6.6 Diabetische Folgeerkrankungen

Folgeerkrankungen entscheidend

Entscheidend für die Prognose eines Menschen mit Diabetes sind heute v. a. die **diabetischen Folgeerkrankungen.**

Durch Veränderungen an den großen und kleinen Arterien und Nerven sind praktisch alle Organsysteme betroffen (→ Abb. 26.15). An ihrem Zustandekommen ist die chronische Hyperglykämie ganz wesentlich beteiligt. Gute Stoffwechselführung zögert die Folgeerkrankungen erheblich hinaus.

Diabetische Makro- und Mikroangiopathie

Diabetische Makroangiopathie *(Erkrankung der großen Blutgefäße)* bezeichnet eine vorzeitige Arteriosklerose (→ 22.5.1) mit KHK (→ 21.5.1, → 21.5.2), Schlaganfall (→ 37.6) und peripherer arterieller Verschlusskrankheit (pAVK → 22.5.2) als Hauptmanifestationen. Gerade die koronare Herzkrankheit verläuft klinisch häufig atypisch ohne warnende Schmerzen (keine Angina pectoris, „stummer" Infarkt).

Die **diabetische Mikroangiopathie** (Erkrankung der kleinen Blutgefäße) ist hingegen *diabetesspezifisch.* Sie befällt insbesondere Nieren, Augen und periphere Nerven, aber auch die kleinen Äste der Herzkranzarterien *(Small vessel disease).*

Diabetische Nephropathie

Bei der **diabetischen Nephropathie** *(Glomerulosklerose Kimmelstiel-Wilson)* kommt es im Glomerulus zur Verdickung der Kapillarwände, Bindegewebsvermehrung und Sklerosierung.

Frühsymptom ist eine *Mikroalbuminurie,* d. h. eine leicht gesteigerte Albuminausscheidung mit dem Urin (→ 33.3.1), die mittels Urinteststreifen feststellbar ist (z. B. Micral-Test®). Sie ist noch reversibel.

Später nimmt die Nierenfunktion langsam bis zur Dialysepflicht ab. Beschleunigend wirken zudem eine arterielle Hypertonie, Rauchen und hoher Eiweißverzehr.

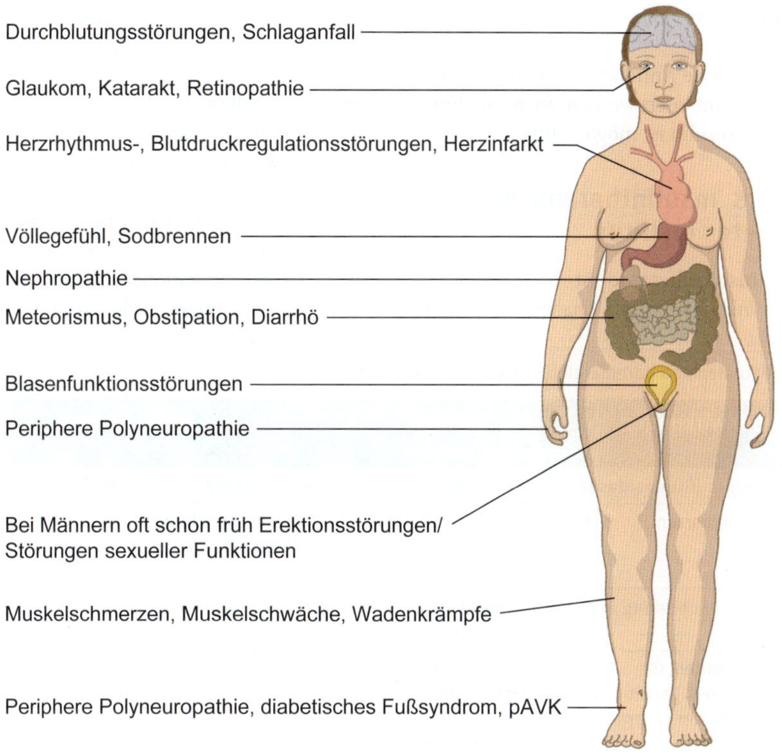

Abb. 26.15 Diabetische Folgeerkrankungen. Folgen der Makroangiopathie sind bei ¾ der Diabetikerinnen die Haupttodesursache, gut die Hälfte stirbt an einer Herzerkrankung. [L138]

Diabetische Augenkomplikationen

Am Auge führt die Mikroangiopathie zur **diabetischen Retinopathie** mit Blutungen, Gefäßwucherungen und Netzhautablösung (→ Abb. 35.26). Sie ist eine der häufigsten Erblindungsursachen bei Erwachsenen.

Auch *Katarakt* (Linsentrübung → 35.7) und *Glaukom* (Erhöhung des Augeninnendrucks → 35.8) sind häufiger als bei Gesunden.

Diabetische Neuropathie

Die **diabetische Neuropathie** ist wahrscheinlich verursacht durch direkte Nervenschädigung infolge hyperglykämiebedingter Stoffwechselveränderungen kombiniert mit einer Schädigung der winzig kleinen Blutgefäße, welche die Nerven versorgen.

Sie zeigt sich v. a. als **sensomotorische diabetische Neuropathie** mit Sensibilitätsstörungen, Schmerzen und Lähmungen. Besonders typisch sind schmerzhafte Missempfindungen der distalen Unterschenkel und Füße *(Burning feet)*. Frühzeichen ist ein gestörtes Vibrationsempfinden.

An zweiter Stelle steht die **autonome diabetische Neuropathie** *(ADN)* des vegetativen (autonomen) Nervensystems. Hauptsymptome sind eine verminderte Anpassungsfähigkeit der Herzfrequenz, Blutdruckregulationsstörungen mit Schwindel und Übelkeit, Völlegefühl durch Magenentleerungsstörung und Durchfall oder Obstipation durch Beeinträchtigung der Darmperistaltik. Besonders belastend sind Störungen der Blasen- und Stuhlentleerung sowie Erektionsstörungen, die bereits junge Männer betreffen können. Auch bei Frauen sind Störungen der Sexualfunktion möglich. Auch fehlende Hypoglykämiewahrnehmung ist Zeichen einer diabetischen Neuropathie.

Diabetisches Fußsyndrom

Als **diabetisches Fußsyndrom** *(DFS)* werden alle pathologischen Veränderungen an den Füßen zusammengefasst, die durch den Diabetes begünstigt werden. Ursächlich liegen eine diabetische Neuropathie und/oder Angiopathie zugrunde.

- Der **neuropathische diabetische Fuß** ist trocken und warm. Die Fußpulse sind tastbar, aber die Sensibilität ist gestört. Charakteristisch sind auch Hyperkeratosen (Hornhautbildung) und schmerzlose Ulzera an Ferse oder Fußballen *(Mal perforans,* → Abb. 26.16*)*
- Der **ischämische Fuß** ist blass und kühl, die Fußpulse sind nicht tastbar, die Sensibilität ist intakt bzw. (nur) bei gleichzeitiger Neuropathie reduziert. Typisch sind (schmerzende) Nekrosen an Ferse und Zehen. Infektion und Durchblutungsstörungen führen rasch zu einer *diabetischen Gangrän* (Gangrän → 22.2.3)
- Bei der **diabetischen Neuro-Osteoarthropathie** *(DNOAP)* werden einzelne oder mehrere Fußknochen und -gelenke zerstört. Voraussetzung ist eine Neuropathie. Die anfängliche akut-entzündliche Phase *(akuter Charcot-Fuß)* zeigt sich durch Fußschwellung, -deformierung und erhöhte Hauttemperatur sowie häufig Schmerzen [10]
- Kombinierte Formen sind nicht selten.

Das diabetische Fußsyndrom ist von enormer Bedeutung für die Betroffene (ca. ⅔ aller Amputationen erfolgen bei Menschen mit Diabetes), ihre Angehörigen und durch die entstehenden Kosten auch für die Gesellschaft.

Wesentlich ist die Prophylaxe durch sorgsamen Umgang mit den Füßen (→ 26.6.10). Hat sich dennoch ein diabetisches Fußsyndrom entwickelt, sollte es frühestmöglich in speziellen Fußambulanzen behandelt werden.

Eingeteilt wird das diabetische Fußsyndrom z. B. nach der kombinierten **Wagner-Armstrong-Klassifikation,** für die Dokumentation gibt es spezielle **Fuß-Dokumentationsbögen** [10].

In Frühstadien ist eine lokale Behandlung der Läsionen zusammen mit Druckentlastung durch entsprechende (orthopädische) Schuhe fast immer erfolgreich. In Spätstadien können Operationen oder sogar Amputationen notwendig werden.

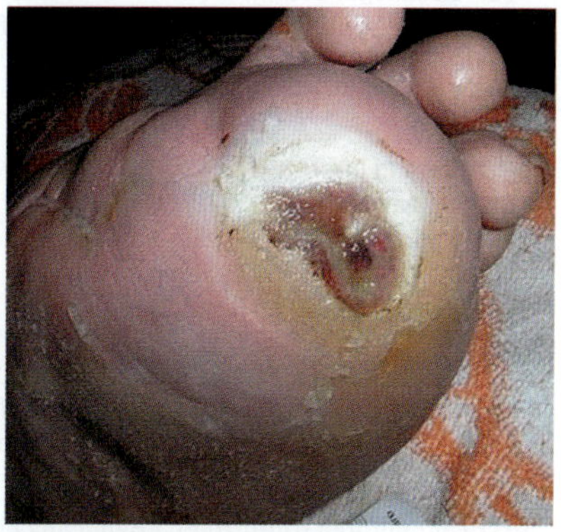

Abb. 26.16 Diabetisches Fußsyndrom. Veränderungen des Fußskeletts führen zu einer pathologischen Druckbelastung im Bereich des Fußballens. Dort kommt es zur verstärkten Hornhautbildung (Hyperkeratose) und darunter zur Ausbildung von Druckulzera (Mal perforans). [M291]

26.6.7 Orale Therapie des Diabetes mellitus

Eine **orale medikamentöse Therapie des Diabetes mellitus** (→Tab. 26.7) ist bei Menschen mit Typ-2-Diabetes angezeigt, bei denen mit Ernährungsumstellung, Steigerung der körperlichen Aktivität und Gewichtsabnahme keine befriedigende Stoffwechseleinstellung erzielt werden kann.

Medikament erster Wahl ist Metformin, sofern keine Kontraindikationen vorliegen, da es sich günstig auf das Körpergewicht auswirkt und keine Hypoglykämiegefahr mit sich bringt.

Einige orale Antidiabetika können miteinander kombiniert werden, auch Kombination mit Insulin ist möglich [8].

26.6.8 Insulintherapie bei Diabetes mellitus

Eine **Insulintherapie** ist bei allen Menschen mit einem Typ-1-Diabetes lebenslang erforderlich, außerdem bei Frauen mit Schwangerschaftsdiabetes, falls eine angepasste Ernährung nicht zur Stoffwechselnormalisierung führt. Typ-2-Diabetikerinnen erhalten Insulin, wenn Ernährungsumstellung, Bewegung und orale Antidiabetika (→26.6.7) nicht (mehr) ausreichen.

Weitere Indikationen der Insulinbehandlung sind das diabetische Koma (→26.6.4) und (größere) Operationen bei ansonsten nicht insulinpflichtigen Diabetikerinnen.

Tab. 26.7 Übersicht über die oralen Antidiabetika und die (oralen und parenteralen) inkretinbasierten Therapien.

Substanz Bsp. Handelsname	Wichtige Nebenwirkungen	Pflege	Besonderes
Hemmstoffe der Kohlenhydratresorption, v. a. Enzymhemmer (Glukosidasehemmer) → „Glätten" von Blutzuckerspitzen nach den Mahlzeiten			
Acarbose (z. B. Glucobay®)	Blähungen, Bauchschmerzen, Durchfall	Einnahme zu Beginn der Mahlzeit	Einschleichende Dosierung. Keine Hypoglykämiegefahr, keine Gewichtszunahme
Biguanide → Hemmung von Glukoseresorption und Glukoseneubildung in der Leber, Verstärkung der peripheren Insulinwirkung, Appetithemmung (begünstigt Gewichtsabnahme), Blutfettsenkung			
Metformin (z. B. Glucophage®)	Magen-Darm-Beschwerden, Geschmacksveränderungen. Laktatazidose bei Beachtung der Kontraindikationen sehr selten	Einnahme zu/nach den Mahlzeiten bzw. vor dem Schlafengehen. Pausieren perioperativ, 2 Tage vor/nach i. v.-Kontrastmittelgabe	Erste Wahl. Einschleichende Dosierung. Keine Hypoglykämiegefahr
Prandiale Glukoseregulatoren (Glinide, Sulfonylharnstoffanaloga) → blutzuckerabhängige, kurzzeitige Steigerung der Insulinsekretion			
Repaglinid (z. B. NovoNorm®)	Magen-Darm-Beschwerden, Hypoglykämie, (leichte) Gewichtszunahme	Einnahme vor den Hauptmahlzeiten	Vor allem Senkung des Blutzuckerspiegels nach den Mahlzeiten. Kaum zulasten der GKV verordnungsfähig, daher wenig Bedeutung
Sulfonylharnstoffe → Steigerung der Insulinsekretion in der Bauchspeicheldrüse; Glimepirid zusätzlich Hemmung der Glukoseneubildung in der Leber und Verbesserung der Insulinempfindlichkeit der Zielzellen			
Gliclazid (z. B. Diamicron®), Gliquidon (z. B. Glurenorm®), Glimepirid (z. B. Amaryl®)	Magen-Darm-Beschwerden, Gewichtszunahme, Hypoglykämie (teils schwer und lang anhaltend), Allergien	Einnahme ½ Std. vor den Mahlzeiten. Vor allem zu Beginn der Therapie engmaschige Blutzuckerkontrollen	Pathogenetisch ungünstig (Gewichtszunahme, weitere Steigerung des Insulinspiegels), daher keine vorrangige Empfehlung
Inkretin-Verstärker → Verstärkung der Inkretin-Wirkung* durch Angriff an den gleichen Rezeptoren (GLP-1-Analoga/Inkretin-Mimetika) oder Inkretin-Abbauhemmung (DPP-4-Hemmer, Gliptine) → Steigerung der Insulinfreisetzung nach Kohlenhydrataufnahme, Hemmung der Magenentleerung, Appetitminderung			
• **GLP-1-Analoga:** Exenatide (z. B. Byetta®), Liraglutid (z. B. Victoza®), Semaglutid (z. B. Ozempic®), Dulaglutid (z. B. Trulicity®), Lixisenatid (z. B. Suliqua®, Kombin. Insulin glargine und Inkretin) • **DPP-4-Hemmer:** Sitagliptin (z. B. Januvia®), Saxagliptin (z. B. Onglyza®), Vildagliptin (z. B. Galvus®)	• Gastrointestinale Beschwerden • Kopfschmerzen, Schwindel	• Inkretin-Mimetika: s. c.-Injektion einer festen Dosis (ohne BZ-Messung), präparatabhängig 2-mal täglich bis 1-mal wöchentlich • DPP-4-Hemmer: orale Gabe	Niedrige Hypoglykämiegefahr, keine Gewichtsreduktion. Alternative zu Sulfonylharnstoffen
Glitazone (Insulinsensitizer) → höhere Empfindlichkeit der Zielgewebe auf Insulin			
Pioglitazon (z. B. Actos®)	Gewichtszunahme, Anämie, Ödeme v. a. der Beine, bei Frauen erhöhtes Frakturrisiko	Einnahme mahlzeitenunabhängig	Sehr umstrittene Gruppe. Sehr selten zulasten der GKV verordnungsfähig, daher kaum Bedeutung
SGLT2-Inhibitoren (Gliflozine) → Hemmung der Glukosewiederaufnahme in der Niere → Steigerung der Glukoseausscheidung			
Dapagliflozin (z. B. Forxiga®), Empagliflozin (z. B. Jardiance®), Ertugliflozin (z. B. Steglujan®), Cangliflozin (z. B. Invokana®), Sotagliflozin (z. B. Zynquista®)	Harnwegs- und Genitalinfektionen, Dehydratation, Risikoerhöhung für Ketoazidose, Nierenversagen, evtl. Harnblasen-, Brusttumoren	Einnahme mahlzeitenunabhängig	Keine Hypoglykämien Sehr gute Evidenz aus Endpunktstudien (Mortalitätssenkung)

* Inkretine = bestimmte Darmhormone, die bei Kohlenhydrataufnahme freigesetzt werden

Insulinarten

Neueinstellungen erfolgen heute mit gentechnisch produziertem Insulin. **Humaninsulin** ist mit körpereigenem Insulin identisch. Bei den **(Human-)Insulin-Analoga** *(Analoginsulinen)* wurden eine oder mehrere Aminosäuren entfernt, ausgetauscht oder hinzugefügt, um die pharmakokinetischen Eigenschaften des Insulins zu verändern.

Kurz wirksame Insuline

Normalinsulin *(Altinsulin),* z. B. Actrapid®, Huminsulin® Normal, Insuman® Rapid. Die blutzuckersenkende Wirkung des Normalinsulins setzt nach 15–30 Min. ein, erreicht nach ca. 2 Std. ihren Gipfel und ist nach etwa 6 Std. beendet (je höher die Dosis, desto länger die Wirkung). Normalinsuline werden in erster Linie bei akuten Stoffwechselentgleisungen, perioperativ sowie im Rahmen der supplementären Insulintherapie, der intensivierten konventionellen Insulintherapie und der Insulinpumpentherapie eingesetzt.

Kurz wirksame Insulin-Analoga, z. B. Apidra®, Humalog®, Liprolog®, Novorapid®. Durch Aminosäureaustausch im Insulin lagern sich die Insulinmoleküle im Subkutangewebe nicht zusammen und werden schneller resorbiert als Normalinsulin. Die Wirkung beginnt bereits nach 10–15 Min., die Maximalwirkung wird nach 1 Std. erreicht, nach 2–3 Std. ist die Wirkung abgeklungen. Bei sog. **ultrakurz wirksamen Insulin-Analoga** setzt die Wirkung noch rascher ein, so kann z. B. Fiasp® bis 2 Min. vor und 20 Min. nach der Mahlzeit injiziert werden. Die Anwendungsgebiete entsprechen denen von Normalinsulin.

Verzögerungsinsuline

Durch Änderung der physikochemischen Eigenschaften oder durch Bindung an Verzögerungssubstanzen gelang die Produktion von länger wirksamen **Verzögerungsinsulinen** (früher *Depotinsuline*):

- **Mittellang wirksame Insuline** *(Intermediärinsuline),* wie z. B. Insuman®Basal, Huminsulin® Basal (NPH) oder Protaphane®, beginnen nach ca. 1 Std. zu wirken, erreichen das Maximum ihrer Wirkung nach 4–8 Std. und haben eine (dosisabhängige) Wirkdauer von 12–18 Std. Sie eignen sich zur Deckung des basalen Insulinbedarfs und als Bestandteil von *Mischinsulinen*
- **Lang wirksame Insuline** *(Langzeitinsuline)* wirken über 24 Std. und werden zur Deckung des Basalbedarfs im Rahmen einer basalunterstützten oralen Therapie oder intensivierten Insulintherapie eingesetzt. Ihre Wirkung setzt erst ca. 3 Std. nach der Injektion ein. Viel verwendet wird heute das Insulin-Analogon Insulin glargin (z. B. Lantus®), das nur 1-mal täglich gespritzt werden muss. Insulin detemir (z. B. Levemir®) liegt mit einer Wirkdauer von dosisabhängig bis zu 24 Std. zwischen den mittellang und den lang wirksamen Insulinen
- **Mischinsuline** wie etwa Actraphane® oder Liprolog Mix® bestehen aus einer Mischung aus kurz wirksamem und Verzögerungsinsulin und sind in verschiedenen Mischungsverhältnissen erhältlich, um ein unterschiedliches zeitliches Wirkprofil zu erreichen (die Zahl im Präparatnamen gibt den prozentualen Anteil des kurz wirksamen Insulins an). Ihr Hauptanwendungsgebiet ist die konventionelle Insulintherapie.

Spritz-Ess-Abstand und Zwischenmahlzeiten

Bei Mischinsulinen sind auf jeden Fall ein **Spritz-Ess-Abstand** (d. h. ein zeitlicher Abstand zwischen Insulininjektion und nachfolgender Mahlzeit) und Zwischenmahlzeiten erforderlich. Bei Normalinsulin und kurz wirksamen Insulin-Analoga gibt es bezüglich des Spritz-Ess-Abstands keine festen Regeln, da der postprandiale Blutzucker von vielen Faktoren abhängt [7].

Insulindosierung

Insuline werden nach *internationalen Einheiten,* kurz **IE,** dosiert. Ampullen für Insulinpens und Fertigpens enthalten überwiegend 100 IE/ml, einzelne Einmalpens 200 oder 300 IE/ml. Für den Intensivbereich stehen 10-ml-Durchstechampullen mit 100 IE/ml zur Verfügung. Nur noch sehr selten, z. B. bei Kindern, kommen Lösungen mit 40 IE/ml zum Einsatz.

Bei der Verwendung von Einmalspritzen ist darauf zu achten, dass für die jeweilige Insulinkonzentration (40 oder 100 IE/ml) die passende Insulinspritze verwendet wird.

Insulinlagerung

Der Insulinvorrat wird bei einer Temperatur von 2–8 °C aufgehoben, z. B. im Butter- oder Gemüsefach des Kühlschranks. Tiefgefrieren verträgt Insulin ebenso wenig wie Hitze, z. B. im Handschuhfach des Autos, weil es dann ausflockt und unwirksam wird. Im Gebrauch befindliche Pens/Fläschchen können aber 3–4 Wochen bei Zimmertemperatur gelagert werden (Anbruchdatum draufschreiben), Pens dürfen wegen der Gefahr der Luftblasenbildung *nicht* zurück in den Kühlschrank.

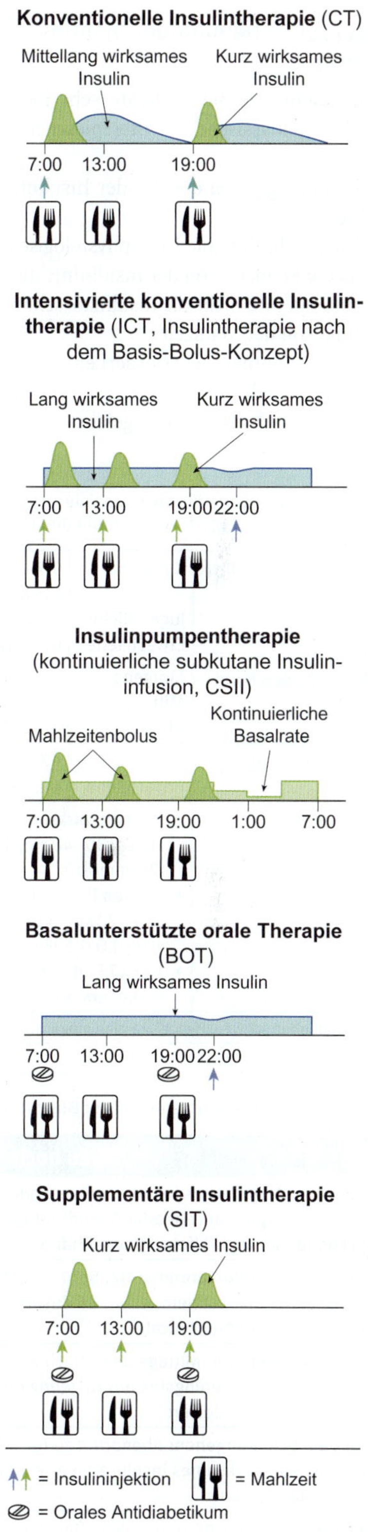

Abb. 26.17 Verschiedene Therapieschemata der Insulintherapie. [L143]

Auf Reisen gehören Insulin und Spritzutensilien in das Handgepäck (bei Kälte am Körper tragen, bei Hitze in einem leeren Thermosbehälter bzw. einer Kühltasche aufbewahren).

Therapieschemata der Insulintherapie

Die Insulintherapie ist heute sehr individuell („klassische" Therapieschemata → Abb. 26.17).

Unabhängig von der Art der Insulintherapie gilt:

- Die Insulintherapie ist unphysiologisch, da die Mahlzeit von der Insulininjektion abhängt und nicht die Insulinausschüttung von der Mahlzeit
- Die Insulintherapie erfordert eine angepasste Ernährung
- Es besteht Hypoglykämiegefahr
- In besonderen Situationen, z. B. neue Arbeitsstelle, Sporturlaub, Operation, ist eine Neuanpassung der Dosis erforderlich.

Konventionelle Insulintherapie

Bei der **konventionellen Insulintherapie** (*CT* → Abb. 26.17) wird vor dem Frühstück und vor dem Abendessen ein Mischinsulin injiziert, meist morgens ⅔ und abends ⅓ der Gesamtdosis. Der Vorteil ist, dass nur zwei Injektionen am Tag nötig sind, die ggf. auch vom ambulanten Pflegedienst verabreicht werden können. Der Nachteil ist, dass Tages- und Essensablauf der Patientin völlig an das Wirkprofil des Insulins angepasst werden müssen und die Blutzuckereinstellung selbst dann meist nicht befriedigend gelingt. In der Regel braucht die Patientin Zwischenmahlzeiten.

Intensivierte konventionelle Insulintherapie

Die **intensivierte konventionelle Insulintherapie** *(ICT, funktionelle, flexible Insulintherapie* → Abb. 26.17*)* nach dem **Basis-Bolus-Konzept** soll die physiologische Insulinsekretion nachempfinden: Die Patientin spritzt zur Deckung des Basalbedarfs 1- oder 2-mal täglich ein Verzögerungsinsulin **(Basalrate).** Zusätzlich ist zu den Hauptmahlzeiten die Gabe eines kurz wirksamen Insulins **(Bolus)** erforderlich, dessen Menge sich nach dem unmittelbar davor bestimmten Blutzuckerwert, dem KE-Gehalt (KE oder KHE → 26.6.11) der Mahlzeit und der geplanten körperlichen Aktivität richtet. Pro Kohlenhydrateinheit sind dabei morgens am meisten und mittags am wenigsten Insulineinheiten erforderlich. Bei Verwendung von Normalinsulin werden Zwischenmahlzeiten der vorhergehenden Hauptmahlzeit zugeschlagen, bei kurz wirksamen Insulinanaloga wird vor einer Zwischenmahlzeit separat gespritzt [11]. Vorteilhaft sind die gute Stoffwechsellage und die hohe Flexibilität der Patientin bei Aktivität und Mahlzeiten. Allerdings muss die Patientin vor jeder Mahlzeit den Blutzucker messen und entsprechend Insulin spritzen. Dies addiert sich leicht auf zehn Nadelstiche pro Tag. Die Berechnung der Insulindosis und die Korrektur von Blutzuckerschwankungen können nur von gut geschulten Patientinnen geleistet werden (Richtwerte → Tab. 26.8, häufige Probleme → Tab. 26.9).

Insulinpumpentherapie

Schätzungen zufolge nutzen ca. 80.000 Diabetikerinnen in Deutschland eine Insulinpumpe (**Insulinpumpentherapie,** *CSII* =

Tab. 26.8 Richtwerte für die intensivierte konventionelle Insulintherapie (ICT). Sie geben v. a. einen Anhaltspunkt zu Beginn der Therapie und müssen individuell angepasst werden.

Insulintagesbedarf	Kinder	0,7–1,2 IE/kg KG*, davon ca. 35 % Basalrate (Remission ca. 0,5 IE/kg KG)
	Jugendliche	In der Pubertät bis 1,5 IE/kg KG, davon ca. 45 % Basalrate
	Erwachsene	0,5–0,7 IE/kg KG, davon 50–60 % Basalrate
Bolus zu den Mahlzeiten	Morgens	1,5–2 IE/KE
	Mittags	1–1,5 IE/KE
	Abends	1,5 IE/KE
Zielbereich HbA1c*	Kinder	< 7,5 % (58 mmol/l)
	Erwachsene	< 6,5–7,5 % (48–58 mmol/l)
Korrekturmöglichkeiten	• 1 IE kurz wirksames Insulin senkt den Blutzucker bei Erwachsenen tags um ca. 30–40 mg/dl (1,6–2,2 mmol/l), nachts um ca. 50 mg/dl (2,8 mmol/l) • Um den Blutzucker um 50 mg/dl zu senken, braucht man bei Kindern unter 20 kg KG ca. 0,25 IE kurz wirksames Insulin, bei Kindern von 20 bis 40 kg KG 0,5 IE und bei Kindern über 40 kg KG 1 IE • 1 KE (2 Plättchen Dextro Energen® oder 100 ml Fruchtsaft) hebt den Blutzucker um 30–40 mg/dl	
* Soweit ohne schwere Hypoglykämien möglich, individuelle Festlegung		

Tab. 26.9 Häufige Probleme bei der Blutzuckereinstellung und deren mögliche Ursachen (postprandial = nach der Mahlzeit).

BZ zu hoch	BZ zu tief
Nüchtern: Abendliches Insulin zu wenig oder Injektionszeitpunkt zu früh am Abend, Spätmahlzeit oder Abendbrot zu reichlich, nächtliche Hypoglykämie (Somogyi-Effekt), Dawn-Phänomen (beide → 26.6.10)	**Nüchtern:** Verzögerungsinsulin am Abend zu hoch dosiert, Spätmahlzeit zu gering, Alkoholgenuss, Sport
Morgendlicher Postprandial-BZ: Spritz-Ess-Abstand zu kurz, zu viel BE für die gespritzten Insulineinheiten, BE-Zusammensetzung ungünstig (leicht resorbierbare Kohlenhydrate)	**Morgendlicher Postprandial-BZ:** Frühstück zu gering, kurz wirksames Insulin am Morgen zu hoch dosiert, Alkoholgenuss, Sport
Vor dem Abendbrot: Mittags- oder Nachmittagsmahlzeit zu reichlich, morgendliches Verzögerungsinsulin zu gering dosiert, kurz wirksames Insulin mittags zu gering dosiert	**Nachmittags:** Basalrate zu hoch, kurz wirksames Insulin am Mittag zu hoch dosiert, Mittags- und/oder Nachmittagsmahlzeit zu gering, Alkoholgenuss, Sport
Vor dem Schlafengehen: Abendbrot zu reichlich, Zusammensetzung ungünstig, kurz wirksames Insulin zum Abendbrot zu gering dosiert, Spritz-Ess-Abstand zu kurz	**Vor dem Schlafengehen:** Abendbrot zu gering, kurz wirksames Insulin zum Abendbrot zu hoch dosiert, Alkoholgenuss, Sport
Nachts: Spätmahlzeit zu reichlich, Basalrate zu gering	**Nachts:** Spätmahlzeit zu gering, Basalrate zu hoch, Alkoholgenuss, Sport
BZ-Niveau insgesamt zu hoch: Unerkannter Infekt, zusätzliche Medikation, Änderung der Essgewohnheiten, weniger körperliche Aktivität, Änderung des Injektionsorts, Gewebeveränderung an der Injektionsstelle	

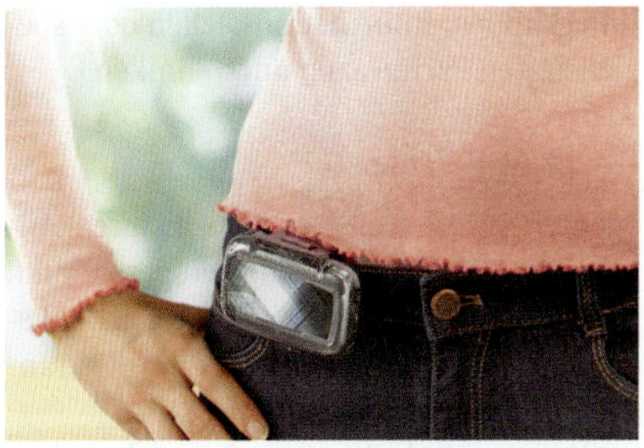

Abb. 26.18 Insulinpumpentherapie. Insulin wird kontinuierlich über einen Katheter ins Subkutangewebe abgegeben. Der Katheter ist unter der Kleidung verborgen, die Pumpe kann z. B. am Gürtel getragen werden. [V336]

kontinuierliche [engl. *continuous*] *subkutane Insulininfusion),* zunehmend Kinder und dabei v. a. jüngere Kinder (etwa ¾ der unter 5-Jährigen haben eine Insulinpumpe).

Der Katheter liegt subkutan, die Pumpe wird in einer Tasche körpernah getragen (→ Abb. 26.18). Die Insulinpumpentherapie erfolgt ebenfalls nach dem Basis-Bolus-Prinzip: Den ganzen Tag über wird eine einprogrammierte Basalrate von kurz wirksamem Insulin freigesetzt, die stündlich oder halbstündlich abgestuft vorgewählt werden kann. Zusätzlich ruft die Patientin auf Knopfdruck vor den Mahlzeiten einen Bolus ab, den sie wie bei der intensivierten konventionellen Insulintherapie abhängig vom zuvor bestimmten Blutzuckerwert berechnet. Den Vorteilen wie meist besserer Stoffwechseleinstellung, Möglichkeit geringster Insulinmengen und weniger Spritzen stehen auch Nachteile gegenüber (ständig liegender Katheter, bei Defekt rasche Ketoazidoseentwicklung → Tab. 26.6).

Eine neue Entwicklung sind **rtCGM-Systeme** *(Real time continuous glucose monitoring, kontinuierliche interstitielle Glukosemessung in Echtzeit)* oder **iscCGM-Systeme** *(Intermittent scanning CGM, Flash glucose monitoring, FGM):* Ein subkutan liegender Glukosesensor, der über mehrere Tage verbleiben kann, misst alle paar Minuten die Glukosekonzentration im Subkutangewebe (nicht im Blut!), übermittelt sie zu einem Anzeigegerät oder zum Display einer Insulinpumpe und gibt teilweise bei Über-/Unterschreiten voreingestellter Werte Alarm [7]. Ein erstes **Hybrid-Closed-Loopsystem** mit automatischer Anpassung der Basalrate ist in den USA erhältlich.

Kombinationen mit oralen Antidiabetika

Bei Typ-2-Diabetikerinnen, deren Stoffwechseleinstellung mit oralen Antidiabetika unbefriedigend ist, wird häufig eine Kombinationstherapie mit Insulin praktiziert.

- Bei der **basalunterstützten oralen Therapie** *(BOT)* wird zusätzlich zu den oralen Antidiabetika abends ein (niedrig dosiertes) Langzeitinsulin gegeben (→ Abb. 26.17). Sie ist gleichzeitig einfach und effektiv, was besonders bei älteren, nur eingeschränkt schulbaren Personen von großem Wert ist
- Bei der *prandialen* oder **supplementären Insulintherapie** *(SIT)* wird zusätzlich zu den oralen Antidiabetika vor jeder Mahlzeit ein kurz wirksames Insulin gegeben (→ Abb. 26.17). Die Dosis ist – bei immer in etwa gleicher Portionsgröße – fest oder wird aus einer Tabelle je nach aktuellem Blutzucker abgelesen.

Durchführung der Insulininjektion

Insulin wird – abgesehen von der i. v.-Injektion durch die Ärztin – immer *subkutan* gespritzt. Dabei sind die Injektionsstellen systematisch zu wechseln, um Veränderungen des Unterhautfettgewebes zu verhindern (→ Abb. 26.19). Jede Einstichstelle wird mindestens 2–3 cm neben der vorherigen Stelle gewählt, um die Insulinwirkung zu gewährleisten und Lipodystrophien zu vermeiden.

Die meisten Kinder können die eigenständige Injektion ab dem frühen Grundschulalter erlernen.

Lipodystrophien (→ Abb. 26.20) sind Veränderungen des Unterhautfettgewebes.

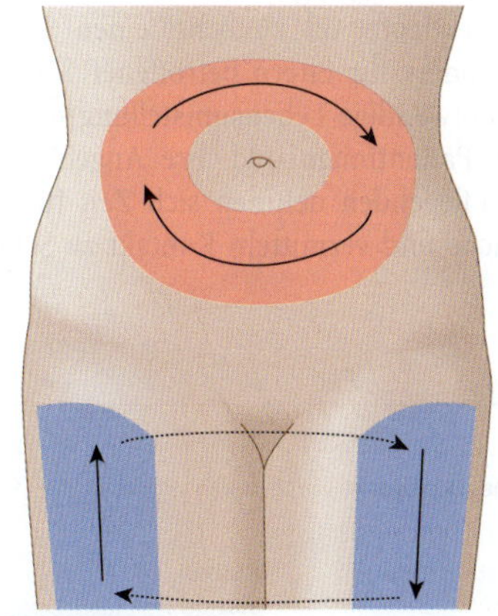

Abb. 26.19 Beispiel eines Spritzenkalenders. In Rot der Injektionsbereich für Insuline, bei denen ein rascher Wirkstoffeintritt erwünscht ist, in Blau der für lang wirksame Insuline. Die Injektionsstellen werden systematisch, z. B. im Uhrzeigersinn, gewechselt. Zum Nabel sind etwa zwei Querfinger Abstand zu halten, zum Knie mindestens eine Handbreit. [L190]

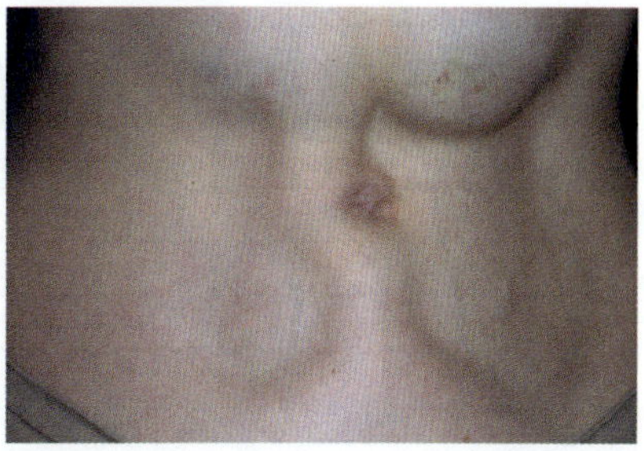

Abb. 26.20 Lipodystrophie, hier am Bauch. [O909]

Sie beeinflussen die Insulinresorption und sind oft der Grund für scheinbar unerklärliche Blutzuckerschwankungen. Möglich sind sowohl *Lipohypertrophien* (Fettgewebsverdickungen) als auch *Lipatrophien* (Rückbildungen des Fettgewebes).

Insulininjektion mit Pen

In der Regel erfolgt die Insulinjektion heute mit einem Pen (→ Abb. 26.21). Penpatronen enthalten überwiegend die *Insulinkonzentration 100 IE/ml,* wenige Fertigpens 200 IE/ml oder 300 IE/ml. Der Pen gehört in Patientenhand! Pflegefachpersonen vermitteln alle notwendigen Informationen zum korrekten Umgang (z. B. auch zum Wechsel der Insulinpatrone) und zur Durchführung der Injektion. Fertigpens sind v. a. für Menschen geeignet, die den Patronenwechsel nicht bewerkstelligen können.

Für den Fall eines defekten Pens ist immer ein Ersatzpen vorrätig zu halten.

- Verzögerungsinsulin vor dem Injizieren durch 20-maliges Schwenken (nicht rollen, nicht schütteln) durchmischen
- Schutzkappe entfernen und Einmalkanüle aufschrauben
- 1–2 Einheiten abgeben (zur Funktionskontrolle und zur Entfernung von Luft aus der Kanüle)
- Verordnete Insulindosis am Dosierrad einstellen
- Ggf. Haut desinfizieren
- Ggf. Hautfalte bilden, Kanüle zügig im 45°- oder 90°-Winkel einstechen (→ Tab. 26.10)
- Injektionsknopf ganz herunterdrücken und im Dosisfenster prüfen, ob alle Einheiten verabreicht wurden („0“ erscheint)
- Nach der Injektion 10 Sek. abwarten, damit sich das Insulin verteilen kann, dann Kanüle herausziehen, Hautfalte loslassen, Kanüle sicher entsorgen. Ggf. kurz einen Tupfer auf die Injektionsstelle drücken.

Tab. 26.10 Verschiedene Nadellängen und ihre Verwendung bei Insulinpens [28].

Nadellänge	Hautfaltenbildung	Einstichwinkel
Kinder und Jugendliche, schlanke Erwachsene		
4 mm	Nein	90°
5 mm	Ja	90°
6 mm	Ja	45°
Erwachsene		
4 mm	Nein	90°
5 und 6 mm	Ja/Nein	90°
8 mm (starkes Übergewicht)	Ja	45°

Hautdesinfektion vor Insulininjektion

Injiziert sich die Patientin das Insulin selbst, kann sie bei guter Körperpflege auf die vorherige Hautdesinfektion verzichten.

Übernimmt eine Pflegefachperson die Injektion, muss sie eine Hautdesinfektion durchführen, auch in der häuslichen Umgebung. Es ist darauf zu achten, dass das Hautdesinfektionsmittel vor der Injektion vollständig abgetrocknet ist [12].

Verwendung der Injektionskanüle

Von der Wiederverwendung von Penkanülen ist abzuraten. Ungenaue Dosierung und Nadelverformung, durch die das Subkutangewebe geschädigt werden kann, können die Folge sein [13].

Wirkbeginn und -dauer des Insulins

Wie schnell und wie lange das gespritzte Insulin wirkt, hängt von mehreren Faktoren ab:

- In den Bauch gespritztes Insulin wird schneller resorbiert als in den Oberschenkel gespritztes, denn das Unterhautfettgewebe des Bauchs ist besser durchblutet. Bei Mischinsulinen empfiehlt es sich, morgens in den Bauch und abends in die Oberschenkel zu spritzen, bei der intensivierten konventionellen Insulintherapie das kurz wirksame Insulin in den Bauch und das Verzögerungsinsulin in den Oberschenkel
- Nach Reiben der Injektionsstelle, Wärme (warmes Baden, Sauna) oder Muskelarbeit tritt die Insulinwirkung schneller ein und ist evtl. verkürzt
- Je höher die Insulindosis, desto länger wirkt das Insulin (nicht bei kurz wirksamen Insulin-Analoga).

26.6.9 Patientensituation

Eine Patientin mit länger bestehendem Diabetes mellitus ist oft gut geschult. Die Pflegenden unterstützen sie im Rahmen ihrer aktuellen Einschränkungen, ermöglichen ihr ansonsten den gewohnten eigenverantwortlichen Umgang mit der Erkrankung.

Wird ein Diabetes mellitus erstmalig diagnostiziert, liegt die Hauptaufgabe der Pflegefachpersonen in der Begleitung, Anleitung und Beratung der Patientin. Die Diagnose bedeutet oft zunächst einen Schock (besonders für Eltern betroffener Kinder), die notwendige Lebensumstellung belastet viele Patientinnen und ihre Angehörigen. Die Pflegenden nehmen sich Zeit für Gespräche und vermitteln Kontakt zu Selbsthilfegruppen, Informationsstellen oder spezialisierten Fachpraxen und -kliniken.

Beruf und Freizeit

Menschen mit Diabetes sind in ihren Alltagsaktivitäten nur bedingt eingeschränkt. Insbesondere insulinpflichtige Diabetikerinnen müssen Rücksicht auf ihre Erkrankung nehmen.

Günstig sind Berufe mit regelmäßiger Arbeitszeit und gleichmäßiger körperlicher Belastung, z. B. Büro- oder Handwerksberufe. Berufe mit Nacht-, Schichtdienst sind eher ungünstig, aber bei kooperativen, gut geschulten Patientinnen auch möglich. Berufe mit erhöhter Eigen- oder Fremdgefährdung sind jedoch ungeeignet, da eine Hypoglykämie zu schweren Unfällen führen kann. Hier sind etwa Dachdecker, Gerüstbauerinnen, Fensterputzer, Lokomotivführerinnen, Taxi- und Busfahrer zu nennen. Ggf. ist nach Manifestation eines Diabetes mellitus eine Umschulung erforderlich.

Kinder und Jugendliche

In Deutschland leben gut 30.000 Kinder und Jugendliche mit einem Diabetes mellitus Typ 1, Tendenz steigend. Inwieweit Kinder lernen, mit ihrer Erkrankung zurechtzukommen, hängt maßgeblich von den Eltern ab.

Grundlage ist eine (altersangepasste) Schulung von Kindern, Eltern, möglichst auch Erziehern und Lehrkräften, die alle 2–3 Jahre wiederholt wird.

Therapieziel ist neben einer möglichst guten Blutzuckereinstellung eine normale psychosoziale Entwicklung. Ernährung und Tagesablauf sollten daher so normal und flexibel sein wie möglich, das Kind soll zunehmend Eigenverantwortung übernehmen dürfen (→ Abb. 26.22). Und: Der Diabetes darf nicht zum beherrschenden Thema in der Familie werden.

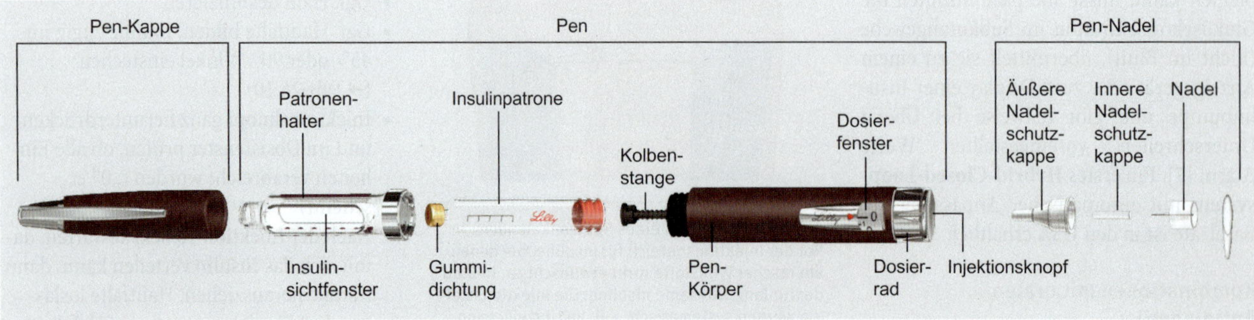

Abb. 26.21 Insulinpen (zerlegt) zur exakten und schnellen Insulingabe ohne Aufziehen einer Spritze. Im Pen liegt eine Insulinpatrone mit bis zu 900 Einheiten Insulin. Man stellt die gewünschte Insulinmenge in Einheiten ein. Durch Knopfdruck wird die vorgegebene Insulinmenge gespritzt. [U126]

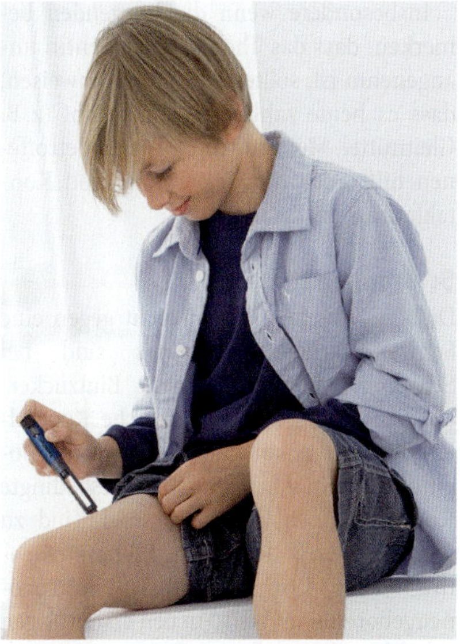

Abb. 26.22 Kind mit Diabetes. Kinder sollten möglichst früh beim Spritzen miteinbezogen werden. [U117]

26.6.10 Beobachten, Beurteilen und Intervenieren

Ernährung → 26.6.11

Bewegung

Patientinnen mit Typ-1-Diabetes möchten (und sollen) wie gleichaltrige Gesunde körperlich aktiv sein. Es gibt auch Leistungssportler mit Typ-1-Diabetes.

Bewegung wirkt blutzuckersenkend. Typ-1-Diabetikerinnen sind prinzipiell hypoglykämie- und ketoazidosegefährdet und müssen deshalb Vorsichtmaßnahmen treffen. Einige Sportarten, z. B. Schwimmen, sollten möglichst nicht alleine ausgeübt werden. Wenige Sportarten, die nicht unterbrochen werden können oder mit einer hohen Selbstgefährdung einhergehen, sind ungeeignet (z. B. Fallschirmspringen, Wildwasser-Kanufahrten, extreme Klettertouren). Möchte eine Betroffene diese Sportarten ausüben, sind besonders gute Schulung, Planung und Sorgfalt vonnöten [14].

Eine allgemeingültige Regel, ab wann eine Änderung der Insulindosis oder der Ernährung erforderlich ist, gibt es nicht:

- Je höher die körperliche Anstrengung ist, desto stärker sinkt der Blutzucker
- Je ballaststoffreicher die zuvor gegessene Nahrung war, desto eher bleibt der Blutzucker einigermaßen konstant.

Nur durch häufige Blutzuckerselbstkontrollen vor, während *und* nach der körperlichen Belastung (Sport wirkt bis zu 48 Std. „nach") können Betroffene herausfinden, wie ihr Blutzucker beeinflusst wird, und sich entsprechend darauf einstellen.

Als Richtlinien können gelten:

- Vor *kurzzeitigem* Sport in den ersten 3 Std. nach einer Mahlzeit ist die Reduktion des kurz wirksamen Insulins vor der Mahlzeit sinnvoll. Bei späterem oder ganz spontanem Sport ist die Zufuhr schnell resorbierbarer Kohlenhydrate nötig
- Bei einem Training *länger als 4 Std.* ist in der Regel eine Reduktion des Insulins empfehlenswert, z. B. nur die Hälfte des Mahlzeiteninsulins
- Bei *ganztägigen Belastungen* kommen die meisten Diabetikerinnen mit einer Kombination aus beidem am besten zurecht. Auch das Basalinsulin kann reduziert werden.

Diabetikerinnen sollten immer genügend Traubenzucker und/oder süße Getränke mit sich führen. Begleitpersonen sollten über die Erkrankung Bescheid wissen und möglichst in die Technik der Glukagoninjektion (→ 26.6.8) eingewiesen sein. Bei Blutzuckerwerten über 250 mg/dl (13,9 mmol/l) und positiven Ketonen im Urin darf kein Sport getrieben, sondern muss erst die Stoffwechsellage korrigiert werden.

Anders ist die Situation bei **Menschen mit Typ-2-Diabetes.** Hier verbessert Bewegung (insbesondere Ausdauertraining) Insulinresistenz und Stoffwechsellage. Gleichzeitig haben die meisten Betroffenen sich lange kaum bewegt und nicht selten (meist ungerechtfertigte) Angst vor Unterzuckerung. Sportgruppen für Typ-2-Diabetikerinnen, betreut von speziell ausgebildeten Übungsleitern, können hier den Einstieg ermöglichen und wieder Spaß an der Bewegung wecken. Wichtig ist, vorsichtig, aber regelmäßig zu beginnen und das Training langsam und individuell zu steigern.

Haut

Schlecht eingestellte Diabetikerinnen sind gefährdet für bakterielle und Hefepilzinfektionen (→ 30.9.2) und leiden häufig unter einer trockenen, juckenden Haut. Pflegende informieren über die Notwendigkeit einer guten Körperhygiene und beraten zur geeigneten Hautreinigung und -pflege (→ 6.1.4, → 6.1.5). Sorgfältiges Abtrocknen in den Hautfalten beugt einer Hautpilzbildung vor. Atmungsaktive Kleidung reduziert die Gefahr von Schwitzen und feuchten Kammern. Durch tägliche Beobachtung der Haut können Veränderungen frühzeitig erkannt und behandelt werden.

Fußpflege

Diabetikerinnen mit Neuropathie müssen in besonderem Maße auf ihre Füße achten. Das diabetische Fußsyndrom ist eine schwerwiegende Folgeerkrankung des Diabetes (→ 26.6.6). Durch das reduzierte Schmerzempfinden werden Verletzungen oft nicht gleich bemerkt, Wunden heilen aufgrund der schlechten Durchblutung meist schlecht. Durch die verminderte Schweißsekretion (autonome Neuropathie) ist die Haut trocken und rissig.

- Die Füße täglich mit körperwarmem Wasser (Thermometer benutzen) und einem Syndet mit saurem pH-Wert waschen/abduschen, danach sorgfältig abtrocknen. Bei trockener, rissiger Haut die Füße (*nicht* die Zehenzwischenräume) pflegen (→ 6.1.5)
- Täglich die Füße auf Druckstellen, Hornhaut, Blasen, Rötungen und Verletzungen inspizieren. Zum Betrachten der Fußsohle Spiegel benutzen oder Angehörigen um Hilfe bitten
- Strumpfmaterial wählen, das ein trockenes Milieu begünstigt (z. B. Baumwolle, Seide). Strümpfe sollten keine Nähte oder einschneidende Bündchen haben
- Die Zehennägel zum Kürzen feilen (mit einer kleinen Abrundung an den Ecken). Keine scharfen Werkzeuge verwenden (Verletzungsgefahr!). Bei Hühneraugen, Hornhaut und eingewachsenen Nägeln muss eine Fußpflegerin (Podologin) die Fußpflege übernehmen
- Auch kleinste Verletzungen an den Füßen desinfizieren und (ärztlich) beobachten (lassen), da Entzündungen und Nekrosen drohen. Bei bestehender Neuropathie barfuß gehen vermeiden
- Bei Sensibilitätsstörungen weder Wärmflasche noch Heizkissen verwenden (Verbrennungsgefahr). Besser ist z. B. das Tragen von warmen Socken
- Weiche Lederschuhe tragen. Schuhe regelmäßig auf Falten in der Einlegesohle, Steinchen oder erhabene Nähte kontrollieren, damit diese nicht unbemerkt zu Druckstellen und in der Folge zu ernsten Schäden am Fuß führen. Speziell angepasste Schuhe mit einer entsprechenden Druckentlastung sind v. a. bei Veränderungen des Fußskeletts und Druckstellen erforderlich [15].

Körpertemperatur

Bei fieberhaften Infektionen kann es – insbesondere bei Typ-1-Diabetes – rasch zu einer hyperglykämischen Stoffwechselentgleisung kommen. Die Pflegenden kontrollieren daher die Körpertemperatur regelmäßig und messen bei Fieber den Blutzucker häufiger.

Ambulante Pflege: Diabetikerinnen mit scheinbar „harmlosen" Infekten sollten häufiger den Blutzucker messen (lassen), ggf. Besuch der Hausärztin anfordern.

Ausscheidung

Eine erhöhte Urinmenge und starker Durst sind immer als Hinweis auf hohe Blutzuckerspiegel zu werten.

Bei Diabetes ist das Risiko für Harnwegsinfekte erhöht. Daher müssen Betroffene unbedingt über die Zeichen einer Blasenentzündung (→ 33.4.1) aufgeklärt werden. Im Rahmen einer diabetischen Polyneuropathie können Blasenentleerungsstörungen mit *Restharnbildung* die Gefahr weiter erhöhen. Oft hilft dann Blasentraining. Außerdem kann es zu Harn- oder Stuhlinkontinenz kommen. Ebenfalls durch die Neuropathie bedingt, können phasenweise (nächtliche) Durchfälle im Wechsel mit einer Obstipation auftreten. Die damit verbundene unterschiedliche Nahrungsresorption erschwert die Stoffwechseleinstellung erheblich.

Schlaf

Eine große Gefahr sind nächtliche Hypoglykämien bei Patientinnen, die mit Insulin und/oder Sulfonylharnstoffen behandelt werden (besonders in Kombination mit Alkohol), meist zwischen 2 und 3 Uhr nachts. Sie können auch Patientinnen betreffen, die tagsüber unauffällig sind. Auf Schlafmittel sollte möglichst verzichtet werden, da sie die Symptomatik nächtlicher Stoffwechselentgleisungen verschleiern können.

VORSICHT! Die Hauptsymptome **nächtlicher Hypoglykämien** sind unruhiger Schlaf, Angstträume, Schwitzen und verändertes Atemgeräusch sowie morgendliche Kopfschmerzen. Typische Situation: Die Pflegefachperson im Nachtdienst findet die Patientin blass und kaltschweißig im Bett vor.

Langjährige Diabetikerinnen schlafen trotzdem häufig weiter, sodass den Pflegenden nur das vermehrte Schwitzen der Patientin auffällt:

- Die Pflegenden wecken die Patientin dann und kontrollieren den Blutzucker. Bei niedrigen Werten soll sie Kohlenhydrate, z. B. Traubenzucker, Apfelsaft und/oder Brot, zu sich nehmen (Traubenzucker und Apfelsaft wirken schnell, Brot hält länger vor)
- Ist die Patientin nicht weckbar, wird *sofort* die Ärztin benachrichtigt. Danach wird der Blutzucker bestimmt und ggf. eine Glukoseinfusion vorbereitet.

Übergewichtige Typ-2-Diabetikerinnen haben ein erhöhtes Risiko für eine Schlafapnoe, deshalb Schlaf auf Atempausen beobachten.

Bei einer diabetischen Polyneuropathie kann die Bettdecke schmerzhaft schwer sein und den Schlaf stören.

Nächtliche Blutzuckerkontrollen

Angestrebt wird ein nächtlicher BZ-Wert von 100–150 mg/dl (4,4–8,3 mmol/l). Insbesondere in der Einstellungsphase sind nächtliche Blutzuckerkontrollen nötig:

- Bei einem 22-Uhr-Blutzucker zwischen 100 und 120 mg/dl (4,4–6,7 mmol/l) sind keine besonderen Maßnahmen erforderlich. Ist der Nüchtern-Blutzucker am nächsten Morgen ebenfalls normal und die Patientin ausgeruht und beschwerdefrei, kann man davon ausgehen, dass der Blutzucker auch während der Nacht in Ordnung war
- Liegt der 22-Uhr-Blutzucker zwischen 50 und 100 mg/dl (2,8–4,4 mmol/l), soll die Patientin eine schnell und eine langsam resorbierbare KHE/BE essen
- Liegt der Blutzucker um 22 Uhr unter 50 mg/dl (2,8 mmol/l), soll die Patientin zwei KHE/BE zusätzlich essen und ihre übliche Insulindosis spritzen. Weitere Blutzuckerkontrollen sind dann um 24:00 und 3:00 Uhr notwendig
- Bei normalem 22-Uhr-Blutzucker, aber hohen morgendlichen Blutzuckerwerten sollte der Blutzucker um 3:00 Uhr kontrolliert werden, da ein hoher Nüchtern-Blutzucker auch Gegenreaktion auf eine unbemerkte nächtliche Hypoglykämie sein kann **(Somogyi-Effekt).** Zweite Möglichkeit ist das **Dawn-Phänomen,** bei dem der Blutzucker zwischen 3:00 und 7:00 Uhr durch Freisetzung von Glukose aus der Leber ansteigt.

Diabetes mellitus und Sexualität

Nicht wenige Menschen mit Diabetes haben sexuelle Funktionsstörungen, wobei eine verminderte sexuelle Erregbarkeit am häufigsten ist.

Viele Betroffene möchten hierüber Informationen, scheuen sich aber, dies offen anzusprechen. Die Pflegenden sollten auf entsprechende Andeutungen achten, sich bemühen, ein Vertrauensverhältnis aufzubauen und ein Gespräch anbieten oder ein Gespräch mit der behandelnden Ärztin/Urologin vermitteln.

Insbesondere wenn die Pflegenden bemerken, dass das Thema der Patientin unangenehm ist, sollten sie darauf hinweisen, dass es heute zahlreiche Hilfen gibt (z. B. Gleitmittel, Medikamente). Vielen Betroffenen hilft auch die Vermittlung von Kontaktadressen.

Schwangerschaft

Diabetes mellitus spricht nicht gegen eine Schwangerschaft. Allerdings sind bei Schwangeren eine normnahe Blutzuckereinstellung und häufige ärztliche Kontrollen durch Gynäkologinnen und Diabetologinnen unerlässlich, um diabetesbedingte Komplikationen bei Mutter und Kind zu vermeiden (z. B. diabetische Embryofetopathie → Tab. 34.16). Das Baby ist ein Risikoneugeborenes und wird in den ersten Tagen sorgfältig überwacht.

26.6.11 Ernährung bei Diabetes mellitus

Normale Vollwertkost

Die Ernährung bei Diabetes mellitus entspricht im Wesentlichen einer gesunden Vollwertkost, wie sie auch für Gesunde wünschenswert ist.

Die **Ernährung** muss den Kalorien- und Nährstoffbedarf der Patientin decken (→ 7.1). Wie viele Kalorien benötigt werden, hängt wie bei Gesunden von Geschlecht, Alter, Beruf und Freizeitaktivitäten ab.

Ernährungsberatung

Energiebedarf bestimmen → 7.1.3

Der Kostplan muss sich in erster Linie der Patientin anpassen und nicht umgekehrt. Ausgehend von der Ernährungsanamnese (z. B. Tagesablauf, Geschmacksvorlieben) erstellt eine Diätassistentin/Diabetesberaterin zusammen mit der Patientin einen Kostplan:

- Bei **übergewichtigen Menschen mit Typ-2-Diabetes,** also mindestens 80 % der Patientinnen, steht der *Energie-* und damit *Kaloriengehalt* der Nahrung im Vordergrund. Sie sollten zwar über die Blutzuckerwirksamkeit der Kohlenhydrate Bescheid wissen und diese bei der Ernährung berücksichtigen, grammgenaue Kenntnis ist jedoch nicht notwendig. Diese Patientinnen müssen vielmehr bezüglich einer *Reduktionsdiät* (⅔ des Kalorienbedarfs) und langfristigen Ernährungsumstellung beraten werden (→ 26.7.1)

- **Patientinnen mit konventioneller Insulintherapie** müssen über Kohlenhydratmengen und Berechnungseinheiten Bescheid wissen. Für diese meist älteren Personen empfiehlt sich auch die Erstellung konkreter Tageskostpläne, um eine gleichmäßige Verteilung der Kohlenhydrate über den Tag sicherzustellen. Außerdem sollten sie wissen, welche Nahrungsmittel sie gegeneinander austauschen können
- **Patientinnen mit intensivierter konventioneller Insulintherapie** können über Zahl und Zeitpunkt der Mahlzeiten weitgehend frei entscheiden. Voraussetzungen sind Blutzuckerselbstkontrollen (→ 26.6.12) und Übung im Schätzen von Kohlenhydratmengen und Berechnen der notwendigen Insulindosis. Für diese Patientinnen sind Kostpläne eine Hilfestellung für den Anfang.

Kohlenhydrate und ihre Berechnung

Menge der Kohlenhydrate. Als Maß für die Kohlenhydratmenge setzt sich zunehmend die **Kohlenhydrateinheit** (kurz *KE, KHE*) für eine Kohlenhydratportion von 10 g durch. Nach wie vor genutzt wird außerdem die **Berechnungseinheit** (kurz *BE*, früher *Broteinheit*) für eine Kohlenhydratportion von 12 g. Gelegentlich werden beide auch synonym benutzt für eine Kohlenhydratportion von 10–12 g.

Da der Kohlenhydratgehalt der Nahrungsmittel sehr unterschiedlich ist, muss die Patientin wissen, wie viel Lebensmittel in Gramm einer KE entspricht und wie schwer die Portion in ihrer Hand ist. Dazu benötigt sie zumindest anfangs eine spezielle Diätwaage, mit der sie alle kohlenhydratreichen Lebensmittel auswiegt. Geübte können den KE-Gehalt einer Portion abschätzen.

Art der Kohlenhydrate. Nicht nur die *Menge*, auch die *Art* der Kohlenhydrate ist wesentlich. Zuckerhaltige Nahrungsmittel wie Säfte oder Weißbrot führen zu einer raschen, ballaststoffreiche wie z. B. Vollkornbrot zu einer langsamen Blutzuckererhöhung. Der Blutzuckeranstieg wird darüber hinaus davon beeinflusst, welche weiteren Lebensmittel gleichzeitig gegessen werden.

Zu den kohlenhydrathaltigen Nahrungsmitteln zählen:

- Getreide- und Getreideprodukte (z. B. Brot, Zwieback, Nudeln, Reis, Mais)
- Kartoffeln und Kartoffelprodukte (z. B. Pommes frites, Kartoffelpüree, Chips)
- Obst, Säfte
- Milch und einige Milchprodukte (z. B. Joghurt, Buttermilch, Kefir, Molke)
- Zuckerhaltige Nahrungsmittel (z. B. Honig, Süßigkeiten, Kuchen, Eis)
- Die meisten Gemüse und Salate enthalten vorwiegend Wasser und Ballaststoffe; sie haben in Normalportionen bis etwa 200 g keinen Einfluss auf den Blutzucker und werden dann nicht berechnet. Kohlenhydratreiche Gemüse, v. a. Hülsenfrüchte und Mais, müssen hingegen berücksichtigt werden.

Bestimmte Lebensmittel einer Kohlenhydratgruppe können durch andere Kohlenhydratträger *derselben* Gruppe ersetzt werden, z. B. Nudeln statt Reis. Sog. **Kohlenhydrat-Tabellen** enthalten den Kohlenhydratgehalt der einzelnen Lebensmittel und auch Möglichkeiten für den „gleichwertigen" Austausch [16]. Auf industriellen Fertigprodukten ist der Kohlenhydratgehalt in der Regel auf der Verpackung aufgedruckt.

Eine andere Möglichkeit ist das Arbeiten mit dem **glykämischen Index** (kurz *Glyx, GI*): Er ist ein Maß für die blutzuckersteigernde Wirkung der Kohlenhydrate in einem bestimmten Lebensmittel im Vergleich zu Glukose (Traubenzucker). Für Glukose wurde 100 als Referenzwert definiert. Je niedriger der GI, desto langsamer gehen die Kohlenhydrate ins Blut über. Eine Weiterentwicklung ist die **glykämische Last,** die den glykämischen Index auf eine Portion bezieht. Menschen mit Diabetes mellitus sollten Lebensmittel mit niedrigem glykämischen Index bzw. niedriger glykämischer Last bevorzugen.

Verteilung der Kohlenhydrate. Dritte Einflussgröße neben *Menge* und *Art* der Kohlenhydrate ist ihre *zeitliche Verteilung* über den Tag. Für Patientinnen mit einer konventionellen Insulintherapie ist eine relativ regelmäßige Verteilung der Kohlenhydrate über den Tag in sechs Mahlzeiten am günstigsten, um Blutzuckerspitzen, aber auch Hypoglykämien zu vermeiden. Gut geschulte Diabetikerinnen mit einer intensivierten Insulintherapie können Zahl und Zeitpunkt ihrer Mahlzeiten (fast) frei wählen.

Süßungsmittel

Nach heutigem Kenntnisstand verschlechtern geringe Zuckermengen bis etwa 10 g täglich (= zwei gestrichene Teelöffel) den Blutzuckerspiegel nicht, falls der Zucker im Rahmen von Mahlzeiten verzehrt und durch eine entsprechende Insulindosis abgedeckt wird. Zu meiden sind jedoch zuckerhaltige Getränke. Sie dürfen nur bei Hypoglykämie gegeben werden.

Süßstoffe wie Saccharin, Cyclamat, Aspartam oder Stevia enthalten keine Kalorien und müssen nicht berechnet werden.

Zuckeraustauschstoffe wie Sorbit, Isomaltose, Fruktose und Xylit werden nicht mehr empfohlen. Sie enthalten wie Zucker „leere" Kalorien und Kohlenhydrate und haben sich für den Stoffwechsel als nicht vorteilhaft erwiesen.

Getränke

Menschen mit Diabetes sollen reichlich trinken. Ideal sind z. B. (Kräuter-)Tee, Mineralwasser, ungesüßter Kaffee oder Lightgetränke mit Süßstoffen. Bedingt geeignet sind Fruchtsäfte, da hier Kalorien- und Kohlenhydratgehalt zu berücksichtigen sind. Je mehr ein Saft mit Wasser verdünnt ist, desto besser. Ungeeignet sind alle stark zuckerhaltigen Getränke (Cola, Limonade).

Alkohol kann auch bei Diabetes in Maßen genossen werden, wobei Getränke mit wenig Restsüße zu empfehlen sind (trockener Wein/Sekt). Ungeeignet sind alle Alkoholika mit hohem Zuckeranteil (z. B. Liköre, lieblicher Wein/Sekt). Zu beachten ist, dass Alkohol bei der Therapie mit oralen Antidiabetika oder Insulin zu einer Hypoglykämie führen kann, da er die Glukoneogenese in der Leber hemmt.

26.6.12 Strukturierte Diabetesschulung

Je besser eine Diabetikerin geschult ist, desto geringer sind die Einschränkungen seiner Lebensqualität. Der Inhalt der Schulung hängt auch von der Lernfähigkeit der Patientin ab, ggf. werden auch Angehörige geschult:

- Bei *alleiniger Ernährungstherapie:* Erklärung der Krankheit, Diätetik (mit besonderer Betonung der Kohlenhydrate und der Fette, → 26.6.11), Wirkung von Alkohol, Bedeutung von Fuß- und Körperpflege (→ 26.6.10), Wichtigkeit ärztlicher Kontrollen
- Bei *oralen Antidiabetika* zusätzlich: Blutzucker-Selbstkontrolle, Auswirkungen körperlicher Bewegung (→ 26.6.10), Zeichen der Hypoglykämie und Selbsthilfemöglichkeiten (→ 26.6.5)
- Bei *Insulintherapie* zusätzlich: Blutzucker-Selbstkontrolle, Umgang mit Insulin (→ 26.6.8), Injektionsorte, Spritz-Ess-Abstand, Kohlenhydrateinheit als Maß für die Kohlenhydratmenge, Verhalten in besonderen Situationen (z. B. Krankheit, Sport, Reisen, auch → 26.6.10).

Strukturierte Beratungs- und Schulungsprogramme ermöglichen einen systematischen und zielorientierten Lernprozess bei der Patientin. Untersuchungen bestätigen, dass geschulte Patientinnen deutlich mehr über den Diabetes und seine Behandlungsmöglichkeiten wissen.

Viele Krankenhäuser beschäftigen speziell ausgebildete Pflegefachpersonen (Diabetesberaterinnen, -assistentinnen), die zusammen mit Diätassistentinnen und ärztlichem Personal die Diabetikerschulung übernehmen. Besonders intensiv ist die Schulung in *Diabeteskliniken* und *Schwerpunktpraxen.*

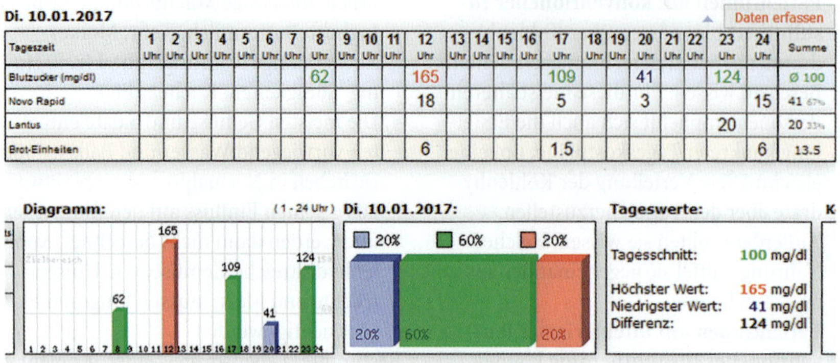
Di. 10.01.2017

Daten erfassen

Tageszeit	1 Uhr	2 Uhr	3 Uhr	4 Uhr	5 Uhr	6 Uhr	7 Uhr	8 Uhr	9 Uhr	10 Uhr	11 Uhr	12 Uhr	13 Uhr	14 Uhr	15 Uhr	16 Uhr	17 Uhr	18 Uhr	19 Uhr	20 Uhr	21 Uhr	22 Uhr	23 Uhr	24 Uhr	Summe
Blutzucker (mg/dl)								62				165					109			41			124		Ø 100
Novo Rapid												18					5			3				15	41 67%
Lantus																							20		20 33%
Brot-Einheiten												6					1.5							6	13.5

Abb. 26.23 Diabetestagebuch. Diabetestagebücher sind mittlerweile in Papierform und elektronisch (für PC, Smartphone, mit Möglichkeit verschiedener Statistiken) erhältlich. [X365]

Diabetesselbstkontrolle

Die **Diabetesselbstkontrolle** ist unerlässlicher Bestandteil der modernen Diabetestherapie. Sie dient nicht nur der *Therapiekontrolle,* sondern ermöglicht der Betroffenen in gewissem Umfang auch eigenständige *Korrekturen* der Behandlung. Dies erfordert aber zumindest in den Anfangsmonaten das konsequente Führen eines Diabetestagebuchs (→ Abb. 26.23), in dem alle Befunde der Selbstkontrolle sowie Besonderheiten der Lebensführung (z. B. Einladungen, Sport) und Erkrankungen (z. B. Infekte) einschließlich der getroffenen Maßnahmen eingetragen werden. Nur so kann die Betroffene nachvollziehen, welche Auswirkungen z. B. ein Korrekturversuch bei Hyperglykämie hatte.

Notfallausweis oder Tagebuch sollten Diabetikerinnen stets bei sich tragen, damit etwa bei Bewusstlosigkeit rasch geholfen wird.

Urinazetonselbstkontrolle

Azeton gehört zu den sog. *Ketonkörpern,* die bei gesteigertem Fettabbau (etwa bei Insulinmangel) vermehrt gebildet und mit dem Urin ausgeschieden werden. Weitere Ursachen für eine Ketonurie sind Sport, Hunger, Fieber, lang andauerndes Erbrechen oder sehr reichliche Fettzufuhr mit der Nahrung. Für den Azetonnachweis im Urin sind Streifen-Schnelltests im Handel.

! VORSICHT! Azeton im Urin ist immer ein Alarmsignal für eine Stoffwechselentgleisung. Kann diese nicht rasch durch Insulingabe und reichliches Trinken behoben werden, muss die Ärztin aufgesucht werden.

Blutzuckerselbstkontrolle

rtCGM-Systeme → 26.6.8

Die intensivierte Insulintherapie ist ohne Blutzuckerselbstkontrollen nicht durchführbar. Kapillarblut wird auf das Testfeld eines Blutzuckerteststreifens aufgebracht und dieser in ein kleines Messgerät gesteckt.

- Kapillare Blutentnahme → 42.5.1. Besonderheiten:
  - Eine Hautdesinfektion ist im häuslichen Bereich nicht notwendig. Wird desinfiziert, muss das Desinfektionsmittel vollständig abgetrocknet sein (Verfälschung des Messergebnisses)
  - Die Patientin sticht mit einer dünnen Nadel (Lanzette) oder einer Stechhilfe *seitlich* in die Fingerbeere. Das wird häufig als weniger schmerzhaft empfunden und die Einstichstelle stört nicht beim Tasten
- Wenn ein Wert unsicher erscheint, muss die Messung wiederholt werden.

Es sind viele verschiedene Geräte im Handel (→ Abb. 26.24). Mithilfe der Gebrauchsanweisung muss der korrekte Umgang damit gelernt werden. Der vom Gerät gemessene Wert sollte etwa alle drei Monate mit einer Labormessung verglichen werden.

Die Häufigkeit der Blutzuckerkontrollen hängt von der Therapieform ab (Faustregel: etwa so viele Messungen wie Insulininjektionen am Tag, zusätzlich gelegentliche Messungen des postprandialen und des nächtlichen Blutzuckers).

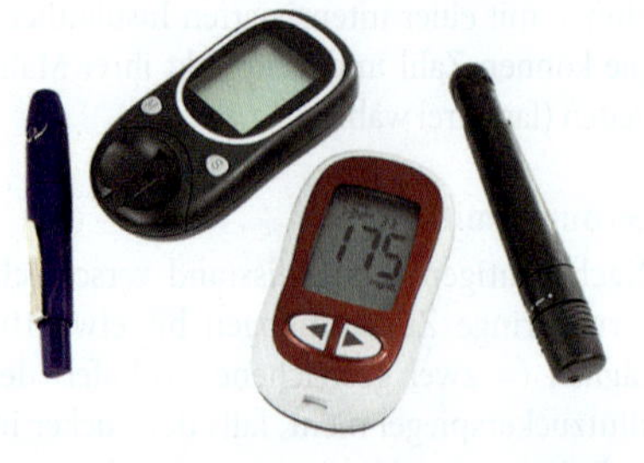

Abb. 26.24 Hilfsmittel für Menschen mit Diabetes. Menschen mit Diabetes steht heute eine Reihe von Hilfsmitteln zur Verfügung, angefangen beim Blutzuckermessgerät bis hin zu einer Software, die die gesammelten Messdaten auswertet. [J787]

Ärztliche Kontrolluntersuchungen

Zur strukturierten Diabetesschulung gehört auch die Information über die notwendigen ärztlichen Kontrollen, um Komplikationen rechtzeitig zu erkennen. Im Rahmen der Disease-Management-Programme (DMP) sind pro Jahr vier Vorstellungen bei der Hausärztin bzw. Diabetologin sowie jährliche Augen- und Zahnarztkontrollen vorgesehen. Bei Folgeerkankungen sind weitere Facharztbesuche nötig.

SPICKZETTEL

Diabetes mellitus

Definition: Stoffwechselstörungen mit chronisch erhöhtem Blutzucker durch gestörte Insulinsekretion/-wirkung.

Ursache/Risikofaktoren:
Diabetes mellitus Typ 1 – autoimmun bedingte Zerstörung der insulinproduzierenden Pankreaszellen → absoluter Insulinmangel.
Diabetes mellitus Typ 2 – Überernährung, Bewegungsmangel, Adipositas → Insulinempfindlichkeit ↓, gestörte Sekretion → relativer Insulinmangel.

Symptome:
Bei *Typ-1-Diabetes* Schwäche, gesteigerter Durst, Polyurie, evtl. Koma als Erstmanifestation.
Typ-2-Diabetes unbemerkt oder schleichend (Schwäche, Hautinfektionen), oft Teil des metabolischen Syndroms.
Akute Entgleisungen: Hypoglykämie (schnelle Entstehung, Leitsymptome Heißhunger, Schwitzen, Zittern, Bewusstseinsstörung), diabetisches Koma (langsamere Entstehung, Leitsymptome Durst, Polyurie, Dehydratation, Bewusstseinsstörung).
Folgeschäden: Herz-Kreislauf-Erkrankungen, diabetische Neuro-, Nephro-, Retinopathie, diabetisches Fußsyndrom.

Diagnostik: Blutuntersuchungen, evtl. Untersuchungen auf akute Gefährdung (z. B. BGA) oder Folgeschäden.
Therapie/Pflege:
Bei *Typ-1-Diabetes* Insulintherapie (meist ICT), Ernährung mit gesunder Vollwertkost und flexibler Insulintherapie.
Bei *Typ-2-Diabetes* diabetesgerechte Ernährung (meist kalorienreduziert), Bewegung, ggf. orale Antidiabetika, Insulin. Umfassende Patientenschulung.

26.7 Ernährungsbedingte Erkrankungen

Essstörungen → 38.6.5
Gedeihstörung → 18.2.4
Untergewicht und Mangelernährung → 7.3.2, → 7.3.3

26.7.1 Übergewicht und Adipositas

DEFINITION

Übergewicht *(Präadipositas):* Body-Mass-Index bei Erwachsenen 25–29,9 kg/m², bei Kindern und Jugendlichen in der 90.–97. alters- und geschlechtsspezifischen Perzentile.

Adipositas *(Fettleibigkeit, Fettsucht):* Body-Mass-Index bei Erwachsenen ≥ 30 kg/m², bei Kindern und Jugendlichen über der 97. alters- und geschlechtsspezifischen Perzentile.

Große medizinische und soziale Bedeutung durch das Risiko von Folgeerkrankungen. In Deutschland sind mehr als 40 % der Männer und knapp 30 % der Frauen übergewichtig, weitere knapp 20 % adipös [17]. Bei den Kindern und Jugendlichen sind es bereits 9,5 bzw. 5,9 % [18].

Krankheitsentstehung

Bei der Entstehung der häufigen **primären Adipositas** spielen genetische, metabolische, psychische und soziale Faktoren eine Rolle, doch ist ihre Gewichtung umstritten. Für die Einzelne ist entscheidend, dass durch falsches Essverhalten und/oder verminderte körperliche Bewegung die zugeführte über der verbrauchten Energie (→ 7.1.1) liegt.

Nur in ca. 3–5 % der Fälle können organische Ursachen wie eine Schilddrüsenunterfunktion (→ 26.3.4), ein Cushing-Syndrom (→ 26.5.1) oder ein Hypothalamustumor gefunden werden **(sekundäre Adipositas).** Auch einige Arzneimittel begünstigen bei Langzeiteinnahme eine Adipositas.

Adipositas erhöht das Risiko für viele Erkrankungen, etwa gestörte Glukosetoleranz/Diabetes mellitus Typ 2 (→ 26.6.2), Fettstoffwechselstörungen (→ 26.8), Fettleber (→ 25.4.3), Hypertonie, Arthrosen der unteren Extremität oder bestimmte Tumoren. Die Mechanismen sind nur teilweise geklärt. Sicher ist, dass vom Fettgewebe produzierte Hormone und Botenstoffe (z. B. Entzündungsbotenstoffe) eine Rolle spielen.

Übergewicht bei Kindern

Besonders ernst sind die vielen übergewichtigen/adipösen Kinder und Jugendlichen. Sie sind bereits im frühen oder mittleren Erwachsenenalter von Folgeerkrankungen wie Diabetes mellitus Typ 2 bedroht. Die Ursachen sind in vielen Fällen die „drei C“: *C*ola (oder andere süße Getränke), *C*hips (oder andere fett-/zuckerreiche Knabbereien), *C*omputer (oder Fernsehen und andere Ursachen von Bewegungsmangel).

Symptome, Befund und Diagnostik

Die Diagnose Adipositas wird durch Anamnese, Inspektion und Bestimmung von Körpergewicht und -größe gestellt. Das Führen eines Ernährungsprotokolls über mindestens eine Woche kann falsche Essgewohnheiten objektivieren. Die Diagnostik umfasst außerdem weitere Risikofaktoren für Stoffwechsel, Herz und Kreislauf wie Hypertonie oder erhöhte Blutfette.

BMI

Zur Beurteilung des Körpergewichts wird derzeit am häufigsten der **Body-Mass-Index** verwendet. Er kann berechnet (→ 7.2.1) oder Nomogrammen (→ Abb. 7.8) entnommen werden.

Bei Gesunden liegt der BMI bei 18,5–24,9 kg/m² (bei Älteren auch etwas höher). Bei einem BMI von 25–29,9 kg/m² spricht man von **Übergewicht** oder *Präadipositas,* darüber von *Fettsucht* oder **Adipositas.** Sie wird in drei Schweregrade unterteilt:

- BMI 30–34,9 kg/m² = Adipositas Grad I
- BMI 35–39,9 kg/m² = Adipositas Grad II
- BMI ≥ 40 kg/m² = Adipositas Grad III (Adipositas per magna).

Für Kinder gibt es entsprechende Perzentilenkurven (→ Abb. 7.12).

Taillenumfang

Beim **stammbetonten Fettverteilungstyp** *(abdominaler Fettverteilungstyp* → Abb. 26.25 a*)* befinden sich die Hauptfettansammlungen am Stamm und hier innerhalb der Bauchhöhle *(viszerales Fett).* Die Extremitäten sind relativ schlank. Diese Menschen haben ein hohes Risiko für Folgeerkrankungen. Beim **hüftbetonten Fettverteilungstyp** (→ Abb. 26.25 b) lagert sich das Fett mehr an Hüften, Gesäß und Oberschenkeln an. Hier ist das Risiko geringer.

Daher wurden Werte entwickelt, in die der Taillenumfang mit eingeht:

- Nur der **Taillenumfang** (am einfachsten). Ab 80 cm bei Frauen und 94 cm bei Männern ist das Risiko erhöht, ab 88 cm bzw. 102 cm deutlich
- Der **Taille-Größe-Quotient** *(Waist to height ratio, WHtR),* also das Verhältnis Taillenumfang zu Körpergröße. Die „Grenze“ liegt für unter 40-Jährige bei 0,5, für 40- bis 50-Jährige bei 0,5–0,6 und für über 50-Jährige bei 0,6. Gemessen wird der Taillenumfang morgens vor dem Frühstück etwa in Nabelhöhe
- Der **Taille-Hüft-Quotient** *(Waist to hip ratio, WHR),* also das Verhältnis Taillen- zu Hüftumfang. Als Grenzwert gilt hier 0,85 bei Frauen und 0,9 bei Männern.

Für Kinder und Jugendliche gibt es eigene Referenzwerte [19].

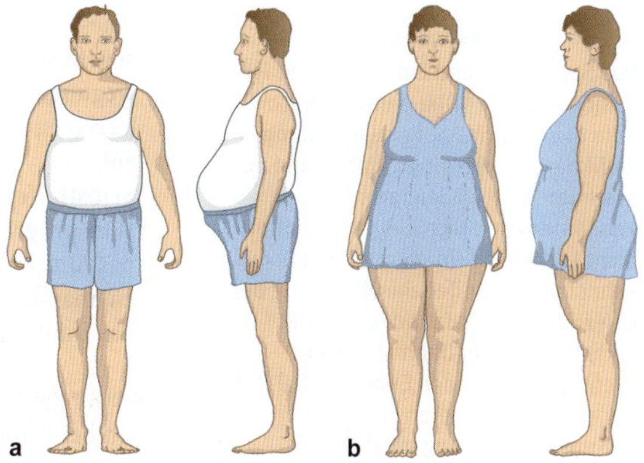

Abb. 26.25 (a) Stammbetonter, (b) hüftbetonter Fettverteilungstyp. [L138]

Behandlungsstrategie und Pflege

Behandelt werden sollte bei einem BMI ≥ 30 sowie einem BMI ≥ 25, wenn z.B. eine stammbetonte Adipositas oder Erkrankungen vorliegen, die durch Übergewicht mitbedingt sind oder verschlechtert werden. Realistisches Ziel ist meist nicht Normalgewicht, sondern eine Gewichtsreduktion um 5–10 % mit nachfolgendem „Halten" des Gewichts. Basis der Therapie sind Ernährungs-, Bewegungs- *und* Verhaltenstherapie [18].

Der Blick gilt zudem nicht allein dem Körpergewicht. Ziel ist vielmehr, das Risikoprofil für Gesundheitsstörungen zu verbessern und die Lebensqualität zu erhöhen.

Ernährung

Grundlage jeder Behandlung ist eine *langfristige* Kostumstellung, die eine individuelle Ernährungsberatung erfordert. Angestrebt wird eine langsame, aber stetige Gewichtsabnahme [20]:

- Einfachste Möglichkeit ist eine fettarme Kost, die aber insgesamt nur zu geringem Gewichtsverlust führt
- Empfohlen wird eine kalorienreduzierte Mischkost mit einem täglichen Energiedefizit von 500 kcal bei Erwachsenen (in Einzelfällen auch mehr). Dabei ist sowohl Fett- als auch Kohlenhydratbegrenzung als auch beides möglich. Dies erlaubt höhere Flexibilität z. B. bezüglich geschmacklicher Vorlieben
- **Formuladiäten** mit ausschließlichem Verzehr von Formulaprodukten (800–1.200 kcal/Tag) können durch schnelle Gewichtsabnahme den Einstieg erleichtern, sollten aber nur unter ärztlicher Kontrolle und maximal drei Monate lang erfolgen. Die Patientin soll täglich mindestens 2,5 l trinken. Hingegen ist der Ersatz *einzelner* Mahlzeiten durch Formulaprodukte längere Zeit möglich
- Diäten mit weniger als 800 kcal täglich sind nur im Einzelfall sinnvoll.

> **Langfristige Ernährungsumstellung**
>
> Das Schwierige und Entscheidende ist nicht die „harte" Diät am Anfang, sondern die *langfristige* Kostumstellung. Radikale und einseitige Diäten sind abzulehnen, weil sie Mangelerscheinungen fördern und falsches Essverhalten nicht korrigiert wird. Kurzzeitdiäten mit sehr starker Kalorieneinschränkung bergen zudem die Gefahr des „Jo-Jo-Effekts", d. h. einer übermäßigen Gewichtszunahme nach Ende der Diät, der aber auch bei anderen Formen der Ernährungsumstellung möglich ist.

Die Pflegenden motivieren die Patientin zur Umstellung ihrer Ess- und Lebensgewohnheiten und stehen für Fragen zur Verfügung. Arzneimittel sind nur selten und unterstützend angezeigt. In Deutschland zugelassen sind Orlistat (z. B. Xenical®), das die Fettresorption im Darm vermindert, und Liraglutid (z. B. Saxenda®).

Bariatrische Chirurgie

Operative Maßnahmen *(Adipositas-,* **bariatrische Chirurgie***)* sind bei Adipositas Grad II mit Adipositas-Begleiterkrankungen und bei Adipositas Grad III angezeigt, wenn konservative Maßnahmen keinen befriedigenden Erfolg hatten. Beispiele sind das endoskopische Einbringen eines kochsalzgefüllten **Magenballons,** die (laparoskopische) Implantation eines **Magenbands,** die Magenresektion mit Bildung eines **Schlauchmagens** oder verschiedene **Magen-Bypass-Verfahren** [21].

Bewegung

Ganz wesentlich ist eine Steigerung der körperlichen Aktivität. Sie hilft nicht nur, das Gewicht zu halten bzw. zu reduzieren, sondern verbessert auch weitere kardiovaskuläre Risiken.

Die meisten Übergewichtigen haben sich über Jahre wenig bewegt. Sie sollten vorsichtig an mehr Bewegung herangeführt werden. Geeignet sind beispielsweise zügiges Gehen, Radfahren, Schwimmen und evtl. Dauerlauf, aber auch ganz einfach Treppensteigen statt Aufzugfahren. Wichtig ist *regelmäßige* Betätigung, langfristig sind 3–5 Std. pro Woche anzustreben.

Da viele Betroffene auf sich allein gestellt nicht lange durchhalten, ist eine Bindung an Vereine oder Krankenkassensportgruppen sinnvoll.

Weitere Maßnahmen

- **Verhaltenstherapie:** Z. B. Selbstbeobachtung des Essverhaltens mit Einüben eines neuen Verhaltens, Einüben eines sog. **flexibel kontrollierten Ess- und Bewegungsverhaltens** (das nicht mit Ge-/Verboten arbeitet, sondern Spielräume zulässt)
- **Selbsthilfegruppen/Gewichtsreduktionsprogramme:** Manchen erleichtert das Abnehmen in der Gruppe oder unter engmaschiger professioneller Begleitung das Durchhalten.

Übergewicht bei Kindern

Auch bei **Kindern** ist ein Abbau des Übergewichts nur über eine Umstellung des gesamten Lebensstils zu erzielen (Ernährungs-, Bewegungs- *und* Verhaltenstherapie). Die Eltern werden miteinbezogen [22]:

- Das Kind soll sich satt essen dürfen, aber mit geeigneten Lebensmitteln (also Apfelschnitze oder Möhren statt Schokolade und Chips). Verbote werden möglichst nicht ausgesprochen. Süßigkeiten als Ausnahme zu erlauben ist in aller Regel sinnvoller und realistischer als die Forderung völligen Verzichts
- Gleichzeitig soll möglichst viel Bewegung in den Tagesablauf integriert werden, sowohl Sport als auch „normale" Alltagsbewegung (also mit dem Fahrrad/zu Fuß zur Schule statt mit dem Bus/Auto).

Besonderheiten bei der Pflege adipöser Patientinnen

Übergewichtige Patientinnen stellen für die Pflegenden oft eine große Herausforderung dar: Sie leiden häufig an Mehrfacherkrankungen und haben ein höheres Dekubitus-, Pneumonie- und Thromboserisiko. Gleichzeitig sind Positionierung, Mobilisation und Sturzprophylaxe durch die Bewegungseinschränkungen deutlich erschwert und die Pflege ist meist zeit- und personalintensiver. Bariatrische Zentren sind auf die Versorgung stark übergewichtiger Personen eingerichtet, andernorts müssen die Gegebenheiten angepasst werden.

Dies betrifft v. a. den **Einsatz spezieller Hilfsmittel** [23]:

- Spezielle *Schwerlast-* oder **bariatrische Betten** (→ 45.2.3), jeweils für ein definiertes maximales Patientengewicht. Konventionelle Klinikbetten sind für ein Gewicht bis maximal ca. 130 kg ausgelegt. Die Spezialbetten verfügen über eine breitere Liegefläche (die zum Transport verschmälert werden kann), oft auch über eine integrierte Waage sowie verschiedene „Aufstehhilfen". Wegen des hohen Eigengewichts dieser Betten sind zum Patiententransport mindestens zwei Personen nötig
- Transferhilfen und Patientenlifter
- Gehhilfen (Rollator, Unterarmstütze), Toiletten-, Roll-, Mobilisationsstuhl (→ Abb. 26.26)
- Spezielle Blutdruckmanschette, Waage
- Geeignete Krankenhauskleidung, z. B. OP-Hemd, medizinische Thromboseprophylaxestrümpfe.

Krankenhäusern ist zu empfehlen, mindestens ein großzügiges Zimmer (möglichst im Erdgeschoss) für die Versorgung von schwergewichtigen Patientinnen vorzubereiten und mit entsprechenden Hilfsmitteln auszustatten [23].

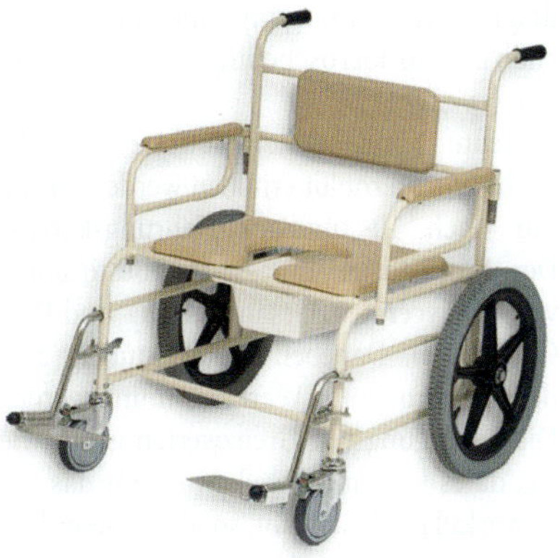

Abb. 26.26 Hilfsmittel müssen für adipöse Patientinnen geeignet sein. Fahrbarer Dusch- und Toilettenstuhl für eine max. Belastbarkeit bis 270 kg. [V980]

VORSICHT! Es dürfen nur **Hilfsmittel** verwendet werden, die für das Gewicht der Patientin zugelassen sind.

Weitere Schwerpunkte der Pflege sind:

- Intertrigoprophylaxe (→ 6.1.6)
- Rückenschonendes Arbeiten (→ 16.4.4)
- Entgegenwirken einer (weiteren) Stigmatisierung der Patientin. Oft leiden die Betroffenen unter einem verminderten Selbstwertgefühl und damit verbunden auch unter Einsamkeit und mangelnder sozialer Unterstützung.

Prävention und Gesundheitsberatung

Angesichts der Zunahme von Übergewicht und Adipositas in unserer Gesellschaft und ihrer Folgen ist Prävention vordringlich. Gefragt sind dabei Einzelpersonen, Institutionen, aber auch die Politik. Dazu gehören u. a.:

- Eine „gesunde" Ernährung mit reichlich Gemüse, Salat, Obst, Vollkornprodukten, wenig tierischen Fetten, Süßigkeiten, Fastfood, zuckerhaltigen Softdrinks, unverdünnten Fruchtsäften, Alkohol. Dies gilt auch für Gemeinschaftsverpflegungen
- Ausreichend Bewegung. Vorschulkinder sollen z. B. mindestens 2 Std. am Tag körperlich aktiv sein und nicht länger als 1 Std. am Stück inaktiv. Mit der Vermeidung langen Sitzens verbunden ist eine Limitierung des Medienkonsums, v. a. Fernsehen und PC [22].

26.7.2 Vitaminmangelsyndrome

DEFINITION

Vitaminmangelsyndrom: Symptomkomplex durch Vitaminmangel. Leichte Vitaminmangelerscheinungen werden als **Hypovitaminose,** ausgeprägte als **Avitaminose** bezeichnet.

Vitaminmangelsyndrome sind Folge von:

- Mangel- und Fehlernährung, z. B. bei alten Menschen, Alkoholmissbrauch, sehr viel Fastfood
- Erhöhten Bedarfs, z. B. bei Frauen während der Schwangerschaft und der Stillzeit
- Resorptionsstörungen, etwa nach Magen-Darm-Resektionen oder bei schweren Darmentzündungen
- Arzneimitteln, z. B. Langzeitgabe von Antibiotika, die die Darmflora zerstören können.

Mangelerscheinungen (→ Tab. 26.11) betreffen selten nur ein einzelnes Vitamin (etwa bei der chronischen Gastritis Typ A und daraus resultierendem Vitamin-B_{12}-Mangel). Meist liegen komplexe Störungen mit Mischsymptomatik vor.

Die Diagnose erfolgt v. a. klinisch, Blutspiegelbestimmungen sind v. a. bei Vitamin B_{12}, Vitamin D und Folsäure sinnvoll.

Vitaminversorgung meist ausreichend

Deutschland ist kein „Vitaminmangelland". Ausnahmen sind Folsäure (besonders bei Schwangeren) und Vitamin D (v. a. bei älteren Menschen, im Winterhalbjahr). Hier kann eine Substitution nach Arztrücksprache erfolgen.

Therapeutisch wird zum einen die Ursache des Mangels beseitigt, zum anderen wird das bestehende Defizit durch Zufuhr des Vitamins behoben (bei Resorptionsstörungen parenteral).

26.7.3 Hypervitaminosen

DEFINITION

Hypervitaminose: Erkrankung durch zu hohe Vitaminzufuhr.

Hypervitaminosen sind nur bei unkritischer Einnahme von Nahrungsergänzungsmitteln und eher von fettlöslichen Vitaminen möglich, da ein Überschuss wasserlöslicher Vitamine mit dem Urin ausgeschieden wird. Beschrieben sind:

Tab. 26.11 Übersicht über die Vitaminmangelerscheinungen. Vitamin D wird auch den Hormonen zugeordnet. Funktion, Vorkommen und Tagesbedarf der Vitamine → Tab. 7.2.

Vitamin	Mangelerscheinungen
Fettlösliche Vitamine	
Vit. A *(Retinol)* Vorstufe **β-Carotin**	Gestörte Hell-Dunkel-Adaptation/Nachtblindheit, Schäden an Cornea, Haut, Schleimhäuten, Abwehrschwäche, Wachstumsstörung
Vit. D *(Calciferol)*	Osteomalazie (→ 33.10.4), Rachitis (→ 33.10.4). Begünstigung von Osteoporose (→ 29.6.1)
Vit. E *(Tocopherol)*	Nicht genau bekannt, bei sehr ausgeprägtem Mangel Muskel-, Nervenschäden, Anämie
Vit. K	Blutgerinnungsstörungen. Häufig bei Säuglingen ohne Prophylaxe und Leberzirrhose. Gewünscht bei Cumarintherapie (→ Pharma-Info 22.4)
Wasserlösliche Vitamine	
Vit. B_1 *(Thiamin)*	Neurologisch-psychiatrische Symptome. Bei ausgeprägtem Mangel **Beri-Beri** mit Muskel-, Herzschwäche, Ödemen, Polyneuropathie, ZNS-Störungen
Vit. B_2 *(Riboflavin)*	Anämie, Mundwinkelrhagaden, Entzündungen von Haut und Schleimhaut, Corneaveränderungen, Wachstumsstörungen
Niacin	Schwäche, Appetitlosigkeit, Verdauungsstörungen. Bei ausgeprägtem Mangel **Pellagra** *(3-D-Krankheit)* mit Hautentzündungen (Dermatitiden), Verdauungsstörungen (Diarrhö) und neurologisch-psychiatrischen Störungen (z. B. Depressionen, Polyneuritis)
Vit. B_6 *(Pyridoxin)*	Anämie, neurologische Störungen, Dermatitis
Vit. B_{12} *(Cobalamin)*	Häufig (durch chronische Gastritis Typ A): perniziöse Anämie (→ 27.6.1)
Folsäure	Häufig: makrozytäre Anämie (→ 27.6.1), Homozysteinerhöhung, Abwehrschwäche, Schleimhautveränderungen. Bei Schwangeren Risikoerhöhung für Neuralrohrdefekt des Kindes
Pantothensäure	Sehr selten: Müdigkeit, Kopfschmerzen, Parästhesien v. a. der Füße
Vit. H *(Biotin)*	Sehr selten: Dermatitis, Übelkeit, Erbrechen, Depression
Vit. C *(Ascorbinsäure)*	Müdigkeit, Infektanfälligkeit, verzögerte Wundheilung. Bei ausgeprägtem Mangel **Skorbut** mit Blutungen, Zahnausfall, Muskel-, Knochenschmerzen

- **Vitamin-A-Hypervitaminose.** Akut: Kopfschmerzen, intrakranielle Drucksteigerung. Chronisch: Hautveränderungen, Leberschäden, Knochenabbau/erhöhtes Frakturrisiko, bei Schwangeren evtl. Schäden des Ungeborenen. Einzige Hypervitaminose, die durch Lebensmittel (sehr viel Leber) möglich ist
- **Vitamin-D-Hypervitaminose.** Hyperkalzämie (→ 33.10.4)
- **Niacin-Hypervitaminose.** Flush (Gefäßweitstellung), Magen-Darm-Beschwerden, Leberschäden, Glukosetoleranzstörung
- **Vitamin-B_6-Hypervitaminose.** Polyneuropathie.

26.7.4 Spurenelementmangelsyndrome

Für viele Spurenelemente sind **Spurenelementmangelsyndrome** beim Menschen nicht gesichert. In unseren Breiten von größerer Bedeutung sind lediglich:

- Der **Eisenmangel** mit Anämie als Leitsymptom (→ 27.6.1)
- Der **Jodmangel** mit Schilddrüsenvergrößerung (Struma → 26.3.2)
- Bei Kindern zusätzlich ein **Fluoridmangel** mit gehäuftem Auftreten von Karies, deshalb Nutzung fluoridierten Salzes, bei Säuglingen und Kleinkindern Gabe von Fluoridtabletten (nach Rücksprache mit der Kinderärztin).

Durch eine gesunde, vollwertige Ernährung wird der Bedarf an den übrigen Spurenelementen bei ansonsten Gesunden gedeckt.

26.8 Fettstoffwechselstörungen

DEFINITION

Hyperlipoproteinämie *(Hyperlipidämie)*: Erhöhung des Triglyzeridspiegels und/oder des Cholesterinspiegels im Blut. Sehr häufig (je nach Grenzwert bei über 50 % der Deutschen). Risikofaktor für koronare Herzkrankheit mit Herzinfarkt (→ 21.5.1, → 21.5.2), Schlaganfall (→ 37.6) und arterielle Verschlusskrankheit (→ 22.5.2).

Krankheitsentstehung

Primäre Hyperlipoproteinämien sind genetisch bedingt oder mitbedingt:

- Am häufigsten ist die **polygene Hypercholesterinämie.** Auf der Basis einer von vielen Genen beeinflussten erblichen Veranlagung führen zusätzliche Faktoren (z. B. Übergewicht, ungünstige Ernährung, Begleiterkrankungen, Medikamente) zu einem erhöhten Cholesterinspiegel.
- **Familiäre (monogene) Hypercholesterinämie.** In der *heterozygoten Ausprägung* (Häufigkeit ca. 1:300) weisen Patientinnen deutlich erhöhte LDL-Cholesterinwerte auf (zwischen 190 und 400 mg/dl) und entwickeln kardiovaskuläre Ereignisse in der 4.–6. Lebensdekade. In der *homozygoten Ausprägung* (Häufigkeit 1:1 Mio.) können kardiovaskuläre Ereignisse bereits im Kindes- und Jugendalter auftreten. Bei beiden Formen ist die Familienanamnese hinsichtlich Fettstoffwechselstörungen und Herzinfarkt oder Schlaganfall typischerweise positiv.

Die **sekundären** *(symptomatischen)* **Hyperlipoproteinämien** sind auf Grunderkrankungen wie Diabetes mellitus (→ 26.6), Hypothyreose (→ 26.3.4) oder bestimmte Nierenerkrankungen zurückzuführen. Auch einige Arzneimittel, z. B. Thiaziddiuretika (→ Pharma-Info 33.1) oder Östrogene („Pille“), können den Blutfettspiegel erhöhen.

Symptome, Befund und Diagnostik

Die meisten Hyperlipoproteinämien bereiten keine Beschwerden und werden zufällig diagnostiziert. Erstsymptome sind oft Zeichen arteriosklerosebedingter Komplikationen (→ 22.5.1).

Heute können die Blutfette auch im Nicht-Nüchternblut erhoben werden (früher nur nach 10-stündiger Nahrungskarenz). Der **Lipidstatus** umfasst die Bestimmung von Triglyceriden, Gesamt-, HDL- und LDL-Cholesterin. Daneben sollte einmalig auch der Lipoprotein(a)-Wert bestimmt werden. Die Festlegung von Grenzwerten ist schwierig, da es keinen Schwellenwert für das kardiovaskuläre Risiko gibt, sondern dieses kontinuierlich ansteigt. Als normal gelten:

- Gesamtcholesterin < 200 mg/dl (5,2 mmol/l)
- HDL-Cholesterin > 40 mg/dl (1 mmol/l), besser 60 mg/dl (1,6 mmol/l)
- Triglyzeride < 150 mg/dl (1,7 mmol/l).
- Für das LDL-Cholesterin gibt es keine Grenzwerte, da in Abhängigkeit vom kardiovaskulären Risiko unterschiedliche Zielwerte gelten (→ Tab. 26.12).

Bei Kindern und Jugendlichen sind die Werte altersabhängig niedriger.

Die Ultraschalluntersuchung des Abdomens zeigt evtl. eine Lebervergrößerung oder eine Fettleber, die der Halsgefäße evtl. frühe Formen der Atherosklerose (→ 22.5.1).

Behandlungsstrategie

Liegen ursächliche Grunderkrankungen vor, werden diese behandelt.

Bei den meisten Patientinnen ist der Cholesterinwert mäßig auf 250–350 mg/dl (6,5–9,1 mmol/l) erhöht. Die Behandlung besteht in einer ballaststoffreichen, fettmodifizierten Ernährung (wenig gesättigte, wenig Trans-Fette, mehr einfach und mehrfach ungesättigte Fette) sowie mehr Bewegung. Führt dies nicht zu einer Normalisierung der Werte, ist eine medikamentöse Therapie angezeigt, zunächst als Monotherapie. Bei niedrigem oder mäßigem Herz-Kreislauf-Risiko muss aber nicht unbedingt eine medikamentöse Therapie erfolgen.

Tab. 26.12 Therapieziel der Blutfettwerte (leicht vereinfacht nach [24]).

Herz-Kreislauf-Risiko	Niedrig	Mäßig	Hoch	Sehr hoch
Kriterien	• Errechnetes Risiko* < 1 %	• Errechnetes Risiko* 1–4 %	• Errechnetes Risiko* 5–10 % *oder* • Wesentlich erhöhter einzelner Risikofaktor, z. B. schwere Hypertonie, *oder* • Diabetes mellitus *oder* • Niereninsuffizienz mit GFR < 30–59 ml/Min.	• Errechnetes Risiko* ≥ 10 % *oder* • Manifeste Gefäßerkrankung *oder* • Diabetes mellitus mit Organschäden *oder* • Niereninsuffizienz mit GFR < 30 ml/Min.
Therapieziel	LDL ≤ 115 mg/dl (3 mmol/l)	LDL ≤ 110 mg/dl (2,6 mmol/l)	LDL ≤ 170 mg/dl (1,8 mmol/l) und mind. 50%ige Senkung	LDL ≤ 55 mg/dl (1,4 mmol/l) und mind. 50%ige Senkung

* Risiko eines tödlichen kardiovaskulären Ereignisses (etwa tödlicher Schlaganfall oder Herzinfarkt), berechnet z. B. durch SCORE *(Systemic coronary risk estimation)*. In die Risikoberechnung gehen ein: Alter, Geschlecht, Rauchen, systol. Blutdruck, Gesamtcholesterin, evtl. HDL-Cholesterin. Das Risiko wird durch weitere Risikofaktoren, z. B. frühe KHK in der Familie, stammbetontes Übergewicht, körperliche Inaktivität, modifiziert.

PHARMA-INFO 26.2: LIPIDSENKER

Insbesondere folgende Substanzen werden zur Senkung zu hoher Blutfettspiegel eingesetzt. Sie heißen auch **Lipidsenker.**

- **Statine** *(CSE-Hemmer, Cholesterinsyntheseenzymhemmer, HMG-CoA-Reduktasehemmer),* z. B. Atorvastatin, etwa in Sortis®, Rosuvastatin, etwa in Crestor®, Simvastatin, etwa in Simvahexal®: Statine sind heute die am häufigsten eingesetzten Cholesterinsenker. Sie senken den Cholesterinspiegel bis 50 % durch Hemmung eines Schlüsselenzyms der körpereigenen Cholesterinsynthese. Die prognoseverbessernde Wirksamkeit der Statine in der Sekundärprävention kardiovaskulärer Erkrankungen ist nachgewiesen, auch bei normalem Blutcholesterin. Häufigste Nebenwirkung sind Muskelschwäche/-schmerzen sowie anfängliche Magen-Darm-Beschwerden.
- **Bempedoinsäure** (Nilemdo®) wirkt ähnlich wie Statine auf die Produktion von Cholesterin (Inhibitor der Adenosintriphosphat-Citrat-Lyase), muskuläre Nebenwirkungen sind deutlich seltener.
- **Fibrate,** z. B. Bezafibrat, etwa in Cedur®: Sie senken v. a. den Triglyzeridspiegel. Auch hier sind Magen-Darm- und Muskelbeschwerden die häufigsten Nebenwirkungen. Diese Medikamente haben allerdings in der Sekundärprävention kardiovaskulärer Erkrankungen nicht überzeugt, weshalb sie selten eingesetzt werden.
- **Cholesterin-Absorptionshemmer.**
  Sitosterin (z. B. Beta-Sitosterin®) vermindert die Cholesterinaufnahme im Dünndarm und ist bei leicht bis mäßig erhöhten Cholesterinspiegeln sowie in der Kombinationstherapie angezeigt. Bis auf geringe Magen-Darm-Beschwerden sind keine Nebenwirkungen bekannt.
  Ezetimib (z. B. Ezetrol®) hemmt die Cholesterinresorption (nicht aber z. B. die Aufnahme fettlöslicher Vitamine). Es kann mit Statinen kombiniert werden und hat keine eigenen Nebenwirkungen.
- **Anionenaustauscher,** z. B. Cholestyramin, etwa in Quantalan®: Sie hemmen die Rückresorption von Gallensäuren im Darm, sodass in der Leber vermehrt Cholesterin zum Neuaufbau von Gallensäuren verbraucht wird. Nachteilig sind häufige Blähungen und Völlegefühl, weshalb bis 30 % der Patientinnen das Arzneimittel absetzen. Außerdem vermindern sie die Resorption anderer Arzneimittel, die daher 2 Std. vor oder 4 Std. nach den Anionenaustauschern eingenommen werden sollen.
- **PCSK9-Inhibitoren,** z. B. Evolocumab (Repatha®), Alirocumab (Praluent®), führen über eine Hemmung des körpereigenen Botenstoffs PCSK9 zu einer deutlich stärkeren LDL-Rezeptoraktivität und damit zu einem deutlichen Abfall des LDL-Cholesterins. Die Hemmung geschieht über Antikörper, die PCSK9 abfangen oder über Antisense-Oligonukleotide, die die Bildung von PCSK9 hemmen. Sowohl Antikörper wie auch Oligonukleotide müssen parenteral (s. c.) appliziert werden (entweder alle 2 oder 3 Wochen oder halbjährlich). Diese Medikamente können den LDL-Cholesterinwert dramatisch senken, sind allerdings sehr teuer.

Bei Cholesterinwerten über 350 mg/dl (9,1 mmol/l) sollte die medikamentöse Behandlung (→ Pharma-Info 26.2) sofort beginnen. Je höher das kardiovaskuläre Gesamtrisiko der Patientin, desto geringere Werte werden angestrebt (→ Tab. 26.12).

In sehr schweren Fällen können invasive Therapieverfahren erforderlich sein, etwa eine wiederholte **Lipid-Apherese,** bei der das LDL-Cholesterin außerhalb des Körpers aus dem Blut entfernt wird.

Prävention und Gesundheitsberatung

- Abbau von Übergewicht → 26.7.1
- Fettmodifizierte Ernährung:
  - Reduktion der Zufuhr gesättigter Fettsäuren (tierische Fette)
  - Steigerung der Zufuhr an einfach und mehrfach ungesättigter Fettsäuren; (mehrfach) ungesättigte Fettsäuren sind v. a. in pflanzlicher Nahrung enthalten, besonders günstig sind Rapsöl, einige Nussöle, Seefisch, Nüsse
  - Detaillierte Ernährungsberatung
- Verzehr von reichlich Ballaststoffen (mindestens 35 g täglich), insbesondere Haferkleie und Apfelpektin (senken den Blutfettspiegel)
- Bei Erhöhung der Triglyzeride spielen Ernährungsmaßnahmen eine große Rolle. Von besonderer Bedeutung sind Alkoholverzicht und die reduzierte Zufuhr von schnell verstoffwechselbaren Kohlenhydraten (Zucker)
- Bewegung (täglich mindestens 30 Min.).

26.9 Hyperurikämie und Gicht

DEFINITION

Harnsäure: Organische Säure. Beim Menschen Endprodukt des Purinstoffwechsels.

Purine: Bestandteile der Nukleinsäuren.

Hyperurikämie: Harnsäureerhöhung im Serum über 6,4 mg/dl (380 µmol/l).

Gicht *(Urikopathie):* Klinische Manifestationsform der Hyperurikämie, insbesondere **Arthritis urica** (Gichtanfälle der Gelenke). Männer sind deutlich häufiger und früher betroffen als Frauen, gute Prognose bei konsequenter Behandlung.

Krankheitsentstehung

Am häufigsten ist die **primäre Hyperurikämie** mit verminderter Harnsäureausscheidung durch die Nieren. Äußere Faktoren, allen voran Überernährung mit viel Fleischverzehr sowie vermehrter Alkoholkonsum, lassen den Harnsäurespiegel ansteigen. Harnsäurekristalle *(Urate)* fallen aus, lagern sich v. a. in den Gelenken ab und führen dort zur typischen Gelenkentzündung (**Arthritis urica**) mit Gichtanfall.

Bei der weitaus selteneren **sekundären Hyperurikämie** ist die Harnsäureerhöhung Folge eines vermehrten Zelluntergangs (z. B. unter Zytostatikatherapie) oder von Nierenfunktionsstörungen.

Symptome und Untersuchungsbefund

Zunächst besteht über Jahre eine **asymptomatische Hyperurikämie** ohne Beschwerden. Überraschend setzt dann ein **akuter Gichtanfall** ein, meist nachts und nicht selten nach vorherigem Alkohol- und/oder Nahrungsexzess oder umgekehrt beim Fasten. Das Gelenk, am häufigsten das Großzehengrundgelenk **(Podagra),** ist stark geschwollen, gerötet und extrem druckschmerzhaft (→ Abb. 26.27). Selbst das Gewicht der Bettdecke, leichte Berührung oder

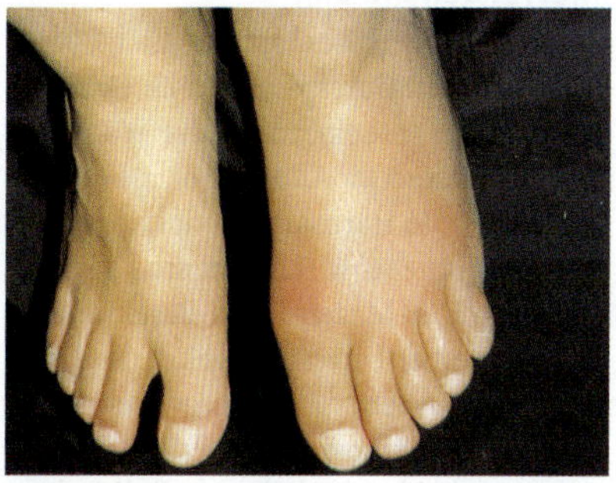

Abb. 26.27 Gichtanfall im Großzehengrundgelenk links. [E273]

Erschütterung lösen heftige Schmerzen aus. Evtl. hat die Patientin Fieber. Im weiteren Verlauf wechseln akute Gichtanfälle mit symptomfreien Intervallen ab.

Die **chronische Gicht** mit Gelenkdeformierungen, Harnsäureablagerungen in Weichteilen und Knochen **(Gichttophi)**, Nierensteinen oder **Gichtnephropathie** *(Gichtniere)* bis zur Niereninsuffizienz ist heute sehr selten.

Diagnostik und Differenzialdiagnose

Die Blutuntersuchung zeigt eine Hyperurikämie. Im akuten Gichtanfall ist das CRP erhöht bzw. die BSG beschleunigt und es liegt eine Leukozytose vor.

Manchmal ist die Differenzialdiagnose zu einer eitrigen Gelenkentzündung schwierig. Dann ist eine Punktion des betroffenen Gelenks nötig. In fortgeschrittenen Stadien einer Gicht sind in der Röntgenaufnahme typische Knochendefekte sichtbar.

Behandlungsstrategie

Akuter Gichtanfall

Beim *akuten Gichtanfall* werden entzündungs- und schmerzhemmende Arzneimittel gegeben [23]:

- Nichtsteroidale Antirheumatika, etwa Indometacin (z. B. Indo-ct®), Diclofenac (z. B. Voltaren®), Etoricoxib (z. B. Arcoxia®), → Pharma-Info 13.1, → Pharma-Info 28.1
- Bei unzureichender Wirkung Colchicin, z. B. Colchicum-Dispert®, heute niedrig dosiert (1- bis 3-mal täglich 0,5 mg). Darunter sind Nebenwirkungen (v. a. Durchfälle, Übelkeit, Erbrechen) deutlich seltener als früher
- Glukokortikoide intraartikulär (in das Gelenk hinein) oder systemisch nur bei Erfolglosigkeit oder Kontraindikationen obiger Medikamente.

Intervallbehandlung

Nach Abklingen des akuten Gichtanfalls wird der Harnsäurespiegel durch Diät und Arzneimittel gesenkt. Mittel der Wahl sind **Urikostatika,** etwa Allopurinol, z. B. in Zyloric®, das die Harnsäureproduktion reduziert. Hauptnebenwirkungen sind Hautreaktionen und Magen-Darm-Beschwerden. Alternative bei Unverträglichkeit ist Febuxostat (z. B. Adenuric®). Eine weitere Möglichkeit sind **Urikosurika,** welche die Harnsäureausscheidung erhöhen (z. B. Benzbromaron, Probenecid) [25]. Oft ist eine längerfristige Behandlung nötig.

Pflege

- Im akuten Gichtanfall wirken Kühlung und Ruhigstellung des betroffenen Gelenks beschwerdelindernd. Bettdecke über das Fußteil des Bettes hängen
- Insbesondere bei der Behandlung mit Urikosurika soll die Patientin viel trinken. Die tägliche Urinmenge sollte mindestens 2 l betragen, um der Harnsäuresteinbildung vorzubeugen. Kaffee und alkoholische Getränke sind aber nicht geeignet
- Bei Urinalkalisierung (z. B. Uralyt-U®) Urin mit Indikatorpapier kontrollieren (angestrebt wird ein pH-Wert von 5–7)
- Extreme körperliche Anstrengung und Unterkühlung können Anfälle auslösen und sollten daher vermieden werden
- Die Ernährung sollte *purinarm* sein. Der Puringehalt einzelner Lebensmittel kann in *Purintabellen* nachgelesen werden [26]. Fleisch ist nur in kleinen Portionen erlaubt. Auf Innereien, Wild, Sardinen und Fleischextrakte muss die Patientin ganz verzichten. Auch einige pflanzliche Nahrungsmittel wie Hülsenfrüchte, Spargel und Kohl enthalten viel Harnsäure und sollten nur eingeschränkt verzehrt werden. Als Eiweißträger sind Milch und Milchprodukte sowie bei normalem Blutcholesterinspiegel (→ 26.8) Eier geeignet. Alkohol und Getränke mit Fruktosezusatz sind ungünstig [25]
- Bei übergewichtigen Patientinnen ist eine Gewichtsnormalisierung anzustreben, jedoch ohne radikale Fastenkuren, da diese den Harnsäurespiegel erhöhen.

26.10 Diabetes insipidus

DEFINITION

Diabetes insipidus: Störung des Wasser- und Elektrolythaushalts mit Ausscheidung großer Urinmengen infolge verminderter Fähigkeit der Nieren zur Wasserrückresorption.

Beim Diabetes insipidus ist die Wasserrückresorption in der Niere gestört:

- Dem **zentralen Diabetes insipidus** liegt eine zu geringe ADH-Sekretion zugrunde, idiopathisch (ursächlich ungeklärt) bei Hypothalamus- und Hypophysentumoren oder Gehirnentzündungen
- Beim sehr seltenen **renalen Diabetes insipidus** sprechen die Nieren nicht auf das normal gebildete ADH an.

Die Patientin hat eine Polyurie mit täglichen Urinmengen bis zu 20 l und dadurch immer Durst. Kann sie nicht genug trinken, kommt es zur Dehydratation, die v. a. für Kleinkinder schnell zur tödlichen Gefahr wird.

Die Diagnose wird durch Bestimmung der Urinosmolarität sowie evtl. einen **Durstversuch** (Harnkonzentrierung bei Verminderung des Flüssigkeitsangebots?) und probeweise Zufuhr von ADH gestellt. Tumoren müssen durch bildgebende Verfahren ausgeschlossen werden.

Nur selten liegt eine behandelbare Grunderkrankung vor.

Für den zentralen Diabetes insipidus stehen Abkömmlinge des ADH als Nasenspray oder Tabletten zur Verfügung (z. B. Desmopressin, etwa in Minirin®).

Beim renalen Diabetes insipidus werden die Flüssigkeits- und Elektrolytverluste ausgeglichen. Außerdem senken einige nichtsteroidale Antirheumatika und paradoxerweise Thiaziddiuretika die Urinproduktion.

26.11 Neuroendokrine Neoplasien

DEFINITION

Neuroendokrine Neoplasien *(NEN):* Seltene, gut- und bösartige Tumoren ausgehend von verstreuten endokrinen Zellen im ganzen Organismus.

Neuroendokrine Neoplasien entstehen aus verstreuten endokrin aktiven Zellen. Sie können als Einzelfälle auftreten oder familiär gehäuft im Rahmen der *multiplen endokrinen Neoplasien* (→ 26.3.6). Im Magen-Darm-Trakt heißen sie auch **GEP-Tumoren** *(GEP = gastro-entero-pankreatisches System).*

Nach WHO werden unterschieden:

- *Gut differenzierte neuroendokrine Neoplasien* oder **neuroendokrine Tumoren** *(NET).* Sie entsprechen dem **Insulinom, Gastrinom, Glukagonom, Karzinoid** und **VIPom** (→ Tab. 26.13)
- *Schlecht differenzierte neuroendokrine Neoplasien* oder **neuroendokrine Karzinome.**

Neuroendokrine Tumoren können funktionell *aktiv* sein und Hormone sezernieren, die in aller Regel durch die Hormonüberproduktion zu typischen Beschwerden führen (→ Tab. 26.13). Funktionell *inaktive* Tumoren geben keine Hormone ab und zeigen sich oft erst spät durch Lokalsymptome.

Die Diagnostik umfasst Hormonbestimmungen (→ Tab. 26.13) und bildgebende

Tab. 26.13 Übersicht über die neuroendokrinen Tumoren (Häufigkeit von oben nach unten absteigend). Insgesamt sind alle selten.

Tumor → Hormon-Hauptlokalisation	Leitsymptome	Diagnität, Diagnostik
Insulinom → Insulin Bauchspeicheldrüse	Wiederholte Hypoglykämien, Besserung der Beschwerden auf Glukose. Oft Gewichtszunahme (wegen vermehrten Essens)	90 % gutartig. Diagnose durch Fastenversuch, bildgebende Diagnostik
(Funktionell aktive) Karzinoide → u. a. Serotonin, Histamin Magen-Darm, Bauchspeicheldrüse, Lungen	**Flush-Syndrom** mit Hautrötung v. a. von Gesicht und Hals (→ Abb. 26.28), Durchfälle, asthmaähnliche Luftnot, Endokardfibrose, Schmerzen	Appendixkarzinome meist gut-, sonst überwiegend bösartig. Diagnose durch Bestimmung von 5-Hydroxyindolessigsäure im Urin (unter Diät) und Serotonin im Blut, bildgebende Diagnostik
Gastrinom → Gastrin Duodenum, Bauchspeicheldrüse	**Zollinger-Ellison-Syndrom** mit rezidivierenden Magen-Darm-Ulzera, Diarrhö, Schmerzen	Diagnose durch Gastrinbestimmung im Blut, bildgebende Diagnostik. Da in 60–90 % bösartig, Prognose zweifelhaft
VIPom → v. a. vasoaktives intestinales Polypeptid (VIP) Bauchspeicheldrüse	Wässrige Durchfälle, Dehydratation, Zeichen der Hypokaliämie	40–70 % bösartig. Diagnose durch Bestimmung von VIP u. a. Polypeptiden im Blut, bildgebende Diagnostik
Glukagonom → Glukagon Bauchspeicheldrüse	Entzündliche Hautveränderungen, Diabetes mellitus, Gewichtsabnahme	50–80 % bösartig. Diagnose durch Glukagonbestimmung im Blut, bildgebende Diagnostik

Lokalisationsdiagnostik (incl. CT, MRT, PET/CT). Als Tumormarker zur Verlaufskontrolle ist oft *Chromogranin A* geeignet.

Therapeutisch wird der Tumor möglichst entfernt. Ansonsten hat die medikamentöse Behandlung die Beschwerdekontrolle und Wachstumsverlangsamung zum Ziel. Eingesetzt werden:

- Somatostatinanaloga (etwa Octreotid, z. B. Sandostatin®)
- **Peptidrezeptor-basierte Radiotherapie** *(PRRT)* mit Radionuklid-markierten Somatostatinanaloga, die an Tumorzellen mit Somatostatin-Rezeptoren binden und diese durch Strahlung zerstören (Gefahr: Knochenmark- und Nierenschädigung)
- Chemotherapie, z. B. mit Carboplatin (z. B. Axicarb®), Etoposid (z. B. Eto-GRY®), Streptozocin (z. B. Zanosar®), Temozolomid (z. B. Temodal®)
- Zielgerichtete Therapien, z. B. Sunitinib (z. B. Sutent®), Everolimus (z. B. Certican®) [27].

26.12 Alpha-1-Antitrypsin-Mangel

DEFINITION

Alpha-1-Antitrypsin-Mangel *(Alpha-1-Proteaseninhibitormangel)*: Autosomal-rezessiv vererbter Stoffwechseldefekt mit Mangel an Alpha-1-Antitrypsin, der in erster Linie zu Leber- und Lungenschädigung führt.

Krankheitsentstehung

Alpha-1-Antitrypsin ist ein vornehmlich in Leber und Lunge gebildetes Protein, das eiweißspaltende Enzyme wie Trypsin oder Chymotrypsin hemmt. Bei einem **Alpha-1-Antitrypsin-Mangel** kommt es durch die nun überschießende Aktivität eiweißspaltender Enzyme zu einem Abbau körpereigenen Gewebes.

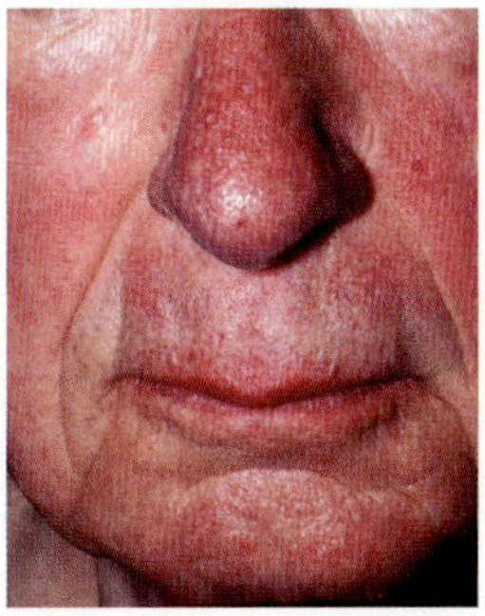

Abb. 26.28 Patient mit Flush (Gesichtsröte) bei Karzinoid. [G763-002]

Symptome, Befund und Diagnostik

Die Symptomatik variiert. Es dominieren Leber- und Lungenschäden:

- Häufigstes Leitsymptom ist eine früh einsetzende chronisch-obstruktive Lungenerkrankung (→ 23.6) bis zum Emphysem. Die Beschwerden beginnen zwischen dem 30. und 40. Lebensjahr
- Evtl. kommt es bereits im Kindesalter zur Leberschädigung, die im weiteren Verlauf in eine Leberzirrhose (→ 25.4.5) mündet
- Andere Manifestationen (v. a. Nieren-, Gefäß- und Bauchspeicheldrüsenbeteiligung) sind demgegenüber selten.

Gesichert wird die Diagnose durch Bestimmung des Alpha-1-Antitrypsin-Spiegels im Blut mit nachfolgender Eiweißcharakterisierung und ggf. durch eine Leberbiopsie.

Behandlungsstrategie

Lungen- und Lebererkrankungen werden nach üblichen Grundsätzen behandelt. Für bestimmte Patientengruppen wird außerdem der regelmäßige i. v.-Ersatz des fehlenden Alpha-1-Antitrypsins empfohlen (Prolastin®), dies hilft aber nicht gegen die Leberschäden. In weit fortgeschrittenen Fällen kommt eine Leber- oder Lungentransplantation in Betracht. Die Patientinnen sollten weitere lungenschädigende Faktoren unbedingt vermeiden (v. a. Rauchen, aber auch Atemwegsinfekte). Betroffenen sollte eine genetische Beratung vermittelt werden.

27

PFLEGE BEI HÄMATOLOGISCHEN UND ONKOLOGISCHEN ERKRANKUNGEN

Nicole Menche
Unter Mitarbeit von Ulrike Frühwald

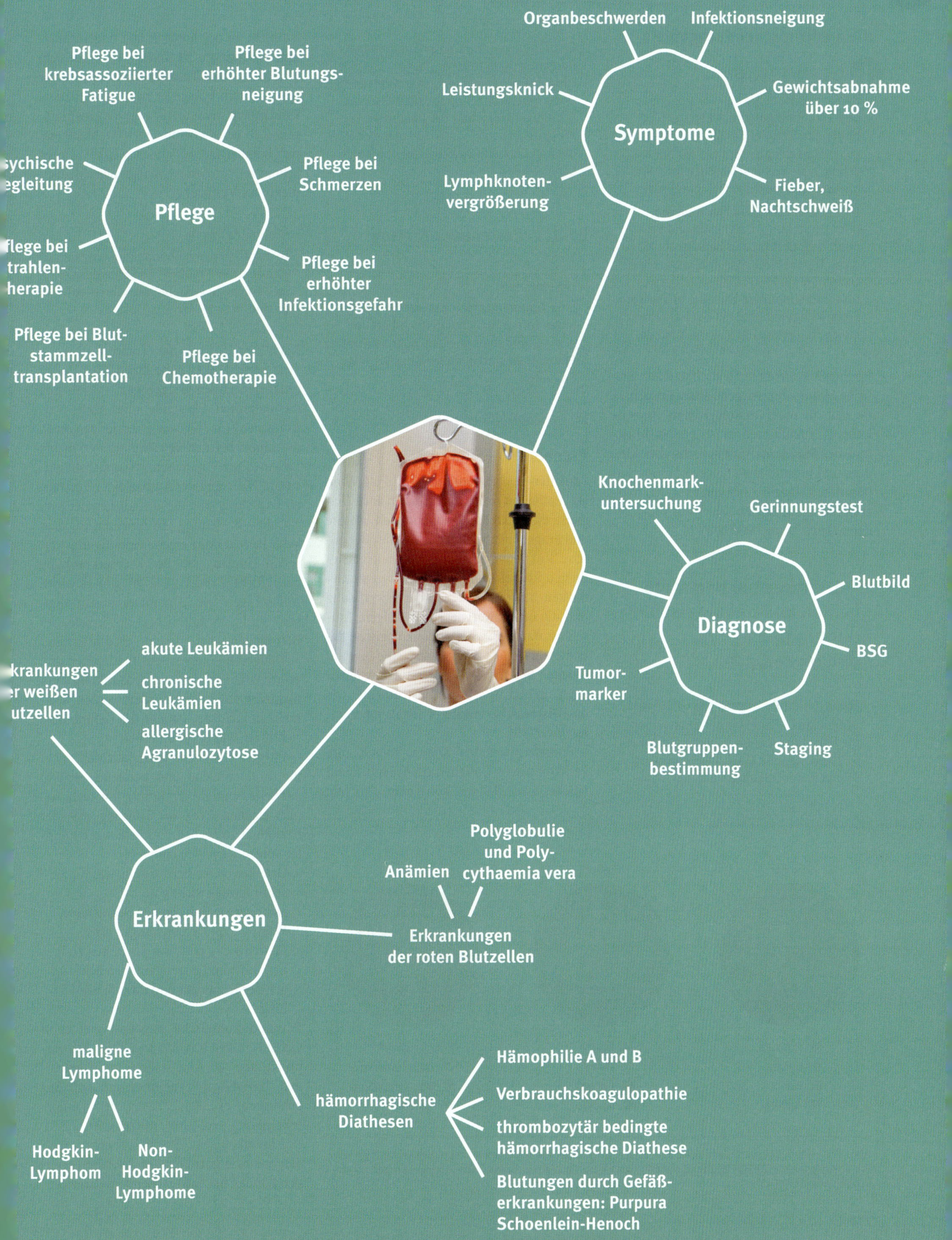

Symptome
Organbeschwerden
Infektionsneigung
Leistungsknick
Gewichtsabnahme über 10 %
Lymphknotenvergrößerung
Fieber, Nachtschweiß
Pflege
Pflege bei krebsassoziierter Fatigue
Pflege bei erhöhter Blutungsneigung
sychische egleitung
Pflege bei Schmerzen
flege bei trahlen-herapie
Pflege bei erhöhter Infektionsgefahr
Pflege bei Blutstammzelltransplantation
Pflege bei Chemotherapie
Diagnose
Knochenmarkuntersuchung
Gerinnungstest
Blutbild
BSG
Tumormarker
Blutgruppenbestimmung
Staging
Erkrankungen
krankungen r weißen utzellen
akute Leukämien
chronische Leukämien
allergische Agranulozytose
Erkrankungen der roten Blutzellen
Anämien
Polyglobulie und Polycythaemia vera
maligne Lymphome
Hodgkin-Lymphom
Non-Hodgkin-Lymphome
hämorrhagische Diathesen
Hämophilie A und B
Verbrauchskoagulopathie
thrombozytär bedingte hämorrhagische Diathese
Blutungen durch Gefäßerkrankungen: Purpura Schoenlein-Henoch

Die medizinischen Fachgebiete

DEFINITION

Hämatologie: Lehre von Physiologie und Erkrankungen des Bluts, der blutbildenden Organe, der Blutgerinnung *(Hämostaseologie)* und des lymphatischen Systems einschließlich ihrer Prophylaxe, Diagnostik und Therapie.

Onkologie: Lehre von den Tumoren, ihrer Entstehung, Diagnostik und Behandlung. Berührt alle Gebiete der Medizin. Die *medizinische (internistische) Onkologie* (Schwerpunkte medikamentöse und supportive Therapie bösartiger Erkrankungen) bildet mit der Hämatologie ein Teilgebiet der Inneren Medizin.

Jährlich erkranken in Deutschland fast eine halbe Million überwiegend ältere Erwachsene neu an einer **onkologischen Erkrankung.** Am häufigsten ist bei Frauen Brust- und bei Männern Prostatakrebs. Bei Kindern und Jugendlichen unter 18 Jahren sind bösartige Erkrankungen mit ca. 2.200 Neuerkrankungen jährlich selten mit völlig anderer Gewichtung (→ Abb. 27.1).

27.1 Pflege bei hämatologischen und onkologischen Erkrankungen

Palliativpflege → Kap. 20

Weiterbildung Pflege in der Onkologie

Examinierte Pflegefachpersonen haben die Möglichkeit einer zweijährigen berufsbegleitenden (Fach-)Weiterbildung **Pflege in der Onkologie** z. B. nach den Empfehlungen der *Deutschen Krankenhausgesellschaft (DKG)* [2].
Die *Konferenz Onkologischer Kranken- und Kinderkrankenpflege (KOK)* ist eine Arbeitsgemeinschaft der *Deutschen Krebsgesellschaft e. V.* und setzt sich für die fachliche Entwicklung der onkologischen Pflege ein.

27.1.1 Patientensituation

Lebenskrise

Eine Tumorerkrankung stürzt die Betroffenen (oft) plötzlich und unvorbereitet in eine fundamentale Lebenskrise. Die Pflegenden sind in dieser Krise wichtige Begleiter.

Diagnoseaufklärung → 42.1

Psychische Begleitung

Patienten und Patientinnen (im Folgenden als „Patienten" bezeichnet) haben nach Diagnose einer Krebserkrankung viele Ängste und Fragen, häufig aber auch keine oder falsche Vorstellungen zur Krankheitsentstehung und -behandlung. Oft kreisen die Gedanken um die Ursachen der Erkrankung und die oft schwerwiegenden Folgen. Aufschluss darüber, wie stark onkologische Patienten psychosozial belastet sind und in welchen Bereichen sie Unterstützung benötigen, geben Assessmentinstrumente wie das **Distressthermometer** *(Belastungsthermometer)* [3].

Pflegefachpersonen können durch ihre Fachkompetenz Unsicherheiten nehmen und falsche Vorstellungen korrigieren. Wichtig ist, nicht zu beschönigen und ungerechtfertigte Hoffnungen zu wecken, aber trotzdem Mut zu machen. Tumortherapien sind heute sehr wirksam, etwa jeder zweite Krebspatient kann geheilt werden. Auch die Nebenwirkungen, z. B. einer Chemo- oder Strahlentherapie, können gut behandelt werden. Gegen Schmerzen stehen wirkungsvolle Medikamente zur Verfügung.

Sinn des Lebens

In der Krise einer Tumorerkrankung ist das zentrale Problem, den Sinn des Lebens nicht zu verlieren oder ihn (neu) zu finden (→ 15.4).

Nach dem Schock der Tumordiagnose – viele berichten, es habe ihnen „den Boden unter den Füßen weggezogen" – brauchen die Patienten Pflegende und Ärzte bzw. Ärztinnen (im Folgenden "Ärzte" genannt), die ihnen bei der Bewältigung der neuen Lebens-Situation helfen. Gesprächsbereitschaft, Nähe und der Aufbau einer Vertrauensbeziehung sind die Grundlagen der psychischen Begleitung. Zu beachten ist, dass jeder Patient seine eigene Bewältigungsweise im Umgang mit der Krebserkrankung hat. „Richtig" oder „Falsch" gibt es nicht. Äußerungen wie „Du musst positiv denken" sind nicht hilfreich, denn sie rufen im Betroffenen evtl. (nicht gerechtfertigte) Schuldgefühle hervor; ein motivierter und positiver Umgang mit der Erkrankung kann nicht von außen eingefordert werden. Vielmehr braucht der Patient das Gefühl, dass richtig ist, was er tut und fühlt [4].

Pflegende stehen dem Patienten nicht nur unterstützend und beratend (→ 40.4) zur Seite, sondern ermuntern ihn auch, seinen eigenen Weg im Umgang mit der Krankheit zu suchen. Empfehlungen könnten folgendermaßen lauten [4]:

- Orientieren Sie sich an dem, was für Sie selbst jeweils wichtig ist
- Nehmen Sie Ihre eigenen Bedürfnisse, Wünsche und Vorstellungen ernst
- Finden Sie heraus, was am besten zu Ihnen passt im Umgang mit den Belastungen der Krankheit und ihrer Behandlung.

Psychoonkologische Angebote gibt es in vielen Kliniken mit onkologischem Schwerpunkt, aber auch in Städten und Gemeinden. Ziel ist es, den Patienten und seine Angehörigen in allen Phasen der Tumorerkrankung zu unterstützen (→ 27.5.7). Psychoonkologen, Psychologinnen, Seelsorger sowie Betroffene in Selbsthilfegruppen können bei entsprechendem Patienten-

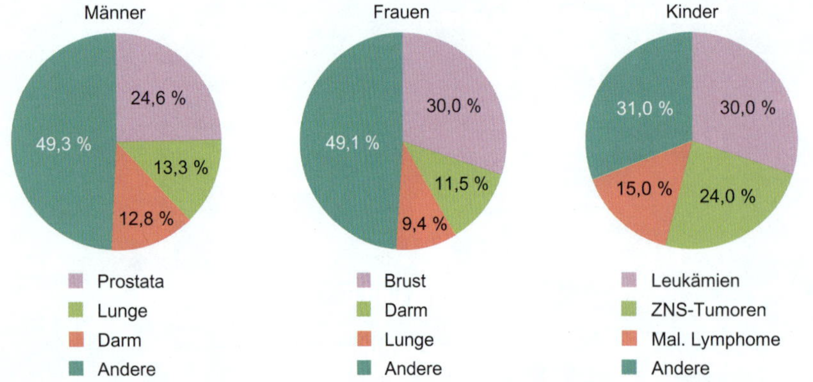

Abb. 27.1 Häufigkeitsverteilung bösartiger Erkrankungen. Bei Erwachsenen machen die drei häufigsten Erkrankungen etwa die Hälfte, bei Kindern und Jugendlichen sogar gut zwei Drittel aller bösartigen Erkrankungen aus [1]. [L143]

wunsch wertvolle Wegbegleiter sein. Pflegende weisen auf die Möglichkeiten hin und vermitteln Kontakte bzw. Kontaktdaten [5].

Betreuung von krebskranken Kindern und ihren Angehörigen

Bedeutung für die Familie

Das Familienleben ist durch die häufigen Krankenhausaufenthalte stark beeinträchtigt. Meist ist ein Elternteil im Krankenhaus, während der andere Arbeit, Haushalt und die Versorgung weiterer Kinder organisieren muss. Auch die Geschwisterkinder sind betroffen. Sie erleben, dass die Eltern viel Zeit und Zuwendung dem krebskranken Kind widmen, spüren die Angst der Erwachsenen und fühlen sich evtl. zurückgesetzt. Gleichzeitig sind sie selbst in großer Sorge um Bruder oder Schwester. Dies kann widersprüchliche Gefühle und auch Schuldgefühle bei den Geschwisterkindern hervorrufen.

Bedeutung für das kranke Kind

Neben häufigen Krankenhausaufenthalten mit körperlichen Einschränkungen und teils schmerzhaften Eingriffen bedeutet die Diagnose für das Kind (→ Abb. 27.2) Ausschluss von den bisherigen Aktivitäten, wenig Kontakt zu Freunden und – je nach Alter – die Angst vor den Folgen der Krankheit oder dem Tod.

Die Pflege eines tumorkranken Kinds und die Betreuung der betroffenen Eltern sind eine große Herausforderung für die Pflegenden. Basis eines guten Vertrauensverhältnisses ist unbedingte Ehrlichkeit gegenüber allen Beteiligten. Pflegefachpersonen erläutern alle therapeutischen, diagnostischen und pflegerischen Maßnahmen einfühlsam, evtl. mit spielerischen Elementen.

Nach Möglichkeit beziehen die Pflegenden die Eltern in die Pflege ein. Gleichzeitig bedenken sie, dass die Eltern sowohl psychisch als auch physisch bis an ihre Grenzen belastet sind, besonders wenn es Geschwisterkinder gibt.

Viele regionale und überregionale Organisationen, Stiftungen und Selbsthilfegruppen engagieren sich für krebskranke Kinder und ihre Familien.

Angehörige des Tumorpatienten

Nicht nur der Patient, sondern auch seine Angehörigen stehen der Erkrankung oft hilf- und sprachlos gegenüber. Angehörige zeigen im Umgang mit dem Patienten unterschiedliches Verhalten, von überfürsorglich bis distanziert, meist aus Angst und Unsicherheit. Pflegende bewerten dieses Verhalten nicht. Zu ihren Aufgaben gehört es, Menschen, die dem Patienten nahestehen, zu unterstützen, sie in die Pflege einzubeziehen und ihnen möglichst viel Zugang zum Erkrankten zu ermöglichen. Dies sind die besten Voraussetzungen dafür, dass die Angehörigen dem Patienten eine Stütze sein können.

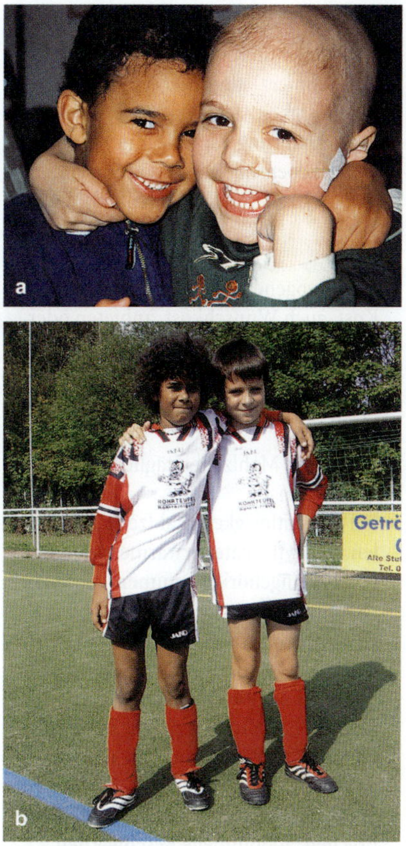

Abb. 27.2 Onkologische Therapien erfordern viel Kraft von Kindern wie Eltern, wobei Erwachsene immer wieder über die Reife von Kindern staunen, aber auch über ihre Fähigkeit, in schweren Zeiten zu lachen. Aber: Viele Kinder können heute geheilt werden und danach ein (fast) normales Leben führen. (a) Ein Vierjähriger und sein Freund während einer Leukämietherapie, (b) fünf Jahre später. [O438]

Angehörige können für sich selbst Hilfe und Trost bei Krebsberatungsstellen und Selbsthilfegruppen finden.

Besonders schwierig ist die Situation Krebskranker mit (kleineren) Kindern. Eltern sind oft unsicher, ob und wie sie es den Kindern sagen können. Kinder können mit Verhaltensauffälligkeiten reagieren. Pflegefachpersonen verweisen auf die professionelle Hilfe von Krebsberatungsstellen, Kinder- und Jugendpsychotherapeuten, Vereinen und Stiftungen sowie Literatur.

Körperlicher Zustand des Tumorpatienten

Der körperliche Zustand von Tumorpatienten kann sehr unterschiedlich sein. Ein reduzierter Allgemeinzustand bedeutet dabei nicht Unheilbarkeit; umgekehrt kann ein unheilbar erkrankter Mensch „blühend" aussehen. Der Allgemeinzustand kann mittels *Karnofsky-Index* oder *ECOG* eingeschätzt werden [6].

Häufig wird das Körperbild des Patienten durch Erkrankung und Therapie stark beeinträchtigt, etwa durch den Haarausfall während einer Zytostatikatherapie. Die Patienten fühlen sich dadurch weniger attraktiv und sind in ihrem Selbstwertgefühl beeinträchtigt. Für viele ist es eine Hilfe, wenn sie frühzeitig auf die möglichen Veränderungen ihres Aussehens und zur Verfügung stehende Hilfen aufmerksam gemacht werden (→ 27.5.1).

Nähe und Sexualität

Die Bedeutung sexueller Fragen variiert bei Tumorpatienten erheblich. Wie bei jeder lebensbedrohlichen Erkrankung rückt das Sexualleben zunächst in den Hintergrund. Sind jedoch der erste Schock und anstrengende Therapien vorbei, verspüren viele Betroffene wieder verstärkt den Wunsch nach körperlicher Nähe zum Partner. Andere hingegen haben kein Bedürfnis danach, vielleicht sogar Angst vor (vermuteten) Erwartungen des Partners. Probleme sind begründet in:

- Der Psyche, etwa vermindertes Selbstwertgefühl oder Körperbildstörungen, z. B. nach Mastektomie (Entfernung der Brust) oder Stomaanlage
- Dem Tumor, v. a. bei Tumoren der Geschlechtsorgane
- Der Therapie, z. B. bei therapiebedingten Hormonmangelerscheinungen.

Nicht selten reicht schon ein offenes Gespräch der Partner über ihre Wünsche und Ängste. Ansonsten sind Pflegende, der behandelnde Arzt, Beratungsstellen oder Selbsthilfegruppen geeignete Ansprechpartner. Wichtig ist, dass die Betroffenen sich mit ihren Problemen nicht allein gelassen fühlen und wissen, dass es Hilfsmöglichkeiten gibt.

Psychische Situation der Pflegenden

Pflegende in der Hämatologie und Onkologie sind bei ihrer Arbeit häufig mit Menschen in Ausnahmesituationen konfrontiert. Sie begleiten Patienten oft über lange

Zeit und erleben Höhen und Tiefen aus nächster Nähe mit. Das löst nicht selten persönliche Betroffenheit oder auch Ängste aus.

Um krebskranke Menschen auf Dauer pflegen zu können, ist für die Pflegenden eine gute „Selbstpflege" wichtig, d.h. ein Ausgleich zu den psychischen Belastungen des Berufsalltags. Zudem sind Aussprachen im Team, Supervision oder auch entsprechende Fortbildungen hilfreich. Nicht zuletzt sind die Pflegenden immer wieder gefordert, sich mit der eigenen Haltung zu Krankheit, Sterben und Tod auseinanderzusetzen.

27.1.2 Beobachten, Beurteilen und Intervenieren

Hämatologische und onkologische Erkrankungen und Therapien beeinträchtigen meist mehrere Organe und Organsysteme.

Bewegung

Patienten mit Anämie (➔27.6.1), allgemeiner Schwäche oder Fatigue (➔27.1.5) ermüden bereits bei geringer Belastung und brauchen häufig längere Ruhepausen. Pflegende berücksichtigen dies bei den Pflegemaßnahmen, unterstützen den Betroffenen aber gleichzeitig, seine Selbstständigkeit weitestmöglich zu erhalten.

Haut

Pflege der bestrahlten Haut ➔27.5.5
Pflege bei Haarausfall ➔27.5.1
Spezielle Mundpflege ➔6.7.5
Sowohl Chemo- oder Strahlentherapie selbst als auch die durch sie bedingte Leuko- und Thrombozytopenie mit erhöhter Infektions- und Blutungsgefahr können zu Hautveränderungen führen, etwa Hauttrockenheit, Hyperkeratosen (überschießende Hornhautbildungen), Pigmentstörungen, Herpes- oder Pilzinfektionen, Hautblutungen oder Schleimhautentzündungen bis hin zu Ulzera (➔32.2.1, orale Mukositis ➔27.5.1).

Pflegefachpersonen wie auch der Patient selbst inspizieren Haut und (Mund-) Schleimhaut daher regelmäßig auf Veränderungen.

Körpertemperatur

Regelmäßige Temperaturkontrollen sind bei Patienten mit Krebserkrankungen (v.a. bei Zytostatika- oder Strahlentherapie) nötig, um auftretende Infektionen rechtzeitig zu erkennen.

Ernährung

Tumorleiden führen oft zu Gewichtsverlust und – schmerz- und therapiebedingt – zu Appetitlosigkeit, Übelkeit und Erbrechen. Mangelernährung verschlechtert aber nicht nur die Lebensqualität, sondern auch die Verträglichkeit von Therapien und die Prognose.
Daher:

- Ausgewogene und wohlschmeckende Kost, auch Wunschkost, anbieten oder Mahlzeiten von den Angehörigen mitbringen lassen
- Speisen meiden, die dem Patienten nicht bekommen
- 5–8 kleine Mahlzeiten täglich einnehmen lassen
- Bei Appetitlosigkeit Mahlzeit zurückstellen und evtl. später erwärmen (ggf. warten, bis Angehörige kommen), Speisen ansprechend servieren
- Abwehrgeschwächte Patienten über die Infektionsgefahr durch ungeeignete Lebensmittel informieren (➔27.1.4)
- Bei erhöhter Blutungsgefahr keine harten und scharfkantigen Nahrungsmittel anbieten (➔27.1.3)
- Schleimhautentzündungen, Übelkeit, Erbrechen, abdominelle Beschwerden, Diarrhö behandeln
- Diätassistenz hinzuziehen.

Häufige Unverträglichkeiten

- Sehr fette und sehr süße Speisen
- Blähendes, z.B. Vollkornprodukte, Kohl
- Hartschalige und säurereiche Früchte
- Scharf Gebratenes
- Stark Gewürztes
- Rohmilchprodukte
- Alkoholische oder säurehaltige Getränke.

Wichtig sind Gewichtskontrollen und Flüssigkeitsbilanzierung (➔8.1.2) zur Überwachung des Ernährungszustands.

Reicht die orale Nahrungsaufnahme nicht aus, kann zunächst versucht werden, den Energiebedarf durch die Anreicherung der Speisen mit hochwertigen Ölen, Butter, Sahne, Maltodextrin oder durch orale Zusatznahrung zu decken. Bei weiter unzureichender Versorgung muss eine enterale Sonde (➔7.7.4) oder eine parenterale Ernährung (➔43.5.7) erwogen werden. Der Patient wird in diese Entscheidungsfindung immer miteinbezogen.

Keine „Krebsdiät"

Immer wieder werden Pflegende und Ärzte auf spezielle „Krebsdiäten" angesprochen, die den Tumor z.B. „aushungern" sollen. Eine „krebshemmende" Diät ist jedoch bisher nicht bekannt. Kosteinschränkungen sind bei Tumorpatienten nur notwendig, wenn Begleiterkrankungen (z.B. Diabetes mellitus) bestehen oder Komplikationen (z.B. Mundschleimhaut- oder Speiseröhrenentzündung, Hyperkalzämie) auftreten. Eine weitere häufige Frage ist die nach der Einnahme von Nahrungsergänzungsmitteln, z.B. Vitaminpräparaten. Eine generelle Supplementierung ist bei Patienten mit Krebserkrankungen nicht angezeigt, möglicherweise kann diese sogar die Wirkung medikamentöser Tumortherapien abschwächen. Deshalb sollte diese Frage mit dem behandelnden Onkologen besprochen werden.

Ausscheidung

Stuhl und Urin müssen – nach Anleitung durch Pflegefachpersonen auch vom Patienten selbst – auf Veränderungen beobachtet werden:

- Blutbeimengungen (sichtbares Blut in Urin oder Stuhl, Teerstühle) können z.B. bei Gerinnungsstörungen oder Magengeschwüren auftreten
- Bei Harnwegsinfekten ist der Urin oft flockig oder riecht anders (➔33.4.1)
- Obstipation kann z.B. durch veränderte Ernährung und Bewegungsmangel, aber auch durch Arzneimittel (z.B. Morphinabkömmlinge) bedingt sein. Durchfälle können Folge einer Darminfektion oder einer Zytostatika- oder Strahlentherapie sein (➔27.5.1, ➔27.5.5).

27.1.3 Pflege bei erhöhter Blutungsneigung

Im Vordergrund der **Pflege bei erhöhter Blutungsneigung** (hämorrhagische Diathese ➔27.9) steht der Schutz vor Verletzungen. Dies senkt bei Patienten mit gleichzeitig erhöhter Infektionsgefahr (➔27.1.4) auch das Infektionsrisiko, da Verletzungen potenzielle Eintrittspforten für Infektionserreger darstellen. Folgende Maßnahmen kommen je nach Ausmaß der Gefährdung abgestuft zur Anwendung:

- Verzicht auf verletzungsträchtige Sportarten und Tätigkeiten (z.B. Arbeiten mit scharfen, spitzen Werkzeugen)

- Entfernung von Stolperfallen und besonders verletzungsträchtigen Gegenständen aus der Umgebung des Patienten
- Angepasste Ernährung. Bei leichter Gefährdung lediglich Verzicht auf sehr harte oder scharfkantige Nahrungsmittel (z. B. Nüsse, Fisch mit Gräten), bei hoher Gefährdung weiche Kost
- **Atraumatische Zahnpflege.** Bei leichter Gefährdung weiche Zahnbürste mit abgerundeten Borsten, Zahnfleisch nicht mitputzen, keine Zahnseide. Bei hoher Gefährdung Mundpflege lediglich mithilfe von Schwammzahnbürsten (etwa Dentaswab®-Tupfer → Abb. 27.3), Mundduschen oder Mundspülungen mit geeigneten nichtalkoholischen Lösungen, z. B. Glandomed®
- Nasenpflege (Nase nur ganz vorsichtig schnäuzen, bei trockener Schleimhaut Nasensalbe einbringen), Mund- und Lippenpflege
- Trocken- statt Nassrasur
- Nagelpflege durch professionelle Pedi- oder Maniküre
- Beobachtung der Ausscheidungen auf Blutbeimengungen, Obstipationsprophylaxe
- Beobachtung auf Haut- und Schleimhautblutungen, z. B. Hämatome, Petechien, Zahnfleischbluten
- Keine rektalen Temperaturmessungen, keine Klysmen, Suppositorien oder Einläufe
- Keine i. m.-Injektionen (auch s. c.-Injektionen vermeiden)
- Keine medizinischen Thromboseprophylaxestrümpfe (MTS)
- Keine Arzneimittel, die die Blutungsneigung weiter erhöhen, z. B. kein ASS bei Schmerzen
- Bei Frauen Unterdrückung der Menstruation (z. B. durch Einnahme der „Pille"), Verwendung von Gleitmittel beim Geschlechtsverkehr.

Ist es trotzdem zu einer Blutung gekommen:

- Bei akuten Blutungen genaue Beobachtung des Patienten, auch auf Blut in Stuhl oder Urin. Häufige Kontrollen von RR, Puls, Bewusstsein; Arzt informieren
- Lokale Maßnahmen zur Blutstillung, d. h. Ruhigstellung und Hochpositionierung der betroffenen Extremität, evtl. Druckverband, Kälteanwendung oder Tamponaden.

Abb. 27.3 Schwammzahnbürste zur Mundpflege bei erhöhter Blutungsneigung. [V408]

27.1.4 Pflege bei erhöhter Infektionsgefahr

> **DEFINITION**
>
> **Schutzisolierung** *(Umkehrisolierung, protektive Isolierung):* Isolierung und andere Maßnahmen bei abwehrgeschwächten Menschen, um sie vor Infektionen zu schützen.

Eine **Schutzisolierung** ist notwendig bei krankheits- oder therapiebedingter hochgradiger Abwehrschwäche mit großer Infektionsgefahr, etwa:

- Angeborenen oder erworbenen Immundefekten (→ 31.1)
- (Hoch dosierter) Chemotherapie, Blutstammzelltransplantation (→ 27.5.9).

Risikogruppen

Das Infektionsrisiko eines abwehrgeschwächten Patienten hängt wesentlich von der Granulozytenzahl im Blut und der Dauer einer Granulozytopenie ab und wird durch weitere Faktoren wie z. B. liegende Gefäßkatheter modifiziert. Das *Robert Koch-Institut* unterscheidet drei **Risikogruppen** [7]:

- **Risikogruppe 1** *(mittelschwere Immunsuppression/-defizienz),* z. B.
  - Granulozytopenie < 500/µl Blut (analog Leukozytopenie < 1000/µl) bis 10 Tage
  - CD4-positive T-Helferzellen < 200/µl Blut
  - Autologe Blutstammzelltransplantation bis 3 Monate nach Stammzellrückgabe
- **Risikogruppe 2** *(schwere Immunsuppression/-defizienz),* z. B.
  - Granulozytopenie < 500/µl Blut (analog Leukozytopenie < 1000/µl) über mehr als 10 Tage
  - Allogene Blutstammzelltransplantation bis 6 Monate nach intensiver Therapiephase
  - Akute stationäre Behandlungsphase bei autologer Stammzelltransplantation oder nach Transplantation solider Organe (bis zur Entlassung)
- **Risikogruppe 3** *(sehr schwere Immunsuppression/-defizienz).* Vor allem allogene Blutstammzelltransplantation in der intensiven Therapiephase bis zur Regeneration der Granulopoese.

Stufen der Schutzisolierung

Wie die verschiedenen Risikogruppen und Stufen der Schutzisolierung bezeichnet (z. B. *einfache – erweiterte, kleine – große Schutzisolierung*) und im Detail gehandhabt werden, ist von Haus zu Haus unterschiedlich. Teilweise wird die Notwendigkeit der Maßnahmen auch kontrovers diskutiert. Das Folgende kann daher nur Anhaltspunkte geben (hausinterne Richtlinien beachten).

Menschen der Risikogruppen 1 und 2 sind auch im häuslichen Umfeld anzutreffen. Hier müssen die Schutzmaßnahmen modifiziert werden. In aller Regel erhalten die Betroffenen vom Krankenhaus schriftliche Anweisungen und Notfallrufnummern.

Maßnahmen der Schutzisolierung

> **Grundprinzipien bei Abwehrschwäche**
>
> Die Maßnahmen zum Schutz abwehrgeschwächter Patienten gründen auf:
>
> - Reduktion der Keime in der Umgebung des Patienten
> - Verminderung der körpereigenen Keime des Patienten
> - Früherkennung und Frühbehandlung von Infektionen.

Reduktion der Umgebungskeime

Umweltkeime können bei hochgradiger Abwehrschwäche lebensbedrohliche Infektionen hervorrufen. Der Patient muss also vor den Bakterien, Viren und Pilzen seiner Umgebung (d. h. auch seiner Mitmenschen) geschützt werden.

Patienten der Risikogruppen 1 und 2 können in einem Zweibettzimmer mit Nasszelle untergebracht werden, für Patienten der Risikogruppe 3 ist ein Einzelzimmer (→ Abb. 27.4) mit Nasszelle und Schleuse erforderlich. Außerdem gelten spezielle Anforderungen für Luft (z. B. HEPA-gefilterte

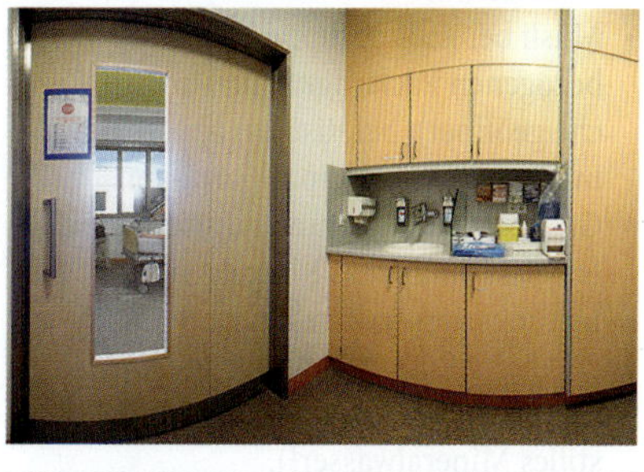

Abb. 27.4 Patientenzimmer zur Schutzisolierung. In der Schleuse stehen alle nötigen Materialien für die Schutzmaßnahmen bereit. [K115]

Luft nach allogener Blutstammzelltransplantation) und Sanitärbereich/Wasserversorgung.

Patienten ab Risikogruppe 2 dürfen das Zimmer nur wenn unbedingt nötig mit FFP2-Maske verlassen. Prinzipiell wird der Kontakt des Patienten zur Außenwelt auf das Nötigste beschränkt. Ständiges Betreten und Verlassen des Zimmers ist durch eine gute Organisation zu vermeiden.

Folgende Maßnahmen reduzieren die Keimeinschleppung:

- Alle Personen desinfizieren sich vor Kontakt mit dem Patienten die Hände
- Besucher dürfen keinerlei Infektionszeichen zeigen. Bei Patienten der Risikogruppe 3 gelten oft weitere Vorsichtsmaßnahmen (hausinterne Richtlinien beachten)
- Pflegefachpersonen und Besucher mit engem Patientenkontakt tragen bei Patienten der Risikogruppe 3 einen keimarmen Schutzkittel und Mund-Nasen-Schutz. Pflegende mit Infektionskrankheiten, auch z. B. der Haut, dürfen nicht zum Patienten
- Das Zimmer und die Gegenstände darin werden regelmäßig desinfiziert
- (Trocken-)Blumen und Topfpflanzen sind im Zimmer untersagt.

Auch durch Lebensmittel können Infektionen übertragen werden. Bei immunsupprimierten Menschen sind die Basishygienemaßnahmen im Umgang mit Lebensmitteln penibel zu beachten. Strenge „Neutropeniediäten“ werden mittlerweile kontrovers diskutiert. Als risikoarm gelten [7]:

- Komplett durchgegartes Fleisch/Wurst/Fisch/Meeresfrüchte
- Komplett durchgegarte Eier/Eiprodukte, pasteurisierte Eiprodukte
- Pasteurisierte Milch/Milchprodukte (keine Käse mit „Oberflächenschmiere“)
- Sorgfältig (selbst) gewaschener, frisch zubereiteter Salat (nicht von der Salatbar), gut gewaschenes, evtl. geschältes Obst/Gemüse
- Müsli bei Risikogruppe 1 aus patientenbezogenen Packungen (maximal 1 Woche geöffnet), bei Risikogruppen ⅔ nur in autoklavierten Einzelportionen
- Geschälte, erhitzte und vakuumverpackte Nüsse (maximal 1 Tag geöffnet)
- Leitungswasser abgekocht oder nach spezieller Filtration oder mindestens 1 Min. gekochter Tee. Mineralwasser (kein stilles Mineralwasser!).

Gerade hier gibt es Unterschiede, daher sind stets die haus- bzw. stationsinternen Richtlinien zu beachten.

Verminderung körpereigener Keime

Der Patient ist nicht nur durch Keime aus seiner Umwelt, sondern auch durch eigene, für Gesunde harmlose Haut- und Darmkeime gefährdet. Folgende Maßnahmen werden, abhängig vom hausinternen Standard und dem individuellen Infektionsrisiko, durchgeführt:

- Täglicher Wechsel von Leib- und Bettwäsche, Handtüchern und Waschlappen, Wäsche bei mindestens 60 °C waschen. Als Hausschuhe sind leicht zu reinigende und desinfizierbare Plastik- oder Gummisandalen geeignet
- Tägliche gründliche Körper- und Haarpflege, ggf. mit einer desinfizierenden Waschlotion. Haut sorgfältig trocknen, v. a. in den Hautfalten. Angepasste Hautpflege. Der Patient soll sich nach dem Toilettenbesuch die Hände desinfizieren, ebenso vor dem Essen
- Zahnpflege mit weicher Zahnbürste, im Anschluss Mundspülung z. B. mit NaCl 0,9 %, ggf. prophylaktische antimykotische Behandlung (z. B. Moronal® Suspension).

Früherkennung von Infektionen

Trotz aller Vorsicht können Infektionen nicht immer vermieden werden, doch helfen frühe Erkennung und Behandlung der Infektion, den „Schaden zu begrenzen“:

- Mind. 2-mal täglich Temperatur kontrollieren (nicht rektal)
- Eintrittsstellen, Sonden, Drainagen auf Entzündungszeichen beobachten
- Erkrankungssymptome beim Patienten erkennen bzw. erfragen: Fieber, abnormes Frieren, Kopfschmerzen, Husten, Auswurf, Übelkeit, Durchfälle, Veränderungen beim Wasserlassen, Veränderungen an Haut und Schleimhäuten, Vaginalausfluss/-geruch. Arzt informieren.

VORSICHT! Bei **Infektionen unter Immunsuppression** können die typischen Infektionszeichen abgeschwächt sein oder fehlen.
Bei einer **Körpertemperatur über 38 °C,** die mindestens 1 Std. anhält oder innerhalb von 12 Std. 2-mal gemessen wird (38,3 °C bei einmaliger Messung), ist unverzüglich der Arzt zu informieren/das onkologische Zentrum aufzusuchen, um zeitnah eine Antibiose einzuleiten [8].

Psychische Betreuung des isolierten Patienten

Die Isolierung verstärkt die psychische Belastung des Patienten. Pflegende können ihn in dieser Phase folgendermaßen unterstützen:

- Pflegefachpersonen erklären dem Patienten mit möglichst positiven Formulierungen (z. B. „zu Ihrem Schutz“) den Sinn der Isolierung und weiterer Beschränkungen
- Individuelle Besuchszeiten ermöglichen die psychische Stützung des Patienten durch Angehörige
- Patienten können den Kontakt zur Außenwelt durch Briefe, Telefonate, Mailen, Skypen, Zeitungen und Fernsehen aufrechterhalten. Die Pflegenden bitten die Angehörigen, Briefe und Telefonate von weiteren Personen zeitlich zu verteilen
- Die Angehörigen werden mit Einverständnis des Patienten ebenso aufgeklärt und informiert wie der Patient selbst, damit ein Gedankenaustausch auf einer gemeinsamen Grundlage möglich ist
- Nach Möglichkeit werden persönliche Gegenstände im Patientenzimmer platziert
- Die Pflegenden suchen gemeinsam mit dem Patienten Beschäftigungsmöglichkeiten und empfehlen ihm schon vorher, z. B. Spiele auf seinen Laptop/Tablet oder Bücher auf seinen E-Book-Reader zu laden. Ggf. werden Trainingsgeräte zur Verfügung gestellt.

Stimmungsschwankungen normal
Während der Isolierung kann der Patient depressive oder aggressive Stimmungen durchleben, die nicht selten in Phasen auftreten. Die Pflegenden unterstützen diesen Prozess gesprächsbereit und verständnisvoll.

Infektionsprävention immunsupprimierter Patienten in der ambulanten Pflege

Auch nach dem Klinikaufenthalt sind oft noch Schutzmaßnahmen notwendig, um Infektionen zu vermeiden. Welche Maßnahmen dies genau sind und wie lange sie eingehalten werden müssen, hängt wesentlich von der Erkrankung bzw. durchgeführten Therapie und dem damit verbundenen Infektionsrisiko des Patienten ab.

Zu den wichtigsten Maßnahmen gehören die sorgfältige Händehygiene, tägliche gründliche Körperpflege sowie intensive Mund- und Zahnpflege. Eine intensive Sonneneinstrahlung und v. a. Sonnenbrand müssen vermieden werden.

Weiter sollen die Patienten auf ausgewogene Ernährung achten, dabei aber weiter verzichten auf:

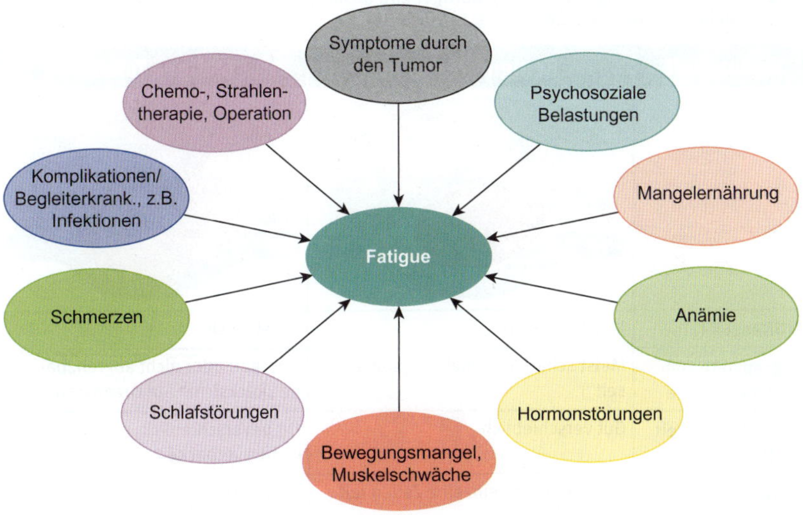

Abb. 27.5 (Mit-)Ursachen und Einflussfaktoren bei krebsassoziierter Fatigue. [L143]

- (Halb-)rohes Fleisch, rohen Fisch bzw. Meeresfrüchte
- Rohe oder weichgekochte Eier sowie daraus hergestellte Nahrungsmittel
- Nüsse, Schimmelkäse, Rohmilch
- Offenes Speiseeis.

Auch Nahrungsmittel aus Straßenständen/Imbissbuden sollen sie nicht verzehren.

Die Betroffenen sollen möglichst keinen Kontakt zu Menschen mit einer ansteckenden Erkrankung haben. Große Menschenansammlungen, ggf. auch öffentliche Verkehrsmittel sind möglichst zu meiden, bei Kino- oder Theaterbesuchen ist ein geeigneter Mund-Nasen-Schutz zu tragen. Schwimmbad, Sauna und Sonnenstudio sollen nicht besucht werden. Wegen der Gefahr des Kontakts mit Pilzen und Pilzsporen sollen die Betroffenen keine Garten- und Waldarbeit, Bau- und Renovierungsarbeiten durchführen. Auch der Umgang mit Kompost (Biotonne) sowie der Aufenthalt in Kellerräumen soll vermieden werden.

Kontakt zu Tieren ist problematisch, v. a. zu Jungtieren, Nagern, Reptilien und Vögeln. Grundsätzlich sollen keine Haustiere neu angeschafft werden. Ob vorhandene Tiere im Haushalt verbleiben können, muss individuell entschieden werden. Auf jeden Fall muss das Tier gesund sein und bestimmte Hygieneregeln müssen eingehalten werden.

In der Regel ist für die Dauer der Immunsuppression die Temperaturkontrolle obligat (2- bis 3-mal täglich, möglichst immer zur gleichen Tageszeit). Die Patienten sollen körperliche Überanstrengungen vermeiden und sich bei Infektionssymptomen, insbesondere bei Verschlechterung des Allgemeinzustands, Fieber, Husten, Atemnot, Hautausschlag oder Durchfall, unverzüglich mit dem behandelnden Onkologen in Verbindung setzen.

27.1.5 Pflege bei krebsassoziierter Fatigue

> **DEFINITION**
>
> **Krebsassoziierte Fatigue** (*Tumorerschöpfung, engl.* Cancer-related fatigue, *CRF*): „Belastendes, andauerndes subjektives Empfinden physischer, emotionaler und/oder kognitiver Müdigkeit oder Erschöpfung in Zusammenhang mit einer Krebserkrankung oder -behandlung, das nicht proportional zu vorangegangener Aktivität ist und die Alltagsfunktionen beeinträchtigt" (*National Comprehensive Cancer Network,* nach [9]). Sehr häufiges und belastendes Problem.

Krankheitsentstehung

Ursachen und Krankheitsentstehung der **krebsassoziierten Fatigue** sind im Detail noch unklar. Sicher spielen viele Faktoren eine Rolle, die sowohl durch den Tumor als auch die Therapie bedingt sein können (→ Abb. 27.5, → Abb. 27.6).

Symptome, Befund und Diagnostik

Leitsymptome sind:

- Physisch, z. B. Kraftlosigkeit, Schwäche, Erschöpfung, vermehrtes Schlafbedürfnis
- Kognitiv, z. B. Denk-, Konzentrationsschwierigkeiten, Gedächtnisstörungen
- Emotional, z. B. Antriebs-, Interesselosigkeit, Energieverlust, Traurigkeit.

Die Beschwerden bestehen über längere Zeit (fast) täglich und schränken die Betroffenen im Alltag stark ein. Schlaf führt nicht zur gewünschten Erholung. Fatigue ist keine „normale" Müdigkeit!

Ein Screening auf Fatigue sollte bei Menschen mit Krebs in regelmäßigen Abständen erfolgen. Empfohlen wird eine Selbsteinstufung auf einer *Numerischen Rating Skala (NRS)* von 1 bis 10. Ein Wert von 1 bis 3 bedeutet leichte, 4 bis 6 mäßig und 7 bis 10 schwere Fatigue. Bei einem Wert ≥ 4 folgt eine genauere Einschätzung, etwa mithilfe des *Brief Fatigue Inventory (BFI)* [10].

Teilursachen wie Anämie, Elektrolytveränderungen oder Mangelernährung sind diagnostisch fassbar. Depressive Störungen werden differenzialdiagnostisch abgegrenzt.

Behandlungsstrategie und Pflege

Feststellbare Ursachen wie eine Anämie oder Hormonstörung werden nach den üblichen Richtlinien behandelt.

Den meisten Patienten hilft es schon zu wissen, dass Fatigue bei Krebserkrankungen ein sehr häufiges und teils langwieriges Problem ist. Ansonsten ist die Behandlung symptomatisch. Regelmäßigem Ausdauer- und Krafttraining mittlerer Intensität kommt dabei ein hoher Stellenwert zu (ab-

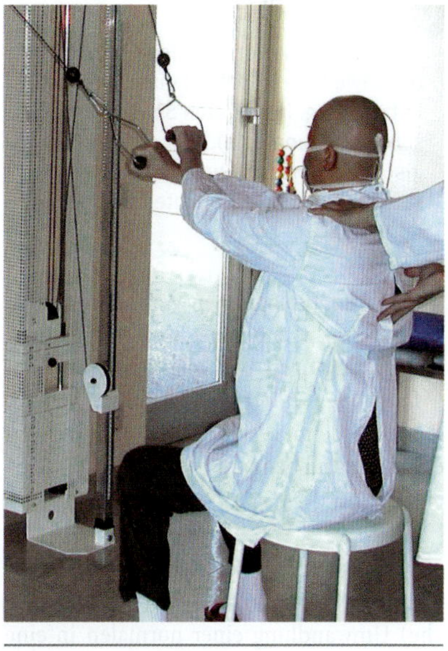

Abb. 27.6 Körperliche Aktivität bei Krebs. Zwar sollen sich Krebskranke nicht überfordern, leichtes Kraft- und Ausdauertraining dagegen tut Menschen mit Tumorerkrankungen nicht nur körperlich, sondern auch psychisch gut. [W791]

gesehen von Patienten mit Kachexie). Psychotherapeutische Unterstützung (z. B. kognitive Verhaltenstherapie, Stressbewältigungstechniken) ist häufig hilfreich.

Prävention und Patientenberatung

- Richtige Balance von Aktivität und Ruhe. Unbedingt alles schaffen wollen ist genauso verkehrt wie übermäßige Schonung
- Individuell angepasstes körperliches Training (→ Abb. 27.6) ab der Therapiephase. Dies steigert körperliche Leistungsfähigkeit, Selbstwertgefühl und Lebensqualität und unterbricht den Teufelskreis
- Setzen von Prioritäten: Was ist unbedingt notwendig, was verzichtbar? Welche Arbeiten können delegiert, welche kraftsparender gestaltet werden?
- Regelmäßiger, strukturierter Tag-Nacht-Rhythmus, Umgebungsbedingungen für Nachtschlaf optimieren
- Einplanen von Ruhepausen, z. B. anstrengende Aktivitäten verteilen
- Bewusstes Planen von Aktivitäten, die körperlich und psychisch guttun
- Aufklärung von Angehörigen über die Hintergründe der Fatigue; offener Umgang aller Beteiligten damit [11].

Tab. 27.1 Unterscheidungsmerkmale gutartiger und bösartiger Tumoren. Details zu den einzelnen Tumoren siehe Organkapitel. [Zeichnung: L190, L138]

Eigenschaft	Benigne Tumoren	Maligne Tumoren
	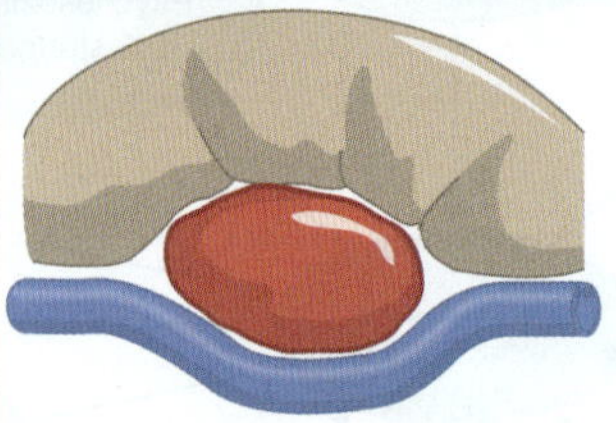	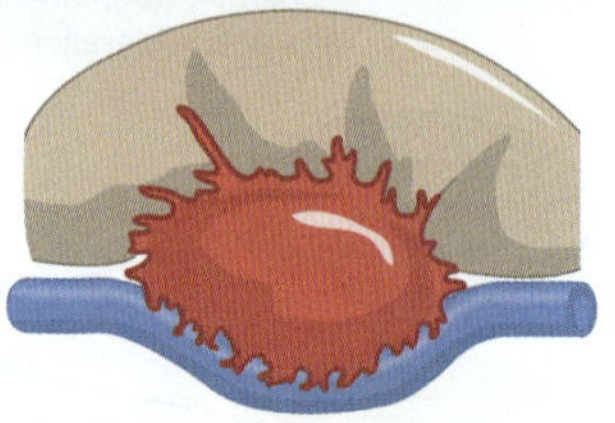
Größenzunahme	Meist langsam	Meist rasch
Abgrenzung zum Nachbargewebe	Meist scharf abgrenzbar („abgekapselt")	Unscharf oder nicht abgrenzbar, ohne „Rücksicht" auf Organgrenzen
Verschieblichkeit zur Umgebung	Gut verschieblich	Oft unverschieblich, mit Nachbargeweben verbacken
Histologie	• Gewebe und einzelne Zellen reif und differenziert • Wenige und typische Mitosen (niedrige Zellteilungsrate) • Expansives Wachstum, kein Einbruch in Gefäße	• Gewebe und einzelne Zellen weniger oder undifferenziert • Zahlreiche und pathologische Mitosen (hohe Zellteilungsrate) • Wachstum infiltrierend, invasiv, destruierend (Nachbargewebe zerstörend)
Benennung (nach Ursprungsgewebe, Bsp.)	• **Adenom** (aus Drüsenepithel), **Papillom** (aus Oberflächenepithel) • **Fibrom** (aus gefäßreichem Bindegewebe), **Lipom** (aus Fettgewebe), **Myom** (aus Muskulatur), **Chondrom** (aus Knorpelgewebe)	• **Karzinome** (aus Epithelgewebe): Adenokarzinom (aus Drüsenepithel), Plattenepithelkarzinom (aus Plattenepithel), undifferenzierte Karzinome • **Sarkome** (aus Binde- und Stützgewebe): z. B. Liposarkom (aus Fettgewebe), Myosarkom (aus Muskulatur), Chondrosarkom (aus Knorpelgewebe)
Metastasierung	Nein	Ja (i. d. R. prognoseentscheidend)
Auswirkungen auf den Organismus	Außer lokalen Wirkungen nur gering	In fortgeschrittenen Stadien stark
Behandlung und Prognose	Meist operative Entfernung. Bei vollständiger Entfernung sehr gute Prognose. Nur selten bedrohlich	Oft multimodale Therapie. Prognose nur bei kleinen Tumoren gut. Ohne Behandlung fast immer tödlich

27.2 Grundlagen der Onkologie

27.2.1 Tumorentstehung

DEFINITION

Tumor: Im weiteren Sinn jede lokalisierte Schwellung, z. B. im Rahmen einer Entzündung. Im engeren Sinn eine *Geschwulst* **(Neoplasie),** d. h. eine pathologische Zellansammlung durch überschießendes, ungehemmtes Wachstum körpereigener Zellen.

Nach ihrem biologischen Verhalten werden **Tumoren** v. a. eingeteilt in **benigne** *(gutartige)* **Tumoren** und **maligne Tumoren** *(Malignome, bösartige Tumoren, Krebs).* Beide werden nach ihrem *Ursprungsgewebe* eingeteilt und benannt (→ Tab. 27.1).

Entstehung bösartiger Tumoren

Erster Schritt der Entstehung **bösartiger Tumoren** ist die *irreversible* (unwiderrufliche) Umwandlung einer normalen in eine bösartige Zelle. Hierzu sind *mehrere* Erbgutänderungen (*Mutationen* oder Änderungen der *Genaktivität*) in Genen nötig, welche Zellwachstum, Zelldifferenzierung und Zelltod steuern.

- Diese DNA-Veränderungen werden durch verschiedene Faktoren verursacht bzw. begünstigt, etwa UV-Licht, energiereiche Strahlung, onkogene Viren, Chemikalien oder Medikamente. Substanzen, die bösartige Tumoren hervorrufen oder fördern, heißen **Kanzerogene** *(krebserzeugende Stoffe)*
- In ca. 5 % besteht ein **erbliches Tumorsyndrom,** d. h., ein Teil der zur Tumorentstehung erforderlichen DNA-Veränderungen ist angeboren. Die Betroffenen haben ein sehr hohes Tumorrisiko und erkranken oft schon früh. Die entsprechenden Gene heißen **Tumorgene.** Am bekanntesten sind wohl die Brustkrebsgene *BRCA1/2* (→ 34.4.2)
- Sehr viele Tumoren entstehen aber spontan ohne Vorliegen von Risikofaktoren.

Präkanzerosen sind (potenzielle) Vorstadien eines Karzinoms. *Fakultative Präkanzerosen* entarten nur in einem Teil der Fälle, *obligate Präkanzerosen* sehr häufig und oft innerhalb weniger Jahre.

In der nächsten Phase werden die Tumorzellen im Verhältnis zu den normalen Zellen immer mehr. Dabei sind nicht alle Tumorzellen gleich, sondern durch Mutationen genetisch unterschiedlich. Zudem gibt es in vielen Tumoren **Tumorstammzellen,** die besonders schwer abzutöten sind. Zunächst sehen die Tumorzellen lichtmikroskopisch noch normal aus, später **atypisch** und mehr oder minder **entdifferenziert.**

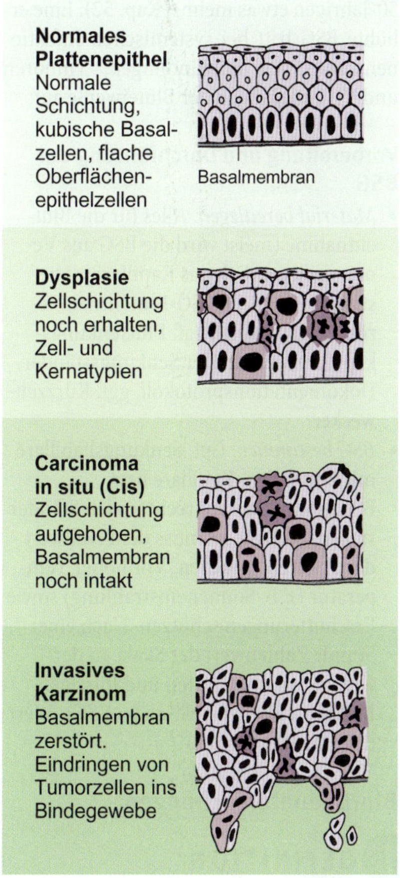

Abb. 27.7 Wachstum eines bösartigen Tumors. [L215]

Sind in einem Epithelgewebe die Zellen hochgradig atypisch und ist die normale Zellschichtung aufgehoben, die Basalmembran als Grenzstruktur aber noch intakt, spricht man vom **Carcinoma in situ** *(CIS, präinvasives Karzinom).* Ab einer gewissen Größe durchbricht der Tumor die normalen Gewebeschranken (z. B. bei Epithelien die Basalmembran) und dringt in Nachbargewebe ein. Es handelt sich jetzt um einen **invasiven Tumor,** der alle Kriterien eines bösartigen (malignen) Tumors erfüllt (→ Abb. 27.7). Nun besteht auch das Risiko der Metastasierung (→ 27.2.2). Der Tumor bildet zudem neue Blutgefäße, um seine Versorgung sicherzustellen **(Angiogenese).**

27.2.2 Metastasierung

Wesentliches Kennzeichen bösartiger Tumoren und ganz überwiegend prognoseentscheidend ist die **Metastasierung** *(Filialisierung),* d. h. die Bildung von *Tochtergeschwülsten* **(Metastasen)** in primär nicht betroffenen Organen oder Organbezirken.

Tumorzellen trennen sich vom Zellverband, lösen Bindegewebe auf und dringen in Lymph- oder Blutgefäße ein. Sie fließen dann in Lymphe bzw. Blut, bis sie in einem Kapillargebiet hängen bleiben. Dort heften sich die Tumorzellen an die Gefäßwand, durchbrechen diese und wandern in das umgebende Gewebe.

- Bei der **lymphogenen Metastasierung** gelangen Tumorzellen mit der Lymphe in die regionalen Lymphknoten. Vermehren sie sich dort, bildet sich eine **Lymphknotenmetastase.** Hier gebildete Tumorzellen breiten sich in größere Lymphbahnen und schließlich über die Venenwinkel ins Blut aus
- Bei der **hämatogenen Metastasierung** werden Tumorzellen mit dem Blut abtransportiert und bleiben meist im nächsten Kapillarnetz hängen. Es gibt zwar bestimmte Typen hämatogener Metastasierung (→ Abb. 27.8). Warum sich aber z. B. in Gehirn und Knochen sehr häufig, in der Muskulatur hingegen sehr selten klinisch erkennbare Metastasen bilden, obwohl alle von Arterien des Körperkreislaufs mit Blut versorgt werden, ist bis heute nicht vollständig verstanden
- **Kavitäre Metastasierung** bezeichnet die Ausbreitung innerhalb seröser Höhlen, z. B. der Bauch- oder Pleurahöhle.

27.3 Hauptbeschwerden und Leitbefunde

VORSICHT! Tumorerkrankungen äußern sich meist eine ganze Zeit nur durch **„diffuse" Beschwerden.** Entsprechend viel Zeit verstreicht bis zu Diagnose und Therapiebeginn.

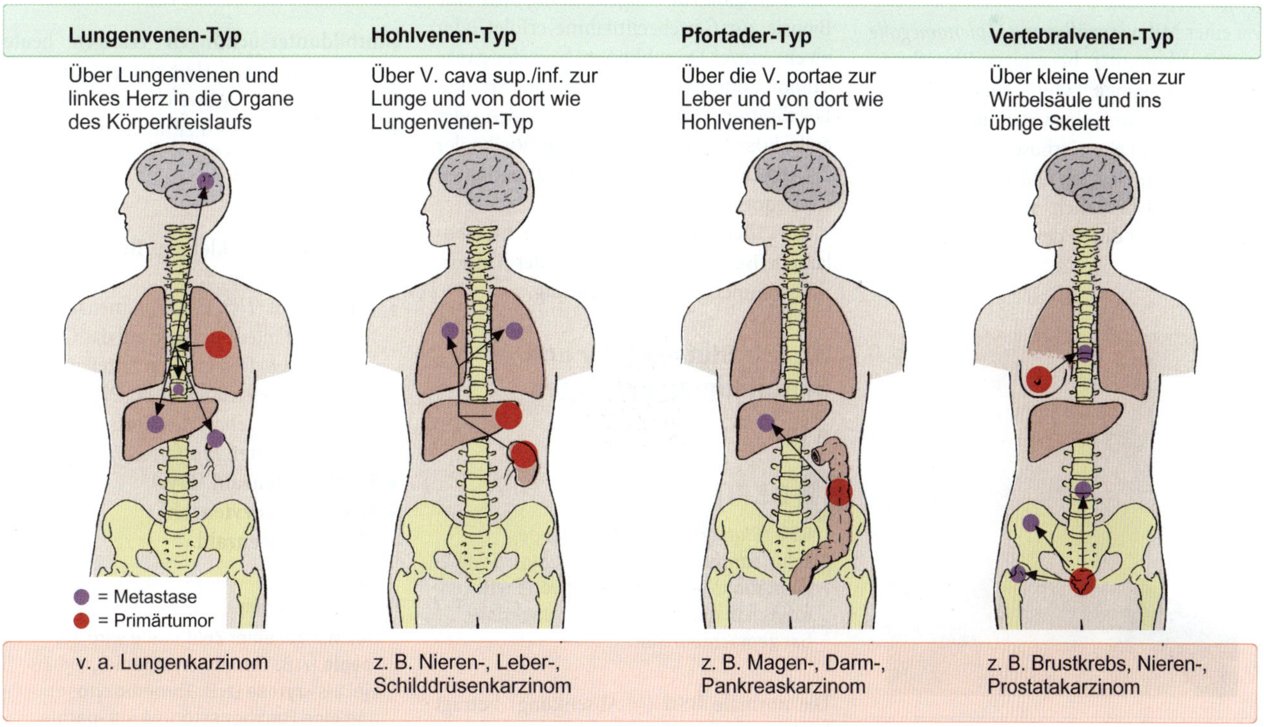

Abb. 27.8 Typen hämatogener Metastasierung. [L190]

Die Beschwerden hämatologisch-onkologischer Patienten sind häufig unspezifisch und können bei vielen Erkrankungen auftreten. Trotzdem gibt es Warnsymptome:

- Unerklärbarer Leistungsknick, der oft zunächst auf eine äußere Belastung (z. B. beruflichen Stress) oder leichte Erkrankung zurückgeführt wird
- Ungewollte Gewichtsabnahme über 10 % des Ausgangsgewichts innerhalb von 6 Monaten
- Fieber, Nachtschweiß „ohne Ursache"
- Infektionsneigung, v. a. bei Leukämien (→ 27.7)
- **Lymphknotenvergrößerung** *(Lymphom)*. **Maligne Lymphknotenvergrößerungen** (→ Abb. 27.9) sind typischerweise schmerzlos, hart und evtl. mit dem darunterliegenden Gewebe verbacken. Der Patient bemerkt die Schwellung meist zufällig. Bei **entzündlichen Lymphknotenschwellungen** hingegen sind die vergrößerten Lymphknoten meist weich, druckschmerzhaft und gut verschieblich. Beide können *lokal,* also nur an *einer* Körperregion, oder *generalisiert* auftreten.

Abklärungsbedürftig

Jede über Wochen bestehende, scheinbar grundlose Lymphknotenvergrößerung ist verdächtig und *muss* abgeklärt werden, auch wenn sich der Patient wohlfühlt!

Zu einer **Milzvergrößerung** (*Splenomegalie* → 25.7.1) kommt es bei einigen Bluterkrankungen, malignen Lymphomen, manchen Infektionen sowie einer Stauung der Pfortader, z. B. bei Leberzirrhose. Die vergrößerte Milz kann Druckgefühl und Schmerzen im linken Oberbauch verursachen, wird aber meist erst durch den Arzt festgestellt.

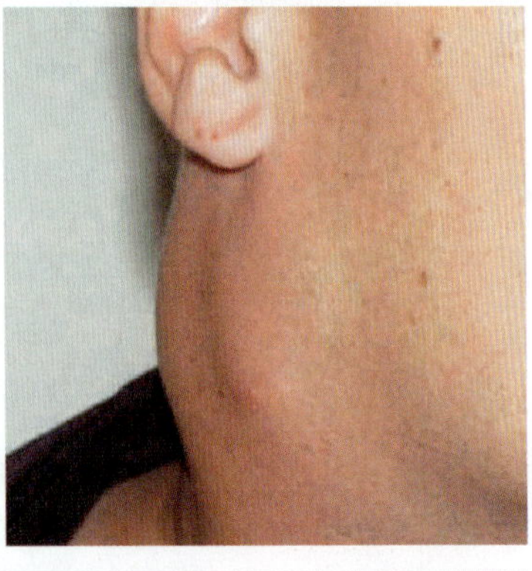

Abb. 27.9 Patient mit deutlich vergrößertem Halslymphknoten bei malignem Lymphom. [E397]

Paraneoplastische Syndrome

DEFINITION

Paraneoplastisches Syndrom *(Paraneoplasie, PNS):* Tumorferne Symptome bei einer Tumorerkrankung, die weder durch direkte Tumorinfiltration noch unmittelbar durch Tumormetastasen zu erklären sind.

Außerdem können Tumoren zu **paraneoplastischen Syndromen** führen. Am häufigsten handelt es sich um **endokrine Störungen** wie etwa ACTH-Produktion mit Cushing-Syndrom (→ 26.5.1), **Funktionsstörungen des Nervensystems oder der Muskulatur** (z. B. Polyneuropathien → 37.15.1, Dermatomyositis → 28.7.4) sowie verschiedene **Blutveränderungen** (einschließlich **Gerinnungsveränderungen**).

27.4 Der Weg zur Diagnose

Wichtige technische Untersuchungen in der Hämatologie sind Blutbilduntersuchungen (→ 27.4.1), ggf. gefolgt von Knochenmarkuntersuchungen (→ 27.4.5).

Von zentraler Bedeutung in der Onkologie sind bildgebende Verfahren (v. a. Sonografie → 42.6.6, CT → 42.6.3, MRT → 42.6.4) sowie die Endoskopie (→ 42.7.1). Entscheidend für Diagnose und Therapieplanung ist die Untersuchung einer Gewebeprobe. Ob eine Punktion zur Zellgewinnung oder eine Biopsie zur Gewebeentnahme erfolgt oder ob ein ganzer Lymphknoten bzw. der ganze Tumor entfernt wird, hängt von Art und Lokalisation des Tumors (von außen oder endoskopisch zugänglich?), vom Risiko der Zellverschleppung und den therapeutischen Konsequenzen ab.

Zur Therapieplanung erlangen molekulargenetische Untersuchungen der Tumorzellen immer größere Bedeutung.

27.4.1 Blutsenkung und Blutbilduntersuchungen

BSG

DEFINITION

BSG *(Blutkörperchensenkungsgeschwindigkeit, BKS, Blutsenkung):* Sedimentationsgeschwindigkeit von Erythrozyten in durch Zitratzusatz ungerinnbar gemachtem Blut.

Die normale **BSG** (= Absenkung) beträgt höchstens 15 mm in der ersten Stunde bei Männern und 20 mm bei Frauen (bei über 50-Jährigen etwas mehr → Kap. 52). Eine erhöhte BSG tritt bei systemischen Infektionen, sonstigen Entzündungen, Tumoren und Veränderungen der Bluteiweiße auf.

Vorbereitung und Durchführung der BSG

- *Material bereitlegen.* Alles für die Blutentnahme (meist wird die BSG aus Venen-, gelegentlich aus Kapillarblut bestimmt → 42.5.1), BSG-Blutentnahmeröhrchen (violett), ggf. Blutsenkungskapillaren, passender Senkungsständer, Dokumentationsprotokoll, ggf. Kurzzeitwecker
- *BSG bestimmen.* Ggf. Senkungskapillare mit Blut füllen. Kapillare bzw. BSG-Röhrchen senkrecht in den Ständer stellen, Blutspiegel muss dem Nullwert der Skala entsprechen. Vor hoher Temperatur (z. B. Sonneneinstrahlung) sowie Erschütterungen schützen. Nach einer Stunde Zahlenwert der Skala an der Grenze zwischen festen und flüssigen Blutbestandteilen ablesen (= BSG). Wert dokumentieren.

Blutbilduntersuchungen

DEFINITION

Blutbild: Zusammenstellung von Laborwerten zu den Blutzellen und dem roten Blutfarbstoff des Bluts.

Blutbilduntersuchungen erfolgen heute automatisch durch *Hämatologie-Analyzer.* Bei Bedarf, z. B. Abweichungen von der Normverteilung, wird zusätzlich mikroskopiert.

Kleines Blutbild

Die Größen des **kleinen Blutbilds** sind (Normwerte → Kap. 52):

- **Hämatokrit** *(Hkt, Hk).* Volumenanteil der festen Blutanteile bezogen auf das Gesamtblutvolumen. Den größten Anteil machen die Erythrozyten aus (→ Abb. 27.10)
- **Hämoglobingehalt des Bluts** *(Hb).* Menge des roten *Blutfarbstoffs* in g/l Blut
- **Erythrozytenzahl** *(Erys)*
- **Gesamtleukozytenzahl**
- **Thrombozytenzahl.**

Abweichungen

Der Mangel einer Zellfamilie wird als **-penie** (z. B. Thrombozytopenie), ein Zuviel als **-zytose** (z. B. Thrombozytose) und eine Funktionsstörung als **-pathie** (z. B. Thrombozytopathie) bezeichnet.

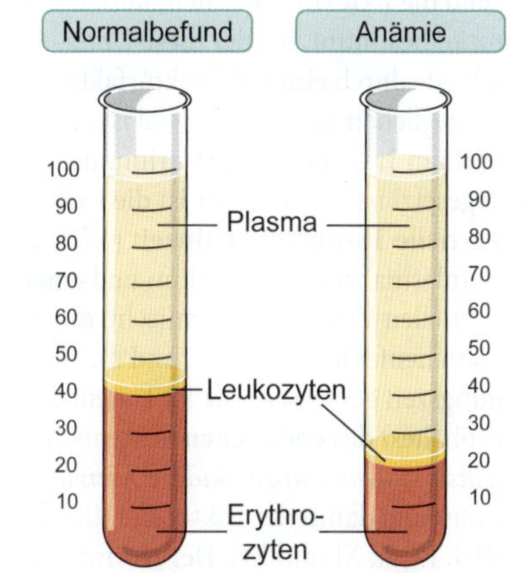

Abb. 27.10 Hämatokrit, Normalbefund und Befund bei Anämie (→ 27.6.1). Durch Zentrifugieren haben sich die festen Bestandteile im unteren Teil des Reagenzglases abgesetzt. [L138]

Zusätzlich können die **Retikulozyten** *(Retis)* bestimmt werden. Bei einer gesteigerten Blutbildung werden vermehrt junge Erythrozyten aus dem Knochenmark ausgeschwemmt **(Retikulozytose).**

Aus diesen Grundgrößen errechnen die Geräte automatisch weitere Parameter:

- **Mittleres korpuskuläres Volumen** *(MCV).* Mittleres Volumen eines einzelnen Erythrozyten. **Makrozytär** bezeichnet ein erhöhtes, **mikrozytär** ein erniedrigtes MCV
- **Mittleres korpuskuläres Hämoglobin** *(MCH, Hb_E, Färbekoeffizient).* Durchschnittlicher Hämoglobingehalt des einzelnen Erythrozyten. **Hypochrom** bedeutet erniedrigtes, **hyperchrom** erhöhtes MCH
- **Mittlere korpuskuläre Hämoglobinkonzentration** *(MCHC).* Durchschnittliche Hämoglobinkonzentration des Erythrozyten
- **Erythrozytenverteilungsbreite** *(RDW, Red cell distribution width):* Größenabweichung der Erythrozyten in Prozent. Ein hoher Wert heißt, dass die Erythrozyten sehr unterschiedlich groß sind **(Anisozytose)**
- **Prozentsatz hypochromer Erythrozyten** *(%HYPO),* also Erythrozyten mit zu wenig Hämoglobin. Normal sind ≤ 2,5 %
- **Retikulozytenhämoglobin** *(HbR):* Hämoglobingehalt der Retikulozyten, Maß für die aktuelle Eisenversorgung des Körpers.

Die Normwerte bei Kindern weichen von denen bei Erwachsenen ab: Nach hohen Hb- und Hkt-Werten kurz nach der Geburt fallen die Werte ab, erreichen etwa im dritten Lebensmonat ein Minimum und nähern sich danach über Jahre den Erwachsenenwerten an.

Großes Blutbild

Beim **großen Blutbild** wird zusätzlich ein **Differenzialblutbild** erstellt, also die verschiedenen Gruppen der weißen Blutzellen ausgezählt: stabkernige und segmentkernige neutrophile, basophile sowie eosinophile Granulozyten, Lymphozyten und Monozyten.

27.4.2 Blutgruppenbestimmung

DEFINITION

Blutgruppen: Antigenmuster auf der Erythrozytenoberfläche, die nach festen Regeln vererbt werden und zeitlebens bestehen bleiben. Medizinisch bedeutsam durch die Möglichkeit der Antikörperbildung auf fremde Erythrozyten mit **Agglutination** (Verklumpung) des Bluts und Unverträglichkeitserscheinungen. Eingeteilt in über 30 **Blutgruppensysteme.**

Bei der **Blutgruppenbestimmung** werden die drei medizinisch bedeutsamsten Blutgruppensysteme routinemäßig bestimmt:

- **AB0-System**
  - Einteilung je nach Vorhandensein der **Antigene A und B** in die Blutgruppen **A, B, AB, 0** (→ Abb. 27.11). Blutgruppen A (44 %) und 0 (42 %) in Deutschland am häufigsten
  - Antikörper gegen die fremden Antigene ab dem Säuglingsalter im Blut vorhanden, dadurch schon bei der ersten Fehltransfusion (lebensgefährliche) Transfusionsreaktion
- **Rhesus-System**
  - **Antigene D, C, c, E und e,** wobei D das wichtigste und namensgebende ist. 86 % der Bevölkerung haben das D-Antigen und sind somit **Rhesus-positiv** *(Rh pos., D pos.),* die übrigen sind **Rhesus-negativ** *(Rh neg., D neg., dd)*
  - Dokumentation nach der **CDE-Nomenklatur,** bei der alle drei Antigene berücksichtigt werden, z. B. CcD.ee, CCD.ee, CcddEe. Der Punkt hinter dem D bedeutet, dass der Genotyp eines Rh-positiven Menschen nicht bekannt ist, da D dominant über d ist (C/c und E/e sind jeweils kodominant)
  - Antikörperbildung erst nach Kontakt mit dem Antigen (z. B. Fehltransfusion, Fehlgeburt, Geburt), somit Zwischenfälle erst beim zweiten Kontakt
- **Kell-System**
  - Am wichtigsten **Antigene K** *(Kell-Antigen)* und **k** *(Cellano-Antigen).* **Kell-positiv** heißt KK oder Kk, **Kell-negativ** kk. 8 % der Bevölkerung sind Kell-positiv, wobei nur 0,02 % homozygot sind (KK)
  - Antikörperbildung erst nach Kontakt mit den Antigenen, wobei K stärker immunogen ist als k.

Für eine Blutgruppenbestimmung sind 10 ml Nativ- oder EDTA-Blut erforderlich. Die Austestung erfolgt mittels Antigen-Antikörper-Reaktionen.

Antikörpersuchtests und serologische Verträglichkeitsprobe

Die Antigene der weiteren Blutgruppensysteme sind so schwach immunogen, dass sie nicht einzeln bestimmt werden. Durch **Antikörpersuchtests** (z. B. *indirekter Antihumanglobulintest = Coombs-Test*) und **serologische Verträglichkeitsprobe** *(Kreuzprobe)* im Labor werden **irreguläre Antikörper** durch frühere Immunisierung und AB0-Verwechslungen ausgeschlossen.

Bei der Verträglichkeitsprobe (früher *Majortest*) werden Empfängerserum und Spendererythrozyten vermischt. Für die Verträglichkeitsprobe werden Spenderblut sowie 5–10 ml zitratfreies Empfängerblut benötigt.

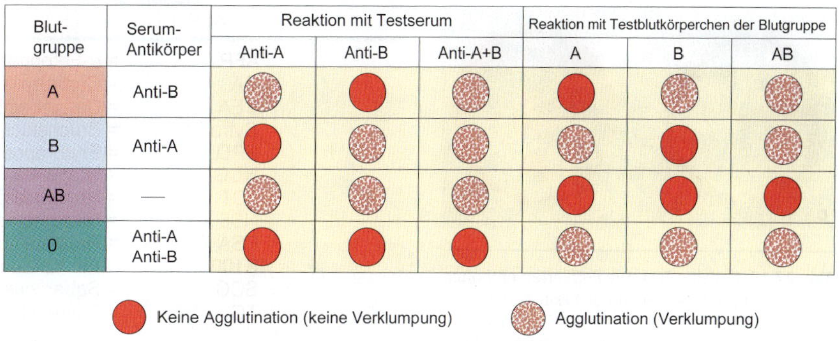

Abb. 27.11 Blutgruppenbestimmung. [L190]

Dieses muss dem Patienten speziell dafür abgenommen werden. Die Verträglichkeitsprobe ist nur drei Tage gültig. Wurde die Blutkonserve bis dahin nicht transfundiert, muss die Probe wiederholt werden.

NOTFALL! In Notfällen sind bei Lebensgefahr des Patienten **Abweichungen von den Sicherheitsmaßnahmen** möglich und notwendig (Gabe von ungekreuzten Erythrozytenkonzentraten oder Konzentraten der Blutgruppe 0 Rh neg.). Indikationsstellung und Verantwortung liegen beim transfundierenden Arzt.

Bedside-Test

Unmittelbar vor *jeder* Transfusion überprüft der Arzt anhand des **Bedside-Tests** *(AB0-Identitätstest)* am Patientenbett die Blutgruppe des Patienten und vergleicht sie mit den Angaben auf dem Erythrozytenkonzentrat. Dies soll Unverträglichkeiten im AB0-System durch Verwechslungen ausschließen. Die Blutgruppe des Konzentrats muss nur bei Eigenblutspenden noch mal bestimmt werden.

Für einen Bedside-Test (→ Abb. 27.12) werden benötigt:

- Blutgruppen-Dokumentationskarte, meist schon vom Hersteller mit Anti-Serum versehen, ansonsten zusätzlich Fläschchen-Satz mit Anti-Serum (Anti-A, Anti-B, Anti-AB, evtl. Anti-D)
- Alles zur venösen Blutentnahme (→ 42.5.1).

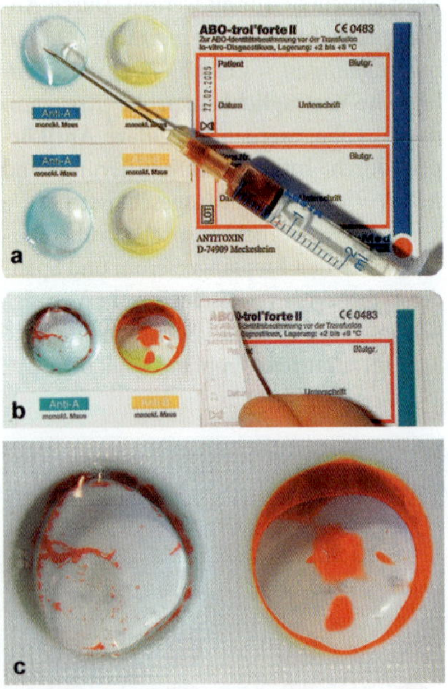

Abb. 27.12 Bedside-Test. Die Prüfkarten enthalten in den folienüberzogenen Mulden Anti-A und Anti-B (a). Nach Einspritzen je eines Tropfens Patientenblut in die Mulden ist es zu einer Agglutination bei Anti-A, nicht aber bei Anti-B gekommen (b und c). Der Patient hat also Blutgruppe A. [V334]

27.4.3 Gerinnungstests

Thrombozytenzahl → 27.9.3

Labortests ermöglichen die Feststellung, ob eine Gerinnungsstörung vorliegt und welcher Art sie ist:

- **Quick-Test** *(Thromboplastinzeit, Prothrombinzeit)*. Der Quick-Test ist ein Globaltest für das **exogene System** *(Extrinsic system, extravaskuläre Aktivierung)*, also v. a. für die Faktoren I, II, V, VII und X. Zitratblut wird mit Gewebsthrombokinase und Kalzium vermischt und dadurch die Gerinnungskaskade in Gang gebracht. Die Dauer bis zur Gerinnung wird gemessen und bezogen auf eine Standardzeit in Prozent angegeben. Der Quick-Wert (normal 80–130 %) dient v. a. der Überwachung einer Cumarintherapie und der Leberfunktion.
  Da der Quick-Wert laborabhängig ist, wird bei der Therapiekontrolle überwiegend die **INR** *(International normalized ratio)* bestimmt, bei der diese Unterschiede durch einen Korrekturfaktor ausgeglichen werden. Normal ist eine INR um 1. Je stärker die Gerinnung herabgesetzt ist, desto höher ist die INR
- **Partielle Thromboplastinzeit** *(PTT)*. Zitratplasma wird mit Kalzium und einer speziellen Verbindung gemischt, die den Plättchenfaktor simuliert, und die Gerinnungszeit gemessen. Die PTT dient als Globaltest des **endogenen Systems** *(Intrinsic system, intravaskuläre Aktivierung)* und damit der Faktoren I, II, V, VIII, IX, X, XI und XII. Der Normwert liegt bei 28–40 Sek.
- **Thrombinzeit** *(Plasmathrombinzeit, PTZ)*. Nach Zusatz von Thrombin zu Zitratplasma wird die Gerinnungszeit gemessen (normal 17–24 Sek.). Die Thrombinzeit wird z. B. zur Überwachung einer Fibrinolyse- oder Heparintherapie oder bei Verdacht auf Fibrinbildungsstörungen bestimmt.

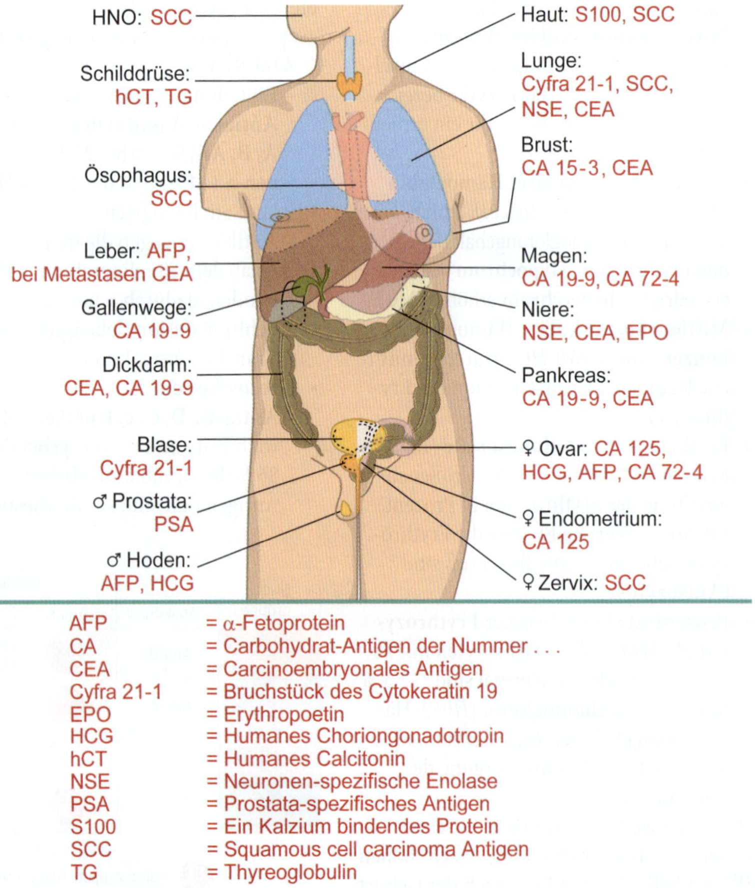

Abb. 27.13 Die wichtigsten (Blut-)Tumormarker verschiedener Organtumoren im Überblick. [L138, L190]

27.4.4 Tumormarker

DEFINITION

Tumormarker: Substanzen in Blut, anderen Körperflüssigkeiten oder Geweben, die normalerweise nicht oder nur in geringen Mengen vorhanden sind und deren Nachweis oder Anstieg auf eine bösartige Tumorerkrankung bzw. ein Tumorrezidiv hinweisen.

Bis heute sind lediglich für einen Teil der Tumoren **Tumormarker** bekannt (→ Abb. 27.13). Zudem sind sie, von Ausnahmen abgesehen, nicht organspezifisch und können auch bei gutartigen Erkrankungen (leicht) erhöht sein oder umgekehrt trotz Vorhandenseins eines malignen Tumors im Normbereich liegen.

Daher sind Tumormarker nicht zum Screening (Ausnahme PSA → 33.6.2, jedoch auch umstritten) und nur gelegentlich bei der Kontrolle von Hochrisikopatienten oder Tumorverdacht geeignet.

Hinweis auf Rezidiv

Tumormarker sind v. a. zur Therapie- und Verlaufskontrolle bösartiger Erkrankungen von Nutzen. Ein erneuter Anstieg deutet auf ein Tumorrezidiv hin, auch wenn dies evtl. mit weiteren diagnostischen Maßnahmen noch nicht bestätigt werden kann.

Große Hoffnungen für einen Tumortest aus dem Blut werden in den Nachweis von Tumor-DNA (frei oder aus Tumorzellen im Blut) gesetzt. Dies wird in der Regel als **Liquid Biopsy** bezeichnet.

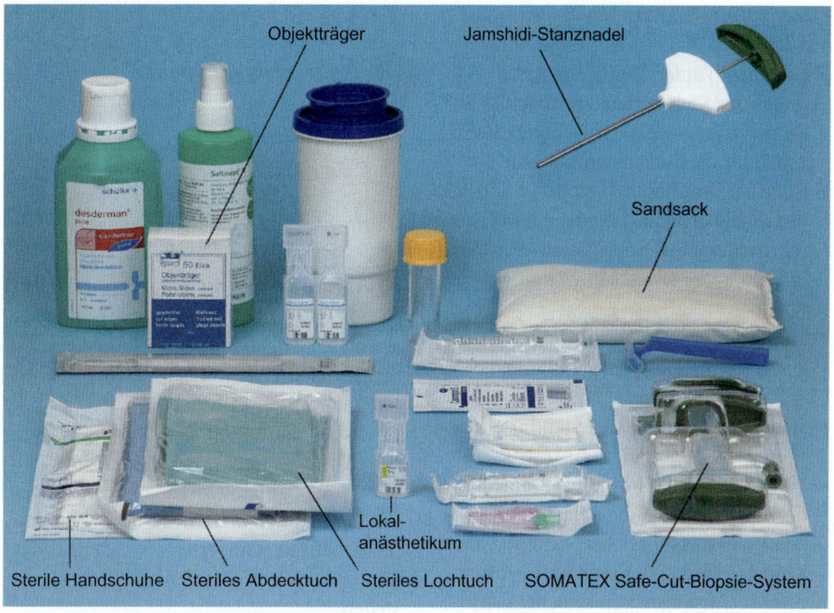

a Materialien. Rechts oben Jamshidi-Stanznadel, die eine Biopsie (durch Eindrehen der Nadel ohne Mandrin) wie auch eine Punktion (durch Aufsetzen einer Spritze) erlaubt.

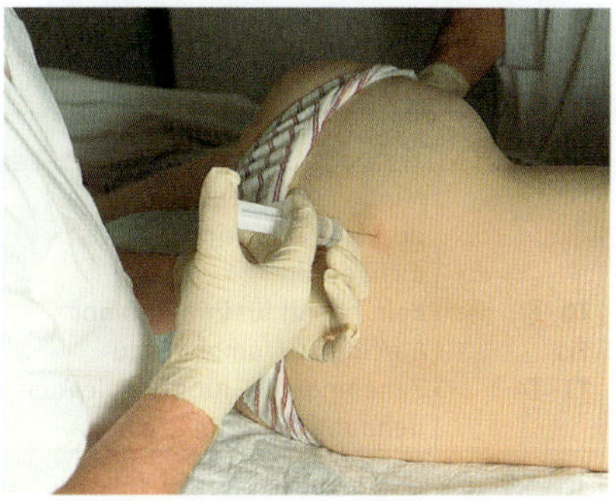

b Nach Desinfektion der Punktionsstelle folgt die Lokalanästhesie bis zum Periost.

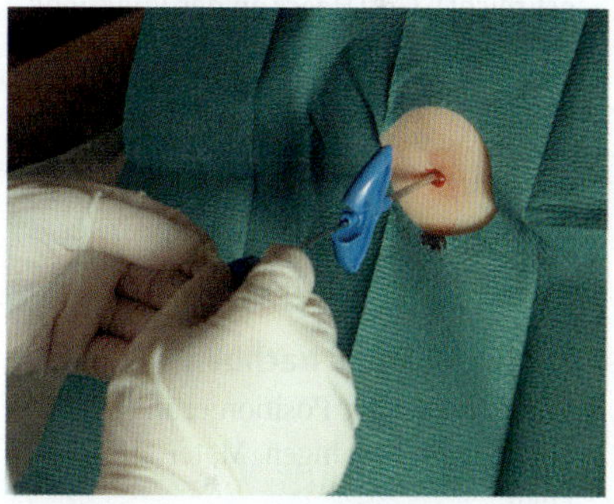

c Nach Stichinzision und „Eindrehen" der Jamshidi-Nadel wird die Biopsie entnommen. Zur Aspiration wird eine Spritze aufgesetzt.

Abb. 27.14 Beckenkammpunktion/-biopsie. [K115]

27.4.5 Knochenmarkuntersuchung

DEFINITION

Knochenmarkuntersuchung: Untersuchung der Knochenmarkzellen und/oder des Knochenmarkgewebes.

Hauptindikationen einer **Knochenmarkuntersuchung** sind der Verdacht auf eine bösartige Bluterkrankung wie z. B. eine Leukämie oder bei anderen bösartigen Tumoren die Frage nach einer Metastasierung ins Knochenmark. Wichtigste Komplikationen sind Blutungen und Infektionen.

Bei der Knochenmark*punktion* wird mit einer Spritze Knochenmark aspiriert, was lediglich eine Untersuchung der *Zellen* erlaubt **(Knochenmarkaspirationszytologie).** Bei der Knochenmark*biopsie* wird ein Stanzzylinder entnommen, sodass die Knochenmarkstruktur im Zusammenhang beurteilt werden kann **(Knochenmarkhistologie).**

Fast immer erfolgt eine **Beckenkammpunktion/-biopsie** am hinteren Beckenkamm (→ Abb. 27.14), sehr selten eine **Sternalpunktion** am Brustbein. Die Beckenkammpunktion ist schmerz- und komplikationsärmer und ermöglicht nicht nur eine Punktion, sondern auch eine Biopsie. Bei Säuglingen kann Knochenmark außerdem aus der Tibia gewonnen werden.

Eine Knochenmarkpunktion/-biopsie ist ambulant oder stationär möglich und erfordert das schriftliche Einverständnis des Patienten. Außerdem wird vorher der Gerinnungsstatus des Patienten überprüft.

Durchführung → Abb. 27.14

Pflege

Benötigte Materialien

- Hautdesinfektionsmittel
- Alles für die Lokalanästhesie
- Ggf. Clipper
- 4 einfache Objektträger (auf saugfähigem Papier auf einem Tablett angeordnet), 4–8 Objektträger mit Namensfeld, plan geschliffene Deckgläschen (zum Übertragen der Markbröckchen)
- 5-ml-Spritze mit 2 ml Natriumzitrat
- Abwurfbehälter, Sandsack und weiteres Material (z. B. EDTA, -Heparinat-Spritzen) je nach angestrebter Diagnostik

- *Steril:* 10-ml-Spritzen mit Kanülen, Skalpell für evtl. Hautschnitt, Handschuhe, Lochtuch, Tupfer, Verbandmaterial (möglichst Klebeverband mit breitflächiger Auflage), Nadel (z. B. *Jamshidi-Stanznadel*) für die Beckenkammbiopsie. Im Fall einer Knochenmarkbiopsie zusätzlich verschließbarer Glaszylinder oder Plastikröhrchen mit Fixierungslösung (*Schaffer-* bzw. *10%-ige Formaldehyd-Lösung*).

Vorbereitung des Patienten

- Patienten informieren, ggf. bitten, noch mal zur Toilette zu gehen
- Sicherstellen, dass Einverständniserklärung vorliegt
- Evtl. (nach Arztanordnung) Prämedikation, z. B. Midazolam (etwa Dormicum®), oral verabreichen. Selten, v. a. bei Kindern, wird eine Kurznarkose durchgeführt (Ansaugen von Knochenmark gibt einen kurzen, ziehenden Schmerz, da die Lokalanästhesie nur bis zum Periost reicht). Ggf. Haare an der Punktionsstelle entfernen
- Patienten für die Beckenkammpunktion auf der Seite mit angewinkelten Knien oder auf dem Bauch mit einer Rolle unter dem Bauch (etwas oberhalb der Symphyse) positionieren.

Durchführung und Nachbereitung

- Patienten bei der Positionierung unterstützen, ihn beruhigen, Material anreichen
- Nach der Punktion: Punktionsstelle komprimieren, danach Pflasterverband anlegen und Patienten mit der Punktionsstelle auf dem Sandsack positionieren
- Patienten 1 Std. Bettruhe einhalten lassen, Verband regelmäßig kontrollieren (Nachblutung?) und nach 24 Std. entfernen. Nach einer Kurznarkose Vitalzeichen kontrollieren und Patienten noch 2 Std. nüchtern lassen.

Untersuchungsbefund

Pathologische Befunde sind z. B.:

- Tumorzellen
- **Knochenmarkaplasie** (Verminderung der Blutzellbildung aller Reihen)
- **Hyperzellularität:** Krankhafter Zellreichtum durch Wucherung einzelner oder mehrerer Knochenmarkzellreihen, z. B. bei Leukämien
- Verschiebung der Mengenverhältnisse der Zellen untereinander.

27.4.6 Staging

DEFINITION

Staging: Bestimmung der Ausdehnung eines malignen Tumors und seine Einordnung in das TNM- oder ein anderes Tumorklassifikationssystem. Voraussetzung für eine optimale Behandlung.

Das **TNM-System** ist eine von der **UICC** *(Union Internationale Contre le Cancer)* erarbeitete Stadieneinteilung bösartiger Tumoren nach einheitlichen, nachvollziehbaren Zuordnungskriterien (→ Tab. 27.2). Es ist das am häufigsten zum **Staging** verwendete Klassifikationssystem. Allerdings können v. a. hämatologische Erkrankungen, z. B. Leukämien oder maligne Lymphome, nicht befriedigend erfasst werden, sodass für sie andere Stadieneinteilungen bestehen.

Tab. 27.2 Das TNM-System zur Stadieneinteilung von Tumoren nach der UICC.

T Primärtumor	
TX	Mindesterfordernisse zur Beurteilung des Primärtumors nicht erfüllt
T0	Kein Anhalt für Primärtumor
Tis	Carcinoma/Tumor in situ
T1–T4	Zunehmende Größe/lokale Ausdehnung des Primärtumors
N Lymphknoten	
NX	Mindesterfordernisse zur Beurteilung der regionalen Lymphknoten nicht erfüllt
N0	Kein Anhalt für regionale Lymphknotenmetastasen
N1–N3	Zunehmender Lymphknotenbefall
M Metastasen	
M0	Kein Nachweis von Fernmetastasen
M1	Fernmetastasen vorhanden
R Residualtumor (postoperativ)	
RX	Keine Aussage zum Resttumor möglich
R0	Kein Residualtumor
R1/R2	Mikro-/makroskopischer Residualtumor
G Histopathologischer Differenzierungsgrad (Grading)	
GX	Differenzierungsgrad kann nicht bestimmt werden
G1, G2, G3	Gut, mäßig, schlecht differenziert
G4	Undifferenziert

TNM-System

Die Kernpunkte des TNM-Systems sind (→ Tab. 27.2):

- **T** für Tumor – Ausdehnung des Primärtumors
- **N** für Nodulus – Fehlen oder Vorhandensein von Lymphknotenmetastasen
- **M** für Metastasen – Fehlen oder Vorhandensein von Fernmetastasen.

Folgende zusätzliche Kürzel sind hingegen nicht zwingend:

- **G** für Grading. Je weniger differenziert ein Tumor ist, desto bösartiger verhält er sich in der Regel
- **R** für Residualtumoren (residual = zurückbleibend)
- **C** für Certainty – Zuverlässigkeit des verwendeten diagnostischen Verfahrens; von C1 (klinische Untersuchung) bis C5 (Autopsie)
- **L** für Lymphgefäßinvasion – Fehlen oder Nachweis von Tumorzellen in Lymphgefäßen
- **V** für Veneninvasion – Ausmaß eines evtl. Einbruchs des Tumors in Venen
- **Pn** für perineurale Invasion – Nichtbefall oder Befall des Gewebes um die Nerven
- **c, p** – klinische bzw. postoperative (histopathologische) Klassifikation
- **y** – mit anderer Therapieform vorbehandelt
- **r** – Rezidive.

27.5 Behandlungsstrategien in der Hämatologie und Onkologie

Multimodale Therapie

Die **antineoplastische Therapie** richtet sich unmittelbar gegen die Tumorzellen. Häufig werden dabei von Beginn an **multimodale Therapiekonzepte** aus mehreren Bausteinen verfolgt:

- Operation (→ 43.12, → Kap. 44 und Organkapitel) und – seltener – Strahlentherapie (→ 43.11) wirken örtlich begrenzt und dienen der lokalen Behandlung bei soliden Tumoren sowie der Vorbeugung eines Lokalrezidivs
- Medikamentöse Therapien wirken hingegen im ganzen Körper. Sie werden bei bösartigen Bluterkrankungen sowie bei soliden Tumoren gegen den Primärtumor und (Mikro-)Metastasen eingesetzt.

Welche Therapiemaßnahmen und ggf. in welcher Reihenfolge für den einzel-

nen Patienten am besten sind, wird in einer interdisziplinären **Tumorkonferenz** *(Tumorboard)* entschieden, deren Empfehlung der behandelnde Arzt bzw. Onkologe dann mit dem Patienten bespricht.
Die antineoplastische Therapie ist notwendigerweise aggressiv. Sie erfordert meist zahlreiche unterstützende Maßnahmen zum Abfangen von Komplikationen, die als **supportive Therapie** zusammengefasst werden, z. B. die Bekämpfung von Übelkeit und Erbrechen (→ 27.5.1), Maßnahmen zur Infektions- und Blutungsprophylaxe (→ 27.1.3, → 27.1.4), die Gabe von Blutersatzprodukten (→ 27.5.8), Schmerztherapie (→ 27.5.6), aber auch psychoonkologische Angebote (→ 27.1.1).

Neoadjuvante Therapien sollen den Tumor vor einer Lokaltherapie verkleinern *(Downstaging)*. **Adjuvante Therapien** sollen bei kurativem Behandlungsziel (kurativ – palliativ → 43.1) nach der Lokaltherapie möglicherweise verbliebene, nicht nachweisbare Tumorzellen vernichten.

Begriffe zur Beschreibung des Therapieerfolgs

Zur Beschreibung des Krankheitsverlaufs und Therapieerfolgs werden in der Onkologie spezielle Begriffe verwendet:

- **Remission.** Objektiv messbare Rückbildung der Tumorherde
  - **Teilremission** *(partielle Remission)*. Deutliches Ansprechen eines Tumors auf die Behandlung. Es sind aber weiterhin Tumorzeichen vorhanden
  - **Vollremission** *(komplette Remission, anscheinende Heilung)*. Der Tumor ist nicht mehr nachweisbar. Dies ist aber nicht gleichbedeutend mit Heilung, da kleinste, nicht nachweisbare Tumorzellnester (**Mikrometastasen,** unter ca. 10^6 Zellen) verblieben sein und später zu einem **Tumorrezidiv** *(Wiederauftreten des Tumors)* führen können
- **5-Jahres-Überlebensrate.** Anteil der Patienten mit einer bestimmten Erkrankung in Prozent, die nach fünf Jahren noch leben. Auch die **krebsfreie 5-Jahres-Überlebensrate** ist nicht identisch mit der Heilungsrate eines Tumors, da Rezidive noch weit später auftreten können
- **Cancer survivorship.** Uneinheitlich benutzter Begriff für das Langzeitüberleben nach Krebserkrankung (unabhängig vom Weiterbestehen der Erkrankung).

27.5.1 Chemotherapie

DEFINITION

Chemotherapie: Heute gleichbedeutend mit **Zytostatikatherapie.**

Zytostatika: Chemisch uneinheitliche Arzneimittel, die das Zellwachstum hemmen und die unkontrolliert wuchernden bösartigen Zellen vernichten sollen.

Wirkprinzip und Einteilung

Zytostatika hemmen das Zellwachstum und führen letztlich zur Apoptose (programmierter Zelltod) der Zelle.

Zytostatika wirken nur auf wachsende Zellen. Weil aber auch Tumoren immer ruhende Zellen enthalten, reicht eine einmalige Zytostatikatherapie nicht. Es erfolgt vielmehr eine wiederholte Behandlung in standardisierten *Zyklen* oder – seltener – eine *Dauertherapie.*

Eine **Monochemotherapie** mit einem einzelnen Zytostatikum ist selten, ganz überwiegend wird eine **Kombinationschemotherapie** *(Polychemotherapie)* mit mehreren Zytostatika eingesetzt.

Meist handelt es sich um **systemische Chemotherapien,** d. h., die Zytostatika gelangen mit dem Blut in den ganzen Körper. Seltener eingesetzt werden **regionale Chemotherapien** (z. B. durch Einbringen des Zytostatikums in die Blase, die Pleurahöhle oder den Liquorraum).

Zytostatika können unterschiedlich eingeteilt werden, z. B. in:

- **Antimetabolite.** Werden als „falsche Bausteine" in den Stoffwechsel eingeschleust und blockieren diesen, z. B. Methotrexat (z. B. Methotrexat-GRY®, Folsäureantagonist), 5-Fluorouracil (5FU, z. B. Fluorouracil Hexal®, Pyrimidinantagonist), Azathioprin (z. B. Imurek®, Purinantagonist)
- **Alkylanzien/Interkalanzien.** Greifen an der DNA an und verhindern deren Ablesen oder Verdoppelung, z. B. Cisplatin (z. B. Cisplatin Haemato®), Cyclophosphamid (z. B. Endoxan®), Oxaliplatin (z. B. Medoxa®)
- **Topoisomerasehemmer.** Verursachen DNA-Strangbrüche und -Vernetzungen, z. B. Doxorubicin (z. B. Doxorubicin Hexal®), Epirubicin (z. B. EPI-cell®), Etoposid (z. B. Etoposid Accord®), Irinotecan (z. B. Axinotecan®)
- **Mitosehemmer.** Verhindern die Ausbildung der Teilungsspindel durch Zerstörung der Mikrotubuli, z. B. Vincristin

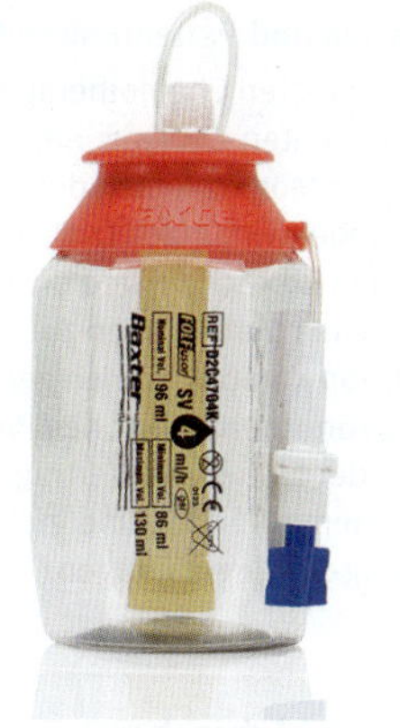

Abb. 27.15 Elastomerpumpen gibt es in verschiedenen Ausführungen. Sie werden in einer Gürteltasche am Körper getragen und ermöglichen eine Infusion über 24 Std. bei gleichzeitiger Mobilität des Patienten. [V133]

(z. B. Cellcristin®), Paclitaxel (z. B. Eurotaxel®)
- Andere, z. B. Bleomycin (z. B. Bleomedac®).

Frühe systemische Nebenwirkungen

Um Schmerzen durch zahlreiche Gefäßpunktionen zu vermeiden und das Paravasatrisiko zu minimieren, erhalten viele Patienten vor der Chemotherapie einen (teil-)implantierten venösen Zugang, z. B. einen *Port-Katheter* (→ 43.5.4).

Zytostatika haben substanz- und dosisabhängig eine Reihe von **Nebenwirkungen.** Sie blockieren z. B. *unspezifisch* zelluläre Wachstumsvorgänge und wirken deshalb auch auf gesunde Körpergewebe, besonders auf solche mit vielen Zellteilungen wie die Schleimhäute oder die blutbildenden Zellen im Knochenmark. Prophylaxe und Therapie dieser Nebenwirkungen erfordern umfangreiche medizinische und pflegerische supportive Maßnahmen. Bei einer palliativen Chemotherapie haben die Nebenwirkungen bei der Indikationsstellung besonderes Gewicht.

Infolge der breiten Verwendung von Ports, spezieller Pumpen für Infusionen über 24 Std. (z. B. Elastomerpumpen → Abb. 27.15) und verbesserter Möglichkeiten, Nebenwirkungen wie etwa Erbrechen medikamentös zu bekämpfen, erfolgen viele Chemotherapien heute ambulant. Viele Menschen empfinden den Verbleib im häuslichen Umfeld als Verbesserung ihrer Lebensqualität, er kann aber bei Fehlen eines unterstützenden sozialen Netzes auch eine Belastung bedeuten.

Prävention und Patientenberatung

- Vor der ersten Chemotherapie Ängste des Patienten erfragen, Informationen über die Möglichkeiten der Linderung von Nebenwirkungen (z. B. von Übelkeit und Erbrechen) und die prophylaktischen Maßnahmen zur Verminderung von Komplikationen geben
- Bei „Vorerfahrungen" des Patienten nach der bisherigen Verträglichkeit der Chemotherapie und individuellen Coping-Strategien fragen.

Übelkeit und Erbrechen

Pflege bei Übelkeit und Erbrechen → 8.3

Die meisten Zytostatika führen zu **A**ppetitlosigkeit, Übelkeit (**N**ausea) und **E**rbrechen (Emesis; **ANE-Syndrom,** bei Zytostatika auch als *Chemotherapie-induzierte Nausea und Erbrechen* = **CINE** bezeichnet).

Nach dem Zeitpunkt des Auftretens werden unterschieden:

- **Akutes Erbrechen** in den ersten 24 Std. nach Zytostatikagabe
- **Verzögertes Erbrechen** nach mehr als 24 Std., Dauer bis zu 5 Tage
- **Antizipatorisches Erbrechen** vor/während der Zytostatikagabe infolge Erwartungsangst wegen Übelkeit/Erbrechen bei vorangegangenen Chemotherapien.

Übelkeit und Erbrechen gehören zu den belastendsten Nebenwirkungen einer Chemotherapie. Daher ist eine *prophylaktische* antiemetische Therapie angepasst an das **emetogene** *(Erbrechen auslösende)* **Potenzial** der Zytostatika ab dem ersten Zyklus obligat (→ Tab. 27.3). Bei unzureichender Wirkung wird die Medikation korrigiert.

Einzeln oder in Kombination eingesetzt werden insbesondere [12]:

- **5-HT_3-(Serotonin-)Rezeptor-Antagonisten** *(Setrone),* etwa Granisetron (z. B. Kevatril®, auch als transdermales therapeutisches System), Palonosetron (z. B. Aloxi®, nur i. v.), Tropisetron (z. B. Navoban®)
- **Neurokinin-(NK1-)Rezeptor-Antagonist,** etwa Aprepitant (z. B. Emend®), Netupitant (z. B. Akynzeo®)
- Glukokortikoide (v. a. Dexamethason, z. B. Fortecortin®)
- Das atypische Neuroleptika Olanzapin (z. B. Zyprexa®)
- Dopaminantagonisten, v. a. Metoclopramid (z. B. Paspertin®)
- Das Anxiolytikum Lorazepam (z. B. Tavor®).

Nüchtern zu bleiben hat *keinen* antiemetischen Effekt. Orale Zytostatika sollen nur *nach* den Mahlzeiten auf vollen Magen eingenommen werden. Während der Infusion hilft manchen Patienten das Lutschen von Bonbons, das Kauen von Kaugummi, ein Pfefferminz-Melisse-Tee oder ein Aufguss von frischem Ingwer (1 cm Ingwerwurzel schälen und klein hacken, mit 0,2 l kochendem Wasser übergießen, 10 Min. ziehen lassen und in kleinen Schlucken trinken). Auch kleine kalte oder trockene Zwischenmahlzeiten, z. B. ein Joghurt oder Toast, haben sich bewährt. Nierenschale und Zellstoff stehen in Griffnähe, aber nicht im direkten Blickfeld des Patienten.

Weitere unterstützende Maßnahmen sind:

- Ruhige, entspannte Umgebung
- Entspannungs- und Atemtechniken
- Atemstimulierende Einreibung (ASE)
- Wärme oder Kälte nach Wunsch des Patienten, z. B. Gesicht und Hals kalt oder warm waschen bzw. Waschlappen auflegen, Wärmflasche anbieten
- Evtl. Duftlampe (z. B. Minze, Lavendelöl, Zitronenöl), jedoch Geruchsreize weitestmöglich ausschalten, wenn sie die Übelkeit verstärken
- Evtl. Abdunkeln und/oder Lüften des Zimmers
- Ablenkung, z. B. durch Musik, Fernsehen, Lesen, Malen, Gespräch
- Massage, Akupunktur, Akupressur bzw. Akupressurbänder (SEA-Bänder)
- Evtl. Einbeziehen von Angehörigen.

Tab. 27.3 Antiemetische Prophylaxe bei Chemotherapie, vereinfacht nach [12].

Emetogenes Potenzial*	Bsp. Zytostatika (i. v.-Gabe)	Antiemetische Prophylaxe des	
		Akuten Erbrechens	Verzögerten Erbrechens
Minimal (< 10 %)	• Bleomycin • 5-Fluorouracil • Vincristin	Keine	Keine
Gering (10–30 %)	• Etoposid • Gemcitabin • Methotrexat	Dopaminantagonist oder 5-HT_3-Rezeptor-Antagonist oder Dexamethason	Keine
Moderat (30–90 %)	• Cyclophosphamid (dosisabh.) • Doxorubicin • Oxaliplatin	5-HT_3-Rezeptor-Antagonist und Dexamethason und bei Carboplatin Neurokinin-Rezeptor-Antagonist	Ggf. Dexamethason, bei Carboplatin ggf. Neurokinin-Rezeptor-Antagonist
Hoch (> 90 %)	• Cisplatin • Cyclophosphamid (dosisabh.)	5-HT_3-Rezeptor-Antagonist und Dexamethason und Neurokinin-Rezeptor-Antagonist und Olanzapin	Dexamethason und Neurokinin-Rezeptor-Antagonist und Olanzapin

* Die Prozentangaben geben die Häufigkeit des Erbrechens ohne propylaktische Behandlung an

Haut- und Schleimhautveränderungen

Zytostatika können zu **Hautveränderungen** führen, v. a.:

- Hautrötung, -schuppung, -ausschlag
- Pigmentstörungen
- Schwielen
- **Hand-Fuß-Syndrom** mit Rötung, Schwellung, Schuppung, Blasenbildung bis zu Hautulzera sowie häufig Sensibilitätsstörungen an Handflächen und Fußsohlen.

Die Nägel leiden oft mit zeitlicher Verzögerung. Zytostatikabedingte Leuko- und Thrombozytopenie können ebenfalls Hautveränderungen nach sich ziehen.

Pflegerische Maßnahmen bei Veränderungen von Haut und Nägeln [15]:

- Nur kurz und nicht zu heiß duschen, Haut trocken tupfen statt rubbeln
- Haut mit rückfettenden harnstoffhaltigen (ureahaltigen) Produkten pflegen (auch die Nagelränder). Produkte mit Konservierungsmitteln oder Parfüm vermeiden, ebenso Make-up
- Nägel nicht zu knapp schneiden, Nagelhaut nicht verletzen, auf künstliche Nägel und Nagellackentferner verzichten
- Bequeme, locker sitzende Kleidung (glatte Stoffe) bevorzugen
- Nassrasur, extreme Temperaturen sowie starke Sonneneinstrahlung vermeiden, geeignete Sonnenschutzprodukte verwenden
- Bei Kontakt mit Haushaltsreinigern Handschuhe tragen.

Auch die **Schleimhäute** sind als sich schnell erneuernde Gewebe betroffen: Entzündungen von Mundschleimhaut (**orale Mukositis,** *Stomatitis*) und Speiseröhre *(Ösophagitis)* sind für den Patienten sehr unangenehm und machen im schlimmsten Fall eine orale Ernährung unmöglich. Die Schädigung der Darmschleimhaut kann zu Durchfällen führen, die gegenüber infektiö-

Tab. 27.4 Schweregrade der oralen Mukositis nach WHO- und CTCAE-Klassifikation [13], [14].

Grad	WHO	CTCAE
1	Wunden, Erytheme	• Keine oder leichte Beschwerden • Keine Interventionen nötig
2	• Erytheme, Ulzerationen • Aufnahme fester Nahrung möglich	• Mäßige Schmerzen oder Geschwür, welches jedoch die orale Nahrungsaufnahme nicht beeinträchtigt • Modifizierte Ernährung angezeigt
3	• Ulzerationen • Flüssige Ernährung	• Starke Schmerzen • Orale Nahrungsaufnahme eingeschränkt
4	• Blutende Ulzerationen • Orale Nahrungsaufnahme nicht möglich	• Lebensbedrohliche Folgen • Intervention dringend erforderlich

sen Durchfällen (abwehrgeschwächte Patienten) abzugrenzen sind.

Orale Mukositis

Häufige Ursache einer Therapieunterbrechung ist eine schmerzhafte **orale Mukositis** (Schweregrade → Tab. 27.4), die durch eine regelmäßige Beurteilung der Mundschleimhaut (→ 6.7.3) und sorgfältige Mundpflege (→ 6.7.4) zwar nicht immer verhindert, zumindest aber gelindert werden kann.

Vorbeugend ist bei allen Therapien mit Mukositisrisiko eine sorgfältige Mundpflege sinnvoll [14]:

- Mundspülungen mit Wasser oder physiologischer Kochsalzlösung, Benutzen einer weichen Zahnbürste und milder Zahnpasta sowie Zahnseide und/oder Interdentalbürsten (nicht bei Leuko-, Thrombozytopenie)
- Meiden zusätzlicher Schädigungsfaktoren wie Alkohol, Tabak, scharfer, heißer, säurehaltiger, scharfkantiger oder sehr trockener Lebensmittel
- Je nach Risiko vorbeugende zahnärztliche Maßnahmen
- Regelmäßige Kontrollen.

Vor und während der Verabreichung von 5-Fluorouracil oder Hochdosis-Melphalan kann außerdem das Lutschen von Eiswürfeln helfen.

Die Behandlung der oralen Mukositis unter onkologischer Therapie umfasst [14]:

- Fortsetzung der sorgfältigen, aber vorsichtigen Mundpflege (→ 6.7.4), evtl. mit Zusatz von Doxepin. Zahnseide oder Interdentalbürsten nur sehr vorsichtig oder gar nicht mehr benutzen (Verletzungsgefahr!)
- Schmerzbehandlung, lokal (z. B. mit anästhesierenden Lutschtabletten oder Gele) oder systemisch nach dem Stufenschema der WHO (→ 13.3.1, ggf. Opioid-Analgetika, v. a. Fentanyl TTS)
- Sicherstellen einer ausreichenden Ernährung, ggf. Ernährung über PEG oder parenteral.

Weiche, säurearme und schwach gewürzte Lebensmittel sind zu bevorzugen. Die Speisen sollten lauwarm oder kalt gegessen werden.

Alle genannten Maßnahmen sollen die Symptome der Mukositis lindern und ihre weitere Ausbreitung sowie zusätzliche Infektionen verhindern. Heilung ist evtl. erst nach Abschluss der Chemotherapie möglich.

Haarausfall

Vorbereitet sein hilft

Vor allem Frauen leiden häufig sehr unter dem therapiebedingten Haarausfall und dem dadurch veränderten Aussehen. Meist können die Betroffenen die Situation leichter bewältigen, wenn sie vorab gut informiert werden und sich gedanklich damit auseinandersetzen können.

Eine zuverlässige Methode, dem **Haarausfall** vorzubeugen, gibt es nicht. Wichtig für den Patienten ist zu wissen, dass die Haare 2–4 Wochen nach Beendigung der Behandlung wieder wachsen werden. Die nachwachsenden Haare können in Farbe und Struktur anders sein als die vor der Chemotherapie.

Prävention und Patientenberatung

- Haarpflege mit weicher Haarbürste, mildem Shampoo, nicht föhnen, keine Dauerwellen oder Färben
- Kopfhautpflege mit feuchtigkeitsspendenden Hautpflegeprodukten
- Vor allem bei Frauen Beratung über die Möglichkeiten, den Haarausfall optisch zu verdecken: frühzeitige Vermittlung eines Friseurtermins, evtl. Kurzhaarschnitt, Anpassung einer Perücke *vor* dem Haarausfall ([Teil-]Kosten trägt die Krankenkasse), Chemoturban, -kappe oder -mütze, Nachschminken der Augenbrauen (→ Abb. 27.16)
- Schutz der Kopfhaut unabhängig von kosmetischen Gesichtspunkten sowohl vor Kälte als auch vor Hitze und Sonne [15].

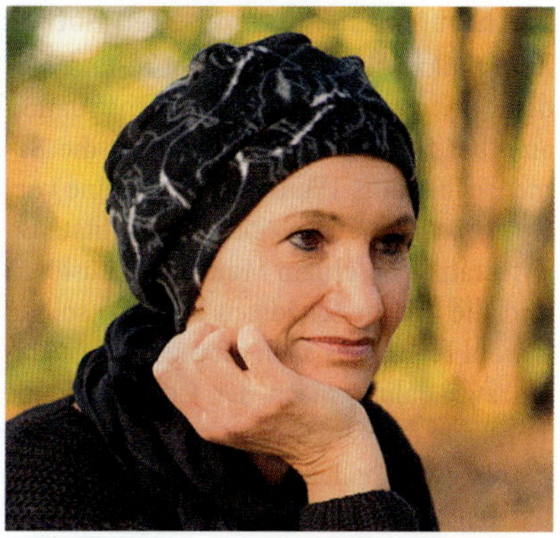

Abb. 27.16 Turban, Perücke, Augenbrauen nachzeichnen – es gibt viele Möglichkeiten, Haarausfall optisch zu kaschieren. Das Wichtigste ist, dass die Frau sich mit der von ihr gewählten Option so wohl fühlt wie möglich. [O1086]

Leuko- und Thrombozytopenie

Pflege bei erhöhter Blutungsneigung → 27.1.3
Pflege bei erhöhter Infektionsgefahr → 27.1.4

Zytostatika führen zu einer präparat- und dosisabhängigen **Knochenmarkdepression,** d. h. Schädigung der blutbildenden Zellen.

Hierdurch bedingte Hauptprobleme sind die **Leuko-** und die **Thrombozytopenie.** Der Kranke ist erhöht infektions- und blutungsgefährdet. Bleibt vor einer Zytostatikatherapie genügend Zeit, sollte noch der Zahnarzt aufgesucht werden (ggf. mit Sanierung kariöser Zähne) und eine professionelle Zahnreinigung erfolgen.

VORSICHT! Plötzliche Verwirrtheit, Sprach- und Sehstörungen bei thrombozytopenischen Patienten können Zeichen einer **Gehirnblutung** sein.

Bei **Agranulozytose** (Granulozyten < 500/µl Blut) von voraussichtlich mehr als 10 Tagen erfolgt aufgrund der Infektionsgefährdung eine *Schutzisolierung* des Patienten (→ 27.1.4). Evtl. werden Wachstumsfaktoren der Hämatopoese (v. a. G-CSF, z. B. Neupogen®) zur **Leukozytenstimulation** gegeben, um die Zeit der Leukozytopenie zu verkürzen.

Fruchtbarkeitsminderung/Sterilität

Zytostatika schädigen Eierstöcke und Hoden. Bei Frauen bleibt die Menstruation aus, bei Männern verringert sich die Samenzellbildung. Häufige Folge ist eine vorübergehende oder bleibende Sterilität. Da Zytostatika außerdem Mutationen auslösen und die Frucht schädigen können, sollten sowohl Frauen als auch Männer in den ersten zwei Jahren nach der Chemotherapie kein Kind empfangen bzw. zeugen.

Um die Möglichkeit einer späteren Elternschaft zu erhalten, sollte jüngeren Männern vor der Zytostatikatherapie die Tiefkühllagerung von Sperma oder Hodengewebe angeboten werden. Bei Frauen sind eine medikamentöse „Stilllegung" der Eierstöcke sowie die Tiefkühllagerung von befruchteten oder unbefruchteten Eizellen oder Ovarialgewebe möglich.

Spätfolgen

- Nach Zytostatikabehandlung ist das Risiko eines **Zweitmalignoms** erhöht, insbesondere nach zusätzlicher Strahlentherapie
- Einzelne Zytostatika führen außerdem gehäuft zu Organschäden, z. B. Cisplatin zu Polyneuropathie, Doxorubicin zu Herz- oder Bleomycin zu Lungenschäden.

Zubereitung von Zytostatika

VORSICHT! Zytostatika schädigen den Körper bei Hautkontakt, Einatmung, oraler oder perkutaner Aufnahme (**CMR-Eigenschaften** = carcinogen, mutagen, reproduktionstoxisch). Daher darf nur ausgebildetes Personal mit Zytostatika umgehen. Jugendlichen, Schwangeren und Stillenden ist die Arbeit mit Zytostatika verboten.

Um die Gefährdung für die Mitarbeiter zu minimieren, müssen Zytostatikalösungen an einem speziellen Arbeitsplatz (in der Regel in der Krankenhausapotheke) zubereitet und die gebrauchsfertigen Lösungen inkl. bereits gefüllten Überleitungssystems auf Station geliefert werden. Trotzdem sind auf Station gewisse Vorsichtsmaßnahmen nötig.

- Beim Umgang mit Infusionslösungen spezielle flüssigkeitsdichte Zytostatika-Handschuhe und ggf. einen nach vorne geschlossenen Schutzkittel anziehen, ebenso bei möglichem Kontakt mit kontaminierten Gegenständen
- Zytostatikatabletten, -dragees oder -kapseln getrennt von den übrigen Arzneimitteln richten. Die Arzneimittel erst unmittelbar vor der Einnahme aus der Blisterverpackung nehmen, dazu Handschuhe tragen. Die Tabletten, Kapseln oder Dragees nicht öffnen, teilen oder zermörsern [16].

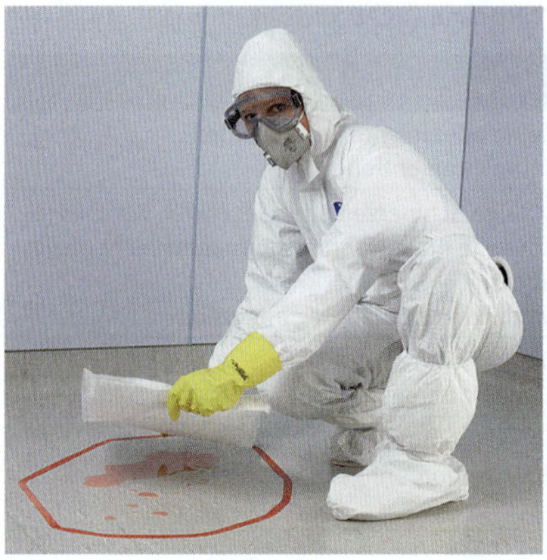

Abb. 27.17 Einsatz eines Spill-Kits (hier Aufnahme flüssiger Zytostatika mit speziellem Pad). [V714]

Sollte es trotz aller Vorsicht zum Kontakt mit einer Zytostatikalösung kommen, spült die Pflegefachperson Haut bzw. Schleimhaut sofort mit sehr viel Wasser und sucht danach den Betriebsarzt auf (Arbeitsunfall).

Mit Zytostatika kontaminierter Abfall ist als Sondermüll zu behandeln und in speziellen Abfallbehältern zu entsorgen. Ist es zu einer Verschüttung bzw. Flächenkontamination mit Zytostatika gekommen, minimieren **Spill-Kits** (→ Abb. 27.17) die Gefährdung der Mitarbeiter bei der Reinigung und Entsorgung.

Zytostatika-Paravasate

DEFINITION

Zytostatika-Paravasat: Austritt eines Zytostatikums aus dem Blutgefäß ins umgebende Gewebe oder unbeabsichtigte Applikation des Zytostatikums direkt ins Gewebe [14].

Fließen Zytostatika nicht in das Blutgefäß, sondern *paravenös* ins umgebende Gewebe **(Paravasatbildung),** sind Schäden bis hin zu großflächigen Nekrosen möglich. Das Ausmaß der Schädigung hängt v. a. vom Zytostatikum ab.

Leitsymptome sind Schmerzen, Schwellung und Rötung des Gewebes, meist unmittelbar nach Paravasatbildung.

Ungeeignete Injektionsnadel/-ort, beschränkte Punktionsmöglichkeiten (z. B. nach Brustkrebsoperation), ungünstige Venenverhältnisse sowie Patientenfaktoren (z. B. Unruhe) erhöhen das Paravasatrisiko. Bei implantierten Kathetern ist das Risiko geringer, die Paravasatfolgen aber oft besonders schwerwiegend.

Pflege

Die Pflegenden weisen den Patienten darauf hin, sich bei Veränderungen oder Schmerzen während der Infusion sofort zu melden. Ist es trotzdem zu einem Paravasat gekommen [14]:

- Infusion sofort stoppen, Zugang belassen (damit der Arzt evtl. Substanzreste aspirieren kann)
- Betroffene Extremität ruhigstellen und vorsichtig hochlagern, dabei Druck o. Ä. auf die Paravasatstelle vermeiden
- Unverzüglich Arzt benachrichtigen, **Paravasat-Notfallset** holen (enthält alle Materialien für die Erstversorgung des Paravasats). In der Praxis haben sich für bestimmte Zytostatika individuell vorbereitete Notfallsets bewährt
- Weitere Maßnahmen auf Anordnung durchführen; diese hängen von der jeweiligen Substanz ab.
  - Für einige Zytostatika gibt es Antidote, z. B. Dexrazoxan (i. v.) bei Anthrazyklinen, Hyaluronidase (s. c., intradermal) bei Paclitaxel, Vincristin, **DMSO-Lösung/Salbe** *(Dimethylsulfoxid)* bei Anthrazyklinen und Cisplatin: Paravasatstelle mind. 1–2 Wochen alle 8 Std. damit betupfen, nicht reiben/drücken, danach an der Luft trocknen lassen. DMSO riecht stark, häufige Nebenwirkungen sind Hautrötung, -brennen und ein knoblauchähnlicher Mundgeruch
  - Lokale trockene Kälte ist z. B. bei Cisplatin angezeigt. Bei Vinblastin, Vincristin, Vindesin, Etoposid ist jedoch milde, trockene Wärme indiziert
- Vorgang dokumentieren, ggf. auch fotografisch.

Im weiteren Verlauf muss das betroffene Gebiet sorgfältig beobachtet werden. Wie lange und wie häufig Verlaufskontrollen notwendig sind, hängt vom Ausmaß der Schädigung ab.

27.5.2 Zielgerichtete Therapien

DEFINITION

Zielgerichtete Therapien *(Targeted therapies, molekulare Krebstherapien):* Medikamentöse Tumortherapien, die an definierten Strukturen außer- oder innerhalb der Zelle angreifen.

Zielgerichtete Therapien greifen an Botenstoffen, Rezeptoren oder Signalketten innerhalb der Zelle an, die Zellwachstum, Zelldifferenzierung, Zelltod oder Blutgefäßbildung steuern.

Die Einteilung zielgerichteter Therapien ist nicht einheitlich. Gelegentlich werden sie zu den Zytostatika (→27.5.1) gerechnet, teilweise überschneiden sie sich mit den Immuntherapien (→27.5.3). Kombination mit anderen Therapien, auch Chemotherapie, ist möglich.

Zielgerichtete Therapien umfassen u. a.:

- **Monoklonale Antikörper** (Endung *-mab*) sind große Moleküle, die nicht in Zellen eindringen können. Sie richten sich gegen Botenstoffe oder deren Rezeptoren an der Zellaußenseite. Die Gabe erfolgt parenteral
  - **Antikörper gegen EGFR1** *(epidermaler Wachstumsfaktor-Rezeptor 1)*, z. B. Cetuximab (etwa Erbitux®), Panitumumab (etwa Vectibix®)
  - **Antikörper gegen den Wachstumsfaktor-Rezeptor Her2/neu** *(EGFR 2), z. B.* Trastuzumab, etwa Herceptin®
  - **Antikörper gegen VEGF** *(vaskulärer endothelialer Wachstumsfaktor)*, z. B. Bevacizumab (etwa Avastin®). Diese Antikörper hemmen die Blutgefäßneubildung und heißen daher auch **Angiogenesehemmer**
  - **Antikörper gegen CD-Moleküle** (Oberflächenmoleküle auf Leukozyten), z. B. Rituximab (etwa Mabthera®)
- **Signaltransduktionshemmer** (Endung *-mib, -nib*) sind kleine Moleküle, die in die Zellen eindringen. Sie werden oft als orale Dauermedikation gegeben
  - **Tyrosin-, Multikinasehemmer,** z. B. Erlotinib (etwa Tarceva®), Imatinib (etwa Glivec®), Sorafenib (etwa Nexavar®). Krankhaft starke Kinasenaktivierung fördert das Tumorwachstum
  - **Proteasominhibitoren,** z. B. Bortezomib (etwa Velcade®). Das Proteasom ist ein Enzymkomplex zur Entsorgung nicht benötigter Proteine
  - **mTOR-Hemmer** (Endung *-mus*) hemmen den mTOR-Signalweg (beteiligt an der Proteinsynthese) in der Zelle, z. B. Everolimus (etwa Afinitor®), Temsirolimus (etwa Torisel®).

Nebenwirkungen

Da die Zielstrukturen der zielgerichteten Therapien auch auf gesunden Zellen vorhanden sind, haben auch zielgerichtete Therapien teils ernsthafte Nebenwirkungen, v. a.:

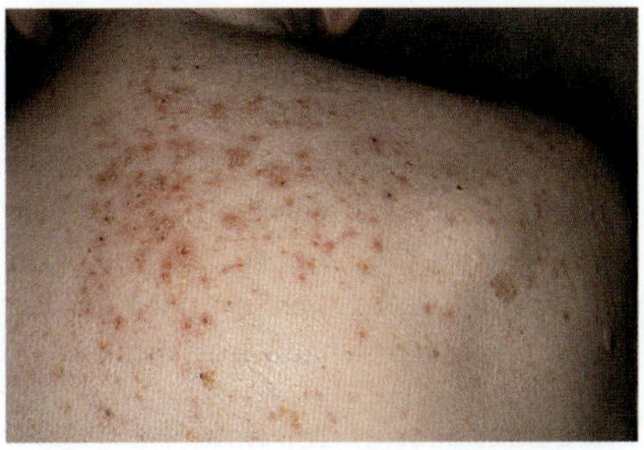

Abb. 27.18 Akneähnlicher Hautausschlag als häufige Nebenwirkung bei zielgerichteten Therapien, die am EGFR angreifen. [E719]

- Fatigue, Übelkeit/Erbrechen, Diarrhö
- Hautnebenwirkungen inkl. Hand-Fuß-Syndrom, Haar- und Nagelveränderungen. Bei monoklonalen Antikörpern gegen den EGFR kommt es oft zu einem akneähnlichen, stark juckenden Hautausschlag (→Abb. 27.18), ggf. mit bakteriellen Superinfektionen
- Infusionsreaktionen bei monoklonalen Antikörpern
- Weitere Nebenwirkungen substanzabhängig, z. B. Knochenmarkdepression.

Immer ist eine zuverlässige Empfängnisverhütung nötig.

Pflege

Pflegefachpersonen beobachten und beraten den Patienten hinsichtlich der vielfältigen Nebenwirkungen. Symptomatische pflegerische Maßnahmen betreffen die Hautpflege, Maßnahmen bei Übelkeit, Erbrechen (→27.5.1) und Diarrhö (→24.2.5), Leuko- oder Thrombozytopenie (→27.1.3, →27.1.4), Unterstützung und Beratung bei Fatigue (→27.1.5). Der Patient muss über mögliche Nebenwirkungen und den Umgang mit ihnen Bescheid wissen.

27.5.3 Immuntherapien

Wie alle Gewebe agieren Tumorgewebe im Wechselspiel mit Immunbotenstoffen. Onkologische **Immuntherapien** verfolgen z. B. folgende Ansätze:

- Gabe von **Checkpoint-Inhibitoren** (etwa Nivolumab, z. B. Opdivo®). Vereinfacht gesagt vermindern hemmende *Immun-Checkpoints* die T-Zell-Aktivität und werden teilweise von Tumorzellen genutzt, um sich vor der Bekämpfung durch T-Zellen zu schützen. Checkpoint-Inhibitoren heben die Hemmung auf und aktivieren die T-Zellen zur Tumorbekämpfung. Sie sind Antikörper, werden aber üblicherweise zu den Immuntherapien gerechnet. Wichtige Nebenwirkung sind Autoimmunphänomene durch die unspezifische Aktivierung des Immunsystems
- Gabe **immunmodulierender Substanzen** wie z. B. Lenalidomid (z. B. Revlimid®)
- Gabe von **Zytokinen,** z. B. **Interleukin-I** (IL-1), **Interleukin-II** (IL-2), **α-Interferon** *(IFN-α)*, die das das Immunsystem (unspezifisch) stimulieren, damit es den Tumor besser bekämpft
- Gabe **modifizierter Immunzellen.** Dem Patienten werden Immunzellen entnommen, außerhalb des Körpers aufgearbeitet und zurückgegeben. Hierzu zählt auch die **CAR-T-Zell-Therapie:** T-Zellen des Patienten werden gentechnisch mit einem synthetischen Rezeptor *(chimeric antigen receptor, CAR)* gegen die zu bekämpfende Struktur ausgestattet, z. B. bei Tisagenlecleucel (etwa Kymriah®) gegen das CD19 entarteter Lymphozyten.

27.5.4 Hormontherapie

Hormonabhängige Tumoren wachsen wie ihr Ursprungsgewebe bei Zufuhr des entsprechenden Hormons (verstärkt) und bilden sich bei dessen Fehlen zurück. Zu den hormonabhängigen Tumoren zählen beispielsweise Mamma- (→34.4.2), Endometrium- (→34.6.4) und Prostatakarzinom (→33.6.3).

Die Hormonabhängigkeit dieser Tumoren wird bei der **Hormontherapie** therapeutisch genutzt durch:

- Blockade der Hormonrezeptoren des Tumorgewebes mit Antihormonen (Beispiel: Behandlung des Mammakarzinoms mit Tamoxifen →34.4.2)
- Direkte Syntheseblockade des Hormons (z. B. Aromatasehemmung beim Mammakarzinom →34.4.2)
- Senkung der Geschlechtshormonproduktion durch Gabe von GnRH-Analoga, etwa Buserelin, die in der Hypophyse die Bildung von FSH und LH senken (insbesondere bei Mamma- und Prostatakarzinom)
- Gabe eines anderen Hormons, das die Wirkung des tumorwachstumsstimulierenden Hormons aufhebt, etwa von Gestagenen bei Mammakarzinom.

Die Nebenwirkungen sind hormon- und dosisabhängig und meist wesentlich geringer als die von Zytostatika.

27.5.5 Strahlentherapie

Die Strahlentherapie (→43.11) wird bei malignen Tumoren vor bzw. nach einer Chemotherapie oder Operation sowie als alleinige Behandlung eingesetzt.

Frühe Nebenwirkungen

Allgemeine Nebenwirkungen

Eine frühe allgemeine Nebenwirkung ist der sog. **Strahlenkater** (leichte Form des **Strahlensyndroms**) mit Müdigkeit, Schwindel, Appetitlosigkeit, Übelkeit und Erbrechen. Das Ausmaß der Beschwerden hängt von der Größe des Bestrahlungsfelds und der Strahlendosis ab, die Beschwerden werden ggf. symptomatisch behandelt.

Lokale Nebenwirkungen

Die lokalen Nebenwirkungen sind abhängig vom Bestrahlungsgebiet (→ Tab. 27.5) [17].

Pflege

Während der Strahlentherapie sollten die Betroffenen möglichst nicht rauchen und wenig oder keinen Alkohol trinken, da beides Nebenwirkungen verstärken kann. Durch die schlechtere Sauerstoffversorgung des bestrahlten Gebiets infolge des Rauchens kann außerdem die Wirksamkeit der Strahlentherapie beeinträchtigt werden. Wenn einem Raucher der „Ausstieg" gar nicht gelingt, so ist Rauchen nach der Bestrahlung weniger schädlich als davor.

Pflege der bestrahlten Haut

Patienten, die bestrahlt werden, sind meist in der Lage, sich selbst zu versorgen. Pflegefachpersonen informieren über die notwendigen Maßnahmen sowie die Zusammenhänge. So fühlt sich der Patient in seine Therapie einbezogen und wird sich bei Komplikationen frühzeitig melden.

Bei perkutanen Bestrahlungen (→ 42.6.1) wird das bestrahlte Hautareal durch kleine Tattoos oder wasserfesten Fettstift markiert (Markierung darf nicht entfernt werden). Bei Bestrahlungen im Gesicht wird eine Bestrahlungsmaske angefertigt, auf der die Anzeichnung erfolgt.

Der den Strahlen ausgesetzte Hautbereich ist gegenüber Reizen sehr empfindlich und bedarf einer speziellen Pflege. Strahlentherapeutische Einrichtungen haben in der Regel Merkblätter für den Umgang mit der bestrahlten Haut. Wichtige Prinzipien sind:

- Nur lauwarm mit klarem Wasser waschen oder duschen, verschmutzte Hautstellen mit pH-neutraler Seife/Waschlotion vorsichtig reinigen, Bestrahlungsfeld nicht einseifen
- Haut vorsichtig trocken tupfen
- Haut mit pH-neutralen, harnstoffhaltigen (ureahaltigen) und parfümfreien Produkten pflegen, auf Parfüm und Deo verzichten
- Weite, luftdurchlässige, nicht scheuernde Kleidung tragen
- Im bestrahlten Gebiet keine i. m.-/s. c.-Injektionen verabreichen (Menschen mit Diabetes entsprechend informieren), keine Pflaster aufkleben, nicht kratzen, reiben oder rasieren
- Auf Vollbäder, Schwimmen und Saunabesuche verzichten
- Bestrahlungsfeld vor intensiver Sonnenbestrahlung, Hitze oder Kälte schützen
- Vor Schädelbestrahlung ggf. Perücke anpassen lassen (→ 27.5.1)
- Bei Hautreizungen oder nässenden Läsionen unbedingt Rücksprache mit dem Strahlentherapeuten halten.

Tab. 27.5 Nebenwirkungen der Strahlentherapie auf Organe im Bestrahlungsgebiet.

Organ	Nebenwirkungen	Pflegerische Maßnahmen
Haut und Haare	Akut: Dermatitis (Rötung, Empfindlichkeit, evtl. dauerhaft, Schuppung), Blasenbildung, Haarausfall an bestrahlten Körperstellen (je nach Dosis reversibel oder irreversibel). Schleimhautreizungen, evtl. mit Blutungen (z. B. im Intimbereich)	Waschen von Haut und Haaren mit pH-neutraler Seife/Waschlotion. Sorgfältige Hautpflege, z. B. durch Basiscreme mit Harnstoffzusatz, ohne allergisierende Substanzen. Keine mechanische Reizung, z. B. durch Kleidung, keine Hitze. Ggf. Anpassung einer Perücke (→ 27.5.1)
Mund/Speiseröhre	Akut: Mukositis, Ulzera, Soor, Dysphagie. Geschmacksverlust (meist nach 3–6 Monaten reversibel). Chron.: Mundtrockenheit (oft irreversibel), Parodontose (Zahnfleischrückbildung)	Pflege bei (oraler) Mukositis (→ 27.5.1)
Dünndarm	Strahlenenteritis mit Übelkeit, Erbrechen, Durchfall, Meteorismus, Tenesmen, Blut und Schleim im Stuhl	Hochkalorische und eiweißreiche, aber fett- und ballaststoffarme Kost, bei Bedarf zusätzlich hochkalorische Trinknahrung. Mehrere kleine Mahlzeiten. Ausgleich etwaiger Flüssigkeits- und Elektrolytverluste. Ggf. Schmerzbehandlung
Rektum	Strahlenproktitis mit häufigen, schmerzhaften Stuhlgängen, z. T. blutig, aber auch Obstipation	Entzündungshemmende Zäpfchen, z. B. Mesalazin (etwa Salofalk®). Achten auf geformten, aber weichen Stuhlgang, ggf. Obstipationsprophylaxe
Lunge	Akut: Strahlenpneumonitis (Husten, Dyspnoe). Chronisch: Lungenfibrose	Kein Rauchen, Atemgymnastik, Inhalationen
Blase	Akut: Pollakisurie, blutiger Urin	Vermehrte Flüssigkeitszufuhr; sorgfältige Intimhygiene; Urinkontrollen; strengste Indikationsstellung für einen Blasendauerkatheter; ggf. Nutzung von Hilfsmitteln (z. B. Steckbecken, Urinflasche)
Knochenmark	Akut: Leuko-/Thrombozytopenie mit Blutungsneigung, erhöhter Infektanfälligkeit, Fieber, Leistungsschwäche	Pflege bei Leukozytopenie (→ 27.1.4), Pflege bei Blutungsneigung (→ 27.1.3)
Schädel/ZNS	Akut: Kopfschmerz, Übelkeit und Erbrechen, Gleichgewichtsstörungen, selten Hirnödem, zerebrale Krampfanfälle. Chron.: kognitive Defizite von leichten Konzentrationsstörungen bis zur Demenz	Sorgfältige Beobachtung; ggf. Verabreichung der Bedarfsmedikation (und Wirkungskontrolle). Ruhige Umgebung, Sturzprophylaxe; Unterstützung bei den Alltagsaktivitäten, Anleitung zu Entspannungsübungen

Spätfolgen einer Strahlentherapie

Langzeitschäden umfassen z. B. bleibende Hautveränderungen im Bestrahlungsfeld, Lungen- oder andere Organfibrosen, Beeinträchtigungen der Fruchtbarkeit sowie gehäufte maligne Erkrankungen (v. a. Leukämien).

27.5.6 Schmerztherapie

Grundlagen der Schmerztherapie → Kap. 13

Chronische Schmerzen

Ca. 80 % der Krebspatienten leiden im Verlauf der Erkrankung unter *chronischen* Schmerzen (→ 13.1.3). Die zermürbenden Schmerzen hindern den Patienten, die noch verbleibende Lebenszeit bewusst zu erleben und zu gestalten. Dies ist aber kein unabwendbares Schicksal: Der Schmerz bei malignen Tumoren kann oft gut gelindert werden.

Auch bei „Tumorschmerzen" steht eine Ursachendifferenzierung am Anfang:

- Tumorkranke können unter *tumorunabhängigen Schmerzen* leiden, etwa einem verspannungsbedingten Kopfschmerz
- Vielfach können tumor- oder therapiebedingte Schmerzen durch *gezielte* Maßnahmen gebessert werden, z. B. eine Strahlentherapie bei Knochenmetastasen
- Sind tumorbedingte Schmerzen gezielten Maßnahmen nicht zugänglich, steht die symptomatische Analgetikagabe nach dem WHO-Stufenschema zur Schmerztherapie (→ 13.3.1) im Vordergrund.

Analgetika wie Co-Analgetika werden nach Schmerzintensität und Tumorlokalisation gewählt: Bei Knochenmetastasen etwa sind Prostaglandinsynthesehemmer am wahrscheinlichsten geeignet, bei Nervenschädigung Antiepileptika und bei viszeralen Schmerzen Spasmolytika und Metamizol.

27.5.7 Psychoonkologische Betreuung

DEFINITION

Psychoonkologie *(psychosoziale Onkologie)*: Psychische und soziale Begleitung und Behandlung von Krebspatienten und deren Angehörigen.

Bösartige Erkrankungen belasten nicht nur den Körper, sondern auch die Psyche bis an die Grenze – fast ein Drittel aller Krebskranken hat eine begleitende psychische Störung mit Krankheitswert, v. a. Angst-, Anpassungs- und depressive Störungen.

Bei der **psychoonkologischen Betreuung** arbeiten speziell geschulte Mediziner, Psychologen, Pflegende, Sozialpädagogen und Seelsorger zusammen. Ziel ist es, Patienten und Angehörigen bei der Krankheitsverarbeitung zu helfen, ihre Ressourcen zu stärken, Gefühle der Angst, Hilflosigkeit sowie depressive Verstimmung zu mindern und dadurch die Lebensqualität zu verbessern.

Die (psychosoziale) Belastung sollte bei allen Patienten durch entsprechende Screening-Instrumente ermittelt und die Patienten über Hilfen informiert werden. Bei etlichen Patienten reichen Information, unterstützende Gespräche, ein flexibles Symptommanagement sowie Vermittlung sozialer Hilfen und Selbsthilfe- oder Sportgruppen. Schätzungsweise 40 % der Betroffenen benötigen jedoch spezielle psychoonkologische Unterstützung, z. B. mit Psychoedukation, Entspannungstechniken, kognitiven Verhaltenstherapien oder Kreativangeboten, als Einzel-, Paar- oder Gruppentherapien.

27.5.8 Blutprodukte

DEFINITION

Blutprodukte: Arzneimittel aus menschlichem Blut.

Transfusion: I. v.-Gabe von Blutprodukten.

Eigenblutspende → 44.2.1

Patienten mit Bluterkrankungen oder Tumorleiden haben häufig einen Mangel an bestimmten Blutbestandteilen, Unfallopfer verlieren oft viel Blut. Viele dieser Patienten können durch Gabe von **Blutprodukten** (*Blutpräparaten* → Tab. 27.6) gerettet werden.

Risiken von Blutprodukten

Die Hauptgefahren bei der Gabe von Blutprodukten sind:

- **Transfusionsreaktionen.** Bis heute ist nur ein Teil der zu Unverträglichkeitsreaktionen führenden Antigene bekannt, und von diesen können wiederum nur die wichtigsten vor der Gabe von Blutpräparaten getestet werden. Unterschieden werden u. a.:
  - **Allergische Transfusionsreaktionen**
  - Fieberhafte **nichthämolytische Transfusionsreaktionen** (**Hämolyse** = Auflösung von Erythrozyten)
  - **Hämolytische Transfusionsreaktionen** (vom Sofort- oder verzögerten Typ)
  - **Transfusionsassoziierte akute Lungeninsuffizienz** (*TRALI-Reaktion,* durch Spender-Antikörper gegen Empfänger-Leukozyten, Letalität bis 10 %)

Tab. 27.6 Überblick über die wichtigsten Blutprodukte. In Deutschland sind leukozytendepletierte zelluläre Blutprodukte vorgeschrieben, d. h. eine weitgehende Entfernung der Leukozyten aus dem Präparat. Erythrozyten- und Thrombozytenkonzentrate können bei speziellen Indikationen (z. B. bei Patienten nach Knochenmarktransplantation) zusätzlich bestrahlt werden.

Präparat	Beschreibung	Indikation
Ersatz von Erythrozyten		
Erythrozytenkonzentrat *(EK)**	Erythrozyten (aus Vollblut abzentrifugiert oder durch Apherese)	Akuter Blutverlust, hochgradige Anämie. Beim Erwachsenen: 1 EK → Hb + 1 g/dl, Hkt + 3–4 %
Ersatz von Thrombozyten		
Thrombozytenkonzentrat *(TK)**	Thombozyten (aus Vollblut mehrerer Spender abzentrifugiert oder durch Apherese von einem Spender)	Thrombozytopenie (v. a. bei Bildungsstörung, Blutung), schwere Thrombozytenfunktionsstörung. Beim Erwachsenen: 1 TK → Thrombos + 30.000/µl
Ersatz von Granulozyten		
Granulozytenkonzentrat *(GK)**	Granulozyten (durch Apherese von einem Spender nach medikamentöser Vorbehandlung, immer bestrahlt)	Schwere Infektionen bei länger dauernder Granulozytopenie
Ersatz von Plasma		
Gefrorenes Frischplasma *(GFP, fresh frozen plasma, FFP)**	Schockgefrorenes Plasma (mit Restzellen) eines Einzelspenders oder Poolplasma	Massentransfusion, komplexe Gerinnungsstörungen, Faktorenmangel V, XI (hierfür keine Einzelpräparate verfügbar)
Ersatz einzelner Plasmabestandteile (Fertigarzneimittel, die unabhängig von der Blutgruppe infundiert werden)		
Humanalbumin	Humanalbumin (aus Poolplasma)	Volumenersatz v. a. nach Aszitesentlastung, Hypoalbuminämie
(Hyper-)Immunglobuline	V. a. Immunglobulin G	Passive Immunisierung (→ 30.3.2), bei bestimmten autoimmun mitbedingten Erkrankungen
PPSB	Prothrombin-Komplex (Faktoren II, VII, IX, X), aus Poolplasma	Blutungen bei Lebererkrankungen, Cumarinüberdosierung
Einzelfaktorkonzentrat	Z. B. Faktor VIII bzw. Faktor VIII/Von-Willebrand-Faktor, Faktor IX. Aus Poolplasma oder gentechnisch	Einzelfaktormangel

* Blutgruppengleiche Transfusion

- Bei jeder Gabe von Blutpräparaten besteht auch das Risiko einer **Immunisierung,** die den Erfolg späterer Transfusionen vermindert
- **Infektionen.** Bei einem Teil der Blutprodukte besteht die Gefahr, Infektionserreger zu übertragen. Sie können sofort (z. B. übertragene Bakterien), aber auch erst lange später Krankheiten verursachen. Besonders bedrohlich sind die Hepatitiserreger (➔ 25.4.1) und das HI-Virus (➔ 31.1.2).
  In Deutschland ist das Risiko einer Infektionsübertragung jedoch sehr gering. Schätzungen zufolge liegt das Restrisiko für HIV und Hepatitis C unter 1:1 Million und für Hepatitis B bei 1:100.000 bis 1:1 Million [18]
- **Stoffwechselentgleisungen,** z. B. eine Hyperkaliämie und Gerinnungsstörungen durch Hämolyse.

Bei Gefahr einer Graft-versus-Host-Reaktion (➔ 27.5.9) werden die Erythrozytenkonzentrate mit 30 Gy bestrahlt. Indikationen sind z. B. die Vorbereitung zur Stammzelltransplantation oder schwere Immundefekte.

Auch wenn die Risiken in Deutschland vergleichsweise gering sind, dürfen Blutpräparate nur nach strenger Indikationsstellung sowie Aufklärung und Einverständniserklärung des Patienten eingesetzt werden (➔ 43.2).

Vorbereitung einer Transfusion

Die folgenden Ausführungen betreffen die Gabe von Erythrozytenkonzentraten (➔ Abb. 27.19). Für u. a. gefrorenes Frischplasma und Thrombozytenkonzentrate gelten modifizierte Richtlinien (hausinterne Anweisung beachten).

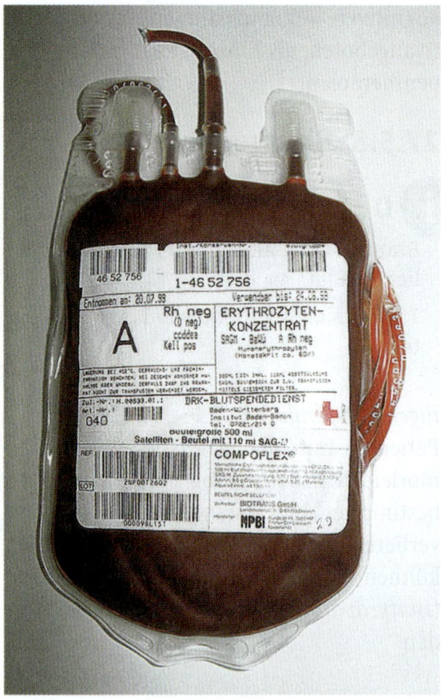

Abb. 27.19 Erythrozytenkonzentrat. Auf dem Etikett sind u. a. Blutgruppe, Ort der Herstellung und zugesetzte (Konservierungs-)Stoffe vermerkt. An den Schlauchenden mit Folienkappe kann das Transfusionsbesteck angeschlossen werden. [M161]

Aufwärmen der Konserve

In der Regel können Blutprodukte bei Zimmertemperatur transfundiert werden. Nur bei speziellen Indikationen, etwa Neugeborenen, Massentransfusionen, unterkühlten Patienten oder Vorliegen von Kälteantikörpern, werden sie mittels spezieller **Blutwärmegeräte** auf 37 °C erwärmt (Arztanordnung).

Transfusionssystem füllen

- Benötigte Materialien bereitlegen: Händedesinfektionsmittel, Handschuhe, Infusionsständer, Blutkonserve mit Begleitpapieren, Transfusionssystem (Standard-Filtergröße 200 µm)
- Sicherheitsüberprüfung durchführen (von zwei Personen): Angaben auf der Konserve mit denen in den Begleitpapieren und Patientenunterlagen vergleichen. Evtl. Unstimmigkeiten müssen erst zweifelsfrei geklärt werden, bevor die Konserve verwendet werden darf. Blutkonserve auf Unversehrtheit, Verfallsdatum und Auffälligkeiten (Koagel, Farbveränderungen) überprüfen
- Hygienische Händedesinfektion durchführen, Handschuhe anziehen
- Konserve vorsichtig kippen, um Inhalt zu durchmischen
- Folienkappe bzw. Lasche am Konservenbeutel öffnen und Dorn des Transfusionssystems einstechen
- Beutel flach hinlegen, Transfusionsbesteck schräg nach oben halten (Tropfkammer steht auf dem Kopf), durch vorsichtigen Druck auf den Beutel Tropfkammer füllen, bis Filter benetzt ist
- Rollenklemme schließen, Konservenbeutel aufhängen, Spiegel in der Tropfkammer einrichten
- Rollenklemme öffnen, Transfusionsleitung langsam luftfrei füllen, Rollenklemme schließen
- Transfusionsprotokoll vorbereiten
- Evtl. Material für großlumigen venösen Zugang bereitstellen (das Blut muss separat laufen), z. B. Venenverweilkanüle 18 oder 17 G (➔ 43.5.3).

Durchführung und Überwachung der Transfusion

Das Anlegen und Einleiten einer Transfusion ist Aufgabe des Arztes. Unmittelbar vor der Transfusion führt er eine letzte Identitätskontrolle und den Bedside-Test (➔ 27.4.2) durch. Die normale Tropfgeschwindigkeit bei Erythrozytenkonzentraten beträgt 40–60 Tropfen/Min., d. h., ein Erythrozytenkonzentrat läuft in etwa einer Stunde ein. Bei Patienten mit Herzinsuffizienz (➔ 21.6) wird die Durchlaufzeit deutlich verlängert. Für andere Blutprodukte gelten andere Richtlinien. Nach unauffälliger Einleitung einer Transfusion delegiert der Arzt die weitere Überwachung in der Regel an die Pflegenden:

- Erkundigung nach dem Befinden des Patienten mit dem Hinweis, sich bei Veränderungen sofort zu melden (Rufvorrichtung in Reichweite)
- Regelmäßige Vitalzeichenkontrolle
- Beobachtung der Haut auf Rötungen und Quaddelbildung
- Kontrolle von Transfusionssystem, Füllungszustand des Konservenbeutels und Einstichstelle
- Dokumentation aller Befunde im Transfusionsprotokoll.

NOTFALL!

- Unruhe, Beklemmungsgefühl, Übelkeit, Brechreiz, Atemnot, Kopf-, Gelenk- und Gliederschmerzen, aber auch diffuse Beschwerden („Komisch-Werden", „flaues Gefühl") können Anzeichen einer **Unverträglichkeitsreaktion** sein. Transfusion stoppen, Arzt benachrichtigen, venösen Zugang mit NaCl 0,9 % offen halten
- Hautrötung, Quaddelbildung und Juckreiz, evtl. mit Blutdruckabfall, sind Hinweise auf eine **allergische Reaktion.** Transfusion stoppen, Arzt benachrichtigen
- Fieber und Schüttelfrost weisen auf eine **bakterielle Verunreinigung** der Konserve hin. Transfusion stoppen, Arzt benachrichtigen, Materialien für Blutkulturentnahme richten (➔ 30.5.3).

Treten bei einem Patienten die genannten Symptome auf, muss der Arzt dies dokumentieren und dem Transfusionsverantwortlichen der Klinik melden. Bis zum Abklingen der Symptome muss der Patient engmaschig überwacht werden. Evtl. Transfusionsreste, die nicht mehr verabreicht werden, werden sichergestellt und in der Regel ins Labor gegeben.

Beenden der Transfusion

Die Transfusion wird beendet, wenn das Präparat bis auf einen Rest von ca. 10 ml eingelaufen ist:

- Venenzugang mit NaCl 0,9 % durchspülen und ggf. belassen
- Patienten mind. 1 Std. weiter überwachen
- Transfusionsbeutel und -system gemäß hausinternem Standard ins Blutdepot geben oder 24 Std. im Kühlschrank aufbewahren, damit bei Spätkomplikationen Material für Nachuntersuchungen vorhanden ist
- Transfusionsprotokoll abschließen und zu den Patientenunterlagen nehmen (Kopie an Blutdepot).

27.5.9 Knochenmark- und Stammzelltransplantation

DEFINITION

Hämatopoetische Stammzelltransplantation *(HSZT, HSCT)*: Übertragung von Stammzellen der Blutbildung durch **periphere Blutstammzelltransplantation** *(PBSCT, Stammzelltransplantation, SZT)* oder **Knochenmarktransplantation** *(KMT)*.

Stammzellen → 43.14

Die **hämatopoetische Stammzelltransplantation** durch **Knochenmark**- oder **periphere Blutstammzelltransplantation** (Ablauf → Abb. 27.20) ist insbesondere bei Erkrankungen angezeigt, bei denen die blutbildenden Zellen des Knochenmarks durch Krankheit (z. B. Leukämie) oder *Hochdosis-Chemotherapie* geschädigt sind.

- Bei der **allogenen** Transplantation stammen die Stammzellen von einem verwandten oder fremden Spender. Bei genetisch bedingten Immundefekten oder Stoffwechselstörungen kann nur eine allogene Transplantation den Defekt beheben, bei vielen hämatologisch-onkologischen Erkrankungen (v. a. akuten Leukämien) wird sie wegen der besseren Heilungschancen bevorzugt (immunologische Aspekte → 43.14)
- Bei der **autologen** Transplantation werden Stammzellen des Patienten selbst gewonnen, aufbereitet und ihm dann wieder zugeführt. Sie erfolgt v. a. bei malignen Lymphomen vor *Hochdosis-Chemotherapien,* außerdem wenn kein geeigneter Spender für eine allogene Transplantation zu finden ist
- Eine **syngene** Transplantation erfolgt zwischen eineiigen, also genetisch identischen Zwillingen.

Vorbereitung des Patienten

Die Vorbereitung des Patienten **(Konditionierung)** hängt von der Erkrankung ab. Bei allogenen Transplantationen ist stets eine hochgradige Immunsuppression zur Vermeidung späterer Abstoßungsreaktionen erforderlich, bei Leukämien zudem eine weitestgehende Vernichtung der Tumorzellen. Heute wird überwiegend eine Kombination aus **Hochdosis-Chemotherapie** (besonders aggressive Chemotherapie mit extrem hohen Zytostatikadosen) und Ganzkörperbestrahlung angewandt. Bei einer autologen Transplantation kann oft auf die Ganzkörperbestrahlung verzichtet werden.

Bei **Stammzelltransplantationen mit (toxizitäts)reduzierter Konditionierung** ist die Immunsuppression, nicht die Vernichtung aller Leukämiezellen das Hauptziel. Infolge der verminderten Nebenwirkungen können auch Patienten transplantiert werden, für die eine „herkömmliche" Stammzelltransplantation zu risikoreich ist, v. a. ältere Menschen.

Durchführung

Es gibt drei Möglichkeiten der **Stammzellgewinnung:**

- **Knochenmarkentnahme** aus dem Beckenkamm durch vielfache Nadelpunktionen (in Vollnarkose)
- Maschinelle, kontinuierliche Entnahme aus dem Blut durch **Stammzellapherese.** Hierfür muss die Stammzellkonzentration im peripheren Blut durch Vorbehandlung mit G-CSF (Wachstumsfaktor der Blutbildung, z. B. Neupogen®) gesteigert werden
- Aus **Nabelschnurblut.** Die (plazentaseitige) Nabelschnur wird gefahrlos für Mutter und Kind nach der Geburt punktiert, Nabelschnurblut in einen speziellen Abnahmebeutel entnommen und in einer Nabelschnurbank aufbewahrt.

Knochenmark bzw. Stammzellen werden aufbereitet (bei einer autologen Transplantation ggf. von Tumorzellen „gereinigt") und dann dem Empfänger über einen ZVK transfundiert.

Die Stammzellen finden von selbst ihren Weg ins Knochenmark, wo sie „anwachsen" und neue Blutzellen bilden. In der **Aplasiephase,** in der die Stammzellen des Empfängers schon zerstört und die neuen noch nicht angewachsen sind, werden keine Blutzellen gebildet. Nach 1–3 Wochen wird das Anwachsen der neuen Stammzellen, als **Engraftment** oder *Take* bezeichnet, durch das Erscheinen erster weißer Blutzellen im Blut sichtbar.

Risiken

Das Komplikationsrisiko und damit die Dauer des Krankenhausaufenthalts hängen wesentlich von der Intensität der Konditionierung und der Art der Transplantation ab (mindestens vier Wochen, teils erheblich länger).

Bei hoch dosierter Chemo- und Strahlentherapie (→ 27.5.1, → 27.5.5) kommt es re-

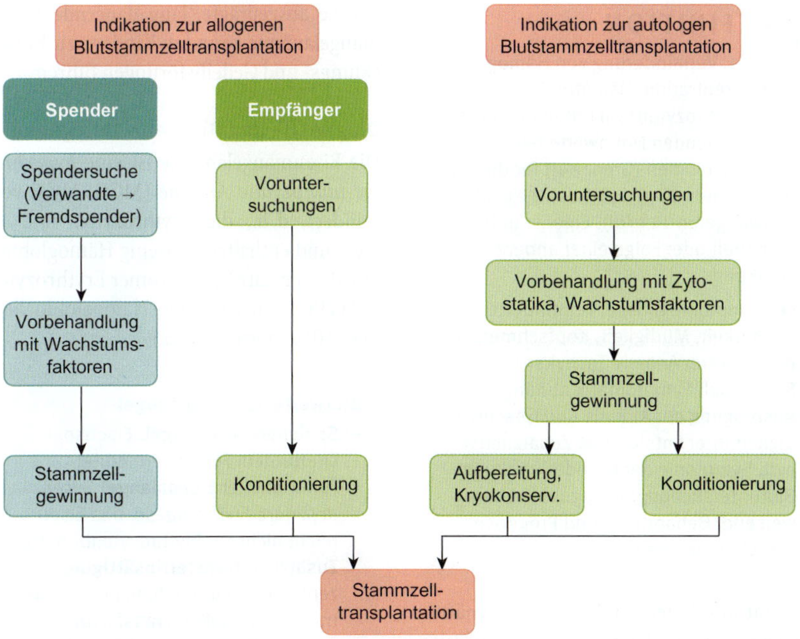

Abb. 27.20 Ablauf der allogenen und autologen Blutstammzelltransplantation. [L143]

gelmäßig zu zahlreichen Nebenwirkungen, darunter Leuko- und Thrombozytopenie, Anämie und schweren Schleimhautschädigungen. Entsprechend sind umfangreiche supportive und Vorsichtsmaßnahmen erforderlich (einschließlich Schutzisolierung, bis die Granulozyten wieder über 500/µl Blut gestiegen sind, → 27.1.4).

Die zweite wesentliche Gefahr für den Patienten besteht bei allogenen Transplantationen in der **Graft-versus-Host-Krankheit,** kurz *GvHD,* einer akuten oder chronischen Abstoßungsreaktion von T-Zellen des Transplantats (*engl.* graft) gegen den Empfänger (*engl.* host). Betroffen sind insbesondere Haut (auch Schleimhäute), Leber und Magen-Darm-Trakt, seltener die Lunge. Es kommt zu Juckreiz, sonnenbrandähnlichen Hauterscheinungen, Hautausschlägen, Durchfällen, Leberfunktionsstörungen und evtl. Dyspnoe. Eine gewisse Graft-versus-Host-Reaktion ist aber erwünscht, da bei dieser im Körper des Patienten verbliebene Leukämiezellen erkannt, angegriffen und vernichtet werden **(Graft-versus-Leukämie-Effekt).** Prophylaktisch werden Immunsuppressiva, evtl. auch Anti-T-Zell-Immunglobulin gegeben. Die Behandlung der GvHD besteht in erster Linie in der Gabe von Glukokortikoiden und anderen Immunsuppressiva. Da das transplantierte Knochenmark nach einiger Zeit den Organismus des Empfängers nicht mehr als „fremd" ansieht und die Abstoßungsversuche reduziert, können die Immunsuppressiva im Idealfall nach ungefähr 100 Tagen ausgeschlichen werden. Im Gegensatz zu den meisten Organtransplantationen ist also keine lebenslange Immunsuppression erforderlich.

Pflege

Pflege bei Zytostikatherapie → 27.5.1
Pflege bei Strahlentherapie → 27.5.5
Pflege bei Schutzisolierung → 27.1.4

Nach der Transplantation beginnt für die Patienten eine Zeit des Wartens, ob das Transplantat „angeht". In dieser Zeit geht es ihnen häufig körperlich und psychisch sehr schlecht. Viele leiden unter einer Körperbildstörung: Sie haben keine Haare mehr, die Haut ist trocken, schuppig, fleckig und gerötet, häufig bestehen Bein- und Knöchelödeme sowie je nach Glukokortikoiddosis ein Cushing-Syndrom (→ 26.5.1). Körperliche Schwäche führt außerdem zu Einschränkungen. Pflegefachpersonen müssen dann individuell beratend und unterstützend bzw. kompensatorisch tätig werden.

Prävention und Patientenberatung

- Ausstellung eines Behandlungspasses, den der Patient immer bei sich tragen sollte
- Weitere Maßnahmen zum Schutz vor Infektionen (→ 27.1.4), die stufenweise auf Arztanordnung über ca. ein Jahr gelockert werden. Fast alle Knochenmarktransplantationszentren haben ausführliches Informationsmaterial
- Keine direkte Sonneneinstrahlung wegen der Graft-versus-Host-Krankheit
- Keine Zahnbehandlungen, keine Aktiv-Impfungen (bei Verletzungen Rücksprache mit dem Arzt wegen Tetanusschutz)
- Bei Reisen Wahl des Reiseziels nach Rücksprache mit dem Arzt
- Sport, angepasst an den aktuellen Zustand
- Keine Medikamenteneinnahme ohne Rücksprache mit dem Transplantationszentrum
- Wahrnehmen der regelmäßigen ärztlichen Kontrolltermine, bei Fragen oder Problemen (z. B. Fieber) sofortige Rücksprache mit dem Transplantationszentrum.

27.6 Erkrankungen der roten Blutzellen

27.6.1 Anämien

DEFINITION

Anämie: Verminderung von Hämoglobinkonzentration, Hämatokrit und meist auch Erythrozytenzahl unter die altersentsprechenden Normwerte bei normalem Blutvolumen (Grenzwert für den Hb bei Männern 13 g/dl, Frauen 12 g/dl, Schwangeren 11 g/dl). Eigenständige Krankheit oder Folge einer anderen Erkrankung.

Leitsymptome Blässe, verminderte Belastbarkeit, Müdigkeit, Kopfschmerzen, bei stärkerer Anämie Tachykardie, Schwindel. Symptomatik abhängig von Ausprägung der Anämie und Geschwindigkeit ihrer Entstehung. Zusätzlich evtl. Symptome der Grunderkrankung. Blutuntersuchungen diagnostisch wegweisend, Behandlung und Prognose ursachenabhängig.

Die mit mindestens 50 % häufigste **Anämie** ist die *Eisenmangelanämie* (weitere Anämien → Tab. 27.7) [19].

Eisenmangelanämie

Krankheitsentstehung

Eisenmangelanämien entstehen:

- Als Folge chronischer Blutungen im Magen-Darm-Trakt oder in den Harnwegen sowie verlängerter, zu häufiger oder zu starker Menstruationsblutungen. Bei mit Kuhmilch ernährten Säuglingen kann eine allergisch bedingte Kolitis (Dickdarmentzündung) mit okkulten Blutverlusten ursächlich sein
- Durch zu geringe Eisenaufnahme mit der Nahrung. Dies ist verhältnismäßig häufig bei älteren Säuglingen und Kleinkindern der Fall, die vegetarisch oder mit viel Kuhmilch ernährt werden, da beide Kostformen wenig Eisen enthalten
- Infolge verminderter Eisenresorption nach Magenentfernung oder bei bestimmten Darmerkrankungen
- Durch erhöhten Eisenbedarf bei Schwangeren oder Kindern.

Da nicht genügend Eisen zur Verfügung steht, ist die Hämoglobinsynthese und infolgedessen die Erythrozytenbildung gestört.

Symptome und Untersuchungsbefund

Meist bestehen lediglich die uncharakteristischen Allgemeinsymptome einer Anämie. Zusätzlich können insbesondere bei Erwachsenen Hohlnägel, Haarausfall, trockene, rissige Haut mit Mundwinkelrhagaden, selten Zungenbrennen und Schluckbeschwerden durch Schleimhautatrophie **(Plummer-Vinson-Syndrom)** auffallen.

Eine ausgeprägte, lang dauernde Eisenmangelanämie kann bei Kindern zu Entwicklungs- und Gedeihstörungen führen.

Diagnostik und Differenzialdiagnose

Die Eisenmangelanämie ist eine *hypochrome mikrozytäre Anämie* (MCH, MCV vermindert, d. h., die Erythrozyten sind zu klein und enthalten zu wenig Hämoglobin). Der Prozentsatz hypochromer Erythrozyten (%HYPO) mit zu wenig Hämoglobin liegt über 10 % (normal ≤ 2,5 %).

Blutwerte bei Eisenmangel

- **Speichereisenmangel:** Eisenspeicherprotein **Ferritin** erniedrigt
- **Funktioneller Eisenmangel** (*eisendefizitäre Erythropoese,* das Eisen reicht nicht zur Erythrozytenbildung): Zusätzlich **Transferrinsättigung** (prozentuale Eisenbeladung des Eisentransporteiweißes **Transferrin**) erniedrigt. **Retikulozytenhämoglobin**

Tab. 27.7 Überblick über die Anämien (Eisenmangelanämie siehe Text). Laboruntersuchungen zur Therapiekontrolle erfolgen auf Arztanordnung.

Anämieform Ursache	Zusätzliche Symptome und Befunde	Diagnostik	Behandlungsstrategie und Pflege
Anämie der chronischen Erkrankung (v. a. Eisenverwertungsstörung)			
• Chronische Infektionen • Chronische nichtinfektiöse Entzündungen • (Fortgeschrittene) Tumoren	• Symptome der Grundererkrankung	• BB: meist normochrome normozytäre, gel. hypochrome mikrozytäre Anämie • Eisenspiegel und Transferrinsättigung im Blut niedrig, Ferritin erhöht • Ursachensuche	• Behandlung der Grunderkrankung • Evtl. Erythropoetin • Kein Eisen
Megaloblastäre Anämien: Gestörte Kernreifung → zu wenige, sehr große Erythrozyten			
Vitamin-B_{12}-Mangel-Anämie • Mangel an dem zur Vitamin-B_{12}-Resorption notwendigen Intrinsic-Faktor durch chron. Gastritis Typ A **(perniziöse Anämie)** oder Magenresektion • Fehlernährung, Malabsorption	• Häufig neurologische Symptome, z. B. Gangunsicherheit, Kribbeln, Missempfindungen • Evtl. „strohgelbe" Haut (Ikterus durch Hämolyse) • Evtl. glatt-rote, „brennende" Zunge **(Hunter-Glossitis)**	• BB: hyperchrome makrozytäre Anämie, oft auch Thrombo-, Leukozytopenie • Im Blut Vitamin-B_{12}-/Folsäurespiegel und Haptoglobin* erniedrigt • Ggf. Autoantikörpersuche, Gastroskopie, Knochenmarkuntersuchung	• Behandlung der Grunderkrankung • Gabe von Vitamin B_{12} bzw. Folsäure. Bei perniziöser Anämie oder nach Magenresektion i. m.-Injektion von Vitamin B_{12} nötig, da keine Resorption möglich • Kaliumreiche Kost, ggf. orale Kaliumpräparate, Eisengabe
Folsäuremangelanämie • Fehlernährung, Malabsorption	• Neurologische Symptome fraglich • Bei Schwangeren erhöhtes Risiko eines Neuralrohrdefekts		
Renale Anämie: Eythropoetinmangel → unzureichende Stimulation der Erythropoese			
Niereninsuffizienz	Symptome der Niereninsuffizienz dominierend (→33.5.8)	• BB: Normochrome normozytäre Anämie • Kreatinin im Blut erhöht	• Behandlung der Grunderkrankung • Erythropoetingabe
Aplastische Anämie: Fast immer erworbene Verminderung der Stammzellen im Knochenmark			
Knochenmarkschädigung. Ursache meist unbekannt, sonst durch Arzneimittel, Chemikalien, Infektionen, ionisierende Strahlung	Zusätzlich zu den Anämiesymptomen Infektions- und Blutungsneigung	• BB: Verminderung meist aller drei Zellreihen in unterschiedlicher Ausprägung • Knochenmark: keine Zellen der Blutbildung	• Blutprodukte, evtl. Wachstumsfaktoren • Evtl. Immunsuppression • Evtl. hämatopoetische Stammzelltransplantation
Hämolytische Anämien: Vorzeitiger Untergang von Erythrozyten			
Korpuskuläre hämolytische Anämien (fast immer angeboren) • Defekte der Erythrozytenmembran: Z. B. **Kugelzellenanämie** • Enzymdefekte: Z. B. **Glukose-6-Phosphat-Dehydrogenase-Mangel** • Hämoglobindefekte: Z. B. **Sichelzellenanämie, Thalassämie**	• Ikterus mit dunklem Urin • Milzvergrößerung • Je nach Anämieform **hämolytische Krisen** mit Ikterusverstärkung, Fieber, Oberbauchschmerzen oder **aplastische Krisen** möglich • Je nach Anämieform zusätzliche Symptome, z. B. Skelettauffälligkeiten, intermittierende Organdurchblutungsstörungen, Zeichen der zugrunde liegenden Infektion	• BB: Retikulozyten erhöht • LDH und Bilirubin erhöht, Haptoglobin* erniedrigt • Weitere Untersuchungen zur Ursachensuche je nach Verdacht, z. B. Hämoglobinelektrophorese, Autoantikörpersuche (Blut für Suche nach Kälteantikörpern warm verschicken)	Ursachen- und schweregradabhängig: • Milzentfernung • Hämatopoetische Stammzelltransplantation • Weitere Maßnahmen je nach Anämieform, z. B. Meiden von Kälte sowie bestimmten Nahrungs- oder Arzneimitteln
Extrakorpuskuläre hämolytische Anämien (fast immer erworben) • Immunologisch, z. B. bei **Morbus haemolyticus neonatorum,** Wärme-, Kälteantikörpern • Arzneimittel • Infektionen			• Immunsuppression • Arzneimittel absetzen • Behandlung der Infektion

* **Haptoglobin:** Akute-Phase-Protein und Transporteiweiß für freies Hämoglobin im Blut (bei Hämolyse erniedrigt)

(Eisengehalt der Retikulozyten) erniedrigt. **Lösliche Transferrinrezeptoren** (*sTfR*, von den Erythrozyten/-vorstufen abgeschilferte Transferrinrezeptoren, die bei Stimulation der Erythropoese vermehrt gebildet werden) erhöht
- **Eisenmangelanämie:** Zusätzlich Hämoglobin, Erythrozyten, Hämatokrit erniedrigt.

Außerdem wird die Ursache des Eisenmangels geklärt (z. B. Ernährungsanamnese, Suche nach Darmerkrankungen, bei Frauen gynäkologische Untersuchung).

Behandlungsstrategie

An erster Stelle steht die Behandlung der Grunderkrankung.

Zusätzlich ist meist eine medikamentöse Eisenzufuhr erforderlich. Trotz der relativ schlechten Magenverträglichkeit wird die orale Gabe zweiwertiger (Fe^{2+}) Eisenpräparate bevorzugt (z. B. Eryfer® 100). Bei anhaltend schlechter Verträglichkeit oder Eisenresorptionsstörung kann dreiwertiges Eisen (Fe^{3+}) langsam i. v. oder als Kurzinfusion gegeben werden (beispielsweise Ferinject®) [19].

Pflege

Anleitung bei Test auf okkultes Blut im Stuhl →24.3.1

Für die Pflege gilt:

- Bei Kreislaufsymptomen regelmäßig RR und Puls kontrollieren
- Anstrengungen der Belastbarkeit anpassen und gleichmäßig über den Tag verteilen (ausreichend Ruhepausen einplanen)
- Patienten bei der Mobilisation langsam aus dem Liegen über das Sitzen aufstehen lassen, bei Kreislaufinstabilität begleiten (erhöhte Sturzgefahr durch orthostatischen Blutdruckabfall!)
- Durch intensive Hautpflege trockene, rissige Haut, Mundwinkelrhagaden und brüchige Nägel lindern
- Dekubitusprophylaxe (→ 6.11) durchführen, da durch die verminderte Sauerstoffversorgung der Haut die Dekubitusgefahr erhöht ist.

Prävention und Patientenberatung

Die Beratung umfasst:

- Behandlungsdauer über Monate zur Auffüllung der Eisenspeicher
- Einnahme der Eisentabletten möglichst *zwischen* den Mahlzeiten zur besseren Resorption, am besten mit Wasser. Aus dem gleichen Grund keine gleichzeitige Gabe anderer Tabletten. Bei schlechter Magenverträglichkeit Einnahme während oder nach der Mahlzeit
- Schwarzer Stuhl, je nach Präparat auch Obstipation
- Ernährung: Tierisches Eisen (Fleisch, Eier) wird besser resorbiert als pflanzliches Eisen (Kartoffeln, Gemüse, Getreide). Genügend Vitamin C (Obst, frisches Gemüse) fördert die Eisenresorption. Kaffee, Schwarztee, Milch, Cola und Rotwein hemmen die Eisenresorption und sollten deshalb nicht zum oder unmittelbar nach dem Essen getrunken werden.

SPICKZETTEL

Anämie

Definition: Hämoglobin, Hämatokrit und in der Regel Erythrozytenzahl bei normalem Blutvolumen zu niedrig.
Ursache/Risikofaktoren: Am häufigsten Eisenmangel, am zweithäufigsten chronische Erkrankung.
Symptome: Müdigkeit, verminderte Belastbarkeit, Blässe (unzuverlässig), (Belastungs-)Tachykardie.
Diagnostik: Blutbild, weitere Blutuntersuchungen, ggf. Ursachensuche.
Therapie/Pflege: Behandlung einer evtl. Grunderkrankung. Ansonsten meist konservativ (z. B. Eisen-, Vitamin-B_{12}-Gabe).

27.6.2 Erythrozytose und Polycythaemia vera

DEFINITION

Erythrozytose *(Polyglobulie)*: Erythrozytenvermehrung bei normalem Plasmavolumen.

Polycythaemia vera: Bösartige Erkrankung des Knochenmarks mit unkontrollierter Vermehrung der Erythrozyten. Altersgipfel 60–65 Jahre, mittlere Überlebenszeit 15–20 Jahre [20].

Krankheitsentstehung

Eine **primäre Erythrozytose** liegt bei der **Polycythaemia vera** vor, einer zu den **myeloproliferativen Neoplasien** (→ Tab. 27.8) zählenden bösartigen Störung des Knochenmarks mit Wucherung v. a. der Erythrozyten.

Viel häufiger sind **sekundäre Erythrozytosen,** überwiegend als Folge von Sauerstoffmangel (z. B. bei zyanotischem Herzfehler, Lungenfunktionsstörung).

Symptome, Befund und Diagnostik

Die Patienten haben typischerweise eine rotblaue Hautfarbe („blühendes Aussehen" → Abb. 27.21), bei sehr hohem Hämatokrit auch Kopfschmerzen, Schwindel, Sehstörungen oder Ohrensausen. Typisch für die Polycythaemia vera ist Juckreiz.

Tab. 27.8 Übersicht über die myeloproliferativen Neoplasien.

Bezeichnung	Wuchernde Zellen
Chronische myeloische Leukämie (*CML* → 27.7.3)	Granulozyten
Polycythaemia vera (*PV*)	Erythrozyten
Essenzielle Thrombozythämie (*ET*)	Thrombozyten
Primäre Myelofibrose (*PMF*)	Bindegewebe

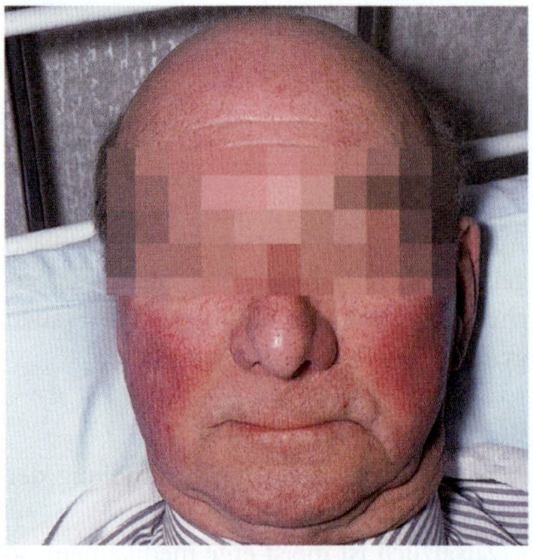

Abb. 27.21 Patient mit typisch geröteten Wangen bei Polyglobulie. [G1127]

Bei der Untersuchung fallen oft ein Bluthochdruck und bei der Polycythaemia vera eine Vergrößerung von Leber und Milz auf.

Hämoglobin und Hämatokrit sind erhöht. Bei der Polycythaemia vera sind meist auch Leukos und Thrombos zu hoch, das Knochenmark ist zu zellreich. Fast immer lässt sich bei Polycythaemia vera im Blut eine **JAK2-Mutation** nachweisen (*JAK* = **Januskinasen**). Diese führt zu unkontrollierter Zellvermehrung.

Behandlungsstrategie

Hauptsäule der Behandlung bei Polycythaemia vera sind regelmäßige Aderlässe bis zu 500 ml (→ 42.5.1), alternativ Erythrozytapheresen, und Gabe von Azetylsalizylsäure zur Verhinderung von arteriellen Thrombosen durch die hohe Blutviskosität. Bei Hochrisiko-Patienten oder unzureichender Wirkung werden Interferon oder Hydroxyharnstoff (z. B. Litalir®) zur Hemmung der Zellwucherung gegeben, bei Unverträglichkeit oder Erfolglosigkeit der **Januskinasehemmer** Ruxolitinib (z. B. Jakavi®). Bei ausgeprägter Thrombozytenerhöhung wird Anagrelide (z. B. Xagrid®) eingesetzt, das die Thrombozytenbildung hemmt [20].

Bei einer sekundären Polyglobulie ist die Behandlung der Grunderkrankung vorrangig.

Pflege

Die Pflegenden berücksichtigen v. a. das erhöhte Thromboserisiko der Patienten (Thromboseprophylaxe → 4.3). Manche Patienten haben (Spontan-)Blutungen, oft aus Nase oder Darm, da die gebildeten Thrombozyten funktionsunfähig sein können.

27.7 Erkrankungen der weißen Blutzellen

27.7.1 Übersicht über die Leukämien

DEFINITION

Leukämien: Bösartige Erkrankungen der weißen Blutzellen mit unkontrollierter Wucherung weißer Vorläuferzellen. Jährlich erkranken in Deutschland etwa 12.500 Menschen, davon ungefähr 600 Kinder und Jugendliche bis 18 Jahre [1].

Die Einteilung der Leukämien ist komplex und überlappt sich mit denen der Lymphome (→ 27.8). Im klinischen Sprachgebrauch wird meist differenziert:

- Nach dem zeitlichen Verlauf in **akute** und **chronische Leukämien**
- Nach der Abstammung der entarteten Blutzellen in **lymphatische Leukämien,** bei denen die bösartigen Zellen der lymphatischen Reihe angehören, und **myeloische** *(nichtlymphatische)* **Leukämien,** bei denen die Vorstufen der Granulozyten betroffen sind. Sehr selten sind Leukämien mit unklarem Zellursprung.

Die Krankheitsentstehung ist weitgehend ungeklärt, meist ist keiner der bekannten Risikofaktoren (z. B. einige Chemikalien, radioaktive Strahlung, Down-Syndrom) feststellbar.

Die wuchernden weißen Zellen verdrängen die Vorstufen der Erythrozyten und Thrombozyten, sind aber selbst funktionsunfähig.

27.7.2 Akute Leukämien

DEFINITION

Akute Leukämien: Rasch verlaufende Leukämien mit ungehemmter Vermehrung von Leukozytenvorstufen. Unterteilt in:

- **Akute lymphatische Leukämie** *(ALL)* mit bevorzugtem Auftreten bei Kindern
- **Akute myeloische Leukämie** *(AML)* mit überwiegendem Auftreten bei Erwachsenen.

Ohne Behandlung Überleben meist nur wenige Monate. Mit intensiver Therapie Heilung möglich, Prognose stark abhängig von Leukämieform und Alter (Prognose der ALL besser als der AML, bei Kindern besser als bei Erwachsenen).

Symptome und Untersuchungsbefund

Die Leitsymptome bei akuter Leukämie bilden sich meist binnen Tagen bis Wochen aus:

- Anämie mit Müdigkeit, Schwäche und Blässe
- Erhöhte Blutungsneigung, Hämatome, Hautblutungen
- Gehäufte Infektionen, Fieber.

Bei Patienten mit einer ALL zeigen sich bei der Untersuchung häufig Lymphknotenschwellungen und eine Milzvergrößerung. In fortgeschrittenen Stadien können leukämische Infiltrate, z. B. in der Haut (→ Abb. 27.22) und im Gehirn, auftreten.

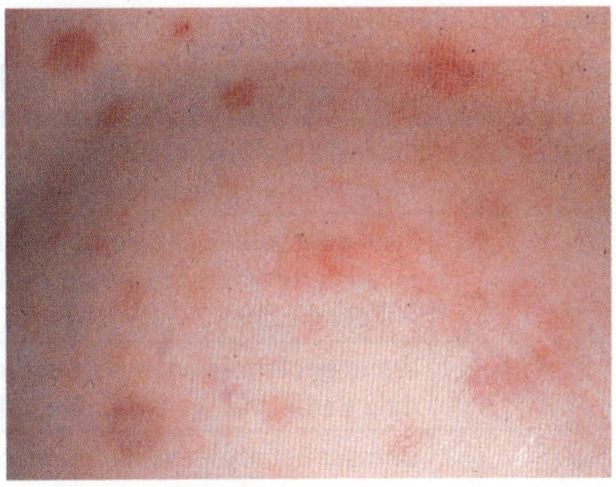

Abb. 27.22 Leukämisches Hautinfiltrat bei einem Kind mit akuter Leukämie. [E409]

Diagnostik

Im Vordergrund steht die Untersuchung von Blut und Knochenmark:

- Meist sind die *Blasten,* d. h. die abnormen Vorstufen, schon im Differenzialblutbild sichtbar. Dabei kann die Gesamtleukozytenzahl im Blut normal, erhöht oder erniedrigt sein
- Häufig bestehen eine Anämie, Granulo- und Thrombozytopenie
- Die Knochenmarkuntersuchung (→ 27.4.5) zeigt ein zellreiches, viel zu viele Blasten enthaltendes Mark.

Die genaue Klassifikation der Leukämie erfolgt durch morphologische, immunzytologische, zyto- und molekulargenetische Untersuchungen der bösartigen Zellen. Diese erlauben auch eine Einteilung in prognostisch unterschiedliche Leukämiesubtypen und damit eine an das individuelle Risiko angepasste Behandlung.

Weitere Untersuchungen sind zur Diagnose von Organmanifestationen nötig.

Behandlungsstrategie

Pflege bei Chemotherapie → 27.5.1

Alle akuten Leukämien werden in Zentren nach festen Schemata **(Protokollen)** behandelt. Die **Induktionstherapie** soll durch intensive Therapie mit Zytostatika und teilweise zusätzlich zielgerichteten Therapien eine Vollremission (→ 27.5) erreichen. Zweck der nachfolgenden **Konsolidierungstherapie** ist die Vernichtung nicht mehr nachweisbarer, aber regelhaft vorhandener Leukämiezellen. Diese Phasen erfolgen wegen der Therapieintensität und -nebenwirkungen stationär. Infektionen müssen sofort antibiotisch behandelt werden. Immer ist eine umfassende supportive Therapie (→ 27.5.6) nötig. In dieser intensiven Therapiephase wird auch je nach Patientenrisiko und -zustand über eine allogene Blutstammzelltransplantation entschieden (→ 27.5.9). Bei der ALL ohne Stammzelltransplantation schließt sich meist eine (ambulante) **Erhaltungstherapie** an.

Die Behandlung kann außerdem eine Bestrahlung des Gehirns bzw. das Einbringen von Zytostatika in den Liquorraum umfassen, um eine leukämische Infiltration der Hirnhäute oder ein späteres Rezidiv zu vermeiden (*ZNS-Prophylaxe,* die Zytostatika dringen nicht ausreichend ins Gehirn ein).

Für die Beurteilung des Therapieansprechens ist die Bestimmung der **MRD** *(Minimal residual disease, minimale Resterkrankung)* von wesentlicher Bedeutung. Dabei kann in der Remission ein sehr geringer Restanteil von Leukämiezellen gemessen werden, der mit konventionellen Methoden nicht mehr nachweisbar ist.

Auch Rezidive können therapeutisch angegangen werden, die Prognose ist aber schlechter als bei Erstdiagnose.

Leukämie bei Kindern

Akute Leukämien sind die häufigsten bösartigen Erkrankungen im Kindesalter. Meist sind Klein- und Kindergartenkinder betroffen, die manchmal innerhalb von Stunden aus ihrer bis dahin intakten Welt herausgerissen werden. Gerade in dieser ersten Phase sollten die Eltern möglichst viel Zeit mit ihrem Kind verbringen. Das Kind wird von Anfang an altersentsprechend über seine Erkrankung aufgeklärt, nur so kann es verstehen, warum all die schmerzhaften Prozeduren nötig sind, und mithelfen. Im weiteren Verlauf empfiehlt es sich meist, zu Hause gepflegte Rituale und den bisherigen Erziehungsstil beizubehalten, beides bietet dem Kind Orientierung. Mit Beginn der Erhaltungstherapie ist oft eine Familienkur sinnvoll, denn die ganze Familie ist aus der Bahn geworfen. Danach ist langsam eine Rückkehr zum Alltag (wenn auch mit Einschränkungen) möglich.

27.7.3 Chronische Leukämien

DEFINITION

Chronische Leukämien: Langsam verlaufende Leukämien mit den Formen

- **Chronische myeloische Leukämie** *(CML).* Häufigkeitsgipfel bei 55–60 Jahren. Ohne Behandlung nach *chronischer Phase* von ca. 3–5 Jahren Übergang in die *akzelerierte Phase,* dann in die tödliche *Blastenkrise.* Unter Behandlung heute fast normale Lebenserwartung [21].

- **Chronische lymphatische Leukämie** *(CLL).* Häufigste und am langsamsten verlaufende Leukämie, v. a. bei älteren Menschen auftretend.

Tab. 27.9 Stadieneinteilung des Morbus Hodgkin nach der Ann-Arbor-Klassifikation.

Stadium	Befallener Körperabschnitt
I	Einzelne Lymphknotenregion (I/N) oder einzelner extranodaler (außerhalb der Lymphknoten gelegener) Herd (I/E)
II	Zwei oder mehr Lymphknotenregionen auf der gleichen Zwerchfellseite (II/N) oder lokalisierte extranodale Herde mit Befall einer oder mehrerer Lymphknotenregionen auf der gleichen Zwerchfellseite (II/E)
III	Lymphknotenregionen auf beiden Zwerchfellseiten (III/N) oder lokalisierte extranodale Herde und Lymphknoten auf beiden Zwerchfellseiten (III/E)
IV	Diffuser Befall eines oder mehrerer extralymphatischer Organe mit oder ohne Lymphknotenbefall

Die **chronische lymphatische Leukämie** *(CLL)* ist ein *Non-Hodgkin-Lymphom* (→ 27.8.2). Da die bösartigen Zellen aber immer im Blut zu finden sind, zählt sie auch zu den Leukämien.

Symptome, Befund und Diagnostik

Die **chronischen Leukämien** beginnen uncharakteristisch und schleichend. Die Patienten fühlen sich abgeschlagen und müde.

Bei der CML ist die Milzvergrößerung besonders auffällig und führt evtl. zu Oberbauchbeschwerden.

Viele Patienten mit CLL haben unklare Hautausschläge oder starken Juckreiz. Leitbefund ist eine symmetrische, schmerzlose Lymphknotenvergrößerung (→ Abb. 27.9).

Diagnostisch entscheidend sind Blutbild und Knochenmarkausstrich (→ Abb. 27.23). Besonders bei der CML ist die Zellzahl im Blut stark erhöht. In über 95 % ist bei CML eine Chromosomtranslokation (Verlagerung eines Stückchens von Chromosom 9 auf Chromosom 22, **Philadelphia-Chromosom**) nachweisbar, die zu erhöhter Tyrosinkinaseaktivität und damit zur Zellwucherung führt.

Behandlungsstrategie

CML

Standard ist die Behandlung mit Tyrosinkinasehemmern ab Diagnose, etwa Dasatinib (z. B. Sprycel®), Imatinib (z. B. Glivec®), Nilotinib (z. B. Tasigna®) oder Bosutinib (z. B. Bosulif®). Nach lang dauernder (molekulargenetischer) Remission ist unter bestimmten Voraussetzungen ein Absetzversuch möglich. Eine evtl. allogene Blutstammzelltransplantation erfolgt nur bei Therapieversagen [21].

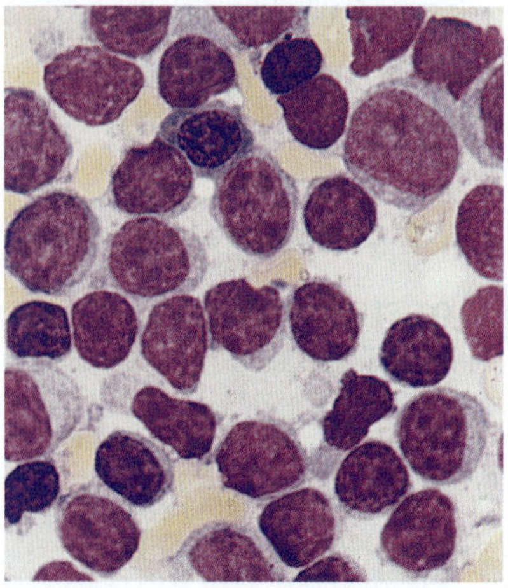

Abb. 27.23 CLL im Knochenmarkausstrich. Das Knochenmark besteht fast nur aus Lymphozyten (große lila Kerne, wenig Zytoplasma). [E277]

CLL

Die CLL wird erst z. B. bei deutlicher Anämie, Lymphozytose, Thrombozytopenie oder starken Beschwerden behandelt. Die Aggressivität der Behandlung mit Zytostatika und zielgerichteten Therapien (monoklonale Antikörper, Kinasehemmer) richtet sich nach dem molekulargenetischen Befund und dem Zustand des Patienten. Bei Patienten in gutem Zustand und mit schlechter Prognose wird ggf. eine Stammzelltransplantation erwogen, welche die einzige Heilungschance ist. Evtl. weitere Maßnahmen umfassen z. B. die palliative Bestrahlung stark vergrößerter Lymphknoten oder Milz oder Immunglobulingabe bei wiederholt schweren Infektionen [22].

Pflege

Pflege bei Stammzelltransplantation → 27.5.9

Bei den chronischen Leukämien kommen die Patienten oft erst in späteren Krankheitsstadien zu längeren Aufenthalten in die Klinik. Die Pflegenden helfen, die Selbstständigkeit der Patienten so lange wie möglich zu bewahren.

27.7.4 Allergische Agranulozytose

Selten, aber gefürchtet ist die **allergische Agranulozytose,** bei der immunologisch bedingt fast alle Granulozyten im Blut und teilweise auch ihre Vorläuferzellen im Knochenmark zerstört werden. Sie kann nach zahlreichen Arzneimitteln (etwa Metamizol, z. B. Novalgin®) auftreten. Im Gegensatz zur **toxischen Agranulozytose** (z. B. bei Zytostatikatherapie) setzt die allergische Agranulozytose *plötzlich* ein und ist *dosisunabhängig.*

Der Patient wird binnen weniger Tage schwer krank. Hauptsymptome sind Schüttelfrost, hohes Fieber und (Mund-)Schleimhautnekrosen. Das Risiko einer Sepsis ist hoch.

Alle verdächtigen Arzneimittel müssen sofort abgesetzt werden. Die symptomatische Behandlung entspricht derjenigen bei Agranulozytosen durch Zytostatikatherapie (→ 27.5.1), die Gabe z. B. von G-CSF kann die Zeit der Agranulozytose verkürzen.

Überlebt der Patient die akute Phase, ist die Prognose gut. Der Patient muss unbedingt einen *Allergiepass* (→ 31.2.2) erhalten.

27.8 Maligne Lymphome

DEFINITION

Maligne Lymphome: Bösartige, ursächlich unklare Erkrankungen der lymphatischen Gewebe. Unterteilt in **Hodgkin-** und **Non-Hodgkin-Lymphome.**

27.8.1 Hodgkin-Lymphom

DEFINITION

Hodgkin-Lymphom *(Morbus Hodgkin, Lymphogranulomatose):* Von den Lymphknoten ausgehende bösartige Erkrankung der B-Lymphozyten. Jährlich in Deutschland gut 2.500 Neuerkrankungen mit einem ersten Altersgipfel im frühen und einem zweiten im höheren Erwachsenenalter. 10-Jahres-Überlebensrate mehr als 80 % [1].

Symptome, Befund und Diagnostik

Typischerweise kommen die Patienten wegen einer schmerzlosen Lymphknotenvergrößerung zum Arzt, am häufigsten am Hals. Evtl. haben sie unspezifische Allgemeinsymptome wie Müdigkeit, Leistungsabfall oder Juckreiz.

Für die Stadieneinteilung ist es wichtig, ob ungewollter Gewichtsverlust (> 10 % in den letzten sechs Monaten), ungeklärtes Fieber (> 38 °C) oder Nachtschweiß vorliegen. Diese **B-Symptome** kündigen oft einen Ausbreitungsschub an.

Diagnostisch entscheidend ist die histologische Untersuchung eines betroffenen Lymphknotens. Es folgen weitere Untersuchungen zur Stadieneinteilung (→ Tab. 27.9) und Therapieplanung.

Behandlungsstrategie

Die risikoangepasste Behandlung besteht bei Erwachsenen in einer Chemo- und Strahlentherapie. Bei Rezidiven kann eine Hochdosis-Chemotherapie mit nachfolgender (autologer) Blutstammzelltransplantation erwogen werden [23].

Pflege

Pflege bei Chemotherapie → 27.5.1
Pflege bei Strahlentherapie → 27.5.5
Viele Patienten sind noch jung und haben sich oft noch nie mit der Möglichkeit, lebensbedrohlich zu erkranken, auseinandergesetzt. Sie brauchen daher besondere psychische Unterstützung.

27.8.2 Non-Hodgkin-Lymphome

DEFINITION

Non-Hodgkin-Lymphome *(NHL):* Sammelbegriff für mehrere bösartige Erkrankungen des lymphatischen Systems (ausgehend von B- oder T-Lymphozyten), die sich vom Morbus Hodgkin abgrenzen lassen. In Deutschland ca. 19.000 Neuerkrankungen jährlich, Tendenz steigend, mit zunehmendem Alter häufiger werdend. 10-Jahres-Überlebensrate insgesamt gut 60 % [1].

Die Klassifikation der **Non-Hodgkin-Lymphome** ist die *WHO-Klassifikation,* die *alle* bösartigen Erkrankungen lymphatischer Zellen umfasst. Klinisch werden nach wie vor **indolente** *(niedrig maligne)* und **aggressive** *(hoch maligne)* **Lymphome** unterschieden. Die chronische lymphatische Leukämie ist z. B. ein indolentes NHL der B-Zell-Reihe.

Symptome, Befund und Diagnostik

Die Anfangssymptome der Non-Hodgkin-Lymphome entsprechen denen der Hodgkin-Lymphome.

Diagnostik und Stadieneinteilung erfolgen wie beim Morbus Hodgkin. Non-Hodgkin-Lymphome breiten sich aber früher im gesamten Körper aus und sind daher sehr häufig im Knochenmark nachweisbar.

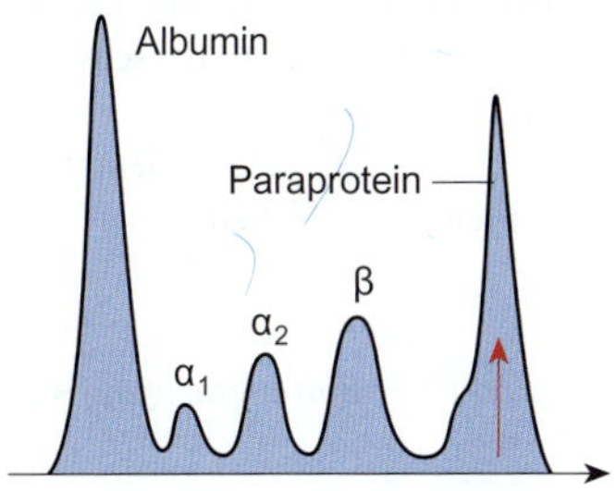

Abb. 27.24 Serum-Eiweißelektrophorese bei multiplem Myelom. Die hemmungslose Immunglobulinbildung des Plasmozytoms zeigt sich durch eine spitze Proteinzacke im Bereich der γ-Globuline (M-Gradient, M-Form des Kurvenverlaufs). [A400]

Multiples Myelom

Das **multiple Myelom** ist ein Non-Hodgkin-Lymphom überwiegend älterer Menschen. Sonderform ist das **Plasmozytom** mit einem einzelnen Knochenherd. Die entarteten Plasmazellen produzieren zwar Immunglobuline oder Bruchstücke von Immunglobulinen, diese sind aber nicht funktionsfähig (**Paraproteine** → Abb. 27.24). Zusätzlich zu den oben genannten Beschwerden treten Anämie, Infektneigung, Knochenschmerzen, Spontanfrakturen sowie Niereninsuffizienz auf.

In der Serumelektrophorese zeigt sich eine spitze Zacke durch die monoklonalen Immunglobuline, in der Urinelektrophorese sind **Bence-Jones-Proteine** (die *Leichtketten* von Immunglobulinen) nachweisbar. Im Low-Dose-Knochenstatus-CT zeigen sich teils zahlreiche Osteolysen (lochförmige Knochenaufhellung durch Auflösung von Knochen, z. B. der „Schrotschussschädel").

Behandlungsstrategie

Aggressive und sehr aggressive Lymphome werden, falls Alter und Zustand des Patienten es erlauben, unter kurativer Zielsetzung ähnlich wie akute Leukämien aggressiv behandelt, da sie sonst eine sehr schlechte Prognose haben.

Indolente Lymphome werden meist schonend unter palliativer Zielsetzung behandelt. Dabei werden sowohl Zytostatika als auch zielgerichtete Therapien eingesetzt.

27.9 Hämorrhagische Diathesen

DEFINITION

Hämorrhagische Diathese: Erhöhte Blutungsneigung.

Bei den hämorrhagischen Diathesen werden drei große Gruppen unterschieden (→ Tab. 27.10):
- **Koagulopathien**
- **Thrombozytopenien/-pathien**
- **Vasopathien.**

Leitsymptom sind im Vergleich zur Blutungsursache zu starke oder zu lange Blutungen.

Manche hämorrhagischen Diathesen sind nur bei Operationen von Bedeutung für den Betroffenen, andere schränken seinen Alltag erheblich ein.

Purpura senilis

Die kleinflächigen Hauteinblutungen bei älteren Menschen **(Purpura senilis)** sind durch verminderte Widerstandsfähigkeit der Kapillaren bedingt und in der Regel harmlos.

Tab. 27.10 Überblick über Klinik und orientierende Diagnostik bei erhöhter Blutungsneigung.

		Koagulopathie	Thrombozytopathie, Thrombozytopenie	Vasopathie
Ursache		Mangel oder Funktionsstörung von Gerinnungsfaktoren	Verminderte Zahl oder Funktionsstörung der Blutplättchen	Gefäßerkrankung
Klinik		Hämatome, Muskel- und andere Weichteilblutungen, bei schweren Formen Gelenkblutungen **(Hämarthros)**	Stecknadelkopfgroße Blutungen **(Petechien).** Kleinflächige Blutungen v. a. der unteren Extremität **(Purpura).** Schleimhautblutungen	Uncharakteristisch, meist Petechien und Purpura
Orientierende Diagnostik	Quick	Erniedrigt*	Normal	Normal
	PTT	Verlängert**	Normal	Normal

* Normal bei Mangel an Faktor VIII, IX, XI, XII
** Normal bei Faktor-VII-Mangel

27.9.1 Hämophilie A und B

DEFINITION

Hämophilie *(Bluterkrankheit)*: X-chromosomal-rezessiv vererbte Koagulopathie. Bei der **Hämophilie A** (80–85 %) unzureichende Bildung von Gerinnungsfaktor VIII, bei der **Hämophilie B** (15–20 %) von Faktor IX.

Symptome, Befund und Diagnostik

Aufgrund des X-chromosomal-rezessiven Erbgangs sind fast alle Betroffenen männlich. Die Krankheit zeigt sich zu 90 % bereits im ersten Lebensjahr: ausgedehnte Blutungen nach kleinen Verletzungen, evtl. Spontanblutungen (→ Abb. 27.25). Bei leichter Ausprägung zeigt sich die erhöhte Blutungsneigung nur in Ausnahmesituationen, z. B. nach Operationen.

Die PTT ist stark verlängert. Die Diagnose liefert die Faktor-VIII- bzw. -IX-Bestimmung. Diese erlaubt auch die Abgrenzung zum häufigeren **Von-Willebrand-Jürgens-Syndrom** mit Fehlen des **Von-Willebrand-Faktors** (*vWF*, nötig für die Thrombozytenfunktion und als Trägerprotein für Faktor VIII), das meist milde verläuft.

Behandlungsstrategie

- Bei leichter Hämophilie A *Desmopressin* (z. B. Octostim® Dosierspray) bei Bedarf, das den Faktor-VIII-Spiegel kurzzeitig anhebt
- Ansonsten prophylaktisch oder bei Bedarf virusinaktivierte oder gentechnisch hergestellte Faktorenkonzentrate i. v. (z. B. Advate® HS)
- Bei Antikörperbildung **(Hemmkörper-Hämophilie)** oder schwerer Hämophilie A Emicizumab s. c. (z. B. Hemlibra®), ein monoklonaler Antikörper, der durch Bindung an Faktor IX und X den Faktor VIII ersetzt [24]

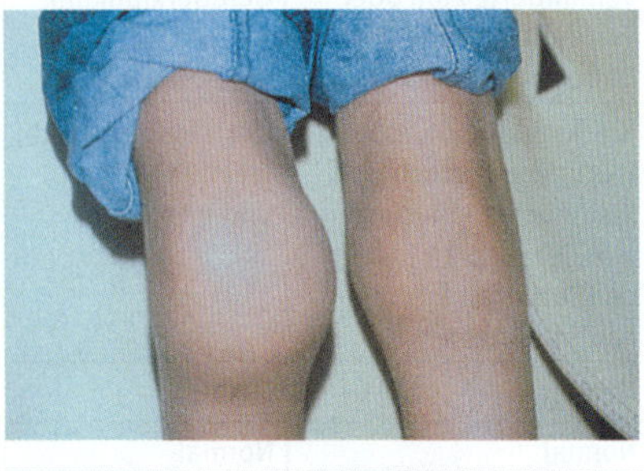

Abb. 27.25 Deformierung des rechten Kniegelenks nach Gelenkblutungen bei Hämophilie. [G1139]

- Erythrozytenkonzentrate und Fresh Frozen Plasma (→ Tab. 27.6) bei schwerer Blutung.

Dadurch können fast alle Patienten heute einigermaßen normal leben.

Pflege

Pflege bei erhöhter Blutungsneigung → 27.1.3

Prävention und Patientenberatung

- Notfallausweis, Schutz vor Verletzungen, Maßnahmen bei erhöhter Blutungsneigung (→ 27.1.3), sorgfältige Reiseplanung (z. B. Information über die Möglichkeit der Dauer- und evtl. Notfalltherapie am Urlaubsort, Mitnahme benötigter Medikamente)
- Möglichkeit der Heimbehandlung, Anleitung zur i. v.-Injektion (→ 43.4.5)
- Kontakt zu Selbsthilfegruppen.

27.9.2 Verbrauchskoagulopathie

DEFINITION

Verbrauchskoagulopathie *(disseminierte intravasale Koagulopathie, DIC)*: Erworbene komplexe Gerinnungsstörung mit gleichzeitigen (multiplen) Organfunktionsstörungen. Bei bereits ausgeprägtem Vollbild schlechte Prognose.

Krankheitsentstehung

Ursachen einer **Verbrauchskoagulopathie** können Schock, Sepsis, bösartige Erkrankungen, Operationen oder geburtshilfliche Komplikationen sein. Zunächst bilden sich **Mikrothromben** (kleinste Gerinnsel) in den Gefäßen, die zu Organfunktionsstörungen führen. Durch den Verbrauch von Gerinnungsfaktoren und Thrombozyten entsteht dann eine erhöhte Blutungsneigung.

Symptome, Befund und Diagnostik

Das Vollbild zeigt sich durch:

- Hämorrhagische Diathese mit Haut- und Schleimhautblutungen, Nachblutungen z. B. aus Stichkanälen, Magen-Darm-, Nieren- oder Gehirnblutungen
- Gleichzeitiges Organversagen (Niere) infolge von Mikrothromben.

Anfangs ist die Thrombozytenzahl erniedrigt bei normaler oder sogar verkürzter PTT. Später fallen praktisch alle Gerinnungstests pathologisch aus, und als Folge des sekundär gesteigerten Fibrinabbaus sind **Fibrinspaltprodukte** *(D-Dimere)* im Blut nachweisbar.

Behandlungsstrategie

Vordringlich sind die Behandlung der Grunderkrankung und die Schocktherapie (→ 14.4). In Frühstadien kann Heparin gegeben werden, um die Thrombenbildung zu verhindern. In späteren Stadien hingegen ist die Gabe von Heparin kontraindiziert. Dann werden die Gerinnungsfaktoren und evtl. auch Thrombozyten ersetzt.

Pflege

Pflege bei erhöhter Blutungsneigung → 27.1.3
Alle gefährdeten Patienten sowie Patienten während der Therapie werden engmaschig auf mögliche Blutungszeichen beobachtet, z. B. auf Bauch- oder Kopfschmerzen. Die Vitalzeichen werden kontrolliert. Die Schwere der Erkrankung erfordert eine intensivmedizinische Betreuung.

27.9.3 Thrombozytär bedingte hämorrhagische Diathese

DEFINITION

Thrombozytär bedingte hämorrhagische Diathese: Erhöhte Blutungsneigung durch zu geringe Thrombozytenzahl **(Thrombozytopenie)** oder Funktionsstörungen der Blutplättchen **(Thrombozytopathie).**

Krankheitsentstehung

Thrombozytopenien können verschiedene Ursachen haben:

- Eine **verminderte Thrombozytenproduktion** ist Folge einer Knochenmarkschädigung (z. B. Leukämie) oder z. B. eines schweren Vitamin-B_{12}-Mangels
- Ein **antikörperbedingter erhöhter Thrombozytenverbrauch/-abbau** tritt nach Arzneimitteln (z. B. heparininduzierte Thrombozytopenie Typ I/II nach Heparin → Pharma-Info 22.3) oder Infektionen auf. Die **akute Immunthrombozytopenie** *(ITP, Morbus Werlhof)* ist v. a. bei Kindern im Anschluss an Virusinfekte zu beobachten, sie ist die häufigste thrombozytopenische Blutungsform im Kindesalter. Dagegen kommt die **chronische Immunthrombozytopenie** v. a. bei Erwachsenen vor
- Zu einem **nicht-antikörperbedingten erhöhten Thrombozytenverbrauch/-abbau** kommt es z. B. bei den **thrombotischen Mikroangiopathien,** etwa dem hämolytisch-urämischem Syndrom (→ 33.5.7) oder der **thrombotisch-thrombozytopenischen Purpura.** Dabei

bilden sich Thromben in den Kapillaren mit hämolytischer Anämie (→ 27.6.1) und Thrombozytopenie als Folgen.

Beim **Hypersplenismus** (→ 25.7.1) besteht zusätzlich zum gesteigerten Thrombozytenabbau durch „Überfunktion" der Milz eine Thrombozytenverteilungsstörung infolge der großen Milz.

Thrombozytopathien können z.B. durch Arzneimittel (etwa Thrombozytenaggregationshemmer → Pharma-Info 22.2) oder ein multiples Myelom (→ 27.8.2) bedingt sein.

Symptome, Befund und Diagnostik

In der Regel wird die erhöhte Blutungsneigung erst bei Thrombozytenzahlen unter 30.000–50.000/µl klinisch manifest, meist durch Petechien (→ Abb. 27.26). Je nach Ursache sind weiter v.a. neurologische Symptome und Ikterus möglich.

Die Diagnose einer Thrombozytopenie kann durch Plättchenzählung gestellt werden. Spezielle Funktionstests weisen eine Thrombozytopathie nach.

Behandlungsstrategie

Pflege bei erhöhter Blutungsneigung → 27.1.3

Bei lebensbedrohlichen Blutungen sind Thrombozytentransfusionen erforderlich.

Ansonsten hängt die Behandlung von der Ursache der Erkrankung ab. Bei medikamentös bedingter Thrombozytopenie muss das Arzneimittel abgesetzt werden. Besteht bei ITP eine Behandlungsindikation, sind Glukokortikoide Therapie erster Wahl, bei Versagen Milzentfernung, Immunsuppressiva oder **Thrombopoetin-Rezeptor-Agonisten** (etwa Romiplostim, z.B. Nplate®, Eltrombopag, z.B. Revolade®) zur Stimulation der Thrombozytenbildung. Behandlungsmöglichkeiten der thrombotischen Mikroangiopathien sind Plasmaaustausch, Immunsuppressiva und monoklonale Antikörper.

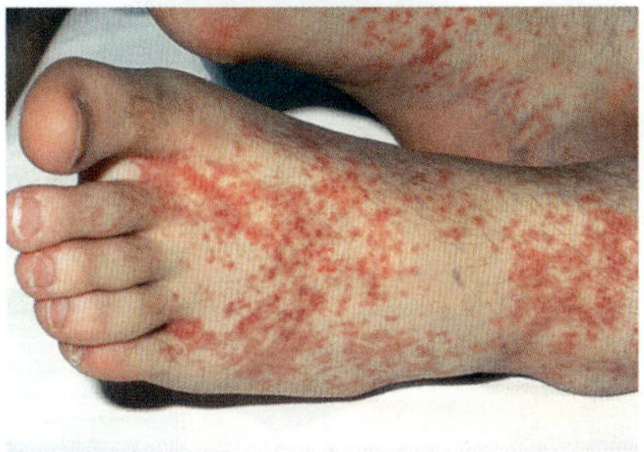

Abb. 27.26 Patient mit stecknadelkopfgroßen Blutungen (Petechien) bei Thrombozytopenie. [T127]

27.9.4 Blutungen durch Gefäßerkrankungen: Purpura Schoenlein-Henoch

Pflege bei erhöhter Blutungsneigung → 27.1.3

Häufigste Blutungsneigung infolge Gefäßerkrankungen ist die **Purpura Schoenlein-Henoch.** Betroffen sind meist Kinder und Jugendliche.

2–3 Wochen nach einem Infekt kommt es zu einer allergischen Gefäßentzündung (*Vaskulitis* → 28.8) mit Fieber, Gelenk- und Bauchschmerzen. Häufig treten Blutungen im Magen-Darm-Trakt auf. In 70 % der Fälle besteht eine **Glomerulonephritis** (→ 33.5.5), oft mit **Makrohämaturie** (→ 33.3.1). Auch Arzneimittel oder Nahrungsmittel können die Erkrankung auslösen. In ca. 50 % der Fälle bleibt die Ursache unklar.

Bei der Behandlung steht die Ursachenbeseitigung, beispielsweise das Absetzen des verdächtigen Arzneimittels, an erster Stelle. In schweren Fällen werden Glukokortikoide gegeben (→ Pharma-Info 26.1).

SPICKZETTEL

Hämorrhagische Diathesen

Definition: Erhöhte Blutungsneigung.

Ursache/Risikofaktoren: Koagulopathien (Gerinnungsstörungen), Thrombozytopenien/-pathien (verminderte Thromobozytenzahl bzw. Thrombozytenfunktionsstörung), Vasopathien (Veränderungen der Gefäßwand).

Symptome: Angesichts der Verletzung zu starke oder zu lange oder nach anfänglichem Stillstand wieder auftretende Blutung.

Ausprägung sehr variabel, von Bedeutung nur bei/nach Operationen oder größeren Verletzungen bis hin zu Spontanblutungen.

Diagnostik: Gerinnungsstatus und Thrombozytenzahl zum Screening, weitere Untersuchungen sowohl zur Gerinnungsdiagnostik als auch zur Ursachensuche je nach Befund/Verdachtsdiagnose.

Therapie/Pflege: Falls möglich Ursachenbeseitigung.

Schutz vor Verletzungen. Bei bedrohlicher Blutung Gabe von Gerinnungsfaktoren, Thrombozyten-, Erythrozytenkonzentraten.

Bei chronischer Erkrankung Notfallausweis, Information des Patienten zum Schutz vor Verletzungen im Alltag, ggf. Anleitung zur Substitution von Gerinnungspräparaten.

28

PFLEGE BEI RHEUMATISCHEN ERKRANKUNGEN

Nicole Menche
Unter Mitarbeit von Ulrike Frühwald

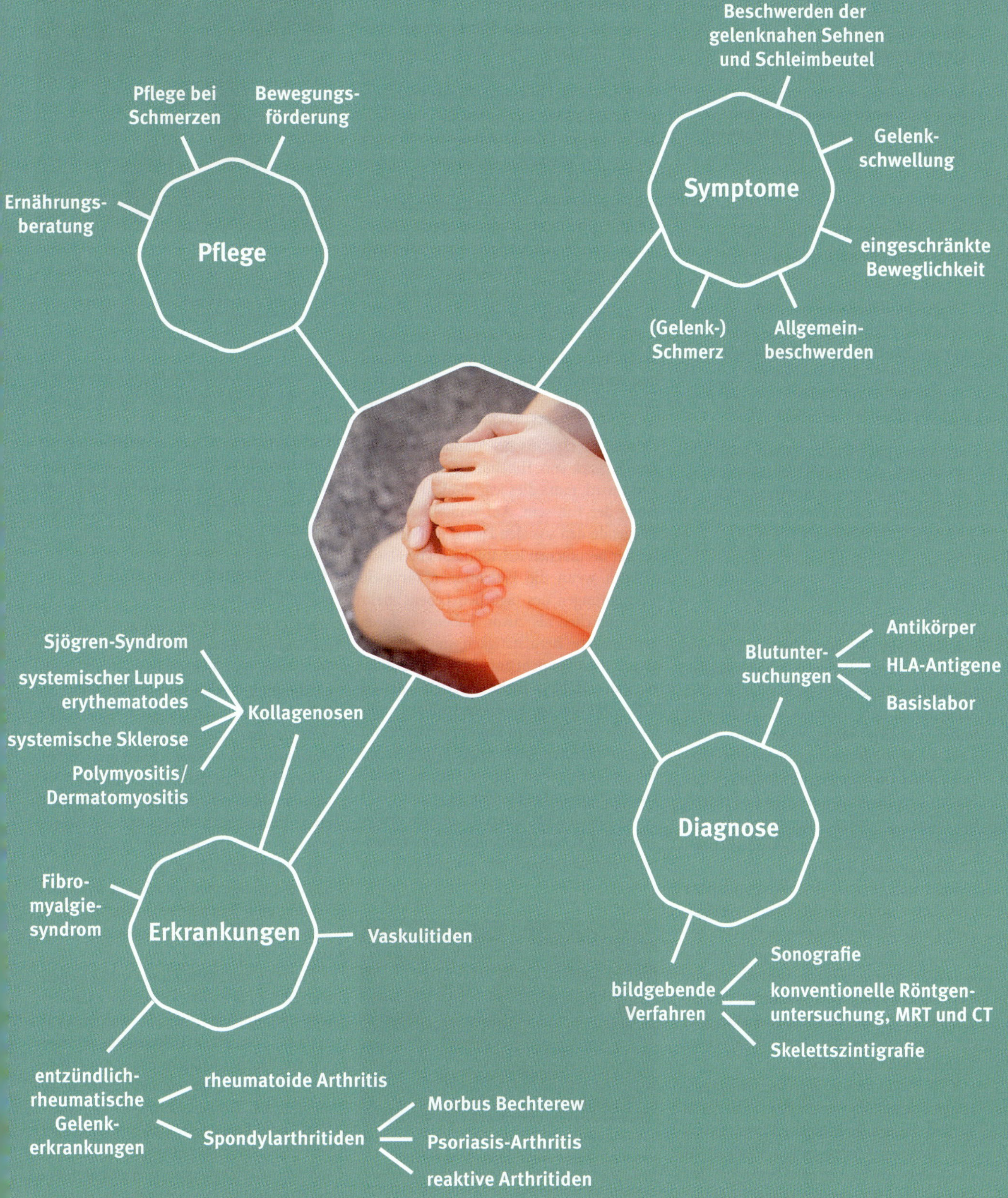

Pflege
Pflege bei Schmerzen
Bewegungsförderung
Ernährungsberatung
Symptome
Beschwerden der gelenknahen Sehnen und Schleimbeutel
Gelenkschwellung
eingeschränkte Beweglichkeit
Allgemeinbeschwerden
(Gelenk-) Schmerz
Diagnose
Blutuntersuchungen
Antikörper
HLA-Antigene
Basislabor
bildgebende Verfahren
Sonografie
konventionelle Röntgenuntersuchung, MRT und CT
Skelettszintigrafie
Erkrankungen
Kollagenosen
Sjögren-Syndrom
systemischer Lupus erythematodes
systemische Sklerose
Polymyositis/ Dermatomyositis
Fibromyalgiesyndrom
Vaskulitiden
entzündlich-rheumatische Gelenkerkrankungen
rheumatoide Arthritis
Spondylarthritiden
Morbus Bechterew
Psoriasis-Arthritis
reaktive Arthritiden

Das medizinische Fachgebiet

DEFINITION

Rheumatologie: Befasst sich mit Diagnostik und Therapie von **rheumatischen Erkrankungen.** Hierzu gehören nichtverletzungsbedingte Erkrankungen des Bewegungs- und Stützapparats sowie immunologisch bedingte Entzündungen des Bindegewebes **(Kollagenosen)** oder der Gefäße **(Vaskulitiden).**

28.1 Pflege bei rheumatischen Erkrankungen

Eingeschränkte Beweglichkeit

Zentrales Problem der meisten Patienten und Patientinnen (im Folgenden „Patientinnen" genannt) ist die schmerzhaft eingeschränkte Beweglichkeit, die alle Lebensbereiche beeinflusst. Angesichts des chronischen Verlaufs fast aller Erkrankungen ist es ganz wesentlich, die Beweglichkeit und damit die Selbstständigkeit der Patientin durch *aktivierende Pflege* (→ 17.3.1, → 19.6.2) bestmöglich zu erhalten.

28.1.1 Patientensituation

Für Pflegende ist es wichtig zu wissen, an welcher Stelle des Krankheitsverlaufs sie ansetzen. Hat die Patientin schon viele Behandlungsversuche mit mehr oder weniger Erfolg hinter sich, wie dies z. B. bei rheumatoider Arthritis häufig vorkommt? Oder muss sie sich mit einer neu gestellten Diagnose auseinandersetzen? Orientierende Fragen der Pflegeanamnese (→ 1.6) betreffen daher den Informationsstand der Patientin zu ihrer Erkrankung, ihre bisherigen Erfahrungen und Ängste.

Stellt sich heraus, dass Wissensdefizite bezüglich Krankheitsursache, -verlauf, Hilfs- und Behandlungsmöglichkeiten bestehen, beantworten Pflegefachpersonen alle Fragen soweit möglich. Fällt die Beantwortung in die Kompetenz anderer, vermitteln sie die entsprechenden Kontakte, z. B. ein Gespräch mit der Ärztin oder einen Termin beim sozialen Dienst.

Viele Patientinnen mit einer rheumatischen Erkrankung empfinden sich durch Veränderungen ihrer äußeren Erscheinung (z. B. Deformierungen an den Händen) als unattraktiv. Andere erleben besonders den Verlust der Körperkraft als einschneidend, v. a. wenn sie einen Beruf ausgeübt oder Hobbys gepflegt haben, die Kraft und Geschicklichkeit erforderten. Treten häufig Schmerzen auf, sind die Betroffenen oft niedergeschlagen oder reagieren gereizt, auch gegenüber Pflegenden.

Besonders Jüngeren fällt es schwer, ihre Beeinträchtigung, die ihre Lebenspläne durchkreuzt, zu akzeptieren. Patientinnen mittleren Alters bedrücken meist Probleme am Arbeitsplatz, Sorgen um die finanzielle Sicherheit der Familie und die Bewältigung der im Familienalltag anfallenden Aufgaben. Ältere Betroffene haben eher Schwierigkeiten mit der eigenen häuslichen Versorgung. Nicht selten führen krankheitsbedingte Beeinträchtigungen – wie bei anderen chronischen Erkrankungen auch – zu Partnerschaftskonflikten, unabhängig von der Lebensphase.

Für viele ist es eine Herausforderung zu akzeptieren, dass sie chronisch krank sind und dadurch möglicherweise auch die Berufs- oder Erwerbsfähigkeit beeinträchtigt ist. Wenn der Erkrankung durch entsprechende therapeutische Maßnahmen und den Einsatz von Hilfsmitteln entgegengewirkt wird, muss dies jedoch nicht zwangsläufig der Fall sein. Auf Wunsch schalten Pflegende den sozialen Dienst ein, der z. B. bei der beruflichen Rehabilitation berät.

Auch wenn die Patientinnen für viele Verrichtungen des täglichen Lebens mehr Zeit brauchen als zuvor, haben sie durch verminderte Berufstätigkeit und/oder erzwungenen Verzicht auf gewohnte Sportarten oder Hobbys mehr „Freizeit" als vor ihrer Erkrankung. Diese sinnvoll auszufüllen fällt oft schwer. In Zusammenarbeit mit Ergotherapeuten und Angehörigen regen Pflegefachpersonen die Aufnahme neuer Hobbys/Sportarten (→ Abb. 28.1) an.

An Rheuma Erkrankte profitieren erwiesenermaßen von ambulanten oder stationären Patientenschulungen, wie sie z. B. von der *Deutschen Gesellschaft für Rheumatologie* und der *Rheuma-Liga* entwickelt wurden. Sie umfassen die Vermittlung von Krankheitswissen, gesundheitsförderliches Verhalten, Erwerb von Selbstmanagementkompetenzen, verbesserte Körperwahrnehmung und Mobilisierung sozialer Unterstützung.

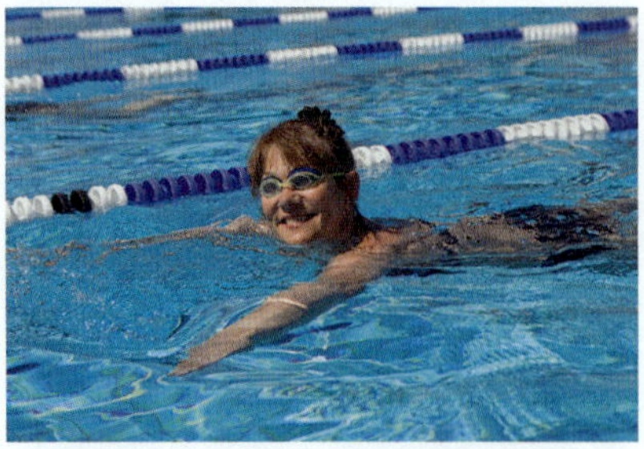

Abb. 28.1 Rheuma und Sport. Menschen mit Rheuma sollen Sport treiben und dabei die Regeln des Gelenkschutzes beachten. Günstig sind gleichmäßige, rhythmische Bewegungen wie Schwimmen, Radfahren oder Walking sowie ein individuell angepasstes Funktionstraining. [J787]

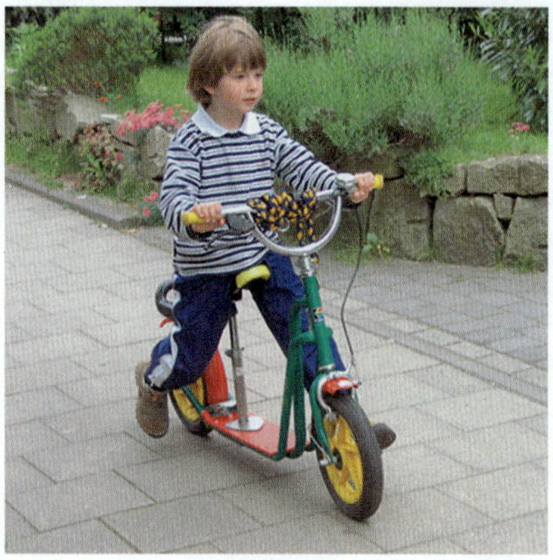

Abb. 28.2 Therapieroller. Dreiräder, Gehroller oder Fahrräder können bei Kindern zur Bewegungstherapie genutzt werden und sind gleichzeitig eine Entlastung bei der Fortbewegung. [V418]

Rheumakranke Kinder und Jugendliche

Schätzungen gehen davon aus, dass jährlich 0,1 % aller Kinder und Jugendlichen unter 16 Jahren in Deutschland eine Gelenkentzündung bekommen. In 80–90 % der Fälle heilt diese folgenlos aus. In 10–20 % wird sie aber zur chronisch-entzündlichen rheumatischen Gelenkerkrankung. Bevölkerungsbezogene Studien haben ca. 1.500 Neuerkrankungen jährlich und insgesamt etwa 15.000 Betroffene unter 16 Jahren ergeben [1]. Da Rheuma landläufig als „Alte-Leute-Krankheit" gilt und kindliches Rheuma weitgehend unbekannt ist, haben Kinder und Jugendliche häufig mit Verständnisproblemen ihrer Umwelt zu kämpfen.

Für rheumakranke Kinder und Jugendliche gibt es spezielle kinderrheumatologische Fachkliniken. Wie bei Erwachsenen ist auch bei Kindern die Bewegung zentrales Thema. Kleinen Kindern ist oft nur schwer vermittelbar, warum sie bestimmte Bewegungen, z. B. Hüpfen, Springen, Vierfüßer-, Knie- oder Fersenstand, nicht machen sollen. Die physiotherapeutischen Übungen werden möglichst spielerisch gestaltet, und die Kinder und Jugendlichen bzw. ihre Eltern werden zu geeigneten Sport- und Freizeitaktivitäten beraten (→ Abb. 28.2).

Wie bei anderen chronischen Erkrankungen sollten die Kinder so normal wie möglich leben – mit altersgerechten Pflichten und Grenzen, aber auch zunehmender Freiheit und Eigenverantwortung. Bezugspersonen wie z. B. Lehrerinnen werden über die Erkrankung informiert und beraten, wie sie z. B. Übungen im Sport gestalten können, damit das Kind weitestmöglich an Aktivitäten teilnehmen kann. Jugendliche werden in Zusammenarbeit mit Rehabilitationsberaterinnen und ggf. dem Arbeitsamt beraten, welche Berufe ihren Neigungen entgegenkommen und ihnen körperlich möglich sind.

Die Eltern werden angeleitet, die aktuelle Leistungsfähigkeit des Kindes einzuschätzen und Bewegungsmuster zu beurteilen, um bei ungünstigen Mustern frühzeitig Gegenmaßnahmen ergreifen zu können. Vielen Kindern und Eltern hilft der Austausch mit anderen Betroffenen.

Prävention und Gesundheitsberatung

Pflegefachpersonen beraten die Patientin und ggf. ihre Angehörigen:

- „Rheumapass". Enthält neben den Patientendaten einen Überblick über Untersuchungen, Laborwerte, alle Therapien und Reha-Maßnahmen
- Auswahl geeigneter technischer Hilfsmittel, Möglichkeiten der Wohnraumanpassung
- Aufklärung bzgl. sozialer Hilfen, z. B. berufliche Rehabilitation, Schwerbehindertenausweis. Ggf. Einbeziehen des Sozialdienstes
- Bedeutung der regelmäßigen physiotherapeutischen Übungen für den Erhalt der Beweglichkeit
- Umgang mit Arzneimitteln, ggf. Technik der s. c.-Injektion, Verhaltensrichtlinien unter der Medikation (→ Pharma-Info 28.1, → Pharma-Info 28.2)
- Vermittlung des Kontakts zu Selbsthilfegruppen, Information über Schulungsprogramme.

28.1.2 Beobachten, Beurteilen und Intervenieren

Pflege bei Schmerzen → Kap. 13

Bewegung

Die Beweglichkeit wird nicht nur durch Schmerzen eingeschränkt, sondern auch durch bereits eingetretene **Deformierungen** (krankhafte Verformungen) und **Kontrakturen** (krankhafte Einschränkung der Gelenkbeweglichkeit/-funktion → 9.3, Prüfung der Beweglichkeit → 42.4).

Trotz dieser Probleme darf keine Patientin mit einer rheumatischen Erkrankung auf Bewegung verzichten. Langes Ruhen lässt die Gelenke einsteifen und führt auf Dauer zu Kontrakturen. Deshalb gilt:

- Alle Maßnahmen, bei denen eine aktive Mitarbeit der Patientin erforderlich ist, so planen, dass sie im Zeitraum ihrer größtmöglichen Bewegungsfähigkeit stattfinden. Also z. B. die morgendliche Körperpflege und die physiotherapeutischen Übungen wegen der Morgensteifigkeit nicht zu früh ansetzen
- Auf rechtzeitige Medikamenteneinnahme achten und Gelenke vor geplanten Belastungen wärmen oder kühlen (je nach individueller Beschwerdebesserung). Kontraindikationen beachten (→ Tab. 28.3)
- Bewegung ist Therapie. Deshalb der Patientin aus Zeitmangel keine Tätigkeiten abnehmen, die sie selbst ausführen kann (aktivierende Pflege).

Die Beweglichkeit kann außerdem durch folgende Maßnahmen unterstützt werden:

- Nichtsteroidale Antirheumatika (→ Pharma-Info 28.1) schon früh am Morgen (5–6 Uhr) einnehmen lassen, jedoch zur besseren Magenverträglichkeit nicht nüchtern, sondern z. B. mit einem Stück Brot. Nach ca. einer Stunde ist die Beweglichkeit meist deutlich besser. Alternativ kommt die spätabendliche Gabe von Suppositorien in Betracht
- Geeignete Hilfsmittel auswählen (→ Abb. 28.3), sodass z. B. Schonhaltungen verhindert werden. Hilfsmittel zur Fortbewegung in Reichweite der Patientin aufbewahren, damit sie selbstständig aufstehen kann.

Prävention und Gesundheitsberatung

Eines der Hauptziele bei Menschen mit Rheuma ist der Erhalt der Beweglichkeit. Die pflegerische Beratung der Betroffenen und ihrer Angehörigen zum Bewegen im Alltag hat folgende Schwerpunkte:

- Schutz der betroffenen Gelenke (frühzeitige physio- bzw. ergotherapeutische Schulung → 28.5.2):
  - Möglichst kraftsparend arbeiten, auf gerade Handgelenke achten, Hilfsmittel nutzen
  - Lasten körpernah und beidhändig heben. Lasten besser rollen als tragen (Einkaufstrolley statt -tasche). Beim Tragen mehrere kleine Lasten statt einer großen bevorzugen und diese gleichmäßig verteilen, z. B. einzelne Milchpackungen statt eines Kartons, jeweils eine 5-l-Gießkanne rechts und links statt einer 10-l-Kanne; Rucksack benutzen
  - Bei der Küchenarbeit rutschfeste Unterlage unterlegen, Hebelwirkung nutzen, große Gelenke mit einsetzen

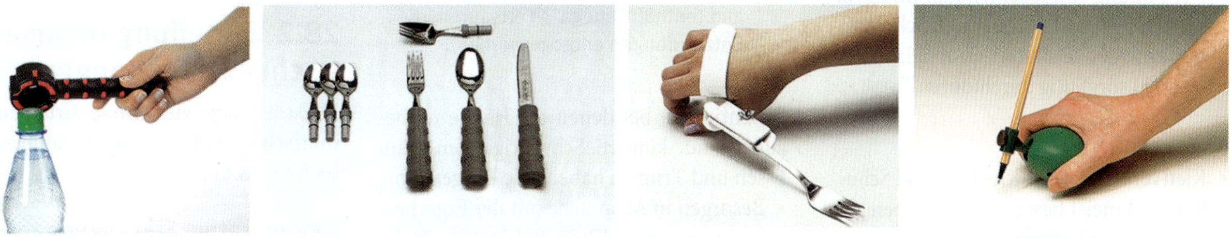

a Flaschenöffner für einen geringeren Kraftaufwand.

b Spezialessbesteck mit kräftigen Griffen und tiefer Löffelmulde.

c Besteckhalter für alle „normalen" Bestecke – wichtig für Mahlzeiten außer Haus.

d Schreibhilfe, mit der handelsübliche Stifte benutzt werden können.

Abb. 28.3 Verschiedene Hilfsmittel, die die Ausführung von Alltagstätigkeiten erleichtern oder erst ermöglichen. [V143]

  - Am Arbeitsplatz/bei Büroarbeit „leichtgängige" Stifte, ggf. spezielle Computermaus verwenden, Arbeitshaltung häufig wechseln, regelmäßig Lockerungsübungen machen, um einseitige Belastung zu vermeiden
  - Ruckartige und Stoßbewegungen, Sprungbelastungen und Erschütterungen vermeiden [2]
- Kräftigung der Muskulatur durch tägliche Eigenübungen nach Anleitung
- Sturzprophylaxe (→ 9.8), ggf. Tragen von Hüftprotektoren (→ Abb. 9.47) zur Frakturprophylaxe
- Kontrakturenprophylaxe durch adäquate Positionsunterstützung sowie aktives und passives Durchbewegen der Gelenke (→ 9.7, → 28.5.2).

Haut

Körperpflege

- Eine sorgfältige Mundhygiene (regelmäßiges Zähneputzen, Gebrauch von Zahnseide, Mundwasser) ist bei trockenem Mund (Sjögren-Syndrom → 28.7.1) wegen des verminderten Speichelflusses wichtig, um Entzündungen vorzubeugen. In aller Regel ist auch die Tränensekretion vermindert, was den Einsatz von befeuchtenden Augentropfen erfordert
- Bei verminderter Fingerbeweglichkeit (Deformierungen, Kraftverlust) können z. B. Griffverlängerungen oder -verdickungen an Zahnbürste, Kamm und Rasierapparat sinnvoll sein. Evtl. ist eine elektrische Zahnbürste besser geeignet als eine Handzahnbürste
- Waschlappen sollten nicht mit Drehbewegungen ausgewrungen werden
- Bei Langzeit-Kortisontherapie und Einnahme von Immunsuppressiva sind eine besonders sorgfältige Hautpflege (erhöhte Pilzinfektionsgefahr!) und das Vermeiden von Verletzungen bedeutsam: Der Bildung von feuchten Kammern vorbeugen (→ 6.1.6), Pflaster und Scherkräfte vermeiden, Dekubitusprophylaxe (→ 6.11) sorgfältig durchführen.

Kleidung

- Klettverschlüsse an Kleidung und Schuhen sind meist besser zu handhaben als Knöpfe oder Reißverschlüsse
- Nachthemden, Blusen und Hemden sollten ausreichend lange Vorderverschlüsse (aber keine kleinen Knöpfe) haben, damit sie leicht über den Kopf zu ziehen sind; BHs sollten sich vor der Brust schließen lassen.

Ernährung

Nicht wenige Patientinnen berichten über positive Einflüsse einer bestimmten Diät auf ihren Krankheitsverlauf. Dazu gehören z. B. der weitgehende Verzicht auf Fleisch und der reichhaltige Verzehr von Fisch.

Eine Ernährungsform, welche die Entzündungsaktivität und damit die Gelenkschäden langfristig entscheidend vermindert, ist bisher nicht bekannt. Eine Ernährungsumstellung ist als *ergänzende* Maßnahme jedoch zu befürworten, da sie bei entzündlich-rheumatischen Erkrankungen Beschwerden lindern und die notwendige Schmerzmittelmenge reduzieren kann [3]. Im Einzelfall ist eine Unverträglichkeit bestimmter Nahrungsmittel möglich. Hier kann eine Allergiediagnostik angezeigt sein (→ 31.2.1).

Diäten mit zahlreichen Verboten sind abzulehnen, da sie die bei Rheumapatientinnen nicht seltene Mangelernährung verstärken, häufig eine Osteoporose begünstigen und die Lebensqualität erheblich beeinträchtigen.

Prävention und Gesundheitsberatung

Sinnvolle Ernährungsstrategien sind:
- Übergewicht vermeiden, um die Gelenke zu entlasten. Untergewicht und Mangelernährung sind allerdings wegen des dann erhöhten Osteoporoserisikos ebenfalls ungünstig
- Auf Vollwertkost umstellen, auf Deckung des Nährstoffbedarfs achten
- Kalziumreich und phosphatarm ernähren (erhöhtes Osteoporoserisiko durch Glukokortikoidgabe und Bewegungsmangel)
- Wenig Wurst und Fleisch verzehren. Sie enthalten Fettsäuren, die zu entzündungsfördernden Botenstoffen umgebaut werden
- Auf individuelle Nahrungsunverträglichkeiten achten und ggf. ärztlich abklären lassen
- Hochwertige Öle verwenden, viel Fisch essen, Zusatz von Fischöl erwägen (enthält Omega-3-Fettsäuren, die Entzündungen entgegenwirken).

Patientinnen, bei denen die Hände mitbefallen sind, können Schwierigkeiten beim Essen und Trinken haben. Die Pflegenden:
- Besorgen in Absprache mit der Ergotherapie geeignete Hilfsmittel (→ Abb. 28.3)
- Öffnen Flaschenverschlüsse, sofern keine Hilfsmittel vorhanden sind (vielen Patientinnen fehlt dafür die Kraft, zudem belastet diese Bewegung die Gelenke stark)
- Raten, Becher zu benutzen und diese mit beiden Händen zu greifen
- Fragen die Patientin, was auf- bzw. kleingeschnitten werden soll, und öffnen Portionspackungen.

Bei trockenem Mund wird die Tabletteneinnahme durch viel Flüssigkeit oder den gleichzeitigen Verzehr von Joghurt erleichtert.

Ausscheidung

Viele Betroffene haben Probleme beim Toilettengang, verschweigen diese aber aus Scham:
- Mangelnde Kraft und Beweglichkeit erschweren die Säuberung
- Für Patientinnen mit Hüft- und Kniegelenkschäden sind normale Toiletten zu niedrig, um sich schmerzfrei hinsetzen zu können. Hier sind eine Toilettensitzerhöhung und vorn oder seitlich befestigte Haltegriffe hilfreich.

Durch Bewegungsmangel und als Nebenwirkung von Analgetika besteht Obstipationsgefahr. Evtl. kann aus Schwäche die Bauchmuskulatur nicht richtig angespannt werden. Daher:
- Auf ballaststoffreiche Kost und ausreichende Flüssigkeitszufuhr achten
- Patientinnen informieren, sich bei Verdauungsproblemen rechtzeitig zu melden.

Schlaf

Schmerzen und Unbeweglichkeit können die Nachtruhe stören. Daher:
- Die abendliche Schmerzmedikation möglichst spät verabreichen (aber nicht im Liegen, damit das Arzneimittel nicht in der Speiseröhre verbleibt und diese schädigt)
- Eine möglichst leichte Decke nutzen und Patientin bei der funktionsgerechten Positionierung unterstützen
- Einschlafen durch Einreibungen mit ätherischen Ölen oder, falls Wärme als schmerzlindernd empfunden wird, durch lokale Wärmeanwendungen fördern
- Sofern vorhanden, bei der Anlage von Nachtlagerungsschienen helfen.

28.2 Einteilung rheumatischer Erkrankungen

Meist werden vier große Gruppen **rheumatischer Erkrankungen** unterschieden (→ Abb. 28.4) [4]:

Degenerative Erkrankungen: Arthrose

Die **Arthrose** (→ 29.6.3) ist eine primär nichtentzündlich bedingte, degenerative Erkrankung, die vom Gelenkknorpel ausgeht. Sekundär kann sich eine Entzündung ausbilden, man spricht von **aktivierter Arthrose.**

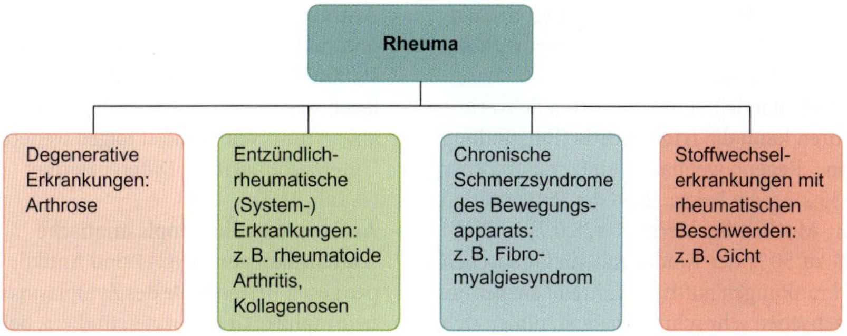

Abb. 28.4 Die vier großen Gruppen rheumatischer Erkrankungen. [L143]

Entzündlich-rheumatische (System-)Erkrankungen

Entzündlich-rheumatische Systemerkrankungen sind autoimmun (mit)bedingt:

- **Entzündlich-rheumatische Gelenkerkrankungen** *(entzündlich-rheumatische Arthritiden)* wie etwa die rheumatoide Arthritis (→ 28.6.1) manifestieren sich vorwiegend (aber nicht nur) an den Gelenken. Sie können ein Gelenk **(Monoarthritis)**, wenige **(Oligoarthritis)** oder viele **(Polyarthritis)** Gelenke betreffen und *akut, chronisch-progredient* oder *in Schüben* verlaufen
- Bei **Kollagenosen** (→ 28.7) handelt es sich um entzündliche Erkrankungen des Bindegewebes
- **Vaskulitiden** (→ 28.8) sind Gefäßentzündungen, v. a. der Arterien. Typischerweise sind bei Kollagenosen und Vaskulitiden *viele* verschiedene Organe betroffen und der Gelenkbefall steht häufig nicht im Vordergrund.

Chronische Schmerzsyndrome des Bewegungsapparats

Bei den **chronischen Schmerzsyndromen des Bewegungsapparats** bestehen anhaltende Schmerzen an Weichteilgeweben, Muskeln, Sehnen, -ansätzen, -scheiden sowie Schleimbeuteln. Hierzu zählen z. B. der chronische Rückenschmerz (→ 29.2.1), der Tennisellenbogen (→ 29.9.1) und das Fibromyalgiesyndrom (→ 28.9).

Stoffwechselerkrankungen mit rheumatischen Beschwerden

Auch Stoffwechselstörungen können „rheumatische“ Beschwerden verursachen, etwa die Gicht (→ 26.9) oder die Osteoporose (→ 29.6.1). Sie werden teilweise auch als *pararheumatische Erkrankungen* bezeichnet.

28.3 Hauptbeschwerden und Leitbefunde

28.3.1 Gelenkbeschwerden

Hauptsymptom

Leitsymptom der meisten rheumatischen Erkrankungen ist der **Gelenkschmerz** *(Arthralgie).*

Das entzündete Gelenk ist typischerweise **schmerzhaft** (Schmerzcharakteristika → Tab. 28.1), **bewegungseingeschränkt** sowie durch Erguss und Weichteilschwellung **verdickt.** Die Haut darüber ist erwärmt und evtl. gerötet.

Bei den meisten rheumatischen Erkrankungen zerstört die Entzündung Gelenk-, Band- und Sehnenstrukturen und führt langfristig zu **Gelenksteife** und **Gelenkdeformierung.**

Schmerzentstehung

Bei entzündlich-rheumatischen Erkrankungen entzündet sich die **Synovialis** *(Gelenkinnenhaut).* Als Reaktion auf diesen Entzündungsreiz proliferiert sie und wächst wie ein Keil in das Gelenk hinein **(Pannusbildung).** Zusätzlich produziert sie ein entzündliches Sekret, das zu einem **Gelenkerguss** (Flüssigkeit im Gelenkinnern) führt.

Der entzündliche Erguss enthält knorpelschädigende Substanzen, die bei längerer Einwirkung den Knorpel abbauen und später die gelenkbildenden Knochenflächen zerstören. **Knorpel-** und **Knochendestruktion** führen dann zu Fehlstellungen des Gelenks mit Lockerung des Bandapparats und dadurch zu weiteren Beschwerden.

Befallsmuster

Viele rheumatische Erkrankungen haben ein typisches **Befallsmuster,** d. h., die befallenen

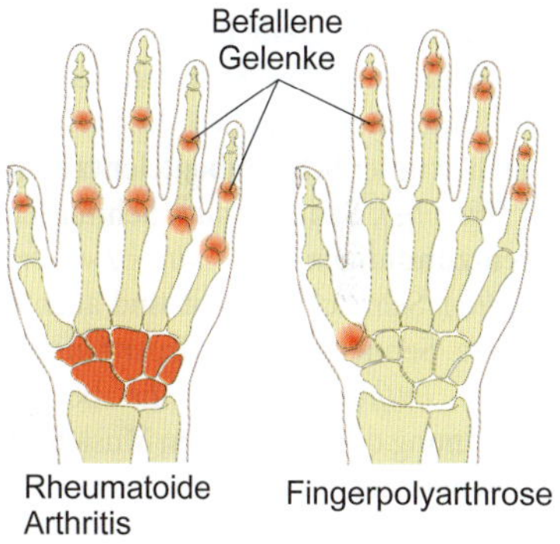

Abb. 28.5 Typische Befallsmuster im Handbereich. Befall bei Psoriasis-Arthritis → Abb. 28.13. [L190]

Tab. 28.1 Klinische Unterscheidung zwischen degenerativem und entzündlich-rheumatischem Gelenkschmerz.

	Degenerativer Gelenkschmerz	Entzündlich-rheumatischer Gelenkschmerz
Vorstadium	Jahre	Variabel, Tage bis Jahre
Lokalisation	Meist große Gelenke wie Knie, Hüfte	Oft kleine Gelenke, v. a. der Hände
Schmerz	**Anlauf- und Belastungsschmerz:** Morgensteifigkeit < 30 Min. Schmerz zu Anfang einer Bewegung nach vorheriger Ruhe, der wieder abnimmt oder verschwindet. Erst nach längerer Belastung erneut Schmerzen. Schmerzlinderung eher durch Wärme	**Nacht- und Ruheschmerz:** Schmerzen oft in der Nacht und morgens, Morgensteifigkeit > 1 Std. Schmerzlinderung eher durch Kälte
Gelenkschwellung	Selten, meist erst nach Belastung	Fast immer und ohne vorherige Belastung
Fieber	Nie	Manchmal
Verlauf	Langsam fortschreitend	Oft in Schüben

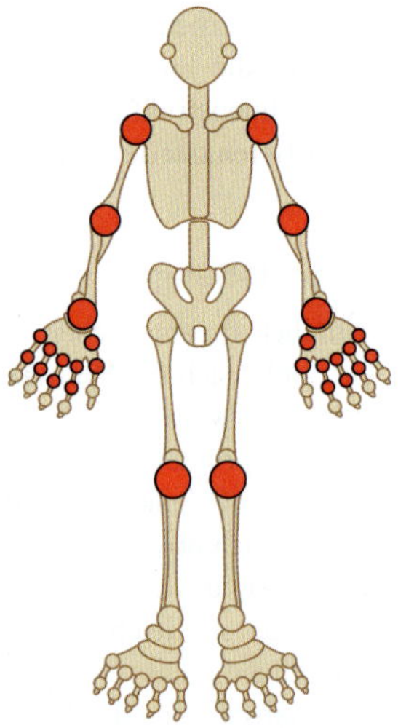

Abb. 28.6 Dokumentationsbogen, hier der des DAS 28 (28 Gelenke, ohne Füße). Befallene Gelenke werden z. B. mit einem Kreuz markiert. [F258-004]

Gelenke sind in charakteristischer Weise über den Körper verteilt (→ Abb. 28.5, → Abb. 28.13, Dokumentationsbogen → Abb. 28.6).

28.3.2 Beschwerden der gelenknahen Sehnen und Schleimbeutel

Die Entzündung greift häufig auf benachbarte Strukturen über. So leiden viele Menschen mit rheumatischen Erkrankungen zusätzlich unter **Schleimbeutelentzündungen** *(Bursitis),* **Sehnen-** oder **Sehnenscheidenentzündungen** (*Tendinitis* bzw. *Tendovaginitis*). Sehr schmerzhaft sind auch **entzündete Sehnenansätze** *(Insertionstendopathien, Enthesiopathien),* die bei jeder Anspannung des zugehörigen Muskels starke Beschwerden hervorrufen.

28.3.3 Weitere Symptome

Das Allgemeinbefinden kann bei Rheuma, v. a. in akuten Phasen, erheblich gestört sein. Typisch sind Schwäche, Appetitlosigkeit und Gewichtsabnahme, selten mäßiges Fieber und Nachtschweiß. Oft betrifft die autoimmun bedingte Entzündung nicht nur die Gelenke, sondern auch weitere Organe.

Augen

Das **trockene Auge** (verminderter Tränenfluss, Fremdkörpergefühl, Hornhautdefekte) ist zusammen mit einem trockenen Mund und Unterfunktion weiterer exokriner Drüsen als **Sicca-Syndrom** bekannt. Es ist Leitsymptom des Sjögren-Syndroms (→ 28.7.1), tritt aber auch bei anderen rheumatischen Erkrankungen, bei älteren Menschen, als Medikamentennebenwirkung oder Bestrahlungsfolge auf.

Unbehandelt zum kompletten Sehverlust führen kann die **Iridozyklitis** (Entzündung von Regenbogenhaut und Ziliarkörper → 35.2.3), die bei ca. 20 % der Patientinnen mit Morbus Bechterew (→ 28.6.2) und bei bis zu 50 % der Kinder mit rheumatischen Erkrankungen auftritt. Während sie bei Erwachsenen sehr schmerzhaft ist, fühlen sich Kinder nur wenig beeinträchtigt, sodass die Iridozyklitis evtl. übersehen wird.

Haut

- Bei der rheumatoiden Arthritis entwickeln sich in ca. 20 % **Rheumaknoten,** subkutane Knötchen an den Streckseiten der Gelenke. Typisch für das Still-Syndrom (→ 28.6.1) ist ein flüchtiger, lachsfarbener Ausschlag
- Ca. 30 % der Patientinnen mit einer **Psoriasis** (*Schuppenflechte* → 32.8) leiden gleichzeitig unter Gelenkentzündungen (**Psoriasis-Arthritis** → 28.6.2)
- Bei der **systemischen Sklerose** (→ 28.7.3) ist die Verhärtung und Schrumpfung der Haut sogar Hauptsymptom
- Bei der **Dermatomyositis** (→ 28.7.4) finden sich lilafarbene Erytheme um die Augen und am Oberkörper.

28.4 Der Weg zur Diagnose

Diagnostische Gelenkpunktion → 29.3.3

28.4.1 Blutuntersuchungen

Antikörper

Der Autoantikörpernachweis im Blut (→ 31.3) ist ein wichtiger Bestandteil der rheumatologischen Diagnostik. Da positive Antikörperbefunde auch bei Gesunden auftreten können, einige Antikörper bei *mehreren* Erkrankungen nachgewiesen werden und umgekehrt die Antikörper trotz Erkrankung fehlen können, sind **Antikörperuntersuchungen** diagnostisch hinweisend, allein aber nicht beweisend.

- **Autoantikörper gegen citrullinierte Peptide/Proteine** *(ACPA)* mit den **Antikörpern gegen cyclisches Citrullin** *(Anti-CCP, CCP-Ak)* als Hauptform sind spezifisch für die rheumatoide Arthritis. Dadurch haben die weniger spezifischen **Rheumafaktoren** (*RF,* Autoantikörper gegen körpereigene IgG) an Bedeutung verloren. Beide sind Marker eines aggressiven Verlaufs und eignen sich nicht zur Verlaufskontrolle
- **Antinukleäre Antikörper** (*ANA,* früher *antinukleäre Faktoren, ANF*) gegen Bestandteile des Zellkerns sind v. a. bei Kollagenosen (→ 28.7) nachweisbar. Bei einem positiven Suchtest folgen weitere Untersuchungen zur Differenzierung (→ Tab. 31.3)
- **Antineutrophile zytoplasmatische Autoantikörper** *(ANCA)* sind Antikörper gegen Bestandteile des Zytoplasmas neutrophiler Granulozyten und v. a. bei primären Vaskulitiden (Gefäßentzündungen) positiv. Unterschieden werden die Untergruppen *cANCA* und *pANCA.*

Viele Infektionen können Gelenkbeschwerden zur Folge haben (z. B. **reaktive Arthritiden,** → 28.6.2, Lyme-Borreliose, → 30.7.14). Bei entsprechendem Verdacht kann der Antikörpertiter gegen den verdächtigen Erreger im Blut bestimmt werden (→ 30.5.3).

HLA-Antigene

HLA-Antigene (*Human leucocyte antigen,* auch *Haupthistokompatibilitätskomplex, engl.* Major histocompatibility complex, *MHC*) befinden sich auf den Zellmembranen aller kernhaltigen Körperzellen. Sie werden vererbt und bleiben zeitlebens konstant. HLA-Antigene sind physiologische Merkmale und keine Krankheit. Einige HLA-Antigene korrelieren allerdings mit bestimmten Erkrankungen. In der Rheumatologie am wichtigsten ist das **HLA-B27-Antigen.** Über 90 % der Patientinnen mit Morbus Bechterew (→ 28.6.2), 40–50 % derjenigen mit Morbus Reiter (→ 28.6.2) und 60–70 % derjenigen mit Psoriasis-Arthritis (→ 28.6.2) sind HLA-B27-positiv. Zum Vergleich: Etwa 8 % der Gesunden besitzen das HLA-B27-Antigen.

Basislabor

Die folgenden Untersuchungen können als „Basislabor" gelten:

- BSG, CRP, großes Blutbild
- Rheumafaktoren, ACPA/Anti-CCP, ANA, ANCA
- Harnsäure, alkalische Phosphatase (AP), ALT, Kreatinkinase (CK), Kreatinin, Gesamteiweiß, Eiweiß-Elektrophorese (alle Blutwerte → Kap. 52)
- Urinstatus (→ 33.3.1).

28.4.2 Bildgebende Verfahren

Sonografie

Die **Sonografie** (→ 42.6.6) wird zum Nachweis aktiver Arthritiden eingesetzt. Darstellbar sind ein Gelenkerguss, eine Gelenkinnenhautverdickung, Sehnen- und Schleimbeutelentzündungen.

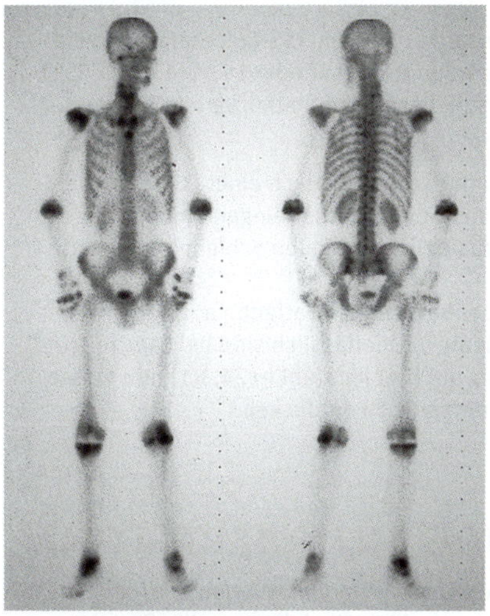

Abb. 28.7 Skelettszintigrafie. Sie deckt evtl. weitere, bis dahin nicht bekannte Herde auf: Diese Patientin hatte lediglich Schulterbeschwerden. Tatsächlich waren auch beide Ellenbogen- und Kniegelenke sowie die Mittelfußknochen beteiligt. [S008–3]

Die Duplex-Sonografie weist zusätzlich eine gesteigerte Durchblutung im Entzündungsgebiet nach.

Konventionelle Röntgenuntersuchung, MRT und CT

Eine umfassende konventionelle **Röntgendiagnostik** ist nach wie vor unverzichtbar zur Diagnosefindung und Beurteilung des Krankheitsverlaufs. Da eine genaue Gelenkbeurteilung nur im Seitenvergleich möglich ist, werden die entsprechenden Gelenke der anderen Körperseite stets mitgeröntgt.

Die MRT (→42.6.4) hat durch die gute Darstellung der Weichteilstrukturen der Gelenke eine Vorrangstellung in der Fein- und Frühdiagnostik rheumatischer Erkrankungen, da sie Veränderungen oft schon aufdeckt, wenn konventionelle Verfahren noch unauffällig sind.

Die Computertomografie (→42.6.3) wird v.a. bei Verdacht auf Organbeteiligungen eingesetzt, z.B. zur Beurteilung der Lungenstruktur bei Kollagenosen.

Skelettszintigrafie

Die **Skelettszintigrafie** (→42.6.5) zeigt das Verteilungsmuster und den Aktivitätsgrad der entzündlichen Vorgänge an den Gelenken, da das Radionuklid im Bereich der entzündeten Gelenke vermehrt eingelagert wird (→Abb. 28.7).

28.5 Behandlungsstrategien in der Rheumatologie

Die Rheumatherapie ruht fast immer auf mehreren Säulen, angepasst an das Krankheitsbild, Möglichkeiten und Bedürfnisse der Patientin.

28.5.1 Systemisch-medikamentöse Therapie

DEFINITION

Antirheumatika: Arzneimittel gegen rheumatische Erkrankungen. Unterteilt in die symptomatisch wirksamen **nichtsteroidalen Antirheumatika** *(NSAR)* und die **krankheitsmodifizierenden Antirheumatika** *(Disease modifying antirheumatic drugs, DMARDs)* mit günstiger Beeinflussung des Krankheitsverlaufs.

Die **systemisch-medikamentöse Therapie** bildet den Sockel der rheumatischen Behandlung. Die verschiedenen **Antirheumatika** unterscheiden sich in ihrem chemischen Aufbau wie auch in ihrer Wirkungsweise und werden auch bei anderen Erkrankungen eingesetzt.

- **Nichtsteroidale Antirheumatika** (→Pharma-Info 28.1) sind meist Mittel der Wahl zur kurzfristigen Symptomkontrolle, haben jedoch keinen Einfluss auf den gelenkzerstörenden Verlauf (Ausnahme sind die Spondylarthritiden)
- **Krankheitsmodifizierende Antirheumatika** (→Pharma-Info 28.2) hingegen können das Fortschreiten der Erkrankung bremsen oder sogar stoppen
- Fast alle rheumatischen Erkrankungen sprechen schnell und sehr gut auf die entzündungshemmenden **Glukokortikoide** (→Pharma-Info 26.1) an. Aufgrund der ernsten Nebenwirkungen einer Langzeittherapie werden Glukokortikoide in erster Linie kurzzeitig bis zum Wirkungseintritt der krankheitsmodifizierenden Antirheumatika sowie bei bedrohlichen Organbeteiligungen eingesetzt.

Bei Kindern kommen generell die gleichen Substanzen zum Einsatz wie bei Erwachsenen.

PHARMA-INFO 28.1: NICHTSTEROIDALE ANTIRHEUMATIKA

Nichtsteroidale Antirheumatika *(NSAR, nichtsteroidale Antiphlogistika, Nonsteroidal antiinflammatory drugs, NSAID)* hemmen das Enzym **Zyklooxygenase** *(Cyclooxygenase, COX)*. Dadurch vermindern sie die Prostaglandinsynthese und lindern Schmerzen *(analgetische Wirkung)*, senken Fieber *(antipyretische Wirkung)* und hemmen in unterschiedlichem Ausmaß Entzündungen *(antiphlogistische Wirkung)*. Sie werden zur Behandlung rheumatischer Erkrankungen und teilweise als Schmerzmittel (Nicht-Opioid-Analgetika, auch in der Selbstmedikation →Pharma-Info 13.1) eingesetzt.

Bei NSAR tritt die Wirkung rasch ein und klingt auch schnell wieder ab. Trotz ihrer Verwandtschaft unterscheiden sich die einzelnen Substanzen in ihrem Wirkungs- und Nebenwirkungsprofil und wirken zudem individuell unterschiedlich. Daher werden ggf. verschiedene Präparate ausprobiert.

Nichtselektive nichtsteroidale Antirheumatika *(traditionelle NSAR, klassische NSAR)* hemmen beide Isoenzyme (Unterformen) der Zyklooxygenase, **selektive COX-2-Hemmer** *(COX-2-Inhibitoren, Coxibe)* überwiegend das Isoenzym COX-2.

Am häufigsten eingesetzt werden die nichtselektiven NSAR Diclofenac (z.B. Voltaren®, Diclac®) und Ibuprofen (z.B. Imbun®), seltener beispielsweise Naproxen (z.B. Naproxen-ct®) und Indometacin (z.B. Indometacin AL®). Selektive COX-2-Hemmer sind Celecoxib (z.B. Celebrex®) und Etoricoxib (z.B. Arcoxia®).

Obwohl die NSAR zu den weniger toxischen Arzneimitteln der Rheumatologie zählen, zieht die in der Rheumatologie notwendige Langzeiteinnahme höherer Dosen nicht selten ernste Nebenwirkungen nach sich:

- Am häufigsten sind *gastrointestinale Nebenwirkungen*, v.a. Magenbeschwerden bis zu (blutenden) Magen-Darm-Ulzera (→24.5.3). Diese sind abhängig von Einnahmedosis und -dauer, werden durch gleichzeitige Glukokortikoidbehandlung (→Pharma-Info 26.1) begünstigt und wegen der Schmerzlinderung durch die NSAR häufig erst spät bemerkt. Patientinnen mit Risikofaktoren (z.B. Ulkus in der Anamnese, Alter über 65 Jahre, Glukokortikoid-, Antikoagulanzieneinnahme) erhalten bei notwendiger NSAR-Gabe zusätzlich Protonenpumpenhemmer (→Pharma-Info 24.3) zum Magenschutz. COX-2-Hemmer (Pharma-Info →27.1) sind magenverträglicher. Gabe von Zäpfchen ist kein Ausweg, da die magenschädliche Wirkung v.a. im Wirkmechanismus begründet liegt
- Sowohl nichtselektive NSAR als auch COX-2-Hemmer erhöhen dosis- und einnahmedauerabhängig das kardiovaskuläre Risiko, wenn auch in etwas unterschiedlichem Maße. Nur Azetylsali-

zylsäure (ASS) senkt das kardiovaskuläre Risiko durch *irreversible* Hemmung der Thrombozytenaggregation
- NSAR können bei entsprechender Veranlagung die Atemwege verengen **(Analgetika-Asthma)**
- Recht häufig sind außerdem Hauterscheinungen (Juckreiz, Exantheme), Ödeme, eine Hypertonie oder eine Verschlechterung der Nierenfunktion, v. a. bei vorbestehender Herzinsuffizienz, Nierenfunktionsstörung oder Volumenmangel. Wichtig sind daher regelmäßige Kreatininkontrollen bei Risikopatientinnen
- ZNS-Störungen (Kopfschmerz, Schwindel) sowie Leberenzymerhöhungen sind möglich, aber seltener.

Ibuprofen behindert zudem die thrombozytenaggregationshemmende Wirkung der Azetylsalizylsäure. Bei einer Kurzzeitmedikation hilft bei nicht magensaftresistenten ASS-Präparaten die zeitversetzte Einnahme (Ibuprofen 8 Std. vor oder 1–2 Std. nach ASS). In der Dauermedikation soll diese Kombination vermieden werden.

Pflege

Nichtsteroidale Antirheumatika sollten nach einer (kleinen) Mahlzeit im Sitzen oder Stehen mit viel Wasser eingenommen werden, damit es nicht zu einer zusätzlichen lokalen Schleimhautschädigung kommt.

Pflegefachpersonen beobachten die Patientin auf Nebenwirkungen (Hypertonie? Ödeme?). Unerlässlich sind bei Langzeiteinnahme regelmäßige Tests auf Blut im Stuhl (→ 24.3.1), um ernste Magenkomplikationen frühzeitig zu entdecken.

PHARMA-INFO 28.2: KRANKHEITSMODIFIZIERENDE ANTIRHEUMATIKA

Krankheitsmodifizierende Antirheumatika *(Disease modifying antirheumatic drugs, DMARDs, lang wirksame Antirheumatika)* sollen die Entzündungsaktivität rheumatischer Erkrankungen langfristig mindern und damit das Fortschreiten der Gelenk- und Organschäden aufhalten. Ihre Wirkung setzt langsam ein und kann erst nach bis zu sechs Monaten endgültig beurteilt werden.

Üblicherweise werden sie unterteilt in (→ Tab. 28.2):
- **Konventionelle krankheitsmodifizierende Antirheumatika** *(klassische krankheitsmodifizierende Antirheumatika, kDMARDs).* Es handelt sich um eine heterogene Gruppe, entsprechend sind die Nebenwirkungen stark präparatabhängig. Viele Substanzen wirken immunsuppressiv, teils ist der Wirkmechanismus unbekannt
- **Biologika** *(biologische krankheitsmodifizierende Antirheumatika, bDMARDs).* Biologika sind künstlich hergestellte Proteine, welche den Entzündungsprozess möglichst spezifisch bremsen sollen, z. B. durch Hemmung von Abwehrzellen oder Blockade von Entzündungsbotenstoffen bzw. deren Rezeptoren. Biologika erhöhen das Infektionsrisiko und werden nur bei Erfolglosigkeit der konventionellen krankheitsmodifizierenden Antirheumatika gegeben
- **Zielgerichtete krankheitsmodifizierende Antirheumatika** *(zielgerichtete DMARDs).* Seit 2017 sind mehrere Januskinasehemmer (→ 27.5.2, → 27.6.2) bei Erfolglosigkeit anderer Medikamente zugelassen.

Tab. 28.2 Übersicht über die krankheitsmodifizierenden Antirheumatika.

Substanz, Handelsname (Bsp.)	Wirkmechanismus	Nebenwirkungen*	Besonderheiten, pflegerische Konsequenzen
Konventionelle krankheitsmodifizierende Antirheumatika			
Chloroquin, Hydroxychloroquin, z. B. Resochin®, Quensyl®	Unbekannt	Kopfschmerzen, Schwindel, Haut-, Blutbildveränderungen, Hornhauttrübung, Netzhautschäden (irreversibel)	Nach den Mahlzeiten mit viel Wasser einnehmen. Vorsicht mit Sonnenbädern. Augenärztliche Kontrollen
Leflunomid, z. B. Arava®	Hemmt (indirekt) v. a. aktivierte Lymphozyten	Hypertonie, Hautausschläge, Blutbildveränderungen (Leukozytopenie), Leberschäden	Blutdruckkontrollen. Möglichst kein Alkohol. Wegen der extrem langen Halbwertszeit bei Kinderwunsch „Auswaschen“ mit Cholestyramin
Methotrexat (*MTX* → 27.5.1), z. B. Lantarel®	Hemmt in niedriger Dosierung wahrscheinlich v. a. die Zytokinsynthese	Häufig Übelkeit, Stomatitis, Haarausfall, Leberwerterhöhungen. Selten Pneumonitis, schwere Knochenmarkdepression	1-mal wöchentlich oral oder s. c. abends (evtl. Verschlafen der Übelkeit). Am Folgetag Folsäuregabe zur Verminderung von Nebenwirkungen. Wenig Alkohol (v. a. die ersten zwei Tage nach Einnahme), keine intensiven Sonnenbäder
Sulfasalazin, z. B. Azulfidine® RA	Unbekannt	Kopfschmerzen, Müdigkeit, Haut-, Schleimhaut-, Blutbildveränderungen	Getrennt von z. B. Eisenpräparaten einnehmen. Keine intensiven Sonnenbäder
Biologika**			
Abatacept, z. B. Orencia®	Vermindert T-Zell-Aktivierung	Kopfschmerzen	S. c. oder i. v. (Kurzinfusion)
Anakinra, z. B. Kineret® **Tocilizumab,** z. B. RoActemra® **Sarilumab,** z. B. Kevzara® **Secukinumab,** z. B. Cosentyx® **Ustekinumab,** z. B. Stelara®	Blockieren Rezeptoren verschiedener (entzündungsfördernder) Interleukine	Häufig Kopfschmerzen, Blutbildveränderungen, weitere präparatabhängige Nebenwirkungen	Anakinra, Sarilumab, Secukinumab, Ustekinumab s. c., Tocilizumab auch i. v. (Kurzinfusion)
Adalimumab, z. B. Humira® **Certolizumab,** z. B. Cimzia® **Etanercept,** z. B. Enbrel® **Golimumab,** z. B. Simponi® **Infliximab,** z. B. Remicade®	**TNF-α-Blocker** *(TNF-α-Hemmer):* hemmen die Wirkung des entzündungsfördernden Botenstoffs TNF-α	Allergische Reaktionen, Kopfschmerzen	Adalimumab, Certolizumab, Etanercept und Golimumab s. c.-Injektion, Infliximab i. v.-Gabe (Zeitabstände präparatabhängig)
Rituximab, z. B. Mabthera®, gegen CD 20 auf B-Lymphozyten → 27.5.2			

Tab. 28.2 Übersicht über die krankheitsmodifizierenden Antirheumatika. *(Forts.)*

Substanz, Handelsname (Bsp.)	Wirkmechanismus	Nebenwirkungen*	Besonderheiten, pflegerische Konsequenzen
Zielgerichtete krankheitsmodifizierende Antirheumatika (zielgerichtete Therapien →27.5.2)			
Baricitinib, z. B. Olumiant® **Tofacitinib,** z. B. Xeljanz® **Upadacitinib,** z. B. Rinvoq®	Januskinasehemmer (Kinasehemmer →27.5.2), wirken über verminderte Zytokinproduktion entzündungshemmend	Atemwegsinfektionen, Herpes Zoster, Magen-Darm-Beschwerden, Blutbildveränderungen (Leukozytopenie, Anämie), Cholesterinerhöhung im Blut. Tofacitinib auch Blutdruckerhöhung	Einnahme 1- bzw. 2-mal täglich unabhängig von den Mahlzeiten
* Alle: Magen-Darm-Beschwerden			
** Alle: Lokalreaktionen. Erhöhte Infektionsneigung, auf Dauer evtl. erhöhtes Tumorrisiko → Tuberkulose-, Hepatitisausschluss und möglichst Vervollständigung des Impfschutzes vor Therapie, unter Therapie keine Lebendimpfungen			

Für viele Indikationen wird Methotrexat bevorzugt, das erheblich niedriger dosiert wird als in der Krebstherapie und daher meist gut vertragen wird. Kombinationstherapien sind möglich, jedoch werden Biologika nicht untereinander kombiniert.

Wegen möglicher Nebenwirkungen sind auch bei gutem Therapieerfolg regelmäßige ärztliche Kontrollen nötig. Einzelheiten zu Zeitabständen, empfohlenen Untersuchungen sowie besonderen Beschränkungen, z. B. bezüglich Impfungen, sind entsprechenden Informationsblättern zu entnehmen. Die meisten krankheitsmodifizierenden Antirheumatika wirken vermutlich oder sicher teratogen (embryonenschädigend) und erfordern daher einen sicheren Empfängnisschutz.

28.5.2 Physikalische Therapie

Kälte- und Wärmeanwendungen

Kälte- oder Wärmeanwendungen (→43.6.3) lindern bei vielen Patientinnen die Beschwerden, hemmen die Entzündung und lösen Muskelverspannungen.

Beide haben unterschiedliche Indikationen und Kontraindikationen (→Tab. 28.3). Da die Verträglichkeit individuell verschieden ist, wird jede Patientin vor Therapiebeginn nach ihren Erfahrungen gefragt. Die Schmerzfreiheit unmittelbar nach der Anwendung sollte zu Bewegungsübungen benutzt werden.

Kälteanwendungen sind mit Eis, gefrorenen Gelbeuteln, kalten Sprays/Gasen oder in *Kältekammern* in Form einer Ganzkörperexposition möglich, **Wärmeanwendungen,** erfolgen z. B. durch Bäder, Wickel, Fango, Infrarot oder ein Kiesbad in erwärmtem Aquariumkies. Getrocknete Linsen, Erbsen o. Ä. ermöglichen beides, je nachdem, ob sie vorher gekühlt oder erwärmt wurden. In eine Schüssel gegeben, erlauben sie außerdem Handbewegungen (Kneten, Wühlen) ohne schädliche Gelenkbelastung.

Tab. 28.3 Indikationen und Kontraindikationen der Wärme- und Kältetherapie bei rheumatischen Erkrankungen.

	Indikationen	Kontraindikationen
Wärme	• Arthrosen • Chronische Arthritis zwischen den Schüben • Chronische Schmerzsyndrome des Bewegungsapparats • Degenerative Wirbelsäulenveränderungen	• Akute Arthritis, aktivierte Arthrose • Vaskulitis • Akuter Bandscheibenvorfall • Durchblutungsstörungen • Schwere Herz-Kreislauf-Erkrankungen
Kälte	• Akute Arthritis, aktivierte Arthrose • Gichtanfall • Schleimbeutel-, Sehnenscheidenentzündung • Postoperativ	• Vaskulitis • Raynaud-Syndrom (→22.5.5) • Durchblutungsstörungen

Physiotherapie

Positionsunterstützung

Die richtige **Positionierung der Gelenke** ist, besonders während eines Krankheitsschubs, die wichtigste passive physiotherapeutische Maßnahme, um Kontrakturen vorzubeugen und Schmerzen zu reduzieren. Häufig werden zur Fehlstellungsprophylaxe auch speziell angefertigte Schienen eingesetzt.

Die Pflegenden überprüfen und korrigieren immer wieder die Position der Patientin bzw. leiten sie an, sie selbstständig zu korrigieren. Welche Position am besten ist und in welchen Zeitabständen sie gewechselt wird, wird in Absprache mit den Physiotherapeutinnen entschieden. Besteht keine anders lautende Anordnung, positionieren Pflegefachpersonen die Patientin in der *physiologischen Mittelstellung der Gelenke. Kontrakturenprophylaxe* →9.7

Durchbewegen der Gelenke

Patientinnen, die ihre Gelenke nicht in vollem Umfang eigenständig bewegen können, werden zur Gelenkmobilisation und Kontrakturenprophylaxe mehrmals täglich bei der Durchbewegung unterstützt. Die Patientin selbst leistet dabei keine Muskelarbeit. Nach entsprechender Anleitung durch die Physiotherapeutinnen kann das Durchbewegen auch zum Aufgabenbereich der Pflegenden gehören. Dabei darf die Schmerzgrenze nicht überschritten und Gelenke nur gemäß ihrer physiologischen Bewegungsmöglichkeiten bewegt werden.

Kräftigung der Muskulatur

Die Muskulatur atrophiert bei Rheuma rasch durch die schmerzbedingte Inaktivität, sodass ihre gelenkstabilisierende Funktion nachlässt. Deshalb wird die Patientin motiviert, dem Muskelschwund durch regelmäßige isotonische und isometrische Bewegungsübungen (alleine oder mit Hilfe) entgegenzuwirken.

Zur Prophylaxe und Therapie von Atrophien können auch *elektrische Muskelstimulationsgeräte* eingesetzt werden. Dabei werden Elektroden auf die zu behandelnden Muskeln aufgesetzt und dann elektrische Reize gegeben.

Ergotherapie

Die **Ergotherapie** (→43.7) ist besonders für Betroffene geeignet, die schon unter Funktionseinschränkungen ihrer Gelenke (v. a. der Hände) leiden.

Mithilfe handwerklicher und künstlerischer Techniken werden Kraft, Geschicklichkeit und Funktion gefördert. Die Patientinnen erlernen außerdem gelenkschonende Bewegungsabläufe für den Alltag (Beispiele → 28.1.2) und den richtigen Hilfsmitteleinsatz; Haushalts- und Selbsthilfetraining sollen die Selbstständigkeit so lange wie möglich erhalten.

Die Pflegenden unterstützen die Ergotherapie, indem sie die Patientin z. B. beim Gebrauch von Hilfsmitteln anleiten oder Maßnahmen zum Gelenkschutz bei der Mobilisation ergreifen. Damit wird der Verlauf der Erkrankung günstig beeinflusst und Schmerzen und Fehlstellungen vermieden [2].

28.5.3 Ärztliche Lokaltherapien

Intraartikuläre Injektionen

Bei **intraartikulären Injektionen** direkt in das Gelenk hinein werden insbesondere Glukokortikoide (→ 28.5.1, → Pharma-Info 26.1) eingesetzt. Sie sind dann sinnvoll, wenn nur wenige Gelenke entzündet sind bzw. nicht auf die systemische medikamentöse Therapie ansprechen. Kontraindikation ist eine bakterielle Gelenkentzündung.

Nach der Injektion soll die Patientin das Gelenk 1–2 Tage nicht stark belasten, bei gewichttragenden Gelenken evtl. weitgehende Bettruhe einhalten (Arztanordnung). Pflegefachpersonen beobachten die Punktionsstelle auf Entzündungszeichen und weisen die Patientin an, diese vor Wasser zu schützen.

Synoviorthesen

Eine **Synoviorthese** ist die gezielte Zerstörung der entzündeten und gewucherten Gelenkinnenhaut durch Injektion einer aggressiven oder radioaktiven Substanz in den Gelenkinnenraum (**Chemo-** bzw. **Radiosynoviorthese**). Man erreicht so eine komplette **Synovektomie** *(Entfernung/Zerstörung der Gelenkinnenhaut)* ohne Operation.

Das Gelenk wird anschließend ½–1 Woche ruhiggestellt. Meist bildet sich vorübergehend ein schmerzhafter Reizerguss, der sich gut durch Kühlen und mit Analgetika behandeln lässt.

Operative Eingriffe

Auch **operative Eingriffe** haben in der Rheumatologie ihren festen Platz, v. a. die *Synovektomie* (Entfernung der Gelenkinnenhaut, auch arthroskopisch), korrigierende *Osteotomien* (→ 29.4.5) oder eine Versorgung mit künstlichen Gelenken. Letztes Mittel zur Schmerzbekämpfung bleibt die operative Versteifung eines Gelenks *(Arthrodese).*

Prä- und postoperative Pflege → 44.2, → 44.3, → 44.5, → 28.1

28.6 Entzündlich-rheumatische Gelenkerkrankungen

28.6.1 Rheumatoide Arthritis

DEFINITION

Rheumatoide Arthritis *(RA, chronische Polyarthritis, cP):* Chronisch-entzündliche, oft in Schüben verlaufende Erkrankung des Binde-, Stütz- und Muskelgewebes mit Hauptmanifestation an Gelenkinnenhaut (Synovialis) und gelenknahen Strukturen (z. B. Schleimbeuteln). Häufigste (ca. 1 % der Bevölkerung, bei Älteren mehr) und bekannteste entzündlich-rheumatische Erkrankung. Betrifft Frauen 3-mal häufiger als Männer. Prognose heute besser als früher, jedoch nach wie vor etwas verkürzte Lebenserwartung.

Für die **rheumatoide Arthritis** gibt es ein Disease-Management-Programm (→ 40.3.3).

Krankheitsentstehung

Unbekannte Auslöser führen bei genetisch Disponierten zu einer Autoimmunreaktion (→ 31.3) besonders gegen die Gelenkinnenhaut. Diese entzündet sich und wuchert in das Gelenk hinein (→ 28.3.1). Oft bildet sich ein Gelenkerguss. Die Entzündung zerstört und deformiert langfristig die Gelenke.

Die Beteiligung anderer Organe ist Folge einer Immunkomplexvaskulitis sowie der chronischen Entzündung im Körper.

Symptome und Untersuchungsbefund

Nicht selten beginnt die rheumatoide Arthritis mit uncharakteristischen Beschwerden (z. B. Abgeschlagenheit, Appetitminderung, Schwitzen), bevor nach Wochen oder Monaten die typische *Morgensteifigkeit* betroffener Gelenke über mindestens eine Stunde folgt. Akut entzündete Gelenke sind geschwollen, überwärmt, druckschmerzhaft und schmerzhaft bewegungseingeschränkt. Die Gelenkkonturen sind durch Erguss und Weichteilschwellung verstrichen (→ Abb. 28.8).

Zunächst sind meist Hand-, Fingergrund- und -mittelgelenke betroffen. Später treten größere Gelenke und selten die Wir-

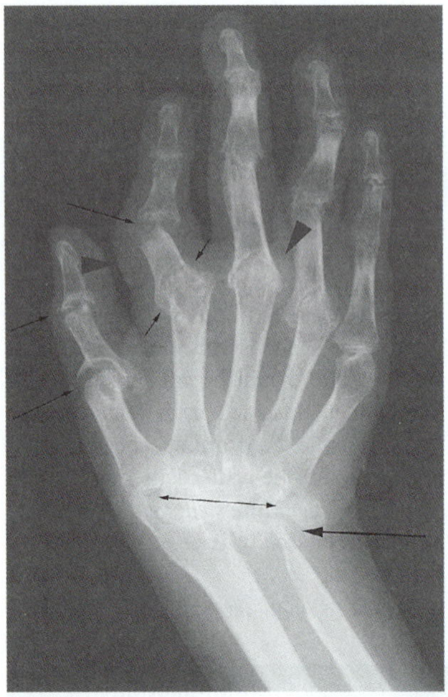

a Röntgenaufnahme der Hand einer Patientin mit rheumatoider Arthritis. Sichtbar sind Weichteilschwellungen (▸), eine Zerstörung der Handwurzelknochen (↔) und der Elle (←) sowie Erosionen der Fingerknochen (→). [S008-3]

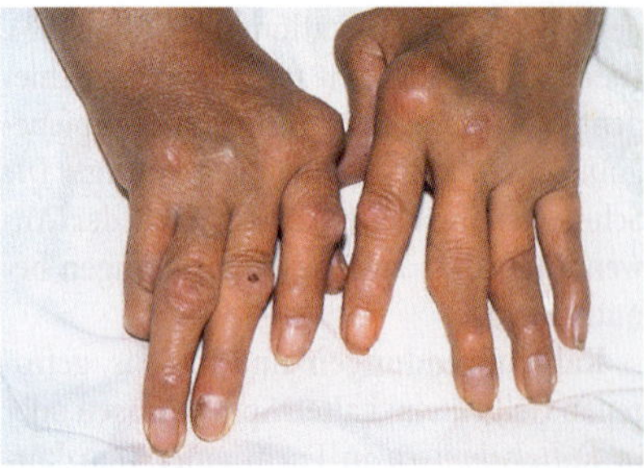

b Hände bei fortgeschrittener rheumatoider Arthritis. Eine (aktive) rheumatoide Arthritis führt auf Dauer zur Zerstörung von Gelenken und typischen Fehlstellungen der Hände. Vergleichbare Veränderungen sind an den Füßen möglich. [T127]

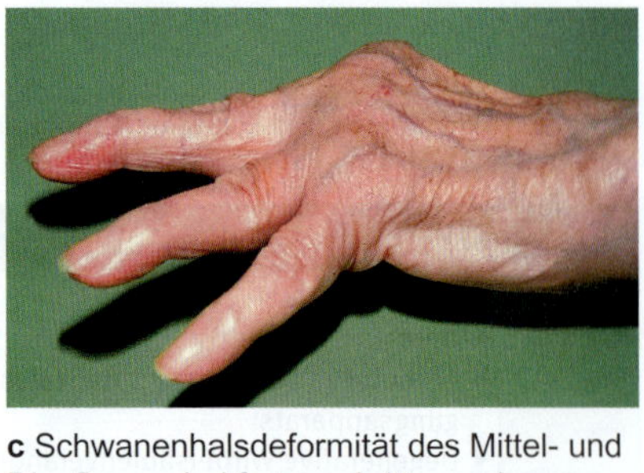

c Schwanenhalsdeformität des Mittel- und Ringfingers bei fortgeschrittener rheumatoider Arthritis. [M114]

Abb. 28.8 Fehlstellungen der Hände bei rheumatoider Arthritis.

	Oligoarthritis	Seronegative Polyarthritis	Seropositive Polyarthritis	Systemische JIA (Still-Syndrom)	Enthesitis-assoziierte Arthritis (juvenile Spondylarthropathie)	Psoriasisarthritis
Kennzeichen/ bevorzugt befallene Gelenke	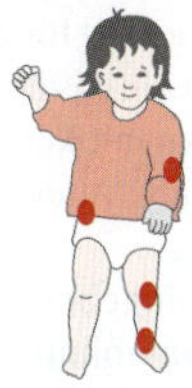	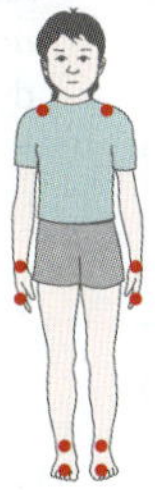	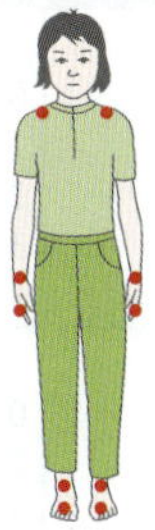	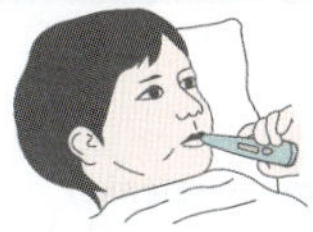	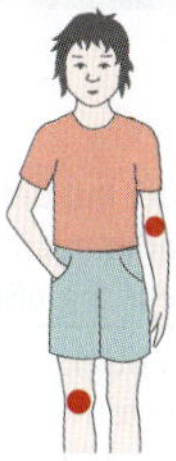	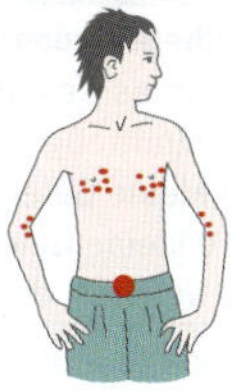
Häufigkeit	50 %	10–17 %	3–5 %	7–10 %	10–15 %	5–10 %
Altersgipfel	< 6 J.	Keiner	7–13 J.	< 6 J.	9–13 J.	6–14 J.
Geschlecht*	W > M	W > M	W > M	W = M	M > W	W > M
ANA, HLA-B27, RF**	ANA 70 % pos.	ANA 25 % pos.	RF 100 %	Alle neg.	HLA-B27 75 %	ANA 50 % HLA-B27 35 %

* W = weiblich, M = männlich; ** ANA = Antinukleäre Antikörper, RF = Rheumafaktor, HLA-B27 = HLA-B27-Antigen, alle → 28.4.1

Abb. 28.9 Untergruppen der (chronischen) juvenilen idiopathischen Arthritis (JIA, leicht verändert nach [5]). [L157, L143]

belsäule hinzu. Charakteristisch ist ein *symmetrischer* Gelenkbefall.

Ohne Behandlung entwickeln sich typische Fehlstellungen, v. a.:

- **Ulnardeviation.** „Abwanderung" der Finger in Richtung Handaußenkante (d. h. Ulna) durch Verschiebung der Gelenkflächen der Fingergrundgelenke (*Subluxation* → Abb. 28.8)
- **Schwanenhalsdeformität.** Überstreckung im Fingermittelgelenk bei gleichzeitiger Beugung im Endgelenk (→ Abb. 28.8)
- **Knopflochdeformität.** Beugekontraktur im Mittelgelenk und Überstreckung im Endgelenk, also genau umgekehrt wie bei der Schwanenhalsdeformität.

Vergleichbar kommt es an den Füßen zu Krallenbildung, „Wanderung" der Zehen in Richtung Fußaußenkante und Abflachung des Fußgewölbes. Instabilität der Halswirbelsäule kann zu Rückenmarkschäden führen.

Häufig treten in den gelenknahen Bereichen Sehnenscheiden- und Schleimbeutelentzündungen auf. Auffällig, aber harmlos sind **Rheumaknoten,** subkutane, harte Knötchen meist an der Streckseite von Gelenken.

Verlaufsformen bei Kindern

Die **juvenile idiopathische** *(chronische, rheumatoide)* **Arthritis** ist die häufigste *chronische* rheumatische Erkrankung des Kindesalters, der Altersgipfel der Erstmanifestation liegt im Kindergarten- und Grundschulalter. Sie verläuft sehr unterschiedlich (→ Abb. 28.9). Wie praktisch alle chronischen Erkrankungen im Kindesalter kann sie zu verlangsamtem Wachstum und verzögerter Pubertät führen sowie zusätzlich zu lokalen Wachstumsveränderungen.

Eine Form ist das **Still-Syndrom:** Das Kind hat Fieberschübe, Hautausschläge und evtl. Bauchschmerzen, wohingegen die Gelenkbeschwerden zunächst eher leicht und flüchtig sind. Die Ärztin stellt eine Vergrößerung von Lymphknoten, Leber und Milz fest, auch Herz- und Lungenbeteiligung sind möglich.

Besonderheiten bei älteren Menschen

Bei den meisten älteren Menschen besteht die rheumatoide Arthritis bereits jahre-, teils jahrzehntelang. Erstmanifestation ist aber auch noch im Alter möglich, entweder in der oben dargestellten „typischen" Form oder als **Alters-RA** *(Late-onset-rheumatoid-Arthritis, LORA)* mit akutem Beginn, Befall nur eines oder weniger Gelenke und vielfach Allgemeinbeschwerden.

Komplikationen

Die wichtigsten Manifestationen außerhalb von Gelenken und Haut betreffen Herz (erhöhte kardiovaskuläre Mortalität!), Lunge, Pleura, Nieren, ZNS, Nerven und Augen. Außerdem kann sich eine **sekundäre Amyloidose** entwickeln: Pathologische Eiweiße lagern sich in den Organen ab und führen zu Magen-Darm-Beschwerden, Herz- und Niereninsuffizienz.

Diagnostik und Differenzialdiagnose

Diagnostisch sind bildgebende Verfahren (→ 28.4.2) und Blutuntersuchungen erforderlich. Letztere ergeben positive Entzündungszeichen (BSG, CRP erhöht, als Aktivitätsmarker geeignet), eine Anämie (Anämie der chronischen Erkrankung → 27.6.1) sowie bei Erwachsenen Anti-CCP bei bis zu 80 %, Rheumafaktoren bei ca. 70 % und antinukleäre Antikörper bei ca. 20 % der Betroffenen (Kinder → Abb. 28.9).

Sichere rheumatoide Arthritis

Die Diagnose einer rheumatoiden Arthritis ist gesichert, wenn folgende drei Kriterien erfüllt sind:

- Klinische Synovitis in mindestens einem Gelenk (Gelenkschwellung)
- Keine (bessere) Erklärung durch eine andere Erkrankung
- ≥ 6 Punkte in den ACR/EULAR-Kriterien von 2010 (→ Tab. 28.4).

Bei Kindern wird die Diagnose gestellt, wenn bei einer länger als sechs Wochen bestehenden Arthritis keine andere Ursache gefunden werden kann. Die verschiedenen Untergruppen (→ Abb. 28.9) schließen einander aus.

Tab. 28.4 ACR/EULAR-Klassifikationskriterien der rheumatoiden Arthritis 2010 *(ACR = American college of rheumatology, EULAR = European league against rheumatism).* Bei den Kriterien zählt jeweils die höchste Punktzahl, die Punkte werden dann addiert [6].

Kriterien	Punkte
Gelenkbeteiligung:	
• ≤ 1 großes Gelenk	0
• 2–10 (mittel)große Gelenke	1
• 1–3 kleine Gelenke* (ohne oder mit Beteiligung großer Gelenke)	2
• 4–10 kleine Gelenke* (ohne oder mit Beteiligung großer Gelenke)	3
• › 10 Gelenke, davon mindestens 1 großes Gelenk	5
Serologie (mindestens ein Test nötig):	
• Rheumafaktor und Anti-CCP negativ	0
• Rheumafaktor oder Anti-CCP niedrig positiv	2
• Rheumafaktor oder Anti-CCP hoch positiv	3
Entzündungswerte (mindestens ein Test nötig):	
• BSG und CRP normal	0
• BSG beschleunigt oder CRP erhöht	1
Dauer der Beschwerden:	
• ‹ 6 Wochen	0
• ≥ 6 Wochen	1
* Kleine Gelenke: Handgelenke, Fingergrund- und -mittelgelenke, Zehengrundgelenke 2–5, Großzehenmittelgelenke. Nicht gewertet werden Daumensattelgelenke, Großzehengrundgelenke, Finger- und Zehenendgelenke.	

Ein krankheitsspezifischer Score zur Einschätzung der Krankheitsaktivität ist der **DAS 28** *(Disease activity score 28),* der 28 Gelenke (→Abb. 28.6), Entzündungswerte und die Patienteneinschätzung berücksichtigt.

Behandlungsstrategie und Pflege

Frühe Therapie der rheumatoiden Arthritis (möglichst innerhalb der ersten drei Monate nach Symptombeginn) mit krankheitsmodifizierenden Antirheumatika ist wesentlich für die Langzeitprognose. Mittel erster Wahl ist Methotrexat. Bei unzureichender Wirksamkeit ohne Vorliegen prognostisch ungünstiger Faktoren wird stattdessen oder zusätzlich ein zweites konventionelles krankheitsmodifizierendes Antirheumatikum eingesetzt. Bei Vorhandensein prognostisch ungünstiger Faktoren oder Erfolglosigkeit zweier konventioneller krankheitsmodifizierender Antirheumatika wird die Gabe eines Biologikums (meist TNF-α-Blocker) oder Januskinasehemmers empfohlen, bevorzugt kombiniert mit einem konventionellen krankheitsmodifizierenden Antirheumatikum (meist Methotrexat). Nichtsteroidale Antirheumatika (→Pharma-Info 28.1) und Glukokortikoide (→Pharma-Info 26.1) werden überbrückend und ergänzend gegeben. Bei lang dauernder Remission ist eine Medikamentenreduktion möglich [6, 7, 8].

Gleichberechtigt neben der medikamentösen Therapie stehen immer physikalische Therapien (→28.5.2), Patientenschulung (am besten in strukturierten Schulungsprogrammen) sowie Unterstützung und Anleitung durch die Pflegenden (→28.1.2).

Bei unbeherrschbaren Schmerzen oder starken Fehlstellungen werden operative Behandlungsverfahren erwogen.

SPICKZETTEL

Rheumatoide Arthritis (RA)

Definition: Chronische entzündlich-rheumatische Erkrankung, typischerweise mit Entzündung vieler kleiner Gelenke.

Ursache/Risikofaktoren: Multifaktoriell, autoimmun.

Symptome: Morgensteife, schmerzhafte Gelenkschwellung mit Beweglichkeitseinschränkung, klassischerweise symmetrisch an vielen (kleinen) Gelenken. Auf Dauer Gelenkzerstörung, -deformität. Kardiovaskuläres Risiko erhöht.

Diagnostik: Klinik, bildgebende Verfahren, Blutuntersuchung.

Therapie/Pflege: Ganz überwiegend konservativ. Frühestmöglich krankheitsmodifizierende Antirheumatika, bei Bedarf möglichst kurzzeitig nichtsteroidale Antirheumatika (NSAR), Glukokortikoide. Immer physikalische Therapien.

28.6.2 Spondylarthritiden

DEFINITION

Spondylarthritiden *(-arthropathie, Spondarthritiden, SpA):* Verschiedene rheumatisch-entzündliche Erkrankungen mit Beteiligung von Sakroiliakalgelenken, Wirbelsäule und (asymmetrisch) peripheren Gelenken. Rheumafaktor und ANA negativ, HLA-B27 oft positiv. Hauptvertreter **Morbus Bechterew, Psoriasis-Arthritis, reaktive Arthritiden.**

Klassifikationskriterien Spondylarthritis

ASAS-Klassifikationskriterien *(ASAS = Assessment of spondyloarthritis international society)* für eine (axiale) Spondylarthritis sind [9]:

- Patienten mit Rückenschmerzen › 3 Monate, Alter zu Beginn ‹ 45 Jahre *und*
- Durch bildgebende Verfahren gesicherte Sakroiliitis (Entzündung des Kreuzbein-Darmbein-Gelenks) und mind. einer der folgenden Kriterien *oder*
- HLA-B27 positiv und mind. zwei der folgenden Kriterien.

Kriterien:

- Entzündlicher Rückenschmerz (Beginn schleichend, vor dem 40. Lebensjahr, Morgensteife, Besserung durch Bewegung)
- Periphere Arthritis
- Enthesitis (entzündlicher Sehnenansatzschmerz) der Ferse
- Uveitis (Entzündung der mittleren Augenhaut, z. B. Iridozyklitis)
- Daktylitis (Entzündung von Finger oder Zehe)
- Psoriasis (Schuppenflechte)
- Colitis bei Morbus Crohn/Colitis ulcerosa
- Gutes Ansprechen auf NSAR
- Positive Familienanamnese für eine Spondylarthritis
- HLA-B27 positiv
- Erhöhtes CRP.

Morbus Bechterew

DEFINITION

Morbus Bechterew *(axiale Spondyloarthritis, ankylosierende Spondylitis, AS, Spondylitis ankylopoetica):* Ursächlich unklare entzündlich-rheumatische Allgemeinerkrankung mit Hauptmanifestation an der Wirbelsäule einschließlich der Sakroiliakalgelenke. Im Endstadium typische knöcherne Versteifung *(Ankylose),* v. a. der Wirbelsäule. Mit gut 0,5 % der Bevölkerung (Männer häufiger als Frauen) zweithäufigste entzündlich-rheumatische Gelenkerkrankung. Erkrankungsbeginn bevorzugt im 20.–40. Lebensjahr. Individuell sehr unterschiedlicher Verlauf, insgesamt günstiger als bei rheumatoider Arthritis.

Symptome, Befund und Diagnostik

Leitsymptom des **Morbus Bechterew** ist ein tief sitzender Rückenschmerz, der sich am frühen Morgen verschlechtert und auf Bewegung bessert.

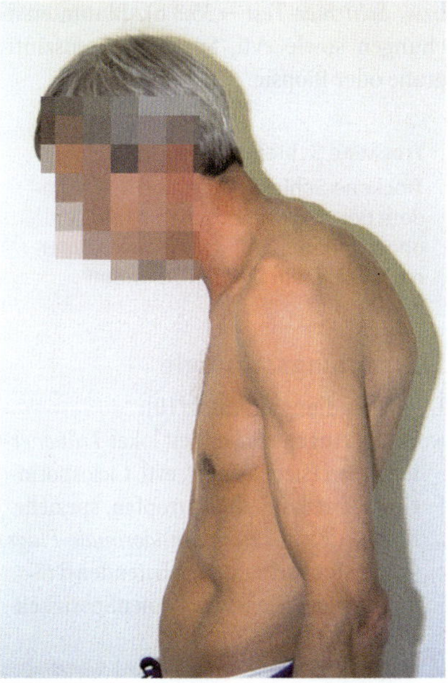

Abb. 28.10 Patient mit typischer Haltung bei fortgeschrittenem Morbus Bechterew. [M114]

Weitere mögliche Symptome sind:
- Steifigkeit von Nacken, Wirbelsäule und Brustkorb
- In 20–30 % (Oligo-)Arthritis anderer, meist größerer Gelenke
- Schmerzen beim Niesen, Husten oder Pressen in Wirbelsäule, Thorax und Gesäß
- Sehnenansatzentzündungen (z. B. am Fersenbein)
- In ca. ⅓ Iridozyklitis des Auges (→ 28.3.3, → 35.3.2).

Die körperliche Untersuchung ergibt eine eingeschränkte Wirbelsäulenbeweglichkeit und verminderte Dehnbarkeit des Brustkorbs.

Ohne Bewegungstherapie entwickelt sich eine charakteristische Haltung:
- Stark vorgebeugter Rumpf (→ Abb. 28.10)
- Beugestellung der Hüft- und Kniegelenke
- Starke Mitbewegungen der Arme beim Gehen bei gleichzeitig starrer Wirbelsäule.

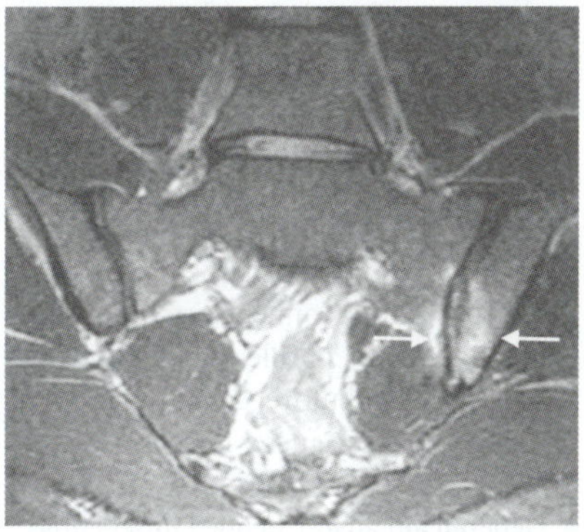

Abb. 28.11 MRT mit Knochenmarködem (Pfeile) im Bereich des linken Kreuzbein-Darmbein-Gelenks als Frühzeichen eines Morbus Bechterew. [G1137]

Die Diagnose wird anhand der Klinik und des Nachweises entzündlicher Veränderungen von Wirbelsäule und/oder Sakroiliakalgelenken gestellt, in Frühstadien v. a. durch MRT (→ Abb. 28.11). Später zeigen CT und konventionelles Röntgen strukturelle Knochenveränderungen wie *Knochenspangen* an der Wirbelsäule, die die Zwischenwirbelräume schließlich völlig überbrücken (**Bambusstab-Wirbelsäule** → Abb. 28.12).

Die Blutuntersuchung zeigt häufig erhöhte Entzündungswerte. In 90 % der Fälle ist das HLA-B27 positiv (→ 28.4.1). Der Rheumafaktor ist negativ.

Behandlungsstrategie

Ein Behandlungsschwerpunkt ist die lebenslange, tägliche Bewegungstherapie, bestehend aus Physiotherapie, Eigenübungen, Sport und Bewegung im Alltag.

Medikamentös wird mit nichtsteroidalen Antirheumatika (→ Pharma-Info 28.1) begonnen, die möglicherweise den Verlauf beeinflussen. Bei unzureichender Wirkung werden bei Befall von Wirbelsäule oder Sakroiliakalgelenken Biologika verabreicht, bei Befall der peripheren Gelenke zuerst Glukokortikoidinjektionen ins Gelenk und Sulfasalazin, ggf. gefolgt von Biologika (TNF-α-Blocker, → Pharma-Info 28.2) [9].

Operative Maßnahmen sind v. a. Aufrichtungsoperationen der Wirbelsäule im Endstadium der Erkrankung.

Betroffene werden zur Tabakentwöhnung motiviert (→ 23.1.3), da Rauchen die Prognose verschlechtert. Alle sollten Gelegenheit zur Teilnahme an einer strukturierten Patientenschulung erhalten [9].

SPICKZETTEL

Morbus Bechterew

Definition: Chronische entzündlich-rheumatische Erkrankung mit vorwiegendem Befall der Wirbelsäule einschließlich der Sakroiliakalgelenke.
Ursache/Risikofaktoren: Unklar, Korrelation mit HLA-B27.
Symptome: Leitsymptom entzündlicher Rückenschmerz (Maximum frühe Morgenstunden, Besserung durch Bewegung). Unbehandelt zunehmende Wirbelsäulenversteifung.
Diagnostik: Klinik, bildgebende Verfahren, Blutuntersuchung.
Therapie/Pflege: Ganz überwiegend konservativ, v. a. mit konsequenter Physiotherapie, Eigenübungen. Ggf. nichtsteroidale Antirheumatika (NSAR), krankheitsmodifizierende Antirheumatika.

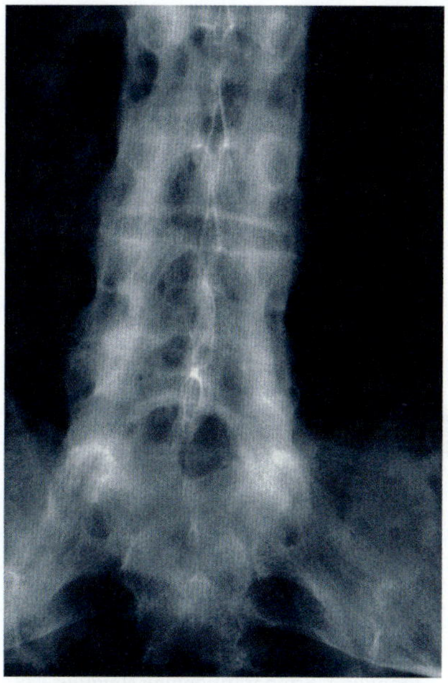

Abb. 28.12 Bambusstab-Wirbelsäule in der Röntgenaufnahme. Die Wirbelsäule ist zu einem starren Stab geworden. [T170]

Psoriasis-Arthritis

i DEFINITION

Psoriasis-Arthritis *(Arthritis psoriatica, Psoriasis-Arthropathie, PsA):* Bei etwa 10 % der Betroffenen mit *Psoriasis* (Schuppenflechte → 32.8) auftretende Gelenkbeschwerden, überwiegend mit gleichzeitigen Hauterscheinungen. Verlauf meist leichter als bei rheumatoider Arthritis.

Typisch für die **Psoriasis-Arthritis** sind der *asymmetrische* Gelenkbefall, der *Strahlbefall* der Finger, d. h., alle drei Gelenke eines Fingers sind betroffen, oder der *Transversalbefall,* z. B. der Befall aller Fingermittelgelenke einer Hand (→ Abb. 28.13).

Die Hauterscheinungen sind z. T. sehr diskret.

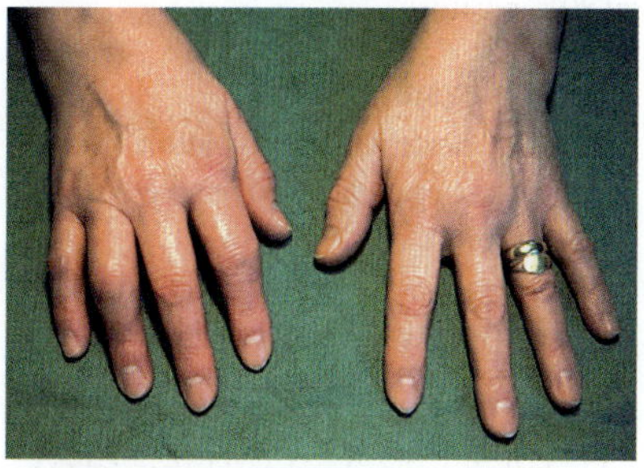

Abb. 28.13 Psoriasis-Arthritis mit typischem Transversalbefall der rechten Hand. [M114]

Die Diagnose wird klinisch und durch Röntgenuntersuchungen gestellt. Die Behandlung ähnelt der bei rheumatoider Arthritis (→28.6.1); bei Erfolglosigkeit konventioneller krankheitsmodifizierender Antirheumatika werden Biologika (v. a. TNF-α-Blocker und Interleukine) sowie der immunsuppressiv wirkende Phosphodiesterasehemmer Apremilast (z. B. Otezla®) gegeben. Regelmäßige Physiotherapie ist unverzichtbar.

Reaktive Arthritiden

DEFINITION

Reaktive Arthritis: Akute, nicht eitrige Gelenkentzündung, die bei entsprechender genetischer Veranlagung Tage bis Wochen nach bestimmten bakteriellen Infektionen auftritt und wahrscheinlich autoimmun (mit-)bedingt ist. Bei Kindern häufigste rheumatologische Erkrankung. Erregerabhängige Neigung zur Chronifizierung.

Vollbild **okulo-urethro-synoviales Syndrom** *(Morbus Reiter, Reiter-Syndrom)* mit Arthritis, Urethritis (Harnröhrenentzündung, →33.4.1) und Konjunktivitis (Entzündung der Augenbindehaut, →35.6.1). Betrifft zu 90 % Männer, Altersgipfel drittes Lebensjahrzehnt, in ca. ⅓ Chronifizierung.

Krankheitsentstehung

Die klassischen Infektionen, die **reaktive Arthritiden** auslösen können, sind Darm- und Urogenitalinfektionen durch Campylobacter, Chlamydien, Salmonellen, Shigellen oder Yersinien.

Symptome, Befund und Diagnostik

Meist schwellen einige wenige Gelenke an, evtl. „springen" die Beschwerden von Gelenk zu Gelenk. Augen-, Haut- und/oder Schleimhautbeteiligung sind häufig.

Oft lässt sich der vorangegangene Infekt anamnestisch erfragen, gelegentlich z. B. serologisch oder durch PCR sichern. Der Rheumafaktor ist negativ, HLA-B27 in bis zu 80 % positiv.

Behandlungsstrategie

Bei noch bestehender Infektion werden Antibiotika gegeben, die aber die Arthritis nicht beeinflussen.

Die Gelenkbeschwerden werden mit nichtsteroidalen Antirheumatika (→Pharma-Info 28.1) therapiert, bei schwerem Befall mit Glukokortikoiden. Entwickelt sich eine chronische Arthritis, werden krankheitsmodifizierende Antirheumatika (→Pharma-Info 28.2) eingesetzt.

28.7 Kollagenosen

DEFINITION

Kollagenosen: Systemische Autoimmunerkrankungen mit *generalisierter* Entzündung des Bindegewebes. Frauen wesentlich häufiger betroffen als Männer, Erkrankungsgipfel im 20.–40. Lebensjahr.

Das klinische Bild ist abhängig von den jeweils bevorzugt befallenen Organen. Prognoseentscheidend ist der Befall der inneren Organe.

Zu den Kollagenosen zählen:

- Sjögren-Syndrom (→28.7.1)
- Systemischer Lupus erythematodes (→28.7.2)
- Systemische Sklerose (→28.7.3)
- Poly- und Dermatomyositis (→28.7.4)
- **Mischkollagenose** als „Mix" aus systemischem Lupus erythematodes, systemischer Sklerose, Polymyositis und rheumatoider Arthritis mit unter Glukokortikoidbehandlung relativ günstiger Prognose.

28.7.1 Sjögren-Syndrom

DEFINITION

Sjögren-Syndrom: Chronische Autoimmunerkrankung v. a. exokriner Drüsen, besonders der Tränen- und Speicheldrüsen, mit den Leitsymptomen Augen- und Mundtrockenheit. Häufigkeit mindestens 0,4 % der Bevölkerung, Frauen sehr viel häufiger betroffen als Männer. Meist gute Prognose.

Krankheitsentstehung

Die Ursache des primären **Sjögren-Syndroms** als eigenständiger Erkrankung ist unklar. Ein sekundäres Sjögren-Syndrom ist Folge einer anderen Autoimmunerkrankung.

Symptome, Befund und Diagnostik

Leitsymptome sind Augen- und Mundtrockenheit (**Sicca-Symptomatik** →28.3.3) und Speicheldrüsenschwellung. Auch andere Schleimhäute können zu trocken sein, was z. B. zu Hustenreiz, Heiserkeit oder bei Frauen zu einer trockenen Scheide führt. Die Mitbeteiligung weiterer (auch innerer) Organe ist möglich, wobei Gelenkbeschwerden und Raynaud-Syndrom (→22.5.5) am häufigsten sind.

Gesichert wird die Diagnose durch Messung der Speichel- und Tränendrüsensekretion (**Saxon-Test** mit Kauen auf einem Tupfer/Schwamm und Wiegen desselben bzw. *Schirmer-Test* →35.3.6), Blutuntersuchungen sowie evtl. Speicheldrüsenszintigrafie oder Biopsie.

Trockene Schleimhäute

Trockene Schleimhäute sind insbesondere bei älteren Menschen häufig und ohne weitere Befunde (Autoantikörpernachweis) kein Sjögren-Syndrom!

Behandlungsstrategie

Die Behandlung umfasst [10]:

- Gegen Augentrockenheit lokal *Tränenersatzmittel* (siehe Pflege), evtl. Ciclosporin-, Glukokortikoid-Augentropfen, spezielle Kontaktlinsen, *Punctum-lacrimale-Plugs* (kleine Stöpsel in den ableitenden Tränenwegen, welche die Tränenflüssigkeit anstauen)
- Gegen Mundtrockenheit lokal *Speichelersatzmittel*
- Gegen trockene Atemwege Inhalationen
- Medikamentöse Anregung der Tränen-, Speichel-, Bronchialsekretproduktion z. B. durch Pilocarpin (z. B. Salagen®)
- Bei Arthritis oder Befall innerer Organe nichtsteroidale Antirheumatika, Immunsuppressiva oder krankheitsmodifizierende Antirheumatika je nach Ausprägung.

Pflege

Pflegerisch besonders wichtig ist der Schutz der Schleimhäute vor Austrocknen [11]:

- Befeuchtung der Mundschleimhaut durch reichliches Trinken, Anregen der Speichelproduktion durch Kauen zuckerfreien Kaugummis. Sorgfältige Zahnpflege
- Schutz der Augen vor Austrocknen durch Augentropfen/-gele („künstliche Tränen"). Bei häufiger Anwendung darauf achten, dass diese keine Konservierungsstoffe enthalten (können Auge reizen)
- Meiden starker Zugluft, auch aus Klimaanlagen. Bei starkem Wind Tragen einer Brille mit seitlichem Schutz
- Augen immer wieder kurz schließen, keine lange Bildschirmarbeit, im Sommer/bei starker Sonneneinstrahlung Tragen einer Sonnenbrille
- Bei trockenen Luftwegen regelmäßige Anwendung geeigneter Nasensprays/-gele
- Generell auf ausreichende Luftfeuchtigkeit achten, nicht rauchen
- Bei trockener Scheide Einbringen entsprechender Gele oder Zäpfchen.

28.7.2 Systemischer Lupus erythematodes

DEFINITION

Systemischer Lupus erythematodes *(SLE, Lupus erythematodes disseminatus, LED, Lupus erythematodes visceralis):* Seltene, aber bedrohliche generalisierte Autoimmunerkrankung, die alle Organe schädigen kann. Betrifft in 80 % Frauen, Altersgipfel im 3.–4. Lebensjahrzehnt. 10-Jahres-Überlebensrate gut 90 %.

Krankheitsentstehung

Auf dem Boden einer genetischen Veranlagung lösen wahrscheinlich Umweltfaktoren wie UV-Bestrahlung (Sonnenlicht), Arzneimittel oder Infektionen die Bildung autoreaktiver T- und B-Zellen (und damit Autoantikörperbildung) aus. Diese führen dann zur Entzündung mit vielfältigen Organschäden.

Symptome und Untersuchungsbefund

Vielgestaltiges Bild

Wegen des bunten klinischen Bildes gilt der systemische Lupus erythematodes als „Chamäleon". Vor allem unklare Fieberschübe zusammen mit Gelenkbeschwerden und/oder Hautveränderungen sind verdächtig.

Anfangs können Müdigkeit, Schwäche oder Fieber die einzigen Symptome sein. Später treten organspezifische Beschwerden und Befunde hinzu:

- **Gelenkbeschwerden** (ca. 90 %) v. a. im Knie- und Handbereich. Trotz zum Teil erheblicher Schmerzen werden die Gelenke meist nicht zerstört
- **Hauterscheinungen** (ca. 75 %) insbesondere an Körperregionen, die dem Sonnenlicht ausgesetzt sind, z. B. Rötung, Gefäßerweiterungen, Pigmentstörungen, Verdickungen der Hornschicht und Atrophien. Als klassisch gilt das **Schmetterlingserythem,** eine rötliche Hautverfärbung, die sich schmetterlingsförmig über Nasenrücken und beide Wangen erstreckt (→ Abb. 28.14). Schleimhautbefall (z. B. Ulzera) ist möglich
- **Nierenbeteiligung** (ca. 60 %) in Form einer Glomerulonephritis (→ 33.5.5)
- **Herz-Lungen-Beteiligung** (ca. 60 %), z. B. Endo-, Myo-, Perikarditits (→ 21.8), Entzündung der Koronararterien, Pleuritis (→ 23.13.1)
- **Beteiligung des zentralen oder peripheren Nervensystems** (ca. 50 %), etwa Kopfschmerzen, Krampfanfälle, Depression oder Psychosen
- **Blutbildveränderungen,** in erster Linie Anämie, Leuko- und/oder Thrombozytopenie.

Sonderformen

- Der **kutane Lupus erythematodes** bleibt auf die Haut beschränkt. Am häufigsten ist der chronische **diskoide Lupus erythematodes** mit scheibenförmigen Hautherden
- Der **medikamenteninduzierte Lupus erythematodes** wird durch eine Vielzahl von Arzneimitteln ausgelöst. Er verschwindet nach Absetzen des Arzneimittels in der Regel wieder.

Diagnostik

Zentral in der Diagnosesicherung sind Blutuntersuchungen: 90 % der Patientinnen haben antinukleäre Antikörper (→ 28.4.1) im Blut. Quasi beweisend sind aber nur **Antikörper gegen doppelsträngige DNA** *(Anti-dsDNA)* und **Antikörper gegen Sm-Nukleoprotein** *(Anti-Sm),* ein spezielles Eiweiß im Zellkerninneren. Zusätzliche Untersuchungen dienen der Erfassung von Organschäden.

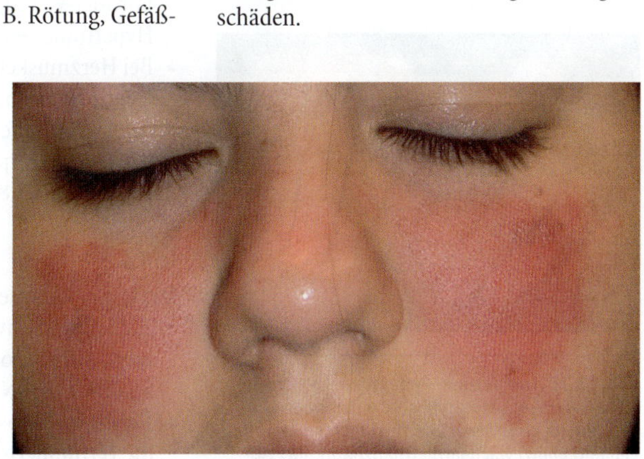

Abb. 28.14 Ausgeprägtes Schmetterlingserythem bei systemischem Lupus erythematodes. [G520]

Diagnosekriterien SLE

Ein systemischer Lupus erythematodes wird diagnostiziert bei (vereinfacht nach [12]):

- ANA einmalig ≥ 1: 80
- ≥ 10 Punkte in den ACR/EULAR-Kriterien von 2019 (→ Tab. 28.5), wobei aktuell mind. ein klinisches Kriterium vorhanden sein muss.

Behandlungsstrategie

Eine ursächliche Therapie ist nicht möglich. Ziel ist eine möglichst niedrige Krankheitsaktivität [13]:

Tab. 28.5 ACR/EULAR-Klassifikationskriterien des systemischen Lupus erythematodes 2019 (ACR, EULAR → Tab. 28.4), leicht vereinfacht nach [12]. Bei den einzelnen Kriterien zählt jeweils die höchste Punktzahl, danach wird die Summe gebildet.

Klinische Kriterien	Punkte
Allgemeinsymptome: Fieber	2
Haut:	
• Nicht vernarbende Alopezie (Haarausfall)	2
• Mundulzera	2
• Subakut-kutaner oder diskoider LE	4
• Akuter kutaner LE	6
Arthritis:	
• Synovitis *oder* Druckschmerz in ≥ 2 Gelenken *und* Morgensteifigkeit ≥ 30 min	6
Neurologie:	
• Delir	2
• Psychose	3
• Krampfanfälle	5
Serositis:	
• Pleura- oder Perikarderguss	5
• Akute Perikarditis	6
Hämatologie:	
• Leukozytopenie	3
• Thrombozytopenie	4
• Autoimmunhämolyse	4
Nieren:	
• Proteinurie > 0,5 g/24 Std.	4
• Lupusnephritis (histol.) Typ II, V	8
• Lupusnephritis (histol.) Typ III, IV	10
Immunologische Kriterien	**Punkte**
Antiphospholipid-Antikörper: Anticardiolipin- oder β2-Glykoprotein-I-Antikörper oder Lupus-Antikoagulans positiv	2
Komplement:	
• C3 oder C4 vermindert	3
• C3 und C4 vermindert	4
Hochspezifische Antikörper: Anti-dsDNA- oder Anti-Sm-Antikörper	6

- Hydroxychloroquin/Chloroquin (➔ Pharma-Info 28.2) ist bei allen Patientinnen möglich, ebenso Glukokortikoide (➔ Pharma-Info 26.1), die aber in der Langzeittherapie minimiert werden sollen
- Bei Nicht-Ansprechen bzw. Unmöglichkeit einer Glukokortioidreduktion werden Immunsuppressiva (➔ Pharma-Info 28.2) gegeben, etwa Methotrexat, Azathioprin, Mycophenolat-Mofetil, Calcineurinihibitoren oder Cyclophosphamid. Zusatztherapie bei weiter unzureichendem Ansprechen ist der monoklonale Antikörper Belimumab (z. B. Benlysta®), der sich gegen ein B-Lymphozyten-stimulierendes Protein richtet
- Rauchen sollte auf jeden Fall unterlassen werden, da es die Medikamentenwirkung und evtl. die Erkrankung selbst verschlechtert.

Weitere kardiovaskuläre Risikofaktoren werden optimal eingestellt, Organschäden entsprechend der üblichen Richtlinien behandelt.

Pflege

Die Pflege einer Patientin mit einem systemischen Lupus erythematodes kann abhängig vom jeweiligen Organbefall sehr umfassend sein:

- Mögliche Auslöser eines Krankheitsschubs vermeiden:
  - Da Sonnenlicht zu den häufigsten Auslösern gehört, sollen Betroffene nicht direkt am Fenster liegen
  - Bei Aufenthalt im Freien generell Sonnenschutzmittel mit hohem Lichtschutzfaktor verwenden und auf ausreichende Hautbedeckung achten (lange Hosen und Shirts)
  - Auch künstliche UV-Strahlen (wie beispielsweise in Sonnenstudios) sind zu meiden
- Wegen der erhöhten Infektionsgefährdung infolge der Medikation vor Infektionen schützen (z. B. Zahnärztin vor Zahnsanierung wegen einer evtl. Antibiotikaprophylaxe darauf aufmerksam machen)
- Wegen des erhöhten Osteoporoserisikos bei Glukokortikoidmedikation auf knochengesunden Lebensstil achten (➔ 29.6.1) und ggf. zusätzliche Vitamin-D-Gabe in Betracht ziehen
- Insbesondere bei neu erkrankten Patientinnen auf Wunsch sozialen Dienst einschalten, der u. a. Kontakte zu Selbsthilfegruppen herstellt und Rehabilitationsmaßnahmen einleitet.

Patientenbeobachtung und Dokumentation

- Körpertemperatur (Fieber?)
- Haut
- Schmerzen
- Urinausscheidung und Ödementwicklung (Niereninsuffizienz?), evtl. Sammelurin (➔ 8.1.2)
- Gewichtskontrollen (rasche Gewichtszunahme durch Wassereinlagerung?)
- Blutdruck, Puls (Herzinsuffizienz?), Atmung
- (Neben-)Wirkungen der Arzneimittel.

28.7.3 Systemische Sklerose

DEFINITION

Systemische Sklerose *(progressive systemische Sklerodermie, PSS):* Seltene generalisierte Erkrankung des kollagenen Bindegewebes mit *Sklerosierung* (Verhärtung) von Haut, Gefäßen und inneren Organen. Meist bei Frauen mittleren Alters auftretend und bei Beteiligung innerer Organe schlechte Prognose.

Symptome und Untersuchungsbefund

Die Erkrankung beginnt mit Hautsymptomen, die in der Regel zunächst distal an den Extremitäten auftreten und sich nach proximal ausbreiten:

- 90 % der Patientinnen haben ein sekundäres *Raynaud-Syndrom* (➔ 22.5.5), eine anfallsartige Durchblutungsstörung der Finger oder Zehen, die v. a. durch Kälte ausgelöst wird. In Extremfällen entwickeln sich insbesondere an den Fingerkuppen Nekrosen *(Rattenbissnekrosen)*
- Typisch sind zudem schmerzlose Ödeme an Händen und Füßen. Später verdickt sich die Haut und wird starr, bevor sie im Endstadium atrophiert und wachsartig dünn wird (➔ Abb. 28.15). Durch die Hautschrumpfung werden die Finger in Beugestellung fixiert und verschmälert (**Sklerodaktylie,** *Krallen-, Madonnenfinger*)

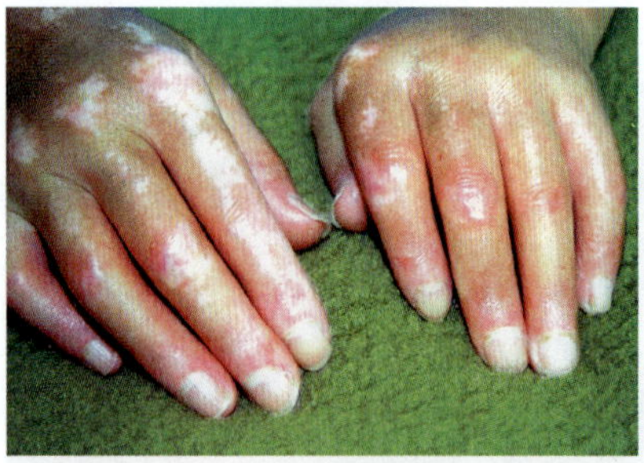

Abb. 28.15 Hände einer Patientin mit systemischer Sklerose. Die Hände sind geschwollen und die Haut ist atrophisch. Sie zeigt Pigmentstörungen und glänzt wachsartig (Glanzhaut). [M114]

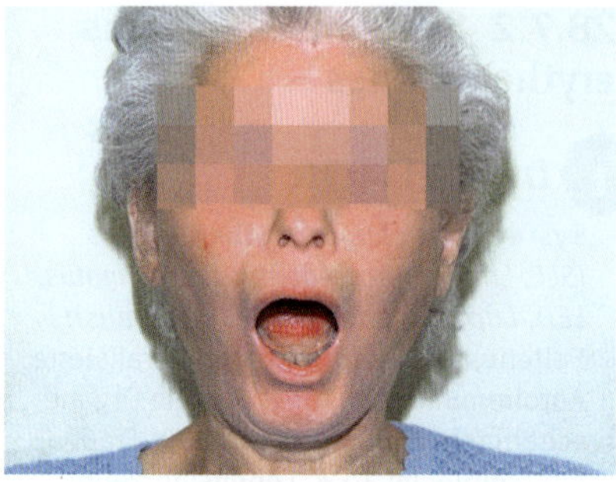

Abb. 28.16 Mikrostomie (verkleinerte Mundöffnung) bei systemischer Sklerose. [M114]

- Befall des Gesichts führt zum charakteristischen *Maskengesicht* mit maskenhafter Starre des Gesichtsausdrucks, Verkleinerung der Mundöffnung (*Mikrostomie* ➔ Abb. 28.16) mit dünnen Lippen und radialer Hautfältelung um den Mund herum *(Tabaksbeutelmund),* Verkürzung des Zungenbändchens (die Patientin kann die Zunge nicht mehr richtig anheben und herausstrecken) sowie Lidschlussproblemen
- Gelenkschmerzen sind recht häufig, das Gelenk wird aber nicht zerstört. Ein Sjögren-Syndrom ist möglich (➔ 28.7.1).

Nach unterschiedlich langer Zeit werden die inneren Organe mitbefallen:

- Relativ früh ist der Ösophagus betroffen mit Schluckbeschwerden und *Refluxösophagitis* (➔ 24.4.1). Beweglichkeitsstörungen des übrigen Magen-Darm-Trakts äußern sich in Durchfall oder Obstipation, krampfartigen Bauchschmerzen oder als *Malabsorptionssyndrom* (➔ 24.6.2)
- Lungenbeteiligung führt zur Lungenfibrose (➔ 23.8), auch eine pulmonale Hypertonie (➔ 23.11.2) ist möglich
- Bei Herzmuskelfibrose entsteht eine Herzinsuffizienz (➔ 21.6)
- Seltener ist eine Nierenbeteiligung mit sekundärer Hypertonie und Niereninsuffizienz (➔ 33.5.8).

Diagnostik

Die Diagnosesicherung erfolgt durch:

- Antikörpernachweis (ANA, Anti-Zentromer-, Anti-Topoisomerase-1- = Anti-Scl-70-, Anti-RNA-Polymerase-Antikörper)
- **Kapillarmikroskopie** *(Kapillaroskopie),* die verminderte, unregelmäßige Nagel-

bettkapillaren mit wechselnden Durchmessern zeigt
- Ggf. Hautbiopsie.

Weitere Untersuchungen sollen eine Beteiligung innerer Organe erfassen.

Behandlungsstrategie

Medikamentös werden u.a. Glukokortikoide, Methotrexat und Cyclophosphamid sowie bei Lungenfibrose der Tyrosinkinasehemmer Nintedanib (z.B. Ofev®) eingesetzt. Hinzu kommen Medikamente, z.B. zur symptomatischen Therapie der Organmanifestationen. Auch das Raynaud-Syndrom wird symptomatisch behandelt. Regelmäßige physio- und ergotherapeutische Übungen sind unerlässlich, um die Beweglichkeit möglichst lange zu erhalten. Bei fortschreitendem Verlauf mit schlechter Prognose wird eine autologe Blutstammzelltransplation erwogen, deren Wirkmechanismus unklar ist.

Auch der Kontakt zu Selbsthilfegruppen kann nützliche Informationen liefern.

Pflege

Bewegung

Um die Schrumpfung der Haut zu verzögern und die wichtige Handbeweglichkeit zu erhalten, soll die Patientin mit den Händen so oft wie möglich knetende Bewegungen ausführen, z.B. an weichen Schaumgummibällen.

Haut

Die Haut der Betroffenen ist extrem empfindlich, insbesondere an Händen und Füßen. Sie muss wegen der Gefahr irreversibler Schäden sorgfältig gepflegt und vor Austrocknung, Kälte und mechanischen Belastungen (Druck, Reiben) geschützt werden:
- Nicht (passiv) rauchen (Nikotin verengt die Blutgefäße weiter)
- Den gesamten Körper, besonders aber Hände und Füße, immer warm halten. Hände nur mit warmem Wasser waschen, anschließend eincremen
- Die Haut sorgfältig pflegen, ausreichend trinken
- Rasch wachsende Hornhaut durch Fachkräfte entfernen lassen
- Rattenbissnekrosen der Fingerspitzen steril verbinden
- Wärmende, nicht einengende Kleidung tragen, Schuhe ausreichend groß wählen
- Mund und Zähne sorgfältig pflegen (ggf. mit elektrischer Zahnbürste und Munddusche). Zahnärztliche Behandlungen sind wegen der verkleinerten Mundöffnung schwierig.

Ernährung

Die verminderte Mundöffnung, Zahnlockerung (durch krankheitsbedingten Knochenabbau) und retrosternale Schmerzen beim Schlucken (v.a. von festen Speisen) erschweren die Nahrungsaufnahme. Die Ösophagusbeteiligung führt zu Sodbrennen und Aufstoßen.

Die Pflegenden bereiten die Speisen so zu, dass sie in den Mund eingeführt werden können, bestellen ggf. weiche Kost und beraten die Betroffenen zum Umgang mit Refluxösophagitis (→ 24.4.1).

Ausscheidung

Sklerodermie-Patientinnen leiden häufig unter ständigem Wechsel von Durchfall und Obstipation (Pflege → 8.2.6, → 24.2.6).

Bei Mitbeteiligung der Nieren werden Urinmenge und -aussehen beobachtet und dokumentiert und der Blutdruck regelmäßig kontrolliert.

Körpertemperatur

Die Betroffenen frieren häufig extrem. Hier ist auf eine im Vergleich zu Gesunden erhöhte Raumtemperatur und wärmere Kleidung etwa bei Transporten zu achten. Ggf. informieren die Pflegenden im Vorfeld auch die Mitarbeiter von Funktionsbereichen (z.B. Röntgen, EKG).

Schlaf

Lidschlussprobleme, Schmerzen und Beschwerden durch trockene Augen führen zu Ein- und Durchschlafstörungen. Folgende Maßnahmen können helfen:
- Schmerzmittel ausreichend früh einnehmen
- Augen-Gel auftragen, Schlafbrille aufsetzen, ggf. zur Nacht Salbenverbände auf die Augen legen (→ 35.1.9)
- Möglichst Einzelzimmer anbieten.

28.7.4 Polymyositis/Dermatomyositis

DEFINITION

Polymyositis, Dermatomyositis (*PM* bzw. *DM*): Seltene, entzündliche Systemerkrankungen der Skelettmuskulatur *(Polymyositis)* oder der Skelettmuskulatur und der Haut *(Dermatomyositis)*.

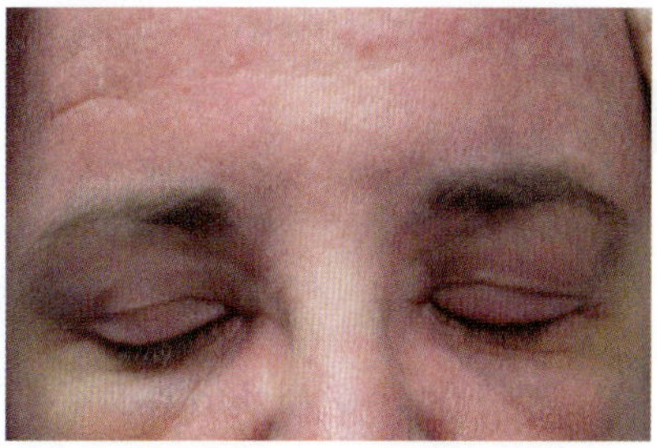

Abb. 28.17 Rötung und Schwellung um die Augen bei Dermatomyositis. [G056]

Symptome, Befund und Diagnostik

Leitsymptome der **Polymyositis** sind ein gestörtes Allgemeinbefinden und eine symmetrische Muskelschwäche in Schulter- und Beckengürtel. Problematisch sind z.B. Aufstehen aus dem Sitzen, Treppensteigen oder Kämmen. Ein Teil der Patientinnen hat zudem muskelkaterartige Schmerzen. Begleitende Gelenkschmerzen gehen nicht mit Gelenkzerstörung einher. Eine Beteiligung der Muskulatur, z.B. des Ösophagus, ruft Schluckbeschwerden, Herzbeteiligung eine Herzinsuffizienz hervor.

Bei der **Dermatomyositis** treten zusätzlich Hautveränderungen auf, insbesondere:
- Ein typisches, rötlich-livides Ödem um die Augen (→ Abb. 28.17)
- Rot-lila Ausschläge an Schultern, Rücken, Dekolleté und Oberarm
- Rötlich-livide Knötchen an den Fingerstreckseiten **(Gottron-Papeln)**
- Pigmentstörungen.

Die Blutuntersuchung zeigt erhöhte Entzündungswerte und Muskelenzyme. Es gibt verschiedene recht spezifische Autoantikörper, die aber nicht immer nachweisbar sind. *EMG* (Ableitung der Muskelströme, → 37.3.5) und *Muskelbiopsie* sind pathologisch verändert.

Insbesondere bei der Dermatomyositis muss, ggf. wiederholt, nach einem Tumor gesucht werden, da diese oft mit bösartigen Tumoren assoziiert ist und der Tumormanifestation auch vorangehen kann.

Behandlungsstrategie

Mittel der Wahl sind Glukokortikoide (→ Pharma-Info 26.1) und Immunsuppressiva (→ Pharma-Info 31.2).

Die physikalische Therapie besteht im akuten Schub aus kontrakturverhütenden Positionierungen. Später ist Physiotherapie notwendig.

28.8 Vaskulitiden

DEFINITION

Vaskulitis *(Angiitis):* Gefäßwandentzündung, ganz überwiegend der Arterien **(Arteriitis).**

28.8.1 Primäre Vaskulitiden

DEFINITION

Primäre Vaskulitiden: Autoimmunbedingte Gefäßwandentzündungen. Symptome, Verlauf und Prognose sehr variabel.

Krankheitsentstehung

Die Ursache der **primären Vaskulitiden** ist unklar.

Die genauen Autoimmunprozesse, Art der Gefäßwandentzündung (nekrotisierend/nicht nekrotisierend) sowie bevorzugt betroffene Gefäße (→ Abb. 28.18) und Organe hängen von der Erkrankung ab (→ Tab. 28.6).

Symptome, Befund und Diagnostik

Die Beschwerden der Patientinnen sind Folgen der Gefäßverengungen und -verschlüsse (beispielsweise durch Thrombosen), die bis zu Organinfarkten führen können.

Allgemein- und Organsymptome

Das klinische Bild der systemischen Vaskulitiden ist bunt.
Bei Allgemeinsymptomen (v. a. Fieber, Abgeschlagenheit) zusammen mit verschiedenen Organsymptomen, die scheinbar nicht „zusammenpassen", ist stets eine vaskulitische Ursache zu erwägen.

Diagnostisch stehen Blutuntersuchungen und (Gefäß-)Biopsien im Vordergrund. Bei Befall größerer Gefäße helfen z. T. bildgebende Verfahren (Duplexsonografie, CT-, MR-Angiografie).

Tab. 28.6 Wichtige primäre Vaskulitiden im Überblick.

Erkrankung	Klinische Charakteristika
Vaskulitis großer Arterien	
Takayasu-Arteriitis	Hauptsächlich junge Frauen erkrankt. Durch Befall der Aorta und ihrer großen Äste Durchblutungsstörungen des Arms, des Gehirns (Schlaganfallgefahr!), Sehstörungen, Herz-, Atembeschwerden. Massive BSG-Erhöhung. Therapie mit Glukokortikoiden, Immunsuppressiva, ggf. Thrombozytenaggregationshemmern, Gefäßeingriffen.
Riesenzellarteriitis (früher *Arteriitis temporalis, Morbus Horton*)	In der Regel › 60-Jährige betroffen, Frauen häufiger als Männer. Leitsymptome: Kopfschmerzen, Kauschmerzen, allgemeines Krankheitsgefühl, evtl. verschiedene Augensymptome. Erblindungsgefahr! Massive BSG-Erhöhung. Zunehmend Kombinationstherapie aus Tocilizumab (z. B. RoActemra®) und Glukokortikoiden über 6–12 Monate statt Glukokortikoiden über meist 2 Jahre.
Polymyalgia rheumatica	Eng verwandt, evtl. Minorform der Riesenzellarteriitis mit Muskelschmerzen (v. a. von Schulter-, Beckengürtelmuskulatur), evtl. Allgemeinbeschwerden. Massive BSG-Erhöhung, normale Muskelenzyme. Behandlung wie Riesenzellarteriitis, jedoch niedriger dosiert.
Vaskulitis mittelgroßer Arterien	
(Klassische) Panarteriitis nodosa *(cPAN)*	Betrifft v. a. Männer mittleren Alters. Typischerweise Allgemeinbeschwerden plus verschiedenste Symptome mehrerer Organe, z. B. Haut, Magen-Darm, Herz, ZNS. Behandlung mit Immunsuppressiva und Glukokortikoiden, bei Hepatitis-B-assoziierter Form (zusätzlich) Therapie der Hepatitis B.
Kawasaki-Syndrom *(mukokutanes Lymphknotensyndrom)*	Erkrankung des Kleinkind- und Kindergartenalters. Beginn mit Fieber (≥ 5 Tage), Augenbindehaut-, Mundschleimhautentzündung, „Himbeerzunge", trockenen, rissigen Lippen, vergrößerten Halslymphknoten. Dann Hautrötung der Hände und Füße, rumpfbetonter Hautausschlag. Gefürchtet: Herzrhythmusstörungen und Herzkranzgefäßaneurysmen. Bei frühzeitiger Behandlung (Immunglobuline, Azetylsalizylsäure) meist gute Prognose.
Vaskulitis kleiner Arterien	
ANCA-negativ: **Hypersensitivitätsangiitis** (*allergische Vaskulitis,* immunkomplexassoziiert)	Ursächlich allergische Reaktion auf Infekte oder Arzneimittel. Buntes klinisches Bild. Therapeutisch Infektbehandlung, Absetzen des Medikaments. Wichtiger Vertreter: *Purpura Schoenlein-Henoch* (→ 27.9.4) des Kindes mit Purpura an den Streckseiten der Extremitäten, Gelenkschwellung, Magen-Darm- und oft Nierenbeteiligung. Meist spontanes Abheilen.
Goodpasture-Syndrom (Anti-GBM-assoziiert, nicht von allen Autoren zu den Vaskulitiden gezählt)	Seltene Erkrankung, meist Männer mittleren Alters betreffend. Kombination aus Lungenbefall (Bluthusten) und Nierenbeteiligung, meist unter dem Bild einer rasch progressiven Glomerulonephritis. Behandlung durch Immunsuppression und Plasmapherese.
ANCA-positiv: **Mikroskopische Polyangiitis** *(MPA)*	Im Vordergrund Lungen- und Nierenbefall (oft rasch progrediente Glomerulonephritis). Behandlung ähnlich wie bei Panarteriitis nodosa.
Granulomatose mit Polyangiitis *(Wegener-Granulomatose)*	Altersgipfel mittleres Erwachsenenalter. Zunächst Befall der oberen Luftwege, später Lungen- und Nierenbeteiligung. Therapie v. a. mit Glukokortikoiden und Immunsuppressiva. Bei rechtzeitiger Behandlung heute gute Prognose.
Eosinophile Granulomatose mit Polyangiitis *(Churg-Strauss-Syndrom)*	Zunächst allergische Rhinitis/Asthma, später systemische Vaskulitis, oft mit Befall von Herz, Lungen, Nerven. Therapie mit Glukokortikoiden und Immunsuppressiva.

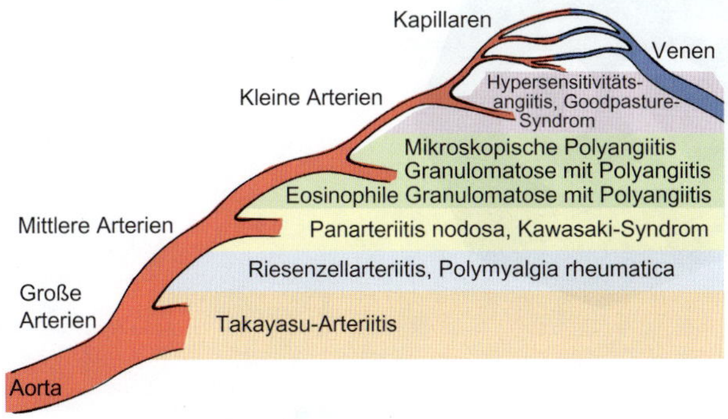

Abb. 28.18 Übersicht über die betroffenen Gefäßabschnitte bei den verschiedenen Vaskulitiden. [L157]

Behandlungsstrategie und Pflege

Unbehandelt ist die Prognose meist zweifelhaft oder schlecht. Bei frühzeitiger Behandlung, v.a. mit Glukokortikoiden und Immunsuppressiva, ist die Prognose heute wesentlich besser als früher.

Weitere Behandlungs- und pflegerische Maßnahmen hängen von den bereits gesetzten Organschäden ab.

28.8.2 Sekundäre Vaskulitiden

Häufiger als primäre Vaskulitiden sind **sekundäre Vaskulitiden.** Sie treten im Rahmen beispielsweise einer Kollagenose oder Infektion oder als Medikamentennebenwirkung auf. Vorrangig ist hier die Behandlung der Grunderkrankung.

28.9 Fibromyalgiesyndrom

DEFINITION

Fibromyalgiesyndrom *(FMS):* Ursächlich unklares, funktionelles somatisches Syndrom mit länger dauernden Schmerzen in mehreren Körperregionen, Schlafstörungen und Erschöpfung ohne Nachweis von Entzündungszeichen. Gut 2% der Bevölkerung betroffen, Frauen wesentlich häufiger als Männer. Altersgipfel etwa bei 40–50 Jahren. Langjähriger Verlauf, jedoch gute Prognose.

Krankheitsentstehung

Das **Fibromyalgiesyndrom** ist nach wie vor ursächlich unklar und wohl multifaktoriell bedingt, d.h. durch ein Zusammenspiel körperlicher (z.B. gestörte zentrale Schmerzverarbeitung), psychischer und sozialer Faktoren.

Symptome, Befund und Diagnostik

Leitsymptome sind [14]:

- Schmerzen am Bewegungsapparat in mehreren Körperregionen und wechselnder Lokalisation über mindestens drei Monate, zusätzlich oft Schwellungs- und Steifheitsgefühl
- Müdigkeit, schnelle Erschöpfbarkeit
- Schlafstörungen/nicht erholsamer Schlaf.

Oft besteht Druckschmerz an definierten *Tender Points.* Der körperliche Untersuchungsbefund ist ansonsten unauffällig.

Zum Ausschluss anderer Erkrankungen (die Diagnose ist eine Ausschlussdiagnose) erfolgt immer eine Blutuntersuchung (mit BSG, CRP, BB, CK, TSH, Kalzium). Eine weitere Diagnostik erfolgt bei Hinweisen auf somatische Ursachen.

Behandlungsstrategie

Die Behandlung ist symptomatisch und multimodal und umfasst eine ausführliche Patienteninformation über die Erkrankung, angepasste körperliche (z.B. Ausdauer- und Krafttraining, Trocken-, Wassergymnastik) und psychosoziale Aktivierung, Verhaltens- und Schmerztherapie. Zeitlich befristete Medikamentengabe (z.B. Amitriptylin, etwa Amineurin®) ist möglich. Übergewicht sollte reduziert werden [14].

29

PFLEGE BEI ORTHOPÄDISCHEN UND TRAUMATOLOGISCHEN ERKRANKUNGEN

Christine Keller

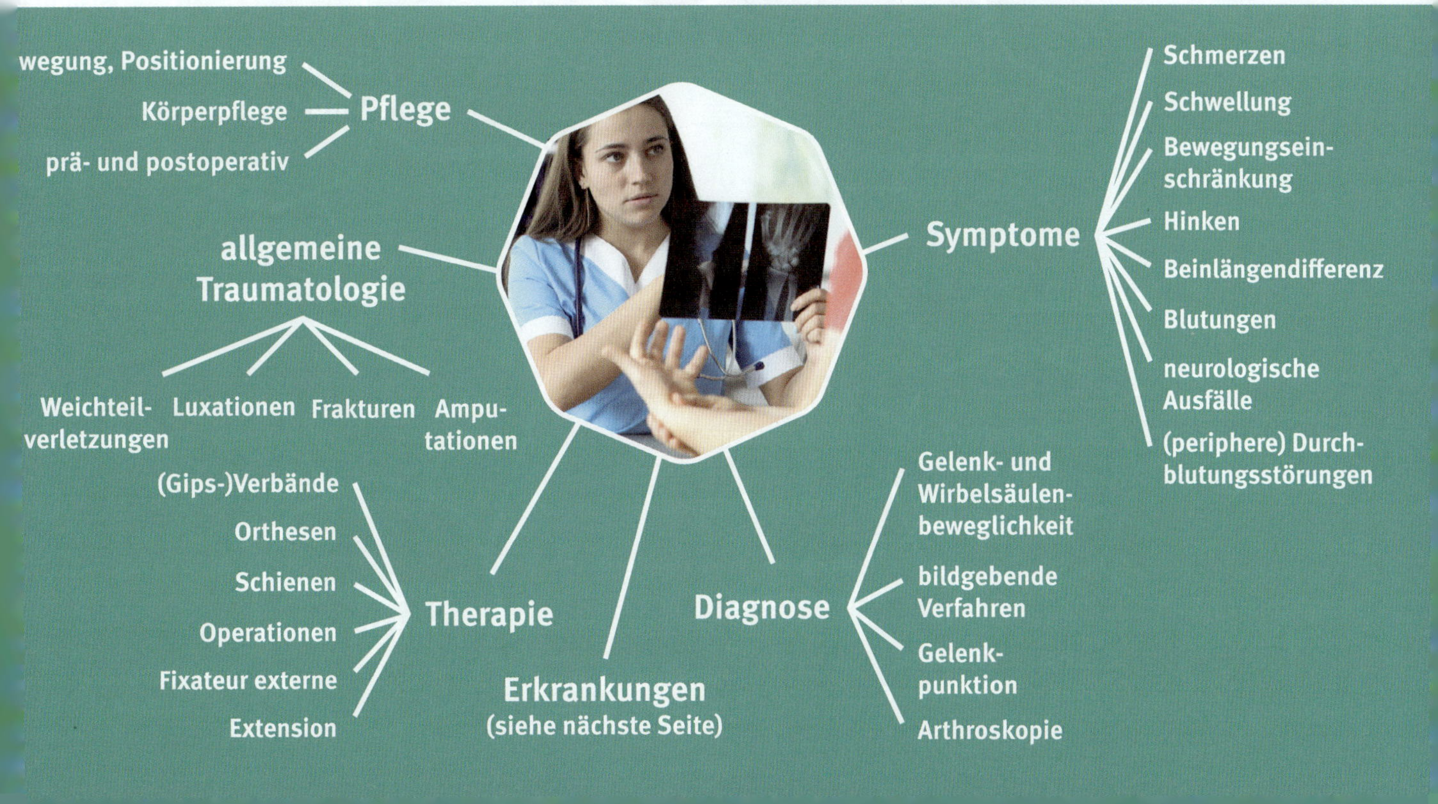

Pflege
wegung, Positionierung
Körperpflege
prä- und postoperativ
allgemeine Traumatologie
Weichteil-verletzungen
Luxationen
Frakturen
Ampu-tationen
Therapie
(Gips-)Verbände
Orthesen
Schienen
Operationen
Fixateur externe
Extension
Erkrankungen
(siehe nächste Seite)
Diagnose
Gelenk- und Wirbelsäulen-beweglichkeit
bildgebende Verfahren
Gelenk-punktion
Arthroskopie
Symptome
Schmerzen
Schwellung
Bewegungsein-schränkung
Hinken
Beinlängendifferenz
Blutungen
neurologische Ausfälle
(periphere) Durch-blutungsstörungen

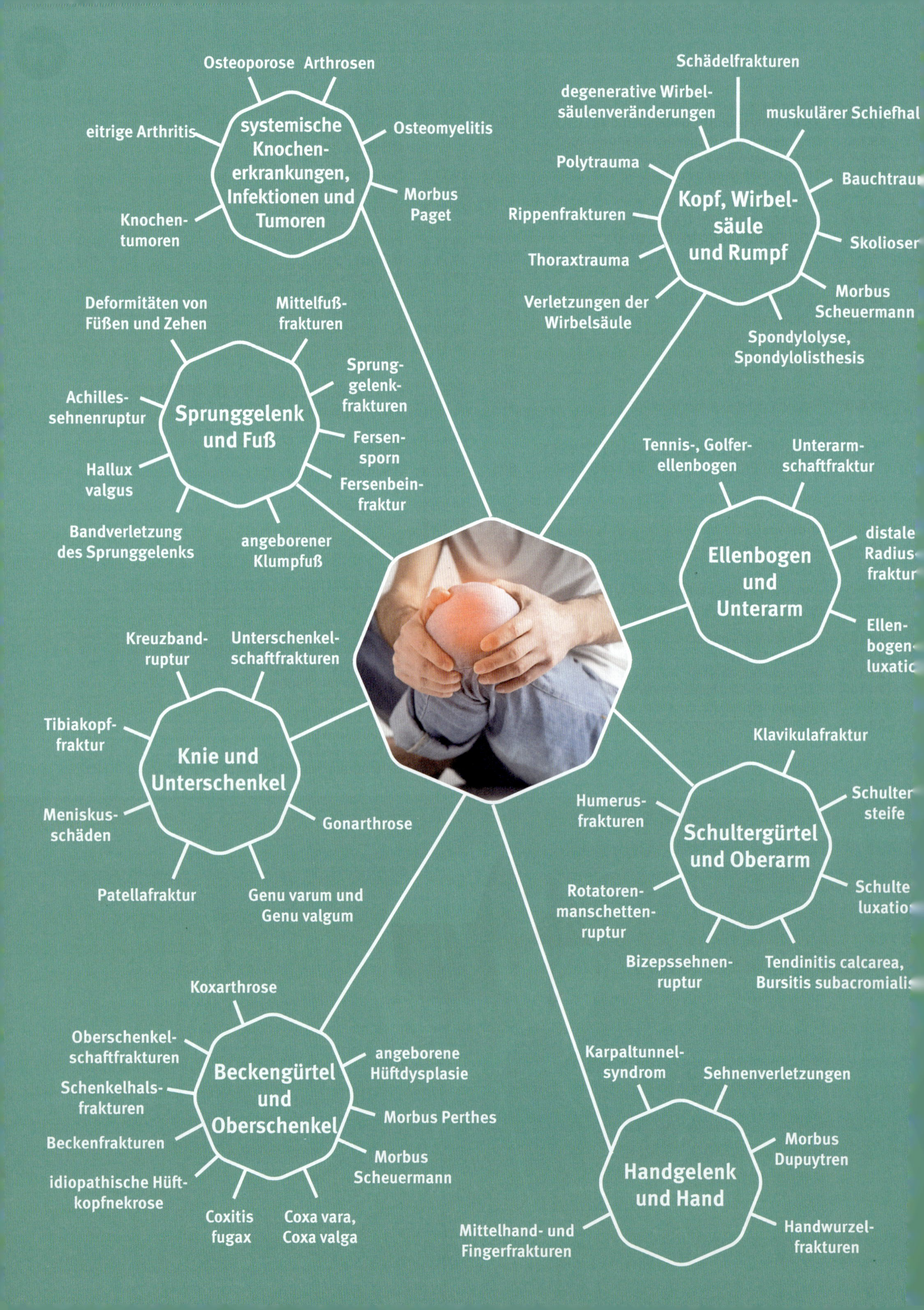
systemische Knochenerkrankungen, Infektionen und Tumoren
Osteoporose
Arthrosen
Osteomyelitis
Morbus Paget
Knochentumoren
eitrige Arthritis
Kopf, Wirbelsäule und Rumpf
Schädelfrakturen
degenerative Wirbelsäulenveränderungen
muskulärer Schiefhal
Polytrauma
Bauchtrau
Rippenfrakturen
Skolioser
Thoraxtrauma
Morbus Scheuermann
Verletzungen der Wirbelsäule
Spondylolyse, Spondylolisthesis
Sprunggelenk und Fuß
Deformitäten von Füßen und Zehen
Mittelfußfrakturen
Sprunggelenkfrakturen
Achillessehnenruptur
Fersensporn
Hallux valgus
Fersenbeinfraktur
Bandverletzung des Sprunggelenks
angeborener Klumpfuß
Ellenbogen und Unterarm
Tennis-, Golferellenbogen
Unterarmschaftfraktur
distale Radiusfraktur
Ellenbogenluxatio
Knie und Unterschenkel
Kreuzbandruptur
Unterschenkelschaftfrakturen
Tibiakopffraktur
Meniskusschäden
Gonarthrose
Patellafraktur
Genu varum und Genu valgum
Schultergürtel und Oberarm
Klavikulafraktur
Humerusfrakturen
Schultersteife
Rotatorenmanschettenruptur
Schulteluxatio
Bizepssehnenruptur
Tendinitis calcarea, Bursitis subacromiali
Beckengürtel und Oberschenkel
Koxarthrose
Oberschenkelschaftfrakturen
angeborene Hüftdysplasie
Schenkelhalsfrakturen
Morbus Perthes
Beckenfrakturen
Morbus Scheuermann
idiopathische Hüftkopfnekrose
Coxitis fugax
Coxa vara, Coxa valga
Handgelenk und Hand
Karpaltunnelsyndrom
Sehnenverletzungen
Morbus Dupuytren
Mittelhand- und Fingerfrakturen
Handwurzelfrakturen

Die medizinischen Fachgebiete

DEFINITION

Orthopädie: Befasst sich mit Prävention, Diagnostik und Therapie angeborener oder erworbener Form- und/oder Funktionsfehler des Bewegungsapparats sowie der Rehabilitation des Patienten.

Traumatologie (*griech.* trauma = Verletzung, Wunde): Lehre von der Entstehung, Verhütung und Behandlung von Verletzungen.

Unfallchirurgie: Befasst sich mit Diagnostik, konservativer und operativer Behandlung sowie Rehabilitation von Verletzungen (insbesondere des Bewegungsapparats) einschließlich deren Folgeschäden.

Orthopädie und Unfallchirurgie bilden zusammen ein medizinisches Fachgebiet.

Arbeitsunfälle und private Unfälle

Ein **Arbeitsunfall** liegt vor, wenn eine *versicherte Person* (z. B. Arbeitnehmer, Kindergartenkind, Schüler) während einer *versicherten Tätigkeit* (z. B. Arbeit, Arbeitsweg, Schulbesuch, Schulsport) einen *Unfall* mit *Körperschaden* (z. B. Knochenbruch) erleidet. Dagegen spricht man z. B. bei Sportunfällen in der Freizeit oder Unfällen zu Hause von **privaten Unfällen.**

Diese Unterscheidung hat versicherungsrechtliche Bedeutung: Bei Arbeitsunfällen besteht Versicherungsschutz durch die **Berufsgenossenschaft** *(BG),* bei Dauerschaden ggf. Rentenanspruch. Nach einem Arbeitsunfall *muss* der Patient so früh wie möglich einen **Durchgangsarzt** *(D-Arzt)* aufsuchen, d. h. einen von der Berufsgenossenschaft zugelassenen (Fach-)Arzt mit Erfahrungen in der Traumatologie. Dieser entscheidet, ob eine allgemeine Heilbehandlung durch den Hausarzt oder eine spezielle Heilbehandlung durch D-Arzt erforderlich ist und erstellt einen **Durchgangsarztbericht** *(D-Bericht)* [1].

29.1 Pflege bei orthopädischen und traumatologischen Erkrankungen

Wunden und Wundversorgung → 43.13

29.1.1 Situation des Patienten

Menschen, die von einem Unfall betroffen sind, werden jäh aus dem Leben gerissen. Der Verletzte erreicht den Arzt oder das Krankenhaus meist unvorbereitet, z. B. in zerrissener oder Berufskleidung, ohne dass Angehörige Bescheid wissen oder die Betreuung seiner Kinder gesichert ist. Zusätzlich zu den oft schmerzhaften Verletzungen stehen die Patientinnen und Patienten (im Folgenden nur noch „Patient") häufig „unter Schock" und zeigen Angst, Verzweiflung, Überaktivität, Desorientierung oder Rückzug.

Die unfallbedingten Verletzungen können folgenlos ausheilen oder nur geringe Einschränkungen hinterlassen. Im ungünstigsten Fall bleiben aber Dauerschäden, oft am Bewegungsapparat. Sie schränken den Patienten in seiner Lebensführung ein, möglicherweise bis hin zur Berufsunfähigkeit oder Immobilität.

Auch Patienten mit orthopädischen Erkrankungen leiden häufig unter dauerhaften Bewegungseinschränkungen. Bei degenerativen Erkrankungen kommen oft noch Schmerzen hinzu, die Patient und Angehörige belasten.

Rehabilitationsmaßnahmen, physikalische Maßnahmen und orthopädische Hilfsmittel unterstützen den Patienten bei der Bewältigung seiner Erkrankung oder Verletzung und müssen deshalb frühestmöglich eingeleitet bzw. bereitgestellt werden.

Pflegende unterstützen den Patienten bei der Krankheitsbearbeitung und fördern seine Selbstständigkeit. In Zusammenarbeit mit Physio- und Ergotherapeuten und Orthopädietechnikern leiten sie ihn zu spezifischen Lagerungen und Mobilisationstechniken an und beraten ihn im Umgang mit orthopädischen Hilfsmitteln und orthopädietechnischen Versorgungen.

29.1.2 Beobachten, Beurteilen und Intervenieren

Bewegung

Hilfsmittel zur Mobilisation → 9.6.5
Kontrakturenprophylaxe → 9.7
Dekubitusprophylaxe → 6.11

Pflegefachpersonen beobachten den Patienten v. a. auf Beweglichkeit, Haltung, Gangbild und Schmerzen, da diese wichtig sind für den Unterstützungsbedarf.

Ist keine spezielle **Positionierung** angeordnet, so wird die Bequemlichkeit des Patienten berücksichtigt. Spezielle **Positionierungen,** z. B. auf einer Schiene (→ Abb. 29.3, → Tab. 29.2) oder eine flache Rückenlage, werden vom Arzt angeordnet. Die Pflegenden erklären dem Patienten deren Notwendigkeit.

Mit der **Mobilisation** wird so früh wie möglich begonnen, auch wenn Beweglichkeit oder Belastung anfangs evtl. nur eingeschränkt erlaubt sind. Damit soll Komplikationen wie Pneumonie oder Kontrakturen vorgebeugt werden. Selbstwertgefühl und Motivation steigen, wenn der Patient merkt, dass er Fortschritte hin zur Selbstständigkeit macht. Jede Mobilisation wird mit dem Arzt abgesprochen, ggf. wird rechtzeitig davor ein Schmerzmittel verabreicht.

Haut

Viele Patienten benötigen aufgrund der eingeschränkten Beweglichkeit Unterstützung bei der **Körperpflege.** Hilfsmittel tragen dazu bei, dass der Patient größtmöglich (teilweise) selbstständig ist, z. B.:

- Verschiedene Hilfsmittel zum Waschen, Duschen, Baden sowie zur Toilettenbenutzung, z. B. eine gekrümmte Badebürste mit Griff zum Waschen des Rückens oder Toilettensitzerhöhungen für Patienten nach einer Operation der Hüfte (→ Abb. 29.1)
- Hilfsmittel zum Anziehen, etwa Strumpfanziehhilfen oder Reißverschlusshilfen
- Kippbare Spiegel und höhenverstellbare Waschbecken.

Praktische **Kleidung,** z. B. Hosen und Röcke mit Gummibund, Hosen mit seitlichen Reiß- oder Klettverschlüssen, weite Hemden und Pullover, Schuhe zum Hineinschlüpfen oder mit Klettverschluss, ermöglicht bewegungseingeschränkten Patienten größtmögliche Selbstständigkeit. Die Schuhe sollen eine nicht rutschende Sohle haben, gut passen und einen sicheren Stand und Gang ermöglichen.

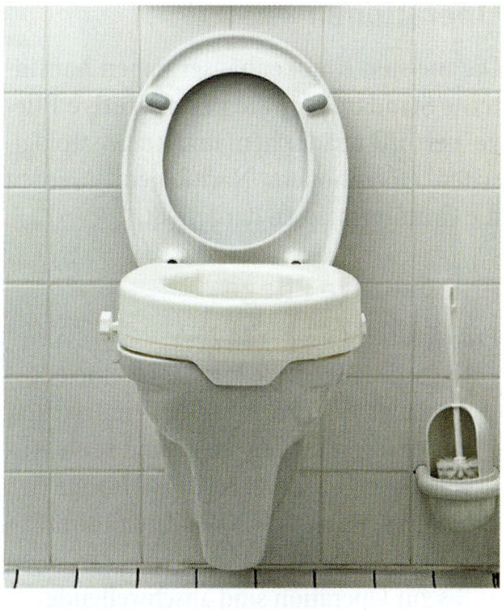

Abb. 29.1 Toilettensitzerhöhung, die dem Patienten die Benutzung der Toilette erleichtert. [K115]

Atmung

Insbesondere bei Gips- oder anderen Verbänden im Kopf-, Hals- und Brustbereich (→ Abb. 29.21), aber auch bei Schanz-Krawatten oder Zervikalstützen (→ Abb. 29.56) fühlen sich manche Patienten so eingeengt, dass es zu Atemnot kommen kann.

Verletzungen und Erkrankungen mit Schmerzen im Bereich von Thorax, Rücken und Bauch führen häufig zur Schonatmung. Zusätzliche Immobilität erhöht das Pneumonierisiko weiter. Die Pflegenden beobachten die Atmung und leiten Maßnahmen der Pneumonieprophylaxe ein (→ 3.4). Gegebenenfalls verabreichen sie angeordnete Schmerzmittel, um einer schmerzbedingten Schonatmung vorzubeugen.

Schlaf

Die Nachtruhe der Patienten kann durch Schmerzen, Ruhigstellung von Extremitäten und notwendige Positionierungen erheblich gestört sein. Die Pflegenden unterstützen die Patienten, indem sie für störungsfreie Zeiten während der Nacht sorgen, auf eine bedarfsgerechte Schmerzbehandlung (→ 13.3.1) achten und Lagerungen sorgfältig ausführen. Auch eine kurzzeitige Gabe eines Schlafmittels ist denkbar.

Ernährung

Verletzungen im Bereich der oberen Extremität oder eine flache Rückenlage behindern die selbstständige Nahrungsaufnahme. Die Pflegenden unterstützen den Patienten beim Essen und Trinken und setzen ggf. Hilfsmittel ein.

29.1.3 Pflege bei orthopädischen und traumatologischen Operationen

Die meisten Krankenhäuser haben hausinterne Standards für die **perioperative Pflege** bei orthopädischen und traumatologischen Operationen. Nachfolgend werden die Grundprinzipien dargestellt.

Präoperative Pflege

Präoperative Pflege → 44.2

- Nach Unfällen jeglicher Art ist eine engmaschige Überwachung der Vitalzeichen notwendig. Der Betroffene und seine Angehörigen brauchen auch psychische Begleitung, da sie durch den Unfall „unter Schock" stehen
- Bis zur Operation sind abschwellende Maßnahmen notwendig: Ruhigstellung, Hochpositionierung, Kühlung. Bei deutlicher Zunahme der Schwellung wird unverzüglich der Arzt informiert, da dies z. B. auf eine Blutung oder ein Kompartmentsyndrom (→ 29.5.6) hinweisen kann
- Die Einhaltung ärztlicher Anordnungen, etwa Bettruhe oder Nichtbelasten einer Extremität, ist wichtig. Schmerzen werden regelmäßig mittels Schmerzassessment (→ 13.2.2) erfragt, die angeordnete Schmerzmedikation verabreicht
- Die medikamentöse Thromboembolieprophylaxe (→ 4.3.3, → 22.6) beginnt bei Operationen am Becken und der unteren Extremität schon präoperativ
- Vor großen Hüftoperationen ist bei Frauen das Legen eines transurethralen Blasenverweilkatheters sinnvoll, da die häufige Benutzung eines Steckbeckens oder Toilettengänge schmerzhaft sind
- Wenn möglich, erlernt der Patient schon präoperativ z. B. das Gehen mit Unterarmgehstützen oder einer Orthese, das Drehen oder Aufsetzen an den Bettrand und Bewegungsübungen.

Postoperative Pflege

Postoperative Pflege → 44.5

- Intermittierende Kühlung mit Eis, Coldpack (jeweils mindestens 20–30 Min.) zur Abschwellung und Nachblutungsprophylaxe (→ 43.6.3)
- Positionierung, Mobilisation und Belastung nach Arztanordnung. Ohne Arztrücksprache darf z. B. keine Schiene entfernt werden, auch wenn der Patient dies wünscht. Der Patient wird über die Notwendigkeit einer bestimmten Position oder Mobilisationstechnik informiert. Eine frühestmögliche Mobilisation ist angestrebt und Kontrakturenprophylaxe (→ 9.7) an den gefährdeten Gelenken
- Manuelle Lymphdrainage oder intermittierende pneumatische Kompression zur Abschwellung/Entstauung (→ 22.10.2)
- Beobachtung auf Dekubitus an gefährdeten Stellen sowie zusätzlich im Bereich von Gipsverbänden, Schienen und Drainagen. Pflegende leiten prophylaktische Maßnahmen ein, z. B. Abpolstern von Schienen/Drainagen (→ Abb. 29.2), Freilagern der Fersen (auch in/auf einer Schiene → Abb. 29.3), Mikropositionierungen (→ 11.6.4), Antidekubitusmatratze
- Nichtmedikamentöse Maßnahmen zur Thromboseprophylaxe (→ 4.3.3)
- Maßnahmen zur Sturzprophylaxe (→ 9.8). Die Patienten sind häufig in ihrer Bewegung eingeschränkt und trotz Hilfsmitteln (→ 9.6.5) unsicher und sturzgefährdet. Pflegende lassen den Patienten ggf. nicht alleine aufstehen und gehen; Gehübungen durch einen Physiotherapeuten
- Regelmäßige Kontrolle der betroffenen Extremität auf **Durchblutung, Motorik** und **Sensibilität** *(DMS)*

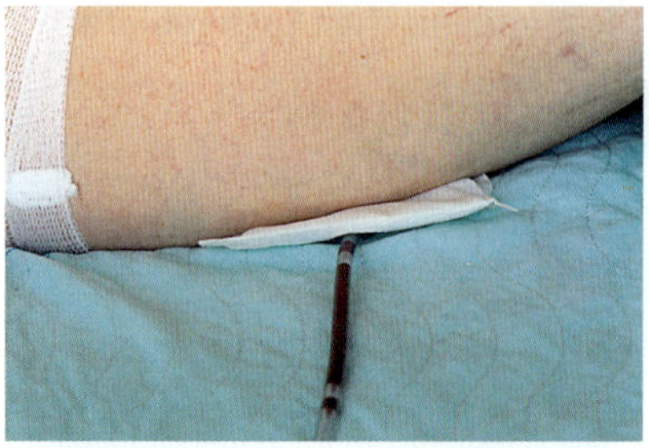

Abb. 29.2 Abpolstern des Drainageschlauchs mit einer dicken Kompresse zur Vermeidung von Druckschäden. [K115]

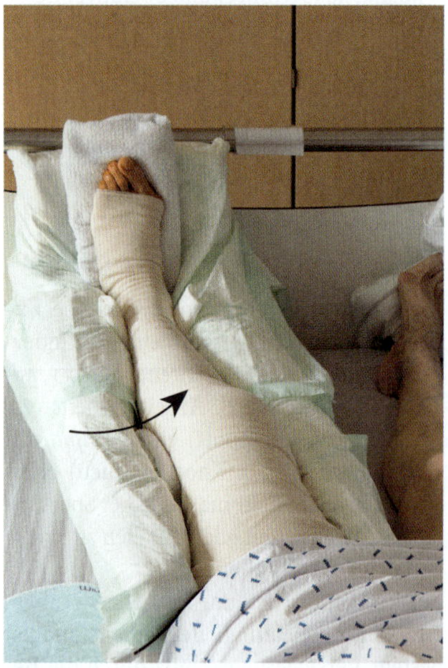

Abb. 29.3 Korrekt gelagertes linkes Bein in einer Beinflachlagerungsschiene. Das Bein ist 10–20° abduziert, die Kniescheibe zeigt nach oben, das Kniegelenk ist unterlagert und dadurch ganz leicht gebeugt, die Ferse ist unterlagert und vor Druckschaden geschützt, der Fuß steht im 90°-Winkel. [K115]

DMS-Kontrolle

Zur **DMS-Kontrolle** prüfen Pflegefachpersonen:

- *Durchblutung:* Pulse tasten, Hauttemperatur fühlen, Hautfarbe beobachten
- *Motorik:* Extremität, Hand und Fuß, Finger und Zehen bewegen lassen
- *Sensibilität:* Berührungsempfinden, Druck- und Schmerzempfinden an

der Extremität prüfen, z. B. Finger oder Zeh berühren und fragen: „Welchen Finger fasse ich an?", „Spüren Sie meine Berührung?"

Alarmzeichen

Alarmzeichen, die eine baldige ärztliche Intervention notwendig machen, sind:

- *Durchblutung:* Abgeschwächter bis nicht mehr tastbarer Puls, deutliches Wärme- oder Kältegefühl, blasse oder blaurote Verfärbung, deutliche Schwellung
- *Motorik:* Steifigkeit von Fingern oder Zehen, unvollständige oder vollständige Lähmung
- *Sensibilität:* Kribbeln, „Ameisenlaufen", Gefühllosigkeit, zunehmende oder neu aufgetretene Schmerzen.

- Umgang mit Drainagen, Verbandswechsel, Entfernung von Fäden oder Klammern gemäß den allgemeinen Prinzipien (→ 43.13.6, → 44.5.5, → 44.5.6). An der unteren Extremität werden häufig zunächst nur Teilfäden/-klammern entfernt
- Durch eine mehr oder weniger stark ausgeprägte Immobilität kann es zur Darmträgheit und Obstipation kommen, weshalb Maßnahmen der Obstipationsprophylaxe notwendig werden (→ 8.2.6)
- Viele Patienten sind erheblich in den Beschäftigungsmöglichkeiten eingeschränkt. Die Pflegenden regen Kinder und Erwachsene zu möglichen Beschäftigungen an, z. B. Lesen, Rätsel lösen, Bastel- und Handarbeiten, Spielen (z. B. Kartenspiele, eigentlich für die Reise gedachte Magnetspiele, Gameboy oder Laptop), Musikhören, Fernsehen.

Pflege nach Operationen an der oberen Extremität

Die operierte obere Extremität wird auf einem Armlagerungskeil (→ Tab. 29.2) oder Kissen hochpositioniert bzw. die Schulter unterlagert und gekühlt, bis die operations- oder verletzungsbedingte Schwellung abgeklungen ist. Häufig wird bereits im OP ein ruhigstellender Verband (→ 29.4.2, → Abb. 29.21) oder ein spezielles Lagerungshilfsmittel angelegt, z. B. ein Abduktionskissen für die Schulter.

Eine Mobilisation ist in der Regel schon am Operationstag möglich. Trotzdem kann eine Thromboseprophylaxe erforderlich sein.

Die Pflegenden unterstützen den Patienten bei den Aktivitäten und achten darauf, dass er jederzeit an die Klingel, Getränke und weitere Utensilien kommt (Links- bzw. Rechtshändigkeit beachten).

Pflege nach Operationen am Becken und der unteren Extremität

Positionierung

Schienen → 29.4.4

Die **Positionierung** ist abhängig vom Ort der Verletzung/Operation, eine notwendige Schiene ist angeordnet. Prinzipiell gilt:

- Nach Verletzungen oder Operationen des Hüftgelenks und proximalen Oberschenkels wird das betroffene Bein in einer Beinflachlagerungsschiene (U-Schiene, → Tab. 29.2, → Abb. 29.3) positioniert
- Nach Verletzungen oder Operationen am distalen Oberschenkel, Knie, Unterschenkel und Fuß wird das betroffene Bein auf einer Beinhochlagerungsschiene (→ Tab. 29.2) oder einem dickeren Kissen positioniert
- Eine Ausnahme stellen Patienten nach Implantation einer Knie-Endoprothese (→ 29.12.2) dar, hier wird das Bein flach positioniert. Das Kniegelenk wird regelmäßig in einer Motorschiene (Bewegungsschiene → Tab. 29.2) bewegt, Bewegungsgeschwindigkeit, Zeitraum und maximale Beugung sind vom Arzt angeordnet.

Pflegefachpersonen kontrollieren regelmäßig die korrekte Positionierung des Beins und erklären dem Patienten, auf was er selbst achten kann. Eine leichte Seitenlage (15–30°) zur Druckentlastung des Gesäßes ist trotz Schiene an der unteren Extremität möglich, die Ferse muss immer freigelagert sein.

Bewegung

Beginn und Umfang der **Mobilisation** richten sich nach:

- Schweregrad der Erkrankung, Röntgenbefund
- Stabilität des Osteosyntheseverfahrens und Verlauf der Operation
- Alter und Körpergewicht des Patienten.

Stabilitätsgrade

Folgende **Stabilitätsgrade** werden unterschieden [2]:

- **Lagerungsstabilität.** Es sind nur medizinisch notwendige Lagerungen möglich. Der betroffene Körperabschnitt darf nicht bewegt werden, auch nicht passiv (→ 9.6.8)
- **Bewegungsstabilität.** Der betroffene Körperabschnitt ist in dem vorgegebenen Bewegungsausmaß bewegungsfähig. Die Bewegung kann passiv oder aktiv erfolgen, eine Teilbelastung ist ggf. möglich
- **Belastungsstabilität.** Der betroffene Körperabschnitt ist in individuellen Grenzen bewegungs- und belastungsfähig, das Bewegungsausmaß kann eingeschränkt sein
- **Trainingsstabilität.** Die Extremität darf wiederholt aktiv gegen Schwerkraft/Widerstand bewegt werden, ohne dass negative Folgen zu befürchten sind.

Der Patient wird nach Arztanordnung mobilisiert. Meist ist Stehen vor dem Bett mit Unterstützung durch 1–2 Personen bereits am Abend des Operationstages oder am 1. postoperativen Tag möglich. Vor dem Aufstehen dienen passive und aktive Bewegungsübungen im Bett der Kreislaufanregung (→ 9.6.8). Bei Schmerzen erhält der Patient rechtzeitig vorher ein Schmerzmittel. Die Mobilität wird, immer abhängig von der Patientensituation, dann weiter gesteigert, ggf. mit geeigneten Hilfsmitteln (→ 9.6.5).

Für das Gehen gibt es folgende **Belastungsstufen** [2]:

- **Entlastender Gang.** Keine Belastung des betroffenen Beins erlaubt, immer mit Hilfsmitteln (z. B. Gehwagen)
- **Minimal belastender Gang** (früher *Abrollen, Gehen mit Bodenkontakt, Belastung mit 5–10 kg*). Beim Stehen und Sitzen Abstellen des betroffenen Beins mit seinem Eigengewicht erlaubt, Gehen mit Hilfsmitteln (z. B. Rollator, Unterarmgehstützen) und normalem Gangrhythmus angestrebt
- **Teilbelastender Gang.** Gehen mit Hilfsmitteln unter Beachtung einer maximalen Belastung (in kg) erlaubt. Zum Erlernen stellt der Patient das betroffene Bein auf eine mechanische Personenwaage und belastet es so weit, bis das angeordnete Gewicht erreicht ist. Nach ein paar Mal Üben hat er ein Gefühl für die angeordnete Teilbelastung
- **Vollbelastender Gang.** Mit und ohne Hilfsmittel, gesamtes Körpergewicht auf dem betroffenen Bein erlaubt.

Mittels **Gangschule** erlernt der Patient das Gehen mit Unterarmgehstützen (UAGS) oder Achselstützen (→ Abb. 29.4) [2]:

- **Dreipunktgang.** Die Belastung wird nach Vorgabe reduziert, indem Unterarmgehstützen (oder andere Hilfsmittel) das erforderliche Gewicht abnehmen. Es sind alle Belastungsgrade von entlastendem bis vollbelastendem Gang möglich
- **Zweipunktgang.** Wechselseitig werden eine Stütze und das Bein der anderen

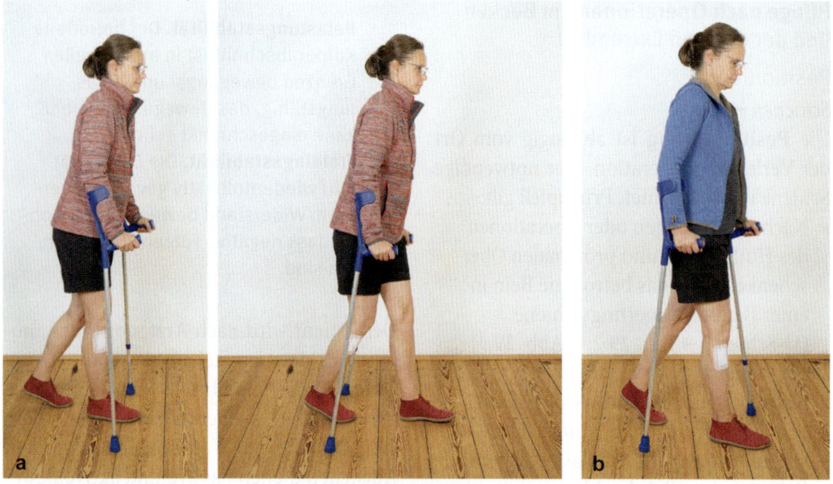

Abb. 29.4 Unterstütztes Gehen. Beim Dreipunktgang beide UAGS und das verletzte rechte Bein nach vorne stellen (hat hier Bodenkontakt mit erlaubter Teilbelastung), die UAGS übernehmen entsprechend Gewicht; dann mit dem gesunden Bein nach vorne gehen (a). Beim Zweipunktgang kontralaterales Bein und UAGS der anderen Seite gleichzeitig nach vorne bringen, das verletzte rechte Bein darf voll belastet werden (b). [K115]

Seite nach vorne gebracht. Voraussetzung ist, dass das betroffene Bein voll belastet werden darf

- **Durch-/Zuschwunggang.** Die Arme tragen über die Stützen das Körpergewicht, beide Beine werden gleichzeitig vor bzw. zwischen die Stützen geschwungen.

Gehen mit nur einer UAGS sollte vermieden werden, da es zu einer unphysiologischen Gewichtsverlagerung über die Gehhilfe kommt!

Neben dem Gehen erlernt der Patient auch das Aufstehen und Hinsetzen mit den Gehstützen sowie das Treppensteigen und -herabgehen, v. a. wenn ein Bein nicht oder nur teilweise belastet werden darf.

Grundregel für Treppen

Gesund geht nach oben, krank geht nach unten! Immer nur eine Stufe nehmen.

Wenn möglich, hält der Patient eine Hand am Geländer. In der anderen Hand hält er die Gehstützen, und zwar so, dass er sich auf die eine stützt und die andere waagrecht mit den Fingern hält. Alternativ trägt eine zweite Person eine Gehstütze.

- *Treppe nach oben gehen:* Gesundes Bein eine Stufe höher setzen, dann Gehstütze auf die höhere Treppenstufe setzen und das kranke Bein nachholen
- *Treppe nach unten gehen:* Gehstütze eine Stufe tiefer setzen, verletztes Bein vorbringen, Gewicht auf die Gehstütze bringen und mit dem gesunden Bein die Stufe nach unten gehen.

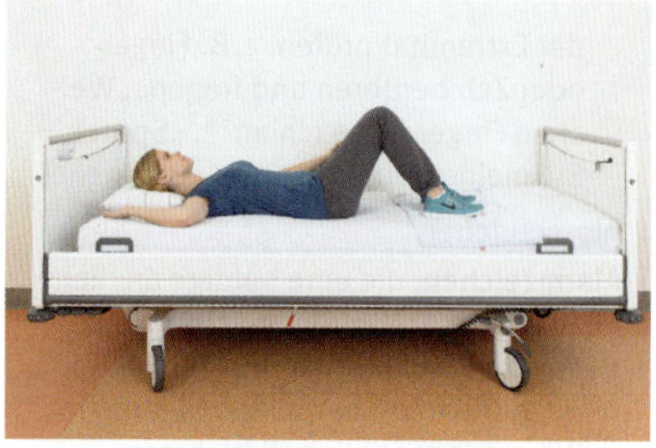

Beine in Rückenposition anstellen, einen Arm neben den Kopf, den anderen seitlich an den Oberschenkel legen.

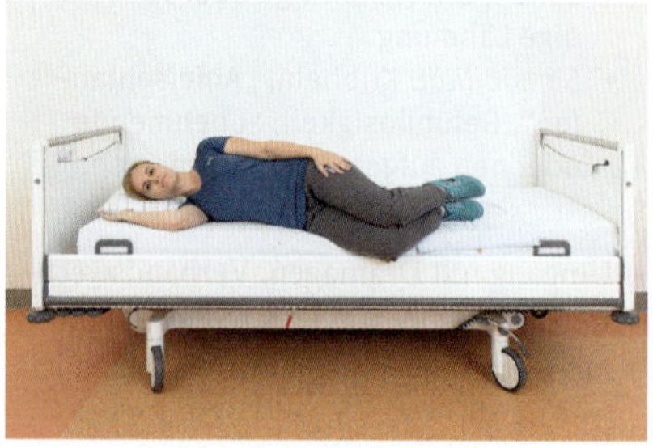

Gleichzeitig Kopf, Oberkörper, Becken und Beine auf die Seite drehen („drehen wie ein Brett").

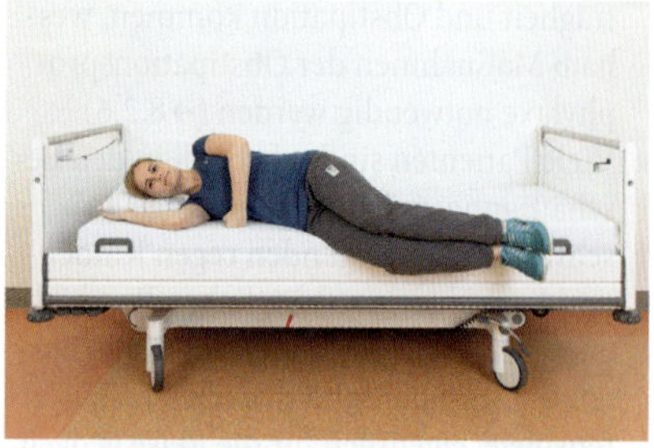

Beide Unterschenkel über den Bettrand schieben, Rücken gerade lassen.

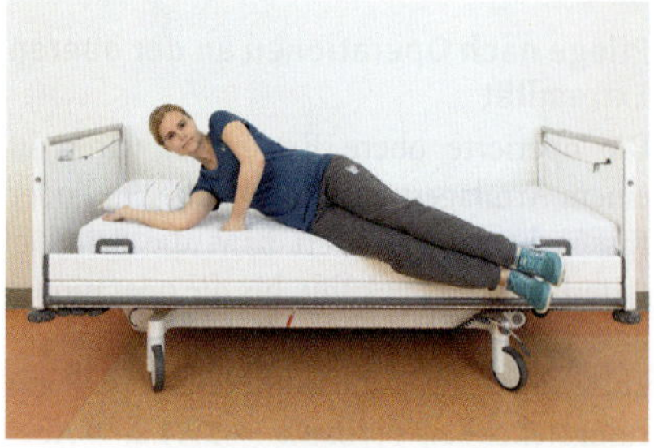

Sich mit der Faust/flachen Hand nach oben zum Sitzen drücken, Rücken gerade lassen.

Abb. 29.5 Drehen und Aufsetzen en bloc an den Bettrand nach Wirbelsäulenoperation. Noch in Rückenlage baut die Patientin Muskelspannung im Körper auf und hält diese dann bis zum Sitzen. [K115]

Pflege nach Operationen an der Wirbelsäule

Positionierung und Bewegung

Die **Lagerung** erfolgt nach Arztanordnung. Häufig ist in den ersten Tagen eine flache Rückenlage notwendig, die gleichzeitig die Wunde komprimiert. Um ein versehentliches Hochstellen des Kopfteils zu verhindern, schalten die Pflegenden diese Funktion am elektronischen Bett aus. Sie entfernen den Bettbügel, damit sich der Patient nicht daran hochzieht.

Beginn und Umfang der **Mobilisation** nach Wirbelsäulenoperationen müssen vom Arzt angeordnet werden. Sie sind abhängig von **Stabilität der Wirbelsäule:**

- **Instabilität.** Eine vollkommene postoperative Instabilität ist selten. Da bei diesen Patienten jede Bewegung der Wirbelsäule eine Schädigung des Rückenmarks nach sich ziehen kann, müssen sie mit gerader Wirbelsäule liegen, entweder flach auf dem Rücken oder in Bauchlage. Patienten, die nur auf dem Rücken liegen dürfen, werden zur Kontrolle der Haut unter Stabilisierung und leichtem Zug auf die Wirbelsäule mindestens alle sechs Stunden angehoben
- **Drehstabilität.** Der Patient kann zum Betten auf die Seite gedreht werden. Dabei soll sich der Patient möglichst „steif im Rücken" machen und sich mit gerader Wirbelsäule drehen (Drehen und Aufsetzen en bloc → Abb. 29.5, Hinlegen en bloc → Abb. 29.6)
- **Lagerungsstabilität.** Der Patient kann in der Regel in Seiten- und Rückenlage gelagert werden. Unmittelbar postoperativ ordnet der Operateur meist die flache Rückenlagerung an

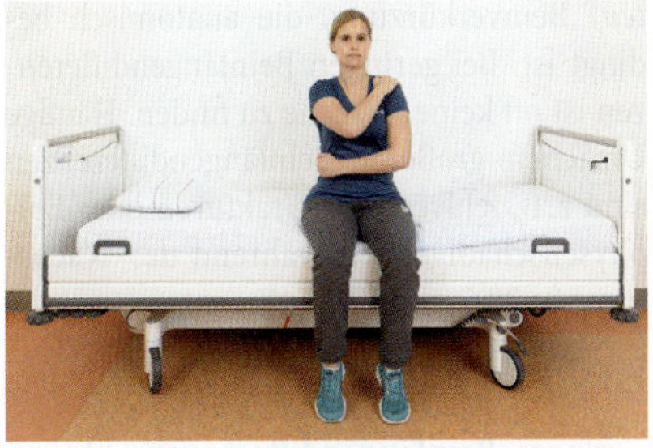

Weit unten ins Bett setzen, eine Hand auf die gegenüberliegende Schulter, den anderen Arm vor den Bauch legen.

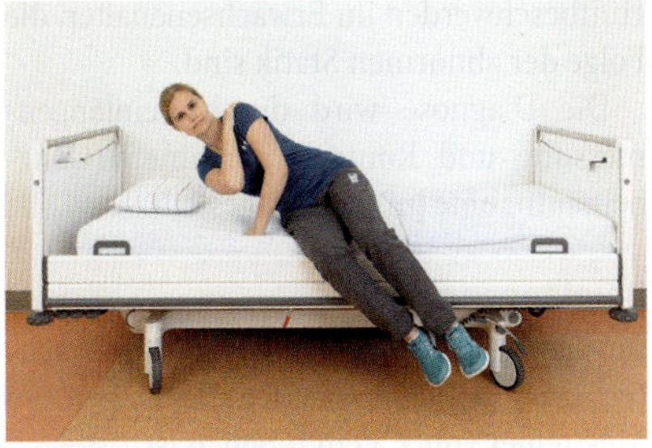

Mit Körperspannung seitlich hinlegen, Füße gleichzeitig ins Bett bringen, dabei die Geschwindigkeit mit der Faust/flachen Hand abbremsen.

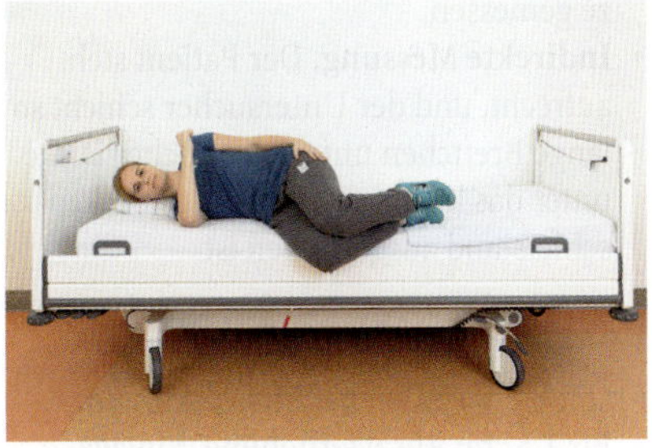

Oben liegende Hand an die Außenseite der Hüfte legen und mit noch angestellten Beinen in die Rückenposition drehen.

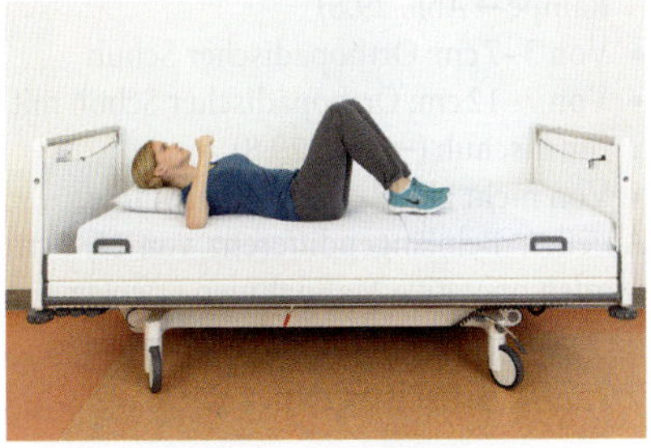

Rückenposition mit angestellten Beinen, erst dann Beine ausstrecken.

Abb. 29.6 Hinlegen en bloc nach Wirbelsäulenoperation. [K115]

- **Mobilisationsstabilität.** Der Patient darf mit einer Orthese (→ 29.4.3), die vor der Mobilisation angelegt wird und die die Stabilität der Wirbelsäule erhöht, aufstehen
- **Belastungsstabilität.** Der Patient darf ohne Hilfsmittel aufstehen.

Patientenbeobachtung und Dokumentation

Neben den Vitalzeichen überprüfen Pflegende regelmäßig Motorik und Sensibilität (nach Eingriffen an der HWS an Armen und Beinen, nach Eingriffen an der BWS/LWS an den Beinen) und achten auf Blasen- und Darmfunktion. Wegen der Nachblutungsgefahr sind engmaschige Verbands- und Drainagekontrollen erforderlich.

Prophylaxen

Kontrakturen-, Pneumonie-, Thromboseprophylaxe → 9.7, → 3.4, → 4.3

Wegen der anfänglich meist ausschließlichen flachen Position besteht eine erhöhte Dekubitusgefahr. Bei instabiler Wirbelsäule darf keine Weichlagerungsmatratze verwendet werden, hier ist ein Spezialbett notwendig. Drehstabile Patienten werden alle 2–3 Std. gedreht, lagerungsstabile Patienten entsprechend umpositioniert.

Nach Wirbelsäuleneingriffen kann es reflektorisch zu einer Magen-Darm-Atonie kommen. Hinzu kommt die (relative) Immobilität. Deshalb soll der postoperative Kostaufbau langsam stattfinden, um sicherzugehen, dass die Magen-Darm-Passage funktioniert, ggf. sind Maßnahmen zur Obstipationsprophylaxe notwendig. Abhängig von der Stabilität der Wirbelsäule ist das Abführen evtl. nur in Rücken- oder Seitenlage möglich.

Eine Pneumonieprophylaxe ist aufgrund schmerzbedingter Schonatmung und (relativer) Immobilität notwendig.

29.2 Hauptbeschwerden und Leitbefunde

29.2.1 Schmerzen, Schwellung und Bewegungseinschränkung

Pflege bei Schmerzen → Kap. 13

Schmerzen, Schwellung und Bewegungseinschränkung sind die häufigsten und oft gleichzeitig auftretenden Leitsymptome in Orthopädie und Traumatologie. Bei Schmerzen ist es wesentlich, ob sie nur bei (statischer) Belastung, bei Bewegung oder immer vorhanden sind (Ruheschmerzen).

Schmerzen *traumatologischer* Patienten sind meist *akute* Schmerzen, z. B. infolge Frakturen, Minderdurchblutung oder Nervenkompression. Jeder noch so geringe Schmerz kann auf eine ernste Verletzung hinweisen.

Orthopädische Patienten leiden häufiger unter *chronischen* Schmerzen, besonders bei degenerativen Erkrankungen, z. B. Gelenkarthrosen, Osteoporose.

Schmerzen bei Kindern

(Kleine) Kinder können Schmerzen nicht oder nicht genau angeben (→ 13.2.2). Pflegefachpersonen achten bei ihnen verstärkt auf ein verändertes Gangbild, Schonhaltungen, Nichtbenutzung z. B. einer Hand oder Still-Liegen.

(Nichtverletzungsbedingte) Rückenschmerzen

DEFINITION

Rückenschmerzen: Alle Schmerzen im Bereich des Rückens unabhängig von ihrer Ursache.

Kreuzschmerzen: Rückenschmerzen im Bereich der Lendenwirbelsäule.

Nach Ursache unterteilt in **spezifische Rücken-/Kreuzschmerzen** mit und **nichtspezifische Rücken-/Kreuzschmerzen** ohne fassbare strukturelle Schädigung/Grunderkrankung. Nach zeitlichem Verlauf differenziert in *akute* (bis 6 Wochen), *subakute* (6–12 Wochen), *chronische Rücken-/Kreuzschmerzen* (länger als 12 Wochen). Bei Erwachsenen im mittleren bis höheren Alter sehr häufig, v. a. bei chronischem Verlauf mit erheblicher sozioökonomischer Bedeutung.

Krankheitsentstehung

Rückenschmerzen können zahlreiche Ursachen haben, etwa Bandscheibenvorfall, degenerative oder rheumatische Wirbelsäulenerkrankungen, Osteoporose, Wirbelfrakturen/-entzündungen, Tumoren (z. B. Knochenmetastasen), Aortenaneurysma oder gynäkologische Erkrankungen.

Kinder haben selten Rückenschmerzen. Ursächlich ist hier z. B. an einen Morbus Scheuermann (→ 29.7.3), eine Spondylolisthesis (Wirbelgleiten → 29.7.5), aber auch an eine Leukämie zu denken.

Diagnostik

Ergeben sich aus Anamnese und Untersuchung keine besonderen Verdachtsmomente, sind keine technischen Untersuchungen erforderlich. Nur bei Hinweisen auf spezifische Ursachen oder nach 4–6 Wochen Schmerzdauer erfolgen gezielt weitere Untersuchungen.

VORSICHT! Warnzeichen bei Rückenschmerzen („red flags") für dringenden Handlungsbedarf sind v. a. [3]:
- Starker nächtlicher oder in Rückenlage zunehmender Schmerz
- Neurologische Auffälligkeiten, etwa Sensibilitätsstörungen, Lähmungen, Blasen-Mastdarm-Störungen (→ 37.15.3)
- Allgemeinbeschwerden (z. B. Appetitlosigkeit, Fieber)
- Vorangegangenes Trauma, bakterielle Infektion, wirbelsäulennahe Injektionen
- Höheres Lebensalter
- Tumorerkrankung in der Anamnese
- Einnahme von Glukokortikoiden, Immunsuppressiva
- I. v.-Drogenmissbrauch.

Behandlungsstrategie und Pflege

Bei den weit überwiegenden Patienten mit nichtspezifischem Rückenschmerz ist die Beratung wesentlich: Der Betroffene soll möglichst früh zu normalen Aktivitäten zurückkehren, von Bettruhe ist abzuraten. Die medikamentöse Therapie, v. a. mit nichtsteroidalen Antirheumatika (→ Pharma-Info 13.1, → Pharma-Info 28.1) soll die Schmerzen lindern und körperliche Aktivität ermöglichen. Wärmeanwendungen können befürwortet werden, solange sie den Betroffenen nicht zu Inaktivität verleiten.

Bei chronischen Rückenschmerzen erfolgen Bewegungstherapie, Rückenschule, evtl. progressive Muskelrelaxation nach Jacobson, multimodale Maßnahmen (IMST → 13.3.2).

Schwellungen

Am häufigsten sind **Schwellungen** der Extremitäten. Sie können Zeichen einer aktivierten Arthrose, einer harmlosen Prellung, aber auch eines Knochenbruchs oder einer nach außen nicht sichtbaren Blutung sein.

Pflegerische Erstmaßnahmen

Ruhigstellung, Hochpositionierung und Kühlung (→ 43.6.3) wirken im Bereich der Extremitäten abschwellend, blutungs- und schmerzlindernd (Vorsicht: Eis, Coldpack nie direkt auf die Haut legen!).

29.2.2 Hinken

DEFINITION

Hinken: Störung von Rhythmus und Symmetrie des Gangbilds.

Eine der häufigsten Gangstörungen ist das **Hinken.** Unterschieden werden v. a.:
- **Verkürzungshinken** bei größeren Beinlängendifferenzen (→ 29.2.3) oder Beugekontrakturen des Hüft- oder Kniegelenks. Der Körper des Patienten senkt sich dabei zum verkürzten Bein
- **Schonhinken** *(Schmerzhinken)* durch Schmerzen, z. B. in Hüfte oder Knie. Der Patient belastet die erkrankte Extremität beim Gehen kaum und tritt nur ganz kurz mit ihr auf. Häufig berühren die Patienten den Boden mit den Zehen (anstatt mit den Fersen) zuerst
- **Duchenne-Hinken** *(Hüft-, Insuffizienzhinken).* Beim Gesunden steht das Becken im Einbeinstand waagerecht. Bei einer Schwäche der Hüftabduktoren (v. a. des M. glutaeus medius) ist dies nicht mehr möglich: Steht der Patient auf dem Bein der erkrankten Seite, kippt das Becken zur gesunden Seite **(Trendelenburg-Zeichen** → Abb. 29.7). Kompensatorisch neigt der Patient den Rumpf zur erkrankten Seite **(Duchenne-Zeichen).** Beim Gehen resultiert ein watschelndes Gangbild, das Duchenne-Hinken.

29.2.3 Beinlängendifferenz

DEFINITION

Beinlängendifferenz *(BLD):* Angeborener oder erworbener Längenunterschied der Beine. Mit ca. 75 % der Bevölkerung sehr häufig. Funktionell bedeutsam ab 1–2 cm (bei Erwachsenen).

Krankheitsentstehung und Einteilung

Unterschieden wird die **funktionelle** *(scheinbare)* **Beinverkürzung,** meist infolge einer Kontraktur, von der **reellen** *(echten)* Beinverkürzung, die anatomisch bedingt ist. Bei geringen Beinlängendifferenzen ist oft keine Ursache zu finden. Häufige Ursachen größerer Beinlängendifferenzen sind z. B. fehlverheilte Frakturen oder Epiphysenschädigungen während des Wachstums (→ 29.5.3, → 29.11.4).

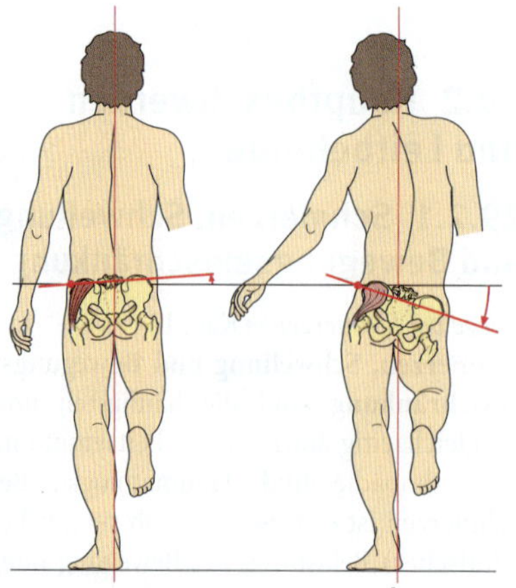

Abb. 29.7 Normale Situation (a), Trendelenburg-Zeichen mit kompensatorischer Rumpfneigung zur gesunden Seite (b). [R110-19]

Symptome, Befund und Diagnostik

Geringe **Beinlängendifferenzen** bleiben häufig unbemerkt. Größere Beinlängendifferenzen zeigen sich durch Verkürzungshinken (→ 29.2.2) sowie Wirbelsäulen- und Hüftbeschwerden im Erwachsenenalter, die Folge der abnormen Statik sind.

Die Diagnose wird durch Beinlängenmessung und Röntgenaufnahmen (Ganzbeinaufnahme im Stehen) gestellt.

Beinlängenmessung

Bei der Messung der Beinlänge ist zu beachten, dass auch bei exaktem Vorgehen ein Messfehler von ± 1 cm möglich ist.
- **Direkte Messung.** Der Patient liegt in Rückenlage. Mit einem Maßband wird die Entfernung zwischen Spina iliaca anterior superior und Außenknöchelspitze gemessen
- **Indirekte Messung.** Der Patient steht aufrecht, und der Untersucher schiebt so lange Brettchen unterschiedlicher Dicke unter das kürzere Bein, bis der Beckenschiefstand ausgeglichen ist.

Behandlungsstrategie

Empfohlen werden bei Beinverkürzung:
- Bis 1,5 cm: Absatzerhöhung, Einlage
- Von 1,5–3 cm: Kombinierte Zurichtungen am Konfektionsschuh (z. B. Einlage, Absatz/Sohlenerhöhung, Ballenrolle, Rampe → Abb. 29.8)
- Von 3–7 cm: Orthopädischer Schuh
- Von 7–12 cm: Orthopädischer Schuh mit Innenschuh (→ Abb. 29.8)
- Von mehr als 12 cm: Orthoprothese.

Ab einer Beinlängendifferenz von ca. 3 cm werden operative Maßnahmen erwogen.

29.2.4 Blutungen

Gefäßverletzungen → 22.8

Blutungen aus einer Wunde oder Körperöffnung nach *außen* werden in der Regel rasch erkannt. Pulsierende Blutungen weisen auf eine arterielle, eher kontinuierliche, sickernde Blutungen auf eine venöse Verletzung hin. Der Kreislaufzustand des Verletzten entspricht dem sichtbaren Blutverlust.

Blutungen ins *Körperinnere,* z. B. bei Milz- oder Gefäßruptur in den Bauchraum,

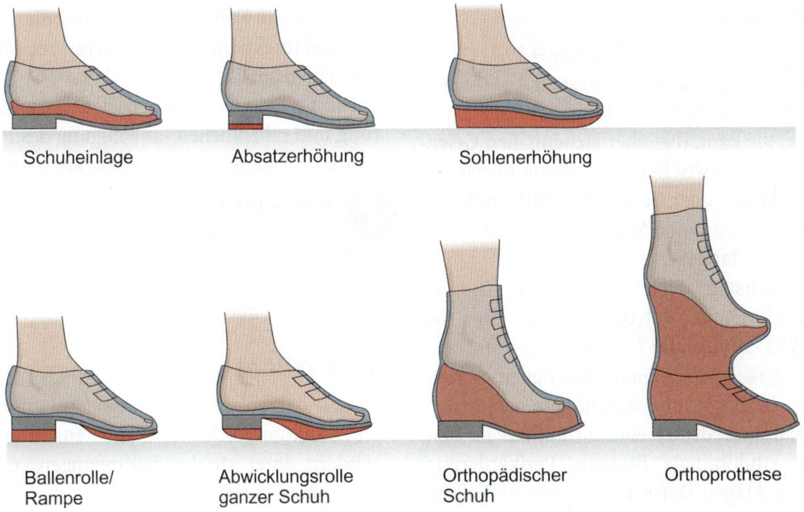

Abb. 29.8 Schuhzurichtungen, orthopädischer Schuh und Orthoprothese zum Ausgleich einer Beinlängendifferenz. [L190]

sind nicht offensichtlich, werden von Erwachsenen lange kompensiert und sind dadurch besonders gefährlich. Sie zeigen sich v. a. durch Kreislaufreaktionen infolge des Blutverlusts (Blutdruckabfall, Pulsanstieg, evtl. Schock → 14.4.2), Zunahme des Bauchumfangs (bei Bauchverletzungen), Atemstörungen (bei Thoraxverletzungen) und Schmerzen. Der Kreislaufzustand des Verletzten ist schlechter, als man aufgrund seiner (geringen oder fehlenden) äußerlich sichtbaren Verletzungen erwarten würde.

Pflegerische Erstmaßnahmen

Bei äußeren Blutungen:

- (Sterile) Handschuhe anziehen und Wunde mit sterilen Kompressen abdecken, bei starken Blutungen Druckverband anlegen (→ 14.5.1)
- Patienten hinlegen, Vitalzeichen engmaschig kontrollieren. Bei Pulsanstieg oder Blutdruckabfall Schocklagerung (→ Abb. 14.3)
- Arzt informieren
- Verletzte Extremität hochlagern, falls kein Frakturverdacht besteht.

Bei Verdacht auf innere Blutungen:

- Patienten hinlegen, Vitalzeichen viertelstündlich kontrollieren. Bei Pulsanstieg und/oder Blutdruckabfall sofort Schocklagerung, Sauerstoff verabreichen (4–6 l/Min., → 3.5)
- Patienten nüchtern lassen
- Sofort Arzt informieren
- Auf Arztanordnung Vorbereitungen für weitere Maßnahmen (z. B. Sonografie, Laborkontrolle, venösen Zugang) oder Operation treffen.

29.2.5 Neurologische Ausfälle

Neurologische Ausfälle sind Ausdruck einer Nervenschädigung. Bei orthopädischen Erkrankungen können sie sich langsam (z. B. beim Karpaltunnelsyndrom → 29.10.1) oder schnell entwickeln (z. B. beim Bandscheibenvorfall → 37.15.3). Verletzungsbedingte neurologische Ausfälle treten überwiegend akut und in zeitlichem Zusammenhang mit der Verletzung auf.

Die Ausfälle hängen von der Art des betroffenen Nervs (→ 37.15) ab. Häufige *Sensibilitätsstörungen* sind z. B. Taubheitsgefühl oder Kribbeln. *Motorische Ausfälle* (→ 37.2.4) werden bei gleichzeitigen Schmerzen häufig nicht sofort vom Patienten bemerkt, da er die Körperregion schmerzbedingt wenig oder nicht bewegt.

Pflegerische Erstmaßnahmen

Die Pflegenden informieren den Arzt und beobachten und dokumentieren Art, Ausprägung, Lokalisation und zeitlichen Verlauf der neurologischen Ausfälle. Nach Verletzungen stellen sie die betroffene Extremität bis zur diagnostischen Abklärung ruhig. Die Abklärung ist umso dringlicher, je schneller die Ausfälle entstanden sind.

29.2.6 (Periphere) Durchblutungsstörungen

Durchblutungsstörungen können durch Gefäßverletzung oder Kompression eines Gefäßes von außen hervorgerufen werden, z. B. durch Tumoren, ein Hämatom oder Knochenfragmente.

Arterielle Durchblutungsstörungen

Arterielle Durchblutungsstörungen zeigen sich v. a. durch Pulsabschwächung/-losigkeit distal der Schädigungsstelle, Blässe und Kälte der Haut sowie Schmerzen (→ 22.5.2, → 22.5.3).

Sie müssen bei akuter Entstehung wegen der maximalen Ischämiezeit von ca. sechs Std. für Extremitäten so rasch wie möglich diagnostiziert und behandelt werden (**Ischämiezeit** = Dauer der Minderdurchblutung, die das Gewebe ohne bleibende Schäden überstehen kann). Daher bei Extremitätenverletzung die arteriellen Pulse distal der Verletzung überprüfen (→ 4.1.2).

Venöse Durchblutungsstörungen

Venöse Abflussstörungen geben sich durch blaurote Haut bei eher erhöhter Hauttemperatur und Zunahme des Extremitätenumfangs zu erkennen. Je nach Größe des Gefäßes und Geschwindigkeit der Entstehung können venöse Durchblutungsstörungen deutliche Beschwerden bereiten oder anfangs symptomarm sein und sich einige Tage später durch eine venöse Thrombose (→ 22.7.3) bemerkbar machen.

29.3 Der Weg zur Diagnose

Diagnostik bei Thorax-, Bauch- und Polytrauma → 29.7.8

> **Wichtig: Unfallhergang**
> In der Traumatologie besonders wichtig sind die Einschätzung der Bewusstseinslage und der Unfallhergang, da er Rückschlüsse auf mögliche Verletzungen und Unfallursachen erlaubt.

29.3.1 Prüfung von Gelenk- und Wirbelsäulenbeweglichkeit

Wesentlicher Bestandteil der orthopädisch-traumatologischen Untersuchung ist die Prüfung der **Gelenk- und Wirbelsäulenbeweglichkeit** (immer im Seitenvergleich, beginnend bei der gesunden Seite). Nach Verletzungen erfolgt sie besonders vorsichtig, um dem Verletzten möglichst wenig Schmerzen zu bereiten und keine zusätzlichen Schäden zu setzen.

- Zur Prüfung der Gelenkbeweglichkeit wird die zu untersuchende Extremität ausgehend von der **Neutralstellung** (aufrechter, gerader Stand mit herabhängenden Armen) bewegt und das Bewegungsausmaß mittels eines Winkelmessers gemessen (→ Abb. 9.4)

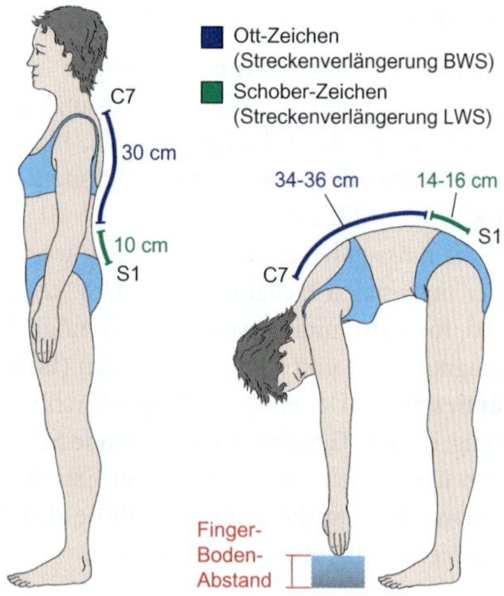

Abb. 29.9 Ott-Zeichen, Schober-Zeichen und Finger-Boden-Abstand. [L190]

- Ein Maß für die Gesamtwirbelsäulenbeweglichkeit ist der **Finger-Boden-Abstand** (*FBA*, → Abb. 29.9). Dabei achtet der Untersucher darauf, ob alle Teile der Wirbelsäule an der Krümmung teilnehmen und ob eine Höhendifferenz zwischen rechter und linker Thoraxhälfte oder rechtem und linkem Lumbalbereich besteht (Rippenbuckel- bzw. Lendenwulstbildung bei Skoliose → 29.7.4). Die BWS-Beweglichkeit wird durch das **Ott-Zeichen,** die LWS-Beweglichkeit durch das **Schober-Zeichen** geprüft (→ Abb. 29.9). Seitneigung und Drehung der Wirbelsäule sind beim Gesunden harmonisch und beidseits gleich.

29.3.2 Bildgebende Verfahren

Knochendichtemessung → 29.6.1

Röntgenaufnahmen

Konventionelle Röntgenaufnahmen stehen meist am Anfang der bildgebenden Diagnostik (→ 42.6.2). In der Regel erfolgen die Aufnahmen in zwei Ebenen (bei degenerativen Erkrankungen im Seitenvergleich), meist mit angrenzenden Gelenken. Häufige Indikation in der Orthopädie sind z. B. Schmerzen (Arthrose? → Abb. 29.78), in der Traumatologie der Verdacht auf eine *Fraktur* (Knochenbruch → Abb. 29.80) oder eine *Gelenkluxation* (Gelenkverrenkung → Abb. 29.28).

Gehaltene Aufnahmen *(Stressaufnahmen)* bei V. a. eine Schädigung der gelenkstabilisierenden Bandstrukturen (z. B. am oberen Sprunggelenk) sind weitgehend durch Sonografie und MRT verdrängt. Diese Aufnahmen sind zudem sehr schmerzhaft.

Sonografie

Hüftsonografie beim Säugling → 29.11.2

Die **Sonografie** (→ 42.6.6) stellt v. a. Gelenkkapsel, Sehnen, Bänder und Muskulatur dar. Sie kann (bei oberflächennahen Gelenken) z. B. zwischen Schwellung durch Gelenkerguss oder Kapselschwellung differenzieren oder einen Sehnenriss oder Muskelabszess darstellen.

Höchsten Stellenwert beim Thorax-, Bauch- und Polytrauma hat die sog. **FAST-Sonografie** *(focused assessment with sonography in trauma):* Flüssigkeit in Pleura-, Perikard- und Bauchhöhle nach einem Trauma bedeutet eine intrathorakale bzw. intraabdominale Blutung, Perikarderguss oder Magen-Darm-Perforation und damit unmittelbaren Handlungsbedarf. Sie gehört im Schockraummanagement zur klinischen Erstuntersuchung und konzentriert sich auf die vier Regionen, in denen sich nach einem Unfall Flüssigkeiten ansammeln können.

CT und MRT

Bei nach konventionellen Röntgenaufnahmen weiter unklaren oder komplexen Verletzungen, Schädel-Hirn- oder Polytrauma, Verdacht auf Tumoren, Bandscheibenprozesse oder Knochennekrosen werden CT und MRT (→ 42.6.3, → 42.6.4) eingesetzt, evtl. mit 3-D-Nachbearbeitung (→ Abb. 29.87).

29.3.3 Gelenkpunktion

DEFINITION

Gelenkpunktion: Punktion der Gelenkhöhle zu diagnostischen oder therapeutischen Zwecken. Am häufigsten durchgeführt am Knie- und Schultergelenk.

Gelenkerguss: Krankhafte Flüssigkeitsansammlung im Gelenkinneren, beispielsweise durch Entzündung der Synovia mit zu starker Produktion von Synovialflüssigkeit oder Verletzungen mit Blutung ins Gelenk.

Eine **diagnostische Gelenkpunktion** (→ Abb. 29.10) mit anschließender serologischer, mikrobiologischer und histologischer Untersuchung des Punktats dient der Ursachensuche bei einem unklaren Gelenkerguss.

Bei der **therapeutischen Gelenkpunktion** wird der Erguss oder ein Hämatom abpunktiert, zur Druckentlastung der Gelenkknorpel, um die Durchblutung zu verbessern, die Schmerzen des Patienten zu lindern und evtl. Arzneimittel in das Gelenk einzubringen.

Wichtigste Komplikationen sind Blutungen und Infektionen mit evtl. schweren Folgeschäden am Gelenk.

Die Gelenkpunktion bedarf der Aufklärung und schriftlichen Einwilligung des Patienten. Sie kann auch ambulant erfolgen.

VORSICHT! Bei Infektionen, Hauterkrankungen oder Wunden im Punktionsbereich darf wegen der **hohen Infektionsgefahr** für Gelenk bzw. Gelenkstrukturen keine Gelenkpunktion durchgeführt werden.

Vorbereitung

Wegen der hohen Infektionsgefahr erfolgt die Punktion nicht im Patientenzimmer, sondern unter sterilen Bedingungen, z. B. im Ambulanz-OP.

Die Pflegenden richten:

- Hände- und Hautdesinfektionsmittel
- Wasserdichte Unterlage, Abwurf
- Ggf. Clipper oder Einmalrasierer für die Haarkürzung
- Ggf. Lagerungsmittel, z. B. Beinhochlagerungsschiene, Sandsack
- Mund-Nasen-Schutz, sterile Handschuhe, steriler Kittel, Haube (nach Hausstandard und abhängig davon, ob die Punktion mit Spritzenwechsel durchgeführt wird)
- Alles für die Lokalanästhesie
- Steriles Punktionsset mit Spritze, Kanüle
- Sterile Tupfer, Kompressen, Verbandsmaterial, Abdecktuch (Lochtuch)
- Ggf. Medikamente zum Einbringen in die Gelenkhöhle, Untersuchungsröhrchen und Laborscheine [4].

Die Punktion erfolgt in der Regel in Rückenposition, bei Kniegelenkpunktion mit einer 10- bis 30°-Beugung im Kniegelenk durch Unterpolsterung. Störende Haare werden von der Pflegefachperson gekürzt.

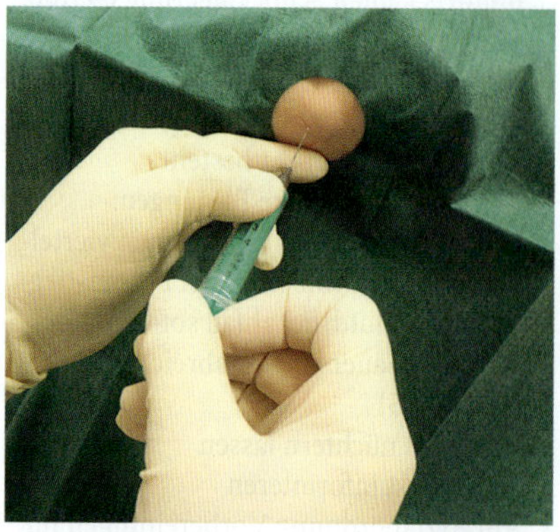

Abb. 29.10 Kniegelenkpunktion. Die Kniegelenkpunktion erfolgt unter sterilen Bedingungen. [O626]

Durchführung und Nachsorge

Die Pflegefachperson beruhigt und informiert den Patienten. Dann assistiert sie dem Arzt bei der Hautdesinfektion, Anziehen der Schutzkleidung, Abdecken der Punktionsstelle, Lokalanästhesie und Punktion (→ Abb. 29.10). Bei einem Spritzenwechsel während der Punktion tragen Arzt und Pflegefachperson einen Mund-Nasen-Schutz [4].

Beobachtung des Punktats

Farbe, Menge und abnorme Beimengungen des Punktats lassen erste Rückschlüsse auf die zugrundeliegende Erkrankung zu:

- Bei Arthrose oder entzündlich-rheumatischen Erkrankungen (→ 28.6) ist das Punktat klar bis milchig-trüb
- Bakteriell verursachte Gelenkergüsse (→ 29.6.6) sind typischerweise (flockig-)trüb oder eitrig
- Blutiges Punktat nach einem Trauma weist auf eine Verletzung im Gelenkinnenraum hin, Fettaugen auf eine Fraktur gelenkbildender Knochenteile (Fett tritt aus dem Knochenmark aus).

Die weitere Untersuchung des Punktats erfolgt im Labor (z. B. Bestimmung von Leukozytenzahl und Erregerkultur bei V. a. bakterielle Arthritis).

Nach der Punktion wird die Punktionsstelle steril verbunden und komprimiert (mit elastischer Binde oder Sandsack). Positionierung und Ruhigstellung bzw. erlaubte Bewegungen erfolgen nach Anordnung, auch eine intermittierende Kühlung. Pflegende kontrollieren die Einstichstelle und das Gelenk auf Anzeichen einer Entzündung.

Prävention und Gesundheitsberatung

Die Pflegenden informieren den Patienten über die **Warnzeichen einer Entzündung,** bei denen er sich sofort melden soll: Schmerzen, Rötung, Überwärmung und Beweglichkeitseinschränkung des Gelenks sowie Fieber.

29.3.4 Arthroskopie

DEFINITION

Arthroskopie: Gelenkspiegelung. Endoskopische Untersuchung und ggf. operativer Eingriff im Gelenkinnenraum.

Endoskopische Untersuchungen → 42.7.1

Die **Arthroskopie** hat v. a. an Knie und Schulter überragende Bedeutung, wird aber zunehmend auch am Hüft- und oberen Sprunggelenk eingesetzt. Viele Eingriffe, die früher eine offene Operation erforderten, erfolgen heute arthroskopisch, etwa die Versorgung von Meniskusverletzungen. Die rein diagnostische Arthroskopie ist weitestgehend durch die MRT verdrängt.

Die Arthroskopie wird in Allgemein- oder Regionalanästhesie im OP durchgeführt. Nach Stichinzision wird ein Trokar mit Führungshülse eingebracht, der Trokar entfernt, das Arthroskop eingeführt und das Gelenk meist mit Ringer-Lösung gefüllt (→ Abb. 29.11). Nun kann der Arzt über einen angeschlossenen Monitor das Gelenk beurteilen und arthroskopische Eingriffe durchführen. Bevor das Arthroskop entfernt wird, legt der Arzt evtl. eine Redon-Saugdrainage ein. Dann wird die Wunde verschlossen und steril verbunden.

Arthroskopien können auch ambulant erfolgen. Häufigste Komplikationen sind Blutungen und Infektionen.

Pflege bei Arthroskopie des Kniegelenks

Prä- und postoperative Pflege → 44.2, → 44.5
Pflege bei orthopädischen und traumatologischen Operationen → 29.1.3

Die folgenden Ausführungen beschränken sich auf die häufigste Arthroskopie, die des Kniegelenks (→ Abb. 29.11). Sie können in modifizierter Form auf die Arthroskopie anderer Gelenke übertragen werden.

Präoperative Pflege

Die Nahrungskarenz richtet sich nach der Art der Anästhesie (Arztanordnung).

Eine Haarkürzung (handbreit oberhalb bis handbreit unterhalb des Kniegelenks) erfolgt erst unmittelbar vor dem Eingriff, meist im OP (je länger die Rasur zurückliegt, umso höher ist das Infektionsrisiko).

Benötigt der Betroffene postoperativ absehbar Gehstützen, werden diese bereits präoperativ rezeptiert, ausgehändigt und der Patient im Umgang angeleitet (→ 9.6.5).

Postoperative Pflege

Nach **diagnostischer Arthroskopie** (selten):

- Hochpositionierung des betroffenen Beins auf einer Schaumstoffschiene
- Ggf. Überwachung der Redon-Drainage
- Kühlung des Knies mittels Kühlelementen oder Eisbeutel
- Beobachtung von Durchblutung, Motorik, Sensibilität, Entzündungszeichen
- Verabreichung der angeordneten Arzneimittel (meist nichtsteroidale Antirheumatika, → Pharma-Info 28.1, z. B. Ibuprofen, über 2–3 Tage). Ob eine Thromboseprophylaxe erforderlich ist, hängt vom Risikoprofil des Patienten ab
- Mobilisation mit schmerzabhängiger Teil- bis Vollbelastung (→ 29.1.3) am 1. postoperativen Tag mit Hilfe von Unterarmgehstützen. Sportpause für etwa 2 Wochen bzw. nach Arztanordnung
- Aseptischer Pflaster- oder Verbandswechsel an der Einstichstelle.

Weitere Maßnahmen nach **arthroskopischer Operation** hängen von der Art der Schädigung und des durchgeführten Eingriffs ab. Insbesondere Mobilisation und Belastbarkeit sind im Vergleich zur diagnostischen Arthroskopie verzögert, weshalb in aller Regel eine medikamentöse Thromboseprophylaxe erforderlich ist.

29.4 Orthopädische und traumatologische Behandlungsstrategien

29.4.1 Gips- und Kunststoffverbände

DEFINITION

Gipsverband: Fester Stützverband, hergestellt aus dem Pulver des Gipsminerals und Wasser.

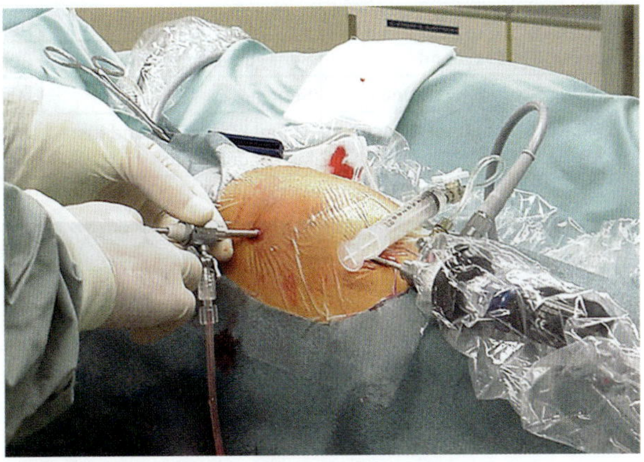

Abb. 29.11 Arthroskopie des Kniegelenks. Nach Stichinzision wird das Arthroskop eingeführt. Zusätzlich werden ein bis zwei Arbeitszugänge benötigt (weitere Stichinzisionen), über die Shaver, Haken, Messer usw. eingeführt werden. Über eine Kanüle wird die eingebrachte Flüssigkeit abgesaugt. [G056]

Kunststoffverband *(Kunststoffgips, Cast, Castverband):* Synthetischer fester Stützverband.

Gips wird meist für beide Materialien zusammenfassend verwendet.

Indikationen

Gips- bzw. **Kunststoffverbände** sind **Hartverbände.** Sie dienen der Ruhigstellung von Körperteilen (meist der Extremitäten) bei Frakturen (→29.5.3), Entzündungen oder nach Operationen. **Redressionsgipse** (z. B. Klumpfußgips →29.13.1, Gipskorsett) sollen Deformitäten schrittweise korrigieren, **Quengelgipse** Kontrakturen dehnen.

Materialien

Klassisches Material ist das Pulver des gebrannten und gemahlenen **Gipsminerals** ($CaSO_4 \times ½ H_2O$). Dieses **Plaster** nimmt nach Wasserzugabe das beim Brennen abgegebene Wasser wieder auf und wird zu einem formbaren Brei, der innerhalb von 5 Min. abbindet und in der Folge aushärtet. **Kunststoffverbände** bestehen aus Glasfaser- oder Polyestergewebe, die mit Kunstharz beschichtet sind und ebenfalls unter Wasserzugabe verarbeitet werden.

Hersteller bieten beide vorgefertigt als **Binden, Longuetten, Breitlonguetten** (bis 100 cm breit, für Großgipse), **Fertigabschnitte** und **-schienen** an.

Sowohl Gips- als auch Kunststoffverbände haben Vor- und Nachteile (→Tab. 29.1).

Der Arzt entscheidet je nach Indikation und Verfügbarkeit.

Faustregel

- Patienten, bei denen wahrscheinlich nachträgliche Korrekturen erforderlich sind, erhalten einen Gips
- Ist eine längerfristige Ruhigstellung ohne zwischenzeitliche Korrekturen geplant, erhält der Patient einen Kunststoffverband.

Gipsarten

Nach Anlageart werden unterschieden:

- Ein **geschlossener Gips** *(zirkulärer Gips, Rundgips)* umschließt den gesamten Umfang der Extremität (→Abb. 29.12). Es darf keine Gewebeschwellung mehr zu erwarten sein, da der Gips sonst „zu eng" wird und Schäden drohen. Für einen **Gehgips** wird an einen geschlossenen Beingips eine Gehfläche montiert, bevorzugt eine vorgefertigte, fest montierte oder abnehmbare **Gehfläche, Gehsohle,** ein **Gehgipsschuh** oder eine **Gehgipssandale**
- Für einen **gespaltenen Gips** (*Spaltgips* →Abb. 29.13) wird ein geschlossener Gips nach dem Härten *komplett* (alle Schichten) längs aufgeschnitten, ein Gipsstreifen von etwa 1 cm Breite mit einer Gipssäge entfernt und wieder eingelegt und der Gips mit elastischen Binden überwickelt. Er ist indiziert, wenn ein geschlossener Gips erforderlich, eine Weichteilschwellung jedoch nicht auszuschließen ist, z. B. bei frischen Frakturen
- **Gipsschiene** und **Gipsschale** (→Abb. 29.14, →Abb. 29.18) umfassen nur einen Teil des Extremitätenumfangs (die Schale mehr als die Schiene), v. a. bei noch zu erwartender Weichteilschwellung, Prellungen, Distorsionen und zur Ruhigstellung bei Infektionen
- Ein **Gipstutor** *(Gipshülse)* umgibt die Extremität wie eine Hülse. Er wird meist an der unteren Extremität zur Ruhigstellung des Knies eingesetzt (ohne Fuß), z. B. bei Läsionen des Bandapparats
- Eine **Rumpfliegeschale** *(Rückenschale)* stellt die Wirbelsäule ruhig, z. B. bei Entzündungen. Zur Anfertigung der Rückenschale liegt der Patient auf dem Bauch. Nach Fertigstellung der Rückenschale kann der Patient gedreht und ein Bauchdeckel angefertigt werden. Mithilfe eines solchen **Sandwich-Gipses** lässt sich der Patient sicher und stabil drehen
- Ein **Gipskorsett** *(Rumpfgips)* reicht vom Becken bis zum unteren Thorax oder Sternum. Bei einem abnehmbaren Gipskorsett halten Klettverschlüsse zwei ausgepolsterte Gipsschalen zusammen
- Daneben gibt es eine Reihe spezieller Gipse wie den **Becken-Bein-Gips** und den **Minervagips** *(Diademgips, Kopf-Brust-Gips).*

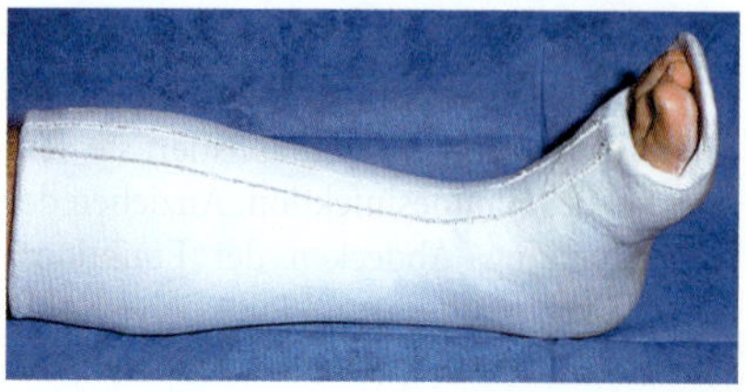

Abb. 29.13 Gespaltener Unterschenkelliegegips. [T134]

Tab. 29.1 Vergleich von Gips und Kunststoff als Material für Hartverbände.

	Gips	Kunststoffverband (Cast)
Kosten	Niedrig	Hoch
Modellierzeit	3–7 Min.	1–5 Min.
Modellierbarkeit	Sehr gut	Mäßig bis schlecht
Nachträgliche Bearbeitbarkeit	Gut	Schlecht
Belastbarkeit nach	24–36 (max. 48) Std.	30–45 Min.
Gewicht	Hoch	Niedrig
Röntgendurchlässigkeit	Schlecht (schattengebend)	Gut bis sehr gut
Eignung Rundverband	Sehr gut, aber schwer	Gut, aber teuer
Eignung Schienenverband	Sehr gut	Mäßig und umständlich
Verhalten gegenüber Wasser	Nimmt Wasser auf und löst sich dadurch auf	Wasserfest

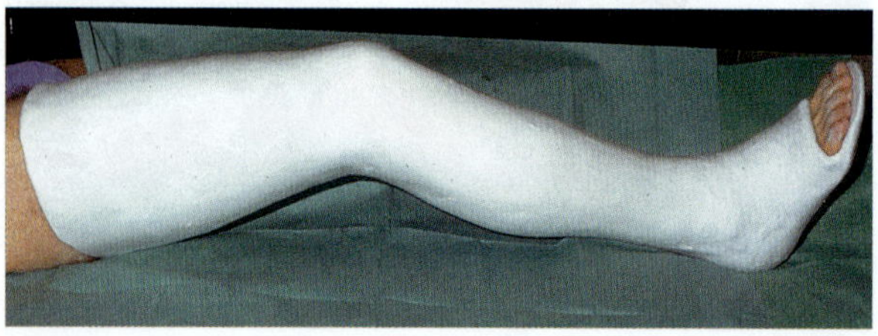

Abb. 29.12 Geschlossener Oberschenkelliegegips ohne Gehsohle. [T134]

Komplikationen der Gipsbehandlung

Hauptkomplikationen sind:

- Bewegungseinschränkung bis zur Kontraktur ruhiggestellter Gelenke
- Thrombose bei Gipsen an der unteren Extremität mit evtl. nachfolgender Embolie
- Haut- und Weichteilschäden (→Abb. 29.15)
- Inaktivitätsbedingte Muskelatrophie
- Evtl. irreversible Druckschädigung von Nerven und Durchblutungsstörungen bis hin zu Gewebsnekrosen bei „zu engem" oder unzureichend gepolstertem Gips (Kompartmentsyndrom →29.5.6).

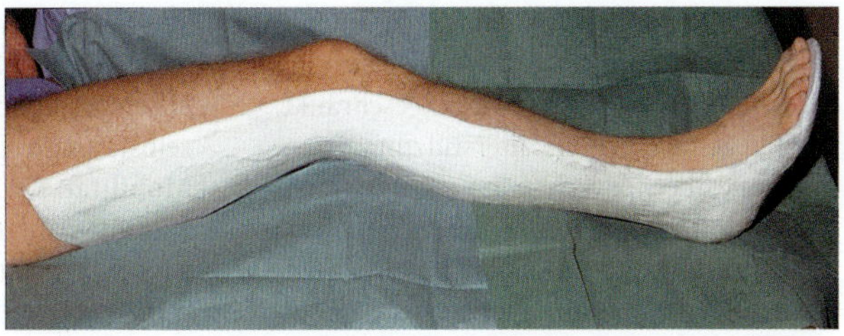

Abb. 29.14 Oberschenkelgipsschiene. [T134]

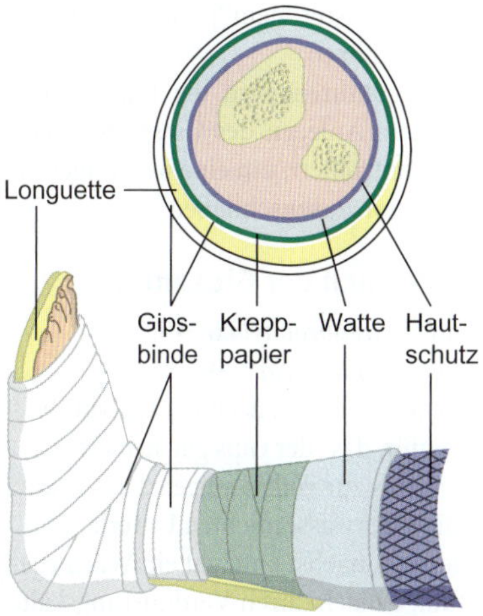

Abb. 29.16 Aufbau eines geschlossenen Gipsverbands. [L138]

Pflege vor der Gipsanlage

Vor **Anlage eines Gipses** klärt der Arzt den Patienten über Indikation, Größe des Gipses, die damit verbundene Immobilisation sowie Komplikationen auf. Dies ist für die Rechtmäßigkeit der Einwilligung des Patienten erforderlich, baut Angst und Unsicherheit ab und verbessert dadurch seine Kooperation. Der Patient wird auf zweckmäßige Kleidung hingewiesen (→ 29.1.2).

Die Pflegenden überprüfen die Haut der später vom Gips bedeckten Körperregion. Bei Hautausschlägen, Wunden oder Infektionen informieren sie den Arzt, da der Gips dann evtl. nicht angelegt werden kann.

Fingerringe und störender Schmuck sowie Nagellack werden entfernt, da sie die Beurteilung der Durchblutung erschweren oder unmöglich machen und Ringe bei einer Weichteilschwellung einschnüren können.

Die Haut wird gereinigt und sorgfältig abgetrocknet, am besten zu zweit: Einer hält die verletzte Extremität, der andere führt die Maßnahmen durch. Evtl. Pflaster werden entfernt, da Pflasterallergien unter dem Gipsverband nicht erkannt werden. Wundverbände werden mit dem Polstermaterial angewickelt. Die Haut wird nicht rasiert, da die nachwachsenden Haare unter dem Gips zu quälendem Juckreiz führen würden.

Anlegen eines Gipses

Das **Anlegen eines Gipses** ist Aufgabe des Arztes, der die Tätigkeit aber an entsprechend ausgebildete Pflegefachpersonen delegieren kann. Der Arzt muss den angelegten Gips kontrollieren. Bei manchen Gipsen ist die Gegenwart eines Arztes jedoch erforderlich, etwa bei Frakturen mit Dislokationstendenz oder Oberschenkelgips.

Arzt und Pflegefachperson lagern den Patienten bzw. die einzugipsende Extremität, ggf. mithilfe geeigneter Gipsbänkchen oder Polsterkissen. Die einzugipsenden Gelenke werden in *Funktionsstellung* gebracht, um den Funktionsverlust durch die Ruhigstellung zu minimieren (→ Abb. 29.17). Ausnahmen werden vom Arzt angeordnet. Diese Position ist während der gesamten Anlage beizubehalten.

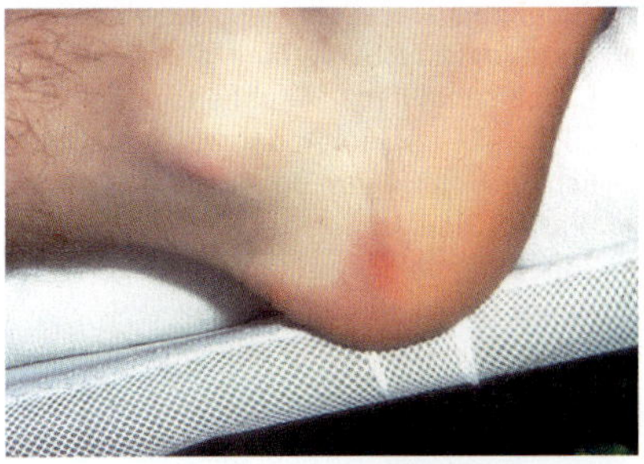

Abb. 29.15 Dekubitus ersten Grades (Rötung) an der Ferse bei unzureichend gepolsterter Gipsschiene. Der Patient klagte über anhaltende Schmerzen im Bereich der Druckstelle. [T195]

Einmalhandschuhe bei Kunststoff

Vor dem Arbeiten mit Kunststoffverbänden Einmalhandschuhe anziehen, da sie stark an den Händen kleben.

Die wesentlichen Handgriffe sind bei Gips- und Kunststoffverbänden gleich. Im Detail, etwa der genauen Tauchzeit, gibt es Unterschiede, weshalb stets die Herstellerangaben zu beachten sind.

Von innen nach außen besteht der Gips aus (→ Abb. 29.16):

- Ggf. **Wundauflage**
- **Hautschutz.** Die Haut wird durch einen faltenfreien Überzug aus Schlauchmull geschützt, der auch die Wundauflage fixiert. In Falten, in denen Haut auf Haut liegen würde, werden Mullkompressen eingelegt
- **Polsterung.** Unterschieden werden die *zirkuläre Polsterung* mit Synthetikwattebinden und die zusätzliche *Teilpolsterung* der besonders gefährdeten Stellen (→ Abb. 29.17) mit Polstervlies oder Lagen aus Synthetikwatte
- **Krepppapier.** Eine Schicht straff um die Watte gelegtes Krepppapier fixiert die Polsterung und verhindert ein Hartwerden der Watte durch das Gipsmaterial. Bei Kunststoffverbänden entfällt das Krepppapier
- **Gips-/Kunststoffbinden oder -longuetten.** Binden bzw. Longuetten werden unmittelbar vor Gebrauch aus der Packung genommen und dann verarbeitet:
  - Geschlossener Gips. Die Gipsbinden werden ohne Zug flach und zirkulär auf der einzugipsenden Körperpartie abgewickelt und mit der flachen Hand modelliert. Eine evtl. erforderliche Longuette innerhalb des Gipses (weniger Materialverbrauch, dünnerer Gips) wird mit einer zweiten Gipsbinde fixiert
  - Gipsschiene → Abb. 29.18.

Anschließend wird der Gips an den Enden ausgeschnitten, der Schlauchmull mit der Watte umgeschlagen und durch Einarbeiten in den Gips fixiert.

Nach dem Anlegen des Gipsverbands dauert es ca. 5–10 Min. (bei Kunststoffverbänden etwas weniger), bis der Gips *abgebunden* hat, d. h., bis er steif und fast unverformbar geworden ist. In dieser Zeit muss die Extremität ruhig gehalten werden.

Wird ein Gips unmittelbar nach Verletzung bzw. Operation oder bei einer Entzündung angelegt, muss er in der Regel nach dem Aushärten gespalten werden (→ Abb. 29.13, → Abb. 29.20). Ansonsten kann er durch nachfolgende Weichteilschwellung „zu eng" werden und irreversible Schäden hervorrufen.

Eine *Fensterung* des Gipses (→ Abb. 29.19) ist bei Wunden zur Wundkontrolle oder Drainagenentfernung erforderlich. Die Lage des Gipsfensters wird beim Eingipsen durch den Arzt z. B. mittels Pappröllchen markiert. Nach Aushärten wird das Fenster ausgesägt, ggf. etwas verkleinert (damit es leicht rein passt), mit etwas zusätzlichem Polstermaterial wieder eingesetzt und angewickelt. Ohne Anwickeln kann sich ein

Ödem („Fensterödem") entwickeln und zu Schäden führen.

Bei Frakturen wird die Frakturstellung nach dem Anlegen des Gipses röntgenologisch kontrolliert, um eine neu aufgetretene Dislokation auszuschließen.

Pflege nach der Gipsanlage

Kontrakturenprophylaxe ➔ 9.7
Thromboseprophylaxe ➔ 4.3
Diese Maßnahmen nach der Gipsanlage sorgen dafür, dass der Gips gut aushärten kann:

- Gips bis zur vollständigen Austrocknung auf einer wasserdichten Unterlage lagern. Zunächst entsteht ein Wärmegefühl, danach durch Verdunstungskälte ein Kältegefühl. Friert der Patient, wird die Zimmertemperatur erhöht, und er erhält wärmere Kleidung
- Gipsverband während der Trocknung nicht zudecken. Das Trocknen darf nicht durch Wärmequellen (z. B. Föhn, Rotlicht) unterstützt werden, da dadurch der Gips spröde werden kann.

Eine Vollbelastung des Gipses ist erst nach vollständiger Aushärtung möglich. Das Hochlagern der Extremität mit dem Gips (z. B. auf einem Kissen, einer Schiene, mittels unelastischer Mullbinde am Bettbügel) beugt einer Gewebeschwellung vor.

Der Patient ist insbesondere bei größeren Gipsen und durch eine evtl. Nichtbelastung in seiner Selbstständigkeit eingeschränkt. Die Pflegenden geben Unterstützung:

- **Essen.** Bei Gipsverbänden an der oberen Extremität benötigt der Patient ggf. Hilfe beim Essen (z. B. Fleisch schneiden) und Trinken. Er muss in der Lage sein, alle Speisen mit einer Hand zu sich zu nehmen. Hilfreich ist eine rutschfeste Unterlage. Freie Finger des eingegipsten Arms können und sollen beim Essen eingesetzt werden
- **Körperpflege und Ankleiden.** Die Pflegenden achten darauf, dass alle Pflegeutensilien am Waschbecken mit einer Hand erreichbar sind. Besonders Patienten mit Großgipsen benötigen Hilfe bei der Körperpflege. Für Unterarm- oder Unterschenkelgipse gibt es spezielle Plastiksäcke, die sich oberhalb des Gipses wasserdicht verschließen lassen, damit ist Duschen möglich. Gipse sollten nicht nass werden, weil sie lange zum Trocknen brauchen und Mazerationsgefahr für der unter dem Gips besteht. Es besteht erhöhte Rutsch- und Sturzgefahr bei Gipsen an der unteren Extremität, auf die der Patient hingewiesen werden muss. Ausreichend weite oder entsprechend umgeänderte Kleidung (z. B. Jogginghose mit Druckknöpfen am Unterschenkel) können meist vom Patienten selbständig angezogen werden
- **Mobilität.** Bei Großgipsen fällt es älteren Patienten anfangs oft schwer, das Gleichgewicht zu halten. Auch das Aufstehen mit Oberschenkelgipsen ist trotz Unterarmgehstützen oder Gehwagen schwierig, weshalb der Patient anfangs nicht alleine aufstehen soll. Bei einer geplanten Operation beginnt die Gangschule (➔ 29.1.3, ➔ 9.6.5) nach Möglichkeit bereits vor der Operation, da der Patient dann postoperativ leichter mobilisierbar ist und mehr Selbstvertrauen hat.

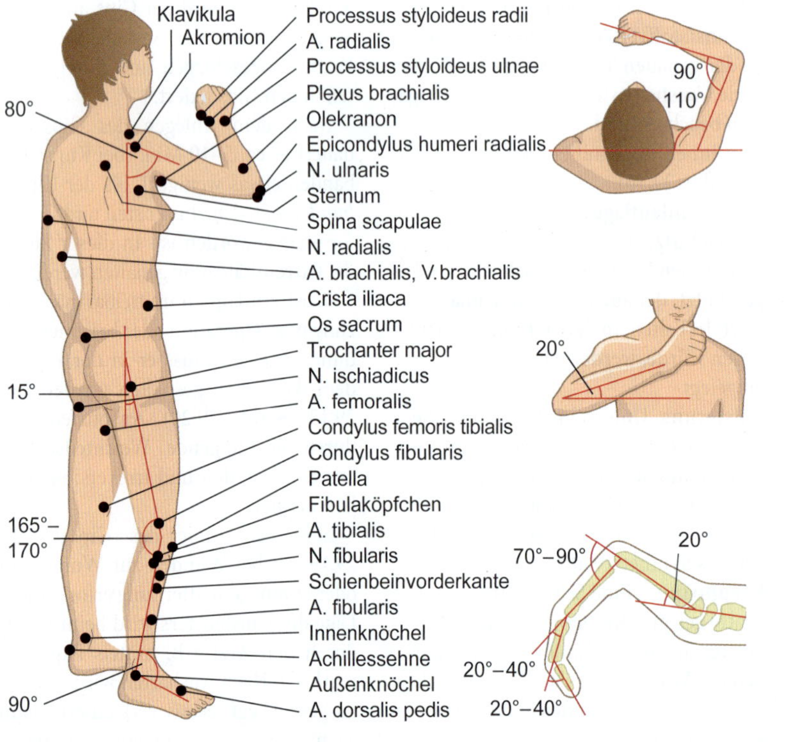

Abb. 29.17 Druckgefährdete Stellen des Körpers (links) und Funktionsstellungen einiger Gelenke, die beim Eingipsen zu beachten sind (rechts). [L138]

Patientenbeobachtung und Dokumentation

Unmittelbar nach Anlage eines Gipses und an den Folgetagen sind regelmäßige **Beobachtungen und Kontrollen** (*DMS* ➔ 29.1.3) unabdingbar, um Komplikationen vorzubeugen bzw. rechtzeitig zu erkennen. Diese erfolgen immer nach dem gleichen Schema:

- **Befragen.** Nach Schmerzen, Engegefühl, Gefühlsstörungen fragen
- **Betrachten.** Auf Hautfarbe, Schwellung von Fingern oder Zehen und Gipsränder (glatt, nicht einschnürend, ohne Randwulst oder scharfe Kanten) sowie Bruchlinien achten
- **Betasten.** Hauttemperatur fühlen. Evtl. Pulse tasten. Zehen, Finger, Hand, Fuß im Gips bewegen lassen. Prüfen, ob die Beugung/Streckung auch gegen Widerstand möglich ist.

Eine **ärztliche Kontrolle,** evtl. mit Röntgen, ist 24 Std. nach zirkulärer Gipsanlage obligat.

VORSICHT! Bei Auftreten folgender **Warnzeichen** soll sich der Patient unverzüglich melden. Sie machen eine sofortige Arztinformation erforderlich, da sonst irreversible Schäden entstehen können:

- Zunehmende (evtl. pochende) Schmerzen
- Neurologische Symptome, z. B. Kribbeln („Ameisenlaufen"), Taubheitsgefühl („Pelzigkeit") oder Abnahme der Beweglichkeit von Fingern oder Zehen
- Blässe, Blaufärbung der Haut
- Zunehmende Schwellung der Finger, Hand, Zehen, des Fußes
- Schwächer werdender oder nicht mehr tastbarer Puls.

Faustregel: Ein Patient, der Beschwerden im Gips äußert, hat immer Recht!
Bei geschlossenen Thoraxgipsen muss eine **Gipssäge für den Notfall** bereitliegen. Vor Reanimationen muss ein solcher Gips entfernt werden!

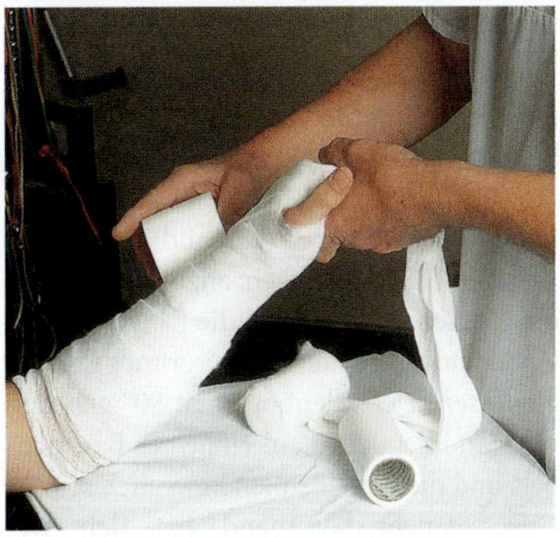

a Hautschutz, Polsterung und Krepppapier am Unterarm bis unterhalb des Ellenbogens anbringen.

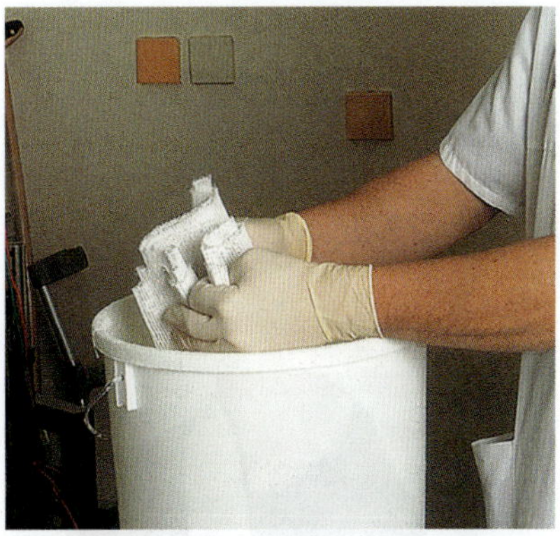

b Longuette in der erforderlichen Länge abschneiden, ziehharmonikaartig falten und ins Wasser tauchen.

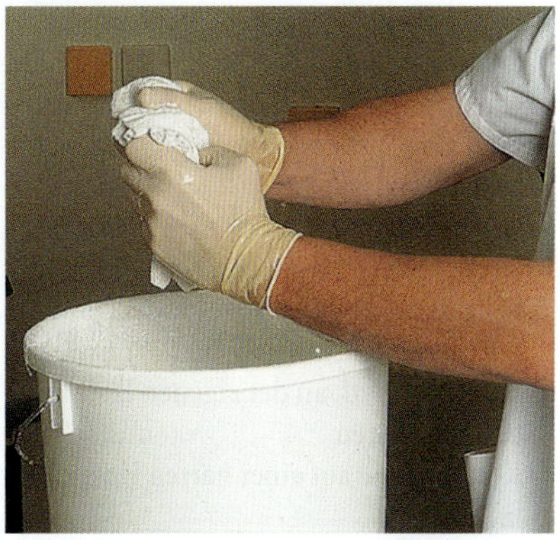

c Nach der Tauchzeit Longuette herausnehmen, abtropfen lassen und glatt ziehen.

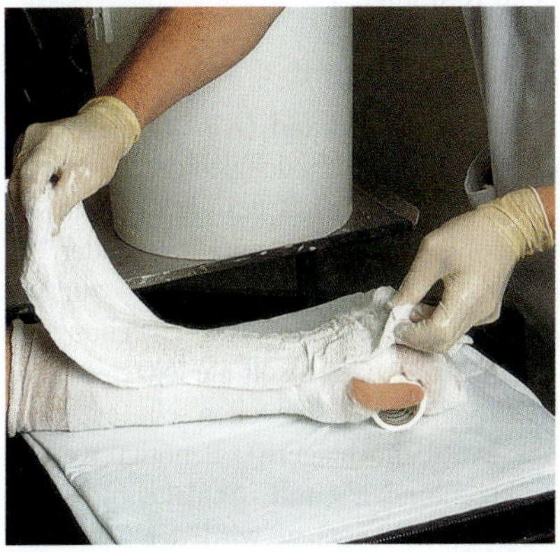

d Longuette auflegen von den Mittelhandknochen bis unterhalb des Ellenbogens.

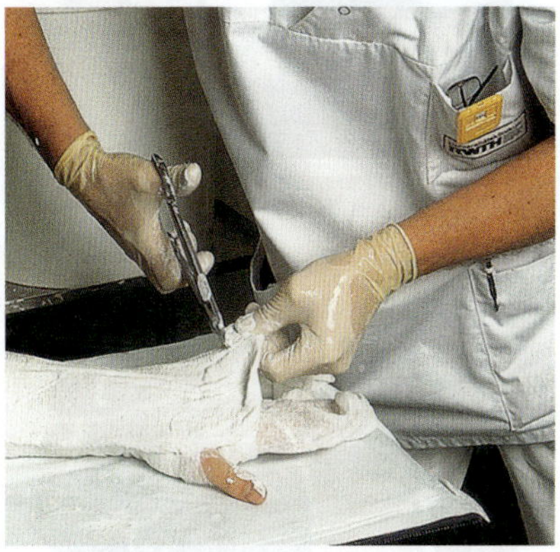

e Überstehende Longuettenteile mit der Schere abschneiden.

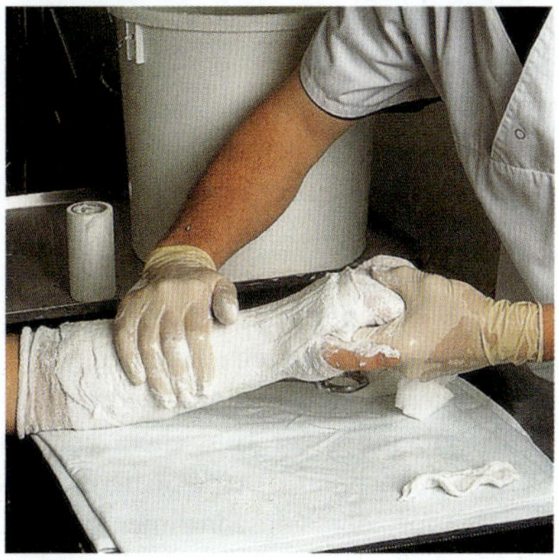

f Schiene gut anmodellieren, dann mit einer Kurzzugbinde am Arm fixieren.

Abb. 29.18 Anlegen einer dorsalen Unterarmgipsschiene mit Longuette. [K183]

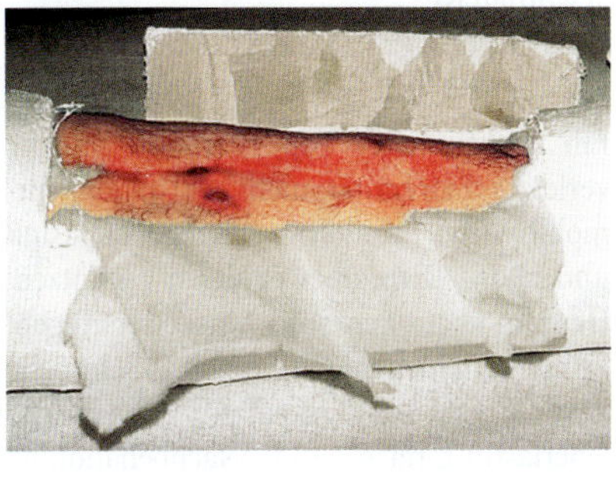

Abb. 29.19 Gefensterter Gips zur Wundbehandlung bei offener Unterschenkelfraktur. [T195]

Prävention und Gesundheitsberatung

Patienten, die nach der Gipsanlage nach Hause gehen, werden zu Verhaltensregeln im Umgang mit dem Gips sowie Warnzeichen für Komplikationen beraten und erhalten zusätzlich ein Informationsblatt. Bei Kindern erhalten die Eltern die Informationen:

- Gipsverbände bestmöglich vor Feuchtigkeit schützen (Ausnahme, wenn das Material Nässe ausdrücklich verträgt)
- Betroffene Extremität v. a. anfangs so oft wie möglich hochlagern, damit eine Schwellung abklingen kann bzw. erst gar nicht entsteht
- Bei Warnzeichen/größeren Beschädigungen des Gipses sofort melden bzw. einen Arzt aufsuchen
- Bei Juckreiz nie mit spitzen Gegenständen kratzen, um Hautverletzungen mit nachfolgender Infektion zu vermeiden
- Erlaubte Belastung (→ 29.1.3) bei Gipsverbänden der unteren Extremität keinesfalls überschreiten
- Angeordnete Medikation zur Thromboseprophylaxe einhalten bzw. Heparin s. c. spritzen
- Bewegungsübungen der benachbarten Gelenke nach Anleitung mehrmals täglich durchführen, um Schonhaltung, Bewegungseinschränkungen, Muskelatrophie vorzubeugen.

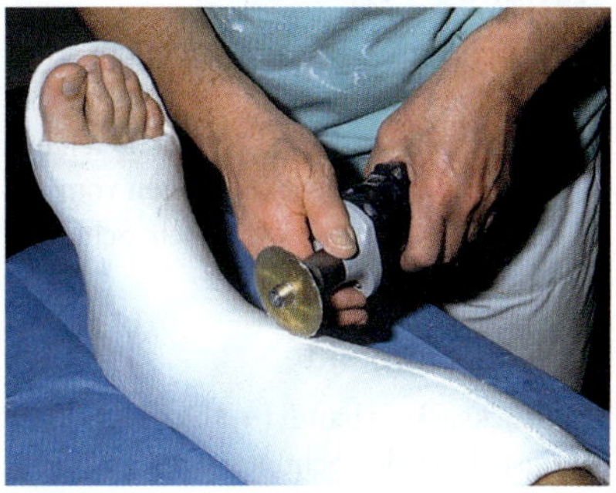

Abb. 29.20 Gipssäge. Sie dreht sich nicht, sondern arbeitet mit kleinen, schnellen Schwingungen (Oszillationen). Dadurch werden harte Materialien (Gips) gut durchtrennt, weiche (Polsterung, Haut) aber geschont. [T134]

Gipsabnahme

Die **Gipsabnahme** ist wie das Anlegen eine ärztliche Tätigkeit, die an entsprechend ausgebildete Pflegefachpersonen delegiert werden kann. Manchmal müssen Patienten beruhigt werden, wenn sie Angst haben, dass sie geschnitten werden.

- Materialien vorbereiten. Benötigt werden Gipsschere, Gipssäge (→ Abb. 29.20), Gipsspreizer und Rabenschnabel sowie zwei verschieden kräftige, gut schneidende Verbandsscheren
- Patienten informieren, insbesondere über die Ungefährlichkeit der Gipssäge trotz der spürbaren Vibrationen sowie teils erheblichen Lärm- und Wärmeentwicklung. Evtl. an der eigenen Haut demonstrieren
- Körperpartie auf einer harten Unterlage lagern
- Gips schrittweise aufschneiden, dabei alle Schichten auf einmal durchtrennen. Die Gipssäge mit der Hand/Fingern gegen zu tiefes Eindringen sichern
- Gipsverband mithilfe des Gipsspreizers aufbiegen
- Restliche Schichten (Schlauchmull, Polsterung, Krepppapier) mithilfe der Verbandsscheren aufschneiden
- Gipsverband vorsichtig abnehmen, Körperteil sicher lagern
- Haut waschen, trockene Haut ggf. mit geeigneten Präparaten eincremen.

Bei Kindern können dünne Redressionsgipse evtl. mit einer Gipsschere entfernt werden. Manchmal ist eine Sedierung des Kindes vor der Gipsabnahme sinnvoll. Schmerzhafte Verbands- und Gipswechsel werden bei Kindern in Kurznarkose durchgeführt.

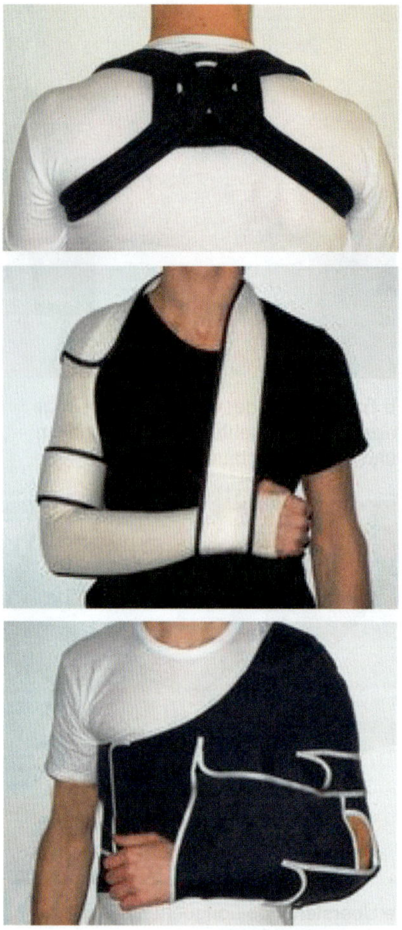

Abb. 29.21 (Teil-)Ruhigstellende Verbände. Von oben nach unten Rucksack-, Gilchrist- und Desaultverband, jeweils als Fertigverband. [V815]

29.4.2 Weitere (teil-)ruhigstellende Verbände

In der Traumatologie werden häufig **Fertigverbände zur Ruhigstellung** eingesetzt. Sie sind einfach in der Handhabung, bieten hohen Patientenkomfort und können vom Patienten bzw. Angehörigen nach Schulung an- und abgelegt werden.

Rucksackverband

Ein **Rucksackverband** (→ Abb. 29.21) zur Ruhigstellung der Schulter wird vor allem nach Klavikulafrakturen (Schlüsselbeinfrakturen, → 29.8.1) angelegt. Die heute üblichen Fertigverbände in verschiedenen Größen (z. B. Tricodur® Clavicula-Bandage) werden wie ein Rucksack angezogen und am Rücken mit Klettverschlüssen fixiert. Der Verband muss stramm sitzen, der Radialispuls aber tastbar sein. Gegebenenfalls muss der Verband nachgespannt werden. Der Rucksackverband wird wegen der Gefahr von Nervenschäden zunehmend skeptisch gesehen.

Gilchrist- und Desault-Verband

Ein **Gilchrist-Verband** (→ Abb. 29.21) ist z. B. bei Schulterluxationen (→ 29.8.5) oder bei Oberarmkopffrakturen (→ 29.8.6) älterer Menschen angezeigt. Fertigverbände (z. B. Noba® Gilchrist-Verband) sind durch Klettverschlüsse einfach anzuwenden. Für die Größenauswahl wird die Länge vom Ellenbogen bis zu den Fingergrundgelenken gemessen. Der Ellenbogen ist 90° gebeugt, die Hand liegt etwa auf Höhe des Bauchnabels und die Finger sollen beweglich sein.

Der Gilchrist-Verband hat den **Desault-Verband** bzw. die vorgefertigte **Desault-Weste** (→ Abb. 29.21) zur Ruhigstellung von Schulter und Ellenbogen weitgehend verdrängt.

Zinkleimverband

Ein **Zinkleimverband** (z. B. Varolast®) ist ein halbstarrer, unnachgiebiger Kompressionsverband, der z. B. bei Verstauchungen, Stumpfödem nach Amputationen oder Venenentzündungen angelegt wird – zur Ruhigstellung und schneller Abschwellung.

Vor dem Anlegen soll die Extremität soweit möglich abgeschwollen sein (evtl. vorher 2 Std. hochlagern). Benötigt werden Zinkleimbinden und Schlauchmull als Hautschutz. Angelegt wird der Zinkleimverband wie ein „normaler" Bindenverband an der unteren Extremität, dabei müssen Schnürfurchen oder „Tüten" vermieden werden. Der Verband muss erneuert werden, wenn er durch Abschwellen zu locker geworden ist.

Funktioneller Tape-Verband

Ein **funktioneller Tape-Verband** soll die verletzte Extremität nicht vollständig immobilisieren, sondern stützen, entlasten und vor Extrembewegungen schützen. Hauptindikationen sind Muskelzerrungen, Sehnenscheidenentzündungen, Schwäche des Kapsel-Band-Apparats, chronische Überlastungsreize und Nachbehandlung nach Gipsabnahme.

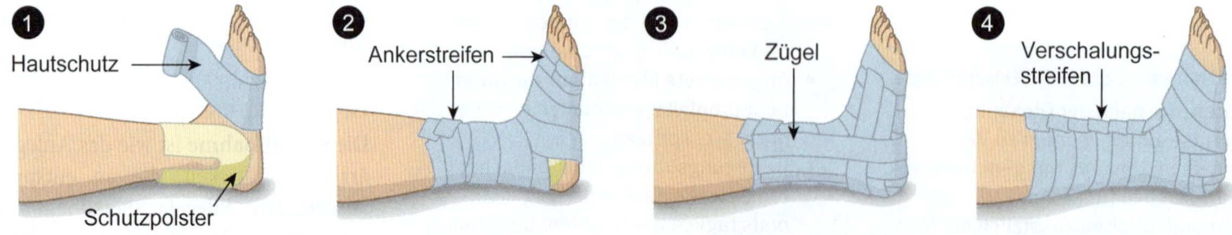

Abb. 29.22 Anlegen eines Tape-Verbands, hier am Sprunggelenk. [L138]

Vor Anlegen des Verbands wird die Haut gereinigt und getrocknet, in der Regel aber nicht rasiert. Ein Tape-Verband wird meist aus Pflasterstreifen hergestellt. Die einzelnen Elemente in der Reihenfolge des Anlegens sind (→ Abb. 29.22):

- *Polster*, z. B. ein zurechtgeschnittenes Schaumstoffpolster
- *Hautschutz*, z. B. Gasofix®-Binde
- *Ankerstreifen* zur Anheftung der Zügel
- *Zügel*. Sie sind die tragenden Elemente des Verbands und bestimmen seine genaue Funktion, z. B. Entlastung, Bewegungseinschränkung
- *Verschalungsstreifen*. Sie sollen einen geschlossenen Verband und festen Verbund schaffen. Bei Schwellungstendenz können auch semizirkuläre Verbände angelegt werden
- *Sicherungsstreifen* zum Schutz an besonders beanspruchten Stellen.

Tape-Verbände dürfen nicht mit Wasser in Kontakt kommen, da sie beim anschließenden Trocknen schrumpfen und einschnüren können. Ist der Verband doch nass geworden, wird die Feuchtigkeit mit einem saugfähigen Stoff aufgenommen (nicht föhnen – Verband klebt dann nicht mehr).

Prävention und Gesundheitsberatung

Bei allen ruhigstellenden Verbänden:

- Patienten über Warnsymptome informieren: Blau- oder Weißverfärbung distaler Extremitätenabschnitte, nicht mehr tastbarer Puls, Schwellung, auch beim Hochlagern zunehmende Schmerzen, Sensibilitätsstörungen (DMS-Kontrolle → 29.1.3). Den Verband dann lockern bzw. entfernen und den Arzt aufsuchen
- Erklären und zeigen, wie der korrekte Sitz des Verbands überprüft und, falls der Patient ihn zur Körperpflege abnehmen darf, wie er angelegt wird
- Patienten zur Hautbeobachtung anleiten (gefährdete Bezirke, Warnzeichen einer Hautschädigung).

29.4.3 Orthesen

DEFINITION

Orthese: (Orthopädisches) Hilfsmittel zur Ruhigstellung, Entlastung, Stabilisierung, Führung oder Korrektur von Skelettabschnitten. Heute häufig bei Indikationen eingesetzt, bei denen früher ein Gipsverband notwendig war.

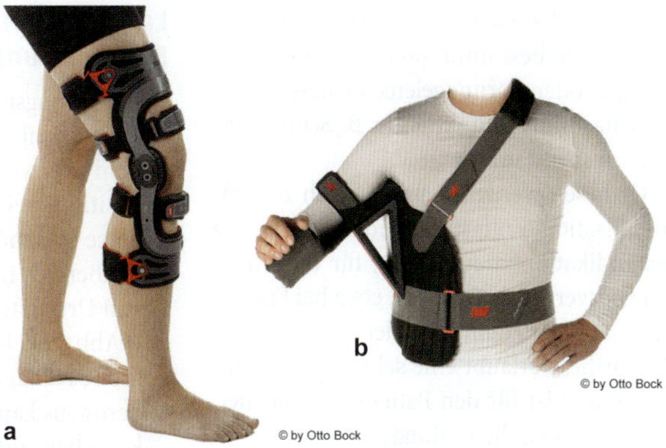

Abb. 29.23 Beispiel einer Kniegelenkorthese (a) und einer Schulterorthese (b). Es gibt noch zahlreiche weitere Orthesen für unterschiedlichste Funktionen (→ Abb. 29.73, → Abb. 29.91). [V164]

Hilfsmittel: Körperersatzstücke, orthopädische oder andere Geräte zum Ausgleich oder zur Vorbeugung einer Behinderung oder zur Sicherung einer Heilbehandlung (Definition der gesetzlichen Sozialversicherung).

Orthesen (→ Abb. 29.23) sind stabile orthopädische Hilfsmittel aus festen Materialien (häufig Kunststoff) und ggf. Polsterung, die mittels Spangen oder Klettverschlüssen am Körper befestigt werden. Orthesen können industriell gefertigt oder vom Orthopädiemechaniker individuell hergestellt sein. Be-

Tab. 29.2 Schienen in der Traumatologie und Orthopädie (Auswahl). [V459]

Schiene	Indikation	Vorteile	Nachteile
Beinhochlagerungsschiene nach Braun (aus Schaumstoff) 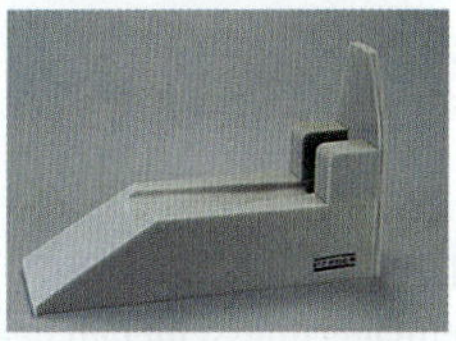	Ruhigstellung/Abschwellung von distalem Oberschenkel, Unterschenkel und Fuß nach Verletzungen einschl. Frakturen, Osteosynthese	• Einfache Handhabung • Vielseitige Einsetzbarkeit • Keine völlige Bewegungseinschränkung • Einfache Reinigung	• Keine individuelle Einstellbarkeit • Zu starke Bewegung/Herabnehmen des Beins durch unruhige/unkooperative Patienten leicht möglich
Beinflachlagerungsschiene (*U-Schiene;* aus Schaumstoff) 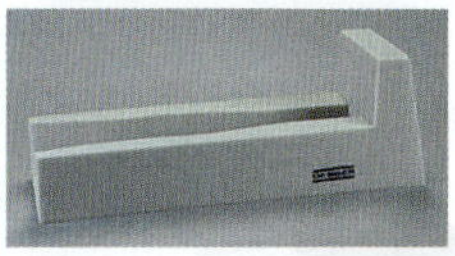	Ruhigstellung/Abschwellung von Hüfte und proximalem Oberschenkel nach Verletzungen einschl. Frakturen, Osteosynthese	• Relativ stabile Ruhigstellung • Keine unerwünschte Beinrotation durch U-Form • Einfache Handhabung • Einfache Reinigung	• Keine individuelle Einstellbarkeit • Im Sommer starkes Schwitzen in der Schiene
Armlagerungskeil 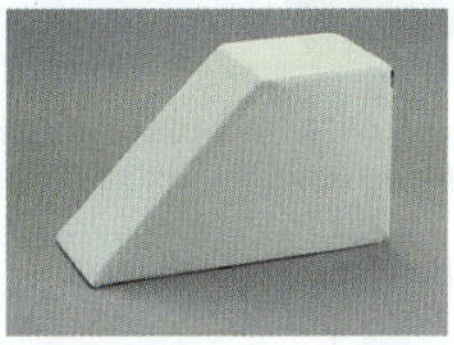	Armhochpositionierung im Bett/im Sitzen	Einfache Handhabung	Keine individuelle Einstellbarkeit/Standardgröße
Motorschiene (*passive Bewegungsschiene*) 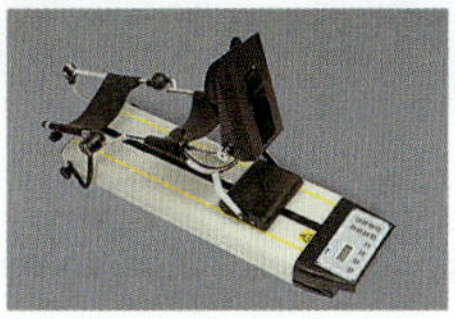	Kontrollierte, passive Bewegung zur Mobilisation/Rehabilitation nach Hüft-, Knie- und Sprunggelenkfrakturen	• Individuelle Einstellbarkeit • Einstellbarkeit der freigegebenen Extension/Flexion, Bewegungsgeschwindigkeit und Pausen	• Notwendigkeit einer genauen Einweisung • Motorgeräusch • Gefahr von Druckstellen durch Metallteile

nannt werden sie oft nach dem Körperteil, für den sie bestimmt sind (z. B. Zervikal-, Rumpf- oder Sprunggelenksorthese), und/oder nach ihrer Funktion (z. B. Schulterabduktionsorthese).

Orthesen werden heute vielfach zur Immobilisation, Entlastung und Stabilisierung bei Indikationen eingesetzt, für die früher ein Gipsverband nötig war, etwa bei Frakturen, Bandverletzungen oder postoperativ. Die Orthese erlaubt eine schnellere Mobilisation und ist für den Patienten bequemer, ohne dass sich die Heilung verzögert.

Weitere mögliche Funktionen von Orthesen sind z. B. Korrektur von Fehlstellungen, Führung von Gelenken und Begrenzung des Bewegungsausmaßes.

Die Grenzen zu Schienen, (teil-)immobilisierenden Fertigverbänden und Entlastungsschuhen sind unscharf.

Pflegefachpersonen unterstützen die Patienten bei der Anlage und korrekten Handhabung und kontrollieren den korrekten Sitz der Orthese und die Haut (Druckstellen? Unverträglichkeitsreaktionen auf die Materialien?).

29.4.4 Schienen

DEFINITION

(Orthopädische) Schiene: Lagerungshilfsmittel zur Entlastung, Ruhigstellung, Stellungskorrektur oder zur kontrollierten, begrenzten Bewegung.

Schienen sind unverzichtbare Lagerungshilfsmittel in der Orthopädie und Traumatologie.

Je nach Bauart dienen sie der Ruhigstellung, Entlastung, kontrollierten Bewegung bzw. eingeschränkten Bewegungsfreigabe oder Stellungskorrektur, v. a. im Bereich der Extremitäten.

Es gibt statische Schienen mit unbeweglichen und dynamische Schienen mit stabilen und beweglichen Teilen. Verbände unter Zuhilfenahme von Schienen heißen **Schienenverbände.**

- Der Arzt ordnet Schienenart (→ Tab. 29.2), Positionierung und Gelenkstellung schriftlich an
- Schienen werden im Optimalfall individuell angepasst. Bei Standardschienen wird die bestmögliche Größe ausgewählt. Das Anpassen erfolgt an der gesunden Extremität
- Das Anlegen einer Beinschiene geschieht am besten zu zweit.

Lagerungsprinzipien bei Beinlagerungsschienen

Die Lagerungsprinzipien sind sorgfältig einzuhalten, weil ansonsten Schäden drohen.

- Bein in physiologischer Mittelstellung positionieren, Knie leicht unterpolstern, Ferse und möglichst auch Achillessehnenbereich freilagern, da hier die Gefahr von Druckstellen hoch ist (→ Abb. 29.3, → Abb. 29.24). Stets auf eine möglichst große Auflagefläche achten. Auch der N. peroneus kann im Bereich des Fibulaköpfchens durch Druck geschädigt werden. Spitzfußprophylaxe durchführen. Bei Patienten, die den betroffenen Fuß aktiv bewegen können, ein Kissen als Fußstütze anbringen, andernfalls z. B. zeitweise Schuhe mit hohem Schaft anziehen (→ Abb. 29.3)
- Das Bein wird in leichter Abduktion und ganz leichter Außenrotation positioniert
- In einer Flachlagerungsschiene wird das Kniegelenk unterlagert, z. B. mit einer Rolle aus Synthetikwatte (→ Abb. 29.3)
- Bei unruhigen Patienten kann die Schiene durch ein Bettgitter auf der betroffenen Seite fixiert und ggf. die Extremität an der Schiene angewickelt werden
- Bei Beinhochlagerungsschienen muss das Kniegelenk auf dem „Gelenk der Schiene" liegen; das Kopfteil darf max. 45° hochgestellt werden, da sonst der Blutfluss behindert ist
- Patienten mit Beinlagerungsschienen liegen häufig schief im Bett, was zu Rückenschmerzen führen kann. Pflegende korrigieren die Position und legen ggf. ein Kissen unter das gesunde Bein
- Das Nachtschränkchen steht am günstigsten auf der Schienenseite.

29.4.5 Operative Therapieverfahren: Übersicht

Viele orthopädische Erkrankungen oder Verletzungen lassen sich nur durch eine Operation langfristig bessern oder versorgen. Folgende **Operationsverfahren** finden Anwendung:

- **(Knochen-)Resektion:** Operative Entfernung von Gewebe, z. B. bei krankhaften Knochenvorsprüngen
- **Osteotomie:** Operative Durchtrennung des Knochens
- **Osteosynthese:** Operative Verbindung von Knochenfragmenten nach Fraktur oder iatrogener Knochendurchtrennung durch Schrauben, Platten oder Nägel (→ Abb. 29.32)
- **Umstellungsoperation:** Nach *Osteotomie* und evtl. *Resektion* z. B. eines Knochenkeils wird der Knochen in möglichst physiologischer Stellung zusammengefügt und stabilisiert (Osteosynthese). Zur Korrektur von Knochenfehlstellungen, z. B. bei ausgeprägten X- oder O-Beinen
- **Gelenkendoprothesen:** Künstlicher Gelenkersatz (→ 29.11.8, → 29.12.2)
- **Arthroplastik:** Operative Wiederherstellung eines Gelenks durch körpereigene Gewebe oder Endoprothesenimplantation

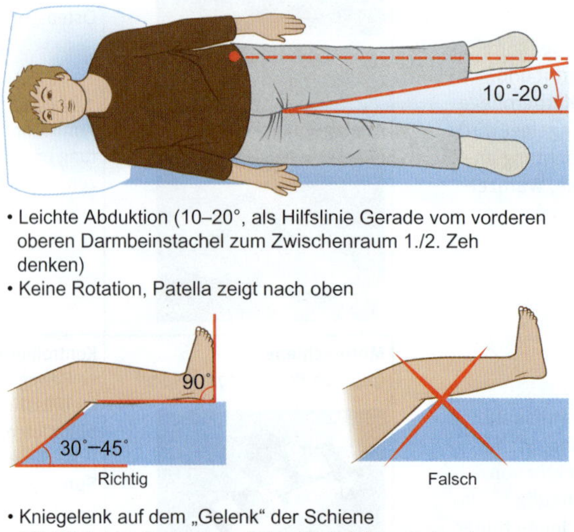

Abb. 29.24 Wichtige Prinzipien bei der Lagerung eines Beins auf/in einer Schiene. [L255]

- **Arthrolyse:** Operative Wiederherstellung der Gelenkbeweglichkeit durch Lösen von Verwachsungen oder Durchtrennung einer geschrumpften Gelenkkapsel
- **Arthrodese:** Operative Gelenkversteifung
- **Synovektomie:** Entfernung der (erkrankten) Synovialis, z. B. in der Rheumachirurgie
- **Amputation:** Z. B. bei bösartigen Tumoren, nach schwersten Verletzungen (➔ 29.5.7).

29.4.6 Fixateur externe

DEFINITION

Fixateur externe *(äußerer Spanner, äußerer Festhalter)*: Durch die Haut in den Knochen eingebrachtes, äußeres Haltesystem zur Stabilisierung von Frakturen.

Ein **Fixateur externe** wird zur *äußeren* Stabilisierung v. a. bei infizierten Frakturen, Frakturen mit umgebenden Weichteilverletzungen, Trümmerfrakturen sowie zur temporären Stabilisierung einer Fraktur bis zur endgültigen Versorgung angewandt.

Proximal und distal der Fraktur werden z. B. Schrauben oder Nägel *(Pins)* in den Knochen eingebracht, die durch die Haut nach außen ragen. Dann werden diese außerhalb des Körpers mit Metall- oder Karbonstäben so verbunden und verspannt, dass die Fraktur stabilisiert ist (➔ Abb. 29.25, ➔ Abb. 29.26, ➔ Abb. 29.32, ➔ Abb. 29.35).

Durch die Verbindung zwischen Knochen und Außenwelt besteht die Gefahr einer **Pin-Track-Infektion** (*engl.* pin = Stift, track = Weg, *Bohrloch-Osteomyelitis*). Zunächst kommt es zu einer Entzündung an der Durchtrittsstelle der Schraube an der Haut, die dann in die Tiefe fortschreitet und im schlimmsten Fall zu einer **Osteitis** (Knochenentzündung ➔ 29.6.4) führt. Eine Pin-Track-Infektion zeigt sich durch Rötung der Haut um die Eintrittsstellen, seröse Sekretion aus den Eintrittsstellen, Schmerzen und allgemeine Entzündungszeichen.

Pflege bei Fixateur externe

Pflege bei orthopädischen und traumatologischen Operationen ➔ 29.1.3

Ein Fixateur externe an den unteren Extremitäten oder am Becken schränkt die Mobilität des Patienten meist erheblich ein und erhöht dadurch die Thrombose-, Dekubitus-, Pneumonie- und Obstipationsgefahr. Die Pflegenden führen daher alle notwendigen Prophylaxen durch.

Bei der **Positionierung** des Patienten achten Pflegende insbesondere auf:

- Positionierung der verletzten Extremität in einer Hochlagerungsschiene oder auf Kissen, um Schwellungen zu vermeiden
- Positionierung des Fußgelenks in ca. 90°-Stellung zur Spitzfußprophylaxe (➔ 9.7.2), Freilagerung der Ferse und Achillessehne
- Zusätzliche Polsterung von Stellen mit oberflächlichen Nerven, z. B. Wadenbeinköpfchen, wegen Gefahr der Nervenschädigung
- Ggf. Abpolsterung des Fixateurs mit Schaumstoff/Kissen, damit der Patient sich mit dem Fixateur nicht verletzt.

Verbandswechsel

Bei einem Fixateur externe wird der Verband täglich unter aseptischen Bedingungen (➔ 43.13.6) gewechselt, um einer Pin-Track-Infektion vorzubeugen.

Materialien:

- Unterlage, Abwurf, Händedesinfektionsmittel, Schutzhandschuhe
- Physiologische Kochsalzlösung, Haut- bzw. Schleimhautdesinfektionsmittel, z. B. Octenisept®
- Sterile Tupfer oder Watteträger, sterile Pinzette (alternativ sterile Handschuhe), sterile Kompressen, Schlitzkompressen, z. B. Metalline® Drain-Kompresse,
- Ggf. Abstrichröhrchen
- Ggf. weitere Materialien zur Wundbehandlung nach Arztanordnung, z. B. Epigard® (offenporige Schaumstoffkompresse bei größeren Weichteilverletzungen, ➔ Abb. 29.35)
- Mullbinde, bei großem Abstand der Durchtrittsstellen elastische Binde.

Die **Durchführung des Verbandswechsels** folgt den allgemeinen Prinzipien des aseptischen Verbandwechsels (im Idealfall zu zweit; ➔ 43.13.6, ➔ Abb. 29.26), einschl. der

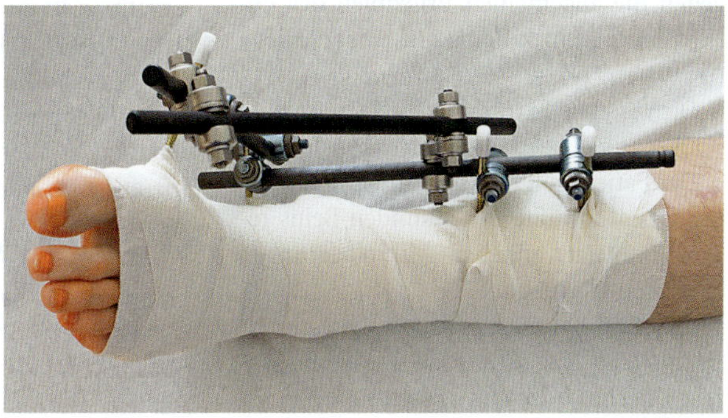

Abb. 29.25 Fixateur externe, mit Verband bedeckt. [K115]

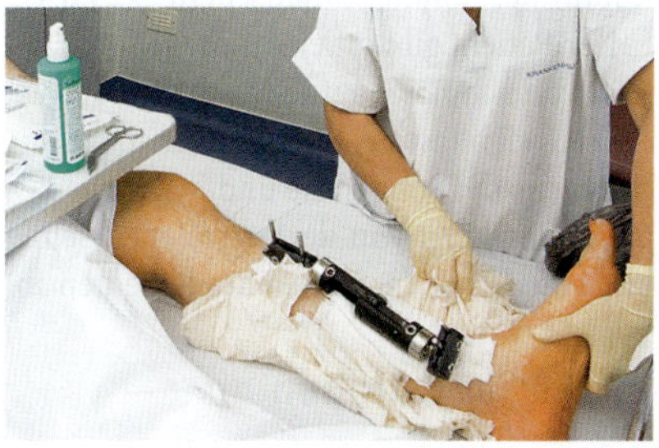

Alten Verband aufschneiden und vorsichtig entfernen.

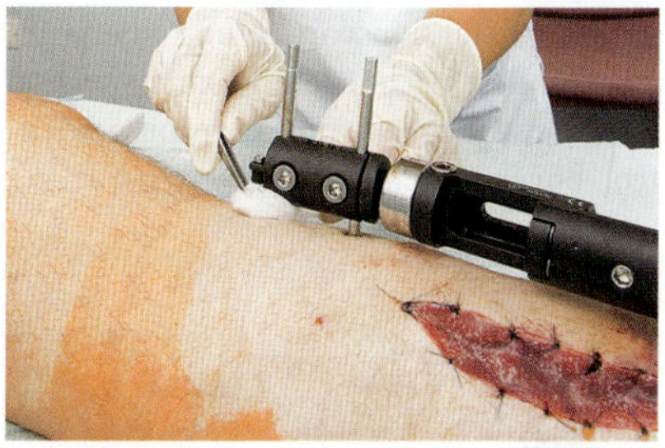

Eintrittsstellen und Umgebung reinigen und desinfizieren.

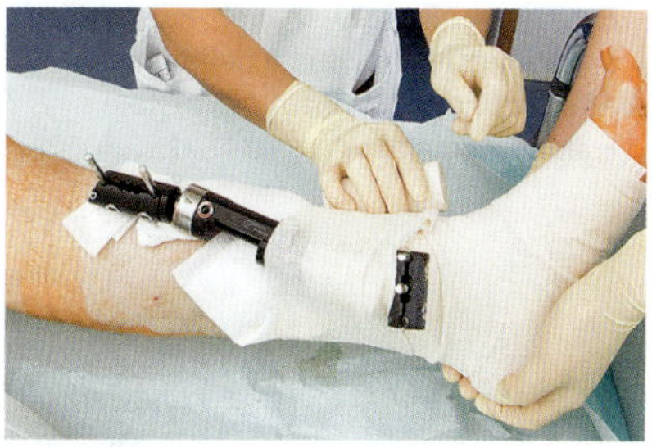

Eintrittsstellen/Wunde steril abdecken, Kompressen mit einer Binde fixieren.

Abb. 29.26 Verbandswechsel bei Fixateur externe am Unterschenkel mit offener Weichteilverletzung. Nach Entfernung des Verbands ist die Verbindung von Knochen und Außenwelt durch Stifte/Schrauben zu sehen. [K115]

Säuberung des gesamten Fixateurs. Die Pflegefachperson achtet auf Blut, seröse Flüssigkeit oder Eiter im Verband, beobachtet die Eintrittsstellen auf Entzündungszeichen und führt eine DMS-Kontrolle (→ 29.1.3) durch. Evtl. entnimmt sie einen Wundabstrich an den Austrittsstellen der Stifte. Sie führt eine Hautpflege mit einem angepassten Pflegemittel durch. Sie fragt den Patienten nach Schmerzen und Allgemeinbefinden und achtet auf Auffälligkeiten, z. B. Druckstelle. Bestehende Weichteilverletzungen (→ Abb. 29.26) werden zusätzlich phasengerecht behandelt, ehe der Fixateur externe mit Schlitzkompressen/Kompressen und Binden verbunden wird [5].

Prävention und Gesundheitsberatung

Wird ein Patient mit Fixateur externe nach Hause entlassen, beraten die Pflegenden ihn bzw. die Angehörigen zum richtigen Umgang:

- Kleidung anpassen, z. B. Hosen- oder Ärmelnähte auftrennen, Hosen mit Druckknöpfen an der Seite
- Fixateur vor Nässe und Schmutz (auch Tierhaare) schützen
- Verband täglich wechseln, Eintrittsstellen reinigen und desinfizieren. Trockene, reizlose Eintrittsstellen können nach Reinigung und Desinfektion auch offen bleiben. Duschen ist bei reizloser Wundsituation möglich, dann aber eine Reinigung und Desinfektion notwendig
- Bewegungsübungen nach Anleitung durch die Physiotherapeuten durchführen
- Arzt regelmäßig zur Kontrolle aufsuchen, bei Problemen (z. B. lockerem Fixateur, Entzündungszeichen, Schmerzen) sofort.

29.4.7 Extension

DEFINITION

Extension: „Streckverband". Reposition und Ruhigstellung durch permanente Anwendung von Zug auf das distale Frakturfragment.

Die **Extensionsbehandlung** *(Streckbehandlung)* wird wegen der mit ihr verbundenen Immobilisation des Verletzten nur noch selten zur Überbrückung bis zur Operation eingesetzt, v. a. bei Frakturen der unteren Extremität, des Beckens und der Halswirbelsäule.

Ein spezieller Nagel oder Kirschner-Draht wird nach Lokalanästhesie der Weichteile und der Knochenhaut durch einen Knochen distal der Fraktur gebohrt oder geschlagen und ein Extensionsbügel angebracht, an den das Extensionsgewicht (dieses beträgt ca. 10–15 % des Körpergewichts) über einen Seilzug angehängt wird. Der Dauerzug am distalen Knochenfragment in Längsrichtung des Knochens soll den Muskelzug neutralisieren, die Fraktur reponieren und in anatomischer Lage ruhigstellen (→ Abb. 29.27).

Overhead-Extension → 29.11.2

Pflege

Die Positionierung der unteren Extremität (z. B. eine suprakondyläre Femurextension → Abb. 29.27, Tibiakopfextension) erfolgt in der Regel auf einer Extensionsschiene aus Metall (z. B. Krapp-Schiene). Die Schiene wird 40–60 cm über der Matratze am Bettrahmen angebracht und gut gepolstert; die Bettebene leicht kopfwärts gekippt. Es gelten die allgemeinen Prinzipien der Positionierung eines Beins auf einer Schiene (→ 29.4.4).

Die verletzte Extremität wird intermittierend gekühlt.

Der Patient soll zur Dekubitusprophylaxe das Gesäß mithilfe des gesunden Beins regelmäßig leicht anheben, Mikrolagerungen sind ebenfalls möglich.

Ein- und Austrittsstellen des Kirschner-Drahts oder Nagels werden wie beim Fixateur externe (→ 29.4.6) versorgt.

Zusätzlich wird die Position der verletzten Extremität mehrfach täglich kontrolliert und die Extensionsvorrichtung überprüft, insbesondere nach jedem Positionswechsel (freie Beweglichkeit von Extensionsgewichten, -bügel und Zugseil).

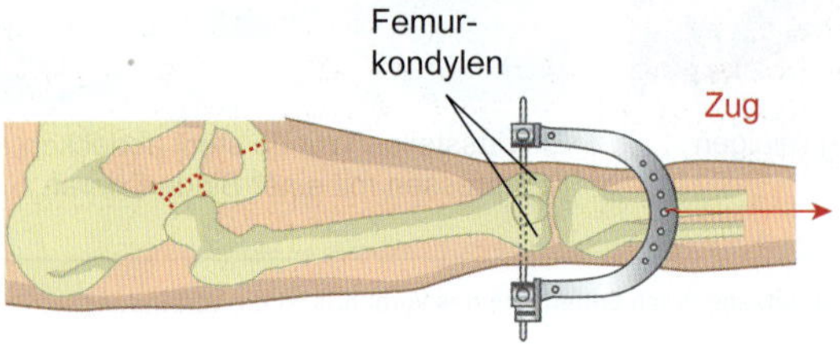

Abb. 29.27 Suprakondyläre Femurextension bei dislozierter Beckenfraktur. [L138]

29.5 Allgemeine Traumatologie

29.5.1 Weichteilverletzungen

DEFINITION

Weichteilverletzungen: Verletzungen von Bändern, Sehnen, Muskeln, Fettgewebe und Haut.

Bandverletzungen

Hauptursache von **Bandverletzungen** ist indirekte Gewalt, die durch Hebelwirkung die gelenkstabilisierenden Bänder auf einer Seite des Gelenks überdehnt. Typisch und häufig ist die Außenbandverletzung des oberen Sprunggelenks durch „Umknicken" des Fußes nach innen (→ 29.13.2).

Differenziert werden:

- **Bandverletzung Grad 1** *(Distorsion, Verstauchung, Bandzerrung).* Überdehnung ohne strukturelle Schäden
- **Bandverletzung Grad 2.** Teilruptur
- **Bandverletzung Grad 3.** Komplette Bandruptur.

Leitsymptome sind Schmerz, Schwellung/Hämatom und eingeschränkte oder abnorme Beweglichkeit (Instabilität) des Gelenks.

Die Diagnose erfolgt klinisch, evtl. ist eine MRT erforderlich. Die Behandlung bei erstmaliger Verletzung ist fast immer konservativ, z. B. durch Ruhigstellung in einer Orthese (→ 29.4.3). Bei gleichzeitiger Fraktur, wiederholten Verletzungen oder Sportlern erfolgt oft eine **Bandnaht** oder **Bandplastik** (Wiederherstellung des Bandes, z. B. aus einer körpereigenen Sehne).

Sehnenverletzungen

Traumatische **Sehnenverletzungen** treten vor allem beim Sport, durch Verkehrs- oder Haushaltsunfälle auf. Bei degenerativen Sehnenverletzungen reißt eine vorgeschädigte Sehne bei geringer Belastung (z. B. Ruptur der Rotatorenmanschette → 29.8.4).

Der Patient gibt oft ein „Krachen" an, gefolgt von Schmerzen und Muskelschwäche.

Die wichtigsten technischen Untersuchungen sind Sonografie und MRT. Die Behandlung hängt von der betroffenen Sehne und von den Bedürfnissen des Patienten ab.

29.5.2 Luxationen

DEFINITION

Luxation *(Verrenkung):* Pathologische Verschiebung zweier durch ein Gelenk verbundener Knochen mit vollständigem

Kontaktverlust der gelenkbildenden Knochenenden und Verletzung der Gelenkkapsel. Bei der **Subluxation** *(unvollständige Verrenkung)* bleiben die verschobenen Gelenkenden noch teilweise in Berührung.

Krankheitsentstehung

- **Traumatische Luxationen** sind durch abnorme Gewalteinwirkung bedingt. Sie entstehen vor allem durch indirekte Traumen wie z. B. Sturz
- Insbesondere bei fehlerhafter Behandlung einer traumatischen Erstluxation (und dadurch bedingten Gelenkschäden) kann es nachfolgend schon bei geringen Traumen zu **Reluxationen** *(rezidivierenden Luxationen)* kommen
- Bei **habituellen** *(gewohnheitsmäßigen)* **Luxationen** führen angeborene Gelenkfehlanlagen, etwa eine zu flache Gelenkpfanne, *Kapsellaxizität* (zu „lockere" Gelenkkapsel) oder Schäden nach früheren Verletzungen bereits bei alltäglichen Bagatelltraumata immer wieder zu Luxationen
- **Atraumatische** *(chronische, spontane)* **Luxationen** sind Folge einer chronischen Gelenkschädigung, z. B. einer rheumatoiden Arthritis (→ 28.6.1).

Symptome, Befund und Diagnostik

Meist nimmt der Patient von sich aus eine typische Schonhaltung ein und vermeidet schmerzbedingt jede Bewegung der betroffenen Extremität (→ Abb. 29.63).

Luxationszeichen

Sichere **Luxationszeichen** sind Fehlstellung, federnde Fixation im Gelenk, abnorme Lage des Gelenkkopfs und eine leere Gelenkpfanne. **Unsichere Luxationszeichen** sind Schmerz, Funktionseinschränkung, Schwellung und Bluterguss.

Insbesondere bei Kindern ist auch ein sonografischer Luxationsnachweis möglich. Stets erforderlich sind Röntgenaufnahmen in mindestens zwei Ebenen (→ Abb. 29.28), um knöcherne Begleitverletzungen und Bandverletzungen auszuschließen, sowie Kontrollen von Durchblutung, Motorik und Sensibilität (DMS → 29.1.3) zur Diagnose von Nerven- und Gefäßverletzungen.

Behandlungsstrategie

Die Therapie besteht in der schnellstmöglichen **Reposition** *(Einrichtung)* des Gelenks unter Zug und Gegenzug, bei großen Gelenken unter Analgosedierung (Gabe von Schmerz- und Beruhigungsmitteln) oder Kurznarkose. Danach erfolgen eine erneute DMS- und Röntgenkontrolle. Gelingt diese **geschlossene Reposition** nicht oder liegen Band- oder Knochenverletzungen vor, ist eine Arthroskopie oder Operation erforderlich **(offene Reposition).** Bei rezidivierenden oder habituellen Luxationen muss die Ursache operativ korrigiert werden, da es sonst immer wieder zu Luxationen kommt.

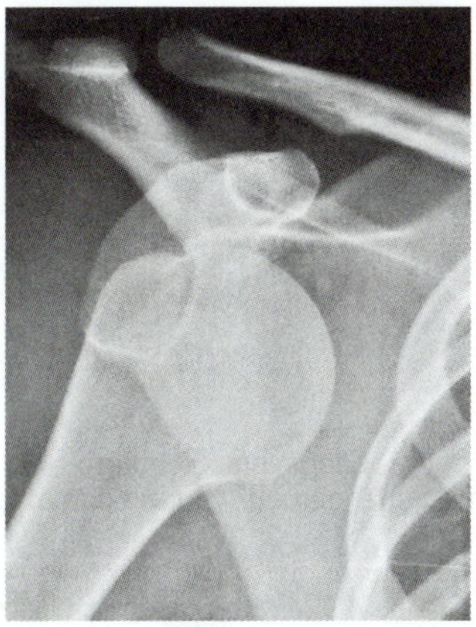

Abb. 29.28 Röntgenbild einer nach vorne unten luxierten Schulter. [R390-001]

Pflege

Die Pflegemaßnahmen sollen die Beschwerden des Patienten lindern:

- (Kurzzeitige) Ruhigstellung mit Stützverband (→ 29.4.2) oder Schiene (→ 29.4.4)
- Positionierung und (Früh-)Mobilisation nach Arztanordnung
- Intermittierende Kühlung
- Nach Arztrücksprache Auftragen von heparinhaltigen Salben im Hämatombereich.

Patientenbeobachtung und Dokumentation

- **D**urchblutung, **M**otorik und **S**ensibilität der betroffenen Extremität (→ 29.1.3)
- Beobachtung auf Schwellung
- Frage nach Schmerzen.

29.5.3 Frakturen: Übersicht

DEFINITION

Fraktur *(Knochenbruch)*: Kontinuitätsunterbrechung eines Knochens unter Bildung von mindestens zwei Bruchstücken **(Fragmenten),** die durch einen **Bruchspalt** voneinander getrennt werden.

Frakturentstehung

Eine **traumatische Fraktur** ist durch Gewalt von außen bedingt. Bei der **direkten Fraktur** bricht der Knochen am Ort der Gewalteinwirkung, z. B. Oberarmfraktur bei starkem Schlag auf den Oberarm. Bei der **indirekten Fraktur** ist der Ort der Gewalteinwirkung nicht identisch ist mit dem der Fraktur, z. B. Oberarmfraktur bei Sturz auf den gestreckten Arm.

Eine **Ermüdungsfraktur** entsteht durch unphysiologische Dauerbelastung, z. B. die *Marschfraktur* des zweiten und dritten Mittelfußknochens nach langen Fußmärschen.

Eine **pathologische Knochenfraktur** ist Folge einer abnormen Knochenstruktur, etwa bei Osteoporose oder Skelettmetastasen.

Kraft und Knochenstabilität maßgeblich

Wann die Belastungsgrenze eines Knochens überschritten wird und es zur Fraktur kommt, hängt vom Ausmaß der Gewalt und von der Elastizität/Beschaffenheit des Knochens ab.

Einteilung von Frakturen

Frakturen können nicht nur nach der Entstehung, sondern nach weiteren, sich teilweise überschneidenden Kriterien eingeteilt werden:

- **Ausmaß der Kontinuitätsunterbrechung. Vollständige Fraktur** mit kompletter, **unvollständige** *(inkomplette)* **Frakturen** mit teilweiser Kontinuitätsunterbrechung des Knochens, z. B. **Fissur** mit Riss, **Infraktion** mit Spaltbildung im Knochen, **Impressionsfraktur** mit „Eindrücken" von Knochenteilen und Stufenbildung
- **Art der Gewalteinwirkung.** Beispielsweise **Biegungsfraktur** durch zu starkes Biegen des Knochens (oft mit Loslösen

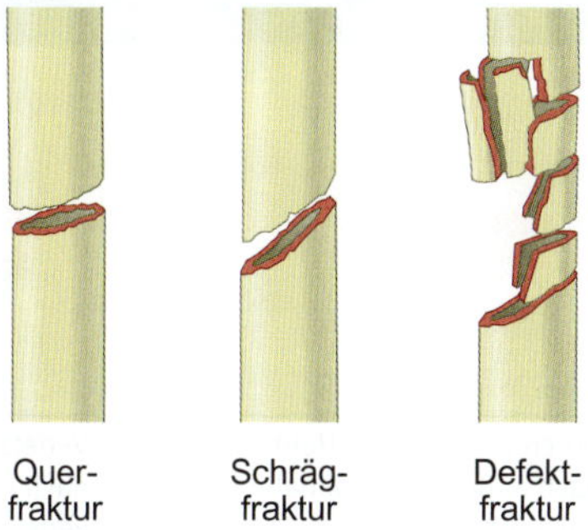

Abb. 29.29 Frakturlinienverlauf. [L190]

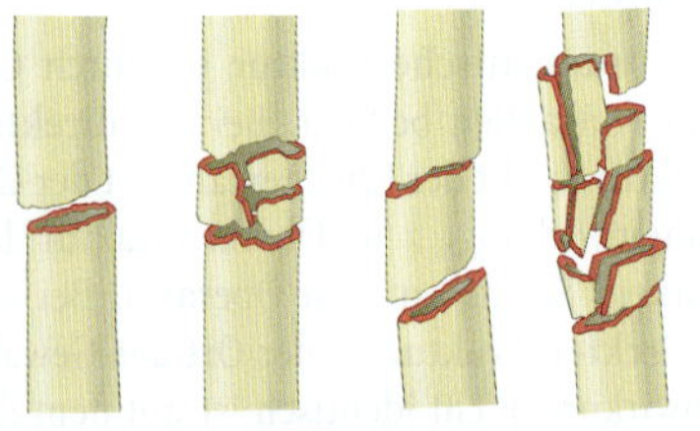

Abb. 29.30 Anzahl der Fragmente einer Fraktur. [L190]

eines **Biegungskeils** als drittes Fragment), **Torsionsfraktur** durch Drehung eines an einem Ende fixierten Röhrenknochens, **Kompressionsfraktur** durch zu starkes Stauchen des Knochens

- **Frakturlinienverlauf (→ Abb. 29.29). Querfraktur, Schrägfraktur, Spiralfraktur** und **Defektfraktur** (mit Verlust von Knochensubstanz)
- **Anzahl der Fragmente** (→ Abb. 29.30). **Einfache Fraktur** mit Knochenbruch an einer Stelle und zwei Fragmenten, **Mehrfragmentfraktur** mit 3–6, **Trümmerfraktur** mit über sechs Fragmenten. Sonderfall der Mehrfragmentfraktur ist die **Stückfraktur** *(Etagenbruch, Doppelbruch)*, bei der der Knochen an zwei Stellen gebrochen ist mit einem größeren Bruchstück dazwischen.
- **Fragmentverschiebung** (→ Abb. 29.31). **Nichtdislozierte Frakturen** ohne, **dislozierte Frakturen** mit Fragmentverschiebung (beim Unfall, danach durch falsche Belastung, Muskelzug etc.). Unterschieden werden **Längsverschiebung** (Verlängerung, Verkürzung), **Seitverschiebung, Achsenknickung, Drehfehler** *(Rotationsfehler)*

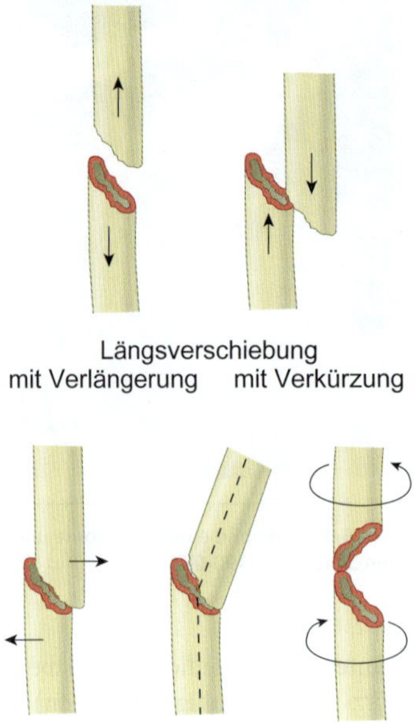

Abb. 29.31 Fragmentverschiebungen (Dislokation) bei Frakturen. [L190]

- Begleitende Weichteil-/Hautverletzungen. **Geschlossene Fraktur** mit intakter Haut im Frakturbereich, **offene Fraktur** mit Haut- und Weichteilverletzungen über der Fraktur und Verbindung zwischen Fraktur und Außenwelt. Weitere Einteilung in offene Frakturen Grad I–IV je nach Ausmaß des Weichteilschadens (→ Tab. 29.3).

VORSICHT! Bei **offenen Frakturen** besteht die Gefahr der bakteriellen Kontamination der Weichteile und Knochen mit nachfolgender Infektion. Je größer der Weichteilschaden, desto höher das Risiko einer Infektion!

Frakturen bei Kindern

Grünholzfraktur

Bei der **Grünholzfraktur** *(subperiostale Fraktur)* bleiben die beim Kind noch sehr elastische Gegenkortikalis und das darüberliegende Periost (Knochenhaut) teilweise erhalten – vergleichbar dem Bruch eines grünen Weidenastes. Grünholzfrakturen zeigen in der Regel keine oder nur eine sehr geringe Fragmentverschiebung.

Epiphysenfugenverletzung

Bei Kindern und Jugendlichen sind die Epiphysenfugen noch offen. Eine Mitverletzung bei gelenknahen Frakturen kann zu Wachstumsstörungen des Knochens in diesem Bereich führen. Wie hoch das Risiko ist, hängt vom Frakturlinienverlauf und einer evtl. Stauchung der Epiphysenfuge ab. Die Eltern des Kindes werden hierüber aufgeklärt und auf ggf. erforderliche Langzeitkontrollen aufmerksam gemacht.

VORSICHT! Frakturen bei Kindern werden von Erwachsenen oft wegen (scheinbar oder tatsächlich) geringer Beschwerden übersehen. Daher gilt: Kindliche Klagen sowie neu aufgetretene Auffälligkeiten immer ernst nehmen!

Frakturen bei alten Menschen

Alte Menschen sind durch erhöhte Fallneigung, verminderte Fähigkeit, Stürze abzufangen und geringere Knochenstabilität (Osteoporose, →29.6.1) stärker frakturgefährdet (Sturzprophylaxe →9.8).

Gleichzeitig ist das Komplikationsrisiko z. B. durch Immobilisierung bei ihnen höher als bei jungen Menschen. Zudem können viele alte Menschen im Rahmen der Rehabilitation nicht so gut mitarbeiten wie jüngere, z. B. gestaltet sich eine Mobilisierung mit Nicht-/Teilbelastung der unteren Extremität oft schwierig. Ziel ist es, den al-

Tab. 29.3 Einteilung offener Frakturen. [L190]

Grad I	Grad II	Grad III	Grad IV
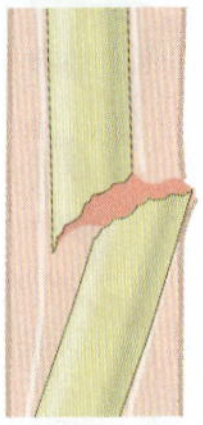	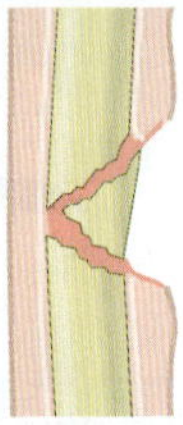	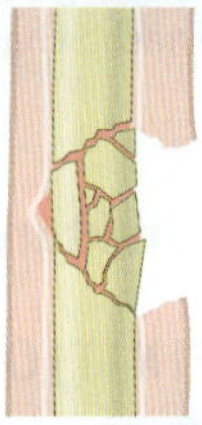	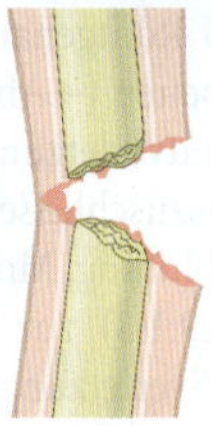
Durchspießung der Haut von innen nach außen bei minimaler Weichteilverletzung	Verletzung der Haut von außen nach innen bei geringer Weichteilverletzung	Ausgedehnte Eröffnung der Fraktur mit schweren Weichteilschädigungen, meist mit Gefäß- und Nervenschäden sowie Knochenfragmentierung	(Sub-)Totale Amputation

ten Menschen so schnell wie möglich zu mobilisieren (möglichst unter Vollbelastung) und in sein bisheriges soziales Umfeld zurückzubringen. Hierfür werden ggf. Abstriche bei der Funktion (z. B. Beweglichkeitseinschränkung) in Kauf genommen.

29.5.4 Klinik und Diagnostik von Frakturen

Klinische Frakturzeichen

Nur **sichere Frakturzeichen** sind *beweisend* für eine Fraktur:
- Fehlstellung durch Frakturverschiebung
- Abnorme Beweglichkeit
- Fühl- oder hörbare **Krepitation** *(Knochenreiben)* bei Bewegung
- Sichtbare Fraktur, z. B. bei durchgespießtem Knochenfragment.

Bei vielen Frakturen sind nur **unsichere Frakturzeichen** feststellbar. Sie deuten zwar auf eine Fraktur hin, können aber auch bei anderen Verletzungen auftreten:
- Schmerzen
- Schwellungen, Hämatome
- Störungen der Beweglichkeit.

Weitere Symptome

Frakturen können mit erheblichem Blutverlust einhergehen (z. B. bei Oberarmfrakturen Erwachsener bis ca. 700 ml, Oberschenkelfrakturen bis ca. 2 l, Beckenfrakturen bis ca. 4 l). V. a. bei Frakturen großer Knochen und ausgedehnten Weichteilverletzungen gerät der Verletzte schnell in einen hypovolämischen Schock (→ 14.4.2).

Bei jeder Fraktur können Nerven oder Gefäße mitverletzt werden, v. a. solche in Knochennähe. Typische Beispiele sind die Lähmung des N. radialis bei einer Oberarmfraktur und die Verletzung der A. poplitea bei knienahen Oberschenkelfrakturen.

> **DMS-Kontrolle**
> Unbedingt erforderlich ist die Kontrolle von **D**urchblutung, **M**otorik und **S**ensibilität distal der Fraktur (→ 29.1.3).

Diagnostik

Zu Diagnosesicherung und Therapieplanung werden stets Röntgenbilder in mindestens zwei Ebenen angefertigt. Bei unklarem Befund oder komplexen Frakturen erfolgt oft eine CT.

29.5.5 Therapieprinzipien bei Frakturen

> **Drei „R"**
> Ziel jeder Frakturbehandlung ist eine möglichst *frühzeitige Mobilisation* des Patienten bei *bestmöglicher (Langzeit-) Funktion* des verletzten Körperteils. Hierzu dient das Konzept der drei **R**s: **R**eposition, **R**etention, **R**ehabilitation.

Reposition

Erster Schritt der Frakturbehandlung ist die **Reposition** *(Einrichten der Fraktur),* d. h. das Zurückführen der Fragmente in die anatomisch korrekte Position. Die Reposition sollte möglichst sofort erfolgen, v. a. bei Frakturen mit Gelenkbeteiligung oder gleichzeitiger Luxation. Bei Luxationsfrakturen mit gefährdeten Weichteilen ist sogar eine Reposition am Unfallort durch den (Not-)Arzt erforderlich, um weiteren Schaden zu vermeiden

Oft ist eine **geschlossene Reposition** möglich, d. h. ein Einrichten der Fraktur durch manuellen Zug und Gegenzug von außen. Wesentliche Voraussetzung ist eine adäquate Schmerzausschaltung und evtl. Muskelrelaxation, ggf. durch Narkose. Gelingt die geschlossene Reposition nicht, ist eine **offene Reposition** durch Operation erforderlich.

Retention

Der zweite Schritt ist die **Retention** *(Fixation),* d. h. die Ruhigstellung der Fraktur bis zur Verheilung.

Konservative Retention

Zur **konservativen Retention** (→ Tab. 29.4, → Tab. 29.5) werden in erster Linie Gipse (→ 29.4.1), Orthesen (→ 29.4.3) und weitere immobilisierende Verbände (→ 29.4.2) eingesetzt. Die Extension (→ 29.4.7) ist die Ausnahme.

Tab. 29.4 Hauptindikationen für die konservative und die operative Frakturbehandlung.

Indikationen für konservative Frakturbehandlung	Indikationen für operative Frakturbehandlung
• Frakturen im Kindesalter (in 90 %) • Nichtdislozierte und nichtdislokationsgefährdete Frakturen, evtl. auch nichtdislozierte, aber dislokationsgefährdete Frakturen; z. B. unkomplizierte Radiusfrakturen, Rippenfrakturen • OP- und/oder Anästhesieunfähigkeit des Patienten • Ruhigstellung bis zur (endgültigen) operativen Versorgung	• Offene Frakturen (ab Grad II) • Frakturen mit begleitenden Gefäß- oder Nervenverletzungen • Frakturen mit Gelenkbeteiligung • Frakturen bei Polytrauma (→ 29.7.8) • Frakturen älterer Patienten (schnellere Mobilisation) • Dislozierte Frakturen, die nicht reponiert werden können • Frakturen der unteren Extremität (hohe Gefahr der Achsenfehlstellung wegen der starken Belastung)

Tab. 29.5 Überblick über die spezifischen Vor- und Nachteile von Gipsbehandlung und Osteosynthese als Hauptverfahren der Frakturbehandlung.

	Gipsbehandlung	Osteosynthese
Vorteile	• Keine Operation • Keine Infektionsgefahr (Fraktur bleibt geschlossen) • Meist Möglichkeit einer ambulanten Therapie	• Möglichkeit der Weichteilinspektion • Anatomisch genaue Reposition, Ruhigstellung der Fraktur → eine minimale Schwingung zur besseren Knochenheilung ist bei bestimmten Frakturen erwünscht • Meist sofortige Bewegungsstabilität • Oft Erleichterung der Pflege
Nachteile	• Längere Immobilisation der betroffenen Extremität, daher Muskelschwund, Gefahr der Thromboseentstehung und Gelenkversteifung • Keine/eingeschränkte Weichteilinspektion bei gleichzeitiger Gefahr von Druckschädigungen • Gefahr eines komplexen regionalen Schmerzsyndroms Typ I (CRPS I) • Keine völlige Ruhigstellung der Fraktur	• Operationsrisiko (zweimal, da in der Regel eine spätere Metallentfernung notwendig ist) • Infektionsgefahr (Fraktur wird eröffnet)

lich. So ist bei den meisten Oberschenkelhalsfrakturen (→ 29.11.9) alter Menschen zur rascheren und schmerzärmeren Mobilisation die Implantation einer **Endoprothese** (künstliches Gelenk aus Metall, → 29.11.8) Verfahren der Wahl.

Rehabilitation

Drittes „R" der Frakturbehandlung ist die **Rehabilitation.** Sie beginnt bereits im Krankenhaus, etwa wenn Pflegende den Patienten zur Mobilisation anleiten. Ggf. schließt sich auch eine Anschlussheilbehandlung an.

Besonders deutlich wird der Stellenwert der Rehabilitation bei der **frühfunktionellen Behandlung** einer Fraktur, z. B. bei einer nichtdislozierten schulternahen Oberarmfraktur. Da der kräftige Muskelmantel die Fraktur ausreichend retiniert, kann der Patient schon nach wenigen Tagen ohne Gips mit Bewegungsübungen (z. B. leichten Pendelübungen) beginnen. Je nach Fraktur wird die Extremität von außen fixiert, z. B. mit einer abnehmbaren Schiene aus Plastik *(Brace),* oder mit einer Schulterbandage ruhiggestellt.

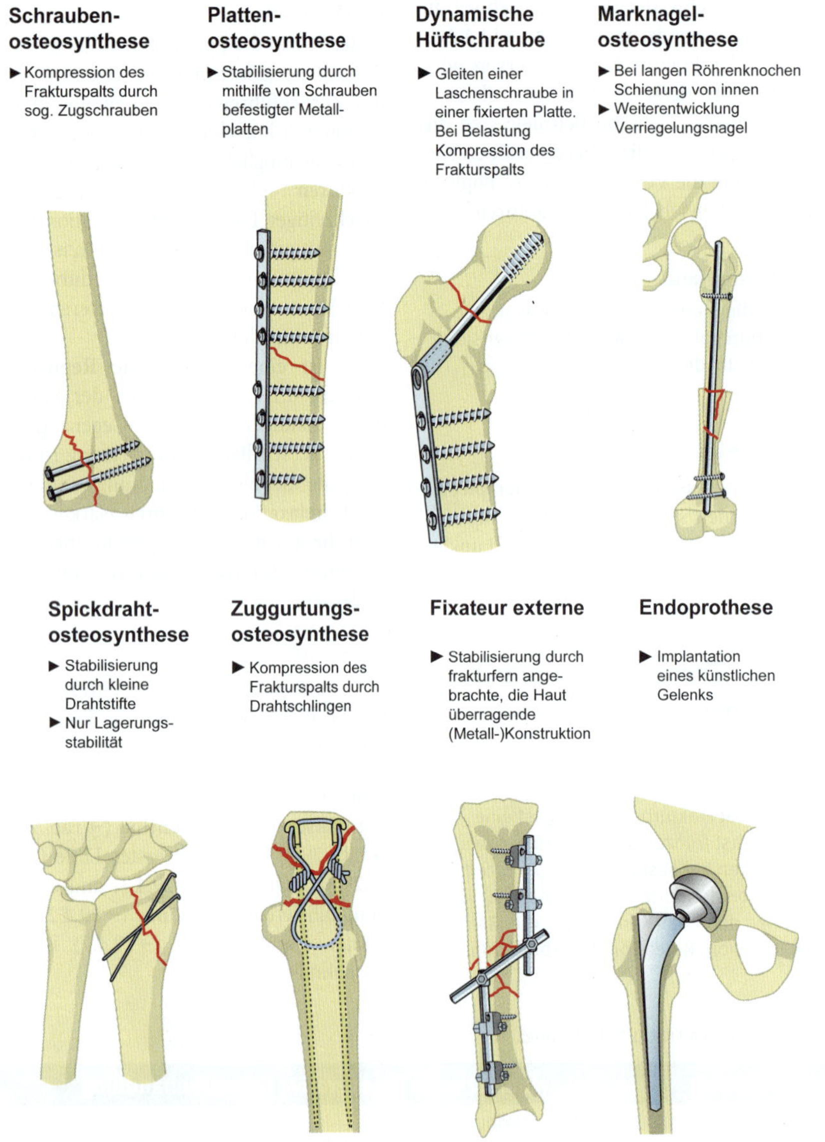

Abb. 29.32 Verschiedene Osteosyntheseverfahren in der Schemazeichnung. Die Verfahren können auch kombiniert werden. [L138, L190]

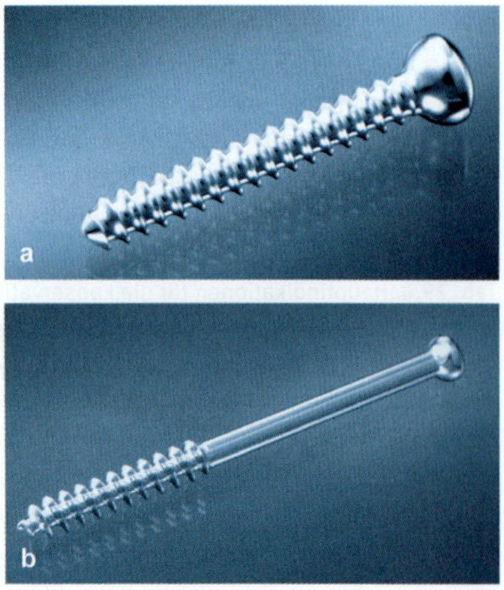

Abb. 29.33 Kortikalisschraube mit durchgehendem Gewinde (a) und Spongiosaschraube mit glattem Halsteil (b). [V228]

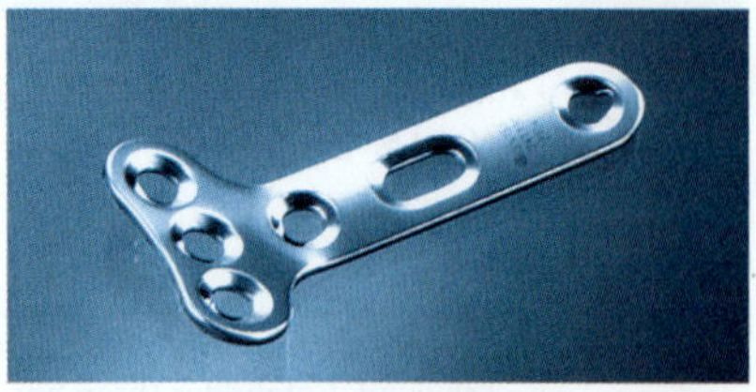

Abb. 29.34 T-Platte. Platten werden nach ihrer Funktion (z. B. Neutralisations-, Kompressionsplatte) oder – wie diese – nach ihrer Form bezeichnet. [V228]

Operative Retention: Osteosynthese

Pflege bei orthopädischen und traumatologischen Operationen → 29.1.3
Stabilitätsgrade → 29.1.3

Bei der **operativen Retention** durch Osteosynthese (→ 29.4.5, → Tab. 29.4, → Tab. 29.5) wird die Fraktur reponiert und das Ergebnis durch Einbringen eines (Metall-)Implantats (→ Abb. 29.32, → Abb. 29.33, → Abb. 29.34) gesichert.

Die zahlreichen Osteosyntheseverfahren (→ Abb. 29.32) können miteinander kombiniert werden. Bei zusätzlicher Anwendung von Knochenzement, v. a. um große Knochendefekte bei pathologischen Frakturen aufzufüllen, spricht man von **Verbundosteosynthese.** Knochendefekte können auch mit autologen (körpereigenen) oder homologen (Knochenbank-)**Transplantaten** aufgefüllt werden. Dabei sollte körpereigenem Knochen (z. B. aus dem Beckenkamm) wegen der höheren biologischen Wertigkeit und des fehlenden Infektionsrisikos der Vorzug gegeben werden.

Bei Kindern ist immer, bei Erwachsenen meist eine zweite Operation zur **Metallentfernung** erforderlich, überwiegend 6–12 Monate nach der Erstoperation.

Endoprothesen

Bei manchen gelenknahen Frakturen ist ein Erhalt des natürlichen Gelenks nicht mög-

Kontrollen bei Frakturen

Stets sind regelmäßige klinische und röntgenologische Kontrollen erforderlich, um Komplikationen rechtzeitig zu erkennen. Als Faustregeln können gelten:

- Kontrolle von Durchblutung, Motorik und Sensibilität (DMS → 29.1.3) bei stationärer Behandlung mindestens einmal täglich, bei ambulanter Behandlung am ersten Tag nach der Behandlung und dann bei jeder Röntgenkontrolle. Aufklärung des Patienten über die Warnsymptome, bei denen er sich sofort melden bzw. einen Arzt aufsuchen soll
- Erste Röntgenkontrolle nach Anlegen des Gipses bzw. nach Durchführung der Osteosynthese, dann nach ca. einer Woche, vor Belastungsaufnahme, nach Ablauf der erfahrungsgemäßen *Konsolidierungszeit* (Zeit bis zur knöchernen Verfestigung der Fraktur). Weitere Röntgenkontrollen z. B. bei Dislokationsgefahr und bei Verdacht auf Komplikationen
- Funktionskontrolle 2–3 Wochen nach Gipsabnahme und ggf. nach Ende der Physiotherapie.

29.5.6 Frakturheilung und Störungen der Frakturheilung

Frakturheilung

Primäre Frakturheilung

DEFINITION

Primäre Frakturheilung: Direkte knöcherne Überbrückung des Frakturspalts.

Bei nahezu fugenlosem Aneinanderliegen der Knochenfragmente, guter Durchblutung und konsequenter Ruhigstellung wird der Bruchspalt direkt von den knochenbildenden *Osteonen* überbrückt **(primäre Frakturheilung).** Meist ist dies nur durch eine stabile, starre Osteosynthese nach vorheriger idealer Reposition erreichbar.

Sekundäre Frakturheilung

DEFINITION

Sekundäre Frakturheilung: Im Frakturbereich zunächst Ausbildung eines nichtknöchernen Zwischengewebes **(Kallus),** das dann sekundär zu Knochen umgewandelt wird.

Sind die oben genannten Voraussetzungen nicht erfüllt (z. B. ist durch Eingipsen weder eine fugenlose Adaptation der Fragmente noch eine völlige Ruhigstellung zu erzielen), kommt es zur **sekundären Frakturheilung:**

- Im Frakturbereich bildet sich ein Hämatom; in dieses wandern Zellen aus dem Blut ein, darunter auch *Fibroblasten*
- Die Fibroblasten bilden ein bindegewebig-knorpeliges Zwischengewebe, den **Kallus.** Dieser fixiert die Fragmente zunehmend und ist im Röntgenbild als wolkige Auftreibung um den Frakturspalt sichtbar
- Im Verlauf von Monaten wird der Kallus zu Knochen umgewandelt.

Heilungsdauer

Die **Heilungsdauer** einer Fraktur hängt ab vom Alter des Patienten (Frakturen bei Kindern heilen schneller, bei alten Menschen langsamer als bei Erwachsenen mittleren Alters), von der Lokalisation, von der Durchblutung und von Begleitverletzungen. Sie schwankt zwischen 3–5 Wochen für Frakturen des Fingerskeletts und 12–14 Wochen für Frakturen des Beckens, des Oberschenkelhalses und einiger Handwurzelknochen.

Störungen und Komplikationen der Frakturheilung

Kompartmentsyndrom

DEFINITION

Kompartmentsyndrom *(Muskelkammer-Syndrom):* Mit Schmerzen, Bewegungseinschränkung und neurologischen Symptomen einhergehendes Syndrom, bedingt durch eine Durchblutungsstörung infolge Druckerhöhung in einem nicht ausdehnungsfähigen Kompartiment. Endzustand ist die **ischämische Kontraktur.** Am häufigsten am Unterarm und Unterschenkel.

Sind Muskeln/Muskelgruppen von unnachgiebigen Faszien umgeben, kann der Gewebedruck in diesen *Muskellogen* infolge eines Frakturhämatoms, eines posttraumatisches Muskelödems oder eines zu engen Gipsverbands schnell steigen. Das schränkt die Durchblutung der Kapillaren ein, die geschädigten Zellen schwellen an. Diese Volumenzunahme reduziert die Kapillarperfusion weiter und es entsteht ein Teufelskreis aus Zellschwellung und immer weiter abnehmender Gewebeperfusion.

Die Erstsymptome bestehen in Verfärbung der betroffenen Region, Schmerzen, Schwellung und Parästhesien bei noch erhaltenen Pulsen. Werden schließlich die nervenversorgenden Gefäße abgedrückt, sterben die Nerven ab und der anfangs starke Ischämieschmerz lässt nach. Erst danach sterben auch die Muskelzellen ab. Aufgrund der abgestorbenen Nerven kommt es zu Lähmungen und Gefühllosigkeit. Die Muskeln werden in der Folgezeit durch narbiges Bindegewebe ersetzt, und es bildet sich eine Kontraktur aus.

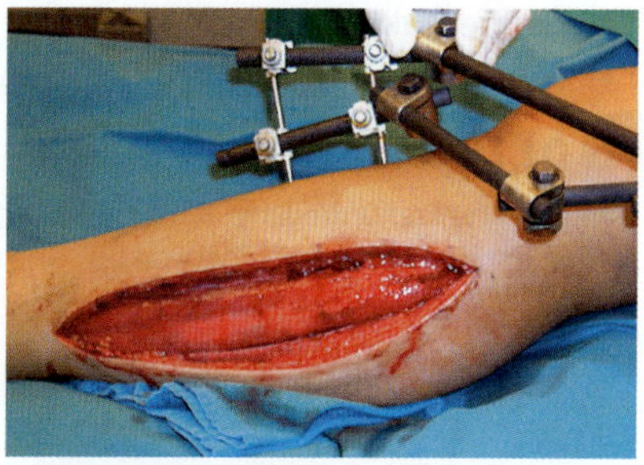

Abb. 29.35 Kompartmentsyndrom am Unterschenkel. Zur Entlastung wurde die Faszie gespalten. [R234-005]

VORSICHT! Bei auffällig starken oder zunehmenden **Schmerzen nach Fraktur** informieren Pflegende den Arzt.

Besonders häufig sind die Tibialis-Loge am Unterschenkel **(Tibialis-anterior-Syndrom)** und die Unterarmbeuger **(Volkmann-Kontraktur)** betroffen.

Bei Verdacht sichert eine (invasive) **Logendruckmessung** mit einer unter die Muskelfaszie eingeführten Messsonde die Diagnose. Einzig wirksame Therapie ist die frühzeitige Druckentlastung durch Gipsentfernung und/oder ausgedehnte Faszienspaltung der Muskelloge (→ Abb. 29.35).

Aufgaben der Pflegenden

- Patientenbeobachtung: Vitalzeichen (RR, Puls, Temperatur), Schmerzen. Umfang, Durchblutung, Motorik und Sensibilität (→ 29.1.3) der betroffenen Extremität
- Phasengerechte Wundbehandlung nach Faszienspaltung, ggf. Abdeckung mit offenporigen Schaumstoffen (z. B. Epigard®, muss regelmäßig gewechselt werden, damit er nicht einwächst) als synthetischem Hautersatz und zur Wundkonditionierung für eine spätere Hauttransplantation.

Infektion

Nach Osteosynthese, v. a. aber bei offenen Frakturen, besteht die Gefahr einer Keimbesiedelung mit nachfolgender manifester Infektion von Wunde (→ 43.13.2), Knochen (Ostitis) und evtl. Knochenmark (Osteomyelitis, → 29.6.4).

Verzögerte Frakturheilung/ Pseudarthrose

DEFINITION

Verzögerte Frakturheilung: Verlängerung der Heilungsdauer einer Fraktur auf 4–6 Monate.

Pseudarthrose *(Falschgelenkbildung):* Ausbleiben der Frakturheilung ≥ 6 Monate.

Faktoren, die dazu führen können, dass eine Fraktur verzögert oder gar nicht heilt:

- Allgemeine Faktoren, z. B. höheres Lebensalter des Patienten oder die Einnahme bestimmter Medikamente (etwa Glukokortikoide, Zytostatika)
- Lokale Faktoren, u. a. fehlende Ruhigstellung, Durchblutungsstörung, Infektion der Fraktur, Trümmerfraktur, Auseinanderweichen der Fragmente durch Zug/Scherkräfte, Fehlen von Knochenteilen, Weichteileinklemmung, fehlerhafte und/oder instabile Osteosynthese.

Die Frakturstelle wird lediglich bindegewebig überbrückt und verknöchert nicht.

Klinisch fallen Druck- und Belastungsschmerz, Schwellung, Funktionseinschränkung der betroffenen Extremität und abnorme Beweglichkeit auf, sofern die Fraktur nicht operativ stabilisiert worden ist.

Die Diagnose wird durch Röntgen gesichert (→ Abb. 29.36). Ist die Vitalität und damit die Reaktionsfähigkeit der Knochenfragmente unklar, hilft die Knochenszintigrafie weiter.

Die Therapie hängt von der Ursache der Pseudarthrose ab. Meist ist aber eine (erneute) Operation mit optimaler Stabilisierung nötig.

Komplexes regionales Schmerzsyndrom Typ I

DEFINITION

Komplexes regionales Schmerzsyndrom Typ I (*Complex regional pain syndrome I, CRPS I,* früher *Sudeck-Dystrophie/-Syndrom*): Schmerzen, sensible, motorische und vegetative bzw. trophische Störungen der Weichteile und Knochen nach einem Trauma, oft an Unterarm oder Hand.

Zur Abgrenzung: Beim **komplexen regionalen Schmerzsyndrom Typ II** (früher *Kausalgie*) liegen ebenfalls Schmerzen und eine Störung des sympathischen Nervensystems vor, jedoch ist die Verletzung eines größeren Nervs durch das Trauma gesichert.

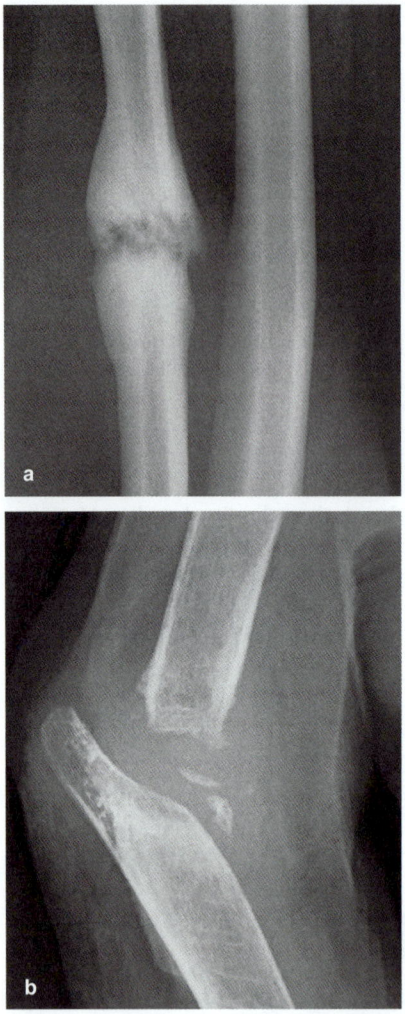

Abb. 29.36 Pseudarthrosen. Während eine hypertrophe Pseudarthrose (oben, verbreiterte Knochenenden) biologisch reaktionsfähig ist, ist dies bei der atrophen Pseudarthrose mit sich verjüngenden Knochenenden (unten, biologisch reaktionslos) nicht der Fall. [R390-001]

Die Ursache des **komplexen regionalen Schmerzsyndroms Typ I** ist nach wie vor unklar. Vermutet werden entzündliche Vorgänge mit veränderten Entzündungsbotenstoffen, außerdem eine veränderte Regulation des vegetativen Nervensystems und Reizverarbeitung im Gehirn.

Leitsymptom ist ein im Vergleich zum Trauma zu starker, anhaltender und meist als brennend und tief sitzend beschriebener Schmerz. In individuell unterschiedlichem Ausmaß bestehen:

- Sensibilitätsstörungen, z. B. gesteigerte Berührungsempfindlichkeit, aber auch Ausfälle
- Motorische Störungen, v. a. Muskelschwäche und Bewegungseinschränkung, später bis zur Kontraktur
- Vegetative Störungen, typischerweise anfangs ein Ödem, gerötete warme Haut (→ Abb. 29.37), später bläuliche, kalte Haut und trophische Störungen von Haut, Haaren und Nägeln. Veränderte Schweißsekretion ist möglich
- Außerdem Körperschemastörung im Bereich der betroffenen Region; Gelenkbeteiligung, Abnahme der Knochendichte (durch Stoffwechselstörung und Inaktivität).

Die Diagnose wird in erster Linie klinisch gestellt.

Die **Therapie** ist *multimodal* (→ 13.3.2): Zunächst Ruhigstellen, dann als Basismaßnahmen Ergo- und Physiotherapie (inkl. Spiegeltherapie) und Analgetika. Absoluter Grundsatz: Die Therapie darf keine Schmerzen verursachen!

Bei akuter Symptomatik Glukokortikoide und Biphosphonate (Hemmen die Osteoklastentätigkeit), DMSO-Salbe, Kohlendioxidbäder Überprüfung psychischer Komorbiditäten und psychotherapeutische Verfahren. In der Folge wird die Medikation langsam reduziert, Berührung und Physiotherapie auf der betroffenen Seite gesteigert.

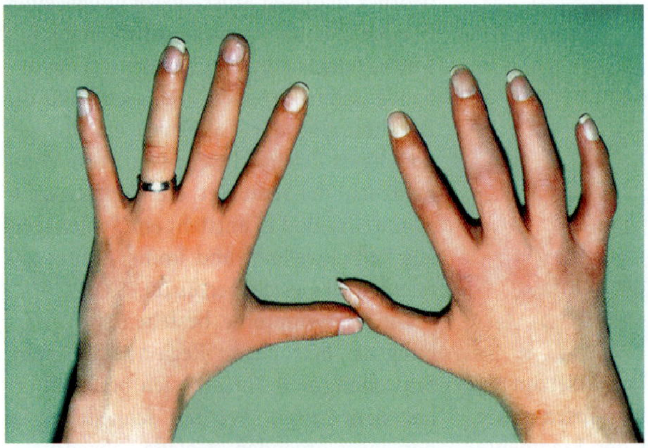

Abb. 29.37 Komplexes regionales Schmerzsyndrom an der rechten Hand. [R110-19]

Bei Therapieresistenz Ketamindauerinfusion über 4 Tage, evtl. Sympathikusblockade, rückenmarksnahe Elektrostimulation. Invasive Therapie und die Behandlung von Kindern erfolgt in spezialisierten Einrichtungen [6].

29.5.7 Amputation

DEFINITION

Amputation: Vollständige Entfernung eines Körperteils. Verletzungsbedingt oder als notwendige therapeutische Maßnahme.

Krankheitsentstehung

Unter **traumatischer Amputation** versteht man die vollständige Abtrennung einer Gliedmaße durch einen Unfall.

Manchmal ist es trotz aller Bemühungen nicht möglich, eine erkrankte oder verletzte Gliedmaße zu erhalten. Häufigste Indikationen für eine therapeutische Amputation sind in Deutschland arterielle Durchblutungsstörungen (➔ 22.5.2), oft bei Diabetes mellitus. Es folgen Verletzungen, Infektionen und bösartige Tumoren. Diese Amputation heißt **chirurgische Amputation.**

Behandlungsstrategie

Erste Hilfe bei Amputationsverletzungen ➔ 14.5.1

Unter günstigen Umständen kann die amputierte Gliedmaße **(Amputat)** durch einen erfahrenen Chirurgen *replantiert* („wieder angenäht") werden. Ansonsten wird der Stumpf vergleichbar einer chirurgischen Amputation versorgt.

Bei der chirurgischen Amputation wird die Amputationshöhe so weit distal wie möglich gewählt, um eine gute Restfunktion zu erhalten. Eine ausreichende Weichteildeckung und die Platzierung der Narbe außerhalb der späteren Belastungszone sollen Komplikationen vorbeugen.

Komplikationen

Hauptkomplikationen sind:

- Nachblutungen
- Wundheilungsstörungen und Wundinfektionen, v. a. bei Patienten mit peripheren arteriellen Durchblutungsstörungen (➔ 22.5.2)
- Stumpfödem und -hämatom
- **Stumpf-** und **Phantomschmerz:**
  - **Stumpfschmerzen** sind Schmerzen im Amputationsstumpf. Sie können zahlreiche Ursachen haben, etwa Prothesendruckstellen/Dekubitus, Entzündungen, Durchblutungsstörungen oder ein **Neurom** (ungeordnete Reparationsversuche und „Aussprossungen" durchtrennter Nerven)
  - **Phantomschmerzen** hingegen werden in dem nicht mehr vorhandenen Körperteil empfunden. Ihre Ursachen sind unklar, wahrscheinlich sind periphere und zentrale Vorgänge (Gehirnumorganisation) beteiligt. Die Behandlung ist multimodal (➔ 13.3.2) und oft schwierig. Prophylaktisch sollte intraoperativ zusätzlich eine intensive Regionalanästhesie und Nervenblockade erfolgen (➔ 46.9), postoperativ eine großzügige Schmerzmedikation
- Hauterkrankungen im Stumpfgebiet, z. B. Kontaktekzem, Hautpilzerkrankungen, Furunkelbildung
- Kontrakturen, z. B. der Hüfte bei Oberschenkelamputationen.

Pflege nach Amputationen

Prä- und postoperative Pflege ➔ 44.2, ➔ 44.5
Pflege bei orthopädischen und traumatologischen Operationen ➔ 29.1.3

Beobachtungen

- Häufige Vitalzeichen-, Verbands-, Drainagekontrollen wegen der großen Nachblutungsgefahr in den ersten 24–48 Std.
- Schmerzen, Wirkung von Analgetika.

Lagerung und Bewegung

- Bei Oberschenkelamputation am OP-Tag ggf. Hochlagerung des Stumpfes zur Ödemprophylaxe (Arztanordnung beachten). Da die Beugemuskulatur stärker ist als die Streckmuskulatur, neigt die amputierte Extremität zur Beugekontraktur. Um dieser entgegenzuwirken, wird die amputierte Extremität ab dem 1. postoperativen Tag überwiegend in Streckung positioniert:
  - Bei Oberschenkelamputation nachts oder intermittierend Bauchlage
  - Bei Unterschenkelamputation zusätzliche Streckung durch Auflegen eines Sandsäckchens (oberhalb des Knies). Auch während der Patient im Rollstuhl sitzt, soll die Extremität gestreckt sein, z. B. auf einer Schiene. Längeres Sitzen mit herabhängenden Unterschenkelstumpf vermeiden
  - Bei Vorfußamputation Spitzfußprophylaxe
  - Bei Fingeramputation Schienung des Stumpfes
- Frühestmöglicher Beginn der aktiven Bewegungsübungen. Mobilisation am 1. postoperativen Tag mit zwei Personen und geeignetem Hilfsmittel, z. B. Unterarmgehstützen.

Ödemprophylaxe und Stumpfversorgung

- Zur Ödemprophylaxe und Stumpfformung Wickeln des Stumpfes in Achtertouren mit elastischen Binden (➔ Abb. 29.38, ➔ Abb. 29.39), wobei der Druck

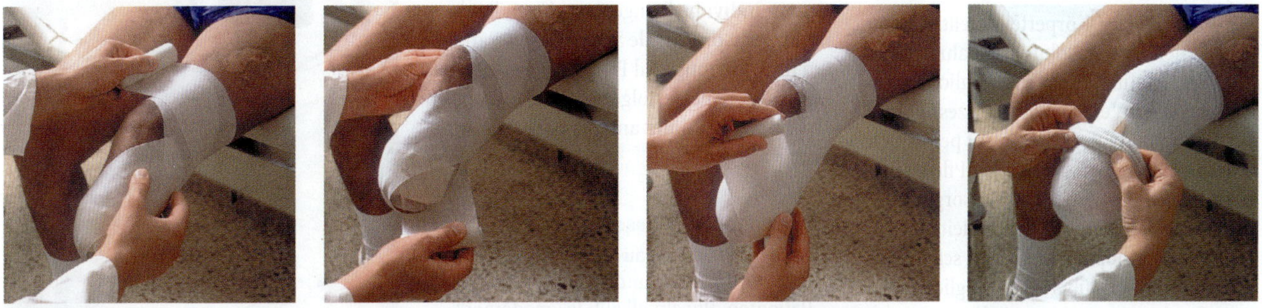

a Fixieren des gesamten Verbands durch Touren oberhalb des Knies.
b Einwickeln der Kompresse während der Restrunde.
c Formung des Stumpfes durch diagonalen Zug (Knie freibleibend).
d Abschließen des Verbands mit Trikotschlauch.

Abb. 29.38 Wickeln eines Unterschenkelstumpfes. [V164]

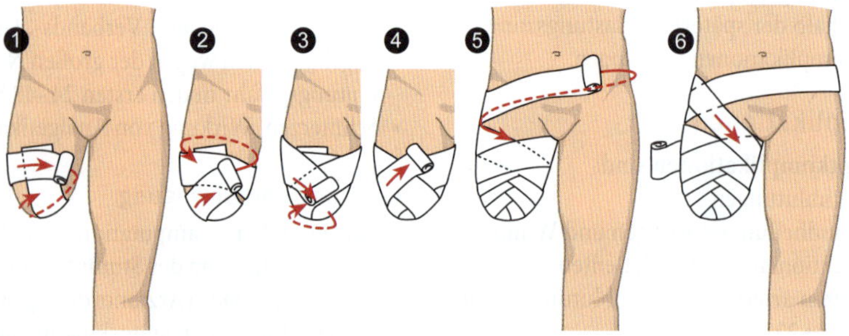

Abb. 29.39 Konisches Wickeln eines Oberschenkelstumpfes in den ersten postoperativen Tagen. [L138]

nach proximal abnimmt; bei pAVK Rücksprache mit dem Arzt wegen der Gefahr einer Durchblutungsminderung. Keine zirkulären Verbände anlegen. Zur besseren Resorption des Wundödems können postoperativ auch Zinkleimverbände angelegt werden. Um effektiv zu sein, müssen sie aber täglich gewechselt werden

- Nach Abschluss der Wundheilung weiter sorgfältige Hautpflege, abhängig von der Hautsituation, da die Haut im Bereich des Amputationsstumpfes sehr empfindlich ist und stark durch die Prothese beansprucht wird. Haut täglich kurz und gründlich waschen (Haut nicht aufweichen) und durch viel Luft, Sonne und weiche Bürstungen abhärten. Haut mit unparfümierten Lotionen pflegen. Viele Patienten benutzen unter der Prothese einen Stumpfstrumpf oder Trikotschlauch
- Baldige Prothesenbestellung (nach Arztanordnung). Die vorläufige Prothese *(Interimsprothese)* sollte nach 14 Tagen verfügbar sein, damit der Patient so früh wie möglich mit der **Prothesenschulung** beginnen kann, in der er die Handhabung der Prothese und möglichst physiologische Bewegungsabläufe lernt.

Psychische Betreuung

Der Verlust eines Körperteils stellt für den Betroffenen eine absolute Ausnahmesituation dar. Gefühlsausbrüche jeglicher Art sind Teil des Verarbeitungsprozesses und dürfen von den Pflegenden nicht persönlich genommen werden. Neben den Pflegenden können auch Psychologen, Seelsorger oder Betroffene den Amputierten begleiten. Evtl. kann der Orthopädietechniker schon vor der Amputation über die Möglichkeiten einer Prothesenversorgung informieren.

Eine Amputation beeinträchtigt das Körperschema ganz erheblich. Im Rahmen des Rehabilitationsprozesses lernt der Patient seinen veränderten Körper neu wahrzunehmen.

Hinzu kommen häufig soziale Probleme, etwa weil der Patient seinen bisherigen Beruf nicht mehr ausüben kann. Frühzeitig wird der Sozialdienst des Hauses eingeschaltet, der die Rehabilitationsmaßnahmen im Anschluss an den Krankenhausaufenthalt organisiert.

Prothesenversorgung

> **DEFINITION**
>
> **Prothese:** Künstlicher Ersatz fehlender Körperteile.
>
> **Ästhetische *(kosmetische)* Prothesen:** Imitieren ein Körperteil oder Organ lediglich optisch.
>
> **Funktionelle Prothesen:** Ersetzen bestmöglich die Funktion des entfernten Körperteils.

Prothesen sollen nach Amputationen oder bei angeborenen Fehlbildungen der Extremitäten einen optischen Ausgleich schaffen sowie die Steh- und Geh- bzw. Greiffähigkeit des Patienten (wieder)herstellen und ihm ein weitgehend selbstständiges Leben ermöglichen.

Prothesen werden je nach Amputationshöhe, Bedürfnissen und Fähigkeiten des Patienten individuell angepasst. Unabdingbar ist eine entsprechende Schulung des Patienten in Benutzung und Pflege der Prothese.

In der Regel erfolgen Prothesenanpassung und -schulung ambulant oder teilstationär [7].

> **Individuelle Prothesenwahl**
>
> Der Prothesenaufbau richtet sich nach den Bedürfnissen und Fähigkeiten des Patienten. Prinzipiell gilt: Je „moderner" die Prothese ist und je mehr Funktionen sie hat, desto größer sind die Anforderungen bezüglich Lernbereitschaft und -fähigkeit an den Patienten.

Beinprothesen

Beinprothesen sind heute üblicherweise **Modular-Prothesen** *(Rohrskelett-Prothesen,* → Abb. 29.40, → Abb. 29.41).

- Das innen liegende **Rohrskelett** übernimmt die tragende Funktion. Fuß- und Kniegelenk werden nach Bedürfnissen und Fähigkeiten des Patienten gewählt
- Der **Prothesenschaft** stellt die Verbindung zum Körper her. Es gibt verschiedene Schaft- und Verankerungssysteme. Eine Möglichkeit zur Verankerung sind

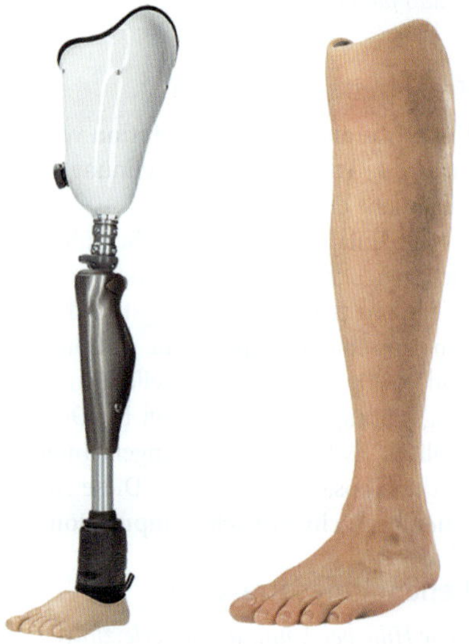

Abb. 29.40 Beinprothesen. Links: Rohrskelett mit Knie- und Sprunggelenk und Prothesenschaft einer Oberschenkelprothese. Rechts: individuell gefertigter Überzug für das Rohrskelett einer Unterschenkelprothese. [V164]

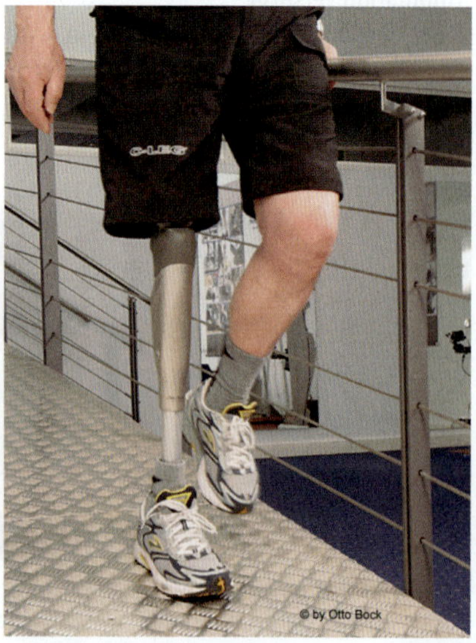

Abb. 29.41 Oberschenkel-Modularprothese in Anwendung, ohne Silikonüberzug. [V164]

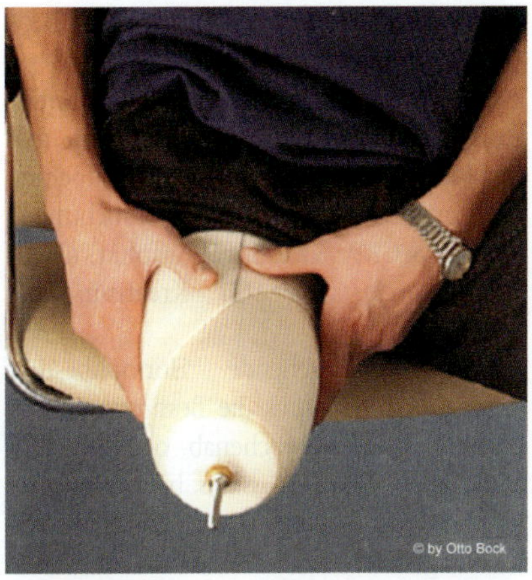

Abb. 29.42 Liner-System. Ein Metallstift verbindet Silikonstrumpf (und damit Stumpf) und Prothese. [V164]

Liner (→ Abb. 29.42). Ein dicker Silikonstrumpf mit Arretierungsstift für den Schaft am distalen Ende wird über den Stumpf gerollt. Beim Anziehen des Schafts gleitet der Stift in einen entsprechenden Kanal der Prothese und kann eingerastet werden. Zum Ausziehen der Prothese betätigt der Betroffene einen Entriegelungsknopf. Bei **Vakuum-Linern** sorgt ein Vakuum zwischen Liner und Schaft für die Haftung.

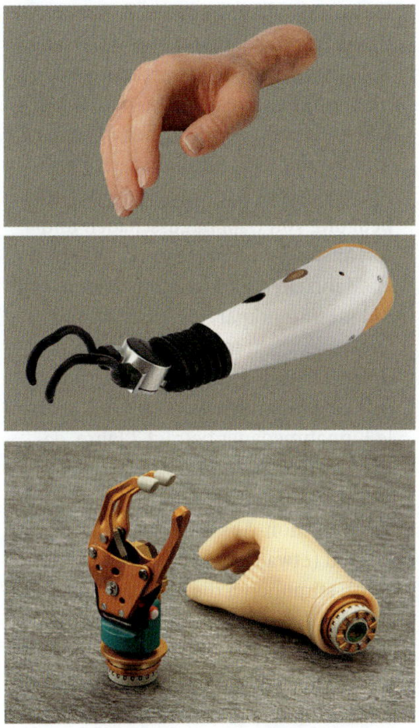

Abb. 29.43 Arm- und Handprothesen. Oben: Schmuckprothese, Mitte: passiver Greifarm, unten: myoelektrische Handprothese. [V164]

- Außen liegt ein individuell gefertigter **Schaumstoff-/Silikonüberzug,** der die Beinform optisch dem gesunden Bein angleicht.

Arm- und Handprothesen

Bei **Arm- und Handprothesen** (→ Abb. 29.43) ist die Gewichtung von ästhetischen Aspekten und Funktionalität individuell sehr unterschiedlich.

- **Schmuckprothesen** *(kosmetische Prothesen)* können in Farbe, Form und Oberflächenstruktur gut dem verbleibenden Arm/der verbleibenden Hand angepasst werden, übernehmen aber (außer passivem Gegenhalten) keine Funktion
- **Passive Greifarme** mit aufgeschraubten Haken, Griffe o. Ä. erlauben kraftvolle, grobe Tätigkeiten
- **Eigenkraftprothesen** *(zugbetätigte Prothesen, aktive Greifarme)* haben am distalen Ende eine *aktive Systemhand* oder einen Haken *(Hook)* zum Greifen, die auch gegeneinander ausgetauscht werden können. Eine Kraftzugbandage überträgt die Bewegungen des Schultergürtels oder Stumpfes auf die Mechanik der Prothese, z. B. zum Öffnen der Hand bei Vorbringen der Schulter
- **Myoelektrische Armprothesen** *(Fremdkraftprothesen).* Die Prothese registriert und verstärkt willkürliche Muskelkontraktionen am Stumpf und leitet sie zu einem kleinen Elektromotor in der Prothese weiter.
  Dieser Elektromotor bewegt dann mithilfe von Steuerungsprogrammen die Prothesenhand/den Elektrogreifer. Die Energieversorgung des Motors erfolgt durch Batterien bzw. Akkus im Unterarmschaft
- **Hybridprothesen** kombinieren Eigen- und Fremdkraft, z. B. erfolgen bei einer Oberarmprothese die Ellenbogenbeugung über eine Kraftzugbandage und die Handbewegungen myoelektrisch.

29.6 Systemische Knochenerkrankungen, Infektionen und Tumoren

Gicht → 26.9
Rachitis → 33.10.4
Rheumatische Erkrankungen → 28.6

29.6.1 Osteoporose

DEFINITION

Osteoporose: Generalisierte Knochenerkrankung mit Verminderung der Knochenmasse, veränderter Mikroarchitektur des Knochens und erhöhtem Frakturrisiko. Erkrankung vornehmlich des älteren Menschen, insbesondere älterer Frauen.

Die **Osteoporose** hat eine enorme medizinische, pflegerische und soziale Bedeutung: In Deutschland gibt es über 6 Millionen Betroffene. Gut 10 % davon erleiden innerhalb eines Jahres eine Fraktur, teilweise mit dauerhafter Beweglichkeitseinschränkung oder Pflegebedürftigkeit [8].

Krankheitsentstehung

Die Ursache der häufigsten Form, der **primären Osteoporose,** ist bislang ungeklärt:
- Die **Typ-I-Osteoporose** *(postmenopausale Osteoporose)* befällt vor allem Frauen nach den Wechseljahren. Der Knochenumsatz ist typischerweise hoch. Wichtigster Entstehungsfaktor ist der Östrogenmangel nach der Menopause
- Die **Typ-II-Osteoporose** *(senile Osteoporose)* mit niedrigem Knochenumsatz tritt in aller Regel erst bei über 70-Jährigen auf und betrifft Männer und Frauen gleichermaßen. Sie nimmt meist einen schleichenden Verlauf
- Mischformen sind möglich.

Insgesamt seltener, aber bei Männern häufiger, ist die **sekundäre Osteoporose** mit bekannter Ursache, etwa einer Langzeitbe-

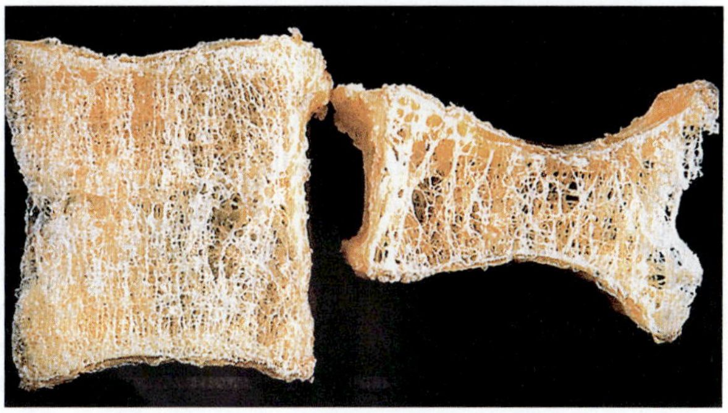

Abb. 29.44 Links: normaler Wirbelkörper. Rechts: Wirbelkörper bei Osteoporose mit deutlichem Abbau der (horizontalen) Knochenbälkchen und Deformierung durch Kompressionsfrakturen. [E554]

handlung mit Glukokortikoiden (→Pharma-Info 26.1), Diabetes mellitus Typ 1 (→26.6), Schilddrüsenüberfunktion (→26.3.3), Alkoholmissbrauch, Nikotinabusus, Mangelernährung, Tumoren und Bewegungsmangel *(Inaktivitätsosteoporose)*.

Verminderung der Knochenmasse und Veränderungen der Mikroarchitektur (→Abb. 29.44) führen zu einer erhöhten Knochenbrüchigkeit mit Frakturgefahr bereits bei geringen Traumen.

Risikofaktoren

Unvermeidbare Risikofaktoren der Osteoporose sind positive Familienanamnese, höheres Lebensalter, weibliches Geschlecht. Andere Risikofaktoren hingegen sind beeinflussbar, z. B. Rauchen, Untergewicht, Kalzium- und Vitamin-D-Mangel oder Bewegungsmangel.

Symptome und Untersuchungsbefund

Viele Erkrankte sind beschwerdefrei, bis sie durch eine an sich harmlose Verletzung einen Knochenbruch erleiden, oft eine Wirbelkörper- oder Schenkelhalsfraktur. Wirbelkörper können auch spontan einbrechen. Erst dann spricht man von einer **manifesten Osteoporose.** Andere berichten über Rückenschmerzen, die durch Wirbelkörperverformungen mit reaktiven Muskelverspannungen und Fehlhaltungen bedingt sind.

Zeichen der Osteoporose sind oft schon vorher sichtbar: Körperlängenverlust, verstärkte Kyphose (Rundrücken, „Witwenbuckel" älterer Frauen, →Abb. 29.45) mit nach vorne gebeugter Haltung, „Tannenbaumphänomen" (→Abb. 29.46) durch bogenförmige Hautfalten am Rücken und scheinbar zu lange Arme (durch Rumpfverkürzung).

Diagnostik und Differenzialdiagnose

In normalen Röntgenaufnahmen ist die Osteoporose erst bei einem Knochenverlust von ca. 30 % erkennbar.

Zur Früherkennung dient die **Knochendichtemessung** *(Knochendensitometrie)*. Verfahren der Wahl ist die **DXA** *(Doppel-Röntgen-Absorptiometrie,* engl. *dual X-ray absorptiometry)*. Bei einer Osteoporose liegt der sog. **T-Wert** unter −2,5. Zwischen −1,0 und −2,5 spricht man von *niedriger Knochendichte* oder **Osteopenie.** Es gibt mittlerweile Programme, die die Gleichmäßigkeit der Knochenstruktur in den DXA-Bildern prüfen. Der daraus resultierende **TBS-Wert** *(Trabecular Bone Score)* ist ein Maß für die Knochenmikroarchitektur (je höher, desto besser, normal > 1,35). Auch einige **quantitative Ultraschallverfahren** *(QUS)* ermöglichen eine Einschätzung des Frakturrisikos, werden aber nicht für die Routineanwendung empfohlen. Vergleichbares gilt für CT-basierte Verfahren.

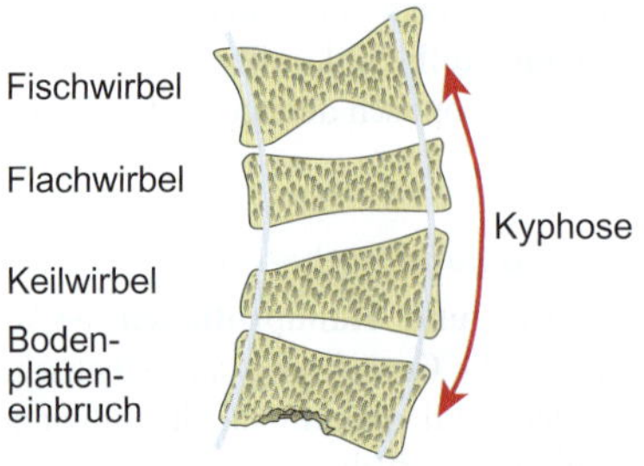

Abb. 29.45 Osteoporose der Wirbelsäule mit typischen Wirbelkörperveränderungen. [L190]

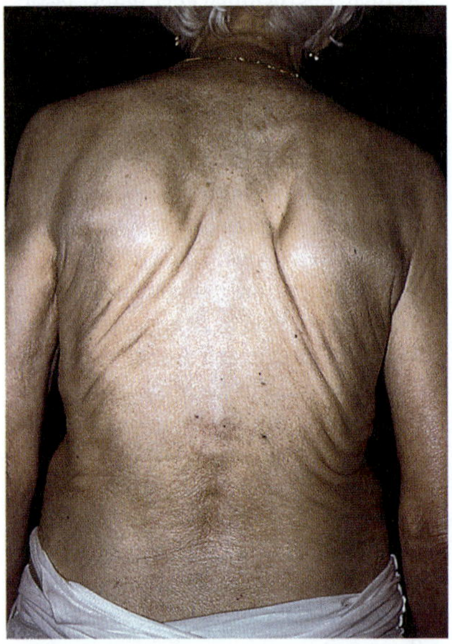

Abb. 29.46 Tannenbaumphänomen. Durch die Höhenminderung der Wirbelkörper und das daraus resultierende „Zuviel" an Haut bilden sich typische Hautfalten am Rumpf, die an die Zweige eines Tannenbaums erinnern. [R246]

Bei einem 10-Jahres-Frakturrisiko ≥ 20 % wird eine Basisdiagnostik empfohlen:

- Über 50-Jährigen nach einer „osteoporoseverdächtigen" Fraktur ohne angemessenes Trauma
- Über 60-jährigen Frauen und über 70-jährigen Männern mit bestimmten Erkrankungen/Medikamenten oder anderen risikoerhöhenden Faktoren. Zur Risikoermittlung kann z. B. die *DVO-Risikotabelle* oder der *FRAX-Score* dienen
- Allen über 70-jährigen Frauen und über 80-jährigen Männern.

Die Basisdiagnostik umfasst Anamnese, Untersuchung (wichtig: Beurteilung von Muskelkraft und Koordination), Knochendichtemessung und Blutuntersuchungen (BB, BSG/CRP, Kalzium, Phosphat, alkalische Phosphatase, γ-GT, Kreatinin-Clearance, TSH) [7].

Darüberhinausgehende Hormonbestimmungen im Blut und die Bestimmung von Blutmarkern des Knochenab- oder -umbaus wie z. B. **β-CTX** *(β-Crosslaps,* beim Abbau älteren Knochens freigesetzte Kollagenbruchstücke) gehören nicht zum Basislabor, können aber in Einzelfällen erwogen werden. Diese und ggf. weitere Untersuchungen dienen zur Abgrenzung einer sekundären Osteoporose, aber auch anderer Knochenerkrankungen, etwa der **Osteomalazie** (zu weicher Knochen mit Verbiegungstendenz, meist durch Störung des Vitamin-D-Stoffwechsels) [9].

Behandlungsstrategie

Primäre Osteoporose

Über Kalzium und Vitamin D hinausgehende Medikamente werden empfohlen z. B. nach Frakturen ohne angemessenes Trauma oder bei einer Knochendichte unterhalb eines alters-, geschlechts- und risikofaktorabhängigen Werts [8]:

- **Bisphosphonate** wie Aledronat (z. B. Fosamax®), Ibandronat (z. B. Bonviva®), Risedronat (z. B. Risedronat AL®) oder Zoledronat (z. B. Aclasta®, nur zur Kurzinfusion) hemmen die Osteoklastentätigkeit und damit den Knochenabbau. Sie müssen mit viel Leitungswasser (kein Mineralwasser!) und sitzend zur Vorbeugung von Ösophagusschäden und mit ausreichend Zeitabstand (30 Min.) zu Mahlzeiten und Kalzium-, Eisen- und Magnesiumpräparaten eingenommen werden. Es gibt mittlerweile Präparate, die nur einmal wöchentlich oder monatlich eingenommen werden. Die maximale Einnahmedauer beträgt 2 Jahre, danach steigt das Frakturrisiko. Cave: Kiefernekrose möglich
- Parathormon-Abkömmlinge, z. B. Teriparatid (etwa Forsteo®, zur s. c.- Injektion), stimulieren die Osteoblasten und fördern daher den Knochenaufbau
- Der monoklonale Antikörper Denosumab (z. B. Prolia®) hemmt die Osteoklastenreifung und daher den Knochenabbau. Er wird alle sechs Monate s. c. injiziert, die maximale Anwendungsdauer beträgt 3 Jahre

- **Selektive Östrogenrezeptor-Modulatoren** (*SERM,* z. B. Raloxifen, etwa Evista®) haben ähnliche Knochenwirkungen, aber weniger Nebenwirkungen als Östrogene. Letztere werden nur bei starken Wechseljahresbeschwerden oder Kontraindikationen anderer Medikamente gegeben.

Bei frakturbedingten Schmerzen werden Analgetika (→ Pharma-Info 13.1) gegeben, um eine Immobilität der überwiegend älteren Menschen mit all ihren Folgen zu vermeiden.

Physikalische Maßnahmen (z. B. Massagen, warme Bäder), physiotherapeutische Übungen zur Muskelstärkung und das Anpassen einer Orthese (→ 29.4.3) bei Wirbelsäulendeformierungen und Frakturen sind weitere Maßnahmen.

Die sehr häufigen osteoporosebedingten Schenkelhalsfrakturen nach Sturz werden in der Regel operativ versorgt (→ 29.11.9), Wirbelsäulenfrakturen meist konservativ behandelt. Eine **(Ballon-)Kyphoplastie,** bei der der zusammengebrochene Wirbelkörper mit Knochenzement aufgefüllt und aufgerichtet wird, erfolgt v. a. bei anhaltenden starken Schmerzen.

Sekundäre Osteoporose

Bei den sekundären Osteoporosen wird versucht, die Ursache zu beseitigen. Ansonsten entspricht die Therapie derjenigen bei primärer Osteoporose.

Pflege

Pflege bei orthopädischen und traumatologischen Operationen → 29.1.3
Pflege bei Verletzungen der Wirbelsäule → 29.7.7

Prävention und Gesundheitsberatung

Ziel der **Osteoporoseprävention** ist es, in jungen Jahren eine optimale Knochenmasse aufzubauen *und* im Alter den Knochenabbau zu verringern. Empfohlen wird:

- Körperliche Bewegung (≥ 30 Min. täglich), am besten im Freien, gegebenenfalls (zusätzlich) in einer Osteoporosegruppe
- Tägliche Sonnenlichtexposition von Gesicht und Armen
- Ausreichende Zufuhr von
  - Kalzium (1.000 mg/Tag), z. B. Milch, Käse (Hartkäse!), grüne Blattgemüse, kalziumreiche Mineralwässer. Die Zufuhr aus Nahrung und ggf. Supplementen sollte wegen einer evtl. Erhöhung des kardiovaskulären Risikos 1.500 mg täglich nicht überschreiten
  - Vitamin D (10–20 µg/Tag bei fehlender Bildung im Körper)
  - Vitamin B_{12}
  - Folsäure, ggf. Gabe entsprechender (Kombinations-)Präparate
- Verzicht auf übermäßigen Alkohol- und Kaffeegenuss und Rauchen. Auch hoher Phosphatverzehr (z. B. in Fleisch, Wurst, Cola) ist ungünstig für den Kalziumhaushalt
- Vermeiden von Untergewicht (BMI > 20).

Zur Prävention einer osteoporotischen Fraktur ist zusätzlich die **Sturzprophylaxe** wesentlich (→ 9.8) [10]:

- Beseitigen von Stolperfallen (z. B. Teppiche, Türschwellen), Anbringen von Haltegriffen, gute und ausreichende Beleuchtung
- Überprüfung und Korrektur der Sehfähigkeit
- Möglichst keine Medikamente, die das Gleichgewicht beeinträchtigen
- Gehsichere Schuhe und Gehhilfen
- Bei Patienten > 70 Jahren jährliche Sturzanamnese, Erfassen von Risikofaktoren
- Ausreichend Bewegung (verbessert u. a. die Koordination), Übungen für Gleichgewicht und Muskelkraft, Vermeidung von Immobilisation
- Bei hohem Sturzrisiko Verwendung von Hüftprotektoren zur Prophylaxe hüftgelenknaher Frakturen bei Akzeptanz des Patienten (→ Abb. 9.47)
- Beratung von Patient und Angehörigen zur Sturzprävention und -folgen.

SPICKZETTEL

Osteoporose

Definition: Verminderte Knochenmasse und veränderte Mikroarchitektur des Knochens.
Ursache/Risikofaktoren: Meist multifaktoriell mit Östrogenmangel als Hauptrisikofaktor und/oder höheres Lebensalter.
Symptome: Leitsymptom osteoporotische Fraktur bei geringem oder gar keinem Trauma, v. a. distale Radius-, Wirbelkörper-, Schenkelhalsfraktur.
Diagnostik: Bei Hochrisikogruppen Knochendichtemessung, bei Fraktur durch Röntgen.
Therapie/Pflege: Osteoporoseprophylaxe in jungen Jahren. Frakturbehandlung, Medikamente zur Verbesserung der Knochenqualität, z. B. Bisphosphonate. Bewegungstherapie, ausreichende Vitamin-D- und Kalziumzufuhr. Sturzprophylaxe.

29.6.2 Morbus Paget

DEFINITION

Morbus Paget *(Osteodystrophia deformans):* Lokalisierte Knochenerkrankung mit übermäßigem Knochenumbau und dadurch bedingter mechanischer Minderwertigkeit des Knochens. Männer häufiger betroffen als Frauen, Altersgipfel bei ca. 60 Jahren.

Krankheitsentstehung

Aus unklarer Ursache (Viren?, Genetische Komponente bei familiärer Häufung?) kommt es beim **Morbus Paget** zu einer Vermehrung und Überaktivität der Osteoklasten. Reparaturversuche der Osteoblasten führen zu unkoordiniertem Anbau mechanisch minderwertigen Knochens mit erhöhter Frakturgefahr und zunehmenden Deformitäten.

Symptome und Untersuchungsbefund

Etwa ⅓ der Betroffenen ist beschwerdefrei. Häufiges Symptom sind ansonsten aufgrund der bevorzugten Lokalisation in Becken und LWS ziehende Kreuzschmerzen, die oft als „rheumatisch" oder „ischiasbedingt" angesehen werden. In fortgeschrittenen Stadien sind die Knochen teils erheblich deformiert (**Säbelscheidentibia** mit Verbiegung der Tibia nach vorn), der Kopfumfang ist vergrößert („Hut passt nicht mehr") und es treten pathologische Frakturen auf.

Komplikationen sind Arthrose, Nervenkompression, Schwerhörigkeit bei Schädelbeteiligung, Hyperkalzämie und Hyperkalzurie (Gefahr von Nierensteinen!) sowie maligne Entartung (< 1 %).

Diagnostik

Die Röntgenaufnahme zeigt einen charakteristischen grobsträhnigen Knochenumbau. Die Knochenszintigrafie deckt asymptomatische Krankheitsherde auf, evtl. noch Knochenbiopsie. Ein guter Laborparameter für die Krankheitsaktivität ist die alkalische Phosphatase (erhöht).

Behandlungsstrategie

Die medikamentöse Behandlung besteht v. a. in der Gabe von Bisphosphonaten (→ 29.6.1), bei Bedarf Analgetika.

Physiotherapie und Anpassung, z. B. von Orthesen oder Korsetts, können ebenfalls die Schmerzen des Patienten lindern und Deformierungen hinauszögern.

29.6.3 Arthrosen

DEFINITION

Arthrose *(Arthrosis deformans):* Schmerzhafte, degenerative Gelenkerkrankung mit Zerstörung des Gelenkknorpels, die zur völligen Einsteifung eines Gelenks führen kann. Häufigste Gelenkerkrankung überhaupt, v. a. ältere Menschen und dabei die Hüft- und Kniegelenke (**Kox-** bzw. **Gonarthrose**) betreffend (→Abb. 29.47). Meist langsam, aber stetig fortschreitender Verlauf.

Aktivierte Arthrose: Arthrose mit begleitender Gelenkhautentzündung (Synovitis) und Schmerzverstärkung.

Krankheitsentstehung

Ursache der **Arthrose** ist ein Missverhältnis zwischen der Belastungsfähigkeit eines Gelenks und seiner tatsächlichen Belastung:

- Bei der häufigeren **primären** *(idiopathischen)* **Arthrose** ist keine Ursache bekannt. Wahrscheinlich ist die Entstehung multifaktoriell mit einem Zusammenspiel u. a. von genetischen Faktoren, Geschlecht, hormonellen Einflüssen, Ernährung, Belastung (bei der unteren Extremität auch durch Übergewicht) und Mikrotraumata
- Die **sekundäre Arthrose** ist Folge angeborener oder erworbener Deformierungen und daraus resultierender unphysiologischer Gelenkbelastung (z. B. bei X- oder O-Beinen →29.12.1). Ist die Arthrose Folge einer Verletzung (z. B. einer fehlverheilten Fraktur), spricht man von einer **posttraumatischen Arthrose.**

Der Knorpelzellstoffwechsel ist gestört, die Gelenkknorpeloberflächen werden rau und dünner, bis schließlich der Knochen bloßliegt („Knochenglatze"). Es kommt zu reaktiven Knochenveränderungen und v. a. bei Überlastung Entzündungen der Gelenkinnenhaut (Synovia).

Symptome, Befund und Diagnostik

Anfangs fällt dem Patienten ein Steifegefühl an den befallenen Gelenken auf. Es folgen **Anlaufschmerzen** zu Beginn einer Belastung und **Belastungsschmerzen** nach langer/starker Belastung, die sich über Schmerzen nach geringerer Belastung zum **Dauerschmerz** auch in Ruhe steigern. Die Beweglichkeit des Gelenks wird immer mehr eingeschränkt, je nach Gelenk werden Deformierungen sichtbar.

Besonders eindrücklich ist das klinische Bild bei einer **aktivierten Arthrose,** bei der typischerweise Überanstrengung zu einer Entzündung der Gelenkinnenhaut geführt hat: Das betroffene Gelenk ist durch einen Erguss geschwollen und entzündlich überwärmt. Der Patient hat starke Schmerzen.

Die Diagnose wird klinisch und durch Röntgen gestellt. Das Röntgenbild zeigt eine Verschmälerung des Gelenkspalts und Knochenveränderungen im betroffenen Gelenk (Zysten und **Osteophyten** = Knochenanbauten, Randzacken →Abb. 29.78). Nicht selten besteht eine Diskrepanz zwischen radiologischen Gelenkveränderungen und Beschwerden. Ggf. werden durch Blutuntersuchungen und evtl. Gelenkpunktion entzündlich-rheumatische Erkrankungen (→28.6) und Infektionen ausgeschlossen.

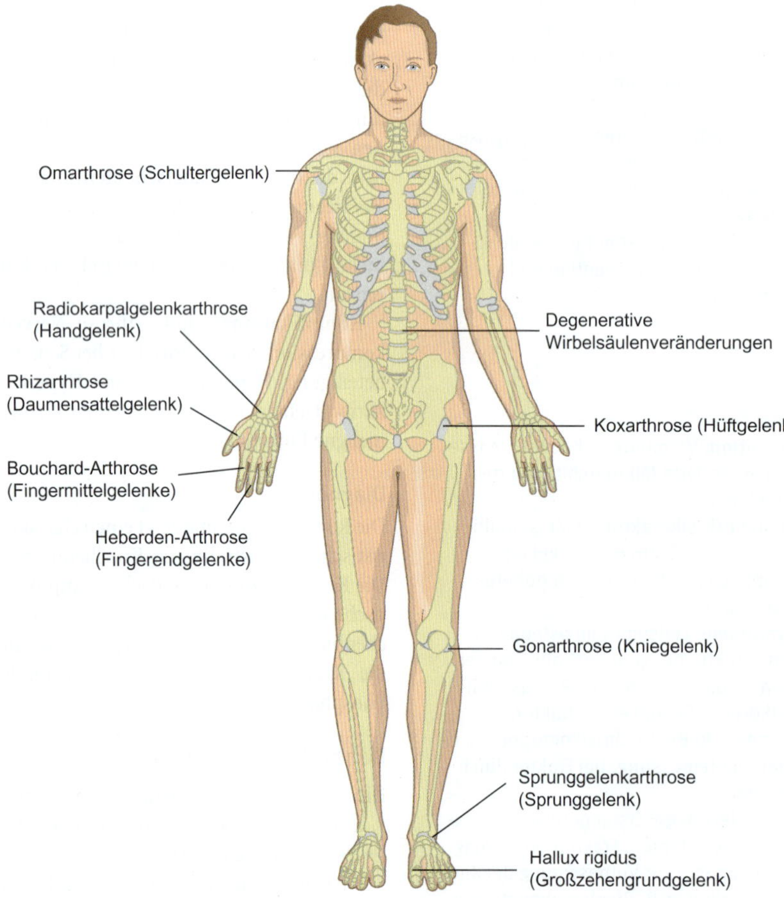

Abb. 29.47 Häufige Arthrosen mit ihren Eigenbezeichnungen. [L138]

Behandlungsstrategie

Zunächst werden die konservativen Therapiemaßnahmen ausgeschöpft. Medikamentös werden v. a. nichtsteroidale Antirheumatika zur Schmerzlinderung und Entzündungshemmung eingesetzt (→Pharma-Info 13.1, →Pharma-Info 28.1). Intraartikuläre Hyaluronsäureinjektionen zur Verbesserung der „Schmiereigenschaften" der Synovia und der mechanischen Eigenschaften des Knorpels können versucht werden. Sind die Beschwerden weiter sehr stark, kann bei älteren Patienten eine niedrig dosierte Strahlentherapie (→43.11) erwogen werden.

In schweren Fällen ist eine Operation notwendig. Ob ein Gelenkerhalt oder eine Gelenkendoprothese (→29.11.8) besser ist, wird individuell entschieden.

Pflege

Prävention und Gesundheitsberatung

- Wichtig ist eine *Anpassung der Belastung* an den Gelenkzustand bei *ausreichender Bewegung* des Gelenks. Dies bedeutet die Reduktion von Übergewicht, regelmäßige physiotherapeutische Übungen (auch zur Muskelkräftigung), ausreichende Bewegung und die Auswahl geeigneter Sportarten, z. B. Schwimmen,

Fahrradfahren. Körperliche Schonung ist nur bei einer akuten Entzündung oder starken Schmerzzuständen sinnvoll. Gehen auf weichen Böden ist besser als auf harten, auch durch Gummi-, Krepp- oder Luftpolster-Sohlen wird das Gehen weicher
- Die Benutzung von Gehstöcken kann Gelenke der unteren Extremität entlasten. Dabei wird der Gehstock gleichzeitig mit dem erkrankten Bein aufgesetzt. Manchmal sind spezielle Absätze (z. B. Abrollhilfen) zur Belastungsregulierung empfehlenswert
- Eine Ruhigstellung des Gelenks ist nur während hochakuter Schübe sinnvoll, da sie eine Versteifung begünstigt
- Eine aktivierte Arthrose kann physikalisch mit Kälte behandelt werden, z. B. durch kalte Wickel (➔ 43.6.2, ➔ 6.12) oder Eispackungen (➔ 43.6.3). Gibt es keine Anzeichen für Entzündungen, helfen dem Betroffenen in der Regel Wärmeanwendungen gut, z. B. Moorpackungen oder warme Bäder (➔ 43.6.3). Massagen und Elektrotherapie (➔ 43.6.4) können zusätzlich unterstützen
- Auch wenn Beschwerdefreiheit erzielt worden ist, soll der Betroffene Überlastung des Gelenks vermeiden
- Ggf. beraten Pflegende zum Umgang mit Medikamenten, z. B. nichtsteroidalen Antirheumatika (➔ Pharma-Info 28.1, ➔ Pharma-Info 13.1)
- Viele Patienten empfinden es als Hilfe, wenn sie sich selbst informieren und mit anderen Betroffenen austauschen können.

SPICKZETTEL

Arthrose

Definition: Degenerative Gelenkerkrankung mit Zerstörung des Gelenkknorpels und reaktiven Veränderungen der Knochen.

Ursache/Risikofaktoren: Missverhältnis Belastung – Belastbarkeit, bei der primären Arthrose multifaktoriell, bei der sekundären z. B. durch Fehlstellung bedingt.

Symptome: Steife → Anlaufschmerz → Belastungsschmerz → Dauerschmerz. Bewegungseinschränkung, Gelenkdeformierung.

Diagnostik: Symptome, Röntgen.

Therapie/Pflege: Falls möglich Ursachenbeseitigung. Bewegung ohne/bei angepasster Belastung (Hilfsmittelbenutzung). Schmerztherapie. In fortgeschrittenen Stadien evtl. endoprothetischer Gelenkersatz.

29.6.4 Akute Osteomyelitis

DEFINITION

Osteomyelitis Knochenmarkentzündung. Genauer ist der Begriff **Osteitis,** da meist auch die übrigen Knochenstrukturen entzündet sind. Prognose abhängig von Osteomyelitisform und Zeitpunkt des Therapiebeginns.

Spondylitis: Osteomyelitis eines Wirbelkörpers. Bei Mitbeteilung der Bandscheibe **Spondylodiszitis** genannt.

Infizierter Gelenkersatz ➔ 29.11.8

Krankheitsentstehung und Einteilung

Zwei Formen der **akuten Osteomyelitis** werden unterschieden:
- **Endogene Osteomyelitis** durch hämatogene Erregeraussaat im Rahmen einer Allgemeininfektion oder von einem Streuherd aus (Hauptentstehungsweg bei Kindern)
- **Exogene Osteomyelitis** durch Eindringen der Erreger von außen, etwa bei einer offenen Fraktur, Operation oder Verletzung (Hauptentstehungsweg bei Erwachsenen).

Haupterreger sind Staphylo- und Streptokokken.

Bei Kindern besteht durch die gefäßlose Epiphysenfuge eine „natürliche" Grenze zwischen Knochen und Gelenk. Eine Ausbreitung der Infektion auf das Gelenk ist daher eher selten. Bei Säuglingen (Epiphysenfuge durch Gefäße überbrückt) und Erwachsenen (Epiphysenfuge knöchern durchbaut) besteht hingegen ein solches Hindernis nicht, sodass die Gelenke weit mehr gefährdet sind.

Symptome, Befund und Diagnostik

Die Patienten haben Fieber, fühlen sich schlecht und klagen über Schmerzen in der betroffenen Gliedmaße bzw. bei der Spondylitis im Rücken (auch nachts). Insbesondere bei Gelenkbeteiligung nehmen sie eine schmerzlindernde Schonhaltung ein. Durchschnittlich ist das Bild bei der exogenen Form nicht ganz so heftig wie bei der endogenen, die exogene Form wird aber häufiger chronisch. Die **tuberkulöse** *(spezifische)* **Osteomyelitis** beginnt schleichend.

Bei der Untersuchung zeigen sich mit Druckschmerz, Rötung, Überwärmung und Schwellung die klassischen (lokalen) Entzündungszeichen. Evtl. ist die Venenzeichnung vermehrt, und es liegt ein Gelenkerguss vor.

Der Diagnosesicherung dienen:
- Blutuntersuchungen (positive Entzündungszeichen ➔ 30.5.2, evtl. Erregernachweis durch Blutkulturen ➔ 30.5.3)
- Tuberkulintest (➔ 23.4.5)
- Bildgebende Verfahren (z. B. Sonografie, MRT)
- Mikrobiologische Untersuchungen aus Abstrich, Punktion oder Biopsie.

Möglichst Erregernachweis

Ein Erregernachweis (*vor* Beginn der Antibiotikatherapie!) ist stets anzustreben.

Komplikationen

Frühkomplikationen der akuten hämatogenen Osteomyelitis sind:
- Bildung eines **Sequesters.** Infolge schlechter Durchblutung stirbt ein Knochenstück ab und ist völlig vom vitalen Knochengewebe abgetrennt *(demarkiert).* Eine dadurch entstehende Aussparung im Knochen mit typischen reaktiven Veränderungen *(Randsklerose)* heißt **Totenlade**
- Abszedierung
- Fistelung, d. h. Durchbrechen durch die Haut nach außen
- Pathologische Fraktur (➔ 29.5.3)
- Gelenkempyem (➔ 29.6.6)
- Sepsis (➔ 30.6)
- Chronische oder rezidivierende Osteomyelitis (➔ 29.6.5).

Spätfolgen sind in erster Linie Fehlstellungen, bleibende Gelenkschäden sowie Wachstumsstörungen bei Kindern (Schädigung der Epiphysenfuge).

Behandlungsstrategie

Grundpfeiler jeder Osteomyelitisbehandlung sind die Ruhigstellung des erkrankten Knochens und die Antibiotikatherapie.

Bei einer endogenen Osteomyelitis ist die Knochendurchblutung anfangs gut. Deshalb steht eine hoch dosierte, *intravenöse* Antibiotikagabe über mindestens 2–4 Wochen an erster Stelle. Nach deutlicher Beschwerde- und Befundbesserung folgt eine ebenfalls mehrwöchige orale Antibiose.

Hingegen ist bei einer exogenen Osteomyelitis die Knochendurchblutung in der Regel gestört, sodass intravenös verabreichte Antibiotika den Ort der Entzündung nicht (ausreichend) erreichen. Therapie der Wahl ist hier die (abermalige) Operation. Bei dieser werden Nekrosen entfernt und die Wunde gespült. Stabile Osteosynthesen werden belassen, instabile entfernt und

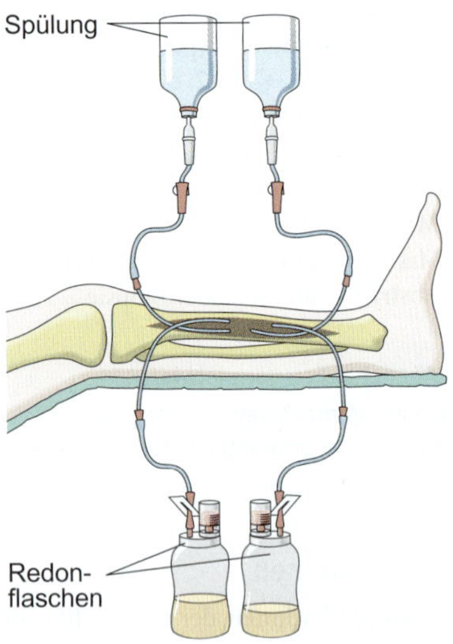

Abb. 29.48 Technik der Spül-Saug-Drainage bei Osteomyelitis. [L190]

durch einen Fixateur externe (→ 29.4.6) fern der Infektion ersetzt. Evtl. werden Medikamententräger (Ketten, Schwämme, Kugeln) eingelegt oder es wird eine **Spül-Saug-Drainage** (→ Abb. 29.48) durchgeführt. Ist kein primärer Wundverschluss möglich, erfolgt eine **lokale Unterdrucktherapie** (→ 43.13.5) oder offene Wundbehandlung (→ 43.13.4), evtl. mit späterer sekundärer Deckung.

Pflege

Pflege bei Fieber → 5.4, → 5.5
Pflege bei Fixateur externe → 29.4.6
Lokale Unterdrucktherapie → 43.13.5

Da die Patienten oft strenge Bettruhe einhalten müssen, unterstützen die Pflegenden sie bei den Lebensaktivitäten und führen alle notwendigen Prophylaxen durch.

Die Patienten liegen möglichst im Einzelzimmer, auf keinen Fall mit einem Patienten mit einer aseptischen Wunde zusammen (aseptisch – septisch → 43.13.1). Die Pflegenden achten auf sorgfältige Einhaltung der Standardhygienemaßnahmen (→ 30.1.3). Sie tragen Schutzkittel und Handschuhe bei Kontakt mit dem Patienten, beim Verbandswechsel zusätzlich einen Mund-Nasen-Schutz. Alle Materialien, die mit dem infizierten Gebiet in Berührung gekommen sind (z. B. Verbände, Drainagen, Bettwäsche), gelten als infektiös und werden entsprechend entsorgt (besonders wichtig bei Patienten mit Knochentuberkulose).

Die Behandlung einer Osteomyelitis ist langwierig. Pflegende zeigen Verständnis für Stimmungsschwankungen und Ängste des Patienten und geben Tipps zur Tagesgestaltung.

Pflege bei Spül-Saug-Drainage

Durch Spülen mit 2–5 l Ringer-Lösung täglich (evtl. mit Antibiotika- oder Antiseptikazusatz) wird die infizierte Wundhöhle mechanisch gereinigt. In der Regel wird ca. eine Woche lang gespült. Bei der Pflege ist zu beachten:

- Verbandswechsel unter Beachtung der Regeln für eine septische Wunde durchführen (→ 43.13.6). Da sich häufig erhebliche Mengen der Spülflüssigkeit im Verband befinden, für ausreichende Unterlage sorgen. Nasse Verbände und Unterlage regelmäßig wechseln
- Einlaufgeschwindigkeit der Spüllösung regelmäßig kontrollieren, ggf. Infusionspumpe verwenden, Spülmenge dokumentieren
- Menge, Farbe und Beimengungen der ablaufenden Lösung beobachten und dokumentieren
- Nach Arztanordnung Abstriche aus der auslaufenden Spülflüssigkeit entnehmen (nicht sinnvoll bei Antibiotikum oder Antiseptikum in der einlaufenden Spülflüssigkeit)
- Auf Schwellung des Wundgebiets achten, Umfang der Extremität regelmäßig messen. Bei (V. a.) Verstopfung der abführenden Drainage sofort Arzt informieren.

Ist die Spül-Saug-Drainage nicht mehr notwendig, wird zuerst die Spülflüssigkeit entfernt. Dann wird auch an die Spüldrainage eine Redon-Flaschen (→ 44.5.5) angeschlossen, die zusammen mit der ableitenden Drainage so lange belassen werden, bis wenig oder kein Wundsekret nachfließt (in der Regel 1–2 Tage). Erst dann werden die Drainagen gezogen und die Drainagespitzen auf Arztanordnung zur Keimbestimmung ins Labor geschickt.

29.6.5 Chronische Osteomyelitis

Die **chronische Osteomyelitis** entsteht meist sekundär nach nicht ausgeheilter *exogener* (akuter) Osteomyelitis.

Leitsymptome sind Schmerzen (auch in Ruhe und nachts), Fistelbildung und die klassischen lokalen Entzündungszeichen in unterschiedlicher Ausprägung. Die Diagnose wird durch Laboruntersuchungen, Röntgen, MRT und mikrobiologische Untersuchungen gesichert.

Therapieziel ist die dauerhafte Infektsanierung bei weitestmöglichem Funktionserhalt der Extremität. Dies kann nur durch Operation erreicht werden.

Rezidive können noch nach Jahrzehnten auftreten. Spätfolgen der chronischen Osteomyelitis sind v. a. Fehlstellungen, Beinlängendifferenz und – insbesondere nach langjährigem Verlauf – eine *Amyloidose* (Ablagerung eines speziellen Proteins, des *Amyloids,* im Gewebe mit nachfolgenden Stoffwechselstörungen) oder *Fistelkarzinome.*

29.6.6 Eitrige Arthritis

> **DEFINITION**
>
> **Eitrige Arthritis** *(septische Arthritis, infektiöse Arthritis):* Akute bakterielle Gelenkentzündung, oft mit Eiteransammlung in der Gelenkhöhle (**Gelenkempyem,** *Pyarthros*). Orthopädischer Notfall! Je später der Behandlungsbeginn, desto größer die Gefahr von Folgeschäden bis hin zum völligen Funktionsverlust des Gelenks.

Reaktive Arthritis → 28.6.2

Krankheitsentstehung

Eine **eitrige Arthritis** kann auf drei Wegen entstehen:

- *Hämatogen* (endogen) durch Erregeraussaat mit dem Blutstrom
- *Exogen* durch Keimeinschleppung von außen, etwa bei Verletzung, Gelenkpunktion, Arthroskopie
- *Fortgeleitet* von gelenknahen bakteriellen Entzündungen, etwa einer Osteomyelitis (→ 29.6.4).

Begünstigend wirken vorbestehende Gelenkerkrankungen, bestimmte Allgemeinerkrankungen (z. B. Diabetes mellitus), Abwehrschwäche, Immunsuppression (z. B. Einnahme von Glukokortikoide, bei Chemotherapie) und Abhängigkeitserkrankungen.

Unbehandelt zerstört die eitrige Arthritis innerhalb kurzer Zeit Gelenkknorpel und Knochen.

Symptome, Befund und Diagnostik

Die eitrige Arthritis verläuft meist akut und hochschmerzhaft: Das betroffene Gelenk ist geschwollen (→ Abb. 29.49), gerötet und überwärmt, seine Funktion schmerzhaft eingeschränkt. Der Patient vermeidet jede Bewegung. Zusätzlich bestehen oft die Zeichen einer Allgemeininfektion.

Die Diagnose wird durch Blutuntersuchungen (CRP- und BSG-Erhöhung, Leuko-

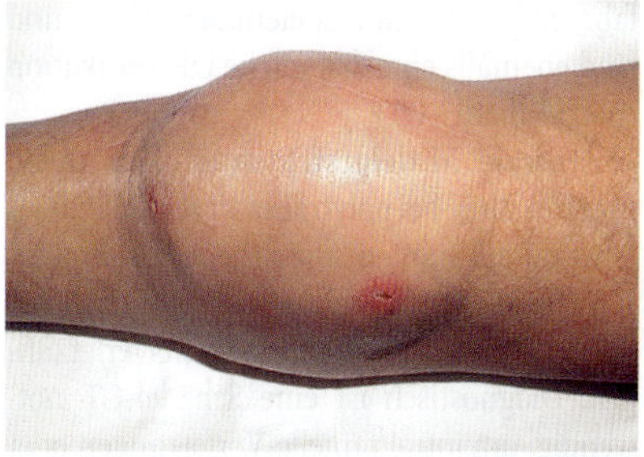

Abb. 29.49 Stark geschwollenes und schmerzhaftes Kniegelenk bei Gelenkempyem. [M158]

zytose) und Gelenkpunktion mit bakteriologischer und mikroskopischer Untersuchung des Punktats gestellt.

Behandlungsstrategie

Prognoseentscheidend ist ein *frühestmöglicher* Behandlungsbeginn:

- Die mehrmonatige Antibiotikabehandlung beginnt sofort
- Durch **Arthrotomie** *(operative Gelenkeröffnung)* oder Arthroskopie (→ 29.3.4) mit Spülung und ggf. Einlegen einer Spül-Saug-Drainage (→ Abb. 29.48) wird das Gelenk gereinigt und die Keimzahl reduziert. Bei Entzündung der Synovia wird diese z. T. entfernt **(Synovektomie)**
- Unterstützend werden nichtsteroidale Antirheumatika (→ Pharma-Info 13.1, → Pharma-Info 28.1) verabreicht
- Nach Infektabheilung ist ggf. die Operation von Folgeschäden erforderlich.

Pflege

Pflege bei Fieber → 5.4, → 5.5
Pflege bei Saug-Spül-Drainage → 29.6.4

- Die betroffene Extremität wird hochpositioniert und ggf. zunächst ruhiggestellt
- Kälteanwendungen lindern die Beschwerden des Patienten und wirken entzündungshemmend
- Die Mobilisation des Patienten erfolgt nach Arztanordnung. Heutzutage hat sich die Frühmobilisation immer mehr durchgesetzt, z. B. mittels elektrischer Bewegungsschiene, um einer Bewegungseinschränkung vorzubeugen.

29.6.7 Knochentumoren

Pflege bei orthopädischen und traumatologischen Operationen → 29.1.3
Pflege bei Frakturen → 29.5.3–→ 29.5.6

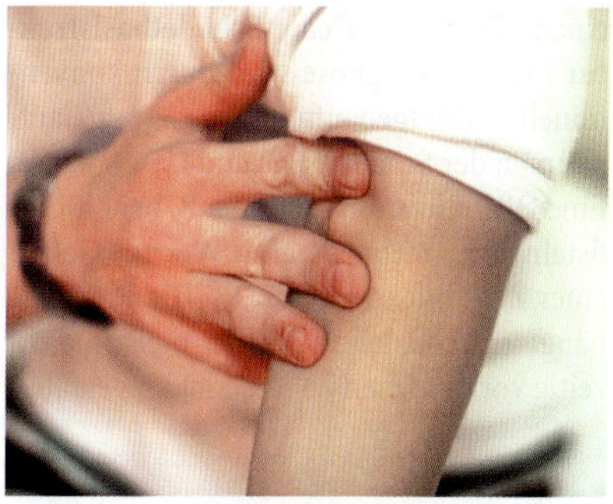

Abb. 29.50 Osteochondrom am Oberarm eines jungen Mannes. [M158]

Pflege bei hämatologischen und onkologischen Erkrankungen → Kap. 27

Primäre Knochentumoren

DEFINITION

Primäre Knochentumoren: Ursächlich unklare, seltene Tumoren, die von allen im Knochen vorkommenden Geweben ausgehen können. Häufiger gut- als bösartig.

Das klinische Bild **primärer Knochentumoren** (→ Tab. 29.6) ist wenig spezifisch mit Auftreibungen des Knochens bzw. der Extremität, (lokalen) Schmerzen, Bewegungseinschränkung und Spontanfrakturen. Viele Betroffene haben aber keine Beschwerden.

Erste diagnostische Maßnahme ist die Röntgennativaufnahme. Der weiteren Abklärung dienen v. a. CT und MRT. Bei bösartigen Tumoren folgen weitere Untersuchungen zur Ausbreitungsdiagnostik. Letzter und fast immer entscheidender Schritt ist die Biopsie.

Gutartige Tumoren werden z. B. bei Kompression benachbarter Strukturen, Gefahr von Spontanfrakturen oder zunehmenden Schmerzen operativ entfernt. Alternativ kann ein abwartendes Verhalten mit Verlaufsbeobachtung in Betracht kommen.

Die aussichtsreichste Therapie bösartiger Tumoren hängt von ihrer Histologie ab und umfasst oft eine Kombination aus Operation, Radio- und Chemotherapie.

Tab. 29.6 Überblick über die wichtigsten primären Knochentumoren (Plasmozytom → 27.8.2).

Tumor	Klinische Kurzcharakterisierung	Behandlungsstrategie
Gutartige Knochentumoren		
Enchondrom *(Chondrom)*	Meist vor dem 40. Lebensjahr. Hauptlokalisation: kleine Röhrenknochen von Hand oder Fuß. Oft symptomlos, evtl. sichtbare Auftreibung, selten Spontanfraktur. Bei stammnaher Lokalisation Entartungsrisiko	Je nach Beschwerden und Lokalisation (Entartungsrisiko extrem selten) Kürettage und Spongiosaauffüllung des Defekts
Juvenile *(solitäre)* **Knochenzyste**	Tumorähnliche Läsion, Altersgipfel 10.–15. Lebensjahr. Hauptlokalisation: proximaler Humerus, Femur. Oft Erstmanifestation durch Spontanfraktur	Punktion und Kortisoninstillation oder Operation (v. a. Kürettage und Spongiosaauffüllung); hohe Rezidivrate bei guter Prognose
Osteochondrom *(solitäre Exostose)*	Häufigster Knochen„tumor" (eher Wachstumsstörung → Abb. 29.1). Hauptlokalisation: Knie, Oberarm. Oft symptomlos, selten Komplikationen	Operative Entfernung bei Beschwerden (z. B. Gefäß-, Nervenkompression), schnellem Wachstum
Bösartige Knochentumoren		
Chondrosarkom	Altersgipfel 30.–50. Lebensjahr. Hauptlokalisation: Becken, proximaler Femur, Schultergürtel, proximaler Humerus. Leitsymptom: Schmerzen, oft relativ lange Anamnese	Radikale Tumorentfernung. Chemo- und Strahlentherapie wirkungslos
Ewing-Sarkom	In 90 % vor dem 20. Lebensjahr. Hauptlokalisation: Becken, Femur, Tibia, Humerus. Leitsymptome: lokale Schmerzen, Schwellung, evtl. allgemeines Krankheitsgefühl, Fieber. In 25 % Metastasen bei Diagnose	Behandlung meist im Rahmen von Studien: präoperative Chemotherapie, Lokaltherapie durch Operation und Strahlentherapie, postoperative Chemotherapie
Osteosarkom	Altersgipfel um die Pubertät, Hauptlokalisation: Metaphysen langer Röhrenknochen (50 % kniegelenknah). Leitsymptome: Schmerzen, Schwellung, Bewegungseinschränkung. In 80 % Mikrometastasen bei Diagnose, meist der Lunge	Behandlung meist im Rahmen von Studien: präoperative Chemotherapie, radikale Tumorentfernung, postoperative Chemotherapie

Die pflegerischen Maßnahmen sind abhängig von der Lokalisation des Knochentumors, den durchgeführten Therapien und dem Allgemeinbefinden des Patienten.

Knochenmetastasen

DEFINITION

Knochenmetastasen: Durch Metastasenbildung entstandene, sekundäre Knochenmalignome und die häufigsten Knochentumoren überhaupt.

Prinzipiell können alle bösartigen Tumoren **Knochenmetastasen** setzen. Besonders oft aber metastasieren Mamma-, Prostata-, Lungen-, Nieren- und Schilddrüsenkarzinome in den Knochen. Häufigster Sitz der Metastasen ist die Wirbelsäule. Bei V.a. Knochenmetastasen wird ein Skelettszintigramm durchgeführt (→42.6.5).

Es gibt drei **Leitsymptome:**

- Schmerzen, die bei noch unbekanntem Primärtumor oft als „rheumatisch" oder „ischiasbedingt" gedeutet werden
- Spontanfrakturen, insbesondere bei **osteolytischen** („Knochen auflösenden") **Metastasen,** mit Gefahr eines Querschnittssyndroms bei Wirbelkörperfrakturen (→37.13.2)
- Bei **osteoblastischen** („knochenbildenden") **Metastasen** neurologische Ausfälle durch Kompression, z. B. von Spinalnervenwurzeln.

Therapieziele sind v. a. die Beschwerdelinderung (v. a. der Schmerzen) und die Komplikationsvermeidung. Ein kuratives Ziel ist die Ausnahme. Eingesetzt werden Strahlen-, Hormon- oder Chemotherapie, aber auch operative Maßnahmen zur Knochen- bzw. Frakturstabilisierung (z. B. Verbundosteosynthese →29.4.5, Endoprothese →29.11.8). Besonders bei multiplen Metastasen werden Bisphosphonate (→29.6.1) gegeben.

Pflegefachpersonen achten auf eine ausreichende Schmerztherapie (→Kap. 13). Sie unterstützen die Patienten abhängig von ihrem Allgemeinbefinden.

Die Prognose ist in der Regel infaust, sodass die psychische Begleitung und palliative Pflegemaßnahmen wichtige pflegerische Schwerpunkte sind.

29.7 Erkrankungen und Verletzungen von Kopf, Wirbelsäule und Rumpf

Nervenwurzelsyndrome →37.15.3
Spondylarthritiden →28.6.2

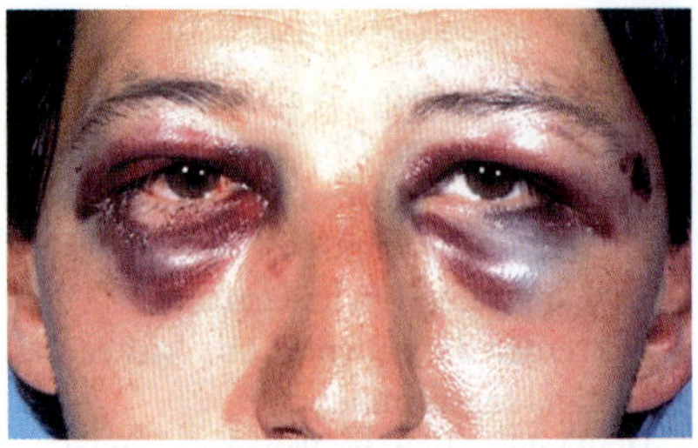

Abb. 29.51 Patient mit Brillenhämatom nach Mittelgesichtsfraktur. [M117]

29.7.1 Schädelfrakturen

Schädel-Hirn-Trauma →37.13.1

Schädelbasisfrakturen

Prellmarken, Hämatome um ein oder beide Augen (**Monokel-** bzw. **Brillenhämatom,** →Abb. 29.51) sowie Liquor- oder Blutfluss aus Mund, Nase oder Ohr weisen nach einem Trauma auf eine **Schädelbasisfraktur** hin. Die Diagnose wird durch konventionelle Röntgenaufnahmen, Spezialaufnahmen der Schädelbasis und CT gesichert. Eine OP-Indikation besteht z. B. bei Liquorfisteln über mehr als eine Woche (Gefahr einer ZNS-Infektion, →37.9). Die Prognose hängt entscheidend von den meist gleichzeitig vorhandenen ZNS-Verletzungen ab.

Liquor?

Bei Unsicherheit, ob es sich bei austretender Flüssigkeit um Liquor handelt, hilft ein BZ-Stix: Liquor reagiert wegen seines hohen Glukosegehalts positiv. Im Labor können u. a. **β-Transferrin** oder **β-Trace-Protein** bestimmt werden, das in Liquor, aber nicht in Nasensekret nachweisbar ist (zusätzliche Blutprobe zum Vergleich nötig). Auch ein heller Hof um eine Blutlache ist Zeichen austretenden Liquors.

Frakturen des Gesichtsschädels

Nasenpyramidenfraktur →36.5.1

Bei den **lateralen Mittelgesichtsfrakturen** kommt es durch stumpfe Gewalteinwirkung auf das seitliche Gesicht zu knöchernen Verletzungen von Kieferhöhle, Orbita und Jochbein bzw. Jochbogen. Leitsymptome sind ein Monokelhämatom, Doppelbilder und Sensibilitätsstörungen an Wange, Oberlippe und seitlicher Nasenfläche. Die Diagnose wird röntgenologisch gestellt. Therapeutisch werden bei verschobenen (dislozierten) Frakturen die Bruchstücke reponiert und anschließend mit *Miniplattenosteosynthese* fixiert. *Orbitabodenfrakturen* bergen die Gefahr einer Augenmuskeleinklemmung und sind ebenfalls eine dringliche OP-Indikation (nach Schädel-CT).

Zentrale Mittelgesichtsfrakturen treten in erster Linie bei polytraumatisierten Patienten und zusammen mit Schädelbasisfrakturen (frontobasale Fraktur) auf. Klinisch bestehen häufig erhebliche Gesichtsverletzungen. Diagnostisch ist eine Schädel-CT notwendig, um intrakranielle Verletzungen oder Lufteinschlüsse im Hirnbereich auszuschließen. Oft ist eine Sofortversorgung durch Anästhesist, Neurochirurg *und* HNO-Arzt notwendig.

Frakturen der Schädelkalotte

Frakturen der Schädelkalotte entstehen durch direkte oder indirekte Gewalteinwirkung. Prellmarken oder offene Wunden sind hinweisend. Die Diagnose erfolgt durch Röntgen und ggf. eine CT.

Bei rissförmigen, geschlossenen Kalottenfrakturen ist meist keine spezielle Therapie erforderlich, der Patient wird aber stationär überwacht. **Impressionsfrakturen,** d. h. solche Frakturen, bei denen ein Knochenstück in den Schädel „hineingedrückt" wurde, müssen operativ versorgt werden: Die Impression wird angehoben und die evtl. mitverletzte harte Hirnhaut (Dura mater) verschlossen, um neurologische Komplikationen zu vermeiden.

29.7.2 Muskulärer Schiefhals

DEFINITION

Muskulärer Schiefhals *(muskulärer Tortikollis):* Bei Neugeborenen oder jungen Säuglingen auftretende, durch einseitige Verkürzung des M. sternocleidomastoideus bedingte, fixierte Schiefstellung und Neigung des Kopfes zur erkrankten und Drehung zur gesunden Seite. Bei frühzeitiger Behandlung gute Prognose.

Symptome, Befund und Diagnostik

Die Diagnose wird klinisch gestellt: Der verkürzte Muskel lässt sich als derber, manchmal verdickter Strang tasten, der Kopf des Kindes ist in seiner Beweglichkeit eingeschränkt. Bei längerem Bestehen des **muskulären Schiefhalses** entwickelt sich eine Gesichtsasymmetrie *(Gesichtsskoliose).*

Behandlungsstrategie und Pflege

Eine konservative Therapie reicht nur in leichten Fällen und muss in den ersten Lebensmonaten beginnen: Beispielsweise wird das Kind so in sein Bettchen gelegt, dass es in der Fehlhaltung eine uninteressante Wand anschaut, während es auf der anderen Seite Bilder zu sehen gibt. Dadurch wird das Kind angeregt, sich aktiv der „interessanteren" Wand zuzuwenden. Zusätzlich werden physiotherapeutische Übungen durchgeführt.

Ansonsten wird der Muskelansatz nach dem ersten Lebensjahr operativ durchtrennt und der Kopf postoperativ für 3–4 Wochen in leichter „Überkorrektur" ruhiggestellt, z. B. durch eine Halskrawatte (→ Abb. 29.56). Danach sind Dehnungs-, Halte- und Bewegungsübungen für ca. sechs Monate erforderlich.

29.7.3 Morbus Scheuermann

DEFINITION

Morbus Scheuermann *(Adoleszentenkyphose):* Im Jugendalter auftretende Wachstumsstörung an Grund- und Deckplatten der Brust- und Lendenwirbelsäule mit Keilwirbelbildung und fixierter Kyphose. Häufigste Wirbelsäulenerkrankung im Jugendalter, jedoch überwiegend ohne Beeinträchtigung im Alltag. Meist gute Prognose mit spontanem Erkrankungsstillstand nach dem 18. Lebensjahr.

Kyphose: Fixierte, das physiologische Ausmaß überschreitende, dorsal konvexe Krümmung der Wirbelsäule.

Die Ätiologie ist unklar. Infolge einer reduzierten Belastbarkeit der Wirbelkörper bricht Bandscheibengewebe in den Wirbelkörper ein **(Schmorl-Knötchen),** es kommt zur Schädigung der Bandscheiben, Wirbeldeformierung (Keilwirbel) und Kyphose (→ Abb. 29.52, → Abb. 29.53).

Es besteht eine fixierte Kyphose, meist im Brustwirbelsäulenbereich. Nur ungefähr ein Drittel der Betroffenen hat Beschwerden. Eine Röntgenaufnahme sichert die Diagnose (→ Abb. 29.53).

Bei leichten Formen reichen konsequente physiotherapeutische Übungen. Bei schwe-

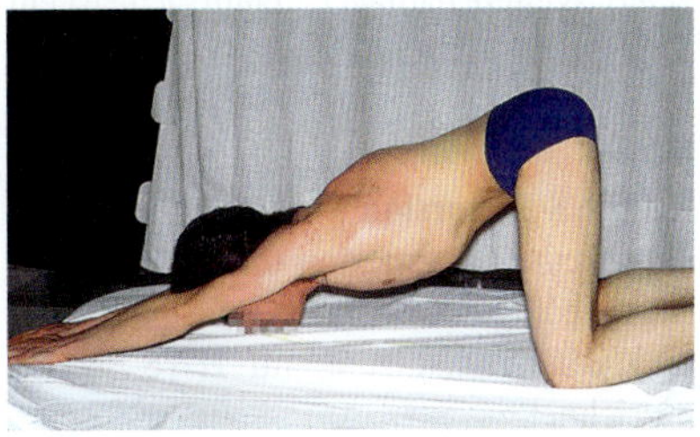

Abb. 29.52 Morbus Scheuermann. Klinisches Bild mit fixierter Kyphose. [M158]

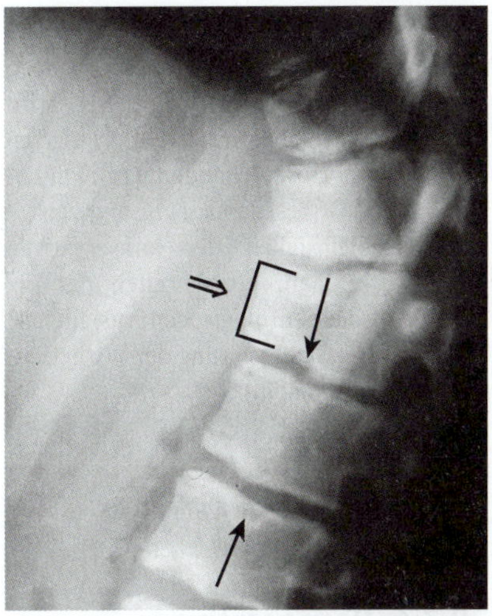

Abb. 29.53 Radiologische Zeichen bei Morbus Scheuermann. Die Pfeile zeigen auf Schmorl-Knötchen, der Doppelpfeil auf einen Keilwirbel. [M614]

ren Formen wird eine Rumpforthese angepasst. Eine Operation ist nur selten indiziert.

Prävention und Gesundheitsberatung

- Für den Erfolg der Behandlung müssen die speziellen Bewegungsübungen über einen längeren Zeitraum durchgehalten werden. Regelmäßige Bewegung, z. B. Rückenschwimmen, unterstützt die Physiotherapie
- Jugendliche müssen zum konsequenten Tragen der Orthese motiviert werden, orthesenfreie Zeiten können individuell vereinbart werden. Bei drückenden Stellen muss der Orthopädietechniker aufgesucht werden
- Fehlbelastungen sollen vermieden werden, weshalb Berufe mit häufigem Heben schwerer Lasten nicht geeignet sind.

29.7.4 Skoliosen

DEFINITION

Skoliose: Fixierte Seitausbiegung der Wirbelsäule in der Frontalebene mit Rotation und Strukturveränderungen. Prognose abhängig u. a. von der Ursache und der zu erwartenden Progredienz.

Krankheitsentstehung und Einteilung

80–90 % aller Skoliosen sind *idiopathisch,* also ursächlich ungeklärt. Betroffen sind v. a. Mädchen in der Pubertät. Die übrigen verteilen sich auf zahlreiche Ursachen, z. B. Wirbeldeformitäten oder Meningomyelozelen (→ 37.4.1). Die Wirbelsäule ist zur Seite verbogen und die Wirbelkörper außerdem um die Längsachse gedreht.

Symptome, Befund und Diagnostik

Die meisten Skoliosen bereiten keine Beschwerden und werden durch Becken- oder Schulterschiefstand, asymmetrische Taillendreiecke oder Rippenbuckel bzw. Lendenwulst beim Vorbeugen entdeckt, oft im 10.–12. Lebensjahr (→ Abb. 29.54). Sehr schwere Skoliosen können durch die Thoraxdeformierung die Lungenfunktion beeinträchtigen und zu einem Cor pulmonale führen (→ 23.11.2).

Das genaue Ausmaß der Skoliose wird anhand von Röntgenaufnahmen festgestellt (→ Abb. 29.55).

Behandlungsstrategie und Pflege

Pflege bei orthopädischen und traumatologischen Operationen → 29.1.3

Ca. 90 % aller Skoliosen können konservativ behandelt werden mit sportlicher Aktivität,

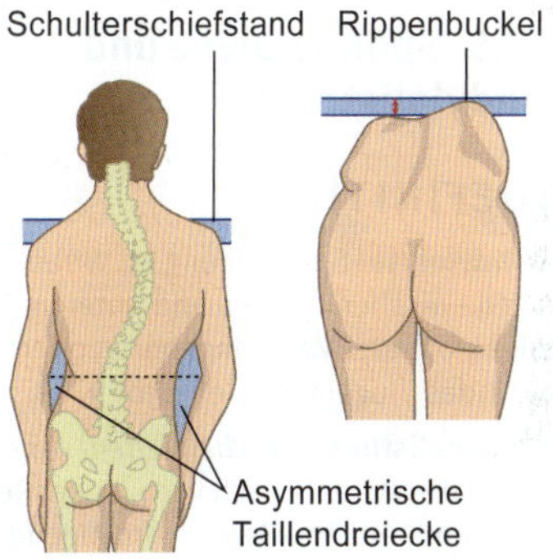

Abb. 29.54 Klinische Zeichen der Skoliose. [L138]

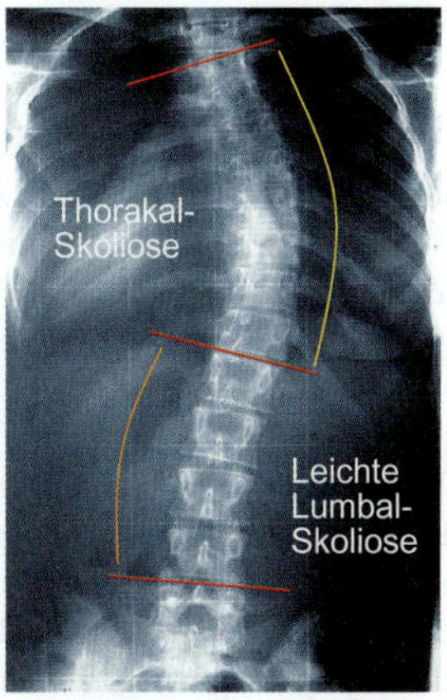

Abb. 29.55 Skoliose im Röntgenbild. [L190, M158]

Physiotherapie und ggf. zusätzlich einer Rumpforthese, die meist 23 Std. am Tag getragen werden muss (nicht beim Sport).

Bei schweren Skoliosen ist eine Operation indiziert, bei der die verkrümmte Wirbelsäule aufgerichtet, derotiert (entdreht) und durch knöcherne Versteifung (**Spondylodese** – verschiedene Verfahren, Techniken) fixiert wird.

Prävention und Gesundheitsberatung

Der Patient und seine Eltern werden über die Notwendigkeit regelmäßiger ärztlicher Kontrollen aufgeklärt, da bei den sehr häufigen idiopathischen Skoliosen bis zum Abschluss des Wachstums mit einer Verschlechterung zu rechnen ist. Wie bei anderen chronischen Erkrankungen ist eine Stigmatisierung des Kindes zu vermeiden. Eine Befreiung vom Schulsport ist nicht sinnvoll, Sport im Gegenteil sogar günstig (Einschränkungen sind nur bei sehr schweren Formen und nach Operation nötig). Viele Betroffene und ihre Angehörigen empfinden die Anbindung an eine Selbsthilfegruppe als hilfreich.

29.7.5 Spondylolyse und Spondylolisthesis

DEFINITION

Spondylolyse: Spaltbildung im Wirbelbogen zwischen oberem und unterem Gelenkfortsatz. Meist angeboren oder im Kindes-/Jugendalter erworben.

Spondylolisthesis *(Wirbelgleiten):* Abgleiten des Wirbels nach vorn, in der Regel im unteren LWS-Bereich. Im Jugendalter durch Spondylolyse bedingt, am häufigsten aber degenerativ verursacht und in höherem Lebensalter auftretend.

Spondyloptose: Völliges Abrutschen eines Wirbels nach vorn.

Symptome, Befund und Diagnostik

Die **Spondylolyse** wird meist nur zufällig diagnostiziert. Bei der **Spondylolisthesis** treten evtl. lage- und belastungsabhängige Rückenschmerzen auf. Bei Wurzelkompression kommen neurologische Ausfälle hinzu (→ 37.15.3).

Der Untersucher tastet bei ausgeprägtem Gleiten eine Stufe zwischen den Dornfortsätzen. Die Diagnose wird durch Röntgenaufnahmen der Wirbelsäule gestellt. Evtl. sind elektrophysiologische Untersuchungen (EMG, NLG → 37.3.5), CT und MRT erforderlich.

Behandlungsstrategie

Bei einer Spondylolyse oder bei geringer, asymptomatischer Spondylolisthesis wird unter Kontrollen abgewartet. Bei Schmerzen ist eine konservative Behandlung mit Physiotherapie und Orthesenanpassung angezeigt.

Bei Erfolglosigkeit der konservativen Therapie, raschem Fortschreiten der Erkrankung oder neurologischen Ausfällen ist eine operative Stabilisierung der Wirbelsäule erforderlich (selten).

Pflege

Pflege bei orthopädischen und traumatologischen Operationen → 29.1.3

29.7.6 Degenerative Wirbelsäulenveränderungen

DEFINITION

Degenerative Wirbelsäulenveränderungen: Alle altersbedingten Veränderungen der Wirbelsäule und die daraus resultierenden Beschwerden.

Nervenwurzelsyndrome → 37.15.3

Krankheitsentstehung

Schon im frühen Erwachsenenalter werden die Nuclei pulposi (Gallertkerne) der Bandscheiben wasserärmer und infolgedessen weniger elastisch und flacher. Dadurch wird das betroffene Bewegungssegment der Wirbelsäule instabiler.

Mögliche Folgen sind zum einen Bandscheibenerkrankungen (→ 37.15.3) und Spondylolisthesis (→ 29.7.5), typischerweise im mittleren Erwachsenenalter. Zum anderen führt die Instabilität zu ständigen, winzigen Bewegungen in der Wirbelsäule. Als Reaktion bilden sich Anbauten und Randzacken an Wirbelkörpern (**Spondylose**) und kleinen Wirbelgelenken (**Spondylarthrose**), welche die kleinen Wirbelgelenke reizen und die Nervenwurzeln komprimieren können. Bilden sich, meist in höherem Alter, knöcherne Brücken zwischen Wirbeln, versteift der betreffende Wirbelsäulenabschnitt. Die Kombination aus Bandscheiben- und knöchernen Veränderungen kann außerdem den Spinalkanal einengen (→ 37.15.3).

Symptome, Befund und Diagnostik

Leitsymptom sind Rückenschmerzen, häufig begleitet von Muskelhartspann und Schonhaltung. Die Schmerzen sind dumpf, strahlen oft in eine Extremität aus, verstärken sich nach längerer Belastung und werden oft besser, wenn die Lendenlordose durch geeignete Haltung vermindert wird. Bei der Untersuchung wichtig ist die Suche nach neurologischen Ausfällen.

Unter den bildgebenden Diagnoseverfahren stehen Röntgen, CT und MRT im Vordergrund. Die Beurteilung kann allerdings schwierig sein, denn der Nachweis von Veränderungen bedeutet nicht, dass sie die Ursache der Beschwerden sind.

Behandlungsstrategie

Degenerative Wirbelsäulenveränderungen werden konservativ therapiert, z. B. mit nichtsteroidalen Antirheumatika (→ Pharma-Info 28.1), Wärme, evtl. auch mit Injektionen in/um die kleinen Wirbelgelenke.

Stärkung der Rumpfmuskulatur

Prognoseentscheidend sind oft die aktiven Maßnahmen: Physiotherapie und Rückenschule sollen die Rücken- und Bauchmuskulatur kräftigen und Fehlhaltungen entgegenwirken. Sie werden unter Anleitung erlernt und müssen dann zu Hause regelmäßig durchgeführt werden. Generell ist keine Schonung sinnvoll (wie zur Schmerzvermeidung oft praktiziert), sondern konsequente Bewegung und Aktivität. Dies ist Betroffenen oft sehr schwer zu vermitteln.

Operationen sind selten, nur nach sorgfältiger Indikationsstellung.

29.7.7 Verletzungen der Wirbelsäule

Erstmaßnahmen bei Verdacht auf Wirbelsäulenverletzungen → 14.5.2
Querschnittssyndrom → 37.13.2

Verletzungen der HWS

Verletzungen der Halswirbelsäule (HWS) entstehen meist durch Auffahrunfälle, bei denen die Halswirbelsäule plötzlich stark gebeugt *(Hyperflexion)* und anschließend stark überstreckt *(Hyperextension)* wird (**Whiplash injury,** *Peitschenschlagverletzung*). Weitere häufige Unfallursache ist ein Kopfsprung in flache Gewässer.

HWS-Distorsion

Als **HWS-Distorsion** wird eine durch oben dargestellte Hyperflexion und Hyperextension bedingte Weichteil-, Gelenkkapsel- und Bänderschädigung im HWS-Bereich bezeichnet.

Je nach Schweregrad klagt der Patient – oft nach einem symptomlosen Intervall –

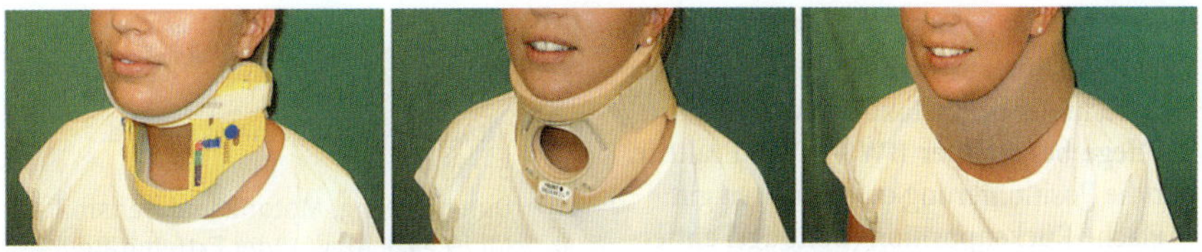

Abb. 29.56 Verschiedene Zervikalstützen. Links: steife Zervikalstütze, wie sie bei Verdacht auf HWS-Verletzungen am Unfallort angelegt wird. Mitte: harte Zervikalstütze (z. B. Philadelphia-Kragen) zur Stabilisierung der HWS zur konservativen Therapie bei Frakturen. Rechts: weiche Zervikalstütze (z. B. Schanz-Krawatte), wie sie z. B. bei HWS-Distorsion angewendet wird. [R234-005]

über Kopf- und Nackenschmerzen, **muskulären Hartspann** (zu hoher Dauertonus eines quergestreiften Muskels), Bewegungsschmerzen und Bewegungseinschränkung der HWS bis hin zum Gefühl der Haltlosigkeit des Kopfes. Schwindel ist häufig.

Stets nötig sind Röntgenaufnahmen der Halswirbelsäule, bei anhaltenden Beschwerden sollte eine CT/MRT erfolgen.

Die Behandlung ist konservativ: nichtsteroidale Antirheumatika, ggf. muskelentspannende Medikamente, Wärmeanwendungen, ggf. kurzzeitig Tragen einer weichen Zervikalstütze (→ Abb. 29.56), frühzeitig Physiotherapie zur Regulation des Muskeltonus und zur Kräftigung der Muskulatur. Patienten aufklären, dass die Beschwerden sicher reversibel sind; es besteht aber die Gefahr der Chronifizierung.

Frakturen und Luxationen der HWS

Bei **Frakturen und Luxationen der HWS** besteht ein hohes Risiko einer Rückenmarkverletzung mit Querschnittssymptomatik (→ 37.13.2) bis hin zum sofortigen Tod des Patienten. Bei Rückenmarkverletzungen oberhalb ca. C4 besteht die Gefahr der Atemlähmung, da hier der N. phrenicus abgeht, der das Zwerchfell innerviert.

HWS-Frakturen zeigen sich in der Regel durch Schmerzen und Instabilitätsgefühl im Nackenbereich sowie durch neurologische Ausfälle, v. a. im Nacken-Arm-Bereich. Stabile Frakturen sind gelegentlich völlig symptomlos.

Bei stabilen Frakturen erhält der Patient eine harte Zervikalstütze (→ Abb. 29.56) oder eine stabilisierende Orthese. Instabile Frakturen werden je nach Einzelfall konservativ (z. B. mit Halo-Fixateur/-Weste, → Abb. 29.57) oder operativ versorgt. Die postoperative Nachbehandlung hängt von der erreichten Stabilität ab.

Pflege bei HWS-Fraktur

Pflege bei stabiler HWS-Fraktur:

- Vitalzeichen (v. a. Atmung) sowie Motorik und Sensibilität von Armen und Beinen engmaschig kontrollieren, außerdem auf Blasen- und Darmfunktion, Allgemeinzustand und Schmerzen achten und ggf. Analgetika nach Arztanordnung verabreichen
- Patienten bei isolierter Halswirbelfraktur flach im Bett mit harter Matratze und ohne bzw. mit flachem Kopfkissen positionieren. Bei gleichzeitigen anderen Erkrankungen, z. B. einem Schädel-Hirn-Trauma (→ 37.13.1, → 29.7.1), kann eine andere Position nötig sein, z. B. mit erhöhtem Oberkörper (Arztanordnung beachten)
- Kopf des Patienten nicht beugen, drehen oder seitlich kippen
- Trägt der Patient eine vorgefertigte Zervikalstütze/-orthese (→ Abb. 29.56), auf Allergien und Druckstellen achten und Stütze mindestens zweimal täglich auf korrekten Sitz überprüfen
- Beim Drehen des Patienten eine gedachte Linie von der Nase zum Bauchnabel immer beibehalten und den Patienten *en bloc* (als Ganzes, → Abb. 29.5) drehen. Dabei Bewegungen der HWS unbedingt vermeiden

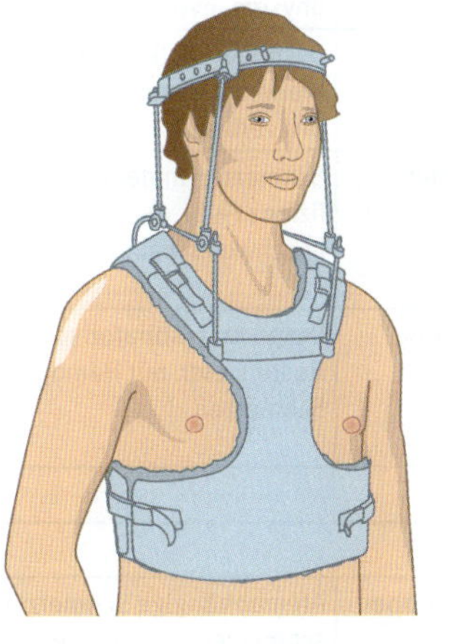

Abb. 29.57 Halo-Fixateur zur Ruhigstellung der Halswirbelsäule (keine Rotation möglich). Er wird zur konservativen Frakturtherapie oder postoperativ angewandt. [L138]

- Patienten nach Arztanordnung mobilisieren, Kopf durch behutsames Anheben unterstützen
- Notwendige Prophylaxen durchführen.

Patienten mit instabiler HWS-Fraktur werden so lange auf der Intensivstation bzw. einem Zentrum für Wirbelsäulen- und Rückenmarkverletzte versorgt, bis die Fraktur operativ oder konservativ stabilisiert werden konnte. Bis dahin werden die Patienten möglichst wenig und nur absolut achsengerecht bewegt. Zur äußeren Stabilisierung können vorübergehend Sandsäcke seitlich neben den Kopf gelegt werden, um ein versehentliches Drehen zu verhindern.

Frakturen der BWS und LWS

Frakturen der Brustwirbelsäule (BWS) und der Lendenwirbelsäule (LWS) sind meist durch indirekte Traumen wie Sturz aus großer Höhe auf gestreckte Beine oder Gesäß oder starke Überbiegung der Wirbelsäule bei Verkehrsunfällen bedingt. Häufig sind auch pathologische Frakturen bei Osteoporose oder Knochenmetastasen.

Bei ca. 90 % der Wirbelfrakturen handelt es sich um *stabile Frakturen,* d. h., der hintere Bandapparat, die Deckplatte und die Bandscheibe sind intakt und die hintere Wirbelkörperkante ist nicht wesentlich höhengemindert. Nur ca. 10 % sind *instabile Frakturen,* d. h., das hintere Längsband ist zerrissen, die hintere Kante stark höhengemindert, und es besteht ein Achsenknick über 15°. Hier ist das Rückenmark hochgradig gefährdet.

Hauptsymptome stabiler Wirbelfrakturen sind Druck-, Klopf- und Belastungsschmerz. Bei instabilen Wirbelfrakturen bestehen Spontanschmerz, Belastungsunfähigkeit und oft neurologische Ausfälle bis zur Querschnittssymptomatik (→ 37.13.2).

Patienten mit stabilen Wirbelfrakturen können sofort schmerzangepasst und mit ausreichender Schmerzmittelgabe mobilisiert werden. Die Fraktur wird dabei mit einer Rumpforthese von außen stabilisiert. Physiotherapie zur Stärkung der Bauch- und Rückenmuskulatur ist unabdingbar.

Zunehmend werden osteoporotische Frakturen mittels **Ballon-Kyphoplatie (BKP)** behandelt: minimalinvasives Verfahren, bei dem über eine Kanüle ein Ballon in den gebrochenen Wirbel eingeführt wird, über den dann Knochenzement in den defekten Bereich aufgefüllt wird. Vorteil ist die rasche Schmerzreduktion und Mobilisation.

Instabile Frakturen erfordern bei konservativer Behandlung eine mindestens sechs-

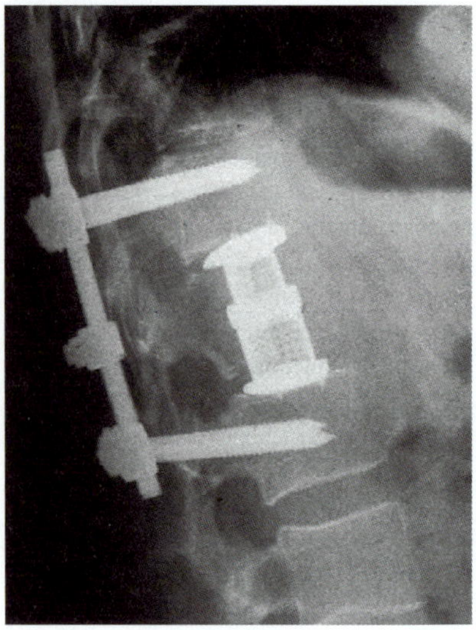

Abb. 29.58 Dorsaler Fixateur interne und ventrales Titan-Implantat bei BWK-12-Fraktur. Bei gleichem Wirkprinzip ist der Fixateur interne im Gegensatz zum Fixateur externe (→29.4.6) völlig von Weichteilen bedeckt und von außen nicht sichtbar. [R234-005]

wöchige Bettruhe. Meist wird operiert (→Abb. 29.58), um diese lange Immobilisation zu vermeiden. Absolute OP-Indikation besteht bei Frakturen und Luxationen mit sensomotorischen Ausfällen.

Pflege bei BWS- und LWS-Frakturen

Pflege bei instabiler BWS-/LWS-Fraktur entspricht der bei instabiler HWS-Fraktur.

Pflege bei stabiler BWS-/LWS-Fraktur. Für die Positionierung des Patienten gilt:

- Flache Rückenposition (Bettbügel entfernen), flaches Kissen unter den Kopf legen. Stets auf gerade (achsengerechte) Position des Rumpfes achten
- Evtl. Lordosekissen in den LWS-Bereich einbringen (Arztanordnung)
- Zum Essen das gesamte Bett schräg stellen (Beintieflagerung)
- Drehen auf die Seite mithilfe von zwei Pflegenden, um Verdrehungen der Wirbelsäule zu vermeiden („en bloc" drehen →Abb. 29.5)
- Bei bestehender Dekubitusgefahr Spezialbetten nur nach Arztrücksprache einsetzen, da eine Weichlagerung auch zum „Durchhängen" der Wirbelsäule führt.

Die **Mobilisation** des Patienten erfolgt so früh wie möglich nach Arztanordnung:

- Isometrische Spannungsübungen, wenn erlaubt, aktive Bewegungsübungen in Rücken- und Bauchlage
- Drehen und Aufsetzen mit gerader Wirbelsäule (en bloc)
- Gehen (mit Gehwagen zur Unterstützung)
- Möglichst kein Sitzen.

Patientenbeobachtung und Dokumentation

- Vitalzeichen, Allgemeinzustand, Schmerzen
- Durchblutung, Motorik und Sensibilität (→29.1.3), v.a. der Extremitäten
- Blasenfunktion, Darmtätigkeit.

29.7.8 Thorax-, Bauch- und Polytrauma

Thoraxtrauma

DEFINITION

Thoraxtrauma: Verletzung des knöchernen Thorax und/oder intrathorakal gelegener Organe (häufig der Lunge) durch Gewalteinwirkung von außen.

NOTFALL! Ungefähr ⅔ aller polytraumatisierten Unfallopfer haben **schwere Thoraxverletzungen** (→Tab. 29.7). Daher:

- Bei allen polytraumatisierten Patienten auf die Leitsymptome von Thoraxverletzungen achten: (atemabhängige) Schmerzen, Dyspnoe, Husten (evtl. mit Hämoptoe), Zyanose, Emphysem, Schock (vor allem bei Herz- und Gefäßverletzungen)

Tab. 29.7 Wichtige Thoraxverletzungen.

Verletzung	Kurzcharakterisierung	Leitsymptome	Behandlung
Aortenruptur	Reißen der Aorta, z.B. bei Auffahrunfall, oft am Übergang von Aortenbogen zu Aorta descendens	Rücken-Schulter-Schmerz, Schock, Zyanose, Dyspnoe, Einflussstauung, Fehlen der Pulse der unteren Extremität bei Hypertonie im Kopf-Arm-Bereich. 70 % verbluten am Unfallort	Volumenersatz, Intubation, Beatmung, Thoraxdrainage, Sofortoperation
Bronchus-(ab)riss	Ein- oder Abriss eines Bronchus	Pneumothorax (→23.10), respiratorische Insuffizienz, Haut- und Mediastinalemphysem, evtl. Hämoptoe	Bei kleinem Riss konservative Therapie, sonst Operation
Hämatothorax	Blutaustritt in die Pleurahöhle (→23.13.2)	Dyspnoe, oft Schmerzen (da meist durch Rippenfrakturen), evtl. Schock durch den Blutverlust	Pleuradrainage (→23.1.6). Bei anhaltend hohem oder zunehmendem Blutverlust Operation
Herzkontusion	Herzprellung durch stumpfe Traumen	Schmerzen in der Herzgegend, Herzinsuffizienz (→21.6), Herzrhythmusstörungen. In schweren Fällen Herzmuskelnekrosen	Intensivmedizinische Betreuung, ggf. Intubation und Beatmung, Therapie der Herzrhythmusstörungen (→21.7). Ggf. Perikardpunktion, Notfalloperation
Lungenkontusion	Quetschung der Lunge durch stumpfe Traumen	Dyspnoe, respiratorische Insuffizienz, Husten, evtl. mit Hämoptoe, thorakale Schmerzen	In leichten Fällen Analgetika und physikalische Atemtherapie. Sonst Intubation, Beatmung. Antibiotikaprophylaxe (hohe Pneumoniegefahr)
Pneumothorax	→23.10		
Rippenfrakturen	→ Text		
Sternumfraktur	Fraktur des Brustbeins, meist mit Rippenfrakturen	Atemabhängige Schmerzen, Druckschmerzen, Prellmarken, evtl. tastbare Stufe	Meist konservative Therapie mit Analgetika und Atemtherapie
Zwerchfellruptur	Einreißen des Zwerchfells bei erheblicher abdominaler Druckerhöhung, in 90 % links	Dyspnoe, Schmerzen im Bereich von Hals und Schulter, evtl. gastrointestinale Symptome	Lagerung mit erhöhtem Oberkörper, ggf. Beatmung, Operation

- Oberkörper hochpositionieren. Patienten nicht auf die gesunde Seite legen, weil dies die Atmung weiter erschwert
- Auf Arztanordnung Sauerstoff verabreichen (→ 3.5)
- Patienten beruhigen, nicht allein lassen
- Materialien richten für das Legen eines intravenösen Zugangs (→ 43.5.3), evtl. auch für Pleuradrainage (→ 23.1.6), Intubation und Beatmung (→ 46.5).

Es werden zwei Formen von Thoraxverletzungen unterschieden (Übersicht → Tab. 29.7, → Abb. 29.59):

- **Geschlossene Thoraxtraumen** durch *stumpfe Traumen,* bei denen die äußere Haut unverletzt bleibt
- **Offene Thoraxtraumen,** bei denen Haut und Brustwand durchtrennt sind (dadurch Entstehung eines Pneumothorax → 23.10).

Rippenfrakturen

Rippenfrakturen sind vornehmlich durch direkten Schlag, Sturz, Lenkradaufprall oder Gurtprellung beim Verkehrsunfall bedingt. Von einer **Rippenserienfraktur** spricht man, wenn *mindestens drei benachbarte Rippen* gebrochen sind, von einer **Rippenstückfraktur** bei *Doppelfraktur einer Rippe.*

Das klinische Bild reicht von einer geringen schmerzbedingten Hypoventilation bis zum instabilen Thorax mit schwersten Atemstörungen bei **Rippenserienstückfraktur** (→ Abb. 29.60).

Die Diagnose wird durch Röntgenaufnahmen gestellt (knöcherne Thoraxaufnahme bzw. knöcherne Zielaufnahme der Rippen in zwei Ebenen). Begleitverletzungen innerer Organe und ein Pneumothorax müssen durch Thoraxübersichtsaufnahme und ggf. weitere Untersuchungen ausgeschlossen werden.

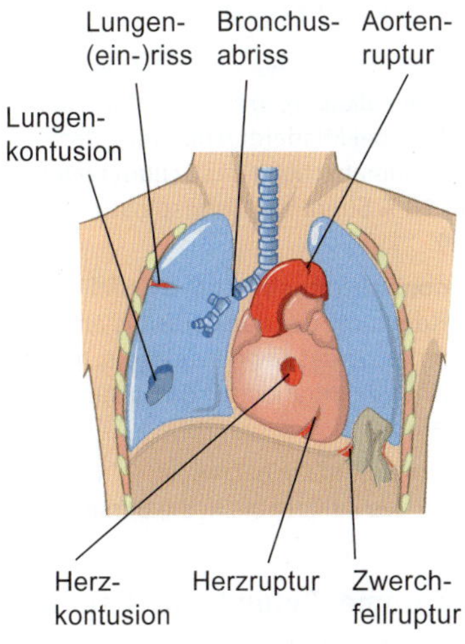

Abb. 29.59 Thoraxverletzungen. Rippenfrakturen siehe Text, Hämatothorax und Sternumfraktur → Tab. 29.7. [L138]

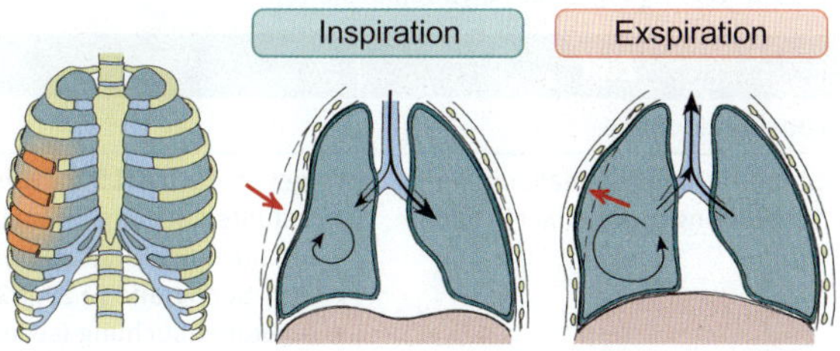

Abb. 29.60 Instabiler Thorax bei Rippenserienstückfraktur rechts. Bei der Inspiration bewegt sich der instabile Bereich nach innen, bei der Exspiration nach außen. Folgen sind Pendelluft und respiratorische Insuffizienz. [L190]

Die Therapie besteht in erster Linie in Gabe von Analgetika zur Verminderung einer schmerzbedingten Schonatmung, Atemtherapie und Pneumonieprophylaxe. Bei Hämato- oder Pneumothorax ist eine Pleuradrainage erforderlich (→ 23.1.6). Bei Thoraxwandinstabilität kann durch Osteosynthese Stabilität erzielt werden. Bei instabilem Thorax und respiratorischer Insuffizienz muss der Betroffene intubiert und beatmet werden.

Pflege

Die Positionierung hängt von den Schmerzen ab und ist auf beiden Seiten möglich, wenn kein instabiler Thorax und keine anderslautende Arztanordnung vorliegen. Die Positionierung auf der nicht frakturierten Seite tolerieren die Patienten meist besser. Bei einer Positionierung auf der betroffenen Seite wird die Lunge auf der unverletzten Seite besser belüftet.

Immer kommen der ausreichenden und rechtzeitigen Analgetikagabe und der Pneumonieprophylaxe besondere Bedeutung zu.

Bauchtrauma

DEFINITION

Bauchtrauma *(Bauchverletzung, Abdominalverletzung):* Verletzung von Bauchwand, Peritonealhöhle und/oder Bauchorganen durch äußere Gewalteinwirkung.

Am häufigsten ist ein **stumpfes Bauchtrauma** als Folge eines Verkehrsunfalls. Dabei sind 70 % aller Patienten mit einem stumpfen Bauchtrauma polytraumatisiert, d. h. mehrfachverletzt. Die Hauptgefahr des stumpfen Bauchtraumas besteht in der Verletzung innerer Organe. Eine Milzruptur, ein Leberriss oder ein abgerissenes Mesenterialgefäß können innerhalb kürzester Zeit zum lebensbedrohlichen Blutverlust führen. Häufig unterschätzt: Bauchtrauma mit Leber- und Milzverletzung bei isolierter Fahrradlenkerverletzung, v. a. bei Kindern.

NOTFALL! Erstmaßnahmen bei stumpfem Bauchtrauma:

- Bei allen polytraumatisierten Patienten auf die Leitsymptome eines Bauchtraumas achten: Schmerzen, Abwehrspannung der Bauchdecke, Schocksymptome
- Vitalzeichen engmaschig kontrollieren
- Oberkörper leicht erhöht positionieren, bei Dyspnoe Sauerstoff verabreichen (Arztanordnung)
- Patienten beruhigen, nicht allein lassen
- Materialien richten zum Legen eines intravenösen Zugangs, Infusionstherapie überwachen
- Ggf. diagnostische Maßnahmen vorbereiten und OP-Vorbereitung beginnen (Arztanordnung).

Bei der klinischen Untersuchung sind häufig oberflächliche Schürfungen, Prellmarken und Hämatome zu sehen. Eine offene Wunde zur Bauchhöhle fehlt definitionsgemäß.

Wichtigste bildgebende Verfahren sind FAST-Sonografie des Abdomens (→ 29.2.3) zum Nachweis von freier Flüssigkeit (Blut) und Organrupturen, Röntgenaufnahmen des Thorax (Pneumo-, Hämatothorax?) und des Abdomens („freie" Luft als Zeichen einer Hohlorganruptur?) sowie CT. Im Zweifel erfolgt eine Laparotomie.

Die Behandlung und Pflege hängt von Art und Ausmaß der intraabdominellen Verletzungen und den durchgeführten Maßnahmen ab.

Polytrauma

DEFINITION

Polytrauma *(Mehrfachverletzung):* Gleichzeitig entstandene Verletzungen mehrerer Körperregionen oder Organsysteme, wobei eine der Verletzungen oder die Kombination der Verletzungen lebensbedrohlich ist. Häufige Ursachen Verkehrsunfälle, Sturz aus großer Höhe.

Reanimation, Erstversorgung → Kap. 14

Tab. 29.8 Versorgung eines Polytraumatisierten.

Ziel	Maßnahmen
Schockraumphase	
• Stabilisierung der Vitalfunktionen • Vermeidung irreversibler Schäden	Vorgehen nach **ATLS** *(advanced trauma life support):* • Erstuntersuchung (primary survey) und Behandlung nach dem *xABCDE-Notfallschema* (→Abb. 14.1), d. h. vor allem der Vitalfunktionen • FAST-Sonografie (→29.3.2), Notfall-Labor, EKG, ggf. CT • Zweituntersuchung (secondary survey) mit Suche nach weiteren Verletzungen Ggf. lebensrettender Soforteingriff
Erste OP-Phase (Tag 1)	
• Stabilisierung, Vermeidung weiterer Schäden • Schaffen günstiger Voraussetzungen (z. B. Lagerungsfähigkeit) für die weitere Therapie	Operation von: • Akut lebensbedrohlichen Verletzungen, z. B. Gehirnblutungen mit erhöhtem intrakraniellen Druck, Leber-, Milzruptur, Nieren-, Gefäßverletzungen • Verletzungen, die sonst mit irreversiblen Schäden einhergehen, z. B. Wirbelsäulenverletzungen mit drohendem Querschnittssyndrom, offenen Frakturen, grobe Skelettinstabilitäten Bei stabilen Patienten ohne lebensbedrohliche weitere Verletzungen evtl. definitive Versorgung
Inflammationsphase, Postaggressionssyndrom* (Tag 2–4)	
Stabilisierung aller gestörten Körperfunktionen	(Intensiv-)pflegerische Betreuung, ggf. einschließlich Beatmung. Nur solche operativen Eingriffe, die zur Vermeidung weiterer Schäden zwingend erforderlich sind
Zweite OP-Phase (Tag 5–10)	
Definitive Versorgung nicht akut lebensbedrohlicher Verletzungen	Beispiele: • Endgültige Frakturversorgung (Ersatz eines Fixateur externe durch Osteosynthese) • Weichteilplastiken, verzögerter Wundverschluss

* **Postaggressionssyndrom:** Allgemeinveränderungen des Organismus durch verletzungs- oder operationsbedingte Schädigung von Körpergeweben („Aggression"). Gekennzeichnet durch katabole Stoffwechsellage (Fett-, Eiweiß-, Glykogenabbau), Glukoseverwertungsstörung, Wasserretention, Veränderungen des Säure-Basen-Haushalts, Temperaturerhöhung bis 38,5 °C, Blutgerinnungs- und Organfunktionsstörungen

Die Versorgung eines Patienten mit **Polytrauma** läuft nach einem Stufenplan ab (→Tab. 29.8).

Oft entscheidet die erste Stunde nach dem Unfall über die weitere Prognose des Patienten: Fehler oder Unterlassungen in dieser Zeit können zu irreversiblen Schäden führen. Nach einer fachgerechten Erstversorgung am Unfallort (ggf. inkl. Intubation, Beatmung) wird der Verletzte unter Fortsetzung der begonnenen Maßnahmen ins Krankenhaus transportiert (→14.7).

Im sog. **Schockraum** (→Abb. 14.30) laufen Notfalldiagnostik und -therapie gleichzeitig ab. Ein gut eingearbeitetes, möglichst festes Team aus Pflegefachpersonen, Ärzten und MTA ist dabei unabdingbar: Der Schockraum„manager" legt nach der Erstuntersuchung die diagnostische Reihenfolge fest und entscheidet, welche Ärzte anderer Fachrichtungen hinzugezogen werden. Möglichst zeitgleich überprüft ein (weiterer) Chirurg mittels Sonografie des Abdomens und ggf. des Thorax, ob freie Flüssigkeit als Hinweis auf eine Blutung oder Organperforation vorliegt. Meist ist eine CT, von der Schädel- bis zur Ganzkörper-Spiral-CT, erforderlich. Der Anästhesist und sein Team überwachen und sichern die Vitalfunktionen des Patienten.

Möglicherweise muss schnellstmöglich operiert werden, um das Leben des Patienten zu retten, etwa bei schweren Blutungen in die Bauchhöhle. Die allgemeinen Regeln der OP-Vorbereitung bezüglich Diagnostik, Vorbereitung, Aufklärung und Einwilligung gelten dann nur sehr eingeschränkt bis gar nicht.

29.8 Erkrankungen und Verletzungen von Schultergürtel und Oberarm

29.8.1 Klavikulafraktur

DEFINITION

Klavikulafraktur: Bruch des Schlüsselbeins. Häufig.

Klavikulafraktur beim Neugeborenen →34.24.4

Eine **Klavikulafraktur** ist meist durch indirekte Gewalteinwirkung bedingt, etwa einen Sturz auf den gestreckten Arm.

Der Patient klagt über (Druck-)Schmerzen und eine schmerzhafte Bewegungseinschränkung des Schultergelenks. Leitsymptom bei Kindern ist oft eine Schonhaltung des Arms. Der Untersucher stellt eine Krepitation *(Knochenreiben)* und tastbare Stufenbildung fest. Die Diagnose wird radiologisch gesichert.

Die Behandlung besteht oft in einem Gilchrist- oder Desaultverband (→29.4.2) mit anschließenden Bewegungsübungen, gelegentlich einem Rucksackverband. Bei Erwachsenen wird zunehmend operativ stabilisiert (meist Plattenosteosynthese) aufgrund der dann raschen Schmerzfreiheit und guter Beweglichkeit ohne Belastung. Eine OP ist immer notwendig bei z. B. bei stärkerer Verschiebung/Verkürzung, drohender Hautdurchspießung oder Gefäß-Nerven-Verletzung.

29.8.2 Tendinitis calcarea, Bursitis subacromialis

DEFINITION

Tendinitis calcarea *(Kalkschulter):* Reaktive Kalkablagerungen in Sehnenansätzen bei Minderdurchblutung der Rotatorenmanschette des Schultergelenks (in 90 % Supra- und Infraspinatussehne).

Chronische Bursitis subacromialis: Ausdehnung des Kalkherds bis an die Oberfläche des Sehnenspiegels, mechanische Irritation der Bursa subacromialis.

Akute Bursitis subacromialis: Durchbrechen des Kalkdepots in die Bursa.

Symptome, Befund und Diagnostik

Bei der **chronischen Bursitis subacromialis** klagt der Patient über chronisch-rezidivierende Schmerzen vor allem bei Abduktion des Armes.

Bei einer **akuten Bursitis subacromialis** hat der Patient einen sehr starken Dauer- und Druckschmerz in der gesamten Schulterregion, am stärksten vor dem Tuberculum majus des Humerus. Er bewegt die Schulter schmerzbedingt kaum. Die Gelenkkonturen sind evtl. verstrichen, die Haut ist überwärmt.

Der **Painful-arc-Test** (→ Abb. 29.61) und der **Supraspinatustest** (der Patient kann den Arm bei gleichzeitigem Druck von oben nicht in 90°-Abduktion halten) sind schmerzbedingt kaum möglich.

Meist genügt eine Sonografie zur Beurteilung. Röntgenaufnahmen und evtl. MRT werden ergänzend durchgeführt.

Behandlungsstrategie

Wegen der hohen Selbstheilungstendenz (die Kalkherde lösen sich oft in Wochen bis Monaten spontan auf) ist die Behandlung zunächst konservativ:

- Bei der chronischen Bursitis werden physikalische Maßnahmen, Ultraschall und lokale Injektionen eingesetzt. Bei Erfolglosigkeit, ggf. extrakorporale Stoßwellentherapie (ESWT)
- Bei der akuten Bursitis sind Kälte- und Elektrotherapie angezeigt. Medikamentös werden starke Analgetika (z. B. Tramal®) und nichtsteroidale Antirheumatika (z. B. Voltaren® → Pharma-Info 13.1, → Pharma-Info 28.1) gegeben
- Verflüssigt sich der Kalkherd (röntgenologisch erkennbar an der Weichzeichnung des Kalkherdes), hilft oft eine Punktion und Spülung der Bursa unter Bildverstärkerkontrolle, evtl. mit Injektion z. B. von Lokalanästhetika (ggf. mit Glukokortikoidzusatz).

Eine (meist arthroskopische) Entfernung des Kalkherdes ist bei Erfolglosigkeit der konservativen Therapie angeraten.

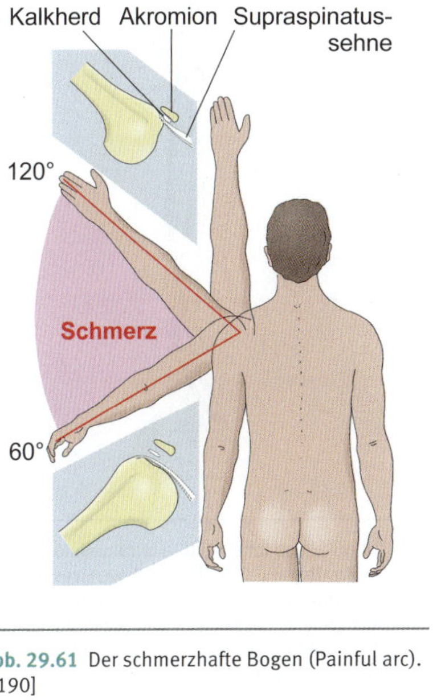

Abb. 29.61 Der schmerzhafte Bogen (Painful arc). [L190]

29.8.3 Schultersteife

DEFINITION

Schultersteife *(Frozen shoulder)*: Fibrosierung und Schrumpfung der Gelenkkapsel mit schmerzhafter Bewegungseinschränkung des Gelenks. Altersgipfel 40.–60. Lebensjahr.

Krankheitsentstehung

Bei der **primären** *(idiopathischen)* **Schultersteife** ist die Ätiologie unbekannt.

Häufiger ist die **sekundäre Schultersteife** als Folge z. B. einer *Omarthrose* (Arthrose des Schultergelenks), einer Tendinitis calcarea, eines Traumas oder nach Immobilisation.

Symptome, Befund und Diagnostik

Leitsymptome sind Schmerzen und Bewegungseinschränkung, v. a. der Außenrotation und Abduktion.

Die *primäre* Schultersteife einen typischen Verlauf mit Schmerzen in der Frühphase und zunehmender Bewegungseinschränkung bei abnehmenden Schmerzen in der Spätphase, bevor die Beweglichkeit der Schulter langsam zurückkehrt.

Die Diagnose wird durch klinischen Befund, Sonografie und evtl. MRT gestellt.

Kontrakturgefahr

Ist eine Ruhigstellung der Schulter über mehrere Wochen unumgänglich, erfolgt die Lagerung zur Vermeidung einer Kapselschrumpfung und Bewegungseinschränkung in *Abduktion*.

Behandlungsstrategie

Die Schultersteife wird konservativ behandelt, meist mit an das Stadium angepasster Physiotherapie, manueller Therapie sowie Massagen und Hydrotherapie im Spätstadium. Bei starken Schmerzen können Analgetikagabe und Lokalanästhetika-Injektionen helfen. Evtl. kann eine schonende Mobilisation des Gelenks in Narkose mit nachfolgenden Bewegungsübungen den Krankheitsverlauf abkürzen.

29.8.4 Rotatorenmanschettenruptur

DEFINITION

Rotatorenmanschette: Sehnen des M. supraspinatus, M. infraspinatus, M. subscapularis und M. teres minor, welche den Oberarmkopf umfassen und ihn dadurch in seiner Position in der Gelenkpfanne halten.

Rotatorenmanschettenruptur: Teilweise oder vollständige Ruptur mindestens einer der Sehnen der Rotatorenmanschette, am häufigsten der Supraspinatussehne. Überwiegend degenerativ bedingt (⅓ aller über 60-Jährigen).

Krankheitsentstehung

Die **Rotatorenmanschettenruptur** ist überwiegend degenerativ bedingt (Tendopathie = degenerative Erkrankung von Sehnen, z. B. durch Abnutzung, Alterung). Die Sehne, am häufigsten die Supraspinatussehne, reißt bei einem banalen oder ohne Trauma. Etwa 5–10 % der Fälle sind traumatisch verursacht.

Symptome, Befund und Diagnostik

Leitsymptome sind Schulterschmerzen und eine Minderung von Abduktion und Außenrotation (→ Abb. 29.62). Traumatische Rupturen beginnen akut und evtl. mit einem „Krachen“ bei Ruptur. Degenerative Rupturen verlaufen langsamer und mit weniger Beschwerden, teils sogar unbemerkt.

Die Diagnose erfolgt klinisch, durch Röntgen, Sonografie und ggf. MRT.

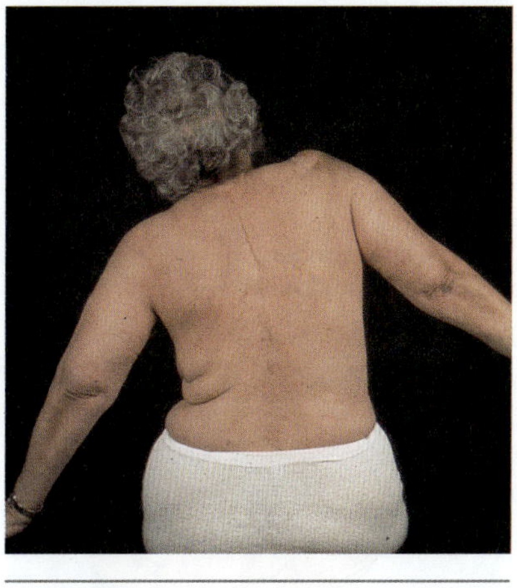

Abb. 29.62 Patientin mit Rotatorenmanschettenruptur rechts. Die Patientin versucht, die gestörte Abduktion durch Heben des ganzen Schultergürtels und Rumpfneigung auszugleichen. [M614]

Komplikationen

Hauptkomplikation ist eine Schultergelenkarthrose durch die unphysiologische Stellung des Oberarmkopfs.

Behandlungsstrategie

Traumatische Rupturen sollten operativ versorgt werden. Degenerative Schäden älterer Menschen werden konservativ v. a. mit Analgetika und Physiotherapie behandelt und v. a. bei lange bestehenden Schmerzen operiert. Die Sehnennaht kann arthroskopisch, offen oder im Rahmen einer sog. Mini-open-Operation erfolgen [11].

29.8.5 Schulterluxation

DEFINITION

Schulterluxation: Verrenkung im Schultergelenk. Häufigste Luxation.

Luxationen → 29.5.2

Die **Schulterluxation** ist mit ca. 50 % aller Luxationen die häufigste Luxation überhaupt, weil der Oberarmkopf nur durch Muskeln in der Gelenkpfanne fixiert ist und eine knöcherne Führung fehlt. Zu über 95 % handelt es sich um eine *vordere Luxation.*

Der Patient kann die luxierte Schulter nicht bewegen, klagt über Schmerzen und evtl. Sensibilitätsstörungen im betroffenen Arm. Das Gelenk ist typischerweise in Fehlstellung federnd fixiert (→ Abb. 29.63). Manchmal ist die leere Gelenkpfanne tastbar.

Die Therapie besteht in der sofortigen Reposition, da Nerven und Gefäße durch Überdehnung gefährdet sind (DMS-Kontrolle vor und nach Reposition, → 29.1.3). Danach wird die Schulter mit einem Gilchrist-Verband (→ Abb. 29.21) für 10 Tage bis 3 Wochen ruhiggestellt. Patienten < 40 Jahren wird eine arthroskopische Gewebe-refixation schon beim ersten Mal empfohlen, bei älteren Patienten bei rezidivierenden Luxationen.

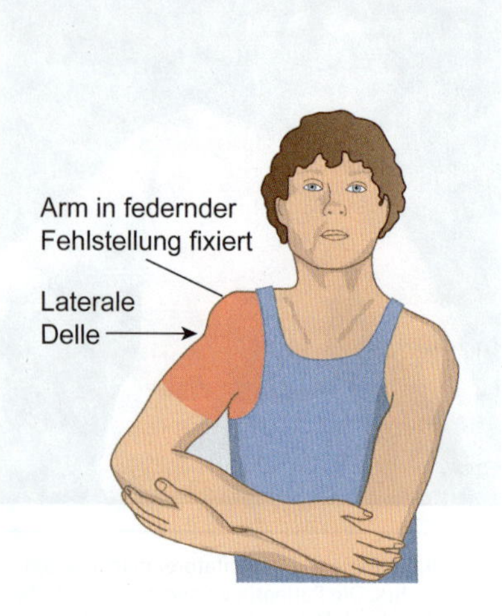

Abb. 29.63 Klinisches Bild bei Schulterluxation. [L138]

29.8.6 Proximale Humerusfraktur

Proximale Humerusfrakturen (je nach Lokalisation unterteilt in **Humeruskopffrakturen** und **subkapitale Humerusfrakturen** → Abb. 29.64) sind meist durch Sturz auf den gestreckten Arm oder Ellenbogen bedingt, also indirekte Traumen. Insbesondere die subkapitale Humerusfraktur ist eine typische Fraktur des älteren Menschen.

Der Patient hat eine schmerzhafte Bewegungseinschränkung des Schultergelenks und oft ein ausgedehntes Hämatom am Oberarm. Der Plexus brachialis, der N. axillaris und die A. axillaris sind gefährdet.

Bei eingestauchten oder nur gering dislozierten Frakturen (ca. 75 %) wird die Fraktur für etwa eine Woche in einem Gilchrist-Verband (→ 29.4.2) ruhiggestellt. Danach erfolgt eine frühzeitige aktive Übungsbehandlung unter physiotherapeutischer Anleitung (Pendelübungen). Stark dislozierte Frakturen und Abrissfrakturen des Tuberculum majus (Gefahr der Dislokation durch Muskelzug) werden osteosynthetisch versorgt. Bei Trümmerfrakturen des Humeruskopfes kann die Implantation einer Humeruskopfprothese indiziert sein.

Auch bei Kindern kann zumeist konservativ behandelt werden, z. B. mit einem (teilweise gegipsten) Gilchrist-Verband, da Achsenfehler im weiteren Wachstumsverlauf gut ausgeglichen werden.

29.8.7 Humerusschaftfraktur

Eine **Humerusschaftfraktur** *(Oberarmschaftbruch)* tritt als Folge direkter und indirekter Gewalt auf. Meist lassen sich sichere Frakturzeichen nachweisen, insbesondere eine abnorme Beweglichkeit.

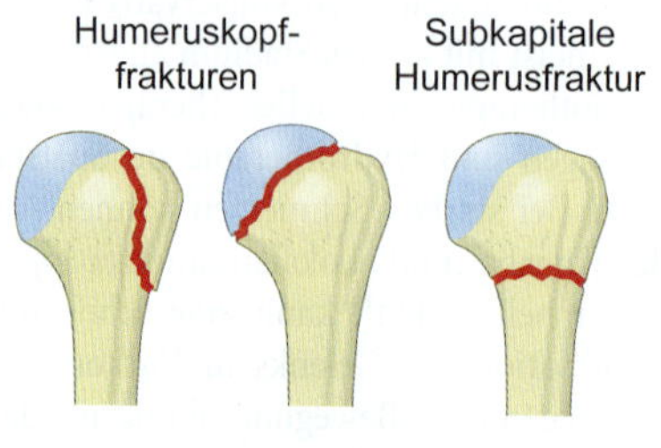

Abb. 29.64 Proximale Humerusfrakturen. [L190]

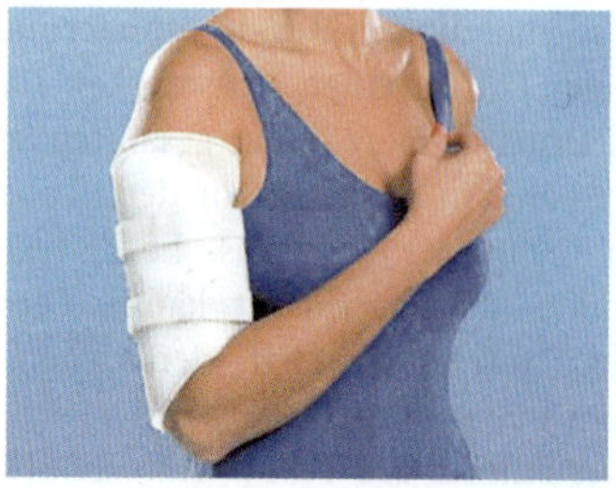

Abb. 29.65 Oberarm-Brace. Ein Brace ist eine industriell gefertigte Kunststoffschiene mit Klettverschluss. Er ist in verschiedenen Größen für Ober- und Unterarm sowie Ober- und Unterschenkel erhältlich. [V561]

Nicht selten: Nervenschädigung

Bei mehr als 10 % aller Humerusschaftfrakturen ist der hier knochennah verlaufende N. radialis mitgeschädigt. Zeichen sind Sensibilitätsstörungen und eine Fallhand, bei der die Hand nicht mehr gegen die Schwerkraft gestreckt werden kann (→ Abb. 37.60).

Nichtdislozierte stabile Frakturen können konservativ behandelt werden im Desault- oder Gilchrist-Verband (→ 29.4.2) und anschließendem **Sarmiento-Brace** (→ Abb. 29.65). I. d. R. werden die restlichen Frakturen mittels Humeruskopfnagel stabilisiert, seltener durch Plattenosteosynthese (→ Abb. 29.32).

Bei Kindern setzt sich zunehmend die minimalinvasive Osteosynthese mit **ESIN (elastisch, stabile intrameduläre Nagelos-**

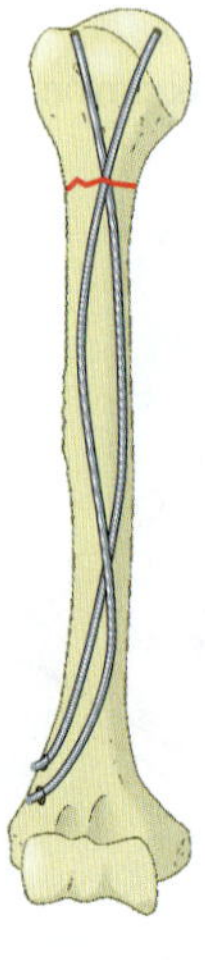

Abb. 29.66 Elastische, stabile intrameduläre Nagelosteosynthese (ESIN). Minimalinvasives Verfahren zur Stabilisierung einer Fraktur von langen Röhrenknochen, v. a. bei Kindern und Jugendlichen. Über zwei frakturferne Hautschnitte werden ein bis zwei elastische Nägel über den Bruch geschoben. Eine zusätzliche Ruhigstellung mittels Gipsverband ist in der Regel nicht notwendig. [L190]

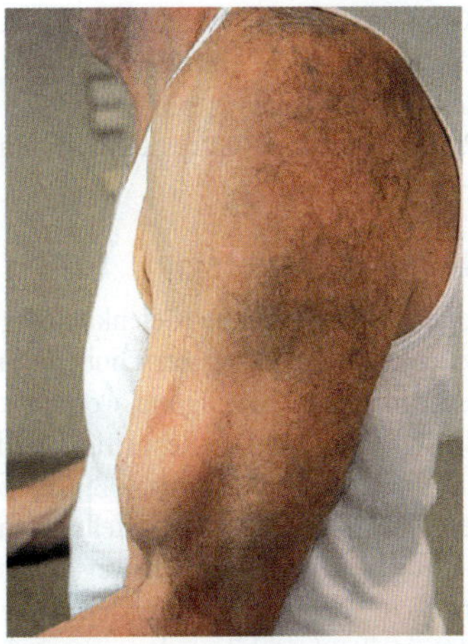

Abb. 29.67 Deutlich sichtbarer Bizepsmuskelbauch am distalen Oberarm bei Ruptur der langen Bizepssehne. [M614]

teosynthese → Abb. 29.66) durch – auch bei anderen langen Röhrenknochen wie Ulna, Radius, Femur und Tibia.

Distale Humerusfrakturen (häufig bei älteren Menschen) sind oft Mehrfragmentenfrakturen mit Gelenkbeteiligung und werden meist durch eine Doppelplattenosteosynthese versorgt.

29.8.8 Ruptur der langen Bizepssehne

Mit ca. 80 % der Fälle am häufigsten ist die proximale **Ruptur der langen Bizepssehne,** meist degenerativ bedingt.

Leitsymptome sind Schmerzen, ein deutlich sichtbarer Bizepsmuskelbauch distal am Oberarm (→ Abb. 29.67) sowie Kraftminderung bei der Beugung im Ellenbogengelenk. Die Ruptur kann auch schleichend und (fast) ohne Beschwerden erfolgen. Die Diagnose erfolgt klinisch und durch Sonografie.

Die Behandlung ist ganz überwiegend konservativ, der Funktionsverlust gering. Nur selten wird operiert, v.a. wenn der (geringe) Kraftverlust junge Patienten im Alltag beeinträchtigt oder aus kosmetischen Gründen.

29.9 Erkrankungen und Verletzungen von Ellenbogen und Unterarm

29.9.1 Tennis- und Golferellenbogen

DEFINITION

Tennisellenbogen *(Epicondylitis [humeri] radialis):* Umschriebenes Schmerzsyndrom am Ursprung der radialen Hand- und Fingerstrecker.

Golferellenbogen *(Werferellenbogen, Epicondylitis [humeri] ulnaris):* Umschriebenes Schmerzsyndrom am Ursprung der ulnaren Hand- und Fingerbeuger.

Krankheitsentstehung

Tennis- wie **Golferellenbogen** sind häufig und meist Folge einer Überbeanspruchung (monotone Tätigkeiten) mit Degeneration der entsprechenden Muskelansätze und nachfolgender Bildung eines degenerativen Granulationsgewebes.

Symptome, Befund und Diagnostik

Die Patienten klagen über Schmerzen im Bereich der Humerusepikondylen, evtl. mit Schmerzausstrahlung in den ellenbogennahen Ober- und Unterarm:

- Beim Tennisellenbogen können Schmerzen durch Pronation, Handgelenkstreckung sowie Mittelfingerstreckung gegen Widerstand provoziert werden
- Beim Golferellenbogen rufen Supination und Handgelenkbeugung gegen Widerstand die Schmerzen hervor.

Der Arzt stellt einen umschriebenen Druckschmerz über den Epikondylen fest.

Behandlungsstrategie

Die Behandlung ist primär konservativ mit Meiden der auslösenden monotonen Bewegung, Physiotherapie, Salbenverbänden, verschiedenen physikalischen Maßnahmen, extrakorporaler Stoßwellentherapie (ESWT), kurzzeitiger Ruhigstellung, Bandagen und evtl. Infiltrationen des Sehnenansatzes mit einem Lokalanästhetikum-Glukokortikoid-Gemisch. Nur bei mehrmonatiger Therapieresistenz kommen verschiedene Operationen in Betracht.

Prävention und Gesundheitsberatung

Der Patient sollte die ursächlichen, monotonen Tätigkeiten auch nach Abklingen des akuten Beschwerdebilds meiden, da es sonst zu einem Rezidiv kommen kann.

29.9.2 Ellenbogenluxation

DEFINITION

Ellenbogenluxation: Verrenkung im Ellenbogengelenk. Zweithäufigste Luxation überhaupt.

Luxationen → 29.5.2

Mögliche Folge eines Sturzes auf den gestreckten oder leicht gebeugten Arm ist die **humeroulnare Luxation,** die sich durch eine sichtbare Fehlstellung im Gelenk mit schmerzhafter Bewegungseinschränkung zeigt. Die unverzügliche Reposition erfolgt meist in Narkose. Danach wird der Arm ca. 10 Tage im Oberarmgips ruhiggestellt und danach eine Orthese angelegt, wobei die erlaubten Bewegungen langsam gesteigert werden. Knöcherne Begleitverletzungen, bei Gefäß- und Nervenverletzungen und Seitenbandinstabilitäten müssen meist operiert werden.

Die **radioulnare Luxation** tritt meist zusammen mit einer Schaftfraktur der Ulna auf **(Monteggia-Luxationsfraktur).**

Die **Subluxation des Radiusköpfchens** *(Chassaignac, nurse made elbow)* kommt v.a. bei Kleinkindern nach plötzlichem Längszug am gestreckten Arm des Kindes vor, etwa wenn die Mutter versucht, ein stürzendes Kind festzuhalten. Das Radiusköpfchen rutscht unter das Ringband und klemmt hier fest. Das Kind klagt über Schmerzen, hält den Arm proniert und kann ihn nicht mehr aktiv beugen. Die Reposition erfolgt durch Festhalten des Ellenbogens (am Oberarm) und gleichzeitige Supination mit Beugung oder Streckung im Ellenbogengelenk. Danach prüft der Arzt, ob das Kind den Arm normal gebraucht (Bonbon oder Spielzeug hinhalten). Eine anschließende Ruhigstellung ist normalerweise nicht erforderlich.

29.9.3 Unterarmfrakturen

Unterarmfrakturen treten in der Regel nach einem Sturz auf den ausgestreckten Arm auf oder durch eine indirekte Krafteinwirkung gegen den Unterarm.

Die Fraktur *eines* Knochens zeigt sich oft nur durch Schmerzen. Bei Fraktur von Ulna *und* Radius sind in der Regel eine abnorme Beweglichkeit und eine schmerzhafte Bewegungseinschränkung von Pro- und Supination vorhanden. Meist nimmt der Patient die typische Stützhaltung ein (→ Abb. 29.68).

Abhängig vom Ort der Fraktur erfolgt die Behandlung. Isolierte Frakturen (nur Ulna oder Radius) können bei Kindern meist konservativ mit einem Ober- und Unterarmgips behandelt werden. **Schaftfrakturen** werden mittels ESIN (→ 29.8.7) versorgt (zunehmend auch proximale und distale Frakturen). **Proximale Unterarmfrakturen:** Olecranonfrakturen werden mittels

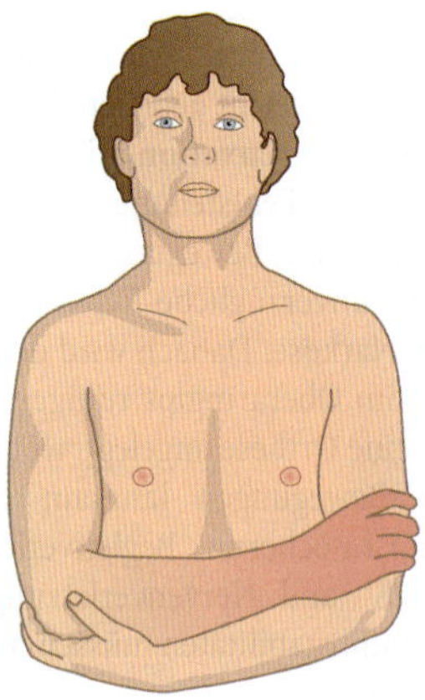

Abb. 29.68 Stützhaltung bei Unterarmfraktur. Der Patient stützt den gebrochenen rechten Unterarm mit dem gesunden linken Arm. [L138]

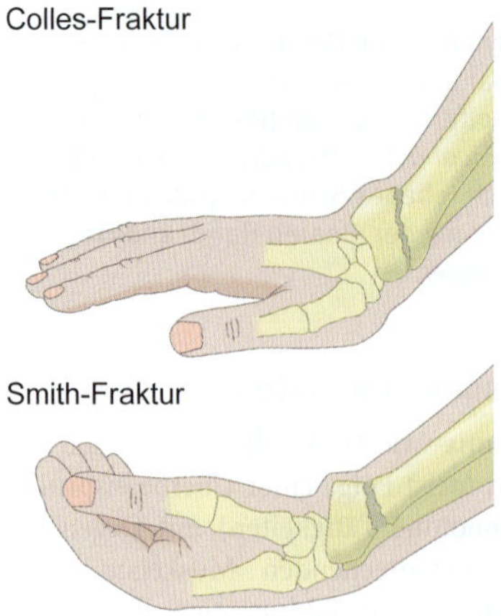

Abb. 29.69 Oben Colles-Fraktur, unten Smith-Fraktur des distalen Radius. [L190]

Zuggurtung (seltener Platten, → Abb. 29.32), Radiusköpfchenfrakturen werden mit Minischrauben, ggf. mit Miniplatten versorgt, bei Trümmerfraktur kommt eine Radiumköpfchenprothese in Frage.

Gefahr eines Kompartmentsyndroms

Bei allen Unterarmschaftfrakturen besteht aufgrund der engen, straffen Muskellogen am Unterarm die Gefahr eines Kompartmentsyndroms (→ 29.5.6), das eine **Volkmann-Kontraktur** zur Folge haben kann.

Sonderformen

Als **Monteggia-Luxationsfraktur** wird die Schaftfraktur der Ulna mit gleichzeitiger proximaler *radioulnarer Luxation* bezeichnet. Bei der **Galeazzi-Luxationsfraktur** liegt eine Radiusschaftfraktur mit Luxation im *distalen* Radioulnargelenk vor. Beide werden zumindest bei Erwachsenen meist operativ versorgt.

29.9.4 Distale Radiusfraktur

DEFINITION

Distale Radiusfraktur: Handgelenksnaher Speichenbruch. Je nach Entstehung in **Colles-Fraktur** und **Smith-Fraktur** differenziert, wobei die Colles-Fraktur mit bis zu 25 % aller Frakturen die häufigste Fraktur überhaupt ist.

Krankheitsentstehung

Bei der **distalen Radiusfraktur** werden je nach Entstehung zwei Typen unterschieden (→ Abb. 29.69):

- Durch Sturz auf die überstreckte Hand kommt es zur **Colles-Fraktur** (*distale Radiusfraktur vom Extensionstyp, Radiusfraktur loco typico* = am typischen Ort) mit Einstauchung und Verschiebung des handgelenknahen Fragments nach dorsal
- Ein Sturz auf das gebeugte Handgelenk führt zur selteneren **Smith-Fraktur** (*distale Radiusfraktur vom Flexionstyp).*

Symptome, Befund und Diagnostik

Leitsymptome sind Druckschmerz, Weichteilschwellung und Fehlstellung mit Beweglichkeitseinschränkung.

Komplikationen

- (Erneute) Dislokation der Fraktur (auch noch nach 1–2 Wochen)
- Komplexes regionales Schmerzsyndrom Typ I (→ 29.5.6, → Abb. 29.37)
- Sekundäre Arthrose (→ 29.6.3)
- Posttraumatisches Karpaltunnelsyndrom (→ 29.10.1).

Behandlungsstrategie

Stabile Frakturen ohne Gelenkbeteiligung sowie nicht oder wenig verschobene Frakturen mit Gelenkbeteiligung werden konservativ behandelt. Der Reposition (evtl. in Bruchspaltanästhesie, → Abb. 29.70) folgt eine 4- bis 5-wöchige Ruhigstellung meist im Unterarmgips; ausnahmsweise werden hier nicht beide angrenzenden Gelenke ruhiggestellt. Instabile oder verschobene Frakturen mit Gelenkbeteiligung werden osteosynthetisch versorgt [12].

29.10 Erkrankungen und Verletzungen von Handgelenk und Hand

29.10.1 Karpaltunnelsyndrom

DEFINITION

Karpaltunnelsyndrom *(Medianuskompressionssyndrom):* Durch Kompression des N. medianus im **Karpaltunnel** hervorgerufene sensible und motorische Störung im Versorgungsgebiet des Nerven im Hand- und Fingerbereich. Die Ursache bleibt meist unklar.

Symptome, Befund und Diagnostik

Das **Karpaltunnelsyndrom** beginnt mit leichten Kribbelparästhesien und Hypäs-

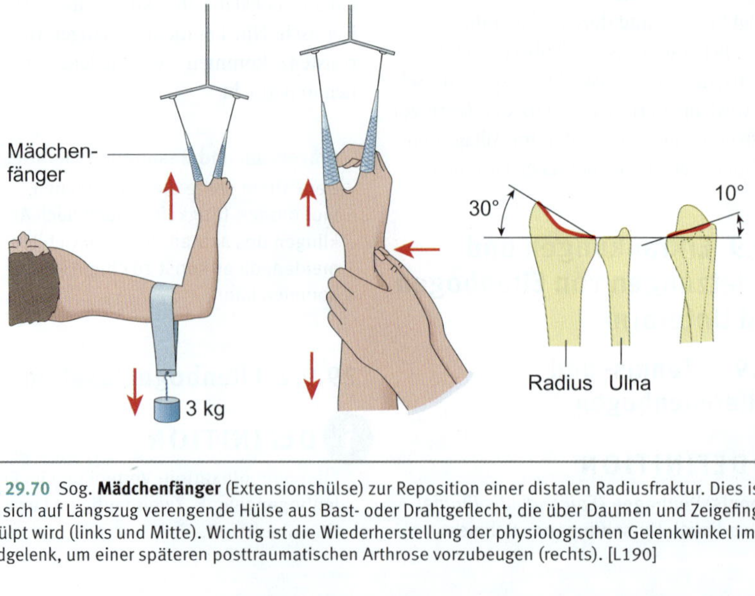

Abb. 29.70 Sog. **Mädchenfänger** (Extensionshülse) zur Reposition einer distalen Radiusfraktur. Dies ist eine sich auf Längszug verengende Hülse aus Bast- oder Drahtgeflecht, die über Daumen und Zeigefinger gestülpt wird (links und Mitte). Wichtig ist die Wiederherstellung der physiologischen Gelenkwinkel im Handgelenk, um einer späteren posttraumatischen Arthrose vorzubeugen (rechts). [L190]

thesie (➔37.2.9) der Fingerspitzen (v.a. des Zeige- und Mittelfingers). In der Folge entwickelt sich das typische Bild: Der Patient wacht nachts auf, weil die Hand kribbelt und schmerzt. Die Schmerzen können bis zur Schulter ausstrahlen. Insbesondere morgens haben die Betroffenen große Probleme, Gegenstände zu greifen. Später kommt es zur sichtbaren Atrophie der vom N. medianus versorgten Daumenballenmuskulatur *(Thenaratrophie)*.

Bei der Untersuchung provoziert der Arzt die typischen Symptome. Zur Objektivierung wird die Nervenleitgeschwindigkeit des N. medianus gemessen und evtl. ein EMG (➔37.3.5) angefertigt. Röntgenaufnahmen können zum Ausschluss einer knöchernen Kompression erforderlich sein.

Behandlungsstrategie

Zeigt eine konservative Behandlung mit nächtlicher Ruhigstellung des Handgelenks auf einer Schiene und Kortisoninfiltration des Karpaltunnels keinen Erfolg, wird das *Retinaculum flexorum* operativ (meist minimalinvasiv, endoskopisch) gespalten und der N. medianus entlastet. Die Operation führt bei über 90 % der Patienten zu einer Besserung – abhängig von der Dauer der Beschwerden und dem Grad der Einschnürung.

29.10.2 Morbus Dupuytren

DEFINITION

Morbus Dupuytren *(Dupuytren-Kontraktur)*: Ursächlich unklare Knoten- und Strangbildung der Palmaraponeurose mit zunehmender Beugekontraktur der Finger. Männer wesentlich häufiger betroffen als Frauen, Altersgipfel nach dem 50. Lebensjahr.

Symptome, Befund und Diagnostik

Finger im Mittel- und Endgelenk nicht mehr komplett gestreckt werden. Meist sind der Klein- und der Ringfinger zuerst betroffen (➔Abb. 29.71). In fortgeschrittenen Stadien sind die Knoten und Stränge deutlich tastbar, und der Patient ist durch die Funktionsausfälle erheblich behindert.

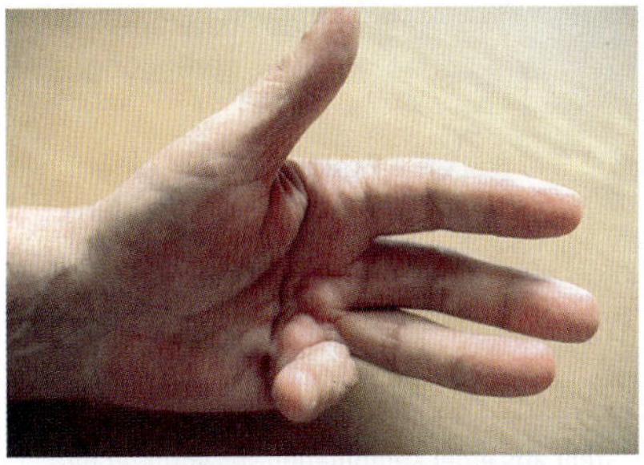

Abb. 29.71 Morbus Dupuytren. [M158]

Die Diagnose wird klinisch gestellt.

Behandlungsstrategie und Pflege

Bei stärkerer Behinderung wird die Palmaraponeurose operativ entfernt oder nur ein Segment. Es besteht eine hohe Rezidivrate.

Postoperativ positionieren die Pflegenden die Hand hoch und stellen Eis zum Kühlen und Abschwellen bereit.

Intensive physiotherapeutische Bewegungsübungen dienen dem Erhalt der Handbeweglichkeit während der mehrmonatigen Narbenbildung.

29.10.3 Handwurzelfrakturen

Häufigste **Handwurzelfraktur** ist die **Kahnbeinfraktur** *(Skaphoidfraktur)*. Ursache ist in der Regel ein Sturz auf die überstreckte Hand.

Typisch sind Schwellung, schmerzhafte Bewegungseinschränkung im Handgelenk sowie ein umschriebener Druckschmerz in der Tabatière (bei Streckung und Abduktion des Daumens auftretende Vertiefung zwischen distalem Radius und Daumen).

Die Kahnbeinfraktur wird häufig übersehen. Im Zweifel erfolgt ein Spiral-CT bzw. bei anhaltenden Beschwerden eine MRT.

Wenig dislozierte Frakturen heilen in über 90 % mit Ruhigstellung für 8–12 Wochen im Unterarmgips mit Daumeneinschluss **(Kahnbeingips)** aus. Eine aufgrund der schlechten Blutversorgung des Kahnbeins häufige Komplikation ist die Pseudarthrose (➔29.5.6). Bei dislozierten oder instabilen Frakturen wird operiert, häufig mit anschließender sechswöchiger Ruhigstellung im Unterarmgips mit Daumeneinschluss.

29.10.4 Mittelhand- und Fingerfrakturen und -luxationen

Mittelhandfrakturen sind meist sturzbedingt. Sie zeigen sich v.a. durch Druckschmerz und Schwellung am Handrücken sowie Fehlstellung, insbesondere einen Drehfehler bei Fingerbeugung. Nichtdislozierte Frakturen ohne Gelenkbeteiligung werden für ca. vier Wochen mit einer Gipsschiene in Neutralstellung ruhiggestellt. Instabile, dislozierte Frakturen und Serienfrakturen sollten osteosynthetisch versorgt werden.

Leitsymptome von **Finger(glied)frakturen** sind Fehlstellung, Stufenbildung, abnorme Beweglichkeit und Schmerzen. Meist reicht die Ruhigstellung im Gips unter Einschluss des Nachbarfingers. **Fingergelenksluxationen** werden unter Zug (ggf. mit Leitungsanästhesie) reponiert und meist funktionell nachbehandelt (evtl. vorher kurzzeitige Ruhigstellung).

29.10.5 Sehnenverletzungen der Hand

Sehnenverletzungen der Hand können durch Traumen entstehen, z. B. Schnittverletzungen, aber auch spontan bei degenerativen Sehnenveränderungen im Rahmen rheumatischer Erkrankungen auftreten.

Der Patient kann den betreffenden Finger nur noch eingeschränkt oder gar nicht mehr aktiv beugen oder strecken.

Lediglich eine geschlossene Strecksehnenruptur am Finger*end*gelenk kann konservativ mit Ruhigstellung in einer *Stack-Schiene* (➔Abb. 29.72) für mindestens acht Wochen behandelt werden (alternativ mit Pflasterfixierung). Alle anderen Sehnenverletzungen werden möglichst bald operativ durch Sehnennaht versorgt. Bis zur Ausheilung (ca. 4–6 Wochen) darf die Naht nicht belastet werden: Der Patient darf z. B. nach einer Beugesehnennaht den Finger zwar aktiv strecken, aber nur passiv beugen (➔Abb. 29.73).

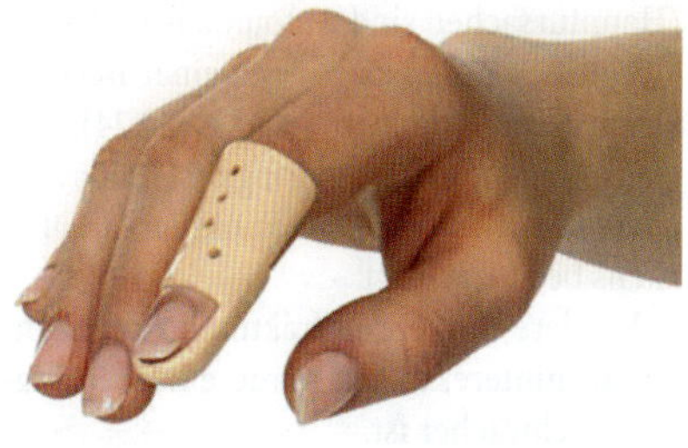

Abb. 29.72 Stack-Schiene zur Behandlung einer Strecksehnenruptur des Fingerendgelenks. Das Endglied muss leicht überstreckt sein. [V763]

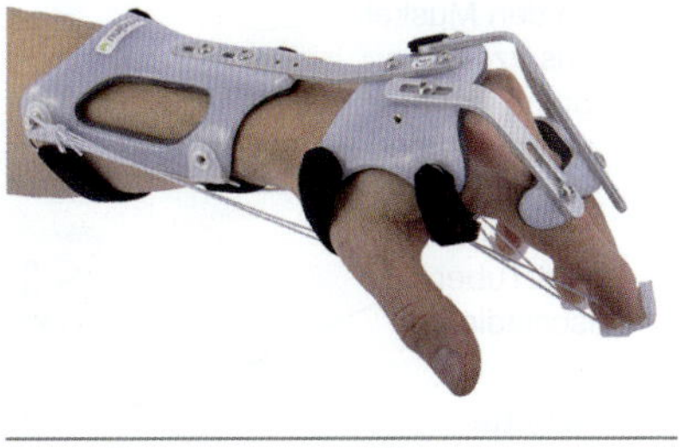

Abb. 29.73 Handorthese nach Kleinert (meist individuell vom Operateur angefertigt) zur Nachbehandlung einer Beugesehnennaht der Finger. Die Orthese erlaubt eine aktive Streckung des Fingers bei passiver Beugung durch die Gummizügel. [V804]

Komplikationen nach Handsehnenverletzungen sind v.a. postoperative Verklebungen und Vernarbungen, evtl. mit anhaltenden Funktionseinschränkungen.

29.11 Erkrankungen und Verletzungen von Beckengürtel und Oberschenkel

Pflege bei orthopädischen und traumatologischen Operationen → 29.1.3

29.11.1 Beckenfrakturen

Beckenrandfraktur

Bei der **Beckenrandfraktur** (→ Abb. 29.74) bleibt die Kontinuität des Beckenrings erhalten; die statische Funktion des Beckens ist nicht beeinträchtigt. Leitsymptome sind Druckschmerz und Hämatom (evtl. mit Prellmarke) über der Fraktur.

Unter konservativer Behandlung mit Analgetika, kurzzeitiger Bettruhe (Thromboseprophylaxe durchführen) und schmerzabhängiger Mobilisation (Bein der betroffenen Seite teil-, das andere voll belasten, am besten mit Gehwagen) heilt eine Beckenrandfraktur in der Regel problemlos aus.

Beckenringfraktur

Bei sehr starken Gewalteinwirkungen (Hauptursachen sind Autounfälle und Sturz aus großer Höhe) kann es zu einer **Beckenringfraktur** kommen (→ Abb. 29.74). Die Kontinuität des Beckenrings ist unterbrochen und die statische Funktion des Beckens beeinträchtigt.

Vordere Beckenringfrakturen sind häufiger als hintere, da der vordere Beckenringanteil schwächer ist.

Leitsymptome der Beckenringfraktur sind Schmerzen (Ruhe- und Bewegungsschmerz im Frakturbereich, Beckenkompressionsschmerz), eine schmerzhafte Beweglichkeitseinschränkung im Hüftbereich sowie Hämatome und Prellmarken.

VORSICHT! Beckenringfrakturen gehen sehr häufig mit **Begleitverletzungen** v.a. der unteren Harnwege (→ 33.4.3) und erheblichen Blutverlusten einher.

Einfache stabile Beckenringfrakturen werden konservativ mit Bettruhe behandelt. Die Mobilisation des Patienten erfolgt befund- und schmerzabhängig.

Symphysensprengungen werden bei einer Spaltbreite über 25 mm operativ durch Plattenosteosynthese (→ 29.4.5) stabilisiert. Instabile dislozierte Beckenringfrakturen werden ebenfalls osteosynthetisch mit geeigneten Platten oder ggf. überbrückend mit einem Fixateur externe versorgt.

29.11.2 Angeborene Hüftdysplasie

DEFINITION

Angeborene Hüft(gelenk)dysplasie: Entwicklungsstörung der Hüftgelenkpfanne mit zu flacher und zu steiler Hüftgelenkpfanne mit nachgeburtlicher Entwicklung einer (Teil-)Luxation des Hüftgelenks.

Mit ca. 4 % häufigste angeborene Skelettfehlentwicklung. Mädchen : Jungen = 6 : 1. In ca. 40 % beidseits.

Bei frühzeitiger Behandlung meist folgenloses Ausheilen.

Krankheitsentstehung

Die **angeborene Hüft(gelenk)dysplasie** ist multifaktoriell bedingt, d.h., auf eine Kombination aus genetischer Veranlagung und exogenen Faktoren zurückzuführen.

Bei der Geburt ist in der Regel nur die Dysplasie vorhanden: Die Hüftpfanne ist zu flach und zu steil, der Hüftkopf aber noch nicht luxiert.

Erst nach der Geburt kommt es durch die fehlende Zentrierung des Hüftkopfs in der Gelenkpfanne unter Einfluss von Muskelzug und (später) statischer Belastung zu einer weitergehenden Deformierung der Gelenkpfanne und einer zunehmenden **Hüft(gelenk)luxation** (Luxation → 29.5.2).

Symptome, Befund und Diagnostik

Unmittelbar nach der Geburt ist das Kind beschwerdefrei.

Fängt es an zu laufen, fällt bei einseitigem Auftreten ein Hinken (→ 29.2.2), bei beidseitigem Auftreten ein watschelnder Gang auf. Für eine konservative Therapie ist es dann bereits zu spät.

Untersuchungsbefunde bei Neugeborenen und jungen Säuglingen sind:

- **Ortolani-Zeichen,** d.h. ein spür- und hörbares Schnappen, wenn die erkrankte Hüfte in Beugung, Außenrotation und Abduktion passiv bewegt wird
- **Abspreizbehinderung** der erkrankten Hüfte
- **Faltenasymmetrie** an Oberschenkel und Gesäß
- **Beinverkürzung** (→ 29.2.3).

Die Diagnose wird sonografisch gesichert, am besten so früh wie möglich, um so früh wie möglich mit der Behandlung beginnen zu können.

Frühe Therapie entscheidend

Da die klinischen Früherkennungszeichen unsicher sind, ein früher Behandlungsbeginn aber für die Prognose entscheidend ist, wird in Deutschland bei der Vorsorgeuntersuchung U3

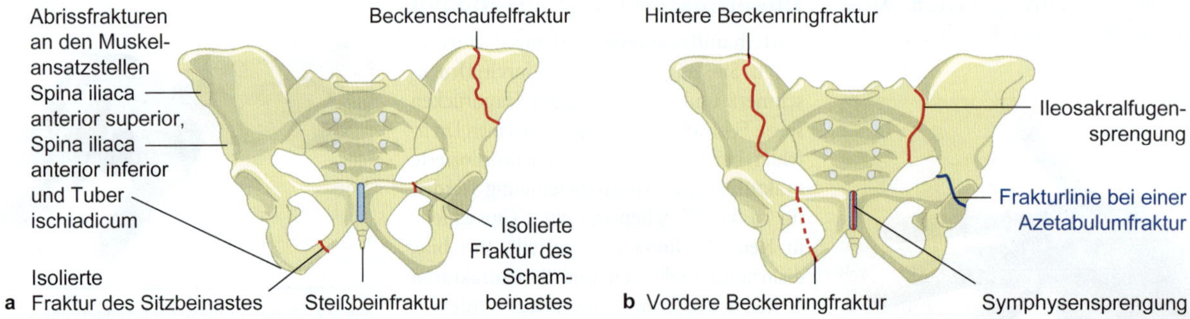

Abb. 29.74 Beckenrandfraktur (a) und Beckenringfraktur (b). Die **Malgaigne-Fraktur** (doppelte Vertikalfraktur) besteht aus einer Kombination von vorderer Beckenringfraktur oder Symphysensprengung plus hinterer Beckenringfraktur oder Ileosakralfugensprengung. Die vordere Beckenringfraktur links und rechts nennt man **Schmetterlingsfraktur.** [L138]

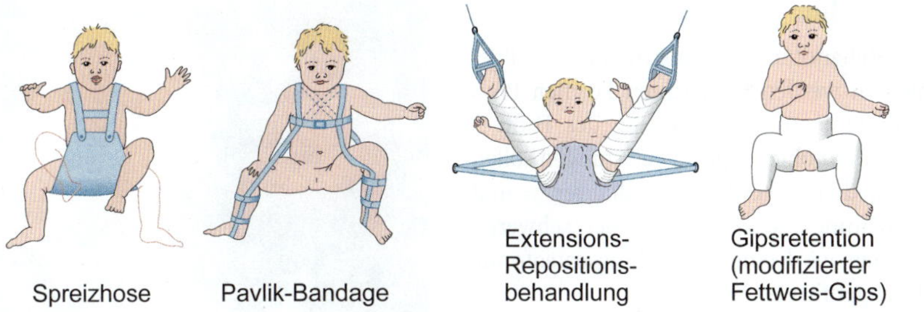

Abb. 29.75 Therapieformen bei Hüftdysplasie/Hüftluxation. [L190]

(→34.23.2) die Hüfte sonografiert. Bei Risikokindern (etwa nach Geburt aus Beckenendlage) erfolgt die Untersuchung bereits früher.

Behandlungsstrategie

Therapieziel ist, durch die Zentrierung des Hüftkopfs die Ausbildung einer normalen Gelenkpfanne zu ermöglichen.

Je nach Ausprägung der Dysplasie und Alter zu Therapiebeginn wird der Säugling für 1–6 Monate breit gewickelt oder mit einer **Spreizhose, -schiene oder -schale** (→Abb. 29.75) versorgt. Sie erlauben Strampelbewegungen, zentrieren aber den Hüftkopf in der Gelenkpfanne und fördern die Ausbildung einer normalen Pfanne.

Liegt bereits eine (Sub-)Luxation vor, muss der Hüftkopf zunächst reponiert werden, z.B. durch (stationäre) **Overhead-Extension** (Rückenlage des Kindes mit nach oben gestreckten, gespreizten Beinen und Ausüben von Zug →Abb. 29.75). Die anschließende Retention erfolgt durch Schienen oder Becken-Bein-Gips (z.B. Fettweis-Gips).

Operative Maßnahmen sind v.a. bei verspäteter Diagnose und nicht reponierbarem Hüftkopf erforderlich.

Komplikationen

Kommt es zu einer **Hüftkopfnekrose** (Häufigkeit bei schonender Therapie < 5%) oder wird die Erkrankung nicht behandelt, entwickelt sich eine frühzeitige Koxarthrose (→29.11.8).

29.11.3 Coxa vara und valga

DEFINITION

Coxa valga: Steilstellung der Schenkelhalsachse über 140° beim Erwachsenen. Häufig in Kombination mit einer angeborenen Hüftdysplasie (→29.11.2).

Coxa vara: Zu geringer Schenkelhalswinkel unter 120° beim Erwachsenen.

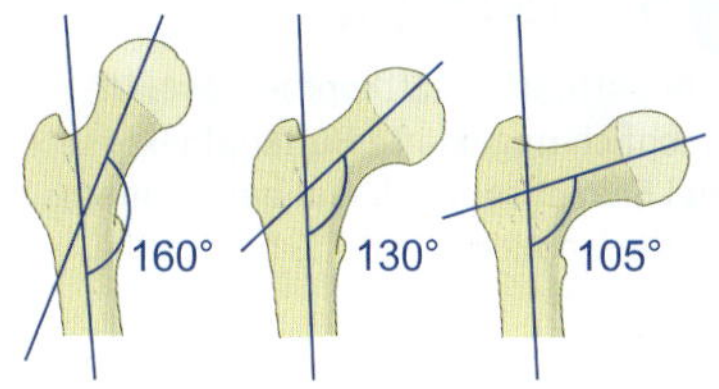

Abb. 29.76 Schenkelhals-Schaft-Winkel. [L190]

Die Diagnose wird durch Röntgenaufnahmen des Beckens mit Bestimmung des *Schenkelhals-Schaft-Winkels* (*Centrum-Collum-Diaphysen-Winkel,* kurz **CCD-Winkel** →Abb. 29.76) gestellt. Welche Therapie erforderlich ist, hängt vom Alter des Patienten, von der Ausprägung der Deformität und der eventuellen Grunderkrankung ab. In schweren Fällen sind Korrekturosteotomien am Femur zur Verhütung einer Koxarthrose angezeigt.

29.11.4 Epiphyseolysis capitis femoris

DEFINITION

Epiphyseolysis capitis femoris *(Hüftkopf-Epiphysen-Lösung, Coxa vara adolescentium, Coxa vara epiphysarea):* In der Pubertät auftretende, meist langsame Verschiebung des Schenkelhalses in der Epiphysenfuge nach vorn oben mit Entwicklung einer Coxa vara (→29.11.3). Jungen häufiger betroffen als Mädchen. Bei rechtzeitiger Behandlung gute Prognose. Bei verspäteter Behandlung oder komplizierender Hüftkopfnekrose Gefahr einer (sekundären) Koxarthrose (→29.11.8).

Krankheitsentstehung

Wahrscheinlich aufgrund eines Zusammenspiels hormoneller und mechanischer Faktoren lockert sich die proximale Femurepiphysenfuge und der Schenkelhals verschiebt sich nach vorn oben. Die Epiphyse bleibt in ihrer Position.

Symptome, Befund und Diagnostik

Die betroffenen Jugendlichen sind oft auffällig groß, adipös und in ihrer Geschlechtsentwicklung eher zurückgeblieben.

Bei der häufigen **Lenta-Form** sind die Beschwerden mit rascher Ermüdbarkeit, Hinken, Leisten- und Knieschmerz anfangs diskret. Später kommt es zu einer zunehmenden Außenrotation und Verkürzung des erkrankten Beins.

Die seltene **akute Form** zeigt sich durch plötzliche Hüftschmerzen, Schonhinken und Belastungsunfähigkeit der Hüfte.

Die Diagnose wird radiologisch gesichert.

Behandlungsstrategie

Die Behandlung ist grundsätzlich operativ, wobei das Operationsverfahren vom Ausmaß der Verschiebung abhängt. Da die Erkrankung in bis zu 60% beidseits auftritt, wird auch die radiologisch unauffällige Seite prophylaktisch fixiert.

NOTFALL! Die **akute Epiphysenlösung** ist ein orthopädischer Notfall! Nach sofortiger Bettruhe, absolutem Belastungsverbot und evtl. kurzzeitiger Extensionsbehandlung wird schnellstmöglich operiert. Es besteht die Gefahr von Gefäßverletzungen mit nachfolgender Hüftkopfnekrose!

29.11.5 Coxitis fugax

DEFINITION

Coxitis fugax *(Hüftschnupfen):* Flüchtige Entzündung der Hüftgelenkkapsel, oft nach einem (viralen) Infekt. Altersgipfel 4.–8. Lebensjahr.

Die **Coxitis fugax** zeigt sich durch Hüft- und Knieschmerzen mit Bewegungseinschränkung der Hüfte bei ungestörtem Allgemeinbefinden. Sonografisch stellt sich ein typischer Hüftgelenkerguss dar. Therapeutisch reichen kurzzeitige Bettruhe sowie Gabe von nichtsteroidalen Antirheumatika und Analgetika. Das Problem besteht in der Abgrenzung zu ernsthaften Erkrankungen.

29.11.6 Morbus Perthes

DEFINITION

Morbus Perthes *(Morbus Legg-Calvé-Perthes, juvenile Hüftkopfnekrose):* Erworbene, aseptische Nekrose des Hüftkopfs, meist bei Jungen von 3–10 Jahren. Häufigste *aseptische (juvenile) Knochen-*

nekrose. Je älter das Kind zu Erkrankungsbeginn und je ausgedehnter der Befund, desto schwerer deformiert meist der wieder aufgebaute Hüftkopf und desto größer die Gefahr einer frühzeitigen Koxarthrose (→ 29.11.8).

Aseptische (juvenile) Knochennekrosen: Wahrscheinlich multifaktoriell und nicht einheitlich bedingte lokale Knochennekrosen bei Kindern und Jugendlichen, die an zahlreichen Stellen des Körpers auftreten können. Neben dem Morbus Perthes z. B. die **Osteochondrosis dissecans** v. a. des Kniegelenks und der **Morbus Osgood-Schlatter** der proximalen Tibia am Ansatz der Patellarsehne. Stadienhafter Verlauf mit Ödem, Nekrose, Fragmentation und Reparation des Knochens. Je früher die Behandlung einsetzt (Entlastung, evtl. Operation), desto früher das Einsprossen neuer Blutgefäße und der Knochenwiederaufbau und desto besser die Prognose.

Krankheitsentstehung

Eine ursächlich unklare Durchblutungsstörung führt zur Nekrose des Knochenkerns mit nachfolgendem Abbau des nekrotischen Knochens und Wiederaufbau. Bei Mitbeteiligung der Epiphysenfuge kommt es zur Wachstumsstörung.

Symptome, Befund und Diagnostik

Die Kinder klagen über belastungsabhängige Hüft- und Knieschmerzen. Es folgen ein (Schon-)Hinken (→ 29.2.2) und eine schmerzhafte Bewegungseinschränkung.

Diagnose und Stadieneinteilung erfolgen radiologisch (→ Abb. 29.77). Häufig zeigt die Sonografie einen Gelenkerguss. Ist die Röntgenaufnahme im Frühstadium unauffällig, ermöglicht eine MRT die Diagnose.

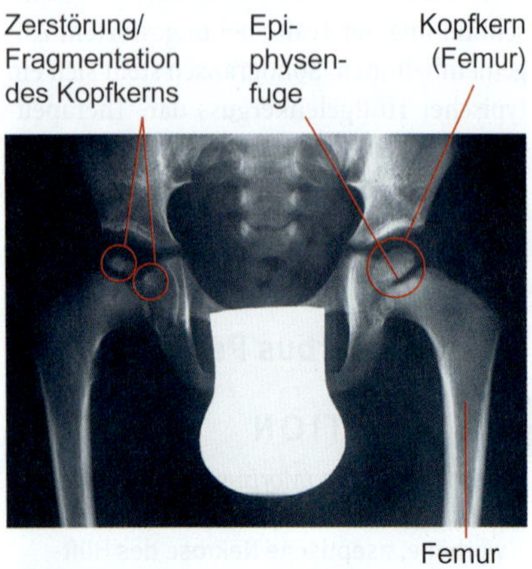

Abb. 29.77 Morbus Perthes rechts. [M158]

Behandlungsstrategie

Die Behandlung ist umstritten. Im Allgemeinen werden bei leichten Formen Physiotherapie sowie Entlastung des Hüftgelenks empfohlen. Sprungbelastungen sollen vermieden werden, Radfahren und Schwimmen sind günstig. Bei schweren Formen wird eine Umstellungsosteotomie durchgeführt (→ 29.4.5)

29.11.7 Idiopathische Hüftkopfnekrose des Erwachsenen

DEFINITION

Idiopathische Hüftkopfnekrose: Ursächlich ungeklärte Hüftkopfnekrose bei Erwachsenen. Meist bei Männern mittleren Alters. In 50 % beidseitig.

Krankheitsentstehung

Die **idiopathische Hüftkopfnekrose** ist durch eine Durchblutungsstörung unklarer Ursache bedingt. Risikofaktoren sind z. B. Alkoholabusus, hoch dosierte Glukokortikoidtherapie, bestimmte Bluterkrankungen. Der Hüftkopf bricht ein, es kommt zur Deformierung und sekundären Koxarthrose.

Symptome, Befund und Diagnostik

Die Patienten klagen über belastungsabhängige Leistenschmerzen mit Bewegungseinschränkung in der Hüfte. Die Diagnose wird durch Röntgenaufnahmen, MRT und/oder CT gesichert.

Behandlungsstrategie

Die Behandlung ist ganz überwiegend operativ. Je nach Erkrankungsstadium wird die Nekrose angebohrt, eine Umstellungsosteotomie durchgeführt (um den Nekroseherd aus der Belastungszone herauszudrehen) oder eine Hüftendoprothese implantiert (→ 29.11.8). Letzteres ist aber aufgrund des frühen Erkrankungsalters und der häufigen Doppelseitigkeit der Erkrankung problematisch. Unterstützend werden etwaige Ursachen der Durchblutungsstörung beseitigt.

29.11.8 Koxarthrose

DEFINITION

Koxarthrose *(Coxarthrose):* Sammelbezeichnung für degenerative Veränderungen des Hüftgelenks mit schmerzhafter Funktionsminderung.

Arthrosen → 29.6.3

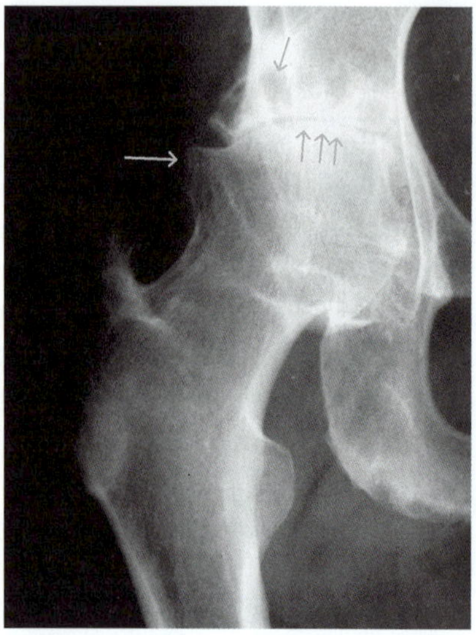

Abb. 29.78 Koxarthrose (Hüftgelenkarthrose). Der Gelenkspalt ist aufgehoben, der Gelenkknorpel zerstört und der subchondrale Knochen sklerosiert (↓↓↓). Weitere Kennzeichen sind Geröllzysten (↓) und Osteophyten (→). [M614]

Krankheitsentstehung und Einteilung

Primäre Koxarthrosen machen ca. ⅓ aller Fälle aus. Die Patienten sind meist über 50 Jahre alt. Bei den übrigen ⅔ handelt es sich um **sekundäre Koxarthrosen.** Sie sind häufiger einseitig und beginnen früher als primäre Formen.

Symptome, Befund und Diagnostik

Die Patienten klagen über zunehmende Schmerzen in Leisten-, Trochanter- und Gesäßregion sowie über Bewegungseinschränkungen. Die Schmerzen strahlen oft in die Oberschenkel- und Knieregion aus. Da die Patienten auf die Beugekontraktur der Hüfte mit einer *Hyperlordose* der Lendenwirbelsäule reagieren, treten nicht selten Schmerzen im LWS-Bereich hinzu.

Die klinische Untersuchung zeigt ein typisches Hinken, einen Klopf- und Druckschmerz in der Leiste und am Trochanter sowie eine Bewegungseinschränkung der Hüfte, wobei die Innenrotation besonders früh beeinträchtigt ist. In der Beckenübersichtsaufnahme sind die typischen Arthrosezeichen nachweisbar (→ Abb. 29.78).

Behandlungsstrategie

In der Regel wird die Koxarthrose so lange wie möglich konservativ behandelt (→ 29.6.3). Operiert wird erst nach Ausschöpfung aller konservativen Möglichkeiten. Ausnahme ist die frühzeitige operative

Korrektur von Fehlstellungen bei sekundären Koxarthrosen, um das Fortschreiten der Arthrose zu verlangsamen.

Hüftgelenkerhaltende Operationen

Insbesondere bei sekundären Koxarthrosen jüngerer Patienten wird eine **hüftgelenkerhaltende Operation** angestrebt. Bei der **hüftnahen Femurkorrekturosteotomie** wird ein genau berechneter Knochenkeil aus dem proximalen Femur entfernt und der Femur durch eine Plattenosteosynthese (→ 29.4.5) wieder stabilisiert. Durch die Achsenkorrektur sollen „Passung" und Lastübertragung im Gelenk verbessert werden.

Endoprothetischer Gelenkersatz

Bei fortgeschrittener Koxarthrose, Erfolglosigkeit der konservativen Therapie und geringen Erfolgschancen einer gelenkerhaltenden Osteotomie (→ 29.4.5) ist ein **endoprothetischer Gelenkersatz** angezeigt. Die zerstörten Gelenkstrukturen werden entfernt und durch ein künstliches Gelenk ersetzt. Bei beidseitiger Koxarthrose wird erst die schmerzhaftere Seite operiert.

Nach den ersetzten Strukturen werden differenziert (→ Abb. 29.79):

- **Hüft-TEP** *(Totalendoprothese der Hüfte)* mit Ersatz von Gelenkkopf und -pfanne
- **Hüft-HEP** (*Kopf-, Hemiendoprothese der Hüfte,* gr. hemi = halb), mit Ersatz nur des Gelenkkopfs. Nur bei sehr alten Patienten mit Schenkelhalsfraktur, aber ohne nennenswerte Koxarthrose
- **Duokopfprothese,** als „Zwischenform", ebenfalls bei der Schenkelhalsfraktur alter Menschen. Die Gelenkpfanne wird belassen, aber eine halbkugelförmige Schale eingesetzt, in der sich der (künstliche) Kopf bewegt.

Verankerungstechniken sind:

- **Zementfreie TEP,** bei denen der Knochen in die Prothese „einwachsen" soll, erfordern postoperativ eine längere Teilbelastung (→ 29.1.3), halten aber lange. Sie werden bei Patienten unter etwa 65 Jahren implantiert, weil ein evtl. erforderlicher Prothesenwechsel wesentliche erleichtert wird
- Bei einer **zementierten TEP** wird Knochenzement zwischen Prothese und Knochen eingebracht. Diese Prothesen können praktisch sofort belastet werden, halten aber nur 10–15 Jahre und werden deshalb bei Patienten über 65 Jahren gewählt
- Bei **Hybridprothesen** wird i. d. R. der Schaft einzementiert und die Pfanne zementfrei implantiert.

Außerdem gibt es **Lang- und Kurzschaftprothesen** (letztere sind knochensparender).

Da die Eingriffe mit hohem Blutverlust einhergehen können, erfolgt vorher möglichst eine Eigenblutspende, alternativ intraoperativ eine maschinelle Autotransfusion mittels Cell-Saver® (→ 44.2.1).

Gelenkprothese sind auch für Sprung-, Schulter-, Ellenbogen- und Fingergelenke möglich.

Komplikationen

- Gefäß- und Nervenverletzungen, v. a. des N. ischiadicus und des N. femoralis
- **Aseptische Prothesenlockerung,** d. h. ein Lockerwerden der Prothese *ohne* Infektion. Leitsymptom sind (belastungsabhängige) Schmerzen. Evtl. ist ein Prothesenwechsel erforderlich, der aber mit einem höheren Komplikationsrisiko behaftet ist als der Ersteingriff
- **Periartikuläre Ossifikationen,** d. h. radiologisch nachweisbare Verkalkungen, die die Beweglichkeit einschränken
- **Luxationen,** d. h., der Gelenkkopf „springt" aus der Pfanne
- **Protheseninfektionen** (*infizierter Gelenkersatz,* Symptome einer Arthritis → 29.6.6)
  - **Frühinfektion** in den ersten Wochen postoperativ durch intraoperative oder frühe postoperative Kontamination der Wunde
  - **Spätinfektion** durch eine *Bakteriämie* oder eine Aktivierung ruhender Keime bei Abwehrschwäche
  - Beide erfordern neben anderen Maßnahmen immer mind. eine Operation.

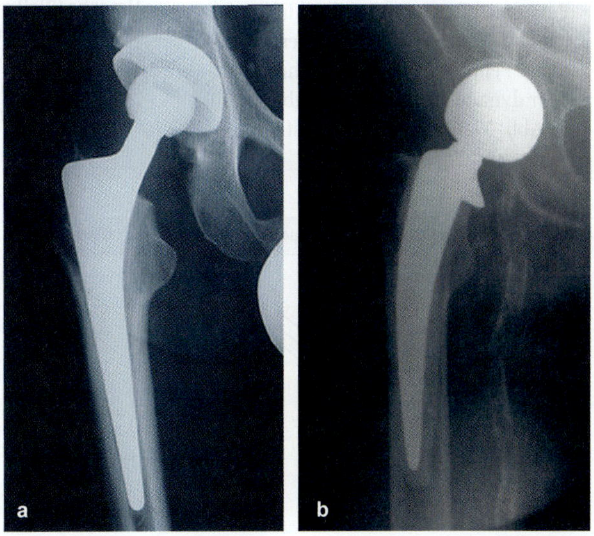

Abb. 29.79 Totalendoprothese (TEP) der rechten Hüfte (a), Hemiendoprothese (HEP, b). Bei der TEP wird auch die Hüftgelenkpfanne ersetzt, bei der HEP bleibt sie erhalten. [M158, M161]

Pflege

Pflege bei orthopädischen und traumatologischen Operationen → 29.1.3

Patienten mit Hüftendoprothesen werden, falls vom Operateur nicht ausdrücklich anders festgelegt, ab dem Abend des Operationstages oder am 1. postoperativen Tag mobilisiert, nach einem Prothesenwechsel manchmal erst ab dem 2. oder 3. postoperativen Tag. Inwieweit der Patient das operierte Bein belasten darf, legt der Operateur fest (Stabilitätsgrade → 29.1.3).

VORSICHT! Wegen der Gefahr einer **orthostatischen Dysregulation** bei den ersten Aufstehversuchen messen Pflegende vorher Blutdruck und Puls und beobachten das Befinden des Patienten während der Mobilisation. Bei Unwohlsein ist die Maßnahme umgehend abzubrechen.

Die **Positionierung** des operierten Beines erfolgt in einer Beinflachlagerungsschiene (U-Schiene, → 29.4.4, → Tab. 29.2, → Abb. 29.3), ggf. noch ein Kissen zwischen die Oberschenkel legen

Das **Drehen,** z. B. bei der Körperpflege, erfolgt immer auf die gesunde Seite, dabei wird das operierte Bein in Abduktion mitgeführt, eine Außen- oder Innenrotation verhindert.

Das **Aufstehen** aus dem Bett erfolgt stets über die operierte Seite. Die Pflegenden ziehen dem Patienten noch im Liegen festsitzende Schuhe an. Am besten erfolgt die Mobilisation zu zweit:

- Bett auf Arbeitshöhe bringen, Kopfteil bis 45°-Stellung erhöhen
- Patienten anweisen, den Bettbügel zu fassen und das nichtoperierte Bein anzustellen
- Operiertes Bein unter dem Knie- und Sprunggelenk fassen

- Patienten auffordern, zum Bettrand an der operierten Seite zu rutschen, operiertes Bein in korrekter Position (leichte Abduktion, keine Innen-, Außenrotation) mitführen
- Patienten anweisen, Beine aus dem Bett zu schwenken, bis eine halb sitzende Position am Bettrand erreicht ist (Wichtig: Hüfte der operierten Seite *nicht* 90° beugen). Dabei führt eine Pflegefachperson das Bein mit, die andere sichert den Oberkörper von hinten
- Bett so weit senken, bis das nichtoperierte Bein sicheren Bodenkontakt hat, Unterarmgehstützen (oder anderes Hilfsmittel) anreichen und Patienten auffordern, sich durch Kraftentwicklung in Armen und nichtoperiertem Bein aufzurichten
- Das **Gehen** erfolgt im Zweipunkt-, Dreipunkt- oder Durch-/Zuschwunggang (→ 29.1.3), abhängig vom Stabilitätsgrad und der angeordneten Belastung
- **Sitzen** mit 90°-Hüftbeugung ist erst möglich, wenn der Arzt es erlaubt hat. Toilettensitzerhöhung (→ Abb. 29.1) oder ein Arthrodesenstuhl sollen die Hüftbeugung verhindern.

Nicht erlaubte Bewegungen

Folgende Bewegungen sind unmittelbar postoperativ mit erhöhter Luxationsgefahr verbunden und daher untersagt:

- Hüftbeugung über 90°
- Beine überkreuzen
- Kombinierte Bewegungen wie Hüftbeugung mit Rotation.

29.11.9 Schenkelhalsfrakturen

DEFINITION

Schenkelhalsfraktur: Hüftgelenksnaher Bruch des Femur. Typische geriatrische Fraktur.

Krankheitsentstehung

Die **Schenkelhalsfraktur** (kurz *SHF*) ist eine typische Fraktur des älteren Menschen. Bereits ein leichter Sturz auf die Hüfte führt zur Fraktur des meist osteoporotischen Knochens (Osteoporose → 29.6.1). In jungen Jahren ist die Schenkelhalsfraktur selten und Folge erheblicher Krafteinwirkung.

Die Schenkelhalsfrakturen werden meist wie folgt eingeteilt: (→ Abb. 29.82)

- Bei den eher seltenen **lateralen Schenkelhalsfrakturen** liegt die Frakturlinie außerhalb der Gelenkkapsel

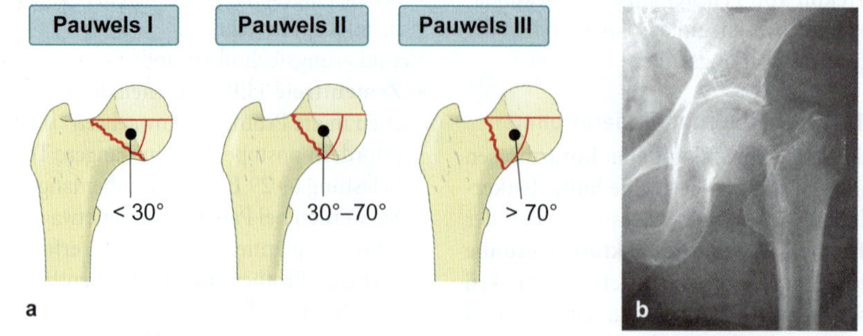

Abb. 29.80 Klassifikation der medialen Schenkelhalsfrakturen nach Pauwels (a). Je steiler die Frakturlinie verläuft, desto größer ist die Dislokationsgefahr. Röntgenbefund bei Schenkelhalsfraktur (b). [L190, G061]

- Bei den häufigen **medialen Schenkelhalsfrakturen** liegt die Frakturlinie innerhalb der Gelenkkapsel. Die Durchblutung des Hüftkopfs ist unterbrochen, sodass eine Nekrose droht. Je nach dem Winkel zwischen Frakturlinie und Horizontale werden die medialen Schenkelhalsfrakturen weiter nach *Pauwels* in Grad I–III unterteilt (→ Abb. 29.80).

Symptome, Befund und Diagnostik

Der Patient hat Schmerzen in der Leiste und bei Druck auf den Trochanter und kann die Hüfte nicht belasten. Oft ist das betroffene Bein verkürzt und nach außen rotiert. Die Diagnose wird radiologisch gesichert.

Behandlungsstrategie

Lediglich bei eingestauchten Abduktionsfrakturen kann eine konservative Behandlung mit kurzzeitiger Bettruhe unter regelmäßiger Röntgenkontrolle und Frühmobilisation erwogen werden.

Behandlung der Wahl ist ansonsten die möglichst frühzeitige operative Versorgung (→ Abb. 29.81) [13]:

- Bei jungen Patienten ist eine hüftkopferhaltende Osteosynthese indiziert: proximaler Femurnagel, 2–3 Zugschrauben oder dynamischen Hüftschraube (DHS) (→ Abb. 29.32). Postoperativ ist 6 Wochen nur eine Teilbelastung des operierten Beines von 20 kg erlaubt
- Bei Patienten über 65 Jahren (biologisches Alter) erfolgt die Versorgung der Schenkelhalsfraktur üblicherweise mit einer Endoprothese, i. d. R. einer Hüft-TEP
- Eine Hüft-HEP oder Duokopfprothese kommt bei Menschen über 80 Jahren in Betracht (geringeres Operationsrisiko).

Bei Kindern werden nicht verschobene Schenkelhalsfrakturen in der Regel durch einen mehrwöchigen Becken-Bein-Gips behandelt, verschobene operativ versorgt.

Pflege

Pflege bei orthopädischen und traumatologischen Operationen → 29.1.3
Pflege bei endoprothetischem Gelenkersatz → 29.11.8

SPICKZETTEL

Schenkelhalsfraktur

Definition: Hüftnaher Bruch des Oberschenkelknochens (zwischen Kopf und Trochanter).

Ursache/Risikofaktoren: Meist osteoporotische Fraktur alter Menschen (Sturz aus dem Stand). Bei jungen Menschen selten und Folge erheblicher Krafteinwirkung.

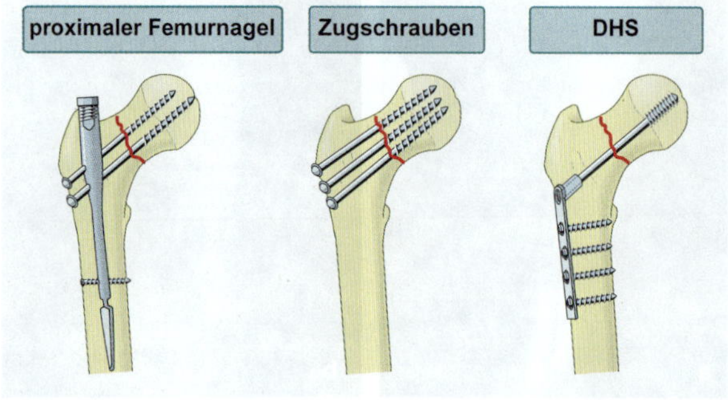

Abb. 29.81 Osteosynthese bei Schenkelhalsfrakturen (Endoprothesen → 29.11.8). [L190]

Symptome: Schmerz, meist Außenrotation, scheinbare Beinverkürzung, Belastungsunfähigkeit.
Diagnostik: Röntgen.
Therapie/Pflege: Fast immer operativ, meist Implantation einer Hüftendoprothese.

29.11.10 Oberschenkelschaftfrakturen

Oberschenkelschaftfrakturen (*Femurschaftfrakturen* → Abb. 29.82) sind Folge einer kräftigen direkten oder indirekten Gewalteinwirkung (Verkehrsunfälle!).

In der Regel sind sichere Frakturzeichen (→ 29.5.4) nachweisbar. Hauptkomplikationen sind die Begleitverletzung von Gefäßen, Nerven und Weichteilen und ein hoher Blutverlust mit Schock.

Eine konservative Therapie durch Extension ist nur bei Kleinkindern möglich, typischerweise als *Overhead-Extension* mit Heftpflastern (→ Abb. 29.75) oder auf dem *Weber-Bock*. Bei Kindern über 3 Jahren erfolgt eine ESIN-Versorgung (→ Abb. 29.66).

Beim Erwachsenen wird operiert. Osteosyntheseverfahren der Wahl ist die verriegelte Marknagelosteosynthese (→ Abb. 29.32). Wegen der spezifischen Komplikationen (Thrombose, Fettembolie) wird zunehmend ein Verriegelungsmarknagel ohne Aufbohren der Markhöhle verwendet. Dieses Verfahren erlaubt eine baldige Belastung des betroffenen Beins. Insbesondere bei Begleitverletzungen werden Plattenosteosynthesen durchgeführt [14].

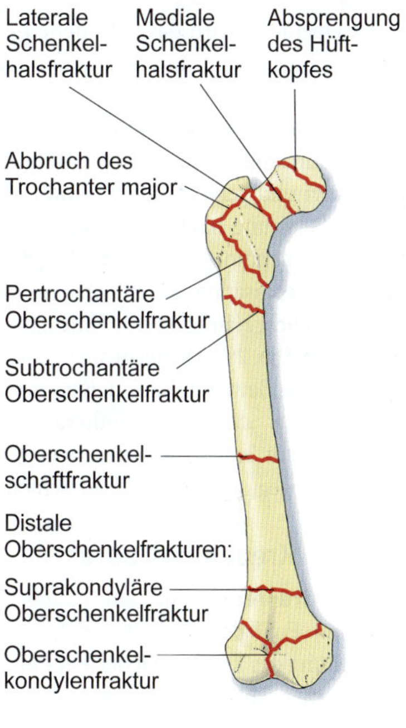

Abb. 29.82 Überblick über die Oberschenkelfrakturen. [L190]

29.12 Erkrankungen und Verletzungen von Knie und Unterschenkel

29.12.1 Genu varum und Genu valgum

DEFINITION

Genu varum: O-Bein.
Genu valgum: X-Bein.

Genu varum und **Genu valgum** sind Beinachsenfehlstellungen. Bedeutung haben sie v. a. durch die aufgrund der ungleichmäßigen Belastung entstehende (sekundäre) Gonarthrose (→ 29.12.2).

Bei geringen Fehlstellungen reichen das Ausüben geeigneter Sportarten (z. B. Schwimmen), Physiotherapie und Einlagen mit einer Außen- bzw. Innenranderhöhung. In ausgeprägten Fällen sind Korrekturosteotomien erforderlich.

Physiologische Beinachsenstellung

Das krankhafte Genu varum und valgum darf nicht verwechselt werden mit der physiologischen Beinachsenentwicklung bei Kindern:
- Bei Säuglingen ist eine leichte O-Bein-Stellung normal
- Im Kleinkind- und Kindergartenalter charakteristisch ist eine leichte X-Bein-Stellung, die sich im Laufe des Grundschulalters auswächst.

29.12.2 Gonarthrose

DEFINITION

Gonarthrose: Arthrose (→ 29.6.3) des Kniegelenks. Häufigste Arthrose der großen Gelenke (fast jeder über 70-Jährige hat arthrotische Veränderungen der Kniegelenke).

Arthrosen → 29.6.3

Einteilung

Je nachdem, welche Gelenkanteile betroffen sind, unterscheidet man:
- Die bevorzugt medial oder lateral lokalisierte **Gonarthrose**
- Die **Retropatellararthrose** mit hauptsächlichem Befall des femoropatellaren Gelenkanteils
- Die **Pangonarthrose,** bei der alle drei Gelenkanteile arthrotisch verändert sind.

Symptome, Befund und Diagnostik

Die Patienten klagen über Gelenksteife und uncharakteristische Gelenkschmerzen, die langsam zunehmen. Oft sind die Beschwerden wetterabhängig.

Schmerzprojektion ins Knie

Stets muss eine (gleichzeitig vorhandene) Hüfterkrankung ausgeschlossen werden, da ca. 20 % der Patienten mit Hüfterkrankungen primär über Kniebeschwerden klagen.

Behandlungsstrategie

Die Behandlung der Gonarthrose entspricht den allgemeinen Grundsätzen (→ 29.6.3).

Arthroskopien mit z. B. Knorpelglättung werden nicht mehr empfohlen [13].

Bei fortgeschrittener Gonarthrose ist die **Implantation einer Gelenkendoprothese** (→ Abb. 29.83) möglich. Am häufigsten wird ein *uni-* oder *bikondylärer Oberflächenersatz (ungekoppelte Endoprothese)* gewählt. Ober- und Unterschenkelteil haben hier keine Verbindung miteinander. Bei *teilgekoppelten Endoprothesen (achsgeführte Rotationsprothese)* ragt ein kleiner Stift vom Unter- in den Oberschenkelteil, neben Beugung und Streckung ist Rotation möglich. Bei den seltenen *vollgekoppelten Endoprothesen (achsgeführtes Knie)* sind Ober- und Unterschenkelteil über eine starre Achse verbunden, Rotation ist somit nicht mehr möglich.

Eine **Arthrodese,** d. h. Versteifung des Kniegelenks, ist heute selten angezeigt.

Pflege

Pflege bei orthopädischen und traumatologischen Operationen → 29.1.3

29.12.3 Patellafraktur

Eine **Patellafraktur** ist überwiegend Folge eines direkten Sturzes aufs Knie oder eines Knieanpralls bei gebeugtem Kniegelenk.

Das Knie ist geschwollen und schmerzt. Bei einer (kompletten) Querfraktur kann der Patient das Knie nicht aktiv strecken. Meist liegt auch ein (blutiger) Gelenkerguss vor.

Eine nicht verschobene Längsfraktur wird konservativ mit einer Orthese behan-

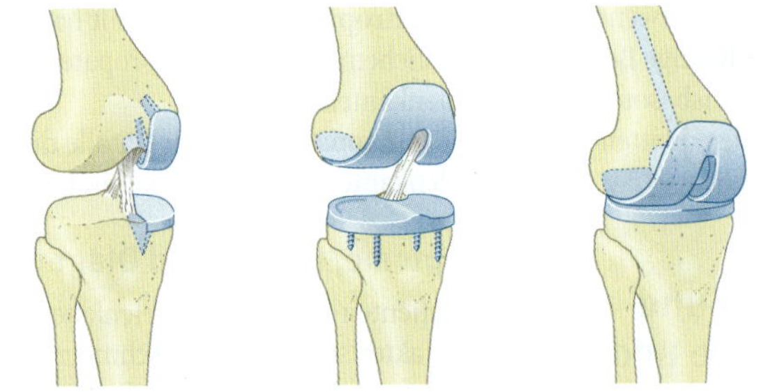

Abb. 29.83 Arten von Knieendoprothesen. Links und Mitte ungekoppelter Oberflächenersatz, rechts gekoppelte Knieendoprothese. [L190]

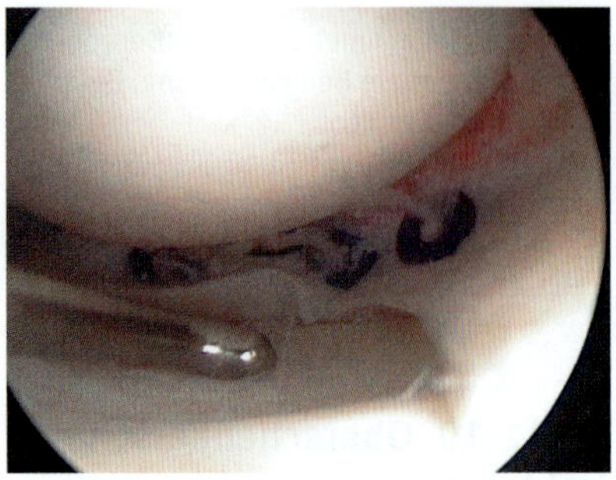

Abb. 29.86 Meniskusnaht. Ein Korbhenkelriss im Innenmeniskus wurde mit drei Ankern fixiert. [M332]

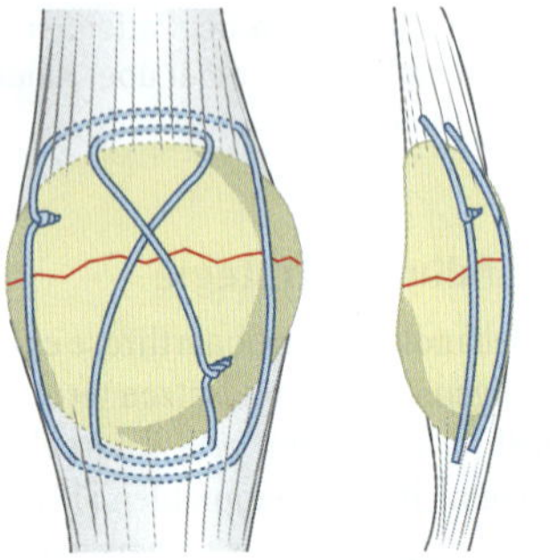

Abb. 29.84 Versorgung einer Patellaquerfraktur mit Zuggurtungsosteosynthese. [L138]

delt. Ansonsten wird üblicherweise operiert (➔ Abb. 29.84), um eine Stufe im Gelenk mit nachfolgender Arthrose zu vermeiden.

29.12.4 Meniskusschäden

DEFINITION

Meniskusschäden: Degenerative Schädigung oder traumatisch bedingter Einriss eines Meniskus im Kniegelenk. Männer sind doppelt so häufig betroffen wie Frauen.

Krankheitsentstehung

Traumatisch bedingte **Meniskusschäden** sind v. a. bei jüngeren Menschen zu beobachten. Häufiger sind aber Meniskusschäden auf dem Boden degenerativer Meniskusveränderungen. Dann kann der Meniskus schon bei normalen Bewegungen einreißen (➔ Abb. 29.85).

Infolge der unphysiologischen Belastung begünstigen Meniskusschäden auf Dauer eine Gonarthrose.

Symptome, Befund und Diagnostik

Akute Meniskusverletzungen zeigen sich durch starke Schmerzen, eine Bewegungseinschränkung des Kniegelenks sowie evtl. Einklemmungserscheinungen (v. a. eine Streckhemmung) und einen Kniegelenkerguss. Bei kleineren Schäden entwickeln sich die Schmerzen auch erst über Tage oder Wochen.

Patienten mit älteren oder chronischen Meniskusschäden klagen über belastungsabhängige Schmerzen im Knie, Streckhemmung und häufig Einklemmungserscheinungen („Blockieren" des Knies) bei bestimmten Bewegungen. Typisch ist auch ein „Wandern" des Schmerzes bei Beugung.

Es besteht ein Druckschmerz über dem Gelenkspalt der betroffenen Seite. Klinische Meniskustests provozieren den Schmerz, indem der lädierte Meniskus durch Beugung, Rotation und/oder Öffnung des medialen bzw. lateralen Kniegelenkspalts durch Druck auf den Unterschenkel komprimiert wird. Negative Meniskustests bedeuten aber nicht, dass die Menisken intakt sind. Wichtigste bildgebende Verfahren sind Röntgen und MRT.

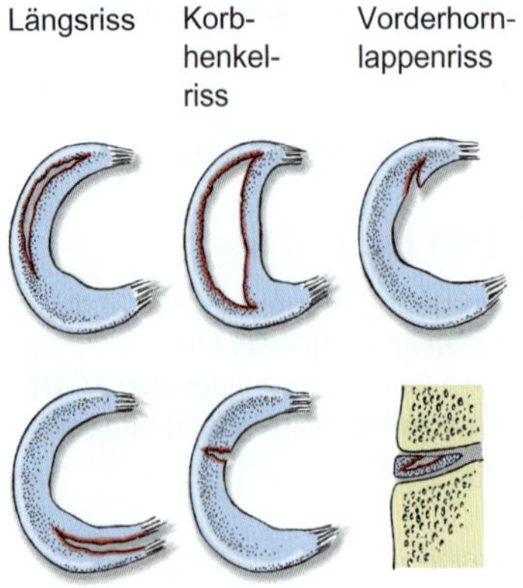

Abb. 29.85 Typische Meniskusläsionen. Meist reißt der kaum verschiebliche Innenmeniskus ein. [L190]

Behandlungsstrategie

Wird kernspintomografisch oder arthroskopisch ein Meniskusriss nachgewiesen, erfolgt eine arthroskopische Operation (➔ Abb. 29.11, ➔ 29.3.4). Je nach Befund wird eine **Meniskusrefixation** (Wiederannähen des Meniskus, öfter bei jüngeren Menschen, ➔ Abb. 29.86), **Meniskusteilresektion** *(partielle Meniskektomie)* oder **subtotale Meniskektomie** (bei ausgedehnten Verletzungen) durchgeführt. Generell wird möglichst sparsam reseziert. Bei bestimmten Befunden junger Patienten kann ein (künstlicher) **Meniskusersatz** erwogen werden. Eine konservative Behandlung ist nur selten sinnvoll.

Pflege

Pflege bei orthopädischen und traumatologischen Operationen ➔ 29.1.3

Bis zur Operation wird das betroffene Bein hochpositioniert und intermittierend gekühlt.

Postoperativ wird das Bein weiterhin auf eine Schaumstoffschiene (➔ 29.4.4) hochpositioniert und gekühlt. Mobilisation und erlaubte Belastung hängen von der durchgeführten Operation ab. In der Regel ist eine Frühmobilisation unter Schmerzmittelgabe möglich. Häufig ist eine Knieorthese (➔ 29.4.3, ➔ Abb. 29.23) angeordnet einschl. des erlaubten Bewegungsausmaßes. Bewegungsübungen durch Physiotherapeuten finden ab dem ersten postoperativen Tag statt, ggf. Bewegung in einer Motorschiene.

29.12.5 Kreuzbandruptur

Kreuzbandrupturen sind am häufigsten Folge von Fußball- oder Skiverletzungen (Verdrehung des Knies bei fixiertem Fuß).

Der Patient hat Schmerzen, das Knie schwillt an, und es bildet sich ein Kniegelenkerguss. Oft ist eine Restbelastungsfähigkeit vorhanden. Die Diagnose wird durch klinische Untersuchung und durch MRT oder Arthroskopie (→ 29.3.4) gestellt.

Bei einer Kreuzbanddehnung oder Teilruptur sowie bei älteren Patienten wird meist konservativ behandelt, z. B. Kniegelenkorthese mit speziellem Muskeltraining zur kompensatorischen muskulären Stabilisierung des Kniegelenks. Bei jungen Patienten, insbesondere Sportlern, bei Instabilität bei Belastung bis etwa 50-Jährigen und kombinierten Verletzungen wird das verletzte Kreuzband durch eine Ersatzplastik (autologer Sehnenersatz, z. B. Semitendinosussehne) ersetzt. Postoperativ erhält der Patient eine Kniegelenksorthese mit begrenzter, geführter Kniegelenkbeweglichkeit.

29.12.6 Tibiakopffraktur

Ursache der **Tibiakopffraktur** *(Schienbeinkopfbruch* → Abb. 29.87*)* ist meist eine Längsstauchung, etwa beim Sprung aus großer Höhe. Leitsymptome sind Schmerzen, Schwellung, Bewegungs- und Belastungsunfähigkeit. Oft ist ein Gelenkerguss vorhanden.

Eine konservative Therapie ist nur bei unverschobenen, stabilen Frakturen möglich. Meist ist die Gelenkfläche der Tibia jedoch eingedrückt (Gefahr der sekundären Arthrose). Dann wird die eingedrückte Gelenkfläche operativ wieder angehoben und mit einer Platte abgestützt bzw. ein nicht überbrückbarer Defekt mit Knochenspongiosa (z. B. vom Beckenkamm) gefüllt. Begleitverletzungen der Bänder oder Menisken werden in gleicher Sitzung mitversorgt.

29.12.7 Unterschenkelschaftfrakturen

Unterschenkelschaftfrakturen können durch direkte Gewalt (z. B. Tritt) und indirekte Gewalt (z. B. bei Skiunfall) entstehen. Meist sind Tibia *und* Fibula gebrochen. In aller Regel sind sichere Frakturzeichen nachweisbar. Ganz wichtig ist die genaue Beobachtung der Weichteile (offene Fraktur? Kompartmentsyndrom? → 29.5.6).

Eine konservative Behandlung im Oberschenkelgips ist bei geschlossenen, unverschobenen Frakturen und bei Kindern möglich. Ansonsten wird operiert, wobei heute oft dem Marknagel der Vorzug gegeben wird, bei Kinder der ESIN (→ Abb. 29.66). Offene Frakturen werden je nach Weichteilschädigung zunächst mit einem Fixateur externe versorgt. Später wechselt man auf ein anderes Osteosyntheseverfahren.

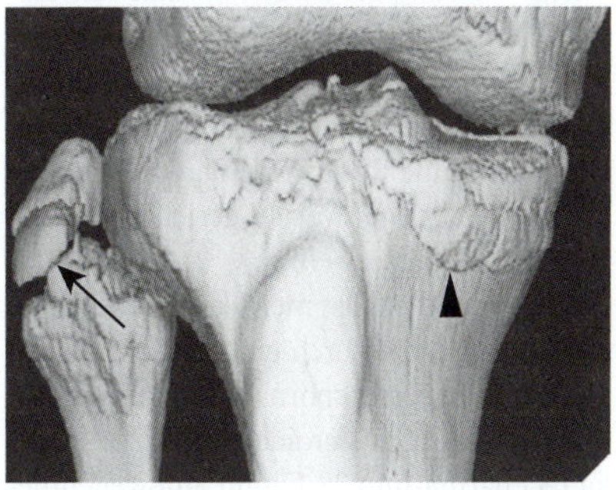

Abb. 29.87 3D-CT einer Tibiakopffraktur (Pfeilspitze) mit eingedrückter Gelenkfläche und Fibulakopffraktur (Pfeil). [R390-002]

29.13 Erkrankungen und Verletzungen von Sprunggelenk und Fuß

29.13.1 Angeborener Klumpfuß

DEFINITION

Klumpfuß: Angeborene, passiv nicht ausgleichbare, komplexe Fußdeformität (→ Abb. 29.88), zusammengesetzt aus folgenden Einzelfehlstellungen: (→ Abb. 29.89)

- **Vorfußsupination** (Anhebung des medialen Fußrandes)
- **Rückfußvarus** (Innendrehung Ferse)
- **Spitzfuß** (fixierte Plantarflexion im oberen Sprunggelenk, die Ferse kann nicht den Boden berühren), Achillessehnenverkürzung
- **Sichelfuß** (Vorfußadduktion)
- **Hohlfuß** (zu starkes Fußlängsgewölbe, Gegenteil von Plattfuß).

Häufigkeit 0,1–0,2 % der Neugeborenen, bei etwa der Hälfte beidseits. Bei frühzeitiger, konsequenter Behandlung meist gute Prognose.

Symptome, Befund und Diagnostik

Bei ausgeprägten **Klumpfüßen** ist eine Blickdiagnose möglich. Röntgenaufnahmen dienen der Verlaufskontrolle.

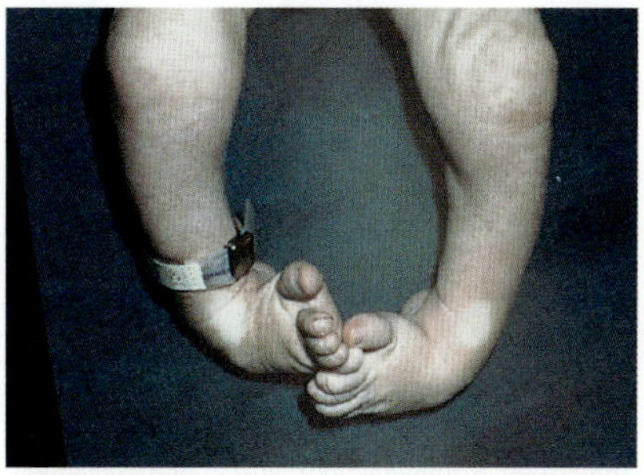

Abb. 29.88 Angeborene Klumpfüße. [E284]

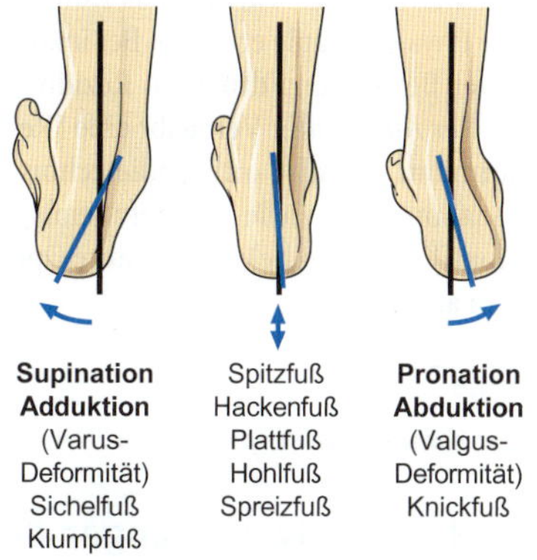

Abb. 29.89 Grundsätzliche Abweichungen von der Sagittalachse im Sprunggelenk. [L106]

Behandlungsstrategie

Langwierige Therapie

Entscheidend sind die Frühbehandlung unmittelbar nach der Geburt und die weitere konsequente Therapie bis zum Wachstumsabschluss.

Eine gute konservative Behandlungsmethode ist die *Klumpfußbehandlung nach Ponseti.* Dabei wird der Fuß zunächst vorsichtig mit der Hand ein kleines Stück in Richtung normale Fußform gebracht *(manuelle Redression).* Danach wird das Korrekturergebnis mittels *Redressionsgips* gehalten (→ Abb. 29.90). Nach einigen Tagen wird der Gips entfernt und der Fuß wieder ein Stück weiter redressiert *(Etappengipse).* Diese Phase dauert etwa drei Monate.

Wenn dadurch keine weitere anatomische Korrektur mehr zu erwarten ist, erfolgt eine *perkutane Achillessehnentenotomie.* Dadurch kann meist eine komplette Dorsalextension des Fußes erzielt werden. Anschließend wird der Fuß mittels eines Gipses für 3–4 Wochen ruhiggestellt. Die durchtrennte Achillessehne verheilt innerhalb weniger Wochen.

Nachdem eine weitestgehend physiologische Fußform erreicht ist, muss eine weite-

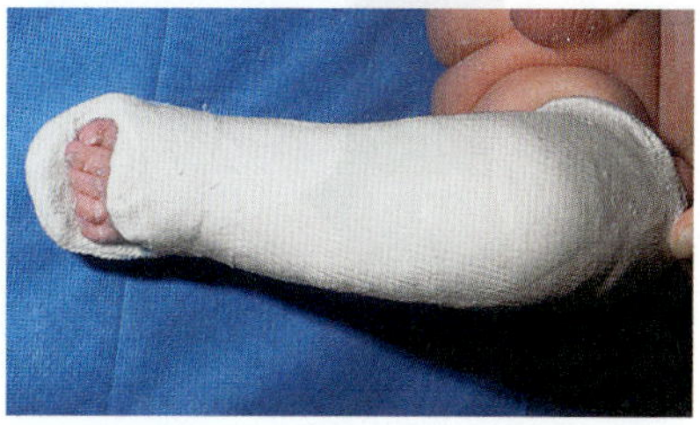

Abb. 29.90 Klumpfußgips (Redressionsgips). [T135]

re Behandlung mit Schienen aus Kunststoff sowie Physiotherapie erfolgen. Bei inkonsequenter Behandlung droht ein Rezidiv *(rebellischer Klumpfuß)*. Verbleibt eine (Rest-) Deformität, sind orthopädietechnische Maßnahmen (spezielle Klumpfußeinlagen, orthopädische Schuhe), evtl. weitere Operationen angezeigt.

Pflege

Pflege vor und nach Gipsanlage → 29.4.1

29.13.2 Bandverletzungen des Sprunggelenks

Weichteilverletzungen → 29.5.1

Ursache sowohl der **Sprunggelenkdistorsion** *(Zerrung der Sprunggelenkbänder)* als auch der **Außenbandruptur des Sprunggelenks** ist ein **Supinationstrauma** *(Umknicktrauma)*.

Der Außenknöchelbereich ist geschwollen und schmerzt. Diagnose: klinisch, durch Sonografie und ggf. MRT.

Bei einer Distorsion reichen ein ruhigstellender Verband, (z. B. Binden-, Tape-Verband → Abb. 29.22), Schonung, Entlastung des Beins, Hochpositionierung und Kühlung.

Bei Bandruptur und starker Schwellung wird das Sprunggelenk zunächst einige Tage ruhiggestellt und entlastet (gespaltener Unterschenkelgips → Abb. 29.13, Unterarmgehstützen, medikamentöse Thromboseprophylaxe). Ansonsten bzw. danach erfolgt eine Ruhigstellung mit Knöchelorthese (z. B. Arthrofix® Air, Aircast®) für mindestens 5 Wochen (→ Abb. 29.91). Damit sind Vollmobilisation und Vollbelastung möglich [14].

Eine Operation mit Bandnaht erfolgt z. B. bei offenen Verletzungen, sehr ausgeprägter Instabilität und chronischer Instabilität mit häufigem Umknicken. Die Nachbehandlung entspricht im Wesentlichen der konservativen Therapie [13].

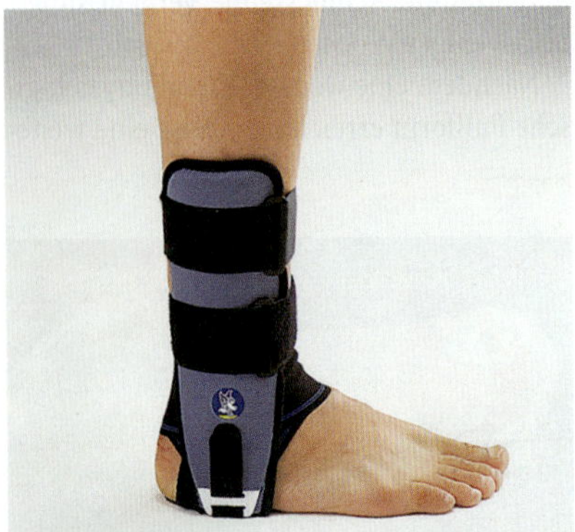

Abb. 29.91 Orthese (hier Ligastrap® Immo) zur Ruhigstellung des Sprunggelenks. [V561]

29.13.3 Sprunggelenkfrakturen

Bei einer **Sprunggelenkfraktur** *(Malleolarfraktur, Knöchelbruch)* erklärt der Patient am häufigsten, er sei mit dem Fuß (nach innen) „umgeknickt".

Unterschieden werden **Frakturen des Außenknöchels** (eingeteilt nach Weber → Abb. 29.92) und **Frakturen des Innenknöchels.** Bei einer Fraktur von Außen- *und* Innenknöchel spricht man von einer *bimalleolären Fraktur,* bei einer zusätzlichen Abrissfraktur der hinteren Tibiakante (= *Volkmann-Dreieck*) von einer *trimalleolären Fraktur.* Als **Maisonneuve-Fraktur** (Sonderfall der Weber-C-Fraktur) wird eine hohe Fibulafraktur zusammen mit einer Läsion der Membrana interossea bezeichnet.

Die (Außen-)Knöchelregion ist stark geschwollen, hämatomverfärbt und schmerzt.

Nicht oder gering dislozierte Weber-A- und evtl. -B-Frakturen können konservativ im Unterschenkelgips für ca. sechs Wochen versorgt werden, nach Abschwellen ist oft auch ein Vakuumschuh/Orthese möglich. Alle anderen Sprunggelenkfrakturen werden osteosynthetisch mittels Platten, Schrauben oder Zuggurtung stabilisiert (→ Abb. 29.32).

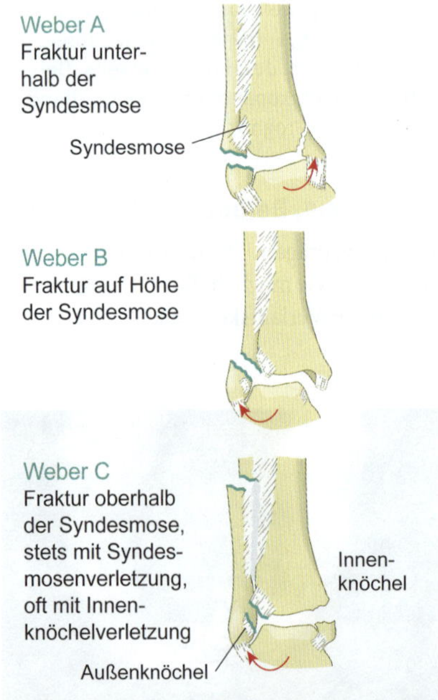

Abb. 29.92 Sprunggelenkfrakturen und Klassifikation der Außenknöchelfrakturen nach Weber. [L190]

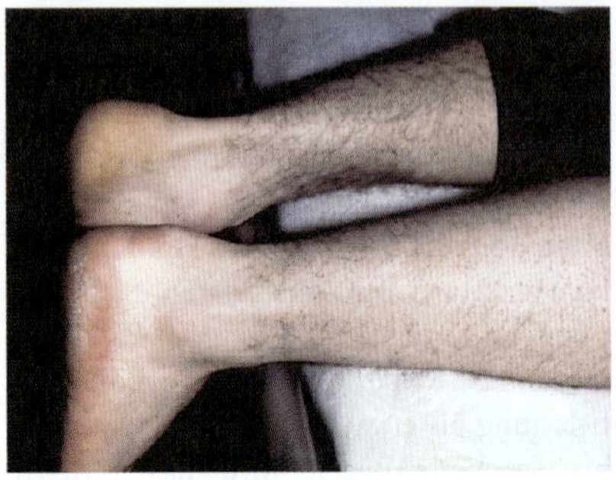

Abb. 29.93 Achillessehnenruptur rechts mit deutlich sichtbarer Delle. [E284]

29.13.4 Achillessehnenruptur

Eine **Achillessehnenruptur** ist meist Folge einer plötzlichen Anspannung der Wadenmuskulatur bei vorbestehender degenerativer Sehnenveränderung.

Der Patient kann auf der betroffenen Seite nicht mehr auf den Zehenspitzen stehen, i. d. R. ist eine deutliche Delle im Achillessehnenbereich tastbar (→ Abb. 29.93). Meist gelingt der sonografische Rupturnachweis.

Zeigt die Sonografie, dass die Sehnenenden in Spitzfußstellung aneinanderliegen, kann v. a. bei älteren Patienten konservativ durch Eingipsen in Spitzfußstellung oder **Achillessehnenentlastungsschuh/-stiefel** (mit Absatzerhöhung und ventraler Verstärkung) für 8 Wochen behandelt werden.

Ansonsten erfolgt eine Sehnennaht bzw. -plastik mit zusätzlicher Fibrinklebung. Dann ist eine Ruhigstellung durch Gipsschale oder Spezialschuh mit Spitzfußstellung zur Entlastung von Sehne und Naht erforderlich.

29.13.5 Fersensporn

Ursache des **Fersensporns** *(Kalkaneussporn)* sind wiederholte Mikroverletzungen an den Sehnenansätzen des Fersenbeins, die zu Sehnenansatzreizung und schließlich Verknöcherung der Sehnenansätze führen.

Viele Betroffene haben keine Beschwerden. Ansonsten sind stechende Fußsohlenschmerzen unter dem Fersenbein das Leitsymptom. Eine Röntgenaufnahme zeigt die knöcherne, zehenwärts gerichtete Ausziehung am Fersenbein.

Die Behandlung ist meist konservativ, u. a. mit Einlagen, die durch eine Aussparung im Bereich des Fersensporns zur Druckentlastung führen, nichtsteroidalen Antirheumatika (→ Pharma-Info 28.1) und Stoßwellentherapie. Ist eine Operation erforderlich, so muss der Betroffene danach mehrere Wochen einen Spezialschuh zur Entlastung tragen.

29.13.6 Fersenbeinfraktur

Die **Fersenbeinfraktur** *(Fersenbeinbruch, Kalkaneusfraktur)* ist Folge einer axialen Stauchung bei Sturz aus großer Höhe. Hierbei drückt sich das harte Sprungbein *(Talus)* in das „weichere" Fersenbein *(Kalkaneus)*. Fersenbeinfrakturen werden v. a. bei jungen Patienten zunehmend offen reponiert und osteosynthetisch stabilisiert.

29.13.7 Mittelfußfrakturen

Mittelfußfrakturen sind meist auf direkte Gewalteinwirkung zurückzuführen. Der Mittelfußbereich ist schmerzhaft geschwollen und schmerzt beim Auftreten.

Die meisten Mittelfußfrakturen können konservativ durch Ruhigstellung im Unterschenkel(geh)gips oder einer Orthese für 4–6 Wochen behandelt werden. Operativ stabilisiert werden üblicherweise nur verschobene Frakturen des ersten und fünften Strahls sowie dislozierte Serienfrakturen. Die Fraktur wird mit Kirschner-Draht bzw. Plattenosteosynthese versorgt. Bei Luxationsfraktur des Mittelfußknochens erfolgt die geschlossene Reposition und Fixierung mittels transkutanem Kirschner-Draht.

29.13.8 Frakturen und Luxationen der Zehen

Frakturen und Luxationen der Zehen entstehen durch Stoß- und Quetschverletzungen, Stressfrakturen treten v. a. bei Sportlern auf.

Die gebrochene Zehe und die umgebenden Weichteile sind geschwollen, schmerzhaft, die Bewegung ist eingeschränkt, ggf. besteht ein Hämatom. Die Diagnose wird klinisch und durch Röntgen gestellt.

Die Therapie besteht in einer Reposition unter Zug in Leitungsanästhesie, anschließend Pflasterzügelstabilisierung für 7–10 Tage (→ Abb. 29.94). Eine Fraktur des Großzehs wird evtl. operiert. Ein Hämatom unter dem Zehnagel kann durch ein kleines Loch entlastet werden. Der Betroffene soll weiche, bequeme Schuhe tragen, ggf. ist ein orthopädischer Entlastungsschuh notwendig.

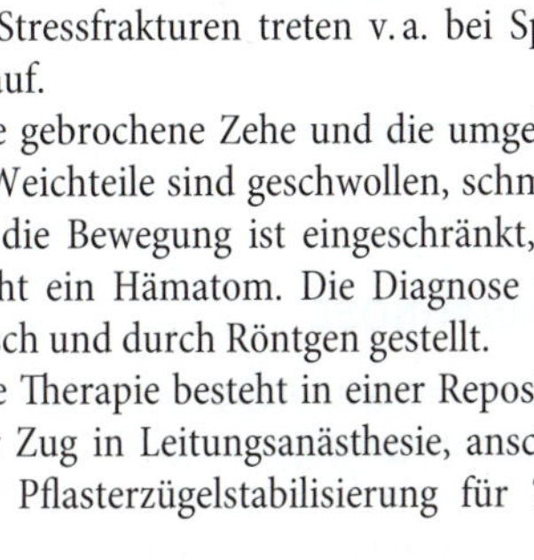

Abb. 29.94 Ruhigstellung einer Zehenfraktur durch Pflasterzügelverband, der benachbarte unverletzte Zeh wird mit geschient (Buddy-Taping). [L239]

29.13.9 Deformitäten von Füßen und Zehen

Insbesondere erworbene **Deformitäten von Füßen und Zehen** sind außerordentlich häufig und oft durch falsches Schuhwerk verursacht (→ Abb. 29.95, → Abb. 29.96). *Konservative Behandlungsoptionen* sind: Einlagen, Schiene, Redressionsgips, Druckentlastung von Hühneraugen/Schwielen, Physiotherapie, orthopädische Schuhe u. a. In ausgeprägten Fällen oder bei starken Schmerzen kann eine operative Korrektur notwendig werden.

Hallux valgus

DEFINITION

Hallux valgus: Sehr häufige, meist erworbene Zehendeformität, bei der die Großzehe im Grundgelenk zur Fußaußenseite abweicht *(Ballenfuß)*, das Großzehenendglied quer unter oder über den anderen Zehen liegt und das Mittelfußköpfchen nach medial vorsteht *(Pseudoexostose)*. Meist beidseits bei Spreizfuß. Hauptsächlich betroffen sind Frauen mittleren und höheren Alters.

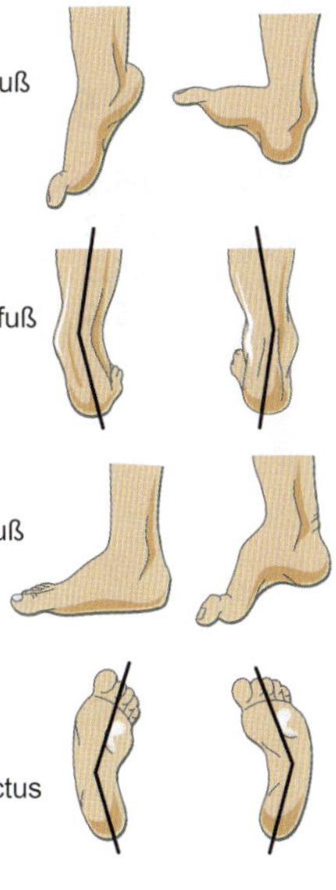

Abb. 29.95 Verschiedene Fußdeformitäten, hier am rechten Fuß. [L106]

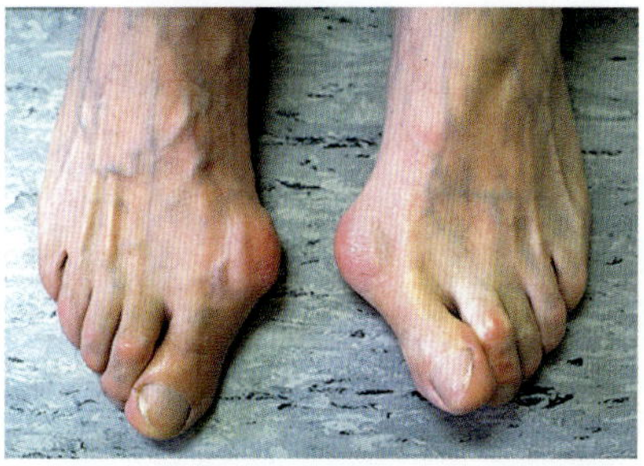

Abb. 29.96 Hallux valgus beidseits. [M158]

Symptome, Befund und Diagnostik

Patienten mit **Hallux valgus** (→ Abb. 29.96) kommen meist zum Arzt, weil die Pseudoexostose schmerzt oder ihnen die Schuhe nicht mehr passen. Der chronische Druck im Bereich der Pseudoexostose kann zu einer (teils eitrigen) Bursitis führen.

Die Diagnose wird klinisch gestellt und durch eine Röntgenaufnahme im Stehen ergänzt. Wichtig für die Therapie ist die Beurteilung des Großzehengrundgelenks mit der Frage, ob bereits eine Arthrose vorliegt.

Behandlungsstrategie

Eine symptomatische Therapie, z. B. durch weite Schuhe und Einlagen, kann versucht werden. Beschwerdefreiheit auf Dauer ist meist nur durch eine Operation zu erzielen. Unterschieden werden:

- **Gelenkerhaltende Eingriffe** mit Verlagerung von Sehnen oder Korrekturosteotomien.
- **Resektions-Interpositions-Arthroplastik** mit Teilentfernung der Gelenkfläche. Postoperativ ist je nach Operation eine Nachbehandlung, z. B. mit Vorfußentlastungsschuh, Nachtlagerungsschienen und Bewegungsübungen nötig.

Pflege

Vor dem Eingriff wird eine sorgfältige Fußpflege (Zehenzwischenräume) oder ein desinfizierendes Fußbad durchgeführt.

Postoperativ wird der Fuß in einer Schaumstoffschiene hochpositioniert und bis zum Abklingen der Schwellung gekühlt. Zur Mobilisation benutzt der Patient Unterarmgehstützen und darf den Fuß nicht belasten (→ 29.1.3). Alternativ kann zur Mobilisation ein Vorfußentlastungsschuh eingesetzt werden. Der erste Verbandswechsel erfolgt zusammen mit dem Ziehen der Drainage (Redon) am 2. postoperativen Tag. Ragen Spickdrähte aus der Wunde, entspricht der Verbandswechsel den Prinzipien bei Fixateur externe (→ 29.4.6).

30

PFLEGE BEI INFEKTIONSKRANKHEITEN

Nicole Menche
Unter Mitarbeit von Christine Keller

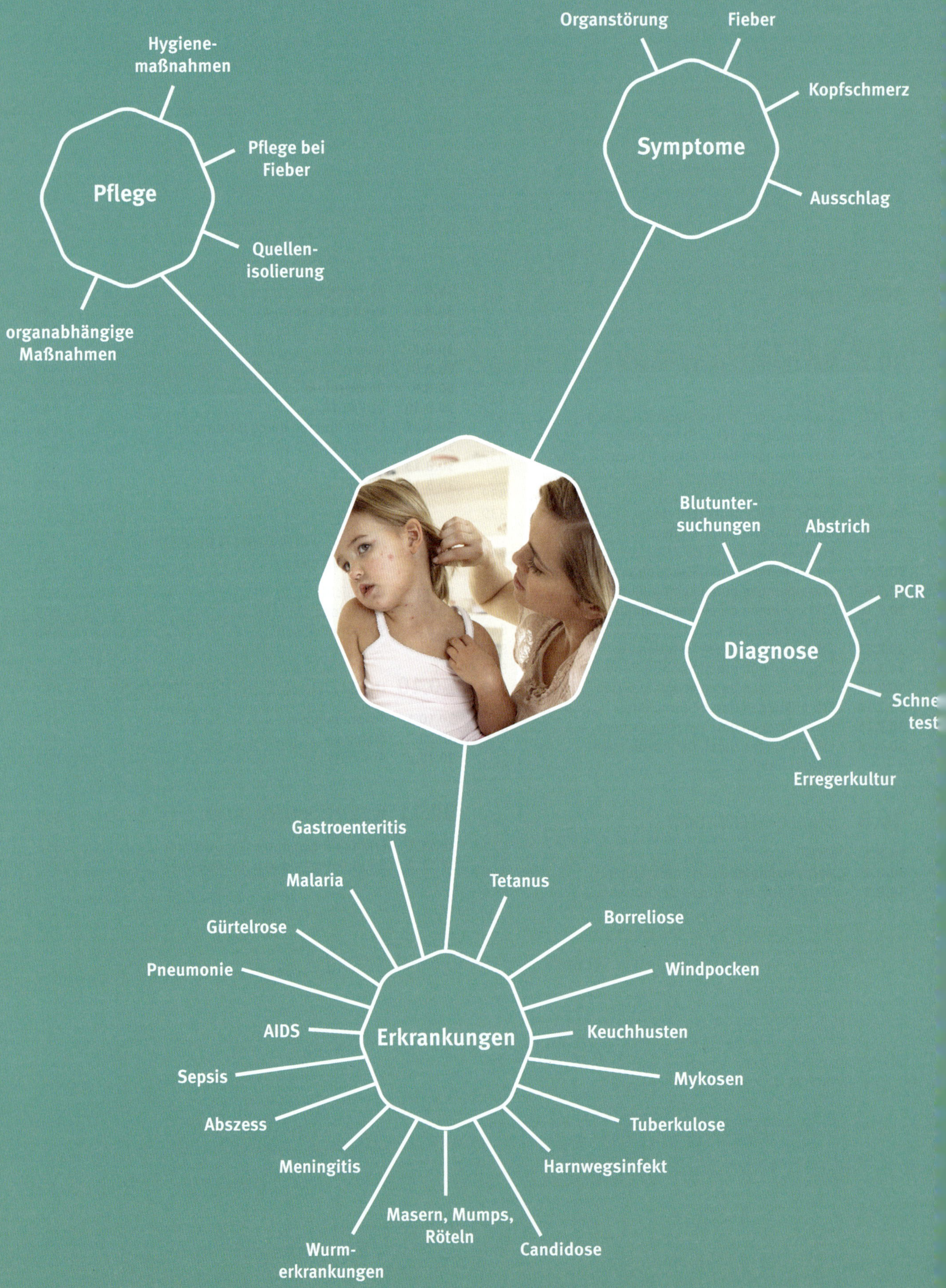
Pflege
Hygiene-maßnahmen
Pflege bei Fieber
Quellen-isolierung
organabhängige Maßnahmen
Symptome
Organstörung
Fieber
Kopfschmerz
Ausschlag
Diagnose
Blutunter-suchungen
Abstrich
PCR
Schne
test
Erregerkultur
Erkrankungen
Gastroenteritis
Tetanus
Borreliose
Windpocken
Keuchhusten
Mykosen
Tuberkulose
Harnwegsinfekt
Candidose
Masern, Mumps, Röteln
Wurm-erkrankungen
Meningitis
Abszess
Sepsis
AIDS
Pneumonie
Gürtelrose
Malaria

Das medizinische Fachgebiet

DEFINITION

Infektiologie: Lehre von den Infektionskrankheiten (Epidemiologie, Vorbeugung, Diagnose, Therapie) einschließlich seuchenmedizinischer Aspekte.

Mikrobiologie, Virologie und Infektionsepidemiologie: Medizinisches Fachgebiet, das sich v. a. mit Labordiagnostik, Aufklärung von Ursachen und epidemiologischen Zusammenhängen sowie Prävention von Infektionskrankheiten befasst.

Infektionskrankheiten kommen in allen medizinischen Fachgebieten vor. Besonders häufig sind sie in der Pädiatrie, da sich das Immunsystem des Kindes mit zahlreichen „neuen" Krankheitserregern seiner Umwelt auseinandersetzen muss. Auch ältere Menschen erkranken häufiger an Infektionskrankheiten, v. a. aber sind sie erhöht komplikationsgefährdet.

30.1 Pflege bei Infektionskrankheiten

Hygiene → Kap. 41

Prävention und Gesundheitsberatung

Ein Schwerpunkt der Prävention und Gesundheitsberatung bei Infektionskrankheiten ist die Aufklärung des Patienten bzw. der Patientin (im Folgenden „Patientin"), des Bewohners bzw. der Bewohnerin (im Folgenden „Bewohnerin") und der Angehörigen über die Übertragungswege der Erkrankung, die Gefährdung für die Umgebung und die sinnvollen Hygienemaßnahmen zur Verhinderung einer weiteren Erregerausbreitung.

Der zweite Schwerpunkt liegt in Gesprächen über Impfungen (→ 30.3.2).

30.1.1 Patientensituation

Infektionskrankheiten können eine Isolierung der Patientin bzw. Bewohnerin erfordern, um eine weitere Ausbreitung der Erkrankung zu verhindern. Für die Isolierte bedeutet dies, längere Zeit *allein* in einem Zimmer verbringen zu müssen (Ausnahme Kohortenisolierung, → 30.1.4), bei stationärer Aufnahme zudem noch in fremder Umgebung. Die persönlichen Kontakte zur Außenwelt sind eingeschränkt. Die Patientin kann sich selbst als „eine Gefahr" für die anderen sehen und unter einem reduzierten Selbstwertgefühl leiden. Dieses Gefühl kann durch unangemessenes Verhalten der Umgebung (meist aus Unkenntnis) verstärkt werden. Aufklärung, Anteilnahme und Zeit für Gespräche vonseiten der Pflegenden sind daher besonders wichtig.

30.1.2 Beobachten, Beurteilen und Intervenieren

Körpertemperatur

Viele Infektionskrankheiten gehen mit **Fieber** (Pflege bei Fieber → 5.4, → 5.5) einher. Fieber ist eine wichtige Abwehrreaktion des Körpers und sollte bei ansonsten gesunden Kindern und Erwachsenen nicht zu schnell gesenkt werden. Pflegende kontrollieren regelmäßig die Körpertemperatur und begleitende Symptome.

Ernährung

Patientinnen mit Infektionskrankheiten sind häufig appetitlos. Pflegende bieten leicht verdauliche, fettarme Kost an, wenn möglich Wunschkost. Bei Entzündungen im Mund sind säurehaltige und harte Speisen zu meiden, pürierte, weiche Kost ist zu bevorzugen.

Ausreichende Flüssigkeitszufuhr soll ein *Flüssigkeitsdefizit* durch Erbrechen, Durchfälle oder Fieber vermeiden. Pflegefachpersonen führen ggf. eine Einfuhrbilanz (→ 8.1.2). Kann der Flüssigkeitsbedarf durch Trinken allein nicht gedeckt werden, sind Infusionen (→ 43.5) erforderlich.

30.1.3 Standardhygienemaßnahmen

Hygienegerechtes Verhalten → 41.4

Grundlage jeglicher Infektionsprävention ist eine Einhaltung der **Standardhygienemaßnahmen** (*Basishygienemaßnahmen,* → 41.2). Das sind die grundlegenden Hygienemaßnahmen, die generell bei *allen* Patientinnen gelten. Dazu zählen u. a.:

- Sorgfältige *Händehygiene* (Händewaschen, -desinfektion, Haut- und Nagelpflege, Tragen von Schutzhandschuhen → 41.2.3, → Abb. 30.1)
- *Barrieremaßmahmen,* um Kontakt mit potenziell infektiösen Körperflüssigkeiten zu vermeiden: Tragen von Schutzhandschuhen (→ 41.2.4) bei jedem Kontakt mit verletzter Haut, Schleimhäuten, Körperflüssigkeiten (einschließlich Blut) oder anderen potenziell kontaminierten Materialien. Zusätzliches Tragen von Schutzkittel, Mund-Nasen-Schutz und Schutzbrille, wenn die Gefahr von Verspritzen bzw. Aerosolbildung infektiösen Materials besteht (z. B. Blutspritzer auf die Kleidung oder ins Auge) (→ Tab. 41.2)

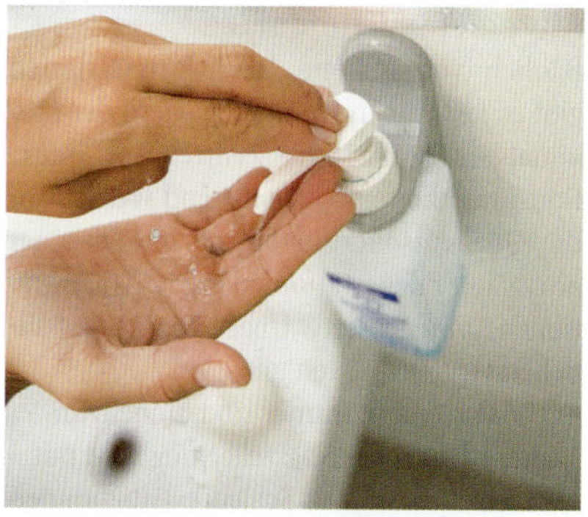

Abb. 30.1 Hygienische Händedesinfektion, eine der bedeutendsten und doch häufig vernachlässigten Maßnahmen, um eine Erregerverbreitung zu verhindern. [J787]

- *Hustenhygiene* (*-etikette,* alle Personen): Bei Husten oder Niesen Bedecken von Mund und Nase mit einem (Einmal-) Tuch/Mund-Nasen-Schutz und Entsorgen des Tuches ohne Zwischenlagern/Berühren. Händedesinfektion nach möglicher Kontamination der Hände mit respiratorischen Sekreten. Möglichst Abstand von mindestens 1 m zu anderen Personen.
  Tragen von Mund-Nasen-Schutz durch das Personal bei Atemwegsinfekt, je nach epidemiologischer Situation bei jedem engen Patientenkontakt
- Reinigung bzw. Desinfektion der patientennahen Umgebung (regelmäßig und bei Kontamination, → 41.3.1, → 41.3.2)
- Fachgerechter Umgang mit Lebensmitteln (→ 41.4.4) und Sondennahrung (→ 7.7.4)
- Fachgerechter Umgang mit und Aufbereitung von Pflegeutensilien (→ 41.4.6), Medizinprodukten und Sterilgut (→ 41.5)
- Adäquate Abfall- und Wäscheentsorgung (→ 41.6, → 41.4.5)
- Schutz vor Stichverletzungen (→ 14.5.10, → 42.5.1) [1].

30.1.4 Quellenisolierung

Welche Maßnahmen bei Patientinnen mit Infektionskrankheiten zum Schutz vor Weiterverbreitung der Erreger erforderlich sind, hängt vor allem von Stadium der Erkrankung, Eigenschaften und Übertragungsweg der Erreger ab. Maßnahmen zur Verhinderung der Ausbreitung einer Infektion werden als **Quellenisolierung** zusammengefasst.

Allgemeine Grundsätze

Baulich vorgesehene **Infektionsstationen** gibt es fast nur in Krankenhäusern der Maximalversorgung oder Zentren für Infektionskrankheiten. Überwiegend werden für die Quellenisolierung Einzelzimmer einer normalen Pflegestation oder ggf. ganze Stationen „umgerüstet". Unabhängig von baulichen Gegebenheiten gilt:

- Die **Patientenzimmer** sind Einbettzimmer mit eigener Nasszelle, möglichst mit einem Vorraum als Schleuse. Patientinnen mit gleichem Erreger können in einem gemeinsamen Zimmer untergebracht werden (*Gruppen-*, **Kohortenisolierung**). Die Patientinnen dürfen die Zimmer nicht verlassen, Patiententransporte werden so weit wie möglich beschränkt
- Das Zimmer wird von außen als „infektiös" gekennzeichnet (→ Abb. 30.2). Alle auf der Station Tätigen sowie Besucher werden informiert
- Unnötiges Betreten der Patienteneinheit erhöht das Risiko der Keimverschleppung. Daher ist es wichtig, die Arbeitsabläufe richtig zu organisieren
- Alle **Pflegeutensilien** kommen streng patientenbezogen zum Einsatz und bleiben im Patientenzimmer, bevorzugt verwenden Pflegefachpersonen Einmalmaterialien. Die *Patientendokumentation* wird außerhalb aufbewahrt und auch zur Visite nicht ins Zimmer gebracht
- In der Schleuse bzw. vor dem Zimmer befinden sich saubere **Schutzkittel,** am besten zum Einmalgebrauch, und weitere persönliche Schutzausrüstung, z. B. Handschuhe in verschiedenen Größen
- Bei allen Pflegetätigkeiten sind **Schutzhandschuhe** zu tragen, um Kontakt mit potenziell infektiösen Körperflüssigkeiten oder kontaminierten Materialien und Gegenständen zu vermeiden
- Personal und Besucher tragen bei über Tröpfchen oder die Luft (aerogen) übertragenen Infektionen einen dicht abschließenden Mund-Nasen-Schutz, um sich vor Einatmen der Erreger zu schützen. Welcher Mund-Nasen-Schutz geeignet ist, hängt v. a. vom Erreger ab. Generell wird der **medizinische Mund-Nasen-Schutz** *(MNS, OP-Maske)* von den **FFP-Masken** (FFP = *filtering facepiece particle*) der Filterklassen FFP 1–3 unterschieden (→ Abb. 30.3). Je kleiner die Tröpfchen-/Tröpfchenkerngröße, desto höher muss die Filterklasse sein. Ein Teil der MNS erfüllt dabei die FFP-1-Kriterien. Die Patientin trägt im Zimmer keinen Mund-Nasen-Schutz, wohl aber bei Transporten
- Meist kann das **Geschirr** in die krankenhauseigene Spülmaschine gegeben werden (zuletzt abholen und ohne es nochmals abzustellen in den Geschirrwagen stellen). Nur bei wenigen Erkrankungen, etwa Cholera, ist das Geschirr in der Patienteneinheit zu desinfizieren oder Einweggeschirr zu verwenden
- **Wäsche,** die direkt mit erregerhaltigem Material in Berührung gekommen ist *(infektiöse Wäsche),* wird in speziell gekennzeichneten Textilsäcken verpackt und in die Wäscherei gegeben. Bei nasser Wäsche wird zusätzlich ein Kunststoffsack über den Stoffsack gezogen
- Bei den **Abfällen** (→ 41.6) muss unterschieden werden zwischen solchen, die aus infektionspräventiver Sicht besondere Entsorgungsbedingungen brauchen (alle meldepflichtigen Erkrankungen nach §§ 6 und 7 Infektionsschutzgesetz, Infektionsgefahr innerhalb und außerhalb der Einrichtung) und solchen, die zwar mit Blut, Sekreten, Ausscheidungen kontaminiert sind, aber aus infektionspräventiver Sicht keine besondere Entsorgung benötigen (Infektionsgefahr nur innerhalb der Einrichtung) und mit dem normalen Hausmüll entsorgt werden können. Pflegende kennen die konkrete Entsorgung von Abfällen nach Hygiene- bzw. Abfallentsorgungsplan [2]
- Die **Ausscheidungen** der Patientin können wie üblich ins Abwasser entsorgt werden. Nur tuberkulöses Sputum wird in Einwegbehältern zur Desinfektion oder Verbrennung gegeben
- Die fortlaufenden **Reinigungs- und Desinfektionsmaßnahmen** sind entsprechend dem Hygieneplan (→ 41.1) für die jeweilige Infektionskrankheit durchzuführen.

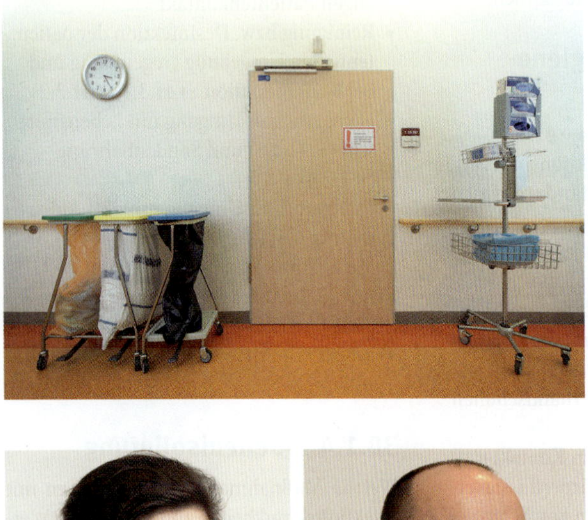

Abb. 30.2 Für die Quellenisolierung umgerüstetes Zimmer. Ein Informationsblatt an der Tür bittet Besucher um Rücksprache bei den Pflegenden und informiert über die Hygienemaßnahmen. [K115]

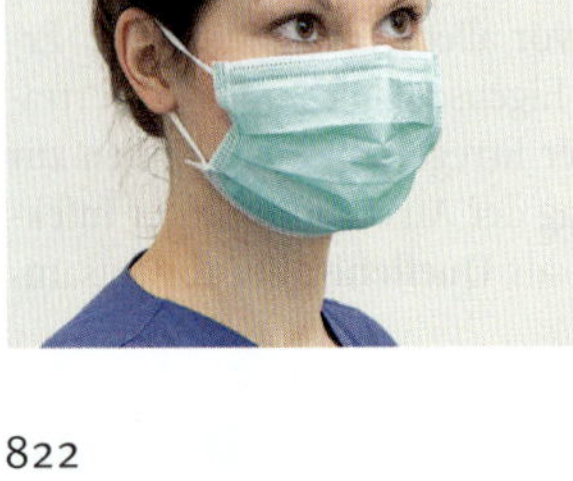

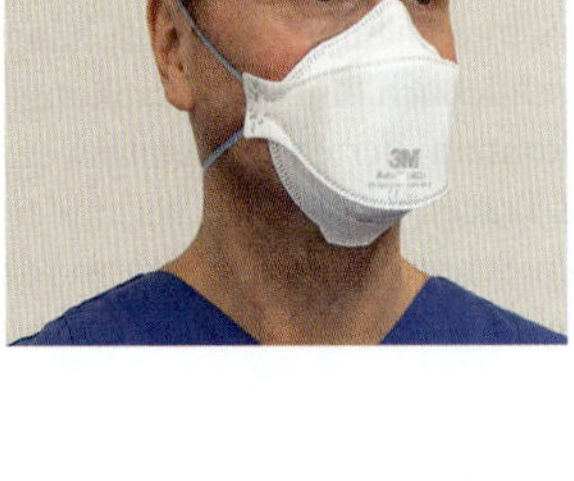

Abb. 30.3 Links: Pflegefachfrau mit korrekt angelegtem Mund-Nasen-Schutz, wie er bei Gefahr einer Tröpfcheninfektion angelegt wird. Rechts: Pflegefachmann mit dicht sitzender FFP2-Maske zum Schutz vor aerogener Infektion. [K115]

Hygienepläne für Infektionskrankheiten

In Einrichtungen des Gesundheitswesens werden die Hygiene- und Isolierungsmaßnahmen in **Hygieneplänen** festgelegt. Diese enthalten auch die hygienischen Notwendigkeiten für die Ausscheidungs-, Geschirr-, Wäsche-, Abfall- und Instrumentenversorgung bei den verschiedenen Infektionskrankheiten, die Schutzmaßnahmen für Mitarbeiter und ggf. Mitpatientinnen, die laufenden Reinigungs- und Desinfektionsmaßnahmen und das Vorgehen, wenn die Patientin aus der Isolierung entlassen wurde.

Erreger- und patientenabhängige Maßnahmen

Bei Patientinnen mit Infektionserkrankungen, die *parenteral* übertragen werden (→ 30.2.2), z. B. Hepatitis-B-, HIV-Infektion, genügen die Standardhygienemaß-

Tab. 30.1 Übersicht der über die Standardhygiene hinausgehenden Maßnahmen je nach Übertragungsweg der Erreger.

Maßnahme	Übertragungsweg (→ 30.2.2)		
	Kontaktinfektion (direkt, indirekt)	**Tröpfcheninfektion**	**Aerogene Infektion**
Beispiele	Wundinfektionen, MRSA (→ 30.1.5)	Influenza (→ 23.4.1)	COVID-19 (→ 30.8.10), Lungen-Tbc (→ 23.4.5), Windpocken (→ 30.8.3)
Einzelzimmer mit Nasszelle	Ja	Ja	Ja*
Schutzkittel (geschlossener Kittel mit langen Ärmeln und engen Bündchen)	Bei Kontakt mit der Patientin, ihrer Umgebung oder evtl. kontaminierten Gegenständen. Oft schon bei Betreten des Zimmers	Bei Betreten des Zimmers	Bei Betreten des Zimmers
Handschuhe	Bei Kontakt mit der Patientin, ihrer Umgebung oder evtl. kontaminierten Gegenständen. Oft, sobald etwas im Zimmer berührt wird	Wenn Gegenstände im Zimmer berührt werden, in vielen Häusern bei Betreten des Zimmers	Bei Betreten des Zimmers
Mund-Nasen-Schutz/FFP-Maske (Wahl erregerabhängig)	Bei Gefahr von Tröpfchenbildung	Bei Abstand zur Patientin < 1–1,5 m, oft bei Betreten des Zimmers	Bei Betreten des Zimmers
Schutzbrille	Bei Gefahr von Verspritzen erregerhaltiger Flüssigkeiten	Bei Aerosolbildung	Bei Betreten des Zimmers
Patiententransport (nur wenn unbedingt nötig)	Kontamination der Umgebung vermeiden (z. B. Bett vorher frisch beziehen)	Patientin trägt Mund-Nasen-Schutz	Patientin trägt Mund-Nasen-Schutz
Besonderes	Fäkal-orale Übertragung: Eigene Toilette/Nasszelle, Einzelzimmer nur bei Nicht-Einhalten der Standardhygienemaßnahmen/Sonderfällen. Handschuhe bei Kontakt mit Stuhl/evtl. kontaminierten Materialien	Information der Patientin über Hustenhygiene (auch im Einzelzimmer! → 30.1.4)	Information der Patientin über Hustenhygiene (auch im Einzelzimmer! → 30.1.4)

* Betreuung abgesehen von einigen Erregern nicht auf einer Normalstation, sondern nur auf einer teilbaren Infektionsstation

nahmen (→ 41.2, → 30.1.3). Einzelzimmerunterbringung ist nicht nötig.

Bei Infektionserkrankungen, die durch *Kontakt-, Tröpfchen- und/oder aerogene Infektion* übertragen werden, werden die Standardhygienemaßnahmen durch übertragungsabhängige, zusätzliche Maßnahmen ergänzt (→ Tab. 30.1). Wird ein Erreger auf mehreren Wegen übertragen (häufig!), kombinieren Pflegende die jeweiligen Maßnahmen. Bei unklarem Erreger sind bis zur Klärung die strengstmöglichen Maßnahmen erforderlich. Ggf. werden die Maßnahmen je nach Erreger (z. B. schwer desinfizierbar) und Patientensituation (z. B. „Steigerung" der Maßnahmen bei Kindern, unbeherrschbaren Durchfällen, verwirrten Patientinnen) modifiziert. Besonders strenge, hier nicht aufgeführte Maßnahmen sind bei Tuberkulose und sehr gefährlichen Erkrankungen (z. B. virale hämorrhagische Fieber wie Dengue-, Gelbfieber) nötig. Die Dauer der Maßnahmen hängt von der Erkrankung und der Verfügbarkeit einer antiinfektiven Therapie ab.

Teilweise ist umstritten, welche Maßnahmen angemessen sind. Die Ausführungen hier sind daher nur Anhaltspunkte, es gilt der Hygieneplan des jeweiligen Hauses [3], [4], [5].

Abschließende Maßnahmen

Nach Ende der Ansteckungsfähigkeit, Entlassung oder Verlegung der Patientin wird das Isolierzimmer für die Aufnahme neuer Patientinnen vorbereitet **(Schlussdesinfektion,** → 41.3.2). Die Aufgabenverteilung zwischen Pflege- und Reinigungspersonal variiert von Haus zu Haus, weshalb die Pflegefachpersonen stets die entsprechenden Regelungen beachten. Die notwendigen Maßnahmen sind abhängig von der Erkrankung und im Hygieneplan festgelegt.

30.1.5 Pflege von Patientinnen mit multiresistenten Erregern

> **DEFINITION**
>
> **Multiresistente Erreger** *(mehrfachresistente Keime):* Bakterien, die gegen mehrere Antibiotika resistent (unempfindlich) sind. Im Erbgut verankerte Eigenschaft, die vererbt und an andere Erreger weitergegeben werden kann. Unter bestimmten Voraussetzungen meldepflichtig.

Ein großes Problem im gesamten Gesundheitswesen sind **multiresistente Erreger** *(MRE)*. Bedeutsam sind v. a.:

- **MRSA** *(Methicillin- oder multiresistenter Staphylococcus aureus,* → Abb. 30.5)
- **VRE** *(Vancomycin-resistente Enterokokken),* **GRE** *(Glykopeptid-resistente Enterokokken)*
- **MRGN** *(multiresistente gramnegative Stäbchen/Erreger).* Hierzu gehören *Enterobakterien* (z. B. *E. coli*), *Klebsiella pneumoniae, Pseudomonas aeruginosa* oder *Acinetobacter baumannii.* Die vorangestellte Zahl gibt an, gegen wie viele der vier maßgeblichen Antibiotikagruppen der Erreger resistent ist.

Als Ursachen sind sowohl ein unsachgemäßer Umgang mit Antibiotika in Medizin, Tiermedizin und vonseiten der Patientinnen als auch eine Zunahme schwer kranker Patientinnen sowie Hygienemängel zu nennen.

Multiresistente Erreger werden genauso übertragen und rufen die gleichen Infektionen hervor wie ihre nichtresistenten „Verwandten", sind aber wesentlich schwerer zu bekämpfen (Resistenzmechanismen → Abb. 30.4) und daher mit einer höheren Mortalität behaftet. Um ihre Verbreitung zu verhindern, sind zusätzliche hygienische Maßnahmen erforderlich.

Für die Versorgung der betroffenen Patientinnen gelten in stationären (z. B. Kran-

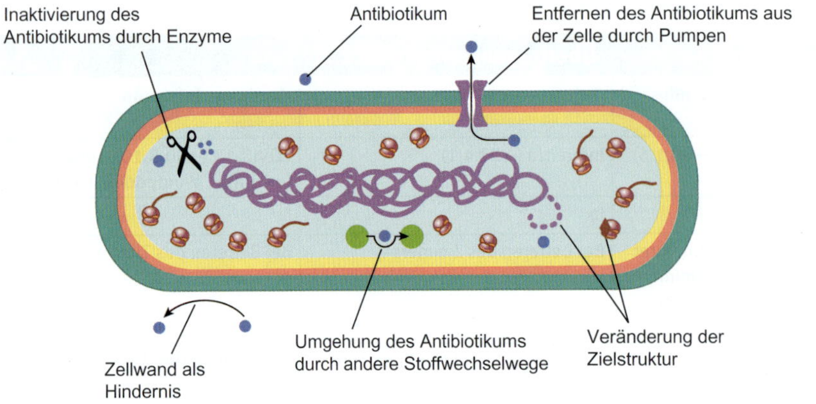

Abb. 30.4 Bakterielle Resistenzmechanismen gegenüber Antibiotika. [L138]

kenhaus) und ambulanten Versorgungssystemen unterschiedliche Maßgaben. Die Patientin, ihre Angehörigen und alle professionellen Kontaktpersonen werden über die Hygienemaßnahmen informiert. Die Hygienekommission bzw. der Hygienebeauftragte der Einrichtung (→41.1) muss über den MRE-Befall informiert werden, auch vor- und nachbehandelnde Personen/Einrichtungen werden benachrichtigt.

Pflege bei MRSA-Besiedelung

MRSA sind die bekanntesten MRE [6].

- Die **ha-MRSA** *(hospital acquired MRSA, krankenhausassoziierte MRSA)* betreffen v. a. Patientinnen mit Risikofaktoren
- Die **ca-MRSA** *(community acquired MRSA, mit dem ambulanten Bereich assoziierte MRSA)* werden oft bei Aufenthalt in einem Endemiegebiet erworben, verbreiten sich v. a. im näheren familiären Umfeld der Betroffenen und sind nicht mit ha-MRSA-Risikofaktoren assoziiert
- Die **la-MRSA** *(livestock associated = mit der Tiermast assoziierte MRSA)* haben ihren Ursprung in der Landwirtschaft.

MRSA-Screening

MRSA-Screening bezeichnet die gezielte Suche nach einer MRSA-Kolonisation auch ohne Infektionszeichen. Es ist bei Aufnahme in ein Krankenhaus bzw. eine Pflegeeinrichtung empfehlenswert bei Menschen mit erhöhtem Risiko für eine Kolonisation, z. B.:

- Bei MRSA in der Anamnese
- Bei Dialysebehandlung
- Bei Krankenhausaufenthalt über drei Tagen in den letzten zwölf Monaten
- Nach Aufenthalt auf einer Intensivstation
- Bei chronischen Wunden/Hautläsionen
- Nach (längerem) Kontakt zu MRSA-Patienten, bei regelmäßigem Kontakt zu MRSA (z. B. Tätigkeit in Mastbetrieben)
- Bei chronischer Pflegebedürftigkeit *und* Antibiotikatherapie in den letzten sechs Monaten oder Sonden, Kathetern, PEG und Tracheostoma
- Bei Abwehrschwäche, z. B. unter immunsuppressiver Therapie, bei Diabetes, bei Alkoholabhängigkeit [6].

Die Abstriche für das MRSA-Screening werden vom typischen Reservoir, der vorderen Nasenhöhle (Entnahme aus beiden Nasenhöhlen) entnommen, aber auch aus Rachen, chronischen Wunden, Eintrittsstellen von Sonden und Drainagen, Tracheostoma, Perineum und Leisten. PCR-basierte Schnelltests (→30.5.3) benötigen 1,5–5 Std. und dienen als Entscheidungsbasis für vorläufige Maßnahmen. Der kulturelle Nachweis dauert 24–48 Std.

Ein Screening beim Personal ist nur bei Verdacht oder bestehender Infektion empfohlen [6].

Abstrichentnahme. Bei trockener Nase, Wunde oder Eintrittsstelle den Watteträger zunächst mit steriler Kochsalzlösung anfeuchten. Abstrichstelle rotierend für 5 Sek. (beide Nasenvorhöfe mit insgesamt einem Watteträger) abstreichen, ihn in das Trägermedium stecken, verschließen und mit dem Begleitschein ins Labor schicken.

Dekolonisierung

Die **Dekolonisierung** *(Dekolonisation, MRSA-Sanierung)* soll eine Infektion bei der Patientin und die Weiterverbreitung innerhalb der Einrichtung verhindern. Sie umfasst ein Maßnahmenbündel, das über 5–7 Tage durchgeführt wird [6]:

- **Nasale Dekolonisierung.** 3-mal täglich das Lokalantibiotikum Mupirocin (z. B. Turixin® 2 %, Bactroban® als Nasensalbe) mit einem Watteträger in die Nasenvorhöfe einbringen, Nasenflügel zusammendrücken und Salbe durch Massieren verteilen
- **Oropharyngeale Dekolonisierung.** 3-mal täglich Mund-Rachen-Raum mit einem Schleimhautantiseptikum wie Octenidin oder Chlorhexidin (z. B. Octenidol®, Curasept®, Chlorhexamed®) ausspülen oder besprühen, Einwirkzeit nach Herstellerangaben beachten
- **Dekolonisierung der Haut und Haare.** 1-mal täglich den ganzen Körper einschl. der Haare mit einer antiseptischen Waschlotion/Reinigungsschaum (z. B. Prontoderm®, Octenisan®, Stellisept® med foam) waschen. Alternativ die Haut mit einem Antiseptikum abreiben.

Hautdefekte, chronische Wunden, Eintrittsstellen von Kathetern, Sonden und Tracheostomie müssen in die Sanierung miteinbezogen werden.

Spezielle Sets (z. B. Prontoderm® MRSA Kit) enthalten alle Produkte zur Dekolonisierung, manche Sets auch Einmalzahnbürsten, Kämme, Desinfektionstücher (z. B. Schülke Anti MRE Set®).

Der Erfolg der Dekolonisierung hängt auch von einer Keimreduktion in der Umgebung der Patientin ab.

Deshalb:

- Täglicher Wäsche- und Bettwäschewechsel
- Verwendung von Einmalrasieren, Einmalzahnbürsten, -kämmen, alternativ Desinfektion der Utensilien. Deospray statt Deoroller
- Tägliche Wischdesinfektion des patientennahen Umfelds.

Drei Tage nach Abschluss der Sanierung (davor sind falsch negative Ergebnisse durch antiseptische Substanzen möglich) werden an drei aufeinanderfolgen Tagen Abstriche von den nachgewiesenen Besiedlungsorten entnommen. Sind alle Ergebnisse negativ, liegt ein Dekolonisierungserfolg vor, die Isolierung kann aufgehoben werden [6].

Bei erfolgloser Dekolonisierung können weitere Versuche erfolgen, zuvor soll nach weiteren Reservoiren gesucht werden (z. B. Darm, Kontaktpersonen, Haustiere), die dann in die Behandlung einbezogen werden. Es ist aber möglich, dass eine Dekolonisierung nicht oder nicht dauerhaft erreicht werden kann [6].

MRSA in Krankenhäusern

Standardhygiene unabdingbar

Für die Erregerverbreitung innerhalb der Einrichtungen sind v. a. die Hände des Pflegepersonals, kontaminierte Gegenstände und Flächen von großer Bedeutung. Die sorgfältige Einhaltung der Standardhygienemaßnahmen (→ 41.2, → 30.1.3) ist die Grundlage der Prävention und Bekämpfung von MRE.

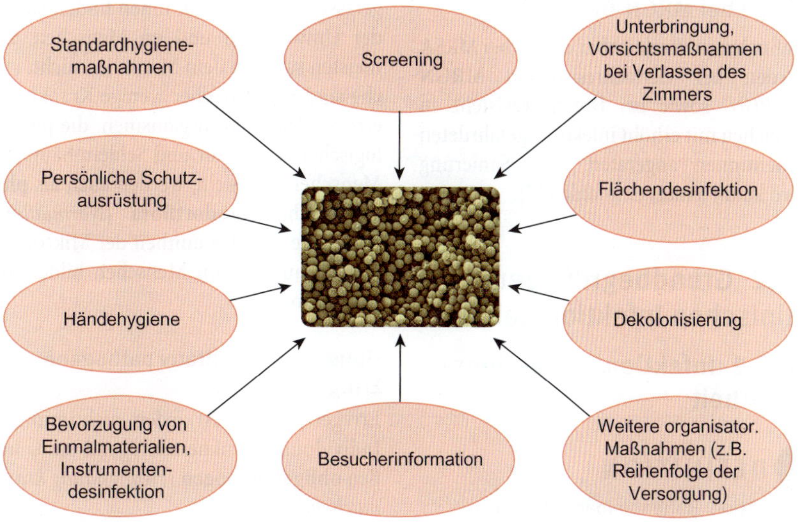

Abb. 30.5 Maßnahmen gegen MRSA und andere multiresistente Erreger. Das Problem der resistenten Erreger lässt sich nur durch ein ganzes Bündel koordinierter Maßnahmen eindämmen. [X221, L143]

Zusätzliche Maßnahmen (→ Abb. 30.5) sollen die weitere Ausbreitung von MRSA verhindern [6], [7]:

- Patientin isolieren (Einzelzimmer mit Nasszelle, möglichst mit Schleuse, Tür geschlossen). Kohortenisolierung (→ 30.1.4) ist bei gleichem Resistenzprofil und gleichem Sanierungsstand möglich
- Bei unumgänglichen Transporten entsprechende Abteilung vorher informieren, wenn möglich Transportliege benutzen und danach desinfizieren. Patientin Schutzkittel/frische Kleidung, bei Besiedelung des Nasen-Rachen-Raums Mund-Nasen-Schutz, Begleitpersonen frische Schutzkittel tragen lassen. Kontakte zu Mitpatientinnen vermeiden
- Patientenzimmer möglichst selten betreten, Zahl der Kontaktpersonen gering halten, Visite/Verbandswechsel am Ende durchführen
- Bei Tätigkeiten an der Patientin Schutzkittel, Handschuhe und Mund-Nasen-Schutz anziehen, außerdem bei möglichem Kontakt mit kontaminierten Materialien
- Patientennahe Flächen täglich desinfizieren; nach Entlassung, Verlegung oder erfolgreicher Dekolonisierung Schlussdesinfektion durchführen
- Pflegeutensilien sowie z. B. Blutdruckmanschette, Stethoskop im Zimmer lassen und ebenso wie Gebrauchsgegenstände (z. B. Brille) desinfizieren
- Kleidung und Wäsche der Patientin einschließlich Bettwäsche täglich wechseln, Wäschesäcke noch im Zimmer verschließen
- Essenstablett erst unmittelbar vor dem Abtransport des Essenwagens aus dem Zimmer holen und direkt in den Wagen stellen
- Patientin erst nach drei negativen Abstrichen aus der Isolationspflege entlassen.

MRSA in Pflegeeinrichtungen

Patientinnen können trotz MRSA-Besiedelung aus dem Krankenhaus entlassen werden. In der nachbetreuenden **Pflegeeinrichtung** gilt dann, abweichend zu den Maßnahmen im Krankenhaus:

- Bevorzugt Einbettzimmer, in bestimmten Situationen (z. B. Atemwegsinfektion mit MRSA) obligat. Bei Zweibettzimmer darf die Mitbewohnerin aber keine offenen Wunden, Abwehrschwäche oder Vergleichbares haben
- Betreuung nicht durch Pflegende mit Hauterkrankungen, Abwehrschwäche, unter Antibiotikaeinnahme
- Benutzung von Schutzkleidung bei engem Kontakt mit der Bewohnerin, Händehygiene wie im Krankenhaus, Mund-Nasen-Schutz bei Tröpfchenbildung, z. B. beim endotrachealen Absaugen
- Pflegerische Tätigkeiten nur im Bewohnerzimmer und möglichst nach Versorgung der anderen Bewohnerinnen
- Besuche und Teilhabe an gemeinschaftlichen Aktivitäten einschließlich Mahlzeiten möglich. Die Bewohnerin muss aber vorher eine hygienische Händedesinfektion durchführen, Erregeraustrittsstellen (etwa Wunden) müssen abgedeckt sein [8].

MRSA in der ambulanten Pflege

Die wesentlichen Aspekte in der **ambulanten Pflege** sind, abweichend von den Maßnahmen im Krankenhaus:

- Betroffene am Ende einer Tour versorgen
- Patientinnen über die Regeln der Händedesinfektion in bestimmten Situationen aufklären, z. B. nach dem Schnäuzen mit Einmaltaschentüchern
- Mund-Nasen-Schutz anlegen bei nasaler Besiedelung der Betroffenen, bei möglicher Aerosolbildung (z. B. Wundversorgung), beim Absaugen
- Schutzkittel bei möglichem Kontakt zu erregerhaltigem Material tragen, z. B. beim Bettenmachen, bei engem direktem Kontakt, Verbandswechsel. Der Schutzkittel verbleibt bei der Pflegebedürftigen und wird mindestens wöchentlich gewechselt, bei sichtbarer Kontamination sofort
- Eine normale Reinigung der Wohnung ist ausreichend. Ein desinfizierendes Abwischen von Gegenständen, die die Betroffene häufig berührt, kann empfohlen werden. Notwendig ist eine Flächendesinfektion des patientennahen Umfelds bei Dekolonisierung
- Wäsche der Patientin bei mindestens 60 °C oder desinfizierend waschen
- Geschirr in der Spülmaschine bei 60 °C reinigen
- Abfall wie üblich über den Hausmüll entsorgen [9].

Pflege bei VRE-Besiedelung

Mit folgenden Abweichungen gilt bei **VRE-Besiedelung** das Obige:

- Ein Mund-Nasen-Schutz ist nur bei nasaler Besiedelung nötig
- In einem Teil der Häuser dürfen kooperative Patientinnen unter Einhaltung von Schutzmaßnahmen das Zimmer z. B. zu Spaziergängen verlassen, bestimmte Bereiche (z. B. Cafeteria) sind aber tabu
- Es gibt keine Maßnahmen zur Sanierung
- Im häuslichen Umfeld sind weit weniger Vorsichtsmaßnahmen nötig als im Krankenhaus.

Pflege bei MRGN-Besiedelung

Maßnahmen vergleichbar denen bei MRSA werden bei vierfachresistenten **MRGN** *(4MRGN)* sowie bei Dreifachresistenz in Bereichen mit erhöht infektionsgefährdeten Patientinnen angeraten. Eine Sanierung wird kaum jemals empfohlen [7].

30.2 Grundbegriffe der klinischen Infektionslehre

30.2.1 Infektion – Infektionskrankheit

DEFINITION

Infektion: Haftenbleiben, Eindringen und Entwicklung oder Vermehrung von Mikroorganismen oder Parasiten im menschlichen Körper.

Infektionskrankheit: Erkrankung durch eine Infektion. Viele, aber nicht alle Infektionskrankheiten werden von Mensch (oder Tier) zu Mensch übertragen, sind also **ansteckend** *(kontagiös)*.

Bei einer **Infektion** dringen Erreger in den Körper ein und entwickeln oder vermehren sich dort. Ob aus der Infektion eine **Infektionskrankheit** wird, hängt von der **Pathogenität** *(Fähigkeit, krank zu machen)* des Erregers, seiner **Virulenz** *(„Aggressivität" eines Erregerstamms)* sowie der Abwehrlage des Infizierten ab.

Viele Infektionen verlaufen *stumm* (**inapparent,** ohne Symptome) oder **abortiv** mit nur *leichten Beschwerden. Klinisch manifeste* **(apparente) Infektionskrankheiten** sind nur ein kleiner Teil der Infektionen.

Infektionserreger

Als große Gruppen infektiöser Krankheitserreger werden **Bakterien** (→ 30.7.1), **Viren** (→ 30.8.1), **Pilze** (→ 30.9), **Protozoen** (→ 30.10) und **mehrzellige Parasiten** (Würmer → 30.11, Erkrankungen durch Läuse und Skabies → 32.5.4) unterschieden.

Hinzu kommen die **Prionen,** „fehlgefaltete" Körpereiweiße, welche normale Eiweiße in die krankhafte Form „umfalten". In Deutschland bedeutsam ist nur die **klassische Creutzfeldt-Jakob-Krankheit** *(CJK).* Sie ist meist sporadisch, gelegentlich familiär und sehr selten z. B. durch Duratransplantate übertragen und verläuft unter fortschreitenden Koordinationsstörungen und Demenz tödlich.

Bakterien, Viren, Pilze und Protozoen werden als **Mikroorganismen** zusammengefasst. Unzählige von ihnen finden sich in der Umwelt, auf und im Menschen. Die meisten schaden dem Menschen nicht, etliche sind nützlich, eher wenige Krankheitserreger. Die Mikroorganismen, die physiologischerweise Haut und Schleimhäute des Menschen besiedeln, werden auch als **physiologische Standortflora** *(Normalflora)* bezeichnet. Die Gesamtheit der Mikroorganismen auf und im Menschen bildet sein **Mikrobiom.**

Obligat und fakultativ pathogene Erreger

Erreger, die bei (fast) jedem nichtimmunen Individuum krankheitserregend sind, heißen **obligat pathogen** *(zwangsläufig krankmachend).*

Dagegen rufen **fakultativ pathogene** *(unter Umständen krankmachende)* Keime nur bei *allgemeiner* oder *lokaler* Abwehrschwäche Infektionen hervor. Zu diesen **opportunistischen Infektionen** gehört beispielsweise der Soor.

Lokale und systemische Infektionen

Lokale Infektionen wie eine Wundinfektion bleiben auf die Eintrittspforte des Erregers beschränkt. Bei **systemischen Infektionen** *(Allgemein-, generalisierten Infektionen)* dringen die Erreger ins Gefäßsystem vor und beeinträchtigen den ganzen Organismus.

Epidemie, Pandemie und Endemie

Eine **Epidemie** *(Erkrankungswelle)* ist eine zeitlich und örtlich begrenzte Häufung von Erkrankungen mit gleicher Ursache, meist Infektionskrankheiten (z. B. Grippe-Epidemie).

Breitet sich eine Epidemie über einen Kontinent oder die ganze Welt aus, spricht man von einer **Pandemie.** Sie führt in aller Regel zumindest bei einem Teil der Erkrankten zu schweren Verläufen.

COVID-19-Pandemie

Wie schnell sich eine Pandemie heute über die ganze Welt verbreiten und medizinische Versorgung, Bildungswesen, Wirtschaft und Gesellschaft an ihre Belastungsgrenzen bringen kann, hat die **COVID-19-Pandemie** (COVID → 30.8.10) seit 2020 eindrücklich gezeigt (→ Abb. 30.6).

Bei einer **Endemie** („Dauerverseuchung") ist der Erreger in einer bestimmten Region ständig vorhanden, z. B. die Plasmodien als Malariaerreger in vielen warmen Gebieten. Dann erkranken v. a. Kinder und Zugereiste, während ältere Einheimische durch einen früheren Kontakt mit dem Erreger immun sind.

30.2.2 Infektionskette

DEFINITION

Infektionskette: Weg der Weitergabe eines Infektionserregers von einem Wirt/seinem Reservoir bis zum neuen (End-)Wirt, bestehend aus **Infektionsquelle, Übertragungsweg** (bzw. bei mehreren Beteiligten mehreren Übertragungen) und neuem Wirt.

Infektionsquellen

Jede Infektion hat ihren Ursprung in einer **Infektionsquelle,** von der aus die Erreger verbreitet werden. Am wichtigsten ist dabei der gesunde oder kranke *Mensch,* der die Erreger z. B. mit Stuhl (Salmonellosen → 30.7.6) oder Atemwegssekreten (Influen-

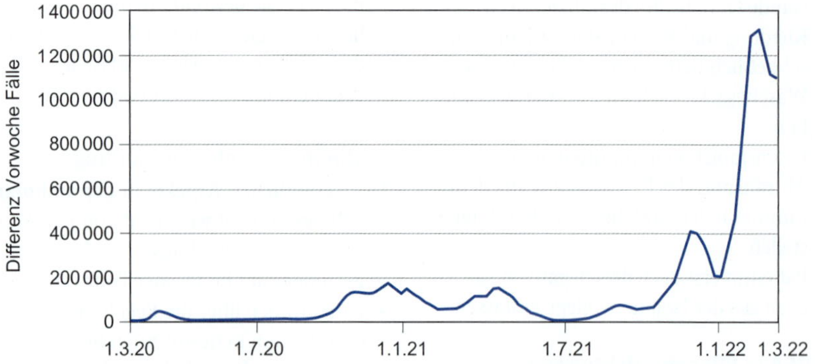

Abb. 30.6 Verlauf der COVID-19-Pandemie in Deutschland in den ersten zwei Jahren. Kontaktbeschränkungen (Lockdowns), Jahreszeit (sinkende Zahlen im Sommer) und Virusvariante (höchster Gipfel durch die sehr ansteckende Omikron-Variante) beeinflussten die Erkrankungszahlen. [X221, L143]

za →23.4.1) ausscheidet. *Tierische Infektionsquellen* sind etwa Rinder und Schweine für die entsprechenden Bandwurmerkrankungen (→30.11.1). Erkrankungen durch Erreger, die zwischen Tieren und Menschen übertragbar sind, heißen **Zoonosen.** Sehr viele Mikroorganismen können zumindest eine gewisse Zeit in der *unbelebten* Umwelt überleben, die somit auch Infektionsquelle sein kann.

Der (natürliche) Lebensraum eines Erregers wird auch als **Erregerreservoir** (→Tab. 30.2) oder *allgemeine Infektionsquelle* bezeichnet.

Exogene und endogene Infektion

- Bei **exogenen Infektionen** dringt der Erreger von *außen* in den Körper ein. Beispiel ist die Influenza (die Influenzaviren werden durch Niesen von einem Menschen zum anderen verbreitet)
- **Endogene Infektionen** werden von *körpereigenen* Keimen (Standortflora) hervorgerufen. Darmbakterien können z. B. eine Harnwegsinfektion hervorrufen.

Übertragungswege

Der **Übertragungsweg** einer Infektionskrankheit hängt u. a. von der Empfindlichkeit des Erregers gegenüber äußeren Bedingungen, seiner Ein- und Austrittspforte ab.

- Am häufigsten ist die **Kontaktinfektion:**
  - Eine **direkte Kontaktinfektion** liegt vor, wenn der Erreger durch unmittelbaren Kontakt übertragen wird
  - Bei der **indirekten Kontaktinfektion** sind kontaminierte Gegenstände oder (nicht desinfizierte/gewaschene) Hände zwischengeschaltet, die vorher mit den erregerhaltigen Körperstellen in Kontakt gekommen sind
  - Meist als Sonderfall der Kontaktinfektion angesehen wird die **fäkal-orale Übertragung** *(Schmierinfektion)* durch Verschleppen infektiösen Stuhls mit nachfolgender Aufnahme der Erreger über den Mund
- Bei der **Tröpfcheninfektion** setzt der Infizierte v. a. beim Husten, Niesen oder Sprechen erregerhaltige Tröpfchen frei, die der Nächste dann über die Schleimhäute von Nase, Augen oder Mund-Rachen-Raum aufnimmt. Diese respiratorischen Tröpfchen sind relativ groß (Ø > 5 µm) und können nur kurze Distanzen von 1–2 m, maximal 3 m „überspringen" (die genaue Reichweite ist umstritten)

Tab. 30.2 Mögliche Erregerreservoire und ihre Bedeutung.

Erregerreservoir	Beispiele	Hinweise und Bedeutung
Mensch	• Patientinnen • Personal • Angehörige • Besucherinnen	• Beschwerdefreie Keimträger (z. B. von Staphylococcus aureus auf der Haut) • Infizierte während der Inkubationszeit (z. B. bei Atemwegsinfekten) • Manifest Erkrankte • Ausscheiderinnen nach durchgemachter (evtl. nichtdiagnostizierter) Erkrankung, z. B. Salmonellenausscheiderinnen
Pflegeutensilien (→41.4.6), medizinisch-technische Geräte, Instrumente (→41.5)	• Fieberthermometer, Steckbecken, Stethoskop, Blutdruckmessgerät • Inhalationsgeräte, Katheter, Milchpumpen • Chirurgische Instrumente, Endoskope, Beatmungsgeräte	• Ungenügend gereinigte, desinfizierte, sterilisierte Utensilien, Geräte oder Instrumente • Feuchtigkeit, Blut oder Nahrungsreste an/in Instrumenten und Geräten als idealer Nährboden für Keime • Fremdkörper (z. B. Katheter, Sonden) als „Leitschienen" für Mikroorganismen
Arzneimittel (→43.3), Injektionen (→43.4), Infusionen (→43.5)	• Stechampullen, Infusionslösungen • Augentropfen • Tabletten	• Kontamination von Stechampullen oder Augentropfen durch unsachgemäßen mehrmaligen Gebrauch • Kontamination beim Auflösen von Medikamenten mit Wasser oder Zumischen von Substanzen • Kontamination von Tabletten beim Ausdrücken aus der Verpackung
Textilien (→41.4.5)	• Kleidung • Bettwäsche • Waschlappen, Handtücher • Küchenwäsche	• Durch Sekrete und Ausscheidungen kontaminierte Wäsche. Vor allem feuchte Wäsche ist eine Brutstätte für Bakterien! • Im Küchenbereich durch Mikroorganismen von Lebensmitteln und Küchengeräten
Wasser	• Trinkwasser • Wasser aus Warmwasserleitungen • Badewasser	• Keime im Leitungswasser • Legionellen (→30.6.9) in warmem Wasser • Keime in Badewannen/Restwasser durch unzureichende Desinfektion nach Gebrauch
Lebensmittel (→41.4.4), Küchenutensilien	• Milchprodukte • Fleisch • Gärendes Obst/Säfte	• Vermehrung von Mikroorganismen; v. a. auf nicht gekühlten Lebensmitteln und im Sommer • Kontamination bei der Speisenzubereitung, z. B. durch unzureichend gesäuberte Küchenutensilien
Technische und sanitäre Einrichtungen	• Wasserhähne, Waschbecken • Toiletten • Klimaanlagen, Luftbefeuchter	• Wie Wasser • Begünstigung des Wachstums von Mikroorganismen durch ständige Feuchtigkeit und Wärme. Regelmäßige Reinigung/Wartung wasserführender Geräte und Anlagen!
Abfälle (→41.6)	• Abwasser • Wertstoffe • Restmüll	• Mikroorganismen aus Sekreten, Ausscheidungen und Wunden auf benutzten Materialien • Gefahr durch Verletzungen mit kontaminierten Gegenständen
Tiere	• Vögel • Ratten • Schaben	• Mikroorganismen in Fell oder Ausscheidung der Tiere, die meist nicht selbst krank sind (kein Anlocken der Tiere durch Speisereste oder Füttern)
Pflanzen	• Topfpflanzen • Schnittblumen	• Schimmelpilze in der Erde • „Pfützenkeime" im Blumenwasser

- Vergleichbar läuft die **aerogene Infektion** ab, jedoch handelt es sich hier um Tröpfchenkerne oder andere Teilchen < 5 µm, die mit der Luft ein Gemisch **(Aerosol)** bilden. Die winzigen Aerosolteilchen können länger schweben und daher mit dem Luftstrom über größere Entfernungen verschleppt werden. Außerdem gelangen sie aufgrund ihrer geringen Größe bis in die tiefen Atemwege
- Die **parenterale Übertragung** erfolgt durch Infusion, Transfusion oder Stich mit einer verunreinigten Kanüle.
- Die **sexuelle** *(genitale)* **Übertragung** durch intensiven Schleimhautkontakt und kleinste Schleimhautverletzungen, wie sie v. a. beim Geschlechtsverkehr stattfinden, gilt als Sonderform der Kontakt- und parenteralen Übertragung
- Manche Übertragungswege erfordern spezielle **Vektoren** *(aktive Überträger)*, etwa Mücken oder Ratten. Die Vektoren nehmen die Erreger auf und übertragen sie durch Stich oder Biss auf den Menschen
- **Diaplazentare Übertragung** bezeichnet die Erregerübertragung von der infizierten Schwangeren auf das Ungeborene über die Plazenta.

Eintrittspforten

In natürlichen Körperöffnungen (z. B. Mund, Nase, Vagina, Augenbindehaut), „künstlichen" Zugängen (z. B. Katheter, Drainagen, Injektionskanülen) und Verletzungen mit Verbindung zwischen „Außenwelt" und Körperinnerem finden Mikroorganismen ihre **Eintrittspforte** (→ Abb. 30.7) in den Körper.

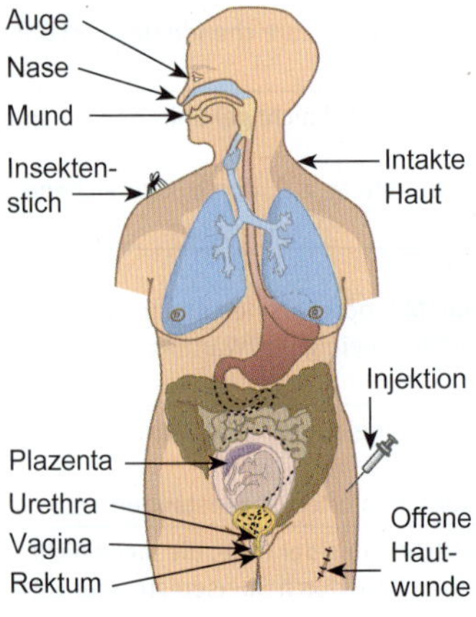

Abb. 30.7 Die verschiedenen Eintrittspforten für Mikroorganismen. [L138]

30.2.3 Nosokomiale Infektionen

DEFINITION

Nosokomiale Infektion *(Krankenhausinfektion, hospital-acquired infection, health-care-associated infection, HAI):* Nach dem *Infektionsschutzgesetz (IfSG) „eine Infektion mit lokalen oder systemischen Infektionszeichen als Reaktion auf das Vorhandensein von Erregern oder ihrer Toxine, die im zeitlichen Zusammenhang mit einer stationären oder einer ambulanten medizinischen Maßnahme steht, soweit die Infektion nicht bereits vorher bestand"* [10].

Zur Abgrenzung: **Ambulant erworbene Infektionen** *(community-acquired infections, CAI)* sind im häuslichen Umfeld erworben.

Generell sind bei **nosokomialen Infektionen** alle Erreger möglich, wobei Bakterien überwiegen. Prinzipiell kann jeder eine nosokomiale Infektion erwerben, es ist aber nicht jeder gleichermaßen gefährdet (Risikofaktoren → Tab. 30.3). Häufig handelt es sich bei nosokomialen Infektionen um *opportunistische bakterielle Infektionen* (→ 30.2.1).

Auch **nosokomiale Ausbrüche** sind möglich, gefürchtet sind z. B. Gastroenteritiden durch Noroviren.

Nosokomiale Infektionen können folgenschwer sein. Sie bereiten Beschwerden, müssen behandelt werden, erfordern oder verlängern oft einen stationären Aufenthalt und können im Extremfall zum Tod führen. Hinzu kommen zusätzliche Kosten, z. B. durch Arbeitsausfall.

Erhebliches Problem

Schätzungen für Deutschland liegen bei ca. 400.000–600.000 nosokomialen Infektionen und 10.000–20.000 dadurch bedingten Todesfällen pro Jahr. Fast 80 % davon sind Pneumonien, Harnwegs-, Wund- (→ Abb. 30.8), Clostridium-difficile- und Blutstrominfektionen [11]. Wahrscheinlich wäre etwa ein Drittel, evtl. mehr als die Hälfte vermeidbar. Hierzu ist ein ganzes Bündel von Maßnahmen erforderlich, vor allem konsequente Händehygiene, Hautantiseptik sowie Schutzmaßnahmen beim Legen und im Umgang mit Kathetern.

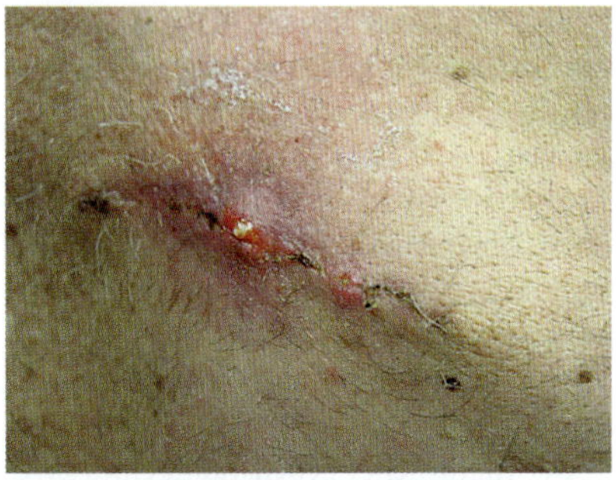

Abb. 30.8 Wundinfektionen, hier einer Operationswunde mit Staphylococcus aureus, gehören zu den häufigsten nosokomialen Infektionen. [G068]

Tab. 30.3 Risikofaktoren nosokomialer Infektionen.

Erregerfaktoren	• Hohe Kontagiosität (Ansteckungsfähigkeit), z. B. Noroviren • Hohe Widerstandsfähigkeit gegenüber Umwelteinflüssen, „genügsam" • Resistenzen gegenüber Desinfektionsmitteln/Antibiotika
Patientenfaktoren	• Hohes Alter • Multimorbidität, schwere Grunderkrankungen • Abwehrschwäche, z. B. bei Mangelernährung • Verlust natürlicher Schutzmechanismen, z. B. bei Verbrennungen
Personalfaktoren	Unzureichende Beachtung von Hygienemaßnahmen (→ Kap. 41)
Medizinische Faktoren	• Invasive Eingriffe. Zugänge, z. B. Drainagen, Katheter, Beatmung • Aufbereitungsmängel bei hygienerelevanten Medizinprodukten (z. B. Endoskope, chirurgische Instrumente)

30.2.4 Ablauf einer Infektionskrankheit

Stadien von Infektionskrankheiten

Typischerweise verläuft eine **Infektionskrankheit** wie folgt (→ Abb. 30.9):

- Nach **Eindringen** (Ansteckung) und einer gewissen „Eingewöhnungszeit" beginnt sich der Erreger im Körper zu vermehren, die Infizierte hat aber noch keine Beschwerden. **Inkubationszeit** *(Ansteckungszeit)* bezeichnet den zeitlichen Abstand zwischen Ansteckung und Krankheitsausbruch. Viele Infektionen sind am Ende der Inkubationszeit besonders ansteckend
- In der **Phase des Krankseins** ist die Patientin teils nur leicht, teils aber lebens-

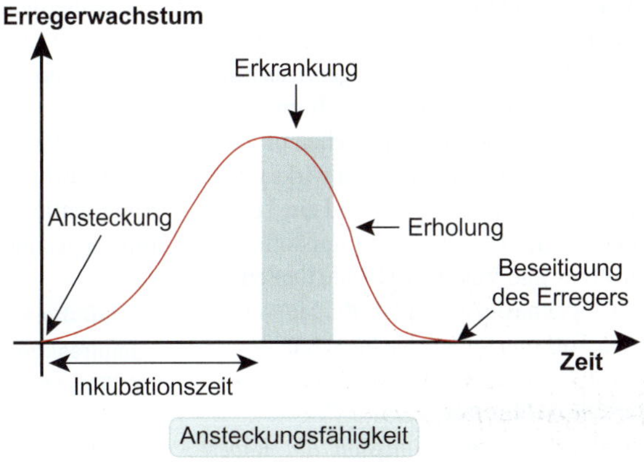

Abb. 30.9 Beispiel für den Verlauf einer akuten Infektion (Schemazeichnung). [A400]

gefährlich krank. Einige Infektionen verlaufen sogar *inapparent* (unbemerkt)
- In der **Überwindungsphase** wird der Erreger aus dem Körper beseitigt. Gelingt dies nicht, stirbt die Patientin oder der Erreger überdauert in bestimmten Zellen oder Organen. Bei Abwehrschwäche besteht dann die Gefahr des Wiederaufflackerns der Infektion. Die Eingrenzung des Erregers kann mit **Dauerausscheidung** des Keims verbunden sein, z. B. bei der Salmonellose (→ 30.7.6).

Immunität

DEFINITION

Immunität: Unempfänglichkeit eines Organismus für eine Infektion mit pathogenen Mikroorganismen bzw. deren Toxinen (**antiinfektiöse** bzw. **antitoxische Immunität**).

Bei der **(erworbenen) Immunität** sind nach einem früheren Erregerkontakt (durch Infektion oder Impfung) spezifische Abwehrzellen und Antikörper und ein **immunologisches Gedächtnis** gebildet worden. Diese schützen den Organismus mehrere Monate bis lebenslang vor einer abermaligen Erkrankung durch den *gleichen* Erreger. Auch inapparente Infektionen können eine Immunität hinterlassen (**stille** oder *stumme* **Feiung**).

Kinderkrankheiten

Kinderkrankheiten bezeichnen Krankheiten durch endemisch (ständig) vorkommende Erreger, die nach durchgemachter Erkrankung bleibende Immunität hinterlassen, sodass v. a. Kinder erkranken (z. B. Masern, Mumps, Röteln). Da dies auf etliche dieser Erkrankungen nicht mehr zutrifft, wird zunehmend auf den Begriff verzichtet.

Leihimmunität

Das Blut jeder Schwangeren enthält plazentagängige IgG-Antikörper gegen Infektionserreger. Diese treten in das Blut des Fetus über und schützen das Neugeborene vor den Erregern, gegen die die Mutter immun ist. Der mütterliche Schutz ist jedoch nur vorübergehend, da die mütterlichen Antikörper mit der Zeit abgebaut werden. Daher spricht man von **Leihimmunität** oder *Nestschutz.*

Im Alter von 3–12 Monaten sind die Antikörperspiegel im kindlichen Blut stark abgesunken, der Säugling wird anfälliger für Infektionen.

30.3 Infektionsprophylaxe

30.3.1 Möglichkeiten der Prophylaxe

DEFINITION

Expositionsprophylaxe: Vorbeugung von Infektionen durch Vermeidung des Kontakts zu den Infektionserregern.

Dispositionsprophylaxe: Vorbeugung von Infektionen durch Verringerung der Empfänglichkeit eines Individuums für eine Infektion.

Die wirksamste Infektionsprävention ist, erst gar nicht mit den Erregern in Kontakt zu kommen. Diese **Expositionsprophylaxe** reicht von Wasser- und Abwasserhygiene über Bekämpfung tierischer Überträger bis zur sorgfältigen Einhaltung der einschlägigen Hygieneregeln.

Viele Erreger sind aber allgegenwärtig, ein Meiden ist nicht möglich. Die **Dispositionsprophylaxe** soll den Menschen weniger empfänglich machen:
- Unspezifisch ist die allgemeine Stärkung der Abwehr
- Spezifisch gegen einen Erreger gerichtet ist die **Impfprophylaxe** (→ 30.3.2)
- Selten angezeigt ist eine **Chemoprophylaxe** mit vorbeugender Gabe von Arzneimitteln gegen den Krankheitserreger bei möglichem oder sicherem Kontakt. Die Schutzwirkung ist auf die Zeit der Arzneimittelgabe begrenzt.

30.3.2 Impfprophylaxe

DEFINITION

(Schutz)Impfung: Künstliche Immunisierung gegen einen Erreger/eine Erkrankung, ohne dass die Betroffene die Erkrankung durchmachen muss.

Passive Immunisierung

DEFINITION

Passive Immunisierung: Übertragung von Antikörpern gegen bestimmte Erreger/Toxine, die von einem anderen Organismus gebildet worden sind. Sofortiger, aber nur Wochen bis wenige Monate anhaltender Schutz.

Beispielsweise kann eine Schwangere, und damit v. a. das Ungeborene, in den ersten Tagen *nach* Kontakt mit einem an Röteln Erkrankten durch Gabe von Röteln-Immunglobulin vor der Infektion geschützt werden. Nachteil der **passiven Immunisierung** ist ihre kurze Wirksamkeit von 1–3 Monaten, da die Antikörper abgebaut werden.

Aktive Immunisierung

DEFINITION

Aktive Immunisierung: Auslösung eines „kontrollierten Übungskampfes" mit späterer Immunität durch Gabe von **Lebend-** oder **Totimpfstoffen.** Schutz erst nach Wochen, dafür länger anhaltend.

Bei der **aktiven Immunisierung** bildet der Organismus des Geimpften selbst („aktiv") ein immunologisches Gedächtnis gegen den Erreger und kann ihn daher nach einem Kontakt schnell und meist unbemerkt vernichten.

Impfstoffarten

Lebendimpfstoffe wie die Masern-Mumps-Röteln-Impfstoffe enthalten lebende und vermehrungsfähige, aber abgeschwächte Erreger. Sie führen meist mit wenig Impfungen zu lang dauernder Immunität, können aber (sehr selten) eine leichte **Impfkrankheit** (z. B. „Impfmasern") hervorrufen. Kontraindikationen sind Immunschwäche und Schwangerschaft.

Totimpfstoffe enthalten keine lebenden Erreger und sind auch bei Schwangen und Menschen mit Immunschwäche möglich. Sie sind meist besser verträglich als Lebendimpfstoffe, aber weniger immunogen und benötigen deshalb oft mehr Impfungen.

- **Inaktivierte (Ganzvirus-)Impfstoffe** wie z. B. der Polio-Injektionsimpfstoff bestehen aus abgetöteten ganzen Erregern
- **Untereinheiten-** *(Subunit-)* und **Spaltimpfstoffe** beinhalten Erregerbestandteile, häufig Proteinbruchstücke *(Proteinimpfstoffe).* Hierzu zählen die Influenza-Injektionsimpfstoffe und der Hepatitis-B-Impfstoff
- **Toxoidimpfstoffe,** z. B. der Tetanusimpfstoff, bestehen aus Bakteriengiften, die so verändert wurden, dass sie dem Menschen nicht mehr schaden
- Bei **mRNA-Impfstoffen** wird künstliche mRNA gegeben. Diese „Bauanweisung" wird in den Körperzellen an den Ribosomen abgelesen und (kurzzeitig) das antigen wirksame Erregerprotein hergestellt. Ein Teil der COVID-19-Impfstoffe zählt zu den mRNA-Impfstoffen
- **Vektorimpfstoffe** enthalten ein gentechnisch verändertes, harmloses und oft vermehrungsunfähiges Trägervirus mit dem Gen für das gewünschte Impfantigen. Die infizierten Körperzellen produzieren daraufhin das antigen wirksame Erregerprotein. Beispiele sind ein Teil der COVID-19- und Ebolaimpfstoffe. mRNA- und Vektorimpfstoffe heißen auch **genbasierte Impfstoffe.** Sie werden den Totimpfstoffen gleichgesetzt.

Impfempfehlungen

Die *Ständige Impfkommission am Robert Koch-Institut (STIKO)* gibt in der Regel jährlich Impfempfehlungen heraus [12]:

- **Standardimpfungen** werden für alle Menschen einer bestimmten Altersgruppe empfohlen, etwa die gegen Tetanus, Poliomyelitis und Diphtherie (→ Tab. 30.4)
- **Indikationsimpfungen** und einige **Auffrischimpfungen** sind nur bei besonderer Gefährdung durch Erkrankungen, berufliche Exposition oder Reisen angezeigt:
  - Hierzu gehören die Standardimpfungen außerhalb der genannten Altersgruppen oder in speziellen Situationen, z. B. eine Hepatitis-B-Impfung bei Erwachsenen im Gesundheitsdienst oder eine Polioimpfung bei einem regionalen Ausbruch
  - Außerdem zählen dazu Impfungen gegen Cholera, FSME, Gelbfieber (virale Tropenerkrankung mit Fieber und Ikterus), Hepatitis A, Japan. Enzephalitis, Meningokokken, Pneumokokken, Tollwut und Typhus.

Kombinationsimpfstoffe halten die Zahl der Impfungen möglichst gering.

Impffolgen

Impfreaktionen zeigen die Auseinandersetzung des Immunsystems mit dem Impfstoff und klingen nach wenigen Tag ab. Typisch sind Beschwerden an der Einstichstelle, Kopf-, Glieder- und Gelenkschmerzen, Fieber, Müdigkeit. **Impfkomplikationen** gehen über das Maß der Impfreaktionen hinaus; ein Verdacht ist dem Gesundheitsamt zu melden. **Impfschäden** sind über das normale Maß hinausgehende Impfreaktionen mit gesundheitlichen und wirtschaftlichen Folgen. Bei empfohlenen Impfungen steht Betroffenen eine Entschädigung zu [13].

Prävention und Gesundheitsberatung

Leider bestehen in Deutschland immer noch Impflücken. Dem liegen z. B. Vergessen, Unterschätzung der Gefahr durch die Erkrankung, Angst vor Impfschäden oder generelle Ablehnung von

Tab. 30.4 Impfkalender, leicht vereinfacht nach den Empfehlungen der Ständigen Impfkommission am Robert Koch-Institut Januar 2022. Zur Zahl der Injektionen und Impfabständen Herstellerangaben beachten.

Impfstoff (Erkrankung)	Alter in											
	Woch.	Monaten						Jahren				
	6	2	3	4	11	12	15	5–6	9–14	15–16	Ab 18	Ab 60
Rotaviren	G1		G2	(G3)								
DTaP/Tdap (Diphtherie, Tetanus, Pertussis = Keuchhusten)*		G1		G2	G3			A1	A2		A**	
Hib (Haemophilus influenzae Typ b)*		G1		G2	G3							
IPV (Polio)*		G1		G2	G3				A1			
HB (Hepatitis B)*		G1		G2	G3							
Pneumokokken		G1		G2	G3							S
Meningokokken C						G1						
MMR (Masern, Mumps, Röteln)					G1		G2				S***	
Varizellen (Windpocken)					G1		G2					
HPV (humane Papillomaviren)									G1/2			
Herpes zoster												G1/2
Influenza												S (jährl.)

G Grundimmunisierung (in bis zu 3 Teilimpfungen G1–G3)
A Auffrischimpfung; gegen Diphtherie und Tetanus bei Erwachsenen alle 10 Jahre
N Nachholimpfung
S Standardimpfung mit allgemeiner Anwendung = Regelimpfung
d Verminderter Diphtherietoxoidgehalt ab 5 bzw. 6 Jahren (nach Herstellerangaben)
* Sechsfachimpfstoff verfügbar
** Td-Auffrischimpfung alle 10 Jahre. Einmalige Tdap-Auffrischimpfung bei der nächsten fälligen Td-Impfung, bei entsprechender Indikation als TdaP-IPV-Kombinationsimpfung
*** Einmalige MMR-Impfung bei nach 1970 Geborenen mit unzureichendem/unklaren Impfschutz

Impfungen zugrunde, wobei die **Impfdebatte** teils sehr emotional geführt wird. Bei richtiger Indikationsstellung ist jedoch das Risiko eines Impfschadens geringer als das Risiko durch die Erkrankung. Paradoxerweise leistet gerade der Impferfolg der Impfmüdigkeit Vorschub, weil hierdurch oft das Bewusstsein für die Gefahren der Erkrankung verloren geht.
Pflegefachpersonen nutzen ihren Kontakt zu Patientinnen, um den **Impfstatus** *(Immunisierungsstatus)* zu überprüfen und über Impfungen zu informieren.

30.4 Infektionsschutzgesetz

Zweck des **Infektionsschutzgesetzes** *(IfSG)* ist es, übertragbaren Erkrankungen beim Menschen vorzubeugen, Infektionen frühzeitig zu erkennen und ihre Weiterverbreitung zu verhindern.

Das Infektionsschutzgesetz regelt u. a. die Meldepflicht bei Infektionskrankheiten und den Ausschluss bzw. die Wiederzulassung von (evtl.) Erkrankten von Gemeinschaftseinrichtungen. Es ist zudem wesentliche gesetzliche Grundlage für Rechtsverordnungen und weitergehende Einschränkungen bei besonderen Bedrohungen durch Infektionen, etwa berufliche Tätigkeitsverbote, Versammlungseinschränkungen oder Quarantäne.

Meldepflicht bei Infektionskrankheiten

Zur Meldung verpflichtet sind im Krankenhaus die Ärzte. Prinzipiell müssen aber *alle* in Therapie oder *Pflege* Tätigen melden, also auch Pflegefachpersonen, wenn kein Arztkontakt zustande kommt. Die Meldung muss unverzüglich, spätestens nach 24 Std. beim zuständigen Gesundheitsamt erfolgen.

Die Meldepflicht für bestimmte *Krankheitserreger* hat für Pflegende keine praktische Bedeutung.

Meldepflichtige Erkrankungen

Namentlich **meldepflichtige Erkrankungen** (teils schon bei Verdacht) sind [10], [14]:

- Botulismus
- Cholera
- C.-difficile-Infektionen (schwere Verläufe)
- Coronavirus-Krankheit-2019 (COVID-19)
- Creutzfeldt-Jakob-Krankheit (CJK), ausgenommen familiär-hereditäre Formen
- Diphtherie
- Enteropathisches hämolytisch-urämisches Syndrom (HUS)
- (Virusbedingte) hämorrhagische Fieber
- Keuchhusten
- Masern
- (Invasive) Meningokokkenerkrankung
- Milzbrand
- Mumps
- Pest
- Poliomyelitis (jede nicht-traumatische, akute, schlaffe Lähmung gilt als Verdacht)
- Röteln, Rötelnembryopathie
- Tollwut, (evtl.) Tollwutexposition
- (Behandlungsbedürftige) Tuberkulose, Verweigern/Abbruch einer Behandlung
- Typhus/Paratyphus
- (Akute) Virushepatitis
- Windpocken
- Zoonotische (aviäre) Influenza
- Mikrobiell bedingte Lebensmittelvergiftung oder akute infektiöse Gastroenteritis bei Beschäftigten in der Lebensmittelverarbeitung oder zwei oder mehr gleichartige Erkrankungen, bei denen ein epidemischer Zusammenhang wahrscheinlich ist oder vermutet wird
- Bedrohliche übertragbare Erkrankungen, die nicht zu den vorgenannten gehören
- Impfkomplikationen und -schäden.

Nicht namentlich zu melden ist die Häufung nosokomialer Infektionen bei (mutmaßlichem) epidemischem Zusammenhang. Hinzu kommen länderspezifische Meldepflichten, z. B. bei Borreliose.

30.5 Der Weg zur Diagnose

30.5.1 Hauptbeschwerden und Leitbefunde

Infektionskrankheiten können praktisch alle Symptome und Untersuchungsbefunde verursachen. Daher ist es kaum möglich, Leitsymptome und -befunde zu definieren. Besonders häufig sind aber Fieber (→ 5.3.5), Lymphknotenschwellung (→ 22.10) und Hautausschläge, kombiniert mit Organstörungen.

Atypischer Verlauf
Viele Infektionen, darunter die sehr häufigen Atemwegsinfekte (→ 23.4.1, → 23.4.2), verlaufen beim Kind ähnlich wie beim Erwachsenen. Andere, teils lebensbedrohliche Infektionen (z. B. Meningitis, → 37.9.1) zeigen sich vor allem bei jüngeren Kindern nur durch uncharakteristische Symptome wie etwa Fieber, Trinkschwäche, Erbrechen und Apathie. Auch bei älteren Menschen verlaufen Infektionen nicht selten atypisch, insbesondere besteht oft wenig oder gar kein Fieber.

30.5.2 Strategien der Labordiagnostik

Entzündungsantwort des Organismus

Viele Infektionskrankheiten führen zu einer *generalisierten* entzündlichen Reaktion des Organismus.

Entzündungswerte

Sog. **Entzündungswerte** sind unspezifisch, d. h. nicht nur bei Infektionen, sondern z. B. auch bei nichtinfektiösen Entzündungen oder Tumoren erhöht. Meist sind sie bei bakteriellen Infektionen höher als bei viralen:

- Lange bekannt ist die träge reagierende **BSG** (*Blutkörperchensenkungsgeschwindigkeit* → 27.4.1)
- Das **CRP** *(C-reaktives-Protein)* gehört zu den **Akute-Phase-Proteinen,** v. a. in der Leber gebildeten Eiweißen, die bei Entzündung und Gewebsuntergang vermehrt produziert werden. Das CRP ist sehr empfindlich und spricht sehr schnell in 6–24 Std. an. Es ist deshalb gut geeignet für Frühdiagnostik wie auch Verlaufskontrolle
- Bei schweren Infektionen (v. a. Sepsis) kann die Bestimmung von **Prokalzitonin** sinnvoll sein, das bei Entzündungen unabhängig vom Hormon ausgeschüttet wird.

Blutbildveränderungen bei Infektionen

Viele Infektionen gehen mit Blutbildveränderungen (→ 27.4.1) einher:

- Bei *bakteriellen Infektionen* steigt die Leukozytenzahl meist über 10.000 Leukozyten/µl Blut **(Leukozytose),** wobei v. a. die neutrophilen Granulozyten erhöht sind. Oft sind die „jungen" stabkernigen Granulozyten vermehrt **(Linksverschiebung)**
- Bei *Viruserkrankungen* kann die Gesamtleukozytenzahl erhöht, normal oder sogar erniedrigt sein. Meist sind die Lymphozyten erhöht **(Lymphozytose)**
- Ein Anstieg der eosinophilen Granulozyten **(Eosinophilie)** bei normaler oder erhöhter Gesamtleukozytenzahl kommt oft bei *Wurmerkrankungen* vor.

Erregernachweis

Ein **Erregernachweis** sichert die Diagnose und ermöglicht die Therapieplanung:

- Beim **direkten Erregernachweis** werden Erreger, Erregerbestandteile oder -produkte nachgewiesen
- Beim **indirekten Erregernachweis** werden spezifische Antikörper des Organismus gegen den Erreger nachgewiesen.

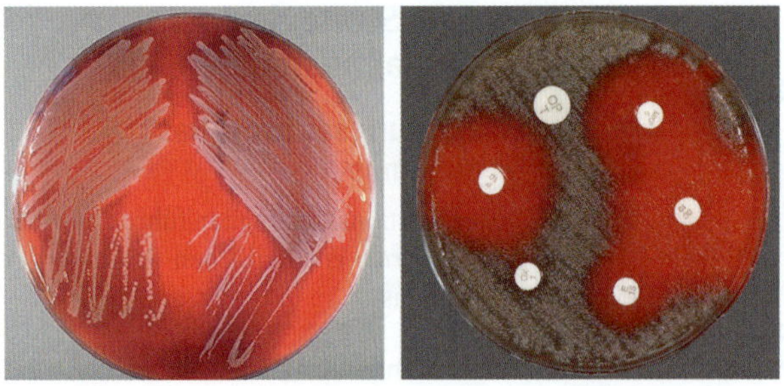

Abb. 30.10 Links Bakterienkultur auf Blutagar als Nährmedium (zickzackförmiges Auftragen des Untersuchungsmaterials), rechts Blättchentest. [B109, K115]

30.5.3 Direkter Erregernachweis

Mikroskopischer Erregernachweis

Bakterien, Pilze, Protozoen, (kleinere) Parasiten und Eier von Würmern sind unter dem Mikroskop sichtbar. Daher kann die **mikroskopische Beurteilung** eines ungefärbten oder gefärbten **Nativpräparats** *(Frischpräparats)* direkt nach der Probenentnahme zur Diagnose führen.

Erregerkultur

Oft ist die Erregerzahl in der Probe für eine zuverlässige Aussage zu gering. Deshalb werden sie zuerst in einer **Erregerkultur** vermehrt. Am häufigsten werden **Bakterienkulturen** (→ Abb. 30.10) angelegt, gefolgt von **Pilzkulturen.**

Die Probe wird auf bzw. in ein geeignetes Nährmedium gegeben und in einem Brutschrank bebrütet. Die Erreger bilden auf festen Nährmedien makroskopisch sichtbare **Kolonien,** flüssige Nährmedien trüben sich meist. Ihre genaue Differenzierung erfolgt u. a. durch makroskopische und mikroskopische Betrachtung, Untersuchung ihrer Stoffwechseleigenschaften, Antigennachweise oder molekulargenetische Untersuchung.

Viele Bakterien wachsen so schnell, dass das Ergebnis schon nach drei Tagen vorliegt. Einige Bakterien (z. B. Tuberkulosebakterien) und viele Pilze brauchen bis zu mehreren Wochen.

Viruskulturen sind sehr selten, da hierzu lebende Zellen nötig sind.

Materialgewinnung

- Material vor Beginn einer Antibiotikatherapie gewinnen. Schon eine Gabe kann dazu führen, dass der Erreger nicht mehr in der Kultur wächst, der Patientin aber noch schadet. Ist dies nicht möglich, Material mindestens drei Tage nach Absetzen des Antibiotikums entnehmen. Geht auch dies nicht, Probe direkt vor der nächsten Antibiotikagabe entnehmen
- Material „vom Ort des Geschehens" abnehmen, also z. B. beim Harnwegsinfekt Urin (*Urinkultur* → 33.3.1), bei einer Gelenkinfektion Gelenkpunktat (→ 29.3.3)
- Material korrekt gewinnen:
  - Haut vor der Punktion von geschlossenen Wund- oder Körperhöhlen desinfizieren, keine vorherige Desinfektion beim Wundabstrich (→ Abb. 30.11)
  - Sterile Entnahmematerialien und Transportbehälter benutzen, Transportbehälter sofort verschließen
- Behälter mit Patienten- und Entnahmedaten versehen
- Geeignete Transportform wählen. Nährmedium und Transporttemperatur hängen u. a. von Untersuchungsmaterial und vermutetem Erreger ab. Bei seltenen Kulturen rechtzeitig im mikrobiologischen Labor erkundigen
- Bei Postversand Schutzmaßnahmen (Umverpackung, Kennzeichnung) beachten. Meist werden vom Labor geeignete Behältnisse bereitgestellt.

Blutkultur

Blutkulturen werden beispielsweise bei Verdacht auf Sepsis, Endokarditis oder von einem Gefäßkatheter ausgehenden Infektionen, bei schweren systemischen Infektionen unklarer Ursache oder anhaltendem unklarem Fieber angelegt.

Um die Wahrscheinlichkeit des Erregernachweises zu erhöhen, sind 2–4 Blutkulturen nötig. Muss bei bedrohlichen Infektionen die Antibiotikatherapie sofort beginnen, werden die Blutkulturen gleichzeitig von verschiedenen Körperstellen entnommen. Bei Verdacht auf eine Katheterinfektion wird eine zusätzliche Blutkultur aus dem Venenkatheter abgenommen.

Pflege

Pflegefachpersonen stellen die notwendigen Materialien bereit [15]:

- Alles zur venösen Blutentnahme (→ 42.5.1). Das Blut darf nicht aus liegenden Kanülen oder Kathetern abgenommen werden
- Zwei Blutkulturröhrchen mit Nährlösung (aerob und anaerob, zur späteren Bebrütung mit bzw. ohne Sauerstoff). Das Blut kann mit einem speziellen Adapter und einem geschlossenen Blutentnahmesystem direkt in die Blutkulturröhrchen gefüllt werden. Alternativ wird das Blut mit einer 20-ml-Spritze abgenommen und mit jeweils neuer Kanüle (z. B. 20 G, gelb) in die beiden Blutkulturflaschen hineingespritzt. Für Kinder

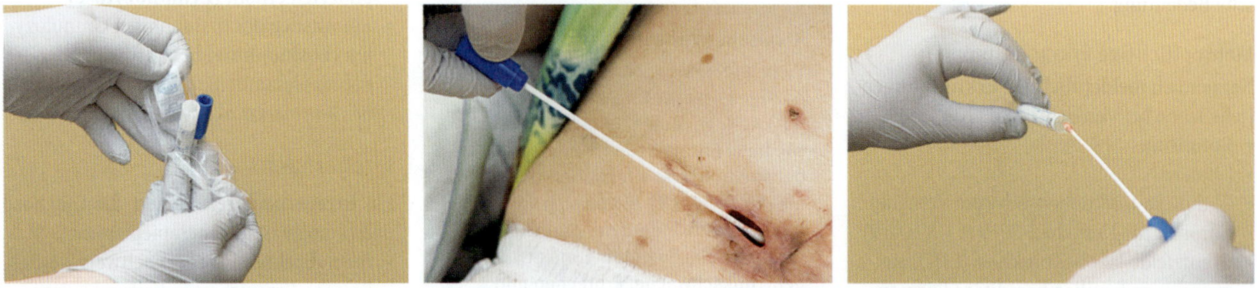

a Sterile Verpackung des Watteträgers öffnen und diesen entnehmen.

b Ohne vorherige Desinfektion Sekret mit dem Watteträger aufnehmen.

c Watteträger in das Nährmedium geben, Röhrchen fest verschließen.

Abb. 30.11 Wundabstrich. [K115]

gibt es spezielle Blutkulturflaschen, für die nur 0,5–4 ml Blut (statt 20 ml beim Erwachsenen) benötigt wird
- *Sterile* Handschuhe, Desinfektionslösung und Tupfer für die Gummipfropfen der Flaschen.

Nach der Blutabnahme werden die Flaschen mit Patientendaten, Station, Datum und Uhrzeit beschriftet und mit Begleitschein sofort ins (mikrobiologische) Labor transportiert oder bis zum Transport im Brutschrank warmgehalten. Die Nachsorge entspricht der nach venöser Blutentnahme.

Antibiogramm

Bei Bakterienwachstum in der Kultur schließt sich fast immer eine **Resistenzbestimmung** *(Sensibilitätsprüfung)* an. Ergebnis ist das **Antibiogramm,** das eine gezielte Behandlung von Infektionen ermöglicht.

Klassisch ist der **Blättchentest** (→ Abb. 30.10): Auf den beimpften Nährboden werden mit verschiedenen Antibiotika getränkte Blättchen gelegt. Je stärker das Antibiotikum das Erregerwachstum hemmt, desto größer ist der Hemmhof um das Blättchen.

Ein neues, schnelleres Verfahren ist die **MALDI-TOF** *(matrix-assisted laser desorption ionization time-of-flight).* Dabei wird die Proteinzusammensetzung in der Probe mittels Massenspektrometrie bestimmt und zur Keimidentifizierung, aber auch Resistenzbestimmung genutzt.

Immunologischer Antigennachweis

Der **immunologische Antigennachweis** weist Erregerantigene ohne vorherige Anzüchtung nach. Bei Vorhandensein des Erregerantigens in der Probe kommt es durch Zugabe von Antikörpern zu einer Antigen-Antikörper-Reaktion, die z. B. durch Agglutination oder Farbstoffreaktion sichtbar gemacht wird. Teilweise sind Schnelltests verfügbar. Beispiel sind Streptokokken- oder SARS-CoV-2-Schnelltests, bei denen sich bei Vorhandensein des Erregers ein farbiger Streifen auf dem Trägerstreifen der Testkassette bildet (→ Abb. 30.12).

Molekularbiologischer Erregernachweis

Hierbei wird Erreger-DNA bzw. -RNA mittels molekulargenetischer Methoden nachgewiesen:
- Aufgrund der geringen Konzentrationen wird die Erbsubstanz in einem ersten Schritt z. B. durch *Polymerase-Kettenreaktion* **(PCR)** stark vermehrt

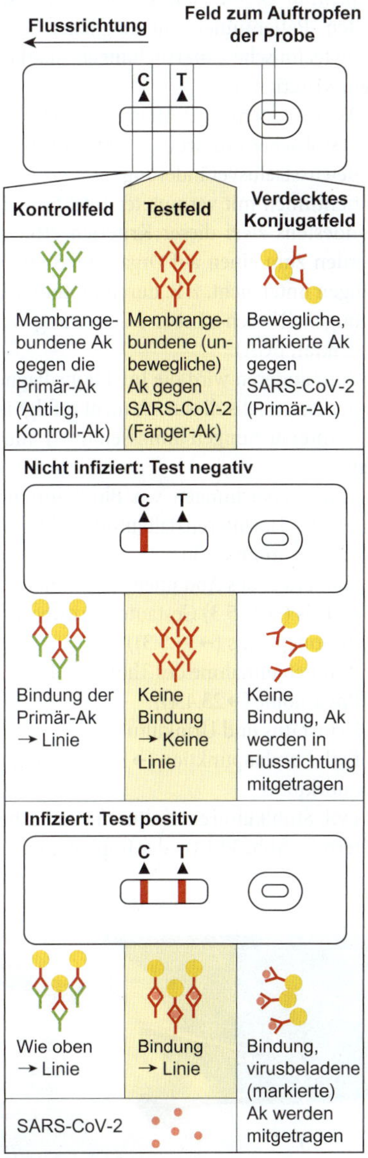

Abb. 30.12 Funktionsprinzip eines immunologischen Antigen-Schnelltests, hier eines COVID-19-Antigen-Schnelltests (Ak = Antikörper, Ig = Immunglobulin). Nach dem gleichen Prinzip funktionieren auch Schwangerschaftstests. [L143]

- Im zweiten Schritt wird ein z. B. farblich oder radioaktiv markiertes DNA-Stück, das genau komplementär („entgegengesetzt“) ist zum gesuchten Stück in der Erreger-Erbsubstanz, als **Gensonde** dazugegeben. Enthält die Probe das gesuchte DNA-Stück (und damit den Erreger), „paaren“ sich beide, was über die Markierung sichtbar gemacht wird.

Viele der zum MRSA-Screening eingesetzten Schnelltests (→ 30.1.5) basieren auf diesem Prinzip.

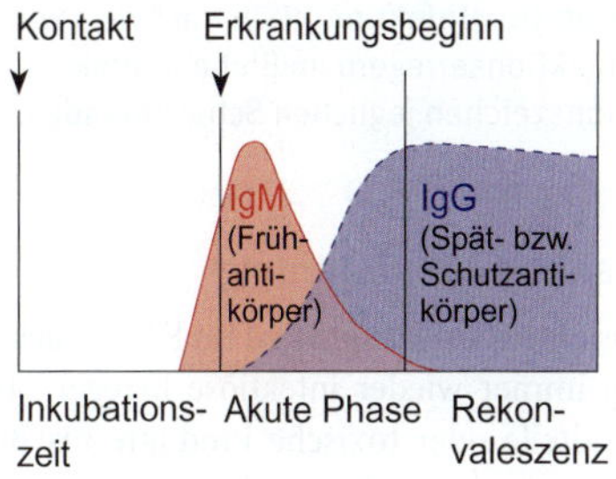

Abb. 30.13 Antikörperverlauf. Bei einer Infektion werden zuerst IgM-Antikörper und erst später IgG-Antikörper gebildet (Ig = Immunglobulin). Während die IgM-Konzentration im Blut nach der Erkrankung schnell wieder absinkt, sind IgG-Antikörper oft sehr lange nachweisbar. [A400]

30.5.4 Indirekter Erregernachweis

Die Auseinandersetzung des Organismus mit den Erregern führt zur Bildung spezifischer Antikörper (→ Abb. 30.13), die im Labor bestimmt werden können.

Das Vorhandensein von Antikörpern zeigt, dass *irgendwann* eine Infektion mit dem Erreger stattgefunden hat. Als beweisend für eine *akute* Infektion gilt der Nachweis spezifischer IgM, die **Serokonversion** (erstmaliges Auftreten von Antikörpern bei vorheriger *Seronegativität*), oder ein deutlicher Anstieg des **IgG-Antikörpertiters** (der Antikörperkonzentration).

Beispiel für den indirekten Erregernachweis ist die Hepatitisserologie (→ 25.4.2).

30.6 Sepsis

DEFINITION

Sepsis: Lebensbedrohliche Organfunktionsstörungen durch fehlregulierte Antwort des Körpers auf eine Infektion. Sterblichkeit über 10 %. Medizinischer Notfall [16].

Septischer Schock: Sepsis mit zirkulatorischen, Stoffwechsel- und/oder Zellveränderungen, die mit einer (weiter) erhöhten Sterblichkeit verbunden sind (Sterblichkeit über 40 %). Erkennbar an einem erhöhten Laktatspiegel im Blut und der Notwendigkeit, Vasopressoren (blutdrucksteigernde Medikamente) zu geben, um einen ausreichenden Blutdruck aufrechtzuerhalten (trotz Volumenzufuhr).

Bakteriämie: Nachweis von Bakterien in der Blutkultur (→ 30.5.3), möglicherweise mit Zeichen einer Infektion, aber ohne Sepsis.

Blutstrominfektion *(BSI)*: Nachweis von Infektionserregern im Blut mit Infektionszeichen jeglichen Schweregrades.

Krankheitsentstehung

Aus einem Infektionsherd im Körper gelangen immer wieder infektiöse Erreger, -bestandteile oder toxische Produkte ins Blut und rufen eine Entzündungsantwort des Organismus hervor. Die fehlregulierte Immunantwort richtet sich letztlich gegen den Organismus, u.a. durch Aktivierung des Gerinnungssystems und Freisetzung zytotoxischer Substanzen.

Früh- und Neugeborene sowie Abwehrgeschwächte sind besonders gefährdet.

Symptome und Untersuchungsbefund

- Hohes, *intermittierendes* Fieber mit *Fieberspitzen*
- Tachypnoe, Tachykardie und Hypotonie
- Appetitlosigkeit, bei jüngeren Kindern oft Durchfälle und Erbrechen
- Allgemeiner körperlicher Abbau
- Grau-blasse, marmorierte Haut, evtl. Petechien (punktförmige Hautblutungen) oder Exanthem durch Bakterienembolien
- Leber- und Milzvergrößerung
- Zusätzliche Krankheitszeichen je nach Sepsisherd, z. B. Rückenschmerzen bei einer Nierenbeckenentzündung.

Eine *Pilzsepsis* beginnt meist schleichend mit nur leichtem Fieber.

VORSICHT! Fieber fehlt oft bei Säuglingen, alten oder abwehrgeschwächten Patientinnen!

Komplikationen

Hauptkomplikationen einer Sepsis sind:

- Gerinnungsstörungen, besonders Verbrauchskoagulopathie (DIC → 27.9.2)
- **Multiorganversagen,** v. a. Nieren- (→ 33.5.7), Lungenversagen (ARDS, → 23.15)
- Septische Metastasen im Gehirn mit vielen kleinen Bakterien- und Eiterherden **(embolische Herdenzephalitis)**
- **Septischer Schock** (→ 14.4.4). Vorsicht – anfangs ist die Haut der Patientin warm und gut durchblutet, der Blutdruck normal. Die Patientin sieht gesünder aus, als sie ist!

Diagnostik

Die Verdachtsdiagnose wird klinisch gestellt. Der **qSOFA-Score** *(q = quick, SOFA = Sequential Organ Failure Assessment)* soll helfen, Patientinnen mit möglicher Sepsis ohne technische Untersuchungen zu erkennen. Kriterien sind:

- Atemfrequenz > 22 Atemzüge/Min.
- Systolischer Blutdruck ≤ 100 mmHg
- Bewusstseinsveränderung.

Patientinnen mit vermuteter Infektion, die mindestens zwei dieser Kriterien erfüllen, werden zum einen auf Organfunktionsstörungen untersucht, z. B. durch Blutuntersuchungen (Nieren-, Leber-, Gerinnungswerte, Laktat, BGA).

Zum anderen wird die Infektionsdiagnose gesichert, falls dies noch nicht erfolgt ist. Die Untersuchungen umfassen unter anderem:

- Blutuntersuchungen, v. a. Blutkulturen (→ 30.5.3), Differenzialblutbild, CRP, Prokalzitonin (→ 30.5.2)
- Sonografie des Abdomens (z. B. Cholezystitis (→ 25.5.3) Gestaute Harnwege, Pyelonephritis (→ 33.5.3))
- Röntgenaufnahme des Thorax (z. B. Pneumonie (→ 23.4.4))
- Urinstatus und Urinkultur
- Evtl. Lumbalpunktion (→ 37.3.2) mit Liquorkultur
- Evtl. Stuhlkulturen, Kulturen von Kathetern (→ Abb. 30.14) oder Implantaten.

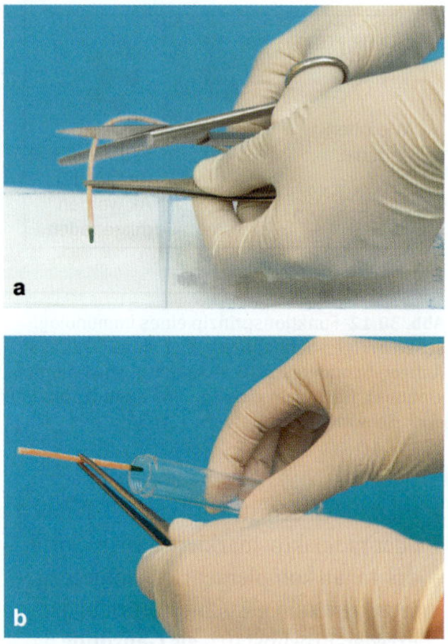

Abb. 30.14 Steriles Verpacken einer Katheterspitze (hier ein ZVK, → 43.5.4).
Die Pflegefachperson fasst mit einer sterilen Pinzette das Katheterende und schneidet die Spitze mit einer sterilen Schere ab, die auf eine sterile Kompresse fällt (a).
Die Spitze wird dann in ein steriles Untersuchungsröhrchen gegeben und zur mikrobiologischen Untersuchung geschickt (b). [K115]

Behandlungsstrategie

Entscheidend ist der sofortige Behandlungsbeginn [16]:

- Unverzügliche i. v.-Antibiotikatherapie (innerhalb 1 Std. nach Diagnose), zunächst als *kalkulierte Antibiotikatherapie* (→ 30.7.1)
- Volumenzufuhr i. v. (→ 43.5), möglichst enterale Ernährung (→ 7.7.4)
- Falls möglich, Legen neuer Gefäßzugänge/Katheter und Entfernung der alten, da diese evtl. der Infektionsherd sind
- Sanierung des Sepsisherds
- Intensivmedizinische Behandlung, z. B. mit Vasopressoren (blutdrucksteigernden Medikamenten, etwa Noradrenalin), Thrombozytentransfusion, Beatmungstherapie.

Pflege

Patientinnen mit einer Sepsis werden auf einer Intensivstation (→ Kap. 45) behandelt.

Patientenbeobachtung und -überwachung

- Engmaschige Kontrolle von Bewusstsein, Blutdruck, Puls, Atmung und Temperatur, ggf. kontinuierliches Monitoring (→ 45.2.2), einschl. Pulsoximetrie und Blutgasanalyse (→ 23.3.3, → 23.3.4)
- Überwachung der Sauerstofftherapie (→ 3.5.5)
- Überwachung der Urin- (Stundenurin, → 8.1.2) und Stuhlausscheidung (→ 8.2.2)
- Überwachung der Infusionstherapie (→ 43.5.5), medikamentösen Therapie und enteralen Ernährung (→ 7.7.4)
- Flüssigkeitsbilanzierung (→ 8.1.2)
- Bei liegendem ZVK Kreislaufeinschätzung mittels ZVD-Messung oder PiCCO®-System (→ 21.1.3)
- Beobachtung von i. v.-Zugängen (→ 43.5.4), Drainagen (→ 44.5.5), Wunden (→ 43.13.2) auf Infektionszeichen
- Beobachtung auf Schmerzen (→ 13.2).

Weitere Maßnahmen

Die weiteren Maßnahmen sind abhängig von den durchgeführten Behandlungen und dem Allgemeinbefinden des Patienten.

Sepsisprophylaxe

Die Pflegenden tragen maßgeblich zur Sepsisprophylaxe bei. Entscheidend ist das hygienegerechte, aseptische Vorgehen, etwa beim Umgang mit Blasenkathetern (→ 8.1.5), beim Verabreichen von Infusionen (→ 43.5.2, → 43.5.5) und beim Verbandswechsel (→ 43.13.6).

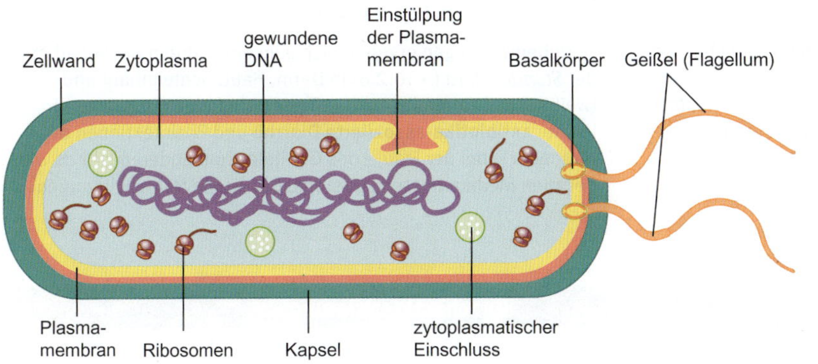

Abb. 30.15 Aufbau eines Bakteriums in der Schemazeichnung. Geißeln und Kapsel sind nicht bei allen Bakterien vorhanden. [L138]

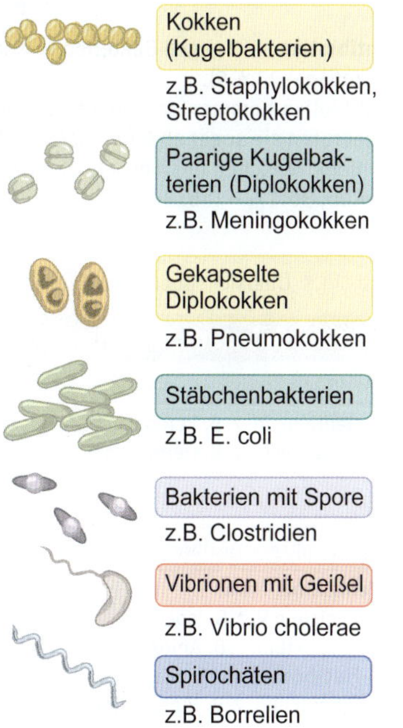

Abb. 30.16 Verschiedene Bakterienformen, die lichtmikroskopisch zu unterscheiden sind. [L138]

SPICKZETTEL

Sepsis

Definition: Infektion mit lebensbedrohlichen Organfunktionsstörungen durch fehlregulierte Antwort des Körpers.
Ursache/Risikofaktoren: Infektionsherd mit ständigem/wiederholtem Freisetzen von Erregern in die Blutbahn.
Symptome: Fieber, Schüttelfrost, schlechtes Allgemeinbefinden, Atem-, Kreislauf-, Organstörungen.
Diagnostik: Blutkultur, Suche des Infektionsherds, Diagnose von Folgeschäden.
Therapie/Pflege: Antibiotika i. v., ggf. chirurgische Herdsanierung. Intensivmedizinische Pflege.

30.7 Bakterielle Infektionen

30.7.1 Bakterien

DEFINITION

Bakterien: 0,2–5 µm große, einfach gebaute Einzeller.

Bakterien (→ Abb. 30.15) besitzen weder Zellorganellen noch Zellkern (**Prokaryonten,** das Erbgut liegt lose im Zytoplasma). Sie vermehren sich ungeschlechtlich durch Querteilung.

Ein Teil der Bakterien ist aktiv beweglich oder bildet hitze- und trockenresistente *Dauerformen* **(Sporen).**

Bakterien können auch **Toxine** (Gifte) bilden:

- **Exotoxine** werden von lebenden Bakterien abgegeben, z. B. das Tetanustoxin (→ 30.6.12)
- **Endotoxine** werden erst nach Auflösung der Bakterien frei. Sie verursachen z. B. viele Lebensmittelvergiftungen.

Einteilung

Haupteinteilungskriterien bei Bakterien sind:

- *Bakterienform* (→ Abb. 30.16), z. B. **Kokken** *(Kugelbakterien),* **Stäbchenbakterien, Vibrionen** (gebogene, einfach gekrümmte Stäbchen), **Spirochäten** (*Schraubenbakterien,* schraubenförmig gekrümmte Stäbchen)
- *Verhalten gegenüber Sauerstoff.*
  - **Aerobe Bakterien** können nur bei Anwesenheit von Sauerstoff wachsen
  - **Fakultativ anaerobe Bakterien** können mit und ohne Sauerstoff leben
  - Für **obligat anaerobe Bakterien** ist Sauerstoff ein Gift
- *Fähigkeit zur Sporenbildung.*
- *Verhalten in der Färbung nach Gram.* Bei der Gramfärbung wird das Murein der Zellwand angefärbt.
  - **Grampositive Bakterien** wie etwa Staphylokokken (→ 30.7.2) enthalten viel Murein und erscheinen in der Gramfärbung unter dem Lichtmikroskop dunkelviolett.
  - **Gramnegative Bakterien** haben nur eine dünne Mureinschicht und sehen rot aus.

Behandlung bakterieller Infektionen

Kausal werden bakterielle Infektionen durch **Antibiotika** (→ Pharma-Info 30.1) sowie ggf. durch chirurgische Sanierung des Infektionsherds behandelt. Bei Infektionen mit toxinproduzierenden Bakterien kann die frühzeitige Gabe eines **Antitoxins** *(Gegengifts)* entscheidend sein, so etwa bei der Diphtherie.

Hinzu kommen *symptomatische Maßnahmen* je nach Art und Schwere der Erkrankung.

30.7.2 Erkrankungen durch Staphylokokken

DEFINITION

Staphylokokken: Traubenförmig angeordnete, grampositive Kugelbakterien. Staphylokokkeninfektionen führen sehr häufig zur Eiter- und Abszessbildung.

Eiter *(Pus):* Bei bakteriellen Entzündungen abgesonderte Flüssigkeit aus eingeschmolzenem Gewebe und neutrophilen Granulozyten.

Staphylococcus epidermidis gehört zur Standortflora des Menschen. **Staphylococcus aureus** siedelt bei bis zu 40 % auf der Haut und im Nasen-Rachen-Raum, häufiger bei Krankenhauspersonal und Langzeitpatientinnen. Beide sind fakultativ pathogen (Staphylococcus aureus ist stärker pathogen als Staphylococcus epidermidis). Staphylokokkeninfektionen können nahezu jedes Organ und jede Körperhöhle befallen.

Erkrankungen durch Staphylococcus aureus

- *Lokalinfektionen* sind **Wundinfektionen, Furunkel/Karbunkel** (abszedierende Haarbalgentzündungen → 32.5.2), **Impetigo contagiosa** (eitrige Hautentzündung → 32.5.2), **eitrige Augenbindehautentzündung** (→ 35.6.1)

PHARMA-INFO 30.1: ANTIBIOTIKA

Antibiotika sind gegen Bakterien wirksame Arzneimittel (*Tuberkulostatika* →23.4.5).
Antibiotika hemmen das Wachstum von Bakterien *(Bakteriostase)* oder töten sie sogar ab *(Bakterizidie)*. Dazu nutzen sie die Unterschiede zwischen der menschlichen und der Bakterienzelle (→Abb. 30.17, →Tab. 30.5).

Nebenwirkungen ergeben sich zum einen durch die Schädigung der *Standortflora* (→30.2.6) in Darm, Haut, Schleimhaut und (weiblichem) Genitale. Am häufigsten sind eine überwiegend leichte **antibiotika-assoziierte Diarrhö** und Pilzinfektionen der Haut oder – bei der Frau – des Genitale. Zum anderen gibt es wie bei allen Medikamenten substanzspezifische Nebenwirkungen.

Tab. 30.5 Übersicht über häufig eingesetzte Antibiotika.

Bsp. Substanz, Bsp. Handelsname	Kurzcharakterisierung
Aminoglykoside	
• Gentamicin, z. B. Refobacin® • Tobramycin, z. B. Gernebcin®	• Nur parenterale Gabe • Breites Wirkspektrum • Bei der Kombinationstherapie schwerer Infektionen, Reserveantibiotika • Nephro-, ototoxisch
Beta-Laktam-Antibiotika	
Penizilline, etwa: • Penicillin V, z. B. Isocillin® • Amoxicillin, z. B. Amoxicillin AL® • Flucloxacillin, z. B. Staphylex® • Piperacillin, z. B. Piperacillin Eberth®	• Grampositive Bakterien und gramnegative Kokken (z. B. Angina tonsillaris, Erysipel durch Streptokokken, Pneumokokkenpneumonie, Meningokokkenmeningitis), teils auch einige gramneg. Stäbchen (z. B. Atemwegsinfektionen durch Haemophilus) • Insgesamt gut verträglich • Bei hoch dosierter Gabe ZNS-Nebenwirkungen
Cephalosporine, etwa: • Cefaclor, z. B. Panoral® • Cefuroxim, z. B. Elobact® • Ceftazidim, z. B. Ceftazidim-MIP® • Cefepim, z. B. Cefepim Rotexmedica®	• Eingeteilt in fünf Gruppen mit sehr unterschiedlichem Wirkspektrum, tendenziell ältere eher gegen grampositive, neuere breiter und eher gegen gramnegative Bakterien wirksam • Vergleichsweise gut verträglich
Carbapeneme, etwa: • Imipenem, z. B. Zienam® • Meropenem, z. B. Meronem®	• Nur parenterale Gabe • Breites Wirkspektrum • Bei schweren (v. a. nosokomialen) und Mischinfektionen
Chinolone (Gyrasehemmer)	
• Ciprofloxacin, z. B. Ciprobay® • Ofloxacin, z. B. Tarivid® • Levofloxacin, z. B. Tavanic® • Moxifloxacin, z. B. Avalox®	• Neurotoxisch (z. B. Schwindel, Unruhe), hepato-, teils fototoxisch, Sehnenschäden • U. a. wegen Resistenzen strenge Indikationsstellung
Glykopeptide	
• Teicoplanin, z. B. Targocid® • Vancomycin, z. B. Vanco-ratiopharm®	• Nur parenterale Gabe • Grampositive Bakterien, gegen C. difficile, als Reserveantibiotika • Nephro- und ototoxisch
Makrolide	
• Erythromycin, z. B. Erythrocin® • Azithromycin, z. B. Zithromax® • Clarithromycin, z. B. Klacid® • Roxithromycin, z. B. RoxiHEXAL®	• Evtl. Ersatz bei Penizillinallergie, außerdem wirksam gegen Haemophilus influenzae, Legionellen, Chlamydien, Mykoplasmen • Insgesamt gut verträglich
Oxazolidinone	
Linezolid, z. B. Zyvoxid®	• Grampositive Bakterien, Reserveantibiotikum • Knochenmarksuppression
Tetrazykline	
Doxycyclin, z. B. Doxycyclin Heumann®	• Breites Wirkspektrum • Knochen-, Zahnschäden, Fotosensibilisierung, bei hoher Dosierung hepato-, nephrotoxisch
Weitere	
Fosfomycin, z. B. Monuril®	• Oral gegen unkomplizierte Harnwegsinfektionen bei Frauen, i. v. Reserveantibiotikum • Bei parenteraler Gabe hepatotoxisch
Trimethoprim plus Sulfmethoxazol (Sulfonamid), z. B. Eusaprim®	Breites Wirkspektrum, aber Resistenzen, evtl. bei Atem-, Harnwegsinfekten

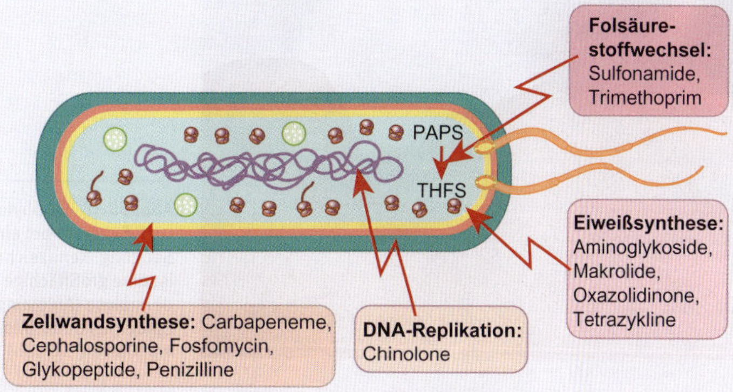

Abb. 30.17 Angriffspunkte verschiedener Antibiotika. [L138]

Antibiotikaresistenz

Kann ein Antibiotikum einen Erreger nicht schädigen, so ist dieser **resistent** dagegen. Die Resistenz kann eine *natürliche,* von Anfang an vorhandene Eigenschaft sein oder z. B. durch Mutationen oder Übertragung von Bakterien-DNA *erworben.* **Multiresistente,** d. h. gegen *mehrere* Antibiotika unempfindliche **Erreger,** sind ein zunehmendes Problem (→ 30.1.5).

Grundsätze

- Im Idealfall wird das Präparat nach Antibiogramm (→ 30.5.3) ausgewählt
- Kann in schweren Fällen nicht gewartet werden, erfolgt zunächst eine **kalkulierte Antibiotikatherapie,** d. h. nach dem *vermuteten* Erreger, die nach Vorliegen des Antibiogramms eventuell umgestellt wird
- Falls irgend möglich, werden **Engspektrumantibiotika** verabreicht, die nur gegen wenige Erreger wirken. **Breitspektrumantibiotika** schädigen die Standortflora mehr und begünstigen Resistenzen
- Die Antibiotikatherapie wird in vorgeschriebener Dosierung und Dauer durchgeführt. „Halbe Sachen" führen eher zu Resistenzen und einem Wiederaufflackern *(Rezidiv)* der Infektion.

Pflege

- Wichtig ist die genaue Einhaltung von Dosierung und Dosierungsintervall mit gleichmäßiger Verteilung der Antibiotika über den Tag. „Dreimal täglich" bedeutet „alle acht Stunden"
- Bei der oralen Gabe sind Einnahmezeitpunkt und Wechselwirkungen mit Nahrungsmitteln (Packungsbeilage) zu beachten
- Die Pflegenden beobachten die Ausscheidungen der Patientin. Leichte Durchfälle sind meist harmlos. Heftige, v. a. blutige Durchfälle können Zeichen einer schweren und gefährlichen *C.-difficile-assoziierten Diarrhö* (→ Tab. 30.6) sein.
  Bei oraler Behandlung vermindern Durchfälle und Erbrechen evtl. die Resorption des Antibiotikums wie auch anderer Präparate (Arzt bzw. Ärztin informieren).
  Ob die vorbeugende Einnahme von Probiotika, etwa spezieller Lactobacillus-Präparate (z. B. Lactobact®) oder Arzneihefe (z. B. Perenterol forte®), die Gefahr von Durchfällen vermindert, wird kontrovers diskutiert
- Frauen werden nach Juckreiz im Genitalbereich und Scheidenausfluss befragt, ggf. erfolgt eine antimykotische Lokalbehandlung
- Allergien gegen Antibiotika sind verhältnismäßig häufig, insbesondere Hautausschläge. Pflegende beobachten die Haut der Patientin und informieren bei neuen Rötungen oder anderen Effloreszenzen Arzt bzw. Ärztin. Bedrohlich sind anaphylaktische Reaktionen, die v. a. bei Antibiotikainfusionen auftreten (→ 14.4.4)
- Die Zubereitungsvorschriften sind beim Richten einer Infusion genau zu beachten, da viele Antibiotika sich nur mit bestimmten Lösungsmitteln mischen lassen (→ 43.5). Die Pflegenden schützen sich durch Handschuhe vor Kontakt, da dieser zu Resistenzbildung, z. B. der Hautbakterien, führen kann. Da Antibiotika die Gefäßwände reizen, beobachten die Pflegenden den peripheren Venenzugang auf Entzündungszeichen.

- Beispiele für *systemische Erkrankungen* sind die Brustdrüsenentzündung der stillenden Mutter (**Mastitis puerperalis** → 34.22.1), die **Staphylokokken-Pneumonie** und die Knochenmarkentzündung (**Osteomyelitis** → 29.6.4)
- Von Staphylokokken gebildete Exotoxine sind vor allem verantwortlich für die **Staphylokokken-Lebensmittelvergiftung** (→ 30.7.2), das **staphylogene Lyell-Syndrom** (*Staphylococcal scalded skin Syndrome, SSS, Syndrom der verbrühten Haut,* → Abb. 30.18, → 32.5.2) und das **toxische Schocksyndrom** *(TSS)* mit Schocksymptomen, Fieber und feinfleckigem Ausschlag.

Lebensgefährliche Komplikationen sind die **Staphylokokken-Sepsis** (→ 30.6) oder **-Endokarditis** mit oft rascher Herzklappenzerstörung (→ 21.8.1).

Gefürchtet

Staphylococcus aureus ist ein häufiger Erreger nosokomialer Infektionen, die fast immer auf menschliche Träger zurückzuführen sind.
Vorbeugend sollten Personen mit aktiven Staphylokokken-Infektionen keine Neugeborenenstationen, Intensivstationen oder Operationsabteilungen betreten.

Dazu kommt das Problem der Mehrfachresistenzen, die die Sterblichkeit schwerer Infektionen erhöhen (MRSA → 30.1.5).

Behandlungsstrategie

Zur Behandlung von Staphylokokken-Infektionen eignen sich vor allem sog. *Staphylokokkenpenizilline* (→ Pharma-Info 30.1, z. B. Staphylex®) sowie einige Cephalosporine. Abszesse und Empyeme müssen chirurgisch drainiert werden, wenn sie sich nicht von selbst entleeren.

Gegen MRSA (→ 30.1.5) noch wirksam sind oft Vancomycin (z. B. Vancomycin

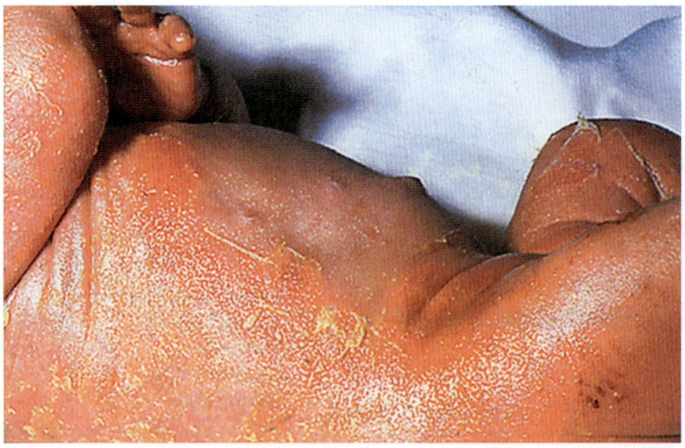

Abb. 30.18 Staphylogenes Lyell-Syndrom bei einem Säugling. Kennzeichnend ist eine großflächige Epidermolyse (Ablösung der Epidermis unter Bildung von Blasen). [G086]

CP®), Linezolid (z. B. Zyvoxid®), Daptomycin (z. B. Daptomycin-ratiopharm ®) und Tigecyclin (z. B. Tygacil®).

Pflege

Die Pflege bei Staphylokokkeninfektionen richtet sich vor allem nach dem betroffenen Organsystem (z. B. Pflege bei Pneumonie).

Hinzukommen – neben den Standardhygienemaßnahmen (→41.2) – ggf. Hygienemaßnahmen zur Verhinderung weiterer Infektionen, v. a. bei MRSA (→30.1.5).

30.7.3 Erkrankungen durch Streptokokken

DEFINITION

Streptokokken: Grampositive Kugelbakterien, die sich oftmals kettenförmig aneinanderreihen. Häufige Erreger eitriger Infektionen beim Menschen mit oft *flächenhafter* Ausbreitung.

Streptokokken können eingeteilt werden:
- Nach ihrer Fähigkeit, den roten Blutfarbstoff aufzulösen (nicht, teilweise und vollständig *hämolysierende Streptokokken,* auch γ-, α- und β-*hämolysierende* Streptokokken genannt)
- Nach ihren antigenen Eigenschaften in die Gruppen A–Q.

Streptokokken-Erkrankungen

Angina tonsillaris, Scharlach →36.6.1
- Zu den *Lokalinfektionen* gehören **Wundinfektionen** (→43.13.1), die **Impetigo contagiosa** (→32.5.2), das **Erysipel** und die **Phlegmone,** eine flächenhafte eitrige Entzündung der Unterhaut
- **Streptococcus pneumoniae** (früher *Pneumokokken*) ruft typischerweise Broncho- und Lobärpneumonien (→23.4.4), Nasennebenhöhlen- und Mittelohrentzündungen (→36.5.3, →36.4.2) sowie Meningitiden hervor. Die Übertragung erfolgt durch Tröpfcheninfektion. Insbesondere Menschen mit Alkoholabhängigkeit, Krebs, nach Milzentfernung oder bei Abwehrschwäche anderer Ursache sind gefährdet.

Auch Streptokokkenerkrankungen können zur Sepsis (→30.6) und Endokarditis (→21.8.1) führen.

Streptokokkeninfektionen lassen sich meist mit Penizillin (z. B. Isocillin®) sehr gut behandeln.

Streptokokken-Zweiterkrankungen

Die heute seltenen **Streptokokken-Zweiterkrankungen** *(Streptokokken-Folge-, -Nach-Krankheiten)* treten meist 1–4 Wochen nach Abklingen der eigentlichen Erkrankung auf. Sie sind immunologisch bedingt: Gegen Streptokokkenantigene gebildete Antikörper richten sich dabei gegen ähnliche körpereigene Strukturen.

Wichtig sind:
- Das *akute rheumatische Fieber.* Diagnosekriterien sind rheumatische Karditis, v. a. Endokarditis (→21.8.1), (vorübergehende) Gelenkentzündungen, Koordinationsstörungen und Hautausschlag bzw. subkutane Knoten
- Die *akute Poststreptokokken-Glomerulonephritis* (→33.5.5).

Im Serum ist der *Antistreptolysin-Titer,* kurz **AST,** erhöht (Streptolysin ist eine von den Streptokokken produzierte Substanz).

Erysipel

DEFINITION

Erysipel *(Wundrose):* Flächenhafte Entzündung der Haut und Unterhaut, am häufigsten durch Streptokokken. Insgesamt gute Prognose, jedoch Rezidivneigung mit Gefahr eines Lymphödems.

Krankheitsentstehung

Beim **Erysipel** dringen die Erreger meist über kleine Wunden in die Haut ein, breiten sich aus und führen zu einer flächigen, nicht-eitrigen Hautentzündung.

Symptome, Befund und Diagnostik

Nach einer Inkubationszeit von 1–3 Tagen bekommt die Patientin Fieber. Der betroffene Hautbezirk (meist Gesicht oder Unterschenkel) ist flammend gerötet, geschwollen und schmerzt. Typisch ist die scharfe Begrenzung der Rötung (→Abb. 30.19).

Die Diagnose ist meist anhand der typischen Symptome möglich.

Behandlungsstrategie

Die Behandlung besteht in der systemischen Penizillingabe (→Pharma-Info 30.1). Ursächliche oder begünstigende Grunderkrankungen (z. B. Fußpilz) sollten gesucht und behandelt werden.

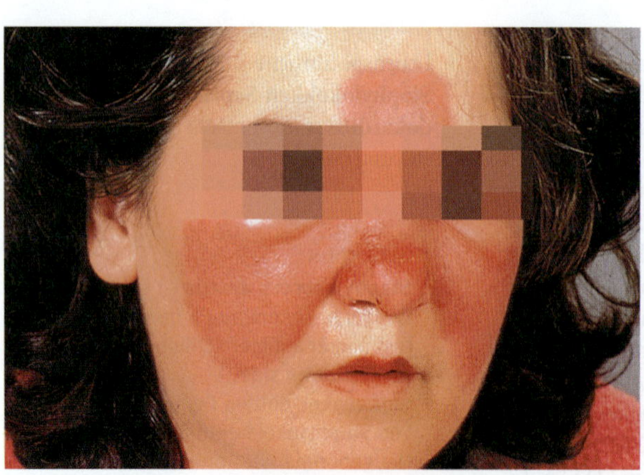

Abb. 30.19 Patientin mit Gesichtserysipel. Die Haut ist flammend rot (scharfe Begrenzung der Rötung!), geschwollen und überwärmt. [R189]

Pflege

Pflege bei Fieber → 5.4, → 5.5

Die betroffene Extremität wird hochgelagert und soll möglichst wenig bewegt werden. Bei einem Gesichtserysipel soll die Patientin wenig sprechen und nicht kauen (passierte Kost bestellen). Feuchte, kühlende Umschläge (mit Antiseptikum nur bei größerer, infizierter Eintrittspforte) sind zwischen den Antibiotikagaben möglich. [17].

Pflegende beobachten engmaschig die Haut und die Vitalzeichen einschl. Temperatur, um eine Ausbreitung des Erregers sofort zu erfassen.

Prävention und Gesundheitsberatung

Patientinnen werden zur Rezidivprophylaxe beraten:

- Hautbarriere stärken: nicht zu heiß und zu lange duschen, (seifenfreie) Syndets verwenden, trockene Haut regelmäßig eincremen (→ 6.1.4, → 6.1.5)
- Haut täglich sorgfältig beobachten, v. a. bei Lymphödem, Varizen, Diabetes mellitus
- Fußpilz, chronischen Juckreiz und Hauterkrankungen behandeln lassen
- Verletzungen vermeiden, z. B. Fußpflege von Podologen durchführen lassen, feste Handschuhe, Schuhe bei der Gartenarbeit tragen.

30.7.4 Erkrankungen durch Enterokokken

Die fakultativ pathogenen **Enterokokken** leben physiologischerweise im Darm des Menschen.

Krankheitsbilder durch Enterokokken sind v. a. Harnwegsinfekte (→ 33.4.1) und Eileiterentzündungen (→ 34.5.1), die sich zur Endokarditis (→ 21.8.1) und Sepsis (→ 30.6) ausweiten können.

Enterokokken werden an sich z. B. durch Amoxicillin (z. B. Amoxicillin AbZ®) erfasst. Gerade bei Nosokomialinfektionen sind aber Resistenzen nicht selten (VRE, → 30.1.5).

30.7.5 Erkrankungen durch Meningokokken und Gonokokken

Meningokokken *(Neisseria meningitidis)* und **Gonokokken** (*Neisseria gonorrhoeae*, Erreger der *Gonorrhö* → 32.5.5) sind gramnegative Kokken. Beide überleben außerhalb des Körpers nur kurze Zeit.

Meningokokken-Meningitis und Meningokokken-Sepsis

DEFINITION

Meningokokken-Meningitis: Eine der häufigsten eitrigen Hirnhautentzündungen, v. a. bei Säuglingen und Kleinkindern (→ 37.9.1).

Meningokokken-Meningitis, -Sepsis sowie teilweise der Nachweis sind meldepflichtig (→ 30.4).

Meningokokken sind bei ca. 10 % der Bevölkerung im Nasen-Rachen-Raum nachweisbar. Sie werden vorwiegend durch Tröpfcheninfektion übertragen und dringen vom Rachen aus ins Blut ein.

- Die **Meningokokken-Meningitis** setzt nach wenigen Tagen Inkubationszeit hochakut ein, evtl. nach vorheriger Rachenentzündung. Die Patientinnen zeigen mit hohem Fieber, Kopfschmerzen, Erbrechen und Nackensteife die typischen Meningitis-Symptome (→ 37.9.1)
- Für die **Meningokokken-Sepsis** typisch sind Blutungen in Haut (→ Abb. 30.20) und innere Organe. Sonderform ist das **Waterhouse-Friderichsen-Syndrom,** bei dem es zusätzlich zu Nebennierenversagen, Verbrauchskoagulopathie und raschem Tod kommt.

Aufgrund der Schwere der Krankheitsbilder beginnt die Behandlung *sofort* nach Liquor- und Blutkulturabnahme. Mittel der Wahl ist die i. v.-Gabe bestimmter Cephalosporine wie Ceftriaxon (z. B. Rocephin®, → Pharma-Info 30.1), evtl. auch Penicillin G [18]. Eine Isolierung ist bis 24 Std. nach Beginn der Antibiotikatherapie erforderlich (→ 30.1.4).

Bei engen Kontaktpersonen kann die vorbeugende Gabe von Antibiotika angezeigt sein. Die Impfung gegen Meningokokken der Gruppe C ist für alle Kinder empfohlen (→ 30.3.2).

Pflege bei Meningitits → 37.9.1

Pflege bei Sepsis → 30.6

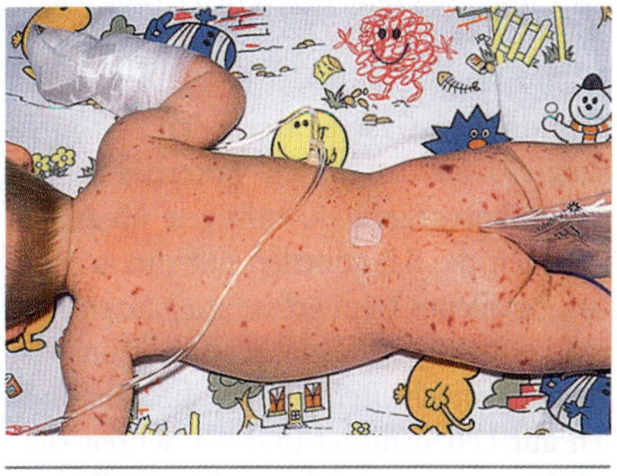

Abb. 30.20 Hautblutungen bei Meningokokken-Sepsis. [E325]

30.7.6 Infektiöse Gastroenteritiden

DEFINITION

Infektiöse Gastroenteritis: Ansteckende (Brech-)Durchfallerkrankung durch eine Vielzahl von Erregern. Jahreszeitlicher Gipfel in den Sommermonaten. Häufig bei Reisen in warme Länder. Bei ansonsten Gesunden meist selbstlimitierender Verlauf, Gefährdung vor allem für Säuglinge, alte oder (abwehr-)geschwächte Menschen. Unter bestimmten Bedingungen meldepflichtig, ebenso verschiedene Krankheitserreger (→ 30.10).

Infektiöse Gastroenteritis

Krankheitsentstehung

Die meisten Erreger **infektiöser Gastroenteritiden** werden fäkal-oral übertragen.

Symptome und Untersuchungsbefund

Leitsymptome sind Übelkeit, Erbrechen, Bauchschmerzen, Durchfälle und Fieber. Der Untersuchungsbefund ist bis auf einen evtl. Abdominaldruckschmerz unauffällig.

Insbesondere Säuglinge und Kleinkinder trocknen aber durch Erbrechen, Durchfälle und Fieber rasch aus. Daher ist die klinische Einschätzung des Wasserverlusts bei ihnen besonders wichtig. Auch alte Menschen sind durch Dehydratation angesichts der oft verminderten Organreserven und ihrer weiteren Erkrankungen erhöht gefährdet.

Diagnostik

Ein Erregernachweis aus Stuhl, Erbrochenem oder Nahrungsmittelresten ist nur nötig bei schweren oder langen Verläufen oder Risikopatientinnen. Blutuntersuchungen können beispielsweisezur Kontrolle des Wasser- und Elektrolythaushalts erforderlich sein.

Behandlungsstrategie

Die Behandlung besteht im oralen oder intravenösen Flüssigkeits- und Elektrolytersatz **(Rehydratation),** bei gefährdeten Patientinnen, schweren Verläufen und bestimmten Erregern evtl. auch in einer Antibiotikatherapie.

Rehydratation bei Kindern

Besonders dringlich ist die **Rehydratation bei Kindern.** Die Glukose-Elektrolyt-Lösung (z. B. Oralpädon®) wird v. a. bei Erbrechen häufig und in kleinen Mengen gegeben, z. B. alle 5 Min. 1–2 Teelöffel. Säuglinge werden außerdem weiter gestillt oder erhalten ihre gewohnte Milch (verdünnt oder unverdünnt). Bei geduldiger Durchführung der oralen Rehydratation ist ein intravenöser Flüssigkeitsersatz nur selten nötig. Nach dem Durchfall sollte die Kost ein paar Tage fettarm sein, unverdünnte Säfte sind ungünstig. Gabe von Lactobacillen (z. B. Infectodiarrstop®, probiotische Joghurts) kann Diarrhöen durch Rotaviren positiv beeinflussen.

Pflege

Pflege bei Diarrhö → 24.2.5
Pflege bei Erbrechen → 8.3.3
Pflege bei Fieber → 5.4, → 5.5
Quellenisolierung → 30.1.4

Prävention und Gesundheitsberatung

Einige einfache Maßnahmen können infektiösen Gastroenteritiden vorbeugen:
- Hände häufig waschen, v. a. nach jedem Toilettengang und vor dem Kontakt mit Lebensmitteln
- Auf sorgfältige Küchenhygiene achten (z. B. rohe Lebensmittel von gekochten Speisen trennen), Spül-/Abtrockentücher regelmäßig und heiß waschen
- Grundregeln im Umgang mit Lebensmitteln beachten (→ 41.4.4), z. B. Kühlkette bei kühlpflichten Lebensmitteln nicht unterbrechen, Fleisch durchgaren, abgekühlte Speisen auf ≥ 65 °C wiedererhitzen

Bei Reisen in südliche Länder gilt zusätzlich:
- Nur gekochte Speisen oder kurz zuvor selbst geschältes Obst essen („boil it, cook it, peel it or forget it")
- Meeresfrüchte und Eis meiden
- Zum Zähneputzen abgekochtes Leitungswasser oder Mineralwasser aus der Flasche verwenden
- Getränke nur aus original verschlossenen Flaschen oder Dosen trinken. Eiswürfel in Restaurants ablehnen (meist aus Leitungswasser).

Besonderheiten bei einzelnen Erregern

Gastroenteritis durch Campylobacter

Campylobacter-Bakterien sind gramnegative Stäbchen und derzeit in Deutschland die häufigsten Erreger bakterieller Gastroenteritiden. Vor allem *C. jejuni* und *C. coli* rufen häufig Durchfallerkrankungen mit hohem Fieber und schweren Allgemeinerscheinungen hervor. Hauptinfektionsquellen sind Geflügel, Rohmilch/-produkte, (halb-)rohes Hack, aber auch Haustiere. Die Erkrankung dauert ungefähr eine Woche. Reaktive Arthritiden (Gelenkentzündungen) sind möglich.

Erkrankungen durch Clostridien

Clostridien → Tab. 30.6

Einige Stämme von *Clostridium perfringens* können zu einer Lebensmittelvergiftung führen. Der Erreger wird mit der Nahrung, vornehmlich Fleischprodukten, aufgenommen, das Toxin bildet sich im Darm. Die Inkubationszeit beträgt 6–24 Std. Der Durchfall dauert nur 1–2 Tage.

C.-difficile-assoziierte Diarrhö

Clostridioides (früher *Clostridium*) **difficile** kommt bei unter 5 % der gesunden Erwachsenen, aber bis zu 30 % der Krankenhauspatientinnen oder Pflegeheimbewohnerinnen im Darm vor. Ausgelöst v. a. durch Antibiotikabehandlung kann aus dieser **C.-difficile-Infektion** *(CDI)* eine **C.-difficile-assoziierte Diarrhö** *(CDAD)* werden mit der **pseudomembranösen Kolitis** als Schwerstform.

Gastroenteritis durch Escherichia coli

Mehrere Stämme von **Escherichia coli** (*E. coli* → 30.7.7) können auf unterschiedlichen Wegen (z. B. Toxinbildung, Eindringen in die Darmwand) Durchfallerkrankungen hervorrufen. Besonders zu erwähnen sind:
- Die Reisediarrhö durch **enterotoxische E. coli** *(ETEC)*
- Die den Shigellendurchfällen ähnelnden Erkrankungen durch **enteroinvasive E. coli** *(EIEC)*
- Die Säuglingsenteritis durch **enteropathogene E. coli** *(EPEC, Dyspepsie-Koli)*
- Die v. a. bei Kindern und Älteren auftretende hämorrhagische Dickdarmentzündung durch **enterohämorrhagische E. coli** *(EHEC)*, bei der als Komplikation ein lebensbedrohliches (und meldepflichtiges) **hämolytisch-urämisches Syndrom** (*HUS*, → 33.5.7) mit hämolytischer Anämie und Nierenversagen auftreten kann.

Salmonellenerkrankungen

Salmonellen sind gramnegative Stäbchen aus der Familie der *Enterobakterien* (→ 30.7.7).

Salmonellen-Gastroenteritiden

Salmonellen-Gastroenteritiden *(Salmonellosen)* werden durch **Enteritis-Salmonellen** hervorgerufen. Infizierte Menschen scheiden die Salmonellen mit ihrem Stuhl aus, befallenes Geflügel ist am ganzen Körper kontaminiert. Bei Nichtbeachtung der Hygienevorschriften geraten die Salmonellen auf Lebensmittel und vermehren sich. Die Übertragung erfolgt *oral* durch die Aufnahme kontaminierter Nahrung [19].

Die Salmonellen-Toxine rufen im Dünndarm eine Entzündung mit Durchfällen hervor. Die Inkubationszeit beträgt meist wenige Stunden bis einen Tag.

Ausbreitung von Salmonellen

Quelle einer Salmonellen-Infektion sind seit der für Geflügel vorgeschriebenen Impfung häufig rohes oder unzureichend gegartes Fleisch und Rohwurst. Durch Berührung primär nicht kontaminierter Speisen *(Kreuzkontamination)* können praktisch alle Speisen Ausgangspunkt einer Erkrankung/eines Ausbruchs sein. Vor allem Dauerausscheider erschweren die Krankheitsbekämpfung, da sie nicht erkennbar krank sind.

Typhus und Paratyphus

Typhus-Paratyphus-Salmonellen verursachen mit **Typhus** und **Paratyphus** seltene, aber schwere Allgemeinerkrankungen (meldepflichtig, → 30.4). Leitsymptome sind allgemeines Krankheitsgefühl, treppenartig ansteigendes Fieber mit für die Fieberhöhe niedrigem Puls, zunächst Obstipation, später kommen Durchfall und Benommenheit dazu.

Gastroenteritiden durch andere Bakterien

Einige *Staphylokokken* (→ 30.7.2) verursachen durch ihre Toxine eine **Lebensmittelvergiftung.** Insbesondere verdorbene Milch-, Ei- und Fleischprodukte können Staphylokokkentoxine enthalten, die nach wenigen Stunden zu Krankheitsgefühl und massivem Erbrechen führen. Das hitzestabile Enterotoxin wird beim Kochen *nicht* zerstört. Bei ansonsten Gesunden heilt die Erkrankung nach 1–2 Tagen aus.

Shigellen sind die Erreger der **Shigellose** *(bakteriellen Ruhr).* Sie werden fäkal-oral durch Kontakt, kontaminierte Lebensmittel oder mit Fäkalien verunreinigtes Wasser übertragen. Nach ½–4 Tagen setzen Allgemeinbeschwerden und (evtl. schleimig-blutige) Durchfälle ein, typischerweise mit krampfartigen Bauchschmerzen und schmerzhaftem Stuhldrang **(Tenesmen).** Seltene Komplikationen sind u. a. ein hämolytisch-urämisches Syndrom (→ 33.5.7) und eine reaktive Arthritis [20].

Bestimmte **Yersinien** (→ 30.7.7) führen bevorzugt bei Kindern zu einer Gastroenteritis, die in der Regel nach 1–2 Wochen von selbst ausheilt.

In Deutschland sehr selten, aber durch die hohen Flüssigkeitsverluste lebensbedrohlich ist die **Cholera** durch das gekrümmte, bewegliche Stäbchenbakterium **Vibrio cholerae.**

Gastroenteritiden durch Viren

Die hochansteckenden **Noroviren** sind bei Erwachsenen von großer Bedeutung (2020 häufigste gemeldete virusbedingte Durchfallerkrankung). Gefürchtet sind vor allem Ausbrüche in Pflegeeinrichtungen und Krankenhäusern. Im Gegensatz zu vielen anderen Erregern haben sie ihren jahreszeitlichen Gipfel im Winter. Die Inkubationszeit von Noroviren beträgt Stunden bis zwei Tage, die Erkrankung ist bei Gesunden kurz (ca. zwei Tage), aber heftig.

Rotaviren waren 2020 die dritthäufigsten gemeldeten Gastroenteritis-Erreger, mit einem Auftreten vornehmlich im Kindesalter. Die Schluckimpfung gegen Rotaviren wird für alle Säuglinge empfohlen.

Diarrhöen durch Protozoen

In Deutschland kommt es jährlich zu ca. 1.500–3.500 Fällen von **Giardiasis** *(Lambliasis, Lamblienruhr)* durch das meldepflichtige **Giardia lamblia** *(Lamblia intestinalis).* Die Zysten werden fäkal-oral übertragen. Leitsymptome sind Blähungen, Bauchschmerzen und Durchfälle. Hierzulande selten sind die *Amöbiasis* (→ 30.10.3) oder die **Kryptosporidiose** bei Kindern oder Immunsuppression (→ 43.14, → 31.3).

30.7.7 Erkrankungen durch weitere Enterobakterien

Enterobakterien gehören zur normalen Bakterienflora im Darm. Die meisten, etwa **E. coli** *(Escherichia coli),* **Citrobacter, Enterobacter, Klebsiellen** oder **Proteus,** sind fakultativ pathogen. Sie rufen – mit unterschiedlicher Gewichtung – Harnwegs- und Gallenwegsinfektionen (→ 33.4.1, → 25.5.4), Wundinfektionen, Pneumonien (→ 23.4.4) und Hirnhautentzündungen (→ 37.9.1) hervor. Gefürchtet bei Abwehrschwäche ist eine gramnegative Sepsis (→ 30.6).

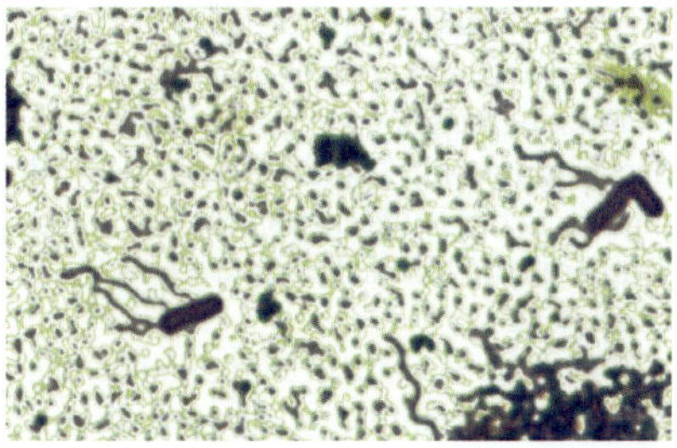

Abb. 30.21 E. coli im mikroskopischen Bild. [E315]

Das klinische Bild allein erlaubt keine Diagnose. Entscheidend ist der kulturelle Erregernachweis mit Antibiogramm.

> **MRGN**
> Infektionen mit *multiresistenten gramnegativen Stäbchen* **(MRGN)** haben weltweit zugenommen. Bei MRGN-Infektionen sind besondere Hygienemaßnahmen erforderlich (→ 30.1.5).

Escherichia coli

Infektionen durch **E. coli** (→ Abb. 30.21) sind die häufigsten Infektionen durch Enterobakterien.

Dabei werden *infektiöse Diarrhöen* (→ 30.7.6) von den *extraintestinalen* Manifestationen außerhalb des Darmes unterschieden. Bei den Letzteren überwiegen die Harnwegsinfektionen (E. coli ist der häufigste Erreger von Harnwegsinfektionen überhaupt).

Zumindest die im häuslichen Bereich erworbenen E.-coli-Infektionen sind in der Regel antibiotisch gut zu behandeln.

Yersinien

Y. enterocolitica und *Y. pseudotuberculosis* rufen v. a. die **enterischen Yersiniosen** hervor mit Diarrhö bei Kleinkindern und Erwachsenen und einer Lymphknotenentzündung im Bauchraum mit appendizitisähnlichen Beschwerden bei Jugendlichen.
Y. pestis ist Erreger der sehr seltenen **Pest.**

30.7.8 Erkrankungen durch Pseudomonaden

Wichtigster Vertreter der **Pseudomonaden,** einer Gruppe gramnegativer, beweglicher Stäbchen, ist **Pseudomonas aeruginosa.** Gefährdet sind vor allem schwer erkrankte Patientinnen, besonders solche mit großflächigen Hautwunden (z. B. Verbrennungen).

> **Problemkeim**
> Wegen seiner weiten Verbreitung (v. a. in Feuchträumen, an feuchten Stellen), hohen Widerstandsfähigkeit gegenüber Umwelteinflüssen und zahlreicher Resistenzen ist Pseudomonas aeruginosa ein Problemkeim im Krankenhaus.

Wichtigste Erkrankungen sind:
- Wundinfektionen mit typischer blaugrüner Färbung des Eiters
- Meningitis, z. B. Verschleppung der Erreger durch Lumbalpunktion
- Harnwegsinfektionen, übertragen durch Katheter und urologische Geräte
- Infektionen der Atmungsorgane, z. B. als Folge verseuchter Inhalatoren oder Luftbefeuchter.

Aufgrund der häufigen Vielfachresistenzen erfolgt die Behandlung möglichst nach Antibiogramm (→ 30.5.3). Dennoch verlaufen Pseudomonas-Infektionen bei Abwehrschwäche oft tödlich.

30.7.9 Erkrankungen durch Legionellen

> **DEFINITION**
> **Legionellosen:** Erkrankungen durch **Legionellen** (gramnegative Stäbchenbakterien), in 90 % **Legionella pneumophila** (meldepflichtig, → 30.4). Unterschieden werden das grippeähnliche **Pontiac-Fieber** und die *Legionellen-Pneumonie* (*Veteranen-*, **Legionärskrankheit**), die v. a. ältere und abwehrgeschwächte Menschen betrifft.

Krankheitsentstehung

Legionellen kommen weltweit in Süßwasser vor. Besonders gut vermehren sie sich in warmem Wasser, besonders Rohren mit „Biofilm-Ablagerungen". Der Mensch infiziert sich vor allem durch Einatmen legionellenhaltiger Aerosole, z. B. aus Duschköpfen oder Klimaanlagen. Seit 2011 gibt es eine Untersuchungspflicht für „Großanlagen" der Trinkwasserinstallation (z. B. größere Mehrfamilienhäuser) [21].

Symptome, Befund und Diagnostik

Gesunde erkranken nur selten. Bei manifest Erkrankten leiten grippeähnliche Symptome, Fieber und trockener Reizhusten die Krankheit ein. Bleibt es dabei, so wird dies als **Pontiac-Fieber** bezeichnet.

Ca. 10 % der Erkrankten entwickeln wenige Tage später eine Pneumonie. Ungefähr die Hälfte hat außerdem Durchfälle. Benommenheit oder Verwirrtheit können Zeichen einer ZNS-Beteiligung sein. Diese **Legionärskrankheit** verläuft in 5–15 % tödlich.

Die Diagnose wird durch mikroskopischen oder kulturellen Erregernachweis, PCR aus Atemwegssekreten oder Antigennachweis im Urin gestellt [22].

Behandlungsstrategie

Die Behandlung der Legionärskrankheit besteht in der Gabe von Chinolonen, etwa Levofloxacin (z. B. Avalox®), oder Makroliden, etwa Azithromycin (z. B. Azithromycin AbZ®, → Pharma-Info 30.1) [22].

Pflege bei Pneumonie → 23.4.4

30.7.10 Erkrankungen durch Haemophilus-Bakterien und Bordetellen

Haemophilus influenzae vom Typ b (Hib)

Das gramnegative Stäbchenbakterium *Haemophilus influenzae vom Typ b* (kurz **Hib,** meldepflichtiger Erreger, → 30.4) wird durch Tröpfcheninfektion übertragen.

Bei Erwachsenen ist Hib in erster Linie als Erreger von *sekundären* Infektionen der Atmungsorgane, z. B. als *bakterielle Sekundärinfektion* bei Grippe (→ 23.4.1), bedeutsam. Schwere Infektionen wie etwa Hirnhaut- oder Lungenentzündungen treten nur bei Abwehrschwäche auf. Behandelt wird z. B. mit Ampicillin (etwa Ampicillin ratiopharm®) oder Cephalosporinen (etwa Claforan®). Evtl. erhalten Kontaktpersonen Erkrankter, in erster Linie Kinder unter sechs Jahren, prophylaktisch Antibiotika.

Bei Säuglingen und Kleinkindern kann Haemophilus influenzae lebensbedrohliche Meningitiden und Kehlkopfentzündungen (*Epiglottitis,* → 36.8.4) verursachen. Beide Erkrankungen sind durch die aktive Schutzimpfung wesentlich seltener geworden.

Bordetellen: Keuchhusten

DEFINITION

Keuchhusten *(Pertussis, Stickhusten):* Bakteriell bedingte, insbesondere für Säuglinge lebensbedrohliche Allgemeinerkrankung mit typischen Hustenanfällen. Meldepflichtig.

Krankheitsentstehung

Der Erreger des **Keuchhustens,** das gramnegative Stäbchen **Bordetella pertussis,** wird durch Tröpfcheninfektion übertragen.

Symptome, Befund und Diagnostik

Nach einer Inkubationszeit von meist 9–10 Tagen beginnt die Erkrankung mit dem *katarrhalischen Stadium,* das mit Schnupfen und Husten wie ein banaler Infekt aussieht und 1–2 Wochen dauert. In dieser Zeit ist die Erkrankung am ansteckendsten [23].

Erst dann folgt das charakteristische *konvulsive Stadium,* meist über 4–6 Wochen. Die Hustenanfälle werden häufiger und schwerer, 10–20 Hustenstöße folgen stakkatoartig rasch hintereinander, wobei die Kinder zyanotisch werden können. Am Ende würgen die Kinder oft glasigen Schleim aus oder erbrechen. Täglich können bis zu 50 Anfälle das Kind quälen, nachts häufiger als am Tag. Die Anfälle werden oft durch Essen, Trinken oder auch eine Racheninspektion ausgelöst.

Erwachsenen haben oft „nur" einen wochenlangen, schweren Husten.

Für Säuglinge lebensbedrohlich

Lebensbedrohlich ist der Keuchhusten für Säuglinge: Zum einen äußert er sich bei ihnen oft nicht in Husten, sondern in Atempausen, zum anderen entwickeln sich bei ihnen häufiger Komplikationen wie Pneumonien. Junge Säuglinge werden daher stationär aufgenommen und mittels Monitor überwacht (→ 45.2.2).

Die Diagnose wird durch einen Abstrich aus dem Nasen-Rachen-Raum gestellt.

Behandlungsstrategie

Antibiotikagabe (Makrolide, → Pharma-Info 30.1) beeinflusst zwar nur bei frühzeitiger Gabe den Verlauf (bereits gebildete Toxine lösen weiter Husten aus), verhindert aber eine Verbreitung der Erreger. Engen Kontaktpersonen Erkrankter wird eine prophylaktische Antibiotikagabe angeraten.

Empfohlen wird die Pertussis-Impfung für alle Kinder, Schwangere zu Beginn der Spätschwangerschaft sowie eine Auffrischimpfung bei Erwachsenen, da sie als Überträger bedeutend sind (→ 30.3.2) [23].

Pflege

Quellenisolierung → 30.1.4

Patientenbeobachtung und Dokumentation

- „Hustenprotokoll" mit Uhrzeit
- Zyanose, Apnoe, ggf. Pulsoximetrie
- Spucken zähen Schleims, Erbrechen.

Probleme bereitet oft die Ernährung, weil Essen einen Hustenanfall auslösen kann. Da nach einem Hustenanfall die „Hustenschwelle" für einige Zeit erhöht ist, sollte das Kind in dieser Zeit etwas essen. Häufige kleine Mahlzeiten werden besser vertragen. Die Speisen sollen gut zu schlucken sein. Ungeeignet sind harte, krümelige Speisen (z. B. Zwieback). Erbrechen Säuglinge ihre Mahlzeit, sollte nach 15–20 Min. ein Nachfüttern versucht werden.

Gerade wenn das Kind nicht viel essen kann, ist eine sorgfältige Mundpflege (→ 6.7.4) wichtig.

Frischluftzufuhr wirkt sich in der Regel günstig aus.

30.7.11 Erkrankungen durch Listerien

Listerien sind grampositive Stäbchen, wobei nur **Listeria monocytogenes** menschenpathogen ist. Trotz ihrer weiten Verbreitung rufen Listerien praktisch nur bei Abwehrgeschwächten ernste Erkrankungen hervor.

Gefährlich ist jedoch die **angeborene Listeriose.** Steckt sich eine Schwangere (oft unbemerkt) an, so können die Listerien über die Plazenta das Ungeborene infizieren und zu einer Totgeburt oder schweren (ZNS-)Schäden des Kindes führen.

Eine Impfung ist nicht möglich. Schwangere sollten Tierkontakte meiden oder zumindest die Hygieneregeln streng befolgen. Außerdem wird vom Verzehr von Rohfleisch, z. B. Gehacktem, und Rohmilch abgeraten.

Der Listeriennachweis ist unter bestimmten Bedingungen meldepflichtig (→ 30.4).

30.7.12 Erkrankungen durch Sporenbildner

Beispielhaft für die **Erkrankungen durch Sporenbildner** soll an dieser Stelle der **Tetanus** abgehandelt werden (weitere → Tab. 30.6, Meldepflicht → 30.4).

Tetanus

DEFINITION

Tetanus *(Wundstarrkrampf):* Lebensbedrohliche Erkrankung mit Muskelkrämpfen, bedingt durch das Toxin von **Clostridium tetani,** einem grampositiven, anaeroben Sporenbildner.

Clostridium tetani ist praktisch überall im Erdreich vorhanden und gelangt über meist kleine Verletzungen, oft zusammen mit Fremdkörpern, in den Körper.

Überwiegend ½–3 Wochen nach der Verletzung beginnt die *generalisierte Form* des **Tetanus** mit Kopfschmerzen und Müdigkeit, in der Folge entwickeln sich heftige, schmerzhafte Muskelkrämpfe schon auf geringe Reize.

Die *lokale Form* (bei Teilimmunität) zeigt sich durch Krämpfe in der Wundumgebung.

Tab. 30.6 Übersicht über wichtige Erkrankungen durch Sporenbildner.

Erreger	Krankheit	Übertragung	Symptome	Therapie
Aerobe Sporenbildner				
Bacillus anthracis	**Hautmilzbrand**	Eindringen der Bazillen in Hautverletzungen, Risiko v. a. in tierverarbeitenden Berufen	Rote, später blauschwarze Papel, dann Blase, anfangs auffällig schmerzlos	Hoch dosiert Penizillin, Extremität ruhigstellen
	Lungenmilzbrand	Einatmen der Bazillen	Fieber, akute Pneumonie	Penizilline
Anaerobe Sporenbildner				
Clostridioides difficile	**C.-difficile-assoziierte Diarrhö,** Schwerstform **pseudomembranöse Kolitis**	Bei vorhandener Besiedelung und zusätzlichen Faktoren (v. a. Antbiotikatherapie) starke Clostridienvermehrung	Fieber, Bauchschmerzen, evtl. blutige Durchfälle bis zum toxischen Megakolon	Vancomycin (z. B. Vancomycin Enterocaps®) oral
Clostridium botulinum	**Botulismus**	Verzehr mangelhaft sterilisierter Konserven mit Botulinumtoxin	Magen-Darm-Beschwerden, Lähmungen (Warnsymptom Doppelbilder)	Antitoxingabe bereits bei Verdacht
Clostridium perfringens	**Gasbrand** *(Gasödem)*	Eindringen der Clostridien in tiefe Wunden bei unsachgemäßer OP/Wundbehandlung, im Krieg	Dunkle Gewebeverfärbung, Schmerz, Gasentwicklung mit Hautemphysem	Wundrevision, Antibiotika, evtl. O_2-Überdrucktherapie
	Lebensmittelvergiftung	Aufnahme toxinverseuchter Lebensmittel	Krampfartige Bauchschmerzen, Durchfall, kein Fieber	Rein symptomatisch
Clostridium tetani: Erreger des Tetanus, siehe Text				

Die Diagnose wird durch Erreger- oder Toxinnachweis im Verletzungsbereich gesichert.

Meist kommen Antibiotika- und Antitoxin-Gabe beim *manifesten* Tetanus zu spät, sodass nur eine symptomatische Behandlung mit Intensivpflege (Sedierung, Muskelrelaxation, Beatmung, parenterale Ernährung) möglich ist.

Prävention und Gesundheitsberatung

Die Tetanusimpfung ist eine Standardimpfung und gut verträglich (→ 30.3.2).

- Die **Grundimmunisierung** mit Tetanus-Toxoid (z. B. in Td-pur®) erfolgt ab dem dritten Lebensmonat, **Auffrischimpfungen** vor der Einschulung und danach alle zehn Jahre (→ Tab. 30.4)
- Im Verletzungsfall wird mit Toxoid nachgeimpft, falls die Wunde tief oder verschmutzt ist *und* seit der letzten Gabe mehr als fünf Jahre vergangen sind
- **Tetanus-Immunglobulingabe** *(Tetanus-Antitoxin,* z. B. Tetagam® P) ist nur bei unbekannter/unvollständiger Grundimmunisierung nötig
- Toxoid und Tetanus-Immunglobulin werden bei gleichzeitiger Gabe getrennt aufgezogen und an unterschiedlichen Körperstellen injiziert, damit sie sich nicht gegenseitig neutralisieren
- Zusätzlich werden Wunden desinfiziert oder chirurgisch versorgt, um den Keimgehalt der Wunde zu verringern und die Wuchsbedingungen der Bakterien zu verschlechtern.

30.7.13 Erkrankungen durch Mykobakterien

Mykobakterien sind grampositive, *säurefeste* Stäbchenbakterien (d. h., sie lassen sich nach der Färbung weder durch Säure noch durch Alkohol entfärben):

- **Mycobacterium tuberculosis** ist Erreger der **Tuberkulose** (→ 23.4.5)
- **Mycobacterium leprae** verursacht die **Lepra.** Sie beginnt mit fleck- oder knotenförmigen Haut- und Nervenveränderungen und kann unbehandelt zu schweren Verstümmelungen führen, ist aber durch Antibiotika heilbar
- **Atypische Mykobakterien** haben v. a. als HIV-assoziierte Infektion stark an Bedeutung zugenommen (→ 31.1.2).

30.7.14 Erkrankungen durch Spirochäten

Spirochäten sind gramnegative, schraubenförmige Bakterien:

- *Treponemen* sind u. a. die Erreger der **Lues** (*Syphilis,* → 32.5.5)
- *Borrelien* sind für die **Lyme-Borreliose** und das sehr seltene, aber bedrohliche **Rückfallfieber** mit wiederholten Fieberschüben verantwortlich
- Infektionen mit *Leptospiren,* übertragen durch Urin z. B. infizierter Nager, führen zu den **Leptospirosen.** Leichte Formen werden als „Grippe" fehlgedeutet, schwere **(Morbus Weil)** zeigen einen zweigipfligen Fieberverlauf mit Hirnhautentzündung, Leber- und Nierenbeteiligung im zweiten Gipfel.

Lyme-Borreliose

DEFINITION

Lyme-Borreliose *(Lyme-Krankheit):* Erkrankung mit wechselnder Kombination aus Allgemeinsymptomen, Hautveränderungen und neurologischen Erscheinungen. Haupterreger **Borrelia burgdorferi.** Häufigste zeckenübertragene Erkrankung in Deutschland. Prognose bei rechtzeitiger Behandlung gut.

Krankheitsentstehung

Ursache der **Lyme-Borreliose** ist v. a. **Borrelia burgdorferi.** Die Übertragung erfolgt durch Zeckenstich, wobei das Risiko mit der Dauer des Saugens steigt. Wahrscheinlich sind deutschlandweit ca. 20 % der erwachsenen Zecken befallen.

Die Borrelien breiten sich zunächst in der Umgebung und dann hämatogen aus.

Symptome und Untersuchungsbefund

Beim klassischen Verlauf tritt 3–30 Tage nach dem Stich im **Stadium I** ein typischer Hautausschlag um die Stichstelle auf, der sich ringförmig ausbreitet und in der Mitte abblasst (**Erythema migrans,** *Wanderröte* → Abb. 30.22). Kopf-, Glieder- und Muskelschmerzen sowie Fieber sind möglich.

Wochen bis Monate danach folgt bei einem Teil der Betroffenen das **Stadium II:**

- **Frühe Neuroborreliose** mit Entzündung der Hirnhäute, peripheren Nerven und Nervenwurzeln (*Meningopolyneuritis* bzw. *Meningopolyradikuloneuritis*) mit brennenden Schmerzen im Versorgungs-

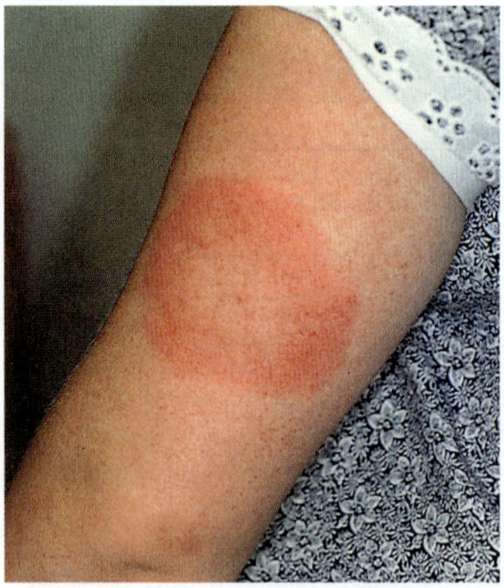

Abb. 30.22 Erythema migrans als frühe, charakteristische Manifestation der Borreliose. [E315]

gebiet der Nerven/-wurzeln, Lähmungen, vor allem einer Gesichtslähmung
- **Lyme-Karditis** (Leitsymptom AV-Block →21.7.2).

Seltener ist das **Stadium III** nach Monaten bis Jahren mit:
- **Acrodermatitis chronica atrophicans Herxheimer** (erst entzündliche Hautveränderungen, die dann in eine Hautatrophie übergehen)
- **Lyme-Arthritis** (Gelenkentzündung)
- **Chronische Neuroborreliose** (Enzephalomyelitis = Entzündung von Gehirn und Rückenmark).

Variables Bild
Atypische Verläufe sind häufig, jedes Stadium/Symptom kann fehlen. Doppelinfektion mit FSME (→37.9.4) ist möglich.

Diagnostik
Bei typischen Hauterscheinungen wird ohne weitere Diagnostik behandelt.

Die übrigen Manifestationen können diagnostisch schwierig sein und erfordern Blutuntersuchungen (zum Antikörpernachweis) sowie eventuell Lumbalpunktion oder Biopsie.

Behandlungsstrategie
Die Lyme-Borreliose wird antibiotisch v. a. mit Tetrazyklinen, Ampicillin und Cephalosporinen (→Pharma-Info 30.1) behandelt.

Prävention und Gesundheitsberatung
Eine Impfung steht noch nicht zur Verfügung; Hauptsäule der Prophylaxe ist somit der Schutz vor Zeckenstich (→37.9.4). Ein Arztbesuch ist nötig, wenn eine Zecke nicht selbst entfernt werden kann (→37.9.4) oder sich in den 4–6 Wochen nach dem Stich eine Rötung um die Stichstelle entwickelt.

30.7.15 Erkrankungen durch Mykoplasmen
Mykoplasmen sind die kleinsten bekannten Bakterien. Sie leben auf den Schleimhäuten des Menschen. Medizinisch bedeutsam sind sie als Erreger von:
- *Primär atypischen Lungenentzündungen* (→23.4.4) und Infektionen der oberen Atmungsorgane
- Urogenitalinfektionen, v. a. der nichtgonorrhoischen Harnröhren- und Prostataentzündung beim Mann (→33.6.1) und der unspezifischen Eileiterentzündung der Frau (→34.5.1).

30.7.16 Erkrankungen durch Chlamydien und Rickettsien
Chlamydien und **Rickettsien** sind *obligat intrazelluläre Prokaryonten.* Sie vermehren sich nur *in* Wirtszellen und können nicht auf *unbelebten* Nährböden angezüchtet werden.

Erkrankungen durch Chlamydien
- Von **Chlamydia trachomatis** existieren verschiedene Unterarten:
  - Einige Unterarten gehören zu den häufigsten Erregern der sexuell übertragenen unspezifischen Urogenitalinfekte (→Tab. 32.3, →34.5.1, →34.9.1)
  - Gelangen die Chlamydien einer infizierten Schwangeren während der Geburt in die Augen des Neugeborenen, entwickelt sich eine eitrige Bindehautentzündung
  - Andere Unterarten verursachen das **Lymphogranuloma inguinale,** eine sehr seltene, ansteckende Geschlechtskrankheit
  - In tropischen Ländern ist das **Trachom** (→Tab. 35.4) gefürchtet, eine Entzündung der Augenhornhaut und -bindehaut, die unbehandelt zu schweren Vernarbungen und Blindheit führt
- **Chlamydia psittaci** (meldepflichtig) ist der Erreger der **Ornithose** (bei Übertragung durch Papageien auch **Psittakose** oder *Papageienkrankheit* genannt), einer atypischen Lungenentzündung (→23.4.4), die mit dem getrockneten Kot infizierter Vögel übertragen wird. Antibiotika der Wahl sind Tetrazykline und Makrolide
- **Chlamydia pneumoniae** spielt wahrscheinlich bei den Atemwegserkrankungen Heranwachsender eine große Rolle. Bei Kindern wird mit Erythromycin, bei Erwachsenen mit Tetrazyklinen behandelt.

Erkrankungen durch Rickettsien
Rickettsien rufen v. a. in warmen Ländern die verschiedenen Formen des **Fleckfiebers** hervor. Leitsymptome sind (hohes) Fieber mit Schüttelfrost, Kopf- und Gliederschmerzen sowie ein fleckförmiger Hautausschlag.

30.8 Virale Infektionen
30.8.1 Viren

DEFINITION
Viren: Infektiöse Teilchen mit DNA oder RNA, die sich nur innerhalb einer Wirtszelle vermehren können und deshalb auch als „Grenzform des Lebens" bezeichnet werden.

Viren (→Abb. 30.23) besitzen keinen eigenen Stoffwechsel und können sich nicht al-

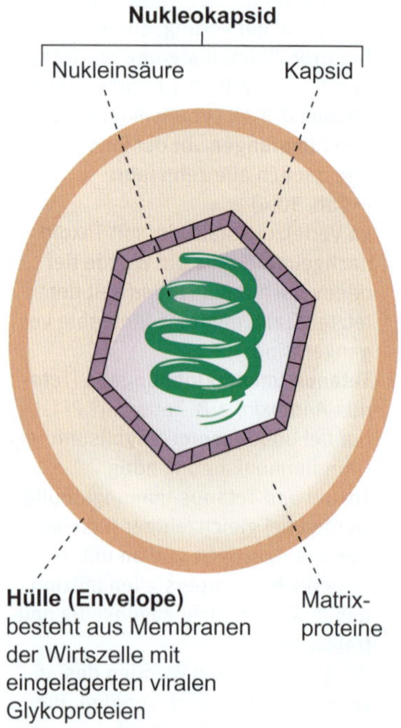

Abb. 30.23 Struktur eines Virus (hier mit Hülle) in der Schemazeichnung. [L106]

lein vermehren. Sie bestehen nur aus DNA oder RNA, die in einen Eiweißmantel **(Kapsid)** und evtl. noch eine Außenhülle **(Envelope)** verpackt sind.

Das Virus heftet sich an die Rezeptoren der Wirtszelle, schleust seine Erbsubstanz in sie ein und „programmiert" dann die Zelle um:

- Bei der **produktiven Infektion** produziert die infizierte Wirtszelle ständig neue Viren und stirbt dabei oft selbst ab
- Bei der **latenten Infektion** „ruht" die in die Wirtszelle eingebaute Erbsubstanz des Virus über viele „Zellgenerationen" und wird an alle Tochterzellen der befallenen Zelle vererbt. Bei lokaler oder allgemeiner Abwehrschwäche vermehrt sich das Virus wieder und führt zu Erkrankungen **(Reaktivierung)**
- Viren spielen auch eine Rolle bei der Entstehung einiger bösartiger Tumoren, so z. B. bestimmte humane Papillomaviren bei der Entstehung des Gebärmutterhalskrebses (→ 34.6.3).

Behandlung viraler Infektionen

Meist ist bei viralen Infektionen nur eine *symptomatische Behandlung* möglich und sinnvoll. **Virostatika** (→ Pharma-Info 30.2) werden v. a. bei ernsthaften Infektionen durch Hepatitis-B- und -C-, Herpes-, HI-, Varizella-Zoster- und Zytomegalieviren gegeben.

PHARMA-INFO 30.2: VIROSTATIKA

Virostatika *(Virustatika)* hemmen die Virusvermehrung und -freisetzung (→ Abb. 30.24). Sie müssen allerdings meist früh im Krankheitsverlauf gegeben werden. Die einzelnen Virostatika wirken dabei hauptsächlich oder ausschließlich gegen bestimmte Viren.

Virostatika gegen HIV heißen auch **antiretrovirale Substanzen.** Einige an einem Vorläuferprotein des Hepatitis-C-Virus oder daraus abgespaltenen Proteinen (z. B. NS5A, NS5B) angreifende Substanzen werden auch als **direkt antivirale Substanzen** *(direkt antivirale Agenzien, DAA)* bezeichnet.

Virostatika können die Viren weder abtöten noch Viren innerhalb von Zellen bekämpfen. Resistenzentwicklung ist möglich.

Entry-Inhibitoren blockieren das Anheften an und Eindringen in die Zelle. Dazu zählen **Korezeptor-Antagonisten** wie Maraviroc (z. B. Celsentri®) und **Fusionshemmer,** etwa Enfuvirtid (z. B. Fuzeon®).

Amantadin (z. B. Amantadin AL®) verhindert das Freisetzen der viralen Erbsubstanz.

An der Vermehrung der viralen Erbsubstanz greifen an:

- **Reverse-Transkriptase-Inhibitoren,** hemmen das Umschreiben von Virus-RNA in DNA:
  - **Nukleosidische/nukleotidische Reverse-Transkriptase-Inhibitoren** *(NRTI)*, etwa Abacavir (z. B. Ziagen®), Adefovir (z. B. Hepsera®), Emtricitabin (z. B. Emtriva®), Entecavir (z. B. Baraclude®), Lamivudin (z. B. Lamivudin Teva®), Tenofovir (z. B. Viread®), Zidovudin (z. B. Retrovir®)
  - **Nicht-nukleosidische Reverse-Transkriptase-Inhibitoren** *(NNRTI)*, etwa Efavirenz (z. B. Sustiva®), Etravirin (z. B. Intelence®), Nevirapin (z. B. Viramune®), Rilpivirin (z. B. Edurant®)
- **Integrase-Inhibitoren,** blockieren die Integration der Virus- in die Wirtszell-DNA. Beispiele Dolutegravir (z. B. Tivicay®), Elvitegravir (z. B. in Genvoya®), Raltegravir (z. B. Isentress®)
- **Polymerase-Inhibitoren,** hemmen Polymerasen (Enzyme), welche Nukleotide zu viraler RNA bzw. DNA zusammenfügen. Die folgenden Substanzen hemmen jeweils bestimmte der vielen verschiedenen viralen Polymerasen. Hierzu zählen u. a. Aciclovir (z. B. Aciclobeta®), Brivudin (z. B. Zostex®), Famciclovir (z. B. Famvir®), Foscarnet (z. B. Foscavir®), Ganciclovir (z. B. Cymeven®), Ribavirin (z. B. Copegus®), Sofosbuvir (**NS5B-Inhibitor,** z. B. Sovaldi®), Valaciclovir (z. B. Valtrex®)
- **NS5A-Inhibitoren,** hemmen eine bestimmte Polymerase *und* den Zusammenbau des Hepatitis-C-Virus, etwa Ledipasvir (z. B. mit in Harvoni®), Velpatasvir (z. B. in Epclusa®).

Protease-Inhibitoren *(PI)* hemmen die Fertigstellung von Virusproteinen. Beispiele sind Atazanavir (z. B. Reyataz®), Darunavir (z. B. Prezista®), Grazoprevir (**NS3/A4-Inhibitor,** z. B. in Zepatier®), Saquinavir (z. B. Invirase®).

Neuraminidase-Hemmer, etwa Oseltamivir (z. B. Tamiflu®) hemmen Zusammenbau und Freisetzung neuer (Influenza-)Viren.

Häufige, meist tolerable Nebenwirkungen bei systemischer Gabe sind gastrointestinale Beschwerden. Ernste Nebenwirkungen sind v. a. Leber-, Nieren- und Knochenmarkschädigung sowie neurologische Symptome, z. B. Verwirrtheit oder Somnolenz.

Es gibt auch Virostatika zur lokalen Anwendung. Sie haben kaum Nebenwirkungen.

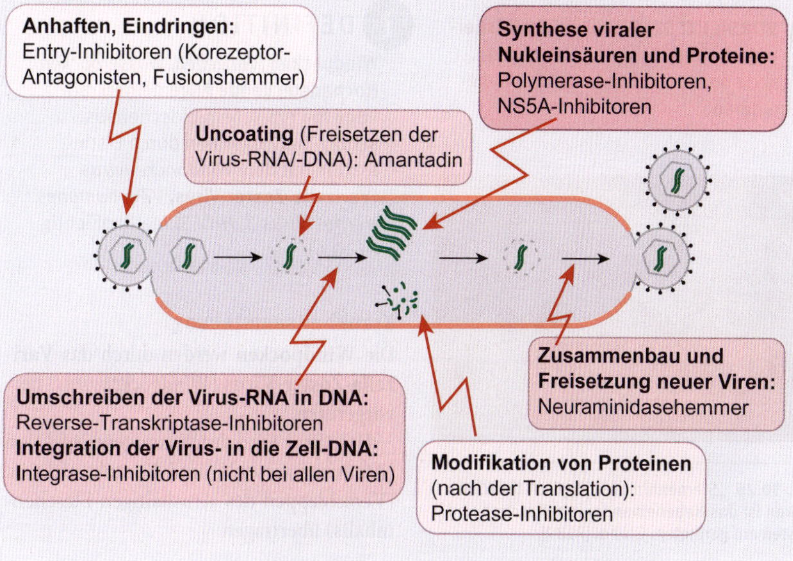

Abb. 30.24 Angriffspunkte verschiedener Virostatika (stark vereinfacht). [L138]

30.8.2 Herpes-simplex-Virus-Infektionen

Bei den **Herpes-simplex-Viren** werden **Herpes-simplex-Virus Typ 1** *(humanes Herpes-Virus 1, HHV 1)* und **Herpes-simplex-Virus Typ 2** *(humanes Herpes-Virus 2, HHV 2)* unterschieden (→ Abb. 30.25).

Die Zahlen zur Durchseuchung der erwachsenen Bevölkerung schwanken stark, die Durchseuchung mit Typ 1 ist höher als die mit Typ 2.

Die Erstinfektion mit dem Herpes-simplex-Virus Typ 1 kann bei Kleinkindern zur **Stomatitis aphthosa** mit Fieber und schmerzhaften Mundgeschwüren führen, oft verläuft sie aber unbemerkt.

Nach der Erstinfektion verbleibt *(persistiert)* das Virus häufig im Körper und führt zum typischen, wiederkehrenden Bläschenausschlag in der Mund- oder Genitalregion (**Herpes labialis,** v. a. Typ 1, →36.6.1, und **Herpes genitalis,** v. a. Typ 2). Auslöser sind unter anderem Fieber oder Sonne.

Für ansonsten Gesunde ist der Herpes unangenehm, aber harmlos. Gefürchtet sind jedoch:

- Die häufig tödliche **Herpes-Enzephalitis** (→37.9.2), in 90 % bedingt durch das Herpes-simplex-Virus Typ 1. Sie ist sowohl bei einer frischen Infektion als auch bei einer Reaktivierung (bei Abwehrschwäche) möglich
- Die **Herpes-Sepsis** des Neugeborenen, meist bei Herpes genitalis der Mutter durch direkten Kontakt des Kindes mit der mütterlichen Schleimhaut während der Geburt.

Hauterscheinungen werden lokal behandelt. Bei schweren Verläufen wird frühestmöglich Aciclovir i. v. gegeben.

VORSICHT! **Der Bläscheninhalt ist erregerhaltig** und damit ansteckend. Pflegende beachten dies bei allen Pflegemaßnahmen.

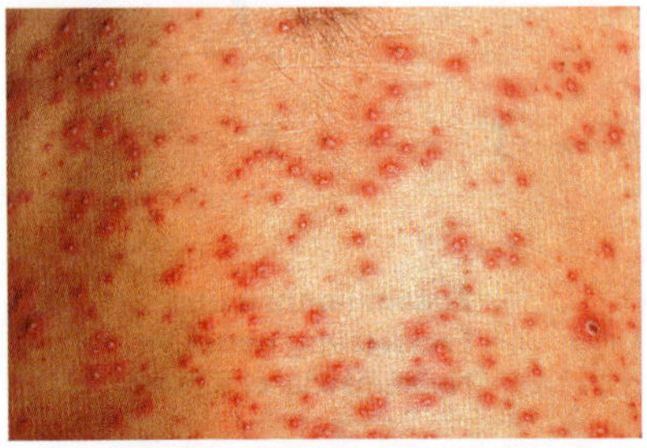

Abb. 30.26 „Sternenhimmel". Typisch für Windpocken ist das Nebeneinander von Bläschen und Krusten auf gerötetem Grund. [R189]

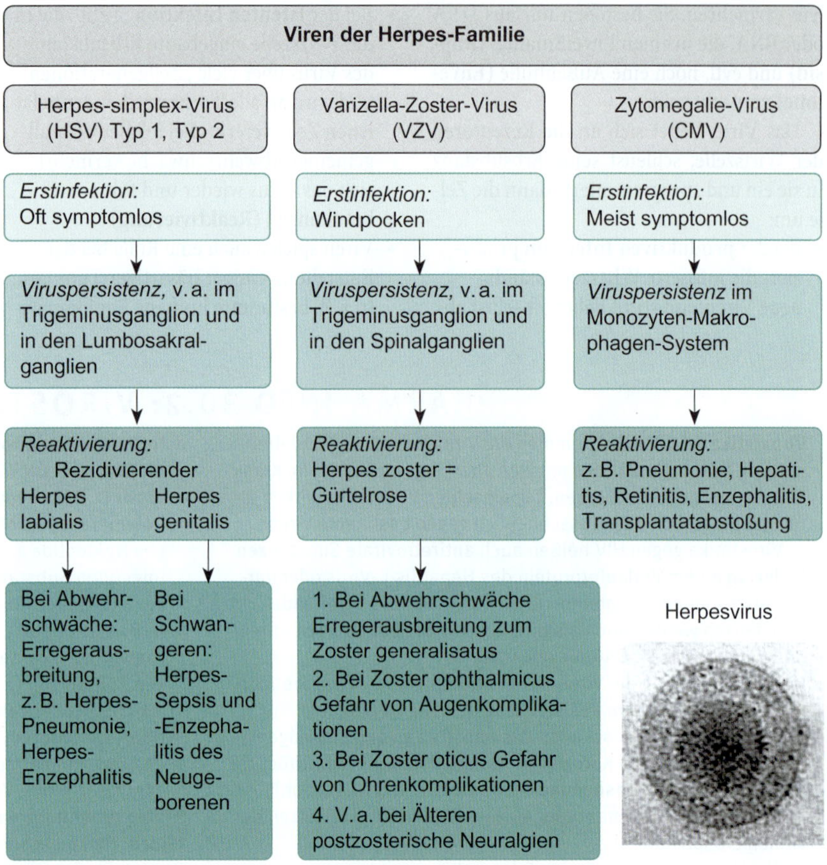

Abb. 30.25 Erkrankungen durch Viren der Herpes-Familie (Auswahl). Gemeinsames Merkmal dieser Viren ist ihre Fähigkeit, lebenslang im Körper zu persistieren. [G168]

30.8.3 Varizella-Zoster-Virus-Infektionen

Windpocken

DEFINITION

Windpocken *(Varizellen, Wasserpocken):* Hochansteckende Allgemeinerkrankung mit typischem Bläschenausschlag, hervorgerufen durch Erstinfektion mit dem *Windpockenvirus* (**Varizella-Zoster-Virus,** *VZV, humanes Herpes-Virus 3, HHV 3*) Meldepflichtig (→30.4).

Krankheitsentstehung

Die **Windpocken** werden durch das **Varizella-Zoster-Virus** *(Windpockenvirus)* hervorgerufen.

Das Virus wird durch aerogene Infektion (Atemwegsaerosole) und Kontaktinfektion (Verschleppen des virushaltigen Bläscheninhalts) übertragen.

Symptome, Befund und Diagnostik

2–3 Wochen nach Ansteckung kommt es evtl. zu Fieber. Gleichzeitig treten kleine rötliche Papeln auf, die sich innerhalb eines Tages in juckende Bläschen mit erst klarem und später trübem Inhalt weiterentwickeln und von einem roten Hof umgeben sind (→Abb. 30.26). Die Bläschen trocknen unter Borkenbildung ein und heilen ohne Narben ab. Betroffen sind die gesamte Haut sowie die Schleimhaut. In den ersten Tagen schießen immer neue Bläschen auf, sodass ältere und frische Effloreszenzen nebeneinander zu beobachten sind *(Sternenhimmel)*. Erwachsene erkranken durchschnittlich schwerer als Kinder. Die Diagnose wird klinisch gestellt.

Komplikationen

Ungefähr 20 % der Erwachsenen bekommen eine **Varizellenpneumonie.** Eine meist gutartige ZNS-Beteiligung tritt bei 1 ‰ aller Fälle auf.

Die Windpockenerkrankung einer Schwangeren (nicht aber die Gürtelrose) führt in der ersten Schwangerschaftshälfte in ca. 1–2 % zur **Varizellenembryopathie** mit teils schweren Schäden des Ungeborenen. Bei Erkrankung der Mutter in der Woche um die Geburt kann das Kind an lebensbedrohlichen **konnatalen Varizellen** erkranken [24].

Behandlungsstrategie

Die symptomatische Behandlung soll in erster Linie den Juckreiz lindern. Nur bei Abwehrschwäche werden baldmöglichst Virostatika (→ Pharma-Info 30.2) gegeben.

Pflege

Quellenisolierung → 30.1.4

Hauptproblem ist der Juckreiz (→ 32.2.2), der zum Aufkratzen der Bläschen (mit nachfolgender Narbenbildung) führt. Hier hilft das regelmäßige Auftragen von Zinkschüttelmixturen (z. B. Tannosynt® Lotio). Besonders bei kleinen Kindern sollten die Fingernägel kurz geschnitten und nachts Handschuhe angezogen werden. Bei starkem Juckreiz (→ 32.2.2) werden auf Arztanordnung *Antihistaminika* (→ Pharma-Info 31.1) verabreicht. Die Haare werden sehr vorsichtig (z. B. mit einer weichen Bürste) gekämmt, um die Bläschen nicht aufzukratzen.

Ansteckungsgefahr besteht, bis alle Bläschen verkrustet sind.

> **Prävention und Gesundheitsberatung**
> Die Varizellen-Schutzimpfung gehört zu den für alle Kinder empfohlenen Impfungen (→ 30.3.2, → Tab. 30.4).

Herpes zoster

> **DEFINITION**
> **Herpes zoster** *(Zoster, Gürtelrose):* (Lokale) Zweiterkrankung durch das *Varizella-Zoster-Virus* mit meist geringen Allgemeinerscheinungen und einem typischen Hautausschlag aus vielen kleinen Bläschen. Betrifft vornehmlich ältere und abwehrgeschwächte Menschen. Meist gute Prognose.

Krankheitsentstehung

Der **Herpes zoster** ist ein endogenes Rezidiv: Nach einer Windpockenerkrankung verbleiben Viren in den Spinalganglien nahe dem Rückenmark. Bei Abwehrschwäche werden die Viren reaktiviert. Die Viren wandern über die Nervenbahnen zu dem von diesem Spinalganglion sensibel versorgten Hautgebiet, das von der Wirbelsäule gürtelförmig nach vorne bis zur Mitte reicht. Weitere häufige Manifestationsorte sind die Versorgungsbereiche des N. trigeminus im Gesicht [24].

Ein Herpes zoster ist auch nach Windpockenlebendimpfung möglich, aber selten.

Symptome, Befund und Diagnostik

Nach kurzem Vorstadium mit allgemeinem Krankheitsgefühl, Schmerzen und Missempfindungen im betroffenen Hautgebiet und evtl. Fieber treten im Versorgungsgebiet des Ganglions gruppierte kleine Hautbläschen auf gerötetem Grund auf (→ Abb. 30.27). Diese platzen und hinterlassen Krusten und Erosionen. Meist ist die Erkrankung einseitig. Die (brennenden) Schmerzen im betroffenen Hautareal können sehr stark sein.

Die Diagnose wird meist klinisch gestellt.

Komplikationen

Häufigste Komplikation (etwa ⅔ der älteren Patientinnen) ist eine **postzosterische Neuralgie** mit mehrmonatigen quälenden Schmerzen im betroffenen Hautgebiet. Ein **Zoster ophthalmicus** kann zu Hornhautschäden führen, ein **Zoster oticus** zu Fazialislähmung und Hörschäden. Gefürchtet ist der **Zoster generalisatus** mit Beteiligung innerer Organe bei Abwehrschwäche [24].

Behandlungsstrategie

Heute erhält fast jede Patientin sofort nach Diagnose Virostatika (→ Pharma-Info 30.2). Starke Schmerzen sollten frühzeitig v. a. mit Analgetika behandelt werden. Bei einer **postzosterischen Neuralgie** werden Analgetika, bestimmte Antiepileptika und Antidepressiva gegeben. Außerdem gibt es ein lidocainhaltiges Hydrogelpflaster (z. B. Versatis®), das aber nur 12 Std. „am Stück“ aufgeklebt werden darf (wahlweise tags oder nachts).

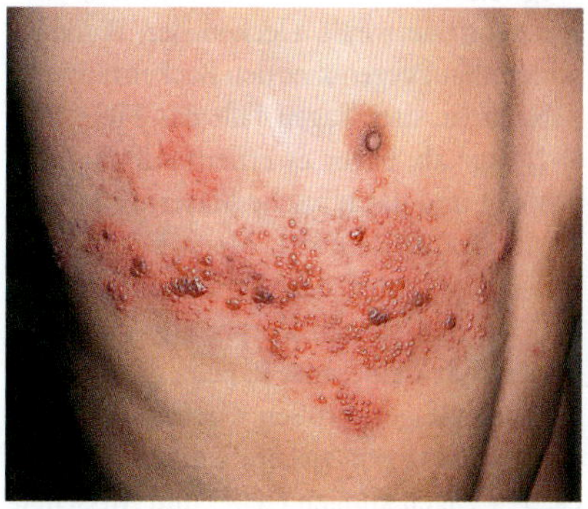

Abb. 30.27 Patient mit Herpes zoster. Die gürtelförmige Ausbreitung der Bläschen gab der Erkrankung den Namen „Gürtelrose“. [E948-002]

Pflege

Quellenisolierung → 30.1.4

> **Ansteckungsgefahr**
> Kinder ohne Immunität erkranken nach Kontakt mit dem Bläscheninhalt an Windpocken.
> Daher informieren Pflegende die Patientin, dass sie sich von Kindern und Abwehrgeschwächten fernhalten und sich nach dem Berühren der betroffenen Körperregion oder kontaminierter Kleidung die Hände desinfizieren soll. Im Krankenhaus wird Unterbringung im Einzelzimmer empfohlen [24].

- Die Pflegenden waschen die befallenen Hautpartien nicht, sondern behandeln sie – nach Arztanordnung – mit austrocknenden, desinfizierenden, juckreizstillenden und antientzündlichen Mitteln (Tab. 32.2). Bei Superinfektionen sind antibiotikahaltige Präparate angezeigt. Bei Bedarf wird ein leichter atmungsaktiver Verband angelegt. Andere infektionsgefährdete Areale, z. B. Hautfalten, werden durch Trockenhalten (z. B. mit Kompressen) und sorgfältige Hautpflege geschützt
- Wiederholung der Lokaltherapie am Abend zur Linderung von Juckreiz und Schmerzen fördert die Nachtruhe
- Die Patientin soll sich schonen, die Pflegenden unterstützen ggf. bei den täglichen Verrichtungen
- Die Pflegenden achten auf Schmerzäußerungen der Patientin. Schmerzen lassen sich medikamentös oder physikalisch (Wärme oder Kälte) lindern (→ 43.6.3).

> **Prävention und Gesundheitsberatung**
> Die Totimpfung gegen Herpes zoster wird allen über 60-Jährigen sowie über 50-Jährigen mit erhöhter Gefährdung (z. B. durch Immunschwäche) empfohlen.

30.8.4 Zytomegalie

> **DEFINITION**
> **Zytomegalie** *(Einschlusskörperchenkrankheit):* Häufige Infektion mit sehr variablem Krankheitsbild. Bei gesunden Erwachsenen meist unbemerkt, bei Abwehrschwäche oder pränataler Infektion oft schwere Erkrankungen. Wohl häufigste pränatale Infektion.

Krankheitsentstehung

Das **Zytomegalievirus** *(CMV, humanes Herpes-Virus 5, HHV 5)* gehört zu den *Herpesviren* (→Abb. 30.25). Es wird wahrscheinlich durch Schmier- und Tröpfcheninfektion, sicher aber diaplazentar, sexuell, durch Blut und transplantierte Organe übertragen.

Symptome, Befund und Diagnostik

Bei Gesunden verläuft die **Zytomegalie** meist asymptomatisch, gelegentlich mit kurzzeitigen grippe- oder mononukleoseähnlichen (→36.6.1) Beschwerden.

Dagegen ist die Zytomegalie für Abwehrgeschwächte bei Erstinfektion und Reaktivierung eine ernste Gefahr. Am häufigsten zeigt sie sich als Lungen- oder Leberentzündung sowie nach Transplantation als Abstoßungsreaktion. Schwerste Verläufe mit ZNS-Befall (Enzephalitis →37.9.2), Darm- oder Augenentzündung **(CMV-Retinitis)** werden bei AIDS beobachtet (→31.1.2).

Vor allem die *frische* Zytomegalie-Infektion einer Schwangeren kann zu einer schweren Infektion des Ungeborenen mit Leber- und Milzvergrößerung, Fehlbildungen, Hör-, Seh- und Gehirnschäden führen.

Virus-Antigene und -DNA können u. a. in Urin und Blut nachgewiesen werden. Außerdem können die Zytomegalie-Antikörper bestimmt werden.

Behandlungsstrategie

Eine Behandlung mit z. B. Ganciclovir (Cymeven®, →Pharma-Info 30.2) ist nur bei schweren Verläufen durch Abwehrschwäche notwendig. Eine passive Immunisierung mit menschlichen Immunglobulinen ist möglich (z. B. Cytotect®CP).

30.8.5 Dreitagefieber

DEFINITION

Dreitagefieber *(Exanthema subitum):* Akute, harmlose Viruserkrankung des Kleinkindalters durch das **humane Herpes-Virus 6** oder **7** *(HHV 6, 7).*

Die Kinder – meist ½–2 Jahre alt – bekommen unvermittelt hohes Fieber. Ihr Allgemeinzustand ist dabei recht gut, Organsymptome (z. B. Husten) fehlen. Nach drei Tagen fällt das Fieber ab. Gleichzeitig erscheint ein feinfleckiger Ausschlag vor allem am Körperstamm, der sehr diskret sein kann und oft nur Stunden anhält.

Einzige Komplikation sind Fieberkrämpfe (→37.8.1). Die Behandlung besteht in ausreichender Flüssigkeitszufuhr und ggf. fiebersenkenden Maßnahmen.

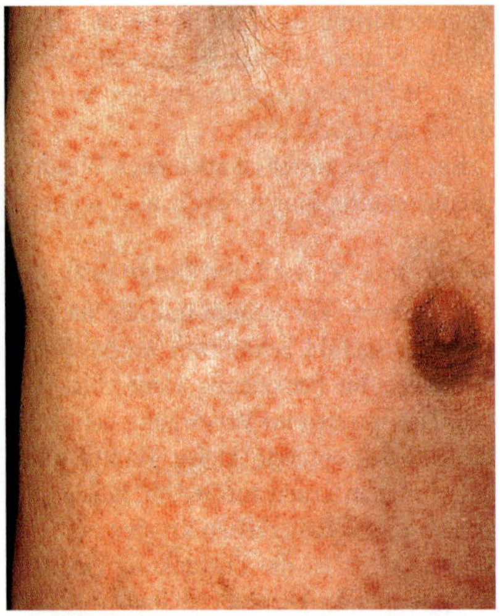

Abb. 30.28 Typisches Masernexanthem mit z. T. konfluierenden (zusammenfließenden) Flecken. [R189]

30.8.6 Masern

DEFINITION

Masern *(Morbilli):* Akute Virusinfektion mit typischen Vorläufersymptomen und charakteristischem Hautausschlag. Meldepflichtig (→30.4).

Krankheitsentstehung

Das **Masern-Virus** wird durch Tröpfchen, Aerosole und Kontakt übertragen.

Symptome, Befund und Diagnostik

Nach einer Inkubationszeit von meist 10–14 Tagen beginnt das *Prodromalstadium:* mäßiges Fieber, Husten, Schnupfen und eine Bindehautentzündung mit Lichtscheu. Wegweisend sind die **Koplik-Flecken,** kalkspritzerartige weiße Flecken der Wangenschleimhaut gegenüber den Backenzähnen.

Nach ca. drei Tagen fällt das Fieber für 1–2 Tage ab, bevor es erneut auf ca. 40 °C ansteigt und das typische Masernexanthem (→Abb. 30.28) auftritt. Meist beginnt der Ausschlag hinter den Ohren und breitet sich auf den ganzen Körper aus. Zunächst bilden sich kleine, rote Papeln, die dann zu unregelmäßigen großen Flecken oder flächigen Rötungen zusammenfließen. Nach ca. 3–4 Tagen klingen Fieber und Ausschlag ab.

Die Verdachtsdiagnose wird klinisch gestellt und soll durch Rachenabstrich (PCR) oder IgM-Nachweis gesichert werden (→30.5.3, →30.5.4).

Komplikationen

In ca. 15 % treten Akutkomplikationen auf, am häufigsten bakterielle Folgeinfektionen, z. B. eine Mittelohrentzündung.

Gefährlichste Akutkomplikation ist mit ca. 1 ‰ die **Masernenzephalitis,** die sich durch zerebrale Krampfanfälle, Bewusstseinsstörungen und neurologische Ausfälle zeigt. Die Sterblichkeit liegt bei 10–20 %, Dauerfolgen bleiben in 20–30 % [25].

Behandlungsstrategie

Masern und Masernenzephalitits können nur symptomatisch behandelt werden.

Pflege

Quellenisolierung →30.1.4

Die Kinder sind so krank, dass sie von selbst Bettruhe einhalten. Die meisten möchten aufgrund der Bindehautentzündung ein abgedunkeltes Zimmer.

Die Patientenbeobachtung dient der rechtzeitigen Erkennung von Komplikationen, z. B. Atemstörungen als Hinweis auf eine Pneumonie, Bewusstseinsstörungen als Zeichen einer Enzephalitis.

Prävention und Gesundheitsberatung

Die Masernimpfung ist für alle Kleinkinder empfohlen. Zudem gibt es seit 2020 eine Impfpflicht, z. B. vor Aufnahme in eine Gemeinschaftseinrichtung sowie für im Gesundheitswesen Tätige (→30.3.2, →Tab. 30.4).

30.8.7 Mumps

DEFINITION

Mumps *(Parotitis epidemica, Ziegenpeter, Wochentölpel, Bauernwetzel):* Akute Allgemeinerkrankung durch das **Mumps-Virus** mit kennzeichnender Schwellung der Ohrspeicheldrüse (in 75 % beidseits). Meldepflichtig (→30.4).

Nach einer Inkubationszeit von 2–3 Wochen fühlt sich die Betroffene krank und bekommt Fieber. Dann schwellen die Ohrspeicheldrüsen schmerzhaft an („Hamsterbacken"). Nach ca. einer Woche gehen die Symptome von selbst zurück.

Die Verdachtsdiagnose wird klinisch gestellt und sollte außerhalb von Ausbrüchen labordiagnostisch bestätigt werden.

Hauptkomplikationen sind:

- Ab der Pubertät **Brustdrüsen-** und **Eileiter- bzw. Hodenentzündung**
- **ZNS-Beteiligung** mit Meningitis oder teils irreversiblen Hörschädigungen
- **Begleitpankreatitis** (meist mild).

Daher wird empfohlen, alle Kinder aktiv gegen Mumps zu impfen (→ 30.3.2, → Tab. 30.4).

Die Therapie ist rein symptomatisch.

Den erkrankten Kindern sollte Breikost angeboten werden, da das Essen schmerzhaft ist. Feuchte Umschläge (beispielsweise mit Enelbin® Paste) werden oft als lindernd empfunden.

Quellenisolierung → 30.1.4

30.8.8 Röteln

DEFINITION

Röteln *(Rubeola):* Für die Erkrankten in der Regel harmlose Infektion durch das **Röteln-Virus** mit kleinfleckigem Ausschlag, jedoch schwere Schädigung des Ungeborenen bei Erkrankung einer Schwangeren. Meldepflichtig (→ 30.4).

2–3 Wochen nach Ansteckung durch Tröpfcheninfektion kommt es zu einer leichten Erkrankung mit Schnupfen, etwas Fieber und einer typischen Schwellung der Hals- und Nackenlymphknoten. Gleichzeitig oder kurz danach breitet sich ein kleinfleckiger Hautausschlag (→ Abb. 30.29) vom Gesicht ausgehend über den ganzen Körper aus.

Gefährlich ist das **Röteln-Virus** allerdings für Ungeborene: Eine frische Rötelninfektion der Schwangeren kann beim Fetus eine **Rötelnembryopathie** *(kongenitales Röteln-Syndrom, CRS, Gregg-Syndrom)* mit Herzfehlern, Augen- und Ohrenschäden und erheblicher geistiger und motorischer Entwicklungsstörung hervorrufen (Risiko in der Frühschwangerschaft bis 90 %!).

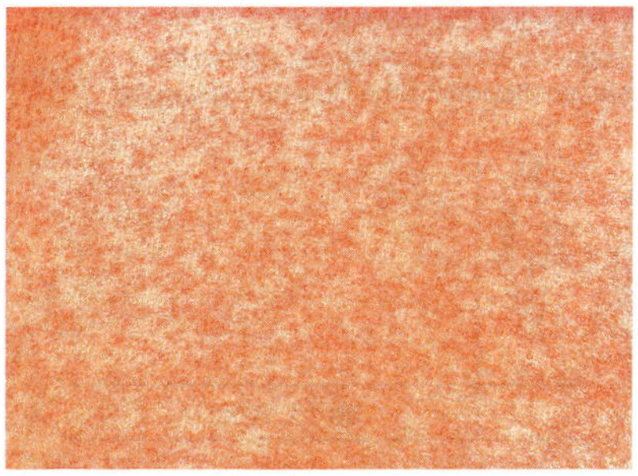

Abb. 30.29 Deutliches Rötelnexanthem mit zahlreichen kleinen Flecken. [E916]

Prävention und Gesundheitsberatung

Um Ungeborene vor einer Rötelnembryopathie zu schützen, ist die (zweimalige) Röteln-Impfung (→ 30.3.2, → Tab. 30.4) für alle Kleinkinder empfohlen. Vor der Pubertät sowie vor einer geplanten Schwangerschaft soll der Impfstatus überprüft werden. Zusätzlich wird das Blut aller Schwangeren auf Röteln-Antikörper untersucht, um gefährdete Frauen herauszufinden, bei denen eine Passivimpfung erforderlich werden kann.

30.8.9 Ringelröteln

DEFINITION

Ringelröteln *(Erythema infectiosum acutum):* Virusinfektion mit in der Regel geringen Allgemeinerscheinungen und typischem Hautausschlag. Erreger ist das **Parvovirus B19.**

Die Kinder haben evtl. leichtes Fieber. Oft beginnt die Erkrankung aber direkt mit dem typischen Exanthem: Als Erstes zeigt sich eine Rötung der Wangen, dann ein girlandenförmiger Hautausschlag an Gesicht, Rumpf (→ Abb. 30.30) und Streckseiten der Extremitäten, der 10–14 Tage bestehen bleibt. Gelenkbeteiligung ist möglich.

Die Erkrankung ist in der Regel harmlos. Selten, v. a. bei vorbestehenden Bluterkrankungen, entwickelt sich eine aplastische Anämie.

Eine Infektion von Schwangeren kann zur Fehlgeburt führen. Eine Prophylaxe durch Impfung ist bislang nicht möglich. Die Infektion des Ungeborenen kann aber durch pränatalen Blutaustausch behandelt werden, falls sie rechtzeitig festgestellt wird (Sonografie).

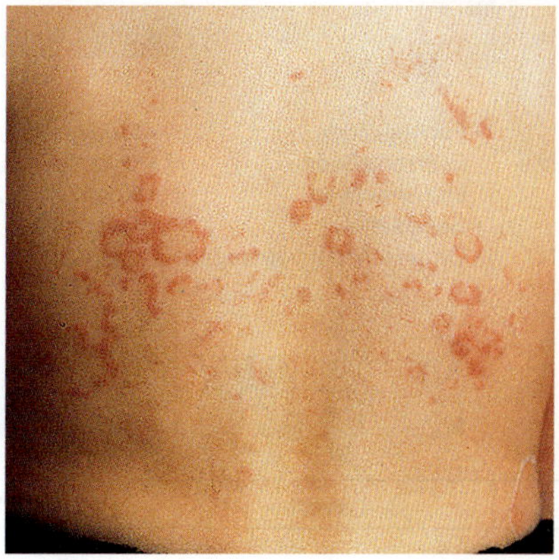

Abb. 30.30 Ringel- und girlandenartiges Exanthem bei Ringelröteln. [M552]

30.8.10 COVID-19

DEFINITION

COVID-19 (engl. ***co**rona **vi**rus **d**isease 2019**):* Meldepflichtige Allgemeinerkrankung durch das sehr ansteckende Coronavirus *SARS-CoV-2.* Hauptmanifestation an Atmungs-, Nerven- und Herz-Kreislauf-System. Langzeitfolgen möglich. Seit Anfang 2020 **COVID-19-Pandemie** (→ Abb. 30.6), bis Ende 2021 weltweit fast 300 Millionen Infizierte und 5,5 Millionen Tote, in Deutschland fast 6 Millionen Infizierte bzw. über 100.000 Tote.

Coronaviren *(CoV):* Behüllte RNA-Viren, bei Landwirbeltieren weit verbreitet, beim Menschen bisher sieben pathogene Coronaviren bekannt, besonders als Verursacher von Erkältungskrankheiten. Erreger bedrohlicher Infektionen v. a. **SARS-CoV-1** (***S**evere **a**cute **r**espiratory **s**yndrome **co**rona**v**irus type* **1,** Erreger der *SARS-Pandemie* 2002/2003), **MERS-CoV** (***M**iddle **e**ast **r**espiratory **s**yndrome **co**ronavirus,* Erreger der *MERS-Epidemie* auf der arabischen Halbinsel 2012), **SARS-CoV-2** (***S**evere **a**cute **r**espiratory **s**yndrome **co**ronavirus type* **2,** Erreger der *COVID-19-Pandemie* seit Anfang 2020).

Krankheitsentstehung

SARS-CoV-2, der Erreger von **COVID-19,** hat wohl 2019 die Artengrenze vom Tier auf den Menschen übersprungen. Menschen infizieren sich v. a. durch Einatmen erregerhaltiger Tröpfchen und Aerosole, wobei die verschiedenen Virusvarianten unterschiedlich ansteckend sind.

Das Virus infiziert menschliche Zellen über das Angiotensin-converting-Enzym 2 (ACE2, → Abb. 30.31), das besonders in Atemwegen, Gefäßendothelien, Darmschleimhaut, Herz und Niere vorkommt. Die Symptome sind Folgen der direkten Zellschädigung in den Organen, einer gesteigerten Blutgerinnung mit Thrombenbildung in den Blutgefäßen sowie einer fehlregulierten Immun- und Entzündungsantwort des Organismus.

Wie lange die Immunität durch Erkrankung oder Impfung anhält, ist noch unklar.

Symptome, Befund und Diagnostik

Nach einer Inkubationszeit von im Mittel 4–6 Tagen treten bei etwa 55–85 % der Infizierten Beschwerden auf. Leitsymptome je nach Virusvariante sind Allgemeinbeschwerden einschließlich Kopfschmerzen und Fieber, Husten, Schnupfen, Halsschmerzen, Geruchs- und Geschmacksstö-

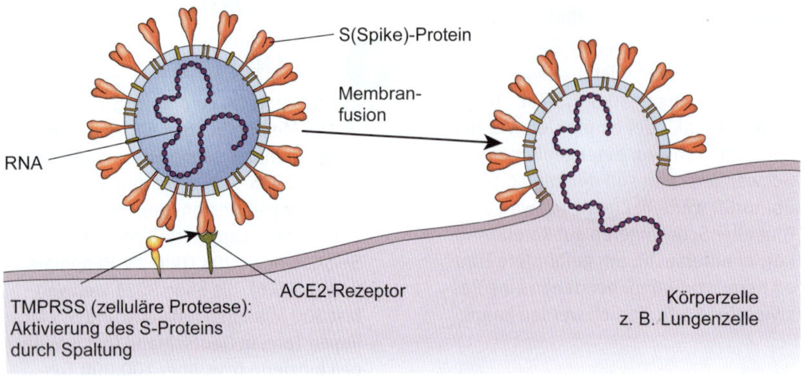

Abb. 30.31 Infektion einer Zelle durch SARS-CoV-2. Die Virus-Oberflächenproteine („Stacheln", Spikes) dienen dem Anheften und Eindringen in die Zellen. [L190]

rungen. Auch Magen-Darm-, Haut- und andere Symptome sind möglich. Bei einem Teil der Erkrankten kommt es in der zweiten Krankheitswoche zu einer Pneumonie bis zum Lungenversagen (➔ Abb. 30.32).

Gesichert wird die Diagnose durch Nachweis von Erreger-RNA mittels PCR aus einem Nasen-Rachen-Abstrich, Sputum oder Trachealsekret (➔ 30.5.3). Weitere Untersuchungen wie Röntgenaufnahmen des Thorax, Pulsoximetrie, BGA und Blutuntersuchungen (z. B. Blutbild, D-Dimere, Troponin) dienen der Zustandsbeurteilung und der Erfassung von Komplikationen bei schwerer Erkrankten.

Komplikationen

Akutkomplikationen sind insbesondere:

- Pneumonie bis zum Lungenversagen
- Thromboembolische Komplikationen
- Herzbeteiligung, z. B. Myokarditis
- ZNS-Beteiligung, z. B. Meningoenzephalitis
- Nieren-, Multiorganversagen.

Risikogruppen sind v. a. ältere Menschen, Menschen mit chronischen Erkrankungen oder Immunsuppression, aber auch adipöse Menschen und Raucher.

Die Verlaufsschwere hängt auch von der Virusvariante ab. Bis Ende 2021 war in ca. 10–15 % eine stationäre Behandlung erforderlich, die Letalität in Deutschland betrug 0,5–2,5 % (bei jungen Menschen weniger, bei älteren und vorerkrankten Menschen deutlich mehr). Bei der Omikron-Variante 2022 lagen diese Zahlen niedriger.

Bis zu 15 % der Erkrankten haben länger als vier Wochen Beschwerden **(Long-COVID)**, ca. 2,5 % länger als zwölf Wochen **(Post-COVID-Syndrom,** ➔ Abb. 30.32). Im Vordergrund stehen Erschöpfung, eingeschränkte körperliche und geistige Leistungsfähigkeit und Atemnot. Die Entstehung ist multifaktoriell und nicht einheitlich.

Behandlungsstrategie

Virostatika (z. B. Molnupiravir, etwa Lagevrio®, Nirmatrelvir/Ritonavir, etwa Paxlovid™) sowie monoklonale Antikörper können bei frühzeitiger Gabe den Verlauf mildern.

Stationär behandelte Patientinnen erhalten eine Low- oder High-Dose-Heparinisierung sowie unter bestimmten Voraussetzungen Dexamethason, monoklonale Antikörper, Remdesivir (z. B. Veklury®) und/oder Tocilizumab bzw. Baricitinib (z. B. RoActemra® bzw. Olumiant ®). Zusätzlich sind symptomatische Therapien wie Sauerstoffgabe, nichtinvasive/invasive Beatmung, ECMO, kreislaufstabilisierende Maßnahmen oder Dialyse erforderlich.

Pflege

Bei COVID-verdächtigen Symptomen einer Patientin bzw. Bewohnerin führen Pflegende baldmöglichst einen Antigen-Schnelltest durch, ggf. wiederholt. Bei positivem Test folgt ein PCR-Test.

Ambulante Betreuung

Die Pflege bei leichterem Verlauf einer COVID-Erkrankung entspricht der bei Pneumonie (➔ 23.4.4). Im Mittelpunkt stehen ventilationsfördernde Maßnahmen und atemunterstützende Lagerungen, z. B. häufige Lagerungswechsel einschließlich Bauchlagerung (➔ 3.4.3).

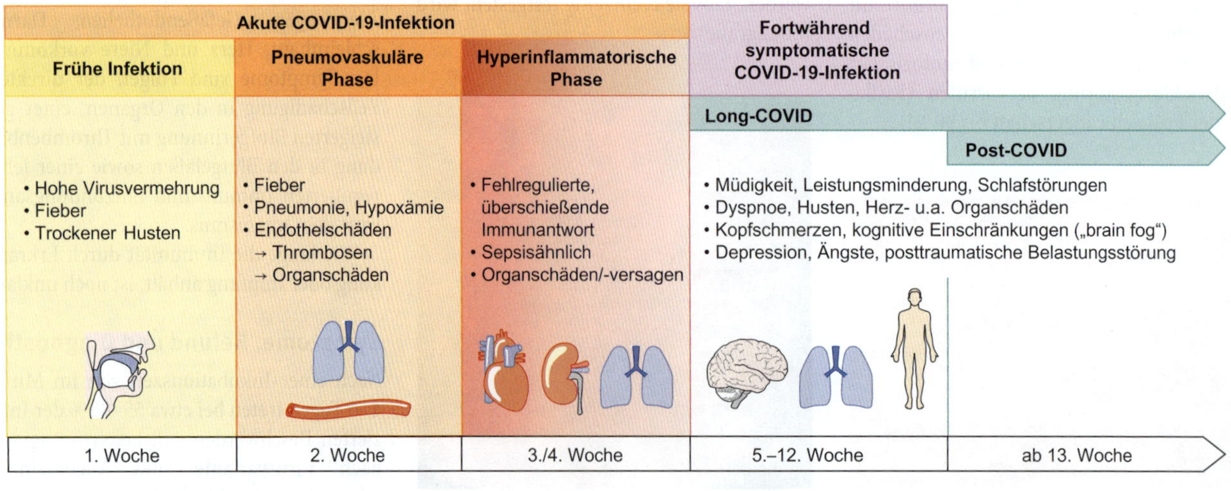

Abb. 30.32 Phasen der manifesten COVID-Infektion (asymptomatische Infektionen sind möglich). Milde Verläufe dauern ca. eine Woche, schwerste enden tödlich. Long-COVID ist auch nach einem leichten Verlauf möglich. [L143]

VORSICHT! Die Atemsituation kann sich binnen kurzer Zeit dramatisch verschlechtern, oft ohne die sonst wegweisende Atemnot. **Warnzeichen einer Atmungsverschlechterung** sind eine steigende Atemfrequenz bei der Patientenbeobachtung und eine abfallende Sauerstoffsättigung in der Pulsoximetrie (→ 23.3.3).

Stationäre Betreuung

Abhängig vom Gesundheitszustand wird die Patientin auf einer Normal- oder Intensivstation (→ Kap. 45) behandelt. Bei schweren Verläufen ist eine nichtinvasive Beatmung, im schlimmsten Fall eine Intubation mit invasiver Beatmung notwendig.

Die Patientinnen werden kontinuierlich mittels Pulsoximetrie, ggf. auch Blutgasanalysen und Monitoring, überwacht. Pflegende verabreichen die angeordnete Sauerstofftherapie, bei Bedarf als High-Flow-Sauerstofftherapie (→ 3.5). Sie führen, ggf. gemeinsam mit der Physiotherapeutin, ventilationsfördernde Maßnahmen sowie atemunterstützende Lagerungen einschließlich Bauchlagerung durch bzw. leiten Betroffene dazu an. Patientinnen auf der Intensivstation werden (außer bei Kontraindikationen) mindestens 16 Std. täglich in Bauchlagerung gelagert, um die Oxygenierung zu verbessern.

Da sich eine Mangelernährung negativ auf den Krankheitsverlauf auswirkt, muss eine adäquate Ernährungstherapie erfolgen, ggf. mit Hilfe einer Ernährungsfachkraft. Pflegende schätzen die Ernährungssituation ein (→ 7.3), informieren den Arzt und führen die enterale oder parenterale Ernährung nach Arztanordnung durch. Wichtig ist, den Tagesbedarf von Energie, Proteinen und Vitamin A und D zu decken [26] [27].

Pflegende unterstützen bei bzw. übernehmen weitere Aktivitäten des täglichen Lebens. Sie führen die notwendigen Prophylaxen durch.

Hygiene

Bei vermuteter oder bestätigter SARS-CoV-2-Infektion einer Patientin gilt (stets hausinterne Richtlinien beachten) [28] [29] [30]:

- Strenges Einhalten der Standardhygienemaßnahmen (→ 41.2)
- Unterbringung, Schutzausrüstung, Umgang mit Pflegeutensilien/Medizinprodukten und Vorgehen bei unumgänglichen Transporten wie bei aerogener Infektion (→ 30.1, → Tab. 30.1)
- Händedesinfektion mit Desinfektionsmittel mit mindestens begrenzt viruzider Wirkung (→ Tab. 41.4)
- Tägliche Desinfektion patientennaher Flächen mit Flächendesinfektionsmittel mit mindestens begrenzt viruzider Wirkung
- Im stationären Bereich Geschirrtransport im geschlossenen Behälter, im häuslichen Umfeld Spülen in der Spülmaschine bei mindestens 65 °C
- Soziale Kontakte möglichst über Telekommunation. Besuche je nach Einzelfall aussetzen oder auf ein Minimum beschränken, Besucher müssen in die Schutzmaßnahmen unterwiesen werden. Erkrankte zu Hause bestmöglich isolieren und Angehörige zu Schutzmaßnahmen beraten.

Weitere Maßnahmen hängen von der epidemiologischen Situation ab. Je nach *Infektionsrate* sollen Pflegende z. B. generell bei jedem Kontakt zu Patientinnen bzw. Bewohnerinnen einen MNS oder eine FFP2-Maske tragen *(erweiterte Basishygiene)* [30] [31]. Pflegende sollen in Pausen Abstand zu den Kollegen halten und einen MNS tragen. Das Essen soll möglichst alleine stattfinden und gut gelüfteten Pausenräumen.

Grundsätzlich sind länderspezifische und einrichtungsinterne Vorgaben einzuhalten, auch in Bezug auf regelmäßige Antigen-Schnelltests.

Prävention und Gesundheitsberatung

Das Infektionsrisiko lässt sich reduzieren durch:

- Beachtung der **AHA-L-Regeln** (**A**bstand – **H**ygiene – [**A**lltags-]Maske – Lüften) zur Vermeidung der Erreger-Exposition. Sie schützen nicht nur vor Infektion mit dem SARS-CoV-2, sondern allen durch Tröpfchen übertragenen Krankheiten wie etwa Influenza.
  - Abstand-Halten, Minimierung der (Berührungs-)Kontakte zu anderen Menschen (→ Abb. 30.33)
  - Beachtung der Hustenetikette, Zu-Hause-Bleiben bei Symptomen
  - Tragen eines medizinischen Mund-Nasen-Schutzes oder einer FFP2-Maske ohne Ventil in Innenräumen sowie im Freien, falls Abstand-Halten nicht möglich ist
  - Regelmäßiges Lüften
  - Regelmäßiges Händewaschen und -desinfektion, ggf. Desinfektion von Oberflächen
- Insbesondere bei hohen Erkrankungszahlen Screening mittels Antigen-Schnelltests, z. B. am Arbeitsplatz, in der Schule, vor (größeren) Treffen
- Verwendung der Corona-Warn-App, um über Kontakte mit Infizierten informiert zu werden
- Impfprophylaxe. Die Impfung gegen COVID-19 ist für alle ab 5-Jährigen empfohlen, wobei das genaue Impfschema altersabhängig ist. Ernsthafte Komplikationen sind bisher selten und impfstoffabhängig. Geimpfte können zwar auch das Virus weitergeben und erkranken, jedoch weit schwächer ausgeprägt als Ungeimpfte.

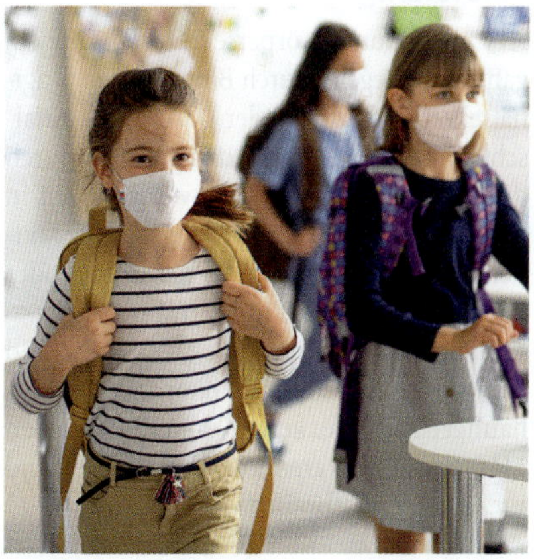

Abb. 30.33 Kinder während der COVID-Pandemie. Schließung von Kindertagesstätten und Schulen oder Unterricht mit Einschränkungen und Maske-Tragen, kein Vereinssport – Kinder haben besonders unter der COVID-Pandemie gelitten. [J787]

30.8.11 Erkrankungen durch Hantaviren

DEFINITION

Hantaviren: Weltweit verbreitete Viren, die verschiedene fieberhafte Erkrankungen hervorrufen, evtl. mit Blutungsneigung und Nierenfunktionsstörung (je nach Virustyp unterschiedlich häufig). In Deutschland v. a. leichtere Erkrankungen. Meldepflichtig (→ 30.4).

Krankheitsentstehung

Vor allem Nager scheiden die **Hantaviren** mit Speichel, Urin und Stuhl aus. Die Infektion erfolgt durch Inhalation erregerhaltiger Aerosole/Stäube, Kontakt verletzter Haut mit virushaltigen Stäuben, Bisse oder mit Erregern kontaminierte Lebensmittel [32].

Symptome, Befund und Diagnostik

Wahrscheinlich verlaufen viele Infektionen symptomlos. Ansonsten kommt es wenige Wochen nach der Infektion zu hohem Fieber, grippeähnlichen Beschwerden und häufig Übelkeit, Erbrechen, Rücken- oder

Bauchschmerzen. Es folgen Hypotonie, evtl. Blutungen durch Gerinnungsstörungen sowie Nierenfunktionsstörungen. Leichte Verläufe werden auch **Nephropathia epidemica** genannt, schwere **hämorrhagisches Fieber mit renalem Syndrom** *(HFRS)*. Die Grenzen sind fließend.

Die Verdachtsdiagnose wird durch Blutuntersuchungen einschließlich Antikörpernachweis gesichert.

Behandlungsstrategie und Pflege

Behandlung und Pflege sind symptomatisch. Besondere Hygienemaßnahmen sind nicht nötig, da die in Europa vorkommenden Viren nicht von Mensch zu Mensch übertragen werden.

30.8.12 Poliomyelitis

DEFINITION

Poliomyelitis *(Poliomyelitis epidemica anterior acuta, Polio, Kinderlähmung)*: Sehr seltene, akute Infektionskrankheit durch **Poliomyelitis-Viren.** Führt bei einem Teil der Infizierten zu teils lebensbedrohlichen Lähmungen mit häufigen Dauerschäden. Meldepflichtig (→ 30.4).

Erreger der **Poliomyelitis** sind die **Poliomyelitis-Viren Typ I–III.** Sie werden fäkal-oral übertragen und schädigen die graue Substanz des Rückenmarks.

Meist verläuft die Infektion inapparent oder abortiv (→ 30.2.1). Etwa 0,1–1 % der Betroffenen entwickeln einen Meningismus (→ 37.9.1) und schlaffe Lähmungen (→ 37.2.4) bis zu lebensbedrohlichen Atemlähmungen.

Die Behandlung ist symptomatisch. Die Polioimpfung gehört zu den Standardimpfungen.

30.8.13 Tollwut

DEFINITION

Tollwut *(Rabies, Lyssa)*: Akute, meldepflichtige Infektionskrankheit des ZNS durch das **Tollwutvirus** mit praktisch immer tödlichem Ausgang.

Tollwütige Tiere (beispielsweise streunende Hunde, Katzen, Füchse, Fledermäuse) übertragen das **Tollwutvirus** durch Speichelkontakt bei Biss oder Belecken verletzter Haut auf den Menschen.

Nach 1–3 Monaten treten Beschwerden an der (verheilten) Wunde, Kopfschmerzen und zunehmende Reizbarkeit auf. Verschiedenste Reize (insbesondere die Wahrnehmung von Wasser) und Schlucken führen zu schweren Muskelkrämpfen. Auch Lähmungen (→ 37.2.4) sind möglich. Nach wenigen Tagen wird der Kranke komatös und stirbt, meist an Atemlähmung.

Eine Behandlung der **Tollwut** gibt es nicht. Entscheidend ist die aktive *und* passive Impfung sofort nach Exposition (→ 30.3.2). Wild- und Haustiere in Deutschland gelten als tollwutfrei. Nach Kontakt verletzter Haut mit Fledermäusen oder Tieren unbekannter Herkunft ist hingegen von einem Infektionsrisiko auszugehen und eine Impfung erforderlich. Bei erhöhter Gefährdung durch Beruf oder Reisen erfolgt die Impfung prophylaktisch.

30.8.14 HIV-Infektion und AIDS

DEFINITION

AIDS *(**A**cquired **i**mmune **d**eficiency **s**yndrome, erworbenes Immundefektsyndrom)*: Immunschwächekrankheit als Folge einer Infektion mit dem ***H**umanen **I**mmundefizienz-**V**irus* **(HIV).** Zwei verschiedene HIV-Typen *(HIV-1, -2)* mit jeweils mehreren Subtypen. Unheilbar, aber bei rechtzeitiger antiretroviraler Therapie für Betroffene in den Industrieländern fast normale Lebenserwartung.

In Deutschland infizieren sich etwa 3.100 Menschen jährlich mit dem **HIV.** Die Zahl der Infizierten wird auf gut 91.000 geschätzt, davon fast 82.000 diagnostiziert. Weltweit sind fast 38 Millionen Menschen infiziert, davon 1,7 Millionen unter 15 Jahren [33], [34].

Übertragung und Krankheitsentstehung

HIV wird durch Körpersekrete übertragen, ganz überwiegend durch Blut, Sperma, Vaginalsekret und Schleim der Darm- bzw. Analschleimhaut. Das Virus dringt dann durch die Schleimhäute oder Hautverletzungen in den Körper ein. Un- bzw. Neugeborene können über die Plazenta, unter der Geburt oder über die Muttermilch infiziert werden.

Hauptübertragungswege in Deutschland sind ungeschützte Sexualkontakte (dabei häufiger homosexuelle Kontakte zwischen Männern als heterosexuelle Kontakte) und i. v.-Drogenmissbrauch.

Kein Ansteckungsrisiko

Ausgeschlossen ist eine HIV-Infektion durch alltägliche Sozialkontakte wie Händeschütteln. Auch Speichel (gemeinsame Geschirrbenutzung) oder Tränen sind nichtinfektiös. Das Risiko einer HIV-Übertragung durch Blutprodukte ist in Deutschland extrem niedrig (→ 27.5.8).

Die Viren binden über den CD4-Rezeptor und Korezeptoren an Abwehrzellen (v. a. dendritische Zellen, T-Helferzellen und Monozyten/Makrophagen) und befallen sie. Das HIV zerstört die Abwehrzellen bereits früh, der Körper gleicht den Verlust jedoch lange durch vermehrte Produktion aus. Nach Jahren bricht das (zelluläre) Immunsystem zusammen.

Symptome und Stadieneinteilung

Symptome

Unbehandelt nimmt die Infektion einen typischen Verlauf, der die Basis für die klinische Kategorie der CDC-Stadien (→ Tab. 30.7) ist. Bei Kindern ist der Verlauf durchschnittlich schneller als bei Erwachsenen.

Kategorie A.

- **Akute HIV-Infektion:** kurzzeitige „grippeartige" Beschwerden 1–6 Wochen nach der Infektion, nur bei einigen Infizierten
- **Asymptomatische Infektion:** keine Beschwerden, Dauer Monate bis Jahre
- **Persistierende generalisierte Lymphadenopathie:** Anhaltende Lymphknotenschwellungen [35].

Kategorie B = HIV-assoziierte Erkrankungen. Symptome, die durch die HIV-Infektion bedingt sind oder auf eine Störung der zellulären Abwehr hinweisen.

- Bestimmte Infektionen, z. B. Mund-Rachen- oder vulvovaginaler Soor (≥ 1/Monat oder nur schlecht therapierbar), Herpes zoster (mind. zweimal oder mehr als ein Dermatom), Adnexitis (→ 34.5.1)
- Fieber ≥ 38,5 °C, Diarrhö ≥ 4 Wochen
- Periphere Neuropathie (durch direkten Befall der Nerven) [35].

Kategorie C = AIDS-definierende Erkrankungen. Im Mittel nach 8–10 Jahren, sichern zusammen mit einem positiven HIV-Test die Diagnose AIDS.

- Bestimmte Infektionen: z. B. chronische Herpes-simplex-Ulzera, tiefe Herpes-Infektionen, extrapulmonale Kryptokokken-Infektion, **Kryptosporidiose** (Diarrhö ≥ 4 Wochen durch das Protozoon *Cryptosporidium parvum*), Netzhaut- oder generalisierte Zytomegalieinfektion, wiederholte bakterielle Pneumonien, Pneumocystis-jiroveci-Pneumonie, **progressive multifokale Leukenzephalopa-**

thie (*PML,* Entmarkungskrankheit des ZNS) durch Reaktivierung des **JC-Virus,** tiefe Candida-Infektionen, Tuberkulose, atypische Mykobakteriose, zerebrale Toxoplasmose

- Bestimmte maligne Tumoren: **Kaposi-Sarkom,** maligne Lymphome (meist Non-Hodgkin-Lymphome →27.8.2), invasives Zervixkarzinom (→34.6.3)
- **HIV-Enzephalopathie** durch direkten Befall von Gehirn und Rückenmark
- **Wasting-Syndrom** (fortschreitende Abmagerung) [35].

Pneumocystis-(jiroveci-)Pneumonie. Leitsymptome der **Pneumocystis-(jiroveci-)Pneumonie** *(PcP)* durch den Pilz **Pneumocystis jiroveci** sind trockener Husten, Belastungsdyspnoe (→23.2) und Fieber. Bei hochgradiger Abwehrschwäche oder nach durchgemachter Pneumonie ist eine Antibiotikaprophylaxe erforderlich.

Kaposi-Sarkom. Das **Kaposi-Sarkom** wird durch das onkogene **humane Herpes-Virus 8** *(HHV 8)* im Zusammenspiel mit Kofaktoren hervorgerufen. Bei AIDS treten typischerweise viele Tumoren auf: An Haut und Schleimhaut zeigen sie sich oft als blau-braun-rote Flecken oder Knoten, die ulzerieren können (→Abb. 30.34). Bei Befall innerer Organe verstirbt der Kranke meist rasch. Hauptsäulen der Behandlung sind die antiretrovirale Therapie sowie lokale Maßnahmen.

CDC-Klassifikation

Die **CDC-Klassifikation** (*CDC = Centers for Disease Control and Prevention,* USA) berücksichtigt das klinische Bild *und* die Anzahl der T-Helferzellen (drei **klinische** und drei **Laborkategorien,** →Tab. 30.7). Für Kinder gilt eine modifizierte Klassifikation.

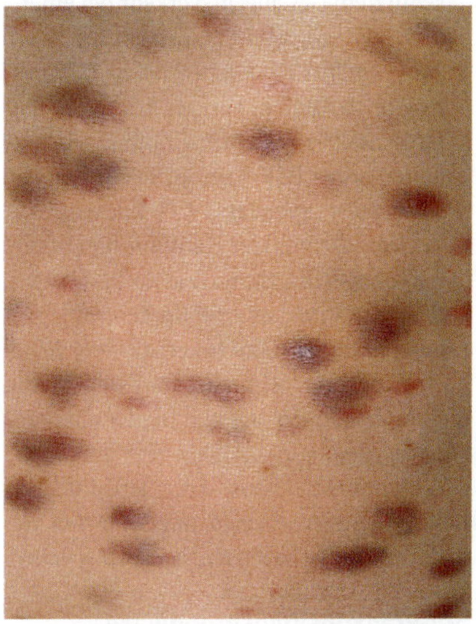

Abb. 30.34 Zahlreiche Kaposi-Sarkome bei einem Mann. [M174]

Tab. 30.7 Stadieneinteilung bei HIV-Infektion nach CDC 2008 [36]. In Klammern CDC-Klassifikation von 1993. „Rückstufung" in ein besseres Stadium nach Zustandsverbesserung unter Therapie ist nicht möglich.

CD4-Zellen	Klinik		
	A: Asympt./akute HIV-Inf.	B: HIV-assoziierte Erkrankungen	C: AIDS-definierende Erkrankungen
≥ 500/µl oder ≥ 26 %	Stad. 1 (A1)	Stad. 1 (B1)	Stad. 3 (C1)
200–499/µl oder 14–25 %	Stad. 2 (A2)	Stad. 2 (B2)	Stad. 3 (C2)
< 200/µl oder < 14 %	Stad. 3 (A3)	Stad. 3 (B3)	Stad. 3 (C3)

Diagnostik und Differenzialdiagnose

Suchtests der vierten Generation weisen das p24-Antigen aus der Virushülle *und* HIV-Antikörper nach. Bei *reaktivem (positivem) Testausfall* schließt sich ein **Bestätigungstest** an. Fällt auch dieser positiv aus, wird der Test an einer zweiten Blutprobe wiederholt.

> **Späte Diagnose**
> 2020 wurden in Deutschland 35 % der HIV-Infektionen erst bei fortgeschrittenem Immundefekt, 18 % sogar erst bei Vorhandensein von AIDS diagnostiziert [36].

Optimale *Verlaufskontrolle* ist die Kombination aus Messung der **Viruslast** (Konzentration der HIV-RNA im Blut) durch PCR und Bestimmung sowohl der absoluten Zahl an CD4-Zellen als auch des Verhältnisses zwischen CD4- und CD8-Zellen (normal ≥ 1).

Weitere Untersuchungen dienen der Diagnose HIV-assoziierter Erkrankungen.

Behandlungsstrategie

Antiretrovirale Behandlungsstrategie

Ziele der **antiretroviralen Therapie** *(ART)* sind Verbesserung von Lebenserwartung und -qualität und Verminderung der Viruslast und damit der Infektiosität. Eine Therapie ist grundsätzlich bei allen Patientinnen angezeigt, besonders aber bei erhöhtem Risiko (z. B. Alter über 50 Jahren, Begleiterkrankungen, Symptome, wenige T-Zellen). Vor Therapiebeginn sollen die Voraussetzungen der Behandlung sichergestellt sein (Motivation, psychosoziale Voraussetzungen), da die Behandlung lebenslang nötig ist und hohe Therapieadhärenz erfordert [37].

Standard ist die **kombinierte antiretrovirale Therapie** *(cART)* aus mindestens drei Arzneimitteln (davon zwei nukleosidischen Reverse-Transkriptase-Inhibitoren, →Pharma-Info 30.2) nach vorheriger Resistenztestung. Kombinationspräparate vereinfachen die Behandlung. Wichtigste Nebenwirkungen sind Magen-Darm-Beschwerden, Hauterscheinungen, **Lipodystrophiesyndrom** (Fettverteilungsstörungen, Stoffwechselveränderungen), ZNS-Symptome, Leberwerterhöhung und Knochenabbau.

Weitere Behandlungsmaßnahmen

Ein „gesunder Lebensstil" (siehe Pflege) wirkt sich günstig aus. Infektionen und Malignome werden nach den üblichen Grundsätzen behandelt.

HIV-infizierte Schwangere

Das Infektionsrisiko für das Kind einer HIV-infizierten Schwangeren beträgt ohne Prophylaxen 20–25 %. Durch antiretrovirale Behandlung der Schwangeren und des Neugeborenen, ggf. eine geplante Schnittentbindung *vor* Einsetzen der Wehen (je nach Risikokonstellation) und Verzicht auf Stillen wird das Risiko auf 1(–2) % gesenkt.

Pflege

Patientensituation

HIV-Infizierte müssen mit der Tatsache leben, dass die Infektion nicht heilbar ist. Zudem sind sie immer von gesellschaftlicher Isolation bedroht. Hier können Beratungsstellen, Selbsthilfegruppen, Ärzte und Psychologen Betroffenen helfen.

HIV-infizierte Kinder können ganz normal mit Altersgenossen aufwachsen und spielen. Es besteht für die Spielkameraden kein erhöhtes Risiko, sofern die allgemeinen Hygieneregeln und Vorsichtsmaßnahmen, z. B. beim Versorgen von Wunden, eingehalten werden. Sachliche Aufklärung und Beratung von Eltern können unbegründete Ängste (oft) ausräumen.

Die Notwendigkeit, trotz Nebenwirkungen lebenslang und zuverlässig die verordneten Medikamente einzunehmen, erfordert eine hohe Adhärenz.

Pflegemaßnahmen

Patientenbeobachtung und Dokumentation

- Haut- und Schleimhäute zur Früherkennung von Verletzungen und Infektionen
- Neu aufgetretene HIV-assoziierte Krankheitssymptome
- Anzeichen einer lokalen und/oder systemischen Infektion
- Medikamenteneinnahme, -nebenwirkungen
- Nahrungsaufnahme, Gewicht und Gewichtsverlauf
- Stuhlausscheidung, Urinausscheidung, ggf. Flüssigkeitsbilanz
- Schmerzen
- Psychische Situation, Umgang mit der Infektion.

Die Unterstützung durch die Pflegenden richtet sich nach dem Zustand der Patientin. In allen Stadien kommt der konsequenten Einnahme der Arzneimittel (Einnahmezeiten und -modalitäten) überragende Bedeutung zu.

Darüber hinaus haben die klinischen Kategorien (→ Tab. 30.7) spezifische pflegerische Schwerpunkte.

- Klinische Kategorie A:
  - Beratung zu einer gesunden Lebensführung: regelmäßiger Tagesablauf, ausreichend Schlaf, ausgewogene Ernährung, angemessene Bewegung, Verzicht auf Nikotin und Alkohol
- Klinische Kategorie B zusätzlich:
  - Evtl. Unterbringung im Einzelzimmer, Schutzisolierung (→ 27.1.4)
  - Regelmäßige Gewichts-, Temperaturkontrollen
  - Hautreinigung mit seifenfreien Syndets, Pflege der Haut mit angepassten Pflegeprodukten (→ 6.1.4, → 6.1.5), ggf. antibiotische oder antimykotische Behandlung der Haut (Tab. 37.2)
  - Sorgfältige Mundpflege nach jeder Mahlzeit zur Vorbeugung vor Infektionen (Soor-und Mukositisprophylaxe, → 6.7.6). Bei Soor antimykotische Behandlung (→ 30.9.2)
  - Maßnahmen bei Obstipation (→ 8.2.6, → 24.2.6) und Diarrhö (→ 24.2.5)
- Klinische Kategorie C zusätzlich:
  - Schutzisolierung (→ 27.1.4)
  - Unterstützung bzw. Übernahme der täglichen Aktivitäten, Durchführung notwendiger Prophylaxen
  - Maßnahmen bei erhöhter Blutungsneigung (→ 27.1.3)
  - Wunschkost, bei Bedarf passierte Kost
  - Flüssigkeitsbilanzierung, auf ausreichend Flüssigkeit achten, ggf. begleitende Infusionstherapie
  - In der letzten Krankheitsphase Sterbebegleitung (→ Kap. 20).

Infektionsschutz

Infektionsschutz in Medizin und Pflege

Infektionsprophylaxe in der Pflege

Das Risiko, sich durch Pflegemaßnahmen mit dem HI-Virus zu infizieren, ist extrem gering. Die notwendigen Maßnahmen der Infektionsprophylaxe umfassen:

- Tragen von Handschuhen aus (synthetischem) Latex bei jedem Kontakt mit Körperflüssigkeiten; Einmalhandschuhe aus anderem Material bieten keinen ausreichenden Schutz
- Sorgfältige und konsequente Händehygiene (v. a. Händedesinfektion) und Hautpflege (→ 41.2.3)
- Verwendung und korrekte Entsorgung von Sicherheitsinstrumenten (→ 14.5.10) zur Vermeidung von Verletzungen mit gebrauchten Instrumenten, insbesondere Kanülen
- Tragen eines wasserundurchlässigen Schutzkittels bei Durchfällen, Mund-Nasen-Schutz und Schutzbrille bei Aerosolbildung.

- Die Standardhygienemaßnahmen (→ 41.2, → 30.1.3) sind grundsätzlich ausreichend. Weiterführende Maßnahmen werden notwendig, wenn gleichzeitig andere Infektionen bestehen (→ 30.1.4)
- Unterbringung in einem Einzelzimmer ist nicht erforderlich, außer zur Schutzisolierung (→ 27.1.4)
- Über das Übliche hinausgehende Desinfektionsmaßnahmen sind nicht generell nötig (jedoch z. B. bei infektiösem Durchfall, → 30.7.6). Verschüttetes Blut oder Körperausscheidungen werden aufgewischt und die Fläche anschließend desinfiziert
- Geschirr von HIV-Patienten gilt als nicht ansteckend, die Wäsche nur, wenn sie direkten Kontakt mit virushaltigem Material hatte. Kennzeichnung und Entsorgung erfolgen nach hausinternem Standard
- Einmalmaterial soll bevorzugt werden, alternativ werden medizinische Geräte/Utensilien streng patientenbezogen verwendet oder entsprechend aufbereitet
- Erregerhaltige Laborproben werden nach hausinternen Richtlinien gekennzeichnet
- Bei Endoskopien oder beim Absaugen intubierter Patienten tragen Pflegefachpersonen Mund-Nasen-Schutz und Schutzbrille, bei Operationen zwei Paar Handschuhe und Schutzbrille.

Maßnahmen nach HIV-Kontakt

Maßnahmen nach Nadelstichverletzung.
Erste Hilfe bei Nadelstichverletzungen → 14.5.10

Ist die Herkunft der Nadel/des Instruments feststellbar, wird das Blut der betreffenden Patientin auf HI- und Hepatitis-Viren untersucht. Hierfür ist bundeslandabhängig ihr Einverständnis oder eine richterliche Anordnung nötig.

Zum Beweis, dass die Pflegende bisher HIV-negativ war, erfolgt ein HIV-Test. Kontrollen nach sechs Wochen und drei Monaten sind notwendig, weil bei ganz frischer Infektion der Patientin ihr HIV-Test im Krankenhaus noch negativ sein kann, sich dann aber durch die Kontrollen ein zeitlicher Zusammenhang zur Verletzung herstellen lässt.

HIV-Postexpositionsprophylaxe. Eine vierwöchige antiretrovirale Kombinationstherapie nach (beruflicher oder privater) Exposition (**HIV-Postexpositionsprophylaxe,** *HIV-PEP*) kann das Risiko einer Infektion erheblich vermindern, jedoch nicht ausschließen.

- *Empfohlen* wird die HIV-PEP z. B. nach blutenden Stichverletzungen mit Hohlnadeln bei einer Viruslast des „Spenders" > 50 Kopien/ml oder nach ungeschütztem Geschlechtsverkehr bei einer Viruslast > 1.000 Kopien/ml
- *Angeboten* wird sie nach der genannten Verletzung mit einer Viruslast des „Spenders" < 50 Kopien/ml, nach oberflächlichen Verletzungen mit einer Viruslast > 50 Kopien/ml oder nach ungeschütztem Geschlechtsverkehr bei einer Viruslast von 50–1.000 Kopien/ml
- *Nicht empfohlen/indiziert* ist die HIV-PEP nach Kontakt von geschädigter Haut oder intakter Schleimhaut mit Flüssigkeiten hoher HIV-Konzentration bei Viruslast des „Spenders" < 50 Kopien/ml, bei Kontakt intakter Haut mit Blut oder nach ungeschütztem Geschlechtsverkehr bei einer Viruslast < 50 Kopien/ml [35].

Die Behandlung sollte innerhalb von 2 Std. nach Exposition beginnen. Im Zweifel kann die PEP begonnen und ggf. wieder abgebrochen werden.

Bis zum Ausschluss einer HIV-Infektion sollten Betroffene keinen ungeschützten Geschlechtsverkehr haben und kein Blut spenden.

HIV-Präexpositionsprophylaxe

HIV-Präexpositionsprophylaxe *(HIV-PrEP)* bezeichnet die vorbeugende Gabe antiretroviraler Medikamente bei erhöhtem Risiko, etwa bei ungeschütztem Geschlechtsverkehr mit HIV-Infizierten und Viruslast oberhalb der Nachweisgrenze. Zugelassen ist nur die Dauereinnahme der entsprechenden Medikamente, ein sicherer Schutz ist allerdings nicht gegeben.

Prävention und Gesundheitsberatung

Am besten ist, nicht mit erregerhaltigen Sekreten in Kontakt zu kommen.
Dies bedeutet im privaten Bereich insbesondere das Benutzen von Kondomen beim Geschlechtsverkehr mit neuen oder häufig den Geschlechtspartner wechselnden Partnern („safer sex“).
Drogensüchtige sollen keine Injektionsbestecke mit anderen teilen („safer use“).
Gefährdete Menschen sollen über die medikamentösen Präventionsmöglichkeiten Bescheid wissen, außerdem über die regionalen Anbieter von HIV-Tests (neben den Ärzten) sowie die Möglichkeit von HIV-Selbsttests.

30.9 Infektionen durch Pilze (Mykosen)

Dermatomykosen → 32.5.3

30.9.1 Übersicht

DEFINITION

Pilze *(Fungi):* Wenig differenzierte Lebewesen mit einem Zellkern und charakteristischen, chitinhaltigen Zellwänden.

Mykosen: Erkrankungen durch Pilze.

Für die in Europa bedeutsamen menschenpathogenen **Pilze** wird in der Klinik die einfache **D-H-S-Klassifikation** bevorzugt:

- **Dermatophyten** (**Fadenpilze,** → Abb. 30.35) befallen die Haut und ihre Anhangsgebilde (Haare, Nägel)

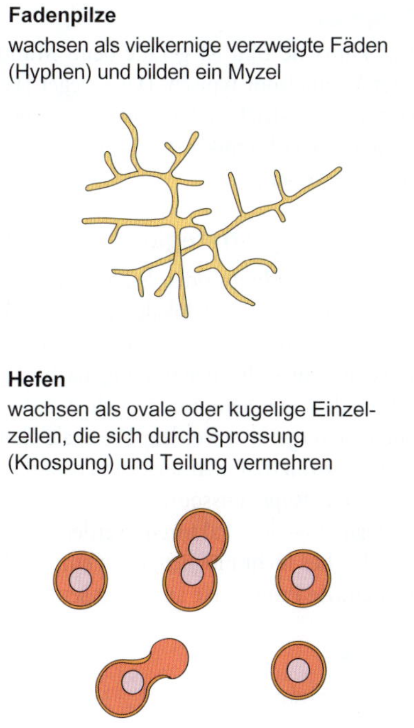

Abb. 30.35 Charakteristische Wuchsformen von Pilzen. [R172]

- **Hefen** (*Sprosspilze),* v. a. *Candida albicans* oder *Cryptococcus,* verursachen in erster Linie Infektionen der Haut und Schleimhäute (→ 30.9.2), können jedoch bei Abwehrschwäche die inneren Organe befallen und zur *Pilzsepsis* führen
- Die meisten **Schimmelpilze** (Beispiel *Aspergillus,* ebenfalls Fadenpilze) befallen v. a. die inneren Organe.

Die in Mitteleuropa verbreiteten Pilze sind fakultativ pathogen (→ 30.2.1), einige siedeln auch beim Gesunden auf der Haut oder den Schleimhäuten. Sie verursachen:

- **Lokale Mykosen** durch umschriebenen Befall der Haut oder Schleimhaut (→ 32.5.3). Lokale Mykosen beginnen schleichend, sind in aller Regel harmlos und durch *Lokalpräparate* gut zu behandeln
- Bei (hochgradiger) Abwehrschwäche **opportunistische systemische Mykosen** bis zur **Pilzsepsis.** Diese beginnen ebenfalls oft schleichend, verlaufen dann aber häufig lebensbedrohlich und sind nur schwer durch *systemische* Gabe von Antimykotika (→ Pharma-Info 30.3) zu behandeln.

Begünstigt werden Pilzerkrankungen durch allgemeine oder lokale Abwehrschwäche z. B. bei:

- Diabetes mellitus, fortgeschrittenen Tumoren, HIV-Infektion
- Glukokortikoid-, Immunsuppressiva-, Zytostatikatherapie
- Gestörter physiologischer Bakterienbesiedelung durch Antibiotikabehandlung.

Einige wenige Pilzarten sind *obligat pathogen* (→ 30.2.1). Sie sind vor allem in Afrika, Nord- und Südamerika verbreitet. Diese Pilze führen zu (nichtopportunistischen) **primären systemischen Mykosen** in inneren Organen, z. B. Lunge oder ZNS.

Viele Pilzarten können außerdem zu allergischen Erkrankungen führen, z. B. der Atemwege (→ 23.5, → 23.8.2).

Die Therapie von Mykosen erfordert spezielle Antiinfektiva, die **Antimykotika** (→ Pharma-Info 30.3).

30.9.2 Candidose

DEFINITION

Candidose *(Candida-Mykose, Candidiasis, Soor):* Meist lokale Pilzinfektion der Haut- und Schleimhaut, ganz überwiegend durch **Candida albicans.**

Krankheitsentstehung

Die fakultativ pathogenen Hefen (Hauptvertreter **Candida albicans**) siedeln auch bei vielen Gesunden auf der Haut sowie den Schleimhäuten von Mund, Rachen und Verdauungstrakt. Bei lokaler oder allgemeiner Abwehrschwäche vermehren sie sich

PHARMA-INFO 30.3: ANTIMYKOTIKA

Arzneimittel gegen Pilzinfektionen heißen **Antimykotika.**

Präparate zur Behandlung lokaler Pilzinfektionen werden auf Haut oder Schleimhaut aufgetragen und haben, da sie nicht resorbiert werden, praktisch keine Nebenwirkungen.

Systemisch gegebene Antimykotika hingegen haben als Nebenwirkung gastrointestinale Symptome (Übelkeit, Erbrechen, Durchfall), viele außerdem Blutbildveränderungen, Leberfunktions- und ZNS-Störungen.

- Substanzen zur lokalen Anwendung sind u. a. Amorolfin (z. B. Loceryl®), Ciclopirox (z. B. Batrafen®), Clotrimazol (z. B. Canesten®) und Nystatin (z. B. Moronal®, die orale Gabe entspricht einer lokalen Therapie der Darmschleimhaut, da Nystatin nicht resorbiert wird)
- Lokal oder systemisch eingesetzt werden können z. B. „klassisches“ Amphotericin B (z. B. Ampho-Moronal® bzw. Amphotericin B®) oder Terbinafin (z. B. Lamisil®)
- Substanzen nur zur systemischen Gabe sind u. a. lipidformuliertes/liposomales Amphotericin B (z. B. AmBisome®), Caspofungin (z. B. Cancidas®), Fluconazol (z. B. Diflucan®, Fungata®), Flucytosin (z. B. Ancotil®), Itraconazol (z. B. Sempera®) und Voriconazol (z. B. Vfend®).

stark, dringen in die Schleimhaut ein und führen zu einer Entzündung.

Symptome und Untersuchungsbefund

Candidose der Haut → 32.5.3

Schleimhautcandidose

Die Beschwerden hängen von der Lokalisation des Pilzes ab:

- Der **Mundsoor** ist bei Babys im ersten Lebensvierteljahr relativ häufig, danach tritt er v. a. bei Abwehrschwäche auf. Charakteristisch sind weißliche, nur anfangs abwischbare Beläge auf geröteter Schleimhaut (→ Abb. 30.36), die bei Babys mit Milchresten verwechselt werden können, sich aber durch Trinken von Tee nicht entfernen lassen. Evtl. blutet und ulzeriert die Schleimhaut. Während leichter Mundsoor oft unbemerkt bleibt, bereitet in ausgeprägten Fällen jeder Essversuch Schmerzen
- Der **Speiseröhrensoor** zeigt sich in erster Linie durch Schmerzen beim Schlucken der Nahrung. Er kann wie eine **Candidose der tiefen Atemwege** (Symptome Husten, Auswurf) Hinweis auf eine fortgeschrittene HIV-Infektion sein
- Beim häufigen **Vaginalsoor** klagt die Patientin über Scheidenausfluss *(Fluor)* und Jucken im Genitalbereich. Begünstigend wirken Schwangerschaft, „Pilleneinnahme" und Antibiotika
- Eine **Harnröhren**- oder **Harnblasenentzündung** durch Candida verursacht Brennen beim Wasserlassen, Juckreiz und häufigen Harndrang.

Systemische Candidose

Bei starker Abwehrschwäche können die Pilze in den Körper vordringen und zur **systemischen Candidose** führen, im Extremfall zur lebensbedrohlichen **Candida-Sepsis.**

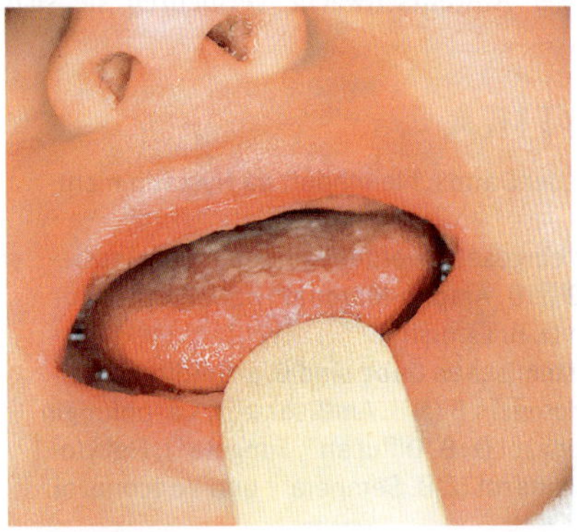

Abb. 30.36 Mundsoor bei einem Säugling. [E422]

Diagnostik

Das klinische Bild ist gerade beim Mund- oder Vaginalsoor typisch. Der Erreger lässt sich aus Abstrichen (vor allem aus dem Rand der Herde) mikroskopisch und kulturell nachweisen.

Behandlungsstrategie

Bei lokalem Haut- oder Schleimhautsoor reichen in der Regel lokale Antimykotika (→ Pharma-Info 30.3). Um Rezidive zu vermeiden, muss die Behandlung nach Verschwinden der Symptome noch 2–3 Wochen weitergeführt werden. Die orale Gabe nicht resorbierbarer Arzneimittel behandelt auch den Ösophagussoor.

Begünstigende Faktoren werden beseitigt. Ist dies nicht möglich, kann eine medikamentöse Prophylaxe angezeigt sein.

Pflege

Dermatomykosen → 32.5.3
Soorprophylaxe → 6.7.6

- Candidabefallene Körperregionen werden bei der Körperpflege zuletzt gewaschen, alternativ werden Waschwasser, Waschschüssel, Waschlappen und Handtuch gewechselt. Hautfalten und Zehenzwischenräume werden sorgfältig getrocknet, bei Bedarf Kompressen eingelegt
- Bei Mundsoor wird die Mundschleimhaut mehrmals täglich (am besten nach den Mahlzeiten) mit einem Antiseptikum abgewischt, dann das Antimykotikum aufgetragen.
  Danach soll der Betroffene mindestens 30 Min. nichts essen und trinken. Für die Zahnpflege werden Einmalzahnbürsten verwendet, Zahnprothesen und Sauger von Säuglingen werden in einem geeigneten Desinfektionsmittel (mit fungizider Wirkung) eingelegt. Bei Schmerzen im Mund oder Schluckbeschwerden wird weiche/passierte Kost angeboten.

30.9.3 Systemmykosen

DEFINITION

Systemmykose: Pilzerkrankung *innerer Organe,* wobei die Pilze oft über die Atemwege aufgenommen werden.
In Deutschland sind insbesondere die **Aspergillose** durch den Schimmelpilz *Aspergillus* und die **Kryptokokkose** durch den Hefepilz *Cryptococcus* von Bedeutung. Beide Pilze sind fakultativ pathogen.

Aspergillose

DEFINITION

Aspergillose *(Aspergillus-Mykose):* Schimmelpilzerkrankung vorzugsweise der Lunge, in erster Linie bei Abwehrschwäche. Erreger meist **Aspergillus fumigatus.** Hohe Sterblichkeit bei schwerer Grunderkrankung, Pilzsepsis und ZNS-Beteiligung.

Schimmelpilz-Sporen werden ständig mit der Atemluft eingeatmet. Je nach Abwehrlage sind drei Krankheitsbilder möglich:

- Bei Lungenvorerkrankungen eine **allergische bronchopulmonale Aspergillose** *(ABPA)* mit Schleimhautödem, Bronchospasmus, Lungeninfiltraten und Bronchiektasen
- Bei Lungenkavernen **Aspergillom** („Pilzball"), evtl. mit umgebender Luftsichel
- Bei hochgradiger Abwehrschwäche diffuse **Aspergillus-Pneumonie,** evtl. mit Ausbreitung des Pilzes über den Blutweg in andere Organe.

Leitsymptome sind Fieber, Husten, Atemnot und beeinträchtigtes Allgemeinbefinden. Die Diagnose wird durch Röntgen/ggf. CT des Thorax (→ Abb. 30.37), Blutuntersuchungen sowie Pilznachweis in Sputum/Bronchialsekret gesichert.

Behandlung der Wahl bei der allergischen bronchopulmonalen Aspergillose sind Allergenkarenz und Glukokortikoide, ansonsten die systemische Antimykotikagabe (→ Pharma-Info 30.3). Aspergillome müssen oft operativ entfernt werden.

Pflege bei Pneumonie → 23.4.4

Kryptokokkose

DEFINITION

Kryptokokkose *(Cryptococcus-Mykose):* Systemische Pilzinfektion, hervorgerufen durch den Hefepilz **Cryptococcus** und bei (hochgradiger) Abwehrschwäche, v. a. AIDS, unter dem Bild einer Hirnhaut-, Gehirnentzündung oder Sepsis auftretend. Schlechte Prognose.

Die Infektion beginnt zwar in der Lunge, doch verursacht dies allenfalls grippeähnliche Beschwerden. Bedrohlich ist die entstehende Meningitis, Meningoenzephalitis (→ 37.9.1) oder – seltener – Pilzsepsis (→ 30.6). Der Pilz kann in Bronchialsekret oder Liquor nachgewiesen werden.

Die (oft leider erfolglose) Behandlung besteht in der Gabe von Amphotericin B (z. B. AmBisome®) und Flucytosin (z. B. Anco-

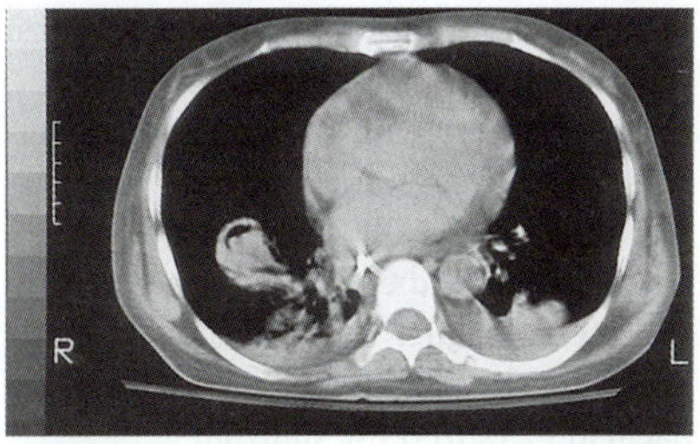

Abb. 30.37 Aspergillom des rechten Lungenunterlappens in der CT. Typisch ist die Luftsichel um den „Pilzball". [G063]

til®), bei ZNS-Beteiligung auch Itraconazol (z. B. Sempera®, → Pharma-Info 30.3).
Pflege bei Sepsis → 30.6
Pflege bei Meningitis → 37.9.1

30.10 Infektionen durch Protozoen

DEFINITION

Protozoen *(Urtierchen):* Tierische Einzeller, die sich durch Geißeln, Wimpern oder füßchenförmige Ausläufer fortbewegen.

Manche Erkrankungen durch **Protozoen** zählen zu den **Tropenerkrankungen** (z. B. Amöbiasis → 30.10.3, Malaria → 30.10.2), andere kommen weltweit vor (Lambliasis, Toxoplasmose → 30.10.1, Trichomoniasis → Tab. 32.3).

30.10.1 Toxoplasmose

DEFINITION

Toxoplasmose: Meist asymptomatische Infektion durch **Toxoplasma gondii.** Bedeutung inbesondere für Abwehrgeschwächte und Ungeborene, dann in der Regel als *zerebrale Toxoplasmose* auftretend. Bei konnataler Infektion meldepflichtiger Krankheitserreger.

Endwirt von **Toxoplasma gondii** ist die Katze, Zwischenwirte u. a. Schweine, Rinder, Geflügel. Die **Toxoplasmose** wird durch infizierten Katzenkot bzw. den Genuss damit verseuchter Rohkost oder durch den Verzehr unzureichend gegarten, zystenhaltigen Fleisches auf den Menschen übertragen.

Die Erstinfektion Gesunder verläuft in aller Regel unbemerkt, die Toxoplasmen persistieren aber im Körper.

Bei einer Erstinfektion Schwangerer kann das Ungeborene infiziert werden: Das Risiko einer diaplazentaren Übertragung und **pränatalen Toxoplasmose** steigt mit zunehmender Dauer der Schwangerschaft, wobei die kindlichen Schäden bei früher Infektion größer sind als bei später (v. a. geistige Behinderung, Blindheit).

Gefährlich ist außerdem die Infektion oder Reaktivierung einer latenten Infektion bei (hochgradiger) Abwehrschwäche, die vor allem als **Toxoplasmose-Enzephalitis** verläuft.

Die Diagnose wird serologisch oder mittels PCR gestellt. Bei Verdacht auf Toxoplasmose-Enzephalitis sind CT sowie evtl. MRT des Gehirns und Liquoruntersuchung (→ 37.3.2) angezeigt.

Trotz antibiotischer Kombinationstherapie ist die Prognose nach (Meningo-)Enzephalitis ernst. Oft bleiben Dauerschäden. Bei einer Infektion in der Schwangerschaft senkt eine sofortige Behandlung das Risiko für das Ungeborene erheblich.

Prävention und Gesundheitsberatung

Da es keine Schutzimpfung gibt, sollen Schwangere den Kontakt mit fremden Katzen und Katzenkot meiden und keine Katze neu anschaffen. Außerdem sollten sie rohen Salat, Gemüse und Obst vor dem Genuss gründlich waschen, kein (halb-)rohes Fleisch verzehren und sich vor dem Essen und nach dem Kontakt mit Erde und rohem Fleisch die Hände waschen.

30.10.2 Malaria

DEFINITION

Malaria: Schwere Infektionskrankheit der warmen Erdzonen mit wiederholten Fieberschüben. In Deutschland 500–1.000 Fälle jährlich.

Erreger der **Malaria** sind die (meldepflichtigen) **Plasmodien,** wobei es vier Plasmodienarten gibt. Sie werden durch Stich der **Anopheles-Mücke** übertragen.

1–5 Wochen, evtl. bis zu einem Jahr nach Infektion beginnt die Erkrankung mit Kopf- und Gliederschmerzen. Es folgen Fieberattacken mit Fieber bis 40 °C, teilweise unregelmäßig, teilweise in typischen Fieberrhythmen (jeden dritten oder vierten Tag). Unbehandelt sind jahrelang Rückfälle möglich.

Lebensbedrohliche Komplikationen sind ZNS-, Nierenbeteiligung, Gerinnungsstörungen (*Verbrauchskoagulopathie* → 27.9.2) sowie Hämolyse (Zerfall der roten Blutkörperchen) mit Multiorganversagen.

Am wichtigsten in der Diagnostik: Frage nach Auslandsaufenthalten bei Patientinnen mit Fieber. Die Diagnosesicherung erfolgt durch mehrfache mikroskopische Blutuntersuchungen (Ausstrich oder „dicker Tropfen", → Abb. 30.38).

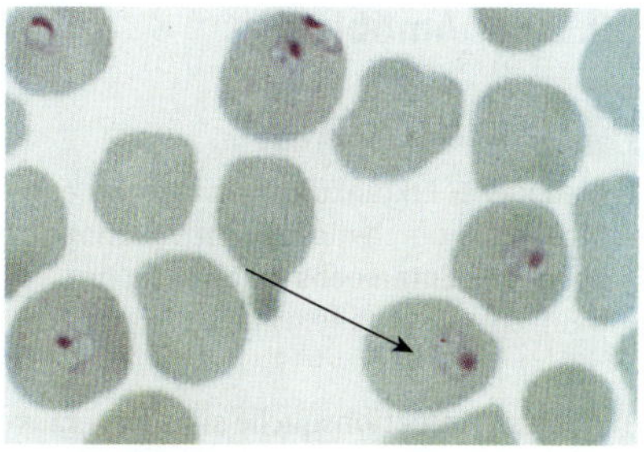

Abb. 30.38 Plasmodium-falciparum-Ringformen in roten Blutkörperchen. [E491]

Die Behandlung der Malaria ist wegen der Resistenzen teilweise schwierig. Angewendet werden v. a. Chloroquin (z. B. Resochin®), Artemether/Lumefantrin (z. B. Riamet®), Atovaquon/Proguanil (z. B. Malarone®) und Dihydroartemisinin/Piperaquin (z. B. Eurartesim®).

Pflege

Pflege bei Fieber → 5.4, → 5.5
Die Pflege umfasst zusätzlich:

- Engmaschige Vitalzeichenkontrollen einschl. Bewusstsein
- Ausscheidungskontrolle, um Nierenkomplikationen frühzeitig zu erfassen
- Beobachtung auf Zeichen einer erhöhten Blutungsneigung
- Ggf. Unterstützung bei den täglichen Aktivitäten sowie Durchführung von notwendigen Prophylaxen.

Prävention und Gesundheitsberatung

Die Mücken stechen vor allem nachts. Mückengitter vor Fenster und Türen, Schlafen unter einem Moskitonetz, das Tragen langer, heller Kleidung am Abend, Anwendung insektenabweisender Substanzen und bevorzugter Aufenthalt in klimatisierten Räumen reduzieren Stiche erheblich.
Tropenreisende sollten sich vor Reiseantritt bei einem Tropeninstitut oder speziell ausgebildeten Ärzten erkundigen, welche medikamentöse Malariaprophylaxe je nach Aufenthaltsdauer für ihr Zielgebiet sinnvoll ist. Diese Arzneimittelprophylaxe bietet aber auch bei korrekter Durchführung keinen 100%igen Schutz und ersetzt den Hautschutz nicht. Evtl. empfiehlt sich die Mitnahme von Medikamenten zur Notfall-Selbstbehandlung, wenn keine ärztliche Versorgung gegeben ist. Seit 2021 empfiehlt die WHO eine Impfung für Kinder in Afrika südlich der Sahara.

30.10.3 Amöbiasis

DEFINITION

Amöbiasis: Erkrankung vorwiegend des Dickdarms durch die fakultativ pathogene Amöbe **Entamoeba histolytica.** In Deutschland vor allem eingeschleppt.

Wichtigste Infektionsquelle sind Dauerausscheider, die *Zysten* mit ihrem Stuhl ausscheiden. Diese werden dann oral z. B. mit Wasser oder Nahrung aufgenommen.

Etwa 10–20 % der Infizierten bekommen Beschwerden, v. a. die **Amöbenruhr** mit schleimig-blutigen Durchfällen und Bauchschmerzen, evtl. Fieber. Selten entwickelt sich eine chronische Dickdarmentzündung. Komplikationen sind hochakute Formen bis zur Darmperforation sowie **Amöbenabszesse** der Leber. Die Diagnose erfolgt durch Stuhluntersuchungen, bei Verdacht auf Abszesse durch bildgebende Verfahren und serologische Blutuntersuchung.

Mittel der Wahl sind Metronidazol (z. B. Arilin®) und Paromomycin (z. B. Humatin®). Chirurgische Maßnahmen sind z. B. bei Durchbruch eines Leberabszesses nötig.

Pflege bei inf. Gastroenteritiden → 30.7.6

30.11 Wurmerkrankungen

DEFINITION

Würmer: Tierische Parasiten, die überwiegend den Darm, aber auch andere Organe des Menschen befallen können.

Helminthosen: Wurmerkrankungen.

Weitere Wurmerkrankungen → Tab. 30.8

30.11.1 Erkrankungen durch Bandwürmer

Schweine- und Rinderbandwurm

DEFINITION

Schweine- und Rinder(finnen)bandwurmerkrankung: Häufigste, fast immer gut therapierbare Bandwurmerkrankung durch *Schweine- bzw. Rinderbandwurm* **(Taenia solium, Taenia saginata).**

Krankheitsentstehung

Die geschlechtsreifen Würmer siedeln im Dünndarm des Menschen. Mit Bandwurmeiern gefüllte Bandwurmglieder (reife **Proglottiden**) werden mit dem Stuhl ausgeschieden. Die Eier gelangen mit Abwässern oder Dung auf Tierweiden und werden von Rindern bzw. Schweinen aufgenommen. Im Darm des Tieres werden die Larven frei und wandern auf dem Blutweg in dessen Organe, wo sich die **Finnen** entwickeln. Der Mensch infiziert sich durch den Verzehr unzureichend gegarten, finnenhaltigen Fleisches (→ Abb. 30.39). Außerdem kann der Mensch beim Schweinebandwurm durch die Aufnahme von Schweinebandwurmeiern (etwa in fäkaliengedüngtem Gemüse) zum Zwischenwirt **(Zystizerkose)** werden.

Symptome, Befund und Diagnostik

Im Vordergrund stehen unbestimmte Bauchbeschwerden, Appetitlosigkeit (evtl. auch Heißhunger) und Gewichtsverlust.

Die Symptome einer Zystizerkose hängen von der Lokalisation der Finnen ab. Während Muskelbefall v. a. Schmerzen hervorruft, kann Augen- oder Gehirnbefall zu schweren Krankheitsbildern führen.

Die Diagnose wird durch den Nachweis der (beweglichen) Proglottiden im Stuhl gesichert.

Im Blut sind die eosinophilen Leukozyten oft vermehrt. Antikörperbestimmung und bildgebende Verfahren sind bei Verdacht auf Zystizerkose sinnvoll.

Behandlungsstrategie

Die Behandlung erfolgt mit Anthelminthika (→ Pharma-Info 30.4) wie Niclosamid (z. B. Yomesan®), Mebendazol (z. B. Vermox®) oder Praziquantel (z. B. Cysticide®). Bei der Zystizerkose werden Albendazol oder Praziquantel gegeben, bei Befall des ZNS anfangs mit Glukokortikoiden.

Pflege

Der Stuhl der Patientin enthält ansteckende Bandwurmeier (beim Schweinebandwurm Gefahr der Zystizerkose). Deshalb ist sorgfältiges Händewaschen der Patientin nach jedem Toilettengang wichtig.

Die Pflegenden tragen beim Umgang mit dem Stuhl der Patientin Handschuhe. Da die gebräuchlichen Hände- und chemischen Desinfektionsmittel gegen die Eier des Schweinebandwurms unzureichend wirksam sind, werden die Hände nach dem Ausziehen der Handschuhe zusätzlich gründlich gewaschen.

Prävention und Gesundheitsberatung

Gründliches Durchbraten aller Fleischgerichte oder das Tiefkühlen von rohem Fleisch über mindestens fünf Tage tötet die Parasiten ab.

Tab. 30.8 Überblick über in Deutschland seltene Wurmerkrankungen des Menschen.

Wurmart, Hauptvorkommen, Übertragung	Leitsymptome
Bandwürmer	
Hunde-, Fuchsbandwurm (*Echinococcus granulosus* bzw. *multilocularis*) Ausscheidung der Eier durch Hunde, Rinder, Schafe bzw. Füchse, Nager → orale Aufnahme z. B. durch Waldbeeren → beim Hundebandwurm Bildung einer großen, beim Fuchsbandwurm vieler kleiner Zysten	Beim häufigen Leberbefall uncharakteristische Beschwerden/Schmerzen im rechten Oberbauch, Ikterus und Lebervergrößerung
Saugwürmer	
Pärchenegel *(Schistosoma)* Süßgewässer in (Sub-)Tropen → Eindringen der Zerkarien (Gabelschwanzlarven) durch die intakte Haut	Nach Eindringen evtl. Haut-, Allgemeinsymptome. Ab drei Monate später Blasenbeschwerden, blutiger Urin **(Blasenbilharziose)** bzw. Magen-Darm-Beschwerden **(Darmbilharziose)**
Rundwürmer	
Filarien (Sub-)Tropen → Übertragung der Larven (Mikrofilarien) durch Insekten	Je nach Filarienart Lymphgefäßentzündung, Lymphstau, Augenbindehautentzündung, Sehstörungen
Trichinenellen Weltweit → orale Aufnahme larvenhaltigen, unzureichend gegarten Fleisches	Kurzzeitig Magen-Darm-Beschwerden, dann Fieber, periorbitale Ödeme, Muskelschmerzen/-steife. Evtl. Hautveränderungen, Kopfschmerzen, Husten

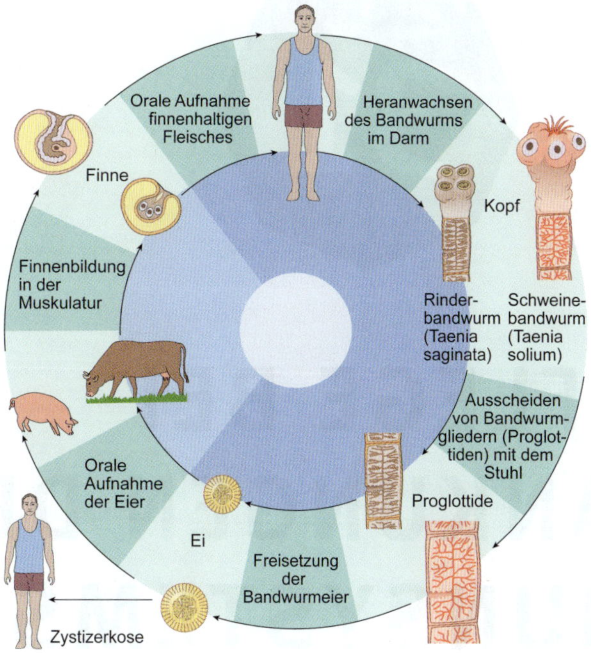

Abb. 30.39 Entwicklungszyklus des Rinder- und Schweine(finnen)bandwurms. [L190]

30.11.2 Erkrankungen durch Rundwürmer

Erkrankungen durch Madenwürmer

DEFINITION

Madenwurminfektion *(Oxyuriasis):* Vor allem bei Kindern sehr häufige, in der Regel harmlose Wurmerkrankung.

Krankheitsentstehung

Die erwachsenen, bis zu 12 mm langen und fadenförmigen **Madenwürmer** *(Enterobius vermicularis, Oxyuris vermicularis)* leben im unteren Dünndarm, im Dickdarm und im Wurmfortsatz. Nachts verlassen die Weibchen den Darm durch den Anus und legen in der Analgegend über 1.000 Eier ab. Innerhalb weniger Stunden entwickeln sich in den Eiern infektionsfähige Larven.

Die Übertragung erfolgt durch orale Aufnahme der kontagiösen Eier. Kleinere Kinder infizieren sich meist selbst, indem sie nachts in der Analgegend kratzen und dann die Finger in den Mund stecken.

Symptome, Befund und Diagnostik

Leitsymptom ist ein starker nächtlicher Juckreiz in der Analgegend, oft mit Müdigkeit über Tag durch das Schlafdefizit.

Die Diagnose wird durch Wurmnachweis im Stuhl oder Einachweis in der Analgegend gestellt, z. B. mittels *Klebestreifenmethode:* Ein durchsichtiger Klebestreifen wird morgens auf die Perianalhaut gedrückt, gleich wieder abgezogen, auf einen Objektträger geklebt und mikroskopiert.

Behandlungsstrategie

Die Behandlung besteht z. B. in der Gabe von Mebendazol (→ Pharma-Info 30.4).

Pflege

Die Beachtung folgender Hygieneregeln verhindert eine Streuung der Eier:
- Regelmäßiges Händewaschen und Nagelreinigen bzw. sehr kurz geschnittene Fingernägel sollen die Hände als „Depot" für Eier ausschalten
- Bei möglichem Kontakt mit erregerhaltigem Material werden Handschuhe und Schutzkittel getragen
- Die Patientenwäsche wird zweimal täglich gewechselt. In der häuslichen Pflege ist der Hinweis auf Kochen der Wäsche und heißes Bügeln wichtig.

Erkrankungen durch Spulwürmer

DEFINITION

Spulwurmerkrankung *(Askariasis):* Wurmerkrankung durch den **Spulwurm** *(Ascaris lumbricoides)* mit Beschwerden, vor allem von Darm und Lungen. Weltweit auftretend, besonders in warmen, ländlichen Gebieten mit Gemüseanbau.

Krankheitsentstehung

Der Infizierte scheidet die Spulwurmeier mit seinem Stuhl aus. 3–6 Wochen später hat sich innerhalb des Eis eine infektionsfähige Larve gebildet. Nach oraler Aufnahme werden die Larven im Dünndarm des Menschen frei. Sie durchdringen die Darmwand und gelangen auf dem Blutweg über die Leber in die Lunge.

Dort treten die jungen Würmer in die Alveolen über und wandern die Atemwege hinauf bis zum Kehlkopf. Durch Verschlucken gelangen sie wieder in den Magen-Darm-Trakt, wo sie nach 1,5–2 Monaten neue Eier produzieren.

Die Ansteckung erfolgt v. a. durch ungewaschenen Salat oder rohes Gemüse, die durch Fäkaliendüngung mit Spulwurmeiern verseucht wurden.

Symptome, Befund und Diagnostik

Wenn die jungen Würmer die Lunge passieren, sind leichtes Fieber und grippeähnliche Symptome mit Husten möglich. Manche Patientinnen husten sogar Würmer von bis zu einigen Zentimetern Länge aus. Der Darmbefall kann zu Bauchschmerzen, Übelkeit und Durchfällen führen.

Die Diagnose wird durch mikroskopischen Einachweis im Stuhl gestellt.

Behandlungsstrategie

Mittel der Wahl ist Mebendazol (z. B. Vermox®, → Pharma-Info 30.4).

PHARMA-INFO 30.4: ANTHELMINTHIKA

Anthelminthika *(Wurmmittel)* sollen bei Wurmerkrankungen die Parasiten im Körper des Menschen abtöten. Häufig eingesetzt werden:
- Albendazol (z. B. Eskazole®)
- Niclosamid (z. B. Yomesan®)
- Mebendazol (z. B. Vermox®, Vermox forte®)
- Praziquantel (z. B. Cysticide®)
- Pyrantel (z. B. Helmex®).

Die meisten Anthelminthika werden am besten während einer Mahlzeit eingenommen.

Bei allen Substanzen ist mit gastrointestinalen Symptomen wie etwa Bauchschmerzen, Übelkeit und Durchfall zu rechnen. Blutbildveränderungen, ZNS-Symptome und Leberfunktionsstörungen treten v. a. bei hoch dosierter oder längerer Gabe auf.

31

PFLEGE BEI ERKRANKUNGEN DES IMMUNSYSTEMS

Nicole Menche
Unter Mitarbeit von Christine Keller

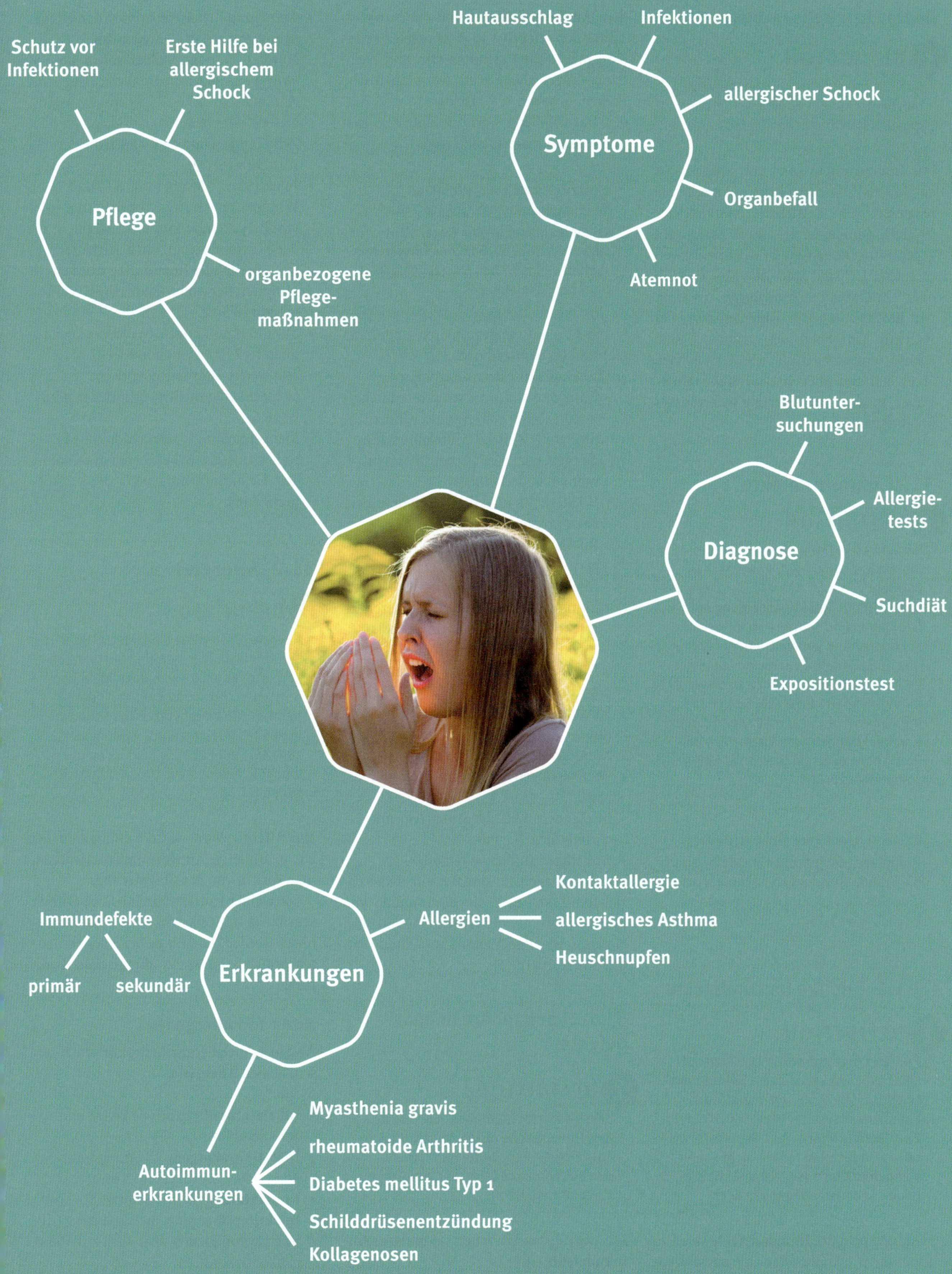
Pflege
Schutz vor Infektionen
Erste Hilfe bei allergischem Schock
organbezogene Pflegemaßnahmen
Symptome
Hautausschlag
Infektionen
allergischer Schock
Organbefall
Atemnot
Diagnose
Blutuntersuchungen
Allergietests
Suchdiät
Expositionstest
Erkrankungen
Immundefekte
primär
sekundär
Allergien
Kontaktallergie
allergisches Asthma
Heuschnupfen
Autoimmunerkrankungen
Myasthenia gravis
rheumatoide Arthritis
Diabetes mellitus Typ 1
Schilddrüsenentzündung
Kollagenosen

Das medizinische Fachgebiet

DEFINITION

Immunologie: Lehre von den Abwehrmechanismen des Immunsystems und den damit verbundenen Erkrankungen.

Das Immunsystem kann auf zweierlei Art entgleisen: Zum einen kann es zu schwach reagieren. Es entstehen *Immundefekte* (→31.1). Zum anderen kann es Reaktionen gegen Antigene zeigen, die es normalerweise toleriert. Folge sind *Allergien* (→31.2) oder *Autoimmunerkrankungen* (→31.3). Die Beschwerden des Patienten bzw. der Patientin (im Folgenden „Patient") sind ebenso unterschiedlich wie die nötigen ärztlichen und pflegerischen Maßnahmen. Daher weicht die Gliederung hier von der im übrigen Buch ab.

31.1 Immundefekte

DEFINITION

Immundefekt *(Immuninsuffizienz, Immunmangelkrankheit):* Abwehrschwäche sehr variabler Ausprägung. Leitsymptom erhöhte **Infektionsneigung** mit häufigeren *und* schwereren Infektionen als normal und generalisierten Infektionen durch fakultativ pathogene Erreger (→30.2.1). Bei B-Lymphozyten-Störung mit Antikörpermangel v. a. *bakterielle* Infektionen, bei T-Lymphozyten-Störung v. a. Infektionen durch Viren, Pilze und Protozoen sowie auf Dauer bestimmte Tumoren (→27.8).

Basis: Hygienegerechtes Verhalten

Grundlage pflegerischen Handelns sind die Standardhygienemaßnahmen, um die Infektionsgefahr zu minimieren (→30.1.3, →41.2).

31.1.1 Primäre Immundefekte

DEFINITION

Primärer Immundefekt *(PID):* Angeborene Abwehrschwäche durch Störung von Lymphozyten, Phagozyten und/oder Komplementsystem. Mit 0,1–0,2 % der Bevölkerung eher selten. Manifestation oft im Kindesalter, jedoch nicht selten verspätete Diagnose, wenn schon bleibende Schäden entstanden sind.

Häufigste **primäre Immundefekte** sind Defekte der B-Lymphozyten mit nachfolgendem Antikörpermangel und dabei mit ca. 1:600 der **selektive Ig-A-Mangel.** Er verläuft nicht selten symptomarm und bleibt dann lange unbemerkt. Symptomatische Patienten haben v. a. Atemwegs- und Magen-Darm-Infekte sowie gehäuft Allergien und Autoimmunerkrankungen.

„Ständig" erkältetes Kleinkind

Ein Kleinkind mit „ständigen" Atemwegsinfekten ist in aller Regel nicht „abwehrschwach". Sein Immunsystem trainiert vielmehr den Umgang mit den Umgebungskeimen.

Verdächtig auf einen primären Immundefekt sind (vereinfacht nach [1]):

- Krankhafte Infektionsneigung, v. a.
  - Häufigere und/oder schwerere Infektionen als normal, etwa bei Kindern pro Jahr ≥ 8 eitrige Mittelohrentzündungen, bei Erwachsenen ≥ 2 Pneumonien in drei Jahren
  - Wiederholte Infektionen mit dem gleichen Erreger
  - Infektionen mit ungewöhnlichen Erregern
  - Infektionen mit ungewöhnlicher Lokalisation, z. B. bei Kindern ≥ 2 viszerale Infektionen (etwa Empyem, Sepsis)
  - Infektionen mit Dauerschäden
  - Länger dauernde Candida-Infektionen nach dem ersten Geburtstag
- Längere Erfolglosigkeit korrekt durchgeführter Antibiotikabehandlungen
- Komplikationen bei Lebendimpfungen
- Bei Säuglingen unklare Hautrötung/Ekzeme
- Bei Kindern Gedeihstörung, teils mit chronischer Diarrhö
- Auffällige Familienanamnese.

Die Basisdiagnostik umfasst ein (Differenzial-)Blutbild sowie die Bestimmung von IgA, IgE, IgG (ab vier Jahren einschließlich Subklassen), Pneumokokken- und Tetanus-Antikörpern [1].

31.1.2 Sekundäre Immundefekte

DEFINITION

Sekundärer Immundefekt: Erworbene Abwehrschwäche durch Zerstörung der Abwehrzellen und/oder Antikörper durch Erkrankung oder therapeutische Maßnahmen. Häufig.

Die wichtigsten Ursachen **sekundärer Immundefekte** sind:

- Arzneimittel. Beispielsweise lösen einige Schmerzmittel (z. B. Metamizol, etwa in Novalgin®) in Einzelfällen *dosisunabhängig* eine lebensbedrohliche *allergische* Agranulozytose (→27.7.4) aus. Zytostatika (→27.5.1) hemmen *dosisabhängig* alle Zellteilungen und damit auch die der Abwehrzellen
- Infektionen. Masern (→30.8.6) und Windpocken (→30.8.3) etwa führen zu vorübergehender Immunschwäche, v. a. der T-Lymphozyten. Ein dauerhafter, fortschreitender Immundefekt ist Leitsymptom der (unbehandelten) HIV-Infektion (→30.8.14)
- Tumorerkrankungen, besonders Leukämien (→27.7), Lymphome (→27.8)
- Stoffwechselstörungen, etwa ein (schlecht eingestellter) Diabetes mellitus (→26.6)
- Mangelernährung oder chronische Eiweißverluste, z. B. bei Nierenerkrankungen. Sie beeinträchtigen v. a. die Antikörperbildung.

31.2 Allergien

DEFINITION

Allergie: Erworbene, spezifische Überempfindlichkeit gegenüber bestimmten körperfremden, an sich ungefährlichen Antigenen. Extremform ist der lebensbedrohliche **anaphylaktische Schock.** In den letzten Jahrzehnten Häufigkeitszunahme auf ca. 25 % der Kinder und Jugendlichen und ca. 30 % der Erwachsenen [2].

Die **Allergie** wird wie die Immunität bei einem früheren Antigenkontakt erworben, man spricht von **Sensibilisierung.**

Nach einer Pause, während der spezifisch sensibilisierte Zellen bzw. Antikörper gebildet werden, kommt es bei einem erneuten Antigenkontakt zur **allergischen Reaktion.**

Arten von Allergenen

Antigene, die allergische Reaktionen auslösen, heißen **Allergene.**

Es gibt:

- **Inhalationsallergene** wie Pollen und Schimmelpilze
- **Ingestionsallergene** *(Nahrungsmittelallergene)* wie Erdbeeren, Nüsse
- **Kontaktallergene** wie Salben
- **Injektionsallergene,** meist tierische Gifte, etwa von Bienen, aber auch z. B. Röntgenkontrastmittel.

Typen allergischer Reaktionen

Es werden vier **Typen allergischer Reaktionen** differenziert, die sich im Mechanismus der Immunantwort und der Zeitspanne zwischen (erneutem) Allergenkontakt und Symptomausbildung unterscheiden (→ Tab. 31.1).

Atopie

DEFINITION

Atopie: Erblich bedingte Bereitschaft zu allergischem Schnupfen (→ 36.5.2), allergischem Asthma bronchiale (→ 23.5), allergischer Augenbindehautentzündung (→ 35.6.1), Urtikaria (→ 32.6.1) sowie Neurodermitis (→ 32.7.1), wobei Betroffene nicht selten im Laufe ihres Lebens mehrere dieser Erkrankungen bekommen.

Die Häufigkeit von **Atopien** hat in den vergangenen Jahrzehnten rapide zugenommen. Dafür scheint der „hygienische“ Lebensstil mitverantwortlich zu sein – häufiger Kontakt mit Mikroorganismen im Säuglings- und Kleinkindalter unterstützt die Reifung des Immunsystems und senkt seine Entzündungsbereitschaft und dadurch die Allergiehäufigkeit **(Hygienehypothese):** Allergien sind seltener bei Kindern mit viel Kontakt zu anderen Kindern, mit Haustieren oder auf Bauernhöfen [3], [4].

Eine Erweiterung ist die **Biodiversitätshypothese,** nach der zusätzlich die geringere Vielfalt und veränderte Gewichtung der Mikroorganismen in der Umwelt und dadurch im Mikrobiom des Menschen bedeutsam sind [5].

Milcheiweißallergie

Häufigste Allergie bei Säuglingen und Kleinkindern ist die **Nahrungsmittelallergie** Typ I oder IV.

Am bedeutsamsten ist die **Milcheiweißallergie.** Leitsymptome der akuten Form bei Säuglingen sind Erbrechen und schwere, teils blutige Durchfälle, die häufigere chronische Form zeigt sich als Verdauungsstörung (→ 24.6.2) mit chronischer Diarrhö und Gedeihstörung. Behandelt wird durch konsequentes Weglassen von Milch (Gabe von Nahrungen mit hoch aufgeschlüsseltem Eiweißanteil wie Alfare®). Darunter verliert sich diese Allergie oft in 2–3 Jahren von selbst.

Tab. 31.1 Die vier Typen allergischer Reaktionen nach Coombs und Gell. Besonders häufig sind Typ-I- und Typ-IV-Reaktionen. [L190]

Allergische Reaktionen vom Typ I (Soforttyp)	
• Bei vorhandener Veranlagung wird nach Kontakt mit bestimmten Antigenen viel IgE gebildet, das sich an Mastzellen und basophile Granulozyten heftet. Bei erneutem Allergenkontakt kommt es zu einer Antigen-Antikörper-Reaktion an der Zelle mit Freisetzung v. a. von Histamin. In Sekunden bis Minuten entwickeln sich Hautrötung, -ödem, Juckreiz, Augenbrennen, Niesen, Blutdruckabfall (Gefäßerweiterung) und Luftnot (Atemwegsverengung) • Beispiele: Allergisches Asthma (→ 23.5), allergische Bindehautentzündung (→ 35.6.1), Heuschnupfen (→ 36.5.2), Urtikaria (→ 32.6.1)	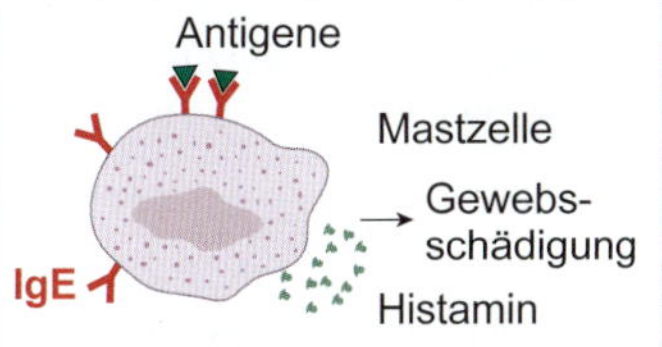
Allergische Reaktionen vom Typ II (zytotoxischer Typ)	
• Nach Allergenkontakt gebildete Antikörper (meist IgG) binden sich an zellständige Antigene (auf körpereigenen oder -fremden Zellen). Es kommt zur Aktivierung von Komplement oder zytotoxischen Zellen und nach Stunden oder Tagen zur Auflösung der antigentragenden Zellen • Beispiele: Bestimmte hämolytische Anämien (→ Tab. 27.7), allergisch bedingter Abfall der weißen Blutkörperchen (allergische Agranulozytose → 27.7.4) oder der Thrombozyten (→ 27.9.3), z. B. nach Arzneimitteln	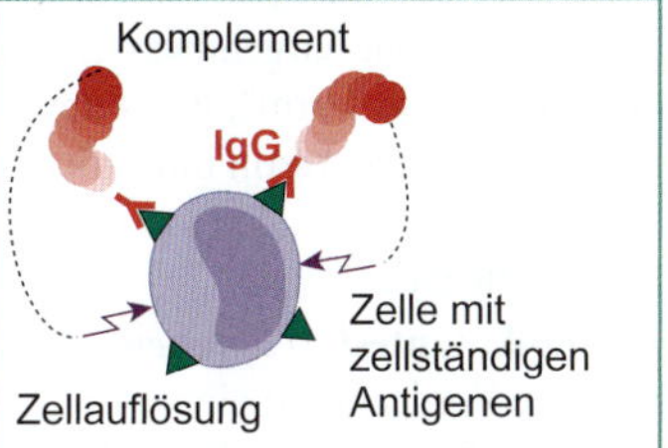
Allergische Reaktionen vom Typ III (Immunkomplextyp)	
• Im Blut befindliche Immunkomplexe (Antigen-Antikörper-Komplexe) lagern sich in Geweben ab und schädigen diese nach Komplementaktivierung (maximale Reaktion oft nach 6–8 Std.) • Beispiele: Allergische Alveolitis (→ 23.8.2), einige Arzneimittelallergien, Immunkomplexglomerulonephritis (→ 33.5.5)	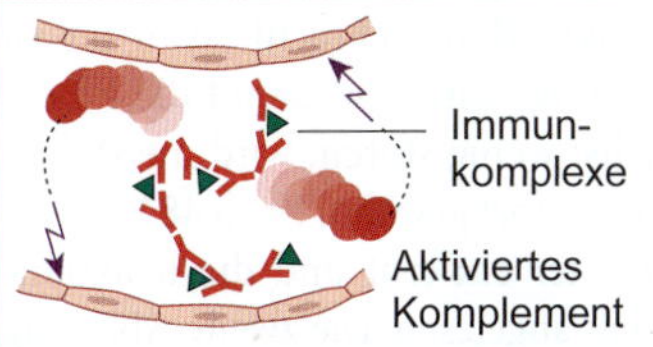
Allergische Reaktionen vom Typ IV (Spättyp)	
• Durch Allergenkontakt werden T-Zellen sensibilisiert. Bei erneutem Kontakt setzen die T-Zellen Zytokine frei, die Makrophagen aktivieren, sodass es zur entzündlichen Gewebeschädigung kommt. Dieser Allergietyp manifestiert sich erst verzögert 12–72 Std. nach dem (erneuten) Antigenkontakt • Beispiele: Kontaktallergien (→ 32.6.3), Tuberkulintest (→ 23.4.5)	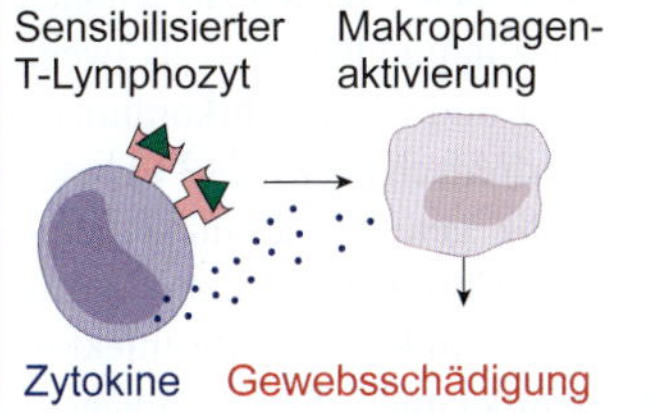

Symptome allergischer Reaktionen

Die häufigen allergischen Reaktionen vom Typ I und IV zeigen sich an den „Grenzflächen“ Haut und Schleimhäuten:

- Hautrötung, Juckreiz, Urtikaria (Quaddeln, → 32.2.1), Ekzem (bei Nahrungsmittelallergien, allergischem Kontaktekzem, → 32.6.2)
- Niesen, Schnupfen, Dyspnoe
- Gerötete, tränende, brennende Augen
- Bauchschmerzen, Diarrhö, evtl. Übelkeit, Erbrechen.

Insbesondere Typ-I-Allergien können zudem durch Botenstofffreisetzung zu systemischen Reaktionen führen, der **Anaphylaxie** (→ Tab. 31.2). Häufigste Auslöser bei Kindern sind Nahrungsmittel, bei Erwachsenen Insektengifte und Medikamente.

NOTFALL! Ein **anaphylaktischer Schock** kann in wenigen Minuten zum Tod führen. Sofortige Injektion von Adrenalin ist oft lebensrettend (→ 14.4.4).

31.2.1 Allergologische Diagnostik

Die **allergologische Diagnostik** soll das auslösende Allergen herausfinden. Bestimmte Arzneimittel, v. a. Glukokortikoide (→ Pharma-Info 26.1), Antihistaminika (→ Pharma-Info 31.1) und einige Psychopharmaka, werden auf Arztanordnung Tage bis Wochen vor einigen Tests abgesetzt, da sie die allergische Reaktion unterdrücken.

Hauttests

Hauttests sind nach der Anamnese die erste Stufe der allergologischen Diagnostik.

Intrakutantests

Prick- und Intrakutantests erfolgen bei Verdacht auf eine Typ-I-Allergie:

Tab. 31.2 Schweregrade anaphylaktischer Reaktionen, leicht verändert nach [6]. Weitere Symptome sind Unruhe, Kopfschmerzen, zerebrale Krämpfe und Bewusstseinsstörung/Bewusstlosigkeit.

Grad	Hautsymptome	Magen-Darm-Beschwerden	Atemwegsbeschwerden	Herz-Kreislauf-Symptome
I	• Jucken • Hautrötung • Urtikaria • Angioödem	Keine	Keine	Keine
II	Siehe I	• Übelkeit • Krämpfe • Erbrechen	• Naselaufen • Heiserkeit • Dyspnoe	• Tachykardie (Anstieg › 20/Min.) • Hypotonie (Abfall › 20 mmHg systol.) • Herzrhythmusstörungen
III	Siehe I	• Erbrechen • Stuhlabgang	• Kehlkopfödem • Bronchospasmus • Zyanose	(Anaphylaktischer) Schock
IV	Siehe I	• Erbrechen	Atemstillstand	Kreislaufstillstand

- Der **Prick-Test** (→ Abb. 31.1) ist am häufigsten. Ein Tropfen einer Allergenlösung wird auf den Unterarm des Patienten getropft und dann mit einer Nadel durch den Tropfen oberflächlich in die Haut gestochen, sodass das Allergen in die Haut eindringt. Zur Kontrolle werden ein Tropfen NaCl (*Negativkontrolle,* es darf *keine* Quaddelbildung erfolgen) und ein Tropfen Histaminlösung (*Positivkontrolle,* es *muss* Quaddelbildung erfolgen) appliziert. Abgelesen wird nach 15–20 Min. Ein mittlerer Quaddeldurchmesser bei der Testsubstanz ≥ 3 mm gilt als positiv
- Beim **Scratch-Test** wird die Haut mit einer Lanzette oberflächlich angeritzt und dann die Allergenlösung aufgetragen. Der übrige Ablauf ist wie beim Prick-Test
- Beim **Intradermaltest** (→ Abb. 31.2) werden 0,02 ml Antigenlösung mit einer Feindosierungsspritze intrakutan injiziert. Testort ist oft der Rücken, da er weniger schmerzempfindlich ist. Der übrige Ablauf entspricht dem beim Prick-Test, die „Grenze" liegt bei 5 mm Quaddeldurchmesser.

Notfallmaterialien bei Intrakutantests

Bei allen Intrakutantests müssen Stethoskop, Blutdruckmessgerät, Materialien für einen venösen Zugang (→ 43.5.3) und ein Tablett mit Notfallmedikamenten in der Nähe sein. Hierzu gehören:

- Infusionslösungen zum Auffüllen des intravasalen Volumens
- Glukokortikoide zur i. v.-Injektion (z. B. Solu Decortin H®, Urbason®, → Pharma-Info 26.1)
- Antihistaminika-Ampullen (z. B. Tavegil®, Pharma-Info → 31.1)
- Bronchodilatatoren zur Inhalation und i. v.-Injektion (z. B. Salbutamol Stada®, → Pharma-Info 23.2)
- Adrenalinlösung 1 : 1.000, z. B. Suprarenin®.

Außerdem müssen kurzfristig Sauerstoffgabe und Intubation möglich sein.

Pflege

Wegen der Gefahr eines anaphylaktischen Schocks (→ 31.2, → 14.4.4) ist eine sorgfältige Patientenbeobachtung während und mindestens eine halbe Stunde nach dem Test unabdingbar. Pflegende beobachten den Patienten auf Zeichen der Anaphylaxie. Bei Auftreten von Symptomen, aber auch Äußerungen wie „irgendwas ist komisch" oder „mir ist so warm", muss unverzüglich der Arzt bzw. die Ärztin informiert werden.

Epikutantests

Ein **Epikutantest** *(Läppchen-, Patch-Test)* wird bei Verdacht auf eine Typ-IV-Allergie durchgeführt (→ Abb. 31.3). Die Testsubstanzen werden mithilfe spezieller Testpflaster (meist in Vaseline-Grundlage) auf intakte Haut gebracht. Weil oft viel Platz benötigt wird und damit die Pflaster möglichst wenig stören, wird meist der Rücken als Testort gewählt. Nach 48 Std. werden die Pflaster entfernt und die Reaktionen erstmals abgelesen. Die zweite Ablesung erfolgt nach 72 Std. Hautrötung, Infiltrat und evtl. kleine Papeln werden als einfach positiv (+), Papeln und Bläschen als zweifach positiv (++) und zusätzlich konfluierende Blasen als dreifach positiv (+++) bewertet.

Häufig getestete Kontaktallergene sind Nickel, Chromat, Kobalt, Formaldehyd, Gummichemikalien, Desinfektionsmittel, Antibiotika und Salbengrundlagen.

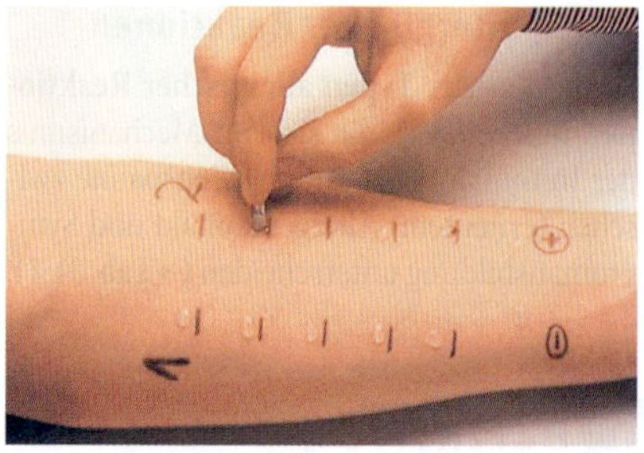

Abb. 31.1 Prick-Test (hier das Einstechen in die Haut mit einer Lanzette durch die Tropfen). [U242]

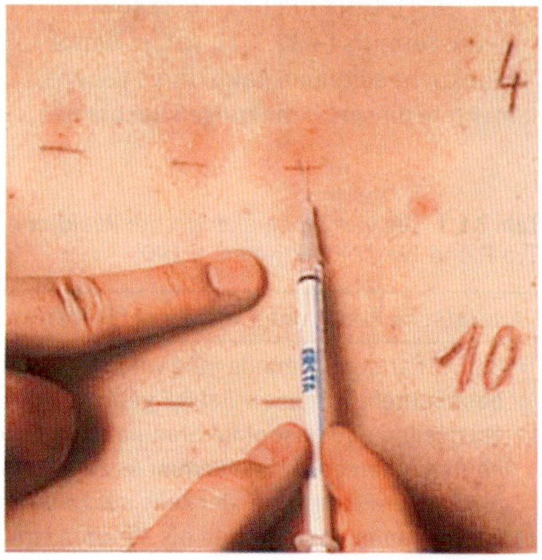

a Injektion der Antigenlösung in die Haut.

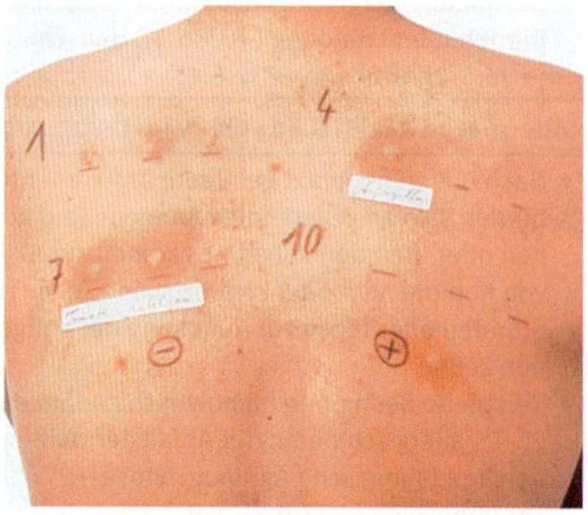

b Positive Testreaktion.

Abb. 31.2 Intradermaltest. [U242]

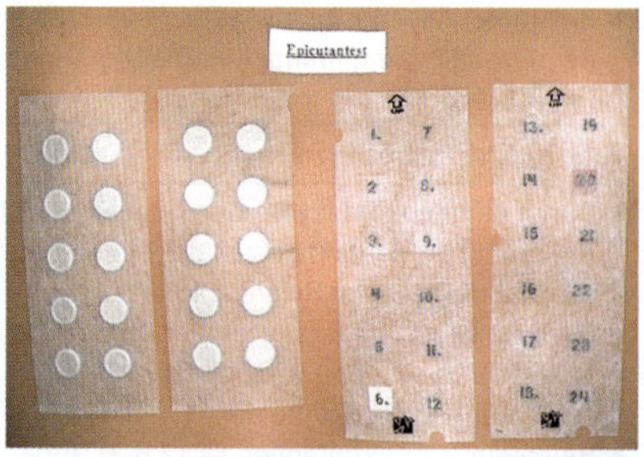

Abb. 31.3 Epikutantest. [M123]

Blutuntersuchungen

Blutuntersuchungen erfolgen v.a., wenn Hauttests schwierig (z.B. kleine Kinder) oder mit einer erhöhten Patientengefährdung verbunden sind. Mit dem **RAST** *(Radio-Allergo-Sorbent-Test)* z. B. können die antigenspezifischen IgE-Antikörper im Blut bestimmt werden. Er macht aber keine Aussage darüber, ob die IgE auch für die Beschwerden verantwortlich sind.

Expositionstests

Bei **Expositionstests** *(Provokationstests)* wird die verdächtige Substanz nach vorheriger Allergenkarenz (Weglassen des Allergens) zunächst in kleinen Dosen gegeben und die Reaktion beobachtet. Wegen der Möglichkeit eines anaphylaktischen Schocks werden Expositionstests nur in spezialisierten Praxen oder im Krankenhaus durchgeführt.

Suchdiät

Manchmal ist bei Verdacht auf eine Nahrungsmittelallergie eine **Suchdiät** angezeigt. Der Patient darf zunächst nur absolut „allergieunverdächtige" Lebensmittel zu sich nehmen, bis alle Erscheinungen abgeklungen sind. Dann wird die Kost stufenweise aufgebaut (alle 2–3 Tage ein neues Lebensmittel) und die Reaktion beobachtet. Eine Suchdiät dauert nicht selten mehrere Wochen und erfordert hohe Kooperativität vonseiten des Patienten.

> **Kritische Betrachtung**
>
> Unerlässlich ist die kritische Beurteilung der Untersuchungsergebnisse. Anamnese, Beschwerden, klinische Untersuchungs- und Laborbefunde müssen „zusammenpassen".

31.2.2 Allergiebehandlung

> **Notfallausweis**
>
> Jeder Patient mit einer Allergie erhält einen **Notfallausweis** *(Allergiepass)*, den er immer bei sich tragen sollte.

Allergenkarenz

Kausale und wichtigste Maßnahme ist die **Allergenkarenz** *(Expositionsprophylaxe)*, d.h. das Meiden des auslösenden Antigens. Dies kann einfach, aber auch sehr schwierig sein:

- Der Patient kommt mit dem Antigen (nur) im Beruf in Kontakt und kann es auch durch Schutzmaßnahmen, z.B. Tragen von Handschuhen, nicht meiden. Oft hilft dann nur eine Umschulung
- Viele Antigene sind versteckt vorhanden, wo man sie gar nicht vermutet. Beispiele sind die zahlreichen – teils nicht deklarationspflichtigen – Zusatzstoffe in Nahrungsmitteln oder Textilien
- Bei Pollen-, Milben-, Bienen- oder Wespengiftallergien ist völliges Meiden des Antigens nicht möglich. Eine Reduktion kann aber erreicht werden:
  - Bei Pollenallergien durch geeignete Freizeit- und Urlaubsplanung, Lüften zur Zeit des geringsten Pollenflugs (d.h. auf dem Land abends und in der Stadt morgens) und Ablegen der tags getragenen Kleidung außerhalb des Schlafzimmers
  - Bei Milbenallergien durch Wohnungssanierung, u.a. mit waschbaren Synthetikbettdecken/-kissen, Kunststoffmatratzen, milbendichten Bezügen über Matratzen, Bettdecken und Kissen *(Encasings)*, gut waschbaren Fenstervorhängen, Bettvorlegern und Badezimmerteppichen, leicht (und feucht) zu reinigenden Möbel sowie Verzicht auf Pflanzen im Schlafzimmer und Tiere. Bei Kindern möglichst waschbare Kuscheltiere, alternativ Plüschtiere regelmäßig für 24 Std. in die Gefriertruhe legen.

Spezifische Immuntherapie

Die **spezifische Immuntherapie** *(spezifische Hyposensibilisierung, SIT)* ist bei Typ-I-Allergien angezeigt. Sie provoziert zum einen die Bildung von IgG, welche dann bei tatsächlichem Antigenkontakt anstelle der symptomauslösenden IgE die meisten Antigene besetzen. Zum anderen führt die spezifische Immuntherapie zur Bildung entzündungshemmender Zellen und Botenstoffe. Dadurch werden Entzündung und Beschwerden gebessert.

Die spezifische Immuntherapie muss regelmäßig über längere Zeit (2–3 Jahre) erfolgen.

- Bei der **subkutanen Immuntherapie** *(SCIT)* werden stark verdünnte Antigenextrakte s.c. injiziert. Wegen des Risikos einer Anaphylaxie muss ein Notfallset (→ 31.2.1) bereitstehen und der Patient nach der Injektion eine halbe Stunde beobachtet werden. Bei sehr hohem Risiko erfolgt die Behandlung stationär
- Bei der **sublingualen Immuntherapie** *(SLIT)* hält der Patient eine allergenhaltige Lösung oder (Schmelz-)Tablette unter der Zunge, sodass das Allergen über die Mundschleimhaut aufgenommen wird. Sie ist für bestimmte Allergien etabliert, risikoarm und zu Hause möglich
- Für die **orale Immuntherapie** *(OIT)*, bei der das Allergen geschluckt und über die Magen-Darm-Schleimhäute aufgenommen wird, ist nur ein Allergenpräparat gegen eine Erdnussallergie von Kindern und Jugendlichen zugelassen.

Medikamentöse Maßnahmen bei Allergien

Trotz Allergenkarenz (soweit möglich) und Hyposensibilisierung bedürfen viele Patienten einer medikamentösen Therapie. Eingesetzt werden:

- Antihistaminika (→ Abb. 31.4, → Pharma-Info 31.1)
- Glukokortikoide (→ Pharma-Info 26.1), v.a. falls eine lokale Gabe möglich ist (bei allergischem Asthma, Hautallergien) und bei schweren Manifestationen wie dem anaphylaktischen Schock

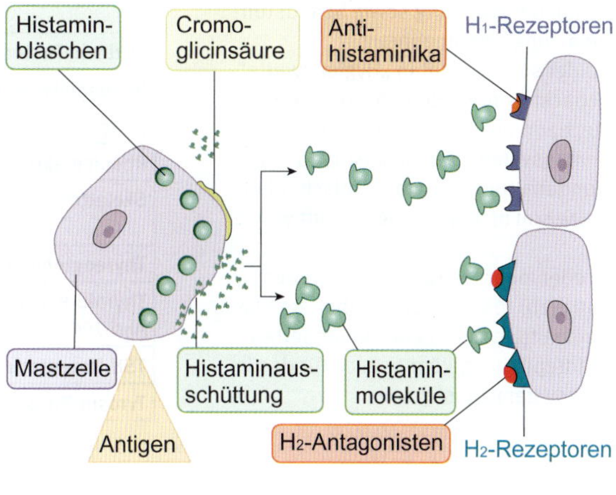

Abb. 31.4 Wirkprinzip von Antihistaminika und Cromoglicinsäure. Nach Antigenkontakt wird z.B. durch Komplement oder IgE Histamin freigesetzt. Cromoglicinsäure hemmt direkt an der Mastzelle diese Histaminfreisetzung. Antihistaminika blockieren die Histaminrezeptoren an den Körperzellen und verhindern so z.B. Quaddelbildung und Juckreiz. [L157]

PHARMA-INFO 31.1: ANTIHISTAMINIKA

Histamin wird vornehmlich in Mastzellen gespeichert und u. a. bei allergischen Reaktionen freigesetzt. Die meisten Histaminwirkungen bei Allergien werden über H_1-Rezeptoren vermittelt: Kontraktion von Bronchial- und Darmmuskulatur, Verengung großer und Erweiterung kleiner Blutgefäße sowie Steigerung der Kapillardurchlässigkeit. Schmerz und Juckreiz bei Allergien erklären sich durch die Histaminwirkung auf sensible Nervenenden. Über H_2-Rezeptoren steigert Histamin die Magensaftproduktion und wirkt auf das Herz (*Histamin-H_2-Antagonisten = H_2-Antagonisten,* → Pharma-Info 24.3).

Antihistaminika *(Histamin-H_1-Antagonisten, H_1-Rezeptorenblocker)* blockieren die H_1-Rezeptoren und schwächen so die Histaminwirkung.

Bevorzugt werden die gut verträglichen Antihistaminika der zweiten Generation wie Cetirizin (etwa Zyrtec®), Desloratadin (etwa Aerius®) oder Loratadin (etwa Loratadin AL®).

Antihistaminika der ersten Generation wie z. B. Clemastin (etwa Tavegil®) oder Dimetinden (etwa Fenistil®) haben häufig zentralnervöse (z. B. Beeinträchtigung der Fahrtüchtigkeit, Sedierung) und anticholinerge Nebenwirkungen (z. B. Mundtrockenheit, Akkomodationsstörungen, Harnverhalt). Sie werden nur gegeben, wenn Müdigkeit erwünscht ist, etwa zur Nacht. Auch das Antiemetikum Dimenhydrinat (etwa Vomex®) gehört hierzu.

Antihistaminika gibt es in verschiedenen oralen Darreichungsformen, als Suppositorien, als Injektionslösung, als Gele, Salben oder Stifte zum Auftragen auf die Haut, als Spray zum Einsprühen in die Nase und als Augentropfen.

Eine Sonderstellung nimmt **Ketotifen** (z. B. Ketof®) ein, das am ehesten als Antihistaminikum mit zusätzlicher mastzellstabilisierender Wirkung zu bezeichnen ist. Nach oraler Gabe dauert es Wochen bis zur vollen Wirkung.

- (Dinatrium-)Cromoglicinsäure (*DNCG,* z. B. Cromohexal®, Intal®), welches die Histaminfreisetzung aus den Mastzellen hemmt. Es wird nur lokal angewandt, ist bei regelmäßiger Einnahme prophylaktisch (nicht aber gegen akute Beschwerden) und insgesamt schwach wirksam.

Bei schwerer Anaphylaxie ist die sofortige medikamentöse Behandlung oft lebensrettend (→ 31.2, → 14.4.4). Menschen mit erhöhtem Risiko schwerer anaphylaktischer Reaktionen sollten ein Notfallset mit auch von Laien verabreichbaren Medikamenten immer bei sich haben.

Prävention und Gesundheitsberatung

Vorbeugung vor Allergien ist nur begrenzt und früh im Leben möglich. Säuglinge sollten 4–6 Monate ausschließlich gestillt werden, ab dem fünften Monat kann mit Beikost begonnen werden. Glutenhaltige Getreide, Milch, Fisch und durcherhitzes Ei sollen parallel zum Stillen eingeführt werden. Von Prä- und Probiotika hingegen wird abgeraten [7].
Passivrauchen, Schimmel und Feuchtigkeit in der Wohnung sowie Schadstoffbelastung sind ungünstig.
Kinder sollten nicht in „Hygienewatte" gepackt werden, denn reichlich Kontakt zu „harmlosen" Mikroben trainiert das Immunsystem. Bei Risikokindern ist Hundehaltung unproblematisch, eine Katze soll nicht neu angeschafft werden [8].
Wieder mehr „Naturnähe" im Leben, von mehr frischen, unverarbeiteten Lebensmitteln bis zu einer veränderten Städteplanung, könnte auch für das Immunsystem günstig sein.

Tab. 31.3 Autoantikörper und die assoziierten Autoimmunerkrankungen (teilweise Auswahl).

Antikörper	Autoimmunerkrankung
Anti-Basalmembran-Autoantikörper *(GBM-Ak, Anti-GBM)*	• Glomerulonephritis (bestimmte Formen, → 33.5.5) • Goodpasture-Syndrom (→ Tab. 28.5)
Antimitochondriale Autoantikörper *(AMA)*	Primär biliäre Cholangitis (→ 25.5.5)
Anti-Neutrophilen-Zytoplasma-Autoantikörper (*ANCA*, gegen Granulozyten)	• Colitis ulcerosa (→ 24.6.4) • Primär sklerosierende Cholangitis (→ 25.5.5) • Vaskulitiden (bestimmte Formen, → 28.8)
Antinukleäre Autoantikörper *(ANA)*. Untergruppen u. a. Autoantikörper gegen Doppelstrang-DNA *(ds-DNA-Ak, Anti-dsDNA)*, Einzelstrang-DNA *(ss-DNA-Ak, Anti-ssDNA)*, Histone *(Histon-AK)*, Sm *(Anti-Sm)*, Antiphospholipide	• Autoimmunhepatitis (→ 25.4.2) • Entzündlich-rheumatische Erkrankungen (→ 28.6) • Kollagenosen (→ 28.7), z. B. systemischer Lupus erythematodes
Autoantikörper gegen citrullinierte Peptide/ Proteine *(ACPA)*, v. a. gegen **cyclisches Citrullin** *(CCP-Ak, Anti-CCP)*	Rheumatoide Arthritis (→ 28.6.1)
Autoantikörper gegen glatte Muskulatur *(ASMA, SMA)*	• Autoimmunhepatitis (→ 25.4.2) • Polymyositis (→ 28.7.4)
Azetylcholinrezeptor-Autoantikörper *(AChR-Ak)*	• Myasthenia gravis (→ 37.16.1)
Endomysium-Autoantikörper *(EMA)*	• Zöliakie (→ 24.6.3) • Dermatitis herpetiformis Duhring (→ 24.6.3)
Gewebstransglutaminase-Autoantikörper *(GTG-Ak, Anti-GTG, tTG-Ak, TGA)*	Zöliakie (→ 24.6.3)
Glutamat-Decarboxylase-Autoantikörper *(GADA)*	Diabetes mellitus Typ 1 (→ 26.6.1)
Inselzell-Autoantikörper *(ICA)*	Diabetes mellitus Typ 1 (→ 26.6.1)
Insulin-Autoantikörper *(IAA)*	Diabetes mellitus Typ 1, Resistenz gegen Therapie-Insulin (→ 26.6.1)
Intrinsic-Faktor-Autoantikörper	Chronische Gastritis Typ A (→ 24.5.2)
Nebennierenrinden-Autoantikörper	Morbus Addison (→ 26.5.2)
Parietalzell-Autoantikörper *(PCA)*	Chronische Gastritis Typ A (→ 24.5.2)
Rheumafaktoren *(RF)*	Rheumatoide Arthritis (→ 28.6.1)
Skelettmuskel-Autoantikörper	• Myasthenia gravis (→ 37.16.1) • Polymyositis (→ 28.7.2)
Thyreoglobulin-Autoantikörper *(Tg-Ak, Anti-TG)*	Hashimoto-Thyroiditis (→ 26.3.5)
Thyroid-Peroxidase-Autoantikörper *(TPO-Ak, Anti-TPO)*	• Hashimoto-Thyroiditis (→ 26.3.5) • Morbus Basedow (→ 26.3.3)
TSH-Rezeptor-Autoantikörper *(TRAK)*	Morbus Basedow (→ 26.3.3)
Tyrosin-Phospatase-IA-2-Autoantikörper *(IA2-Ak)*	Diabetes mellitus Typ 1 (→ 26.6.1)

SPICKZETTEL

Allergien

Definition: Erworbene, spezifische Überempfindlichkeit gegenüber bestimmten körperfremden Substanzen, z. B. Nahrungsmittel, Pollen, Tierhaare/-federn.

Ursache/Risikofaktoren: „Falsche" Immunreaktionen mit unterschiedlichem Mechanismus (Typ-I- bis -IV-Allergie).

Symptome: Überwiegend Haut-Schleimhaut-Symptome, z. B. Hautausschlag, Augentränen, Schnupfen, Dyspnoe. Vor allem bei Typ-I-Allergie Allgemeinsymptome bis zum lebensbedrohlichen anaphylaktischen Schock.

Diagnostik: Vor allem Hauttests.

Therapie/Pflege: Möglichst Allergenkarenz, ansonsten medikamentös.

31.3 Autoimmunerkrankungen

DEFINITION

Autoimmunerkrankungen *(Autoaggressionskrankheiten)*: Krankheiten, bei denen sich Antikörper oder sensibilisierte Lymphozyten gegen körpereigene Gewebe richten und diese schädigen.

Krankheitsentstehung

Bei **Autoimmunerkrankungen** geht die physiologische **Immuntoleranz** (Nicht-Vorgehen gegen Körpereigenes) gegen bestimmte körpereigene Strukturen verloren. Da wohl zahlreiche Faktoren eine Rolle spielen (erbliche Veranlagung, exogene Faktoren), bevorzugen viele Mediziner den Begriff *autoimmun mitbedingte Erkrankungen.*

Autoantikörper (→ Tab. 31.3) oder **autoreaktive Abwehrzellen** bekämpfen dann körpereigenes Gewebe und führen zu einer autoimmun bedingten Entzündung.

Symptome, Befund und Diagnostik

Einige Autoimmunerkrankungen wie etwa die Hashimoto-Thyroiditis (→ 26.3.5) zeigen sich nur an einem Organ, andere wie z. B. der systemische Lupus erythematodes (→ 28.7.2) am ganzen Körper. Dazwischen gibt es viele „Schattierungen".

Auch die Diagnostik hängt von der Erkrankung ab. So sind z. B. beim Diabetes mellitus Typ 1 (→ 26.6.1) die Autoantikörper diagnostisch wenig bedeutsam, bei anderen Autoimmunerkrankungen hingegen entscheidend. Allerdings kommen viele Autoantikörper zu unterschiedlichem Prozentsatz auch bei Gesunden vor (ihr Nachweis allein beweist die Autoimmunerkrankung nicht!) und kann umgekehrt trotz negativer Autoantikörper eine Autoimmunerkrankung vorliegen.

Behandlungsstrategie

Beim Befall endokriner Organe, z. B. der Schilddrüse bei der Hashimoto-Thyroiditis, reicht häufig eine Hormonsubstitution. Dagegen erfordert ein Befall lebenswichtiger Organe, z. B. Niere oder ZNS, eine aggressive **Immunsuppression** (Unterdrückung des Abwehrsystems, → Pharma-Info 31.2). Begleitend sind zur Entzündungshemmung Antirheumatika (→ Pharma-Info 27.1, → Pharma-Info 39.1) möglich.

Pflege

Pflegende beachten alle Standardhygienemaßnahmen (→ 41.2, → 30.1.3). Patienten sind während einer immunsuppressiven Therapie erhöht infektionsgefährdet. Sie müssen, je nach Ausmaß der Gefährdung, mit zusätzlichen Maßnahmen vor Krankheitserregern geschützt werden (→ 27.1.4). Weitere pflegerische Maßnahmen sind abhängig von der Erkrankung. Die Beobachtung auf lokale und/oder systemische Entzündungszeichen ist der pflegerische Überwachungsschwerpunkt.

PHARMA-INFO 31.2: IMMUNSUPPRESSIVA

Immunsuppressiva unterdrücken das Immunsystem und die von ihm ausgehenden Abwehrreaktionen. Indiziert sind sie bei schweren Allergien und Autoimmunerkrankungen sowie nach Transplantationen zur Verhinderung einer Abstoßungsreaktion.

Immunsuppressiva sind chemisch völlig unterschiedliche Substanzen mit verschiedenen Wirkmechanismen:

- **Glukokortikoide** → Pharma-Info 26.1
- **Zytostatika,** etwa Methotrexat (z. B. Lantarel®), Azathioprin (z. B. Imurek®), schwächen unspezifisch das Immunsystem. Ein Hauptnachteil ist, dass sie dosisabhängig alle sich häufig teilenden Zellen schädigen, besonders die Knochenmarkzellen (→ 27.6.1, → 27.9)
- **Mycophenolat-Mofetil** (z. B. CellCept®) hemmt die Proliferation von Lymphozyten und schwächt damit unspezifisch das Immunsystem. Andere sich häufig teilende Zellen werden nicht geschädigt
- Die **Calcineurininhibitoren** Ciclosporin (z. B. Sandimmun®) und Tacrolimus (z. B. Prograf®) sowie die **mTor-Inhibitoren** Sirolimus (z. B. Rapamune®) und Everolimus (z. B. Certican®) hemmen vor allem die T-Zell-Aktivierung. Die Blutbildung im Knochenmark wird nicht unterdrückt, es kann aber substanzabhängig zu verschiedenen Organnebenwirkungen kommen
- Ein **(monoklonaler) Antikörper** (→ 27.5.2) mit immunsuppressiver Wirkung ist z. B. Basiliximab (z. B. Simulect®, gegen Interleukinrezeptoren auf Lymphozyten). Weitere Antikörper mit immunsuppressiver Wirkung sind z. B. Adalimumab (z. B. Humira®), Infliximab (z. B. Remicade®, gegen TNF-α) sowie Rituximab (gegen CD20, z. B. Mabthera®), die v. a. bei rheumatoider Arthritis gegeben werden.

Hauptnebenwirkungen der Immunsuppression sind eine gesteigerte Infektionsanfälligkeit sowie eine dosis- und therapiedauerabhänge Erhöhung des Tumorrisikos. Viele Immunsuppressiva wirken außerdem teratogen, d. h. Fehlbildungen hervorrufend. Deshalb ist bei Frauen und Männern eine zuverlässige Empfängnisverhütung zwingend (→ 34.11). Hinzu kommen substanzspezifische Nebenwirkungen.

32

PFLEGE BEI HAUT- UND GESCHLECHTSKRANKHEITEN

Christine Keller

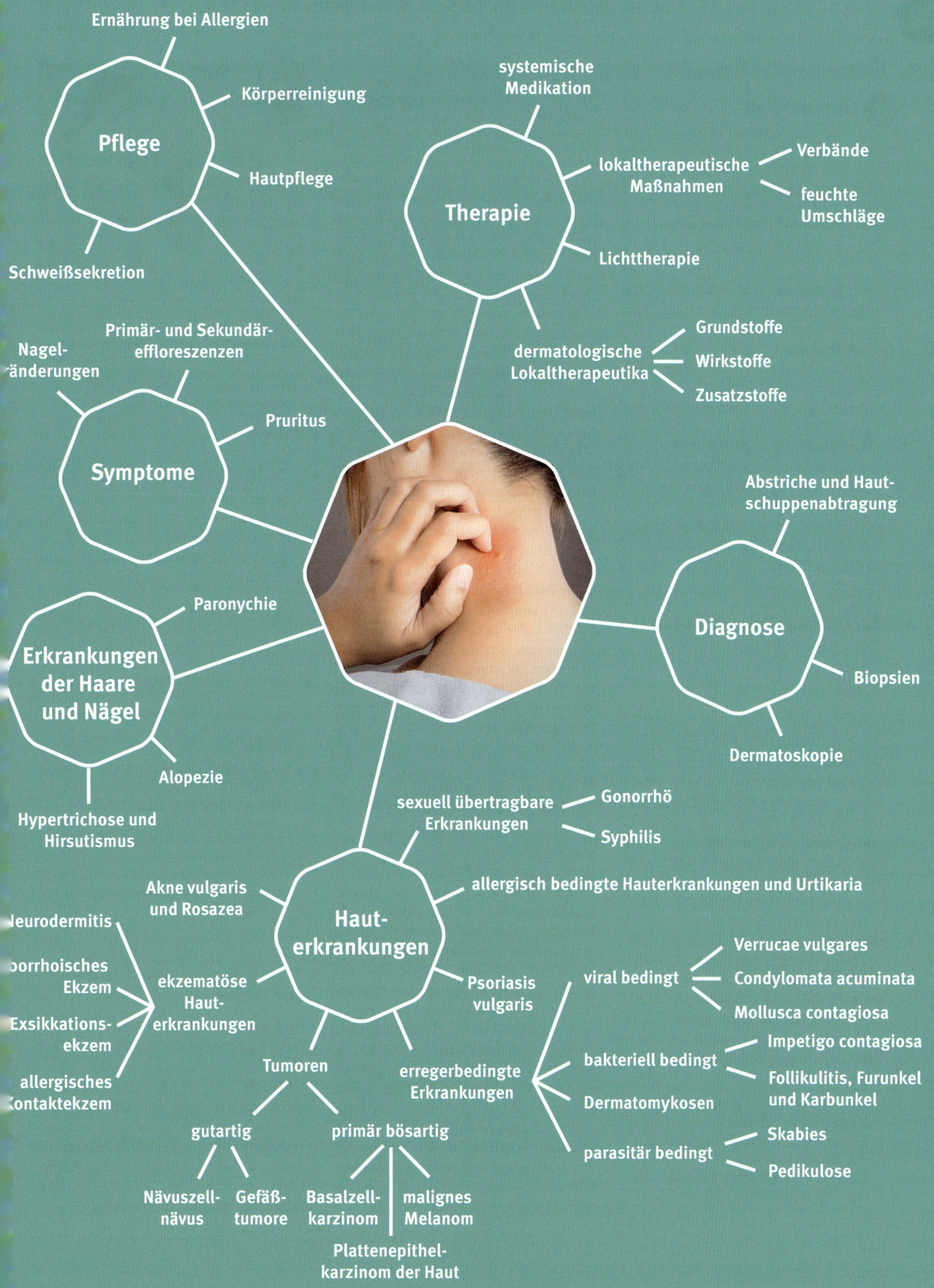
Pflege
Ernährung bei Allergien
Körperreinigung
Hautpflege
Schweißsekretion
Therapie
systemische Medikation
lokaltherapeutische Maßnahmen
Verbände
feuchte Umschläge
Lichttherapie
dermatologische Lokaltherapeutika
Grundstoffe
Wirkstoffe
Zusatzstoffe
Symptome
Nagel-
änderungen
Primär- und Sekundäreffloreszenzen
Pruritus
Diagnose
Abstriche und Hautschuppenabtragung
Biopsien
Dermatoskopie
Erkrankungen der Haare und Nägel
Paronychie
Alopezie
Hypertrichose und Hirsutismus
Haut-erkrankungen
sexuell übertragbare Erkrankungen
Gonorrhö
Syphilis
allergisch bedingte Hauterkrankungen und Urtikaria
Akne vulgaris und Rosazea
ekzematöse Haut-erkrankungen
eurodermitis
borrhoisches Ekzem
Exsikkations-ekzem
allergisches
ontaktekzem
Psoriasis vulgaris
Tumoren
gutartig
Nävuszell-nävus
Gefäß-tumore
primär bösartig
Basalzell-karzinom
malignes Melanom
Plattenepithel-karzinom der Haut
erregerbedingte Erkrankungen
viral bedingt
Verrucae vulgares
Condylomata acuminata
Mollusca contagiosa
bakteriell bedingt
Impetigo contagiosa
Follikulitis, Furunkel und Karbunkel
Dermatomykosen
parasitär bedingt
Skabies
Pedikulose

Das medizinische Fachgebiet

DEFINITION

Dermatologie *(Lehre von den Hautkrankheiten)* Teilgebiet der Medizin, das sich mit den Erkrankungen der Haut und ihrer Anhangsgebilde (Haare, Hautdrüsen und Nägel), der Unterhaut sowie der hautnahen Schleimhäute befasst.

Dermatose: Hautkrankheit.

Zum Fachgebiet der **Haut- und Geschlechtskrankheiten** gehören außerdem spezielle Kenntnisse u. a. der:

- **Allergologie** (→ 31.2)
- **Phlebologie** (*Lehre von den Venen und ihren Erkrankungen* → 22.7)
- **Proktologie** (*Lehre von den Erkrankungen des Rektums* → 24.7)
- **Andrologie** („Männerheilkunde", → 33.6, → 33.7, → 33.8, → 33.9)
- Sexuell übertragbaren Krankheiten (→ 32.5.5)
- Nicht übertragbaren Erkrankungen der äußeren Geschlechtsorgane (→ 33.7, → 33.8, → 34.9).

32.1 Pflege bei Haut- und Geschlechtskrankheiten

Durchführung lokaltherapeutischer Maßnahmen → 32.3.2

32.1.1 Situation der Patienten

Der Zustand der Haut bestimmt wesentlich den Eindruck, den Menschen in der Öffentlichkeit erwecken. Eine glatte und feste Haut wird z. B. allgemein als „jugendlich" und „gesund" wahrgenommen.

Menschen mit Hauterkrankungen empfinden die Veränderungen nicht selten als Stigmatisierung. Dies beruht z. T. darauf, dass Hauterkrankungen sich nur selten vollständig verbergen lassen. Hautkranke erleben zum Beispiel, dass andere Menschen ihnen nicht die Hand geben wollen. Dahinter steht die meist unberechtigte Befürchtung, Hautkrankheiten seien ansteckend. Im schlimmsten Fall wagen sich die Betroffenen kaum noch in die Öffentlichkeit.

Wechselbeziehung Körper–Psyche

Die Beziehung zwischen Hautveränderungen und psychischem Befinden ist eng. Hautveränderungen können durch psychische Belastungen ausgelöst oder verschlimmert werden, umgekehrt können sie aber auch zur psychischen Belastung werden. Daher sind die psychische Betreuung und die Sorge um den Körper der Patientin gleich wichtig.

Hauterkrankungen sind selten lebensbedrohlich, verlaufen aber häufig chronisch-rezidivierend. Die Patientin muss lernen, mit dem Auf und Ab der Erkrankung zu leben. Pflegende in der Dermatologie helfen der Patientin, ein gesundes Selbstbewusstsein aufrechtzuerhalten oder zu entwickeln.

Psychische Stabilität und geeignete Coping-Strategien (→ 15.5) wirken sich letztlich auch günstig auf den Krankheitsverlauf aus. In speziellen Schulungen, die inzwischen für mehrere Hautkrankheiten angeboten werden, erhalten die Patientinnen Informationen, Anleitung und Beratung. Wesentlich ist dabei auch der Umgang mit dem häufig quälenden Juckreiz (→ 32.2.2), der viele Hautkrankheiten begleitet.

Der Erfahrungsaustausch in Selbsthilfegruppen kann ebenfalls stabilisierend auf die Patientinnen wirken. Pflegende vermitteln bei Bedarf entsprechende Kontakte.

Die Patientinnen werden stets über Art und Wirkung der therapeutischen Maßnahmen aufgeklärt. Dies gilt insbesondere für unangenehme Behandlungen, z. B. mit färbenden Lokaltherapeutika. So lässt sich die Kooperativität verbessern und eine ablehnende Haltung verhindern, die einen Therapieerfolg gefährden würde (→ Abb. 32.1).

Pflege von Patienten mit infektiösen Hauterkrankungen

Pflege von Menschen mit Infektionskrankheiten → Kap. 30
Quellenisolierung → 30.1.4

Patientinnen mit infektiösen Hauterkrankungen durch Viren, Bakterien oder Parasiten sowie mit infizierten, offenen Wunden sind Keimträger. Daher sind bei der Pflege alle Standardhygienemaßnahmen (→ 41.2, → 30.1.3) sorgfältig einzuhalten. Weitere Schutzmaßnahmen erfolgen je nach Erreger bzw. Übertragungsweg (→ 30.2.2). Patientinnen mit hochansteckenden Erkrankungen oder resistenten Erregern müssen im Krankenhaus isoliert werden (→ 30.1.4). Patientinnen mit harmloseren Hauterkrankungen, z. B. Dermatomykosen (→ 32.5.3), die nicht isoliert werden müssen, sollen den unmittelbaren Kontakt mit abwehrgeschwächten Mitpatienten oder Angehörigen meiden.

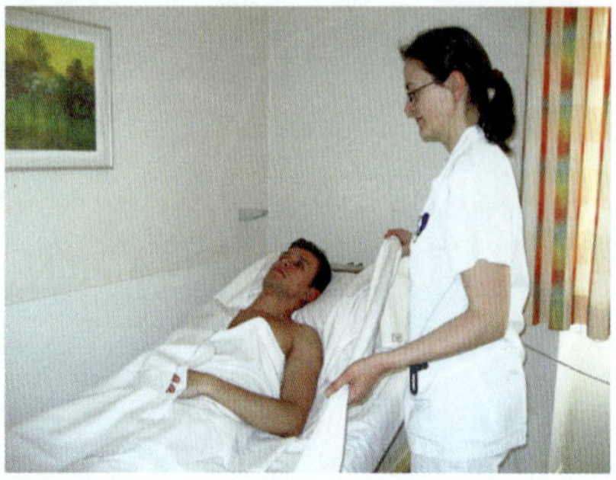

Abb. 32.1 Durchführung dermatologischer Behandlungen. Dermatologische Behandlungen werden meist von Pflegenden durchgeführt und erfordern Kooperativität vonseiten der Patienten. Hier: Tuchverband. Nach dem Eincremen des ganzen Körpers werden zwei Leinentücher eng um den Körper des Patienten gewickelt, dann wird er mit der Bettdecke zugedeckt. Durch die Wärme kann der Wirkstoff besser von der Haut aufgenommen werden. [M348]

Für Infektionen gefährdet sind z. B. Patientinnen mit bestimmten großflächigen Hauterkrankungen (z. B. Neurodermitis) und Patientinnen mit durch die Erkrankung geschwächtem oder medikamentös unterdrücktem Immunsystem (→ 31.1).

Prävention und Gesundheitsberatung

Die nicht mehr intakte Haut verliert weitgehend ihre Funktion als Barriere gegen Krankheitserreger, denen schon kleinste Defekte als Eintrittspforte genügen. Folgende Hygienemaßnahmen sollen Superinfektionen vermeiden (→ 41.2):

- Zum Fremd- und Selbstschutz ist das Sauberhalten und Desinfizieren der Hände sowie das Tragen von Einmalhandschuhen bei Patientenkontakt oder Kontakt mit kontaminiertem Material oberstes Gebot
- Weder Patientin noch Pflegepersonal dürfen die Krankheitsherde unnötig berühren.

32.1.2 Beobachten, Beurteilen und Intervenieren

Beobachtung der Haut → 6.1.2
Hautreinigung und -pflege → 6.1.4, → 6.1.5

Haut

Zur **Körperreinigung** ist Duschen oder Baden (evtl. unter Aussparung erkrankter Hautpartien) fast immer möglich. Bei großflächigen Hauterkrankungen sollen Patientinnen auf langes, heißes und allzu häufiges Duschen oder Baden aber verzichten.

Bei der Auswahl der Körperreinigungs- und -pflegeprodukte müssen bestehende Allergien, z. B. auf Duft- oder Konservierungsstoffe, berücksichtigt werden. Reinigungsmittel werden möglichst nicht oder nur an ausgewählten Stellen (z. B. im Intimbereich) benutzt und danach stets mit klarem Wasser entfernt. Zu empfehlen sind solche mit einem pH-Wert um 5, die dem pH-Wert der Haut entsprechen (→ 6.1.4). Die nachfolgende Hautpflege berücksichtigt die individuelle Hautsituation (z. B. normale, trockene oder sehr trockene Haut, → 6.1.5).

Häufig ist eine **rückfettende Basistherapie** essenzieller Bestandteil des therapeutischen Gesamtkonzepts, z. B. bei der Behandlung chronisch ekzematöser Erkrankungen. Das geeignete Externum (Arzneimittel zur äußerlichen Anwendung → 32.4.1) und die Häufigkeit der Anwendungen legt die Ärztin fest.

Pflegende informieren die Patientin zu den verschiedenen Produktgruppen, leiten sie zum Gebrauch der Präparate an und unterstützen sie ggf. bei der korrekten Anwendung.

Die **Kleidung** von Menschen mit Hauterkrankungen soll luftdurchlässig sein, locker sitzen und darf nicht kratzen. Besonders geeignet ist Wäsche und Kleidung aus Baumwolle, Leinen oder Seide.

Ein häufiger Wäschewechsel kann bei stark schuppenden oder nässenden Hauterkrankungen zum Wohlbefinden der Patientin beitragen. Bei infektiösen Hauterkrankungen beugt er zudem Selbst- und Fremdinfektionen vor.

Atmung

Wegen der Möglichkeit allergiebedingter Atembeschwerden bis zum anaphylaktischen Schock (→ 14.4.4, → 31.2) beobachten Pflegefachpersonen bei jeder Patientin, die stationär zur Allergiediagnostik aufgenommen wird, auch die Atmung (→ 3.2, → 3.3).

Körpertemperatur

Um Infektionen der Haut oder Sekundärinfektionen frühzeitig zu erkennen, ist eine regelmäßige Kontrolle der Körpertemperatur notwendig. Auch der therapeutische Erfolg einer Maßnahme lässt sich so besser beurteilen (z. B. Rückgang des Fiebers bei antibiotischer Behandlung).

Ist die *Schweißsekretion* am ganzen Körper durch eine Dermatose beeinträchtigt, kann es zu Störungen der Temperaturregulation kommen, z. B. zum Hitzestau (→ 5.5). Lokale Störungen der Schweißdrüsensekretion haben in der Regel keine Bedeutung für die Temperaturregulation.

Ernährung

Bei allergischen Hauterkrankungen, z. B. bei der allergischen Urtikaria infolge **Nahrungsmittelallergie** (Allergien → 31.2), müssen Betroffene auf die allergieauslösenden Nahrungsmittel verzichten (Allergenkarenz, → 31.2.2). Nicht immer lässt sich das ursächliche Allergen einfach herausfinden, da es evtl. nur Einzelstoffe in Lebensmitteln sind. Eine Suchdiät (→ 31.2.1) dauert oft mehrere Wochen.

Neben Allergien sind auch nichtallergische Unverträglichkeitsreaktionen der Haut möglich, z. B. auf Konservierungs- oder andere Zusatzstoffe, oder eine Hauterkrankung wird bei einzelnen Patientinnen durch bestimmte Nahrungsmittel verschlechtert. Auch solche individuellen Nahrungsmittelunverträglichkeiten und Provokationsfaktoren sind zu berücksichtigen.

Manchmal kann eine spezielle Diät die Therapie unterstützen. So sollten Patientinnen mit großflächigen Hautentzündungen, blasenbildenden Hautleiden und Hauterkrankungen, die mit Ödemen oder Geschwüren einhergehen, auf eine ausreichende Zufuhr von Nahrungseiweißen achten, da es bei diesen Hauterkrankungen zu Proteinverlusten kommt.

Besonders Patientinnen mit chronischen Dermatosen (→ 32.7) versuchen häufig, den Krankheitsverlauf durch diverse Diäten zu beeinflussen, für die es meist keine wissenschaftlichen Belege gibt.

Mittelweg finden

Generell ist für Menschen mit Hauterkrankungen eine ausgewogene, vitaminreiche Ernährung empfehlenswert. Bei Allergien und Unverträglichkeiten gilt: So viel Verbote wie nötig, aber so wenig wie möglich. Hierbei, aber auch bei speziellen Ernährungswünschen der Patientin, kann eine Ernährungsberatung sinnvoll sein.

Schlaf

Viele Hautkranke leiden unter quälendem **Pruritus** *(Juckreiz → 32.2.2)*, der sie am Ein- und Durchschlafen hindert. Das daraus entstehende Schlafdefizit führt tagsüber zu Müdigkeit und Nervosität. Die sonst unerwünschte sedierende Wirkung einiger Antihistaminika (→ Pharma-Info 31.1) erleichtert den Patientinnen das Einschlafen. Da sich Juckreiz unter dem Einfluss der Bettwärme verstärken kann, sind jahreszeitlich und individuell angepasste Bettdecken (Bettdecken gibt es in vier Wärmekategorien) wichtig. Bei bekannter Hausstauballergie sind Synthetikfasern empfehlenswert, die bei 60 °C in der Waschmaschine gewaschen werden können. Die Raumtemperatur soll kühler gewählt werden.

32.2 Hauptbeschwerden und Leitbefunde

Zu starke Körperbehaarung → 32.11.1
Haarausfall → 32.11.2

32.2.1 Effloreszenzenlehre

DEFINITION

Effloreszenz *(Hautblüte)*: Grundelement einer krankhaften Hautveränderung.

Krankhafte Hautveränderungen bestehen aus einer unterschiedlichen Zahl von Einzelelementen, den **Effloreszenzen** (→ Tab. 32.1), die mithilfe der **Effloreszenzenlehre** beschrieben und eingeteilt werden. Die Effloreszenzenlehre ist die Basis der Befundbeschreibung in der Dermatologie.

Großflächige oder generalisierte Hautausschläge werden üblicherweise als **Exantheme** bezeichnet, solche der Schleimhaut als **Enantheme.**

Primär- und Sekundäreffloreszenzen

Primäreffloreszenzen werden unmittelbar durch die Hauterkrankung hervorgerufen. **Sekundäreffloreszenzen** entstehen auf dem Boden von Primäreffloreszenzen, z. B. durch Entzündungen.

Für die Diagnostik sind vor allem die Primäreffloreszenzen von Bedeutung. Manchmal sind aber (fast) nur noch Sekundäreffloreszenzen zu erkennen, etwa wenn die Patientin juckende Primäreffloreszenzen aufgekratzt hat und in erster Linie Kratzeffekte sichtbar sind.

Charakterisierung der Effloreszenzen

Der Untersucher beurteilt die Effloreszenzen bezüglich: (→ Abb. 32.2)

- *Art* (→ Tab. 32.1)
- *Größe des Einzelherdes*
- *Form.* Effloreszenzen sind z. B. rund, polygonal (vieleckig) oder elliptisch
- *Begrenzung.* Der Übergang zur gesunden Haut ist scharf oder unscharf. Eine unscharfe Begrenzung bei einem Nävus („Leberfleck") kann z. B. auf Bösartigkeit hinweisen

- *Anordnung/Verteilung.* Bläschen treten z. B. bei einer Gürtelrose (→ Abb. 30.27) gruppiert auf, bei Windpocken (→ Abb. 30.26) sind sie einzeln über den Körper verteilt *(disseminiert)*
- *Ausdehnung/Lokalisation.* Effloreszenzen können nur *lokal* vorkommen, z. B. ein Hauttumor, oder *generalisiert* am ganzen Körper, z. B. bei Masern. Areale, an denen krankheitsspezifische Hautveränderungen bevorzugt auftreten, heißen

Prädilektionsstellen. Zur Dokumentation eignet sich ein Dokument ähnlich dem der Wunddokumentation, indem Lokalisation, Größe und Ausdehnung grafisch eingezeichnet werden können.

Tab. 32.1 Die wichtigsten Effloreszenzen im Überblick. Kombiniertes Auftreten ist häufig. [L138, L190, M123, E385, M174, E385-001]

Kurzcharakterisierung	Schema	Beispiel
Primäreffloreszenzen		
Fleck *(Macula):* Umschriebene Farbänderung der Haut im Hautniveau durch: • *Vasodilatation* (Gefäßweitstellung) → mit Glasspatel wegdrückbare **Rötung** *Vasokonstriktion* (Gefäßverengung) → **Blässe** • (Umschriebene) **Hypopigmentierung** oder **Pigmenteinlagerung** (Foto rechts) • *Blutaustritt ins Gewebe.* **Petechien** (punktförmige Hautblutungen), **Sugillationen** (münzgroß), **Suffusionen** (flächenhaft), **Hämatome** (tiefer gelegene Einblutungen). Mit Glasspatel nicht wegdrückbar	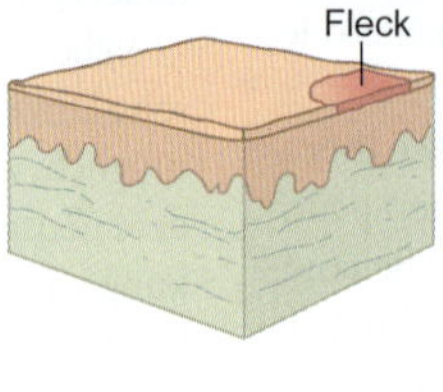	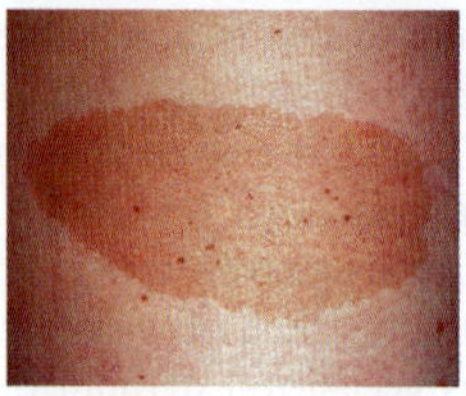
Papel *(Papula, Knötchen):* Umschriebene, über dem Hautniveau liegende tastbare Gewebsverdickung, Durchmesser < 5 mm, z. B. gewöhnliche Warze, als Insektenstichreaktion (Foto rechts). Durch Verdickung der Oberhaut bzw. Unterhaut infolge Zellvermehrung oder Substanzeinlagerung **Knoten** *(Nodus):* Papel, jedoch > 5 mm, z. B. bei Hauttumoren **Plaque:** plattenartige, erhabene Hautveränderung durch Zusammenfließen von Papeln	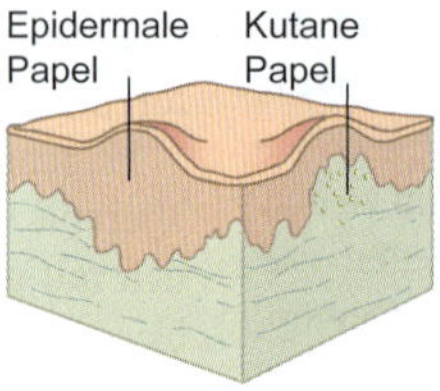	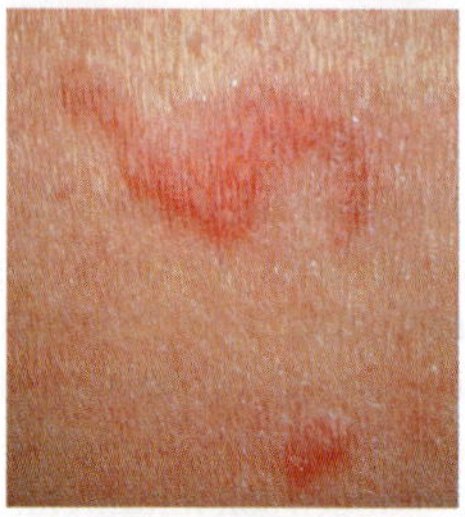
Quaddel *(Urtica):* Umschriebenes, akutes Ödem in der Lederhaut durch Plasmaaustritt aus den Gefäßen, z. B. nach Brennnesselkontakt. In der Regel vielgestaltige Form, leicht erhaben, blassrosa oder weiß (Foto rechts), stark juckend, Rückbildung innerhalb von höchstens 24 Stunden	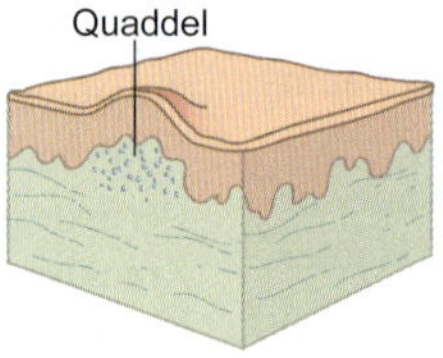	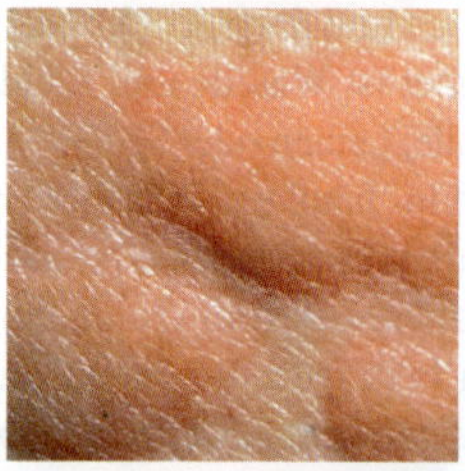
Bläschen *(Vesicula)* und **Blase** *(Bulla):* Mit seröser oder blutiger Flüssigkeit gefüllte, erhabene Hohlräume < bzw. > 5 mm, in oder unter der Epidermis, z. B. Verbrennungen, Herpes labialis, andere blasenbildende Hauterkrankungen (Foto rechts). *Fluktuierend,* d. h., ihr Inhalt lässt sich durch Fingerdruck verschieben **Pustel** *(Pustula, Eiterbläschen):* Mit Eiter gefüllter Hohlraum in oder unter der Epidermis. *Primäre Pusteln* ohne Infektion (Inhalt steril). *Sekundäre Pusteln* aus Bläschen/Blasen entstanden, z. B. bei Impetigo. Primär- oder Sekundäreffloreszenz	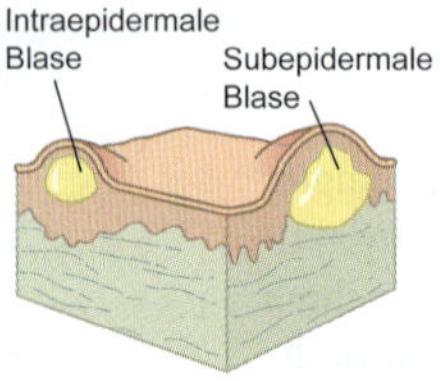	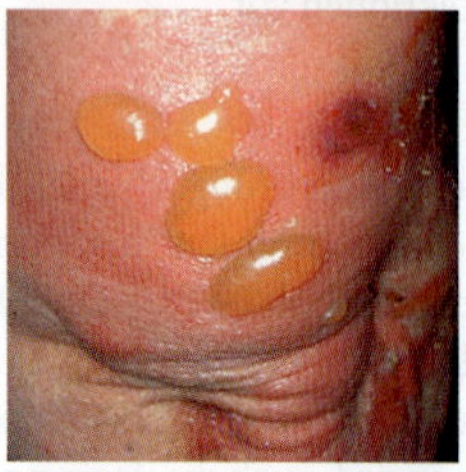
Sekundäreffloreszenzen		
Zyste *(Cystis):* Epithelumkleideter Hohlraum mit dünn- oder dickflüssigem Inhalt **Schuppe** *(Squama):* Locker oder fest anliegendes, lamellenartiges Hornzellenmaterial durch pathologische oder vermehrte Verhornung, z. B. bei Psoriasis (Schuppenflechte → Foto rechts). Trockene Schuppen sehen weißlich aus, fettdurchtränkte gelblich. Je nach Größe spricht man von *klein-* oder *groblamellärer Schuppung* (Lamelle = dünnes Blättchen). Fest haftende Hornmassen heißen **Keratose** oder **Hyperkeratose**	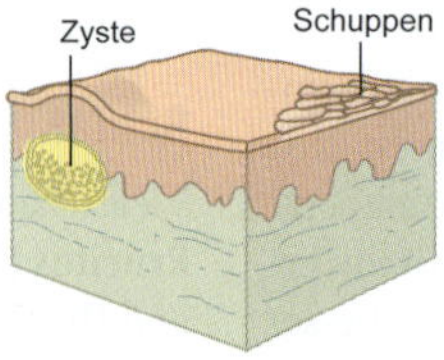	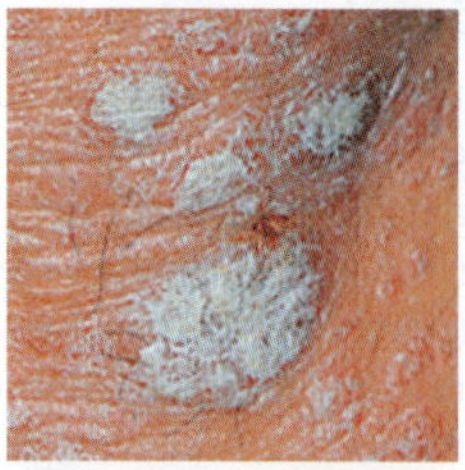
Erosion: Oberflächlicher, auf die Epidermis beschränkter Substanzdefekt, z. B. durch Platzen von Bläschen (Foto rechts). Abheilen ohne Narbenbildung **Exkoriation:** Substanzdefekt bis in die obere Lederhaut, z. B. durch Kratzen **Ulkus** (*Ulcus, Geschwür,* Plural *Ulzera, Ulcera*): Defekt mindestens bis in die tiefe Lederhaut, z. B. Ulcus cruris. Hinterlässt immer eine Narbe	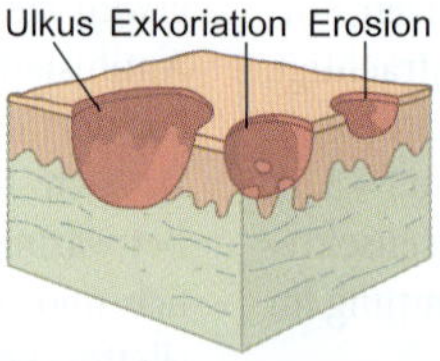	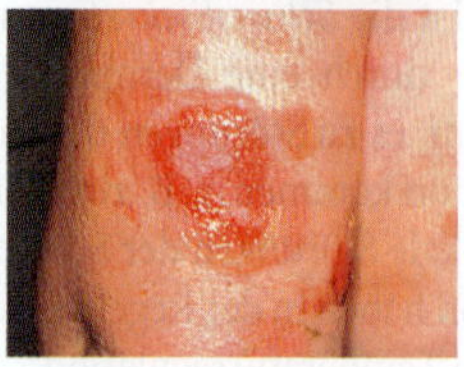

Tab. 32.1 Die wichtigsten Effloreszenzen im Überblick. Kombiniertes Auftreten ist häufig. [L138, L190, M123, E385, M174, E385-001] *(Forts.)*

Kurzcharakterisierung	Schema	Beispiel
Kruste *(Crusta, Borke):* Eingetrocknetes Sekret auf der Hautoberfläche, z. B. bei Impetigo, nach Spalthautentnahme (Foto rechts) **Narbe** *(Cicatrix):* Bindegewebiger, wenig dehnbarer Ersatz eines Defekts mindestens bis in die Lederhaut. Zuerst rötlich, später weiß. *Atrophe* Narben liegen unter Hautniveau, *hypertrophe* durch überschießende Bindegewebsneubildung darüber **Rhagade** *(Schrunde):* Spaltförmiger Hautriss durch Dehnung trockener/stark verhornter Haut, z. B. am Mundwinkel. Einrisse in nicht verhornter (Schleim-)Haut heißen meist **Fissur** (z. B. Analfissur)	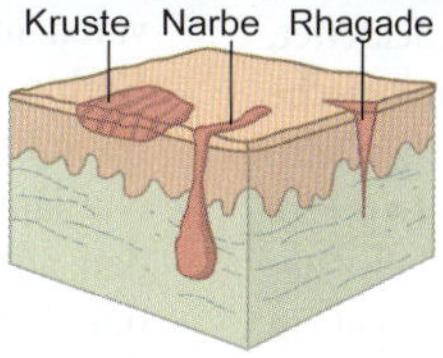	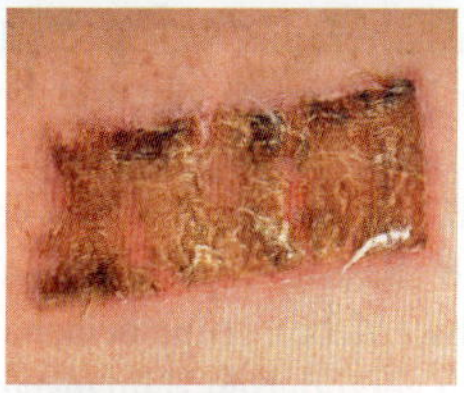
Atrophie *(Gewebeschwund):* Rückbildung („Dünnerwerden“) von Epidermis, Lederhaut und Hautanhangsgebilden ohne vorangegangenen Hautdefekt	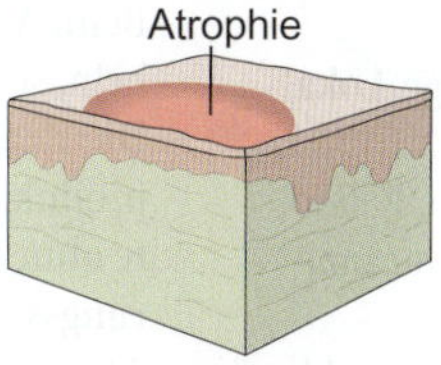	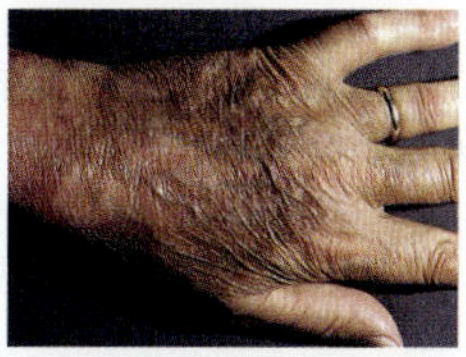
Lichenifikation: Verdickung und Vergröberung des Hautreliefs und Vertiefung der Hautfalten, z. B. bei chronischer mechanischer Hautreizung, -entzündung	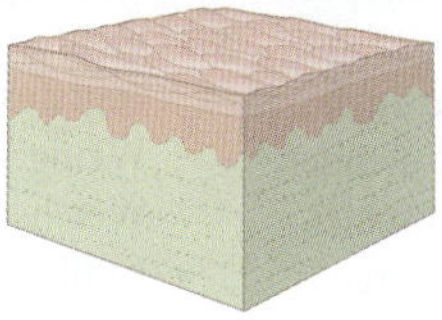	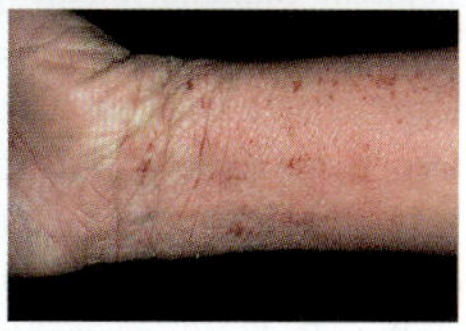

Pflegefachpersonen beobachten und dokumentieren engmaschig, wie sich die Effloreszenz, z. B. im Rahmen einer Behandlung, verändert.

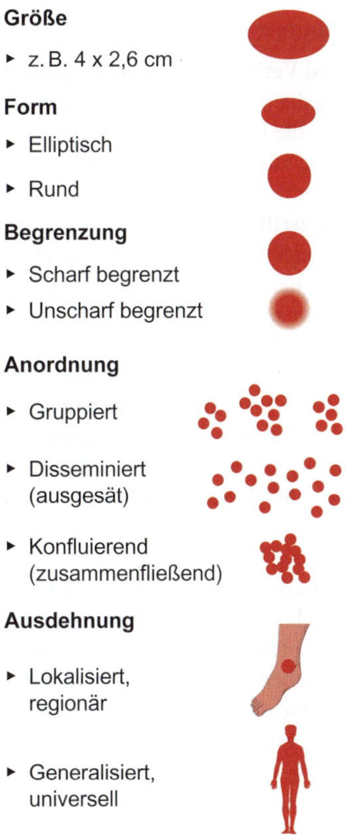

Abb. 32.2 Kriterien bei der Beschreibung von Effloreszenzen. [A400]

32.2.2 Pruritus

DEFINITION

Pruritus *(Jucken, Juckempfindung):* Unangenehme, komplexe Empfindung, die das Verlangen zu kratzen, reiben, scheuern oder drücken verursacht. Kann akut oder chronisch, lokalisiert oder generalisiert sein. Die Intensität reicht von unangenehm, aber tolerabel, bis zu quälend mit erheblicher Beeinträchtigung von Lebensqualität und Schlaf. Häufiges, manchmal sogar erstes oder einziges Symptom vieler Haut- und Allgemeinerkrankungen.

Pruritus ist häufig. Er tritt bei Hauterkrankungen (z. B. Neurodermitis, Kontaktekzem, Hautpilzerkrankung, Parasitenbefall), bei Allgemeinerkrankungen (z. B. Gallenstau, Nierenversagen, Polycythaemia vera), als Medikamentennebenwirkung oder psychisch bedingt auf. Auch eine trockene Haut kann, etwa durch zu häufiges Waschen bei ungenügender Rückfettung, jucken, insbesondere Altershaut (→ 6.1.3).

Jeder Pruritus muss diagnostisch abgeklärt werden, wobei die Anamnese oft Hinweise gibt (Lokalisation, plötzlich oder langsam entstanden, Bedürfnis zu reiben oder zu kratzen, weitere Personen im Umfeld betroffen?). Ein standardisiertes Instrument für die Anamnese ist z. B. der **Fragebogen der Arbeitsgemeinschaft Pruritusforschung** *(AGP)*. Pruritus ist wie Schmerz subjektiv und von außen nicht messbar. Seine Intensität kann aber z. B. mithilfe von *Analogskalen* (→ 13.2) eingestuft werden (etwa 0 = kein Pruritus, 10 = stärkster vorstellbarer Pruritus) [1].

Bei der Untersuchung wichtig ist u. a., ob der Pruritus auf primär unveränderter oder veränderter Haut auftritt. Weitere Untersuchungen (z. B. Blutuntersuchungen) hängen von Hautbefund und Verdachtsdiagnose ab.

Behandlung

Vorrangig ist die Ursachenbeseitigung. Pruritus kann die Patientin sehr quälen und sich durch einen Teufelskreis aus Juckreiz und Kratzen weiter verstärken (→ Abb. 32.3) und sollte daher auch symptomatisch gelindert werden. Das Folgende konzentriert sich auf den oft schwer zu behandelnden chronischen Pruritus.

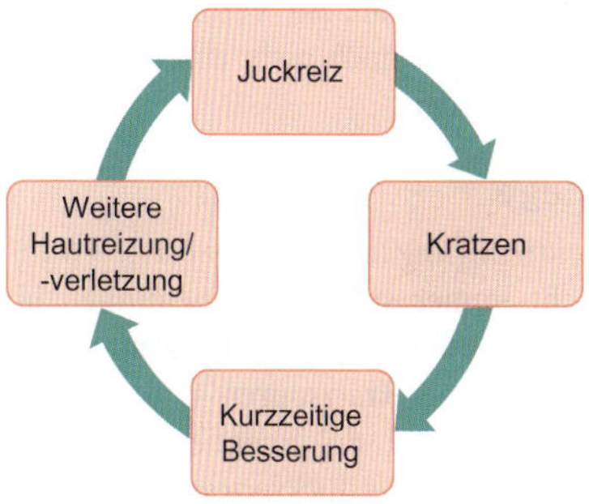

Abb. 32.3 Teufelskreis Jucken und Kratzen (Juck-Kratz-Zirkel). [L143]

Lokaltherapien

Da Hauttrockenheit Pruritus verursacht oder fördert, erfolgt stets eine individuelle **Basistherapie,** welche die Haut rückfettet, ihr Feuchtigkeit gibt und die physiologische Barrierefunktion der Haut wiederherstellt, z. B. mit Dexeryl® Creme, Ölbädern (→ 6.1.5). Die Basistherapie wird auch nach Beschwerdebesserung beibehalten und ggf. an den veränderten Hautzustand oder die Jahreszeit angepasst [1].

Hinzu kommen **wirkstoffhaltige Lokaltherapeutika,** z. B. [1]:

- *Lokalanästhetika,* etwa Lidocain, Polidocanol (z. B. Optiderm® mit Polidocanol und Harnstoff)
- *Topische Glukokortikoide* (gering atrophiefördernd, z. B. Dermatop®, → Tab. 32.2)
- Capsaicin (bei lokalisiertem Pruritus), wegen des dabei anfänglich auftretenden Brennens und Wärmegefühls einschleichend beginnen mit individuell hergestellten Zubereitungen niedriger Konzentration, später z. B. Capsamol® Salbe
- Calcineurininhibitoren Pimecrolimus und Tacrolimus (z. B. Elidel®, Protopic®)
- Cannabinoidrezeptor-Agonisten (Cannabidiol/CBP in Hanföl dockt an den Rezeptoren des Endocannabinoid-Systems der Haut an).

Systemische Therapien

Zur systemischen Anwendung können nichtsedierende Antihistaminika oder Mastzellstabilisatoren verordnet werden (→ Pharma-Info 31.1). Im Einzelfall außerdem z. B. Antidepressiva (→ 38.3.2), Antiepileptika (etwa Pregabalin → Pharma-Info 37.1), der Opioidrezeptor-Antagonist Naltrexon (z. B. Nalorex®) oder Immunsuppressiva (z. B. Ciclosporin, Methotrexat, Azathioprin). Darüber hinaus kann ggf. eine UV-Lichttherapie (→ 32.4.4) eingesetzt werden [1].

Schulungsprogramme zum Umgang mit Pruritus stehen zunehmend, aber bei Weitem nicht überall, zur Verfügung, ihr Stellenwert kann noch nicht abschließend beurteilt werden.

Pflege

Hautreinigung und -pflege → 6.1.4, → 6.1.5

Nicht immer sprechen Patientinnen über das Symptom Juckreiz. Pflegende achten auf typische Kratzspuren und auffälliges Verhalten. Sie dokumentieren Intensität und Verlauf des Juckreizes, auch um den Erfolg von Maßnahmen zu beurteilen. Neben dem Auftragen von Lokaltherapeutika beraten sie die Betroffenen [2].

- Patientin anleiten, auslösende Situationen zu analysieren. Gibt es z. B. eine Verbindung zu bestimmten beruflichen/privaten Situationen? Steht der Juckreiz in Verbindung mit Lebensmitteln oder Genussmitteln wie Alkohol?
- Nur lauwarm und kurz duschen oder baden, auf Reinigungsmittel verzichten oder haut-pH-neutrale Syndets verwenden, alternativ Ölbäder oder Duschöle. Beim Abtrocknen nicht reiben oder rubbeln, sondern tupfen
- Die Haut täglich mit angepassten Pflegeprodukten pflegen, hochwertige Produkte ohne Geruch-, Farb- und Konservierungsstoffe bevorzugen
- Atmungsaktive, locker sitzende und nicht kratzende Kleidung tragen, bevorzugt aus Baumwolle, Leinen oder Seide. Wenig Waschmittel verwenden, auf Weichspüler verzichten
- Kühle Raumtemperatur bevorzugen, leichte Bettdecke verwenden
- Nicht ermahnen. Besser „Kratzalternativen“ aufzeigen:
  - Juckende Stelle mit der flachen Hand drücken oder beklopfen
  - Mit kaltem Wasser abwaschen/abduschen
  - Feucht-kühle Umschläge auflegen
  - Angeordnetes Lokaltherapeutikum auftragen
  - Für Ablenkung sorgen, Möglichkeiten von Stressabbau, Entspannung und Ablenkung mit dem Betroffenen entwickeln
- Fingernägel kurz halten, nachts Baumwollhandschuhe/Verbände zum Schutz vor Superinfektionen durch Kratzen anlegen
- Individuell juckreizfördende Lebensmittel, Genussmittel wie scharfe Speisen, Alkohol meiden.

32.2.3 Nagelveränderungen

Nagelveränderungen können Ausdruck einer Nagel- oder Allgemeinerkrankung sein. Schwere Nagelveränderungen sind nicht nur kosmetisch störend, sondern können auch im Alltag beeinträchtigen (Fingernagel als „Widerlager“ beim Tasten).

Veränderungen der Nagelfarbe

- **Weißliche Verfärbungen:** *Weiße Nagelflecken* und -streifen (**Leukonychia punctata** oder **striata**) können umschrieben auftreten oder zu einer *kreideweißen Verfärbung der ganzen Nagelplatte* (**Leukonychia totalis**) führen. Als Ursache für die partielle Leukonychie kommen Traumen oder Mykosen (→ 32.5.3) infrage. Bei der Leberzirrhose (→ 25.4.5) ist der Nagel bis auf einen Saum am freien Rand weiß. Die totale Leukonychie wird meist vererbt
- **Bläuliche Verfärbung** tritt z. B. bei Zyanose (→ 21.2.4) auf
- **Gelbgraue bis bräunliche Verfärbung** weist meist auf eine Nagelpilzerkrankung (**Onychomykose** → 32.5.3) hin
- **Braune Verfärbung** kommt beim Morbus Addison (→ 26.5.2) durch Melanineinlagerung sowie bei Einwirkung verschiedener Chemikalien vor. Umschriebene Braunverfärbungen treten z. B. bei einem (harmlosen) Nävus, einem (bösartigen) Melanom oder als Ölflecken bei Psoriasis auf
- Für **schwarze Verfärbungen** kommen ursächlich ein Hämatom, ein Nävus oder ein Melanom in Betracht. Bei Melanomen greift die Verfärbung oft auf den Nagelfalz über
- **Halb-und-halb-Nägel:** Hier ist die körpernahe Nagelhälfte weißlich, die distale Nagelhälfte rotbraun verfärbt. Sie treten bei vielen Patientinnen mit einer chronischen Urämie (→ 33.5.8) auf.

Veränderungen der Nagelform

Zu den **Veränderungen der Nagelform** gehören die *Reliefveränderungen* (Rillen, Furchen), die *Gestaltveränderungen* (Uhrglas-, Löffel-, Tüpfelnägel) und die *Veränderungen der Nageldicke:*

- **Längsriffelung.** Diese etwas erhabenen, parallel verlaufenden Riffel stellen sich im Alter bei vielen Menschen ein. Sie kommen aber auch z. B. bei Durchblutungsstörungen vor
- **Beau-Reil-Furchen** *(Querbänder, Querfurchen).* Rissartige Furchen, die sich an allen Nägeln quer über die ganze Nagelplatte erstrecken. Ursache ist eine vorübergehende Schädigung der Matrixzellen, z. B. durch Systemerkrankungen, schwere Infekte oder Zytostatikatherapie
- **Trommelschlägelfinger und Uhrglasnägel.** Die Fingerendglieder sind durch Weichteilverdickung kolbenförmig aufgetrieben. Der Nagel ist vergrößert, rundlich und stark nach außen gewölbt. Häufigste Ursachen sind Herzfehler oder chronische Lungenerkrankungen mit Hypoxie
- **Löffelnägel** *(Koilonychie, Hohlnägel).* Die Nagelplatten sind dünn und löffelartig eingedellt, am Rand neigen sie zum Splittern. Sie kommen meist an den Fin-

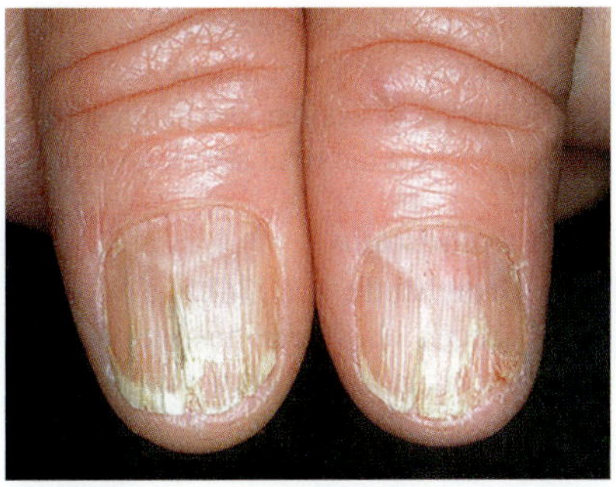

Abb. 32.4 Onychoschisis. Der Patient spricht bei Onychoschisis wie Onychorrhexis oft von „brüchigen Nägeln". [M123]

gernägeln vor, z. B. bei Eisenmangelanämie, Arbeiten im feuchtwarmen Milieu oder langem Kontakt mit Waschmitteln oder Chemikalien (→ Abb. 6.40)
- **Tüpfelnägel:** Nägel mit kleinen Dellen (→ Abb. 32.33) sind typisch für Psoriasis.

Veränderungen der Nagelkonsistenz

- *Abnorme Brüchigkeit der Nägel* **(Onychorrhexis):** Häufigste Ursachen brüchiger Nägel sind ständiger Wasserkontakt und häufige Anwendung von Nagellackentfernern. Weitere Ursachen sind innere Erkrankungen wie die Hyperthyreose (→ 26.3.3), Vitamin-A- und -B-Mangel und Unterernährung. Bei Eisenmangel ist die abnorme Brüchigkeit nicht selten mit Löffelnägeln kombiniert
- *Aufspaltung der Nagelplatte* **(Onychoschisis):** Der Nagel spaltet sich vom freien Rand aus in zwei horizontal aufeinanderliegende Platten (→ Abb. 32.4).

Nagelablösung

Eine teilweise Ablösung der Nagelplatte vom Nagelbett (partielle **Onycholyse**) ist recht häufig und meist exogen bedingt, z. B. durch Verletzungen mit Hämatombildung oder mechanische Belastung. Eine totale Nagelablösung ist selten und meist Folge von Nagelentzündungen oder Allgemeinerkrankungen.

Prävention und Gesundheitsberatung

- Bei der Maniküre nicht am Nagelhäutchen manipulieren, die Nägel nicht zu oft lackieren, Nagellackentferner ohne Azeton verwenden. Angegriffene Nägel kurz halten, evtl. nur feilen, Fußnägel gerade schneiden, nicht an den Ecken abrunden
- Nägel häufig einfetten, z. B. mit Nagelsalben, durch Nagelbäder in warmem Olivenöl, oder spezielle Nagelpflege benutzen (z. B. remineralisierender Nagel„lack", etwa Sililevo®)
- Kontakt mit Chemikalien meiden. Bei Feuchtarbeiten Handschuhe tragen. Weite Schuhe wählen, Füße trocken halten, z. B. durch mehrmals täglichen Schuhwechsel, Tragen von Baumwollstrümpfen
- Sich ausgewogen ernähren, um Vitaminmangelzuständen oder einer Eisenmangelanämie vorzubeugen.

32.3 Der Weg zur Diagnose

Allergologische Diagnostik → 31.2.1

32.3.1 Hilfsmittel bei der Untersuchung

In der Dermatologie ist die **Inspektion** der Hautveränderungen ganz wesentlich (→ Tab. 32.1, → Abb. 32.2). Dabei helfen:
- Holz- oder Kunststoffspatel zur Inspektion der Mundhöhle und zum Entfernen von Auflagerungen
- Glasspatel zum „Wegdrücken" des durch die Effloreszenz fließenden Blutes, um die Eigenfarbe einer Hautveränderung darstellen zu können
- Lupe
- **Dermatoskopie,** d. h. Betrachtung der Haut in 10- bis 400-facher Vergrößerung und bis in tiefere Hautschichten (→ Abb. 32.5), hilfreich insbesondere bei der Untersuchung pigmentierter Hautveränderungen (Verdacht auf einen bösartigen Tumor?)
- **Wood-Lampe** (UVA-Lichtquelle mit speziellen Filtern) zur Diagnostik bestimmter Hauterkrankungen, vor allem Pilzinfektionen, deren Herde im Wood-Licht fluoreszierend aufleuchten.

Bildgebende Verfahren sind:
- **Hochfrequente Sonografie der Haut,** z. B. bei Hämangiomen oder pigmentierten Hauttumoren (→ 32.9.1)
- **Lymphknotensonografie** bei der Frage nach Lymphknotenmetastasen bösartiger Hauttumoren (→ 32.9.2)
- **Konfokale Laserscanmikroskopie** und **optische Kohärenztomografie** zur mikroskopischen Abbildung horizontaler Hautschichten, v. a. bei der Einordnung pigmentierter Hautveränderungen. Funktionsprinzip ähnlich der Sonografie, jedoch mit Licht (= elektromagnetischen Wellen) und nicht mit Ultraschall.

32.3.2 Abstriche und Hautschuppenabtragung

In der Dermatologie wird Untersuchungsmaterial durch **Abstriche** von Bläschen, Pusteln, Erosionen und Ulzera und durch **Abschaben von Hautschuppen** gewonnen und mikroskopisch oder mikrobiologisch untersucht. Häufig wird auch eine Kultur angelegt (→ 30.5.3).

32.3.3 Biopsien

Punktionen und Biopsien → 42.7.2

Bei unklaren Hauterkrankungen wird Gewebe aus der veränderten, ggf. auch der un-

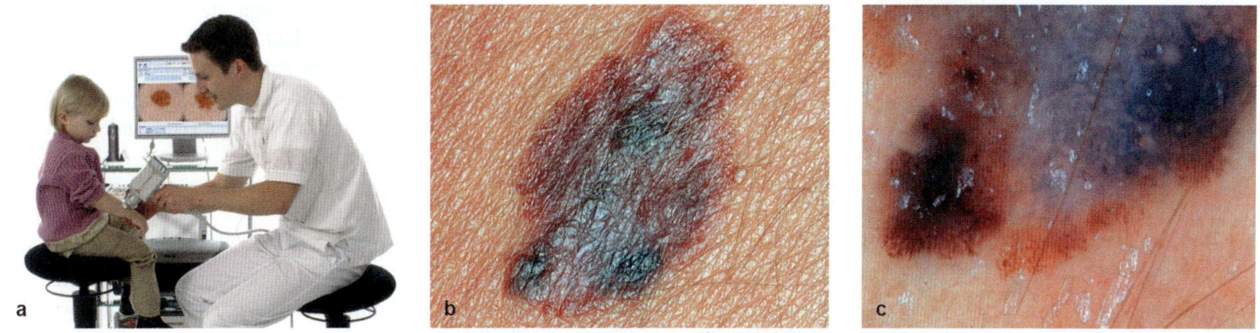

Abb. 32.5 Dermatoskopie. Dermatoskop und Untersuchungssituation (a), Melanom in der Aufsicht (b), der untere Teil bei Betrachtung mit dem Dermatoskop (c). [V419, K314]

veränderten Haut entnommen. Dabei soll das Untersuchungsmaterial Zellen aller Hautschichten aufweisen.

Die Aufgaben der Pflegenden reichen von der Vorbereitung der Patientin auf den Eingriff (u. a. Rasur) über die Vorbereitung des Eingriffs selbst (z. B. Raum, Material) bis hin zur Assistenz der Ärztin und der Nachsorge.

32.4 Dermatologische Behandlungsstrategien

Lasertherapie → 43.10

32.4.1 Dermatologische Lokaltherapeutika

DEFINITION

Dermatologische Lokaltherapeutika *(dermatologische Externa):* Industriell oder von der Apothekerin individuell hergestellte Präparate zum Auftragen auf die Haut. Bestehend aus einem **Grundstoff** *(Salbengrundlage, Trägersubstanz),* dem in aller Regel **Wirkstoffe** und ggf. **Zusatzstoffe** beigefügt werden.

Viele Hauterkrankungen werden äußerlich mit **dermatologischen Lokaltherapeutika** behandelt. Gegenüber der systemischen Therapie hat dies den Vorteil, dass die Wirkstoffe am Erkrankungsherd eine höhere Konzentration erreichen und die Nebenwirkungen geringer sind. Voraussetzung ist allerdings, dass die Arzneimittel in die erkrankte Haut eindringen können.

Grundstoffe

Hautpflege → 6.1.5

Der **Grundstoff** ist Träger- und Verdünnungssubstanz (→ Abb. 32.6). Er beeinflusst Eindringtiefe und damit Wirksamkeit der Wirkstoffe und übt selbst Wirkungen auf die Haut aus.

Auch die intakte Haut ist trotz ihrer Hornschicht nicht gänzlich undurchlässig. Die Tiefenwirkung eines Präparats steigt mit zunehmendem Fettgehalt. Je dicker die Hornschicht ist, desto geringer ist die Eindringtiefe, feuchte Haut ist besser zu durchdringen als trockene.

Aufgrund dieser zahlreichen Einflussfaktoren wird der Grundstoff auf Hauttyp (z. B. trockene oder stark fettige Haut) der Patientin (→ 6.1.3), Hauterkrankung und Körperregion abgestimmt. Grundstoffe ohne Wirkstoffe werden häufig zur Hautpflege verwendet.

Fette Grundstoffe

Fette Grundstoffe, z. B. Vaseline, Lanolin oder Silikon, behindern Verdunstung und Wärmeabgabe der Haut. Durch den Wärme- und Sekretstau weicht die Haut auf, lösen sich Schuppen und Krusten und die Wirkstoffe dringen tief in die Haut ein. Deshalb eignen sich Fette zum Glätten einer rauen, spröden Haut und zur Behandlung schuppender Dermatosen. Allerdings schmieren sie und hinterlassen Rückstände auf der Haut. Kontraindiziert sind sie bei akut nässenden Entzündungen (noch stärkere Durchfeuchtung und Überwärmung) und bei von Natur aus stark fettender Haut.

Hydrophile flüssige Grundstoffe

Hydrophile flüssige Grundstoffe, etwa Wasser oder Alkohol, sind leicht aufzutragen und ermöglichen eine gleichmäßige Verteilung der Wirkstoffe auf der Haut. Die Flüssigkeit verdunstet ohne Rückstände, der Wirkstoff bleibt als dünner Film auf der Haut zurück. Die entstehende Verdunstungskälte kühlt, hemmt Entzündungen und mildert Juckreiz. Wässrige Grundstoffe können auch auf Schleimhäute und Wunden aufgebracht werden. Bei häufigem Gebrauch trocknet die Haut allerdings aus.

Feste Grundstoffe

Feste Grundstoffe, z. B. Zinkoxid oder Talkum, saugen als **Puder** Sekrete von der Hautoberfläche auf, wirken austrocknend und kühlend. Sie finden v. a. als Inhaltsstoffe von Pasten und Schüttelmixturen Verwendung. Trockene Puder werden nur noch in Ausnahmefällen verwendet.

Kombinationen von Grundstoffen

Um eine für den jeweiligen Hauttyp optimal angepasste Grundlage zu erhalten, werden die Grundstoffe häufig kombiniert (→ Abb. 32.6).

Die sehr häufig benutzten **Salben, Cremes** und **Lotionen** sind Gemische aus Fett und Flüssigkeit. Salben sind *Wasser-in-Öl-Emulsionen* (W/Ö-Emulsionen), Cremes und Lotionen *Öl-in-Wasser-Emulsionen* (Ö/W-Emulsionen). **Gele** sind Flüssigkeiten, die durch Zugabe eines Verdickungsmittels ihre typische Konsistenz erlangen. Salben enthalten am wenigsten, (Hydro-) Gele am meisten Wasser. Wasserhaltige Zubereitungen eignen sich besonders für Anwendungen am behaarten Kopf, weil sie sich eher auswaschen lassen.

Eine **Schüttelmixtur** *(Lotio)* ist eine Kombination aus (hydrophiler) Flüssigkeit und Puder. Nach dem Auftragen verdunstet der flüssige Anteil, während der Puder auf der Haut trocknet und haften bleibt. Schüttelmixturen wirken in etwa wie Puder, lassen sich aber leichter verteilen, haften besser, kühlen für kurze Zeit und mindern dadurch Juckreiz. Sie sind für oberflächliche, entzündliche Dermatosen geeignet, die weder sehr trocken sind noch zu stark nässen.

Eine **Paste** *(Pudersalbe)* ist ein Gemisch aus Puder und Salbe. Bei hohem Puderanteil entsteht eine harte Paste mit austrocknender Wirkung, die nicht einzieht, sondern die Haut abdeckt. Weiche Pasten mit niedrigem Pulveranteil sind leichter aufzutragen und fetten die Haut mehr. Pasten haften stark auf der Haut und lassen sich schlecht entfernen.

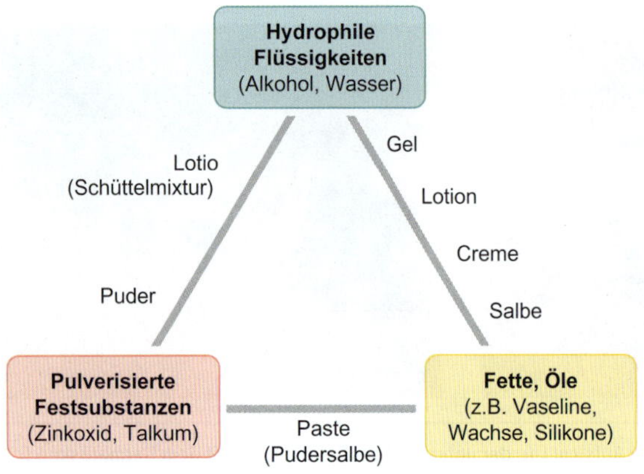

Abb. 32.6 Die drei Grundstoffe dermatologischer Lokaltherapeutika und ihre Kombinationen im Phasendreieck. [L143]

Wirkstoffe

Wirkstoffe werden den Grundstoffen einzeln oder in Kombination zugesetzt. Sie können nach Wirkstoffgruppen bzw. Indikationen unterschieden werden und werden in der Regel immer ärztlich angeordnet (Übersicht → Tab. 32.2).

Zusatzstoffe

- **Emulgatoren** verbessern die Vermischung (Emulgation) *lipophiler* (fettlöslicher und Wasser abweisender) und *hydrophiler* (Wasser aufnehmender und Fett abweisender) Substanzen
- **Stabilisatoren** in Form von **Konservierungsstoffen** und **Antioxidanzien** halten die vermischten Substanzen dauerhaft zusammen und schützen die Arzneimittelzubereitung vor dem Verderben
- **Geruchsstoffe** *(Duftstoffe)* sorgen für einen angenehmen Geruch.

32.4.2 Durchführung lokaltherapeutischer Maßnahmen

Hautpflege → 6.1.5

Pflegefachpersonen führen die äußeren **lokaltherapeutischen Maßnahmen** durch und leiten die Patientinnen, bei Kindern die Eltern, zur selbstständigen Durchführung an. Sie informieren zu Beginn der Therapie über mögliche unangenehme Begleiterscheinungen, z. B. dass manche Externa unangenehm riechen, die Haut färben und Kleidung oder Bettwäsche mit nicht auswaschbaren Flecken verunreinigen (z. B. Dithranol).

Über die Nebenwirkungen, etwa eine Hautatrophie durch Langzeit-Glukokortikoidtherapie, oder über bestimmte Verhaltensregeln (z. B. keine Sonnenbäder) klärt die Ärztin die Patientin auf. Bei Bedarf wird die Beratung wiederholt.

> **Ganzheitliche Betreuung**
>
> Pflegende behandeln niemals nur das Organ Haut, sondern berücksichtigen auch das psychische Befinden der Patientin, fragen nach Sorgen und Ängsten. Nachweislich verschlechtern Sorgen oder Ängste oft die Hautsituation. Lokaltherapie und psychische Betreuung lassen sich nicht trennen.
> Im Rahmen der Anwendung achten Pflegende auf Hautveränderungen, um den Erfolg der Behandlung zu prüfen.

Die erste Externabehandlung findet meist nach der morgendlichen Visite statt, eine zweite ggf. nach dem Abendessen. Individuelle Zeitintervalle sind von der Ärztin angeordnet. Immobile Patientinnen sowie solche mit erhöhter Infektionsgefahr werden im Patientenzimmer behandelt, die anderen in einem separaten Behandlungszimmer, in dem alle Materialien zur Verfügung stehen. Pflegende beachten individuelle Wünsche der Patientin.

Häufige **dermatologische Anwendungsformen von Lokaltherapeutika** sind:

- Auftragen eines Präparats (z. B. Creme, Salbe, Schüttelmixtur)
- Anlegen eines Verbands zum Abdecken des behandelten Hautareals (→ Abb. 32.7)
- Anlegen eines feuchten Umschlags
- Voll- oder Teilbad mit entsprechenden Zusätzen (→ 6.2.8).

Vorbereitung

- Für eine angenehme Temperatur im Zimmer sorgen
- Benötigte Utensilien übersichtlich zusammenstellen: Handschuhe, ggf. Schutzkittel, Bettschutz, Lokaltherapeutika, Holzspatel, Verbandsmaterialien. Vorsicht: Verwechslungsgefahr bei gleich aussehenden Salbentiegeln
- Bett und Kleidung vor dem Kontakt mit Lokaltherapeutika schützen.

Tab. 32.2 Häufige Wirksubstanzen dermatologischer Lokaltherapeutika. Weitere Substanzen werden bei den jeweiligen Erkrankungen dargestellt.

Substanz/Bsp. Handelsname	Wichtigste Indikationen	Besonderheiten
Antibiotika (Mittel gegen bakterielle Infektionen → 32.5.2, Details → Pharma-Info 30.1)		
• Fusidinsäure, z. B. Fucidine® • Mupirocin, z. B. InfectoPyoderm® • Retapamulin, z. B. Altargo 1 %®	• Bakterielle Hauterkrankungen (→ 32.5.2) • Superinfektionen (→ 32.7.1)	• Auf Zeichen einer Allergie achten (→ 32.6.3) • Wegen des Risikos von Resistenzen möglichst keine systemisch eingesetzten Antibiotika verwenden
Antimykotika (Mittel gegen Pilzinfektionen → 32.5.3, Details → Pharma-Info 30.3)		
• Amorolfin, z. B. Loceryl®, Amofin® • Ciclopirox, z. B. Selergo®, Ciclopoli® • Clotrimazol, z. B. Canesten® • Nystatin, z. B. Nystaderm® • Terbinafin, z. B. Lamisil®	(Onycho-)Mykosen (→ 32.5.2)	Anwendung nicht zu früh beenden (1–2 Wochen über optische „Heilung" hinaus), da Rezidivgefahr
Antiparasitika (Mittel gegen Parasiten, z. B. Milben oder Läuse → 32.5.4)		
• Benzylbenzoat, z. B. Antiscabiosum® 10 %/25 % • Dimeticon, z. B. Dimet® 20 • Permethrin, z. B. Infectoscab®, InfectoPedicul®	• Skabies (→ 32.5.4) • Pedikulosen (Erkrankungen durch Läuse → 32.5.4)	Wegen Toxizität und Hautreizungen Anwendungsvorschriften streng beachten
Antipruriginosa (Antihistaminika, Details → Pharma-Info 31.1)		
• Lokalanästhetika, z. B. Emla® • Polidocanol, z. B. Optiderm®Creme • Antihistaminika, z. B. Dimetinden in Fenistil®	• Insektenstichreaktionen (→ 32.6.2) • Juckende Altershaut • Windpocken, Herpes Zoster (→ 30.8.3)	
Antipsoriatika (Arzneimittel gegen Psoriasis = Schuppenflechte → 32.8)		
• Dithranol (= Cignolin), als Rezeptur oder z. B. Micanol® 1 %/3 %	Psoriasis (vorwiegend im stationären Bereich)	• Reversible Braunfärbung der Haut, irreversible Wäscheverfärbung • Augenkontakt vermeiden • Beim Auftragen Handschuhe verwenden
Vitamin-D-Abkömmlinge: • Calcipotriol, z. B. Daivonex®, in Kombination mit Betamethason Daivobet® • Tacalcitol, z. B. Curatoderm®	Psoriasis (vorwiegend im ambulanten Bereich)	Auf evtl. auftretende Hautreizungen achten

Tab. 32.2 Häufige Wirksubstanzen dermatologischer Lokaltherapeutika. Weitere Substanzen werden bei den jeweiligen Erkrankungen dargestellt. *(Forts.)*

Substanz/Bsp. Handelsname	Wichtigste Indikationen	Besonderheiten
Antiseptika (desinfizierende Mittel →43.13.4)		
• Octenidin, z. B. Octenisept® • Polihexanid, z. B. Serasept® • Povidon-Jod, z. B. Betaisodona®	Infizierte Hauterkrankungen, z. B. venöse Ulzera, Dekubitus, Verletzungswunden	Povidon-Jod: strenge Indikationsstellung in Schwangerschaft, Stillzeit. Bei Hyperthyreose (→26.3.3) kontraindiziert
Calcineurininhibitoren		
• Pimecrolimus, z. B. Elidel® • Tacrolimus, z. B. Protopic®	Entzündliche und allergische Hauterkrankungen (→32.6), oft statt Glukokortikoiden an empfindlichen Hautpartien	• Max. 30 % der Körperoberfläche behandeln (sonst Störung des Kalziumhaushalts) • Sonnenschutz anwenden
Glukokortikoide (Details →Pharma-Info 26.1)		
• Gruppe 1 (schwach wirksam), etwa Hydrocortisonacetat, z. B. Hydrocutan®, Alfason® • Gruppe 2 (mittelstark), etwa Hydrocortisonbutyrat, Triamcinolon, z. B. Delphicort® • Gruppe 3 (stark), etwa Betamethason, z. B. Betnesol V® • Gruppe 4 (sehr stark), etwa Clobetasol, z. B. Clobetasol acis®	Allergische und entzündliche Hauterkrankungen (→32.6)	• Bei kleinflächiger Anwendung keine systemischen Nebenwirkungen • Bei Langzeitbehandlung evtl. Hautatrophie, Teleangiektasien (erweiterte Hautgefäße) → stark wirksame Glukokortikoide möglichst kurzzeitig anwenden
Keratolytika („hornauflösende" Mittel)		
Harnstoff, z. B. • 10 %: Basodexan® • 40 %: Onyster® Nagelset	• Bis 10 %: Pflege trockener/rauer Haut • 40 %: Ablösung von Nägeln	
Salicylsäure, z. B. Squamasol®, Psorimed®, Verrucid®	Entfernung von Schuppen, Hornhautschwielen, Hühneraugen, bei Warzen	Kontakt mit gesunder Haut vermeiden
Weitere Lokaltherapeutika		
Imiquomod, z. B. Aldara®	• Aktinische Keratosen, Basalzellkarzinome (→32.9.2) • Condylomata acuminata (→32.5.1)	
(Iso-)Tretinoin (Vitamin-A-Abkömmling), z. B. Isotrexin®, Airol®, Cordes® VAS	• Akne (→32.10.1) • Verhornungsstörungen	• Auf Hautreizungen achten • Photosensibilisierung, daher abendliche Anwendung

Durchführung

Hygieneprinzipien beachten

- Zum Schutz vor Sekreten, Erregern und Wirkstoffen in Externa immer Einmalhandschuhe tragen, ggf. auch Schutzkittel. Latexhandschuhe dürfen nur verwendet werden, wenn bei Patientin und Pflegefachperson keine Latexallergie vorliegt
- Nie mit dem Finger in ein Arzneimittelgefäß greifen oder den Salbenstrang an der Tubenöffnung mit dem Finger abstreifen. Externa mit einem Spatel entnehmen, Salbenstrang auf eine Kompresse oder einen neu angezogenen Handschuh drücken, Lösungen und Tinkturen mit einem Watteträger oder einer Spritze entnehmen. Materialien nach jedem Patientenkontakt wechseln. Alternativ Salben, Cremes im Spender verwenden. Patientinnen diesbezüglich informieren und anleiten
- Gefäße nach Gebrauch verschließen, Haltbarkeit nach Anbruch beachten, nach Herstellerangaben aufbewahren (in der Regel bei Raumtemperatur, evtl. im Kühlschrank).

- Alten Verband und Rest des Lokaltherapeutikums vorsichtig entfernen, z. B. mit warmem Wasser, NaCl 0,9 % oder Öl, ggf. (Teil-)Bad durchführen (nach Arztanordnung)
- Haut bei gutem Licht inspizieren, Patientin nach ihrer Einschätzung fragen, z. B. nach Juckreiz, Therapiewirkung
- Lokaltherapeutikum auftragen. Arztanordnung oder Herstellerangaben bezüglich Menge bzw. Dicke beachten, ggf. Reihenfolge und Einwirkzeit bei mehreren Externa einhalten
- Verband nach Arztanordnung anlegen.

Verbände

Art des Verbands und Dauer der Anwendung werden von der Ärztin angeordnet.

Tuchverband

Beim **Tuchverband** wird die Patientin auf zwei Bettlaken gelegt, anschließend (meist dick) eingesalbt, in die Bettlaken eingeschlagen und zum Schluss zugedeckt (→Abb. 32.1). Durch die Bettwärme werden die Wirkstoffe besonders gut aufgenommen. Vorsicht, bei starkem Juckreiz ist die Bettwärme kontraproduktiv.

Schlauchverband

Der **Schlauchverband** (z. B. TG®) ist eine Alternative zum Tuchverband, v. a. wenn nur bestimmte Körperregionen bedeckt werden müssen (→Abb. 32.7).

Okklusivverband

Beim **Okklusivverband** (*Okklusion* = Verschluss, Abdichtung) wird über das einge-

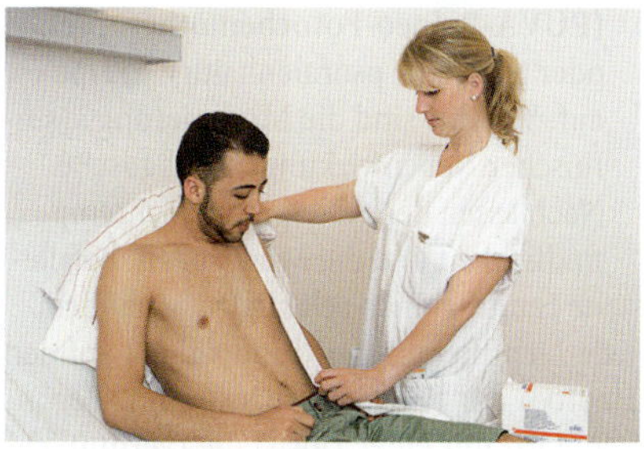

a Die Pflegende schätzt am Patienten ab, wie viel Schlauchverband für den Oberkörper benötigt wird.

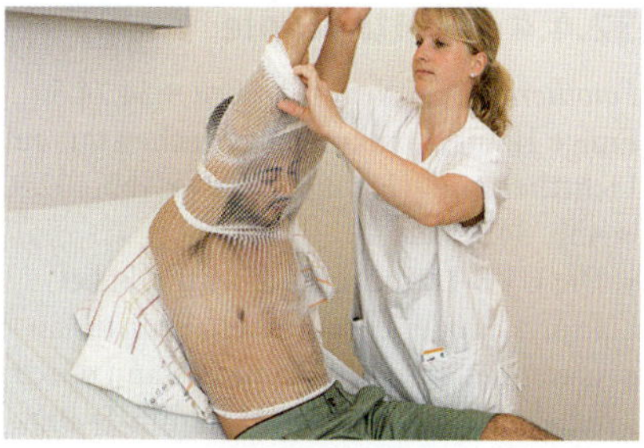

b Dann streift sie den Schlauchverband über die ausgestreckten Arme und den Kopf des Patienten …

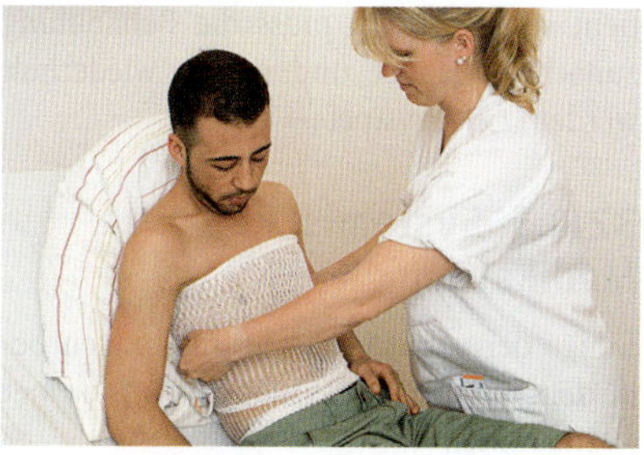

c … und schlägt ihn auf Achselhöhe einmal um. Danach überprüft sie den korrekten Sitz des Verbands (keine Falten).

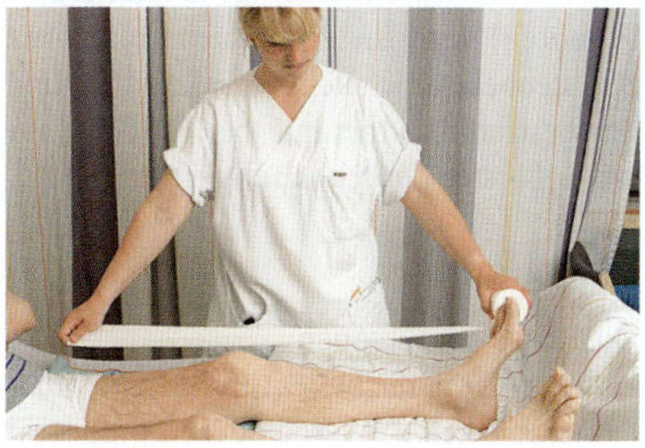

d In vergleichbarer Weise kann ein Schlauchverband am Bein angelegt werden, hier das Abschätzen der benötigten Länge.

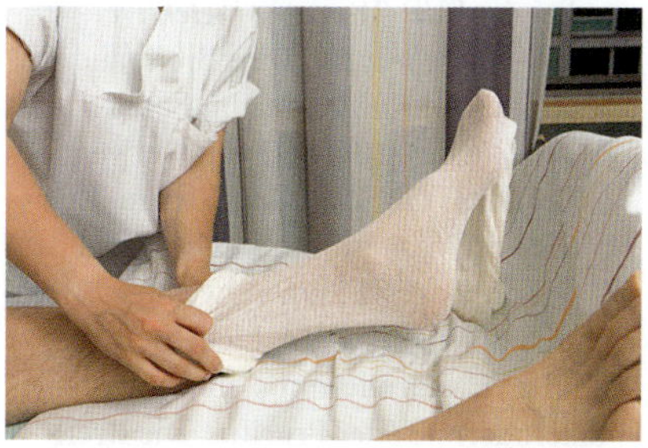

e Dann streift die Pflegende die eine Hälfte des Schlauchs über das Bein, schlägt die zweite Hälfte am Fuß um …

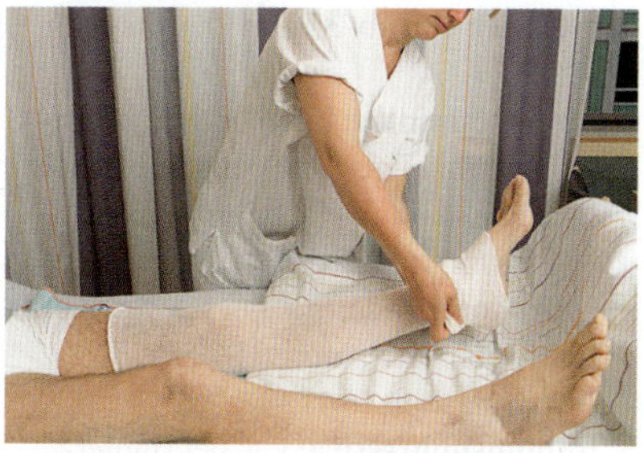

f … und führt sie faltenlos bis zum Oberschenkel. Anschließend überprüft sie auch hier den korrekten Sitz.

Abb. 32.7 Anlegen eines Schlauchverbands, a bis c am Oberkörper, d bis f am Bein. Nach Auftragen des Lokaltherapeutikums wird auf die betreffende Region ein Mulltuch oder Kompressen aufgelegt, die dann mit dem Schlauchverband fixiert werden. Wichtig, der Schlauchverband muss groß genug sein und darf nirgends einschnüren. [K115]

salbte Hautareal eine gewöhnliche Haushaltsfolie gespannt und an allen Seiten mit Binden oder Pflaster luftdicht abgeschlossen (→ Abb. 32.8). Einen Okklusivverband an Kopf, Armen oder Beinen sichern die Pflegenden mit einem Schlauchverband (z. B. Stülpa®), einen Verband an den Händen mit Baumwollhandschuhen. Okklusivverbände werden bevorzugt bei Glukokortikoidtherapie eingesetzt. Sie intensivieren (etwa 10-mal so stark) die Resorption des Wirkstoffs über die Haut, dürfen aber gerade wegen der starken Wirkungserhöhung nur einige Stunden auf der Haut verbleiben.

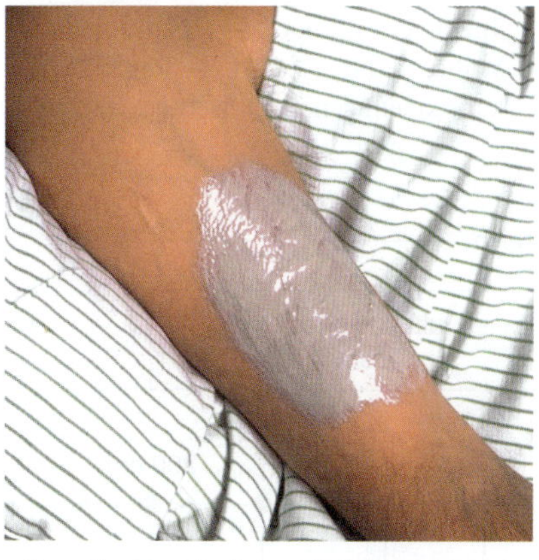

a Das Hautareal wird nach Arztanordnung eingesalbt.

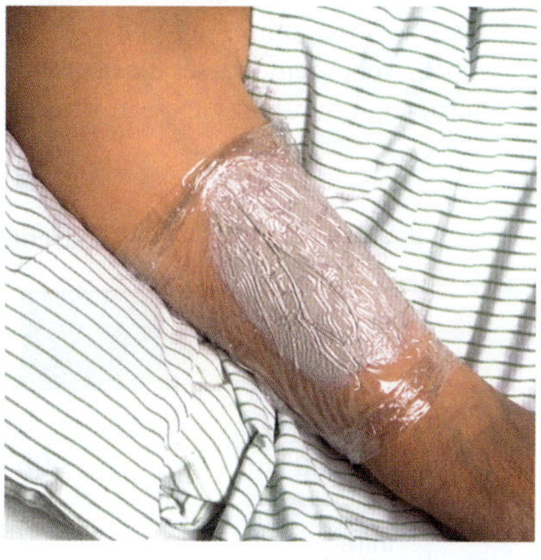

b Darüber wird eine Plastikfolie gedeckt und fixiert.

Abb. 32.8 Anlegen eines Okklusivverbands. [K183]

Feuchte Umschläge

Feuchte Umschläge werden bei entzündlichen oder nässenden Dermatosen zur Kühlung und zum Austrocknen der Wunden angewendet, sie sind aber auch zum Aufweichen und Ablösen von Krusten und Schuppen geeignet. Allerdings kann die Haut im behandelten Areal stark austrocken. Ist dies unerwünscht, müssen rückfettende Maßnahmen ergriffen werden.

Für feuchte Umschläge sind dünne Baumwolltücher oder Kompressen geeignet, die mit der verordneten Flüssigkeit getränkt werden (z. B. destilliertes Wasser, physiologische Kochsalzlösung, Betaisodona®, Octenisept®). Damit die Flüssigkeit nicht durchschlägt, werden weitere (trockene) Baumwolltücher darübergelegt, das Bett wird mit einer Einmalunterlage geschützt. An Armen oder Beinen kann der Umschlag mit Mullbinden oder Schlauchmull fixiert werden. Der Umschlag wird erneuert oder nachgefeuchtet, wenn er trocken wird (nach ca. 30 Min.).

Da die kühlende Wirkung bei großflächige Behandlung erheblich ist, friert der Patient schnell. Dann muss die Behandlung zunächst beendet und später wiederholt werden, z. B. Erysipel (→30.7.3).

32.4.3 Systemische Medikation

Einige dermatologische Erkrankungen bedürfen (zusätzlich) systemisch wirksamer Arzneimittel.

- **Antibiotika:** bei bakteriell bedingten Haut- und Geschlechtskrankheiten (→Tab. 32.2, →Pharma-Info 30.1)
- **Antimykotika:** bei tiefreichenden Pilzinfektionen (→Tab. 32.2, →Pharma-Info 30.3)
- **Antihistaminika:** bei allergisch bedingten Erkrankungen und zur symptomatischen Behandlung (starken) Juckens (→Pharma-Info 31.1)
- **Glukokortikoide:** v. a. bei schweren entzündlichen Dermatosen (→Tab. 32.2, →Pharma-Info 26.1)
- **Immunsuppressiva:** v. a. bei Hauterkrankungen im Rahmen von Autoimmunerkrankungen, Neurodermitis und schwerer Psoriasis (→Pharma-Info 31.2)
- **Biologika:** v. a. bei schwerer Psoriasis (→Pharma-Info 28.2)
- **Retinoide** *(Vitamin-A-Abkömmlinge),* z. B. Acitretin in Acicutan® oder Isotretinoin in Isoderm®: bei bestimmten Formen der Psoriasis, schwerer Akne oder Rosazea. Wichtige Nebenwirkungen sind Veränderungen der Blutfette und der Leberwerte. Aufgrund der starken teratogenen Wirkung muss eine Schwangerschaft vor Therapie sowie während der Therapie alle vier Wochen ausgeschlossen werden, eine zuverlässige Kontrazeption ist während und bis zu vier Wochen (Isotretinoin) bzw. zwei Jahren (Acitretin) nach der Therapie zwingend. Kontaktlinsenträgerinnen müssen während der Therapie auf eine Brille ausweichen, da Haut und Schleimhäute (speziell der Augen) sehr stark austrocknen. Prophylaktisch wird Tränenersatzflüssigkeit angewendet, z. B. Visine® Trockene Augen. Wegen der lichtsensibilisierenden Wirkung der Retinoide ist zudem konsequenter Sonnenschutz wichtig. Während der Behandlung und vier Wochen bis ein Jahr danach dürfen die Patientinnen kein Blut spenden.

32.4.4 Lichttherapie

Fototherapie bei Neugeborenen →34.24.5

Einige Hauterkrankungen sprechen gut auf **Lichttherapie** (*Fototherapie* →Abb. 32.9, →Abb. 34.92) an:

- Die **UVB-Lichttherapie** wird z. B. bei Psoriasis oder chronischem Pruritus angewendet. Ihre Wirksamkeit kann durch lokale Glukokortikoide, Vitamin-D-Präparate oder Retinoide verstärkt werden:
  - Bei der **UVB-Breitspektrum-Therapie** wird die Patientin mit UVB-Licht der Wellenlängen 280–320 nm bestrahlt
  - Bei der **SUP-Therapie** *(Selektive UV-Phototherapie)* wird Breitbandstrahlung mit Maxima im Bereich der Wellenlängen 305–325 nm verwendet
  - Bei der **UVB-Schmalspektrum-Therapie** wird *monochromatisches* Licht der Wellenlänge 311 nm verwendet
- Indikationen der **UVA-Lichttherapie** sind z. B. Neurodermitis, umschriebene Sklerodermie oder Pruritus. Die **Breitspektrum-UVA-Lichttherapie** arbeitet mit Wellenlängen von 320–400 nm, die **UVA-I-Lichttherapie** mit solchem von 340–400 nm
- Auch Anwendung von UVA *und* UVB ist möglich
- Bei der **Balneo-Fototherapie** wird UVA- oder UVB-Licht mit salzhaltigen Bädern kombiniert
- Die **PUVA-Therapie** (kurz für *Psoralen + UVA,* →43.6.5) ist eine **Fotochemotherapie,** die 3- bis 4-mal wöchentlich durchgeführt wird. Bei der **systemischen PUVA** schluckt die Patientin 2 Std. vor der Bestrahlung eine lichtsensibilisierende Substanz (Psoralen), welche die Lichtempfindlichkeit der Haut steigert. Bei der **lokalen PUVA** nimmt sie unmittelbar vor der Bestrahlung ein Voll- oder Teilbad, wobei dem Wasser die lichtsensibilisierende Substanz zugesetzt wird **(PUVA-Balneo-Fotochemotherapie),** oder trägt eine psoralenhaltige Creme auf. Vorteile sind die Minimierung systemischer Nebenwirkungen, das rasche Nachlassen der gesteigerten Lichtempfindlichkeit und die Möglichkeit, befallene Hautregionen selektiv zu behandeln.

Jede Lichttherapie wird individuell auf den Hauttyp der Patientin abgestimmt. Begonnen wird mit einer Dosis, die (vermutlich) keinen Sonnenbrand hervorruft, die Dosis dann nach und nach gesteigert. Wegen möglicher Langzeitfolgen des UV-Lichts im Bereich der Haut (vorzeitige Hautalterung, Tumoren) wird die empfohlene maximale Strahlenbelastung nicht überschritten und die Bestrahlungstherapie bei Kindern nur mit äußerster Zurückhaltung eingesetzt.

Pflege

Die Pflegefachpersonen:

- Informieren die Patientin, vor der Fototherapie keine Externa oder Hautpflegemittel aufzutragen und auf Kosmetika und Parfüms zu verzichten
- Lassen eine UV-Schutzbrille tragen, um Augenschäden zu verhindern. Hautbezirke, die nicht behandelt werden sollen, werden abgedeckt
- Achten auf den korrekten Abstand zwischen Gerät und Patientin
- Beobachten die Haut auf Sonnenbrand und den Verlauf der Hauterkrankung und befragen die Patientin nach ihrem Eindruck
- Leiten zu einer sorgfältigen Hautpflege nach der Lichttherapie an, nach Arztanordnung werden wirkstoffhaltige Externa aufgetragen
- Informieren über die erhöhte Lichtsensibilisierung nach **PUVA,** die (je nach Therapieform) noch 3–12 Std. anhält. Während dieser Zeit muss Sonnenlicht konsequent gemieden werden. Nach sys-

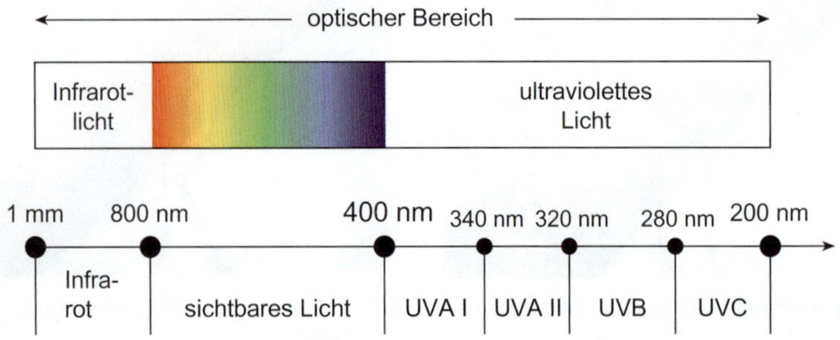

Abb. 32.9 Wellenlänge des Lichts. Die langwelligere UVA-Strahlung ist energieärmer und dringt tiefer in die Haut ein als UVB-Strahlung.

temischer PUVA müssen die Patientinnen außerdem für mindestens 12 Std. eine PUVA-Sonnenbrille mit seitlichem Lichtschutz (vom Optiker) tragen, da die Augen bei Lichtexposition geschädigt werden.

32.5 Erregerbedingte Erkrankungen

32.5.1 Viral bedingte Hauterkrankungen

Herpes-simplex-Virus-Infektionen → 30.8.2
Varicella-Zoster-Virus-Infektionen → 30.8.3

Verrucae

DEFINITION

Verrucae *(Warzen)*: Gutartige Hautneubildungen durch Viren. **Verrucae vulgares** *(gewöhnliche, vulgäre Warzen)* und **Mollusca contagiosa** *(Dellwarzen)* v. a. bei Kindern, **Condylomata acuminata** *(Feigwarzen, spitze Kondylome)* v. a. bei Erwachsenen (sexuell übertragen). Bei Immunsuppression ausgedehnter Befall möglich.

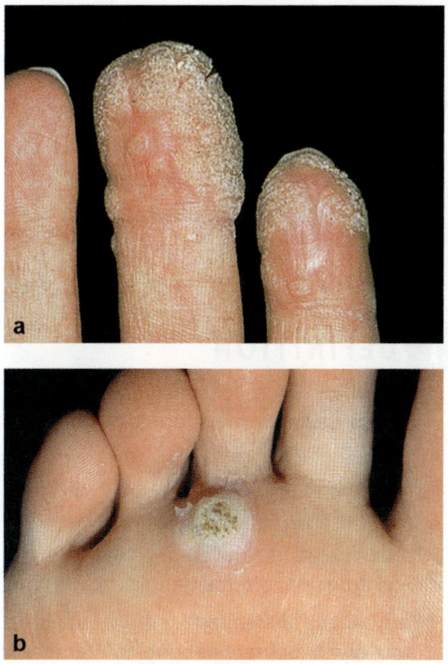

Abb. 32.10 Verrucae vulgares an den Fingern (a) und an der Fußsohle (b). Das unterschiedliche Aussehen rührt daher, dass die Warzen an den Fingern nach außen wachsen, am Fuß hingegen nach innen gedrückt werden. [M123, E355]

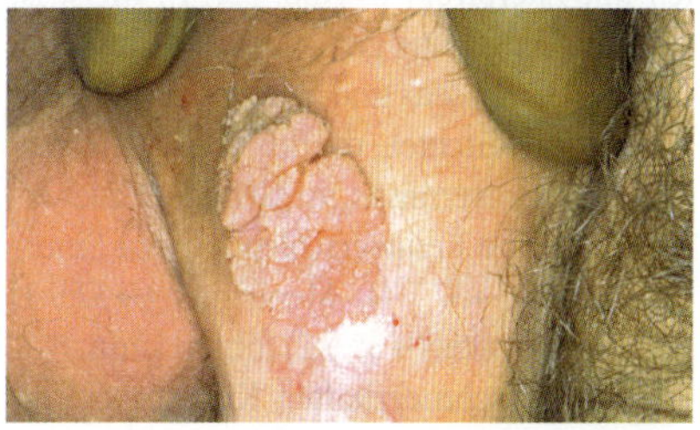

Abb. 32.11 Condylomata acuminata (spitze Kondylome). [M123]

Verrucae vulgares

Verrucae vulgares *(gewöhnliche, vulgäre Warzen)* sind durch verschiedene Typen **humaner Papillomviren** *(humane Papillomaviren, HPV)* bedingt und bei Kindern sehr häufig. Sie beginnen als harte Papeln, wachsen und werden durch Verhornung rauer und dunkler. Die Hautspaltlinien brechen typischerweise an der Warze ab.

Die gewöhnlichen Warzen kommen v. a. an Händen und Fingern vor, aber auch im Gesicht oder an den Fußsohlen (→ Abb. 32.10). Da sie hier durch das Körpergewicht in die Haut eingedrückt werden, sehen sie anders aus und schmerzen häufig (**Verrucae plantares,** *Dorn-, Plantar-, Sohlenwarzen*).

Da Warzen oft spontan abheilen, kann man zunächst zuwarten. Wird eine Therapie gewünscht, sollte sie keine Narben hinterlassen. Bewährt hat sich z. B. das Zytostatikum Fluorouracil in Kombination mit Salizylsäure (etwa Verrumal®), ggf. in Kombination mit regelmäßigem Abtragen.

Condylomata acuminata

Auch **Condylomata acuminata** *(Feigwarzen, spitze Kondylome)* werden durch humane Papillomviren hervorgerufen und durch Geschlechtsverkehr übertragen (→ 32.5.5). Sie entstehen bevorzugt im feuchten Milieu des Genital- und Analbereichs. Anfangs kleine Papeln, sehen sie später durch Lappen- und Furchenbildung blumenkohlartig aus (→ Abb. 32.11).

Sie werden durch Imiquimod (z. B. Aldara®), Grünteeblätterextrakt (z. B. Veregen®) oder Podophyllotoxin (z. B. Condylox®) lokal behandelt oder mit dem Laser oder einer Diathermieschlinge (→ Abb. 24.31) entfernt. Immer ist eine Untersuchung des Sexualpartners erforderlich.

Mollusca contagiosa

Verursacher der rundlichen **Mollusca contagiosa** *(Dellwarzen)* ist ein Virus der *Pockengruppe.* Über kleine Hautdefekte gelangt das Virus durch direkte Kontakt- oder Schmierinfektion in die Haut. Charakteristisch sind mehrere, meist wenige Millimeter große, etwa hautfarbene Papeln mit zentraler Delle (→ Abb. 32.12). Nach Anritzen lässt sich eine breiartige Masse herausdrücken.

Wegen der teils langen Zeit bis zur Spontanheilung wird meist eine Behandlung gewünscht. Möglich sind eine Lokaltherapie z. B. mit KOH-Lösung (etwa InfectoDell®), Ausdrücken mit einer gebogenen Pinzette oder Entfernen durch Kürettage. Zur Schmerzlinderung wird vor dem Eingriff eine anästhesierende Salbe (z. B. Anesderm®) aufgetragen und 30–60 Min. unter einem Okklusivverband (→ Abb. 32.8) belassen.

32.5.2 Bakteriell bedingte Hauterkrankungen

Erkrankungen durch Staphylokokken → 30.7.2
Erkrankungen durch Streptokokken → 30.7.3
Borreliose: Erythema migrans → 30.7.14

Impetigo contagiosa

DEFINITION

Impetigo contagiosa *(Impetigo vulgaris, Grindblasen, Grindflechte)*: Oberflächliche Hautinfektion durch Staphylo- oder Streptokokken. Betrifft überwiegend Kinder (häufigste bakterielle Hauterkrankung im Kindesalter). Sehr ansteckend, daher nicht selten gehäufte Erkrankungen in Kindergärten und Schulen. Begünstigt durch mangelnde Hygiene (Übertragung durch Schmierinfektion) und (auch lokale) Abwehrschwäche.

Pyodermie: Hautinfektion durch eiterbildende Bakterien.

Bei der **Impetigo contagiosa** bilden sich oberflächliche Bläschen und Blasen, die sich zu Pusteln weiterentwickeln, platzen und typische honiggelbe Krusten auf gerötetem Grund hinterlassen (→ Abb. 32.13). Oft besteht Juckreiz. Besonders betroffen sind Gesicht und Extremitäten.

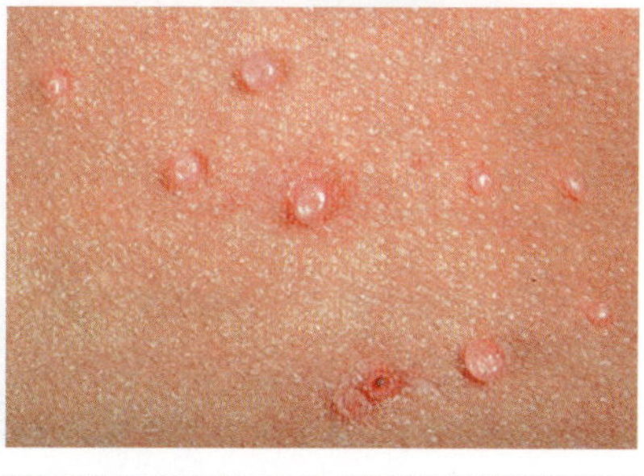

Abb. 32.12 Mollusca contagiosa. [M123]

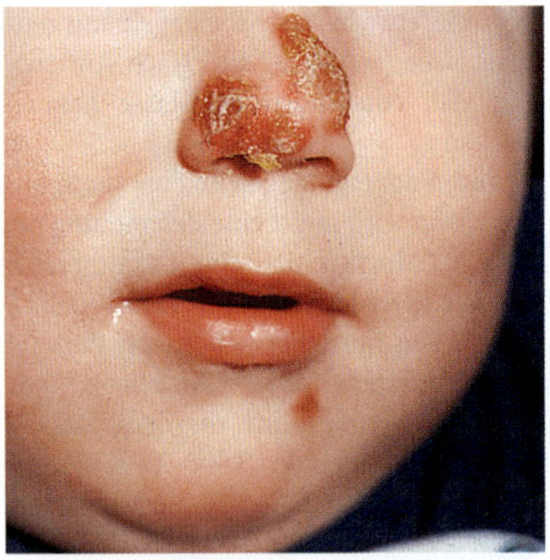

Abb. 32.13 Kind mit Impetigo contagiosa. Das Platzen der Bläschen hat bereits zu den typischen, honiggelben Krusten geführt. [E306]

Behandlungsstrategie und Pflege

Nach Aufweichen der Krusten, z. B. mit Octenisept®-Umschlägen oder Lavasept®-Gel (Antisepetika), werden lokal desinfizierende Substanzen oder Antibiotika (etwa InfectoPyoderm®) aufgetragen. Hautreinigung mit desinfizierenden Zubereitungen oder Syndets (z. B. Stellisept® med) unterstützt die Behandlung. In schweren Fällen ist die systemische Gabe von Antibiotika erforderlich. Die Prognose der Erkrankung ist in der Regel gut.

Hauptkomplikationen sind bei der streptokokkenbedingten Impetigo contagiosa *Streptokokkenzweiterkrankungen* (→ 30.7.3), bei der staphylokokkenbedingten ein *staphylogenes Lyell-Syndrom* (→ 30.7.2, → Abb. 30.18) mit großflächiger Hautrötung und später -ablösung, jedoch bei rechtzeitiger Antibiotikabehandlung guter Prognose.

Maßnahmen zur Verhinderung einer Weiterverbreitung sind:

- Abdecken der Herde, z. B. mit Mullgaze, da die Betroffenen sich häufig die Bläschen aufkratzen und die Erreger dann mit den Fingern an andere Körperstellen verschleppen, wo sie neue Herde hervorrufen können
- Sorgfältige Einhaltung der Standardhygienemaßnahmen (→ 30.1.3, → 41.2)
- Täglicher Wechsel von Bettwäsche, Handtüchern und ggf. Kleidung der Patientin, Waschen bei mindestens 60 °C.

Follikulitis, Furunkel und Karbunkel

i DEFINITION

Follikulitis: Oberflächliche Entzündung des Haarfollikels, meist durch Staphylococcus aureus.

Furunkel: Tiefe Entzündung des Haarfollikels mit Abszessbildung.

Furunkulose: Rezidivierendes Auftreten von Furunkeln, oft über Jahre.

Karbunkel: Flächenhafte, eitrige Entzündung durch mehrere nebeneinanderliegende Furunkel oder Verschmelzung von Furunkeln.

Die **Follikulitis** zeigt sich als gelbliche Pustel um ein Haar.

Furunkel sind schmerzhafte, gerötete Knoten mit Eiterpfropf (→ Abb. 32.14). Meist ist auch die Umgebung gerötet und geschwollen. Im Lippen-, Nasen- und Wangenbereich sind Furunkel gefürchtet, da der venöse Abfluss zum Sinus cavernosus im Gehirnschädel erfolgt und eine Keimverschleppung zu Sinusthrombose (→ 37.7.4), Meningitis (→ 37.9.1) oder Enzephalitis (→ 37.9.2) führen kann.

Die sehr schmerzhaften **Karbunkel** entstehen durch mehrere Furunkel an benachbarten Follikeln oder Verschmelzung von Furunkeln. Die Haut ist gerötet und hart, Fieber möglich.

Behandlungsstrategie und Pflege

Follikulitis und unreife Furunkel müssen nicht unbedingt behandelt werden. Häufig werden aber Antiseptika angewendet.

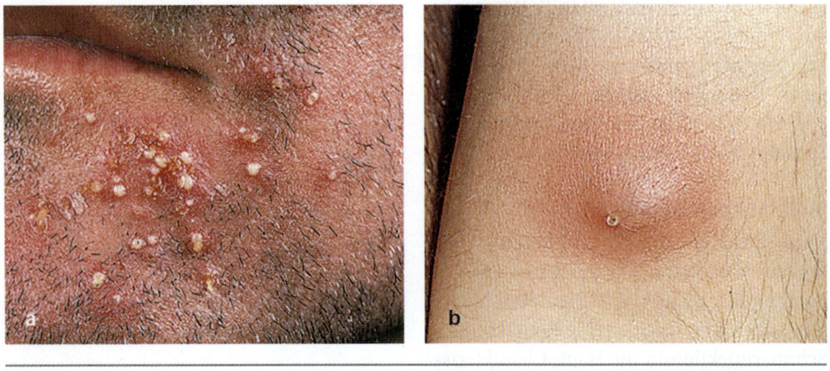

Abb. 32.14 Follikulitis im Bartbereich (a), Furunkel mit zentralem Eiterpfropf (b). [E336, M551]

Ein reifer Furunkel oder Karbunkel wird von der Ärztin eröffnet, ausgeräumt, ggf. eine Drainage eingelegt und z. B. mit PVP-Jodsalbe (Betaisodona®) antiseptisch behandelt. Wegen der drohenden Komplikationen sind bei Lokalisation im Gesicht eine systemische Antibiotikagabe, Bettruhe sowie ein Sprech- und Kauverbot (pürierte Kost) notwendig. Bei Furunkulose muss nach begünstigenden Erkrankungen gesucht werden, z. B. Diabetes mellitus (→ 26.6).

32.5.3 Dermatomykosen

i DEFINITION

Dermatomykosen: Lokale Pilzinfektionen der Haut, meist durch Dermatophyten und Hefen. Häufigste infektiös bedingte Hauterkrankungen überhaupt. In der Regel harmlos.

Candidose *(Haut- und Schleimhautsoor):* Erkrankung der Haut- und Schleimhäute durch einen Hefepilz, am häufigsten Candida albicans.

Candidose der Haut und Schleimhäute → 30.9.2
Candidose im Mund (Mundsoor) → 6.7.3

Dermatomykosen durch **Dermatophyten** (Art von *Fadenpilzen,* DHS-Klassifikation → 30.9.1) werden meist als **Tinea** bezeichnet (am Körper z. B. *Tinea corporis*), solche durch **Hefepilze** (*Sprosspilze,* am häufigsten *Candida albicans*) als **Candidose** oder *Soor* oder erhalten zur Lokalisationsbezeichnung den Zusatz *Candida* (z. B. *Candida-Intertrigo* bei Befall der Hautfalten). Oder es wird nur die Lokalisation benannt, z. B. *Interdigitalmykose* (Mykose der Zehenzwischenräume, → Abb. 32.15) oder *Onychomykose* (Nagelpilz → Abb. 32.16).

Symptome und Untersuchungsbefund

Die Beschwerden hängen ab von der Lokalisation der Erkrankung.

Im Bereich der *Zehenzwischenräume* ähneln sich Dermatophyten- und Candidabefall so sehr, dass eine Differenzierung klinisch kaum möglich ist. Die Haut ist gerötet, eingerissen, schuppt und juckt stark (→ Abb. 32.15). Da über die Rhagaden Bakterien eindringen können, ist das Bild vielfach durch Superinfektion maskiert. Die Fußsohle ist oft ebenfalls gerötet und schuppt.

Bei Nagelbefall verfärbt sich die Nagelplatte gelb-bräunlich. Später wird der Nagel dicker und höckerig (→ Abb. 32.16). Myko-

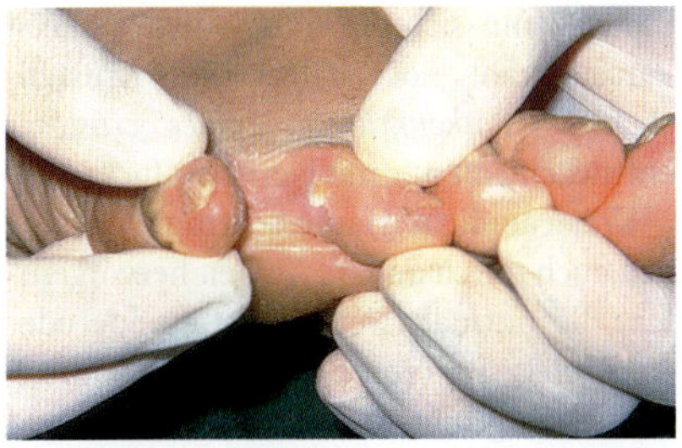

Abb. 32.15 Stark juckende Interdigitalmykose bei einer Diabetikerin. [T195]

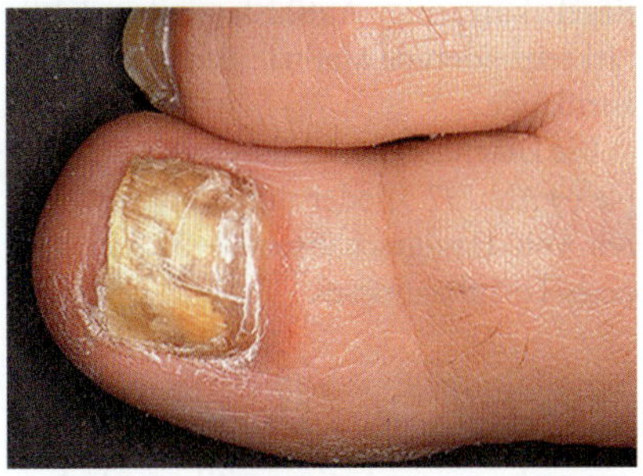

Abb. 32.16 Nagelmykose. [M123]

sen durch Dermatophyten beginnen meist am freien Rand des Nagels, Candidamykosen eher am Nagelwall.

Am übrigen *Körper* können Dermatophyten- und Candidabefall oft mit dem bloßen Auge unterschieden werden (→ Abb. 32.17):

- Typisch für *Dermatophyten* sind scheibenförmige, relativ scharf begrenzte, gerötete und schuppende Herde, die in der Mitte abblassen und sich ringförmig ausbreiten. Der „Randwall“ ist dunkler und z. T. erhaben
- Charakteristisch für *Candida* sind eine entzündlich gerötete Haut mit Pusteln, eine nach innen gerichtete Schuppenkrause am Rand des Herds und *Satelliten-Pusteln* in der Umgebung. Evtl. bestehen weißliche Beläge oder blutende Läsionen. Sehr häufig v. a. bei Babys im ersten Lebenshalbjahr ist der **Windelsoor,** der sich von der „einfachen“ *Windeldermatitis* (→ 32.6.3) durch die Satelliten-Pusteln unterscheidet
- Juckreiz ist bei beiden möglich.

Dermatophyten können auch die *Haare* befallen. Leitsymptom ist das Abbrechen der Haare knapp oberhalb der Kopfhaut. Je nach Stärke der entzündlichen Reaktion sind deutliche, rötliche Hautherde, evtl. mit Pusteln und Krusten, erkennbar.

Diagnostik

Die Verdachtsdiagnose wird anhand des Untersuchungsbefunds gestellt. Eine sichere Diagnose erfordert jedoch den Erregernachweis (→ 30.4.3):

- Oft können die fadenförmigen oder rundlichen Pilze bereits im *Nativpräparat* unter dem Mikroskop gesehen werden. Besonders geeignet sind Haare, Schuppen oder Nagelspäne aus den Herdrändern
- Im *Wood-Licht* (→ 32.3.1) leuchten einige Pilzarten bzw. die befallenen Körperpartien verschiedenfarbig auf
- Eine genaue Identifizierung der Erreger gelingt durch *Pilzkultur.*

Bei Dermatophytenbefall müssen Haustiere der Patientin vom Tierarzt untersucht werden, da sie eine häufige Ansteckungsquelle sind.

Behandlungsstrategie

Dermatomykosen der Haut werden mit *lokalen Antimykotika* (→ Tab. 32.2) behandelt, z. B. Ciclopirox (z. B. Selergo®) oder Clotrimazol (z. B. Canesten®). Bei starker entzündlicher Reaktion und Jucken kann zuvor ein Antimykotikum-Glukokortikoid-Kombinationspräparat (z. B. Lotricomb®) nötig sein.

Bei **Nagelbefall** unter 50 % des Nagels werden *antimykotische Nagellacke* (z. B. Ciclopoli®, Loceryl®) über 9–12 Monate aufgetragen. Bei stark verdickter Nagelplatte kommt zur Reduktion der Pilze ein nichtinvasives Abtragen der Nagelplatte mithilfe hochprozentiger Harnstoffsalben (z. B. Onyster® Nagelset) in Betracht. Die Harnstoffsalbe wird auf den Nagel aufgetragen und mit Plastikfolie bedeckt, die umliegende Haut durch Zinkpaste geschützt. Nach mehrtägiger Wiederholung lässt sich der Nagel nach einem warmen Fußbad abtragen.

Bei Befall der Nagelmatrix oder Erfolglosigkeit der Lokaltherapie ist die *orale Gabe von Antimykotika* (→ Pharma-Info 30.3) angezeigt, etwa Terbinafin (z. B. in Terbiderm®) oder Itraconazol (z. B. in Itraderm®). Diese Behandlung muss längere Zeit, bei Nagelbefall einige Monate, durchgehalten werden.

Candidamykosen der Haut werden lokal, z. B. mit Nystatin (z. B. Candio-Hermal®) oder Miconzol (z. B. Infectosoor® Zinksalbe), therapiert. Bei schwerem Befall ist die orale Gabe von Fluconazol (z. B. Flunazul®) oder Itraconazol (z. B. Itraderm®) nötig.

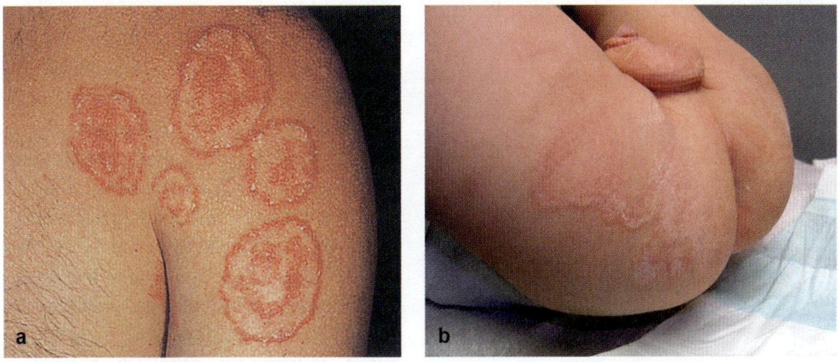

Abb. 32.17 Typische scheiben-/ringförmige Herde bei Dermatophyteninfektion (Tinea corporis) am Rumpf (a), charakteristisches Bild einer Candidainfektion mit Satellitenpusteln (b). [E798, G1162]

Pflege

Maßnahmen bei Pruritus → 32.2.2
Intertrigoprophylaxe → 6.1.6

Hautpflege

Maßgeblich für den Therapieerfolg ist das Trockenhalten von feuchten Körperstellen:

- Nässende Hautpartien (bspw. Zehenzwischenräume) z. B. mit Povidontinktur (etwa Betaisodona®) oder gerbstoffhaltigen Externa (etwa Tannolact®) behandeln
- Für Waschungen antiseptische Waschlotionen, z. B. Betaisodona® Wasch-Antiseptikum, benutzen, dabei stets Handschuhe tragen. Alkalische Seifen meiden. Infizierte Areale zuletzt waschen, Waschlappen und Handtuch danach entsorgen oder Einmalartikel verwenden. Körperstellen, die sich schlecht abtrocknen lassen, z. B. die Zehenzwischenräume, trocken föhnen (nicht zu heiß)
- Auf ausgedehnte warme Bäder verzichten. Sie lassen die Haut aufquellen, wodurch die Pilzsporen leichter in die Haut eindringen können
- In Körperstellen, an denen Haut auf Haut liegt (z. B. Zehenzwischenräume,

Leisten, weibliche Brüste), Mullstreifen oder Kompressen aus Baumwolle einlegen. Diese sorgen für „Abstand und Belüftung" und saugen den Schweiß auf
- Alle Utensilien (z. B. Waschschüssel, Steckbecken) nach Gebrauch mit einem geeigneten Desinfektionsmittel (wirksam gegen Pilze und Sporen) wischdesinfizieren, Einwirkzeit beachten.

Kleidung

- Patientin bezüglich geeigneter Kleidung beraten. Ideal ist kochbare, atmungsaktive Leibwäsche aus Naturmaterialien, ungünstig ist Kleidung aus synthetischen Fasern, über die der Schweiß nicht verdunsten und die nicht heiß (mind. 60 °C) gewaschen werden kann
- Strümpfe aus Baumwolle bevorzugen
- (Möglichste offene) Schuhe aus Leder tragen, keine Gummistiefel o. Ä. tragen
- Schuhe mit pilzabtötendem Spray/Puder behandeln, beispielsweise Calcifu® Spray.

Prävention und Gesundheitsberatung

Maßnahmen zur Vorbeugung von **Fußpilz** sind:
- Information über häufige Übertragungswege: Barfußgehen in öffentlichen Bäder, Sportvereinen oder Hotels (Badesandalen tragen), oder Schuhe, die von mehreren Leuten getragen werden. Die Fußsprühanlagen in Schwimmbädern sind wegen des Sensibilisierungsrisikos und unzuverlässiger Wirksamkeit nicht empfehlenswert
- Vermeiden feuchter Zehenzwischenräume durch gründliches Abtrocknen der Füße, Baumwollsocken und Lederschuhe
- Unspezifische Maßnahmen zur Stärkung des Immunsystems, z. B. gesunde Ernährung, regelmäßig körperliche Aktivität
- Während der Infektion Tragen von Badeschuhen auch zu Hause, um Familienmitglieder nicht anzustecken.

32.5.4 Parasitär bedingte Hauterkrankungen

Skabies

DEFINITION

Skabies *(Krätze)*: Durch die **Skabiesmilbe** *(Krätzemilbe, Sarcoptes scabiei)* hervorgerufene, ansteckende Hauterkrankung mit starkem Juckreiz.

Krankheitsentstehung

Skabiesmilben sind obligate Parasiten mit dem Mensch als einzigem Wirt. Nach der Paarung auf der Hautoberfläche dringen die bis 0,5 mm großen Weibchen in die Epidermis ein und graben Gänge, in denen sie leben und täglich 1–4 Eier legen, bis sie nach wenigen Wochen sterben. Aus den Eiern entwickeln sich *Larven,* dann *Nymphen,* die wie die Männchen auf der Haut in Mulden unter den Hornschuppen leben. Nach etwa drei Wochen sind die Milben geschlechtsreif, der Zyklus beginnt aufs Neue.

Außerhalb der Hornschicht können Milben ca. 2–3 Tage überleben.

Übertragen werden die Milben hauptsächlich durch direkten Körperkontakt.

Symptome, Befund und Diagnostik

Die Beschwerden setzen 2–5 Wochen nach einer Erstinfektion ein, bei einer Reinfektion wegen der bereits stattgefundenen Sensibilisierung bereits nach 1–4 Tagen.

Leitsymptom ist Juckreiz, der nachts zunimmt. Prädilektionsstellen sind warme Körperregionen mit dünner Hornschicht, also Interdigitalfalten an Händen und Füßen, die Nabelregion, die Handgelenke und Ellenbeugen, der innere Fußrand, die Brustwarzen, Gesäßfalten und Penisschaft. Bei Säuglingen sind aufgrund der zarteren Haut auch weitere Körperpartien betroffen.

Die Milbengänge sind – ggf. mit einer Lupe – als kleine, gewundene, bräunliche Linien unter der Haut sichtbar (→ Abb. 32.18). Zudem fallen Kratzspuren und entzündliche Papeln an den Gängen auf. Oft entwickelt sich ein pruriginöses, papulovesikulöses Exanthem als Ausdruck der immunologischen Auseinandersetzung mit der Milbe. Häufig besteht eine bakterielle Superinfektion mit eitrig-krustösen Herden.

Bei gepflegten Menschen treten nur minimale Hauterscheinungen auf, die diagnostisch sehr schwierig sein können **(gepflegte Skabies).** Bei abwehrgeschwächten Patientinnen kann sich die aufgrund der hohen Parasitenzahl hochansteckende **Krustenskabies** *(Borkenkrätze, Scabies crustosa)* entwickeln, oft nur mit geringem Juckreiz.

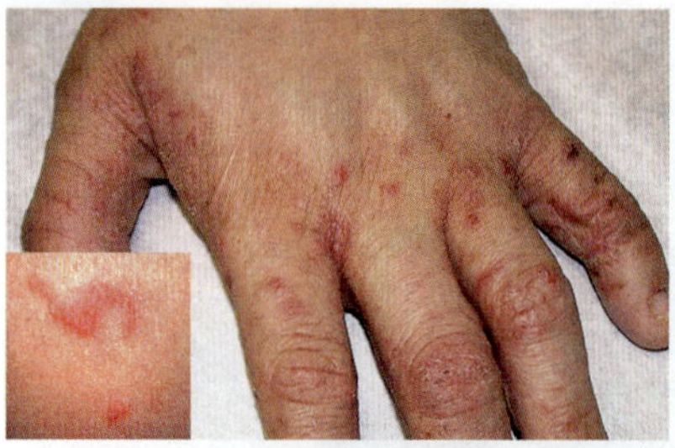

Abb. 32.18 Milbengänge und -knötchen bei Skabies an der Hand. Links Detailaufnahme eines anderen Patienten. [E536, M123]

Krätzeähnliche Hauterscheinungen werden auch durch andere Milben hervorgerufen, die normalerweise auf Getreide oder Gräsern (z. B. **Trombidiose,** *Erntekrätze*), Katzen, Vögeln oder Kleinnagern leben und sich auf den Menschen „verirren" können. Die Erscheinungen klingen oft nach etwa einer Woche von selbst wieder ab („Fehlwirt" Mensch). Ansonsten reichen in aller Regel kurzzeitig Antihistaminika, lokale juckreizlindernde Maßnahmen oder Glukokortikoide.

Die Diagnose erfolgt durch Dermatoskopie (→ Abb. 32.5) oder durch Mikroskopieren von Hautgeschabseln (→ 32.3.2) oder eines Tesafilmabrisses.

Behandlungsstrategie

Die Behandlung besteht in der äußerlichen Anwendung eines **Antiparasitikums,** lückenlos vom Unterkiefer abwärts einschließlich hinter den Ohren (Anwendungsvorschriften genau beachten). Säuglinge und Patientinnen mit Krustenskabies sollten stationär behandelt werden. Mittel erster Wahl ist Permethrin (z. B. Infectoscab®, bei Säuglingen, Schwangeren und Stillenden strenge Indikationsstellung). Bei gewöhnlicher Skabies reicht eine einmalige (ambulante) Anwendung [3].

Bei Erfolglosigkeit oder Unmöglichkeit einer lokalen Therapie sowie bei Krustenskabies wird Ivermectin (z. B. Scabioral®) zur oralen Therapie empfohlen. Da es die Eier nicht abtötet, kann die Gabe nach einer Woche wiederholt werden. Obligat ist dies bei Nachweis lebender Milben, ausgedehnter Skabies, Immunsuppression oder Ausbrüchen in Betreuungseinrichtungen [3].

Patientinnen mit Krustenskabies erhalten eine Kombinationstherapie über insgesamt zwei Wochen.

Anschließend kann der Juckreiz durch Antihistaminika, das skabiesbedingte Ekzem kurzzeitig mit Kortikoidsalben (z. B. Dermatop®) kombiniert mit einem Pflegeprodukt (z. B. Dexeryl®) therapiert werden.

Alle Personen mit engem Körperkontakt zur Patientin werden dermatologisch untersucht und behandelt, bei einer Patientin mit Krustenskabies *alle* Kontaktpersonen. In stationären Einrichtungen werden alle Bewohner, Pflegenden und Angehörige mit Körperkontakt zeitgleich behandelt, symptomfreie Kontaktpersonen aber nur einmal.

Pflege

Für die Körperpflege während der Behandlung mit einem Antiparasitikum wird empfohlen [3]:

- Behandlung für den Abend planen, die behandelnde Pflegefachperson trägt Handschuhe und bei Krustenskabies auch Schutzkittel
- Vor dem Auftragen des Lokaltherapeutikums baden oder duschen lassen, danach warten, bis die Haut wieder trocken und normal temperiert ist
- Nägel der Patientin kurz halten
- Den Körper vom Unterkiefer abwärts mit dem Antiparasitikum einreiben (auf die Prädilektionsstellen achten). Bei Säuglingen, Kleinkindern, über 60-Jährigen, krustöser Skabies oder entsprechenden Hautveränderungen auch den Kopf (ohne Augen- und Mundregion) behandeln
- Danach frische Wäsche anziehen und Baumwollhandschuhe tragen lassen, auch Bettwäsche wechseln
- Permethrin nach 8–12 Std. abduschen. Werden die Hände gewaschen, bevor die vorgeschriebene Einwirkzeit vergangen ist, muss das Präparat erneut aufgetragen werden
- Nach Abschluss der Behandlung die beanspruchte Haut mit Ölbädern, W/O-Emulsion (→ 6.1.5) und bei starken Ekzemen auch glukokortikoidhaltigen Salben (Arztanordnung) nachbehandeln.

An Hygienemaßnahmen sind erforderlich [3]:

- Bettwäsche der Patientin und alle anderen Wäschestücke mit längerem direktem Hautkontakt wechseln und bei > 50 °C über mind. 10 Min. waschen (Wäsche nicht aufschütteln). Für Krankenhauswäsche genügt das Routinewaschverfahren. Bei Gegenständen mit längerem Kontakt zur Patientin (z. B. Kuscheltiere) vergleichbar vorgehen. Auch eine entsprechende Behandlung mit einem Heißdampfgerät ist möglich
- Für Gegenstände, die keine hohen Temperaturen vertragen, kommt Verpacken in Plastiksäcke/Einschweißen und Aufbewahren für drei Tage bei 21 °C infrage, alternativ Einfrieren für 2 Std. bei −25 °C. Zeiten für die Temperaturen handelsüblicher Tiefkühlgeräte gibt es nicht
- Sofa, Polsterkissen, Teppich usw., auf denen die Patientin mit unbedeckter Haut gelegen hat, können mit dem Staubsauger abgesaugt werden (Staubsaugerfilter danach wechseln) oder 48 Std. nicht benutzt werden. Gegenstände, mit denen die Patientin nur kurzen Kontakt hatte, brauchen nicht dekontaminiert werden.

Bei Patientinnen mit Krustenskabies sind zusätzliche Maßnahmen nötig. Während bei „normaler" Skabies zur Übertragung länger dauernder enger Kontakt nötig ist, können bei Krustenskabies infolge der hohen Erregerzahl schon übliche Sozialkontakte ausreichen. Betroffene werden bis zur Arztkontrolle nach Behandlungswiederholung isoliert, das Personal trägt Schutzkittel und Handschuhe. Für Wäsche und Gegenstände gelten „verschärfte" Hygienerichtlinien.

Bei Ausbrüchen in Gemeinschaftseinrichtungen müssen Vertreter der Einrichtung und die Ärztin das Vorgehen gemeinsam koordinieren.

Schutzmaßnahmen für Pflegende

Bei jedem direkten Patientenkontakt und Kontakt mit erregerhaltigem Material tragen Pflegende Schutzkittel und Einmalhandschuhe, die *im* Patientenzimmer in einen Wäschesack bzw. den Abfall entsorgt werden. Tragen eines Mund-Nasen-Schutzes und Schuhwechsel sind nicht erforderlich.
Nach allen Verrichtungen an der Patientin oder im Patientenzimmer müssen die Hände (einschließlich der Nägel) gründlich mit Seifenlösung gewaschen werden, um auf die Haut gelange Milben zu beseitigen. Händedesinfektion ist nicht wirksam!
An Skabies erkrankte oder krankheitsverdächtigte Pflegende dürfen erst wieder arbeiten, wenn ein ärztliches Attest die Unbedenklichkeit bescheinigt.

Pedikulose

DEFINITION

Pedikulose: Erkrankungen durch **Läuse,** beim Menschen durch die **Kopf-, Filz- und Kleiderlaus.** Insbesondere die Kopflauserkrankungen haben in den letzten Jahren an Häufigkeit zugenommen.

Läuse können außerdem in seltenen Fällen Krankheiten übertragen, z. B. das Rückfallfieber durch Borrelien (→ 30.7.14) oder das Fleckfieber und Fünftagefieber durch Rickettsien (→ 30.7.16).

Krankheitsentstehung

Die befruchteten Weibchen kleben ihre ca. 150 Eier, die **Nissen,** mit einem wasserunlöslichen Kitt an die Kopf- oder Schamhaare (Kopf-, Filzlaus) oder in die Kleidersäume (Kleiderlaus). Nach acht Tagen schlüpfen die Larven, nach 2–3 Wochen sind sie geschlechtsreif. Läuse ernähren sich vom Blut ihres Wirts. Ohne Blut halten sie es nur wenige Tage aus.

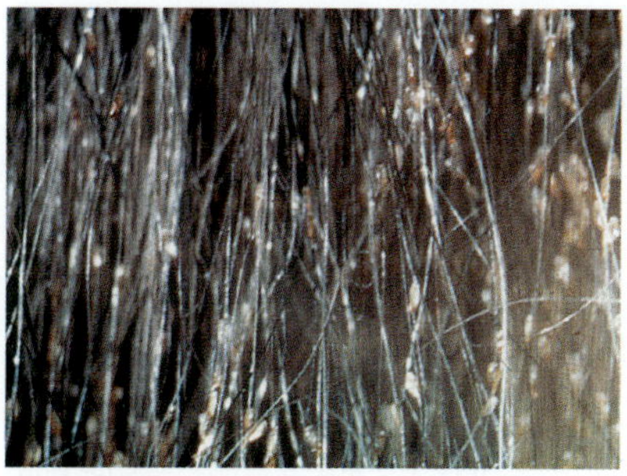

Abb. 32.19 Kopflausbefall mit zahlreichen Nissen an den Haaren. [G038]

Läuse werden in erster Linie durch direkten Kontakt übertragen, gelegentlich durch Gegenstände.

Symptome und Untersuchungsbefund

Von *Kopfläusen* sind besonders die Regionen hinter den Ohren betroffen. Die Läusebisse führen zu hochroten, quaddelähnlichen Papeln, die aufgrund des Läusespeichels stark jucken. Durch das Kratzen entstehen Hautwunden und Entzündungen.

Filzläuse bevorzugen Gebiete mit Duftdrüsen, also Genitale, Achselhaare sowie starke Behaarungen an Brust und Bauch. Bei Kindern treten sie auch am Kopf, in Wimpern und Augenbrauen auf. Der Juckreiz ist mäßig und nachts stärker als am Tag. Typisch sind bläuliche Flecke in der befallenen Region (**Maculae coeruleae,** *Taches bleues*).

Kleiderläuse rufen durch ihren Speichel Rötungen, Quaddeln und Knötchen mit starkem Juckreiz hervor, die sich durch das Kratzen entzünden können.

Diagnostik

Nissen sind mit dem bloßen Auge als weißliche Anhaftungen am Haarschaft zu erkennen (→ Abb. 32.19). Bei geringem Befall ist längeres Suchen bei gutem Licht nötig, ggf. mit einer Lupe. Im Gegensatz zu den ebenfalls weißlichen Schuppen lassen sich Nissen nicht vom Haar abstreifen. Beim Filzlausbefall sind die Maculae coeruleae wegweisend.

Behandlungsstrategie

In erster Linie eingesetzt werden die Arzneimittel Permethrin (z. B. InfectoPedicul®) oder Pyrethrum (z. B. zusammen mit Piperonylbutoxid in Goldgeist® forte). Anerkannt sind außerdem einige Medizinprodukte, z. B. mit Dimeticon (etwa Dimet 20®, NYDA® L), das als nebenwirkungsfrei gilt, aber brennbar ist (Vorsicht auch noch *nach* Anwendung). Die Shampoos, Gele oder Lösungen sind streng nach den Vorschriften auf der Packungsbeilage anzuwenden und die Behandlung nach 8–10 Tagen zu wiederholen.

Nach der Behandlung werden die toten Nissen alle vier Tage nass ausgekämmt, d. h., das Haar wird zuerst mit Haarpflegespülung nass gemacht und dann mit einem speziellen, engzahnigen „Nissenkamm" Strähne für Strähne ausgekämmt [4].

Pflege

Im Krankenhaus:

- Einzelzimmerunterbringung
- Bei engem Kontakt Schutzkittel, Handschuhe und Kopfhaube anziehen
- Nach Kontakt gründlich die Hände waschen, um die Läuse wegzuspülen, Händedesinfektionsmittel sind nicht ausreichend wirksam
- Haarbürsten, Kämme und Haarschmuck sorgfältig, z. B. mit einer alten Zahnbürste, reinigen und personenbezogen verwenden oder entsorgen.

Eine weitere Aufgabe ist die fachlich korrekte Beratung der Betroffenen, denn im Umgang mit Läusen herrschen immer noch viele Mythen.

Weitergehende Reinigungsmaßnahmen werden nicht mehr für nötig erachtet, da Übertragung über andere Gegenstände als Haarbürsten, -kämme und -schmuck zwar möglich, aber in der Praxis selten ist. Wichtiger sind Kontrolle und Behandlung der anderen Familienmitglieder. Wenn Wäsche, Stofftiere usw. gereinigt, tiefgekühlt oder verpackt werden, dann sollte dies nur einmal zeitnah zur Behandlung erfolgen [4].

Kinder mit Läusebefall dürfen keine Gemeinschaftseinrichtung (z. B. auch Sportverein) besuchen. Eltern sind verpflichtet, die Einrichtung von der Infektion zu unterrichten. Nach korrekter Behandlung dürfen die Betroffenen Schulen und Kindergärten am Folgetag wieder besuchen. Es besteht keine generelle Attestpflicht durch eine Ärztin, regionale Unterschiede sind aber möglich.

32.5.5 Sexuell übertragbare Erkrankungen

DEFINITION

Sexuell übertragbare Erkrankungen *(sexually transmitted diseases, STD, sexually transmitted infections, STI)*: Erkrankungen, die vorwiegend oder (fast) immer durch sexuelle Kontakte übertragen werden. Umfasst die **klassischen Geschlechtskrankheiten** Gonorrhö, Syphilis, Ulcus molle und Lymphogranuloma venereum sowie eine Reihe weiterer Erkrankungen mit häufiger Übertragung durch sexuelle Kontakte, etwa Trichomonadeninfektionen, Genitalinfektionen mit Mykoplasmen, Chlamydien, humanen Papillomaviren oder Herpes-Viren (→Tab. 32.3), die Hepatitis-B-, -C- und -D- (→25.4.1) und die HIV-Infektion (→30.8.14).

Meldepflicht bei Infektionskrankheiten → 30.4

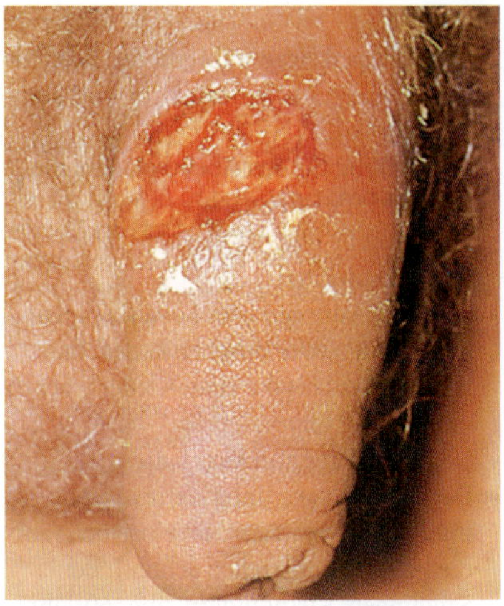

Abb. 32.20 Syphilitischer Primäraffekt an der Eichel. [E438]

Gonorrhö

DEFINITION

Gonorrhö *(Tripper)*: Bakterielle, durch **Gonokokken** (*Neisseria gonorrhoeae* →30.7.5) verursachte Infektionskrankheit mit meist deutlichen Beschwerden beim Mann und symptomarmem Verlauf bei der Frau. Manifestiert sich v. a. an den Schleimhäuten des Urogenitaltrakts, des Analkanals und des Rachens. Fast immer durch Sexualkontakt übertragen.

Symptome und Untersuchungsbefund

Ungefähr 1–7 (–14) Tage nach der *genitalen Infektion* treten bei den meisten Männern deutliche Symptome auf:

Tab. 32.3 Sexuell übertragbare Krankheiten. *Gonorrhö und Syphilis siehe Text.*

Erkrankung, Erreger	Klinik und Therapie
Syphilis *(Lues)* **durch Treponema pallidum**	Erst Papel, dann schmerzloses Geschwür an der Eintrittspforte (Genital-, Rektal-, Mundbereich, →Abb. 32.1) mit Anschwellen der regionären Lymphknoten **(Primärstadium).** Nach Wochen **Sekundärstadium** mit Allgemeinbeschwerden, generalisierte Lymphknotenschwellung, makulopapulöser Ausschlag, breite Papeln genitoanal **(Condylomata lata).** Spontane Beschwerderückbildung. Nach Jahren evtl. **Tertiär- und Quartärstadium** mit Befall von (Schleim-)Haut, Gefäßen, inneren Organen, Nervensystem. Diagnose meist serologisch (Blutuntersuchung), Therapie durch Penicillin, Cefalosporine, Doxycyclin. Pränatale Infektion möglich. Vorsicht: Läsionssekrete und Blut sind erregerhaltig! Kein Ansteckungsrisiko durch übliche Sozialkontakte.
Trichomonadeninfektion durch Trichomonas vaginalis	Juckreiz, bei Frauen Fluor vaginalis, bei Männern (evtl. unbemerkte) Urethritis. Therapie mit lokaler oder oraler Gabe von Metronidazol (z. B. Clont®)
„Unspezifische" Urethritis (→33.4.1), zu 80 % durch Mykoplasmen oder Chlamydien	Juckreiz und Brennen beim Wasserlassen. Therapie: Tetrazykline oder Erythromycin. Komplikation: Unfruchtbarkeit, v. a. bei Frauen
Herpes genitalis (→30.8.2) durch Herpes-simplex-Viren, meist Typ 2	Gruppierte Bläschen auf gerötetem Grund. Therapie mit lokal desinfizierenden Maßnahmen und z. B. Aciclovir oral
Ulcus molle durch Haemophilus ducreyi	Weiche, schmerzhafte Geschwüre im Bereich der Geschlechtsorgane mit reaktiver Schwellung der Leistenlymphknoten, evtl. mit Perforation. Die Therapie erfolgt mit Antibiotika, auch der Sexualpartner muss behandelt werden
Lymphogranuloma venereun (inguinale) durch Chlamydia trachomatis	Zunächst kleine schmerzlose Papel im Bereich der Geschlechtsorgane, die später ulzeriert, Schwellung der Leistenlymphknoten, Lymphstau. Die Therapie erfolgt mit Antibiotika, ggf. als Langzeittherapie; der Sexualpartner muss sich auch behandeln lassen

- Glasiger bis eitriger Ausfluss aus der Harnröhre
- Dysurie (brennende, ziehende Schmerzen beim Wasserlassen → 33.2.4).

Bei ca. 50 % der Frauen bleibt eine Gonorrhö zunächst unbemerkt, da die Infektion oft symptomarm verläuft (Dysurie, Fluor). Unbehandelt kann die Gonorrhö bei beiden Geschlechtern aufsteigen und zu bleibender Sterilität führen. Außerdem können durch hämatogene Aussaat extragenitale Komplikationen auftreten, am häufigsten die akute Entzündung meist eines großen Gelenks (**Monoarthritis gonorrhoica**) oder ein papulopustulöser Hautausschlag vorwiegend der Extremitäten.

Die *rektale Infektion,* z. B. durch Analverkehr, zeigt sich evtl. durch unklare Beschwerden, Juckreiz und Schmerzen im Analbereich.

Eine pharyngeale Gonorrhö ist möglich durch oral-oral und oral-genitale Übertragung. Beim Neugeborenen einer infizierten Mutter besteht die Gefahr einer **gonorrhoischen Blennorrhö** (Form der eitrigen Konjunktivitis, → 35.6.1) durch Kontakt mit gonokokkenhaltigem Sekret im Geburtskanal.

Diagnostik

Zur mikroskopischen Untersuchung eignen sich gefärbte Ausstrichpräparate von Genitalsekreten. Dazu macht man 3–4 Std. nach der letzten Miktion einen Abstrich aus der Harnröhre, bei der Frau zusätzlich aus dem Zervikalkanal. Zur Sicherung der Diagnose wird eine Bakterienkultur auf Spezialnährböden angelegt, auch eine PCR (→ 30.5.3) steht zur Verfügung.

Weitere bzw. nachfolgende Diagnostik zum Ausschluss anderer, gleichzeitig erworbener STDs ist zu empfehlen.

Behandlungsstrategie

Wegen zunehmender Resistenzen wird bei der unkomplizierten **urogenitalen Gonorrhö** zur kalkulierten Therapie die Einmalgabe von Ceftriaxon (z. B. Rocephin®) i. m. und Azithromycin (z. B. AZI-TEVA®) oral empfohlen. Zur Vermeidung von *Ping-Pong-Infektionen* ist eine Partneruntersuchung zwingend. Bis zur Ausheilung ist auf Geschlechtsverkehr zu verzichten.

Der direkte oder indirekte Nachweis von Neisseria gonorrhoeae mit verminderter Empfindlichkeit gegenüber Antibiotika ist nichtnamentlich meldepflichtig.

Pflege

Pflege bei Peritonitis → 24.8.1
Pflege bei Adnexitis → 34.5.1
Pflege bei Prostatitis → 33.6.1
Pflege bei Epididymitis → 33.7.2

32.6 Allergisch bedingte Hauterkrankungen und Urtikaria

Allergien → 31.2
Allergische Vaskulitis → 27.9.4, → 28.8.1
Thrombozytopenische Purpura → 27.9.3

32.6.1 Urtikaria

DEFINITION

Urtikaria *(Nesselsucht, Quaddelsucht):* Aus Quaddeln bestehendes, meist stark juckendes Exanthem. Häufig; fast 20 % der Bevölkerung erkranken mindestens einmal im Leben. Bei Dauer eines Schubes von unter sechs Wochen als **akute Urtikaria,** bei einer Dauer von über sechs Wochen als **chronische Urtikaria** bezeichnet.

Krankheitsentstehung und Einteilung

Die Einteilung der **Urtikaria** ist nicht einheitlich.
Häufig werden unterschieden:

- *Spontane Urtikaria* ohne offensichtliche Auslöser
- *Physikalische Urtikaria* durch Kälte, Wärme, Licht oder mechanischen Reiz, beispielsweise Druck, Scherkräfte *(Urticaria factitia, urtikarieller Dermatografismus)*
- *Weitere Urtikariaformen*
  - *Aquagene Urtikaria* durch Wasserkontakt
  - *Cholinerge Urtikaria (Wärmeurtikaria)* durch Erhöhung der Körpertemperatur, z. B. durch körperliche Anstrengung oder passive Überwärmung
  - *Kontakturtikaria* durch Hautkontakt z. B. mit Quallen, Brennnesseln, Schalen von Zitrusfrüchten
  - *Anstrengungsinduzierte Urtikaria.*

Urtikaria als Symptom definierter Grunderkrankungen, etwa einer Typ-I-Allergie (→ Tab. 31.1), zählen nicht zu diesen Urtikaria(-Erkrankungen). Durch die Auslöser wird Histamin aus Mastzellen und basophilen Granulozyten (→ Tab. 31.1) freigesetzt. Die Kapillaren werden durchlässiger, das austretende Plasma führt zu einem Ödem und damit zu Quaddeln. Weitere Mechanismen werden vermutet.

Symptome und Untersuchungsbefund

Innerhalb von Minuten schießen unterschiedlich große, leicht erhabene und meist rötliche Quaddeln auf (→ Abb. 32.21, → Tab. 32.1). Sie ähneln denen nach Brennnesselkontakt und bilden sich von selbst zurück. Die Quaddeln jucken stark, werden aber typischerweise nicht zerkratzt, sondern gescheuert oder gerieben. Außerdem können Magen-Darm-Beschwerden (insbesondere Durchfall), Luftnot, Kloßgefühl im Hals und Kopfschmerzen auftreten.

Als Sonderform der Urtikaria wird das **erworbene Quincke-Ödem** *(Angioödem, angioneurotisches Ödem)* angesehen, bei dem es hochakut zu einer entstellenden Gesichtsschwellung vor allem um die Augen und den Mund kommt. Bei Beteiligung der Luftwege, v. a. der Stimmritzen, gerät die Patientin rasch in lebensbedrohliche Atemnot.

Diagnostik

Die Diagnose ist meist durch den Hautbefund zu stellen, anamnestisch stehen Fragen nach möglichen Auslösern im Vordergrund. Wegen der hohen Spontanheilungsrate kann bei akuter Urtikaria oft zunächst mit weitergehender Diagnostik gewartet werden. Bei chronischer Urtikaria folgen Blut- und weitere Untersuchungen.

Behandlungsstrategie

Konnten Auslöser festgestellt werden, werden diese möglichst beseitigt. Symptomatisch können juckreizstillende Externa (z. B. Optiderm®) angewendet werden. Bei stärkerem Leidensdruck werden Antihistaminika oral gegeben (z. B. Levocetirizin, etwa Levocetirizin TAD® → Pharma-Info 31.1), bei schweren Erscheinungen und beim Quincke-Ödem (zusätzlich) kurzzeitig Glukokortikoide (→ Pharma-Info 26.1).

Pflege

Allergien: Anaphylaxie → 31.2, → Tab. 31.2
Erstmaßnahmen anaphylaktischer Schock → 14.4.4

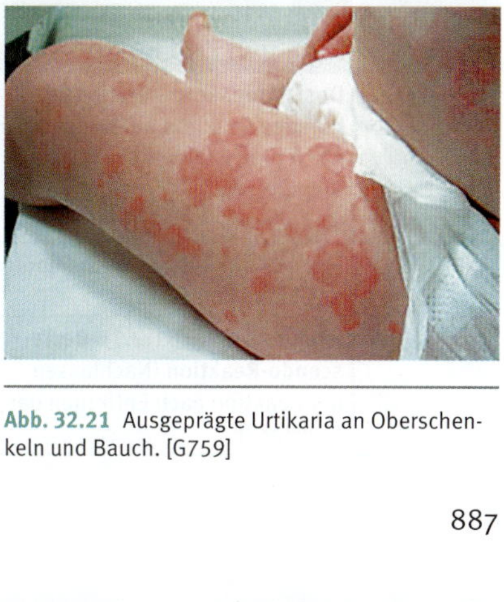

Abb. 32.21 Ausgeprägte Urtikaria an Oberschenkeln und Bauch. [G759]

Gemeinsam mit der Patientin versuchen Pflegende den Auslöser zu identifizieren. Sie führen die angeordnete Behandlung durch und kontrollieren regelmäßig deren Erfolg.

Besonders wichtig ist die Kontrolle der Vitalzeichen, um eine vitale Gefährdung der Patientin möglichst früh zu erkennen.

32.6.2 Insektenstichreaktionen

DEFINITION

Insektenstichreaktionen: Sammelbegriff für alle Reaktionen auf Insektenstiche, oft Bienen- oder Wespenstiche. Im Sommer häufige Notfälle.

Eine gewisse Rötung, Schwellung und Juckreiz über ca. drei Tage nach einem **Insektenstich** ist normal und auch von der Tierart (z. B. Mücke, Biene, Wespe) abhängig.

Leichteste Form der **Insektenstichreaktion** ist die *gesteigerte Lokalreaktion* mit ausgeprägter Schwellung und Rötung um den Stich (meist definiert als Durchmesser über 5 cm), gelegentlich begleitet von leichten Allgemeinbeschwerden. Therapeutisch reichen meist lokale Maßnahmen wie Kühlen und juckreizstillende Salben/Gels und ggf. einmalig ein Antihistaminikum zur Nacht.

Die Hauptgefahr besteht in der Entwicklung eines lebensbedrohlichen **anaphylaktischen Schocks** (→ 14.4.4), weshalb bei Allgemeinbeschwerden kurz nach einem Insektenstich ein Arztbesuch und eine spätere Allergiediagnostik anzuraten sind. Neben Schutz vor Insekten sind bei Insektengiftallergikern meist eine spezifische Immuntherapie (→ 31.2.2) und das Mitführen eines Notfallsets (→ 31.2.2) empfehlenswert.

Davon abzugrenzen sind bakterielle Infektionen eines Insektenstichs (z. B. Erysipel → 30.7.3), die sich Tage nach dem Stich zeigen, sowie das noch später auftretende Erythema chronicum migrans als Erstsymptom einer Borreliose (→ 30.7.14).

32.6.3 Allergisches Kontaktekzem

DEFINITION

Allergisches Kontaktekzem: Akute oder chronische Dermatitis durch allergische Reaktion nach Hautkontakt mit einer allergisierenden Substanz. Bei kleinen Kindern selten, bei Erwachsenen eine der häufigsten Hauterkrankungen mit erheblicher sozialer Bedeutung: 20 % aller Berufskrankheiten sind allergische Kontaktekzeme. Prädisponiert sind z. B. Maurer, Friseure, Maler/Lackierer und auch Pflegende. Ein akutes allergisches Kontaktekzem heilt nach Antigenkarenz in der Regel narbenlos ab. Kann das Allergen nicht gemieden werden, wird das Ekzem chronisch.

Krankheitsentstehung

Das **allergische Kontaktekzem** ist eine allergische Reaktion vom Typ IV (→ Tab. 31.3) an der Haut. Bei der selteneren **fotoallergischen Reaktion** wirkt die allergisierende Substanz erst nach Lichteinfluss (z. B. einem Sonnenbad) allergen.

Symptome und Untersuchungsbefund

Die Symptome beginnen typischerweise 12–48 Std. nach Allergenkontakt und erreichen nach zwei Tagen ihr Maximum. Beim **akuten Kontaktekzem** kommt es zu Rötung, Jucken und zum Teil Bläschenbildung (→ Abb. 32.22) am Einwirkungsort des Allergens. Die Blasen platzen und hinterlassen nässende Läsionen, die verkrusten und unter Schuppenbildung heilen.

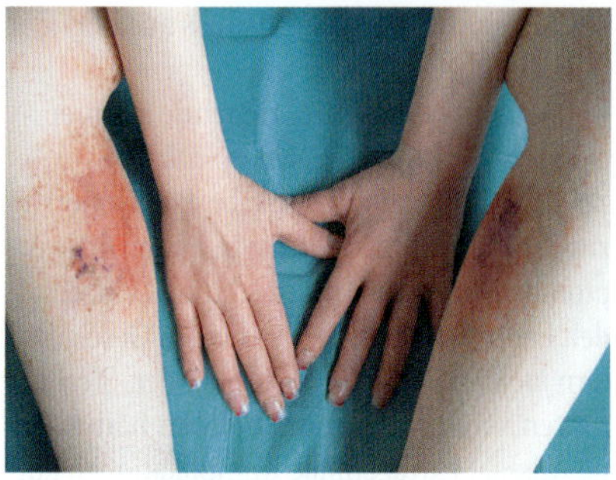

Abb. 32.22 Akutes allergisches Kontaktekzem, durch den Kleber künstlicher Fingernägel. An Händen und Unterarmen sind die Hauterscheinungen mild. Das Allergen ist aber durch Berührung auf die Beine gelangt und hat ein ausgeprägtes Ekzem verursacht. [M591]

Bei fortdauerndem Allergenkontakt entsteht ein **chronisches Kontaktekzem** mit verdickter, lichenifizierter und schuppender Haut (→ Tab. 32.1). Aufgrund des Pruritus (→ 32.2.2) sind Kratzeffekte häufig, auch Rhagaden und entzündungsbedingte Pigmentverschiebungen sind zu beobachten.

Diagnostik

Die Diagnose wird aufgrund der typischen Symptome, der Anamnese und einer Epikutantestung (→ Tab. 32.4, → 31.2.1, → Abb. 31.3) gestellt.

Allerdings ist es oft schwierig, das verursachende Allergen herauszufinden. Die Lokalisation der Effloreszenzen gibt erste Hinweise (→ Abb. 32.23, → Tab. 32.1). Dabei ist aber zu bedenken, dass die Patientinnen die allergenen Substanzen auch mit den Händen über den Körper verteilen können (z. B. beim Kratzen) und so das Bild verschleiern.

Abzugrenzen: toxische Kontaktdermatitis

Abgegrenzt werden muss die **toxische Kontaktdermatitis** (→ Tab. 32.4) bei der toxische Substanzen, z. B. Chemikalien, *direkt*

Tab. 32.4 Kriterien zur Differenzierung zwischen allergischem und nichtallergischem Kontaktekzem.

	Toxische/irritative Kontaktdermatitis	Fototoxische Kontaktdermatitis	Allergische Kontaktdermatitis	Fotoallergische Kontaktdermatitis
Definition	Dosis- oder konzentrationsabhängige Reaktion auf obligat toxisch bzw. irritierend wirkende Substanzen	Durch Kontakt mit Substanzen, die erst bei Lichteinwirkung toxisch wirken, z. B. Furocumarine in Kosmetika mit Bergamottöl **(Berloque-Dermatitis)**	Dosis- oder konzentrationsunabhängige Reaktion nach vorangegangener Sensibilisierung	Durch Kontakt mit Substanzen, die bei Lichteinwirkung allergische Reaktionen hervorrufen, z. B. Duftstoffe
Klinik	Hautveränderungen nach Minuten bis Stunden, beschränkt auf das Einwirkungsgebiet		Hautveränderungen nach 12–48 Std. mit einzelnen Herden auch außerhalb des exponierten Gebiets (Streuphänomen)	
Diagnostik	Epikutantest (→ 31.2.1): **Decrescendo-Reaktion** (Nachlassen der Reaktion nach Entfernen der Substanz)	Belichteter Epikutantest (Fotopatch-Test)	Epikutantest: **Crescendo-Reaktion** (Verstärkung der Reaktion innerhalb von 24–48 Std. nach Entfernen der Substanz)	Belichteter Epikutantest (Fotopatch-Test)

(also *nicht* antikörpervermittelt) die Haut schädigen. Bei einem *irritativen* bzw. **toxisch-degenerativen Ekzem** rufen *gering* toxische, irritative Substanzen bei *vorgeschädigter* Haut ein Kontaktekzem hervor. Dann kann die irritative Substanz die gestörte Hautbarriere leicht durchbrechen. Dies ist z. B. nach häufigem Kontakt mit Wasser oder Putzmitteln sowie bei Atopie (→ 31.2) der Fall.

Sonderformen

Windeldermatitis (beim Säugling) und **Inkontinenz-assoziierte Dermatitis** *(IAD)* sind Sonderformen der toxischen Kontaktdermatitis.

Ursächlich kommen verschiedene Faktoren zusammen:

- Aufquellen der Hornschicht durch Feuchtigkeit (längerer Kontakt der nassen Windel bzw. dem Inkontinenzmaterial) und Wärme, sodass Mikroorganismen leichter eindringen können
- Schädigung der Schutzbarriere der Haut durch Ammoniak im Urin (pH-Wert der Haut wird alkalisch), durch Urin aktivierte Stuhlenzyme
- Beschädigung der Hornschicht durch Restaktivität der Verdauungsenzyme, besonders bei Diarrhö
- Verwendung ungeeigneter Reinigungs- und Pflegeprodukte, mechanische Hautreinigung.

Die Dermatitis beginnt mit einer perianalen Rötung und kann über Papeln und Schuppung bis hin zu nässenden oder leicht blutenden Läsionen reichen, Schmerzen und Juckreiz kommen hinzu (→ Abb. 32.17). In der Folge können Superinfektionen durch Candida albicans (→ 32.5.3) und/oder Bakterien, (→ 32.5.2) entstehen.

Prophylaxe und Pflege → 6.1.4, → 6.1.5

Behandlungsstrategie und Pflege

Wichtigste therapeutische Maßnahme beim allergischen Kontaktekzem ist das Meiden der auslösenden Substanz, die **Allergenkarenz** (→ 31.2.2).

Symptomatisch wird lokal mit Glukokortikoiden behandelt, der Grundstoff nach dem Stadium der Erkrankung gewählt (→ 32.4). Bei nässenden Läsionen werden Lotionen oder Cremes und ggf. feuchte Umschläge/Schlauchverbände (→ Abb. 32.7) verwendet. Bei starkem Juckreiz können Antihistaminika oral gegeben werden (→ Pharma-Info 31.1), bei sehr ausgeprägtem Befund kann eine kurzzeitige systemische Glukokortikoidgabe (→ Pharma-Info 26.1) angezeigt sein.

Vor allem beim chronischen Kontaktekzem und beim *degenerativen Ekzem* ist darüber hinaus eine sorgfältige Hautpflege mit rückfettenden Produkten wichtig.

Prävention und Gesundheitsberatung

Mindestens 10 % der medizinisch Tätigen und ca. 2 % der Allgemeinbevölkerung leiden unter einer **(Natur-)Latexallergie** (Typ I oder IV, → 31.2). Das Risiko steigt mit Häufigkeit und Dauer des Allergenkontakts und Konzentration der allergieauslösenden Proteine. Besonders allergieauslösend wirkten gepuderte Latexhandschuhe, die heute durch ungepuderte oder latexfreie Handschuhe ersetzt sind.

Die Prävention umfasst u. a.:

- Aufklärung von Patientinnen und medizinischem Personal über Latexallergien und Schutzmaßnahmen, Bereithalten von latexfreien Produkten am Arbeitsplatz
- Hautschutzmaßnahmen, konsequente Verwendung latexarmer/-freier und weniger allergen wirksamer Handschuhe, z. B. aus Nitrilkautschuk.

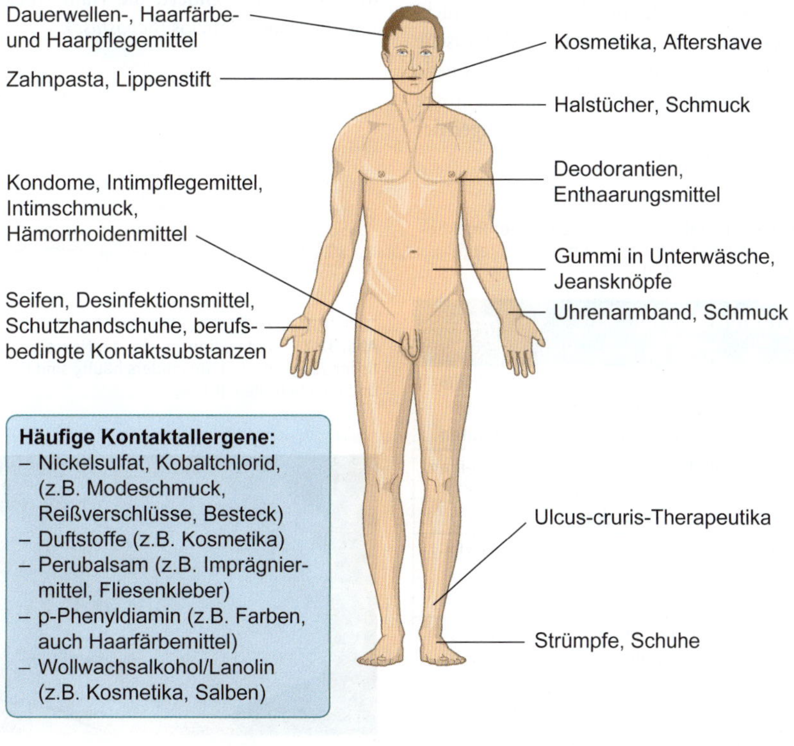

Häufige Kontaktallergene:
- Nickelsulfat, Kobaltchlorid, (z.B. Modeschmuck, Reißverschlüsse, Besteck)
- Duftstoffe (z.B. Kosmetika)
- Perubalsam (z.B. Imprägniermittel, Fliesenkleber)
- p-Phenyldiamin (z.B. Farben, auch Haarfärbemittel)
- Wollwachsalkohol/Lanolin (z.B. Kosmetika, Salben)

Abb. 32.23 Typische Lokalisation allergischer Kontaktekzeme je nach Allergen. Das Verteilungsmuster eines allergischen Kontaktekzems am Körper erlaubt oft Rückschlüsse auf den Auslöser. [L138]

32.6.4 Arzneimittelexantheme

DEFINITION

Arzneimittelexanthem: Sammelbezeichnung für durch Arzneimittel ausgelöste Hautausschläge. Häufig, Tendenz steigend. Oft durch Antibiotika und Schmerzmittel bedingt, generell aber auf jedes Arzneimittel möglich.

Über 80 % der Arzneimittelnebenwirkungen betreffen die Haut. Viele dieser **Arzneimittelexantheme** sind pathogenetisch unklar. Bei einigen Arzneimittelexanthemen ist eine allergische Entstehung gesichert oder wahrscheinlich, auch eine pseudoallergische Reaktion ist möglich.

Vielgestaltiges Bild

Arzneimittelexantheme sind außerordentlich vielgestaltig, am häufigsten sind makulopapulöse Exantheme (→ 32.2.1, → Tab. 32.1), Urtikaria und das fixe Arzneimittelexanthem. Schwere Formen sind insgesamt selten.

Da Arzneimittelexantheme fast jedes Erscheinungsbild annehmen können und zudem gehäuft bei Infekten auftreten, ist die

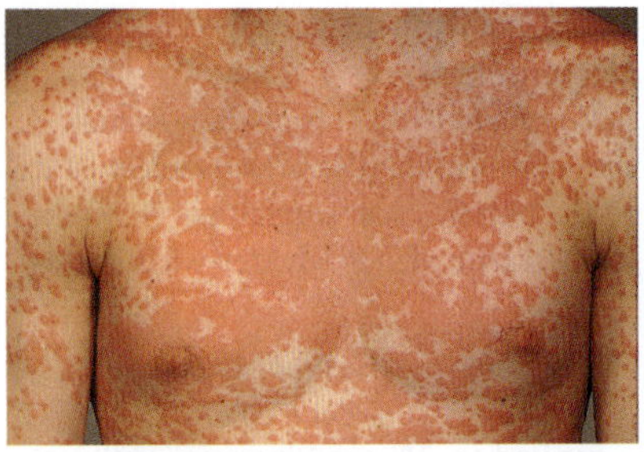

Abb. 32.24 Großflächiges Arzneimittelexanthem am Oberkörper. [R240]

Diagnose teils schwierig (→ Tab. 32.5). Therapeutisch ist das Weglassen des auslösenden Medikaments vorrangig. Der Juckreiz wird symptomatisch behandelt (→ 32.2.2). In ausgeprägten Fällen werden Glukokortikoide (→ Pharma-Info 26.1) oral gegeben.

32.7 Ekzematöse Hauterkrankungen

DEFINITION

Ekzem *(Juckflechte)*: Sammelbegriff für verschiedene entzündliche, in der Regel juckende Hauterkrankungen. Häufigste Hauterkrankungen überhaupt. Meist chronisch-schubförmiger Verlauf mit papulovesikulösen, nässenden Effloreszenzen und Krustenbildung im akuten Schub und trockener, schuppiger Haut sowie gesteigerter Verhornung und Rhagaden im chronischen Stadium. Kein Schleimhautbefall.

Allergisches Kontaktekzem → 32.6.3

32.7.1 Neurodermitis

DEFINITION

Neurodermitis *(atopische Dermatitis, atopisches Ekzem, endogenes Ekzem)*: Chronisch-rezidivierende, entzündliche Hauterkrankung mit genetischer Prädisposition. Leitsymptome sind Juckreiz, trockene Haut, Rötung, Nässen, Schuppung und Krustenbildung. Betrifft knapp 3 % der Erwachsenen und 10–15 % der Kinder, Tendenz zunehmend. Erstmanifestation in etwa 50 % bereits im ersten Lebenshalbjahr. Oft deutliche Besserung mit dem Alter: Von den betroffenen Säuglingen sind ca. 60 % als Erwachsene beschwerdefrei. Ein Teil entwickelt aber eine andere Erkrankung des atopischen Formenkreises (z. B. Asthma bronchiale, allergische Rhinokonjunktivitis) [5].

Die **Neurodermitis** gehört zum **atopischen Formenkreis** (→ 31.2).

Krankheitsentstehung

Die Krankheitsentstehung ist multifaktoriell und noch immer nicht ganz geklärt. Erbliche Veranlagung, abnorme Immunreaktionen (aktivierte T-Zellen, veränderte Zytokinfreisetzung, IgE) und eine Störung der Barrierefunktion der Haut spielen sicher eine Rolle. Verschiedene *Provokationsfaktoren* (Hausstaubmilben, Tabakrauch, bestimmte Nahrungsmittel, klimatische Faktoren, psychischer Stress, hormonelle Veränderungen u. a.) lösen dann sichtbare Manifestation oder Verschlimmerungen der Hautentzündung aus.

Symptome und Untersuchungsbefund

Neurodermitis in der Säuglingszeit

Die Hautveränderungen beginnen oft um den dritten Lebensmonat an Wangen und Stirn und greifen dann auf den behaarten Kopf, das übrige Gesicht und später auf Rumpf und Streckseiten der Extremitäten über (→ Abb. 32.25, → Abb. 32.26). Zunächst treten umschriebene Rötungen mit vesikulösen und papulösen Effloreszenzen auf (→ Tab. 32.1), die stark jucken und massiv gekratzt werden. Dadurch kommt es zu entzündlich-nässenden oder entzündlich-krustösen Hauterscheinungen.

Im Krabbelalter sind häufig die Streckseiten der Knie bzw. der Ellenbogen betroffen. Wegen des quälenden Juckreizes können die Kinder nicht schlafen und sind tagsüber oft unleidlich.

Neurodermitis in der Kindheit

Lokalisiert sind die Veränderungen nun v. a. an den großen Gelenkbeugen (Ellenbeugen, Handgelenke, Kniekehlen), außerdem an Nacken, seitlichem Gesicht, Lidern, Fußrücken und Händen (→ Abb. 32.27). Es treten entzündliche Rötungen und Papeln sowie Kratzeffekte mit Verkrustungen oder Vergröberung der Hautfelderung **(Lichenifikation)** auf (→ Abb. 32.28). Die Talgproduktion ist vermindert, die Haut trocken und die Haare glanzlos *(Sebostase)*.

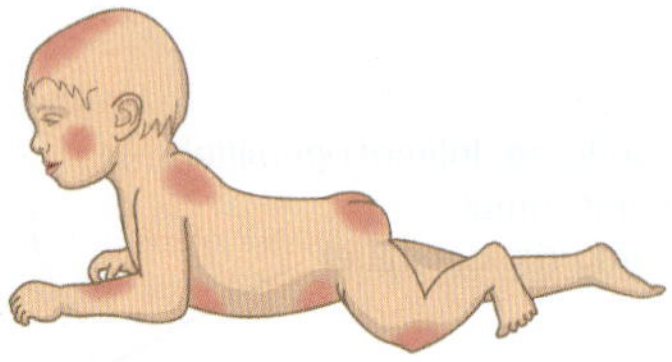

Abb. 32.25 Prädilektionsstellen der Neurodermitis im Säuglingsalter. Besonders häufig sind Kopf und Hals betroffen. [L138]

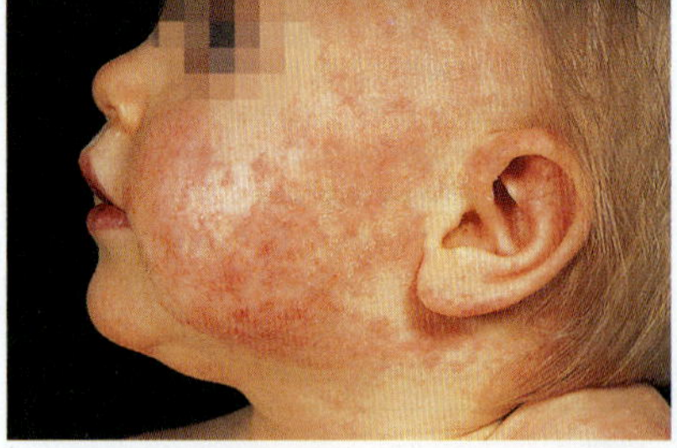

Abb. 32.26 Typischer Befund bei Neurodermitis eines Kleinkinds. [M551]

Tab. 32.5 Überblick über die Arzneimittelexantheme. Generell sind alle Typen allergischer Reaktionen (→ Tab. 31.2) möglich, insbesondere auch allergische Urtikaria (→ 32.6.1), ein (foto-)allergisches Kontaktekzem (→ 32.6.3) und eine allergische Vaskulitis (→ 28.8.2).

Arzneimittel-exanthem	Kurzcharakterisierung
Ampicillin-Exanthem	Makulopapulöses, konfluierendes Exanthem ca. eine Woche nach Ampicillingabe. Auftreten bei fast allen Patientinnen, die bei einer infektiösen Mononukleose unter der Fehlannahme einer Angina tonsillaris Ampicillin erhalten
Erythema nodosum	Rote, subkutane, druckschmerzhafte Knoten, bevorzugt an den Schienbeinen. Bei Kindern am häufigsten im Rahmen von Infektionen, bei Erwachsenen überwiegend durch Arzneimittel, Sarkoidose u. a. Erkrankungen
Fixes Arzneimittelexanthem	Arzneimittelinduzierte, nach Einnahme des Arzneimittels immer an den gleichen Stellen auftretende, scharf begrenzte, rotbraune Hautveränderung, in ausgeprägten Fällen mit Blasenbildung
Purpura (pigmentosa) progressiva	Symmetrische Petechien (vor allem der Beine), die unterschiedlich stark zusammenfließen, dann bräunlich werden (Hämosiderineinlagerung) und teils erst nach Wochen abklingen
Stevens-Johnson-Syndrom	Dunkelrote, evtl. schießscheibenähnliche und konfluierende Flecken, beeinträchtigtes Allgemeinbefinden, evtl. Schleimhautbefall. Schwerstform: lebensbedrohliche **toxische epidermale Nekrolyse** *(TEN, medikamentöses Lyell-Syndrom)* mit großflächiger, blasiger Abhebung der Epidermis und Erosionen

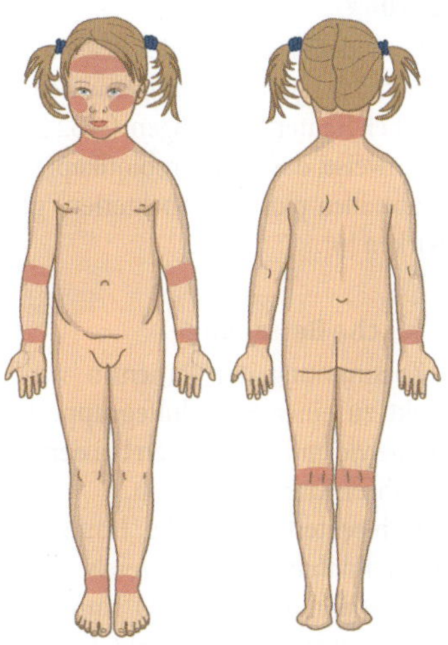

Abb. 32.27 Prädilektionsstellen der Neurodermitis ab dem Kindesalter (klassische Beugenekzeme). [L138]

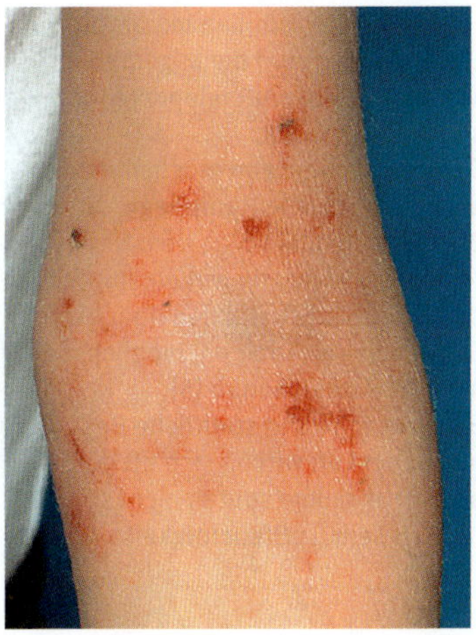

Abb. 32.28 Typisches Beugenekzem der linken Ellenbeuge mit Kratzeffekten und Superinfektion bei einem 5-Jährigen. Außerdem ist eine Vergröberung des Hautreliefs (Lichenifikation) zu sehen. [G038]

Neurodermitis bei Jugendlichen und Erwachsenen

Die Hautveränderungen treten symmetrisch auf, bevorzugt an Gesicht, Hals, oberem Brustbereich, Schultergürtel, Handrücken und Gelenkbeugen. In schweren Fällen ist die Kopfhaut gerötet, entzündet und zeigt Kratzeffekte. Die Haare sind trocken und glanzlos *(Sebostase)*, manchmal kommt es zu Haarausfall. Im Augenbereich sind gelichtete Augenbrauen, eine doppelte Unterlidfalte und eine Fältelung der Haut kennzeichnend. Häufig haben die Betroffenen zusätzlich eingerissene Mundwinkel, trockene Lippen und Rhagaden am Ohrläppchenansatz. Am Körper finden sich verstreute Einzelknötchen mit zentralen Krusten, im Nacken und in den Gelenkbeugen entzündliche Lichenifikationen (→ Tab. 32.1) mit Schuppung.

> **Typische Trias**
> Leitsymptome der Neurodermitis sind wiederkehrende, symmetrische Ekzeme, starker Juckreiz und trockene Haut.

Provokationsfaktoren

Es gibt zahllose Provokationsfaktoren mit im Einzelfall sehr variabler Bedeutung, z. B.:

- Hautbelastung, etwa durch Waschmittel, Kleidermaterialien (u. a. Wolle)
- Allergene, z. B. Hausstaubmilben, Tierhaare, Pollen, Nahrungsmittel
- Klimatische Faktoren
- Infektionen
- Psychische Belastungen.

Weitere wegweisende Befunde

Weitere wegweisende Befunde bei der Untersuchung sind:

- Veränderungen im Gesicht, z. B. eine doppelte Unterlidfalte (**Atopiefalte,** *Dennie-Morgan-Falte*), das Fehlen der lateralen Augenbrauen **(Hertoghe-Zeichen)** und trockene Lippen
- Vermehrte und vertiefte Furchungen der Haut, insbesondere an den Händen
- Funktionelle Störungen der Haut: Verminderte Schweißbildung, gesteigerte Reaktion der Haaraufrichter bei Berührung, Kälte oder emotionalen Reizen *(Piloarrektion),* **weißer Dermografismus** (weiße Verfärbung statt der physiologischen roten Verfärbung der Haut nach einem mechanischen Reiz, wie etwa Kratzen)
- Neigung zu Kopfschuppen und Schuppung im Gesicht sowie an den oberen Extremitäten, zu nichtallergischem Handekzem, Mamillenekzem, Entzündungen der Lippen sowie Hautinfektionen.

Komplikationen

- Superinfektionen der Haut durch:
  - Bakterien, v. a. Staphylokokken (→ 30.7.2) mit zusätzlichen Pusteln und gelben Krusten
  - Viren, z. B. **Eczema herpeticatum** durch das Herpes-simplex-Virus (bei Säuglingen und Kleinkindern bis zur generalisierten, evtl. lebensbedrohlichen Herpesinfektion → 30.8.2), **Eczema molluscatum** (ausgedehnter Dellwarzenbefall → 32.5.1)
  - Pilze
- **Erythrodermie** (Rötung der gesamten Haut).

Diagnostik

Die Diagnose wird aufgrund der Anamnese (häufig positive Atopie-Familienanamnese) und der Symptome gestellt. Wegen des gehäuften Auftretens sollte nach Nahrungsmittelallergien, Heuschnupfen und Asthma gesucht werden, ggf. mittels Allergietests (→ 31.2.1). Eine augenärztliche Untersuchung ist wegen des gehäuften Auftretens z. B. der Katarakt (→ 35.7) empfehlenswert.

Assessment-Instrumente zur Schweregradeinschätzung und Verlaufsbeurteilung sind z. B. der *SCORAD (Scoring Atopic Dermatitis Index)* und der *EASI (Eczema Area and Severity Index).*

Behandlungsstrategie

Die Neurodermitis ist bis heute nicht zu heilen, aber zu lindern. Mittlerweile gibt es ein Stufenschema für die Neurodermitistherapie (→ Abb. 32.29).

Behandlung außerhalb eines Schubes

Grundlage der Behandlung sind Vermeidung bekannter Provokationsfaktoren und sorgfältige Hautpflege, denn Hauttrockenheit verschlechtert die Barrierefunktion der Haut und fördert Juckreiz und Entzündung:

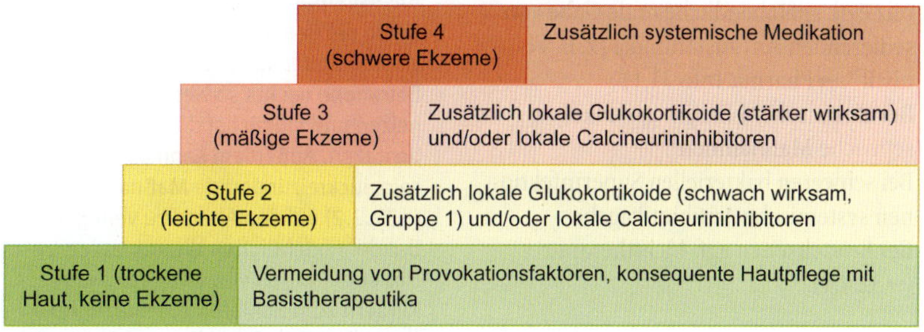

Abb. 32.29 Stufentherapie der Neurodermitis, leicht verändert nach [5]. Auf jeder Stufe sind symptomatische juckreizlindernde oder antiseptische Maßnahmen möglich, ab Stufe 2 auch Lichttherapie. [L143]

- Mehrfach tägliche Hautpflege mit **Basistherapeutika,** möglichst ohne häufig Kontaktallergene (z. B. Duftstoffe). Das Präparat wird nach individueller Verträglichkeit und aktuellem Hautzustand gewählt (bei sehr trockener Haut fetthaltigere Präparate, bei weniger trockener Emulsionen, → 32.4.1). Zusatz von Harnstoff (jenseits des Säuglingsalters) und Glyzerin kann sinnvoll sein, wobei kleinere Kinder Harnstoff oft nicht tolerieren (kann brennen)
- Rückfettende Ölbäder (z. B. Balmandol®, → 6.1.5), Auftragen des Basistherapeutikums auf die noch feuchte Haut, sodass das Wasser in der noch feuchten Haut zurückgehalten wird. Auch fettfeuchte Umschläge oder Okklusionsverbände sind möglich (→ 32.4.2).

Behandlung im akuten Schub

Die medikamentöse Behandlung richten sich nach der Lokalisation und dem Schweregrad der Erscheinungen [5]:

- Bei leichten Ekzemen zusätzlich 1- bis 2-mal täglich lokale Glukokortikoide oder topische Calcineurininhibitoren (TCI, → Tab. 32.2), die als Immunmodulatoren die T-Zell-Immunreaktion in der Haut beeinflussen (nicht bei Kindern unter zwei Jahren)
- Bei mäßig schweren Ekzemen stärker wirksame lokale Glukokortikoide (→ Tab. 32.2) oder Calcineurininhibitoren
- Nach Abheilen der Läsionen **proaktive Therapie,** d. h., die mit lokalen Glukokortikoiden oder Calcineurininhibitoren behandelten Hautbezirke damit 2-mal wöchentlich weiterbehandeln, um neue Schübe zu vermeiden
- Bei schweren Ekzemen systemische Gabe von Glukokortikoiden (zur Unterbrechung eines Schubs, möglichst kurzzeitig) oder Ciclosporin (bei chronischem schwerem Ekzem, über Monate), bei Erfolglosigkeit auch Azathioprin, Methotrexat oder Mycophenolat-Mofetil
- Bei schweren Schüben mit starkem Juckreiz evtl. spätabendliche orale Gabe von sedierenden Antihistaminika (z. B. Fenistil®, → Pharma-Info 31.1)
- Bei chronischem Ekzem ggf. lokal antiseptische Maßnahmen
- Bei schweren bakteriellen Superinfektionen systemische Antibiotikagabe
- Bei Erwachsenen ggf. Lichttherapie (→ 32.4.4).

Pflege

Lokaltherapeutischer Maßnahmen → 32.4.2
Pflege bei Prunitus → 32.2.2

Patientenbeobachtung und Dokumentation

- Zustand von Haut und Anhangsgebilden regelmäßig kontrollieren, dabei auf Arzneimittel(neben)wirkungen und andere krankheitsbeeinflussende Faktoren achten
- Stimmungslage der Patientin beobachten
- Körpertemperatur täglich kontrollieren, um eine Superinfektion frühzeitig zu erkennen.

Pflegefachpersonen befragen die Patientin oder ihre Angehörigen nach bekannten Provokations-(Trigger-)faktoren wie Nahrungsmitteln, Kleidung (z. B. Wolle), Pflegemitteln oder psychischen Faktoren, um diese im Krankenhausalltag beachten zu können. Hat die Patientin noch nie bewusst auf derartige Zusammenhänge geachtet, raten ihr die Pflegenden zum Anlegen eines Ernährungs- und Symptomtagebuchs. Die Teilnahme an strukturierten Neurodermitis-Schulungsprogrammen (für Eltern, jüngere bzw. ältere Kinder) ist empfehlenswert.

Haut

Alle Pflegetätigkeiten werden sehr vorsichtig durchgeführt, da die Haut der Patientinnen insbesondere im akuten Schub bei Berührung schmerzt. Neben den allgemeinen Prinzipien (→ 6.1.4, → 6.1.5) gilt noch:

- Neue Produkte immer erst an einer kleinen Stelle an der Innenseite des Unterarms auf Verträglichkeit testen
- Hautaustrocknende Externa wie alkoholische Lösungen oder Gele vermeiden
- Bäder (nicht zu heiß und zu lange) mit Salz aus dem Toten Meer probieren
- Der Patientin vom Schwimmen in chlorhaltigem Wasser abraten
- Fingernägel kurz halten
- Kleidung aus atmungsaktiven Materialien tragen, Verzicht auf Kleidung aus Wolle.

Nächtliches Kratzen

Durch die Bettwärme wird der Juckreiz oft verstärkt oder ausgelöst. Daher sollten Betroffene nachts so wenig wie möglich heizen und möglichst dünne Bettwäsche benutzen. Außerdem kann es hilfreich sein, juckreizlindernde Maßnahmen (→ 32.2.2) auf den Abend zu verlegen. Um dem nächtlichen Wundkratzen betroffener Partien vorzubeugen, kann Kindern zum Schlafen ein spezieller **Neurodermitis-Overall** angezogen werden (z. B. Curaderm®-Neurodermitis-Overall mit integrierten Fäustlingen).

Ernährung

Eine besondere Diät ist in der Regel nicht erforderlich. Es gelten die allgemeinen Prinzipien bei Hauterkrankungen (→ 32.2.1). Es gibt Hinweise, dass sich Probiotikapräparate (Laktobazillen plus Bifidobakterien) günstig auswirken [6].

Psychische Betreuung

Mit Zustimmung der Patientin wird der Kontakt zu einer Selbsthilfegruppe hergestellt, die vielen Patientinnen bei der Bewältigung ihrer Krankheit helfen.

Verschlechtert Stress die Hautsituation, sind Maßnahmen zur Stressbewältigung oder Entspannungstechniken sinnvoll (z. B. vom autogenen Training, Meditation, Wechsel des Arbeitsplatzes und vieles mehr). Evtl. ist eine psychotherapeutische Begleitung anzuraten.

Prävention und Gesundheitsberatung

Für Kinder aus Familien mit atopischen Erkrankungen sind die allgemeinen Maßnahmen der Allergieprävention sinnvoll (→ 31.2.2).

Darüber hinaus kann möglicherweise eine konsequente Hautpflege mit einem Basistherapeutikum ab dem Neugeborenenalter präventiv wirken. Impfungen sollten entsprechend den üblichen Empfehlungen erfolgen, möglichst aber nicht im akuten Schub [5].

Spaziergänge und sportliche Betätigung in frischer Luft wirken sich oft günstig aus. Innenräume sollten nicht zu trocken sein (Luftfeuchtigkeit ≥ 55 %).

SPICKZETTEL

Neurodermitis (atopische Dermatitis)

Definition: Chronische, oft schubweise Hautentzündung.

Ursache/Risikofaktoren: Multifaktoriell bedingt (Veranlagung, Störung der Hautbarriere, immunologische Auffälligkeiten). Atopische Erkrankung.

Symptome: Trockene Haut, Juckreiz, Rötung. Im Schub Papeln, Bläschen, nässende Läsionen.

Diagnostik: Klinisch, bei konkretem Verdacht Allergietests.

Therapie/Pflege: Vor allem lokal. Konsequente Hautpflege mit Basistherapeutika auch außerhalb des Schubs. Im Schub zusätzlich vor allem topische Glukokortikoide und Calcineurininhibitoren. Nur bei sehr schweren Schüben systemische Medikation. Psychische Begleitung.

32.7.2 Seborrhoisches Ekzem

DEFINITION

Seborrhoisches Ekzem *(seborrhoische Dermatitis)*: Chronisch-rezidivierende Hauterkrankung der talgdrüsenreichen Areale mit gelblich-schuppenden Erythemen.

Möglicherweise ist das **seborrhoische Ekzem** durch eine Abwehrreaktion gegen den Pilz **Pityrosporum ovale** mitbedingt.

Seborrhoisches Säuglingsekzem

Das **seborrhoische Säuglingsekzem** beginnt oft schon im ersten Lebensmonat, meist am Kopf (Stirn, Augenbraue, Nase, Wangen). Typisch sind gelblich-fettige Schuppen auf geröteter Haut. Bei stärkerer Ausprägung sind die erythematosquamösen Herde auch in Leisten und Achseln zu finden. Juckreiz besteht in aller Regel nicht.

Da das seborrhoische Säuglingsekzem in aller Regel nach Wochen bis Monaten von selbst abheilt, ist die Behandlung wenig invasiv. Meist reichen viel frische Luft und Ölbäder (z. B. Balmandol®), evtl. wird kurzzeitig mit lokalen Antimykotika oder lokalen (schwachen) Glukokortikoiden (➔ Tab. 32.2) behandelt.

Die bei vielen Säuglingen vorhandenen dunklen, festen Schuppen am behaarten Kopf sind eine normale Abschilferung der Kopfhaut, kein Ekzem.

Seborrhoisches Ekzem des Erwachsenen

Das **seborrhoische Ekzem des Erwachsenen** ist v. a. im Gesicht (➔ Abb. 32.30), am behaarten Kopf sowie in der Brust- und Rückenrinne lokalisiert. Die Behandlung erfolgt durch lokale Antimykotika, ggf. auch als Shampoo. Im akuten Schub kommen externe Glukokortikoide in Betracht.

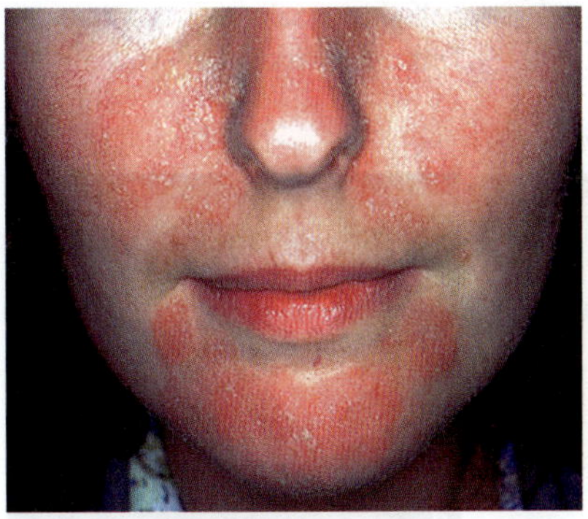

Abb. 32.30 Seborrhoisches Ekzem beim Erwachsenen. [M123]

32.7.3 Exsikkationsekzem

DEFINITION

Exsikkationsekzem *(Austrocknungsekzem, Eczéma craquelé)*: Entzündliche Hautreaktion durch zu geringen Fettgehalt und Austrocknung der Haut. Betrifft besonders häufig ältere Menschen.

Krankheitsentstehung

Das **Exsikkationsekzem** entsteht auf dem Boden einer anlage- oder (häufiger) altersbedingt trockenen Haut (altersbedingte Veränderungen ➔ 6.1.3) durch exogene Einflüsse. Kälte und trockene Raumluft im Winter sowie übermäßiges Waschen und Duschen (vor allem mit Seife oder zusätzlichem Bürsten) trocknen die Haut noch mehr aus und führen letztlich zu einer entzündlichen Hautreaktion.

Symptome, Befund und Diagnostik

Der Hautbefund ist typisch: Netzartige, gerötete Hornhauteinrisse, die an ein ausgetrocknetes Flussbett oder eine antike Vase erinnern. Am stärksten betroffen sind oft die Unterschenkel. Die Herde können schuppen und jucken häufig stark, sodass zusätzlich Kratzeffekte sichtbar sind.

Behandlungsstrategie

In leichten Fällen reichen die im Kasten dargestellten Maßnahmen. In ausgeprägten Fällen werden kurzzeitig (sedierende) Antihistaminika (➔ Pharma-Info 31.1) gegen den Juckreiz (➔ 32.2.2) sowie lokal glukokortikoidhaltige Salben zur Entzündungsdämpfung gegeben, kombiniert mit einem Pflegeprodukt (z. B. Physiogel A. I.® am Abend).

Prävention und Gesundheitsberatung

Maßgeblich sowohl für Vorbeugung als auch Behandlung des Exsikkationsekzems ist die richtige Hautpflege bei trockener Haut:

- Besonders in der kalten Jahreszeit nicht zu häufig, zu lange und zu heiß baden und duschen, da dies die Haut austrocknet. Dies gilt auch für Aufenthalte in Hallen- oder Thermalbädern sowie für Saunagänge
- Nach dem Waschen auf Rückfettung der Haut durch entsprechende Salben (z. B. Aderma Exomega® Intensiv-Balsam) achten. Auch Duschöle und Ölbäder (➔ 6.1.5) helfen oft gut.

32.8 Psoriasis vulgaris

DEFINITION

Psoriasis vulgaris *(Schuppenflechte)*: Meist chronisch-schubförmige Hauterkrankung, die durch gesteigerte Zellneubildung der Oberhaut mit Verhornungsstörungen sowie Entzündung gekennzeichnet ist. Häufigkeit gut 2 % der Bevölkerung.

Krankheitsentstehung

Die Krankheitsentstehung der **Psoriasis** ist im Detail noch nicht geklärt und multifaktoriell, d. h., durch ein Zusammenspiel genetischer und exogener Faktoren bedingt. Die Psoriasis-Manifestation bzw. der einzelne Schub wird dann durch die verschiedensten endo- und exogenen Einflüsse ausgelöst (➔ Abb. 32.31). Aktivierte T-Zellen (genauer T_{H1}-Zellen) wandern in die Haut ein und führen dort zu Entzündung und übermäßiger Verhornung.

Die Psoriasis betrifft nicht nur die Haut, sondern wird als immunvermittelte systemische Entzündungserkrankung gesehen. Begleiterkrankungen sind häufig, v. a. Gelenkentzündungen **(Psoriasis-Arthritis)**, Adipositas, Diabetes mellitus Typ 2, Fettstoffwechselstörungen, Hypertonie und Depressionen. Die Ursache dafür ist noch unklar und für die Stoffwechselerkrankungen möglicherweise in einer Wirkung der Entzündungsbotenstoffe auf den Stoffwechsel zu suchen [7].

Symptome und Untersuchungsbefund

Psoriasis vulgaris

Am häufigsten ist die **Psoriasis vulgaris.** Die **Typ-1-Psoriasis** (ca. ⅔ der Fälle) tritt vor dem 40. Lebensjahr, familiär gehäuft und mit hoher Rezidivneigung auf. Die **Typ-2-Psoriasis** (ca. ⅓ der Fälle) beginnt später und verläuft milder.

Die Herde sind klassischerweise:

- Entzündlich gerötet *(erythematös)*
- Scharf begrenzt
- Von silbrig glänzenden Schuppen bedeckt *(squamös).*

Die Effloreszenzen schmerzen nicht. Die Herde können punktförmig, aber auch über handtellergroß sein und sind symmetrisch verteilt.

Prädilektionsstellen sind die Streckseiten der Extremitäten (Ellenbogen, Knie), die Region des Steißbeins, der behaarte Kopf (➔ Abb. 32.32). Bei Kindern sind exanthemartige Bilder mit punktförmigen Hautveränderungen häufig, v. a. nach Infektionen.

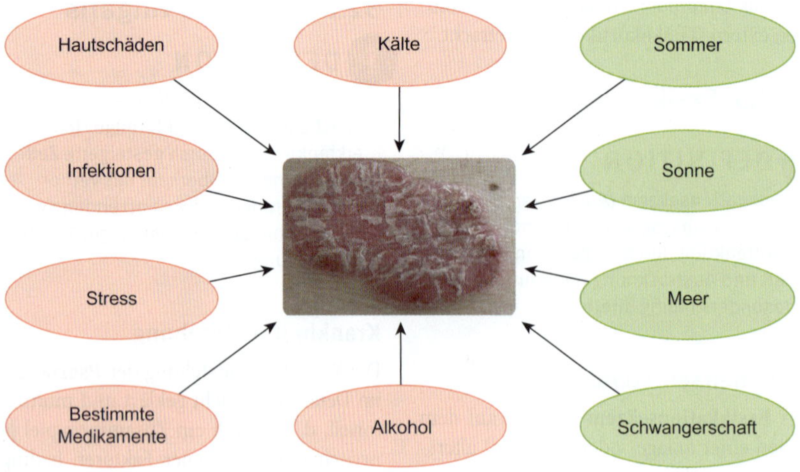

Abb. 32.31 Häufige Einflussfaktoren bei Psoriasis (Verschlechterung = rot, Verbesserung = grün). [L143, M591]

Häufig sind auch Nagelveränderungen (→ Abb. 32.33):

- **Tüpfelnägel** mit grübchenförmigen Einsenkungen der Nagelplatte
- **„Ölflecke"** (gelblich-braune, unscharf begrenzte Verfärbungen) durch Veränderungen des Nagelbetts

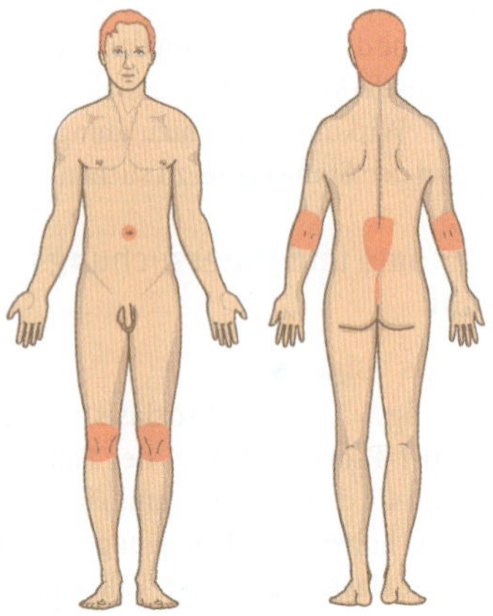

Abb. 32.32 Prädilektionsstellen der Psoriasis vulgaris. [L138]

- **Krümelnägel** bei vollständiger Zerstörung der Nagelplatte.

Bei Minimalformen berichtet der Betroffene lediglich über verstärkte „Kopfschuppen". Ist die ganze Haut gerötet und psoriatisch verändert, spricht man von einer **psoriatischen Erythrodermie.**

Psoriasis pustulosa

Bei der **Psoriasis pustulosa** bilden sich sterile Pusteln. Bei der **Psoriasis pustulosa palmoplantaris** bleibt die Pustelbildung auf Handteller und Fußsohlen beschränkt, der Allgemeinzustand ist nicht beeinträchtigt. Schwerste, teils lebensbedrohliche Form ist die **Psoriasis pustulosa generalisata** mit Fieber, stark beeinträchtigtem Allgemeinbefinden und zahllosen Pusteln am gesamten Körper.

Psoriasis arthropathica

Bei ca. 20 % der Patienten ist das Skelettsystem beteiligt **(Psoriasis arthropathica).** Bei schweren Verlaufsformen entwickeln sich Knochen- und Gelenkdeformierungen (Details zur *Psoriasis-Arthritis* → 28.6.2).

Diagnostik

Die Diagnosestellung ist in der Regel aufgrund der Klinik und einiger typischer Untersuchungsbefunde möglich. Dazu gehören drei **Psoriasis-Phänomene,** die an allen Herden auszulösen sind:

- **Kerzen(wachs)phänomen:** Bei vorsichtigem Kratzen lösen sich silbrige Schüppchen, die aussehen, als habe man sie von einer Kerze abgeschabt
- **Phänomen des letzten Häutchens:** Kratzt man weiter, erscheint ein glänzendes Häutchen
- **Phänomen des blutigen Taus** *(Auspitz-Phänomen):* Entfernt man das Häutchen, so treten punktförmige Blutungen auf.

Durch mechanische Reizung der Haut, z. B. Kratzen, kann ein neuer Psoriasis-Herd provoziert werden (**Köbner-Phänomen,** *isomorpher Reizeffekt*).

Ein spezieller Score für die Schweregradeinschätzung bei Psoriasis ist der *PASI (Psoriasis Area and Severity Index),* in den Ausdehnung und Ausprägung der Hauterscheinungen einfließen.

Behandlungsstrategie

Die **Psoriasis-Basistherapie** besteht in der regelmäßigen Anwendung einer wirkstofffreien Basistherapie (z. B. Dexeryl®).

Insbesondere zu Beginn der Behandlung werden Harnstoff- und Salizylsäurepräparate (3–10 %, z. B. Squamasol®, → Tab. 32.2) eingesetzt, um Schuppenauflagerungen zu beseitigen, die das Eindringen antipsoriatisch wirksamer Substanzen verhindern [8], [9].

Leichte Formen werden darüber hinaus lokal behandelt, vor allem mit (→ Tab. 32.2) [8]:

- Glukokortikoiden, evtl. mit Vit. D_3 (z. B. Daivobet®)
- Calcineurininhibitoren in Gesicht, Leisten, Genitoanalbereich, etwa Tacrolimus (z. B. Protopic®), Pimecrolimus (z. B. Elidel®)
- Vitamin-D_3-Präparaten, z. B. Calcipotriol (z. B. Psorcutan®)
- Dithranolhaltigen Salben (z. B. Micanol®). Dithranol wirkt lokal zytostatisch

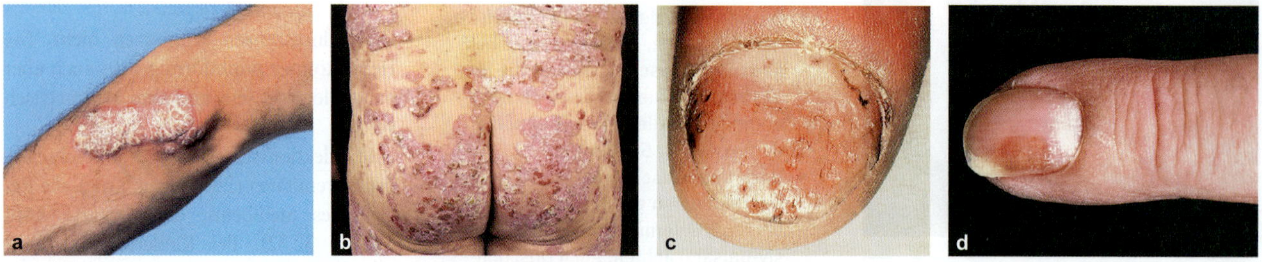

Abb. 32.33 Haut- und Nagelveränderungen bei Psoriasis. a) Typischer Psoriasis-Herd, b) Schwere Psoriasis, c) Tüpfelnagel, d) Ölflecknagel. [K183, M123, M551]

und führt zu einer entzündlichen Reizung der Haut. Die Konzentration wird langsam gesteigert, im Gesicht und an den Genitalien darf Dithranol nicht angewandt werden. Nebenwirkungen sind eine entzündliche Hautreaktion *(Cignolin-Dermatitis)* und leichtes Brennen.

Aufgrund der schwierigen Anwendung hat Dithranol an Bedeutung verloren.

Viele Patientinnen sprechen auf **Lichttherapie** an. Lichttherapie wird meist als UVB-Schmalspektrumtherapie durchgeführt, in schweren Fällen auch als PUVA-Therapie (→ 32.4.4). Bei Befall der Kopfhaut kann die Lichttherapie mit einem speziellen Lichtkamm angewendet werden.

In mittelschweren bis schweren Fällen ist eine **systemische Behandlung** erforderlich. Vorrangig kommen Fumarsäure (z. B. Fumaderm®), Methotrexat (→ 27.5.1) und Ciclosporin (→ Pharma-Info 31.2) zum Einsatz, seltener Retinoide (z. B. Acicutan®). Biologika (→ Pharma-Info 28.2), v. a. gegen TNF und Interleukine (z. B. Adalimumab, etwa Humira®, bzw. Ustekinumab, etwa Stelara®), werden v. a. bei Erfolglosigkeit dieser Therapien und Psoriasis-Arthritis eingesetzt. Alle systemischen Behandlungen erfordern regelmäßige ärztliche Kontrollen [9].

Die Behandlungen können in Verbindung mit einer mehrwöchigen **Klimatherapie,** z. B. im Hochgebirge oder am Meer, oft zu länger anhaltenden Verbesserung führen.

Pflege

Durchführung lokaltherapeutischer Maßnahmen → 32.4.2
Pflege bei Lichttherapie → 32.4.4

Patientinnen mit Psoriasis sollten keine enge, reibende Kleidung tragen, da der mechanische Reiz neue Psoriasis-Herde auslösen kann. Solche und andere Informationen erhalten Patientinnen z. B. in **Psoriasis-Schulungen,** die unter anderem von Hautkliniken und Selbsthilfeverbänden angeboten werden.

Gelegentlich ist bei Betroffenen mit Beteiligung der Kopfhaut nach dem Auftragen der Externa das Anlegen einer Kopfkappe indiziert.

Psychische Stabilität, der Kontakt zu gleichermaßen Betroffenen, eine gesunde Lebensführung und eine vitalstoffreiche, ausgewogene Ernährung können den Krankheitsverlauf positiv beeinflussen. Hierüber werden Patientinnen beraten.

Pflege bei Dithranoltherapie

Die befallenen Hautstellen werden einmal täglich dünn eingerieben und gerötete Hautareale zum Schutz mit weicher Zinkpaste abgedeckt. Die Patientinnen werden darauf aufmerksam gemacht, dass sich Haut und Kleidung durch das Präparat violettbraun verfärben und sich die Flecken nur sehr schwer entfernen lassen. Empfehlenswert ist also das Tragen alter Kleidung oder Klinikkleidung.

Neben der *Langzeitbehandlung* mit einer Dithranol-Einwirkzeit von 12–24 Std., die fast nur in Kliniken durchgeführt wird, gibt es für den ambulanten Bereich die *Kurzzeittherapie* mit einer Einwirkzeit von 10–30 Min. bei höherer Dosierung. Das Präparat wird danach mit lauwarmem Wasser ohne Seife abgespült.

SPICKZETTEL

Psoriasis (Schuppenflechte)
Definition: Chronische, oft schubweise Hauterkrankung mit Entzündung, gesteigerter und gestörter Verhornung. Häufig Begleiterkrankungen.
Ursache/Risikofaktoren: Multifaktoriell bedingt.
Symptome: Scharf begrenzte, gerötete, schuppende Herde. Evtl. Nagelbeteiligung, Psoriasis-Arthritis.
Diagnostik: Klinisch.
Therapie/Pflege: Vor allem lokal. Sorgfältige Hautpflege mit Basistherapeutika. Im Schub zusätzlich vor allem topische Glukokortikoide, Calcineurininhibitoren, Vitamin-D_3-Präparate. Evtl. Lichttherapie. Bei sehr schweren Schüben und Psoriasis-Arthritis systemische Medikation. Gesunde Lebensweise.

32.9 Tumoren der Haut

32.9.1 Gutartige Tumoren und tumorartige Fehlbildungen

Nävuszellnävus

DEFINITION

Nävuszellnävus *(Naevus pigmentosus, melanozytärer Naevus, Leberfleck):* Anhäufung pigmentbildender Zellen in der Haut.

Die sehr häufigen **Nävuszellnävi** (→ Abb. 32.34) gehören zu den umschriebenen Fehlbildungen der Haut. Ihre Oberfläche ist meist glatt, seltener warzenähnlich oder behaart (evtl. auch tierfellartig).

Bei Entzündungen, Verletzungen oder Veränderungen müssen sie operativ entfernt werden. Großflächige Riesennävi werden wegen ihres Entartungsrisikos nach Möglichkeit nach der Geburt abradiert („abgeschabt“) oder frühzeitig exzidiert.

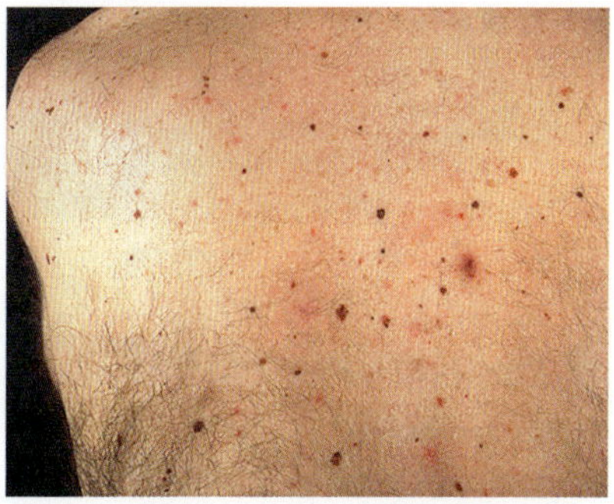

Abb. 32.34 Multiple Nävuszellnävi. [M123]

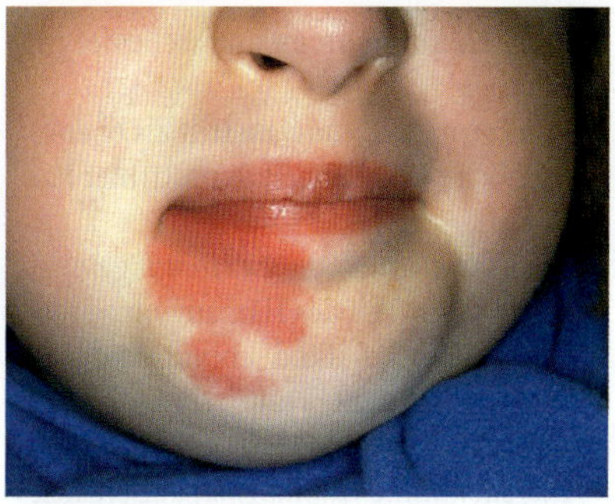

Abb. 32.35 Feuermal am Kinn eines Kindes. [M123]

Gefäßtumoren

Feuermal

DEFINITION

Feuermal *(Naevus flammeus, Weinmal):* Angeborener, hellroter, rotweinfarbener oder blauroter Fleck durch Erweiterung von Kapillaren und Venolen.

Feuermale sind insbesondere in Gesicht und Nacken zu finden (→ Abb. 32.35). Form und Größe der Flecken variieren stark. Die Färbung ist durch einen Spatel wegdrückbar. Im Gegensatz zu *medialen Feuermalen* (z. B. im Nacken = **Storchenbiss**) können *laterale Feuermale* mit anderen Gefäßfehlbildungen (etwa in Auge, Gehirn) verbunden sein **(Naevus-flammeus-Syndrome).**

Bei einem Teil reicht Abdecken durch spezielle Schminken. Ansonsten hat sich die Lasertherapie bewährt.

Hämangiom

DEFINITION

Hämangiom *(Blutschwamm):* Schwammartiger, gutartiger Blutgefäßtumor. Bei größeren Hohlräumen **kavernöses Hämangiom** genannt. Im Gegensatz zu Feuermalen zeigen Hämangiome eigenständiges Wachstum und auch Rückbildung.

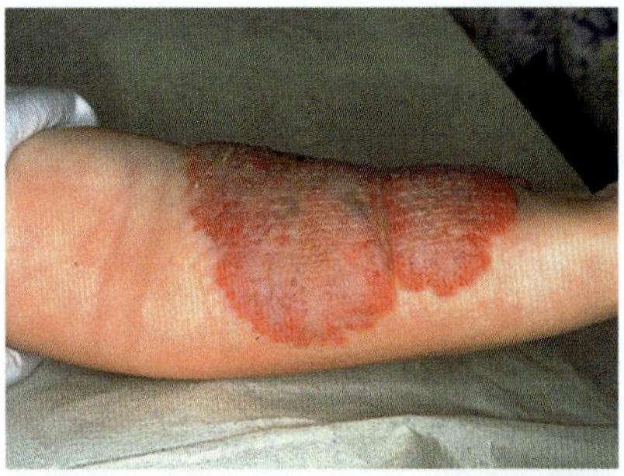

Abb. 32.36 Kutanes kavernöses Hämangiom am Unterarm eines Säuglings. [M123]

Bei den **Hämangiomen** unterscheidet man drei Typen:

- Das *kutane Hämangiom* tritt als oberflächliche Erhabenheit mit sattroter Farbe auf
- Beim *kutan-subkutanen Hämangiom* tritt nur ein Teil des Hämangioms an die Oberfläche. Am Rand schimmert der subkutane Anteil bläulich durch (→ Abb. 32.36)
- Das *subkutane Hämangiom* äußert sich in einer bläulich-schimmernden Erhabenheit und ist als weicher, manchmal schwammartig ausdrückbarer Tumor zu tasten.

Säuglingshämangiome zeigen sich ganz überwiegend im ersten Lebensmonat. Gewöhnlich wachsen sie im ersten Lebensjahr deutlich und sind häufig sehr auffällig. Wegen der sehr guten Rückbildungstendenz wird zumeist abgewartet. Bei Funktionsbehinderungen, ausgedehnten oder schnell wachsenden Hämangiomen oder Hämangiomen in kosmetisch problematischen Arealen wird mit oraler Betablockergabe, Laser- oder Kontaktkryochirurgie behandelt.

(Weiches) Fibrom

Ein **weiches Fibrom** ist eine meist gestielte, weiche Papel und kommt nicht selten an Augenlidern, am Hals und unter der Achsel vor. Es kann von einer runzeligen Hülle umgeben sein oder gestielt herabhängen.

32.9.2 Primäre bösartige Hauttumoren

DEFINITION

Primäre bösartige Hauttumoren *(primäre Hautmalignome, Hautkrebs)*: Von Strukturen der Haut ausgehende, bösartige Tumoren, v. a. Basalzellkarzinom, Plattenepithelkarzinom und Melanom. Hauptrisikofaktor UV-Strahlung (Sonnenbäder, Solarien). In Mitteleuropa stark zunehmend. Bei Verdacht immer histologische Sicherung.

Basalzellkarzinom

DEFINITION

Basalzellkarzinom *(Basaliom)*: Mit gut 70 % aller bösartiger Hauttumoren bzw. jährlich fast 200.000 Neuerkrankungen in Deutschland häufigster maligner Hauttumor [10]. Lokalisation zu über 80 % auf den „Sonnenterrassen“ im Gesicht. Manifestation in der Regel nach dem 50. Lebensjahr. Bei vollständiger Entfernung sehr gute Prognose.

Krankheitsentstehung

Das **Basalzellkarzinom** entsteht aus Zellen des Haarfollikels. Hauptrisikofaktor lebenslange chronische UV-Schädigung der Haut.

Symptome und Untersuchungsbefund

Das Basalzellkarzinom kommt überwiegend im Gesicht oberhalb der Mundwinkel-Ohrläppchen-Linie und an den Ohrmuscheln vor. Es entwickelt sich ohne Vorstufen auf gesund aussehender Haut. Oft bildet sich zunächst eine kleine, hautfarbene Verhärtung mit einzelnen *Teleangiektasien* (Gefäßerweiterungen), die nicht selten durch Kratzen oder Rasieren lädiert wird. Leitsymptom des Basalzellkarzinoms sind daher immer wieder an der gleichen Stelle auftretende Blutkrusten oder „nicht heilende Verletzungen“. Im weiteren Verlauf werden die Knötchen derb oder sinken im Zentrum ein und haben einen perlartig aufgeworfenen Rand (→ Abb. 32.37).

Unbehandelt zerstört das Basaliom im Verlauf die angrenzenden Knochen und Weichteile, bildet aber nur extrem selten Metastasen. Daher wurde es früher als *semimaligne* bezeichnet.

Behandlungsstrategie

Methode erster Wahl ist die *mikrografische Chirurgie (mikroskopisch kontrollierte Chirurgie, MKC)*, das heißt die sparsame Exzision des Basalzellkarzinoms mit mikroskopischer Kontrolle der gesamten Exzisataußenfläche auf Tumorfreiheit der Resektionsränder. Ggf. wird nachreseziert. Bei weit fortgeschrittenen Karzinomen mit z. B. Einbruch in Weichteile oder Knochen sind radikale operative Maßnahmen und ein interdisziplinäres Vorgehen nötig.

In Einzelfällen kommen Strahlentherapie, Kryotherapie mit flüssigem Stickstoff, fotodynamische Therapie (Auftragen einer

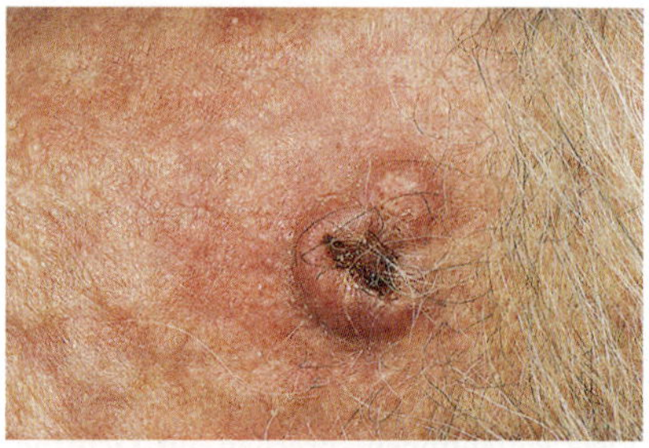

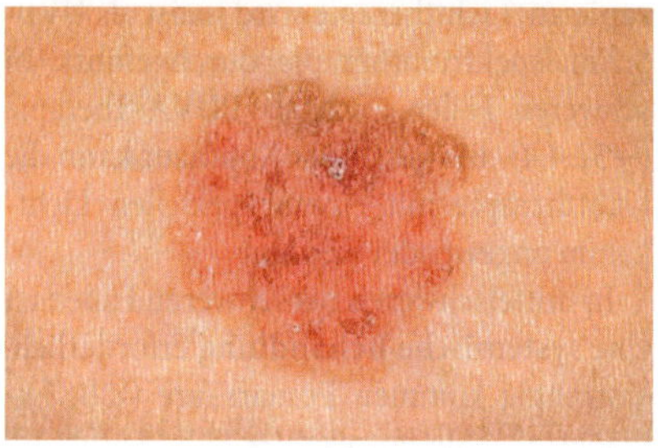

Abb. 32.37 Unterschiedliches Aussehen von Basalzellkarzinomen. Oben noduläres (knotiges), unten oberflächlich wachsendes Basalzellkarzinom. [M551, M123]

lichtsensibilisierenden Substanz plus nachfolgende Lichttherapie) oder die lokale Anwendung des Immunmodulators Imiquimod (z. B. Aldara®) in Betracht.

Plattenepithelkarzinom der Haut

DEFINITION

Plattenepithelkarzinom der Haut *(Stachelzellen-, spinozelluläres Karzinom, Spinaliom)*: Mit ca. 20 % der bösartigen Hauttumoren zweithäufigster maligner Hauttumor, vorwiegend des älteren Menschen [10]. Entsteht durch Entartung von Epithelzellen in der Epidermis. Bei rechtzeitiger Behandlung haben Plattenepithelkarzinome sonnenbelasteter Hautbezirke eine gute Prognose, solche der Lippen, der Zunge oder der Genitalien insgesamt eine schlechtere.

Krankheitsentstehung

Auch beim **Plattenepithelkarzinom der Haut** spielt das Ausmaß der Sonnenexposition (v. a. UVB-Strahlen) im Laufe des Lebens im Zusammenhang mit dem genetisch bedingten Hauttyp eine entscheidende Rolle. Prädilektionsstellen sind Hautareale, die häufig dem Licht ausgesetzt sind (Gesicht, Handrücken). Gefährdet sind v. a. Menschen mit sonnenempfindlicher Haut.

Weitere begünstigende Faktoren sind chronisch-degenerative und chronisch-entzündliche Hautveränderungen sowie die Infektion mit humanen Papillomaviren

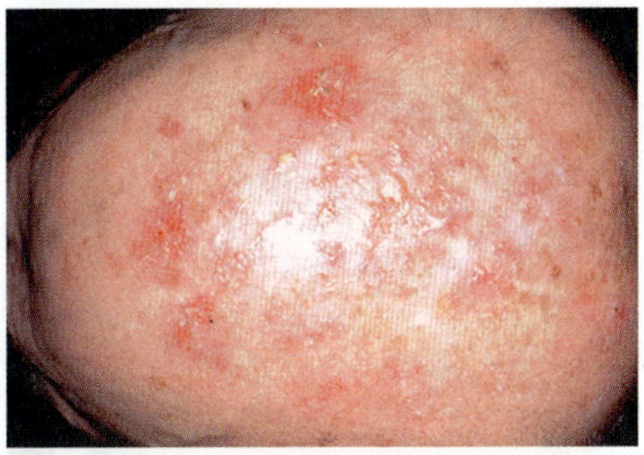

Abb. 32.38 Aktinische Keratosen, hier auf dem Kopf. [M123]

(HPV, → 34.6.3). Die Kombination von Alkohol- und Nikotinabusus erhöht das Risiko für ein Plattenepithelkarzinom der Mundschleimhaut oder der Zunge.

Symptom und Untersuchungsbefund

Plattenepithelkarzinome der Haut entwickeln sich vielfach über *In-situ-Karzinome,* vor allem **aktinische Keratosen.** Dies sind meist durch übermäßige Sonnenexposition hervorgerufene Hautschäden (dann auch *solare Keratose* genannt), anfangs mit Schuppung, später mit Keratose auf meist geröteter Haut (→ Abb. 32.38).

Das klinische Bild des invasiven Plattenepithelkarzinoms ist variabel, z. B. ein roter, unscharf begrenzter Saum um eine aktinische Keratose oder ein kleiner schmerzloser Knoten, der in der Folge wächst, ulzeriert (→ Abb. 32.39) und das umliegende Gewebe zerstört. Die v. a. lymphogene Metastasierung erfolgt meist spät.

Behandlungsstrategie

Jede aktinische Keratose sollte behandelt werden, damit kein invasives Karzinom entsteht, z. B. durch fotodynamische Therapie, Imiquomod (z. B. Aldara®), Diclofenac 3 % in Hyaluronsäure 2,5 % (z. B. Solaraze®) oder Lasertherapie.

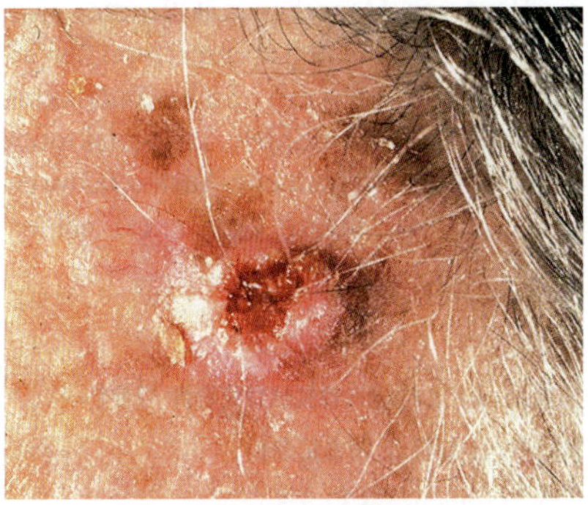

Abb. 32.39 Plattenepithelkarzinom an der Stirn mit zentraler Ulzeration. [M123]

Bei einem invasiven Plattenepithelkarzinom kommt neben einer Exzision im Gesunden mit Kontrolle der Tumorränder v. a. bei Patientinnen in schlechtem Allgemeinzustand auch eine Bestrahlung in Betracht.

Malignes Melanom

DEFINITION

Malignes Melanom: Mit ca. 22.900 Neuerkrankungen jährlich in Deutschland seltenster, aber wegen seiner frühen Metastasierung bösartigster maligner Hauttumor. Zunehmende Erkrankungshäufigkeit. Mittleres Erkrankungsalter bei Frauen 62, bei Männern 68 Jahre. 10-Jahres-Überlebensrate gut 93 % [10].

Krankheitsentstehung

Maligne Melanome entstehen durch Entartung von Melanozyten oder Nävuszellen, in ca. 70 % auf klinisch gesunder Haut, in ca. 30 % im Bereich von Nävuszellnävi. Hauptrisikofaktor ist kurzzeitige, starke UV-Belastung, v. a. mit Sonnenbränden in der Kindheit und bei hellhäutigen Menschen.

Symptome, Befund und Diagnostik

Folgende Kriterien wecken bei einem Nävus den Verdacht auf ein malignes Melanom **(ABCDE-Regel):**

- **A**symmetrie des Herdes
- **B**egrenzung unscharf, unregelmäßig oder polyzyklisch (→ Abb. 32.40)
- **C**oloration (Färbung) variabel mit unterschiedlichen Farbnuancen, d. h. hellbraune, rötliche, weiße, dunkle und schwarze Anteile (→ Abb. 32.40)
- **D**urchmesser größer als 5 mm
- **E**ntwicklung/Veränderung des Herdes, Bildung einer **E**rhabenheit.

Vielfach erst spät erkannt werden die fast hautfarbenen oder rötlichen *amelanotischen Melanome.*

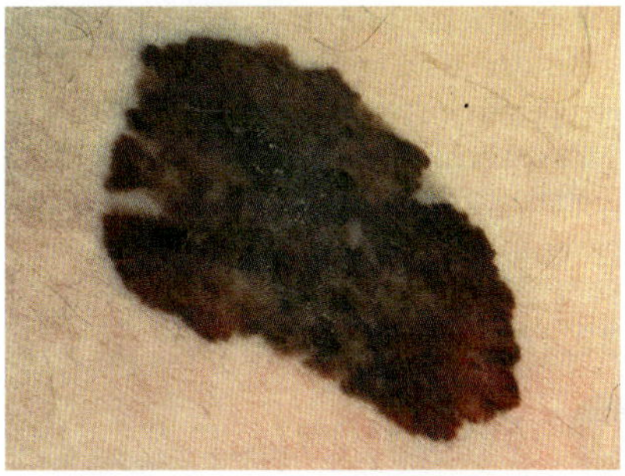

Abb. 32.40 Malignes Melanom. Typisch sind die polyzyklische Randkontur und die unregelmäßige Pigmentverteilung. [M123]

Weitere Hinweise sind Blutungen bei geringen Reizen (z. B. beim Abtrocknen) oder Juckreiz.

Die Verdachtsdiagnose wird klinisch bzw. durch Dermatoskopie gestellt. Neuere Verfahren wie etwa die konfokale Laserscanmikroskopie können hilfreich sein, ihr Stellenwert kann aber noch nicht abschließend beurteilt werden. Im Zweifel sollte der Herd entfernt und histologisch untersucht werden.

Zum Staging empfohlen werden v. a. die Lymphknotensonografie und die Bestimmung des Tumormarker S100B, in fortgeschrittenen Stadien auch CT/MRT [11].

Behandlungsstrategie

Maligne Melanome werden im Gesunden (mit Sicherheitsabstand je nach Tumordicke) operativ entfernt, eventuell auch Lymphknoten. Postoperativ kann sich eine adjuvante Strahlentherapie anschließen, bei fortgeschrittenen Tumoren auch eine Interferontherapie. Systemisch werden bei metastasiertem Melanom v. a. verschiedene zielgerichtete Therapien (→ 27.5.2) eingesetzt (etwa Vemurafenib, z. B. Zelboraf®, Ipilimumab, z. B. Yervoy®) [11].

Pflege bei bösartigen Hauttumoren

Pflege von Menschen mit onkologischen Erkrankungen → 27.1

Pflegefachpersonen beobachten die Haut, insbesondere auffällige Hauterscheinungen, bei ausnahmslos allen Patientinnen (z. B. bei der Körperpflege). Die Angabe der Patientin, dass sich an einem Fleck „etwas tut", könnte ein Hinweis auf einen bösartigen Hauttumor sein. In Zweifelsfällen ist stets die Ärztin zu informieren, ggf. ist eine fachärztliche Konsultation angezeigt.

Nach Entfernung eines Hauttumors führen Pflegefachpersonen eine phasengerechte Wundbehandlung durch (→ 43.13.4). Weitere pflegerische Maßnahmen ergeben sich durch die anschließenden therapeutischen Maßnahmen.

Prävention und Gesundheitsberatung

- Konsequenter, auf den Hauttyp abgestimmter Lichtschutz – sowohl kurze, aber heftige als auch weniger starke, aber lang andauernde Exposition schadet. Sonnenbrände vermeiden, im Frühjahr die Haut langsam an die Sonne gewöhnen. Insbesondere Babys/Kleinkinder und hellhäutige Menschen müssen sich vor Sonneneinstrahlung schützen, Männer mit lichtem Haar sollten bei längeren Aufenthalten im Freien eine Kopfbedeckung tragen

- Verzicht auf Solarium
- Regelmäßige Selbstkontrolle der Haut
- Inanspruchnahme der **Hautkrebs-Früherkennungsuntersuchungen** ab dem 35. Lebensjahr (alle zwei Jahre)
- Bei allen bösartigen Hauttumoren regelmäßige Nachuntersuchungen.

SPICKZETTEL

Bösartige Hauttumoren (Hautkrebs)

Definition: Bösartige, primäre Hauttumoren, unterteilt in Basalzellkarzinom, Plattenepithelkarzinom, malignes Melanom.
Ursache/Risikofaktoren: Hauptrisikofaktor Sonne/UV-Licht.
Symptome: Über Monate bestehende, unterschiedlich schnell wachsende Hautveränderung, oft pigmentiert, evtl. blutend, mit Kruste, Verhornung.
Diagnostik: Histologisch.
Therapie/Pflege: Lokale Exzision, im Einzelfall weitere lokale Therapien wie z. B. Strahlentherapie, Auftragen eines Immunmodulators. Systemische Therapien, z. B. zielgerichtete Therapien, v. a. beim fortgeschrittenen malignen Melanom.

32.10 Akne und akneähnliche Erkrankungen

32.10.1 Akne vulgaris

DEFINITION

Akne vulgaris (kurz *Akne,* auch *Acne vulgaris):* Meist in der Pubertät auftretende hormonabhängige Erkrankung der Talgdrüsenfollikel, die durch übermäßige und veränderte Talgdrüsensekretion und Verhornungsstörung der Talgdrüsenausführungsgänge zur Bildung von **Komedonen** führt. Betrifft Männer häufiger und schwerer als Frauen. Meist gute Prognose mit wesentlicher Besserung. Verschwinden bis zum 30. Lj., jedoch störende Narben möglich.

Krankheitsentstehung

Die **Pubertätsakne** ist multifaktoriell bedingt: Bei genetischer Veranlagung kommt es durch die Hormonumstellung in der Pubertät zu einer Talgdrüsenüberfunktion **(Seborrhö)** mit Verhornungsstörung der Ausführungsgänge. Auch Bakterien (v. a. *Propionibacterium acnes*) spielen eine Rolle.

Chemische Noxen (z. B. Öle, Teerprodukte), Arzneimittel (z. B. Antiepileptika, Glukokortikoide) und Drogen können altersunabhängig eine Akne hervorrufen.

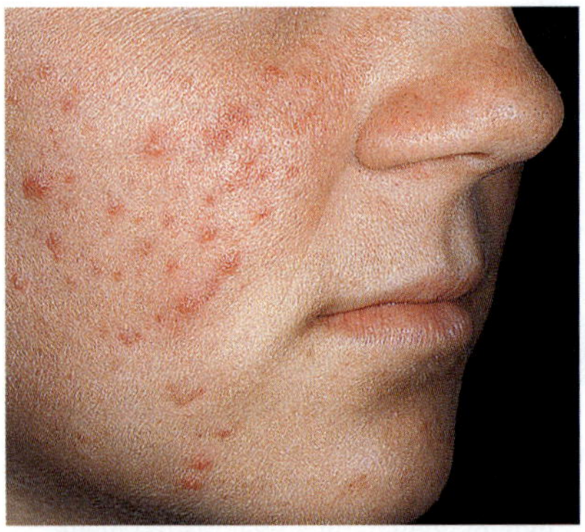

Abb. 32.41 Acne papulopustulosa. [E939]

Symptome, Befund und Diagnostik

Vor allem in Gesicht sowie oberem Brust- und Rückenbereich bilden sich **Komedonen** *(Mitesser),* aus denen sich durch Entzündung Papeln und Pusteln entwickeln. Unterteilung in: **Acne comedonica** mit Mitessern, **Acne papulopustulosa** mit „Pickeln" (→ Abb. 32.41) und **Acne conglobata** mit Riesenkomedonen, Abszessen, Fistelungen und keloidartigen Narben. Eine Sonderform ist die **Acne inversa** mit tiefen, häufig abszedierenden Herden, v. a. in Achseln, Leisten und genitoanal.

Behandlungsstrategie und Pflege

Meist reicht eine lokale Therapie mit Benzoylperoxid (z. B. Aknefug oxid mild®), Azelainsäure (z. B. Skinoren®) oder Vitamin-A-Säure-Präparaten (etwa Adapalen, z. B. Differin®), ggf. in Kombination (z. B. Epiduo®) oder mit lokalen Antibiotika (z. B. Isotrexin®, Aknemycin® Plus).

In ausgeprägten Fällen ist zusätzlich eine systemische Antibiotikagabe über 1–3 Monate angezeigt. Bei Frauen kann auch eine „Pille" (→ 34.11) mit antiandrogener Wirkung wie etwa Diane® helfen. Die Einnahme systemischer Vitamin-A-Säure-Präparate (Isotretinoin, z. B. Aknenormin®) für mehrere Monate ist schwersten Fällen vorbehalten (teratogen!).

Bei der Acne inversa müssen die Herde oft operativ entfernt werden.

Zusätzliche Hautreinigungs- und -pflegeprodukte, angepasst an Hauttyp und Therapieform, sind sinnvoll.

32.10.2 Rosazea

DEFINITION

Rosazea *(Kupferfinne):* Chronisch-entzündliche Hauterkrankung vor allem des mittleren Erwachsenenalters, die zu Rötung, Teleangiektasien, Papeln und Pusteln im Gesicht führt.

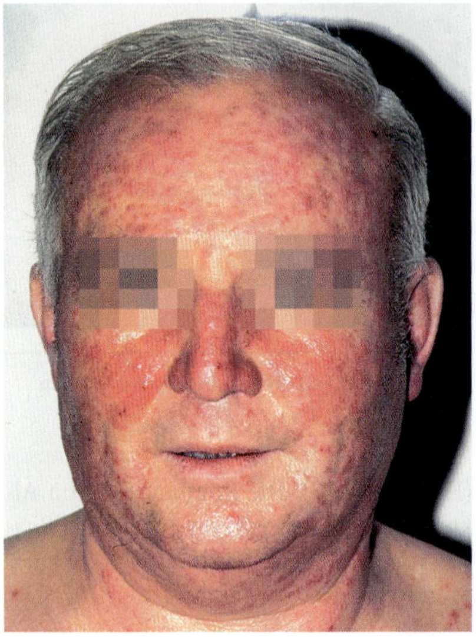

Abb. 32.42 Patient mit Rosazea. [M123]

Die Ursache der **Rosazea** ist unbekannt. Erstes Zeichen ist oft eine schmetterlingsförmige Hautrötung im Gesicht, gefolgt von erweiterten Blutgefäßen (Teleangiektasien), Papeln und Pusteln (→ Abb. 32.42).

Komplikationen sind **Rhinophym** (*Knollennase* durch Hyperplasie des Bindegewebes und der Nasentalgdrüsen, fast nur bei Männern) sowie eine Augenbeteiligung.

Die Behandlung besteht in leichteren Fällen in Cremes mit Antibiotika (z. B. Metronidazol, etwa in Rosiced®), Azelainsäure (z. B. Skinoren®), Ivermectin (Soolantra®). Bei Erfolglosigkeit oder Augenbeteiligung werden niedrig dosiert Tetrazykline oral gegeben (z. B. Oraycea®), in sehr ausgeprägten Fällen niedrig dosiert Isotretinoin (z. B. Aknenormin® → 32.10.1).

Zur Hautreinigung und -pflege sollten nur milde Produkte verwendet werden, da die Haut von Menschen mit Rosazea sehr empfindlich ist. In den Sommermonaten ist eine Tagescreme mit Lichtschutzfaktor sinnvoll, da UV-Strahlen Triggerfaktoren sind. Weitere individuelle Auslösefaktoren (z. B. Alkohol, scharf Gewürztes) sollten ebenfalls gemieden werden.

32.11 Erkrankungen der Haare und Nägel

Onychomykose → 32.5.3
Psoriasis-Nägel → 32.8

32.11.1 Hypertrichose und Hirsutismus

Hypertrichose

DEFINITION

Hypertrichose: Verstärkte Körperbehaarung bei geschlechtstypischem Behaarungstyp.

Hypertrichosen werden eingeteilt in:
- *Lokalisierte* Hypertrichosen, z. B. auf einem Leberfleck
- *Generalisierte* Hypertrichosen, etwa im Rahmen von Stoffwechselerkrankungen, Tumoren, nach Einnahme bestimmter Arzneimittel, z. B. Glukokortikoiden, des Antihypertonikums Minoxidil oder des Antiepileptikums Phenytoin.

Hirsutismus

DEFINITION

Hirsutismus: Verstärkte, dem männlichen Behaarungstyp entsprechende Behaarung bei Frauen (und Kindern) ohne sonstige Virilisierungszeichen.

Virilismus: Auftreten sekundärer männlicher Geschlechtsmerkmale bei Frauen, z. B. männliche Körperformen, Tieferwerden der Stimme, männlicher Behaarungstyp, Klitorishypertrophie, Kleinerwerden der weiblichen Brüste und Ausbleiben der Menstruation.

Beim Hirsutismus ist in 90 % keine Ursache zu finden **(idiopathischer Hirsutismus).** Der medikamentöse Hirsutismus kann z. B. nach Gabe von Anabolika, Androgenen und Glukokortikoiden entstehen, außerdem bei endokrinen Störungen, z. B. Nebennierenrindenkarzinom (→ 26.5.1), Morbus Cushing (→ 26.5.1) oder androgenproduzierenden Eierstocktumoren (→ 34.5.2).

Wenn möglich, Beseitigung der Ursache. Symptomatisch werden die Haare durch Enthaarungsmaßnahmen entfernt. Medikamentös können *Antiandrogene* versucht werden, z. B. bei Frauen eine entsprechende „Pille" (z. B. Diane® → 34.11).

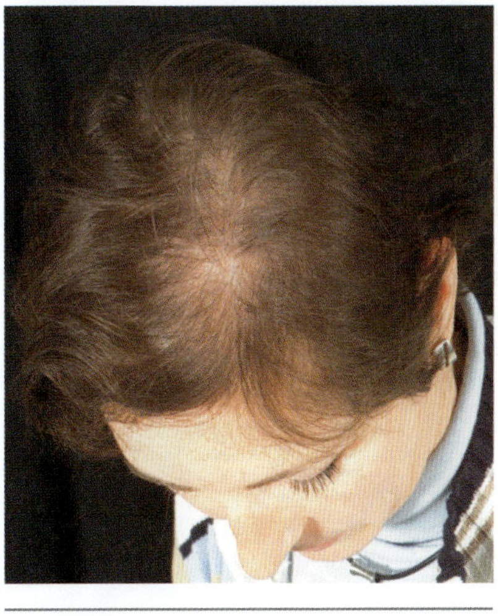

Abb. 32.43 Leichte androgenetische Alopezie bei einer Frau. Der Haaransatz an der Stirn bleibt typischerweise erhalten. [R179]

32.11.2 Alopezie

DEFINITION

Effluvium Haarausfall.

Alopezie: Haarlosigkeit.

Androgenetische Alopezie

Ursache der **androgenetischen Alopezie** als häufigster Alopezieform ist eine genetisch bedingte Überempfindlichkeit der Haarfollikel gegenüber Androgenen.

Bei Männern lichten sich schon früh die Haare, zunächst im Stirn-Schläfen-Bereich („Geheimratsecken"), später zentral im Tonsurbereich, bis nur noch ein handbreiter Haarkranz besteht oder der Betroffene haarlos ist. Bei Frauen beginnt der Haarausfall später und verläuft langsamer. Meist lichtet sich das Haar diffus, ausgehend vom Scheitel (→ Abb. 32.43).

Bei Frauen werden lokal östrogenhaltige Lösungen (z. B. Crinohermal® fem) oder Minoxidil-Lösung (z. B. Regaine® Frauen) eingesetzt. Systemisch kommen nach sorgfältiger Abwägung *Antiandrogene* (etwa in Diane®) in Betracht.

Bei Männern kommen neben Minoxidillösungen (z. B. Regaine® Männer Schaum) eine Dauertherapie mit Finasterid (z. B. Propecia®) infrage, das in den Testosteronhaushalt eingreift (kosmetische Indikation!). Eine weitere Option ist die Eigenhaartransplantation.

Alopecia areata

Bei der wahrscheinlich autoimmun bedingten **Alopecia areata** *(kreisrunder Haarausfall)* kommt es plötzlich zu meist kreisrundem Haarausfall (→ Abb. 32.44) am Kopf, ggf. am ganzen Körper. Sie ist prinzipiell reversibel, Spontanheilung ist möglich. Bei geringer Ausprägung kann abgewartet werden. Ansonsten werden lokal Glukokortikoide, Dithranol, Diphencyprone (löst eine allergische Kontaktdermatitis aus), Minoxidil oder PUVA (→ 32.4.4) versucht, in schweren Fällen systemisch Glukokortikoide.

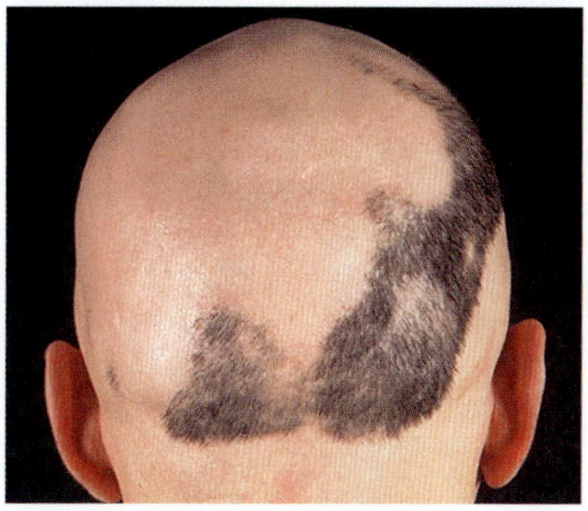

Abb. 32.44 Alopecia areata. [M123]

Symptomatischer diffuser Haarausfall

Reversible, diffuse Alopezien (z. B. nach Verbrennungen, bei Kollagenosen → 28.7) treten z. B. nach der Geburt, bei Schilddrüsenfunktionsstörungen, Eisenmangel, Infektionskrankheiten, durch Vergiftungen (Thallium, Arsen) oder medikamentös bedingt (Zytostatika) auf.

Vernarbende Alopezie

Bei vernarbenden Alopezien sind die Haarfollikel zerstört, sodass ein Haarwuchs an der betroffenen Stelle nicht mehr möglich ist.

32.11.3 Paronychie

DEFINITION

Paronychie *(Nagelumlauf):* Meist durch Bakterien, seltener durch Pilze oder Herpes-simplex-Viren verursachte Entzündung des Nagelfalzes.

Bei der **Paronychie** (→ Abb. 32.45) ist der Nagelfalz gerötet, geschwollen und auf Druck oder spontan schmerzhaft. Oft ist die Eintrittspforte der Erreger (z. B. Verletzung bei der Maniküre) noch sichtbar. Ruhigstellung und lokale Antiseptika sind meist ausreichend. Ein sichtbarer Eiterherd muss chirurgisch entlastet werden.

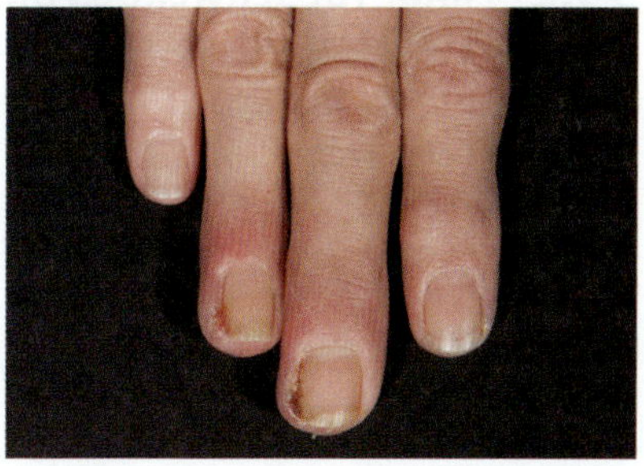

Abb. 32.45 Paronychie am Mittel- und Ringfinger. [P1033]

33

PFLEGE BEI NEPHROLOGISCHEN UND UROLOGISCHEN ERKRANKUNGEN

Nicole Menche
Unter Mitarbeit von Christine Keller

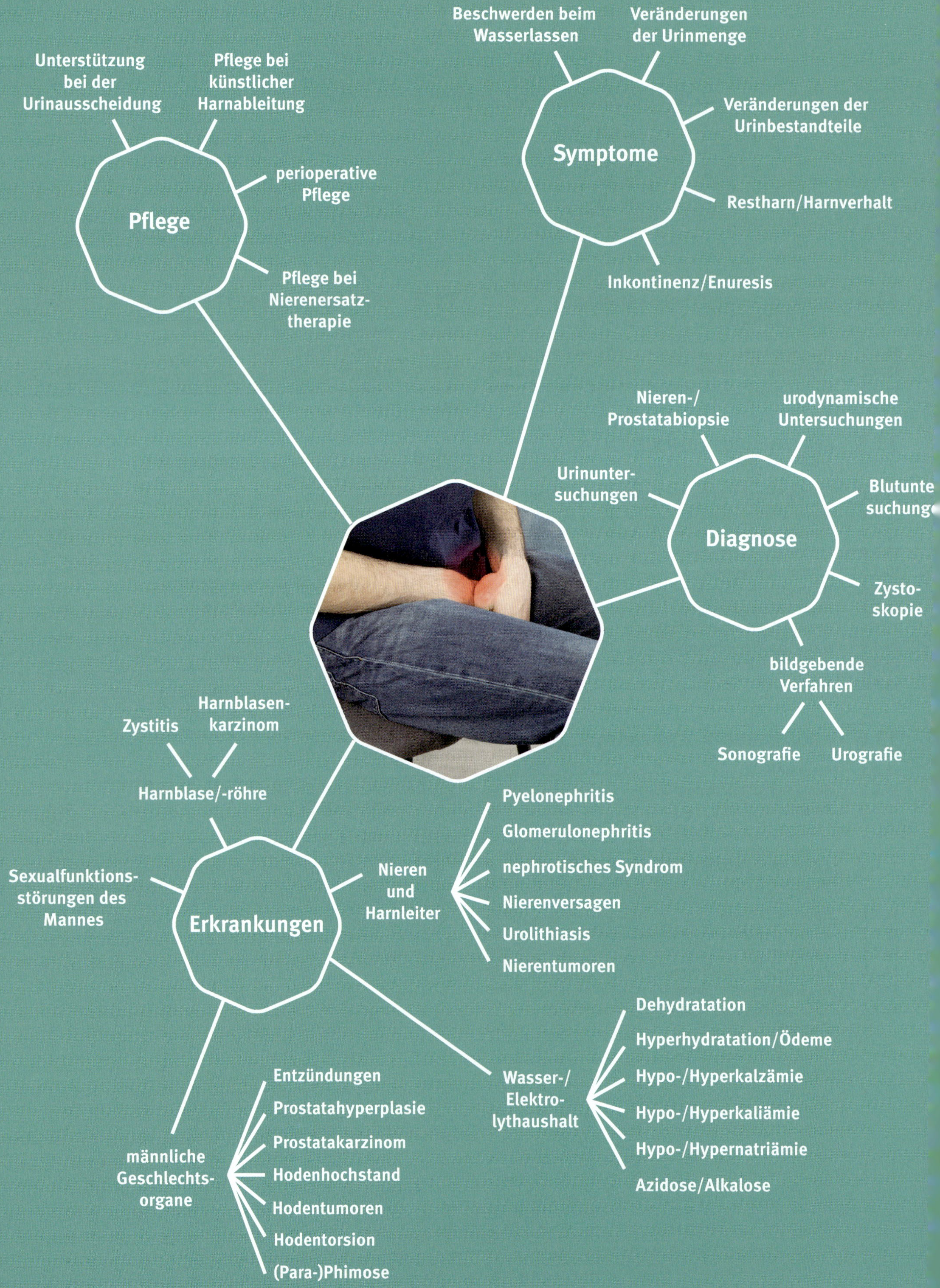

Pflege
Unterstützung bei der Urinausscheidung
Pflege bei künstlicher Harnableitung
perioperative Pflege
Pflege bei Nierenersatz-therapie
Symptome
Beschwerden beim Wasserlassen
Veränderungen der Urinmenge
Veränderungen der Urinbestandteile
Restharn/Harnverhalt
Inkontinenz/Enuresis
Diagnose
Nieren-/ Prostatabiopsie
urodynamische Untersuchungen
Urinunter-suchungen
Blutunte suchung
Zysto-skopie
bildgebende Verfahren
Sonografie
Urografie
Erkrankungen
Harnblase/-röhre
Zystitis
Harnblasen-karzinom
Sexualfunktions-störungen des Mannes
Nieren und Harnleiter
Pyelonephritis
Glomerulonephritis
nephrotisches Syndrom
Nierenversagen
Urolithiasis
Nierentumoren
Wasser-/ Elektro-lythaushalt
Dehydratation
Hyperhydratation/Ödeme
Hypo-/Hyperkalzämie
Hypo-/Hyperkaliämie
Hypo-/Hypernatriämie
Azidose/Alkalose
männliche Geschlechts-organe
Entzündungen
Prostatahyperplasie
Prostatakarzinom
Hodenhochstand
Hodentumoren
Hodentorsion
(Para-)Phimose

Die medizinischen Fachgebiete

DEFINITION

Nephrologie *(Lehre von den Nierenkrankheiten):* Teilgebiet der *Inneren Medizin.* Befasst sich mit den *konservativ* zu behandelnden Nierenerkrankungen, der eingeschränkten Nierenfunktion und der Nierenersatztherapie sowie dem (nierenbedingten) Bluthochdruck.

Urologie *(Lehre von den Krankheiten der Harnorgane): Operativ* orientiertes Fachgebiet, das v. a. Erkrankungen der ableitenden Harnwege und der männlichen Geschlechtsorgane zum Gegenstand hat. Umfasst auch die **Andrologie,** die im engeren Sinne die Lehre von der Fortpflanzungsfähigkeit des Mannes und ihren Störungen bezeichnet.

Fachweiterbildung Pflege in der Nephrologie

Für examinierte Pflegefachpersonen mit Berufserfahrung in der Nephrologie besteht die Möglichkeit einer berufsbegleitenden **Fachweiterbildung Pflege in der Nephrologie.** Schwerpunkte sind die Pflege von Menschen mit schwerer Nierenfunktionsstörung, unter Nierenersatztherapie sowie vor und nach Transplantation [1].

33.1 Pflege bei nephrologischen und urologischen Erkrankungen

33.1.1 Patientensituation

Erkrankungen der Nieren und ableitenden Harnwege verändern die Situation des Patienten bzw. der Patientin (im Folgenden als „Patient" bezeichnet) auf vielfältige Weise. Einige Erkrankungen, z. B. Blasenentzündungen, sind vergleichsweise harmlos und beeinträchtigen den Betroffenen nur kurzzeitig, während andere lebenslang gravierende Veränderungen mit sich bringen, z. B. eine chronische Niereninsuffizienz. Die Abhängigkeit von der Dialyse bedeutet auch, dass Beruf und Hobbys stark eingeschränkt sind und die Ernährung strengen Diätvorschriften folgen muss, Frauen wird oft von einer Schwangerschaft abgeraten. Nach einer Blasenentfernung muss der Patient unter Umständen mit einem künstlichen Harnausgang leben.

Viele Erkrankungen in der Nephrologie und Urologie sind stark mit Schamgefühlen besetzt. Patienten reden z. B. nicht leicht über Inkontinenz oder Erektionsstörungen. Ärzte und Pflegende brauchen viel Feingefühl in der Gesprächsführung und die Fähigkeit, Patienten von sich aus auf ihre Situation anzusprechen. Rücksichtnahme, Taktgefühl und die Wahrung der Intimsphäre bei Untersuchungen und Maßnahmen im Genitalbereich sind unbedingt notwendig.

Bösartige Erkrankungen sind immer sehr einschneidend und vital bedrohlich für die Betroffenen. Bei Männern haben Hodentumoren und ihre Behandlung oft eine eingeschränkte Fruchtbarkeit oder Unfruchtbarkeit zur Folge. Nach radikaler Prostataentfernung treten häufig Erektionsprobleme auf. Diese Situationen treffen die Patienten in ihrem „Mannsein" und sind psychisch nicht leicht zu verarbeiten.

33.1.2 Beobachten, Beurteilen und Intervenieren

Uringewinnung → 8.1.2, *Beurteilung des Urins* → 8.1.3
Transurethrale Harnableitung → 8.1.6

Ausscheidung

Patientenbeobachtung und Dokumentation

Urin und Miktion sind die zentralen Beobachtungsschwerpunkte in der Nephrologie und Urologie.

Pflegefachpersonen beobachten **Urinmenge, -farbe, -transparenz** und **-geruch** sowie **Miktion** und **Miktionshäufigkeit** (→ 8.1.3). Hinzu kommt noch die **Beurteilung der Kontinenz,** das heißt, „willkürlich und zur passenden Zeit an einem geeigneten Ort die Blase zu entleeren". Kontinenz beinhaltet auch die Fähigkeit, um Hilfe für den Toilettengang zu bitten, wenn dieser aufgrund eingeschränkter Mobilität nicht alleine möglich ist [2].

Erkrankungen der Nieren gehen oft mit einer veränderten Harnproduktion einher. Die Ausfuhrkontrolle bzw. das **Erstellen einer Flüssigkeitsbilanz** ist dann von großer Bedeutung (→ 8.1.2). Hinzu kommt die Beobachtung auf Wassereinlagerungen oder Zeichen einer Dehydratation/Exsikkose (→ 33.10.2). Tägliches Wiegen kann teilweise eine aufwändige Ein- und Ausfuhrkontrolle ersetzen.

Weitere Aufgabe der Pflegenden ist die **Gewinnung von Urinproben** für die unterschiedlichen Untersuchungen. Abhängig von der Patientensituation übernehmen sie die Gewinnung (z. B. Katheterurin) oder leiten die Patienten dazu an (z. B. Mittelstrahl-, Sammelurin, → 8.1.2). Pflegefachpersonen führen darüber hinaus Streifen-Schnelltests durch und legen Urinkulturen an (→ 33.3.2).

Harnableitungen sind häufig in der Nephrologie und Urologie. Das Legen eines transurethralen Einmal- oder Dauerkatheters kann in der Regel von Pflegefachpersonen durchgeführt werden (→ 8.1.6). Bei anderen Ableitungen (z. B. suprapubischer Blasenkatheter, → 33.1.4) assistieren die Pflegenden dem Arzt bzw. der Ärztin (im Folgenden als „Arzt" bezeichnet) bei der Anlage. Die fachgerechte Versorgung einer Harnableitung einschließlich des Umgangs mit dem Urinauffangsystem (→ Abb. 8.12) ist pflegerische Aufgabe. Hinzu kommt die Anleitung der Patienten zum Umgang mit dem Auffangsystem.

Ernährung

Einige Erkrankungen der Nieren und ableitenden Harnwege haben auch Auswirkungen auf die **Ernährung.**

Patienten mit einer fortgeschrittenen Nierenfunktionsstörung (Niereninsuffizienz → 33.5.8) leiden häufig unter Appetitlosigkeit, Übelkeit oder Erbrechen. Außerdem müssen sie eine kalium-, phosphat- und salzarme Diät einhalten, vor der Dialyse zusätzlich eiweißarm, unter Dialyse eher eiweißreich. Als Folge scheint es manchmal kaum noch erlaubte Speisen zu geben. Bei der Ernährungsberatung werden die Betroffenen miteinbezogen und ihre Vorlieben weitestgehend berücksichtigt, um für eine möglichst gute Adhärenz zu sorgen. Die Überwachung von Ernährungszustand und Gewicht ist wichtig, da ein reduzierter Ernährungszustand die Prognose weiter verschlechtert.

Empfehlungen für die erwünschte bzw. erlaubte **Trinkmenge** hängen von der Erkrankung ab:

- Patienten mit Nierensteinen oder Entzündungen der ableitenden Harnwege sollen viel trinken, meist mindestens 2–3 l täglich. Ausnahmen sind Patienten, bei denen aufgrund von Begleiterkrankungen, z. B. einer Herzinsuffizienz (→ 21.6), eine Trinkmengenbeschränkung erforderlich ist
- Bei Patienten mit einer Nierenfunktionseinschränkung ist die erlaubte Trinkmenge abhängig von der noch produzierten Urinmenge und wird vom Arzt individuell angeordnet, in der Regel ist sie eingeschränkt
- Patienten unter Nierenersatztherapie haben häufig eine strenge Trinkmengenbeschränkung.

33.1.3 Pflege bei transurethraler Blasenspülung

DEFINITION

Blasenspülung *(Blasenlavage):* Spülung der Harnblase mit Spülflüssigkeit.

Blaseninstillation: Einbringen von Medikamenten in die Harnblase.

Transurethrale Harnableitung → 8.1.6

Durch **Blasenspülung** soll die Harnblase z. B. von Eiter oder Blut gereinigt und eine **Blasentamponade,** etwa durch Blutkoagel, verhindert werden.

Eine einmalige Blasenspülung ist mit einer Blasenspritze oder Faltenbalgflasche über einen transurethralen Blasenkatheter (Einmal- oder Dauerkatheter) möglich. Eine kontinuierliche Spülung erfolgt über einen großlumigen (Ch 20–24) transurethralen **Spülkatheter** (→ Abb. 33.1).

Blasenspülungen werden in erster Linie im Zusammenhang mit Operationen durchgeführt, etwa eine kontinuierliche Blasenspülung in den ersten Tagen nach einer TUR-Prostata (→ 33.6.2) zur Vermeidung von Koagelbildung und Blasentamponade. Dann wird der Spülkatheter intraoperativ gelegt.

Seltener ist die gezielte Einbringung von Medikamenten in die Blase **(Blaseninstillation),** beispielsweise zur Rezidivprophylaxe nach Harnblasenkarzinom (→ 33.4.2).

Vorbereitung

Die Pflegenden richten die benötigten Materialien:

- Ggf. alles für die Katheterisierung der Harnblase (→ 8.1.5), Katheter abhängig von der individuellen Situation
- (Großes) Urinauffangsystem
- Hände- und Hautdesinfektionsmittel
- Infusionsständer
- Spülbeutel (3 oder 5 l) mit physiologischer Kochsalzlösung (mind. Raumtemperatur, ideal auf Körpertemperatur angewärmt)
- Für eine Instillation Blasenspritze oder Faltenbalgflasche mit angeordnetem Medikament.

VORSICHT! Infektionsgefahr. Beim Legen eines transurethralen Katheters, bei jeglichen Manipulationen daran und besonders beim Einbringen von Lösungen besteht die Gefahr, dass Keime von außen in die Blase eingebracht werden. Deshalb müssen alle Maßnahmen mit großer hygienischer Sorgfalt ausgeführt werden (→ 8.1.5).

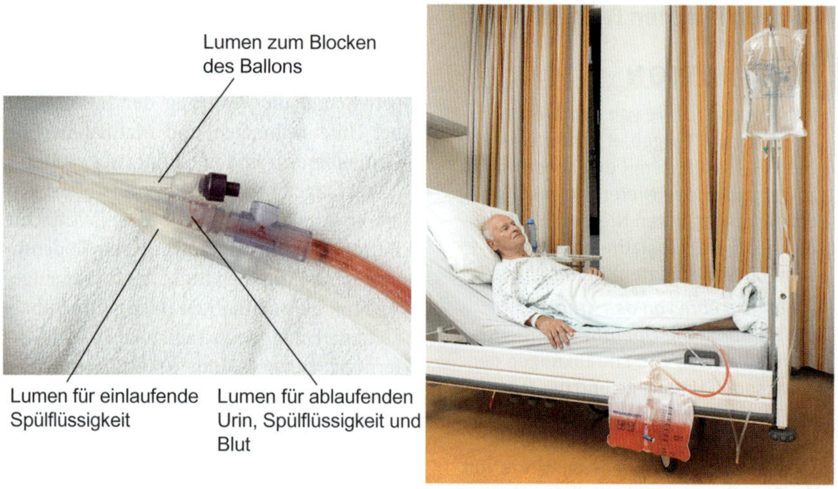

Abb. 33.1 Blasenspülung. Links: dreilumiger Spülkatheter mit angeschlossener Spülung und Urinauffangsystem. Rechts: Blasenspülung mit Spülbeutel und Urinauffangsystem. [K115]

Durchführung einer kontinuierlichen Blasenspülung

- Ggf. transurethralen Spülkatheter legen (→ 8.1.5), Harnauffangsystem an den Katheter anschließen
- Spülbeutel vorbereiten. Datum und Uhrzeit auf den Beutel schreiben, Überleitungssystem anschließen und entlüften
- Überleitungssystem an den Spülschenkel des Blasenkatheters anschließen (→ Abb. 33.1), durch Öffnen der Rollklemme Spülung beginnen

Spülgeschwindigkeit

Die Spülgeschwindigkeit wird vom Arzt angeordnet, z. B. 5 l in 10 Std. Prinzipiell gilt: Unmittelbar postoperativ läuft die Spülflüssigkeit zügig („im Schuss") ein. Mit Nachlassen der Blutung (Urin und ablaufende Spülflüssigkeit werden klarer und gelber, Blutbeimengungen weniger) wird die Einlaufgeschwindigkeit nach und nach verlangsamt. Bevor der Spülkatheter entfernt wird, wird die Spülung zunächst abgestellt. Bleibt der Urin (fast) klar und hell, kann der Katheter entfernt werden.

- Flüssigkeitsbilanz erstellen (über 12 bzw. 24 Std.). Dabei beachten, dass über den abführenden Schenkel des Katheters Spülflüssigkeit *und* Urin ablaufen. *Beispiel:* 11.800 ml entleert in 24 Std. – 10.000 ml Spülflüssigkeit = 1.800 ml Urinausscheidung/24 Std.
- Katheterbeutel bei Bedarf entleeren, dabei Inhalt auf Menge, Farbe, Blutkoagel oder andere Beimengungen beobachten und Befund dokumentieren
- Nach Arztanordnung Spülung beenden und Spülkatheter entfernen.

VORSICHT! Wegen der **Gefahr der Blasentamponade** darf die Spülung v. a. am OP-Tag und ersten postoperativen Tag nicht länger zum Stillstand kommen, deshalb muss ein leerer Spülbeutel zügig gewechselt werden. Fördert der Blasenkatheter plötzlich nicht mehr, hat vermutlich ein Koagel den Katheter verlegt. Nach Arztanordnung wird der Katheter mit physiologischer Kochsalzlösung und Blasenspritze oder Faltenbalgflasche angespült.

Durchführung einer Blaseninstillation

- Patienten auffordern, vor der Instillation nur wenig zu trinken, da das Medikament einige Zeit (z. B. 2 Std.) in der Blase gehalten werden soll
- Ggf. Medikament unter aseptischen Bedingungen in einer Blasenspritze aufziehen oder in eine Faltenbalgflasche mit physiologischer Kochsalzlösung (z. B. Freka Drainjet®) einbringen, alternativ gebrauchsfertige Faltenbalgflasche mit Wirkstoff verwenden
- Liegenden Katheter mit einer stumpfen Klemme abklemmen, vom Ableitungssystem diskonnektieren, Katheteransatz satt mit Hautdesinfektionsmittel einsprühen. Alternativ: Einmalkatheter legen
- Blasenspritze/Faltenbalgflasche am Katheter konnektieren, Klemme öffnen und Lösung langsam in die Blase instillieren
- Blasenkatheter wieder abklemmen, Ableitungssystem anschließen und Klemme für die Zeit der Einwirkung geschlossen

lassen. Alternativ: Einmalkatheter entfernen und Patienten auffordern, die Miktion für die Zeit der Einwirkung zu unterdrücken.

33.1.4 Pflege bei suprapubischem Blasenkatheter

DEFINITION

Suprapubischer Blasenkatheter *(suprapubische Blasendrainage, suprapubische Blasen[punktions]fistel, Zystostomie, „Pufi"):* Durch die Bauchdecke in die gefüllte Blase eingeführter Blasendauerkatheter.

Suprapubische Blasenpunktion → 33.3.1

Die Indikationen eines **suprapubischen Blasenkatheters** (→ Abb. 33.2) entsprechen denen der transurethralen Harnableitung (→ 8.1.6). Er ist außerdem möglich bei Harnröhrenverletzungen und Harnröhrenverengungen, die für einen transurethralen Katheter nicht mehr passierbar sind.

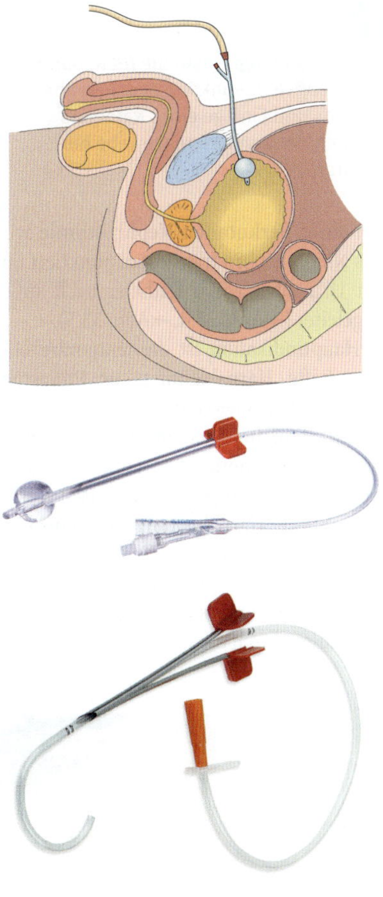

Abb. 33.2 Oben Lage eines suprapubischen Blasenkatheters (mit blockbarem Ballon), Mitte suprapubischer Blasenkatheter mit blockbarem Ballon, unten Pigtail-Katheter mit bereits gespaltener Punktionskanüle. [L190, U223]

Die Harnableitung über einen suprapubischen Blasenkatheter ist im Vergleich zur transurethralen Katheterisierung komplikationsärmer (weniger mechanische Verletzungen und Harnwegsinfektionen), berührt nicht den Intimbereich des Patienten und ermöglicht ein Blasen- und Kontinenztraining (→ 8.1.6).

Für eine längere dauernde Harnableitung sollte daher der suprapubische gegenüber dem transurethralen Blasenkatheter bevorzugt werden.

Bei Blasentumoren, Blutgerinnungsstörungen, unzureichend gefüllter Blase (< 150 ml), Hauterkrankungen im Punktionsbereich und Schwangeren darf keine suprapubische Blasendrainage erfolgen.

Legen einer suprapubischen Blasenpunktion/-drainage

Vorbereitung

Die Pflegefachpersonen richten die benötigten **Materialien** [3]:

- Ggf. Einmalrasier oder Clipper
- Spritzenabwurf, Abwurf
- Haut-, Händedesinfektionsmittel
- Lokalanästhetikum, Spritze, Kanüle
- Sterile Tupfer/Kompressen, steriles Lochtuch, sterile Schlitzkompressen [4], Fixierpflaster (z. B. Fixomull® stretch), Verbandsschere
- Sterile Handschuhe, Mund-Nasen-Schutz für den Arzt
- Ggf. Ultraschallgerät
- Blasenpunktionsset (z. B. Cystofix®) mit spaltbarer Punktionskanüle und Katheter.
  Es gibt suprapubische Ballonkatheter mit blockbarem Ballon, die für die länger dauernde Drainage bevorzugt werden, da sie nicht durch Annaht fixiert werden müssen. Alternative sind Pigtail-Katheter mit eingerolltem Ende in der Blase (wie ein Schweineschwanz, *engl.* pigtail), die mit Naht an der Bauchhaut fixiert werden müssen (→ Abb. 33.2).
  Zum Teil enthalten diese Sets, je nach Hersteller, noch weitere der benötigten Materialien
- Ggf. Skalpell
- Bei Ballonkatheter 10-ml-Spritze mit Aqua dest.
- Bei Pigtail-Katheter Nahtmaterial
- Geschlossenes Urinableitungssystem.

Die **Vorbereitung des Patienten** umfasst:

- Blase füllen. Möglichkeiten sind:
  - Patienten zum reichlichen Trinken (mind. 500 ml) auffordern
  - Bei liegendem Venenkatheter 500 ml Infusion nach Arztanordnung
  - Blase über einen liegenden Dauerkatheter oder einen Einmalkatheter mit 500 ml physiologischer Kochsalzlösung füllen
- Störende Kleidung entfernen, ggf. Haare kürzen
- Patienten bitten, sich flach auf den Rücken zu legen und Bett in leichte Kopftieflage bringen (Blase wird so von anliegenden Organen isoliert).

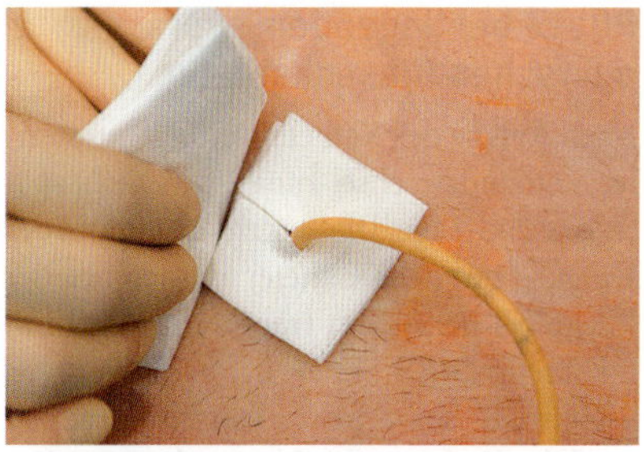

Abb. 33.3 Steriler Verband eines suprapubischen Blasenkatheters mit Ballon. Nach Hautdesinfektion wird eine Schlitzkompresse um den Katheter gelegt, mit einer Kompresse abgedeckt und mittels Fixierpflaster fixiert. [K115]

Durchführung

Das Legen, Entfernen und Wechseln einer suprapubischen Blasendrainage sind ärztliche Aufgaben. Pflegefachpersonen assistieren dabei.

Nach Kontrolle der Blasenfüllung und Hautdesinfektion setzt der Arzt die Lokalanästhesie. Er schiebt den Blasenkatheter über die Punktionskanüle (Trokar) vor, damit durch die Punktion kein Gewebezylinder in die Kanüle gelangen und diese verstopfen kann. Danach punktiert er die Blase 2–3 cm oberhalb der Symphyse in der Körpermittellinie. Wenn Urin fließt, schließt er das Harnauffangsystem an den Blasenkatheter an. Anschließend wird die Punktionskanüle entfernt, der Katheter verbleibt in der Blase.

Ein Ballonkatheter wird mit Aqua dest. geblockt (Menge steht auf dem Katheter), ein Pigtail-Katheter mit Naht an der Bauchdecke fixiert.

Die Pflegefachperson verbindet die Punktionsstelle steril mit Schlitzkompresse, Kompresse und Fixierpflaster (→ Abb. 33.3). In den Stunden nach der Anlage achtet sie auf das Aussehen des Urins (z. B. Blutbeimengungen, Menge), kontrolliert die Punktionsstelle und fragt den Patienten nach seinem Befinden, um Komplikationen frühzeitig zu erkennen.

Pflege bei liegendem suprapubischen Blasenkatheter

Nach Anlage des Katheters erfolgt ein steriler Verbandswechsel zunächst täglich, später alle 2–3 Tage. Die weitere Pflege und der Umgang mit dem Katheter entsprechen der Pflege bei liegendem transurethralen Dauerkatheter (➔ 8.1.5).

Zum Blasen- bzw. Kontinenztraining wird der Katheter abgeklemmt bzw. ein Katheterventil eingesetzt, bei Blasendruck lässt der Patient spontan Urin. Anschließend wird der suprapubische Blasenkatheter geöffnet und der in der Blase verbliebene Urin kann ablaufen. Vor Katheterentfernung sollen Restharnmengen unter 100 ml erreicht sein.

Wechseln und Entfernen eines suprapubischen Blasenkatheters

Der Wechsel eines suprapubischen Blasenkatheters (ca. alle 6 Wochen, individuelle Festlegung durch den Urologen) ist ebenfalls ärztliche Aufgabe. Hierfür gibt es spezielle Wechselsets, sodass der neue Katheter bei reizlosen Verhältnissen durch den alten Punktionskanal vorgeschoben werden kann.

Nach der Entfernung eines suprapubischen Blasenkatheters wird die Eintrittsstelle kurz komprimiert und dann mit sterilen Kompressen trocken verbunden. Der Punktionskanal verschließt sich dann von selbst.

33.1.5 Pflege bei Ureterkatheter

DEFINITION

Ureterkatheter *(Splint, Schienungsdrain, Ureterschienung):* Hohlsonde aus Kunststoff, die intraoperativ oder im Rahmen einer Zystoskopie (Blasenspiegelung, ➔ 33.3.6) in den Harnleiter (Ureter) eingebracht wird.

Diagnostisch wird ein **Ureterkatheter** zur seitengetrennten Nierenfunktionsdiagnostik und retrograden Röntgendarstellung (➔ 33.3.4) verwendet. *Therapeutisch* schient er den Harnleiter z. B. postoperativ oder palliativ bei Tumoren von innen und gewährleistet so den Urinabfluss (➔ Abb. 34.4).

- Beim **inneren Ureterkatheter** wird der Urin aus der Niere über einen Katheter in die Harnblase geleitet. Hierzu wird ein **Doppel-J-Katheter** *(Doppel-Pigtail-Katheter)* verwendet, um ein Verrutschen des Katheters und Schleimhautverletzungen zu vermeiden
- Beim **äußeren Ureterkatheter** wird der Urin durch die Harnröhre nach außen in ein Urinauffangsystem geleitet. Ggf. liegt zusätzlich ein herkömmlicher Blasendauerkatheter zur Ableitung des Urins aus der anderen Niere in ein zweites Auffangsystem.

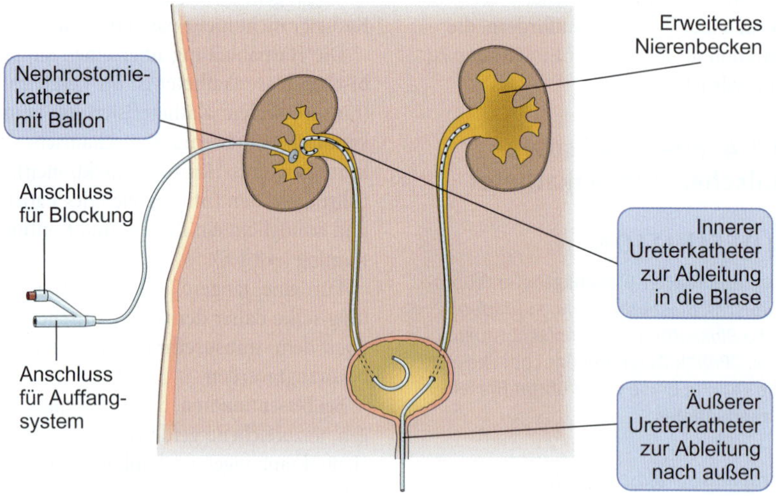

Abb. 33.4 Häufige Katheter nach nephrologischen und urologischen Operationen. [L190]

Pflege

Beim **inneren Ureterkatheter** sind keine pflegerischen Maßnahmen nötig.
Beim **äußeren Ureterkatheter:**

- Pflasterfixierung des Katheters am transurethralen Dauerkatheter oder Oberschenkel des Patienten regelmäßig überprüfen und ggf. erneuern
- Durchgängigkeit des Katheters kontrollieren, bei Verstopfung Arzt informieren. Ggf. ist ein regelmäßiges Durchspülen des Katheters zur Vorbeugung von Verstopfung angeordnet
- Urinausscheidung auf Menge, Farbe, Transparenz beobachten, Urinmenge aus Blasen- und Ureterkatheter separat messen und dokumentieren
- Patient raten, reichlich zu trinken, um einer Katheterverstopfung vorzubeugen
- Weitere pflegerische Maßnahmen wie beim liegenden Blasenverweilkatheter durchführen (➔ 8.1.5)
- Patienten nach Arztanordnung mobilisieren. Auf korrekten Umgang mit dem Katheter achten, um Lageveränderungen zu vermeiden.

VORSICHT! Äußeren Ureterkatheter **nie abklemmen,** weil dies zu einem Harnaufstau im Nierenbecken führen würde.

33.1.6 Pflege bei perkutaner Nephrostomie

DEFINITION

Perkutane Nephrostomie *(PCN, äußere Nierenfistel):* Punktion des Nierenbeckens und Einlage eines Katheters durch Haut und Nierengewebe hindurch.

Bei einer **perkutanen Nephrostomie** wird das Nierenbecken transkutan punktiert und der Urin über einen Katheter nach außen abgeleitet (➔ Abb. 33.4, ➔ Abb. 33.5).

Hauptindikation ist die temporäre oder dauerhafte Harnableitung zur Entlastung der Niere bei einer Harnabflussstörung, z. B. einem Stein im Nierenbecken (➔ 33.5.11). Eine Nephrostomie kann außerdem gelegt werden, um postoperativ oder nach Verletzungen die Harnableitung sicherzustellen und die Wundheilung zu fördern.

Das Nierenbecken wird unter aseptischen Bedingungen und sonografischer Kontrolle von außen durch die Haut punktiert, bei Er-

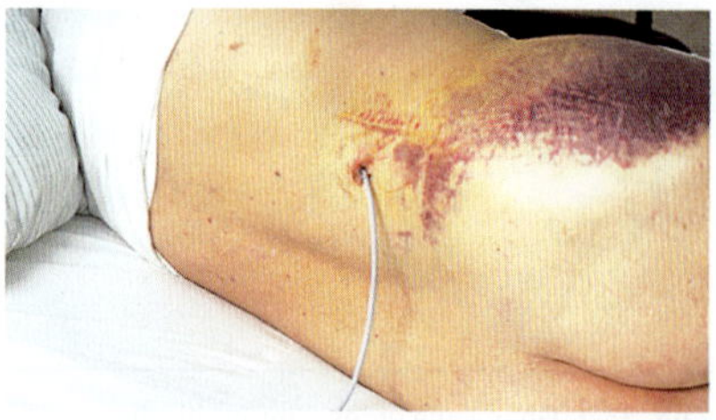

Abb. 33.5 Nephrostomiekatheter. Der Katheter liegt mit seiner Spitze im Nierenbecken der rechten Niere. [K183]

wachsenen in Lokal-, bei Kindern in Allgemeinanästhesie. Alternativ wird die Nephrostomie während der ohnehin notwendigen Operation gelegt. Pigtail-Katheter (→ Abb. 33.2) müssen durch Naht fixiert werden, bei Ballonkathetern ist dies nicht der Fall. Letztere werden deshalb für eine länger dauernde Ableitung bevorzugt.

Bei komplikationslosem Verlauf wird der Nephrostomiekatheter alle 4–6 Wochen gewechselt.

Pflege

Pflege bei Anlage der Nephrostomie

Pflegerische Maßnahmen sind:

- Vor der Anlage Blutabnahme für Blutbild, Gerinnungswerte, Kreatinin und Elektrolyte veranlassen
- Zur Anlage Patienten nüchtern lassen, peripheren venösen Zugang legen (lassen)
- Nach der Anlage engmaschig Temperatur kontrollieren und Urinausscheidung auf Aussehen beobachten. Häufig ist eine Ausfuhrkontrolle erforderlich (→ 8.1.2).

Pflege bei liegendem Nephrostomiekatheter

Die Pflegefachpersonen:

- Beobachten und dokumentieren die Urinausscheidung (Menge, Farbe, Transparenz, → 8.1.2)
- Kontrollieren Lage und Durchgängigkeit der Nephrostomie. Bei Verdacht auf Verstopfung informieren sie unverzüglich den Arzt, der den Katheter vorsichtig mit NaCl 0,9 % durchspülen kann
- Führen aseptische Verbandwechsel durch (→ Abb. 33.3), in den ersten Tagen täglich, später 2- bis 3-tägig
- Achten auf Entzündungszeichen an der Austrittsstelle, trüben Urin, Temperaturanstieg, fragen den Patienten nach Schmerzen in der Nierengegend
- Assistieren beim Katheterwechsel alle 4–6 Wochen.

VORSICHT! Perkutane Nephrostomie **nie abklemmen,** Folge wäre ein Harnaufstau im Nierenbecken.

33.1.7 Pflege bei Nierenersatztherapie

DEFINITION

Nierenersatztherapie: Verfahren zur temporären oder dauerhaften Übernahme der (ausgefallenen) Ausscheidungsfunktion der Nieren.

Chronische Niereninsuffizienz → 33.5.8

Nierenersatztherapien sollen eine ausgefallene Nierenfunktion bestmöglich übernehmen.

Dazu zählen:

- Die Nierentransplantation (→ 33.5.8)
- Hämodialyse, Hämofiltration und Hämodiafiltration als *extrakorporale* Verfahren („Blutreinigung" außerhalb des Körpers)
- Die Peritonealdialyse als *intrakorporales* Verfahren („Blutreinigung" innerhalb des Körpers).

Hauptindikation ist, wie der Name schon sagt, die fortgeschrittene (terminale) Niereninsuffizienz (→ 33.5.8). Derzeit benötigen in Deutschland etwa 80.000 Menschen eine dauernde Dialyse.

Seltener werden extrakorporale Verfahren in Kombination mit anderen Therapien zur Giftelimination bei Vergiftungen (→ 14.6.3) eingesetzt.

Hämodialyse und Hämofiltration

DEFINITION

Hämodialyse und Hämofiltration: Extrakorporale Verfahren zum Ersatz der Ausscheidungsfunktionen der Nieren, d. h., das Blut wird außerhalb des Körpers gereinigt.

Hämodialyse

Die **Hämodialyse** *(Dialyse)* ist die gebräuchlichste Nierenersatztherapie. Das Blut des Patienten wird in das **Dialysegerät** geleitet, darin „entgiftet" und dem Patienten über ein weiteres Schlauchsystem wieder zugeleitet (→ Abb. 33.6).

Es gibt drei Organisationsformen der Hämodialyse:

- Bei der **Zentrumsdialyse** werden die Dialysen in einem **Dialysezentrum** von Fachpersonal durchgeführt

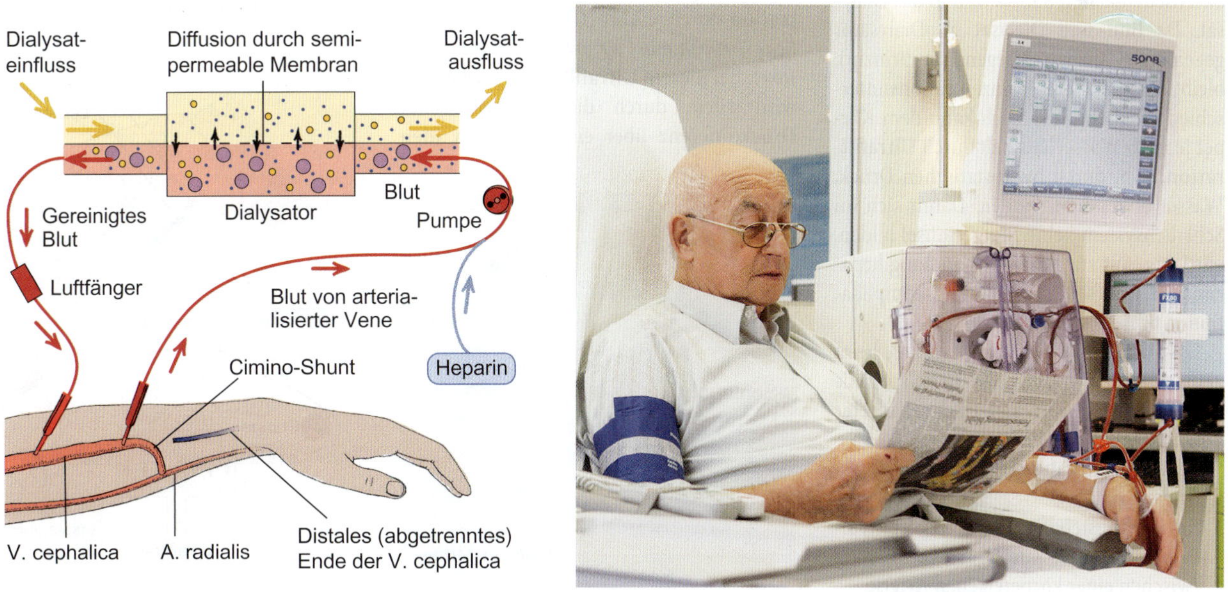

Abb. 33.6 Links: Prinzip der Hämodialyse. Aus dem punktierten Shuntgefäß wird Blut entnommen, durch ein System semipermeabler Membranen geleitet und in einen zweiten Gefäßzugang des Patienten zurückgeleitet. Bei jüngeren Kindern wird meist nur einmal punktiert (Single-Needle-System), dies erfordert jedoch zwei Pumpen, die abwechselnd Blut aus dem Shunt in den Dialysator und dann wieder zurück zum Patienten pumpen. Rechts: Patient während der Dialyse. [L190, U222-1]

- Bei der **Heimdialyse** steht das Dialysegerät in der Wohnung des Patienten, der mithilfe eines Angehörigen die Dialyse selbst durchführt, sodass er vom starren Zeitplan des Dialysezentrums unabhängig ist. Einige Zentren bieten sogar jungen, kreislaufstabilen Patienten eine partnerlose Heimdialyse an
- Zwischenform ist die **zentralisierte Heimdialyse** *(Limited-Care-Dialyse)* in einem *LC-Zentrum* mit höherer Eigenverantwortung des Patienten, ständiger Unterstützungsmöglichkeit durch Pflegefachpersonen, aber ohne permanente Arztpräsenz.

Meist sind drei Dialysebehandlungen wöchentlich über jeweils 4–5 Std. erforderlich, um die harnpflichtigen Substanzen auf tolerable Werte zu senken.

Zentraler Bestandteil des Dialysegeräts ist der **Dialysator** aus vielen parallelen, unter 1 mm dünnen Kapillaren *(Kapillardialysator)*. Die Kapillarwände bestehen aus einer *semipermeablen* (halb durchlässigen) Kunststoffmembran, die durchlässig für klein- und mittelmolekulare Substanzen wie Elektrolyte und Urämietoxine (→ 33.5.8) ist, aber nicht z. B. für Blutzellen und -eiweiße. An der Außenseite der Kunststoffmembran strömt gegenläufig das **Dialysat** vorbei. Dies ist speziell aufbereitetes Wasser, in dem die wichtigsten Elektrolyte in der Konzentration vorgegeben werden, auf die das Patientenblut korrigiert werden soll. Durch den Konzentrationsunterschied zwischen Blut und Dialysat *diffundieren* die auszuscheidenden Substanzen in das Dialysat. Da Blut und Dialysat im Dialysator gegenläufig fließen (Gegenstromprinzip), bleibt immer ein Konzentrationsunterschied erhalten. Zusätzlich kann dem Körper je nach Wasserhaushalt durch **Ultrafiltration,** d. h. durch hydrostatischen Druck, Wasser abgepresst werden. Damit sich im Schlauchsystem keine Blutgerinnsel bilden, wird das Blut zur Dialysebehandlung heparinisiert, was (selten) zu Blutungskomplikationen führen kann.

Ein kurzzeitiger Gefäßzugang, z. B. beim akuten Nierenversagen, ist über spezielle zentralvenöse **Kurzzeit-Dialysekatheter** möglich, z. B. *Shaldon-Katheter.*

Bei **Langzeitdialyse** ist ein spezieller Gefäßzugang nötig:

- Am günstigsten ist ein **nativer Shunt,** also eine operative Kurzschlussverbindung zwischen einer körpereigenen Arterie und Vene, bevorzugt an der oberen Extremität. Der (subkutane) Shunt zwischen der A. radialis und einer Armvene

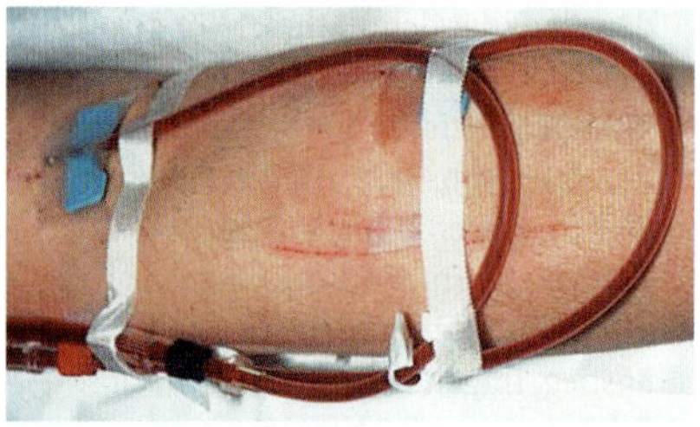

Abb. 33.7 Brescia-Cimino-Shunt, hier während der Dialyse. [E319]

heißt **Cimino-Brescia-Shunt** (*Brescia-Cimino-Fistel,* → Abb. 33.7). Durch den erhöhten Blutfluss und Druck in der Vene erweitert sich diese mit der Zeit, sodass sie gut punktiert werden kann. Die Anpassung dauert jedoch einige Wochen. Daher sollte der Shunt rechtzeitig vor der ersten Dialyse angelegt werden
- Zweite Wahl sind künstliche **Prothesenshunts** durch Gefäßprothesen aus Kunststoff
- Beispielsweise bei Kleinkindern, deren Gefäße zu zart für eine Shuntanlage sind, oder bei Patienten, bei denen keine Shuntanlage (mehr) möglich ist, wird mit speziellen **Langzeit-Dialysekathetern** gearbeitet (→ Abb. 33.8). Das eine Ende liegt im rechten Vorhof, das andere Ende wird durch einen Hauttunnel nach außen geführt.

Hämofiltration

Unter intensivmedizinischen Bedingungen wird häufig die **kontinuierliche Hämofiltration** durchgeführt (*CVVH = kontinuierliche [continuous] venovenöse Hämofiltration*). Bei diesem **Ultrafiltrationsverfahren** wird allein durch die (hydrostatische) Druckdifferenz über eine Membran (den **Hämofilter**) eine hohe Menge Ultrafiltrat abgepresst (→ Abb. 33.9). Harnpflichtige Substanzen werden passiv „mitgerissen". Das abgepresste Volumen wird durch Infusion spezieller Ersatzlösungen ausgeglichen. Eine gewünschte Minusbilanz kann von der Maschine miteinberechnet werden.

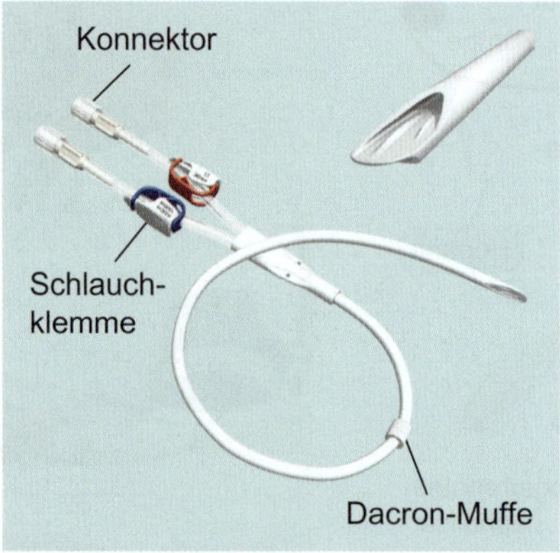

Abb. 33.8 Langzeit-Dialysekatheter. Die Dacron-Muffe wächst ins Subkutangewebe ein. Sie fixiert den Katheter und bildet eine Keimbarriere. [V977]

Hämodiafiltration

Eine weitere Option ist die **Hämodiafiltration,** die „Kombination" von Hämodialyse und Hämofiltration. Bei der Hämodiafiltration ist die Elimination einiger Substanzen besser als bei alleiniger Hämodialyse und sie ist kreislaufschonender.

Komplikationen

Die lebensrettende Hämodialyse/-filtration kann auch Komplikationen haben:

- Blutdruck-/Kreislaufprobleme durch Flüssigkeitseinlagerung zwischen den Dialysen (Hypertoniegefahr) einerseits und den notwendigen raschen Flüssigkeitsentzug (Hypotoniegefahr) andererseits
- Herzrhythmusstörungen bei Hypo- oder Hyperkaliämie
- Allergische Reaktionen, z. B. auf Membranmaterialien
- Blutung, v. a. an der Punktionsstelle
- Infektionen
- Selten, v. a. bei Erstdialyse, passageres Hirnödem (*Erstdialyse-* oder **Dysäquilibrium-Syndrom**), wahrscheinlich durch die schnelle Harnstoffentfernung und den Osmolaritätsabfall. Leitsymptome Kopfschmerzen, Schwindel, Bewusstseinsstörungen, zerebrale Krampfanfälle

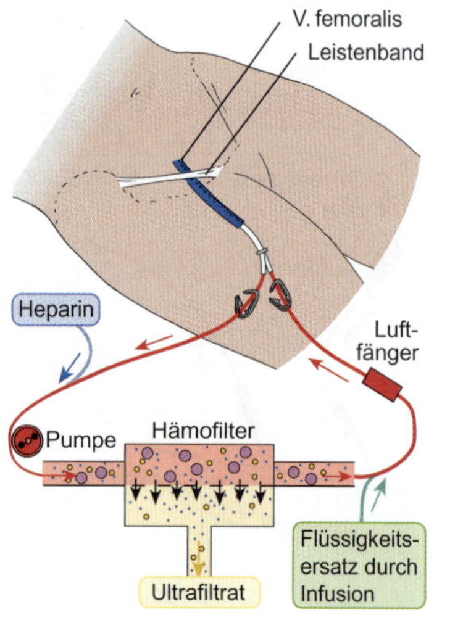

Abb. 33.9 Prinzip der Hämofiltration, hier der venovenösen Hämofiltration. Das Blut wird allein durch Druck durch einen Filter gepresst. [L215]

- **Shuntkomplikationen,** also **Shuntinfektionen, -stenosen, -aneurysmen, -thrombosen** und Durchblutungsstörungen durch „Umlenken" des arteriellen Blutes.

Pflege

Während der Dialyse wird der Patient durch speziell geschulte Pflegefachpersonen betreut, die evtl. eine Weiterbildung Pflege in der Nephrologie absolviert haben [1]. Schmerzen bei der Shuntpunktion können durch Kryotherapie vor der Punktion reduziert werden [5].

An dialysefreien Tagen werden die Patienten von Pflegenden auf einer Allgemeinstation, in einer stationären Pflegeeinrichtung oder der ambulanten Pflege betreut. Patienten, die selbstständig zu Hause leben, werden zu den notwendigen Maßnahmen und Vorsichtsmaßnahmen beraten:

Shuntpflege

- Shunt täglich auf Rötung, Schwellung und Hämatome inspizieren. Palpieren (spürbare Pulswellen, „Schwirren") und mit dem Stethoskop auf Durchgängigkeit auskultieren (hörbares Rauschen über dem Shunt)

VORSICHT! Die **Funktionsfähigkeit des Shunts** ist lebenswichtig für den Patienten. Shunt und Shuntarm müssen daher besonders geschont bzw. geschützt werden. Deshalb: keine Punktionen, Injektionen und Blutdruckmessungen am Shuntarm. Keine einschnürende Kleidung oder komprimierenden Verbände (Ausnahme: Druckverband bei Shuntblutungen sowie nach der Dialyse). Nicht schwer heben, keine anstrengenden sportlichen Belastungen. Verzicht auf verletzungsanfällige Tätigkeiten und längere Sonnenbestrahlung.

- Haut um den Shunt vorsichtig mit klarem Wasser reinigen, um die Haut zu schonen. Haut an dialysefreien Tagen mit einer Bodylotion pflegen (nicht vor der Dialyse, weil die Pflaster sonst schlecht haften)
- Tägliches Shunt-Training durchführen, z. B. Schaumstoffbälle kneten, um die Durchblutung zu verbessern
- Nach der Dialyse Verband mit sterilen Tupfern anlegen und mit Pflasterkreuz fest fixieren, kein zirkulärer Verband. Pflaster für mind. 12 Std. belassen [6].

Patientenbeobachtung und Dokumentation

- Tägliche Kontrolle von Körpergewicht und Blutdruck (nicht am Shuntarm)
- Maßnahmen bei erhöhter Blutungsneigung wegen der gerinnungshemmenden Medikamente unter der Dialyse (→ 27.1.3), Beobachtung auf Blutungszeichen, z. B. Hämatome, Blut im Urin oder Stuhl.

Hygienemaßnahmen besonders wichtig

Dialysepatienten sind abwehrgeschwächt und haben ein erhöhtes Risiko einer MRSA-Besiedelung. Die Pflegenden achten auf eine sorgfältige Einhaltung der Standardhygienemaßnahmen (→ 30.1.3). Nach Risikoabwägung erfolgt regelmäßig ein MRSA-Screening (→ 30.1.5). Der Patient wird zu seinem erhöhten Infektionsrisiko beraten.

Ernährung

Menschen unter Dialysetherapie müssen ihre Ernährung grundsätzlich umstellen, die sehr restriktiven Diätvorgaben erleben sie häufig als sehr belastend. Zudem bestehen oft Appetitlosigkeit, Übelkeit und Unwohlsein und die Gefahr einer Mangelernährung, verbunden mit zunehmender Schwäche.

Je nach körperlicher Aktivität ist bei älteren Kindern und Erwachsenen eine Kalorienzufuhr von täglich 30–35 kcal/kg Körpergewicht angemessen (davon etwa 45 % Kohlenhydrate), bei jüngeren Kindern mehr. Wegen der dialysebedingten Aminosäureverluste wird eine eiweißreiche Nahrung (Eiweißzufuhr mind. 1,2 g/kg Körpergewicht täglich) empfohlen. Regelmäßiges Essen, viele Zwischenmahlzeiten und kalorienreiche Zusatznahrungen können helfen, die Kalorien- und Eiweißzufuhr zu erreichen. Außerdem soll die Kost kalium- und phosphatarm sein. Der Patient wird über die Symptome eines zu hohen Kaliumspiegels (→ 33.10.3) informiert. Die Einschränkung der Natriumzufuhr richtet sich nach Blutdruck, Durstgefühl und Restdiurese. Dialysepatienten benötigen eine individuelle Ernährungsberatung, die bei Bedarf wiederholt wird [7].

Die sehr eingeschränkte Trinkmenge und das damit verbundene Durstgefühl stellen die Betroffenen vor die größte Herausforderung. Eine Faustregel ist, dass die erlaubte Trinkmenge bei der Resturinausscheidung plus 500–800 ml liegt. Das ist oft unter 1 l. Der erwachsene Patient soll im dialysefreien Intervall nicht mehr als 1 kg täglich zunehmen. Bei Kindern gilt 3 % des Körpergewichts als Grenze. Je höher die Gewichtszunahme ist, umso größer muss der Wasserentzug durch die Dialyse sein, was zu starken Kreislaufproblemen während der Dialyse führen kann. An den dialysefreien Tagen sind die Zeichen einer Überwässerung wie z. B. Husten, Atemnot, Ödeme (→ 33.10.2) sehr belastend. Praktische Tipps sind:

- Auf salzhaltige und scharfe Speisen verzichten, die Durst machen, ebenso auf süße Getränke
- Getränke immer in kleine Gläser eingießen
- Erlaubte Trinkmenge mit einem Zeitplan über den Tag verteilen, Einfuhr dokumentieren
- Zwischendurch häufiger den Mund mit kaltem Wasser ausspülen, Eiswürfel oder einen sauren Bonbon lutschen, ein Stück kaltes Obst essen [7].

Auch Lebensmittel enthalten Wasser. Betroffene sollen wasserreiche und wasserarme Lebensmittel kennen und wasserreiche Lebensmittel nur sparsam verzehren.

Psychische Begleitung

Zu Beginn der Dialyse empfindet der Patient die Dialyse oft als Erleichterung, da die unmittelbare Lebensgefahr zunächst gebannt ist und sich die Symptome der Niereninsuffizienz bessern (→ 33.5.8). Mit der Zeit werden ihm und seiner Familie die Einschränkungen aber immer bewusster. Besonders belastend werden die Abhängigkeit von einer Maschine, Trinkmengenbeschränkung und Ernährungsvorschriften, eingeschränkte Freizeit- und Berufsmöglichkeiten und eine verminderte körperliche Belastbarkeit erlebt, ggf. auch das Warten auf eine Spenderniere.

Pflegefachpersonen haben ein offenes Ohr für die Probleme und Fragen der Patienten Sie wissen, dass chronisch Kranke Zuverlässigkeit, Regelmäßigkeit und Rituale brauchen, die ihnen Sicherheit geben. Sie erarbeiten gemeinsam mit dem Patienten und seiner Familie Strategien für eine neue, andere Lebensqualität (→ 15.4, → 15.5) [8].

Der Kontakt zu einer Selbsthilfegruppe kann dem Patienten und seinen Angehörigen bei der Krankheitsbewältigung helfen.

Es gibt in Deutschland und Europa ein dichtes Netz an Feriendialysen, sodass auch Urlaube möglich sind.

Peritonealdialyse

DEFINITION

Peritonealdialyse *(PD):* Intrakorporales Blutreinigungsverfahren zur Nierenersatztherapie, bei der das Bauchfell (Peritoneum) als semipermeable Membran dient.

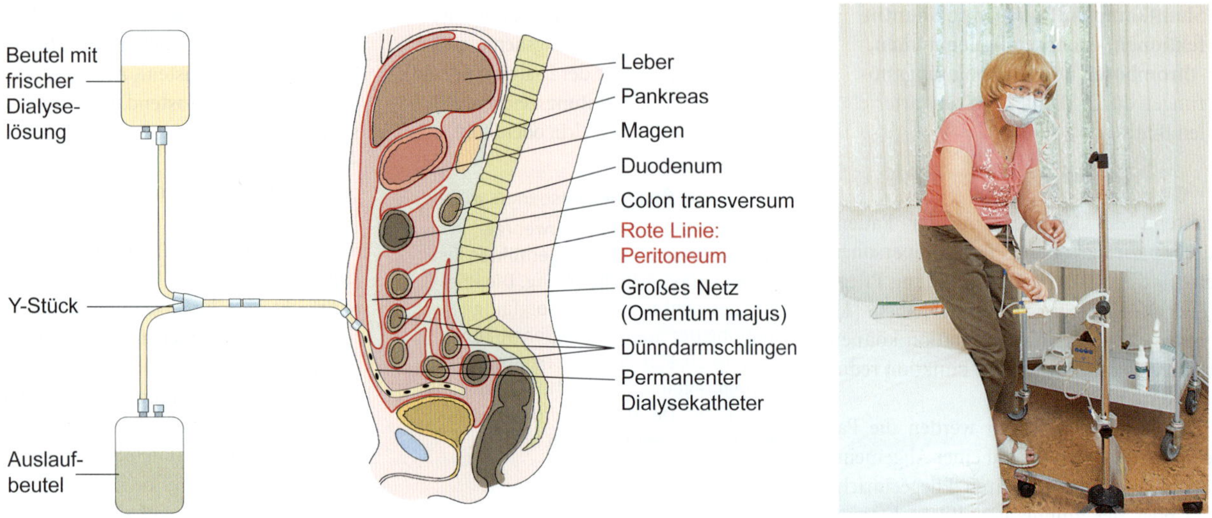

Abb. 33.10 Links Prinzip der Peritonealdialyse, hier beim heute üblichen Doppelbeutelsystem. Rechts Patientin, die gerade frische Dialyselösung über das Schlauchsystem einlaufen lässt. Der Beutel unten nimmt das zuletzt im Bauch verbliebene Dialysat auf. [L190, K115]

Bei der **Peritonealdialyse** findet der Stoffaustausch über das Bauchfell (Peritoneum) als Dialysemembran statt. Statt eines Gefäßzugangs liegt ein auf Dauer implantierter **Peritoneal(dialyse)katheter** (z. B. *Tenckhoff-, Oreopoulos-Zellermann-Katheter*) mit seinem Ende am tiefsten Punkt des Bauchraums, über den das Dialysat in die Bauchhöhle eingefüllt und wieder abgelassen wird (→ Abb. 33.10). Der erforderliche Wasserentzug erfolgt osmotisch, in der Regel durch Zusatz von Glukose zum Dialysat.

Fast 90 % der Peritonealdialysen sind Heimdialysen. Voraussetzungen sind gute Schulung und Kooperativität des Patienten. Vorteile sind die Durchführbarkeit ohne Hilfspersonen, größtmögliche Unabhängigkeit und zeitliche Flexibilität und meist geringere diätetische Einschränkungen als bei der Hämodialyse. Außerdem ist die Peritonealdialyse schonender, da die Dialysezeit länger ist.

Bei der **kontinuierlichen ambulanten Peritonealdialyse** *(CAPD)* füllt der Patient ca. 4-mal täglich etwa 2 l Dialysat aus einem Beutel in die Bauchhöhle und lässt die Flüssigkeit nach einigen Stunden wieder ab (→ Abb. 33.10). Bei der **automatischen** oder *apparativen* **Peritonealdialyse** *(APD)* übernimmt ein Gerät, der **Cycler,** den Dialysatwechsel. Bei der **nächtlichen Peritonealdialyse** schließt sich der Patient nur nachts ca. 8 Std. an den Cycler an. Dadurch ist er tagsüber weniger eingeschränkt. Ob sich tags Dialysat in der Bauchhöhle befindet oder nicht und ob 1–2 zusätzliche Beutelwechsel über Tag nötig sind, wird im Einzelfall entschieden.

Komplikationen

Hauptkomplikationen sind:

- Katheterleckage mit Flüssigkeitsansammlung um den Katheter
- Unvollständiges Auslaufen der Flüssigkeit beim Beutelwechsel
- Hernien, z. B. Nabelhernie
- Verschlechterung der Glukosetoleranz bzw. eines bestehenden Diabetes durch Resorption von Glukose aus dem Dialysat
- **Exit-Infektion** *(Exit-site-Infektion)* an der Austrittsstelle des Katheters oder **Tunnelinfektion** der Bauchwand
- Peritonitis (Bauchfellentzündung → 24.8).

Pflege

Pflegefachpersonen mit einer Fachweiterbildung Nephrologie leiten den Patienten, ggf. auch Angehörige oder Pflegefachpersonen einer Station/Pflegeeinrichtung, zur selbstständigen Durchführung der Peritonealdialyse an (→ Abb. 33.10):

- Hände vor jeder Maßnahme sorgfältig desinfizieren
- Materialien bereitlegen, sterile Materialien unter hygienischen Gesichtspunkten öffnen und anwenden
- Dialyseflüssigkeit immer auf Körpertemperatur erwärmen. Beutel auf Intaktheit überprüfen, Inhalt durch Schwenken mischen
- Dialysat- und Auslaufbeutel mit Y-Stück an Katheterverlängerung stecken. Erst verbrauchtes Dialysat auslaufen, dann frisches einfließen lassen. Eine Trübung der ablaufenden Flüssigkeit weist immer auf eine mögliche Infektion (z. B. Peritonitis) hin
- Beutelanschluss mit Y-Stück lösen, Verschlusskappe aufsetzen, Katheterverlängerung fixieren
- Dokumentieren, wie viel Flüssigkeit zugeführt und abgelassen wurde. Die Differenz entspricht der entzogenen Flüssigkeitsmenge
- Austrittsstelle des PD-Katheters jeden zweiten Tag oder nach dem Duschen unter aseptischen Bedingungen verbinden. Dabei Ausstrittsstelle und umgebende Bauchhaut auf Infektionszeichen (Rötung, Sekretion, Druckschmerz) beobachten. Schwimmen und Baden sind wegen der Infektionsgefahr nicht empfohlen, evtl. mit wasserdichter Folie.

! **VORSICHT!** Der sorgfältige **hygienische Umgang mit dem Katheter** zur Verhinderung von Infektionen ist entscheidend für den Erfolg einer Peritonealdialyse.

Wichtig ist, dass der Patient bei Problemen immer einen Arzt oder eine Pflegefachperson kontaktieren kann. Alle 4–6 Wochen erfolgt eine Kontrolle in der Klinik, bei der evtl. Probleme besprochen werden.

Prävention und Gesundheitsberatung

Für alle Dialysepatienten gilt:

- Tägliche Selbstbeobachtung und Dokumentation: (Rest-)Harnausscheidung, Infektionszeichen am Shunt/Katheter, Gewicht, Ödeme u. a. Zeichen einer Hyperhydratation, Blutungsanzeichen, Blutdruck, Temperatur

- Unverzügliche Kontaktaufnahme mit dem Dialysezentrum bei Auffälligkeiten und neu aufgetretenen Symptomen
- Sorgfältige Einhaltung aller Hygieneregeln
- Ernährung und Flüssigkeitszufuhr nach Arztanordnung und Ernährungsberatung
- Der Hautsituation angepasste Hautpflege (in der Regel ist die Haut trocken und neigt zu Juckreiz)
- Je nach persönlicher Situation berufliche Umorientierung, Suche nach neuen Hobbys, Entspannungsmöglichkeiten
- Austausch mit Gleichbetroffenen suchen.

33.1.8 Pflege bei urologischen Operationen

Prä- und postoperative Pflege → 44.2, → 44.5

Präoperative Pflege

Haarentfernung bzw. -kürzung

Haarentfernung/-kürzung hängen von der geplanten Operation ab (→ Abb. 33.11, hausinterne Standards beachten).

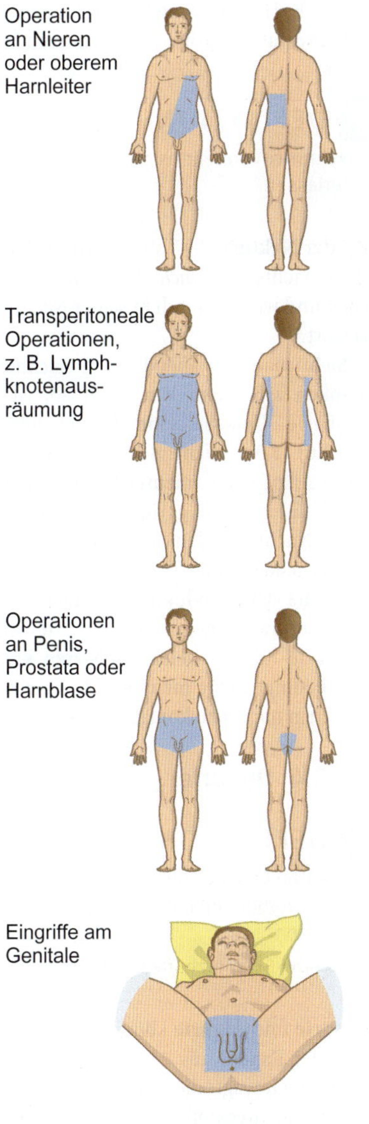

Abb. 33.11 Rasurschema bei Operationen an Niere, Harnwegen und männlichem Genitale (OPs am weiblichen Genitale, → Abb. 34.3). [L138]

Nahrungsabbau und Darmvorbereitung, Urinausscheidung

Nahrungsabbau und Darmvorbereitung hängen von der geplanten Operation ab und entsprechen den allgemeinen Prinzipien (→ 44.2.2). Individuelle Notwendigkeiten werden vom Arzt angeordnet. Bei Möglichkeit einer intraoperativen Darmeröffnung sind eine längere Nahrungskarenz und eine orthograde Darmspülung (→ 24.1.5) notwendig.

Evtl. wird präoperativ ein transurethraler oder suprapubischer Blasenkatheter gelegt (→ 8.1.5, → 33.1.3).

Postoperative Pflege

Pflege bei Urostoma → 8.2.7

Ausscheidung

Beobachtungsschwerpunkt ist die Urinausscheidung (→ 8.1.3), oft mit Ausfuhrkontrolle über 24 Std. Evtl. wird in den ersten Tagen die stündliche Urinausscheidung mittels Urimeter (→ Abb. 8.13) gemessen.

Nach vielen urologischen Operationen wird der Urin vorübergehend über einen Katheter abgeleitet. Dies erfordert spezielle Pflegemaßnahmen (→ 33.1.3, → 33.1.4, → 33.1.5). Hat der Patient einen Spülkatheter (→ Abb. 33.1), wird die Ein- und Ausfuhr über den Katheter bilanziert.

Hat der Patient keine künstliche Harnableitung, achten die Pflegenden darauf, dass er spätestens nach 6–8 Std. spontan Urin lässt.

Ein plötzliches Nachlassen der Urinproduktion ist ein Warnzeichen (z. B. Katheter verstopft, akutes Nierenversagen) und bedarf immer der zügigen Klärung.

Werden Patienten mit einem Harnableitungssystem nach Hause entlassen, leiten die Pflegenden sie in dem Umgang damit an.

Bewegung

Postoperativ wird der Patient meist in Rückenlage mit leicht erhöhtem Oberkörper positioniert. Nach Operationen am äußeren Genitale wird ggf. ein Bettbogen eingelegt, um Schmerzen durch den Druck der Bettdecke auf die Wunde vorzubeugen.

Grundsätzlich wird eine Sofort- oder Frühmobilisation angestrebt. Ausnahmen sind Patienten in sehr schlechtem Allgemeinzustand und mit starken Schmerzen.

Ernährung

Der postoperative Kostaufbau entspricht den allgemeinen Prinzipien bzw. hausinternen Standards. Abweichungen hiervon ordnet der Arzt an.

Nach Eröffnung des Darms ist eine länger dauernde Nahrungs- und Flüssigkeitskarenz notwendig. Der Patient wird bis zum Beginn des Kostaufbaus parenteral ernährt.

Zum „Spülen" der Harnwege ist nach urologischen Operationen eine reichliche Flüssigkeitszufuhr günstig, mind. 2–3 l (Ausnahme: Flüssigkeitsbeschränkung, z. B. aufgrund einer Herzinsuffizienz). Kann der Patient nicht ausreichend trinken, erhält er zusätzlich Infusionen.

Kontinenztraining

Harninkontinenz → 8.1.7

Descensus uteri → 34.7

Besteht nach einer urologischen Operation eine Belastungsinkontinenz (→ 8.1.6), ist eine regelmäßige und mehrwöchige Beckenbodengymnastik (→ 34.1.4) empfehlenswert. Die Betroffenen erlernen unter Anleitung eines Physiotherapeuten die geeigneten Übungen. Evtl. wird das Beckenbodentraining durch eine Elektrotherapie (transkutan oder über rektale Sonde) unterstützt.

33.2 Hauptbeschwerden und Leitbefunde

Blutiger Urin, pathologische Urinbestandteile, → Tab. 33.1

Nierenkolik → 33.5.11

Ödeme → 33.10.1

33.2.1 Oligurie und Anurie

DEFINITION

Oligurie: Harnausscheidung weniger als 200 ml/m² Körperoberfläche täglich. Beim 3-Jährigen entspricht dies etwa 120 ml täglich, beim 6-Jährigen 160 ml, beim 10-Jährigen 200 ml und beim normalgewichtigen Erwachsenen 350 ml.

Anurie: Harnausscheidung weniger als 100 ml/m² Körperoberfläche täglich (entsprechend der Hälfte der obigen Werte). Urologischer Notfall!

Oligurie und **Anurie** (→ Tab. 8.4) sind die Leitsymptome des akuten Nierenversagens (→ 33.5.7) sowie der fortgeschrittenen chronischen Niereninsuffizienz (→ 33.5.8).

Die Erstdiagnostik umfasst Urin- und Blutuntersuchungen, eine Einschätzung der Kreislaufsituation sowie die Sonografie der Nieren und Harnwege.

Abzugrenzen ist die **funktionelle Oligurie** bei *Dehydratation* (→ 33.10.2). Gefährdet sind v. a. jüngere Kinder und ältere Menschen. Wird der Flüssigkeitsmangel behoben, geht sie von selbst zurück. Wird die Ursache nicht beseitigt, kann die funktionelle Oligurie in ein akutes Nierenversagen münden.

VORSICHT! Bei liegendem Harnableitungssystem auch an die Möglichkeit einer **Katheterverstopfung** denken!

33.2.2 Polyurie

DEFINITION

Polyurie: Erhöhung der Urinmenge auf mehr als 1.500 ml/m² Körperoberfläche täglich. Beim 3-Jährigen entspricht dies ca. 900 ml pro Tag, beim 6-Jährigen 1.200 ml, beim 10-Jährigen 1.500 ml und beim normalgewichtigen Erwachsenen 2.500 ml. In Extremfällen Urinmenge bis 10–20 l täglich.

Zunächst werden die Trinkgewohnheiten erfragt (scheinbare Polyurie durch sehr große Trinkmenge). Häufigste Ursache einer **Polyurie** (→ Tab. 8.4) ist die Hyperglykämie beim Diabetes mellitus (→ 26.6). Auch einige Nierenerkrankungen, vor allem bestimmte Phasen des akuten oder chronischen Nierenversagens, sind durch eine Polyurie gekennzeichnet (→ 33.5.7, → 33.5.8). Weitere Ursachen sind Diabetes insipidus (→ 26.10), Hyperkalzämie (→ 33.10.4) oder Überdosierung harntreibender Arzneimittel (Diuretika → Pharma-Info 33.1).

33.2.3 Pollakisurie und Nykturie

DEFINITION

Pollakisurie: Häufiger Harndrang mit jeweils nur geringer Urinmenge bei in aller Regel normaler Urinmenge über 24 Std.

Typischerweise berichtet der Patient, dass er „ständig auf die Toilette müsse, aber immer nur für ein paar Tropfen". Häufige Ursachen einer **Pollakisurie** (→ Tab. 8.2) sind z. B. Harnwegsinfekte bei Frauen oder eine Prostatavergrößerung bei älteren Männern.

DEFINITION

Nykturie: Vermehrtes nächtliches Wasserlassen.

Bei der **Nykturie** (→ Tab. 8.2) muss der Patient nachts *mehrfach* die Toilette aufsuchen und wird dadurch in seiner Nachtruhe gestört.

Sieht man von abendlichem reichlichen Trinken z. B. beim Fernsehen ab, ist die häufigste Ursache eine Herzinsuffizienz (→ 21.6). Körperliche Belastung führt hier am Tag zu einer unzureichenden Nierendurchblutung mit geringer Urinausscheidung. Nachts werden die Nieren infolge der körperlichen Ruhe besser durchblutet, sodass die Urinproduktion ansteigt. Auch Nierenerkrankungen können zu einer Nykturie führen, wenn die Nieren krankheitsbedingt nicht mehr in der Lage sind, den Urin nachts zu konzentrieren.

33.2.4 Dysurie

DEFINITION

Dysurie: Erschwertes Wasserlassen, meist verbunden mit Schmerzen oder Brennen.

Algurie: Schmerzhaftes Wasserlassen.

Dysurie und **Algurie** können so stark sein, dass der Patient aus Angst vor Schmerzen kaum noch wagt, die Toilette aufzusuchen. Ist ein Harnwegsinfekt die Ursache, liegt oft gleichzeitig eine Pollakisurie vor (→ 33.2.3). Tumoren der unteren Harnwege (Blase und Harnröhre) verursachen ebenfalls häufig ein unangenehmes Gefühl oder Schmerzen beim Wasserlassen.

33.2.5 Restharn

DEFINITION

Restharn: Nach der Miktion in der Blase verbleibender Urin. Pathologisch über 50–100 ml bei Erwachsenen und über 10 % der Blasenkapazität bei Kindern.

Bei **Restharn** ist die Blase auch nach der Miktion nicht leer. Ursachen sind z. B. Verengungen der Harnröhre (etwa durch Prostatavergrößerung, → 33.6.2) oder Tumoren der Blase, aber auch neurologische Erkrankungen wie Multiple Sklerose. Die Restharnmenge kann nichtinvasiv durch Sonografie (→ Abb. 33.12, → 33.3.4) ermittelt werden.

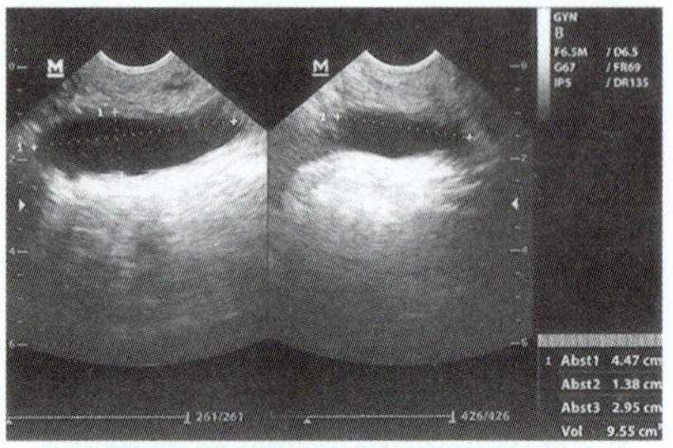

Abb. 33.12 Sonografische Restharnbestimmung. Aus Längs- und Querdurchmesser der Blase nach dem Wasserlassen errechnet das Gerät das Urinvolumen (hier unter 10 ml und damit normal). [M453]

Infektionsgefahr

Bei Restharn ist das Risiko für einen Harnwegsinfekt deutlich erhöht!

33.2.6 Harnverhalt

DEFINITION

Harnverhalt *(Harnretention)*: Unvermögen, trotz praller und meist schmerzhafter Füllung der Harnblase Wasser zu lassen.

Beim **Harnverhalt** ist nicht die *Urinproduktion*, sondern die *Urinausscheidung* beeinträchtigt.

Ursache für einen **mechanischen Harnverhalt** sind bei Männern oft eine Prostatavergrößerung sowie Tumoren nahe dem Blasenausgang oder der Harnröhre, welche die ableitenden Harnwege verlegen. Ein **neurogener Harnverhalt** wird durch Störungen der Harnblaseninnervation verursacht, z. B. durch einen Bandscheibenvorfall (→ 37.15.3) oder eine Polyneuropathie bei Diabetes mellitus (→ 26.6.6). Verletzungen und Arzneimittel, etwa Anästhetika, können ebenfalls zu einem Harnverhalt führen.

Sonderform ist die **Überlaufblase:** Es können zwar kleine Mengen Urin aus der maximal gefüllten Blase entleert werden oder gehen unwillkürlich ab („Urintröpfeln"), die Blase ist aber weiterhin prall gefüllt und kann nicht entleert werden. Hier ist in aller Regel eine Katheterisierung notwendig.

Bei einem akuten Harnverhalt wird der Patient mit zunehmender Blasenfüllung typischerweise unruhig und hat Schmerzen im Unterbauch, sein Blutdruck ist erhöht. Bei einem neurogenen Harnverhalt können die Schmerzen fehlen. Insbesondere bei länger bestehendem Harnverhalt können die Nieren durch Harnrückstau und Infektionen geschädigt werden.

33.2.7 Harninkontinenz

DEFINITION

Harninkontinenz: Jeglicher unwillkürlicher Urinabgang zu unpassender Zeit und/oder an unpassendem Ort nach dem 5. Geburtstag, meist durch eine Speicher- und/oder Entleerungsstörung der Harnblase. Zusätzlich können funktionelle Einschränkungen den Harnverlust begünstigen. Häufige Erkrankung insbesondere älterer Menschen, Frauen häufiger betroffen als Männer.

Harnkontinenz: Fähigkeit, willkürlich und zur passenden Zeit an einem geeigneten Ort die Blase zu entleeren. Umfasst auch die Fähigkeit, um Hilfe für den Toilettengang zu bitten, wenn das wegen Bewegungseinschränkung (alleine) nicht möglich ist [2].

Harninkontinenz → 8.1.7

Die **Harninkontinenz** stellt ein bedeutendes Problem für die Betroffenen, ihre Angehörigen und für Pflegende in allen Gesundheitseinrichtungen dar.

33.2.8 Kindliche nicht-organische Harninkontinenz und Enuresis

DEFINITION

Kindliche nicht-organische Harninkontinenz *(kindliche funktionelle Harninkontinenz):* Intermittierender unwillkürlicher Harnverlust *am Tag* ohne organische Ursache nach dem 5. Geburtstag über eine Zeit von drei Monaten mindestens einmal pro Monat. Bei ca. 3–5 % der 7-Jährigen.

Enuresis *(Enuresis nocturna):* Intermittierender unwillkürlicher Harnverlust *im Schlaf* (Nacht- oder Mittagsschlaf) ohne organische Ursache nach dem 5. Geburtstag über eine Zeit von drei Monaten mindestens einmal pro Monat. Bei ca. 7–13 % der 7-Jährigen, Jungen dopppelt so häufig wie Mädchen.

Bei der **kindlichen nicht-organischen Harninkontinenz** ist die Harnspeicher- oder -entleerungsfunktion gestört. Häufigste Formen und Leitsymptome sind [9]:

- **Überaktive Blase/Dranginkontinenz.** Leitsymptome imperativer Harndrang, mind. 7-mal Wasserlassen/Tag, kleine Urinmengen, Haltemanöver (etwa Überkreuzen der Beine, Anspannen des Beckenbodens)
- **Miktionsaufschub.** Leitsymptome gewohnheitsmäßiges Aufschieben des Wasserlassens, Haltemanöver, max. 3-mal Wasserlassen/Tag, große Urinmengen
- **Detrusor-Sphinkter-Dyskoordination.** Leitsymptome Kontraktion statt Entspannung des äußeren Blasenschließmuskels beim Wasserlassen, Pressen zu Beginn des Wasserlassens, unterbrochener Harnfluss.

Bei der **Enuresis** werden differenziert:

- **Primäre** oder **sekundäre Enuresis,** je nachdem, ob das Kind vorher schon einmal über mindestens ein halbes Jahr trocken war oder nicht
- **Monosymptomatische** und **nicht-monosymptomatische Enuresis,** je nachdem ob nur die Enuresis oder auch eine Blasenfunktionsstörung über Tag besteht.

(Teil-)Ursachen der Enuresis sind v. a. genetische Einflüsse, psychische Belastungen/Störungen, hohe nächtliche Weckschwelle, verzögerte Reifung der neurogenen Blasenkontrolle und verspätete Ausbildung des ADH-Rhythmus: Beim älteren Kind und Erwachsenen wird abends und nachts mehr ADH (antidiuretisches Hormon) produziert als am Tag, sodass die nächtliche Urinmenge niedrig ist.

Bei unwillkürlichem Harnverlust nach dem 5. Geburtstag ist eine urologische Abklärung mit Miktionsprotokoll, Urin-, Blut-, Ultraschalluntersuchungen und evtl. Blasenfunktionsdiagnostik sinnvoll. (Begleitende) psychische Störungen werden ebenfalls erfasst.

Urotherapie umfasst alle konservativen nichtmedikamtösen Maßnahmen bei Funktionsstörungen der unteren Harnwege. Die **Standard-Urotherapie** bei allen Betroffenen bzw. deren Eltern beinhaltet [9]:

- Informationen über die normale Blasenfunktion, die Störung und ihre Behandlung
- Trinkmenge. Ca. 50 ml/kg Körpergewicht pro Tag, davon 75 % vor 17 Uhr, aber keine radikale Flüssigkeitseinschränkung am Abend
- Toilettengänge. Bei Inkontinenz über Tag 5- bis 7-mal pro Tag Erinnern des Kindes an den Toilettengang (Toilettengang wird z. B. beim Spielen vergessen). Vor dem Zubettgehen Toilettengang vor und nach dem Zähneputzen
- Möglichst regelmäßige Darmentleerung
- Unterstützung der Motivation des Kindes durch positive Verstärker, z. B. einen „Sonne-Wolken-Kalender“ (Sonne für trockene, Wolken für nasse Nächte)
- Verhalten bei Einnässen. Ruhe bewahren, morgens ausreichend Zeit für die Körperpflege planen, Kind am Wäschewaschen und Bettbeziehen beteiligen, ggf. vorbeugend z. B. körperferne, aufsaugende Inkontinenzhilfsmittel im Bett bereitlegen
- Ggf. familienbezogene Hilfen, z. B. bei Überforderung der Eltern.

Die **spezielle Urotherapie** hängt von der genauen Form der Störung ab und umfasst u. a. [9]:

- Therapien zur Förderung der Wahrnehmung von Blasenfüllung und Beckenboden
- **Apparative Verhaltenstherapie** mit **Weckapparaten.** In Schlafanzughose (→ Abb. 33.13) oder Bett eingelegte Sensoren geben bei Nässe Alarm. Das Kind wacht auf, geht zur Toilette (es darf nicht halb schlafend dorthin getragen werden) und entleert die Blase – nach und nach lernt es, auch ohne Alarmgerät trocken zu bleiben. Der Alarm soll jede Nacht eingestellt sein, auch wenn die ersten Wochen sehr anstrengend sind. Die Behandlung wird beendet, wenn das Kind 14 Nächte in Folge trocken geblieben ist
- Bei überaktiver Blase transkutane elektrische Nervenstimulation (TENS) über Klebeelektroden im Kreuzbeinbereich
- Bei Detrusor-Sphinkter-Dyskoordination Biofeedback (→ 43.8).

An Medikamenten sind v. a. zu nennen:

- Bei der Enuresis abendliche Gabe von Desmopressin (Abkömmling des ADH, z. B. Minirin®) als Tablette oder Nasenspray zur Verminderung der nächtlichen Urinmenge
- Bei überaktiver Blase Anticholinergika, z. B. Propiverin (z. B. Mictonorm®)

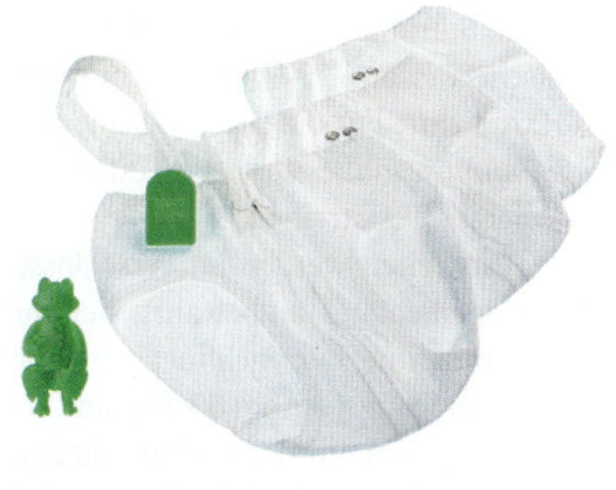

Abb. 33.13 Klingelhose© mit eingearbeitetem Nässesensor. Die Hosen sind maschinenwaschbar. Der Alarm wird am Frosch ausgeschaltet. [V845]

33.3 Der Weg zur Diagnose

Fertilitätsdiagnostik → 33.9.2

33.3.1 Urinuntersuchungen

Uringewinnung

Üblicherweise wird **Spontanurin** untersucht (Gewinnung → 8.1.2), gelegentlich **Katheterurin** (Gewinnung bei bereits liegendem Blasendauerkatheter → 8.1.2, durch Einmalkatheterisierung → 8.1.5).

Blasenpunktionsurin

Bleibt trotz Wiederholung das Ergebnis bei Untersuchungen aus Mittelstrahlurin unklar, kann der Arzt **Blasenpunktionsurin** durch *suprapubische Blasenpunktion* gewinnen. Benötigt werden:

- Abwurf, Spritzenabwurf
- Hände- und Hautdesinfektionsmittel
- Steriles Punktionsset, alternativ: sterile Spritze, Kanüle, Tupfer, Lochtuch, sterile Handschuhe
- Wundschnellverband
- Steriles Untersuchungsröhrchen/Urinbecher.

Nach Kontrolle der Blasenfüllung und Desinfektion der Punktionsstelle punktiert der Arzt die Blase im mittleren Unterbauch (→ 33.1.4). Eine Lokalanästhesie ist nicht nötig.

Streifen-Schnelltests

DEFINITION

Streifen-Schnelltests: Teststreifen, auf deren Testfeldern trockene chemische Reagenzien aufgebracht sind, die mit Urin oder anderen Körperflüssigkeiten wie etwa Blut reagieren und sich je nach Befund verfärben.

Streifen-Schnelltests für Urinuntersuchungen sind am häufigsten **Kombinationsteststreifen** mit bis zu zehn Testfeldern für Leukozyten, Eiweiß, Blut, Nitrit, Glukose, Urobilinogen, Bilirubin, Ketone, pH-Wert (physiologischerweise pH 5–7, also leicht sauer) und Harndichte. Für die Diagnose einer *Mikroalbuminurie* gibt es spezielle Teststreifen (z. B. Micral®-Teststreifen).

Die Teststreifen werden im verschlossenen Originalbehälter aufbewahrt, der nur für die Entnahme *kurz* geöffnet wird. Bei der Durchführung (→ Abb. 33.14) sind die Herstellerangaben auf der Packungsbeilage zu beachten (Unterschiede z. B. bezüglich Farbgebung und Wartezeit). Für einen Teil der Schnelltests gibt es handliche Lesegeräte mit der Möglichkeit des Papierausdrucks.

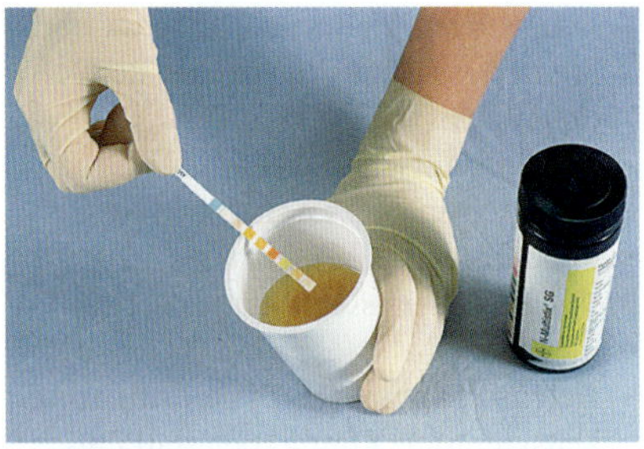

a Teststreifen kurz in den frisch gelassenen Urin tauchen, sodass alle Testfelder benetzt sind. Überschüssigen Urin am Gefäßrand abstreifen.

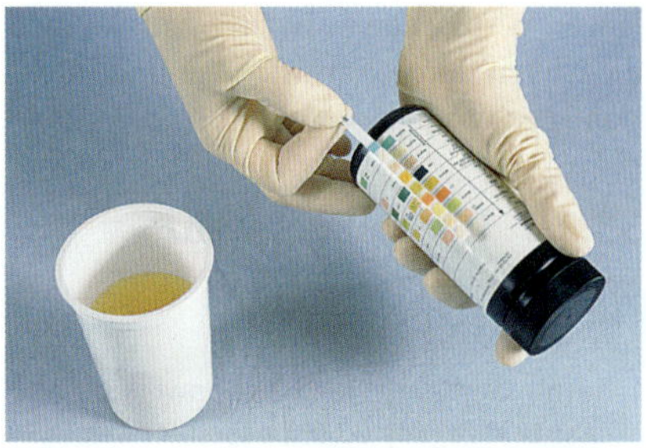

b Nach der vom Hersteller vorgegebenen Wartezeit die Testfelder mit der Farbskala auf dem Behälter vergleichen.
Zu lange Wartezeiten können das Ergebnis verfälschen.

Abb. 33.14 Urinuntersuchung mittels Streifen-Schnelltest. [K115]

Zu den Aufgaben der Pflegenden gehört auch die Anleitung des Patienten, falls dieser seinen Urin zu Hause selbst kontrollieren soll (z. B. bei Nierensteinen).

Urinsediment

Bei auffälligem Teststreifenbefund wird das **Urinsediment** untersucht. Der frisch gelassene Urin wird zentrifugiert und der Bodensatz *(Sediment)* unter dem Mikroskop ausgewertet; die Angaben erfolgen pro Gesichtsfeld (→ Tab. 33.1). Alternativ wird der frisch gelassene Urin *ohne* vorheriges Zentrifugieren in eine spezielle Zählkammer gegeben und mikroskopisch untersucht. Die Zellzahlen werden dann pro mm³ (= µl) Urin angegeben.

Urinkultur

Bei Verdacht auf eine *bakterielle* Infektion von Nieren oder ableitenden Harnwegen dient die **Urinkultur** zur Keimzahlbestimmung, -differenzierung und Resistenztestung gegen Antibiotika (→ 30.5.3).

Dafür wird *möglichst keimarmer* Mittelstrahl- oder Katheterurinn (→ 8.1.2) oder

Tab. 33.1 Befunde der Untersuchung des Urinsediments (Keime siehe Text).

Parameter	Definition, pathologische Befunde und Ursachen
Erythrozyten	• **Hämaturie:** > 5 Erythrozyten/mm³ Urin bzw. 3 Erythrozyten pro Gesichtsfeld im Urinsediment • **Mikrohämaturie:** Blutnachweis (nur) mittels Teststreifen oder mikroskopisch • **Makrohämaturie:** Sichtbar blutiger Urin (ab ca. 1 ml Blut/l Urin, → Abb. 33.15) • Hauptursachen Entzündungen, Steine, Tumoren, gelegentlich erhöhte Blutungsneigung, seltener Verletzung • Vorsicht – Urinverfärbung durch Nahrungsmittel oder Medikamente möglich, bei Frauen Verunreinigung von Spontanurin durch gynäkologische Blutungen • Immer abklärungsbedürftig, Makrohämaturie möglichst sofort
Leukozyten	• **Leukozyturie:** > 10 Leukozyten/mm³ Urin bzw. 5 Leukozyten pro Gesichtsfeld im Urinsediment • **Pyurie** *(Eiterharn):* Sichtbar eitriger Urin (wolkig) • Hauptursachen Entzündungen der Nieren und Harnwege
Eiweiß	• Normal in Spuren. Mehrausscheidung ohne Krankheitswert möglich bei Fieber, Kälte, langem Stehen/Laufen, körperlicher Anstrengung • **Proteinurie:** Eiweiß im Urin > 150 mg/24 Std.; bei ausgeprägter Proteinurie *Ödeme* (→ 33.10.1) durch Eiweißmangel im Blut • **Mikroalbuminurie:** Albuminausscheidung 30–300 mg/24 Std. • **Makroalbuminurie:** Albuminausscheidung > 300 mg/24 Std. • Hauptursache Nierenschädigung (Nierenkörperchen = *glomeruläre Proteinurie,* Nierentubuli = *tubuläre Proteinurie*); Mikroalbuminurie ist Frühwarnzeichen einer diabetischen oder gefäßbedingten Nierenschädigung
Epithelzellen	• Abgeschilferte Zellen aus Nieren oder Harnwegen • Vereinzelt beim Gesunden, vermehrtes Auftreten bei Entzündungen
Zylinder	• Rollenförmige Gebilde durch Ausfällung von Substanzen in den Nierentubuli • Einzelne hyaline (= Eiweiß-)Zylinder gelegentlich beim Gesunden, zellhaltige Zylinder immer Hinweis auf eine Nierenschädigung

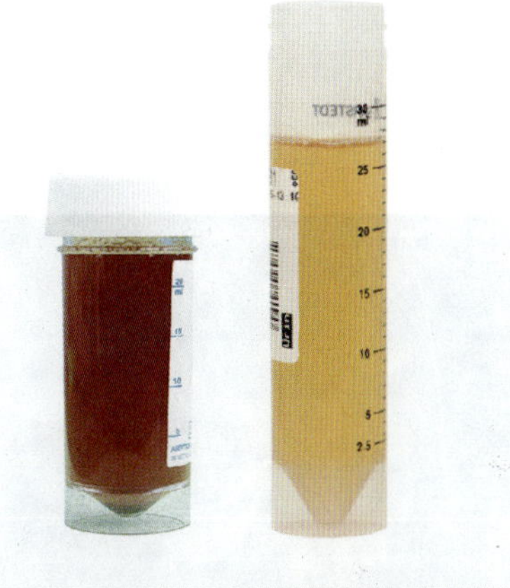

Abb. 33.15 Links roter Urin bei Makrohämaturie, rechts trüber Urin bei erheblicher Leukozyturie. [F276–008, K115]

Blasenpunktionsurin gewonnen (siehe oben) und in einem *sterilen* Becher bzw. einer 20-ml-Spritze aufgefangen.

Der Urin wird innerhalb von 2 Std. ins Labor gebracht oder im Kühlschrank gelagert. Alternativ taucht die Pflegefachperson den Eintauchnährboden in den Urin bzw. lässt den Urin aus der Spritze darüber laufen, lässt den Nährboden abtropfen und gibt ihn in das dazugehörige Röhrchen zurück. Der Nährboden wird dann ins Labor gebracht oder nach Herstellerangaben (Zimmertemperatur oder Wärmeschrank mit 37 °C) gelagert.

Bakterienkolonien sind danach als runde Herde auf dem Nährmedium erkennbar. Ihre Zahl wird anhand einer Vergleichstabelle geschätzt (→ Abb. 33.16). Die folgende Keimdifferenzierung und Resistenztestung erfolgen immer im Labor.

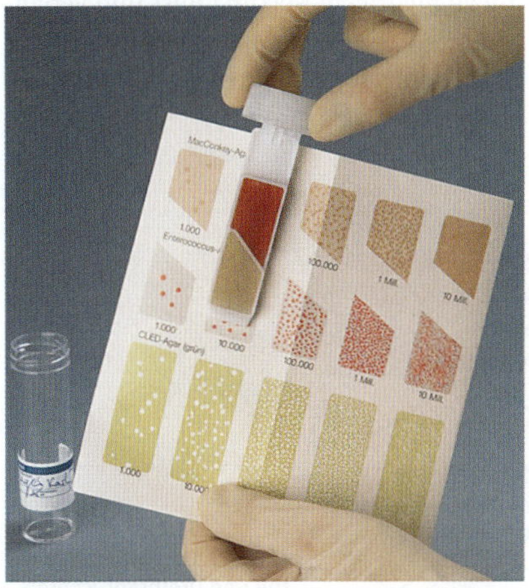

Abb. 33.16 Eintauchnährboden nach Bebrütung im Wärmeschrank. Ablesen der ungefähren Keimzahl auf dem Nährboden mithilfe der vom Hersteller mitgelieferten Vergleichstafel. [V336]

Bakteriurie

Bakteriurie bezeichnet das Vorhandensein von Bakterien im Urin. Da Urin beim Wasserlassen immer mit Bakterien aus dem unteren Teil der Harnröhre oder der äußeren Genitalorgane verunreinigt wird, ist die Art der Urinprobe zur Beurteilung. Eine **signifikante Bakteriurie,** d. h. ein bedeutsamer Bakteriengehalt des Urins, liegt vor bei einer Keimzahl in der Urinkultur:

- > 100.000 Keime/ml (= 10^5/ml) bei Kultur aus Mittelstrahlurin. Diese Grenze ist allerdings nicht absolut. Bei Reinkulturen, also Nachweis nur eines Keims, können schon deutlich geringere Zahlen bedeutsam sein
- > 1.000 Keime/ml (= 10^3/ml) bei Kultur aus Katheterurin
- Jeder Keimnachweis in Blasenpunktionsurin.

Eine signifikante Keimzahl im Urin ohne Beschwerden des Patienten heißt **asymptomatische Bakteriurie.**

33.3.2 Blutuntersuchungen

DEFINITION

Harnpflichtige Substanzen: Substanzen, die zwingend durch die Nieren ausgeschieden werden und sich bei Nierenfunktionsstörungen im Blut anreichern. Diagnostisch genutzt werden v. a. Cystatin C, Kreatinin und Harnstoff.

Von Bedeutung sind folgende Blutwerte (Normwerte → Kap. 52):

- Empfindlichster Wert zur Erfassung von Nierenfunktionsstörungen ist die Bestimmung von **Cystatin C.** Cystatin C ist ein in allen Zellen vorkommendes Eiweiß, das nur durch die Nieren ausgeschieden wird. Störfaktoren sind v. a. Schilddrüsenfunktionsstörungen und einige Medikamente, nicht aber Muskelmasse und Ernährung. Cystatin C steigt unterhalb einer glomerulären Filtrationsrate von ca. 70 % an
- „Standardnierenwert“ ist das **Kreatinin** im Blut (Kreatinin ist ein Endprodukt des Muskelstoffwechsels), das allerdings bis zu einer Einschränkung der glomerulären Filtrationsrate von 50 % normal bleibt **(kreatininblinder Bereich).** Zudem ist er von weiteren Faktoren (v. a. Muskelmasse, Ernährung) abhängig
- Nierenfunktionsstörungen haben außerdem eine **Harnstofferhöhung** (bei glomerulären Filtrationsrate < 25 % und mit vielen Einflussfaktoren), **Harnsäureerhöhung** (→ 26.8), **Elektrolytveränderungen** (v. a. von Kalium, Phosphat, → 33.10.3) sowie eine metabolische Azidose (→ 33.11.1) zur Folge
- Eine starke Proteinurie führt zur Erniedrigung der **Serumeiweißkonzentration** *(Hypoproteinämie)*
- Bei chronischen Nierenfunktionsstörungen bildet sich eine renale Anämie aus (→ 27.6.1)
- Blutuntersuchungen bei speziellen Fragestellungen sind **Autoantikörperdiagnostik** (v. a. Glomerulonephritiden, → 33.5.5) und **Tumormarkerbestimmung** (v. a. beim Prostata- und Hodenkarzinom → 33.6.3, → 33.7.5).

Kreatinin-Clearance

DEFINITION

Clearance (*engl.* für Klärung): Die Plasmamenge, die pro Zeiteinheit von einer bestimmten Substanz befreit, „gereinigt“ wird.

Im kreatininblinden Bereich erlaubt die Bestimmung der **Kreatinin-Clearance** eine Einschätzung der Nierenfunktion des Patienten.

Die Kreatinin-Clearance entspricht ungefähr der glomerulären Filtrationsrate. Sie kann aus dem Kreatininwert im Blut, dem Urinkreatinin und dem Urinminutenvolumen berechnet werden. Dafür sind eine Blutabnahme und ein Sammelurin (→ 8.1.2) über 24 Std. erforderlich.

Wegen des Aufwands und der Fehlermöglichkeiten beim Urinsammeln wird die Kreatinin-Clearance häufig mittels verschiedener Formeln oder Nomogramme grob abgeschätzt. Voraussetzung ist, dass der Serum-Kreatinin- bzw. -Cystatin-C-Wert stabil ist und Alter, Geschlecht und teilweise Gewicht des Patienten bekannt sind.

33.3.3 Bildgebende Verfahren

Erstes bildgebendes Verfahren ist in aller Regel die **Sonografie** (→ 42.6.6). Sie ermöglicht u. a. die Darstellung der Nieren, die Diagnose von Restharn und gestauten Harnwegen sowie bei Einsatz der Duplex-Sonografie die Beurteilung von Nierenarterien und Nierendurchblutung. Unter Verwendung einer rektalen Ultraschallsonde ist auch die Prostata gut darstellbar.

Haupteinsatzgebiete von **CT** und **MRT** sind die Stein-, Tumor- und Verletzungsdiagnostik.

Ausscheidungsurografie

Röntgenverfahren mit Kontrastmittel → 42.6.2
Für eine **Ausscheidungsurografie** wird dem Patienten ein jodhaltiges Kontrastmittel intravenös gespritzt oder als Infusion verabreicht, das durch die Nieren ausgeschieden wird (**i. v.**- bzw. **Infusionsurografie**). Dann werden in bestimmten Zeitabständen Röntgenbilder angefertigt. Nach wenigen Minuten stellt sich kontrastierter Harn im Nierenbecken dar, der bei normaler Nierenfunktion nach 15–20 Min. weitgehend in der Blase angekommen ist.

Hauptindikation ist die Darstellung der ableitenden Harnwege bei urologischen Fragestellungen (Hindernisse, Harnstau?).

Kontraindikationen sind eine Kontrastmittelunverträglichkeit (→ 42.6.2), eine akute Nierenkolik und eine hochgradige Nierenfunktionseinschränkung mit Kreatinin im Blut > 2,5 mg/dl, da dann ein akutes Nierenversagen droht.

Die Ausscheidungsurografie ist mittlerweile bei vielen Fragestellungen von der **CT**- bzw. **MR-Urografie** verdrängt worden.

Retrograde Urografien

Anstatt über den Blutweg kann das Kontrastmittel für spezielle Fragestellungen auch über einen Katheter *retrograd* (rückwärts) in Harnröhre **(Urethrogramm)**, Harnblase **(Zystogramm)** oder die Harnleiter bis zum Nierenbecken **(retrograde Pyelografie)** eingebracht werden. Dabei zeigen sich z. B. Harnröhrenverengungen durch Vernarbungen oder angeborene Harnröhrenklappen besonders gut.

Miktionszystourethrografie

Bei der **Miktionszystourethrografie** *(MZU)* wird die Blase zunächst durch suprapubische Blasenpunktion (→ 33.3.1) oder transurethrale Katheterisierung mit Kontrastmittel gefüllt. Der Patient gibt an, wie stark er die Blasenfüllung empfindet. Nach Entfernen des Katheters soll der Patient Wasser lassen, dabei werden Röntgenaufnahmen angefertigt.

Häufige Indikation ist der Verdacht auf einen vesiko-ureteralen Reflux (Urinrückfluss aus der Blase in den Harnleiter) beim Kind (→ 33.5.1).

Vergleichbare Untersuchungen mit radioaktiven Substanzen bzw. Ultraschallkontrastmitteln heißen **Isotopen-MCU** bzw. **Miktionsurosonografie.** Der geringeren bzw. fehlenden Strahlenbelastung steht eine geringere Aussagekraft gegenüber, sodass sie die Miktionszystourethrografie bislang nicht ganz ersetzen können.

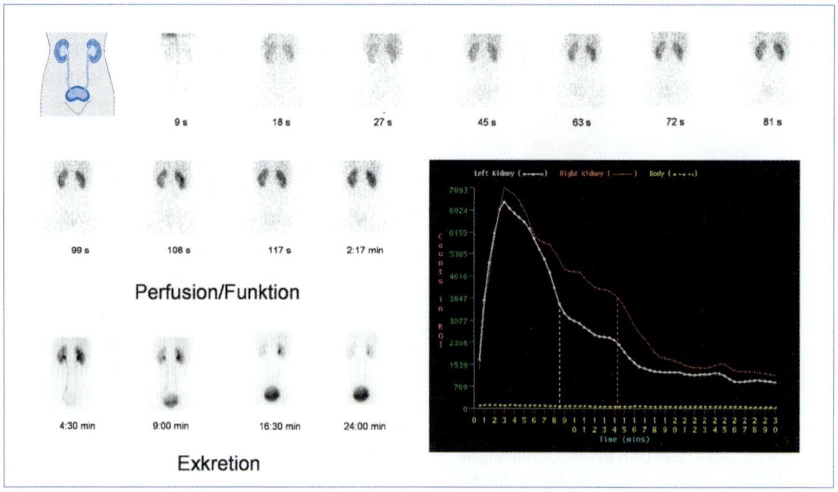

Abb. 33.17 Normale Nierenfunktionsszintigrafie. [M478, L231]

Nierenfunktionsszintigrafie

Nuklearmedizinische Untersuchungsverfahren → 42.6.5
Die **Nierenfunktionsszintigrafie** (*Nierensequenzszintigrafie,* → Abb. 33.17) arbeitet mit Radiopharmaka (→ 42.6.5), die über die Nieren ausgeschieden werden. Sie erlaubt für jede einzelne Niere Aussagen über deren Ausscheidungsleistung (seitengetrennte *renale Clearance*).

33.3.4 Urodynamische Untersuchungen

DEFINITION

Urodynamische Untersuchungen: Untersuchungsverfahren zur Abklärung von funktionellen Abläufen im Harntrakt, v. a. der Blase. Spezielle Messkatheter in Blase und Enddarm sowie Elektroden am Beckenboden messen die Druckverhältnisse in Blase, Bauchraum und am Beckenboden bei der Blasenfüllung und -entleerung.

Urodynamische Untersuchungen werden zur Ursachenklärung bei Inkontinenz und zur Differenzierung von Blasenentleerungsstörungen eingesetzt.

Uroflowmetrie

Die **Uroflowmetrie** *(Harnflussmessung)* misst nichtinvasiv die Harnmenge pro Zeiteinheit.

Der Untersuchungsplatz ist einer Toilette mit Durchflussmesser vergleichbar, der Patient lässt Urin in einen speziellen Trichter. Die Ergebnisse sind am zuverlässigsten, wenn der Patient ungestört ist, da das Schamgefühl bei vielen Menschen das Wasserlassen „blockiert".

Normalerweise steigt der **Harnfluss** nach Beginn des Wasserlassens schnell und stark auf > 20 ml/s an und fällt dann wieder ab. Krankhaft ist z. B. ein langsamer Anstieg mit zu niedrigem Maximalfluss und verlängertem Wasserlassen bei Einengungen der Harnröhre (etwa Prostatavergrößerung, Narben in der Harnröhre).

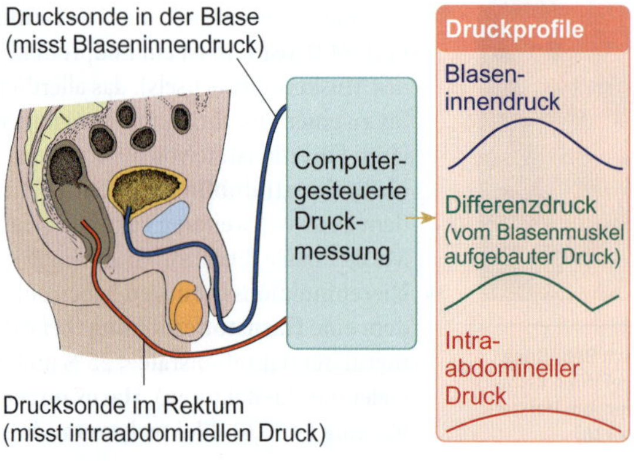

Abb. 33.18 Zystomanometrie und Urethradruckprofil. Zur Messung des urethralen Verschlussdrucks wird evtl. noch eine dritte Drucksonde in der Harnröhre platziert. [L190]

Zystomanometrie und Urethradruckprofil

Für die **Zystomanometrie** (*Blasendruckmessung,* kurz *Zystometrie,* → Abb. 33.18) wird der Patient auf dem Urodynamik-Stuhl (ähnlich einem gynäkologischen Stuhl) gelagert, Drucksonden in Blase und Darm vorgeschoben und die Blase mit physiologischer, warmer Kochsalzlösung gefüllt. Am sitzenden Patienten werden der Blaseninnendruck (intravesikaler Druck) und der intraabdominelle (im Darm gemessene) Druck während der Blasenfüllung kontinuierlich aufgezeichnet.

Der Patient soll angeben, wann er erstmals Harndrang verspürt, und zur Provokation eines unwillkürlichen Urinabgangs alle 2–3 Min. husten. Die dann folgende Blasenentleerung wird mit einer Uroflowmetrie und ggf. einer sonografischen Restharnbestimmung verbunden.

Beim **Urethradruckprofil** *(Sphinktermanometrie, Urethrometrie)* werden durch Verwendung spezieller Sonden oder kontinuierliches Herausziehen der Drucksonde einer Zystomanometrie der Druck in der Urethra in Ruhe und während abdomineller Druckerhöhung (Husten, Niesen) sowie die funktionale Urethralänge gemessen. Bei gleichzeitiger Registrierung des intravesikalen Drucks kann auch der *urethrale Verschlussdruck* aufgezeichnet werden. Dadurch ist eine Einschätzung der Sphinkterfunktion (Verschlussfunktion) der Harnröhre möglich.

Beckenboden-Elektromyografie

Für die **Beckenboden-Elektromyografie** *(Beckenboden-EMG)* wird während einer Zystomanometrie ein Elektromyogramm der Beckenbodenmuskulatur (→ 37.3.5) abgeleitet, i. d. R. über Klebeelektroden auf der Haut. Nadelelektroden werden nur bei speziellen Fragestellungen verwendet. Beim **Flow-EMG** erfolgt das EMG über Klebeelektroden während einer Uroflowmetrie (ohne Zystomanometrie). Dadurch können z. B. Funktionsstörungen von Beckenboden oder Blasenverschlussmuskulatur erkannt werden.

33.3.5 Endoskopische Untersuchungen: Zystoskopie

DEFINITION

Urethrozystoskopie *(Harnröhren- und Blasenspiegelung):* Endoskopie der unteren Harnwege.

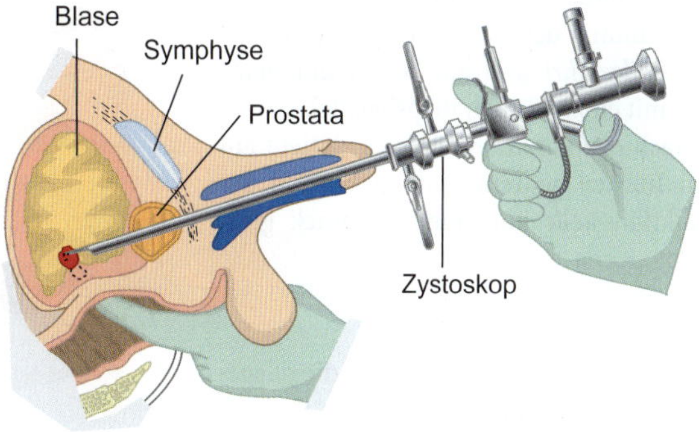

Abb. 33.19 Zystoskopie bei einem Mann. Der Untersucher entfernt gerade eine Gewebeveränderung mit der Schlinge. [L138]

Endoskopische Untersuchungen → 42.7.1

Die **Urethrozystoskopie** ist die häufigste urologische Endoskopie. Sie erlaubt die Betrachtung der Harnblase von innen und bildet die Basis für weitere Diagnose- und Therapieverfahren (→ Abb. 33.19).

Das Zystoskop wird nach Desinfektion des Harnröhreneingangs und Lokalanästhesie der Schleimhaut, z. B. mit Instillagel®, in die Blase vorgeschoben (bei Kindern erfolgt eine Allgemeinanästhesie). Dabei kann gleichzeitig die Harnröhre beurteilt werden. Bei der Beurteilung der Harnblase achtet der Untersucher auf Größe der Harnblase (normal sind beim Erwachsenen 250–500 ml), Lage und Form der Harnleitermündungen, raumfordernde Prozesse, Vorwölbungen und Ausstülpungen der Blasenwand (→ Abb. 33.20) sowie Schleimhautbeschaffenheit.

Spezialendoskope erlauben eine Beurteilung des Harnleiters und Nierenbeckens **(Ureterorenoskopie, Ureteropyeloskopie).** Außerdem können *Sonden, Fasszangen* (zur Fremdkörper- oder Steinentfernung), *Elektroresektionsinstrumente* (z. B. für die elektrische Entfernung der Prostata), *Laser-Einsätze* (z. B. für die Behandlung bestimmter Tumoren) oder Katheter in die oberen Harnwege eingebracht werden.

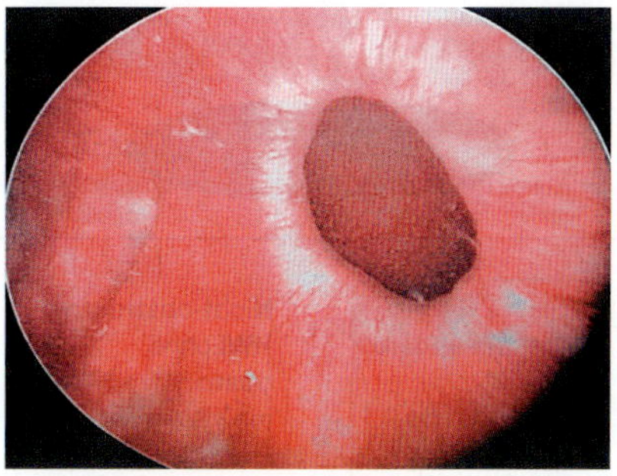

Abb. 33.20 Zystoskopisches Bild eines Blasendivertikels. Die Divertikelöffnung stellt sich endoskopisch als schwarzes Loch dar. [E511]

Hierfür ist eine Analgosedierung, Spinal- oder Allgemeinanästhesie nötig.

Wichtigste Risiken sind Infektionen und Verletzungen der Harnwege.

Pflege

- Gründliche Intimpflege mit Wasser und Waschlotion vor der Untersuchung
- Weitere Maßnahmen je nach geplantem Eingriff, z. B. Entblähen und Abführen, falls eine Kontrastmitteldarstellung von Harnleiter und Nierenbecken geplant ist
- Vor der Untersuchung – nach Arztrücksprache – transurethralen Blasenkatheter entfernen, ggf. Prämedikation verabreichen
- Nach der Blasenspiegelung darauf achten, ob der Patient spontan Wasser lassen kann, und Urin auf Veränderungen (v. a. Hämaturie, → 33.3.1) beobachten. Zur Infektionsfrüherkennung Temperatur kontrollieren.

33.3.6 Punktionen und Biopsien

Punktionen und Biopsien → 42.7.2

Perkutane Nierenbiopsie

DEFINITION

Nierenbiopsie: Entnahme einer Gewebeprobe aus der Niere.

Die **perkutane Nierenbiopsie** wird vor allem bei Nierenfunktionsstörung (→ 33.5.7, → 33.5.8) oder nephrotischem Syndrom (→ 33.5.6) unklarer Ursache sowie nach Nierentransplantation eingesetzt. Häufigste Komplikation sind Blutungen.

Eine perkutane Nierenbiopsie wird in Bauchlage durchgeführt. Bei Erwachsenen reicht in i. d. R. eine Lokalanästhesie, bei Kindern erfolgt altersabhängig eine Analgosedierung oder Allgemeinanästhesie.

Nach Hautdesinfektion und Lokalanästhesie entnimmt der Arzt die Gewebeprobe *ultraschallgeführt* und am besten *automatisiert* mit einer dünnen Biopsienadel.

Nach der Punktion wird der Patient auf den Rücken gedreht und im Bereich der Punktionsstelle auf einen Sandsack gelagert.

Pflege

Vor der Untersuchung umfassen die pflegerischen Maßnahmen:

- Prüfen, ob die Gerinnungswerte des Patienten vorliegen und ob nach vorheriger Blutgruppenbestimmung zwei Blutkonserven bestellt sind
- Sicherstellen, dass gerinnungshemmende Medikamente nach Arztanordnung abgesetzt sind
- Patienten nüchtern lassen, Medikamente und Prämedikation aber verabreichen.

Nach der Untersuchung:

- Engmaschige Blutdruck- und Pulskontrolle. Bei systolischem Blutdruck > 160 mmHg steigt die Nachblutungsgefahr, Blutdruckabfall und Tachykardie können Zeichen einer Nachblutung sein
- Punktionsstelle auf Nachblutung und Infektionszeichen kontrollieren
- Patienten 12–24 Std. Bettruhe einhalten lassen, davon die ersten 6 Std. in flacher Rückenlage, um das Nierenlager zu entlasten, Sandsack auf/an der Punktionsstelle. Kontrollsonografie, bevor der Patient aufstehen darf
- Patient zum reichlichen Trinken auffordern (2–3 l)
- Nahrungskarenz nach Arztanordnung bzw. hausinternem Standard einhalten lassen
- Urin auf Menge und Blutbeimengungen beobachten
- Patienten hinweisen, für 1–2 Wochen größere körperliche Anstrengungen zu vermeiden.

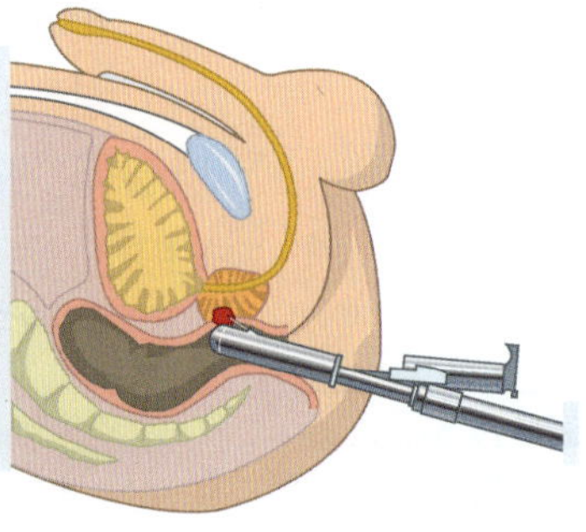

Abb. 33.21 Transrektale Prostatastanzbiopsie. Die transrektale Ultraschallsonde hat einen Führungskanal für die Biopsienadel. [L138]

Prostatabiopsie

DEFINITION

Prostatabiopsie: Entnahme einer Gewebeprobe aus der Prostata.

Bei Verdacht auf ein Prostatakarzinom erfolgt eine **Prostatabiopsie.** Heute üblich ist die **transrektale Prostatastanzbiopsie** (→ Abb. 33.21) unter transrektaler Ultraschallkontrolle. Meist werden 10–12 kleine Gewebezylinder aus beiden Seitenlappen entnommen. Der Eingriff ist schmerzarm und ambulant möglich.

Hauptkomplikationen sind Nachblutungen sowie Infektionen durch den Stichkanal, weshalb routinemäßig eine Antibiotikaprophylaxe erfolgt.

Pflege bei transrektaler Prostatastanzbiopsie

Vor der Untersuchung:

- Prüfen, ob die Gerinnungswerte vorliegen
- Sicherstellen, dass gerinnungshemmende Medikamente nach Arztanordnung abgesetzt sind
- Antibiotika und Prämedikation nach Arztanordnung verabreichen
- Ggf. Abführmaßnahmen durchführen, vor der Untersuchung Blase entleeren lassen.

Nach der Untersuchung:

- Patienten für 1–2 Std. ruhen lassen, an den folgenden 1–2 Tagen soll er sich noch schonen
- Ggf. Rektumtamponade entfernen
- Urin und Stuhl auf Blutbeimengungen beobachten bzw. zur Selbstbeobachtung anleiten. Patienten informieren, bei stärkerer Nachblutung oder Temperaturanstieg einen Arzt aufzusuchen.

33.4 Erkrankungen von Harnblase und Harnröhre

Blasenekstrophie (Spaltblase) → Tab. 34.17
Epispadie und Hypospadie → 33.8.1

33.4.1 Harnwegsinfektionen: Zystitis und Urethritis

DEFINITION

Harnwegsinfektion *(Harnwegsinfekt):* Meist bakteriell, selten viral oder parasitär verursachte Entzündung der ableitenden Harnwege, die sich durch schmerzhaftes und häufiges Wasserlassen sowie bei Nierenbeteiligung evtl. durch Fieber, allgemeines Unwohlsein und Nierenlagerklopfschmerz zeigt. Verschiedene, sich teils überlappende Einteilungen (→ Abb. 33.22). Gehört bei Kindern (insbesondere Mädchen) und Frauen zu den häufigsten bakteriellen Infektionen überhaupt.

Akute Zystitis: Akute Harnblasenentzündung. Meist durch Aufsteigen von Bakterien durch die Harnröhre bedingt und mit **akuter Urethritis** *(akuter Harnröhrenentzündung)* einhergehend. Bei Fehlen prädisponierender Faktoren in aller Regel folgenloses Ausheilen.

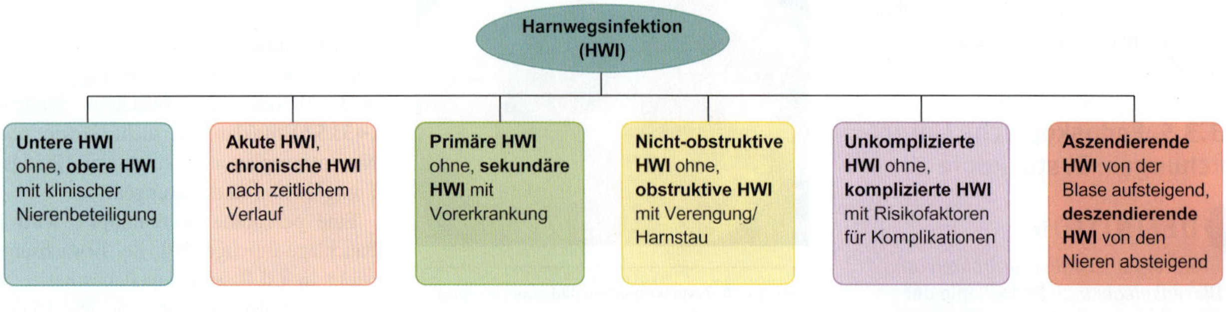

Abb. 33.22 Einteilung der Harnwegsinfektionen. Die Einteilungskriterien der Harnwegsinfektionen überlappen sich teilweise. [L143]

Krankheitsentstehung

Ursache der akuten **Zystitis** sind meist Bakterien, welche aus dem Darm über die Harnröhre in die Harnblase wandern (aszendierende Infektion). Wegen der Nähe von Darm- und Harnröhrenöffnung und der kurzen Harnröhre sind Mädchen und Frauen wesentlich häufiger betroffen als Jungen und Männer.

Häufigster Erreger ist *Escherichia coli* (→ 30.7.7), bei älteren Mädchen und Frauen in 75–80 %. Bei Patienten mit begünstigenden Faktoren wachsen hingegen häufig „Problemkeime" oder mehrere Keime.

Begünstigt wird eine Zystitis durch Harnabflussstörungen, Katheterisierung und bei Frauen durch Geschlechtsverkehr. Weitere auslösende Faktoren sind u. a. Kälte, Nässe, Stress, mangelnde Intimhygiene und Menstruation.

Symptome und Untersuchungsbefund

Wegweisend sind:

- Häufiger, oft imperativer Harndrang mit jeweils nur geringer Urinmenge (**Pollakisurie** → 33.2.3). Bei älteren Menschen kann dadurch eine Harninkontinenz vorgetäuscht werden, weil sie die Toilette nicht schnell genug erreichen
- Beschwerden beim Wasserlassen wie z. B. Schmerzen oder Brennen (**Dysurie** → 33.2.4)
- Evtl. (krampfartige) Schmerzen oberhalb des Schambeins **(Blasentenesmen).**

Fieber und eine stärkere Beeinträchtigung des Allgemeinbefindens gehören nicht zum Bild einer Zystitis, sondern weisen auf eine Mitbeteiligung von Nierenbecken bzw. Nieren hin (→ 33.5.3).

Der körperliche Untersuchungsbefund ist bis auf einen Druckschmerz in der Blasenregion unauffällig.

Diagnostik und Differenzialdiagnose

Bei nicht-schwangeren Frauen mit typischen Beschwerden, ohne vaginale Symptome (wie etwa Ausfluss) und ohne Hinweise auf eine Nierenbeteiligung oder komplizierte Harnwegsinfektion kann von einer Zystitis ausgegangen werden [10]. Bei allen anderen Patienten erfolgt eine Urindiagnostik. Sind bei Urinstreifentests (→ 33.3.1) zwei der drei Felder auf Leukozyten, Blut oder Nitrit positiv, ist eine Harnwegsinfektion sehr wahrscheinlich. Außerdem wird eine Urinkultur angelegt.

Bei häufigen Harnwegsinfekten von Frauen, bei Kindern und Männern muss nach begünstigenden Faktoren wie z. B. Fehlbildungen (etwa vesikoureteraler Reflux), Abflusshindernissen (etwa Prostatavergrößerung) oder Diabetes mellitus gesucht werden. Nur bei älteren Mädchen reicht eine Diagnostik nach dem zweiten Harnwegsinfekt. Bildgebendes Verfahren der Wahl ist die Sonografie.

Zystitisähnliche Beschwerden ohne Keimnachweis werden oft als **Reizblase** bezeichnet. Ursachen sind z. B. leichte Formen der Dranginkontinenz oder psychisch mitbedingte Blasenfunktionsstörungen.

Behandlungsstrategie

Bei der unkomplizierten Zystitis älterer Mädchen und Frauen kann bei leichten Beschwerden (zunächst) auf Antibiotikagabe verzichtet werden. Empfohlene Antibiotika sind ansonsten Fosfomycin (Einmalgabe, z. B. Monuril®), Pivmecillinam (über drei Tage, z. B. X-Systo®), retardiertes Nitrofurantoin (über fünf Tage, z. B. Furadantin® retard), Nitroxolin (über fünf Tage, z. B. Nitroxolin® forte) oder bei Kenntnis der lokalen Resistenzsituation auch Trimethoprim bzw. Trimethoprim/Cotrimoxazol (über drei Tage, z. B. Cotrim Hexal forte®) [10]. Bei Schwangeren, Männern oder Menschen mit Diabetes wird länger behandelt und es werden teilweise andere Antibiotika gewählt.

Bei starken Schmerzen sind zusätzlich Schmerzmittel und krampflösende Arzneimittel indiziert.

Pflege

- Den Patienten zu reichlichem Trinken auffordern (ca. 3 l am Tag), um die Harnwege zu spülen. Auch Blasen- und Nierentees sind möglich, die die Diurese anregen und desinfizierend wirken
- Häufigkeit der Miktion sowie Urinmenge beobachten, den Patienten nach Schmerzen befragen. Ihn informieren, bei bestehendem Harndrang sofort die Toilette aufzusuchen, um ein Aufsteigen der Infektion zu verhindern
- Temperatur regelmäßig kontrollieren.

Prävention und Gesundheitsberatung

Die Rezidivprophylaxe umfasst:

- Trinkmenge von ca. 1,5 l täglich
- Bei Harndrang baldiges Aufsuchen der Toilette, Blase vollständig entleeren
- Intimhygiene. Säubern des Genitalbereichs von vorne nach hinten, um eine Einschleppung von Darmbakterien zu verhindern. Keine hautreizenden Seifen, Intimsprays oder Scheidenspülung, die die normale Bakterienflora stören können. Slipeinlagen, Inkontinenzeinlagen regelmäßig bzw. bei Nässe und Verschmutzung wechseln
- Bei zeitlichem Zusammenhang zum Geschlechtsverkehr („Flitterwochen-Zystitis" bei Frauen) Waschen des Intimbereichs vor und nach dem Geschlechtsverkehr, Wasserlassen nach dem Geschlechtsverkehr
- Geeignete Kleidung/Unterwäsche, Unterkühlung vermeiden, z. B. warme (Baumwoll-)Unterwäsche, Sitzunterlage bei kaltem Untergrund, nasse Badekleidung rasch wechseln
- Bei wiederholten Rezidiven Versuch einer Immunprophylaxe (z. B. Uro-Vaxom®), Einnahme von Mannose (z. B. Femannose®), Phytotherapeutika (z. B. Bärentraubenblätter) oder Cranberry/-produkten vor einer niedrig dosieren Antibiotika-Langzeiteinnahme [10].

33.4.2 Harnblasenkarzinom

DEFINITION

Harnblasenkarzinom *(Blasenkarzinom):* Bei Männern mit einer Häufigkeit von 5,1 % aller Tumoren vierthäufigster bösartiger Tumor, bei Frauen mit 2,0 % aller Tumoren deutlich seltener. Mit zunehmendem Alter steigende Häufigkeit, betroffen sind v. a. über 60-Jährige. In über 90 % **Urothelkarzinom.** Leitsymptom schmerzlose Hämaturie. Prognose abhängig von Histologie und Ausbreitung, 10-Jahres-Überlebensrate ca. 45 % [11].

Krankheitsentstehung

Risikofaktoren des **Harnblasenkarzinoms** sind Rauchen, aromatische Amine (berufliche Exposition, z. B. in der Farbenindustrie) und chronische Harnblasenentzündungen. Im Einzelfall bleibt die Ursache meist unklar.

Symptome, Befund und Diagnostik

Erstsymptom ist meist eine schmerzlose Hämaturie. Ein Teil der Betroffenen klagt über Beschwerden ähnlich denen einer Zystitis (→ 33.4.1).

Die Diagnostik umfasst **Urinzytologie** (Nachweis entarteter Zellen im Urin), Sonografie und Urethrozystoskopie (→ 33.3.6) mit Biopsieentnahme. Weitere Untersuchungen (z. B. CT, MRT, CT-Urografie → 33.3.4) erfolgen v. a., wenn der Tumor bereits in die Muskelschicht der Blase eingewachsen ist [12].

Kurative Behandlungsstrategien

Transurethrale Elektroresektion

Oberflächliche Tumoren können bei einem endoskopischen Eingriff *transurethral reseziert* werden (**TUR-Blase** oder kurz **TUR-B**, → Abb. 33.23).

Aufgrund des großen Risikos für weitere Tumoren folgt meist eine *intravesikale* (= innerhalb der Blase) *Rezidivprophylaxe* mit einmaliger Chemotherapie-Frühinstillation oder mehrfacher Instillation von Zytostatika oder dem Immuntherapeutikum *BCG (Bacille-Calmette-Guérin)* in die Blase [12].

Zystektomie

Bei Tumoren, die bereits die Muskelschicht der Harnblase infiltriert haben, ist eine **Zystektomie** erforderlich, d. h. die vollständige Entfernung der Harnblase. Bei der meist durchgeführten **erweiterten Zystektomie** *(radikalen Zystektomie)* werden zusätzlich Prostata und Samenblasen bzw. Uterus, Ovarien, Eileiter, vordere Vaginalwand und evtl. Urethra mitentfernt. Die Operation kann offen oder laparoskopisch erfolgen. Oft wird eine (neo-)adjuvante Chemotherapie empfohlen.

Alternative z. B. bei Ablehnung einer Zystektomie durch den Patienten sind eine teilweise Blasenentfernung oder eine TUR-Blase mit nachfolgender Radiochemotherapie und ggf. weiterer Therapie je nach Kontrollbefund [12].

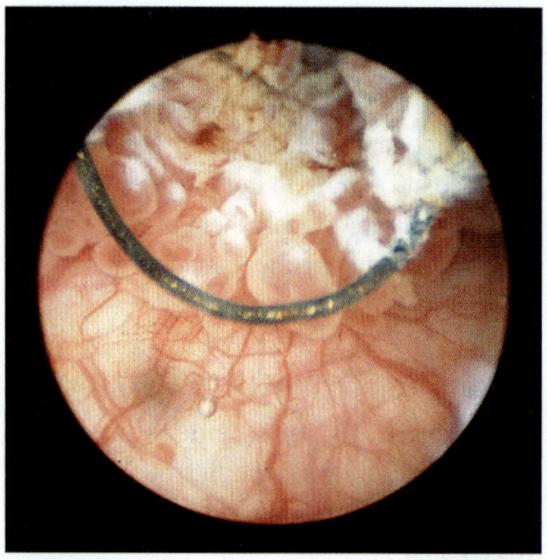

Abb. 33.23 TUR-Blase. Endoskopisches Bild eines Harnblasenkarzinoms während der transurethralen Resektion. [V221]

Tab. 33.2 Harnableitungen nach Zystektomie. Geringe Bedeutung haben die (nicht dargestellte) **Ureterokutaneostomie** (*Harnleiter-Haut-Fistel* mit Einpflanzung der Ureteren in die Bauchhaut, Versorgung mit Klebebeutel) und **Ureterosigmoidostomie** (Einpflanzung der Ureteren in das Sigma mit gemeinsamer Stuhl- und Urinentleerung). [L138]

Inkontinente Harnableitungen

Ileum-Conduit *(Bricker-Blase)*
Kolon-Conduit

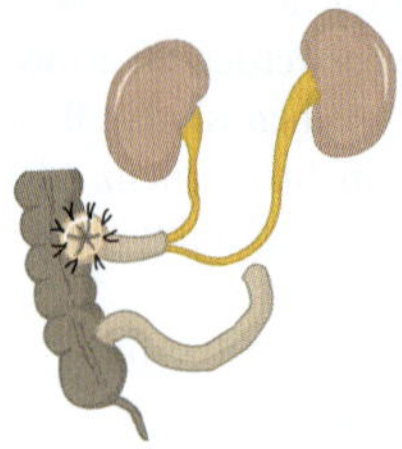

Implantation der Harnleiter in ein ausgeschaltetes Dünn- oder Dickdarmsegment und Anlage eines Urostomas, das mit Klebebeuteln versorgt wird.

Kontinente Harnableitungen

Kock-Pouch, Mainz-Pouch-I

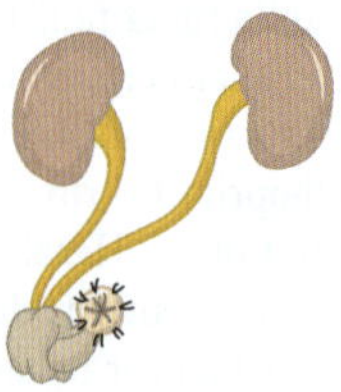

Bildung eines Reservoirs aus einem ausgeschalteten Dünndarmsegment (Kock-Pouch) oder Kolon-Ileum-Segment (Mainz-Pouch-I), in das die Harnleiter eingenäht werden und das dann kontinent mit einem kutanen Urostoma (meist im Nabelbereich) verbunden wird. Das Reservoir wird mittels Katheter über das Urostoma entleert.

Orthotoper Harnblasenersatz *(Ileum- oder Kolon-Neoblase, Darmersatzblase mit Urethraanschluss)*

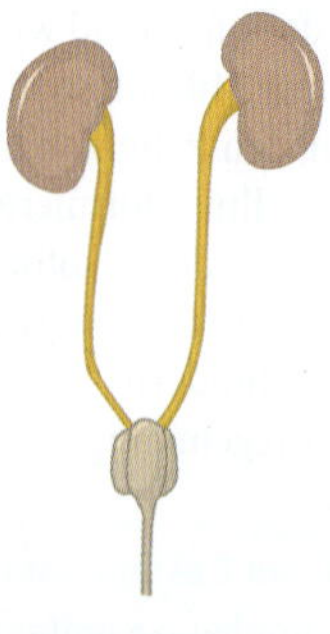

Bildung eines Reservoirs aus einem ausgeschalteten Dünndarmsegment, das zwischen Harnleiter und Harnröhre eingepflanzt wird und eine willkürliche Miktion durch Bauchpresse erlaubt. Nur bei tumorfreiem Blasenhals möglich.

Nach Zystektomie ist eine neue Harnableitung nötig. Welche Möglichkeit gewählt wird, wird individuell entschieden (→ Tab. 33.2).

Palliative Behandlungsstrategien

Palliativmaßnahmen umfassen z. B. die palliative TUR-Blase, Lasertherapie, Strahlentherapie, systemische Chemotherapien und Immuntherapie mit Checkpoint-Inhibitoren.

Bei anders nicht beherrschbaren Komplikationen kommt auch eine palliative Zystektomie in Betracht.

Pflege

Prä- und postoperative Pflege → 44.2, → 44.5
Pflege bei urologischen Operationen → 33.1.8
Pflege bei transurethraler Blasenspülung → 33.1.3
Pflege bei Ureterkatheter → 33.1.5
Pflege bei Urostoma → 8.1.7

Präoperativ sind vor einer TUR-Blase keine Abführmaßnahmen notwendig, vor einer Zystektomie erfolgt die Darmreinigung i. d. R. durch orthograde Darmspülung (→ 24.1.5). Dauer von Nahrungsabbau und -karenz richten sich nach der geplanten Operation.

Postoperativ sind die speziellen Pflegemaßnahmen abhängig von der durchgeführten Operation.

Nach einer TUR-Blase hat der Patient eine Blasenspülung (→ 33.1.3) und ist relativ zügig wieder selbstständig.

Nach Zystektomie und Rekonstruktion mit Darmbeteiligung erfolgt der Kostaufbau wie nach einer Darmresektion (→ 24.6.10).

Patienten mit Neoblase haben bis zum 10.–12. postoperativen Tag einen transurethralen Blasenkatheter. Nach dessen Entfernung sollen sie die Neoblase regelmäßig entleeren, um eine Überfüllung und Spannung der Anastomosen zu vermeiden. Regelmäßige Spülungen der Neoblase dienen der Entfernung von Schleim (gebildet von der Darmschleimhaut).

Bei einem Urostoma liegen Ureterkatheter (→ 33.1.5) zum Stützen und Offenhalten der Harnleiter. Sie werden nach Arztanordnung gespült, um eine Verstopfung zu vermeiden, und um den 10. postoperativen Tag entfernt. Pflegende versorgen auch das Urostoma (→ 8.2.7).

Weitere Maßnahmen ergeben sich durch die Krebserkrankung an sich sowie eine evtl. Chemo- oder Strahlentherapie (→ Kap. 27).

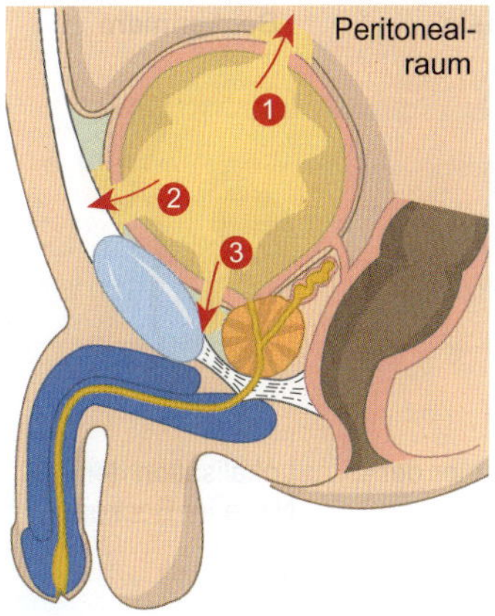

Abb. 33.24 Geschlossene Blasenverletzungen. Bei den intraperitonealen Blasenperforationen (1) reißt das Blasen„dach" und damit das Peritoneum, Blut und Urin fließen in die Bauchhöhle. Bei der extraperitonealen Blasenperforation (2, 3) reißt die Blase weiter unten. Urin und Blut verteilen sich im kleinen Becken, nicht aber in der Bauchhöhle. [L138]

33.4.3 Verletzungen von Harnblase und Harnröhre

Harnblasenverletzungen

Offene Harnblasenverletzungen sind Stich-, Schuss- oder Pfählungsverletzungen.

Geschlossene Verletzungen sind die intra- und extraperitonealen **Blasenperforationen** *(Blasenrupturen)*, die durch direkte Gewalteinwirkung bei voller Blase oder eine Beckenfraktur mit Perforation der Blase durch Knochensplitter entstehen (→ Abb. 33.24).

Symptome, Befund und Diagnostik

Wegweisend sind Schmerzen im Unterbauch, Beschwerden beim Wasserlassen bis zum Harnverhalt/zur Anurie und Hämaturie. Der Bauch ist oft durch Blut- und Urinaustritt vorgewölbt und als Zeichen einer Peritonitis (→ 24.8) gespannt.

Im Vordergrund der apparativen Diagnostik stehen die Röntgenleeraufnahme des Beckens (Beckenfrakturen?), die Sonografie, das CT und die verschiedenen Urografien (→ 33.3.4).

Behandlungsstrategie

Bei kleinen extraperitonealen Blasenperforationen wird die Blase meist nur durch einen suprapubischen oder großlumigen transurethralen Katheter drainiert. Der Defekt verschließt sich dann überwiegend von selbst. Ansonsten wird die Blase operativ freigelegt und die Blasenwand genäht.

Pflege

Bis zur Heilung der Naht wird der Urin 7–10 Tage lang über einen transurethralen oder suprapubischen Blasenkatheter abgeleitet (→ 8.1.6, → 33.1.4). Kostaufbau und Mobilisation erfolgen nach Schwere der Verletzung und evtl. Begleitverletzungen.

Harnröhrenverletzungen

Harnröhrenverletzungen sind meist Folge von Unfalltraumen der Beckenregion, aber auch Folge eines (gewaltsamen) Versuchs zu katheterisieren. Am häufigsten ist der am Schambein fixierte hintere Teil der Harnröhre von der Verletzung betroffen, da er dem Druck nicht ausweichen kann. Folge sind **Harnröhrenein-** oder **-abrisse** (→ Abb. 33.25).

Symptome, Befund und Diagnostik

Die Patienten haben Schmerzen im Unterbauch und am Damm. Das Wasserlassen ist schmerzhaft oder gar nicht möglich. Häufig tritt Blut aus der Harnröhre. Möglicherweise sind Prellmarken und/oder Hämatome sichtbar.

Die Diagnose wird durch das retrograde Urethrogramm (ohne Katheter, → 33.3.4) gesichert.

> **Kein transurethraler Katheter**
> Bei Verdacht auf eine Harnröhrenverletzung ist eine Harnröhrenkatheterisierung wegen der hohen Verletzungs- und nachfolgend Infektionsgefahr kontraindiziert. Bei Bedarf erhält der Patient einen suprapubischen Blasenkatheter (→ 33.1.4).

Behandlungsstrategie

Bei Harnröhren*einriss* reicht oft eine suprapubische Harnableitung bis zur Wundheilung. Bei Harnröhren*abriss* muss die Kontinuität der Harnröhre entweder sofort nach der Verletzung oder sekundär nach vorübergehender suprapubischer Harnableitung durch Operation wiederhergestellt werden.

Häufige Komplikationen sind narbige Verengungen *(Strikturen)* der Harnröhre und beim Mann – je nach Ort der Verletzung – Erektionsstörungen.

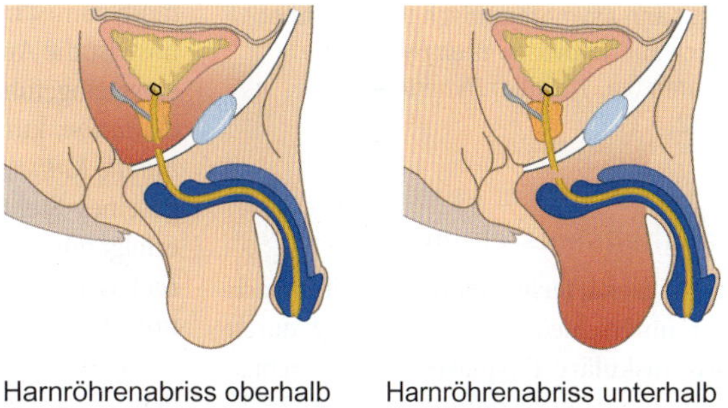

Abb. 33.25 Harnröhrenverletzungen. Bei Harnröhrenabriss oberhalb des Beckenbodens ist die Prostata nach oben verlagert und bei der rektalen Untersuchung nicht an typischer Stelle zu tasten. Oft ist ein Hämatom im Douglas-Raum palpabel. Bei Abriss unterhalb des Beckenbodens kommt es häufig zu ausgedehnten Penoskrotalhämatomen. [L138]

33.5 Erkrankungen der Nieren und Harnleiter

33.5.1 Fehlbildungen von Nieren und Harnleitern

Zystennieren → 33.5.8

Fehlbildungen von Nieren und ableitenden Harnwegen zählen zu den häufigsten Fehlbildungen (→ Abb. 33.26). Einige, insbesondere das Fehlen einer Niere, Verlagerungen oder Fehlbildungen mit Harnaufstau, werden häufig pränatal durch die Ultraschalluntersuchungen (→ 34.13.3) erkannt. „Feinere" Fehlbildungen werden aber oft erst bei der Abklärung einer Hypertonie, von Nierenfunktionsstörungen und/oder ständig wiederkehrender Harnwegsinfekte entdeckt.

> **Nicht immer Therapie nötig**
> Die Behandlungsindikation ergibt sich nicht aus dem Vorhandensein der Fehlbildung, sondern ihren Folgen: gehäufte Infektionen, Abflussstörungen oder Beschwerden des Patienten.

Primärer vesiko-(ureteraler-) renaler Reflux

> **DEFINITION**
> **Vesiko-(ureteraler-)renaler Reflux** *(Harnreflux)*: Rückfluss von Urin aus der Blase in den Harnleiter.

Beim **primären vesiko-(ureteralen-)renalen Reflux** ist infolge einer angeborenen

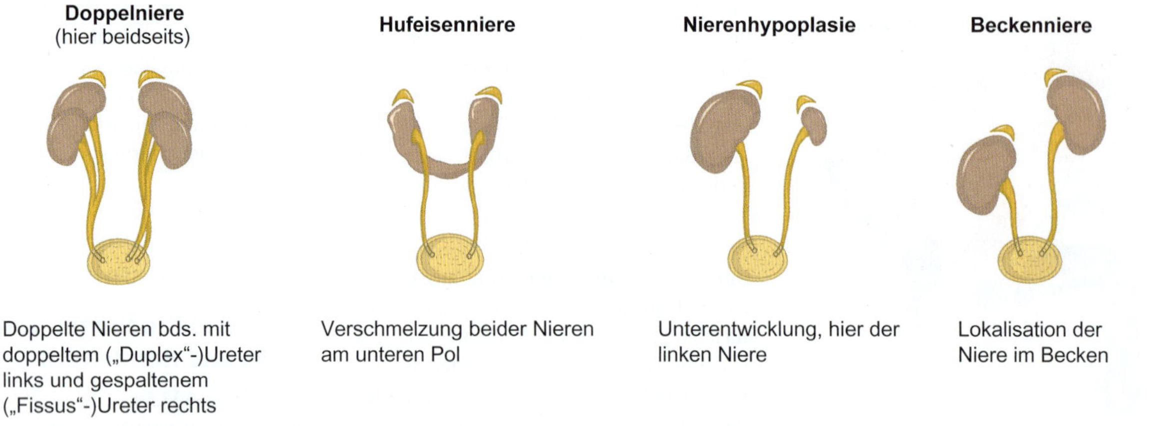

Abb. 33.26 Angeborene Nierenfehlbildungen. [L138]

Fehleinmündung des Harnleiters der Ventilmechanismus zwischen Harnleiter und Blase defekt. Dadurch fließt v. a. während des Wasserlassens Urin in den Harnleiter zurück, im Schwerstfall bis zur Niere. Im Krankheitsverlauf kann sich der betroffene Harnleiter immer mehr erweitern, es kommt zu ständigen Harnwegsinfekten und Nierenschädigung. Am empfindlichsten für Schädigungen sind die Nieren in den ersten Lebensjahren.

Evtl. ist bereits die Sonografie auffällig. Die sichere Diagnose erfordert aber ein Miktionszystourethrogramm (→ 33.3.4).

Die Behandlung besteht zunächst in einer konsequenten antibiotischen Prophylaxe, da sich der primäre Reflux mit Älterwerden des Kindes evtl. spontan bessert. Bei Infekten auch unter Prophylaxe, ausgeprägtem Reflux oder ausbleibender Rückbildung wird die Fehleinmündung des Harnleiters endoskopisch unterspritzt oder endoskopisch oder offen in einer **Antirefluxoperation** behandelt, um Nierenschäden zu vermeiden.

33.5.2 Nierenarterienstenose

DEFINITION

Nierenarterienstenose: Angeborene oder erworbene Verengung der A. renalis. Kann asymptomatisch bleiben, aber auch zur *renovaskulären Hypertonie* führen (ca. 1 % aller *Hypertonien*, → 22.4.1).

Krankheitsentstehung

Eine **Nierenarterienstenose** ist mit je nach Alter unterschiedlicher Gewichtung durch **fibromuskuläre Dysplasie** (bindegewebige Fehlbildung) oder Arteriosklerose (→ 22.5.1) bedingt.

Die Verengung der Nierenarterie führt zu einer Minderdurchblutung der betroffenen Niere. Um die *(lokale)* Blutdruckerniedrigung auszugleichen, produziert die Niere mehr *Renin,* das über die Bildung von Angiotensin II und Aldosteron zu einer Blutdrucksteigerung des *Gesamtorganismus* führt (**renovaskuläre Hypertonie** → 22.4.1).

Symptome, Befund und Diagnostik

Der Patient ist bis auf evtl. Beschwerden durch die Hypertonie (→ 22.4.1) beschwerdefrei. Möglicherweise ist neben dem Bauchnabel ein Stenosegeräusch auskultierbar.

Bei Nierenarterienstenose erfolgen [13]:
- (Farb-)Doppler- und Duplex-Untersuchung der Nierenarterien (→ 42.6.6)
- CT- oder MR-Angiografie
- Evtl. Captopriltest (Blutdrucksenkung auf Captoprilgabe?), um abzuschätzen, ob eine Beseitigung der Stenose den Blutdruck senkt (Hypertonie *bei* oder *durch* Nierenarterienstenose?)
- Angiografie (meist als DSA, → 22.3.2) bei gleichzeitiger Aufdehnung.

Behandlungsstrategie

Methode der Wahl zur Beseitigung einer hämodynamisch relevanten Nierenarterienstenose ist die Aufdehnung der Stenose mittels eines eingeführten Ballonkatheters (*Ballondilatation,* kurz **PTA** für *perkutane transluminale Katheterangioplastie*), ggf. mit Einlage eines Stents (→ 22.5.2). Eine Operation erfolgt nur bei Erfolglosigkeit oder aus anderem Grunde notwendiger (Aorten-)Operation [13].

Die medikamentöse Therapie entspricht den allgemeinen Richtlinien. Bessert sich die Hypertonie nach Aufdehnung der Stenose nicht **(fixierte Hypertonie),** ist die Hypertoniemedikation auf Dauer erforderlich.

Pflege bei Gefäßoperationen → 22.1.4
Pflege bei Hypertonie → 22.4.1

33.5.3 Harnwegsinfektionen: Akute Pyelonephritis

DEFINITION

Akute Pyelonephritis *(Nieren- und Nierenbeckenentzündung):* Meist bakterielle Entzündung des Nierenbeckens und Nierenparenchyms. Bei Fehlen prädisponierender Faktoren Prognose in der Regel gut, jedoch Risiko der Urosepsis. Bei nicht behebbaren prädisponierenden Faktoren häufig Fortschreiten zur chronischen Pyelonephritis (→ 33.5.4).

Urosepsis: Von den Nieren oder den ableitenden Harnwegen ausgehende Sepsis (→ 30.6).

Krankheitsentstehung

Die **akute Pyelonephritis** entsteht meist *sekundär* durch das Aufsteigen von Krankheitserregern bei einer Zystitis (→ 33.4.1). Eine Keimbesiedelung über den Blutweg (*hämatogene* oder *primäre Pyelonephritis*) ist selten.

Symptome und Untersuchungsbefund

I. d. R. sind die Symptome eindrücklich:
- Der Patient hat Fieber über 38 °C und ist in seinem Allgemeinbefinden stark beeinträchtigt. Oft bestehen Übelkeit und Erbrechen
- Ein oder beide Nierenlager sind klopfschmerzhaft. Häufig hat der Patient

schon in Ruhe Rücken- oder Flankenschmerzen.

Möglicherweise bestehen die Zeichen einer Zystitis (→ 33.4.1).

Während ältere Kinder im Wesentlichen die gleichen Symptome zeigen wie Erwachsene, kann das Krankheitsbild gerade bei Säuglingen ganz unspezifisch sein: Hohes, scheinbar „grundloses" Fieber (oft mit Erbrechen, Durchfall und aufgetriebenem Bauch) kann im Vordergrund stehen. Auch bei älteren Menschen ist das Bild nicht selten atypisch mit schlechtem Allgemeinbefinden und evtl. Abdominalbeschwerden oder Verwirrtheit.

Atypisches Bild bei Säuglingen

Bei Fieber im Säuglings- und Kleinkindalter muss immer auch an eine Harnwegsinfektion gedacht werden!

Komplikationen

Komplikationen sind:

- Keiminvasion in die Blutbahn mit **Urosepsis** (Sepsis, → 30.6)
- Eitrige Einschmelzung von Nierengewebe (Abszessbildung)
  - **Nierenabzesse** liegen innerhalb der Nieren
  - Bei Kapseldurchbruch bildet sich ein **paranephritischer Abszess** neben der Niere
  - Bei Harnstau kann sich eine **Pyonephrose** mit eitergefülltem Nierenbecken entwickeln.

Diagnostik und Differenzialdiagnose

Die Diagnose der akuten Pyelonephritis wird anhand des klinischen Bildes, der Urinuntersuchung (Leukozyten-, Erythrozyten- und Nitritnachweis) und der Urinkultur (Keimwachstum) gestellt (→ 33.3.1). Zusätzlich erfolgen eine Sonografie der Nieren (Größe/Form der Nieren? Harnaufstau? Nierensteine? Abszess? → Abb. 33.27) und eine Blutuntersuchung mit Blutbild (Leukozytose?), BSG, CRP und Kreatinin (Nierenfunktionsverschlechterung?). Weitere Untersuchungen hängen von deren Befunden ab.

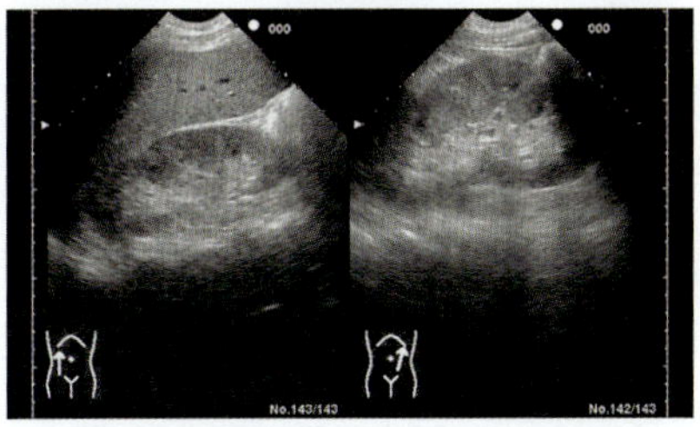

Abb. 33.27 Sonografiebefund bei akuter Pyelonephritis links mit deutlich geschwollener Niere. Die rechte Niere zeigt einen Normalbefund. [M512]

Behandlungsstrategie

Die Antibiotikabehandlung beginnt sofort nach Abnahme der Urinkultur und wird ggf. nach Ergebnis des *Antibiogramms* (→ 30.5.3) korrigiert. Empfohlen werden v. a. Chinolone (etwa Ciprofloxacin, z. B. Ciprofloxacin AL®) oder Cephalosporine (etwa Cefpodoxim, z. B. Orelox®) über 1–2 Wochen, bei unkomplizierten Formen oral. Zur Therapiekontrolle werden eine und sechs Wochen nach Absetzen der Antibiotika Urinkulturen angelegt. Begünstigende Grunderkrankungen werden möglichst beseitigt.

Abszesse bedürfen darüber hinaus der chirurgischen Entlastung.

Pflege

Pflege bei Fieber → 5.4, → 5.5

Zusätzlich zu den Maßnahmen bei einer Zystitis (→ 33.4.1) sind erforderlich:

- Bettruhe bei schwer kranken Patienten
- Unterstützung bei den Lebensaktivitäten und Durchführung der notwendigen Prophylaxen
- Ggf. Flüssigkeitszufuhr über Infusionen, wenn der Patient nicht genug trinkt
- Ausfuhrkontrolle, um ein drohendes akutes Nierenversagen zu erkennen.

SPICKZETTEL

Harnwegsinfektionen

Definition: Meist akute Infektion der Harnblase (Zystitis), evtl. mit Nierenbeteiligung (Pylopnephritis).
Ursache/Risikofaktoren: Meist bakteriell verursacht, häufiger bei Frauen (kurze Harnröhre). Risikofaktoren für komplizierte Harnwegsinfektionen sind z. B. Harnwegsanomalien, Abflusshindernisse, Diabetes mellitus.
Symptome: Bei Zystitis lokale Beschwerden (Pollakisurie, Dysurie, imperativer Harndrang, Druckschmerz über der Blase). Bei akuter Pyelonephritis Allgemeinsymptome, v. a. Fieber, Nierenlagerklopfschmerz.
Diagnostik: Urinuntersuchung (bei Frauen evtl. verzichtbar), bei Pyelonephritis Sonografie, Blutuntersuchung.
Therapie/Pflege: Allgemeinmaßnahmen (z. B. viel trinken, Unterleib warmhalten), Antibiotika.

33.5.4 Chronische Pyelonephritis

DEFINITION

Chronische Pyelonephritis: Chronische, meist chronisch-rezidivierende bakterielle Entzündung von Nierenbecken und Nierenparenchym.

Die **chronische Pyelonephritis** ist überwiegend Folge nicht ausgeheilter Harnwegsinfekte bei Harnabflussbehinderung, beispielsweise durch Fehlbildungen der ableitenden Harnwege. Ein bedeutsamer Risikofaktor ist außerdem ein Diabetes mellitus (→ 26.6).

Die Symptome sind häufig wenig ausgeprägt: Der Patient fühlt sich nicht wohl, ist matt, appetitlos und hat möglicherweise häufiger Kopfschmerzen oder einen dumpfen Rückenschmerz. Dem Arzt können eine abnorme Blässe und ein erhöhter Blutdruck auffallen.

Im Urinbefund zeigen sich Leukozyturie und Bakteriurie. Die Sonografie ergibt evtl. Vernarbungen der Nieren.

Differenzialdiagnostisch muss die **abakterielle chronische interstitielle Nephritis** abgegrenzt werden, für die Papillennekrosen typisch sind und der häufig ein Schmerzmittelmissbrauch ursächlich zugrunde liegt.

Die Therapie besteht in der Antibiotikagabe nach Antibiogramm und der Ursachenbehandlung, z. B. der Beseitigung der Harnabflussbehinderung. Gelingt dies, ist die Prognose gut.

Oft kommt es allerdings durch die zunehmenden Vernarbungen zur Zerstörung von Nierengewebe und chronischer Niereninsuffizienz (→ 33.5.8).

33.5.5 Glomerulonephritis

DEFINITION

Glomerulonephritis *(GN):* Abakterielle (nicht durch Bakterien bedingte) Entzündung der Nierenkörperchen (Glomeruli). Bei der Entstehung spielen Immunvorgänge eine Rolle.

Glomerulonephritiden können nach verschiedenen Kriterien eingeteilt werden, beispielsweise zeitlichem Verlauf, vorherrschenden Symptomen oder histologischem Befund.

Die folgende Darstellung orientiert sich am zeitlichen Verlauf.

Akute Glomerulonephritis

DEFINITION

Akute Glomerulonephritis *(GN):* Rasch einsetzende Glomerulonephritis.

- **Akute postinfektiöse GN** als Folge einer fehlgeleiteten Immunreaktion, meist gute Prognose
- **Rasch progrediente GN** *(rapid progressive GN, RPGN),* oft im Rahmen von Autoimmunerkrankungen (→ 31.3), unbehandelt rasche Verschlechterung der Nierenfunktion bis zum Nierenversagen. Prognose abhängig von Grunderkrankung und Zeitpunkt des Therapiebeginns.

Nephritisches Syndrom: Symptomkombination aus Proteinurie, Hämaturie, Ödemen und arterieller Hypertonie. Leitsymptom der akuten Glomerulonephritis.

Krankheitsentstehung

Bei der **akuten postinfektiösen Glomerulonephritis** bilden sich durch die Ersterkrankung (oft Streptokokkeninfektionen → 30.7.3) Antikörper gegen die Erreger. Die entstehenden Immunkomplexe (Antigen-Antikörper-Komplexe) gelangen mit dem Blut in die Nieren und rufen dort eine Entzündung der Glomeruli hervor.

Der **rasch progredienten Glomerulonephritis** liegen ebenfalls am häufigsten Immunvorgänge zugrunde, etwa im Rahmen einer ANCA-assoziierten Vaskulitis (→ Tab. 28.5), durch Immunkomplexe (z. B. bei systemischem Lupus erythematodes, → 28.7.2, nach Infektionen) oder bei Autoantikörpern gegen die glomeruläre Basalmembran (bei gleichzeitiger Lungenbeteiligung **Goodpasture-Syndrom** genannt).

Symptome und Untersuchungsbefund

Bei der akuten postinfektiösen Glomerulonephritis kommt es ungefähr 1–4 Wochen nach einer „banalen" Infektion typischerweise zu starkem Krankheitsgefühl mit Müdigkeit, Übelkeit, Kopfschmerzen, subfebrilen Temperaturen oder Fieber und Rückenschmerzen. Dumpfer Schmerz in beiden Nierenlagern ist möglich. Das Gesicht des Erkrankten ist „verquollen" (Ödeme, v. a. um die Augen), evtl. fällt eine rötlich-braune Verfärbung des Urins auf (Hämaturie). Es gibt aber auch Verläufe mit nur wenigen oder kaum subjektiven Beschwerden (Symptomentstehung, → Abb. 33.28).

Bei der Untersuchung wird typischerweise *erstmalig* eine Hypertonie festgestellt. Durch die meist vorhandene Oligurie mit Überwässerung (→ 33.10.2) ist vor allem bei älteren Patienten das Herz überfordert, wodurch es zum Lungenödem (→ 21.6.3) kommen kann. Evtl. ist der Krankheitsherd, beispielsweise eine chronische Tonsillitis (→ 36.6.1), noch sichtbar.

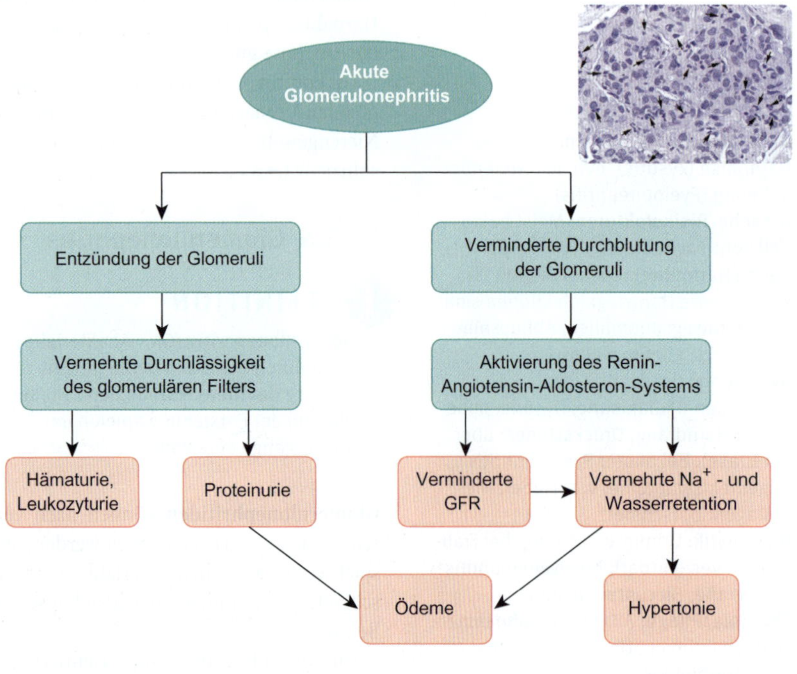

Abb. 33.28 Symptomentstehung bei akuter Glomerulonephritis. [R285, L143]

Die rasch progrediente Glomerulonephritis beginnt ähnlich, mündet jedoch schnell in eine Niereninsuffizienz.

Risiko: Akutes Nierenversagen

Der Patient ist durch die eingeschränkte Nierenfunktion gefährdet, es droht ein akutes Nierenversagen (→ 33.5.7).

Diagnostik und Differenzialdiagnose

- Urinuntersuchung (→ 33.3.1): Mikro- oder Makrohämaturie, Erythrozytenzylinder, Proteinurie
- Blutuntersuchung: Kreatinin und Harnstoff unterschiedlich stark erhöht, BSG beschleunigt. Zur Ursachensuche Anti-DNAse-B- und Antistreptolysin-Titer (nach Streptokokken-Infekt zu hoch), Autoantikörpersuche (z. B. ANCA, ANA, Anti-GBM)
- Sonografie: Nieren überwiegend angeschwollen
- Nierenbiopsie (→ 33.3.6) z. B. bei schnellem Kreatininanstieg (Verdacht auf rasch progrediente Glomerulonephritis).

Behandlungsstrategie

Bei einer Poststreptokokken-Glomerulonephritis sind Penizilline angezeigt.

Bei der rasch progredienten Glomerulonephritis muss die Behandlung schnellstmöglich einsetzen. Eingesetzt werden je nach histologischem Befund v. a. Glukokortikoide (→ Pharma-Info 26.1), Cyclophosphamid (z. B. Endoxan®, → 27.5.1), Methotrexat (z. B. Metex®), Azathioprin (z. B. Azathioprin dura®), Rituximab (z. B. Truxima®) und die **Plasmapherese** (Plasmaaustausch).

Hypertonie, Ödeme und Herzinsuffizienz werden symptomatisch behandelt. Ein akutes Nierenversagen erfordert eine rechtzeitige Dialysetherapie (→ 33.1.7).

Pflege

Patientenbeobachtung und Dokumentation

Komplikationen, insbesondere akutes Nierenversagen (→ 33.5.7) mit Lungenödem und nephrotisches Syndrom (→ 33.5.6), sollen frühzeitig erkannt werden, deshalb:

- Engmaschige Kontrolle der Vitalzeichen
- Tägliche Gewichtskontrolle, Beobachtung auf Ödeme (Augenlider, Füße, Anzeichen für Aszites und Lungenödem)
- Flüssigkeitsbilanzierung (→ 8.1.2)

- Beobachtung des Urins auf Menge und Aussehen, Streifen-Schnelltest auf Protein- und Hämaturie (➔ 33.3.1)
- Blutkontrollen (v. a. Kreatinin, Harnstoff, Elektrolyte) nach Arztanordnung.

- Zunächst körperliche Schonung, Unterstützung bei den Lebensaktivitäten und Durchführung der notwendigen Prophylaxen abhängig vom Allgemeinbefinden des Patienten. Langsame Steigerung der körperlichen Aktivitäten
- **Ernährung** in Abhängigkeit von Krankheitsbild/Laborwerten: Hypertonie, Ödeme und/oder eine eingeschränkte Nierenfunktion erfordern eine Reduktion der Kochsalz-, Flüssigkeits- und Eiweißzufuhr. Als Richtwert für die Eiweißzufuhr gelten 0,7 g/kg Körpergewicht, bei hochgradigem Eiweißverlust über die Nieren ist ein Zuschlag erforderlich. Bei Anstieg des Serumkaliums muss der Patient auf kaliumhaltige Lebensmittel wie z. B. Bananen verzichten. Täglich neue Anordnung bzgl. der Flüssigkeitszufuhr einholen.

Chronische Glomerulonephritis

DEFINITION

Chronische Glomerulonephritis: Über Jahre bis Jahrzehnte voranschreitende Glomerulonephritis, oft aus ungeklärter Ursache. Häufig über die Jahre Dialysepflicht.

Die **chronische Glomerulonephritis** beginnt schleichend. Der Patient hat lange keine Beschwerden. Meist entwickelt sich zuerst eine Hypertonie und dann allmählich die weiteren Zeichen des chronischen Nierenversagens (➔ 33.5.8).

Daher erfolgt die Diagnose oft zufällig (z. B. wegen auffälliger Befunde in einer Urinuntersuchung), bei der Abklärung einer unklaren Hypertonie oder uncharakteristischer Allgemeinbeschwerden oder Dekompensation der Niereninsuffizienz (scheinbar akutes = *pseudoakutes Nierenversagen*).

Eine spezifische Behandlung ist meist nicht (mehr) möglich. Wesentlich für die Nierenfunktion ist die konsequente Blutdruckeinstellung, bei Proteinurie unter 130/80 mmHg. Den Hemmstoffen des Renin-Angiotensin-Systems (➔ Pharma-Info 33.1) kommt dabei wegen ihrer zusätzlichen organprotektiven Wirkung die größte Bedeutung zu. Eine zusätzliche Nierenschädigung durch nierenschädigende Arzneimittel, beispielsweise frei verkäufliche Schmerzmittel, muss auf jeden Fall vermieden werden.

Die Patienten sollen sich körperlich schonen. Mangelernährung muss vermieden werden, die Eiweißzufuhr richtet sich nach dem Stadium der Nierenfunktionseinschränkung (➔ 33.5.8). Kochsalzeinschränkung und Begrenzung der Trinkmenge sind nicht generell anzuraten, da sich durch Austrocknung (Dehydratation) die Nierenfunktion weiter verschlechtern kann.

33.5.6 Nephrotisches Syndrom

DEFINITION

Nephrotisches Syndrom: Sammelbezeichnung für verschiedene Erkrankungen, die mit massiven Eiweißverlusten über die Nieren und Ödemen einhergehen. Prognose unterschiedlich: Bei Kindern mit **Minimal-change-Glomerulonephritis** sehr gut, bei anderen histologischen Typen oder infolge eines Diabetes mellitus in ca. 50 % über Jahre Entwicklung eines chronischen Nierenversagens.

Krankheitsentstehung

Beim **nephrotischen Syndrom** werden die normalerweise für großmolekulare Eiweiße sehr dichten Wände der Glomeruluskapillaren durchlässig, sodass es zu hohen Eiweißverlusten über den Urin kommt.

- Häufig ist eine Glomerulonephritis die Ursache. Bei Kindern ist dabei die **Minimal-change-Glomerulonephritis** *(Glomerulonephritis mit Minimalveränderungen)* am häufigsten, bei Erwachsenen die **membranöse Glomerulonephritis**
- Bei den nichtentzündlichen Ursachen dominiert hierzulande die **diabetische Nephropathie** (➔ 26.6.6).

Symptome, Befund und Diagnostik

Leitsymptom sind ausgeprägte *Ödeme*, meist zunächst begrenzt auf Lider (➔ Abb. 33.29), übriges Gesicht („aufgedunsenes Aussehen"), Füße und Knöchel, später generalisiert mit Aszites und Pleuraergüssen. Oft beklagen die Patienten Unwohlsein, Übelkeit, Müdigkeit und Schwäche.

Definitionsgemäß gehören zum nephrotischen Syndrom neben den Ödemen folgende Befunde:

- *Proteinurie* > 3 g/Tag, in Extremfällen bis zu 50 g/Tag

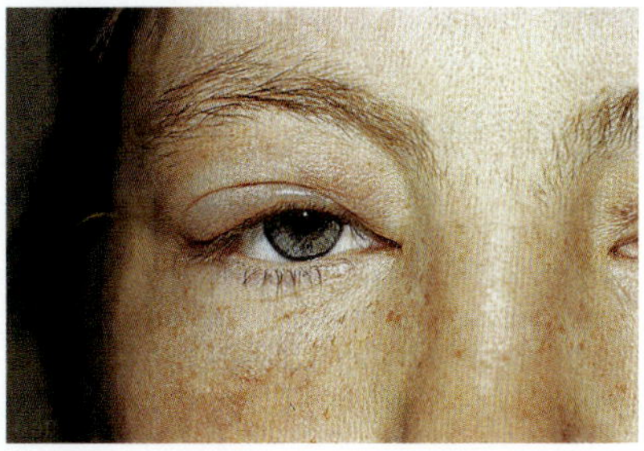

Abb. 33.29 Ödematöses Oberlid bei nephrotischem Syndrom. [R246]

- Eiweißmangel im Blut *(Hypoproteinämie)* als Folge der Eiweißverluste. Besonders Albumin wird in großen Mengen ausgeschieden; dadurch erniedrigt sich die „Wasserbindungsfähigkeit" *(osmotischer Druck)* des Blutes und trägt so wesentlich zu den Ödemen bei (➔ Abb. 33.51)
- Erhöhung der Blutfette *(Hyperlipidämie)*, besonders des Cholesterins.

Die weitere Abklärung und Ursachensuche erfolgen vergleichbar der bei Glomerulonephritis durch Blutuntersuchungen, Sonografie und Nierenbiopsie.

Behandlungsstrategie

- Die evtl. spezifische Behandlung hängt von histologischem Typ und Schweregrad ab, z. B. bei Minimal-change-Glomerulonephritis v. a. mit Glukokortikoiden (➔ Pharma-Info 26.1), bei membranöser Glomerulonephritis auch mit Cyclophosphamid (➔ 27.5.1), Rituximab und Calcineurininhibitoren (➔ Pharma-Info 31.1) [14]
- Die Ödeme werden durch Diuretika (➔ Pharma-Info 33.1) ausgeschwemmt
- ACE-Hemmer bzw. Angiotensin-II-Antagonisten (➔ Pharma-Info 22.1) vermindern die Proteinurie durch Reduktion des Filtrationsdrucks im Nierenkörperchen
- Wegen der Thromboseneigung der Patienten unter anderem durch den Verlust gerinnungshemmender Faktoren (z. B. AT III) über den Urin und die Diuretikatherapie ist eine medikamentöse Thromboseprophylaxe auch ohne Bettlägerigkeit notwendig
- Bei längerem Bestehen ist eine diätetische und medikamentöse Senkung der erhöhten Blutfettspiegel erforderlich
- Infektionen müssen aufgrund der geschwächten Abwehrlage (Immunglobulinverlust!) frühzeitig und konsequent antibiotisch behandelt werden.

Pflege ➔ 33.5.5

33.5.7 Akutes Nierenversagen

DEFINITION

Akutes Nierenversagen *(ANV):* Plötzliche, erhebliche Funktionsverschlechterung der Nieren bei vorher Nierengesunden bis zum Funktionsausfall. Prinzipiell reversibel, jedoch hohe Letalität durch die oft schwere Grunderkrankung.

Krankheitsentstehung

Prärenales Nierenversagen

Am häufigsten liegt ein **prärenales akutes Nierenversagen** vor (→ Abb. 33.30). Eine ausgeprägte Durchblutungsminderung, etwa bei schwerer Dehydratation, Schock oder Sepsis, schädigt die Nieren so stark, dass die Nierenfunktion auch nach Beseitigung der Ursache – zunächst – nicht wiederkehrt.

Intrarenales Nierenversagen

An zweiter Stelle steht das **(intra)renale akute Nierenversagen** (→ Abb. 33.30), etwa infolge:

- Toxischer Tubulusschädigung durch körpereigene oder von außen zugeführte Substanzen
- Entzündungen der Nieren, z. B. **akute tubulointerstitielle Nephritis** (primär Entzündung von Tubuli und Interstitium bei intakten Glomeruli, etwa bei Hantavirusinfektion, autoimmun), rasch progrediente Glomerulonephritis (→ 33.5.5)
- Erkrankungen der Nierengefäße, z. B. Vaskulitis, Nierenvenenthrombose.

Hämolytisch-urämisches Syndrom

Das **hämolytisch-urämische Syndrom** *(HUS)* zählt zu den *thrombotischen Mikroangiopathien (TMA),* also zu den Erkrankungen der kleinen Gefäße. Endothelschädigung und Thromben in den kleinen Arterien führen zu hämolytischer Anämie (→ 27.6.1), Thrombozytopenie (→ 27.9.3), akutem Nierenversagen und ZNS-Beteiligung. Besonders häufig sind Kinder von 1–5 Jahren betroffen. Hauptursache sind Magen-Darm-Infektionen (v. a. mit EHEC, → 30.6.6), dann sind blutige Stühle nicht selten erstes Warnzeichen. Seltener sind z. B. Anomalien des Komplementsystems verantwortlich.

Postrenales Nierenversagen

Am seltensten ist das **postrenale akute Nierenversagen** (→ Abb. 33.30). Primär liegt eine (beidseitige) Harnabflussstörung vor, die Nierenfunktion wird erst sekundär beeinträchtigt.

Symptome und Untersuchungsbefund

Leitsymptom ist die *Oligurie* oder *Anurie* (→ 33.2.1). Verlass ist hierauf allerdings nicht, denn die Urinmenge kann anfangs normal oder sogar erhöht sein. Je nach Ursache werden die Symptome der gestörten Nierenfunktion anfangs durch die der Grunderkrankung überdeckt.

Wasser- und Elektrolythaushalt entgleisen rasch:

- Als Folge der fehlenden Kochsalz- und Wasserausscheidung kommt es zur „Überwässerung“ mit Lungenödem **(fluid lung)**, peripheren Ödemen, Hypertonie und evtl. Hirnödem
- Es entwickelt sich rasch eine *Hyperkaliämie* (→ 33.10.3) mit lebensbedrohlichen Herzrhythmusstörungen
- Die verminderte H^+-Ionenausscheidung führt zu einer *metabolischen Azidose* (→ 33.11.1)
- Da keine harnpflichtigen Stoffe mehr ausgeschieden werden, reichern sich neben den ungiftigen „Markern“ Kreatinin und Harnstoff auch **Urämietoxine** *(Harngifte)* im Blut an und führen bei längerer Dauer zu den typischen *Urämiesymptomen* (Übelkeit, Erbrechen, Juckreiz, Bewusstseinsstörungen, → 33.5.8).

Diagnostik

AKI-Kriterien

Eine **akute Nierenschädigung** *(acute kidney injury, AKI)* liegt vor bei einer Nierenfunktionsverschlechterung mit:

- Kreatininanstieg ≥ 0,3 mg/dl innerhalb von 48 Std. *oder*
- Kreatininanstieg auf mindestens das 1,5-Fache des Ausgangswertes innerhalb von 7 Tagen *oder*
- Urin-Ausscheidung < 0,5 ml/kg Körpergewicht und Stunde über > 6 Std. (nach Ausgleich eines Flüssigkeitsdefizits).

Abhängig von Kreatininanstieg und Dauer der Oligo-/Anurie wird dann in drei Schweregrade/Stadien eingeteilt [15].

Unabdingbar ist die schnelle Ursachenklärung:

- Sonografie (bei akutem Nierenversagen große Nieren) zur Abgrenzung eines Harnverhalts (→ 33.2.6) und eines bis dahin nicht bekannten chronischen Nierenversagens (kleine Schrumpfnieren)
- Kontrolle von Blutdruck, Puls, Füllungszustand der Halsvenen und Hautturgor zur Feststellung einer Hypovolämie oder Exsikkose
- Urinuntersuchung mit Streifenschnelltest, Sedimentuntersuchung, Urinkultur und Bestimmung der **Urinosmolalität** (normal 50–1.400 mosml/l je nach Flüssigkeitszufuhr) sowie Messung der stündlichen Urinausscheidung. Während der Urin bei einer *Dehydratation* (→ 33.10.2) maximal konzentriert ist, können die Nieren den Urin beim akuten Nierenver-

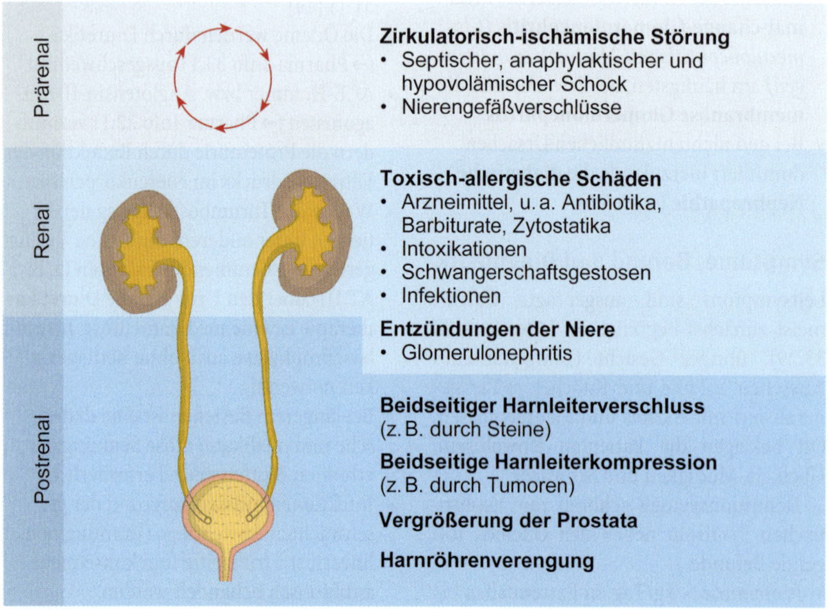

Abb. 33.30 Mögliche Ursachen des Nierenversagens (Auswahl). [L138]

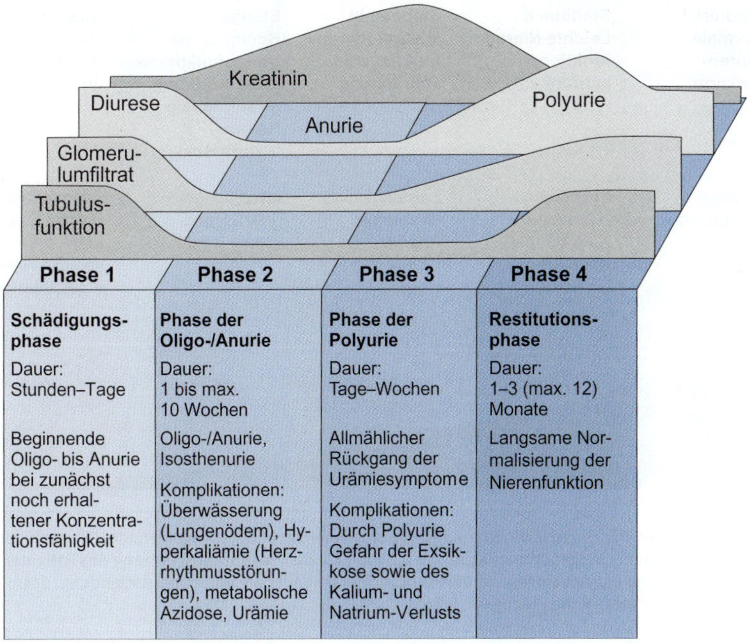

Abb. 33.31 Phasen des akuten Nierenversagens. [A400]

sagen nicht mehr konzentrieren (**Isosthenurie,** *Harnstarre* = konstante Urinkonzentration um 300 mosml/l unabhängig vom Flüssigkeitsangebot)

- Blutuntersuchung zur Einschätzung der akuten Bedrohung (Harnstoff, Kreatinin, Natrium, Kalium, Gerinnung, BGA) und zur Ursachensuche (z. B. BSG, BB, Autoantikörper)
- EKG, um die typischen Veränderungen einer Hyperkaliämie bis hin zu Herzrhythmusstörungen rechtzeitig zu erfassen
- Röntgenaufnahme des Thorax (fluid lung?)
- Zur weiteren Abklärung z. B. Duplex-Sonografie bzw. MR-Angiografie (Gefäßverschlüsse?) oder Biopsie (Glomerulonephritis?).

Akute Nierenschädigung bzw. akutes Nierenversagen verlaufen unabhängig von der Ursache gleichförmig in vier Phasen (→ Abb. 33.31).

Behandlungsstrategie

Die Therapie des Stadiums der Oligo- oder Anurie umfasst:

- Ursachenbeseitigung
- Ausgleich eines evtl. Flüssigkeitsverlusts
- Ausgleich der Elektrolyte, vor allem bei Hyperkaliämie und metabolischer Azidose. Gegen die Hyperkaliämie sind Kationenaustauscher, z. B. Resonium® A oral oder rektal, oder i. v.-Gabe von Insulin und Glukose wirksam (bewirkt eine Kaliumaufnahme in die Zellen mit Sinken des *Serum*kaliums), gegen die Azidose evtl. Natriumbikarbonat i. v.
- Antibiotika bei Verdacht auf Infektionen
- Evtl. Diuretika
- (Kurzzeit-)Dialyse über speziellen ZVK (*Shaldon-Katheter,* → 33.1.7), falls diese Maßnahmen ohne ausreichenden Erfolg bleiben.

Pflege

Pflege während der Phase der Oligo- und Anurie

Pflege bei Nierenersatztherapie → 33.1.7
Pflege bei Sepsis → 30.6

- Zur exakten Messung der Urinausscheidung wird ein transurethraler oder suprapubischer Blasenkatheter (→ 33.1.4) gelegt. Die Pflegenden messen die stündliche Urinausscheidung mittels Urimeter (→ Abb. 8.18) und erstellen eine Flüssigkeitsbilanz für 12 bzw. 24 Std.
- Sie beobachten das Aussehen des Urins und messen die Urindichte (spezifisches Gewicht, → 8.1.2) mit Streifen-Schnelltests bzw. lassen die Osmolalität im Labor bestimmen
- Sie kontrollieren engmaschig Blutdruck (Hypertonie?), Puls (Herzrhythmusstörungen?), Atmung (Lungenödem?), Temperatur (Infektion?) und Bewusstsein (Urämie?), um Komplikationen frühzeitig zu erkennen.
- Sie messen täglich das Gewicht und achten auf Ödeme (Lider, Füße)
- Sie passen die Flüssigkeitszufuhr in Absprache mit dem Arzt dem Flüssigkeitsverlust an. Als Faustregel gilt, dass die erlaubte Flüssigkeitsaufnahme der Ausscheidung des Vortags zuzüglich Flüssigkeitsverlusten durch Schwitzen, Erbrechen, Durchfall oder Wundsekrete entspricht
- Die Pflegenden unterstützen den Patienten, abhängig von Allgemeinzustand, bei den Lebensaktivitäten und führen die notwendigen Prophylaxen durch, besonders:
  - Sorgfältige Mundpflege und Maßnahmen bei Mundtrockenheit aufgrund von Flüssigkeitsbeschränkung
  - Angepasste Hautpflege bei trockener Haut und Neigung zu Juckreiz (→ 32.2.2)
- Sie veranlassen eine kalorisch ausreichende, natrium- und kaliumarme Ernährung. Die Eiweißzufuhr hängt von Schwere der Funktionseinschränkung und evtl. Dialyse ab. Ggf. wird die Kost täglich an die Blutwerte angepasst, häufig ist zunächst eine parenterale Ernährung (→ 43.5.6) notwendig.

Pflegefachpersonen vermitteln den meist unruhigen und ängstlichen Patienten ein Gefühl von Sicherheit, erklären alle Maßnahmen und stehen für Fragen zur Verfügung. Bei älteren Patienten kann ein akutes Nierenversagen auch zur Desorientiertheit führen. Sie brauchen ein ruhiges, klar strukturiertes und verständnisvolles Umfeld.

Pflege während Phase der Polyurie

In der polyurischen Phase kann der Patient täglich 5 l und mehr Urin ausscheiden und ist deshalb durch Dehydratation (→ 33.10.2) und Mineralstoffverluste (v. a. von Natrium und Kalium → 33.10.3) gefährdet.

- Messen der Urinmenge, anfangs stündlich mittels Urimeter, Erstellen einer Flüssigkeitsbilanz
- Tägliche Gewichtskontrolle
- Ernährung entgegengesetzt zu der während der Anurie: reichlich trinken, kräftig salzen (Natriumverlust mit dem Urin), kaliumreiche Lebensmittel zu sich nehmen (Trockenobst, Nüsse, einige Gemüsesorten wie Hülsenfrüchte sowie Kräuter wie Petersilie und Schnittlauch). Begleitende Infusionstherapie, wenn der Patient nicht ausreichend trinkt. Evtl. ist eine medikamentöse Zufuhr von Kalium oder Natrium erforderlich. Mit Wiederkehr der Nierenfunktion wird ggf. der Eiweißgehalt der Nahrung schrittweise normalisiert.

33.5.8 Chronische Niereninsuffizienz

DEFINITION

Chronische Niereninsuffizienz *(CNI, chronisches Nierenversagen, CNV):* Langsam zunehmende Nierenfunktionsstörung auf dem Boden zahlreicher Grunderkrankungen, die zum völligen Funktionsverlust beider Nieren mit *terminaler Niereninsuffizienz* und dauerhafter Dialysepflicht fortschreitet.

Urämie *(Harnvergiftung):* Durch die Anreicherung harnpflichtiger Substanzen bei fortgeschrittener Niereninsuffizienz bedingter Symptomkomplex.

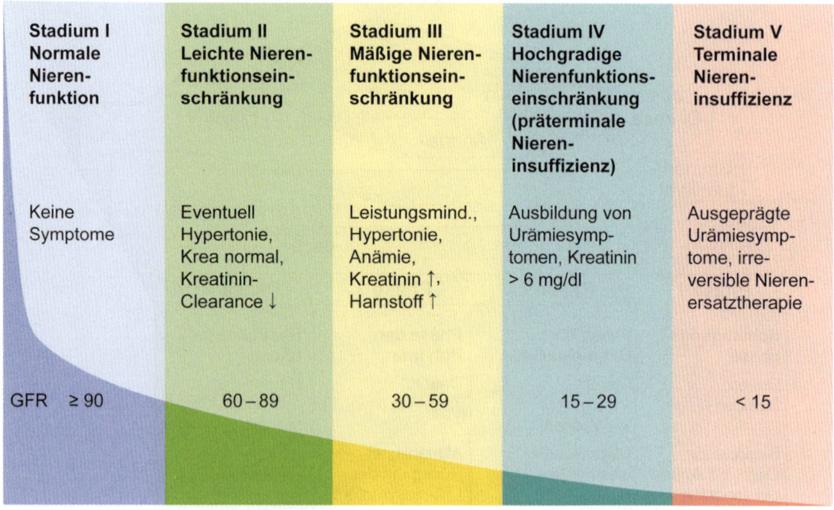

Abb. 33.33 Stadien der chronischen Niereninsuffizienz (vereinfacht). GFR = glomeruläre Filtrationsrate in ml/Min. bezogen auf eine Körperoberfläche von 1,73 m². Für die Prognoseabschätzung des Patienten ist außerdem die Abuminausscheidung mit dem Urin wichtig (je höher die Albuminausscheidung, desto schlechter bei gleicher GFR die Prognose). [L143]

Krankheitsentstehung

In Deutschland sind die Hauptursachen der **chronischen Niereninsuffizienz** beim Erwachsenen [16]:

- Mit 30–40 % die **diabetische Nephropathie** (→ 26.6.6)
- Mit 20–25 % die **vaskuläre Nephropathie** bei Hypertonie oder Arteriosklerose
- Mit gut 10 % die **chronischen Glomerulonephritiden** (→ 33.5.5).

Bei Kindern sind in mehr als 60 % angeborene Erkrankungen wie etwa Nierenfehlbildungen oder eine **polyzystische Nierendegeneration** (*Zystennieren,* → Abb. 33.32) verantwortlich. Bei Letzterer durchsetzen zahllose Zysten die Nieren, bis kaum noch funktionstüchtiges Nierengewebe verbleibt. Glomerulonephritiden stehen hier mit rund 30 % an zweiter Stelle.

Weitere Ursachen sind z. B. chronische Pyelonephritiden (→ 33.5.4) und schmerzmittelbedingte Nierenschädigungen (**Analgetika-Nephropathie).**

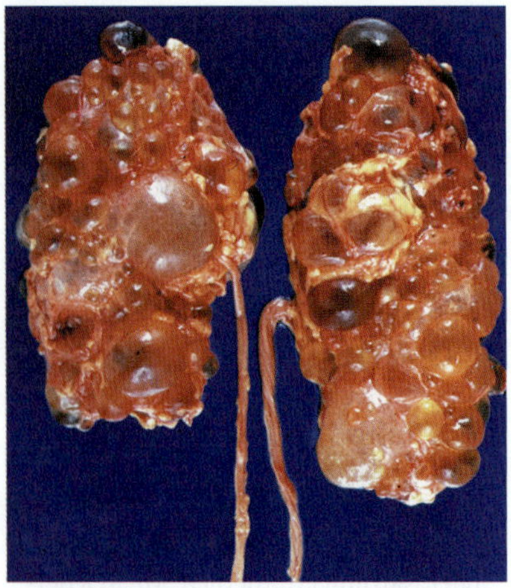

Abb. 33.32 Zystennieren. Beide Nieren sind von zahlreichen Zysten durchsetzt, sodass kaum funktionsfähiges Gewebe übrig ist. [R391]

Symptome und Untersuchungsbefund

Aufgrund der hohen Leistungsreserve der Nieren ist ein Patient mit einer langsam fortschreitenden Nierenschädigung lange beschwerdefrei.

Meist fällt dem Patienten zuerst ein Leistungsknick auf. Die klinischen Zeichen im weiteren Verlauf stehen in so enger Beziehung zum Ausmaß der Nierenparenchymzerstörung, dass eine klinische Stadieneinteilung der chronischen Niereninsuffizienz möglich ist (→ Abb. 33.33).

Die Symptome der fortgeschrittenen Niereninsuffizienz gehen zurück auf den Ausfall der Ausscheidungsfunktion mit Anhäufung harnpflichtiger Substanzen im Blut (→ 33.3.3) und Störungen im Elektrolythaushalt sowie den Ausfall der hormonellen Nierenfunktionen.
Betroffen sind alle Organsysteme:

- *Haut:* Juckreiz, bräunlich-gelbes Hautkolorit, Uringeruch
- *Herz und Kreislauf:* Hypertonie, beschleunigte Arteriosklerose, Gefäßverkalkungen, bereits früh erhöhtes kardiovaskuläres Risiko. Überwässerung, **urämische Perikarditis** (evtl. mit Perikarderguss → 21.8.3), Herzrhythmusstörungen mit der Gefahr eines Herzstillstands durch die Hyperkaliämie (→ 33.10.3)
- *Lunge:* Lungenödem (→ 21.6.3), Pleuritis (→ 23.13.1), Pneumoniegefahr bei allgemeiner Abwehrschwäche, vertiefte Atmung bei Azidose (→ 33.11.1)
- *Magen-Darm-Trakt:* Mundgeruch, Geschmacksstörungen, **urämische Gastroenteropathie** mit Übelkeit, Erbrechen, Durchfällen
- *ZNS:* **Urämische Enzephalopathie** mit Konzentrationsstörungen, Kopfschmerzen, Wesensveränderung, Verwirrtheit, Krampfneigung, Bewusstlosigkeit bis zum **urämischen Koma**
- *Peripheres Nervensystem: Periphere Neuropathie* (→ 37.15.1), **Restless-Legs-Syndrom** (Schmerzen, Missempfindungen und unwillkürliche Zuckungen der Beine)
- *Blut:* **Renale Anämie** aufgrund Erythropoetinmangel (auch → Tab. 27.7), Blutungsneigung durch gestörte Thrombozytenfunktion
- *Knochen:* Verminderte Überführung des mit der Nahrung aufgenommenen Vitamin D in seine aktive Form. Dadurch zu niedriges Blutkalzium *(Hypokalzämie)* und infolgedessen gesteigerte Parathormonsekretion der Nebenschilddrüsen (*sekundärer Hyperparathyreoidismus,* → 26.4.1), die durch ein zu hohes Blutphosphat *(Hyperphosphatämie)* bei verminderter Phosphatausscheidung über die Nieren verstärkt wird. Durch komplexe (Wechsel-)Wirkungen Ausbildung einer **renalen Osteopathie** mit erhöhten Knochenum- und -abbau
- *Sexualfunktion:* Verminderte Fruchtbarkeit.

PHARMA-INFO 33.1: DIURETIKA

Diuretika sind Arzneimittel, die durch unterschiedliche Angriffspunkte an den Nieren harntreibend wirken. Sie verstärken die Wasser- und Mineralstoffausscheidung in unterschiedlichem Maß und können daher zu Elektrolytentgleisungen führen. Diuretika steigern *nicht* die glomeruläre Filtrationsrate oder die Ausscheidung harnpflichtiger Substanzen!

Die gebräuchlichsten Diuretika sind:

- **Thiaziddiuretika,** z. B. Hydrochlorothiazid, etwa Esidrix®. Schwach bis mittelstark wirksam, langsam einsetzende und länger anhaltende Wirkung. Hauptnebenwirkungen Hypokaliämie, Hyperkalzämie, Blutzucker- und Harnsäureanstieg
- **Schleifendiuretika,** z. B. Furosemid, etwa Lasix®, Torasemid, etwa Torem®. Stark und auch bei fortgeschrittener Nierenfunktionseinschränkung noch wirksam, schnell einsetzende Wirkung. Nebenwirkungen wie bei Thiaziden, jedoch Hypokalzämiegefahr und zusätzlich bei zu rascher i. v.-Injektion evtl. (reversibler) Hörverlust
- **Mineralokortikoidrezeptor-Antagonisten** *(MRA, Aldosteronantagonisten),* z. B. Eplerenon, etwa Inspra® (bei Herzinsuffizienz), Spironolacton, etwa Aldactone® (bei Hyperaldosteronismus, bei Ödemen durch Leberzirrhose). Schwach wirksam, langsam einsetzende Wirkung, Nebenwirkung Hyperkaliämie
- **Kaliumsparende aldosteronunabhängige Diuretika,** z. B. Triamteren, etwa mit Hydrochlorothiazid in Dytide H®. Schwach wirksam, Nebenwirkung Hyperkaliämie, in Kombination mit Thiazid- oder Schleifendiuretika, um dem durch diese verursachten Kaliumverlust entgegenzuwirken.

Dehydratationsprophylaxe → 7.12

Pflege bei Diuretikagabe

- Täglich Blutdruck messen und mindestens 2- bis 3-mal wöchentlich das Körpergewicht kontrollieren
- Ggf. Flüssigkeitssbilanz erstellen (→ 8.1.2)
- Thromboseprophylaxe durchführen, da eine schnelle Ödemausschwemmung (mehr als 500 g täglich) die Thrombosegefahr erhöht
- Patienten auf Zeichen einer Dehydratation beobachten (→ 33.10.2). Da eine Dehydratation zu einem Blutdruckabfall mit Kreislaufbeschwerden und verschlechterter Gehirndurchblutung führen kann, sollten die Betroffenen bei Therapieeinleitung nur in Begleitung aufstehen
- Bei Menschen mit Diabetes Blutzucker häufiger überprüfen
- Diuretika morgens verabreichen, um die Nachtruhe des Patienten durch ihre harntreibende Wirkung nicht zu stören
- Auf Zeichen des Kaliummangels (*Hypokaliämie,* → 33.10.3) achten: Muskelkrämpfe, Herzrhythmusstörungen, Obstipation. Dann kaliumreiche Ernährung veranlassen oder auf Arztanordnung medikamentös Kalium zuführen (z. B. Kalinor®)
- Puls und EKG regelmäßig kontrollieren, da sich auch die Hyperkaliämie bei kaliumsparenden Diuretika durch Herzrhythmusstörungen zeigt.

Bei Kindern sind außerdem ein Kleinwuchs und ein verspätetes Einsetzen der Pubertät zu beobachten.

Diagnostik

Die diagnostischen Maßnahmen sollen die (evtl. therapierbare) Grunderkrankung feststellen und eine stadiengerechte Behandlung ermöglichen:

- Urinuntersuchung mit Sedimentuntersuchung und Urinkultur (→ 33.3.1)
- Kreatinin-Clearance-Bestimmung zur Abschätzung des noch verbliebenen Glomerulumfiltrats (→ 33.3.2)
- Blutabnahme (→ 33.3.2): Blutbild (Anämie?), Elektrolyte (Entgleisung mit Azidose und Hyperkaliämie? Hyperphosphatämie?), Kreatinin, Harnstoff, Cystatin C, Blutzucker (Diabetes mellitus?)
- Abdominal-, Farb-Duplex-Sonografie: Schrumpfnieren? Zystennieren? Hinweis auf Nierenarterienstenose (→ 33.5.2)?
- Evtl. weitergehende Diagnostik je nach mutmaßlicher Ursache bei therapeutischen Konsequenzen.

Behandlungsstrategie und Pflege bei kompensierter Retention

Die medikamentöse Behandlung konzentriert sich auf die symptomatische Beschwerdelinderung sowie die Korrektur des Elektrolyt- und Hormonhaushalts:

- Konsequente Einstellung der Hypertonie (bei Proteinurie unter 130/80 mmHg), bevorzugt mit Hemmern des Renin-Angiotensin-Systems (etwa in Ramipril Stada®, → Pharma-Info 22.1, nicht bei Nierenarterienstenose!), um die Progredienz der Niereninsuffizienz zu verlangsamen. Für die oft nötige Kombinationstherapie gut geeignet sind auch **Diuretika** (→ Pharma-Info 33.1), da die Hypertonie bei Niereninsuffizienz in erster Linie durch Natrium- und Wasserretention bedingt ist
- Großzügige Indikationsstellung zur Gabe eines Statins zur Senkung der kardiovaskulären Sterblichkeit
- Konsequente Behandlung von Harnwegsinfekten (→ 33.4.1)
- Verminderung der Phosphataufnahme im Darm, zunächst diätetisch, später zusätzlich medikamentös durch sog. Phosphatbinder (z. B. Calciumacetat-Nefro®)
- Bekämpfung einer ausgeprägten renalen Anämie mit Eisenpräparaten und gentechnisch hergestelltem Erythropoetin (z. B. Erypo®) oder Darbepoetin (Aranesp®). Möglichst s. c.- und keine i. v.-Gabe zur Schonung der Venen
- Bei Überfunktion der Nebenschilddrüsen evtl. Gabe von Vitamin D/-Analoga. Ggf. operative Entfernung der Nebenschilddrüsen mit Implantation eines Rests in den Unterarm
- Korrektur der Serumelektrolyte, bei Hyperkaliämie trotz Diät orale Gabe von Ionenaustauschern (z. B. Resonium® A)
- Bei schwerer Azidose (→ 33.11.1) Bikarbonat oral
- Vorbereitung des Patienten auf die Dialyse: Anlage einer Ciminofistel (Gefäßshunt, → 33.1.7) oder Implantation eines Peritonealdialysekatheters (→ 33.1.7) einige Wochen vor Dialysebeginn
- Bei Kindern ggf. Gabe von Wachstumshormon s. c.

Arzneimittel überprüfen

Viele Arzneimittel werden vollständig über die Nieren ausgeschieden und können die Nierenfunktion ungünstig beeinflussen und/oder erfordern eine Dosisanpassung aufgrund der eingeschränkten Nierenfunktion [17].

Pflege

Pflege bei Nierenersatztherapie → 33.1.7

Die Pflegefachpersonen beraten den Patienten mit chronischer nicht dialysepflichtiger Niereninsuffizienz zu einer angepassten Lebensweise:

- Maßvolle körperliche Betätigung, je nach individueller Leistungsfähigkeit
- Nikotinverzicht, da Rauchen die Nierenfunktion zusätzlich verschlechtert

- Ernährung nach Vorgaben der Ernährungsberatung: Kalorisch ausreichend (30–40 kcal/kg Körpergewicht, abweichend bei Übergewicht oder Mangelernährung) und phosphatarm. Eiweißaufnahme bei Erwachsenen zunächst um 0,8 g/kg Körpergewicht, bei Kindern darüber, später Reduktion auf 0,6–0,8 g/kg Körpergewicht bei Erwachsenen, günstig ist die Kombination verschiedener Eiweißquellen. Kaliumzufuhr abhängig vom Serumkalium. Kochsalzzufuhr abhängig von Serumkalium und Blutdruck, i. d. R. kochsalzarme Ernährung (max. 6 g/Tag)
- Flüssigkeitszufuhr nach Arztanordnung. Einfuhrprotokoll, gleichmäßige Verteilung der Trinkmenge über den Tag (ggf. Trinkplan erstellen), tägliche Gewichtskontrolle. Flüssigkeitszufuhr abhängig von Urinausscheidung, Blutdruck und Ödemneigung. In früheren Stadien der chronischen Niereninsuffizienz eher höher, um die Durchblutung der Nieren und die Filterleistung zu unterstützen, zudem wird die Konzentrationsfähigkeit geringer. Bei nachlassender Nierenfunktion Trinkmengenbeschränkung wegen Gefahr von Überwässerung und Ödembildung
- Puls- und Blutdruckkontrollen, bei Anzeichen eines Infekts Temperaturmessung, Achten auf Urämiesymptome und auf Symptome einer Überdosierung von Medikamenten
- Angepasste Hautpflege, Maßnahmen bei Juckreiz (→ 32.2.2).

Bei aller Sorge um die Nierenfunktion, Urinmenge und Serumkalium darf der Betroffene als Mensch mit seinen Sorgen und Nöten nicht außer Acht gelassen werden. Im Gegensatz zu einer Akuterkrankung ist keine Besserung zu erwarten, nahezu alle Lebensbereiche sind krankheitsbedingt eingeschränkt. Ein wichtiges Thema ist die Berufswahl bei Jugendlichen bzw. die weiteren beruflichen Möglichkeiten bei Erwachsenen. Auch die Sexualität leidet: Bei Männern kommt es oft zu einer erektilen Dysfunktion. Frauen leiden an sekundärer Amenorrhö, ein Kinderwunsch bleibt häufig unerfüllt.

Die Pflegenden brauchen viel Empathie und die Fähigkeit für eine wertschätzende Kommunikation. Sie müssen die Phasen im Bewältigungshandeln von chronisch Kranken kennen und unterstützen den Betroffenen in seinem individuellen Krankheitsmanagement [18].

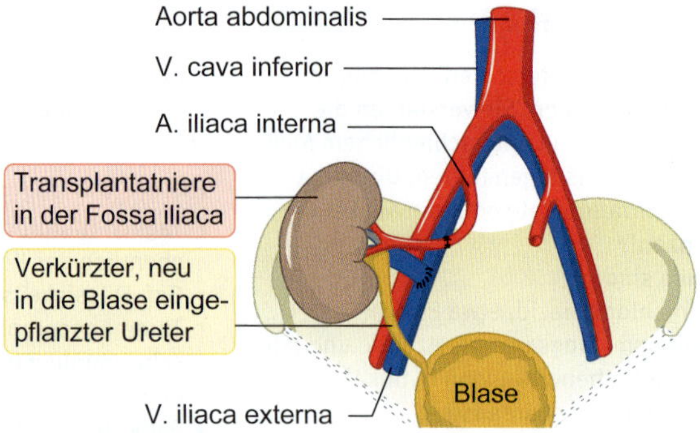

Abb. 33.34 Lage einer transplantierten Niere. Meist werden die eigenen, funktionsunfähigen Nieren belassen und die Spenderniere zusätzlich ins Becken eingepflanzt. Die Gefäßstümpfe der Spenderniere werden mit den Iliakalgefäßen und der fremde Harnleiter mit der Harnblase des Empfängers verbunden. [L138]

Potenzielle Shuntvenen schonen

Den Patienten informieren, dass seine Unterarmvenen beidseitig für eine evtl. spätere Shuntanlage (→ 33.1.7) geschont werden müssen, damit er Ärzte, die ihn nicht kennen, vor einer Blutentnahme darauf aufmerksam machen kann.

Behandlungsstrategie und Pflege bei (prä)terminaler Niereninsuffizienz

Behandlung und Pflege einschließlich diätetischer Führung bestehen bei **(prä)terminaler Niereninsuffizienz** in einer „verschärften" Form der Richtlinien bei kompensierter Niereninsuffizienz. Mit dem Patienten wird frühzeitig besprochen, welche Nierenersatztherapie (→ 33.1.7) für ihn infrage kommt. Außerdem wird der Betroffene psychisch auf ein Leben mit einer Nierenersatztherapie vorbereitet.

Nierentransplantation

Eine Alternative zur lebenslangen Dialyse ist die **Nierentransplantation** (*NTX*, → 43.14, → Abb. 33.34).

2021 erfolgten in Deutschland 1.992 Nierentransplantationen, davon waren ca. 25 % Lebendspenden (z. B. eines Elternteils oder Ehepartners) [19].

Die Immunabwehr der Patienten wird prä- und postoperativ unterdrückt (Immunsuppressiva, → Pharma-Info 31.2). Im ersten Jahr nach der Transplantation ist eine Dreierkombination üblich.

Komplikationen bestehen in:

- *Lokalen Komplikationen*, z. B. Harnleiterverengungen, Anastomosenleck und Nierenarterienstenose
- *Abstoßungsreaktionen* (→ 43.14). Sie sind jederzeit möglich. **Akute Abstoßungsreaktionen** können oft durch Intensivierung der immunsuppressiven Therapie bekämpft werden. Hingegen führt das **chronische Transplantatversagen** *(chronische Transplantatdysfunktion)*, bei dem eine **chronische Abstoßungsreaktion** wesentliche Teilursache ist, meist nach Jahren zur abermaligen Niereninsuffizienz
- Infektionen (Abwehrschwäche durch die Immunsuppressiva)
- Erhöhtem Risiko für bestimmte Tumoren
- Evtl. Befall der Transplantatniere durch die gleiche Grunderkrankung, die bereits die eigenen Nieren zerstört hat (z. B. Glomerulonephritis).

Die Patienten werden daher über Jahre engmaschig ärztlich kontrolliert. Bei abermaliger Niereninsuffizienz ist eine erneute Transplantation möglich, die Erfolgschancen sind aber geringer.

Pflege

Pflege nach Transplantationen → 43.14

Patientenbeobachtung und Dokumentation

- Urinmenge und -aussehen, Miktion
- Einhaltung der angeordneten Trinkmenge, Flüssigkeitsbilanz, Gewicht
- Einhalten der Ernährungsvorgaben
- Bewusstsein (Bewusstseinsveränderungen durch Anstieg der harnpflichtigen Stoffe möglich).

SPICKZETTEL

Chronische Niereninsuffizienz

Definition: Langsam über Jahre bis Jahrzehnte fortschreitende, irreversible Nierenfunktionseinschränkung.

Ursache/Risikofaktoren: In Deutschland v. a. Diabetes, Arteriosklerose/Hypertonie, Glomerulonephritiden.

Symptome: Hypertonie, Leistungsminderung, Anämie, später Urämiesymptome (u. a. Hautverfärbung, Pruritus, Ödeme, Abwehrschwäche, Herzrhythmusstörungen, Enzephalo-, Neuropathie, Osteopathie, sexuelle Funktionsstörungen).

Diagnostik: Blut-, Urinuntersuchung, Sonografie, ggf. weitere Untersuchungen.
Therapie/Pflege: Optimierung aller kardiovaskulären Risikofaktoren und Allgemeinmaßnahmen (Ernährungstherapie, Kontrolle des Flüssigkeits- und Elektrolythaushalts), um das Fortschreiten und die Dekompensation herauszuzögern. Symptomatische Behandlung von Beschwerden, Behandlung von Komplikationen. Nierenersatztherapie.

33.5.9 Bösartige Nierentumoren

Nephroblastom

DEFINITION

Nephroblastom *(Wilms-Tumor):* Insgesamt seltener Tumor, aber häufigster bösartiger Nierentumor bei Kindern und Jugendlichen, Altersgipfel 1.–4. Lebensjahr. Histologisch embryonale Mischgeschwulst aus unreifen Geweben verschiedener Keimblätter. 10-Jahres-Überlebensrate ca. 90 %.

Hauptsymptom des **Nephroblastoms** ist eine (schmerzlose) Schwellung im Bauch. Weitere, seltenere Symptome sind Bauchschmerzen, Hämaturie oder Hypertonie.

Die Diagnostik umfasst neben Urin- und Blutuntersuchungen v. a. bildgebende Verfahren (Sonografie und MRT des Abdomens, Röntgen und CT Thorax).

Die Behandlung ist immer multimodal. Erster Schritt ist meist eine Chemotherapie zur Verkleinerung des Tumors. Es folgen die operative Entfernung der erkrankten Niere (in Einzelfällen eine organerhaltende Operation) und eine postoperative Chemo-/Radiochemotherapie in Abhängigkeit vom Tumorstadium.

Nierenzellkarzinom

DEFINITION

Nierenzellkarzinom (früher *Hypernephrom*): Karzinom der Niere, das durch bösartige Entartung der Tubuluszellen in der Nierenrinde entsteht und bei Männern gut 3,5 %, bei Frauen knapp 2,5 % aller bösartigen Tumoren ausmacht. Altersgipfel um 70 Jahre. 5-Jahres-Überlebensrate gut 75 % [11].

Krankheitsentstehung

Die Ursache des **Nierenzellkarzinoms** ist unbekannt. Risikofaktoren sind genetische Disposition, Rauchen, Übergewicht, Niereninsuffizienz und Hypertonie.

Symptome und Untersuchungsbefund

Aufgrund der Zunahme der Sonografien werden heute bis 50 % der Nierenzellkarzinome diagnostiziert, bevor sie zu Beschwerden geführt haben. „Klassische“ (Spät-) Symptome sind:

- Schmerzlose Mikro- oder Makrohämaturie
- Schmerzen im Nierenlager oder in der Flanke.

Seltener sind eine Nierenkolik (durch Blutgerinnsel nach Tumorblutung) oder paraneoplastische Symptome (z. B. Polyglobulie, → 27.6.2).

Diagnostik und Differenzialdiagnose

Entscheidend sind:

- Sonografie des Abdomens, Farb-Duplex-Sonografie (Einbruch in Nieren- oder untere Hohlvene?)
- CT, ggf. auch MRT von Abdomen und Becken, einschließlich Gefäßdarstellung (→ 42.6.3, → 42.6.4, → Abb. 33.35)
- Evtl. weitere Untersuchungen, z. B. Biopsie, CT des Thorax oder des Gehirns, Nierenfunktionsszintigrafie, Angiografie, Urografie.

Behandlungsstrategie

Bei kleinen Tumoren erfolgt eine **Nierenteilresektion** zur Tumorentfernung, bei größeren eine **Nephrektomie.** Beide sind auch laparoskopisch möglich. Neoadjuvante oder adjuvante Therapien werden derzeit nicht empfohlen [20].

Erstlinientherapie bei metastasiertem Nierenkarzinom ist die Kombination zielgerichteter Therapien (→ 27.5.2), vor allem Checkpoint-Inhibitoren, Kinase- und mTor-Hemmern. Hinzu kommen palliative lokale Maßnahmen, beispielsweise Radiotherapie oder Operation bei Knochenmetastasen [20].

Komplikationen erkennen

Nach jeder Nephrektomie sind Kreatinin-Kontrollen und eine Flüssigkeitsbilanzierung erforderlich, um Komplikationen rechtzeitig zu erfassen.

Pflege

Prä- und postoperative Pflege → 44.2, → 44.5
Pflege bei urologischen Operationen → 33.1.8
Pflege bei onkologischen Erkrankungen → Kap. 27

33.5.10 Verletzungen der Niere

Die Nieren liegen relativ geschützt im oberen Retroperitonealraum. Bei starken Traumen kann es trotzdem zu **Nierenverletzungen** kommen. Je nach Art und Ausmaß der Verletzungen kann der Patient völlig beschwerdefrei sein, Schmerzen und/oder eine Hämaturie haben oder sehr schnell einen Schock entwickeln (→ Abb. 33.36).

Bei Verdacht auf eine Nierenverletzung sind Urinuntersuchung (Hämaturie?) und Blutentnahme (Hb-Abfall?) erforderlich, an bildgebenden Verfahren sind Sonografie (einschließlich Farb-Duplex-Sonografie) und (Spiral-)CT am bedeutendsten.

Bei kleinen Nierenverletzungen ist ein konservatives Vorgehen mit absoluter Bettruhe und engmaschigen Zustands- und Befundkontrollen gerechtfertigt. Bei Versagen der konservativen Therapie oder bei schweren Verletzungen wird operiert, wobei die Niere nach Möglichkeit erhalten wird.

Hypertoniegefahr

Nach jeder Nierenverletzung sind Blutdruckkontrollen über Monate erforderlich, da bei Minderdurchblutung auch kleiner Nierenbezirke über den *Renin-Angiotensin-Aldosteron-Mechanismus* eine Hypertonieentwicklung droht.

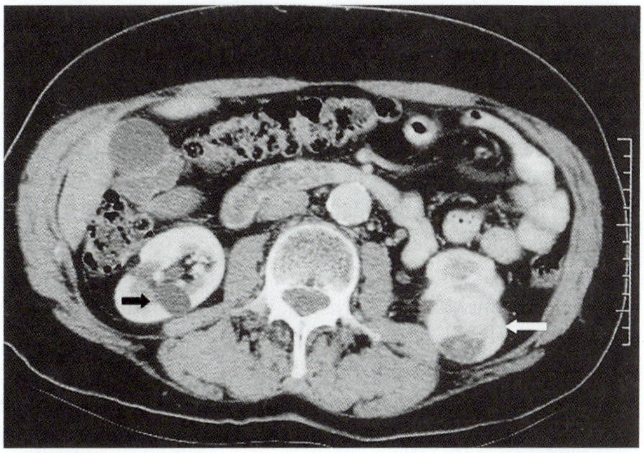

Abb. 33.35 8 cm großes Nierenzellkarzinom der linken Niere im CT (weißer Pfeil). Als Nebenbefund zwei kleine, harmlose Nierenzysten der rechten Niere (schwarzer Pfeil). [F591]

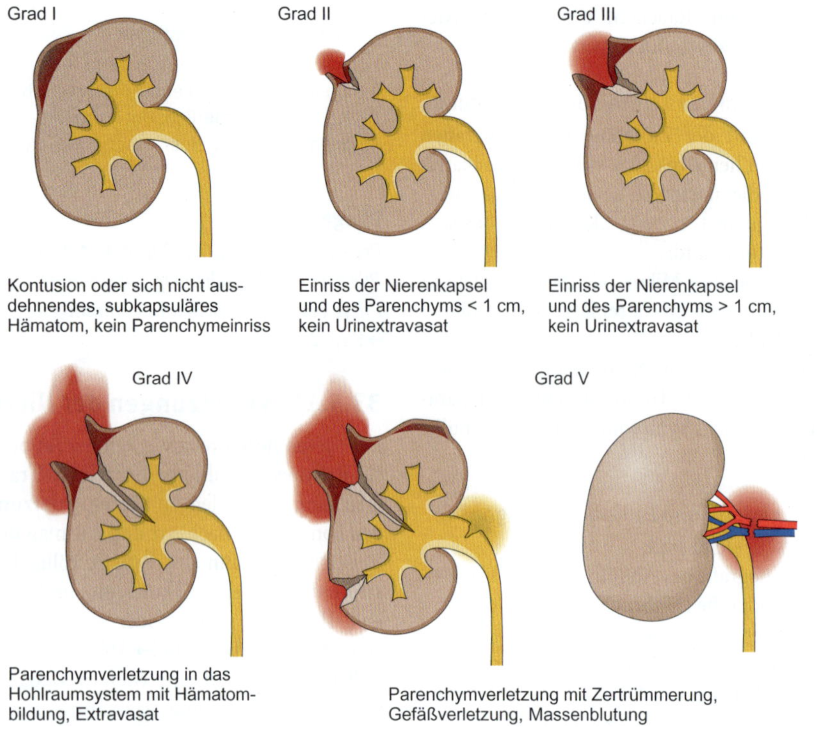

Abb. 33.36 Überblick über die verschiedenen Nierenverletzungen. [L190]

Bei **Harnleiterverletzungen** reicht bei kleinen Wandeinrissen meist die Harnleiterschienung. Ansonsten muss auch hier offen operiert und der Harnleiter rekonstruiert werden.
Prä- und postoperative Pflege → 44.2, → 44.5
Pflege bei urologischen Erkrankungen → 33.1.8

33.5.11 Urolithiasis

DEFINITION

Urolithiasis *(Nephrolithiasis, Harn-, Nierensteinleiden, -krankheit):* Konkrementbildung in den ableitenden Harnwegen, häufig mit typischen Schmerzanfällen, den **Nierenkoliken.** Betrifft ungefähr 5 % der mitteleuropäischen Bevölkerung, Männer häufiger als Frauen. Trotz Rückfallneigung meist gute Prognose.

Krankheitsentstehung

Viele Substanzen sind nur bis zu einer gewissen Konzentration im Harn löslich. Bei zu hoher Konzentration bilden sich kleine Kristalle, die sich in der Folge zum Nierenstein vergrößern.

Bakterielle Infektionen, Harnstau, veränderter Urin-pH, aber auch zu geringe Konzentration der steinhemmenden Substanzen im Urin können das Steinwachstum begünstigen.

Bei den seltenen kindlichen Nierensteinen bestehen meist wiederholte Harnwegsinfekte, Stoffwechselerkrankungen oder Fehlbildungen als begünstigende Faktoren.

Kalziumhaltige Steine (*Kalziumoxalat* oder *-phosphat*) sind mit ca. 80 % die häufigste Steinart, gefolgt von *Harnsäuresteinen* (ca. 15 %).

Symptome und Untersuchungsbefund

Leitsymptom ist die **Nierenkolik** *(akuter Steinanfall)* durch Einklemmung des Steins in den ableitenden Harnwegen. Der Patient hat stärkste, krampfartige Schmerzen, die wellenförmig wiederkehren. Typisch ist der Bewegungsdrang des Patienten während der Kolik. Bei festgeklemmten Steinen in Nierenbecken oder oberem Harnleiter strahlen die Schmerzen meist in den Rücken aus, bei Steinen im unteren Harnleiter bis in Hoden oder Schamlippen.

Viele Patienten leiden außerdem unter Übelkeit, Erbrechen oder einem *Subileus* (→ 24.6.1), auch Dysurie und Makrohämaturie sind möglich.

Kleine Kinder haben oft Bauchschmerzen oder Erbrechen.

Große Nierenbeckensteine und Nierenbeckenausgusssteine verursachen oft nur leichte Dauerschmerzen. Die ständige Schleimhautreizung kann aber ggf. zu Entzündungen und Dauerschäden bis zum chronischen Nierenversagen führen.

Diagnostik und Differenzialdiagnose

Die Erstdiagnostik umfasst:

- Urinuntersuchung, evtl. Urinkultur (→ 33.3.1). Mikro- oder Makrohämaturie infolge der Schleimhautläsionen. Manchmal Kristalle im Urinsediment (→ 33.3.1), die evtl. eine für die Steinart typische Form zeigen
- Blutuntersuchung (Kreatinin, Harnstoff, Blutbild, Elektrolyte, CRP, Gerinnung) (→ 33.3.2)
- Sonografie. Bildgebendes Verfahren erster Wahl. Steine ab ca. 0,5 cm Durchmesser lassen sich darstellen, ebenso ein Harnstau durch den Stein
- CT ohne Kontrastmittel, z. B. bei gestautem Nierenbecken und Verdacht auf Harnleiterstein
- Vor allem vor Interventionen CT mit Kontrastmittel, i. v.-Urogramm (→ 33.3.4, erst nach Abklingen der Kolik wegen einer drohenden Ruptur des Nierenkelchsystems bei eingeklemmtem Stein) [21].

Die weitere Diagnostik soll die Steinzusammensetzung bestimmen und Grunderkrankungen aufdecken:

- Bestimmung von Kalzium und Harnsäure im Blut. Mehrfache Messung des Urin-pHs. Möglichst immer chemische Analyse abgegangener Steine. Der Patient soll den Urin sieben, um abgehende Steine oder kleinste Konkremente (Harngries) zu erfassen
- Bei Hochrisikopatienten (z. B. Kindern und Jugendlichen, Patienten mit mehreren Rezidiven kurz hintereinander) erweiterte Diagnostik mit mind. zweimaliger Untersuchung des Sammelurins unter häuslichen Bedingungen (→ 8.1.2) und weiteren Blutuntersuchungen. Die genauen Untersuchungen hängen von der Steinzusammensetzung ab.

Behandlungsstrategie

Zur Schmerzlinderung sind in der Kolik Analgetika (z. B. Dicolefenac, etwa Voltaren®, Metamizol, etwa Novalgin®, evtl. Tramadol, etwa Tramal®) erforderlich. Hierdurch und durch geeignete pflegerische Maßnahmen gehen Steine bis ca. 7 mm Durchmesser meist spontan ab. Eine *medikamentöse expulsive Therapie (MET)* mit α_1-Rezeptorenblockern (→ 33.6.2) oder dem Kalziumantagonisten Nifedipin (→ Pharma-Info 22.1) beschleunigt den Steinabgang, beide sind aber dafür nicht zugelassen [21]. Beim geringsten

Verdacht einer Harnwegsinfektion (→ 33.4.1) werden wegen der Gefahr einer *Urosepsis* Antibiotika eingesetzt.

Bei ausbleibender Besserung, ausgeprägtem Harnstau oder Kreatininanstieg muss die Niere sofort durch Nephrostomie (→ 33.1.6) oder Ureterkatheter (→ 33.1.5) entlastet werden [21].

Bei 20 % der Patienten ist der Stein so groß, dass er nicht spontan abgeht. Dann werden v. a. folgende Verfahren einzeln oder in Kombination eingesetzt. Das Verfahren wird u. a. nach Steingröße und -lokalisation ausgewählt. Alle Methoden sind auch bei Kindern möglich [21]:

- **Extrakorporale Stoßwellenlithotripsie** *(ESWL)* – heute am häufigsten. Im **Lithotripter** werden hochenergetische Stoßwellen erzeugt und unter Röntgen- oder Ultraschallortung auf den Stein gebündelt. Durch die Stoßwellenbelastung zerbröckelt der Stein in zahlreiche Fragmente, die mit dem Urin ausgeschieden werden (→ Abb. 33.37, → Abb. 33.38). Dabei können sie Koliken auslösen. Vor ESWL großer Steine wird wegen des Risikos einer Harnleiterverlegung ein Ureterkatheter gelegt
- **Ureterorenoskopie.** Der Patient erhält in der Regel eine Allgemein- oder Spinalanästhesie. Ein Endoskop wird über die Harnblase in den Harnleiter bis zum Stein vorgeschoben und der Stein dann z. B. mittels *Körbchen* (→ Abb. 33.39) entfernt, evtl. nach vorheriger Zertrümmerung durch **intrakorporale Lithotripsie** (z. B. mittels Laser). Evtl. ist das Einlegen eines Ureterkatheters erforderlich
- **Perkutane Nephrolitholapaxie** *(PCNL).* In Allgemeinanästhesie und unter Antibiotikaprophylaxe wird die Niere perkutan punktiert, der Punktionskanal aufgeweitet und der Stein dann über Spezialgeräte entfernt oder zertrümmert. Je nach Einzelfall wird danach ein Nephrostomie-Katheter (→ 33.1.6) für wenige Tage eingelegt.

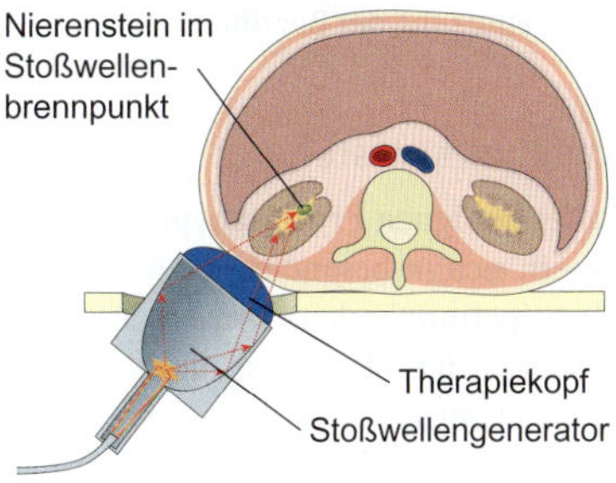

Abb. 33.37 Prinzip der extrakorporalen Stoßwellenlithotripsie. [L190]

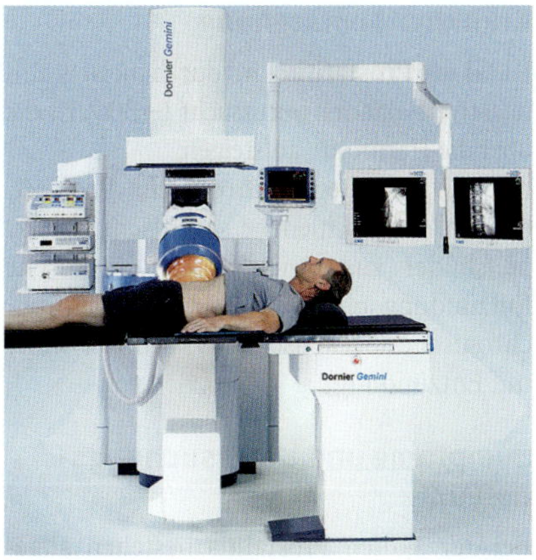

Abb. 33.38 Lithotripter. Er ermöglicht eine Steinlokalisation, exakte Positionierung des Steins im Stoßwellenbrennpunkt und unterschiedliche Lagerungen des Patienten. [V343]

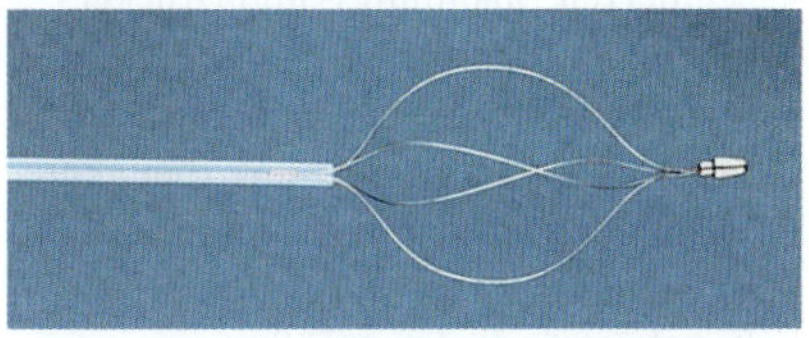

Abb. 33.39 Dormiakörbchen, das durch ein Endoskop vorgeschoben wird und den (Nieren-, Gallen-) Stein umfasst. Der Stein kann dann mit Herausziehen des Endoskops entfernt werden. [K183]

Eine offene Operation ist bei unter 1 % der Patienten notwendig.

Eine medikamentöse Steinauflösung erfolgt nur bei reinen Harnsäuresteinen.

Pflege

Pflege bei Urolithiasis

- Der Patient soll 2,5–3 l täglich trinken (sofern keine Kontraindikation vorliegt), gut verteilt über den Tag, auch noch am späten Abend. Durch die erhöhte Urinausscheidung wird die Harnübersättigung mit steinbildenden Substanzen und damit eine erneute Konkrementbildung verhindert
- Er soll sich körperlich bewegen, z. B. auch Treppensteigen oder Hüpfen, da hierdurch gelegentlich ein Steinabgang gelingt
- Der Urin wird auf Menge und Aussehen beobachtet, pH-Wert (Teststreifen, im Labor) und Urinosmolalität (→ 8.1.2) kontrolliert, angestrebt wird eine Osmolarität > 1.010. Der Patient soll den Urin mit speziellen Papierfiltern sieben, um einen Steinabgang nachzuweisen und eine chemische Steinanalyse zu ermöglichen
- Lokale Wärme wird von vielen Patienten als sehr angenehm empfunden, besonders bei einer Kolik. Bei begleitender Entzündung ist Wärme aber kontraindiziert, Arztrücksprache nehmen
- Die Pflegenden fragen den Patienten nach Beschwerden und messen regelmäßig Temperatur, um eine Pyelonephritis mit Gefahr der Urosepsis (→ 33.5.3) früh zu erkennen
- Sie beraten zur *Rezidivprophylaxe,* ohne die es bei einem Großteil der Betroffenen zu einer erneuten Steinbildung kommt.

Pflege bei ESWL

Eine ESWL erfolgt ambulant oder stationär in Fachabteilungen. Vor der ESWL:

- Bestimmung der Laborwerte (Blutbild, Blutgerinnung)
- Am Vortag keine blähenden oder kohlensäurehaltigen Getränke, ggf. Gabe entblähender Medikamente (z. B. Lefax® extra)
- Ggf. Nahrungskarenz am Behandlungstag (abhängig von Anästhesie, weiteren Medikamenten, z. B. Schmerzmittel).

Nach der ESWL:

- Vitalzeichenkontrolle
- Beobachtung von Miktion, Urinmenge und Aussehen (leichte Makrohämaturie durch Schleimhautschädigung ist in den ersten Tagen normal), Sieben des Urins zur Steinanalyse
- Reichlich Flüssigkeitszufuhr in den nächsten Tagen zur Ausschwemmung der Steinfragmente
- Beobachtung auf erneute Kolik (durch Abgang der zertrümmerten Steine), ggf. Schmerzmittelgabe.

Nach unkompliziertem Verlauf darf der Patient nach 2–4 Std. essen und die Klinik verlassen.

Prävention und Gesundheitsberatung

Die Vorbeugung vor erneuten Nierensteinen umfasst bei allen Betroffenen [21]:

- Reichliches Trinken (Erwachsene 2,5 l–3 l täglich, Kinder 1,5 l/m² Körperoberfläche) mit gleichmäßiger Flüssigkeitszufuhr über 24 Std. Zuckergesüßte Getränke sind nicht geeignet. Bei Flüssigkeitsverlusten (z. B. Schwitzen, Diarrhö) Erhöhung der Flüssigkeitsaufnahme. Kontrolle der Urinkonzentration mittels Teststreifen
- Ausreichend Bewegung, Vermeiden/Reduzieren von Übergewicht
- Ausgewogene ballaststoffreiche Ernährung mit nur mäßig Fleisch/Wurst/Fisch, Reduktion der Oxalatzufuhr,

Kochsalzzufuhr < 6 g/Tag, Kalziumzufuhr 1–1,2 g/Tag.

Bei Hochrisikopatienten kommen weitere Maßnahmen hinzu, z. B.:

- Bei Kalziumoxalatsteinen u. a. Reduktion der Oxalatzufuhr (z. B. in schwarzem Tee, Kakao, Schokolade, Nüssen, Spinat, Rhabarber), ggf. zusätzliche Gabe von Substanzen, welche die Steinbildung hemmen (z. B. Magnesium)
- Bei harnsäurehaltigen Steinen weitere Steigerung der Trinkmenge, wenig tierisches Eiweiß, Verzicht auf Innereien, Allopurinolgabe, Einstellen des Urin-pH auf 6,5–6,8 durch Gabe von Alkalizitraten oder Natriumbikarbonat
- Bei Ammoniumuratsteinen Behandlung von Harnwegsinfekten, Ansäuern des Urins mit L-Methionin
- Bei Zystinsteinen weitere Steigerung der Trinkmenge, Einstellen des Urin-pH auf > 7,5 durch Gabe von Alkalizitraten oder Natriumbikarbonat
- Konsequente Behandlung von Harnwegsinfekten (→ 33.4.1).

SPICKZETTEL

Urolithiasis (Harnsteinleiden)

Definition: Konkrementbildung in den ableitenden Harnwegen (Nierenbecken, Harnleiter, selten Blase).

Ursache/Risikofaktoren: Zu hohe Konzentration bestimmter Substanzen im Urin ⇢ Kristall- und dann Steinbildung.

Symptome: Leitsymptom Nieren-/Harnleiterkolik mit heftigen Schmerzen, Ausstrahlung in Rücken, Leiste, Hoden/Schamlippen. Typischerweise umherlaufender Patient.

Diagnostik: Sonografie, Urin-, Blutuntersuchung, später weitergehende Diagnostik.

Therapie/Pflege: Meist konservativ (Schmerzmittel, reichlich trinken, Bewegung), bei großen Steinen oder Erfolglosigkeit minimal-invasive Steinentfernung. Immer Rezidivprophylaxe (viel trinken, gesunde Ernährung, viel bewegen).

33.6 Erkrankungen der Prostata

33.6.1 Prostatitis

DEFINITION

Prostatitis: Entzündung der Vorsteherdrüse.

Krankheitsentstehung

Die **akute Prostatitis** wird durch meist gramnegative Bakterien verursacht (→ 30.7.1), die über die Harnröhre aufsteigen.

Unter dem Begriff **chronische Prostatitis** werden verschiedene chronische Krankheitsbilder zusammengefasst (chronische Entzündung ohne/mit Bakteriennachweis, chronisches Beckenschmerzsyndrom ohne/mit Entzündung).

Symptome und Untersuchungsbefund

Bei der akuten Prostatitis bestehen allgemeines Krankheitsgefühl und Fieber (ggf. mit Schüttelfrost).

Folgen der räumlichen Nähe der Prostata zu Harnblase und Rektum sind:

- Dysurie, Pollakisurie, evtl. Harnverhalt
- Schmerzen, Spannungs- und Druckgefühl in der Dammregion
- Stuhldrang, Schmerzen beim Stuhlgang.

Bei der rektalen Untersuchung (bei akuter Prostatitis wegen Schmerzen oft nicht möglich) ist die Prostata stark druckschmerzhaft und entzündlich vergrößert.

Diagnostik und Differenzialdiagnose

Die Diagnose wird gesichert durch:

- Urinstatus, Urinkultur, Harnröhrenabstrich. Beim Wasserlassen für die Urinuntersuchung erste Portion nicht verwerfen, sondern getrennt von der zweiten Portion (dem *Mittelstrahlurin*) untersuchen. In der ersten Portion dieser **Zweigläserprobe** und nach Prostatamassage (**Dreigläserprobe,** wegen der Gefahr der bakteriellen Streuung nicht bei akuter Prostatitis) finden sich Leukozyten und Bakterien. Stets werden Kulturen zur Erregeridentifizierung angelegt
- Blutkultur (→ 30.5.3) bei Fieber über 38,5 °C
- Sonografie (Restharn?), transrektale Sonografie (wegen der Gefahr der bakteriellen Streuung nicht im Akutstadium, z. B. Abszessausschluss), evtl. CT.

Hauptkomplikationen sind ein **Prostataabszess** (hochakutes, schmerzhaftes Krankheitsbild mit Sepsisgefahr) und der Übergang in die chronische Prostatitis mit Infertilität (→ 33.9.2) als mögliche Folge.

Behandlungsstrategie

Die Prostatitis wird mit Antibiotika behandelt, möglichst nach Antibiogramm (→ 30.5.3). Krampflösende Arzneimittel und Analgetika lindern die Beschwerden. Bei erheblichem Restharn oder Harnverhalt legt der Arzt einen suprapubischen Blasenkatheter.

Die Therapie der chronischen Prostatitis ist schwierig. Bei vermuteter Entzündung werden Antibiotika über mehrere Wochen gegeben. Weitere Ansätze umfassen u. a. nichtsteroidale Antirheumatika, α_1-Rezeptorenblocker, Phytotherapeutika, physikalische Therapien und multimodale Schmerztherapien.

Pflege

Pflege bei Fieber → 5.4, → 5.5

Pflege bei suprapubischem Blasenkatheter → 33.1.4

- Bei akuter Prostatitis Schonung
- Bei chronischer oder abakterieller Prostatitis lokale Wärmeanwendung (wenn es der Betroffene angenehm erlebt), kontraindiziert bei akuter bakterieller Entzündung
- Für regelmäßigen, weichen Stuhlgang sorgen (Obstipationsprophylaxe, → 8.2.6)
- Zur (Rezidiv-)Prophylaxe Vermeiden von Unterkühlung, ausreichende Flüssigkeitszufuhr, Bewegung.

33.6.2 Benigne Prostatahyperplasie

DEFINITION

Benignes Prostatasyndrom *(BPS):* Variable Kombination aus Beschwerden der unteren Harnwege (*lower urinary tract symptoms,* kurz **LUTS**), Blasenausgangsverengung und (erhöhtem) Prostatavolumen.

(Benigne) Prostatahyperplasie *(BPH, benigne Prostatavergrößerung):* Vergrößerung der Vorsteherdrüse. Eine der häufigsten Erkrankungen des älteren Mannes, ca. 50 % der über 50-Jährigen sind betroffen mit sehr unterschiedlicher Beschwerdeausprägung. Ohne Therapie langsames Fortschreiten der Erkrankung, nach Operation gute Prognose. Hauptursache des benignen Prostatasyndroms, daher teilweise synonyme Benutzung der Begriffe.

Krankheitsentstehung

Bei der **benignen Prostatahyperplasie** vergrößern sich insbesondere die harnröhrennahen (periurethralen) Drüsen der Prostata, sodass der Blasenausgangsbereich zunehmend eingeengt wird.

Als ursächlich/fördernd werden u. a. genetische Einflüsse, Veränderungen des Östrogen-Testosteron-Haushalts und Lebensstilfaktoren angesehen.

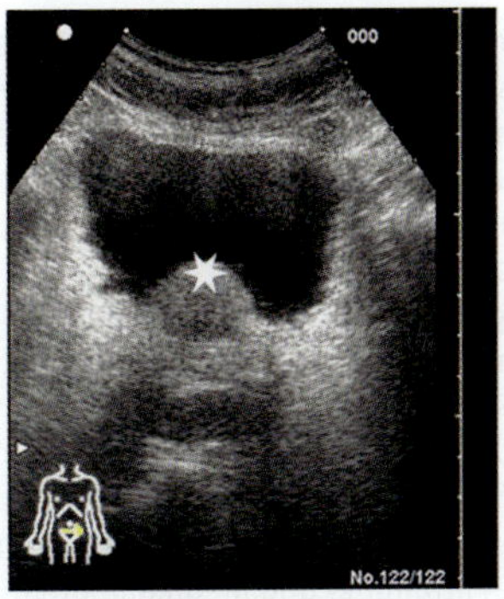

Abb. 33.40 Sonografiebefund bei benigner Prostatahyperplasie. Der zu große Mittellappen der Prostata (*) wölbt sich deutlich in die Blase (schwarz) hinein. [M512]

Symptome und Untersuchungsbefund

- Im **Stadium I** *(Reizstadium)* ist der Harnstrahl abgeschwächt, und es dauert länger, bis die Miktion beginnt. Der Patient muss häufig auf die Toilette gehen (auch nachts) und die Bauchpresse einsetzen („drücken"), damit sich die Blase vollständig entleert. Typisch ist auch Nachträufeln nach Ende der Miktion
- Im **Stadium II** *(Restharnstadium)* ist eine vollständige Entleerung der Blase nicht mehr möglich, es entsteht Restharn. Evtl. bildet sich eine Inkontinenz aus. Der Restharn fördert die Entstehung von Harnwegsinfekten (→ 33.4.1)
- Im **Stadium III** *(Dekompensationsstadium)* kommt es zu Harnverhalt, Überlaufblase und Harnrückstau bis zu den Nieren und Nierenfunktionsschädigung.

Die Beschwerden sind individuell unterschiedlich gewichtet. Zur Beschwerdeeinschätzung gibt es standardisierte Fragebögen, z. B. den **IPSS** *(International Prostate Symptom Score).*

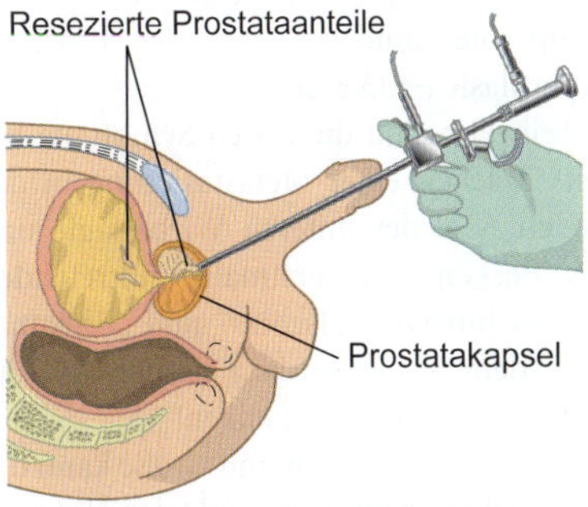

Abb. 33.41 TUR-Prostata. Bei der transurethralen Resektion der Prostata wird das Prostatagewebe mithilfe einer elektrischen Schlinge Schicht für Schicht abgetragen. [L138]

Bei der rektalen Untersuchung ist die Prostata vergrößert tastbar.

Komplikationen

Komplikationen der benignen Prostatahyperplasie sind:

- Harnwegsinfektionen (→ 33.4.1)
- **Balkenblase** (Hypertrophie der Harnblasenmuskulatur), Restharnbildung, Harnverhalt
- Nierenfunktionseinschränkung durch den Harnstau.

Harnverhalt

Ein Harnverhalt (→ 33.2.6) kann in jedem Stadium der Erkrankung auftreten. Dann ist eine transurethrale oder suprapubische Harnableitung erforderlich. Bei großem Harnvolumen (> 800 ml) ist eine fraktionierte Entleerung der Harnblase notwendig, um eine Entlastungsblutung aus der Blasenschleimhaut zu vermeiden.

Diagnostik und Differenzialdiagnose

- Rektale Untersuchung (Größe, Form und Konsistenz der Prostata?)
- Urinuntersuchung: Harnwegsinfekt?
- (Transrektale) Sonografie (→ Abb. 33.40): Prostatagröße? Restharn? Blasenwandverdickung?
- Blutuntersuchung: Funktionseinschränkung der Niere? PSA (Tumormarker des Prostatakarzinoms, vor der Palpation abnehmen, da sonst falsch hoch)
- Uroflowmetrie (→ 33.3.5): Deutliche Harnstrahlabschwächung
- Evtl. Urografie (→ 33.3.6), Prostatabiopsie bei Karzinomverdacht (→ Abb. 33.21).

Behandlungsstrategie

Im **Stadium I** stehen konservative Maßnahmen im Vordergrund (siehe auch Pflege). In Betracht kommen [22]:

- Pflanzliche Präparate (z. B. Prostagutt®, Harzol®), wobei ein Wirksamkeitsbeleg bislang aussteht
- **α_1-Rezeptorenblocker** (z. B. Alfuzosin, etwa UroXatral®, Tamsulosin, etwa Alna® Ocas®, Nebenwirkung Magen-Darm-Beschwerden, Kopfschmerz), Phosphodiesterase-5-Hemmer (z. B. Tadalafil, etwa Cialis®). Beschwerdelindernd durch Muskelentspannung am Blasenausgang, jedoch ohne Einfluss auf die zunehmende Prostatavergrößerung
- **5α-Reduktase-Hemmer** wie Finasterid (etwa Proscar®), hemmen die Umwandlung von Testosteron in das biologisch aktive Dihydrotestosteron und verkleinern die Prostata (Nebenwirkungen z. B. Libidoverlust, Gynäkomastie)
- **Muskarinrezeptor-Antagonisten** (z. B. Tolterodin, etwa Detrusitol®), bessern Drangsymptome, begünstigen aber Restharnbildung.

Im **Stadium II** sind ebenfalls konservative Maßnahmen möglich. Bei ausgeprägtem Leidensdruck sowie bei Komplikationen ist die Entfernung der vergrößerten Prostata angezeigt. Standard ist die endoskopische *transurethrale Elektroresektion der Prostata* (**TUR-Prostata, TUR-P,** → Abb. 33.41). Das Prostatagewebe wird von innen „abgehobelt" (die Kapsel bleibt stehen) und so die freie Harnröhrenpassage wiederhergestellt. Postoperativ kann es zu einer Inkontinenz kommen, die durch Kontinenztraining (→ 33.6.3) meist rasch besser wird. Beschwerden beim Wasserlassen können 4–6 Wochen andauern, da die Wunde in der Harnröhre erst abheilen muss. Die Potenz bleibt bei 90 % der Operierten erhalten, der Patient wird aber unfruchtbar, da sich das Ejakulat in die Blase ergießt *(retrograde Ejakulation).*

Eine Alternative ist die **endoskopische Enukleation der Prostata** *(EEP).* Darunter werden verschiedene Verfahren zusammengefasst, bei der die Prostata z. B. mittels Laser ausgeschält, das Gewebe in die Harnblase „geschoben" und von dort stückweise entfernt wird. Weitere Möglichkeiten z. B. für Hochrisikopatienten sind verschiedene **Laservaporisationsverfahren** („Verdampfung") sowie die **transurethrale Mikrowellenthermotherapie** *(TUMT).* Offen operiert wird heute selten, v. a. bei erheblicher Prostatavergrößerung (**Prostataadenomenukleation,** *-adenomektomie,* → Abb. 33.42).

Im **Stadium III** wird zur Entlastung der Harnblase und der ableitenden Harnwege zunächst eine transurethrale oder suprapubische Blasenkatheterisierung vorgenommen. Nach Erholung der Nierenfunktion erfolgt die operative Sanierung durch eine TUR-Prostata. Bei allgemeiner Inoperabilität des Patienten erfolgt eine künstliche Harnableitung über einen suprapubischen Blasenkatheter (→ 33.1.4) oder im Einzelfall die Einlage eines *Harnröhrenstents.*

Pflege

Pflege bei suprapubischem Blasenkatheter
→ 33.1.4

Im Stadium I der Erkrankung sind vor allem die Aufklärung des Patienten und die Beratung bezüglich der Lebensführung wichtig:

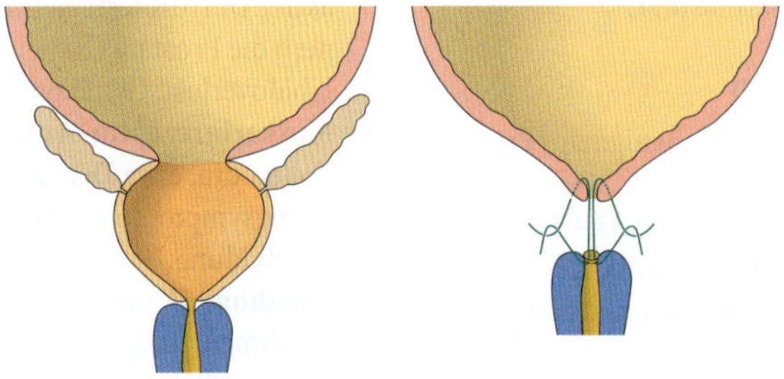

Abb. 33.42 Unterschied zwischen Prostataadenomenukleation bei Prostatahyperplasie und radikaler Prostatektomie bei Prostatakarzinom. [L190]

- Insgesamt ca. 1,5 l täglich trinken, gleichmäßig über den Tag verteilt. Überdehnung der Blase (z. B. durch Trinken großer Flüssigkeitsmengen oder Nicht-auf-die-Toilette-Gehen bei Harndrang) vermeiden, da eine Blutüberfüllung (*Kongestion* = Anstauung) der Prostata die Miktion verschlechtert
- Kalte oder stark alkoholische Getränke sowie Kälteexposition meiden, da diese ebenfalls das Risiko eines Harnverhalts steigern
- Nicht zu lange mit hohem Druck auf Damm und Prostata sitzen
- Blasentraining (→ 8.1.6) durchführen
- Nach Rücksprache mit dem Arzt lokal Wärme applizieren (erleichtert die Miktion).

Pflege nach TUR-Prostata

Präoperative Pflege → 44.2
Postoperative Pflege → 44.5
Pflege bei urologischen Operationen → 33.1.8

Die Patienten erhalten intraoperativ einen dreilumigen transurethralen Blasenkatheter, über den die Blase in den ersten 2–3 postoperativen Tagen kontinuierlich gespült wird (→ 33.1.3).

Der Katheter ist häufig mit großer Menger Aqua dest. geblockt (bis 100 ml), um die postoperative Blutstillung zu unterstützen. Nach Arztanordnung wird die Blockung nach und nach reduziert.

Bei einer Prostataadenomenukleation kann die Spülflüssigkeit alternativ über einen suprapubischen Katheter eingebracht und über einen transurethralen Katheter abgelassen werden.

Nach Beendigung der Spülung wird der transurethrale Katheter entfernt, der suprapubische Katheter dann um den 12. postoperativen Tag.

> **!** **VORSICHT!** Bei unzureichender Spülung kann sich rasch ein großes Blutkoagel bilden und den Spülkatheter verlegen. Dann droht eine **Blasentamponade**, d. h. Urin, Spüllösung und geronnenes Blut können nicht mehr abfließen, es entstehen die Symptome eines Harnverhalts (→ 33.2.6). Um dies zu vermeiden, bei zunehmender Hämaturie die Spülung beschleunigen. Lässt die Hämaturie darunter nach, kann die Einlaufgeschwindigkeit der Spülung wieder reduziert werden.

Nach Entfernung der Blasenspülung wird der Patient angehalten, reichlich zu trinken, um die restlichen Blutkoagel auszuspülen.

Blasentraining. Beschwerden bei der Miktion, evtl. auch eine Inkontinenz, sind durch die Wunde in der Harnröhre bis zu 6 Wochen normal. Der Betroffene muss die normale Blasenentleerung erst wieder üben. Liegt ein suprapubischer Blasenkatheter, kann nach Entfernung des transurethralen Katheters mit dem Blasentraining begonnen werden: suprapubischen Katheter abklemmen, Harndrang abwarten, Spontanurin lassen, Katheter öffnen und Restharn bestimmen bzw. ablassen. Bei Restharnwerten < 100 ml wird der Katheter entfernt.

Vor der Entlassung erfolgen eine urodynamische Untersuchung (→ 33.3.5) und sonografische Restharnbestimmung. Die Ergebnisse werden mit den präoperativen Befunden verglichen.

SPICKZETTEL

Benignes Prostatasyndrom durch benigne Prostatahyperplasie

Definition: Beschwerden des unteren Harntrakts plus Verengung des Blasenausgangs plus erhöhtes Prostatavolumen.
Ursache/Risikofaktoren: Hauptursache gutartige Prostatavergrößerung, wahrscheinlich multifaktoriell bedingt.
Symptome: Beschwerden beim Wasserlassen, v. a. verzögerter Beginn, schwacher Harnstrahl und Nachträufeln, Pollakisurie, evtl. imperativer Harndrang. Später Restharnbildung, Harnverhalt, Inkontinenz.
Diagnostik: Rektale Untersuchung, Urin-, Blutuntersuchung, Sonografie.
Therapie/Pflege: Zunächst konservativ mit Allgemeinmaßnahmen (v. a. gleichmäßig über den Tag trinken, Blasenüberdehnung und -reizung vermeiden, Blasentraining) und Medikamenten. Bei hohem Leidensdruck oder Komplikationen Prostataresektion, in über 90 % transurethral (v. a. TUR-Prostata, endoskopische Enukleation der Prostata).

33.6.3 Prostatakarzinom

> **i DEFINITION**
> **Prostatakarzinom:** Krebs der Vorsteherdrüse. Mit fast 25 % aller Krebsneuerkrankungen häufigste bösartige Erkrankung bei Männern. Betrifft vor allem Männer über 60 Jahre. 10-Jahres-Überlebensrate fast 90 % [11].

Krankheitsentstehung

Die Ursache des **Prostatakarzinoms** ist unklar. Hauptrisikofaktor ist das Alter. Genetische Faktoren spielen eine Rolle, auch Entzündungen im Bereich der Prostata erhöhen das Risiko. Das männliche Geschlechtshormon Testosteron wirkt wachstumsfördernd.

Symptome und Untersuchungsbefund

Da das Prostatakarzinom zu 80 % in den hinteren Drüsenanteilen fern der Harnblase entsteht, bereitet es lange keine Beschwerden. Meist erst spät klagt der Patient über Symptome ähnlich denen der Prostatahyperplasie (→ 33.6.2).

Teilweise sind die ersten Symptome bereits Zeichen einer Metastasierung in das Skelett, v. a. der unteren Wirbelsäule und des Beckens. Bei erstmalig auftretenden Kreuzschmerzen, „Ischias" und „Rheuma" nach dem 50. Lebensjahr immer auch an ein Prostatakarzinom denken!

Je nach Lokalisation und Größe kann das Prostatakarzinom bei der rektalen Untersuchung als unregelmäßiger, fast steinharter Knoten getastet werden.

Diagnostik und Differenzialdiagnose

Bei klinischem Verdacht auf ein Prostatakarzinom erfolgen:

- Transrektale Sonografie (TRUS), sog. multiparametrische Prostata-MRT
- Blutuntersuchung. Tumormarker ist das **PSA** *(prostataspezifisches Antigen),* wobei ein Wert von 4 ng/ml als „Grenze“ gilt. Die Blutentnahme erfolgt vor der rektalen Untersuchung, da die Werte sonst falsch hoch sind
- Prostata(stanz)biopsie (→ 33.3.6, → Abb. 33.21), sowohl systematisch als auch MRT-gezielt [23].

Weitere Untersuchungen zur Stadieneinteilung hängen von den vorliegenden Befunden ab und umfassen v. a. MRT/CT des Beckens und Skelettszintigrafie oder PET/CT (Knochenmetastasen?) [23].

Behandlungsstrategie

Viele Prostatakarzinome wachsen langsam, sodass gerade ältere Männer nicht *an,* sondern *mit* ihrem Prostatakarzinom sterben. Entsprechend ist es teilweise sehr schwer zu entscheiden, ob Nutzen oder Nebenwirkungen einer (kurativen) Behandlung überwiegen. Deshalb sollten die Betroffenen ausführlich über alle Möglichkeiten aufgeklärt werden [23].

Active Surveillance

Bei **Active Surveillance** *(AS, aktive Überwachung)* wird bei Niedrig-Risiko-Patienten (kleiner, gut differenzierter Tumor, relativ niedriges PSA) unter engmaschigen Kontrollen zugewartet mit dem Ziel, bei Tumorwachstum *kurativ* einzugreifen.

Watchful Waiting

Für Männer mit einer voraussichtlichen Lebenserwartung unter 10 Jahren kommt **Watchful Waiting** *(WW)* in Betracht, also Zuwarten und *palliative* Therapie bei Fortschreiten der Erkrankung.

Radikale Prostatektomie

Bei der **radikalen Prostatektomie** *(radikale Prostatovesikulektomie, RPX)* werden die Prostata einschließlich ihrer Kapsel, der Samenblasen, Teile der Samenleiter und des durch die Prostata verlaufenden Harnröhrenabschnitts entfernt (→ Abb. 33.42). Lymphknoten werden stadienabhängig reseziert.

Die verschiedenen operativen (auch laparoskopischen) Zugänge haben jeweils spezifische Vor- und Nachteile.

Die radikale Prostatektomie führt stets zum Fehlen von Ejakulat *(trockener Orgasmus)* und damit zur Zeugungsunfähigkeit sowie in 25–100 % zu bleibenden Erektionsstörungen (→ 33.9.1). Sog. *nervenerhaltendes Operieren* vermindert das Risiko von Erektionsstörungen, kann aber die Gefahr erhöhen, dass Tumorgewebe verbleibt. In bis zu 15 % besteht postoperativ eine (ausgeprägte) Belastungsinkontinenz (→ 8.1.6).

(Neo-)Adjuvante Strahlen- oder Hormontherapie werden für einen Teil der Patienten empfohlen.

Strahlentherapien

Strahlentherapien können als alleinige Therapie in kurativer Absicht, zusammen mit Hormontherapie, postoperativ oder bei Rezidiv durchgeführt werden.

Ber der **Brachytherapie** werden etwa reiskorngroße Strahlenquellen (engl. *seeds,* Samenkörner) in den Tumor eingebracht und zerstören ihn allmählich von innen. Alternative ist eine **perkutane Strahlentherapie.** Kombination beider ist möglich.

Je nach Art und Dosis der Strahlentherapie sind Nebenwirkungen an Rektum, Harnblase und Harnröhre sowie Erektionsstörungen möglich.

Hormon- und Chemotherapie

Da ein Großteil der Prostatakarzinome hormonabhängig ist, bremsen **antiandrogene (medikamentöse) Therapien** ihr Wachstum. Zur Verfügung stehen:

- **GnRH-Agonisten,** z. B. Goserelin (etwa Zoladex®, → Tab. 34.7)
- **GnRH-Antagonisten,** z. B. Degarelix, (etwa Firmagon®)
- **Testosteronsynthese-Hemmer,** z. B. Abirateron, (etwa Zytiga®)
- **Androgenrezeptor-Antagonisten,** z. B. Cyproteronacetat (etwa Androcur®), Apalutamid (etwa Erleada®), Bicalutamid (etwa Casodex®), Enzalutamid (z. B. Xtandi®).

Nebenwirkungen umfassen erektile Dysfunktion, Libidoverlust, Hitzewallungen, Gynäkomastie (Vergrößerung der männlichen Brustdrüse), Abnahme der Muskelmasse, Zunahme des Fettgewebes und langfristig Osteoporose.

Die Hormontherapie wird adjuvant nach Lokaltherapie mit kurativer Zielsetzung oder palliativ eingesetzt. In der palliativen Therapie wird für Männer in gutem Allgemeinzustand eine Kombination antiandrogener Therapien, ggf. auch Docetaxel empfohlen [23].

Pflege

Prä- und postoperative Pflege → 44.2, → 44.5
Pflege bei Harninkontinenz → 8.1.6
Pflege bei onkologischen Erkrankungen → Kap. 27

- Häufig hat der Patient einen PDA-Katheter, über den er anfangs die Analgetika erhält
- Der transurethrale Blasenkatheter dient der Schienung und Sicherung der Anastomosen zwischen Harnröhrenstumpf und Blase und bleibt ca. 10 Tage liegen, er wird erst nach Dichtigkeitskontrolle entfernt. Größere Bewegungen am Katheter (z. B. bei der Mobilisation) müssen vermieden werden. Auch rektale Manipulationen (z. B. durch Klistier) gefährden die Anastomosen und müssen in den ersten 14 Tagen unterlassen werden
- Bei Hodenschwellung bzw. zur Prophylaxe erhält der Patient ein Hodenbänkchen und Kühlelemente
- Pflegende ermutigen die Betroffenen, mit dem Urologen über das Thema **erektile Dysfunktion** zu sprechen und sich über therapeutische Möglichkeiten beraten zu lassen (→ 33.9.1).

Kontinenztraining

Nach der Entfernung des Katheters tritt bei vielen Patienten eine (vorübergehende) Belastungsinkontinenz auf, weil der Blasenhals nicht mehr von der Prostata unterstützt wird und Muskeln und stabilisierende Bänder mit verletzt wurden. Der Beckenboden (äußerer Schließmuskel) muss nun alleinig für die Kontinenz sorgen.

Das **Kontinenztraining** beginnt im Idealfall schon präoperativ, postoperativ 24–48 Std. nach Entfernung des transurethralen Blasenkatheters. Es ist ein multimodales Konzept, bestehend aus:

- Beckenbodentraining (→ 34.1.4) für mehrere Wochen, zunächst unter Anleitung eines Physiotherapeuten
- Elektrostimulation (transkutan, rektal)
- Biofeedback über eine anal eingeführte Sonde, die die Muskelspannung des Beckenbodens anzeigt
- Selten operative Eingriffe (z. B. Einsetzen eines Schlingensystems, Umspritzung der Harnröhrenschleimhaut).

Weitere Pflegemaßnahmen ergeben sich durch den Allgemeinzustand des Patienten und ggf. anschließende therapeutische Maßnahmen wie z. B. Chemotherapie.

Nach radikaler Prostatektomie ist für die meisten Patienten eine Anschlussheilbehandlung zur Rehabilitation sinnvoll.

Gesundheitsberatung und Prävention

- Der Patient soll auf regelmäßigen Stuhlgang achten und ggf. Maßnahmen zur Obstipationsprophylaxe einleiten
- Es soll sich regelmäßig bewegen, die Belastung nach und nach steigern. Das Heben von Lasten über 5 kg ist erst nach 6 Wochen erlaubt, Fahrradfahren frühestens nach 2 Monaten
- Die Hauptbelastung beim Sitzen soll auf dem Damm und nicht auf der Harnröhre liegen, deshalb ist aufrechtes Sitzen mit leicht nach vorne gebeugtem Becken wichtig
- Die konsequente tägliche Fortsetzung des Kontinenztrainings ist ggf. über Wochen bis Monate nötig und Voraussetzung für die Wiedererlangung der Kontinenz
- Auch nach nervenschonender Operation sind Erektionsstörungen möglich, nicht unbedingt dauerhaft, aber mit teils sehr langer „Erholungsphase". Es gibt jedoch verschiedene therapeutische Möglichkeiten, die Situation zu verbessern (→33.9.1).

SPICKZETTEL

Prostatakarzinom

Definition: Karzinom der Vorsteherdrüse, oft in den harnröhrenfernen Teilen der Prostata.
Ursache/Risikofaktoren: Ursache unklar/multifaktoriell, Wachstumsförderung durch männliche Geschlechtshormone.
Symptome: Meist erst spät, entweder durch den Primärtumor (z. B. Beschwerden beim Wasserlassen) oder durch Metastasen (z. B. Rückenschmerzen).
Diagnostik: Rektale Untersuchung, transrektale Sonografie, Blutuntersuchung, Prostatabiopsie.
Therapie/Pflege: Wegen des häufig langsamen Tumorwachstums und hohen Patientenalters teils schwierige Entscheidung. Kurativ radikale Prostatektomie (Prostataentfernung) und Strahlentherapie, palliativ Strahlen-, Hormon-, Chemotherapie möglich.

33.7 Erkrankungen der Hoden und Nebenhoden

Die meisten Hodenerkrankungen treten bei Kindern oder jungen Männern auf. Da sie bei zu später Therapie oft zu bleibender Beeinträchtigung der Fruchtbarkeit führen (→33.9.2), werden Schmerzen und Schwellungen im Bereich der Hoden stets ernst genommen.

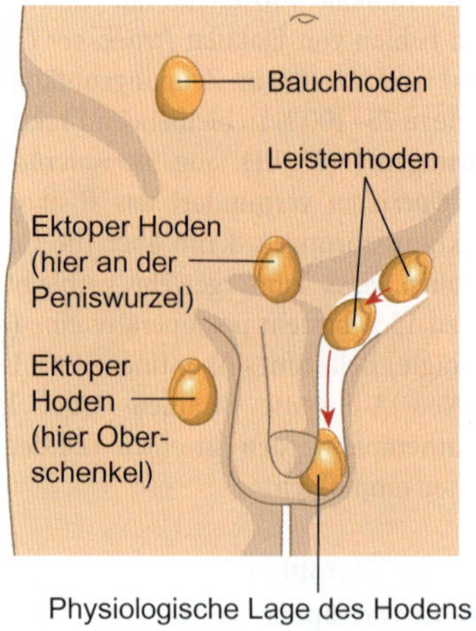

Abb. 33.43 Die Lageanomalien des Hodens. [L138]

33.7.1 Hodenhochstand

DEFINITION

Hodenhochstand *(Hodenretention, Retentio testis, Maldescensus testis, Hodendystopie):* Ausbleiben des physiologischen Hodenabstiegs vom Bauchraum über den Leistenkanal in das Skrotum. Häufigkeit ca. 4 % aller neugeborenen Knaben (bei Frühgeborenen höher), gegen Ende des ersten Lebenshalbjahres noch 1–2 %.

Krankheitsentstehung und Einteilung

Der Hodenhochstand ist wahrscheinlich multifaktoriell bedingt (genetische Disposition, hormonelle Faktoren, Anomalien im Bereich des Samenstrangs).

Krankheitswert gewinnen die Lageanomalien durch zwei Komplikationen:

- Verminderung der Fruchtbarkeit (wahrscheinlich teils primär, teils durch die höhere Temperatur im Bauchraum)
- Deutlich erhöhtes Entartungsrisiko.

Einteilung

Je nach Lage des Hodens werden folgende Formen unterschieden (→Abb. 33.43):

- Beim **Bauchhoden** ist der Hoden im Bauchraum
- Am häufigsten ist der **Leistenhoden,** bei dem der Hoden auf physiologischem Weg bis in den Leistenkanal hinabgestiegen und dort liegen geblieben ist
- Von einem **Gleithoden** spricht man, wenn ein Leistenhoden zwar bis in den oberen Hodensack hinuntergezogen werden kann, sich jedoch nach dem Loslassen sofort wieder zurückzieht
- Dagegen bleibt ein **Pendelhoden** zeitweilig im Hodensack, wandert aber z. B. bei Kälte hoch in die Leiste (überschießender Kremasterreflex)
- Ein **ektoper Hoden** hat einen völlig anderen Weg genommen als den physiologischen, etwa zur Peniswurzel oder in den Oberschenkel.

Symptome, Befund und Diagnostik

Der Hodenhochstand bereitet dem Kind keine Beschwerden und fällt auch vielen Eltern nicht auf. Daher tastet der Arzt bei allen Vorsorgeuntersuchungen, ob sich beide Hoden im Hodensack befinden. Ist dies nicht der Fall, versucht er, den/die fehlenden Hoden in der Leiste zu ertasten. Gelingt dies nicht, erfolgen Sonografie, MRT oder Laparoskopie. Bei beidseits nicht tastbaren Hoden werden zuerst die Hormone im Blut bestimmt.

Behandlungsstrategie

Ein Pendelhoden ist nicht behandlungsbedürftig.

Bei Bauch-, Leisten- und Gleithoden wird bis zum Alter von 6 Monaten gewartet. Bleibt der Spontandeszensus aus, erfolgt eine mehrwöchige Hormontherapie mit β-HCG (z. B. Brevactid®) und Gn-RH (etwa Kryptocur®). Sie hat keine bleibenden Folgen.

Bei Erfolglosigkeit, ektopem Hoden oder begleitender Leistenhernie (→24.9.2) wird der Hoden noch vor dem ersten Geburtstag des Kindes operativ freigelegt, in den Hodensack verlagert und dort spannungsfrei fixiert (**Funikulolyse** und **Orchidopexie**). Hauptkomplikationen sind Blutungen, Infektionen (auch des Hodens) und Hodenatrophie. Der Eingriff ist auch ambulant möglich.

Pflege bei Orchidopexie

Prä- und postoperative Pflege →44.2, →44.5
Pflege bei urologischen Operationen →33.1.8
Postoperativ wird der Hodensack auf ein Hodenbänkchen (gebrauchsfertig oder mittels Watte und Schlauchmull selbst hergestellt) hochgelagert und für 1–2 Tage gekühlt.

Zum Aufstehen trägt das Kind eine sehr enge Unterhose oder ein **Suspensorium,** ein Hodenschutz, wie ihn auch einige Sportler tragen, um Bewegung von Hoden und Penis zu vermeiden.

Das Kind soll sich in den ersten 10 Tagen körperlich schonen.

33.7.2 Hoden- und Nebenhodenentzündung

DEFINITION

Orchitis: Hodenentzündung.

Epididymitis: Nebenhodenentzündung.

Prognose in aller Regel gut, jedoch bei beidseitiger Ausprägung Gefahr der Unfruchtbarkeit.

Krankheitsentstehung

Während die **Orchitis** meist durch hämatogene Erregerstreuung bei Allgemeininfekten (z. B. Mumps → 30.8.7) bedingt ist, entsteht die **Epididymitis** in der Regel durch fortgeleitete Infektionen von Prostata und Harnwegen.

Symptome, Befund und Diagnostik

NOTFALL! Viele Hodenerkrankungen führen zu einer akuten, schmerzhaften Schwellung des Skrotums (→ Abb. 33.44). Für diese nichttraumatische Schwellung wurde der Begriff **akutes Skrotum** geprägt (analog zum akuten Abdomen → 24.2.3), der lediglich das klinische Bild bezeichnet und nichts über die Ursache aussagt. Das akute Skrotum ist ein urologischer Notfall!

Die Beschwerden des Patienten sind bei beiden praktisch gleich:

- Zunehmende Schwellung des Hodens bzw. Nebenhodens mit Rötung der Skrotalhaut
- Starke Schmerzen im Hodenbereich, Ausstrahlung in Samenstrang und Leiste
- Allgemeines Krankheitsgefühl mit Fieber.

Typisch für die Epididymitis ist eine Linderung der Beschwerden bei Hochlagerung des Hodens (positives **Prehn-Zeichen**).

Körperliche Untersuchung und Sonografie ermöglichen meistens die sofortige Abgrenzung zwischen Orchitis und Epididymitis einerseits und Hodentorsion (→ 33.7.3) andererseits. Wichtig sind außerdem:

- Urinuntersuchung (Streifentest, Kultur) zum Nachweis einer Entzündung
- Harnröhrenabstrich (Erreger- und Resistenzbestimmung)
- Blutuntersuchungen: Blutbild (Leukozytose), evtl. Blutkultur, Virusserologie.

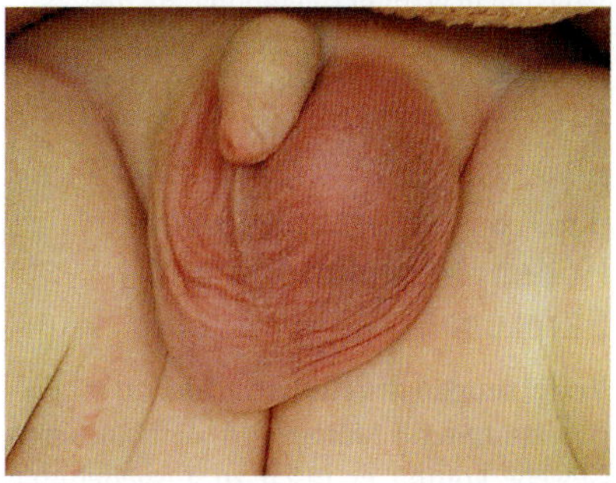

Abb. 33.44 Akutes Skrotum mit deutlich sichtbarer Schwellung und Rötung bei einem kleinen Jungen. [F353]

Behandlungsstrategie

- Die Antibiotikabehandlung, z. B. mit Fluorchinolonen (→ Pharma-Info 30.1), beginnt sofort nach Blut- und Uringewinnung. Bei Mumpsorchitis ist nur eine symptomatische Behandlung möglich
- Antientzündliche Arzneimittel, z. B. Diclofenac (etwa Voltaren®), lindern die Beschwerden des Patienten
- Bei starken Schmerzen ist eine „Samenstrangblockade", d. h. Infiltration des Samenstrangs mit Lokalanästhetikum (z. B. Xylocain® 1 %), angezeigt
- Begünstigende Ursachen bei Epididymitis müssen ausgeschaltet werden, z. B. eine Prostatavergrößerung mit Restharnbildung
- Bei chronisch-rezidivierender Epididymitis oder Abszedierung ist eine **Epididymektomie** *(Nebenhodenentfernung)* erforderlich.

Pflege

Es gelten die üblichen Maßnahmen bei Entzündung:

- Körperliche Schonung
- Hochlagerung des Hodens auf einem Hodenbänkchen, zum Aufstehen Tragen eines Suspensoriums oder einer sehr engen Unterhose
- Kühlung durch feucht-kalte Umschläge oder Kühlelemente.

33.7.3 Hodentorsion

DEFINITION

Hodentorsion *(Samenstrangtorsion):* Drehung von Hoden und Samenstrang um die Längsachse. Betrifft v. a. Säuglinge, Jugendliche und junge Männer. Hochakutes Krankheitsbild, urologischer Notfall!

Krankheitsentstehung

Begünstigt durch eine abnorme Beweglichkeit des Hodens drehen sich bei der **Hodentorsion** Hoden und Samenstrang um ihre Längsachse. Die dadurch bedingte Unterbrechung des arteriellen und/oder venösen Blutflusses führt bereits nach wenigen Stunden zum Untergang von Hodengewebe.

Symptome, Befund und Diagnostik

Typisch ist das plötzliche Einsetzen der Beschwerden (oft nachts). Der Patient hat stärkste Schmerzen im betroffenen Hoden sowie einseitig in Unterbauch und Leiste, häufig Übelkeit und Erbrechen und er kann kaum noch laufen. Im Gegensatz zur Orchitis bestehen aber kein Fieber und keine Zeichen eines Allgemeininfekts. Säuglinge fallen durch „Koliken", Nahrungsverweigerung, Erbrechen und Unruhe auf.

Der schmerzende Hoden steht höher als der gesunde, das betroffene Skrotum ist bläulich verfärbt. Das Prehn-Zeichen (→ 33.7.2) ist negativ, d. h., Anheben des Hodens führt zu Schmerzverstärkung.

Die Diagnosestellung erfolgt durch:

- Sonografie, Doppler-Sonografie der Samenstranggefäße (beeinträchtigter Blutfluss)
- Urin- und Blutuntersuchungen (Normalbefund).

VORSICHT! Bei Verdacht einer **Hodentorsion** sofort Arzt verständigen.

Behandlungsstrategie

Die Behandlung besteht in der Frühoperation innerhalb der ersten 4–6 Std. nach Beginn der Symptome, bei der die Stieldrehung des Hodens gelöst und der Hoden fixiert wird (**Orchidopexie,** → 33.7.1). Je früher die Operation durchgeführt wird, desto größer sind die Chancen, den Hoden zu retten. Da oft auch der andere Hoden abnorm beweglich ist, wird er prophylaktisch ebenfalls fixiert.

Pflege

Pflege bei Orchidopexie → 33.7.1

Auf dem Weg zum Krankenhaus und bis zum Abschluss der Operationsvorbereitung auf der Station wird der Hoden gekühlt.

33.7.4 Varikozele und Hydrozele

Varikozele

DEFINITION

Varikozele: Krampfaderartige Erweiterung, Verlängerung und Schlängelung der Hodenvene *(V. testicularis)* und des Venengeflechts im Hodensack *(Plexus pampiniformis),* überwiegend links. Altersgipfel 15.–25. Lebensjahr.

Meist ist bei der **Varikozele** keine Ursache feststellbar *(primäre Varikozele)*. Selten handelt es sich um eine *sekundäre Varikozele* bei z. B. durch Tumor gestörtem Blutabfluss.

Eine Varikozele bereitet meist keine Beschwerden. Nur wenige Betroffene klagen z. B. über ziehende Schmerzen in der Hoden- und Leistengegend. Die Varikozele beeinträchtigt aber u. a. über Erhöhung der Temperatur im Hodenbereich die Fruchtbarkeit.

Die Diagnose wird im Wesentlichen durch die körperliche Untersuchung gestellt (→ Abb. 33.45), ggf. ergänzt z. B. durch Doppler-Sonografie.

Eine Behandlung durch Sklerosierung (Verödung) oder laparoskopische oder offene Operation mit Unterbindung der V. testicularis erfolgt bei zunehmenden Beschwerden oder unerfülltem Kinderwunsch und pathologischem Spermiogramm (→ 33.9.2).

Hydrozele

DEFINITION

Hydrozele: Angeborene oder erworbene Ansammlung von seröser Flüssigkeit zwischen den Hodenhüllen (*Tunica vaginalis testis*, bestehend aus einem viszeralen Blatt direkt auf der Hodenoberfläche und einem parietalen Blatt). Bei Kindern nicht selten zusammen mit einer Leistenhernie (→ 24.9.2) auftretend.

Leitsymptom der **Hydrozele** ist die schmerzlose, prall-elastische Schwellung des Hodens. Die Sonografie ermöglicht meist eine Diagnosesicherung.

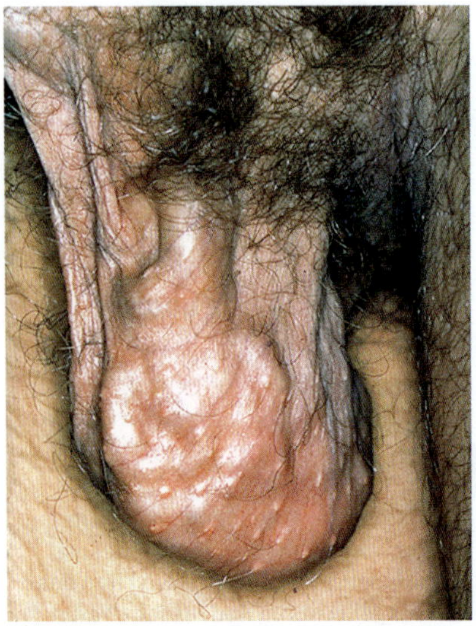

Abb. 33.45 Varikozele mit typischer Venenschlängelung. [T437]

Bei Babys kann zunächst abgewartet werden. Ansonsten ist die Behandlung vorwiegend operativ. Dabei wird das parietale Blatt der Hodenhüllen gefenstert oder reseziert.

Pflege

Pflege bei Orchidopexie → 33.7.1

33.7.5 Bösartige Hodentumoren

DEFINITION

Bösartiger Hodentumor *(Hodenkrebs)*: Ursächlich unklarer, bösartiger Tumor des Hodens. Insgesamt gut 1,5 % aller bösartigen Tumoren beim Mann, jedoch häufigster bösartiger Tumor bei Männern von 25–45 Jahren. Prognose abhängig von Tumorart und Stadium, 10-Jahres-Überlebensrate gut 95 % [11].

Krankheitsentstehung

Bösartige Hodentumoren sind meist Keimzelltumoren mit **Seminomen** und **Nicht-Seminomen** als großen Gruppen. Bekannte Risikofaktoren sind ein Hodenkrebs im anderen Hoden, bei nahen Verwandten sowie der Hodenhochstand (→ 33.7.1), auch nach Operation im Kindesalter.

Symptome, Befund und Diagnostik

Leitsymptom ist die langsam entstehende, schmerzlose Schwellung eines Hodens. Der Patient wird oft durch Zufall oder durch ein Schweregefühl im Hoden aufmerksam.

Bei der Untersuchung ist der Tumor als derber, meist nicht druckschmerzhafter Knoten tastbar.

Bei der Hodensonografie stellt sich der Tumor als solides, evtl. die Umgebung infiltrierendes Gebilde dar. Als Tumormarker dienen vor allem α-*Fetoprotein* **(AFP), β-HCG** und LDH. Im Zweifel ist eine Hodenbiopsie durch operative Freilegung des Hodens erforderlich (keine perkutane Biopsie wegen evtl. Tumorzellverschleppung). Mindestuntersuchung beim Staging ist die CT/MRT von Thorax, Abdomen und Becken [24].

Behandlungsstrategie

Erste therapeutische Maßnahme ist ganz überwiegend die operative Entfernung des erkrankten Hodens von einem Leistenzugang aus **(inguinale Orchiektomie).** Ein Organerhalt ist nur bei Einzelhoden oder beidseitem Tumor zu erwägen. Bei erhöhtem Risiko einer **Keimzellneoplasie in situ** *(Carcinoma in situ des Hodens*, Vorstufe eines invasiven Tumors) werden Biopsien des gegenseitigen Hodens entnommen [24].

Je nach Tumorart und -stadium schließen sich Chemo- und/oder Strahlentherapie an.

Spätere Familiengründung

Vor Therapiebeginn soll eine Fertilitätsdiagnostik (→ 33.9.2) erfolgen und dem Betroffenen die Konservierung von Sperma oder Hodengewebe angeboten werden. Die Möglichkeit, nach überstandener Krankheit (noch einmal) Vater werden zu können, ist für das Selbstwertgefühl des Patienten und die Partnerbeziehung enorm wichtig.

Pflege

Pflege bei Orchidopexie → 33.7.1
Pflege bei onkologischen Erkrankungen → Kap. 27

Die besonderen Anforderungen an die Pflegenden resultieren aus der psychischen Krisensituation des Patienten:

- Mehr als andere Krebserkrankungen ist der Hodenkrebs in unserer Gesellschaft ein Tabu. Daher sind Pflegende dem Patienten wichtige Begleiter, offen für Gespräche und aufmerksam gegenüber Anzeichen einer beginnenden psychischen Krise. Evtl. kann ein Psychologe oder ein (Krankenhaus-)Seelsorger helfen
- Kastrationsängste des Patienten müssen ernst genommen werden. Manchen Patienten ist es eine Hilfe, wenn man ihnen erklärt, dass man den Verlust eines Hodens äußerlich nicht sieht. Ggf. kann auch eine Hodenprothese aus Silikon in Erwägung gezogen werden.

Prävention und Gesundheitsberatung

Alle Männer sollten ihre Hoden einmal monatlich selbst untersuchen, am günstigsten in warmer Umgebung, da die Skrotalhaut dann erschlafft und Veränderungen gut tastbar sind.

33.7.6 Verletzungen von Hoden, Nebenhoden und Skrotum

Verletzungen des Hodensacks sind oft Folgen stumpfer Traumen. In dem lockeren Gewebe kommt es rasch zu ausgedehnten Hämatomen.

Die Sonografie weist das Blut und Risse der Hodenhüllen nach.

Bei kleinen Hämatomen ist eine abwartende Haltung mit Hodenhochlagerung, Kühlung und engmaschigen Kontrollen möglich. Ansonsten ist eine operative Versorgung erforderlich.

33.8 Erkrankungen des Penis

33.8.1 Fehlbildungen des Penis

Hypospadie

DEFINITION

Hypospadie *(untere Harnröhrenspalte):* Angeborene Verschlussstörung der Harnröhre mit Mündung der Harnröhre an Penisunterseite oder Skrotum. Mit einer Häufigkeit von ca. 0,5 % aller neugeborenen Knaben häufigste Fehlbildung des äußeren männlichen Genitale.

Bei der **Hypospadie** mündet die Harnröhre nicht an der Spitze der Eichel, sondern an Penisunterseite oder Skrotum (→ Abb. 33.46). Vielfach ist der Penis zusätzlich nach unten gekrümmt, oder es bestehen Harnentleerungsstörungen und eine Neigung zu Harnwegsinfektionen.

Die Diagnose wird klinisch gestellt. Technische Untersuchungen (z. B. Sono-, Urografie) dienen dem Ausschluss weiterer Fehlbildungen des Urogenitaltrakts.

Leichte Formen der distalen Hypospadie müssen nicht behandelt werden. Ausgeprägte Hypospadien werden am besten im 11.–18. Lebensmonat operiert mit Harnröhrenneubildung und Korrektur der Penisschaftverkrümmung/-drehung, ggf. in mehreren Operationen [25].

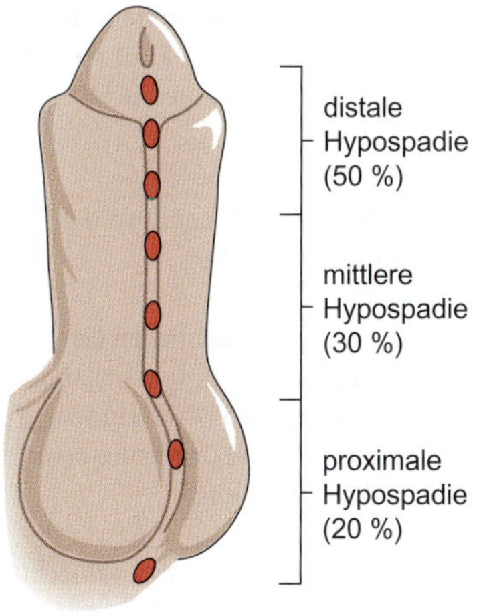

Abb. 33.46 Lokalisation und Einteilung der Hypospadie. [L157]

Epispadie

DEFINITION

Epispadie *(obere Harnröhrenspalte):* Angeborene Verschlussstörung der Harnröhre mit Mündung der Harnröhre an der Penisoberseite. Wesentlich seltener als die Hypospadie.

Bei der **Epispadie** befindet sich die Harnröhrenmündung am Penisrücken und die Harnröhre liegt rinnenförmig frei. In schweren Fällen reicht die Verschlussstörung bis zum Blasenschließmuskel. Die Diagnose erfolgt klinisch, die technischen Untersuchungen entsprechen denen bei einer Hypospadie. Die Behandlung ist operativ.

33.8.2 Phimose und Paraphimose

DEFINITION

Phimose: Angeborene oder erworbene Verengung der Vorhaut.

Krankheitsentstehung

Meist ist die **Phimose** angeboren und dann ursächlich unklar.

Die erworbene Phimose ist vielfach Folge von Entzündungen des Penis oder von zu frühen Versuchen während der Kindheit, die Vorhaut zurückzuziehen.

Symptome, Befund und Diagnstik

Physiologische Vorhautverklebung

Bei kleinen Jungen besteht physiologischerweise eine Verklebung von Vorhaut und Eichel, welche die Eichel vor ständigem Urinkontakt schützt, und die Vorhaut kann nicht zurückgezogen werden. Es sollte nicht versucht werden, die Vorhaut zurückzuschieben, da die Gefahr einer Paraphimose oder einer erworbenen Phimose (durch Schleimhauteinrisse, Entzündungen und narbige Schrumpfung) besteht. Wann sich die Verklebungen lösen ist individuell sehr unterschiedlich. Mit 10 Jahren können ca. ⅔ der Jungen die Vorhaut weitgehend oder ganz zurückstreifen [26].

Als Folge der Phimose kann die Vorhaut nicht vollständig über die Eichel zurückgezogen werden, evtl. bläht sie sich beim Wasserlassen auf. Bei hochgradigen Verengungen sind Störungen der Harnentleerung und wiederholte Entzündungen von Eichel **(Balanitis)** und evtl. Vorhaut **(Balanoposthitis)** möglich.

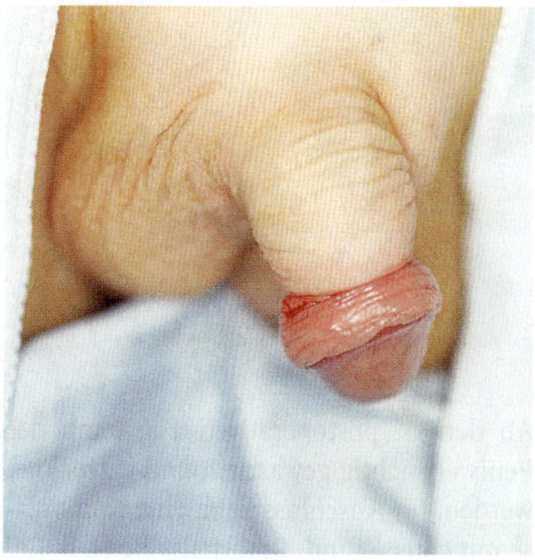

Abb. 33.47 Paraphimose. [F432]

VORSICHT! Bei einer **Paraphimose** *(spanischer Kragen* → Abb. 33.47) bildet sich hinter der Eichel durch die zu enge Vorhaut ein Schnürring. Eichel und Vorhaut schwellen schmerzhaft an, es drohen Durchblutungsstörungen. Meist gelingt dem Urologen die manuelle Reposition unter Analgetika, ansonsten muss sofort operiert werden. Um einer Paraphimose vorzubeugen, wird nach der Intimpflege oder nach Legen eines transurethralen Dauerkatheters die Vorhaut immer über die Eichel zurückgestreift.

Behandlungsstrategie

Eine Vorhautverklebung/-enge wird vor der Pubertät nur bei Beschwerden behandelt. Bei jüngeren Kindern ist ein konservativer Therapieversuch mit maximal zwei Zyklen Glukokortikoidsalbe lokal über vier Wochen möglich.

Ansonsten besteht die Behandlung in einer **Erweiterungsplastik** zur Erweiterung der Vorhaut oder einer **Zirkumzision** (*Beschneidung,* → Abb. 33.48), bei der die verengte Vorhaut teilweise oder vollständig entfernt wird. Die Eichel liegt danach teilweise oder ganz frei. Bei Kindern wird die Operation in Allgemein-, bei Erwachsenen auch in Lokalanästhesie durchgeführt, ganz überwiegend ambulant.

Pflege

Postoperativ achten Pflegefachpersonen v. a. auf Nachblutungen und Infektionszeichen. Bei stärkerer Schwellung wird der Penis hochgelagert. Ein Bettbogen verhindert Schmerzen durch den Auflagedruck der Bettdecke.

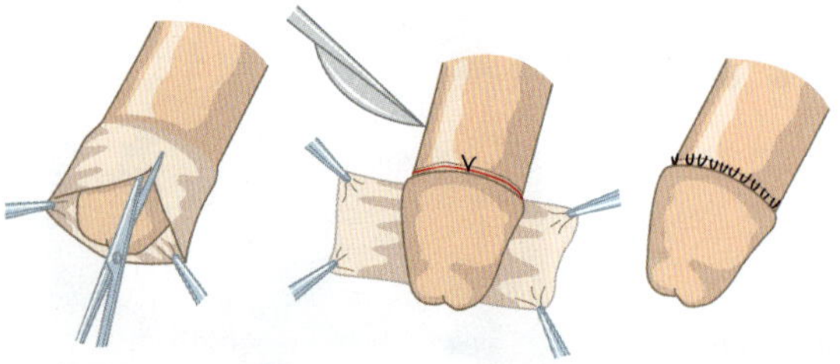

Abb. 33.48 Zirkumzision. [L138]

Ab dem 1. postoperativen Tag kann der Penis vorsichtig gewaschen und getrocknet werden. Im Anschluss kann eine Kompresse mit einer Wund- und Heilsalbe (z. B. Bepanthen®) aufgelegt werden.

Wurde nicht die ganze Vorhaut entfernt, wird sie regelmäßig zurückgestreift, um Vorhautverklebungen zu vermeiden.

Erwachsene Patienten sollten drei Wochen keinen Geschlechtsverkehr haben.

33.8.3 Balanitis

DEFINITION

Balanitis: Entzündung der Eichel. Meist als

Balanoposthitis: Entzündung von Eichel und Vorhaut.

Eine **Balanitis** kann durch Reizung (z. B. mechanisch, durch Seife), Allergie oder infektiös durch Viren, Bakterien oder Pilze bedingt sein. Die letztgenannten sind oft Folge einer unzureichenden Genitalhygiene, einer Phimose (→ 33.8.2) oder eines Diabetes mellitus (→ 26.6).

Eichel und Vorhaut sind gerötet, jucken und schmerzen, übel riechender Ausfluss ist möglich. Die Diagnose wird klinisch und durch Abstrichentnahme gestellt.

Die Behandlung ist ursachenabhängig und meist lokal. Begünstigende Faktoren müssen beseitigt werden.

Prävention und Gesundheitsberatung

Aufklärung über die richtige Intimhygiene: Bei Erwachsenen nicht nur Waschen des Penis „von außen“, sondern Zurückziehen der Vorhaut und Reinigung der Furche zwischen Eichel und Vorhaut.

33.8.4 Peniskarzinom

DEFINITION

Peniskarzinom: Peniskrebs, meist im Bereich der Kranzfurche. Histologisch meist Plattenepithelkarzinome. In Europa selten.

Risikofaktoren des **Peniskarzinoms** sind intensive Smegmaeinwirkung (z. B. bei unzureichender Genitalhygiene, Phimose), chronische Penisentzündungen, Infektion mit humanen Papillomaviren und Rauchen.

Der Tumor führt zuerst zu Schwellung, Verhärtung und Entzündung der Eichel, Phimose oder Ausfluss. Unbehandelt wird er größer und ulzeriert. Die Diagnose erfolgt durch Biopsie.

Die Behandlung ist primär operativ: Je nach Tumorausdehnung kommen eine Tumorentfernung mit Sicherheitsabstand, **Penisteilamputation** oder **Penisamputation** mit Einpflanzung der Harnröhre am Damm in Betracht.

Prä- und postoperative Pflege → 44.2, → 44.5
Pflege bei urologischen Operationen → 33.1.8
Pflege bei onkologischen Erkrankungen → Kap. 27

33.8.5 Verletzungen des Penis

Patienten mit **Penisverletzungen** kommen aus Schamgefühl oft spät zum Arzt, vor allem, wenn die Verletzung Folge von Sexualpraktiken ist. Diagnostisch sind v. a. Sonografie, evtl. Urethrogramm und/oder **Cavernosogramm** (röntgenologische Darstellung der Schwellkörper) erforderlich. Die meisten Penisverletzungen müssen operativ versorgt werden. Dennoch sind Erektionsstörungen eine häufige Folge.

33.9 Sexualfunktionsstörungen des Mannes

33.9.1 Erektionsstörungen

DEFINITION

Erektionsstörungen *(erektile Dysfunktion, ED):* Über mindestens sechs Monate andauernde fehlende oder für den Geschlechtsverkehr unzureichende Versteifung des Penis auf sexuelle Stimulation.

Etwa 50–70 % der **Erektionsstörungen** haben körperliche Ursachen, v. a.:

- Medikamente (z. B. Betablocker)
- Vaskuläre Ursachen, z. B. Arteriosklerose (→ 22.5.1)
- Neurologische Ursachen, z. B. Polyneuropathie (→ 37.15.1), Nervenläsionen nach Beckenoperationen.

In den übrigen 30–50 % ist die Störung *psychisch* (mit)bedingt, z. B. bei Partnerkonflikten oder Versagensängsten.

Diagnose und Ursachenklärung erfolgen durch Anamnese, Untersuchung, Blut- und technische Untersuchungen (z. B. Doppler-/Duplex-Sonografie, Schwellkörperinjektionstest).

Risikofaktoren sollten beseitigt, Medikamente ggf. umgestellt werden. Eine ursächliche Behandlung organisch bedingter Erektionsstörungen gelingt nur selten.

Eine Vorrangstellung in der Therapie haben heute **Phosphodiesterase-5-Hemmer** *(PDE-5-Hemmer),* z. B. Sildenafil, in Viagra®, Vardenafil, in Levitra®, Tadalafil, in Cialis®. Sie verstärken eine vorhandene, aber zu schwache Erektion. Kontraindikationen sind schwere kardiovaskuläre Erkrankungen oder Nitrateinnahme. Invasive Behandlungen und technische Hilfsmittel wurden dadurch stark zurückgedrängt.

Bei psychischer Genese umfasst die Behandlung verschiedene psychotherapeutische Verfahren.

33.9.2 Fertilitätsstörungen

Sterilität und Infertilität → 34.12

DEFINITION

Impotentia generandi *(Sterilität des Mannes, Zeugungsunfähigkeit):* Unfähigkeit des Mannes (trotz normaler Erektion), ein Kind zu zeugen.

Bei jedem Paar mit unerfülltem Kinderwunsch wird nicht nur die Frau (→ 34.12), sondern auch der Mann untersucht.

Ursachen

Die Ursachen der Zeugungsunfähigkeit beim Mann sind vielfältig:

- Genetisch
- Erkrankungen der männlichen Geschlechtsorgane, z. B. zu spät behandelter Hodenhochstand (→ 33.7.1), Hodenentzündungen (→ 33.7.2), Samenleiterverschluss/-durchtrennung
- Hormonell
- Allgemeinerkrankungen, z. B. schlecht eingestellter Diabetes mellitus (→ 26.6), Mukoviszidose
- Immunologisch, z. B. Autoantikörperbildung gegen das eigene Sperma

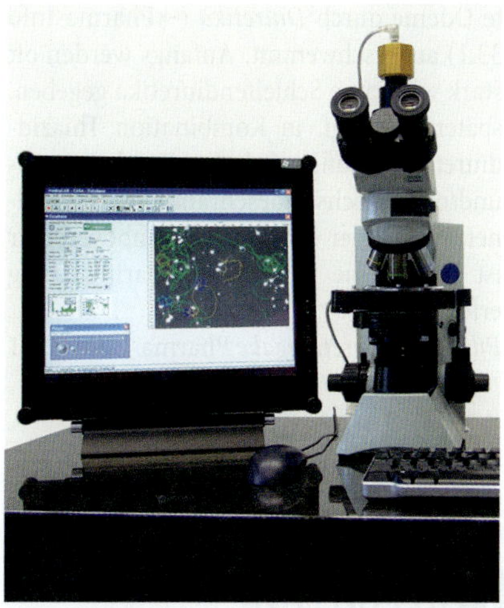

Abb. 33.49 Computergestützte Spermienanalyse. Auf dem Monitor können Konzentration, Morphologie und Beweglichkeit der Spermien beurteilt werden. [V559]

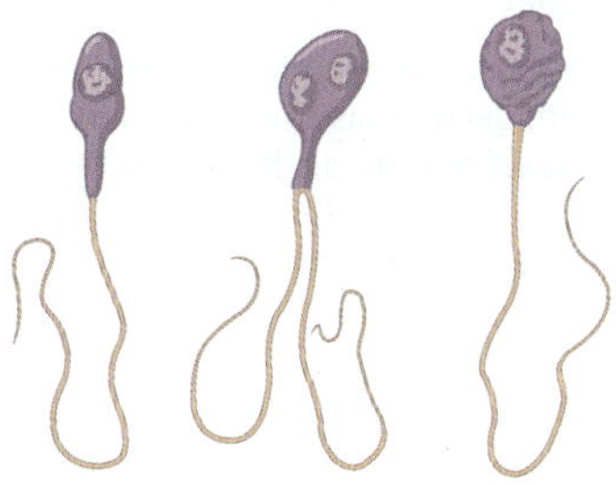

Abb. 33.50 Links normales, Mitte und rechts pathologisch geformte Spermien. [L138]

- Medikamentös-toxisch, z. B. Nikotin, Rauschgift, Alkohol, Zytostatika, Geschlechtshormone, Anabolika
- Neurologisch, z. B. Querschnittslähmung
- Psychisch (ähnlich wie bei der Frau)
- Vaskulär, z. B. Varikozele (→ 33.7.4).

Diagnostik

Die Diagnostik schreitet von nichtinvasiven zu invasiven Maßnahmen fort:

- Anamnese: z. B. frühere Erkrankungen/Operationen der Geschlechtsorgane, Mumps, Medikamente, Toxine
- Untersuchung: z. B. Zeichen einer Hormonstörung wie etwa feminine Körperbehaarung, sichtbare Varikozele (→ 33.7.4)
- Sonografie: Größe von Hoden und Nebenhoden? Zysten, Tumoren, Varikozele?
- Urinsediment, Urinkultur und Harnröhrenabstrich: Infektion z. B. durch Chlamydien?
- Blutuntersuchungen: Blutbild, Blutzucker, Leber- und Nierenwerte, LH, FSH, Testosteron, Prolaktin, bei Verdacht z. B. Funktionstests, humangenetische Untersuchung
- Ejakulat- und Spermiendiagnostik
- Evtl. **Hodenbiopsie** durch *ultraschallgesteuerte Aspirationsbiopsie* oder *operative Gewebeentnahme.* Letztere hat den Vorteil, dass durch Kryokonservierung evtl. vorhandene Samenzellen im weiteren Verlauf zur assistierten Reproduktion genutzt werden können (→ 34.12). Wegen der Nachblutungsgefahr soll sich der Patient in den ersten postoperativen Tagen körperlich schonen.

Ejakulat- und Spermiendiagnostik

Unabdingbarer Bestandteil der Fertilitätsdiagnostik beim Mann ist die **Ejakulat-** und **Spermiendiagnostik.**

Das Sperma gewinnt der Patient durch *Masturbation* (Selbstbefriedigung). Es darf nicht älter als 20–30 Min. sein. Der Patient sollte 4–6 Tage vorher keinen Geschlechtsverkehr gehabt haben (Verkürzung oder Verlängerung des Intervalls führt zu Veränderung der Spermaqualität und schlechterer Vergleichbarkeit der Ergebnisse). Kondomsperma kann wegen der spermiziden Zusätze nicht verwertet werden.

Das Ejakulat ist bei Entleerung zähflüssig-flockig, nach 10–30 Min. verflüssigt es sich. Zur Erstellung eines **Spermiogramms** wird das Sperma unter dem Mikroskop untersucht (→ Abb. 33.49, → Abb. 33.50, → Tab. 33.3).

Die biochemische Untersuchung des Ejakulats umfasst die Parameter der Prostatafunktion (z. B. saure Prostataphosphatase), der Nebenhodenfunktion (z. B. α-Glukosidase) sowie der Samenblasenfunktion (Fruktose). Außerdem wird L-Carnitin im Ejakulat bestimmt. Es stammt aus den Nebenhoden und gelangt nur bei durchlässigen Samenleitern ins Ejakulat.

Ggf. folgen weitere Untersuchungen, etwa bakteriologische Untersuchung oder Funktionstests wie etwa der Penetrak®-Test (Test, inwieweit die Spermien eine standardisierte Menge von Rinder-Zervikalschleim durchdringen können).

Behandlungsstrategie

Behandlung und Prognose sind ursachenabhängig. Bei Varikozele z. B. ist die Prognose bezüglich der Wiederherstellung der Fruchtbarkeit gut, auch die mikrochirurgische Wiedereröffnung der Samenwege ist durchaus erfolgversprechend. Schäden nach einer Hodenentzündung hingegen sind nicht rückbildungsfähig. Möglicherweise kommen dann Verfahren der Reproduktionsmedizin für das Paar in Betracht (→ 34.12).

33.10 Störungen des Wasser- und Elektrolythaushalts

DEFINITION

Elektrolyte: Substanzen, die in wässriger Lösung teilweise oder vollständig in Ionen zerfallen.

Elektrolythaushalt: Bezeichnet im medizinischen Alltag meist Aufnahme, Verteilung und Ausscheidung von Natrium, Kalium, Kalzium, Magnesium, Chlorid und Phosphat.

Tab. 33.3 Normale und pathologische Befunde der Ejakulatuntersuchung.

Parameter	Normal	Pathologisch (Beispiele)
Ejakulat		
Farbe	Gelblich-weißlich, trüb	Rot oder rotbraun, gelbgrün
Geruch	Kastanienblütenartig	Fötid = Übel riechend
Volumen	≥ 1,9 ml	**Aspermie:** Kein Ejakulat **Parvesemie:** < 1,5 ml Ejakulat
pH-Wert	7,2–7,8	pH > 8 oder < 7
Spermien		
Zahl	≥ 15 Mio./ml, gesamt ≥ 39 Mio. **(Normozoospermie)**	**Azoospermie:** Keine Spermien **Kryptozoospermie:** < 1 Mio. Spermien/ml **Oligozoospermie:** < 15 Mio. Spermien/ml
Vitalität	≥ 58 % vital	**Nekrozoospermie:** Nur avitale Spermien
Beweglichkeit	≥ 40 % beweglich, ≥ 32 % mit deutlicher Fortbewegung	**Asthenozoospermie:** < 32 % der Spermien (progredient) beweglich
Morphologie	> 4 % normal geformt	**Teratozoospermie:** < 4 % normal geformt

33.10.1 Ödeme

DEFINITION

Ödem *(Wassersucht)*: Ansammlung wässriger Flüssigkeit im Gewebe. Auftreten *lokalisiert* oder *generalisiert*. Prognose ursachenabhängig.

Krankheitsentstehung

Beim Gesunden ist das Verhältnis zwischen *Flüssigkeitsausstrom* ins Gewebe am arteriellen Schenkel der Kapillare und *Flüssigkeitseinstrom* in die Kapillaren am venösen Schenkel ausgewogen.

Bei **Ödemen** sind die Druckverhältnisse im Kapillargebiet zugunsten der nach außen gerichteten Kräfte verschoben (→ Abb. 33.51), sodass die am arteriellen Ende ausgetretene Flüssigkeit nicht vollständig in die Kapillaren zurückströmen kann. Es sammelt sich Flüssigkeit als Ödem im Gewebe an.

Symptome und Untersuchungsbefund

Geringe Wasseransammlungen im Gewebe bemerkt der Patient nicht. Bei stärkeren Ödemen klagt er über:

- (Rasche) Gewichtszunahme
- Wegdrückbare Schwellungen („dicke Beine", „Nicht-Hineinkommen in Schuhe", Einschnüren von Fingerringen)
- Evtl. Luftnot (bei Wassereinlagerung in den Lungen → 21.6.3)
- Evtl. Zunahme des Leibesumfangs (bei Aszites → 25.2.2)
- Evtl. verquollenes Gesicht (besonders im lockeren Bindegewebe der Lider kann sich leicht Flüssigkeit ansammeln).

Symptome und Untersuchungsbefund werden durch die Grunderkrankung modifiziert. So ist ein entzündlich bedingtes Ödem häufig gerötet und druckschmerzhaft.

Diagnostik

Basisuntersuchungen zur Einschätzung des Schweregrads und zur Ursachensuche sind:

- Blutuntersuchung: Blutbild, Elektrolyte, Kreatinin, Gesamteiweiß und Eiweißelektrophorese, Schilddrüsenwerte
- Urinuntersuchung: Urinstatus
- Flüssigkeitsbilanzierung: Bilanz weiter positiv?
- Röntgenaufnahme des Thorax: Pleuraerguss? Herzgröße?
- Abdomensonografie: Aszites? Leberzirrhose?
- Sonografie/Duplexsonografie der Venen (→ 22.3.2): Bein-/Beckenvenenthrombose?
- Echokardiografie (→ 21.3.5): Perikarderguss? Herzleistung (→ 21.3.4)?

Die weiteren Untersuchungen sind von der Verdachtsdiagnose abhängig.

Behandlungsstrategie

Wenn irgend möglich wird die Ursache der Ödeme (z. B. Herz-, Niereninsuffizienz) behandelt. Symptomatisch werden ausgeprägte Ödeme durch *Diuretika* (→ Pharma-Info 33.1) ausgeschwemmt. Anfangs werden oft stark wirksame Schleifendiuretika gegeben, später oder ggf. in Kombination Thiaziddiuretika. Häufig wird eine Trinkmengen- und/oder Kochsalzbeschränkung angeordnet. Wegen der erhöhten Thrombosegefahr ist häufig eine Low-Dose-Heparinisierung erforderlich.

Pflege bei Diuretikagabe Pharma-Info → 33.1

33.10.2 Störungen des Wasser- und Natriumhaushalts

Dehydratation

DEFINITION

Dehydratation *(Hypohydratation)*: Verminderung des Körperwassers. Betrifft zunächst den Extrazellulärraum, je nach begleitender Na^+-Konzentration und Osmolarität verbunden mit Volumenveränderungen des Intravasal- und Intrazellulärraums.

Exsikkose: Uneinheitlich verwendeter Begriff, der teils als Synonym für Dehydratation, teils für die hypertone Dehydratation und teils für die klinischen Zeichen des Wassermangels benutzt wird.

Dehydratation und Dehydratationsprophylaxe → 7.12

Krankheitsentstehung

Eine **Dehydratation** ist bedingt durch:

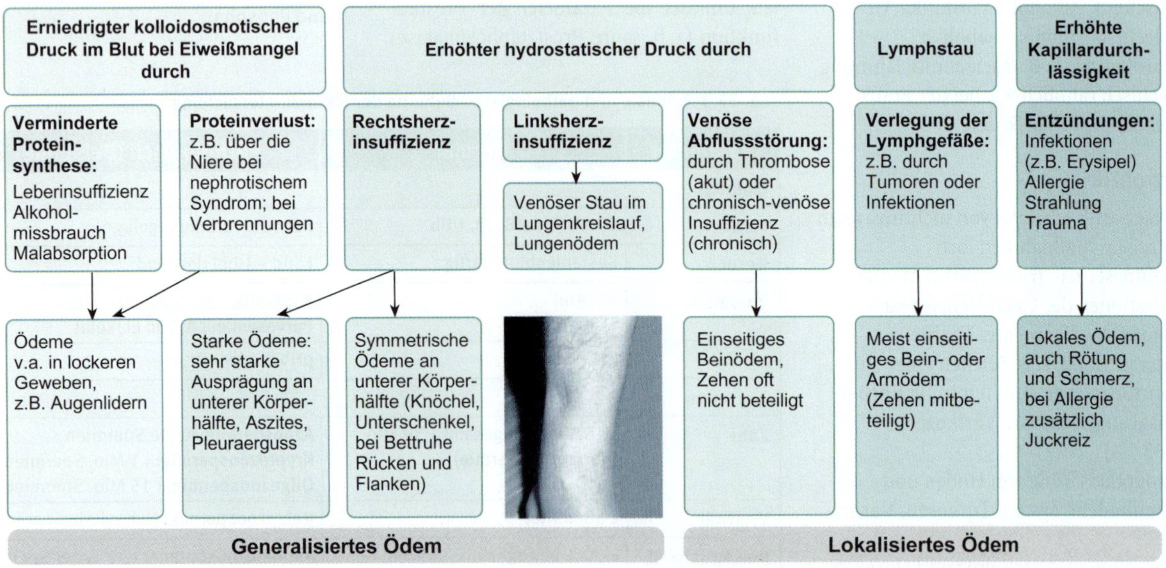

Abb. 33.51 Ursachen und Symptome einer Ödembildung. [Foto: T127]

- Verminderte Flüssigkeitsaufnahme: z. B. bei gestörtem Durstempfinden (häufig bei älteren Menschen) oder im Krankenhaus durch zu wenig Infusionen bei fehlendem Trinken
- Flüssigkeitsverluste: z. B. durch Erbrechen, Durchfall, Schwitzen, Fieber, erhöhte Urinausscheidung (etwa bei Diabetes mellitus, Diabetes insipidus, Diuretikabehandlung oder Nierenerkrankungen), ausgedehnte Verbrennungen oder bei beatmeten Patienten.

Risikogruppen

Wegen ihres hohen Flüssigkeitsumsatzes sind Babys und Kleinkinder besonders dehydratationsgefährdet. Hauptursache sind Infektionen und dabei v. a. Magen-Darm-Infektionen. Auch ältere Menschen haben ein erhöhtes Risiko.

Symptome und Untersuchungsbefund

Hinweise auf eine Dehydratation sind:

- Durst, der aber bei älteren Menschen oder Bewusstseinsstörungen oft fehlt
- Allgemeine Schwäche
- Produktion von wenig, aber stark konzentriertem (dunklem) Urin
- Kreislaufsymptome (schneller, fadenförmiger Puls, niedriger Blutdruck, kollabierte Halsvenen)
- Trockene Schleimhäute (rissige Zunge mit borkigen Belägen, fehlender Speichelsee unter der Zunge)
- „Stehende" Hautfalten durch den verminderten Spannungszustand der Haut. Hebt man mit Daumen und Zeigefinger eine Hautfalte ab, so verstreicht diese nicht sofort wieder, sondern bleibt – erst einmal – „stehen". Verlass ist hierauf allerdings nicht, bei älteren Menschen ist dieses Kriterium gar nicht verwertbar
- Bewusstseinseintrübung (beim älteren Menschen kann Desorientiertheit Hauptsymptom sein)
- Evtl. (Durst-)Fieber.

Diagnostik und Differenzialdiagnose

Die Diagnose wird durch das klinische Bild, Blutuntersuchung (Blutbild, Kreatinin, Elektrolyte) und Urinuntersuchung (Osmolarität, spezifisches Gewicht) gestellt.

Anhand des Blutnatriumgehalts erfolgt auch die therapie(mit)entscheidende Einteilung in:

- **Hypotone Dehydratation.** Serum-Natrium und Serumosmolarität erniedrigt (hier: Osmolarität = Konzentration der [größeren] gelösten Teilchen im Blutserum). Es fehlt Wasser, aber noch mehr Natrium
- **Isotone Dehydratation.** Serum-Natrium und Serumosmolarität normal, Wasser- und Natriumverlust entsprechen sich
- **Hypertone Dehydratation.** Serum-Natrium und Serumosmolarität erhöht, d. h., es fehlt mehr Wasser als Natrium.

Behandlungsstrategie

Vorrangig sind die Beseitigung der Grunderkrankung und die Rehydratation, die in leichten und mittelschweren Fällen oral möglich ist (→7.12).

In schweren Fällen erhält der Patient Infusionen, die auf die Elektrolytstörung abgestimmt sind.

In der Regel wird die Elektrolytstörung langsam über 2–3 Tage korrigiert, um Nebenwirkungen eines zu raschen Ausgleichs, insbesondere ein Hirnödem, zu vermeiden.

Pflege

Pflege bei Dehydratation →7.12

Ältere Menschen

Die **Dehydratation** ist ein zentrales Problem in der Pflege älterer Menschen, sowohl in Institutionen als auch in der häuslichen Pflege. Sie tritt insbesondere im Sommer auf sowohl wegen eines im Alter reduzierten Durstgefühls als auch durch absichtliche Reduktion der Trinkmenge aus Angst vor Inkontinenz oder häufigen Toilettengängen. Dehydratation ist eine der Hauptursachen für Verwirrtheitszustände (→12.3.2) älterer Menschen. Auch (zu hoch dosierte) Diuretika können zur Dehydratation führen. Pflegefachpersonen achten bei allen Tätigkeiten auf Zeichen einer Dehydratation und ergreifen bei gefährdeten Patienten Maßnahmen zur Dehydratationsprophylaxe (→7.12).
Lässt sich trotzdem oral nicht ausreichend Flüssigkeit zuführen, wird rechtzeitig der Arzt informiert, damit er Infusionen anordnen kann (s. c. oder i. v., →43.5).

Hyperhydratation

DEFINITION

Hyperhydratation: Vermehrung des Körperwassers. Je nach begleitender Na^+-Konzentration und Osmolarität unterschiedliche Volumenveränderungen des intravasalen, interstitiellen und intrazellulären Raums.

Krankheitsentstehung

Häufige Ursachen der **Hyperhydratation** sind Herzinsuffizienz (→21.6), Leberzirrhose (→25.4.5), Nierenversagen (→33.5.7, →33.5.8), nephrotisches Syndrom (→33.5.6) oder eine Nebennierenrindenüberfunktion (→26.5.1).

Symptome, Befund und Diagnostik

Leitsymptome der Hyperhydratation sind Gewichtszunahme und Ödeme (→33.10.1). Auf Fingerdruck, z. B. am Fuß, bleiben die Eindellungen kurze Zeit erhalten. Die Patienten fühlen sich oft abgeschlagen und haben Luftnot und Herzklopfen. Ihre Haut ist prall-glänzend, die Halsvenen sind gestaut. Auch wenn die Überwässerung nicht durch Herzinsuffizienz bedingt ist, kann ein vorgeschädigtes Herz durch die übermäßige Volumenzufuhr dekompensieren (→21.6.1).

Insbesondere bei begleitenden Störungen der Serumosmolarität bestehen ZNS-Symptome, z. B. Verwirrtheit, Bewusstseinsstörungen oder Krampfanfälle.

Die Laboruntersuchungen entsprechen denen bei einer Dehydratation. Je nach der Serumnatriumkonzentration werden **hypotone, isotone** und **hypertone Hyperhydratation** unterschieden.

Behandlungsstrategie

Neben der Behandlung der Grunderkrankung ist eine Einschränkung der Flüssigkeitszufuhr, oft auch der Salzaufnahme erforderlich. Reicht dies nicht, werden Diuretika (→Pharma-Info 33.1) gegeben.

In schwersten Fällen muss das überschüssige Wasser durch Dialyse oder Hämofiltration (→33.1.7) entfernt werden.

Pflege

Neben der Flüssigkeitsbilanzierung und Gewichtskontrolle steht die Einhaltung der diätetischen Vorschriften im Vordergrund, insbesondere der Trinkmengenbeschränkung.

33.10.3 Störungen des Kaliumhaushalts

Hypokaliämie

DEFINITION

Hypokaliämie: Verminderte Kaliumkonzentration im Blut.

Krankheitsentstehung

Häufigste Ursache einer **Hypokaliämie** beim Erwachsenen ist die Einnahme von Diuretika (→Pharma-Info 33.1) oder Laxanzien (→ Pharma-Info 24.2), bei Kindern stehen Durchfälle im Vordergrund. Auch Erbrechen oder bestimmte Hormonstörungen wie etwa ein Hyperaldosteronismus (→ 26.5.1) können die Ursache sein. Die Hypokaliämie bei Alkalose ist nicht durch Kaliummangel, sondern Kaliumumverteilung in die Zellen bedingt.

Symptome, Befund und Diagnostik

Leitsymptome sind Muskelschwäche an Skelettmuskulatur und Darm (dadurch Verstärkung einer Obstipation), Herzrhythmusstörungen sowie Apathie.

Die Diagnose wird durch die Bestimmung des Kaliumspiegels im Blut (immer mit gleichzeitiger Blutgasanalyse, da die Kaliumkonzentration im Blut pH-abhängig ist) und ein EKG (→ Abb. 33.52). Zur Ursachensuche kann eine Bestimmung des Urin-Kaliums erforderlich sein.

Behandlungsstrategie und Pflege

Häufig kann die Hypokaliämie durch den Verzehr kaliumreicher Nahrungsmittel (z. B. Bananen, Trockenobst) oder die orale Gabe von Kaliumpräparaten behoben werden. Da diese die Schleimhäute des Magen-Darm-Trakts angreifen, werden Präparate bevorzugt, die eine gleichzeitige Flüssigkeitszufuhr erfordern (z. B. Brausetabletten, etwa Kalinor® Brause).

Nur in schweren Fällen ist eine intravenöse Kaliumgabe nötig. Sie muss wegen der Gefahr lebensbedrohlicher Herzrhythmusstörungen langsam erfolgen (max. 10–20 mmol/Std. über Infusions- bzw. Spritzenpumpe).

VORSICHT! Da Kalium zur **Venenwandreizung** und Venenschädigung führt, dürfen Konzentrationen über 40 mmol/l nur über einen ZVK infundiert werden.

Hyperkaliämie

DEFINITION

Hyperkaliämie: Zu hohe Kaliumkonzentration im Blut.

Krankheitsentstehung

Eine **Hyperkaliämie** entsteht meist durch Niereninsuffizienz (→ 33.5.8) oder Arzneimittel, z. B. kaliumsparende Diuretika und/oder ACE-Hemmer (→ Pharma-Info 22.1, → Pharma-Info 33.1).

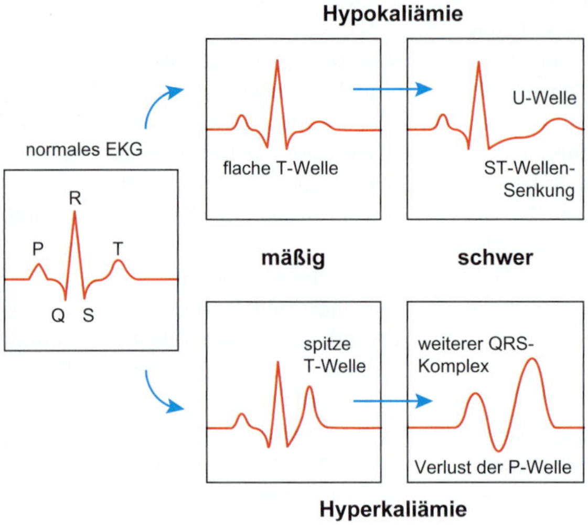

Abb. 33.52 EKG bei unterschiedlichem Serumkalium. Oben Änderungen des EKGs bei niedriger und unten bei hoher Kaliumkonzentration im Blut. [L271]

Bei Azidose kommt es durch Kaliumumverteilung (aus den Zellen heraus) zu einer Hyperkaliämie.

Symptome, Befund und Diagnostik

Die Hyperkaliämie zeigt sich durch Kribbelgefühl in der Haut, Muskelschwäche bis hin zu Lähmungen und Herzrhythmusstörungen bis zum Herzstillstand.

Die Diagnose wird durch eine Blutuntersuchung und ein EKG (→ Abb. 33.52) gesichert.

„Unpassende" Werte hinterfragen

Bei hohem Kaliumspiegel im Blut und „nicht passendem" klinischem Bild wird die Blutabnahme wiederholt, da z. B. langes Stauen der Vene Erythrozyten zum Platzen bringt und einen hohen Kaliumspiegel vortäuschen kann.

Behandlungsstrategie und Pflege

In leichten Fällen reichen das Absetzen ursächlicher Arzneimittel und der Verzicht auf kaliumreiche Lebensmittel (z. B. Obst, Gemüse, Säfte).

Ansonsten werden Kationenaustauscher, z. B. Resonium®, in Flüssigkeit gegeben (bevorzugt oral, evtl. rektal).

Bei schwerer Hyperkaliämie (Serumkalium > 6–7 mmol/l) mit (drohenden) Herzrhythmusstörungen wird der Patient auf der Intensivstation behandelt, u. a. mit Schleifendiuretika (z. B. Lasix® i. v., → Pharma-Info 33.1), Infusionen (z. B. Glukose plus Insulinzusatz, da Insulin die Kaliumaufnahme in die Zellen fördert), Bikarbonatgabe bei azidosebedingter Hyperkaliämie (→ 33.11.1) und evtl. Kationenaustauschern.

In Extremfällen ist eine sofortige Dialyse (→ 33.1.7) erforderlich.

NOTFALL! Lebensrettende Erstmaßnahmen bei **Hyperkaliämie** auf Station (Arztanordnung) können die langsame i. v.-Gabe einer Ampulle Kalziumglukonat (nicht bei digitalisierten Patienten) oder zwei Hübe eines Asthmasprays (z. B. Sultanol®) sein, das kurzfristig den Kaliumspiegel geringfügig senkt.

33.10.4 Störungen des Kalziumhaushalts

Hypokalzämie und Hyperventilationstetanie

DEFINITION

Hypokalzämie: Verminderte Kalziumkonzentration im Blut.

Krankheitsentstehung

Eine **Hypokalzämie** hat ihre Ursache am häufigsten in:

- Hormonellen Störungen (Vitamin-D-Stoffwechselstörungen → 26.7.3, Parathormon-Mangel → 26.4.2, Kalzitonin produzierende Tumoren → 26.3.6)
- Gabe von Schleifendiuretika, z. B. Lasix®

- Malabsorption (→ 24.6.2) bei Darmerkrankungen
- Pankreatitis (→ 25.6.1)
- Fehl-/Mangelernährung
- Erhöhtem Bedarf (Pubertät, Schwangerschaft, Stillzeit).

Symptome, Befund und Diagnostik

Eine *akute Hypokalzämie* führt zur **Tetanie,** d. h. einer gesteigerten Erregbarkeit von Nerven und Muskeln mit Pelzigkeitsgefühl und Kribbeln der Haut (meist um den Mund) und Krämpfen der Muskulatur (typische „Pfötchenstellung" der Hände, Spitzfußstellung der Füße). Auch Krampfanfälle sind möglich (auch Neugeborenenkrämpfe → 34.24.6).

Im Gegensatz hierzu besteht bei der **Hyperventilationstetanie** (→ 33.10.4) kein eigentlicher Kalziummangel, sondern ein Mangel an *ionisiertem* Kalzium im Blut, der durch eine Alkalose infolge übersteigerter Atmung entstanden ist (→ 33.11.2).

Chronischer Kalziummangel zeigt sich durch trophische Hautstörungen (trockene, rissige Haut), Haarausfall, Querrillen an den Nägeln sowie Knochenveränderungen. Die typische Veränderung beim Erwachsenen ist die **Osteomalazie,** die durch Kalzium- oder Vitamin-D-Mangel hervorgerufen wird und bei der die Knochengrundsubstanz zu wenig Mineralstoffe enthält. Dadurch wird der Knochen weich und biegsam, es kommt zu krankhaften Knochenverkrümmungen besonders der statisch belasteten Knochen, zu Gangstörungen und Schmerzen, vor allem an Brustkorb, Wirbelsäule und Becken (→ 29.6.1). Das entsprechende Bild beim Kind ist die **Rachitis,** die heute durch prophylaktische Vitamin-D-Gabe selten ist.

Behandlungsstrategie und Pflege

Die Therapie der chronischen Formen besteht in der oralen Gabe von Kalzium (Milch/-produkte, Kalziumbrausetabletten) sowie evtl. Vitamin D.

Bei akuten Formen ist manchmal Kalzium i. v. erforderlich.

VORSICHT! Kalzium darf **i. v.** wegen der Gefahr von Herzrhythmusstörungen nur langsam und nicht bei digitalisierten Patienten gegeben werden!

Evtl. ist auch Magnesiumersatz nötig.

Hyperkalzämie

DEFINITION

Hyperkalzämie: Zu hohe Kalziumkonzentration im Blut.

Krankheitsentstehung

Hauptursachen der **Hyperkalzämie** sind die Nebenschilddrüsenüberfunktion und bösartige Tumoren (paraneoplastisch oder durch Knochenmetastasen). Weitere Ursachen sind selten, etwa Medikamente (z. B. Thiaziddiuretika), Sarkoidose oder Vitamin-D-Vergiftung.

Symptome, Befund und Diagnostik

Oft wird ein erhöhtes Blutkalzium zufällig diagnostiziert. Symptomatische Patienten haben v. a. (Muskel-)Schwäche, Magen-Darm-Beschwerden (z. B. Appetitlosigkeit, Übelkeit, Erbrechen, Verstopfung), Herzrhythmusstörungen, Polyurie mit gesteigertem Durst und bei nicht ausreichender Trinkmenge Dehydratation. In fortgeschrittenen Stadien kommt es zu Bewusstseinsstörungen bis zu Verwirrtheit und Koma.

Behandlungsstrategie und Pflege

Neben der Ursachenbeseitigung besteht die Behandlung in einer kalziumarmen Diät (keine Milch und -produkte), Flüssigkeitszufuhr und evtl. – scheinbar widersprüchlich – einer forcierten Diurese. Evtl. werden Glukokortikoide (bei Vitamin-D-Überdosierung) oder Bisphosphonate (bei Tumoren, z. B. Pamifos®, → 29.6.1) notwendig.

Hyperkalzämische Krise

NOTFALL! Lebensbedrohlich ist die **hyperkalzämische Krise** mit massiver Polyurie und Polydipsie, Erbrechen, Exsikkose, Fieber, Herzrhythmus- und Bewusstseinsstörungen.

Die Behandlung auf der Intensivpflegestation besteht in:

- Forcierter Diurese (z. B. Lasix® i. v.) mit gleichzeitigem Flüssigkeits- und ggf. Elektrolytersatz (v. a. Kalium) unter sorgfältiger Flüssigkeitsbilanzierung
- Gabe von Glukokortikoiden und Bisphosphonaten
- Gabe von Kalzitonin
- Evtl. Hämodialyse (→ 33.1.7)
- Evtl. Gabe des Zytostatikums Mithramycin.

33.10.5 Störungen des Magnesiumhaushalts

Hypomagnesiämie

Bedeutendste Störung des Magnesiumhaushalts ist die **Hypomagnesiämie** *(erniedrigte Magnesiumkonzentration im Blut).* Oft besteht gleichzeitig eine Hypokalzämie.

Krankheitsentstehung

Ursache sind häufig Mangelernährung (z. B. bei Alkoholmissbrauch), erhöhter Bedarf (etwa in der Schwangerschaft), verminderte Resorption (z. B. bei Erbrechen oder Durchfall) oder erhöhte Ausscheidung (etwa bei Diuretikagabe).

Symptome, Befund und Diagnostik

Leichter Magnesiummangel äußert sich häufig nur durch Bein-, v. a. Wadenschmerzen und Müdigkeit. Ausgeprägter Mangel führt durch gesteigerte neuromuskuläre Erregbarkeit zu Tetanien, Darmkrämpfen, Herzrhythmusstörungen und in schweren Fällen Bewusstseinsstörungen bis zum Koma sowie zerebralen Krampfanfällen.

Die Diagnose wird durch eine Blutuntersuchung gestellt.

Behandlungsstrategie und Pflege

Als Behandlung reichen oft magnesiumreiche Ernährung (Obst, Gemüse, Nüsse) und/oder Magnesiumsalze oral (z. B. Magnesium Verla®).

In schweren Fällen wird Magnesium langsam i. v. unter ständiger Beobachtung des Patienten gegeben.

33.11 Störungen des Säure-Basen-Haushalts

33.11.1 Azidose

DEFINITION

Azidose: Absinken des arteriellen Blut-pH-Werts unter 7,37.

Metabolische Azidose

Die Ursache einer **metabolischen Azidose** liegt im Stoffwechsel (→ Abb. 33.53):

- Vermehrter Anfall von sauren Stoffwechselprodukten, z. B. durch:
  - Diabetisches Koma mit erhöhter Produktion von Ketonkörpern

  - Sauerstoffmangel mit vermehrter Laktat-(= Milchsäure-)produktion bei Kreislaufversagen, Sepsis
  - Bestimmte Vergiftungen
- Verminderte Ausscheidung von H^+-Ionen, in erster Linie beim Nierenversagen
- Verlust von (basischem) Bikarbonat, z. B. bei Durchfall.

Symptome, Befund und Diagnostik

Hauptsymptom ist eine vertiefte, später auch beschleunigte Atmung, da der Körper versucht, die Stoffwechselstörung durch vermehrtes Abatmen von CO_2 ($CO_2 + H_2O \leftrightarrow H_2CO_3 \leftrightarrow H^+ + HCO_3^-$) auszugleichen. Evtl. erlaubt der Atemgeruch Rückschlüsse auf die Ursache (obstartiger Geruch der Ausatemluft beim diabetischen Koma).

Bei schwerer Azidose treten Herzinsuffizienz (→ 21.6.2), Blutdruckabfall, psychische Veränderungen (z. B. Verwirrtheit) und Bewusstseinstrübungen (→ 37.2.11) hinzu. Bei länger anhaltender Atemsteigerung droht v. a. bei älteren Patienten eine Erschöpfung der Atemmuskulatur bis zur Beatmungspflicht.

Die Diagnose wird durch Blutgasanalyse (→ 23.3.4, → Tab. 33.4) gesichert. Häufig besteht eine Hyperkaliämie (→ 33.10.3).

Behandlungsstrategie

Die kausale Behandlung der Azidose besteht in der Behandlung der Grundkrankheit, z. B. des entgleisten Diabetes mellitus.

Symptomatisch werden bei *schwerer akuter Azidose* unter intensivmedizinischen Bedingungen Puffer (z. B. Natriumbikarbonat) infundiert. Bei einer *chronischen Azidose* kann auch Zitrat (etwa Acetolyt®) oder bei Niereninsuffizienz Bikarbonat (z. B. Nephrotrans®) oral gegeben werden.

Respiratorische Azidose

Krankheitsentstehung

Eine **respiratorische Azidose** entsteht, wenn die Abatmung von Kohlendioxid gestört ist und sich damit CO_2 und Wasserstoffionen ($CO_2 + H_2O \leftrightarrow H_2CO_3 \leftrightarrow H^+ + HCO_3^-$) im Körper ansammeln.

Häufige Ursachen (→ Abb. 33.53) sind Ventilationsstörungen, z. B. bei chronisch obstruktiver Lungenerkrankung (→ 23.6) oder einer Dämpfung des Atemantriebs durch Arzneimittel (etwa Benzodiazepine → Tab. 38.3, Opioide, → Pharma-Info 13.2) oder neuromuskulären Erkrankungen wie Myopathien (→ 37.16.2)

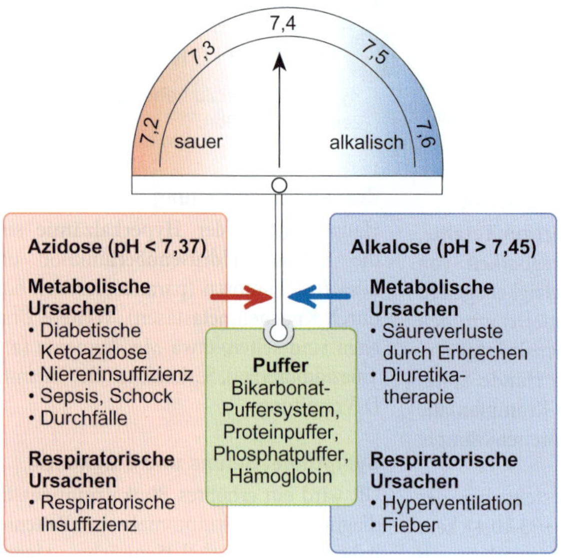

Abb. 33.53 Häufige Ursachen von Azidosen und Alkalosen. Die Puffersysteme im Körper halten den pH-Wert in einem engen Rahmen konstant. Durch Überlastung der Systeme kann es zu Azidosen oder Alkalosen kommen. [A400]

Tab. 33.4 Blutgasanalyse bei den verschiedenen Formen von Azidose und Alkalose.
BE *(Base excess):* Differenz der nachweisbaren gegenüber den normalen Pufferbasen.

Störung	pH	pCO_2 [mmHg]	Standardbikarbonat [mmol/l]	BE [mmol/l]
Normwerte	7,37–7,45	32–46 mm Hg (4,3–6,1 kPa)	21–26	–2 bis +3
Metabolische Azidose	↓	↓	↓	Negativ
Metabolische Alkalose	↑	↑	↑	Positiv
Respiratorische Azidose	↓	↑	↑	Positiv
Respiratorische Alkalose	↑	↓	↓	Negativ

* Bei kompensierten Veränderungen ist der pH durch erhöhte oder erniedrigte Bikarbonatausscheidung bzw. CO_2-Abatmung noch im Normbereich; pCO_2, BE bzw. Standardbikarbonat sind jedoch pathologisch. Faustregel: Metabolisch Miteinander: Bei metabolischen Störungen verändern sich pH, Bikarbonat und pCO_2 stets gleichsinnig!

Symptome, Befund und Diagnostik

Symptome sind:

- Atemnot (nicht bei zentraler Atemhemmung), Zyanose,
- Herzrhythmusstörungen
- Psychische Veränderungen, Bewusstseinstrübung bis zum Koma.

Die Diagnose wird durch eine Blutgasanalyse gestellt.

Behandlungsstrategie

Gelingt es nicht, die Atemstörung zu beheben, muss die Atmung des Patienten durch nichtinvasive Maskenbeatmung (NIV-Beatmung) unterstützt oder der Patient unter intensivmedizinischer Betreuung intubiert und beatmet werden (Grenz-pH ungefähr 7,2).

Bei einer dauerhaften Atemstörung wird der Patient tracheotomiert und langzeitbeatmet (→ 45.3).

33.11.2 Alkalose

i DEFINITION

Alkalose: Anstieg des arteriellen pH-Werts über 7,45.

Metabolische Alkalose

Krankheitsentstehung

Die **metabolische Alkalose** entsteht durch (→ Abb. 33.53):

- Übermäßige Zufuhr von Basen (beispielsweise bei nicht ausgewogenen Infusionstherapie)

- Verlust von Säuren, z. B. bei Erbrechen, längerem Absaugen des sauren Magensafts oder endokrinen Störungen (Morbus Cushing und Conn-Syndrom → 26.5.1).

Symptome, Befund und Diagnostik

Der Organismus versucht zwar, durch Einschränkung der Atmung die Störung auszugleichen, doch wird diese durch den Sauerstoffbedarf der Gewebe begrenzt und ist klinisch nur schwer fassbar. Daher stehen die Symptome der begleitenden Hypokaliämie (→ 33.10.3), der Verminderung des ionisierten Kalziums (→ 33.10.4) sowie evtl. des Volumenmangels (Durst) im Vordergrund.

Die Diagnose erfolgt durch BGA.

Behandlungsstrategie

In leichten Fällen reicht die Behandlung der Grunderkrankung.

Schwere Störungen werden durch Infusionen (z. B. NaCl 0,9, %, HCl- oder L-Argininhydrochloridlösung) behandelt.

Gleichzeitig wird oral oder durch Infusion Kalium ersetzt.

Respiratorische Alkalose

Ursache der **respiratorischen Alkalose** ist eine übermäßig gesteigerte Atmung **(Hyperventilation).** Am häufigsten ist dies *psychosomatisch* bedingt (**Hyperventilationstetanie,** z. B. bei Angst oder Erregung), seltener durch Fieber, Gehirnerkrankungen (z. B. Meningitis → 37.9.1, Enzephalitis → 37.9.2) oder Sepsis (→ 30.6).

Symptome, Befund und Diagnostik

Die gesteigerte Atmung fällt meist auf den ersten Blick auf. Typischerweise hat der Patient Atemnot und ist ängstlich, die Haut ist aber nicht zyanotisch (Teufelskreis Alkalose → Verengung der Atemwege → noch mehr Angst und weitere Steigerung der Atmung → noch stärkere Alkalose). Durch die Verminderung des *ionisierten* Kalziums entsteht eine *Tetanie* (→ 33.10.4).

Behandlungsstrategie

Die Behandlung besteht in der Beseitigung der Atemstörung. Bei der Hyperventilationstetanie sind dies Beruhigung des Patienten, *Beutelrückatmung* (Patient atmet langsam in eine große Tüte) und evtl. die medikamentöse Sedierung. Eine Kalziumgabe ist nicht erforderlich.

34

PFLEGE BEI GYNÄKOLOGISCHEN ERKRANKUNGEN, SCHWANGERSCHAFT, GEBURT UND WOCHENBETT

Kay Goerke, Herbert Renz-Polster (34.23, 34.24), Christine Keller

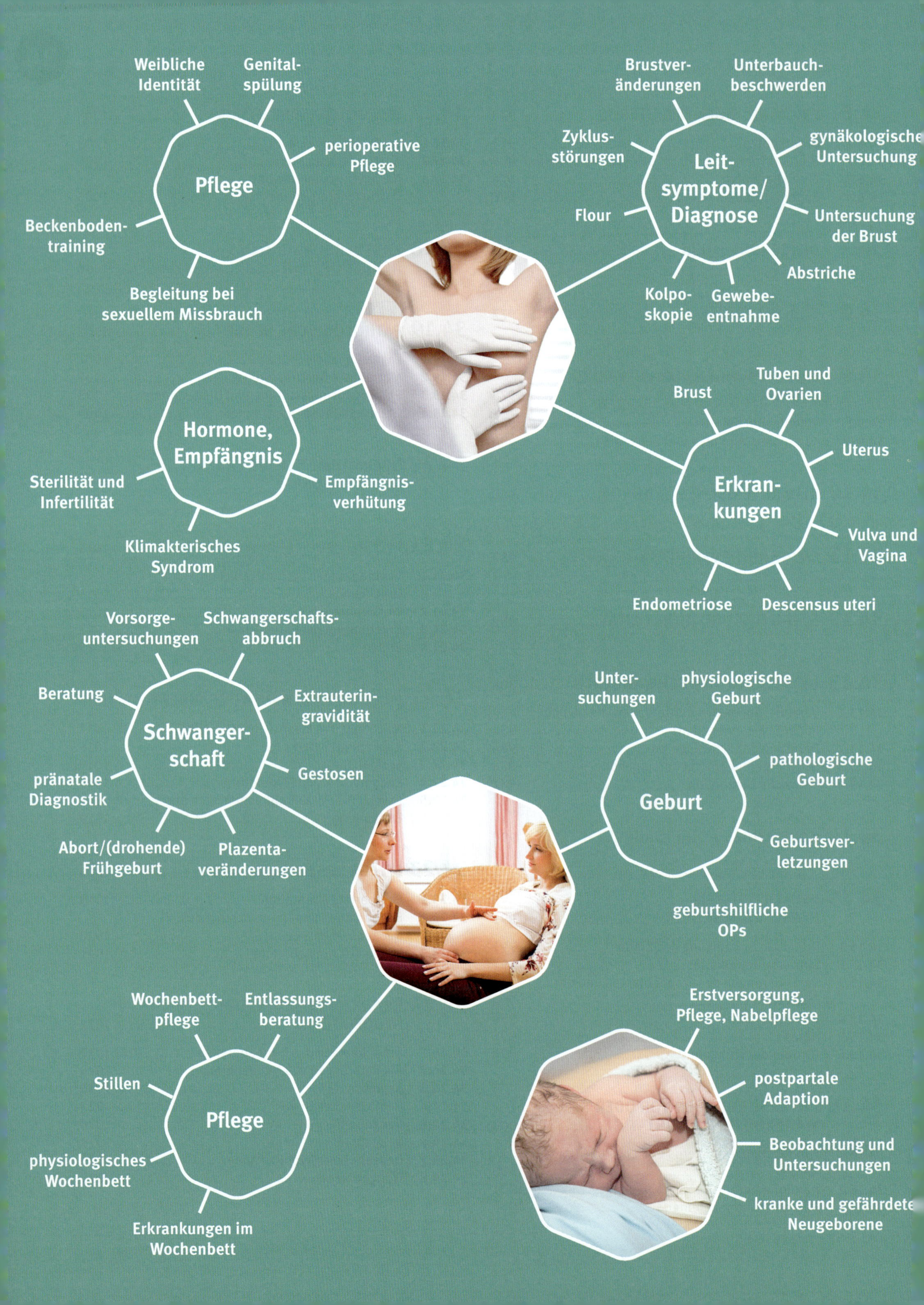

Pflege
Weibliche Identität
Genitalspülung
perioperative Pflege
Beckenbodentraining
Begleitung bei sexuellem Missbrauch
Leitsymptome/Diagnose
Brustveränderungen
Unterbauchbeschwerden
Zyklusstörungen
gynäkologische Untersuchung
Flour
Untersuchung der Brust
Abstriche
Kolposkopie
Gewebeentnahme
Hormone, Empfängnis
Sterilität und Infertilität
Empfängnisverhütung
Klimakterisches Syndrom
Erkrankungen
Brust
Tuben und Ovarien
Uterus
Vulva und Vagina
Endometriose
Descensus uteri
Schwangerschaft
Vorsorgeuntersuchungen
Schwangerschaftsabbruch
Beratung
Extrauteringravidität
Gestosen
pränatale Diagnostik
Abort/(drohende) Frühgeburt
Plazentaveränderungen
Geburt
Untersuchungen
physiologische Geburt
pathologische Geburt
Geburtsverletzungen
geburtshilfliche OPs
Pflege
Wochenbettpflege
Entlassungsberatung
Stillen
physiologisches Wochenbett
Erkrankungen im Wochenbett
Erstversorgung, Pflege, Nabelpflege
postpartale Adaption
Beobachtung und Untersuchungen
kranke und gefährdete Neugeborene

Die medizinischen Fachgebiete

DEFINITION

Gynäkologie *(Frauenheilkunde)*: Beschäftigt sich mit Prophylaxe, Diagnostik, konservativer und operativer Behandlung von Erkrankungen der weiblichen Geschlechtsorgane und der weiblichen und männlichen Brust sowie weiteren frauenspezifischen Gesundheitsfragen und -problemen.

Geburtshilfe: Befasst sich mit der Betreuung der schwangeren und gebärenden Frau sowie der Wöchnerin. Umfasst auch die Erstversorgung des Neugeborenen.

Beide bilden aufgrund ihrer engen Verzahnung *ein* medizinisches Fachgebiet.

34.1 Pflege bei gynäkologischen Erkrankungen, Schwangerschaft, Geburt und Wochenbett

Pflegende in der Gynäkologie und Geburtshilfe haben vielseitige Aufgaben: Präventive Tätigkeiten und die Assistenz bei diagnostischen und therapeutischen Maßnahmen zählen ebenso dazu wie die perioperative Versorgung, die Pflege konservativ behandelter Patientinnen sowie die Beratung und psychische Begleitung der Frauen in Krisensituationen. Gerade im ambulanten Bereich und in der Geburtshilfe nimmt die Betreuung *gesunder* Frauen großen Raum ein.

In der Geburtshilfe arbeiten Pflegende eng mit **Hebammen** zusammen. Der *Expertinnenstandard Förderung der physiologischen Geburt* ist ein gemeinsamer Standard von Pflegefachpersonen und Hebammen [1].

34.1.1 Situation der Patientinnen

„Besondere" Organe und weibliche Identität

Erkrankungen, die die Sexualität, die Brust und die Geschlechtsorgane betreffen, gehören zu den sensibelsten und intimsten Bereichen einer Frau und sind in der Gesellschaft nach wie vor Tabuthemen. Gleichzeitig werden **weibliche Identität** und Frau-Sein häufig mit der Intaktheit der weiblichen Organe gleichgesetzt, unabhängig vom Alter (→ Abb. 34.1).

Untersuchungen, besonders in der Steinschnittlage (→ Abb. 34.9), und gynäkologische Eingriffe werden von vielen Frauen mit Spannung, Unsicherheit und Scham erlebt. Sie sprechen deshalb oft Beschwerden nicht von sich aus an. Muss z. B. die Gebärmutter entfernt werden (→ 34.6.3), kann dies das Selbst- und Körperbild einer Frau erheblich beeinträchtigen. Besonders traumatisch – weil auch nach außen sichtbar – wird von fast allen Frauen der Verlust der weiblichen Brust (→ 34.4.2) erlebt. Das Klimakterium (→ 34.10) mit dem Ausbleiben der Menstruation und dem Ende der Fruchtbarkeit ist für manche Frauen nicht einfach zu bewältigen.

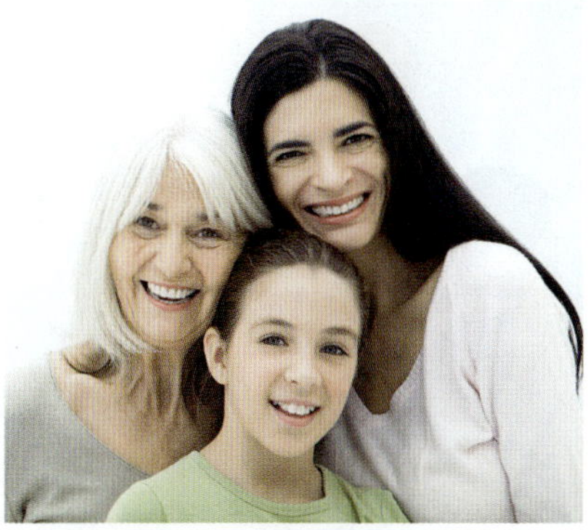

Abb. 34.1 Frau-Sein in den verschiedenen Lebensphasen. Gynäkologische Erkrankungen betreffen immer den intimsten Bereich einer Frau. Auch ein Organverlust kann eine Frau unabhängig vom Alter stark beschäftigen und in ihrem Selbstbild beeinträchtigen, auch wenn er für Außenstehende nicht sichtbar ist und/oder die Frau keine Kinder mehr möchte. [J787]

Ein hohes Maß an Sensibilität und Taktgefühl ist unbedingte Voraussetzung für eine vertrauensvolle und tragfähige „Patienten-Therapeutenbeziehung". Bei diagnostischen und therapeutischen Maßnahmen achten Pflegende sorgfältig auf die Wahrung der Intimsphäre, z. B. nicht mehr als nötig entkleiden lassen, Mitpatienten aus dem Zimmer bitten oder Sichtschutz aufstellen, Schild mit „Bitte nicht eintreten" an die Tür.

Existenzielle Fragen

Pflege bei onkologischen Erkrankungen → Kap. 27

Pflege in der Endphase des Lebens → Kap. 20

Patientinnen mit einer bösartigen Erkrankung oder dem Verdacht hierauf werden zudem mit **existenziellen Fragen** konfrontiert. Sie sind unsicher und ängstlich und fragen sich, was auf sie zukommen mag, ob Heilung möglich ist. Einige müssen das Fortschreiten der Krebserkrankung verarbeiten und leiden unter zunehmenden körperlichen Einschränkungen, evtl. müssen sie sich mit dem nahenden Tod auseinandersetzen.

Ungewollte Kinderlosigkeit belastet Frauen sehr (→ 34.12). Zerschlägt sich die Hoffnung auf Kinder im Rahmen der Sterilitätsdiagnostik, durchleben sie oftmals eine Zeit der Trauer. Nach der Überwindung dieser Trauer muss das Paar einen Weg finden, ohne eigene Kinder zu leben und ggf. über Alternativen, z. B. Adoption, nachdenken.

Sorge um das Ungeborene

Bei wohl allen Schwangeren steht der Wunsch nach einem gesunden Kind im Vordergrund.

Kommt es in der Schwangerschaft oder unter der Geburt zu Komplikationen, wird die **Sorge um das Ungeborene** sehr real. Wird es mit einer Behinderung auf die Welt kommen? Muss es möglicherweise sterben? Gelegentlich stehen auch die Sorgen um die eigene Gesundheit oder gar das Leben im Vordergrund. Hinzu kommt die Frage, ob eine natürliche Geburt möglich sein wird oder ein Kaiserschnitt unumgänglich ist. Solche und ähnliche Gedanken können zu ungutem Grübeln, Ängsten und Aufregung führen.

Der Verlust des Kindes durch Fehl- oder Totgeburt ist für die betroffene Familie ein großer Schock, der sich in vielfältigen Gefühlen zeigt.

Gesprächsbereitschaft

Bei fast allen Erkrankungen in der Gynäkologie und Geburtshilfe sind die psychische Betreuung und emotionale Unterstützung der Frau wesentliche Bestandteile der Pflege.

Gesprächsbereitschaft ist ganz wichtig: Die Pflegenden nehmen sich Zeit für Gespräche mit den Patientinnen, zeigen Verständnis und ermutigen sie, ihre Gefühle, Probleme und Ängste zu äußern. Weder Schönreden noch Beschwichtigungen oder Dramatisieren sind für die Frauen sinnvoll. Äußerungen wie „das wird alles schon gut werden" sind Floskeln und helfen in aller Regel nicht. Konfliktbehaftete Themen sollten nicht ausgespart zu werden, falls der Gesprächswunsch von der Frau ausgeht. Ein offenes Gespräch wirkt häufig nicht be-, sondern entlastend.

Pflegefachpersonen geben Sicherheit durch ruhiges und sicheres Handeln und fachliche Informationen. Überschreiten die Fragen ihren Kompetenzbereich, holen sie Angehörige entsprechender Berufe aus dem therapeutischen Team zu Hilfe.

Auf Wunsch der Frau werden nahestehende Menschen in die Gespräche miteinbezogen. Die Pflegenden sorgen für die Möglichkeit ungestörter Gespräche mit dem Partner oder der Familie, denn den meisten Frauen hilft deren Zuwendung und Nähe sehr.
Eventuell ist die gezielte Auswahl der Mitpatientinnen oder eine Besuchseinschränkung (auch nur einzelner Personen) sinnvoll.

34.1.2 Beobachten, Beurteilen und Intervenieren

Ausscheidung

Nach manchen gynäkologischen oder geburtshilflichen Eingriffen übt Pressen beim Stuhlgang einen starken Druck auf das Wundgebiet und Schmerzen aus. Die Pflegenden erfragen Häufigkeit und Konsistenz des Stuhlgangs und ergreifen Maßnahmen der **Obstipationsprophylaxe** (→ 8.2.6). Darf die Patientin essen, sind pflanzliche Quellmittel in Verbindung mit ausreichend Flüssigkeitszufuhr, Macrogol (z. B. Movicol®, → Pharma-Info 24.2) oder kurzzeitig Gleitmittel auf Paraffinbasis (z. B. Obstinol®) möglich.

Ein häufiges Problem bei älteren Patientinnen mit Gebärmuttersenkung (→ 34.7) und nach traumatischen Geburten (→ 34.19) ist eine **Harninkontinenz** (Belastungsinkontinenz, überaktive Blase oder Mischform, → 8.1.6). Diese belastet die betroffenen Frauen stark, schränkt sie im Alltag ein und birgt die Gefahr einer **Inkontinenz-assoziierten Dermatitis** (*IAD*, → 32.6.3). Regelmäßiges, längerfristiges Beckenbodentraining (→ 8.1.6, → 34.1.4) kann die Belastungsinkontinenz deutlich verbessern.

Die **Intimpflege** (→ 6.2.3, → 8.1.6) dient dem körperlichen und psychischen Wohlbefinden und soll aufsteigenden Infektionen vorbeugen. Besonders wichtig ist sie während der Menstruationsblutung, des Wochenbetts, bei liegendem transurethralen Blasenverweilkatheter, Inkontinenz, Erkrankungen im Genitalbereich sowie nach Operationen an den Geschlechtsorganen zur Entfernung des Wundsekrets. Neben Reinigung (2-mal täglich und bei Bedarf) und Hautpflege ist ein häufiger Vorlagenwechsel wichtig.

Potenziell infektiös

Vaginale Ausscheidungen können wie andere Körperausscheidungen infektiös sein. Deshalb tragen Pflegende beim Waschen des Intimbereichs oder beim Wechseln der Vorlagen Handschuhe. Neben den hygienischen Gründen ist dies Ausdruck des Respekts vor den Patientinnen.

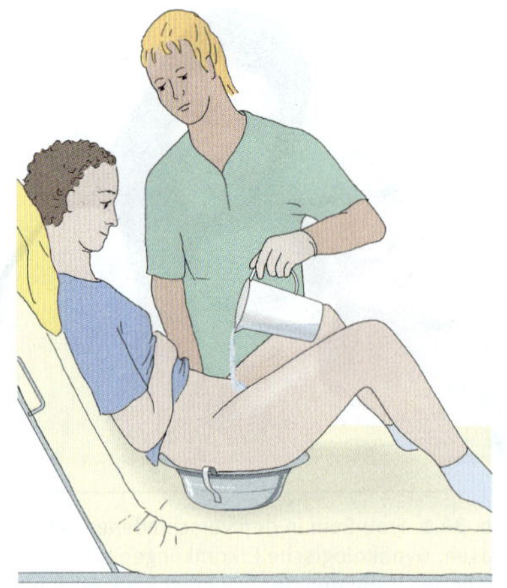

Abb. 34.2 Genitalspülung im Bett. [L157]

34.1.3 Genitalspülung

Die **Genitalspülung** (Genital*ab*spülung, nicht zu verwechseln mit intravaginaler Spülung) erfolgt, wenn das Waschen, z. B. wegen Schmerzen oder erhöhter Infektionsgefahr, nicht sinnvoll ist, etwa nach vaginalen Operationen oder Geburten (→ Abb. 34.2).

Ist die Patientin mobil, so ist die Durchführung auch auf einem Bidet oder der Toilette möglich. Oft kann die Patientin zur selbstständigen Durchführung angeleitet werden.

Die Pflegenden richten folgende **Materialien:**

- Abwurf, Einmalunterlage
- Händedesinfektionsmittel
- Zwei Paar Einmalhandschuhe
- Steckbecken
- Messbecher mit 0,5–1 l Spülflüssigkeit, z. B. warmes Wasser, ggf. mit Schleimhautdesinfektionsmittel
- Weicher (Einmal-)Waschlappen, sauberes Handtuch
- Frische Vorlagen, Einmalslip
- Ggf. Sichtschutz für die Intimsphäre.

Durchführung im Bett:

- Einmalhandschuhe anziehen
- Einmalunterlage als Bettschutz unter das Gesäß legen
- (Einmal-)Slip und Vorlagen entfernen, zusammen mit den Einmalhandschuhen in den Abwurf
- Hände desinfizieren, neue Einmalhandschuhe anziehen
- Steckbecken unterschieben, Patientin in eine Oberkörperhochlage bringen, Beine anwinkeln und spreizen lassen
- Etwas Spülflüssigkeit zur Temperaturkontrolle über die Innenseite des Oberschenkels fließen lassen
- Spülflüssigkeit über Oberschenkel und Damm fließen lassen (→ Abb. 34.2), die Schamlippen spreizen und erneut spülen
- Hartnäckige Blut-/Sekretreste mit Einmalwaschlappen entfernen
- Steckbecken aus dem Bett entfernen
- Mit Einmaltüchern oder Handtuch zuerst Region um den Scheideneingang herum vorsichtig abtupfen, dann Vulva und zum Schluss Damm und Anus abtrocknen
- Einmalunterlage entfernen, Patientin ggf. beim Vorlegen der Binden und beim Anziehen helfen.

Spülung dokumentieren, einschließlich Zustand des Genitalbereichs, Stärke der Sekretion oder Lochien (→ 34.21.1) und Schmerzen.

34.1.4 Beckenbodentraining

Das **Beckenbodentraining** (Beckenbodengymnastik, → 8.1.6) soll die Beckenbodenmuskulatur straffen und stärken. Abhängig vom individuellen Befund können Haltungskorrektur und Blasentraining hinzukommen. Die Frau lernt außerdem, Alltagsbelastungen beckenbodenentlastend durchzuführen. Evtl. ist eine Gewichtsreduktion anzuraten.

Nach größeren Eingriffen im Bereich des Beckens, v. a. nach Deszensusoperationen (→ 34.7) und nach (vaginalen) Entbindungen, ist die Kräftigung der Beckenbodenmuskulatur durch ein Beckenbodentraining unerlässlich. Die Übungen werden mindestens 3 Monate lang durchgeführt, bei Harninkontinenz (→ 8.1.6) ggf. lebenslang. Für das Beckenbodentraining sind überwiegend Physiotherapeuten und Hebammen zuständig. Die korrekte Beckenbodenaktivität kann durch Biofeedbackgeräte, vaginale Palpation oder Vaginalgewichte (→ Abb. 34.30) erfahren werden [2].

34.1.5 Lymphödemprophylaxe bei gynäkologischen Erkrankungen

Gefäßtraining und Lagerung → 22.1.2

Bei bösartigen Tumoren werden im Rahmen der operativen Therapie unterschiedlich viele Lymphknoten des Abflussgebiets entfernt: bei einem Mammakarzinom axilläre Lymphknoten der betroffenen Seite, bei Ovarial-, Zervix- und Endometriumkarzinomen Beckenlymphknoten und bei einem Vulvakarzinom Leistenlymphknoten. Auch eine Strahlentherapie kann die Lymphabflusswege beeinträchtigen.

Mögliche Folge ist ein **chronisches Lymphödem** der betroffenen Extremität(en) mit einer teilweise erheblichen Einschränkung der Lebensqualität. Leitsymptome sind Anschwellen der Extremität, glatte und gespannte, evtl. gerötete und überwärmte Haut, Parästhesien (→37.2.9) und Schmerzen. Eine nicht seltene Komplikation nach kleinen Verletzungen ist das Erysipel (→30.7.3). Bei Auftreten auch nur eines Symptoms sollte die Patientin sofort einen Arzt aufsuchen, zumal es sich auch um ein Tumorrezidiv handeln kann.

Ein Lymphödem kann durch **komplexe physikalische Entstauungstherapie** (*KPE* →22.10.2) behandelt werden. Diese ist in der Regel lebenslang erforderlich.

Am wichtigsten jedoch ist die **Lymphödemprophylaxe,** die unmittelbar nach der Operation beginnt und nach der Entlassung konsequent weitergeführt werden muss.
Günstig sind:

- Häufiges Hochpositionieren der Extremität und Betätigung der Muskelpumpe durch aktive Bewegung
- Gezielte Bewegungstherapie der betroffenen Extremität unter Anleitung von Physiotherapeuten (→Abb. 33.3)
- Ausgewogene Ernährung (Sollgewicht anstreben, kochsalzarm essen, ausreichend trinken).

Ungünstig sind:

- *Herunterhängende Extremität.* Nach Entfernung von Achsellymphknoten (Axilladissektion, →34.4.2) bei „gefährdenden" Situationen ggf. einen Kompressions-Armstrumpf/-Handschuh tragen. Bei Entfernung der Becken- bzw. Leistenlymphknoten bei langen Reisen (im Flugzeug, Bus oder Auto) regelmäßig die Füße bewegen und eine Kompressionsstrumpfhose tragen, Beine nicht übereinanderschlagen
- *Überbelastung und monotone Bewegungen der entsprechenden Extremität.* Bei Axilladissektion auf schweres Heben und Tragen verzichten und nur in kurzen Etappen Wäsche aufhängen oder Fenster putzen, nicht lange am Computer schreiben. Sportarten mit ruckartigen Bewegungen meiden, z. B. Tennis, Kegeln. Bei Entfernung der Becken- bzw. Leistenlymphknoten Überbelastung durch übermäßigen Sport und langes Stehen vermeiden
- *Verletzungen.* Vorsichtige Nagelpflege, Nagelfalz nicht schneiden. Zur Haarentfernung Enthaarungscreme oder elektrische Rasierer verwenden, die Haut vor Verletzungen durch Haustiere und Insektenstichen schützen. An der betroffenen Extremität keine Blutentnahme, Injektion durchführen lassen. Nach Axilladissektion im Garten nur mit Handschuhen arbeiten, nur mit Fingerhut nähen und nur mit Gummihandschuhen abwaschen und putzen. Nach Entfernung der Becken- oder Leistenlymphknoten auf gut sitzende Schuhe achten (dürfen keine Blasen oder Druckstellen verursachen), draußen nicht barfuß laufen
- *Stauungen.* Auf enge oder einschnürende Kleidung verzichten. Bei Axilladissektion keinen einschnürenden BH, keine schweren Rucksäcke oder Taschen und kein enges Uhrenarmband auf der betroffenen Seite tragen, Blutdruck nicht auf der operierten Seite messen (lassen). Bei Entfernung der Becken- bzw. Leistenlymphknoten keine engen Gürtel, Hosen, Röcke, Slips, Strümpfe oder hochhackige Schuhe tragen
- *Sonnen- oder Wärmeeinwirkungen auf die Extremität.* Auf Sauna und Sonnenbäder verzichten, nicht zu lange baden. Im Sommer bei Aufenthalt im Freien die Haut mit Sonnenschutzmittel mit hohem Lichtschutzfaktor vor Sonnenbrand schützen. Keine Wärmeanwendungen wie Fango oder Hotpacks durchführen. Bei Axilladissektion den Arm keinen heißen Dämpfen aussetzen, z. B. beim Bügeln mit Dampf [3], [4].

34.1.6 Pflege bei gynäkologischen Operationen

Pflege nach geburtshilflichen Operationen →34.19.4

Gynäkologische Operationen umfassen sowohl diagnostische als auch therapeutische Eingriffe. Viele Eingriffe, z. B. die *Abrasio uteri* (→34.3.7), die *Konisation* (→34.3.7) oder die *Laparoskopie* (→34.3.6), können beiden Zwecken dienen.

Manche **gynäkologischen Operationen,** z. B. die Entfernung des Uterus (**Hysterektomie** →34.6.2), können *abdominal,* also über einen Bauchschnitt *(Laparotomie), vaginal* (d. h. von der Scheide aus) oder *laparoskopisch* (mittels spezieller Endoskope →42.7.1) durchgeführt werden. Teilweise werden die Verfahren auch kombiniert. Welcher Weg gewählt wird, hängt vor allem von der Grunderkrankung ab.

Präoperative Pflege

Präoperative Pflege →44.2
In gynäkologischen Kliniken gibt es meist Standards für die präoperative Vorbereitung (Übersicht →Tab. 34.1), Besonderheiten werden vom Arzt angeordnet.

Postoperative Pflege

Postoperative Pflege →44.5
Auch für die postoperative Pflege gibt es in der Regel hausinterne Standards (Übersicht →Tab. 34.2).

Viele Patientinnen müssen nicht nur ihre körperlichen Kräfte und ihre Selbstständigkeit wiedererlangen, sondern auch die Diagnose, den Verlust eines Organs oder das Fortschreiten ihrer Erkrankung verarbeiten. Hilfreich sind verständnisvolle Angehörige, Pflegende und Ärzte, die die Patientin emotional unterstützen und Gesprächsbereitschaft signalisieren. Eine vertrauensvolle Atmosphäre ist hierfür unerlässlich.

> **Patientenbeobachtung und Dokumentation**
> Beobachtungsschwerpunkt in der Gynäkologie und Geburtshilfe sind vaginale Blutungen. Am OP-Tag und nach der Geburt (*Lochien,* →34.21.1) sind menstruationsstarke Blutungen normal, die kontinuierlich weniger werden. Bei starken oder (wieder) zunehmenden vaginalen Blutungen nach gynäkologischen Operationen verständigen die Pflegenden den Arzt.

34.2 Hauptbeschwerden und Leitbefunde

34.2.1 Fluor

> **DEFINITION**
> **Fluor** *(Fluor genitalis, Fluor vaginalis, Ausfluss):* Physiologische oder pathologische Vaginalsekretion.

Leichter, farb- und geruchloser, glasig-schleimiger **Fluor** *(Ausfluss)* ist normal. Er hält die Scheide feucht und schützt vor Infektionen. Dieser normale Ausfluss verstärkt sich bei sexueller Erregung, in der Zyklusmitte *(periovulatorischer Fluor)* und in der Schwangerschaft, aber auch bei Stress.

Pathologischer Fluor ist ein häufiges Symptom in der Gynäkologie und macht die Frauen oft sehr unsicher. Insbesondere bei Infektionen besteht gleichzeitig oft auffälliger Geruch und quälender Juckreiz der

Tab. 34.1 Pflegerische Maßnahmen vor häufigen gynäkologischen Operationen (stets hausinterne Richtlinien beachten).

	Abrasio (→34.3.7)	Konisation (→34.3.7)	Laparoskopie (→34.3.6)	Hysterektomie (→34.6.2)
Routineuntersuchungen	• Blutuntersuchungen, EKG, Rö.-Thorax nach hausinternen Richtlinien • Urinstatus, Schwangerschaftstest bei allen Frauen im gebärfähigen Alter			
Zusätzliche Blutuntersuchungen	Bei Abort (Fehlgeburt) Blutgruppenbestimmung inkl. Rhesusfaktor (→27.4.2)	Keine	Blutgruppenbestimmung inkl. Rhesusfaktor	Blutgruppenbestimmung inkl. Rhesusfaktor
Körperpflege	Duschen, Entfernen des Nagellacks von Finger- und Zehennägeln, Reinigung des Bauchnabels, z. B. mit Betaisodona® oder Octenisept®			
Haarentfernung im OP-Gebiet (unmittelbar vor der OP, →44.2)	Evtl. Kürzen der Haare an den großen Labien	Kürzen der Haare an den großen Labien	Clipping der Haare des Abdomens einschließlich Mons pubis und Leisten	Bei vaginaler und abdominaler Hysterektomie wie bei Laparoskopie abwärts bis zum Anus (→Abb. 34.3)
Darmreinigung	Keine	Keine	In der Regel keine	In der Regel keine; bei OP mit Darmbeteiligung ggf. orthograde Spülung (→24.1.5)
Thromboseprophylaxe	Thromboembolieprophylaxe (risikoabhängig, →4.3), Low-Dose-Heparinisierung (Arztanordnung)			
Ernährung am Vortag	Normale Kost	Normale Kost	Am Vorabend leichte Kost	Am Vorabend leichte Kost; bei OP mit Darmbeteiligung ab mittags nur flüssige Kost
Nahrungskarenz	Nach Vorgabe des Anästhesisten, in der Regel 6 Std. vor abdominalen Eingriffen, etwas klare Flüssigkeit ist bis 2 Std. vor der OP möglich			
Besondere Maßnahmen/ Dokumentation	• Aufklärungsgespräche (→43.2), anschließend schriftliche Einverständniserklärungen der Patientin • Spätabendliche Verabreichung eines Schlaf- oder Beruhigungsmittels nach Arztanordnung			

Tab. 34.2 Pflegerische Maßnahmen nach häufigen gynäkologischen Operationen.

	Abrasio/Konisation	Laparoskopie	Vaginale Hysterektomie	Abdominale Hysterektomie
Blutdruck, Puls, Atmung	**OP-Tag:** Anfangs 2-mal/Std., dann je nach Zustand der Patientin **1. postop. Tag:** Abhängig von den Vitalwerten der Patientin, 2- bis 3-mal/Tag		**OP-Tag:** Anfangs 2-mal/Std., dann alle 2 Std.; ggf. Sauerstoffgabe nach Arztanordnung (→3.5) **Ab 1. postop. Tag:** Zunächst 3- bis 5-mal/Tag, dann abhängig von den Vitalwerten und Zustand der Patientin, mind. 1-mal/Tag	
Körpertemperatur	Wird in der Regel nur bei (V. a.) Wundinfektionen gemessen		**OP-Tag:** 1-mal nachmessen **Ab 1. postop. Tag:** 2-mal/Tag, dann 1-mal/Tag (bei Wundinfektion und Resorptionsfieber häufiger)	
Urinausscheidung	• Spontanurin nach 6–8 Std. postop., Toilettengang mit dem 1. Aufstehen verbinden • Liegt eine Tamponade, hat die Pat. meist einen transurethralen Blasenverweilkatheter, Katheter wird i. d. R. mit Entfernung der Tamponade auch entfernt		• Pflege bei liegendem transurethralen Blasenverweilkatheter (→8.1.6) • Pflege bei liegendem suprapubischen Blasenverweilkatheter (→33.1.4) • Urinbeobachtung: Menge, Aussehen, Transparenz bzw. Beimengungen Katheter am 1. postop. Tag entfernen, bei Inkontinenzoperationen nach Rücksprache mit dem Operateur	Katheter in der Regel am 1. postop. Tag entfernen
Stuhlausscheidung	• In der Regel keine Maßnahmen erforderlich • Auf Blähungen achten, ggf. prophylaktische Gabe von Simeticon (z. B. Sab simplex®) nach Laparaskopie		• Ab 1. postop. Tag Darmtätigkeit durch orale Nahrungszufuhr stimulieren (→34.1.2) • Hat die Patientin am 3. postop. Tag noch nicht abgeführt, Laxanzien nach Arztanordnung verabreichen (→Pharma-Info 24.2)	
Wundgebiet beobachten	• Auf vaginale Blutungen achten: normal sind am OP-Tag periodenstarke, dann nachlassende Blutungen • Patientin zur selbstständigen vaginalen Blutungskontrolle anleiten	• Auf vaginale Blutungen achten • Laparaskopiewunden auf Blutung, Entzündungszeichen kontrollieren	• Auf vaginale Blutungen achten • Patientin zur selbstständigen Blutungskontrolle anleiten	• Verband und Redondrainagen (→44.5.5) engmaschig kontrollieren, bei starker Blutung Sandsack zur Kompression auflegen • Wunde bzw. Naht auf Entzündungszeichen, Nahtdehiszenz beobachten • Ggf. Eis zur Schmerzlinderung auflegen • Vaginale Blutungen kontrollieren

Tab. 34.2 Pflegerische Maßnahmen nach häufigen gynäkologischen Operationen.

	Abrasio/Konisation	Laparoskopie	Vaginale Hysterektomie	Abdominale Hysterektomie
Wundversorgung	• Entfällt bei Abrasio • Bei Konisation: ggf. Tamponade nach 24Std. entfernen, bei starker Blutung erneut Tamponade einlegen lassen • Fäden nicht entfernen (lösen sich auf)	**OP-Tag:** Pflaster belassen **1./2. postop. Tag:** Pflaster entfernen	• Tamponade nach 24 Std. entfernen • Vorlagen kontrollieren • Liegt eine Zieldrainage, diese am 2. postop. Tag entfernen lassen **Ab 10. postop. Tag:** Beckenbodentraining (→34.1.4) beginnen lassen + Blasentraining mit Restharnkontrolle (→34.6.3)	• Verband entfernen, sobald Wunde trocken ist • Fäden/Klammern ab dem 7. postop. Tag entfernen, evtl. erst Teilfäden, -klammern
Körperpflege	• In der Regel keine Hilfe nötig • Patientin zum regelmäßigen Wechseln der Genitalvorlage anleiten	Wie bei Abrasio/Konisation, evtl. zusätzlich: • Genitale in Verbindung mit dem 1. Toilettengang spülen (Bidet: Wasserstrahl weich einstellen, Spülflüssigkeit nicht auf Duschkopf bringen) • Genitalvorlage wechseln	**OP-Tag:** • Je nach Wunsch der Patientin kleine oder umfangreiche Körperwäsche durchführen • Je nach Befinden der Patientin Genitalspülung im Bett (→34.1.3) bzw. während der Mobilisation auf Toilette oder Bidet durchführen **1. postop. Tag:** Bei der Körperwäsche unterstützen, je nach Zustand der Patientin im Bett, am Bettrand oder am Waschbecken **2. postop. Tag:** • Körperpflege am Waschbecken mit Unterstützung durchführen (lassen) • Einmalvorlagen und Wäsche regelmäßig wechseln; Patientin schrittweise zur Selbstständigkeit anleiten	
Positionsunterstützung	Keine besondere Unterstützung/Position nötig		• Keine besondere Unterstützung/Position nötig, evtl. Knierolle zur Bauchdeckenentspannung • Nach vaginalen Eingriffen evtl. weiches Sitzkissen anbieten (keine Gummi- oder Sitzringe!)	
Mobilisation	Patientin beim ersten Aufstehen begleiten (Gefahr der orthostatischen Dysregulation beachten), ggf. unterstützen		**OP-Tag:** Patientin am Abend bei der Frühmobilisation unterstützen, Gefahr der orthostatischen Dysregulation beachten **1. postop. Tag:** Je nach Zustand der Patientin bei der Mobilisation unterstützen, zu Bewegungsübungen im Bett anleiten **Ab 2./3. postop. Tag:** Patientin zur selbstständigen Mobilisation anleiten	
Ernährung/ Kostaufbau	**OP-Tag:** 6 Std. nach OP Vollkost, wenn Pat. ausreichend wach und im Anästhesieprotokoll nichts anderes vermerkt wurde	**OP-Tag:** I. d. R. abends Vollkost **1. postop. Tag:** Vollkost	**OP-Tag:** I. d. R. abends leichte Vollkost **1. postop. Tag:** Leichte Vollkost **Ab 2. postop. Tag:** Vollkost	**OP-Tag:** • I. d. R. abends leichte Vollkost • Bei OP mit Darmbeteiligung Nahrungs- und Flüssigkeitskarenz zum Schutz der Anastomosen **1. postop. Tag:** • Leichte Vollkost, Vollkost nach Abführen • Darmbeteiligung: Nahrungskarenz, dann stufenweiser Kostaufbau nach Arztanordnung und hausinternem Standard
	Infusionen nach Anästhesieprotokoll bzw. Arztanordnung verabreichen (→46.2.3)			

Vulva. *Aussehen* und *Konsistenz* des Fluors erlauben oft Rückschlüsse auf die Ursache (→Abb. 34.4, →Tab. 34.3)

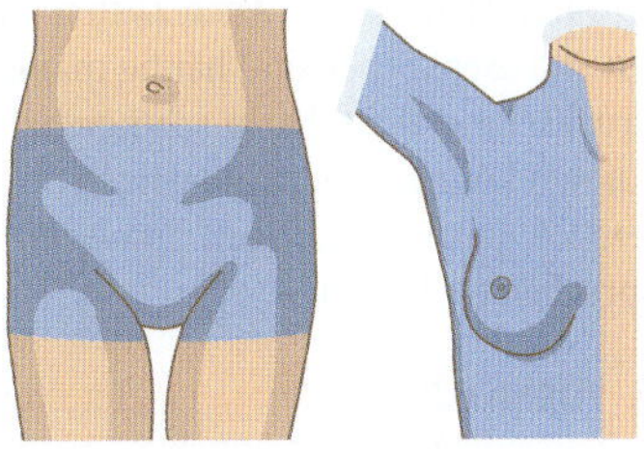

Abb. 34.3 Rasurschema bei abdominaler und vaginaler Hysterektomie sowie bei Mamma-Operationen. [L138]

34.2.2 Zyklusstörungen

DEFINITION

Zyklusstörungen (*Menstruationsstörungen):* Abweichungen vom normalen Menstruationszyklus. Können sowohl organisch als auch psychisch bedingt sein.

Menarche: Erste **Menstruation** *(Regelblutung, Periode)* in der Pubertät, etwa im 10.–16. Lebensjahr, in Deutschland derzeit durchschnittlich mit 12,5 Jahren.

Menopause Letzte von den Eierstöcken gesteuerte Menstruation. Meist im 45.–55. Lebensjahr, in Deutschland derzeit mit etwa 51 Jahren.

Idealerweise tritt der Periode regelmäßig alle 25 bis 31 Tage auf und dauert etwa drei bis sieben Tage. Dabei verliert die Frau nicht mehr als 40ml Blut. Bei **Zyklusstörungen** (Übersicht →Tab. 34.4) ist das „Blutungsmuster" wichtig. Deshalb sollten Frauen stets einen Blutungskalender führen. Neben gynäkologischen Ursachen können auch Allgemeinerkrankungen, z. B. Gerinnungsstörungen, zu vaginalen Blutungen führen.

Postmenopausenblutung

Vaginale Blutungen nach der Menopause müssen immer abgeklärt werden, da sie Leitsymptom des Endometriumkarzinoms sind (→34.6.4).

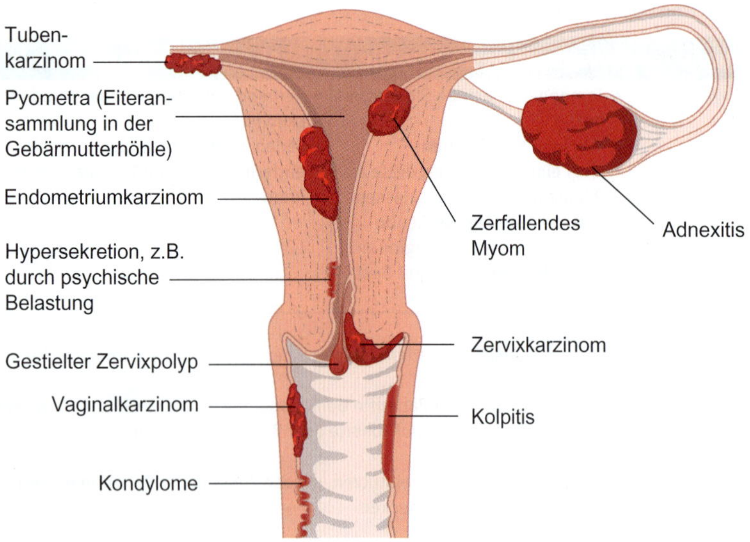

Abb. 34.4 Ursachen des Fluor genitalis (Ausfluss). Praktisch alle Abschnitte der weiblichen Geschlechtsorgane, auch die Vulva, können einen Fluor auslösen. Desweiteren können Fremdkörper (z. B. Tampons, intravaginale Pessare) für Fluor verantwortlich sein. [L190, A400]

Tab. 34.3 Geruch, Farbe und Konsistenz des Fluor genitalis geben erste Hinweise auf die Ursache.

Vorkommen	Geruch	Farbe	Konsistenz
Ovulation	Geruchlos	Farblos, glasig	Schleimig, fadenziehend
Schwangerschaft	Geruchlos	Farblos	Dünnflüssig
Pilzinfektion (→30.8.2)	Geruchlos	Weiß-gelblich	Krümelig
Trichomonadeninfektion (→34.9.1)	Übel riechend	Gelb-grünlich	Schaumig
Gardnerelleninfektion (→34.9.1)	Fischartig (Amingeruch)	Farblos bis weißlich	Normal
Mykoplasmeninfektion (→30.6.15)	Geruchlos	Farblos bis weißlich	Dünnflüssig
Gonokokkeninfektion (→30.6.5)	Unspezifisch	Eitrig-trübe bis gelblich-grün	Dickflüssig
Karzinome	Oft faulig	Blutig-bräunlich	Wässrig

Amenorrhö

DEFINITION

Amenorrhö: Ausbleiben der Menstruationsblutung.

Bei einer **primären Amenorrhö** hat bei einem Mädchen auch im Laufe des 16. Lebensjahres keine Regelblutung eingesetzt. Ursächlich in Betracht kommen z. B. funktionsunfähige Ovarien, Störungen im Regelkreis von Hypothalamus und Hypophyse, Chromosomenstörungen sowie Atresien des Uterus oder der Vagina, wobei das Menstruationsblut nicht nach außen abfließen kann.

Bei der **sekundären Amenorrhö** bleibt die Regelblutung nach vorher normalen Zyklen mindestens drei Monate lang aus. Physiologisch ist eine Amenorrhö während Schwangerschaft und Stillzeit. Weitere Ursachen sind körperliche oder psychische Belastungen, Magersucht (→38.6.5), Ovarialinsuffizienz, androgenbildende Ovarialtumoren (→34.5.2) und hypothalamisch-hypophysäre Störungen.

Prämenstruelles Syndrom

Zu den Menstruationsstörungen im weiteren Sinne zählen auch die zyklusabhängigen Beschwerden wie das **prämenstruelle Syndrom** *(PMS)*. Die Patientinnen leiden kurz vor der Menstruation unter Gereiztheit, depressiver Verstimmung, Kopfschmerzen, Kreislaufbeschwerden, verstärkter Ödembildung und Spannungsgefühl in den Brüsten. Unmittelbar nach dem Einsetzen der Regelblutung normalisiert sich das Befinden. Als Ursache wird eine Störung des Progesteronstoffwechsels vermutet.

Dysmenorrhö

DEFINITION

Dysmenorrhö: Starke, krampfartige Schmerzen im Unterleib kurz vor und während der Menstruation, häufig verbunden mit allgemeinem Krankheitsgefühl.

Bei der **primären Dysmenorrhö** findet sich keine organischen Ursachen, sie tritt meist mit der Menarche auf. Bei der **sekundären Dysmenorrhö** findet sich eine organische Ursache, z. B. eine Endometriose (→34.8) oder ein Uterus myomatosus (→34.6.2).

Bei der primären Dysmenorrhö wird vor allem eine gesteigerte Prostaglandinbildung im Endometrium ursächlich diskutiert, die zu verstärkten Uteruskontraktionen und Unterbauchschmerzen führen kann.

Unterbauchschmerzen können durch gynäkologische oder nichtgynäkologische Ursachen bedingt sein (→Tab. 34.5), *akut* (z. B. bei Extrauteringravidität, →34.15.2) oder *chronisch* sein. Neben der Schmerzanamnese (→13.2.1) ist die Frage nach zusätzlichen Beschwerden oft wegweisend, die Ursachenklärung aber teils schwierig.

34.2.3 Beschwerden im Bereich der Brust

Die häufigsten Beschwerden im Bereich der Brust sind:

- **Schmerzen.** Ein schmerzhaftes Spannungsgefühl beider Brüste kurz vor der Menstruation wird als **Mastodynie** bezeichnet. Ihr kann z. B. eine *Mastopathie* (→34.4.1) zugrunde liegen. Auch Entzündungen oder der Milcheinschuss nach der Geburt bereiten Schmerzen
- **Knoten.** Druckschmerzhafte Knoten können z. B. bei einer *Mastitis* (→34.22.1) auftreten. Auch Zysten im Brustdrüsenkörper sind häufig mäßig druckschmerzhaft. Nicht schmerzhafte Knoten können einem gutartigen (→34.4.1) oder bösartigen Tumor entsprechen (→34.4.2)

VORSICHT! Jeder Knoten in der Brust muss diagnostisch abgeklärt werden. Insbesondere bei nicht druckschmerzhaften und unregelmäßig begrenzten, schlecht verschieblichen Knoten besteht **Karzinomverdacht.**

Tab. 34.4 Normaler Menstruationszyklus und Zyklusstörungen im Vergleich [5]. [T192]

Bezeichnung	Zyklus [Tage]	Blutungsdauer [Tage]	Blutungsstärke*	Schema	Ursachen/Besonderheiten
Eumenorrhö Normale Menstruationsblutung	25–31	3–6	ca. 50–150 ml	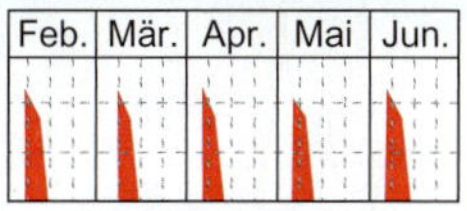	
Störungen der Blutungsdauer					
Menorrhagie Verlängerte Regelblutung	25–31	› 6	Meist erhöht	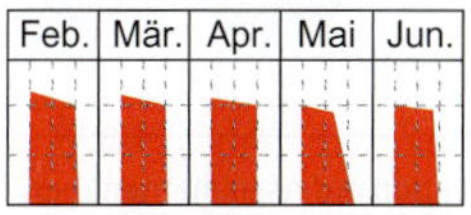	Endometriose (→ 34.8), Myome (→ 34.6.2), Uteruspolypen (→ 34.6.1), Gerinnungsstörungen (→ 27.9)
Brachymenorrhö Verkürzte Regelblutung	25–31	Stunden–2,5 Tage	Normal – vermindert	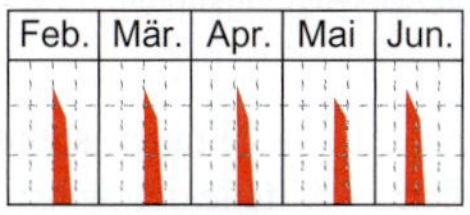	Verschiedene Störungen in Uterus oder Ovarien; Nachtarbeit, Fernreisen, psychische Belastung; Ovulationshemmer (→ 34.11)
Störungen der Blutungsstärke					
Hypermenorrhö Zu starke Regelblutung	25–31	3–6	› 150 ml (› 5 Vorlagen/Tampons pro Tag)	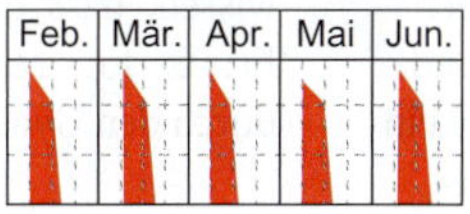	Myome, chronische Entzündungen von Uterus und Adnexen (→ 34.5.1), hormonelle Störungen, Gerinnungsstörungen, Intrauterinpessar (→ 34.11)
Hypomenorrhö Zu schwache Regelblutung	25–31	3–6	‹ 50 ml	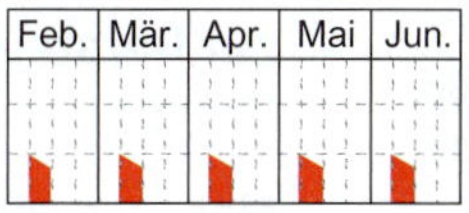	Verminderter Aufbau der Gebärmutterschleimhaut, z. B. bei beginnender Ovarialinsuffizienz, nach Infektionen, bei Gestagen abgebendem Intrauterinpessar (→ 34.11)
Störungen der Blutungshäufigkeit					
Polymenorrhö Unregelmäßig oder regelmäßig verkürzte Zyklen	‹ 25	3–6	Erhöht, normal oder erniedrigt	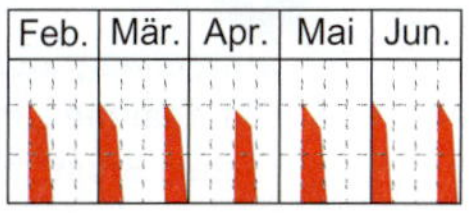	Verkürzung der prä- oder postovulatorischen Phase oder bei anovulatorischen Zyklen; Therapie nur bei Wunsch nach normalem Zyklus oder Kinderwunsch
Oligomenorrhö Stark verlängerte Zyklen	› 35	3–6	Erhöht, normal oder erniedrigt	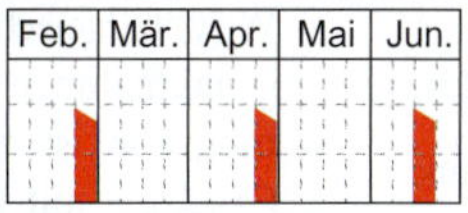	Verlängerte Follikelreifungsphase, auch bei anovulatorischen Zyklen, z. B. in Pubertät und Klimakterium
Zusatzblutungen (alle Blutungen im Verlauf eines Zyklus außerhalb der Menstruation)					
Spotting** Regelmäßige Zusatz- oder Schmierblutungen, prä-/postmenstruell oder mittzyklisch	25–31	Zusätzlich 1–2 Tage unmittelbar vor/nach der Menstruation oder in Zyklusmitte	Gering oder variabel	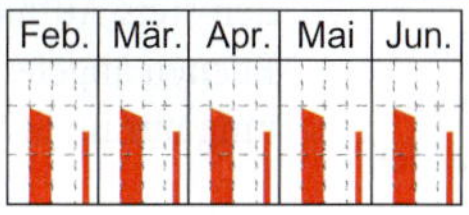	Gestörte Gelbkörper- oder Endometriumfunktion; evtl. Therapie durch Hormongabe; Uteruspolypen (→ 34.6.1), Endometriumkarzinom (→ 34.6.4)
Postkoitalblutung Unmittelbar nach Geschlechtsverkehr	25–31		Meist wenig, hellrotes Blut		Portioektopie (→ 34.3.5), vaginale Verletzungen, Zervixkarzinom (→ 34.6.3)

* Ein ungefähres Maß (in Abhängigkeit von individuellen Hygienebedürfnissen) ist die Zahl der pro Tag gebrauchten Vorlagen oder Tampons.
** Zusätzlich zum „Spotting" werden auch die Begriffe Metrorrhagie und Zwischenblutung verwendet, z. B. wird Zwischenblutung synonym zum mittzyklischen Spotting und Metrorrhagie als zyklusunabhängige Zusatzblutung definiert.

Tab. 34.5 Lokalisation des Unterbauchschmerzes bei häufigen gynäkologischen und nichtgynäkologischen Ursachen.

	Linker Unterbauch	Mittlerer Unterbauch	Rechter Unterbauch
Gynäkologische Ursachen	• Ovarialzysten und -tumoren • Adnexitis • Extrauteringravidität	• Dysmenorrhö (→ 34.2.2) • Entzündungen der Vagina oder der Zervix (→ 34.9.1) • Fremdkörper in der Vagina	• Ovarialzysten und -tumoren (→ 34.5.2) • Adnexitis (→ 34.5.1) • Extrauteringravidität (→ 34.15.2)
Nichtgynäkologische Ursachen	• Leistenhernie • Pyelonephritis • Nierenkolik • Sigmadivertikulitis (→ 24.6.7)	• Zystitis (Harnblasenentzündung → 33.4.1)	• Appendizitis (→ 24.6.5) • Leistenhernie (→ 24.9.2) • Pyelonephritis (→ 33.5.3) • Nierenkolik (→ 33.5.11)

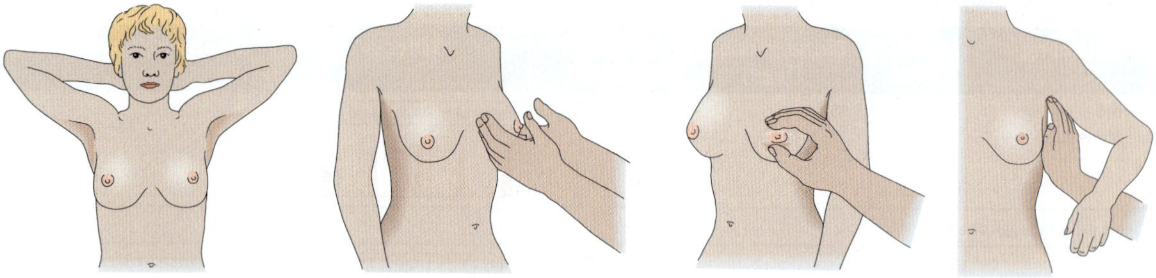

Abb. 34.5 Untersuchung der Brust mit Inspektion auf Asymmetrien und Hautveränderungen, systematischem Abtasten der Brust Quadrant für Quadrant und separat der Mamillenregion sowie Palpieren der Achsellymphknoten. [L190]

- **Sekretion aus der Mamille.** Während *beidseitiger* Ausfluss aus den Mamillen auf eine Hormonstörung hinweist, liegen der *einseitigen* Sekretion oft gut- oder bösartige Tumoren der Brust zugrunde
- **Hautveränderungen.** Insbesondere einseitige Hautveränderungen der Brust, z. B. Hauteinziehungen, „Orangenhaut" oder Schuppung und Juckreiz einer Brustwarze, können auf eine bösartige Erkrankung der Brust hinweisen und müssen abgeklärt werden.

34.3 Der Weg zur Diagnose

Anamnese und körperliche Untersuchung → 42.2, → 42.3
Sonografie → 42.6.6

34.3.1 Untersuchung der Brust

Die Untersuchung der Brust besteht aus:

- **Inspektion,** um *Größen-* und *Formungleichheiten* der Brüste und Mamillen sowie *Hautveränderungen* zu erkennen
- **Abtasten** der Brüste, wodurch Knoten, Schmerzen und Absonderungen aus den Mamillen festgestellt werden können (→ Abb. 34.5, → Abb. 34.6)
- **Abtasten der Lymphknoten** in den Achselhöhlen, ober- und unterhalb des Schlüsselbeins sowie am Hals, v. a. um Metastasen bei Brustkrebs zu erfassen.

Selbstuntersuchung der Brust

Die **Selbstuntersuchung der Brust** zur Brustkrebsfrüherkennung (nach vorheriger Aufklärung und Anleitung der Frau durch Fachpersonal) ist umstritten. Sie vermag die Brustkrebssterblichkeit nicht zu vermindern, verbessert aber das Gefühl der Frau für (abklärungsbedürftige) Veränderungen. Deshalb wird die Selbstuntersuchung der Brust einmal im Monat in Deutschland überwiegend befürwortet [6].

Frauen sollten über die Vor- und Nachteile der Selbstuntersuchung aufgeklärt und auf Wunsch angeleitet werden. Sie müssen wissen, dass die Selbstuntersuchung kein Ersatz für regelmäßige Untersuchungen durch den Gynäkologen ist.

34.3.2 Bildgebende Verfahren zur Darstellung der weiblichen Brust

Mammografie

DEFINITION

Mammografie: Spezielle Nativröntgenaufnahme zur Darstellung der weiblichen Brust.

Weichteilgewebe sind in „normalen" Röntgenaufnahmen kaum sichtbar. Die **Mammografie** ist eine Nativröntgenaufnahme (→ 42.6.2) mit weicherer Röntgenstrahlung (d. h. geringerer Energie) als sonst. Es werden stets Aufnahmen beider Brüste in zwei Ebenen angefertigt, da eine genaue Beurteilung nur im Seitenvergleich möglich ist.

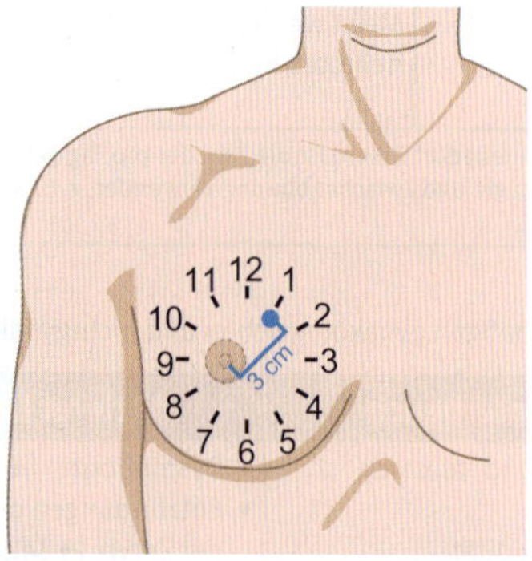

Abb. 34.6 Lokalisation und Dokumentation auffälliger Befunde im Bereich der Brust. Dieser Tumor liegt bei 1 Uhr 3 cm von der Mamille (Brustwarze) entfernt. [L138]

Die Mammografie dient dem Screening, der Früherkennung und Abklärung verdächtiger Veränderungen. Während gutartige Knoten glatt begrenzt sind, weisen Karzinome oft Ausläufer in die Umgebung (*Krebsfüßchen* → Abb. 34.20) und manchmal viele kleine Verkalkungen auf (**Mikrokalk**). Die Mammografie sollte möglichst kurz nach der Menstruation erfolgen, da das Brustdrüsengewebe dann am besten zu beurteilen ist. Eine besondere Vorbereitung ist nicht erforderlich. Im Rahmen des **Mammografie-Screenings** in Deutschland werden alle 50- bis 69-jährigen Frauen alle 2 Jahre zur Mammografie eingeladen.

Sonderform ist die **Galaktografie** (Röntgenkontrastdarstellung der Milchgänge) bei unklarer Sekretion aus einer Brustwarze. Hier werden vorher die Milchgänge von der Brustwarze aus sondiert und mit Kontrastmittel gefüllt.

Mammasonografie

DEFINITION

Mammasonografie: Ultraschalluntersuchung der weiblichen Brust.

Durch **Mammasonografie** lassen sich Zysten sehr gut von soliden Tumoren unterscheiden (→ Abb. 34.7), erfahrene Untersucher vermögen oft auch eine Vermutung über die Gut- oder Bösartigkeit einer Veränderung zu treffen. Der diagnostisch wichtige Mikrokalk lässt sich aber nicht darstellen. Die Mammasonografie kann die Mammografie nicht ersetzen, ist aber eine wertvolle Ergänzung.

34.3.3 Gynäkologische Untersuchung

Die **gynäkologische Untersuchung** dient der Untersuchung der äußeren und inneren weiblichen Geschlechtsorgane.

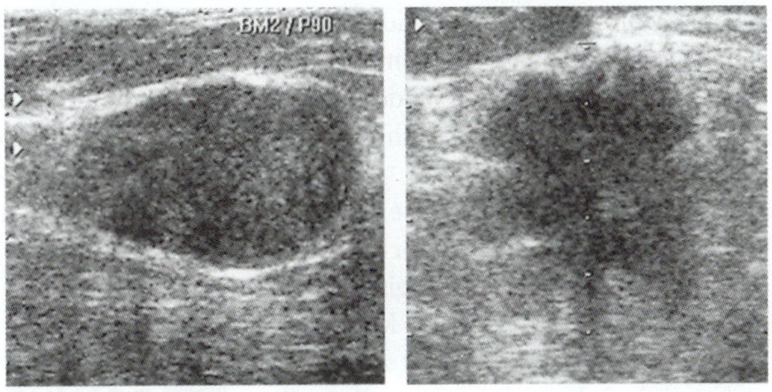

Abb. 34.7 Mammasonografie. Links gutartiges Fibrodenom mit glattem Rand. Rechts bösartiges Mammakarzinom mit unregelmäßiger und unscharfer Begrenzung. [M453]

Auch aus juristischen Gründen sollte bei jeder gynäkologischen Untersuchung (→ Abb. 34.8, → Abb. 34.9) eine Pflegefachperson oder Arzthelferin anwesend sein. Dies dient dem Schutz der Patientin und gleichzeitig dem Selbstschutz des Arztes. Wird ein Kind untersucht, sollte auch eine Vertrauensperson des Kindes dabei sein.

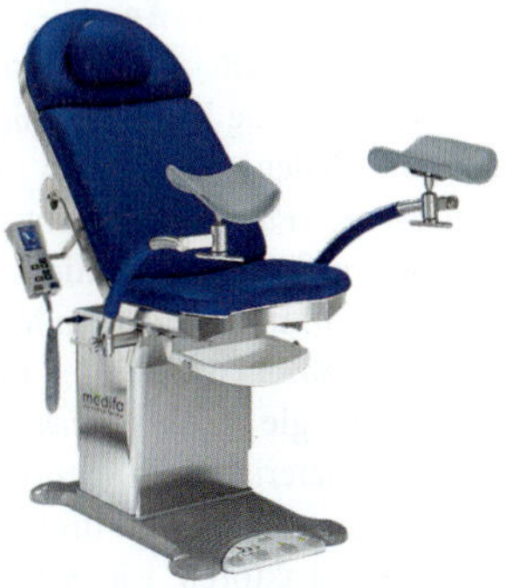

Abb. 34.8 Gynäkologischer Stuhl. Nachdem sich die Frau hingesetzt hat, wird der Stuhl hochgefahren und nach hinten gekippt. [V810]

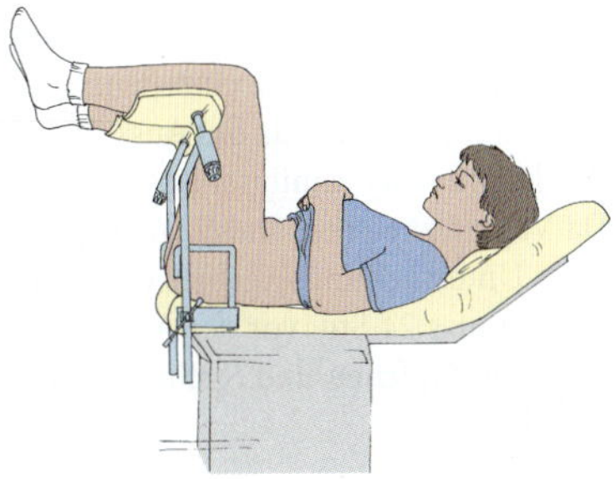

Abb. 34.9 Lage der Patientin bei der gynäkologischen Untersuchung. Die Patientin liegt in der Steinschnittlage. Die Beine sind gespreizt, Hüften und Knie gebeugt. Die Unterschenkel liegen in den dafür vorgesehenen Beinschalen, das Gesäß überragt knapp die Kante des Stuhls. Auf diese Weise ist eine weitgehend entspannte Lage der Patientin und damit eine bestmögliche Untersuchbarkeit gewährleistet. [L215]

Durchführung

Inspektion

Bei der **Inspektion** der Vulva achtet der Arzt auf den Behaarungstyp (weiblich oder männlich), die Klitoris (vergrößert?), das Hymen (intakt?) sowie auf Blutungen, Fluor, Entzündungen, Ulzera und Tumoren.

Spekulumuntersuchung

Spekula (*lat.* spekulum = Spiegel) dienen der Entfaltung der Vagina und der Darstellung der Portio. Sie sind in verschiedenen Größen und mehreren Ausführungen verfügbar:

- *Selbsthalte-* oder *Entenschnabelspekula* (→ Abb. 34.10) halten nach Arretierung selbst, *zweiblättrige Spekula* (→ Abb. 34.11) müssen vom Arzt oder einer Hilfsperson gehalten werden
- Für Kinder werden schmale und kurze Spekula benutzt, für Mehrgebärende breitere und längere.

Vor der Untersuchung werden die Spekula im Wärmeschrank oder warmen Wasser vorgewärmt, Letzteres feuchtet sie gleichzeitig an. Während der Arzt die Spekula einführt, stellt die Pflegefachperson die Untersuchungslampe ein. Nun beurteilt der Arzt Beschaffenheit von Vaginalhaut und Portiooberfläche sowie die Sekretion aus der Zervix. Bevor die Spekula entfernt werden, entnimmt der Arzt oft Sekret für Untersuchungen, einen Abstrich zur Krebsfrüherkennung (→ 34.3.4) oder führt eine Kolposkopie (→ 34.3.5) durch. Nach Entfernen der Spekula schließt sich ggf. eine Vaginalsonografie an.

Die Pflegefachperson assistiert bei den Untersuchungen und entsorgt benutztes Instrumentarium, weshalb auch sie Handschuhe trägt.

Bimanuelle Palpation

Bei der **bimanuellen Palpation** (→ Abb. 34.12) ertastet der Arzt:

- Konsistenz der Vagina und der Portio, z. B. Gewebeverhärtungen
- Lage und Konsistenz der Adnexen
- Lage, Konsistenz, Form, Größe und Beweglichkeit des Uterus.

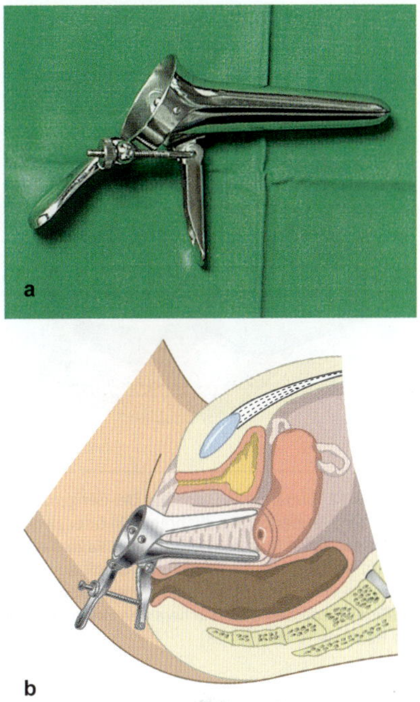

Abb. 34.10 Entenschnabelspekulum, geschlossen (a) und geöffnet während der Untersuchung (b). [K183, L138]

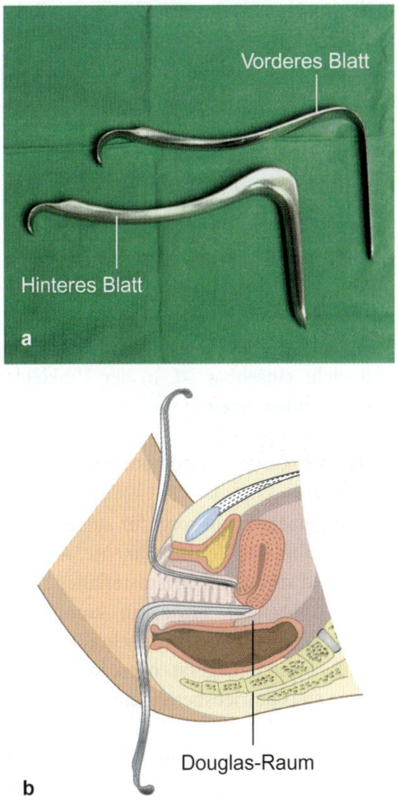

Abb. 34.11 Zweiblättriges Spekulum (a). Zuerst wird das hintere, rinnenförmige Blatt eingeführt, dann das flache, vordere (b). [K183, L138]

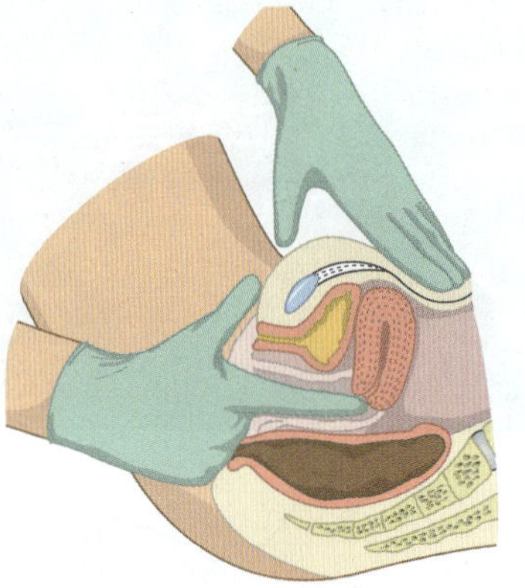

Abb. 34.12 Bimanuelle Palpation bei der gynäkologischen Untersuchung. Während ein oder zwei Finger der einen (inneren) Hand in die Vagina eingeführt werden und die Portio (und damit den Uterus) nach vorne oben schieben, tastet die andere (äußere) Hand des Untersuchers den Uterus von der Bauchseite aus. [L138]

Rektovaginale und rektale Untersuchung

Bei der **rektalen Untersuchung** liegt der Finger der inneren Hand im Rektum, bei der **rektovaginalen Untersuchung** führt der Arzt den Zeigefinger der inneren Hand in die Vagina und den Mittelfinger ins Rektum ein. Beide dienen der Beurteilung der Parametrien (Beckenbindegewebe neben dem Uterus), des Douglas-Raums und des Rektums.

Aufgaben der Pflegenden

Untersuchungsraum vorbereiten

Die Pflegefachperson achtet darauf, dass während der Untersuchung keine weiteren Personen den Raum betreten, der Raum warm und der Untersuchungsplatz sauber und nicht einsehbar ist. In der Umkleide legt sie Binden bereit.

Materialien und Instrumentarium vorbereiten

Die Pflegefachperson sorgt für ausreichend Handschuhe, (sterile) Instrumente, Arzneimittel und Untersuchungsmaterialien (z. B. Abstrichröhrchen) sowie ein komplettes Spekulasortiment im Wärmeschrank. Geräte, z. B. Sonografiegerät oder Kolposkop, müssen stets betriebsbereit sein.

Patientin vorbereiten und unterstützen

Die Pflegefachperson informiert die Frau über den Ablauf der Untersuchung und ggf. einzelne Maßnahmen.

Unmittelbar vor der Untersuchung bittet sie sie zur Blasenentleerung auf die Toilette, da eine volle Harnblase bei der Untersuchung stört. Ist eine Urinuntersuchung nicht auszuschließen, gibt sie der Frau ein Auffanggefäß mit und erklärt ihr, wo sie es abstellen kann.

Gegebenenfalls unterstützt sie die Patientin beim Auskleiden und hilft ihr auf den mit „Krepp" abgedeckten gynäkologischen Stuhl (→ Abb. 34.8, → Abb. 34.9). Eine Kopfhochlagerung unterstützt den Kontakt zum Untersucher und wird von den meisten Patientinnen psychisch als wesentlich angenehmer als eine Flachlagerung empfunden. Älteren Patientinnen erleichtert oft ein zusätzliches Kissen in Nacken oder Kreuz die Lagerung. Die Steinschnittlage soll erst unmittelbar vor der Untersuchung eingenommen werden.

Assistenz bei der Untersuchung

Während der Untersuchung leistet die Pflegefachperson der Patientin Beistand und beruhigt sie, sofern nötig. Ggf. reicht sie Instrumente oder Material zur Abstrichentnahme an.

Nachbereitung

Nach der Untersuchung hilft die Pflegefachperson der Patientin beim Absteigen vom Untersuchungsstuhl und bietet ihr Tücher zum Abwischen von Gleitmittel sowie Vorlagen an. Ggf. unterstützt sie sie beim Ankleiden. Dann räumt sie den Untersuchungsraum auf, reinigt die Geräte und sorgt für die Sterilisation der Instrumente. Das entnommene Untersuchungsmaterial leitet sie sachgerecht weiter.

34.3.4 Abstriche

Nativpräparat

DEFINITION

Nativpräparat: Nicht gefärbtes oder fixiertes mikroskopisches Präparat.

Ein **Nativpräparat** wird in erster Linie angelegt bei Verdacht auf eine Entzündung der Vagina *(Kolpitis),* z. B. durch Pilz- oder Trichomonadenbefall (→ 34.9.1).

Benötigte Materialien

- Watteträger
- Objektträger, Deckglas oder spezielles Gefäß für flüssigbasierte Zytologie
- NaCl 0,9 %
- Mikroskop
- Löffler-Methylenblau bei Gonokokken-Suchtest
- 10-prozentige Kalilauge bei V. a. Infektion mit Gardnerella vaginalis.

Beim **Amin-Test** wird das Sekret auf dem Objektträger mit 10-prozentiger Kalilauge versetzt. Entwickelt sich ein fischartiger Geruch, so besteht der Verdacht auf eine Infektion mit *Gardnerella vaginalis,* einem gramnegativen Stäbchenbakterium (**Aminkolpitis,** → 34.9.1).

Zytologischer Abstrich

DEFINITION

Zytologischer Abstrich: Abstrichentnahme mit nachfolgender zytologischer Untersuchung der Zellen auf entartungsverdächtige Zellveränderungen oder Tumorzellen. In der Gynäkologie bedeutendes Verfahren zur Frühdiagnose des Zervixkarzinoms.

Beim **zytologischen Abstrich** *(Pap-Abstrich)* entnimmt die Ärztin mithilfe eines Bürstchens Zellmaterial von der Portiooberfläche *(Ektozervix)* und aus der Zervix *(Endozervix)* und streicht es auf jeweils einen Objektträger aus . Anschließend wird es *sofort* fixiert, z. B. mit Sprühfixierung, und ins zytologische Labor geschickt. Hier werden die Zellen nach einem von dem Anatom *George Papanicolaou* entwickelten Verfahren gefärbt (**Papanicolaou-Färbung,** kurz *Pap*) und unter dem Mikroskop beurteilt (→ Tab. 34.6). Bei der **flüssigbasierten Zytologie** *(Dünnschichtzytologie)* wird das Zellmaterial in ein spezielles Gefäß mit Flüssigkeit eingebracht. Im Labor werden störende Faktoren wie Schleim und Bakterien herausgefiltert, erst dann werden die Zellen auf einen Objektträger aufgestrichen. Mit diesem Verfahren kann die Sensitivität der Erkennung auffälliger Zellen verbessert werden.

Die Zytologie erlaubt zum einen ein Screening auf Zervixkarzinome und deren Vorstufen, zum anderen eine Beurteilung des Hormonhaushalts, da das Aussehen der Zellen hormonell beeinflusst ist.

Da Vaginalzäpfchen und Vaginalspülungen das Untersuchungsergebnis verfälschen können, muss 24 Std. vor der Abstrichentnahme auf Zäpfchen und Spülung verzichtet werden.

HPV-Abstrich

Die Entnahme eines **HPV-Abstriches** erfolgt analog dem zytologischen Abstrich. Die Probe wird ins Labor gesandt und dort molekularbiologisch auf die verschiedenen **Hochrisiko-HPV-Typen** untersucht. Dies sind bestimmte Typen humaner Papillomaviren, welche bei länger dauernder Infek-

Tab. 34.6 Klassifikation des Pap-Abstriches und Empfehlung je nach Befund (stark vereinfacht nach [7]).

Gruppe	Zytologischer Befund	Empfehlung
0	**Unzureichendes Material**	Sofortige Wiederholung
I	**Unauffällige und unverdächtige Befunde,** einschließlich z. B. entzündlicher Veränderungen	Wiederholung im Rahmen der Früherkennungsuntersuchungen
IIa	**Unauffälliger Befund** bei auffälliger Anamnese	Ggf. zytologische Kontrolle
II*	**Befunde mit eingeschränkt protektivem Wert,** z. B. ganz geringe Kernveränderungen, Zellanomalien, die über reaktive Veränderungen hinausgehen	Ggf. zytologische/klinische Kontrolle
III*	**Unklare bzw. zweifelhafte Befunde,** z. B. CIN2/CIN3** bei Plattenepithel-, ausgeprägte Atypien bei Drüsenzellen	Kolposkopie, ggf. kurzfristige Kontrolle/andere Diagnostik
IIID*	Bei **Dysplasie***** zusätzlich: • IIID1 = leichte Dysplasie, analog CIN1 • IIID2 = mäßige Dysplasie, analog CIN2	• Kolposkopie, zytologische Kontrolle in 6 Monaten • Kolposkopie, zytologische Kontrolle in 3 Monaten
IV*	**Unmittelbare Vorstufen des Zervixkarzinoms** • IV a schwere Dysplasie***/Carcinoma in situ****, analog CIN3 • IV b schwere Dysplasie/Carcinoma in situ, invasives Karzinom nicht auszuschließen	Kolposkopie, Therapie
V*	**Bösartige Tumoren**	Weiterführende Diagnostik, Therapie

* In den Gruppen II–V immer Zusatz je nach Epitheltyp: **p** = plattenepithelial, **g** = zervikal-glandulär, **e** = endometrial, **x** = andere Zellen/Epithelien

** **CIN I–III:** Zervikale (cervicale) intraepitheliale Neoplasie, d. h. auf das Epithel beschränkte Atypien, gestörte Schichtung und gestörte Ausreifung zunehmender Schwere

*** **Dysplasie:** Hier Zellveränderungen, die Vorstufe eines bösartigen Tumors sein können

**** **Carcinoma in situ:** Karzinom, das die Basalmembran noch nicht durchbrochen hat.

tion zu Veränderungen in Plattenepithelzellen führen können und dadurch u. a. das Risiko eines Zervixkarzinoms erhöhen.

Bakteriologischer Abstrich

Für eine **bakteriologische Untersuchung** wird das Vaginalsekret mit sterilen Watteträgern gewonnen. Diese werden in das dazugehörige Abstrichröhrchen gegeben und ins Labor geschickt.

34.3.5 Kolposkopie

DEFINITION

Kolposkopie: Betrachtung der Vagina mit Portio vaginalis uteri und der Vulva unter 6- bis 40-facher Lupen-Vergrößerung.

Eine **Nativ-Kolposkopie** ist häufig nicht sehr aussagekräftig, da das Oberflächenrelief wenig Kontraste bietet. Daher folgen die Essigsäure- und die Schiller-Jodprobe.

- Bei der **Essigsäureprobe** wird die Portio mit 3%-iger Essigsäure betupft. Essigsäure koaguliert den zervikalen Schleim und bewirkt eine Anämisierung der Portiooberfläche. So wird eine exaktere Beurteilung möglich
- Bei der **Schiller-Jodprobe** wird die Portio mit einer 3%-igen Jod-Kaliumjodidlösung *(Schiller-Jodlösung)* betupft. Jod wird von den glykogenhaltigen Plattenepithelzellen des Portioepithels gespeichert, sodass diese dunkelbraun erscheinen. Die Drüsenepithelzellen der Zervix und nicht ausgereifte Epithelzellen hingegen, die kein oder nur wenig Glykogen enthalten, färben sich gar nicht oder kaum. Diese *jodnegativen* Bezirke sind typisch, aber nicht beweisend für Veränderungen des Plattenepithels.

Ein häufiger Normalbefund ist die **Portioektopie** (→ Abb. 34.13), bei der sich *ektopes* (= am falschen Ort befindliches) Zylinderepithel aus dem Zervixkanal auf der Portiooberfläche befindet, evtl. als zirkuläre *Ausstülpung* des Zervixepithels. Die Ektopie ist ungefährlich. Allerdings ist die **Umwandlungszone,** d. h. die Grenze zwischen dem Plattenepithel der Portio und dem Zylinder epithel, eine Prädilektionsstelle (bevorzugte Stelle) für pathologische Veränderungen. Alle pathologischen oder verdächtigen Befunde werden fotografisch dokumentiert. Bei auffälligen Befunden kann gezielt Gewebe zur histologischen Begutachtung entnommen werden.

34.3.6 Laparoskopie

Endoskopische Untersuchungen → 42.7.1

Die *diagnostische* **Laparoskopie** (*Bauchspiegelung,* in der Gynäkologie auch **Pelviskopie** = *Beckenspiegelung* genannt, → Abb. 34.14) erlaubt eine direkte Betrachtung der inneren Geschlechtsorgane. Sie ist in der Sterilitätsdiagnostik (→ 34.12), bei Verdacht auf eine Extrauteringravidität (→ 34.15.2), zur Abklärung unklarer Unterbauchschmerzen, zur Biopsieentnahme, zum Staging bei bösartigen Tumoren und zur Therapiekontrolle (z. B. bei Endometriose, → 34.8) angezeigt.

Therapeutisch kann die Laparoskopie zum Ausschälen von Zysten, zum Lösen von Verwachsungen, zur Entfernung von Endometrioseherden (→ 34.8), gutartigen Tumoren (Myome → 34.6.2), Ovarien oder Uterus oder zur Durchführung einer Sterilisation (→ 34.11) eingesetzt werden.

Die Durchführung entspricht der bei chirurgischen Laparoskopien (→ 25.3.5). Sie wird in der Regel in Vollnarkose durchgeführt. Rein diagnostisch dauert sie 10 bis 30 Min., eine therapeutische Maßnahme dauert entsprechend länger.

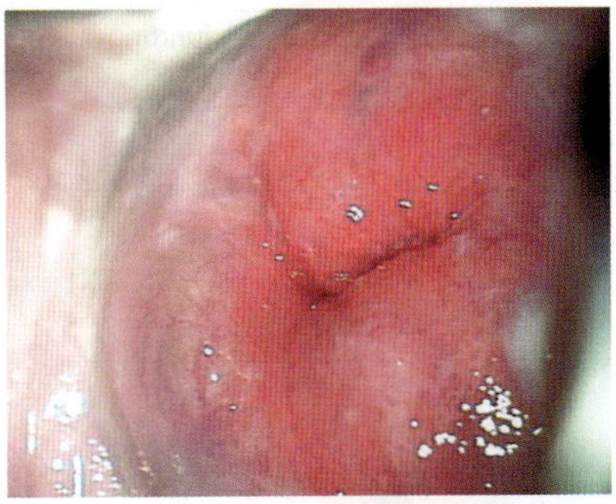

Abb. 34.13 Portioektopie in der Nativ-Kolposkopie. [T192]

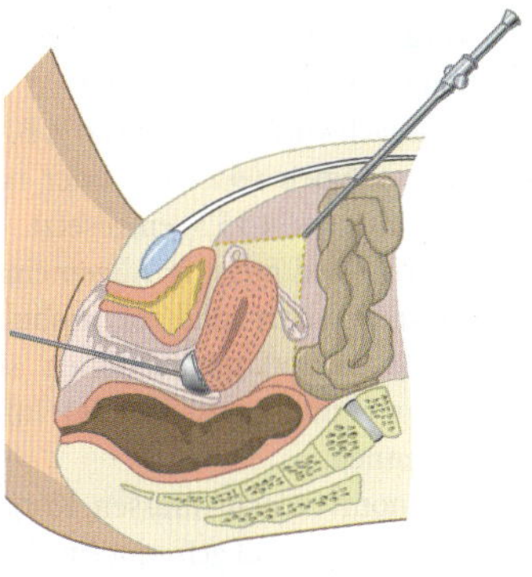

Abb. 34.14 Gynäkologische Laparoskopie (Pelviskopie). [L138]

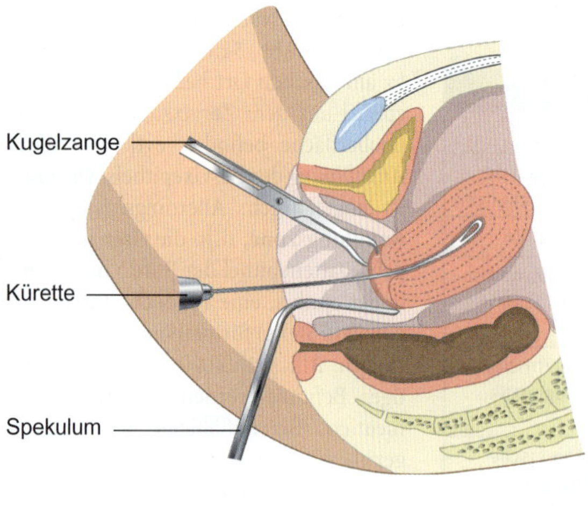

Abb. 34.15 Abrasio. Unter Spekulumsicht fasst der Arzt die Portio mit einer Kugelzange und zieht sie etwas nach unten. Dadurch wird der Uterus gestreckt, der Zervikalkanal kann leichter passiert werden. Er wird mit dicker werdenden Hegarstiften gedehnt, bis die Kürette hindurchpasst. In ringsum geführten Bewegungen in Uteruslängsrichtung wird die Funktionalis abgeschabt und dann der histologischen Untersuchung zugeführt. [L138]

Pflege

Pflege bei Laparaskopie → 25.3.5, → Tab. 34.1, → Tab. 34.2

Weitere Pflegemaßnahmen können durch die therapeutische Maßnahme notwendig werden. Die präoperative Pflege richtet sich nach dem größtmöglichen, die postoperative nach dem tatsächlich durchgeführten Eingriff.

Der nach einer Laparoskopie häufige Schmerz im Rücken-Nacken-Bereich wird auf das eingeleitete CO_2 zurückgeführt und bildet sich in 1–3 Tagen zurück.

34.3.7 Gewebeentnahmen

Abrasio

DEFINITION

Abrasio (genau *Abrasio uteri, Ausschabung der Gebärmutter*): Abtragen der oberflächlichen Schicht der Gebärmutterschleimhaut (Funktionalis) mittels **Kürettage** oder **Saugkürette.**

Bei Verdacht auf ein Karzinom in der Gebärmutterhöhle muss die gesamte oberflächliche Gebärmutterschleimhaut (Funktionalis) durch **Abrasio** (→ Abb. 34.15) abgetragen und histologisch untersucht werden.

Therapeutisch wird eine Abrasio z. B. bei Gebärmutterpolypen (→ 34.6.1) oder nach einer Fehlgeburt (→ 34.15.5) eingesetzt.

Der Eingriff wird meist in Allgemeinanästhesie durchgeführt und ist ambulant möglich. Als Hauptkomplikationen sind Nachblutungen und (aufsteigende) Infektionen zu nennen.

Bei Karzinomverdacht müssen Korpus- und Zervix-Schleimhaut getrennt (in „Fraktionen") gesammelt und untersucht werden. Deshalb spricht man auch von einer **fraktionierten Abrasio** oder *Cervix-Corpus-Kürettage* (kurz *C-C-C*). So können Tumorzellen der Zervix oder dem Korpus zugeordnet werden. Dies hat Konsequenzen für die Behandlungsstrategie.

Pflege

Prä- und postoperative Pflege → 44.2, → 44.5
Pflege vor und nach gynäkologischen Operationen → Tab. 34.1, → Tab. 34.2

Die postoperativen Schmerzen nach einer Abrasio entsprechen meist den Schmerzen während der Menstruation und bedürfen oft keiner medikamentösen Behandlung.

Knips- und Stanzbiopsien, Probeexzision

Bei einem sichtbaren Tumor von Vulva, Vagina oder Zervix kann Material für die histologische Untersuchung durch eine einfache **Knips-** oder **Stanzbiopsie** gewonnen werden. Die Entnahme von Gewebe mit einem Skalpell wird auch als **Probeexzision** *(PE)* bezeichnet.

Die Pflegenden achten nach Biopsien vornehmlich auf das Auftreten von Nachblutungen.

Konisation

DEFINITION

Konisation: Entfernung eines Gewebekegels aus Portio bzw. Zervix, wobei die Basis des Kegels im Bereich der Portio und die Spitze im Bereich der Zervix liegt.

Mit der **Konisation** werden karzinomverdächtige Befunde der Zervix abgeklärt (→ 34.6.3).

Der Arzt schneidet unter Allgemein-, Lokal- oder Spinalanästhesie ein kegelförmiges Gewebestück (*griech.* konos = Kegel) aus der Portio heraus (→ Abb. 34.16), standardmäßig mit einer elektrischen Schlinge und schickt es zur histologischen Untersuchung. Um auch hoch sitzende *(endozervikale)* Veränderungen zu diagnostizieren, schließt sich der Konisation immer eine Abrasio des Restzervikalkanals *(Abrasio cervicis)* an.

Eine Konisation ist ambulant möglich. Wegen der Gefahr einer Nachblutung sind engmaschige Kontrollen nötig.

Pflege

Prä- und postoperative Pflege → 44.2, 44.5
Pflege vor und nach gynäkologischen Operationen → Tab. 34.1, → Tab. 34.2

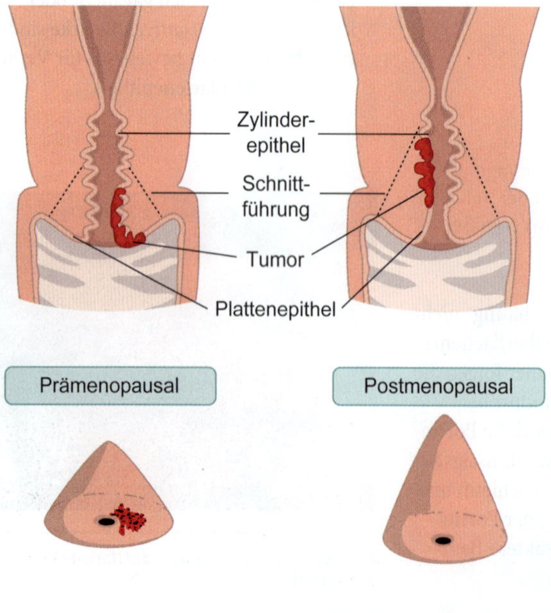

Abb. 34.16 Konisation. Die Schnittführung hängt vom Alter der Patientin ab. Vor der Menopause finden sich vermehrt Portioektopien, d. h. die Prädilektionsstelle für Karzinome, die Umwandlungszone, ist eher auf der Portiooberfläche zu finden. Im Senium zieht sich die Umwandlungszone in den Zervikalkanal zurück. Bei geschlechtsreifen Frauen wird dementsprechend ein flacher Konus entfernt, bei Frauen in der Postmenopause ein spitzer Konus. [L138]

VORSICHT! Nach einer Konisation können am 6.–10. postoperativen Tag **Nachblutungen** durch Ablösen des Wundschorfs auftreten. Die Patientin sollte hierüber informiert sein und sich trotz des nur geringen oder fehlenden Krankheitsgefühls schonen.

Biopsien der Brust

Punktionen und Biopsien → 42.7.2
Zysten werden meist unter Ultraschallkontrolle mit einer Kanüle punktiert **(Feinnadelpunktion).** Anschließend wird das gewonnene Material zytologisch untersucht.

Bei soliden Prozessen erfolgt heute eine präoperative Probenentnahme meist durch **Stanz**- oder **Vakuumbiopsie** (→ Abb. 34.17), seltener eine **offene Biopsie** im Rahmen einer Operation. Bei der Stanzbiopsie werden mithilfe einer speziellen Hochgeschwindigkeits-Stanze (z. B. BARD-High-Speed-Stanze®) mehrere Gewebeproben unter Ultraschallsicht gewonnen. Auch eine Vakuumbiopsie ist ambulant unter Lokalanästhesie möglich: Nach einem wenige Millimeter großen Einschnitt wird eine spezielle Nadel (z. B. Mammotome®, Vacora®) unter radiologischer Kontrolle, Ultraschallkontrolle oder MRT-gesteuert zum Herd geführt und Gewebe angesaugt.

Eine spezielle Vorbereitung der Patientin ist nicht erforderlich.

34.3.8 Vorgehen bei sexueller Gewalt

Mädchen und Frauen nach **sexueller Gewalt** befinden sich in einer psychischen Ausnahmesituation. Ärztin und Pflegende können die Lage des Opfers etwas erleichtern durch:

- Wartezeit kurz halten
- Untersuchung nach Möglichkeit von einer Ärztin durchführen lassen. Der Patientin anbieten, dass eine Person ihres Vertrauens anwesend ist
- Anamnese in ruhigem Raum erheben. Behutsam mit dem Mädchen oder der Frau umgehen, zumal dieses der erste Besuch beim Gynäkologen sein kann. Ihr bereits jetzt die weiteren Schritte und die gynäkologische Untersuchung erklären und bei den einzelnen Maßnahmen erläutern, warum sie in ihrem eigenen Interesse notwendig sind.

Die **ärztliche Untersuchung** muss trotz der psychischen Situation des Opfers besonders gründlich sein, um keine Verletzungen des Opfers oder Spuren des Täters zu übersehen. Hilfreich dabei ist eine Notfallcheckliste/-koffer:

- *Ganzkörperuntersuchung* (z. B. Blutergüsse? Würgemale? Verletzungen in der Mundhöhle?)
- *Gynäkologische Untersuchung* (→ 34.3.3), um Verletzungen im Genital- und Analbereich zu erfassen und Abstriche für den Nachweis von Sperma, die serologische Täteridentifikation und die mikrobiologische Untersuchung zu gewinnen
- *Auskämmen der Schamhaare*, um Haare des Täters sicherzustellen
- *Asservieren der Kleidung*, sofern diese nicht bereits gewechselt worden ist
- *Serologische Untersuchungen* auf Lues, Gonorrhö und HIV sowie ein Schwangerschaftstest, um „negative Ausgangswerte" zu haben.

Unbedingt erforderlich ist eine genaue Dokumentation, damit dem Opfer Wiederholungsbefragungen und -untersuchungen erspart bleiben, z. B. Blutergüsse und Verletzungen mit Digitalkamera und Lineal als Maßstab fotografieren.

Bei Möglichkeit eines Schwangerschaftseintritts verschreibt der Arzt der Frau die „Pille danach" (z. B. EllaOne®).

Pflege

Die nach außen sichtbaren Reaktionen der Betroffenen reichen von gefasster Ruhe und Aufmerksamkeit bis hin zu extremer Angst und Unruhe. Vorherrschende, aber selten ausgedrückte Gefühle sind Ohnmacht, Angst, Ekel, Selbstvorwürfe, Scham und Ärger. Manche Patientinnen leiden unter körperlichen Beschwerden wie Schmerzen oder Übelkeit.

Äußerliche Unauffälligkeit möglich
Scheinbare Gefasstheit des Opfers spricht nicht gegen eine Gewalttat. Oft ist die Frau noch völlig fassungslos, hat noch nicht „so richtig begriffen", was passiert ist. Die Betroffene befindet sich in einer akuten Belastungsreaktion (→ 38.11.1). Auch ein Fehlen massiver Befunde ist möglich, da das Opfer evtl. wegen Gewaltandrohung keine Gegenwehr zu leisten wagte oder sich aus Scham bereits geduscht und frisch eingekleidet hat.

Der langdauernde Verarbeitungsprozess beginnt erst im Anschluss. Die Pflegenden können aber durch eine situationsgerechte Begleitung der betroffenen Frau Unterstützung geben:

- Sie motivieren die Patientin, rasch Kontakt zu einer vertrauten Person herzustellen
- Sie begleiten die Betroffene mit Sensibilität und Verständnis bei der Untersuchung und der Versorgung von Verletzungen und gehen auf ihre körperlichen und psychischen Beschwerden ein
- Möchte die Frau über das Geschehene sprechen, kommen die Pflegenden diesem Wunsch nach und hören ihr zu. Sie bedrängen sie aber nicht, denn evtl. besteht eine akute Belastungsstörung (→ 38.11.1), die das oft (noch) nicht zulässt
- Sie weisen auf die Möglichkeit der Unterstützung durch Beratungsstellen für vergewaltigte Frauen hin und geben Adressen bzw. Telefonnummern.

Besondere Situation Kinder und Jugendliche
Die **polizeiliche Kriminalstatistik** *(PKS)* verzeichnet für das Jahr 2020 in Deutschland über 22.700 Ermittlungs- und Strafverfahren allein für sexuellen Kindesmissbrauch (§§176, 176a, 176b StGB), es wird von einer wesentlich höheren Dunkelziffer ausgegangen.
Die allermeisten Missbrauchsfälle finden im Alter von 7–14 Jahren statt (75 % an Mädchen, 25 % an Jungen), die Täter sind häufig männliche Familienmitglieder (ca. 25 % der Fälle) oder aus dem nahen Umfeld (ca. 50 %), mit einer hohen Wiederholungstendenz [8], [9].

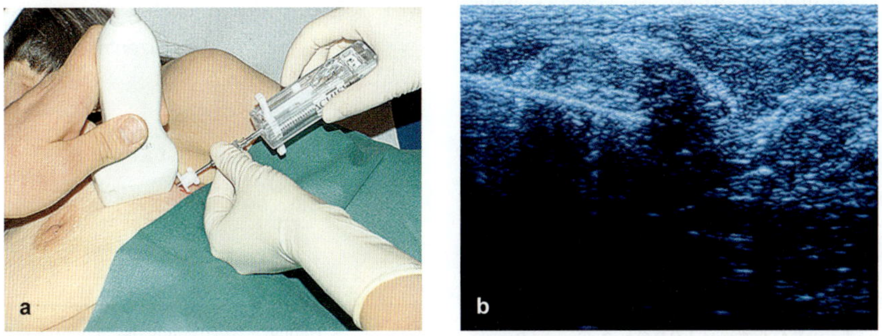

Abb. 34.17 Biopsie der Brust. Nach Lokalisation des Herdes in der Brust durch Ultraschall erfolgt die perkutane Stanzbiopsie (a). Die Biopsie erfolgt unter ständiger Ultraschallkontrolle (b). [R194]

Pflegende achten bei pflegerischen Maßnahmen auch auf Anzeichen eines sexuellen Missbrauchs. Neben typischen Verletzungen können dies auch Verhaltensauffälligkeiten oder versteckte Hinweise in Bildern oder Sprache sein. Sie teilen einen möglichen Verdacht dem Arzt mit und beobachten Eltern und Kind im Umgang miteinander. Wichtig: Vorzeitige und unkritische „Verurteilungen" müssen unbedingt vermieden werden, aber auch das „Wegschauen" bei einem begründeten Verdacht.
Die Befragung und Untersuchung des Mädchens erfolgt wie oben beschrieben, aber noch viel behutsamer.
Bei V. a. Missbrauch sollte der Arzt diesen den Eltern mitteilen. Ist das aus verschiedensten Gründen nicht möglich, informiert er das Jugendamt, ggf. nach vorherigem Kontakt zu einer Kinderschutzgruppe, die zum weiteren Vorgehen raten kann. Bei akuter Gefahr für das Kind muss die Polizei informiert werden [10].

34.4 Erkrankungen der Brust

Brustdrüsenentzündung, Brustdrüsenabszess → 34.22.1

34.4.1 Gutartige Brusttumoren

Immer abklärungsbedürftig

Jeder in der Brust tastbare Knoten muss diagnostisch abgeklärt werden, um ein Mammakarzinom auszuschließen.

Fibroadenome

Fibroadenome sind gutartige Tumoren aus Drüsen- und Bindegewebe, die bei knapp einem Drittel aller Frauen (vor der Menopause) vorkommen. Sie erhöhen das Brustkrebsrisiko nicht.

Milchgangspapillome

Milchgangspapillome sind einzelne oder multiple zottenartige Wucherungen des Milchgangsepithels, die sich durch blutige oder seröse Sekretion aus der Brustwarze bemerkbar machen. Ein Mammakarzinom muss stets ausgeschlossen werden.

Zysten

Durch Sekretretention entstehen **Zysten,** epithelumkleidete Hohlräume mit flüssigem Inhalt. Zysten kommen oft bei der *fibröszystischen Mastopathie* vor. Sie lassen sich sonografisch gut darstellen.

Fibrös-zystische Mastopathie

Als **fibrös-zystische Mastopathie** *(Mastopathia cystica fibrosa, Dysplasie der Mamma)* werden hormonbedingte Veränderungen des Brustgewebes mit Vermehrung des Bindegewebes (Fibrosierung), Proliferationen des Milchgangepithels, Milchgangerweiterungen und Zystenbildung bezeichnet. In schweren Fällen fühlt sich die ganze Brust knotig an.

Die fibrös-zystische Mastopathie kommt bei 40–50 % aller Frauen vor, der Altersgipfel liegt bei 45–55 Jahren. Engmaschige klinische und ggf. mammografische Kontrollen dienen der frühzeitigen Erkennung eines eventuellen Mammakarzinoms.

Im Zweifel Histologie

Bleibt nach der nichtinvasiven Diagnostik nur geringster Zweifel an der Gutartigkeit, wird biopsiert und das Gewebe histologisch untersucht.

34.4.2 Mammakarzinom

DEFINITION

Mammakarzinom *(Brustkrebs):* Mit 30,5 % aller Tumoren häufigster bösartiger Tumor bei Frauen, in Deutschland knapp 70.000 Neuerkrankungen jährlich. Leitsymptom „Knoten in der Brust", Behandlung meist multimodal. Prognose vor allem abhängig von histologischem Typ, Rezeptorstatus und Ausbreitung des Tumors. 10-Jahres-Überlebensrate ca. 80 % [11].

Ca. 13 % aller Frauen erkranken im Laufe ihres Lebens an einem **Mammakarzinom.** Das mittlere Erkrankungsalter liegt bei 64 Jahren, doch können auch junge Frauen um 30 Jahre ein Mammakarzinom entwickeln [11].

Für das Mammakarzinom gibt es ein Disease-Management-Programm (→ 40.3).

Krankheitsentstehung

Das Mammakarzinom entsteht aus einer Entartung des Brustdrüsengewebes, wobei es sich in ca. 80 % um vom Gangepithel ausgehende Karzinome handelt (**NST** = *no special type,* früher *duktale Karzinome*). Ca. 10 % sind **lobuläre Karzinome** der Drüsenläppchen, die übrigen 10 % Sonderformen wie das **Paget-Karzinom** der Mamille.

Die genaue Ursache der Entartung ist unbekannt. Risikofaktoren sind:

- Genetische Disposition (5–10 %). Am häufigsten sind verschiedene Mutationen des **BRCA-1-** und **BRCA-2-Gens** *(Breast-Cancer-Gen-1* bzw. *-2*). Sie erhöhen das Risiko eines Mammakarzinoms und teilweise auch des Ovarialkarzinoms stark (beim Mammakarzinom auf bis zu 90 %!). Die Mutationen können auch im Blut nachgewiesen werden. Dies ist aber nur sinnvoll für Frauen mit erheblicher familiärer Belastung, freiwillig und eingebettet in ein umfangreiches Betreuungskonzept. Weitere Gene mit Einfluss auf das Brustkrebsrisiko sind gesichert
- Mammakarzinom der anderen Brust
- Mammakarzinom bei engen Verwandten, z. B. der Mutter
- Krebserkrankung des Uterus, der Ovarien oder des Darms
- Erhebliches Übergewicht
- Menarche vor dem 12. Lebensjahr
- Menopause nach dem 50. Lebensjahr
- Kinderlosigkeit oder erste Schwangerschaft nach dem 35. Lebensjahr
- Rauchen, (starker) Alkoholkonsum.

Symptome und Untersuchungsbefund

Schmerzloser Knoten

Leitsymptom des Mammakarzinoms ist der nicht druckschmerzhafte Knoten in der Brust.

Symptome können sein:

- Meist derbe und nicht druckschmerzhafte Verhärtung/Knoten in Brust oder Achselhöhle (Verteilung → Abb. 34.18). Bei hautnahem Tumor oder in fortgeschrittenem Krankheitsstadium können auch eine Rötung oder ein umschriebener (Druck-)Schmerz auftreten
- **Orangenhautphänomen,** d. h. Grobporigkeit und Lymphödem der Haut über dem Tumor

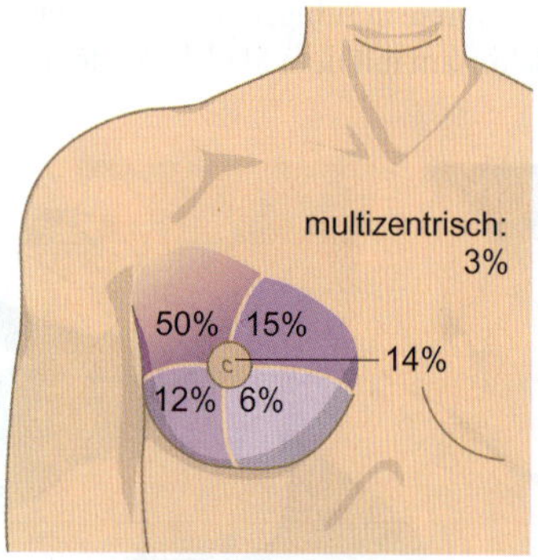

Abb. 34.18 Häufigkeitsverteilung der Mammakarzinome auf die Quadranten und die Brustwarzenregion. Am häufigsten entwickelt sich ein Karzinom im oberen äußeren Quadranten. [L138]

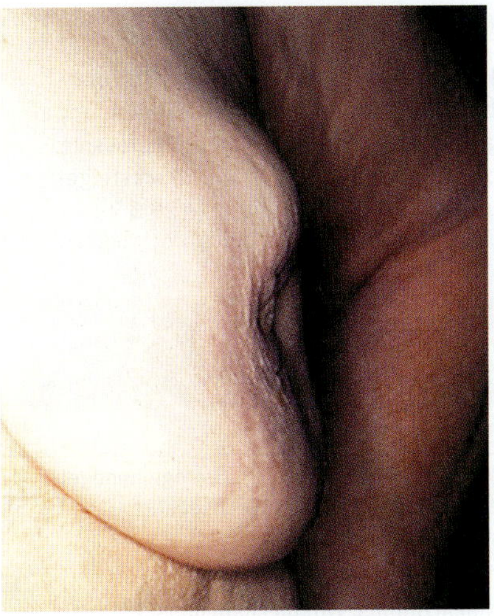

Abb. 34.19 Fortgeschrittenes Mammakarzinom der linken Brust mit Mamillenretraktion. [T192]

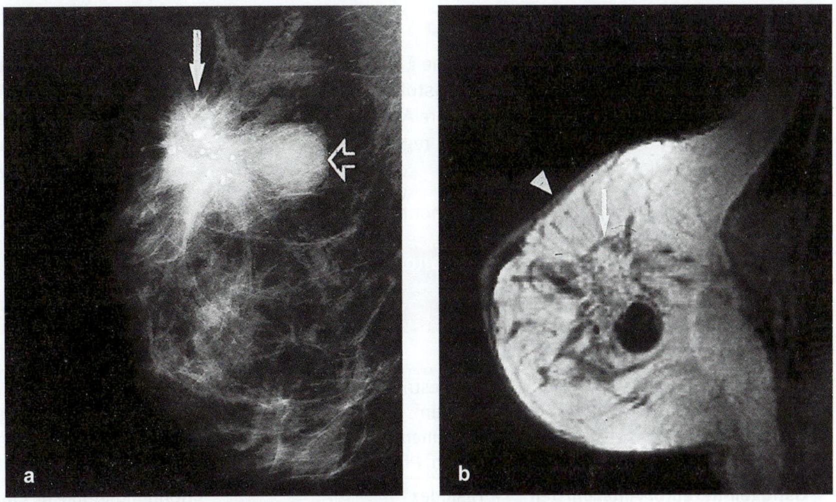

Abb. 34.20 Mammakarzinom. In der Mammografie (a) ist ein Tumor mit Mikrokalk und feinen Ausläufern sichtbar (↓). Dahinter liegt ein runder, glatt begrenzter Herd (←). Der dazugehörige MRT-Befund (b). Der vordere Herd stellt sich auch hier unregelmäßig begrenzt dar und reichert Kontrastmittel an (↓). Die Haut darüber ist verdickt und eingezogen (►). Der hintere Herd ist eine glatt begrenzte Zyste. Die weitere Diagnostik ergab ein invasives NST-Mammakarzinom und eine harmlose Zyste. [T477, S008-3]

- Einziehung der Haut (z. B. der Mamille = **Mamillenretraktion** → Abb. 34.19)
- Unverschieblichkeit der Haut über der Verhärtung
- Unverschieblichkeit des Drüsengewebes auf dem Brustmuskel
- *Neu aufgetretene* Asymmetrie der Brüste
- Unterschiedliches Verhalten der Brüste beim Heben der Arme
- Sekretion aus der Brustwarze
- Ekzemartige Hautveränderungen, in späteren Stadien Geschwürbildung (Ulzera)
- Hautveränderungen ähnlich denen einer starken Entzündung bei massiver Ausbreitung des Karzinoms in die Lymphspalten **(inflammatorisches Karzinom).**

Bei der körperlichen Untersuchung steht der Lokalbefund der Brust im Vordergrund. Wegen einer evtl. Metastasierung werden die Lymphknoten in den Achselhöhlen, am Hals sowie ober- und unterhalb des Schlüsselbeins abgetastet.

Diagnostik und Differenzialdiagnose

Bei Verdacht auf Mammakarzinom sind Sonografie und Mammografie der Brüste (→ Abb. 34.20) sowie ggf. MRT mit Kontrastmittel die nächsten Schritte.

Gesichert wird die Diagnose durch die *histologische Untersuchung,* am häufigsten durch präoperative *Stanz-* oder *Vakuumbiopsie* (→ 34.3.7). Bei gesichertem Mammakarzinom prüft der Pathologe, ob die Tumorzellen auf ihrer Oberfläche **Östrogen-, Progesteron-** und/oder **HER-2/neu-Rezeptoren** *(humaner epidermaler Wachstumsfaktorrezeptor 2)* tragen, da sie dann wahrscheinlich auf eine Hormon- bzw. Antikörperbehandlung ansprechen.

Ein Staging mittels Oberbauchsonografie, Thorax- und Abdomen-CT und Skelettszintigrafie erfolgt bei Tumoren > 2 cm, Lymphknotenmetastasen oder verdächtigen Symptomen. Geeigneter **Tumormarker** für die Verlaufskontrolle ist Ca 15–3 (→ 27.4.4).

Unsicherheit extrem belastend

Frauen mit Verdacht auf ein Mammakarzinom erleben die Phase vor der endgültigen Diagnose als extrem belastend. Für den Abbau von Ängsten ist es sehr wichtig, der Patientin die Gelegenheit zu geben, Fragen zu stellen sowie über ihre Gefühle und Sorgen zu sprechen.

Behandlungsstrategie

Multimodale Therapie

Bei fast allen Frauen mit Mammakarzinom gelangen heute multimodale Therapiekonzepte zur Anwendung [12].

Die Patientinnen dürfen während des Entscheidungsprozesses für oder gegen eine Therapieform nicht unter Zeitdruck gesetzt werden, evtl. sind mehrere Gespräche nötig.

Operation

Grundlage der Therapie ist die *operative Tumorentfernung.*

Bei einer **brusterhaltenden Operation** *(BEO, BET)* werden lediglich Teile der Brustdrüse (**Quadrantektomie, Segmentresektion** oder **Lumpektomie** = *Tumorresektion* = Entfernung des Tumors mit ausreichendem Sicherheitsabstand) entfernt. Eine brusterhaltende Operation wird heute in ca. 75 % der Fälle durchgeführt und ist unter folgenden Voraussetzungen möglich:

- Der Tumor darf weder in die Haut noch in den Brustmuskel eingewachsen sein
- Der Tumor darf nicht *multizentrisch* wachsen, d. h. an mehreren Stellen, und es darf sich nicht um ein inflammatorisches Mammakarzinom handeln
- Der Tumor muss mit ausreichendem Sicherheitsabstand im Gesunden entfernt werden können.

Sind die Voraussetzungen für eine brusterhaltende Operation nicht gegeben, ist die **modifiziert radikale Mastektomie** *(MRM, Ablatio mammae nach Patey)* mit Entfernung der Brustdrüse einschließlich der Haut und der Mamille Methode der Wahl (Schnittführung

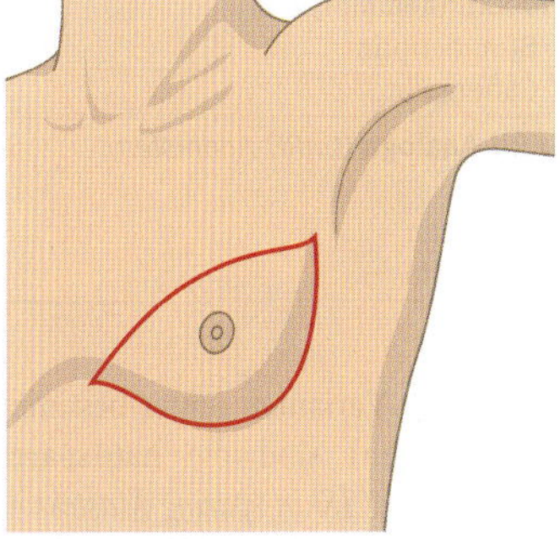

Abb. 34.21 Schnittführung bei modifiziert radikaler Mastektomie. Die Achsellymphknoten können von diesem Zugang aus oder über einen separaten kleinen Schnitt entfernt werden. [L138]

PHARMA-INFO 34.1: GYNÄKOLOGISCHE HORMONE UND ANTIHORMONE

In der Gynäkologie spielt der therapeutische Einsatz von **Hormonen** sowie ihren Abkömmlingen und Hemmstoffen **(Antihormone)** eine große Rolle (Übersicht → Tab. 34.7). Ihre Anwendung erfordert eine strenge Indikationsstellung und ist an regelmäßige ärztliche Kontrollen gebunden.

Nebenwirkungen und Risiken hängen von der Substanz und ihrer Dosierung ab. Am bedeutsamsten sind Brustspannen, Appetitzunahme, Wassereinlagerungen, Kopfschmerzen, depressive Verstimmungen, Thromboembolien (→ 22.7.3), Blutdrucksteigerung und eine Verminderung der Glukosetoleranz (→ 26.6.2).

Tab. 34.7 Gynäkologische Hormone und Antihormone.

Substanzgruppe	Handelsname (Bsp.)	Indikationen in der Gynäkologie (Bsp.); Wirkmechanismus
Geschlechtshormone und ihre Hemmstoffe		
Östrogene, z. B.: • Estradiol • Estriol • In Kombination mit Gestagenen	• Dermestril® 50 Pflaster • Ovestin® • Presomen® comp., Fem7® Sequi transd. Pflaster	Zyklusstörungen (→ 34.2.2), Östrogentest (→ 34.12), Östrogenmangelerscheinungen (z. B. starke Beschwerden in den Wechseljahren (→ 34.10), häufig in Kombination mit Gestagenen)
Östrogen-Rezeptor-Antagonisten • Fulvestrant	• Faslodex®	Hormontherapie des Mammakarzinoms. Wirkmechanismus: Bindung an Östrogenrezeptoren ohne Östrogenwirkung, an allen Geweben antiöstrogene Wirkung
Selektive Östrogen-Rezeptor-Modulatoren *(SERM)* • Tamoxifen, Toremifen • Raloxifen • Clomifen	• Nolvadex®, Fareston® • Evista® • Clomifen®-ratiopharm	• Hormontherapie des Mammakarzinoms • Osteoporose (→ 29.6.1) • Ovulationsauslösung bei Sterilität (→ 34.12) • Wirkmechanismus: Bindung an Östrogenrezeptoren, wobei in einem Teil der Gewebe eine Östrogenwirkung entfaltet wird, in anderen hingegen nicht (substanzabhängig), z. B. Tamoxifen, Toremifen östrogen-antagonistische Wirkung am Brustdrüsengewebe und östrogen-agonistische Wirkung am Endometrium
Gestagene, z. B.: • Niedrig dosiert • Hoch dosiert	• MPA GYN® 5, Utrogest® • Megestat®, MPA 500 Hexal®	• Zyklusstörungen, Endometriose (→ 34.8), Sterilität oder drohende Fehlgeburt bei Gelbkörperinsuffizienz (→ 34.15.5), Gestagentest (→ 34.12) • Hormontherapie des Endometriumkarzinoms (→ 34.6.4)
Antigestagene, z. B.: • Mifepriston • Ulipristalacetat	• Mifegyne® • EllaOne®	• Schwangerschaftsabbruch (→ 34.14) • „Pille danach"
Antiandrogene, z. B.: • Niedrig dosiert in Kombination mit Östrogenen • Hoch dosiert	• Diane®, Neo-Eunomin® • Androcur®	• Androgenabhängige Erkrankungen (z. B. androgenetischer Haarausfall → 32.11.2) bei gleichzeitiger Empfängnisverhütung • Schwere Virilisierungserscheinungen (→ 32.11.1) bei Frauen
Aromatasehemmer, z. B.: • Anastrozol • Exemestan • Letrozol	• Arimidex® • Aromasin® • Femara®	Mammakarzinom. Wirkmechanismus: Antiöstrogene Wirkung infolge Steroidhormonsyntheseblockierung
Hypophysen- und Hypothalamushormone und ihre Hemmstoffe		
Oxytocin → Pharma-Info 34.3		
Gonadotropine	Bravelle®, Gonal F®, Menogon®	Stimulation der Follikelreifung und Ovulationsauslösung bei Sterilität
Prolaktinhemmer, z. B.: • Bromocriptin • Cabergolin	• Pravidel® • Dostinex®	Prolaktinbedingte Sterilität und andere prolaktinbedingte Erkrankungen (z. B. Galaktorrhö, Milchfluss → 26.2.2), (schnelles) Abstillen (→ 34.21.4)
GnRH-Analoga *(GnRH-Agonisten),* z. B.: • Buserelin • Goserelin	• Suprefact® • Zoladex®	Uterusmyom (→ 34.6.2), Endometriose (→ 34.8), Mammakarzinom. Wirkmechanismus: Blockierung der Gonadotropinausschüttung in der Hypophyse, dadurch Unterdrückung der Eierstockfunktion

→ Abb. 34.21). Varianten (unter bestimmten Voraussetzungen) sind die **hautsparende Mastektomie** *(Skin-sparing-Mastektomie)* mit Erhalt von möglichst viel Haut und als deren Sonderform die **brustwarzenerhaltende Mastektomie** *(Nipple-sparing-Mastektomie)* mit Erhalt auch der Brustwarze. Die Brustmuskeln (Mm. pectorales) werden nur entfernt, wenn der Tumor bereits in sie eingewachsen ist **(radikale Mastektomie)** [12].

Da die Lymphknotenentfernung mit erheblichen Nebenwirkungen verbunden ist, erfolgt heute in der Regel nur eine *Wächter-* oder **Sentinel-Lymphknoten-Entfernung** *(SLNE),* d. h., es wird (zunächst) lediglich der erste Lymphknoten im Tumorabflussgebiet entfernt und untersucht. Er wird präoperativ mit ^{99m}Technetium bzw. intraoperativ zusätzlich durch Blaufärbung markiert und kann dadurch gut aufgefunden werden. Ist der Sentinel-Lymphknoten tumorfrei, kann der Frau die Entfernung weiterer Lymphknoten erspart werden. Bei Makrometastasen im Sentinel-Lymphknoten erfolgen meist eine Bestrahlung der Achselhöhle oder eine **Axilladissektion** (*axilläre Ausräumung,* Entfernung weiterer gleichseitiger axillären Lymphknoten) [12].

Hauptkomplikationen der Axilladissektion sind Sensibilitätsstörungen des Arms der betroffenen Seite und ein **chronisches Lymphödem** (→34.1.5). Die Häufigkeitsangaben zu Letzterem schwanken stark, 30–40 % insgesamt (alle Schweregrade) scheinen realistisch bei Entfernung nur des Sentinel-Lymphknotens sehr selten.

Strahlentherapie

Strahlentherapie und Pflege →27.5.5

Eine **postoperative adjuvante perkutane Strahlentherapie** (→43.11) der betroffenen Brustseite vermindert das Risiko eines *Lokalrezidivs.* Unbedingt nötig ist die Strahlenbehandlung der Brust und der angrenzenden Brustwand nach brusterhaltenden Operationen. Sie wird aber auch nach einer Mastektomie bei hohem Rezidivrisiko empfohlen. Die alleinige **intraoperative Bestrahlung des Tumorbettes** *(IORT)* kommt derzeit am ehesten für ältere Frauen mit kleinem Tumor in Betracht. Auch die Bestrahlung der Axilla kann zu einem chronischen Lymphödem führen [12].

Eine **palliative Strahlentherapie** erfolgt z. B. bei Skelett- und Gehirnmetastasen.

Medikamentöse Therapie

Endokrine Therapie (Hormontherapie)

Etwa 60–75 % der Mammakarzinome wachsen *hormonabhängig,* d. h., ihr Wachstum wird durch weibliche Geschlechtshormone gefördert. Frauen mit positiven Hormonrezeptoren erhalten eine endokrine Therapie über 5–10 Jahre mit **Antiöstrogenen** (blockieren die Östrogenrezeptoren), **Aromatasehemmern** (bremsen die Östrogensynthese über eine Enzymhemmung) und/oder **GnRH-Analoga** (welche die Eierstockfunktion unterdrücken, →Pharma-Info 34.1, →Tab. 34.7) [12].

Die **Hormontherapie** wird sowohl als postoperative adjuvante Therapie (über mindestens fünf Jahre) als auch als Palliativtherapie bei metastasierendem Mammakarzinom durchgeführt.

Zielgerichtete Therapien

Zielgerichtete Therapien und Pflege →27.5.2

Bei ca. 20 % der Patientinnen tragen die Tumorzellen sehr viele HER-2/neu-Rezeptoren, die das Zellwachstum fördern und den programmierten Zelltod hemmen. Für sie kommt eine Behandlung mit dem monoklonalen Antikörper Trastuzumab oder Pertuzumab (z. B. Herceptin®, Perjeta®) oder dem Tyrosinkinasehemmer Lapatinib (z. B. Tyverb®) in Betracht. Diese blockieren den Rezeptor bzw. die daran gebundene Tyrosinkinase.

Chemotherapie

Chemotherapie und Pflege →27.5.1

Bei Frauen mit HER2-positivem oder triple-negativem Tumor (dreifach negativ = keinerlei Rezeptoren) sowie Frauen mit Hormonrezeptor-positivem Tumor und weiteren Risikofaktoren (wie z. B. befallenen axilläre Lymphknoten, höhere Proliferationsrate im Tumor, schlecht differenzierter Tumor) wird in der Regel eine **postoperative adjuvante Chemotherapie** empfohlen, ggf. kombiniert mit Antikörpern.

Eine **präoperative (neoadjuvante) Chemotherapie** wird bei großen Tumoren durchgeführt, um die Chancen der Frau auf eine brusterhaltende Operation zu erhöhen. Außerdem kann so nachgewiesen werden, dass der Tumor auf die Chemotherapie anspricht. Steht bereits präoperativ fest, dass eine adjuvante Chemotherapie erfolgen wird, sollte diese, sofern die Patientin damit einverstanden ist, ebenfalls schon präoperativ gegeben werden.

Eine **palliative Chemotherapie** wird bei Fernmetastasen durchgeführt, wenn der Tumor keine Hormonrezeptoren hat oder die Hormonbehandlung versagt [12].

Brustrekonstruktion

Die Entfernung einer Brust beeinträchtigt das Körpergefühl einer Frau sehr. Heute gibt es mehrere Möglichkeiten, den betroffenen Frauen zu helfen:

- **Epithesen** (*Büstenhalterprothesen* →Abb. 34.22) aus Silikon werden in BH oder Badeanzug eingelegt oder mit einem Haftstreifen direkt am Körper befestigt *(Klebe-Inlay).* Sie sind in verschiedenen Größen und Formen sowohl für einen Teil- als auch einen Vollausgleich erhältlich. Der Vorteil einer Epithese besteht darin, dass sie keinen zweiten operativen Eingriff erfordert. Viele Frauen kommen gut damit zurecht, andere fühlen sich unsicher und haben Angst vor Verrutschen
- **Implantierbare Inlays** *(alloplastische Rekonstruktionen)* werden bei der Erstoperation oder zu einem späteren Zeitpunkt unter oder über den Brustmuskel (M. pectoralis major) eingepflanzt.

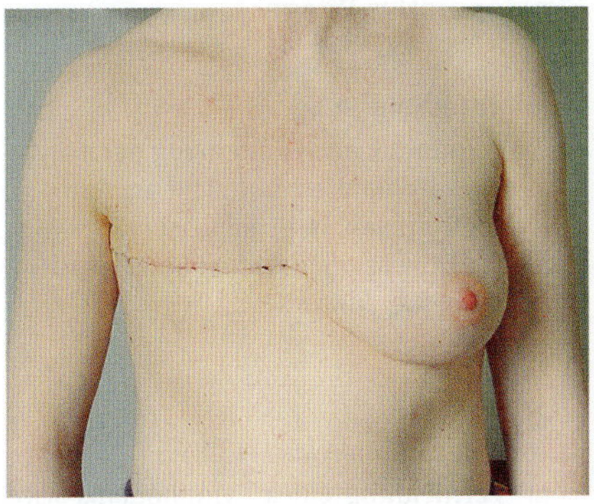

Patientin nach Mastektomie.

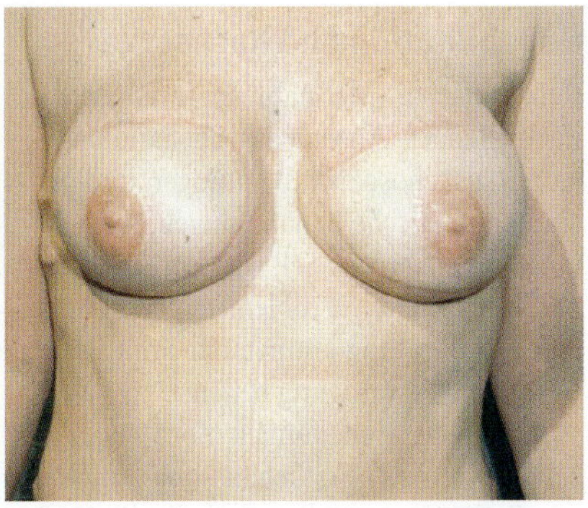

Patientin nach Rekonstruktion mit autologem Gewebe und Implantat.

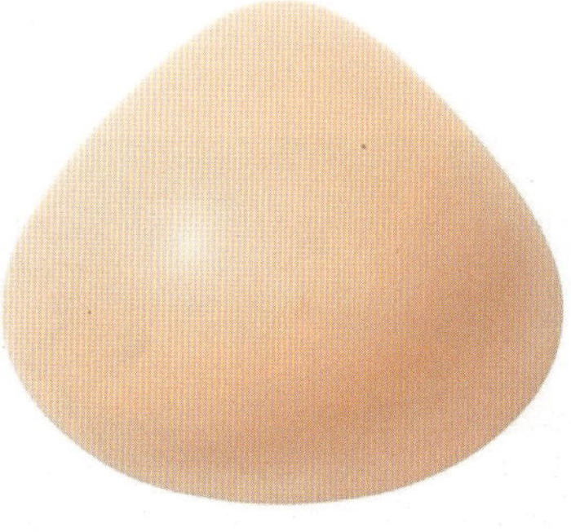

Brustprothese.

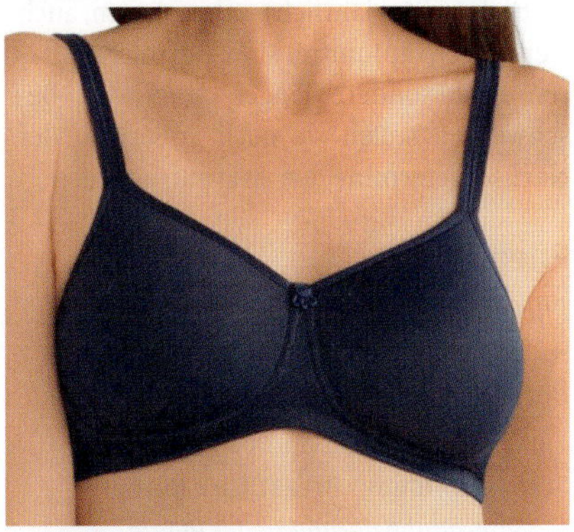

Patientin mit in einem Spezial-BH (mit integrierten Taschen) eingelegter Prothese.

Abb. 34.22 Zwei Möglichkeiten des optischen Ausgleichs nach Mastektomie. [G446, M438, V809]

Manchmal wird nicht sofort das endgültige Inlay, sondern ein **Expander** eingesetzt, der 1- bis 2-mal wöchentlich mit Kochsalz aufgefüllt wird. Dieser wird in einer zweiten Operation durch das endgültige (Silikon-)Implantat ersetzt. Durch den „Hautüberschuss" infolge der vorangegangenen Dehnung „fällt" die rekonstruierte Brust lockerer und das kosmetische Ergebnis ist besser. Warzenhof und Brustwarze können z. B. aus der Haut der Leiste oder der großen Schamlippen oder durch Teilung der Mamille der anderen Seite neu gebildet werden. Die Implantation eines Expanders oder eines endgültigen Inlays ist technisch relativ einfach, hinterlässt keine zusätzlichen Narben und ist auch bei älteren Patientinnen anwendbar. Allerdings kann sich eine bindegewebige Kapsel um das Implantat bilden *(Kapselfibrose)*
- Ein Wiederaufbau der Brust ist auch mit *körpereigenem* Material möglich **(autologe Rekonstruktion)**, z. B. mithilfe eines Haut-Muskel-Lappens aus dem M. rectus abdominis (→ Abb. 34.22). Allerdings sind die Eingriffe technisch kompliziert, es entstehen zusätzliche Narben, und sie sind nicht bei jeder Patientin möglich.

Rehabilitation und Nachsorge

Rehabilitative Maßnahmen umfassen je nach Bedarf Anschlussheilbehandlungen, Kuren, psychosoziale Beratungen und physiotherapeutische Behandlungen.

Gesprächskreise, Selbsthilfegruppen und bei ausgeprägten Problemen psychoonkologische Beratung können der Frau bei der Krankheitsbewältigung helfen.

Fernmetastasen können noch mehr als zehn Jahre nach Erstbehandlung auftreten. Die Patientinnen sollen deshalb die Nachsorgetermine (zuerst viertel-, dann halbjährlich, später jährlich) wahrnehmen, auch wenn sie symptomfrei sind. Bei unerklärbaren, insbesondere länger dauernden Beschwerden sollen sie auch außerhalb der Nachsorgetermine den Arzt aufsuchen.

Pflege

Pflege bei onkologischen Erkrankungen → Kap. 27

Prä- und operative Pflege → 44.2, → 44.5

Weiterbildung: Breast Care Nurse

Weiterqualifizierung in der Pflege → 51.4.4

Pflegefachpersonen können sich zur *Breast Care Nurse* weiterbilden. Diese begleiten Frauen mit Brustkrebs von der Diagnosestellung bis zur Nachsorge. Deutschlandweit werden zahlreiche Fortbildungen für Pflegende zum Thema Brustkrebs angeboten, die sich allerdings sowohl in ihrer Berufsbezeichnung (und entsprechend Aufgaben, Qualifikationen und Kompetenzen) als auch bezüglich ihrer Inhalte, ihres Zeitrahmens und ihrer Abschlüsse erheblich unterscheiden [13], [14].

Präoperative Pflege

- Je nach geplanter Operation Kompressionsbandage/-BH, Erstversorgungs-BH und -prothese besorgen bzw. kooperierendes Sanitätshaus kontaktieren
- Alle Patienten- und Operationsunterlagen einschließlich Mammografiebilder und Begleitpapiere für die Schnellschnittuntersuchung und Hormonrezeptorbestimmung bereithalten und mit in den OP geben
- Ggf. Haare im OP-Gebiet kürzen (→ Abb. 34.3)
- Ggf. Armumfang auf verschiedenen Höhen messen, um später eine Umfangszunahme durch Lymphödem schnell zu erkennen.

Postoperative Pflege

Blutdruckmessung

Der Blutdruck nach Entfernung der axillären Lymphknoten darf nicht am Arm der betroffenen Seite gemessen werden, da dies zu Schmerzen und Lymphstauung führen würde.

Bewegung

Lymphödemprophylaxe → 34.1.5

Zur Vermeidung eines Lymphödems wird der Arm der betroffenen Seite leicht abduziert und etwas erhöht (etwa Herzniveau) auf einem (Keil-)Kissen positioniert (→ Abb. 34.23).

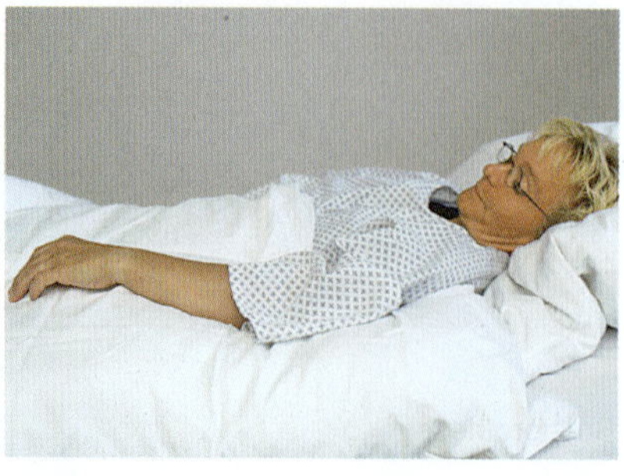

Abb. 34.23 Armhochlagerung auf Herzniveau zur Prophylaxe eines Lymphödems. [K115]

Die meisten Patientinnen können noch am Operationstag mobilisiert werden.

Die Bewegungsübungen zur Lymphödemprophylaxe beginnen am 1. postoperativen Tag. Im Schultergelenk sind Bewegungen anfänglich nur bis zur Schmerzgrenze erlaubt, u. a. weil sich während der Wundheilungsphase lymphogene Kollateralgefäße ausbilden. Die Patientin wird angeleitet, diese Übungen auch zu Hause weiter durchzuführen.

Wunde und Drainagen, Verbandswechsel

- Die Pflegenden beobachten die Wundnaht auf Nachblutungen, Entzündungszeichen, Wundspannung und Nahtdehiszenz, die v. a. nach axillärer Lymphknotenausräumung und großen Lappenplastiken auftreten
- Sie kontrollieren die Saugdrainagen (Redon- oder Jackson-Pratt-Drainage) auf Sekretmenge und -aussehen. Die Drainagen werden abhängig von der Fördermenge entfernt
- Die Fäden werden um den 7. postoperativen Tag entfernt, evtl. zunächst nur Teilfäden. Ggf. Wundauflage.

Erster Verbandswechsel schwierig

Der erste Verbandswechsel kann für die Frauen sehr traumatisch sein, wenn sie ihren durch die Brustentfernung veränderten Körper und die große Narbe sehen. Arzt und Pflegefachperson sollten besonders einfühlsam vorgehen und genügend Zeit einplanen. Auf Wunsch wird der Partner miteinbezogen.

- Nach axillärer Ausräumung können *Serome* (Ansammlung von Wundsekret) auftreten, die vom Arzt unter sterilen Bedingungen abpunktiert werden. Pflegefachpersonen assistieren dabei.

Körperpflege

- In der Regel ist kurzes Duschen einige Stunden nach Entfernen der Drainagen erlaubt
- Sinnvoll ist weite Oberbekleidung, die vorn zu öffnen und zu schließen ist, z. B. Blusen statt Pullover. Mit dem Ankleiden wird auf der operierten, mit dem Auskleiden auf der gesunden Seite begonnen
- Postoperativ trägt die Frau für 2–6 Wochen einen Kompressions-BH oder eine Kompressionsbandage. Leichte, weiche **Erstversorgungsinlays** aus Baumwolle oder Mikrofasern eignen sich für die Anfangszeit. Nach etwa 6 Wochen kann die Frau die Epithese aussuchen. Dabei sind spezialisierte Sanitätshäuser oder die Breast Care Nurse behilflich.

Prophylaxen

Notwendige Prophylaxen sind:

- Pneumonieprophylaxe aufgrund der schmerzbedingten Schonatmung
- Kontrakturenprophylaxe. Bewegungsübungen, um eine Versteifung des Schultergelenks durch die Schonhaltung (Anheben der Schulter auf der operierten Seite über die Gesamtschulterlinie) zu vermeiden. In der Regel erlernen die Patientinnen mithilfe eines Physiotherapeuten geeignete Übungen, die auch den Lymphabfluss verbessern, die verbliebene Muskulatur trainieren und die Elastizität der Narbe fördern. Die Pflegenden motivieren sie, die Übungen mehrmals am Tag durchzuführen
- Lymphödemprophylaxe (→ 34.1.5).

Problem: Organverlust

Die Brust der Frau gilt als Symbol der Weiblichkeit. Die Reaktionen der Frauen auf eine Brustoperation und insbesondere eine Brustentfernung sind sehr unterschiedlich. Auch bei optimaler Unterstützung durch Bezugspersonen leiden viele Frauen nach Mastektomie unter dem Gefühl, etwas Wichtiges verloren zu haben, fühlen sich „unweiblicher" und in Selbstwertgefühl und Körperbild beeinträchtigt (→ 34.1.1). Dadurch können sie in der Beziehung zu Partner, Kindern, Freunden, Arbeitskollegen verunsichert sein. Andere Frauen betrachten den Verlust der Brust rationaler und nüchterner, v.a. wenn der Gedanke des Über- und Weiterlebens im Vordergrund steht.

Die „Akzeptanz des Unausweichlichen" ist ein schrittweiser Annahme- und Lernprozess. Selbst wenn Teile des Erlebten verarbeitet wurden, wird es immer wieder Momente geben, in denen sich der Verlust ins Bewusstsein drängt [15].

Pflegefachpersonen:

- Nehmen bei allen pflegerischen Tätigkeiten das Befinden der Frau wahr, fragen nach Ängsten und Unsicherheiten
- Zeigen sich immer gesprächsbereit und empathisch, wahren aber trotzdem eine professionelle Distanz
- Lassen jegliche Gefühle und Trauer um das verlorene Organ zu und unterstützen auch Zeiten des Rückzugs
- Wissen, dass überschießende Reaktionen der Patientin sich zwar oft gegen Pflegende richten, aber nicht persönlich gemeint sind
- Stellen auf Wunsch Kontakte zu Betroffenen auf Station, Selbsthilfegruppe, Psychoonkologen oder Krebsberatungsstelle her und machen auf vielfältige Literatur zum Thema Brustkrebs aufmerksam
- Unterstützen bei Bedarf Gespräche mit dem Partner und der Familie [16].

Prävention und Gesundheitsberatung

- Ab dem 30. Lebensjahr im Rahmen der Krebsfrüherkennungsuntersuchung 1-mal jährlich Abtasten der Brust durch die Gynäkologin
- Vom 50.–69. Lebensjahr zusätzlich Mammografie-Screening alle zwei Jahre. Hierzu werden die Frauen schriftlich eingeladen. Frauen mit familiärer Belastung erhalten eine intensivere Früherkennung mit kürzeren Untersuchungsabständen und weiteren Untersuchungen
- Betroffene sollen Nachsorgetermine regelmäßig wahrnehmen, bei unklaren Beschwerden den Arzt konsultieren, „gesunde" Brust regelmäßig selbst untersuchen (→ 34.3.1). Nach Axilladissektion Lymphödemprophylaxe (→ 34.1.5) beachten, z.B. schweres Heben und Tragen vermeiden, nur kurze Zeit am Stück Wäsche aufhängen oder Fenster putzen.

SPICKZETTEL

Mammakarzinom (Brustkrebs)

Definition: Vom Brustdrüsengewebe ausgehendes Karzinom, bei Frauen häufigste bösartige Erkrankung überhaupt.
Ursache/Risikofaktoren: Multifaktoriell, in 5–10 % Mutationen in sog. Brustkrebsgenen (v.a. BRCA).
Symptome: I.d.R. schmerzloser Knoten in der Brust, Hautveränderungen, neue Asymmetrie der Brüste.
Diagnostik: Mammografie, Mammasonografie, Biopsie.
Therapie/Pflege: Operation, medikamentöse Therapie (Hormon-, Chemo-, zielgerichtete Therapie), oft Strahlentherapie.

34.5 Erkrankungen der Tuben und der Ovarien

34.5.1 Adnexitis

DEFINITION

Adnexitis: Entzündung der Adnexe, also der Tuben (**Salpingitis,** *Eileiterentzündung*) und der Ovarien (**Oophoritis,** *Eierstockentzündung*).

Pelvic inflammatory disease *(PID):* Zusammenfassende Bezeichnung für Eierstock-, Eileiter-, Gebärmutterentzündung und **Pelveoperitonitis** (auf das kleine Becken begrenzte Bauchfellentzündung).

Etwa 10 % der Frauen im gebärfähigen Alter erkranken mindestens einmal an einer **Adnexitis.** Der Altersgipfel liegt um das 20. Lebensjahr.

Krankheitsentstehung

Begünstigt durch Menstruation, Intrauterinpessar (→ 34.11) oder Wochenbett kommt es durch Aufsteigen einer bakteriellen Infektion der unteren Geschlechtsorgane zu einer Entzündung der Tuben *(aszendierende Infektion).* Die Ovarien werden (selten) sekundär befallen. Bei bis zu 40 % der bakteriellen Infektionen sind Chlamydien (→ 30.7.16) beteiligt. Eine *hämatogene Entstehung* ist sehr selten.

Symptome und Untersuchungsbefund

Symptome der *akuten* Adnexitis (→ Abb. 34.24) sind:

- Akute, meist seitenbetonte Unterbauchschmerzen
- Gelblich-grünlicher, übel riechender Fluor (→ 34.2.1)
- Fieber
- Übelkeit und Erbrechen bei Mitbeteiligung des Peritoneums (Peritonitis → 24.8.1).

Eine *subakute* oder *chronische Adnexitis* zeigt sich durch Unterleibsschmerzen wechselnder Stärke und vielfältige andere Beschwerden, z.B. Schmerzen bei körperlicher Betätigung. Die Übergänge sind fließend.

Bei der gynäkologischen Untersuchung sind Uterus und Tuben druckschmerzhaft, die Bewegung des Gebärmutterhalses bereitet der Patientin typischerweise Schmerzen **(Portioschiebeschmerz).**

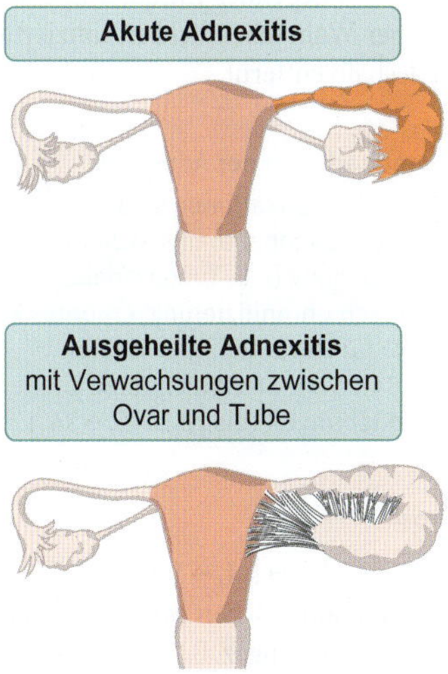

Abb. 34.24 Akute (oben) und ausgeheilte Adnexitis mit Verwachsungen zwischen Ovar und Tube (unten). [L138]

Diagnostik und Differenzialdiagnose

Der Diagnosesicherung dienen:
- *Abstrichentnahmen.* Nativabstrich (→ 34.3.4), Abstrich auf Chlamydien (→ 30.7.16) und Gonorrhö (→ 32.5.5), Anlegen von Bakterienkulturen
- *Blutuntersuchung.* Entzündungswerte, HCG zum Ausschluss einer Extrauteringravidität (→ 34.15.2)
- *Urinuntersuchung.* Urinstatus und -kultur (→ 33.3.1) aus Mittelstrahlurin zum Ausschluss eines Harnwegsinfekts
- *(Transvaginale) Sonografie:*
  - In ca. 50 % der Fälle typische Veränderungen der Adnexe
  - Abgrenzung u. a. gegenüber Appendizitis (→ 24.6.5), Extrauteringravidität (→ 34.15.2) oder einer geplatzter Ovarialzyste (→ 34.5.2)
  - Diagnose von Komplikationen, z. B. **Hydro-** oder **Pyosalpinx** (Flüssigkeits- bzw. Eiteransammlung in der Tube durch entzündliche Verklebung des Tubenendes)
- Evtl. *Laparoskopie* bei weiter unklarer Diagnose oder therapeutisch zur Abszessdrainage.

Behandlungsstrategie

Nach den Abstrichen beginnt der Arzt mit einer kombinierten, meist intravenösen Antibiotikatherapie gegen die häufigsten Erreger einer Adnexitis. Nach Vorliegen des Antibiogramms wird die Behandlung evtl. umgestellt. Zusätzlich verordnet der Arzt schmerzlindernde und antientzündliche Arzneimittel (z. B. Diclofenac, etwa in Voltaren®). Ein liegendes Intrauterinpessar ist mit hoher Wahrscheinlichkeit infiziert und wird deshalb entfernt.

> **Komplikationen der Adnexitis**
>
> Häufige Komplikationen sind:
> - Akute Pelveoperitonitis (→ 24.8), Abszessbildung (z. B. Tuboovarialabszess)
> - Danach Chronifizierung, erhöhtes Risiko für Extrauteringraviditäten (→ 34.15.2), Sterilität infolge Eileiterverklebungen (bis zu 30 %, → 34.12).

Pflege

Pflege bei Fieber → 5.4, → 5.5
- Patientin auf Zeichen einer Krankheitsverschlechterung, z. B. Peritonitiszeichen (→ 24.8), und auf vaginalen Pilzbefall infolge der Antibiotikatherapie (→ 30.7.1) beobachten. Temperatur mindestens zweimal täglich kontrollieren
- Sie regelmäßig nach Schmerzen fragen, ggf. nach Arztrücksprache Schmerzmittel verabreichen
- Sie auf die Bedeutung einer sorgfältigen Intimpflege hinweisen (→ 34.1.2) und zur Händedesinfektion nach dem Vorlagenwechsel anleiten. Pflegende tragen immer Handschuhe
- Auf Ängste und Sorgen bezüglich einer möglichen Einschränkung der Fertilität eingehen, bei offenen Fragen an den behandelnden Arzt verweisen.

34.5.2 Ovarialtumoren

Funktionelle Ovarialzysten

> **DEFINITION**
>
> **Funktionelle Ovarialzysten:** Durch Flüssigkeitsretention bedingte Zysten, am häufigsten **Follikelzysten** und **Corpus-luteum-Zysten.** Vor allem durch die Verwechslungsgefahr mit bösartigen Ovarialtumoren von Bedeutung.

Krankheitsentstehung

Follikelzysten entstehen, wenn im Ovar zwar ein Eifollikel heranreift, die Ovulation jedoch aufgrund eines hormonellen Ungleichgewichts ausbleibt und der Follikel weiterbesteht. Sie treten am häufigsten während und kurz nach der Pubertät und im Klimakterium auf.

Corpus-luteum-Zysten bilden sich aus dem Gelbkörper, oft zu Beginn einer Schwangerschaft.

Symptome, Befund und Diagnostik

Funktionelle Ovarialzysten zeigen sich durch Zyklusstörungen und geringe Unterbauchschmerzen. Viele Frauen haben keine Beschwerden.

Bei der gynäkologischen Untersuchung ist das Ovar mäßig vergrößert und oft leicht druckschmerzhaft.

Die Ultraschalluntersuchung ergibt eine höchstens tennisballgroße, einkammerige Zyste ohne solide Anteile.

Komplikationen

Hauptkomplikationen sind **Zystenruptur** oder **Stieldrehung,** die beide mit akuten Unterbauchschmerzen einhergehen und zum akuten Abdomen (→ 24.2.3) führen können.

Behandlungsstrategie

Oft kann zunächst abgewartet werden. Die meisten funktionellen Zysten bilden sich innerhalb von 2–3 Zyklen spontan zurück. Ansonsten werden im nächsten Zyklus Hormone gegeben (→ Pharma-Info 34.1). Geht die Zyste auch hierunter nicht zurück oder zeigen sich bei der Erstuntersuchung Septen oder solide Anteile, besteht Tumorverdacht, und es muss eine histologische Abklärung erfolgen.

Bei akuten Beschwerden muss sofort laparoskopiert werden (→ 34.3.6).

Gutartige Ovarialtumoren

Schätzungsweise 1 % aller Frauen entwickeln einen **gutartigen Ovarialtumor.** Da sich gut- und bösartige Ovarialtumoren in ihren Symptomen nicht unterscheiden und auch die Ultraschalluntersuchung keine Gewissheit bringt, muss bei jedem soliden oder solid-zystischen Tumor laparaskopiert oder laparatomiert werden. Erweist sich der Tumor als gutartig, wird lediglich der Tumor selbst entfernt.

Ovarialkarzinom

> **DEFINITION**
>
> **Ovarialkarzinom:** Vom Oberflächenepithel ausgehender, bösartiger Tumor des Ovars. Lebenszeithäufigkeit knapp 1,5 % bei Frauen, mit steigendem Lebensalter zunehmende Häufigkeit (mittleres Erkrankungsalter 69 Jahre). 5-Jahres-Überlebensrate ca. 40 % [11].

Das **Ovarialkarzinom** ist der bei Weitem häufigste bösartige Ovarialtumor. **Bindegewebs-** oder **Keimzelltumoren** *(Germinome, Chorionkarzinome, Dottersacktumoren, Embryonalzellkarzinome)* sind wesentlich seltener.

Krankheitsentstehung

Bei etwa 5–10 % der Patientinnen handelt es sich um ein familiäres Ovarialkarzinom, v. a. bei BRCA-1- und -2-Veränderungen (→ 34.4.2). Ansonsten ist die genaue Ursache unbekannt und von einer multifaktoriellen Entstehung auszugehen. Beispielsweise reduziert langfristige Einnahme der „Pille" das Risiko.

Symptome und Untersuchungsbefund

> **Spät-Symptome**
>
> Ovarialtumoren führen meist spät zu Beschwerden, da sie sehr groß werden können, bevor sie andere Organe beeinträchtigen.

Die **Symptome** des Ovarialkarzinoms sind meist unspezifisch:
- Unklare Unterbauchschmerzen

- Völle-, Fremdkörpergefühl, evtl. Zunahme des Leibesumfangs durch den Tumor selbst oder infolge tumorbedingten Aszites (→ 25.2.2)
- Blasenbeschwerden, unspezifische Darmsymptome
- Bei Stieldrehung oder Ruptur des Tumors Bild eines akuten Abdomens (→ 24.2.3)
- In fortgeschrittenen Stadien Allgemeinsymptome wie Leistungsminderung und Gewichtsverlust.

Der Tumor lässt sich meist bei der körperlichen Untersuchung tasten. Bei der rektalen oder rektovaginalen Untersuchung tastbare Knoten im Douglas-Raum sind Zeichen einer bereits erfolgten Ausbreitung im kleinen Becken.

Diagnostik und Differenzialdiagnose

Die Untersuchungen zur Diagnostik und Differenzialdiagnose bestehen in:

- Vaginaler und abdominaler Sonografie
- Blutuntersuchung (CRP, BB, CA 125 als Tumormarker)
- Ggf. CT/MRT, Rekto- bzw. Koloskopie (→ 34.3.5), Zystoskopie (→ 33.3.5) und i. v.-Urogramm (→ 33.3.4).

Behandlungsstrategie

Bei allen unklaren Ovarialtumoren ist die Laparotomie mit intraoperativer Schnellschnittuntersuchung (→ 42.8) des Tumors Methode der Wahl. Ergibt diese ein Ovarialkarzinom, muss radikal operiert werden, denn makroskopische Tumorfreiheit verbessert die Prognose. Oft müssen nicht nur Uterus, Tuben, beide Ovarien, großes Netz und pelvine und paraaortale Lymphknoten, sondern auch Blasen- oder Darmanteile entfernt werden, ggf. mit Anlage eines Enterostomas (→ 8.2.7)

Meist erfolgt im Anschluss an die Operation eine platinhaltige Chemotherapie, evtl. ergänzt durch eine zielgerichtete Therapie (→ 27.5). Die Strahlentherapie spielt eine untergeordnete Rolle [17].

Pflege

Pflege bei onkologischen Erkrankungen → 27.1
Stomatherapie, -pflege → 8.2.7
Prä- und postoperative Pflege → 44.2, → 44.5

Präoperative Pflege

- Vor der OP Darmreinigung (orale Laxanzien oder orthograde Darmspülung, → 24.1.5) entsprechend der Arztanordnung bzw. den hausinternen Richtlinien
- Bei geplanter Anlage eines Enterostomas Hinzuziehen eines Stomatherapeuten, der bei der Feststellung der bestmöglichen Lokalisation behilflich ist. Er kann außerdem der Patientin Ängste nehmen und die spätere Versorgung erläutern.

Postoperative Pflege

- Nach einer radikalen Operation werden die Frauen ggf. während der ersten postoperativen Tage auf der Intensivstation betreut
- Bei Entfernung der Beckenlymphknoten ist postoperativ auf eine Lymphödemprophylaxe an der unteren Extremität (→ 34.1.5) zu achten, u. a. Beine leicht erhöht positionieren und s. c.-Injektionen zur Thromboseprophylaxe in den Oberarm verabreichen.

Psychische Begleitung

Eine Entfernung der inneren Geschlechtsorgane ist ein einschneidendes Erlebnis, die Frau ist in ihrem Selbstwertgefühl und Körperbild beeinträchtigt (→ 34.1.1, → 34.4.2). Junge Frauen sind darüber hinaus damit konfrontiert, keine Kinder mehr bekommen zu können. Zusätzlich belastet ggf. die Anlage eines Enterostomas.

Gesprächsbereitschaft, empathische und wertschätzende Kommunikation, aber auch sachliche Informationen unterstützen den Bewältigungsprozess der Frau, auf ihren Wunsch unter Einbeziehung des Partners und der Familie.

34.6 Erkrankungen des Uterus

34.6.1 Uteruspolyp

DEFINITION

Uteruspolyp: Gutartige Schleimhautwucherung in Gebärmutterhalskanal **(Zervixpolyp)** oder Gebärmutterhöhle **(Korpuspolyp).**

Zervixpolypen können zu Fluor (→ 34.2.1) oder zu Kontaktblutungen (etwa beim Geschlechtsverkehr) führen, da sie häufig aus dem Gebärmuttermund herausragen (→ Abb. 34.25). Viele Zervixpolypen machen jedoch gar keine Beschwerden und werden nur zufällig diagnostiziert.

Hauptsymptome von **Korpuspolypen** sind Blutungen außerhalb der Menstruation, meist Schmierblutungen, oder Blutungen nach der Menopause. Möglicherweise haben die Patientinnen Unterbauchschmerzen.

Zervixpolypen können fast immer, Korpuspolypen nur selten bei der Spekulumuntersuchung gesehen werden.

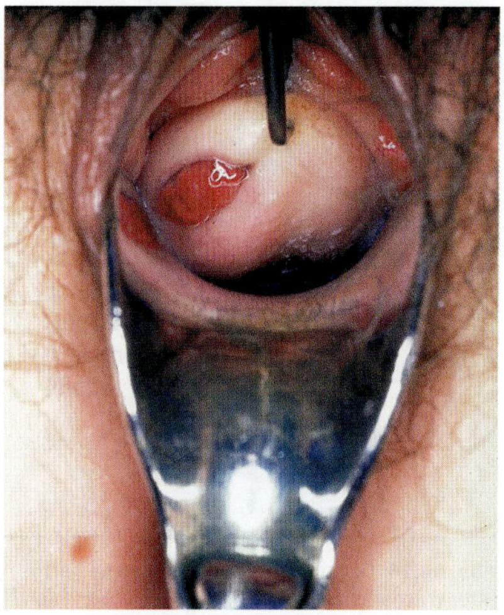

Abb. 34.25 Zervixpolyp, der aus dem Muttermund herausragt. [T192]

Ein Zervixpolyp wird abgedreht und seine Basis durch anschließende Abrasio abgetragen.

Bei Korpuspolypen sind immer **Hysteroskopie** *(Spiegelung der Gebärmutterhöhle)* und Abtragung der Polypen (→ 34.3.7) erforderlich, um ein Endometriumkarzinom (→ 34.6.4) auszuschließen.

Pflege wie bei Abrasio (→ Tab. 34.1, → Tab. 34.2).

34.6.2 Uterusmyom

DEFINITION

Uterusmyom: Gutartiger Tumor der glatten Uterusmuskulatur. Sehr häufig (ca. 40 % aller Frauen über 40 Jahre), jedoch nicht selten asymptomatisch.

Uterus myomatosus: Vorkommen zahlreicher Myome.

Krankheitsentstehung

Die Ursache von **Uterusmyomen** ist unklar. Sicher ist jedoch, dass Östrogene das Myomwachstum fördern.

Symptome und Untersuchungsbefund

Viele Myome bereiten keine Beschwerden. Ansonsten sind die Symptome abhängig von Lage (→ Abb. 34.26, → Abb. 34.27), Anzahl und Größe der Myome:

- Zyklusstörungen (→ 34.2.2): Verlängerte oder zu starke Menstruationen, Zwischenblutungen, Dysmenorrhö
- Gehäufte Fehlgeburten (→ 34.15.5)
- Bei Druck auf Nachbarorgane (Blase, Darm) Harnaufstau, Dysurie, Obstipation

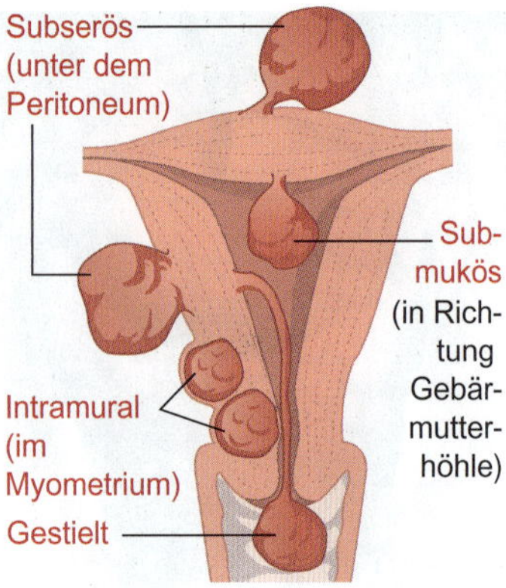

Abb. 34.26 Benennung der Uterusmyome nach ihrer Wuchsrichtung. [L190, A400]

- Druckgefühl im Unterleib
- Bei Stieldrehung Bild eines akuten Abdomens (→ 24.2.3).

Nach der Menopause schrumpfen die Myome durch die verminderte Östrogenproduktion in der Regel, und die Beschwerden bessern sich oder verschwinden.

Bei der gynäkologischen Untersuchung können die Myome meist als Knoten ertastet werden.

Diagnostik und Differenzialdiagnose

Die Diagnosesicherung erfolgt v.a. sonografisch. Gelegentlich kann eine Laparoskopie (→ 34.3.6), eine Hysteroskopie oder eine fraktionierte Abrasio (→ 34.3.7) erforderlich sein.

Bei Verdacht auf einen bösartigen Tumor sind weitere Untersuchungen angezeigt (→ 34.6.3).

Behandlungsstrategie

Oft ist (zunächst) keine Therapie erforderlich. Regelmäßige Kontrollen alle 3–6 Monate sollen eine (seltene) Entartung zum **Leiomyosarkom** (von den glatten Muskelzellen ausgehender, bösartiger Tumor) frühzeitig erfassen.

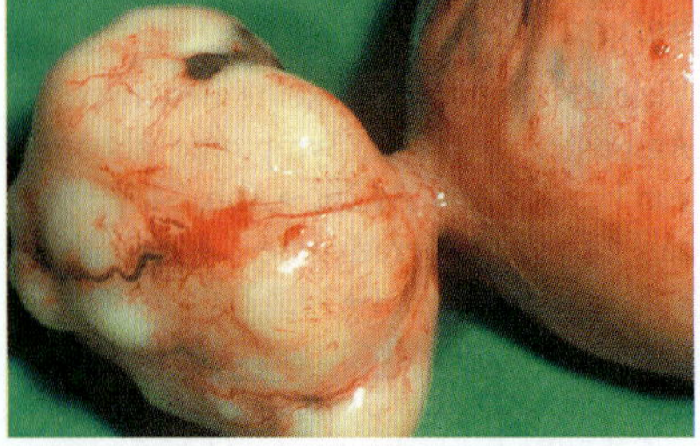

Abb. 34.27 Gestieltes subseröses Myom (OP-Präparat). [M436]

Bereitet das Myom Beschwerden oder drohen Komplikationen, wird operiert. Bei jungen Frauen mit Kinderwunsch kann das Myom zunächst mit GnRH-Agonisten (z. B. Enantone-Gyn®) oder Ulipristalacetat (Esmya®) verkleinert und dann – möglichst laparoskopisch – aus der Gebärmutter ausgeschält *(enukleiert)* werden. Bei abgeschlossener Familienplanung rät der Arzt in der Regel zu einer **abdominalen Hysterektomie** *(Entfernung der Gebärmutter)*. Auch möglich sind eine **vaginale** oder eine **laparoskopische Hysterektomie** (durch die Vagina bzw. durch eine Bauchspiegelung), ebenso eine **laparoskopisch assistierte vaginale Hysterektomie** *(LAVH,* kombiniert laparoskopisch – vaginal) oder eine **laparoskopische suprazervikale Hysterektomie** (mit Belassen der Zervix).

Pflege nach Hysterektomie

Prä- und postoperative Pflege → 44.2, → 44.5
Pflege bei gynäkologischen Operationen → Tab. 34.1, → Tab. 34.2

Nach vaginaler Hysterektomie ist zu beachten:

- Meist liegt für 24–48 Std. eine Vaginaltamponade. Trotzdem müssen die Vorlagen regelmäßig kontrolliert und erneuert werden. Bei einer (wieder) zunehmenden vaginalen Nachblutung informieren die Pflegenden den Arzt
- Eine sorgfältige Intimpflege 2-mal täglich und nach dem Stuhlgang dient der Infektionsprophylaxe
- Vaginales Wundsekret entleert sich noch bis zu zwei Wochen nach der Operation. Kleinere Nachblutungen am 7.–10. postoperativen Tag sind durch die Ablösung von Wundschorf bedingt und bedürfen im Regelfall keiner besonderen Therapie.

Psychische Begleitung

Ähnlich dem Verlust einer Brust empfinden viele Frauen die Gebärmutterentfernung als tiefgreifenden Organverlust, auch wenn sie keine Kinder mehr möchten und die Hysterektomie nach außen nicht sichtbar ist. Auch die Frage nach dem sexuellen Empfinden nach der Operation beschäftigt die Frauen unterschiedlich stark und kann sie verunsichern. Die Pflegenden bemühen sich, solche Befürchtungen zu erspüren und darauf einzugehen. Sie ermutigen die Frauen, ihre Gefühle zu äußern, und vermitteln ggf. ein Gespräch mit dem Arzt.

Prävention und Gesundheitsberatung

- Körperliche Schonung auch nach der Entlassung. Keine Belastungen wie schweres Heben und Tragen oder Leistungssport für die nächsten 3 Monate
- Verzicht auf Vollbäder, Schwimmbad- und Saunabesuche für die nächsten 6 Wochen zur Infektionsprophylaxe
- Beckenbodentraining (→ 34.1.4) für mindestens 3 Monate, um eine Senkung der Scheidenwände (Descensus vaginae → 34.7) zu verhindern
- Bei erhaltenem Gebärmutterhals (suprazervikale Hysterektomie) weiterhin Vorsorgeuntersuchungen auf ein Zervixkarzinom.

SPICKZETTEL

Uterusmyom

Definition: Von der glatten Uterusmuskulatur ausgehender, gutartiger Tumor.
Ursache/Risikofaktoren: Ursache unklar, Wachstumsförderung durch Östrogene.
Symptome: Teilweise asymptomatisch. Ansonsten Leitsymptom verstärkte, verlängerte Menstruationen, Dysmenorrhö.
Diagnostik: Klinik, Sonografie.
Therapie/Pflege: Bei stärkeren Beschwerden Medikamente (z. B. GnRH-Agonisten), Operation (Enukleation = Myomentfernung, Hysterektomie = Gebärmutterentfernung).

34.6.3 Zervixkarzinom

DEFINITION

Zervixkarzinom *(Kollumkarzinom, Gebärmutterhalskrebs)*: Karzinom des Gebärmutterhalses, überwiegend Plattenepithelkarzinom. Entwickelt sich über die Vorstadien **Dysplasie/zervikale intraepitheliale Neoplasie** *(CIN)* und **Carcinoma in situ** (→ Tab. 34.6). Durch Früherkennungsuntersuchungen Häufigkeitssenkung in Deutschland auf 1,5 % aller Krebsneuerkrankungen. Mittleres Erkrankungsalter 55 Jahre. 10-Jahres-Überlebensrate insgesamt 61 % [11].

Krankheitsentstehung

Das **Zervixkarzinom** ist Folge einer Infektion mit bestimmten Typen **humaner Papillomaviren** *(Papilloma-Viren, High-Risk-HPV-Typen)*. Das Virus wird aber nach der Infektion bei den meisten Frauen aus dem Organismus elimiert und es kommt dann nicht zu einem Tumor. Früher erster Geschlechtsverkehr, häufiger Partnerwechsel (auch des Partners), mangelnde Hygiene und Rauchen erhöhen das Tumorrisiko.

Das Zervixkarzinom entsteht bevorzugt in der *Umwandlungszone* zwischen dem Plat-

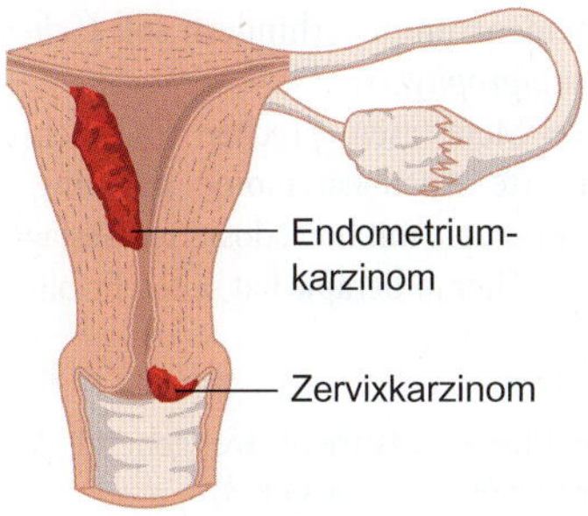

Abb. 34.28 Typische Lokalisationen von Endometriumkarzinom und Zervixkarzinom. [L138]

tenepithel der Portio und dem Zylinderepithel der Zervix (→ Abb. 34.28). Zunächst treten Atypien im Epithel auf, die als **zervikale intraepitheliale Neoplasie** *(CIN)* oder (allgemeiner) **Dysplasie** bezeichnet werden und deren leichtere Formen zum Teil reversibel sind. Es folgt das **Carcinoma in situ,** das die Basalmembran noch nicht durchbrochen hat, und schließlich das **invasive Karzinom** (→ Tab. 34.6). Ungefähr 80 % sind Plattenepithel-, ca. 20 % Adenokarzinome.

Symptome und Untersuchungsbefund

Das Zervixkarzinom bereitet lange Zeit keine Beschwerden. Später kommt es zu:

- Fleischwasserfarbigem, süßlich riechendem Fluor (→ 34.2.1)
- Unregelmäßigen Zwischenblutungen (Metrorrhagien → 34.2.2)
- Kontaktblutungen, z. B. beim Geschlechtsverkehr.

Oft ist das Zervixkarzinom bei der gynäkologischen Untersuchung (→ 34.3.3) im Gebärmuttermund sichtbar.

Diagnostik und Differenzialdiagnose

Bei der Sicherung der Diagnose stehen die zytologische Untersuchung von Zellabstrichen und die histologische Untersuchung von entnommenem Gewebe (Konisation, Knipsbiopsie → 34.3.7) an erster Stelle. Dem Staging dienen:

- Blutentnahme: ggf. Tumormarker SCC, CA 125 und CEA (→ 27.4.5)
- Vaginal-, abdominale Sonografie
- Evtl. Zystoskopie, Rektoskopie, i. v.-Urogramm (Harnleiterkompression? → 33.3.4), CT/MRT, Röntgen-Thorax.

Behandlungsstrategie

Bei einer länger bestehenden leichten Dysplasie oder bei einer schweren Dysplasie erfolgt eine Konisation (→ Tab. 34.6, → 34.3.7).

Die Behandlung des invasiven Zervixkarzinoms ist abhängig von der Ausbreitung des Tumors [18].

Operationen

In frühen Krankheitsstadien ist die Behandlung primär operativ. Bei einem Carcinoma in situ (→ Tab. 34.6) reicht in der Regel eine Konisation (→ 34.3.7).

Konnte das Carcinoma in situ mit der Konisation nicht vollständig entfernt werden oder hat die Patientin ihre Familienplanung abgeschlossen, erfolgt eine **Hysterektomie.** Die einfache Uterusentfernung ist auch bei sehr kleinen Karzinomen Methode der Wahl.

Meist aber ist die **Radikaloperation nach Wertheim-Meigs** erforderlich. Dabei werden der Uterus, das parametrane Gewebe, das obere Scheidendrittel und die Lymphknoten des Abflussgebiets entfernt. Ist eine postoperative Strahlentherapie erforderlich, können die Ovarien nach oben verlagert und mit Metallclips markiert werden. Diese sind röntgendicht und erleichtern bei der Bestrahlungsplanung die Lokalisation der Ovarien [18].

Strahlen- und Chemotherapie

Konnte der Tumor nicht sicher im Gesunden entfernt werden oder auch nicht alle Lymphknoten, schließt sich die *postoperative* Strahlentherapie an, entweder als **perkutane Bestrahlung** oder als lokale *Kontaktbestrahlung* (→ 43.11) und meist kombiniert mit radiosensibilisierender Cisplatin-Gabe *(Radiochemotherapie).* Die Kontaktbestrahlung wird aus Strahlenschutzgründen weitgehend im **Afterloading-Verfahren** durchgeführt: Ein Applikator (z. B. Zervixstift) wird in die Gebärmutter bzw. den Scheidenstumpf eingelegt, dann werden die Iridium-Kügelchen apparativ eingebracht und wieder entfernt. Da Harnblase und Darm im Bestrahlungsgebiet liegen, ist mit Nebenwirkungen wie Zystitis, Diarrhö und Strahlenproktitis zu rechnen.

Bei inoperablen Patientinnen oder sehr fortgeschrittener Erkrankung ist die *primäre* Radiochemotherapie Behandlung der Wahl. Zunehmend werden cisplatinhaltige Chemotherapien auch eingesetzt, um bei fortgeschrittener Erkrankung den Tumor zu verkleinern und dann operieren zu können [18].

Pflege

Pflege bei onkologischen Erkrankungen → Kap. 27
Strahlentherapie und Pflege → 27.5.5
Chemotherapie und Pflege → 27.5.1
Pflege bei gynäkologischen Operationen → Tab. 34.1, → Tab. 34.2
Prä- und operative Pflege → 44.2, → 44.5

Präoperative Pflege

- Nahrungsabbau abhängig von der geplanten Operation. Im Rahmen der Fast-Track-Chirurgie und minimal-invasiven Operationstechniken (→ 44.1) sind längere Zeiten der Nahrungskarenz nur noch vor Operationen mit Darmbeteiligung nötig (hausinternen Standard)
- Vor Konisation und Hysterektomie keine Darmreinigung, vor Wertheim-Meigs-Operation Klysma, bei Darmbeteiligung oder Enterostomanlage orthograde Darmspülung (→ 24.1.5, nach hausinternem Standard)
- Bei geplanter Entero- oder Urostoma-Anlage Hinzuziehen einer Stomatherapeutin (→ 8.2.8).

Postoperative Pflege

Stomatherapie und Stomapflege → 8.2.7

Nach einer *Wertheim-Meigs-Operation* wird die Patientin i. d. R. 1–3 Tage auf der Intensivstation betreut.

Pflegerische Schwerpunkte sind:

- Überwachung der Infusionstherapie und Pflege des venösen Zugangs, Flüssigkeitsbilanzierung
- Überwachung und Pflege der Drainagen (Easy-flow-, Redon-Drainage, → 44.5.5)
- Überwachung der Urinausscheidung und Pflege des Blasenverweilkatheters
- Beobachtung der Darmfunktion, ggf. Einleitung von Abführmaßnahmen nach Rücksprache mit dem Arzt
- Kostaufbau nach individueller Situation und hausinternem Standard. Bei Hysterektomie ohne Darmbeteiligung leichte Vollkost ab dem 1. postoperativen Tag. Nach Operationen mit Darmbeteiligung und Enterostomaanlage ist eine längere Nahrungskarenz zur Schonung der Anastomosen notwendig. Der Arzt bestimmt den Beginn des Kostaufbaus (bei guter Verträglichkeit dann zügig)
- Lymphödemprophylaxe bei Entfernung der Beckenlymphknoten (→ 34.1.5)
- Notwendige Prophylaxen, solange die Patientin noch nicht wieder mobil ist
- Sorgfältige Intimpflege 2-mal am Tag und nach dem Stuhlgang, Genitalspülung (→ 34.1.3)
- Psychische Begleitung → 34.4.2, → 34.6.2
- Auf Wunsch der Patientin Kontaktvermittlung zu Sozialdienst, Selbsthilfegruppe, Psychoonkologen.

Kontinenztraining

Durch Nervenirritation oder -verletzung oder als Folge einer Strahlentherapie kann es zu (vorübergehender) Harninkontinenz

(Drang-, Belastungs- und Mischinkontinenz) oder Blasenentleerungsstörung mit Restharnbildung kommen, auch Stuhlinkontinenz ist möglich (→ 8.1.6, → 8.2.4).

Bei Belastungs- und Mischinkontinenz ist Beckenbodentraining Maßnahme der Wahl (→ 34.1.4). Bei Dranginkontinenz sind Blasen- und Beckenbodentraining kombiniert sinnvoll (→ 8.1.6), evtl. auch Elektrostimulation. Eine Stuhlinkontinenz lässt sich mit Afterschließmuskel- bzw. Beckenbodentraining behandeln.

Der Beginn aller Maßnahmen zur Kontinenzförderung wird vom Arzt festgelegt (ab ca. 6. postoperativem Tag).

Bei Blasenentleerungsstörung mit Restharnbildung ist ein Ausscheidungstraining mit Restharnkontrollen notwendig, oft über Wochen. Varianten sind (hausinternen Standard beachten):

- Suprapubischen Blasenkatheter abklemmen, bei Harndrang spontan Urin lassen, Katheter öffnen und Restharnmenge messen
- Entfernung des transurethralen Blasenverweilkatheters am 6. postoperativen Tag. Spontanurin abwarten, dann sonografisch Restharn bestimmen.

Psychische Begleitung

Wie bei allen Tumoroperationen ist die psychische Begleitung ein Schwerpunkt pflegerischen Handelns. Die Diagnostik ist belastend, die Zeit bis zur Operation kurz und eine Wertheim-Meigs-Operation körperlich belastend. Für die Patientin bleibt kaum Zeit, sich psychisch mit der Situation auseinander zu setzen. Der Verlust von weiblichen Geschlechtsorganen kann die Frau in ihrem Selbstwertgefühl und ihrer Sexualität erheblich beeinträchtigen. Pflegende wissen um diese Situation und zeigen Gesprächsbereitschaft und Empathie. Sie bieten frühzeitig auch psychoonkologische oder seelsorgerische Betreuung an.

Prävention und Gesundheitsberatung

- Impfung von Jugendlichen (vor dem ersten Geschlechtsverkehr) gegen High-risk-HPV-Typen (z. B. Gardasil®, Cervarix®). Verhinderung der Infektion mit humanen Papillomaviren durch Verwendung von Kondomen
- Regelmäßige Inanspruchnahme der Früherkennungsuntersuchungen, für 20- bis 30-Jährige mit jährlichem Pap-Abstrich, danach Wahlmöglichkeit zwischen jährlichem Pap-Abstrich und Kombinationstest (Pap plus HPV-Test) alle 3 Jahre.

34.6.4 Endometriumkarzinom

DEFINITION

Endometriumkarzinom *(Korpuskarzinom)*: Gebärmutterhöhlenkrebs, ausgehend vom Endometrium. Derzeit mit knapp 5 % aller Tumoren bei Frauen vierthäufigster bösartiger Tumor. Vor der Menopause selten, mittleres Erkrankungsalter 69 Jahre. 10-Jahres-Überlebensrate ca. 75 % [11].

Krankheitsentstehung

Beim **Endometriumkarzinom** (→ Abb. 34.28) handelt es sich meist um ein Adenokarzinom. Als (Mit)Ursache wird ein lang andauerndes Überwiegen der Östrogene gegenüber den Gestagenen diskutiert *(Östrogendominanz)*.

Weitere Risikofaktoren sind Übergewicht, Bluthochdruck, Diabetes mellitus sowie eine **Endometriumhyperplasie,** die z. B. auch durch eine Tamoxifenbehandlung (→ Pharma-Info 34.1, → Tab. 34.7) begünstigt wird.

Symptome, Befund und Diagnostik

Leitsymptome sind:

- Blutungen nach der Menopause, bei Frauen im gebärfähigen Alter Metrorrhagien (→ 34.2.2)
- Eitriger, blutiger oder fleischwasserfarbener Fluor
- Seltener Schmerzen im Unterbauch.

Die gynäkologische Untersuchung ist oft unauffällig. Erst spät ist die Gebärmutter vergrößert oder im Muttermund ein Tumor sichtbar.

Bei Verschluss des Muttermunds mit nachfolgender Entzündung kann es zur **Pyometra** *(Eiteransammlung in der Gebärmutterhöhle)* kommen.

Die Veränderungen des Endometriums können oft (vaginal-)sonografisch dargestellt werden. Die Sicherung der Diagnose erfolgt durch fraktionierte Abrasio (→ 34.3.7), evtl. in Kombination mit einer Hysteroskopie (→ 34.12).

Die Staging-Untersuchungen entsprechen in etwa denjenigen des Zervixkarzinoms (→ 34.6.3).

Behandlungsstrategie

Wie beim Zervixkarzinom steht die operative Behandlung mit Entfernung des Uterus einschließlich Adnexe und evtl. Beckenlymphknoten im Vordergrund. Häufig folgt eine perkutane und intrakavitäre Strahlenbehandlung (→ 43.11), die v. a. Rezidive am Scheidenstumpf verhindern soll *(Scheidenstumpfprophylaxe)*.

Bei Metastasen sprechen v. a. hoch differenzierte Adenokarzinome auf eine Hormontherapie mit hoch dosierter Gestagengabe an. Chemotherapie hat selten Erfolg [19].

Pflege

Die Pflege entspricht weitgehend der bei Zervixkarzinom (→ 34.6.3).

34.7 Descensus uteri

DEFINITION

Descensus uteri: Gebärmuttersenkung. Tiefertreten von Uterus und Vaginalwänden *(Descensus uteri et vaginae)* aufgrund einer Schwäche des bindegewebigen Halteapparats. Trotz Rezidivneigung insgesamt gute Prognose.

Uterusprolaps: Gebärmuttervorfall. Schwerstform des Descensus uteri mit „Umstülpen" der Scheide. Beim **Partialprolaps** sinken die Scheidenwände und der Uterus teilweise, beim **Totalprolaps** vollständig vor die Vulva.

Krankheitsentstehung

Dem **Descensus uteri** liegt ein Missverhältnis zwischen Belastbarkeit und tatsächlicher Belastung des Beckenbodens zugrunde. Bedeutsam sind vor allem körperliche Anstrengung (z. B. schweres Heben), Übergewicht und Geburten im Zusammenspiel mit anlagebedingter Bindegewebsschwäche.

Durch die Verbindung von Uterus und Vagina mit Harnblase und Rektum können diese mit heruntergezogen werden (→ Abb. 34.29). Dann führt der Deszensus der *vorderen* Vaginalwand zu einer **Zystozele** und der Deszensus der *hinteren* Scheidenwand zu einer **Rektozele** und/oder **Enterozele.** Die Kombination beider heißt dementsprechend **Zysto-Rektozele.**

Symptome, Befund und Diagnostik

Viele Patientinnen haben keine Beschwerden. Hauptsymptome sind:

- Druckgefühl nach unten
- Uncharakteristische Schmerzen in Unterbauch und Rücken
- Fluor, da Scheidenwände und Zervix häufig gereizt oder entzündet sind
- Harnwegsinfekte und Obstipation durch deszensusbedingte Veränderungen an Blase und Darm
- Belastungsinkontinenz (→ 8.1.6), zunächst nur bei körperlicher Anstrengung, später auch beim Gehen oder sogar im Liegen

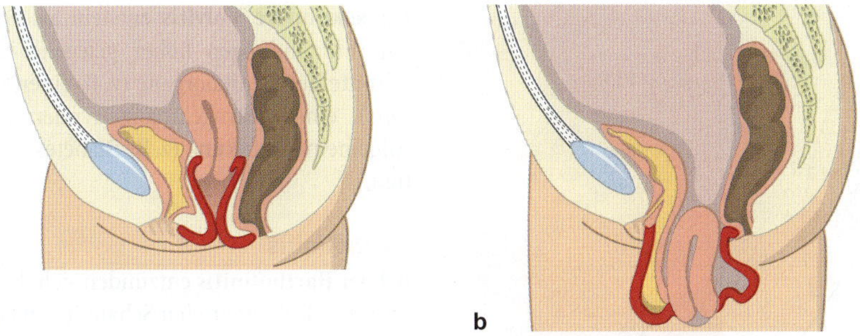

a b

Abb. 34.29 Descensus uteri. Beginnender Descensus uteri (a). Totalprolaps des Uterus (b). [L138]

- Geh- und Sitzbehinderung
- Schleimhautulzerationen an prolabiertem Uterus und Vaginalwänden.

Die Diagnosestellung erfolgt durch die gynäkologische Untersuchung, bei der das Tiefertreten des Uterus sichtbar wird. Beim Pressen kommt es oft zum unwillkürlichen Urinverlust. Technische Untersuchungen, etwa Beckenbodensonografie oder urodynamische Druckmessungen (→ 33.3.5), dienen der Planung der geeigneten Therapie.

Behandlungsstrategie

In leichten Fällen können ein gezieltes Beckenbodentraining (→ 34.1.4) und – bei älteren Frauen mit Östrogenmangel – die lokale Gabe von Östrogenen ausreichend sein.

Bei stärkerem Deszensus besteht die Therapie in der Operation. Hierbei werden je nach Ausmaß und Lokalisation der Senkung verschiedene Operationsmethoden eingesetzt, z. B. *vordere* oder *hintere Scheidenplastik* **(Kolporrhaphie),** bei abgeschlossener Familienplanung evtl. auch in Kombination mit einer vaginalen oder laparoskopischen Hysterektomie (→ 34.6.2) oder einer sacrospinalen Fixationsoperation der Scheide.

Als konservative Maßnahme, etwa bei Inoperabilität, kann ein der Scheidengröße angepasstes **Pessar** aus Hartgummi oder Silikon in die Scheide eingelegt werden, um den Uterus in Position zu halten. Allerdings können auch bei regelmäßigem Wechsel – täglich durch die Patientin selbst oder von Pflegefachpersonen (nach Anleitung) oder durch den Arzt (in längeren Abständen, z. B. vierwöchig) Druckgeschwüre und Entzündungen der Vagina auftreten. In Ausnahmefällen (starke Beschwerden, Inoperabilität, keine Pessarversorgung möglich, kein Geschlechtsverkehr mehr erwünscht) kann der Scheideneingang ohne Gebärmutterentfernung verschlossen werden **(Kolpokleisis)** [20].

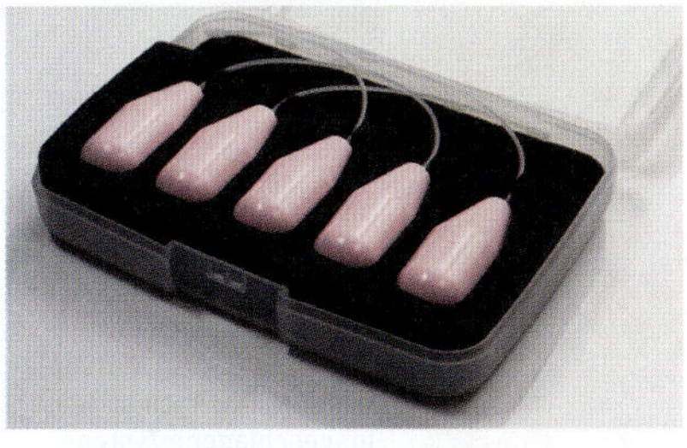

Abb. 34.30 Vaginalkonen gleicher Größe mit unterschiedlichem Gewicht. [V808]

Pflege

Prä-und postoperative Pflege → 44.2, → 44.5
Pflege vor und nach Hysterektomie → Tab. 34.1, → Tab. 34.2, → 34.6.2
Pflege bei Harninkontinenz → 8.1.6

Prävention und Gesundheitsberatung

- Informationen zur Vorbeugung:
  - Rückbildungsgymnastik nach Geburten über mehrere Monate
  - Vermeiden häufigen schweren Hebens oder anderer Druckerhöhungen im Abdomen (z. B. Pressen zum Stuhlgang)
  - Bei Übergewicht Gewichtsabnahme
- Motivation zum konsequenten Beckenbodentraining (→ 34.1.4) nach Anleitung durch die Physiotherapeutin. Erfolge zeigen sich erst nach Wochen bis Monaten, evtl. kann aber eine Operation vermieden werden
- Anleitung zur Benutzung von **Vaginalkonen** (*Scheidenkegeln,* → Abb. 34.30). Die Konen werden wie ein Tampon in die Vagina eingeführt. Durch das Gewicht kontrahiert sich die Beckenmuskulatur, um ein Herausfallen zu verhindern. Die Frau sollte mehrfach täglich üben. Sie beginnt mit dem leichtesten Konus und versucht, diesen 10–15 Min. lang zu halten, auch im Stehen und Gehen, beim Husten, Niesen oder Lachen. Gelingt dies zuverlässig, setzt sie die Übungen mit dem nächstschwereren Konus fort.

34.8 Endometriose

DEFINITION

Endometriose: Vorkommen von gebärmutterschleimhautähnlichen Zellen außerhalb der Gebärmutterhöhle. Lokalisation sowohl im Bereich der inneren und äußeren Geschlechtsorgane (z. B. Myometrium, Ovarien, Tuben) als auch in entfernten Organen (Harnblase, Darm, Nabel, Lunge) oder Laparatomienarben. Befällt Frauen im gebärfähigen Alter. Leitsymptom Unterbauchschmerz, außerdem wichtige Sterilitätsursache.

Krankheitsentstehung

Die Ursache der **Endometriose** ist unklar. Diskutiert werden u. a. die Umwandlung ortsständiger Zellen und die Verschleppung von Endometriumzellen während der Menstruation *retrograd* („rückwärts") durch die Tuben in die Bauchhöhle oder über den Blut- oder Lymphweg in andere Organe mit nachfolgender Einnistung.

Symptome, Befund und Diagnostik

Das verschleppte Gewebe reagiert wie die Gebärmutterschleimhaut auf die Hormonschwankungen während des Zyklus.

Die daraus resultierenden Symptome sind abhängig von der Lokalisation der Schleimhaut (→ Abb. 34.31):

- Dysmenorrhö und verstärkte Menstruationen (→ 34.2.2) bei Endometrioseherden in der Muskelschicht der Gebärmutter
- Kreuzschmerzen und Schmerzen beim Geschlechtsverkehr bei Lokalisation hinter der Zervix
- Makrohämaturie und Blutung aus dem Darm bei Lokalisation in Blase bzw. Darm
- Zystische Auftreibungen des Ovars, die wegen ihrer Farbe auch als *Teer-* oder *Schokoladenzysten* bezeichnet werden, falls das Blut nicht abfließen kann
- Dauerschmerzen bei Verwachsungen infolge der Endometriose
- Sterilität (möglicherweise als einziges Symptom).

Zeitlicher Zusammenhang

Alle körperlichen Beschwerden in konstantem zeitlichem Zusammenhang mit dem Zyklus sind verdächtig auf eine Endometriose.

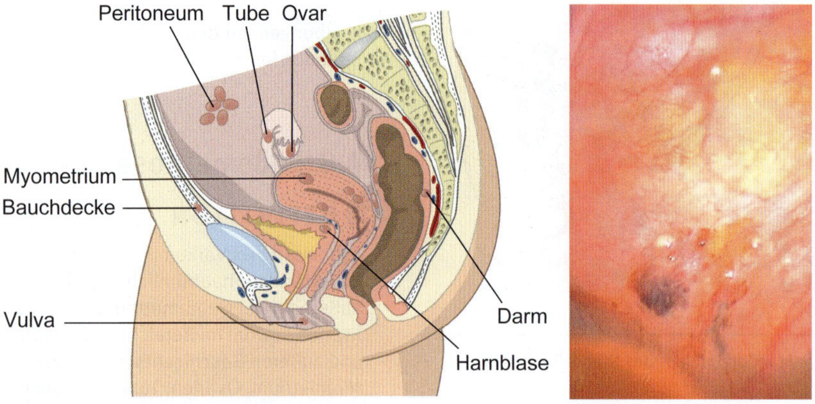

Abb. 34.31 Links mögliche Lokalisationen von Endometrioseherden, rechts Laparoskopiebefund bei peritonealer Endometriose an der Beckenwand. [L138, M453]

Die Diagnose kann meist durch Laparoskopie gesichert werden (➔ Abb. 34.31), ggf. wird auch eine Kolo- und Zystoskopie durchgeführt.

Behandlungsstrategie

Bei beschwerdefreien Frauen ist keine Behandlung nötig. Erste Wahl bei Therapienotwendigkeit ist meist die laparoskopische Entfernung der Herde.

Alternative ist die Unterdrückung der Herde durch Hormontherapie („Pille" mit hohem Gestagenanteil, z. B. Valette®, oder GnRH-Agonisten, z. B. Zoladex®, ➔ Pharma-Info 34.1, ➔ Tab. 34.7), ggf. auch prä- und postopertiv. Sport, Yoga und Entspannungsübungen können die Schmerzen abmildern, der Besuch einer Selbsthilfegruppe kann hilfreich sein. Vitamin-D-Substitution ist bei niedrigem Spiegel sinnvoll, die Einnahme von Pycnogenol (Rinde der franz. Seekiefer) scheint die Entzündung zu hemmen.

Mit der Menopause verschwinden die Beschwerden in aller Regel von selbst, da der hormonelle Wachstumsreiz wegfällt.

34.9 Erkrankungen von Vulva und Vagina

Sexuell übertragbare Krankheiten ➔ 32.5.5

34.9.1 Vulvitis und Kolpitis

DEFINITION

Vulvitis: Entzündung der Vulva.

Kolpitis *(Vaginitis):* Entzündung der Vagina.

Vulvitis und **Kolpitis** sind häufige Erkrankungen, die oft gemeinsam auftreten *(Vulvovaginitis).*

Krankheitsentstehung

Vulvitis

Ursache der **primären Vulvitis** ist zumeist die Reizung des äußeren Genitales:

- Mechanisch, z. B. durch zu enge Wäsche oder ungewöhnliche Sexualpraktiken
- Chemisch, z. B. durch Seifen oder Deos
- Infektiös, z. B. Herpesviren (➔ 30.8.2), Papillomaviren (*Condylomata acuminata, Feigwarzen, spitze Warzen,* ➔ Abb. 34.32, ➔ 32.5.1).

Die **sekundäre Vulvitis** entsteht als Folge von Entzündungen höher gelegener Abschnitte der Genitalorgane (z. B. einer Kolpitis), eines Östrogenmangels oder einer Allgemeinerkrankung (z. B. Diabetes mellitus).

Bartholinitis

Bei der **Bartholinitis** entzünden sich die im dorsalen Teil der großen Schamlippen gelegenen Bartholin-Drüsen, meist nur auf einer Seite. Verschließt sich der Drüsenausführungsgang, staut sich das Sekret, und es entsteht eine Pseudozyste, die tischtennisballgroß werden kann (**Bartholin-Zyste,** bei Abszessbildung **Bartholin-Abszess** genannt, ➔ Abb. 34.33).

Kolpitis

Die gesunde Vagina ist durch ihren sauren pH-Wert recht widerstandsfähig gegen Entzündungen. Scheidenspülungen und Antibiotika können das Scheidenmilieu so verändern, dass pathogene Bakterien, Pilze oder Trichomonaden (➔ 32.5.5) überwiegen und zu einer **Kolpitis** führen. Östrogenmangel nach der Menopause oder Diabetes mellitus begünstigen ebenfalls die Entwicklung einer Kolpitis.

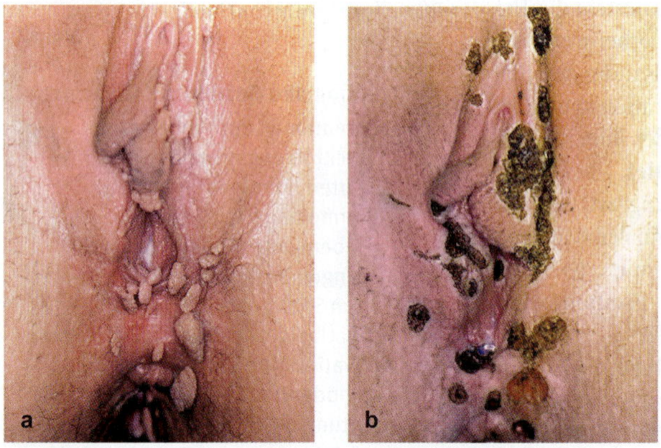

Abb. 34.32 Condylomata acuminata. Die Condylomata dehnen sich von der Vulva bis zum Anus aus (a). Vulva unmittelbar nach Abtragung der Condylomata mit einem Laser (b). [T192]

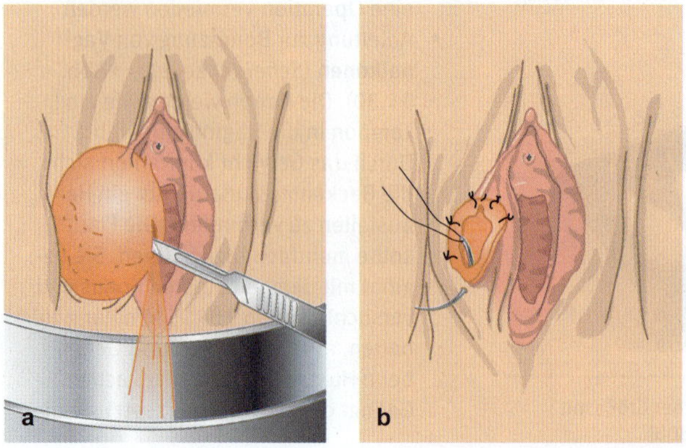

Abb. 34.33 Behandlung eines Bartholin-Abszesses. (a) Inzision eines Bartholin-Abzesses. (b) **Marsupialisation.** Die nach außen umgeschlagene Zystenwand wird mit der Haut vernäht und die Zyste trocknet aus. [L190, A400]

Symptome und Untersuchungsbefund

Leitsymptom der Vulvitis sind brennende Schmerzen und Juckreiz des äußeren Genitals. Bei der Kolpitis stehen Schmerzen und Wundheitsgefühl der Vagina sowie ein pathologischer Fluor (→34.2.1) im Vordergrund. Häufig hat die Patientin Schmerzen beim Wasserlassen und beim Geschlechtsverkehr. Eine Bartholin-Zyste bereitet Schmerzen beim Gehen und Sitzen.

Die erkrankten Bezirke sind gerötet, geschwollen und bei Berührung schmerzhaft. Bläschen weisen auf eine Herpesinfektion, Condylomata acuminata (→Abb. 34.32) auf eine Infektion durch Papillomaviren und weiße Beläge auf Pilze hin.

Diagnostik und Differenzialdiagnose

Die technischen Hilfsuntersuchungen dienen v. a. der Erregeridentifizierung:

- Erregersuche im Nativpräparat, evtl. Anlegen einer Kultur (auch mit speziellen Fertignährmedien z. B. für Gonokokken, Pilze und Chlamydien)
- Bei älteren Patientinnen immer Karzinomausschluss.

Behandlungsstrategie

Konnte ein Erreger nachgewiesen werden, steht dessen Beseitigung im Vordergrund. Oft ist eine Lokalbehandlung ausreichend:

- Vorgehen bei Bakterien, Pilzen, Trichomonaden oder Aminkolpitis (Infektion mit Haemophilus vaginalis), (→Pharma-Info 34.2)
- Bei Herpes genitalis je nach Schwere lokal oder systemisch Aciclovir oder Valaciclovir (z. B. Aciclovir ratiopharm® bzw. Valtrex®, →Pharma-Info 41.2)
- Entfernung von Condylomata acuminata z. B. mit Laser (→Abb. 34.32)
- Bei Bartholinitis **Marsupialisation,** das ist die operative Eröffnung der Zyste und Vernähen der Zystenwand nach außen mit dem Wundrand (in Narkose). Drainage bis zur Wundheilung (→Abb. 34.33)
- Wiederherstellung des sauren Milieus der Scheide zur Vermeidung von Rückfällen, z. B. durch Milchsäureovula zum Einlegen in die Scheide, etwa Vagiflor® oder Vagi-C®
- Bei älteren Patientinnen Ausgleich des Östrogenmangels durch lokale oder systemische Östrogengabe (z. B. Ovestin® Vaginalovula, Presomen 0,6 comp.® Drg.).

Zur Vermeidung von Rezidiven ist eine Behandlung der Grunderkrankung sowie bei infektiöser Ursache erregerabhängig eine Partnerbehandlung nötig, da es sonst zur Re-Infektion durch den nicht behandelten (evtl. beschwerdefreien) Partner kommt (Ping-Pong-Infektion).

Pflege

Nach einer Marsupialisation entspricht die Pflege der nach einer Abrasio (→34.3.7, →Tab. 34.1, →Tab. 34.2). Die Vorlagen werden regelmäßig gewechselt. Eine ausreichende Schmerztherapie ist nötig.

Prävention und Gesundheitsberatung

- Keine übertriebene Hygiene mit Seifen, Deos oder Scheidenspülungen praktizieren, da eine Vulvitis durch die Zerstörung des natürlichen Keimschutzes der Scheidenflora begünstigt wird. Zur Intimpflege nur milde Waschsubstanzen verwenden und Seifenreste gründlich abspülen

PHARMA-INFO 34.2: VAGINALTHERAPEUTIKA

Auf Vagina und Vulva beschränkte Erkrankungen können oft durch alleinige Verabreichung von **Vaginaltherapeutika** behandelt werden (Übersicht →Tab. 34.8).

Diese Vaginaltabletten *(Vaginalovula, Scheidenzäpfchen)* oder -cremes schmelzen bei Körpertemperatur bzw. werden im Vaginalsekret gelöst und entfalten eine lokale Wirkung ohne (wesentliche) systemische Nebenwirkungen. Dabei kann es sich um Einzel- oder Kombinationspräparate handeln.

Am häufigsten verschrieben werden Antimykotika gegen Pilzinfektionen.

Tab. 34.8 Übersicht über die Vaginaltherapeutika.

Substanz (Auswahl)	Bsp. Handelsname	Indikationen
Antibiotika und Antimykotika (→30.7.1, →30.9.1)		
• Clotrimazol • Econazol • Nystatin	• Canifug® • Gyno-Pevaryl® • Moronal®	Pilzinfektionen der Scheide und/oder der Vulva (v. a. Candida-Infektionen)
Metronidazol	Clont®, Vagimid®	Trichomonadeninfektionen der Scheide (zusätzliche systemische Therapie erforderlich); Aminkolpitis
Hormone		
Östrogene	Ovestin®, Oekolp®	Östrogenmangelerscheinungen der Scheide, v. a. Austrocknung, Juckreiz, Infektionsanfälligkeit, entzündliche Veränderungen
Weitere		
Antiseptika	Betaisodona®, Octenisept®	Scheidendesinfektion vor operativen Eingriffen
Lactobazillen	Döderlein®, Vagiflor®	Störungen der Vaginalflora
Milchsäure	Vagisan®	Wiederherstellung eines sauren Scheidenmilieus

Pflege

Pflegefachpersonen informieren die Patientin, wie die Vaginaltherapeutika eingeführt werden:

- Am besten unmittelbar vor dem Schlafengehen anwenden, da im Liegen weniger von der Substanz aus der Vagina abfließt
- Handschuh anziehen und das Vaginaltherapeutikum mit dem Finger oder einem Trägergerät in die hintere Vagina positionieren
- Vorlage verwenden.

Bei Bedarf übernehmen die Pflegefachpersonen die Anwendung.

- Mit korrekter Intimpflege (→ 6.2.3) Kolpitis durch Schmierinfektion von rektal nach vaginal vermeiden
- Atmungsaktive, nicht einengende Unterwäsche aus Baumwolle tragen, täglich wechseln
- Auf synthetische Unterwäsche, Nylonstrumpfhosen, Slipeinlagen mit Plastikfolie verzichten, da diese ein feucht-warmes Milieu begünstigen
- Vorgegebene Therapiedauer auch bei Beschwerdefreiheit einhalten, da sonst Rückfälle möglich sind.

34.9.2 Karzinome der Vulva und der Vagina

DEFINITION

Vulvakarzinom: Karzinom des äußeren weiblichen Genitale.

Vaginalkarzinom: Karzinom der Scheide.

Eher seltene Karzinome vorwiegend älterer Frauen. In den letzten Jahren allerdings deutliche Häufigkeitszunahme der Vulvakarzinome, v. a. bei vergleichsweise jungen Frauen.

Krankheitsentstehung

90 % der **Vulva- und Vaginalkarzinome** sind Plattenepithelkarzinome. Ihre Ursache ist unklar. Bei den nichtverhornenden Plattenepithelkarzinomen relativ junger Frauen spielen humane Papillomaviren eine Rolle.

Symptome, Befund und Diagnostik

Beim *Vulvakarzinom* führt die Frau meist quälender, chronischer Juckreiz zur Ärztin.

Symptome beim *Vaginalkarzinom* sind fleischwasserfarbiger Fluor (→ 34.2.1), Blutungen und Beschwerden beim Wasserlassen. Große Tumoren können auch Druckgefühl und Schmerzen hervorrufen.

Bei der gynäkologischen Untersuchung (→ 34.3.3) ist der Tumor in der Regel als Verhärtung, Knoten oder Geschwür sicht- und tastbar. Wichtig ist das Abtasten der regionalen Lymphknoten, da beide Karzinome rasch lymphogen metastasieren.

Die Diagnose wird durch die histologische Untersuchung einer Biopsie gesichert. Ggf. folgen Zystoskopie (→ 33.3.6), Rektoskopie (→ 24.3.3), i. v.-Urogramm (→ 33.3.4) und CT zur Ausbreitungsdiagnostik.

Behandlungsstrategie

Kleine Tumoren können mit Sicherheitsabstand entfernt werden, ggf. einschließlich der regionalen Lymphknoten. Ansonsten ist beim *Vulvakarzinom* eine **radikale Vulvektomie** erforderlich, d. h. die Entfernung der großen und kleinen Schamlippen, evtl. der Klitoris sowie – in aller Regel über separate Schnitte – der regionalen Lymphknoten. Evtl. sind weitergehende Resektionen nötig. Bei inoperablen Patientinnen kommen Strahlentherapie und elektrochirurgische Tumorabtragung in Betracht.

Das *Vaginalkarzinom* wird meist primär bestrahlt. Angewendet wird dabei meist eine Kombination aus lokaler Bestrahlung des Tumors im Afterloading-Verfahren und perkutaner Bestrahlung der Lymphknoten. Wegen der Lage der Nachbarorgane im Bestrahlungsgebiet können Schleimhautschäden und Fistelbildungen in Harnblase und Rektum vorkommen.

Pflege

Pflege bei onkologischen Erkrankungen → Kap. 27
Prä- und postoperative Pflege → 44.2, → 44.5

Präoperative Pflege

Präoperative Maßnahmen sind abhängig vom Befund und der geplanten Operation:
- Legen eines transurethralen Blasenverweilkatheters, bei Harnröhrenbefall suprapubischer Katheter
- Reinigungseinlauf, ggf. orthograde Darmspülung, wenn eine Operation mit Darmbeteiligung oder Enterostoma-Anlage geplant ist
- Haarkürzung gesamter Genitalbereich, vom Bauchnabel bis zum Anus und oberes Drittel der Oberschenkel.

Postoperative Pflege

Postoperative Pflege
Wegen des höheren Alters und der ausgedehnten Operation wird die Patientin meist einige Tage auf der Intensivstation betreut.
- Da das Wundgebiet recht groß ist und die Haut in diesem Bereich unter starker Spannung steht, die Patientin in den ersten Tagen Bettruhe einhalten lassen bzw. schonende Frühmobilisation durchführen, damit das Wundgebiet so wenig wie möglich belastet wird. Alle notwendigen Prophylaxen sorgfältig durchführen, ggf. Antidekubitusmatratze verwenden
- Bei Entfernung der Leistenlymphknoten Lymphödemprophylaxe (→ 34.1.5) durchführen, Beine leicht erhöht positionieren, Medikamente zur Thromboseprophylaxe nur in die Oberarme injizieren
- Wundgebiet auf Blutungen, Entzündungszeichen, Wundspannung, Nahtdehiszenz beobachten. Zur Wundreinigung und Intimpflege in den ersten Tagen Genitalspülung (→ 34.1.3) zweimal täglich und nach jedem Stuhlgang durchführen, antiseptischer Zusatz nach Arztanordnung. Vorlagen häufig wechseln
- Blasenverweilkatheter mehrere Tage belassen, er wird erst ca. am 5. postoperativen Tag bei guten Wundverhältnissen entfernt. Miktion beobachten, durch Gewebeschädigung und Nervenreizung ist das Wasserlassen zunächst häufig erschwert, schmerzhaft und auch mit anderem Urinstrahl
- Obstipationsprophylaxe durchführen (→ 24.2.6, → 8.2.6, → Pharma-Info 24.2)
- Patientin psychisch begleiten (→ 34.4.2, → 34.6.3), da eine Vulvektomie das Erscheinungsbild des äußeren Genitales sehr verändert und das Körperbild und die Sexualität der betroffenen Frau stark beeinträchtigen kann.

34.10 Klimakterisches Syndrom

DEFINITION

Klimakterium (der Frau): Wechseljahre (der Frau). Übergangsphase zwischen der Zeit der vollen Geschlechtsreife mit Fortpflanzungsfähigkeit und dem Senium (hier: ab etwa 15 Jahre nach der Menopause).

Menopause: Zeitpunkt der letzten von den Eierstöcken gesteuerten Menstruationsblutung.

Postmenopause: Zeit ab etwa einem Jahr nach der Menopause.

Klimakterisches Syndrom *(Menopausensyndrom, Wechseljahresbeschwerden):* Typische Beschwerdekombination, bedingt durch das Erlöschen der Ovarialfunktion.

Die etwa ab dem 45. Lebensjahr nachlassende Ovarialfunktion mit immer geringer werdender Gestagen- und Östrogenproduktion führt zu einer Reihe von Symptomen:
- Blutungsstörungen (→ 34.2.2), z. B. durch Gelbkörperinsuffizienz
- Vasomotorisch bedingte, meist anfallsartige Hitzewallungen, Schweißausbrüche und fleckige Hautrötungen
- Neurovegetative und psychosomatische Beschwerden, v. a. Schwindel, Herzklopfen, Schwächegefühl, erhöhte Reizbarkeit, Nervosität, Depressionen und Schlafstörungen
- Allmähliche Rückbildung der Brust und Atrophie der Genitalien, die sich z. B.

durch Trockenheit und Entzündungsanfälligkeit der Vagina und Vulva zeigt

- Gewichtszunahme
- Später Anstieg des kardiovaskulären Risikos, Haarausfall (durch Überwiegen der Androgene), Osteoporose (→29.6.1).

Wie eine Frau das Klimakterium erlebt, hängt jedoch von zahlreichen Faktoren ab, z. B. von der Persönlichkeit der Frau, ihrer Art, mit Beschwerden und veränderten Situationen umzugehen, und ihrem sozialen Umfeld. So kann z. B. der Auszug des letzten Kindes als Leere und Zeichen des Alters gesehen werden, aber auch als Freiheit und Möglichkeit, endlich einmal an sich selbst zu denken.

Viele Frauen fühlen sich durch Wechseljahresbeschwerden wenig beeinträchtigt oder kommen mit eigenen „Rezepten“ gut zurecht. Andere fühlen sich so sich so belastet, dass sie den Gynäkologen aufsuchen. Es gehört viel Fingerspitzengefühl dazu, herauszufinden, was die Patientin wirklich bedrückt. Sind es die organischen Probleme aufgrund des Hormonmangels, oder befindet sie sich in einer Lebenskrise, in der die Hormonmangelerscheinungen nur ein Problem von mehreren sind? Dann muss die Frau motiviert werden, das Klimakterium auch als Beginn eines neuen, lebenswerten Abschnitts zu sehen.

Behandlungsmöglichkeiten

Wünscht die Patientin eine medikamentöse Therapie, kommen in Betracht [21]:

- Naturheilkundliche Verfahren, z. B. die Phytotherapie
- Eine lokale Hormontherapie (z. B. mit Ovestin® Vaginalovula) gegen Beschwerden im Bereich der Vagina
- Bei sehr ausgeprägten Beschwerden eine systemische **Hormonersatztherapie** (*HRT*, →Pharma-Info 34.1). Welches Präparat gewählt wird, hängt z. B. davon ab, ob die Frau sich vor oder nach der Menopause befindet, ob sie eine gleichzeitige Empfängnisverhütung wünscht oder ob sie hysterektomiert ist. Für die peri- oder postmenopausale Hormonersatztherapie nicht hysterektomierter Frauen wird derzeit die transdermale Östrogengabe kombiniert mit der oralen Progesterongabe bevorzugt. Die Kontraindikationen entsprechen in etwa denen für die Gabe oraler Ovulationshemmer (→34.11).

Pro und Contra Hormonersatztherapie

Die Hormonersatztherapie ist nach wie vor umstritten. Zwar lindert sie v. a. die Hitzewallungen und vermindert das Risiko einer Osteoporose, doch erhöht sie nach heutigem Kenntnisstand das Risiko von venösen Thrombosen, Schlaganfall und möglicherweise Brustkrebs. Derzeit wird bei ausgeprägten Wechseljahresbeschwerden und nach individueller Risiko-Nutzen-Abwägung eine auf wenige Jahre beschränkte Hormontherapie empfohlen [22].

Tab. 34.9 Auswahl verschiedener Verhütungsmethoden (Kontrazeptiva) [20], [22].

Verfahren	Pearl-Index	Anwendung/Wirkmechanismus
Natürliche Verhütungsmethoden: Begrenzung des ungeschützten Geschlechtsverkehrs auf die unfruchtbaren Tage im Zyklus		
Symptothermale Methode	0,4–2	Kombination aus Beobachtung der Basaltemperatur (**Temperaturmethode,** auch mittels sog. *Temperaturcomputer*), des Zervixschleims (**Billings-Methode,** zum Zeitpunkt der Ovulation mehr, flüssiger, zu einem Faden ausziehbarer Schleim) sowie der Beschaffenheit des Muttermunds zur Bestimmung des fruchtbaren Zeitraums
Hormonspiegelmethode *(Hormoncomputer)*	1–6	Bestimmung der unfruchtbaren Tage aufgrund der LH- und Östradiolkonzentration im Urin, bestimmt von der Frau selbst mithilfe eines entsprechenden Geräts und Teststreifen
Mechanische Verhütungsmethoden: „Barriere“ für die Spermien		
Diaphragma	2–6 (in Komb. mit Spermizid)	Einführen in die Vagina kurz vor dem Geschlechtsverkehr, Verbleib bis mehrere Stunden danach
Portiokappe	2–7	Einführen in die Vagina kurz nach der Menstruation, Verbleib bis kurz vor der nächsten Menstruation
Kondom	3–5	Überstreifen über den erigierten Penis zum Auffangen des Spermas. Schützt gleichzeitig vor Infektionen
Intrauterinpessare (IUP, Spirale): Einnistungshemmung		
• **Ohne Hormonabgabe** • **Levonorgestrel freisetzend** *(Intrauterinsystem, IUS)*	• 2 • 0,1	• Einlegen in die Gebärmutter durch den Arzt, Verweildauer 3–5 Jahre • Bei IUP ohne Hormongabe verstärkte, bei Gestagenabgabe schwache oder ausbleibende Menstruationen • Möglichst nicht bei Frauen, die noch nicht geboren haben. Selten Spontanausstoßung, sehr selten Uterusperforation
Hormonelle Empfängnisverhütung: Hemmen der Spermienwanderung durch zähen Zervikalschleim, veränderter Endometriumaufbau, bei Östrogen-Gestagen-Kombinationen Hemmen des Eisprungs		
Östrogen-Gestagen-Präparate	0,2–0,5	• **Orale Ovulationshemmer** *(Pille)*: Tägliche Einnahme eines Hormonpräparats • **Hormonhaltiger Kunststoffring:** Einlegen in die Vagina für drei Wochen • **Hormonpflaster:** Drei Wochen lang Aufkleben je eines Pflasters pro Woche Kontraindikationen: Z. B. Raucherinnen über 35 Jahren, hormonabhängige Tumoren, ausgeprägte Hypertonie, erhöhte Gerinnungsbereitschaft, bestimmte Lebererkrankungen
Reine Gestagenpräparate	0,3–3	• **Minipille:** Tägliche Einnahme zur gleichen Tageszeit • **Dreimonatsspritze:** I. m.-Injektion eines Depotgestagens • **Hormonhaltiges Kunststoffstäbchen** (z. B. Implanon®): Implantation subkutan, z. B. am Oberarm, Liegedauer drei Jahre Auch für Frauen mit Kontraindikationen gegen Östrogene
Weitere		
Sterilisation	‹ 0,2	Beim Mann Unterbindung der Samenleiter, bei der Frau in der Regel laparoskopische Unterbindung der Eileiter. Weitgehend irreversibel

34.11 Empfängnisverhütung

Vor allem bei niedergelassenen Gynäkologen nimmt die Beratung zur **Empfängnisverhütung** *(Kontrazeption)* breiten Raum ein. Eine absolut zuverlässige und dabei nebenwirkungsfreie Methode der Empfängnisverhütung gibt es nicht. Beide Partner müssen *gemeinsam* überlegen, welche Methode ihren Bedürfnissen am ehesten gerecht wird (Übersicht → Tab. 34.9).

Die Zuverlässigkeit einer Methode wird durch den **Pearl-Index** angegeben (Zahl der ungewollten Schwangerschaften pro 100 Frauenjahre, d. h. Zahl der Frauen, die schwanger werden, wenn 100 Frauen die Methode ein Jahr lang anwenden). Ohne Empfängnisverhütung liegt der Pearl-Index bei ungefähr 80, beim **Coitus interruptus,** bei dem der Mann den Penis vor dem Samenerguss aus der Vagina zurückzieht, bei ca. 30.

Zyklus-Apps zur Berechnung der fruchtbaren bzw. unfruchtbaren Tage sind für eine zuverlässige Kontrazeption *nicht* geeignet.

34.12 Sterilität und Infertilität

DEFINITION

Sterilität: Kein Eintreten einer Schwangerschaft nach einem Jahr ungeschützten, regelmäßigen Geschlechtsverkehrs.

Infertilität: Bei der Frau Unfähigkeit, eine eingetretene Schwangerschaft auszutragen. Beim Mann meist synonym zu Sterilität verwendet.

In Deutschland bleibt jedes 7. Paar ungewollt kinderlos. Dabei liegt die Ursache in jeweils etwa 30 % bei der Frau (Übersicht → Abb. 34.34) oder beim Mann und in weiteren 30 % bei beiden Partnern. In etwa 10 % bleibt die Ursache unklar.

Später Kinderwunsch

Viele Paare in Mitteleuropa denken erst Anfang bis Mitte 30 an die Verwirklichung ihres Kinderwunsches. Die Fruchtbarkeit lässt jedoch auch bei gesunden Frauen jenseits des 30. Lebensjahrs deutlich nach.

Sterilitätsursachen beim Mann → 33.9.2

Sterilitätsursachen bei der Frau

- Bei der **ovariell bedingten Sterilität** kommt es durch Störungen der Ovarialfunktion zum Ausbleiben des Eisprungs *(Anovulation)* oder zu Funktionsstörungen des Gelbkörpers. Von einer **primären Ovarialinsuffizienz** spricht man, wenn die Störung im Ovar selbst begründet ist, z. B. bei Fehlbildungen oder nach Bestrahlung. Zur **sekundären Ovarialinsuffizienz** führen Störungen der Regulationszentren Hypothalamus und Hypophyse, z. B. durch prolaktinproduzierende Tumoren der Hypophyse, aber auch durch Stress. Allein der Wunsch nach einem Kind mit entsprechend hohem Erwartungsdruck („Zeugungsstress") kann zum Ausbleiben des Eisprungs führen
- Bei der **tubar bedingten Sterilität** liegt ein Verschluss oder eine Beweglichkeitsstörung der Tuben vor. Häufige Ursachen sind frühere Adnexitiden (→ 34.5.1) oder Endometrioseherde (→ 34.8)
- Bei der **uterin bedingten Sterilität** handelt es sich zumeist um eine *Infertilität,* die das Wachstum des Keims verhindert. Ursachen sind Myome (→ 34.6.2), Fehlbildungen, etwa ein **Uterus bicornis** *(Gebärmutter mit zwei hörnerartigen Ausstülpungen),* Septen in der Gebärmutter, intrauterine Verwachsungen oder Verklebungen nach Operationen
- Bei der **zervikal bedingten Sterilität** vermögen die Samenzellen den Schleimpfropf vor dem Gebärmuttermund nicht zu durchdringen. Dies kann bedingt sein durch eine mangelnde Produktion von Zervixschleim (etwa bei Östrogenmangel), anatomische Veränderungen (z. B. nach einer Konisation), entzündliche Veränderungen (Infektionen) oder immunologische Faktoren (Spermaantikörper)
- Auch **Allgemeinerkrankungen** wie Schilddrüsenstörungen (→ 26.3) oder Anorexia nervosa (→ 38.6.5) beeinträchtigen die weibliche Fruchtbarkeit.

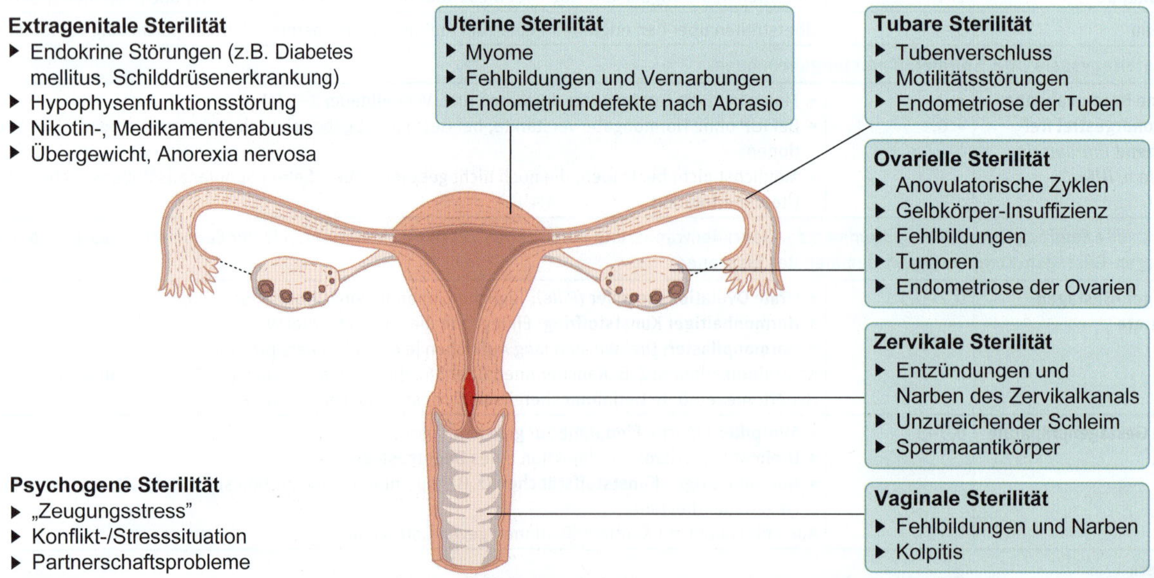

Abb. 34.34 Überblick über die Lokalisation wichtiger Sterilitätsursachen bei der Frau. [L138]

Diagnostik

Eine weitergehende **Sterilitätsdiagnostik** ist in der Regel angezeigt, wenn es nach einem Jahr regelmäßigen, ungeschützten Geschlechtsverkehrs nicht zu einer Schwangerschaft gekommen ist. Sie schreitet von weniger eingreifenden zu invasiven Maßnahmen fort und bezieht von Anfang an *beide* Partner ein (also frühe *Sperma-Diagnostik* beim Mann, → 33.9.2).

Nach gynäkologischer Anamnese (z. B. Zyklusstörungen?) und Untersuchung folgen bei der Frau:

- *Vaginale Sonografie* zum Nachweis v. a. von Ovarialtumoren oder Verdickungen der Eileiter. Im weiteren Verlauf der Diagnostik oder unter der Therapie kann der sprungbereite Follikel zur Zykluskontrolle nachgewiesen werden
- *Basaltemperaturkurve* (tägliche Temperaturmessung morgens vor dem ersten Aufstehen) zur Klärung, ob ein Eisprung stattgefunden hat und ob die Gelbkörperphase ausreichend lang ist. Die Temperatur sollte nach dem Eisprung um ca. 0,5 °C ansteigen und dann mindestens 10–11 Tage deutlich erhöht bleiben
- *Blutuntersuchungen:* Blutbild, Schilddrüsenwerte, Antikörper gegen bestimmte Infektionserreger, Hormonbestimmungen (z. B. Prolaktin, LH, FSH, Progesteron, Östradiol, Testosteron, ggf. Stimulationstests), bei Verdacht humangenetische Untersuchungen
- *Beurteilung des Zervixschleims* zum Zeitpunkt der Ovulation, da die Spermien den Muttermund bei Ausbleiben der hormonell bedingten Verflüssigung des Schleims nicht passieren können. Spezielle Tests prüfen, inwieweit die Samenzellen den Zervixschleim durchdringen können
- *Gestagentest,* bei negativem Ausfall ggf. *Östrogen-Gestagen-Test:* Die Patientin nimmt für einen definierten Zeitraum ein Hormonpräparat mit Gestagenen bzw. einer Östrogen-Gestagen-Kombination ein. Bei positivem Testausfall setzt nach Absetzen der Gestagen- bzw. der Östrogen-Gestagen-Gabe eine vaginale Blutung ein *(Entzugsblutung)*
- Bei weiter unklarer Ursache **Hysterosalpingokontrastsonografie** (Prüfung der Eileiterdurchlässigkeit durch Einbringen eines speziellen Ultraschallkontrastmittels in die Gebärmutter mit nachfolgender Sonografie), Laparoskopie (→ 25.3.5, → 34.3.6, Verwachsungen? Endometriose? Ovarialtumoren?). Letztere wird meist kombiniert mit einer **Hysteroskopie** *(Spiegelung der Gebärmutterhöhle)* und einer **Chromopertubation** (Einspritzen einer Farblösung in die Gebärmutter, bei durchgängigen Eileitern tritt Farbstoff in die Bauchhöhle aus).

Behandlungsstrategie

Die Behandlung ist ursachenabhängig:

- Bei *primärer Ovarialinsuffizienz* ist keine Behandlung möglich, da die Eierstöcke irreversibel funktionsunfähig sind
- Bei der *sekundären Ovarialinsuffizienz* reicht manchmal eine Normalisierung des Lebensstils (Hektik und Schichtarbeit vermeiden, Konflikte lösen). Ansonsten werden durch Zufuhr verschiedener Hormone eine Ovulation und eine ausreichend lange Gelbkörperphase angestrebt. Ist die sekundäre Ovarialinsuffizienz durch Allgemeinerkrankungen (etwa Schilddrüsenstörungen) bedingt, werden diese zuerst behandelt
- Bei einer *tubaren Sterilität* kann bereits die Injektion des Kontrastmittels bzw. des Farbstoffs geringere Verwachsungen lösen. Ansonsten wird durch Mikrochirurgie versucht, die Tubenpassage zu ermöglichen. Bei Erfolglosigkeit können reproduktionsmedizinische Maßnahmen versucht werden
- Bei der *uterinen Sterilität* werden die mechanischen Ursachen wie Septen oder Myome nach Möglichkeit operativ entfernt
- Bei der *zervikalen Sterilität* muss zunächst eine evtl. zugrundeliegende Entzündung beseitigt werden. Ansonsten wird versucht, die Schleimqualität durch lokale oder systemische Östrogengabe zu verbessern. Bei Antikörperbildung gegen das Sperma des Mannes sind Glukokortikoide und Kondomverkehr für mehrere Monate angezeigt, um durch Antigenkarenz (→ 31.2.2) ein Absinken des Antikörperspiegels zu erreichen.

Bei zervikaler Sterilität oder Antikörperbildung, aber auch bei verminderter Fruchtbarkeit des Mannes, kann eine künstliche **(intrauterine) Insemination** Erfolg bringen.

Reproduktionsmedizin

Reproduktionsmedizin bezeichnet eigentlich alle mit der Fortpflanzung verbundenen Fragen. Meist sind damit aber die verschiedenen Möglichkeiten der **technisch assistierten Reproduktion** gemeint.

- Bei der **künstlichen Insemination** wird aufbereitetes Sperma des Partners *(homologe Insemination)* oder eines fremden Spenders *(heterologe Insemination)* vor die Portio, in den Zervikalkanal oder die Gebärmutterhöhle gebracht
- Bei der **In-vitro-Fertilisation** (*IVF,* „Reagenzglasbefruchtung") werden zunächst durch Hormongabe mehrere Follikel zur Sprungreife gebracht und durch Laparoskopie oder vaginale Punktion entnommen. Die Befruchtung mit den Samenzellen des Mannes erfolgt in speziellen Kulturmedien in einem Reagenzgefäß („im Glas" = in vitro). 2–3 Tage später werden maximal drei Embryonen im Mehrzellenstadium mit einem Spezialkatheter in die Gebärmutterhöhle eingebracht *(Embryotransfer)*
- Ist die Spermaqualität des Mannes sehr schlecht oder können Spermien nur aus dem Nebenhoden (**MESA** = *mikrochirurgische epididymale Spermienaspiration*) oder Hoden (**TESE** = *testikuläre Spermienextraktion*) gewonnen werden, kann eine **intrazytoplasmatische Spermieninjektion** *(ICSI)* versucht werden, bei der ein Spermium unter dem Mikroskop direkt in die Eizelle injiziert wird. Der Embryotransfer erfolgt wie bei der In-vitro-Fertilisation.

Präimplantationsdiagnostik *(PID)* bezeichnet die Untersuchung einzelner embryonaler Zellen vor dem Transfer (mit nachfolgender Implantation nur gesunder Embryonen). Sie ist in Deutschland seit 2014 in zugelassenen PID-Zentren trotz des grundsätzlichen Verbots ausnahmsweise erlaubt, wenn das Risiko einer schweren genetisch bedingten Erkrankung hoch ist oder eine schwere embryonale

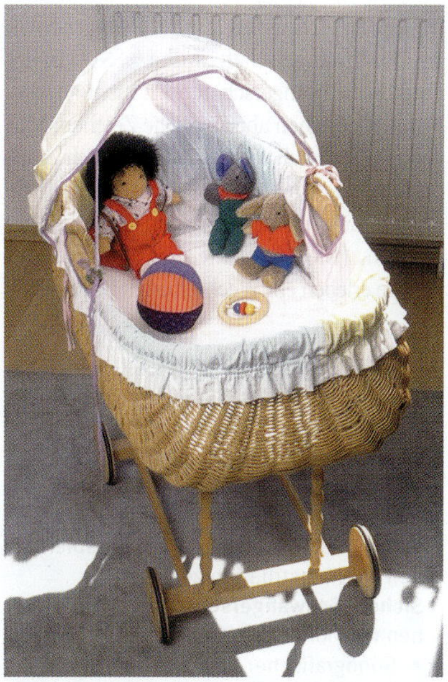

Abb. 34.35 Ungewollte Kinderlosigkeit. Die Trauer um das nie gehabte Wunschkind kann sich immer wieder bemerkbar machen. [K183]

Schädigung mit hoher Wahrscheinlichkeit einer Fehl- oder Totgeburt festgestellt werden soll. Das **Embryonenschutzgesetz** wurde entsprechend ergänzt.

Pflege

Paare mit unerfülltem Kinderwunsch, v. a. die Frau, sind psychisch enorm belastet (→ Abb. 34.35). Sterilitätsdiagnostik und -therapie bedeuten massive Eingriffe in Sexualleben und Intimsphäre. Nach einer Behandlung schwanken die Paare oft wochenlang zwischen Hoffen und Bangen. Ein erheblicher „Erfolgsdruck" und Gefühle von Schuld, Ärger, Neid und Hilflosigkeit führen nicht selten zu Verzweiflung, Depressionen, aber auch Partnerschaftskonflikten.

Die Pflegenden versuchen in Gesprächen, Impulse zu geben, die helfen, die bisherige Lebensführung bewusster zu betrachten oder ggf. die schmerzliche Wahrheit anzunehmen, keine Kinder bekommen zu können. Zur Unterstützung der ggf. nötigen Trauerarbeit können sich Frauen auch an eine Selbsthilfegruppe wenden.

34.13 Betreuung von Schwangeren

34.13.1 Veränderungen des mütterlichen Organismus in der Schwangerschaft

Die Schwangere im ersten Trimenon

Im **ersten Trimenon** (*Frühschwangerschaft*, 1.–13. Schwangerschaftswoche = SSW) ist der Frau die Schwangerschaft noch nicht anzusehen. Oft bestehen aber typische Zeichen: Müdigkeit, Spannen der Brüste, Geruchsempfindlichkeit, Übelkeit und Erbrechen. Viele Frauen müssen sich erst an den Gedanken gewöhnen, (wieder) Mutter zu werden, nicht wenige erleben ein Wechselbad der Gefühle.

Schwangerschaftszeichen

Zu den wichtigsten frühen **wahrscheinlichen Schwangerschaftszeichen** zählt neben dem *Ausbleiben der Menstruation* der *HCG-Nachweis*, der durch frei verkäufliche Schwangerschaftstests meist ab dem ersten Tag nach Ausbleiben der Menstruation gelingt.

Sichere Schwangerschaftszeichen gehen vom Kind aus. Dazu zählen:

- Sonografischer Nachweis des Embryos (ab 5. SSW)
- Sonografischer Nachweis der Herzaktionen (ab 7. SSW)
- Tasten des Kindes (ab etwa 18. SSW)
- Fühlen von Kindsbewegungen (ab ca. 20. SSW)
- Hören von fetalen Herztönen (Zeitraum sehr variabel je nach Untersuchungsmethode).

Die Schwangere im zweiten Trimenon

Das **zweite Trimenon** (14.–26. SSW) ist weniger mit Komplikationen behaftet, die werdende Mutter fühlt sich meist recht wohl.

Die körperlichen Veränderungen werden nun äußerlich erkennbar: Die Brüste werden voller, der Bauch wächst. Verstärkte Pigmentierung tritt insbesondere an den Brustwarzen und in der Mittellinie des Bauches auf. Dunkle Flecken im Gesicht **(Chloasma gravidarum)** bleiben manchmal nach der Geburt bestehen. Infolge der hormonellen Veränderungen und der starken Hautdehnung durch die Zunahme des Leibesumfangs können *Schwangerschaftsstreifen* **(Striae gravidarum)** entstehen.

Eine Gewichtszunahme von 1,5 kg pro Monat ist jetzt normal.

Gewichtszunahme

Die Gesamtzunahme von ca. 11 kg bis zum Ende der Schwangerschaft verteilt sich im Durchschnitt wie folgt:

Kind	3,5 kg
Fruchtwasser	0,8 kg
Plazenta	0,5 kg
Uterus	1,2 kg
Wasser	2,5 kg
Fettgewebe	2,5 kg

Das Blutvolumen nimmt um 1–1,5 l zu. Da die Hämoglobinbildung nicht im gleichen Maße steigt, sinkt der Hb auf ca. 12 g/dl **(physiologische Schwangerschaftsanämie).** Gleichzeitig steigt das Herzminutenvolumen bei unverändertem Blutdruck.

Der Tonus der gesamten glatten Muskulatur nimmt durch das Hormon Progesteron ab. Dies begünstigt Obstipation, Harnwegsinfekte, Varizen (→ 22.7.1) und Hämorrhoiden (→ 24.7.1). Dabei spielen auch mechanische Faktoren eine Rolle, beispielsweise Erschwerung des venösen Rückflusses durch den größer werdenden Uterus.

Die Schwangere im dritten Trimenon

Das **dritte Trimenon** (*Spätschwangerschaft*, ab 27. SSW) wird manches Mal von der werdenden Mutter beschwerlich erlebt, z. B. aufgrund von Sodbrennen oder weil der dicke Bauch stört beim Schlafen, Sitzen und Laufen. Die Leistungsfähigkeit kann vermindert sein, die Unfallgefährdung erhöht (Mutterschutz → 34.13.2). Trotzdem empfinden die meisten Frauen die Spätschwangerschaft als beglückend, da sie die Kindsbewegungen spüren und sich immer mehr eine Beziehung zu dem Ungeborenen aufbaut.

VORSICHT! Viele Hochschwangere leiden an einem **Vena-cava-Kompressionssyndrom** *(Rückenlage-Schock-, Vena-cava-Syndrom):* Der Uterus drückt in Rückenposition auf die untere Hohlvene (V. cava inferior), und das Herzminutenvolumen nimmt infolge des verminderten venösen Rückstroms zum Herzen ab. Der Frau ist schwindelig, ggf. bis zur Ohnmacht, sie wird blass und schwitzt. Legt sich die Mutter direkt bei Symptombeginn auf die linke Seite, bilden sich die Beschwerden sofort zurück und das Kind wird nicht geschädigt.

34.13.2 Beratung der Schwangeren

Schwangerschaft, Geburt und Mutterschaft sind einschneidende Ereignisse im Leben einer Frau. Neben großem Glück fühlen sich nicht wenige Frauen mit der damit verbundenen psychischen Umstellung und Verantwortung überfordert oder sehen sich sozialen Problemen (z. B. finanziellen Schwierigkeiten) gegenüber. Daher ist die psychische Begleitung der Schwangeren durch Arzt und/ oder Hebamme ein wichtiger Aspekt. Insbesondere Frauen, die ihr erstes Kind erwarten, brauchen ganz „praktische" Informationen zum Verhalten im Alltag und zum Umgang mit den körperlichen Veränderungen.

Lebensführung

Eine „gesunde und maßhaltende" **Lebensführung** mit ausgewogener Ernährung und regelmäßigem Tagesrhythmus ist das Beste für Mutter und Kind (→ Abb. 34.36). Die Schwangere sollte sich nicht bis an ihre Grenzen belasten, es gibt aber nur wenige Sachen, die „verboten" sind.

Ernährung

Die **Ernährung** sollte den erhöhten Vitamin- und Mineralstoffbedarf einer Schwangeren berücksichtigen.

Zur *Deckung des Jodbedarfs* sind zwei Meeresfischmahlzeiten pro Woche und die Verwendung von jodiertem Salz empfehlenswert. Täglich Milch und Käse sorgen für ausreichend Kalzium. Eine ballaststoffreiche Kost mit viel frischem Obst und Gemü-

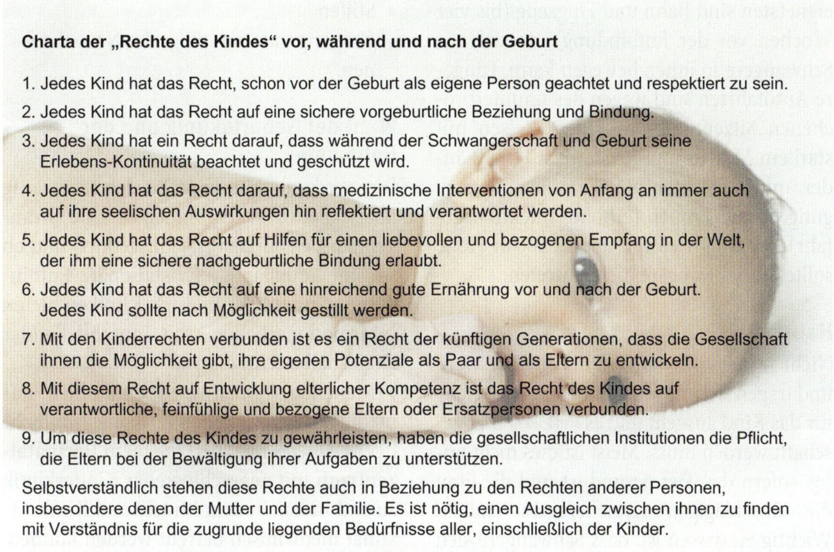

Charta der „Rechte des Kindes" vor, während und nach der Geburt

1. Jedes Kind hat das Recht, schon vor der Geburt als eigene Person geachtet und respektiert zu sein.
2. Jedes Kind hat das Recht auf eine sichere vorgeburtliche Beziehung und Bindung.
3. Jedes Kind hat ein Recht darauf, dass während der Schwangerschaft und Geburt seine Erlebens-Kontinuität beachtet und geschützt wird.
4. Jedes Kind hat das Recht darauf, dass medizinische Interventionen von Anfang an immer auch auf ihre seelischen Auswirkungen hin reflektiert und verantwortet werden.
5. Jedes Kind hat das Recht auf Hilfen für einen liebevollen und bezogenen Empfang in der Welt, der ihm eine sichere nachgeburtliche Bindung erlaubt.
6. Jedes Kind hat das Recht auf eine hinreichend gute Ernährung vor und nach der Geburt. Jedes Kind sollte nach Möglichkeit gestillt werden.
7. Mit den Kinderrechten verbunden ist es ein Recht der künftigen Generationen, dass die Gesellschaft ihnen die Möglichkeit gibt, ihre eigenen Potenziale als Paar und als Eltern zu entwickeln.
8. Mit diesem Recht auf Entwicklung elterlicher Kompetenz ist das Recht des Kindes auf verantwortliche, feinfühlige und bezogene Eltern oder Ersatzpersonen verbunden.
9. Um diese Rechte des Kindes zu gewährleisten, haben die gesellschaftlichen Institutionen die Pflicht, die Eltern bei der Bewältigung ihrer Aufgaben zu unterstützen.

Selbstverständlich stehen diese Rechte auch in Beziehung zu den Rechten anderer Personen, insbesondere denen der Mutter und der Familie. Es ist nötig, einen Ausgleich zwischen ihnen zu finden mit Verständnis für die zugrunde liegenden Bedürfnisse aller, einschließlich der Kinder.

Abb. 34.36 Rechte des Kindes. Die Charta der „Rechte des Kindes vor, während und nach der Geburt" versucht die Rechte des Kindes für eine gesunde Entwicklung konkret zu machen [23]. [Foto: J787]

se sowie Vollkornprodukten kann der in der Schwangerschaft häufigen Obstipation vorbeugen.

Die Flüssigkeitszufuhr soll täglich mindestens 1,5–2 l betragen, da dies auch die Gefahr von Harnwegsinfekten vermindert.

Empfohlen wird außerdem die tägliche Einnahme von 150–200 µg Jodid während der gesamten Schwangerschaft (→ 26.3.2) sowie 0,4 mg *Folsäure* vor der Empfängnis und in der Frühschwangerschaft (senkt die Häufigkeit eines Neuralrohrdefekts). Isst die Schwangere keinen Fisch, sollte sie außerdem ein Nahrungsergänzungsmittel mit langkettigen Omega-3-Fettsäuren einnehmen. Weitere Supplemente werden nicht routinemäßig empfohlen, ob *Eiseneinnahme* nötig ist, hängt vom Blutbild ab. Eine vegetarische und vegane Ernährung mit Milch, Milchprodukten und Eiern ist bei sorgfältiger Auswahl der übrigen Lebensmittel möglich.

Wegen der *Listeriose- und Toxoplasmosegefahr* sollten Schwangere auf den Verzehr von rohem Fleisch (einschließlich Schinken, Rohwurst) und Rohmilch/-käse verzichten und bei der Zubereitung von Speisen die allgemeinen Hygieneregeln streng beachten.

Der *Kalorienbedarf* ist in der Schwangerschaft nur gering erhöht. Gewichtsreduzierende Diäten sind in Schwangerschaft und Stillzeit zu vermeiden bzw. nur in Absprache mit dem Arzt durchzuführen, da die Gefahr einer kindlichen Unterversorgung besteht und die Belastung des Kindes durch die Mobilisierung von im Fett gespeicherten Schadstoffen steigen kann.

Bei *Neigung zu Sodbrennen* sind säurehaltige, scharfe, gebratene und sehr süße Lebensmittel ungünstig und das flache Hinlegen direkt nach dem Essen.

Genussmittel

Kaffee, schwarzer Tee und andere koffeinhaltige Erfrischungsgetränke sind bis drei Tassen täglich möglich.

Hingegen ist bei **Alkohol** völliger Verzicht anzuraten. Alkohol schadet dem Ungeborenen schon in geringen Mengen (eine untere „unschädliche" Grenze gibt es in der Schwangerschaft nicht) und steigert das Fehl- und Frühgeburtsrisiko (→ 34.24.1, → Tab. 34.16).

Im eigenen und im Interesse ihres Kindes sollte die Frau außerdem unbedingt mit dem **Rauchen** aufhören und den Aufenthalt in verrauchten Räumen meiden. Durch jeden Zigarettenzug verengen sich die Plazentagefäße, die das Kind mit Sauerstoff versorgen. Raucherinnen gebären deshalb häufig untergewichtige Kinder, die zudem besonders anfällig für Atemwegserkrankungen sind.

Kreislauf

Viele Schwangere leiden v. a. morgens unter Schwindel, Kollapsneigung und Müdigkeit. Hier können kreislaufanregende Gymnastik (schon im Bett) und Wechselduschen helfen. Durch die Schwangerschaft erhöht sich die Gefahr für Varizen, Ödeme in den Füßen und Beinen sind in der Spätschwangerschaft häufig. Die Schwangere soll auf enge und hohe Schuhe verzichten, die Beine so oft wie möglich hochlegen und langes Stehen und Sitzen vermeiden. Ist das nicht möglich, können Kompressionsstrümpfe (Klasse I, II) der Ödem- und Varizenbildung vorbeugen.

Hautpflege

Bürstenmassagen, kalte Güsse und leichte Knet- und Zupfmassagen der Bauchhaut mit einem geeigneten Körperöl können *Schwangerschaftsstreifen* mildern. Die Mamillen (Brustwarzen) brauchen nicht auf das Stillen vorbereitet zu werden. Durch starkes Reiben oder anderweitige Reizung der Mamille können kleine Hautrisse entstehen, durch die Infektionen begünstigt werden. Werden bereits kleine Milchmengen sezerniert, können diese zur Hautpflege der Brust genutzt werden.

Arzneimittel

! **VORSICHT!** Viele **Arzneimittel** gehen mit dem Blut auf das Ungeborene über und können es schädigen, nur wenige sind nach heutiger Kenntnis für das Kind unbedenklich (Informationen beispielsweise über www.embryotox.de).

Daher sollte eine Schwangere **Arzneimittel** nicht eigenmächtig einnehmen und bei Arztbesuchen stets auf ihre Schwangerschaft hinweisen – auch z. B. bei „einfachen" Impfungen sind Einschränkungen zu beachten. Ausdrücklich für Schwangere ab dem zweiten Trimenon empfohlen wird aber die Influenza-Pertussis-Impfung, bei besonderer Gefährdung bereits ab dem ersten Trimenon.

Ebenso gefährlich kann aber auch das Unterlassen einer notwendigen Behandlung sein. So sind unbehandelte Infektionen häufig Ursache von Fehl- und Frühgeburten oder kindlichen Schädigungen.

Wichtig ist die ausreichende Versorgung mit Folsäure (beugt Fehlbildungen des Nervensystems vor und sollte möglichst bereits vor der Konzeption begonnen werden) und mit Jodid. Entsprechende Präparate sind für die Anwendung in der Schwangerschaft zugelassen. Im weiteren Verlauf der Schwangerschaft kommt es bei vielen Frauen zu einem Eisenmangel (Anämie), so dass auch Eisen oral substituiert werden muss.

Beruf

Das **Mutterschutzgesetz** schränkt die Berufstätigkeit Schwangerer dort ein, wo Mutter oder Kind durch die Berufstätigkeit gefährdet würden. So dürfen Schwangere z. B. nicht mit gesundheitsgefährdenden Stoffen – etwa Zytostatika – oder in der Nähe ionisierender Strahlung, z. B. zur Strahlendiagnostik und -therapie, arbeiten. Sie dürfen keine schweren

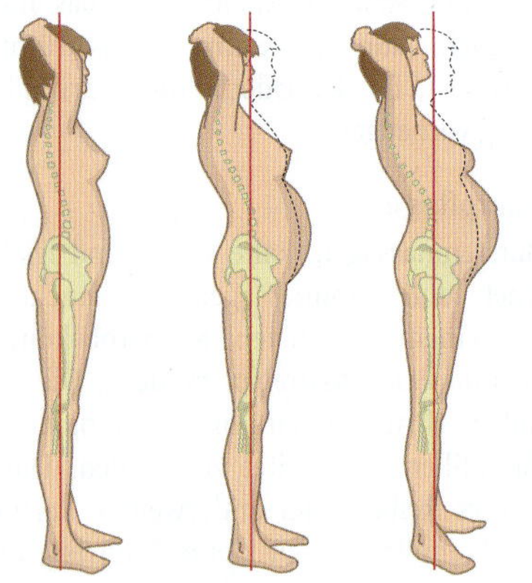

Abb. 34.37 Schwerpunktverlagerung. Der Schwerpunkt des Körpers einer Schwangeren verlagert sich mit zunehmendem Leibesumfang nach vorn. Diese Veränderungen führen zu erhöhter Beanspruchung von Wirbelsäule, Muskeln und Bändern. [L138]

Lasten heben und müssen Gelegenheit zu regelmäßigen Ruhepausen haben. Nacht- und Feiertagsarbeit sowie Überstunden sind, mit Ausnahmen, nicht zulässig. In den letzten sechs Wochen vor und den ersten acht Wochen nach der Entbindung (bei Frühgeburten und Mehrlingen zwölf Wochen) ist die Frau von der Erwerbstätigkeit befreit.

Sexualität

Bei einer normal verlaufenden Schwangerschaft bestehen keine Bedenken gegen Geschlechtsverkehr, nur bei Komplikationen oder (mehrfachen) früheren Fehlgeburten wird die Ärztin davon abraten. In der Spätschwangerschaft sollte der Bauch der Schwangeren auch bei der körperlichen Liebe keinem allzu großen Druck ausgesetzt werden.

Sport

Bewegung tut der Schwangeren gut. Am besten sind Schwimmen, Fahrradfahren, Wandern und Gymnastik (nicht wenige Schwangere haben Rückenbeschwerden, → Abb. 34.37). Nicht geeignet sind Leistungssport, Kraftsport und Sportarten, bei denen die Frau starken Erschütterungen ausgesetzt ist (z. B. Reiten, Tennis). Sportarten, die ohne Begleitung in einsamer Umgebung ausgeübt werden (Waldlauf) oder nicht spontan unterbrochen werden können (Bergsteigen), sind ungünstig.

Reisen

Prinzipiell ist bei einer gesunden Schwangeren nichts gegen **Reisen** einzuwenden. Am günstigsten ist für einen geplanten Urlaub das verhältnismäßig stabile zweite Schwangerschaftsdrittel. Als Verkehrsmittel am geeignetsten sind Bahn und Flugzeug (bis vier Wochen vor der Entbindung), da sich die Schwangere in ihnen bewegen kann. Längere Autofahrten sind wegen des ununterbrochenen Sitzens zu vermeiden. Reisen mit starkem Milieu- und Klimawechsel, in Länder mit schlechter medizinischer Versorgung, in die Tropen (erhöhte Infektionsgefahr) oder ins Gebirge über 2.500 m Höhe sollte die Schwangere nicht antreten.

Haustiere

Nicht wenige Schwangere haben **Haustiere** und fragen sich, ob von dem Tier eine Gefahr für das Kind ausgeht und es evtl. sogar abgeschafft werden muss. Meist ist dies nicht nötig, sofern das Tier gesund ist und die Frau die einschlägigen Hygieneregeln einhält. Wichtig zu wissen ist, dass Schwangere sich über Katzenkot mit Toxoplasmose infizieren können. Schwangere sollen engen Kontakt mit Katzen, auch eigenen, meiden. Die Katzentoilette soll täglich gereinigt werden, jedoch nicht von der Schwangeren. Muss sie es (ausnahmsweise) selbst machen, ist das Tragen von Einmalhandschuhen sinnvoll.

Vorbereitung auf die Geburt

Geburtsvorbereitungskurse

Ab der 25.–31. SSW sollte die Schwangere einen **Geburtsvorbereitungskurs** *(Schwangerschaftskurs)* besuchen. Bei Kursen, die von einer Hebamme durchgeführt werden, übernimmt die Kasse die Kosten für 14 Std., Mehr- und Partnerkosten müssen selbst bezahlt werden. Bei unterschiedlicher Gestaltung umfassen die Kurse:

- Stärkung des Selbstvertrauens der Schwangeren durch Information und Vermittlung von Verhaltensweisen für die Geburt
- Überblick über Geburtsorte, Geburtsmethoden und Gebärpositionen
- Atem- und Körperübungen, z. B. wehenerleichternde und geburtsfördernde Körperhaltungen (→ Abb. 34.38)

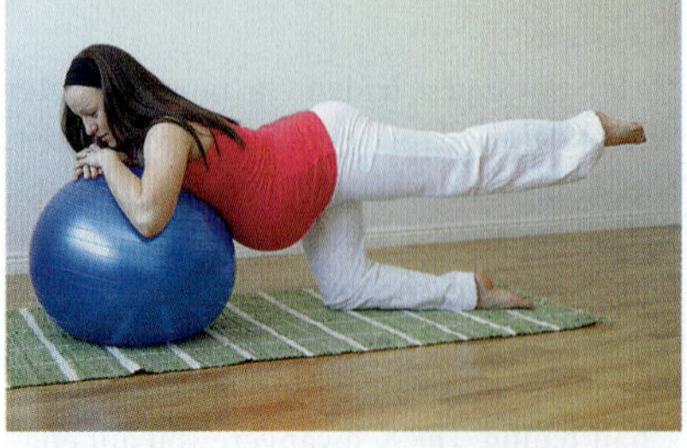

Abb. 34.38 Schwangerschaftsgymnastik, hier Entspannungsübung mit dem Pezzi®-Ball. [J787]

- Stillen
- Umgang mit und Pflege des Neugeborenen.

Wahl der Geburtsklinik und der Hebamme

Die werdende Mutter sollte sich rechtzeitig überlegen, wo sie entbinden möchte (Krankenhaus, Geburtshaus, Hausgeburt) und ob sie eine ambulante oder stationäre Entbindung wünscht. Die meisten Kliniken bieten Informationsabende mit anschließender Kreißsaalbesichtigung an.

Manchen Frauen wird empfohlen aus medizinischen Gründen (z. B. insulinpflichtiger Diabetes mellitus) in einem **Perinatalzentrum** mit angeschlossener Kinderklinik zu entbinden, in dem Mutter und Kind maximal medizinisch betreut werden können. Als **Perinatalperiode** wird die Zeit vom Ende der 22. SSW bis zum 7. Lebenstag des Kindes bezeichnet.

Auch gesunde Schwangere sollten im 8. Monat ihren „Klinikkoffer" packen. Neben dem allgemein üblichen persönlichen Bedarf enthält er Babybekleidung für den Entlassungstag, ggf. Stillbüstenhalter sowie Mutterpass und Familienstammbuch oder Heiratsurkunde (bei Unverheirateten: Geburtsurkunde).

34.13.3 Schwangerenvorsorgeuntersuchungen

Pränatale Diagnostik → 34.13.4

Im Rahmen der **Schwangerenvorsorge** sind nach den **Mutterschaftsrichtlinien** zehn Untersuchungen vorgesehen, zunächst alle vier Wochen, mit Fortschreiten der Schwangerschaft in engeren Abständen; ab dem errechneten Geburtstermin alle zwei Tage. Die Untersuchungsbefunde werden in den **Mutterpass** eingetragen, den die Frau nach Feststellung der ersten Schwangerschaft von Arzt oder Hebamme erhält und immer bei sich tragen sollte.

Bei einer **Risikoschwangerschaft** mit erhöhter Gefährdung für Mutter oder Kind führt der Arzt zusätzliche Untersuchungen durch.

Umfang der Vorsorgeuntersuchungen

Die Untersuchungen umfassen [24]:

- Anamnese, bei der Erstvorstellung einschließlich Errechnung des voraussichtlichen Geburtstermins nach der **Naegele-Regel**
- Feststellung des Körpergewichts, Blutdruckmessung

- Körperliche Untersuchung (Fundusstand?) einschließlich vaginaler Untersuchung (Infektionen? Beschaffenheit des Muttermunds?)
- Urinuntersuchung, regelmäßig mit Teststreifen (Harnwegsinfekt? Proteinurie? Glukosurie?) und einmalig (möglichst früh) auf Chlamydien
- In regelmäßigen Abständen Hb-Bestimmung (Anämie mit Notwendigkeit einer Eisengabe?)
- Serologische Blutuntersuchungen zur Infektionsdiagnostik und zur Erkennung von Blutgruppenunverträglichkeiten
- In der 25.–28. Schwangerschaftswoche Glukosetoleranztest (unabhängig von der letzten Mahlzeit) mit 50 g Glukose und Blutabnahme eine Stunde später zum Screening auf Gestationsdiabetes (➔26.6.3). Bei einem Glukosespiegel ≥ 7,5 mmol/l (135 mg/dl) folgt ein Glukosetoleranztest mit 75 g (➔26.6.2) zur weiteren Abklärung.

Naegele-Regel

Entbindungstermin = Datum des 1. Tages der letzten Menstruation + 7 Tage – 3 Monate + 1 Jahr +/– x
x = Abweichung vom 28-tägigen Zyklus in Tagen

Beispiel:
War der 17. September 2021 der 1. Tag der letzten Regelblutung und hatte die Frau eine durchschnittliche Zyklusdauer von 30 Tagen, so ist der voraussichtliche Entbindungstermin:
17.9.2021 + 7 Tage = 24.9.2021
24.9.2021 – 3 Monate = 24.6.2021
24.6.2021 + 1 Jahr = 24.6.2022
24.6.2022 + 2 Tage = **26.6.2022**
Die meisten Kinder werden innerhalb von 10 Tagen vor bis 10 Tagen nach dem errechneten Termin geboren.

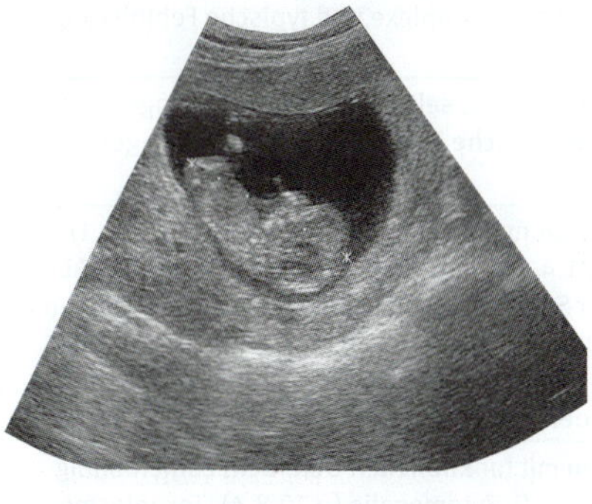

Abb. 34.39 Unauffälliger Embryo in der 12. Schwangerschaftswoche (SSW). [R194–004]

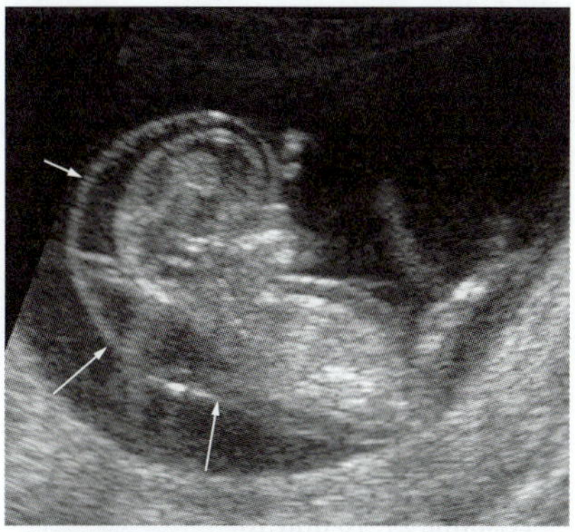

Abb. 34.40 Verdickte Nackentransparenz und Körperödeme (Pfeile) bei einem Fetus mit Down-Syndrom. [R194–006]

Sonografie

In der Schwangerschaft sind drei **Sonografien** vorgesehen, die nur ein Arzt vornehmen darf [24]:

- In der 9.–12. SSW (SSW = Schwangerschaftswoche) zur Feststellung der Schwangerschaft, Abschätzung des Entbindungstermins und Erkennung von Mehrlingsschwangerschaften (➔Abb. 34.39).
- In der 19.–22. SSW zum Nachweis des kindlichen Wachstums, zum Screening auf kindliche Fehlbildungen und auf Veränderungen der Plazenta. Liegen Vorerkrankungen, Auffälligkeiten oder Risiken vor, sollte eine erweiterte Ultraschalluntersuchung durchgeführt werden, bei der auf Fehlbildungen vor allem von Kopf/Gehirn, Herz, Rücken und Bauchwand geachtet wird
- In der 29.–32. SSW (➔Abb. 34.41) zur Beurteilung der Plazenta, des kindlichen Wachstums und der Fruchtwassermenge. So können z. B. Fehlbildungen der kindlichen Nieren mit verringerter Urinproduktion zum **Oligohydramnion** (zu wenig Fruchtwasser) führen, Schluckstörungen und Speiseröhrenverschluss dagegen zum **Polyhydramnion** (zu viel Fruchtwasser).

Außerdem ermöglicht die Sonografie, die Lebenszeichen des Kindes (Herztöne, Bewegungen) in wenigen Sekunden zu überprüfen.

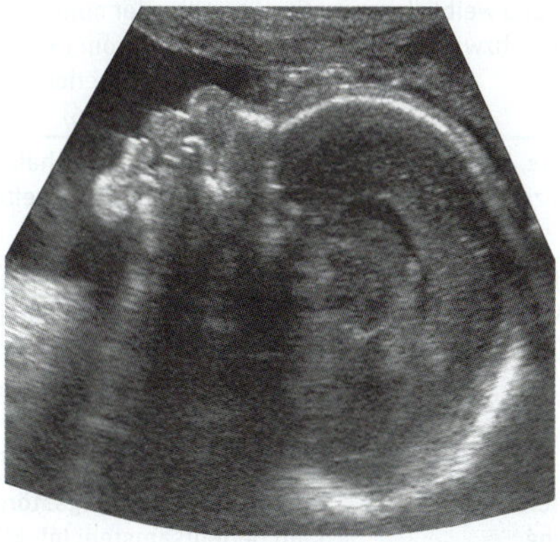

Abb. 34.41 Unauffälliger Fetus (Kopf) im dritten Trimenon. [R194–006]

34.13.4 Pränatale Diagnostik

DEFINITION

Pränatale Diagnostik *(PND, vorgeburtliche Diagnostik):* Alle Untersuchungen, die an der Schwangeren oder dem Ungeborenen durchgeführt werden mit dem Ziel, Erkrankungen des Ungeborenen *vor* der Geburt zu diagnostizieren.

Pränatale Diagnostik umfasst somit auch die „routinemäßigen" Ultraschalluntersuchungen aber auch weitere nichtinvasive und invasive Diagnostik.

Eine *gezielte* Diagnostik zur Erfassung kindlicher Fehlbildungen wird meist aus folgenden Gründen durchgeführt:

- Höheres Alter der Schwangeren. Die Wahrscheinlichkeit, dass das Ungeborene z. B. ein Down-Syndrom (➔34.24.1) hat, wächst mit steigendem Alter der Mutter, z. B. von 0,15 % bei einer 31-jährigen Frau über 1 % mit 38 Jahren auf 9 % bei 46 Jahren
- Vorherige Geburt eines kranken Kindes
- Vorkommen einer erblichen Erkrankung in der Familie eines Elternteils
- (Eventuelles) Einwirken einer schädigenden Substanz, insbesondere während der Frühschwangerschaft
- Allgemeine Angst der werdenden Eltern vor einem behinderten Kind.

Ethische Aspekte

Pränatale Diagnostik ist in aller Regel ethisch unproblematisch, wenn sie die Frage nach einer vorgeburtlichen Behandlung des Ungeborenen klären soll.

Anders ist es bei der pränatalen Diagnostik genetischer Störungen oder (schwerer) Fehlbildungen des Ungeborenen: Hier ist häufig ein Schwangerschaftsabbruch die Folge einer diagnostizierten Behinderung.

Ethisch problematisch

Die ethische Problematik der pränatalen Diagnostik gipfelt in der Frage nach dem selektiven Schwangerschaftsabbruch und dessen Berechtigung. Wann ist ein Leben lebenswert? Wer hat das Recht, über Leben und Tod zu entscheiden? Damit ist ein Großteil der pränatalen Diagnostik aus ethischer Sicht *grundsätzlich* infrage gestellt.

Pränatale Diagnostik zur Feststellung angeborener Fehlbildungen ist somit nur sinnvoll, wenn sich daraus eine Konsequenz für eine Therapie ergibt, oder die Frau im Fall einer schweren Schädigung des Kindes zu einem *Schwangerschaftsabbruch* bereit ist. Kommt ein Schwangerschaftsabbruch für die Frau nicht infrage, ist von solchen Untersuchungen abzusehen.

Beratung der werdenden Eltern

Manchen Paaren fällt die Entscheidung für pränatale Diagnostik relativ leicht. Sie verdrängen die Gedanken an mögliche Probleme und hoffen, dass schon „nichts sein wird". Ergibt die Untersuchung dann eine schwere Erkrankung oder Fehlbildung des Kindes, kann das Paar mit der Entscheidung für oder gegen einen Schwangerschaftsabbruch überfordert sein und in eine schwere Krise geraten.

Wegen der Tragweite möglicherweise zu treffender Entscheidungen ist durch das **Gendiagnostikgesetz** vor allen genetischen Untersuchungen, auch nichtinvasiven Maßnahmen, eine ausführliche Beratung gesetzlich vorgeschrieben.

Verfahren der pränatalen Diagnostik

Sonografie → 34.13.3

Zu den Verfahren zählen:

Nichtinvasive Pränataldiagnostik

Seit 2013 gibt es in Deutschland Tests zum Nachweis einer kindlichen Chromosomenstörung (z. B. Trisomie 13, 18, 21) aus dem mütterlichen Blut. Sie beruhen darauf, dass im mütterlichen Blut nicht nur mütterliche, sondern auch (nicht zellgebundene) kindliche DNA vorkommt und analysiert werden kann. Diese **nichtinvasiven Pränataltests** *(NIPT)* sind ab der 12. SSW möglich. Untersucht werden können:

- Chromosomenanomalien, insbesondere Trisomie 21, 16 und 18
- Kindliche Blutgruppe und Rhesusfaktor (Rhesus-Unverträglichkeit → 34.15.1)
- Geschlecht des Kindes (darf den Eltern aber erst nach der 14. SSW mitgeteilt werden)

Ersttrimesterscreening

Auf Wunsch der Schwangeren kann in der 12.–14. SSW ein **Ersttrimesterscreening** *(Ersttrimenonscreening)* mit sonografischer Bestimmung der Dicke der Nackenfalte (→ 34.13.3) sowie Bestimmung von HCG und PAPP-A im mütterlichen Blut durchgeführt werden.

- Die normale „Nackenfalte" heißt **Nacken(falten)transparenz** *(NT)*. Sie kann sonografisch gemessen werden und nimmt in der Frühschwangerschaft zunächst zu und dann wieder ab. Eine zu dicke Nackenfalte wird auch als **Nackenfaltenödem** oder *pathologische Nackentransparenz* bezeichnet. Sie ist in der 11.–13. SSW am ausgeprägtesten (→ Abb. 34.40)
- **HCG** *(humanes Choriongonadotropin)* wird vom Synzytiotrophoblasten zur Aufrechterhaltung der Schwangerschaft gebildet und zeigt einen typischen Konzentrationsverlauf im mütterlichen Blut während der Schwangerschaft (Maximum 11. SSW). Beim Down-Syndrom ist die Konzentration des β-HCG (β-Untereinheit des HCG) beim Ersttrimesterscreening erhöht
- Das **schwangerschaftsassoziierte Plasmaprotein A** oder *PAPP-A* wird durch den Trophoblasten bzw. die Plazenta produziert. Erniedrigte Werte sind ein Hinweis auf Chromosomenstörungen des Feten.

Aus den Werten wird das statistische Risiko einer Chromosomenstörung des Ungeborenen berechnet. Teilweise wird noch das Nasenbein des Embryos gemessen. In allen Fällen ergeben sich lediglich *Wahrscheinlichkeiten,* eine sichere Diagnose ist nicht möglich. Je nach Ergebnis der Berechnung ist eine weitergehende Diagnostik durch invasive Verfahren (Amniozentese, Chorionzottenbiopsie) anzuraten.

Erbgutanalyse kindlicher Zellen

Durch eine **Erbgutanalyse kindlicher Zellen** kann festgestellt werden:

- Ob beim Kind Chromosomen überzählig sind oder fehlen
- Ob Chromosomenstücke fehlen oder auf andere Chromosomen verlagert sind, was ebenfalls zu Fehlbildungen und geistiger Retardierung führen kann

Tab. 34.10 Pränatale Entwicklungsstörungen in verschiedenen Entwicklungsstadien des Kindes. Die Nennung einer Substanz in nur einer Phase bedeutet nicht, dass sie während der übrigen Phasen ungefährlich ist. So sind bei dem in der Regel länger andauernden Alkoholabusus embryo- und fetopathische Schäden kaum voneinander zu trennen.

Störungstyp (Zeitpunkt der Störung)	Biologische Vorgänge zum Zeitpunkt der Störung	Resultierende Entwicklungsstörungen
Gametopathie (vor der Befruchtung)	Bildung der männlichen und weiblichen Geschlechtszellen (Samen- bzw. Eizellen)	Strukturelle oder numerische (zahlenmäßige) **Chromosomenaberrationen,** z. B. Down-Syndrom (→ 34.24.1). Meist Keimtod (unbemerkt oder Frühabort → 34.15.5), bei Überleben in der Regel komplexe und typische Fehlbildungsmuster (→ Tab. 34.16)
Blastopathie (0.–14. Tag nach der Befruchtung)	Erste Teilungen der Zygote, Entwicklung der Blastozyste, Differenzierung in Embryo- und Trophoblast	Meist **Keimtod** mit Frühabort (→ 34.15.5), selten Doppelfehlbildungen (z. B. doppelter Steiß), sehr selten **siamesische Zwillinge** (unvollständig getrennte Zwillinge)
Embryopathie (14. Tag–8. SSW p. c. = 10. SSW p. m.)	Bildung der Organe und Organsysteme, Organdifferenzierung. Anschluss an den mütterlichen Kreislauf, Ausdifferenzierung der Plazenta	**Einzelfehlbildungen,** z. B. Fehlbildungen des ZNS, Spina bifida (→ 37.4.1), Herz- und Gefäßanomalien (→ 21.4.1), Lippen-Kiefer-Gaumen-Spalte (→ Abb. 34.86). Hohes Risiko kindlicher Schäden bei mütterlichen Virusinfektionen (z. B. Rötelnembryopathie → 30.8.8), durch Arznei- oder Genussmittel (z. B. Alkoholembryofetopathie → 34.24.1) oder Strahlenschäden. Art der Fehlbildung abhängig vom Zeitpunkt der Schädigung
Fetopathie (ab 9. SSW p. c. = 11. SSW p. m.)	Abschluss der Organdifferenzierung, Wachstum und Ausreifung	Vor allem **Ausreifungsstörungen** mit funktionellen Defekten. Zahlenmäßig am bedeutsamsten: Infektionen, z. B. Zytomegalie (→ 30.8.4), Toxoplasmose (→ 30.10.1)

p. c. = post conceptionem = nach der Befruchtung; p. m. = post menstruationem = nach der (letzten) Menstruation

- Welches Geschlecht das Kind hat. Dies spielt bei Verdacht auf geschlechtsgebundene Krankheiten, für die es heute noch keine Möglichkeit der pränatalen Diagnostik gibt, eine Rolle.

Außerdem können heute ca. 50 Stoffwechselkrankheiten vor der Geburt diagnostiziert werden, darunter auch die *Mukoviszidose* (➔ 23.14).

Die Routineauswertung in einem genetischen Labor dauert 2–4 Wochen. Durch die **Fluoreszenz-in-situ-Hybridisierung** *(FISH)*, bei der unkultivierte Fruchtwasserzellen untersucht werden, liegt das Ergebnis für numerische Chromosomenaberrationen (➔ Tab. 34.10) bereits nach 24–48 Std. vor, sie kann jedoch die konventionellen Chromosomenanalysen nicht ersetzen.

Gewonnen werden die kindlichen Zellen durch Chorionzottenbiopsie und Amniozentese.

Amniozentese

DEFINITION

Amniozentese *(Amnionpunktion, Fruchtwasserpunktion)*: Transabdominale Punktion der Amnionhöhle zur klinisch-chemischen Fruchtwasserdiagnostik oder Gewinnung kindlicher Zellen für die Erbgutanalyse.

Die **Amniozentese** zur Gewinnung kindlicher Zellen erfolgt am besten in der 15.–17. SSW. Unter Sonografiekontrolle wird eine Nadel durch die mütterliche Bauchdecke in die Fruchtwasserhöhle geführt, 10–20 ml Fruchtwasser entnommen (➔ Abb. 34.42) und in ein genetisches Labor geschickt.

Die Amniozentese ist nicht risikofrei. Die Komplikationen reichen von (Schmier-) Blutungen über leichten Fruchtwasserabgang bis hin zum Abort (➔ 34.15.5, Risiko < 1,0 %). Ein weiterer Nachteil ist der relativ späte Zeitpunkt des unter Umständen folgenden Schwangerschaftsabbruchs.

Pflege

- Die Pflegenden informieren die Frau über den Ablauf der Untersuchung
- Während der Untersuchung assistieren die Pflegenden dem Arzt und beruhigen ggf. die Patientin
- Nach der Untersuchung bereiten sie das gewonnene Material für den Versand vor
- Bei Rh-negativen Schwangeren verabreichen sie auf Arztanordnung Rhophylac® i. m. (Blutgruppenunverträglichkeit, Rh-Prophylaxe ➔ 34.15.1), da durch die Amniozentese kindliche Zellen in den Blutkreislauf der Mutter gelangen und zur Immunisierung führen können
- Für den Folgetag planen die Pflegenden eine Ultraschalluntersuchung zur Kontrolle des kindlichen Befindens.

Chorionzottenbiopsie

DEFINITION

Chorionzottenbiopsie *(CVS, Chorionic Villus Sampling)*: Gewinnung von Chorionzotten (d. h. von kindlichem Gewebe aus der Plazenta) in der Frühschwangerschaft zur pränatalen Diagnostik.

Der Vorteil der **Chorionzottenbiopsie** (➔ Abb. 34.43) liegt darin, dass sie schon ab der 10. SSW durchgeführt werden kann, sodass ggf. ein früherer und damit für die Frau weniger belastender Schwangerschaftsabbruch möglich ist.

Nachteilig sind die im Vergleich zur Amniozentese höhere Komplikationsgefahr (Abortrisiko ca. 1,5 %) und die möglichen Fehlerquellen, z. B. dass mütterliches statt fetales Gewebe gewonnen wurde. In Ausnahmefällen muss daher zusätzlich später eine Amniozentese durchgeführt werden.

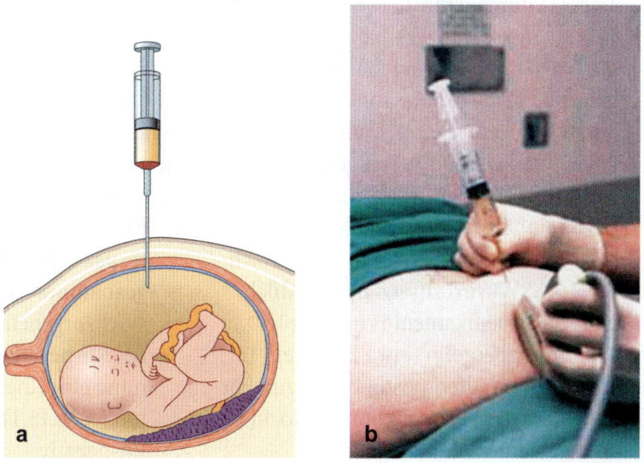

Abb. 34.42 Amniozentese. (a) Lage der Punktionsnadel. (b) Fruchtwasseraspiration unter ständiger Ultraschallkontrolle. [L190, E301]

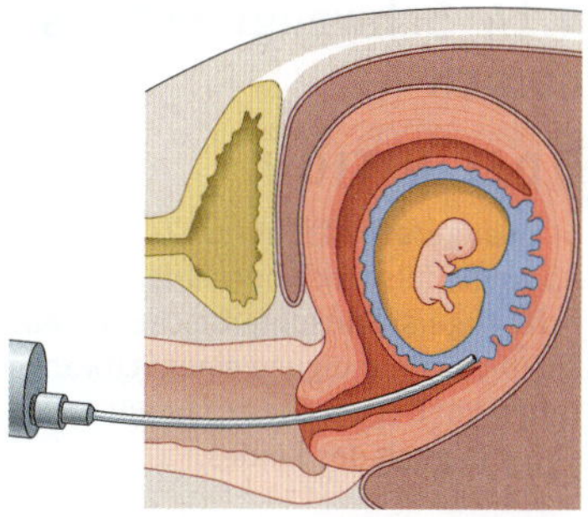

Abb. 34.43 Transzervikale Chorionzottenbiopsie. [L190]

Bei der **transzervikalen Chorionzottenbiopsie** punktiert der Arzt die Plazenta unter sonografischer Kontrolle vom Zervikalkanal aus und saugt Chorionzotten ab. Die **transabdominale Chorionzottenbiopsie** erfolgt vergleichbar einer Amniozentese.

Die Pflege entspricht im Wesentlichen der nach Amniozentese. Die Schwangere sollte sich über mehrere Tage schonen und am Folgetag sowie nach einer Woche eine Kontrollsonografie erhalten.

Nabelschnurpunktion

DEFINITION

Nabelschnurpunktion *(Chordozentese)*: Vorgeburtliche Punktion der Nabelvene durch mütterliche Bauchdecken und Nabelschnur.

Bei der **diagnostischen Nabelschnurpunktion** wird mit einer dünnen Nadel unter sonografischer Sicht durch die mütterliche Bauchwand hindurch kindliches Blut aus der Nabelvene entnommen. Die Nabelschnurpunktion wird vorwiegend bei Verdacht auf Blutgruppenunverträglichkeit (➔ 34.15.1) sowie bei Verdacht auf Infektionskrankheiten des Fetus, z. B. Röteln (➔ 30.8.8) oder Toxoplasmose (➔ 30.10.1), angewendet.

Die **therapeutische Nabelschnurpunktion** dient z. B. der pränatalen Bluttransfusion bei schwerer Blutgruppenunverträglichkeit oder der Arzneimittelinjektion zur Allgemeinanästhesie des Feten vor intrauterinen Eingriffen (im Mutterleib).

Die Nabelschnurpunktion kann ambulant erfolgen und während der Schwangerschaft mehrmals wiederholt werden. Die Frauen berichten von einem Druck oder unangenehmem Ziehen während der Punktion. Die Abortrate ist um 1–2 % erhöht. Eine körperliche Schonung über 1–2 Tage ist angeraten.

34.14 Schwangerschaftsabbruch

DEFINITION

Schwangerschaftsabbruch (*Abtreibung, Abruptio*, fälschlich auch *Interruptio* = Schwangerschaftsunterbrechung): Absichtliche Beendigung einer Schwangerschaft vor Beginn der extrauterinen Lebensfähigkeit des Kindes.

Eine Elternschaft verändert das Leben von Mutter und Vater einschneidend. Daher erwägen nicht wenige Paare bei einer ungewollten Schwangerschaft einen **Schwangerschaftsabbruch.** Aber auch bei einer gewollten Schwangerschaft kann es Situationen geben, die ein Fortsetzen der Schwangerschaft als nicht ratsam erscheinen lassen, z. B. eine Röteln-Infektion der Mutter in den ersten 16 SSW (Rötelnembryopathie → 30.8.8).

Rechtlicher Rahmen

In Deutschland ist der Schwangerschaftsabbruch prinzipiell strafbar. Es gibt aber Ausnahmen. Nach § 218a Strafgesetzbuch ist der Schwangerschaftsabbruch straffrei, wenn (sog. **eingeschränkte Fristenregelung**):

- Der Schwangerschaftsabbruch auf Verlangen der Schwangeren erfolgt, die Schwangere sich mindestens drei Tage vor dem Eingriff durch eine anerkannte Beratungsstelle hat beraten lassen, der Abbruch durch einen Arzt vorgenommen wird und seit der Empfängnis nicht mehr als 12 Wochen (d. h. seit der letzten Menstruation nicht mehr als 14 Wochen) vergangen sind. Die weitaus meisten Schwangerschaftsabbrüche erfolgen aufgrund dieser **Beratungsregelung,** eine Indikationsstellung durch eine dritte Person ist nicht nötig
- Die Schwangerschaft Folge einer Vergewaltigung ist (ebenfalls bis zur 12. SSW nach der Befruchtung). Diese **kriminologische Indikation** muss durch einen Amtsarzt gestellt werden, eine Beratung ist nicht erforderlich
- Der Schwangerschaftsabbruch angezeigt ist, um eine Gefahr für das Leben oder einer schwerwiegenden Beeinträchtigung des körperlichen oder seelischen Gesundheitszustands der Schwangeren abzuwenden und die Gefahr nicht auf eine andere für sie zumutbare Weise abgewendet werden kann. Diese **medizinische Indikation** kann auch bei einer schweren kindlichen Schädigung vorliegen, wenn von einer erheblichen psychischen Beeinträchtigung der Schwangeren ausgegangen wird. Es gibt zwar generell keine gesetzliche zeitliche Befristung, jedoch eine mittelbare durch die Lebensfähigkeit des Feten ab etwa der 23. Schwangerschaftswoche. Auch bei der medizinischen Indikation bestehen Beratungspflicht und Mindestbedenkzeit, es sei denn, es besteht „gegenwärtige erhebliche Gefahr für Leib und Leben der Schwangeren“.

Die Krankenkasse bezahlt den Schwangerschaftsabbruch nur bei kriminologischer und medizinischer Indikation. Abbrüche nach der **Beratungsregelung** müssen von den Frauen selbst gezahlt werden. Bei Frauen mit keinem/niedrigem Einkommen können auf Antrag die Kosten übernommen werden.

Durchführung

Die Methode des Schwangerschaftsabbruchs hängt vom Alter der Schwangerschaft ab, wobei die Gefahr von Komplikationen umso größer ist, je weiter die Schwangerschaft fortgeschritten ist.

Bei jedem Schwangerschaftsabbruch wird mit Prostaglandinen eine Erweichung *(Softening)* der Zervix vorgenommen. Die Erweichung soll Verletzungen des Gebärmutterhalses während der Erweiterung *(Dilatation)* bei einer noch unreifen Zervix vermeiden.

- Bis zum 49. Tag nach der Menstruation ist ein Schwangerschaftsabbruch durch orale Einnahme des Antigestagens **Mifepriston** (z. B. Mifegyne® → Tab. 34.7) mit nachfolgender lokaler Prostaglandingabe (→ Pharma-Info 34.3) zur Ausstoßung des abgestorbenen Embryos möglich. In Deutschland eher selten praktiziert
- Bei einem Schwangerschaftsabbruch vor der 12. SSW wird der Gebärmutterhals mittels Metallstiften **(Hegar-Stifte)** so weit aufgedehnt, dass eine stumpfe Kürette oder eine Saugkürette **(Absaug-Methode)** eingeführt werden kann. Der Eingriff wird üblicherweise in Allgemeinanästhesie durchgeführt
- Bei einem Schwangerschaftsabbruch nach der 12. SSW wird z. B. mit Prostaglandinen eine geburtsähnliche Fruchtausstoßung eingeleitet. Danach ist wie nach einer spontanen Fehlgeburt eine (Nach-)Abrasio erforderlich, damit sicher keine Gewebereste in der Gebärmutter zurückbleiben (→ 34.15.5). Nach der 16. SSW wird zusätzlich der Milcheinschuss medikamentös unterdrückt, z. B. mit Cabergolin (etwa Dostinex®).

Alle Frauen erhalten postoperativ zur Förderung der Uteruskontraktion Oxytocin i. v. (→ Pharma-Info 34.3).

Ethische Aspekte

Zur Frage des Schwangerschaftsabbruchs werden extrem unterschiedliche Positionen vertreten, die eng mit der Auffassung des Lebensbeginns und dem Menschenbild (→ 49.1, → Abb. 34.36) zusammenhängen: Wann fängt menschliches Leben an? Ist es nicht Anmaßung, zwischen lebensunwertem und lebenswertem Leben zu unterscheiden? Könnten nicht kranke oder behinderte Menschen unter einer Verschiebung der moralischen Werte leiden, etwa ein Kind mit Down-Syndrom? Ist es nicht Hauptaufgabe der Medizin, Leben zu retten? Andererseits: Wenn absehbar ist, dass ein Kind nach wenigen Lebensstunden bis -jahren sterben wird, welchen Sinn hat es, solches Leiden zuzulassen, wenn medizinische Maßnahmen es verhindern können? Oder: Hat eine werdende Mutter das Recht abzutreiben, weil das Kind momentan nicht in ihr Leben passt oder sie glaubt, das Kind trotz der vorhandenen Unterstützungsmöglichkeiten nicht großziehen zu können? Kein Außenstehender kann beurteilen, wie es in der Frau aussieht und an Situationen, die die eine Frau meistert, kann eine andere zerbrechen.

Neutralität nötig

Alle in der Schwangerenbetreuung Tätigen, vor allem aber solche mit Kontakt zu Frauen, die sich aus psychischen oder sozialen Gründen gegen das Austragen des Kindes entschieden haben, müssen sich über ihre eigenen religiösen oder moralischen Einstellungen zum Schwangerschaftsabbruch klar werden. Die Professionalität verlangt es, diesen Frauen ohne Wertung zu begegnen. Angesichts der meist schwierigen Situation der Frau sind sogar besonderes Taktgefühl und Sensibilität gefragt. Ist dies den Pflegenden nicht möglich, sollten sie andere Patientinnen betreuen oder ggf. um ihre Versetzung bitten.

Pflege

Pflege vor und nach Abrasio → Tab. 34.1, → Tab. 34.2, → 34.3.7

Frauen nach Schwangerschaftsabbruch sollen nicht auf einer Wochenstation bzw. im Zimmer mit einer Wöchnerin liegen.

- Entscheidung und Einstellung der Frau respektieren. Bei der Erhebung der Pflegeanamnese besonders taktvoll und sensibel vorgehen
- Bei Rh-negativen Frauen auf Arztanordnung eine Rhesus-Prophylaxe durchführen (→ 34.15.1), ausser das Kind ist auch Rh-negativ

- Bei medikamentöser Austreibung nach Verabreichung der Medikation Toilettenstuhl oder Steckbecken benutzen lassen, um vaginale Blutung und Abgang des Fetus kontrollieren zu können
- Patientin darüber informieren, mit Vollbädern und Geschlechtsverkehr bis zum vollständigen Versiegen der vaginalen Blutung zu warten (nach ungefähr 10–12 Tagen)
- Patientin auf die Notwendigkeit einer gynäkologischen Nachuntersuchung nach 4 Wochen hinweisen
- In allen Phasen der Betreuung Gesprächsbereitschaft signalisieren und auf Wunsch der Frau auch den Partner einbeziehen, jedoch auch Nicht-Reden-Wollen akzeptieren
- Unabhängig von der Ursache des Schwangerschaftsabbruchs mit einer Trauerreaktion der Frau rechnen. Der Kontakt zu einer Selbsthilfegruppe kann bei der Verarbeitung helfen.

34.15 Pathologische Schwangerschaft

Gestationsdiabetes → 26.6.3

34.15.1 Pränatale Schädigung des Kindes

Zahlreiche Faktoren können das Ungeborene schädigen.

Welche Folgen diese Einflüsse für das Ungeborene haben, ist dabei v. a. vom Zeitpunkt der Einwirkung abhängig (→ Tab. 34.10).

Blutgruppenunverträglichkeit

Bei **Blutgruppenunverträglichkeiten** (→ 27.4.2) zwischen Mutter und Kind kann das Ungeborene durch die Antikörper der Mutter geschädigt werden. Daher wird in der Frühschwangerschaft ein *Antikörpersuchtest* gegen die häufigsten Blutgruppenantigene im mütterlichen Blut durchgeführt und bei negativem Testergebnis in der 24.–27. SSW wiederholt (→ 34.13.3).

Rhesus-Unverträglichkeit

Am häufigsten ist die **Rhesus-Unverträglichkeit.** Rhesus-Antikörper werden gebildet, wenn z. B. durch Transfusion, Fehlgeburt oder Geburt Rh-positives Blut in den Kreislauf einer Rh-negativen Frau gelangt. In späteren Schwangerschaften mit Rh-positivem Kind führen die Antikörper bereits intrauterin zum Abbau der kindlichen Blutkörperchen. Anämie, Gelbsucht und Ödeme des Ungeborenen können zum Tod des Kindes führen **(Morbus haemolyticus fetalis et neonatorum),** weshalb eine intensive Überwachung des Kindes durch Sonografie und Bilirubinbestimmung im Fruchtwasser oder eine Hämoglobin-Bestimmung aus der Nabelschnur nötig ist.

Durch i. m.- oder i. v.-Injektion von Antikörpern gegen den Rhesusfaktor D (*Anti-D-Immunglobulin,* z. B. Rhesonativ®) in den ersten 72 Stunden nach Kontakt mit Rh-positivem Blut wird die Antikörperbildung der Mutter und damit kindliche Erkrankungen verhindert (**Rhesus-Prophylaxe,** *Anti-D-Prophylaxe*). Rh-negative Schwangere erhalten in der 28.–30. SSW routinemäßig eine Rhesus-Prophylaxe, außer das Kind ist auch Rh-negativ (→ 34.13.4).

Weitere Blutgruppenunverträglichkeiten

Auch die übrigen Blutgruppenmerkmale können Ursache einer Antikörperbildung sein, so z. B. das **AB0-System** (→ 27.4.2). *Vorgeburtliche* Schädigungen des Kindes sind aber sehr selten, da sich die AB0-Merkmale erst nach der Geburt voll ausbilden. *Nach* der Geburt ist das Kind durch Hämolyse mit Anstieg des Bilirubinspiegels im Blut gefährdet. Im Unterschied zu einer Rhesus-Unverträglichkeit kann eine **AB0-Unverträglichkeit** bereits während der ersten Schwangerschaft entstehen.

34.15.2 Extrauteringravidität

DEFINITION

Extrauteringravidität *(EU, EUG, ektope Gravidität):* Einnisten der befruchteten Eizelle außerhalb des Uterus (→ Abb. 34.44). In ca. 99 % der Fälle **Tubargravidität** *(Eileiterschwangerschaft),* selten **Ovarialgravidität** *(Eierstockschwangerschaft)* oder **Abdominalgravidität** *(Bauchhöhlenschwangerschaft, Peritonealgravidität)* mit Einnistung des Eis in das Peritoneum. Häufigkeit ca. 1 % aller Schwangerschaften. Prognose bei rechtzeitiger Diagnose gut, allerdings nach eileitererhaltender Operation Wiederholungsrisiko ca. 15 %.

Krankheitsentstehung

Die Ursache für die Fehleinnistung bleibt in der Regel unklar. Begünstigende Faktoren sind z. B. vorangegangene Entzündungen von Eierstock und Eileitern (*Adnexitis,* → 34.5.1), die zu Verklebungen und gestörter Beweglichkeit der Eileiter führen, Sterilitätsbehandlung (→ 34.12), liegende Intrauterinspirale (→ 34.11), frühere Extrauteringraviditäten oder Endometriose (→ 34.8).

Symptome und Untersuchungsbefund

Die Symptome einer Tubargravidität hängen davon ab, ob sich die Eizelle im relativ weiten, ovarnahen oder im engen, uterusnahen Eileiterteil eingenistet hat.

Bei Einnistung im weiten Abschnitt der Tube hat die Frucht zunächst Platz zum Wachsen. Die Periode bleibt aus, der Schwangerschaftstest wird positiv, die Frau verspürt Brustspannen und Übelkeit. Ungefähr zwei Wochen nach Ausbleiben der Menstruation (ca. 6.–7. SSW) stirbt der Keim durch Mangelernährung ab, der Hormonspiegel sinkt, es kommt zu einer vaginalen Blutung und meist zu einem **Tubarabort** *(Ausstoßung der Frucht in die Bauchhöhle).* Die Frau verspürt zunehmende,

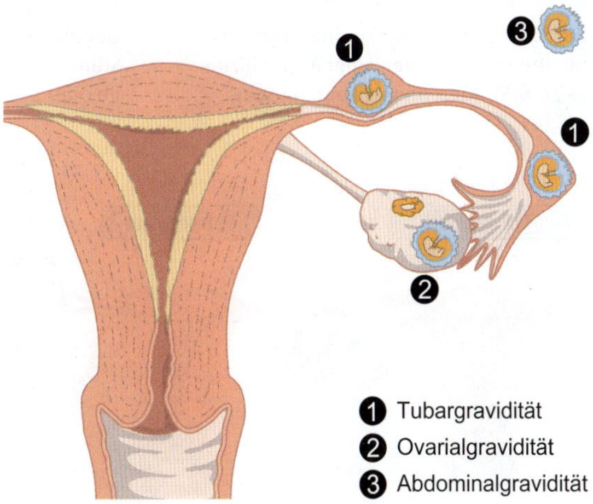

Abb. 34.44 Mögliche Lokalisationen einer Extrauteringravidität. Am häufigsten sind Tubargraviditäten (Eileiterschwangerschaften). [L138]

wehen-, krampfartige, einseitig betonte oder einseitige Unterbauchschmerzen. Eine **Tubarruptur** *(Platzen der Tube)* mit plötzlichem Einsetzen der Schmerzen ist selten (→Abb. 34.45). Durch die Blutung in die Bauchhöhle kann es zum Schock kommen.

Bei Einnistung des Keims im engen Abschnitt der Tube sind die Beschwerden ungleich heftiger. Da nur wenig Platz ist, kann die Tube bereits ab der 5. SSW rupturieren. Die Frau weiß oft noch nichts von der Schwangerschaft. Sie hat plötzlich heftigste Schmerzen im Unterbauch und gerät schnell in einen Blutungsschock.

Die Patientinnen kommen häufig mit einem akuten Abdomen (→24.2.3) ins Krankenhaus, wo sie in der Regel zuerst vom Chirurgen und dann vom Gynäkologen untersucht werden. Bei der gynäkologischen Untersuchung ist die verdickte Tube evtl. tastbar. Der Uterus ist weich und aufgelockert, aber meist nicht so groß, wie es der Schwangerschaftsdauer entspräche. Manchmal besteht eine Blutung aus der Zervix. Der Unterbauch der Patientin ist stark druckschmerzhaft.

Diagnostik und Behandlungsstrategie

Der Schwangerschaftstest im Blut ist positiv, die vaginale Sonografie zeigt die Verdickung der Tube oder Flüssigkeit im Douglas-Raum bei leerer Gebärmutterhöhle.

Nur bei früher Diagnose und beschwerdefreier Patientin kann mit dem Zytostatikum Methotrexat behandelt werden, das die Frucht zum Absterben bringt. Ansonsten erfolgt eine Laparoskopie, welche die Diagnose sichert (→Abb. 34.46) und die Entfernung der Frucht unter Erhalt oder Entfernung der betroffenen Tube ermöglicht. In Spätstadien oder im Schock kann auch selten eine Laparotomie erforderlich sein.

An Extrauteringravidität denken

Die Symptome einer Extrauteringravidität ähneln v. a. denen einer Appendizitis (→24.6.5), Nierenbeckenentzündung (→33.5.3) oder Adnexitis (→24.5.1). Daher fragt der Arzt bei Bauchschmerzen einer Frau im gebärfähigen Alter stets nach der letzten Menstruation und veranlasst ggf. einen Schwangerschaftstest.

Pflege

Prä- und postoperative Pflege →44.2, →44.5
Pflege vor und nach Laparaskopie →Tab. 34.1, →Tab. 34.2, →34.3.6

Um die psychische Belastung der Frau durch den Anblick gesunder Neugeborener und glücklicher Mütter nicht zu vergrößern, werden Frauen mit einer Extrauteringravidität auf einer gynäkologischen und nicht auf einer geburtshilflichen Station betreut.

Stets ist damit zu rechnen, dass sich sehr schnell ein akut lebensbedrohlicher Zustand entwickelt:

- Bis zur Operation regelmäßig die Vitalzeichen kontrollieren und auf Zeichen eines akuten Abdomens (→24.2.3) achten
- Auf Arztanordnung Hb- und Blutgruppenbestimmung veranlassen
- Patientin nüchtern lassen, ggf. Infusionen nach Arztanordnung verabreichen
- Patientin auf Arztanordnung zur Laparoskopie oder Laparotomie vorbereiten.

Psychische Begleitung

Die postoperative Phase verläuft bei den jungen Frauen in der Regel körperlich komplikationslos.
Nicht unterschätzt werden darf aber die psychische Belastung. Ein Teil der Frauen trauert sehr um die Schwangerschaft und macht sich Sorgen um die spätere Fruchtbarkeit. Fragen bezüglich der Chance auf weitere Schwangerschaften sollten realistisch beantwortet werden, von Pflegenden allerdings erst nach Aufklärung der Patientin durch den Arzt. Gegebenenfalls werden mit Einverständnis der Frau Seelsorger, Psychologe oder soziale Dienste hinzugezogen.

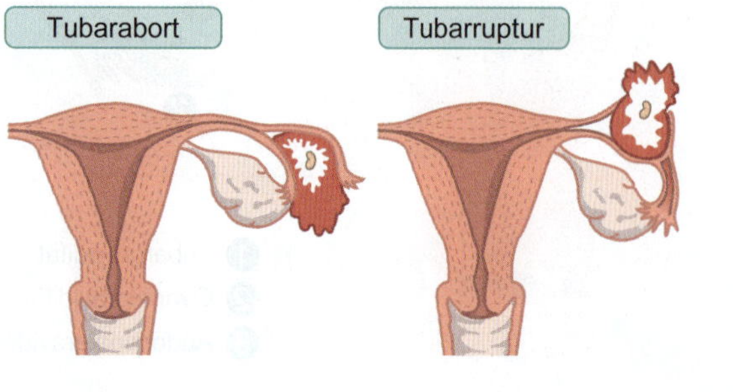

Abb. 34.45 Tubarabort bei Extrauteringravidität im weiten, ovarnahen Abschnitt der Tube und Tubarruptur bei Extrauteringravidität im engen, uterusnahen Abschnitt der Tube. [L138]

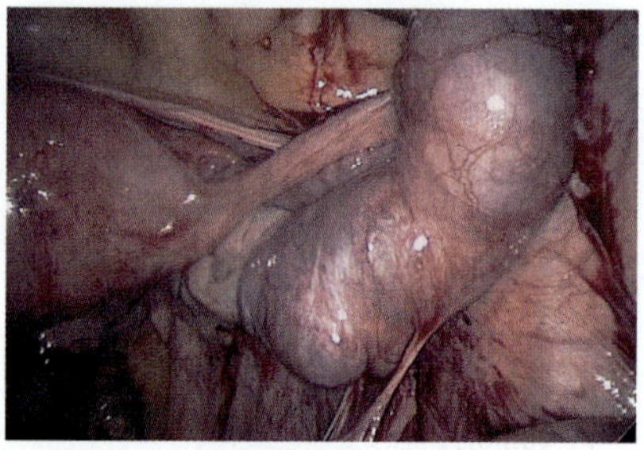

Abb. 34.46 Laparoskopiebefund bei Extrauteringravidität. Der Eileiter ist deutlich erweitert. Links im Bild ist der Uterus sichtbar. [G062]

34.15.3 Veränderungen des Trophoblasten und der Plazenta

Blasenmole und Chorionkarzinom

DEFINITION

Blasenmole: Blasenartige Degeneration der Plazentazotten im ersten Schwangerschaftsdrittel.

Chorionkarzinom: Hochmaligner Tumor, der sich am häufigsten aus verbliebenen Resten einer Blasenmole im Uterus entwickelt.

Die Embryonalanlage geht bei der **Blasenmole** früh zugrunde oder war nie entwicklungsfähig.

Während der gynäkologischen Untersuchung fällt der für die Schwangerschaftsdauer zu große Uterus auf. Es sind keine kindlichen Herztöne nachweisbar.

Die Diagnose wird durch Sonografie (typisches **„Schneegestöberbild"**) und HCG-Bestimmung im mütterlichen Blut (massiv erhöhte Werte) gestellt.

Die Therapie besteht in der medikamentösen Austreibung (→34.14) mit nachfolgender vorsichtiger Abrasio (→34.3.7).

Aus der Blasenmole und auch aus Resten, die im Uterus verblieben sind, kann sich das bösartige **Chorionkarzinom** *(Chorionepitheliom)* entwickeln, das frühzeitig auf dem Blutweg metastasiert, besonders in Lunge, Leber, Knochen und ZNS. Mit einer Chemotherapie (→27.5.1) können dennoch viele Frauen geheilt werden.

Plazentainsuffizienz

DEFINITION

Plazentainsuffizienz: Unfähigkeit der Plazenta, einen ausreichenden Stoffaustausch zwischen Mutter und Kind zu gewährleisten.

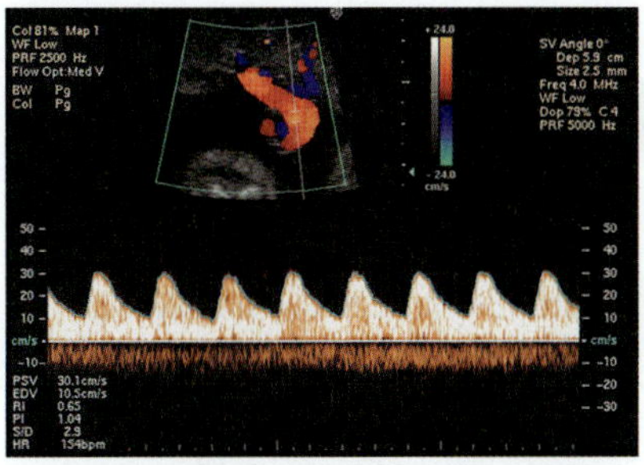

Abb. 34.47 Doppler-Sonografie der Nabelschnurarterie, hier ein Normalbefund. Die Kurve erreicht nie die Null-Linie, es fließt also immer Blut. [G244]

Krankheitsentstehung

Die Ursachen für die **Plazentainsuffizienz** sind vielfältig. Besonders häufig betroffen sind Frauen mit Diabetes mellitus, Nierenerkrankungen, Spätgestosen (→ 34.15.14) oder Mehrlingsschwangerschaften sowie Raucherinnen. Eine Plazentainsuffizienz kann auch bei Überschreitung des Geburtstermins auftreten, da die Plazentafunktion dann abnimmt.

Symptome und Befund

Bei einer **chronischen Plazentainsuffizienz** bleibt das Ungeborene im Wachstum zurück, manchmal ist die Fruchtwassermenge vermindert. Unter zusätzlichen Belastungen, z. B. der Geburt, ist die Gefahr einer akuten (Sauerstoff-)Mangelsituation bis zum Kindstod erhöht.

Eine **akute Plazentainsuffizienz** kann auf dem Boden einer chronischen Plazentainsuffizienz entstehen sowie z. B. durch eine vorzeitige Plazentalösung.

Diagnostik

Wichtigster Parameter ist das sonografisch feststellbare kindliche Wachstum. Bei einer chronischen Insuffizienz ist meist der Kopf (noch) normal groß, das Abdomen des Kindes aber deutlich kleiner, als es der SSW entsprechen würde.

Zusätzlich wird bei Verdacht auf Plazentainsuffizienz die Blutflussgeschwindigkeit (Doppler-Sonografie) in der Nabelschnur (→ Abb. 34.47), den kindlichen Hirnarterien und Aa. uterinae der Mutter gemessen.

Behandlungsstrategie

Die Therapie ist ursachenabhängig. Wichtig sind Bettruhe, die Behandlung von mütterlichen Grunderkrankungen sowie die engmaschige Überwachung des Kindes durch CTG, Doppler-Sonografie und abdominale Sonografie.

Ob das Kind stärker durch die anhaltende Plazentainsuffizienz oder durch eine Frühgeburt gefährdet ist, wird im Einzelfall entschieden.

Placenta praevia

DEFINITION

Placenta praevia: Atypische Plazentalokalisation im unteren Anteil des Uterus. Häufigkeit ca. 0,4 % der Schwangerschaften, Risiko für Mutter und Kind erhöht (Blutungsgefahr).

Krankheitsentstehung

Eine **Placenta praevia** (Formen → Abb. 34.48) tritt gehäuft nach früherer Schädigung der Gebärmutterschleimhaut auf, z. B. durch Entzündungen oder Abrasio (→ 34.3.7), bei Mehr- oder Vielgebärenden und bei schnell aufeinanderfolgenden Schwangerschaften.

Symptome, Befund und Diagnostik

Leitsymptom ist eine *schmerzlose* Blutung ohne Blasensprung (→ 34.17.1) im letzten Schwangerschaftsdrittel oder während der Geburt. Das Blut ist zumeist mütterlichen Ursprungs. Nur bei den seltenen Zottenabrissen verliert auch das Ungeborene Blut. Bei einer starken Blutung verschlechtert sich der Zustand der Schwangeren entsprechend der äußerlich sichtbaren Blutung.

VORSICHT! Bei Placenta praevia besteht die **Gefahr des hämorrhagischen Schocks** (→ 14.4).

Durch die routinemäßigen Sonografien wird die Placenta praevia immer häufiger diagnostiziert, bevor die Schwangere Beschwerden hat. Die Diagnosesicherung erfolgt durch Sonografie und vorsichtige Spekulumuntersuchung. Vaginale Tastuntersuchungen sind kontraindiziert, da sie eine Blutung auslösen können.

Behandlungsstrategie

Bei noch unreifem Kind und leichter Blutung kann unter engmaschiger Kontrolle von Vitalzeichen, Blutbild, CTG, Sonografie und Doppler-Sonografie eine Wehenhemmung (*Tokolyse*, → Pharma-Info 34.3) versucht werden. Gleichzeitig werden Glukokortikoide zur Lungenschnellreifung (→ 34.15.6) gegeben.

Bei reifem Kind bzw. starker Blutung wird eine zügige Entbindung angestrebt. Bei einer **Placenta praevia totalis** muss immer ein Kaiserschnitt (→ 34.19.4) durchgeführt werden, bei einer **Placenta praevia marginalis** oder nur geringer **Placenta praevia partialis** ist ein vaginaler Entbindungsversuch möglich.

Pflege

Pflege bei Tokolyse → Pharma-Info 34.3
Maßnahmen bei Schock → 14.4

- Engmaschige Kontrollen von Mutter (Allgemeinbefinden, Blutdruck, Puls, Temperatur, vaginale Blutung) und Kind (CTG, → 34.16.2), Blutuntersuchungen nach Arztanordnung
- Absolute Bettruhe, bevorzugt Lagerung auf der Seite des kindlichen Rückens zur besseren Blutversorgung des Kindes
- Unterstützung bei den Lebensaktivitäten, Durchführung notwendiger Prophylaxen
- Für die betroffene Frau handelt es sich um eine sehr belastende Situation, weshalb die psychische Begleitung durch die Pflegefachpersonen einen hohen Stellenwert hat (→ 34.1.1).

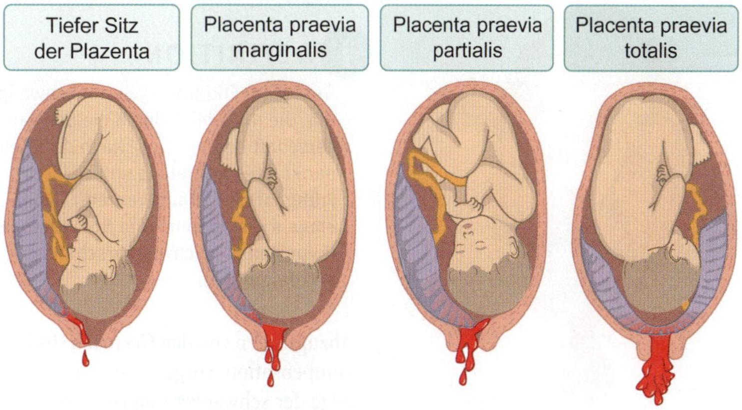

Abb. 34.48 Tiefer Sitz der Plazenta und Formen der Placenta praevia. Die Gefahr einer lebensbedrohlichen Blutung besteht bei allen Formen. [L138]

Vorzeitige Plazentalösung

DEFINITION

Vorzeitige Plazentalösung *(Ablatio placentae, Abruptio placentae):* Teilweise oder vollständige Ablösung der normal sitzenden Plazenta, meist nach der 29. SSW. Dadurch Blutung aus mütterlichen und teilweise auch aus kindlichen Gefäßen im Bereich der Haftfläche. Hohes Risiko für Mutter und Kind. **Notfall!**

Krankheitsentstehung

Als Ursachen der **vorzeitigen Plazentalösung** werden Spätgestosen (→34.15.4), plötzliche intrauterine Druckentlastungen, z. B. nach der Geburt des ersten Zwillings, oder – selten – Traumen (Sturz, Unfall) angenommen. Häufig bleibt die Ursache unklar.

Symptome, Befund und Diagnostik

Die Schwangere hat starke Unterbauchschmerzen. Da es zunächst zwischen Uterus und Plazenta blutet (Ausbildung eines *retroplazentaren* Hämatoms →Abb. 34.49), geht es der Mutter wesentlich schlechter, als aufgrund der sichtbaren Blutung anzunehmen wäre. Oft besteht ein Schock.

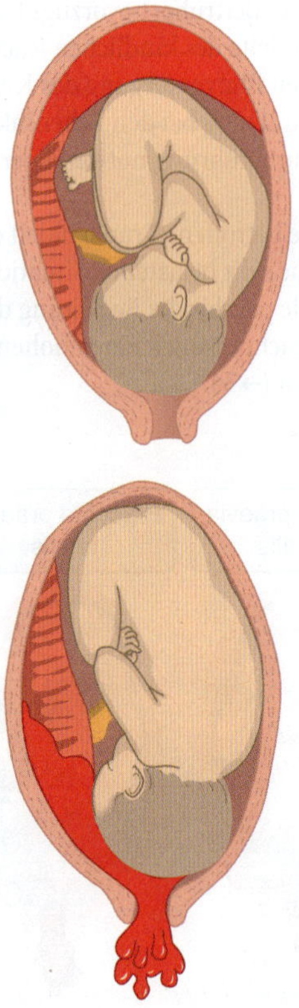

Abb. 34.49 Vorzeitige partielle Plazentalösung ohne und mit Blutung aus dem Muttermund. [L138]

Bei der Untersuchung ist der Uterus hart und druckempfindlich. Die Diagnose wird sonografisch gesichert.

Der Verbrauch von Gerinnungsfaktoren in dem retroplazentaren Hämatom kann zu einer lebensbedrohlichen Gerinnungsstörung bei der Mutter führen (*DIC* →27.9.2), daher wird die Blutgruppe der Mutter bestimmt.

Behandlungsstrategie

Nur bei einer kleinen, sonografisch diagnostizierten vorzeitigen Plazentalösung kann, falls es Mutter und Kind gut geht, unter engmaschigen Kontrollen des mütterlichen und kindlichen Befindens abgewartet werden. Ansonsten ist, falls das Kind noch lebt, ein sofortiger Not-Kaiserschnitt erforderlich.

Bei bereits abgestorbenem Fetus und nicht zu starker Blutung sollte eine vaginale Entbindung angestrebt werden, um die Mutter nicht noch zusätzlich durch eine Operation zu belasten.

Pflege

- Intensivüberwachung mit Kontrolle der Vitalzeichen von Mutter und Kind (CTG, →34.16.2), Blutuntersuchungen nach Arztanordnung
- Engmaschige Kontrolle des vaginalen Blutverlustes
- Überwachung der Infusionstherapie (→43.5.5) und der Gabe von Blutprodukten (→27.5.8)
- Für eine ruhige Umgebung sorgen und Aufregung von der Schwangeren fernhalten. Die werdende Mutter in dieser Ausnahmesituation nicht mit ihren Ängsten und Gefühlen allein lassen (→34.1.1).

34.15.4 Gestosen

DEFINITION

Gestosen: Erkrankungen der Schwangeren, die *ursächlich* durch die Schwangerschaft bedingt sind. Nach dem Zeitpunkt ihres Auftretens unterteilt in **Frühgestosen** (Hauptvertreter **Hyperemesis gravidarum**) und **Spätgestosen (hypertensive Schwangerschaftserkrankungen).**

Abzugrenzen von den **Gestosen** sind die Dekompensation vorgeschädigter Organe infolge der schwangerschaftsbedingten Mehrbelastung und das zeitlich zufällige Zusammentreffen von Schwangerschaft und Erkrankung.

Hyperemesis gravidarum

DEFINITION

Hyperemesis gravidarum: Übermäßiges Schwangerschaftserbrechen im ersten Trimenon mit erhöhter Gefährdung von Mutter und Kind. Abzugrenzen von der (leichten) morgendlichen Übelkeit mit Erbrechen **(Emesis gravidarum),** die geradezu typisch für die Frühschwangerschaft ist (ca. 30 % aller Schwangeren) und spätestens in der 14. SSW von selbst aufhört.

Krankheitsentstehung

Die genaue Entstehung der **Hyperemesis gravidarum** ist unklar. Sicher spielen hormonelle Faktoren eine Rolle, da es z. B. bei Mehrlingsschwangerschaften oder einer Blasenmole (→34.15.3) mit ihrem erhöhten HCG-Spiegel häufiger zu einer Hyperemesis kommt. Die früher häufige Annahme, dass Stress und Ambivalenz gegenüber der Schwangerschaft eine Ursache darstellen, konnte wissenschaftlich nicht belegt werden.

Symptome, Befund und Diagnostik

Bei der Hyperemesis kann es ab der 6. SSW zu unstillbarem Erbrechen unabhängig von der Nahrungsaufnahme kommen. Die Frau nimmt an Gewicht ab. Der Flüssigkeitsmangel führt zu Kreislaufsymptomen (Tachykardie, Hypotonie) und evtl. Fieber. In Extremfällen treten Leberschäden mit Ikterus auf (→25.2.1) oder die Schwangere wird als Zeichen einer ZNS-Beteiligung benommen und verwirrt.

Die Diagnose ergibt sich aus der Anamnese. Blutuntersuchungen (Kalium, Ketonkörper, Nieren- und Leberwerte) können erforderlich sein, um die Gefährdung für Mutter und Kind abzuschätzen und andere Ursachen auszuschließen. Auch die Schilddrüsenwerte werden bestimmt, da eine Schilddrüsenüberfunktion die Beschwerden verstärkt. Die Sonografie ermöglicht die Abgrenzung von der Blasenmole.

Behandlungsstrategie

Vorrangig ist der Ausgleich des Flüssigkeits- und Elektrolythaushalts durch Infusionen. Gelegentlich ist eine vollständige parenterale Ernährung angezeigt.

Eine medikamentöse Behandlung der Übelkeit, evtl. unterstützt durch eine Sedierung, erfolgt nur wenn unbedingt nötig. Dann müssen für Schwangere geeignete Arzneimittel ausgewählt werden, z. B. Dimenhydrinat (z. B. in Vomex A®). Ruhe ist hilfreich sowie die Vermeidung übelkeitsauslösender Situationen und Gerüche.

Pflege

Pflege bei Erbrechen → 8.3.3

Im Vordergrund steht die Sorge um das psychische Wohlbefinden der Frau (→ 34.1.1). Psychische Belastungen werden möglichst abgebaut, z. B. kann bei sozialen oder finanziellen Nöten nach Rücksprache mit der Patientin eine Sozialarbeiterin hinzugezogen werden.

Patientenbeobachtung

Blutdruck und Puls werden mehrfach, die Körpertemperatur einmal täglich kontrolliert. Die notwendige tägliche Flüssigkeitsbilanzierung kann durch das unkontrollierte Erbrechen erschwert sein. Zweimal wöchentlich wird die Patientin gewogen.

Vermeiden auslösender Faktoren

Da die Schwangere häufig schon erbricht, wenn sie nur eine Nierenschale oder Zellstoff sieht, werden diese nicht in Sicht-, aber in Reichweite der Frau aufbewahrt. Individuelle Auslöser (z. B. bestimmte Gerüche, oft von Nahrungsmitteln, zu viel Besuch) werden nach Möglichkeit vermieden.

Ernährung

Die Ernährung wird vom Arzt angeordnet. Zu Beginn kann Nahrungskarenz angezeigt sein, oder die Patientin erhält nur Tee, Zwieback und trockenes Gebäck in kleinen Portionen. Verträgt sie diese gut, wird die weitere Kost langsam aufgebaut, wobei die Wünsche der Patientin berücksichtigt werden. Sinnvoll ist, die Frau z. B. am Vormittag (und nicht am Vortag) zu fragen, was sie mittags essen möchte, und es dann in der Küche zu bestellen oder vom Partner mitbringen zu lassen. Sehr fette Nahrungsmittel sind meist ungünstig.

Körperpflege

Bei Schwäche und Benommenheit benötigt die Frau Unterstützung bei der Körperpflege. Wegen der Mundtrockenheit durch die Exsikkose und die Reizung der Mundschleimhaut durch das ständige Erbrechen achten die Pflegenden v. a. auch auf die Mundpflege. Eine medikamentöse Thromboseprophylaxe erfolgt nach Arztanordnung.

Hypertensive Schwangerschaftserkrankungen

i DEFINITION

Hypertensive Schwangerschaftserkrankungen: Spätgestose mit Hypertonie als Leitsymptom (bei vor der Schwangerschaft normalem Blutdruck), bei ausgeprägten Störungen auch Ödeme und Proteinurie. Mit einer Häufigkeit von ca. 7 % aller Schwangeren eine der häufigsten Schwangerschaftskomplikationen. Gefährdung für Mutter und Kind abhängig vom Schweregrad der Erkrankung, perinatale Sterblichkeit bei ausgeprägten Formen bis zu 30 %.

Krankheitsentstehung

Die genaue Ursache der **hypertensiven Schwangerschaftserkrankungen** ist unklar. Evtl. führt eine gestörte Endothelfunktion zu pathologischen Veränderungen im Prostaglandinstoffwechsel und Renin-Angiotensin-Aldosteron-System (→ 22.4.1). Auch immunologische Faktoren werden diskutiert. Risikogruppen sind Erstgebärende und Frauen mit Mehrlingsschwangerschaften, Diabetes mellitus oder Nierenerkrankungen.

Es kommt zu einer Vasokonstriktion mit Blutdrucksteigerung und Durchblutungsminderung der Organe, wobei praktisch alle Organe betroffen sein können. Auch die Plazenta wird durch die Gefäßengstellung mangeldurchblutet, wodurch das Kind im Extremfall sterben kann.

Symptome und Untersuchungsbefund

Die hypertensiven Schwangerschaftserkrankungen umfassen [25]:

- Die **Schwangerschaftshypertonie** *(SIH, Gestationshypertonie)* mit einem Blutdruck über 140/90 mmHg ohne Proteinurie und ohne dass die Frau Beschwerden hat
- Die **Präeklampsie** *(EPH-Gestose)* mit zusätzlicher Proteinurie > 300 mg/24 Std. Typisch sind außerdem Ödeme (EPH = Edema, dt. Ödem, Proteinurie, Hypertonie)
- Die **schwere Präeklampsie** mit Blutdruck > 160/110 mmHg, neurologischen Symptomen (Kopfschmerzen, Sehstörungen), Nierenfunktionseinschränkung, Oligurie, Leberbeteiligung, Lungenödem, Abfall der Thrombozyten/anderen Blutbildveränderungen, zurückbleibendem kindlichen Wachstum. Dabei reicht ein erfülltes Kriterium aus
- Das **HELLP-Syndrom** mit Hämolyse (hemolysis), erhöhten Leberwerten (elevated liver enzymes) und niedriger Thrombozytenzahl (low platelets).
- Die für Mutter und Kind lebensbedrohliche **Eklampsie** mit tonisch-klonischen epileptischen Anfällen (→ 37.8).

Komplikationen

Komplikationen sind vorzeitige Plazentalösung (→ 34.15.3), Nierenversagen, neurologische Spätschäden nach einem **Status eclampticus** (längere Zeit andauernder, nicht zu unterbrechender eklamptischer Anfall) sowie teils massive postoperative Blutungen nach einer Kaiserschnittentbindung.

Diagnostik und Differenzialdiagnose

Schwangerenvorsorge

Blutdruckerhöhung und Eiweißausscheidung werden von der Schwangeren selten bemerkt. Dies unterstreicht die Bedeutung regelmäßiger Blutdruckkontrollen und Urinuntersuchungen im Rahmen der Schwangerenbetreuung.

Die Diagnose ergibt sich aus dem *erstmaligen* Auftreten von Hypertonie und Proteinurie im letzten Trimenon.

Die technischen Untersuchungen dienen insbesondere der Verlaufskontrolle und der Risikoabschätzung für Mutter und Kind:

- Blutuntersuchung (Routinelabor einschließlich Blutbild, Nieren- und Leberwerten, Gerinnungsstatus)
- Urinuntersuchung (Eiweißausscheidung)
- Engmaschig CTG (→ 34.16.2), um eine kindliche Gefährdung zu erfassen
- Doppler-Sonografie zur Beurteilung der Plazentadurchblutung und damit der Versorgung des Kindes
- Transabdominale Sonografie mit Wachstumsbeurteilung des Kindes, da Wachstumsrückstand ein Warnzeichen ist.

Bei der **Pfropfgestose** lagert sich die Eklampsiesymptomatik auf eine bereits bestehende Hypertonie, einen Diabetes mellitus oder eine chronische Nierenschädigung auf. Die Symptome setzen in der Regel *vor* der 20. SSW ein.

Behandlungsstrategie

Die Behandlung umfasst:

- Blutdrucksenkende Arzneimittel, v. a. α-Methyldopa (z. B. Presinol®)
- Magnesium, meist i. v., zur Minderung der Krampfbereitschaft
- Ggf. Sedierung, z. B. mit Diazepam.

Die ursächliche Behandlung besteht in der Beendigung der Schwangerschaft. Dies ist jedoch bei Unreife des Kindes nicht immer sofort möglich. Es muss abgewogen werden, ob das Kind stärker durch die Minderdurchblutung oder durch eine Frühgeburt gefährdet ist und wie hoch das Risiko für die Mutter ist.

Die Art der Entbindung (vaginal oder Kaiserschnitt) hängt von der Schwere der Erkrankung, Schwangerschaftsdauer und Zahl der vorangegangenen Geburten ab. Bei Erstgebärenden oder sehr unreifen Kindern ist das Risiko für das Kind in der Regel bei einem Kaiserschnitt geringer, während bei Mehrgebärenden oft eine vaginale Geburt weniger belastend ist. Bei einer Eklampsie muss die Entbindung sofort erfolgen, meist durch Kaiserschnitt.

Pflege

Die Patientin befindet sich in einer psychischen Ausnahmesituation (→ 34.1.1). Ruhige Atmosphäre, vertrauensvoller Kontakt zu den Pflegenden mit der Möglichkeit, über ihre Gefühle und Ängste zu sprechen, und Zuwendung durch andere Vertrauenspersonen, etwa dem Partner, tragen wesentlich zur Stabilisierung des Zustands bei. Ruhige Beschäftigungen können die Frau möglicherweise ein wenig ablenken.

Stets ist ein Notfalltablett mit Arzneimitteln nach ärztlicher Anordnung und Intubationsbesteck gerichtet.

Pflege bei leichter SIH

- Ruhe, ggf. Einzelzimmer, Besucherzahl einschränken
- Regelmäßige Vitalzeichen- und Körpergewichtskontrollen.

Pflege bei Präeklampsie

- Ruhe und Stressvermeidung, Einzelzimmer, Besucherzahl einschränken
- Engmaschige Vitalzeichenkontrolle
- Tägl. Gewichts- und Ödemkontrolle
- Flüssigkeitsbilanzierung, ggf. mit Blasenkatheter
- Bestimmung von Blut und Eiweiß im Urin
- Unterstützung bei den Lebensaktivitäten, Durchführung notwendiger Prophylaxen
- Ggf. Vorbereitung auf eine mögliche Frühgeburt (→ 34.15.6).

Prävention und Gesundheitsberatung

- Anleitung zur Blutdruckselbstkontrolle
- Bis zum Schwangerschaftsende Meiden von Anstrengung und Aufregung
- Regelmäßige Kontrolle von Gewicht und Ödemen
- Warnsymptome, die sowohl zu Hause als auch im Krankenhaus eine sofortige Arztinformation notwendig machen: Kopf- und Oberbauchschmerzen, Ohrensausen, Schwindel, Erbrechen, Sehstörungen, Abnahme der Urinmenge
- Notwendigkeit einer ärztlichen Kontrolluntersuchung 6–12 Wochen nach der Entbindung
- Information der Frau über das erhöhte Risiko einer hypertensiven Schwangerschaftserkrankung bei erneuter Schwangerschaft. Präventive Gabe von ASS 100 mg täglich reduziert das Risiko schwerer Verläufe erheblich.

Pflege bei Eklampsie

Pflege bei zerebralem Krampfanfall → 37.8

SPICKZETTEL

Hypertensive Schwangerschaftserkrankungen

Definition: Schwangerschaftsbedingte Erkrankungen mit dem Leitsymptom eines neu aufgetretenen erhöhten Blutdrucks.
Ursache/Risikofaktoren: Ursache unklar.
Symptome: Bluthochdruck ohne subjektive Beschwerden = Schwangerschaftshypertonie → zusätzlich Proteinurie, evtl. Ödeme = Präeklampsie → Blutdruck > 160/110 mmHg und ZNS-, Nieren-, Leber-, Lungenbeteiligung, Blutbildveränderungen oder zurückbleibendes kindliches Wachstum = schwere Präeklampsie → Schwerstform mit ton.-klon. Anfällen = Eklampsie.
Diagnostik: Blutdruckmessung, Blut-/Urinuntersuchung, CTG, Sonografie.
Therapie/Pflege: Allgemeinmaßnahmen (Schonung, Stressvermeidung), ggf. medikamentöse Blutdrucksenkung, je nach Gefährdung für Mutter und/oder Kind Entbindung.

34.15.5 Abort

DEFINITION

Abort *(Fehlgeburt):* Vorzeitige Ausstoßung des Embryos oder Fetus bei einem Gewicht unter 500 g *und* Fehlen aller Lebenszeichen. Häufigkeit ca. 10–15 bemerkte Aborte auf 100 ausgetragene Schwangerschaften. Unterteilt in **Frühaborte** bis zur 16. SSW und **Spätaborte** nach der 16. SSW. Das Wiederholungsrisiko bei nachfolgenden Schwangerschaften ist ursachenabhängig erhöht.

Bei einer **Totgeburt** liegt das Gewicht des Kindes über 500 g, es hat jedoch unmittelbar nach der Geburt weder das Herz geschlagen noch die Nabelschnur pulsiert noch die natürliche Lungenatmung eingesetzt. Hat auch nur eines dieser Lebenszeichen vorgelegen, so handelt es sich unabhängig vom Gewicht um eine **Lebendgeburt.**

Krankheitsentstehung

Bei **Frühaborten** ist der Embryo häufig, z. B. infolge von Chromosomenstörungen, nicht entwicklungsfähig.

Bei **Spätaborten** treten mütterliche Ursachen wie etwa Uterusmyome oder eine vorzeitige Öffnung des Muttermunds (**Zervixinsuffizienz,** z. B. nach Konisation) in den Vordergrund.

Mütterliche Infektionen – auch der Harnwege – können zu jedem Zeitpunkt der Schwangerschaft zu einer Fehl- oder Frühgeburt (→ 34.15.6) führen.

Oft bleibt die Ursache des Aborts unklar.

Symptome und Untersuchungsbefund

Die Frau bemerkt den **drohenden** oder **beginnenden Abort** meist durch eine *schmerzlose* vaginale Blutung. Im weiteren Verlauf wird die Blutung stärker und es kommen wehenartige, ziehende Unterbauchschmerzen hinzu (→ Tab. 34.11). Spätaborte bei Zervixinsuffizienz beginnen oft mit dem Sprung der Fruchtblase ohne Wehen oder Blutungen. Fieber und eitriger Fluor weisen auf einen **febrilen Abort** mit Gebärmutterinfektion hin. Dann besteht Sepsisgefahr (**septischer Abort,** Sepsis → 30.6).

Bei der körperlichen Untersuchung ist der Uterus gemäß der Schwangerschaftsdauer vergrößert. Ausnahme ist die **verhaltene Fehlgeburt** *(missed Abortion),* bei der die abgestorbene Frucht nicht ausgestoßen wird, sondern teils über Wochen in der Gebärmutter verbleibt. Die Gebärmutter ist hier kleiner als erwartet.

Diagnostik und Differenzialdiagnose

Hauptziel der Diagnostik ist es festzustellen, ob der Embryo noch lebt und daher ein Versuch gerechtfertigt ist, die Schwangerschaft zu erhalten. Dies geschieht mithilfe der Sonografie, die Herzaktionen und Bewegungen des Embryos darstellt. Außerdem kann eine Verlaufskontrolle des HCG-Spiegels im Blut angezeigt sein, da dieser nach Absterben der Frucht sinkt.

Bei drei oder mehr Fehlgeburten **(habitueller Abort)** ist eine weitere Ursachensuche empfehlenswert, da z. B. organische Ursachen wie Gebärmuttererkrankungen, genetische Schädigungen der Eltern oder eine Thrombophilie der Mutter vorliegen können.

Tab. 34.11 Frühabortstadien und evtl. vorhandene Symptome. [L138]

Abortus imminens (drohende Fehlgeburt)	Abortus incipiens (beginnende, unabwendbare Fehlgeburt)	Abortus incompletus (unvollständige Fehlgeburt)	Abortus completus (vollständige Fehlgeburt)	Missed abortion (verhaltene Fehlgeburt)
Symptome • Leichte Blutung oder Wehen • Muttermund ist geschlossen • Embryo lebt	**Symptome** • Stärkere Blutungen und Wehen • Muttermund öffnet sich • Schwangerschaft irreversibel gestört	**Symptome** • (Starke) Blutung und/oder Wehen • Muttermund ist offen oder wieder geschlossen • Uterus ist nicht völlig entleert	**Symptome** • Keine Blutung, evtl. etwas blutiger Fluor • Keine Wehen • Muttermund ist meist wieder geschlossen	**Symptome** • Keine Blutung, keine Wehen • Muttermund ist geschlossen • Kein Wachstum des Uterus • Embryo abgestorben
Befund 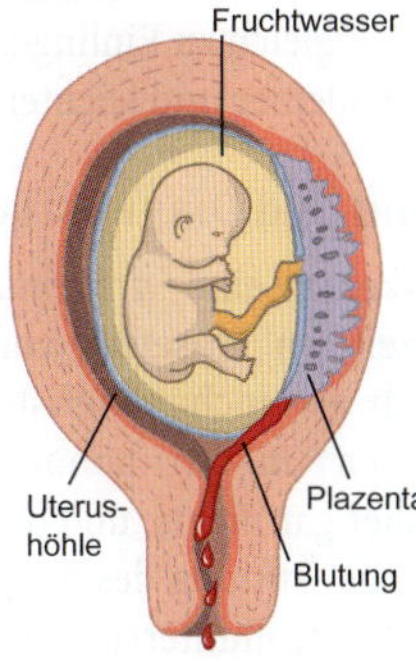	**Befund** 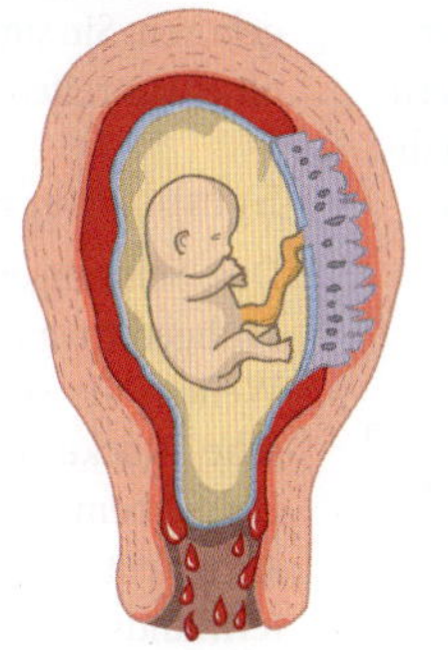	**Befund** 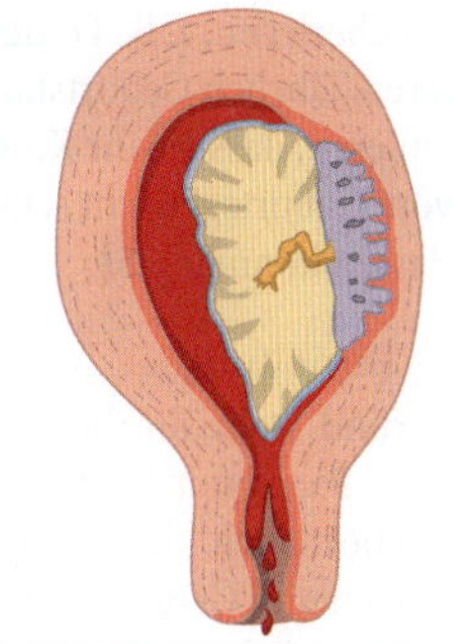	**Befund** 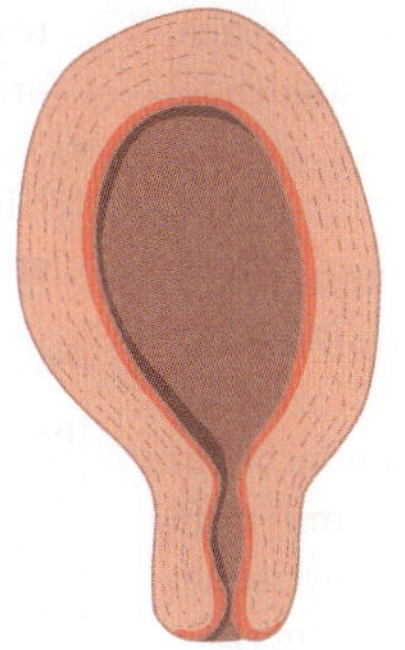	**Befund** 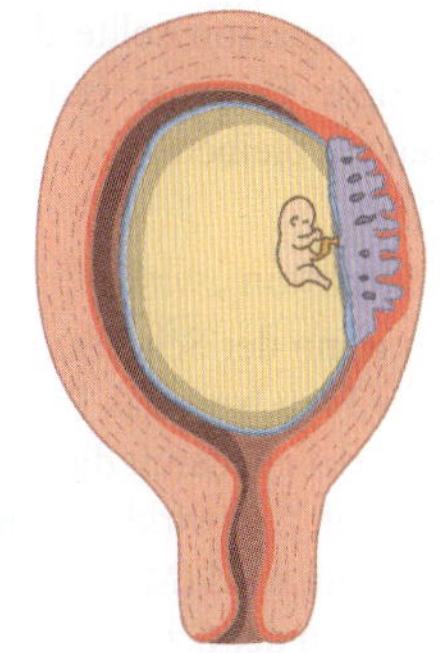

Behandlungsstrategie

Bei einem Abortus imminens, d. h. einer drohenden Fehlgeburt mit (noch) lebendem Embryo, ist die Behandlung konservativ mit dem Ziel, die Schwangerschaft aufrechtzuerhalten:

- Körperliche Schonung (Bettruhe bringt keinen Vorteil), abhängig von der vaginalen Blutung
- Sonografie- und HCG-Kontrollen.

Ist der Embryo/Fetus abgestorben, muss sichergestellt werden, dass der Uterus völlig entleert wird, da Gewebereste u. a. zu Infektionen, Blutungen und Polypen führen können. Ob die Gebärmutterentleerung nach einer spontanen Fehlgeburt vollständig ist **(Abortus completus)** oder ob Reste zurückgeblieben sind **(Abortus incompletus)**, kann klinisch nicht festgestellt werden.
Bei **Frühabort** daher stets:

- Saugkürettage oder Abrasio (→ 34.3.7). Bei nicht ausreichend geöffnetem Muttermund können 4–6 Std. vor dem Eingriff Prostaglandine (→ Pharma-Info 34.3) zur *Zervixreifung* verabreicht werden.
- Die Zervix wird weicher und der Muttermund öffnet sich
- Während oder nach der Abrasio Gabe von Oxytocin oder Methylergometrin (etwa Oxytocin HEXAL® bzw. Methergin®, → Pharma-Info 34.3) zur Unterstützung der Uterusrückbildung
- Bei Rh-negativen Frauen Anti-D-Prophylaxe (→ 34.15.1), da auch bei einer Fehlgeburt kindliches Blut in den Blutkreislauf der Mutter gelangen kann.

Bei einem **febrilen** oder **septischen Abort** sind zusätzlich die intravenöse Antibiotikagabe sowie die Verhütung bzw. Behandlung des drohenden Schocks und der Gerinnungsstörungen erforderlich.

Bei einem **Spätabort** ist der Fetus schon zu groß, um ausgeschabt (→ 34.3.7) zu werden. Er muss, wie auch eine Totgeburt, geboren werden. Zur Geburtseinleitung des nicht wehenbereiten Uterus werden Prostaglandine (z. B. Nalador®, → Pharma-Info 24.3) i. v. bzw. lokal am Gebärmuttermund verabreicht. Wegen der Nebenwirkungen, z. B. Hypertonie, muss die Gebärende dabei engmaschig überwacht werden (Vitalzeichen, Flüssigkeitsbilanzierung, Infusionstherapie). Auf Wunsch erhält die Patientin vom Arzt Analgetika und Sedativa.

Pflege

Sowohl bei einer drohenden als auch bei einer unabwendbaren Fehlgeburt befindet sich die Frau in einer besonderen Ausnahmesituation, die von der Sorge um das Ungeborene bzw. von der Trauer um das verlorene Kind bestimmt ist. Daher ist die psychische Begleitung wesentlicher Bestandteil der Pflege (→ 34.1.1).

Um eine Konfrontation der „trauernden Frau" mit den meist glücklichen Müttern zu vermeiden, wird die Patientin auf einer gynäkologischen Station betreut.

Pflege bei Frühabort

Steht fest, dass das Ungeborene nicht mehr lebt:

- Vitalzeichen- und Blutungskontrolle
- Maßnahmen vor und nach Saugkürettage/Abrasio durchführen (→ Tab. 34.1, → Tab. 34.2, → 34.3.7)
- Die Trauerarbeit um ein verlorenes Kind braucht Zeit. Die Patientin während dieser schweren Zeit emotional unterstützen, Gesprächsbereitschaft signalisieren, ggf. nach Rücksprache mit der Patientin einen Seelsorger hinzuziehen
- Auf die Möglichkeit einer Bestattung/Sammelbestattung hinweisen, Infomaterial aushändigen
- Kontakte zu Elterninitiativen und Selbsthilfegruppen vermitteln oder bei Entlassung entsprechende Adressen mitgeben.

Die Betroffene hat auch Anspruch auf Hebammenhilfe.

Pflege bei Spätabort, Totgeburt oder sterbendem Kind

Wochenbettpflege → 34.21.2

Auch heute noch kommt es vor, dass ein Kind spät in der Schwangerschaft, vor oder kurz nach der Geburt stirbt. Einige Eltern wissen dies schon bei der stationären Aufnahme, andere werden plötzlich mit der Nachricht eines schwerstkranken und nicht lebensfähigen Kindes konfrontiert und in eine fundamentale Krise gestürzt.

Für die Mutter stellt das Gebären ihres toten Kindes einen nahezu übermenschlichen Akt dar, die Geburt wird oft als quälend und sinnlos empfunden. Die Eltern dürfen in dieser Krise nicht alleine gelassen werden. Pflegefachpersonen, Hebammen und Ärzte unterstützen und begleiten die Eltern in ihrer Trauerarbeit und akzeptieren *Trauerreaktionen.*

Frauen nach Spätabort und Totgeburt werden immer auf einer gynäkologischen Station aufgenommen, nie auf der Wochenstation. Die Betreuung einer Frau mit Spätabort ist für die Pflegenden nicht immer einfach. Eigene Sprachlosigkeit und Gefühle der Ohnmacht sollten nicht unterdrückt, sondern zugelassen werden. Eine erfahrene Pflegefachperson sollte die Frau betreuen, unnötiges Personal (z. B. Auszubildende) außen vor bleiben.

Die Situation „wirklich" machen

Auch wenn der Schmerz sehr groß ist, sollten die Frau bzw. das Paar den Prozess bewusst erleben, damit die Situation nicht nur verdrängt, „unwirklich" und damit nicht verarbeitet wird (Maßnahmen teilweise abhängig von der Schwangerschaftsdauer):

- Den Eltern vor Einleitung der Geburt Zeit geben, mit der Nachricht „eine Weile zu leben", um zu realisieren, was passieren wird
- Vor der Geburtseinleitung in einem ungestörten Gespräch mit den Eltern klären, ob sie das Kind nach der Geburt sehen und ein Foto von ihm erhalten möchten. Wünsche der Eltern stets respektieren und nichts über ihren Kopf hinweg zu ihrem vermeintlichen Wohl entscheiden

Trauerarbeit ermöglichen

Nach heutiger Kenntnis gelingt die Trauerarbeit am besten, wenn die Mutter ihr Kind nach der Geburt anschauen und berühren darf. Daher legen die Pflegenden das Kind in eine Decke und ermutigen die Mutter bzw. Eltern, das Kind anzuschauen und zu berühren. Tränen und Gefühlsausbrüche sollen bewusst zugelassen werden. Möchte die Mutter das Kind erst später sehen, sollte dies ermöglicht werden.

- Den Eltern nach der Geburt die Möglichkeit geben, sich in Ruhe von ihrem Kind zu verabschieden. Das Kind gewaschen und bekleidet bzw. in ein Tuch gewickelt, evtl. auch in einem Körbchen liegend, zu den Eltern bringen und sie ermutigen, das Kind zu berühren und in den Arm zu nehmen
- Foto anfertigen, Haarsträhnchen abschneiden, Fuß- oder Handabdruck anfertigen, die Eltern ermuntern, dem Kind einen Namen zu geben
- Lebend geborene Kinder, die sterben werden, auf Wunsch taufen lassen. Wenn nicht so schnell ein Seelsorger kommen kann, darf jeder getaufte Mensch eine Nottaufe unter Zeugen vornehmen, die dann dem Pfarramt gemeldet werden kann
- Eltern ermutigen, auch der Umwelt ein Zeichen über die Geburt zu geben, z. B. mit einer Anzeige im Gemeindeblatt
- Sie ermuntern, eigene Rituale für das tote Kind zu überlegen, z. B. Trauerfeier organisieren, jährlich Geburtstag feiern
- Sie informieren, dass sie ihr Kind unabhängig vom Geburtsgewicht selbst beerdigen lassen können [25].

Psychische Begleitung

Im Vordergrund steht die Begleitung der Frau bzw. des Paars mit Würde und Respekt. Dazu gehört auch, dass Pflegende jegliche Reaktionen und Gefühle respektieren:

- Vom Kind oder Baby und Geburt sprechen, Gespräche über das verlorene Kind anbieten, z. B. nach dem gewählten Namen fragen, aber auch respektieren, wenn die Mutter bzw. das Paar nicht über das Kind sprechen wollen
- Nicht beschönigen oder Aussagen machen wie „Sie sind jung, Sie können noch viele Kinder bekommen"
- Auf die Möglichkeit von Selbsthilfegruppen und Literatur hinweisen
- Bezüglich des Entlassungstermins Wünsche der Frau berücksichtigen. Häufig möchten die Frauen rasch entlassen werden, um das Geschehene in Ruhe verarbeiten zu können. Dem Wunsch sollte wenn irgend möglich entsprochen und eine ambulante Nachsorge durch eine Hebamme organisiert werden [25].

34.15.6 (Drohende) Frühgeburt

DEFINITION

Frühgeburt: Geburt vor Vollendung der 37. SSW. In Deutschland ca. 9 % aller Geburten. Im Vergleich zu früher wesentlich verbesserte Prognose für das Kind (Grenze der Lebensfähigkeit derzeit bei etwa 23. SSW), für sehr kleine Frühgeborene unter 500 g Geburtsgewicht jedoch nach wie vor zweifelhaft.

Behandlung und Pflege des Frühgeborenen → 34.24.8

Krankheitsentstehung

Die Ursachen für eine **Frühgeburt** sind zahlreich, beispielsweise Uterusfehlbildungen/-myome, vorzeitige Öffnung des Muttermunds *(Zervixinsuffizienz),* Plazentainsuffizienz (→ 34.15.3), hypertensive Schwangerschaftserkrankungen (→ 34.15.4), mütterliche Infektionen, Blutgruppenunverträglichkeit, aber auch fetale Erkrankungen wie etwa Chromosomenanomalien oder Fehlbildungen (→ Tab. 34.16, → Tab. 34.17). Vorangegangene Fehl- oder Frühgeburten gelten als Risikofaktoren.

Auch Mehrlinge werden meist zu früh geboren. Sie sind im Vergleich zu Einlingen oft etwas reifer, jedoch kleiner und leichter.

Symptome, Befund und Diagnostik

Die Schwangere erkennt eine *drohende* Frühgeburt am vorzeitigen Einsetzen von Wehen, die sich auch als uncharakteristische Rückenschmerzen äußern können. Häufig bemerkt sie aber gar nichts, und der Arzt stellt die vorzeitige Öffnung des Muttermunds bei einer Kontrolluntersuchung fest.

Ein viel zu früher Sprung der Fruchtblase mit Abgang von Fruchtwasser (**vorzeitiger Blasensprung,** → 34.17.1) ist Zeichen einer *beginnenden* Frühgeburt.

Ziel der technischen Untersuchungen ist es, die Ursache der drohenden Frühgeburt herauszufinden und die Gefährdung des Kindes einzuschätzen:

- CTG (→ 34.16.2): Wehen? Befinden des Kindes und Reaktion auf die Wehen?
- Sonografie zur Ursachensuche und zur Abschätzung des kindlichen Gewichts
- Bestimmung der Entzündungsparameter im Blut (mütterliche Infektion?)
- Urinstatus und Vaginalabstrich (Harnwegsinfekte? Vaginale Infektionen?). Messung des vaginalen pH-Werts mit Teststäbchen, da der pH-Wert der Vagina bei Infektionen oder Blasensprung in den alkalischen Bereich steigt.

Behandlungsstrategie

Schwangerschaftswoche < 36+1

Bei einer fühen Schwangerschaftswoche (vor 36+1) oder einem geschätzten **Gewicht des Kindes unter 2.500 g** ist das Risiko durch die Unreife groß, sodass auch invasive Maßnahmen zur Verlängerung der Schwangerschaft gerechtfertigt sind [27]:

- Bei *Zervixinsuffizienz* ist bis zur 29. SSW eine *Zerklage* (→ Abb. 34.50) möglich
- Bei *anhaltender Wehentätigkeit* ist die (kurzzeitige) **Tokolyse** (medikamentöse Wehenhemmung, → Pharma-Info 34.3) durch Magnesium, i. v.-Gabe von β-Sympathikomimetika (z. B. Partusisten®)

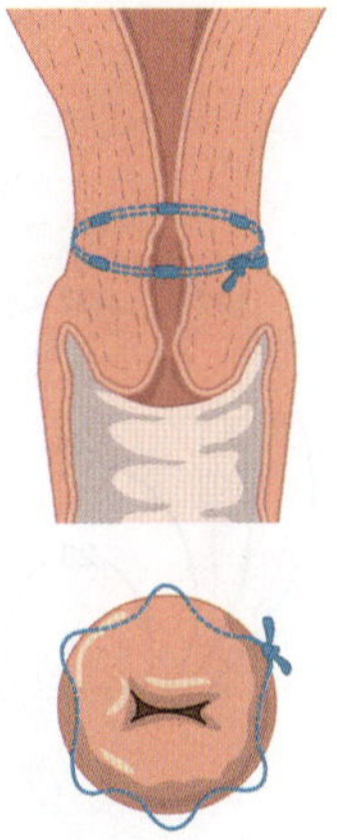

Abb. 34.50 Zerklage. Bei Zervixinsuffizienz kann der Zervikalkanal durch Umschlingung der Zervix mit einem nichtresorbierbaren Faden verschlossen werden. Dieser muss rechtzeitig vor der Geburt entfernt werden. [L138]

oder den Oxytocinrezeptorantagonisten Atosiban (z. B. Tractocile®) nötig

- Bei einem *vorzeitigen Blasensprung* ist das Risiko einer aufsteigenden Infektion von Eihäuten, Eihöhle, Plazenta und evtl. Fetus **(Amnioninfektionssyndrom)** groß. Die Entzündungsparameter der Mutter (Temperatur, Leukos, CRP, Blutbild) werden engmaschig kontrolliert. Meist lässt sich die Geburt nur für wenige Tage aufschieben. Bei Infektionszeichen, z. B. Temperaturanstieg der Mutter oder Anstieg der fetalen Herzfrequenz, wird die Geburt trotz der Unreife des Kindes eingeleitet
- Die **kindliche Lungenreifung** kann in der 24.–34. SSW durch Gabe von Glukokortikoiden beschleunigt werden, z. B. mit Betamethason (z. B. Celestan®) i. m.

Schwangeschaftswoche ab 36+1

Ab der 37. SSW oder einem geschätzten **Gewicht des Kindes über 2.500 g** ist in der Regel keine eingreifende Behandlung erforderlich.

Wichtig ist in allen Fällen eine Kontrolle des kindlichen Befindens durch CTG, Sonografie und Doppler-Sonografie (→ 42.6.6) der Nabelschnurgefäße. Bei kindlicher Gefährdung wird die Geburt eingeleitet.

Pflege bei drohender Frühgeburt

Kardiotokografie (CTG) → 34.16.2
Überwachung bei i. v.-Tokolyse → Pharma-Info 34.3

- Schwangere zunächst strenge Bettruhe einhalten lassen, später evtl. nach Arztanordnung lockern. Patientin bei der Körperpflege und ggf. der Nahrungsaufnahme unterstützen und alle notwendigen Prophylaxen durchführen
- Patientin auf vaginale Blutungen beobachten
- Für weichen Stuhlgang sorgen (kein Pressen beim Stuhlgang, → 34.1.2)
- Schwangere vor unnötigen Reizen, z. B. Lärm und Aufregung, abschirmen und für eine ruhige Atmosphäre sorgen. Umgebung so gemütlich und praktisch wie möglich gestalten
- Auf Gesprächswünsche und Ängste der Patientin eingehen (→ 34.1.1). Ruhe und Gelassenheit vermitteln, jedoch über den drohenden Verlust bzw. die drohende Frühgeburt nicht hinwegtäuschen.

Pflege bei vorzeitigem Blasensprung

- Regelmäßige Temperaturkontrollen (mindestens 4-mal täglich) und Blutabnahmen nach Arztanordnung zur Kontrolle der Entzündungsparameter, um eine Infektion möglichst frühzeitig zu erfassen
- Beobachtung des Fruchtwassers auf Menge, Farbe und Geruch

PHARMA-INFO 34.3: UTERUSMITTEL

Arzneimittel, bei denen die Wirkung auf die Uterusmuskulatur *im Vordergrund* ihres therapeutischen Einsatzes steht, heißen **Uterusmittel.**

Tokolytika

Bei vorzeitiger Wehentätigkeit, Operationen am schwangeren Uterus sowie mütterlicher bzw. kindlicher Gefährdung durch die Wehen können **Tokolytika** *(Wehenhemmer)* gegeben werden.

β_2-Sympathomimetika wie Fenoterol (z. B. Partusisten®) lassen über die β_2-Rezeptoren des Uterus die glatte Uterusmuskulatur erschlaffen und hemmen damit die Wehen. Ihre Nebenwirkungen, insbesondere Tachykardien, ergeben sich v. a. aus der Wirkung von β-Sympathomimetika an anderen Organen (→ Pharma-Info 20.1).

Atosiban (z. B. Tractocile®) besetzt die Oxytocinrezeptoren und hemmt dadurch die Wehen. Häufigste Nebenwirkungen sind Übelkeit, Kopfschmerzen, Schwindel und Kreislaufbeschwerden.

Überwachung bei i. v.-Tokolyse:

- Engmaschig Vitalzeichen kontrollieren, v. a. auf Tachykardie, Herzrhythmusstörungen und Blutdruckabfall achten, außerdem auf Wassereinlagerung, Unruhe und (Hand-)Tremor
- V. a. bei gleichzeitiger Glukokortikoidgabe zur Lungenreifung des Neugeborenen Atmung beobachten sowie Flüssigkeitsbilanzierung (→ 8.1.2) und Pneumonieprophylaxe (→ 3.4) durchführen (erhöhte Gefahr eines Lungenödems). Bei Atemstörungen Arzt sofort benachrichtigen.

Wehenfördernde Substanzen

Wehenfördernde Substanzen steigern die Kontraktionsbereitschaft des schwangeren Uterus. Je nach Anwendung werden sie unterteilt in:

- **Wehenmittel** zur Geburtseinleitung oder bei Wehenschwäche unter der Geburt
- **Kontraktionsmittel** zur Einleitung eines Schwangerschaftsabbruchs, zur Förderung der Plazentaablösung nach der Geburt, zur Blutstillung nach Plazentaausstoßung, zur Förderung der Uterusrückbildung im Wochenbett, beim Kaiserschnitt nach Geburt des Kindes oder nach einer Abrasio.

Oxytocin. Therapeutisch wird Oxytocin (z. B. Oxytocin ROTEXMEDICA®) i. v. zur Geburtseinleitung oder bei Wehenschwäche sowie i. v. oder i. m. zur Förderung der Plazentaentwicklung oder bei Uterusatonie nach der Geburt (→ 34.19.3) eingesetzt.

Während der Oxytocingabe werden die Vitalzeichen der Frau engmaschig überwacht. CTG-Kontrollen zeigen die Reaktion des Ungeborenen auf die Wehen. Bei pathologischem CTG darf Oxytocin nicht gegeben werden.

Prostaglandine. Prostaglandine wirken direkt auf die glatte Uterusmuskulatur. Während Dinoproston (z. B. Minprostin® E_2) unter intensiver Überwachung von Mutter und Kind auch lokal an der Zervix oder (selten) i. v. zur Zervixerweichung und Geburtseinleitung eingesetzt wird, dürfen andere Prostaglandine (z. B. Nalador®) nur zur Einleitung eines Schwangerschaftsabbruchs im zweiten Trimenon (→ 34.14), zur Geburtseinleitung bei intrauterinem Fruchttod oder bei atonischen Blutungen in der Nachgeburtsphase eingesetzt werden.

Secale-Alkaloide *(Mutterkorn-Alkaloide)*, z. B. Methylergometrin (etwa in Methergin®), wirken ebenfalls direkt auf die glatte Uterusmuskulatur. Sie werden zur Förderung der Plazentalösung nach der Geburt des Kindes, bei Uterusatonie, bei einer verzögerten Uterusrückbildung im Wochenbett, nach einem Kaiserschnitt oder einer Abrasio gegeben. Häufigste Nebenwirkungen sind Übelkeit bei i. v. Gabe, Unterleibsschmerzen, Schweißausbrüche, Schwindel oder Kopfschmerzen.

- Sorgfältige Intimpflege, Genitalspülungen 2-mal täglich und nach jedem Stuhlgang, um die Gefahr von aufsteigenden Infektionen zu minimieren (➔ 34.1.3)
- Regelmäßiger Wechsel der Vorlagen/Unterlagen, um Sekretansammlung und damit Infektionsgefahr zu verhindern.

34.16 Untersuchungen vor oder während der Geburt

Mit fortschreitender Schwangerschaft rückt das Kind immer mehr in den Mittelpunkt der gynäkologischen Untersuchung.

34.16.1 Fundusstand des Uterus und Lage des Kindes

Um den Verlauf der Schwangerschaft zu kontrollieren und den Geburtsverlauf abschätzen zu können, bestimmt der Arzt oder die Hebamme:

- Den **Fundusstand** (➔ Abb. 34.51) der Gebärmutter
- In der Spätschwangerschaft die **Lage** und die **Einstellung** des Kindes, die **Stellung** des kindlichen Rückens und die **Haltung** des Kopfes (➔ Abb. 34.54).

Fundusstand

DEFINITION

Fundusstand (des Uterus): Höhe des oberen Gebärmutterrands.

Lage

DEFINITION

Lage: Verhältnis der Längsachse des Kindes zur Längsachse des Uterus.

Bei der **Lage** des Kindes werden unterschieden (➔ Abb. 34.52):

- **Längslage** (ca. 99 % aller Geburten), wobei hier noch einmal zwischen der normalen *Schädellage* (ca. 95 %) und der pathologischen *Beckenendlage* (ca. 3–5 %) differenziert wird
- **Querlage**
- **Schräglage** (oft auch als Sonderform der Querlage klassifiziert).

Haltung

DEFINITION

Haltung: Beziehung der Körperteile des Kindes zueinander, insbesondere Beziehung zwischen kindlichem Kopf und kindlichem Rumpf.

Typische Fundusstände:		Symphysen-Fundus-Abstand [cm]
40. SSW:	2 QF unterhalb des Rippenbogens	34
36. SSW:	Am Rippenbogen (höchster Stand)	36
32. SSW:	Mitte zwischen Nabel und Xiphoid	29
28. SSW:	3 QF oberhalb des Nabels	26
24. SSW:	Am Nabel	22
20. SSW:	3 QF unterhalb des Nabels	17
16. SSW:	2 QF über der Symphyse	6
12. SSW:	Obere Symphysenkante	0

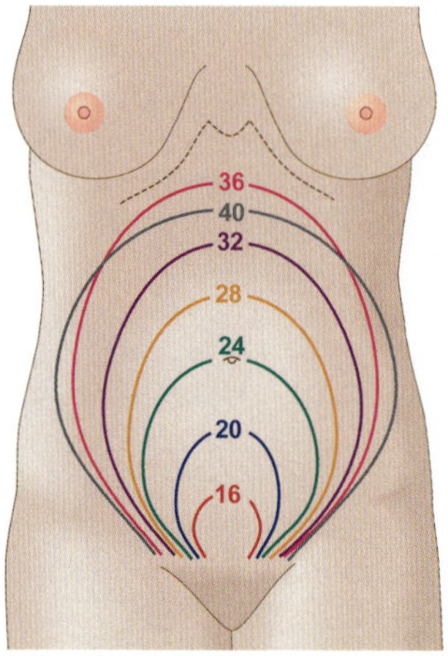

Abb. 34.51 Fundusstände. Höhe des oberen Gebärmutterrands im Verlauf der Schwangerschaft (QF = Querfinger). Nach der 37. SSW senkt sich der Uterus etwas ab. [L190]

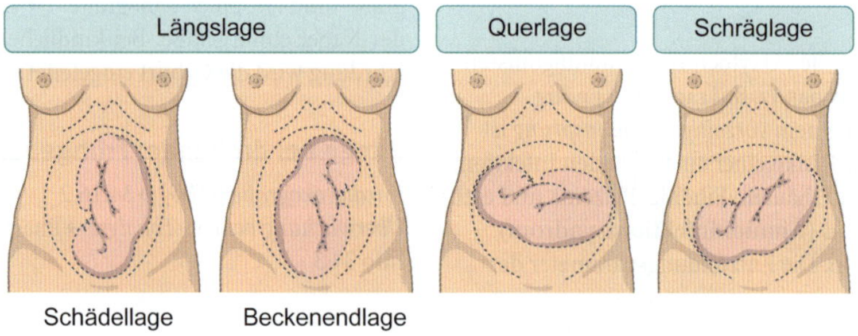

Abb. 34.52 Lagen des Kindes im Uterus. Längs-, Quer- und Schräglage beziehen sich nur auf die Längsachse des Kindes, egal wohin sein Kopf zeigt. Schädel- und Beckenendlage beziehen sich auf die Poleinstellung, d. h. den Körperteil des Kindes, der dem Geburtskanal am nächsten ist. [L138]

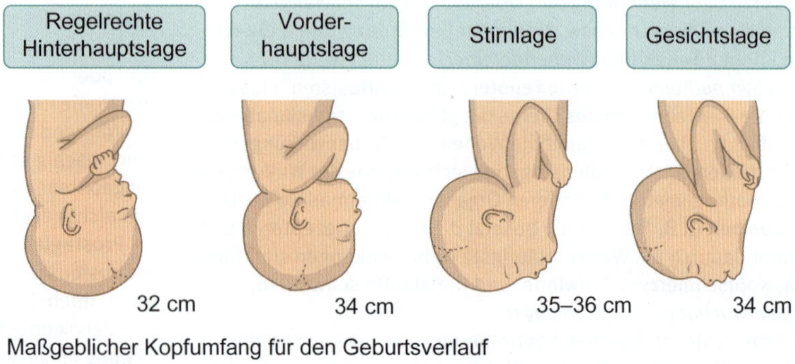

Abb. 34.53 Haltungen. Regelrechte Hinterhauptslage und die verschiedenen Deflexionshaltungen des kindlichen Kopfes. [L138]

Normal ist eine **indifferente Haltung** (Kopf „gerade“, Fontanellen sind auf gleicher Höhe zu tasten) bei Eintritt in den Beckeneingang mit nachfolgender **Flexionshaltung** (Kopf gebeugt, kleine Fontanelle zu tasten) beim Tiefertreten des Kindes unter der Geburt (➔ Abb. 34.53 links). So wird der zur Verfügung stehende Platz optimal ausgenutzt.

Bei den **Haltungsanomalien** bleibt die Beugung des Kopfes beim Eintritt in das kleine Becken aus, sodass Scheitel *(Vorderhauptslage)*, Stirn *(Stirnlage)* oder Gesicht *(Gesichtslage)* vorangehen. Diese **Defle-**

xionshaltungen (Kopf gestreckt) vergrößern den für den Geburtsverlauf maßgeblichen Kopfumfang (→ Abb. 34.53), verzögern den Geburtsverlauf und erhöhen das Risiko für das Kind. Bei Stirn- und Gesichtslage ist in der Regel ein Kaiserschnitt notwendig.

Poleinstellung

DEFINITION

Poleinstellung: Bezeichnung des vorangehenden Kindsteils.

Bei der **Poleinstellung** werden die **Schädellage** und die **Beckenendlage** (→ Abb. 34.66) unterschieden.

In Zusammenhang mit der Haltung des kindlichen Kopfes werden bei der Schädellage die **Hinterhauptslage** *(HHL)*, die **Vorderhaupts-, Stirn- und Gesichtslage** unterschieden (→ Abb. 34.53).

Einstellung

DEFINITION

Einstellung: Beziehung des vorangehenden kindlichen Körperteils zum Geburtskanal.

Physiologisch ist der **hohe Querstand,** d. h., der Kopf des Kindes steht quer im Beckeneingang. Danach dreht sich das Kind um 90° (→ Abb. 34.60) und steht kurz vor dem Beckenausgang mit dem Kopf gerade bzw. längs **(tiefer Geradstand).**

Bei **Einstellungsanomalien** hat sich der kindliche Kopf nicht dem Geburtskanal angepasst. Beim **hohen Geradstand** steht der Kopf des Kindes gerade (längs) im Beckeneingang, beim **tiefen Querstand** steht er vor dem längsovalen Beckenausgang quer.

Stellung

DEFINITION

Stellung: Stellung des kindlichen Rückens in Längslage innerhalb des Uterus.

Bei der **I. Stellung** zeigt der Rücken nach links, bei der **II. Stellung** nach rechts (Merkspruch: **R**ücken **r**echts = **z**weimal „R" = **Z**weite Stellung).

34.16.2 Kardiotokografie

DEFINITION

Kardiotokografie *(Cardiotokografie, CTG):* Kontinuierliche Aufzeichnung von kindlichen Herztönen und Wehentätigkeit. Wird zur Überwachung des kindlichen Befindens in der Spätschwangerschaft, unter der Geburt sowie zur Objektivierung der Wehentätigkeit eingesetzt.

Die *Wehentätigkeit* wird über einen **mechanischen Druckabnehmer** *(Tokografie-Aufnehmer, Wehen-Transducer)* auf der Bauchdecke der Mutter registriert (→ Abb. 34.55).

Die *Signale des Kindes* werden in der Regel (doppler-)sonografisch über einen **Herzton-Transducer** auf der Bauchdecke der Mutter *(externe Ableitung)* gewonnen. Die *interne Ableitung* ist selten und kann nach dem Blasensprung über eine **Kopfschwartenelektrode** (kurz *KSE*) am Kopf des Kindes erfolgen *(interne Kardiografie).* **Telemetrieeinheiten** ermöglichen eine kontinuierliche Überwachung bei gleichzeitiger Mobilität der Mutter.

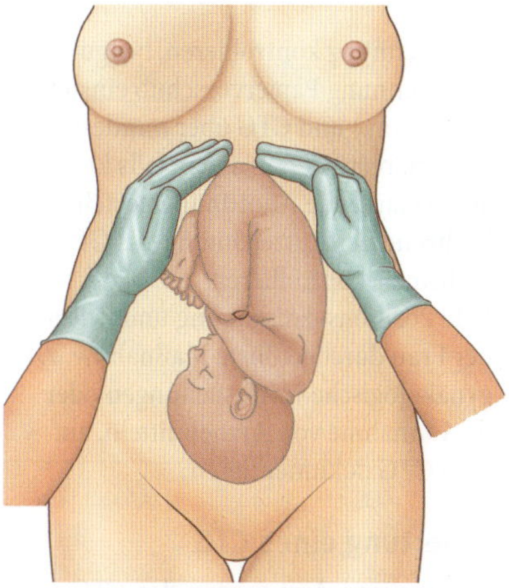

1. Leopold-Handgriff zur Feststellung des Fundusstands.

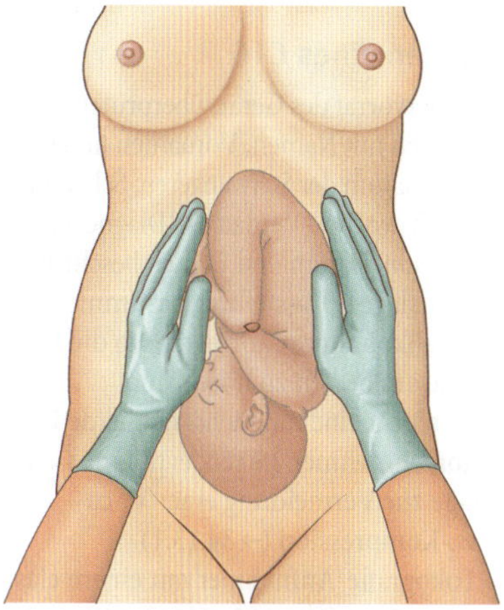

2. Leopold-Handgriff zur Erkennung der Stellung des kindlichen Rückens.

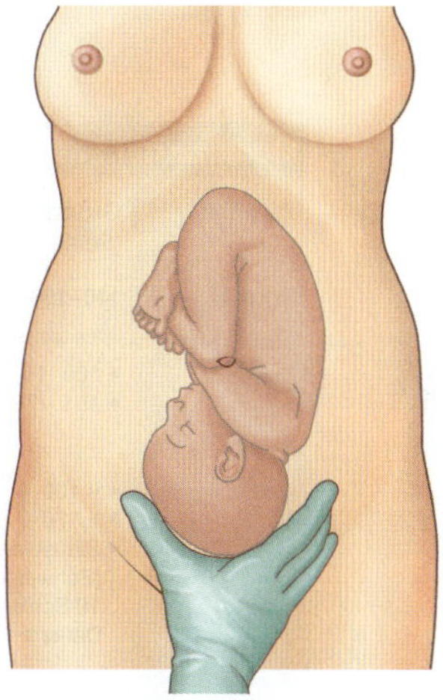

3. Leopold-Handgriff zur Bestimmung des Höhenstands und zur Unterscheidung zwischen Schädel- und Steißlage bei noch nicht in das Becken eingetretenem vorangehenden Kindsteil.

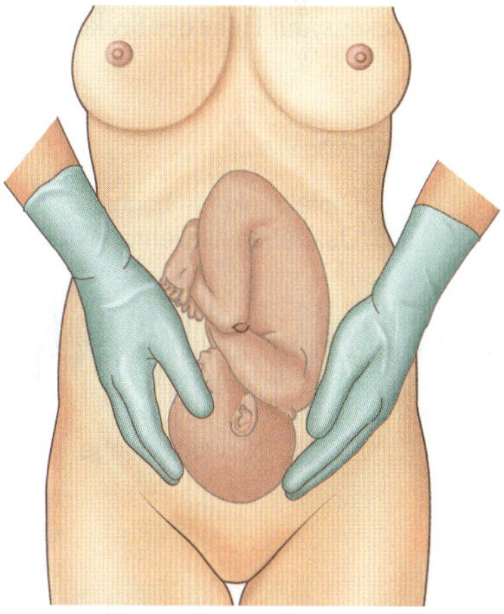

4. Leopold-Handgriff zur Ermittlung des Höhenstands bei in das Becken eingetretenem vorangehenden Kindsteil.

Abb. 34.54 Leopoldsche Handgriffe zur Bestimmung der kindlichen Lage im Uterus. Bestimmung von Fundusstand (1.Handgriff, → Abb. 34.51), Lage und Stellung des kindlichen Rückens (2. Handgriff) bzw. des vorangehenden, über dem Beckeneingang stehenden Kindsteil (3. Handgriff, → Abb. 34.52), Abstand des vorangehenden Teil des Kindes zum Bockeneingang (4. Handgriff). [L234]

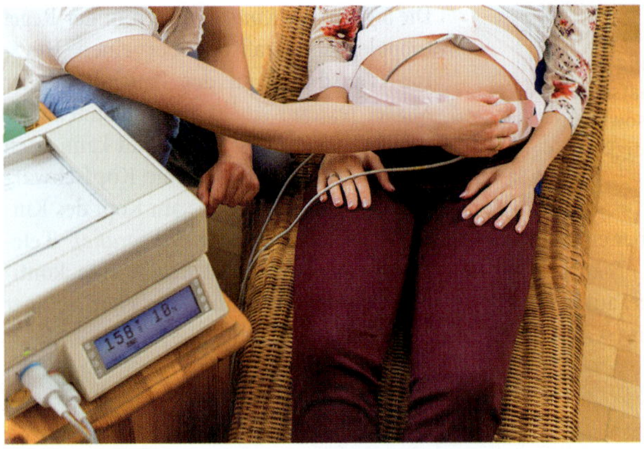

Abb. 34.55 Aufzeichnung eines CTGs. Wehen- und Herzton-Transducer werden mittels elastischer Gurte auf dem Bauch der Schwangeren fixiert. [J787]

Anlegen eines CTG

- Papiervorrat des Geräts überprüfen. CTG-Streifen mit Namen, Vornamen und Geburtsdatum der Schwangeren, Schwangerschaftswoche, (Verdachts-)Diagnose, Medikation, Datum und Uhrzeit beschriften
- Kindslage und -stellung bestimmen. Schallkopf dort anbringen, wo die Herztöne am besten zu hören sind
- Patientin eine möglichst bequeme Position einnehmen lassen, evtl. Linksseitenlage zur Vermeidung einer V.-cava-Kompression (→ 34.13.1)
- Tokografie-Aufnehmer mit einem elastischen Gurt (Gummi- oder Textilgurt) über dem Gebärmutterfundus befestigen
- Herzton-Transducer (Schallkopf) mit Sonografie-Gel vorbereiten und mit Gurt fixieren; Schallkopf an der Seite des kindlichen Rückens, auf Höhe des Beckens
- Aufzeichnung kontrollieren, bei guter Aufzeichnung Papiervorschub einstellen (1 cm/Min.) und CTG über mindestens 30 Min. registrieren lassen, falls keine anders lautende Anordnung besteht. Während der Aufzeichnung das CTG mehrmals kontrollieren
- Jede Positionsveränderung und jede an der Frau durchgeführte Maßnahme, z. B. gynäkologische Untersuchungen oder die Einnahme von Arzneimitteln, auf dem CTG dokumentieren.

Auswertung eines CTG

Hebamme und Arzt werten das CTG nach folgendem Grundmuster aus (→ Abb. 34.56):

- **Baseline** *(Basalfrequenz, Niveau).* Mittelwert der fetalen Herzfrequenz über 5–10 Min. Normal 110–150 Schläge/Min.
- **Oszillationsfrequenz.** Herzfrequenzänderungen des Kindes innerhalb einer Min. Bestimmt über die Zahl der Gipfelpunkte oder die Nulldurchgänge. Normal mehr als sechs **Nulldurchgänge** (oder halb so viele **Gipfelpunkte**) pro Min. Die Nulldurchgänge sind die Kreuzungspunkte von kindlicher Herzfrequenzkurve und **Floating line** (gedachte Oszillationsmittellinie)
- **Oszillationsamplitude** *(Oszillationstyp, Bandbreite, Amplitude):* Differenz zwischen höchster und niedrigster Herzfrequenz des Kindes (also zwischen höchstem und niedrigstem Oszillationsumkehrpunkt). Normal 10–25 Schläge/Min.
- **Akzeleration:** Beschleunigungen der kindlichen Herzfrequenz bis zu 10 Min. Dauer. Durch kindliche Bewegung oder Wehen, vermindert bei Schlaf oder als Warnzeichen
- **Dezeleration** (→ Abb. 34.57). Kurzzeitige Verlangsamung der kindlichen Herzfrequenz.
  - **Frühdezeleration:** Abfall der kindlichen Herzfrequenz *zeitgleich* zur Wehe. Meist nur kontrollbedürftig
  - **Spätdezeleration:** länger anhaltende Frequenzabfälle *nach* dem Höhepunkt der Wehe und in der Regel Zeichen eines kindlichen Sauerstoffmangels
  - **Variable Dezelerationen** und gehäuft Frequenzabfall von weniger als 30 Sek. Dauer unabhängig von den Wehen: häufig bei Nabelschnurkomplikationen.

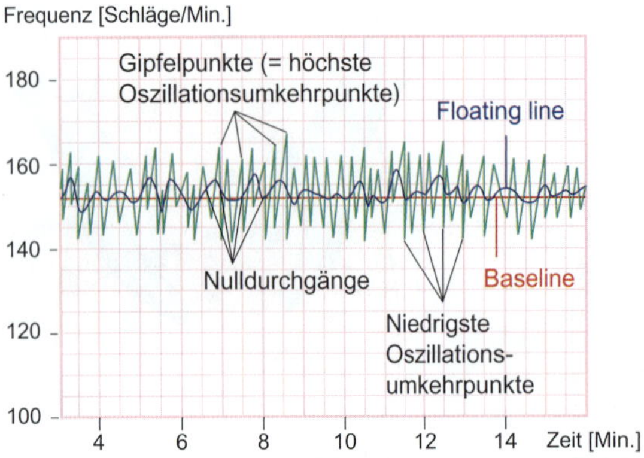

a CTG mit Bezeichnung von Baseline, Floating line, Nulldurchgängen und Gipfelpunkten.

Modifizierter FIGO-Score nach [28]

Parameter	Grundfrequenz [Schläge/Min.]	Bandbreite [Schläge/Min.]	Dezelerationen [D]	Akzelerationen
Normal	110–150	≥ 5	Keine	Sporadisch vorhanden
Suspekt	• 100–109 • 151–170	• < 5 über 40–90 Min. • > 25	Frühe variable D, einzelne verlängerte D bis 3 Min.	Periodisch mit jeder Wehe
Pathologisch	• < 100 • > 170 • Sinusoidal (Schwankungen ≥ 10 Schläge/Min., Dauer ≥ 10 Min.)	< 5 über > 90 Min.	Atypische variable D, einzelne variable D > 3 Min.	Fehlen ≥ 40 Min.

Beurteilung:
- **Normal:** Alle vier Beurteilungskriterien normal
- **Suspekt:** ≥ 1 Beurteilungskriterium suspekt, alle anderen normal → intensivierte Überwachung
- **Pathologisch:** ≥ 1 Beurteilungskriterium pathologisch bzw. ≥ 2 suspekt → Einleitung geeigneter Maßnahmen (z. B. Lagewechsel, Tokolyse → Pharma-Info 34.3, Mikroblutuntersuchung → 34.16.3)

b FIGO-Score zur Beurteilung des CTG.

Abb. 34.56 Kardiotokografie. [A400, A300]

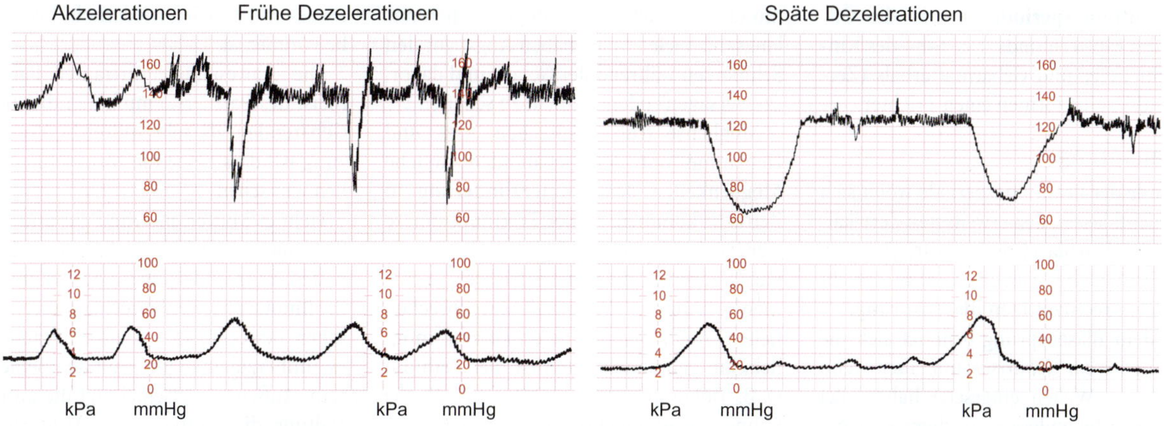

Abb. 34.57 Akzelerationen und Dezelerationen im CTG. Die obere Kurve stellt die kindliche Herzfrequenz dar, die untere Kurve parallel dazu den Verlauf und die Stärke der Wehen. Die kindliche Herzfrequenz liegt etwa bei 140 (links) bzw. 120 Schlägen/Min. (rechts) und schwankt physiologisch um ungefähr 10 Schläge/Min. [A400]

Mithilfe z. B. des **FIGO-Scores** (FIGO = *franz.* Fédération Internationale de Gynécologie et d'Obstétrique, Internationale Vereinigung für Gynäkologie und Geburtskunde, → Abb. 34.56) wird das CTG-Ergebnis objektiviert.

Sofortige Arztinfo

Bei auffälligem CTG, v. a. bei Dezelerationen, sofort die Ärztin informieren.

34.16.3 Mikroblutuntersuchung

DEFINITION

Mikroblutuntersuchung *(MBU, Fetalblutuntersuchung, FBU):* Blutentnahme unter der Geburt aus der Kopfhaut des Kindes zur Blutgasanalyse und pH-Wert-Bestimmung. Indiziert zur Abschätzung der Gefährdung des Kindes bei zweifelhaftem CTG.

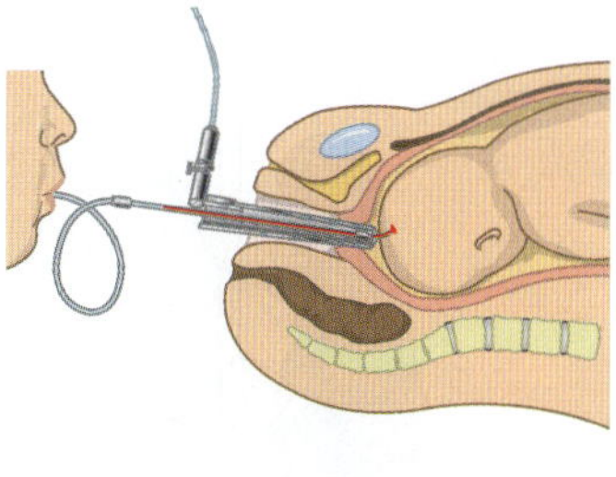

Abb. 34.58 Mikroblutuntersuchung. Durch ein Amnioskop (Endoskop zur Spiegelung der Fruchtblase) wird mit einer kleinen Klinge die Kopfhaut des Kindes angeritzt und dann durch eine Kapillare Blut aspiriert. [L138]

Voraussetzungen für die **Mikroblutuntersuchung** (→ Abb. 34.58) sind, dass der Blasensprung stattgefunden hat und der Muttermund ausreichend eröffnet ist. Normal ist ein pH > 7,3. Als kritische Grenze gilt ein pH < 7,25 in der Eröffnungs- und < 7,2 in der Austreibungsperiode. Bei weiterem pH-Abfall ist eine operative Geburtsbeendigung (→ 34.19.4) erforderlich.

34.17 Physiologische Geburt

DEFINITION

Physiologische Geburt *(normale, regelhafte Geburt):* Spontane Entbindung **(Spontanpartus)** der Schwangeren von einem reifen, normalgewichtigen Kind aus vorderer Hinterhauptslage nach einer Schwangerschaftsdauer von 38–42 Wochen. Ca. 80 % aller Geburten.

Der Geburtsverlauf wird unterteilt in **Eröffnungsperiode, Austreibungsperiode** und **Nachgeburtsperiode.**

Treibende Geburtskraft sind v. a. die **Wehen.** Dies sind (schmerzhafte) Kontraktionen der Gebärmuttermuskulatur, die das Kind nach unten drücken, den Muttermund öffnen und die Weichteile des Beckens dehnen.

Wehen werden unterteilt in:

- **Übergangswehen,** die von der Schwangeren als schmerzloses Hartwerden des Bauches gespürt werden
- **Senkwehen,** die um die 36. SSW das Kind tiefer treten lassen. Sie sind unregelmäßig und werden als Ziehen in der Leistengegend empfunden
- **Eröffnungswehen,** regelmäßige, stärker und schmerzhafter werdende Wehen, die den Beginn der Geburt markieren und den Muttermunds weiten (→ 34.17.1)
- **Austreibungs-** und **Presswehen** (= aktiv durch die Bauchpresse unterstützte Austreibungswehen), durch die das Kind nach vollständiger Muttermunderöffnung geboren wird
- **Nachgeburtswehen,** die zur Lösung und Abstoßung der Plazenta nach der Geburt des Kindes führen
- **Nachwehen** im Wochenbett zur Rückbildung des Uterus.

Förderung der physiologischen Geburt

Der *Expertinnenstandard Förderung der physiologischen Geburt* nennt als zentrale Zielsetzung: *Jede schwangere Frau erhält durch eine Hebamme eine bedarfs- und bedürfnisgerechte Unterstützung zur Förderung einer physiologischen Geburt [1].*

Setzen regelmäßige Wehen ein, beginnt die Geburt. Treten die Wehen alle 5 bis 10 Min. auf, sollte die werdende Mutter die Einrichtung aufsuchen, in der sie entbinden möchte.

34.17.1 Eröffnungsperiode

DEFINITION

Eröffnungsperiode: Phase ab dem Einsetzen regelmäßiger Wehen *oder* dem Blasensprung bis zur vollständigen Eröffnung des Muttermunds. Dauer bei Erstgebärenden ca. 10–12 Std., bei Mehrgebärenden ca. 6–8 Std.

Die **Eröffnungsperiode** bewirkt die Öffnung des Muttermunds. Der Kopf des Kindes tritt tiefer und Gebärmutterhals (Zervix) und Vagina formen einen Trichter.

Blasensprung

Am Ende der Eröffnungsperiode wölbt sich die Fruchtblase in den erweiterten Zervikalkanal vor **(Vorblase)** und rupturiert bei ca. zwei Drittel aller Geburten. Man spricht von einem **rechtzeitigen Blasensprung.**

Ab dem Blasensprung befindet sich die Schwangere *am Geburtsbeginn,* auch wenn noch keine Wehen eingesetzt haben. Bei noch hoch stehendem kindlichem Kopf besteht die Gefahr eines Nabelschnurvorfalls (→ 34.19.1). Bei einem **vorzeitigen Blasensprung** vor Beginn der Eröffnungsperiode ist das Risiko einer kindlichen Infektion groß (→ 34.15.6).

Ist unklar, ob bereits ein Blasensprung stattgefunden hat, kann ein Schnelltest zum Nachweis eines vorzeitigen Blasensprungs durchgeführt werden (z. B. Aminoquick®), mit dem Fruchtwasser in der Vaginalflüssigkeit nachweisbar ist.

Geburtsvorbereitung durch die Hebamme

Hat die Aufnahmeuntersuchung durch Hebamme und ggf. Arzt einen Normalbefund ergeben, gilt:

- Zur Linderung der Wehenschmerzen kann die Schwangere ein entspannendes Vollbad nehmen, dabei achtet die Pflegende oder Hebamme auf mögliche Kreislaufprobleme
- Bei vaginaler Entbindung ist ein Kürzen der Schambehaarung nicht notwendig. Vor einem Kaiserschnitt (→ 34.19.4) werden die Schamhaare im Bereich des Mons pubis gekürzt
- Eine Nahrungskarenz vor und unter der Geburt ist nicht notwendig
- Im weiteren Verlauf wird der Puls stündlich, der Blutdruck 2-stündlich und die Temperatur 4-stündlich (nach Blasensprung stündlich) kontrolliert. Der Geburtsfortschritt (Muttermundweite, Position des Kindes) wird durch wiederholte vaginale Untersuchungen beurteilt.

Schmerzlinderung und psychische Begleitung

Insbesondere Erstgebärende empfinden die Eröffnungsperiode als qualvoll lang. Im Vergleich zu Mehrgebärenden sind bei ihnen sowohl die *geburtsfördernden* Wehen stärker als auch die *geburtshemmenden* Gewebewiderstände höher, und der Muttermund öffnet sich trotz kräftiger Wehen nur langsam. Viele Frauen haben Angst vor den Schmerzen während der Geburt und davor, „zu versagen" oder „es nicht zu schaffen".

Möglichst früh besprechen Arzt und Hebamme mit der Gebärenden, welche Möglichkeiten der **Schmerzlinderung** in Betracht kommen. In der Eröffnungsphase werden häufig *Spasmolytika* (z. B. Buscopan®) gegeben, die den Teufelskreis „Spasmen – Angst – Schmerz" durchbrechen helfen. Auch *Opioid-Analgetika* sind möglich, am gebräuchlichsten ist hier Pethidin (z. B. Dolantin®, → Pharma-Info 13.2). Sie können zu Atemdepression und Sedierung vor allem beim Kind führen.

Akupunktur wird zur Entspannung eingesetzt und wirkt über Angstlösung auch schmerzlindernd.

Die *Periduralanästhesie* (*PDA* → 46.9.2) ermöglicht eine effektive Analgesie ohne Sedierung. Sie ist z. B. angezeigt bei einem verzögerten Geburtsverlauf, bei der vaginalen Geburt aus Beckenendlage oder auf Wunsch der Frau, z. B. bei starkem Geburtsschmerz. Wirkt die PDA noch in der Austreibungsphase, verspürt die Schwangere den Pressdrang manchmal nicht richtig, sodass sich die Geburt verzögert.

> **Gebärende motivieren und begleiten**
> Jede Gebärende sollte motiviert werden, physiologisch zu entbinden. Situationsbedingt können Schmerzmittel die Geburt erleichtern oder erst möglich machen.

Schmerzlindernd wirken auch **entspannungsfördernde Atemtechniken,** die die Gebärende in einem Geburtsvorbereitungskurs (→ 34.13.2) gelernt hat. In der Eröffnungsphase atmet die Gebärende zu Beginn einer Wehe langsam durch die Nase in den Bauch hinein ein und durch den Mund aus. Dieses Atmen wird wiederholt, bis die Wehe vorüber ist.

Die Anwesenheit vertrauter Personen, meist des Partners, empfinden die meisten Gebärenden als sehr hilfreich. Voraussetzung ist, dass beide die Anwesenheit wirklich wünschen.

Geht es Mutter und Kind gut und hat die Schwangere (noch) keine Schmerzmittel erhalten, kann und sollte sie sich während der Eröffnungsphase entsprechend ihren Wünschen bewegen. Den meisten Frauen hilft es, umherzulaufen und „auf den Beinen" zu sein. Außerdem beschleunigt die aufrechte Haltung die Eröffnung des Muttermunds, weil das Kind darauf drückt.

Vor allem Erstgebärende sind nicht nur durch die Schmerzen, sondern auch durch den langsamen Geburtsfortschritt zermürbt. Daher sollten Fortschritte, z. B. die weitgehende Muttermunderöffnung, der Gebärenden mitgeteilt werden.

Gebärpositionen

Die Schwangere kann selbst entscheiden, welche Position(en) sie während der Geburt einnehmen möchte.

Die „klassische" Rückenlage im Bett ist ergonomisch ungünstig, da sie z. B. die Schwerkraft nicht nutzt, um das Kind durch den Geburtskanal zu bringen. In gut ausgestatteten Kreißsälen oder Entbindungsräumen stehen der Schwangeren mehrere Hilfsmittel zur Verfügung: Das *Bett* ermöglicht die Rücken- und Seitenlage, die Vierfüßlerposition (→ Abb. 34.59) und eine halbsitzende Position. Es bietet bei einer langwierigen Geburt die beste Entspannungsmöglichkeit in der Wehenpause. Für die eher sitzende Position gibt es den *Gebärstuhl/-hocker,* dessen Sitzfläche vorne einen halbrunden Ausschnitt hat. An der Decke aufgehängte *Haltebänder/Seile* oder *Sprossenwände* dienen zum Festhalten im Stehen oder Hocken

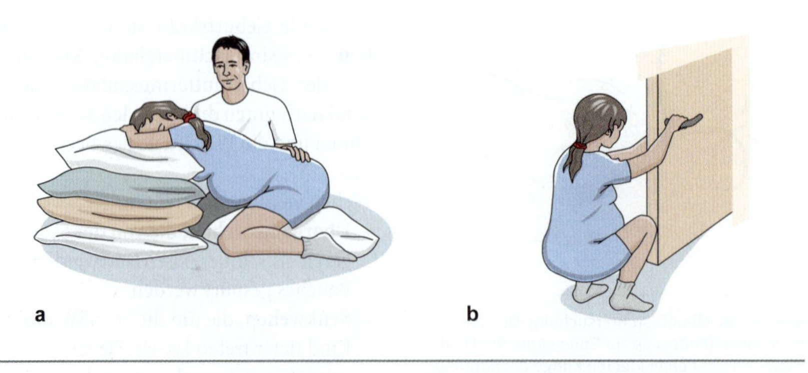

Abb. 34.59 Gebärpositionen. Bei Vierfüßlerposition (a) und hockender Position (b) unterstützt die Schwerkraft die Geburt. [L157]

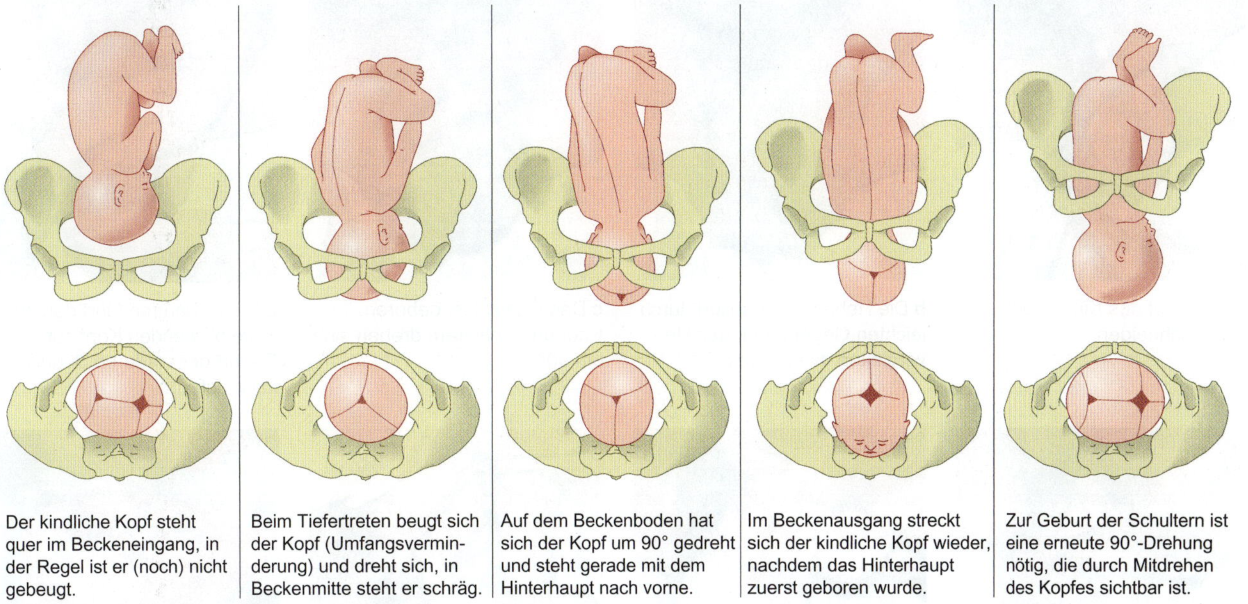

Abb. 34.60 Durchtritt des Kindes durch den Geburtskanal bei vorderer Hinterhauptslage (unten aus der Sicht der Geburtshelfer). [L190]

(→ Abb. 34.59), bei denen die Schwerkraft die größte Wirkung entfalten kann. Wegen ihrer entspannenden und schmerzlindernden Wirkung wird die *Wassergeburt* immer häufiger gewünscht.

34.17.2 Austreibungsperiode

DEFINITION

Austreibungsperiode: Phase von der vollständigen Muttermundöffnung bis zur Geburt des Kindes. Dauer bei Erstgebärenden 2–4 Std., bei Mehrgebärenden 30–60 Min.

Mit der vollständigen Muttermundöffnung beginnt der Durchtritt des kindlichen Kopfes durch das Becken (→ Abb. 34.60), und sowohl Wehenintensität als auch -häufigkeit nehmen stark zu.

Mit dem Tiefertreten des kindlichen Kopfes verspürt die Gebärende einen starken Pressdrang. Die Hebamme führt und leitet die Gebärende an, mit den Wehen zu pressen und so die Geburt weiter voranzubringen.

Als **Einschneiden des Kopfes** bezeichnet man das Sichtbarwerden des kindlichen Kopfes während der Wehe in der Vulva, dieser sinkt aber in der Wehenpause wieder zurück. Bleibt der Kopf auch in der Wehenpause sichtbar, spricht man von **Durchschneiden des Kopfes.** Der kindliche Kopf streckt sich, Stirn und Gesicht erscheinen in der Vulva (→ Abb. 34.61a).

Dammschutz

Um ein schonendes und langsames Herausgleiten des kindlichen Kopfes zu ermöglichen und zu verhindern, dass mütterliches Gewebe zwischen Vagina und Anus **(Damm)** reißt, schützt die Hebamme den Damm (**Dammschutz** → Abb. 34.62).

Sobald der kindliche Kopf durchschneidet, soll die Gebärende nicht mehr pressen, sondern den Pressdrang „veratmen".

34.17.3 Nachgeburtsperiode und Postplazentarperiode

DEFINITION

Nachgeburtsperiode: Phase vom Abnabeln des Kindes bis zur Ausstoßung der Plazenta. Dauer bis zu einer Stunde.

Postplazentarperiode: Umfasst die ersten 2 Std. nach Ausstoßung der Plazenta und ist Beginn des *Wochenbetts.* Wegen der relativ hohen Komplikationsgefahr werden die Wöchnerinnen engmaschig von den Hebammen im Kreißsaal überwacht.

Post partum *(p. p., lat.* parere = gebären): Nach der Geburt.

Wenige Minuten nach der Geburt des Kindes setzen die Nachgeburtswehen ein. Sie verkleinern den Uterus und damit die Plazentahaftfläche. Dadurch bildet sich ein *retroplazentares Hämatom* und die Plazenta wird ausgestoßen. Zur Beschleunigung der Plazentalösung und Verringerung des Blutverlusts wird in vielen Kliniken kurz nach der Geburt des Kindes Oxytocin (z. B. Oxytocin ROTEXMEDICA®, → Pharma-Info 34.3) i. v. gespritzt.

Hebamme und Arzt kontrollieren die ausgestoßene Plazenta und die Eihäute auf Vollständigkeit (→ Abb. 34.61). Plazentareste im Uterus können zu Infektionen und Blutungen im Wochenbett führen, selten zu polypartigen Wucherungen oder – sehr selten – zum *Chorionkarzinom* (→ 34.15.3).

Nach Geburt der Plazenta werden Geburtsverletzungen bzw. Dammschnitt versorgt. Der Mutter wird beim Säubern und Umziehen geholfen und sie wird je nach Wunsch gelagert, bei verstärkter Nachblutung in flacher Rückenlage nach Fritsch (→ Abb. 34.63). Nach 15–30 Min. wird sie aufgefordert, sich im Bett zu bewegen. Ist die Frau thrombosegefährdet, stehen die Hebammen mit ihr bereits im Kreißsaal kurz auf. Bei komplikationslosem Verlauf werden Mutter und Kind nach ca. 2 Std. auf die Wöchnerinnenstation verlegt.

Bonding

DEFINITION

Bonding *(engl.* to bond = binden): Erste Kontaktaufnahme und bewusste Begegnung zwischen dem Neugeborenen und der Mutter innerhalb der ersten beiden Stunden nach der Geburt zur Bindungsentwicklung von Eltern und Kind.

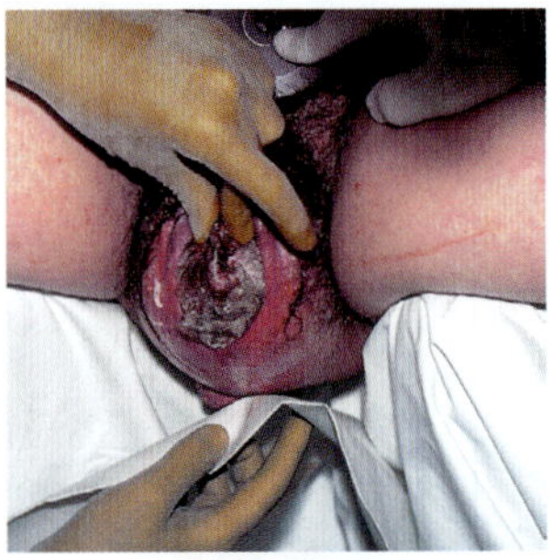

a Der Kopf des Kindes beim Durchschneiden.

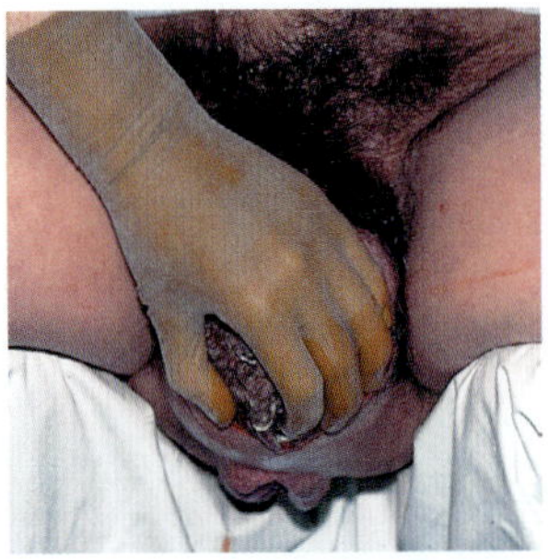

b Die Hebamme reguliert durch leichten Gegendruck das Hervorgleiten des Kopfes.

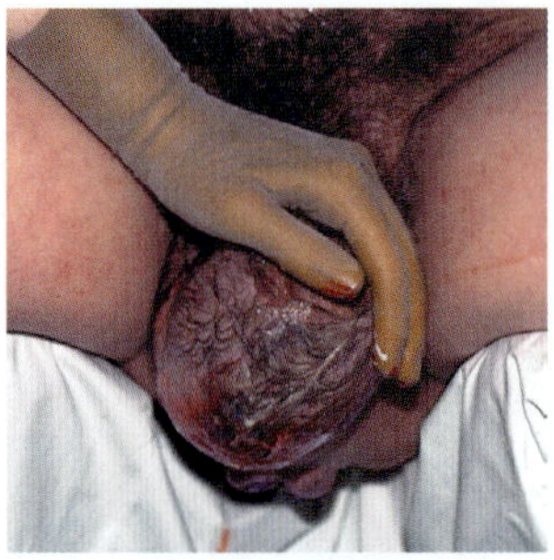

c Das Gesicht ist geboren, Kopf und Schultern drehen sich um 90°.

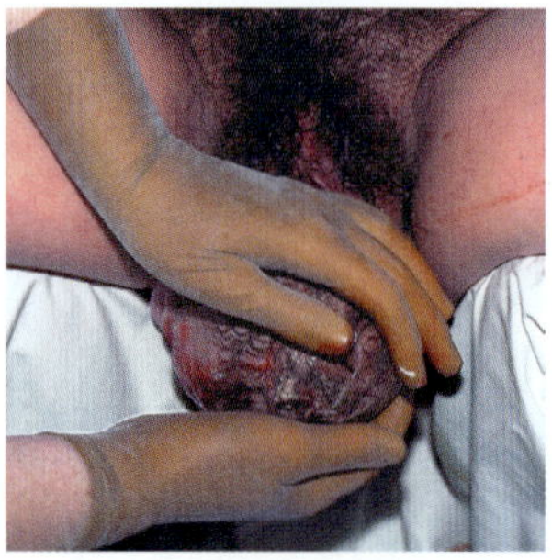

d Die Hebamme führt den zur Seite blickenden Kopf zur Geburt der vorderen Schulter nach unten.

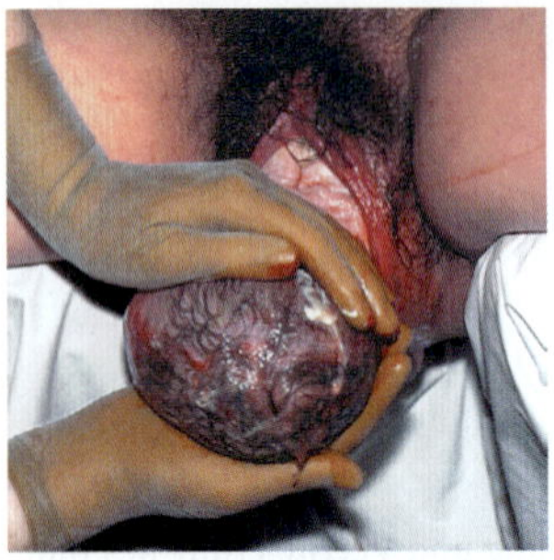

e Die vordere Schulter steckt nur noch in der Vulva. Die Hebamme führt nun den Kopf zur Geburt der hinteren Schulter nach oben.

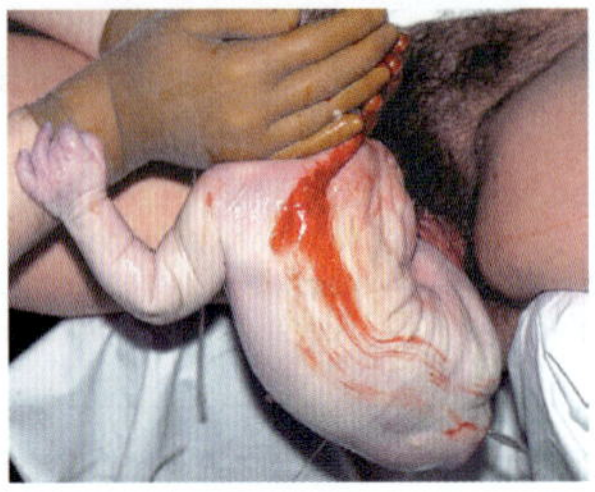

f Ist die zweite Schulter geboren, folgt oft der restliche Körper in einer Wehe nach. Die Füße verlassen den Geburtskanal zuletzt – das Kind ist geboren.

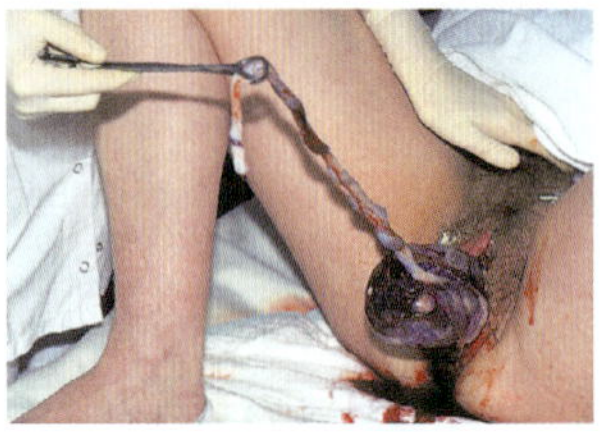

g Die Hebamme unterstützt die Geburt der Plazenta durch leichten Zug an der Nabelschnur und gleichzeitigen Druck von außen auf den Uterus Richtung Vulva.

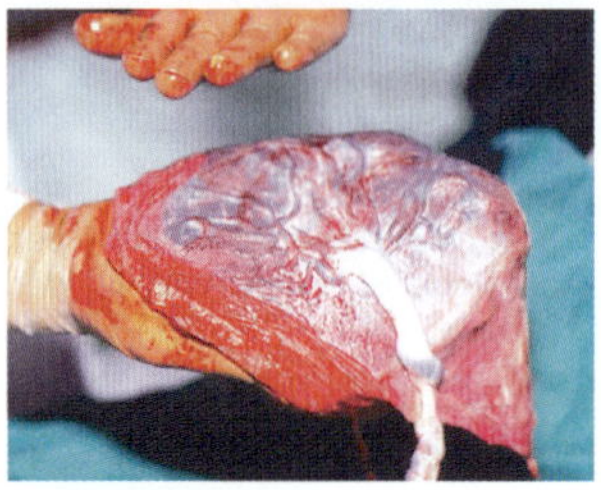

h Die Plazenta wird von der mütterlichen und kindlichen Seite (hier im Bild) auf Vollständigkeit geprüft. Ebenso werden die Eihäute untersucht.

Abb. 34.61 Normaler Geburtsablauf. [K206]

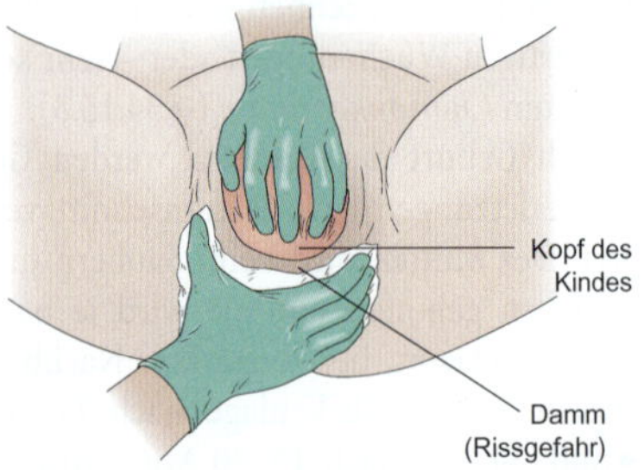

Abb. 34.62 Dammschutz. Die linke Hand der Hebamme führt den Kopf mit leichtem Gegendruck, die rechte Hand schützt ab dem Durchschneiden des kindlichen Kopfes den Damm. [L190]

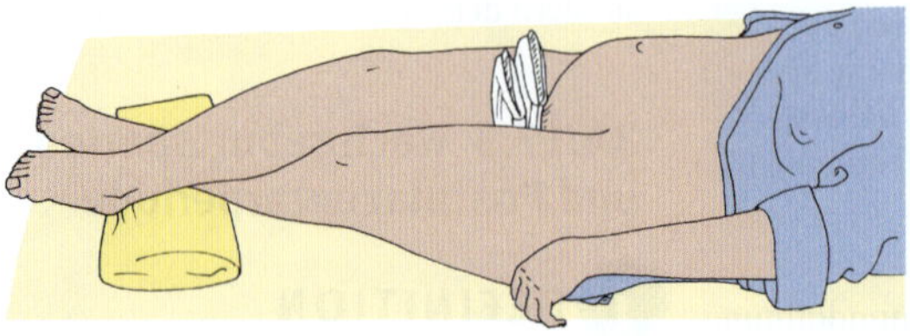

Abb. 34.63 Lagerung nach Fritsch bei verstärkter Nachblutung. Die Beine sind gestreckt, die Unterschenkel übereinandergeschlagen. Eine Vorlage liegt vor der Vulva, ihr hinterer Teil wird unter das Gesäß geschoben. Eine abnorm starke Blutung kann sofort erkannt werden. [L215]

Bonding bezeichnet die Mutter- bzw. Eltern-Kind-Bindung. Schon während der Schwangerschaft entwickelt die Mutter eine Verbundenheit mit ihrem Kind. Diese Bindung vertieft sich nach der Geburt durch körperliche Nähe, Wärme, Bewegungen und Augenkontakt. Viel gemeinsame Zeit miteinander von den ersten Stunden an hat einen entscheidenden Einfluss auf das Entstehen einer innigen Gefühlsverbindung zwischen Mutter und Kind.

Das Neugeborene wird direkt nach der Geburt abgetrocknet, der Mutter auf den Bauch gelegt (Haut auf Haut) und warm zugedeckt (→ Abb. 34.64). Dort hört es die vertrauten Herztöne der Mutter und beruhigt sich meist bald. Während dieser Kennenlern- und Erholungsphase sollte es auch erstmalig an die Brust gelegt werden bzw. die Brustwarze selbst suchen (Stillen → 34.21.4).

Die nächsten Stunden sollten die Eltern mit ihrem Kind verbringen dürfen, am günstigsten in einem separaten Raum. Dann kann auch der Vater sein Kind kennenlernen, die Familie wächst zusammen. Diese Zeit sollte nur aus wichtigen Gründen unterbrochen werden.

Während des gesamten Krankenhausaufenthalts wirken sich viel ungestörte Zeit mit dem Kind, direkter Kontakt zu ihm und Stillen günstig aus [23].

34.18 Erstversorgung des Neugeborenen

Das gesunde Neugeborene beginnt direkt nach der Geburt zu atmen und meist auch zu schreien.

- Absaugen mit einem sterilen Absaugkatheter ist nur bei Atemstörungen erforderlich. Für gesunde Neugeborene stellen Schleim und Fruchtwasser kein Problem dar

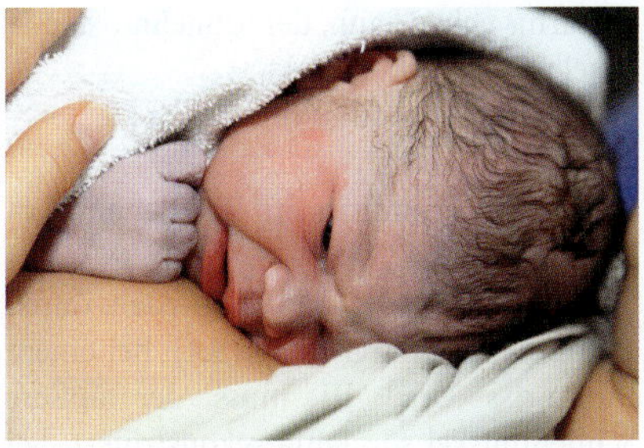

Abb. 34.64 Der erste intensive Kontakt zwischen Mutter und Kind: Haut an Haut. [J787]

- In der Regel wird das Neugeborene abgenabelt, wenn die Nabelschnur nicht mehr pulsiert (3–15 Min). Die erste Nabelklemme wird ca. 10 cm, die zweite Klemme ca. 13 cm vom Nabel des Kindes entfernt gesetzt und die Nabelschnur zwischen beiden Klemmen mit der Nabelschere (oft durch den Vater) durchtrennt. Die endgültige Nabelversorgung erfolgt später
- Der Arzt entnimmt zur pH-Bestimmung Blut aus der Nabelschnurarterie. Außerdem bestimmt er oder die Hebamme 1, 5 und 10 Min. nach der Geburt den **Apgar-Wert** (→ Tab. 34.12). Alle Werte dienen der Beurteilung des kindlichen Zustands unmittelbar nach der Geburt
- Unmittelbar nach der Geburt Kind auf den Bauch der Mutter legen (Bonding → 34.17.3). Dort kann der Arzt auch Herz und Lungen des Kindes abhören
- Die Hebamme unterstützt und leitet das erste Stillen an
- Erst danach wird das Kind von der Hebamme übernommen, gemessen (Körperlänge, Kopfumfang) und gewogen (→ Abb. 34.65). Der Nabel wird endgültig versorgt (→ 34.23.3, hausinterne Richtlinien beachten) und das Baby mit einem Armband gekennzeichnet

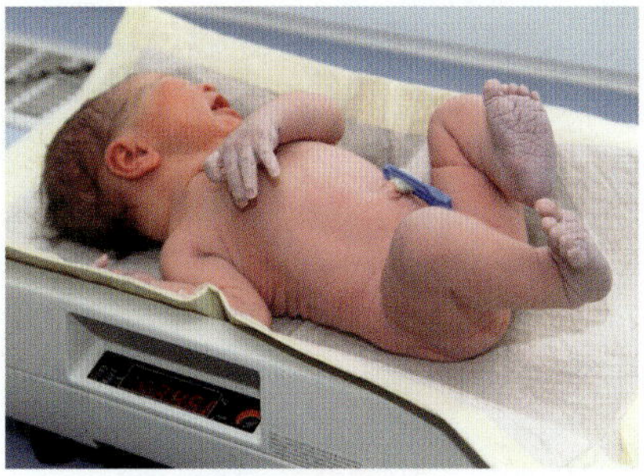

Abb. 34.65 Messen und Wiegen des Neugeborenen. [J787]

- Zur Prophylaxe einer Vitamin-K-Mangelblutung erhält es Vitamin-K-Tropfen oral
- Die Eltern werden ermutigt, dass Kind möglichst lange auf der nackten Haut zu behalten und zu bonden
- Die Neugeborenen-Erstuntersuchung (U1 → 18.2.2) erfolgt meist noch im Kreißsaal. Danach wird das Kind angezogen.

Bei nicht wenigen Kindern besteht eine Diskrepanz zwischen dem errechneten und dem tatsächlichen Geburtstermin. Andere werden zwar am errechneten Termin geboren, scheinen aber noch nicht ausreichend reif oder bereits übertragen. Bei diesen Kindern sowie allen Neugeborenen mit einem Geburtsgewicht unter 2.500 g wird das **Gestationsalter** *(Tragzeit)* des Neugeborenen geschätzt.

Pflege des Neugeborenen → 34.23

34.19 Pathologische Geburt

DEFINITION

Dystokie: Gestörter Geburtsverlauf. Bedingt durch *mechanische Ursachen,* z. B. Beckenverformungen der Mutter, Lageanomalien oder *funktionelle Störungen* wie **Wehendystokie** bei Wehenschwäche oder zu hoher Grundspannung der Gebärmutter oder **Zervixdystokie** bei unzureichender Eröffnung des Muttermunds.

Geburt eines toten oder sterbenden Kindes → 34.15.6

Je nach Ursache des gestörten Geburtsverlaufs und Ausmaß der Gefährdung für Mutter und Kind kann zunächst abgewartet werden.

Oft reichen konservative Maßnahmen aus, bei Wehenschwäche etwa die Wehenstimulation durch ein warmes Bad oder eine Wärmflasche, die intravaginale Prostaglandinapplikation (z. B. Prepidil®-Gel, *Priming*) und die CTG-überwachte Oxytocininfusion (→ Pharma-Info 34.3).

In dringenden Fällen muss die Geburt jedoch binnen weniger Minuten operativ mit Kaiserschnitt (→ 34.19.4) beendet werden.

34.19.1 Lageanomalien

DEFINITION

Lageanomalie *(kindliche Fehllage):* Abweichung von der normalen Schädellage des Feten. Häufigkeit von **Beckenendlagen** ca. 3–5 %, von **Querlagen** ca. 0,7 % aller Geburten.

Krankheitsentstehung

Meist bleibt die Ursache der **Lageanomalie** unklar. Risikofaktoren sind Beckenanomalien der Mutter oder Fehlbildungen des Kindes, die beide eine zeitgerechte Drehung des Kindes erschweren. Auch bei Frühgeburten und Mehrlingen treten Lageanomalien gehäuft auf.

Tab. 34.12 Apgar-Schema. Das von der Anästhesistin Virginia Apgar entwickelte Punkte-Schema dient der Zustandsbeurteilung von Neugeborenen unmittelbar nach der Geburt. Zur Gedächtnisstütze werden die Beurteilungskriterien so formuliert, dass ihre Anfangsbuchstaben ebenfalls das Wort „Apgar" ergeben (hier ein Beispiel).

Beurteilungskriterium	Bewertung		
	0 Punkte	1 Punkt	2 Punkte
Atembewegungen	Keine (Apnoe)	Flach, unregelmäßig, Schnappatmung	Regelmäßige Atmung, kräftiges Schreien
Puls	Nicht wahrnehmbar	< 100/Min.	> 100/Min.
Grundtonus (Muskeltonus, Aktivität)	Schlaffer Tonus, keine Bewegungen	Geringer Tonus, wenig Bewegungen	Guter Tonus, aktive Bewegungen
Aussehen (Hautfarbe)	Blau (zyanotisch), weiß/blass	Stamm rosa, Extremitäten blau	Vollständig rosa
Reflexerregbarkeit (Reaktion auf Hautreiz oder Absaugen)	Keine Reaktion	Grimassieren, geringe Reaktion	Schreien, Husten, Niesen, abwehrende Reaktion
Beurteilung anhand der Gesamtpunktzahl: 7–10 unauffällig; 4–6 mäßige Depression; < 4 schwere Depression, akute Gefährdung			

Symptome, Untersuchungsbefund und Diagnostik

Der Mutter fällt evtl. auf, dass „das Kind so weit unten strampelt". Bei der gynäkologischen Untersuchung ist der Kopf unter dem Rippenbogen oder seitlich tastbar. Heute ist eine sichere Diagnose durch Sonografie problemlos möglich.

Risiken der Lageanomalien

Das Risiko der *Beckenendlage* (→ Abb. 34.66) besteht darin, dass Füße und Steiß den Geburtskanal nicht so weit dehnen, dass der (größere) Kopf schnell nachfolgen kann. Ab einem bestimmten Zeitpunkt drückt der Kopf die Nabelschnur zusammen, die ja mit dem Nabel des Kindes vorangeht, aber noch nach oben Verbindung zur Plazenta hat, sodass die Sauerstoffversorgung des Kindes beeinträchtigt ist und die Geburt binnen Minuten beendet werden muss (→ 34.19.4). Wegen der unzureichenden Vordehnung der Geburtswege sind dabei v. a. Kopf, Wirbelsäule und Hals des Kindes erhöhten mechanischen Belastungen ausgesetzt.

Bei der *Querlage* ist eine vaginale Geburt überhaupt nicht möglich.

In beiden Fällen ist das Risiko eines **Nabelschnurvorfalls** (→ Abb. 34.67) beim Blasensprung erhöht, da der Kopf die Muttermundöffnung nicht „abdichtet". Der Kopf oder andere Körperteile des Kindes klemmen dann die Nabelschnur mit den lebenswichtigen Blutgefäßen ab, es kommt zu einem lebensbedrohlichen Sauerstoffmangel des Kindes.

Behandlungsstrategie

Pflege bei Sectio caesarea → 34.19.4

Das Vorgehen bei Beckenendlage wird (nach wie vor) kontrovers diskutiert. Die Tendenz geht bei Erstgebärenden zu einem geplanten

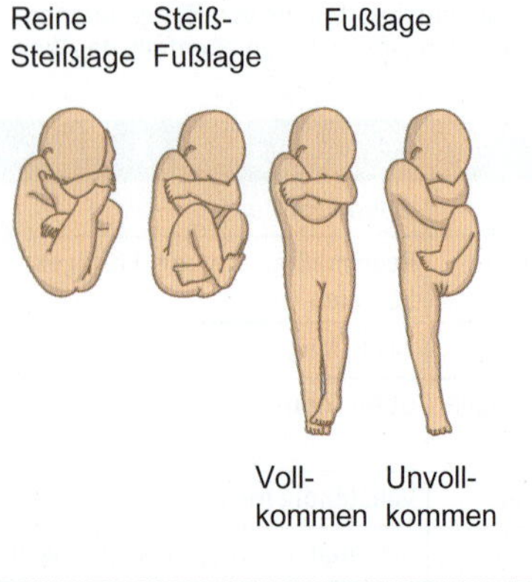

Abb. 34.66 Beckenendlagen. Am häufigsten ist die reine Steißlage. [L138]

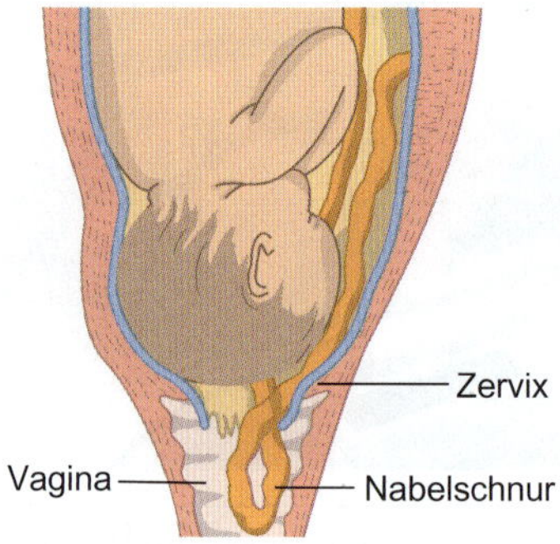

Abb. 34.67 Nabelschnurvorfall. Die Gefahr ist besonders groß, wenn die Fruchtblase platzt, bevor der Kopf in das kleine Becken eingetreten ist. [L138]

Kaiserschnitt (*Sectio caesarea* → 34.19.4). Unter bestimmten Voraussetzungen (u. a. geschätztes Gewicht des Kindes unter 3.500 g, keine reine Fußlage, kein vorzeitiger Blasensprung, unauffällige Beckenaustastung, evtl. PDA) kann auf Wunsch der Schwangeren eine vaginale Entbindung versucht werden, bei Frauen, die bereits Kinder geboren haben, eher als bei Erstgebärenden. Durch spezielle Handgriffe unterstützt der Arzt die Geburt des Kindes. Sobald Komplikationen auftreten, wird ein Kaiserschnitt durchgeführt.

Bei einer Querlage ist stets ein Kaiserschnitt erforderlich. Bis dahin sind eine medikamentöse Wehenhemmung (→ Pharma-Info 34.3) und Beckenhochlagerung der Gebärenden nötig. Bei einem Nabelschnurvorfall muss sofort ein Kaiserschnitt durchgeführt werden, um das Leben des Kindes zu retten.

! VORSICHT! Wegen des erhöhten Risikos für das Kind muss bei jeder **Beckenendlage** der **Baby-Notfallkoffer** bereitstehen!

Nach der Geburt müssen sowohl die Mutter als auch das Kind auf Geburtsverletzungen untersucht und während der ersten Tage sorgfältig beobachtet werden.

34.19.2 Mütterliche Geburtsverletzungen

Dammriss

Die häufigsten mütterlichen Geburtsverletzungen sind **Dammrisse**, genauer *Scheidendammrisse*, die durch Überdehnung des Damms entstehen.

Je nach Schwere der Verletzung werden drei Grade unterschieden:

- **Grad I:** Hauteinriss des Introitus, der Vagina und des Damms ohne Verletzung der Dammmuskulatur
- **Grad II:** Riss der Dammmuskulatur die bis zum äußeren Schließmuskel des Darms gehen kann, der Schließmuskel selbst bleibt aber intakt
- **Grad III:** Dammriss mit Riss des Schließmuskels
- **Grad IV:** Dammriss mit Riss der anorektalen Mukosa.

Dammrisse Grad I und II werden durch Dammnaht versorgt (→ 34.19.4). Bei einem Dammriss Grad III muss der äußere Schließmuskel sorgfältig rekonstruiert, bei Grad IV muss zusätzlich die anorektale Mukosa repariert werden, um eine spätere Stuhlinkontinenz zu vermeiden.

Pflege

Die Pflege bei Dammrissen I. und II. Grades entspricht der bei Episiotomie (→ 34.19.4).

Bei Dammrissen III. und IV. Grades muss für weichen Stuhlgang gesorgt werden (→ 34.1.2). Dabei dürfen keine Einläufe oder Suppositorien gegeben werden. Die Wöchnerin soll sich schonen und viel liegen.

Zervixriss

Zervixrisse entstehen z. B. bei Zangenentbindungen (→ 34.19.4) oder wenn sich der Muttermund noch nicht ganz geöffnet hat, die Gebärende aber schon presst. Sie können stark bluten und müssen sorgfältig genäht werden. Eher selten.

Zerreißen der Gebärmutterwand

In Deutschland heute sehr selten, aber für Mutter und Kind sehr gefährlich ist das **Zerreißen der Gebärmutterwand** *(Uterusruptur)*

Häufig handelt es sich um eine schmerzlose **Narbenruptur** nach Uterusoperationen. Die drohende **Überdehnungsruptur** eines intakten Uterus (z. B. bei Querlage) zeigt sich durch Steigerung der Wehentätigkeit bis zum Wehensturm und zunehmende Unruhe der Gebärenden. Nach der Ruptur hören die Wehen auf, die Frau gerät binnen kurzer Zeit in einen Schock.

Die Uterusruptur erfordert eine sofortige Operation. In günstigen Fällen ist eine Uterusübernähung möglich, ansonsten muss der Uterus entfernt werden.

34.19.3 Plazentalösungsstörung und Uterusatonie

Plazentalösungsstörung

i DEFINITION

Plazentalösungsstörung: Gestörte Ablösung der Plazenta von der Uteruswand nach der Geburt des Kindes, evtl.

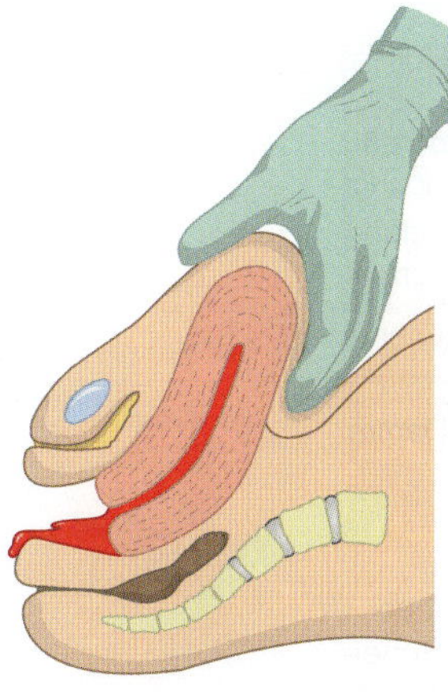

Abb. 34.68 Credé-Handgriff. Der Uterus wird mit einer Hand umfasst (Daumen auf der Vorderseite, die übrigen Finger auf der Hinterseite) und komprimiert. [L138]

mit stärkerer Blutung. Entweder funktionell (bei Wehenschwäche nach der Geburt, überfüllter Harnblase) oder durch zu tiefes Einwachsen der Plazentazotten in die Uteruswand.

Symptome sind eine verlängerte Nachgeburtsperiode (> 30 Min.) und ein starker Blutverlust (> 300 ml). Zunächst wird versucht, nichtinvasiv eine Plazentalösung herbeizuführen:

- Harnblase entleeren, Uterus leicht massieren, um eine Wehe „anzureiben", Eisblase auflegen
- Kontraktionsmittel injizieren (z. B. Methergin®, Oxytocin HEXAL® i. m./i. v., Pharma-Info → 34.3)
- Credé-Handgriff durchführen (→ Abb. 34.68).

Bei Erfolglosigkeit wird die Plazenta unter Kurznarkose manuell gelöst (→ Abb. 34.69) und vorsichtig eine Abrasio (→ 34.3.7) vorgenommen. Ist die Plazenta in das Myometrium hineingewachsen (**Placenta accreta,** sehr selten), muss meist der Uterus entfernt werden.

Uterusatonie

DEFINITION

Uterusatonie: Unzureichende Kontraktion der Gebärmutter nach Ausstoßung der Plazenta. Leitsymptom vaginale Blutung. Auch noch zu Beginn des Wochenbetts möglich. Häufigste Todesursache für Frauen unter der Geburt.

Ursachen einer **Uterusatonie** sind Kontraktionsschwäche bzw. Überdehnung des Myometriums, z. B. nach Zwillingsschwangerschaft, operativer Geburtsbeendigung oder bei Uterus myomatosus (→ 34.6.2).

Die Uterusatonie zeigt sich meist durch massive vaginale Blutungen (> 500 ml), manchmal durch den kontinuierlichen Abgang kleinerer Blutmengen bei Einblutung in die Gebärmutterhöhle (hoher Fundusstand).

Bei massiven Blutungen wird zunächst versucht, den Uterus während einer Nachwehe „auszudrücken" und mit der flachen Hand vom Fundus her komprimiert zu halten (→ Abb. 34.68). Gleichzeitig wird manuell oder medikamentös versucht, neue Kontraktionen anzuregen.

Pflegerisch ist auf eine engmaschige Vitalzeichenkontrolle, Abmessen bzw. Abschätzen des Blutverlusts und eine leere Harnblase (evtl. Katheterisierung) zu achten, auch Kälteanwendungen (Arztanordnung) können helfen.

Blutet die Frau weiterhin stark, werden Infusionen mit Oxytocin (z. B. Oxytocin ROTEXMEDICA®), Methergin oder Prostaglandinen (z. B. Dinoproston, etwa Minprostin® E_2; Sulproston, etwa Nalador®, → Pharma-Info 34.3) verabreicht. Helfen auch diese nicht, muss die Gebärmutterhöhle tamponiert werden. Selten bleibt als letzte Möglichkeit die Entfernung des Uterus.

Gleichzeitig muss eine Schocktherapie durchgeführt und andere Ursachen einer Nachblutung ausgeschlossen werden.

Blutung nach der Geburt

In der Nachgeburtsperiode ist die häufigste Komplikation eine zu starke Nachblutung. Ursachen sind:

- Plazentalösungsstörung oder unvollständige Plazentaausstoßung
- Uterusatonie
- Mütterliche Geburtsverletzungen
- Gerinnungsstörungen.

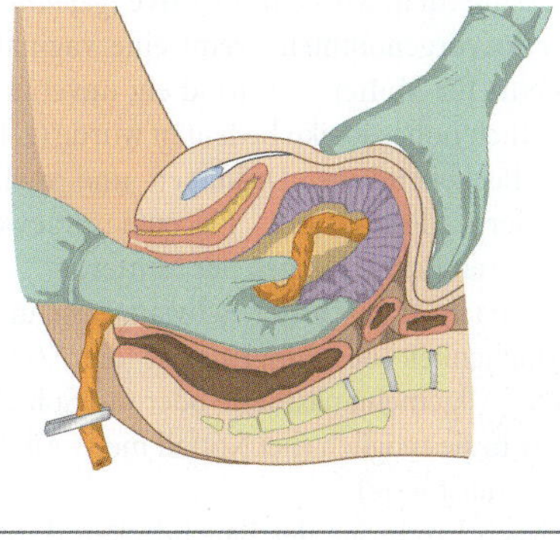

Abb. 34.69 Manuelle Lösung der Plazenta. Es folgt eine vorsichtige Abrasio. [L138]

34.19.4 Geburtshilfliche Operationen

Episiotomie

DEFINITION

Episiotomie *(Dammschnitt):* Einschneiden des Dammes der Gebärenden in der Austreibungsphase zur Erweiterung des Beckenausgangs.

Eine **Episiotomie** *(Dammschnitt)* wird in der Pressperiode durchgeführt, wenn der Druck auf den kindlichen Kopf verringert (z. B. bei Frühgeburt), die Pressperiode bei pathologischem CTG verkürzt oder bei vaginal-operativen Entbindungen Raum gewonnen werden muss (Schnittführungen → Abb. 34.70). Eine Episiotomie bei Blasswerden der Dammhaut zur Prophylaxe eines Dammrisses wird heute überwiegend abgelehnt, da Dammrisse Grad I und II bei adäquater Versorgung genauso gut, wenn nicht sogar besser heilen.

Erfolgt der Schnitt beim Durchschneiden des Kopfes auf dem Höhepunkt einer Wehe, ist keine Lokalanästhesie nötig. Ansonsten wird der Damm durch Infiltration eines Lokalanästhetikums betäubt.

Die **Dammnaht** erfolgt nach Geburt der Plazenta. Nach einer rektalen Untersuchung der Frau zum Ausschluss von Darmverletzungen werden Vaginalhaut, tiefere Dammschichten und Haut in getrennten Schichten verschlossen, heute meist mit resorbierbaren Fäden.

Pflege

- In den ersten zwei Tagen möglichst nach jedem Toilettengang mit lauwarmem Wasser spülen (Genitalspülungen → 34.1.3 oder Bidet benutzen lassen), Zusätze von Arnika, Lavendel, Kamille wirken lindernd und heilend. Wöchnerin zur sorgfältigen Intimpflege anleiten (→ 34.21.2), Vorlagen häufig wechseln
- Die Dammnaht bei starken Schmerzen und Auffälligkeiten kontrollieren, ansonsten genügt die Kontrolle bei der Abschlussuntersuchung durch die Ärztin oder Hebamme. Komplikationen sind: Hämatom, verzögerte Wundheilung, Dehiszenzen *(Auseinanderweichen der Wundränder)*
- Damm am 1. Tag mehrmals mit z. B. gekühlten Arnikabinden oder Coolpacks zur Schmerzlinderung und Ödemabschwellung kühlen. Dann nicht mehr, um nicht die Wundheilung durch Vasokonstriktion zu behindern

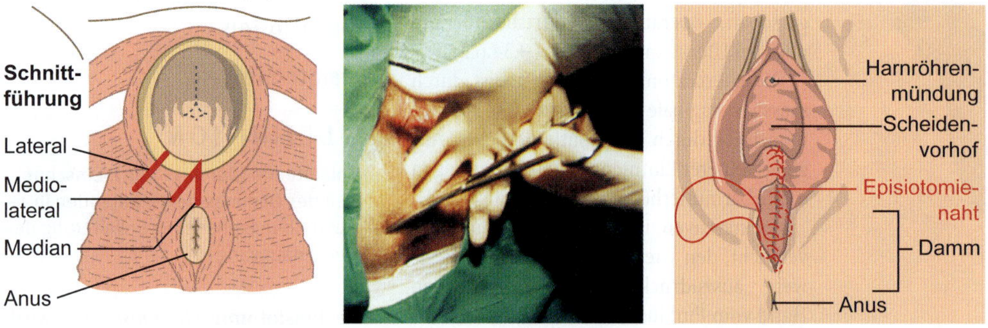

a Schnittführungen. Am häufigsten ist die mediolaterale Episiotomie (größere Gefahr eines Schließmuskelrisses bei medianer Episiotomie).

b Der Arzt schiebt zwei Finger zwischen kindlichen Kopf und Dammhaut und setzt dann die Episiotomieschere zur mediolateralen Episiotomie an.

c Bei der Episiotomienaht erfolgt zuerst die Naht der Scheidenwunde, dann die der tiefen Dammschichten und zuletzt die der Haut.

Abb. 34.70 Episiotomie. [L138, E301]

- Wöchnerin informieren, bevorzugt zu liegen und zu gehen, jedoch wenig zu sitzen und zu stehen. Auf weichem Kissen sitzen lassen
- Zur Obstipationsprophylaxe beraten (➔ 34.1.2)
- Bei stärkeren Schmerzen Analgetika nach Arztanordnung geben, z. B. Ibuprofen.

Vaginal-operative Entbindungen

DEFINITION

Vaginal-operative Entbindungen: Zusammenfassende Bezeichnung für **Vakuumextraktion** *(Saugglocken-Entbindung)* und **Forzeps-Entbindung** *(Zangenentbindung).*

Hauptindikationen **vaginal-operativer Entbindungen** sind ein Geburtsstillstand oder kindlicher Sauerstoffmangel während der Austreibungsperiode bei schon tief stehendem kindlichen Kopf.

Zuerst erfolgt eine Episiotomie. Bei der **Vakuumextraktion** (➔ Abb. 34.71 und ➔ Abb. 34.72) wird dann eine Saugglocke auf den kindlichen Kopf aufgesetzt und nach Erzeugung eines Unterdrucks das Kind mit der Wehe und unter Pressen der Mutter vorsichtig herausgezogen.

Bei der **Forzeps-Entbindung** (➔ Abb. 34.71 und ➔ Abb. 34.73) wird eine spezielle Zange um den Kopf des Kindes gelegt und ohne Kraftanwendung geschlossen. Die Entwicklung des Kindes erfolgt ebenfalls Danach wird die Mutter sorgfältig auf Verletzungen (➔ 34.19.2) untersucht.

Nach der Geburt ist das Risiko einer **Uterusatonie** (➔ 34.19.3) erhöht.

Pflege

- Die Wöchnerin auf Blutungen oder eine verzögerte Rückbildung des Uterus kontrollieren (➔ 34.19.3, ➔ 34.21.1)
- Das Neugeborene sorgfältig beobachten. Nach einer Vakuumextraktion hat das Kind dort, wo die Saugglocke ansetzte, eine entsprechend geformte **Geburtsgeschwulst** (➔ 34.24.4), die nach der Geburt jedoch rasch verschwindet.

Sectio caesarea

DEFINITION

Sectio caesarea *(Sectio, Kaiserschnitt, Schnittentbindung):* Operative Entbindung durch Eröffnung von Bauchdecken und Gebärmutter. In Deutschland 2019 bei 31,7 % aller Geburten.

Eine **Sectio caesarea** ist indiziert, wenn die Geburt aufgrund mütterlicher oder kindlicher Gefährdung schnell beendet werden muss, eine vaginal-operative Geburt aber nicht möglich ist, weil das Kind noch nicht tief genug in den Geburtskanal eingetreten ist. Außerdem wird eine **elektive** *(geplante)* **Sectio** vorgenommen, wenn eine vaginale Geburt für Mutter oder Kind ein unverantwortlich hohes Risiko bedeuten würde (z. B. bei Beckenendlage, Drillingen und mehr Kindern, Frühgeburt, Placenta praevia, schweren Erkrankungen der Mutter).

Je nach Wunsch der Schwangeren und Dringlichkeit des Eingriffs ist die Sectio unter Allgemeinanästhesie oder mit Spinalanästhesie möglich (bei Notfall meist Allgemeinanästhesie).

Nach Eröffnung der Bauchdecken durch einen Schnitt in der Schamhaargrenze und

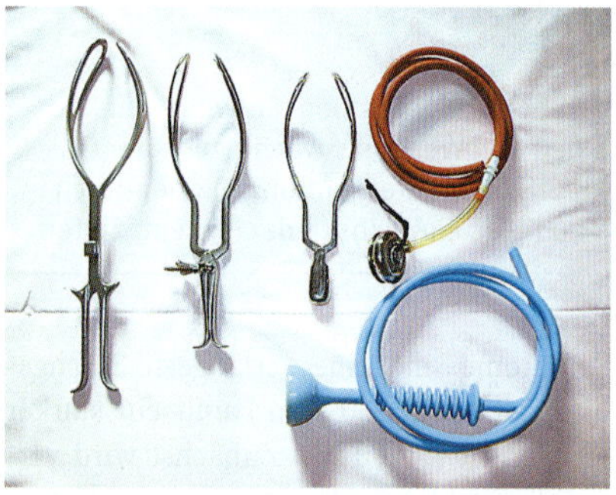

Abb. 34.71 Verschiedene Geburtszangen und Saugglocken. [R185]

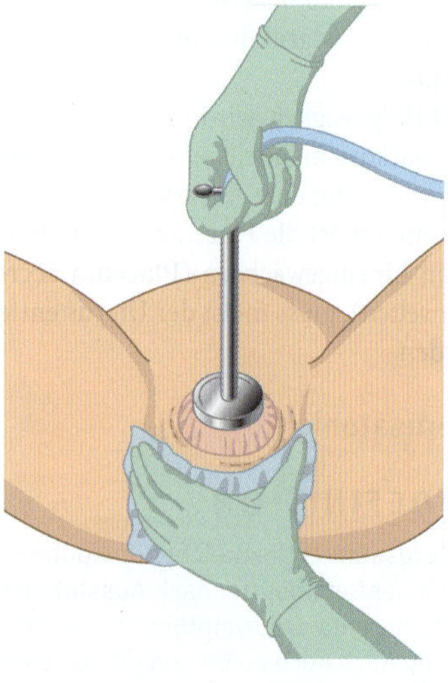

Abb. 34.72 Vakuumextraktor. Zum Vakuumextraktor gehören eine Saugglocke, ein Schlauchsystem mit integriertem Handgriff und eine Vakuumpumpe. [L138]

Eröffnung der Gebärmutter wird das Kind entwickelt (→ Abb. 34.74), abgenabelt, abgesaugt und der Hebamme gegeben. Anschließend werden alle Schichten der mütterlichen Bauchwunde sorgfältig verschlossen. Bei einer Sectio unter PDA kann die Mutter ihr Kind unmittelbar nach der Geburt sehen und berühren. Ansonsten sollte der Vater möglichst früh Kontakt mit dem Baby aufnehmen.

Pflege

Prä- und postoperative Pflege → 44.2, → 44.5

- Vor der Sectio transurethralen Blasendauerkatheter legen
- Nach der Sectio wie nach abdominaler Hysterektomie pflegen (→ Tab. 34.2, → 34.6.2)
- Zusätzlich Lochien auf Menge, Farbe, Konsistenz (→ 34.21.1) und Uterus auf Fundusstand (→ Tab. 34.13), Tonus und Schmerzhaftigkeit kontrollieren
- Mutter und Kind Zeit zum Kennenlernen mit intensivem Körperkontakt ermöglichen und das Kind möglichst bald an die Brust anlegen (**Bonding,** → 34.17.3)
- Bei Rh-negativer Mutter und Rh-positivem Kind Rhesus-Prophylaxe durchführen (Arztanordnung)
- Blasenkatheter entfernen, wenn die Wöchnerin ausreichend mobil ist, möglichst am ersten Tag post partum (p. p.)
- Zur Obstipationsprophylaxe beraten (→ 34.1.2)
- Bei stärkeren Schmerzen Analgetika nach Arztanordnung geben, z. B. Ibuprofen.

Nicht überfordern

Nach einer Sectio ist die Mutter geschwächt. Die Pflegenden unterstützen sie in ihrem Wunsch nach Kontakt zum Kind, achten aber darauf, dass sich die Frau nicht überfordert. Sie helfen bei der Versorgung des Kindes, ohne die Wöchnerin zu übergehen, beziehen den Vater des Kindes möglichst ein und ermöglichen der Frau ausreichende und ungestörte Ruhepausen.

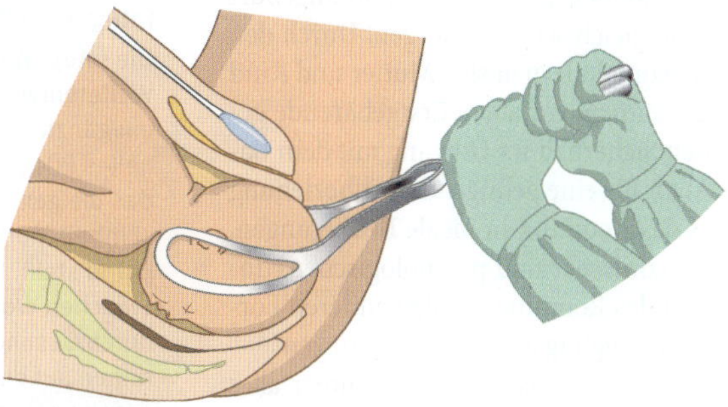

Abb. 34.73 Forzeps-Entbindung. Während einer Wehe wird das Kind mit der ohne Kraftanwendung geschlossenen Zange aus dem Geburtskanal gezogen. [L138]

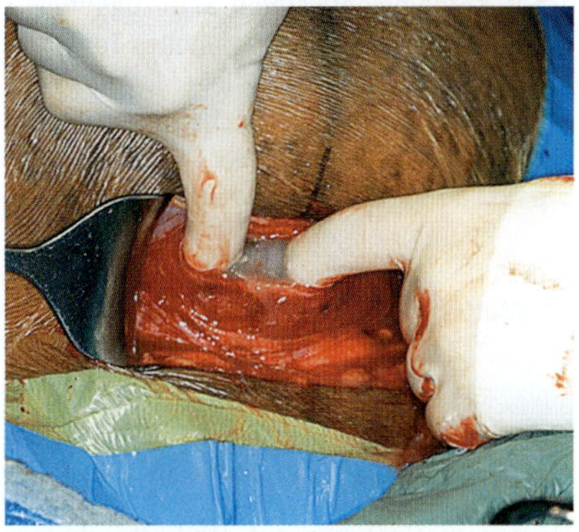

a Die vordere Uteruswand wird eröffnet und aufgedehnt.

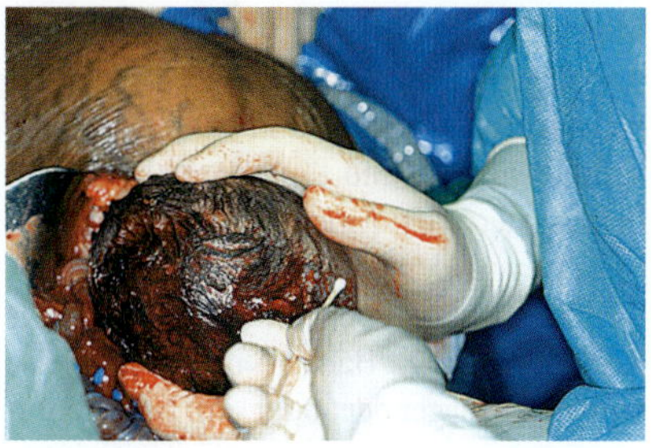

b Als Erstes wird der Kopf des Babys entwickelt, ...

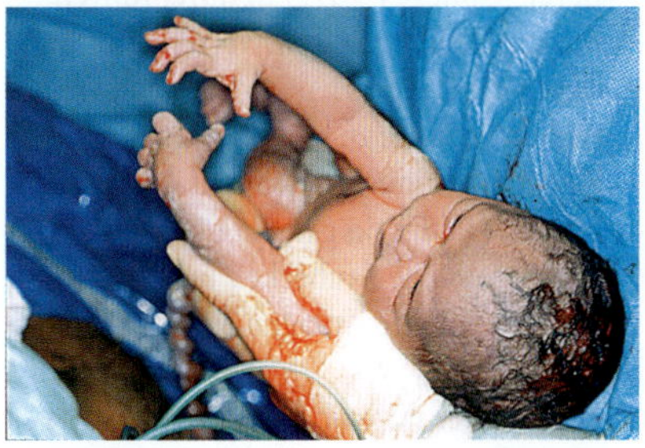

c ... dann Schulter, Arme und übriger Körper.

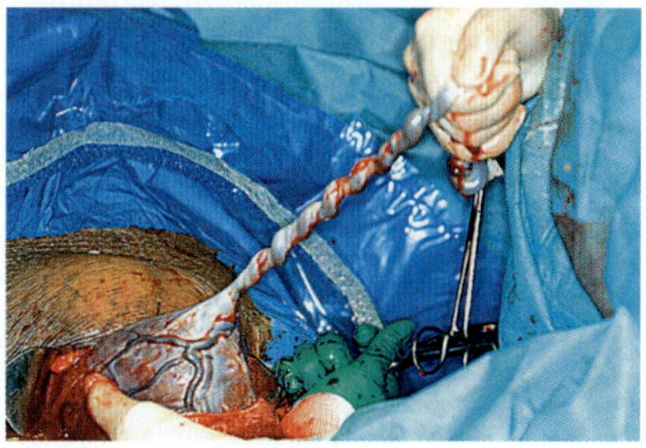

d Die Plazenta wird gelöst und danach die Wunde verschlossen.

Abb. 34.74 Sectio caesarea (Kaiserschnitt). [R194–003]

Tab. 34.13 Uterusrückbildung und Veränderung der Lochien. Die Uterusrückbildung wird täglich durch Tasten des Fundusstands kontrolliert. [L138]

Wochen nach Entbindung	Lochien	Uterusgröße
1. Woche	Blutig (Lochia rubra/cruenta)	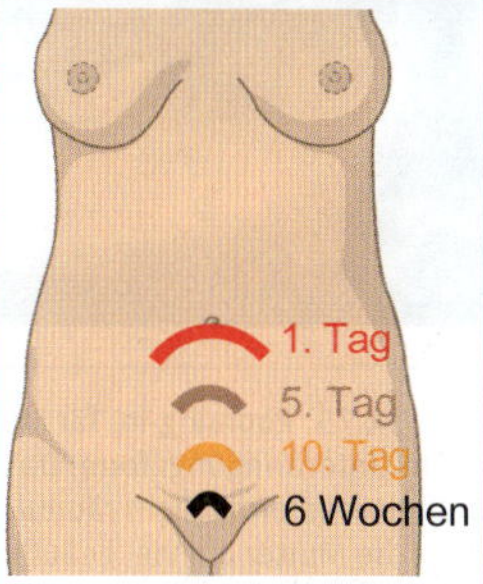
Ende der 1. Woche	Braun-rötlich (Lochia fusca)	
Ende der 2. Woche	Dunkelgelb (Lochia flava)	
Ende der 3. Woche	Grau-weiß (Lochia alba)	
Ca. 4–6 Wochen	Versiegen der Lochien	

34.20 Übernahme der Wöchnerin aus dem Kreißsaal

Bei unauffälligem Verlauf nach Plazentaausstoßung (→ 34.17.3) können Mutter und Kind nach ca. 2 Std. den Kreißsaal verlassen.

Übergabegespräch

Im Übergabegespräch informieren sich die Pflegefachpersonen der **Entbindungsstation** *(Wochenstation)* bei der Hebamme bzw. die Pflegenden untereinander über:

- Name und Alter der Frau
- Anzahl vorheriger Schwangerschaften und Geburten
- Geburtsmodus (Spontangeburt, Vakuumextraktion, Forzeps-Entbindung, Sectio caesarea)
- Termingerechte Geburt oder Frühgeburt
- Verlauf von Geburt und Postplazentarperiode, Blutverlust
- Art der Schmerzlinderung
- Verabreichung von Arzneimitteln (Ja/Nein? Welche?), weitere ärztliche Anordnungen, z. B. Schmerzmittelgabe
- Geburtsverletzungen oder Durchführung einer Episiotomie (Ja/Nein?)
- Ermittelte Vitalzeichen
- Psychischer Zustand der Mutter
- Erstes Aufstehen (Ja/Nein? Wann? Komplikationen?)
- Blasenentleerung (Ja/Nein? Spontan oder nach Katheterisierung? Wann? Wie viel?)
- Geschlecht des Kindes, Gesundheitszustand und Geburtsgewicht des Kindes
- Beziehung zwischen Mutter und Kind (Freigabe zur Adoption?)
- Besteht Stillwunsch?
- Geplante Maßnahmen für Mutter oder Kind (z. B. Sterilisation der Mutter, orthopädisches Konsil beim Kind?)
- Bezugsperson (Partner? Eltern?).

> **Gefahr einer Infektion**
> War das Fruchtwasser grün oder ist die Mutter auf Streptokokken der Gruppe B im Genitalbereich positiv getestet, muss das Neugeborene 48–72 Std. engmaschig auf Infektionszeichen beobachtet und seine Temperatur kontrolliert werden.

Ankunft der Wöchnerin auf der Entbindungsstation

Nach der Begrüßung gratulieren die Pflegenden der Mutter zur Geburt, fragen sie nach ihren Wünschen bezüglich der Unterbringung des Kindes und bringen sie, meist zusammen mit dem Kind, auf ihr Zimmer. Nun sollte sie sich zunächst von den Geburtsanstrengungen erholen.

Unterbringung von Mutter und Kind

Bonding → 34.17.3

Beim **Rooming-in** bleibt das Neugeborene bei der Mutter (→ Abb. 34.75). Die meisten Mütter können nach einer Spontangeburt ihr Kind gleich selbst versorgen. Durch den engen Kontakt lernen sich Mutter und Kind besser kennen, vor allem Erstgebärende gewinnen Sicherheit im Umgang mit dem Baby. Auch für eine gelingende Stillbeziehung bietet das Rooming-in ideale Bedingungen. In medizinischer und psychologischer Hinsicht ist das Rooming-in allen anderen Formen der Säuglingsbetreuung überlegen.

Voraussetzung ist, dass im Zimmer alles Notwendige zur Versorgung des Neugeborenen vorhanden ist. Separate Besucherzimmer, Einhalten einer Mittagsruhe und die Möglichkeit zusätzlicher Ruhezeiten durch Anbringen eines Schilds an der Tür („Bitte nicht stören – Mutter und Kind schlafen") verhilft Müttern und Kindern v. a. in Mehrbettzimmern zu notwendigen Ruhephasen.

Falls von der Mutter gewünscht (etwa weil sie Schlaf nachholen will), kann das Kind in manchen Häusern nachts zeitweise von den Pflegenden oder im Neugeborenenzimmer betreut werden *(Teilzeit-, intermittierendes Rooming-in)*.

> **Anleitung zur Versorgung des Kindes**
> Anleitung zur und ggf. Hilfe bei der **Versorgung des Kindes** werden teilweise noch von Kinderkrankenschwestern im Neugeborenenzimmer übernommen. Dennoch müssen auch Pflegende der Entbindungsstation mit Neugeborenen umgehen können (→ 34.23), da sich die Mütter häufig mit Fragen an sie wenden. Wichtig ist, dass die Mutter von allen Mitarbeiterinnen übereinstimmende Auskünfte erhält, da sie sonst (unnötig) verunsichert wird.

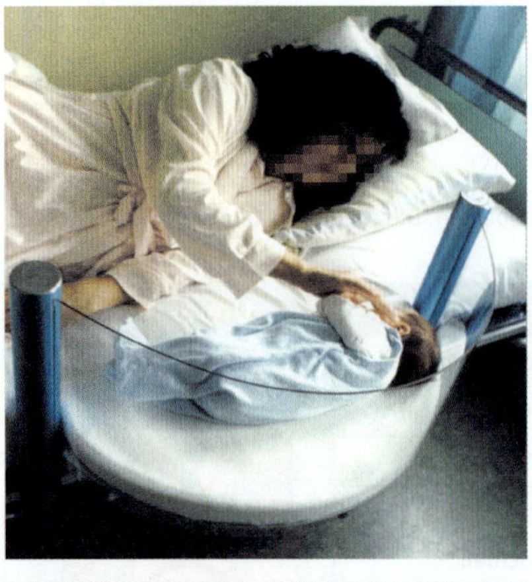

Abb. 34.75 Rooming-in, für Mutter und Kind die beste Unterbringungsform. Das Pforzheimer Kinderbettchen ermöglicht räumliche Nähe, ohne dass die Mutter die viel geäußerte Angst haben muss, sich im Schlaf auf ihr Kind zu drehen. [V476]

> **Integrative Wochenbettpflege**
> Die **integrative Wochenbettpflege,** eine Weiterentwicklung des Rooming-in, ist ein ganzheitliches und interprofessionelles Pflege- und Betreuungskonzept, das die gemeinsamen Bedürfnisse der „Einheit Mutter und Kind" in den Vordergrund stellt. Es hebt v. a. die Trennung zwischen Wochenbettpflege der Mutter durch Gesundheits- und Krankenpflegerinnen auf der Entbindungsstation und der Neugeborenenpflege durch Gesundheits- und Kinderkrankenpflegerinnen auf der Neugeborenenstation/-zimmer auf. Kernelemente sind u. a. Bezugspflege durch ein interprofessionelles Team aus unterschiedlichen Pflegefachpersonen und Hebammen, Wochenbettvisiten, Tagesablaufveränderungen angepasst an die Bedürfnisse von Wöchnerinnen und Neugeborenen, gemeinsames Dokumentationssystem („Mutter-Kind-Kurve") [29].

Hygienemaßnahmen auf der Entbindungsstation

Hygienemaßnahmen auf der Entbindungsstation sollen Mütter und Kinder vor Infektionen schützen:

- Bereichspflege (→ 47.5.2) durchführen, um die Gefahr der Keimverschleppung durch die Pflegenden über die ganze Station zu reduzieren
- Keine Infektionskranken auf der Station pflegen (Patientin ggf. verlegen)
- Für allgemeine Sauberkeit und Ordnung sorgen, sanitäre Anlagen häufiger kontrollieren
- Stillzimmer nur von Wöchnerinnen betreten lassen
- Keine Topfpflanzen auf der Station erlauben
- Abfalleimer mit Fußbedienung in der Nasszelle für benutzte Vorlagen, bei Rooming-in auch im Patientenzimmer für gebrauchte Windeln bereitstellen und mehrmals täglich leeren
- Wöchnerin über den hygienischen Umgang mit eigener Intimpflege und Vorlagen, Windeln und Genitalreinigung des Kindes informieren
- Besucher nicht auf den Betten sitzen lassen (Mütter legen ihre Kinder oft dort ab)
- Kind nicht dort ablegen, wo die Gefahr einer Lochialkontamination besteht
- Für saubere Bettwäsche sorgen
- Vor jedem Kontakt mit dem Kind oder vor jeder Berührung der Brust Hände desinfizieren, für die Wöchnerin reicht gründliches Händewaschen

- Besucher mit z. B. Erkältungskrankheiten, Herpes labialis auf die Gefahr für das Neugeborene hinweisen. Ist es der Vater, soll er einen Mundschutz tragen und sich gründlich die Hände waschen.

34.21 Physiologisches Wochenbett

DEFINITION

Wochenbett *(Puerperium, Kindbett):* Zeit unmittelbar nach Ausstoßung der Plazenta bis zur Involution *(Rückbildung)* aller Schwangerschaftsveränderungen. Dauer etwa 6–8 Wochen. Begleitet durch eine Nachsorge-Hebamme und zwei Besuche bei der Gynäkologin.

34.21.1 Veränderungen des mütterlichen Organismus

Lochien

Die Wunde im Cavum uteri nach Ablösung der Plazenta heilt unter Einwanderung von Leukozyten ab. Zellreste, Wundsekret, Leukozyten und Blutgerinnsel werden mithilfe der **Lochien** *(Wochenfluss)* nach außen abtransportiert.

Die Farbe der Lochien verändert sich in den ersten drei Wochen (→ Tab. 34.13) und die Menge nimmt ständig ab. Nach 4–6 Wochen versiegen sie. Gleichzeitig fangen die Ovarien langsam mit der Östrogenproduktion an, sodass sich das Endometrium wieder aufbaut und die Wunde nach 6–8 Wochen verschlossen ist. Vaginal- und Dammwunden heilen trotz der Lochien gut.

Pflege

Lochien sind primär nicht infektiös. Bereits nach 24–36 Std. haben jedoch aus der Vulvaregion aufsteigende Keime die Gebärmutterhöhle besiedelt. Aufgrund des guten Abwehrsystems des Endometriums kommt es aber in der Regel nicht zu einer Entzündung des Uterus (→ 34.22.4).

Keine Plastikfolie

Ausschließlich Vorlagen ohne Plastikfolie verwenden. Häufig wechseln, da sie einen optimalen Nährboden für Keime darstellen und das Aufsteigen von Keimen begünstigen können. Keine Tampons benutzen!

Im Umgang mit Lochien ist zu beachten:

- Bei jeglichem Kontakt mit Lochien Handschuhe anziehen

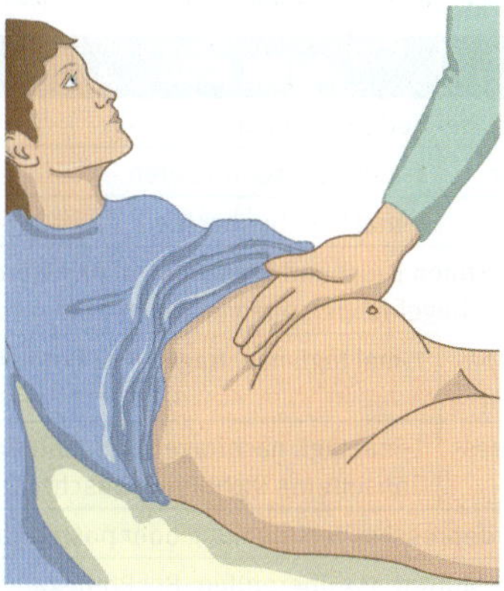

Abb. 34.76 Überprüfung des Fundusstands. [L138]

- Lochien auf Menge (Anzahl der Vorlagen), Farbe, Geruch und Beimengungen kontrollieren
- Gebrauchte Vorlagen und Handschuhe sofort in einen Hygienebeutel geben und diesen in den Abfalleimer entsorgen
- Nach dem Umgang mit Lochien erst Hände desinfizieren und dann waschen.

Uterusinvolution

In den Tagen und Wochen nach der Geburt bildet sich der Uterus rasch zurück **(Uterusinvolution).** Dies beruht auf dem verminderten Zellstoffwechsel nach Wegfall der hormonellen Stimulation durch die Plazentahormone und auf der verringerten Uterusdurchblutung durch die Nachwehen.

Pflege

Die Kontrolle des Fundusstandes sollte einmal täglich erfolgen, um eine gestörte Rückbildung oder beginnende Infektion (druckschmerhafter Uterus) frühzeitig erkennen zu können.

Der Arzt, die Pflegefachperson oder Hebamme legt dann die Handkante in Bauchnabelhöhe senkrecht auf den Bauch der Wöchnerin und drückt die Hand leicht fußwärts. Der Uterus sollte fest kontrahiert und somit als deutlicher Widerstand tastbar sein (→ Abb. 34.76). Hand kippen, sodass die Handfläche dem Bauch aufliegt. Jetzt kann der Abstand zwischen Uterusfundus und Nabel oder Uterusfundus und Symphyse direkt in Querfingern abgelesen werden.

Am 1. Tag nach der Entbindung (*lat.* post partum, kurz **p. p.**) ist der Uterusfundus einen Querfinger unterhalb des Nabels zu tasten, am 2. Tag zwei Querfinger und am 3. Tag drei Querfinger. Nach einer Woche kann der Fundus zwei Querfinger über der Symphyse ertastet werden (→ Tab. 34.13). Nach zwei Wochen kann der Fundus abdominal nicht mehr getastet werden.

Stillen, Frühmobilisation, Rückbildungsgymnastik, Bauchlage und Massage des Fundus fördern die Uterusrückbildung. Auch Rückbildungstees sollen die Involution unterstützen.

Rückbildung sonstiger Schwangerschaftsveränderungen

In den ersten 48–72 Std. scheidet die Wöchnerin bis zu 300 ml Urin pro Stunde bzw. 4 l pro Tag aus *(Harnflut).* Außerdem schwitzt sie stark. Dadurch nimmt die Frau an Gewicht ab, zusammen mit der Uterusinvolution bis zu 5 kg innerhalb der ersten Woche (zusätzlich zu den ca. 5 kg durch die Geburt selbst).

In den kommenden Wochen nimmt der Tonus der glatten Muskulatur zu. Bemerkbar macht sich das insbesondere an Blase und Darm. Der Darm hat nun mehr Platz und es bilden sich unter Umständen vermehrt Darmgase.

Die Durchblutung des Herzens nimmt ab, das Herzminutenvolumen sinkt wieder. Die Gefäßlumina werden enger, der Widerstand in den Gefäßen größer. Das Blutvolumen nimmt ab und die Schwangerschaftsanämie schwindet.

Die Bauch- und Beckenbodenmuskulatur gewinnt ihren Tonus zurück und wird straffer. Gerade bei Frauen, die schon mehrere Kinder geboren haben, kann dies einige Zeit in Anspruch nehmen.

Der alte Spannungszustand der Haut kehrt langsam zurück, die Striae vernarben und sehen dann weiß-glänzend aus. Pigmentveränderungen blassen langsam ab, können aber auch über Jahre bestehen bleiben.

34.21.2 Wochenbettpflege

Die gesunde Wöchnerin ist oft erschöpft, gerade Erstgebärende erfahren große Veränderungen ihres Körpers und müssen sich auf eine neue Rolle einstellen. Gespräche, Anleitung und Beratung sind ebenso wichtig wie andere pflegerische Tätigkeiten.

Beobachtung der Wöchnerin

Pflegefachpersonen überwachen gemeinsam mit den Hebammen die Wöchnerin (→ Tab. 34.14)

Blasenentleerung

Regelmäßige Blasenentleerungen sind im Wochenbett sehr wichtig, da eine volle Blase die Uterusrückbildung behindern kann.

Tab. 34.14 Maßnahmen zur Überwachung der Wöchnerin in der ersten Woche p. p. (kurz für post partum = nach der Entbindung).

	1. Tag p. p.	2. Tag p. p.	3. Tag p. p.	4.–8. Tag p. p.
Temperatur, Puls, RR	1- bis 2-mal tägl. messen, bei Bedarf häufiger			1-mal tägl.
Fundusstand (→34.22.1)	3- bis 6-stdl. kontrollieren	1-mal tägl. kontrollieren		
Lochien (→34.21.1)	3- bis 6-stdl. beobachten	1-mal tägl. beobachten		
Brust/Laktation (→34.22.1)	Einmal am Tag nach dem Stillen Brust und Brustwarzen inspizieren und evtl. palpieren, bei Bedarf häufiger (fällt ggf. in den Aufgabenbereich der Pflegefachpersonen im Neugeborenenzimmer)			
Miktion	Auf ersten Spontanurin spätestens 6 Std. p. p. achten	1-mal tägl. nachfragen, bei Problemen entsprechend häufiger		
Defäkation	Auf erste Defäkation spätestens 48 Std. p. p. achten	1-mal tägl. nachfragen, ggf. abführende Maßnahmen einleiten (Arztanordnung und stationsinterne Richtlinien beachten)		
Psychischer Zustand	Bei jeder Begegnung auf depressive Verstimmung oder postpartale Psychose (→34.22.5) achten			
Weiteres	Blutgruppe der Mutter im Mutterpass überprüfen. Bei Rh-negativer Frau und Rh-positivem Kind innerhalb 24–72 Std. p. p. Rh-Prophylaxe durchführen (→34.15.1). Ggf. Blutbild nach Arztanordnung kontrollieren			

Der erste Spontanurin sollte nach ca. 6 Std. gelassen worden sein. Beim Wasserlassen darf die Frau nicht unter Zeitdruck gesetzt werden. Sie sollte Unterleib und Füße warm halten und auch ohne starken Harndrang regelmäßig die Toilette aufsuchen.

Blasenentleerungsstörungen (→33.2.6), insbesondere in den ersten Tagen nach der Geburt, entstehen manchmal dadurch, dass sich durch die Geburt ein Blasenhals- oder Harnröhrenödem entwickelt oder die versorgenden Nerven vorübergehend geschädigt sind. Kann die Frau auch nach Einnahme von Spasmolytika oder tonussteigernden Arzneimitteln kein Wasser lassen, wird einmalkatheterisiert. Die Hebamme kann mit Homöopathie und Akupunktur unterstützend tätig werden.

Stuhlausscheidung

Die Darmfunktion kommt meistens am 2.–3. Wochenbetttag von selbst in Gang. Während des stationären Aufenthalts sollte auf regelmäßige Darmentleerung geachtet werden (ballaststoffreiche Ernährung, ausreichende Flüssigkeitszufuhr, ggf. Quellmittel, Laxanzien auf Arztanordnung, →Pharma-Info 24.2).

Bei starken Blähungen schaffen Fenchel- oder Kümmeltee, feucht-warme Bauchauflagen oder Simeticon (z. B. Espumisan®) Erleichterung. Keine Wärmflasche auf den Uterus!

Körperpflege

Pflege nach Episiotomie, Sectio →34.19.4

- Am Tag der Geburt Wöchnerin ggf. bei der Körperpflege am Waschbecken unterstützen. Ab dem 1. Tag p. p. kann die Frau bei guten Kreislaufverhältnissen duschen. Evtl. braucht eine Wöchnerin nach Kaiserschnitt noch etwas länger Unterstützung
- Getrennte Waschlappen und Handtücher für Brust und Genitalregion verwenden, Genitalregion zuletzt reinigen (um Infektionen der Brust zu vermeiden)
- Patientin zum sorgfältigen Händewaschen nach jedem Toilettengang sowie vor dem Stillen und jedem Kontakt mit ihrem Baby anleiten
- Wöchnerin darauf vorbereiten, dass es einige Wochen nach der Geburt zu vermehrtem Haarausfall kommen kann. Dieser Haarausfall ist durch die hormonelle Umstellung bedingt und bildet sich in der Folgezeit fast immer wieder zurück.

Frühmobilisation

Wegen der erhöhten Thrombosegefahr im Wochenbett soll die Wöchnerin bereits 2–4 Std. nach einer physiologischen Geburt aufstehen, nach PDA, Sectio, Mehrlings- oder Zangengeburten etwas später.

Durch den Blut- und Wasserverlust haben viele Wöchnerinnen anfangs Kreislaufprobleme, sodass das erste Aufstehen, ggf. auch weitere, immer von einer Pflegefachperson begleitet wird. Sie zeigt der Wöchnerin auch Übungen zur Kreislaufanregung.

Bei Eklampsie (→34.15.4), Beckenringlockerung, tiefer Phlebitis oder Thrombose erfolgt die Mobilisation nach Arztanordnung.

Wochenbett- und Rückbildungsgymnastik

Die **Wochenbettgymnastik** beginnt am zweiten Tag nach der Geburt unter Anleitung von Hebammen oder Physiotherapeuten. Sie regt Kreislauf und Atmung an, unterstützt die Blasen- und Darmentleerung, beschleunigt die Rückbildung und fördert das allgemeine Wohlbefinden.

Nach 6–8 Wochen löst eine gezielte **Rückbildungsgymnastik** zur Festigung der Bauch- und Beckenbodenmuskulatur (Beckenbodentraining →34.1.4) die Wochenbettgymnastik ab. Sie ist für mindestens sechs Monate zu empfehlen, auch selbstständig zu Hause.

Ernährung

Stillen →34.21.4

Die **stillende Mutter** muss bedenken, dass aufgenommene Lebens- und Genussmittel z. T. über die Muttermilch zum Kind gelangen. Wichtige Empfehlungen für die **Ernährung während der Stillzeit** sind [30] [31]:

- Die Stillende sollte regelmäßig essen und sich abwechslungsreich und ausgewogen ernähren
- Eine vegetarische und vegane Ernährung sind bei sorgfältiger Lebensmittelauswahl möglich, bei veganer Ernährung ergänzt durch Nahrungssupplemente
- Stillende sollten 2-mal die Woche Meeresfisch essen (jedoch keine großen Raubfische wie z. B. Thunfisch). Mag eine Frau keinen Fisch, kann sie die gewünschte DHA-Zufuhr (DHA = Docosahexaensäure, eine Omega-3-Fettsäure) über Supplemente erreichen
- Verzicht auf bestimmte Lebensmittel, in der Hoffnung, das Allergierisiko zu senken, ist nicht sinnvoll
- Zur Sicherung der Jodversorgung werden die Verwendung von Jodsalz *und* die Einnahme von Jodtabletten (100 µg/Tag) empfohlen
- Der vermehrte Flüssigkeitsbedarf wird durch Durst signalisiert. Trinken „über den Durst hinaus" ist nicht sinnvoll. Eine spezifische Wirkung sog. Milchbildungstees ist nicht nachgewiesen
- Mäßiger Gewichtsverlust während der Stillzeit ist normal, das Abnehmen sollte aber nicht forciert werden, da im Fettge-

webe gespeicherte Gifte in die Muttermilch übergehen können
- Alkohol sollte die Frau meiden
- Auf das Rauchen ist zu verzichten, da auch Nikotin in die Muttermilch übergeht
- Medikamente dürfen nur nach Rücksprache mit dem behandelnden Arzt eingenommen werden.

Psychische Begleitung

Für jede Frau bedeutet die Geburt eines Kindes eine einschneidende Veränderung im Leben, evtl. fühlt sich die Frau in der neuen Rolle (noch) unsicher. Zusätzlich ist sie von den Anstrengungen der Geburt erschöpft und durch die Versorgung des Neugeborenen rund um die Uhr müde. All dies trägt zusammen mit einem Hormonabfall dazu bei, dass viele Mütter am 2.–4. Tag nach der Geburt traurig, weinerlich, ängstlich und noch ruhebedürftiger sind (**Maternity blues,** *Baby blues*).

Pflegefachpersonen:
- Erklären der Frau und ihrem Partner die Gründe für ihr Stimmungstief und verdeutlichen, dass dies völlig normal und kein Anlass zur Besorgnis ist
- Bestärken die Wöchnerin und erklären bei anfänglichen Problemen mit dem Kind, dass auch das Kind Anpassungsschwierigkeiten hat und die Probleme kein Zeichen dafür sind, dass sie alles falsch macht. Manches braucht einfach etwas Zeit, Geduld und Erfahrung
- Bitten die Familie, Besuche in Grenzen halten, vor allem wenn mehrere Frauen in einem Zimmer liegen.

34.21.3 Beratung vor der Entlassung

Pflegerische Entlassungsplanung → 47.6.3

Treten keine Komplikationen auf, werden Mutter und Kind nach einer vaginalen Entbindung meist am 2.–3. Tag p.p., nach einer Sectio caesarea am 4.–6. Tag p.p. entlassen. In einem abschließenden Beratungsgespräch werden folgende Punkte angesprochen:
- *Nachsorge von Mutter und Kind.* Die Mutter hat nach der Entlassung Anspruch auf häusliche Hebammenhilfe (bis zum 11. Tag p.p. mindestens täglich, bis zum Ablauf von 12 Woche p.p. werden insgesamt 16 Beratungen bezahlt). Die Hebamme kann auch bei Stillproblemen helfen (sie muss schon in der Frühschwangerschaft gesucht werden, weil es kurzfristig schwierig ist, eine Hebamme zu bekommen!)
- *Hygiene.* Kontakt des Neugeborenen mit Lochien sollte weiterhin vermieden werden. Bis zum vollständigen Versiegen der Lochien sollte die Frau duschen und keine Vollbäder nehmen
- *Menstruation.* Die erste Menstruation ist bei nichtstillenden Wöchnerinnen nach 5–10 Wochen zu erwarten. Bei Stillenden ist eine Vorhersage nicht möglich
- *Geschlechtsverkehr.* Hiermit sollte bis zum Versiegen des Wochenflusses (nach ca. sechs Wochen) gewartet werden, maßgeblich für den Zeitpunkt sollte die innere Bereitschaft der Frau sein. Die Wöchnerin darauf hinweisen, dass auch volles Stillen keinen sicheren Schutz vor einer Schwangerschaft bietet
- *Nächste gynäkologische Untersuchung.* Hat die Mutter keine besonderen Beschwerden, sollte sie sich nach 4–6 Wochen beim niedergelassenen Gynäkologen vorstellen, bei Beschwerden (insbesondere Fieber, Atemnot, Unterbauchschmerzen, erneut blutige Lochien oder plötzliches Abbrechen der Lochien, Brustschmerzen oder -rötung) sofort
- *Weitere Schwangerschaften.* Nach einer normalen vaginalen Entbindung wird der Frau empfohlen, mit einer weiteren Schwangerschaft mindestens ein halbes Jahr zu warten, nach einer Sectio caesarea ein Jahr, damit sich Gebärmutter, Beckenboden und Bauchwand wieder optimal zurückbilden bzw. heilen können
- *Früherkennungsuntersuchungen des Kindes* (→ 18.2.2, → Tab. 16.5). Die Mutter wird auf die U3 in der 4.–6. Lebenswoche aufmerksam gemacht, für die sie einen Termin beim Kinderarzt braucht. Die U2 am 3.–10. Lebenstag sowie die Screening-Untersuchungen im Blut des Neugeborenen und ein Hörtest erfolgen in der Regel im Krankenhaus.

Prävention des plötzlichen Kindstods

Beim **plötzlichen Kindstod** *(Sudden infant death syndrome, SIDS)* versterben bis dahin gesunde Säuglinge im Schlaf. Die Ursache ist bis heute unklar und wahrscheinlich multifaktoriell. Die Vorbeugung setzt an vermeidbaren Risikofaktoren und dabei v. a. an der Schlafumgebung des Babys an (→ 11.6.5).

Durch die ganze Aufregung der letzten Tage erfasst die Frau oft nicht alle Informationen in einem Gespräch. Pflegefachpersonen bleiben auch bei wiederholten Nachfragen geduldig. Wichtige Informationen sollten auf einem Merkblatt mitgegeben werden.

34.21.4 Stillen

Ernährung des Säuglings → 7.1.2

Stillen am besten

Muttermilch *(Frauenmilch)* ist sowohl von der Nährstoffzusammensetzung als auch durch den Immunitätsschutz die beste Nahrung für das Neugeborene (→ 7.1.2). Außerdem fördert das Stillen die Mutter-Kind-Beziehung. Der Stillförderung kommt daher in der Wochenpflege besondere Bedeutung zu und wird nach der Entlasssung durch die Nachsorge-Hebamme unterstützt.

Unmittelbar nach der Geburt bis ca. 72 Stunden p.p. wird **Vormilch** *(Kolostrum)* gebildet. Der **Milcheinschuss** erfolgt in der Regel am 3.–4. Tag p.p. (→ Abb. 34.77), zur Förderung ist eine Brustmassage möglich. Eine gewisse Brustdrüsenschwellung im Rahmen des Milcheinschusses ist normal. Dagegen helfen Kühlen der Brust z.B. mit Kühlpacks (→ Abb. 34.82, Quarkumschläge werden wegen hygienischer Bedenken nicht mehr empfohlen), häufiges Anlegen des Kindes und evtl. das Ausstreichen der überschüssigen Milch sowie Tiefdruckmassage und Lymphdrainage durch Physiotherapeuten oder andere Fachkräfte (z.B. Laktationsberaterinnen).

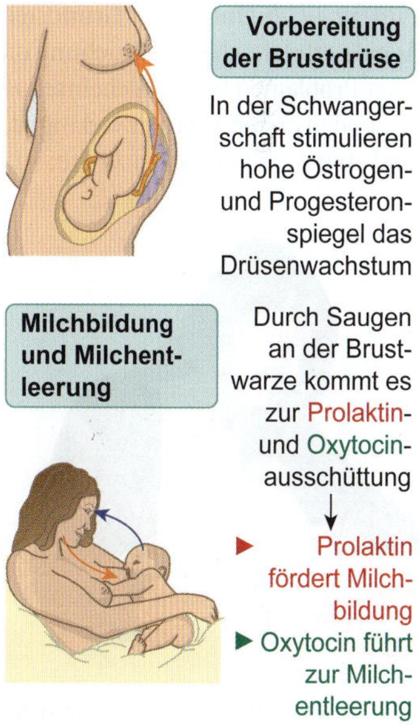

Abb. 34.77 Hormonelle Regulation von Brustdrüsenentwicklung, Milchbildung und Milchentleerung im Überblick. Milchspendereflex: Durch schnelles Saugen zu Beginn des Stillens wird Oxytocin ausgeschüttet. Dieses führt zur Kontraktion der glatten Muskelzellen um die Milchbläschen und -gänge und drückt die Milch dadurch weiter in die großen Milchgänge. So kann das Kind die Brust leertrinken. [L138]

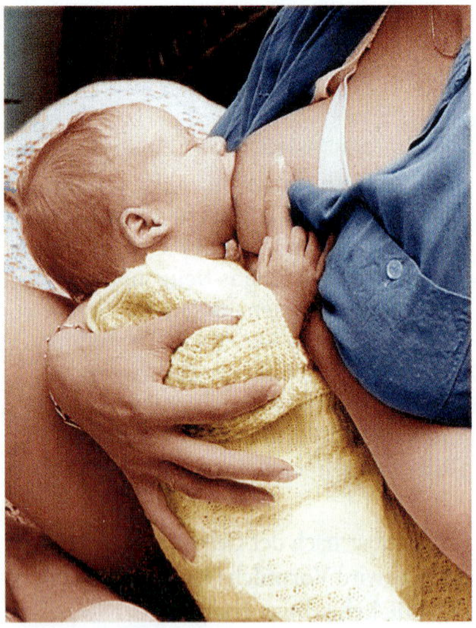

Abb. 34.78 Stillen – nicht nur Nahrungsaufnahme, sondern auch inniger Kontakt zwischen Mutter und Kind. [J787]

„Technik" des Stillens

Nicht nur Erstgebärende können anfangs Probleme beim Stillen haben und bedürfen der Unterstützung:

- Das Kind sollte bereits in der ersten Stunde nach der Geburt angelegt werden. Dies ist meist auch nach Kaiserschnitt möglich
- Uneingeschränktes Stillen nach Bedarf *(Füttern ad libitum)* ist der Grundstein für eine erfolgreiche Stillbeziehung und beugt Problemen beim Milcheinschuss vor. In den ersten Wochen verlangt das Kind etwa 8- bis 12-mal in 24 Std. nach der Brust (→ Abb. 34.78). Muttermilch ist in 60–90 Min. verdaut und der Organismus des Babys auf häufige Mahlzeiten eingestellt. Dabei trinkt das Baby nicht immer zügig 20 Min., um sich erst nach 3 Std. das nächste Mal zu melden, sondern es kommt immer wieder zu kurzen Stillepisoden. Dieses *Clusterfeeding* ist normal für junge Säuglinge, verstärkt am späten Nachmittag und Abend
- Normale Körperhygiene reicht aus. Insbesondere ist es nicht notwendig, die Hände oder gar die Brust zu desinfizieren
- Das Tragen eines gut sitzenden (Still-)BHs ist empfehlenswert. Vor allem bei großen Brüsten können sonst Milchgänge im unteren Brustbereich abknicken und ein Milchstau kann entstehen. In den ersten Wochen sind Stilleinlagen empfehlenswert, nach einiger Zeit können viele Frauen darauf verzichten
- Das Kind sollte zeitlich uneingeschränkt an der Brust trinken dürfen. Wunde Mamillen entstehen nicht durch zu langes, sondern überwiegend durch falsches Anlegen. Deshalb wird die Frau von Anfang an zu korrektem Anlegen und einer guten und gleichzeitig bequemen Stillposition angeleitet (→ Abb. 34.79)
- Die Brust wird erst gewechselt, wenn das Kind aufhört zu saugen. Ein zu früher Wechsel verhindert, dass das Kind die fettreiche Milch bekommt, die erst nach einer Weile abgegeben wird
- Das nächste Stillen wird in der Regel an der Brust begonnen, an der das letzte Stillen beendet bzw. an der nicht angelegt wurde
- Wesentlich für den Stillerfolg ist das Einsetzen des *Milchspendereflexes* (→ Abb. 34.77), der aber bei Stress, Unruhe, Angst und auch Rauchen relativ störanfällig ist. Entspannungsübungen können dann der Mutter helfen. Wichtig ist auch Ruhe während der Stillzeiten.
- Beim Abnehmen des Kindes von der Brust zieht die Mutter die Mamille nicht aus dem Mund des Kindes heraus (begünstigt Rhagadenbildung), sondern schiebt zuerst einen Finger in seinen Mundwinkel und löst so das Vakuum
- Nach dem Stillen lässt die Frau die Milchreste an der Brust trocknen. Bei Rhagaden werden als erstes Anlegetechnik, Stillposition und Saugverhalten des Kindes überprüft und ggf. korrigiert. Die Heilung kann durch Verwendung von hochgereinigtem Lanolin, z. B. Lansinoh®, beschleunigt werden. Ein Stillhütchen oder Abpumpen für 24–48 Std. lindern bei stärkeren Beschwerden den Schmerz und entlasten die Mutter. Bei anhaltend wunden Mamillen trotz korrekter Stilltechnik muss eine Soorinfektion ausgeschlossen werden.

Stillen darf nicht wehtun

Stillen darf keine Schmerzen bereiten. Ist dies der Fall, muss nach den Ursachen gesucht werden. Die Brust ist nach dem Stillen weich und entspannt.

Das Wiegen des Kindes vor und nach jeder Mahlzeit ist bei gesunden Säuglingen nicht erforderlich und verunsichert die Mutter

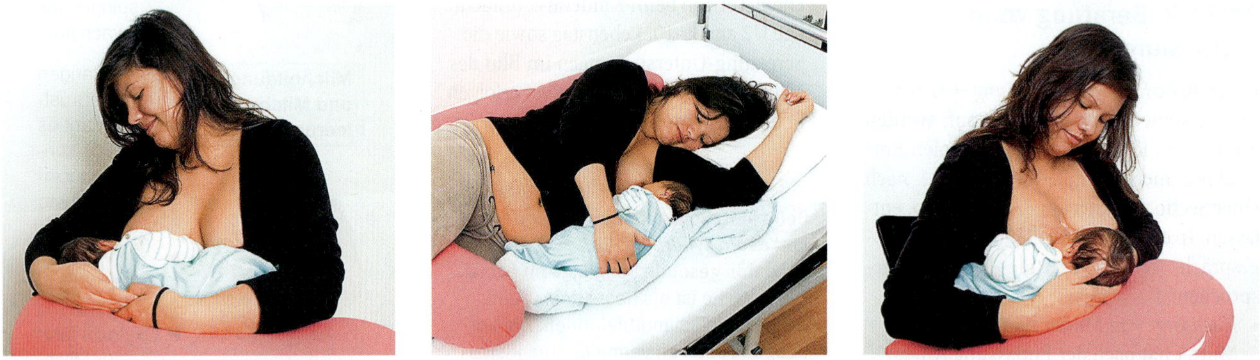

a Stillen in Wiegenhaltung: Das Kind liegt der Mutter zugewandt auf der Seite mit dem Kopf in der Ellenbeuge der Mutter. Das Baby liegt auf einem Kissen in Brusthöhe (immer das Kind zur Brust bringen – nicht umgekehrt!).

b Stillen im Liegen: Mutter und Kind liegen einander zugewandt auf der Seite, der Kopf der Mutter wird durch ein Kissen abgestützt und zwischen den Knien der Frau ein Kissen eingebracht. Ein weiteres Kissen im Rücken der Frau verleiht insbesondere im frühen Wochenbett mehr Stabilität.

c Seitenposition (früher Fußballhaltung): Sie eignet sich v.a. nach Sectio, aber auch bei unruhigen Kindern oder extrem großer Brust. Die Mutter legt ihr Baby neben sich auf ein (Still-)Kissen und hält seinen Kopf in ihrer Hand, wobei der Unterarm auf dem Kissen liegt und den kindlichen Rücken stützt.

Abb. 34.79 Stillpositionen. [K115]

nur unnötig, da Schwankungen in der Trinkmenge normal sind.

Stillhindernisse

Mütterliche Stillhindernisse

Nur bei sehr wenigen Erkrankungen ist Stillen kontraindiziert. Die meisten Infektionskrankheiten erlauben das Stillen, solange die Mutter sich dazu in der Lage fühlt. Dies gilt bei entsprechenden Vorsorgemaßnahmen (z. B. Impfung des Kindes) bzw. Behandlung auch für Hepatitis und Tuberkulose. Frauen mit HIV-Infektion wird in den Industrieländern vom Stillen abgeraten. Auch eine Mastitis ist keine Kontraindikation, im Gegenteil: Weiterstillen fördert die Heilung.

Bei chronischen Erkrankungen ohne beeinträchtigten Allgemeinzustand kann die Frau ebenfalls stillen.

Einnahme bestimmter Arzneimittel (z. B. Zytostatika), Medikamenten- und Drogenmissbrauch sind allerdings *absolute* Kontraindikationen für das Stillen.

Kindliche Stillhindernisse

Ein *absolutes* kindliches Stillhindernis ist die seltene (klassische) *Galaktosämie* (→ Tab. 26.1). Es fehlt ein zum Galaktoseabbau nötiges Enzym, sodass Milchfütterung meist schon in der ersten Woche zu Leberfunktionsstörungen, Krämpfen, evtl. Koma sowie später zur psychomotorischen Retardierung führt. Nur bei Varianten mit Restaktivität kann weitergestillt werden.

Bei einigen anderen Stoffwechselerkrankungen ist Stillen evtl. nur eingeschränkt möglich (z. B. *Phenylketonurie*).

Relative kindliche Stillhindernisse sind:

- Trinkschwäche bei unreifen Kindern oder Säuglingen mit Herzfehlern, Pneumonie, Neuropathien
- Fehlbildungen, z. B. schwere Lippen-Kiefer-Gaumen-Spalte oder abnorm kleiner Unterkiefer
- Mundkrankheiten, z. B. Mundsoor oder Aphthen.

Bei relativen Stillhindernissen pumpt die Mutter die Milch ab. Diese kann dem Baby dann mittels alternativer Fütterungsmethoden (z. B. Brusternährungssets, → Abb. 34.80, Fingerfeeding) oder Flasche gegeben werden. So bleiben dem Kind wenigstens einige Vorteile der Muttermilchernährung erhalten.

Abstillen

Möchte oder darf die Frau nicht stillen oder wurde das Kind tot geboren, wird die Mutter über die verschiedenen Möglichkeiten des **Abstillens** informiert. Aufgrund der

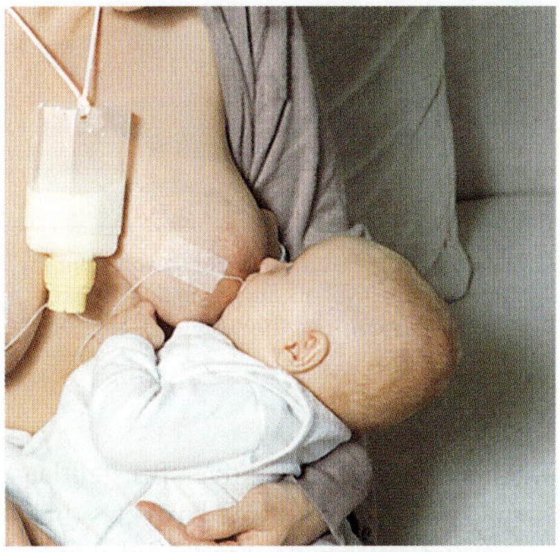

Abb. 34.80 Brusternährungsset. Damit kann das Baby an der Brust saugen und über den dünnen Schlauch zusätzliche Nahrung aufnehmen. So wird das Baby satt und stimuliert gleichzeitig die Milchbildung. [U144]

Nebenwirkungen der Prolaktinhemmer sollte dem natürlichen Abstillen Vorrang eingeräumt werden. Dazu wird die Brust bei Bedarf gerade so weit entleert wie unbedingt notwendig und anschließend gekühlt. Ein gut stützender, aber keinesfalls einengender BH wird evtl. als angenehm empfunden. Hochbinden der Brust und Einschränkung der Flüssigkeitszufuhr sind obsolet. Unterstützend können z. B. Salbei- und Pfefferminztee wirken.

WHO-Initiative „Babyfreundliches Krankenhaus"

Die Weltgesundheitsorganisation (WHO) und das Kinderhilfswerk der Vereinten Nationen (UNICEF) haben 1991 die **Initiative „Babyfriendly Hospital"** ins Leben gerufen (→ 16.2.2). Seit 1992 gibt es diese Initiative auch in Deutschland (zunächst unter dem Namen *„Stillfreundliches Krankenhaus"*). Ziel ist es, durch hohe Betreuungsqualität die erste Phase im Leben eines Babys besonders zu schützen, die Bindung zwischen Eltern und Kind zu fördern und Mütter zum Stillen zu ermutigen.

Für die Anerkennung müssen Geburtshilfekliniken die „Zehn Schritte zum erfolgreichen Stillen" erfüllen:

- Schriftliche Richtlinien zur Stillförderung haben, die mit allen Mitarbeitern regelmäßig besprochen werden
- Alle Mitarbeiter so schulen, dass sie die Richtlinien umsetzen können
- Alle schwangeren Frauen über Bedeutung und Praxis des Stillens informieren
- Müttern ermöglichen, unmittelbar nach der Geburt Hautkontakt zu ihrem Kind zu haben (entweder eine Stunde oder bis das Kind angelegt wurde)
- Müttern zeigen, wie das Baby richtig angelegt wird und wie auch im Falle einer Trennung die Milchproduktion aufrechterhalten werden kann
- Neugeborenen Kindern weder Flüssigkeit noch sonstige Nahrung zusätzlich zur Muttermilch geben, wenn es nicht aus gesundheitlichen Gründen angezeigt ist
- 24-Std.-Rooming-in praktizieren
- Mütter zum Stillen nach Bedarf ermuntern
- Gestillten Säuglingen keine künstlichen Sauger/Schnuller geben
- Mütter auf Stillgruppen hinweisen und deren Entstehung fördern [32].

Weiterbildung Still- und Laktationsberaterin

Pflegefachpersonen können sich zur **Still- und Laktationsberaterin IBCLC** *(International Board Certified Lactation Consultant)* weiterbilden, um Schwangere und Eltern von Säuglingen und Kleinkindern kompetent und bedürfnisgerecht bei komplexen Stillproblemen beraten zu können.

34.22 Erkrankungen im Wochenbett

34.22.1 Milchstau und Mastitis puerperalis

DEFINITION

Mastitis puerperalis (kurz *Mastitis*): Brustdrüsenentzündung im Wochenbett. Neben dem **Milchstau** eine der häufigsten Wochenbettkomplikationen. Vor allem bei Erstgebärenden auftretend. Während der gesamten Stillzeit möglich, oft aber gut eine Woche nach der Geburt beginnend. In 75 % einseitig. Bei rechtzeitiger Behandlung gute Prognose.

Krankheitsentstehung

Ein **Milchstau** ist ein häufiges Problem. Mitverursacht bzw. verstärkt wird er durch:

- Gestörten Milchspendereflex (→ Abb. 34.77) mit Abflussbehinderung (begünstigt durch Stress)
- Mangelnde Entleerung der Brust beim Stillen.

Erreger der **Mastitis puerperalis** sind Bakterien, ganz überwiegend *Staphylokokken,* die am häufigsten aus dem Nasen-Rachen-Raum von Mutter, Kind oder Personal über kleine Einrisse *(Rhagaden)* in Brustwarze und Warzenvorhof in die Brust gelangen. Selten liegt mangelnde Hygiene zugrunde, z. B. die Berührung der Brust nach dem Umgang mit (staphylokokkenhaltigen) Lochien. Im lockeren Bindegewebe führen die Erreger rasch zu einer Entzündung. Auch ein Milchstau kann durch ungenügende Entleerung der Brust eine Mastitis begünstigen, da vorhandene Keime sich wie im „stehenden Gewässer" rasch vermehren können (Stauungsmastitis).

In 30 % der Fälle tritt eine Mastitis außerhalb des Wochenbetts auf **(Mastitis nonpuerperalis).**

Symptome, Befund und Diagnostik

Symptome und Untersuchungsbefund von Milchstau und Mastitis sind ähnlich, die Übergänge fließend (→ Abb. 34.81):

- Schmerzhafte Schwellung der betroffenen Brustpartie mit Verhärtung sowie Rötung und Überwärmung der Haut
- Bei Mastitis allgemeines Krankheitsgefühl mit Kopf- und Gliederschmerzen, Fieber
- Schwellung der Achsellymphknoten
- Bei Mastitis evtl. Abszessbildung nach 1–3 Tagen.

Die Diagnose erfolgt klinisch. Zusätzlich sind die Bestimmung der Entzündungszeichen im Blut und eine Sonografie zum Abszessausschluss notwendig.

Bei der Mastitis nonpuerperalis muss ein Mammakarzinom (→ 34.4.2) ausgeschlossen werden.

Behandlungsstrategie bei Mastitis

Bei fortgeschrittener Mastitis und anhaltendem Fieber über 24–48 Std. beginnt der Arzt mit einer Antibiotikatherapie (Cephalosporine, z. B. Zinacef® i. v., Elobact® oral, Flucloxacillin, z. B. Staphylex®). Nach Einschmelzung des Abszesses erfolgt eine sonografisch gesteuerte Punktion oder alternativ eine meist radiäre Inzision, eine Gegeninzision am tiefsten Punkt des Abszesses und das Einlegen einer Lasche zur Sekretableitung.

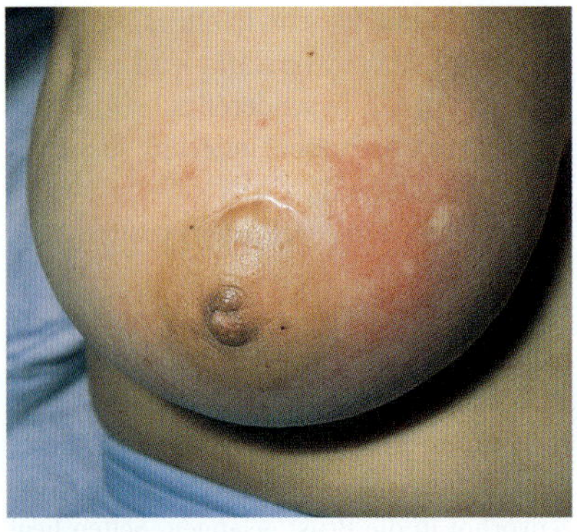

Abb. 34.81 Mastitis. Die Brust ist gerötet, überwärmt und schmerzhaft geschwollen. [G058]

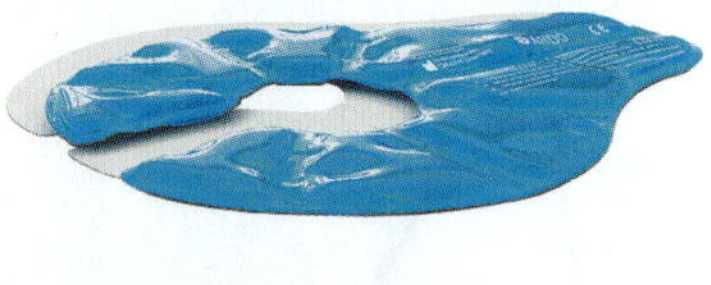

Abb. 34.82 Temperatur-Pack, der sowohl zum Wärmen der Brust vor als auch zum Kühlen nach dem Stillen verwendet werden kann. [U143–002]

Pflege

- Stillende zu einer effektiven Brustentleerung durch häufiges und korrektes (beidseitiges) Anlegen des Kindes anleiten und ermutigen (→ 34.21.4). Dies ist für die Wöchnerin meist sehr schmerzhaft, aber trotzdem die wirksamste Therapie. Es gibt keine Belege dafür, dass das Fortsetzen des Stillens ein Risiko für gesunde, reife Neugeborene bedeutet
- Stillpositionen wechseln, um eine optimale Entleerung zu unterstützen. Die Positionierung des Kindes an der Brust mit Kinn oder Nase auf der gestauten Stelle hilft, das betroffene Areal zu entleeren. Nach dem Stillen kann zusätzlich das Ausstreichen der Milch von Hand oder mithilfe einer Pumpe den Abfluss beschleunigen. Eine warme Dusche oder ein feucht-warmer Umschlag direkt vor dem Anlegen kann ebenfalls den Milchfluss verbessern
- Zur Brustmassage anleiten [33]
- Der Wöchnerin Ruhe gönnen (bei der Versorgung des Neugeborenen unterstützen), sie emotional unterstützen und bestärken. Umgebung ruhig halten, Stressfaktoren möglichst vermeiden
- Brust durch gut sitzenden und optimal stützenden BH ruhigstellen. Zwischen den Stillmahlzeiten zur Schmerzlinderung und Abschwellung kühlen, z. B. mit speziellen Kühlpacks (→ Abb. 34.82)
- Bei beginnender Einschmelzung Wärme anwenden (Rotlicht) zur Abszessreifung
- Auf Arztanordnung Medikamente gegen Fieber und Schmerzen verabreichen.

Nicht abrupt abstillen

Ein sofortiges Abstillen kann die Mastitis verschlimmern und das Risiko für eine Abszessbildung erhöhen.

Prävention und Gesundheitsberatung

Folgende Maßnahmen beugen einer Mastitis vor:

- Kind nach Bedarf (auch nach dem Bedarf der Mutter) korrekt anlegen, eventuell zusätzlich die Brust ausstreichen und Brust sorgfältig pflegen (Stillen → 34.21.4)
- Für regelmäßige Ruhephasen der Mutter sorgen
- Rhagaden der Brustwarzen sofort behandeln, z. B. mit sparsam aufgetragener Lansinoh®-Salbe (reines Lanolin). Evtl. Brustwarzenschoner/Stillhütchen benutzen lassen
- Kontakt zwischen Brust und Lochien vermeiden.

34.22.2 Subinvolutio uteri

DEFINITION

Subinvolutio uteri: Verzögerte Uterusrückbildung im Wochenbett.

Uterusinvolution → 34.21.1

Eine asymptomatische **Verzögerung der Uterusrückbildung** tritt insbesondere nach Mehrlingsschwangerschaften, Sectio caesarea oder mehreren Geburten auf.

Die Wöchnerin hat keine Beschwerden. Bei der routinemäßigen Funduskontrolle (→ Abb. 34.76) steht der Uterus höher als erwartet. Er ist aber weich und nicht druckschmerzhaft (Differenzialdiagnosen → Tab. 34.15).

Therapeutisch werden Kontraktionsmittel (z. B. Methergin®, → Pharma-Info 34.3) gegeben. Regelmäßige Blasen- und Darmentleerung und ausreichend Bewegung fördern die Uterusrückbildung.

Tab. 34.15 Klinische Differenzierung zwischen asymptomatischer Verzögerung der Uterusrückbildung, Lochialstau, Endometritis und Endomyometritis.

	Asymptomat. Verzögerung	Lochialstau	Endometritis	Endomyometritis
Uterus	Groß, weich, nicht druckschmerzhaft	Groß, weich, druckschmerzhaft	Groß, weich, druckschmerzhaft	Groß, weich, spontan und auf Druck schmerzhaft
Lochien	Normal	Reduziert oder fehlend	Vermehrt, übel riechend	Vermehrt, übel riechend
Vaginale Blutung	Keine	Keine	Gering	Stark
Fieber	Nein	38–40 °C	Ca. 38 °C	38–40 °C

Uterusmassagen und/oder Homöopathie können unterstützend helfen, sowie 30 Min. täglich in Bauchlage.

34.22.3 Lochialstau

DEFINITION

Lochialstau *(Lochiometra)*: Stauung der Lochien in der Uterushöhle.

Krankheitsentstehung

Ist der Muttermund im Wochenbett verschlossen (etwa infolge unzureichender Aufdehnung nach einer Sectio caesarea) oder durch Blutkoagel oder Eihautreste verlegt, können die Lochien nicht abfließen und sammeln sich in der Uterushöhle an.

Symptome, Befund und Diagnostik

Typischerweise bekommt die Patientin 3–7 Tage nach der Entbindung hohes Fieber. Der Uterus ist für den Wochenbetttag zu groß und stark druckschmerzhaft. Die Lochien sind (fast) versiegt.

Bei der Spekulumuntersuchung (→ 34.3.3) zeigt sich ein (fast) geschlossener Muttermund. Sonografisch kann das gestaute Lochialsekret in der Uterushöhle dargestellt werden.

Behandlungsstrategie

Die Behandlung besteht in der Gabe von Spasmolytika und Kontraktionsmitteln. Manchmal muss der Muttermund geweitet werden, damit die Lochien abfließen können.

Pflege

Die Pflegenden führen Temperaturkontrollen durch, achten auf eine regelmäßige Blasen- und Darmentleerung der Wöchnerin und ausreichend Bewegung durch Aufstehen und Rückbildungsgymnastik.

Oft können durch Massage am Uterusfundus Wehen „angerieben" werden. Ebenso effektiv ist das Anlegen des Babys zum Stillen, da das dabei ausgeschüttete Oxytocin zu Nachwehen führt (→ Abb. 34.77).

34.22.4 Endometritis und Myometritis

DEFINITION

Endometritis: Entzündung der Uterusschleimhaut.

Myometritis: Entzündung der Uterusmuskulatur, fast immer mit gleichzeitiger Endometritis **(Endomyometritis).**

Prognose meist gut, allerdings Gefahr eines Aufsteigens der Entzündung in die Tuben.

Puerperalfieber *(Kindbett-, Wochenbettfieber)*: Alle fieberhaften Erkrankungen im Wochenbett, die durch bakterielle Infektion der Geburtswunde bedingt sind.

Puerperalsepsis: Lebensgefährliche Komplikation mit Ausbreitung der Erreger von der Gebärmutter in die Blutbahn.

Krankheitsentstehung

Außerhalb des Wochenbetts sind Entzündungen der Gebärmutter sehr selten und meist auf Manipulationen am Uterus mit aufsteigender bakterieller Infektion zurückzuführen. Die Häufigkeit einer postpartalen Endometritis hängt v. a. vom Geburtsmodus ab: vaginale Entbindung = 1–3 %, geplanter Kaiserschnitt = 5–15 %, nicht geplanter Kaiserschnitt = 15–20 %. Ist der Gebärmutterhals verklebt, können sich Eiter oder Blut in der Uterushöhle ansammeln (**Pyometra** bzw. **Hämatometra**).

Die folgenden Ausführungen konzentrieren sich auf Gebärmutterentzündungen im Wochenbett.

Symptome und Untersuchungsbefund

Endometritis und **Myometritis** im Wochenbett zeigen sich durch:

- Verzögerte Rückbildung des Uterus mit Druck- und Spontanschmerz
- Reichlich übel riechende Lochien
- Allgemeinerscheinungen wie Fieber und Kopfschmerzen.

Diagnostik und Differenzialdiagnose

Bei der Blutuntersuchung sind die Entzündungsparameter (CRP, BSG, Leukos) erhöht. Ein mikrobiologischer Abstrich zur Erregeridentifizierung sollte versucht werden.

Behandlungsstrategie

Zunächst werden symptomatisch krampflösende Arzneimittel, z. B. Butylscopolamin (etwa Buscopan®), gegeben. Bei fortschreitender Erkrankung, v. a. bei hohem Fieber, sind Antibiotika (möglichst nach Antibiogramm) indiziert. Zusätzlich werden Arzneimittel gegeben, die den Uterus zur Kontraktion anregen, z. B. Oxytocin.

Die Puerperalsepsis erfordert auch heute, trotz Antibiotika und Gerinnungspräparaten, oft noch eine Entfernung des Uterus, um das Leben der Mutter zu retten.

Pflege bei Adnexitis → 34.5.1

34.22.5 Psychiatrische Erkrankungen nach der Entbindung

Neben dem als normal anzusehenden Maternitiy blues (→ 34.21.2) können nach der Entbindung auch „echte" **psychiatrische Erkrankungen** auftreten, die fachärztlicher Behandlung bedürfen. Sie können sich schon im Krankenhaus oder erst nach der Entlassung zeigen.

- Frauen mit einer **postpartalen Neurose** sind weinerlich, außergewöhnlich müde und haben Angst, bei der Betreuung des Kindes zu versagen. Betroffen sind v. a. Erstgebärende. Suizidgefahr und Kindstötungsrisiko sind gering
- Teilweise der postpartalen Neurose zugeordnet, teilweise als eigenständige Erkrankung geführt wird die (behandlungsbedürftige) **postpartale Depression** *(Wochenbettdepression)*. Sie setzt meist später ein als der Maternity blues, ist schwerer und dauert länger an. Im Einzelfall aber kann die Abgrenzung schwerfallen
- Etwa 1–2 von 1.000 Wöchnerinnen entwickeln eine **postpartale Psychose** *(Wochenbettpsychose, puerperale Psychose)* meist in den ersten 4 Wochen nach der Geburt: Die Frau ist unruhig und verwirrt, hat starke Stimmungsschwankungen, Depressionen, Halluzinationen und evtl. Wahnvorstellungen. Die Suizidgefahr ist groß, das Kindstötungsrisiko liegt bei etwa 4 %.

Beobachtungen teilen

Die Symptome der postpartalen Psychose sind typischerweise wechselnd und werden von der Umgebung oft verkannt oder verharmlost. Wegen der Gefahr für Mutter und Kind sollten Pflegende bei jedem Verdacht den Arzt ansprechen, damit ein Psychiater hinzugezogen werden kann.

34.23 Pflege des Neugeborenen

34.23.1 Postpartale Adaptation

DEFINITION

Postpartale Adaptation *(postnatale Adaptation, postnatale Anpassung)*: Gesamtheit der körperlichen Veränderungen beim Übergang von der Fremdversorgung durch die Plazenta auf die Eigenversorgung mit allen lebensnotwendigen Stoffen.

Atmung

Der erste Atemzug wird durch Kälte, Berühren des Kindes, Anstieg der Kohlendioxid- und Absinken der Sauerstoffkonzentration im Blut ausgelöst. Ein Kollabieren der frisch entfalteten Lungenbläschen *(Alveolen)* wird u. a. durch **Surfactant** verhindert. Dieser in den letzten Schwangerschaftswochen gebildete dünne Lipoproteinfilm kleidet die Alveolen aus und reduziert die Oberflächenspannung.

Regelung der Körpertemperatur

Das Neugeborene ist an die Temperatur im Mutterleib gewöhnt. Aufgrund der großen Körperoberfläche (→ 5.1) sind seine Wärmeverluste in der „Außenwelt" hoch. Ein Neugeborenes, das bei 23 °C Raumtemperatur ausgezogen wird, ist zu vergleichen mit einem nackten Erwachsenen bei 1 °C Außentemperatur. Neugeborene können Wärme zudem nicht durch Muskelzittern („Zähneklappern"), sondern nur durch die Verstoffwechselung besonderer Fettdepots *(braunes Fettgewebe)* erzeugen und sind daher von Untertemperatur (Hypothermie) bedroht.

Längerer Kältestress muss vermieden werden: Neugeborene und Säuglinge nicht unnötig ausziehen, Räume aufheizen, Wärmelampe am Wickel- bzw. Untersuchungsplatz anschalten.

Energiestoffwechsel

Mit Durchtrennung der Nabelschnur wird die Energiezufuhr von der Mutter unterbrochen (die Nabelschnur muss unbedingt auspulsieren können, dadurch werden wichtige Blutkörperchen und Eisenreserven übertragen). Wegen des hohen Glukoseverbrauchs sinkt der Blutzuckerspiegel des Neugeborenen rasch. Gesunden Neugeborenen entstehen dadurch keine Nachteile. Blutzuckerkontrollen sind lediglich bei besonders gefährdeten Kindern (z. B. Neugeborene unter 2.700 g und über 4.000 g, Frühgeborene oder Neugeborene von Müttern mit Diabetes) sowie Neugeborenen mit hypoglykämieverdächtigen Zeichen nötig (**Neugeborenenhypoglykämie** → 34.24.7).

Verdauungsapparat

Der erste Stuhlgang geht meist innerhalb der ersten 12 Stunden ab. Dieses zähe, grünschwarze **Mekonium** *(Kindspech)* besteht u. a. aus abgeschilferten Epithelzellen des Darms, Körperhärchen und eingedickter Galle.

Ist nach 48 Std. noch kein Mekonium abgegangen, kann dies auf eine ernsthafte Erkrankung hinweisen:

- Enge oder Verschluss im Darm- oder Analbereich (→ Tab. 34.17)
- Mangelnde Funktion der glatten Muskulatur des Darms, z. B. bei Morbus Hirschsprung (→ 24.6.6)
- Darmverschluss durch zu zähes Mekonium (Mekonium-Ileus bei Mukoviszidose, → 23.14).

Wird das Mekonium bereits intrauterin abgegeben (dunkelgrünes Fruchtwasser), weist dies auf einen Sauerstoffmangel des Feten hin (**intrauterine Asphyxie** → 34.24.3). Dann kann mit den ersten Atemzügen Mekonium in die Lungen des Neugeborenen gelangen und eine oft schwerwiegende Aspirationspneumonie (**Mekonium-Aspirationssyndrom**) verursachen.

Die nach dem Mekonium etwa bis zum 4.–5. Lebenstag abgesetzten helleren Stühle heißen **Übergangsstühle.**

34.23.2 Beobachtung und Untersuchung des Neugeborenen

DEFINITION

Einteilung der Neugeborenen:

- Nach dem Gestationsalter in termingeborene, frühgeborene und übertragene Neugeborene
- Nach dem Geburtsgewicht in normal-, unter- und übergewichtige Neugeborene
- Nach dem auf das Gestationsalter bezogene Geburtsgewicht in eutrophe, hypotrophe und hypertrophe Neugeborene.

Vorsorgeuntersuchungen U1 und U2 → 18.2.2, → Abb. 34.83

Gestationsalter

Die Erkrankungshäufigkeit im Neugeborenenalter hängt stark von der *intrauterinen Entwicklungszeit* des Kindes ab, dem **Gestationsalter** (*Tragzeit,* Schwangerschaftsdauer in Wochen gerechnet vom ersten Tag der letzten Regelblutung).

Als *reif* oder **termingerecht** wird ein Kind mit einem Gestationsalter von 260–293 Tagen (vollendete 37. bis vollendete 42. SSW) bezeichnet. Diese Kinder haben den risikoärmsten Start ins Leben. Dagegen sind **frühgeborene** (Geburt vor Ende der 37. SSW) oder **übertragene** Neugeborene (Geburt nach der 42. SSW) komplikationsgefährdet. Die Auswertung geplanter Kaiserschnitte zeigt allerdings, dass selbst bei Säuglingen, die nur wenige Tage vor ihrem errechneten Geburtstermin geboren werden, häufiger medizinische Komplikationen auftreten als bei Säuglingen, die erst nach Wehenbeginn geboren werden.

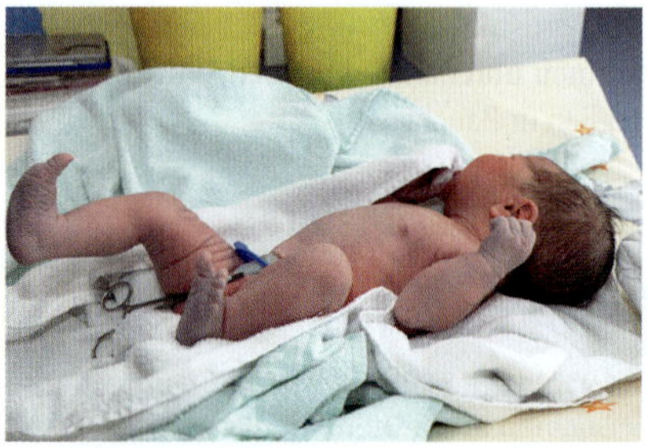

Abb. 34.83 U1. Nachdem Mutter und Kind den ersten Kontakt aufnehmen konnten, das Kind zum ersten Mal zum Stillen angelegt und abgenabelt wurde, wird es gesäubert und dann erfolgt die erste Vorsorgeuntersuchung, die U1. [J787]

Bei der Schätzung des Gestationsalters anhand von Körpermerkmalen werden für Hautbeschaffenheit, Hautfarbe, Hautdurchsichtigkeit am Rumpf, Ohrform und -festigkeit, Lanugobehaarung am Rücken, Brustdrüsengröße, Brustwarze und Fußsohlenfurchung jeweils 0–4 Punkte vergeben. Die Gesamtpunktzahl steht in direkter Beziehung zum Gestationsalter.

Reifezeichen

Folgende Merkmale zeichnen das reife Neugeborene aus:

- Die Haut ist rosig bis rot
- Ohr- und Nasenknorpel sind tastbar
- Bei Jungen sind die Hoden im Hodensack, bei Mädchen bedecken die großen Schamlippen die kleinen
- Die Fingernägel überragen die Fingerkuppe
- **Lanugobehaarung** *(Flaumhaar des Feten)* findet sich nur noch an Schultergürtel und Oberarmen
- Die Fußsohlenfalten verlaufen über die ganze Sohle
- Das Baby hat eine fette, blassgelbe Schmiere auf der Haut (**Käseschmiere,** *Vernix caseosa*)
- Der Rand des Brustwarzenhofs liegt leicht über Hautniveau
- Die Brustwarzen sind bds. tastbar.

Geburtsgewicht

Ein weiteres Maß für die Reife eines Neugeborenen ist das **Geburtsgewicht.** Das Normalgewicht beträgt 2.500–4.200 g. Zum einen ist der reine Gewichtswert von Interesse:

- **Untergewichtige Säuglinge** (< 2.500 g, engl. *infants of low birth weight, LBW*)
- **Übergewichtige Säuglinge** (> 4.200 g).

Noch aussagekräftiger ist das *auf die Tragzeit bezogene Geburtsgewicht:*

- **Eutrophe Neugeborene** (engl. *appropriate for gestational age, AGA*): Das Geburtsgewicht entspricht dem nach der Tragzeit zu erwartenden Wert, d. h., es liegt in der 10.–90. Perzentile (Maß für die statistische Verteilung)
- **Hypotrophe Neugeborene** (*Mangelgeborene,* engl. *small for gestational age, SGA*): Die Kinder sind für ihr Gestationsalter zu leicht (Geburtsgewicht < 10. Perzentile). Ursachen sind z. B. ein intrauteriner Mangel, etwa durch Infektionen, Fehlbildungen. Trotz des oft „normalen" Geburtstermins werden hypotrophe Neugeborene wie Frühgeborene überwacht und gepflegt (→ 34.24.8)
- **Hypertrophe Neugeborene** (engl. *large for gestational age, LGA*): Die Kinder sind im Vergleich zum Gestationsalter zu schwer (Geburtsgewicht > 90. Perzentile). Hypertrophe Neugeborene werden z. B. von Müttern mit schlecht eingestelltem Diabetes geboren und sind trotz ihrer Übergröße unreif. Sie neigen zu Stoffwechselentgleisungen wie Hypoglykämie (→ 34.24.7) und Tetanie.

Allgemeinzustand

Apgar-Schema → 34.18

Die Beurteilung des Allgemeinzustands ist bei Säuglingen nicht einfach. Sie stützt sich vor allem auf:

- Vitalzeichenkontrolle: Kenntnis der altersentsprechenden Normwerte für Atem- und Herzfrequenz sowie Blutdruck und Sauerstoffsättigung ist unerlässlich
- Allgemeinzustand des Neugeborenen. *Wie sieht es aus?* Gute Zeichen sind: rosig, entspannt, keine Einziehungen. Schlechte Zeichen sind: blass, grau, schlaff, angestrengt
- *Was macht es?* Gute Zeichen sind: bewegt alle Glieder, sucht nach der Brust *(rooting),* saugt. Schlechte Zeichen sind: stöhnt, bewegt sich nicht beim Umlagern, kein Saugen.

Harmlose Auffälligkeiten des Neugeborenen

Viele Neugeborene zeigen **Auffälligkeiten,** die Eltern teils sehr beunruhigen, aber harmlos sind und innerhalb weniger Wochen von selbst zurückgehen.

Hauterscheinungen

Harmlose Hauterscheinungen bei Neugeborenen sind:

- **Hautschuppung.** In den ersten Tagen beginnt die Haut am gesamten Körper zu schuppen (meist feinschuppig, bisweilen auch in zentimetergroßen Fetzen)
- **Erythema toxicum.** Dies sind kleine, rasch aufschießende und wieder verschwindende gelblich-weiße Papeln mit rotem Hof, vor allem am oberen Körperstamm
- **Milien.** Infolge einer Zystenbildung in Talg- und Schweißdrüsen entwickeln sich bei ca. 50 % der Neugeborenen kleine, weiße, talggefüllte Pünktchen vor allem im Bereich der Nase. Sie bilden sich in den ersten Lebenswochen von selbst zurück
- **Storchenbiss.** Diese hellroten Flecken am Nacken sind auf die Erweiterung oberflächlicher Hautgefäße zurückzuführen und bilden sich bis zum Ende des ersten Lebensjahres zurück
- **Mongolenfleck.** Umgangssprachlich für eine blaugraue Pigmentierung über dem Kreuzbein. Bei asiatischen Kindern ist diese Pigmentierung fast regelmäßig vorhanden, bei mitteleuropäischen Kindern mit ca. 1 % selten
- **Leichte Zyanose.** Hände und Füße können auch beim gesunden Neugeborenen in den ersten Tagen noch leicht bläulich bzw. marmoriert sein.

Schwangerschaftsreaktionen des Neugeborenen

Nach der Geburt sind im Körper des Neugeborenen noch mütterliche Geschlechtshormone vorhanden, die erst allmählich abgebaut werden. Diese Hormone führen typischerweise zu:

- **Neugeborenenakne,** d. h. feinen Pusteln, die sich entzünden können
- **Brustdrüsenschwellung,** evtl. mit Absonderung einer milchartigen Flüssigkeit *(Hexenmilch)*
- Vaginalen Schleimabsonderungen oder Blutungen bei Mädchen.

Risikokinder

Als **Risikokinder** werden alle Kinder mit erhöhtem Risiko für eine gestörte Entwicklung bezeichnet:

- Frühgeborene und übertragene Neugeborene
- Hypotrophe, hypertrophe Neugeborene
- Mehrlinge
- Neugeborene nach Kaiserschnitt (→ 34.19.4)
- Neugeborene nach vaginaler Entbindung aus Beckenendlage (→ 34.19.1)
- Neugeborene von Müttern mit Gestosen, anderen Schwangerschaftskomplikationen (→ 34.15) oder Abhängigkeitserkrankungen
- Neugeborene mit Geburtskomplikationen (z. B. Asphyxie, → 34.24.3).

Diese Kinder werden entsprechend sorgfältig überwacht bzw. behandelt.

34.23.3 Pflege des Neugeborenen

Drehen des Säuglings → Abb. 34.84, → Abb. 34.85
Hautreinigung und -pflege → 6.1.4, → 6.1.5
Säuglingsbad → 6.2.8, → Abb. 6.20
Wickeln und Gesäßpflege → 8.1.4

Die **Körperpflege des Neugeborenen** entspricht im Wesentlichen der des älteren Säuglings mit „verschärften" Regeln zur Hygiene und zum Schutz vor Auskühlung und Austrocknung. Sie wird oft übertrieben. Neugeborene schwitzen nicht und werden außerhalb des Windelbereichs nur selten schmutzig. Deshalb: Neugeborene können, müssen aber nicht gebadet werden. Tägliches Waschen reicht. Da das Neugeborene noch keine Kopfkontrolle hat, muss das Köpfchen stets gestützt werden.

Bei aller Körperpflege sollte die „seelische Pflege" des Säuglings nicht vergessen werden. Sie besteht darin, den Bindungsaufbau mit der Mutter und dem Vater zu unterstützen – durch eine wertschätzende und „schützende" Atmosphäre und indem den Eltern Raum und Privatheit gegeben wird, ihr Kind kennenzulernen. Die Mütter sollen wie Königinnen und nicht wie Bettlerinnen behandelt werden!

Nabelpflege

Eine Besonderheit der Neugeborenenpflege ist die **Nabelpflege,** die dem Infektionsschutz dient. Nach dem *Abnabeln* (→ 34.18) steht noch ein je nach „Abnabelungsmode" 1–10 cm langer Nabelstumpf, der in den Folgetagen eintrocknet und nach 7–10 Tagen abfällt. Die dadurch entstehende kleine Wunde heilt rasch.

Heute wird der *trockenen Nabelpflege* der Vorzug gegeben. Nach vorheriger Händedesinfektion wird ein verschmutzter oder verschmierter Nabelstumpf mit klarem Wasser gereinigt und mit einem sauberen Tuch getrocknet. Alkohol, desinfizierende Lösungen und Puder werden vermieden. Das Kind kann auch bei noch nicht abgefallenem Nabelstumpf gebadet werden. Beim Wickeln soll die Windel unterhalb des Nabels anliegen, damit er trocken bleibt und die Windel nicht über den Nabel reibt.

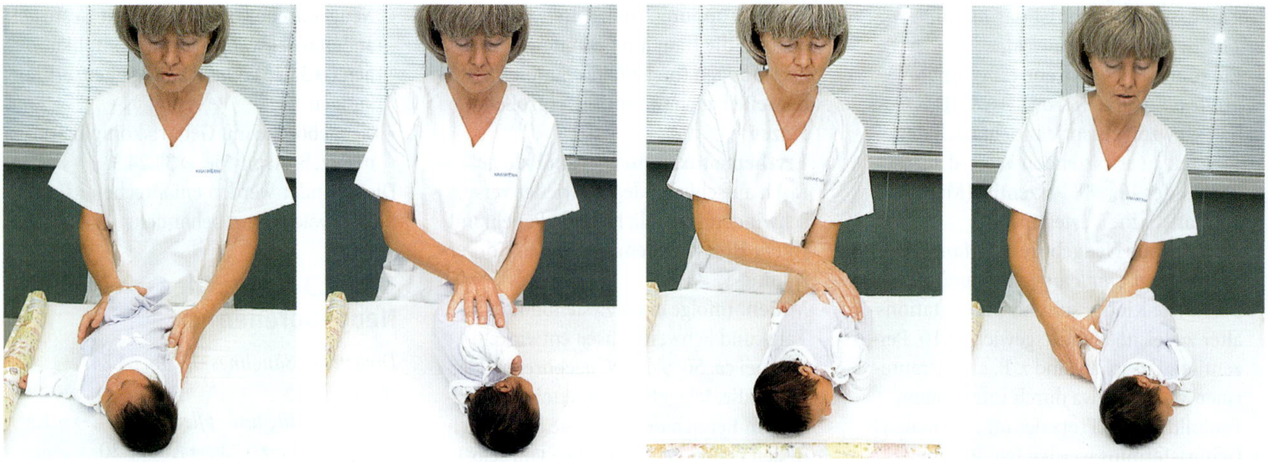

a Ein Bein strecken, Kind am gegenüberliegenden Oberschenkel festhalten.

b In die Seitenlage bringen.

c Bein loslassen und die unten liegende Schulter greifen ...

d ... und hervorholen, bis Bauchlage erreicht ist.

Abb. 34.84 Drehen von der Rücken- in die Bauchlage. [K115]

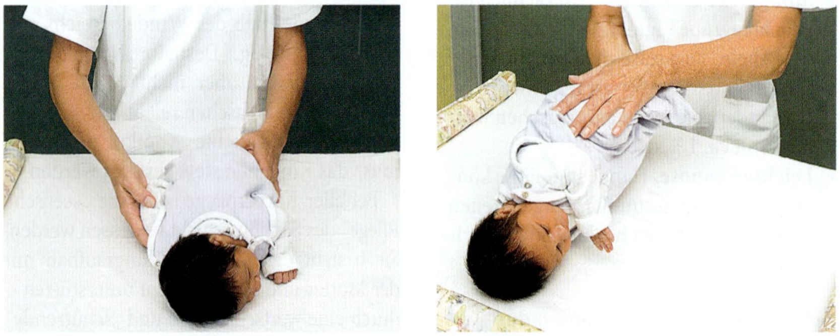

a Arm nach unten, seitlich am Körper des Säuglings lagern.

b Über die Seitenlage in die Rückenlage drehen.

Abb. 34.85 Drehen von der Bauch- in die Rückenlage. [K115]

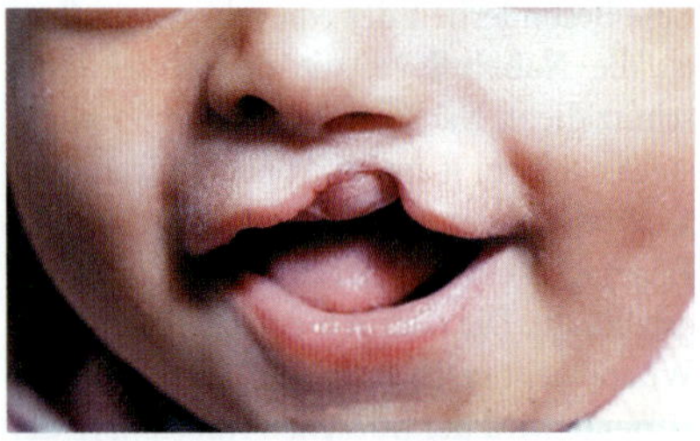

Abb. 34.86 Baby mit Lippen-Kiefer-Gaumen-Spalte. [T112]

34.24 Kranke und gefährdete Neugeborene

Muss ein Neugeborenes wegen Krankheit in eine Kinderklinik verlegt oder als Frühgeborenes z. B. im Inkubator gepflegt werden, treten Gefühle der Verlassenheit, Sorge und Angst an die Stelle eines vertraulichen Kennenlernens.

Um die psychische Belastung für Mutter und Baby zu vermindern, gilt:

- Kann die Mutter ihr Kind nicht sofort besuchen, geben die Pflegenden ihr Fotos von ihrem Baby. Mit diesen Bildern von der Kinderstation sowie Gesprächen mit den Pflegefachpersonen von dort (falls möglich) wird die Mutter auf die Situation in der Kinderklinik vorbereitet
- Die Mutter wird in die Pflege einbezogen, Stillen und Haut-zu-Haut-Kontakt werden gefördert
- Ärzte und Pflegenden beraten und betreuen die Eltern kranker Kinder intensiv. Keine Fachausdrücke, Erklären von Krankheiten in einfachen Worten, denn die Eltern fangen „bei Null" an
- Auch nach der Entlassung besteht oft ein erhöhter Pflegebedarf. Alle notwendigen Fähigkeiten werden mit den Eltern vorher eingeübt.

34.24.1 Fehlbildungen des Neugeborenen

DEFINITION

Fehlbildung: Angeborene Anomalie mit funktioneller oder sozialer Bedeutung durch eine Störung in der pränatalen Entwicklung.

Agenesie: Völliges Fehlen einer Organanlage infolge einer Störung der Embryonalentwicklung, z. B. Nierenagenesie.

Aplasie: Angelegtes, aber nicht ausgebildetes Organ, es finden sich lediglich Fett- oder Bindegewebsreste.

Dysplasie: Fehlentwicklung von Organen oder Geweben mit unzureichender Differenzierung und daher nicht ordnungsgemäßer Funktion.

Fehlbildungssyndrom *(Dysmorphiesyndrom):* Typische Kombination mehrerer Fehlbildungen, z. B. Down-Syndrom.

Rund 5 % aller Neugeborenen kommen mit einer **angeborenen** *(kongenitalen)* **Fehlbildung** zur Welt. Fehlbildungen können einzeln oder in Kombination auftreten und jedes Organ oder Organsystem betreffen (Übersicht → Tab. 34.16, → Tab. 34.17). *Endogen* („von innen") verursachte Fehlbildungen sind genetisch bedingt, z. B. die Fehlbildungen im Rahmen des *Down-Syndroms.* Bei den *exogenen* („von außen kom-

Tab. 34.16 Die wichtigsten Fehlbildungssyndrome.

Syndrom	Klinische Kurzcharakterisierung
Genetisch bedingte Syndrome	
Down-Syndrom *(Trisomie 21)*	Typische Gesichts- und Extremitätendysmorphie, gehäuft Fehlbildungen innerer Organe, unterschiedlich ausgeprägte geistige Retardierung
Klinefelter-Syndrom *(Trisomie 47,* **XXY)**	Nur bei Jungen. Symptome gering und teils erst im Erwachsenenalter, daher oft späte Diagnose. Gesicht unauffällig, Hochwuchs, Hypogonadismus, Gynäkomastie, unterentwickelte Schambehaarung, Unfruchtbarkeit. IQ (niedrig-) normal, evtl. verspätete Entwicklung, Verhaltensauffälligkeiten
Turner-Syndrom *(Monosomie,* **XO)**	Nur bei Mädchen. Hand- und Fußrückenödeme beim Neugeborenen. Minderwuchs. Kurzer Hals mit Pterygium colli (Flügelfell), breiter Brustwarzenabstand, Abwinkelung der gestreckten Unterarme nach außen (Cubita valga). Evtl. Fehlbildungen innerer Organe. Amenorrhö, Infertilität. IQ meist normal
Exogen bedingte Syndrome	
Nikotinembryofetopathie	Gehäuft Fehlbildungen (z. B. Lippen-Kiefer-Gaumen-Spalte, →Abb. 34.86), niedriges Geburtsgewicht, gestörte Gehirnentwicklung mit niedrigem IQ und Verhaltensproblemen. Außerdem erhöhtes Risiko von Tot- und Frühgeburten durch die eingeschränkte Plazentadurchblutung
Fetale Alkoholspektrumstörungen	Typische Auffälligkeiten v. a. des Gesichts. Gehäuft Fehlbildungen innerer Organe. Psychomotorische Entwicklungsverzögerung, Verhaltensprobleme (→Abb. 34.88)
Diabetische Embryofetopathie	Gehäuft Fehlbildungen, v. a. des Herzens, des Lumbosakralbereichs und des Kolons. Neugeborene groß, aber unreif
Zytomegalieembryofetopathie (→30.8.4)	Bei leichten Formen psychomotorische Retardierung im Kleinkindalter, bei schweren Formen erhebliche ZNS-Schäden, intrazerebrale Verkalkungen, evtl. Epilepsie, Hörschäden
Rötelnembryopathie (→30.8.8)	Gregg-Syndrom: Katarakt, Innenohrschwerhörigkeit/-taubheit, Herzfehler. Oft Mikrozephalie, geistige Retardierung
Toxoplasmosefetopathie (→30.10.1)	Oft Früh- bzw. Mangelgeburt. Hydrozephalus, intrazerebrale Verkalkungen, Chorioretinitis (Ader-Netzhaut-Entzündung), Leber- und Milzvergrößerung, Ikterus, Entwicklungsstörungen
Varizellen-Embryopathie (→30.8.3)	ZNS-Schäden mit psychomotorischer Retardierung, Augendefekten, Unterentwicklung von Skelett und Muskeln, Hautschäden

Tab. 34.17 Häufige Fehlbildungen mit Manifestation im Neugeborenenalter.

	Definition und klinisches Bild	Behandlung	Prognose
Anenzephalus	Schwerste Hirnfehlbildung mit Fehlen des Schädeldachs und wesentlicher Gehirnteile	Nicht möglich	Tod spätestens nach Wochen
Mikrozephalus	Zu kleiner Kopf, meist als Folge eines zu kleinen Gehirns	Symptomatisch	Bezüglich der geistigen Entwicklung i. d. R. schlecht
Makrozephalus	Zu großer Kopf, teils familiär, teils bei Hydrozephalus, Stoffwechsel-, Gehirn- oder Knochenerkrankung	Symptomatisch	Ursachenabhängig
Hydrozephalus *(Wasserkopf)*	Erweiterung der Liquorräume im Gehirn, bei Säuglingen mit Vergrößerung des Kopfes	→37.5.2	
Meningo- und Meningomyelozele	Spaltbildung der Wirbelsäule mit Vorwölbung/Austreten von Hirnhäuten und evtl. Rückenmark	→37.4.1	
Lippen-Kiefer-Gaumen-Spalte	Ein- oder beidseitige Spaltbildung von Lippen, Kiefer oder Gaumen. Von kleiner Lippenkerbe (→Abb. 34.86) bis zum sehr auffälligen „Wolfsrachen"	In 1. Woche Einlegen einer Gaumenplatte, OP ab 3.–6. Monat, später Logopädie	Meist gut, kleinere Sprachprobleme können bleiben
Ösophagusatresie oder -fistel	Verschluss der Speiseröhre, meist mit Fistel zur Trachea. Speichelfluss, Erbrechen, beim Trinken Husten, Zyanose	Sofortige Operation	In der Regel gut
Dünndarmatresie	Verschluss des Dünndarms. Klinisch Ileus (je höher der Verschluss, desto früher)	Sofortige Operation	In der Regel gut
Anal- oder Rektumatresie	Fehlen der Analöffnung oder des Rektums, oft mit Fistelbildung. Klinisch kein Mekoniumabgang	Sofortige Operation	Evtl. spätere Kontinenzprobleme
Gallengangsatresie (→25.5.1)	Verschluss der intra- oder extrahepatischen Gallenwege. Ikterus ab der 1.–5. Lebenswoche	Evtl. OP, Lebertransplantation	Trotz Therapie oft ungünstig
Herzfehler	Angeborene Fehlbildung des Herzens, der Herzklappen oder der herznahen Gefäße	→21.4.1	
Zwerchfellhernie (→24.4.2)	Zwerchfellloch bis zum fast völligen Fehlen des Zwerchfells mit Verlagerung von Bauchorganen in den Thorax **(Enterothorax)**, mangelhafter Lungenentwicklung und schwerer Atemstörung	Reanimation, Zustandsstabilisierung, dann Operation	Bei schweren Defekten Letalität um 40 %
Nabelschnurbruch *(Omphalozele)*	Verlagerung von Bauchorganen in die Nabelschnur	Baldmöglichst Operation	Meist gut

Tab. 34.17 Häufige Fehlbildungen mit Manifestation im Neugeborenenalter. *(Forts.)*

	Definition und klinisches Bild	Behandlung	Prognose
Gastroschisis	Herausquellen des Abdominalinhalts durch einen Bauchwanddefekt	Baldmöglichst Operation	Meist gut
Nierenagenesie	Angeborenes Fehlen einer oder beider Nieren	Nicht möglich	Bei einseitigem Fehlen gut, bei beidseitigem letal
Hypospadie	Mündung der Harnröhre im Bereich von Sulcus, Penisschaft, Hodensack oder Damm	→33.8.1	
Blasenekstrophie *(Spaltblase)*	Defekt von vorderer Blasen- und Bauchwand mit Freiliegen der Blasenschleimhaut. Meist gespaltene Symphyse, weitere Genitalfehlbildungen	Sofort steriles Abdecken mit spezieller Folie, nach Tagen bis Monaten erste Operation	In der Regel bleibende, teils schwere Defekte
Steißteratom	Embryonale Mischgeschwulst im Steißbereich	Baldmöglichst Operation	Meist gut
Amelie	Fehlen der gesamten Gliedmaße	Je nach Ausprägung evtl. Operation bzw. Prothesenversorgung	Weiterbestehen der Fehlbildung, aber oft gute Gesamtentwicklung
Dysmelie	Extremitätenfehlbildung		
Peromelie	Amputationsähnlicher Gliedmaßendefekt		
Phokomelie	Ansetzen einer fehlgebildeten Hand/Fuß nahe dem Rumpf		
Syndaktylie	Verwachsung von Zehen- oder Fingeranteilen	Evtl. Operation	Gut
Polydaktylie	Überzählige Finger oder Zehen	Operation im 2. Lebenshalbjahr	Gut
Hüftdysplasie/-luxation	Verknöcherungsstörung und Deformierung der Hüftpfanne, evtl. mit (Teil-)Verrenkung des Hüftkopfes	→29.11.2	
Klumpfuß	Komplexe Fußfehlbildung	→29.13.1	

mend") Schädigungsfaktoren sind vor allem mütterliche Infektionen während der Schwangerschaft sowie Arzneimittel, Chemikalien, Genussmittel (Alkohol, Nikotin) und ionisierende Strahlung (→43.11) zu nennen. Endogen und exogen bedingte Fehlbildungen sind äußerlich oft nicht voneinander zu unterscheiden. Meist bleibt die genaue Ursache der Fehlbildung unklar, und es ist von einem Zusammenspiel (größtenteils noch unbekannter) endogener und exogener Faktoren auszugehen.

Viele Fehlbildungen sind schon bei Neugeborenen äußerlich erkennbar, z. B. Lippen-Kiefer-Gaumen-Spalten, oder manifestieren sich kurz nach der Geburt, z. B. eine Ösophagusatresie (→Tab. 34.17). Einige verursachen erst im Jugend- oder Erwachsenenalter Beschwerden.

Akzeptanz fördern

Eltern haben nicht selten Schwierigkeiten, ihr behindertes Kind anzunehmen. In dieser Situation bedarf es großen Einfühlungsvermögens, um Eltern und Kind zu helfen.

Down-Syndrom

i DEFINITION

Down-Syndrom *(Trisomie 21, Morbus Langdon-Down)*: Numerische Chromosomenanomalie mit dreifachem Chromosom 21, einhergehend mit typischen Fehlbildungen und geistiger Retardierung. Die Häufigkeit ist durch die breit verfügbare Pränataldiagnostik stark zurückgegangen, sie dürfte inzwischen unter 1 : 1000 Lebendgeborenen liegen, genaue Zahlen sind nicht verfügbar.

Meist sterben Embryonen mit überzähligen oder fehlenden Autosomen (Nicht-Geschlechtschromosomen) schon früh ab.

Krankheitsentstehung

Bei der überwiegenden Mehrzahl der Menschen mit **Down-Syndrom** ist das Chromosom 21 in *allen* Körperzellen dreimal vorhanden. Ursache ist meist eine fehlende Trennung der beiden Chromosomen 21 in der *Meiose* (Reduktionsteilung) bei der Mutter, sodass eine Keimzelle mit zwei Chromosomen 21 statt nur einem gebildet wird.

Die Erkrankungshäufigkeit nimmt mit zunehmendem Alter der Mutter deutlich zu (→34.13.4).

Symptome, Befund und Diagnostik

Die Neugeborenen zeigen typische Auffälligkeiten: Kurzer Schädel ist mit abgeflachtem Hinterkopf, kleinen Ohren, flaches Gesicht mit weit auseinanderstehenden *(Hypertelorismus)* Augen, nach seitlich oben schräge Lidachsen (*mongoloide Lidachsenstellung* →Abb. 34.87), große Zunge. Die Hände der Kinder sind kurz und plump und im Bereich der Zehen fällt ein großer Abstand zwischen der ersten und zweiten Zehe auf (sog. Sandalenfurche). Die Muskelspannung (Muskeltonus) ist vermindert.

Begleitend in ca. 50 % Fehlbildungen innerer Organe, v. a. Herzfehler, Darmstenosen oder -verschlüsse. Das Immunsystem ist gestört, was sich durch eine erhöhte Infektanfälligkeit und Leukämierate zeigt.

Die geistige Entwicklung der Kinder ist meist mäßig reduziert (IQ ca. 50) und das abstrakte Denken wenig entwickelt (geistige Behinderung →12.6). Die Variabilität ist jedoch groß und auch von den Lebens- und Förderbedingungen abhängig.

Seit 2012 kann das Down-Syndrom in der Frühschwangerschaft durch einen Blut-

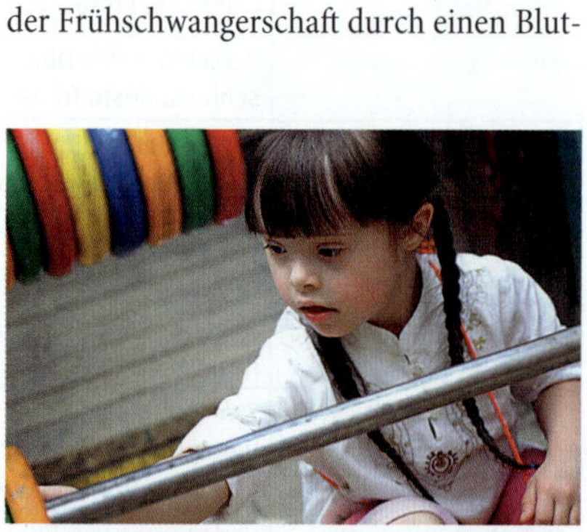

Abb. 34.87 Kind mit Down-Syndrom. [J787]

test nachgewiesen werden, die Verdachtsdiagnose wird durch Chromosomenanalyse gesichert (pränatale Diagnostik → 34.13.4).

Behandlungsstrategie und Pflege

Eine kausale Behandlung ist nicht möglich. Wesentlich ist eine früh beginnende, individuell angepasste und kontinuierliche Förderung und Begleitung des Kindes bis ins Erwachsenenalter. Betroffene benötigen zwar ihr ganzes Leben eine gewisse Betreuung. Die meisten können aber ein begrenzt selbstständiges, glückliches Leben führen. Den Eltern werden auf Wunsch Adressen von Selbsthilfegruppen, Elterninitiativen sowie genetischen Beratungsstellen vermittelt.

Fetale Alkoholspektrumstörungen

DEFINITION

Fetale Alkoholspektrumstörungen *(FASD):* Alle Schädigungen des Ungeborenen durch Alkoholkonsum der Mutter.
- **Fetales Alkoholsyndrom** *(FAS)*, Vollbild mit Wachstums-, Gesichts- und ZNS-Auffälligkeiten und bestätigtem Alkoholkonsum der Mutter in der Schwangerschaft (bei Erfüllung aller anderen Kriterien auch ohne bestätigtem Alkoholkonsum)
- **Partielles fetales Alkoholsyndrom** *(pFAS)*
- **Alkoholbedingte entwicklungsneurologische Störung.**

Häufigkeit in Deutschland wohl ca. 1 % aller Kinder, davon in etwa 10 % das Vollbild [34].

Alkoholkonsum der Mutter während der Schwangerschaft führt nicht nur zu einer gesteigerten Fehlgeburtsrate, sondern auch zu teils erheblichen Schädigungen des Kindes.

Schwer betroffene Kinder sind bei der Geburt zu klein und zu leicht und es bestehen Gesichtauffälligkeiten (→ Abb. 34.88). Die Babys sind oft hypoton, ca. ein Drittel hat Ess- bzw. Schluckstörungen. Fehlbildungen innerer Organe, v. a. von Herz, Nieren und Genitalien, sind häufig. Die geistige Entwicklung ist verzögert. An Verhaltensauffälligkeiten sind insbesondere Hyperaktivität sowie Aufmerksamkeits- und Konzentrationsstörungen zu nennen. Leichter betroffene Kinder werden erst im Kindergarten- oder Grundschulalter, z. B. durch Verhaltens- oder Lernprobleme, auffällig.

Keines dieser Einzelsymptome ist für die Alkoholembryofetopathie spezifisch, sondern auch bei anderen Störungen und als Normvariante möglich.

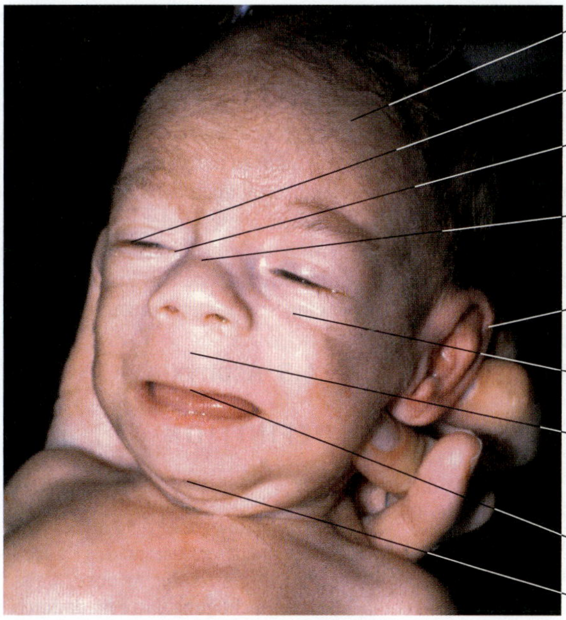

Abb. 34.88 Typische Gesichtsauffälligkeiten beim fetalen Alkoholsyndrom. [R232]

34.24.2 Atemstörungen des Neugeborenen

Beobachtung der Atmung → 3.2–3.3

Atemstörungen des Neugeborenen können vielfältige Ursachen haben, am häufigsten ist die Ursache ein Atemnotsyndrom, eine Mekoniumaspiration oder eine Pneumonie. Betroffen sind bis zu 80 % der Frühgeborenen (→ 34.24.8). Ihre Leitsymptome sind:
- **Apnoe** *(Atempause über 15 Sek. Dauer).* Sie weist in der Regel auf eine *zentrale Atemstörung* durch beeinträchtigte Atemsteuerung im ZNS hin
- **Dyspnoe** *(Atemnot).* Eine Dyspnoe tritt bei allen Störungen der Lunge selbst auf. Sie geht meist einher mit *Tachypnoe* (zu schnelle Atmung, d. h. Atemfrequenz > 60/Min.), „Nasenflügeln" und Einziehungen während der Einatmung, z. B. zwischen den Rippen, unter dem Brustbein und über den Schlüsselbeinen. Am auffälligsten ist oft ein Stöhnen während der Ausatmung (→ Abb. 34.89).

Überwachung

Bei allen gefährdeten Kindern und Frühgeborenen unter einer Tragzeit von 34 Wochen werden Atemfrequenz, EKG und Puls kontinuierlich und der Blutdruck engmaschig überwacht.

Die arterielle Sauerstoffsättigung wird nichtinvasiv durch *Pulsoximetrie* (→ 23.3.3) gemessen. Zudem werden regelmäßig Blutgasanalysen (→ 23.3.4) durchgeführt.

Apnoen

Ursache von **Apnoen** sind Störungen der zentralen Atemsteuerung im Stammhirn durch Unreife, Sauerstoffmangel, Azidose oder Erkrankungen des Gehirns, z. B. Hirnblutung. Auch während der Geburt an die Mutter verabreichte Arzneimittel können beim Neugeborenen den Atemantrieb dämpfen. Bei termingerecht geborenen Kindern sind Apnoen extrem selten.

Eine spezifische Therapie ist meist nicht erforderlich. Die Atmung kommt in der Regel von selbst wieder in Gang. Bei einem Abfall der Herzfrequenz muss die Atmung aber durch Wecken, Reiben der Fußsohlen und in schweren Fällen durch Maskenbeatmung stimuliert werden. Bestimmte Arzneimittel (Theophyllin, Koffein) unterstützen den Atemantrieb und werden bei Frühgeborenen eingesetzt.

Atemnotsyndrom

DEFINITION

Atemnotsyndrom *(Respiratory Distress Syndrome, RDS, Surfactantmangel-Syndrom, Syndrom der hyalinen Membranen):* Schwere Atemstörung des unreifen Neugeborenen durch einen Mangel an Surfactant. Früher häufige Todesursache bei Frühgeborenen.

Krankheitsentstehung

Durch einen Mangel an Surfactant in den Alveolen können sich die Alveolen nicht entfalten oder gerade entfaltete Lungenbläschen kollabieren wieder. Folgen sind unzureichende Sauerstoffaufnahme, die Störung der Lungendurchblutung durch die Verdichtung des Lungengewebes und die Bildung membranartiger Auskleidungen *(hyaline Membranen)* in den kleinsten Atemwegen, welche die Sauerstoffaufnahme weiter behindern.

Gefährdet sind insbesondere Frühgeborene unter einer Tragzeit von 32 Wochen, durch Kaiserschnitt geborene Säuglinge sowie Kinder diabetischer Mütter.

Symptome, Befund und Diagnostik

Kurz nach der Geburt oder im Verlauf der ersten Lebensstunden tritt Atemnot auf, die ohne Atemhilfen in den folgenden 24 Std. zunimmt. Die Diagnose wird durch eine Röntgenaufnahme des Thorax gesichert.

Behandlungsstrategie

Die Kinder müssen evtl. endotracheal intubiert und künstlich beatmet werden. Eine Besserung bringt die Substitutionsbehandlung mit gentechnisch hergestelltem Surfactant, der durch den Tubus *intratracheal* instilliert wird. Muss dennoch länger beatmet werden, kann sich durch die zusätzliche Schädigung der Lunge durch den zur Beatmung notwendigen Druck und die oft nötigen hohen Sauerstoffkonzentrationen eine chronische Lungenkrankheit entwickeln, die **bronchopulmonale Dysplasie** *(BPD, chronic lung disease, CLD)*. Pathophysiologisch zeigt sich ein Umbau des Lungengerüstes bis hin zu narbigen Bezirken und Emphysemblasen, auch die Lungengefäße verändern sich. Diese Kinder kommen z. T. erst nach Monaten von der Beatmungsmaschine los und leiden oft noch als Erwachsene unter einer eingeschränkten Lungenfunktion.

34.24.3 Asphyxie

DEFINITION

Asphyxie: Umfassender Begriff für einen Sauerstoffmangel mit all seinen Folgen. In der Neonatologie Bezeichnung für einen Depressionszustand des Neugeborenen mit Atemstörung, Azidose, Kreislaufbeeinträchtigung und evtl. dadurch ausgelöster ZNS-Schädigung. Man unterscheidet intrauterine und postnatale Asphyxie, zusammenfassend auch als **perinatale Asphyxie** bezeichnet. Vorkommen bei ca. 0,5 % aller Neugeborenen und bis zu 10 % der Frühgeborenen. Ursache von 20 % aller Todesfälle bei Neugeborenen.

Hypoxisch-ischämische Enzephalopathie *(HIE)*: Gehirnschaden durch Minderdurchblutung und Sauerstoffmangel.

Postnatale Asphyxie

Krankheitsentstehung

Sauerstoffmangel nach der Geburt ist oft durch kindliche Erkrankungen bedingt, am häufigsten:

- Unreife, insbesondere der Lunge, v. a. bei Frühgeborenen
- Atemstörungen anderer Ursache, z. B. Pneumonie
- Infektion (Sepsis)
- Angeborene Herzfehler
- Hirnblutungen.

Symptome, Befund und Diagnostik

Der **Apgar-Index** (→ 34.18) ist zu niedrig, weshalb er oft auch als *Asphyxie-Index* bezeichnet wird: Ein Wert unter 7 zeigt eine drohende, unter 4 eine erhebliche Asphyxie an.

Behandlungsstrategie

Die Therapie richtet sich nach dem Ausmaß des Sauerstoffmangels:

- Warmhalten, da Kälte den Sauerstoffverbrauch steigert
- Kurzes Absaugen von Mund und Nase
- Bei geringgradiger Asphyxie Stimulierung der Atmung durch Reiben oder Beklopfen der Fußsohlen und Reiben des Rückens. Sauerstoffgabe über Schlauch oder Maske

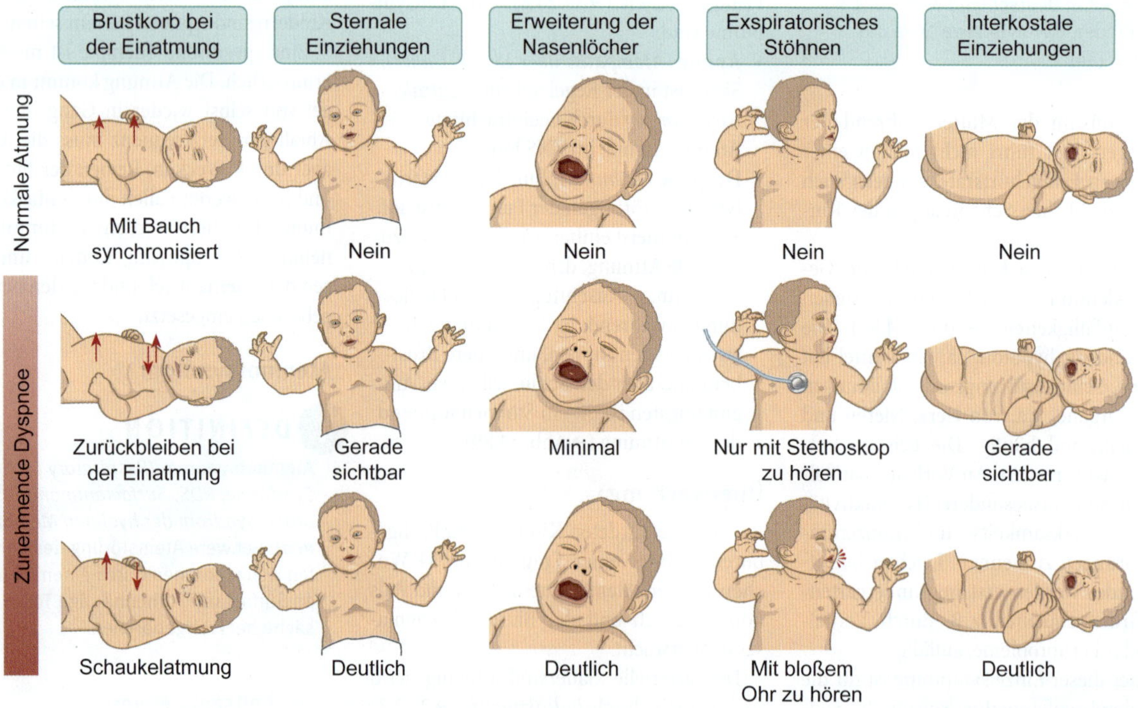

Abb. 34.89 Sichtbare und hörbare Dyspnoe-Zeichen beim Neugeborenen. [L138]

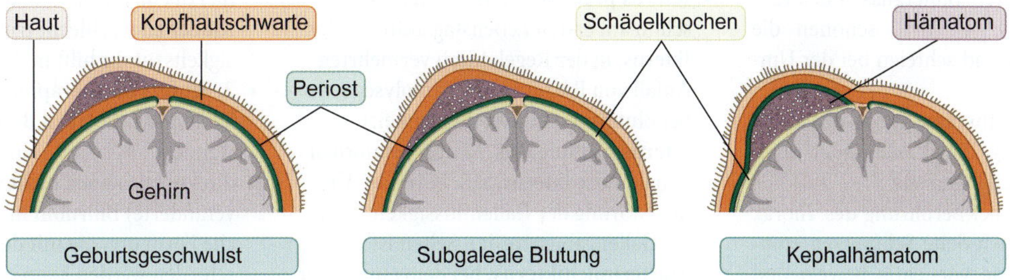

Abb. 34.90 Schematische Darstellung von Geburtsgeschwulst, subgalealer Blutung und Kephalhämatom im Vergleich. [L138]

- Bei höhergradiger Asphyxie (in der Regel mit Apnoe und Bradykardie) Beutel-Beatmung mit Sauerstoff
- Bei schwerster Asphyxie (neben Apnoe meist schon Asystolie) kardiopulmonale Reanimation und Intubation.

34.24.4 Geburtsverletzungen

DEFINITION

Geburtsverletzungen: Durch die Geburt bedingte Verletzungen des Neugeborenen. Meist harmlos, bisweilen jedoch bedrohlich.

Verletzungen am Schädel

Geburtsgeschwulst und subgaleale Blutung

Die **Geburtsgeschwulst** *(Caput succedaneum)* ist eine teigige, ödemartige und meist runde Schwellung am bei der Geburt vorangehenden Kopfteil. Sie ist durch Blut- und Lymphstauung der Kopfhaut bedingt und hält sich in ihrer Ausdehnung *nicht* an die Grenzen der Schädelknochen (→ Abb. 34.90). Die Geburtsgeschwulst verschwindet ohne Therapie in 1–2 Tagen.

Seltener ist eine **subgaleale Blutung** unter die Kopfhautschwarte (Galea). Es sind teils erhebliche Blutverluste und massive Kopfdeformierung möglich.

Kephalhämatom

Beim Durchtritt durch das knöcherne Becken kann es am kindlichen Schädel, häufig über den Scheitelbeinen, zu einer Abscherung der äußeren Knochenhaut *(Periost)* mit Zerreißung von Blutgefäßen und Blutung *unter* das Periost kommen (→ Abb. 34.90). Da sich die Blutung von selbst tamponiert, sind große Blutverluste selten. Aus anatomischen Gründen kann sich das **Kephalhämatom** *(Kopfblutgeschwulst)* nur bis an die Grenze eines Schädelknochens ausdehnen, die resultierende Kopfschwellung ist also typischerweise durch die Schädelnähte begrenzt. Auch Kephalhämatome bedürfen keiner Behandlung.

Nervenschädigungen

Nervenschädigungen bis hin zum Nervenabriss entstehen durch Zerrung oder Quetschung, vor allem bei Beckenendlagengeburten, manchmal auch bei schwierigen Spontangeburten. Betroffen ist etwa eines von 1.000 Neugeborenen.

Leichte Schädigungen zeigen sich durch eine vorübergehende Funktionsstörung, die innerhalb weniger Tage verschwindet. Bei stärkeren Schädigungen gehen die Nervenausläufer jenseits der Verletzungsstelle zugrunde, können sich aber bei intakten Nervenhüllen durch Aussprossung langsam regenerieren.

Plexusparesen

Bei starkem Zug oder Quetschung am Hals während der Geburt kann der Plexus brachialis geschädigt werden **(Plexusparese).**

Bei der häufigeren **oberen Plexuslähmung** *(Erb-Lähmung)* werden vor allem die oberen Plexusanteile geschädigt, die Schulter und Oberarm versorgen. Der Arm des Kindes hängt schlaff herab, der Oberarm ist nach innen gedreht („Kellnerarm" → Abb. 34.91). Die Hand kann teilweise bewegt werden, der Handgreifreflex ist erhalten. Schmerzen scheinen die Kinder nicht zu haben. Die Pflegenden achten darauf, dass das Kind nicht auf dem geschädigten Arm liegt. Dieser wird deshalb am besten mit dem Hemd an den Körper gebunden.

Bei der **unteren Plexuslähmung** *(Klumpke-Lähmung)* sind die unteren Plexusanteile betroffen, die v. a. die Muskeln von Unterarm und Hand versorgen. Die Hand- und Fingermuskeln sind gelähmt mit „Pfötchenstellung" der Hand, der Handgreifreflex fällt aus. Bessert sich die Lähmung nicht rasch, beginnt die Physiotherapie ab dem siebten Lebenstag. Die gelähmten Muskeln werden passiv bewegt und massiert, damit keine Kontrakturen entstehen, und aktiv (elektrisch) stimuliert, damit sie nicht atrophisch werden. Im Alter von vier Monaten sind 90 % der Paresen überwunden.

Fazialisparese

Seltener wird der N. facialis geschädigt (**Fazialisparese** → 37.14.3). Betroffen sind vor allem die motorischen Anteile und damit die Muskeln von Mund, Auge und Mittelgesicht.

Die Lähmung äußert sich durch Gesichtsasymmetrie beim Schreien (verzerrter Mund) und Herausfließen der Nahrung aus dem Mund, vor allem auf der kranken Seite. Die teilweise Lähmung der Lidmuskulatur führt zum unvollständigen Augenschluss. Durch Salbenbehandlung muss deshalb die Austrocknung der Hornhaut vermieden werden. Meist kommt es zur Spontanheilung innerhalb weniger Tage.

Klavikulafraktur

Mit einer Häufigkeit von ca. 0,5 % recht häufig ist die **Klavikulafraktur** *(Schlüsselbeinbruch* → 29.8.1).

Die Fraktur wird meist nicht direkt nach der Geburt bemerkt, sondern erst später infolge eines sichtbaren Höckers über dem

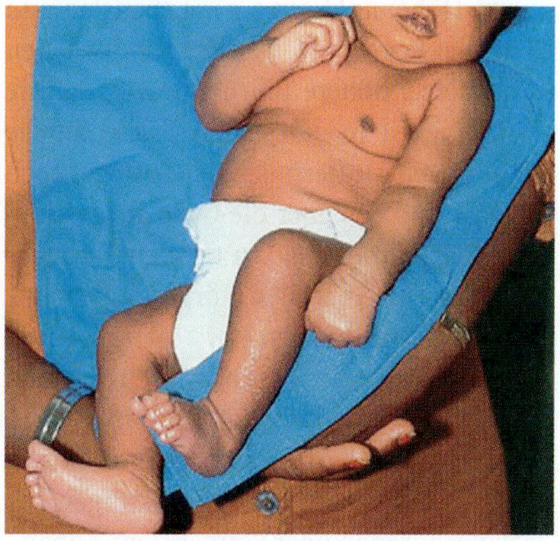

Abb. 34.91 Neugeborenes mit oberer Plexuslähmung links. [E655]

Schlüsselbein durch Bluterguss- oder Kallusbildung (→29.5.4). Evtl. schonen die Kinder den Arm und schreien bei der Umlagerung.

Eine spezielle Therapie ist in der Regel nicht erforderlich, die Fraktur heilt rasch und ohne Fehlstellungen aus.

Da die Kinder bei Berührung des Thorax auf der betroffenen Seite Schmerzen empfinden, werden sie vorsichtig bewegt und nicht auf die betroffene Seite/den betroffenen Arm gelegt (auch nicht beim Stillen). Beim Anziehen und allen anderen Pflegemaßnahmen ist ebenfalls Vorsicht geboten. So wird das Hemd an der kranken Seite zuerst an- und beim Ausziehen zuletzt ausgezogen, um „Verdrehungen" des Brustkorbs zu vermeiden.

34.24.5 Neugeborenenikterus

DEFINITION

Neugeborenenikterus *(Icterus neonatorum, Hyperbilirubinämie des Neugeborenen):* Gelbe Verfärbung von Haut, Schleimhäuten und Skleren durch Einlagerung von Bilirubin (→25.2.1). Bei sehr hohen Bilirubinkonzentrationen gefährlich durch Einlagerung von Bilirubin in die sich entwickelnden Kerngebiete des Gehirns **(Kernikterus)** mit daraus resultierenden irreversiblen Schädigungen.

Krankheitsentstehung und Einteilung

Eine gewisse Gelbfärbung tritt bei fast allen Neugeborenen durch die Unreife der Leberfunktion auf: Die Enzyme für die Bilirubinausscheidung sind noch nicht voll funktionsfähig und können das natürlich anfallende Bilirubin deshalb nicht in das gallengängige direkte Bilirubin überführen. Dieser **physiologische Neugeborenenikterus** tritt in der Regel am 3.–5. Lebenstag auf, erreicht seinen Höhepunkt am 5.–7. Lebenstag und ist in aller Regel mild. Gestillte Kinder haben in der Regel höhere Bilirubinwerte, da ihre Darmtätigkeit in den ersten Tagen infolge der geringen Muttermilchmenge meist noch träge ist und das über die Galle ausgeschiedene Bilirubin deshalb in tieferen Darmabschnitten wieder in den Körper aufgenommen wird **(Stillikterus).**

Ein Ikterus kann jedoch auch ein ernst zu nehmendes Krankheitszeichen sein:

- **Icterus gravis.** Stark ausgeprägter Ikterus, z. B. bei schweren Erkrankungen des Neugeborenen oder vermehrtem Abbau von Hämoglobin (etwa bei Kindern mit Kephalhämatomen)
- **Icterus praecox.** Verfrüht, also z. B. schon am ersten Lebenstag auftretender Ikterus, in der Regel durch vermehrten Anfall von Bilirubin bei Hämolyse (etwa bei Blutgruppenunverträglichkeit)
- **Icterus prolongatus.** Länger als normal anhaltender Ikterus, z. B. bei einer Abflussstörung der Gallenflüssigkeit (etwa bei Gallengangsatresie). Selten ist der **Muttermilchikterus,** bei dem eine in der Muttermilch enthaltene Eiweißsubstanz die Bilirubinausscheidung in der Leber beeinträchtigt.

Symptome, Befund und Diagnostik

Das Kind erscheint „gelber als normal" und der Ikterus tritt nicht nur an Gesicht und oberem Körperstamm auf (wie beim physiologischen Ikterus), sondern auch an Bauch und unterer Extremität. Mit ansteigendem Bilirubinspiegel werden viele Kinder apathisch und trinken schlecht.

Ein Screening erfolgt in Deutschland bei allen im Krankenhaus geborenen Kindern routinemäßig ein- oder mehrfach während der ersten Lebenstage durch körperliche Untersuchung und transkutane Bilirubinmessung. Bei auffälligen Befunden folgt eine Blutuntersuchung.

Behandlungsstrategie

Ob eine und welche Therapie erforderlich ist, hängt von Bilirubinwert, Alter, Gewicht und Gesamtzustand des Kindes ab und kann an Grenzwertkurven abgelesen werden. Es gilt folgendes Stufenschema:

- **1. Stufe: Häufiges Füttern.** Ausreichende Milchzufuhr, z. B. durch häufigeres Stillen, unterbricht den enterohepatischen Kreislauf des Bilirubins, regt die Darmperistaltik an und verbessert so die Ausscheidung des bereits in der Leber veränderten Bilirubins. Häufig bedarf es hierzu einiger Geduld, da die betroffenen Kinder eher schlecht trinken. I. v.-Flüssigkeitszufuhr hilft in der Regel nicht
- **2. Stufe: Fototherapie.** Bestimmte Wellenlängen im blauen Bereich des Lichts wandeln das in der Haut vorhandene indirekte (also noch nicht von der Leber veränderte) Bilirubin in die wasserlösliche Form um, die mit dem Urin ausgeschieden werden kann. Ein (geringer) fototherapeutischer Effekt ist schon durch das Sonnenlicht gegeben. In der Klinik werden zur Fototherapie spezielle Leuchtröhren verwendet (→Abb. 34.92). Alternativ gibt es fiberoptische Matten und Decken, die trotz der Lichtabgabe kalt bleiben und in die das Kind eingewickelt wird. So ist auch eine häusliche Therapie möglich
- **3. Stufe: Austauschtransfusion.** Bei schweren Formen des Ikterus oder bei sehr schnellem Bilirubinanstieg muss das Bilirubin rasch entfernt werden, um einen Kernikterus zu verhindern. Hierzu wird mehrfach Blut aus der Blutbahn abgezogen und durch blutgruppenverträgliches Fremdblut ersetzt.

Pflege

Pflegerische Maßnahmen bei Fototherapie:

- Für angemessene Raumtemperatur sorgen und Funktionsfähigkeit der Lampe überprüfen
- Bei Verwendung einer Leuchtröhre Kind bis auf die Windel entkleiden. Augen zum Schutz vor Netzhautschäden mit Schutzbrille abdecken. Die Schutzbrille darf die Nasenatmung nicht behindern. In schweren Fällen wird auch die Windel ausgezogen und durch eine Unterlage ersetzt. Während der Bestrahlung regelmäßig Position wechseln (ca. 2-stündlich). Bestrahlung möglichst zur Nahrungsauf-

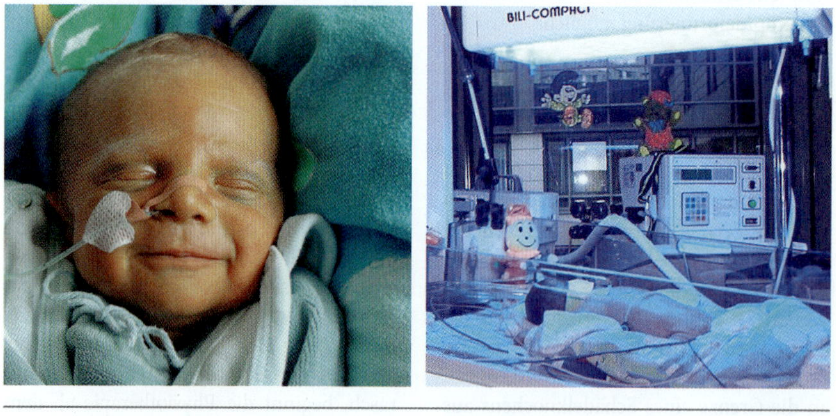

Abb. 34.92 Links Kind mit pathologischem Neugeborenenikterus, rechts unter Fototherapie. [R232]

nahme und bei Besuch der Eltern unterbrechen
- Bei Benutzung einer fiberoptischen Decke (etwa BiliBlanket®) diese in die mitgelieferte Einwegweste oder -strampler legen und dem nur mit einer Windel bekleideten Kind anziehen, sodass die Decke direkt auf der Haut liegt. Darüber kann das Kind normale Kleidung tragen. Ein Augenschutz ist nicht notwendig
- Bilirubinkontrollen wie angeordnet durchführen (ca. 6 Std. nach einer 12-Std.-Therapie, dann steigt das Bilirubin wieder), um die Notwendigkeit einer Therapiewiederholung einzuschätzen
- Engmaschig Körpertemperatur kontrollieren (Gefahr der Hyperthermie)
- Ausreichende Flüssigkeitszufuhr durch häufiges Anlegen oder Füttern sicherstellen (zusätzliche Wasserverluste durch Verdunstung).

Patientenbeobachtung und Dokumentation
- Aktivität und Allgemeinzustand des Kindes (Apathie? Trinkschwäche?)
- Hautfarbe
- Urin-, Stuhlproduktion
- Dauer der Fototherapie und ggf. Gründe für Unterbrechungen dokumentieren.

34.24.6 Neugeborenenkrämpfe

DEFINITION

Neugeborenenkrämpfe: Zusammenfassende Bezeichnung für Krampfanfälle (→ 37.8) beim Neugeborenen. Häufigkeit ca. 0,4 % aller Neugeborenen. Prognose abhängig von der Grunderkrankung.

Epileptische Anfälle und Epilepsie → 37.8

Krankheitsentstehung

Neugeborenenkrämpfe sind oft durch Krankheiten anderer Organsysteme bedingt, die z. B. durch Sauerstoff- oder Glukosemangel zur Einschränkung der Gehirnfunktion und damit zum Anfall führen. Seltenere Ursachen sind Erkrankungen des Gehirns selbst oder genetisch bedingte Anfallserkrankungen.

Häufige Ursachen

Wichtige Erkrankungen mit Neugeborenenkrämpfen sind [35]:
- Hypoxisch-ischämische Enzephalopathie (→ 34.24.3)
- Hirnblutungen
- ZNS-Infektionen
- Hypokalzämie (Kalziummangel im Blut)
- Neugeborenenhypoglykämie (→ 34.24.7).

Symptome, Befund und Diagnostik

Aufgrund der Unreife des Gehirns können zerebrale Anfälle bei Neugeborenen zahlreiche Erscheinungsformen annehmen und sind deshalb schwer zu erkennen. Viele verlaufen als Atempausen (Apnoen) oder plötzliche Muskelschlaffheit, und sogar hinter normalen Alltagsphänomenen wie Saugen und Schmatzen können sie sich verbergen. Andere gehen mit feinen Zuckungen der Augen, Hände oder Zehen oder konstanten Blickwendungen zu einer bestimmten Seite einher.

Größere Zuckungen oder gar generalisierte tonisch-klonische Krämpfe (→ 37.8.2) sind seltener.

Auch das EEG ist nicht immer typisch verändert.

Therapie

Wichtig bei Verdachtsfällen ist der rasche Ausschluss von behandelbaren Ursachen, z. B. durch Bestimmung der Blutglukose und -elektrolyte, aber auch durch Lumbalpunktion (Ausschluss einer Meningitis oder Enzephalitis) und Schädelsonografie (Ausschluss einer Hirnblutung).

Bei unklarer Ursache wird blind Glukose gegeben, bei niedrigen Kalziumspiegeln im Blut Kalzium. Bei Nichtansprechen wird Vitamin B_6 gegeben, da ein Teil der Anfälle durch einen genetisch bedingten erhöhten Bedarf an Vitamin B_6 entsteht. Die anderen Formen werden mit Antiepileptika behandelt (→ Pharma-Info 37.1).

34.24.7 Neugeborenenhypoglykämie

DEFINITION

Neugeborenenhypoglykämie: Mit klinischen Symptomen einhergehender Abfall des Blutzuckerspiegels beim Neugeborenen, z. B. unter 25–45 mg/dl (1,4–2,5 mmol/l, die Grenzwerte hängen von Gewicht und Lebenstag ab und sind umstritten).

Hypoglykämie → 26.6.5

Ein Blutzuckerspiegel unter 30 mg/dl (1,65 mmol/l) tritt bei 5 % der Neugeborenen auf. Ein erhöhtes Risiko haben Kinder diabetischer Mütter sowie untergewichtige, sehr schwere oder zu früh geborene Neugeborene.

Die Neugeborenen fallen durch Lethargie, niedrige Körpertemperatur, Muskelschlaffheit, Apnoen, aber auch durch Übererregbarkeit, Zittern und Krampfanfälle auf.

Bei entsprechendem Verdacht wird der Blutzucker bestimmt. Bei niedrigem Blutzucker (< 45 mg/dl) wird das Still- bzw. Ernährungsmanagement intensiviert: frühes und häufiges Stillen, Ausmassieren und Gabe der Vormilch, evtl. auch von künstlicher Säuglingsnahrung (hypoallergene Pre-Nahrung, → 7.1.2). Nach 1 Std. wird der Blutzucker erneut kontrolliert. Nur in Ausnahmefällen ist Glukose i. v. erforderlich.

Prävention

Bei ausgeprägter Hypoglykämie (Krampfanfälle, Koma) besteht die Gefahr bleibender Hirnschädigungen. Deshalb wird bei allen Risikokindern, insbesondere Säuglingen diabetischer Mütter sowie Früh- und Mangelgeborenen, regelmäßig der Blutzuckerspiegel kontrolliert und möglichst frühzeitig und intensiv mit dem Stillen begonnen. Ersatzweise wird künstliche Säuglingsnahrung gegeben (→ 7.1.2).

34.24.8 Frühgeborene

DEFINITION

Frühgeborenes: Neugeborenes, das vor Vollendung der 37. SSW geboren wurde. Die relative Häufigkeit hat in den letzten Jahren zugenommen; heute werden ca. 9 % aller Neugeborenen, das sind etwa 63.000 Kinder pro Jahr, zu früh geboren. Hochrisiko-Frühgeborene sind Babys mit einem Gewicht unter 1.250 g sowie solche, die mehr als 10 Wochen vor dem errechneten Geburtstermin auf die Welt kommen; sie machen etwa 10 % der Frühgeborenen aus.

Im Vergleich zu früher wesentlich bessere Prognose: Die Grenze der Überlebensfähigkeit liegt derzeit bei etwa 400–500 g (entsprechend ca. 23–24 Schwangerschaftswochen). Langzeitprognose stark abhängig von der Ursache der Frühgeburtlichkeit (vorbestehende eigene Erkrankungen oder Erkrankungen der Mutter?) und Ausmaß der Unreife. Während die allermeisten Frühgeborenen eine (fast) normale Entwicklung durchlaufen, kommt es bei den Hochrisiko-Frühgeborenen häufiger zu Komplikationen und Spätschäden, vor allem Störungen der motorischen und geistigen Entwicklung, zerebralen Krampfanfällen, Seh- und Hörstörungen, Wachstumsverzögerungen, chronischen Lungenerkrankungen.

(Drohende) Frühgeburt → 34.15.6

Äußere Zeichen des Frühgeborenen

Die äußeren Merkmale eines Frühgeborenen ergeben sich aus dem Fehlen der Reifezeichen (→ 34.23.2). Insbesondere bei unklarer Schwangerschaftsdauer muss das Gestationsalter des Neugeborenen direkt nach der Geburt durch die klinische Reifebestimmung abgeschätzt werden.

Geburtsgewicht von Frühgeborenen

Etwa ein Sechstel der Frühgeborenen gehört zur Gruppe der stark untergewichtigen Säuglinge (Geburtsgewicht < 1.500 g, → 34.23.2) und muss im Inkubator behandelt werden (→ Abb. 34.93, → Abb. 34.96). Neben dem absoluten Geburtsgewicht ist vor allem die *relative Reife* des Frühgeborenen für die Prognose entscheidend (Bestimmung des auf die Tragzeit bezogenen Geburtsgewichts → 34.23.2).

Unreife der Organe

Je früher das Kind geboren ist, desto unreifer sind seine Organe. Ab der 35. SSW kommen die meisten Organfunktionen in der Regel ohne größere Probleme in Gang. Allerdings sind selbst bei nur wenige Tage vor dem errechneten Termin geborenen Kindern insbesondere Atmungsstörungen häufiger („jeder Tag zählt"). Vor der 32. SSW geborene Kinder dagegen haben ein erhebliches Risiko für Komplikationen.

Probleme des Frühgeborenen

Durch Unreife der Organe bedingte Hauptprobleme des Frühgeborenen:
- Atempausen (Apnoen → 34.24.2)
- Atemnotsyndrom durch Surfactantmangel (→ 34.24.2), bei 90 % der vor der 30. SSW Geborenen
- Gehirnschädigung bei hypoxisch-ischämischer Enzephalopathie oder Hirnblutung (→ 34.24.3)
- Frühgeborenenretinopathie
- Hypoglykämie (→ 34.24.7)
- Hyperbilirubinämie (Neugeborenenikterus → 34.24.5)
- Infektneigung mit hoher Sepsisgefahr
- Nekrotisierende Enterokolitis
- Persistierende fetale Kreislaufverhältnisse, persistierender Ductus arteriosus Botalli
- Hypothermie.

Offener Ductus arteriosus Botalli

Bei Frühgeborenen vor der 34. SSW verschließt sich der *Ductus arteriosus Botalli* nach der Geburt oft nicht oder nicht vollständig (**persistierender Ductus arteriosus,** kurz *PDA, offener Ductus Botalli,* → Tab. 21.1).

Der daraus resultierende *Links-rechts-Shunt* aus der Aorta zurück in den Lungenkreislauf (→ 21.4.1) führt zu einer *Lungenstauung* mit weiterer Verschlechterung der Sauerstoffversorgung sowie evtl. einer *Herzinsuffizienz* durch die vermehrte Pumparbeit.

Klinische Zeichen sind zunächst ein „springender" Puls, deutlich auf der Brustwand sichtbare Pulsationen des Herzens sowie ein systolisches Herzgeräusch. Schnelle und erschwerte Atmung, Apnoen sowie Leberstauung und Ödeme bei Herzinsuffizienz sind möglich.

Verschließt sich ein höhergradig offener Ductus arteriosus nicht in wenigen Tagen spontan, so muss er medikamentös (durch i. v.-Gabe von Indometacin) oder chirurgisch verschlossen werden.

Bei der **persistierenden fetalen Zirkulation** fällt der Blutdruck in den Lungengefäßen nach der Geburt nicht wie beim normalen Neugeborenen ab, z. B. durch Asphyxie oder Lungenunterentwicklung. Auch hier bleibt der Ductus Botalli offen, allerdings fließt das Blut aufgrund des hohen Blutdrucks in der Lungenstrombahn größtenteils vom Lungenkreislauf in den Körperkreislauf *(Rechts-links-Shunt),* sodass die Kinder zyanotisch sind (→ 21.2.4).

Gehirnschädigung

Die meisten bedrohlichen Krankheiten des Frühgeborenen, z. B. Atemstörungen, Sepsis, Hirnblutung, führen letztlich zum Sauerstoffmangel *(Hypoxie)* und zur Minderdurchblutung bestimmter Gewebe *(Ischämie).* Beide können das diesbezüglich besonders empfindliche Gehirn nachhaltig schädigen. Der resultierende Schaden wird als **hypoxisch-ischämische Enzephalopathie** (durch Sauerstoffmangel und Minderdurchblutung bedingter Gehirnschaden) bezeichnet. Sonderfall der hypoxisch-ischämischen Enzephalopathie sind **Hirnblutungen.** Die Blutgefäße des Frühgeborenen zerreißen leichter als die des reifen Neugeborenen, was durch einen Sauerstoffmangel noch verstärkt wird.

Klinisch macht sich eine Hirnschädigung nicht immer sofort bemerkbar, und die *ersten Symptome* sind oft unspezifisch:
- Muskelhypotonie, Schläfrigkeit, Trinkschwäche
- Bei ausgeprägten Schäden (insbesondere nach Blutungen) Krampfanfälle, Apnoen, Schwankungen der Körpertemperatur und Vorwölbung der vorderen Fontanelle
- Blutdruckabfall und plötzlicher Atemstillstand als Alarmzeichen.

Hirnblutungen können infolge der noch offenen Fontanellen („Schallfenster") durch

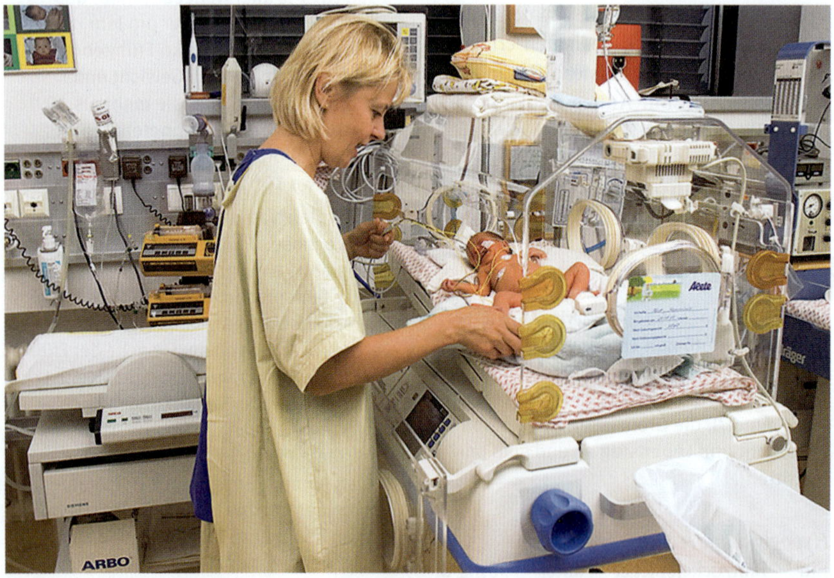

Abb. 34.93 Inkubator. Im Inkubator hat das Frühgeborene einen besonderen Schutzraum, da dort ein konstantes Milieu, z. B. bezüglich Temperatur und Sauerstoffkonzentration, aufrechterhalten werden kann. Der Inkubator ist ein sog. Anlage-1-Medizinprodukt, Pflegefachpersonen müssen grundsätzlich eine Einweisung in die Bedienung und Anwendung erhalten. [K115]

Sonografie früh erfasst werden, sodass Risikokinder routinemäßig „geschallt" werden. Dagegen lassen sich die durch Sauerstoffmangel bedingten Nekrosen erst später nachweisen.

Bei schwerem Sauerstoffmangel und ausgedehnten Blutungen ist die Sterblichkeit trotz intensivmedizinischer Maßnahmen mit über 30 % hoch.

Die *Langzeitfolgen* hängen sehr stark vom Ausmaß der ursächlichen Schädigung ab und sind in ihrer Ausprägung äußerst variabel. Da in den vorzugsweise geschädigten Gebieten in Nähe der Seitenventrikel vor allem motorische Bahnen verlaufen, treten typischerweise motorische Entwicklungsprobleme auf (*infantile Zerebralparese*, → 37.4.2). Nur bei schwersten Schädigungen resultieren eine psychomotorische Retardierung (→ 37.2.1), Hydrozephalus (→ 37.5.2), Krampfanfälle und Mikrozephalie. Inwieweit Teilleistungsschwächen und Lernbehinderungen, z. B. Legasthenie, auf perinatale Hirnschädigungen zurückzuführen sind, ist nach wie vor umstritten.

Frühgeborenenretinopathie

Der **Frühgeborenenretinopathie** *(Schädigung der Netzhaut des Frühgeborenen)* liegt ein Sauerstoff*überschuss* durch längerfristige Beatmung mit hohen Sauerstoffkonzentrationen zugrunde. Bleibende Sehstörungen bis zur Erblindung sind heute selten.

Der erhöhte arterielle Sauerstoffpartialdruck verengt die bereits vorhandenen Netzhautgefäße und blockiert die beim Frühgeborenen noch erforderliche Bildung neuer Blutgefäße. Es kommt zum Sauerstoffmangel und nachfolgend zur überschießenden Bildung kleiner Arterien, die auch in den Glaskörper einsprossen. Es drohen bindegewebige, für das Licht undurchdringbare Schwarten **(retrolentale Fibroplasie)**, Blutungen aus den neu gebildeten Gefäßen und Netzhautablösung (→ 35.10.3).

Zur Prävention wird beim Frühgeborenen die O_2-Sättigung des Blutes kontinuierlich durch Pulsoximetrie (→ 23.3.3) überwacht. Bei allen extrem unreifen Frühgeborenen erfolgen regelmäßige Augenuntersuchungen. Deutet sich eine Netzhautablösung an, wird frühzeitig mit einer Lasertherapie begonnen (→ 35.10.3).

Nekrotisierende Enterokolitis

Bei der **nekrotisierenden Enterokolitis** *(NEC)* kommt es durch Minderdurchblutung und Infektion des Darms bei gleichzeitiger oraler Ernährung zu einer lebensbedrohlichen Darmentzündung. Betroffen sind etwa 5 % der Frühgeborenen unter 1.500 g.

Erstsymptome sind Nahrungsunverträglichkeit, ein geblähtes, druckschmerzhaftes Abdomen und (blutige) Durchfälle.

Die Behandlung besteht in intravenöser Ernährung bei gleichzeitigem Stopp der oralen Nahrungszufuhr, Legen einer Magenablaufsonde, Antibiotikagabe und in schweren Fällen einer Operation mit Entfernung irreversibel geschädigter Darmabschnitte. Die Ernährung mit (eigener oder gespendeter) Muttermilch wirkt vorbeugend.

Behandlungsstrategie und Pflege

Frühgeborene unter 2.000 g Geburtsgewicht werden in Deutschland frühestmöglich auf eine Frühgeborenen(intensiv)station verlegt.

Dort werden sie in einem Wärmebett oder **Inkubator** (*Brutkasten*, → Abb. 34.93) gepflegt. Durch die durchsichtige Plexiglashaube können die Kinder gut beobachtet werden. Die Vitalzeichen werden ständig per Monitor überwacht, Wärme- und Sauerstoffzufuhr an die Bedürfnisse des Frühgeborenen angepasst. Eine hohe Luftfeuchtigkeit verhindert das Austrocknen der Atemwege. Seitliche Durchgriffsöffnungen ermöglichen Pflegemaßnahmen, ohne das Kind aus dem Inkubator herauszunehmen.

Betten im Inkubator

Alle Maßnahmen, auch Betten und Bettwäschewechsel, bedeuten Stress für das Kind. Sie müssen sorgfältig vorbereitet und umsichtig durchgeführt werden.

Frühgeborene ohne Beatmung können von einer erfahrenen Pflegefachperson alleine gebettet werden, bei beatmeten oder instabilen Kindern sollte zu zweit gearbeitet werden:

- Benötigte Materialien richten
- Hygienische Händedesinfektion durchführen
- Inkubator öffnen. Temperatursensiblen Kindern eine Mütze aufsetzen und mit einer Stoffwindel zudecken
- Kind unter Kopf/Schultern und Gesäß hochheben, alternativ auf die Seite drehen
- Zweite Pflegefachperson benutzte Wäsche und Matratzenüberzug entfernen lassen, Matratze reinigen (nach Hygieneplan)
- Matratze frisch beziehen, gefaltete Windeln als Kopfunterlage hinlegen, mit einer weiteren Stoffwindel ein Nestchen formen
- Kind in das Nestchen ablegen (→ Abb. 34.96), auf bequeme Position achten. Auf Beatmungsschlauch, EKG-Kabel, Ernährungssonde, Infusionsleitung achten (sicher fixiert, Kind liegt nirgendwo darauf)
- Weitere Stoffwindel als Rolle um den Oberkörper des Kindes legen
- Inkubator außen und innen reinigen (nach Hygieneplan).

Betten im Inkubator

- Frühgeborenes nach der Infant-Handling-Methode (→ 9.5.4) aufnehmen bzw. über die Seite drehen
- Saubere Materialien an der Kopföffnung eingeben, schmutzige über die untere Öffnung ausschleusen
- Nach dem Betten Vitalzeichen des Kindes (Körpertemperatur!) kontrollieren
- Auf Zugänge und Schläuche achten.

Ernährung

Ernährung im 1. Lebensjahr → 7.1.2
Stillen → 34.21.4

Die **Ernährung des Frühgeborenen** ist eine Gratwanderung zwischen erhöhtem Nährstoffbedarf einerseits und der oft begrenzten Aufnahmefähigkeit andererseits (geringes Magenvolumen, unzureichende Verdauungsfunktion).

Frühgeborene unter 30–32 Wochen Tragzeit werden zunächst ganz oder teilweise *parenteral* (→ 43.5.6) ernährt.

Die *enterale Ernährung* (→ 7.7.4) wird langsam und vorsichtig aufgebaut. Die weitaus beste Nahrung ist auch für Frühgeborene die Muttermilch. Sie wird besonders gut vertragen, muss allerdings bei Frühgeborenen unter 1.500 g mit Eiweiß, Kalorien, Kalzium und Phosphat angereichert werden. Bei unzureichender Milchbildung der Mutter wird auf gespendete Frauenmilch oder spezielle Frühgeborenennahrung ausgewichen.

Zunächst ist oft eine Magensonde (→ Abb. 34.94) erforderlich, da die kleinen Frühgeborenen nicht koordiniert schlucken können (Aspirationsgefahr). Erst ab der 32.–34. Gestationswoche sind Saug- und Schluckreflexe so weit entwickelt, dass mit der *oralen* Ernährung angefangen und auch das Trinken an der Mutterbrust versucht und gefördert werden kann. Bei jeder enteralen Ernährung muss die geringe Magenkapazität berücksichtigt werden, die je nach Gestationsalter unter 10 ml betragen kann! Bei sehr kleinen Frühgeborenen wird die Sondennahrung deshalb kontinuierlich über 24 Std. „eingeträufelt".

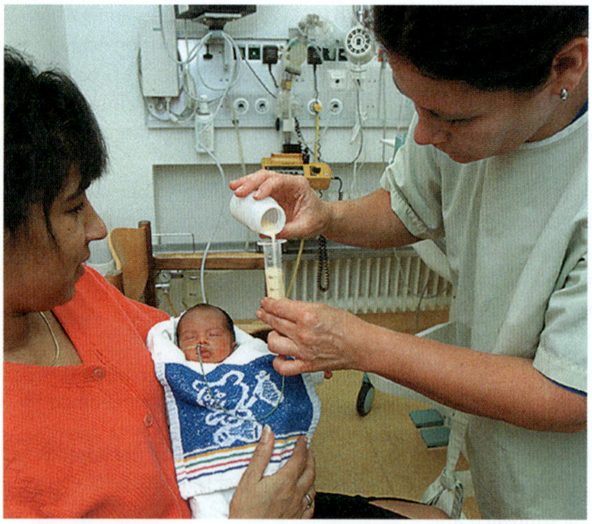

Abb. 34.94 Ernährung des Frühgeborenen. Bis sich die Schluckfähigkeit ausgebildet hat, erhalten Frühgeborene ihre Nahrung über eine Ernährungssonde. [K115]

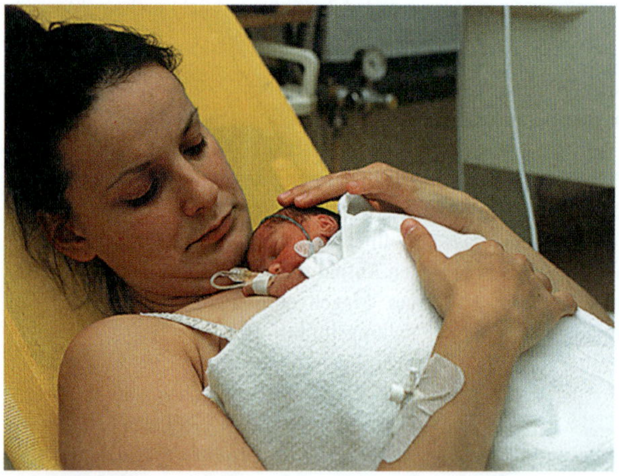

Abb. 34.95 Wo immer möglich, werden die Eltern heute in die Pflege ihres frühgeborenen Kindes einbezogen. Auch der Hautkontakt wird gezielt gefördert, z. B. durch die Känguru-Methode. [K115]

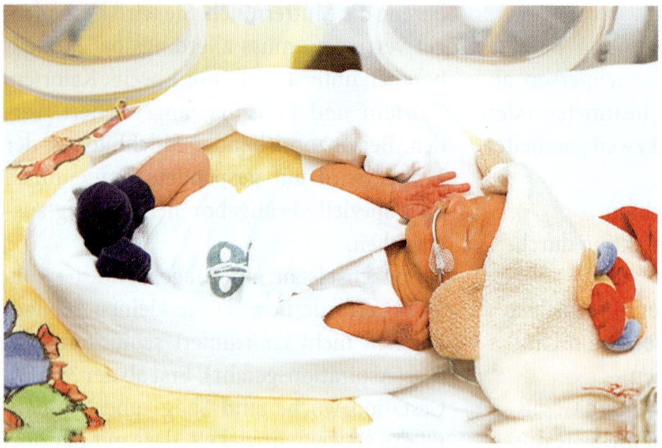

Abb. 34.96 Frühgeborenes in einem „Nestchen". [K115]

Frühgeborene sind wegen ihres labilen Flüssigkeitshaushalts sorgfältig zu bilanzieren (→ 8.1.2). Hierzu gehört auch die Dokumentation von Blutverlusten – ein 750 g leichtes Baby hat ein Blutvolumen von lediglich 50–60 ml, sodass sich z. B. Blutabnahmen schnell zu einem gefährlichen Defizit addieren.

Die Vitalzeichen (Puls, Atemfrequenz, Blutdruck) werden bis zu viertelstündlich kontrolliert. Die Umgebungstemperatur im Inkubator wird kontinuierlich an die Körpertemperatur des Frühgeborenen angepasst.

Beatmung

Extrem kleine Frühgeborene müssen nicht selten in den ersten Lebenstagen *künstlich beatmet* (→ 45.3) werden.

Danach wird die Atemluft vielfach für eine gewisse Zeit über kleine Nasensonden mit Sauerstoff angereichert, um die oft noch unreife Lungenfunktion zu unterstützen.

Überleben – auf Kosten eines gesunden Lebens?

Der Neugeborenen- und insbesondere der Frühgeborenenmedizin wird immer wieder vorgeworfen, sie könne zwar ein Überleben extrem unreifer Kinder erreichen, aber zum Preis einer schweren Behinderung oder langfristigen Krankheit der „geretteten" Kinder.

Tatsächlich ist die Grenze der Lebensfähigkeit extrem früh geborener Kinder immer weiter gesunken. Gleichzeitig ist die Überlebensrate der Frühgeborenen in den vergangenen Jahrzehnten konstant gestiegen: In den zurückliegenden 50 Jahren ist das Geburtsgewicht, bei dem 50 % der Frühgeborenen überleben, von 1.200 g auf etwa 500 g gesunken.

Die Rate bleibender Schädigungen ist bei solch fließenden Grenzen schwer zu vergleichen. Betrachtet man eine gegebene Gewichtsmarke, beispielsweise Frühgeborene mit 1.500 g und darunter, so sind die Fortschritte deutlich: Hatten in den 1950er-Jahren noch etwa 50 % der ehemaligen Frühgeborenen dieser Gewichtsklasse mit Spätschäden zu rechnen, sind es heute nur noch 10–20 %. Von den zwischen der 24. und 26.

vollendeten Schwangerschaftswoche geborenen Babys überleben heute 80 % – etwa ein Drittel von ihnen hat allerdings mit langfristigen gesundheitlichen Problemen zu rechnen, rund 10 % bleiben schwer behindert.

Viele Perinatalmediziner fordern deshalb, das Hauptaugenmerk mehr auf die Qualität des Überlebens zu richten, anstatt auf eine weitere Senkung der Überlebensgrenze.

Die Seele der „Frühchen"

Angesichts der Vielzahl körperlicher Komplikationen wurden die seelischen Probleme der Frühgeborenen und ihrer Eltern lange vernachlässigt.

Ursprünglich die Notlösung eines kolumbianischen Kinderarztes, ist heute die „sanfte" **Känguru-Methode** etabliert: Die frühgeborenen Kinder werden Mutter oder Vater an den nackten Körper gelegt (→ Abb. 34.95). Studien zeigen, dass „känguruende" Frühgeborene weniger Atemstörungen haben, besser wachsen und schneller entlassen werden können als Kinder, die nicht „gekängurut" haben, auch wenn technische Unterstützung und künstliche Beatmung meist nach wie vor als lebensrettende Maßnahmen fortgeführt werden müssen. Auch sehr kleine und beatmete Frühgeborene können aus dem Inkubator herausgenommen werden, wenn sie stabil sind und gut überwacht werden. Sie müssen jedoch in Decken eingehüllt sein, um nicht auszukühlen.

Den Eltern hilft die Nähe zu ihrem Baby, sich in der Situation zurechtzufinden und eine Beziehung zu ihrem Kind aufzubauen. Häufig leiden sie unter Schuld- und Versagensgefühlen, Enttäuschung und Trauer, die nur durch den praktischen Umgang mit dem Kind überwunden und in eine realistische, fördernde Eltern-Kind-Beziehung überführt werden können.

35

PFLEGE BEI AUGENERKRANKUNGEN

Ira-Anne Fröhlich
Unter Mitarbeit von Christine Keller

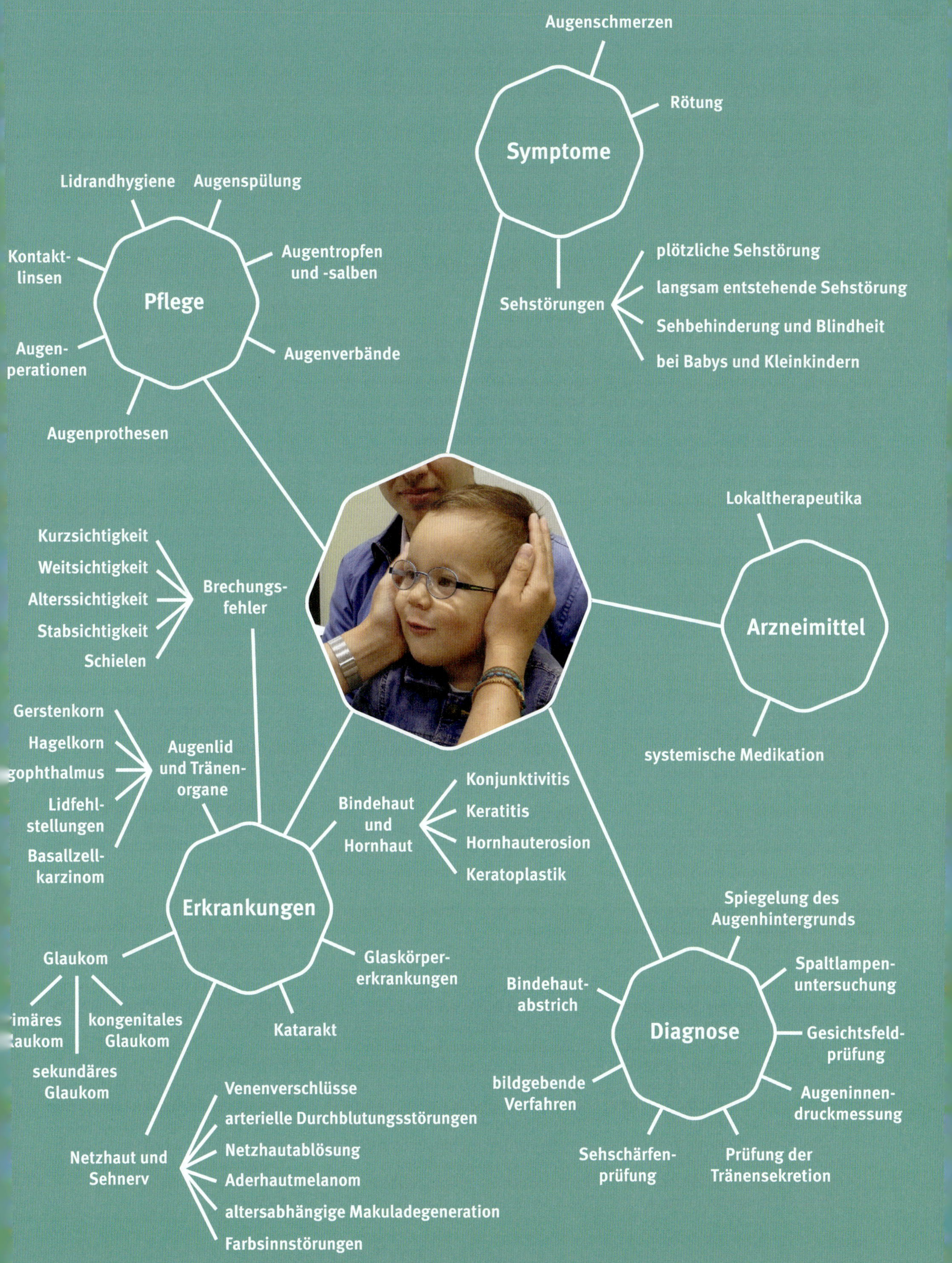
Symptome
Augenschmerzen
Rötung
Sehstörungen
plötzliche Sehstörung
langsam entstehende Sehstörung
Sehbehinderung und Blindheit
bei Babys und Kleinkindern
Pflege
Lidrandhygiene
Augenspülung
Kontakt-
linsen
Augentropfen
und -salben
Augen-
perationen
Augenverbände
Augenprothesen
Arzneimittel
Lokaltherapeutika
systemische Medikation
Erkrankungen
Brechungs-
fehler
Kurzsichtigkeit
Weitsichtigkeit
Alterssichtigkeit
Stabsichtigkeit
Schielen
Augenlid
und Tränen-
organe
Gerstenkorn
Hagelkorn
gophthalmus
Lidfehl-
stellungen
Basallzell-
karzinom
Bindehaut
und
Hornhaut
Konjunktivitis
Keratitis
Hornhauterosion
Keratoplastik
Glaukom
imäres
laukom
kongenitales
Glaukom
sekundäres
Glaukom
Glaskörper-
erkrankungen
Katarakt
Netzhaut und
Sehnerv
Venenverschlüsse
arterielle Durchblutungsstörungen
Netzhautablösung
Aderhautmelanom
altersabhängige Makuladegeneration
Farbsinnstörungen
Diagnose
Spiegelung des
Augenhintergrunds
Spaltlampen-
untersuchung
Gesichtsfeld-
prüfung
Augeninnen-
druckmessung
Prüfung der
Tränensekretion
Sehschärfen-
prüfung
bildgebende
Verfahren
Bindehaut-
abstrich

Das medizinische Fachgebiet

DEFINITION

Augenheilkunde *(Ophthalmologie):* Medizinisches Fachgebiet, das sich mit den Erkrankungen des Auges einschl. des Sehnervs und des Tränenapparats befasst.

35.1 Pflege bei Augenerkrankungen

Pflege bei Sehbehinderung → 10.6

35.1.1 Situation des Patienten

Eine Augenerkrankung und -behandlung bedeutet für die Patientinnen und Patienten (im Folgenden als Patienten bezeichnet) oft eine zumindest zeitweilige Einschränkung des Sehvermögens. Dies versetzt insbesondere Erwachsene in Hilflosigkeit (die Betroffenen stehen plötzlich „im Dunkeln") und kann vorübergehend zur Pflegebedürftigkeit führen.

Patienten mit einer Sehbehinderung sind meist unsicher und dadurch erhöht verletzungsgefährdet. Daher:

- Für ausreichende Beleuchtung sorgen
- Türrahmen farblich markieren, Zimmernummern plastisch hervorheben
- Räumlichkeiten ausführlich vorstellen, abgehen und ggf. ertasten lassen
- Tische und Stühle ohne ausgestellte Beine bevorzugen
- Auf durchgehende Griffleisten und Haltegriffe achten
- Bewegliche Gegenstände feststellen
- Inventar und persönliche Sachen am gewohnten Platz belassen
- Sicheres Schuhwerk anziehen (lassen)
- Patienten vor nassen Böden warnen
- Rufvorrichtung griff- bzw. tastbereit anbringen.

Menschen mit Sehbehinderung sind in ihrer **Kommunikationsfähigkeit beeinträchtigt.** Sie sehen z. B. Gesichtsausdruck oder Mimik ihres Gegenübers nicht. Patienten sind durch die (vorübergehende) Sehbehinderung oftmals zum Nichtstun verurteilt. Gewohnte Beschäftigungen wie Spazierengehen, Lesen, Schreiben und Handarbeiten sind erschwert. Die regelmäßige, meist halb- bis einstündlich Verabreichung von Augentropfen erfordert die (fast) ständige Anwesenheit auf Station. Daher:

- Tropfzeiten im Rahmen der ärztlichen Anordnung flexibel handhaben
- Kurze Spaziergänge mit dem Patienten machen, Angehörige dazu anregen
- Vorlesen und Gespräche führen
- Hören von Radiosendungen, Hörbüchern oder Musik-CDs ermöglichen, Angehörige bitten, entsprechende Geräte (z. B. Smartphone) und Kopfhörer mitzubringen
- Besucherkontakte fördern.

Ziel der Pflege ist es, die Kommunikation des Patienten zu unterstützen und Vereinsamung und Rückzug zu vermeiden.

35.1.2 Beobachten, Beurteilen und Intervenieren

Bewegung

Im Krankenhaus ist ein Patient mit einer Sehbehinderung oder Blindheit stark bewegungseingeschränkt. Er muss sich in unbekannter Umgebung neu orientieren und zu fremden Menschen Vertrauen fassen. Folgendes erleichtert die Mobilität:

- Umgebung sicher gestalten (→ 35.1.1)
- Patienten auffordern, die Arme beim Gehen leicht angewinkelt vorzustrecken, damit er sich bei einer Kollision „auffangen" kann
- Beim Führen einen halben Schritt vorausgehen und den Patienten unterhaken oder seine Hand auf die Schulter des Begleiters legen lassen. Auf Bodenunebenheiten, Absätze, Richtungswechsel, Schwingtüren und Hindernisse aller Art aufmerksam machen
- Vor dem Setzen Stuhl abtasten lassen, beim Setzen die Hand des Patienten auf die Stuhllehne oder Sitzfläche legen
- Evtl. Blindenstock zur Verfügung stellen.

Körperpflege und Kleidung

Augenpflege → 6.4

Körperpflege und äußeres Erscheinungsbild sind Teil der Persönlichkeit und sollen dem Patienten mit Sehbehinderung erhalten bleiben. Deshalb:

- Die persönliche Ordnung des Patienten einhalten
- Bei Bedarf Unterstützung bei der Körperpflege anbieten
- Den Patienten fragen, was er anziehen und wie er frisiert werden möchte
- Auf beschädigte oder beschmutzte Kleidung taktvoll aufmerksam machen.

Das gesunde Auge bedarf keiner besonderen Behandlung. Absonderungen bei geschlossenem Auge mit einem fusselfreien Tuch und klarem warmen Wasser entfernen (Wischrichtung entsprechend des Tränenflusses von außen nach innen).

Fremdkörper, z. B. ausgefallene Wimpern, kleine Insekten, durch Druck auf die Lider nach nasal verschieben und dort mit einem Watteträger entfernen.

Ernährung

Patienten mit einer erst kürzlich eingetretenen Sehbehinderung sind häufig appetitlos, weil „das Auge nicht mehr mitisst". Zudem bereitet das Essen an sich Probleme. Hilfreich ist:

- Große Serviette bereithalten
- Essen auf großen Tellern anrichten, Besteck auswählen lassen, Tassen/Gläser nur halb füllen
- Erklären, was es zu essen gibt und wo sich was auf dem Teller befindet („Kartoffeln bei 12 Uhr, Gemüse bei 4 Uhr, Fleisch bei 8 Uhr")
- Speisen auf Wunsch mundgerecht schneiden.

35.1.3 Lidrandhygiene

DEFINITION

Lidrandhygiene: Maßnahmen zur Reinigung und Pflege der Lidränder.

An der Entstehung der häufigen nichtinfektiösen (chronischen) **Blepharitis** *(Lidrandentzündung)* ist meist eine Funktionsstörung der Talgdrüsen (Meibom-Drüsen) an den Lidrändern maßgeblich beteiligt. Ihr öliges Sekret ist ein wichtiger Bestandteil der Tränenflüssigkeit. Symptome der Blepharitis sind Rötung, Brennen und Jucken der Lider, kleine Krusten/Schuppen an den Lidrändern und Fremdkörpergefühl. Sie kann auf die Bindehaut übergehen (*Blepharokonjunktivitis* → 35.6.1). Wesentlicher Teil der Behandlung ist die **Lidrandhygiene.**

Der Patient wird angeleitet, da er die Behandlung 2-mal täglich und auf Dauer durchführen muss [1].

Benötigte Materialien

- Heißes (ca. 40 °C) Wasser, alternativ: Wärmegelmasken, spezielle Wärmebrille
- Lidhygienetücher mit spezieller Reinigungslösung (z. B. BlephaCura®) oder spezielle Lotion (Bleophasol®) und Kosmetiktücher.

Durchführung

- Heiße Kompressen mind. 10 Min. auflegen, nach 2 Min. erneuern, um das ölige Sekret zu verflüssigen; alternativ Gelmaske oder Wärmebrille nach Herstellerangaben verwenden
- Lidrandmassage und -reinigung (→ Abb. 35.1).

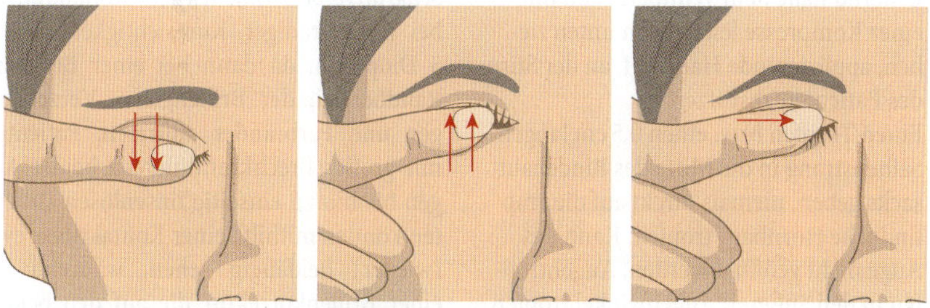

Mit einem sauberen Finger die Lider kräftig in Richtung Lidkante massieren, d. h. am Oberlid von oben nach unten und am Unterlid von unten nach oben. Dadurch werden die Talgdrüsen geöffnet und der verflüssigte Talg herausgedrückt. Dann vom äußeren zum inneren Lidwinkel reiben.

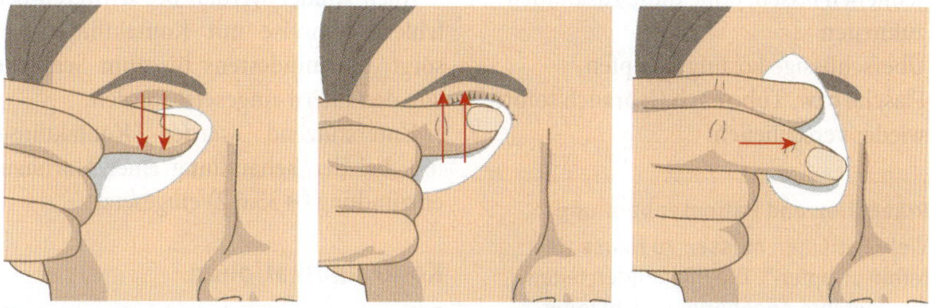

Mit Reinigungspads den Lidrand von Sekreten und Keimen befreien. Zunächst von oben nach unten wischen, dann von unten nach oben und zum Schluss vom äußeren zum inneren Lidwinkel. Vorgang bei Bedarf wiederholen und mehrere Reinigungspads verwenden.

Abb. 35.1 Lidrandhygiene [1]. [L138]

35.1.4 Augenspülung

DEFINITION

Augenspülung: Spülung des Auges bzw. der Augenbindehaut mit Flüssigkeit zum Ausschwemmen von Fremdkörpern oder schädigenden Substanzen.

Nach dem Eindringen schädigender Substanzen in das Auge ist deren möglichst rasche Entfernung entscheidend für eine günstige Prognose:

- Lose sitzende feste Partikel auf der Bindehaut mit einem fusselfreien, sauberen Tuch ohne Druck vom äußeren zum inneren Augenwinkel aus dem Auge wischen
- Bei festen Fremdkörpern (z. B. Metallspänen) oder einer Verätzung durch Kalk, Säuren oder Laugen Auge noch am Unfallort mit Wasser, zur Not auch mit Bier oder Sprudel, ausspülen (pro Spülung 250–500 ml, häufig wiederholen)
- Scharfkantige oder festsitzende Partikel sowie Fremdkörper im Bereich der Hornhaut belassen, Auge geschlossen halten, mit einer feuchten Kompresse bedecken.

Dann wird der Verletzte in die nächste Augenklinik gebracht, wo die **Augenspülung** bei schweren Verätzungen während des gesamten ersten Tages viertel- bis halbstündlich wiederholt wird.

Benötigte Materialien

- Spülflüssigkeit (nach Arztanordnung), z. B. NaCl 0,9 %, vorzugsweise in spezieller Augenspülflasche (diese hat den Vorteil, dass *eine* Person mit *einer* Hand den Druck des Strahls bestimmen kann, → Abb. 35.2); alternativ Spülflüssigkeit in 50-ml-Spritze
- Ggf. Tropfanästhetikum, z. B. Novesine® 0,4 %
- Tupfer, Lidhalter, Watteträger
- Auffangschale, Tücher (Nässeschutz)
- Handschuhe zum Eigenschutz.

Durchführung

- Patienten informieren. Kleidung vor Nässe schützen
- Lokalanästhetikum eintropfen und ca. 1 Min. einwirken lassen, um zu vermeiden, dass der Patient bei der anschließenden Spülung die Augenlider vor Schmerz zusammenkneift
- Im Liegen oder Sitzen Kopf zur betroffenen Seite neigen (lassen), damit die kontaminierte Spülflüssigkeit nicht ins andere Auge läuft
- Augenlider mit Daumen und Zeigefinger spreizen, alternativ mit einem Lidhalter offenhalten oder Lid mit einem Watteträger *ektropionieren* (nach außen stülpen)
- Festsitzende Partikel vorsichtig mit einem sterilen Watteträger entfernen
- Spülflüssigkeit (etwa 500 ml pro Spülung) aus ca. 10 cm Entfernung mit leichtem Druck über das Auge und den Bindehautsack laufen lassen (→ Abb. 35.2). Patienten bitten, nacheinander nach oben, unten, links und rechts zu schauen, z. B. bei der Spülung der unteren Übergangsfalte nach oben.

Anschließend nach Anordnung der Ärztin oder des Arztes (im Folgenden als Arzt bezeichnet) Augensalbe oder -tropfen verabreichen und ggf. einen Augenverband anlegen.

35.1.5 Applikation von Augentropfen und -salben

Arzneimittel in der Augenheilkunde → 35.4

Benötigte Materialien

- (Sterile) Tupfer (z. B. Zelletten)
- Verordnetes Augenmedikament
- Ggf. Handschuhe zum Eigenschutz, v. a. bei infektiösen Augenerkrankungen.

Durchführung

Regeln zum Umgang mit Augenmedikamenten

- Patientennamen überprüfen
- Gebräuchliche Abkürzungen kennen:
  - OD = Oculus dexter/re. Auge/RA
  - OS = Oculus sinister/li. Auge/LA
  - OU = Oculi uterque/beide Augen R/L

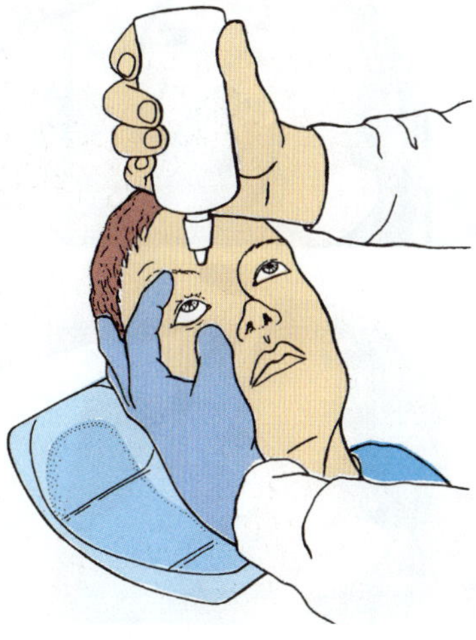

Abb. 35.2 Augenspülung. [L157]

- Arzneimittel auf Gebrauchsfähigkeit überprüfen (Lagerung bei vorgeschriebener Temperatur? Verfallsdatum noch nicht erreicht? Keine Ausflockung oder Verfärbung?)
- Angeordnete Dosierung, Tropfzeiten und -abstände einhalten (mind. 10 Min. zwischen verschiedenen Tropfen)
- Arzneimittel mit Patientennamen und Anbruchdatum kennzeichnen, ausschließlich für diesen Patienten verwenden
- Augentropfen stets vor Augengel/-salbe verabreichen
- Kontakt zwischen Applikator und Auge vermeiden, um eine Kontamination auszuschließen
- Flaschen- und Tubenverschlüsse nicht verwechseln
- Kontaktlinsen: Vor der Applikation entfernen, erst nach einer gewissen Zeit wieder einsetzen, da viele Augentropfen Kontaktlinsen auf Dauer verfärben.

Augentropfen bzw. -salben werden wie folgt verabreicht (➔ Abb. 35.3):

- Hygienische Händedesinfektion durchführen
- Ältere Kinder, Jugendliche und Erwachsene hinsetzen oder -legen, Kopf leicht nach hinten geneigt anlehnen lassen. Säuglinge und Kleinkinder hinlegen oder auf den Schoß einer zweiten Person legen, die den Kopf und ggf. auch die Arme hält
- Patienten nach oben blicken lassen, damit die Augentropfen nicht direkt auf die empfindliche Hornhaut fallen

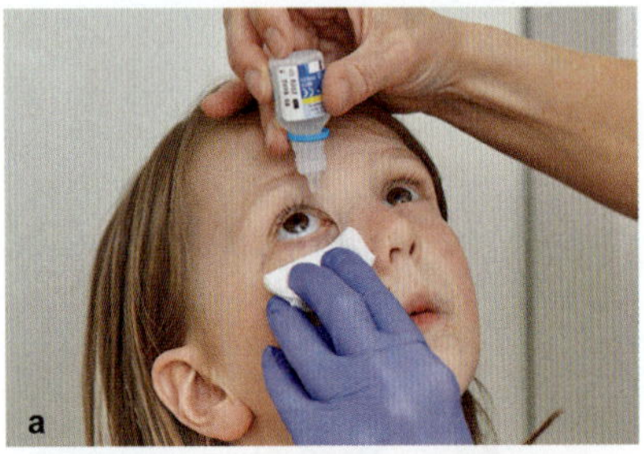
a

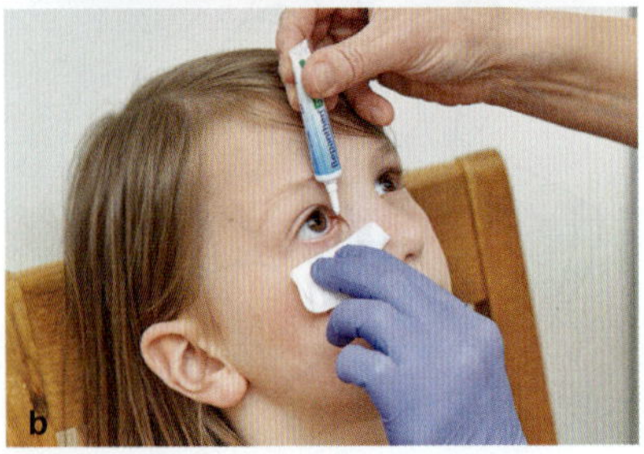
b

Abb. 35.3 Applikation von Augentropfen (a) und von Augensalbe (b). [K115]

- Unterlid nahe dem Wimpernrand mit einer Kompresse leicht nach unten ziehen, applizierende Hand ggf. an der Stirn des Patienten abstützen
- Einen Tropfen bzw. einen 0,5 cm langen Salbenstrang in die Mitte des Bindehautsacks geben, niemals direkt auf die empfindliche Hornhaut tropfen. Kann das Auge nicht geöffnet werden, Augentropfen in den äußeren Augenwinkel tropfen
- Patienten zur gleichmäßigen Verteilung des Arzneimittels die Augen langsam schließen lassen, ohne diese zusammenzukneifen
- Überschüssige Lösung abtupfen
- Flasche bzw. Tube nach Gebrauch sofort wieder verschließen.

Prävention und Patientenberatung

Viele Patienten müssen zu Hause weiterhin „tropfen". Die Pflegenden leiten sie oder ihre Angehörigen rechtzeitig hierzu an:

- Der Verabreichende wäscht sich die Hände
- Der Patient liegt oder lehnt den Kopf beim Sitzen möglichst an
- Der Patient/Verabreichende führt den Finger nahe an den Wimpernrand, zieht das Unterlid leicht herunter und blickt nach oben
- Mit der anderen Hand hält er Tropffläschchen/Salbentube über sein Auge, fixiert den Konus und verabreicht sich den Tropfen durch leichten Druck auf die Kunststoffflasche bzw. einen 0,5 cm langen Salbenstrang in den Bindehautsack. Applikationshilfen (z. B. Autodrop®) erleichtern die Selbstapplikation von Augentropfen.

35.1.6 Umgang mit Kontaktlinsen

DEFINITION

Kontaktlinsen *(Haftgläser, Haftschalen):* Durchsichtige Kunststoffschalen, die der Form der Hornhaut angepasst sind und auf dieser beweglich haften. In der Regel klar und farblos, seltener (aus kosmetischen Gründen) gefärbt.

Indikationen

Kontaktlinsen dienen meist dem Ausgleich von Brechungsfehlern (➔ 35.11). Manche Menschen ziehen Kontaktlinsen aus kosmetischen, praktischen oder beruflichen Gründen einer Brille vor, z. B. beim Sport, bei häufigem Beschlagen.

Sehkraftverbessernd wirken Kontaktlinsen bei höhergradiger Kurzsichtigkeit ab ca. 5 Dioptrien, da dann bei einer Brille im Randbereich der Brillengläser Verzerrungen und Farbränder auftreten. Patienten mit großer Brechkraftdifferenz beider Augen bis hin zu einseitig linsenlosen Patienten können mithilfe einer Kontaktlinse evtl. (wieder) beidäugig sehen, während bei einer Brillenkorrektur die auf den beiden Netzhäuten entstehenden Bilder unterschiedlich groß sind.

Auch Kinder werden bei schweren Sehfehlern teilweise mit Kontaktlinsen versorgt, die mindestens bis zum Schulalter von den Eltern eingesetzt werden.

Unterstützend werden Kontaktlinsen u. a. bei der Behandlung einer Hornhautentzündung (➔ 35.6.2) eingesetzt.

Kontraindikationen

Bei zu geringer Tränensekretion sowie Berufstätigkeit in staubiger Umgebung dürfen Kontaktlinsen nicht getragen werden. Älteren Menschen fallen Einsetzen und Herausnehmen evtl. schwer.

Nachteile von Kontaktlinsen sind außerdem eine erhöhte Blendempfindlichkeit sowie Lichthofbildungen („Heiligenschein") um Lichtquellen bei Dunkelheit, über die aber auch viele Träger nicht entspiegelter Brillen klagen.

Arten von Kontaktlinsen

Am häufigsten werden formstabile *harte* und flexiblere *weiche Kontaktlinsen* (➔ Tab. 35.1) verwendet, die in der Regel nur tagsüber getragen werden. Hart-weiche *Hybridlinsen* haben einen formstabilen Kern und eine weiche Ummantelung. *Dauerlinsen* halten bei guter Pflege wenige Jahre, *Tageslinsen* (bei weichen Linsen) sind Einmalprodukte.

Eine Sonderform sind **Verbandlinsen** zu Hornhautschutz und Heilungsförderung (z. B. postoperativ, bei Verletzungen). Sie werden vom Augenarzt eingesetzt und gewechselt und können bis zu vier Wochen getragen werden.

Umgang mit Kontaktlinsen

Der korrekte Umgang mit Kontaktlinsen muss vom Patienten geduldig erlernt werden.

Menschen mit Dauerlinsen benötigen einen Aufbewahrungsbehälter sowie Reinigungs-und Spülflüssigkeit. Vor dem Einsetzen muss die Reinigungs- durch Spülflüssigkeit ersetzt und mindestens 10 Min. abgewartet werden.

Tab. 35.1 Vor- und Nachteile von harten und weichen Kontaktlinsen.

Eigenschaft	Harte Linsen	Weiche Linsen
Preis	Niedriger	Höher
Haltbarkeit von Dauerlinsen	Länger (bis 4 Jahre)	Kürzer (max. 1,5 Jahre)
Sehen	Besser	Eher schlechter
Eingewöhnungszeit	Länger	Kürzer
Verträglichkeit	Schlechter	Besser
Tragezeit (Richtwert)	8 Std. täglich	12 Std. täglich
Fremdkörpergefühl	Stärker	Schwächer
Pflege	Einfacher und schneller	Komplizierter und langwieriger

Einsetzen der Kontaktlinsen

Zum Einsetzen (→ Abb. 35.4) benötigt der Betroffene ggf. eine Unterlage, einen Spiegel und Händedesinfektionsmittel.

- Hände gründlich waschen. Im Krankenhaus wegen der erhöhten Infektionsgefahr ggf. Händedesinfektion
- Linse vorsichtig aus dem Behälter bzw. der Verpackung nehmen. Rechte und linke Linse nicht verwechseln, die Linse darf nicht umgestülpt oder geknickt sein
- Linse mit der gewölbten Außenseite auf die Spitze des einsetzenden Zeigefingers legen (→ Abb. 35.4)
- Mit der freien Hand das Auge aufhalten und dabei geradeaus blicken
- Linse langsam auf die Hornhaut setzen
- Langsam das Auge schließen und zur „Lagekontrolle" mehrmals blinzeln
- Aufbewahrungsbehälter unter heißem Wasser oder mit speziellen Lösungen abspülen und trocknen lassen.

Bei einer verrutschten Linse empfindet der Betroffene ein Fremdkörpergefühl und sieht verzerrt. In diesem Fall Ruhe bewahren und die Linse durch leichten Druck auf das geschlossene Lid vorsichtig zurückschieben.

Herausnehmen der Kontaktlinsen

Kontaktlinsen immer über einer Unterlage herausnehmen, damit sie nicht verloren gehen oder beschädigt werden, wenn sie herunterfallen.

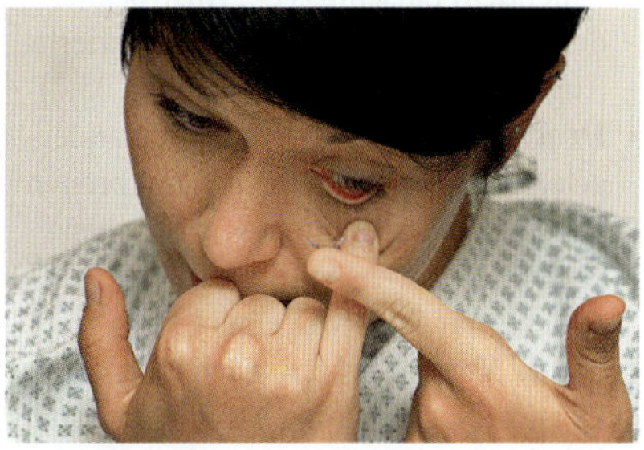

Abb. 35.4 Einsetzen einer Kontaktlinse. [K115]

- Hände gründlich waschen
- Auge aufhalten
- *Weiche Linsen* entfernen, indem die Augenlider vorsichtig mit dem Daumen bzw. Zeige- oder Mittelfinger der einen Hand und mit dem Zeige- bzw. Mittelfinger der anderen Hand in Richtung Augapfel zusammengedrückt werden. Die Linsen lösen sich dann und bleiben meist an den Wimpern hängen. *Harte Linsen* werden durch Zug am äußeren Lidwinkel nach oben außen hin entfernt und in der Hohlhand aufgefangen (während des Zugs geradeaus sehen und zwinkern). Löst sich die Linse nicht, kann ein *Linsensauger* eingesetzt werden
- Dauerlinse sofort in den mit Reinigungs- oder Spülflüssigkeit gefüllten Aufbewahrungsbehälter legen.

VORSICHT! Insbesondere bei unsachgemäßem Umgang und zu langer Tragzeit drohen evtl. irreversible **Horn- und Bindehautschäden.** Sinnvoll sind regelmäßige augenärztliche Kontrollen und bei Beschwerden sofortige Vorstellung beim Augenarzt. Außerdem sollen Kontaktlinsenträger eine zusätzliche Brille der richtigen Stärke besitzen, um bei Beschädigung, Verlust oder Unverträglichkeit der Kontaktlinse sofort eine Ersatzsehhilfe zu haben.

35.1.7 Umgang mit Augenprothesen

DEFINITION

Augenprothese *(künstliches Auge):* Flache, halbkugelförmige Glas- oder Kunststoffprothese, die der kosmetischen Korrektur nach Entfernung eines Auges dient und im Aussehen dem sichtbaren Teil des gesunden Auges gleicht.

(Augen-)Enukleation: Entfernung des Augapfels (→ Abb. 35.5). Notwendig z. B. bei schwersten Verletzungen, Entzündungen, chronischen starken Schmerzen eines schwer geschädigten Auges oder bösartigen Tumoren.

Die Entfernung eines Auges und der damit verbundene Umgang mit einer **Augenprothese** bedeuten für den Betroffenen eine schwere Belastung. Der Patient hat Angst um sein verbleibendes Auge. Manchmal kann er seinen erlernten Beruf nicht mehr ausüben. Viele Kranke fühlen sich sowohl bei alltäglichen Verrichtungen als auch im Umgang mit Mitmenschen unsicher.

Der erste Verbandwechsel nach **Enukleation** erfolgt am 1.–2. postoperativen Tag durch den Arzt. Nach Inspektion der Augenhöhle wird eine vorläufige *Lochprothese* als Platzhalter eingesetzt, durch die entzündungshemmende Arzneimittel verabreicht werden können. Diese Prothese wird 1-mal täglich herausgenommen, gereinigt und wieder eingesetzt. Bereits jetzt beginnt die Anleitung des Patienten.

Auch die endgültige Prothese wird 1-mal täglich zum Reinigen aus der Augenhöhle genommen und anschließend wieder eingesetzt (→ Abb. 35.6). Dies geschieht über einer weichen Unterlage, damit die Prothese nicht beschädigt wird, falls sie herunterfällt.

Die günstigste Körperposition für das Herausnehmen und Einsetzen der Prothese ist bequemes Sitzen, bei Durchführung durch die Pflegenden auch Liegen. Pflegende tragen Handschuhe.

Die Prothese wird nach Herstellerangaben gereinigt, in der Regel reicht lauwarmes Leitungswasser. Die Augenhöhle braucht nach Abheilung keine besondere Pflege, sie wird beim Waschen des Gesichts mitgereinigt. Vor dem Einsetzen wird die Prothese mit NaCl 0,9 % befeuchtet.

35.1.8 Pflege bei Augenoperationen

Viele Augenoperationen können in Lokalanästhesie (→ 46.9.1) durchgeführt werden.

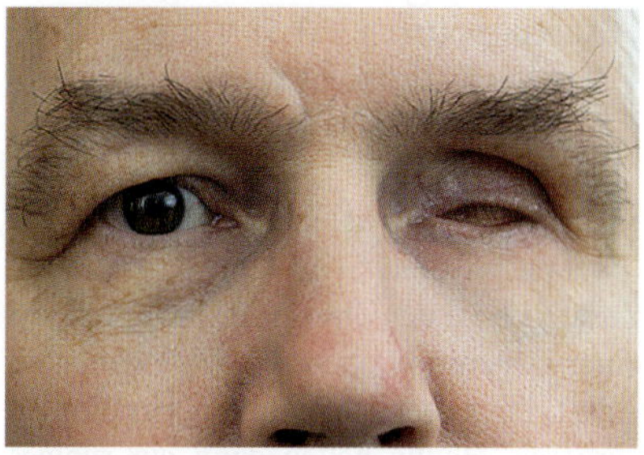

Abb. 35.5 Patient nach Enukleation des linken Auges. [K115]

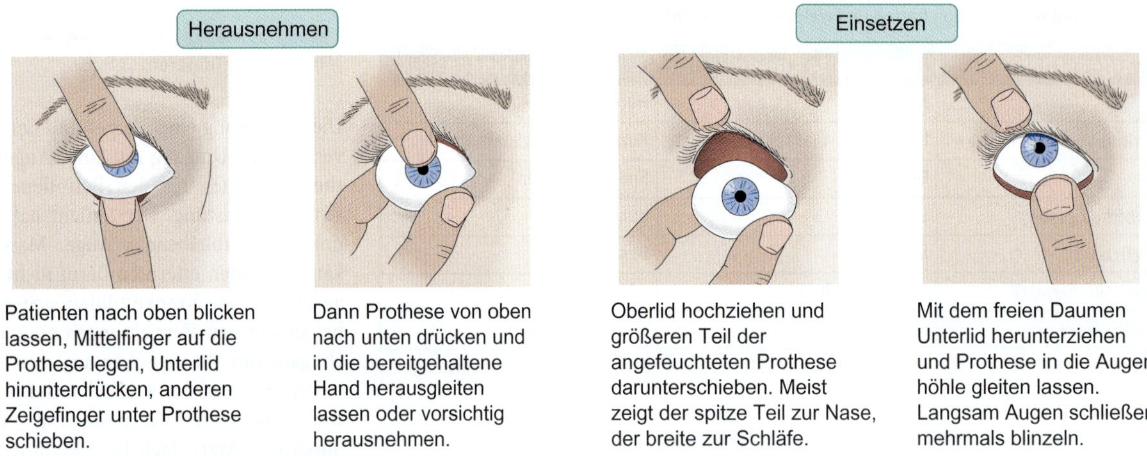

Abb. 35.6 Herausnehmen und Einsetzen der Augenprothese. [L190]

Bei der **Tropfanästhesie** (etwa bei Lasertherapie, Fremdkörperentfernung, Katarakt-Operationen) wird das Lokalanästhetikum auf Binde- und Hornhaut getropft, bei **Leitungs-** oder **Infiltrationsanästhesien** wird das Anästhetikum in den Glaskörper eingespritzt (etwa bei einer Linseneinpflanzung). Operationen an den hinteren Augenabschnitten und Eingriffe, die eine absolute Unbeweglichkeit des Patienten erfordern (z. B. Netzhautoperationen, Schieloperationen bei Kindern), finden in Allgemeinanästhesie (→ 46.8) statt, ebenso Eingriffe bei wenig kooperativen Patienten.

Präoperative Pflege

Präoperative Pflege → 44.2
Spezielle Maßnahmen vor Augen-OPs:

- Patienten nach einer bestehenden Erkältung mit Husten befragen, da Operationen in Lokalanästhesie eine absolute Kopfruhigstellung erfordern. Bei (leichtem) Reizhusten können 45 Min. vor der Operation 20 Tropfen Kodein verabreicht werden
- Evtl. Bindehautabstrich (→ 35.3.8) entnehmen
- Korrektes Applizieren von angeordneten Augentropfen (→ 35.1.5)
- Ggf. Verabreichung eines augeninnendrucksenkenden Arzneimittels (z. B. Glaupax®)
- Ggf. Gabe eines Schmerzmittels, z. B. Novalgin®, Tramal® (→ 13.3.1).

Zusätzlich zu den „normalen“ Ängsten vor einer Operation haben viele Patienten Angst, ihr Augenlicht bei der Operation zu verlieren. Häufig helfen dann ein ruhiges Gespräch und klare Informationen, z. B. über postoperative vorübergehende Sehverschlechterungen und unbequeme, aber notwendige Positionierungen.

Postoperative Pflege

Postoperative Pflege → 44.5
Spezielle postoperative Maßnahmen:

- Nach Gasfüllung des Glaskörperraums Patienten auf den Bauch oder auf der Seite positionieren, um ein gutes Anlegen der Netzhaut an den Lösungsstellen zu bewirken. Pflegende unterstützen die Positionierung mit geeigneten Hilfsmitteln
- Übelkeit/Erbrechen, Obstipation und Husten medikamentös (Arztanordnung) und mit Pflegemaßnahmen (Obstipationsprophylaxe → 8.2.6) behandeln, da sie den Augeninnendruck steigern und zu Einblutungen und Druck auf die Operationswunde führen können
- Patienten engmaschig nach Schmerzen befragen. Diese können auch ein Hinweis auf Anstieg des Augeninnendrucks sein. Deswegen vor der Gabe von Schmerzmitteln den Augeninnendruck messen lassen (→ 35.3.4), um ein akutes Glaukom auszuschließen
- Augenverband regelmäßig auf Nachblutungen und korrekten Sitz überprüfen.

Prävention und Patientenberatung

Zur **Entlassungsberatung** gehören:

- Anleitung des Patienten bzw. seiner Angehörigen zur Verabreichung von Augentropfen oder -salben (→ 35.1.5)
- Information über richtiges Verhalten in den ersten postoperativen Tagen bis Wochen (je nach Eingriff):
  - Weitgehende Ruhigstellung des Auges und ein konstanter Augeninnendruck fördern die Heilung. Daher nicht kopfüber bücken (stattdessen in die Hocke gehen), nicht schwer heben, nicht stark pressen und möglichst wenig lesen (stattdessen Hörbuch hören)
  - Das operierte Auge vor zusätzlichen Reizen schützen. Auge nicht reiben oder drücken, zum Duschen und Haarewaschen einen Uhrglasverband anlegen (→ 35.1.9), kein Augen-Make-up benutzen
- Ggf. Einschalten eines Pflegedienstes.

35.1.9 Augenverbände und Verbandwechsel

Verbandformen

- **Einfacher Augenverband:** Ovale, sterile Augenkompresse, die mit 2–3 Pflasterstreifen fixiert wird (→ Abb. 35.7). Brillenträger können ihre Brille weiterhin tragen. Nachts sollte zum Schutz zusätzlich eine **Augenklappe** getragen werden
- **Uhrglasverband:** Mit Pflaster eingefasste, durchsichtige Plexiglaskappe (gebrauchsfertig erhältlich). Vermeidet bei fehlendem Lidschluss ein Austrocknen der Hornhaut und schützt das operierte Auge, z. B. beim Duschen (→ Abb. 35.7)
- **Druckverband:** Mehrere übereinandergelegte Kompressen, die fest mit breiten Pflasterstreifen oder einer elastischen Binde fixiert werden (in letzterem Fall spricht man auch von einem **Rollverband**). Verhindert z. B. nach einer Enukleation Nachblutungen und wird in der Regel am 2. postoperativen Tag vom Arzt entfernt (→ Abb. 35.7)

- **Hohlverband:** Kunststoffsiebklappe ohne Kompresse, die v. a. zur Druckvermeidung nach einer Hornhauttransplantation und nach Verletzungen angelegt wird
- **Salbenverband:** Er soll eine aufgetragene Salbe möglichst lange am Wirkort halten, z. B. bei postoperativer Fistelung (nässende Naht), bei Hornhauterosion. Reichlich Salbe in den unteren Bindehautsack geben, Kompressen auflegen und mit einer Siebklappe (→ Abb. 35.7) fixieren
- **Binokulus:** Beidseitiger Augenverband zur absoluten Ruhigstellung des erkrankten Auges, z. B. präoperativ bei Netzhautablösung. Da sich bei einem einseitigen Augenverband trotzdem das abgedeckte/erkrankte Auge mitbewegt, werden beide Augen mit Kompressen abgedeckt. Der Patient mit einem Binokulus ist extrem hilflos und ängstlich und bedarf besonderer Zuwendung
- **Lochklappe, Siebklappe:** Kunststoffklappe mit einem größeren Loch bzw. vielen kleinen Löchern, z. B. nach Kataraktoperation. Ermöglicht einen mechanischen Schutz der Augen bei gleichzeitig zur Orientierung ausreichender Sehfähigkeit (→ Abb. 35.7).

Postoperativer Verbandwechsel

Nach der Operation wird ein einfacher Augenverband angelegt, der mit einer Augenklappe zum Schutz vor Stoß und Druck befestigt wird. Anlegen und Entfernen des Verbands erfolgen unter Berücksichtigung der üblichen Hygieneregeln (→ 41.2). Der erste Verbandwechsel erfolgt meist am Morgen nach der Operation. Sondert das operierte Auge Wundsekret ab, wird die Mullkompresse häufiger gewechselt.

Durchführung

- Patienten hinsetzen oder hinlegen und den Kopf leicht in den Nacken legen lassen, Anlehnen des Kopfs sorgt für eine stabile Position des Kopfs
- Hände desinfizieren, Schutzhandschuhe anziehen
- Klappe und alten Verband vorsichtig lösen
- Patienten bitten, das Auge zu schließen, dann Auge mittels mit NaCl 0,9 % angefeuchteten Kompressen vom äußeren zum inneren Augenwinkel von Sekret und Salbenresten (äußerlich) reinigen. Dabei jeglichen Druck auf das Auge vermeiden. Die Reinigung wird von den meisten Patienten als sehr angenehm empfunden
- Handschuhe ausziehen, Händedesinfektion
- Ggf. Augentropfen, -salbe (→ 35.1.5) einbringen
- Neue Augenkompresse und Augenklappe auflegen, Patienten bitten, den Verband während der Fixierung mit Pflasterstreifen zu halten.

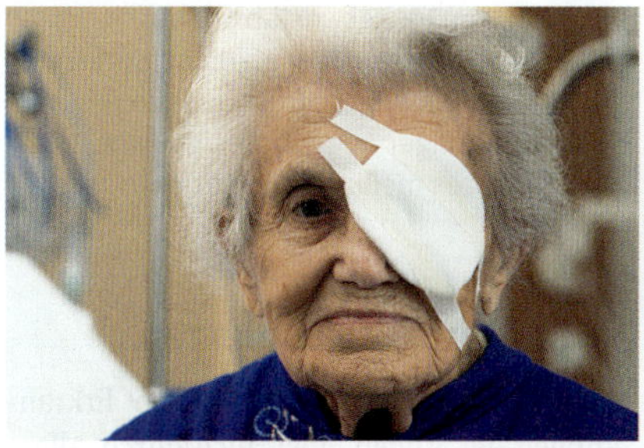

Einfacher Augenverband

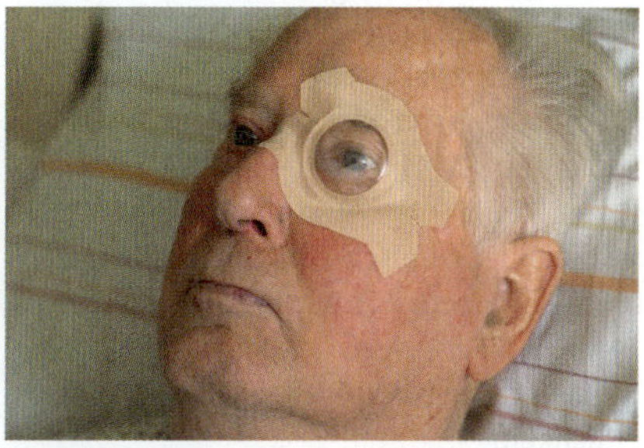

Uhrglasverband

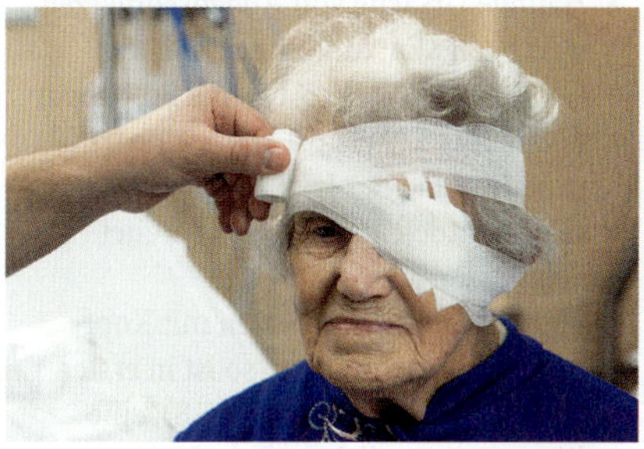

Druckverband (hier Rollverband)

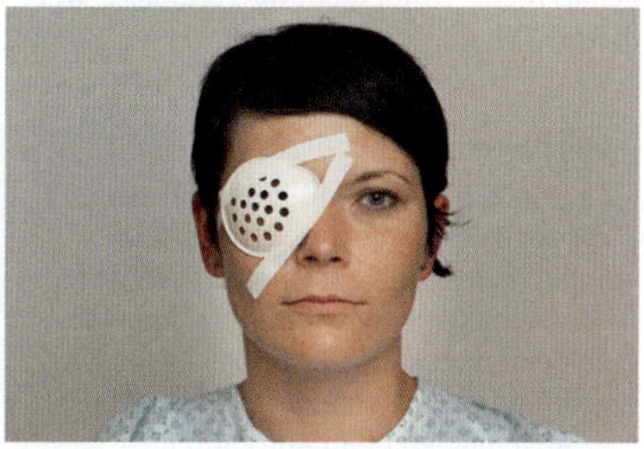

Siebklappe

Abb. 35.7 Augenverbände. [K115]

35.2 Hauptbeschwerden und Leitbefunde

35.2.1 Sehstörungen und Blindheit

Umgang mit Menschen mit Sehbehinderung → 10.6.1

Sehstörungen äußern sich in verminderter Sehschärfe (z. B. „verschwommen sehen", „Schatten- und Umrisse sehen"), aber auch einer Verzerrung des Bildeindrucks, Doppeltsehen oder Gesichtsfeldeinschränkungen bis hin zum „Tunnelblick". Eine Sehstörung kann langsam oder plötzlich eintreten, reversibel oder unwiderruflich sein.

Plötzliche Sehstörung

! **NOTFALL!** Eine **plötzliche** oder **unklare Sehstörung** oder gar **Erblindung** ist für den Patienten stets ein dramatisches Ereignis und ein ophthalmologischer Notfall!

Plötzliche Sehstörungen treten überwiegend *einseitig* auf (Übersicht → Tab. 35.2). Eine plötzliche *beidseitige* erhebliche Sehverschlechterung bzw. Erblindung ist demgegenüber seltener. Sie kann z. B. durch beidseitige Durchblutungsstörungen der Aa. cerebri posteriores (→ Tab. 34.5) oder durch Allgemeinerkrankungen, etwa eine Vergiftung, bedingt sein.

Langsam entstehende Sehstörung

Eine langsam entstehende Sehstörung wird vom Patienten zunächst als weniger dramatisch empfunden. Sie ist z. B. durch **Katarakt** (*grauer Star* → 35.7), **Glaukom** (*grüner Star* → 35.8) oder **altersabhängige Makuladegeneration** (*AMD* → 35.10.4) bedingt.

Sehbehinderung und Blindheit

i DEFINITION

Definitionen nach dem Bundessozialhilfegesetz (Grundlage der Beurteilung sind die Sehschärfe des besseren Auges und das beidäugige Gesichtsfeld):

Sehbehinderung: Sehvermögen trotz Sehhilfe auf dem besseren Auge ≤ 30 % als bei einem Normalsichtigen.

Hochgradige Sehbehinderung: Sehvermögen trotz Sehhilfe auf dem besseren Auge ≤ 5 %.

Blindheit: Sehvermögen trotz Sehhilfe auf dem besseren Auge ≤ 2 %.

Amaurose: Fehlen jeglicher Wahrnehmung von Licht oder Bewegung [2].

Sehbehinderte haben Anspruch auf einen Schwerbehindertenausweis [3].

Tab. 35.2 Klinische Charakteristika häufiger Erkrankungen mit plötzlicher einseitiger Sehstörung (U = Ursache, S = Symptome, Th = Therapie).

Erkrankung	Klinische Kennzeichen
Akuter Glaukomanfall	Nebel- oder Schleiersehen, Sehen farbiger Ringe um Lichtquellen und teils hochgradige Sehverschlechterung. Heftige Augen- und Kopfschmerzen, häufig Übelkeit und Erbrechen. Augenärztlicher Notfall (→ 35.8)
Amaurosis fugax	Schmerzlose Erblindung meist eines Auges für Sekunden bis Minuten durch vorübergehende Durchblutungsstörung (→ 37.6.2)
Riesenzellarteriitis (früher *Arteriitis temporalis*)	Plötzlicher, weitgehender Sehverlust, evtl. Doppelbilder. Starker, ein- oder beidseitiger Schläfenkopfschmerz, Kauschmerzen, gestörtes Allgemeinbefinden (Details → Tab. 28.5)
Chorioretinitis	• U: Netzhaut-Aderhaut-Entzündung, z. B. bei Toxoplasmose (→ 30.10.1), Virusinfektionen (→ 30.8) • S: Je nach Verteilung der Herde z. B. Verschwommensehen, Gesichtsfelddefekte. Bei Makulabefall plötzliche, hochgradige Sehverschlechterung mit zentralem Gesichtsfeldausfall. Keine Schmerzen • Th: Behandlung der Ursache (z. B. Antibiotika, Virostatika), Glukokortikoide zur Entzündungsdämpfung
Glaskörperblutung	Sehen von „Wolken", „Bienenschwärmen", „Rußregen", aber auch hochgradige Sehverminderung (→ 35.9)
Netzhautablösung	Je nach Lokalisation der Ablösung „Vorhang vor dem Auge", „aufsteigende Mauer", Schleier oder Schatten in bestimmten Bereichen des Gesichtsfelds. Evtl. zusätzlich Verzerrtsehen, Visuseinschränkung und Gesichtsfeldausfälle. Keine Schmerzen (→ 35.10.3)
Neuritis nervi optici *(Sehnervenentzündung)*	• U: **Papillitis** *(Entzündung des Sehnervenkopfs),* oft viral oder immunologisch; **Retrobulbärneuritis** *(Entzündung des Sehnerventeils hinter dem Augapfel),* oft bei Multipler Sklerose • S: Einseitige, hochgradige Sehschärfenverminderung und zentraler Gesichtsfeldausfall, bei Retrobulbärneuritis häufig mit einem leichten, dumpfen Augenschmerz, der bei Druck oder Augenbewegung stärker wird • Th: Bei infektiöser Ursache antiinfektive Therapie, sonst hoch dosiert Glukokortikoide (→ Pharma-Info 26.1)
Zentralarterienverschluss	Schlagartiger, schmerzloser Gesichtsfelddefekt, der bis zur Erblindung des betroffenen Auges führen kann (→ 35.10.2)
Zentralvenenverschluss	Zunächst Schleiersehen, dann in Stunden bis Tagen stärkere Gesichtsfeldverdunkelung, Sehschärfenminderung (→ 35.10.1)

Hauptursachen

Die drei häufigsten Ursachen für hochgradige Sehbehinderung oder Blindheit bei Erwachsenen sind in Mitteleuropa:
- Altersabhängige Makuladegeneration (→ 35.10.5)
- Glaukom (grüner Star → 35.8)
- Retinopathie bei Diabetes (→ 26.6).

Menschen mit Sehbehinderung sind in vielen Bereichen des Alltags nach wie vor erheblich beeinträchtigt und benachteiligt. Zunehmend werden in öffentlichen Räumen Hilfen für Sehbehinderte eingerichtet, die deren Integration verbessern. Beispiele: Fußgängerampeln mit akustischen Signalen, tastbare Markierungen straßennah im Bürgersteig oder im Boden öffentlicher Verkehrsmittel erleichtern das Tasten mit dem Blindenstock (Langstock).

Hochgradige Sehbehinderung bei Babys und Kleinkindern

Während ältere Kinder und Erwachsene eine Sehverschlechterung in aller Regel selbst bemerken und den Augenarzt aufsuchen, klagen Babys und Kleinkinder trotz hochgradiger Sehschwäche nicht, da sie es „nicht anders kennen". Gleichzeitig ist die Frühdiagnose für die weitere Entwicklung des Kindes entscheidend. Eltern und Pflegefachpersonen achten daher auf die Warnzeichen schlechten Sehens bei Babys und Kleinkindern:
- Kein Anlächeln von Bezugspersonen bei Babys über zwei Monaten
- Kein Verfolgen von Bewegungen, keine Aufnahme von Blickkontakt
- Fehlende Reaktion auf Spielzeuge, die keine Geräusche machen, aber z. B. Umdrehen nach einer Rassel
- Schreien oder Abwehrbewegungen bei Zuhalten eines Auges (das Baby mag es nicht, wenn man sein besseres Auge zuhält, und wehrt sich)
- Auffällig graue oder große Pupillen, Nystagmus (*Augenzittern* → 36.3.4), Schielen (→ 35.12)
- Auffällige Kopfschiefhaltung, ständiges Augenreiben, Blinzeln oder Zusammenkneifen der Augen
- Entwicklungsverzögerung, Ungeschicklichkeit.

Beim geringsten Verdacht muss eine augenärztliche Untersuchung veranlasst werden.

Das Augenlicht schützen

Es gelingt nur selten, Blinden das Sehen wieder zu ermöglichen. Daher sind der Schutz der Augen vor Verletzungen und die Früherkennung von Augen- oder Allgemeinerkrankungen, die das Augenlicht gefährden, von besonderer Bedeutung:
- Anschnallen beim Autofahren
- Besondere Vorsicht beim Umgang mit Laugen, Säuren, chemischen Giftstoffen, Gasen und Stäuben, Schweißarbeiten, spitzen Gegenständen sowie das Tragen einer geeigneten Schutzbrille
- Schutz der Augen vor UV-Strahlen (z. B. durch eine geeignete Sonnenbrille)
- Regelmäßige ärztliche Augeninnendruckkontrollen: routinemäßig ab dem 40., bei starker Fehlsichtigkeit ab dem 20. Lebensjahr
- Regelmäßige augenärztliche Untersuchung bei Allgemeinerkrankungen mit häufiger Augenbeteiligung (z. B. Diabetes mellitus, Hypertonie).

35.2.2 Augenschmerzen

Augenschmerzen können durch Erkrankungen der Augen, aber auch durch Allgemeinerkrankungen bedingt sein:
- Häufige Ursache von Augenschmerzen sind lokale Entzündungen, z. B. ein Gerstenkorn (→ 35.5.1), eine Bindehautentzündung (→ 35.6.1) oder eine Iritis (Entzündung der Iris). Auch ein Hornhautdefekt (→ 35.6.3) bereitet Schmerzen
- Sind die Augenschmerzen mit Kopfschmerzen verbunden, so ist in erster Linie an ein Glaukom (→ 35.8), eine Riesenzellarteriitis (→ Tab. 35.2), eine Migräne (→ 37.14.1), eine Trigeminusneuralgie (→ 37.14.3) oder einen Zoster ophthalmicus (→ 30.8.3) zu denken

- Schmerzen beim Bewegen der Augen kommen z. B. bei der Neuritis nervi optici (→ Tab. 35.2), bei Entzündungen der Augenmuskeln oder bei Fremdkörpern im Auge vor. Bei einer **Orbitalphlegmone** *(bakterielle Entzündung der Augenhöhle)* sind die Schmerzen typischerweise pulsierend
- Schmerzen nach längerem Lesen weisen oft auf einen nicht korrigierten Brechungsfehler hin (→ 35.11) oder auf ein Sicca-Syndrom (*trockenes Auge* → Tab. 35.4).

35.2.3 Rötung des Auges

Eine **Rötung des Auges** ist durch Gefäßerweiterung bedingt:

- Bei der **konjunktivalen Injektion** (→ Abb. 35.8) sind einzelnen Gefäße erkennbar, der Farbton ist hellrot. Bei einer **Konjunktivitis** (*Bindehautentzündung* → 35.6.1) liegt das Maximum der Rötung eher in der Peripherie zu Lidern und Augenwinkeln hin. Ist der hornhautnahe Bereich betroffen, spricht das für eine *Hornhautentzündung* (**Keratitis** → 35.6.2)
- Eine bläulichrote Verfärbung der Bindehaut nahe dem Hornhautrand (einzelne Gefäße sind nicht erkennbar) heißt **ziliare Injektion** (→ Abb. 35.8) und weist v. a. auf eine tiefere Entzündung (z. B. *Iridozyklitis*) hin, kann aber auch bei Hornhautentzündung auftreten
- Bei der **Iridozyklitis** sind Iris und Ziliarkörper durch bakterielle Infektion oder Allgemeinerkrankungen (v. a. rheumatische Erkrankungen) entzündet. Symptome sind Augenrötung, Lichtscheu, Schleiersehen, eine enge, träge reagierende Pupille, Eiter in der Vorderkammer **(Hypopyon)** und ein dumpfer Augenschmerz. Die Ursache wird behandelt; glukokortikoidhaltige Augentropfen und Weitstellung der Pupille (→ Tab. 35.3) sollen Verklebungen zwischen Iris und Hornhaut oder Linse (**Synechien** → Abb. 35.9) vorbeugen
- Eine Kombination aus konjunktivaler und ziliarer Injektion heißt **gemischte Injektion.** Sie kommt z. B. bei Hornhautentzündung (→ 35.6.2) oder Glaukomanfall (→ 35.8) vor.

Eine Rötung des Auges kann aber auch durch einen Fremdkörper oder eine Blutung bedingt sein. Ein **Hyposphagma,** d. h. eine flächenhafte Blutung unter die Augenbindehaut (*subkonjunktivale Blutung,* → Abb. 35.8), kann Zeichen einer Hypertonie (→ 22.4.1), eines Diabetes mellitus (→ 26.6) oder einer Blutgerinnungsstörung (→ 27.9) sein. Es tritt aber auch nach starkem Husten oder Pressen auf oder spontan bei meist älteren Menschen.

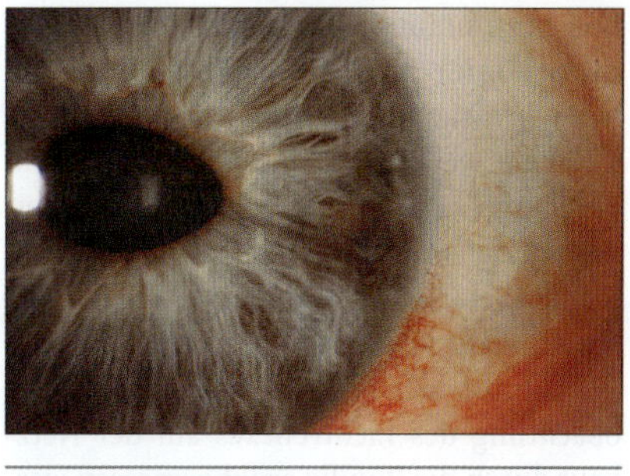

Abb. 35.9 Durch Synechien bei Iridozyklitis entrundete Pupille. [E847]

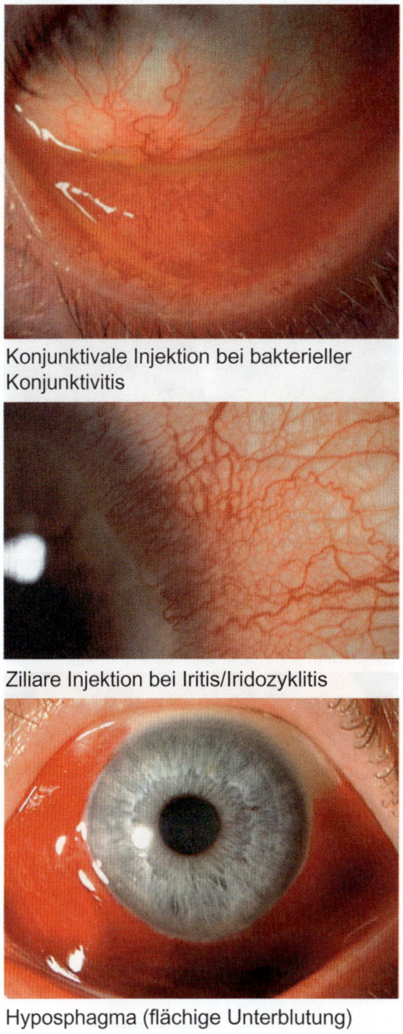

Abb. 35.8 Verschiedene Augenrötungen und ihre Ursachen. [E282–7, F594]

35.3 Der Weg zur Diagnose

35.3.1 Sehschärfenprüfung

> **DEFINITION**
>
> **Sehschärfe** *(Visus cum correctione, V. c. c.)*: Sehvermögen bei Korrektur durch Brille/Kontaktlinsen.
>
> **Sehleistung** *(Visus sine correctione, V. s. c., Rohvisus)*: Sehvermögen ohne Korrektur durch Brille/Kontaktlinsen.

Die **Sehschärfe für die Ferne** *(Fernvisus)* wird bei Erwachsenen in der Regel mithilfe eines Projektors geprüft, der die *Sehprobenzeichen* auf einen 5 m vom Patienten entfernten Wandschirm projiziert.

Übliche Sehprobenzeichen sind verschieden große *Zahlen- oder Buchstabenreihen, Landoltringe* („Wo ist der Ring offen?"), *Snellenhaken* („Wohin zeigen die Haken?" → Abb. 35.10), für Kinder außerdem Bilder.

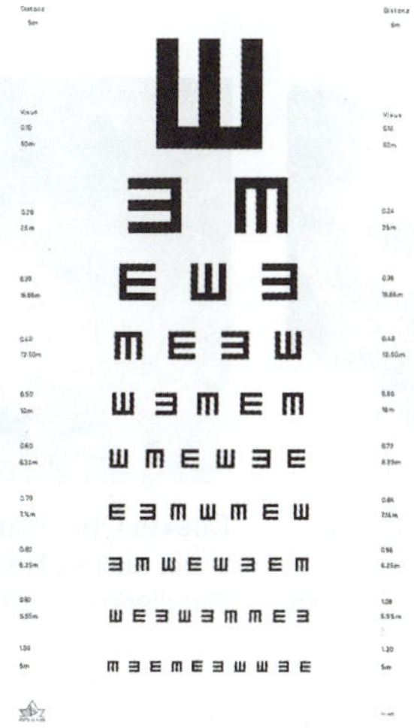

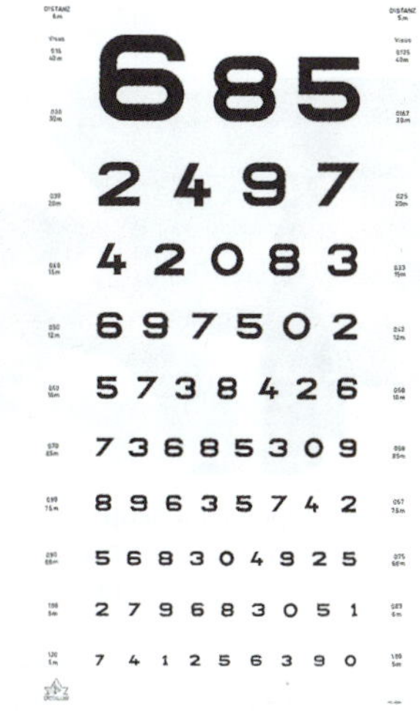

Abb. 35.10 Übliche Sehprobenzeichen. Links Snellenhaken, rechts Ziffern. [V807]

Die Berechnung der Sehschärfe erfolgt nach der Formel Ist-Entfernung/Soll-Entfernung: Kann der Patient aus der 5-m-Entfernung z.B. nur die Zeile lesen, die ein Normalsichtiger in einem Abstand von 10 m liest, hat er eine Sehschärfe von 5 : 10 = 0,5.

Die **Sehschärfe für die Nähe** *(Nahvisus)* wird mit Lesetexten unterschiedlicher Schriftgröße in 30–40 cm Abstand geprüft.

Die *Messung der Brechkraft des Auges* **(Refraktionsbestimmung, Refraktometrie)** basiert darauf, dass ein Testmuster auf die Netzhaut projiziert wird und bei Unschärfe so lange verschiedene Linsen in den Strahlengang eingeschaltet werden, bis das Bild auf der Netzhaut scharf abgebildet wird. Heute erfolgt in der Regel zuerst die **objektive Refraktionsbestimmung** mittels **Autorefraktometrie,** bei der der Patient in ein Gerät schaut und das Gerät automatisch die Brechkraft bestimmt. Zur Feinabstimmung dient danach die **subjektive Refraktionsbestimmung** mittels einer Wechselbrille oder des **Phoropters.** Der Patient gibt an, wann (mit welcher Linse) er die Sehprobenzeichen am besten erkennt (→ Abb. 35.11).

Bei Kindern oder nicht kooperationsfähigen Erwachsenen ist eine objektive Refraktionsbestimmung mittels der *Schattenprobe* **(Skiaskopie)** möglich. Durch Eintropfen eines Mydriatikums (→ Tab. 35.3) wird die Pupille erweitert und die Akkommodation vorübergehend ausgeschaltet. Mithilfe einer Speziallampe *(Skiaskop)* wird ein Lichtstrahl über die Pupille geführt. Durch Zwischenschalten von Probelinsen kann der Brechkraftfehler vom Augenarzt durch Beobachtung des Lichtreflexes auf der Netzhaut durch die Pupille exakt gemessen werden.

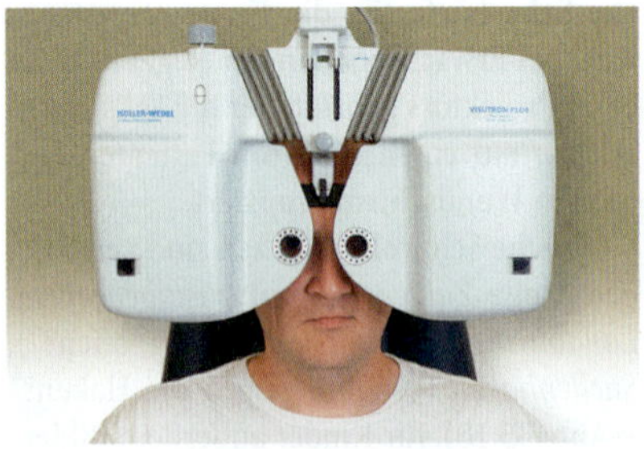

Abb. 35.11 Sehschärfenprüfung mit dem Phoropter (Gerät zur Bestimmung der Refraktion mittels wechselbarer Linsen). [K115]

35.3.2 Spiegelung des Augenhintergrunds

DEFINITION

Spiegelung des Augenhintergrunds *(Funduskopie, Ophthalmoskopie):* Vergrößerte Betrachtung von Netzhaut, inkl. Netzhautgefäßen, Papille und Makula (→ Abb. 35.12).

Bei der **indirekten** und **direkten Ophthalmoskopie** (→ Abb. 35.12) wird starkes Licht von vorne durch die Pupille eingestrahlt, sodass die Netzhaut hell aufleuchtet und vergrößert betrachtet werden kann.

Sichtbar sind Veränderungen der Netzhautgefäße, Netzhautablösungen, Netzhautblutungen oder eine Stauungspapille (**Papille** = Bereich des Sehnervenaustritts).

Günstig ist ein verdunkelter Raum, meist ist eine medikamentöse Pupillenerweiterung (→ Tab. 35.3) erforderlich.

35.3.3 Untersuchung mit der Spaltlampe

Mithilfe der **Spaltlampe** werden die vorderen Augenabschnitte und die brechenden Augenmedien in 6- bis 60-facher Vergrößerung untersucht.

Die (verschiebbare) Spaltlampe ist auf einem Tisch montiert. Der Patient nimmt vor dem Apparat Platz und stützt seinen Kopf auf eine Kinn- und Stirnstütze (→ Abb. 35.13). Bei Kindern hilft ggf. ein Elternteil oder eine Pflegefachperson, indem sie den Kopf fixiert und ggf. die Lider auseinanderzieht.

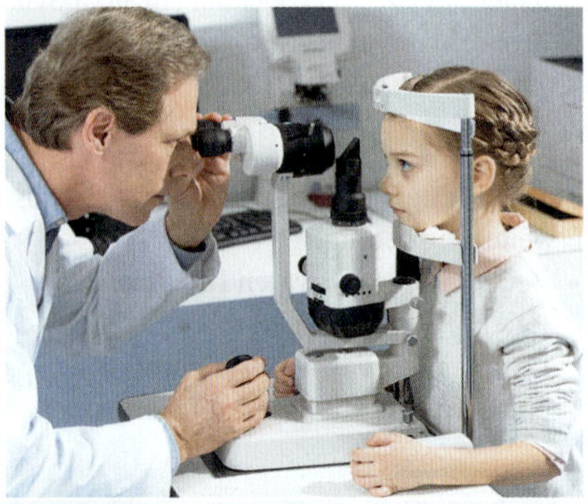

Abb. 35.13 Untersuchung mit der Spaltlampe. [J787]

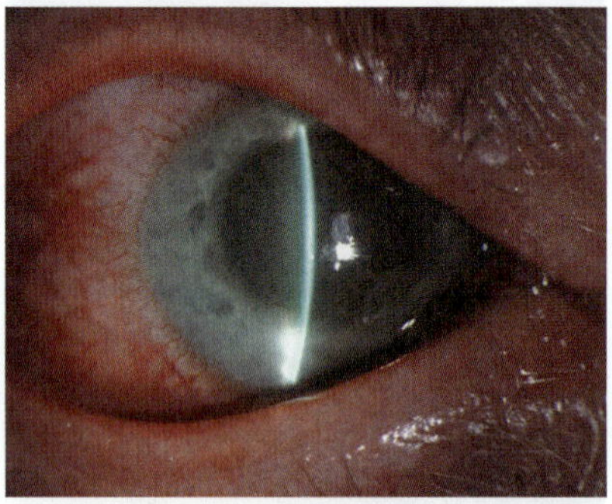

Abb. 35.14 Spaltlampenaufnahme bei akutem Winkelblockglaukom. Das Auge ist gerötet, die Iriszeichnung verwaschen und der Abstand zwischen Hornhautreflex (blaue Sichel) und Irisreflex (links davon, weiß) viel zu klein. [E652]

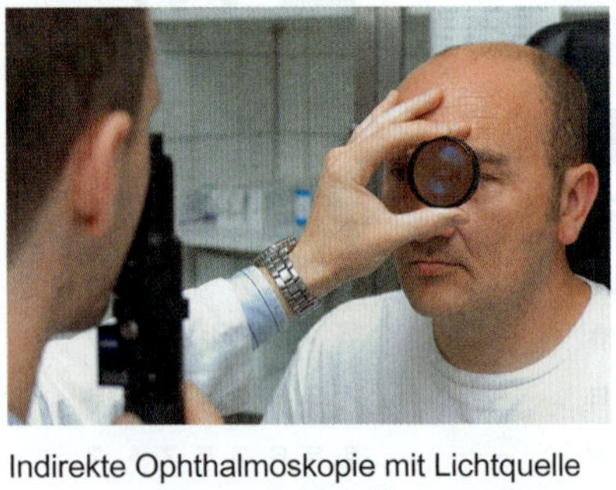

Indirekte Ophthalmoskopie mit Lichtquelle und Lupe oder an der Spaltlampe, guter Überblick bei 1,5- bis 6-facher Vergrößerung.

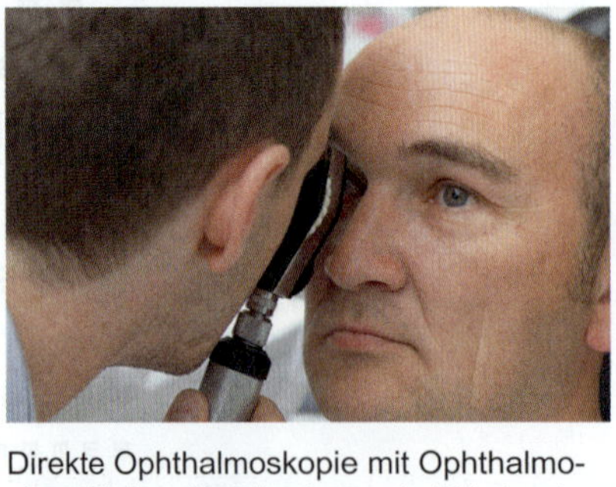

Direkte Ophthalmoskopie mit Ophthalmoskop, kleiner Netzhautausschnitt bei guter Detailerkennbarkeit.

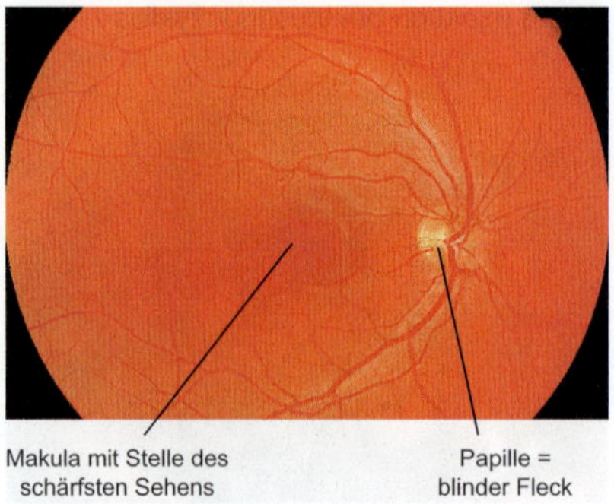

Augenhintergrund, Normalbefund.

Abb. 35.12 Spiegelung des Augenhintergrunds. [K115, G039]

Durch das Spaltlampenmikroskop und den einfallenden Lichtstrahl kann der Augenarzt die vorderen Augenabschnitte dreidimensional beurteilen (→Abb. 35.14).

Mit einem speziellen Kontaktglas mit integriertem Spiegel auf die (anästhesierte) Hornhaut kann der Kammerwinkel beurteilt werden **(Gonioskopie).**

35.3.4 Augeninnendruckmessung

DEFINITION

Augeninnendruck: Druck, der von innen auf die Augenwände ausgeübt wird. Normal 10–21 mmHg mit tageszeitlichen Schwankungen von ca. 5 mmHg.

Da ein erhöhter Augeninnendruck (*Glaukom,* →35.8) zu schwerwiegenden Komplikationen führen kann, sollte bei jedem Erwachsenen über 40 Jahren regelmäßig eine **Augeninnendruckmessung** *(Tonometrie)* erfolgen.

Nonkontakt-Tonometrie *(Rebound-Tonometrie):* Ein definierter Luftstoß wird gegen die Hornhaut gerichtet. Aus der gemessenen Verformung der Hornhaut wird der Augendruck abgeleitet. Eine Lokalanästhesie ist nicht nötig. Die Methode kann auch bei Frischoperierten oder Hornhautverletzungen eingesetzt werden, da das Gerät die Augenoberfläche nicht berührt.

Goldstandard ist die **Applanationstonometrie** *nach Goldmann* (→Abb. 35.15): Die Hornhaut wird durch ein gefärbtes Lokalanästhetikum gelblich angefärbt und betäubt. Für die Messung sitzt der Patient an der Spaltlampe. Jetzt misst der Augenarzt die Kraft, die notwendig ist, um die Hornhaut mithilfe eines planen Messstempels auf einer definierten Fläche abzuplatten *(applanieren).*

Varianten sind Handgeräte für den mobilen Einsatz und ein Gerät zur Augeninnendruckselbstmessung.

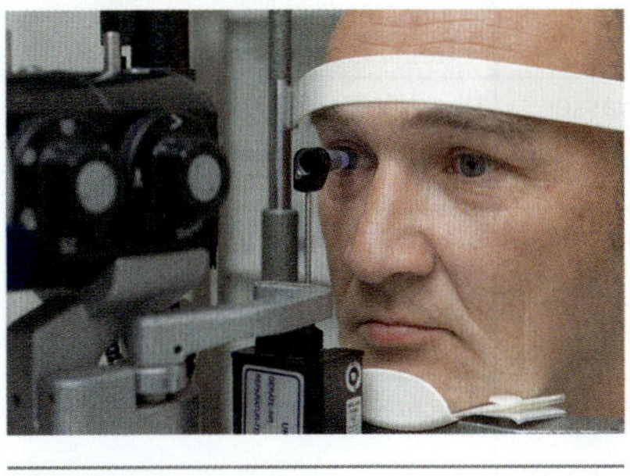

Abb. 35.15 Applanationstonometer nach Goldmann. [K115]

Da der Augeninnendruck tageszeitlichen Schwankungen unterliegt, wird die Tageszeit dokumentiert. Vielfach gibt ein **Augendruck-Tagesprofil** bessere Hinweise auf eine chronische Druckerhöhung als die einmalige Messung.

35.3.5 Prüfung des Gesichtsfelds

DEFINITION

Gesichtsfeld: Wahrnehmungsfeld des Auges bei unbewegtem Auge.

Perimetrie: Gesichtsfeldprüfung.

Das **Gesichtsfeld** eines oder beider Augen kann insbesondere bei Erkrankungen des Sehnervs (z. B. Schädigung durch Glaukom), der Netzhaut (z. B. Netzhautablösung) oder bei Krankheiten des Gehirns (z. B. Gehirntumor, Schlaganfall) eingeschränkt sein. **Gesichtsfeldausfälle** *(Skotome)* können sowohl am Rand als auch im Zentrum des Gesichtsfelds beginnen.

Zur *Gesichtsfeldprüfung* **(Perimetrie)** sitzt der Patient vor einem halbkugelähnlichen Gerät und legt Kinn und Stirn auf Stützen auf/an. Jeweils ein Auge wird abgedeckt, der Blick des anderen Auges ist auf einen zentralen Fixationspunkt innerhalb der Halbkugel gerichtet. Dann werden verschiedene Leuchtmarken in die Halbkugel projiziert und der Patient gibt an, wann er diese erstmalig registriert, ohne aber den Blick von dem zentralen Fixationspunkt zu wenden.

35.3.6 Prüfung der Tränensekretion

Die **Prüfung der Tränensekretion** geschieht mithilfe des **Schirmer-Tests.** Ein mehrere Zentimeter langes Lackmus-Filterpapier wird an einem Ende um ca. 0,5 cm umgeknickt und hinter dem Unterlid eingelegt. Das Filterpapier saugt die leicht alkalische Tränenflüssigkeit auf und verfärbt sich dadurch blauviolett. Normalerweise sind nach 5 Min. mindestens 10–20 mm benetzt.

Krankhaft sind eine Befeuchtungslänge unter 5 mm oder eine Seitendifferenz über 30 %. Eine verminderte Tränensekretion tritt z. B. bei peripherer Fazialislähmung (→37.15.4) oder Sicca-Syndrom (→35.6.1) auf.

Ein zu trockenes Auge kann auch durch Messung der **Tränenfilm-Aufrisszeit** (*BUT-Test = Break-up time*) erkannt werden. Der Augenarzt färbt die Tränenflüssigkeit z. B. mit Fluoreszein an und misst an der Spaltlampe (→Abb. 35.13) unter Vorschalten eines Kobaltfilters, nach welcher Zeit der Film bei offen gehaltenem Auge aufreißt (normal über 15 Sek.).

35.3.7 Bildgebende Verfahren

Die wichtigsten Verfahren sind:

- **Sonografie** (→42.6.6) zur Messung von Distanzen und Darstellung des Augapfels
- **Fluoreszenzangiografie** *(FLA, FAG)* zur Darstellung der Netzhautgefäße, z. B. bei altersabhängiger Makuladegeneration, diabetischer Retinopathie, Zentralarterien- oder -venenastverschluss. Nach einem Ausgangsfoto des Augenhintergrunds wird ein fluoreszierender Farbstoff i. v. injiziert. Dann werden weitere Aufnahmen in definierten Zeitabständen mit einer Spezialkamera und Lichtfiltern gemacht
- **Optische Kohärenztomografie** *(OCT)* für sehr feine Querschnittsaufnahmen der Netzhaut ähnlich einem histologischen Schnittbild, z. B. bei altersabhängiger Makuladegeneration (→Abb. 35.16)
- **CT/MRT,** z. B. bei (V. a.) Tumoren.

35.3.8 Bindehautabstrich

Mikrobiologische Untersuchung →30.5.3

Ein **Bindehautabstrich,** d. h. die Entnahme von Sekret aus dem Bindehautsack mit einem sterilen Watteträger, erfolgt vor operativen Eingriffen und bei entzündlichen Veränderungen, um eine gezielte Antibiotikabehandlung zu ermöglichen. Der Abstrich muss *vor* der antibiotischen Erstbehandlung erfolgen. Bei Kontaktlinsenträgern mit eitriger Konjunktivitis oder Keratitis werden auch die Flüssigkeit im Kontaktlinsenbehälter und die Kontaktlinse selbst mikrobiologisch untersucht.

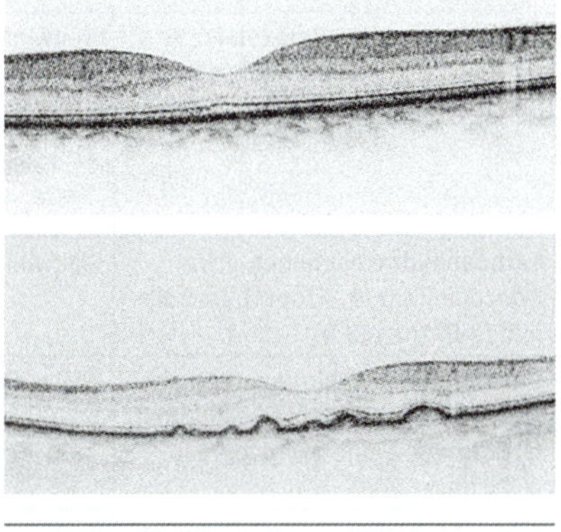

Abb. 35.16 Optische Kohärenztomografie (OCT). Oben Normalbefund mit regelmäßigen Netzhautschichten, unten Drusen bei trockener altersabhängiger Makuladegeneration (→35.10.5). [P164]

- Kein Lokalanästhetikum benutzen, da die enthaltenden Konservierungsmittel bakterizide Wirkung haben können
- Watteträger steril auspacken (→ Abb. 35.17)
- Unterlid nach unten ziehen, dann vorsichtig durch den freigelegten unteren Bindehautsack streichen. Watteträger in das Transportmedium zurückstecken bzw. den Abstrich sofort auf ein Nährmedium auftragen
- Abstrich beschriften und mit Begleitschein unverzüglich ins mikrobiologische Labor schicken.

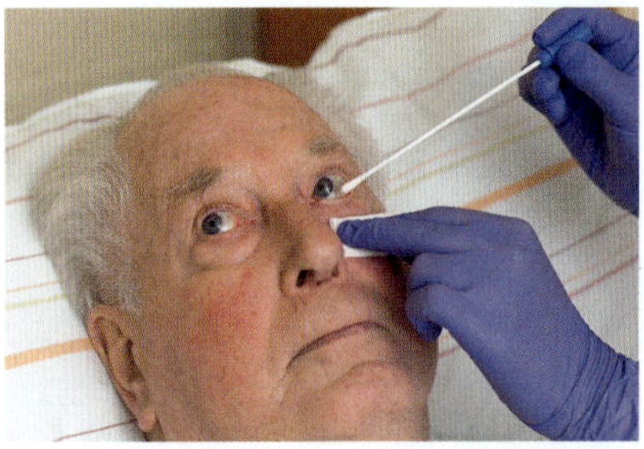

Abb. 35.17 Durchführung eines Bindehautabstrichs. [K115]

35.4 Arzneimittel in der Augenheilkunde

35.4.1 Lokaltherapeutika

Bei vielen Augenerkrankungen reicht eine lokale medikamentöse Therapie. **Lokaltherapeutika** (→ Tab. 35.3) verteilen sich rasch auf Binde- und Hornhaut und haben weit weniger Nebenwirkungen als bei systemischer Gabe (→ 35.4.2).

- **Augentropfen** sind meist wässrige Lösungen, die schnell resorbiert und auch rasch durch die Tränenwege in die Nase fortgespült werden. Dadurch liegt ihre Wirkdauer nur bei ca. 3–6 Std. und entsprechend häufiges Einbringen ist nötig
- **Augengele** sind visköser (zähflüssiger) als Augentropfen und haften dadurch länger
- **Ölhaltige Augentropfen** und **-salben** haben eine Wirkungsdauer von bis zu 12 Std. und werden v. a. zur Nacht verabreicht. Sie bilden kurzzeitig einen Schmierfilm auf dem Auge und behindern das Sehen, werden aber als angenehm kühlend und pflegend empfunden
- Durch **subkonjunktivale Injektionen** *(Injektionen unter die Bindehaut)* hochkonzentrierter Wirkstoffe, z. B. Glukokortikoide, wird eine verhältnismäßig lange Wirkungsdauer erzielt.

35.4.2 Systemische Medikation

Angewendet werden:

- *Antibiotika* gegen Infektionen (→ Pharma-Info 30.1)
- *Glukokortikoide,* v. a. gegen nichtinfektiöse (z. B. allergische oder durch Autoimmunerkrankungen bedingte) Entzündungen (→ Pharma-Info 26.1)
- *Immunsuppressiva* gegen schwere immunologisch bedingte Erkrankungen,

Tab. 35.3 Übersicht über Lokaltherapeutika in der Augenheilkunde (Auswahl). Kombinationspräparate können die Therapieadhärenz verbessern.

Arzneimittel	Indikationen	Wirkungen	Nebenwirkungen
Mydriatika (pupillenerweiternde Arzneimittel)			
• Atropin, z. B. Atropin POS® (Wirkdauer bis 2 Wochen) • Scopolamin, z. B. Boro-Scopol® (Wirkdauer ca. 3 Tage) • Cyclopentolat, z. B. Cyclopentolat Alcon® 0,5 %/1 % (Wirkdauer bis 1 Tag) • Tropicamid, z. B. Mydriaticum Stulln® (Wirkdauer 3–4 Std.)	• Untersuchung von Linse, Glaskörper und Netzhaut, Refraktionsbestimmung bei Kindern • OP-Vorbereitung bei Linsen- und Netzhautoperationen • Ruhigstellung des Auges, z. B. bei Entzündung der Iris, Netzhautablösung, nach Katarakt-OP	Pupillenerweiterung und Akkommodationslähmung durch Lähmung des M. sphincter pupillae und des Ziliarmuskels (Parasympatholytika)	• Auslösen eines Glaukomanfalls bei engem Kammerwinkel • Herabsetzung des Seh- und Reaktionsvermögens • Evtl. systemische Wirkungen, z. B. Tachykardie, Halluzinationen, Harnverhalt
Miotika (pupillenverengende Arzneimittel)			
Pilocarpin, z. B. Pilomann® 0,5 %–3 %	• (Winkelblock-)Glaukom • OP-Vorbereitung	• Pupillenverengung • Abflussverbesserung des Kammerwassers durch Erweiterung des Kammerwinkels	Sehstörungen, Kopfschmerzen und Übelkeit durch Akkommodationskrampf (Parasympathomimetika)
Weitere augeninnendrucksenkende Arzneimittel			
Betablocker, etwa Betaxolol (z. B. Betoptima®), Levobunolol (z. B. Vistagan®), Timolol (z. B. Timo-Vision®)	Weitwinkel- und Sekundär-Glaukom	Drosselung der Kammerwasserproduktion. Keine Änderung von Pupillenweite und Akkommodation (Vorteil z. B. für Autofahrer)	• Müdigkeit, Kopfschmerzen, Depressionen • Kontraindiziert bei Asthma bronchiale sowie manchen Herzrhythmusstörungen • Heute insgesamt zweite Wahl
Carboanhydrasehemmer, etwa Brinzolamid (z. B. Azopt®), Dorzolamid (z. B. Trusopt®)	Weitwinkel- und Sekundär-Glaukom	• Drosselung der Kammerwasserproduktion • Entwässerung	Überempfindlichkeitsreaktionen (gehört zur Gruppe der Sulfonamide)
Prostaglandin-Analoga, etwa Latanoprost (z. B. Arulatan®), Tafluprost (z. B. Taflotan sine®), Travoprost (z. B. Travatan®)	Weitwinkel- und Sekundär-Glaukom	Abflussverbesserung des Kammerwassers	Irisverfärbung, Veränderungen der Wimpern, Wimpernwachstum
Alpha-Agonisten (Sympathomimetika), etwa Apraclonidin (z. B. Iopidine®), Brimonidin (z. B. Alphagan®)	Weitwinkel- und Sekundär-Glaukom	• Senkung der Kammerwasserproduktion • Verbesserung des Kammerwasserabflusses	(Leichte) Weitstellung der Pupille

Tab. 35.3 Übersicht über Lokaltherapeutika in der Augenheilkunde (Auswahl). Kombinationspräparate können die Therapieadhärenz verbessern. *(Forts.)*

Arzneimittel	Indikationen	Wirkungen	Nebenwirkungen
Antiallergika (Antihistaminika, Mastzellstabilisatoren)			
• Nedocromil, z. B. Irtan® • Levocabastin, z. B. Livocab® • Azelastin, z. B. Azela-Vision®	Allergisch verursachte Bindehautentzündung	→ Pharma-Info 31.1	Augenbrennen
Antiinfektiosa			
Antibiotika • Gentamicin, z. B. Refobacin® • Moxifloxacin, z. B. Vigamox® • Tetrazykline, z. B. Aureomycin Carinopharm®	Bakterielle Infektionen insbesondere der Binde- und Hornhaut, Infektionsprophylaxe	→ Pharma-Info 30.1	• Überempfindlichkeitsreaktionen • Therapiebeginn sofort nach Abstrich, evtl. Umstellung je nach Antibiogramm (→ 30.5.3)
Antimykotika • Fluconazol* • Voriconazol* • Natamycin*	Pilzinfektion des Auges und seiner Umgebung	→ Pharma-Info 30.3	• Überempfindlichkeitsreaktionen • Erregeridentifizierung anstreben
Virostatika • Aciclovir, z. B. Zovirax® • Ganciclovir, z. B. Virgan®	(Herpes-simplex-)Virus-Infektionen der Hornhaut	→ Pharma-Info 30.2	Hemmung der Heilung z. B. von Epithelien, daher nur zeitlich befristete Gabe
Glukokortikoide			
Prednisolon, z. B. Inflanefran® forte	Insbesondere nichtinfektiöse/immunologische Augenentzündungen	→ Pharma-Info 26.1	Hornhautschäden, Linsentrübung und Druckerhöhung (bei längerer Behandlung)
Lokalanästhetika			
Oxybuprocain, z. B. Novesine® 0,4 %, Thilorbin® (mit Fluoreszein)	Hornhautbetäubung vor diagnostischen oder therapeutischen Eingriffen	Reversible, lokale Ausschaltung der Schmerzempfindung/-weiterleitung	Hornhautepithelnekrosen. Daher Tropfen nicht dem Patienten zum Eigengebrauch überlassen!
Vasokonstriktiva (gefäßverengende Mittel)			
• Naphazolin, z. B. Proculin® • Phenylephrin, z. B. Visadron® • Tramazolin, z. B. Biciron® • Tetryzolin, z. B. Berberil®	• Reizungen des Auges/der Bindehaut • Allergische Bindehautentzündungen	Verengung der Bindehautgefäße	Bei Anwendung über mehr als eine Woche Gewöhnung und Verschlimmerung der Symptome
Wund- und Heilsalbe			
Dexpanthenol, z. B. Bepanthen® Augensalbe	• Reizungen des Auges • Fremdkörperverletzungen • Leichte Hornhauterosionen	Reizlinderung und schnellere Epithelialisierung	Kurzzeitige Sehbehinderung durch „Schmierfilm"
Filmbildner (Tränenersatzmittel, „künstliche Tränen")			
• Polyvinylalkohol, z. B. Liquifilm® • Glycerol, z. B. Lacrisic®	Austrocknung der Hornhaut (verminderte Tränensekretion, fehlender Lidschluss)	Bildung eines schützenden, feuchten Films auf dem Auge. Als Augentropfen oder zähflüssigeres Augengel verfügbar	Augenbrennen

* Individuelle Herstellung, z. B. Infusionslösung oder Injektionslösung verdünnt mit Wasser für Infusionszwecke filtrieren und in eine Augentropfenflasche abfüllen. Gele können durch Versetzen mit Quellmittel und anschließendes Sterilisieren hergestellt werden.

die das Augenlicht bedrohen (→ Pharma-Info 31.2)

- *Arzneimittel zur Senkung des Augeninnendrucks,* v. a. Carboanhydrasehemmer sowie Betablocker (→ 35.8).

35.5 Erkrankungen von Augenlid und Tränenorganen

DEFINITION

Basalzellkarzinom *(Basaliom* → 32.9.2): Häufigster (90 %) bösartiger Tumor im Lidbereich.

Ein **Basalzellkarzinom** zeigt sich z. B. als rote schuppige Wunde, rötlicher Fleck (oft auch krustig), Wucherung mit erhöhten Kanten oder pigmentierter erhabener Knoten, der jucken und nässen kann. Ein Basalzellkarzinom entwickelt in der Regel keine Metastasen.

Der Tumor wird operativ entfernt, ggf. ist bei größeren Gewebeentnahmen eine Hautplastik oder -transplantation notwendig. Die Pflege der entstandenen Narben erfolgt bis zur Ausheilung mit entzündungshemmenden Salben, z. B. Floxal®.

35.5.1 Gerstenkorn

DEFINITION

Gerstenkorn *(Hordeolum):* Meist staphylokokkenbedingte, akute, eitrige Infektion der Liddrüsen. Als **Hordeolum externum** im Lidkanten- oder Wimpernbereich, als **Hordeolum internum** an der Lidinnenseite lokalisiert.

Leitsymptome des **Gerstenkorns** (→ Abb. 35.18) sind Rötung, Schwellung und starke Schmerzen des betroffenen Lids. Innerhalb weniger Tage abszediert die Entzündung, und eine Eiterkuppe an der Lidaußen- oder -in-

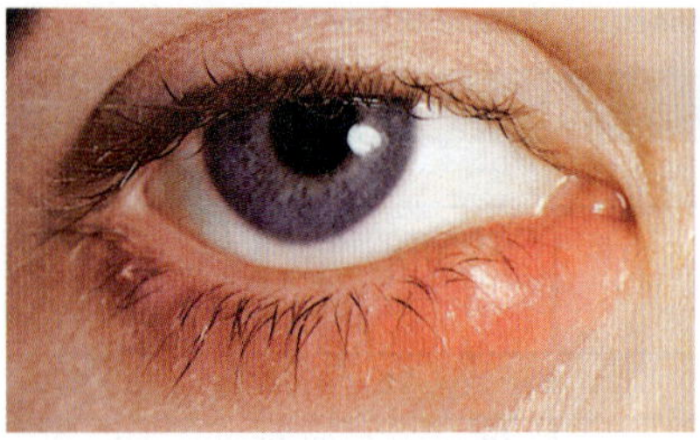

Abb. 35.18 Gerstenkorn des Unterlids. [E988]

nenseite wird sichtbar. Manche Patienten sind in ihrem Allgemeinbefinden beeinträchtigt.

Behandelt wird mit trockener Wärme (z. B. Rotlicht, beschleunigt die Abkapselung bzw. den Durchbruch des Eiters) sowie antibiotischen und antiseptischen Augensalben. Ein Verband ist wegen des Sekretstaus eher ungünstig, kann aber bei Kindern erforderlich sein, um ein Reiben der Augen zu unterbinden.

Da sich das Gerstenkorn nach einigen Tagen in der Regel öffnet und dann komplikationslos abheilt, ist eine Stichinzision nur selten notwendig.

Rezidive
Bei rezidivierendem Gerstenkorn an Diabetes mellitus denken!

35.5.2 Hagelkorn

DEFINITION
Hagelkorn *(Chalazion)*: Chronische Entzündung infolge eines Sekretstaus in den Meibom-Talgdrüsen im Ober- oder Unterlid.

Das **Hagelkorn** zeigt sich als derber, nicht verschiebbarer, etwa hagelkorngroßer Knoten des Lids. Der Patient hat zwar keine (Druck-)Schmerzen, aber ein störendes Spannungsgefühl.

Meist muss ein Hagelkorn operativ entfernt werden. Der (ambulante) Eingriff findet in lokaler Infiltrationsanästhesie statt. Die Wunde wird mit einem antibiotischen Augensalbenverband versorgt.

35.5.3 Lagophthalmus

DEFINITION
Lagophthalmus *(Hasenauge)*: Unvollständiger Lidschluss.

Bedingt z. B. durch Fazialisparese (→ 37.15.4), Lidfehlstellungen oder Narben kann der Patient mit **Lagophthalmus** eines oder beide Augen nicht mehr vollständig schließen. Der normalerweise geschlossene Tränenfilm reißt auf und die Hornhaut trocknet aus. Ohne Behandlung entwickeln sich eine Hornhautentzündung (→ 35.6.2) und eine Hornhauterosion (→ 35.6.3).

Patienten klagen über andauerndes Trockenheitsgefühl und Brennen im Auge, evtl. über eine herabgesetzte Sehschärfe.

Augensalben, ein Uhrglasverband (→ Abb. 35.7), eine weiche Kontaktlinse oder die Applikation von tränenersetzenden Augentropfen (z. B. Vidisept N®) können das Auge vor dem Austrocknen schützen.

Je nach Ursache und damit Prognose des Lagophthalmus ist ein operativer Teilverschluss der Lider durch **Tarsorrhaphie** *(Lidrandnaht)* zu erwägen, i. d. R. vorübergehend, bis sich der N. facialis regeneriert hat.

35.5.4 Lidfehlstellungen

DEFINITION
Ektropium: Auswärtsdrehung des Lidrands, v. a. des Unterlids.
Entropium: Einwärtsdrehung des Lidrands.

Beim **Ektropium** ist das Lid nach außen, beim **Entropium** nach innen gekehrt. Beide können angeboren oder durch Narben, altersbedingte Muskel-/Gewebeerschlaffung, das Ektropium außerdem durch Lähmung bedingt sein.

Leitsymptome des Ektropiums sind Austrocknen und Reizung von Binde- und Hornhaut sowie Tränenträufeln *(Epiphora)*, da die Tränen durch die Auswärtskehrung nicht mehr normal abfließen. Beim Entropium scheuern die Wimpern auf der Hornhaut, Folge sind Hornhautreizung und -geschwüre.

Beim Ektropium muss die Hornhaut durch Tränenersatzmittel feucht gehalten werden. Beim Entropium kann vorübergehend ein Pflasterstreifen das Lid in Position halten. Abgesehen vom kongenitalen Entropium ist die endgültige Behandlung meist eine operative Korrektur.

35.6 Erkrankungen von Bindehaut und Hornhaut

35.6.1 Konjunktivitis

DEFINITION
Konjunktivitis *(Bindehautentzündung)*: Akute oder chronische Entzündung der Augenbindehäute.

Krankheitsentstehung

Je nach Ursache werden infektiöse und nicht infektiöse Konjunktividen unterschieden (→ Tab. 35.4).

Symptome, Diagnostik und Behandlungsstrategien

Auch wenn ein Auge oft stärker betroffen ist als das andere, befällt die Konjunktivitis in der Regel beide Augen. Typisch: **Abwehrtrias** aus Lichtscheu, Tränenfluss und Blepharospasmus (krampfhafter Lidschluss). Weitere Symptome (→ Tab. 35.4). Die Symptome der akuten Konjunktivitis sind in der Regel ausgeprägter als bei der chronischen Konjunktivitis.

Die Diagnose wird durch die klinische Untersuchung und einen Bindehautabstrich zur Erregersicherung und Resistenzbestimmung (→ 35.3.8, → Abb. 35.17) gestellt. Außerdem muss eine Hornhautbeteiligung ausgeschlossen werden (→ 35.6.2).

Die meist ambulante Behandlung ist ursachenabhängig (→ Tab. 35.4).

35.6.2 Keratitis

DEFINITION
Keratitis: Hornhautentzündung, verursacht am häufigsten durch Viren, seltener durch Bakterien (v. a. bei Kontaktlinsenträgern).

Keratitis bei Lagophthalmus → 35.5.3
Keratoconjunctivitis epidemica, (Kerato-) Conjunctivitis sicca → Tab. 35.4

Vor der Untersuchung wird die Hornhaut durch Auftropfen eines Lokalanästhetikums (→ Tab. 35.3) betäubt. Die Diagnose wird durch Spaltlampenuntersuchung (→ 35.3.3) und Anfärben der Epitheldefekte mit Fluoreszenzlösung gestellt. Horn- und Bindehautabstriche dienen der Erregersicherung.

Viral: Herpes corneae

Der in aller Regel einseitige **Herpes corneae** wird durch Reaktivierung des Herpes-simplex-Virus hervorgerufen:

- Bei der oberflächlichen **Keratitis dendritica** bestehen bäumchenartige Defekte des *Hornhautepithels.* Der Patient klagt über Lichtscheu, Fremdkörpergefühl, Schmerzen und Tränenträufeln. Typisch ist die Sensibilitätsminderung der Hornhaut. Behandlung: Gabe von virostatischen Augensalben
- Bei der **Keratitis disciformis** ist das tiefer liegende *Hornhautendothel* befallen und das *Hornhautstroma* scheibenförmig getrübt (→ Abb. 35.19). Zu den typischen

Tab. 35.4 Übersicht über die wichtigsten Konjunktivitiden.

Krankheitsbild	Ursache	Typische Klinik	Therapie und Pflege	Besonderes
Infektiöse Konjunktivitiden				
Akute bakterielle Konjunktivitis	Staphylokokken, Pneumokokken, Hämophilus influenzae u. a.	Oft eitriges Sekret, evtl. Blutaustritt in die Schleimhaut, ein- oder beidseitig	Antibiotikahaltige Augentropfen 3- bis 5-mal täglich	• Beachtung der einschlägigen Hygieneregeln • Keine Verbände
	Pseudomonas aeruginosa	Viel eitriges Sekret, extreme Rötung, oft zunächst einseitig	Antibiotikahaltige Augentropfen halbstündlich	• Erblindungsgefahr! • Oft Übertragung durch kontaminierte Tropfflaschen, weiche Kontaktlinsen, deren Pflegematerialien
Schwimmbad-Konjunktivitis *(Einschlusskörperchen-Konjunktivitis, Paratrachom)*	Chlamydia trachomatis Typ D, K	Schleimig-eitrige Sekretion, hahnenkammartige Bindehautfollikel, evtl. Schwellung der Lymphknoten vor dem Ohr. Ein- oder beidseitig	Antibiotikahaltige Augentropfen oder -salben. Evtl. systemische Antibiotikagabe	• Trotz teils längeren Verlaufs gute Prognose • Bei Erwachsenen evtl. gleichzeitig Befall des Urogenitaltrakts (→30.7.16)
Trachom *(Körnerkrankheit, ägyptische Augenkrankheit)*	Chlamydia trachomatis Typ A, C	Langsame Symptomentstehung über Monate; unregelmäßige Bindehautfollikel, die einschmelzen und vernarben	Antibiotikahaltige Augentropfen/-salben, evtl. systemisch. Ggf. später OP von Defekten (Narbenresektion, Hornhauttransplantation)	• Weltweit häufigste Erblindungsursache • Übertragung z. B. durch Fliegen, mangelhafte Hygiene
• **Herpes-simplex-Konjunktivitis** • **Varizella-Zoster-Konjunktivitis** (bei Zoster des Auges)	• Herpes-simplex-Virus • Varizella-Zoster-Virus	Bindehautrötung, seröses Sekret, Lidschwellung, Augenschmerzen. Meist erst ein-, dann beidseitig	Virostatische Augentropfen, evtl. auch orale Therapie mit Virostatika	Abheilung nach ca. 2 Wochen, meist folgenlos
Keratoconjunctivitis epidemica	Adenoviren	Siehe oben, zusätzlich oft Lymphknotenschwellung vor dem Ohr, ein- oder beidseitig	Patienten isolieren oder aus dem Krankenhaus entlassen. Symptomatische Therapie, z. B. mit Tränenersatzmitteln, Schmerzmitteln	• Hornhautbeteiligung möglich • Übertragung durch Tröpfchen- und Kontaktinfektion • Meldepflichtig
Nichtinfektiöse Konjunktivitiden				
Conjunctivitis simplex *(Reizkonjunktivitis, einfache Bindehautentzündung)*	Staub, nicht korrigierte Brechungsfehler, lange Bildschirmarbeit, chloriertes Wasser u. a. Oft keine Ursache feststellbar	Fremdkörpergefühl, Jucken, Brennen, morgens verklebte Lidränder	Möglichst Ursache beseitigen, vorübergehend gefäßverengende Augentropfen, Tränenersatzmittel	
Akute allergische Konjunktivitis	Allergische Reaktion, z. B. auf Pollen, Staub, Salben oder Kosmetika	Juckreiz, brennende Schmerzen, starke Lidschwellung, Bindehautschwellung	Allergenkarenz. Gefäßverengende oder antihistaminikahaltige Augentropfen, evtl. kurzzeitig Glukokortikoide. Ggf. vorbeugend Augentropfen mit Cromoglicinsäure	Gehäuft in Frühjahr und Sommer. Oft gleichzeitig allergischer Schnupfen
Chronische allergische Konjunktivitis		Augenbrennen, Patienten reiben die Lider, schleimiges Sekret, unregelmäßige Vorwölbungen der Lidinnenseiten („Pflastersteine")		Oft Verschlimmerung im Frühjahr
(Kerato-)Conjunctivitis sicca/Sicca-Syndrom *(Trockenes Auge, lat.* sicca = trocken)	Unzureichende Tränensekretion, verstärkte Austrocknung infolge trockener Luft, PC-Arbeit *(Office eye)*, Augenerkrankung (z. B. Lagophthalmus, Meibomdrüsendysfunktion), Allgemeinerkrankung (z. B. rheumatisch bedingt). Ursache oft unklar	Augenbrennen	Tränenersatzmittel („künstliche Tränen"), Glukokortikoide lokal, ggf. Ciclosporin A (Immunsuppressivum) lokal (Immunsuppressivum)	Diagnose durch Schirmer-Test und Tränenfilm-Aufrisszeit (→35.3.6), Spaltlampenuntersuchung (→35.3.3)

Symptomen kommt eine deutliche Sehverschlechterung hinzu. Behandlung: lokale oder systemische Gabe von Virostatika (z. B. Zovirax®) und – bei intaktem Epithel – Glukokortikoid-Augentropfen. Der Verlauf ist oft langwierig, Rezidive sind möglich.

Bakteriell: Ulcus serpens

Eine Verletzung der Hornhaut mit verschmutzten Gegenständen oder das Eindringen von Bakterien in Epitheldefekte führt zu einer **tiefen bakteriellen Keratitis** und oft in wenigen Stunden durch Hornhauteinschmelzung zu einem **Ulcus serpens** *(kriechendes Hornhautulkus)* oder gar einer **Hornhautperforation.**

Der Patient hat Schmerzen, Lichtscheu und Tränenträufeln sowie eine starke Bindehautreizung. Typisch ist eine Eiteransammlung in der Vorderkammer (**Hypopyon** → Abb. 35.20).

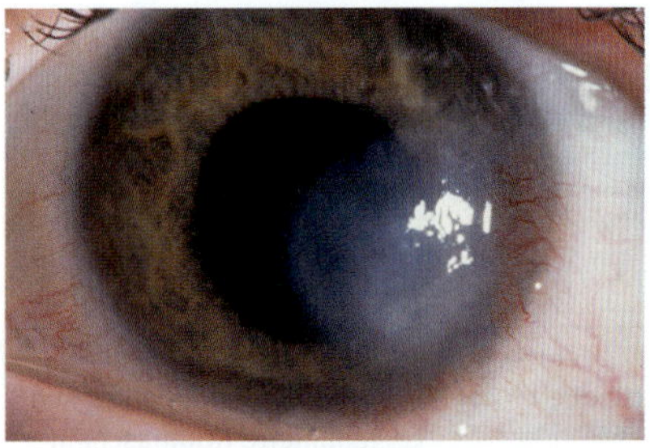

Abb. 35.19 Keratis disciformis mit scheibenförmiger Hornhauttrübung. [E394]

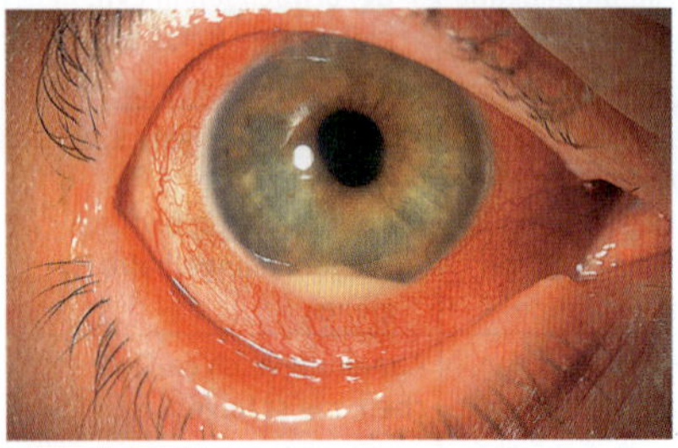

Abb. 35.20 Hypopyon bei Uveitis (Entzündung der mittleren Augenhaut). [E426]

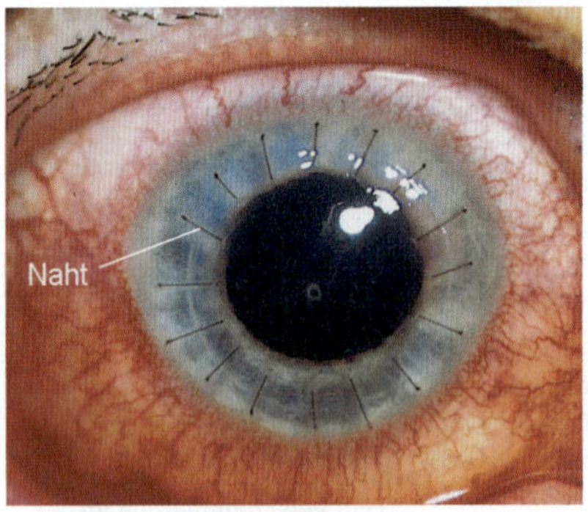

Abb. 35.21 Keratoplastik. [E336]

Sofort nach Abstrichentnahme wird mit der lokalen, evtl. auch systemischen Gabe eines Antibiotikums begonnen. Die Pupille wird wegen der Sekundär-Iritis z. B. mit Scopolamin-Augentropfen 2-mal täglich erweitert.

Weitere Komplikation ist die Entwicklung eines Sekundär-Glaukoms (→ 35.8). Ist der Tränensack infiziert, muss er evtl. operativ entfernt werden.

35.6.3 Hornhauterosion

DEFINITION

Hornhauterosion: Oberflächlicher Epitheldefekt der Hornhaut.

Hervorgerufen wird die **Hornhauterosion** z. B. durch Zweige, Fingernägel, auf der Hornhaut scheuernde Wimpern, UV-C-Strahlen (*Keratitis photoelectrica,* „Verblitzung", z. B. beim Schweißen, Hochgebirgsaufenthalt ohne Schutzbrille).

Der Patient klagt über ein Fremdkörpergefühl im Auge, oft starke Schmerzen und die typische Abwehrtrias aus Lichtscheu, Tränenfluss und Lidkrampf. Häufig kann er sich an das auslösende Trauma erinnern. Bei einer UV-Bestrahlung treten typischerweise nach einer Latenz von 4–6 Std. plötzlich starke Schmerzen auf.

Das betroffene Auge ist gerötet. Der Epitheldefekt lässt sich durch Anfärben der Hornhaut mit Fluoreszein darstellen.

Die Behandlung besteht in der Gabe antibiotikahaltiger Augensalben, Tropfen/Gele zur Heilungsförderung (mit Dexpanthenol) und evtl. Abdecken durch eine Kontaktlinse. Das Auge wird ruhiggestellt, ggf. mit einem beidseitigen Augenverband. Der Patient erhält ein Schmerzmittel. Unter dieser Behandlung heilt die Erosion in der Regel rasch ab.

35.6.4 Keratoplastik

DEFINITION

Keratoplastik: Hornhauttransplantation (Hornhautübertragung).

Ist die Hornhaut z. B. nach Verätzungen oder schweren Entzündungen stark getrübt, kann eine **Keratoplastik** (→ Abb. 35.21) helfen. Die getrübte Hornhaut des Patienten wird operativ entfernt und durch ein Hornhautscheibchen eines Spenders ersetzt.

Die routinemäßige Gabe von Immunsuppressiva ist nicht nötig, da immunologische Probleme aufgrund der Gefäßlosigkeit der Hornhaut eher gering sind. Dennoch kommt es in den ersten 5 Jahren in etwa 20 % der Fälle zu Abstoßungsreaktionen, die dann die lokale oder systemische Gabe von Glukokortikoiden, evtl. auch Ciclosporin A erfordern. Andere Komplikationen sind selten.

35.7 Katarakt

DEFINITION

Katarakt *(grauer Star):* Trübung der Augenlinse. Bei rechtzeitiger Operation einer angeborenen Katarakt und bei erworbener Katarakt meist gute Prognose.

Krankheitsentstehung

Angeborene Katarakt

Die angeborene **Katarakt** kann erblich oder durch verschiedene (Virus-)Infektionen der Mutter während der Schwangerschaft (z. B. Röteln → 30.8.8) bedingt sein.

Erworbene Katarakt

- Die häufigste erworbene Katarakt ist der **Altersstar** *(altersbedingte Katarakt, Cataracta senilis).* Veränderungen der Linseneiweiße führen zu einer verminderten Lichtdurchlässigkeit und einer Streuung der einfallenden Lichtstrahlen
- Linsentrübungen treten auch bei einigen Allgemeinerkrankungen (z. B. Diabetes mellitus, Dialyse), unter Glukokortikoidmedikation oder nach Röntgenbestrahlung im Augenbereich gehäuft auf
- **Cataracta complicata** bezeichnet eine Linsentrübung bei anderen Augenerkrankungen (z. B. Netzhautablösung, Glaukom), **Cataracta traumatica** diejenige nach Augenverletzungen.

Symptome, Befund und Diagnostik

Die Patienten sind blendungsempfindlich, sehen unscharf und wie durch einen „grauen Nebel", Farben und Konturen verschwimmen (→ Abb. 35.22). Eventuell sehen sie Doppelbilder. Schmerzen treten nicht auf. Die Sehstörungen nehmen allmählich zu und schränken den Erkrankten schließlich erheblich ein.

Die Katarakt wird an der Spaltlampe (→ 35.3.3) diagnostiziert. Eine fortgeschrittene Linsentrübung ist bereits mit bloßem Auge erkennbar (→ Abb. 35.23).

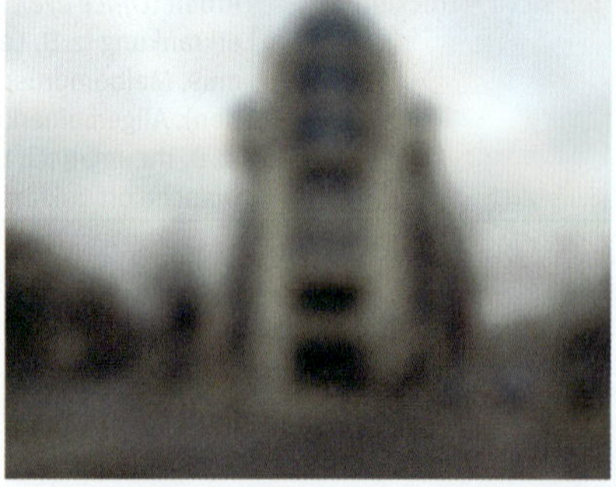

Abb. 35.22 „Verschleierter" Seheindruck eines Patienten mit Katarakt. [W1056]

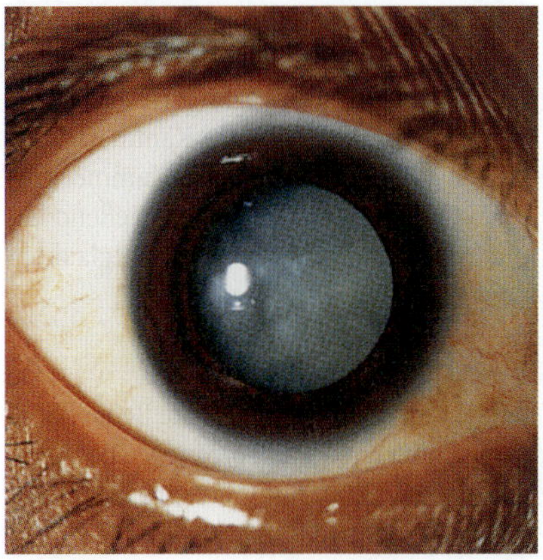

Abb. 35.23 Katarakt. Die Linsentrübung ist bereits mit dem bloßen Auge sichtbar. [E326]

Behandlungsstrategie

Bei Allgemeinerkrankungen kann die Katarakt durch Behandlung der Erkrankung aufgehalten werden. Bei allen anderen Formen ist nur die Operation unter dem Mikroskop erfolgversprechend. Sie wird ambulant oder kurzstationär durchgeführt. Bei beidseitiger Katarakt wird in der Regel zunächst das schlechtere Auge operiert, das andere nach 1–6 Wochen.

Kataraktoperation

Die **Kataraktoperation** erfolgt unter Lokalanästhesie. Standard-Operationsmethode ist die **Phakoemulsifikation:** Die Kapselhülle (Kapselsack) wird vorne eröffnet, die Linse zerkleinert und abgesaugt (→ Abb. 35.24). Alternativ kann schonender (aber teurer) mit einen Femtosekundenlaser operiert werden. Anschließend wird eine Kunstlinse **(Intraokularlinse)** in den Kapselsack eingebracht. In der Regel handelt es sich um *Monofokallinsen* mit einer vorher individuell berechneten Brechkraft, sodass der Patient postoperativ in der Ferne *oder* Nähe scharf sieht und entsprechend noch eine Sehhilfe benötigt. Bei der Verwendung einer *Multifokallinse* entfällt eine Sehhilfe. Es gibt auch Speziallinsen, die eine Hornhautverkrümmung korrigieren.

Komplikationen wie eine Infektion des Augeninneren, eine Verletzung der Linsenhinterkapsel oder das Auftreten eines vorübergehenden Makulaödems sind selten (< 1 %). Postoperativ kann sich auf der verbliebenen hinteren Linsenkapsel ein **Nachstar** bilden. Dieser kann aber durch Lasertherapie gut behandelt werden.

Pflege

Postoperativ werden antibiotische und entzündungshemmende Lokalpräparate verabreicht, tagsüber als Tropfen, zur Nacht als Salbe. Bei Bedarf wird die Pupille mit einem Mydriatikum weitgestellt, um den Augenhintergrund inspizieren zu können und Verklebungen zwischen Iris und Linse (→ Abb. 35.9) mit nachfolgender Pupillenentrundung vorzubeugen. Das operierte Auge wird mit Kompresse und Augen- oder Lochklappe über 24 Std. verbunden (→ 35.1.9, → Abb. 35.5).

Nach Entlassung sind regelmäßige Augenarztbesuche einzuhalten, und die Behandlung ist nach Arztanordnung für ca. 4 Wochen weiterzuführen.

SPICKZETTEL

Katarakt (grauer Star)
Definition: Trübung der Augenlinse.
Ursache, Häufigkeit: Überwiegend altersbedingt, mit Seheinschränkung bei ca. ⅔ der über 80-Jährigen.
Symptome: Blendungserscheinungen, unscharfes, wenig farbintensives Sehen.
Diagnostik: Spaltlampenuntersuchung.
Therapie, Pflege: Bei alltagsrelevanter Sehverschlechterung Kataraktoperation mit Ersatz der körpereigenen durch eine Kunstlinse.
Postoperativ Augenverband, regelmäßige Applikation von Lokaltherapeutika.

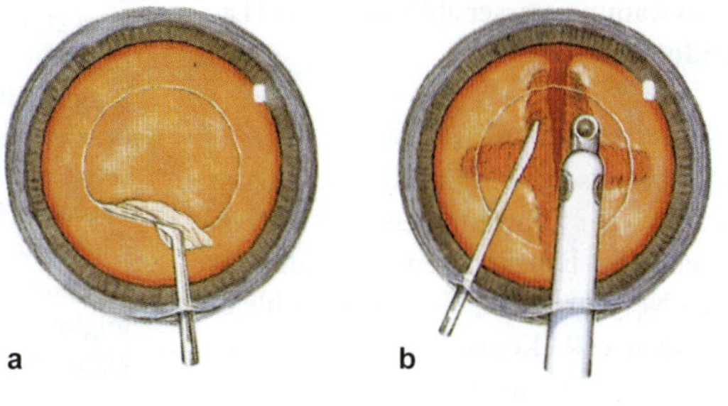

Abb. 35.24 Kataraktoperation. Nach einem kleinen Schnitt am Hornhautrand wird die vordere Linsenkapsel eröffnet (a) und der Linsenkern mit einer mit hoher Frequenz vibrierenden Hohlnadel (Ultraschall) zertrümmert und abgesaugt (b). [E305]

35.8 Glaukom

DEFINITION

Glaukom *(grüner Star):* Gruppe von Erkrankungen mit zunehmender Sehnervenschädigung bis zur Erblindung typischerweise infolge Erhöhung des Augeninnendrucks. Häufigste Form ist das symptomarme primäre Offenwinkelglaukom, das vornehmlich ältere Menschen betrifft (ca. 3 % der über 60-Jährigen).

Krankheitsentstehung und Einteilung

Der erhöhte Augeninnendruck wirkt auf die zuleitenden Gefäße des Sehnervenkopfs und führt zu einer Druckschädigung und Versorgungsstörung mit nachfolgender Atrophie des Sehnervs.

Primäres Glaukom

Das **primäre Glaukom** ist eine eigenständige Erkrankung:

- **Primäres Offenwinkelglaukom** *(Weitwinkelglaukom, Glaucoma simplex):* Der Kammerwasserabfluss ist durch altersbedingte, mikroskopische Ablagerungen im feinen Maschenwerk des Kammerwinkels erschwert. Der Kammerwinkel ist dabei *makroskopisch* unverändert („offen"). In einem Drittel der Fälle tritt das Offenwinkelglaukom trotz normaler Augeninnendruckwerte auf **(Normaldruckglaukom).** Vermutlich spielen hier Störungen der Augendurchblutung (z. B. bei Blutdruckabfällen, beeinträchtigter Durchblutungsregulation der Netzhautgefäße) eine wesentliche Rolle
- **Winkelblockglaukom** *(Engwinkelglaukom):* Die Vorderkammer ist makroskopisch verändert, der Abfluss des Kammerwassers erschwert. Beim **akuten Winkelblockglaukom** *(akutes Glaukom)* ist die Vorderkammer anlagebedingt so flach, dass die Iris den Kammerwinkel blockieren kann. Dies tritt typischerweise durch Pupillenerweiterung in dunkler Umgebung oder bei Schreckreaktionen auf. Beim **chronischen Winkelblockglaukom** *(chronisches Engwinkelglaukom)* ist der Abfluss durch Verklebungen und Verwachsungen des Kammerwinkels erschwert.

Sekundäres Glaukom

Beim **sekundären Glaukom** liegt der Augeninnendruckerhöhung eine Ersterkrankung zugrunde, z. B. Verletzungen, Gefäßneubildung bei Diabetes mellitus oder Entzündungen. Diese behindern dann durch Vernarbung oder Verlegung den Kammerwasserabfluss.

Kongenitales Glaukom

Beim **kongenitalen Glaukom** *(angeborenes Glaukom, Hydrophthalmus, Buphthalmus)* wird der Kammerwinkel durch mesodermales Gewebe verlegt. Die Augeninnendrucksteigerung führt zu einer Vergrößerung des kindlichen Auges. Die Behandlung ist eine frühzeitige Operation.

Diagnostik

Diagnose und Differenzierung erfolgen durch Messung des Augeninnendrucks (ggf. Tagesprofil mit 4- bis 5-maliger Augeninnendruckmessung → 35.3.4), Beurteilung der Papille durch Augenhintergrundspiegelung, Spaltlampenuntersuchung (→ 35.3.3, → Abb. 35.14), Gesichtsfelduntersuchungen (Perimetrie → 35.3.5) und Messung der Dicke der retinalen Nervenfaserschicht.

Symptome und Behandlungsstrategie

Primäres Offenwinkelglaukom

Das Heimtückische ist, dass der Patient keinerlei Beschwerden hat. Erst wenn die Gesichtsfelddefekte das zentrale Sehen erfassen, bemerkt der Patient den hochgradigen, *irreversiblen* Sehverlust (→ Abb. 35.25).

Die Behandlung ist zunächst konservativ durch die lokale Anwendung von Prostaglandin-Analoga, Betablockern, Carboanhydrasehemmern, Alpha-Agonisten und Miotika (alle → Tab. 35.3), oft auch in Kombination. Der Patient muss wissen, dass konsequentes Tropfen entscheidend für den Therapieerfolg ist, da auch gelegentliche Druckerhöhungen das Auge weiter schädigen.

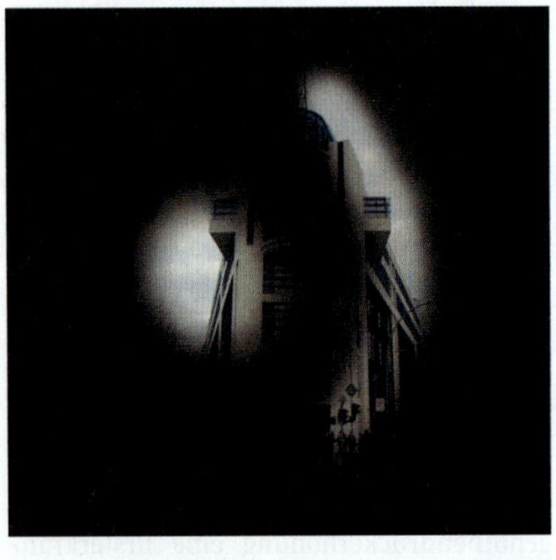

Abb. 35.25 Gesichtsfeld eines Patienten mit fortgeschrittenem Glaukom. [W1056]

Bei Erfolglosigkeit der konservativen Behandlung kann der Kammerwasserabfluss durch Laserbehandlung (z. B. **Lasertrabekuloplastik**) oder Operation (z. B. **Trabekulektomie**) verbessert werden. Im Rahmen der **mikroinvasiven Glaukomchirurgie** *(MIGS)* können auch Implantate und Stents zur Verbesserung des Abflusses eingelegt werden. **Zyklofotokoagulation** lässt den Ziliarkörper vernarben und senkt dadurch die Kammerwasserproduktion und damit den Augeninnendruck [4].

Akutes Winkelblockglaukom

Vorboten des Anfalls, z. B. leichte Sehverschlechterung, Nebelsehen, das Sehen farbiger Ringe um Lichtquellen *(Newton-Ringe)* nimmt der Patient oft nicht ernst.

Die Symptome der **exzessiven Druckerhöhung** (bis 80 mmHg) sind dramatisch:

- Stärkste Schmerzen im Auge mit dumpfer Ausstrahlung in den gesamten Trigeminusbereich und auch in den Körper
- Übelkeit und Erbrechen, die so heftig sein können, dass eine Baucherkrankung vermutet wird
- Deutlich herabgesetztes Sehvermögen (nur Erkennen von Handbewegungen).

Der Bulbus ist bei der Untersuchung steinhart, die Pupille entrundet, erweitert und lichtstarr.

Die Therapie muss sofort beginnen, es besteht höchste Gefahr für das Augenlicht, weil der Sehnerv innerhalb von Stunden irreversibel geschädigt wird:

- Verbesserter Kammerwasserabfluss durch:
  - Pupillenverengung durch Tropfen von Pilocarpin während der ersten Stunde alle 10 Min.
  - Direkt durch Tropfen von Prostaglandin-Analoga oder Alpha-Agonisten
- Hemmung der Kammerwasserbildung durch Gabe von Carboanhydrasehemmern (z. B. Brinzolamid lokal, Azetazolamid oral oder i. v.) und Betablockern
- Gleichzeitig Schmerzmittelgabe.

Nach Abklingen der akuten Symptome wird mittels Laser ein Shunt zwischen vorderer und hinterer Augenkammer angelegt, durch den das Kammerwasser abfließen kann (**Laseriridotomie**) [4].

Chronisches Winkelblockglaukom

Beim chronischen Winkelblockglaukom schwankt der Augeninnendruck stark. Während der Druckspitzen sehen die Patienten Newton-Ringe, Nebel oder Schleier und haben evtl. Kopfschmerzen oder bemerken eine Augenrötung.

Da jederzeit ein akutes Winkelblockglaukom droht, muss zunächst durch medikamentöse Pupillenverengung (Iris und Ziliarkörper werden aus dem Kammerwinkel „gezogen") eine Blockade des Kammerwinkels verhindert werden. Anschließend erfolgt wie beim akuten Winkelblockglaukom meist eine Laseriridotomie [4].

Sekundäres Glaukom

Bei Sekundärglaukomen ist die Behandlung der Grunderkrankung vorrangig. Die symptomatische Behandlung entspricht der des primären Glaukoms.

Prävention und Patientenberatung

- Augeninnendruckmessung auch bei Beschwerdefreiheit ab dem 40. Lebensjahrs, ggf. Papillenbeurteilung durch Spiegelung des Augenhintergrunds (→ 35.3.2)

Beratung bei Glaukom:

- Information über die Bedeutung einer konsequenten Therapie für das Augenlicht
- Anleitung zur selbstständigen Gabe von Augentropfen
- Aufklärung über die Warnzeichen einer akuten Druckerhöhung → sofort Augenarzt aufsuchen
- Verhaltensweisen im Alltag: Augeninnendruckerhöhung meiden (Anstrengung, Pressen, Heben, Bücken), Medikamente nur nach Rücksprache mit dem Arzt einnehmen (viele Arzneimittel erhöhen den Augeninnendruck).

SPICKZETTEL

Glaukom (grüner Star)

Definition: Gruppe von Erkrankungen mit Gefahr der Sehnervenschädigung.
Ursache/Häufigkeit: Beim primären Offenwinkelglaukom (häufigste Form) altersbedingte Behinderung des Kammerwasserabflusses, ca. 3 % der über 60-Jährigen, davon ⅔ mit erhöhtem Augeninnendruck.
Symptome: Lange unbemerkt, dann (irreversible) Gesichtsfeldausfälle bis zur Erblindung.
Bei akutem Winkelblockglaukom = entgleistem chronischen Winkelblockglaukom starke Augen-, Kopfschmerzen, Übelkeit, Sehverschlechterung.
Diagnostik: (Wiederholte) Augeninnendruckmessung, ggf. Tagesprofil, Beurteilung des Sehnervkopfs.
Therapie/Pflege: Bei primärem Offenwinkelglaukom Augeninnendrucksenkung durch Lokaltherapeutika, bei Erfolglosigkeit operativ. Bei Winkelblockglaukom meist Laseriridotomie.

35.9 Glaskörpererkrankungen

DEFINITION

Glaskörpererkrankungen: Beeinträchtigungen der Transparenz des Glaskörpers.

Mouches volantes *(fliegende Mücken)*: Kleine Trübungen im Glaskörper, gehäuft in höherem Lebensalter und bei starker Kurzsichtigkeit. In der Regel nicht therapiebedürftig.

Glaskörperblutung: Blutung in den Glaskörper, meist aus veränderten Netzhautarterien oder pathologischerweise in den Glaskörper eingesprossten Gefäßen (etwa bei Diabetes).

Symptome, Befund und Diagnostik

Die Symptome reichen von Schatten, „Schneegestöber" oder „Rußregensehen" bis hin zum (plötzlichen) Sehverlust.

Die Diagnose wird durch Augenspiegelung, Untersuchung an der Spaltlampe, **Diaphanoskopie** (Durchleuchtung des Auges durch Aufsetzen einer Lichtquelle direkt auf den Augapfel) und Ultraschalluntersuchung gestellt.

Behandlungsstrategie

Die **Glaskörperblutung** erfordert meist eine **Vitrektomie** *(Glaskörperentfernung)* in Allgemeinanästhesie. Der Glaskörper wird abgesaugt und z. B. durch Silikonöl ersetzt. Bei einer **Glaskörperinfektion** werden zusätzlich Antibiotika oder Antimykotika in das Augeninnere eingebracht. Postoperative Komplikationen sind v. a. Linsentrübungen, (Sekundär-)Glaukome, neue Blutungen und Netzhautablösungen.

Pflege

Pflege und Tropfschema entsprechen denen bei Katarakt (→ 35.7). Außerdem wird die Pupille des operierten Auges mit Scopolamin-Augentropfen 2-mal täglich dauerhaft erweitert, um Verwachsungen der Iris mit der Linse vorzubeugen, einen Vorderkammerreiz zu reduzieren und jederzeit den Augenhintergrund beobachten zu können. Das operierte Auge wird mit Kompresse und Schale über 24 Std. verbunden. Die Entlassung erfolgt in der Regel nach 3 Tagen.

35.10 Erkrankungen von Netzhaut, Aderhaut und Sehnerv

Diabetische Retinopathie → 26.6.6
Frühgeborenenretinopathie → 34.24.8
Neuritis nervi optici → Tab. 35.2

35.10.1 Venenverschlüsse der Netzhaut

DEFINITION

Venenverschlüsse der Netzhaut: Meist thrombotisch bedingter Verschluss der V. centralis retinae **(Zentralvenenverschluss,** *ZVV, Zentralvenenthrombose, ZVT***)** oder einer kleineren Vene **(Venenastverschluss,** *VAV***).**

Krankheitsentstehung

Hauptrisikofaktoren von **Venenverschlüssen der Netzhaut** sind Diabetes mellitus, Hypertonie, erhöhte Blutviskosität und Glaukom. Durch den Blutstau und die daraus entstehenden Blutungen der Netzhaut sammelt sich Flüssigkeit im Gewebe.

Symptome, Befund und Diagnostik

Leitsymptome sind Sehminderung und Gesichtsfeldausfall. Die Diagnosesicherung erfolgt durch Sehtest, Augenhintergrundspiegelung und Darstellung der Gefäße durch Angiografie.

Behandlungsstrategie

Die Behandlung beginnt möglichst rasch mit Hämodilution (Blutverdünnung i. v. und oral), ggf. mit Aderlass. Evtl. erfolgen Injektionen ins Auge (Glukokortioide sowie Wachstumsfaktorenhemmer), um ein durch die Thrombose ausgelöstes krankhaftes Gefäßwachstum zu verhindern (→ 35.10.4), ein Makulaödem zu reduzieren oder eine Lasertherapie zur Entfernung von Wassereinlagerungen und Gefäßneubildungen.

35.10.2 Arterielle Durchblutungsstörungen von Netzhaut und Sehnervenkopf

DEFINITION

Zentralarterienverschluss *(ZAV)*: Verschluss der A. centralis retinae.

Anteriore ischämische Optikusneuropathie *(AION)*: Akute Durchblutungsstörung im Bereich des Sehnervenkopfs.

Krankheitsentstehung

Akute **arterielle Durchblutungsstörungen von Netzhaut und Sehnervenkopf** sind überwiegend embolisch (etwa bei Vorhofflimmern) oder arteriosklerotisch bedingt, selten entzündlich (Riesenzellarteriitis). Die Sauerstoffunterversorgung der Netzhaut führt schnell zur irreversiblen Netzhautschädigung.

Symptome, Befund und Diagnostik

Beim **Zentralarterienverschluss** kommt es zu einem plötzlichen Sehverlust des betroffenen Auges, während der **Arterienastverschluss** *(AAV)* nur zu Sehverschlechterung oder Gesichtsfeldausfällen führt. Bei AION ist beides möglich.

Die Diagnostik entspricht im Wesentlichen der bei retinalen Venenverschlüssen (→ 35.10.1). Es wird nach Emboliequellen und kardiovaskulären Risikofaktoren gesucht und ggf. eine Riesenzellarteriitis (→ Tab. 35.2) ausgeschlossen [5].

Behandlungsstrategie

Therapieversuche umfassen v. a. Augeninnendrucksenkung, Lysetherapie, Hämodilution und hyperbare Sauerstofftherapie. Die Prognose ist aber insgesamt schlecht. Evtl. ist die langfristige Gabe eines Thrombozytenaggregationshemmers (→ Pharma-Info 22.2) sinnvoll [5].

35.10.3 Netzhautablösung

DEFINITION

Netzhautablösung *(Ablatio retinae, Amotio retinae)*: Ablösung von Netzhaut/Netzhautanteilen vom Pigmentepithel mit Ernährungsstörung der Netzhaut und Untergang der bildaufnehmenden Rezeptorschicht im abgelösten Bezirk.

Krankheitsentstehung

Am häufigsten ist die **rhegmatogene Netzhautablösung** durch Netzhautrisse, z. B. bei starker Kurzsichtigkeit oder nach Augapfelprellung. Durch die kleinsten Risse dringt Glaskörperflüssigkeit ein und schiebt sich zwischen Netzhaut und Pigmentepithel.

Bei der **traktiven Netzhautablösung** übt ein durch Narben oder Verwachsungen krankhaft veränderter Glaskörper Zug auf die Netzhaut aus. Zugrunde liegen Entzündungen, Frühgeborenenretinopathie, diabetische Netzhautschäden, eine vorausgegangene Netzhautablösung oder eine (altersbedingte) Degeneration.

Bei der **exsudativen Netzhautablösung** tritt Flüssigkeit aus geschädigten Netzhautgefäßen aus und gelangt zwischen die Netzhautschichten, z. B. bei Augentumoren, Aderhaut- oder Netzhautentzündung, schwerem Bluthochdruck, Leukämien [6].

Symptome, Befund und Diagnostik

Alarmsymptome sind das Sehen von Lichtblitzen, gehäufte *Mouches volantes* (schwarze Punkte → 35.9), die auf Zug an der Netzhaut hinweisen.

Nach erfolgter Netzhautablösung sieht der Patient plötzlich Schatten in dem der abgelösten Netzhaut entsprechenden Teil des Gesichtsfelds. Typisch sind ein „sich senkender Vorhang" oder eine „aufsteigende Mauer". Weitere Symptome sind Verzerrtsehen und Abnahme der Sehfähigkeit. Schmerzen hat der Patient nicht.

Die Diagnose erfolgt durch Spiegelung des Augenhintergrunds (→ 35.3.2) bei erweiterter Pupille; der abgelöste Bezirk z. B. wird als Blase sichtbar (→ Abb. 35.26).

Eventuell sind Ultraschall- und andere Untersuchungen erforderlich.

Behandlungsstrategie

Kleine Netzhautrisse oder sehr kleine Netzhautablösungen können durch Lasertherapie *abgeriegelt* werden. Die Laser ruft eine entzündliche Reaktion mit Narbenbildung hervor, die zur „Verklebung" von Netzhaut, Pigmentepithel und Aderhaut führt und den Ablöseprozess stoppt. Diese Eingriffe sind nach Pupillenerweiterung unter Lokalanästhesie meist ambulant möglich.

Größere Netzhautrisse und Netzhautablösungen erfordern eine stationäre Aufnahme des Patienten und Operation in Allgemeinanästhesie:

- Bei der **Kryoretinopexie** wird ein Kältestift außen auf das Auge aufgesetzt. Die Vereisung führt zu lokaler Narbenbildung und dadurch Anheftung
- Eine **Kunststoffplombe** wird im Bereich der Ablösung so auf die Sklera aufgenäht, dass sich diese nach innen vorwölbt und Netz- und Aderhaut wieder aneinanderliegen. Dann werden die betroffenen Netzhautpartien von außen mit einem Kältestift oder von innen mit Laserstrahlen „angeheftet"

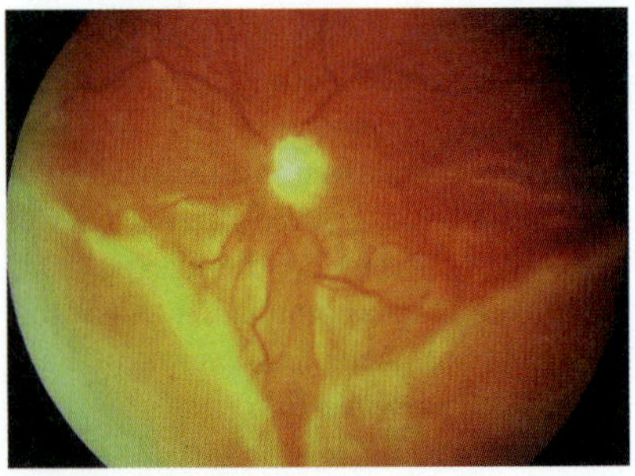

Abb. 35.26 Augenhintergrund bei Netzhautablösung (die hellen Partien im Bild unten sind die abgelösten Teile). [E811]

- Bei der **Zerklage** wird der Augapfel durch ein Silikonband gürtelförmig umschnürt und eingedellt, anschließend werden die betroffenen Stellen wie bei der Kunststoffplombe angeheftet
- Bei der **pneumatischen Retinopexie** wird nach **Vitrektomie** *(Glaskörperentfernung)* ein Gasgemisch in das Innere des Augapfels eingebracht – der erzeugte Druck soll die Netzhaut gegen den Bulbus drücken. Das Verfahren wird mit Kryoretinopexie und/oder Lasertherapie kombiniert. Das Gas wird innerhalb von Wochen durch körpereigene Flüssigkeit ausgetauscht. Alternativ können Silikonöle verwendet werden, die in einem 2. Eingriff in der Regel wieder entfernt werden [6].

Pflege

Nachsorge und Pflege entsprechen im Wesentlichen der nach Glaskörperoperation (→ 35.9).

35.10.4 Aderhautmelanom

DEFINITION

Aderhautmelanom *(malignes uveales Melanom):* Häufigster bösartiger Tumor des Auges.

Krankheitsentstehung

Die meisten **Aderhautmelanome** entwickeln sich vermutlich aus den pigmentierten Zellen der Aderhaut *(Choroidea).* Die genauen Ursachen für die Entstehung von Aderhautmelanomen sind noch nicht vollständig geklärt.

Symptome, Befund und Diagnostik

Symptome treten meist erst im sehr fortgeschrittenen Stadium auf. Es kommt z. B. zur Sichteinschränkung, Doppelbildern, verschwommenem Sehen und Schatten im Gesichtsfeld. Im fortgeschrittenen Stadium können sich Metastasen bilden.

Häufig wird das Aderhautmelanom als Zufallsbefund während der Ophtalmoskopie (→ 35.3.2) beim Augenarzt entdeckt. Gesichert wird der Befund durch Ultraschalluntersuchung (Echografie), optische Kohärenztomografie und Fluoreszensangiografie (→ 35.3.7).

Behandlungsstrategie und Pflege

Die Behandlung ist abhängig von Größe und Lage des Tumors.

Bei der **Brachytherapie** (→ 43.11) wird ein kleiner Strahlenträger auf das betroffene Auge genäht und nach erreichter Strahlendosis operativ wieder entfernt. Weitere Strahlentherapien sind die Protonentherapie und die Radiotherapie. Bei der **transpupillären Thermotherapie** *(TTT)* werden die Tumorzellen mit Hitze oder Kälte zerstört.

Je nach Befund kann der Tumor operativ entfernt werden. In einigen Fällen muss der Augapfel entfernt werden (Enukleation → Abb. 35.5).

Bei der Betreuung steht an erster Stelle das Einfühlungsvermögen im Umgang mit der Angst des Patienten nach der Diagnose und eine umfangreiche Aufklärung. Nach den operativen Eingriffen erfolgt die Tropfen- und Salbentherapie wie nach Glaskörperoperationen. Gegebenenfalls muss der Patient den Umgang mit einer Augenprothese erlernen (→ 35.1.7).

35.10.5 Altersabhängige Makuladegeneration

DEFINITION

Altersabhängige Makuladegeneration *(AMD):* Fortschreitende Degeneration der Makula (gelber Fleck, Ort des schärfsten Sehens). Mit ca. 5 % aller über 60-Jährigen und 25 % aller über 75-Jährigen häufige Erkrankung und häufigste Ursache einer Sehbehinderung im Alter. Prognose bzgl. der Lesefähigkeit schlecht, bzgl. der Orientierungsfähigkeit besser (peripheres Gesichtsfeld bleibt in der Regel erhalten) [7].

Krankheitsentstehung

Aus unbekannten, genetisch mitbedingten Gründen lagern sich bei der **altersabhängigen Makuladegeneration** eiweiß- und lipidhaltiges Material (Stoffwechselendprodukte) als sog. **Drusen** im retinalen Pigmentepithel ab, die das zentrale Sehen zunehmend beeinträchtigen.

- Die mit 85 % weitaus häufigere **trockene Makuladegeneration** kann über Monate oder Jahre bei einigermaßen erhaltener Sehschärfe stabil bleiben, aber auch jederzeit in die feuchte Form übergehen
- Bei der mit 15 % selteneren, aber gefährlicheren **feuchten Makuladegeneration** führen Durchblutungsstörungen zu Gefäßneubildungen im Bereich der Makula. Die neuen, abnormen Gefäße wuchern unter die Netzhaut und geben beständig Serum ab. Die Netzhaut schwillt dadurch an (sie wird „feucht"), es kommt zu verzerrtem, welligem Sehen und langfristig zu einer Zerstörung der Sehsinneszellen

mit fortschreitendem, zentralem Gesichtsfeldausfall. Auch Blutungen aus den veränderten Gefäßen sind möglich [7], [8].

Nichtaltersbedingte Formen der Makuladegeneration sind weit seltener, etwa die *myopische Makuladegeneration* bei schwerer Kurzsichtigkeit oder die oft genetisch bedingten *Makuladystrophien.*

Symptome, Befund und Diagnostik

Die Patienten berichten über eine langsame Abnahme der Sehschärfe mit Verschwommensehen, Verzerrtsehen und Verblassen der Farben im Zentrum des Gesichtsfelds (→ Abb. 35.27). Durch das in der Regel erhaltene periphere Gesichtsfeld finden sie sich aber oft noch in ihrer Umgebung zurecht.

Die Diagnosesicherung erfolgt durch Spiegelung des Augenhintergrunds (→ 35.3.2) sowie durch das **Amsler-Gitter:** Wenn der Patient ein Auge abdeckt und mit dem anderen die Mitte des Gitters fixiert, sind Teile des Gitters verschwommen, verzerrt oder fehlen (→ Abb. 35.28). Die Fluoreszenzangiografie (→ 35.3.7) stellt die abnormen Gefäße dar. Die optische Kohärenztomografie (→ 35.3.7, → Abb. 35.16) ist essenziell für Diagnose und Verlaufskontrolle.

Behandlungsstrategie

Bei der trockenen Form wird versucht, das Fortschreiten durch Nahrungsergänzungsmittel (u. a. Vitamin C, E, Beta-Karotin, Zink, Kupfer) zu verlangsamen.

Wichtigste Therapie bei der feuchten Form ist die medikamentöse Hemmung der Gefäßneubildung **(Anti-VEGF-Therapie).** Hierzu werden Wachstumsfaktorenhemmer *(VEGF-Inhibitoren,* → 27.5.2*)* unter sterilen Bedingungen direkt in den Glaskörper gespritzt. Eingesetzt werden u. a. Ranibizumab (z. B. Lucentis®), Aflibercept (z. B. Eylea®), Brolucizumab (Beovue®). Erforderlich sind regelmäßige, z. B. monatliche Injektionen. Das Rauchen sollte der Betroffene unbedingt aufgeben [8], [9].

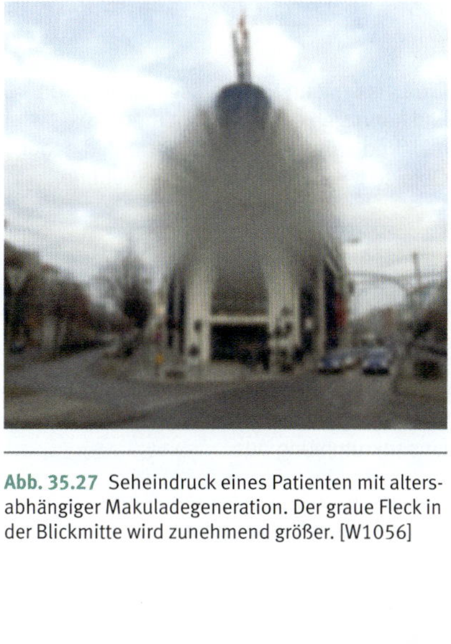

Abb. 35.27 Seheindruck eines Patienten mit altersabhängiger Makuladegeneration. Der graue Fleck in der Blickmitte wird zunehmend größer. [W1056]

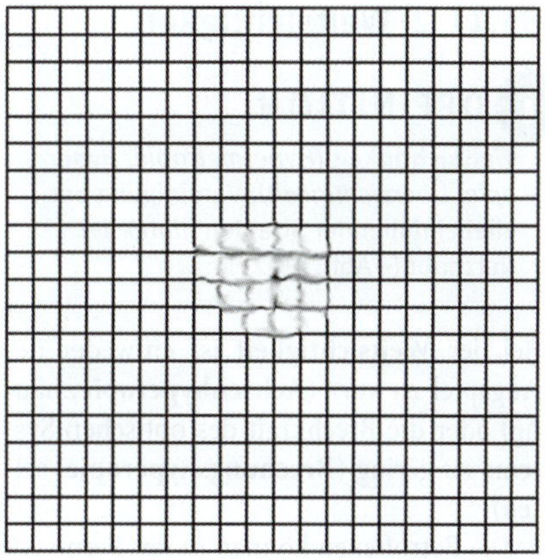

Abb. 35.28 Amsler-Gitter mit zentraler Verzerrung. [P164]

Stark zurückgedrängt ist die **fotodynamische Therapie,** die evtl. bei gut abgrenzbaren feuchten Befunden infrage kommt. Ein spezieller Farbstoff wird i. v. gespritzt, der sich in den krankhaften Gefäßen anreichert und sie für bestimmtes Laserlicht empfindlich macht. Danach können die Gefäße durch Laserbehandlung gezielt zerstört werden.

Wesentlich für den Alltag sind die Verordnung und Gewöhnung an vergrößernde Sehhilfen, von Handlupen bis Fernrohrbrillen.

Pflege wie bei Glaskörperoperation → 35.9

SPICKZETTEL

Altersabhängige Makuladegeneration (AMD)

Definition: Fortschreitende Netzhautschädigung im Makulabereich.
Häufigkeit: Mit zunehmenden Lebensalter, etwa 25 % aller über 75-Jährigen.
Ursache/Risikofaktoren: Multifaktoriell.
Symptome: Verzerrtsehen, langsame Sehverschlechterung bis zur Erblindung in der Mitte des Gesichtsfelds. Peripheres Gesichtsfeld (Orientierung!) meist erhalten.
Diagnostik: Amsler-Gitter, Spiegelung des Augenhintergrunds, optische Kohärenztomografie.
Therapie/Pflege: Bei trockener AMD Nahrungsergänzungsmittel, bei feuchter AMD Injektionen von Antikörpern gegen VEGF (vaskulärer endothelialer Wachstumsfaktor) in den Glaskörper.

35.10.6 Farbsinnstörungen

DEFINITION

Farbsinnstörung *(Dyschromatopsie, Farbenfehlsichtigkeit):* Störung der Lichtreizverarbeitung, die subjektiv die Wahrnehmung einzelner Anteile des sichtbaren Lichtspektrums verhindert oder verändert.

Farbenblindheit *(Achromatopsie):* Fehlendes Farbempfinden, nur Helligkeiten können unterschieden werden.

Farbsinnstörungen sind überwiegend angeboren. Da sie v. a. X-chromosomal vererbt werden, sind Männer deutlich häufiger betroffen als Frauen.

- Bei **Farbschwächen** werden Grün (**Grünschwäche,** ca. 4 % aller Männer), Rot (**Rotschwäche**) oder Blau (**Blau-Gelb-Schwäche,** selten) vermindert wahrgenommen. Die Sehschärfe ist normal
- Bei der teilweisen oder völligen **Farbblindheit** fehlt eines oder mehrere Zapfensysteme. Bei der seltenen völligen Farbblindheit ist die Sehschärfe erheblich herabgesetzt.

Erworbene Farbsinnstörungen sind Folge z. B. von Netzhauterkrankungen.

Die Diagnose erfolgt durch z. B. **Ishihara-Farbtafeln,** auf denen Gesunde andere Zahlen, Buchstaben oder Schleifen erkennen als Menschen mit Farbsinnstörungen, oder durch Untersuchung am **Anomaloskop,** bei denen der Patient eine vorgegebene Farbe „nachmischen“ soll.

Eine Korrektur ist nicht möglich. Die Farbschwächen beeinträchtigen den Betroffenen wenig im Alltag. Bestimmte Berufe, z. B. Berufskraftfahrer oder Pilot, sind allerdings nicht möglich.

35.11 Brechungsfehler

DEFINITION

Normalsichtigkeit *(Emmetropie):* Entstehung eines scharfen Bilds auf der Netzhaut.

Brechungsfehler *(Refraktionsanomalie, Ametropie):* Durch abnorme Brechkraft der Hornhaut oder der Linse oder durch abnorme Länge des Augapfels bedingte unscharfe Abbildung der Außenwelt auf der Netzhaut. Unterschieden werden: Kurzsichtigkeit, Weitsichtigkeit, Alterssichtigkeit und Stabsichtigkeit.

Dioptrie *(dpt):* Maß für die Brechkraft optischer Linsen. Sammellinsen haben eine positive, Zerstreuungslinsen eine negative Brechkraft (→ Abb. 35.29).

35.11.1 Kurzsichtigkeit

DEFINITION

Kurzsichtigkeit *(Myopie):* Vereinigung parallel einfallender Lichtstrahlen *vor* der Netzhaut (→ Abb. 35.29).

Ursächlich liegt der **Kurzsichtigkeit** meist ein zu langer Augapfel (**Achsenmyopie,** *Dehnungsmyopie*), seltener eine zu starke Brechkraft der optischen Medien (**Brechungsmyopie)** zugrunde. Die Kurzsichtigkeit hat in den Industrieländern deutlich zugenommen, dies hat u. a. mit einem kürzeren Aufenthalt im Freien (Tageslicht wirkt auf den Augapfel wachstumsmindernd) sowie der Zunahme von Naharbeit zu tun.

Die Patienten können Gegenstände in der Nähe klar erkennen, in der Ferne aber nur verschwommen sehen.

Die Kurzsichtigkeit wird durch **konkave Brillengläser** *(Zerstreuungs-, Minusgläser)* korrigiert, die die einfallenden Strahlen zerstreuen (→ Abb. 35.29). Bei hochgradiger Kurzsichtigkeit sind meist Kontaktlinsen günstiger. Für Erwachsene (nach Abschluss des Augenwachstums) sind auch Laseroperationen der Hornhaut zum Ausgleich möglich **(refraktive Chirurgie).**

Maligne Myopie

Während die einfache Myopie mit etwa 25 Jahren nicht weiter fortschreitet, nimmt bei der malignen Myopie die Kurzsichtigkeit immer weiter zu und kann zu Netzhauteinrissen und -ablösung führen.

35.11.2 Weitsichtigkeit

DEFINITION

Weitsichtigkeit *(Hypermetropie, Hyperopie, Übersichtigkeit):* Vereinigung parallel einfallender Strahlen *hinter* der Netzhaut (→ Abb. 35.29).

Bei der **Weitsichtigkeit** ist entweder der Augapfel zu kurz (**Achsenhyperopie,** häufig) oder die Brechkraft des optischen Systems zu gering (**Brechungshyperopie,** selten).

Die Betroffenen können in der Ferne gut sehen, da durch Akkommodation ein scharfes Bild auf der Netzhaut erreicht wird. Nahe Gegenstände erscheinen aber unscharf.

Die Weitsichtigkeit kann durch **konvexe Brillengläser** *(Sammelgläser, Plusgläser)* korrigiert werden, die die einfallenden Strahlen zusätzlich bündeln (→ Abb. 35.29). Eine weitere Option beim Erwachsenen ist die refraktive Chirurgie der Hornhaut.

35.11.3 Alterssichtigkeit

DEFINITION

Alterssichtigkeit *(Altersweitsichtigkeit, Presbyopie):* Altersbedingte Weitsichtigkeit. Kein eigentlicher Brechungsfehler, sondern durch (physiologische) Alterungsprozesse bedingt (→ Abb. 35.29).

Mit zunehmendem Alter nimmt die Eigenelastizität der Linse ab und die Akkommodationsfähigkeit wird immer geringer, bis um das 65. Lebensjahr keine Akkommodation mehr möglich ist.

Ab ca. dem 45. Lebensjahr können nahe Gegenstände nicht mehr klar erkannt werden („die Arme werden zu kurz zum Zeitungslesen"), sehen in der Ferne ist normal.

Die Korrektur erfolgt wie bei der „normalen" Weitsichtigkeit durch Konvexgläser. War der Betroffene vorher normalsichtig, so benötigt er lediglich eine Lesebrille. Hatte er bereits vorher eine Brille, so werden heute meist **Bifokal- oder Gleitsichtgläser** gewählt, bei denen Glasbereiche unterschiedlicher Brechkraft (oben für die Ferne, unten innen für die Nähe) mit einer Stufe bzw. gleitend ineinander übergehen.

35.11.4 Stabsichtigkeit

DEFINITION

Stabsichtigkeit *(Astigmatismus):* Durch eine Hornhautverkrümmung bedingte Verzerrung des Bildeindrucks.

Aufgrund einer meist angeborenen, abnormen Hornhautkrümmung werden die von einer punktförmigen Lichtquelle ausgehenden Lichtstrahlen auf der Netzhaut nicht als Punkt, sondern als Linie abgebildet, und der Patient sieht unscharf und verzerrt.

Meist kann der Astigmatismus durch zylindrisch geschliffene Brillengläser/Kontaktlinsen ausgeglichen werden. In Extremfällen ist die operative Korrektur der Hornhaut (refraktive Chirurgie) oder eine Hornhauttransplantation (→ 35.6.4) notwendig.

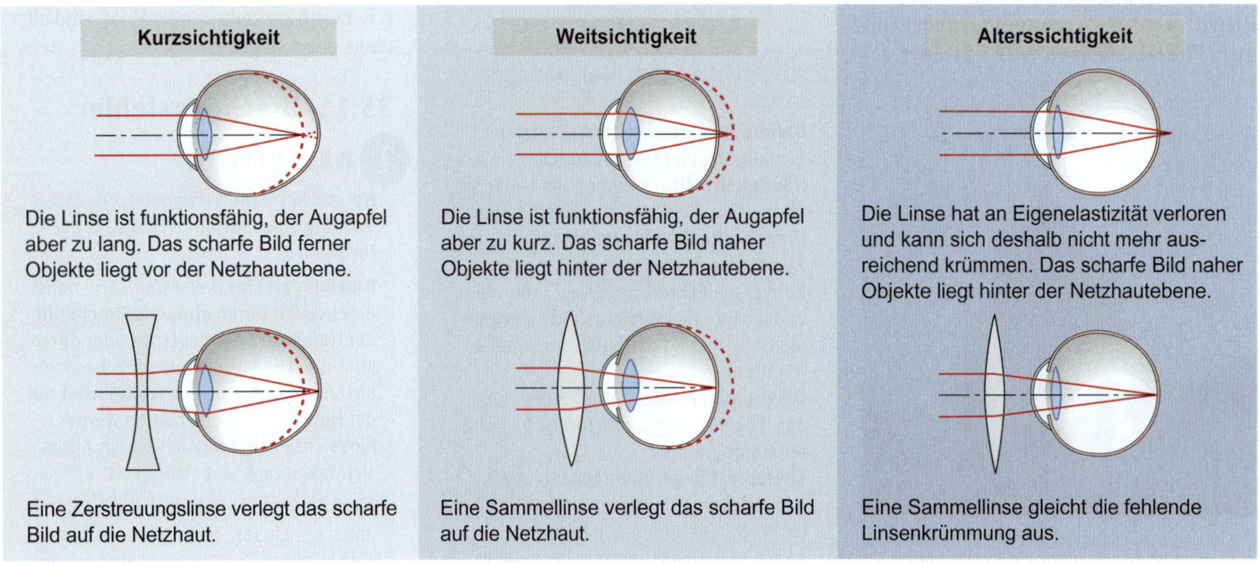

Abb. 35.29 Strahlengang bei den verschiedenen Brechungsfehlern, jeweils oben ohne und unten mit Korrektur, hier durch Brillengläser. [L190]

35.12 Schielen

DEFINITION

Schielen *(Strabismus)*: Abweichung der Augenachsen von der (normalen) Parallelstellung beim Blick in die Ferne. Häufig (ca. 4 % der Gesamtbevölkerung).

Krankheitsentstehung

Je nach Ursache werden unterschieden:

- Das **Begleitschielen** *(Strabismus concomitans)*: Häufigste Form. Die Augenbeweglichkeit ist normal, der Schielwinkel in alle Blickrichtungen in etwa gleich groß. Betroffen sind v. a. Kleinkinder. Eine Ursache kann oft nicht gefunden werden, begünstigend wirken eine (höhergradige) Weitsichtigkeit oder Störungen der Augenmuskeln/Augenmuskelfunktion (angeboren oder z. B. nach Infektionskrankheiten). Zu über 80 % handelt es sich um einseitiges oder wechselseitiges Einwärtsschielen (→ Abb. 35.30). Um störende Doppelbilder zu vermeiden, unterdrückt das Gehirn das „nicht passende" Bild des schielenden Auges. Auf Dauer wird das schielende Auge immer mehr „abgeschaltet", es wird **schwachsichtig** *(amblyop)*
- Das **Lähmungsschielen** (*Strabismus incomitans* oder *paralyticus*): Durch Augenmuskellähmung (z. B. nach Enzephalitis, Schädelbasisfraktur, bei Multipler Sklerose, Tumoren) bedingtes Schielen, das in jedem Alter auftreten kann. Der Schielwinkel ist typischerweise in Zugrichtung des gelähmten Muskels am größten, weil der betroffene Augapfel in der Bewegung immer mehr zurückbleibt. Die Betroffenen sehen Doppelbilder und versuchen häufig, diese durch eine entsprechende Kopfschiefhaltung zu vermeiden. Die Sehkraft bleibt erhalten.

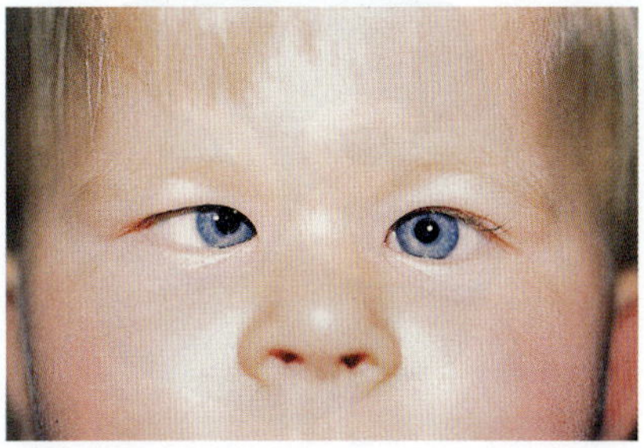

Abb. 35.30 Begleitschielen. Das Kind schaut geradeaus, dabei weicht das rechte Auge nach innen ab (Einwärtsschielen). [E282]

Symptome, Befund und Diagnostik

Leichtes Schielen bleibt oft unbemerkt. Manchmal fallen betroffene Kinder lediglich durch ihre vermeintliche Ungeschicklichkeit auf. Umgekehrt kann Schielen bei Babys auch z. B. durch einen breiten Nasenrücken oder eine Lidfalte vorgetäuscht werden.

Die Diagnose wird u. a. durch Beobachtung der Fixationsbewegungen des Auges nach dem einseitigen Abdecken des Auges gestellt **(Abdecktest).**

Mehr als „Schönheitsfehler"

Schielen ist kein Schönheitsfehler, sondern eine behandlungsbedürftige Erkrankung! Insbesondere droht bei einseitigem kindlichem Schielen eine **Schielamblyopie** (dauerhafte Sehminderung des betroffenen Auges) durch Unterdrückung der Seheindrücke im Gehirn.

Behandlungsstrategie

Begleitschielen

Die Behandlung muss so früh wie möglich beginnen, um eine gute Sehschärfe zu erreichen:

- Korrektur einer evtl. Weitsichtigkeit
- Intermittierende *Okklusion* (z. B. mit speziellen Pflastern) des nicht schielenden Auges, um das schwache Auge zum Fixieren zu „zwingen"
- Ggf. spezielle Übungen (Sehschulen).

In schweren Fällen sind eine oder mehrere Schieloperationen erforderlich, bei denen Augenmuskeln gekürzt oder verlagert werden.

Das kosmetische Ergebnis ist beim kindlichen Schielen in der Regel sehr gut, und bei frühem Behandlungsbeginn kann meist ein guter Visus erreicht werden.

Ein normales räumliches Sehen kann aber selbst unter optimalen Bedingungen nur bei einem Teil der Kinder erzielt werden.

Lähmungsschielen

Die Behandlung eines Lähmungsschielens ist abhängig von der Ursache. Bildet sich die Lähmung nicht zurück, kann auch in diesem Fall operiert werden.

36

PFLEGE BEI HALS-NASEN-OHREN-ERKRANKUNGEN

Gerhard Grevers, Walter Schädle
Unter Mitarbeit von Christine Keller

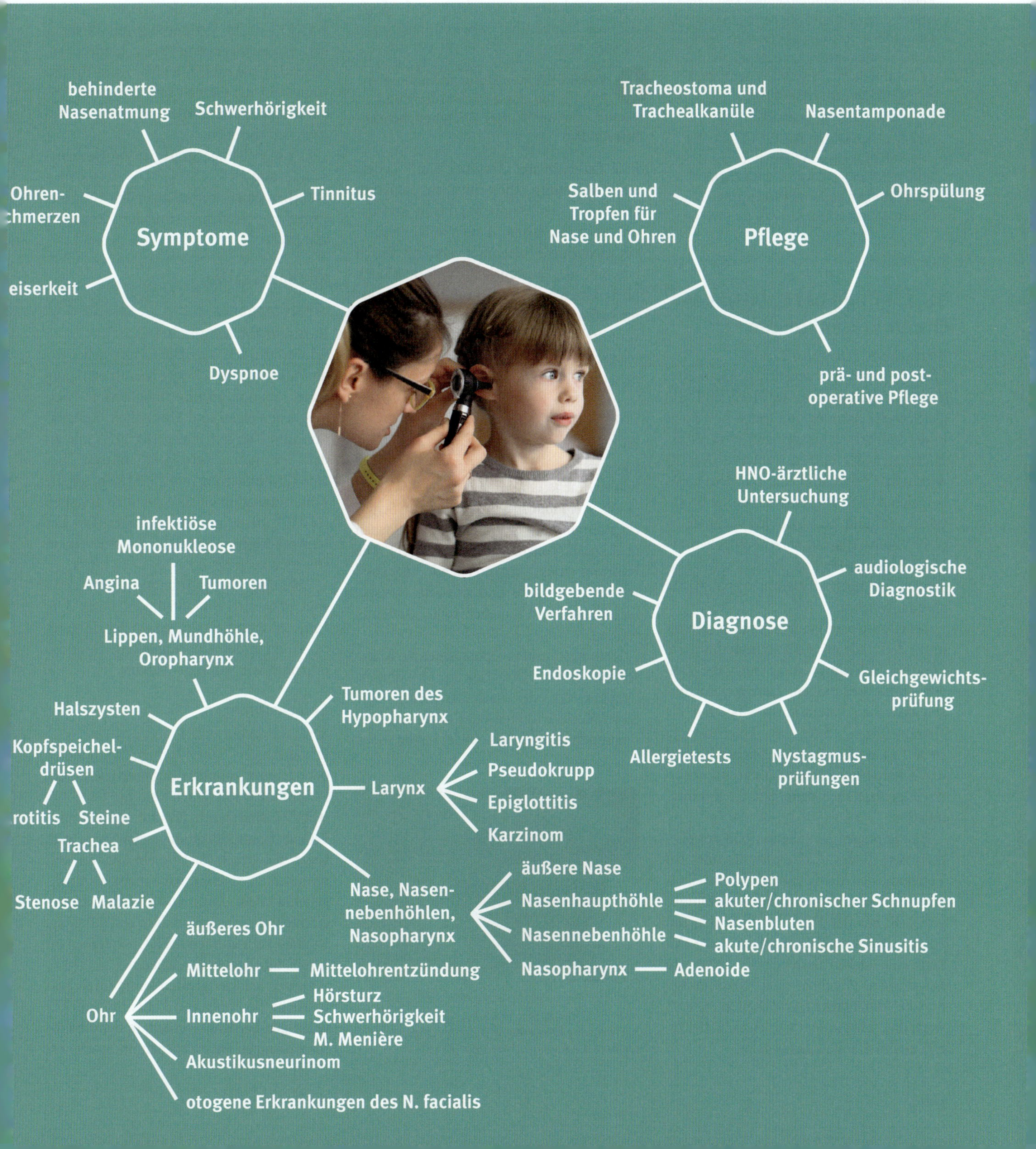
Symptome
behinderte Nasenatmung
Schwerhörigkeit
Tinnitus
Ohren-
:hmerzen
eiserkeit
Dyspnoe
Pflege
Tracheostoma und Trachealkanüle
Nasentamponade
Ohrspülung
Salben und Tropfen für Nase und Ohren
prä- und post-operative Pflege
Diagnose
HNO-ärztliche Untersuchung
audiologische Diagnostik
bildgebende Verfahren
Endoskopie
Gleichgewichts-prüfung
Allergietests
Nystagmus-prüfungen
Erkrankungen
infektiöse Mononukleose
Angina
Tumoren
Lippen, Mundhöhle, Oropharynx
Halszysten
Tumoren des Hypopharynx
Kopfspeichel-drüsen
rotitis
Steine
Trachea
Stenose
Malazie
Larynx
Laryngitis
Pseudokrupp
Epiglottitis
Karzinom
Nase, Nasen-nebenhöhlen, Nasopharynx
äußere Nase
Nasenhaupthöhle
Nasennebenhöhle
Nasopharynx
Polypen
akuter/chronischer Schnupfen
Nasenbluten
akute/chronische Sinusitis
Adenoide
Ohr
äußeres Ohr
Mittelohr
Mittelohrentzündung
Innenohr
Hörsturz
Schwerhörigkeit
M. Menière
Akustikusneurinom
otogene Erkrankungen des N. facialis

Die medizinischen Fachgebiete

DEFINITION

Hals-Nasen-Ohren-Heilkunde *(Oto-Rhino-Laryngologie):* Medizinisches Fachgebiet, das sich aus der Zusammenlegung von **Otologie** *(Lehre von den Ohrenerkrankungen)* und **Rhino-Laryngologie** *(Lehre von den Nasen- und Kehlkopferkrankungen)* entwickelt hat. Umfasst außerdem Erkrankungen von Mundhöhle, Rachen, oberen Luft- und Speiseröhrenanteilen, Kopfspeicheldrüsen und Hals mit Ausnahme der Schilddrüse und Nebenschilddrüsen.

Phoniatrie und Pädaudiologie: Medizinisches Fachgebiet, das die Diagnostik und Behandlung von Sprach- und Stimmstörungen sowie die kindlichen Hörstörungen und ihre Folgen zum Gegenstand hat.

36.1 Pflege bei Hals-Nasen-Ohren-Erkrankungen

Alkoholkrankheit → 38.8.3
Pflege bei Infektionskrankheiten → Kap. 30

Viele Erkrankungen in der HNO sind vergleichsweise harmlos und treten bevorzugt in der kühleren Jahreszeit auf, etwa Virusinfektionen der oberen Luftwege (→ 30.8) oder lokale Entzündungen. Da diese vorübergehend z. B. die Nasenatmung beeinträchtigen und teilweise mit Schmerzen (z. B. Ohren-, Halsschmerzen) eingehen, erleben Patientinnen bzw. Patienten (im Folgenden nur noch „Patientin" genannt) sie als unangenehm.

Bei HNO-Operationen handelt es sich oft um relativ kleine, teils minimalinvasive Eingriffe. Allerdings steigt auch die Zahl von Tumoroperationen. Tumorerkrankungen bedrohen Patientinnen vital und die Therapiefolgen, z. B. ein Tracheostoma (→ 36.1.6), stellen einen erheblichen Eingriff in die körperliche Integrität dar, oft beeinträchtigen sie auch dauerhaft die Kommunikation.

Häufig prägen Notfälle das Bild des pflegerischen Alltags, z. B. akute Atemnot bei Verlegung der Atemwege durch Schwellungen oder Fremdkörper sowie akute Blutungen, z. B. aus der Nase. Bei Patienten mit bösartigen Tumorerkrankungen von Kehlkopf und Rachen besteht nicht selten ein langjähriger Alkohol- und Nikotinmissbrauch (Abhängigkeitskrankheiten, → 38.8). Auch dies führt immer wieder zu Notfällen, z. B. einem Alkoholentzugsdelir.

36.1.1 Beobachten, Beurteilen und Intervenieren

Atmung

Dyspnoe → 3.3, → 3.4, → 36.2.6
Unterstützung der Atmung → 3.5

Sekretansammlungen oder Schwellungen (z. B. Entzündung, Tumor) in Nase, Rachen und Trachea behindern häufig die Atmung. Hier verschaffen *atemerleichternde Maßnahmen* Linderung, etwa Inhalationen (→ Abb. 36.1).

VORSICHT! Atemstörungen bedeuten immer eine latente Gefährdung und können innerhalb kurzer Zeit **lebensbedrohlich** werden!

Eine Patientin mit Atemnot kann Todesangst verspüren. Dies führt zu panischer Steigerung der Atembewegungen und damit zu vermehrtem Sauerstoffverbrauch, der wiederum die Atemnot verstärkt. Durch beruhigende, ausführliche Informationen über hilfreiche Pflege- und Behandlungsmaßnahmen lässt sich ebenso Sicherheit vermitteln wie durch sichere Handhabung pflegerischer und therapeutischer Maßnahmen und Hilfsmittel.

Ernährung

Postoperativ kommt es häufig zu Schluckstörungen (v. a. nach Operationen in Mundhöhle, Rachen und Kehlkopf, → 7.11.2, → Tab. 7.15) und zu Schmerzen beim Schlucken durch große Wundflächen im Rachen (z. B. nach Tonsillektomie, → 36.6.1). Die Nahrung muss entsprechend angepasst werden, z. B. kalte und pürierte Speisen. Auf Alkohol und Rauchen sollte verzichtet werden.

Nach bestimmten Operationen (z. B. Resektion großer Tumoren in Mundhöhle, Oropharynx) oder nach Strahlentherapie dieser Region können oder dürfen die Patientinnen einige Zeit weder essen noch trinken und müssen über eine gastrointestinale Sonde (→ 7.7.3) oder parenteral (→ 43.5.7) ernährt werden. Häufig ist vor Beginn der oralen Ernährung ein logopädisches Schlucktraining (→ 7.11.4) notwendig.

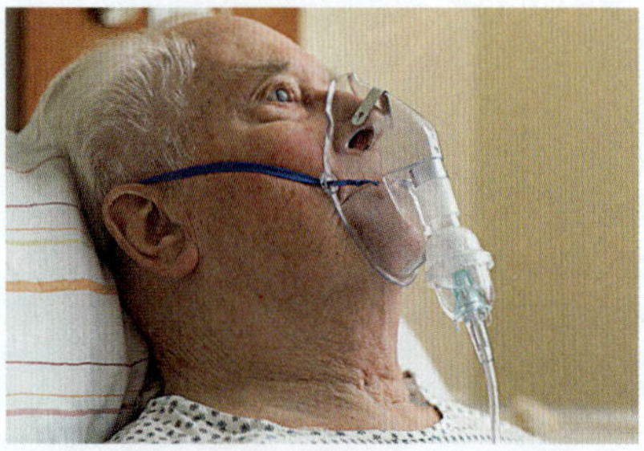

Abb. 36.1 Inhalationen (→ 3.4.4) erleichtern die Sekretlösung bei vielen HNO-Erkrankungen und mindern die Atembeschwerden. [K115]

Haut

Bei Patientinnen mit weit fortgeschrittenen, unheilbaren Tumoren kann durch Tumorzerfall *(exulzerierende Tumorwunden,* → 43.13), oft in Verbindung mit Infektionen, ein unangenehmer Geruch entstehen, unter dem sie extrem leiden. Auch für das Umfeld ist der Geruch sehr belastend. Dadurch kann es zu sozialer Isolierung des Betroffenen kommen.

Es gibt vielfältige Strategien zur **Geruchsminderung** (→ 43.13). [1] Die Betroffenen brauchen einen wertschätzenden Umgang. Pflegefachpersonen vermeiden Ausdruck von Ekel o. Ä.

Kommunikation

Hörstörungen

Hörstörungen, Hörgeräte → 10.5

Schwerhörigkeit oder Hörverlust stellen für die Patientin eine schwere Beeinträchtigung ihrer Kommunikationsmöglichkeit dar. Mögliche Folgen sind Einsamkeit, Resignation und Triggern einer Demenz. Alle an der Versorgung Beteiligten müssen über eine Hörminderung informiert sein, um die Kommunikation entsprechend zu gestalten (→ 10.5), denn nur ein geringer Teil der schwerhörigen Menschen ist mit einem Hörgerät versorgt.

Abhängig von der Situation der Patientin sind pflegerische Maßnahmen nötig, z. B. Unterstützung beim Einsetzen der Hörgeräte, Training des Lippenablesens, Information über Schwerhörigenvereine.

Sprechstörungen

Sprechstörungen → 10.4

Erkrankungen von Rachen, Mundhöhle oder Larynx können das Sprechen stören. Patientinnen mit Tracheostomie (→ 36.1.6, → 36.8.6) sind zumindest anfangs auf nonverbale Kommunikation angewiesen, evtl. sogar dauerhaft. Sich nicht ausreichend mitteilen zu können, wird meist als unangenehm erlebt. Angst und Unsicherheit beeinträchtigen zusätzlich die Verständigung, weshalb Patientinnen nach Operationen oft gereizt und aggressiv reagieren.

Diesen Schwierigkeiten kann durch ausführliche Beratung von Patientin und Angehörigen begegnet werden, in der die Einschränkungen angesprochen und geeignete

Kommunikationsmittel bereitgehalten werden (→ 10.4.3).

36.1.2 Applikation von Salben und Tropfen in Nase und Ohr

Hygieneregeln bei Lokaltherapeutika

- Tuben, Flaschen, Pipetten nur für jeweils eine Patientin bzw. Kind benutzen und hygienisch korrekt handeln, z. B. Deckel nach dem Aufschrauben mit der Außenseite auf eine saubere Unterlage legen, um eine Kontamination zu vermeiden
- Begrenzte Haltbarkeit nach dem Öffnen beachten (siehe Beipackzettel, Öffnungs-/Verfallsdatum vermerken).

Applikation von Nasentropfen und -salben

Viele Patientinnen können die Applikation selbst vornehmen, bei Bedarf unterstützen die Pflegenden. Nach einer Operation an der Nase sollten Manipulationen an der inneren und äußeren Nase unterbleiben, die **Applikation von Nasentropfen und -salben** muss sehr vorsichtig geschehen.

- Vor der Applikation Patientin die Nase putzen lassen, bei Säuglingen oder Kleinkindern Sekret im Naseneingang mit einem Papiertuch entfernt
- Patientin den Kopf leicht nach hinten und zur Seite neigen lassen, Säuglinge/Kleinkinder liegen flach auf dem Rücken
  - **Nasentropfen** in der verordneten Tropfenzahl in ein Nasenloch einträufeln, Patientin auffordern, sofort durch die Nase „die Flüssigkeit hochzuziehen", damit die Tropfen nicht in den Rachen abfließen; das kleine Kind noch einige Zeit in der flachen Rückenlage liegen lassen
  - Applikator der **Nasensalbe** vorsichtig in ein Nasenloch einführen, Salbe abgeben und Patientin auffordern, diese hochzuziehen oder den Kopf noch eine Weile überstreckt zu lassen; alternativ kann die Salbe auch mit einem Watteträger in der Nasenhöhle verteilt werden (postoperativ nur durch einen Arzt).

Schutz vor Austrocknung

Regelmäßige Anwendung von pflegenden Nasentropfen, -salben (ca. 6-mal tgl.) schützt die Nasenschleimhaut vor Austrocknung und Borkenbildung und beugt einer Nachblutung vor.

Applikation von Ohrentropfen

- Ohrentropfen vor der Anwendung auf Körpertemperatur erwärmen
- Patientin auf die Seite legen oder Kopf zur Seite neigen lassen, kleine Kinder in Seitenlage bringen
- Ohrentropfen in der verordneten Tropfenzahl in den Gehörgang einbringen
  - bei Erwachsenen und größeren Kindern Ohrmuschel leicht nach oben hinten ziehen, um den Gehörgang zu strecken (→ Abb. 36.4a)
  - bei Säuglingen, Kleinkindern → Abb. 36.2
- Patientin bzw. Kind bleibt noch für einige Momente in dieser Position belassen. Vorsichtiges Reiben am Tragus unterstützt die Verteilung der Ohrentropfen im Gehörgang.

VORSICHT! Keine Watte ins Ohr stecken, da sie die Ohrentropfen aufsaugt, und die Wirkung reduzieren!

36.1.3 Nasentamponade

DEFINITION

Nasentamponade: Ausfüllen der Nasenhöhle mit spezieller Gaze oder Ballonkatheter zum Stillen einer Blutung. **Vordere** (häufig) und **hintere Nasentamponaden** möglich.

Ist Nasenbluten nicht durch einfache Kompression der Nasenflügel oder eine Eiskrawatte im Nacken zu beenden, erfolgt bei Blutungen aus den vorderen Nasenabschnitten eine **vordere Nasentamponade** (→ Abb. 36.3). Eine **hintere Nasentamponade** (→ Abb. 36.26) bei Blutungen im Nasopharynx ist seltener notwendig.

Pflege

- *Vorbereitung des Materials.* Industriell gefertigte Tamponadenpackung oder (je nach Blutung) pro Nasenloch 4–6 Tamponadenstreifen (30–40 cm lang, 2 cm breit), Nasenspekulum, Tamponadenzange, Pinzette
- *Vorbereitung der Patientin.* Blutdruck messen. Patientin hinsetzen oder -legen (lassen) und ihre Nase z. B. mit angefeuchtetem Watteträger säubern
- *Assistenz bei der HNO-ärztlichen Tamponade.* Patientin beruhigen und zum ruhigen Weiteratmen durch den Mund auffordern, ihren Kopf stabil halten. Äußerungen zu z. B. Schmerzen, Atemnot stets ernst nehmen.

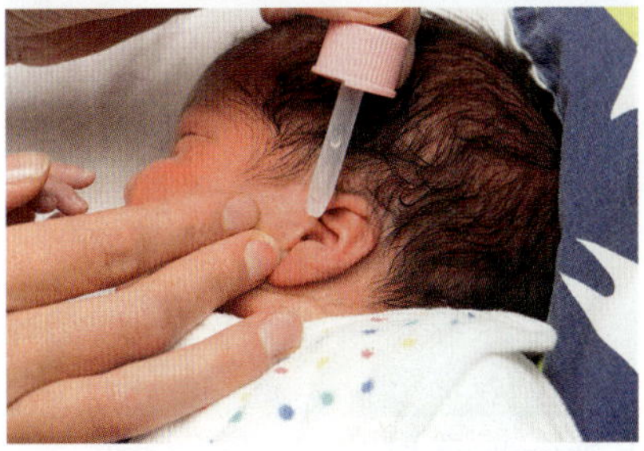

Abb. 36.2 Applikation von Ohrentropfen bei einem Säugling. Die Pflegefachperson schiebt den Tragus vor dem Ohr mit dem Finger nasenwärts, um den Gehörgang zu strecken. Mit der anderen Hand tropft sie die Ohrentropfen ein. [K115]

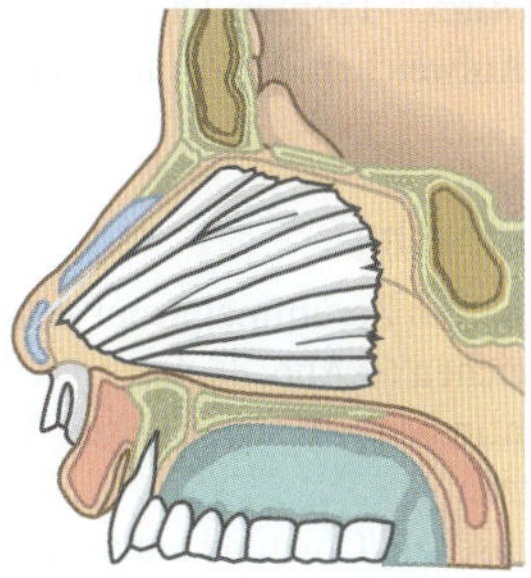

Abb. 36.3 Vordere Nasentamponade. [L138]

Die Nasentamponade wird meist nach 2–3 Tagen entfernt. Danach wird die Nase sorgfältig gepflegt, z. B. mit Bepanthen® Augen- und Nasensalbe. Unmittelbar nach Entfernung soll die Patientin auf anstrengende körperliche Aktivitäten, Bücken, Rauchen, Alkoholgenuss verzichten und darf sich die Nase nicht putzen.

36.1.4 Ohrspülung

DEFINITION

Ohrspülung: Spülung des äußeren Gehörgangs mit Wasser zur Entfernung von Ohrenschmalz oder Fremdköpern.

Indikationen für eine **Ohrspülung** sind Fremdkörper im äußeren Gehörgang oder ein Ohrenschmalzpfropf (→ 36.4.1), der den äußeren Gehörgang verlegt und so die Sicht auf das Trommelfell behindert oder zu Schwerhörigkeit der Patientin führt.

Materialien

- Ohrspritze (100–250 ml) oder ein spezielles Spülsystem
- *Körperwarmes* (37 °C) Leitungswasser
- Nierenschale oder Ohrtulpe der Untersuchungseinheit
- (Wasserdichtes) Abdecktuch, Handtuch
- Otoskop (→ 36.3.1)

- Ggf. Otitex®-Tropfen, Otowaxol® Lösung zum Aufweichen des Zeruminalpfropfs (→ 36.1.2).

Durchführung

- Sehr harten Zeruminalpfropf zunächst aufweichen (→ Abb. 36.4a)
- Patientin bequem sitzen lassen, Kleidung schützen
- Nierenschale/Ohrtulpe unter das betreffende Ohr halten, evtl. von der Patientin selbst
- Ohrmuschel nach hinten oben ziehen, um den Gehörgang zu strecken
- Wasser unter mäßigem Druck in den Gehörgang einspritzen (→ Abb. 36.4b), ablaufendes Wasser, Ohrpfropf- oder Fremdkörperanteile in der Ohrtulpe auffangen
- Spülung ggf. mehrfach wiederholen
- Erfolg der Spülung mit dem Otoskop kontrollieren, bei Nicht-Erfolg HNO-Arzt informieren
- Patientin für ca. 15 Minuten unter Kreislaufkontrolle ruhen lassen, immer wieder nach dem Befinden fragen.

Da die Spülung durch Reizung des Gleichgewichtsorgans zu Schwindel und Übelkeit führen kann, ist eine gute Krankenbeobachtung und Kommunikation mit der Patientin unerlässlich.

Kontraindikationen der Ohrspülung

Eine Ohrspülung erfolgt nur nach ärztlicher Untersuchung und Anordnung. Sie ist z. B. bei Trommelfellperforation wegen einer möglichen Mittel- und Innenohrschädigung kontraindiziert.

36.1.5 Pflege bei HNO-Operationen

Prä- und postoperative Pflege → 44.2, → 44.5

Präoperative Pflege

Die Pflegemaßnahmen hängen stark von der Art der Operation ab. Nachfolgend die allgemeinen Maßnahmen bei HNO-Operationen, Besonderheiten sind bei den jeweiligen Operationen aufgeführt.

Die Patientinnen werden über die zu erwartenden Schmerzen und Einschränkungen, z. B. fehlende Nasenatmung, eingeschränkte verbale Kommunikation, Schluckstörung, Schmerzen bei der Nahrungsaufnahme bzw. Notwendigkeit einer vorübergehenden oralen Nahrungskarenz, informiert und über Möglichkeiten der Kompensierung beraten. Nach Möglichkeit werden Maßnahmen schon präoperativ eingeübt, z. B. vor Operationen am Hals das Aufstehen mit geraden Kopf (ohne seitliche Drehung, Beugung, Streckung).

Patientinnen mit geplanter Tracheostoma-Anlage und/oder Laryngektomie (→ 36.8.6) haben die größten Veränderungen zu bewältigen. Das Zeigen möglicher Hilfsmittel und der Kontakt zu Betroffenen (z. B. Selbsthilfegruppe) können Ängste mildern.

Postoperative Pflege

- Die Positionierung richtet sich nach der Operation bzw. Arztanordnung. Die Regel ist eine leichte Oberkörperhochpositionierung, ggf. auch mehr sitzend
- Die erste Mobilisation erfolgt am OP-Tag, wegen der Gefahr einer orthostatischen Dysregulation immer in Begleitung einer Pflegefachperson.

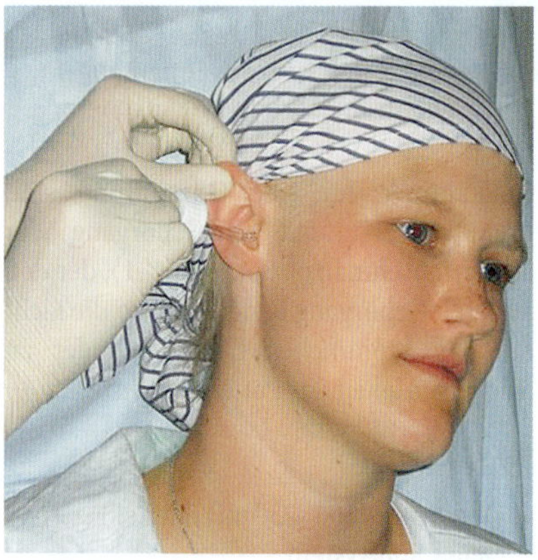

a Einbringen von z. B. Otitex®-Tropfen zum Aufweichen des Zeruminalpfropfs vor der Ohrspülung.

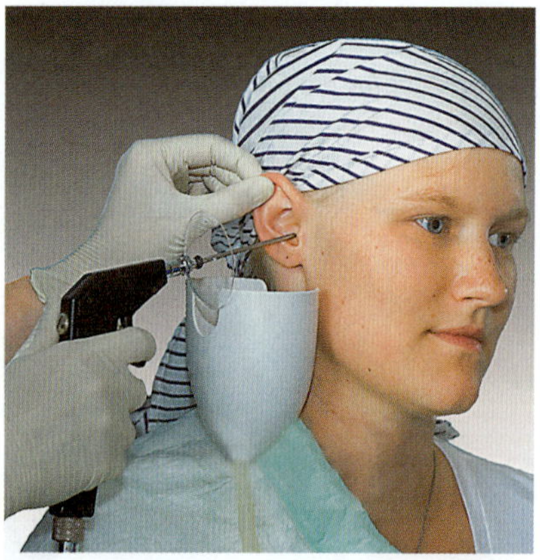

b Ohrspülung. Die Spülung wird erst durchgeführt, wenn die Temperatur des Spülwassers 37 °C erreicht hat.

Abb. 36.4 Ohrspülung. [M270]

Pflege nach Ohroperationen

- Bei Patientinnen mit Schwindel oder Spontannystagmus (→ 36.3.4) hängt der Zeitpunkt der ersten Mobilisation von den Beschwerden ab. Ggf. ist längere Zeit die Begleitung durch eine Pflegefachperson nötig
- Der erste äußere Verbandswechsel erfolgt am 1. postoperativen Tag, dabei achten Pflegende auf Nachblutungen. Bei kooperativen Patientinnen genügt die Fixierung des Verbands mit einer Ohrklappe
- Haarwäsche wird nur von einer erfahrenen Pflegefachperson durchgeführt.

Prävention und Gesundheitsberatung

Nach Ohroperationen:

- Ruckartige Bewegungen und Manipulationen am Ohr vermeiden
- Nase nicht putzen, um Überdruck im Ohr zu vermeiden. Auflaufendes Sekret nur abwischen
- Wegen der Möglichkeit von **Schwindel** mit Übelkeit und Erbrechen:
  - Nierenschale bereithalten, Pflege nach Erbrechen (→ 8.3.3)
  - Schwindel erfragen (Dauer? In welche Richtung? Auslöser?)
  - Nicht alleine aufstehen lassen
  - Patientin bei den Lebensaktivitäten unterstützen.

Pflege nach Nasenoperationen

- Patientin mit erhöhtem Oberkörper positionieren
- Kreislauf engmaschig kontrollieren, Rachen auf Nachblutung inspizieren und korrekte Lage der Tamponade prüfen
- Bei geringfügiger Nachblutung Eisbeutel in den Nacken legen. Bei stärkerer Blutung Arzt informieren, evtl. muss die Blutung operativ gestillt werden
- Die Nasenschleuder (spezieller Nasenverband, → Abb. 36.5) nach Bedarf wechseln
- Eine externe (äußere) Nasenschiene (→ Abb. 36.5) nach Korrektur-Operationen oder Fraktur verbleibt für ca. 7–8 Tage
- Eine Nasentamponade (→ Abb. 36.3, → Abb. 36.5) wird in der Regel am 1. oder 2. postoperativen Tag, eine interne (innere) Nasenschiene nach 3–4 Tagen vom Arzt entfernt *(Detamponade)*. Da heute meist nichthaftende Nasentamponaden und weiche Silikonschienen verwendet werden, ist Schmerzmittelgabe vor der Detamponade selten nötig. Zur Vermeidung einer Nachblutung Nacken mit einem Eisbeutel kühlen
- Patienten nach der Detamponade zur Pflege der Nasenschleimhaut anleiten – je

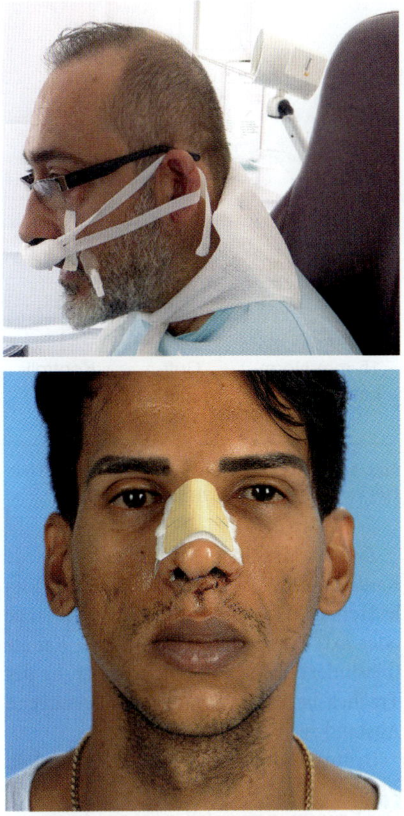

Abb. 36.5 Oben Patient nach Nasenoperation mit Nasentamponade, Nasenschleuder und Eiskrawatte im Nacken, unten Patient mit externer Nasenschiene. [M270]

nach Arztanordnung zur Anwendung von Nasensalben, Nasensprays, Nasendusche.

Prävention und Gesundheitsberatung

- Nach Nasenoperationen besteht **Nachblutungsgefahr.** Deshalb:
  - Nacken regelmäßig mit Coldpack (Eiskrawatte, → Abb. 36.5) kühlen, ggf. Dauerkühlung mit sog. Hilotherapiegerät (Kühltherapie mit elektrischem Kühlgerät und Manschette, die auf Nase bzw. Gesicht gelegt wird)
  - Keine azetylsalizylsäurehaltigen Medikamente (z. B. Aspirin®) bei Schmerzen einnehmen
  - Erst nach einer Woche duschen, baden, Haare waschen
  - Nase bis 3 Wochen nach der Operation nicht putzen, Sekret nur mit einem Tuch entfernen
  - Zum Druckausgleich nur mit offenem Mund niesen
  - Für 3 Wochen ruckartige Bewegungen und körperliche Anstrengungen/Sport vermeiden, beim Stuhlgang nicht pressen
  - Ebenso keine Sonnenbestrahlung, Sauna, Flugreisen
- Sich bei einer Nachblutung frühzeitig beim HNO-Arzt vorstellen, blutiges Sekret nicht schlucken, sondern ausspucken
- Schleimhautreizende Noxen, z. B. staubige Umgebung, Rauchen, vermeiden
- Mehrmals täglich Mund- und Lippenpflege durchführen, da durch die Mundatmung die Schleimhaut schnell austrocknet.

Pflege nach Operationen im Mund- und Rachenbereich

Schlucken und Schlucktraining → 7.11
Maßnahmen bei Sprechstörungen → 10.4.2
Nach Eingriffen in Mund und Rachen sind Schluck- und Kommunikationsstörungen möglich. Die weiterführenden Maßnahmen, z. B. Schluck- und Sprachtraining, hängen davon ab, ob die Einschränkung vorübergehend oder dauerhaft ist.

Eine Nahrungskarenz bzw. die erstmalige orale Nahrungsaufnahme wird vom Arzt angeordnet. Meist wird mit flüssigen und breiigen Speisen begonnen.

Eine sorgfältige Mundpflege mehrmals am Tag ist wichtig, ggf. mit antiseptischen Mitteln (z. B. Octenidol®, → Tab. 6.10).

Prävention und Gesundheitsberatung

Nach Rachenoperationen (z. B. Tonsillektomie, → 36.6.1) besteht ebenfalls **Nachblutungsgefahr** – unmittelbar postoperativ und um den 5.–7. Tag, wenn sich der Wundschorf ablöst. Patientin dazu beraten:

- Maßnahmen der Nachblutungsprophylaxe wie nach Nasenoperationen
- Körperliche Schonung, um Blutdruckanstiege zu vermeiden
- Keine Vollbäder, Sonnenbäder, Sauna in den ersten 3 Wochen nach der Operation
- Keine krümeligen und harten Speisen, wie z. B. Körnerbrötchen, Knäckebrot, stattdessen weiche und eher kalte Speisen
- Kein Rauchen und Alkohol.

Pflege nach Operationen an Hals und Kehlkopf

Pflege von Patienten mit Tracheostoma und Trachealkanüle → 36.1.6
Pflege nach Laryngektomie → 36.8.6
Nach ausgedehnten Operationen im Halsbereich kann es zu erheblichen Bewegungseinschränkungen im Kopf-Hals-Schulter-Bereich kommen. Deshalb:

- Bei der Positionierung darf der Kopf nicht abknickt sein (ggf. mit kleinem Kissen unterstützen) und die Mobilisation erfolgt mit geradem Kopf
- In Rücken- und Seitenposition Hand und Unterarm der operierten Seite zur Unterstützung des Lymphabflusses höher als der Ellenbogen lagern, Arm in 30°-Abduktion und leichter Flexion
- Patientin bei der Körper- und Haarpflege sowie beim An- und Auskleiden unterstützen
- Physiotherapeutische Maßnahmen (ab dem 6. postoperativen Tag) nach einem festgelegten Übungsplan durchführen, um Kontrakturen auf der betroffenen Seite vorzubeugen.

Zunehmend werden bei Tumoroperationen entstandene Defekte durch Transplantation körpereigenen Gewebes (*Lappenplastik,* beispielsweise Pectoralis-major-, Radialis-Lappen) gedeckt. Die Pflegenden achten dann auf die Lappendurchblutung (Hauttemperatur, und -farbe, Veränderungen) und beobachten die Wundheilung. Die Entnahmestelle an Unterarm oder Brust wird nach Arztanordnung verbunden, ggf. mittels lokaler Unterdrucktherapie (→ 43.13.4).

36.1.6 Pflege von Patienten mit Tracheostoma und Trachealkanüle

DEFINITION

Tracheo(s)tomie: *(Luftröhrenschnitt):* Eröffnung der Trachea durch

- Operation und Anlage eines epithelisierten Tracheostomas **(plastische chirurgische Tracheostomie)** oder
- Punktion und Dilatation (**Punktionstracheotomie,** *perkutane Dilatationstracheotomie, PDT*).

Tracheostoma: Durch Tracheo(s)tomie entstandene Verbindung von außen in die Luftröhre. Nach Art der Anlage unterteilt in **plastisches** *(chirurgisches, epithelisiertes)* **Tracheostoma** oder **Punktionstracheostoma.**

Koniotomie: Eröffnung des Lig. conicum (Lig. cricothyroideum) zwischen Schild- und Ringknorpel. Notfallmaßnahme!

Minitracheotomie: Zugang zur Trachea durch Eröffnung des Lig. conicum oder der Trachea mit vergleichsweise kleiner Öffnung (ausreichend für das Einführen einer Trachealkanüle ohne Cuff mit 4 mm Innendurchmesser). Für Bronchialtoilette und Sauerstoffgabe, nicht zur Beatmung [2], [3].

Als **Tracheostoma** wird eine durch **Tracheo(s)tomie** ärztlich geschaffene Verbindung zwischen Trachea und Außenwelt bezeichnet, in aller Regel auf Höhe des 2.–4. Trachealknorpels. Je nach Art der Anlage werden das **plastische Tracheostoma** und das **Punktionstracheostoma** unterschieden (→ Tab. 36.1).

Indikationen

Es gibt verschiedene Indikationen für eine **Tracheo(s)tomie:**
- Notfallmäßig bei Atemwegsverlegung, z. B. nach Insektenstich im Mund-Rachen-Raum, Fremdkörperaspiration
- Absehbar längerfristige Beatmung, z. B. auf Intensivstationen, bei hohem Querschnittssyndrom, neuromuskulären Erkrankungen
- Bei ausgeprägten Schluckstörungen zur Aspirationsprophylaxe
- Tumoren im Hals-Nasen-Rachen-Bereich
- Zur Bronchialtoilette (endotracheales Absaugen, → 3.4.5).

Komplikationen

Die wichtigsten Langzeitfolgen und -komplikationen eines Tracheostomas sind:
- Hautveränderungen im Bereich von Stoma und Stomaumgebung
- Eingeschränkte/fehlende Möglichkeit zu sprechen (Sprechen mit Trachealkanüle → unten, Stimmrehabilitation → 36.8.6)
- Eingeschränkte/fehlende Möglichkeit zu husten, riechen, schmecken, Bauchpresse
- Starke Sekretbildung, zähes Sekret mit Gefahr der Verlegung der Kanüle
- Atemwegsinfektionen
- Schäden im Stoma und der Trachea (z. B. Granulome, Verletzung, Stenose, Tracheainstabilität).

Trachealkanülen

Trachealkanülen gibt es in vielen Varianten für unterschiedlichste Situationen.

Silber- und Kunststoffkanülen

Silberkanülen sind starr und werden nur noch selten verwendet. **Kanülen aus Kunststoff** gibt es aus verschiedenen Materialien (→ Abb. 36.6, → Abb. 36.8), sie sind flexibler und bieten dem Patienten dadurch höheren Tragekomfort.

Kanülendurchmesser und -länge, Krümmungswinkel

Ein wesentliches Kanülenmaß sind die **Kanülendurchmesser.** Sie werden in Millimeter angegeben:
- Der **Außendurchmesser** *(A. D./O. D.)* einer Kanüle hängt vom Tracheostoma ab. Es wird die größtmögliche Kanüle gewählt, die (noch) einen reibungsfreien Kanülenwechsel erlaubt
- Der **Innendurchmesser** *(I. D.)* beeinflusst die Luftdurchströmung. Je kleiner die Kanüle, desto höher ist die Atemarbeit, die der Patient leisten muss.

Der Innendurchmesser gibt in der Regel die Kanülengröße an: Eine Kanüle Größe 8 hat einen I. D. von 8 mm. Der Außendurchmesser variiert nach Hersteller/Produkt, er ist abhängig von der Wanddicke der Kanüle.

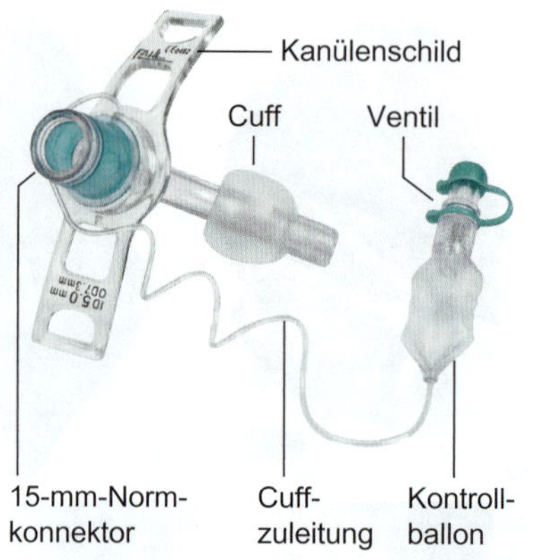

Abb. 36.6 Trachealkanüle (ohne Innenkanüle) mit Cuff und 15-mm-Normkonnektor. [V394]

Zweites Maß ist die **Kanülenlänge.** Jede Kanülengröße hat eine *Standardlänge.* Viele Hersteller bieten außerdem extra lange oder extra kurze Kanülen an. Eine Kanüle (besonders mit Cuff) muss sicher in der Trachea liegen und nach unten genügend Abstand zur Bifurkation haben.

Drittes Maß ist der **Krümmungswinkel.** Trachealkanülen sind 90–110° gebogen. Der Krümmungswinkel muss zur Anatomie des Patienten passen. Weichere, biegsamere Kanülen können sich zu einem gewissen Maß anpassen.

Kanülen mit und ohne Cuff

Der **Cuff** ist eine aufblasbare Manschette kurz oberhalb der Kanülenspitze, die in der Regel mit Luft geblockt wird. **Trachealkanülen mit Cuff** werden verwendet, wenn eine Abdichtung der Trachea notwendig ist (→ Abb. 36.7):
- Zur Beatmung
- Zur Aspirationsvermeidung.

Mithilfe eines kleinen Kontrollballons (**Kontrollcuff** → Abb. 36.6) oder eines **Cuffdruckmessgeräts** (messgenau, → Abb. 45.13) kann der Füllungszustand des Cuffs beurteilt werden.

Die Gefahr des Cuffs besteht in Druckschäden an der Trachealschleimhaut. Deshalb werden heute meist Kanülen mit sog. **Niederdruckcuffs** *(HiLo-Cuff = high-volume, low-pressure-Cuff)* verwendet.

VORSICHT! Ein hoher Cuffdruck kann zu **Druckschäden an der Trachealschleimhaut** führen. Deshalb Cuffdruck so gering wie möglich halten (25–30 cmH_2O) und regelmäßig kontrollieren.

Trachealkanülen ohne Cuff (→ Abb. 36.8) werden verwendet:
- Zum Offenhalten des Tracheostomas

Tab. 36.1 Vergleich zwischen chirurgischem und Punktionstracheostoma.

	Plastisches Tracheostoma	Punktionstracheostoma
Art der Anlage	• Operative Eröffnung der Trachea mit anschließender Annaht der Hautränder an die Trachea = *epithelisiertes* Tracheostoma. • Immer im OP-Saal	• Eröffnung der Trachea durch Punktion und anschließende Dilatation (Aufdehnung). Nicht bei Kindern/Jugendlichen unter 16 Jahren. • Mit speziellen Sets auch auf Intensivstationen möglich
Typische Indikation	• Laryngektomie (→ 36.8.6) • Notwendigkeit einer dauerhaften (ggf. lebenslangen) Beatmung	• Notfallsituationen • Notwendigkeit einer länger dauernden, aber nicht dauerhaften Beatmung
Zeitraum	Auf Dauer, teilweise (immer nach Laryngektomie) lebenslang	Vorübergehend
Stoma	• Größer • Stabiler	• Kleiner • Weniger stabil, v. a. in den ersten Wochen nach Anlage
Kanülenwechsel	• Einfacher • Seltener Komplikationen im Bereich des Stoma	• Schwieriger • Häufiger Komplikationen im Bereich des Stoma, z. B. Blutung, Druckstellen, Hypergranulation
Verschluss	Nur operativ	Zuwachsen nach Entfernen der Kanüle

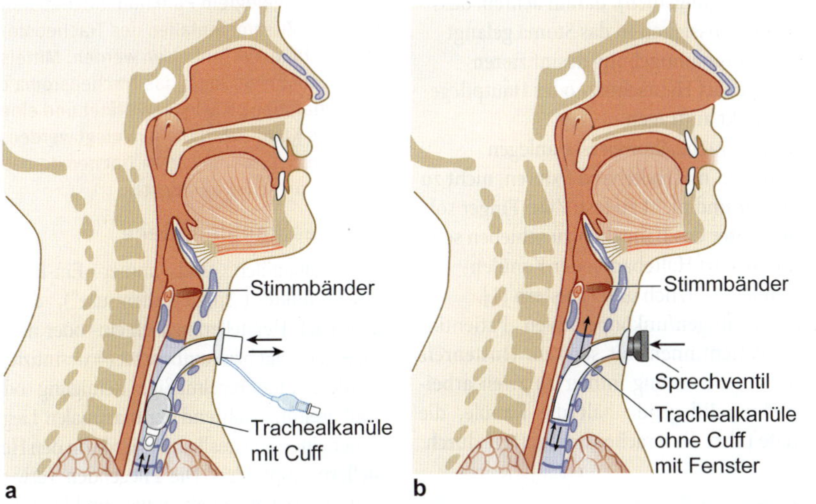

Abb. 36.7 Lage einer Trachealkanüle mit Cuff bei erhaltenem Kehlkopf (Situs nach Kehlkopfentfernung →Abb. 36.34). Der geblockte Cuff verhindert, dass Blut, Speichel oder Nahrung aspiriert werden. Die Atmung kann ausschließlich über die Trachealkanüle erfolgen (a). Bei einer Trachealkanüle ohne Cuff (oder entblocktem Cuff) kann Luft mithilfe eines Sprechventils an der Kanüle vorbei und über ein Fenster/Sieb über die oberen Atemwege gelangen, z. B. zum Sprechen. Allerdings besteht auch eine Aspirationsgefahr, v. a. bei Schluckstörung (b). [L126]

- Zum Aufsetzen eines *HME (Heat and moisture exchanger),* 15-mm-Normkonnektor (→Abb. 36.6) notwendig
- Zur Verwendung eines Sprechventils [4].

Trachealkanülen ohne oder mit Innenkanüle

Trachealkanülen sind ohne oder mit **Innenkanüle** (*„Seele", Inlet,* →Abb. 36.8) erhältlich. Eine Innenkanüle hat den Vorteil, dass sie einfach zur Reinigung entfernt werden kann. Das ist dann sinnvoll, wenn das Sekret zäh ist und sich immer wieder an der Innenwand anlegt. Außerdem können Innenkanülen mit und ohne Fenster bzw. Sieb ausgetauscht werden, wenn zeitweise ein Sprechventil verwendet wird. Der Nachteil einer Innenkanüle ist, dass sie das Lumen verengt (bis 1,5 mm) und damit den Atemwegswiderstand erhöht.

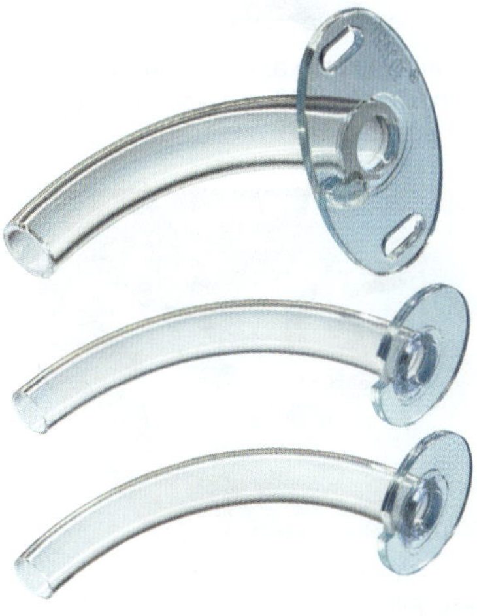

Abb. 36.8 Trachealkanüle ohne Cuff und ohne 15-mm-Normkonnektor mit Innenkanüle. Oben die Außen-, unten zwei Innenkanülen. [V394]

Sprechen mit einer Trachealkanüle

Stimmrehabilitation nach Laryngektomie →36.8.6

Zum **Sprechen mit einer Trachealkanüle** muss die Ausatemluft über Trachea und Kehlkopf (mit Stimmbändern) in den Mund-Rachen-Raum gelangen. Dies geht nur bei Verwendung einer Kanüle ohne oder mit *entblocktem* Cuff (→Abb. 36.7b). Zusätzlich sollte in der Außen- und Innenkanüle ein Sieb oder Fenster sein, damit eine ausreichende Ausatmung gewährleistet ist.

Die Ausatemluft darf nicht über die Trachealkanüle ausgeatmet werden. Manche Patienten halten bei der Exspiration einen Finger auf die Kanüle. Hygienischer und praktischer ist die Verwendung eines **Sprechventils**. Es wird auf die Kanüle aufgesetzt oder ist in die Innenkanüle integriert (→Abb. 36.9):

- Bei der Inspiration öffnet sich das Ventil, sodass die Luft über die Kanüle in die Lunge gelangt
- Bei der Exspiration schließt das Ventil, die Luft kann nicht über die Kanüle nach außen strömen und nimmt den Weg über den Kehlkopf. Der Patient kann sprechen [5].

VORSICHT! Bei Patienten mit geblockter Cuffkanüle oder Patienten nach Laryngektomie *ohne* Stimmprothese (Kehlkopfentfernung, →36.8.6) darf **nie ein Sprechventil angewendet** werden. Sie könnten dann nicht mehr ausatmen, denn die Luft kann nur über Kanüle bzw. Tracheostoma hinein oder heraus (→Abb. 36.7a, →Abb. 36.35). Sprechventile dürfen nur bei wachen, einsichtigen Patienten angewendet werden (anfangs unter Aufsicht!). Ggf. ist unterstützend ein Sprechtraining notwendig.

Tracheostomapflege

Die **Ziele der Tracheostomapflege** sind:

- Hautschäden und Wundinfektionen vorbeugen bzw. behandeln
- Druckschäden unter dem Kanülenschild und dem Haltebändchen vermeiden
- Die Kanüle sicher fixieren.

Benötigte Materialien

Bei einem frisch angelegten Tracheostoma gelten während der ersten 2–4 Wochen die Bedingungen des aseptischen Verbandswechsels. Danach kann auf sterile Materialien verzichtet werden, sauberes Vorgehen ist ausreichend [6]. Antiseptische Wirkstoffe werden nur bei infizierter Haut bzw. Wunde eingesetzt [7]. Entsprechend werden die Materialien gerichtet:

- Händedesinfektionsmittel
- Waschschüssel, Waschlappen, Handtuch
- Schutzhandschuhe, ggf. steril verpackten Einzelhandschuh
- NaCl 0,9 %, Stomaöl oder Stomareinigungstücher
- Bei Bedarf Haut- oder Schleimhautdesinfektionsmittel (z. B. Octenisept®)

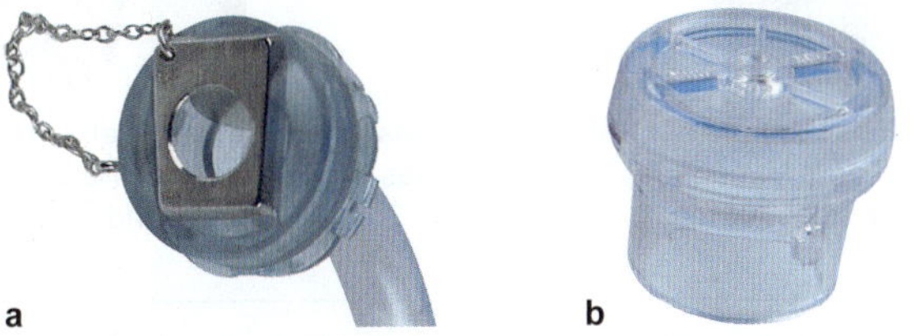

Abb. 36.9 Sprechventile. Innenkanüle mit aufschiebbarem Sprechventil aus Silber (a). Sprechventil mit Silikonmembran, das auf alle Kanülen mit 15-mm-Normkonnektor aufgesetzt werden kann (b). [V394]

- Sterile/sterilisierte Kompressen zur Reinigung, alternativ dicke Watteträger
- Bei Bedarf neues Kanülenhalteband
- Sterile/sterilisierte Trachealkompresse
- Bei starker paratrachealer Sekretion Hautschutzprodukt, z. B. Cavilon®
- Bei speziellen Wundsituationen je nach Wundsituation und Arztanordnung z. B. Alginat-Tamponade, Hydrogel, silberhaltige Wundauflage, Aktivkohlekompresse
- Bei Hautreizung/trockener Haut Wund- und Heilsalbe, z. B. Bepanthen® Wund- und Heilsalbe.

Durchführung

Eine Tracheostomapflege kann mit und ohne Kanülenwechsel durchgeführt werden. Sie erfolgt mindestens einmal täglich, bei Bedarf (z. B. durchfeuchteter Trachealkompresse) auch häufiger.

- Patientin mit erhöhtem Oberkörper und leicht überstrecktem Kopf positionieren
- Ggf. endotracheal und neben der Kanüle (paratracheal) absaugen
- Kanülenhalteband lösen und Trachealkompresse entfernen
- Hals und Umgebung um das Tracheostoma waschen
- Unmittelbare Stomaumgebung von innen nach außen reinigen (z. B. mit Stomareinigungstuch), darauf achten, dass keine Flüssigkeit in das Stoma gelangt
- Ggf. Stomaumgebung desinfizieren
- Bei Bedarf Hautschutz- oder Hautpflegeprodukt auftragen
- Neue Trachealkompresse anlegen
- Kanülen mit Halteband fixieren, nicht zu locker und nicht zu fest: Zwei Finger sollen unter das Bändchen zu schieben sein
- Bei Bedarf Halteband oder Kanülenschild zusätzlich unterpolstern [1].

Bei unruhigen/unkooperativen Patientinnen, Patientinnen mit starkem Hustenreiz oder mit Beatmung immer zu zweit arbeiten: Eine Pflegende hält die Kanüle, die zweite führt die Tracheostomapflege durch.

Patientenbeobachtung und Dokumentation

- Stomaeingang: Entzündungszeichen, Blut, Sekretion, Hypergranulation?
- Stomaumgebung: Haut intakt? Auch unter Kanülenschild/-halteband?

VORSICHT! Bei **plötzlicher Atemnot** eines Trachealkanülenträgers ist die Kanüle häufig durch Borken verlegt. Bleibt sofortiges Absaugen erfolglos, hilft nur die rasche Entfernung der Trachealkanüle (→Abb. 36.10) bzw. der Innenkanüle.

Bei neu angelegtem Punktionstracheostoma kann ein Zusammenfallen des Tracheostomas nicht ausgeschlossen werden. Mittels Trachealspreizer kann das Tracheostoma offen gehalten bzw. wieder eröffnet und eine kleinere Kanüle darüber eingelegt werden. Bei chirurgisch angelegten Tracheostomata besteht diese Gefahr nicht.

Trachealkanülenpflege

Trachealkanülen sind immer Ein-Patienten-Produkte („single-patient-use"), dürfen aber nach Herstellerangaben ein- oder mehrmals gereinigt bzw. aufbereitet (= desinfiziert) werden. Eine regelmäßige Reinigung oder Aufbereitung während der maximalen Liegedauer einer Trachealkanüle wird von den Herstellern empfohlen. Die Pflegenden verwenden nur geeignete Reinigungs- und Desinfektionsmittel laut Gebrauchsanweisung.

Verfahrensanweisung Aufbereitung

Trachealkanülen gehören zu den *semikritischen Medizinprodukten,* da sie mit Schleimhaut in Berührung kommen. Die sachgerechte Aufbereitung muss in einzelnen Schritte im Hygieneplan oder einer Verfahrensanweisung festlegen sein. Die Anforderungen an die Hygiene bei der Aufbereitung von Medizinprodukten sind zu beachten [8].

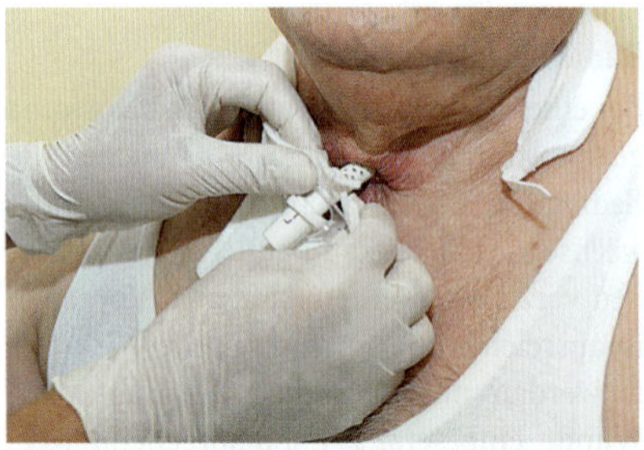

a Nach Abnehmen des Haltebändchens Trachealkanüle mit Trachealkompresse entfernen.

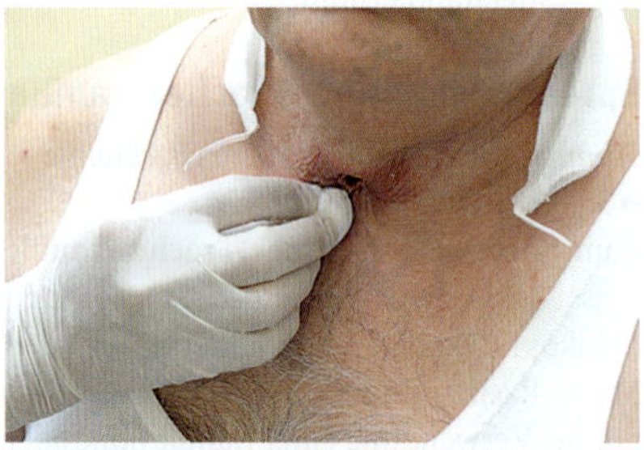

b Tracheostoma reinigen, ggf. desinfizieren. Bei Bedarf Hautschutz-/-pflegeprodukt auftragen.

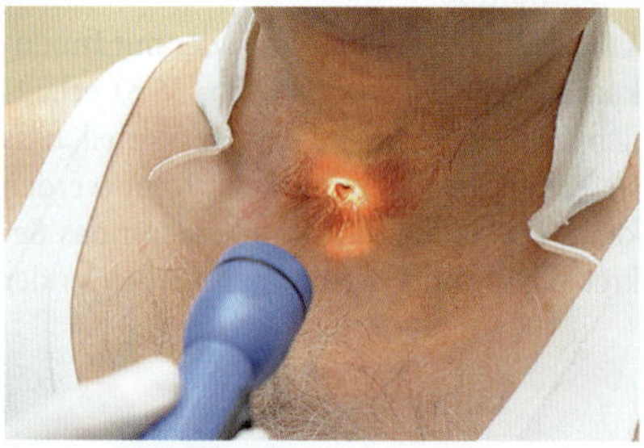

c Tracheostoma auf Entzündungszeichen, Druckschäden, Hypergranulation u.a. beobachten.

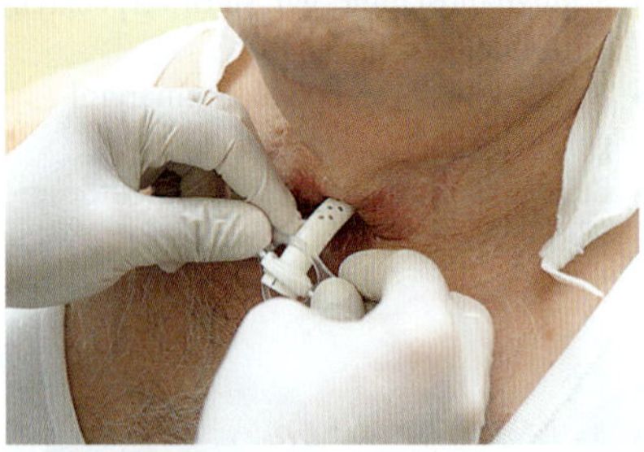

d Neue Kanüle am Kanülenschild fassen und dem Verlauf des Tracheostomas folgend einführen.

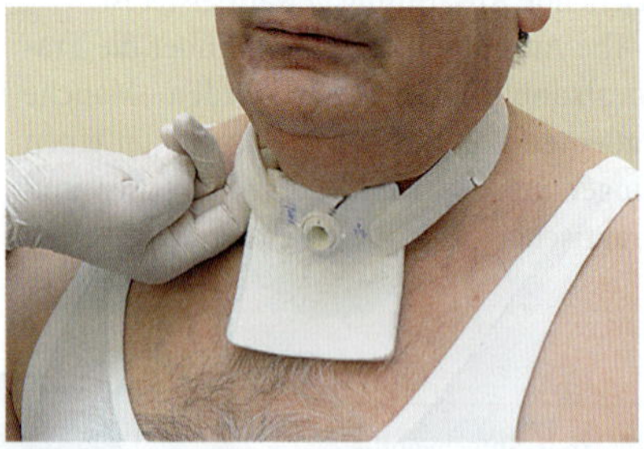

e Trachealkompresse anlegen und Halteband schließen. Zwei Finger sollen unter das Band zu schieben sein.

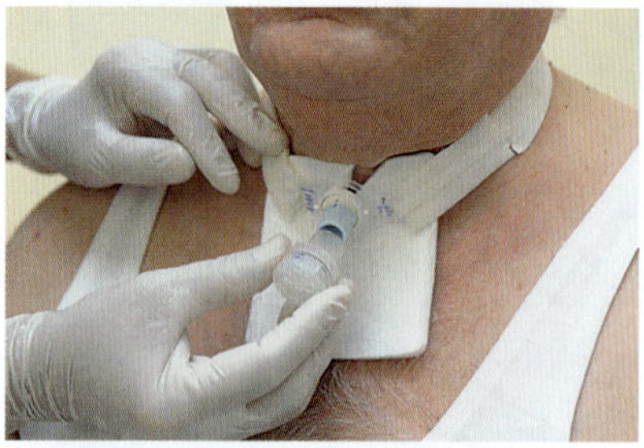

f Ggf. Innenkanüle einsetzen und HME-Filter (feuchte Nase) aufstecken.

Abb. 36.10 Trachealkanülenwechsel (bei einer Trachealkanüle ohne Cuff). [M270]

Trachealkanülenwechsel

Ein **Trachealkanülenwechsel** *(TK-Wechsel)* wird notwendig:

- Bei undichtem Cuff und Beschädigungen der Kanüle
- Bei Verlegung der Kanüle mit Sekreten, Verborkung, die nicht anders zu beheben sind
- Zur Reinigung bzw. Aufbereitung
- Bei Erreichen der maximalen Liegedauer nach Herstellerangaben
- Bei versehentlicher Entfernung, z. B. Heraushusten.

Der erste Kanülenwechsel nach Tracheostomaanlage wird immer vom Arzt durchgeführt, in der Regel nach 7–10 Tagen. Danach kann er den Wechsel an qualifizierte Pflegefachpersonen delegieren.

Ein geplanter Kanülenwechsel sollte anfangs zu zweit durchgeführt werden, um im Notfall Hilfe holen zu können. Bei Kindern und beatmeten Patientinnen erfolgt der Wechsel *immer* zu zweit.

Benötigte Materialien

- Schutzhandschuhe
- Taschenlampe, Stethoskop
- Trachealkanüle in der angeordneten Größe
- Ggf. alles zur Sauerstoffgabe
- Bei Cuff-Kanüle 20-ml-Spritze zum Entblocken und Blocken des Cuffs
- Wasserlösliches Gleitmittel nach Herstellerangabe oder NaCl 0,9 %
- Alles zum endotrachealen Absaugen (→ 3.4.5)
- Alles zur Tracheostomapflege (siehe oben)
- Cuffdruckmessgerät bei Kanüle mit Cuff (→ Abb. 45.13)
- HME („feuchte Nase", siehe unten)
- Für den **Notfall:** Kleinere Trachealkanüle („Notfallkanüle"), Trachealspreizer, ggf. Notfallmedikamente (z. B. Bronchospasmolytikum) Handbeatmungsbeutel mit Mund-Nase-Maske.

Durchführung

- Wenn heftiger Hustenreiz und Erbrechen mit Aspirationsgefahr drohen, Patientin vorher ausreichend lange nüchtern lassen und evtl. Magensonde an Sekretbeutel anschließen
- Ggf. präoxygenieren (nach Arztanordnung, häufig auf Intensivstationen): Vor dem Kanülenwechsel 5–10 Min. 6 l Sauerstoff geben
- Wenn vorhanden, Patientin an Pulsoximeter (→ 23.3.3) oder Überwachungsmonitor anschließen
- Patientin Vorgehen genau erklären, Ruhe ausstrahlen und ihr Sicherheit vermitteln
- Neue Kanüle vorbereiten: Auf Intaktheit kontrollieren, Cuff auf Dichtigkeit prüfen, Einführhilfe in die Kanüle einstecken, ggf. Kanülenschild in richtiger Position fixieren, Gleitmittel auftragen
- Patientin in Oberkörperhochlagerung bringen, Kopf ist leicht überstreckt; bei kleinen Kindern Kissen entfernen und zusammengerolltes Handtuch unter die Schultern legen
- Bei Bedarf Mund-Nase-Rachen-Raum absaugen
- Kanülenhalteband öffnen, ggf. entfernen, Trachealkanüle mit Trachealkompresse entfernen (→ Abb. 36.10a). Cuff-Kanüle nur unter endotrachealer Absaugung entblocken und entfernen
- Tracheostomaumgebung reinigen (siehe oben, → Abb. 36.10b)
- Tracheostoma, Umgebung und Hals auf Veränderungen beobachten (→ Abb. 36.10c)
- Neue Kanüle vorsichtig, dem Tracheostomaverlauf folgend, gerade oder leicht schräg, einsetzen (→ Abb. 36.10d)
- Einführhilfe (wenn verwendet) entfernen
- Bei Cuff-Kanüle Cuff mit Spritze blocken
- Neue Trachealkompresse anlegen, Kanülenhalteband am Kanülenschild einführen und Kanüle sicher fixieren (→ Abb. 36.10e)
- Bei Bedarf Innenkanüle einsetzen
- HME auf die Trachealkanüle aufsetzen (→ Abb. 36.10f)
- Bei Kanüle mit Cuff Cuffdruck mit Cuffdruckmesser kontrollieren (→ Abb. 45.13)
- Atmung beobachten, Lunge auskultieren, Patientin nach Befinden fragen
- Kanülenwechsel, Beobachtungen und evtl. Komplikationen dokumentieren. Beiliegenden Aufkleber/Pass mit den relevanten Daten der Kanüle in der Patientendokumentation aufbewahren.

Patientenbeobachtung und Dokumentation

- Wie sehen Stomaumgebung, Stoma und Trachea (soweit einsehbar) aus?
- Wie sieht die entfernte Kanüle aus, ist sie z. B. borkig belegt?
- Lässt sich die Trachealkanüle leicht entfernen und wieder einführen? Gab es Probleme?
- Wie sind das Allgemeinbefinden und die Atemsituation während und nach dem Kanülenwechsel? Wie sind die Vitalzeichen?

VORSICHT! Mögliche **Komplikationen.**

- Muss die Patientin während des Kanülenwechsels husten, ruhig weiterarbeiten. Husten ist eine natürliche Reaktion auf Reizung der Trachealschleimhaut und befördert Sekret nach oben. Bei Bedarf absaugen.
- Lässt sich die Trachealkanüle nicht wieder einführen, es erneut mit kleinerer Kanüle versuchen. Dabei mittels Trachealspreizer das Tracheostoma erweitern und die Kanüle darüber einführen. Gelingt das auch nicht, Tracheostoma mit Trachealspreizer weiter offen halten, Ärztin informieren. Bei einer Beatmungspatientin Tracheostoma dicht abkleben und Patientin mit einem Handbeatmungsbeutel und Mund-Nasen-Maske beatmen (→ Abb. 14.9).

Sekretmanagement

Sekretmanagement → 3.4.4

Bei **Patientinnen mit Tracheostoma** sind die Funktionen der Nase (weitgehend) ausgeschaltet (→ Abb. 36.7): Die Einatemluft wird nicht mehr gereinigt, angewärmt und angefeuchtet, Riechen ist nur noch eingeschränkt möglich. Um die *mukoziliäre Clearance* (Selbstreinigungsmechanismus der Atemwege) zu erhalten, müssen technische Hilfsmittel die Funktionen der Nase übernehmen.

HME *(Heat and moisture exchanger, feuchte/künstliche Nase)* werden auf die Trachealkanüle aufgesteckt (→ Abb. 36.10f). Wärme und Feuchtigkeit der Ausatmungsluft werden in dem speziellen Material gespeichert, bei der nächsten Einatmung wird die Luft damit angewärmt und angefeuchtet, Staubpartikel zurückgehalten.

Patientinnen mit einem Tracheostoma sollen bei Bedarf inhalieren (→ 3.4.4). In der Regel reicht die **Inhalation** mit NaCl 0,9 %, ggf. kommen Sekretolytika oder höherkonzentrierte Kochsalzlösung (z. B. MucoClear 3 %®) zum Einsatz. Es gibt spezielle Masken für das Tracheostoma (→ Abb. 36.11) oder Verbindungsstücke zum Aufsetzen auf die

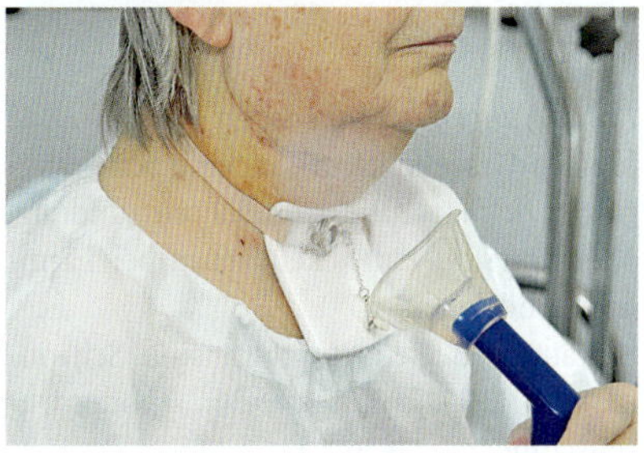

Abb. 36.11 Direkte Inhalation mit Feucht-Warm-Vernebler. Der richtige Abstand beträgt ca. 5 cm zum Tracheostoma. [M270]

Trachealkanüle. Für die Verabreichung von Dosieraerosolen über die Kanüle stehen ebenfalls spezielle Applikationshilfen zur Verfügung.

Tracheotomierte Patientinnen haben häufig einen unzureichenden Hustenstoß, sodass regelmäßiges **endotracheales Absaugen** zur Sekretentfernung nötig ist (→ 3.4.4).

36.2 Hauptbeschwerden und Leitbefunde

Nasenbluten → 36.5.2, *Schwindel* → 37.2.3

36.2.1 Ohrenschmerzen

Ohrenschmerzen *(Otalgien)* sind meist durch Erkrankungen des äußeren Ohrs oder Mittelohrs bedingt, z. B. eine Gehörgangs- (→ 36.4.1) oder Mittelohrentzündung (→ 36.4.2).

Schmerzen können auch von anderen Organen ins Ohr fortgeleitet werden, etwa bei Angina tonsillaris (→ 36.6.1), Parotitis (→ 36.10.1), Rachentumor (→ 36.6.2).

Bei Ohrenschmerzen hat der Patient oft noch weitere Beschwerden wie z. B. eine Hörminderung bei Mittelohrentzündung.

Babys und Kleinkinder, die ihre Schmerzen noch nicht richtig lokalisieren und nur durch Schreien oder Weinen äußern können, fallen oft dadurch auf, dass sie sich mit der Hand ans schmerzende Ohr fassen.

36.2.2 Schwerhörigkeit

DEFINITION

Schallleitungsschwerhörigkeit: Schwerhörigkeit infolge Störung der physiologischen Schallweiterleitung durch krankhafte Prozesse im äußeren Gehörgang (etwa einen Ohrenschmalzpfropf), im Mittelohr (*Mittelohrschwerhörigkeit,* z. B. Mittelohrentzündung) oder am ovalen Fenster.

Schallempfindungsschwerhörigkeit: Schwerhörigkeit durch Beeinträchtigung von Innenohr (*Innenohrschwerhörigkeit,* z. B. Hörsturz) oder Hörnerv.

Erkrankungen des Innensohrs → 36.4.3

Je nach Ursache kann sich eine Schwerhörigkeit *rasch,* z. B. bei Mittelohrentzündung, oder *langsam* entwickeln, etwa bei Lärmschwerhörigkeit.

Häufige Begleitsymptome sind Schwindel (→ 37.2.3), Tinnitus (→ 36.2.3) oder Ohrenschmerzen (→ 36.2.1).

Die genaue Diagnose erfolgt mithilfe von Hörtests (→ 36.3.2).

Pflege bei Hörstörungen → 10.5

36.2.3 Tinnitus

DEFINITION

Tinnitus *(Tinnitus aurium, Ohrgeräusche):* In der Regel Bezeichnung für rauschende, klingende oder pfeifende Geräusche im Ohr, die nur vom Patienten wahrnehmbar sind und denen keine nachvollziehbaren Schallereignisse zugrunde liegen.

Krankheitsentstehung

Wahrscheinlich geht ein **Tinnitus,** egal ob er ursächlich ungeklärt **(idiopathisch)** oder im Rahmen anderer Erkrankungen auftritt (z. B. Hörsturz → 36.4.3, Morbus Menière → 36.4.3, Otosklerose → 36.4.2), zunächst fast immer vom Ohr aus **(peripherer Tinnitus).** Er kann aber Veränderungen im ZNS hervorrufen und dadurch chronisch werden *(sekundäre Tinnituszentralisierung).*

Symptome, Befund und Diagnostik

Charakter und Intensität der Geräusche sind sehr variabel, z. B. Brummen, Summen, Pfeifen, Zischen.

Viele Patientinnen empfinden den Tinnitus z. B. in stiller Umgebung als unangenehm, fühlen sich aber im Alltag nicht (wesentlich) gestört **(kompensierter Tinnitus).** Ein **dekompensierter Tinnitus** ist so stark und belastend, dass sich die Betroffene deutlich beeinträchtigt fühlt oder sogar Depressionen und Angstzustände entwickelt.

Je nach zeitlichem Verlauf werden **akuter, subakuter** und **chronischer Tinnitus** unterschieden.

Oft kann trotz gründlicher Untersuchung (einschließlich technischer Diagnostik je nach Einzelfall) keine Ursache für den Tinnitus gefunden werden.

Behandlungsstrategie

Fassbare Grunderkrankungen werden stets behandelt. Ansonsten wird der **akute (idiopathische) Tinnitus** mit durchblutungsfördernden Arzneimitteln und Glukokortikoiden behandelt.

Beim **chronischen Tinnitus** soll die Patientin mit ihren Ohrgeräuschen leben, sie weniger wahrnehmen lernen. Behandlungen umfassen v. a.:

- Beratung bzgl. Entstehung, verstärkender und lindernder Faktoren sowie Prognose **(Tinnituscounseling)**
- **Tinnitusspezifische kognitive Verhaltenstherapien** (Gruppen- oder Einzeltherapie), um eine Gewöhnung an den Tinnitus zu erzielen **(Tinnitus-Habituation).** Die Patientin soll lernen, sich dem Tinnitus nicht zu-, sondern abzuwenden, und ihn anders zu bewerten („Dekatastrophisierung")
- Ggf. hörtherapeutische Maßnahmen, z. B. *Hörtherapie* („Hörschulung" v. a. mit dem Ziel, den Tinnitus zu „überhören"), Versorgung mit Hörgeräten (bei Schwerhörigkeit)
- Ggf. Therapien zur Angst-, Depressionsbewältigung
- Mitbehandlung weiterer Erkrankungen oder verstärkender Faktoren, z. B. der Halswirbelsäule, des Kiefergelenks [9].

Vielen Betroffenen hilft der Kontakt zu Selbsthilfegruppen, beispielsweise der *Tinnitus-Liga.*

36.2.4 Behinderte Nasenatmung

Die **behinderte Nasenatmung** ist das häufigste Leitsymptom bei Erkrankungen von Nase, Nasennebenhöhlen, Nasopharynx.

Zu den häufigsten Ursachen einer „verstopften Nase" zählen neben der Septumdeviation (→ 36.5.2) der *grippale Infekt* (**Rhinitis,** → 36.5.2) und der *Heuschnupfen.* Bei Kindern sind Fremdkörper und **Adenoide** („Polypen", Vergrößerung der Rachenmandeln → 36.5.4) häufig die Ursache.

Auch Arzneimittel, z. B. die „Pille" und einige Antihypertensiva, können zu einer behinderten Nasenatmung führen.

Säuglinge

Bei Säuglingen kann eine behinderte Nasenatmung Atemschwierigkeiten und Trinkprobleme verursachen, da sie physiologischerweise durch die Nase atmen. Hier kann nach ärztlicher Rücksprache z. B. eine Nasenspülung mit NaCl 0,9 % erfolgen.

36.2.5 Heiserkeit

Bei **Heiserkeit** klagt die Patientin über eine „raue, kratzige" Stimme. Die Ursachen reichen von der einfachen Erkältung über exzessive Stimmbelastung, Inhalation von Stäuben oder Allergenen und ärztlichen Eingriffen (z. B. endotrachealer Intubation) bis zu Tumoren.

Abklärungsbedürftig

Jede **Heiserkeit,** die länger als drei Wochen besteht, muss HNO-ärztlich abgeklärt werden, da v. a. bei Rauchern ein bösartiger Larynxtumor (→ 36.8.6) die Ursache sein kann.

36.2.6 Dyspnoe

Wichtige HNO-spezifische Ursachen der **Dyspnoe** (Atemnot → 3.4, → 23.2) sind:

- Bei der *akuten Dyspnoe* die Fremdkörperaspiration (→ 36.9.1), allergische Ödeme der Atemwege, etwa nach einem Bienenstich, und bei Kindern außerdem der Pseudokrupp-Anfall (→ 36.8.3) und die Epiglottitis (→ 36.8.4)
- Bei der *chronischen Dyspnoe* Tumoren von Rachen und Kehlkopf (→ 36.6.2, → 36.8.5, → 36.8.6).

Oft besteht zusätzlich ein *ziehendes Atemgeräusch* (**Stridor** → 23.2).

Die Diagnostik umfasst neben der Spiegeluntersuchung von Rachen und Kehlkopf (*indirekte Laryngoskopie* → 36.3.1) die endoskopische Abklärung (→ 36.3.7).

Eine Atemerleichterung muss umgehend erfolgen.

Bei ausgeprägter, akuter Dyspnoe kann eine Intubation (→ 46.8.3), eine Tracheotomie oder eine Koniotomie (→ 36.1.6) notwendig werden.

36.3 Der Weg zur Diagnose

36.3.1 HNO-ärztliche Untersuchung

Bei der **HNO-ärztlichen Untersuchung** untersucht die Ärztin Ohren, Nase und Rachen mithilfe kleiner Spiegel (*Spiegeluntersuchung,* → Abb. 36.14, → Abb. 36.15), mikroskopisch oder endoskopisch. Bei Kindern wird die Untersuchung auf dem Schoß eines Elternteils bzw. einer Pflegefachperson durchgeführt, die das Kind gut festhalten (→ Abb. 42.5).

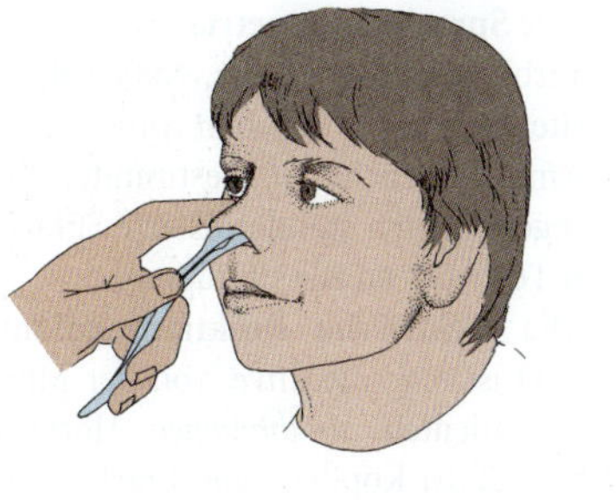

Abb. 36.13 Vordere Rhinoskopie mit dem Nasenspekulum. [L157]

Untersuchung der Ohren

Für die **Untersuchung der Ohren** wird nach der Inspektion der Ohrmuschel der Gehörgang durch Zug an der Ohrmuschel nach hinten oben gestreckt und ein kleiner Trichter in den äußeren Gehörgang eingeführt (→ Abb. 36.12). Nun können Trommelfell und äußerer Gehörgang in der **Ohrmikroskopie** bei mikroskopischer Vergrößerung beurteilt werden. Die Untersuchung mit dem **Otoskop,** einem Handgerät mit Beleuchtung und Lupe, auf das der Ohrtrichter aufgesetzt wird, ist nur noch in der Allgemeinmedizin und Pädiatrie üblich.

Untersuchung der Nase

Die **Untersuchung der Nase** beginnt mit der Beurteilung der äußeren Nasenform (→ 36.5.1). Anschließend betrachtet der Arzt die vorderen Nasenabschnitte mit *Stirnreflektor* und *Nasenspekulum* (**vordere Rhinoskopie,** → Abb. 36.13). Zur Beurteilung der hinteren Nasenabschnitte bzw. der Nasennebenhöhlenausführungsgänge und des Nasopharynx (**hintere Rhinoskopie,** → Abb. 36.14) wird ein Spiegel oder ein starres oder flexibles **Nasenendoskop** benutzt. Letzteres kann durch die Nase oder in die Mundhöhle eingeführt werden. Oft muss zuvor die Nase abgeschwollen und örtlich betäubt werden. Dazu wird ein Gemisch aus abschwellenden Nasentropfen und Lokalanästhetikum als Spray auf die Nasenschleimhaut aufgebracht.

Untersuchung der Mundhöhle und des Oropharynx

Für die **Untersuchung von Mundhöhle und Oropharynx** (Mundteil des Rachens) werden *Stirnreflektor* und *Mundspatel* benötigt. Die Ärztin achtet besonders auf den Zustand von Tonsillen, Gaumenbögen und Zunge sowie die Beweglichkeit von Zunge und Gaumenbögen. Die Untersuchung dient außerdem der Beurteilung der Schleimhaut sowie der Ausführungsgänge der Ohrspeicheldrüsen *(Parotiden, Glandulae parotides)* und der Unterkieferspeicheldrüsen *(Glandulae submandibulares),* die in die Mundhöhle münden.

Untersuchung des Hypopharynx und Larynx

Es folgt die Untersuchung von Hypopharynx (unterer Rachenteil) und Larynx (Rachen) mit einem kleinen *Spiegel* und einem Stirnreflektor (**indirekte Laryngoskopie,** *indirekte Kehlkopfspiegelung,* → Abb. 36.15). Alternative ist die transnasale oder transorale Endoskopie mit flexiblem oder starrem Endoskop mit der Möglichkeit der optischen Vergrößerung (**direkte Lupenlaryngoskopie,** *direkte Kehlkopfspiegelung,* → Abb. 36.16, **Mikrolaryngoskopie,** → 36.8.6).

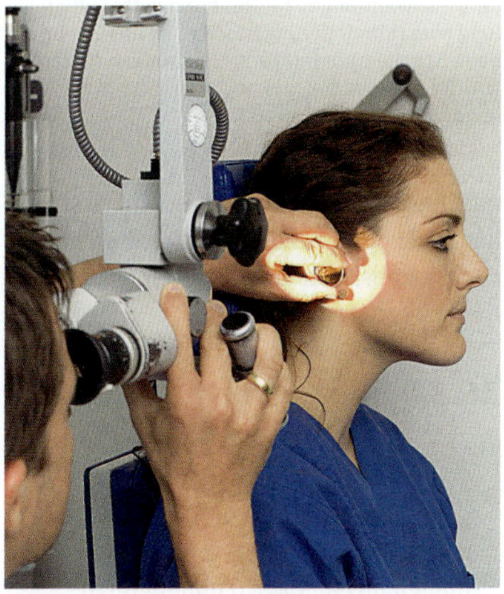

Abb. 36.12 Ohrmikroskopie. [K115]

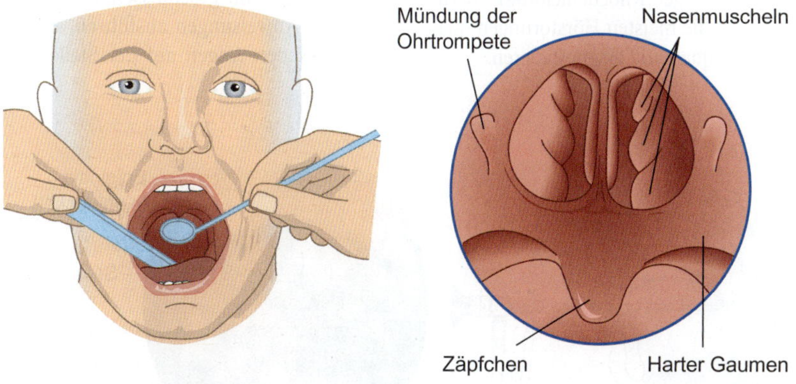

a Durchführung der Untersuchung, hier mit einem Spiegel.

b Sicht bei der hinteren Rhinoskopie auf die Nasenhaupthöhle von dorsal aus dem Nasopharynx heraus.

Abb. 36.14 Hintere Rhinoskopie. [L138]

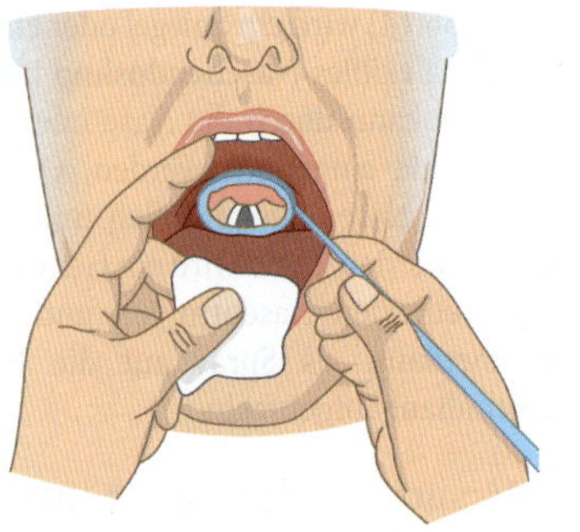

Abb. 36.15 Indirekte Laryngoskopie. Eine Hand des Untersuchers fasst die Zunge des Patienten und zieht sie vorsichtig nach vorne. Ein kleiner, runder Spiegel wird an einem langen Stiel hinter das Gaumensegel geführt und so gekippt, dass Hypopharynx und Larynx einsehbar sind. [L138]

Untersuchung der Halsweichteile

Die **Untersuchung der Halsweichteile** schließt den HNO-ärztlichen Untersuchungsgang ab. Dabei tastet der Untersucher besonders nach vergrößerten Lymphknoten in den Lymphabflussgebieten oder nach anderen pathologischen Raumforderungen.

36.3.2 Audiologische Diagnostik

Die häufigste Untersuchung in der **audiologischen Diagnostik** *(Prüfung der Hörfähigkeit)* ist das **Ton(schwellen)audiogramm** zur Schwellenbestimmung des Tongehörs (➔Abb. 36.17). Die Untersucherin stellt im **Audiometer** Töne einer definierten Frequenz ein, deren Lautstärke langsam zunimmt. Die Patientin gibt an, wann sie den Ton erstmalig hört. Die Töne werden zunächst über Kopfhörer gegeben (Luftleitung) und dann über spezielle, auf das Mastoid aufgesetzte Bügel (Knochenleitung). Hiermit lassen sich die meisten Hörstörungen quantitativ und qualitativ diagnostizieren.

Die **Sprachaudiometrie** prüft die Signalverarbeitung des Gehörs. Neben der Hörweitenprüfung (Verstehen von Flüster- und normaler Sprache aus bestimmten Entfernungen) stehen standardisierte Sprachtests mit Testwörtern zur Verfügung.

Die **elektrische Reaktionsaudiometrie** *(ERA)* ist eine *objektive*, von der Mitarbeit des Patienten *unabhängige* Hörprüfung. Über auf der Kopfhaut angebrachte Oberflächenelektroden wird die elektrische Nervenaktivität abgeleitet, die beim Hören im Innenohr aufgebaut und zum Gehirn weitergeleitet wird (*evozierte Potenziale*, ➔37.3.4). Geschieht diese Ableitung im Bereich des Hirnstamms, spricht man von **Hirnstammaudiometrie** oder *BERA (brainstem evoked response audiometry)*. Sie erfolgt bei Kleinkindern zur Erfassung frühkindlicher Hörstörungen und bei Erwachsenen zur weiteren Differenzierung einer Schwerhörigkeit und zum Ausschluss eines Akustikusneurinoms (➔36.4.4). Außerdem lassen sich in begrenztem Maße Simulanten überführen.

Die Messung der **otoakustischen Emissionen** *(OAE)* wird insbesondere zum *Hörscreening bei Säuglingen* (➔18.2.2) eingesetzt. Eine kleine Sonde wird in den äußeren Gehörgang eingeführt, die kurze Schallimpulse abgibt. Sind die Sinneszellen im Innenohr intakt, geben sie auf diese Impulse ihrerseits Geräusche ab, die von einem ebenfalls in der Sonde lokalisierten Empfänger registriert werden. Bei mehr als nur geringfügigen Hörstörungen bleiben die otoakustischen Emissionen aus und ist eine weitere Abklärung erforderlich.

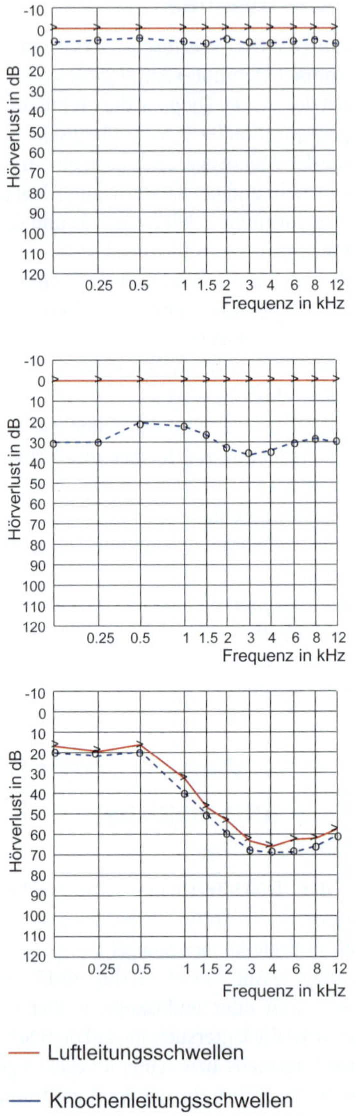

Abb. 36.17 Typische Ton(schwellen)audiogramme. Oben Normalbefund. Während beim Schallleitungs-Schwerhörigen (Mitte) nur bei der Luftleitung eine Hörminderung besteht, ist das Gehör beim Schallempfindungs-Schwerhörigen (unten) sowohl bei Knochen- als auch bei Luftleitung vermindert. [A400]

36.3.3 Gleichgewichtsprüfung

Bei der **Gleichgewichtsprüfung** soll die Patientin meist mit geschlossenen Augen bestimmte Anweisungen ausführen, z. B. mit geschlossenen Augen auf der Stelle treten oder geradeaus gehen. Dadurch lässt sich häufig der Ursprung der Gleichgewichtsstörung lokalisieren und Schwere bzw. Ausmaß einschätzen.

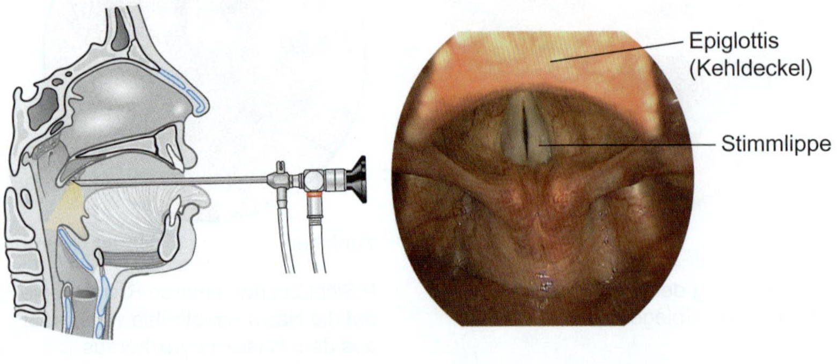

Abb. 36.16 Direkte Laryngoskopie. Links direkte Laryngoskopie mit einem starren Laryngoskop, rechts Befund (hier Normalbefund). [L126, T719]

36.3.4 Nystagmusprüfungen

i DEFINITION

Nystagmus *(Augenzittern):* Unwillkürliche rhythmische Augenbewegungen. Können physiologisch oder pathologisch sein.

Ständig werden Nervenimpulse vom Gleichgewichtsorgan zu den Gleichgewichtszentren im Gehirn geleitet, wobei beim Gesunden ein Gleichgewicht zwischen den von rechts und den von links kommenden Impulsen besteht. Eine Störung des Gleichgewichts, etwa durch einen einseitigen Ausfall des Gleichgewichtsorgans, führt zu einer Seitendifferenz der Impulse und wegen der Verschaltung der vestibulären Kerngebiete mit den Augenmuskelkernen zu unwillkürlichen, reflektorischen Augenbewegungen, dem **Nystagmus.**

Häufigste Nystagmusform ist der – meist horizontale – **Rucknystagmus.** Dabei bewegen sich die Augen zuerst langsam zu einer Seite und dann, ruckartig und besser sichtbar, zur Gegenseite. Die Richtungsbezeichnung erfolgt nach der (besser sichtbaren) schnellen Bewegung.

Physiologisch ist ein Nystagmus z. B. während oder nach Drehbeschleunigungen oder bei Wärme- oder Kältereizen auf das Gleichgewichtsorgan. Dagegen ist ein **Spontannystagmus** ohne äußere Reize in der Regel *pathologisch.*

Bei **Nystagmusprüfungen** versucht die Ärztin durch verschiedene Provokationen einen Nystagmus auszulösen. Bei der **Lageprüfung** wird die Patientin in Rückenlage auf der Untersuchungsliege nacheinander in die linke und nach zwischenzeitlicher Rückenlage in die rechte Seitenlage gedreht. Bei der **Lagerungsprüfung** sitzt die Patientin zunächst. Die Reizung des Vestibularorgans erfolgt durch wechselndes Aufsetzen und Wiederhinlegen mit geradeaus gerichtetem und nach links bzw. rechts gedrehtem Kopf.

Eine weitere Prüfung zur Reizung der peripheren Vestibularorgane ist die **kalorische Prüfung.** Durch Spülung des äußeren Gehörgangs mit warmem (40 °C) oder kaltem Wasser (30 °C) über 30–40 Sek. wird ein thermischer Reiz auf den horizontalen Bogengang ausgeübt. Über eine Volumenveränderung der Endolymphe im Vestibularapparat und die daraus folgende Reizung der Sinneszellen kommt es physiologischerweise zu einem Nystagmus.

Oft reicht es, wenn die Ärztin den Nystagmus unter der *Frenzel-Brille* (→ Abb. 36.18) beobachtet. Durch deren sehr starke Gläser kann die Patientin den Blick nicht mehr fixieren, der Nystagmus wird deutlicher. Objektiviert wird ein Nystagmus durch die **Elektronystagmografie** (kurz *ENG*), bei der die Potenzialdifferenz zwischen Horn- und Netzhaut abgeleitet wird.

Die Diagnose einer Störung des peripheren Gleichgewichtsorgans ergibt sich aus dem Vergleich beider Vestibularorgane (Seitendifferenzen) sowie dem Auftreten eines pathologischen Nystagmus.

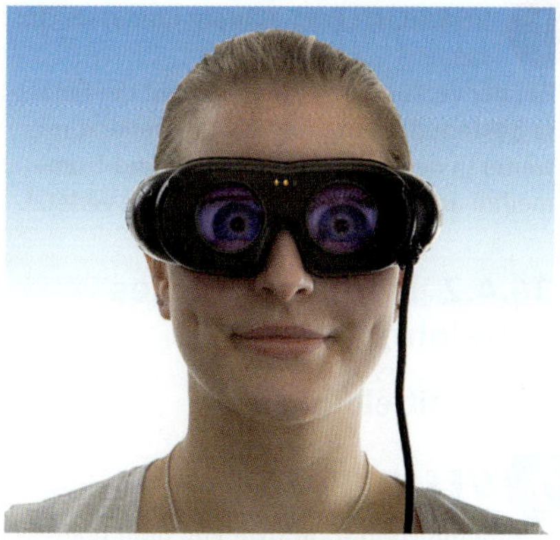

Abb. 36.18 Frenzel-Brille zur Nystagmusprüfung. Die Nystagmusbrillen werden in verschiedenen Ausführungen angeboten. Je nach Art der Untersuchung oder des Einsatzbereichs kann der Arzt zwischen diversen Modellen wählen. [V805]

36.3.5 Allergietests

Allergien → 31.2

Bei Verdacht auf z. B. eine allergische Rhinitis (→ 36.5.2) oder Nasenpolypen (→ 36.5.2) sind **Allergietests** (→ 31.2.1) notwendig, v. a.

- Prick-Test
- Bestimmung der IgE-Antikörper
- *Intranasaler Provokationstest.* Eine Allergenlösung wird in die Nasenhöhle eingebracht. Bei positiver Reaktion schwillt die Schleimhaut an, und die Luftdurchlässigkeit der betreffenden Nasenhöhle ist eingeschränkt.

36.3.6 Bildgebende Verfahren

Die **Sonografie** wird v. a. zur Beurteilung der Speicheldrüsen und Halsweichteile (Lymphknoten?) sowie in begrenztem Maße der Stirn- und Kieferhöhlen (Flüssigkeit?) eingesetzt.

CT und **MRT** werden bei der Operationsplanung und Tumoren eingesetzt und z. B. auch zur Nasennebenhöhlenbeurteilung (→ Abb. 36.28). Alternative zur CT bei bestimmten Fragestellungen ist die **digitale Volumentomografie** *(DVT, cone beam CT, CBCT),* ein Verfahren ähnlich der CT, jedoch mit geringerer Strahlenbelastung.

Konventionelle Röntgenverfahren haben an Bedeutung verloren.

36.3.7 Endoskopie

Bronchoskopie → 23.3.6
Ösophaguskopie → 24.3.3

Nasopharynx, Larynx, obere Trachea und Ösophagus sind nur endoskopisch beurteilbar. Die **Endoskopie** kann diagnostisch (z. B. Gewebeentnahme bei Verdacht auf einen bösartigen Tumor) oder therapeutisch (z. B. Entfernung von Polypen) sein und in Lokalanästhesie (*Nasenendoskopie,* → 36.3.1, *direkte* und *indirekte Laryngoskopie,* → Abb. 36.15, → Abb. 36.16) oder in Vollnarkose (*Mikrolaryngoskopie,* → 36.8.6, *Tracheoskopie*) erfolgen.

36.4 Erkrankungen des Ohrs

36.4.1 Erkrankungen des äußeren Ohrs

Abstehende Ohren

Abstehende Ohren *(Apostasis otum)* sind die häufigste Fehlbildung des äußeren Ohrs. Sie treten meist beidseitig auf und können operativ korrigiert werden.

Entzündungen

Die **Ohrmuschel-Perichondritis** *(Entzündung der Ohrmuschel)* kann nach einer Verletzung der Ohrmuschel auftreten. Die **Otitis externa** *(Entzündung des äußeren Gehörgangs)* wird durch Hautschädigung von außen, etwa Manipulation zur „Ohrenschmalzentfernung", begünstigt. Erreger sind in beiden Fällen vorwiegend Bakterien (bei der Otitis externa selten Pilze).

Symptome, Befund und Diagnostik

Bei der *Perichondritis* ist die Ohrmuschel der Patientin gerötet, geschwollen und sehr schmerzhaft (→ Abb. 36.19).

Bei der *Otitis externa* ist die Gehörgangshaut schmerzhaft geschwollen, Druck auf den Tragus schmerzt. In Extremfällen ist der äußere Gehörgang durch Sekret verlegt,

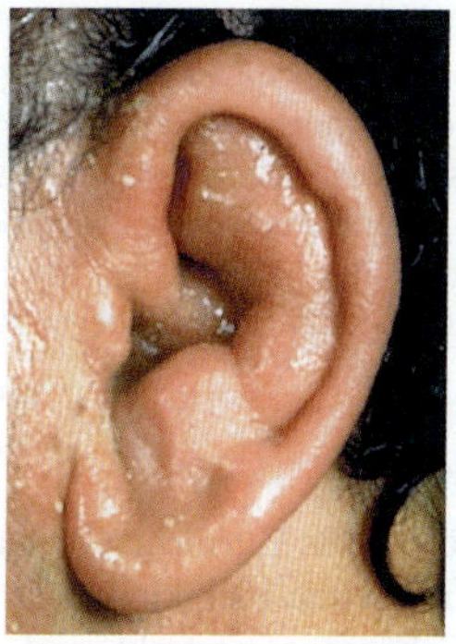

Abb. 36.19 Ohrmuschel-Perichondritis mit geröteter, teigiger und schmerzhafter Schwellung. [M117]

die Patientin ist dann schwerhörig. Bei Pilzbefall steht Juckreiz im Vordergrund.

In schweren Fällen bestehen Fieber und lokale Lymphknotenschwellungen.

Behandlungsstrategie

Bei der *Ohrmuschel-Perichondritis* wird ein Verband mit antibiotika- und kortisonhaltiger Salbe angelegt, z. B. Reliefverband mit Jellin-Neomycin®. Außerdem ist die orale Gabe eines Breitbandantibiotikums angezeigt, da es sonst zu Komplikationen mit Deformierung der Ohrmuschel kommen kann **(Ringerohr).**

Bei der *Otitis externa* wird nach Entnahme eines Abstrichs zum Erregernachweis der Gehörgang gereinigt und ein alkohol- oder antibiotika- und kortisonhaltiger Salbenstreifen (bei Pilzbefall antimykotikahaltige Salbe) eingelegt. In leichteren Fällen reichen entsprechende Ohrentropfen, z. B. Panotile® N.

Zeruminalpfropf

Ein gestörter Selbstreinigungsprozess des äußeren Gehörgangs kann dazu führen, dass das Sekret der Ohrenschmalzdrüsen und das abgeschilferte Epithel nicht aus dem Gehörgang abtransportiert werden. Im Extremfall führt ein **Zeruminalpfropf** *(Ohrenschmalzpfropf, Cerumen obturans)* zur vollständigen Verlegung des äußeren Gehörganges mit Hörminderung. Die Diagnose erfolgt durch Inspektion des äußeren Gehörgangs mit dem Ohrtrichter.

Der Pfropf wird durch Ohrspülung (→ 36.1.4, → Abb. 36.4), evtl. nach Auflösung mit Ohrentropfen, oder mechanische Extraktion entfernt. Alternativ, Einsprühen entsprechender Sprays in den äußeren Gehörgang (z. B. Vaxol® Ohrenspray) um das Ohrenschmalz aufzuweichen, sodass es von selbst abfließt.

> **Prävention und Gesundheitsberatung**
>
> Ein Zeruminalpfropf ist häufig Folge einer regelmäßigen „Ohrsäuberung" mit Wattestäbchen. Diese drücken das Zerumen jedoch eher vor das Trommelfell und trocknen es aus. Wattestäbchen daher nur an der Ohrmuschel benutzen!

Fremdkörper

Fremdkörper wie Murmeln oder Glasperlen werden meist von Kleinkindern in den äußeren Gehörgang gesteckt und müssen dann vorsichtig unter ohrmikroskopischer Kontrolle mit einem speziellen Häkchen entfernt werden.

> **VORSICHT! Fremdkörper** immer im Ohr lassen!
>
> Bei der versuchten Entfernung mit der Pinzette besteht die Gefahr, dass der Fremdkörper weiter in den Gehörgang rutscht und Trommelfell und Gehörknöchelchenkette verletzt.

36.4.2 Erkrankungen des Mittelohrs

Tubenmittelohrkatarrh

> **DEFINITION**
>
> **Tubenmittelohrkatarrh:** Ein- oder beidseitige, akute oder chronische Funktionsstörung der Ohrtrompete mit Belüftungsstörung der Paukenhöhle. Dadurch Sekretansammlung in der Paukenhöhle **(Paukenerguss)** mit Schallleitungsschwerhörigkeit. Häufige Erkrankung v. a. im (Klein-)Kindesalter.

Krankheitsentstehung

Ein **akuter Tubenmittelohrkatarrh** tritt am häufigsten bei einer Erkältung auf. Durch die Schleimhautentzündung schwillt die Ohrtrompete zu, die Belüftung der Paukenhöhle ist gestört, und es bildet sich ein **Paukenerguss** mit (zunächst) dünnflüssigem Sekret in der Paukenhöhle **(Serotympanon).** Trommelfell und Ohrknöchelchen können nicht mehr richtig schwingen, die Schallleitung ist beeinträchtigt.

Hält die Funktionsstörung länger an, etwa bei kindlichen Adenoiden (*Polypen*, → 36.5.4) oder ständiger Schleimhautschwellung infolge einer Allergie, beginnt die Paukenschleimhaut Schleim zu produzieren – es entwickelt sich ein **Seromukotympanon** bei **chronischem Tubenmittelohrkatarrh.**

Symptome, Befund und Diagnostik

Leitsymptome sind Druck und Völlegefühl im Ohr, möglicherweise mit „Knacken" beim Schlucken, sowie Schwerhörigkeit. Kinder haben manchmal kurzzeitige Ohrenschmerzen, Erwachsene gelegentlich Tinnitus (→ 36.2.3). Das Allgemeinbefinden ist nicht beeinträchtigt.

Die Diagnose wird durch Otoskopie (→ 36.3.1) gesichert. Weitere Untersuchungen können zur Einschätzung der Schwerhörigkeit und Ursachensuche nötig sein.

> **Bei Kindern oft späte Diagnose**
>
> Bei Kindern wird die Diagnose oft lange nicht gestellt, da Kinder Druck im Ohr und Schwerhörigkeit häufig tolerieren. Folge können bleibende Mittelohrveränderungen und Sprachentwicklungsverzögerung sein.

Behandlungsstrategie

Vorrangig ist die Behandlung der Grunderkrankung, z. B. durch Entfernung der Adenoide, um die Belüftung der Paukenhöhle wiederherzustellen.

Einige Kinder haben jedoch immer wieder Paukenergüsse ohne feststellbare Ursache. Sie erhalten (i. d. R. ambulant) ein **Paukenröhrchen** in das Trommelfell, das die Belüftung des Mittelohrs sicherstellt (→ Abb. 36.20).

> **Prävention und Gesundheitsberatung**
>
> Bei liegendem Paukenröhrchen Mittelohr vor Wasser schützen:
>
> - Vor dem Duschen/Baden ein wenig Vaseline oder handelsübliche Hautcreme zwischen die Finger nehmen und dann einen Wattebausch so drehen, dass er möglichst gut in den Gehörgang passt. Beim Baden darf der Kopf nicht unter Wasser kommen

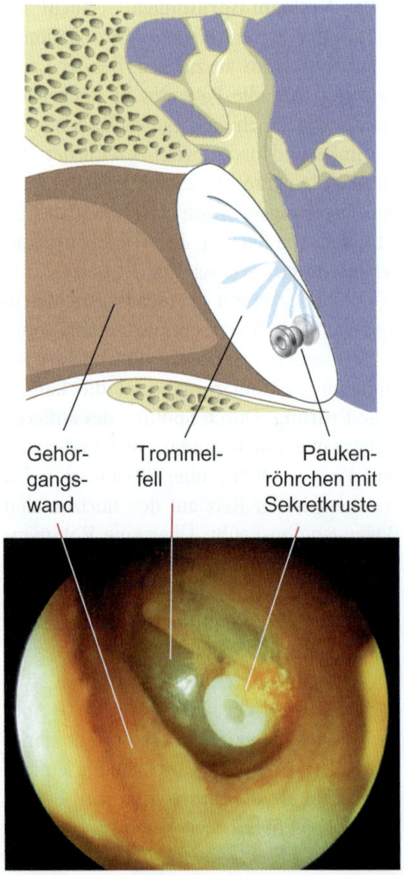

Abb. 36.20 Liegendes Paukenröhrchen, oben im Längsschnitt durch Gehörgang und Mittelohr, unten im ohrmikroskopischen Bild. [L138, M117]

- Patientin bzw. Eltern über eine **Schwimmotoplastik** informieren: Sie wird vergleichbar einem Hörgerätepassstück vom Hörgeräteakustiker angefertigt und schützt das Mittelohr vor Spritzwasser. Beim Schwimmen (kein Tauchen, kein Springen) zusätzlich eine eng anliegende Badekappe tragen.

Otitis media acuta

DEFINITION

Otitis media acuta: Akute Mittelohrentzündung. Viral oder bakteriell bedingt, insbesondere bei (Klein-)Kindern häufiges Krankheitsbild mit guter Prognose.

Krankheitsentstehung

Die **Otitis media acuta** entsteht zumeist als über die Ohrtrompete aufsteigende Infektion bei einem Infekt der oberen Luftwege. Sie beginnt häufig viral, nicht selten tritt eine bakterielle Folgeinfektion der geschädigten Schleimhaut hinzu. Hämatogene Infektion oder Eindringen der Erreger von außen (bei Trommelfellverletzungen) sind selten.

Die Paukenhöhlenschleimhaut entzündet sich, und es bildet sich (eitriges) Sekret.

Symptome, Befund und Diagnostik

Die Patientinnen klagen über heftige, teils pulsierende Ohrenschmerzen und Schwerhörigkeit. Sie fühlen sich krank, haben Fieber und Kopfschmerzen. Kleine Kinder zeigen oft ein uncharakteristisches Bild mit Fieber, Nahrungsverweigerung, Unruhe und gastrointestinalen Beschwerden.

Eine Spontanperforation des Trommelfells zeigt sich durch Austritt von Flüssigkeit aus dem Gehörgang (**Otorrhö,** *Ohrlaufen*). Dann lassen die Schmerzen fast schlagartig nach.

Bei der Ohrmikroskopie (→ 36.3.1) zeigt sich das Trommelfell gerötet, aufgelockert und vorgewölbt.

Behandlungsstrategie

Zur Verbesserung der Tubenbelüftung werden abschwellende Nasentropfen (z. B. Nasivin®) verabreicht.

Antibiotika werden bei besonders gefährdeten Patientinnen sowie ausbleibender Besserung eingesetzt. Bei Bedarf Analgetikagabe.

Die Wirkung von Zwiebelsäckchen (beliebtes Hausmittel) ist nicht sicher belegt, kann aber ergänzend angewendet werden.

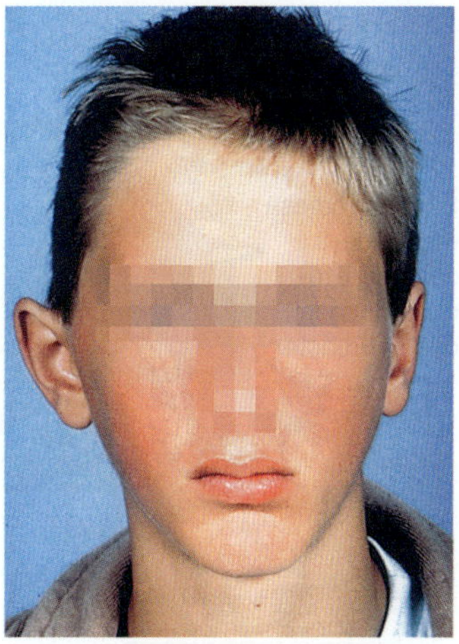

Abb. 36.21 Abstehende Ohrmuschel rechts bei akuter Mastoiditis. [M117]

Bei sehr starken Schmerzen und vorgewölbtem Trommelfell ist ein kleiner Trommelfellschnitt nötig, damit der Paukenerguss abfließen kann **(Parazentese).**

Komplikation: Mastoiditis

Bei unzureichender Behandlung besteht die Gefahr der *Entzündung des Warzenfortsatzes* **(Mastoiditis),** der häufigsten Komplikation einer Mittelohrentzündung: Das Fieber steigt wieder an, das Allgemeinbefinden verschlechtert sich, Druckschmerz über dem Mastoid und eine retroaurikuläre Schwellung mit abstehendem Ohr (→ Abb. 36.21) treten auf.

Die Diagnose wird durch CT gesichert.

Therapeutisch kann in leichten Fällen eine konservative Therapie mit Parazentese und Paukenröhrchen, Antibiotika i. v. und Nasentropfen versucht werden. Im fortgeschrittenen Stadium müssen die entzündeten Warzenfortsatzzellen operativ ausgeräumt werden **(Mastoidektomie).** Die Mastoiditis stellt wegen der Gefahr endokranieller Komplikationen, z. B. Hirnabszess (→ 37.9.3), eine sehr ernste Erkrankung dar.

Pflege

Da das Medikament bei der Otitis media die Öffnungen der Ohrtrompeten im Rachen erreichen sollen, tropft die Patientin die Nasentropfen (→ 36.1.2) in Rückenlage bei zurückgelegtem Kopf ein und bleibt mindestens weitere 2 Min. in Rückenlage.

Je nach Schwere der Erkrankung erfolgen auf Arztanordnung Wärmebehandlung (→ 43.6.3), Ohrspülungen (→ 36.1.4) oder fiebersenkende Maßnahmen (→ 5.4, → 5.5).

SPICKZETTEL

Otitis media acuta

Definition: Akute Mittelohrentzündung.
Ursache/Risikofaktoren: Infektiös verursacht (im Rahmen/als Komplikation eines Atemwegsinfekts), v. a. bei jüngeren Kindern.
Symptome: Ohrenschmerzen, Schwerhörigkeit, meist beeinträchtigtes Allgemeinbefinden, Fieber.
Diagnostik: Otoskopie, Ohrmikroskopie.
Therapie/Pflege: Abschwellende Nasentropfen, bei ausgeprägtem Bild oder ausbleibender Besserung orale Antibiotikagabe.

Otitis media chronica

DEFINITION

Otitis media chronica: Chronische Mittelohrentzündung.

Die **Otitis media chronica** ist gekennzeichnet durch Störungen der Tubenventilation und der Mittelohrschleimhaut, häufig bei Patientinnen, die als Kind rezidivierende akute Mittelohrentzündungen hatten.

Symptome, Befund und Diagnostik

Leitsymptome sind ständiges Ohrlaufen und Schwerhörigkeit, bei aufgepfropfter akuter Mittelohrentzündung zudem Schmerzen.

Diagnostisch sind ein Abstrich zur Erregerbestimmung, ein Hörtest und ggf. bildgebende Verfahren erforderlich. Bei der Ohrmikroskopie zeigt sich die Perforation des Trommelfells (→ Abb. 36.22).

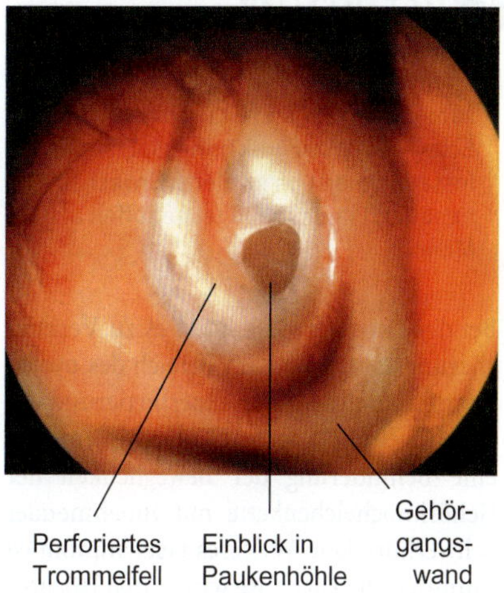

Abb. 36.22 Kleine reizlose Trommelfellperforation in kalknarbig verändertem Trommelfell. [M117]

Behandlungsstrategie

Im Akutstadium wird die Otitis media chronica mit oralen Antibiotika behandelt. Im entzündungsfreien Intervall wird der Trommelfelldefekt operativ verschlossen **(Tympanoplastik),** da es sonst immer wieder zu Rezidiven kommt [10].

Cholesteatom

DEFINITION

Cholesteatom: Chronischer Entzündungsprozess der Mittelohrräume, bei dem fehlgeleitetes Wachstum von Gehörgangsepithel zur Zerstörung der knöchernen Mittelohrstrukturen führt.

Symptome, Befund und Diagnostik

Symptome sind eine rezidivierende, meist stinkende *(fötide)* Ohrsekretion und zunehmende Schwerhörigkeit. Im akuten Stadium hat der Patient auch Ohrenschmerzen.

In der Ohrmikroskopie sind meist eine (ausgedehnte) Trommelfellperforation sowie weiße Cholesteatom-Schuppen zu sehen. Je nach Fortschreiten der Destruktion ergibt die Hörprüfung eine Einschränkung des Hörvermögens. CT und ggf. MRT zeigen das Ausmaß der Knochendestruktion.

Behandlungsstrategie

Die Operation besteht in der Entfernung *aller* entzündeten Strukturen und des Cholesteatoms mit Verschluss des Trommelfelldefekts und Rekonstruktion der Gehörknöchelchenkette.

Otosklerose

DEFINITION

Otosklerose: Herdförmige Knochenstoffwechselstörung des knöchernen Labyrinths mit den Leitsymptomen Schwerhörigkeit und Tinnitus. Erstmanifestation meist im mittleren Erwachsenenalter, Frauen häufiger betroffen als Männer.

Bei der **Otosklerose** kommt es zu Verknöcherungsherden v. a. im Bereich des ovalen Fensters und damit zu einer Fixierung der Steigbügelfußplatte. Hierdurch entsteht eine Behinderung der Beweglichkeit der Gehörknöchelchenkette mit zunehmender Schwerhörigkeit. Weiteres Leitsymptom ist Tinnitus. Die Diagnose wird durch Hörprüfungen gesichert. Die Behandlung besteht in einem Ersatz des Steigbügels durch eine Prothese (**Stapesplastik,** → Abb. 36.23).

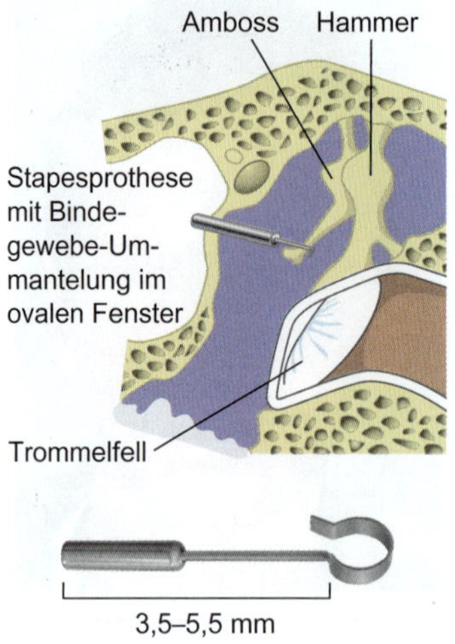

Abb. 36.23 Prinzip der Stapesplastik mit einer Titanprothese. [L138]

36.4.3 Erkrankungen des Innenohrs

Umgang mit Menschen mit Hörstörungen, Hörgeräte → 10.5.1

Angeborene Innenohrschwerhörigkeit

Ungefähr 1–2 von 1.000 Neugeborenen sind schwerhörig oder gehörlos, wobei es sich häufig um eine **angeborene Innenohrschwerhörigkeit** handelt. Ursachen sind z. B. genetische oder toxische Einflüsse, pränatale Infektionen oder Sauerstoffmangel unter der Geburt. Die Schwerhörigkeit beeinträchtigt nicht nur den Spracherwerb des Kindes, der im Extremfall sogar völlig ausbleibt, sondern seine gesamte Entwicklung.

Prävention und Gesundheitsberatung

Die Schwerhörigkeit eines Kindes bleibt ohne spezielle Tests oft lange unbemerkt, eine frühestmögliche Behandlung ist aber prognostisch entscheidend. Das **Neugeborenen-Hörscreening** (→ 18.2.2) erfolgt in der Regel in den ersten Lebenstagen noch in der Entbindungsklinik mithilfe der otoakustischen Emissionen. Ein auffälliges Ergebnis muss weiter abgeklärt werden.

Die Behandlung besteht in einer frühestmöglichen *Hörgeräteanpassung* (→ 10.5.1) sowie einer umfassenden Frühförderung des Kindes. Evtl. kommt die Implantation eines **Cochlea-Implantats** *(Innenohrstimulationsprothese)* in Betracht (→ Abb. 10.11) [11].

Hörsturz

DEFINITION

Hörsturz: Plötzliche, (meist) einseitige Schallempfindungsschwerhörigkeit bis Taubheit, begleitet häufig von Tinnitus, gelegentlich von Schwindel. Ursächlich vermutet werden u. a. Durchblutungsstörungen im Innenohr.

Patientinnen mit Verdacht auf einen **Hörsturz** sollten baldmöglichst einen HNO-Arzt aufsuchen. Die Diagnose ist meist schon durch ein Tonschwellenaudiogramm (→ 36.3.2) möglich. Differenzialdiagnostisch müssen besonders Infektionen und das *Akustikusneurinom* (→ 36.4.4) ausgeschlossen werden.

Therapeutisch eingesetzt werden v. a. Glukokortikoide (→ Pharma-Info 26.1) zur Verbesserung der Innenohrdurchblutung.

Pflege

Pflege bei Glukokortikoidtherapie
→ Pharma-Info 26.1

Pflegerisch relevant sind Kontrolle von Blutdruck, Puls, Blutzucker (v. a. bei Diabetikern), Gewicht, Frage nach Magenbeschwerden.

Prävention und Gesundheitsberatung

Einem Hörsturz lässt sich in begrenztem Maße vorbeugen:

- Übermäßigen Lärm vermeiden
- Stress reduzieren, Stressbewältigungstechniken erlernen
- Blutfette durch ausgewogene, gesunde Ernährung und regelmäßige Bewegung optimieren
- Auf Rauchen verzichten.

Altersschwerhörigkeit

DEFINITION

Altersschwerhörigkeit *(Presbyakusis):* Wohl häufigste Form der *beidseitigen* Innenohrschwerhörigkeit. Beginn meist im 50.–60. Lebensjahr.

Die Ursache der **Altersschwerhörigkeit** ist im Detail unklar. Neben einem neuralen und zentralen Abbau wird die jahrzehntelange tägliche Lärmbelastung verantwortlich gemacht.

Typischerweise kann die Betroffene vor allem im Gespräch mit mehreren Personen und bei Nebengeräuschen Sprache nur schlecht verstehen. Gleichzeitig ist er aber lärmempfindlich („Kind, schrei doch nicht so, ich bin doch nicht schwerhörig").

Therapeutisch ist die Hörgeräteversorgung (→ 10.5.2) in vielen Fällen hilfreich.

Lärmschwerhörigkeit

Die **chronische Lärmschwerhörigkeit** ist eine häufige Ursache der *beidseitigen* Innenohrschwerhörigkeit.

Ursache ist langfristige Lärmexposition, z. B. am Arbeitsplatz, durch laute Musik (MP3-Player). Dabei sind Lautstärke, Frequenzzusammensetzung (hohe Frequenzen sind schädlicher als tiefe), Dauer der Lärmeinwirkung und individuelle Lärmempfindlichkeit maßgeblich.

Prophylaktisch ist konsequenter *Lärmschutz* (Stöpsel, Kapseln, Kopfhörer) wichtig.

Benigner paroxysmaler Lagerungsschwindel

Der **benigne paroxysmale Lagerungsschwindel** ist der häufigste peripher-vestibuläre Schwindel (Schwindel → 37.2.3): Durch bestimmte Kopfbewegungen oder Lagewechsel werden Schwindelattacken von meist weniger als 30 Sek. Dauer ausgelöst, begleitet von Nystagmus und heftiger Übelkeit. Bei wiederholter Kopfbewegung bzw. Lagewechsel nimmt der Schwindel ab.

Die in aller Regel erfolgreiche Behandlung besteht in sog. **Befreiungsmanövern** durch den Arzt und **Lagerungstraining.** Die Prognose ist gut, Rezidive sind allerdings möglich.

Morbus Menière

DEFINITION

Morbus Menière *(Menière-Krankheit):* Ursächlich noch nicht ganz geklärte Innenohrerkrankung mit der Symptomtrias Schwindel (→ 37.2.3), Schwerhörigkeit (→ 36.2.2) und Tinnitus (→ 36.2.3).

Krankheitsentstehung

Als Ursache des **Morbus Menière** wird eine Elektrolytstörung zwischen Endo- und Perilymphe angenommen bzw. die verstärkte Bildung von Endolymphe.

Symptome, Bef1und und Diagnostik

Leitsymptom sind meist plötzliche, unvorhersehbare Drehschwindelanfälle über Minuten bis Stunden, begleitet von Schwerhörigkeit und Tinnitus auf einer Seite. Es besteht eine ausgeprägte Fallneigung. Anfangs normalisiert sich das Hörvermögen wieder, mit zunehmender Krankheitsdauer und rezidivierenden Anfällen nimmt es ab.

Die Diagnose erfolgt durch Untersuchung, Hör- und Gleichgewichtsprüfungen.

Behandlungsstrategie

In der Akutphase Gabe von Antiemetika/Antivertiginosa (Medikamente gegen Schwindel: Dimenhydrinat, z. B. in Vomex A®) und Infusionstherapie mit durchblutungsfördernden Substanzen.

Im späteren Verlauf kommen neben Bewegungs- und Gleichgewichtstraining in schweren Fällen in Betracht:

- Glukokortikoidinjektionen (→ Pharma-Info 26.1) in die Paukenhöhle
- Einlage eines Paukenröhrchen (hilft bei einigen Patienten und erleichtert das Einbringen von Medikamenten in die Paukenhöhle, → Abb. 36.20)
- Gentamicininjektionen in die Paukenhöhle (es besteht allerdings das Risiko einer Hörschädigung)
- Verschiedene Operationen
- Ggf. Hörgeräteversorgung (→ 10.5.2).

Pflege bei Schwindel → 36.1.5

Neuritis vestibularis

DEFINITION

Neuritis vestibularis *(Neuronitis vestibularis, Vestibularis-Neuropathie):* Akute, einseitige Funktionsstörung des Gleichgewichtsorgans mit Drehschwindel, Erbrechen und Fallneigung als Leitsymptomen.

Krankheitsentstehung

Die Ursache der **Neuritis vestibularis** ist unbekannt. Diskutiert werden v. a. Virusinfektionen oder -reaktivierung (Herpes-simplex-Viren?).

Symptome, Befund und Diagnostik

Leitsymptome sind plötzlicher Drehschwindel, heftiges Erbrechen (oft bei jedem Versuch, sich aus dem Liegen aufzurichten) und Gleichgewichtsstörungen (Fallneigung zur betroffenen Seite).

Bei der Untersuchung zeigen sich ein Spontannystagmus und eine verminderte oder fehlende Erregbarkeit eines Vestibularorgans. Hörstörungen liegen nicht vor. Andere Ursachen sollten z. B. durch MRT ausgeschlossen werden.

Behandlungsstrategie

Gabe von Glukokortikoiden (→ Pharma-Info 26.1) sowie kurzzeitig Medikamenten zur Unterdrückung von Schwindel und Erbrechen (z. B. Vomex A®).

Die Antiemetika werden baldmöglichst abgesetzt und mit Gleichgewichtstraining ansteigender Schwierigkeit begonnen, um die Kompensation des Ausfalls im Gehirn zu beschleunigen.

Pflege bei Schwindel → 36.1.5

Weitere Innenohrerkrankungen

- Entzündungen **(Labyrinthitis),** z. B. bei bakteriellen oder Virusinfektionen (etwa Varizella-Zoster-Infektion, → 30.8.3). Leitsymptome von Entzündungen sind Schwindel mit Übelkeit und eine (rasch zunehmende) Hörstörung
- **Ototoxische** *(ohrschädigende)* **Arzneimittel,** etwa Aminoglykosidantibiotika, Schleifendiuretika oder Zytostatika
- Verletzungen des Innenohrs, die **Commotio** oder **Contusio labyrinthi** bei stumpfem Schädeltrauma (→ 37.13.1).

36.4.4 Akustikusneurinom

DEFINITION

Akustikusneurinom: Gutartiger Tumor des N. vestibulocochlearis (VIII. Hirnnerv), der sich meist zuerst im inneren Gehörgang und dann im Kleinhirnbrückenwinkel ausbreitet.

Leitsymptome des **Akustikusneurinoms** sind ein einseitiger Tinnitus (→ 36.2.3) und eine fortschreitende (Schallempfindungs-) Schwerhörigkeit. Schwindel ist aufgrund des langsamen Tumorwachstums selten, da das Gehirn den zunehmenden Verlust des Gleichgewichtsorgans kompensiert. Gewinnt die Geschwulst an Volumen, können Gesichtslähmung, Kopfschmerzen, Schluckstörung u. a. hinzukommen.

Wichtigstes bildgebendes Verfahren zur Diagnosesicherung ist die MRT.

Die Therapie besteht in der operativen Entfernung des Tumors oder der Gamma-Knife-Bestrahlung, ggf. auch „Abwarten und Beobachten".

Pflege bei HNO-Operationen → 36.1.5

36.4.5 Otogene Erkrankungen des N. facialis

Faszialisparese → 37.15.4

Eine **entzündliche, otogen bedingte Fazialisparese** kann bei Otitis media acuta oder Cholesteatoms auftreten. Auch bei bestimmten Schädelfrakturen (z. B. Felsenbeinfraktur) kann eine periphere Fazialisparese entstehen, die dann als **traumatische Fazialisparese** bezeichnet wird. Weitere Usachen können Vergiftungen, kalte Zugluft, Hypertonie oder Diabetes mellitus sein.

Die Diagnose wird durch Funktionsprüfung der mimischen Muskulatur und elektrophysiologische Tests gestellt. Die Therapie richtet sich nach der Ursache.

36.5 Erkrankungen von Nase, Nasennebenhöhlen und Nasopharynx

36.5.1 Erkrankungen der äußeren Nase

Nasenfurunkel

DEFINITION

Nasenfurunkel: Eitrige Entzündung an Nasenspitze oder Naseneingang, die sich aus einer *Follikulitis* (Haarbalgentzündung) entwickelt. Erreger sind in der Regel Staphylokokken.

Follikulitis, Furunkel → 32.5.2

Von einem **Nasenfurunkel** (→ Abb. 36.24) sind oft Abwehrgeschwächte betroffen, z. B. Diabetikerinnen, kachektische Patientinnen.

Die Nasenspitze der Patientin ist gerötet und geschwollen und schmerzt. Häufig ist die Oberlippe aufgetrieben. Gefährlich ist die Verschleppung von Keimen ins Gehirn.

Die medikamentöse Therapie besteht in lokaler und systemischer Antibiotikagabe, z. B. Aureomycin® Salbe und Staphylex®.

Die pflegerischen Maßnahmen haben v. a. eine Ruhigstellung der Oberlippe zum Ziel: wenig sprechen, Breikost oder flüssige Ernährung (z. B. über einen Strohhalm). Auf Arztanordnung erfolgt eine Thromboseprophylaxe mit niedermolekularem Heparin.

! VORSICHT! Niemals an einem Nasenfurunkel herumdrücken, da dies das Komplikationsrisiko (v. a. für Sinus-cavernosus-Thrombose) erheblich steigert!

Nasenpyramidenfraktur

Die sehr häufige **Nasenpyramidenfraktur** zeigt sich durch einen Schiefstand oder Einsinken der knöchernen Nasenpyramide (→ Abb. 36.25). Dies kann jedoch anfangs durch eine hämatombedingte Schwellung maskiert werden.

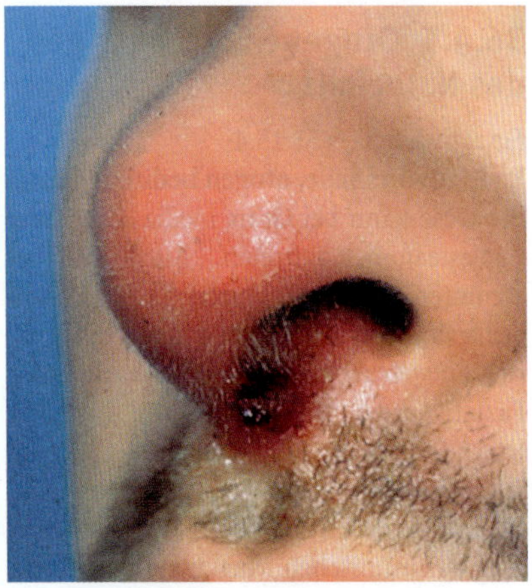

Abb. 36.24 Nasenfurunkel. [M117]

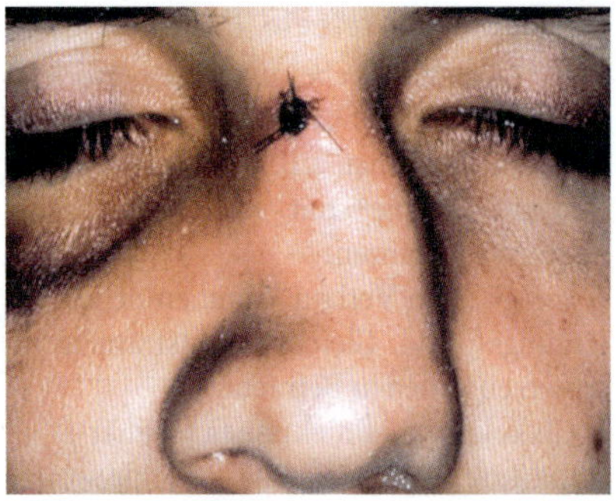

Abb. 36.25 Dislozierte Nasenpyramidenfraktur. Die Naht an der Nasenwurzel wurde durch eine Hautwunde nötig. [M117]

Die Diagnose wird klinisch und röntgenologisch gestellt.

Bei einer geschlossenen Fraktur ist meist die operative Aufrichtung innerhalb einer Woche angezeigt, um spätere Formfehler der Nase mit evtl. Behinderung der Nasenatmung zu vermeiden. Eine offene Fraktur erfordert eine chirurgische Sofortversorgung der Weichteilverletzungen mit zusätzlicher Tetanusprophylaxe (→ 30.3.2).

Formfehler der äußeren Nase

Formfehler der äußeren Nase betreffen das knöcherne und knorpelige Nasenskelett. Am häufigsten sind – isoliert oder kombiniert – **Schief-, Höcker-** und **Sattelnase.** Ursache ist oft eine Verletzung. Häufig ist die innere Nase, z. B. durch eine Nasenscheidewanddeformität (Septumdeviation → 36.5.2), mitbetroffen.

Bei der Indikationsstellung zu einer Operation sind neben ästhetischen und funktionellen Gesichtspunkten (Nasenatmungsbehinderung) auch psychische Komponenten zu berücksichtigen. Die Operation, eine **Septorhinoplastik** (→ 36.5.2), sollte bei Kindern erst nach Abschluss des Wachstums erfolgen.

36.5.2 Erkrankungen der Nasenhaupthöhle

Septumdeviation

DEFINITION

Septumdeviation: Angeborene oder durch Verletzungen erworbene Verbiegung der Nasenscheidewand mit behinderter Nasenatmung, Schnarchen, häufigem Schnupfen, Nasennebenhöhlenentzündung.

Eine **Septumdeviation** kann zu einer Riechstörung und evtl. wiederholten Nasennebenhöhlenentzündungen führen.

Die Diagnose ist meist eine Blickdiagnose. Eine operative Begradigung der verkrümmten Knorpel- und Knochenanteile der Nasenscheidewand **(Septumplastik)** ist nur bei stärkeren Beschwerden notwendig. In manchen Fällen muss die äußere Nase mitoperiert werden *(Septorhinoplastik)*.

Akuter Schnupfen

DEFINITION

Akuter Schnupfen *(akute Rhinitis):* Akuter Katarrh der Nasenschleimhaut mit Niesreiz, Brennen in Nase und Rachen, Nasensekretion sowie allgemeinem Krankheitsgefühl. Häufigste Erkrankung überhaupt.

Der **akute Schnupfen** ist praktisch ausschließlich virusbedingt (Rhino-, Corona-, Adenoviren). Die Übertragung erfolgt durch Tröpfcheninfektion, die Inkubationszeit beträgt 3–7 Tage.

Die Patientin hat eine „laufende Nase“, eine behinderte Nasenatmung und häufig allgemeine Krankheitszeichen wie Abgeschlagenheit, Kopfschmerzen oder leichtes Fieber. Die Nasenschleimhaut ist gerötet und geschwollen.

Die Behandlung ist symptomatisch mit abschwellenden Nasentropfen (z. B. Nasivin®) für höchstens eine Woche, Kamille-Inhalationen, Kopflichtbädern und Rotlicht. Besonders bei entsprechend Veranlagten besteht die Gefahr der Nasennebenhöhlenentzündung (*Rhinosinusitis,* → 36.5.3).

Chronischer Schnupfen

DEFINITION

Chronischer Schnupfen *(chronische Rhinitis):* Überbegriff für chronische Schleimhauterkrankungen der Nasenhaupt- und -nebenhöhlen.

Ursachen des **chronischen Schnupfens** sind Reizstoffe wie z. B. Staub, extreme Dauertemperaturen sowie Polypen und Tumoren von Nase und Nasennebenhöhlen.

Die Patientin kann nur schlecht durch die Nase atmen und klagt über ständige schleimige Nasensekretion. Da Sekret aus der Nase in den Rachen läuft, muss sie sich ständig räuspern. Sind die Nasennebenhöhlen verlegt, hat sie zusätzlich Kopfdruck oder Kopfschmerzen. Eine Allergie muss ausgeschlossen werden.

Die Therapie besteht zunächst in der Beseitigung der Ursache, ansonsten in symptomatischen Maßnahmen wie z. B. Nasenspülungen mit Salzwasser.

Allergischer Schnupfen

Allergien → 31.2

Der **allergische Schnupfen** *(Rhinitis allergica)* kann *saisonal* durch Pollen *(Heuschnupfen)* oder das ganze Jahr über *(perennial)* durch Nahrungsmittel, Hausstaubmilben, Tierhaare, Bettfedern, Berufsallergene (z. B. Mehl bei Bäckern) bedingt sein.

Hauptsymptome sind behinderte Nasenatmung, Niesattacken, wässrige Nasensekretion sowie Juckreiz in Nase und Augen.

Nach WHO wird der allergische Schnupfen nach seiner Dauer (intermittierend – persistierend) und Schwere der klinischen Symptomatik (gering – mäßig bis schwer) eingeteilt.

Die Diagnose erfordert einen Allergietest (→ 36.3.5, → 31.2.1). Die Behandlung entspricht der anderer Allergien (→ 31.2.2).

Vasomotorischer Schnupfen

Der **vasomotorische Schnupfen** *(Rhinopathia vasomotorica)* ähnelt dem allergischen Schnupfen. Ursächlich werden vegetative Störungen der Nasenschleimhautgefäße vermutet. Die Therapie besteht zunächst in einer „Kneipp-Kur" der Nase: mehrmals tägliches Hochschnupfen von eiskaltem Wasser zum „Training" der neurovegetativen Regulation. Bei therapieresistenten Formen können abschwellende Nasentropfen, Antihistaminika und kortikoidhaltige Sprays versucht werden.

Abschwellende Nasentropfen

Bei Langzeitgebrauch schleimhautabschwellender Nasentropfen, -sprays besteht die Gefahr der **Rhinopathia medicamentosa** mit Austrocknung und Borkenbildung der Nasenschleimhaut, behinderter Nasenatmung und evtl. Riechstörung. Deshalb sollten Nasentropfen nicht länger als eine Woche genommen werden (Packungsbeilage beachten, längere Anwendung nur nach Arztanordnung).

Polyposis nasi

i DEFINITION

Polyposis nasi *(Nasenpolypen):* Ödematöse, polypöse Schleimhauthyperplasie in Nase und Nasennebenhöhlen.

Krankheitsentstehung

Ursächlich liegt der **Polyposis nasi** zumeist eine chronische Rhinitis oder Sinusitis (Nasennebenhöhlenentzündung) zugrunde, in ca. 25 % der Fälle ein allergischer Schnupfen. Bei Kindern tritt das Bild auch im Rahmen der Mukoviszidose (→ 23.14) auf. Die chronisch-entzündete Schleimhaut wuchert und verlegt Nasen- oder Nasennebenhöhlen.

Symptome, Befund und Diagnostik

Die Nasenatmung der Patientin ist behindert. Außerdem hat sie häufig Kopfschmerzen und eine Riechstörungen und schnarcht im Schlaf. Die Diagnose wird durch Inspektion der Nasenhaupthöhle (→ 36.3.1) und ggf. CT gesichert.

Behandlungsstrategie

Zunächst können glukokortikoidhaltige Nasensprays (→ Pharma-Info 26.1) und Antihistaminika (→ Pharma-Info 31.1) gegeben werden. In aller Regel wird aber eine operative Entfernung der Nasenpolypen nötig. Rezidive sind häufig, lassen sich aber durch die postoperative Langzeitanwendung von Glukokortikoid-Nasensprays in ihrer Häufigkeit reduzieren.

Bestimmte Formen der Polyposis nasi, die weder konservativ noch operativ beherrschbar sind, können mit monoklonalen Antiköpern (Biologika, → Pharma-Info 31.1) behandelt werden. In Deutschland ist seit 2019 Dupilumab (Dupixent®) für diese Indikation zugelassen.

Nasenbluten

Nasenbluten *(Epistaxis)* sieht oft dramatischer aus, als es ist.

Krankheitsentstehung

Nasenbluten kann durch lokale Veränderungen oder Erkrankungen der Nase bedingt sein:

- In der vorderen Nasenscheidewand liegt ein oberflächliches Gefäßnetz **(Locus Kiesselbachi)**, aus dem es beim „Nasebohren", aber auch heftigem Schnäuzen rasch blutet
- Verletzungen bei Frakturen oder durch Fremdkörper in der Nase können die Blutgefäße betreffen
- Tumoren, z. B. gutartige Polypen, Karzinome, das *juvenile Nasenrachenfibrom* können sich durch Nasenbluten zeigen.

Symptomatisches Nasenbluten dagegen ist Ausdruck einer Allgemeinerkrankung, etwa einer Blutgerinnungsstörung (→ 27.9) oder Hypertonie (→ 22.4.1).

Symptome, Befund und Diagnostik

Die Lokalisation der Blutung gelingt meist durch vordere oder hintere Rhinoskopie oder Nasenendoskopie (→ 36.3.1). Hierdurch ist auch die Abgrenzung vom **Pseudonasenbluten** möglich, bei dem das Blut aus einer anderen Blutungsquelle, z. B. dem Rachen, in die Nase gelangt. Findet sich keine lokale Ursache, muss nach der Blutstillung eine gründliche Allgemeinuntersuchung erfolgen.

Behandlungsstrategie

- Bei geringfügigen Blutungen aus dem Locus Kiesselbachi reicht eine vorsichtige lokale Ätzung mit Silbernitrat, die Elektrokoagulation oder die Laserung in der Regel aus
- Ansonsten muss eine beidseitige *vordere Nasentamponade* (→ 36.1.3, → Abb. 36.3) angelegt werden (beidseits, um einen Gegendruck zu erzeugen)
- Bei Blutungen aus dem hinteren Nasenabschnitt ist eine Blutstillung z. B. mit speziellen *Epistaxiskathetern* erforderlich (→ Abb. 36.26). Deren Ballons werden zunächst in Aqua dest. eingetaucht, dann wird der Katheter in die Nasenhöhle eingeführt, die Ballons geblockt und der Katheter z. B. mithilfe der an ihm befindlichen Flügel im Gesicht fixiert.

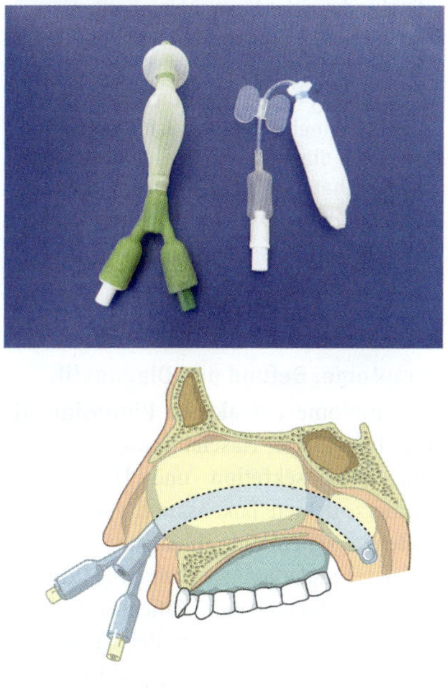

Abb. 36.26 Oben zwei Epistaxiskatheter mit zwei bzw. einem Ballon. Der lange Ballon komprimiert eine Blutungsquelle im vorderen Nasenbereich. Ein eventuell vorhandender zweiter, kürzerer Ballon stillt eine Blutung in der hinteren Nase. Unten Epistaxiskatheter in korrekter Position. [M270, L138]

Erste Hilfe und Pflege

- Patientin aufrecht mit etwas nach vorn gebeugtem Oberkörper sitzen lassen. Kann oder darf sie nicht sitzen, legt sie sich auf die Seite, sodass das Blut herauslaufen kann. Vom Kopf-nach-hinten-Legen mit Verschlucken des Blutes muss wegen der Aspirationsgefahr abgeraten werden, zudem kann der Blutverlust nicht beurteilt werden
- Kleidung der Patientin schützen
- Patientin fest die Nasenflügel zusammendrücken lassen, um die Blutung durch Kompression zu stillen. Blutstillend wirkt auch eine Eiskompresse im Nacken (→ Abb. 36.5), da Kälte zu einer reflektorischen Kontraktion der Blutgefäße führt
- Bei starkem Nasenbluten Blutdruck und Puls regelmäßig kontrollieren, ggf. Blutentnahme (BB, Gerinnung) und Nasentamponaden/-katheter (→ Abb. 36.3, → Abb. 36.26) vorbereiten
- Arzt informieren.

36.5.3 Erkrankungen der Nasennebenhöhlen

Akute Rhinosinusitis

DEFINITION

Akute Rhinosinusitis *(akute Nasennebenhöhlenentzündung):* (Bakterielle) Entzündung der Nasennebenhöhlenschleimhaut mit Sekretbildung, häufig bei einer Atemwegsinfektion mit Schnupfen, begünstigt durch Verlegung der Nasennebenhöhlenausführungsgänge durch die angeschwollene Nasenschleimhaut. Betrifft oft nur eine Nasennebenhöhle. Prognose in der Regel gut.

Pansinusitis: Entzündung aller Nasennebenhöhlen.

Symptome, Befund und Diagnostik

Leitsymptome der **akuten Rhinosinusitis** sind behinderte Nasenatmung, Riechstörung, Nasensekretion und Druck oder Schmerz, dessen Lokalisation von der betroffenen Nebenhöhle abhängt:

- Bei der *Kieferhöhlenentzündung* **(Sinusitis maxillaris)** hat die Patientin starke, pochende Schmerzen im Bereich von Kieferhöhle, angrenzendem Mittelgesicht und Schläfe. Diese verstärken sich typischerweise beim Bücken
- Eine *Stirnhöhlenentzündung* **(Sinusitis frontalis)** führt zu Schmerzen in der Stirnregion, die in den inneren Augenwinkel ausstrahlen
- Bei einer *Entzündung der Siebbeinzellen* **(Sinusitis ethmoidalis)** ist der Druck im Bereich der Nasenwurzel und des inneren Augenwinkels am größten
- Dagegen ist das Beschwerdebild einer *Entzündung der Keilbeinhöhlen* **(Sinusitis sphenoidalis)** eher uncharakteristisch (Kopfschmerzen in der Mitte des Kopfes mit Ausstrahlung zum Hinterkopf).

Eventuell bestehen zusätzlich Allgemeinbeschwerden.

Eine Sinusitis ethmoidalis kann bereits bei Neugeborenen vorkommen. Eine Sinusitis maxillaris tritt erst etwa ab dem 5., eine Sinusitis frontalis und sphenoidalis ab dem 10. Lebensjahr auf, da sich diese Nebenhöhlen erst während der Kindheit entwickeln.

Die Diagnostik umfasst neben der klinischen eine endoskopische Untersuchung. Bildgebende Verfahren werden nicht routinemäßig empfohlen [10].

Behandlungsstrategie

Die meisten akuten Entzündungen der Nasennebenhöhlen lassen sich lokal behandeln mit Nasenspülungen, -tropfen oder -sprays mit salzhaltigen Lösungen, Inhalationen und abschwellenden Nasentropfen (nicht länger als 10 Tage). Antibiotika sind bei leichten Verläufen Erwachsener (keine starken Schmerzen, kein Fieber, keine Risikofaktoren wie etwa Immunsuppression) verzichtbar [10]. Selten ist eine Spülung der Höhle oder eine Operation erforderlich.

Orbitale Komplikation

Wichtige Komplikation ist die entzündliche Beteiligung der Augenhöhle (**orbitale Komplikation,** → Abb. 36.27) mit Gefahr von Erblindung und Fortleitung der Infektion ins ZNS. Die Therapie ist, abgesehen vom Frühstadium, immer operativ.

Pflege nach Nasenoperationen → 36.1.5

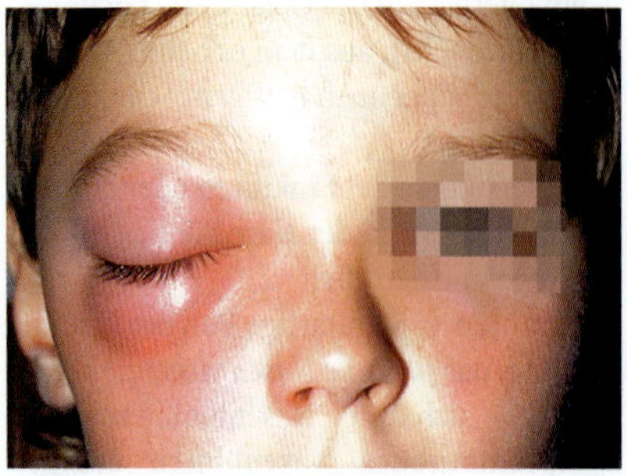

Abb. 36.27 Orbitale Komplikation bei einer rechtsseitigen Sinusitis maxillaris mit massiver Rötung und Schwellung des Auges. [M117]

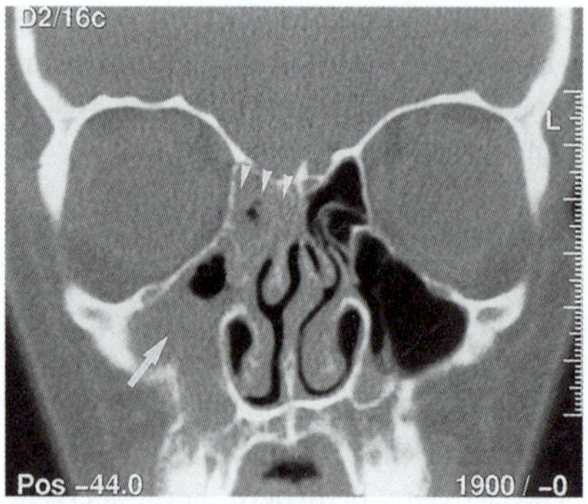

Abb. 36.28 CT bei Sinusitis der rechten Kieferhöhle (Pfeil) und der Siebbeinzellen (Pfeilspitzen). Deutlich erkennbar ist außerdem der Seitenunterschied zwischen rechts und links. [M509]

Chronische Rhinosinusitis

DEFINITION

Chronische Rhinosinusitis *(chronische Nasennebenhöhlenentzündung):* Nasennebenhöhlenentzündung länger als 12 Wochen. Oft dauerhafte Schleimhautschwellung an den Engen des Zugangs zum Nasennebenhöhlensystem *(ostiomeatale Einheit),* die zu Belüftungsstörung und Abflussbehinderung aus den Nasennebenhöhlen führt.

Symptome, Befund und Diagnostik

Betroffene mit **chronischer Rhinosinusitis** berichten eher über Druck als Schmerz über den Nasennebenhöhlen, v.a. im inneren Augenwinkel oder über der Stirn. Oft ist die Nasenatmung behindert und es fließt ständig Sekret in den Rachen *(postnasal drip).*

Die Diagnostik umfasst neben der klinischen Untersuchung mit Endoskopie eine CT der Nasennebenhöhlen (→ Abb. 36.28) und eine Ursachensuche (z.B. Allergietest) [12].

Behandlungsstrategie

Zunächst wird Glukokortikoid-Nasenspray über vier Wochen gegeben. Bei Erfolglosigkeit und hohem Leidensdruck besteht die Therapie in der (minimalinvasiven) Sanierung der Engen im Zugangsbereich der Nasennebenhöhlen sowie ggf. der Nasennebenhöhlen selbst. Wichtig für ist auch eine sorgfältige postoperative antientzündliche Nachbehandlung und -pflege (z.B. mittels Nasenspülungen).

Tumoren der Nasennebenhöhlen

Bösartige Tumoren kommen eher beim älteren Patientinnen vor und bleiben, da sie in die Nebenhöhlen hineinwachsen, klinisch häufig lange Zeit stumm. Erste Zeichen können einseitig behinderte Nasenatmung und blutiger Sekretfluss aus der Nase sein. Zur Diagnose ist eine CT notwendig. Die Therapie ist operativ. Inoperable Tumoren werden bestrahlt.

Pflege nach Nasenoperationen → 36.1.5

36.5.4 Erkrankungen des Nasopharynx

Adenoide

DEFINITION

Adenoide (*adenoide Vegetationen,* „Polypen"): Hyperplasie (Vergrößerung) der Rachenmandel. Fast nur bei (Klein-)Kindern.

Symptome, Befund und Diagnostik

Die Rachenmandel ist Teil des lymphatischen Rachenrings, sie ist beim Blick in den Mund nicht sichtbar. Bei Kindern ist das lymphatische Gewebe durch Auseinandersetzung mit der Umwelt sehr aktiv, was zu der Vergrößerung führen kann. Kinder mit **Adenoiden** atmen ständig durch den Mund, da die Nasenatmung behindert ist. Die Eltern berichten, das Kind habe ständig Infekte, höre schlecht und schnarche. Da die vergrößerte Rachenmandel die Mündung der Ohrtrompete verlegt, kommt es zu Paukenergüssen und gehäuften Mittelohrentzündungen (→ 36.4.2).

Durch Schwerhörigkeit kann sich längerfristig die Sprachentwicklung verzögern. Auch Kiefer- und Zahnfehlstellungen sind möglich.

Die Diagnose lässt sich durch Anamnese, Untersuchung sowie Hörtests sichern.

Behandlungsstrategie

Therapie der Wahl ist die operative Entfernung der hyperplastischen Rachenmandel (**Adenotomie,** „Polypenentfernung") in Intubationsnarkose, oft gleichzeitig mit einer Parazentese (→ 36.4.2), um Paukenergüsse abzulassen. Der Trommelfellschnitt verschließt sich nach ca. einer Woche spontan. Der Eingriff erfolgt bei Kindern über drei Jahren meist ambulant.

Pflege

- Auf Temperaturanstieg, Nachblutung im Rachen und Sekretion aus dem Gehörgang (evtl. blutig) achten
- Eltern informieren, dass in der ersten Woche nach Parazentese bei der Körperpflege zum Schutz vor Mittelohrinfektionen kein Wasser in den Gehörgang gelangen darf (→ 36.4.2).

36.6 Erkrankungen von Lippen, Mundhöhle und Oropharynx

36.6.1 Entzündungen von Lippen, Mundhöhle und Oropharynx

Entzündungen von Mund- und Rachenschleimhaut

Candidose (Mundsoor) → 30.9.2

Herpes-simplex-Infektionen

Persistieren Herpes-simplex-Viren nach der Erstinfektion in den Neuralganglien, kann die Infektion bei Belastungssituationen wieder aufflackern (→ 30.8.2). Die Patientin verspürt zunächst ein schmerzhaftes Spannen. Dann bilden sich schmerzhafte Bläschen im Mund (**rezidivierende herpetische Stomatitis**) oder als **Herpes labialis** an den Lippen.

Im Frühstadium können adstringierende Pasten (z. B. Zinkpaste, Labiosan®) oder Aciclovir-Salben (Zovirax® Lippenherpes Creme) den Verlauf mildern. Der betroffene Bezirk heilt ohne Narben ab.

Pharyngitiden

DEFINITION

Pharyngitis: Entzündung der Rachenschleimhaut.

Akute Pharyngitiden kommen meist bei Infektionen der oberen Atemwege vor. Sie können durch Viren (z. B. Influenza-, Parainfluenzaviren) oder Bakterien (häufig Streptokokken) bedingt sein.

Die Patientinnen haben Schluckbeschwerden, ein „Kratzen" oder „Wundgefühl" im Hals und evtl. Fieber. Plötzlicher Beginn spricht für eine bakterielle, Husten und Schnupfen für eine virale Entstehung.

Die Therapie richtet sich nach der Ursache: Bei bakterieller Genese wird Penicillin oral gegeben, bei viraler ist die Behandlung symptomatisch (kalte Halswickel, Trinken warmer Flüssigkeiten, ggf. Analgetika).

Die **chronische Pharyngitis** ist Folge langfristiger Einwirkung verschiedener Noxen (wie Staub, Nikotin, Alkohol) oder chronisch behinderter Nasenatmung. Die Patientin klagt über einen ständig trockenen Hals sowie Räusperzwang und zähen Schleim. Die Beschwerden nehmen besonders nach längerem Sprechen zu.

Nach Abklärung der Ursache sollte versucht werden, die auslösenden Noxen zu meiden. Zusätzlich helfen können die Befeuchtung der Atemwege durch Inhalation mit NaCl 0,9 % (keine Kamille, da sie weiter austrocknet), Mundspülung und Gurgeln mit Salbeitee sowie das Lutschen von Salbeibonbons oder Emser-Salz-Pastillen.

Streptokokkenangina

DEFINITION

Angina tonsillaris (*Mandelentzündung, Tonsillitis*): Akute Entzündung der Gaumenmandeln. Überwiegend viral, seltener bakteriell verursacht.

Streptokokkenangina: Akute Angina tonsillaris durch β-*hämolysierende Streptokokken* (→ 30.7.3).

Scharlach: Sonderform der Streptokokkenangina, bei der die Bakterien ein Toxin bilden, das den kleinfleckigen *Scharlachausschlag* hervorruft.

Symptome, Befund und Diagnostik

Von einer **Streptokokkenangina** sind am häufigsten Kindergarten- und Grundschulkinder betroffen. Sie entwickeln in wenigen Stunden hohes Fieber mit Schüttelfrost, starke Halsschmerzen und Schluckbeschwerden, die zum Ohr ausstrahlen können. Oft ist das Mundöffnen schmerzhaft. Der Allgemeinzustand ist deutlich reduziert. Husten und andere „Erkältungszeichen" fehlen typischerweise. Bei extrem großen Tonsillen ist die Sprache evtl. „kloßig".

Die Gaumentonsillen sind beidseits hochrot und geschwollen, evtl. sind eitrige Beläge sichtbar (→ Abb. 36.29). Oft sind die Kieferwinkellymphknoten geschwollen und druckschmerzhaft. Ein Abstrich weist die Erreger nach, mit einem Streptokokken-Schnelltest können Streptokokken in wenigen Minuten identifiziert werden.

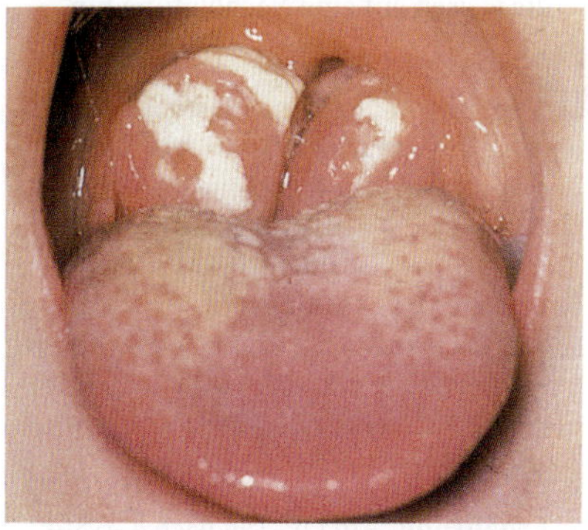

Abb. 36.29 Angina tonsillaris. Die Tonsillen sind geschwollen und hochrot mit Eiterstippchen. [E304]

Eine **virale Angina** beginnt meist langsamer und ist weniger ausgeprägt, evtl. besteht Husten. Infrage kommt auch die virale *infektiöse Mononukleose* (siehe unten) sowie Frühstadien der in Deutschland sehr seltenen, lebensbedrohlichen **Diphtherie** durch *Corynebacterium diphtheriae* oder *ulcerans.* Die fibrinösen *Pseudomembranen* greifen hier auf die Umgebung über und es blutet beim Versuch, sie abzustreifen.

Wichtige Komplikationen der Streptokokkenangina sind ein **Peritonsillarabzess,** bei dem sich die Entzündung in die Umgebung ausbreitet und dann eitrig einschmilzt, *rezidivierende Tonsillitiden* und *Streptokokkenzweiterkrankungen* (→ 30.7.3).

Behandlungsstrategie

Einwöchige orale Gabe von Penicillin V, bei einer Penicillinallergie von Erythromycin. Bei starken Schmerzen kann ein Analgetikum (z. B. Paracetamol) notwendig sein.

Kommt es in kurzen Abständen immer wieder zu eitrigen Anginen, ist evtl. eine **Tonsillektomie** (*TE, operative Entfernung der Gaumenmandeln*) notwendig. Insbesondere bei Kindern sollte dies gut überlegt werden, da die Tonsillen v. a. in diesem Alter für die Immunabwehr wichtig sind. Auch Abszesse müssen operativ saniert werden, möglichst noch im Akutstadium **(Abszesstonsillektomie).**

Pflege

Pflege bei Fieber → 5.4, → 5.5

Die Patientin soll sich körperlich schonen. Die Beschwerden können durch kalte Halswickel, Mundpflege mit desinfizierenden Substanzen und weiche Kost gelindert werden.

Pflege nach Tonsillektomie

- Wegen der Nachblutungsgefahr Mundhöhle regelmäßig inspizieren, evtl. mit einer Taschenlampe. Blut aus Mund und Nase, zunehmende Blässe und Tachykardie weisen auf eine Nachblutung hin

! VORSICHT! Es besteht **Nachblutungsgefahr** – unmittelbar postoperativ und um den 5.–7. Tag nach der OP, wenn sich der Wundschorf ablöst. Maßnahmen der Nachblutungsprophylaxe (→ 36.1.5) sorgfältig einhalten, blutiges Sekret nicht schlucken. Durch eine Tonsillektomie-Nachblutung kann sehr rasch akute Lebensgefahr entstehen. Bei Nachblutung mit hellrotem (arteriellem) Blut oder spritzender Blutung deshalb unverzüglich Arzt verständigen!

- **Ernährung.** Am OP-Tag nach 4–6 Std. kalten Tee geben, sofern keine längere Flüssigkeitskarenz angeordnet ist. Anschließend Kost aufbauen, von flüssiger über breiige Kost und, sobald es die Schmerzen zulassen, zu fester Nahrung. Vorsicht mit Gewürzen und Obst(-säften), da sie brennende Schmerzen verursachen können. Auf Kaffee und Rauchen verzichten. Bei Kindern auf ausreichende Trinkmenge achten, da sie oft schmerzbedingt das Schlucken vermeiden
- **Körperpflege.** Regelmäßig mit Dexpanthenol-Lösung (z. B. Bepanthen®-Lösung) spülen, Zähne vorsichtig mit mentholfreier oder ohne Zahnpasta putzen, kein Mundwasser benutzen, nicht gurgeln. Bei Kindern besondere Vorsicht, im Zweifelsfall Zahnpflege erst ab dem 2. postoperativen Tag. Nur lauwarm duschen, keine Vollbäder nehmen, erst nach einer Woche Haare waschen
- **Schmerzen.** ½–1 Std. vor den Mahlzeiten Schmerzmittel nach Arztanordnung verabreichen, in den ersten Tagen am besten als Zäpfchen oder Tropfen, wegen der Blutungsgefahr keine Azetylsalizylsäure (→ Pharma-Info 13.1).

SPICKZETTEL

Streptokokkenangina

Definition: Angina tonsillaris (Mandelentzündung, Entzündung der Gaumenmandeln) durch Streptokokken.
Ursache/Risikofaktoren: β-hämolysierende Streptokokken.
Symptome: Halsschmerzen, Schluckbeschwerden, Fieber, beeinträchtigtes Allgemeinbefinden, kein Husten.
Diagnostik: Klinisch (geschwollene, hochrote Gaumenmandeln, typischerweise mit Eiterstippchen), ggf. Streptokokken-Schnelltest aus Rachenabstrich.
Therapie/Pflege: Penicillingabe, bei Abszess oder häufigen Rezidiven Tonsillektomie. Pflege bei Fieber, weiche Speisen. Nach Tonsillektomie Nachblutungsprophylaxe, Schmerzmittel vor dem Essen, weiche und kalte Speisen.

Infektiöse Mononukleose

i DEFINITION

Infektiöse Mononukleose *(Pfeiffer-Drüsenfieber, Morbus Pfeiffer, Monozytenangina, Kissing disease):* Allgemeinerkrankung, durch das **Epstein-Barr-Virus** (EBV) verursacht, mit Beschwerden vorwiegend an den Gaumenmandeln. Betrifft vor allem Jugendliche und junge Erwachsene. Inkubationszeit 1–3 Wochen. Übertragung typischerweise durch Speichel beim Küssen, aber auch Tröpfcheninfektion. Hohe Durchseuchung: EBV-Antikörper bei ca. 90 % der Erwachsenen nachweisbar.

Symptome, Befund und Diagnostik

Nach kurzem Vorstadium mit Müdigkeit, Schlafstörungen und Appetitlosigkeit bekommt die Patientin mäßiges Fieber und teils sehr starke Schluckbeschwerden. Kieferwinkel- und Halslymphknoten können massiv geschwollen sein. Bei der Spiegeluntersuchung zeigen sich hochrote, mit grauweißen Fibrinbelägen bedeckte Tonsillen. Evtl. stellt der Untersucher eine generalisierte Lymphknoten- sowie eine Milz- und Leberschwellung fest. Oft ist das klinische Bild aber uncharakteristisch und die Patientin fühlt sich kaum krank.

Diagnostik

Die Diagnosesicherung erfolgt durch ein Blutbild (Leukozytose mit 80–90 % atypischen Lymphozyten, den *lymphomonozytoiden Zellen*) und Virus-Antikörperbestimmung. Schnelltests werden um den 4. Krankheitstag positiv.

Behandlungsstrategie

Die Behandlung ist symptomatisch mit schmerz- und fiebersenkenden Arzneimitteln. Werden bei einer bakteriellen Superinfektion Antibiotika gegeben, sind Ampicillin oder Amoxicillin wegen sehr häufiger *pseudoallergischer Exantheme* zu vermeiden. Bei sehr schwerem Verlauf ist evtl. eine Tonsillektomie im Akutstadium nötig.

Pflege und Patienteninformation

Um weitere Infektionen zu vermeiden, wird die Patientin während des Fieberstadiums isoliert. Körperliche Schonung ist genesungsfördernd. Die Mundpflege, z. B. mit Kamillespülungen, empfinden viele Patientinnen als angenehm.

! VORSICHT! Die Patientinnen sollen sich auch nach Abklingen des akuten Krankheitsbilds vor stumpfen Traumen in der Milzgegend schützen, da die **Gefahr der Milzruptur** deutlich erhöht ist.

36.6.2 Tumoren von Lippen, Mundhöhle und Oropharynx

Bösartige Tumoren der Lippe befinden sich meist an der Unterlippe und treten häufig bei Pfeifenrauchern auf (→ Abb. 36.30). Therapie der Wahl ist die operative Entfernung und plastische Deckung.

Bösartige Tumoren der Mundhöhle entstehen meist in der Rinne zwischen unterer Zahnreihe und Zungenrand (→ Abb. 36.31). **Bösartige Tumoren des Oropharynx** finden sich zu 80 % an den Tonsillen. Oft besteht ein langjähriger *Nikotin- und Alkohol-*

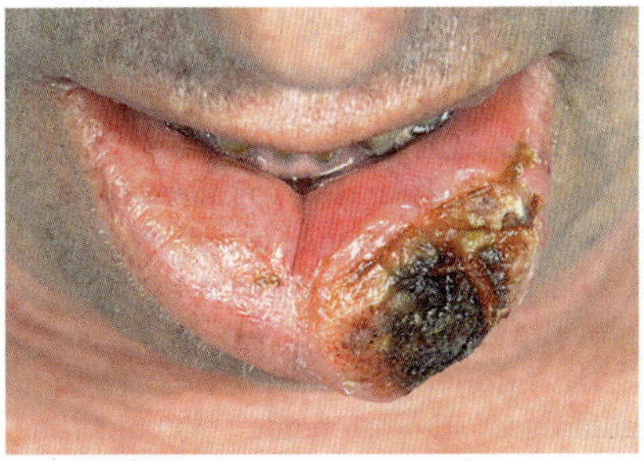

Abb. 36.30 Unterlippenkarzinom. [M117]

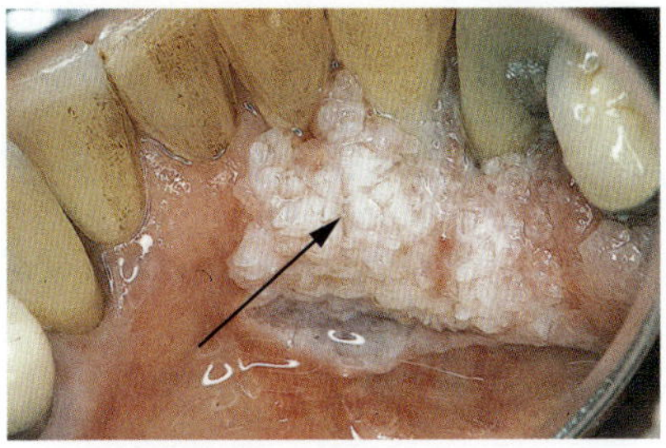

Abb. 36.31 Mundhöhlenkarzinom im rechten Mundboden. [E527-003]

abusus. (Spät-)Symptome sind Schluckbeschwerden, Behinderung beim Sprechen oder bei der Mundöffnung und blutiger Speichel. Die Tumoren sind anfangs schlecht sichtbar. Therapie der Wahl ist die chirurgische Entfernung des Tumors (ggf. mit **Neck dissection,** → 36.8.6), meist gefolgt von einer Strahlentherapie (→ 43.11, → 27.5.5).

36.7 Erkrankungen des Hypopharynx

Tumoren des Hypopharynx

Bösartige Hypopharynx-Tumoren werden zunehmend häufiger. Vor allem Patientinnen mit Alkohol-/Nikotinabusus sind betroffen.

Da diese Tumoren erst spät Beschwerden (z. B. Schluckbeschwerden) bereiten, werden sie meist spät diagnostiziert und haben eine entsprechend schlechte Prognose. Die Diagnosesicherung erfolgt über die Endoskopie mit Probeexzision.

Bei relativ kleinen Tumoren wird eine Tumorresektion durchgeführt, unter Umständen mit (Teil-)Entfernung des Larynx, Neck dissection (→ 36.8.6) und meist mit postoperativer Bestrahlung. Fortgeschrittene Tumoren werden meist durch alleinige Strahlentherapie, evtl. in Kombination mit Chemotherapie *(simultane Radio-Chemotherapie),* behandelt (→ 27.5.1, → 27.5.5).

36.8 Erkrankungen des Larynx

36.8.1 Stimmlippenlähmungen

DEFINITION

Stimmlippenlähmung *(Stimmlippenparese):* Durch Lähmung oder isolierte Schädigung der Kehlkopfmuskulatur bedingte, ein- oder beidseitige Fehlstellung und Beweglichkeitseinschränkung der Stimmlippen.

Krankheitsentstehung

Häufige Ursache der **Stimmlippenlähmung** *(Rekurrensparese)* ist die Schädigung des N. laryngeus recurrens, etwa:

- Nach Schilddrüsenoperationen
- Traumatisch bedingt
- Bei Entzündungen
- Bei Tumoren im Nervenverlauf.

Bei unklarer Ursache spricht man von einer *idiopathischen Stimmlippenparese.*

Symptome, Befund und Diagnostik

Klinisch steht bei einseitiger Stimmlippenlähmung die Heiserkeit, bei doppelseitiger die Atemnot im Vordergrund.

Aufgrund der zahlreichen möglichen Ursachen ist die diagnostische Abklärung umfangreich mit Prüfungen der Atem- und Stimmfunktion, Spiegeluntersuchung und Lupenlaryngoskopie des Kehlkopfs (→ 36.3.1, → 36.8.6) bis zur CT.

Behandlungsstrategie

Die Therapie ist ursachenabhängig. Stimmliche Überlastung sollte im Akutstadium vermieden werden. Evtl. ist eine logopädische (sprachtherapeutische) Behandlung nützlich. Bei Verdacht auf Entzündung wird zusätzlich antibiotisch behandelt.

36.8.2 Laryngitis

DEFINITION

Laryngitis: Kehlkopfentzündung.

Krankheitsentstehung

Die **Laryngitis** tritt auf:

- Viral bei Infekten von Nase, Nasennebenhöhlen und Tonsillen
- Bakteriell bei einer Superinfektion
- Toxisch, z. B. nach Reizgasinhalation
- Thermisch bei starken Temperaturschwankungen und trockenem oder heißem Raumklima
- Durch akute Stimmüberlastung.

Symptome, Befund und Diagnostik

Die Patientin ist heiser oder völlig stimmlos **(aphon).** Oft hat sie leichte Halsschmerzen, Hustenreiz und subfebrile Temperaturen.

Bei der Laryngoskopie zeigen sich gerötete, ödematöse Stimmlippen.

Behandlungsstrategie

Medikamentös können bei Reizhusten Antitussiva (z. B. Codeintropfen-Ct®) und bei produktivem Husten schleimverflüssigende Substanzen (z. B. Fluimucil®) gegeben werden. Antibiotika sind nur bei bakterieller Laryngitis indiziert.

Nicht sprechen

Für den Behandlungserfolg entscheidend ist absolute Stimmruhe (auch kein Flüstern!). Zusätzliche Schädigung der gereizten Schleimhäute, z. B. durch Tabakrauch, ist zu vermeiden.

Das Raumklima kann durch mindestens 50 % Luftfeuchtigkeit mittels eines Kaltluftverneblers und Senken der Raumtemperatur auf 18–20 °C verbessert werden.

Lokale Maßnahmen bestehen in warmen Halswickeln und Inhalation mit NaCl 0,9 %.

36.8.3 Pseudokrupp

DEFINITION

Pseudokrupp *(subglottische Laryngitis, stenosierende Laryngitis):* Kindliche Sonderform der Laryngitis mit Schwellung der Schleimhaut unterhalb des Kehlkopfs im Rahmen eines viralen Atemwegsinfekts. Häufigste Ursache ist eine Atemwegsinfektion, z. B. durch RS- oder Influenzaviren (→ 23.4.1). In machen Fällen geht eine Masern- oder Windpockeninfektion dem Anfall voraus. Schadstoffe in der Umgebung (z. B. durch Rauchen) begünstigen den Pseudokrupp.

Symptome, Befund und Diagnostik

Typischerweise bekommt das Kind im Rahmen eines Infekts nachts bellenden Husten und wird heiser (→ Tab. 36.2). In schweren Fällen besteht ein inspiratorischer Stridor. Komplette Atemwegsverlegung ist selten.

Behandlungsstrategie

Oft reichen einfache physikalische Maßnahmen. In schweren Fällen sind Inhalationen mit Adrenalin zur Erweiterung der Atemwege erforderlich. Auch Glukokortikoide lassen die entzündete Schleimhaut abschwellen, jedoch erst nach ca. 1 Std. Selten ist eine Intubation mit Beatmung nötig.

Tab. 36.2 Die wichtigsten Kriterien zur Differenzierung zwischen Pseudokrupp und Epiglottitis.

	Pseudokrupp	Epiglottitis
Allgemeinzustand	Befriedigend	Stark reduziert
Fieber	Nur leicht	Ca. 39–40 °C
Schluckstörung	Nein	Leitsymptom
Halsschwellung	Nein	Meist stark
Speichelfluss	Nein	Leitsymptom
Kloßige Stimme	Nein	Leitsymptom
Heiserkeit	Leitsymptom	Nein
Bellender Husten	Leitsymptom	Nein
Inspiratorischer Stridor	Bei sehr schweren Formen	Unterschiedlich
Position des Kindes	Unterschiedlich	Sitzend
Häufiges Lebensalter	6 Monate bis 3 Jahre	2–6 Jahre
Jahreszeit	Gehäuft im Herbst	Ganzjährig
Rezidive	Häufig	Sehr selten

Pflege

Da sich der Pseudokrupp durch Aufregung verschlechtert, ist Hektik zu vermeiden, die Eltern müssen beruhigt werden. Unangenehme Maßnahmen werden aufs Nötigste beschränkt. Kalte, feuchte Luft reduziert die Schwellung. Deshalb die Fenster öffnen und die Badewanne füllen (zur Verdunstung) oder nasse Tücher ins Zimmer hängen.

Prävention und Gesundheitsberatung

Eltern über die hohe Rezidivgefahr (oft schon in der folgenden Nacht) und das richtige Verhalten informieren: Kind aufnehmen, beruhigen, mit ihm z. B. ans geöffnete Fenster gehen. Notfallmedikation 100 mg Kortison zur rektalen Gabe (z. B. Rectodelt® Supp.) rezetieren.

36.8.4 Epiglottitis

DEFINITION

Epiglottitis: Akute, lebensbedrohliche Entzündung des Kehldeckels *(Epiglottis)*, v. a. beim Vorschulkind. Leitsymptome sind Schluckstörung und kloßige Sprache. Hauptsächlich verursacht durch das Bakterium **Haemophilus influenzae Typ b** (→ 30.7.1) und durch Impfung in Deutschland heute selten.

Symptome, Befund und Diagnostik

Typischerweise beginnt die **Epiglottitis** mit beeinträchtigtem Allgemeinbefinden, Fieber und Halsschmerzen. Innerhalb kurzer Zeit schwillt dann die Epiglottis ballonartig an, und das Kind bekommt eine „karchelnde" Atmung, häufig mit Stridor, eine kloßige Stimme („Heiße-Kartoffel-Stimme"), erhebliche Schluckbeschwerden und starken Speichelfluss. In späteren Krankheitsstadien haben die Kinder stärkste Atemnot.

VORSICHT! Gerade bei (Klein-)Kindern ist eine Epiglottitis wegen der engen anatomischen Verhältnisse am Kehlkopf oft lebensbedrohlich. Bereits „harmlose" Manipulationen wie eine Racheninspektion können eine komplette **Verlegung der Atemwege** provozieren.

Behandlungsstrategie

Eine evtl. nötige Intubation erfolgt möglichst im Operationssaal in Gegenwart eines Anästhesisten und HNO-Arztes, da die verlegten Atemwege nicht selten eine Tracheotomie (→ 36.1.6) erforderlich machen. Zusätzlich werden Antibiotika gegeben.

Pflege

Kommt ein Kind mit Epiglottitis-Verdacht in die Klinik, muss sofort die Ärztin verständigt werden. Das Kind sollte in ruhiger Atmosphäre (Aufregung verstärkt die Atemnot!), aber schnellstmöglich auf die Intensivstation verlegt werden. Dabei soll es die Position seiner Wahl einnehmen.

Prävention und Gesundheitsberatung

Gegen den Haupterreger der Epiglottitis steht eine zuverlässige Impfung zur Verfügung. Diese Hib-Impfung wird wegen der Gefährlichkeit der Erkrankung (in 10–20 % der Fälle tödlicher Verlauf) für alle Säuglinge ab dem 3. Lebensmonat empfohlen (→ Tab. 30.4) und bietet einen lebenslangen Schutz.

36.8.5 Gutartige Larynxtumoren

Gutartige Larynxtumoren sind relativ häufig und äußern sich, vor allem wenn sie primär die Stimmlippen betreffen, frühzeitig durch *Heiserkeit.* Atemnot tritt nur bei großen Tumoren auf.

Der **Stimmlippenpolyp** ist die häufigste gutartige stimmstörende Veränderung. Vorwiegend sind Männer im mittleren Lebensalter betroffen. Häufige Ursache ist eine Stimmüberlastung. Therapeutisch wird der Polyp mikrochirurgisch abgetragen (Mikrolaryngoskopie → 36.8.6). Anschließend muss der Patient 14 Tage Stimmruhe einhalten.

Stimmlippenknötchen kommen vorwiegend bei Kindern („Schreiknötchen") und bei hoher Stimmbelastung vor („Sängerknötchen"). Therapeutisch steht Logopädie im Vordergrund.

36.8.6 Larynxkarzinom

DEFINITION

Larynxkarzinom *(Kehlkopfkrebs):* Mit ca. 25 % aller Kopf-Hals-Karzinome zweithäufigster bösartiger Tumor im Kopf-Hals-Bereich. Betrifft Männer ungefähr fünfmal häufiger als Frauen, mittleres Erkrankungsalter 65 Jahre. Hauptrisikofaktoren sind hoher Zigaretten- und Alkoholkonsum. Fast ausschließlich Plattenepithelkarzinome [11].

Symptome, Befund und Diagnostik

Die Beschwerden beim **Larynxkarzinom** hängen von der Tumorlokalisation ab (→ Abb. 36.32).

Heiserkeit ist nur bei *Stimmlippentumoren* ein Frühsymptom. Entspringt der Tumor oberhalb *(supraglottisch)* oder unterhalb *(subglottisch)* der Stimmlippen, kommt es erst spät durch Infiltration der Stimmlippen zu Heiserkeit. Auch Schluckstörungen, Husten und Dyspnoe können auf ein Larynxkarzinom hinweisen.

Die Verdachtsdiagnose lässt sich meist schon bei der HNO-ärztlichen Untersuchung stellen (→ 36.3.1). Die Diagnosesicherung erfordert eine endoskopische Untersuchung des Kehlkopfs **(Mikrolaryngoskopie),** die in Allgemeinanästhesie nach endotrachealer Intubation mit einem starren Laryngoskop erfolgt und bei der auch eine Gewebeprobe entnommen wird (→ Abb. 36.33). Zur genauen Feststellung der Tumorausdehnung und zur Metastasensuche sind Blutuntersuchungen, CT oder MRT des Halses, Oberbauchsonografie, Thorax-CT und evtl. PET-CT nötig.

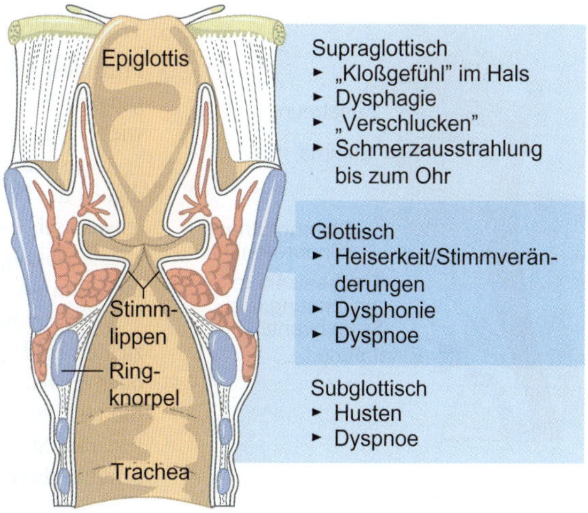

Abb. 36.32 Symptome des Larynxkarzinoms in Abhängigkeit von der Lokalisation des Tumors. Bei allen Lokalisationen können (schmerzlose) Schwellungen eines oder mehrerer Halslymphknoten das erste Symptom sein. [L138]

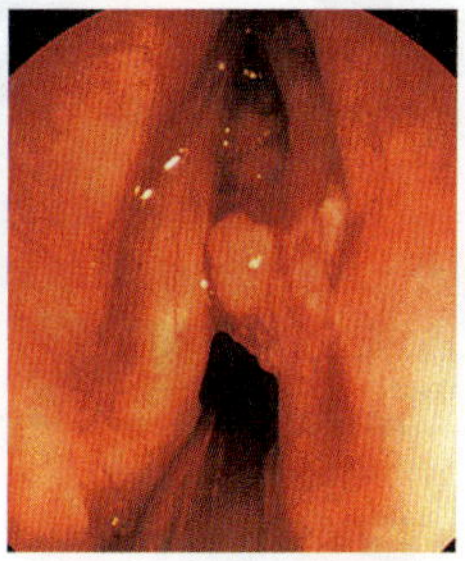

Abb. 36.33 Stimmlippenkarzinom der rechten Stimmlippe in der Laryngoskopie. [E307]

Behandlungsstrategie

Grundsätzlich ist die **operative Entfernung** des Tumors Therapie der Wahl.

Bei kleinen Tumoren und ist evtl. eine **endolaryngeale Laserresektion** (z. B. bei Stimmlippenkarzinomen **Laserchordektomie** = *Stimmlippenentfernung mittels Laser*) möglich. Meist ist aber eine (teilweise) Kehlkopfentfernung (**Kehlkopfteilresektion** bzw. **Laryngektomie**) notwendig. Kehlkopfteilresektionen können teilweise laserchirurgisch erfolgen.

Zusätzlich ist bei supraglottischen oder großen Tumoren sowie Lymphknotenmetastasen eine **Neck dissection** erforderlich. Dabei werden auf der betroffenen Seite die regionären Lymphknoten von der Schädelbasis bis zum Thoraxeingang, der M. sternocleidomastoideus und die V. jugularis interna entfernt.

Bei Lymphknotenmetastasen erfolgt eine postoperative Strahlentherapie (→ 43.11), evtl. kombiniert mit Chemotherapie *(simultane Radiochemotherapie)*. Manchmal, z. B. bei Inoperabilität des Patienten, ist die Bestrahlung primäre Behandlungsform.

Laryngektomie

i DEFINITION

Laryngektomie: Vollständige Entfernung des Kehlkopfs vom Zungengrund bis zur Trachea bei malignen Larynxtumoren. *Tracheostomaanlage* notwendig, Verlust der normalen Stimme und der Nasenatmung.

Kehlkopfteilresektion: Teilweise Entfernung des Kehlkopfs. Je nach Tumorlokalisation Stimmerhalt möglich.

Tracheostoma nach Laryngektomie: Lebenslang bestehendes Tracheostoma mit Einpflanzung der Trachea in die Haut der (vorderen) Halsgrube und Trennung von Speise- und Luftweg (→ Abb. 36.34).

Die **Laryngektomie** ist eine einschneidende Veränderung für den Betroffenen. Er ist zeitlebens zum Atmen auf das Tracheostoma angewiesen ist. Besonders einschränkend erleben viele Patienten den Verlust der normalen Sprache.

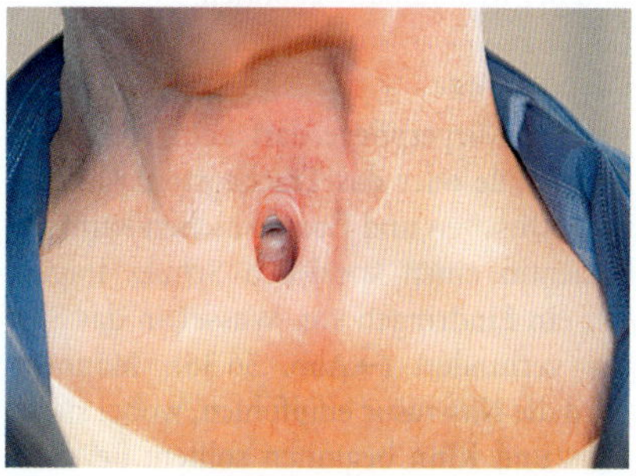

Abb. 36.34 Patient mit Tracheostoma nach Laryngektomie. Die Trachea wird nach außen geführt und an die Halshaut angenäht. Schluck- und Atemweg sind auf Dauer voneinander getrennt, der Kehlkopflose atmet nicht mehr über den Nasen-Rachenraum. Das Tracheostoma (Tracheaeingang) ist stabil und bleibt auch ohne eingesetzte Trachealkanüle offen. In der Tiefe ist die Stimmprothese (→ Abb. 36.35) sichtbar. [X217]

Stimmrehabilitation

Durch die Laryngektomie werden auch die Stimmbänder entfernt. Da die Betroffenen nur durch das Stoma am Hals atmen, gelangt die Ausatemluft nicht mehr durch den Mund und lässt sich somit nicht zur Stimmbildung nutzen. Es gibt aber mehrere Möglichkeiten zur **Stimmrehabilitation** [12].

Ösophagus-Ersatzsprache

Die Patientin lernt die Luft in die Speiseröhre zu schlucken und dann wieder willkürlich in den Rachen zu pressen. Die Tonerzeugung erfolgt durch Schwingungen von Schleimhautfalten in der Speiseröhre. Die Patientin ist unabhängig von technischen Hilfsmitteln, allerdings erfordert das Erlernen Geduld und Disziplin.

Elektronische Sprechhilfen

Sie kommen ohne Luft aus. Die vom Gerät (z. B. Servox® digital, → Abb. 36.35a) erzeugten Schwingungen werden beim Ansetzen des Geräts an den Mundboden übertragen. Sie lassen sich dann durch die gewohnten Sprechbewegungen zu einer gut verständlichen Sprache formen. Das Atmen erfolgt völlig unabhängig durch das Tracheostoma. Die Handhabung des Geräts ist relativ mühelos und eignet sich für einen raschen postoperativen Einsatz.

Sprechen mit Shunt-Ventil

Hierfür wird operativ eine Fistel zwischen Luft- und Speiseröhre geschaffen und ein Shunt-Ventil (*Stimmprothese* → Abb. 36.35b) aus Silikon eingelegt. Wird das Tracheostoma nun mit dem Finger oder einen speziellen Tracheostomaventil (ähnlich dem Sprechventil bei erhaltenen Larynx, → Abb. 36.9) verschlossen, gelangt die Ausatemluft über die Fistel mit dem Shunt-Ventil in den Ösophagus und wird wie bei der Ösophagus-Ersatzsprache zum Sprechen genutzt. Diese Form des Sprechens ist recht einfach zu erlernen.

Das Shunt-Ventil wird nach Herstellerangaben vom Arzt gewechselt und vom Patienten selbst gereinigt.

Pflege

Prä- und postoperative Pflege → 44.2, → 44.5

Präoperative Pflege

Patientin ausreichend über die gravierenden Veränderungen (Atmung über Tra-

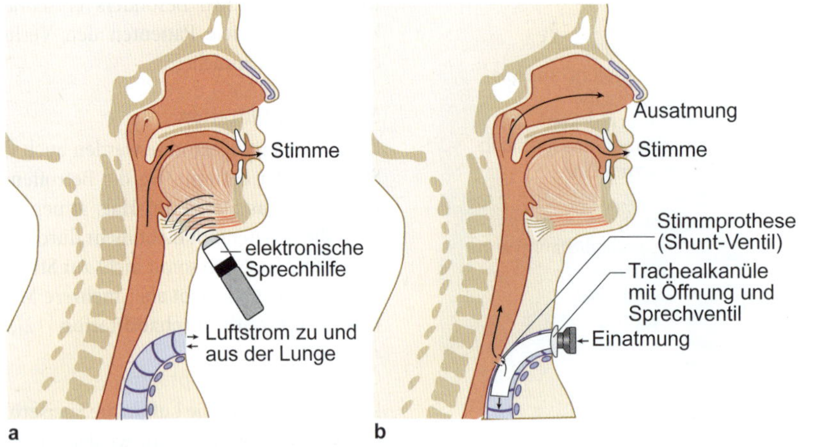

Abb. 36.35 Stimmrehabilitation nach Laryngektomie. Sprechen mit einer elektronischen Sprechhilfe (a), Sprechen mit einer Stimmprothese (b). [L126]

cheostoma, Stimmverlust und notwendige Sprachrehabilitation, unzureichendes Abhusten und Notwendigkeit des Absaugens, Geschmacksbeeinträchtigung) informieren. Trachealkanülen und Zubehör zeigen. Kontakt zu Gleichbetroffenen herstellen.

Postoperative Pflege

Pflege nach Operationen am Hals → 36.1.5

Atmung

Die Patientin hat zunächst eine Trachealkanüle mit Cuff (→ 36.1.6, → Abb. 36.6) zur Vermeidung einer Aspiration von Blut oder Sekreten. Allerdings bietet der Cuff keine absolute Sicherheit, *Mikroaspirationen* sind möglich. Häufig ist die Sekretion in den ersten Tagen und Wochen deutlich erhöht als Reaktion der Trachealschleimhaut auf die Kanüle. Die Pflegenden saugen bei Bedarf endotracheal und neben der Kanüle (paratracheal) ab.

Die Überwachung der Atmung ist wichtig. Atemnot kann auf eine Verlegung der Kanüle mit Blut und Sekret hinweisen. Die Pflegenden entfernen die Innenkanüle (wenn verwendet) und saugen über die Kanüle ab, ggf. muss ein Kanülenwechsel (→ 36.1.6) durchgeführt werden.

VORSICHT! Den ersten postoperativen Kanülenwechsel nimmt immer ein Arzt vor. So lassen sich **Komplikationen und Notfälle** vermeiden, die durch anatomische Varianten oder operationstechnische Besonderheiten entstehen können.

Die kehlkopflose Patientin muss eine neue **Abhustentechnik** erlernen, da der Kehldeckel zum Aufbau eines Überdrucks, mit dem Sekrete aus den Atemwegen befördert werden, nicht mehr vorhanden ist. Sie soll tief einatmen, das Stoma mit einem Tuch verschließen (Ersatz für den Kehldeckel) und nach dem Loslassen abhusten und das Sekret im Tuch auffangen.

Ernährung

Bei einer Laryngektomie bleibt der Rachen erhalten, sodass die Patientin prinzipiell Nahrung wie gewohnt aufnehmen kann. Laryngektomierte Patientinnen werden aber postoperativ ca. 8–12 Tage über eine gastrointestinale Sonde (→ 7.7.4) ernährt, da Anschwellung des OP-Gebiets und Schmerzen zu Schluckstörungen führen, und Wundheilungsstörungen durch oral zugeführte Nahrung vermieden werden sollen. Erst nach Funktionskontrolle des Schluckaktes durch Röntgen mit Kontrastmittel, Video-Fluoroskopie oder FEES (→ 37.2.8) wird die Magensonde entfernt und der Kostaufbau begonnen.

Körperpflege

Bei der Körperpflege darf kein Wasser in die Kanüle oder das Tracheostoma laufen. Zum Duschen und Haarewaschen kann die Patientin einen speziellen Schutz tragen, der ein Eindringen von Wasser in das Stoma verhindert (→ Abb. 36.36). Männern wird die Nassrasur empfohlen, wobei sie an Hals und Kinn beginnen sollten; bei Trockenrasur können Haarstoppeln als Fremdkörper in das Tracheostoma eindringen.

Während der Zeit der Nahrungskarenz ist eine sorgfältige Mundpflege notwendig.

Da laryngektomierte Patientinnen nicht mehr die Nase schnäuzen können, ist regelmäßige Nasenpflege erforderlich, ggf. das vorsichtige Absaugen von Sekret.

Umgang mit Tracheostoma und Trachealkanüle

Prinzipiell gelten dieselben Regeln im Umgang mit Tracheostoma und Trachealkanüle wie bei Patientinnen mit Kehlkopf (→ 36.1.6).

Angestrebt wird eine schnelle Selbstständigkeit der Patientin. Sie erlernt den Kanülenwechsel (→ Abb. 36.37), das endotracheale Absaugen und wird über Maßnahmen zum Sekretmanagement beraten.

Viele laryngektomierte Patientinnen verzichten bald ganz auf eine Trachealkanüle oder verwenden nur noch einen Stoma-Button (→ Abb. 36.38). Später decken die meisten das Stoma nur noch mit speziellen Schutztüchern, Rollis oder Schals ab, die es

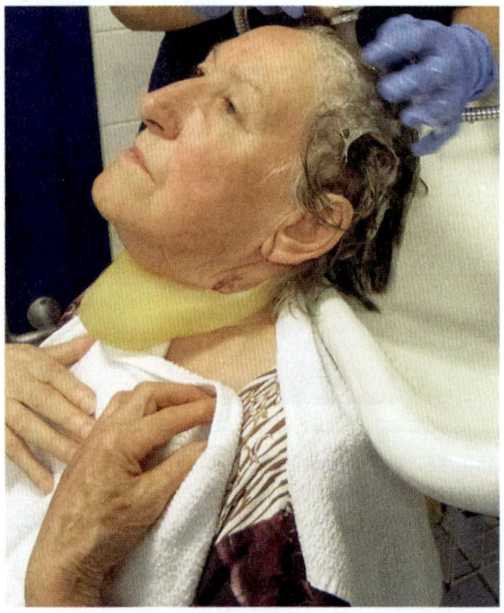

Abb. 36.36 Duschschutz. Über dem Tracheostoma fixiert verhindert er, dass Wasser in die Trachea eindringt. [M270]

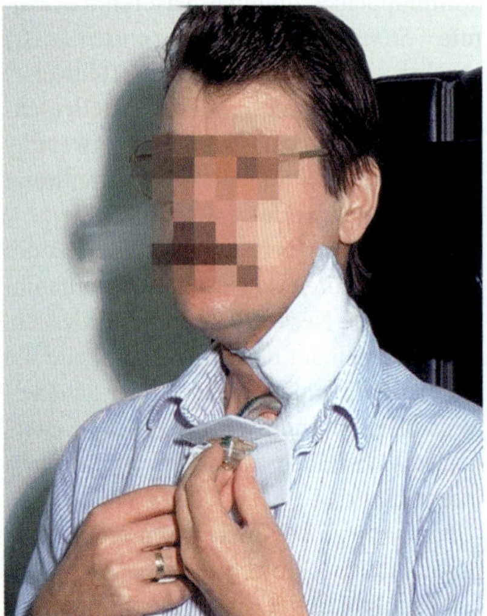

Abb. 36.37 Dieser Patient hat gelernt, vor dem Spiegel selbst die Trachealkanüle einzusetzen. [K183]

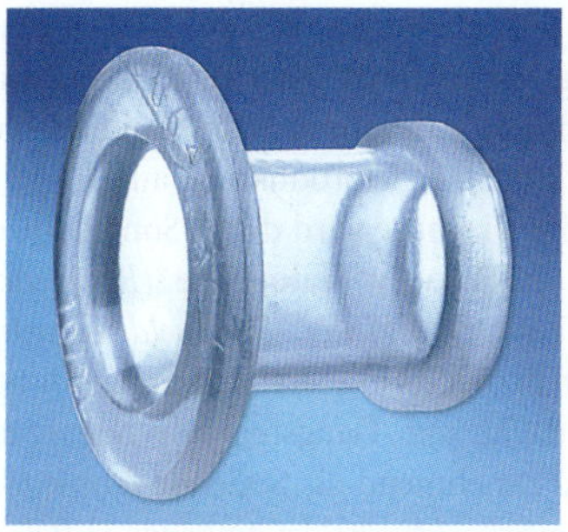

Abb. 36.38 Stoma-Button aus Silikon, der nur noch dem Offenhalten des Tracheostomas dient. [V156]

in vielen Farben und Ausführungen gibt. Sie verhindern das Eindringen von Fremdkörpern, saugen Sekrete auf, manche Produkte haben auch HME-Funktion (→36.1.6). Auch Abkleben mit einer hautschonenden Platte und integriertem HME ist möglich.

Bei einer Stimmprothese trägt die Patientin eine Kanüle mit aufgesetztem speziellen Sprechventil (→Abb. 36.35b).

Patientenberatung und Entlassungsmanagement

Die Patientin soll erkennen, dass das Leben trotz Tracheostoma lebenswert bleibt. Deshalb:

- Kontakt mit anderen Betroffenen, Selbsthilfegruppe herstellen
- Kontakt zum Sozialdienst herstellen wegen Einleitung beruflicher Veränderungen, Beantragung von AHB und Schwerbehindertenausweis
- Kontakt mit einem Logopäden, um Möglichkeiten der Stimmrehabilitation kennenzulernen
- Kontakt zu einem spezialisierten Hilfsmittelanbieter/Sanitätshaus, das das Erstausstattungsset bereitstellt und bei der Suche nach den optimalen Hilfsmitteln behilflich ist
- Ggf. Beratung über die Notwendigkeit einer Abhängigkeitsbehandlung (Alkohol →38.8.3, Nikotin →23.1.3), Vermittlung zu geeigneten Stellen.

Die Patientin wird so beraten und geschult, dass sie in der Tracheostomaversorgung möglichst unabhängig von anderen Menschen wird und Komplikationen durch das Tracheostoma und die Trachealkanüle bestmöglich vermieden werden. Bei Bedarf werden Angehörige miteinbezogen. Beratungs- und Schulungsinhalte sind:

- Pflege des Tracheostomas (→36.1.6)
- Maßnahmen zum Schutz vor Infektionen durch z. B. Coronaviren (Tragen von Mund-Nasen-Schutz und Tracheostoma-Abdeckung mit textilem Trachoestoma-Lätzchen + HME-Filter)
- Kanülenwechsel (Häufigkeit und Durchführung, →36.1.6)
- Reinigung und Aufbewahrung der Trachealkanülen (→36.1.6)
- Alternativen zu einer Trachealkanüle
- Endotracheales Absaugen über Kanüle bzw. Tracheostoma (→45.3.2)
- Möglichkeiten der Luftbefeuchtung: HME, Inhalation, Raumluftbefeuchtung (→36.1.6, →3.4.3)
- Logopädische Übungen zur Stimmrehabilitation, Erlernen einer geeigneten Hustentechnik
- Verhalten im Notfall, Signalrufgerät
- Gymnastische Übungen für Schulter- und Halsmuskulatur
- Baden/Duschen, Schwimmen und Sport mit dem Tracheostoma.

Die kehlkopflose Patientin soll immer einen speziellen Ausweis bei sich tragen, Aufkleber, z. B. auf dem Auto, weisen zusätzlich auf seine Situation hin.

NOTFALL! Klagt die Patientin über **akute Atemnot,** sind folgende Maßnahmen einzuleiten:

- Oberkörper hoch positionieren und Kopf soweit wie möglich überstrecken
- Innenkanüle entfernen, wenn eine verwendet wird
- Endotracheal absaugen
- Evtl. Kanüle vollständig entfernen.

Eine notwendige Beatmung kann nur als **Mund-Tracheostoma-Beatmung** oder mithilfe spezieller Beatmungsmasken/Beatmungstrichter über das Tracheostoma bzw. die Trachealkanüle erfolgen. Eine Mund-zu-Nase-Beatmung oder Mund-zu-Mund-Beatmung ist bei laryngektomierten Patienten nicht möglich!

SPICKZETTEL

Larynxkarzinom (Kehlkopfkrebs)

Definition: Karzinom im Bereich des Kehlkopfs (oberhalb, unterhalb oder im Bereich der Stimmlippen).
Ursache/Risikofaktoren: Hauptrisikofaktoren Nikotin-, Alkoholabusus.
Symptome: Schluckbeschwerden, Heiserkeit, Husten, Dyspnoe.
Diagnostik: (Mikro-)Laryngoskopie in Allgemeinanästhesie, Staging (v. a. Endoskopie, bildgebende Verfahren).
Therapie/Pflege: In der Regel operative Tumorentfernung (endolaryngeale Resektion, Kehlkopfteilresektion, Laryngektomie = Kehlkopfentfernung), evtl. Ausräumung der Halsweichteile, Strahlentherapie. Nach Laryngektomie permanentes Tracheostoma → Tracheostomapflege, Stimmrehabilitation (durch Shunt-Ventil, Ösophagus-Ersatzsprache, elektronische Sprechhilfe).

36.9 Erkrankungen der Trachea

36.9.1 Fremdkörper in der Trachea

Erste Hilfe bei Verschlucken →14.5.9

Fremdkörper in der Trachea finden sich am häufigsten bei Kleinkindern (1.–3. Lebensjahr) und alten Menschen mit Oberkieferprothese, da die Prothese die sensible Gaumenschleimhaut verdeckt.

Symptom ist ein Erstickungsanfall zu Beginn, gefolgt von Hustenanfällen und Atemnot. Kleine Fremdkörper können insbesondere bei Kindern zunächst unbemerkt bleiben und sich erst durch eine Pneumonie hinter der Engstelle (→23.4.4) zeigen.

Die Behandlung besteht in der raschen endoskopischen Entfernung des Fremdkörpers durch *Tracheobronchoskopie* (→23.3.5).

36.9.2 Tracheitis

DEFINITION

Tracheitis *(Luftröhrenentzündung):* Meist viral, gelegentlich bakteriell bedingte Entzündung der Luftröhre. Häufig Begleiterscheinung bei Laryngitis **(Tracheolaryngitis)** oder Bronchitis **(Tracheobronchitis),** selten isoliert. Chronische Entzündung, z. B. als Folge von Rauchen, Stenosen oder Tracheomalazie (→36.9.3).

Symptome, Befund und Diagnostik

Die Patientin hat Reizhusten und brennende Schmerzen hinter dem Brustbein, einige auch (eitrigen) Auswurf. Die Diagnose wird klinisch gestellt.

Behandlungsstrategie und Pflege

Die medikamentöse Behandlung besteht in der Gabe von Entzündungshemmern (→Pharma-Info 13.1). Bei sicher bakterieller Ursache sind Antibiotika und ggf. Glukokortikoide indiziert.

Die Patientin darf nicht rauchen. Kalte Halsumschläge sowie Inhalationen mit 0,9%iger NaCl-Lösung sind sinnvoll.

36.9.3 Trachealstenose und Tracheomalazie

DEFINITION

Trachealstenose: Verengung der Luftröhre, z. B. durch narbige Schrumpfung geschädigter Luftröhrenanteile (etwa nach Langzeitintubation).

Tracheomalazie: Krankhafte Erweichung der Luftröhrenknorpel, am häufigsten durch Druck von außen (etwa bei einer Struma →26.3.2).

Symptome, Befund und Diagnostik

Typisch für die **Trachealstenose** ist eine meist langsam zunehmende Atemnot mit inspiratorischem Stridor (→23.2). Bei der **Tracheomalazie** wird die Atemnot wegen der Instabilität der Trachea durch forcierte Inspiration noch verstärkt.

Die Diagnose lässt sich durch Tracheobronchoskopie und bildgebende Verfahren sichern.

Behandlungsstrategie und Pflege

Die Therapie ist ursachenabhängig und besteht entweder in einer Operation **(Tracheaquerresektion)** oder im endoskopischen Einsetzen eines **Trachealstents,** der die Trachea von innen stabilisiert.

Vor allem bei der Tracheaquerresektion ist postoperativ die intensive Überwachung der Atmung wichtig. Die Mobilisation erfolgt sehr vorsichtig, da ein Verrutschen der Trachea sofort eine lebensgefährliche Atemnotsituation hervorrufen kann.

36.9.4 Verletzungen und andere Schädigungen von Larynx und Trachea

Äußere Verletzungen

Krankheitsentstehung

Äußere Larynxverletzungen sind meist durch Sportunfälle oder Gewaltanwendung (Schlag, Stich) verursacht, seltener durch Verkehrsunfälle.

Die Folgen hängen von Art und Ausmaß der Gewalteinwirkung sowie vom Alter des Betroffenen ab, da der Knorpel bei jüngeren Menschen elastischer ist als bei älteren. Im Extremfall kann es zum Abriss der Luftröhre vom Kehlkopf kommen.

Symptome, Befund und Diagnostik

- Sichtbare Deformierung des Kehlkopfes, Prellmarken oder Schwellung am Hals
- Hautemphysem bei Eröffnung von Larynx oder Trachea
- Blutung (nach außen oder Hämoptoe)
- Dyspnoe, Stridor, Heiserkeit
- Schmerzen
- Schluckbeschwerden.

Diagnostisch stehen Laryngoskopie und Tracheoskopie (→36.3.1, →36.8.6, →42.7.1, →23.3.5), CT und MRT im Vordergrund.

Behandlungsstrategie

Therapeutisch sind die Sicherung der Atemwege und die Blutstillung vorrangig, evtl. ist eine sofortige Intubation oder Tracheotomie nötig. Ansonsten hängt die Behandlung von der Ursache ab.

Innere Verletzungen

Erste Hilfe bei Verschlucken →14.5.9

Innere Larynx- und Trachealverletzungen und -schädigungen haben ihre Ursache in:

- *Chemischen Schädigungen,* etwa bei Reizgasinhalation, aber auch Trinken z. B. ätzender Flüssigkeiten
- *Mechanischen Schädigungen:* Z. B. Fremdkörperaspiration (→36.9.1), Langzeitintubation oder -kanülierung
- *Hitzeeinwirkung.*

Die Schleimhaut schwillt an und kann den Luftweg völlig verlegen, zudem kann es u. a. bei Verätzung und Fremdkörperaspiration zur Perforation kommen.

Diagnostik und Behandlung sind ursachenabhängig.

Spätfolgen
Spätfolgen nach Larynx- und Trachealverletzungen sind narbige Stenosen, v. a. von Ringknorpel und Trachea, die häufig operiert werden müssen.

36.10 Erkrankungen der Kopfspeicheldrüsen

Mumps →30.8.7

36.10.1 Bakterielle Speicheldrüsenentzündung und -steine

Krankheitsentstehung

Bakterielle Entzündungen werden meist durch Streptokokken oder Staphylokokken verursacht und treten bei vermindertem Speichelfluss, z. B. infolge reduzierter Nahrungsaufnahme, auf. Meist ist die *Glandula parotis* betroffen **(Parotitis).**

Entzündungen der **Glandula submandibularis** liegen meist *Speichelsteine* zugrunde **(Sialolithiasis).** 85–90 % aller Speichelsteine treten in der Unterkieferspeicheldrüse auf. Sie führen zu einer Verlegung des Speichelgangs. Der Speichelstau begünstigt rezidivierende Infektionen.

Symptome, Befund und Diagnostik

Die entzündete Drüse ist schmerzhaft geschwollen (→Abb. 36.39), die Haut darüber gerötet und warm. Bei speichelsteinbedingten Entzündungen tritt die Drüsenschwellung charakteristischerweise im Zusammenhang mit Nahrungsaufnahme, also verstärkter Speichelproduktion, auf.

Die Diagnose wird durch Sonografie und ggf. MRT oder **Sialografie** *(Röntgenkontrastdarstellung der Speicheldrüsengänge)* gestellt. Bei rezidivierenden Entzündungen, Verdacht auf Gangstenosen oder Steine wird zunehmend die **Sialendoskopie** *(Spiegelung der Speicheldrüsengänge mittels Mini-Endoskopen)* eingesetzt, die ggf. zum therapeutischen Eingriff erweitert werden kann.

Behandlungsstrategie

Die konservative Behandlung besteht in:

- Oraler Gabe hoch dosierter Breitbandantibiotika, z. B. Amoxicillin
- Anregung des Speichelflusses durch **Sialogoga** („Speichellocker“) wie Vitamin C, Zitronenscheiben, saure Bonbons.

Abszesse werden gespalten und drainiert. Bei Speichelsteinen kann je nach Lokalisation der Ausführungsgang der Speicheldrüse geschlitzt und der Stein entfernt werden, evtl. sialendoskopisch. Auch eine Zertrümmerung des Steines mittels extrakorporaler Stoßwellenlithotripsie (ESWL, →33.5.11) kommt in Betracht. Sind diese Verfahren nicht möglich oder erfolglos, wird die betroffene Speicheldrüse exstirpiert.

Pflege

- Intensivierung der Mundpflege und Maßnahmen der Soor- und Parotitisprophylaxe (→6.7.6, →6.7.7)
- Verabreichung von Schmerzmitteln nach Arztanordnung
- Beobachtung auf Entzündungszeichen.

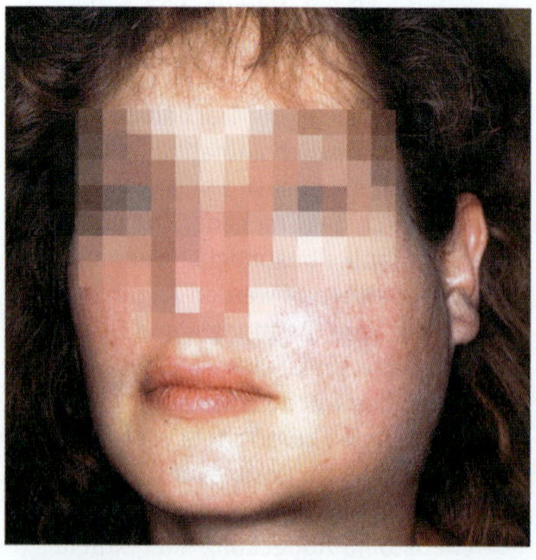

Abb. 36.39 Akute Parotitis links [M117]

36.10.2 Tumoren der Speicheldrüsen

Gutartige Tumoren

Der häufigste **gutartige Speicheldrüsentumor** ist das **pleomorphe Adenom.** Es wächst meist langsam und zeigt sich als zunehmende, fast ausschließlich einseitige Schwellung unten vor dem Ohr. Die Therapie ist chirurgisch.

Bösartige Tumoren

Maligne *(bösartige)* **Tumoren** machen etwa 30 % der Speicheldrüsentumoren aus. Sie sind im Unterschied zu den gutartigen Tumoren oft schlecht gegen die Umgebung abgrenzbar und eingeschränkt oder gar nicht verschieblich.

Fazialisparese

Eine Fazialisparese (→ 37.15.4) kann Zeichen eines malignen Tumors der Parotis sein (→ Abb. 36.40).

Therapie der Wahl ist die operative Entfernung des Tumors unter Resektion der gesamten Speicheldrüse und Ausräumung der ableitenden Lymphwege (Neck dissection, → 36.8.6). Ggf. muss auch der N. facialis entfernt werden; er wird dann in gleicher Sitzung durch Einsetzen eines Nerventransplantats (z. B. N. suralis) rekonstruiert.

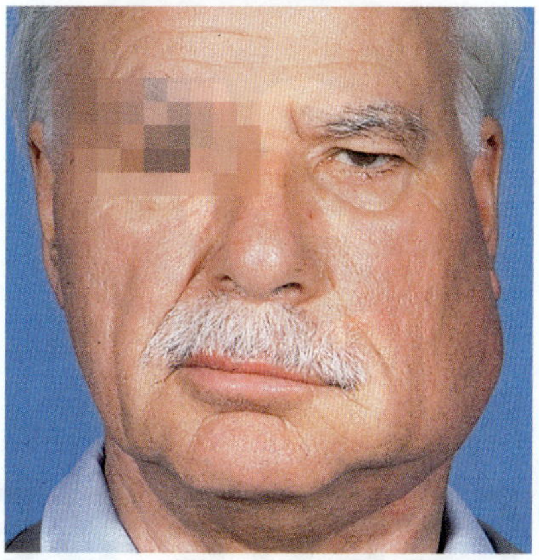

Abb. 36.40 Patient mit Parotiskarzinom. Typisch für einen bösartigen Tumor ist die periphere Fazialisparese (hängender Mundwinkel). [M117]

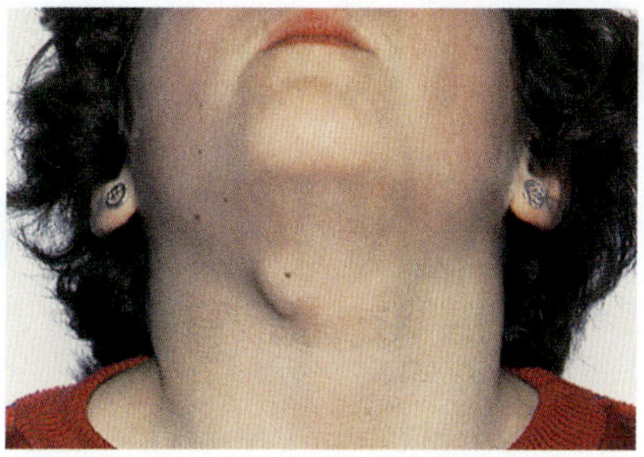

Abb. 36.41 Mediane Halszyste. [E307]

Pflege

Nach Operationen an der Ohrspeicheldrüse ist eine vorübergehende Beeinträchtigung des N. facialis möglich. Der Patient wird zur konsequenten Funktionsförderung mithilfe eines Fazialis-Übungsbogens angeleitet.

Bei inkomplettem Lidschluss ist eine spezielle Augenpflege notwendig.

36.11 Halszysten

Laterale Halszysten äußern sich als rezidivierende, entzündliche, gerötete und schmerzhafte Schwellungen am Vorderrand des M. sternocleidomastoideus. Die Krankheitsentstehung ist nicht völlig geklärt. Laterale Halszysten werden grundsätzlich operativ entfernt. Danach ist die Prognose sehr gut.

Mediane Halszysten liegen in der Mittellinie des Halses in Höhe des Zungenbeins (→ Abb. 36.41). Durch Verbindung mit dem Zungenbein bewegen sie sich beim Schlucken auf und ab.

Im akut entzündlichen Stadium mit Rötung und Schwellung steht die antibiotische Therapie im Vordergrund. Im entzündungsfreien Intervall sollte die Zyste einschließlich des Zungenbeinkörpers chirurgisch entfernt werden, da es sonst immer wieder zu Entzündungen kommt.

37

PFLEGE BEI NEUROLOGISCHEN UND NEUROCHIRURGISCHEN ERKRANKUNGEN

Renate Kohl (37.6.6), Nicole Menche
Unter Mitarbeit von Christine Keller

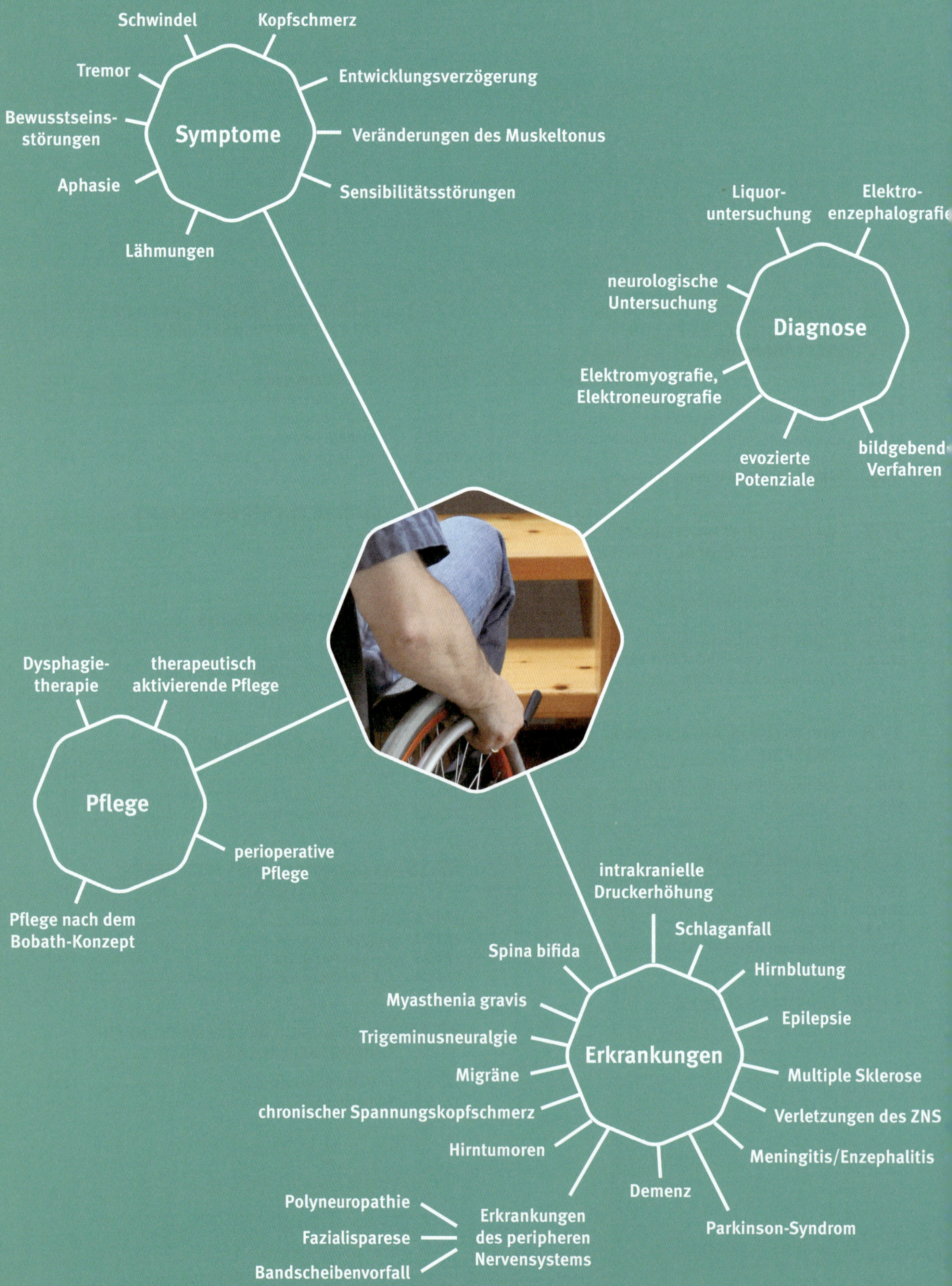
Symptome
Schwindel
Kopfschmerz
Tremor
Entwicklungsverzögerung
Bewusstseins-
störungen
Veränderungen des Muskeltonus
Aphasie
Sensibilitätsstörungen
Lähmungen
Diagnose
Liquor-
untersuchung
Elektro-
enzephalografi
neurologische
Untersuchung
Elektromyografie,
Elektroneurografie
evozierte
Potenziale
bildgebend
Verfahren
Pflege
Dysphagie-
therapie
therapeutisch
aktivierende Pflege
perioperative
Pflege
Pflege nach dem
Bobath-Konzept
Erkrankungen
intrakranielle
Druckerhöhung
Schlaganfall
Spina bifida
Hirnblutung
Myasthenia gravis
Epilepsie
Trigeminusneuralgie
Migräne
Multiple Sklerose
chronischer Spannungskopfschmerz
Verletzungen des ZNS
Hirntumoren
Meningitis/Enzephalitis
Demenz
Parkinson-Syndrom
Polyneuropathie
Fazialisparese
Bandscheibenvorfall
Erkrankungen
des peripheren
Nervensystems

Die medizinischen Fachgebiete

DEFINITION

Neurologie: Teilgebiet der Medizin, das sich mit Prophylaxe, Diagnose, *nicht-operativer Behandlung* und Rehabilitation bei Erkrankungen des zentralen und peripheren Nervensystems sowie bei Muskelerkrankungen befasst.

Neurochirurgie: Teilgebiet der Medizin, das vor allem die *operative Behandlung* von Erkrankungen, Verletzungen und Fehlbildungen des Nervensystems sowie bestimmter Funktionsstörungen (Schmerz, Epilepsie, Bewegungsstörungen) zum Gegenstand hat.

37.1 Pflege bei neurologischen und neurochirurgischen Erkrankungen

37.1.1 Patientensituation

Neurologische und neurochirurgische Erkrankungen können Menschen jeden Alters betreffen. Bei Kindern stehen angeborene Erkrankungen des zentralen Nervensystems und Epilepsie im Vordergrund. Im mittleren Lebensalter sind Querschnittslähmung und Schädel-Hirn-Traumata als Folge von Unfällen typisch. M. Parkinson, Schlaganfall und Demenz sind Erkrankungen, die mit dem Alter an Häufigkeit zunehmen.

Da das Nervensystem alle Organsysteme (mit)reguliert, sind die Symptome vielfältig. Einschränkung von Bewegungsfähigkeit und -kontrolle führen zu teils hohem Unterstützungsbedarf. Da kognitive Fähigkeiten wie z. B. Orientierung, Denken, Gedächtnis, gezieltes Handeln und Sprechen, aber auch die Gefühle eng mit den organischen Strukturen des Nervensystems verknüpft sind, führen viele neurologische Erkrankungen zu kognitiven Einbußen und/oder Veränderungen von Persönlichkeit, Individualität und Selbstbild. Solche Veränderungen stürzen den Patienten bzw. die Patientin (im Folgenden als „Patient" zusammengefasst) oft in eine tiefe Sinnkrise. Viele Symptome und Folgen neurologischer Erkrankungen, z. B. Lähmungen, Dysphagie oder Aphasie, können auch mit optimaler Therapie und Rehabilitation oft nicht mehr (ganz) behoben werden.

Für die Angehörigen ist die Situation ebenfalls nicht einfach, die vielfältigen Veränderungen belasten auch sie. Pflegefachpersonen vermitteln den Angehörigen günstige Strategien im Umgang mit den krankheitsbedingten Einschränkungen und machen sie auf Entlastungsmöglichkeiten und Selbsthilfegruppen aufmerksam.

37.1.2 Beobachten, Beurteilen und Intervenieren

Therapeutisch aktivierende Pflege

Patienten aktivieren

Pflege in der Neurologie und Neurochirurgie ist immer **therapeutisch aktivierende Pflege.**
Sie berücksichtigt die vorhandenen Fähigkeiten und Fertigkeiten und strebt die Wiedererlangung verloren gegangener körperlicher, geistiger, emotionaler und sozialer Fähigkeiten an, stets unter Berücksichtigung individueller Patientenziele [1], [2], [3].

Aktivierende Pflege → 17.3.1
Die neurologische/neurochirurgische Rehabilitation verläuft in den sechs **Phasen A–F** (→ 17.5.1, → Tab. 17.6) [4].

Frühestmöglich wird mit einem multiprofessionellen Team mit der therapeutisch aktivierenden Pflege begonnen. Diese ist immer ein 24-Std.-Konzept, d. h., sie findet bei jeder pflegerischen Maßnahme statt. Pflegefachpersonen haben meist eine koordinierende und vermittelnde Rolle zwischen Patient, Angehörigen und allen Berufsgruppen (→ 17.3).

Bewegung

Neurologische bzw. neurochirurgische Patienten sind oft in der Bewegung eingeschränkt oder gar bewegungsunfähig. Eine normale Bewegung ist nicht mehr möglich, z. B. aufgrund von Lähmung, Veränderung des Muskeltonus, Störung von Bewegungskoordination und Gleichgewicht oder abnormen Bewegungen.

Bewegungseinschränkungen werden differenziert erfasst, um individuelle Ziele für jeden Patienten festzulegen. Verschiedene therapeutische Konzepte, z. B. das Bobath-Konzept (→ 37.6.6), streben die Wiedererlangung normaler Bewegungsmuster an. Bei allen bewegungseingeschränkten Patienten besteht Pneumonie-, Dekubitus-, Thrombose- und Kontrakturengefahr, geeignete Maßnahmen sind frühestmöglich einzuleiten (→ Abb. 37.1).

Haut

Oft benötigen Patienten aufgrund von Störungen der Bewegungsplanung und/oder -durchführung Unterstützung bei der Körperpflege (→ 6.2).

Eine Förderung der Selbstständigkeit ist möglich durch:

- Vorgehen nach dem Bobath-Konzept (→ 37.6.6)
- Therapeutisches Führen nach Affolter [5]
- Geeigneten Hilfsmitteleinsatz. Hilfsmittel sollen den Patienten fördern. Sie dürfen ihn nicht daran hindern, einen Bewegungsablauf so wiederzuerlernen, dass er auch ohne Hilfsmittel möglich ist
- Einen immer gleichen Ablauf der Körperpflege, an dem sich der Patient orientieren kann.

Atmung

Bei einigen neurologischen Erkrankungen kann es durch Beeinträchtigung des Atemzentrums im Gehirn (z. B. nach Hirnstamminfarkten, → 37.6, Schädel-Hirn-Trauma, → 37.13.1) oder durch Lähmung der Atemmuskulatur (z. B. bei neuromuskulären Erkrankungen, → 37.16) zu Störungen der Atmung kommen. Hier haben die Beobachtung der Atmung (→ 3.2, → 3.3) und Maßnahmen zur Pneumonieprophylaxe besondere Bedeutung (→ 3.4). In einigen Fällen wird eine vorübergehende oder dauerhafte (Heim-)Beatmung notwendig.

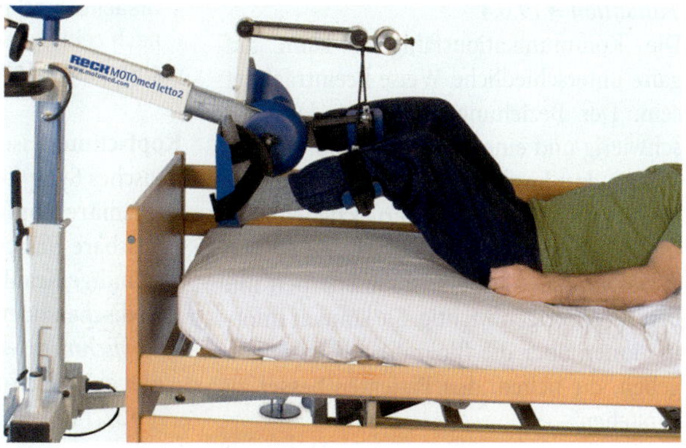

Abb. 37.1 Bewegungsübungen. Auch bettlägerige Patienten mit erheblichen Einschränkungen profitieren von körperlicher Betätigung. Dieses Übungsgerät (MOTOmed®) mit stabiler Beinführung ist z. B. auch für Patienten mit Multipler Sklerose oder Morbus Parkinson geeignet. Mithilfe eines Motors kann der Betroffene bei der Bewegung unterstützt werden. [V159]

Körpertemperatur

Bei zerebralen Erkrankungen ist evtl. auch die Regulation der Körpertemperatur gestört. Mögliche Folgen sind z. B. starke Schwankungen der Körpertemperatur oder zentrales Fieber (→ 5.4). Daher wird die Körpertemperatur bei Patienten mit Gehirnerkrankungen regelmäßig und häufiger kontrolliert.

Ernährung

Lähmungen (→ 37.2.4), Tremor (→ 37.2.6), Apraxie (→ 37.2.10) u. a. können die selbstständige Nahrungsaufnahme beeinträchtigen. Pflegerisches Ziel ist, mit dem Patienten eine weitgehende Selbstständigkeit bei der Nahrungsaufnahme zu erreichen. Die Maßnahmen werden individuell ausgewählt, z. B. Einsatz von Hilfsmitteln, therapeutisches Führen nach Affolter, Trainieren von Muskelkraft und Feinmotorik.

Etliche neurologische Erkrankungen können zu einer neurogenen Dysphagie führen. Dieses schwerwiegende Symptom bedarf einer individuellen Therapie- und Pflegeplanung (→ 37.2.8).

Bewusstsein und Schlafen

Neurologische und neurochirurgische Erkrankungen führen oft zu Veränderungen von Bewusstsein und Vigilanz (→ 37.2.11), zu Orientierungs- und Gedächtnisstörungen und anderen kognitiven Einschränkungen (→ 12.3.2, → 37.2.10). Auch der Antrieb und das emotionale Erleben können verändert sein. Häufig ist der Schlaf-Wach-Rhythmus gestört (→ 11.3.3). Pflegerische Maßnahmen berücksichtigen auch die geistig-psychisch-kognitive Verfassung der Patienten.

Angehörige brauchen hier oft Beratung im Umgang mit dem Patienten.

Kommunikation

Sprach- und Sprechstörungen → 10.4, → 10.4.2, → 37.2.10
Validation → 19.6.4

Die Kommunikationsfähigkeit kann auf ganz unterschiedliche Weise beeinträchtigt sein. Der Beziehungsaufbau ist dann oft schwierig und eine große Herausforderung. Ziel ist, dass kommunikationseingeschränkte Patienten sich nicht zurückziehen und mit der Zeit ganz verstummen.

Gerade hier ist die Zusammenarbeit mit den Angehörigen wichtig. Sie können Informationen über die Biografie des Patienten geben, die helfen, den Patienten besser zu verstehen.

37.2 Hauptbeschwerden und Leitbefunde

Epileptische Anfälle → 37.8
Querschnittssyndrom → 37.13.2

37.2.1 Entwicklungsverzögerung und -störung

DEFINITION

Entwicklungsverzögerung *(Retardierung):* Verzögerung der Entwicklung eines Kindes im Vergleich zu Gleichaltrigen.

Kindliche Entwicklung → 18.2

Die Entwicklung eines Kindes gilt als normal, wenn sie im gleichen Tempo verläuft wie bei der großen Mehrheit (also 90 %) der Kinder. Fällt ein Kind aus diesem (letztlich willkürlich gesetzten) Rahmen, spricht man von **Entwicklungsverzögerung.** Sie kann Teilbereiche (z. B. **Sprachentwicklungsverzögerung, motorische** oder **geistige Retardierung**) oder die gesamte kindliche Entwicklung **(globale Retardierung)** betreffen. Der Rückstand ist hier potenziell aufholbar. Ist dies nicht (mehr) der Fall, handelt es sich um eine **Entwicklungsstörung.** Bei jüngeren entwicklungsverzögerten Kindern ist es oft unmöglich zu entscheiden, ob sie einen normalen „Endstand" erreichen werden oder nicht.

Die Ursachen der Entwicklungsstörung entsprechen in weiten Bereichen denen der geistigen Behinderung. Kann eine Ursache festgestellt werden (etwa ein Hörfehler), wird diese möglichst beseitigt. Ansonsten soll optimale Förderung des Kindes weitestmögliche Selbstständigkeit erreichen.

37.2.2 Kopfschmerz

DEFINITION

Kopfschmerz *(Kephalgie):* Schmerzen im Bereich des Kopfes. Unterteilt nach Ursache in **primäre** und **sekundäre** und nach zeitlichem Verlauf in **akute** und **chronische Kopfschmerzen.**

Kopfschmerz ist wohl das häufigste neurologisches Symptom überhaupt.

- **Primäre Kopfschmerzen** haben keine fassbare Ursache, sondern sind eigenständige Krankheitsbilder mit dem episodischen oder chronischen *Spannungskopfschmerz* (→ 37.14.2) als häufigster und der chronisch-rezidivierenden *Migräne* (→ 37.14.1) als zweithäufigster Form
- **Sekundäre Kopfschmerzen** sind Symptom einer anderen Erkrankung. Am häufigsten ist hier der **medikamenteninduzierte Kopfschmerz** und dabei der **(Dauer-)Kopfschmerz durch Übergebrauch von Schmerz- oder Migränemitteln.** Schlagartig stärkster Kopfschmerz tritt z. B. bei einer *Subarachnoidalblutung* (→ 37.7.1) auf, über Stunden zunehmender bei Hirnhautentzündung (*Meningitis* → 37.9.1).

VORSICHT! Gelegentlich sind Kopfschmerzen Zeichen einer ernsten Erkrankung. Es gilt:
- **Abklärung erforderlich** bei Auftreten chronischer oder rezidivierender Kopfschmerzen ab ca. 40 Jahren, Änderung bestehender Kopfschmerzen
- **Sofortiger Arztbesuch** bei Kopfschmerzen
  - Von nie da gewesener Intensität („Vernichtungs-", „Donnerschlagkopfschmerz") oder schneller, fortschreitender Zunahme
  - Mit Bewusstseinsstörung, neurologischen Ausfällen, Krämpfen, psychischen Veränderungen
  - Mit Fieber, Nackensteife
  - Bei Patienten mit bekanntem Tumor, Immunsuppression, Antikoagulation, nach Unfall.

Zur Diagnosestellung erfragt der Arzt bzw. die Ärztin (im Folgenden „Arzt") Lokalisation, zeitlichen Verlauf, Qualität (dumpf, reißend, stechend), Stärke, Begleitsymptome und Auslöser des Kopfschmerzes und erhebt eine Familienanamnese. Ggf. sind nach der neurologischen Untersuchung technische Untersuchungen erforderlich, v. a. eine MRT.

37.2.3 Schwindel

DEFINITION

Schwindel *(Vertigo):* Gleichgewichtsstörung mit Empfindung von Unsicherheit im Raum und nicht vorhandener (Schein-)Bewegungen. Wahrscheinlich zweithäufigstes neurologisches Symptom, v. a. bei älteren Menschen häufig.

Systematischer Schwindel

Der **systematische Schwindel** äußert sich als **Dreh-, Schwank- oder Liftschwindel:** Der Patient fühlt sich wie in einem Karussell oder zu einer Seite hingezogen (Fallneigung immer zur gleichen Seite) oder glaubt zu sinken oder hochgehoben zu werden. Häufig tritt ein **Nystagmus** auf (*Augenzittern* durch unwillkürliche Augenbewegungen, → 36.3.4), viele Patienten leiden gleichzeitig unter Übelkeit, Erbrechen und Koordinationsstörungen (Ataxie, → 37.2.7).

Ursache ist eine Erkrankung des *Vestibularapparats* (Gleichgewichtsorgan). Unterschieden werden:

- Der **peripher-vestibuläre Schwindel** durch eine Störung im Innenohr, z. B. beim benignen paroxysmalen Lagerungsschwindel (→ 36.4.3) oder bei Morbus Menière (→ 36.4.3)
- Der **zentral-vestibuläre Schwindel** mit einer Störung im ZNS oberhalb der Medulla oblongata, z. B. bei einer Minderdurchblutung im Hirnstamm (dort liegen die *Vestibulariskerne,* die „Schaltzentrale" des Gleichgewichtssystems).

Unsystematischer Schwindel

Demgegenüber sind die Angaben eines Patienten mit **unsystematischem Schwindel** *(Benommenheitsschwindel)* vage. Der Schwindel hat keine „konstante Richtung". Die Patienten fühlen sich unsicher, „taumelig" und benommen.

Der unsystematische Schwindel wird zurückgeführt auf widersprüchliche Meldungen aus den verschiedenen Sinnesorganen (z. B. bei Sehstörungen), unzureichende sensorische Informationen aus der Körperperipherie (z. B. bei Polyneuropathien → 37.15.1) oder eine gestörte Weiterverarbeitung der aus dem Körper kommenden Informationen im ZNS (z. B. bei Blutdruckregulationsstörungen oder Minderdurchblutung des Gehirns bei Arteriosklerose). Auch psychische Störungen können zugrunde liegen.

37.2.4 Lähmungen

Querschnittssyndrom → 37.13.2

DEFINITION

(Motorische) Lähmung: Bewegungseinschränkung oder -unfähigkeit durch Störung der motorischen Nervenbahnen oder der Skelettmuskulatur. **Parese** bezeichnet die Minderung der Muskelkraft, **Plegie** *(Paralyse)* die völlige Unfähigkeit zur aktiven Bewegung.

Einteilung nach der Lokalisation der Störung

Zentrale Lähmung

Bei einer **zentralen Lähmung,** z. B. bei einem Schlaganfall (→ 37.6) oder einer Rückenmarkläsion (→ 37.13.2), sind die *ersten* motorischen Neurone (Motoneurone) von der motorischen Hirnrinde über die Pyramidenbahn zu den Vorderhörnern des Rückenmarks geschädigt (→ Abb. 37.2). Da ca. 90 % der Pyramidenbahnfasern in der Medulla oblongata zur Gegenseite kreuzen, hat eine Gehirnschädigung eine *gegenseitige,* eine Rückenmarkschädigung eine *gleichseitige* Lähmung zur Folge.

Bei einer zentralen Lähmung bleiben die Schaltkreise für die Muskeleigenreflexe im Rückenmark in der Regel erhalten, hemmende Impulse aus dem Gehirn erreichen das Rückenmark aber unterhalb der Läsion nicht mehr. Deshalb:

- Ist die Muskelgrundspannung erhöht (**Muskelhypertonie,** → 37.2.5)
- Kommt es in der Regel nicht zur **Muskelatrophie** *(Muskelschwund)*
- Sind die Muskeleigenreflexe gesteigert und die Fremdreflexe abgeschwächt
- Sind **pathologische Reflexe,** d. h. physiologisch nicht vorhandene (Fremd-) Reflexe, auslösbar (→ 37.3.1).

Periphere Lähmung

Bei einer **peripheren Lähmung** sind die *zweiten* Motoneurone geschädigt (→ Abb. 37.2), z. B. bei Verletzung eines peripheren Nervs. Deren Nervenzellkörper liegen im Vorderhorn des Rückenmarks, die Axone ziehen in einem peripheren Nerv zur Skelettmuskulatur. Es werden nur noch wenige oder keine Bewegungsimpulse mehr zu den Muskeln weitergeleitet.

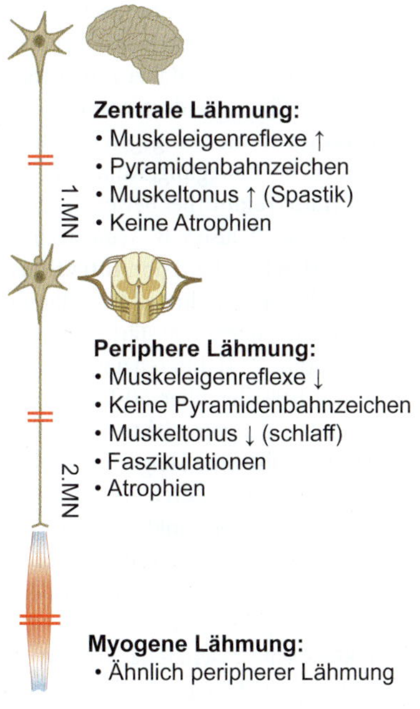

Abb. 37.2 Zentrale, periphere und myogene Lähmung. MN = Motoneurone. [L255]

- Die betroffenen Muskeln sind schlaff (**Muskelhypotonie,** → 37.2.5, *schlaffe Lähmung*)
- **Muskelfaszikulationen** *(kleine spontane Muskelfaserzuckungen)* sind möglich
- Es kommt wegen fehlenden Gebrauchs der Muskeln zur Muskelatrophie
- Die Muskeleigenreflexe sind vermindert oder erloschen
- Pathologische Reflexe treten nicht auf.

Myogene Lähmung

Eine **myogene Lähmung** (→ Abb. 37.2) ist durch Muskelerkrankung/-schädigung bedingt (→ 37.16.2). Die Symptome ähneln denen der peripheren Lähmung.

Einteilung nach den betroffenen Gliedmaßen

Nach Verteilung der Lähmungen werden unterschieden:

- **Monoparese** bzw. **Monoplegie.** Unvollständige bzw. vollständige Lähmung einer einzelnen Gliedmaße
- **Hemiparese** bzw. **Hemiplegie.** Unvollständige bzw. vollständige Lähmung einer Körperhälfte (rechts oder links)
- **Paraparese** bzw. **Paraplegie.** Unvollständige bzw. vollständige Lähmung beider Arme oder beider Beine
- **Tetraparese** bzw. **Tetraplegie.** Unvollständige bzw. vollständige Lähmung aller vier Gliedmaßen.

Einteilung nach Schweregrad

Genauer als die Einteilung in Parese/Plegie ist die Einteilung in **Kraftgrade** [6]:

- Kraftgrad 5: Normale Kraft
- Kraftgrad 4: Bewegung gegen Widerstand möglich
- Kraftgrad 3: Bewegung gegen Schwerkraft/Eigengewicht möglich
- Kraftgrad 2: Bewegung unter Ausschaltung der Schwerkraft möglich
- Kraftgrad 1: Keine Bewegung, aber tast- und/oder sichtbare Muskelkontraktion
- Kraftgrad 0: Keinerlei Kontraktion feststellbar.

37.2.5 Veränderungen des Muskeltonus

DEFINITION

Muskeltonus *(Muskelspannung):* Spannungszustand des Muskels, unterschieden in **Haltungstonus** (Grundspannung der ruhenden Muskulatur) und **Bewegungstonus** (Muskelspannung bei Bewegung).

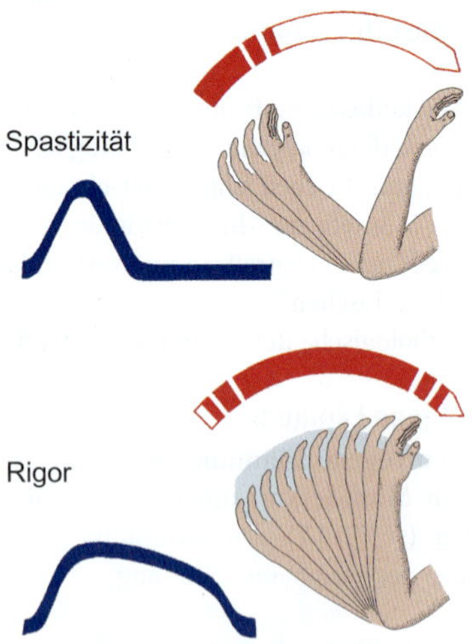

Abb. 37.3 Muskeltonuserhöhung. Bei Spastik und Rigor ist der Muskeltonus auf charakteristische Weise erhöht. [L190]

Muskelhypertonie

Bei der **Muskelhypertonie** ist der Muskeltonus krankhaft erhöht. Dies äußert sich in einem erhöhten Widerstand des Muskels bei passiver Dehnung. Die zwei Hauptformen der Muskelhypertonie heißen **Spastik** (*griech.* = Krampf) und **Rigor** (*lat.* = Steifheit, → Abb. 37.3).

Spastik

Ursache der **Spastik** ist eine Schädigung absteigender motorischen Bahnen im ZNS. Maßgeblich für die Ausprägung ist die Geschwindigkeit einer passiven Bewegung: Bei schnellem Bewegen ist die Spastik stark, bei vorsichtigem sehr gering. Bei starker Muskeldehnung lässt der Widerstand dann plötzlich nach **(Taschenmesserphänomen).**

Einseitige Anstrengungen, Schmerzen oder Angst verstärken eine Spastik. Betroffen sind vor allem Muskelgruppen, die der Schwerkraft entgegenwirken (Armbeuger, Beinstrecker).

Rigor

Beim **Rigor** liegt die Ursache in einer Störung des extrapyramidalen Systems (z. B. beim Morbus Parkinson, → 37.11.1). Der Widerstand bleibt während der ganzen Bewegung gleich, ähnlich dem „wächsernen" Widerstand beim Biegen einer Kerze. Die Beuger sind an allen Extremitäten stärker betroffen als die Strecker. Außerdem kann es zum **Zahnradphänomen** kommen, d. h. zum rhythmischen Nachlassen des Widerstands beim passiven Bewegen.

Muskelhypotonie

Bei der **Muskelhypotonie** ist der Muskeltonus erniedrigt. Der Widerstand der Muskeln bei passiven Bewegungen ist deutlich herabgesetzt (z. B. starkes Schlenkern der Arme beim Schütteln der Schultern), die Gelenke sind oft überstreckbar, evtl. reicht die Rumpfspannung nicht zum aufrechten Sitzen oder Stehen.

Säuglinge mit Muskelhypotonie sind „schlaff" *(floppy infant),* halten z. B. beim Hochziehen zum Sitzen Kopf und Rumpf schlechter als gesunde Gleichaltrige und rutschen beim Hochnehmen „durch".

37.2.6 Tremor

DEFINITION

Tremor: Rhythmisches, unwillkürliches, häufig symmetrisches Zittern meist der Extremitäten, selten des Kopfes oder des ganzen Körpers.

Wesentliche Beobachtungskriterien neben der Lokalisation des **Tremors** sind die Frequenz *(niedrig-, mittel-, hochfrequent),* das Bewegungsausmaß *(fein-, mittel-, grobschlägig)* und die auslösende Situation:

- Der **Ruhetremor** tritt in Ruhe auf und wird bei gezielten Bewegungen oft geringer. Er betrifft vor allem die Hände, gelegentlich den Kopf und selten die Beine. Beispiel ist der Ruhetremor des Parkinsonkranken (→ 37.11.1), der v. a. an Daumen und Zeigefinger zu beobachten ist. Die Bewegungen erinnern an Pillendrehen oder Geldzählen (daher **Pillendreher-** oder **Münzenzählertremor**)
- Der **Aktionstremor** hingegen besteht besonders bei Bewegung, wobei zwischen **Haltetremor** (bei Bewegung gegen die Schwerkraft, also z. B. Arme nach vorne gestreckt halten) und **Intentionstremor** (bei zielgerichteter Aktivität und näher kommendem Ziel stärker werdend, → Abb. 37.4) differenziert wird.

Mit knapp 10 % der über 50-Jährigen am häufigsten ist der **verstärkte physiologische Tremor,** also eine Steigerung des normalen Tremors, z. B. durch Angst, Müdigkeit, Schilddrüsenüberfunktion oder Medikamente. Es ist v. a. ein Haltetremor der Hände. Er sollte bei Fehlen eines Auslösers diagnostisch abgeklärt werden.

Der **klassische essenzielle Tremor** (bei Manifestation in höherem Lebensalter als **seniler Tremor** oder *Alterszittern* bezeichnet, zweithäufigste Form) ist ebenfalls überwiegend ein Haltetremor, der **zerebelläre**

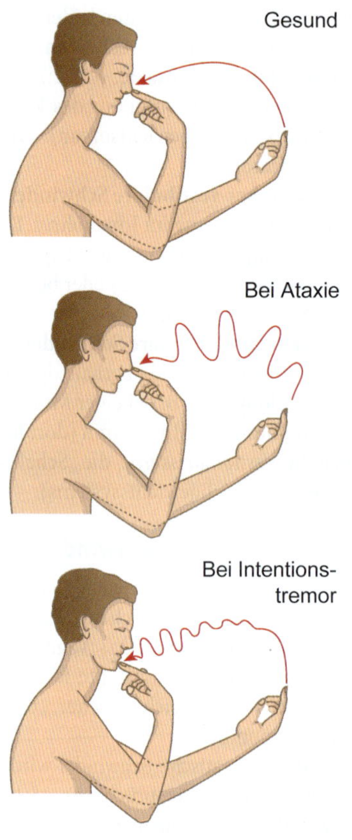

Abb. 37.4 Finger-Nase-Versuch. Oben Normalbefund, Mitte bei Ataxie, unten bei Intentionstremor. [L138]

Tremor bei Kleinhirnerkrankungen dagegen ein Intentionstremor.

Starker Tremor behindert den Betroffenen sehr und kann zu sozialer Isolation führen, etwa wenn Essen oder Trinken nicht mehr ohne Verschütten möglich sind.

37.2.7 Ataxie

DEFINITION

Ataxie: Gestörter Bewegungsablauf durch mangelhafte Muskelkoordination. Bewegungsausmaß und -geschwindigkeit sind außer Kontrolle, Haltung, Stand und Gang unsicher. Bedingt v. a. durch Schädigung von Kleinhirn, Rückenmark (besonders der Hinterstränge) oder sensibler peripherer Nerven.

Kleinhirnataxie

Die Ursache der **Kleinhirnataxie** *(zerebellare Ataxie)* liegt in einer Kleinhirnschädigung. Das Kleinhirn kann seine Aufgaben im Rahmen der Bewegungskoordination nicht mehr erfüllen. Je nach genauer Schädigungslokalisation bestehen:

- **Rumpf-** und **Standataxie** mit Unfähigkeit zu sitzen bzw. zu stehen, sondern Umfallen nach hinten oder zur Seite
- **Gangataxie** mit breitbeinigem, taumelndem Gang, oft mit Abweichtendenz zu einer Seite
- **Extremitätenataxie** mit Unfähigkeit zu feinen Bewegungen („verwackelt" oder über das Ziel hinausschießend).

Da der Patient die Störung nicht durch den Sehsinn ausgleichen kann, sind die Symptome bei geschlossenen und geöffneten Augen gleich.

Hinterstrangataxie

Die **Hinterstrangataxie** *(spinale Ataxie)* tritt bei Erkrankungen der sensiblen Leitungsbahnen in den Hintersträngen des Rückenmarks auf, z. B. bei Multipler Sklerose (→ 37.10). Informationen, etwa über die Beschaffenheit des Bodens oder die Stellung der Körperteile, werden nicht mehr ausreichend zum Gehirn weitergeleitet.

Bei geöffneten Augen ist die Hinterstrangataxie wesentlich geringer als bei geschlossenen, da der Sehsinn die Tiefensensibilität teilweise ersetzen kann. Der Patient geht z. B. recht sicher, solange er auf seine Füße blicken kann. Geht er mit geschlossenen Augen, muss er sich festhalten.

Begleitend bestehen oft Sensibilitätsstörungen (→ 37.2.9), da auch die Berührungs- und Druckempfindung über die Hinterstränge zum Gehirn geleitet wird.

37.2.8 Neurogene Dysphagie

DEFINITION

Neurogene Dysphagie: Schluckstörung als Folge einer neurologischen Erkrankung.

Der **neurogenen Dysphagie** liegt eine Störung der sensomotorischen Steuerung des Schluckakts oder eine neuromuskuläre Erkrankung zugrunde. Vier Ursachengruppen werden unterschieden:

- Störung im Zentralnervensystem, z. B. durch Schlaganfall (→ 37.6), M. Parkinson (→ 37.11.1), Multiple Sklerose (→ 37.10), amyotrophe Lateralsklerose (→ 37.11.6)
- Schädigung von Hirnnerven oder Rückenmarksnerven im Halsbereich, z. B. durch Entzündung
- Störung des neuromuskulären Übergangs, z. B. bei Myasthenia gravis (→ 37.16.1)
- Muskelerkrankungen, z. B. Muskeldystrophie (→ 37.16.2).

Symptome, Befund und Diagnostik

Leitsymptome sind: Schluckakt zu selten/nicht möglich, Herauslaufen von Speichel und Nahrung aus dem Mund, Nahrungsreste im Mund, gurgelnde Sprache oder Stimmverschlechterung nach dem Schlucken (*Penetration,* d. h., Material befindet sich im Bereich der Stimmbänder), Husten nach dem Schlucken (*Aspiration,* d. h., Material befindet sich in der Trachea), unklare Atemwegsinfekte, ständig nasse Trachealkompresse bei tracheotomierten Patienten, Nahrungsverweigerung/geringe Essmengen (aus Angst vor Verschlucken) und Gewichtsverlust.

Folgen der Dysphagie

Gefürchtete Komplikation einer Schluckstörung ist die **Aspiration** (→ 7.10), bei ausgefallenem Hustenreflex oft unbemerkt als *silent aspiration,* mit der möglichen Folge einer *Aspirationspneumonie.* Langzeitfolgen sind Mangelernährung mit Gewichtsabnahme und Dehydratation.

Die Diagnostik umfasst folgende Stufen [7]:

- **(Standardisiertes) Aspiratationsscreening,** z. B. durch Pflegefachpersonen, mittels **Wasser-Schluck-** oder **Mehr-Konsistenzen-Tests**
- **Klinische Schluckuntersuchung** *(KSU)* durch einen Logopäden, u. a. mit Einschätzung von Aufmerksamkeit und Kooperation, Muskeltonus im Gesicht, Fähigkeit zur Kehlkopfhebung, Sensibilität in Gesicht und Mund, Vorhandensein von Schutzreflexen (Räuspern, Würge-, Hustenreflex), Schlucken von Speichel. Daran schließt sich eine direkte Schluckprobe mit unterschiedlichen Konsistenzen (flüssig, breiig, fest) an. Dafür gibt es verschiedene standardisierte Schluckassessments
- Instrumentelle Untersuchungen, v. a. **Videoendoskopie des Schluckens** *(flexible endoskopische Evaluation des Schluckakts, FEES)* mit einem flexiblen Endoskop über die Nase und **Videofluoroskopie** *(videofluoroskopische Evaluation des Schluckakts, VFSS),* eine radiologische Darstellung des Schluckakts mittels Kontrastmittel.

Behandlungsstrategien und Pflege

Die Behandlung einer neurogenen Dysphagie erfolgt immer interdisziplinär.

Nach einem akuten Ereignis, z. B. Schlaganfall, ist häufig zunächst eine enterale Ernährung über nasogastrale Sonde oder PEG notwendig. Bei schwerer Dysphagie wird der Patient tracheotomiert und erhält eine Trachealkanüle mit Cuff (→ 36.1.6, → Abb. 36.5) zum Schutz vor Aspiration.

Die **Dysphagietherapie** beginnt so früh wie möglich. Es gibt verschiedene Therapiekonzepte, die unterschiedliche Ansätze verfolgen, z. B.:

- **Funktionelle Dysphagietherapie** *(FDT).* Funktions- und problemorientiertes Therapiekonzept, das keinem bestimmten Ansatz folgt, sondern nach Evidenzbasierung schaut. Es wurde von der Sprachheilpädagogin *Gudrun Bartolome* entwickelt. Die Therapie gliedert sich in drei Aspekte [8]:
  - **Restitutierende** *(wiederherstellende)* **Maßnahmen** mit dem Ziel, die gestörten Funktionen (weitgehend) wiederherzustellen bzw. die Schluckfähigkeit so lange wie möglich zu erhalten. Hierunter fallen Maßnahmen zur Verbesserung der Sensibilität in Mund und Gesicht und zur Tonusregelung und Training der am Schluckakt beteiligten Strukturen
  - **Kompensatorische** *(ausgleichende)* **Maßnahmen** mit dem Ziel, die gestörten Funktionen auszugleichen. Hierunter fallen spezielle Schlucktechniken und Haltungsänderungen des Kopfs
  - **Adaptive** *(anpassende)* **Maßnahmen** mit dem Ziel, die gestörten Funktionen durch externe Hilfen auszugleichen. Hierunter fallen Ess- und Trinkhilfen und die Anpassung der Nahrungskonsistenz (Konsistenzstufenplan → Abb. 37.5)
- **Therapie nach Castillo Morales.** Neurophysiologisches Konzept, das für Frühgeborene, Säuglinge und Kinder (etwa mit Down-Syndrom) vom Arzt *Rodolfo Castillo Morales* entwickelt wurde. Ziel ist die Förderung der oro-fazialen sensorischen und motorischen Entwicklung. Maßnahmen: restituierend [9]
- **Facio-orale-Trakt-Therapie** *(F. O. T. T).* Neurophysiologisches Konzept, das die Bobath-Therapeutin *Kay Coombs* entwickelt hat. Dieses ganzheitliche 24-Std.-Konzept will gestörte Funktionen in Alltagssituationen anbahnen und wiedererlernen, Hypersensibilität in Gesicht und Mund abbauen, Muskeltonus und abnorme Bewegungsmuster normalisieren und Aspirationspneumonien vermeiden. Zur F. O. T. T. gehören eine ganzkörperliche Tonusregulierung im Liegen, Sitzen und Stehen, Mundhygiene, Fazilitation von Speichelschlucken, Koordinierung

Konsistenzstufe			Beschreibung	Geeignete Lebensmittel*
0		Nahrungskarenz	Orale Ernährung ist nicht möglich	Die Ernährung erfolgt ausschließlich über Sonde oder Infusion
1	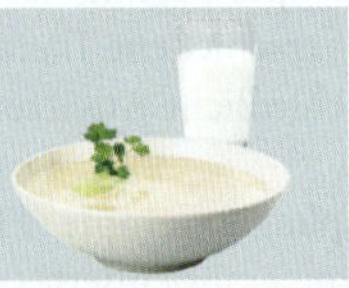	Pürierte und passierte Kost	Ausschließlich faserfreie und glatte Kost in feinst passierter, homogener Form	Feinst passierte Suppen, Gemüse-, Fleisch-, Fisch- und Fruchtpürees feinst passiert von FINDUS, Kartoffelpüree oder Timbalkost
2	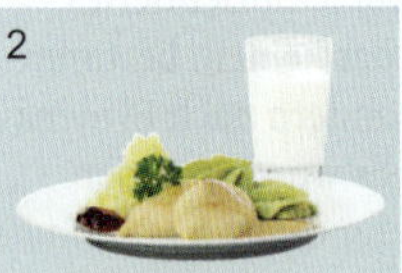	Fein pürierte Kost (Breikost)	Konsistenz lässt sich im Mund leicht zerdrücken	Weiches Brot ohne Rinde, Getreidebrei, Kartoffelschnee, weiches Gemüse, Timbalkost von FINDUS
3	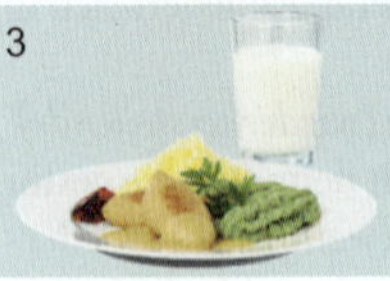	Weiche Kost	Verzicht auf besonders harte Lebensmittel	Weiches Rührei, weiches Fischfilet gedünstet, Gemüse weich gekocht
4	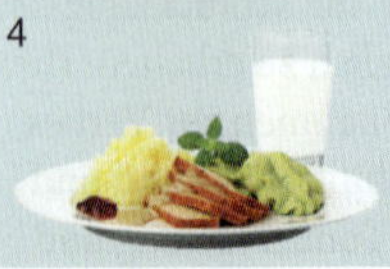	Angepasste Normalkost	Überwiegend feste Speisen	Weiche Aufläufe, Hackfleisch, Brot mit Rinde, Wurstaufschnitt ohne Stückchen
5	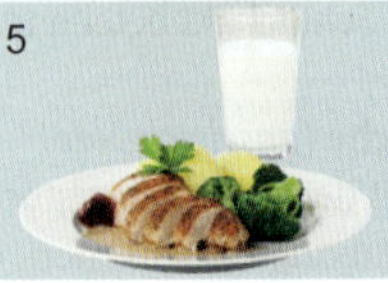	Normalkost	Lebensmittelangebot entspricht der Konsistenz einer Vollkost	

* anhand von Beispielen dargestellt

Abb. 37.5 Konsistenzstufenplan bei Dysphagie. [V798]

von Atmung, Schlucken und Sprechen, Trachealkanülenmanagement. Maßnahmen: restituierend [10]

- **Propriozeptive neuromuskuläre Fazilitation** *(PNF).* Funktionelles Bewegungskonzept aus der Physiotherapie, von *Hermann Kabat* und Physiotherapeuten entwickelt. Basis ist das Zusammenspiel von Muskeln, Gelenken und Nerven. Ziel ist die Aktivierung der Halsmuskulatur und Anbahnung bzw. Erleichterung der Bewegung rund um die fazio-oralen Strukturen. Maßnahmen: restituierend [11].

Bei allen Therapiekonzepten gelten folgende **„Essregeln"**:

- Ablenkung durch Gespräche, Radio oder Fernsehen vermeiden
- Patienten in eine optimale Sitzposition bringen, auf korrekte Kopfposition achten
- Maßnahmen des jeweiligen Konzeptes vor der Nahrungsaufnahme durchführen, z. B. Bewegungsübungen
- Auf ungeeignete Nahrungskonsistenzen verzichten, z. B. Mischkonsistenzen, trockene und krümelige Speisen, ggf. Flüssigkeiten andicken
- Zum langsamen Essen und Kauen auffordern, nachschlucken lassen
- Stress vermeiden, nicht stopfen, vor einem erneuten Bissen kontrollieren, ob der letzte vollständig geschluckt wurde
- Bei Bedarf Pausen machen
- Stimme nach dem Essen kontrollieren, bei belegter Stimme zum Räuspern auffordern
- Mundpflege nach dem Essen durchführen
- Patienten noch für ca. 20 Min. nach dem Essen in sitzender Position belassen.

37.2.9 Sensibilitätsstörungen

DEFINITION

Sensibilitätsstörungen *(Empfindungsstörungen):* Störung der Reizwahrnehmung infolge Schädigung der Sinnessensoren, gestörter Weiterleitung der Informationen zum Gehirn oder beeinträchtigter Verarbeitung im Gehirn.

Bei **Sensibilitätsstörungen** werden Sinnesreize (im engeren Sinne Berührung, Vibration, Lage, Schmerz, Temperatur) verstärkt, verändert oder vermindert wahrgenommen.

Peripher bedingte Sensibilitätsstörungen treten nach Schädigungen peripherer Nerven durch Verletzungen, bei primären Nervenerkrankungen (Polyneuropathien → 37.15.1) und nach Hautschädigungen (z. B. durch Verbrennungen) auf. Zentral bedingte Sensibilitätsstörungen beruhen auf einer Schädigung der sensiblen Leitungsbahnen im Rückenmark oder einer Schädigung im Gehirn (z. B. der hinteren Zentralwindung).

Unterschieden werden v. a.:

- **Hypästhesie** und **Hyperästhesie.** Herabgesetzte bzw. gesteigerte Berührungsempfindung
- **Hypalgesie** und **Hyperalgesie.** Herabgesetzte bzw. gesteigerte Schmerzempfindung
- **Parästhesie.** Unangenehme Empfindung (z. B. Ameisenlaufen) ohne von außen nachvollziehbaren Reiz
- **Dysästhesie.** Unangenehm veränderte sensible Wahrnehmung
- **Allodynie.** Empfindung eines eigentlich nicht schmerzhaften Berührungsreizes als Schmerz.

37.2.10 Aphasie und weitere „Werkzeugstörungen"

Stimme und Sprache → 10.3.2

DEFINITION

Aphasie: Zentrale *Sprachstörung* (nach abgeschlossener Sprachentwicklung) bei intakten Sprechorganen. Eine der häufigsten Werkzeugstörungen.

Werkzeugstörung: Zentralnervös bedingte Störung „höherer" Hirnleistungen (lokalisiert im Großhirn), die eine bestimmte Aufgabe (z. B. komplexe Handlungen) betreffen, wobei Sinnesorgane und ausführende Organe intakt sind.

Aphasie

Eine der häufigsten **Werkzeugstörungen** ist die **Aphasie:** Der Patient hat durch ZNS-Schädigung, etwa einen Schlaganfall, die Fähigkeit zu sprechen verloren. Das Sprachverständnis und die sprachnahen Fähigkeiten des Lesens und Schreibens sind meist mitbetroffen (wenn auch in unterschiedlichem Ausmaß, → Tab. 37.1), sodass der Patient Handlungsaufforderungen oft nicht verstehen und seinen Sprachverlust nicht durch schriftliche Mitteilungen kompensieren kann.

Tab. 37.1 Die verschiedenen Aphasieformen.

	Broca-Aphasie (motorische Aphasie)	Wernicke-Aphasie (sensorische Aphasie)	Amnestische Aphasie	Globale Aphasie
Schädigungsort im ZNS*	Broca-Sprachzentrum im Stirnlappen	Wernicke-Sprachzentrum im Schläfenlappen	Scheitel- und Schläfenlappen	Diffuse, kombinierte Störungen
Sprachverständnis	Wenig beeinträchtigt	Erheblich beeinträchtigt oder fehlend	Wenig oder nicht beeinträchtigt	Erheblich beeinträchtigt oder fehlend
Sprachproduktion	Stark vermindert	Meist gesteigert	Wenig oder gar nicht verändert	Stark vermindert
Sprachanstrengung	Groß (oft „Ringen um Worte" mit gequältem Gesichtsausdruck)	Gering (müheloses, flüssiges Sprechen)	Wortfindungsstörungen, sonst nicht verändert	Groß
Sprachmelodie	Erheblich beeinträchtigt	Unverändert	Unverändert	Erheblich beeinträchtigt
Satzbau	Erheblich beeinträchtigt (kurze Sätze, Telegrammstil, evtl. nur einzelne Worte)	Durcheinander	Satzunterbrechung oder -abbruch durch Suche nach Wörtern, sonst nicht beeinträchtigt	Erheblich beeinträchtigt (Sprechen nur einzelner Worte)
Laute und Worte	Insbesondere Lautvertauschung	Bildung neuer Laute, Silben und Worte, z. B. durch Umstellung oder Wiederholung, Wortvertauschung	Viele Floskeln und Füllwörter, Suchen von Worten, Umschreiben des nicht gefundenen Begriffs	Stereotypien (ständige Lautwiederholungen, z. B. dadada)
Nachsprechen	Gestört	Gestört	Möglich	Gestört
Lesen	Erheblich beeinträchtigt	Erheblich beeinträchtigt	Wenig oder nicht beeinträchtigt	Praktisch nicht möglich
Schreiben	Erheblich beeinträchtigt	Erheblich beeinträchtigt	Beeinträchtigt	Praktisch nicht möglich

* Bezogen auf die dominante Hemisphäre, d. h. bei ca. 90 % aller Menschen die linke.

Abzugrenzen sind **Sprechstörungen** (z. B. eine Artikulationsstörung oder Stottern, → 10.4) mit intaktem Sprachverständnis, Wortfindung und Satzbau sowie **Sprachentwicklungsstörungen** bei Kindern.

Umgang mit Menschen mit Sprachstörung → 10.4.1

Kommunikation bei Aphasie

Pflegende finden gemeinsam mit dem aphasischen Patienten geeignete Kommunikationsformen (unterstützte Kommunikation → 10.4.3). Frühestmöglich wird eine Logopädin eingeschaltet.

Weitere Werkzeugstörungen

- **Agrafie.** Unfähigkeit zu schreiben
- **Alexie.** Unfähigkeit zu lesen
- **Akalkulie.** Unfähigkeit zu rechnen
- **Apraxie.** Unfähigkeit, bestimmte Handlungen koordiniert und in der richtigen Reihenfolge auszuführen. Der Patient ist z. B. nicht in der Lage, sich zu kämmen, obwohl keine Lähmungen vorliegen
- **Agnosie.** Störung des Erkennens, wobei die verschiedenen Sinneswahrnehmungen betroffen sein können
  - Bei der **visuellen Agnosie** etwa sieht der Patient einen Gegenstand zwar, erkennt ihn aber nicht als solchen. Der Patient beschreibt eine Banane z. B. völlig richtig als gelben, gebogenen Gegenstand. Er kann aber nicht den Zusammenhang zur essbaren Frucht herstellen. Durch Betasten oder Schmecken hingegen erkennt der Patient die Banane sofort
  - Bei der **Anosognosie** ist der Patient unfähig, seine eigene Erkrankung zu erkennen. Beispielsweise ist ein Gelähmter der festen Ansicht, er könne aufstehen, wenn er wolle
- **Neglect.** Vernachlässigen einer Körper- und/oder Raumhälfte bis zum Ignorieren. Wird der Patient z. B. gleichzeitig an *beiden* Beinen berührt, sagt er, nur an *einem* berührt worden zu sein.

37.2.11 Bewusstseinsstörungen

Beurteilung des Bewusstseins → 12.3

DEFINITION

Bewusstseinsstörung: Störung des menschlichen Gesamterlebens. Unterteilt in **quantitative Bewusstseinsstörung** *(Vigilanzminderung)* mit Minderung der Wachheit und **qualitative Bewusstseinsstörungen** mit veränderten Bewusstseinsinhalten (→ 38.2.1).

Lagerung eines Bewusstlosen → Abb. 14.4

In der Neurologie besonders wichtig ist die Einstufung **quantitativer Bewusstseinsstörungen.**

Eine grobe Einschätzung ermöglicht die folgende Einteilung, wobei die Nomenklatur aber nicht einheitlich ist:

- **Benommenheit.** Leichteste Form der Bewusstseinsstörung mit verlangsamtem Denken und Handeln. Der Patient ist orientiert
- **Somnolenz.** Abnorme Schläfrigkeit. Der Patient ist für kurze Zeit weckbar und gerade noch orientiert, vermag aber nur noch einfache Fragen zu beantworten
- **Sopor.** Schlafähnlicher Zustand. Der Patient reagiert nur noch auf starke Außenreize gezielt und mit kurzzeitigen Orientierungsversuchen
- **Koma.** Bewusstlosigkeit. Der Kranke zeigt keinerlei Reaktionen auf Ansprache. Evtl. sind noch (Hirnstamm-)Reflexe und Reaktionen auf Schmerzreize vorhanden.

Zur exakten Einstufung akuter quantitativer Bewusstseinsstörungen wird am häufigsten die **Glasgow Coma Scale** (→ Tab. 37.2) verwendet. Der Schweregrad der Bewusstseinsstörung ergibt sich aus der Summe aller Punkte **(Koma-Score):** je weniger Punkte, desto schwerer die Bewusstseinsstörung.

Für chronische quantitative Bewusstseinsstörungen gibt es spezielle Skalen, die ohne Schmerzreize arbeiten, z. B. **SMART** *(Sensory Modality Assessment and Rehabilitation Technique)* oder **KRS** *(Koma-Remissions-Skala).*

Tab. 37.2 Glasgow Coma Scale (GCS) für Erwachsene und Kinder (eine der mehreren Varianten). Die Summe der Punkte ergibt den Koma-Score und ermöglicht eine standardisierte Einschätzung des Schweregrads einer Bewusstseinsstörung. Normal sind 15 Punkte.

(Beste) Reaktion des Patienten	Punkte
Augen öffnen	
Spontan	4
Auf Ansprache	3
Auf Schmerzreiz	2
Kein Öffnen	1
Verbale Reaktion (auf Ansprache)	
Orientiert (< 2 J. altersentspr. Äußerungen, Interaktion durch Plappern/Gurren, Lächeln, Wenden nach Geräuschen, Verfolgen von Objekten)	5
Verwirrt, desorientiert (< 2 J. Weinen, irritables Schreien)	4
Unzusammenhängende/unpassende Worte (< 2 J. Trösten inkonsistent möglich, Weinen/Schreien auf Schmerzreiz)	3
Unverständliche Laute (< 2 J. Stöhnen auf Schmerzreiz)	2
Keine verbale Reaktion	1
Motorische Reaktion (auf Aufforderungen, falls nicht vorhanden, auf Schmerzreize)	
Befolgen von Aufforderungen	6
Gezielte Schmerzabwehr	5
Ungezielte Schmerzabwehr	4
Beugesynergien (Beugehaltung)	3
Strecksynergien (Streckhaltung)	2
Keine motorische Reaktion	1

Ursachen einer Bewusstseinsstörung

Bei einer Bewusstseinsstörung liegt die Ursache nur teilweise im ZNS (z. B. Schlaganfall, Gehirnentzündung, Verletzung). Auch Ursachen außerhalb des ZNS wie Schock, Stoffwechselentgleisungen (z. B. bei Diabetes mellitus → 26.6) oder Vergiftungen können zu Bewusstseinsstörung bis zur Bewusstlosigkeit führen.

37.2.12 Syndrom der reaktionslosen Wachheit

DEFINITION

Syndrom der reaktionslosen Wachheit (*SRW;* engl. *unresponsive wakefullness syndrom;* früher *Wachkoma, lat. Coma vigile, apallisches Syndrom, vegetativer Status,* engl. *persistent vegetative state/PVS*): Funktioneller Ausfall großer Teile oder der gesamten Großhirnfunktionen bei erhaltenen Funktionen von Stammhirn, Zwischenhirn und Rückenmark [12].

Krankheitsentstehung

Das **Syndrom der reaktionslosen Wachheit** ist Folge einer schweren Gehirnschädigung:

- Traumatisch bedingt, z. B. schweres Schädel-Hirn-Trauma (→ 37.13.1)
- Nicht traumatisch bedingt, z. B. hypoxischer Hirnschaden nach Herz-Kreislauf-Stillstand, Intoxikationen.

Symptome, Befund und Diagnostik

Folgende Symptome kennzeichnen das Syndrom der reaktionslosen Wachheit:

- Kein erkennbares Bewusstsein seiner selbst oder der Umwelt, Unfähigkeit mit anderen zu interagieren
- Keine reproduzierbaren, zielgerichteten Reaktionen auf Berührung oder Ansprache, visuelle oder akustische Reize
- Kein Anzeichen von Sprachverständnis/-äußerungen
- Vorhandener Schlaf-Wach-Rhythmus (zwischenzeitlich offene Augen, aber ohne zu fixieren)
- Erhaltene Hirnstammfunktionen (Atmung, Kreislaufregulation), keine Notwendigkeit lebenserhaltender Geräte
- Harn- und Stuhlinkontinenz
- Unterschiedlich ausgeprägte spinale, Hirnnerven-, Primitivreflexe, etwa Saugen, Schlucken, Kauen.

Die Diagnose ist schwierig und erfordert neben Erfahrung technische Untersuchungen. Schwierig ist die Abgrenzung vom [12]:

- **Syndrom des minimalen Bewusstseins** *(minimaler Bewusstseinszustand, minimally conscious state, MCS)* mit (unregelmäßigen) Zeichen von Bewusstsein und Fixieren/Verfolgen von Personen/Gegenständen mit den Augen, ersten gezielten Handlungen
- **Locked-in-Syndrom** *(LIS),* bei dem der Betroffene bei vollem Bewusstsein ist, sich aber nur durch vertikale Augen- und Lidbewegungen äußern kann. Die Ursache ist eine schwere Hirnstammschädigung bei intaktem Großhirn
- **Akinetischen Mutismus** mit erhaltenem Bewusstsein, aber schwerster Antriebsstörung.

VORSICHT! Fehldiagnosen sind nicht selten. Ein totales Locked-in-Syndrom ist auch für Experten nur schwer von einem Syndrom der reaktionslosen Wachheit zu unterscheiden.
Schätzungen gehen davon aus, dass 40 % der „Wachkoma-Patienten" tatsächlich keine sind [12].

Behandlungsstrategien und Pflege

Nach der vitalen Stabilisierung wird so schnell wie möglich mit der neurologischen Rehabilitation begonnen, möglichst in einer Spezialabteilung/-klinik (→ 37.1.2).

Die Angehörigen des Patienten werden von Anfang an in Therapie und Pflege einbezogen.

Umgang mit Respekt

Das Fehlen klinischer Zeichen von Bewusstsein ist nicht mit Fehlen von Bewusstsein gleichzusetzen.
Für das interdisziplinäre Team gilt immer die Annahme, dass ausnahmslos jeder Patient ein Bewusstsein und ein Empfindungsvermögen hat. Der Umgang geschieht jederzeit mit Respekt und Feingefühl, alle Maßnahmen werden dem Patienten erklärt.
Menschen im Wachkoma empfinden Schmerzen, sodass eine adäquate Schmerztherapie nötig ist [13].

Grundsätzlich ist eine (teilweise) Rückbildung/Remission des Syndroms der reaktionslosen Wachheit möglich.

Deshalb haben alle pflegerischen Maßnahmen das Ziel, dem Betroffenen Angebote zu machen, auf die er reagieren kann. In der Frühphase ist besonders das Konzept der Basalen Stimulation® geeignet (→ 12.7), aber auch F. O. T. T. (→ 37.2.8), therapeutisches Führen nach Affolter, das Bobath-Konzept (→ 37.6.6) u. a. [13].

37.3 Der Weg zur Diagnose

37.3.1 Neurologische Untersuchung

Die **neurologische Untersuchung** entspricht einer gründlichen Allgemeinuntersuchung mit systematischer Untersuchung von Wachheit, Orientierung, Kognition, Hirnnerven, Muskelkraft, Sensibilität (Berührungs-, Schmerzempfinden, Unterscheidung spitz – stumpf, warm – kalt, Vibration) und Koordination (z. B. Steh-, Gehversuche, Finger-Nase-Versuch ➔ Abb. 37.4).

Bei Kindern vor dem Schulalter fußt die neurologische Untersuchung auf der Beobachtung von Spontanmotorik und -verhalten und der Einschätzung der Entwicklung (➔ 18.2.4). Ggf. werden spezielle Skalen und Tests wie die *Denver Developmental Scale* (➔ Abb. 18.2) für Kinder bis zu 6 Jahren oder Sprachentwicklungstests eingesetzt.

Reflexprüfung

Reflexe des Neugeborenen ➔ Tab. 18.2

Bei der **Reflexprüfung** werden solche Reflexe geprüft, die sich leicht von außen auslösen lassen. Da die Reflexleitung über die Nerven und die Verschaltung im Rückenmark immer gleich ablaufen, kann hierdurch der Schädigungsort eingegrenzt werden.

Zur Reflexprüfung gehören:

- Die an Armen und Beinen auslösbaren **Muskeleigenreflexe** *(MER)*:
  - **Bizepssehnenreflex** (*BSR*, ➔ Abb. 37.6), **Radius-Periost-Reflex** *(RPR)*. Rückenmarksegment C5–C6. Schlag auf den auf der Bizepsehne/distalen Radius liegenden Finger → Armbeugung im Ellenbogen
  - **Trizepssehnenreflex** *(TSR)*. C7–C8. Schlag gegen die Trizepssehne → Armstreckung
  - **Fingerbeugereflex** *(Trömner-, Knipsreflex)*. C7–C8. Schnippen gegen die Fingerbeeren bei leicht gebeugten Fingern → Fingerbeugung
  - **Patellarsehnenreflex** *(PSR)*. L3–L4. Schlag auf die Patellarsehne → Kniestreckung
  - **Tibialis-posterior-Reflex** *(TPR)*. L5. Schlag auf die Sehne des M. tibialis posterior unterhalb des Innenknöchels → Supination des Fußes
  - **Achillessehnenreflex** *(ASR)*. S1. Schlag auf die Achillessehne → Plantarflexion des Fußes
- **Physiologische Fremdreflexe** wie etwa der **Hornhautreflex** (Berührung der Augenhornhaut führt zu Lidschluss) oder der **Bauchhautreflex** (Streichen über die Bauchhaut führt zur gleichseitigen Kontraktion der Bauchmuskulatur)
- **Pathologische Fremdreflexe,** z. B. der **Babinski-Reflex** (➔ Abb. 37.7). Dieser gehört zu den **Pyramidenbahnzeichen,** pathologischen Reflexen, die bei Schädigung der Pyramidenbahn auftreten
- Die Prüfung der **Pupillenreflexe** (*Pupillenreaktionen* ➔ Tab. 37.3).

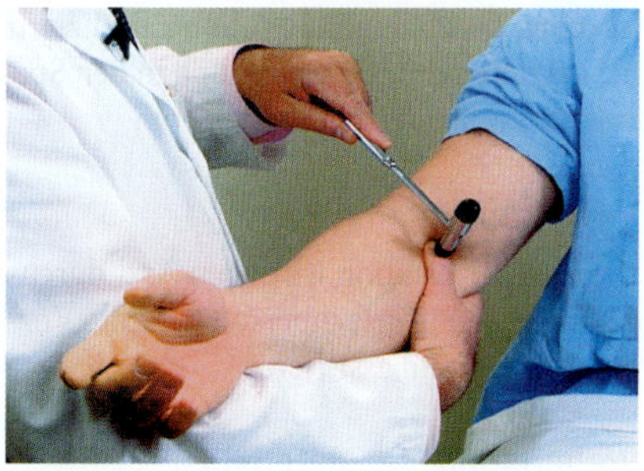

Abb. 37.6 Eigenreflexprüfung, hier des Bizepssehnenreflexes. Ruckartige Muskeldehnung durch Schlag mit dem Reflexhammer führt zur Muskelkontraktion (und hier zu Armbeugung). [G881]

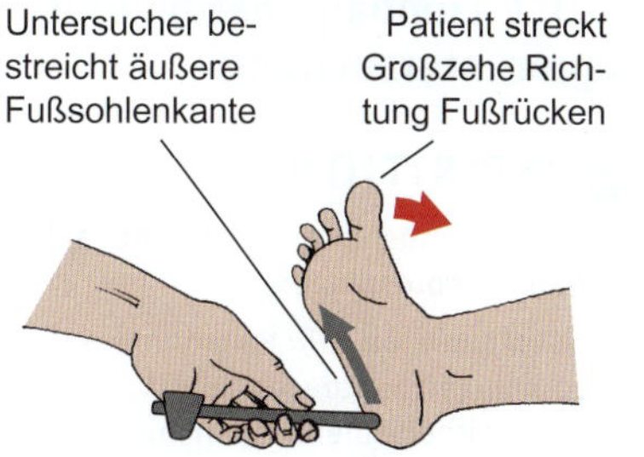

Abb. 37.7 Babinski-Reflex. [L215]

Krankhaft sind:

- Fehlen eines physiologischen Reflexes, Seitenunterschiede zwischen rechts und links
- Eigenreflexsteigerungen, also verbreiterte Reflexzonen oder eine kloniforme Reflexantwort („das Zucken hört gar nicht mehr auf")
- Auslösbarkeit pathologischer Fremdreflexe
- Ungleich weite, entrundete, träge oder gar nicht reagierende Pupillen (falls keine Augenerkrankung vorliegt).

Tab. 37.3 Physiologische und pathologische Pupillenreflexe. Entrundete Pupillen sind praktisch immer ein Alarmsignal.

	Ohne Lichtreiz	Direkte Belichtung	Belichtung des Gegenauges
Normal	Re / Li Pupillen gleich weit	Re / Li Prompte Verengung beider Pupillen auf gleiche Endgröße	Re / Li Prompte Verengung beider Pupillen auf gleiche Endgröße
Amaurotische Pupillenstarre (rechtes Auge blind)	Re / Li Pupillen gleich weit	Re / Li Nicht-Wahrnehmung des Lichtreizes durch das blinde rechte Auge, daher keinerlei Reaktion auf beiden Augen	Re / Li Prompte Verengung beider Pupillen auf gleiche Endgröße (Reizaufnahme durch das gesunde linke Auge, der efferente Reflexschenkel des rechten Auges ist intakt)
Okulomotorius-Lähmung (beidseitig, z. B. bei Hirndruck, oder einseitig, hier rechts, z. B. bei Tumor, wenn der N. oculomotorius gegen die Schädelbasis gedrückt wird)	Re / Li Rechte Pupille weiter, da der pupillenverengende N. oculomotorius gestört ist. Oft beeinträchtigte Augenbeweglichkeit rechts	Re / Li Lichtstarre Pupille rechts, links normale Verengung (normale Reizwahrnehmung durch das rechte Auge, jedoch nur links normale Verengung, da rechts der efferente Reflexschenkel gestört ist)	Re / Li Lichtstarre Pupille rechts, links normale Verengung (normale Reizwahrnehmung durch das linke Auge, jedoch nur links normale Verengung, da rechts der efferente Reflexschenkel gestört ist)

37.3.2 Lumbalpunktion und Liquoruntersuchung

DEFINITION

Liquoruntersuchung: Untersuchung des Liquor cerebrospinalis.

Lumbalpunktion *(LP):* Punktion des liquorhaltigen Subarachnoidalraums im Lendenwirbelsäulenbereich mit einer langen Hohlnadel.

Eine **Lumbalpunktion** kann diagnostischen oder therapeutischen Zwecken dienen:

- Einige neurologische Erkrankungen verändern die Zusammensetzung des Liquors (→ Tab. 37.4). Entsprechend erfolgt eine **Liquoruntersuchung** z. B. bei Verdacht auf ZNS-Entzündungen (→ 37.9), onkologischen Erkrankungen mit häufiger Infiltration ins ZNS, zunehmend auch neurodegenerativen Erkrankungen.
- Therapeutisch können nach Lumbalpunktion größere Liquormengen abgelassen (z. B. bei Hydrozephalus, → 37.5.2) oder Arzneimittel eingebracht werden.

Eine Lumbalpunktion ist auch ambulant möglich.

Bei erhöhtem Hirndruck (→ 37.5) darf die Lumbalpunktion nicht durchgeführt werden, weil das Gehirn dann infolge der Druckentlastung im Lumbalbereich nach unten in Richtung Wirbelkanal „rutschen“ und lebenswichtige Zentren im großen Hinterhauptloch eingeklemmt würden. Da eine Stauungspapille mindestens einen Tag Zeit zur Ausbildung braucht, ist die Spiegelung des Augenhintergrunds bei einer akuten Hirndruckerhöhung nicht zuverlässig. Hier erfolgt deshalb eine CT oder MRT.

Auch bei Entzündung im Bereich der Punktionsstelle oder Gerinnungsstörungen ist eine Lumbalpunktion kontraindiziert; bei Letzteren droht eine Blutung in den Spinalkanal mit Querschnittssyndrom.

Vorbereitung

Die Lumbalpunktion wird vom Arzt durchgeführt. Die Pflegefachperson trifft die Vorbereitungen und assistiert.

Vorbereitung der Materialien

- Aktuelle Blutgerinnungswerte, Aufklärungsbogen, unterschriebene Einverständniserklärung
- Hände- und Hautdesinfektionsmittel, evtl. Rasierer
- Alles für die Lokalanästhesie
- Sterile Handschuhe, steriles Abdeck-/Lochtuch, sterile Tupfer und Kompressen
- Bei Medikamentenapplikation u. a. Risikofaktoren Mund-Nasen-Schutz für Arzt und assistierende Pflegefachperson, zunehmend wird das generelle Tragen eines Mund-Nasen-Schutzes vom Punktierenden befürwortet
- Mehrere Lumbalpunktionskanülen mit unterschiedlichen Durchmessern und Längen
- Liquorröhrchen für die geplanten Untersuchungen, alles zur Blutabnahme und zwei Serumröhrchen für Vergleichsbestimmungen aus dem Blut, Laboranforderungsscheine
- Evtl. graduiertes Steigrohr nach Queckenstedt mit Ansatz für die Liquordruckmessung [14].

Vorbereitung des Patienten

- Bei prophylaktischer Heparinisierung zur Thromboseprophylaxe letzte Dosis spätestens 8 Std. vor der Punktion verabreichen, orale Antikoagulation nach Arztanordnung
- Ggf. Prämedikation verabreichen
- Patienten beruhigen, es besteht keine Gefahr einer Rückenmarkverletzung, da das Rückenmark beim Erwachsenen im Bereich des 1./2. Lendenwirbelkörpers endet und die Punktion tiefer stattfindet
- Vor der Punktion Blut abnehmen lassen.

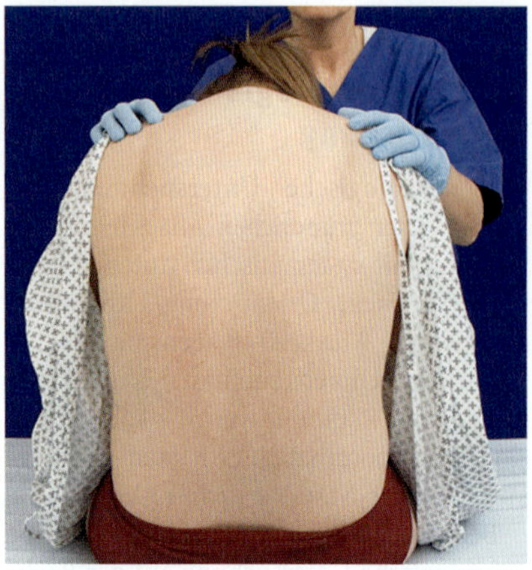

Abb. 37.8 Positionierung für eine Lumbalpunktion im Sitzen. Die Pflegende unterstützt die Krümmung der Wirbelsäule. Zur Stabilisierung kann der Patient seine Knie mit den Armen umfassen. [K115]

Durchführung

Die Lumbalpunktion erfolgt bei Säuglingen im Liegen, bei älteren Kindern und Erwachsenen im Liegen oder Sitzen, wobei die Lendenwirbelsäule maximal gebeugt sein soll, damit die Dornfortsätze auseinanderweichen.

- Bei der **Punktion im Sitzen** sitzt der Patient am seitlichen Rand auf der Liege, stellt die Füße auf einen Hocker, beugt Kopf und Schultern weit nach vorn und macht einen Rundrücken („Katzenbuckel“).
  Zur Unterstützung dieser Lage umfasst er außerdem seine Knie mit den Armen (→ Abb. 37.8). Bei der **Punktion im Liegen** liegt der Patient auf der Seite. Er macht einen Rundrücken, indem er Kopf und Schultern nach vorn neigt, die Knie anzieht und sie eventuell mit den Armen umfasst
- Nach Hautdesinfektion und ggf. Lokalanästhesie sticht der Arzt die Punktionsnadel zwischen dem 3. und 4. (alternativ und bei Kindern 4. und 5.) LWS-Dornfortsatz ein und schiebt sie vor, bis Liquor fließt (→ Abb. 37.9). Währenddessen beruhigt die Pflegefachperson den Patienten, unterstützt seine korrekte Position und verhindert Abwehrbewegungen

Tab. 37.4 Normale und pathologische Liquorbefunde. [14]

	Normalbefund	Pathologische Befunde (Bsp.)
Aussehen	Wasserklar	Trübe, eitrig, blutig, gelblich (= xanthochrom, bei länger zurückliegender Blutung)
Zellen	≤ 5/µl	Erhöhte Zellzahl und Verschiebung des Verhältnisses der weißen Blutkörperchen zueinander bei Entzündungen, abnorme Zellen, z. B. bei Leukämie
Eiweiß	< 0,5 g/l	Erhöht bei Schrankenstörung, Antikörperproduktion im ZNS, beide z. B. bei Entzündungen. Oligoklonale Banden (→ 37.10)
Glukose	Gut 50 % des Blutzuckers	Erniedrigt bei bakteriellen und tuberkulösen Entzündungen durch den Glukoseverbrauch der Bakterien
Mikrobiologie/ Serologie	Keine Erreger, keine Antikörper	Bakterien oder Pilze unter dem Mikroskop sichtbar. Antikörper- oder Erregernachweis → 30.5.4

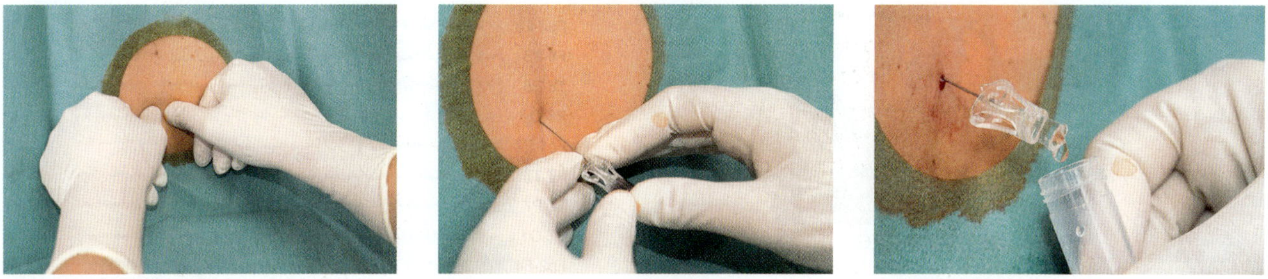

a Ertasten der Dornfortsätze zum Auffinden der Punktionsstelle.

b Einstechen der Spinalnadel mit innen liegendem Mandrin.

c Abtropfen des hier wasserklaren Liquors in das Laborröhrchen.

Abb. 37.9 Durchführung der Lumbalpunktion. [K115]

- Bei Verdacht auf erhöhten Liquordruck oder behinderte Liquorzirkulation, etwa bei einem Rückenmarkstumor, wird vor der Liquorabnahme im Liegen ein Steigrohr zur Liquordruckmessung angesetzt. Steigt bei Kompression der V. jugularis oder Bauchpresse des Patienten der spinale Druck *nicht,* besteht der Verdacht auf ein Hindernis **(Queckenstedt-Versuch)**
- Dann wird die benötigte Liquormenge aufgefangen, die Punktionsnadel entfernt und die Punktionsstelle steril verbunden. Es werden drei Reagenzgläser zum Auffangen des Liquors benutzt; evtl. Blutbeimengungen aus dem Stichkanal können so herausgewaschen und von einer Subarachnoidalblutung abgegrenzt werden **(Drei-Gläser-Probe).**

Nachbereitung

- Patienten nach seinem Befinden fragen, Vitalzeichen kontrollieren
- Patienten informieren, sich bei Beschwerden jeglicher Art sofort zu melden
- Materialien entsorgen und Liquor rasch ins Labor bringen.

Komplikationen

Häufigste Folge ist ein **postpunktionelles Syndrom** mit Kopfschmerzen (beim Aufrichten/Stehen zunehmend), Übelkeit sowie evtl. Schwindel und Sehstörungen. Seine Ursache liegt am ehesten in einem Liquorverlust durch den Stichkanal. Meist reichen Bettruhe, Koffeingabe sowie ggf. Schmerzmittel. Ansonsten ist ein **epiduraler Eigenblutpatch** möglich, bei dem das mutmaßliche Leck durch Injektion von 10–20 ml (steril entnommenem) Eigenblut „abgedichtet“ wird.

Ernste Komplikationen wie eine durch die Punktion verursachte Hirnhautentzündung (nach 1–2 Tagen), lokale Infektionen oder Blutungen sind sehr selten.

37.3.3 Elektroenzephalografie

DEFINITION

Elektroenzephalografie *(EEG):* Kontinuierliche Registrierung und Aufzeichnung der durch die Nervenzellaktivität im Bereich der Hirnrinde auftretenden elektrischen Spannungen.

Ein **EEG** ist beispielsweise indiziert zur Diagnostik und Verlaufskontrolle bei Epilepsie, im Rahmen der Schlaflaboruntersuchung, zur Beurteilung der Gehirnaktivität im Koma und zur Hirntoddiagnostik (→ 43.14).

An definierten Positionen der Schädeldecke werden Kopfhautelektroden zur Registrierung der elektrischen Spannungen angebracht (→ Abb. 37.10). Im *Elektroenzephalografen* werden die elektrischen Spannungen verstärkt und aufgezeichnet.

Die Untersuchung ist nebenwirkungs- und schmerzfrei.

Am häufigsten ist das **Ruhe-EEG** am wachen Patienten. Beim **Provokations-EEG** wird z. B. durch Flackerlicht versucht, krankhafte Veränderungen auszulösen. Ein **Langzeit-EEG** erfolgt mindestens über einige Stunden, oft 1–2 Tage und ist mittels tragbarer Geräte auch als **mobiles Langzeit-EEG** möglich. Kombination von Videoüberwachung und EEG im **Video-EEG** *(EEG-Video-Monitoring)* erleichtert die Zuordnung unklarer Anfälle.

Pflege

- Ggf. Haare/Kopfhaut vor der Untersuchung waschen (lassen), da Fett und Haarsprayreste die Registrierung behindern
- Patienten nicht nüchtern lassen, da Hypoglykämie das EEG verändern kann, keine anregenden Getränke wie Cola, Kaffee oder Tee geben
- Arzneimittel angeben, die der Patienten vor der Untersuchung eingenommen hat, da verschiedene Wirkstoffe (z. B. Diazepam) das EEG verändern. Ebenfalls angeben, ob eine Epilepsie bekannt ist
- Patienten ggf. begleiten, bei Kindern sollte ein Elternteil anweisend sein
- Bei ambulantem Langzeit-EEG Patienten zur Protokollierung instruieren.

Normalbefund

- Bei Kindern altersabhängige Muster
- Beim Erwachsenen bei geöffneten Augen hochfrequenter (sehr schneller) Beta-Rhythmus, bei geschlossenen Augen und Entspannung niederfrequentere Alpha-Wellen. Die Theta- und Delta-Wellen sind am langsamsten und kommen normalerweise nur im Tiefschlaf vor.

Typische pathologische Befunde

- Bei der Epilepsie (→ 37.8.2) werden während, teils auch zwischen den Anfällen charakteristische **epilepsietypische Potenziale** aus *Spikes und Waves* („Spitzen und Wellen“) registriert, die oft durch Schlafentzug oder Lichtreize provoziert werden können
- Tumoren oder Blutungen können zu **Herdbefunden** mit kontinuierlich oder intermittierend langsamen Wellen über den geschädigten Hirnarealen führen
- **Allgemeinveränderungen** (meist Verlangsamung, in allen Ableitungen) treten bei diffusen Hirnerkrankungen sowie Bewusstseinstrübung auf
- Beim **Hirntod** (→ 43.14) sind keine elektrischen Spannungen der Nervenzellen mehr nachweisbar (**Null-Linien-EEG,** *isoelektrisches EEG*). Achtung: Meist sieht man dann im EEG die EKG-Kurve, da die Spannungen der noch arbeitenden Herzmuskelzellen bis zur Kopfschwarte fortgeleitet werden.

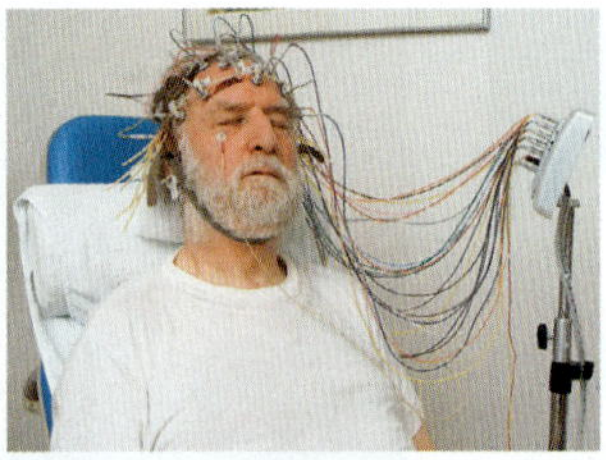

Patient beim Ruhe-EEG.

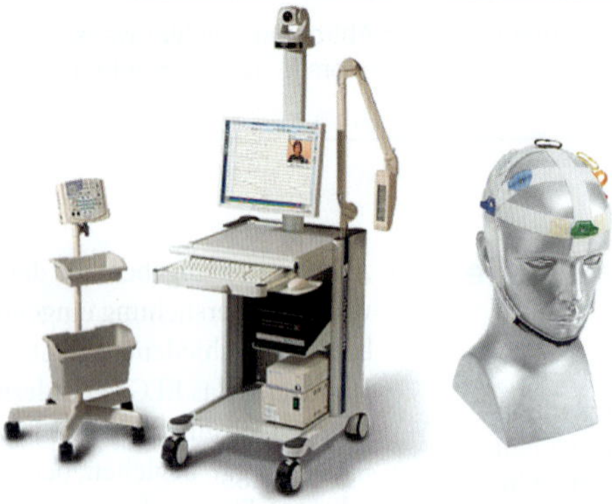

Links EEG-Gerät, rechts EEG-Haube.

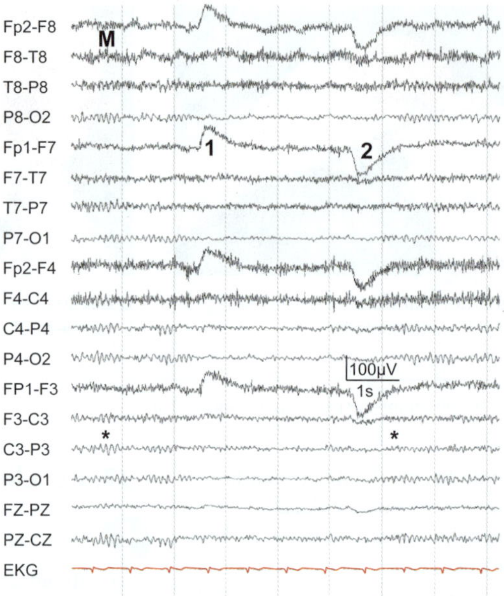

Normales Ruhe-EEG. M = Muskelaktivität. * = Alpha-Grundrhythmus, der durch Augenöffnen (1) unterbrochen wird (2 = Augenschluss).

Abb. 37.10 Ruhe-EEG. [K115, V818, M459]

37.3.4 Evozierte Potenziale

DEFINITION

Evozierte Potenziale *(EP)*: EEG-gestützte Untersuchung, die die elektrische Aktivität des ZNS als Antwort auf definierte Sinnesreize misst.

Bei der Untersuchung der **evozierten Potenziale** wird das zu untersuchende Sinnesorgan durch einen definierten Reiz erregt, die resultierende Antwort an verschiedenen Punkten der Leitungsbahn (peripherer Nerv, Rückenmark, Gehirn) gemessen und von einem Computer ausgewertet:

- Bei den **visuell evozierten Potenzialen** *(VEP)* wird der Sehsinn z. B. durch das Betrachten von Schachbrettmustern erregt. Indikation ist z. B. die Frage nach einer (abgelaufenen) Sehnervenentzündung bei Verdacht auf Multiple Sklerose (→ 37.10)
- Bei den **akustisch evozierten Potenzialen** *(AEP)* werden dem Ohr definierte Schallreize zugeführt. Die Untersuchung ist z. B. bei Verdacht auf Hirnstammschädigung angezeigt, etwa nach einem Schädel-Hirn-Trauma (→ 37.13.1). Außerdem ermöglicht sie eine objektive Gehörprüfung, z. B. bei Kleinkindern
- Die Ableitung der **somatosensibel evozierten Potenziale** *(SSEP)* erfordert meist eine direkte Nervenreizung und erfolgt bei Verdacht auf eine Störung der Leitung in Rückenmark oder Gehirn (etwa bei Multipler Sklerose)
- Bei den **motorisch evozierten Potenzialen** *(MEP)* wird die motorische Großhirnrinde von außen mittels eines Magneten stimuliert (daher auch *magnetisch evozierte Potenziale*). Gemessen wird, wann und wie stark der Reiz beim Muskel (z. B. Fußheber) ankommt. Diese Untersuchung ist für den Patienten unangenehm, da der Magnet laut knallt und der Muskel unwillkürlich zum Zucken gebracht wird. Die Indikationen entsprechen denen der SSEP.

37.3.5 Elektromyografie, Elektroneurografie

DEFINITION

Elektromyografie *(EMG)*: Ableitung und Registrierung der elektrischen Aktionspotenziale eines Muskels.

Elektroneurografie *(ENG)*: Ableitung und Registrierung der elektrischen Aktionspotenziale eines Nervs.

Hauptzweck der **Elektromyografie** ist festzustellen, ob eine Lähmung Folge einer Muskel- oder einer peripheren Nervenschädigung ist. Oberflächenelektroden werden aufgeklebt, Nadelelektroden in den Muskel eingestochen. Danach wird die elektrische Aktivität des Muskels in Ruhe und bei willkürlicher Bewegung untersucht.

Bei der **Elektroneurografie** (*ENG*, → Abb. 37.11) reichen in aller Regel Oberflächenelektroden. Der Nerv wird elektrisch gereizt und der Impuls ein Stück weiter wieder registriert. Dies erlaubt die Berechnung der (stark altersabhängigen) **Nervenleitgeschwindigkeit** *(NLG)*, z. B. bei Verdacht auf Polyneuropathie (→ 37.15.1).

Elektromyografie und Elektroneurografie sind für den Patienten unangenehm und manchmal schmerzhaft. Bei Antikoagulation dürfen keine Nadelelektroden benutzt werden.

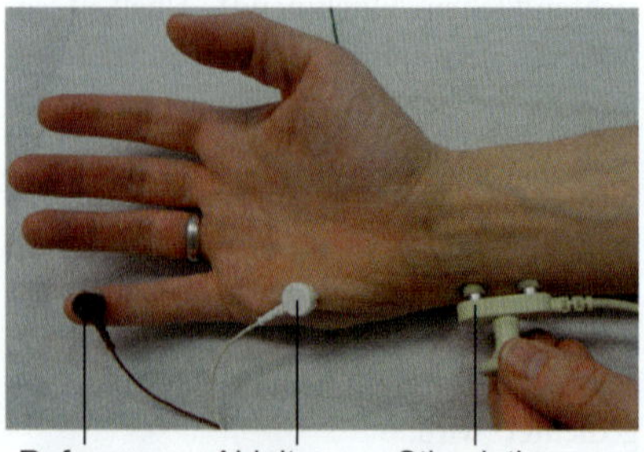

Abb. 37.11 Elektroneurografie. [M459]

37.3.6 Bildgebende Verfahren

Bildgebende Verfahren → 42.6

Die wichtigsten bildgebenden Verfahren in der Neurologie sind die **CT** und die **MRT.** Varianten sind u. a. **CT- bzw. MR-Angiografie,** spezielle **Schlaganfallprotokolle** (→ 37.6.3) sowie die **funktionelle MRT** zur Darstellung aktiver Gehirngebiete.

Die **Doppler-** und **Farb-Duplex-Sonografie** (→ 42.6.6) der extrakraniellen hirnversorgenden Arterien und der Hirnbasisarterien dient z. B. der Suche nach Arterienstenosen, aber auch der Hirntoddiagnostik (→ 43.14). Die **transkranielle Dopplersonografie** *(TCD)* bzw. **transkranielle Farb-Duplex-Sonografie** *(TCCD)* mit Aufsetzen des Schallkopfs auf den Schädel untersucht den Blutfluss *im* Gehirn, z. B. nach Subarachnoidalblutung.

37.4 Fehlbildungen und Entwicklungsstörungen des Nervensystems

Anenzephalus, Mikro-und Makrozephalus → Tab. 34.17

37.4.1 Neuralrohrdefekte

DEFINITION

Neuralrohrdefekt: Angeborene Verschlussstörung der Wirbelsäule, in stärkerer Ausprägung verbunden mit Fehlbildung des Rückenmarks, meist im Lendenwirbel- oder Sakralbereich. Prognose abhängig von Ausprägung und Höhe des Defekts.

Krankheitsursache und Einteilung

Neuralrohrdefekten liegt ein unvollständiger Verschluss der Hinterseite der Wirbelsäule und des Neuralrohrs zugrunde (→ Abb. 37.12). Die Ursache ist wahrscheinlich multifaktoriell.

- Eine Minimalform ist die **Spina bifida occulta,** bei der ein Spalt im Wirbelbogen vorhanden ist, das Rückenmark und seine Hüllen jedoch meist intakt sind. Mitunter ist das Rückenmark im Bereich des Konus mit den Hüllstrukturen verwachsen **(Tethered cord),** was zu neurologischen Problemen führen kann
- Zur **Spina bifida aperta** zählen:
  - Die **Meningozele** mit Vorwölbung der Hirnhäute durch den Spalt
  - Die **Meningomyelozele** mit Vorwölbung auch des an dieser Stelle geschädigten Rückenmarks bzw. der Nervenwurzeln
  - Die **Myelozele** mit Duradefekt und Freiliegen des fehlgebildeten Rückenmarks
- Ein Teil der Kinder hat zusätzlich eine **Chiari-Malformation** *(Arnold-Chiari-Syndrom),* bei dem Anteile von Kleinhirn und Medulla oblongata durch das Foramen magnum in den Spinalkanal verschoben sind. Häufige Folge ist ein Hydrozephalus (→ 37.5.3)
- Selten und nicht mit dem Leben vereinbar ist der **Anenzephalus** mit Fehlen größerer Teile des Gehirns, der Hirnhäute und des Gehirnschädels.

Symptome, Befund und Diagnostik

Bei der Spina bifida occulta bestehen oft keine neurologischen Ausfälle. Häufig fällt die Hautpartie über dem Defekt z. B. durch Behaarung, auffällige Pigmentierung oder eine abnorme Einziehung auf.

Bei den übrigen Formen bestehen unterschiedlich schwere neurologische Ausfälle wie Lähmungen der unteren Extremität, Fußdeformitäten, Sensibilitätsstörungen, Blasen- und Darmentleerungsstörungen, wobei die Höhe des obersten betroffenen Segments die Ausfälle bestimmt.

Ein Teil wird schon vor der Geburt sonografisch diagnostiziert. Nach der Geburt stellt eine MRT die Ausdehnung der Fehlbildung dar.

Behandlungsstrategie

Die Behandlung ist interdisziplinär: neurochirurgische Operation (bei Hautdefekten wegen der Infektionsgefahr bereits am ersten Lebenstag), orthopädische und urologische Behandlung, Physiotherapie, später je nach Erfordernis u. a. Ergotherapie, Hilfsmittelversorgung.

Prävention und Gesundheitsberatung

Eine gute Folsäureversorgung der Mutter senkt das Risiko eines Neuralrohrdefekts. Frauen mit Kinderwunsch und in der Frühschwangerschaft wird deshalb die Einnahme von 400 µg Folsäure täglich empfohlen (→ 34.13.2).

37.4.2 Infantile Zerebralparese

DEFINITION

Infantile Zerebralparese *(ICP, CP):* Durch frühkindliche Hirnschädigung (vor, während oder kurz nach der Geburt) ausgelöstes Krankheitsbild mit spastischen Lähmungen und Koordinationsstörungen. Manchmal mit Intelligenzminderung und Epilepsie einhergehend. Häufigkeit ca. 2 ‰.

Krankheitsentstehung

Die wichtigsten Ursachen einer **infantilen Zerebralparese** sind:

- *Während der Schwangerschaft* intrauterine Infektionen (z. B. Röteln), Plazentainsuffizienz (→ 34.15.3)
- *Während der Geburt* Asphyxie (→ 34.24.3), Hirnblutung (→ 34.24.8)
- *In der Neugeborenenzeit* ZNS-Infektionen (→ 37.9), Hirnblutung (→ 37.7).

Symptome, Befund und Diagnostik

Die Symptome hängen von Ort und Ausmaß der Gehirnschädigung ab. Typischerweise fallen die betroffenen Säuglinge zunächst

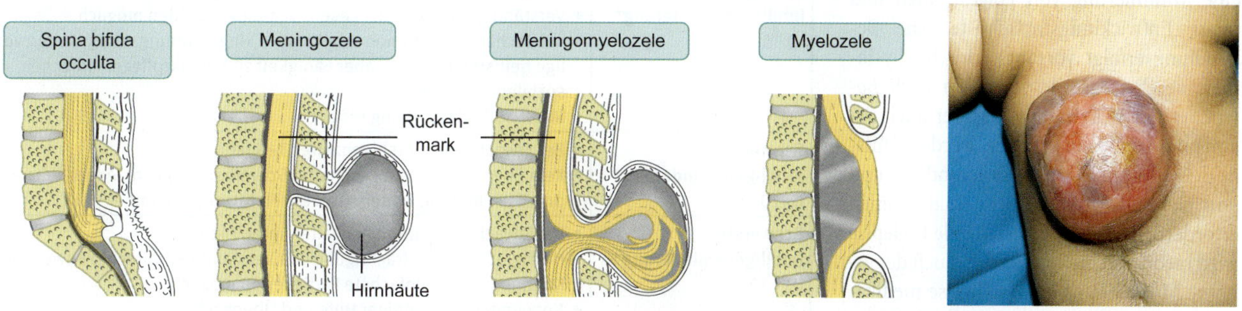

Abb. 37.12 Links die verschiedenen Neuralrohrdefekte im Bereich der Wirbelsäule, rechts Säugling mit thorakolumbaler Meningomyelozele. [L138, O530]

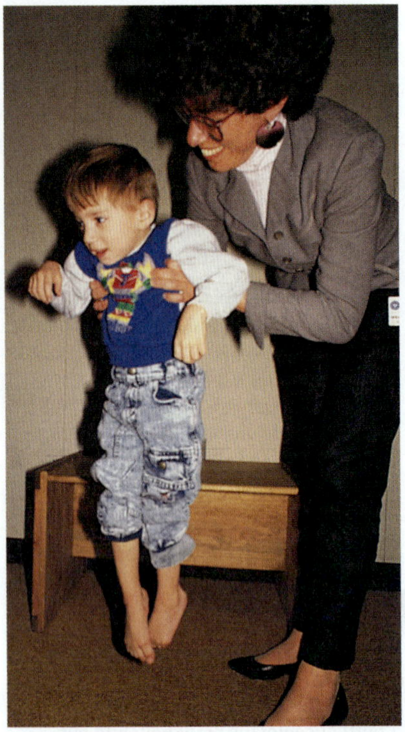

Abb. 37.13 Kind mit Zerebralparese und charakteristischer Adduktion und Innenrotation der Beine sowie Spitzfußhaltung. [G1146]

durch Veränderungen des Muskeltonus (→ 37.2.5) und abnorme Reflexe (→ 34.24) auf. Im 6.–18. Lebensmonat treten spastische Lähmungen (→ 37.2.4) mit gesteigerten Muskeleigenreflexen und typischen Fehlhaltungen auf (→ Abb. 37.13). Häufig bestehen zusätzlich *extrapyramidale Bewegungsstörungen* (vor allem ausfahrende, unkoordinierte, z. T. schraubenartige Bewegungen) und eine Beeinträchtigung der Körperhaltungs- und Bewegungskontrolle. In schweren Fällen zeigt das Kind eine geistige Entwicklungsstörung, Krampfanfälle, Seh- und Sprachentwicklungsstörungen.

Behandlungsstrategie und Pflege

Eine Heilung ist nicht möglich, wohl aber eine Minimierung von Folgeschäden und meist Entwicklungsfortschritte. Die Behandlung erfolgt vorrangig durch Physiotherapie (hierzulande vor allem nach *Bobath*, → 37.6.6, und *Vojta*), später auch Ergo- und Logopädie. Häufig werden Hilfsmittelversorgung, stabilisierende und korrigierende orthopädische Maßnahmen erforderlich. Eine evtl. bestehende Epilepsie wird medikamentös behandelt, auch der erhöhte Muskeltonus kann teilweise medikamentös gesenkt werden (z. B. durch Baclofen, → 37.10).

Grundlegend ist, die Eltern in alle Maßnahmen einzubeziehen, sie zu unterstützen und zu motivieren, ihre Hoffnung zu erhalten und sie dort abzuholen, wo sie stehen. So kann Vertrauen entstehen, das grundlegend für einen positiven Behandlungsverlauf ist.

37.4.3 Intelligenzminderung

DEFINITION

Intelligenzminderung *(geistige Behinderung)*: (Deutliche) Minderung der kognitiven Fähigkeiten mit den daraus resultierenden Verhaltens- und emotionalen Auffälligkeiten.

Eine einheitliche Definition der **Intelligenzminderung** gibt es nicht, Alternativbezeichnungen/-definitionen sind jedoch ebenfalls umstritten.

Krankheitsentstehung

Die Ursachen einer Intelligenzminderung sind zahlreich, z. B.:

- Chromosomenstörungen, z. B. Down-Syndrom (→ 34.24.1), **Fragiles-X-Syndrom** (u. a. mit erhöhter Brüchigkeit des X-Chromosoms, äußeren Auffälligkeiten, geistiger Retardierung), andere genetische Fehlbildungssyndrome
- Stoffwechselstörungen, z. B. unbehandelte Schilddrüsenunterfunktion (→ 26.3.4) oder Phenylketonurie (→ Tab. 26.1)
- Prä- und perinatale Schädigungen des ZNS, z. B. Alkoholkonsum der Mutter in der Schwangerschaft (→ 34.13.2), Infektionen, Asphyxie oder Hirnblutung
- Postnatale Faktoren wie ZNS-Infektionen (→ 37.9), Schädel-Hirn-Trauma (→ 37.13.1), (schwere) Mangelernährung.

Vielfach bleibt die Ursache unklar.

Symptome, Befund und Diagnostik

Bei Verdacht durch Auffälligkeiten in Entwicklung oder Alltag kann der **Intelligenzquotient** *(IQ)* durch verschiedene Tests (z. B. *Hamburg-Wechsler-Intelligenztest*) ermittelt werden, um einen Anhaltspunkt z. B. zu realistischen Förderungszielen zu gewinnen (→ Tab. 37.5). Der durchschnittliche IQ liegt bei 100, als normal gilt ein IQ über 85, bei einem IQ von 70–84 spricht man von **niedriger Intelligenz** oder *Lernbehinderung.*

Zur Ursachenklärung und Differenzialdiagnose sind oft weitere Untersuchungen erforderlich (z. B. Blutuntersuchung, EEG, Chromosomenanalyse).

Behandlungsstrategie

Eine ursächliche Therapie ist meist nicht möglich. Um eine höchstmögliche Selbstständigkeit der Kinder zu erreichen, sollen diese in Familie und sonderpädagogischen Einrichtungen ihren Fähigkeiten gemäß gefördert werden. Ziel ist immer eine bestmögliche Integration in die Gesellschaft.

37.5 Intrakranielle Druckerhöhung

DEFINITION

Intrakranieller Druck (*Hirndruck*, engl. *intracranial pressure, ICP*): Druck innerhalb der Schädelhöhle. Beim gesunden

Tab. 37.5 Klassifikation der Intelligenzminderung, leicht verändert nach [15].

Klassifikation, IQ	Charakterisierung
Leichte Intelligenzminderung IQ 50–69	• Bei Erwachsenen Intelligenzalter 9–12 Jahre • Lernschwierigkeiten, aber Berufstätigkeit, Pflege sozialer Kontakte etc. möglich
Mittelgradige Intelligenzminderung* IQ 35–49	• Bei Erwachsenen Intelligenzalter 6–9 Jahre • Verständigung, begrenzt Lesen, Schreiben, Zählen möglich • In beschütztem Rahmen arbeits- und eingliederungsfähig, selten völlige Selbstständigkeit, aber Fähigkeit zu Kontaktpflege, einfachen sozialen Leistungen • Meist Selbstversorgung möglich
Schwere Intelligenzminderung* IQ 20–34	• Bei Erwachsenen Intelligenzalter 3–6 Jahre • Kein Erlernen z. B. von Lesen und Schreiben möglich, jedoch lebenspraktisch bildbar. Dauerhafter Unterstützungsbedarf
Schwerste Intelligenzminderung* IQ < 20	• Bei Erwachsenen Intelligenzalter unter 3 Jahren • Hochgradige Beeinträchtigung von Verständnis, Sprache, Bewegung, Kontinenz, evtl. einfachste Fertigkeiten möglich • Notwendigkeit ständiger Hilfe und Überwachung

* Teilweise nur Unterteilung in leichte und schwere Intelligenzminderung (IQ 50–69 bzw. < 50)

Erwachsenen < 15 mmHg mit kurzzeitig höheren Werten beispielsweise beim Pressen. Normwerte für Kinder niedriger.

intrakranieller Druckerhöhung (*Hirndruckerhöhung,* engl. *increased intracranial pressure, IICP*): Pathologischer Anstieg des Drucks im Schädel mit daraus resultierender Schädigung des Gehirns, bedingt durch eine Vielzahl von Ursachen. Lebensgefährlich.

37.5.1 Chronische intrakranielle Druckerhöhung

DEFINITION

Chronische intrakranielle Druckerhöhung: Langsamer Druckanstieg im Schädelinnern, oft über Monate. Prognose abhängig von Ursache, Höhe und Dauer der Hirndrucksteigerung.

Krankheitsentstehung

Häufige Ursachen einer **chronischen intrakraniellen Druckerhöhung** sind:

- Hirntumoren (→ 37.12.1)
- Liquorresorptionsstörungen, z. B. nach einer Meningitis (→ 37.9.1) oder Subarachnoidalblutung (→ 37.7.1).

Symptome, Befund und Diagnostik

Leitsymptome der chronischen Hirndruckerhöhung sind:

- Zunehmende Kopfschmerzen, v. a. morgens
- Sehstörungen durch Druck auf den Sehnerv und Doppelbilder infolge eingeschränkter Augenbeweglichkeit durch Beeinträchtigung von N. oculomotorius und N. abducens
- Psychische Veränderungen (Antriebslosigkeit, Gedächtnisstörungen)
- Übelkeit, Nüchternerbrechen nach dem Aufstehen, Schluckauf
- Später Bewusstseinstrübung bis zum Koma und vegetative Störungen durch Hirnstammbeteiligung.

Zusätzlich können Symptome durch die Grunderkrankung bestehen, etwa Lähmungen durch einen Tumor.

Besteht der erhöhte Hirndruck bereits einige Zeit, kann der Arzt beim Spiegeln des Augenhintergrunds eine Stauungspapille feststellen. Ggf. ist eine invasive Hirndruckmessung angezeigt. CT/MRT zeigen Folgen (z. B. Mittellinienverlagerung) und häufig die Ursache der Hirndruckerhöhung.

Behandlungsstrategie

Die (intensivmedizinische) Behandlung erfolgt mehrgleisig:

- Symptomatische Bekämpfung des Hirndrucks v. a. durch Gabe von Glukokortikoiden und osmotisch wirksamen Substanzen (z. B. Mannitol 20 %), Blutdruck-, Temperaturregulation, Ausgleich des Glukose-, Wasser- und Elektrolythaushalts sowie ausreichende Sauerstoffversorgung
- Behandlung der zugrundeliegenden Erkrankung, z. B. Entfernung des Gehirntumors
- Ggf. Drucksenkung durch Anlage eines Shunts und Liquorableitung (→ Abb. 37.15).

Pflege

Die Pflege umfasst je nach Ausmaß der Druckerhöhung:

- Bettruhe mit Oberkörperhochlagerung um 20–30°. Eine steilere Lagerung verschlechtert die Hirndurchblutung. Flach- oder Seitenlagerung erfolgen so wenig wie möglich und nur nach Rücksprache mit dem Arzt
- Lagerung des Kopfes gerade und in Mittelstellung, da in dieser Position der venöse Abfluss über die Jugularvenen am besten ist
- Übernahme von pflegerischen Maßnahmen wie z. B. der Körperpflege. Alle Maßnahmen werden zuvor mit dem Arzt abgesprochen und ohne Hektik ausgeführt
- Engmaschige Kreislaufkontrolle. Ein zu niedriger Blutdruck verschlechtert die Hirndurchblutung zusätzlich, ein zu hoher erhöht den intrakraniellen Druck
- Kontrolle der Körpertemperatur. Diese soll nicht über 37,5 °C ansteigen, da bei Fieber der zerebrale Sauerstoffbedarf steigt
- Kontrolle von Atmung, Allgemeinbefinden, Bewusstsein (→ 12, → 37.2.11) und Pupillenreaktion (→ Tab. 37.3), vegetativen Symptome und Nackensteifigkeit, um frühzeitig eine Verschlechterung zu erkennen
- Flüssigkeitsbilanzierung (→ 8.1.2), ggf. stündlich. Angestrebt wird eine ausgeglichene bis leicht negative Bilanz
- Bei Bedarf intensivmedizinische Betreuung (→ Kap. 45) einschließlich Beatmungstherapie, Hirndruckmessung, arterieller Blutdruckmessung und Pulsoximetrie.

Patientenbeobachtung

Risikopatienten (z. B. mit Gehirntumoren) werden sorgfältig auf die Symptome einer Hirndruckerhöhung oder drohenden Einklemmung beobachtet, v. a. auf Bewusstseinstrübung, Nackensteife, vegetative Symptome, Pupillenveränderungen und Atemstörungen.

37.5.2 Hydrozephalus

DEFINITION

Hydrozephalus: Pathologische Erweiterung der Liquorräume. Im eigentlichen Sinne nur solche Erweiterungen der Liquorräume, die durch eine Erhöhung des Liquordrucks (nicht aber z. B. eine Gehirnatrophie) bedingt sind.

Krankheitsentstehung

Erhöhte Liquorproduktion (selten), behinderte Liquorresorption (z. B. nach Meningitis, → 37.9.1) oder behinderter Liquorabfluss (*Verschlusshydrozephalus,* z. B. durch Tumoren (→ 37.12.1), angeborene Verschlüsse der liquorableitenden Wege) stören das Gleichgewicht zwischen Liquorproduktion und -abfluss. Die Liquorräume im Gehirn erweitern sich.

Symptome, Befund und Diagnostik

Beim Säugling und Kleinkind führt der **Hydrozephalus** zur Aufweitung der noch offenen Schädelnähte und Vorwölbung von Stirn und Fontanellen. Der Schädelumfang des Kindes ist für seine Körpergröße viel zu groß (→ Abb. 37.14). Typisch ist außerdem das **Sonnenuntergangsphänomen:** Durch Blicklähmung sind die Pupillen nach unten gerichtet, oberhalb der Pupillen ist ein weißer Sklerasaum sichtbar. Die psychomotorische Entwicklung der Kinder ist verzögert, viele haben eine Spastik (→ 37.2.5) oder epileptische Anfälle (→ 37.8).

Beim Jugendlichen und Erwachsenen zeigt sich der Hydrozephalus durch die Symptome der chronischen intrakraniellen Druckerhöhung (→ 37.5.1).

Die Diagnostik erfolgt bei Säuglingen v. a. mittels **Schädelsonografie** (durch die offenen Schädelnähte und -fontanellen), ansonsten durch CT und MRT.

Sonderformen bei Erwachsenen sind:

- Der ursächlich unklare **(idiopathische) Normaldruckhydrozephalus,** der vor allem ältere Menschen betrifft (Leit-

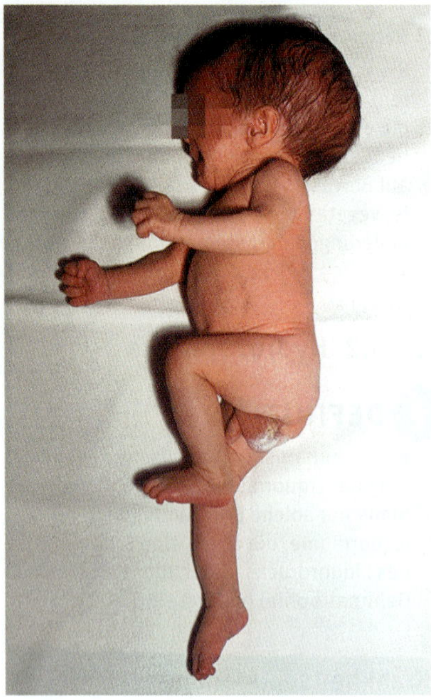

Abb. 37.14 Hydrozephalus mit deutlicher Schädelvergrößerung bei einem Säugling. [T112]

symptome Gangstörung, Demenz, Inkontinenz). Der Hirndruck ist immer wieder nur kurzzeitig erhöht. Diagnostisch erfolgt zusätzlich eine Liquorableitung durch Lumbalpunktion oder mehrtägige Lumbaldrainage **(Spinal-Tap-Test)**, die bei Normaldruckhydrozephalus die Beschwerden bessert

- Die **idiopathische intrakranielle Hypertension** mit den Leitsymptomen Übergewicht, Kopfschmerzen und Sehstörungen. Die Ursache ist nicht bekannt, häufig sind übergewichtige Frauen in gebärfähigem Alter betroffen.

Behandlungsstrategie

Bei akuter Entgleisung wird der Liquor evtl. vorübergehend über eine **externe Ventrikeldrainage** abgeleitet: Über ein Bohrloch im Schädel wird ein Seitenventrikel punktiert und ein spezielles System mit Liquorauffangbeutel angeschlossen. Über einen Druckaufnehmer und eine zugehörende Messleiste kann auch der Hirndruck gemessen werden.

Eine kausale Behandlung des Hydrozephalus (z. B. durch Operation einer Fehlbildung) wird angestrebt, ist aber oft nicht möglich. Alternativ kann bei einem Verschlusshydrozephalus versucht werden, den Verschluss mikrochirurgisch zu umgehen, z. B. durch Anlage einer Verbindungsöffnung zu basalen Zisternen **(endoskopische Ventrikulostomie)**.

Ist auch dies nicht möglich oder liegt die Ursache in Liquorresorptionsstörungen, kann der Liquor durch einen in einen Seitenventrikel eingesetzten Katheter in die Bauchhöhle **(ventrikuloperitonealer Shunt)** oder – seltener – in den rechten Herzvorhof **(ventrikuloatrialer Shunt)** geleitet und so das Gehirn entlastet werden (→ Abb. 37.15). Der Schlauch verläuft unter der Haut und hat, oft hinter dem Ohr, ein Ventil zur Regulation des Liquorflusses. Eine Shuntimplantation ist auch beim Normaldruckhydrozephalus indiziert.

Die Prognose hängt v. a. von der Grunderkrankung ab.

37.5.3 Akute intrakranielle Druckerhöhung

DEFINITION

Akute intrakranielle Druckerhöhung: Sich rasch entwickelnde Druckerhöhung im Schädelinnenraum. Lebensgefährlicher Notfall. Prognose abhängig von Dauer und Ausprägung der Druckerhöhung und insgesamt ernst, Dauerschäden möglich.

Krankheitsentstehung

Die **akute intrakranielle Druckerhöhung** ist Folge anderer Grunderkrankungen, v. a. Volumenzunahmen (Raumforderungen) jeglicher Ursache. Hierzu gehören in erster Linie Blutungen (→ 37.6, → 37.7) oder ein Hirnödem, beispielsweise durch Tumoren (→ 37.12.1) oder Schädelverletzungen (→ 37.13.1).

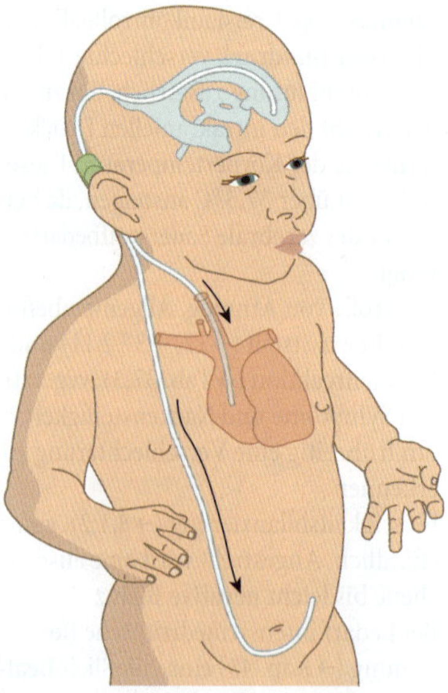

Abb. 37.15 Prinzip des ventrikuloperitonealen/-atrialen Shunts bei Hydrozephalus. [L138]

Durch die rasche Drucksteigerung kommt es zu einer Verlagerung (Massenverschiebung) des Gehirns mit Einklemmungen von Hirnanteilen (→ Abb. 37.16).

Symptome, Befund und Diagnostik

Zusätzlich zu häufig schon zuvor erkennbaren Zeichen einer chronischen intrakraniellen Drucksteigerung (→ 37.5.1) zeigt sich die drohende Einklemmung durch:

- Zunehmende Kopfschmerzen, Übelkeit, Unruhe
- Psychische Veränderungen, Verwirrtheit
- Bewusstseinstrübung bis zur Bewusstlosigkeit
- Atemstörungen, z. B. unregelmäßige Atmung, bis hin zur Atemlähmung
- Kreislaufstörungen, z. B. Pulsverlangsamung **(Druckpuls)**
- Opisthotonus (→ 37.9.1) und Streckkrämpfe der Gliedmaßen
- Lähmungen durch Pyramidenbahnschädigung oder Hirnnervenausfälle
- Pupillenstörungen (auch einseitig), insbesondere Pupillenerweiterung mit verminderter oder fehlender Pupillenreaktivität (→ Tab. 37.2), Augenmuskellähmungen und Ausfall der Hirnstammreflexe.

Die Diagnostik umfasst v. a. CT, MRT und Hirndruckmessung.

Behandlungsstrategie und Pflege

Die Hirndruckbehandlung beinhaltet:

- Intensivmedizinische Überwachung
- Schmerzbekämpfung (Analgesie), bei Bedarf Sedierung und Intubation des Patienten
- Vermeidung hirndrucksteigernder Situationen wie zu hohem Blutdruck, zerebralen Krampfanfällen, Fieber, Schmerzen, Husten, Niesen, Pressen
- Notfall-Liquordrainage
- Weitere Maßnahmen wie etwa Gabe von Glukokortikoiden (→ Pharma-Info 26.1) oder osmotisch wirksamen Substanzen oder operative Dekompression je nach Grunderkrankung.

Gleichzeitig muss die Behandlung der Grunderkrankung einsetzen.

Die Pflege entspricht derjenigen bei chronischer intrakranieller Druckerhöhung (→ 37.5.1).

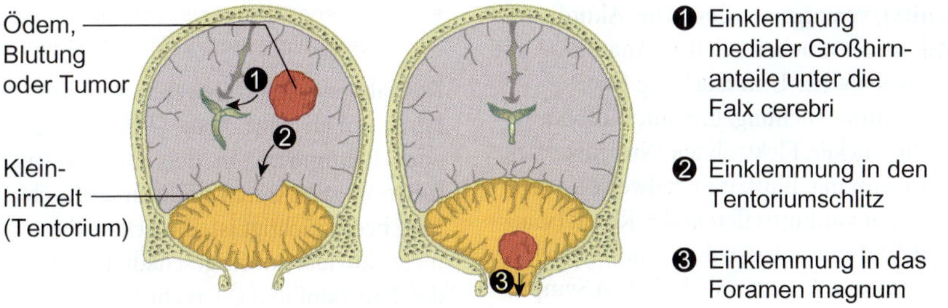

Abb. 37.16 Einklemmungen bei Raumforderung im Gehirn. [L138]

37.6 Durchblutungs-störungen und Blutungen des ZNS: Schlaganfall

DEFINITION

Schlaganfall (*Hirninsult, Hirnschlag,* engl. *stroke*): Akute neurologische Ausfälle (z. B. Lähmungen, Sensibilitätsstörungen, Bewusstseinstrübung) durch Gehirnschädigung infolge Minderdurchblutung des Gehirns **(ischämischer Schlaganfall)** oder **Hirnblutung.** Sehr häufige und folgenschwere Erkrankung: In Deutschland etwa 200.000 (erstmalige) Schlaganfälle jährlich, dritthäufigste Todesursache (Sterblichkeit im ersten Jahr 15–20 %). Wesentliche Ursache von Pflegebedürftigkeit (Überlebende sind zu ca. ⅓ kaum, ⅓ deutlich behindert, ⅓ pflegebedürftig). Häufigkeitszunahme mit dem Lebensalter.

37.6.1 Krankheitsentstehung und Risikofaktoren

Krankheitsentstehung

80–85 % sind **ischämische Schlaganfälle** durch *verminderte Blutversorgung* **(Ischämie)** des Gehirns, die zum Untergang von Hirngewebe **(Hirninfarkt)** führen kann. Ursachen sind:

- *Embolie aus dem Herzen,* z. B. bei Vorhofflimmern (→ 21.7.2), mit Verlegung einer Hirn- oder hirnversorgenden Arterie
- **Makroangiopathie** der Hirn- oder hirnversorgenden Arterien (ganz überwiegend *Arteriosklerose,* → 22.5.1) und daraus resultierend
  - *Thrombotischer Gefäßverschluss* (Bildung eines Thrombus auf der rauen arteriosklerotischen Plaque)
  - *Arterio-arterielle Embolie* (Ablösen von Teilen eines Thrombus oder atheromatösen Materials, Verschleppen mit dem Blut ins Gehirn und Verlegung einer Arterie)
  - *Hämodynamisch bedingte Minderdurchblutung* des Gewebes hinter hochgradigen Stenosen
- **Mikroangiopathie,** also Veränderung der kleinen Gefäße im Gehirn, z. B. bei Hypertonie, Diabetes mellitus
- **Karotisdissektion** (häufig bei jüngeren Patienten zwischen 40 und 50 Jahren): Die Wand der Halsschlagader spaltet sich, das Hämatom in der Gefäßwand oder die frei flottierende innere Gefäßwandschicht verengt bzw. verlegt die Halsschlagader
- *Weitere,* z. B. Gefäßentzündungen (→ 37.7.4). Sie sind weitaus seltener.

In ca. 10–15 % der Fälle ist der Schlaganfall Folge einer geplatzten Hirnarterie mit nachfolgender Blutung ins Gehirn (**intrazerebrale Blutung,** → Abb. 37.39), typischerweise im Bereich der Basalganglien. In etwa 5 % liegt dem klinischen Bild eine Subarachnoidalblutung (→ 37.7.1) zugrunde.

Risikofaktoren

Risikofaktoren für einen ischämischen Schlaganfall sind Vorhofflimmern, Hypertonie, Diabetes mellitus, Rauchen, Fettstoffwechselstörungen und bei Frauen Ovulationshemmer („Pille").

Der wichtigste Risikofaktor für einen Schlaganfall durch Gehirnblutung ist die arterielle Hypertonie.

37.6.2 Symptome und Untersuchungsbefunde

Typisch für einen Schlaganfall ist der plötzliche, „schlagartige" Ausfall von Hirnfunktionen. Die Symptome hängen von der betroffenen Hirnarterie bzw. dem beeinträchtigtem Hirngebiet ab (→ Tab. 37.6).

Leitsymptome

Leitsymptome beim häufigen Großhirninfarkt sind:

- Halbseitenlähmung (→ Abb. 37.17)
- Halbseitige Sensibilitätsstörungen (→ 37.2.9). Beide betreffen die *entgegengesetzte (kontralaterale)* Körperseite, da auf- und absteigende Bahnen unterhalb des Großhirns die Seite wechseln

Tab. 37.6 Übersicht über die Schlaganfallsymptome je nach betroffenem Gefäß/Hirngebiet.

Betroffene Arterie	Dominierende neurologische Ausfälle*
A. cerebri media oder A. carotis interna → Großhirninfarkt	• Kontralaterale Hemiparese/Hemiplegie, gesichts- und armbetont. Anfangs schlaff, später spastisch (→ 37.2.4) • Kontralaterale halbseitige Sensibilitätsstörungen, z. B. Taubheitsgefühl, Kribbelparästhesien (→ 37.2.9) • Kontralateral pathologische Reflexe (v. a. Babinski-Reflex → Abb. 37.7) • Auge: Kontralaterale **homonyme Hemianopsie** (halbseitiger Gesichtsfeldausfall) • Bei Befall der dominanten** Hemisphäre: Aphasie, Dyskalkulie, Dyslexie, Dysgrafie (alle → 37.2.10) • Bei Befall der nicht-dominanten Hemisphäre: Neglect, Anosognosie (beide → 37.2.10), Verwirrtheit
A. cerebri anterior → Großhirninfarkt	• Kontralaterale Hemiparese/Hemiplegie, beinbetont • Inkontinenz
A. cerebri posterior → Großhirninfarkt	• Kontralaterale homonyme Hemianopsie • Bei Befall der dominanten Hemisphäre: Dyslexie
A. basilaris → Hirnstamminfarkt	• Drehschwindel, Gleichgewichtsstörungen, Übelkeit, Erbrechen • **Drop attacks** (plötzliches Hinfallen) • Schluck- (→ 37.2.8), Sprech-, Sehstörungen • Augenbeweglichkeitsstörungen, Doppelbilder, Nystagmus (→ 36.3.4) • Bei komplettem Basilarisverschluss: Tetraparese (→ 37.2.4), Locked-in-Syndrom (→ 37.2.12)
A. cerebelli inferior posterior → Hirnstamminfarkt	**Wallenberg-Syndrom:** Drehschwindel, Erbrechen, Heiserkeit, Nystagmus, Hypästhesie im Gesicht, Gaumensegelparese, dissoziierte Schmerz- und Temperaturempfindungsstörung

* Immer: Bewusstseinstrübung unterschiedlichen Ausmaßes, Verwirrtheit, psychische Veränderung
** Dominante Hemisphäre ist bei Rechtshändern meist die linke, bei Linkshändern oft die rechte Hirnhälfte

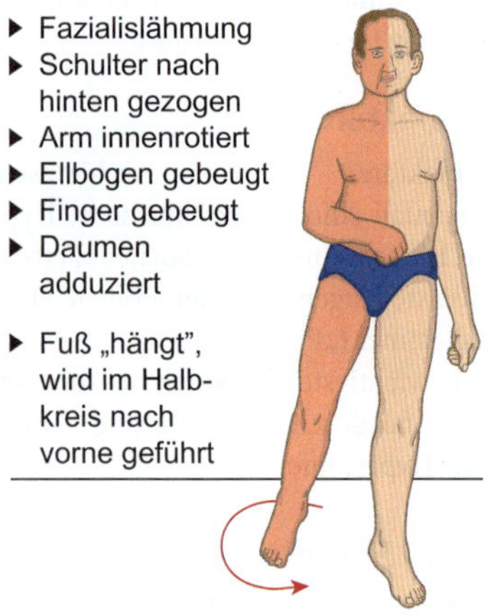

Abb. 37.17 Rechtsseitige Hemiparese nach Schlaganfall. [L138]

- Sehstörungen
- Aphasie (➔ 37.2.10).

Eine Unterscheidung von Hirninfarkt und Hirnblutung aufgrund der Symptome ist nicht möglich.

VORSICHT! Wichtigstes **Warnsignal** für einen drohenden Schlaganfall sind flüchtige neurologische Ausfälle von oft nur wenigen Minuten Dauer. Häufig sind z. B. Sehstörungen auf einem Auge **(Amaurosis fugax),** Sensibilitätsstörungen oder kurzzeitige Lähmungen. Klingen die Symptome innerhalb einer Stunde vollkommen ab und sind im MRT keine strukturellen Gehirnschäden nachweisbar, spricht man von einer *transitorischen ischämischen Attacke* **(TIA).** Ansonsten handelt es sich um einen („kleinen") Schlaganfall. Wegen des Risikos eines „großen" Schlaganfalls (ca. 4–20 % in drei Monaten) sollen solche Ereignisse baldmöglichst abgeklärt werden.

37.6.3 Diagnostik

NOTFALL! Ein Schlaganfallscreening ohne technische Hilfsmittel ist außerhalb des Krankenhauses möglich durch den **FAST-Test:**

- **F***ace* (Gesicht). Betroffenen bitten zu lächeln
- **A***rm* (Arm). Auffordern, beide Arme (Handflächen nach oben) nach vorne zu strecken
- **S***peech* (Sprache). Einfachen Satz nachsprechen lassen
- **T***ime* (Zeit). Bei auch nur einer Auffälligkeit sofort Rettungsdienst benachrichtigen!

Patienten mit (Verdacht auf) Schlaganfall oder TIA in den letzten 48 Std. sollen auf speziellen Schlaganfallstationen **(Stroke Units)** versorgt werden. Die Akutdiagnostik umfasst neben (Gefäß-)Anamnese und neurologischer Untersuchung [16]:

- Blutuntersuchung, u. a. mit Blutbild, Blutzucker, Elektrolyten, Nierenwerten, Gerinnung, Blutfetten, teilweise auch schon vor Eintreffen in der Klinik (v. a. BZ-Stix zum Ausschluss eines *hypoglykämischen Komas* mit ähnlichen Symptomen, ➔ 26.6.4)
- Raschestmögliche CT/MRT des Gehirns. *Stroke-* oder **Schlaganfallprotokolle,** u. a. mit Perfusions- und Gefäßdarstellung (CTA, MRA, ➔ 42.6.3, ➔ 42.6.4), ermöglichen nicht nur eine Unterscheidung von Blutung und Ischämie (➔ Abb. 37.18), sondern oft auch eine Darstellung von Gefäßverschluss, irreversibel geschädigtem und noch zu rettendem Gewebe
- Ggf. Doppler-/Duplex-Sonografie (➔ 42.6.6) der hirnversorgenden Arterien
- EKG
- Kontinuierliches Monitoring von Puls, Blutdruck, EKG, Pulsoximetrie, Atemfrequenz. Engmaschige Temperaturkontrollen. Frühzeitiger Schluckversuch. Regelmäßige Kontrollen des neurologischen Befunds, möglichst unter Verwendung von Schlaganfall-Skalen.

Zeitnah wird das Gesamt-Risikoprofil des Patienten abgeklärt, z. B. mittels Langzeit-EKG (intermittierendes Vorhofflimmern?), Echokardiografie (Thromben in den Herzhöhlen? ➔ 21.3.4) und Doppler-/Duplex-Sonografie (falls nicht schon erfolgt, ➔ 42.6.6). Weiterführende Untersuchungen erfolgen je nach Einzelfall.

37.6.4 Behandlungsstrategie und Rezidivprophylaxe

NOTFALL! Erstmaßnahmen bei Verdacht auf Schlaganfall sind:

- Vitalzeichen kontrollieren (Monitoring), Arzt verständigen (lassen)
- Venösen Zugang legen (lassen), Infusion (z. B. Ringer-Lösung) anhängen
- Akutdiagnostik organisieren: Notfall-Labor, EKG/Monitoring, CT/MRT des Gehirns.

Das abgestorbene Gewebe, den **Infarktkern,** umgibt eine Zone (*Periinfarktgebiet* oder **Penumbra**), in der die Nervenzellfunktion zwar durch die Minderdurchblutung beeinträchtigt ist, die Zellen aber noch nicht unwiderruflich geschädigt sind. Wird der Sauerstoffmangel rechtzeitig behoben, erholen sich diese Nervenzellen wieder, hält er jedoch an, sterben sie ab. Entsprechend sind die Überlebenschancen des Patienten und die Wahrscheinlichkeit einer (weitgehenden) Rückbildung der neurologischen Ausfälle umso größer, je früher die Therapie beginnt („time is brain").

Die Basistherapie des häufigen ischämischen Schlaganfalls umfasst [16]:

- **Sicherung der Atmung.** Patienten mit einer Sauerstoffsättigung < 95 % erhalten Sauerstoff, bei auffälliger Atmung ist oft eine Intubation erforderlich
- **Sicherung der Herz-Kreislauf-Tätigkeit.** Der optimale Blutdruck in der Akutphase ist unklar (individuelle Festlegung). Ein zu niedriger Blutdruck wird ggf. durch Infusionen angehoben. Ein Blutdruck über 220/120 mmHg sollte *vorsichtig* gesenkt werden (15–25 % in den ersten 24 Std.), da eine zu schnelle Blutdrucksenkung die Hirndurchblutung verschlechtert. Bei evtl. Rekanalisation wird ein Blutdruck ≤ 180/105 angestrebt. Erst nach 2–3 Tagen wird der Blutdruck medikamentös auf Normwerte gesenkt
- **Korrektur des Flüssigkeitshaushalts** durch Infusionen
- **Regulation des Blutzuckers.** Der Blutzucker wird in den ersten drei Tagen bei 70–200 mg/dl gehalten, ggf. durch Gabe von Glukose bzw. (kurz wirksamem) Insulin
- **Normalisierung der Körpertemperatur.** Bei einer Körpertemperatur > 37,5 °C wird nach der Ursache der Temperaturerhöhung gesucht und diese möglichst beseitigt

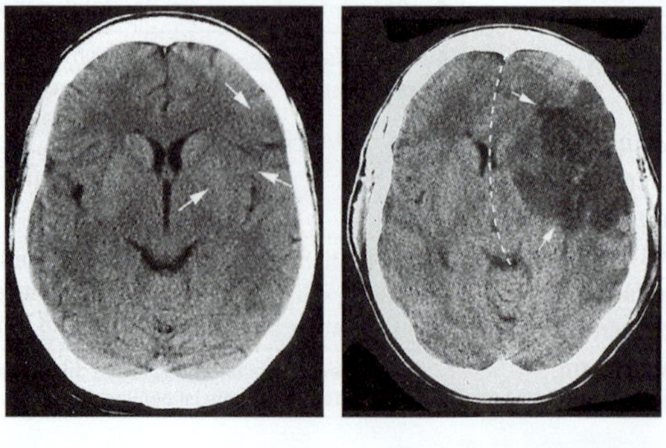

Abb. 37.18 CT bei ischämischem Schlaganfall. 6 Std. nach Symptombeginn (links) ist der Dichteunterschied zwischen infarziertem (Pfeile) und durchblutetem Gewebe gering. Nach 24 Std. stellt sich das Infarktareal deutlich dunkler dar. Als Zeichen der Raumforderung sind die Ventrikel komprimiert und die Mittellinie verlagert (gestrichelte Linie). [M443]

- **Rekanalisierende Therapie.** Behandlung zur Wiedereröffnung des verschlossenen Gefäßes
  - **Lysetherapie.** Eine (systemische) Fibrinolysetherapie mit rt-PA (z. B. Actilyse®, → Pharma-Info 22.5) soll bei behindernden Schlaganfallsymptomen und Fehlen von Kontraindikationen in den ersten Stunden nach Symptombeginn ohne Altersbegrenzung erfolgen. Gefürchtetste Komplikation sind Blutungen, insbesondere Gehirnblutungen
  - **Endovaskuläre Thrombektomie** (→ 22.5.2). Vor allem für Betroffene mit Verschlüssen großer Arterien wird *zusätzlich* die katheterinterventionelle mechanische Entfernung des Thrombus mittels **Stent-Retrievern** (Herausziehen des Thromus mit einem körbchenartigem Drahtnetz und/oder Aspirationstechniken empfohlen)
- **Behandlung des Hirnödems.** Je größer das Infarktgebiet ist, desto wahrscheinlicher ist die Entwicklung eines Hirnödems (→ 37.5.3). Zuerst wird dieses konservativ behandelt. Der Oberkörper des Patienten wird um 20–30° hoch, der Kopf achsengerecht in Neutralstellung gelagert, um auch minimale venöse Abflussbehinderungen zu vermeiden. Ggf. sollte frühzeitig eine operative Dekompression mit Entfernung (und späterem Wiedereinsetzen) von Teilen der Schädelkalotte und Duraerweiterungsplastik erwogen werden
- **Thromboseprophylaxe** nach individuellem Risiko durch prophylaktische Heparinisierung (→ Pharma-Info 22.3), intermittierende pneumatische Kompression
- **Ernährung.** Patienten mit Schluckstörung erhalten eine enterale Ernährung über eine Sonde, bei absehbar längerer Unmöglichkeit einer oralen Ernährung nach 2–4 Wochen über eine PEG (→ 7.7.3). Außerdem wird die Dysphagie schlucktherapeutisch behandelt (→ 37.2.8)
- **Intensive Frührehabilitation** (→ 37.1.2). Eine neurophysiologisch ausgerichtete Pflege, die sich am Bobath-Konzept orientiert (→ 37.6.6), frühe Physiotherapie (jedoch ohne intensive Außer-Bett-Aktivitäten am ersten Tag), Ergotherapie (ebenfalls auf neurophysiologischer Grundlage) sowie ggf. Logopädie sollen die bleibenden neurologischen Ausfälle, die spastische Tonuserhöhung der Muskulatur und pathologischen Haltungsmuster minimieren
- **Verhinderung weiterer Komplikationen.** Entsprechende Prophylaxen bzw. Therapiemaßnahmen beugen Komplikationen vor, insbesondere einer Pneumonie, einem Dekubitus und einer (bleibenden) Harninkontinenz.

Auf *Stroke Units* werden zum Therapieentscheid und zum wissenschaftlichen Nachweis der Wirksamkeit medizinischer Therapien **(evidenzbasierte Medizin)** folgende internationale standardisierte Beurteilungen regelmäßig erhoben:

- **Schlaganfallskala der NIHSS** *(National Institutes of Health Stroke Scale)*, die das Ausmaß der Gehirnschädigung beschreibt
- **Barthel-Index** (→ 17.5.1)
- **Erweiterter Barthel-Index,** der zusätzlich die kognitiven und kommunikativen Fähigkeiten des Patienten ermittelt
- **European Stroke Scale** *(ESS)*, die die Kraft der Arme, Beine und des Gesichts, die Sprache und das Gesichtsfeld beurteilt.

Verhütung von Rezidivschlaganfällen

Konsequente Behandlung von Grunderkrankungen und Beseitigung von Risikofaktoren vermindern das Rezidivrisiko:

- Die Patienten erhalten auf Dauer einen Thrombozytenaggregationshemmer, meist 100 mg Azetylsalizylsäure/Tag (z. B. Aspirin® 100). Für ausgewählte Patienten wird anfänglich eine duale Plättchenhemmung empfohlen (→ Pharma-Info 22.2)
- Bei Vorhofflimmern, Herzwandaneurysma, Thromben in den Herzhöhlen oder Gefäßdissektion wird je nach individuellem Risiko eine langfristige orale Antikoagulation eingeleitet (→ Pharma-Info 22.4)
- Bei erhöhtem Blutdruck ist eine Blutdrucksenkung langfristig zwingend erforderlich
- Außerdem wird die Gabe eines Statins (→ Pharma-Info 26.2) empfohlen
- Bei Karotisstenosen wird abhängig vom Ausmaß der Verengung, der neurologischen Symptome und des Allgemeinzustands des Patienten eine *Karotis-Thrombendarteriektomie* (**Karotis-TEA** → 22.5.2) erwogen. Alternative ist eine Stenteinlage, insbesondere, wenn sich aufgrund des Allgemeinzustands des Patienten eine TEA verbietet oder die Stenose operativ schlecht zugänglich ist. Ein **extra-intrakranieller Gefäß-Bypass** ist selten angezeigt.

Im Anschluss an die stationäre Pflege im Krankenhaus ist für viele Patienten ein Aufenthalt in einer Reha-Klinik sinnvoll.

37.6.5 Komplikationen

Neben den allgemeinen Gefahren durch Bewegungseinschränkung, z. B. Kontrakturen- und Pneumoniegefahr, gibt es **spezifische Komplikationen** beim Schlaganfallpatienten.

Schulterkomplikationen

Schmerzhafte Schulter

Die **schmerzhafte Schulter** ist eine der häufigsten Komplikationen bei Hemiplegie. Ihre Ursache sind unphysiologische Bewegungen und falsches Handling und damit verbundene Traumatisierung des Schultergelenks. Anfangs hat der Patient nur bei bestimmten Bewegungen leichte Schmerzen, später auch Schmerzen in Ruhe.

Subluxierte Schulter

Die **subluxierte Schulter** ist Folge einer muskulären Dysbalance. Beim Gesunden wird das Schulterblatt durch den Ruhetonus aller ansetzenden Muskeln in seiner Position gehalten. Ist nun die Schultergürtelmuskulatur schlaff gelähmt, zieht die Schwerkraft den Arm bei aufrechter Haltung nach unten, sodass der Oberarmkopf

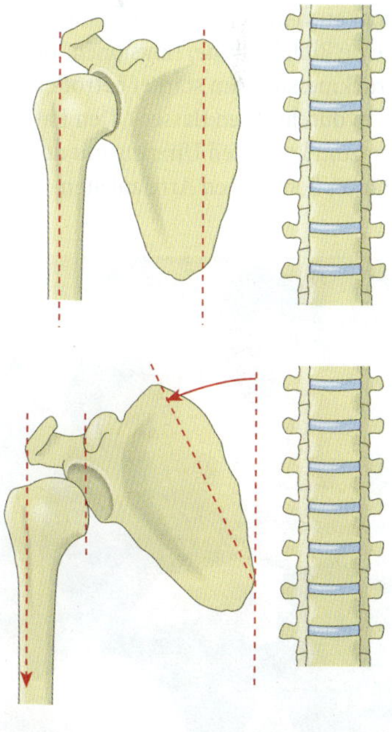

Abb. 37.19 Anatomische Normalstellung des Schultergelenks eines Gesunden (oben) und Stellung der subluxierten Schulter bei Hemiplegie (unten). [L190]

aus der Pfanne herausrutscht (Subluxation, → Abb. 37.19). Erkennbar sind eine Abflachung des Oberarms am Schulterdach und eine tastbare Lücke zwischen Schulterdach und Oberarmkopf.

Prophylaxe von Schulterkomplikationen

Schulterkomplikationen lassen sich durch ein geeignetes Handling verhindern:

- Arm oberhalb des Ellenbogens, nahe des Schultergelenks, und an Handgelenk/Hand fassen. Pflegefachpersonen übernehmen so das Gewicht des Arms bei Bewegungsübergängen und Positionierungen (→ Abb. 37.20)
- Vor dem Bewegen des Arms Oberarm leicht nach außen drehen und Arm zum Körper führen, Arm nie abduziert oder über 50° nach oben bewegen
- Bei allen Pflegemaßnahmen Zug auf den Arm vermeiden, betroffenen Arm immer mitführen (→ Abb. 37.27a), Arm nie länger nach unten hängen lassen
- Beim Liegen auf der mehr betroffenen Seite sicherstellen, dass das Gewicht des Oberkörpers nicht direkt auf dem Schultergelenk liegt (→ Abb. 37.26c)
- Im Sitzen und Liegen den stärker betroffenen Arm immer so lagern, dass möglichst viel Unterstützungsfläche den Arm trägt (→ Abb. 37.35, → Abb. 37.34)
- Kleidung so wählen, dass sie nicht einschnürt, z. B. durch enge Bündchen. Vorsicht auch mit engen Armbanduhren
- Keine Blutabnahme, Infusionen, Blutdruckmessung am stärker betroffenen Arm durchführen (lassen). Den Patienten zum korrekten Umgang mit dem stärker betroffenen Arm anleiten.

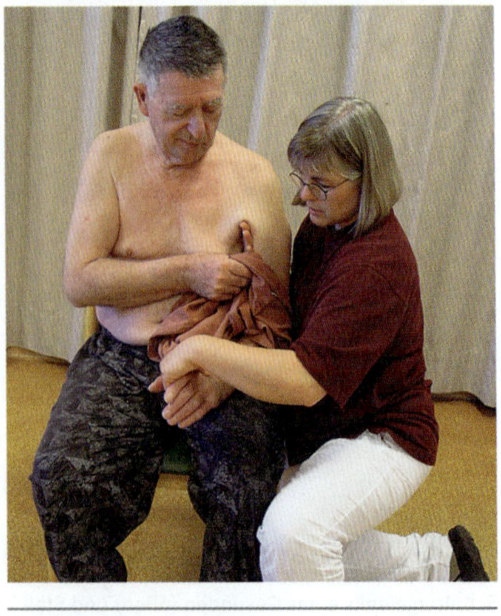

Abb. 37.20 Handling des Arms der mehr betroffenen Seite. [R188]

Hand-Syndrom

Beim **Hand-Syndrom** kommt es, wahrscheinlich durch veränderten Muskeltonus und fehlende Innervation, falsche Lagerung und Verletzungen, zu einer Behinderung des venösen und lymphatischen Abflusses. Die stärker betroffene Hand schwillt an und ist überwärmt. Im schlechtesten Fall entsteht eine irreversible Schädigung der Hand.

- Hand in Neutralstellung lagern, sie darf nicht zur Handinnenfläche abknicken (→ Abb. 37.24)
- Ödematös geschwollene Hand leicht hochlagern.

Transfer

Pflegefachpersonen achten darauf, dass bei einem Transfer (→ 37.6.6) der Arm der mehr betroffenen Seite des Patienten nicht auf der Schulter der Pflegenden liegt. Der Arm könnte beim Transfer aus der Gelenkpfanne gehebelt werden, z. B. durch das Herunterfallen von der Schulter oder durch eine unbeabsichtigte Bewegung des Patienten.

Hüftkomplikationen

Ähnlich der Schulterkomplikation kann es bei Patienten mit anfangs hypotoner Muskulatur zur Fehlstellung des Hüftgelenks und schmerzhafter **Hüftkomplikation** kommen. In Rückenlage liegt das Becken asymmetrisch, das mehr betroffene Bein ist abnormal außenrotiert. Der Oberschenkelkopf gleitet z. T. aus der Gelenkpfanne. Damit ist eine harmonische Bewegung im Hüftgelenk unmöglich, eine Traumatisierung der Gelenkkapsel ist die Folge. Die betroffenen Patienten haben Schmerzen beim Anbeugen der Beine, z. B. beim Drehen oder Sitzen.

Prophylaxe von Hüftkomplikationen

Hüftkomplikationen lassen sich durch ein geeignetes Handling verhindern:

- Betroffenes Bein in Mittelstellung bringen
- Dazu Bein weit oben am Oberschenkel anfassen und nah am Gelenk zentrieren (→ Abb. 37.28)
- Beim Liegen in *Rückenlage*/im *Sitzen.* Bein aufstellen, Trochanter major mit einem Handtuch oder Kissen unterlegen. So lässt sich eine abnorme Außenrotation verhindern (→ Abb. 37.25c)
- Beim Drehen in die *Seitenlage.* Beide Beine aufstellen, Becken versetzen und drehen (→ Abb. 37.28).

Umgang mit Patienten, die zu ihrer mehr betroffenen Seite drücken

Vorsicht ist geboten bei Patienten, die beim Bewegen, insbesondere beim Umsetzen vom Bett in den Rollstuhl, zu ihrer mehr betroffenen Seite drücken **(pushen).** Diese Patienten sind stark sturzgefährdet, da sie ihre Körpermitte nicht wahrnehmen und sehr schnell aus dem Gleichgewicht kommen. Jeder Transfer sollte mit geschultem Personal und anfangs zu zweit erfolgen.

37.6.6 Pflege nach dem Bobath-Konzept

Rehabilitation in der Neurologie: Schlaganfall → 17.5.1

Zu den neurophysiologischen Grundlagen des Bobath-Konzepts zählen die lebenslange Lernfähigkeit des Gehirns *(Neuroplastizität)* und die Tatsache, dass die Kapazitäten des menschlichen Gehirns nicht vollständig genutzt werden, sodass z. B. durch einen Schlaganfall verloren gegangene Funktionen neu gelernt werden können. Mit dem **Bobath-Konzept** wird eine *therapeutisch-aktivierende Pflege* durchgeführt, die die Selbstständigkeit des Patienten fördert (→ 37.1.2). Der Patient wird dabei unterstützt, physiologische Bewegungsabläufe durchzuführen, damit vorhandene, aber nicht genutzte Nervenzellverbindungen (Synapsen) aktiviert und so neue neuronale Netze gebildet werden. Viele Wiederholungen schaffen die Voraussetzung dafür, dass die Abläufe gespeichert werden und selbst ganz oder zum Teil abgerufen und vollführt werden können.

Alle Patienten mit Hirnschädigung *und/oder* Bewegungseinschränkungen profitieren von einer individuellen Bewegungsförderung nach dem Bobath-Konzept. So können nicht nur Patienten mit Hemi-, sondern auch mit Tetraparese sehr gut gefördert werden, v. a. Patienten mit:

- Schlaganfall (→ 37.6) und Hirnblutungen (→ 37.7)
- Schädel-Hirn-Trauma (→ 37.13.1)
- Hypoxischer Hirnschädigung (→ 37.2.12)
- Multipler Sklerose (→ 37.10)
- Degenerativen Hirnerkrankungen, z. B. Morbus Parkinson (→ 37.11.1)
- Schädigungen des Rückenmarks (→ 37.13.2)
- Erkrankungen des peripheren Nervensystems, z. B. Guillain-Barré-Syndrom (→ 37.15.2), Critical-Illness-Polyneuropathie (→ 37.15.1)

Grundsätzlich wird mit dem Bobath-Konzept so früh wie möglich begonnen. Wenn möglich werden Ziele gemeinsam mit dem Patienten festgelegt, um seine Motivation und Bewegungsaktivitäten zu fördern.

Grundlage des Bobath-Konzepts: Normale Bewegung

Das Bobath-Konzept basiert auf der Grundlage der normalen Bewegung. Diese setzt einen normalen Haltungstonus und eine intakte Sensorik voraus. Nach einer Hirnschädigung kann beides gestört sein. Die Kenntnis der gesunden, normalen Bewegung und ihrer beeinflussenden Faktoren ist für Pflegende notwendig, um auf pathologische Haltung und Bewegung eines Patienten mit erworbenen Hirnschädigungen Einfluss nehmen zu können [17], [18].

Einflussfaktoren der Bewegung

- **Unterstützungsfläche.** Das ist die Kontaktfläche zwischen Körper und Umwelt. Sie ist z. B. beim Gehen klein und beim Liegen groß. Je kleiner die Unterstützungsfläche ist, desto mehr Haltungstonus ist nötig. Beispielsweise können Pflegende zur Entspannung eines Patienten für eine große Unterstützungsfläche sorgen
- **Schwerkraft.** Die Schwerkraft kann je nach Position (Liegen, Sitzen, Stehen) Bewegungen begünstigen oder erschweren. So ist z. B. Trinken im Liegen anstrengender als im Sitzen. Pflegefachpersonen achten v. a. bei Patienten mit pathologischen Bewegungs- und Haltungsmustern auf günstige Ausgangsstellungen, indem sie z. B. Patienten zum Trinken aufsetzen
- **Schlüsselpunkte bzw. -regionen.** Dies sind Körperregionen mit hoher Dichte von Rezeptoren (→ Abb. 37.21). Schlüsselpunkte und ihre Stellung zueinander beeinflussen Muskeltonus, Haltung und die folgende Bewegung. Pflegende können bei bewegungseingeschränkten Patienten eine Bewegung über die Schlüsselpunkte einleiten.

Therapieziele des Bobath-Konzepts

Therapieziele des Bobath-Konzepts sind [18]:

- Einflussnahme auf den Muskeltonus
- Ermöglichung von Bewegung
- Förderung der Wahrnehmung
- 24-Std.-Konzept im therapeutischen Team.

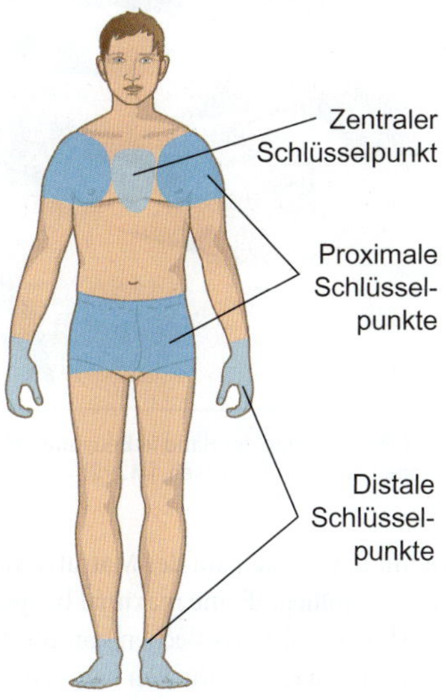

Abb. 37.21 Übersicht über die Schlüsselpunkte. [L138]

Einflussnahme auf den Muskeltonus

Bei der Unterstützung von Patienten mit *hypotoner Muskulatur* (→ 37.2.5) wird der für die Bewegung erforderliche Körperteil in eine physiologische Stellung gebracht, damit der Patient bei der Bewegung die Muskulatur der mehr betroffenen Seite mit anspannen kann.

Bei *hypertoner Muskulatur* ist die Unterstützung so zu wählen, dass der Patient auf der weniger betroffenen Seite weniger Kraft benutzt und die mehr betroffene Seite bei der Bewegung mit einsetzt.

Pflegende räumen dem Patienten genügend Zeit ein, die Bewegungen durchzuführen, um verloren gegangene Funktionen einzuüben.

Förderung der normalen Bewegung

Nach einer ZNS-Schädigung strukturieren sich die Neuronen und Synapsen neu. Ohne die Förderung einer normalen Bewegung auf der mehr betroffenen Seite wird diese regelrecht verlernt. Spastische Bewegungsmuster wären die Folge.

Förderung der normalen Bewegung heißt, die mehr betroffene Körperseite in den Bewegungsablauf miteinzubeziehen (→ Abb. 37.26, → Abb. 37.27).

Wahrnehmungsförderung

Nur wenn der Mensch sich bewegt oder bewegt wird, bekommt das ZNS ein Bild über das momentane Körperschema. Wahrnehmungsförderung gelingt am effektivsten bei Bewegungsveränderung, z. B. bei:

- Positionswechseln. Regelmäßige Wechsel der Positionen spiegeln dem Gehirn über Druckrezeptoren (Drucksensoren) ein wechselndes Körperbild
- Beidseitigen Bewegungen
- Bewegungsübergängen (Transfers).

Pflege von Patienten mit Neglect

Einige Schlaganfallpatienten vernachlässigen ihre gelähmte Körperseite komplett und nehmen auch keinerlei Reize von dieser Seite wahr. Dies wird als **Neglect** bezeichnet.

In der Akutphase ist es für diese Patienten sehr wichtig, dass die Ansprache über die *weniger betroffene Seite* erfolgt, damit sie die Möglichkeit zur Kontaktaufnahme haben. Wichtige Gegenstände wie Klingel sollten in jedem Fall für sie erreichbar sein.

Die Unterstützung bei Bewegungsübergängen hingegen erfolgt wie bei allen anderen Patienten an der *mehr betroffenen Seite.* Denn vor allem über das Bewegen und Spüren an der mehr betroffenen Seite haben sie die Chance, die „vernachlässigte" Seite wieder wahrzunehmen.

Positionierung des Patienten

Ziele der **Positionierung** sind [19]:

- Wohlbefinden des Patienten
- Schmerzfreiheit und Sicherheit
- Bewegungserleichterung, indem der Patient in der Position eigene Bewegung durchführen kann
- Verbesserung der Sensorik, indem die Position regelmäßig verändert wird
- Dekubitus- (→ 6.11), Pneumonie- (→ 3.4), Kontrakturenprophylaxe (→ 9.7).

Nicht ein starrer Lagerungsplan, sondern das aktuelle Bedürfnis des Patienten ist maßgeblich, je nachdem, ob der Patient entspannen und schlafen möchte oder in der Lagerungsposition aktiv sein kann. Alle Positionierungen werden individuell an die körperlichen Verhältnisse angepasst.

Spitzfußprophylaxe

Liegt der Patient auf dem Rücken, wird zur Spitzfußprophylaxe der Vorfuß des mehr betroffenen Beins durch ein Kissen unterstützt (→ Abb. 37.22). Reagiert der Patient jedoch mit Gegendruck, erhöht dies evtl. die Spitzfußgefahr noch. Dann kann es sinnvoll sein, den Fuß gezielt zu desensibilisieren, z. B. im Rahmen der Körperpflege (→ Abb. 37.23). Beim Drehen im Bett wird das mehr betroffene Bein aufgestellt und der Fuß beim Stehenbleiben unterstützt (→ Abb. 37.28).

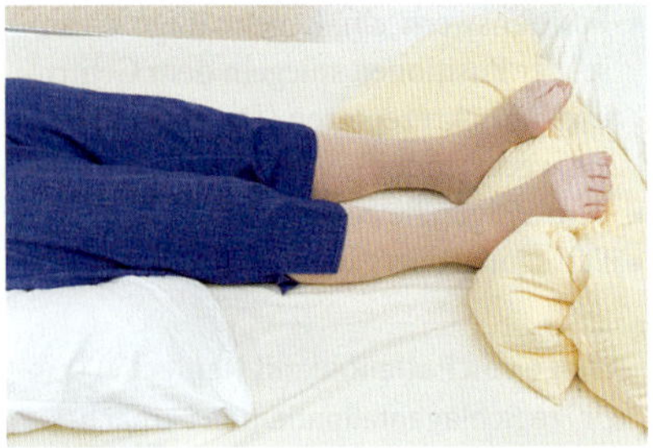

Abb. 37.22 Mit einem Kissen unterstützte Fußflächen. [K115]

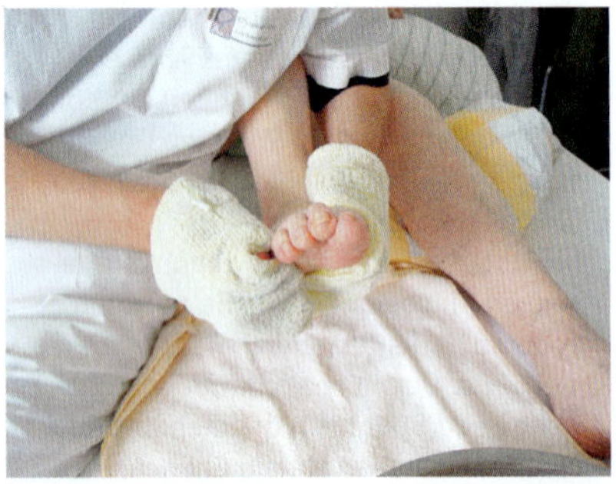

Abb. 37.23 Desensibilisieren der Füße. Kräftiges Waschen macht die Füße unempfindlicher. [M292]

Kontrakturenprophylaxe

Durch regelmäßigen Positionswechsel werden Gelenkstellungen verändert. Das beugt Kontrakturen vor. Im Alltag wird bei hypotoner Muskulatur oft die Hand nicht genügend berücksichtigt. Hier achten Pflegefachpersonen darauf, dass die Finger im Wechsel in Beugung (→ Abb. 37.24) und Streckung gelagert werden. Sollte die Hand bei Berührung mit einem Faustschluss reagieren, kann die Hand – ähnlich wie beim hypersensiblen Fuß – durch gezieltes Mobilisieren desensibilisiert werden.

Positionierung auf dem Rücken

Für die **Positionierung auf dem Rücken** (→ Abb. 37.25) bei einem Patienten ohne Eigenaktivität werden 3–4 große Kissen, 1–2 kleine Kissen und evtl. 1–2 Handtücher benötigt.

- Zwei Kissen (80 × 80 cm) A-förmig übereinanderlegen (→ Abb. 37.25a). Öffnung so gestalten, dass die Schultern unterstützt werden und die Brustwirbelsäule genügend Raum hat, nach unten zu sinken (die Positionierung der beiden Kissen ist durch Drehen des Patienten möglich). Sollte die Überlappung der Kissen für die Unterlagerung des Kopfes nicht ausreichen, zusätzliches Kissen für den Kopf einlegen

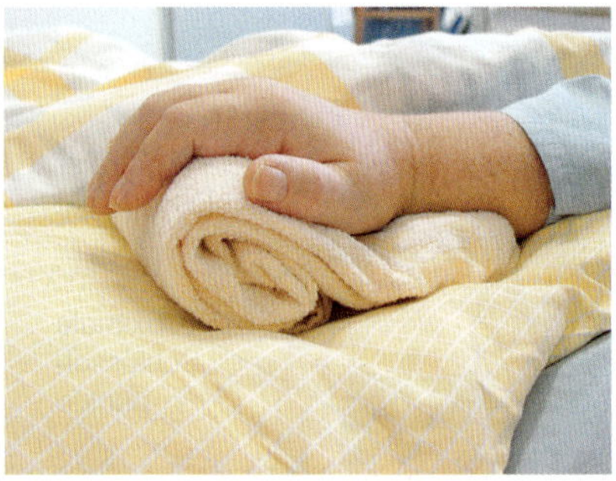

Abb. 37.24 Lagerung der Hand in Beugung bei hypotonen Tonusverhältnissen. [M292]

- Damit der Rücken auf der Matratze vollständig aufliegt, Beine maximal beugen (→ Abb. 37.25b), das Becken kommt in Kippung. Gerät der Rücken beim anschließenden Ablegen der Beine wieder in ein Hohlkreuz, Knie unterlagern (bringt Becken in Kippung)
- Mehr betroffenen Arm mit zusätzlichem Kissen (unter dem Ellenbogen) unterlagern, sofern er auf der Unterstützungsfläche nicht aufliegt (→ Abb. 37.25c). Hand und Unterarm neben den Körper oder auf den Bauch des Patienten legen. Darauf achten, dass das Handgelenk nicht abknickt
- Sollte das mehr betroffene Bein in Außenrotation fallen, Handtuchrolle oder Kissen seitlich vom Becken bis zum Trochanter major anlegen (→ Abb. 37.25c)
- Bei *Patienten mit erhöhtem Tonus* sicherstellen, dass der Körper ausreichend auf der Unterstützungsfläche aufliegt, ggf. sind zusätzliche Lagerungshilfsmittel erforderlich.

Positionierung auf die mehr betroffene Seite

Die **Positionierung auf die mehr betroffene Seite** (→ Abb. 37.26) stimuliert diese und dient somit der Wahrnehmungsförderung. Gleichzeitig bleibt die oben liegende, weniger betroffene Seite frei beweglich, der Patient hat einen Aktionsradius.

- Kopfteil flach stellen, Patienten mit der weniger betroffenen Seite an den Bettrand bewegen (siehe unten)
- Vor dem Drehen auf die Seite mehr betroffenen Arm in Außenrotation bringen (Ellenbeuge zeigt zur Decke) und ca. 30° vom Körper weglegen (dient dem Schulterschutz und bietet ausreichend Platz für den Rumpf sich zu drehen, → 37.6.5)
- Kopfkissen so legen, dass Patient nach der Drehung noch auf dem Kissen liegt

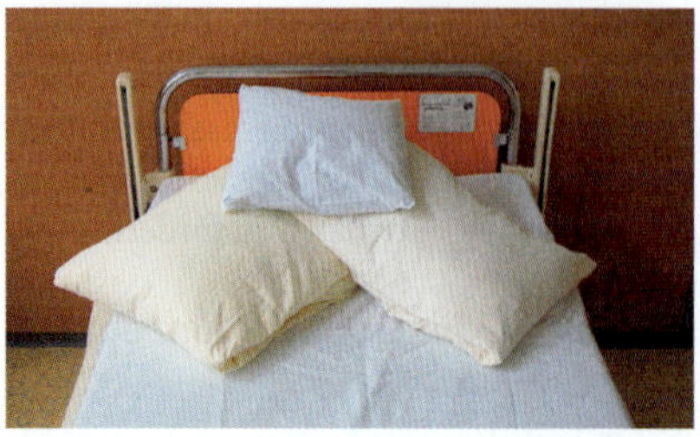

a Kissen zur Lagerung auf dem Rücken anordnen.

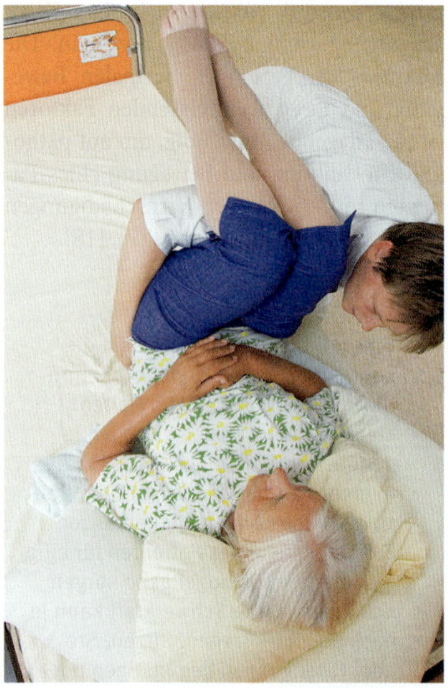

b Beine maximal beugen.

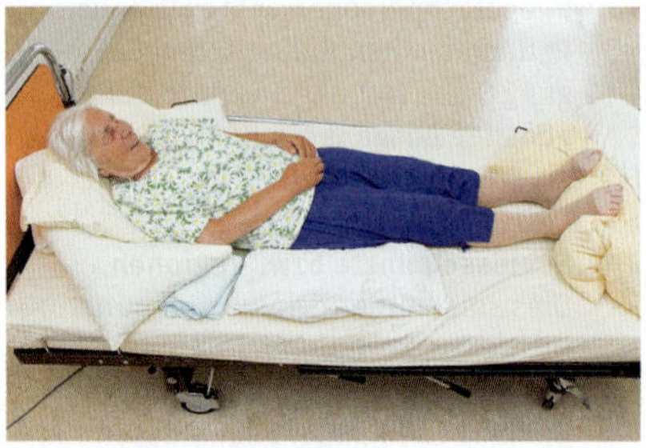

c Außenrotiertes Bein mit einem zusätzlichen Kissen unterstützen.

Abb. 37.25 Positionierung auf dem Rücken. [K115]

- Drehen des Patienten:
  - Patienten unterstützen, das mehr betroffene Bein aufzustellen (durch Druck oberhalb des Knies das mehr betroffene Bein stabilisieren, → Abb. 37.28a)
  - Zeitgleich das weniger betroffene Bein aufstellen lassen
  - Drehung zur Seite über die Beine einleiten, Knie auf Kissen ablegen

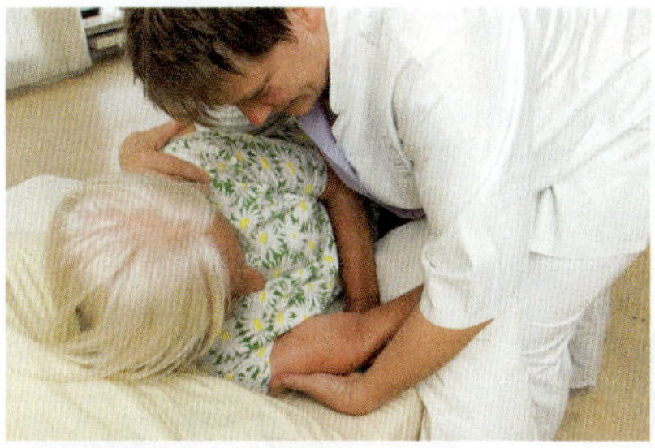

a Den mehr betroffenen Arm beim Drehen mitführen.

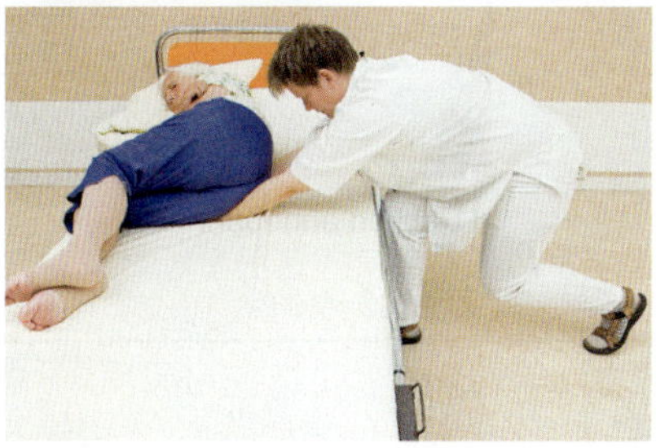

b Passives Zurückziehen des Beckens. Dazu Hände links und rechts des Gesäßes ganz durchschieben und das Becken zu sich herholen.

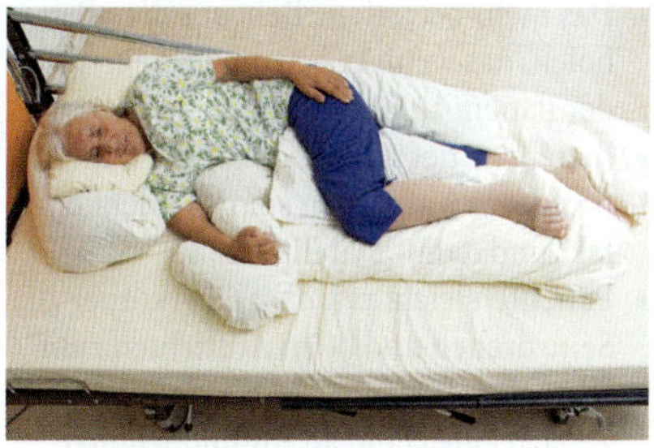

c Lagerung auf der mehr betroffenen Seite.

Abb. 37.26 Positionierung auf der mehr betroffenen Seite. [K115]

- – Mehr betroffenen Arm am Oberarm in Außenrotation weglegen, am Oberkörper Drehung einleiten (→ Abb. 37.26a)
- – Kissen unter den Knien langsam herausziehen um jetzt den Oberkörper weiter auf die Seite zu drehen
- Nach der Drehung Patienten wieder an den Bettrand zurückbewegen (→ Abb. 37.26b)
- Rücken durch Handtuchrolle und Kissen unterstützen (→ Abb. 37.26c). Unten liegende Taille von vorne mit kleinem Kissen unterstützen (fördert die Rumpfstabilität)
- Oben liegendes, weniger betroffenes Bein vollständig auf einer Decke lagern (Unterstützungsfläche vom Becken bis zu den Zehen)
- Mehr betroffenes Bein nach hinten bringen (Streckung hängt von den Möglichkeiten des Patienten ab)
- Gestreckten betroffenen Unterarm und Hand mit einem kleinen Kissen oder Handtuch leicht erhöht lagern (nimmt Spannung von der Bizepssehne, → Abb. 37.26c).

Positionierung auf die weniger betroffene Seite

- Patienten an den Bettrand bewegen, mehr betroffene Seite schließt mit Bettkante ab (→ Abb. 37.28, → Abb. 37.29)
- Kopfkissen so legen, dass der Kopf nach der Drehung noch auf dem Kissen liegt
- Patienten unterstützen, das mehr betroffene Bein aufzustellen, und das Knie stabilisieren (→ Abb. 37.28)
- Drehung über die Beine einleiten, der Oberkörper folgt
- Bei der Drehung Patienten seinen mehr betroffenen Arm mitführen lassen. Ist der Patient dazu nicht in der Lage, führt die Pflegefachperson den Arm (→ Abb. 37.27). Den mehr betroffenen Arm auf einem Kissen ablegen. Darauf achten, dass das Handgelenk nicht in Beugung (abgeknickt) zu liegen kommt
- Nach Wunsch des Patienten seiten- oder bauchbetonte Lage wählen. Beine in Schrittstellung lagern:
  - – Zur *bauchbetonten* Lagerung (→ Abb. 37.27) mehr betroffenes Bein auf der Matratze ablegen, Arm bis unter die Achseln unterlagern
  - – Zur *seitenbetonten* Lage zusätzlich eine Decke unter das mehr betroffene Bein und ein größeres Kissen unter den mehr betroffenen Arm legen
- Mehr betroffenen Arm in Beugung legen (→ Abb. 37.27). Bei unruhigen Patienten ist u. U. ein zusätzliches Kissen im Rücken notwendig (Kissen gibt Unterstützung, wenn der Patient sich in Rückenlage drehen will).

Bewegen im Bett

Anheben des Beckens

Das **Anheben des Beckens** (→ Abb. 37.28) integriert die mehr betroffene Seite in die Bewegung und fördert das normale Bewegungsmuster. Pflegefachpersonen unterstützen den Patienten durch Gewichtsabnahme so, dass er mit ihrer Hilfe die normale Bewegung durchführen kann. Denn hat der Patient für die Bewegung nicht die notwendigen Ressourcen, führt er meistens kompensatorische Bewegungen durch, die

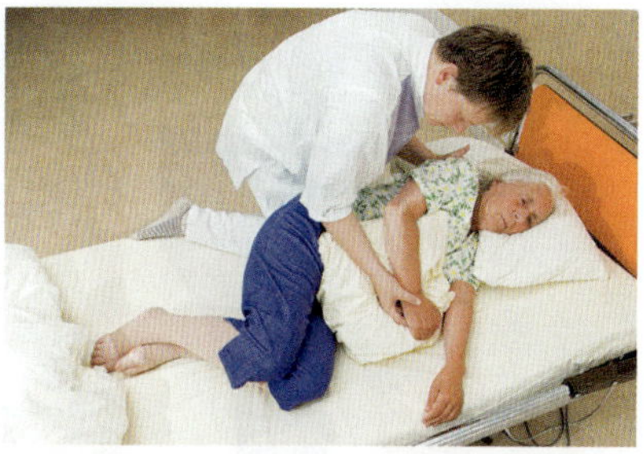

a Mehr betroffenen Arm beim Drehen auf die weniger betroffene Seite mitführen.

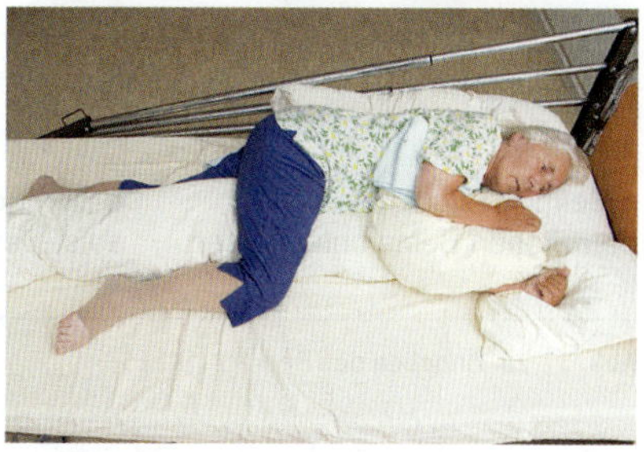

b Bauchbetonte Lagerung auf der weniger betroffenen Seite. Unterstützungsfläche ist eine Decke, die vor dem Bauch liegt und unter dem Oberschenkel hindurchgeht. Der mehr betroffene Arm wird in Beugung gelagert und bis in die Achselhöhle unterstützt.

Abb. 37.27 Positionierung auf der weniger betroffenen Seite. [K115]

das Erlernen pathologischer Bewegungen und eine hypertone Muskulatur zur Folge haben können.

Das Anheben des Beckens ist notwendig beim Lagewechsel oder beim Anziehen des Patienten. Darüber hinaus dient es der Spitzfußprophylaxe.

Patient ist in Rückenlage, Kissen sind A-förmig (→ Abb. 37.25). Die Pflegende steht auf der mehr betroffenen Seite:

- Vorfuß des mehr betroffenen Beins anfassen, die andere Hand seitlich an den Oberschenkel legen (→ Abb. 37.28a)
- Patienten bitten, das mehr betroffene Bein aufzustellen. Eigenaktivität des Patienten erspüren und nur so viel Unterstützung wie notwendig geben. Ferse nahe dem Gesäß positionieren (→ Abb. 37.28b)
- Mit der Achsel auf das knienahe Drittel des mehr betroffenen Oberschenkels lehnen. Dadurch wird der mehr betroffene Fuß belastet und ein Wegrutschen verhindert (→ Abb. 37.28c)
- Beide Hände links und rechts unterhalb des Gesäßes des Patienten anlegen.

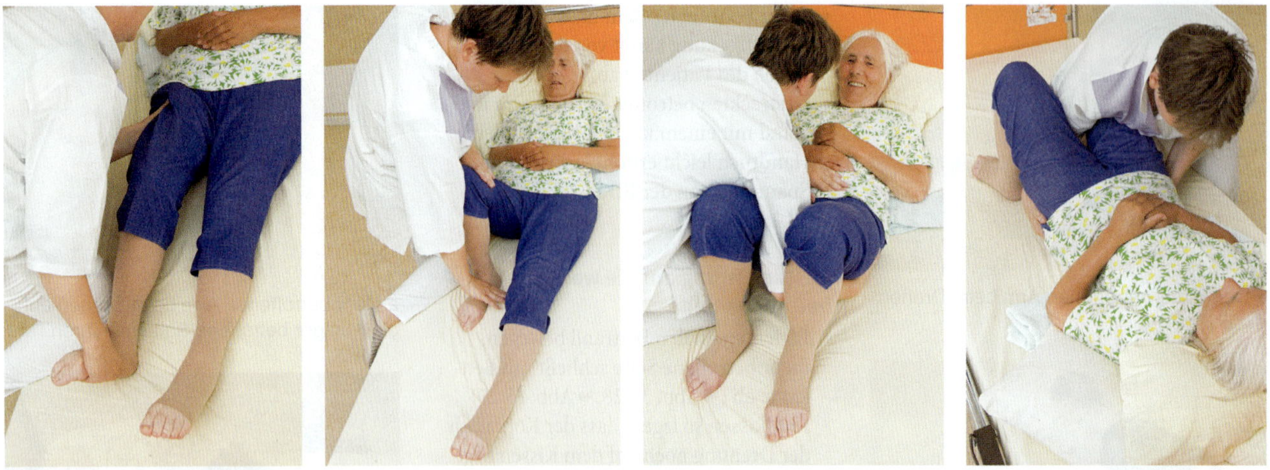

a Beim Aufstellen des mehr betroffenen Beins unterstützen. **b** Den Fuß nahe beim Gesäß aufstellen. **c** Mehr betroffenes Bein stabilisieren. **d** Becken anheben.

Abb. 37.28 Anheben des Beckens. [K115]

Patientenaktivität abwarten und sich in dem Moment, in dem der Patient die Bewegung einleitet, mit dem Körpergewicht auf das Knie leicht nach hinten bewegen, sodass neben dem Druck zusätzlich ein Zug in Richtung Fuß entsteht. Mit den Händen die Bewegung steuern (→ Abb. 37.28d)
- Den Patienten bitten, sein Gesäß nach links oder rechts zu bewegen.

An den Bettrand bewegen

- Durch Anheben Becken versetzen (lassen, → Abb. 37.28)
- Hände unter den Schultergürtel des Patienten legen, dann Patienten bitten, den Kopf zu heben (→ Abb. 37.29)
- Sich zurücklehnen und durch die eigene Gewichtsverlagerung in leichter Rotationsbewegung den Oberkörper des Patienten zur Seite bewegen
- Bei schweren oder sehr inaktiven Patienten rückenschonend arbeiten. Nur kleine Bewegung ausführen und wiederholen oder durch passive Methoden ersetzen, z. B. mit mehr Lagerungsmaterial und reibungsabnehmenden Hilfsmitteln (→ Kap. 9.5).

Aufrichten vom Liegen zum Sitzen an die Bettkante

- Patient liegt in Rückenlage auf A-förmig angeordneten Kissen (→ Abb. 37.25a).
- Patienten unterstützen, mit aufgestellten Beinen das Becken an die Bettkante zu bewegen (→ Abb. 37.28, → Abb. 37.29)
- Den Oberkörper dem Becken zuordnen, sodass Schulter und Hüfte jeweils eine Linie bilden und der Patient diagonal im Bett liegt (→ Abb. 37.30)
- Kopf hoch genug unterlagern, bei Bedarf kleines Kissen zusätzlich (→ Abb. 37.30)
- Das mehr betroffene Bein aus dem Bett holen, das weniger betroffene Bein stellt der Patient auf der Matratze auf
- Bettebene tief stellen, damit der Patient nach dem Aufrichten sofort Bodenkontakt und damit Stabilität hat
- Patienten leicht mit dem Oberkörper zur Seite drehen und beim Aufrichten zum Sitz unterstützen:
  - Dazu eine Hand an Rumpf/Schulter der nahen, mehr betroffenen Seite und die andere Hand an den Schultergürtel der weniger betroffenen Seite legen
  - Patient seinen weniger betroffenen Arm auf die Schulter der Pflegefachperson legen lassen. Ihn darauf hinweisen, sich beim Hochkommen nicht an ihrer Schulter hochzuziehen
  - Beim anschließenden Aufrichten Patienten auffordern, das weniger betroffene Bein mit aus dem Bett zu nehmen
- Patienten am Rumpf unterstützen, gerade an der Bettkante zu sitzen, damit das Becken gleichmäßig (symmetrisch) belastet wird.

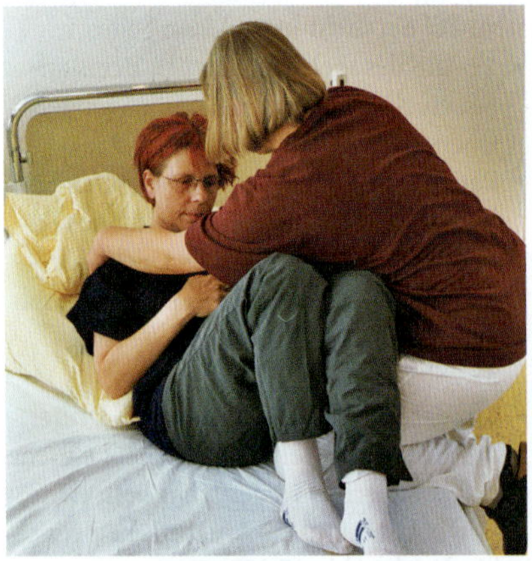

Abb. 37.29 Die Pflegefachperson hat ihre Hände unter dem Schultergürtel, die Patientin hebt den Kopf an. [M292]

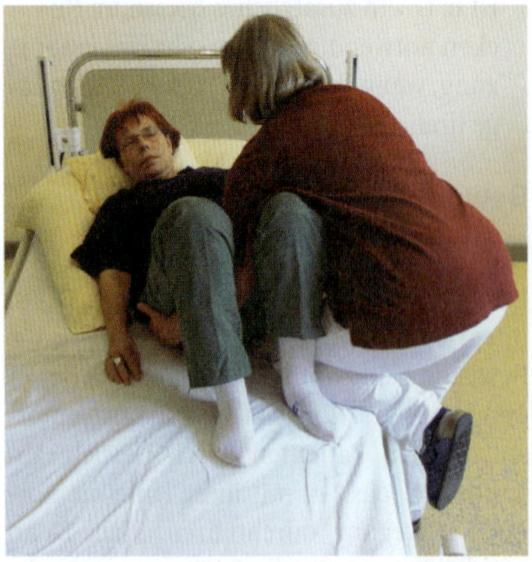

Abb. 37.30 Die Patientin liegt diagonal im Bett, Schulter und Hüften bilden jeweils eine Linie. [M292]

Transfer von der Bettkante in den Stuhl

Der Transfer von der Bettkante in den (Roll-)Stuhl erfolgt bei schwer Betroffenen zunächst als **tiefer Transfer** (→ Abb. 37.31). Bei zunehmender Kontrolle der Hüft- und Kniefunktionen wird der **Transfer über den Stand** durchgeführt.

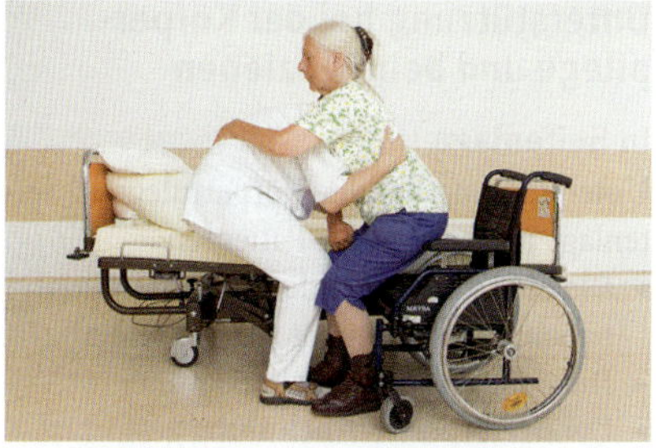

Abb. 37.31 Tiefer Transfer vom Rollstuhl ins Bett über die mehr betroffene Seite. Durch die Schrittstellung behindert die Pflegefachperson nicht die Vorwärtsbewegung des Patientenknies und sie kann den gesamten Bewegungsablauf ohne Gleichgewichtsverlust bewältigen. [K115]

Anfangs ist es günstig, wenn der Transfer über die weniger betroffene Seite durchgeführt wird. Wenn der Patient genügend Tonus zum Tragen des Körpergewichtes im mehr betroffenen Bein hat und wenn das Fußgelenk stabil ist, erfolgt der Transfer über die mehr betroffene Seite.

Bei halbseitengelähmten und somit wahrnehmungsgestörten Patienten werden Transfers *nicht* mit einer Drehscheibe durchgeführt, weil das Gleichgewicht deutlich beeinträchtigt ist. Die Patienten würden dadurch stark verunsichert und darüber hinaus würde kein Lerneffekt entstehen, weil sie die Bewegung nicht nachvollziehen können.

Tiefer Transfer

Der Patient sitzt am Bettrand und hat vollständigen Fußsohlenkontakt zum Boden. Er hat hinten geschlossene, flache Schuhe an, weil diese dem Fuß Halt geben.

Der Rollstuhl steht mit angezogenen Bremsen parallel zum Bett, bettnahe Seitenlehne und Fußstütze sind entfernt.

- Füße des Patienten sind so weit zurückgestellt, dass von oben gesehen die Fußspitzen ungefähr auf Kniehöhe stehen
- Grundsätzlich immer das Drehbein stabilisieren.

Die Pflegefachperson steht mit zusammengebrachten Knien vor dem Patienten: Ihre Knie stabilisieren das näher zum Bett stehende Bein von vorne (→ Abb. 37.31).

- Mit einer Hand unter der Achsel der weniger betroffenen Seite hindurch bis unterhalb des Schulterblatts an den Thorax greifen
- Patienten seinen weniger betroffenen Arm auf den Rücken der Pflegefachperson legen lassen, darauf achten, dass er nicht klammert
- Eigenes Gewicht nach hinten verlagern und damit Becken und Oberkörper des Patienten in Aufrichtung bringen. Seinen Oberkörper so weit nach vorne verlagern, bis sein Körpergewicht auf den Beinen ruht und über die Unterstützungsfläche der Füße gebracht ist
- Umsetzen: Patienten auffordern, sein Gesäß anzuheben, dabei Aktivität des Patienten erspüren, unterstützen und Gesäß einige Zentimeter Richtung Rollstuhl bewegen, absetzen lassen
- Ggf. Fuß des mehr betroffenen Beins nach dem Absetzen in der Achse stehend (Knie zum Fuß) nachholen
- Vorgang 2- bis 3-mal wiederholen, bis der Patient in einem weiteren Schwenk in den Rollstuhl gelangt.

Transfer über den Stand

Der Transfer über den Stand ist nur bei Patienten möglich, die im mehr betroffenen Bein so viel Tonus haben, dass sie das gesamte Körpergewicht auf dieses übernehmen können, damit das andere Bein einen Schritt machen kann.

- Aufstehen des Patienten unterstützen: Hände an den Rumpf legen, Oberkörper des Patienten nach vorne verlagern, damit der Körperschwerpunkt über die Beine kommt. Aufstehen lassen
- Patienten anleiten, sein Gewicht auf ein Bein zu verlagern und mit dem anderen einen Schritt zu machen. In 2–3 Schritten steht er vor dem (Roll-)Stuhl
- Zum Hinsetzen die Knie leicht beugen und den Oberkörper nach vorne verlagern lassen. So kann der Patient sein Gesäß tief in den Stuhl/Rollstuhl bringen.

Sitzen

Sitzen im Bett

Das aufrechte Sitzen im stabilen Sitz (→ Abb. 37.33), z. B. zum Essen oder Trinken, zur Körperpflege oder zur Mobilisation, ist eine Positionierung, die gerade in der Frühphase zur Vigilanzsteigerung und als Kreislauftraining günstig ist. Der stabile Sitz im Bett ermöglicht Patienten mit hypotonem Tonus der Rumpfmuskulatur ein längeres und besseres Sitzen.

Häufigstes Problem ist das Herunterrutschen des Patienten beim Hochstellen des Kopfteils und bei längerem Sitzen. Diese ungünstige halbhohe Lage erschwert z. B. das Schlucken und begünstigt bei Schluckstörungen das Verschlucken.

Patient liegt in Rückenlage auf A-förmig angeordneten Kissen (→ Abb. 37.25a).

- Beine des Patienten leicht spreizen und Knie mit einem kleinen Kissen/Handtuch unterlagern

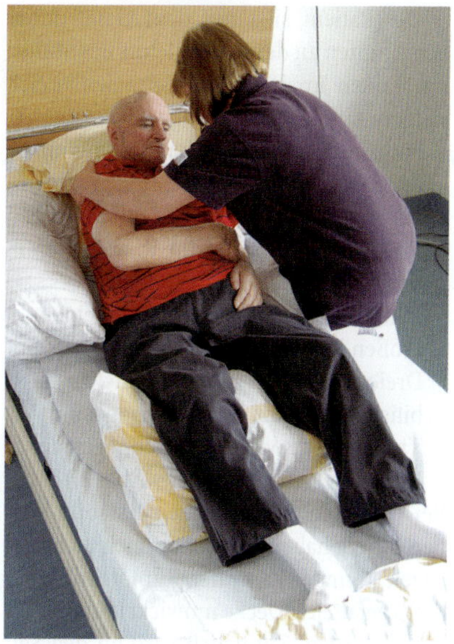

Abb. 37.32 Aufrichten des Oberkörpers in Rotationsbewegungen und durch Gewichtsverlagerung der Pflegenden nach hinten. [M292]

- Kopfteil in Etappen hochstellen. Nach jedem Verändern des Kopfteils Patienten in leichter Rotation von der Matratze wegbewegen (→ Abb. 37.32). Damit wird das Herunterrutschen verhindert
- Nach dem letzten Hochstellen Oberkörper des Patienten mit einer Rotationsbewegung zum Sitzen bringen. Dafür eigenes Gewicht nach hinten verlagern
- Kopfteil anpassen, Kissen herausnehmen und um den Rücken des Patienten eine lang gerollte Decke einbringen. Mehr betroffenen Arm zusätzlich mit einem Kissen unterlagern (→ Abb. 37.33).

Sitzen am Tisch

Das Sitzen auf einem normalen Stuhl anstatt im Rollstuhl ermöglicht eine bessere Aufrichtung des Rumpfes (→ Abb. 37.34). Die Patienten können sich zum Essen mit dem Oberkörper leichter nach vorne bewegen.

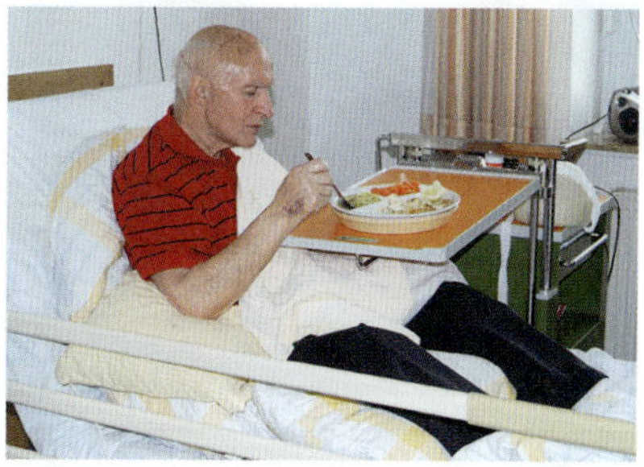

Abb. 37.33 Aufrechter, stabiler Sitz im Bett. [M292]

Der Patient sitzt mit dem Gesäß möglichst hinten an der Rückenlehne des Stuhls. Ein Kissen im Lendenwirbelsäulenbereich unterstützt die Aufrichtung:

- Füße hüftbreit nebeneinander und mit der ganzen Sohle auf dem Boden stellen. Bei kleinen Patienten Füße mit einer festen Unterlage (z. B. kleine Kiste) unterstützen
- Evtl. mehr betroffenen Arm mit einem großen Kissen unterlagern, das in einem Dreieck mit einer Ecke den Rücken stabilisiert und eine Verlängerung zum Tisch bietet, sodass der Ellenbogen am Körper verbleiben kann (→ Abb. 37.34).

Bei Patienten, die noch keine stabile Körperhaltung haben und somit noch nicht frei sitzen können, kann der Rumpf mit einer längs gefalteten Decke umwickelt und stabilisiert werden. Zusätzlich wird an den Seiten ein Kissen eingebracht.

Sitzen im Rollstuhl

Der Rollstuhl ist in erster Linie ein Transportmittel. Im Stationsalltag wird er jedoch bei immobilen Patienten häufig zum Sitzen verwendet. Seine flexible Rückenlehne und durchhängende Sitzfläche führen zu ungünstigen Sitzpositionen und bei spastischen Patienten zum Herausrutschen aus dem Rollstuhl. Deshalb gilt:

- Der Patient hat seine Füße nur für Transporte auf den Fußstützen. Ansonsten stehen die Füße auf dem Boden (Spitzfußprophylaxe), da die ungleichmäßige Belastung der Füße auf den Trittbrettern eine Tonuserhöhung fördert
- Der Oberkörper wird bei flexiblen Rückenlehnen durch ein festes Kissen im Lendenwirbelbereich aufrecht gehalten, eine zusätzliche Handtuchrolle von hinten an das Gesäß angerollt unterstützt dies
- Der mehr betroffene Arm wird vor dem Körper auf dem Rollstuhltisch gelagert, um Schulterproblemen vorzubeugen (→ Abb. 37.35).

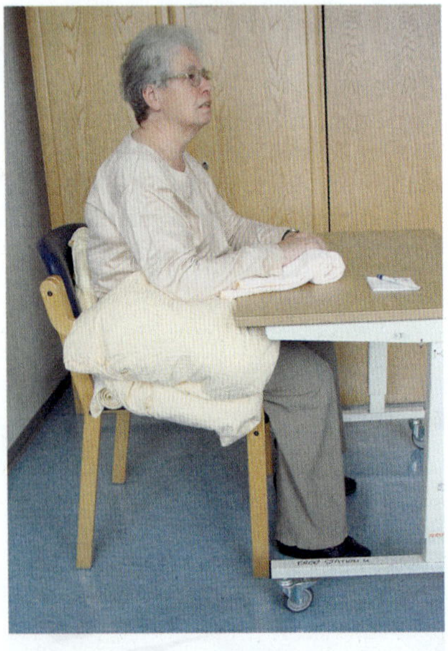

Abb. 37.34 Sitzen im Stuhl. Das Sitzen in einem normalen Stuhl anstatt im Rollstuhl ermöglicht eine bessere Aufrichtung des Rumpfes. [M292]

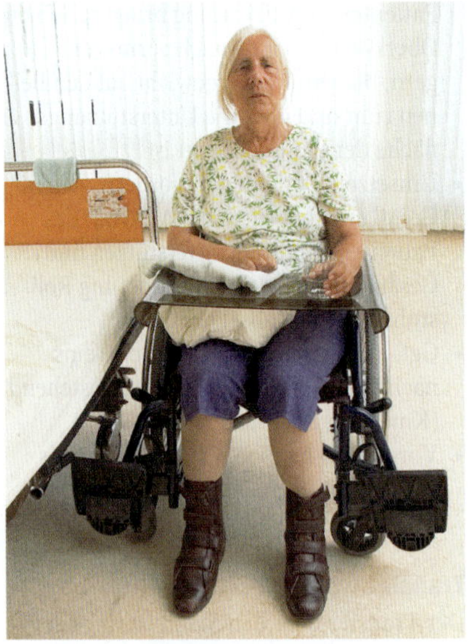

Abb. 37.35 Sitzen im Rollstuhl. Wird der Patient im Rollstuhl nicht gefahren, sollen die Füße festen Bodenkontakt haben. Der mehr betroffene Arm ist durch Rollstuhltisch oder Kissen unterstützt. [K115]

VORSICHT! Die **Mobilisation** orientiert sich immer an der Belastungsgrenze des Patienten. Schläft der Patient z. B. im Stuhl ein, wird er ins Bett gebracht, denn das Schlafen im Stuhl ist nicht nur unbequem, sondern fördert einen abnormen Muskeltonus und nachfolgend Fehlhaltungen.
Das Gehen mit dem Patienten ist erst sinnvoll, wenn der Patient sein mehr betroffenes Bein (mithilfe der Pflegenden) belasten kann.

Prävention und Gesundheitsberatung

Die beschriebenen Techniken müssen von den Betroffenen und ihren Angehörigen verstanden und weitergeführt werden. Abhängig von zusätzlichen Störungen sind weitere Maßnahmen nötig, z. B. bei Aphasie (→ 37.2.10), Schluckstörungen (→ 37.2.8) oder Inkontinenz (→ 8.1.6). Die Rehabilitation gelingt meistens erst lange Zeit nach der klinischen Erstphase (→ 17.5.1).
Zum Schlaganfall gibt es zahlreiche Ratgeber und Hemiplegie-Merkblätter [20].

Unterstützung bei der Körperpflege und beim Anziehen

In Seitenlage

Unterstützung bei der Körperpflege in Seitenlage ist geeignet für Patienten:

- Die eine ungenügende Rumpfstabilität haben und noch nicht sitzen können
- Die den Kopf nicht halten können
- Deren Körperwahrnehmung gestört ist (Neglect)
- Die nur kurz sitzen können
- Die noch nicht stehen, jedoch in Seitenlage den Unterkörper selbstständig im Bett waschen können.

Eine stabile Ausgangsposition auf der mehr betroffenen Seite (→ Abb. 37.26) ermöglicht dem Patienten, die weniger betroffene Seite zu bewegen. Während der Handlung wird auf der hypotonen, mehr betroffenen Seite Tonus aufgebaut und die Sensibilität gefördert.

Positionierung auf die mehr betroffene Seite. Für eine stabile Lage bleiben die Beine angewinkelt. Der Rücken ist mit einem angerollten Handtuch unterstützt und unter die Taille vorne ein kleines Kissen eingebracht.

- Kopf und Nacken bis zum Schulterdach mit einem Kissen hoch genug unterlagern
- Mehr betroffenen Arm in Außenrotation bringen und Unterarm mit einem Handtuch unterlagern, damit der Patient seinen Arm im Blickfeld hat.

Die Waschschüssel steht vor dem Patienten. Der Patient kann Gesicht, Brust und unten liegenden Arm waschen (→ Abb. 37.36):

- Bleibt der Patient in einer Handlung stecken, seine Hand führen und die Handlung gemeinsam mit ihm durchführen
- Patienten leicht nach hinten drehen, damit er auch an die Seite kommt, auf der er liegt

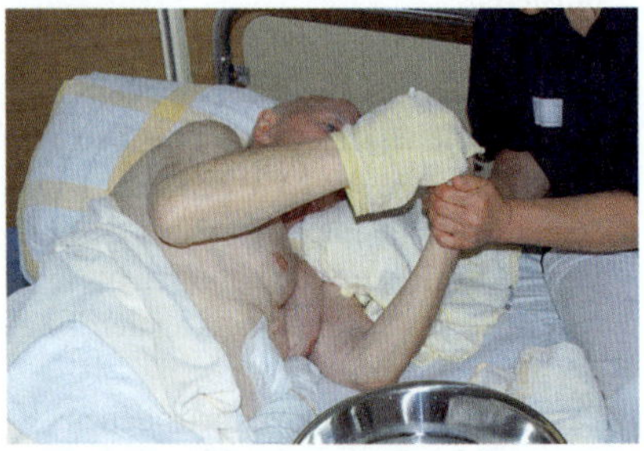

Abb. 37.36 Waschen in Seitenlage. Durch die Positionierung auf der mehr betroffenen Seite ist der Arm der weniger betroffenen Seite beweglich, der Patient kann seine mehr betroffene Hand mit Sichtkontakt waschen. [M292]

- Ist der Patient in der Lage, kann er sich Genitale und Gesäß selbstständig waschen, ansonsten dies für ihn übernehmen
- Waschen der Beine übernehmen. Zum Waschen des unten liegenden Beins das oben liegende anwinkeln und nach hinten auf die zusammengelegte Bettdecke ablegen.

Das **An- und Ausziehen** erfolgt ebenfalls in Seitenlage (➔ Abb. 37.37). Der Patient wird in kleinen Bewegungen bauch- oder rückenwärts gedreht. So kann die Kleidung Richtung Schulter hoch- oder Richtung Becken heruntergezogen werden. Stabilisierende Materialien, etwa das Handtuch im Rücken und ein kleines Kissen in der Taille, werden kurz weggenommen und danach wieder eingebracht.

Beim Ausziehen mit dem weniger betroffenen Arm beginnen, beim Anziehen mit dem mehr betroffenen Arm.

- Zum Überstreifen des Oberteils über den Kopf hinter den Patienten stellen und Schulter Richtung Becken bewegen. Mit der anderen Hand dem Patienten helfen, das Oberteil an- oder auszuziehen
- Beim Anziehen der Hose mit dem unten liegenden Bein beginnen und die Hose bis zum Knie hochziehen. Der Patient hilft mit, in das zweite Bein zu schlüpfen. Mit angewinkelten Beinen und einer Drehung des Beckens bauchwärts und rückwärts Hose über das Gesäß bringen. Patienten beim Hochziehen mithelfen lassen.

Im stabilen Sitz im Bett

Der Patient kann sich auch sitzend im Bett waschen und anziehen. Der stabile Sitz (➔ Abb. 37.33) erleichtert Handlungen, da der Arm besser beweglich ist:

- Beim **Anziehen** des Oberteils mit dem mehr betroffenen Arm beginnen. Ärmel bis über den Ellenbogen ziehen, dabei Arm schulternah stützen (➔ 37.6.5)
- Dann das Oberteil über den Kopf ziehen (damit der mehr betroffene Arm nicht im Schultergelenk verletzt wird, ➔ 37.6.5), zum Schluss erst den weniger betroffenen Arm durch den zweiten Ärmel führen.

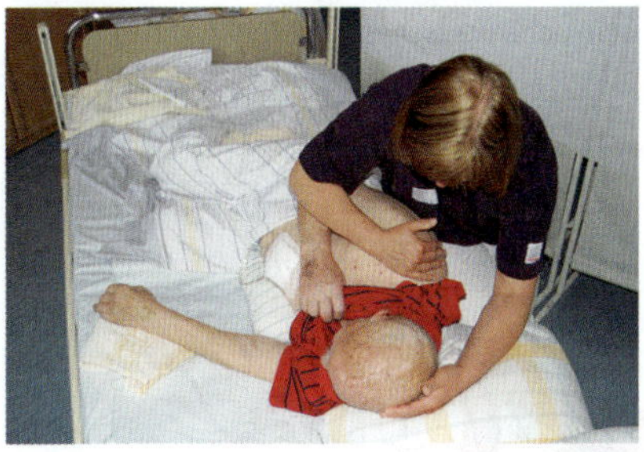

Abb. 37.37 Anziehen in Seitenlage. Der Patient zieht mit Hilfe der Pflegefachperson sein T-Shirt über den Kopf. [M292]

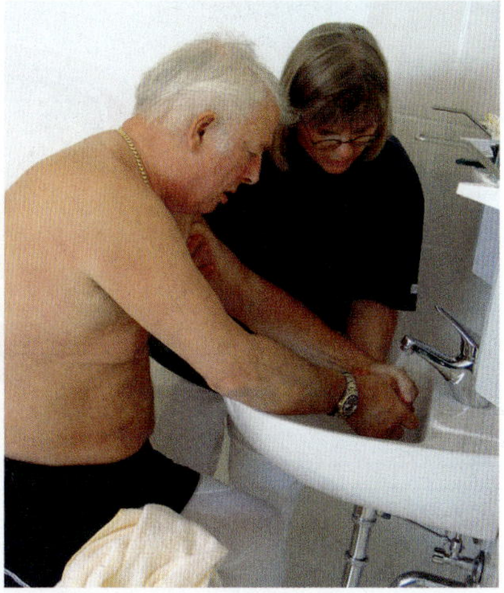

Abb. 37.38 Unterstützen des mehr betroffenen Arms in der Achselhöhle in leichter Außenrotation. [M292]

Im Sitzen oder Stehen vor dem Waschbecken

VORSICHT! Auch wenn das **Bad** für „Normalität" und Selbstständigkeit steht, dürfen Patienten mit instabilen Rumpfverhältnissen nicht zu früh am Waschbecken sitzen, da die Muskelanspannung durch kompensatorische Bewegungen zu hoch würde. Dies erschwert wiederum die Durchführung der Handlungen. Anfangs kann das Bad für kleine Sequenzen wie z. B. das Zähneputzen genutzt werden. Die Patienten werden dann schrittweise an das Sitzen vor dem Waschbecken herangeführt.

Der Patient verfügt über:

- Ausreichend eigene Rumpfhaltung und Gleichgewichtssinn, er kann seinen besseren Arm heben ohne zu kippen
- Bodenkontakt mit beiden Füßen
- Beweglichkeit mindestens eines Arms
- Aufmerksamkeit und Konzentration.

Grundsätzlich ist das **Sitzen** in einem normalen Stuhl (➔ Abb. 37.34) günstiger für die Beweglichkeit. Das Sitzen im Rollstuhl muss stabil gestaltet werden (➔ Abb. 37.35), evtl. Schulter und Arm des mehr betroffenen Arms unterstützen, Arm in leichter Außenrotation halten (➔ Abb. 37.38).

Für das **Stehen** zusätzliche Voraussetzungen: Genügend Tonus mit Kniekontrolle und stabiles Sprunggelenk des mehr betroffenen Beins. Der Patient braucht für einen sicheren Stand eine Unterstützung an der mehr betroffenen Seite. Dann kann er selbstständig Genitale und Gesäß waschen. Ist der Stand noch unsicher, ist es für den Patienten besser, wenn er seinen Unterkörper in Seitenlage selbstständig im Bett wäscht.

Beim Ausziehen an der weniger betroffenen Seite beginnen, beim Ausziehen an der mehr betroffenen Seite:

- Mehr betroffenen Arm in der Achselhöhle unterstützen, wenn der Patient das Oberteil für den Kopf zieht
- Zum Aus- bzw. Anziehen der Hose das mehr betroffene Bein über das weniger betroffene Bein schlagen lassen. Oberschenkel unterstützen, damit das Bein nicht abrutscht.

  Jetzt kann der Patient das Hosenbein bis zum Knie anziehen, dann Stumpf und Schuhe.

SPICKZETTEL

Schlaganfall

Definition: Plötzliche neurologische Ausfälle durch Nervenzelluntergang im Gehirn infolge umschriebener Durchblutungsstörung. Bei Überleben oft mit bleibender Behinderung/Pflegebedürftigkeit einhergehend.

Ursache/Risikofaktoren: Minderdurchblutung des Gehirns (ischämischer Schlaganfall) oder Hirnblutung. Hauptrisikofaktoren Vorhofflimmern, Hypertonie, Diabetes mellitus, Fettstoffwechselstörungen, Rauchen.

Symptome: In Minuten, selten Stunden entstehende neurologische Defizite, v. a. Lähmungen, Sensibilitätsstörungen (beide oft halbseitig), Sprach-, Sprech-, Schluck-, Gleichgewichtsstörungen, Bewusstseinstrübung.

Diagnostik: Raschestmöglich MRT/CT des Gehirns, EKG.

Therapie/Pflege: Meist konservativ (Stroke Unit) mit Vitalzeichensicherung, bei ischämischem Schlaganfall evtl. Lysetherapie/Thrombektomie mittels Katheter, symptomatischer Behandlung von Komplikationen.

Intensive Frührehabilitation mit Pflege und Physiotherapie nach neurophysiologischen Konzepten, z. B. Bobath-Konzept.

Rezidivprophylaxe durch Optimierung der Risikofaktoren.

37.7 Weitere Durchblutungsstörungen und Blutungen des ZNS

37.7.1 Subarachnoidalblutung

Intrazerebrale Blutung/Schlaganfall → 37.6

DEFINITION

Subarachnoidalblutung *(SAB):* Überwiegend akute Blutung in den Subarachnoidalraum zwischen Arachnoidea und Pia mater. Leitsymptome plötzlicher, stärkster Kopfschmerz und Meningismus (→ 37.9.1). Sterblichkeit etwa ⅓, ca. ⅓ der Betroffenen bleibt pflegebedürftig, ca. ⅓ wird wieder selbstständig.

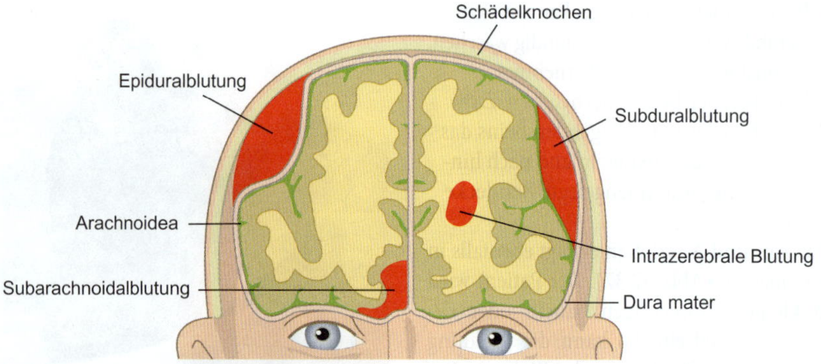

Abb. 37.39 Gehirnblutungen. Lokalisation von intrazerebraler, Subarachnoidal-, Epi- und Subduralblutung. [L138]

Krankheitsentstehung

Häufigste Ursache einer nichttraumatischen **Subarachnoidalblutung** (→ Abb. 37.39) ist die Ruptur eines **Hirnarterienaneurysmas** *(zerebrales Aneurysma).* Eine anlagebedingte Gefäßwandschwäche, meist an der Hirnbasis, führt zu einer Gefäßaussackung, die sich bis zum 40.–60. Lebensjahr so weit ausgedehnt hat, dass das Aneurysma spontan oder bei geringer Blutdruckerhöhung platzt.

Symptome, Befund und Diagnostik

VORSICHT! Bereits vor der Blutung können **Warnsymptome** wie kurzzeitiges Doppeltsehen bestanden haben, die aus der Kompression benachbarter Strukturen durch das Aneurysma herrühren.
Etwa ein Viertel der schwer Betroffenen hatte vorher eine leichtere Warnblutung, die sich meist durch heftigen Kopfschmerz und nachfolgend „Nackenverspannung" und Dauerkopfschmerz zeigt. Solche Beschwerden werden oft verkannt, sind aber dringend abklärungsbedürftig.

Typisch für eine Subarachnoidalblutung sind [21]:

- Plötzlich stärkste, oft hinterkopfbetonte Kopfschmerzen „wie noch nie im Leben" (sog. *Vernichtungs-, Donnerschlagkopfschmerz,* Schmerzmaximum binnen Sekunden)
- Übelkeit und Erbrechen
- Meningitisches Syndrom (→ 37.9.1)
- Bewusstseinstrübung bis zu Bewusstlosigkeit
- Evtl. epileptischer Anfall (→ 37.8.1), neurologische Ausfälle, Hirndruckzeichen (→ 37.5).

Die Diagnostik umfasst:

- Möglichst frühe CT des Gehirns incl. CT-Angiografie, ggf. MRT
- Lumbalpunktion bei fehlendem Blutungsnachweis in der CT und weiterhin dringendem klinischen Verdacht (Kontraindikation Hirndruck!). Sie ergibt blutigen Liquor bei einer frischen, xanthochromen (gelblichen) Liquor bei einer älteren Blutung (→ 37.3.2)
- Ggf. zerebrale Katheter-Angiografie (DSA, → 22.3.2, nach wie vor Goldstandard).

Komplikationen

Hauptkomplikationen der akuten Subarachnoidalblutung sind:

- Hirndruckentwicklung (→ 37.5.3)
- Rezidivblutung (unbehandelt 5–15 % am ersten Tag)
- Ab dem dritten Tag *verzögerte zerebrale Ischämie* mit Verschlechterung des neurologischen Zustands über Stunden, deren Ursache nur teilweise geklärt ist und unter anderem in Gefäßspasmen und Entzündungsvorgängen gesehen wird
- Verklebung der Liquorabflusswege mit nachfolgendem Hydrozephalus (→ 37.5.2).

NOTFALL! Alle **akuten intrakraniellen Blutungen,** d. h. Blutungen in den Schädelinnenraum, sind lebensbedrohlich, weil sie wegen der Volumenbegrenzung des Schädels schnell starken Druck auf das empfindliche Gehirn ausüben.

Behandlungsstrategie

Die besten Behandlungserfolge bei aneurysmabedingter Subarachnoidalblutung bringt die raschestmögliche Ausschaltung des Aneurysmas, wobei v. a. zwei Verfahren etabliert sind:

- Die neurochirurgische Operation, bei der das Aneurysma durch Clips an seinem Gefäßabgang von der Blutzirkulation abgeschnitten wird **(Clipping)**
- Die interventionell-radiologische (endovaskuläre) Behandlung mit Einbringen kleiner Metallspiralen in den Aneurysmasack (**Coiling,** → Abb. 37.40), ggf. auch stentgestützt.

Bei Nachweis von Vasospasmen (mittels transkranieller Doppleruntersuchung) kann eine Therapie mit Kalziumantagonisten erfolgen (z. B. Nimodipin, etwa Nimotop®, → Pharma-Info 22.1), bei Spasmen großer Gefäße evtl. eine PTA (→ 21.5.1). Ggf. wird der Blutdruck angehoben, um die Gehirndurchblutung zu verbessern [22].

Pflege

Prä-, postoperative Pflege → 44.2, → 44.5

Patienten mit einer Subarachnoidalblutung werden – nach Möglichkeit – auf einer neurochirurgischen Intensivstation gepflegt. Die speziellen pflegerischen Maßnahmen entsprechen denen der intrakraniellen Druckerhöhung (→ 37.5.3).

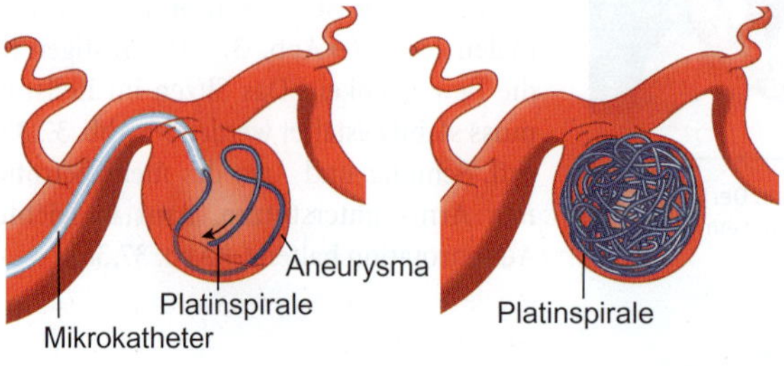

Abb. 37.40 Coiling bei Hirnarterienaneurysma. [L138]

Keine Belastung

Bei konservativ behandelten und operierten Patienten muss wegen der erhöhten Nachblutungsgefahr für mindestens zwei Wochen jegliche körperliche Anstrengung vermieden werden! Die Pflegenden unterstützen den Patienten entsprechend. Außerdem achten sie auf Zeichen einer Rezidivblutung oder Ischämie wie z. B. Verschlechterung des Allgemeinbefindens, neurologische Ausfälle, Kopfschmerz und Übelkeit.

Unverzichtbar ist die Obstipationsprophylaxe (➔ 8.2.6), da der Patient beim Stuhlgang nicht pressen darf. Tut sich der Patient mit der Stuhlausscheidung auf dem Steckbecken schwer, darf er zur Toilette gebracht werden. Bei der Pneumonieprophylaxe (➔ 3.4) darf der Patient nicht abgeklopft oder zum Husten aufgefordert werden. Außerdem vermeiden die Pflegenden alles, was den Blutdruck und damit das Nachblutungsrisiko erhöht, z. B. koffeinhaltige Getränke, Fieber (muss frühzeitig gesenkt werden) oder psychischen Stress, z. B. durch Besucher.

37.7.2 Epiduralblutung

DEFINITION

Epiduralblutung: Blutung in den physiologischerweise nicht vorhandenen Epiduralraum zwischen Schädelknochen und Dura mater. Meist Folge des Zerreißens einer Meningealarterie (Hirnhautarterie) bei Schädelfraktur. Nur bei schneller Operation gute Prognose.

Symptome, Befund und Diagnostik

Charakteristisch für eine **Epiduralblutung** (➔ Abb. 37.39) ist folgender Symptomverlauf:

- Evtl. ist der Betroffene sofort nach der Verletzung durch die direkte Gehirnschädigung kurzzeitig bewusstlos
- Es folgt ein *freies Intervall* von wenigen Stunden, in dem der Patient bei Bewusstsein und ansprechbar ist. Bei schweren Hirnverletzungen kann das freie Intervall fehlen
- Danach wird der Patient durch das mittlerweile entstandene Hämatom bewusstlos.

Bei der Untersuchung sind *Halbseitenzeichen* (auf eine Körperseite beschränkte Symptome, z. B. Hemiparese, ➔ Abb. 37.17), je nach Schwere der Blutung auch Hirndrucksymptome feststellbar (➔ 37.5.1).

Ein Blutungsnachweis ist mittels CT möglich.

Behandlungsstrategie und Pflege

Prä-, postoperative Pflege ➔ 44.2, ➔ 44.5

Das Hämatom muss sofort operativ ausgeräumt werden. Ansonsten wird das Hirnparenchym infolge der Kompression durch den Bluterguss und der intrakraniellen Druckerhöhung rasch irreparabel geschädigt.

Die Patienten werden auf neurochirurgischen Intensivstationen betreut. Die speziellen pflegerischen Maßnahmen entsprechen denen der intrakraniellen Druckerhöhung (➔ 37.5.3).

37.7.3 Chronische Subduralblutung

DEFINITION

Chronische Subduralblutung *(chronisches Subduralhämatom):* Langsame Blutung in den Subduralraum (zwischen Dura mater und Arachnoida) mit allmählicher Symptomentwicklung innerhalb von Wochen bis Monaten. Bei rechtzeitiger Operation gute Prognose.

Krankheitsentstehung

Ein meist nur leichtes Trauma, an das sich der Patient oft gar nicht erinnert (z. B. Anstoßen des Kopfes), führt zu einer langsamen, venösen Sickerblutung in den **Subduralraum** (➔ Abb. 37.39). Risikopatienten sind ältere Menschen und Menschen mit Gerinnungsstörungen.

Schütteltrauma

Bei Säuglingen können Subduralblutungen und -ergüsse Folge eines *Schütteltraumas* sein. Der Untersucher achtet dann besonders auf weitere Zeichen einer Kindesmisshandlung (➔ 38.6.1).

Symptome, Befund und Diagnostik

Bei den meist älteren Patienten kommt es typischerweise erst Wochen nach dem Trauma zu:

- Kopfschmerzen (oft einseitig)
- Persönlichkeitsveränderungen („Unserem Opa ist seit Kurzem alles egal")
- Bewusstseinstrübung (➔ 37.2.11)
- Halbseitenzeichen (➔ 37.6.2, ➔ Abb. 37.17), z. B. Kraftminderung eines Armes
- Sprachstörungen.

Schlüssel für die Diagnostik ist die CT. Eine frische Blutung erscheint hell *(hyperdens)*, ein älteres Hämatom dunkel *(hypodens)*. Bei fraglichem Befund erfolgt eine MRT.

VORSICHT! Veränderungen des Patienten auch bei „leerer" Anamnese nicht einfach auf das zunehmende Alter schieben, sondern an eine chronische Subduralblutung denken!

Behandlungsstrategie und Pflege

Meist ist trotz des oft höheren Alters der Patienten eine neurochirurgische Operation angezeigt. Manchmal reicht eine Drainage über kleine „Bohrlöcher" aus, über die das Blut abgesaugt wird.

Neben der allgemeinen prä- und postoperativen Pflege (➔ 44.2, ➔ 44.5) entsprechen die pflegerischen Maßnahmen der intrakraniellen Druckerhöhung (➔ 37.5.3).

37.7.4 Sinusthrombose und andere venöse Thrombosen des Gehirns

DEFINITION

Sinusthrombose: Thrombose eines venösen Hirnsinus. Letalität ca. 5 %.

Krankheitsentstehung

Weitaus am häufigsten sind **blande** *(nicht-entzündliche)* **Sinusthrombosen.** Ihre Ätiologie entspricht in etwa der anderer venöser Thrombosen (➔ 22.7.3). Ein Sonderfall sind die immunologisch vermittelten Thrombosen als sehr seltene, aber schwerwiegende Impfkomplikation nach vektorbasierter COVID-19-Impfung. Als Folge des venösen Verschlusses mit Druckerhöhung in den Kapillaren kann eine **Diapedeseblutung** (Austritt von Erythrozyten durch die unverletzte Kapillarwand) entstehen. Risikofaktoren sind Schwangerschaft und Einnahme der Pille.

Septische Sinusthrombosen durch Fortleitung eitriger Entzündungen aus dem Ohr- oder Gesichtsbereich sind selten.

Symptome, Befund und Diagnostik

Vielgestaltiges Bild

Das klinische Bild zerebraler Thrombosen ist sehr vielgestaltig.

Bei einer Thrombose eines großen Sinus haben viele Patienten zunächst hartnäckige Kopfschmerzen. Nach Stunden bis Tagen (selten Wochen) folgen neurologische Ausfälle (oft Lähmungen), epileptische Anfälle und Bewusstseinstrübung. Bei Thrombosen einer zerebralen Vene dominieren oft die lokalen neurologischen Ausfälle.

Verfahren der Wahl zur Diagnose ist die MRT, sonst CT mit Gefäßdarstellung (**MR-, CT-Venografie**). Außerdem erfolgt eine Ursachensuche (erhöhte Gerinnungsneigung des Blutes?).

Behandlungsstrategie und Pflege

Behandlung der Wahl ist die sofortige therapeutische Heparinisierung mit nachfolgender oraler Antikoagulation (→ Pharma-Info 22.3, → Pharma-Info 22.4). Bei Hirnvenenthrombose nach COVID-19-Impfung werden hochdosiert Immunglobuline gegeben. Epileptische Anfälle (→ 37.8.2), Kopfschmerzen und evtl. Hirndruckerhöhung (→ 37.5.1) werden symptomatisch behandelt.

Bei einer septischen Sinusthrombose muss zusätzlich die Infektion behandelt werden.

Nach einer zerebralen Venenthrombose während einer Schwangerschaft oder unter der Einnahme von oralen Ovulationshemmern sollten die betroffenen Frauen auf die weitere Einnahme von Hormonpräparaten verzichten. Das Rezidivrisiko während einer (erneuten) Schwangerschaft ist erhöht.

37.8 Epileptische Anfälle und Epilepsie

DEFINITION

Epileptischer Anfall *(zerebraler Anfall)*: Symptome durch vorübergehende exzessive oder synchronisierte Aktivitätssteigerung von Nervenzellgruppen im Gehirn, vor allem Änderungen von Motorik (z. B. Blinzeln, Muskelzuckungen), Sensorik (z. B. Sehen von Lichtblitzen), Erleben (z. B. „merkwürdiges" Gefühl), Vegetativum (z. B. Schwitzen) und Bewusstsein.

Neugeborenenkrämpfe → 34.24.6

Die Funktionsstörung der Nervenzellgruppen beim **epileptischen Anfall** ist bildhaft am ehesten mit Gewitterentladungen vergleichbar.

Die daraus resultierenden Symptome hängen davon ab, welche Funktion die von der abnormen Aktivität betroffenen Nervenzellen haben, z. B. Muskelzuckungen bei motorischen Nervenzellen.

Prinzipiell ist das Gehirn *jedes* Menschen krampffähig. Unterschiedlich ist allerdings die Belastung, die erforderlich ist, um einen epileptischen Anfall auszulösen (**Krampfschwelle**).

37.8.1 Akut symptomatischer Anfall

DEFINITION

Akut symptomatischer Anfall (früher *Gelegenheitsanfall*): Epileptischer, meist generalisierter tonisch-klonischer (→ 37.8.2) Anfall, der nur im Zusammenhang mit außergewöhnlichen Belastungen des Gehirns auftritt. Lebenszeitrisiko ca. 10 %.

Fieberkrampf: Häufigster akut symptomatische Anfall, der bei einer Infektion während des Fieberanstiegs bei ansonsten gesunden Säuglingen oder Kleinkindern auftritt. Vorkommen bei ca. 5 % aller Kinder, Altersgipfel 1–4 Jahre. Prognose meist gut, nur etwa 5 % der Kinder entwickeln im weiteren Verlauf eine Epilepsie.

Auslöser

Akut symptomatische Anfälle treten nur bei außergewöhnlichen Belastungen auf, z. B.:

- Schweren Infektionen (z. B. Enzephalitis → 37.9.2), Stoffwechselentgleisungen, Vergiftungen
- Fieber (v. a. bei Kindern)
- Übermäßigem Alkoholkonsum, Alkoholentzug, Drogenkonsum/-entzug
- Einnahme bestimmter Arzneimittel.

Symptome, Befund und Diagnostik

Beim akut symptomatischen Anfall handelt es sich meist um einen generalisierten, tonisch-klonischen Anfall (→ 37.8.2).

Die Diagnose ergibt sich aus dem klinischen Bild und dem Vorhandensein eines Auslösers; eine dauerhafte Funktionsstörung des Gehirns muss ausgeschlossen werden.

Da auch eine Meningitis oder Enzephalitis mit Fieber und Krampfanfällen einhergehen kann, erfolgt bei einem kindlichen Fieberkrampf im Zweifel eine Lumbalpunktion.

Behandlungsstrategie und Pflege

Ein einzelner Anfall bedarf meist keiner Behandlung. Nur lang andauernde Anfälle, bei Erwachsenen über 10–15 Min., bei Kindern über 5 Min., müssen medikamentös unterdrückt werden. Ansonsten reicht es, den Betroffenen vor Verletzungen zu schützen (→ 37.8.2).

Eine medikamentöse Dauerbehandlung ist nicht angezeigt. Der Patient sollte den Auslösefaktor kennen und wenn irgend möglich meiden.

37.8.2 Epilepsie

DEFINITION

Epilepsie: Wiederholtes, spontanes Auftreten epileptischer Anfälle. Häufigkeit ca. 0,8 % der Bevölkerung. Prognose abhängig von Ursache und Anfallsform. Erstmanifestation vor allem in Kindheit und Jugend sowie in höherem Lebensalter.

Krankheitsentstehung

Es werden sechs Ursachengruppen der **Epilepsie** differenziert:

- Genetisch
- Strukturell. In der Bildgebung strukturelle Hirnschädigung nachweisbar
- Metabolisch durch Stoffwechselstörung
- Infektiös, z. B. bei HIV-Infektion. Teilweise mit struktureller Schädigung
- (Auto-)Immunologisch
- Ursächlich unbekannt.

Es wirken aber wohl bei *allen* Epilepsien exogene Momente (z. B. Verletzungen, Schlafentzug) und endogene Faktoren (erbliche Veranlagung) zusammen. Für nahe Verwandte Betroffener ist das Erkrankungsrisiko (leicht) erhöht [23].

Symptome, Einteilung und Befund

Generalisierte Anfälle

Bei **generalisierten Anfällen** sind beide Gehirnhälften von der abnormen elektrischen Aktivität betroffen. Es liegt immer eine Bewusstseinsstörung vor. Bei manchen Patienten beginnt der Anfall mit einer **Aura,** d. h. der Wahrnehmung z. B. eines bestimmten Gefühls, Geruchs, Geschmacks oder von Lichtblitzen.

Motorische generalisierte Anfälle

Zu den **motorischen generalisierten Anfällen** zählen u. a.:

- **Tonisch-klonische Anfälle** *(Grand-Mal-Anfälle)*:
  - Als erstes sichtbares Zeichen meist Sturz zu Boden, evtl. mit einem Schrei *(Initialschrei)*, Bewusstlosigkeit
  - Oft als Nächstes *tonische Phase* mit steif gestreckten Gliedmaßen, Atemstillstand (Patient wird blau) und weiten, lichtstarren Pupillen
  - Danach *klonische Phase* mit Zuckungen am ganzen Körper
  - Evtl. Zungen- oder Wangenbiss (Schaum vor dem Mund), Urin- oder Stuhlabgang
  - Nach wenigen Minuten in aller Regel Aufhören der Zuckungen, nach dem Anfall Schlaf- und Orientierungsphase. Später erinnert sich der Patient nicht an den Anfall *(Amnesie)*

- **Klonische Anfälle** mit rhythmischen Muskelzuckungen, oft langsamer werdend
- **Tonische Anfälle** mit Muskelverkrampfungen (Extremitätenstreckung), teils über Minuten
- **Atonische Anfälle** mit Sturz durch Tonusverlust der Muskulatur.

Nicht-motorische generalisierte Anfälle

Beispiele für **nicht-motorische generalisierte Anfälle** *(Absencen)* sind:

- **Typische Absencen** mit ganz kurzer Bewusstseinsstörung, Blick „ins Leere", evtl. diskreten motorischen Phänomenen wie Mundbewegungen oder Nesteln. Bei Auftreten mehrfach in der Stunde oft als Konzentrationsstörung verkannt
- **Myoklonische Anfälle** mit einzelnen oder wiederholten, unregelmäßigen generalisierten Muskelzuckungen.

Fokale Anfälle

Fokale Anfälle gehen von einer Gehirnhälfte aus. Differenziert werden:

- Fokale Anfälle ohne Bewusstseinsstörung (früher *einfach fokale Anfälle*)
- Fokale Anfälle mit Bewusstseins- oder Aufmerksamkeitsstörung (früher *komplex fokale Anfälle*)
- Beginn mit motorischen Symptomen, etwa Automatismen (z. B. Schmatzen, Grimassieren), lokal begrenzten Muskelzuckungen
- Beginn mit nicht-motorischen Symptomen, z. B. autonomen Symptomen (etwa Schwitzen), Verhaltensarrest, sensorischen Symptomen (etwa Parästhesien, Farbensehen), emotionalen Symptomen (z. B. Angst)
- Von fokal zu bilateral tonisch-klonisch fortschreitend (früher *sekundär generalisierte Anfälle*).

> **Sekundäre Generalisation**
>
> *Jeder* fokale Anfall kann durch Ausbreiten der abnormen Nervenzellerregung generalisieren. Bei sehr schneller Generalisation entspricht das klinische Bild praktisch dem eines von Anfang an (primär) generalisierten Anfalls. Hinweise auf den fokalen Ursprung kann dann der Anfallsbeginn geben, z. B. die Beobachtung, dass die Zuckungen in einer bestimmten Körperregion angefangen haben.

Epilepsiesyndrome

Epilepsiesyndrome sind charakteristische Kombinationen aus Anfällen (mit Beginn in einem typischen Alter), weiteren klinischen Zeichen und EEG-Befund. Die Zuordnung zu einem Syndrom erlaubt häufig Rückschlüsse auf Behandlung und Prognose.

Beim **West-Syndrom** mit Beginn im Kleinkindalter z. B. zuckt das Kind plötzlich mit dem ganzen Körper zusammen *(Blitz)*, dann folgen eine Beugung des Kopfes *(Nick)* und eine langsame Beugung von Rumpf und Extremitäten, die an die indische Begrüßungsverbeugung erinnert *(Salaam)*.

Diagnostik und Differenzialdiagnose

Abgesehen vom „typischen" Fieberkrampf eines Kindes ohne Hinweise auf eine neurologische Erkrankung muss jeder erstmalig auftretende Anfall umfassend diagnostisch abgeklärt werden:

- Eine MRT zur Ursachen-/Herdsuche ist obligat (im Notfall ggf. CT)
- Ein EEG zeigt die für den jeweiligen Anfall typischen Veränderungen (→ Abb. 37.41) und ist oft auch zwischen den Anfällen pathologisch. Ggf. erfolgen z. B. Video- oder Provokation-EEG (→ 37.3.3)
- Blutuntersuchungen sind u. a. bei Verdacht auf Niereninsuffizienz oder Alkoholmissbrauch erforderlich, die ebenfalls Ursache einer Epilepsie sein können.

Die Diagnose einer Epilepsie wird nach mindestens zwei nicht provozierten Anfällen im Abstand über 24 Std., nach einem nicht provozierten Anfall und hoher Wiederholungswahrscheinlichkeit und bei einem Epilepsie-Syndrom gestellt [23].

Differenzialdiagnostisch müssen **nicht-epileptische Anfälle** berücksichtigt werden:

- Synkopen (→ 21.2.3), die ebenfalls mit motorischen Phänomenen, z. B. leichten Armzuckungen, einhergehen können **(konvulsive Synkope)**
- Hypoglykämien (→ 26.6.5) und Vergiftungen
- **Psychogene Anfälle,** welche keiner der bekannten Anfallsformen zugeordnet werden können, sich oft vor Publikum ereignen und manchmal theatralisch verlaufen
- **Hyperventilationstetanie** (→ 33.11.2)
- Bei Kindern die zorn- oder frustrationsbedingten **Affektkrämpfe.** Hier sind die Verkrampfungen auf die mit dem „Emotionsausbruch" verbundene Atemstörung und den daraus resultierenden Sauerstoffmangel des Gehirns zurückzuführen.

Behandlungsstrategie

> **NOTFALL!** Der lebensbedrohliche **Status epilepticus** (Anfall ≥ 5 Min. oder Serie von Anfällen ohne zwischenzeitliche Erholung) muss immer medikamentös unterbrochen werden. Mit zunehmender Dauer des Anfalls kann dabei die motorische Aktivität verschwinden, auffällig ist meist nur noch ein Nystagmus. Das Gehirn befindet sich aber weiterhin im generalisierten Krampfzustand **(nonkonvulsiver Status).**
>
> - Erstmaßnahmen → Pflege
> - Gabe von Sauerstoff (anfangs 4–6 l/Min.)
> - Blutgasanalyse (→ 23.3.4), Pulsoximetrie (→ 23.3.3)
> - Legen eines venösen Zugangs
> - Bei Vorhandensein eines i. v.-Zugangs i. v.-Injektion von Benzodiazepinen wie Lorazepam (z. B. Tavor®), ansonsten beispielsweise Diazepam rektal (z. B. Diazepam Desitin rectal tube®) oder Midazolam i. m. (z. B. Desiject®). Bei Erfolglosigkeit Gabe z. B. von Levetiracetam (z. B. Keppra®) oder Valproinsäure (z. B. Orfiril®), alle → Pharma-Info 37.1 [24].
> - Bei weiterer Therapieresistenz intensivmedizinische Betreuung, Intubation, Beatmung und Allgemeinanästhesie des Patienten.

Ein einzelner epileptischer Anfall bedarf meist keiner Behandlung. Häufig hört der Anfall von selbst wieder auf, nicht selten bevor eine Arzneimittelgabe überhaupt möglich ist. Arzneimittelgabe kann zudem sowohl die klinische Beurteilung als auch die EEG-Diagnostik erschweren.

In der Regel ist nach dem zweiten Anfall eine medikamentöse Behandlung mit Antiepileptika (→ Pharma-Info 37.1) angezeigt, bei hohem Risiko auch schon nach dem ersten. Diese muss über mindestens zwei Jahre, oft aber lebenslang, fortgeführt werden.

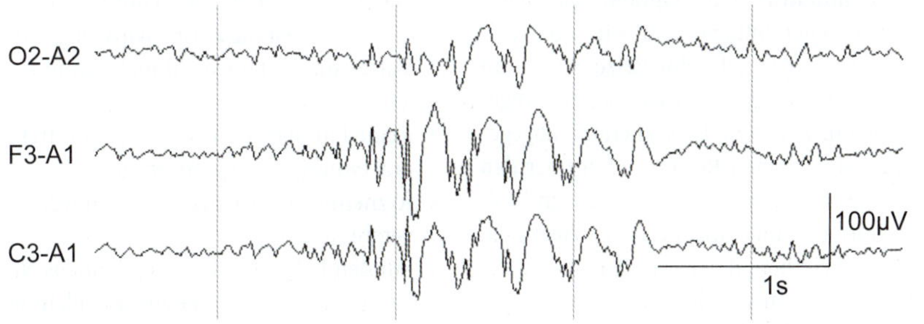

Abb. 37.41 EEG bei kindlicher Absence-Epilepsie (normales EEG → Abb. 37.11). [M459]

PHARMA-INFO 37.1: ANTIEPILEPTIKA

Antiepileptika *(Antikonvulsiva)* sind Arzneimittel zur Unterdrückung epileptischer Anfälle.

Medikamente erster Wahl bei fokalen Epilepsien sind meist Lamotrigin und Levetiracepam, bei generalisierten Valproinsäure (weitere → Tab. 37.7). Es sollte versucht werden, mit einer Monotherapie, d.h. mit nur einem Arzneimittel, auszukommen. Erst wenn die Dosis infolge starker Nebenwirkungen nicht mehr erhöht werden kann und der Patient immer noch nicht anfallsfrei ist, wird das Arzneimittel gewechselt oder (bei Versagen mehrerer Monotherapien) eine Arzneimittelkombination versucht.

Ansetzen, Umstellen oder Absetzen erfolgen in der Regel schrittweise („Ein-, Ausschleichen"). Eine *Arzneimittelspiegelkontrolle (Therapeutisches Drug Monitoring, TDM,* Blutentnahme morgens nüchtern) kann bei der Dosisfindung helfen. Sie ist auch bei Verdacht auf Einnahmefehler oder Überdosierung angezeigt. Ist ein Patient mit einem Blutspiegel unterhalb des „normalen" therapeutischen Spiegels anfallsfrei, wird die Dosis nicht geändert. Umgekehrt kann bei einem nicht anfallsfreien Patienten ohne Nebenwirkungen die Dosis noch gesteigert werden, auch wenn sein Blutspiegel schon im oberen Bereich liegt.

Tab. 37.7 Übersicht über häufig eingesetzte Antiepileptika (Benzodiazepine, → Tab. 38.3).

Substanz (Bsp. Handelsname)	Indikation, besondere Nebenwirkungen (NW)*
Carbamazepin (Tegretal®)**	Fokale Anfälle, Trigeminusneuralgie. NW: Hyponatriämie, Blutbildveränderungen, Ataxie, Sehstörungen
Ethosuximid (Petnidan®)	Nur Absencen. NW: Blutbildveränderungen, Kopfschmerz, Ataxie
Gabapentin (Neurontin®)	Fokale Anfälle, außerdem neuropathische Schmerzen. NW: Gewichtszunahme, Kopfschmerzen, Ataxie, Tremor
Lamotrigin (Lamictal®)	Fokale und generalisierte Anfälle. Kopfschmerz, Ataxie, Sehstörungen, Hautausschläge bis zum Stevens-Johnson-Syndrom (→ 32.6.4)
Levetiracetam (Keppra®)	Fokale und generalisierte Anfälle, Status epilepticus. NW: emotionale Labilität (teils Feindseligkeit)
Oxcarbazepin (Trileptal®)**	Verwandt mit Carbamazepin, aber besser verträglich
Phenytoin (Phenhydan®)**	Hauptindikation Status epilepticus. NW: Zahnfleischhyperplasie, verstärkte Behaarung
Topiramat (Topamax®)	Fokale und generalisierte Anfälle. NW: Gewichtsverlust, kognitive Störungen
Valproinsäure (Convulex®)	Fokale und generalisierte Anfälle, Status epilepticus, Rezidivprophylaxe bipolarer affektiver Störungen. NW: Gewichtszunahme, Haarausfall, Tremor, Leberwertanstieg. Teratogen (= Fehlbildungen verursachend)!

* Alle: Magen-Darm-Beschwerden, allergische Reaktionen (selten, aber gefährlich: Agranulozytose → 27.7.4), ZNS-Nebenwirkungen wie etwa Müdigkeit, eingeschränktes Reaktionsvermögen, Schwindel
** Enzyminduktion → beschleunigter Östrogenabbau, verminderte Wirksamkeit der „Pille"

Bei feststellbarer Hirnschädigung/Grunderkrankung steht deren Behandlung im Vordergrund. Ist dies nicht möglich, wird medikamentös versucht, Anfallsfreiheit zu erreichen.

Bei einer schweren, therapieresistenten Epilepsie kann bei einem Teil der Patienten die operative Ausschaltung des Epilepsieherdes helfen **(Epilepsiechirurgie).** Diese erfolgt nach vorheriger umfangreicher Diagnostik zur Herdlokalisation in speziellen Zentren.

Spricht die Epilepsie nicht auf Medikamente an und kommt der Patient für einen epilepsiechirurgischen Eingriff nicht in Betracht, ist die Implantation eines **Vagusnervstimulators** eine Option: Das herzschrittmacherähnliche Gerät wird im Brustbereich eingepflanzt, seine Reizelektrode an den linken N. vagus im Halsbereich angeschlossen. Die vom Pulsgenerator abgegebenen elektrischen Reize werden über den N. vagus ans Gehirn weitergeleitet und sollen dort die abnorme Erregung hemmen. Die elektrischen Reize werden in einprogrammierten Intervallen automatisch abgegeben, zusätzlich können durch den Patienten selbst oder EKG-getriggert durch das Gerät Stimulationen ausgelöst werden. Die Nebenwirkungen sind i.d.R. gering und Folge der verstärkten Parasympathikuswirkung (z.B. Heiserkeit). Ein weiteres Stimulationsverfahren für einige Patienten ist die **tiefe Hirnstimulation** im Thalamusbereich.

Pflege

Im Anfall:

- Besonders bei noch unklarer Diagnose Arzt sofort benachrichtigen (lassen), Patienten möglichst nicht alleine lassen
- Sicherheit des Patienten gewährleisten, z.B. Gegenstände aus der Umgebung entfernen, Patienten von Treppe wegziehen. Das Schieben eines Gummikeils o.Ä. zwischen die Zähne wird wegen der Verletzungsgefahr nicht mehr empfohlen
- Keine Flüssigkeiten oder Arzneimittel oral einflößen (Aspirationsgefahr)
- Arzneimittel nach ärztlicher Anordnung verabreichen
- Für den Fall eines Status epilepticus Notfallmaterialien mit Venenverweilkanüle, Medikamente nach Verordnung, Guedel-Tubus, Intubationsutensilien und Ambu-Beutel richten lassen oder Notfallwagen bereitstellen
- Anfall und Verlauf beobachten und dokumentieren, da dies von diagnostischer und therapeutischer Bedeutung sein kann. Auch Uhrzeit zu Beginn und am Ende des Anfalls notieren.

Nach dem Anfall:

- Patienten bis zur vollständigen Wiedererlangung des Bewusstseins in die stabile Seitenlage bringen (Aspirationsprophylaxe, → Abb. 14.19), ggf. Erbrochenes entfernen
- Bei Bedarf Mund- und Körperpflege durchführen, Wäsche wechseln nach unkontrolliertem Urinabgang, Mundraum auf Zungen- oder Wangenbiss kontrollieren
- Für Ruhe sorgen, Bewusstsein und Vitalzeichen engmaschig überwachen.

Prävention und Gesundheitsberatung

- Meiden anfallsauslösender Faktoren wie Schlafentzug, Flackerlicht (Diskothek, Videospiele) und Alkohol in größeren Mengen
- Einhalten eines regelmäßigen Tagesablaufs

- Führen eines Anfallkalenders, um Auslöser und Medikamentenwirkungen nachvollziehen zu können
- Mitführen eines Notfallausweises mit Erste-Hilfe-Maßnahmen; Information an Erzieherinnen, Lehrer, Kollegen Umgang mit Antiepileptika: Kein eigenmächtiges Umstellen oder Absetzen. Wegen der häufigen Wechselwirkungen behandelnden Arzt fragen, welche Medikamente z. B. bei Schmerzen oder Fieber eingenommen werden können. Kenntnis möglicher Nebenwirkungen
- Bei neuen Arztkontakten Information des Arztes über die Epilepsie. Engmaschige Zahnarztkontrollen, da es bei Therapie mit Phenytoin häufig zu Zahnfleischwucherung kommt
- Teilnahme an einem Schulungsprogramm, z. B. am „Modularen Schulungsprogramm Epilepsie" [25]
- Beantragung eines Schwerbehindertenausweises als „Zugangsberechtigung" zu Nachteilsausgleichen durch die chronische Krankheit
- Anstreben eines selbstbestimmten, weitgehend „normalen" Lebens, falls keine Grunderkrankungen wie eine schwere perinatale Hirnschädigung vorliegen, aber
  - Zurückhaltung mit Alkohol, da sich die berauschende und gleichzeitig dämpfende Wirkung von Alkohol und die ähnlichen Wirkungen der Antiepileptika verstärken
  - Kein Beruf mit erhöhter Selbst- oder Fremdgefährdung (z. B. Dachdecker, Kraftfahrer) oder unregelmäßiger Lebensführung (Schichtarbeit). Textverarbeitung am PC in der Regel möglich
  - Sportauswahl im Hinblick auf Selbst- oder Fremdgefährdung durch einen Anfall. Generell: nicht zu hoch, nicht zu schnell, nicht alleine ins Wasser oder Gelände
  - Führen eines (Privat-)Fahrzeugs nur erlaubt nach Anfallsfreiheit von wenigen Monaten bis 2 Jahren (je nach Erkrankungsform) bei unauffälligem EEG
  - Wissen über die Möglichkeit epilepsie- und medikamentenbedingter sexueller Funktionsstörungen. Die „Pille" ist bei sog. enzyminduzierenden Antiepileptika nicht sicher
  - Planung von Schwangerschaften (diese sind in aller Regel möglich). Frauen sollen vorher Rücksprache mit dem Arzt nehmen, um ggf. das Medikament zu wechseln und bereits 3 Monate vor der Empfängnis Folsäure einzunehmen.

SPICKZETTEL

Epilepsie

Definition: Wiederholt spontane, vom Gehirn ausgehende Anfälle von meist nur wenigen Minuten Dauer.

Ursache/Risikofaktoren: Temporär abnorm synchronisierte (gleichzeitige) Aktivität größerer Nervenzellgruppen im Gehirn. Ursache z. B. genetisch, strukturell, metabolisch, unbekannt.

Symptome: Sehr variabel je nach Funktion der betroffenen Nervenzellgruppe, vor allem „Wegtreten", Muskelzuckungen/-steife, Sturz, Bewusstlosigkeit.

Diagnostik: EEG, (einmalig) MRT/CT des Gehirns.

Therapie/Pflege: Im Anfall Schutz vor Verletzungen, Medikamente nur bei sehr langer Dauer. Ggf. Behandlung einer Grunderkrankung.
Zur Anfallsprophylaxe geregelte Lebensführung, Meiden von Anfallsauslösern, meist Dauertherapie mit Antiepileptika. Im Alltag Schutz vor Gefährdung durch Anfall.

37.9 ZNS-Infektionen

Creutzfeldt-Jakob-Krankheit → 30.2.1
Poliomyelitis → 30.8.12
Meldepflicht bei Infektionskrankheiten → 30.4

37.9.1 Meningitis

DEFINITION

Meningitis *(Hirnhautentzündung):* Häufig lebensbedrohliche Infektion des ZNS mit (vorwiegendem) Befall der Hirnhäute (Meningen). Sterblichkeit ca. 15 %, bei Neugeborenen über 50 %. Besonders bei Kleinkindern Dauerschäden möglich, z. B. Hör-, Seh-, Konzentrationsstörungen.

Krankheitsentstehung

Die häufigsten Erreger einer **Meningitis** sind:

- Bakterien. Bei Kindern und Erwachsenen insbesondere Streptococcus pneumoniae (→ 30.7.3) und Meningokokken (→ 30.7.5, meldepflichtig). Bei Neugeborenen vor allem Streptokokken der Gruppe B (→ 30.7.3), E. coli (→ 30.7.7) und Listeria monocytogenes (→ 30.7.11)
- Viren, z. B. Herpes-simplex-Viren (→ 30.8.2), Enteroviren (etwa Polioviren, → 30.8.2, meldepflichtig), Mumpsviren (meldepflichtig, → 30.8.7).

Demgegenüber sind Protozoen oder Pilze bei Abwehrgesunden sehr selten Ursachen einer Meningitis.

Die Erreger gelangen meist im Rahmen einer generalisierten Infektion (→ 30.2.1) mit dem Blut ins Gehirn. Seltener werden sie von benachbarten Entzündungen fortgeleitet, beispielsweise einer Mastoiditis (→ 36.4.2), oder gelangen über offene Verbindungen zwischen Gehirn und Außenwelt ins Gehirn, etwa bei einer Verletzung oder Fistel.

Symptome und Untersuchungsbefund

Meist setzen die Symptome einer bakteriellen Meningitis rascher ein und sind heftiger als bei einer viralen Meningitis. Oft kommt es bei einem Infekt innerhalb von Stunden zu einem schweren Krankheitsbild mit:

- Hohem Fieber
- Übelkeit und Erbrechen
- Teils unerträglichen Kopfschmerzen
- Licht-, Geräuschüberempfindlichkeit
- Nackensteife, **Opisthotonus** (Rückwärtsbeugung des Kopfes mit Überstreckung von Rumpf und Extremitäten)
- Bewusstseinsveränderungen bis zum Koma (→ 37.2.11).

Diese Symptomkombination, die typisch für Hirnhautreizung ist, wird als **meningitisches Syndrom** (oft kurz **Meningismus,** → Abb. 37.42) bezeichnet. Hinzu treten oft Hirnnervenausfälle und die Symptome der jeweiligen Grunderkrankung.

Säuglinge und ältere Menschen

Bei älteren Menschen und Kleinkindern ist das klinische Bild bei Meningitis oft uncharakteristisch, v. a. sind Nackensteife, klinische Meningitiszeichen und Fieber nur gering oder fehlen sogar. Bei Säuglingen kann sich eine Meningitis z. B. allein durch grau-blasse, marmorierte Hautfarbe, Trinkschwäche und Erbrechen, Teilnahmslosigkeit oder abnorme Unruhe und Reizbarkeit, gespannte Fontanelle sowie Atemstörungen zeigen.

Diagnostik und Differenzialdiagnose

Unmittelbar nach Krankenhausaufnahme wird Blut abgenommen, unter anderem für Blutbild, CRP, BSG, Blutkultur, evtl. serologische Untersuchungen, PCR zum Erregernachweis (→ 30.5) sowie evtl. Prokalzitonin (nur bei bakteriellen Meningitiden erhöht).

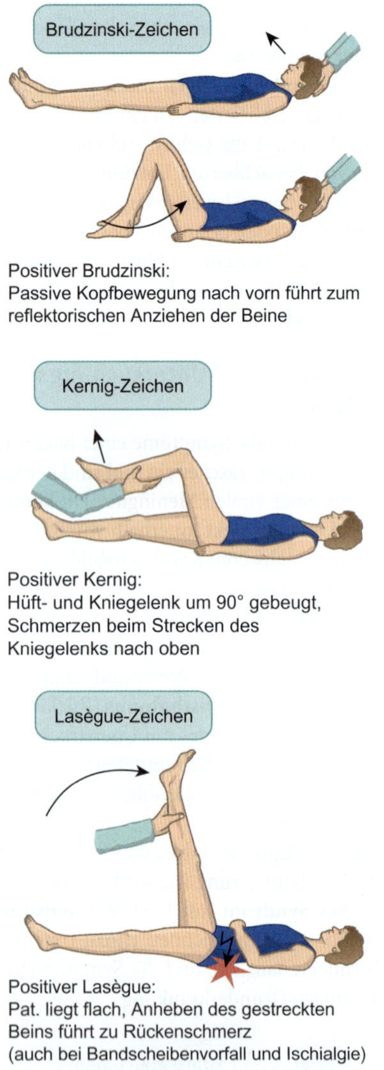

Abb. 37.42 Klinische Meningitiszeichen. [L138]

Je nach Befund folgt eine Notfall-CT (sonst bei Erwachsenen im weiteren Verlauf des Aufnahmetags) oder die Liquoruntersuchung (→ 37.3.2). Sie zeigt trüben oder eitrigen Liquor mit Zellvermehrung, Eiweißerhöhung sowie bei bakteriellen und tuberkulösen Meningitiden Zuckererniedrigung. Mikroskopisch können Bakterien sichtbar sein, für einige Erreger gibt es Antigen-Schnelltests. Vor Therapiebeginn wird möglichst eine Liquorkultur zum Erregernachweis angelegt, evtl. wird ein Erregernachweis durch PCR versucht.

Wichtig ist die Suche nach abwehrschwächenden Grunderkrankungen und Liquorfisteln (z. B. nach einem Schädel-Hirn-Trauma, → 37.13.1), da das Risiko einer erneuten Keimeinwanderung mit Infektion der Hirnhäute dann groß ist.

Behandlungsstrategie

Höchstens eine Stunde nach Krankenhausaufnahme wird mit der Gabe von Glukokortikoiden (bei Erwachsenen) und hoch dosierten Antibiotika i. v. begonnen. Die Antibiotikatherapie erfolgt zunächst kalkuliert (→ 30.7.1) und wird nach Erregeridentifizierung und Antibiogramm bei Bedarf umgestellt.

Evtl.werden auch Virostatika (z. B. Aciclovir, etwa Aciclovir ratiopharm® → Pharma-Info 30.2) eingesetzt, die aber nur einen Teil der Viren erfassen.

Die zusätzliche symptomatische Behandlung umfasst eine möglicherweise notwendige Hirndruckbehandlung (→ 37.5.3) und medikamentöse Unterdrückung von epileptischen Anfällen (→ 37.8.2, → Pharma-Info 37.1).

Manchmal werden die Angehörigen des Patienten prophylaktisch mit Antibiotika behandelt, um weitere Erkrankungen und eine Keimausbreitung zu verhindern.

Pflege

Die Patienten sind häufig schwer krank und benötigen intensivmedizinische Betreuung:

- Engmaschige Kontrolle von Vitalfunktionen, Temperatur, Bewusstsein (→ 12.3) und Hirndruckzeichen (→ 37.5.3), Flüssigkeitsbilanzierung
- Reizabschirmung, z. B. dunkler Raum, Ruhe im Zimmer, evtl. leichte Sedierung nach Arztanordnung, bei Kopfschmerzen Analgetikagabe
- Bettruhe, Unterstützung bei den Lebensaktivitäten, Durchführung notwendiger Prophylaxen
- Ausreichende Flüssigkeitszufuhr, vor allem bei hohem Fieber, ggf. Infusionstherapie
- Isolierung bei Verdacht auf eine bakterielle Meningitis. Patienten mit Meningokokken-Meningitis gelten bis 24 Std. nach Beginn der antibiotischen Behandlung als infektiös. Pflegende tragen entsprechende Schutzkleidung (→ 30.1.4). Bei einer Virusmeningitis wird, da häufig Enteroviren die Erreger sind, der Stuhl als infektiös angesehen, bei Meningokokken- oder Haemophilus-Meningitis die respiratorischen Sekrete [26].

> **Prävention und Gesundheitsberatung**
> Die Impfungen gegen Haemophilus influenzae Typ b, Pneumokokken und Meningokokken der Gruppe C werden für alle Säuglinge bzw. Kleinkinder empfohlen (→ Tab. 30.4).

37.9.2 Enzephalitis

> **DEFINITION**
> **Enzephalitis** *(Gehirnentzündung):* ZNS-Infektion mit überwiegendem Befall des Gehirns. Verlauf von Begleitenzephalitiden bei viralen Allgemeininfektionen oft milde, Sterblichkeit bei der gefürchteten Herpes-Enzephalitis trotz Behandlung ca. 20 % mit häufigen Dauerschäden bei den Überlebenden.

Krankheitsentstehung

Eine **Enzephalitis** kann durch die gleichen Erreger verursacht werden wie die Meningitis (→ 37.9.1), wobei Viren an erster Stelle stehen.

Symptome, Befund und Diagnostik

Während eine leichte (Begleit-)Enzephalitis im Rahmen einer Allgemeininfektion oft unbemerkt bleibt, ist das klinische Bild beim Vollbild der Erkrankung ernst mit:

- Bewusstseinsveränderungen bis zur Bewusstlosigkeit (→ 37.2.11)
- Psychischen Veränderungen, vor allem Unruhe, Verwirrtheit, psychotischen Symptomen wie Wahnvorstellungen (→ 38.2.5)
- Neurologischen Ausfällen wie Lähmungen (→ 37.2.4) oder Sprachstörungen (→ 37.2.10)
- Epileptischen Anfällen (→ 37.8).

Da es sich meist nicht um eine reine Enzephalitis, sondern um Mischformen **(Meningoenzephalitis)** handelt, bestehen oft zusätzlich die Symptome einer Meningitis (→ 37.9.1).

Raschestmöglich erfolgen Blutuntersuchungen (mit serologischen Untersuchungen zum Erregernachweis), Liquoruntersuchung (meist Zell- und Eiweißvermehrung, PCR zum Erregernachweis), EEG und MRT (falls nicht verfügbar, CT). Bei Herpes-simplex-Enzephalitis (→ 30.8.2) zeigen sich typische Veränderungen im Schläfenlappen, jedoch für den Behandlungsentscheid oft zu spät.

Behandlungsstrategie und Pflege

Bei Verdacht auf Herpes-simplex-Enzephalitis ist wegen des schweren Verlaufs die *sofortige* i. v.-Gabe des Virostatikums Aciclovir (etwa Aciclovir ratiopharm®) angezeigt. Antibiotika sind bei Virusenzephalitiden wirkungslos, werden jedoch gegeben, wenn (noch) unklar ist, ob Bakterien oder Viren die Ursache sind.

Pflege → 37.9.1

37.9.3 Hirnabszess

DEFINITION

Hirnabszess: Umschriebene, teils abgekapselte bakterielle Entzündung im Gehirn. Sterblichkeit ca. 10 %.

Ein **Hirnabszess** entsteht, wenn eine bakterielle Enzephalitis eitrig einschmilzt.

Die Symptome sind vielgestaltig. Leitsymptome sind Kopfschmerzen, Fieber, (fokale) neurologische Ausfälle und epileptische Anfälle. Die Diagnose wird durch MRT/CT sowie Erregernachweis in Blut oder Abszessinhalt gesichert [27].

Die Behandlung umfasst eine mehrwöchige, zunächst parenterale Antibiotikagabe und fast immer eine Abszesspunktion/-drainage oder -ausräumung. Immer wird die ursächliche Erkrankung gesucht und behandelt [27].

Pflege → 37.5.3, → 37.9.1, → 37.12.1

37.9.4 Zeckenübertragene ZNS-Infektionen

DEFINITION

Zeckenübertragene ZNS-Infektionen: Bakterielle oder virale ZNS-Infektionen, die durch Zeckenstich übertragen werden. In (Mittel-)Europa von Bedeutung sind (→ Abb. 37.43):

- **FSME** *(Frühsommer-Meningoenzephalitis)* – viral bedingt, nur in bestimmten Gegenden, insgesamt seltener
- **Neuroborreliose,** d. h. ZNS-Beteiligung bei **Lyme-Borreliose** (→ 30.7.14) – bakteriell bedingt, überall möglich, insgesamt häufiger.

Doppelinfektionen sind möglich.

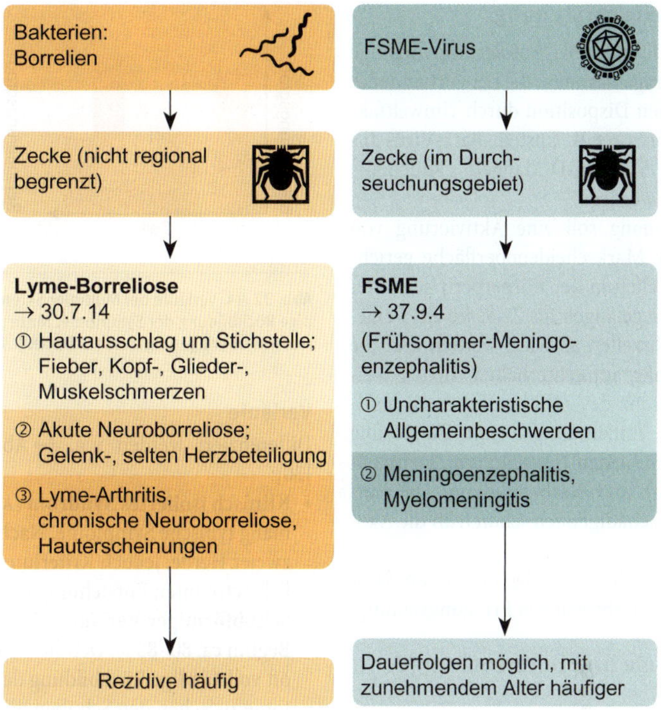

Abb. 37.43 Lyme-Borreliose (→ 30.7.14) und FSME in der Übersicht. [L190]

FSME

Die Zecken bilden das Reservoir für das meldepflichtige **FSME-Virus.** Zu den FSME-Verbreitungsgebieten gehören beispielsweise Süddeutschland, Österreich, Schweiz oder Südosteuropa. Die Zecken übertragen das Virus in den ersten Stunden nach ihrem Stich auf den Menschen [28].

Die **FSME** verläuft zweigipfelig [28]:

- Meist 1–2 Wochen nach dem Zeckenstich beginnt die Krankheit mit grippeähnlichen Symptomen
- Nach mehrtägiger Beschwerdefreiheit folgt ein erneuter Fieberanstieg mit *Meningitis, Meningoenzephalitis* oder *Myelomeningitis* (Entzündung von Rückenmark und Hirnhäuten), wobei die Meningitis die beste und die Myelomeningitis die schlechteste Prognose hat.

Durchschnittlich ist der Krankheitsverlauf bei Erwachsenen schwerer als bei Kindern.

Die Diagnose erfolgt durch Liquor- und Blutuntersuchungen, eine MRT ist u. a. zum Ausschluss einer Herpes-Enzephalitis nötig. Die Therapie ist symptomatisch [28].

Prävention und Gesundheitsberatung

Richtiges Verhalten verringert das Risiko eines Zeckenstichs und damit von zeckenbedingten ZNS-Infektionen [29]:

- In gefährdeten Gebieten, auch im eigenen Garten, das Unterholz und Dickicht meiden
- Möglichst wenige Körperteile unbekleidet lassen. Hosenbeine in Stiefel oder Strümpfe stecken, Kopfbedeckung tragen
- Freie Körperteile mit Insekten-Repellents einreiben
- Nach einem (naturnahen) Aufenthalt im Freien Körper auf Zecken absuchen, besonders auch Achselhöhlen, Zehenzwischenräume, Leisten und Kniekehlen, da die Zecken gerne in wärmere Körperregionen wandern
- Zecken baldmöglichst hautnah mit einer Zeckenkarte, -zange, -pinzette oder einem Zeckenlasso entfernen oder hierzu Arzt aufsuchen. Stichwunde desinfizieren. Zecke vorher nicht z. B. mit Öl oder Klebstoff bestreichen und beim Entfernen nicht drehen, da die Zecke dann vermehrt Erreger freisetzt.

Eine (aktive) Impfung gibt es nur gegen die FSME. Sie wird für Menschen in Risikogebieten empfohlen, die durch Beruf oder Freizeitverhalten im Hinblick auf einen Zeckenkontakt gefährdet sind.

37.10 Multiple Sklerose

DEFINITION

Multiple Sklerose (kurz *MS, Encephalomyelitis disseminata,* kurz *ED*): Ätiologisch ungeklärte, chronisch-entzündliche ZNS-Erkrankung, die zur herdförmigen Zerstörung der Markscheiden führt und somit zu den **demyelinisierenden Erkrankungen** zählt. In Deutschland ca. 230.000 Erkrankte. Erstmanifestation vor allem im 20.–40. Lebensjahr (sehr selten vor der Pubertät), Frauen häufiger betroffen als Männer. Prognose besser als vielfach angenommen.

Krankheitsentstehung

Ursächlich werden Autoimmunvorgänge (→ 31.3) angenommen, die bei vorhandener genetischen Disposition durch Umweltfaktoren (Virus-, z. B. Epstein-Barr-Virus-Infektion? Vitamin-D-Mangel? Rauchen?) ausgelöst werden.

Am Anfang soll eine Aktivierung von gegen die Markscheidenoberfläche gerichteten T-Zellen in der Körperperipherie stehen. Diese gelangen ins ZNS, wo ZNS-eigene Abwehrzellen aktiviert werden und die Entzündung aufrechterhalten. In der weißen Substanz des ZNS kommt es zu herdförmigen Entzündungen mit Zerstörung der Markscheiden (*Entmarkung,* **Demyelinisierung**) und Narbenbildung. Die Entzündung schädigt auch schon früh die Axone.

Die Ausfälle sind Folge der verlangsamten oder unterbrochenen Erregungsleitung.

Symptome und Untersuchungsbefund

Obwohl jede beliebige Stelle der weißen Substanz betroffen sein kann und somit unüberschaubar viele Symptome möglich sind, treten bestimmte Symptome gehäuft auf:

- Augensymptome. Sehr häufig und oft Erstsymptom ist eine einseitige Sehnervenentzündung mit verschwommenem Sehen. Oft besteht ein Nystagmus (→ 36.3.4), seltener Doppelbilder durch Augenmuskellähmungen infolge Hirnstammbeteiligung
- Sensibilitätsstörungen (→ 37.2.9), etwa Parästhesien („Ameisenlaufen", „pelziges Gefühl"), vermindertes Berührungs- und Schmerzempfinden
- Motorische Störungen, vor allem spastische Lähmungen der Extremitäten (→ 37.2.4, → 37.2.5)
- Kleinhirnsymptome, besonders Sprechstörungen (d. h., die Wörter werden undeutlich artikuliert, → 37.2.10), zerebellare Ataxie (→ 37.2.7) und Intentionstremor (→ 37.2.6). Die Kombination aus Koordinationsstörungen und spastischer Lähmung führt zu einem typisch veränderten, breitbeinig-steifen Gangbild
- Psychische Störungen, sowohl durch die Erkrankung selbst als auch reaktiv (dann meist reaktive Depression, → 38.10.1)
- Blasen-Darm-Störungen durch Rückenmarkbeteiligung.

Charakteristisch ist eine Verschlechterung bei Anstieg der Körpertemperatur (z. B. bei Fieber, aber auch durch Sauna).

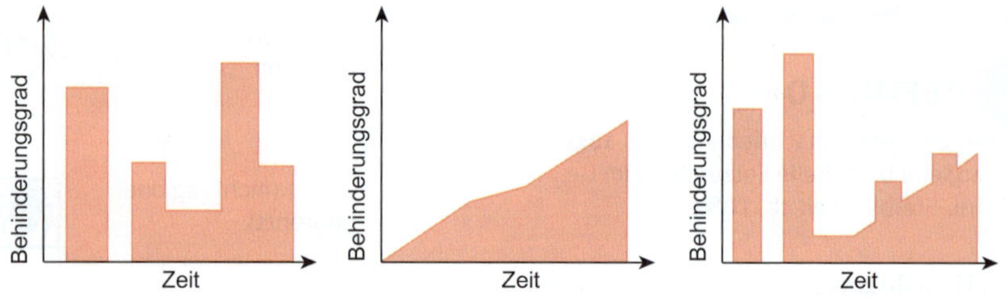

Abb. 37.44 Verläufe bei Multipler Sklerose. Links schubförmiger Verlauf, zuerst mit, später ohne vollständige Rückbildung der Symptome. Mitte primär progredienter Verlauf. Rechts sekundär progredienter Verlauf mit Überlagerung durch Schübe. [L143]

Verläufe

Differenziert werden v. a. (→ Abb. 37.44) [30]:

- **Klinisch isoliertes Syndrom** *(KIS).* Erstmalig typische Symptome, Nachweis zweier Herde, jedoch Kriterium der zeitlich getrennten Entstehung nicht erfüllt
- **Schubförmiger Verlauf.** Häufigkeit zu Beginn ca. 80–85 %. Deutliche, anfangs oft vollständige Rückbildung der Symptome zwischen den Schüben. Ein **MS-Schub** ist definiert als das Auftreten von neurologischen Symptomen, die mind. 24 Std. anhalten, mit mind. 30 Tagen Abstand zum vorausgegangenen Schub auftreten und nicht anderweitig (z. B. durch eine Infektion) erklärbar sind
- **Primär progredienter Verlauf.** Von Beginn an fortschreitende Verschlechterung, keine Schübe, ca. 10–15 %
- **Sekundär progredienter Verlauf.** Kontinuierliche Verschlechterung über mind. 6–12 Monate, evtl. Überlagerung durch Schübe. Nach 10 Jahren ohne Behandlung bei mindestens 50 % der Betroffenen.

Diagnostik

Die eindeutige Diagnose erfordert den Nachweis von mindestens zwei zeitlich und räumlich voneinander getrennten Herden im ZNS. Dabei „zählen" sowohl klinische Schübe (sorgfältige Anamnese bezüglich früherer Seh- oder Sensibilitätsstörungen) als auch pathologische evozierte Potenziale (→ 37.3.4) und Entmarkungsherde im MRT (→ Abb. 37.45).

Bei der Liquoruntersuchung zeigen sich im Schub eine geringe Zell- und Gesamteiweißvermehrung. Bei den meisten Patienten sind auch zwischen den Schüben im Liquor **oligoklonale Banden** nachweisbar. Sie entsprechen im Liquor gebildeten IgG und sind ein Hinweis auf eine chronische Entzündung im ZNS.

Ein spezifisches Instrument zur Beurteilung von Schweregrad und Behinderung bei MS ist die **Expanded Disability Status Scale** *(EDSS, erweiterte Kurtzke-Skala).*

Behandlungsstrategie

Eine kurative Therapie gibt es nicht. Da die Entzündung autoimmunogen (mit)bedingt ist, werden entzündungshemmende und/oder das Immunsystem unterdrückende Arzneimittel eingesetzt.

Behandlung im Schub

Im akuten Schub werden Glukokortikoide hoch dosiert über 3–5 Tage gegeben (→ Pharma-Info 26.1) und dann abgesetzt oder „ausgeschlichen". Hierdurch wird die

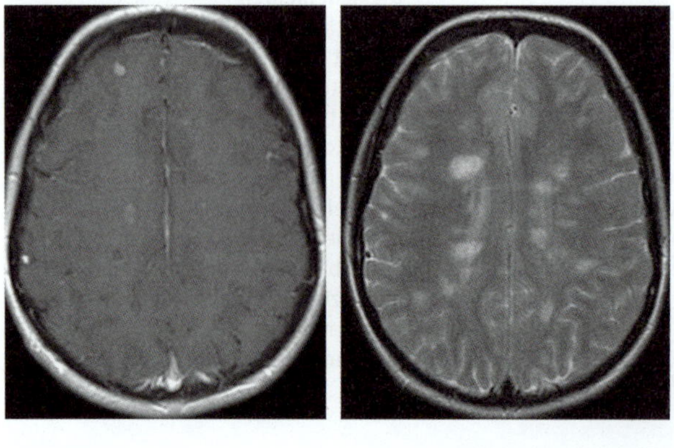

Abb. 37.45 MRT bei Multipler Sklerose. Die sog. T1-Sequenz (links) stellt nur aktive Entzündungsherde dar, die T2-Sequenz (rechts) auch die hier zahlreichen älteren Läsionen. [M460, T420]

Rückbildung der Symptome beschleunigt, der Verlauf aber nicht beeinflusst. Bei schweren Schüben mit fehlender Besserung auf (wiederholte) Glukokortikoidgabe kommen Plasmapherese (Plasmaaustauschbehandlung) oder Immunadsorption (Antikörperentfernung aus dem Blut) in Betracht [30], [31].

Behandlung zwischen den Schüben

Heute wird eine frühzeitige **verlaufsmodifizierende Immuntherapie der Multiplen Sklerose** empfohlen. Zuwarten unter engmaschigen Kontrollen ist nur eine Option, wenn von einem leichten Verlauf ausgegangen werden kann. Das Präparat wird individuell ausgewählt [30].

- **Medikamente der Wirksamkeitskategorie 1** (falls kein wahrscheinlich hochaktiver Verlauf, teilweise auch bei KIS zugelassen): Interferone (z. B. Avonex®, Betaferon®, Rebif®) und Glatirameracetat (z. B. Copaxone®) werden vom Patienten selbst s. c. oder i. m. gespritzt. Sehr häufige Nebenwirkung der Interferone sind grippeähnliche Symptome, die durch abendliche Gabe „verschlafen" und/oder mit Schmerzmitteln, z. B. Paracetamol, therapiert werden können. Oft lassen sie nach 1–2 Monaten von selbst nach. Bei Glatirameracetat sind Postinjektionsreaktionen möglich. Dimethylfumarat (z. B. Tecfidera®) und Teriflunomid (z. B. Aubagio®) können als Tablette genommen werden (Hauptnebenwirkungen Magen-Darm-Beschwerden, Leukozytopenie)
- **Medikamente der Wirksamkeitskategorie 2/3** (bei Erfolglosigkeit oder unbehandelten Patienten mit wahrscheinlich hochaktivem Verlauf): Zur Wirksamkeitskategorie 2 gehören das Zytostatikum Cladribin (z. B. Mavenclad®) sowie die *Sphingosin-Rezeptor-Modulatoren* Fingolimod (z. B. Gilenya®) und Ozanimod (z. B. Zeposia®). Bei Medikamenten der Wirksamkeitskategorie 3 handelt es sich um verschiedene monoklonale Antikörper, etwa Ocrelizumab (z. B. Ocrevus®), Natalizumab (z. B. Tysabri®) und Alemtuzumab (z. B. Lemtrada®). Alle haben substanzspezifische Nebenwirkungen; v. a. unter Natalizumab besteht das Risiko einer **progressiven multifokalen Leukenzephalopathie** (*PML*, Entmarkungskrankheit durch Reaktivierung des JC-Virus bei ausgeprägter Schwäche v. a. der T-Zell-Immunität).

Jede verlaufsmodifizierende Immuntherapie erfordert ärztliche Kontrollen, Frauen müssen die meisten Medikamente spätestens bei Eintritt einer Schwangerschaft absetzen.

Die Patienten sollten regelmäßig Physiotherapie erhalten.

Symptomatische Behandlung

Außerdem ist eine symptomatische medikamentöse Therapie einzelner Symptome möglich, etwa [30]:

- Gabe z. B. von Baclofen (etwa Lioresal®) gegen die Spastik, das über Angriff an GABA-Rezeptoren im ZNS wirkt. Nebenwirkungen sind v. a. Magen-Darm-Beschwerden und Sedierung. Bei unzureichender Wirkung zusätzlich das Cannabinoid Nabiximols (z. B. Sativex®, BTM-Rezept erforderlich)
- Anticholinergika (etwa Oxybutynin, z. B. Dridase®), Alpha-Blocker (→ 33.6.2) oder Baclofen bei Blasenfunktionsstörungen
- Carbamazepin (z. B. Tegretal® → Pharma-Info 37.1) bei Trigeminusneuralgie, evtl. bei Spastik.

Pflege

Die **Pflege** ist dem individuellen Verlauf jedes Patienten anzupassen. Grundsätzliche Ziele sind der Erhalt der Selbstständigkeit und die Vermeidung von Komplikationen [32].

- Regelmäßige Durchführung der erlernten physio- und ergotherapeutischen Übungen. Bereitstellen technischer Hilfen vor allem bei Ataxie und Intentionstremor, z. B. elektrische Zahnbürste, Bestecke mit breiten Griffen, Becher mit seitlichen Henkeln, Kleidung mit Reißverschlüssen statt Knöpfen, Schuhe mit Klettverschluss
- Maßnahmen zur Sturzprophylaxe (→ 9.8)
- Positionierung und Mobilisation nach dem Bobath-Konzept (→ 37.6.6) bei Muskelhypertonus (→ 37.2.5), Anleitung zum Umgang mit einschießender Spastik
- Durchführung logopädischer Übungen bei Sprachstörung
- Therapeutisch aktivierende Pflege bei allen unterstützenden Maßnahmen (→ 37.1.2), Durchführung notwendiger Prophylaxen
- Sorgfältige Hygiene, insbesondere wenn immunsupprimierende Medikamente gegeben werden. Information zu Maßnahmen der Infektionsprophylaxe, z. B. Meiden von Personen mit Infekten (→ 27.1.4)
- Individuelle Lösungssuche bei Blasenproblemen (etwa starker Harndrang, verzögerte Blasenentleerung oder Inkontinenz), z. B. durch intermittierendes Selbstkatheterisieren, Beckenbodentraining, Anpassung der Trinkmenge und Trinkgewohnheiten, aufsaugende Hilfsmittel
- Unterstützung bei der Krankheitsverarbeitung. Der (meist junge) Patient soll motiviert werden, so lange wie möglich ein „normales" Leben zu führen. Das therapeutische Team kann wertvolle Hilfen im Umgang mit den Krankheitssymptomen geben. Eine Selbsthilfegruppe in der Nähe und der Verweis auf kompetente Stellen für die Krankheit sind ebenfalls wirkungsvoll.

Die Begleitung von MS-Patienten ist eine große Herausforderung für die Pflegenden. Oft ist der Patient Experte für seine Krankheit und hat klare Erwartungen an das Behandlungsteam. Den Patienten dort abzuholen, wo er steht, und ihm die Unterstützung zu geben, die er für seine Bewältigung/Coping (→ 15.5.1) braucht, ist grundlegend. Das gilt auch für die Familie (→ 15.4.5, → 15.5.3).

MS-Nurse

Es gibt eine 18-monatige berufsbegleitende Weiterbildung zur **MS-Nurse.** Pflegefachpersonen, z. B. in spezialisierten MS-Kliniken, können so noch besser fachlich und psychisch auf die Bedürfnisse der Patienten eingehen [33].

Prävention und Gesundheitsberatung

- Stationäre, später ggf. ambulante Schulung und Beratung des Betroffenen sicherstellen, z. B. durch eine MS-Nurse. Dazu gehört auch die Anleitung zur s. c.- oder i. m.-Injektion (→ 43.4.3, → 43.4.4). Für die i. m.-Injektion durch den Betroffenen selbst ist als Injektionsort der Oberschenkel geeignet, bei Injektion durch Angehörige auch der Oberarm
- Über Vorsichtsmaßnahmen bei Glukokortikoidmedikation informieren (→ Pharma-Info 26.1)
- Übermäßige Wärme (z. B. durch Sonne) vermeiden, Fieber senken, da dies die Symptomatik verschlechtern kann
- Berufstätigkeit, Hobbys und Sport möglichst „normal" ausüben, jedoch ohne Überforderung (im Sport nicht bis an die Belastungsgrenze gehen)
- Frauen: Schwangerschaften möglichst planen, ggf. vorher Arzneimittel absetzen/umstellen
- Adressen von MS-Schwerpunktpraxen/-kliniken vermitteln.

37.11 Degenerative Erkrankungen des zentralen Nervensystems

37.11.1 Parkinson-Syndrom

DEFINITION

Parkinson-Syndrom *(Schüttellähmung)*: Symptomkomplex aus Brady-/Akinese (Bewegungsarmut) und Rigor (→ 37.2.5), Ruhetremor (→ 37.2.6) und/oder Haltungsinstabilität. Betrifft 1–2 % aller über 60-Jährigen, Männer häufiger als Frauen. Beim **idiopathischen Parkinson-Syndrom** (fast) normale Lebenserwartung, jedoch meist langsam zunehmende Pflegebedürftigkeit.

Krankheitsentstehung

- Nach derzeitigem Kenntnisstand sammelt sich beim **idiopathischen Parkinson-Syndrom** *(Morbus Parkinson)* das im Gehirn normalerweise vorkommende Protein **Alpha-Synuklein** in einer falsch gefalteten Form in bestimmten Nervenzellen an [34]. Die Ursache hierfür ist wahrscheinlich multifaktoriell. Später gelangt Alpha-Synuklein auch in die Umgebung. Folgen sind eine entzündliche Reaktion, eine Ausbreitung des Proteins und ein Untergang v. a. dopaminproduzierender Zellen im Mittelhirn. Eine Ausbreitung des abnormen Alpha-Synukleins ins periphere Nervensystem wird diskutiert.
  Synuklein-Ablagerungen in Nervenzellen finden sich auch bei der **Lewy-Körperchen-Demenz** und den **Multisystematrophien** (typisch: zahlreiche vegetative Symptome wie etwa Kreislaufregulationsstörungen, Kleinhirnzeichen). Diese **neurodegenerativen Erkrankungen** werden daher als **Synukleinopathien** zusammengefasst
- Das **symptomatische** *(sekundäre)* **Parkinson-Syndrom** hat seine Ursache z. B. in Erkrankungen der Hirngefäße, Gehirnentzündungen, Vergiftungen, wiederholten Kopftraumen oder Arzneimitteleinnahme (z. B. Antipsychotika, → 38.3.1, Metoclopramid)
- Selten sind **genetisch bedingte Parkinson-Syndrome.**

Folge ist der Verlust des Gleichgewichts zwischen Dopamin (zu wenig) und Azetylcholin (relativ zu viel).

Symptome, Befund und Diagnostik

Entsprechend der Funktion von Basalganglien und extrapyramidalem System kommt es nicht zu Lähmungen, sondern zu Störungen der Bewegungsabläufe.

Für die Diagnose eines Parkinson-Syndroms muss immer eine **Hypo- oder Akinese** vorliegen: Allgemeine Bewegungsarmut mit starrer Mimik *(Maskengesicht)*, Fehlen der normalen Mitbewegungen (beim Gehen schwingen z. B. die Arme nicht mit), kleinschrittigem Gang (Patient trippelt), immer kleiner werdender Schrift *(Mikrografie)* und leiser, monotoner Stimme.

Zusätzlich muss mindestens eines der folgenden Symptome bestehen:

- **Rigor** (→ 37.2.5)
- **Ruhetremor** (→ 37.2.6): Grobschlägiger, relativ langsamer Ruhetremor v. a. der Hände *(Münzenzähler-, Pillendrehertremor)*
- *Haltungsinstabilität* in aufrechter Körperhaltung durch Beeinträchtigung der Stellreflexe (ohne andere Ursachen).

Der Betroffene geht gebückt mit leicht gebeugten Armen und Beinen (→ Abb. 37.46). Schwierigkeiten bereiten ihm insbesondere das Starten (z. B. Loslaufen) und Stoppen (z. B. Stehenbleiben) einer Bewegung. Das Sturzrisiko ist erhöht.

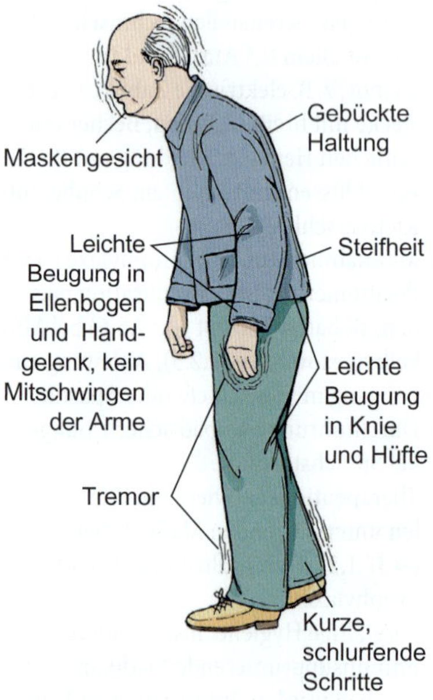

Abb. 37.46 Charakteristische Symptome beim Morbus Parkinson. [E561]

Weitere mögliche Zeichen sind:

- Vegetative Störungen, z. B. Speichelfluss, Schwitzen, abnorme Talgsekretion (**Salbengesicht,** wie gerade eingecremt)
- Sensible/sensorische Störungen, z. B. Störungen des Geruchs, Schmerzen, Parästhesien
- Psychische Störungen (Stimmungsschwankungen, v. a. Depressivität, Überempfindlichkeit und Gereiztheit), kognitive Störungen.

Nicht selten haben beim idiopathischen Parkinson-Syndrom schon Jahre vorher uncharakteristische Prodromi (Vorzeichen) wie etwa Obstipation, Schlafstörungen oder Störungen des Geruchssinns bestanden. Zu Beginn sind die Beschwerden oft einseitig, später asymmetrisch. Im Verlauf entwickeln sich nicht selten kognitive Störungen bis zur Demenz (→ 37.11.3).

Diagnostik

Die Diagnose wird anhand des klinischen Bilds und der Anamnese gestellt. Eine MRT soll die verschiedenen Parkinson-Syndrome differenzieren und anderer Erkrankungen ausschließen.

Für Schweregradeinschätzung und Verlaufskontrolle steht die (sehr umfangreiche) **Unified Parkinson's Disease Rating Scale** *(UPDRS)* zur Verfügung.

Behandlungsstrategie

Eine Heilung ist nicht möglich. Die medikamentöse Therapie lindert aber über Jahre die Beschwerden (→ Pharma-Info 37.2). Sie sollte bereits bei leichten Symptomen beginnen [35].

Bei medikamentöser Therapieresistenz lassen sich Tremor, aber auch Akinese in ausgewählten Fällen durch **tiefe Hirnstimulation** bessern. Elektroden werden stereotaktisch neurochirurgisch in die Basalganglien implantiert und mit einem subkutanen neuronalen Stimulator verbunden. Die Stimulation wird individuell eingestellt.

Die genannten Medikamente werden auch bei den symptomatischen Parkinson-Syndromen und den Parkinson-Syndromen im Rahmen anderer neurodegenerativer Erkrankungen eingesetzt. Medikamentös bedingte Parkinson-Syndrome bessern sich nach Absetzen des Arzneimittels.

Fast immer ist Physiotherapie, vielfach auch Ergo- und Logopädie (Sprech-, Schluckstörungen) sinnvoll.

PHARMA-INFO 37.2: PARKINSON-MEDIKAMENTE

Parkinson-Medikamente (→Tab. 37.8) bessern überwiegend den Dopaminmangel, indem sie die Dopaminkonzentration durch Dopaminsubstitution oder Abbauhemmung erhöhen oder den Dopaminrezeptor aktivieren.

Reservemedikation ist die subkutane Gabe des Dopaminagonisten Apomorphin (z. B. Apo-Go®) mittels eines Pens oder einer speziellen Pumpe.

Tab. 37.8 Häufig eingesetzte Parkinson-Medikamente.

Präparat, Bsp. Handelsname	Wirkmechanismus	Vorteile/Indikationen	Nachteile/Nebenwirkungen
Non-Ergot-Dopaminagonisten[1]			
Piribedil, z. B. Clarium® Pramipexol, z. B. Sifrol® Ropinirol, z. B. Requip® Rotigotin, z. B. Neupro® (TTS)	Stimulation von Dopaminrezeptoren	• Gut symptomatisch wirksam • Geringeres Risiko von Dyskinesien als L-Dopa • Mittel der Wahl bei unter 70-jährigen Patienten	Magen-Darm-Beschwerden, Hypotonie, Beinödeme, psychische Veränderungen (z. B. Psychose, Impulskontrollstörung), Tagesmüdigkeit, plötzliches Einschlafen (Patientenaufklärung!)
L-Dopa			
L-Dopa (immer mit peripherem Umwandlungshemmer), z. B. Madopar®, Nacom®	Dopaminersatz (da Dopamin nicht vom Blut ins Gehirn übertritt, wird die Vorstufe L-Dopa zugeführt)	• Sehr gut symptomatisch wirksam • Auch in schnell löslicher Form und zur kontinuierlichen Gabe mittels Sonde und Pumpe ins Jejunum verfügbar • Mittel der Wahl bei über 70-jährigen Patienten	• In der Langzeittherapie größtes Risiko von Dyskinesien[2] und motorischen Fluktuationen[3] • Magen-Darm-Beschwerden, Hypotonie, Herzrhythmusstörungen, psychische Störungen, Tagesmüdigkeit, erhöhter Augeninnendruck • Einnahme 0,5–1 Std. vor oder 1,5–2 Std. nach den Mahlzeiten
MAO-B-Hemmer (MAO = Enzym Monoaminooxidase)			
Rasagilin, z. B. Azilect® Safinamid, z. B. Xadago® Selegilin, z. B. Selegilin AL®	Verminderung des Dopaminabbaus	• Vor allem bei leichter Symptomatik • Bei motorischen Fluktuationen[3]	• Schwach wirksam • Unruhe, Verwirrtheit
COMT-Hemmer (COMT = Enzym Catechol-O-Methyltransferase)			
Entacapon, z. B. Comtess® Opicapon, z. B. Ongentys® Tolcapon, z. B. Tasmar®[4]	• Periphere Hemmung des L-Dopa-Abbaus • Nur in Kombination mit L-Dopa	Bei motorischen Fluktuationen[3]	• Verstärkung der L-Dopa-Nebenwirkungen • Diarrhö, dunkler Urin, Leberfunktionsstörung
NMDA-Rezeptor-Antagonisten (NMDA = Rezeptor für bestimmte Aminosäuren im ZNS)			
Amantadin, z. B. Tregor®	• Blockierung von NMDA-Rezeptoren • Steigerung der Dopaminkonzentration	• Schneller Wirkungseintritt • Mittel der Wahl bei akinetischer Krise	• Schneller Wirkungsverlust (nach Monaten) • Psychische Störungen, Magen-Darm-Beschwerden, Beinödeme, Blutdruckabfall
Anticholinergika			
Biperiden, z. B. Akineton®	Hemmung cholinerger Neurone	Gute Wirksamkeit gegen Tremor	Trockener Mund, Harnverhalt, Tachykardie, Verwirrtheit (besonders bei älteren Menschen)

1 Ergot-Dopaminagonisten wie z. B. Cabergolin oder Pergolid werden wegen der Gefahr von Organfibrosen seltener als früher und nur unter besonderen Kontrollen eingesetzt
2 Dyskinesien sind unwillkürliche, nicht unterdrückbare Fehlbewegungen, z. B. Grimassenschneiden, Schmatzen, Kauen
3 Motorische Fluktuationen bezeichnet ausgeprägte, teils schnelle Wechsel in der Beweglichkeit
4 Für Tolcapon gelten wegen seiner Lebertoxizität besondere Auflagen (z. B. regelmäßige Leberenzymbestimmung)

Besondere Probleme

Gerade bei Patienten mit langjährigem Parkinson-Syndrom sind folgende Probleme nicht selten:

- **On-off-Phänomen** mit (unvorhersehbar) sehr stark wechselnder Beweglichkeit, so als ob man einen Schalter ein- und ausschalten würde
- **End-of-dose-Akinesie** *(Wearing-off-Akinesie),* also eine nachlassende Beweglichkeit kurz vor der nächsten Medikamenteneinnahme
- **Freezing,** d. h. unvermittelte „Gehblockaden" ohne Bezug zur letzten Medikamenteneinnahme.

Oft hilft eine Umstellung der Medikation, bei Erfolglosigkeit wird die tiefe Hirnstimulation erwogen. Eine (zusätzliche) nichtmedikamentöse Möglichkeit bei Freezing sind sog. **Cueing-Strategien,** bei denen mittels äußerer Reize (z. B. farbige Streifen auf dem Boden, Metronom, Berührung, spezielle Anti-Freezing-Stöcke, →Abb. 37.47) die Gangblockade gelöst werden soll.

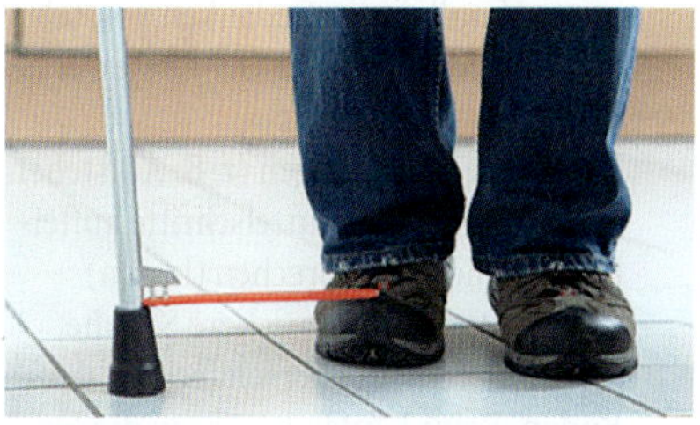

Abb. 37.47 Anti-Freezing-Stock. Auf Knopfdruck fährt eine Querleiste aus, das Übersteigen hilft oft eine Blockade zu lösen. [V193]

Akinetische Krise

Bedrohlich ist die **akinetische Krise,** ausgelöst v. a. durch zusätzliche Erkrankungen (Infektionen, Durchfall) oder vergessene Medikamenteneinnahme. Die Kranken können sich praktisch nicht mehr bewegen (auch z. B. keine Nahrung/Flüssigkeit zu sich nehmen) und haben Fieber. Eine stationäre Aufnahme ist dann unumgänglich.

Pflege

Grundsätzliche Ziele der *therapeutisch aktivierenden Pflege* (➔37.1.2) sind der bestmögliche Erhalt der Selbstständigkeit und die Vermeidung von Komplikationen. Pflegerische Prinzipien sind [36]:

- Nur so viel wie nötig abnehmen. Patient zum Üben und zum Selbstständigkeitserhalt motivieren, aber Bevormundung vermeiden. Für alles mehr Zeit einplanen, Langsamkeit akzeptieren. Ggf. Hilfsmittel einsetzen, z. B. Gehhilfen, spezielles Essbesteck
- Regelmäßige Physiotherapie organisieren, daneben ist aber auch tägliches selbstständiges Üben des Patienten notwendig, ggf. mithilfe der Pflegenden oder Angehörigen. Dabei realistische Ziele setzen, bei Erfolg in angemessener Form loben
  - Nicht unter (Zeit-)Druck setzen, Phasen mit guter und schlechter Beweglichkeit wechseln sich ab, auch mehrmals täglich
  - Alltagshandlungen mit **Cues** *(Außenreize)* unterstützen: *hörbare Cues,* z. B. Takt von Musik, Sprechen eines Gedichts, Kommando „eins, zwei, drei" oder „und los"; *sichtbare Cues,* z. B. Orientierung an Fliesenplatten, aufgeklebten Streifen oder anderen Personen, Laserpointer für die Schrittlänge, Anti-Freezing-Stock (➔Abb. 37.47); *spürbare Cues,* z. B. Schwung holen, (sich) einen Klaps auf die Hüfte geben; *gedankliche Cues,* z. B. sich die Bewegung, Handlung in Gedanken vorstellen. Cues während der On-Phasen trainieren
  - Komplexe Bewegungen (z. B. Aufstehen aus dem Stuhl) in Einzelschritte aufteilen und diese mitsprechen (lassen)
  - Gehen: Patient trägt sichere Schuhe, steht aufrecht, die Fersen fest auf dem Boden. Beim Laufen berühren die Fersen den Boden zuerst, die Beine sollen leicht gespreizt sein. Patient darf nicht „schlurfen"
  - Kommunikationstraining: Täglich mit dem Patienten das Schreiben üben und darauf achten, dass seine Schrift nicht kleiner wird. Im Sprachtraining (evtl. Logopädie) darauf achten, dass der Patient klar, deutlich und mit angemessener Sprachmelodie spricht
  - Ruhepausen einlegen, wenn Kraft und Konzentrationsfähigkeit nachlassen
- Zu regelmäßigen Atemübungen zur Vertiefung der Atmung anleiten bzw. mit dem Patienten gemeinsam durchführen (➔3.4.2)
- Stimmungsschwankungen und depressive Verstimmung durch Gespräche auffangen. Teilnahmslosigkeit darf nicht dazu führen, dass sich die Pflegenden und Angehörige zurückziehen
- Angehörige in die Pflege miteinbeziehen und bezüglich des Bewegungs- und Kommunikationstrainings sowie der Medikamenteneinnahme schulen.

Parkinson-Nurse

Pflegefachpersonen mit Erfahrung in der Pflege von Menschen mit Parkinson-Syndrom können sich zur **Parkinson-Nurse** weiterbilden. Parkinson-Nurses können Betroffene und Angehörige in allen Belangen der Krankheit differenziert begleiten und beraten [37].

Prävention und Gesundheitsberatung

- Umgang mit den Medikamenten (Medikamentenplan). Anleitung zur Selbstbeobachtung der Medikamentenwirkung und Beweglichkeit (Führen eines Parkinson-Tagebuchs) und Hinweis, wann der Arzt informiert werden sollte
- Ernährung: Achten auf ausreichend Flüssigkeit, L-Dopa nicht zusammen mit eiweißreicher Mahlzeit, da die Resorption vermindert wird
- Konsequente Bewegungsübungen, auch fürs Sprechen und Schreiben
- (Allgemeine) Sturzprophylaxe ➔9.8
- Förderung sozialer Aktivitäten und Kontakt zu einer Selbsthilfegruppe.

SPICKZETTEL

Parkinson-Syndrom

Definition: Symptomkomplex aus Brady-/Akinese, Rigor, Ruhetremor.
Ursache/Risikofaktoren: Dopaminmangel in den Basalganglien. Häufigste Form idiopathisches Parkinson-Syndrom mit Ansammlung von Alpha-Synuklein in Nervenzellen.
Symptome: Bewegungsarmut, Rigor (Tonuserhöhung = „Steife" der Muskulatur), langsamer Ruhetremor („Münzenzählertremor"), Haltungsinstabilität.
Diagnostik: Klinisch, MRT des Gehirns.
Therapie/Pflege: I. d. R. konservativ mit Medikamenten, Physio-, Ergo-, Logotherapie, selten tiefe Hirnstimulation.

37.11.2 Chorea Huntington

DEFINITION

Chorea Huntington *(HC):* Autosomal-dominant vererbte Erkrankung mit typischen extrapyramidalen Bewegungsstörungen (v. a. Hyperkinesen), organisch bedingter Wesensänderung und Demenz. Führt meistens nach ca. 15 Jahren zum Tod.

Die **Chorea Huntington** manifestiert sich meist im 30.–50. Lebensjahr, oft mit zunächst diskreten Wesensveränderungen. Im Lauf weniger Jahre bildet sich das Vollbild der Erkrankung aus mit:

- *Bewegungsstörungen.* Bei der *choreatischen Form* dominieren unwillkürliche, regel- und ziellose Bewegungen der Extremitäten (Hyperkinesen) sowie Sprachstörungen, bei der *akinetisch-rigiden Form* eine Bewegungsarmut
- Organischer Wesensveränderung
- Demenz (➔37.11.3).

Die unheilbare Erkrankung schreitet unaufhaltsam fort, es ist lediglich eine symptomatische Therapie möglich.

Kinder Betroffener haben ein Erkrankungsrisiko von 50 %. Bei Verwandten Betroffener kann durch Gentest festgestellt werden, ob sie Träger des pathologischen Gens sind und damit erkranken werden. Wegen der psychischen Belastung mit Suizidgefahr durch ein ungünstiges Testergebnis darf der Test nur freiwillig nach eingehender Beratung und mit entsprechender psychischer Betreuung erfolgen.

37.11.3 Demenz: Übersicht

DEFINITION

Demenz *(Demenzsyndrom):* Organisch bedingter Verlust zuvor vorhandener geistiger Fähigkeiten. Komplexes Symptombild mit zunehmenden Gedächtnis- und Denkstörungen, beeinträchtigtem Urteilsvermögen, Werkzeug-, Orientierungsstörungen, Persönlichkeitsveränderungen und in der Folge auch körperlichem Abbau. Häufigkeit 1,6 % bei 65- bis 69-Jährigen, dann Zunahme mit steigendem Alter auf über 40 % bei ≥ 90-Jährigen. In Deutschland derzeit gut 1,7 Millionen Menschen mit Demenz. Zunahme der Erkrankungszahlen auf 2,9 Millionen bis 2050 erwartet. Frauen häufiger betroffen als Männer [38].

Ursachen und Einteilung

Quantitativ ganz im Vordergrund stehen die **Alzheimer-Demenz** und die **vaskuläre Demenz:**

- 50–60 % der Betroffenen leiden an einer Alzheimer-Demenz (➔ 37.11.4)
- An zweiter Stelle steht die vaskuläre Demenz mit ca. 15 % (➔ 37.11.5)
- Mischformen beider machen wohl etwa 15 % der Demenzerkrankungen aus
- Die restlichen ungefähr 15 % verteilen sich auf zahlreiche Formen, z. B. Lewy-Körperchen-Demenz, frontotemporale Demenz, Demenz bei Chorea Huntington, bei idiopathischem Parkinson-Syndrom, bei Creutzfeldt-Jakob-Erkrankung oder Normaldruckhydrozephalus.

Symptome, Befund und Diagnostik

Verlauf und Symptomgewichtung hängen von der Form der Demenz ab.

Meist beginnt die Demenz langsam mit leichten Gedächtnisstörungen (Vergessen von Erledigungen, Verabredungen), wobei kürzlich Geschehenes zuerst vergessen wird. Viele Betroffene versuchen die Störung z. B. durch das Schreiben von „Merkzettelchen" auszugleichen und ihre Defizite vor der Umgebung zu kaschieren. Auch die Fähigkeit, komplexe Probleme zu lösen, leidet schon früh.

Es folgen Orientierungsstörungen, bevor im weiteren Verlauf immer mehr Alltagsfähigkeiten verloren gehen.

Symptome einer Demenz

Eine Demenz liegt definitionsgemäß nur vor, wenn die Beschwerden den Alltag beeinträchtigen, mindestens 6 Monate vorhanden sind und das Bewusstsein nicht getrübt ist. Die Schweregrade sind nicht einheitlich definiert, die Grenzen unscharf. Orientierend gilt:

Leichte Demenz

- Störungen des Kurzzeitgedächtnisses, abnehmende Lernfähigkeit für Neues
- Schwierigkeiten bei komplexen Problemen/Situationsbeurteilungen, anspruchsvollen Tätigkeiten
- Orientierungsstörungen in fremder Umgebung
- (Leichte) Wortfindungsstörungen
- Stimmungsschwankungen, Depression, Rückzug, Antriebsmangel
- Alltag und selbstständige Lebensführung zwar eingeschränkt, unabhängiges Leben aber noch möglich.

Mittelschwere Demenz

- Störungen auch des Langzeitgedächtnisses
- Zunehmende Orientierungsstörungen bezüglich Ort, Zeit und Personen (z. B. Nicht-Zurechtfinden in gewohnter Umgebung, Nichterkennen vertrauter Personen)
- Werkzeugstörungen (Apraxie, Aphasie, Agnosie, ➔ 37.2.10). Deutlicher Verlust von Alltagskompetenzen
- Unruhe, Aggressivität
- Beginnende Hilfs- und Aufsichtsbedürftigkeit
- Kein unabhängiges Leben mehr möglich, wohl aber noch einfache Tätigkeiten und damit ein Teil der Alltagsaktivitäten.

Schwere Demenz

- Keine verbale Kommunikation mehr
- Fortschreitender Verlust motorischer Fähigkeiten
- Zunehmend neurologische Symptome und körperliche Komplikationen
- Unruhe, Nesteln, Rufen, Schreien
- Pflegebedürftigkeit.

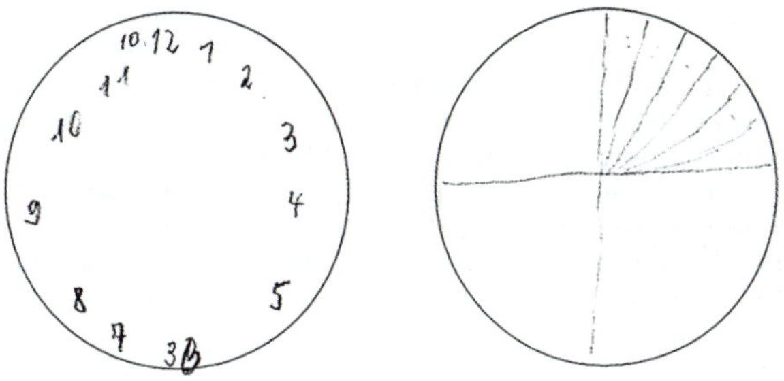

Abb. 37.48 Uhrentest. Links leichte Demenz mit Fehlern bei den Ziffern und fehlenden Zeigern. Rechts fortgeschrittene Demenz mit fehlendem räumlichen Vorstellungsvermögen. [M481]

Die **Diagnose** wird gestellt durch:

- Anamnese, möglichst einschließlich Fremdanamnese
- Untersuchung. Hierbei achtet der Untersucher auf zusätzliche Symptome, die Aufschluss über die Demenzform oder behandelbare Ursachen geben können (z. B. neurologische Ausfälle, frühe Gangstörungen)
- Neuropsychologische Tests zur Einschätzung der kognitiven Funktionen, wobei es den Idealtest (schnell durchzuführen, sensitiv und spezifisch, bildungsunabhängig bzw. diesbezüglich standardisiert) bislang nicht gibt.
  - Sehr bekannt ist der **Mini-Mental-Status-Test** *(MMST)* mit 29 Fragen bzw. Tests zu Orientierung, Merkfähigkeit, Aufmerksamkeit und Rechenfähigkeit, Erinnerungsfähigkeit, Sprache und Schreib-/Zeichenfähigkeit. Er wird vor allem für die Schweregradeinteilung eingesetzt. Betroffene mit leichter Demenz werden häufig übersehen
  - Der **DemTect** *(Demenz-Detektion)* umfasst eine Wortliste, die gemerkt und später erinnert werden soll, das Umwandeln geschriebener Zahlen in Ziffern und umgekehrt, das Aufzählen von Supermarktartikeln und das Rückwärts-Wiederholen von Zahlenfolgen. Er erfasst mehr leicht Betroffene
  - Zunehmend zur Früherkennung angewendet wird der **Moca-Test** *(Montreal Cognitive Assessment)*, ein Kurztest mit Aufgaben zu Exekutivfunktionen (z. B. Würfel zeichnen, Zahlen und Buchstaben verbinden), Abstraktionsvermögen, Sprache, Wortfindung, Gedächtnis, Erinnerung, Aufmerksamkeit und Orientierung
  - Beim **Uhrentest** (➔ Abb. 37.48) soll der Betroffene zuerst in einen vorgegebenen Kreis die Zahlen 1–12 wie bei einer Uhr und dann Minuten- und Stundenzeiger für eine bestimmte Uhrzeit einzeichnen, z. B. 11:10 Uhr. Er ist als Ergänzung, aber nicht als alleiniger Test geeignet
  - Der **Test zur Früherkennung von Demenzen mit Depressionsabgrenzung** *(TFDD)* beinhaltet Aufgaben zum Erinnerungsvermögen für gerade/kürzlich Gelesenes, zur zeitlichen Orientierung, Wortflüssigkeit, eine Kurzform des Uhrentests sowie eine Selbst- und Fremdeinschätzung der Stimmung.
- Blutuntersuchungen. Sie sollen v. a. andere Erkrankungen mit kognitiven Störungen erfassen. Als Basislabor empfoh-

len werden die Bestimmung von Blutbild, BSG/CRP, Blutzucker, Elektrolyten, Leber-, Nierenwerten, TSH, Vitamin B_{12}

- Bildgebende Verfahren. Die MRT (falls nicht möglich, CT) soll zum einen behandelbare Ursachen aufdecken. Teilweise ermöglicht sie auch die Zuordnung zu einer Demenzform. Die Doppler-/Duplexsonografie kann hilfreich sein bei Verdacht auf vaskuläre Demenz. SPECT, PET werden derzeit nicht routinemäßig empfohlen
- Liquordiagnostik. Eine (einmalige) Liquoruntersuchung soll ZNS-Entzündungen ausschließen und (je nach Form) die Demenzdiagnose erhärten (→ 37.11.4)
- Ggf. weiterführende fachärztliche und technische Untersuchungen. Wichtig sind insbesondere der Ausschluss:
  - Einer Depression (→ 38.10.1), die ggf. Demenz vortäuscht **(Pseudodemenz)**
  - Eines Delirs (→ 38.13), dem oft behandelbare Ursachen zugrunde liegen.

Als **leichte kognitive Störung** *(mild cognitive impairment, MCI)* werden Verschlechterungen der geistigen Fähigkeiten bei noch erhaltenen Alltagskompetenzen bezeichnet.

Beratung ermöglichen

Nicht wenige Betroffene leugnen ihre Defizite und verweigern neuropsychologische Tests, meist aus Angst und zum (psychologischen) Selbstschutz. Später sind Erkrankte aufgrund der organischen Gehirnveränderungen zur Krankheitseinsicht nicht mehr in der Lage. Generell sollte jedem Betroffenen Diagnostik und Beratung ermöglicht werden, damit er z. B. noch Vorausverfügungen treffen kann. Lehnt der Patient aber Aufklärung und Diagnostik ab, ist dies zu akzeptieren.

Behandlungsstrategie

Meist ist nur eine symptomatische Behandlung möglich. Medikamentöse Maßnahmen sind:

- Internistische Basistherapie
- Gabe von **Antidementiva** (→ Pharma-Info 37.3)
- Ggf. symptomorientierter Einsatz von **Psychopharmaka** (→ 38.3), etwa Risperidon (z. B. Risperdal®) bei Agitiertheit trotz Ausschöpfung der nichtmedikamentösen Maßnahmen.

Körperliche Aktivierung und Erhalt von Alltagsfähigkeiten, ggf. durch Ergotherapie, sind ganz wesentlich für eine bestmögliche Lebensqualität.

Pflege, sozialpflegerische Betreuung und Aktivierung

Die Pflege und Betreuung von Menschen mit Demenz berücksichtigt deren Lebensgeschichte und will über das Erinnern Vertrauen und Sicherheit vermitteln und Alltagsfähigkeiten erhalten.

In **speziellen Konzepten** wurden hilfreiche Interventionen für den Umgang mit Demenzkranken entwickelt, u. a.:

- Personenzentrierter Ansatz im Umgang mit dementen Menschen (→ 19.6.5) nach *Tom Kitwood*
- Dementia Care Mapping (DCM, → 19.6.5) nach *Tom Kitwood*
- Psychobiografisches Pflegemodell (→ 19.6.3) nach *Erwin Böhm*
- Erinnerungspflege und Biografiearbeit (→ 19.6.6)
- Realitätsorientierungstraining (ROT, → 19.3.5)
- Validation (→ 19.6.4) nach *Naomi Feil*
- Integrative Validation (IVA, → 19.6.4) nach *Nicole Richards*
- Milieugestaltung und -therapie (→ 19.6.6, → 38.1.5)
- Zehn-Minuten-Aktivierung (→ 19.3.2)
- Kreativität und Kommunikation bei Menschen mit Demenz (→ 19.3.3) nach *John Killick, Claire Craig*
- MAKS® (→ 19.3.4)
- Tagesstrukturierung (→ 19.4).

Andere Konzepte wie Snoezelen (→ 19.3.6), Basale Stimulation® (→ 12.4), Aromapflege, Musiktherapie, das Primary-Nursing- oder Bezugspflegekonzept (→ 47.5.3), pflegetherapeutische Gruppenangebote (z. B. Lesen und Erzählen, Basteln und Gestalten, hauswirtschaftliche Tätigkeiten, Seniorengymnastik) und tiergestützte Therapien eignen sich ebenfalls für demenzkranke Menschen.

Der **Expertenstandard Beziehungsgestaltung in der Pflege von Menschen mit Demenz** empfiehlt kein Konzept explizit. Ein für die Einrichtung ausgewähltes Konzept soll die Merkmale der **Person-Zentrierung** aufweisen [40].

Person-Zentrierung und Verstehenshypothese

Diese Begriffe beschreiben eine beziehungsfördernde Grundhaltung gegenüber dem Menschen mit Demenz [40].

Person-Zentrierung:

- Die Welt aus Sicht des Betroffenen betrachten
- Respekt und Wertschätzung zeigen trotz Defiziten
- Soziale Teilhabe ermöglichen
- Emotionen, Sicherheit, Eingebundensein und Tätigkeiten ermöglichen
- Eigenes Verhalten und Emotionen reflektieren
- Statt einer funktionsbezogenen Pflege (was man tut) eine interaktionsbezogene Pflege (wie man es tut) durchführen.

Verstehenshypothese

Pflegefachpersonen, Alltagsbetreuer u. a. stellen sich immer wieder diese Fragen:

- Wie erlebt der Betroffene „seine Welt" und wie drückt er sie aus?
- Aus welchen Denken, Fühlen und Erleben heraus ergibt seine momentane Befindlichkeit einen Sinn?
- Was kompensiert er mit einer Verhaltensweise?

PHARMA-INFO 37.3: ANTIDEMENTIVA

Unter dem (nicht einheitlich verwendeten) Begriff **Antidementiva** *(Nootropika, Neurotropika)* werden chemisch und vom Wirkprinzip her unterschiedliche Arzneimittel zur Verbesserung der Hirnleistung zusammengefasst.

Für die leichte bis mittelschwere Alzheimer-Demenz empfohlen sind **Cholinesterasehemmer** wie Donepezil (z. B. Aricept®), Galantamin (z. B. Reminyl®) oder Rivastigmin (z. B. Exelon®), welche die Azetylcholin abbauende Cholinesterase hemmen und dadurch den Azetylcholinmangel im Gehirn bessern sollen. Wichtigste Nebenwirkungen sind Magen-Darm-Beschwerden, Kopfschmerzen, Schwindel und psychische Veränderungen. Die Medikation sollte mit niedriger Dosis beginnen und dann gesteigert werden. Bei Nebenwirkungen kann ein Präparatewechsel helfen [39].

Memantin (z. B. Axura®, Ebixa®) beeinflusst als **NMDA-Rezeptor-Antagonist** den Glutamatstoffwechsel im Gehirn. Es ist zugelassen ab mittelschwerer (Alzheimer-)Demenz. Wichtigste Nebenwirkungen sind ZNS-Nebenwirkungen [39].

Auch der Ginkgo-Biloba-Extrakt Egb 761 kann versucht werden.

Kein Präparat kann eine Demenz heilen oder ihr Fortschreiten stoppen. Realistisch ist lediglich eine gewisse Verzögerung. Bei anhaltend starken Nebenwirkungen sollte die Medikation abgesetzt werden.

Umgang mit Menschen mit Demenz

Menschen mit Demenz können sich nicht „zusammenreißen":

- Verständnis haben, dass der Kranke in seiner eigenen Welt lebt, seine Gefühle ernst nehmen
- Ruhig und geduldig bleiben, möglichst gelassen auf Gefühlsausbrüche reagieren
- „Richtiges" Verhalten durch Worte, Berührung, ein Lächeln loben, „unangepasstes" Verhalten nicht kritisieren
- Verbliebene Fähigkeiten sinnvoll nutzen, ohne zu überfordern. Überforderung (auch der Sinne) löst häufig Ängste und Aggression aus
- Sinnlose Diskussionen, unnötigen Streit oder Machtkämpfe vermeiden
- Bei störendem und gefährlichem Verhalten sanft umlenken/ablenken
- Übermäßige Kontrollen und Verbote vermeiden, stattdessen Vorschläge machen und/oder andere Wahlmöglichkeiten geben
- Alltägliche Dinge vereinfachen, z. B. Schuhe mit Klettverschluss, Hosen mit Gummibund
- Nur in Ausnahmefällen unter strikter Einhaltung der rechtlichen Notwendigkeiten Fixierungen einsetzen (➔ 38.1.10) [38].

Dem Demenzkranken Orientierung geben

Je mehr die Erkrankung voranschreitet, desto mehr Orientierung braucht der Betroffene:

- Konstante Bezugspersonen, Einbeziehung von An- und Zugehörigen
- Gut sichtbare Uhren, Tür- und Namensschilder, Symbole an Türen
- Einfache Regeln und feste Gewohnheiten/Tagesstruktur, Aufhängen eines Tages- oder Wochenplans
- Pinnwand für Erinnerungsnotizen
- Überschaubare, sichere und gleichbleibende Patientenumgebung, gut ausgeleuchtete Räume ohne Schattenbildung
- Kein Nebeneinander verschiedener Tätigkeiten, z. B. erst Fenster öffnen und dann Frage stellen, nicht beides gleichzeitig
- Keine verschlossenen Türen und Schränke. Sie beunruhigen den Dementen häufig oder veranlassen ihn, daran herumzurütteln
- Möglichst keine Spiegel, spiegelnde Flächen, muster- und farbenreiche Bilder und Tapeten, denn sie können zu Fehlwahrnehmungen führen
- Einfache Checklisten, z. B. im Bad, zur Unterstützung von Eigenständigkeit und Erinnerung
- Biografieorientierte Orientierung, z. B. Familienfotos aufstellen, Lieblingsmusik anbieten, aus Lieblingsbüchern vorlesen [38].

Kommunikation

- Den Menschen mit Demenz von vorne und mit seinem Namen ansprechen, während der Kommunikation im Blickfeld bleiben
- Kurze Sätze, einfache Mitteilungen, eindeutige Fragen stellen, die bei Bedarf wiederholt werden
- Das Gesagte durch Gesten, Berührung oder Blicke unterstützen
- Dem Betroffenen Zeit beim Sprechen lassen, nicht gleich einspringen, wenn ihm ein Wort nicht einfällt.

VORSICHT! Bei der **Kommunikation** auf keinen Fall:

- Über den Kopf des Demenzkranken hinweg sprechen
- Korrigieren, z. B. „Ihre Mutter ist doch schon lange tot!"
- Herunterspielen von Gefühlen, z. B. „Wer wird denn bei diesem schönen Wetter traurig sein?"
- Tadeln, z. B. „Das ist aber nicht schön, dass Sie so böse sind."
- Nachbohren, z. B. „Nun denken Sie doch einmal nach – wie war das noch genau?"
- „Quizfragen", z. B. „Wissen Sie noch, wie ich heiße?"

Ernährung und Ausscheidung

Menschen mit Demenz vergessen oft zu trinken und zu essen oder aber sie essen übermäßig viel. Deswegen achten die Pflegefachpersonen auf eine ausgewogene Ernährung, die den individuellen Bedürfnissen entspricht:

- In der häuslichen Umgebung den Demenzkranken an der Nahrungszubereitung teilhaben lassen
- Essbiografie, Vorlieben und Abneigungen in Erfahrung bringen
- Konstanz schaffen: gleichbleibende Essenszeiten, fester Sitzplatz am Tisch/im Speisesaal, feste Bezugspersonen bei der Nahrungsaufnahme. Rituale wie z. B. ein Gebet, Essensgong, ein kleiner Aperitif, ein ansprechend gedeckter Tisch, die Lieblingstasse, „Guten Appetit" können positiv auf das Essen einstimmen
- Ruhige Atmosphäre schaffen, Ablenkung vermeiden, evtl. ruhige Hintergrundmusik anstellen
- Besteck nach den Fähigkeiten bereitlegen, ggf. Fingerfood anbieten
- Bei Patienten mit viel Bewegungsdrang „Imbiss-Stationen" oder „Eat-by-walking" ausprobieren
- Flüssigkeitsaufnahme fördern durch Trinkrituale, feste Trinkzeiten, Trinksprüche, „Zuprosten", Lieblingsgetränke, aber auch einmal Abwechslung wie z. B. eine Mangoschorle [38], [41].

PEG umstritten

Die Entscheidung für oder gegen eine PEG bei Demenzkranken wird auch in Fachkreisen kontrovers diskutiert, sie muss im Einzelfall entschieden werden. Oberstes Ziel ist immer der würdevolle Umgang mit dem Menschen in jedem Stadium seines Lebens.

Ein häufiges und sehr belastendes Problem sind Harn- und (seltener) Stuhlinkontinenz. Kann ein konsequentes Toilettentraining (➔ 8.1.6) nicht helfen, ist der Einsatz von Inkontinenzhilfen (➔ 8.1.6, ➔ 8.2.5) notwendig, die allerdings nicht alle Patienten tolerieren.

Tag-Nacht-Rhythmus

- Tag so gestalten, dass der Mensch mit Demenz tagsüber wenig schläft und abends müde ist. Als Tagesgestaltung eignen sich v. a. Tätigkeiten, die der Betroffene von früher kennt (➔ Abb. 37.49)
- Zubettgeh-Rituale etablieren. Ausprobieren, ob Dunkelheit oder Licht in der Nacht geeigneter ist. Ggf. leichte Nachtmedikation oder Psychopharmaka nach Arztanordnung. Alternativ kann eine beruhigende Waschung am Abend, eine atemstimulierende Einreibung oder eine Einreibung (z. B. Lavendelöl) den Betroffenen ebenfalls beruhigen.

Schmerzen

Mit Fortschreiten der Demenz nimmt die Fähigkeit des Betroffenen ab, Schmerzen differenziert zu benennen, wenngleich bei einem Teil der Menschen mit Demenz von Schmerzen ausgegangen werden muss (z. B. durch altersbedingte Verschleißerkrankun-

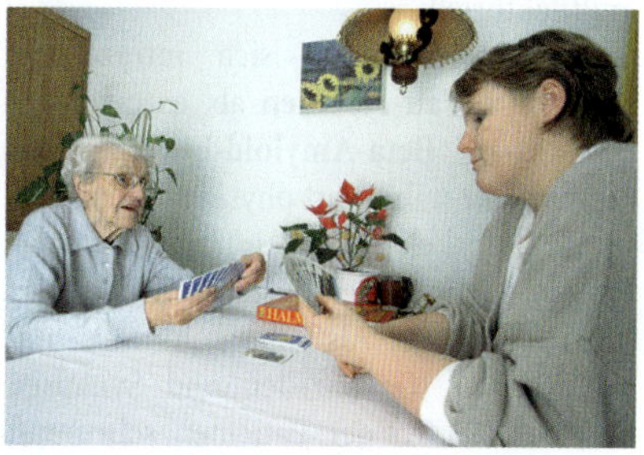

Abb. 37.49 Aktivierung bei Demenz. Lange bekannte Spiele können demente Menschen aktivieren, auch wenn sie vielleicht nicht mehr alle Regeln beachten können. [K115]

gen). Pflegefachpersonen führen ein systematisches Schmerzmanagement (→ 13.2) durch.

Prävention und Gesundheitsberatung

An- und Zugehörigenberatung und -betreuung

Meist ruht die Hauptlast der Betreuung in der Familie auf den Schultern *einer* Person, deren Belastung auf Dauer enorm ist. Angehörige sollen sich früh an Beratungsstellen, Sozialdienst in Einrichtungen oder Pflegeberater (z. B. beim Beratungseinsatz nach § 37 Abs. 3 SGB XI im Rahmen des Pflegegeldbezugs) wenden und sich über Unterstützungsangebote informieren. Eine ständige Überforderung führt zu Unzufriedenheit, Hektik und Aggressionen und schadet allen Beteiligten. Helfen kann außerdem der Gedankenaustausch mit den Angehörigen anderer Betroffener.

Prävention

Lebenslange geistige und körperliche Aktivität (Ausdauersport), gesunde Ernährung und vielfältige soziale Beziehungen vermindern das Demenzrisiko bzw. verzögern die Manifestation. Die Behandlung von Herz-Kreislauf-Risikofaktoren und -Erkrankungen wie z. B. Hypertonie reduziert das Risiko für eine vaskuläre Demenz, evtl. auch für die Alzheimer-Demenz. Eine zuverlässige Prävention gibt es aber nicht.

37.11.4 Alzheimer-Demenz

DEFINITION

Alzheimer-Demenz *(Demenz vom Alzheimer-Typ, DAT):* Häufigste primär degenerative Demenz ungeklärter Ursache. Prognose insgesamt schlecht.

Krankheitsentstehung

Die Ursache der **Alzheimer-Demenz** ist nach wie vor ungeklärt und wahrscheinlich multifaktoriell.

Im Gehirn lagern sich intrazellulär krankhafte **Tau-Fibrillen** ab, extrazellulär unlösliches **Beta-Amyloid-Eiweiß.** Das Protein *Tau* stabilisiert physiologischerweise das Zytoskelett, das *Amyloid-Vorläufer-Protein* ist normaler Bestandteil der Nervenzellmembran. Als Folge kommt es zum Verlust von Nervenzellen und Synapsen und das Gehirn der Patienten schrumpft immer mehr **(Hirnatrophie).**

Der Neurotransmitterhaushalt ist durch den Nervenzelluntergang krankhaft verändert, insbesondere besteht ein Ungleichgewicht zwischen Azetylcholin (zu wenig) und Glutamat (zu viel).

Symptome, Befund und Diagnostik

Typisch sind ein schleichender Beginn und ein langsames, aber stetiges Fortschreiten der Erkrankung. Die Persönlichkeit bleibt meist lange erhalten, Charaktereigenschaften können sich zuspitzen.

Bei der körperlichen Untersuchung zeigen sich erst in fortgeschrittenen Stadien (diskrete) neurologische Auffälligkeiten.

Diagnostik und Schweregradeinschätzung erfolgen durch neuropsychologische Tests (→ 37.11.3). Die Zuordnung zur Alzheimer-Demenz ist durch Liquoruntersuchungen (erniedrigte Konzentration von **Beta-Amyloid,** erhöhte von **Tau-Protein**) sowie bildgebende Verfahren (Atrophie vor allem von Schläfenlappen und Hippokampusregion, → Abb. 37.50) möglich.

Behandlungsstrategie und Pflege

Eine medikamentöse Therapie mit Cholinesterasehemmern (→ Pharma-Info 37.3) sollte versucht werden. Außerdem werden alle anderen Medikamente des Betroffenen auf anticholinerge Wirkungen hin überprüft.

Behandlungsstrategie und Pflege → 37.11.3

37.11.5 Vaskuläre Demenz

DEFINITION

Vaskuläre Demenz: Sammelbezeichnung für solche Demenzen, die auf Gefäßerkrankungen zurückzuführen sind. Prognose abhängig von der Durchblutungssituation, kein zwangsläufiges Fortschreiten der Erkrankung.

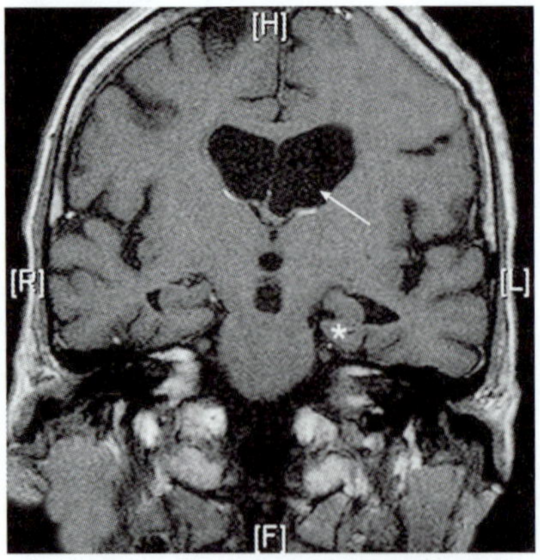

Abb. 37.50 MRT bei einem Patienten mit Alzheimer-Demenz. Der für das Gedächtnis wichtige Hippocampus ist verkleinert (Stern), die Liquorräume wie z. B. der Seitenventrikel (Pfeil) vergrößert (hier links mehr als rechts). [M443]

Krankheitsentstehung

- Die **Multiinfarkt-Demenz** ist Folge vieler kleiner Schlaganfälle
- Auch **strategische Infarkte** an besonders wichtigen Stellen können eine Demenz verursachen
- Ursache der **subkortikalen arteriosklerotischen Enzephalopathie** *(SAE, Binswanger-Krankheit)* ist eine Mikroangiopathie der kleinen Hirngefäße, meist bei langjährigem Bluthochdruck.

Symptome, Befund und Diagnostik

Typisch für die **vaskuläre Demenz** ist ein wechselhafter, oft auch schubweiser Verlauf bei erneuter Mangeldurchblutung.

Bei der körperlichen Untersuchung zeigen sich häufig früh neurologische Auffälligkeiten wie etwa Gangstörungen, Sensibilitätsstörungen oder Lähmungen.

Diagnostisch ist neben einer gesicherten Demenz das Vorhandensein eines Schlaganfalls oder der Nachweis (mehrerer) Durchblutungsstörungen durch bildgebende Verfahren erforderlich.

Behandlungsstrategie

Die Therapie soll erneute Durchblutungsstörungen des Gehirns mit Verschlechterung der Hirnleistung vermeiden. Hierzu gehören z. B. die Behandlung einer Herzrhythmusstörung (→ 21.7) und einer arteriellen Hypertonie (→ 22.4.1). Dabei darf der Blutdruck nur langsam gesenkt werden, um Hypotonien (vor allem *nächtliche* Blutdruckabfälle) und eine dadurch bedingte Minderdurchblutung des Gehirns zu vermeiden.

Behandlungsstrategie und Pflege → 37.11.3

SPICKZETTEL

Demenz

Definition: Organisch bedingter Verlust vorher vorhandener kognitiver Fähigkeiten, der den Alltag beeinträchtigt und länger als 6 Monate dauert.

Ursache/Risikofaktoren: Hauptformen neurodegenerative Alzheimer-Demenz unklarer Ursache und vaskuläre Demenz infolge Gefäßveränderungen mit Durchblutungsstörungen.

Symptome: Gedächtnis-, Denk-, Orientierungs-, Werkzeugstörungen (z. B. Apraxien). Psychische Labilität. Später körperlicher Abbau.

Diagnostik: Klinisch, neuropsychologische Tests, einmalig MRT/CT des Gehirns.

Therapie/Pflege: Soziotherapie (u. a. Umfeldgestaltung, körperliche und geistige Aktivierung, strukturierter Alltag, konstante Bezugspersonen), Antidementiva, Optimierung kardiovaskulärer Risikofaktoren.

37.11.6 Motoneuronenerkrankungen

Amyotrophe Lateralsklerose

DEFINITION

Amyotrophe Lateralsklerose *(ALS, myatrophische Lateralsklerose, Charcot-Krankheit):* Ätiologisch meist ungeklärte, in 10–15 % familiäre Multisystemdegeneration mit fortschreitender Degeneration v. a. der ersten und zweiten motorischen Neurone **(Motoneuronenerkrankung).** Häufigkeit ca. 5 von 100.000 Einwohnern, betrifft Männer häufiger als Frauen. 10-Jahres-Überlebensrate 10–15 %.

Die (klassische) **amyotrophe Lateralsklerose** zeigt sich bei *spinalem Beginn* meist durch asymmetrische Muskelschwäche und kleine Muskelzuckungen *(Faszikulationen),* häufig zunächst der Hände, bei *bulbärem Beginn* durch eine Sprech- und Schluckstörung. Innerhalb von Monaten bis wenigen Jahren breiten sich die Lähmungen aus und es entwickelt sich das Vollbild mit gleichzeitigen schlaffen und spastischen Lähmungen (→ 37.2.4, → 37.2.5), Muskelatrophien und Pyramidenbahnzeichen (→ 37.3.1, → Abb. 37.3), Symptome, die sich sonst ausschließen. Vermehrter Speichelfluss aus dem Mund ist Folge der Schluckstörung (Aspirationsgefahr!). In bis zu 50 % bestehen extramotorische Symptome, meist leichtere Sprach- oder Verhaltensstörungen.

Die Diagnose wird klinisch und durch elektrophysiologische Untersuchungen (z. B. EMG, evozierte Potenziale) gestellt. Weitere Untersuchungen (z. B. MRT, Gentest) folgen je nach Einzelfall [42].

Die Erkrankung ist unheilbar, das Medikament Riluzol (z. B. Rilutek®) kann ihr Fortschreiten etwas verlangsamen. Gegen den vermehrten Speichelfluss werden Anticholinergika, Botulinumtoxin und Strahlentherapie eingesetzt [42].

Ergo- und Physiotherapie stärken Ersatzfunktionen und beugen Kontrakturen vor. Verschiedenste Hilfsmittel (z. B. Geh-, Kommunikationshilfen) helfen dem Patienten, so selbstständig wie möglich zu sein und am sozialen Leben teilzunehmen. Bei Atemstörungen verbessert nichtinvasive oder invasive Heimbeatmung (→ 23.6) die Lebensqualität, bei Schluckstörungen kann eine Ernährungstherapie, später eine PEG-Anlage erfolgen.

Ganz wesentlich sind die psychische Unterstützung des Patienten und seiner Familie (→ 15.4.5, → 15.5.3) und die fortwährende Kommunikation, welche Therapien der Betroffene wünscht und welche nicht.

Spinale Muskelatrophie

DEFINITION

Spinale Muskelatrophie *(SMA):* Gruppe erblicher Erkrankungen, bei denen die motorischen Vorderhornzellen im Rückenmark degenerieren mit der Folge einer meist symmetrischen Muskelschwäche. Häufigkeit ca. 1 von 7.000 Neugeborenen.

Bei den genetisch bedingten **spinalen Muskelatrophien** wird das **SMN-Protein** *(Survival-Motor-Neuron-Protein)* unzureichend gebildet, sodass die die zweiten Motoneurone (→ 37.2.4) in Rückenmark und Hirnstamm degenerieren. Da das Protein auch für andere Zellen wichtig ist, sind bei schweren Formen weitere Organe beteiligt.

Die Krankheiten beginnen zwischen Säuglings- und frühem Erwachsenenalter. Leitsymptome sind Muskelschwäche, -hypotonie und -atrophie sowie Faszikulationen. Sie schreiten unbehandelt immer weiter fort, jedoch unterschiedlich schnell. Bei Verdacht sichert ein Gentest die Diagnose.

Nusinersen intrathekal (z. B. Spinraza®), Risdiplam oral (z. B. Evrysdi®) und Onasemnogen i. v. (z. B. Zolgensma®, Gentherapie) steigern auf unterschiedlichen Wegen die Konzentration des SMN-Proteins [42], [43]. Symptomatische Behandlung und Pflege ähneln denen bei Muskeldystrophie (→ 37.16.2).

Prävention und Gesundheitsberatung

Seit 2021 umfasst das Neugeborenen-Screeening auch ein **SMA-Screening.** Eltern betroffener Kinder sollten zudem genetische Beratung und Informationen über mögliche Pränatal-/Präimplantationsdiagnostik angeboten werden [43].

37.12 Tumoren des Nervensystems

37.12.1 Hirntumoren

DEFINITION

Hirntumoren *(intrakranielle Tumoren):* Tumoren des Gehirns. Unterteilt in **primäre Hirntumoren,** die vom Gehirngewebe selbst oder seinen Hüllen ausgehen, und **sekundäre Hirntumoren,** also Metastasen von Primärtumoren außerhalb des Gehirns. Prognose bei gutartigen, vollständig entfernten Tumoren gut. Bei niedrig malignen Tumoren häufig nach Jahren Rezidive. Bei hoch malignen Tumoren und Metastasen Prognose schlecht.
Bei Erwachsenen sind Tumoren des ZNS mit weniger als 1,5 % der Krebsneuerkrankungen eher selten, bei Kindern mit fast 25 % der Krebserkrankungen die zweithäufigste bösartige Erkrankung überhaupt [44].

Krankheitsentstehung

Die ursächlich unklaren **primären Gehirntumoren** gehen von Gliazellen, Markscheiden oder Hirnhäuten aus. Eingeteilt werden sie (→ Tab. 37.9):

- Nach ihrem Wachstumsverhalten (Grad I gutartig, Grad II histologisch gutartig, aber infiltrierend wachsend mit Rezidiven, Grad III bösartig, Grad IV sehr bösartig)
- Nach dem histologischen Typ. Bei Kindern sind *Medulloblastome* und *Gliome* am häufigsten, bei Erwachsenen *Gliome, Meningeome* und *Hypophysentumoren.*

Sekundäre Gehirntumoren sind Metastasen anderer Tumoren ins Gehirn und somit immer bösartig.

Symptome und Untersuchungsbefund

Herdsymptome

Herdsymptome entstehen am Ort des Tumors durch Schädigung des Nervengewebes und deuten deshalb auf die Tumorlokalisation hin. Häufig sind bei Tumoren im:

- Frontallappen z. B. Lähmungen (→ 37.2.4), motorische Aphasie (→ 37.2.10), Persönlichkeitsänderungen (→ 38.14)
- Scheitellappen z. B. Sensibilitäts- und Werkzeugstörungen (→ 37.2.9, → 37.2.10)
- Schläfenlappen z. B. sensorische Aphasie (→ 37.2.10)
- Hypophysenbereich Gesichtsfeldausfälle durch Druck auf den Sehnerv, Hormonmangel- oder -überschusserscheinungen (→ 26.2.2).

Bei ca. einem Drittel der Kranken kommt es zu epileptischen Anfällen (→ 37.8), die sogar einziges Symptom sein können.

Allgemeinsymptome

Die **Allgemeinsymptome** sind Folge der chronischen intrakraniellen Druckerhö-

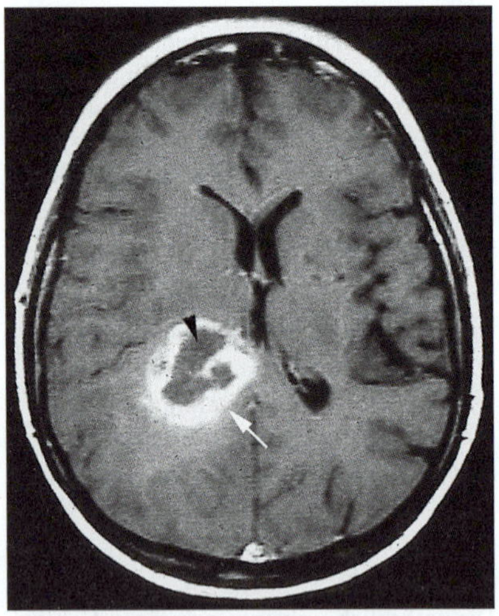

Abb. 37.51 MRT eines Glioblastoms. Typisch sind die girlandenförmige Kontrastmittelanreicherung am Rand (weißer Pfeil) und die zentrale Nekrose (schwarze Pfeilspitze). [M443]

Tab. 37.9 Die häufigsten Hirntumoren.

Histologischer Tumortyp	Ausgangszellen	Malignitätsgrad, Verlauf, Prognose
Neuroepitheliale Tumoren		
Gliome	Gliazellen	
• Astrozytome Grad I–II		• Gutartig/niedrig maligne. Nach OP gute Prognose, falls umschrieben und resezierbar, oft aber Rezidiv
• Astrozytom Grad III		• Maligne; insgesamt schlechte Prognose
• Astrozytom Grad IV *(Glioblastoma multiforme)*		• Sehr maligne; sehr schlechte Prognose (mittlere Überlebenszeit 1–2 Jahre)
• Oligodendrogliom		• Benigne – mäßig maligne, nach Operation relativ gute Prognose, aber häufig Rezidive
Medulloblastom	Verschiedene (embryonale) Zellen	Auftreten v. a. bei Kindern. Sehr maligne mit früher Metastasierung innerhalb des ZNS, heute jedoch durch Kombinationstherapien bis 80 % Heilung
Tumoren der Hirn- und spinalen Nerven		
Neurinom *(Schwannom)*	Myelinscheide	Benigne, nach Operation gute Prognose
Tumoren der Meningen		
Meningeom	Hirnhäute	Benigne, nach vollständiger Entfernung gute Prognose
Tumoren des hämatopoetischen Systems		
Lymphom	Lymphatisches Gewebe	Maligne, sehr rasch und infiltrierend wachsend; häufig bei immunsupprimierten oder sehr alten Patienten
Tumoren der Sellaregion		
Hypophysenadenom	Hypophyse	Benigne, nach OP meist gute Prognose
Metastasen		
Metastasen, Meningeosis carcinomatosa	Extrakranielle Organtumoren	Maligne, bei Diagnose oft schon multipel, daher schlechte Prognose

hung durch den Tumor oder das ihn umgebende Hirnödem. Bei einer Tumorblutung oder einem Hirnödem ist das Gehirn durch die rasche Drucksteigerung akut gefährdet (→ 37.5).

Unterschiedlichste Symptome

Das klinische Bild eines Gehirntumors ist sehr variabel.
Manchmal treten lediglich Kopfschmerzen oder Konzentrationsstörungen auf, manchmal (beispielsweise bei einer Tumorblutung) handelt es sich um ein dramatisches, schlaganfallähnliches Bild.

Im neurologischen Befund ist neben den neurologischen Ausfällen oft eine Stauungspapille als Zeichen der chronischen intrakraniellen Druckerhöhung (→ 37.5.1) nachweisbar.

Diagnostik und Differenzialdiagnose

Wichtigstes bildgebendes Verfahren ist die MRT (mit MR-Angiografie, → Abb. 37.51).

Bei primären Gehirntumoren ist fast immer eine histologische Sicherung anzustreben, als Biopsie oder im Rahmen der operativen Entfernung. Diese ist (auch) für die Planung der weiteren Therapie notwendig.

Bei Metastasen wird ggf. nach dem Primärtumor (oft ein Bronchial- oder Mammakarzinom) gesucht.

Behandlungsstrategie

Bei umschriebenen Tumoren, v. a. gutartigen Tumoren sowie langsam wachsenden Gliomen, steht die Operation im Vordergrund, sofern der Tumor ohne Beeinträchtigung lebenswichtiger Zentren entfernt werden kann. Durch **Neuronavigation** (→ Abb. 37.52) ist es heute weit besser als früher möglich, bei weitestmöglicher Radikalität des Eingriffs gesundes Gewebe zu schonen. Aufgrund ihrer Lokalisation nichtoperable Tumoren (z. B. im Hirnstamm) werden strahlentherapeutisch behandelt: Der Tumor wird durch winzige radioaktive Implantate von innen oder stereotaktisch geführt von außen ganz gezielt bestrahlt. Erfolgt nur eine einmalige, hoch dosierte Bestrahlung, spricht man auch von **Radiochirurgie.** Bei nicht vollständig entfernten bzw. zerstörten Tumoren können Rezidive auftreten.

Bei schnell wachsenden bösartigen Tumoren ist eine Entfernung oft nicht (mehr) möglich. Dann wird versucht, den Tumor mikrochirurgisch oder durch Radiochirurgie möglichst weitgehend zu entfernen und danach das weitere Tumorwachstum durch Bestrahlung und/oder Chemotherapie bzw. zielgerichtete Therapien einzudämmen.

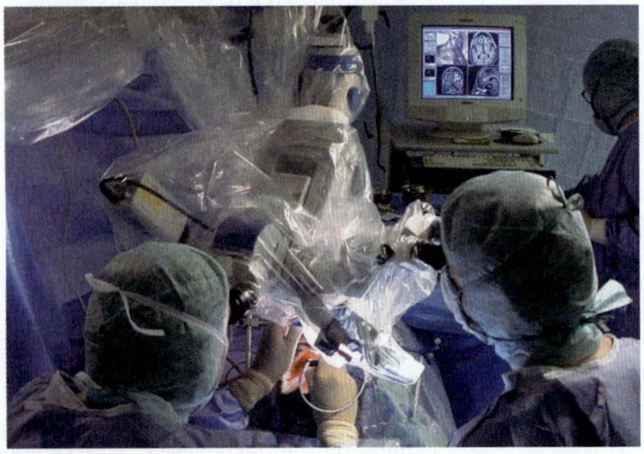

Abb. 37.52 Neuronavigation (Blick in den OP und auf den Neuronavigations-Monitor). Neuronavigation ermöglicht äußerst präzises Arbeiten, nicht nur bei der Operation von Hirntumoren, sondern z. B. auch bei Gefäßfehlbildungen. Mittlerweile ist sogar eine intraoperative MRT und damit z. B. eine OP-Kontrolle möglich. [T353]

Sprechen die Tumoren auf keine spezifische Behandlungsform an, sollen symptomatische Behandlung des Hirndrucks (➔ 37.5.1) sowie medikamentöse Unterdrückung epileptischer Anfälle (➔ 37.8.2) die Beschwerden des Patienten lindern.

Pflege

Bobath-Konzept ➔ 37.6.6
Pflege onkologischer Patienten ➔ Kap. 27
Neben den allgemeinen prä- und postoperativen Pflegemaßnahmen (➔ 44.2, ➔ 44.5) kommen bei neurochirurgischen Patienten hinzu:

- Intensivüberwachung
- Maßnahmen gegen Hirndruckerhöhung (➔ 37.5.1)
- Beobachtung auf Symptome von Komplikationen wie Nachblutung ins Gehirn, zerebrale Ischämien oder postoperatives Hirnödem: Zeichen einer intrakraniellen Druckerhöhung (➔ 37.5.1), neu auftretende oder zunehmende Bewusstseinstrübung (➔ 37.2.11), Anzeichen eines Schlaganfalls (➔ 37.6.2), z. B. auftretende oder zunehmende Paresen, Sprachstörungen (➔ 37.2.10), Hirnnervenausfälle oder Krampfanfälle (➔ 37.8)
- Schmerzbekämpfung und Sedierung nach Arztanordnung
- Prophylaxe von Stressulzera (➔ 24.5.3) nach Arztanordnung, frühzeitiger oraler Kostaufbau
- Bei postoperativen neurologischen Ausfällen Krankengymnastik und Logopädie
- Frühzeitige Verlegung in eine neurologische Rehaklinik mit therapeutisch-aktivierender Pflege (➔ 37.1.2)
- Einschaltung eines Palliativteams bei fortgeschrittenem Befund.

37.12.2 Spinale Tumoren

DEFINITION

Spinale Tumoren *(Rückenmarkstumoren):* Vom Rückenmark selbst, seinen Hüllen oder anderen Strukturen innerhalb des Wirbelkanals ausgehende, meist gutartige Tumoren (⅔ sind Meningeome oder Neurinome). Wesentlich seltener als Hirntumoren. Prognose abhängig von Gewebeart, Lokalisation und Größe des Tumors.

Die meist langsam wachsenden **spinalen Tumoren** komprimieren Rückenmark oder Nervenwurzeln (➔ Abb. 37.53) und führen zu:

- Lähmungen (Paraparese, ➔ 37.2.4)
- Gürtelförmigen oder ins Bein ausstrahlenden Schmerzen, die von vielen Patienten als „Ischias" bezeichnet und oft als „Bandscheibenvorfall" fehldiagnostiziert werden
- Blasen-Mastdarmstörungen.

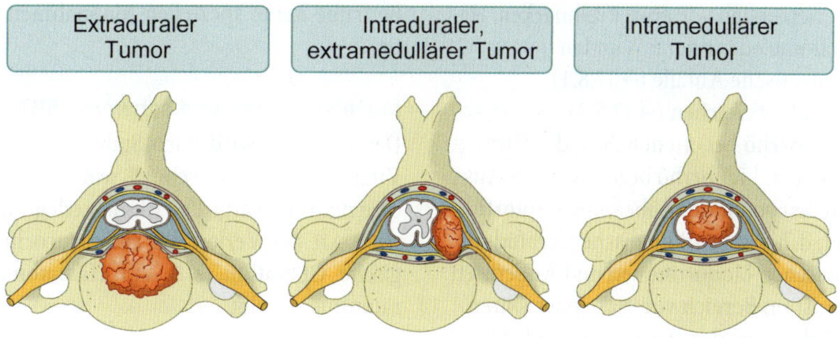

Abb. 37.53 Tumoren des Spinalkanals. [L190]

Wichtigste technische Untersuchung ist die MRT (➔ 42.6.4).

Bei gutartigen Tumoren wird eine Operation angestrebt. Postoperativ wird der Patient intensivmedizinisch betreut. Manchmal kommt es vorübergehend zu einem Querschnittssyndrom (➔ 37.13.2). Die neurologischen Ausfälle können sich unter konsequenter krankengymnastischer Behandlung wieder zurückbilden. In diesem Fall ist die Prognose günstig.

Bei Metastasen oder den seltenen bösartigen Tumoren des Rückenmarks ist die Prognose meist schlecht.

37.13 Verletzungen des ZNS

Patienten mit schwersten **Verletzungen des ZNS** werden meist in spezialisierten Zentren betreut.

Daher werden hier vorrangig die Aspekte behandelt, die für das *erstversorgende* Team maßgeblich sind.

37.13.1 Schädel-Hirn-Trauma

Schädelfrakturen ➔ 29.7.1

DEFINITION

Schädel-Hirn-Trauma *(SHT):* Sammelbezeichnung für alle Schädelverletzungen mit Gehirnbeteiligung. Hauptursachen Stürze und Unfälle.
Pro Jahr erleiden ca. 270.000 Menschen in Deutschland ein Schädel-Hirn-Trauma. Ca. 4 % sind mittelschwere und 5 % schwere Schädel-Hirn-Traumen mit häufigen Spätfolgen, z. B. Lähmungen, Epilepsie oder psychischen Veränderungen.
Eine der häufigsten Todesursachen bei jungen Menschen unter 40 Jahren.

Einteilung

Schweregradeinteilungen

Anhand der Glasgow Coma Scale (➔ Tab. 37.2) werden **leichtes, mittelschweres** und **schweres Schädel-Hirn-Trauma** *(SHT)* unterschieden: Bei einem Anfangswert von 13–15 liegt ein leichtes Schädel-Hirn-Trauma vor, bei 9–12 ein mittelschweres und bei ≤ 8 ein schweres. Die strukturelle Hirnschädigung wird durch bildgebende Verfahren präzisiert.

Nicht zu den Schädel-Hirn-Traumen gezählt wird die **Schädelprellung** *ohne* Bewusstlosigkeit des Patienten.

Offene und gedeckte Hirnverletzung

Je nachdem, ob eine direkte Verbindung zwischen Gehirn und Außenwelt besteht, wird zwischen **offener** und **gedeckter Hirnverletzung** unterschieden. Da bei offenen Hirnverletzungen durch die Verbindung zwischen Gehirn und Außenwelt die Gefahr von ZNS-Infektionen groß ist, werden sie frühzeitig operiert.

Symptome, Befund und Diagnostik

Leitsymptome des Schädel-Hirn-Traumas sind:

- Unspezifische Symptome wie Kopfschmerz, Schwindel, Übelkeit, Erbrechen oder Hörstörung. Sie sind sehr häufig, können aber auch auf eine gleichzeitige Innenohrschädigung zurückzuführen sein
- Bewusstseinsstörung (➔ 37.2.11). Sie ist das Kardinalsymptom des SHT und weist auf eine *diffuse* Störung der Hirnfunktion hin
- Amnesie. Hierunter versteht man eine Erinnerungslücke für die Zeit kurz vor und nach dem Unfall (**retro-** bzw. **anterograde Amnesie**)
- Neurologische Ausfälle, z. B. Halbseitensymptome oder Hirnnervenausfälle. Neurologische Ausfälle sind oft Folge einer *umschriebenen* Hirnschädigung

- Verletzungen wie etwa Prellmarken, Hämatome oder offene Wunden
- Epileptische Anfälle (→ 37.8.1)
- Hirndruckzeichen (→ 37.5.3)
- **Liquorrhö** bei offenem Schädel-Hirn-Trauma. Liquorrhö bezeichnet das Ausfließen von Liquor über eine **Liquorfistel,** d. h. eine pathologische Verbindung zwischen Liquorräumen und Außenwelt, meist im Bereich von Nase oder Ohren.

Bei Erhebung der Anamnese sind der genaue Unfallhergang, Begleitumstände oder -erkrankungen (z. B. Alkohol-, Drogenabusus, Diabetes mellitus, Epilepsie) und das bisherige Befinden des Patienten (Anfangszustand? Seitdem Verbesserung oder Verschlechterung?) zu erfragen.

Auch wenn der Verunglückte selbst antworten kann, ist wegen der Amnesie und versicherungsrechtlicher Folgen zusätzlich eine Fremdanamnese zu erheben.

Die **Sofortdiagnostik** durch den Arzt dient der unmittelbaren Zustandsbeurteilung und der Ursachenklärung:

- Vitalzeichen (Monitoring)
- Körperliche Untersuchung: Verletzungszeichen (auch außerhalb des Kopfes)? Brillenhämatom? Liquorrhö (positive Reaktion des herausgelaufenen Sekrets im BZ-Stix)? Alkohol- oder Azeton-Foetor?
- Neurologische Basisuntersuchung (→ 37.3.1) mit Beobachtung von Bewusstsein (GKS → Tab. 37.2), Augenmotorik (Fixation? Pendeln?), Pupillenreaktionen (→ Tab. 37.3), Motorik, Sensibilität und Reflexen, ggf. neurochirurgische Konsiliaruntersuchung.
  Vorsicht – Halswirbelsäule nicht bewegen! Bei jedem mäßigen und schweren Schädel-Hirn-Trauma muss von einer gleichzeitigen HWS-Verletzung ausgegangen werden
- Notfalllabor (BB, Gerinnung, Elektrolyte, BZ, Blutgruppe, Kreuzprobe, hausinterne Richtlinien beachten). Falls möglich EKG, Temperatur.

Bei den apparativen Untersuchungen stehen die raschestmögliche CT des Schädels sowie die radiologische Abklärung der Halswirbelsäule im Vordergrund.

Abhängig vom Unfallhergang und dem vermuteten Verletzungsausmaß ist ein Ganzkörper-Spiral-CT nötig.

Behandlungsstrategie

Leichtes SHT

Beim leichten Schädel-Hirn-Trauma sind bei unauffälligem CT außer der symptomatischen Behandlung von Kopfschmerz, Übelkeit und Erbrechen sowie kurzzeitiger Bettruhe keine speziellen Maßnahmen nötig.

Mittelschweres und schweres SHT

Der Verletzte wird nach Stabilisierung der Vitalfunktionen so schnell wie möglich in eine neurochirurgische Klinik verlegt, wo je nach Art der Verletzung eine neurochirurgische Operation, z. B. zur Hämatomausräumung, erfolgt.

NOTFALL! Erstmaßnahmen bei schwerem SHT sind:

- Sicherung der Vitalfunktionen, also Freimachen der Atemwege (Vorsicht beim Abnehmen des Helms bei Motorradfahrern, HWS stabilisieren), Sauerstoffgabe, ggf. Intubation und Beatmung, Reanimation (→ 14.6)
- Legen eines venösen Zugangs, dabei Abnehmen des Notfall-Labors
- Flüssigkeitssubstitution je nach Flüssigkeitsverlust
- Ggf. Schockbehandlung (→ 14.4)
- Maßnahmen bei akuter intrakranieller Druckerhöhung (→ 37.5.3)
- Legen von Magensonde und Blasendauerkatheter
- Bei Unruhe Sedierung des Patienten, bei Hirndruckzeichen Osmotherapeutika (→ 37.5.3)
- Ggf. medikamentöse Behandlung epileptischer Anfälle (→ 37.8.2).

Pflege

In der Pflege steht akut die Überwachung im Vordergrund:

- Vitalzeichen und Bewusstseinslage (→ 37.2.11, → Tab. 37.2)
- Pupillenreaktion (→ Tab. 37.3)
- Anzeichen einer Hirndruckerhöhung (→ 37.5.1).

Pflegerische Maßnahmen, insbesondere Positionierung und Mobilisation, erfolgen immer nach Arztrücksprache.

Bei schwerem Schädel-Hirn-Trauma beginnt frühestmöglich die Rehabilitation (→ 17.4) und das Handling nach dem Bobath-Konzept (→ 37.6.6). Es besteht die Gefahr, dass der Betroffene dauerhaft im Syndrom der reaktionslosen Wachheit (→ 37.2.12) verbleibt.

Vorübergehende Verwirrtheit

Nach Schädel-Hirn-Trauma tritt manchmal für Stunden oder Tage ein **posttraumatisches Delir** auf, in dem der Patient desorientiert, unruhig oder aggressiv sein kann. In dieser Phase muss der Patient vor Eigen- und Fremdverletzungen geschützt werden.

37.13.2 Verletzungen des Rückenmarks und Querschnittssyndrom

Verletzungen der Wirbelsäule → 29.7.7

DEFINITION

Querschnittssyndrom: Komplexe Symptomkombination infolge des teilweisen oder völligen Funktionsausfalls des Rückenmarks auf einer bestimmten Höhe (*inkomplettes* bzw. *komplettes Querschnittssyndrom*). Am häufigsten durch Verletzungen bedingt mit umso schlechterer Prognose, je höher die Verletzung im Rückenmark liegt. Bei Überleben einer Verletzung oberhalb des vierten Halssegments nachfolgend Lähmung beider Arme und Beine sowie des Zwerchfells.

Krankheitsentstehung

Häufigstes **Querschnittssyndrom** ist das **traumatische** *(unfallbedingte)* **Querschnittssyndrom.** Seltener führen spinale Tumoren, Bandscheibenvorfälle, Entzündungen *(Querschnittsmyelitis)* oder Durchblutungsstörungen des Rückenmarks zum (meist inkompletten) Querschnittssyndrom.

Symptome, Befund und Diagnostik

Bei schweren, plötzlichen Rückenmarksschädigungen kommt es anfangs zu einem **spinalen Schock** mit:

- Kompletter schlaffer Lähmung (→ 37.2.4) unterhalb der Läsion
- Völligem Sensibilitätsausfall unterhalb des verletzten Rückenmarkabschnitts (der Patient fühlt beide Beine nicht mehr)
- Ausfall der Reflexe (→ 37.3.1), der Gefäß- und Wärmeregulation
- Lähmung von Blase (Harnretention) und Mastdarm sowie bei Männern Erlöschen der Potenz.

Je nach Höhe der Rückenmarksverletzung treten Störungen der Atmung durch Lähmung der Interkostalmuskulatur und des Zwerchfells (ab C4 aufwärts) sowie Störungen der Temperaturregulation hinzu.

Etwa 3–6 Wochen nach einer verletzungsbedingten Schädigung haben die Nervenzellen des Rückenmarks einen Teil ihrer Funktionen wiedererlangt, das Symptombild ändert sich. Langsam entstehende Rückenmarkschädigungen zeigen von Beginn an ein solches *Querschnittssyndrom im engeren* oder *eigentlichen Sinne,* wobei bei einem inkompletten Querschnittssyndrom ein Teil der Symptome fehlt:

- Schlaffe Lähmung der Muskeln, die von den geschädigten Vorderhornzellen innerviert werden (Läsion des zweiten motorischen Neurons → 37.2.4)
- Steigerung der Muskeleigenreflexe und spastische Para- oder Tetraplegie unterhalb der Läsion durch Schädigung der Pyramidenbahnen und damit des ersten motorischen Neurons (→ 37.2.4)
- Positive Pyramidenbahnzeichen (→ Abb. 37.7)
- Auftreten **spinaler Automatismen,** z. B. Beugung in den Hüft-, Knie- und Sprunggelenken auf einen Schmerzreiz sowie automatische Blasenentleerung
- Kompletter Sensibilitätsausfall unterhalb der Läsion
- Trophische („ernährungsbedingte") Störungen der Haut durch Beeinträchtigung vegetativer Rückenmarksnervenzellen und vegetativer Bahnen
- Sexualstörungen und charakteristische Blasen-Darm-Störungen, z. B.:
  - Bei Läsionen oberhalb Th12 **Reflexblase** *(obere Blasenlähmung).* Die willkürliche Entleerungsfunktion ist ausgefallen, die Blase entleert sich aber ab einem gewissen Füllungsgrad reflektorisch (wie beim Säugling)
  - Bei Läsionen unterhalb Th12 **autonome Blase** *(untere Blasenlähmung).* Die Blase ist von allen nervalen Impulsen „abgeschnitten" und entleert sich alle 10–20 Min. durch unregelmäßige – von intramuralen Ganglien ausgelöste – Kontraktionen.

NOTFALL! Jedes neu aufgetretene **Querschnittssyndrom** ist ein neurologischer Notfall!

Die technischen Untersuchungen bei akutem Querschnittssyndrom umfassen Röntgenleeraufnahmen der Wirbelsäule (Fraktur?), CT/MRT sowie bei nichttraumatischem und danach noch unklarem Querschnittssyndrom eine Liquoruntersuchung. Weitere Untersuchungen hängen von Ursache und zur Verfügung stehender Zeit ab.

Behandlungsstrategie und Pflege

Bei traumatischem Querschnittssyndrom können die Ersthelfer am Unfallort und im erstbehandelnden Krankenhaus durch fachgerechte Positionierung des Patienten auf einer festen Unterlage weitere Rückenmarkschäden vermeiden (Transport mit Vakuummatratze, Halsextension oder -orthese, → Abb. 29.56). Bei unvorsichtigen Bewegungen kann z. B. ein frakturierter Wirbelkörper abgleiten und das Rückenmark irreversibel schädigen. Nach Sicherung der Vitalfunktionen wird der Patient raschestmöglich in eine neurochirurgische Klinik oder ein Querschnittszentrum verlegt, wo die Entscheidung für oder gegen eine Operation fällt. Einschließlich der Nachbehandlung in einer speziellen Reha-Klinik dauert die Behandlung meist mehrere Monate.

Auch bei akutem nichttraumatischen Querschnittssyndrom ist wegen der Möglichkeit einer weiteren Ausdehnung und des Komplikationsrisikos eine intensivmedizinische Betreuung nötig. Die Behandlung ist ursachenabhängig.

Ziele der Rehabilitation sind die größtmögliche Selbstständigkeit des Patienten in allen Lebensaktivitäten und seine soziale und berufliche Wiedereingliederung. Neben der psychischen Begleitung erfordert die Pflege und Rehabilitation spezialisiertes Wissen, Hilfsmittel und Technik, die nur ein Querschnittszentrum leisten kann.

37.14 Kopf- und Gesichtsschmerz

Kopfschmerz → 37.2.2

37.14.1 Migräne

DEFINITION

Migräne: Kopfschmerzerkrankung mit rezidivierenden, meist halbseitigen Kopfschmerzanfällen und vegetativen Symptomen. Häufigkeit ca. 10–15 % der Erwachsenen (Frauen häufiger als Männer) und ca. 5 % der Kinder.

Krankheitsentstehung

Die Ursache der **Migräne** ist multifaktoriell, sicher spielt eine erbliche Veranlagung eine Rolle. Verschiedenste Faktoren lösen wohl eine Änderung der Nervenzellaktivität im Hirnstamm aus. Das *trigemino-vaskuläre System* (der N. trigeminus innerviert Gefäße in Gehirn und harter Hirnhaut) wird aktiviert; Freisetzung von Entzündungsmediatoren und vasodilatierenden Substanzen, u. a. des Neuropeptids **CGRP** *(Calcitonin gene-related Peptide),* führt dann zum Kopfschmerzanfall.

Symptome, Befund und Diagnostik

Die Patienten leiden immer wieder unter typischerweise halbseitigen, pulsierenden Kopfschmerzanfällen von 4–72 Std. Dauer. Das Maximum der Schmerzen liegt oft hinter dem Auge oder im Bereich der Stirn (→ Abb. 37.54). Dabei liegt eine Seitenbevorzugung, jedoch keine strenge Begrenzung auf eine Kopfseite vor. Die Kopfschmerzen sind mäßig bis stark und erschweren Alltagstätigkeiten deutlich.

Unterschieden werden v. a.:

- **Migräne ohne Aura:** Es bestehen lediglich vegetative Begleitsymptome, z. B. Übelkeit und Erbrechen, sowie Licht- und Geräuschüberempfindlichkeit
- **Migräne mit Aura:** Zusätzlich kommt es *vor* dem Kopfschmerz zu kurzzeitigen neurologischen Funktionsstörungen, am häufigsten visuellen Symptomen wie etwa Lichtblitzen oder Flimmerskotom. Seltener als Migräne ohne Aura.

Ausgelöst werden die Migräneattacken teilweise durch bestimmte Nahrungs- und Genussmittel (z. B. Alkohol, v. a. Rotwein, Käse, Schokolade), psychische Faktoren (z. B. Be-, aber auch Entlastung), physikalische Einflüsse (z. B. Lärm, Flackerlicht) oder – bei Frauen – die Menstruation. Einige Patienten spüren den Anfall bereits Tage zuvor „herannahen" **(Prodromalphase),** sind z. B. gereizter als sonst.

Bei Kleinkindern ist das Bild oft atypisch, z. B. mit periodischen Bauchschmerzen oder Erbrechen, bevor im Schulalter die Kopfschmerzen hinzutreten (häufig im Hinterkopf). Der charakteristische Halbseitenkopfschmerz wird meist erst ab dem späten Grundschulalter angegeben.

Die Diagnosestellung erfolgt anhand von Anamnese und Klinik. Die Familienanamnese ist häufig positiv, der neurologische Befund unauffällig. Apparative Untersuchungen wie etwa MRT zum Ausschluss

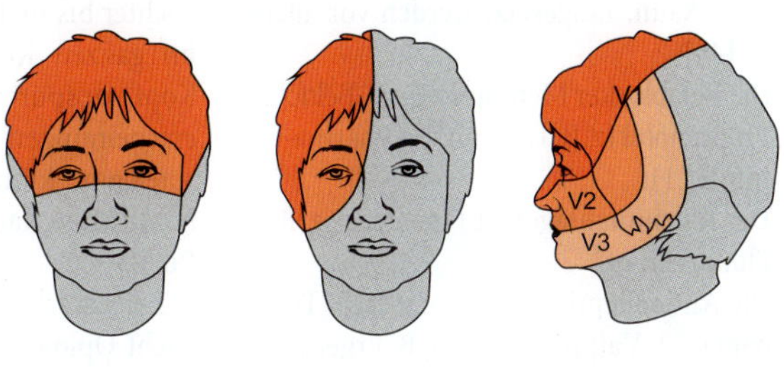

Abb. 37.54 Typische Kopfschmerzlokalisationen bei Spannungskopfschmerz, Migräne und Trigeminusneuralgie (V1–V3 = die drei Äste des N. trigeminus). [L255]

von Grunderkrankungen werden meist bei Aura, atypischem Bild und Veränderung einer bestehenden Migräne empfohlen.

Behandlungsstrategie

Behandlung im akuten Anfall

Die medikamentöse Behandlung des Anfalls umfasst [45]:

- Arzneimittel gegen die Übelkeit zu Beginn der Attacke, z. B. Metoclopramid (etwa in Paspertin®, nicht bei Kindern)
- Schmerzmittel (→ Pharma-Info 13.1), z. B. Azetylsalizylsäure (etwa Aspirin®, nicht bei Kindern), Ibuprofen (etwa Ibubeta®) oder Paracetamol (etwa ben-u-ron®) in schnell resorbierbarer Form (Brause-, Kautabletten)
- Bei mittelschweren und schweren Anfällen und (bekannt) unzureichender Wirkung **Triptane** *(Serotonin-1-Agonisten)*, jedoch erst *nach* einer evtl. Aura und nicht bei bekannten Herz- und Gefäßerkrankungen (z. B. Bluthochdruck, KHK) wegen der Gefahr kardialer Durchblutungsstörungen. Substanzen sind z. B. Almotriptan (etwa Almogran®), Naratriptan (etwa Naramig®), Sumatriptan (etwa Imigran®). Sie sind in verschiedenen Darreichungsformen (auch Schmelztablette, Nasenspray) und zum Teil rezeptfrei erhältlich. Kombination mit nichtsteroidalen Antirheumatika ist möglich
- Azetylsalizylsäure i. v. oder Sumatriptan s. c. als Notfallmedikation.

Behandlung zwischen den Anfällen

VORSICHT! Bei häufiger Einnahme von Analgetika (z. B. bei Migräne, Spannungskopfschmerz, aber auch Schmerzen anderer Lokalisation) besteht die Gefahr eines **(Dauer-)Kopfschmerzes durch Übergebrauch von Schmerz- oder Migränemitteln** (früher *Analgetikakopfschmerz*).

Kommt es trotz Allgemeinmaßnahmen z. B. zu häufigen oder sehr langen Attacken, ist eine vorbeugende Behandlung zwischen den Anfällen angezeigt. Ein Arzneimittel wird ca. 2 Monate konsequent eingenommen, bevor seine Wirksamkeit beurteilt werden kann. Eingesetzt werden vor allem [45], [46]:

- Die Betablocker Metoprolol (z. B. Beloc®), Propranolol (z. B. Dociton®, → Pharma-Info 22.1)
- Der Kalziumantagonist Flunarizin, z. B. Flunarizin-ct®
- Die Antiepileptika Topiramat (z. B. Topamax®), Valproinsäure (z. B. Ergenyl®)
- Das Antidepressivum Amitriptylin (z. B. Amitriptylin-CT®)
- Bei Kontraindikationen, Unverträglichkeit oder Erfolglosigkeit mehrerer Substanzen monoklonale Antikörper gegen CGRP oder dessen Rezeptor, etwa Fremanezumab (z. B. Ajovy®) bzw. Erenumab (z. B. Aimovig®).

Pflege

Prävention und Gesundheitsberatung

- Während des Anfalls hinlegen, Reizabschirmung (dunkler, ruhiger Raum) und (falls als angenehm empfunden) Kälteanwendungen auf die Stirn. Gerade bei kleinen Kindern reicht dies oft aus
- Richtiger Umgang mit Medikamenten
- Führen eines Kopfschmerzkalenders, um Auslöser der Migräneanfälle und Wirksamkeit therapeutischer Maßnahmen herauszufinden
- Zur Prophylaxe von Migräneattacken:
  - Meiden bekannter Auslöser, geregelte Lebensweise
  - Ausreichende Flüssigkeitszufuhr, insbesondere bei Kindern auch regelmäßige Mahlzeiten
  - Ausdauersport (im aeroben Bereich), (kognitive) Verhaltenstherapie, Stressbewältigungs- und Entspannungsverfahren.

37.14.2 Chronischer Spannungskopfschmerz

DEFINITION

Chronischer Spannungskopfschmerz *(vasomotorischer Kopfschmerz)*: Wahrscheinlich multifaktoriell bedingter, überwiegend dumpfer Kopfschmerz im gesamten Kopf mit einer Dauer von Stunden bis Tagen. Nach Häufigkeit unterteilt in **episodischen, häufigen** und **chronischen Spannungskopfschmerz** (≥ 15 Tagen pro Monat Kopfschmerzen über ≥ 3 Monate; ca. 1–2 % der Bevölkerung).

Der **Spannungskopfschmerz** ist ein eher leichter bis mäßiger, dumpfer Schmerz und im ganzen Kopf „wie ein Ring um den Kopf" zu spüren. Leichte vegetative Begleiterscheinungen sind möglich. Als Auslöser spielen oft klimatische Faktoren, Stress, erhöhte Muskelanspannung und Alkohol eine Rolle.

Bei starken Kopfschmerzen können Nicht-Opioid-Analgetika wie etwa Azetylsalizylsäure, Paracetamol oder Ibuprofen (→ Pharma-Info 13.1) gegeben werden. Bei chronischem oder sehr starkem episodischen Spannungskopfschmerz erfolgt eine medikamentöse Prophylaxe, v. a. mit trizyklischen Antidepressiva (→ 38.10.1).

Noch bedeutsamer als bei der Migräne sind nichtmedikamentöse Behandlungsverfahren wie Ausdauersport, gezielte Physiotherapie, Stressbewältigungs- und Entspannungsverfahren und bei Bedarf Psychotherapie.

37.14.3 Trigeminusneuralgie

DEFINITION

Neuralgie: Auf das Ausbreitungsgebiet eines Nervs beschränktes Schmerzsyndrom.

Trigeminusneuralgie: Schmerzerkrankung im Versorgungsgebiet des N. trigeminus (V. Hirnnerv/HN). Betrifft fast ausschließlich Menschen über 40 Jahre.

Krankheitsentstehung und Einteilung

Heute werden drei Formen der **Trigeminusneuralgie** differenziert [47]:

- Die **klassische Trigeminusneuralgie** mit nachgewiesener Nervenverlagerung oder -schädigung durch einen hirnstammnahen Gefäß-Nerven-Kontakt. Die Myelinscheide wird durch Druck geschädigt und Erregungen nicht schmerzleitender Nervenfasern springen auf schmerzleitende Nervenfasern „über"
- Die **idiopathische Trigeminusneuralgie,** ohne Nachweis einer solchen Nervenveränderung
- Die **symptomatische Trigeminusneuralgie,** z. B. infolge von Tumoren oder Multipler Sklerose (→ 37.10).

Symptome, Befund und Diagnostik

Bei der klassischen und idiopathischen Trigeminusneuralgie ist meist der Ober- (HN V_2) oder Unterkieferast (HN V_3) betroffen. Die Patienten leiden unter blitzartig einsetzenden, reißenden Schmerzen, oft ausgelöst durch bestimmte Bewegungen wie Kauen oder Sprechen, aber auch leichte Berührung bestimmter Gesichtspartien. Die Schmerzen dauern meist einige Sekunden (höchstens zwei Minuten) und können nach wenigen Minuten erneut auftreten. Viele Patienten vermeiden wegen der quälenden Schmerzen das Essen. Der neurologische Befund ist normal.

Hinweise für eine symptomatische Trigeminusneuralgie sind veränderter Schmerzcharakter und zusätzliche neurologische Auffälligkeiten wie Sehminderung oder Sensibilitätsstörungen.

Eine MRT und ggf. z. B. HNO- oder zahnärztliche Untersuchungen sollen die Trigeminusschädigung sowie symptomatische Formen aufdecken.

Behandlungsstrategie

Die medikamentöse Behandlung der klassischen und idiopathischen Trigeminusneuralgie erfolgt in erster Linie mit Carbamazepin (z. B. Tegretal®) oder Oxcarbazepin (z. B. Trileptal®), bei Erfolglosigkeit auch mit anderen Antiepileptika [47].

Bei Versagen erfolgt bei der klassischen Trigeminusneuralgie eine mikrochirurgische Operation *(mikrovaskuläre Dekompression nach Janetta),* um den Gefäß-Nerven-Kontakt zu beseitigen. Alternativen v. a. bei sehr alten Patienten sind die selektive Zerstörung des sensiblen Trigeminusganglions an der Felsenbeinspitze durch *Thermokoagulation* oder die Radiochirurgie (➔ 37.12.1) [47].

Bei der symptomatischen Trigeminusneuralgie wird möglichst die Grunderkrankung behandelt.

Pflege

Im Umgang mit dem Kranken berücksichtigen die Pflegenden, dass der Patient von den fast unerträglichen Schmerzen völlig zermürbt ist. Die betroffenen Menschen sind oft verzweifelt und müssen entsprechend unterstützt werden. Immer muss auch auf Zeichen einer Suizidgefahr geachtet werden (➔ 38.16).

37.15 Erkrankungen des peripheren Nervensystems

37.15.1 Polyneuropathie

DEFINITION

Polyneuropathie *(PNP):* Nicht-verletzungsbedingte Erkrankung mehrerer peripherer Nerven (im Extremfall des ganzen peripheren Nervensystems) mit möglicher Beeinträchtigung sensibler, motorischer und vegetativer Nerven. Sehr häufig, insbesondere bei Diabetes mellitus oder Alkoholabusus. Prognose abhängig von Ursache und Ausprägung. Bei deutlich entzündlicher Komponente auch **Polyneuritis** genannt.

Krankheitsentstehung und Einteilung

Hauptursachen

Über die Hälfte aller Polyneuropathien in Deutschland sind durch Diabetes mellitus oder Alkohol verursacht.

Am häufigsten werden die **Polyneuropathien** nach ihrer (mutmaßlichen) Ursache eingeteilt:

- Toxische Polyneuropathie durch Alkohol, Arzneimittel (z. B. Zytostatika), Gifte
- Polyneuropathie bei Stoffwechselstörungen, z. B. Diabetes mellitus (➔ 26.6) oder Niereninsuffizienz (➔ 33.5.8)
- Polyneuropathie bei Mangel- und Fehlernährung oder Resorptionsstörungen, z. B. Vitamin-B_{12}-Mangel (➔ 26.7.3)
- Polyneuropathie bei Infektionskrankheiten, z. B. bei Borreliose (➔ 30.7.14)
- **Critical-Illness-Polyneuropathie,** v. a. nach intensivmedizinischer Betreuung mit Beatmung, Sepsis, Multiorganversagen
- Polyneuropathie bei Malignom, v. a. beim Lungenkarzinom (➔ 23.9.1) und hämatologischen Erkrankungen (➔ Kap. 24)
- Autoimmun bedingte Polyneuropathie, z. B. Guillain-Barré-Syndrom (➔ 37.15.2), bei Kollagenosen (➔ 28.7)
- Idiopathische Polyneuropathie (Ursache ungeklärt, ca. 25 %)
- Genetisch bedingte Polyneuropathien.

Bei Kindern sind Polyneuropathien selten und meist genetisch bedingt.

Symptome und Untersuchungsbefund

Leitsymptome sind [48]:

- Meist symmetrische Sensibilitätsstörungen (Frühzeichen oft herabgesetztes Vibrationsempfinden) und Parästhesien mit Betonung der körperfernen Abschnitte, wobei die untere Extremität stärker betroffen ist. Häufig ist eine socken-/handschuhförmige Verteilung. Folgen sind Gangunsicherheit und erhöhtes Sturzrisiko. Die Schmerzwahrnehmung kann vermindert sein (z. B. „stummer Herzinfarkt" ➔ 21.5.2), es sind aber auch Spontanschmerzen möglich (➔ 37.2.9)
- Periphere, schlaffe Lähmungen mit Muskelatrophie und verminderten oder fehlenden Reflexen (➔ 37.2.4). Diese sind ebenfalls überwiegend symmetrisch und beginnen an den unteren Gliedmaßen
- Muskelkrämpfe, Faszikulationen (➔ 37.2.5)
- Bei Beteiligung des vegetativen Nervensystems trophische Hautveränderungen bis zum Ulkus, verminderte Schweißsekretion, Magen-, Blasen- und Darmentleerungsstörungen sowie Blutdruckregulationsstörungen und unzureichender Herzfrequenzanstieg bei Belastung.

Diagnostik

- Blutuntersuchungen zur Klärung der Ursache: v. a. BSG/CRP/Blutbild (Entzündung?), Elektrolyte/Kreatinin (Niereninsuffizienz?), Blutzucker/HbA_{1c} (Diabetes mellitus?), Leberwerte (Alkoholabusus?), TSH, Vitamin-B_{12}-/Holotranscobalamin-/Methylmalonsäurespiegel (Vitamin-B_{12}-Mangel?), Folsäurespiegel, Serumeiweißelektrophorese, serologische Untersuchungen (Infektionsausschluss), Autoantikörper (Kollagenose?)
- Elektromyo- und -neurografie (➔ 37.3.5) zum Nachweis einer generalisierten Nervenbeteiligung und Bestimmung des Verteilungs- und Schädigungstyps
- Evtl. Liquoruntersuchung (Entzündung? Tumorzellen? ➔ 37.3.2)
- Evtl. Biopsie (i. d. R. kombinierte Nerven-Muskel-Biopsie)
- Evtl. Sonografie, MRT
- Evtl. genetische Untersuchung [48].

Behandlungsstrategie

An erster Stelle steht die Behandlung der Ersterkrankung, z. B. Alkoholkarenz oder optimale Diabeteseinstellung (➔ 26.6).

Ein Arzneimittel, das zuverlässig die Polyneuropathie zu bessern vermag, gibt es nicht. Vitaminsubstitution ist bei eindeutigem Vitaminmangel angezeigt, bei Alkoholkrankheit zudem Gabe von Vitamin B_1. Eine Therapie mit α-Liponsäure (z. B. Thioctacid®) kann v. a. zur Besserung der Sensibilitätsstörungen versucht werden.

Häufig ist eine medikamentöse symptomatische Behandlung besonders störender Beschwerden erforderlich, z. B. die Gabe bestimmter Antiepileptika oder trizyklischer Antidepressiva bei neuropathischen Schmerzen.

Pflege

Die Pflege der Betroffenen gestaltet sich sehr unterschiedlich, je nachdem, welche peripheren Nerven betroffen sind, z. B.:

- Physiotherapie, mit ständigem Üben der im Alltag notwendigen Bewegungen
- Ergotherapie (➔ 43.7), v. a. zur Verbesserung der Feinmotorik und der Koordination. Außerdem lenkt die Betätigung den

Patienten von seinen quälenden Parästhesien ab
- Bei Magenentleerungsstörungen mehrere kleine Mahlzeiten statt weniger großer
- Bei orthostatischer Hypotonie langsames Aufstehen über das Sitzen, evtl. Wickeln der Beine oder Anziehen von Kompressionsstrümpfen
- Fußpflege wie bei Menschen mit Diabetes (→26.6.10)
- Evtl. Blasentraining (→8.1.6).

Bei bettlägerigen Patienten werden alle notwendigen Prophylaxen durchgeführt. Die Dekubitusgefahr ist hoch, da der Kranke nicht nur trophische Störungen hat, sondern Druckstellen infolge der Sensibilitätsstörungen oft nicht bemerkt werden.

Die Patienten werden immer wieder zur Beseitigung der Ursache motiviert und die Angehörigen in die Pflege einbezogen.

37.15.2 Guillain-Barré-Syndrom

DEFINITION

Guillain-Barré-Syndrom *(GBS, Guillain-Barré-Strohl-Syndrom, akute inflammatorische demyelinisierende Polyneuropathie, AIDP):* Autoimmun (mit)bedingte Entzündung der peripheren Nerven und der Nervenwurzeln (Polyradikuloneuritis) mit Sensibilitätsstörungen, motorischen Lähmungen und vegetativen Störungen. Letalität heute unter 5 %. In etwa 80 % weitgehende Wiederherstellung nach allerdings meist monatelangem Verlauf.

Dem **Guillain-Barré-Syndrom** liegt wahrscheinlich eine durch Viren ausgelöste Autoimmunreaktion (→31.3) gegen die Markscheiden des peripheren Nervensystems zugrunde.

Erste klinische Symptome sind meist Parästhesien, Rücken- und Gliederschmerzen. Rasch treten von unten aufsteigende Lähmungen hinzu, die insbesondere bei Atemlähmung und Beteiligung vegetativer Fasern (Herzrhythmusstörungen) lebensbedrohlich werden. Der Patient ist dabei bei vollem Bewusstsein. Nach meist 2–4 Wochen erreichen die Ausfälle ein Plateau, danach bilden sie sich langsam wieder zurück.

Die Diagnose wird durch Klinik, Liquoruntersuchung, Elektroneuro- und -myografie gestellt.

Therapie der Wahl sind die hoch dosierte Immunglobulingabe oder eine Plasmapherese, welche die Autoantikörper abfangen bzw. entfernen. Ansonsten ist die Behandlung symptomatisch und meist eine intensivmedizinische Betreuung nötig, evtl. mit Beatmung und (temporärem) Herzschrittmacher.

Pflege

Die Pflegenden kontrollieren engmaschig die Vitalzeichen und beobachten insbesondere die Atmung, auch mit Pulsoximetrie (→23.3.3) und Blutgasanalysen (→23.3.4). Bei Zeichen von Hypoventilation und Atemnot (→3.4) informieren sie unverzüglich den Arzt. Sie beobachten den Verlauf der Muskelkraft alle 4–8 Std. mithilfe der Kraftgrade (→37.2.4) oder der MCR-Skala der Manuellen Muskeltestung.

Bei Dysphagie erfolgt die Ernährung vorübergehend über eine PEG.

Die Pflegenden führen die notwendigen Prophylaxen durch.

37.15.3 Nervenwurzelsyndrome

Erkrankungen, Verletzungen der Wirbelsäule →29.7

DEFINITION

Nervenwurzelsyndrom: Typische Symptomkombination bei Schädigung einer Nervenwurzel *(Radikulopathie).*

Bandscheibenvorfall

DEFINITION

Bandscheibenvorwölbung und -vorfall *(Bandscheibenprotrusion bzw. -prolaps, Diskusprotrusion bzw. -prolaps):* Vorwölbung bzw. Austritt von Bandscheibengewebe in die Zwischenwirbellöcher oder den Wirbelkanal mit Kompression der Spinalnervenwurzeln oder des Rückenmarks selbst. Leitsymptom Rückenschmerz mit Ausstrahlung ins Bein („Hexenschuss", „Ischias"), evtl. Sensibilitätsstörungen, Lähmungen. Altersgipfel 40–50 Jahre, Männer häufiger betroffen als Frauen. Sehr häufige Erkrankung, meist aber gute Prognose.

Krankheitsentstehung

Mit zunehmendem Alter werden die Bandscheiben wasserärmer und der Faserring (Anulus fibrosus), der den weichen Gallertkern (Nucleosus pulposus) der Bandscheibe umgibt, bekommt Risse. Begünstigt durch ein Missverhältnis zwischen (Fehl-)Belastung und Belastbarkeit wölbt sich die Bandscheibe vor **(Bandscheibenprotrusion)** oder es treten Teile des Nucleus pulposus aus dem Faserring in die Zwischenwirbellöcher oder den Spinalkanal **(Bandscheibenprolaps)** und komprimieren so Nervenwurzeln bzw. Rückenmark (→Abb. 37.55).

Es kann sich auch ein Teil der Bandscheibe ganz lösen und frei im Wirbelkanal liegen **(Sequester).** Die Beschwerden sind nicht allein durch die Wurzelkompression, sondern auch durch eine entzündliche Begleitreaktion verursacht.

In fast ⅔ der Fälle ist der Lendenwirbelsäulenbereich betroffen (oft L4/L5, L5/S1), in gut ⅓ der Halswirbelsäulenbereich (v. a. C5/C6, C6/C7), selten der Brustwirbelsäulenbereich.

Symptome, Befund und Diagnostik

Oft löst eine ruckartige Bewegung, insbesondere plötzliches Drehen, oder schweres Heben bei gebeugtem Rumpf die Beschwerden aus.

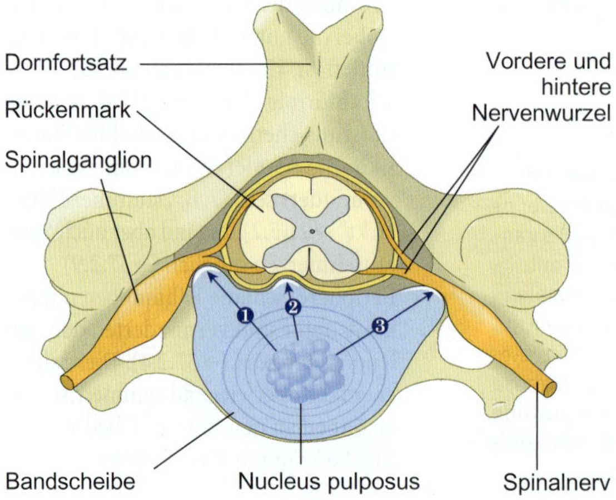

Abb. 37.55 Bandscheibenvorfall. Je nach Richtung des Bandscheibenvorfalls (1: medio-lateral, 2: medial, 3: lateral) werden unterschiedliche Strukturen komprimiert und in ihrer Funktion beeinträchtigt. [L190]

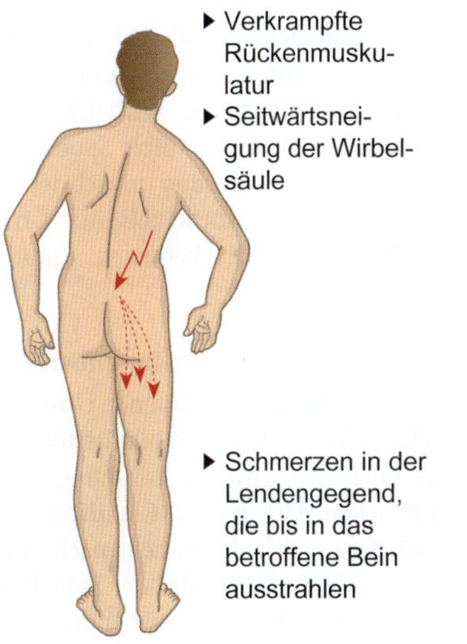

Abb. 37.56 Typische Fehlhaltung bei lumbalem Bandscheibenvorfall. [L138]

Bei einem **lateralen Bandscheibenvorfall** werden die Spinalnervenwurzeln komprimiert mit der Folge eines **Nervenwurzelsyndroms.** Ein akutes *lumbales* Nervenwurzelsyndrom ist gekennzeichnet durch (→ Abb. 37.56, → Tab. 37.10):

- Akute Rückenschmerzen mit Ausstrahlung in das Versorgungsgebiet der betroffenen Wurzel, die sich bei Husten, Pressen oder Niesen verstärken. Der Patient spricht wegen des plötzlichen Einsetzens der Schmerzen oft von **Hexenschuss** oder im Bereich L5/S1 von **Ischias.** Der Ischiasnerv selbst ist aber nicht betroffen, da er sich erst außerhalb des Wirbelkanals aus mehreren Ästen des Plexus lumbosacralis bildet
- Muskelhartspann, Schonhaltung (→ Abb. 37.56), eingeschränkte Beweglichkeit
- Bandartige Sensibilitätsstörungen im betroffenen Gebiet (→ 37.2.9)
- Lähmung bestimmter *Kennmuskeln.*

Ein **medialer Bandscheibenvorfall** führt im Halsbereich zu einer Kompression des Rückenmarks und damit zum (inkompletten) Querschnittssyndrom (→ 37.13.2), im oberen Lumbalbereich zum **Konus-** oder **Kaudasyndrom.** Leitsymptome sind dann Blasen- und Mastdarm- sowie bei Männern Potenzstörungen, bei einem Kaudasyndrom zusätzlich Sensibilitätsstörungen in der Analregion und an der Oberschenkelinnenseite **(Reithosenanästhesie)** sowie schlaffe Lähmungen der unteren Extremität.

Die häufigen Vorfälle im unteren Lendenwirbelbereich gefährden nicht mehr das Rückenmark, sondern die Cauda equina. Sie führen zu Nervenwurzelsyndromen.

NOTFALL! Patienten mit **Querschnitts- oder Konus-Kauda-Syndrom** müssen unverzüglich operiert werden, da die Schäden sonst irreversibel sind.

Bei der Untersuchung zeigen sich außerdem ein Klopfschmerz der Wirbelsäule, abgeschwächte oder fehlende Kennreflexe des betroffenen Segments (→ Tab. 37.10) und häufig ein Nervendehnungsschmerz (z. B. Lasègue-Zeichen, → Abb. 37.42).

Analog bestehen bei zervikalen Nervenwurzelsyndromen Schmerzen und neurologische Ausfälle im Bereich von Schulter, Arm und Hand (→ Tab. 37.10).

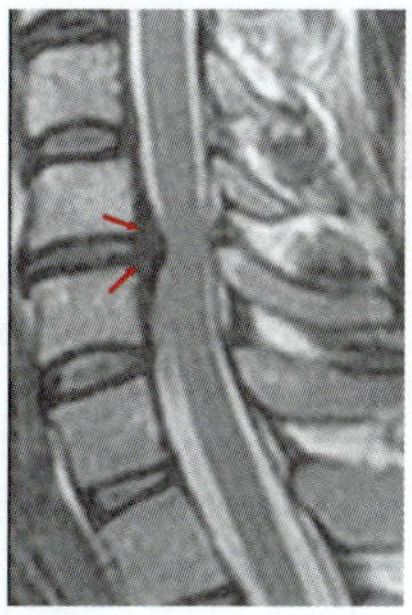

Abb. 37.57 Zervikaler Bandscheibenvorfall (Pfeile) in der MRT. [O403]

Bei Warnzeichen eines gefährlichen Verlaufs (z. B. Allgemeinsymptome, vorangegangenes Trauma, Tumor in der Anamnese, schwere neurologische Ausfälle) sowie bei Nichtansprechen der konservativen Therapie ist weitergehende Diagnostik einschließlich bildgebender Verfahren nötig. Am besten werden Bandscheibenvorfall und Wurzelkompression durch die MRT (→ Abb. 37.57) dargestellt.

Behandlungsstrategie

Falls keine oder nur geringe neurologische Ausfälle vorliegen, ist die Behandlung konservativ mit [49]:

- Schmerzmitteln, nichtsteroidalen Antirheumatika, z. B. Ibuprofen (→ Pharma-Info 13.1, → Pharma-Info 28.1)
- Evtl. kurzzeitig muskelentspannenden Arzneimitteln, z. B. Tizanidin (etwa Sirdalud®). Der Patient sollte dann wegen deren sedierender Wirkung nicht Auto fahren
- Evtl. Co-Analgetika (→ 13.3.1)
- Evtl. kurzzeitiger Schonung, möglichst rascher Rückkehr zu den normalen Alltagsaktivitäten. Evtl. Thermo-, Hydrotherapie. Physiotherapie
- Evtl. interventionellen Therapien, z. B. gezielte Injektionen von Lokalanästhetika.

In allen Phasen ist angepasste Bewegungstherapie wesentlich, zunächst zur Schmerzlinderung und Entlastung, dann zur Muskelkräftigung und Wirbelsäulenstabilisierung. Insbesondere bei Risikofaktoren für eine Schmerzchronifizierung können u. a. kognitive Verhaltenstherapien und progressive Muskelrelaxation hilfreich sein.

Oft ist langfristig Sporttherapie sinnvoll [49].

Bleibt die konservative Behandlung trotz konsequenter Durchführung erfolglos, wird mikrochirurgisch oder minimal-invasiv operiert und das komprimierende Bandscheibengewebe entfernt. Postoperativ ist eine langfristige Bewegungstherapie erforderlich.

Tab. 37.10 Neurologische Ausfälle bei Bandscheibenvorfall je nach betroffener Nervenwurzel. [L234]

Nervenwurzel	Reflexausfall	Abgeschwächte Funktion	Sensibilitätsstörung
C6	Bizepssehnen-, Radius-Periost-Reflex	Armbeugung (im Ellenbogen)	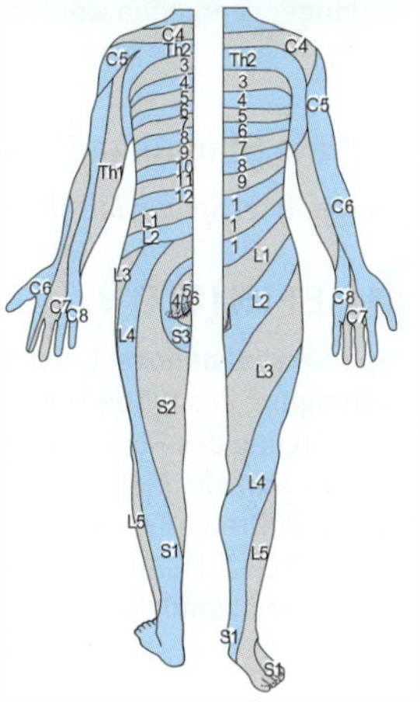
C7	Trizepssehnenreflex	Armstreckung (im Ellenbogen)	
C8	Fingerbeugereflex	Kleine Handmuskeln, z. B. Kleinfingerabduktion	
L4	Patellarsehnenreflex	Kniestreckung, Hebung und Supination des Fußes, Fersenstand	
L5	Tibialis-posterior-Reflex	Großzehenhebung gegen Widerstand, Fersenstand	
S1	Achillessehnenreflex	Zehenstand	

Pflege

VORSICHT! Wenn der Patient auf einmal strahlend sagt, die Schmerzen seien verschwunden, kann dies den **Nervenwurzeltod** anzeigen (kompletter Funktionausfall = operativer Notfall)!

Pflege bei konservativer Therapie

Rückengerechte Arbeitsweise → 16.4.4

- Bettruhe wird heute nicht mehr empfohlen, kurzzeitige Stufenbettpositionierung (→ Abb. 37.58) ist nur dann sinnvoll, wenn der Patient sie als lindernd empfindet. Körperliche Schonung kann anfangs je nach Schmerzsituation notwendig sein, der Patient sollte aber möglichst schnell wieder mäßige körperliche Aktivitäten aufnehmen. Pflegende beraten über die Notwendigkeit einer längerfristigen Physiotherapie
- Pflegefachpersonen beobachten den Patienten bei seinen Bewegungen und machen ihn auf ungünstige Bewegungsabläufe aufmerksam.

Pflege nach Bandscheibenoperation

Prä-, postoperative Pflege → 44.2, → 44.5
Pflege nach Operationen an der Wirbelsäule → 29.1.3

Nach allen Operationen im Wirbelsäulenbereich ist postoperativ vor allem auf Störungen von Blasenfunktion, Sensibilität und Motorik zu achten (*DMS-Kontrolle* → 29.1.2).

Im Lendenwirbelsäulenbereich operierte Patienten sollten in den ersten Stunden nach der Operation zur Kompression der Wunde auf dem Rücken liegen. Danach kann auch eine achsengerechte („en bloc", → Abb. 29.4) Seitenlage erfolgen. Der Zeitpunkt der Mobilisation wird vom behandelnden Arzt bestimmt und ist abhängig von Operationsverfahren und -verlauf. Ein generelles Sitzverbot nach lumbalen Bandscheibenoperationen besteht nicht. Der Patient sollte aber zu alltäglichen Tätigkeiten (Essen, Schreiben) im Stehen, z. B. am hochgefahrenen Nachttisch, animiert werden.

Nach einer zervikalen Bandscheibenoperation werden Kopf und Schultern des Patienten in der ersten postoperativen Nacht auf einem großen Kissen gelagert. Ab dem ersten postoperativen Tag können sich die Patienten unter Schonung der Halswirbelsäule bewegen. Eine weiche Halskrawatte kann in den ersten zwei Wochen postoperativ Extrembewegungen vermeiden helfen (z. B. abhängig vom Operationsverfahren).

Besonders wichtig sind krankengymnastische Übungen zur Stärkung der Rückenmuskulatur und das Einüben von Bewegungen unter Aufrechthaltung der Wirbelsäule. Die Aktivitäten werden langsam und ohne Schmerzen gesteigert.

In vielen Fällen schließt sich ein Aufenthalt in einer Reha-Klinik an.

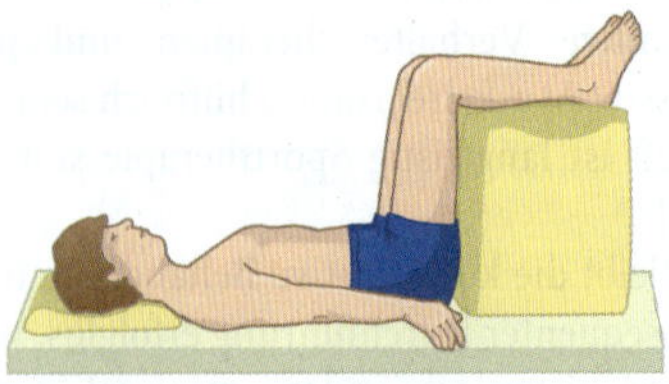

Abb. 37.58 Stufenbettpositionierung zur Schmerzlinderung bei lumbalem Bandscheibenvorfall. [L138]

Prävention und Gesundheitsberatung

- Patienten werden über die Bedeutung der konsequenten Kräftigung der Bauch- und Rückenmuskulatur beraten. Körperliche Schonung schadet
- In einer Rehamaßnahme erlernen Betroffene „bandscheibenschonendes" Verhalten. Sie sollen z. B. langes Verharren in einer Position vermeiden und mit aufgerichteter Wirbelsäule sitzen. Krankenkassen und Sportvereine bieten Kurse zur Rückenschulung an, die auch nach Reha möglich sind
- Ggf. ist eine Arbeitsplatzanpassung z. B. mit einem höhenverstellbaren Schreibtisch notwendig. Berufe mit hoher körperlicher Belastung oder ununterbrochenem Sitzen können u. U. nicht mehr ausgeübt werden
- Der behandelnde Arzt entscheidet, wann mit welchem Sport wieder begonnen werden darf. Das Heben von schweren Gegenständen sollte noch länger vermieden werden.

Lumbale Spinalkanalstenose

Spondylolyse, Spondylolisthesis → 29.7.5

DEFINITION

Spinalkanalstenose: Umschriebene Verengung des Wirbelkanals mit Druckschädigung des Rückenmarks oder der Nervenwurzeln. Meist bei älteren Menschen auftretend, bevorzugt an der Lendenwirbelsäule. Aufgrund des demografischen Wandels Häufigkeitszunahme.

Krankheitsentstehung

Bei der **lumbalen Spinalkanalstenose** führen anlagebedingte Enge, Bandscheibenvorwölbung, knöcherne Wirbelsäulenveränderungen und degenerative Spondylolisthesis (→ 29.7.5) zu einer umschriebenen Verengung des Wirbelkanals mit Druckschädigung von Rückenmark und/oder Nervenwurzeln.

Symptome, Befund und Diagnostik

Leitsymptom sind zunehmende chronische Rückenschmerzen, Sensibilitätsstörungen und eine Beinschwäche/Lähmungen, die beim Gehen stärker wird **(Claudicatio spinalis).** Beugt sich der Patient nach vorne, setzt oder legt er sich, wird der Spinalkanal durch Verminderung der Lendenlordose etwas weiter und die Beschwerden werden besser.

Die Beschwerden ähneln denen bei Bandscheibenvorfall und arterieller Verschlusskrankheit. Im Gegensatz zu bandscheibenbedingten Beschwerden lassen sich Ausfälle aber meist nicht einer Wurzel zuordnen, und im Gegensatz zur arteriellen Verschlusskrankheit reicht einfaches Stehenbleiben nicht zur Beschwerdelinderung.

Behandlungsstrategie

Die Behandlung ist zunächst konservativ v. a. mit nichtsteroidalen Antirheumatika und Physiotherapie. In schweren Fällen wird der Spinalkanal operativ erweitert.

37.15.4 Erkrankungen einzelner Nerven

Erkrankungen einzelner Hirnnerven

Trigeminusneuralgie → 37.14.3

Idiopathische periphere Fazialisparese

DEFINITION

Idiopathische periphere Fazialisparese: Schlaffe, ursächlich ungeklärte Lähmung der vom N. fazialis (HN VII) versorgten Muskeln einer Gesichtshälfte. Mit ca. ⅔ aller Fälle häufigste periphere Fazialisparese. In 85 % Ausheilung ohne oder mit nur wenig Restbeschwerden.

Krankheitsentstehung

Die genaue Ursache der **idiopathischen peripheren Fazialisparese** ist nach wie vor unklar. Vermutet werden v. a. die Reaktivierung einer Herpes-simplex-Infektion (→ 30.8.2) oder Autoimmunvorgänge (→ 31.3) [50].

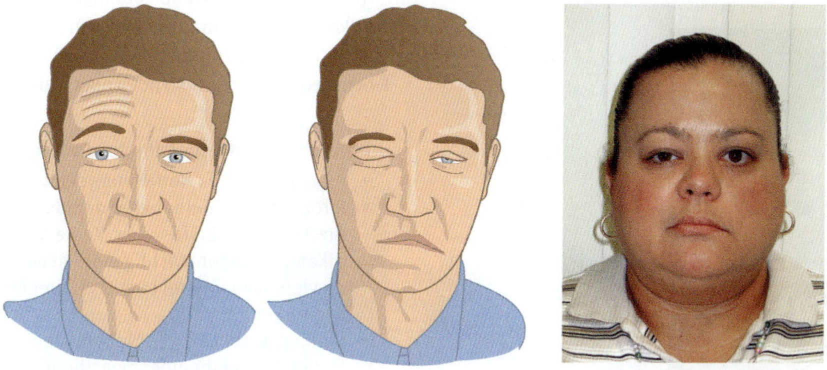

Abb. 37.59 Linksseitige periphere Fazialisparese. Links sollte der Patient die Stirn runzeln, in der Mitte die Augen fest verschließen. Rechts Patientin mit Fazialisparese in Ruhe. [L138, G1026]

Symptome, Befund und Diagnostik

Innerhalb von Stunden stellen sich eine unvollständige oder vollständige Gesichtslähmung (→ Abb. 37.59), Minderung der Tränensekretion, Geschmacksstörungen und evtl. eine gesteigerte Hörempfindung ein. Typischerweise bemerkt der Patient morgens, dass sein Gesicht „völlig verzogen" ist. Im Gegensatz zur *zentralen* Fazialislähmung kann der Patient nicht die Stirn runzeln.

Weitere neurologische Auffälligkeiten bestehen nicht.

Die Diagnose wird klinisch gestellt. Serologische Untersuchungen dienen dem Ausschluss einer (Neuro-)Borreliose (→ 30.7.14, → 37.9.4), Otoskopie/HNO-ärztliche Untersuchungen dem Ausschluss eines Zoster oticus (→ 30.8.3).

Ggf. erfolgen Liquoruntersuchung, elektrophysiologische Untersuchungen und bildgebende Verfahren [50].

Behandlungsstrategie

Die idiopathische Fazialisparese wird mit Glukokortikoiden behandelt, in Einzelfällen kombiniert mit Virostatika (→ Pharma-Info 30.2).

Bei unvollständigem Lidschluss wird die Augenhornhaut durch Augentropfen oder -salbe und einen Uhrglasverband (→ 35.1.9) vor dem Austrocknen geschützt.

Studien zu Physiotherapie und Eigenübungen der mimischen Muskulatur vor dem Spiegel zur besseren Rückbildung zeigten uneinheitliche Ergebnisse.

Schädigungen einzelner peripherer Nerven

Karpaltunnelsyndrom → 29.10.1

Schädigungen einzelner peripherer Nerven sind meist auf anhaltenden Druck, Dehnung, Quetschung oder auch direkte Verletzung des einzelnen peripheren Nervs zurückzuführen.

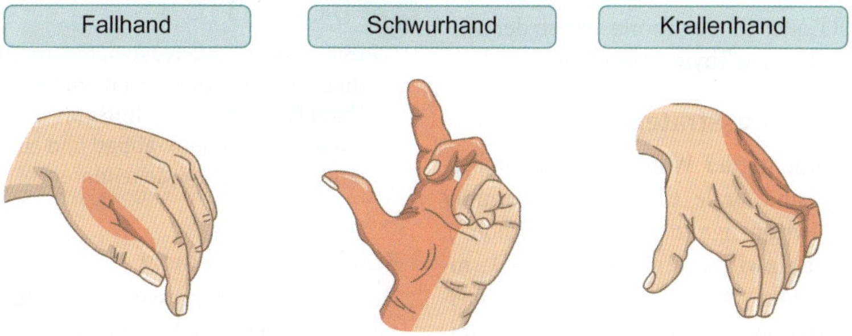

Abb. 37.60 Links: Bei Schädigung des N. radialis am Oberarm kann der Patient die Hand nicht mehr gegen die Schwerkraft strecken **(Fallhand).**
Mitte: Bei einer **Schwurhand** infolge Schädigung des N. medianus kann der Patient die Hand nicht zur Faust ballen, sondern nur die ulnaren Finger beugen.
Rechts: Die **Krallenhand** durch Läsion des N. ulnaris zeigt sich Überstreckung im Grundgelenk und Beugung im Mittelgelenk, besonders ausgeprägt an Ring- und Kleinfinger. Farbig unterlegt sind die von Sensibilitätsstörungen betroffenen Areale. [L138]

Die Symptome bestehen in neurologischen Ausfällen (je nach Nerv motorisch, sensibel, vegetativ), z. B. Lähmungen mit späterer Muskelatrophie, Sensibilitätsausfällen, Parästhesien, Störungen der Schweißsekretion oder Schmerzen im Versorgungsgebiet des Nervs (z. B. → Abb. 37.60).

Zu Diagnose und Ursachenklärung dienen Elektroneurografie und Elektromyografie (→ 37.3.5), Sonografie und MRT.

Eine feststellbare Ursache (z. B. Nervenkompression) wird wenn irgend möglich beseitigt, bei durchtrennten Nerven wird eine mikrochirurgische Nervenrekonstruktion angestrebt.

Lagerung, passive und aktive Physiotherapie und Hilfsmittelversorgung sollen Folgeschäden vermeiden und die Bewegung verbessern.

37.16 Neuromuskuläre Erkrankungen und Muskelerkrankungen

37.16.1 Myasthenia gravis

DEFINITION

Myasthenia gravis *(Myasthenia gravis pseudoparalytica):* Autoimmunerkrankung (→ 31.3) mit Störung der Erregungsübertragung an den motorischen Endplatten. Leitsymptom belastungsabhängige Muskelschwäche. Häufigkeit ca. 10/100.000 Einwohner, Frauen häufiger betroffen als Männer.

Krankheitsentstehung

Die Ursache der **Myastenia gravis** ist letztlich unklar. Wesentliche Bedeutung in dem Autoimmunprozess (→ 31.3) scheint dem Thymus zuzukommen.

Es bilden sich Autoantikörper, überwiegend gegen die Azetylcholinrezeptoren an der motorischen Endplatte (**Azetylcholinrezeptor-Antikörper,** *AChR-Ak*). Diese besetzen die Azetylcholinrezeptoren am Muskel und führen zu einer Störung der Erregungsübertragung vom Nerven auf den Muskel.

Symptome und Untersuchungsbefund

Leitsymptom ist eine abnorme Ermüdung der Muskulatur unter Belastung. Nach einer längeren Ruhepause (z. B. Nacht-, Mittagsschlaf) ist die Muskelkraft wieder besser.

Für das Anfangsstadium typisch ist der vorwiegende Befall kleiner Muskeln mit

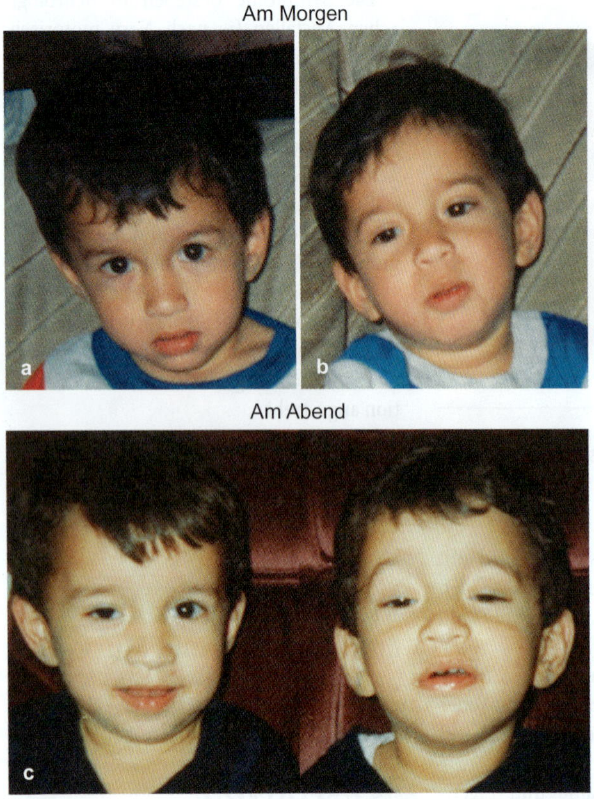

Abb. 37.61 Zwillinge mit Myasthenia gravis. Am Morgen hat lediglich ein Zwilling (b) herabhängende Oberlider (rechts stärker als links), abends beide und deutlich (c). [G1144]

hängendem Oberlid (→ Abb. 37.61) und Doppeltsehen. In 10–20 % bleibt es bei dieser *okulären Form,* in 80–90 % weitet sich die Erkrankung zur *generalisierten Form* aus und führt zu Schluck- und Sprachstörungen (etwa einer näselnden Sprache bei längerem Reden) und Skelettmuskelschwäche.

NOTFALL! Bei Myasthenia gravis gibt es zwei akut bedrohliche Entgleisungen, die beide mit Muskelschwäche einhergehen:
- Die **myasthene Krise** mit einem Zuwenig an Azetylcholin, z. B. infolge Infektionen, Medikamenten. Leitsymptome Muskelschwäche, Schluck-, Sprechstörungen, Verschlechterung der Atemsituation (durch Schwäche der Atemmuskulatur), weite Pupillen
- Die **cholinerge Krise** mit einem Zuviel an Azetylcholin. Leitsymptome Muskelschwäche, Speichelfluss, Verschleimung der Atemwege, Bradykardie, Diarrhö, Bauchkrämpfe, enge Pupillen.

In beiden Fällen muss der Patient auf der Intensivstation betreut werden.

Diagnostik

Die Diagnosestellung erfolgt durch:
- Elektromyografie mit wiederholter Stimulation (*Dekrement-Test,* → 37.3.5)
- Autoantikörpernachweis im Blut, am häufigsten gegen Azetylcholinrezeptoren
- **Edrophonium-Test.** Der für die neuromuskuläre Übertragung notwendige Transmitter Azetylcholin wird im synaptischen Spalt vom Enzym Cholinesterase abgebaut. Gabe des Cholinesterasehemmers Edrophoniumchlorid i. v. bessert die Symptome deutlich. Alternative ist orale Gabe von Pyridostigmin. Cholinesterasehemmer erhöhen die Azetylcholinkonzentration im synaptischen Spalt, das die pathologischen Antikörper vom Rezeptor verdrängen und den Muskel erregen kann
- MRT oder CT des Thorax wegen der oft bestehenden Thymustumoren.

Behandlungsstrategie

Medikamente der Wahl zur Symptombesserung sind orale Cholinesterasehemmer (z. B. Pyridostigmin, etwa Mestinon®). Hauptnebenwirkungen sind Magen-Darm-Beschwerden, Bradykardie, zu starke Speichelsekretion und Schwitzen durch Parasympathikusaktivierung.

Mit Glukokortikoiden (→ Pharma-Info 26.1), Immunsuppressiva (z. B. Azathioprin, → Pharma-Info 31.2) und ggf. Entfernung des Thymus wird versucht, in den Krankheitsprozess selbst einzugreifen.

Intravenöse Immunglobulingabe oder Antikörperentfernung durch Plasmaseparation/Immunadsorption werden vor allem bei lebensbedrohlichen Zuständen angewandt.

Prävention und Gesundheitsberatung
- Ausstellen eines Notfallausweises
- Information anderer behandelnder Ärzte über die Erkrankung. Keine Medikamente eigenmächtig einnehmen, da viele Arzneimittel eine Myasthenie verstärken
- Senken auch mäßigen Fiebers, da Fieber die Gefahr einer myasthenen Krise erhöht
- Mithilfe heutiger Arzneimittel weitgehend normales Lebens möglich, jedoch kein Beruf mit hoher körperlicher Belastung
- Vermittlung des Kontakts zu Selbsthilfegruppen.

37.16.2 Myopathien

DEFINITION

Myopathien: Erkrankungen der Muskeln ohne Beeinträchtigung der versorgenden Nerven. Meist unterteilt in:
- Die genetisch bedingten **primären Myopathien,** z. B. **Muskeldystrophien, Myotonien**
- Die erworbenen **sekundären Myopathien,** z. B. durch Stoffwechsel- oder hormonelle Erkrankungen (etwa Schilddrüsenfunktionsstörung), autoimmun oder infektiös verursachte Entzündung *(Myositis),* Medikamente/Toxine.

Dermato-/Polymyositis → 28.7.4

Progressive Muskeldystrophie

DEFINITION

Progressive Muskeldystrophie: Gruppe erblicher Erkrankungen mit unterschiedlichem Erbgang, die zu fortschreitendem Muskelum- und -abbau und zunehmender Muskelschwäche führen.

Krankheitsentstehung

Die häufigste **progressive Muskeldystrophie** ist die **progressive Muskeldystrophie vom Typ Duchenne.** Aufgrund der geschlechtsgebundenen rezessiven Vererbung sind nur Jungen betroffen. Als Folge des Gendefekts kommt es zur fehlerhaften Bildung von *Dystrophin,* einem wichtigen Bestandteil der Muskelzellmembran.

Symptome, Befund und Diagnose

Die Muskeldystrophie vom Typ Duchenne beginnt bereits im Kleinkindalter. Die Kinder verlieren motorische Fähigkeiten, z. B. das Gehen, wieder, werden nach und nach invalide. Vor Verfügbarkeit der häuslichen Langzeitbeatmung starben die meisten Betroffenen vor dem 25. Lebensjahr.

Andere, gutartigere Muskeldystrophieformen führen erst später zur Beeinträchtigung.

Die Diagnostik umfasst Blutuntersuchungen (z. B. Erhöhung der Kreatinkinase, genetische Marker), Elektromyografie und ggf. Muskelbiopsie.

Behandungsstrategie und Pflege

Die Muskeldystrophien sind unheilbar und schreiten (mit unterschiedlicher Geschwindigkeit) unweigerlich fort.

Die Patienten benötigen zunehmend Gehhilfen bis hin zum Rollstuhl und andere Hilfsmittel. In den Spätstadien mit Immobilität muss die komplette körperliche Versorgung durch die Pflegenden übernommen werden. Die Möglichkeit der häuslichen Heimbeatmung hat die Überlebenszeit erheblich verlängert.

Angesichts der schlechten Prognose ist die psychische Begleitung des Patienten und seiner Angehörigen (→ 15.4.5, → 15.5.3) äußerst wichtig.

Myotonie

DEFINITION

Myotonie: Verschiedene erblich bedingte Muskelerkrankungen mit verzögerter Erschlaffung nach Muskelkontraktion.

Am häufigsten ist die **myotone Dystrophie Typ I,** die meist im Jugend- oder frühen Erwachsenenalter beginnt und autosomal-dominant vererbt wird. Typisch ist die Kombination aus Muskelschwäche und generalisierter Myotonie (der Patient kann z. B. die Faust nicht sofort wieder öffnen), begleitet von Katarakt, Stirnglatze, Herzbeteiligung und endokrinen Symptomen (z. B. Hodenatrophie oder Ovarialinsuffizienz).

Bei der **myotonen Dystrophie Typ II** steht eine Muskelschwäche proximaler Muskelgruppen im Vordergrund. Die Myotonie ist geringer. Ein Teil der Betroffenen hat außerdem Muskelschmerzen.

Die Diagnose wird gesichert durch elektromyografische und humangenetische Untersuchungen, Nachweis erhöhter Muskelenzyme und ggf. Muskelbiopsie. Die Behandlung ist symptomatisch.

38

PFLEGE BEI PSYCHISCHEN ERKRANKUNGEN

Hans Reuter
Unter Mitarbeit von Ulrike Frühwald

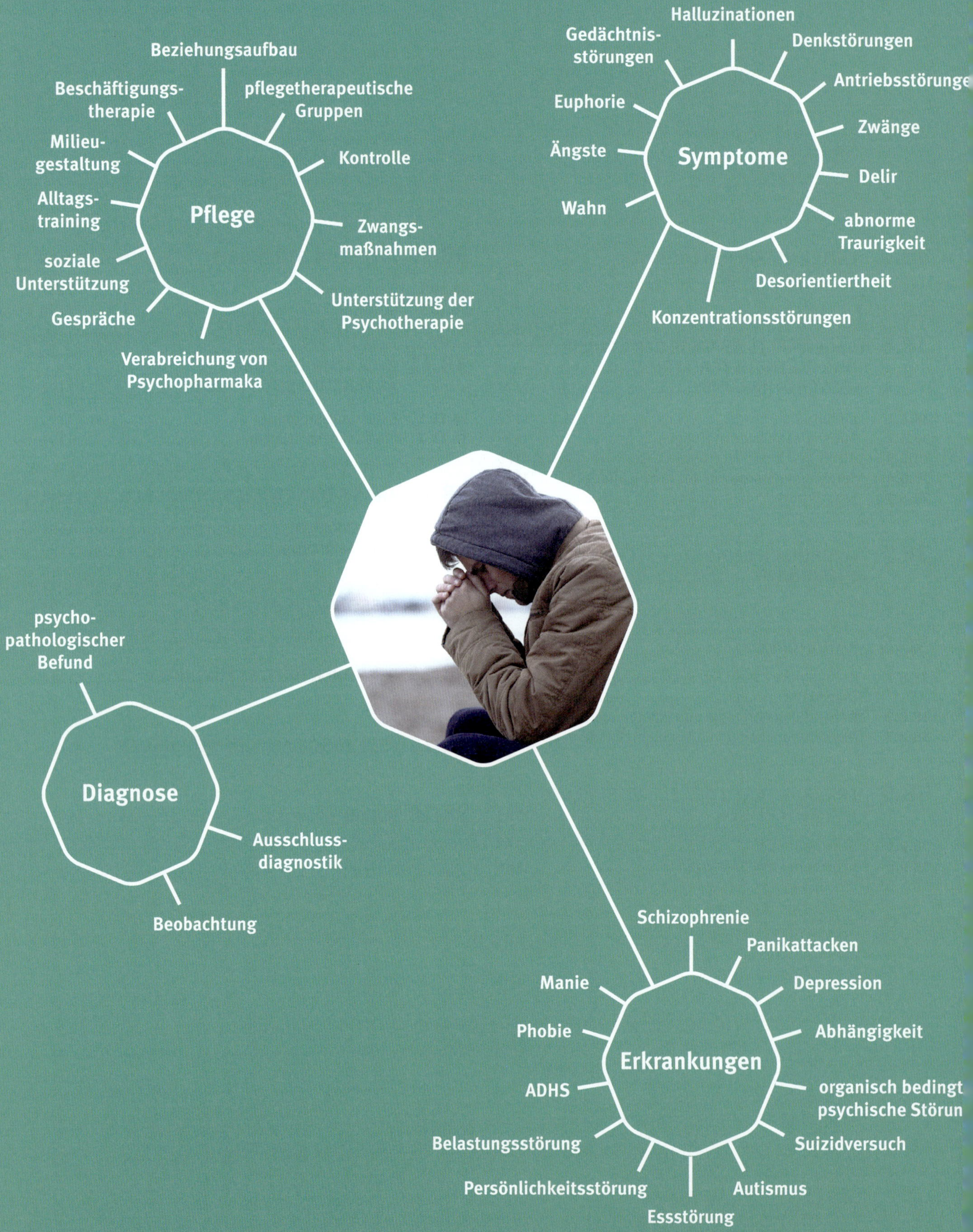

Pflege
Beziehungsaufbau
pflegetherapeutische Gruppen
Kontrolle
Zwangs-maßnahmen
Unterstützung der Psychotherapie
Verabreichung von Psychopharmaka
Gespräche
soziale Unterstützung
Alltags-training
Milieu-gestaltung
Beschäftigungs-therapie
Symptome
Halluzinationen
Denkstörungen
Antriebsstörunge
Zwänge
Delir
abnorme Traurigkeit
Desorientiertheit
Konzentrationsstörungen
Wahn
Ängste
Euphorie
Gedächtnis-störungen
Diagnose
psycho-pathologischer Befund
Ausschluss-diagnostik
Beobachtung
Erkrankungen
Schizophrenie
Panikattacken
Depression
Abhängigkeit
organisch bedingt psychische Störun
Suizidversuch
Autismus
Essstörung
Persönlichkeitsstörung
Belastungsstörung
ADHS
Phobie
Manie

Die medizinischen Fachgebiete

DEFINITION

Psyche (*griech.* Psyche = Hauch, Seele): Gesamtheit des Erlebens, Denkens, Fühlens und Wollens eines Menschen.

Psychologie: Lehre vom (normalen) Erleben und Verhalten des Menschen.

Psychiatrie: Fachgebiet der Medizin, das sich mit Prophylaxe, Diagnose, Therapie und Rehabilitation bei psychischen Erkrankungen befasst.

Psychotherapie: Systematische Behandlung von körperlichen und seelischen Störungen mit Mitteln der Kommunikation, also mit Therapiemethoden, bei denen Gespräche, Rollenspiele, Entspannungs- und suggestive Techniken sowie Einübung neuer Verhaltensweisen therapeutische Mittel sind.

Kinder- und Jugendpsychiatrie und -psychotherapie: Teilgebiet der Medizin, das sich mit Prophylaxe, Diagnose und Therapie psychischer Erkrankungen bei Kindern und Jugendlichen befasst.

Psychosomatik: Fachgebiet der Medizin, das sich mit den Wechselwirkungen zwischen Körper und Seele befasst und als zentrale Behandlungsmethode die Psychotherapie anwendet.

Die zahlreichen Aufgaben haben auch in der Psychiatrie zur Spezialisierung geführt. So stellt z. B. die **Gerontopsychiatrie** *(Alterspsychiatrie)* den älteren Menschen mit psychischen Störungen in den Mittelpunkt. Die **forensische Psychiatrie** befasst sich mit rechtlichen Fragen der Psychiatrie und mit der Betreuung aufgrund ihrer psychischen Erkrankung straffälliger Menschen.

Fachweiterbildung Pflege in der Psychiatrie

Pflegefachpersonen haben die Möglichkeit einer meist zweijährigen, berufsbegleitenden **Fachweiterbildung in der psychiatrischen Pflege.** Zugangsvoraussetzungen und Curricula variieren bundeslandabhängig. Einige Hochschulen bieten außerdem einen Bachelorstudiengang Psychiatrische Pflege an.

Psychische Gesundheit – psychische Krankheit

Der Begriff der **psychischen Gesundheit** ist schwer zu fassen. Die WHO definiert psychische Gesundheit als „Zustand des Wohlbefindens, in dem der Einzelne seine Fähigkeiten ausschöpfen, die normalen Lebensbelastungen bewältigen und produktiv und fruchtbar arbeiten kann und imstande ist, etwas zu seiner Gemeinschaft beizutragen". Psychische Gesundheit nach der WHO ist damit mehr als die Abwesenheit psychischer Krankheitssymptome [1].

Psychisch Gesunde können z. B.:

- Wohlbefinden erleben und sich positiv fühlen
- Sich selbst akzeptieren
- Die eigenen Bedürfnisse erkennen und angemessen befriedigen
- Stress und Einbußen kompensieren
- Sozial kompetent handeln
- Ihre sozialen Rollen ausfüllen
- Arbeiten und lieben (laut *Freud*)
- Fantasie und Realität unterscheiden
- Sich an einem Sinn orientieren.

Von **psychischen Krankheiten** spricht man, wenn aufgrund einer Erkrankung vorwiegend die psychischen Funktionen eines Menschen wie Wahrnehmung, Antrieb, Gefühlslage, Gedanken (Kognitionen) oder Verhalten verändert sind und diese Veränderungen zu Leiden oder Einschränkungen bei dem bzw. der Betroffenen (im Folgenden „die Betroffene") oder Angehörigen führen.

Es ist jedoch oft nicht einfach zu entscheiden, ob verändertes Erleben, Denken, Fühlen und Verhalten nur vom gesellschaftlich Üblichen abweicht oder Ausdruck einer Erkrankung ist. Unsere Vorstellung von normal und anormal hängt von kulturellen und individuellen Normen und Ansichten ab.

Kulturabhängiger Krankheitsbegriff

Der Krankheitsbegriff in der Psychiatrie hängt vom kulturell geformten Menschenbild ab. Er kann missbraucht werden, um Andersdenkende, z. B. politische Widersacher, oder Randgruppen aus der Gesellschaft auszuschließen.

Ursachen psychischer Erkrankungen

Bei der Frage nach den Ursachen psychischer Erkrankungen hat sich das **Vulnerabilitäts-Stress-Modell** (→ Abb. 38.1) durchgesetzt. Danach führen *körperliche Faktoren,* wie genetische Anlagen, Geburtsfaktoren oder Erkrankungen, und *psychosoziale Faktoren,* wie Erziehung, Lernerfahrungen oder familiäre Kommunikationsmuster, zu einer individuellen **Vulnerabilität** *(Verletzlichkeit)* für psychische Erkrankungen.

Sprachentwicklungsstörungen, Traumatisierungen und psychosoziale Benachteiligung steigern z. B. die Vulnerabilität. Kontrollüberzeugungen, also das Gefühl, auf das eigene Schicksal Einfluss nehmen zu können (Salutogenesemodell nach Antonovsky → 16.1.2), Optimismus, positive Zukunftserwartungen und angemessene soziale Unterstützung haben hingegen eine Schutzfunktion. Die individuelle Widerstandsfähigkeit gegen psychische Erkrankungen wird als **Resilienz** bezeichnet.

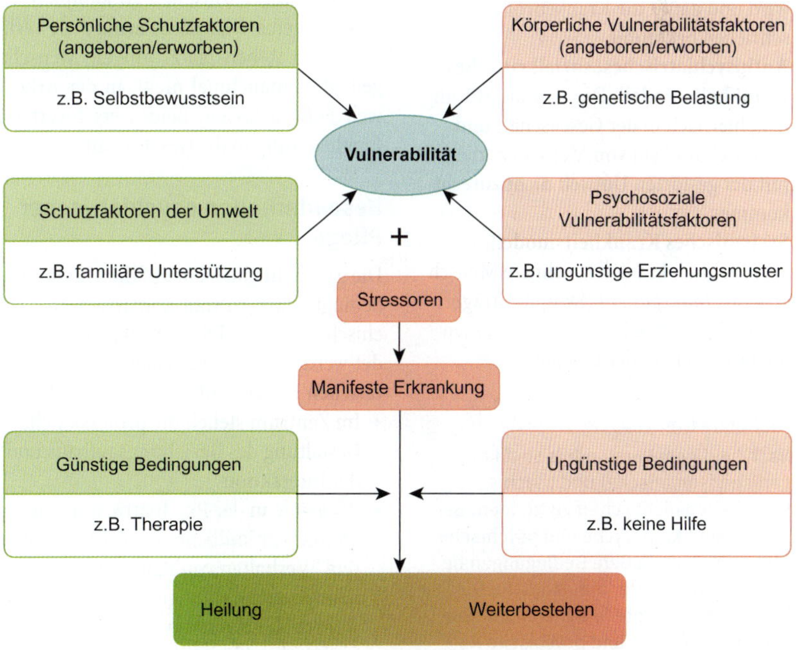

Abb. 38.1 Vulnerabilitäts-Stress-Modell. [L143]

Psychische Krankheiten entstehen, wenn Stressbelastungen die individuelle Belastbarkeit überschreiten. Stressoren können z. B. belastende Lebensereignisse sein, etwa Prüfungs- und Trennungssituation oder eine neue Stelle, aber auch positive, z. B. die erste Liebesbeziehung.

Das Vulnerabilitäts-Stress-Modell integriert verschiedene Einzeltheorien:

- **Biomedizinisch-organisches Modell.** Hiernach sind psychische Krankheiten durch Veränderungen der Nervenzellen oder der Neurotransmitterübertragung, also organisch, bedingt
- **Lerntheoretisches Modell.** Ungünstige Lernprozesse (→ 38.4.1) führen zu abweichenden Erlebens- und Verhaltensweisen, die vom Betroffenen oder der Gesellschaft als änderungsbedürftig beurteilt werden
- **Humanistisches Modell.** Nach *Carl Rogers* entwickeln sich psychische Störungen, wenn natürliche Entwicklungs- und psychische Wachstumsprozesse gestört werden
- **Psychoanalytisches Modell.** Laut *Sigmund Freud* entstehen zwischen biologischen Trieben und sozialen Normen Spannungen, die im Lauf der frühkindlichen psychosexuellen Entwicklung bewältigt werden müssen. Eine unzureichende Bewältigung führt zu Störungen und Krankheiten
- **Sozialwissenschaftliches Krankheitsmodell.** Psychisch krank ist, wer als solches von der Gesellschaft diagnostiziert wird und damit die Krankenrolle zugeschrieben bekommt
- **Antipsychiatrisches, sozialkritisches Krankheitsmodell.** Die zentrale Störung liegt hiernach in der Gesellschaft und zeigt sich im Leid von Menschen, die mit der gestörten Umwelt nicht zurechtkommen
- **Systemisches Krankheitsmodell.** Der als psychisch krank bezeichnete Mensch zeigt als *Indexpatient* (Symptomträger) gestörte Prozesse in sozialen Systemen an, besonders in der Familie.

Fließende Grenzen

Nach heutigem Verständnis sind körperliche (somatische) und psychische Krankheiten nicht scharf zu trennen. Bei beiden sind körperliche und psychische Faktoren sowie äußere Bedingungen bedeutsam für den Verlauf. Moderne Behandlungskonzepte integrieren entsprechend somatische und psychische Aspekte und berücksichtigen die sozialen Lebensbedingungen.

38.1 Pflege bei psychischen Erkrankungen

Therapieziele

Ziele der psychiatrischen Behandlung und Pflege sind die psychische und soziale Stabilisierung des Patienten bzw. der Patientin (im Folgenden als „Patientin“ bezeichnet), die Unterstützung bei der Bewältigung von Krisen, die *Wiedereingliederung* in die gewohnte Lebenswelt und der Erhalt bzw. die Verbesserung der *Lebensqualität* Betroffener.

Damit dies gelingt, muss die Patientin:

- Sich selbst und ihre Umgebung ausreichend realistisch einschätzen können
- Für sich Verantwortung übernehmen
- Die Anforderungen des Alltags bewältigen oder entsprechende Hilfen annehmen können.

Aus dem Vulnerabilitäts-Stress-Modell lassen sich weitere Behandlungsziele ableiten:

- Persönliche und psychosoziale Ressourcen stärken
- Individuelle Vulnerabilität vermindern, z. B. durch Medikation oder Psychotherapie
- Günstige Coping-Strategien (→ 15.5.1, → 16.1.6) erarbeiten
- Psychosoziale Stressoren abbauen.

Trotz gesellschaftlicher Fortschritte wird die Diagnose einer psychischen Erkrankung oft als Stigmatisierung erlebt, und Erkrankte haben mit Vorurteilen zu kämpfen. Zudem sind viele Betroffene arm. Viele verlieren ihren Arbeitsplatz, jungen Menschen gelingt es manchmal nicht, in der Arbeitswelt Fuß zu fassen. Beides erschwert ihre Eingliederung in die Gesellschaft.

Besonderheiten psychiatrischer Pflege

Die ganzheitliche Sicht auf die Patientinnen bedingt, dass sowohl somatisch wie psychisch wirksame Pflegestrategien angewendet werden. Typische Aspekte der **psychiatrischen Pflege** sind:

- Im Zentrum stehen die professionelle Gestaltung des Beziehungsaufbaus und der Interaktion
- Pflegende in der Psychiatrie müssen sich oft mit befremdlichem, „nicht verstehbarem“ Verhalten von Patientinnen auseinandersetzen. Häufiger als bei der Pflege somatisch Erkrankter erleben sie herausforderndes oder aggressives Verhalten
- Pflegende müssen stärker als in anderen Bereichen Ordnungsfunktionen übernehmen, u. a. die Behandlung von Patientinnen gegen deren Willen
- Die Einschränkungen psychisch Erkrankter betreffen oft die Beziehungs- und Kommunikationsfähigkeit, Problembewältigungsstrategien sowie den Umgang mit der Realität, z. B. Orientierung.

Erschwerter Zugang

Die gestörte Beziehungsfähigkeit vieler psychisch kranker Menschen erschwert den Zugang zu ihnen. Sehr viel häufiger als bei somatisch Kranken besteht zunächst weder Einsicht noch Einverständnis zu Pflege und Behandlung. Oft muss die Bereitschaft, sich auf eine Behandlung einzulassen (*Adhärenz, Compliance* → 40.1.3), durch einen bewussten Beziehungsaufbau erarbeitet werden. Die *klientenzentrierte Gesprächsführung* (→ 38.4.2) ist geeignet zum Aufbau einer psychiatrischen Pflegebeziehung und Grundlage weiterer Konzepte [2].

Soziotherapie

Obwohl viele psychische Erkrankungen durch Funktionsstörungen des ZNS (mit-)bedingt sind (→ 37.5.3), beeinflusst die Umgebung den Krankheitsverlauf entscheidend. **Soziotherapie** ist ein Sammelbegriff für therapeutisch wirksame Faktoren in der sozialen Umwelt der Patientin [3], die deren Einstellungen, Erwartungen und Handlungen beeinflusst.

Soziotherapie umfasst u. a.:

- Milieugestaltung, -therapie (→ 38.1.5)
- Training der Alltagsbewältigung (→ 38.1.6)
- Beschäftigungs-, Arbeitstherapie (→ 38.1.6)
- Sozialarbeit (→ 38.1.7).

Nicht scharf zu trennen

Psychiatrische Pflege und soziotherapeutischer Ansatz überschneiden sich. Beide unterstützen die gezielte Auseinandersetzung der Patientin mit der Normalität, betonen die Bedeutung des Alltags, konzentrieren sich auf die gesunden Anteile und Ressourcen der Patientin und beziehen Umweltfaktoren in ihr Denken ein (→ Abb. 38.2) [2].

Organisationsformen psychiatrischer Pflege

Viele Menschen mit psychischen Erkrankungen werden *stationär* betreut. **Psychiatrische Landeskrankenhäuser** sind für ein bestimmtes, teils großes Einzugsgebiet zuständig. Daneben gibt es psychiatrische Betten an Unikliniken, Privatkliniken und zu-

Die Selbstständigkeit des Patienten fördern | **Eine für den Patienten hilfreiche Umgebung schaffen** | **Den Patienten bei der Tätigkeit unterstützen** | **Für den Patienten etwas erledigen**

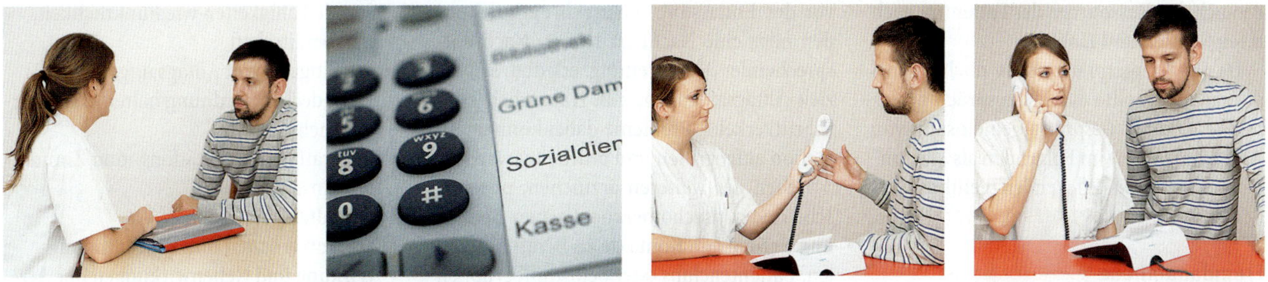

Den Patienten über den Sozialdienst und die Kontaktmöglichkeiten informieren. | Arbeitsbereiche, Kontaktdaten, -zeiten des Sozialdienstes am/nahe dem Telefon anbringen. | Dem Patienten nach vorbereitendem Gespräch beim Telefonieren helfen. | Mit Einverständnis des Patienten für den Patienten beim Sozialdienst anrufen.

Abb. 38.2 Es gibt unterschiedliche Wege, Menschen mit einer psychischen Erkrankung zu helfen. Wie viel Eigenständigkeit man ihnen zutrauen und zumuten kann, hängt von ihrer Persönlichkeit sowie von Art und Schwere der Erkrankung ab. Was der eine Patient ohne große Mühe bewältigt, kann den anderen überfordern. [K115]

nehmend kleineren Häusern. Fast immer ist eine **Ambulanz** angeschlossen. Ziel ist die wohnortnahe Versorgung.

Teilstationäre Einrichtungen, etwa *Tages- und Nachtkliniken,* kombinieren die Vorteile einer Krankenhausbehandlung mit regelmäßigen Aufenthalten in der häuslichen Umgebung oder einer Berufstätigkeit.

Zunehmende Bedeutung gewinnt das **Home Treatment.** Dabei werden auch schwer psychisch erkrankte Menschen durch multiprofessionelle Behandlungsteams intensiv zu Hause betreut.

Die ärztliche ambulante Versorgung von Menschen mit einer psychischen Erkrankung erfolgt durch Allgemein- oder **Fachärzte/Fachärztinnen für Psychiatrie.** Diese können bei Bedarf auch ambulante psychiatrische Pflege verordnen.

Wohnheime bieten beschützende Wohnmöglichkeiten für Schwerkranke. In **psychiatrischen Wohngemeinschaften** oder anderen Formen des betreuten Wohnens, z. B. in der eigenen Wohnung, unterstützen sozialpsychiatrisch ausgebildete Betreuer Betroffene bei der schrittweisen Annäherung an das Alltagsleben. Solche Leistungen müssen je nach Landesgesetzgebung z. T. aus eigenem Einkommen/Vermögen bezahlt werden.

Weiter existieren **psychotherapeutische Beratungsstellen** (z. B. *Telefonseelsorge, Familien-, Drogenberatung*) und in einigen Bundesländern mobile *Krisenteams,* die Menschen in akuten seelischen Notlagen persönlich aufsuchen **(Krisendienst).**

Große Bedeutung haben auch **Selbsthilfegruppen.** Bekanntestes Beispiel sind die *Anonymen Alkoholiker,* eine Selbsthilfegruppe für Alkoholabhängige.

38.1.1 Aufnahme und Entlassung auf psychiatrischen Stationen

Aufnahme

Patientensituation

Die Umstände der **Aufnahme** auf eine psychiatrische Station sind unterschiedlich. Ein Großteil der Patientinnen kommt freiwillig und fühlt sich durch die stationäre Behandlung entlastet. Einige kommen unfreiwillig, z. B. aufgrund eines richterlichen Beschlusses, manche werden von der Polizei gebracht. Für viele bedeutet die Klinikaufnahme eine Kränkung und erhebliche psychische Belastung. Oft fürchten sie den Verlust persönlicher Beziehungen oder des Arbeitsplatzes.

> **Nicht alleine lassen**
> Wegen der starken seelischen Belastung sollten die Pflegenden die Patientin in der ersten Zeit nach der Aufnahme nicht allein lassen. Bei notwendigen Gängen innerhalb der Klinik, z. B. zur Verwaltung, begleiten sie sie.

Erstkontakt

Im Idealfall wird die neu angekommene Patientin von ihrer *Bezugspflegenden* in der Klinik empfangen. Sie zeigt ihr die Station und das Zimmer, macht sie mit ihren Zimmernachbarinnen bekannt und beschreibt die Stationsregeln: Besuchs-, Telefon- und Ausgangsregelung, Alkohol-, Arzneimittel- und Fahrverbot. Außerdem erfährt die Patientin, wann das ärztliche oder psychologische Erstgespräch geplant ist.

> **Klare Kommunikation**
> Für psychisch kranke Menschen sind Unklarheiten belastender als für Gesunde und deshalb zu vermeiden. Erregten Patientinnen werden zunächst nur die nötigsten Informationen gegeben.

Durchsuchen

Auf *geschützten (geschlossenen) Stationen* werden Gepäck und Kleidung der Patientin in ihrer Gegenwart nach gefährlichen Gegenständen durchsucht. Auf *offenen Stationen* bestehen unterschiedliche Regelungen.

Die Maßnahme wird der Patientin als allgemeingültige Regel mitgeteilt und sachlich als Sicherheitsmaßnahme begründet. Dieser Eingriff in die Intimsphäre kann von Patientin wie Pflegenden als unangenehm erlebt werden. Um den negativen Charakter der Durchsuchung zu mildern, wird sie am besten mit einer anderen Tätigkeit verknüpft, z. B. dem gemeinsamen Auspacken von Koffer oder Tasche.

Erstgespräch

Die Dauer des **Erstgesprächs** orientiert sich am Zustand der Patientin. Nachdem die Bezugspflegende sich vorgestellt hat, sollte eine gute Gesprächsatmosphäre geschaffen werden. Geeignet ist z. B. ein Ausloten der Interessen der Patientin, aus denen sich oft Ressourcen ergeben. Anschließend werden die Probleme aus Sicht der Patientin erfasst: „Warum sind Sie in die Klinik gekommen?" „Welche Hilfe benötigen Sie?" Die Gründe für die Klinikaufnahme werden ebenso erfragt wie die Erwartungen und Ziele der Patientin, ihre soziale Situation, frühere Erkrankungen sowie Krankenhauserfahrungen. Außerdem erkundigt sich die Pflegende nach den Ressourcen der Patientin, nach ihren Stärken und Hobbys.

Da im Arztgespräch vieles noch einmal erfragt wird, sollte das Erstgespräch als *interdisziplinäres Gespräch* gemeinsam von Arzt bzw. Ärztin (im Folgenden als „Ärztin" bezeichnet) und Pflegenden geführt werden.

Fremdanamnese

Zusätzlich wird – möglichst mit Einverständnis der Patientin – auch mit deren Bezugspersonen gesprochen.

> **Umgang mit der Schweigepflicht**
>
> Da Menschen mit psychischen Erkrankungen auch heute noch unter Stigmatisierungen leiden, ist die **Schweigepflicht** in der Psychiatrie ein besonders hohes Gut:
> - Im Klinikalltag wird dafür gesorgt, dass Mitpatientinnen oder Besucher nicht ungewollt Einblick in *Daten* haben, z. B. durch aushängende Listen oder offenliegende Dokumente
> - *Außenstehenden,* auch z. B. Partnern oder Hausärztinnen, darf nur mit Einverständnis der Betroffenen Auskunft gegeben werden
> - Am *Telefon* ist Vorsicht geboten. Im Zweifelsfall die Identität bestätigen, z. B. Telefonnummer geben lassen, mit der Patientin kontrollieren und zurückrufen
> - Kann die Patientin nicht selbst entscheiden, z. B. bei einer fortgeschrittenen Demenz oder in einer psychotischen Phase, dürfen *Vorsorgebevollmächtigte* und *gesetzliche Betreuer* informiert werden. Der gesetzliche Betreuer darf auch sonst über die Inhalte informiert werden, die er zur Wahrnehmung seiner Aufgaben braucht
> - Die *Polizei* hat das Recht auf Angaben zur Person (Tatsache der Aufnahme, Namen, Geburtsdatum, bekannte Adresse), aber ohne Zustimmung der Betroffenen nicht z. B. zu Diagnose, Zustand oder (Therapie-)Verlauf.

Entlassung

Die **Entlassung** wird nach Möglichkeit sorgfältig vorbereitet und die Situation, die die Patientin außerhalb der Klinik erwartet, geklärt. Manchen Patientinnen fällt das Verlassen des Krankenhauses schwer, z. B. weil sie Angst vor Einsamkeit oder Überforderung haben, sie neigen zur Hospitalisierung. Andere drängen nach Hause und gehen überraschend, vielleicht sogar gegen ärztlichen Rat. Im Idealfall verbringt die Patientin zur Belastungserprobung schon vor der Entlassung mehrfach einige Stunden oder eine Nacht zu Hause. Nach entsprechender Vorbereitung erledigt sie gezielt Alltagsaufgaben, z. B. Hausarbeit oder Schriftverkehr. Probleme dabei können auf Station aufgegriffen und bearbeitet werden.

Neben der weiteren ärztlichen, pflegerischen oder psychotherapeutischen Betreuung werden ggf. Kontakte zu Beratungsstellen, Patientenclubs oder Selbsthilfegruppen vorbereitet. Bei chronischen oder rezidivierenden Erkrankungen ist die Organisation der ambulanten Therapie einschließlich der Sicherstellung der Medikamenteneinnahme von besonderer Bedeutung.

> **! VORSICHT!** Manche Patientinnen reagieren auf die bevorstehende Entlassung mit einer Verschlechterung ihres psychischen Befindens. Pflegende sollten die **Ängste vor der Entlassung** ansprechen und so die Ablösung von der Klinik erleichtern. Daneben wird der Zustand der Patientin sorgfältig beobachtet und der Entlassungszeitpunkt kritisch überprüft. Eine Entlassung erhöht die Suizidgefahr stark.

38.1.2 Patientenbeobachtung bei psychischen Erkrankungen

> **Wahrnehmungen maßgeblich für Diagnose**
>
> Medizinische und pflegerische Diagnostik, Therapie- und Pflegeplanung werden in der Psychiatrie stark von den Wahrnehmungen des therapeutischen Teams bestimmt. Viele Diagnosen werden aufgrund von Beobachtungen und Gesprächen gestellt. Labor- und apparative Diagnostik dienen v. a. dem Ausschluss organischer Erkrankungen und der Vorbereitung oder Kontrolle medikamentöser Therapien.

Schwerpunkte der **Patientenbeobachtung** (→ 2.1) in der Psychiatrie sind:
- Aufgeschlossenheit, Gesprächsbereitschaft, Ansprechbarkeit
- Mimik, Gestik, Sprache, Körperhaltung
- Auffällige Vorstellungen, z. B. Äußerung über Stimmenhören, auffälliges Verhalten
- Stimmungsschwankungen im Tagesverlauf, Aggression
- Todeswünsche, suizidale Gedanken und Handlungen
- Denkstörungen, Konzentrationsvermögen
- Körperpflege und Kleidung
- Umgang mit der Erkrankung, Krankheitseinsicht
- Soziale Fähigkeiten wie Pünktlichkeit, Hilfsbereitschaft
- Bewältigung von Alltagsaufgaben, z. B. Tisch decken, Ordnung halten, Termine wahrnehmen
- Integration in die Stations- und Zimmergemeinschaft
- Verhalten bei Besuchen
- Freizeitverhalten und Beschäftigung
- Wirkung und Nebenwirkungen der Arzneimittel.

Subjektivität der Beobachtungen

> **Beobachtungen sind subjektiv**
>
> Beobachtungen sind nicht messbar, sondern *subjektiv.* Der Einzelne nimmt immer nur einen Teil der Wirklichkeit wahr.

Ob z. B. eine Patientin auf eine Pflegende einen unruhigen Eindruck macht oder nicht, hängt auch von deren Temperament und ihrem momentanen Befinden ab.

Gleichzeitig haben die Beobachtungen häufig große Bedeutung für die Patientin. Zunehmende Unruhe kann z. B. als Hinweis auf eine Zustandsverschlechterung gewertet werden, sodass die Patientin keinen Ausgang erhält oder ihre Medikation verändert wird. Daher ist es wichtig, Beobachtungen zu reflektieren und zwischen Beobachtung – „Herr P. verließ sein Zimmer vormittags nur kurz" – und Interpretation – „sozialer Rückzug" – zu trennen.

Die Wahrnehmung, beeinflussende Faktoren zu kennen, ist eine weitere Hilfe:
- *Vorinformationen.* Weiß man, dass die Patientin früher suizidal (entschlossen zur Selbsttötung) gewesen ist, achtet man automatisch stärker auf neue Hinweise für Suizidalität
- *Vorurteile.* Ein verbreitetes Vorurteil ist z. B., dass Patientinnen mit langer Krankheit kaum Chancen auf Besserung haben. Man erwartet bei ihnen folglich keine Erfolge und bemüht sich nicht im gleichen Maß um sie wie um erstmals Erkrankte. Die fehlenden Therapiefortschritte bestätigen dann das Vorurteil
- *Kulturelle Besonderheiten.* Das Verhalten von Menschen aus unbekannten Kulturkreisen ist unvertraut und kann leicht missverstanden werden
- *Geschlechtsspezifisches Rollendenken.* Von Frauen wird z. B. erwartet, dass sie sich hingebungsvoll um ihre Kinder kümmern. Tun sie es nicht, fällt dies auf.

Bei Männern wird dem nicht im gleichen Maße Beachtung geschenkt
- *Gewöhnung.* Pflegende in der Psychiatrie haben sich an die Nebenwirkungen der Arzneimittel „gewöhnt", z. B. an Müdigkeit bei Antidepressiva. Sie stufen deshalb im Normbereich liegende Nebenwirkungen oft als unbedeutend ein
- *Eigene Wünsche und Bedürfnisse.* So will man oft bei Patientinnen, für die man sich sehr eingesetzt hat, keine Verschlechterungen wahrnehmen.

Hinzu kommt, dass die Pflegenden nicht „von außen" beobachten, sondern selbst Teil der beobachteten Situation sind (→ 2.1). So gilt eine Patientin möglicherweise als „grundlos aggressiv", tatsächlich hat sie sich aber über den unfreundlichen Ton einer Pflegenden geärgert.

Umgang mit Subjektivität

Die Kommunikation im multiprofessionellen Team über die verschiedenen Beobachtungen ist ein wesentlicher Schritt, um Subjektivität zu verringern. Die Beobachtungen der einzelnen Mitarbeiter werden reflektiert und mit denen der Kollegen verglichen. Erlebt z. B. ein Teammitglied eine Patientin als freundlich, ein anderes aber als misstrauisch, kann dies an deren unterschiedlichem Verhalten gegenüber den Geschlechtern oder Berufsgruppen liegen, aber auch an verschiedenen Erwartungshaltungen der Mitarbeiter.

Berufsgruppenübergreifende Teambesprechungen (→ Abb. 38.3) und Übergaben nehmen daher in der Psychiatrie breiten Raum ein. Gemeinsam werden die Beobachtungen zu einem vollständigeren Bild der Patientin geformt. Auch die Interpretation der Beobachtungen wird am besten gemeinsam geleistet.

Assessmentinstrumente erhöhen ebenfalls die Objektivität (Unabhängigkeit der Beurteilung vom Beobachter → 2.3).

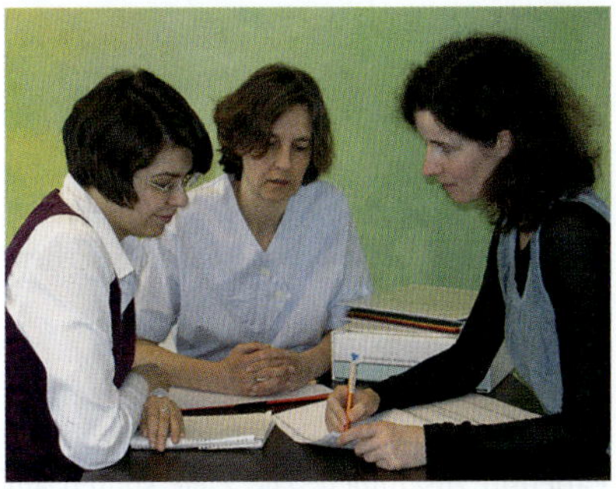

Abb. 38.3 Tägliche Teambesprechungen helfen, aus den Einzelbeobachtungen ein möglichst vollständiges Bild der Patientin zu formen. [O408]

38.1.3 Beziehungsaufbau

Grundlegend: Beziehungsaufbau

Der Aufbau einer tragfähigen Beziehung zur Patientin ist die Basis jeder Behandlung. Voraussetzungen dafür sind:
- Wertschätzenden Umgang in Sprache und Verhalten pflegen
- Nähe schaffen, aber auch ausreichende Distanz einhalten
- Sich über die eigene Funktion als Vorbild und Modell zum Lernen (→ 38.4.1) bewusst sein.

Um dies authentisch praktizieren zu können, ist systematisches Reflektieren sinnvoll.

Der **Beziehungsaufbau** zur Patientin ist der zentrale Aspekt in der psychiatrischen Pflege. Er wird erschwert durch die Einschränkung der Beziehungsfähigkeit, die mit manchen psychischen Erkrankungen verbunden ist. Die Aufsichts- und Kontrollfunktionen der Pflegenden können die Beziehung ebenfalls belasten.

Ziele der Beziehungsgestaltung sind:
- Die Patientin kann die Möglichkeiten der psychiatrischen Behandlung nutzen
- Sie fühlt sich sicher und angenommen
- Sie hat wenig oder keine Angst vor der Behandlung
- Sie arbeitet aktiv mit.

In einer guten Pflegebeziehung können Patientinnen über das reden, was sie besonders beschäftigt. Sie fühlen sich wertgeschätzt und positiv unterstützt. Einschränkungen – z. B. Ausgang von Station nur in Begleitung – werden nicht als Zwang erlebt, sondern als Ausdruck von Sorge um ihre Sicherheit. Die Patientinnen erfahren, dass die Pflegenden an ihrem Schicksal Anteil nehmen und bereit sind, für sie vorübergehend Verantwortung zu übernehmen. Sie erleben auch, dass ihnen die Verantwortung flexibel zurückgegeben wird, wenn sich ihr Befinden gebessert hat.

Schwierig: Nähe und Distanz

Wie in allen Beziehungen geht es auch in der psychiatrischen Pflege darum, die angemessene **Nähe und Distanz** zu finden. Dies gilt sowohl auf der psychischen Ebene, z. B. bei intimen und persönlichen Gesprächsthemen, als auch auf der physischen Ebene, z. B. können Berührungen nicht gewünscht sein und Ängste hervorrufen.

Auch für Gesunde ist es schwierig, die Grenzen des eigenen (Verantwortungs-)Bereichs zu finden und entsprechende Grenzen bei anderen zu akzeptieren. Viele Menschen haben z. B. Mühe zu verstehen, dass gut gemeinte Ratschläge als Bevormundung erlebt werden und Abwehrreaktionen hervorrufen.

Menschen mit psychischen Erkrankungen haben mit ihrem Erleben von Nähe und Distanz häufig größere Probleme als Gesunde. Oft fühlen sie sich bedroht, wenn Gesunde noch keine Anzeichen einer Bedrohung erkennen. Pflegende dürfen ihre eigenen Vorstellungen von angemessenen Grenzen nicht auf die Patientinnen übertragen, sondern müssen versuchen, die der Patientinnen wahrzunehmen und zu respektieren. Anderenfalls treten sie ihnen eventuell zu nahe. Solche Grenzüberschreitungen können scheinbar unerklärliche (Abwehr-)Reaktionen der Patientin oder Krankheitsverschlechterungen hervorrufen.

Versuche von Pflegenden oder Ärztinnen, Angehörige, Partner oder Eltern zu ersetzen, haben auf Dauer keinen Erfolg. Therapeutische und private Beziehungen *müssen* auseinandergehalten werden; eine therapeutische Beziehung schließt eine Liebesbeziehung aus.

Richtiges Maß

Bei Menschen mit einer psychischen Erkrankung ist es besonders schwer, das richtige Maß zwischen zu viel und zu wenig Zuwendung zu finden. Beides kann der Patientin schaden.

Gespräche im Beziehungsaufbau

Gespräche stehen im Mittelpunkt des Beziehungsaufbaus und der weiteren Behandlung. Die Gesprächsführende orientiert sich am Befinden der Patientin, sie berücksichtigt z. B. Konzentrations- und Denkstörungen.

Die Gesprächsgestaltung beginnt mit dem Schaffen einer für das Gespräch günstigen Atmosphäre. Die Pflegenden sollten sich hinsetzen und ohne Zeitdruck auf ihr Gegenüber einlassen, Störungen sind zu vermeiden. Eine vorab festgelegte Gesprächsdauer schafft Klarheit, hilft der Patientin bei der Tagesplanung und verhindert unproduktive Endlosgespräche.

Auch wenn die Pflegefachperson bestimmte Erwartungen an das Gespräch hat, z. B. das Pflegeassessment, sollte die Patientin den Inhalt des Gesprächs mitbestimmen und auch über das sprechen, was sie im Moment bewegt. Die Patientin sollte auch erleben, dass sie frei entscheiden kann, was sie über sich mitteilen möchte.

Im Gespräch beachten Pflegende nicht nur die verbale, sondern auch die **nonver-**

bale Kommunikation. Emotionen werden oft durch Gesten oder den Gesichtsausdruck mitgeteilt.

Die Grundhaltung sollte die des *aktiven Zuhörens* (→ 39.3.1) sein. Es kann z. B. helfen, der Gesprächspartnerin ihre Aussagen zurückzugeben (*Paraphrasieren*, → 39.3.2). Auf diese Weise fühlt sich die Patientin ernst genommen („Sie haben also heute Nacht kaum geschlafen"). Manchmal sind Nachfragen zur Klärung nötig („Habe ich Sie richtig verstanden, dass Sie sich in der Kochgruppe überfordert fühlten?", Gesprächsführung → 39.3.1).

Keine fertigen Lösungen präsentieren

Ein häufiger Fehler ist, dass die Gesprächsführende vorschnell eine Lösung für Probleme der Patientin vorschlägt. Auch gut gemeinte Ratschläge wirken einerseits respektlos, andererseits bauen sie unnötigen Druck auf. Oft hat die Patientin offensichtliche Lösungsansätze bereits probiert und nicht als hilfreich empfunden. Sinnvoll ist dagegen, sich ein Problem genau erklären zu lassen. Die Patientin kann dabei evtl. selbst neue Seiten daran entdecken. Außerdem erkennen Pflegende, ob der Patientin Informationen fehlen, die ihr neue Lösungsansätze ermöglichen könnten, und können der Patientin dann gezielt helfen, diese Informationen zu erhalten.

> **Beim Selbst-Suchen helfen**
> Die Gesprächsführende sollte nicht für die Betroffene Lösungen suchen, sondern diese bei der Suche unterstützen.

Konfrontation im Gespräch

Manchmal muss die Patientin mit ihren – von ihr selbst nicht immer wahrgenommenen – Einschränkungen, Defiziten oder mit problematischem Verhalten konfrontiert werden. Auch im Konfliktgespräch sollte die Patientin die Wertschätzung ihres Gegenübers spüren und sich nicht persönlich angegriffen fühlen. Vorwürfe sind nicht nur prinzipiell der Situation der Patientin unangemessen, sondern auch für die Konfliktlösung ungeeignet.

Probleme während des Gesprächs

Einige Probleme treten immer wieder auf:

- *Die Patientin möchte oder kann nicht sprechen.* Falls die Patientin es zulässt, bleiben Patientin und Gesprächspartnerin still zusammen. Damit die Spannung nicht unerträglich wird, werden solche Kontakte in der Regel kurz gehalten. Eventuell ist eine gemeinsame Tätigkeit für die Patientin hilfreicher
- *Die Patientin weint.* Die Gesprächspartnerin bietet der Patientin Taschentücher an. Sie bleibt bei ihr und signalisiert, dass Weinen eine erlaubte und angemessene Form ist, Gefühle auszudrücken
- *Die Patientin wünscht oder fordert, ein Geheimnis zu wahren.* Die Pflegefachperson teilt mit, dass ein Geheimnis weitergegeben werden muss, falls es für die Gesundheit oder Sicherheit der Patientin oder anderer relevant ist
- *Die Patientin bricht das Gespräch ab.* Gesprächsabbruch und Verlassen des Raums können Ausdruck eines beginnenden Notfalls mit Suizid- oder Fremdgefährdung sein. Nur wenn die Gesprächsführende sicher ist, dass dies nicht vorliegt, kann sie den Abbruch ohne sofortige weitere Maßnahme zulassen. Sonst muss die Patientin zur Klärung der Situation aufgesucht werden, eventuell auch durch eine andere Fachperson. Auf jeden Fall sollte die Gesprächsführende die Gründe für den Abbruch reflektieren. Eventuell war das Gespräch zu belastend oder zu lang oder sie ist der Patientin zu nahegetreten.

> **NOTFALL!** Sagt die Patientin im Gespräch, sie überlege, sich selbst zu töten, wird dies immer ans Team weitergegeben. Jede **Suizidankündigung** muss mitgeteilt werden, auch wenn die Pflegende glaubt, die Situation „im Griff" zu haben (→ 38.16)!

Bezugspflege

Bezugspflege und Primary Nursing → 47.5.3

Viele Patientinnen in der Psychiatrie haben Schwierigkeiten, sich auf wechselnde Bezugspersonen einzustellen und zu ihnen eine Beziehung aufzubauen: Sie brauchen einen verlässlichen Partner. Daher gilt die **Bezugspflege** (→ Abb. 38.4) als besonders geeignetes Pflegesystem. Die Patientin findet in der Bezugspflegenden eine Vertrauensperson, der sie sich leichter öffnen und Probleme offenbaren kann. Außerdem hilft diese Organisationsform, zurückhaltende, ängstliche oder fast gesunde Patientinnen im Stationsalltag angemessen zu berücksichtigen.

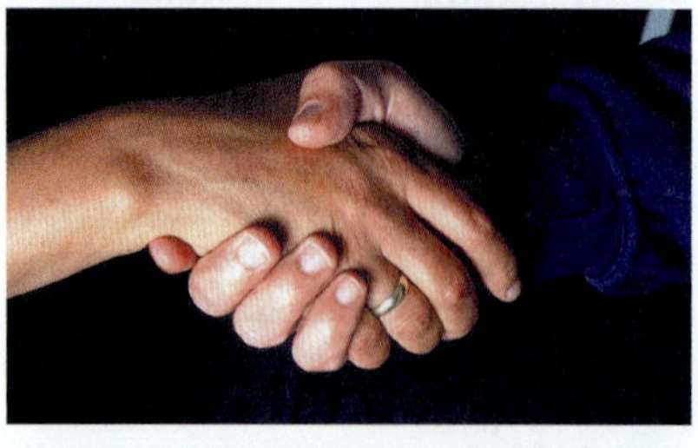

Abb. 38.4 Menschen mit einer psychischen Erkrankung brauchen einen verlässlichen Partner. Daher ist die Bezugspflege als Pflegesystem besonders geeignet. [K183]

Es hat sich gezeigt, dass Pflegende im persönlichen „Bezug" ihren Blick weniger auf die Symptome (defizitorientierte Sichtweise) und mehr auf die Stärken der Patientin richten als bei funktionsorientierten Pflegesystemen. Die Betonung der Stärken und der gesunden Anteile der Patientin ist erfolgversprechender als die Konzentration auf Symptome und Defizite.

Pflegeprozess in der Psychiatrie

Pflegeprozess → Kap. 1

Pflegeassessment

Das **Pflegeassessment** berücksichtigt neben den im Gespräch mit der Patientin und durch die Beobachtung gewonnenen Informationen auch die Ergebnisse psychologischer Abklärungen und Angaben zur Vorgeschichte der Patientin. Nach Möglichkeit werden auch Daten bei Dritten – Angehörigen, Mitgliedern des multiprofessionellen Teams, Arbeitgeber – erhoben.

Pflegende können auf zahlreiche Assessmentinstrumente zurückgreifen, z. B. Fragebögen zum Umgang mit Alkohol oder zur Suizidgefährdung. Diese standardisierten Erhebungen verringern die Gefahr, dass die Qualität der Informationsgewinnung durch subjektive Verzerrung leidet.

Pflegediagnosen

Erst durch die Zusammenarbeit von Pflegenden, Ärztinnen und Patientin entsteht ein umfassendes Bild. Dabei sind oft die gleichen Phänomene Grundlage für medizinische *und* pflegerische Diagnosen. Möchte eine Patientin z. B. nicht mehr essen, weil sie Stimmen hört, die ihr mitteilen, dass ihr Essen vergiftet sei, ist dies für die Ärztin ein Hinweis auf eine paranoid-halluzinatorische Schizophrenie. Mögliche Pflegediagnosen sind u. a. Risiko der Mangelernährung, Risiko der Austrocknung oder Suizidgefahr.

Die Diagnosen werden mit der Patientin besprochen, wenn es ihr Zustand erlaubt. Ihre Sicht auf die Probleme ist einzubeziehen.

Pflegeplanung

Bei der **Pflegeplanung** (→ Abb. 38.5) arbeitet das gesamte Behandlungsteam mit der Patientin zusammen. Die Ziele sollten auf den Pflegediagnosen aufbauen, konkret, realistisch und im Zeitraum der Behandlung erreichbar sein.

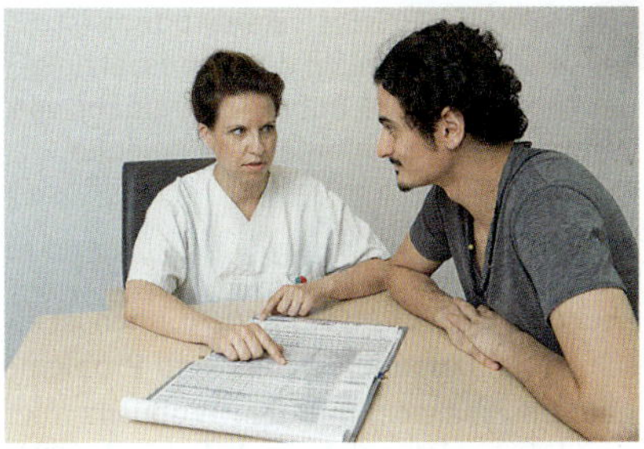

Abb. 38.5 Eine gemeinsam diskutierte Pflegeplanung gibt Sicherheit und gewährleistet, dass der Kranke sich und seine Probleme in der Planung abgebildet sieht. [K115]

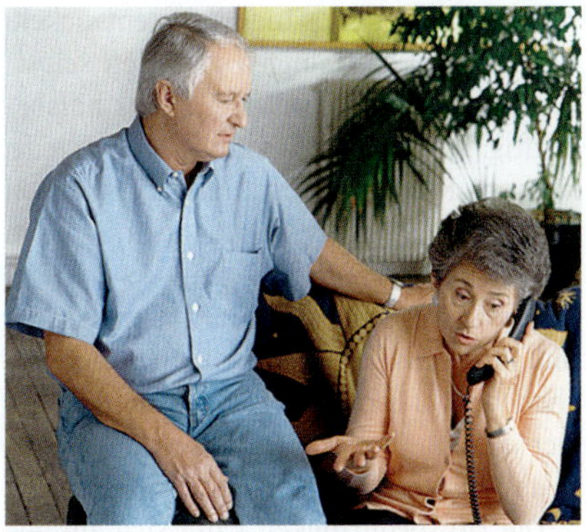

Abb. 38.6 Während Freundschaften und Partnerschaften einer psychisch (Schwer-)Kranken nicht selten langsam zerbröckeln, halten die Eltern die Verbindung oft aufrecht. [J787]

Townsend unterscheidet *Nah- und Fernziele,* wobei die Fernziele meist den Entlassungszielen entsprechen [4]. Die Ziele der Pflegeplanung werden ebenso wie die geplanten Interventionen mit der Patientin und möglichst auch den Angehörigen gemeinsam vereinbart.

Eine Patientin ist eher bereit, Ziele zu verfolgen, wenn sie für sie persönlich bedeutsam und positiv besetzt sind. Drohungen fördern die Motivation nicht. Eine Patientin wird z. B. bei einem Trainingsprogramm zur zuverlässigen Medikamenteneinnahme eher mitarbeiten, wenn sie überzeugt ist, dass es ihr hilft, *gesünder* und *leistungsfähiger* zu werden. Wurde sie dagegen zur Teilnahme gedrängt, indem man versuchte, ihre Angst vor Rezidiven zu steigern, wird sie höchstwahrscheinlich wenig davon profitieren.

Pflegetherapeutische Gruppen

In keinem anderen Fachgebiet übernehmen Pflegende so viele Aufgaben in Form von **pflegetherapeutischen Gruppen,** u. a. [5]:

- Milieutherapeutische Gruppen, z. B. Gruppenaktivitäten wie Spaziergänge, Kochen oder Spiele, Stationsversammlung, Abendrunde, Erzählcafé
- Psychoedukative Gruppen, z. B. Genuss-, Entspannungs-, Skillsgruppe, Gedächtnis-, lebenspraktisches, soziales Kompetenztraining
- Angehörigengruppen.

Erforderliches Wissen und Fähigkeiten können durch Anleitung, Fortbildungen und Übung erworben werden.

38.1.4 Umgang mit Angehörigen

Nicht nur für die Patientin, auch für ihre **Angehörigen** (→ Abb. 38.6) bricht mit der psychischen Ersterkrankung oft eine Welt zusammen. Der Aufnahme der Patientin auf eine psychiatrische Station ist häufig eine lange Leidenszeit vorangegangen. Manchmal mussten die Angehörigen die Einweisung gegen den Willen der Patientin durchsetzen.

Möglicherweise verändert die psychische Erkrankung die Lebensplanung der gesamten Familie. Solche Entwicklungen führen oft zu finanzieller Not und sozialem Abstieg. Angehörige sind daneben oft Opfer von Schuldzuweisungen: „Bei *der* Mutter wäre ich auch krank" oder „Sie haben ihn in die Klapse abgeschoben". In dieser Situation empfinden Angehörige häufig Trauer, Schuldgefühle und Wut.

Dass viele auch schwerer psychisch kranke Menschen heute zu Hause leben und nicht in Einrichtungen, ist nur möglich, weil Angehörige häufig den Hauptteil der Betreuung übernehmen. Deren Überforderung kann entsprechend zu stationärer Wiederaufnahme führen.

Ziel der Begegnung zwischen Angehörigen, Patientinnen und Pflegefachpersonen der psychiatrischen Klinik ist der Aufbau eines **Arbeitsbündnisses.** Die Angehörigen sollten von Anfang an in die Behandlung einbezogen sein. Oft müssen zu Beginn Schuld- oder Versagensgefühle besprochen werden. Es hilft den Angehörigen, wenn die Pflegenden bestätigen können, dass z. B. die Entscheidung zur stationären Behandlung aus fachlicher Sicht richtig war. Veränderungen im familiären Umfeld sind eher möglich, wenn die Angehörigen Wertschätzung für ihre Leistungen erfahren. Manchmal haben sie erhebliche Wissenslücken, selbst wenn die Erkrankung schon lange besteht. Dies kann ein Grund für unwirksames familiäres Coping sein. Abhängig vom Einverständnis der Patientin (Schweigepflicht, → 38.1.1) erhalten Angehörige entweder nur allgemeine Informationen über die Erkrankung und Unterstützungsmöglichkeiten oder spezifische zur Erkrankten.

Besondere Sorgfalt erfordert die gemeinsame Vorbereitung der Entlassung, da Angehörige oft eine bedeutende Rolle bei der Wiedereingliederung der Patientin übernehmen. Sie sind z. B. wichtige Bündnispartner, was die Therapieadhärenz angeht, v. a. die Medikamenteneinnahme. Daher sollten sie auch über deren Wirkungen und Nebenwirkungen aufgeklärt werden.

Empfehlenswert ist die Vermittlung an Angehörigengruppen. Dort tauschen Angehörige Erfahrungen aus, lernen durch die Erfahrung der anderen und erleben, dass sie mit ihrem Schicksal nicht alleine sind. Manchmal erfolgt dabei auch eine Schulung durch Fachleute.

Auf eine stärkere Trennung von Patientin und Angehörigen wird nur hingearbeitet, wenn die intrafamiliären Beziehungen für die Patientin eine starke Belastung sind, etwa weil die Angehörigen selbst psychisch krank sind oder die familiären Verhaltensmuster die Patientin in ihrer Selbstständigkeitsentwicklung stark einschränken.

38.1.5 Milieugestaltung

Ein Schwerpunkt in der Pflege von Menschen mit einer psychischen Erkrankung ist die **Milieugestaltung.** Darunter versteht man die Gestaltung der Umgebung und Betreuung wie Räumlichkeiten, Stationsregeln und -strukturen und den zwischenmenschlichen Umgang.

In der Klinik sollten die Patientinnen ein Klima vorfinden, das es ihnen erleichtert, sich auf die Behandlung einzulassen, ihre Gesundung fördert und den Erhalt oder Erwerb von Selbstständigkeit ermöglicht.

Dabei sind für verschiedene Patientengruppen unterschiedliche Milieus hilfreich. In Notfall- und Krisensituationen sollte der therapeutische Rahmen klar strukturierend, ruhig und entlastend sein, die notwendige Kontrolle nimmt größeren Stellenwert ein. Auf Rehabilitationsstationen sollten Patientinnen dagegen zu stärkerer Aktivität animiert werden und Mitverantwortung übernehmen. Bei psychisch schwer Erkrankten oder Menschen mit geistiger Behinderung steht die fürsorgliche Betreuung im Vordergrund.

Die Stationen sollten hell und freundlich sein, der Umgang wertschätzend und die Patientinnen sollten in das Stationsleben einbezogen werden. Wochenpläne unterstützen die zeitliche Strukturierung. Gruppenaktivitäten und Stationsversammlun-

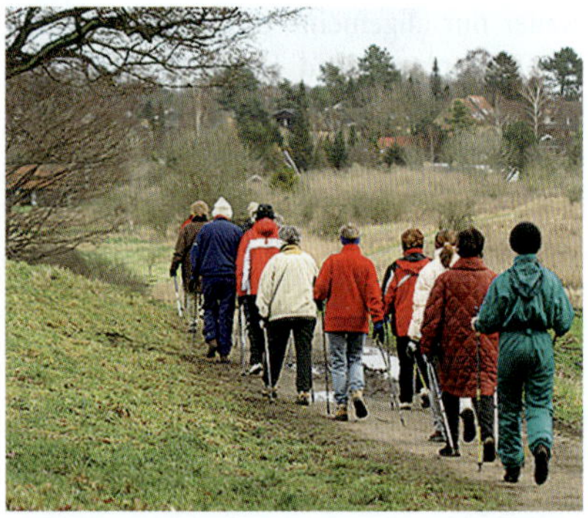

Abb. 38.7 Organisierte Spaziergänge dienen nicht nur der Beschäftigung, sondern stärken auch Kommunikationsfähigkeiten und soziales Verhalten. [J787]

gen fördern das soziale Miteinander und ermöglichen den Patientinnen, ihre Umgebung aktiv zu gestalten.

Das therapeutische Milieu wird bei der Pflegeplanung individuell an Bedürfnisse und Krankheitsbild der Patientin angepasst:

- Wohnen, z. B. Gestaltung des Patientenzimmers, möglichst weitgehende Selbstversorgung
- Tagesstrukturierung, z. B. persönliche Tagespläne, Stationsuhren
- Teilnahme am Tagesgeschehen, z. B. Tageszeitungen, Nachrichtensendungen, Kalender
- Arbeiten, z. B. häusliche Tätigkeiten, Stationsdienst, Arbeitstherapie
- Freizeitgestaltung, z. B. gewohnte Freizeitaktivitäten, gemeinsame Unternehmungen (→ Abb. 38.7)
- Behandlung, z. B. selbstständiges Durchführen von Therapien, Einbeziehen von Therapiewünschen der Patientin.

Je mehr sich das Milieu in der Klinik an der Realität orientiert, desto eher finden sich auch langzeitig stationär behandelte Patientinnen außerhalb der Einrichtung zurecht und gewinnen die Fähigkeit, sich selbstständig zu versorgen.

38.1.6 Alltagsbewältigung, Beschäftigungs- und lebenspraktisches Training

Fast alle Menschen mit einer akuten psychischen Erkrankung benötigen Hilfe bei der **Alltagsbewältigung.** Sie müssen langsam wieder an ihren gewohnten Alltag herangeführt werden und lebenspraktische Dinge wieder erlernen.

Da die Probleme je nach Krankheitsart und -schwere sehr unterschiedlich sind, wird für jede Patientin bei der Pflegeplanung ein individuelles Konzept zur Förderung ihrer Selbstständigkeit entwickelt. Manche sind auf einigen Gebieten selbstständig, auf anderen dagegen sehr hilfsbedürftig. Daher gibt es in größeren psychiatrischen Kliniken Abstufungen zwischen den Stationen, den Wohngruppen und den teilstationären Einrichtungen.

Es ist am sinnvollsten, nach den Stärken und Ressourcen (→ 1.3) der Patientin zu suchen und diese systematisch zu fördern. Der defizitorientierte Blick auf die Krankheitssymptome ist wenig nutzbringend.

Die Hilfsbedürftigkeit kann sich auf alle Bereiche des Alltags erstrecken:

- Voraussetzung für die Teilnahme am „normalen Leben" ist ein sinnvoller Tagesablauf. Pünktliches Aufstehen und die regelmäßige Wahrnehmung von Terminen sind notwendig und werden trainiert
- Ungepflegte Menschen wirken abstoßend und finden daher schlechter Kontakt zu anderen. Patientinnen werden ggf. bei ihrer persönlichen Hygiene unterstützt – auch wenn es für sie unangenehm sein mag, z. B. auf ihren Körpergeruch angesprochen zu werden
- Die Fähigkeit, selbstständig zu wohnen, wird in Koch- oder Backgruppen, beim gemeinsamen Bettenmachen, Aufräumen der Zimmer und Wäschewaschen erarbeitet (Haushaltstraining)
- Oft müssen Patientinnen nach einer schweren Erkrankung neu lernen, allein einkaufen zu gehen oder öffentliche Verkehrsmittel zu benutzen. Dabei ist am Anfang die Begleitung der Bezugsperson sinnvoll
- Gemeinsames Zeitungslesen fördert die Konzentration und den Kontakt zur Außenwelt.

Zur Alltagsbewältigung gehören im weiteren Sinne auch die *Beschäftigungs-* und *Arbeitstherapie.* In der *Arbeitstherapie* werden besonders Leistungsvermögen und Eigenverantwortung trainiert. Die Bedingungen sollten möglichst realistisch sein. Dazu gehören festgelegte Arbeitszeiten und -pausen, Leistungskontrollen, die Übernahme auch unangenehmer Aufgaben, der Einsatz von Computern und die finanzielle Entlohnung der Patientinnen.

Dem Tag einen Sinn geben

Auch wenn eine Patientin erkrankungsbedingt nicht ins Berufsleben zurückkehren kann, ist eine sinnstiftende Beschäftigung und Tagesgestaltung nötig. Sinnstiftend können z. B. die Sorge um ein Haustier, Aufgaben in Tagesstätten oder Mitarbeit in Selbsthilfeorganisationen, Kirchengemeinden oder Vereinen sein.

VORSICHT! Selbstverantwortung ist das **Ziel** und nicht die Voraussetzung der Behandlung. Zu frühe Zuschreibung von Verantwortung überfordert die Patientin.

38.1.7 Sozialarbeit

Die soziale Situation der Patientinnen ist oft schwierig. Besonders häufig sind Probleme mit den Finanzen, mit dem Wohnsitz oder am Arbeitsplatz. Gelegentlich ist die Planung komplexer Rehabilitationsmaßnahmen erforderlich. In diesen Situationen wird der *Sozialdienst* möglichst früh hinzugezogen.

38.1.8 Unterstützende Therapien

Kunsttherapie → 38.4.5

Sportgruppen, Bewegungs- und Physiotherapie (→ Abb. 38.8) unterstützen die Behandlung zahlreicher körperlicher Beschwerden, z. B. von Kreislaufproblemen, Schwäche, Antriebsarmut oder medikamentös bedingter Steifheit. Sie wirken zudem der Adipositas entgegen, die Nebenwirkung zahlreicher Psychopharmaka ist. Daneben werden Körperwahrnehmung und Selbstvertrauen gefördert, Stress und Anspannung abgebaut. Möglicherweise hat Ausdauertraining einen eigenständigen Effekt bei depressiven Verstimmungen.

38.1.9 Die Pflegenden in der Psychiatrie

Supervision → 16.4.4

Pflegende in der Psychiatrie sind nicht nur als fachlich qualifiziertes Personal gefragt und gefordert, sondern auch als Menschen und Persönlichkeiten. Ihre Vorlieben und Interessen sind wichtige Bestandteile in der Beziehung zur Patientin. Wer z. B. gern spielt, kann andere besser dazu motivieren.

Die gemeinsame Arbeit auf einer Station kann nur gelingen, wenn alle Mitarbeiten-

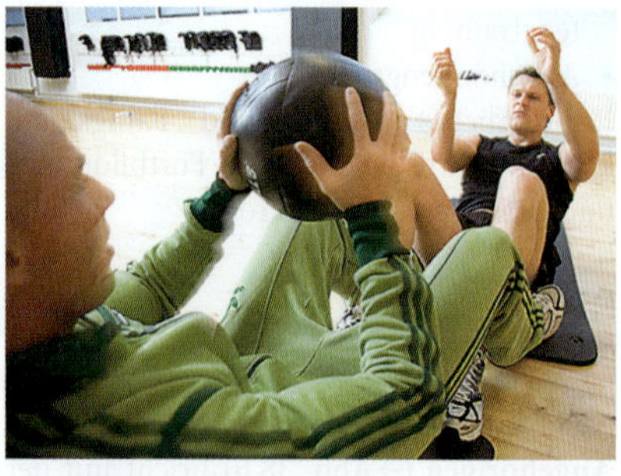

Abb. 38.8 Bewegung unterstützt die Therapie zahlreicher Beschwerden. [J787]

den zu Selbsterkenntnis und Reflexion bereit sind. Angst, Enttäuschung, Mitleid, Hoffnungslosigkeit, Freude und andere Gefühle sind nicht nur Begleiter der Patientinnen, sondern auch aller professionellen Helfer. Sie haben ihre Berechtigung, können aber die Beobachtung trüben und Fehlentscheidungen auslösen. Persönliche Unsicherheit kann zu mangelnder Verantwortungsbereitschaft führen. Die Verantwortung wird dann der evtl. überforderten Patientin übertragen.

Nicht unbeteiligt
Pflegende in der Psychiatrie müssen immer wieder versuchen, sich über die *eigenen Anteile* der Wahrnehmung und in Beziehungen klar zu werden.

Übertragung und Gegenübertragung

DEFINITION
Übertragung: Projektion und Reaktivierung von Gefühlen und Erwartungen aus der Kindheit auf gegenwärtige soziale Beziehungen.
Gegenübertragung: Gefühle, mit denen ein Mensch auf eine Übertragung antwortet.

Das Begriffspaar der **Übertragung** und **Gegenübertragung** stammt aus der *Psychoanalyse* (→ 38.4.3) und beschreibt zunächst alltägliche Phänomene. Spannungen und Probleme entstehen, wenn die übertragenen Gefühle der aktuellen Situation nicht angemessen sind und nicht angepasst werden.

Beispiel. Eine Pflegende wird durch eine Patientin stark an ihre jüngere, verabscheute Schwester erinnert. Sie empfindet sie als schwierig, verwöhnt und unkooperativ. Es gelingt ihr nicht, eine professionelle Beziehung zu ihr aufzubauen.

Selbstbeobachtung
Die Anforderung, nicht nur die Patientinnen, sondern auch sich selbst zu beobachten, kann zur großen Belastung werden. Plötzlich sieht man überall nur noch persönliche Fehler und Schwächen. Wichtig ist, auch bei sich selbst nach Stärken zu suchen und sich im Team auszutauschen, wo auch negative Gefühle geäußert werden dürfen.

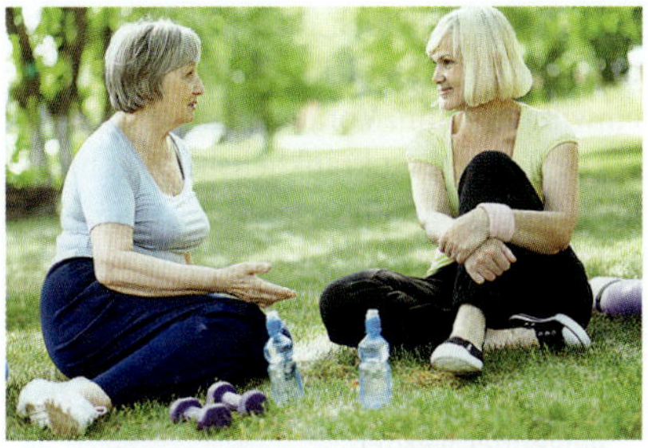

Abb. 38.9 Es hilft – unter Beachtung der Schweigepflicht – Kolleginnen und Freundinnen die Erlebnisse und Gefühle aus dem Beruf mitzuteilen. [J787]

Angst in der Psychiatrie

Menschen mit einer psychischen Erkrankung lösen bei vielen Menschen Unverständnis, Wut oder Distanziertheit aus. Das Rätselhafte der Erkrankung kann zur diffusen **Angstquelle** werden. Auch Pflegende sind dagegen nicht immun. Dazu kommen die in der Psychiatrie nicht immer vermeidbaren, oft durch die Unterbringungssituation begründeten, verbalen und körperlichen Auseinandersetzungen. Diese Belastung löst bei manchen Pflegenden **Angst** aus.

Angstquelle sind aber nicht nur die Patientinnen. Angst macht auch das Gefühl, nicht ausreichend kompetent zu sein oder den Anforderungen nicht gerecht werden zu können. Im Idealfall sollte man sich im Team sicher fühlen und über seine Ängste sprechen können. Offene Kommunikation und praktische Anleitung erfahrener Kolleginnen erweitern die pflegerischen Kompetenzen und helfen, mit Versagensängsten umzugehen (→ Abb. 38.9). Sicherheit geben zudem Supervisionen sowie Fort- und Weiterbildungen.

Rollenvielfalt

Psychiatrisch Pflegende übernehmen je nach Situation verschiedene **Rollen,** die unterschiedlich erlebt werden.

Positive Rollen sind z. B. die des:
- Beraters, Unterstützers und Helfers
- Vorbilds, Führenden
- Sparringspartners, um z. B. Konfliktlösungen zu üben.

Daneben gibt es nach *Dorothea Sauter* verschiedene unbeliebte Rollen, u. a.:
- Kontrolleur, z. B. Abnahme eines Drogenurins
- Spielverderber, z. B. Vereitelung eines Intrigenspiels
- Aufpasser, z. B. Überwachung der Ausgangsregelungen
- Mahner, z. B. Androhung von Maßnahmen
- Gerichtsvollstrecker, z. B. Durchführung von Zwangsmaßnahmen [2].

Es ist wichtig, seine jeweiligen Rollen zu verstehen und flexibel zu wechseln, wenn sich die Situation verändert.

38.1.10 Fürsorge und freiheitsbeschränkende Maßnahmen

Das Grundgesetz (GG) der Bundesrepublik Deutschland garantiert die Freiheit der Person (Art. 2 GG). Daraus folgen umfassende Selbstbestimmungsrechte.

Psychisch Erkrankte können krankheitsbedingt oft nicht mehr ausreichend **Fürsorge** für sich und ihre Mitmenschen übernehmen. Ein Beispiel sind Menschen, die im Verlauf der Erkrankung suizidal werden *und* keine Behandlung akzeptieren. Hier greift der Staat ein, indem er durch Gesetze regelt, wann Menschen in ihrer Freiheit beschränkt oder gegen ihren Willen behandelt werden müssen. So wird die Psychiatrie ein Ort, in dem auch gegen den Willen der Patientinnen gehandelt werden muss.

Ein anderes Beispiel für staatlich gerechtfertigte Gewalt ist der *Maßregelvollzug* (gesicherte Unterbringung und Behandlung psychisch kranker Straftäter).

Umgekehrt werden auch in der Psychiatrie Beschäftigte an ihrem Arbeitsplatz mit Gewalt konfrontiert, da sowohl psychische Störungen als auch Behandlungsbedingungen Aggressionen hervorrufen können.

Belastend
Der Umgang mit freiheitsbeschränkenden Maßnahmen und Zwang in der Psychiatrie ist für viele Mitarbeitende eine seelische Belastung und erfordert große Verantwortungsbereitschaft.

Bei der Umsetzung von **Zwangsmaßnahmen** gehört zu den Aufgaben des therapeutischen Teams z. B.:
- Patientinnen gegen ihren Willen zu behandeln und dabei, falls nötig, Zwangsmaßnahmen wie Arzneimittelinjektionen und Fixierungen anzuwenden. Pflegende handeln hier nur auf Arztanordnung
- Ausgangs- und andere Regelungen ggf. mit Zwang durchzusetzen
- Suizidgefährdete Patientinnen an selbstgefährdenden Handlungen zu hindern
- Patientinnen voreinander zu schützen. Besonders auf Langzeitstationen und in der forensischen Psychiatrie kann es ausgeprägte Hierarchien mit Gefährdung der Schwächsten geben.

Gerade bei freiheitsbeschränkenden Maßnahmen gehen die Pflegenden respektvoll mit den Patientinnen um. Auch nicht zugänglichen Patientinnen wird jede Maßnahme erklärt. Patientinnen sind sehr sensibel in Bezug auf das Vorgehen der Pflegenden.

Beispiel. Eine Patientin erzählt weinend, dass sie während einer Fixierung eingenässt habe, weil ihr niemand ein Steckbecken gebracht habe. Sie fühlt sich dadurch – nicht durch die Fixierung selbst – gedemütigt und will auf dieser Station nicht mehr behandelt werden.

Zwang als letztes Mittel

Grundsätzlich sind Zwangsmaßnahmen aus rechtlichen, ethischen und pflegerischen Gründen die letzten Mittel, die angewendet werden. Auch wenn es in der Psychiatrie zu Situationen kommt, in denen Gewalt angewendet werden muss: Zwang darf nicht zur Normalität werden!

Rechtliche Grundlagen von Zwangsmaßnahmen

Unterbringungen in der Psychiatrie und Zwangsbehandlungen erfolgen aufgrund zweier **gesetzlicher Grundlagen:** einerseits aufgrund von Ländergesetzen, andererseits bei Vorliegen einer gesetzlichen Betreuung (→ 19.5.4) oder einer Vorsorgevollmacht für Gesundheit und Aufenthaltsbestimmung.

Ländergesetze

Die Ländergesetze sollen Rechtssicherheit für Menschen mit einer psychischen Erkrankung, aber auch für behandelnde Fachpersonen gewährleisten. Sie haben je nach Bundesland verschiedene Bezeichnungen, allgemein spricht man von **Psychisch-Kranken-Gesetzen** *(PsychKG)*, im Saarland vom **Unterbringungsgesetz.** Gemeinsam ist allen:

- Über die Notwendigkeit einer Unterbringung zur Behandlung entscheidet eine Richterin, nicht eine Ärztin, Angehörige oder Behörde. Die Richterin stützt sich dabei auf ein ärztliches Zeugnis und die persönliche Anhörung der Betroffenen
- Es muss eine psychische Erkrankung vorliegen, die zu einer erheblichen Selbst- oder Fremdgefährdung führt
- Die Gefahr kann nicht durch eine andere Maßnahme beseitigt werden.

Betreuungsrecht

Für die gesetzliche **Betreuung** regelt ein 2013 in Kraft getretenes Gesetz (§ 1906 Bürgerliches Gesetzbuch, BGB), wann ein Betreuer in eine ärztliche Zwangsmaßnahme einwilligen kann. Voraussetzungen sind:

- Die Betreute ist krankheitsbedingt nicht einwilligungsfähig (→ Kap. 14, → 43.2)
- Es muss ein erheblicher gesundheitlicher Schaden drohen
- Der drohende Schaden kann nicht durch eine weniger belastende Maßnahme abgewendet werden
- Der Nutzen der ärztlichen Zwangsmaßnahme muss die zu erwartenden Beeinträchtigungen deutlich übersteigen
- Die geplante ärztliche Zwangsmaßnahme muss genau bezeichnet sein
- Eine Richterin muss die ärztliche Zwangsmaßnahme genehmigen.

Ist zur Gefahrenabwehr unverzüglich eine Zwangsmedikation oder Fixierung nötig und decken die jeweiligen Ländergesetze die Situation nicht ab, müssen diese Maßnahmen im Ausnahmefall nach dem **rechtfertigenden Notstand** (§ 34 StGB) erfolgen. Die richterliche Genehmigung muss danach unverzüglich eingeholt werden.

Vorliegende Patientenverfügungen müssen beachtet werden. Sie ermöglichen Patientinnen, auch dann über ihre medizinische Behandlung mit zu entscheiden, wenn sie in einer akuten Krankheitsphase ihre Patientenrechte nicht ausüben können. Im Zweifel wird gerichtlich überprüft, ob die darin von der Patientin festgehaltene Willensäußerung auf die vorliegende Situation passt.

Gewalt in der Psychiatrie

Vor allem auf geschlossenen Stationen kann es auch zur **Gewalt** durch Patientinnen kommen. Dies ist nur z. T. auf die Erkrankungen zurückzuführen. Die in der stationären Psychiatrie erwartete Unterordnung unter vorgegebene Regelungen und das enge Zusammenleben mit anderen kann Aggressionen fördern. Auf geschlossenen Stationen birgt auch der Umstand, nicht frei über den eigenen Aufenthaltsort bestimmen zu können, Konfliktpotenzial.

Aggression

DEFINITION

Aggression: Angriffsverhalten gegen Dinge oder andere Menschen.

Autoaggression: Schädigung der eigenen Person.

Aggressionen treten in allen zwischenmenschlichen Beziehungen auf. Auslöser in der Psychiatrie sind:

- Angst, z. B. wenn sich die Patientin im Wahn vom Personal bedroht fühlt
- Frustrationen, z. B. Änderung der Ausgangsregelung
- Zwang, z. B. eine von der Patientin verweigerte und trotzdem erfolgte Injektion
- Mangel an Zuwendung und Aufmerksamkeit, die die Patientin durch aggressives Verhalten erlangen möchte (negative Kontaktaufnahme)
- Bestrebungen der Patientin, unbedingt ihre Wünsche durchzusetzen
- Krankheitsbedingte Erregungszustände, Verlust der Impulskontrolle.

Teufelskreis

Angst fördert die Entstehung aggressiver Gefühle, die die Angst verstärken: Es entsteht ein Teufelskreis, der in Gewalt gipfeln kann. Gewalttätige Patientinnen haben oft selbst Angst vor ihren aggressiven Impulsen und suchen Hilfe.

Pflege aggressiver Patientinnen

Aggressiven Patientinnen werden höflich, aber deutlich Grenzen aufgezeigt. Aggression als „normales" Verhaltensmuster kann nicht geduldet werden. Gleichzeitig wird nach den Ursachen der Aggression gesucht. Neben klaren Verhaltensregeln werden der Patientin Möglichkeiten zu Rückzug, Entspannung und Bewegung angeboten.

Gereizte Patientinnen sind oft mental eingeengt und nehmen ihre Umwelt nur begrenzt wahr. Beleidigungen und Drohungen sollten Pflegende nicht persönlich nehmen. Die Sprache muss klar und deutlich sein.

Deeskalation

Bei Gefahr: keine Konfrontation, sondern Beruhigung und „Talking down".

Elemente des **Talking down** sind:

- Konfrontation, Angriff und Kritik durch Verhalten oder Sprache vermeiden
- Blickkontakt aufnehmen, ruhig sprechen, Ruhe und Sicherheit vermitteln
- Verständnis signalisieren, auf die Patientin eingehen
- Der Patientin zeigen, dass sie ernst genommen wird
- Aktiv zuhören, das Gespräch durch Fragen lenken
- Gemeinsam Lösungen für den Konflikt finden.

Drohen Gewalttätigkeiten, schicken die Pflegenden Mitpatientinnen in ihre Zimmer, benachrichtigen die Ärztin und holen ausreichend Unterstützung. Sind sie ohne zusätzliche Unterstützung selbst gefährdet, z. B. wenn die Patientin eine Waffe hat, wird die Polizei gerufen. Wer den besten Kontakt zur Patientin hat, versucht, sie zu beruhigen. Dabei vermeidet er jede Konfrontation (Stufenplan zur Deeskalation →16.4.2, →Tab. 16.6). In dieser Phase wahren alle Helfer Sicherheitsdistanz, einerseits um sich zu schützen, andererseits, damit sich die Patientin nicht in die Enge getrieben fühlt.

Gelingt es nicht, die Patientin zu beruhigen, und besteht Fremd- oder Eigengefährdung, werden ggf. freiheitsbeschränkende Maßnahmen (freiheitsentziehende Maßnahmen, FEM) erforderlich. Diese schränken die Patientin in ihrer Bewegungsfähigkeit ein, z. B. direkte Fixierung am Bett, Isolation in einem abgeschlossenen Zimmer oder auf Station oder Gabe sedierender Medikamente. Freiheitsentziehende Maßnahmen müssen schriftlich von der Ärztin angeordnet und bei einer Dauer ≥ 30 Min. gerichtlich genehmigt werden, oft nachträglich. In Notfallsituationen muss die ärztliche Anordnung so rasch wie möglich im Nachhinein eingeholt werden.

VORSICHT! Eine **Fixierung ohne Einwilligung** der Patientin ist zulässig bei *Notwehr* (§ 32 StGB) oder bei *Notstand* (§ 34 StGB), d. h. bei deutlichen Zeichen unmittelbar drohender Gefahren für die Patientin oder andere. Sie darf als letztes Mittel nur eingesetzt werden, wenn alle anderen Möglichkeiten versagt haben.
Die Fixierung muss beendet werden, wenn nach ärztlicher oder gerichtlicher Beurteilung keine Eigen- oder Fremdgefährdung mehr besteht. Bleibt die Fixierung weiter bestehen, liegt eine *Freiheitsberaubung* gem. § 239 StGB vor, die mit bis zu zehn Jahren Freiheitsstrafe geahndet werden kann.

Die manuelle Fixierung am Bett erfolgt z. B. als **7-Punkt-Fixierung** mit Bauch-, Schulter-, Schritt-, Arm- und Beingurten (→Abb. 38.10) oder durch Bauchgurt mit Schrittgurt und Schulterhalterung. Fixierungen nur mit Bauchgurt bergen beim Versuch, sich zu befreien, eine erhebliche Gefahr für die Patientin. Potenziell eigen- oder fremdgefährdende Gegenstände werden aus der Reichweite der Patientin entfernt, die Kleidung durchsucht, Halsketten u. Ä. abgenommen. Stark erregte fixierte Patientinnen erhalten eine beruhigende Medikation. Zudem ist eine lückenlose Überwachung (Eins-zu-eins-Betreuung) unabdingbar. Bei längeren Fixierungen muss eine Thromboseprophylaxe, z. B. mit Heparin, erfolgen. Die Maßnahme wird sorgfältig protokolliert [6].

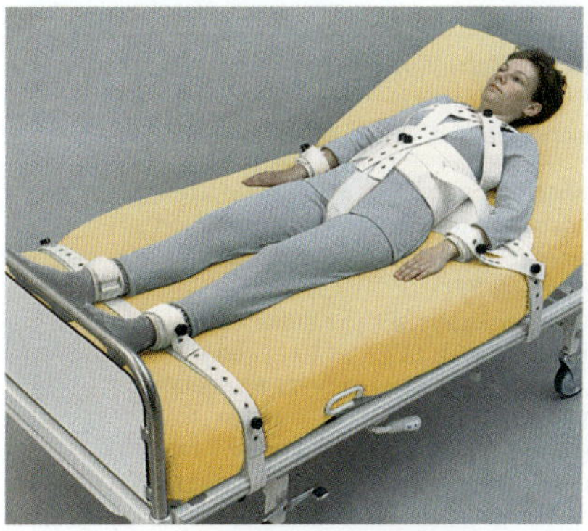

Abb. 38.10 7-Punkt-Fixierung mit Bauch-, Schulter-, Schritt-, Arm- und Beingurten. [V467]

Ist die Patientin wieder zugänglich, wird das gesamte Vorgehen mit ihr besprochen und ihr erklärt. Dabei werden auch die Rolle der Krankheit sowie ihr (krankheitsbedingtes) Verhalten reflektiert. Mit der Patientin wird überlegt, durch welche Maßnahmen Aggressionsausbrüche künftig abgewendet werden können.

Entweichen

Manche Patientinnen versuchen, sich der psychiatrischen Behandlung zu entziehen. Dies liegt meist in der psychischen Erkrankung und der fehlenden Krankheitseinsicht begründet: Die Patientin fühlt sich z. B. verfolgt und versucht, sich durch Flucht zu retten.

Bemerkt eine Pflegende das Verschwinden einer Patientin, muss sie sofort ihr Team informieren. Die Ärztin entscheidet, ob eine polizeiliche Fahndung notwendig ist. In jedem Fall wird versucht, den Aufenthaltsort der Patientin zu erfahren und z. B. über Angehörige herauszufinden, wie es ihr geht und ob eine Gefahr für sie selbst oder für andere besteht. Gegebenenfalls wird auf dem Klinikgelände oder in der Umgebung nach der Patientin gesucht. Meist regeln klinikinterne Standards Art und Ablauf der Maßnahmen.

38.2 Leitbefunde und Weg zur Diagnose

DEFINITION

Psychopathologie: Lehre, die sich damit beschäftigt, wie der Mensch sich selbst und seine Umwelt krankhaft erlebt und wie er sich ihr gegenüber verhält. Sie liefert Begriffe zur Beschreibung psychischer Normalität und Auffälligkeiten.

Psychopathologischer Befund: Befunde von Gesprächen, Beobachtungen und psychologischen Tests. Hierauf stützt sich die Diagnose bei psychischen Erkrankungen.

Der **diagnostische Prozess** in der Psychiatrie ist eine Teamleistung, die sowohl medizinische wie auch Pflegediagnosen umfasst. Die Beteiligung verschiedener Fachrichtungen erhöht die Sicherheit der Diagnosen. Die Diagnostik stützt sich v. a. auf Gespräche, Beobachtungen, standardisierte Fragebögen und psychologische Tests.

Bei der Erhebung der **Anamnese** ist wichtig, den Lebenslauf der Patientin zu erfragen *(biografische Anamnese)* und ein Bild von ihrer Persönlichkeit zu gewinnen. Kann die Patientin wenig zu ihren Problemen sagen, ist die Fremdanamnese von besonderer Bedeutung.

Aufgrund der engen Beziehung zwischen Psyche und Körper können körperliche Erkrankungen nahezu jedes psychiatrische Krankheitsbild imitieren und umgekehrt bei psychischen Krankheiten zahlreiche somatische Beschwerden auftreten. Häufig sind Schlafstörungen, Kopfdruck, Appetitlosigkeit, Heißhunger, Magenbeschwerden, Obstipation, Schwindel, Herzklopfen und sexuelle Störungen. Deshalb müssen körperliche Erkrankungen stets durch Anamnese, körperliche Untersuchung und technische Diagnostik ausgeschlossen werden. In der Regel werden ein EKG, eine Blutuntersuchung mit Schilddrüsenwerten, oft ein EEG und bei Ersterkrankung ein CT oder MRT des Kopfs und manchmal eine Liquoruntersuchung angeordnet.

Bei der Erhebung des **psychopathologischen Befunds** werden u. a. Bewusstsein und Orientierung, Aufmerksamkeit und Gedächtnis, Denkvorgänge und Gedankeninhalte beurteilt. Wichtig sind außerdem Wahrnehmung, Ich-Erleben, Stimmung, Antrieb und Psychomotorik sowie eine grobe Beurteilung der Intelligenz.

Daneben achten die Pflegenden auf Tagesschwankungen, Störungen der Sozialkontakte, Aggressionstendenzen, Suizidalität und Neigung zur Selbstschädigung. Außerdem bemühen sie sich herauszufinden, ob sich die Patientin krank fühlt **(Krankheitsgefühl),** ob sie ihre Störungen als Krankheit verstehen kann **(Krankheitseinsicht)** und wie sie zur Behandlung steht.

AMDP-System

Als „Nomenklatur" für einen psychopathologischen Befund werden in Deutschland meist die Begriffe des **AMDP-Systems** *(AMDP = Arbeitsgemeinschaft für Methodik*

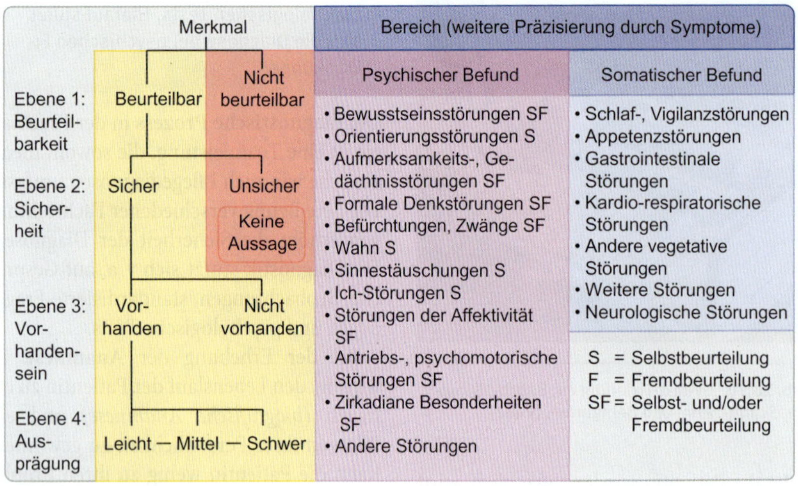

Abb. 38.11 Entscheidungsbaum des AMDP-Systems und Symptombereiche. Beim psychischen Befund gibt es 100 Symptome, beim somatischen 40. Auf speziellen Rating-Bögen kann die Untersucherin für jedes einzelne Symptom Vorhandensein (ja/nein), Ausprägung (leicht/mäßig/schwer) und Nicht-Beurteilbarkeit (keine Aussage) ankreuzen. [L143]

und Dokumentation in der Psychiatrie) verwendet (→ Abb. 38.11) [7, 8]. Manche Merkmale kann nur die Untersucherin beurteilen (F = Fremdbeurteilung), manche nur die Patientin oder die Untersucherin nur aufgrund von Äußerungen der Patientin (S = Selbstbeurteilung), manche beide (SF).

38.2.1 Bewusstseinsstörungen

DEFINITION

Bewusstsein: Gesamtheit aller psychischen Vorgänge (Gedanken, Gefühle, Wahrnehmungen) verbunden mit dem Wissen um das eigene „Ich" und die Subjektivität dieser Vorgänge.

Bewusstseinsstörungen sind Leitsymptom organisch bedingter psychischer Störungen.

Quantitative Bewusstseinsstörungen *(Vigilanzstörungen)* äußern sich als Minderung der Wachheit (→ 37.2.11).

Bei **qualitativen Bewusstseinsstörungen** kann die Betroffene die Gesamtheit ihrer Lebensbezüge nicht erfassen. Sie kann z. B. Zusammenhänge in einer Situation nicht erkennen, es ist ihr nur noch ein kleiner Teil der Gesamtsituation bewusst oder sie hat das Gefühl einer besonders intensiven Wahrnehmung. Die Patientin ist dabei wach und kann komplexe Handlungen ausführen. Charakteristisch sind zusätzlich produktive psychotische Symptome wie Halluzinationen. Typisches Beispiel ist das Alkoholdelir (→ 38.8.3).

38.2.2 Orientierungsstörungen

DEFINITION

Orientierungsstörung: Beeinträchtigung der Fähigkeit, sich bezüglich Zeit, Ort, Situation und eigener Person zurechtzufinden.

Desorientiertheit *(Aufhebung der Orientierung):* Schwerste Form der Orientierungsstörung.

Orientierung ist das Wissen um die gegenwärtige Situation. Der wache, gesunde Mensch weiß, wer er ist, wo er sich befindet, welcher Tag ist und was gerade geschieht. Bei **Orientierungsstörungen** ist dieses Wissen nur z. T. oder gar nicht mehr vorhanden. In der Regel wird mit zunehmendem Schweregrad zunächst die zeitliche, dann die örtliche und situative und zuletzt die Orientierung zur eigenen Person beeinträchtigt. Zu erkennen sind Orientierungsstörungen am Verhalten der Patientin und an Antworten, die sie auf Fragen zu Zeit, Ort, Situation oder ihrer Person gibt.

38.2.3 Aufmerksamkeits- und Konzentrationsstörungen

DEFINITION

Aufmerksamkeitsstörung: Störung der Fähigkeit, sich einem Ausschnitt der Gesamtwahrnehmung oder des Gesamterlebens *zuzuwenden.*

Konzentrationsstörung: Störung der Fähigkeit, über längere Zeit bei einem Ausschnitt der Gesamtwahrnehmung oder des Gesamterlebens zu *verweilen.*

Ein Gesunder ist z. B. in der Lage, konzentriert einem Vortrag zuzuhören. Andere Wahrnehmungen, etwa vorbeifahrende Autos, lenken ihn nicht ab.

Bei Störungen der Aufmerksamkeit und Konzentration kann die Patientin „nicht richtig zuhören" und sich nicht länger mit einer Sache beschäftigen. Hat eine Untersucherin im Gespräch den Eindruck, dass die Patientin an einer **Aufmerksamkeits- oder Konzentrationsstörung** leidet, kann sie diesen Eindruck z. B. durch Rechenaufgaben, Buchstabieren oder spezielle Tests kontrollieren. Diese Störungen treten u. a. beim ADHS (Aufmerksamkeitsdefizit-Hyperaktivitäts-Syndrom → 38.6.3), bei psychotischen und depressiven Erkrankungen auf.

38.2.4 Gedächtnisstörungen

DEFINITION

Gedächtnisstörung: Beeinträchtigung der Fähigkeit, sich Wahrnehmungen und Empfindungen zu merken und sich später daran zu erinnern.

Gedächtnisstörungen können sich auf Arbeits-, Kurzzeit- und Langzeitgedächtnis beziehen.

Meist sind zuerst neue und erst später lange zurückliegende Erinnerungen betroffen. So vergisst die Patientin mit einer zunehmenden Gedächtnisstörung zunächst die Namen der Pflegenden, dann die der Enkel und schließlich die der eigenen Kinder.

Kompliziertes wird in der Regel schneller vergessen als Einfaches, Ungewohntes schneller als lang Eingeübtes.

Zur einfachen Gedächtnisprüfung kann man beispielsweise Zahlenfolgen oder nicht miteinander verbundene Wörter nachsprechen und nach etwa 5 Min. wiederholen lassen.

Störungen des Langzeitgedächtnisses sind Leitsymptom für Demenzen (→ 37.11.3).

Amnesie

DEFINITION

Amnesie: Zeitlich oder inhaltlich begrenzte Gedächtnislücke.

Tab. 38.1 Die häufigsten formalen Denkstörungen.

Störung	Definition	Klinik (Bsp.)	Ursache (Bsp.)
Denkhemmung	Subjektives Gefühl der Patientin, dass das Denken „gebremst" ist	Die Patientin klagt, sie könne nicht mehr denken oder sie komme zu keinem Ergebnis.	Depressionen (→38.10.1)
Denkverlangsamung	Objektive Verlangsamung des Denkens	Die Patientin spricht langsam. Das Mitdenken fällt ihr schwer.	Depressionen
Umständliches Denken	Unfähigkeit, Nebensächliches von Wichtigem zu trennen	Die Patientin kommt beim Erzählen von „Hölzchen auf Stöckchen" und bleibt an jeder Kleinigkeit hängen.	Organisch bedingte psychische Störung (→38.7)
Grübeln	Ständige Beschäftigung mit bestimmten, meist unangenehmen Gedankengängen	Die Patientin sagt, ihre Gedanken kreisten pausenlos um die finanzielle Lage der Familie und sie könne an nichts anderes mehr denken.	Depressionen
Perseveration	An Worten und Inhalten haftend	Die Patientin wiederholt bis über Stunden Worte oder Inhalte, die oft sinnlos sind.	Organisch bedingte psychische Störung
Einengung des Denkens	Fixierung des Denkumfangs auf wenige Themen	Die Patientin redet nur von der Ungerechtigkeit ihres Rentenbescheids. Auf etwas anderes angesprochen, antwortet sie kurz und kehrt sofort zum Thema Rente zurück.	Organisch bedingte psychische Störung
Ideenflucht, Vorstufe: assoziativ gelockertes Denken	Vermehrung von Einfällen, ohne dass diese zu Ende gedacht werden	Die Patientin spricht von der kastanienbraunen Haarfarbe ihres Ehemanns, wechselt zum Thema Bäume, springt zum Waldsterben und dann zu den verstorbenen Großeltern.	Manie (→38.10.2), Drogenkonsum (→38.8)
Gedankensperre/-abreißen	Plötzliches Abbrechen eines bis dahin flüssigen Gedankengangs ohne erkennbaren Grund	Die Patientin spricht über ihre Schulzeit. Plötzlich hält sie inne, schaut sich irritiert um und fährt dann mit der Schilderung ihrer Ehe fort.	Schizophrenien (→38.9.1)
Zerfahrenes *(inkohärentes)* **Denken**	Zusammenhangloses und zerrissenes (inkohärentes) Denken und Sprechen. Im Extremfall „Wortsalat"	„Mein meiner Mutter mal mein meine – mein Nachbar malt macht – gestern macht es und stinkt nach Gas und im Ofen".	Schizophrenien

Typisches Beispiel einer **retrograden Amnesie** ist die Erinnerungslücke für die Zeit direkt vor einer Gehirnerschütterung. Erinnerungslücken für die Zeit nach einem Ereignis werden als **anterograde Amnesien** bezeichnet.

38.2.5 Denkstörungen

DEFINITION

Denkstörungen *(Störungen des Denkens):* Werden unterteilt in:

- **Formale Denkstörungen** mit Störungen des *Gedankengangs*
- **Inhaltliche Denkstörungen** mit gestörtem *Gedankeninhalt.*

Formale Denkstörungen

Formale Denkstörungen sind Störungen des Gedankengangs (→Tab. 38.1). Bei Verdacht auf eine formale Denkstörung achtet die Untersucherin besonders darauf, wie die Patientin auf Fragen eingeht, ob sie beim Thema bleiben kann und ob ihr das Nachdenken sichtlich Mühe macht.

Wichtig: Die richtige Kommunikation

Gespräche mit denkgestörten Patientinnen erfolgen in einem ruhigen, beschützenden Rahmen, um sie nicht zu überfordern. Denkgehemmte Kranke brauchen viel Zeit, da Zeitdruck und Unruhe das Krankheitsgefühl verstärken. Bei flüchtigem Denken werden nur wenige Themen angesprochen und klare Fragen gestellt. Bei sehr schweren Denkstörungen sind die Gespräche kurz und stark strukturiert.

Inhaltliche Denkstörungen

Von **inhaltlichen Denkstörungen** spricht man, wenn sich das Denken offensichtlich mit veränderten, für Außenstehende nicht nachvollziehbaren Inhalten beschäftigt. Diese Störung liegt beim *Wahn* vor.

Wahn

DEFINITION

Wahn: Objektiv nicht nachvollziehbare Überzeugung, die ohne entsprechende Anregung von außen entsteht, von der Patientin mit großer Gewissheit erlebt und trotz beweisbarer Gegengründe aufrechterhalten wird.

Beispiel. Eine Patientin kommt nachts in die Klinik. Sie werde durch die Ärzte der Klinik zu Hause mit Kameras überwacht. Letzte Nacht habe man ihr sogar einen kleinen Sender in die Brust eingebaut, um jederzeit ihren Aufenthaltsort feststellen zu können. Auf den Einwand, das könne nicht sein, da keine Narbe an der Brust zu sehen sei, antwortet die Patientin, diese hätten die Ärzte listigerweise unsichtbar gemacht.

Die **Wahnthemen** *(Wahninhalte)* werden auch kulturell und sozial beeinflusst. Charakteristisch in unserer Gesellschaft sind z. B.:

- **Beziehungswahn.** Die Ereignisse in der Umgebung haben eine besondere Bedeutung für die Patientin. Sie bezieht alles, was geschieht, auf sich.
  Beispiel. Eine Patientin kommt ins Krankenhaus, weil die Leute in der Straßenbahn nur noch darüber sprächen, dass sie krank sei und Medikamente brauche
- **Verfolgungswahn.** Der Verfolgungswahn kann als Sonderform des Beziehungswahns betrachtet werden. Die Patientin bezieht alles, was geschieht, nicht nur *auf* sich, sondern *gegen* sich und fühlt sich als Ziel von Feindseligkeit. Infolgedessen haben viele Betroffene große Angst
- **Verarmungswahn.** Die Patientin ist von ihrem drohenden finanziellen Ruin überzeugt
- **Größenwahn.** Die Patientin überschätzt sich. Sie erlebt sich beispielsweise als ungeheuer begabt, schön, mächtig oder hält sich für eine berühmte Persönlichkeit
- **Schuldwahn.** Die Patientin ist überzeugt, dass sie gegen ein göttliches oder

sittliches Gebot verstoßen und Schuld auf sich geladen hat
- **Hypochondrischer Wahn.** Die Patientin ist sicher, krank zu sein. Unauffällige Untersuchungsergebnisse überzeugen sie nicht.

Wahn ist immer Zeichen einer Erkrankung. Bei vielen psychischen Erkrankungen, v.a. Schizophrenien, schizoaffektiven Störungen, Depressionen und exogenen Psychosen, ist die Wahrnehmung der Welt erheblich verändert, die Welt ist nicht mehr verstehbar. Das führt bei vielen Betroffenen zu großer Angst. Im Wahn kann die veränderte Welt wieder erklärbar werden.

Umgang mit Wahn

Der Betroffenen den Wahn auszureden ist in der Regel unmöglich. Entsprechende Versuche verunsichern sie, sie fühlt sich nicht ernst genommen.
Ebenso falsch ist es, auf den Wahn einzugehen, als teile man ihn. Damit wird es einerseits schwerer für die Patientin, den Wahn aufzugeben, wenn sich die Krankheit bessert, andererseits ist die Glaubwürdigkeit des Personals gefährdet.
Eine gute und ehrliche Strategie ist, der Patientin zu sagen, dass man ihre Überzeugung nicht teilen könne, aber ihr Erleben respektiere.
Darüber hinaus versucht man, am Wahn vorbei ihre gesunden Anteile zu erreichen, etwa durch Gespräche über Themen, die nicht mit dem Wahn verknüpft sind.

38.2.6 Ängste und Zwänge

Ängste

DEFINITION

Angst: Seelisches und körperliches Phänomen mit intensivem Gefühl der Bedrohung und des Ausgeliefertseins sowie vegetativen Symptomen wie Herzklopfen, Zittern, Schweißausbruch, Schwindel, trockener Kehle, Übelkeit und Durchfall. Normale menschliche Grunderfahrung mit Warnfunktion. Krankhaft bei Auftreten ohne angemessene Bedrohung.

Formen der Angst

Realangst. Angst angesichts bedrohlicher Situationen heißt Realangst. Sie ist ein Signal, der Gefahr auszuweichen und im Kampf gegen die Gefahr besondere Energien zu mobilisieren. Hierzu zählen z.B. die Angst bei tätlichen Angriffen oder die *vitalen Angstgefühle* beim Herzinfarkt.

Kindliche Ängste. Kinder durchleben in ihrer Entwicklung Phasen, in denen Ängste geradezu normal sind. Der ältere Säugling fremdelt, das Kindergartenkind hat zu Beginn Trennungsängste, und fast alle Kinder durchleben eine Zeit, in der sie sich vor Dunkelheit fürchten.

Existenzangst. Existenzangst ist eine scheinbar unmotivierte, nicht an bestimmte Situationen gebundene Angst.

Angst bei psychischen Erkrankungen

Krankhafte Angst

Angst ist ein häufiges Symptom psychischer Erkrankungen und bei Angsterkrankungen (→ 38.12.1) das vorherrschende Phänomen. Ängste sind krankhaft, wenn sie von der Patientin oder der Umwelt als unangemessen oder gar unsinnig empfunden werden oder das Verhalten der Patientin fast ausschließlich bestimmen.

Neurobiologisch gibt es Hinweise, dass Angstgefühle durch eine Störung im serotonergen System des ZNS ausgelöst werden.

Patientinnen mit einer **Hypochondrie** *(eingebildetes Kranksein)* befürchten, krank zu sein, ohne dass dies durch objektive Befunde begründet wäre. Meist beobachten sie ihren Körper in übertriebener Weise (→ Abb. 38.12).

Phobien (→ 38.12.1) sind Angstgefühle angesichts bestimmter Objekte oder Situationen, wobei die Betroffene weiß, dass diese Angst objektiv unbegründet ist. Beispielsweise empfindet ein Mann beim Anblick einer Spinne panische Angst, obwohl er genau weiß, dass die Spinne harmlos ist.

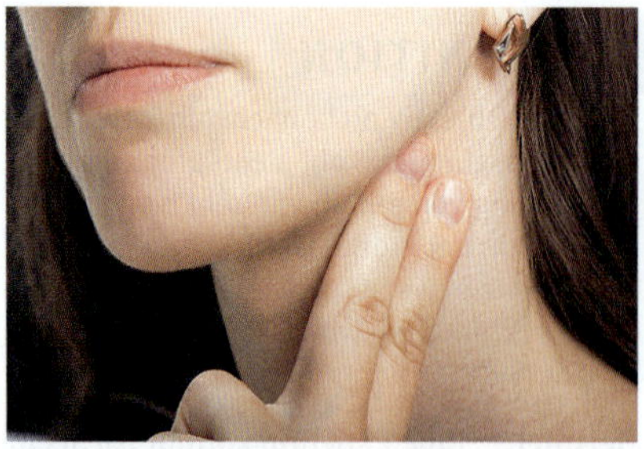

Abb. 38.12 Patientinnen mit Hypochondrie beobachten sich intensiv auf Krankheitszeichen. Durch ihre Ängste können sich Körperfunktionen wirklich verändern. So kann der Puls einer Kranken, die diesen aus Furcht vor Herzrhythmusstörungen immer wieder fühlt, infolge der Aufregung steigen und sie so in ihren Ängsten bestätigen. [J787]

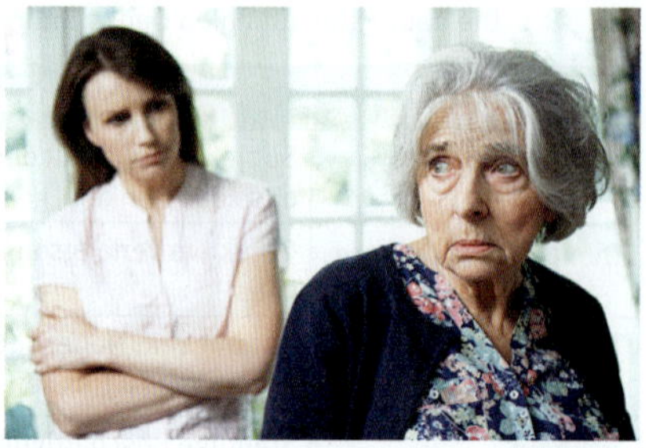

Abb. 38.13 Wahrnehmungsstörung. Verkennung von Situation und Personen kann sich z.B. durch unangemessenes Misstrauen zeigen. [J787]

Zwänge

Kennzeichnend für (krankhaften) **Zwang** ist, dass sich der Betroffenen Ideen, Vorstellungen oder Handlungsimpulse immer wieder stereotyp aufdrängen. Sie werden als quälend oder sinnlos erlebt, aber dennoch muss die Patientin ihnen nachgeben. Häufig ist z.B. der *Waschzwang,* bei dem sich Betroffene alle paar Minuten die Hände waschen, um das Gefühl zu bekämpfen, dass sie schmutzig sind. Zwänge sind Leitsymptom der Zwangsstörung (→ 38.12.2), kommen aber auch bei Angsterkrankungen, Depression und Schizophrenie vor.

VORSICHT! Patientinnen mit Zwängen nicht unsystematisch an ihren Zwangshandlungen hindern! Das Nichtausführen führt zu starker innerer Anspannung und Angst, die Situation muss daher therapeutisch vorbereitet und begleitet werden.

38.2.7 Wahrnehmungsstörungen

DEFINITION

Halluzination *(Trugwahrnehmung):* Wahrnehmungserlebnis ohne reales Objekt und ohne Reizquelle in der Außenwelt, das die Betroffene aber für einen wirklichen Sinneseindruck hält.

Illusion *(Verkennung):* Sinnestäuschung, bei der reale Sinneseindrücke fehlinterpretiert werden (→ Abb. 38.13).

Halluzinationen

Bei einer **Halluzination** hört die Patientin z.B. Stimmen in einem stillen Raum, die kein anderer Anwesender hört. Halluzinationen können alle Sinne betreffen (→ Tab. 38.2).

Manchmal gibt die Art der Halluzination Hinweise auf die Erkrankung. So sind z.B. *dialogische Stimmen,* d.h. Stimmen, die über die Betroffene reden, typisch für schizophrene Störungen.

Tab. 38.2 Übersicht über die Halluzinationen.

	Definition	Klinik (Bsp.)	Ursache (Bsp.)
Akustische Halluzination	Hören von Stimmen oder Geräuschen	Die Patientin hört die Stimme eines Bekannten, der sagt, das sei doch alles Unsinn.	Schizophrenie
Optische Halluzination	Sehen von Personen, Gegenständen, Szenen und Handlungsabläufen	Die Patientin sieht eine Teufelsfratze an einer leeren weißen Wand.	Organisch bedingte psychische Störung
Körperhalluzination *(Leibhalluzination)*	Empfindung von Berührung, Druck, Brennen, Schmerzen o. Ä.	Die Patientin klagt über elektrische Schläge und Bestrahlungen, die aus der Wand kämen.	Schizophrenie
Olfaktorische *(Geruchs-)* und **gustatorische** *(Geschmacks-)***Halluzination**	Riechen bzw. Schmecken. Oft gemeinsam auftretend und meist unangenehm	Die Patientin isst nicht, weil das Essen angeblich nach Blut schmeckt. Außerdem hat sie Angst im Zimmer, weil es so stark nach Gas riechen würde.	Schizophrenie

Illusionen

Illusionen sind unspezifischer und treten z. B. bei Ängsten oder auch Müdigkeit auf. Dabei wird z. B. ein Busch im Schatten als kauernder Angreifer verkannt.

Umgang mit Halluzinationen

Halluzinierende Patientinnen sind durch ihr inneres Erleben oft völlig in Anspruch genommen und evtl. sozial nicht mehr handlungsfähig. Häufig haben sie große Angst.

Die Patientinnen brauchen Abschirmung von äußeren Belastungen und Rückzugsmöglichkeiten. Gespräche sollten kurz sein mit unverfänglichen Themen.

38.2.8 Störungen des Ich-Erlebens

DEFINITION

Störung des Ich-Erlebens: Gestörtes Erleben der eigenen Persönlichkeit (des „Ichs") mit Störung der Abgrenzung zwischen eigener Person und Umwelt.

Das Ich ist der Teil der Psyche, der dem Menschen Sicherheit über seine Individualität und Persönlichkeit gibt. Dazu gehört, dass eigene psychische Vorgänge, z. B. Gedanken, auch als zu sich gehörig erkannt werden. Bei einigen psychischen Erkrankungen, besonders bei Schizophrenien, kommt es zu einer Störung der Ich-Grenzen und dadurch zu Unsicherheiten: Denke ich, oder denkt ein anderer in mir?

Zu den **Ich-Störungen** gehören:

- **Derealisation.** Die Umgebung scheint der Patientin verändert, unwirklich, fremdartig und unvertraut
- **Depersonalisation.** Die eigene Person kommt der Kranken verändert, unwirklich oder fremd vor. Sie steht sich selbst fremd gegenüber
- **Gedankenausbreitung.** Die Patientin hat den Eindruck, dass ihre Gedanken von anderen gelesen würden, dass andere Menschen wüssten, was sie denkt
- **Gedankenentzug.** Die Patientin klagt, dass andere ihr ihre Gedanken wegnehmen würden
- **Gedankeneingebung.** Die Patientin spürt, dass andere Menschen ihre Gedanken von außen beeinflussen und steuern
- **Gemachtheit.** Die Patientin erlebt bestimmte Gegebenheiten/Situationen als von außen speziell für sie gemacht, um so ihr Wollen, Denken, Handeln zu beeinflussen.

Gedanken, Gefühle und Handlungen in irgendeiner Form als von außen beeinflusst zu erleben, wird auch als **Fremdbeeinflussungserleben** zusammengefasst.

VORSICHT! Die Auflösung der Ich-Grenzen bereitet erhebliche Angst. Es besteht die Gefahr der **Angstverstärkung** durch ungeschickte Gespräche. Oft versuchen die Patientinnen, sich durch Rückzug vor zu großer Nähe zu schützen. Reizabschirmung hat sich hier bewährt.

38.2.9 Affektive Störungen

DEFINITION

Affektivität *(Emotionalität):* Gesamtheit der Gefühlsregungen, Stimmungen und Selbstwertgefühle.

Ob Gefühle angemessen sind oder nicht, hängt immer von der Situation ab.

Gesunde kennen eine große Breite möglicher **Affekte** von rasender Wut bis zu stillem Glück – je nach Situation sind auch extreme Gefühlsregungen adäquat. Andererseits können Gefühle unangemessen erscheinen, selbst wenn sie wenig dramatisch sind, beispielsweise Gleichgültigkeit nach einem Todesfall oder ständige, mürrische Gereiztheit.

Bei der Beurteilung der **Affektivität** achtet das Team auf die Grundstimmung, die Angemessenheit angesichts der Situation, die Stabilität der Gefühle und die *emotionale Schwingungsfähigkeit,* also die Fähigkeit, auf Gefühle anderer einzugehen.

Wichtige affektive Störungen

- **Depression:** Niedergeschlagenheit („Ich kann mich über nichts mehr freuen")
- **Hoffnungslosigkeit** („Ich werde nie mehr gesund")
- **Ängstlichkeit** („Ich habe Angst vor allem und jedem")
- **Gefühl der Gefühllosigkeit:** Gefühl, nichts mehr empfinden zu können und innen leer zu sein („In mir ist alles tot, wenn ich wenigstens weinen könnte")
- **Insuffizienzgefühle:** Gefühl, nichts wert zu sein („Ich bin unfähig, zu denken oder zu arbeiten. Eigentlich bin ich absolut überflüssig")
- **Affektstarre:** Verringerung der emotionalen Schwingungsfähigkeit
- **Euphorie:** Gesteigertes Wohlbefinden („Ich bin so glücklich wie nie zuvor")
- **Übersteigerte Selbstwertgefühle** („Ich habe eine Geschäftsidee, mit der bin ich in vier Wochen Milliardär")
- **Affektarmut:** Gefühlsarmut
- **Ambivalenz:** Gleichzeitige Existenz widersprüchlicher, eigentlich einander ausschließender Gefühle
- **Parathymie:** Gefühl und Erlebnis passen nicht zusammen (Die Patientin berichtet lächelnd, die Ärztin habe ihr ein Gift gespritzt, das ihre Knochen auflöse).

Gefühle akzeptieren

Es ist nicht möglich und sinnvoll, der Patientin Gefühle auszureden, die aus Sicht der Pflegenden unangemessen sind. Zur Gestaltung einer hilfreichen Beziehung ist wichtig, sich empathisch in die innere Welt der Betroffenen einzufühlen und ihr Erleben zu akzeptieren.

Sachliche Information kann die Patientin evtl. unterstützen: „Ich glaube Ihnen, dass Sie keine Hoffnung empfinden. Das ist Ausdruck Ihrer Krankheit. Nach meiner Erfahrung wird das Gefühl der Hoffnungslosigkeit geringer, wenn sich Ihre Depression bessert."

38.2.10 Antriebs- und psychomotorische Störungen

Antriebsstörung

DEFINITION

Antriebsstörung: Minderung oder Steigerung der inneren Kraft zur zielgerichteten Aktivität.

Der **Antrieb** ist der „seelische" Motor, der dem Menschen das Tätigsein ermöglicht, und vom Willen weitgehend unabhängig.

Antriebsarmut

Antriebsarmut bezeichnet einen Mangel an Initiative und seelischer Energie. Die Patientinnen können „sich kaum zu etwas aufraffen", es fehlt ihnen an Initiative und Tatkraft. In maximaler Ausprägung führt Antriebsarmut zu motorischer Bewegungslosigkeit, dem **Stupor.** Antriebsarmut ist ein häufiges Symptom bei Depressionen und Schizophrenien und kann durch Psychopharmaka verstärkt werden.

Umgang mit Antriebsarmut

Antriebslosigkeit ist nicht Ausdruck von Charakter- oder Willensschwäche. Die Patientinnen können sich nicht „zusammenreißen". Sie müssen motiviert, dürfen aber nicht überfordert werden.

Antriebssteigerung

Patientinnen mit **Antriebssteigerung** platzen geradezu vor Energie, sind ständig in Bewegung, unermüdlich tätig und haben meist Mühe, Distanz zu wahren, was ihre Mitmenschen sehr belasten kann. Gesteigerter Antrieb ist typisch für Manien.

Die Pflegenden schaffen für antriebsgesteigerte Patientinnen Möglichkeiten, ihre Energien auszuleben, ohne anderen zu schaden, z. B. beim Sport oder beim Malen auf großen Flächen.

Psychomotorische Störung

DEFINITION

Psychomotorische Störung: Störung in der *Art,* sich zu bewegen (Erscheinungsbild der Bewegung, Körperhaltung während der Bewegung).

Alle Bewegungen eines Menschen werden nicht nur von seinem Willen, sondern auch von seiner Psyche beeinflusst und können bei psychischen Störungen verändert sein.

- **Hyperkinese** bezeichnet eine Steigerung der motorischen Aktivität mit Bewegungsunruhe und ziellosen Bewegungen
- **Hypokinese** meint Bewegungsarmut, **Akinese** Bewegungslosigkeit
- **Raptus** ist ein schwerer motorischer Erregungszustand
- **Stereotypien** sind Bewegungen oder Worte, die gleichförmig wiederholt werden, z. B. Nesteln
- **Manierierte** und **bizarre Bewegungen** sind an sich alltägliche Bewegungen, die aber auffällig geziert oder posenhaft ausgeführt werden, etwa das hoheitliche Winken einer Patientin, die im Rollstuhl durch den Gang gefahren wird.

Auffällige Veränderungen der Psychomotorik findet man u. a. bei Schizophrenien, Autismus, Aufmerksamkeitsdefizit-Hyperaktivitätssyndrom (ADHS) und organisch bedingten psychischen Störungen.

38.3 Psychopharmaka

DEFINITION

Psychopharmaka: Arzneimittel, die hauptsächlich auf das ZNS wirken und u. a. Gefühle und Denken eines Menschen verändern. In erster Linie eingesetzt zur Behandlung psychischer Erkrankungen.

Psychopharmaka sind nicht unumstritten. Viele befürchten, sie dienten nur der Ruhigstellung, nicht aber der eigentlichen Behandlung. Allgemein gilt jedoch:

- Der Nutzen von Psychopharmaka ist bei vielen Krankheiten nachgewiesen. Psychopharmaka können den Weg für andere Therapien ebnen, etwa indem sie Ängste in den Hintergrund treten lassen
- Oft ist die soziale Reintegration von einer wirksamen, häufig auch lang dauernden Psychopharmakamedikation abhängig
- Für viele Patientinnen hängt die langfristige Prognose davon ab, ob sie regelmäßig Psychopharmaka einnehmen.

38.3.1 Antipsychotika

DEFINITION

Antipsychotika *(Neuroleptika):* Arzneimittel, die die gestörten psychischen Funktionen bei psychotischen Erkrankungen „ordnen" können.

Einteilung von Antipsychotika

Typische Antipsychotika

Typische Antipsychotika *(konventionelle Antipsychotika, KAP, First Generation Antipsychotics, FGA)* gibt es schon länger.

- **Hochpotente Antipsychotika** sind stark antipsychotisch wirksam. Zudem sind sie eher antriebshemmend und beruhigend. Hierzu zählen Haloperidol (z. B. Haldol®) und Flupentixol (z. B. Fluanxol®)
- **Niederpotente Antipsychotika** wirken gering antipsychotisch und stärker sedierend. Sie dämpfen Erregungszustände und fördern den Nachtschlaf. Vertreter sind u. a. Chlorprothixen (z. B. Chlorprothixen-neuraxpharm®), Pipamperon (z. B. Dipiperon®), Promethazin (z. B. Atosil®) und Prothipendyl (z. B. Dominal®)
- **Mittelpotente Antipsychotika,** etwa Perazin (z. B. Perazin-neuraxpharm®). Zuclopenthixol (z. B. Ciatyl-Z®) liegt zwischen mittel- und hochpotent.

Atypische Antipsychotika

Atypische Antipsychotika, auch *Second Generation Antipsychotics (SGA)* genannt, sind chemisch sehr unterschiedlich. Sie sind gut antipsychotisch wirksam, haben weniger Nebenwirkungen als typische Antipsychotika und sind daher erste Wahl. Atypische Antipsychotika sind z. B. Amisulprid (z. B. Solian®), Aripiprazol (z. B. Abilify®), Clozapin (z. B. Leponex®), Olanzapin (z. B. Zyprexa®), Quetiapin (z. B. Seroquel®) und Risperidon (z. B. Risperdal®).

Indikationen

Die wichtigsten **Indikationen** für Antipsychotika sind:

- Psychotische Symptome bei Schizophrenien, schizoaffektiven Störungen, wahnhaften Depressionen, organisch bedingten psychischen Störungen und Delir
- Manie
- Rückfallprophylaxe bei chronischen Erkrankungen aus dem schizophrenen Formenkreis
- Erregungs-, Angst- und Spannungszustände sowie Schlafstörungen.

Entsprechend der Zielsymptomatik wählt man bei psychotischen Symptomen höherpotente, bei Angst- oder Spannungszuständen niederpotente Antipsychotika.

Um die regelmäßige medikamentöse Behandlung bei chronisch Kranken zu sichern, gibt es von einigen Antipsychotika Depotformen, die meist alle 2–4 Wochen i. m. injiziert werden.

Nebenwirkungen von Antipsychotika

Die wichtigste **unerwünschte Wirkung** niederpotenter Antipsychotika ist starke Müdigkeit. Motorische Störungen sind selten.

Unerwünschte Wirkungen betreffen bei *hochpotenten Antipsychotika* in erster Linie das extrapyramidal-motorische System:

- **Dyskinesien** sind spontan auftretende, unwillkürliche Bewegungen.
  - **Frühdyskinesien** *(initiale Dyskinesien)*, meist schmerzhafte Zungen-, Schlund- und Blickkrämpfe oder Krämpfe der Kiefermuskulatur, treten zu Therapiebeginn auf. Sie werden mit Biperiden (z. B. Akineton®), Dosisreduktion und ggf. Umstellen auf ein anderes Antipsychotikum behandelt
  - **Spätdyskinesien** *(tardive Dyskinesien)* entwickeln sich nach längerer Therapie. Am häufigsten sind unwillkürliche Bewegungen der Mund-, Schlund- und Gesichtsmuskulatur, z. B. Schmatz- und Kaubewegungen. Bei einigen Patientinnen sind sie therapieresistent
- **Akathisie** bezeichnet einen starken Bewegungsdrang. Die Betroffenen trippeln auf der Stelle, laufen unruhig auf und ab und „zappeln" auf dem Stuhl herum. Eine Akathisie ist oft schwer von krankheitsbedingter Unruhe zu unterscheiden. Die Behandlung besteht in Dosisreduktion oder Absetzen des Antipsychotikums und der Gabe eines Betablockers oder vorübergehend eines niedrig dosierten Benzodiazepins
- Das **pharmakogene Parkinson-Syndrom** (→ 37.11.1) zeigt sich durch *Rigor* (Muskelsteifigkeit), *Tremor* (Zittern) und v. a. *Hypokinese* (Bewegungsarmut). Es wird durch Gabe von Biperiden (z. B. Akineton®) und Reduzierung oder Umstellen des Antipsychotikums therapiert.

Atypische Antipsychotika haben weniger motorische, aber häufiger metabolische Nebenwirkungen, z. B. Gewichtszunahme.

Eine Sonderstellung nimmt das atypische Antipsychotikum **Clozapin** ein. Es verursacht in 1–3 % lebensbedrohliche Agranulozytosen (→ 27.7.4) und darf daher nur bei Erfolglosigkeit anderer Antipsychotika eingesetzt werden. Das Blutbild muss anfangs wöchentlich, später alle vier Wochen kontrolliert werden.

Medikamentenpass

Patientinnen mit Clozapin-Therapie erhalten einen Medikamentenpass, in dem die Dosis und die Ergebnisse der Blutbildkontrollen vermerkt werden.

Viele Antipsychotika und Antidepressiva verändern das EKG und können selten tödliche Herzrhythmusstörungen verursachen. Daher wird das EKG häufig kontrolliert.

VORSICHT! Seltene, aber lebensgefährliche Antipsychotika-Nebenwirkungen sind:

- Das **maligne neuroleptische Syndrom** mit Fieber, Rigor und Akinese, Bewusstseinsstörungen, starkem Schwitzen und Tachypnoe, erfordert intensivmedizinische Überwachung
- Störungen in der Bildung der weißen Blutkörperchen (*Agranulozytose* → 27.7.4).

Antipsychotika machen – entgegen einem verbreiteten Vorurteil – *nicht* abhängig.

Pflege

Die Medikation mit Antipsychotika ist wegen der zahlreichen Nebenwirkungen für viele sehr belastend. Neben der Beobachtung und Behandlung der Nebenwirkungen ist es notwendig, die Patientinnen wiederholt über die Medikation zu informieren und auf ihre Fragen einzugehen, um eine langfristige Therapieadhärenz zu erreichen.

Zur Prävention der häufigen und oft stark belastenden Gewichtszunahme dienen regelmäßige Gewichtskontrollen sowie ggf. Maßnahmen zur Gewichtsreduktion wie angemessene Ernährung und vermehrte körperliche Bewegung. Bei erhöhtem Speichelfluss können Salbeitropfen oder Gastrozepin (nach ärztlicher Anordnung) helfen.

Wichtig ist die Beurteilung, wie zuverlässig die Patientin bei der Arzneimitteleinnahme ist. Bei Problemen wird zunächst geklärt, ob sie unzureichend über die Medikation aufgeklärt ist, ob sie das Therapiemanagement überfordert oder ob sie bewusst entschieden hat, die Medikamente nicht zu nehmen. Je nachdem steht Aufklärung der Patientin, systematisches Training der selbstständigen Medikamenteneinnahme, Motivation (→ Abb. 38.14) oder eine Anpassung des Therapieplans im Vordergrund. Bei Patientinnen, die prinzipiell mit der Medikation einverstanden sind, denen aber die regelmäßige Einnahme auch mit Unterstützung nicht gelingt, ist die Einstellung auf ein Depot-Antipsychotikum möglich. Diese vermindert die Zahl der Rehospitalisierungen von Langzeitpatientinnen.

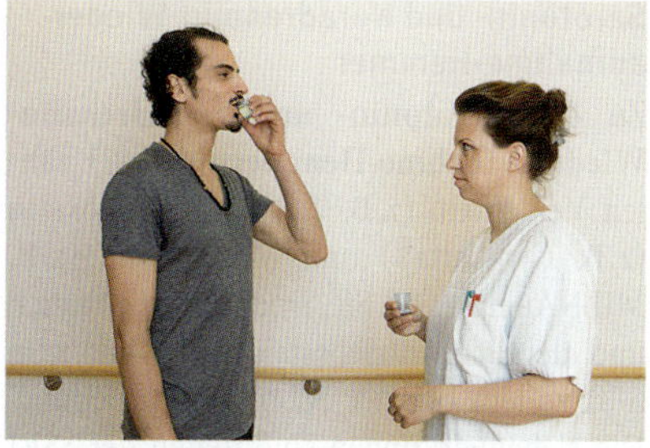

Abb. 38.14 Gerade die Antipsychotikaeinnahme ist nicht selten problembehaftet. Pflegende haben wesentlichen Einfluss auf die Mitarbeit des Patienten bei der Einnahme. [K115]

38.3.2 Antidepressiva

DEFINITION

Antidepressiva *(Thymoleptika)*: Stimmungsaufhellende und angstlösende Arzneimittel. Teilweise zusätzlich beruhigende oder antriebssteigernde Wirkung oder Wirkung gegen weitere psychische Störungen. Entgegen eines häufigen Vorurteils besteht keine Abhängigkeitsgefahr. Keine Stimmungssteigerung bei Gesunden.

Einteilung der Antidepressiva

Antidepressiva werden nach ihrer chemischen Struktur oder nach ihrem wichtigsten Angriffspunkt im ZNS eingeteilt.

Selektive Serotonin-Wiederaufnahme-Hemmer

Selektive Serotonin-Wiederaufnahme-Hemmer *(SSRI, RI = Re-uptake Inhibitor)* sind u. a. Citalopram (z. B. Cipramil®), Fluoxetin (z. B. Fluoxetin beta®) und Sertralin (z. B. Zoloft®).

SSRI sind ebenso wirksam wie die älteren trizyklischen Antidepressiva, aber besser verträglich. Wichtigste Nebenwirkungen sind besonders zu Beginn der Behandlung gastrointestinale Symptome, Unruhe und Schlafstörungen, später sexuelle Dysfunktionen. Außerdem ist die Blutungsgefahr erhöht, es sollten daher bei Schmerzen keine NSAR gegeben werden. Ob Antidepressiva, v. a. SSRI, das Suizidrisiko erhöhen, ist seit einer ersten Studie 2004 immer noch nicht geklärt.

Serotonin- und Noradrenalin-Wiederaufnahme-Hemmer

Zu den **Serotonin- und Noradrenalin-Wiederaufnahme-Hemmern** *(SNRI)* zählen Venlafaxin (z. B. Trevilor®), Duloxetin (z. B. Cymbalta®) und Milnacipran (z. B. MILNAneurax®). Sie sind gut verträglich und deutlich antriebssteigernd. Duloxetin hilft zudem bei der Schmerzverarbeitung. Die Nebenwirkungen sind denen der SSRI vergleichbar.

Tri- und tetrazyklische Antidepressiva

Tri- und tetrazyklische Antidepressiva *(TZA)* sind z. B. Amitriptylin (etwa Amineurin®), Doxepin (etwa Aponal®) und Trimipramin (etwa Stangyl®).

Tri- und tetrazyklische Antidepressiva haben zahlreiche unerwünschte Wirkungen. Sie wirken u. a. anticholinerg und lösen daher Kreislaufregulationsstörungen, Schwindel, Mundtrockenheit, Schwitzen, Akkommodationsstörungen, Glaukomanfälle, Obstipation und Blasenentleerungsstörungen aus. Viele Patientinnen sind bei Therapiebeginn müde und benommen.

Bei Betroffenen mit Prostatavergrößerung, Glaukom, Herzrhythmusstörungen oder kognitiven Defiziten sind tri- und tetrazyklische Antidepressiva kontraindiziert.

Substanzen mit weiteren Wirkmechanismen

MAO-Hemmer *(Monoaminoxidase-Hemmer)* erhöhen die Konzentration u. a. von Serotonin und Noradrenalin im Gehirn durch Hemmung des abbauenden Enzyms MAO.

Moclobemid (z. B. Aurorix®) ist ein reversibler MAO-Hemmer. Er ist gut verträglich und nicht sedierend. Tranylcypromin (z. B. Jatrosom®) ist ein irreversibler MAO-Hemmer, der oft bei therapieresistenten Depressionen mit Erfolg eingesetzt wird. Er erfordert allerdings eine tyraminarme Diät (v. a. Verzicht auf vergorene oder fermentierte Nahrungsmittel, z. B. Käse, Rotwein, Sauerkraut) und hat zahlreiche Wechselwirkungen.

Nicht einer der obigen Gruppen zuzuordnen sind:

- Mirtazapin (z. B. Remergil®), das seroton- und noradrenerg wirkt, aber auch schlafanstoßend. Wichtigste Nebenwirkung ist die Gewichtszunahme
- Tianeptin (z. B. Tianeurax®), dessen Wirkungsmechanismen z. T. noch nicht bekannt sind. Es verursacht seltener sexuelle Funktionsstörungen, ist nicht anticholinerg und nicht sedierend
- Agomelatin (z. B. Valdoxan®), das an den Melatoninrezeptoren ansetzt und zirkadiane Rhythmen verbessert, u. a. die Schlafarchitektur.

Das wichtigste *Phytopharmakon* zur Behandlung von Depressionen ist **Johanniskrautextrakt** (*Hypericum perforatum,* etwa Jarsin®). Es ist für die Behandlung leichter und mittlerer Depressionen zugelassen. Johanniskraut erhöht den Abbau mancher Medikamente, u. a. der Antibabypille, vieler Psychopharmaka und von Cumarinen, sowie die Sonnenbrandneigung.

Indikationen

Indikationen für Antidepressiva sind v. a. mittelschwere und schwere Depressionen, Zwangsstörungen und Panikattacken und die Rückfallprophylaxe bei rezidivierenden depressiven Störungen. Üblich ist ein kontrolliertes Ausprobieren verschiedener Antidepressiva, wobei jedes Medikament ausreichend lange – einige Wochen – und ausreichend hoch dosiert gegeben werden muss.

Bei chronischen Schmerzen (→ 13.1.3) können Antidepressiva, v. a. Amitriptylin und Duloxetin, unterstützend gegeben werden.

Pflege

Bei Behandlung mit Antidepressiva dauert es ca. 10–20 Tage, bis die stimmungsaufhellende Wirkung eintritt. Einige Nebenwirkungen treten dagegen früher auf und belasten die Patientin zusätzlich. Schwierigkeiten beim Lesen sind Folge von harmlosen, meist vorübergehenden Akkommodationsstörungen (schwächere Lesebrillen zur Überbrückung bereithalten). Die Patientin sollte wissen, dass die Nebenwirkungen in der Regel nach 3–5 Tagen verschwinden.

! VORSICHT! Bei akuter, starker Sehstörung und Augenschmerzen besteht **Verdacht auf einen Glaukomanfall** – sofort Ärztin informieren (→ 35.8).

Wegen eines evtl. Fingertremors (Tremor → 37.2.6) sind in dieser Phase feinmotorische Arbeiten eher ungünstig, zumal ein „Versagen“ bei entsprechenden Beschäftigungen das psychische Befinden depressiver Patientinnen verschlechtert.

! VORSICHT! Eine medikamentöse Antriebssteigerung vor Einsetzen der antidepressiven Wirkung erhöht die **Suizidgefahr.**

38.3.3 Stimmungsstabilisatoren

> **i DEFINITION**
> **Stimmungsstabilisatoren** *(Mood stabilizer):* Arzneimittel, die die veränderte Stimmung sowohl bei depressiver als auch bei manischer „Auslenkung“ langfristig regulieren.

Lithium

Lithium (z. B. Hypnorex®) wird zur Prophylaxe rezidivierender depressiver Störungen und Manien und zur Akutbehandlung der Manie eingesetzt (→ 38.10.2). Schätzungsweise 75 % der Patientinnen erfahren eine Verbesserung. Es wirkt zudem antisuizidal.

Unerwünschte Wirkungen und Kontraindikationen

Hauptnebenwirkungen einer Lithiumtherapie sind gastrointestinale Störungen, Fingerzittern, Müdigkeit, Polyurie, verstärkter Durst, Schilddrüsenunterfunktion und -vergrößerung sowie – für viele besonders belastend – Gewichtszunahme.

Kontraindikationen sind Herz- und Nierenleiden, Nebennieren- und Schilddrüsenunterfunktion.

! VORSICHT! Gefährlich ist die **Lithiumintoxikation.** Sie wird durch kochsalzarme Diät, Verlust von Natrium und Flüssigkeit (Schwitzen, Fieber, Diuretika) und chronischen Alkoholkonsum begünstigt und zeigt sich zunächst durch gastrointestinale Symptome sowie Müdigkeit, Apathie, Schwindel und Tremor. In schwersten Fällen kommt es zu zerebralen Krampfanfällen, Koma, Herzrhythmusstörungen und akutem Nierenversagen. Die Behandlung erfolgt auf einer Intensivstation.

Pflege

Die Pflegenden beobachten die Patientin auf mögliche Nebenwirkungen, Überdosierungserscheinungen und Erkrankungen, die mit Flüssigkeitsverlust einhergehen und dadurch zu einer Intoxikation führen können. Da psychisch Erkrankte häufig ein verändertes Essverhalten haben, achten die Pflegenden auf ausreichende Salz- und Flüssigkeitszufuhr. Bei ausgeprägtem Appetitmangel wird Salzgebäck gegeben.

Wegen der zahlreichen Nebenwirkungen sind eine sehr zuverlässige Medikamenteneinnahme und regelmäßige ärztliche Kontrollen einschließlich Blutspiegelkontrollen nötig. Die Patientinnen erhalten einen Medikamentenpass *(Lithiumausweis),* in welchem die Tagesdosis und die Ergebnisse der Kontrolluntersuchungen vermerkt werden. In der Regel geben die Patientinnen ihr schriftliches Einverständnis und sollten ein Informationsblatt erhalten.

Die Patientin und ggf. die Angehörigen werden umfassend informiert:

- Regelmäßige Einnahme und Flüssigkeitszufuhr. Bei deutlichen Abweichungen, z. B. bei Fieber, Durchfall oder starkem Schwitzen, die Ärztin aufsuchen
- Symptome einer Überdosierung
- Keine Arzneimitteleinnahme ohne Arztrücksprache, da auch freiverkäufliche Mittel den Lithiumspiegel erhöhen können.

Weitere stimmungsstabilisierende Medikamente

Stimmungsstabilisierend wirken außerdem einige atypische Neuroleptika wie Olanzapin und Quetiapin (→ 38.3.1) sowie Antiepileptika, insbesondere Valproinsäure (→ 38.10.2).

38.3.4 Anxiolytika

DEFINITION

Anxiolytika *(Tranquilizer, Beruhigungsmittel):* Arzneimittel, die angstlösend, sedierend (beruhigend), schlafanstoßend, antikonvulsiv (antiepileptisch) und (zentral) muskelentspannend wirken. In Deutschland kommen vorwiegend **Benzodiazepine** zur Anwendung.

Benzodiazepine (→ Tab. 38.3) sind in der Psychiatrie kurzzeitig zur Behandlung von Angst indiziert, bei psychotischen Spannungszuständen oder schweren Depressionen. Außerdem sind sie zur Therapie akuter Anspannung, z. B. präoperativ, als Antiepileptikum (→ 37.8.2) und zur Sedierung geeignet, z. B. bei Herzinfarkt.

Tab. 38.3 Häufig verordnete Benzodiazepine.

Substanzname	Handelsname (Bsp.)
Kurz wirksam (< 6 Std.)	
Midazolam	Dormicum®
Triazolam	Halcion®
Mittellang wirksam (6–24 Std.)	
Bromazepam	Lexostad®
Lorazepam	Tavor®
Oxazepam	Adumbran®
Lang wirksam (> 24 Std.)	
Clorazepat	Tranxilium®
Diazepam	Diazepam-ratiopharm®

Benzodiazepine werden meist oral verabreicht, seltener rektal, i. m. oder i. v. Tropfen oder Arzneimittelformen zur oralen Applikation, die sich sehr schnell im Mund auflösen, sind bei einigen Patientinnen hilfreich, weil sie nicht wieder ausgespuckt werden können.

VORSICHT! Bei parenteraler Gabe muss die Atmung der Patientin beobachtet werden, da Benzodiazepine eine **zentrale Atemhemmung** bewirken.

Benzodiazepine sind in der Regel gut verträglich. Wichtigste akute Nebenwirkung ist Müdigkeit mit z. B. Beeinträchtigung der Fahrtüchtigkeit. Die Toxizität von Benzodiazepinen – auch bei Überdosierungen in suizidaler Absicht – ist relativ gering, d. h., es sind verhältnismäßig „sichere" Arzneimittel. Für die Behandlung akuter Überdosierungen gibt es ein spezifisches Antidot (Flumazenil, z. B. Anexate®).

Kontraindikationen sind akute Alkohol-, Rauschgift- oder Psychopharmakavergiftungen, Schwangerschaft, Stillzeit und Abhängigkeitsgefährdung.

VORSICHT! Benzodiazepine werden weitaus häufiger eingesetzt als sinnvoll – etwa als Schlafmittel – und sind auch in Kombinationspräparaten, z. B. gegen Muskelverspannungen, enthalten. Das **Abhängigkeitspotenzial von Benzodiazepinen** wird nach wie vor unterschätzt. In Deutschland gibt es ca. 1,2 Millionen Abhängige, v. a. ältere Frauen. Viele brauchen immer höhere Dosen, einige entwickeln psychotische Symptome. Bei plötzlichem Absetzen kommt es zu lang dauernden Entzugssymptomen wie Schlaflosigkeit, Unruhe, Zittern, Angstzuständen und Albträumen, in schweren Fällen zu epileptischen Anfällen.

38.3.5 Besonderheiten im Umgang mit Arzneimitteln in der Psychiatrie

Erfahrungsgemäß ist die Gabe von Psychopharmaka mit mehr Ängsten und Widerstand behaftet als z. B. die eines Blutdrucksenkers. Folgende Maßnahmen verhindern Konflikte und Missbrauch und helfen der Patientin:

- Arzneimittel werden für Patientinnen unzugänglich aufbewahrt, damit suizidale oder abhängige Patientinnen sie nicht entwenden können
- Arzneimittel werden regelmäßig und pünktlich gegeben. Dies trägt als eines von vielen Elementen zu einem strukturierten Tagesablauf bei. Dabei kann die Patientin (nochmals) über die Arzneimittel informiert und zur Einnahme motiviert werden
- Akut oder schwer kranke Patientinnen nehmen die Arzneimittel in der Regel in Gegenwart einer Pflegefachperson ein; ausreichend Wasser steht bereit
- Die zunehmende Selbstständigkeit der Patientin bei der Medikamenteneinnahme wird – soweit unter Sicherheitsaspekten möglich – gefördert
- Manche Patientinnen täuschen die Einnahme der Arzneimittel vor, da sie mit der Medikation nicht einverstanden sind. Selten versuchen suizidgefährdete Patientinnen, die Arzneimittel im Mund aufzubewahren, um sie im Zimmer wieder herauszunehmen, zu sammeln und sich dann zu vergiften.
  Sind die Pflegenden unsicher, ob eine Patientin die verordneten Arzneimittel wirklich genommen hat, fragen sie nach und schauen erst bei begründetem Verdacht in den Mund. Möglicherweise können Tropfen anstelle von Tabletten gegeben werden. Immer Wasser nachtrinken lassen.

Manche Patientinnen wollen zu viele oder ungeeignete Arzneimittel einnehmen. Dies gilt besonders für Beruhigungsmittel und das Parkinsonmittel Akineton®. Beide wirken angenehm auf die Psyche und können deshalb abhängig machen und werden oft als Bedarfsmedikation angeordnet. Die Pflegenden achten darauf, dass die Tageshöchstdosis nicht überschritten wird, und besprechen mit den Patientinnen auch nichtmedikamentöse Entlastungsmaßnahmen, z. B. Entspannungsbäder, Beruhigungstees und ruhige Musik.

Andere wollen gar keine Arzneimittel einnehmen, sowohl wegen unangenehmer Nebenwirkungen als auch wegen fehlender Krankheitseinsicht. Die Pflegenden dokumentieren die Arzneimittelverweigerung und informieren die Ärztin, zwingen die Patientin aber nicht zur Einnahme.

In Ausnahmefällen kann in der Klinik eine Zwangsmedikation nötig werden (→ 38.1.10). Gelingt es den Pflegenden, mit Nachdruck und einfühlsamer Motivation die Einnahme der oralen Medikation zu erreichen, ersparen sie der Patientin evtl. eine belastende Fixierung und Injektion des Arzneimittels.

Langfristig kann das Team die Einnahme von Arzneimitteln nicht erzwingen, die Patientin muss eigenverantwortlich mitarbeiten. Theoretisches Wissen reicht dafür nicht, genauso wichtig ist Training zur Selbstständigkeit. Die Patientin übt unter

Anleitung, ihre Arzneimittel zu richten. Die Anforderungen werden stufenweise gesteigert, bis sie ihre Langzeit- und Bedarfsmedikation selbstständig einnehmen und sich auch rechtzeitig um Wiederverschreibung bemühen kann.

Ggf. kann eine Blutspiegelkontrolle *(therapeutisches Drug-Monitoring, TDM)* helfen, die individuell beste Dosis zu finden, und so die Patientensicherheit und -adhärenz erhöhen.

38.4 Psychotherapie

Übende Verfahren → 43.8

DEFINITION

Psychotherapie: Geplanter, therapeutischer Prozess mit Mitteln der Kommunikation, der in erster Linie bei psychischen und psychosomatischen Störungen, aber auch bei primär körperlich bedingten Erkrankungen angewendet wird.

Die Psychotherapieverfahren sind zahlreich und vielfältig. Die wichtigsten Gruppen sind:

- Verhaltenstherapien einschließlich kognitiver Verfahren (→ 38.4.1)
- Humanistische Verfahren wie die Gesprächspsychotherapie nach Rogers (→ 38.4.2)
- Psychodynamische Verfahren (→ 38.4.3)
- Systemtherapien, insbesondere systemische Familientherapie (→ 38.4.4).

Steht die Unterstützung der Patientin im Alltag im Vordergrund, spricht man unabhängig von der verwendeten Methode von **supportiver Psychotherapie** (*engl.* support = Unterstützung).

Mitarbeit notwendig

Für das Gelingen einer Psychotherapie ist die Mitarbeit der Patientin, das *Arbeitsbündnis* zwischen Patientin und therapeutischem Team, maßgeblich.

Es ist gesichert, dass verschiedene Formen der Psychotherapie wirksam sind. *Klaus Grawe* hat fünf allgemeine Faktoren beschrieben, die den Erfolg der Psychotherapie beeinflussen [9]:

- Therapeutische Bindung, also die Qualität der Beziehung zwischen Patientin und Therapeutin
- Ressourcenaktivierung, d. h., die Fähigkeiten der Patientin werden in der Therapie genutzt
- Problemaktualisierung. Die Probleme der Patientin werden in der Therapie erfahren
- Motivationale Klärung. Die Patientin lernt, sich, ihr Verhalten, ihre Gefühle und Gedanken besser zu verstehen
- Praktische Hilfe bei der Problemlösung.

Diese Elemente spielen auch in der psychiatrischen Pflege eine entscheidende Rolle – umgekehrt kann man sagen, Pflegehandeln ist psychotherapeutisch wirksam. Oft deckt es sich mit supportiver Psychotherapie [2].

38.4.1 Verhaltenstherapie

Ursprünglich wurden in der **Verhaltenstherapie** *(VT)* v. a. Lerntheorien zur Behandlung psychischer Störungen verwendet. Nach diesen wird menschliches Verhalten erlernt. Psychische Störungen als Ergebnis von Lernprozessen können somit auch wieder verlernt werden. Später wurde die Bedeutung von emotionalen und kognitiven Prozessen sowie sozialen Einflüssen erkannt und in die Therapie eingebunden, es entstand die **kognitive Verhaltenstherapie.** Durch die Verhaltenstherapie sollen u. a. störende Verhaltensweisen abgebaut und *gleichzeitig* alternative Verhaltensweisen erlernt werden.

Verhaltenstherapeutische Techniken

Positive und negative Verstärkung

Eine große Rolle bei Lernprozessen spielen **Verstärker.** Erfolgt auf bestimmte Verhaltensweisen eine positive Reaktion, eine „Belohnung", wird dieses Verhalten in der Folge häufiger auftreten. Unangenehme Konsequenzen werden dazu führen, dass bestimmte Verhaltensweisen seltener werden. Systematisches Belohnen wird als **positive Verstärkung,** das Wegfallen von „Strafen" als **negative Verstärkung** und „Strafen" als **negative Konsequenz** bezeichnet. Werden Verstärker systematisch eingesetzt, um Verhaltensänderungen zu erreichen, spricht man von **operanter Konditionierung.**

Damit operantes Konditionieren wirkt, müssen bestimmte Prinzipien beachtet werden:

- Positive Verstärker müssen attraktiv sein, sonst „wirken" sie nicht. Ist der Verstärker weniger attraktiv als ein unerwünschtes Alternativverhalten, wird das Alternativverhalten bleiben
- Der positive Verstärker darf nicht auf anderem, bequemerem Weg erreichbar sein
- Die positive Verstärkung muss anfangs konsequent und zeitnah zum gewünschten Verhalten erfolgen
- Langfristig muss der positive Verstärker unregelmäßig auf das Wunschverhalten folgen, damit eine gewisse Frustrationstoleranz und Verhaltensstabilität erreicht werden
- Negative Konsequenzen sind problematisch. Hat unerwünschtes Verhalten unangenehme Folgen, wird es vielleicht seltener. Konsequenzen mit Strafcharakter sind allerdings meist Ausdruck von Hilflosigkeit und schaden der Beziehung. Außerdem stellen sie dem unerwünschten Verhalten kein sozial akzeptables Alternativverhalten gegenüber. Negative Verstärkung und negative Konsequenzen führen zu Vertrauensverlust und eher zu Heimlichkeiten als zu Verhaltensänderungen.

Lernen am Modell

Eine weitere Möglichkeit ist das **Lernen am Modell** *(Lernen durch Imitation).* In der Psychiatrie bedeutet das u. a., dass die Mitarbeiter auch Lernmodelle sind, an deren Verhalten sich die Patientinnen möglicherweise orientieren. Aber auch die anderen Patientinnen sind „Modelle", und die Patientin wird v. a. solche Verhaltensweisen nachahmen, von denen sie sieht, dass sie Erfolg haben [10].

Konfrontationsverfahren

Konfrontationsverfahren sollen Ängste und Zwänge abbauen. Die Patientin wird z. B. einer gefürchteten Situation ausgesetzt oder an Zwangshandlungen gehindert. Mit therapeutischer Unterstützung erlebt sie, dass sie die Angst oder Spannung ertragen kann und diese mit der Zeit nachlassen.

- Bei der graduierten **Reizkonfrontation mit Reaktionsmanagement** *(Habituationstraining)* soll sich die Betroffene in eine angstauslösende Situation begeben und die Angst ohne Flucht- oder Vermeidungsverhalten aushalten. Begonnen wird mit einer wenig angstbesetzten Situation, und die Belastung wird schrittweise gesteigert
- Hingegen wird beim **Flooding** *(Reizüberflutung)* sofort mit einer sehr stark angstbesetzten Situation konfrontiert. Patientin und Therapeutin müssen vorher vereinbaren, was die Therapeutin tun darf, um ein Vermeidungsverhalten zu verhindern.

Strukturierte Übungsprogramme

Daneben wurden in der Verhaltenstherapie zahllose **Übungsprogramme** entwickelt:

- **Stressbewältigungsverfahren** ermöglichen den gelasseneren Umgang mit Belastungen
- **Kognitive Trainingsprogramme** verbessern z. B. die kognitiven Fertigkeiten bei an Schizophrenie Erkrankten. Auch das gezielte **Training sozialer Kompetenzen** ist möglich
- Bei **kognitiven Selbstinstruktionsverfahren** erarbeitet die Patientin mit der Therapeutin Anweisungen, die sie sich dann in symptomauslösenden Situationen selbst erteilt. Kinder können sich z. B. ein rotes Stoppschild vorstellen, um weniger impulsiv zu handeln. Das Verfahren kann zum **Problemlösetraining** erweitert werden, wenn die Patientin lernt, ein Problem mithilfe von Selbstinstruktionen systematisch zu analysieren, sich Lösungswege zu überlegen, sich für den besten zu entscheiden und diesen anzuwenden
- Eine weitere Möglichkeit ist das Einüben von Verhaltensweisen, die mit dem Problemverhalten nicht vereinbar *(inkompatibel)* sind.

Wichtig ist auch die systematische Aufdeckung von Situationen und Bedingungen, die psychische Störungen auslösen oder unterhalten. So können mit der Patientin Möglichkeiten erarbeitet werden, diese Situationen zu vermeiden oder anders auf diese Situationen zu reagieren.

38.4.2 Gesprächspsychotherapie

Die **klientenzentrierte Gesprächspsychotherapie** wurde 1942 von *Carl Rogers* begründet. Die Therapeutin fasst Gefühle und Wahrnehmungen der Patientin (hier als *Klientin* bezeichnet) in Worte, indem sie das von der Klientin Gesagte, einem Spiegel gleich, wiederholt und *verdeutlicht,* ohne zu *deuten.* So lernt die Klientin, ihre Gefühle wahrzunehmen und zu erkennen und kann sie anschließend näher beleuchten.

Die therapeutische Grundhaltung ist geprägt von Wertschätzung der Klientin, Empathie, Akzeptanz und Authentizität (Echtheit).

38.4.3 Psychodynamische Verfahren

Im Zentrum der **psychodynamischen Verfahren** steht die Frage nach dem psychodynamischen Geschehen, das dem Symptom zugrunde liegt. Sie gehen zurück auf die von *Sigmund Freud* (1856–1939) begründete **Psychoanalyse.**

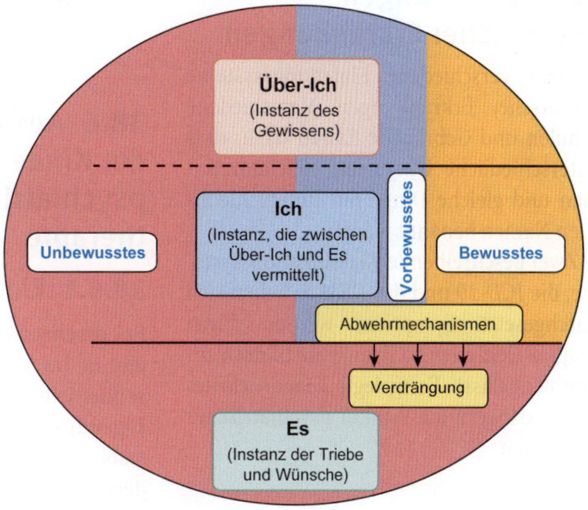

Abb. 38.15 Beziehung von Es, Ich und Über-Ich. Das Ich ist die Instanz, die den Kontakt zur Realität herstellt und zwischen den Ansprüchen des Es, des Über-Ichs und der Realität vermittelt. [L143]

Nach Freuds Auffassung entstehen psychische Störungen durch unverarbeitete Konflikte zwischen Bewusstem und Unbewusstem bzw. den Instanzen **Es** (Triebe), **Über-Ich** (Gewissen) und **Ich** (Bewusstsein, → Abb. 38.15). Ziel der Psychoanalyse ist, ins Unbewusste verdrängte Konflikte ins Bewusstsein zu rufen und dann in der Beziehung zur Therapeutin zu verarbeiten.

In der Patientenversorgung spielt die Psychoanalyse kaum eine Rolle. Hier werden die **psychoanalytisch orientierte** *(tiefenpsychologisch fundierte, psychodynamische)* **Psychotherapie** und die **psychoanalytische Kurzzeittherapie,** z. B. die *Fokaltherapie,* durchgeführt, um die aktuellen Probleme der Patientin zu bearbeiten und damit verbundene Konflikte aufzudecken.

38.4.4 Systemtherapie

Die **Systemtherapie** stellt die Wechselbeziehungen zwischen Individuum, Familie und Gesellschaft ins Zentrum. Verhalten, auch auffälliges Verhalten, wird als Anpassungsleistung des Einzelnen an seine jeweilige Umgebung gesehen. Die Patientin ist also Symptomträgerin eines gestörten Systems und heißt deshalb **Indexpatientin** bzw. *-klientin.* Ziel ist, unter Nutzung der Ressourcen des betroffenen Systems, meist der Familie, dieses so zu ändern, dass die Indexpatientin ihre Symptome aufgeben kann.

Als **systemische Beratung** spielt die Systemtherapie eine bedeutende Rolle im sozialpädagogischen Arbeitsfeld [11].

38.4.5 Kunst- und Gestaltungstherapie

Die **Kunst- und Gestaltungstherapie** *(Kunst- und Kreativtherapie)* umfasst im weiteren Sinne alle Therapieformen, die künstlerische Medien – Tanz, Theaterspiel, Musik, Kunst, Poesie – als zentrales Mittel einsetzen. Im engeren Sinne werden darunter die Therapieformen verstanden, die mit *bildnerischen* Medien, z. B. Farbe, Ton oder Stein, arbeiten.

Zugrunde liegt die Annahme, dass krank macht, was nicht ausgedrückt werden kann. Kunsttherapien eröffnen Patientinnen (neue) Möglichkeiten, sich auszudrücken (→ Abb. 38.16). Mittels Symbolbildung kann sich Unbewusstes verständlich machen. Diese Ausdrucksmöglichkeit kann das Ich stärken, Angst reduzieren, das Selbstgefühl fördern und Selbstheilungskräfte entwickeln.

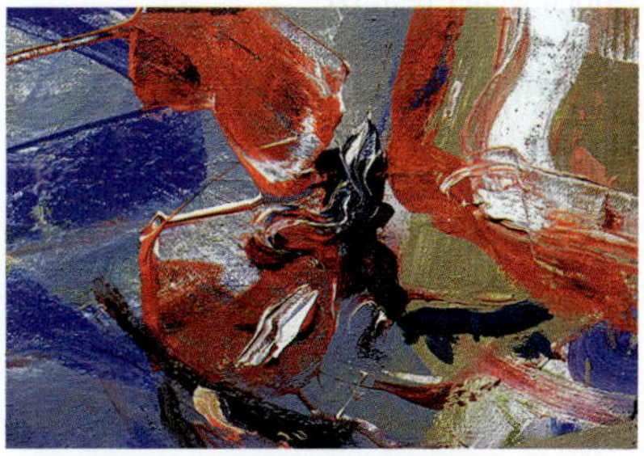

Abb. 38.16 Die Maltherapie kann helfen, verborgene Empfindungen zu entdecken, auszudrücken und zu verarbeiten. [J787]

38.5 Einteilungen psychischer Erkrankungen

Es gibt verschiedene Einteilungssysteme psychischer Erkrankungen. Verschiedene Schulen und Gebräuche führen dazu, dass unterschiedliche Dinge mit gleichem Namen und gleiche Dinge mit unterschiedlichen Namen benannt werden.

Zwei beschreibende Klassifikationssysteme, die *ICD-10* und das *DSM-5,* haben sich durchgesetzt. Symptome werden durch Diagnoseleitlinien zu Krankheitsbildern zusammengefasst. Festgelegte Diagnosekriterien verringern die Willkür psychiatrischer Diagnosen.

ICD-10

Die **ICD-10** (engl. *International classification of diseases* →42.9) ist in Deutschland derzeit das wichtigste Einteilungsverfahren und von den Krankenkassen für die Praxis vorgeschrieben. 2022–2027 soll die ICD-11 die ICD-10 ablösen.

DSM-5

Das **DSM-5** (engl. *Diagnostic and statistical manual of mental disorder, Diagnostisches und statistisches Manual für psychische Krankheiten, 5. Ausgabe*) definiert wie die ICD-10 psychische Krankheiten anhand unterschiedlicher spezifischer Kriterien. Es beschreibt jede Störung auf mehreren Ebenen. So wird z. B. neben den Symptomen auch das gesellschaftliche Umfeld Betroffener berücksichtigt. Das DSM-5 findet v. a. bei Forschungsprojekten und im angloamerikanischen Sprachraum Anwendung.

Traditionelle psychiatrische Krankheitsbegriffe

Traditionelle psychiatrische Krankheitsbegriffe enthalten Theorien über die Ursache psychischer Erkrankungen. ICD und DSM verzichten auf diese Begriffe als *Einteilungskriterium.* Folgende Begriffe werden jedoch weiter benutzt:

- **Psychose.** Psychische Krankheiten, bei denen die Patientin in ihrem Kontakt zur Realität erheblich gestört ist, z. B. Wahnvorstellungen hat
- **Neurose.** Im weitesten Sinne die nicht gelungene Lösung eines seelischen Problems. In der psychoanalytischen Schule psychische Störungen, die in der Regel aus ungelösten Konflikten in der Kindheit entstehen
- **Exogen.** Körperlich begründbar, organisch bedingt
- **Endogen.** Körperlich (noch) nicht begründbar.

38.6 Ausgewählte Aspekte der Kinder- und Jugendpsychiatrie und -psychotherapie

38.6.1 Einführung

Bei psychischen Störungen im Kindesalter gibt es im Vergleich zu Erwachsenen Besonderheiten, sodass sich die **Kinder- und Jugendpsychiatrie** als eigenes Fachgebiet etablierte. Psychische Störungen bei Kindern und Jugendlichen:

- Zeigen oft *altersspezifische Symptome.* Zum Beispiel entwickelt ein kleines Kind mit einer depressiven Störung andere Symptome als eine Jugendliche
- Haben häufig *typische Verläufe.* Frühe und schwere Störungen wie etwa der *frühkindliche Autismus* beginnen in der Kindheit und bleiben im Erwachsenenalter bestehen. Daneben gibt es Erkrankungen, die vorwiegend bei Erwachsenen auftreten, z. B. *Schizophrenie* oder *affektive Störungen,* aber schon in der Kindheit oder Jugend beginnen können
- Stehen oft im Zusammenhang mit *kindlichen Entwicklungsaufgaben*
- Können die weitere Entwicklung beeinträchtigen und dadurch gravierende Langzeitwirkungen haben, die möglicherweise bedeutender sind als die zunächst bestehende Störung. So kann eine Angststörung zu Schulverweigerung führen und in der weiteren Folge zu Schulversagen mit Beeinträchtigung des Selbstbilds, negativen Reaktionen der Familie und Einschränkung weiterer Bildungsmöglichkeiten.

Multiaxiale Klassifikation

Bei der Diagnose einer Störung werden *mehrere* Dimensionen berücksichtigt (**multiaxiale Klassifikation):**

- Psychiatrisches Syndrom
- Umschriebene Entwicklungsrückstände
- Intellektuelles Leistungsniveau
- Körperliche Erkrankungen
- Psychosoziale Umstände
- Ausmaß der Beeinträchtigung durch die psychische Störung.

Eine weitere Betrachtungsweise unterteilt **externalisierte** und **internalisierte Symptomgruppen,** je nachdem, ob sich die Störung eher in der Außenwelt oder in der Innenwelt des Kindes zeigt.

- Kinder mit externalisierten Störungen, etwa übermäßiger Aggressivität, machen auf sich aufmerksam. Die Tatsache, dass ein Problem vorliegt, wird schnell deutlich. Häufig provozieren sie v. a. negative Reaktionen ihrer Umgebung, ohne ein geeignetes Hilfsangebot zu erhalten
- Internalisierte Störungen, etwa Zwänge oder depressiver Rückzug, verlaufen oft „leise" und werden manchmal lange übersehen. Die Kinder werden als ruhig und unauffällig eingeschätzt, ihr Leidensdruck wird nicht erkannt.

Entstehung kinder- und jugendpsychiatrischer Störungen

Auch bei Kindern sind psychische Erkrankungen überwiegend multifaktoriell bedingt, d. h. durch eine Vielzahl innerer und äußerer Faktoren. Dabei spielen bei Kindern die **Entwicklungsaufgaben** eine besondere Rolle.

Entwicklungsaufgaben und typische Störungsbilder

Säuglinge müssen sich zunächst an ihre Umwelt anpassen und Kontakt mit ihren Bezugspersonen aufnehmen. **Kindliche Regulationsstörungen** zeigen sich v. a. in exzessivem Schreien („Dreimonatskolik", „Schreibaby"), ausgeprägten Schlafproblemen oder Fütterstörungen. Alle genannten Störungen sind im Zusammenhang mit der sich entwickelnden Eltern-Kind-Beziehung und dem komplexen Wechselspiel zwischen Säugling und Eltern zu sehen. Regulationsstörungen führen oft zur Erschöpfung der Bezugspersonen; viele Eltern fühlen sich unzulänglich in ihrer Rolle. Die Überforderung kann sogar zu Fehlhandlungen wie Kindesmisshandlung führen. Oft gelingt es den Familien jedoch, die Probleme aus eigener Kraft oder mithilfe des sozialen Umfelds zu lösen.

Bei schwerer Vernachlässigung kleiner Kinder kann eine **reaktive Bindungsstörung** auftreten.

Klein- und Vorschulkinder werden zunehmend motorisch, sprachlich, beim selbstständigen Schlafen und der Kontrolle der Ausscheidungsfunktionen gefordert. Schwierigkeiten zeigen sich etwa als Schlaf- und Essstörungen, Enuresis und Enkopresis (→33.2.8), Ticstörungen oder Sprachentwicklungsverzögerungen.

Um die Einschulung treten Trennungs- und Kommunikationsschwierigkeiten in den Vordergrund. Zunehmend müssen kognitive Prozesse bewältigt werden, Schwierigkeiten zeigen sich z. B. als Leistungsstörungen. Schulkinder müssen aber auch hohe Anforderungen im sozialen Bereich bewältigen und lernen, ihre Bedürfnisse über längere Zeit zurückzustellen. Gerade Kindern mit ADHS (→38.6.3) fällt dies sehr schwer.

Bei Jugendlichen sind besonders das eigene körperliche Erscheinungsbild (z. B. bei Anorexia nervosa →38.6.5), die Auseinandersetzung mit Autoritäten, die Integration in Gruppen und das Hineinwachsen in die Geschlechtsrolle störanfällig.

Belastungsfaktoren

Auch wenn die genaue Ursache psychischer Störungen meist unklar ist, sind Faktoren bekannt, die bei ihrer Entstehung eine belastende (krankheitsfördernde) oder schützende (protektive) Rolle spielen.

Konstitutionelle belastende Faktoren sind z. B. männliches Geschlecht, Intelligenzbeeinträchtigungen, Teilleistungsstörungen, bestimmte Erkrankungen (z. B. Hirnschädigungen, chronische Erkrankungen) und bestimmte Temperamentsfaktoren.

Auch viele *soziale* Einflüsse sind nachweislich belastend. Besonders bedeutend ist die **Deprivation,** d. h. der Mangel an Anregungen, die ein Kind für seine Entwicklung braucht.

Weitere *äußere* Belastungsfaktoren sind z. B. schwere chronische Erkrankungen, Behinderung oder Straffälligkeit eines Elternteils, belastete Beziehungen in der Familie, Migration und soziale Verpflanzung, aber auch akute Ereignisse wie Todesfälle in der Familie oder Trennung der Eltern.

Bei der Beurteilung des familiären Interaktionsstils ist es wichtig, daran zu denken, dass problematisches Verhalten der Eltern nicht unbedingt *Ursache* der kindlichen Störung ist, sondern möglicherweise auch *Reaktion* auf kindliches Verhalten.

Schutzfaktoren

Viele Kinder entwickeln trotz schlechter Entwicklungsbedingungen keine psychischen Störungen. **Schutzfaktoren** sind u. a. weibliches Geschlecht, ichstarkes Temperament, positives Selbstwertgefühl, Interesse an anderen sowie das Verfügen über gute Problemlösestrategien und sprachliche Kompetenz.

Das subjektive Gefühl, sein Schicksal beeinflussen zu können und selbst dafür verantwortlich zu sein (Kontrollüberzeugung), ist bei älteren Kindern und Jugendlichen besonders wichtig.

Temperamentstypen

Temperamentsfaktoren wie Grundstimmung, Anpassungsfähigkeit, Umgang mit Annäherung und Vermeidung sind wesentlich genetisch mitbestimmt. Entwicklungspsychologen beschreiben drei Temperamentstypen: das „pflegeleichte Kind“, das sich schnell an neue Situationen anpasst und meist ausgeglichen und fröhlich ist; das „schwierige Kind“ mit schlechter Anpassungsfähigkeit, unregelmäßigem Biorhythmus und rasch negativ getönter Stimmung und das „sich langsam anpassende Kind“, das zurückhaltend auf neue Menschen und Situationen reagiert. Etwa 50 % der Kinder lassen sich keinem Typ zuordnen.

Äußere Schutzfaktoren sind:

- Freundschaften
- Beziehungen zu Erwachsenen außerhalb der eigenen Familie
- Geregelte Lebensbedingungen
- Angemessene schulische Förderung
- Ein elterlicher Erziehungsstil, bei dem sich die Eltern für ihr Kind interessieren, seine Bedürfnisse wahrnehmen und erfüllen und seine Autonomie fördern
- Angemessene Kontrolle durch die Eltern. Das heißt, die Eltern wissen, wo ihr Kind ist und was es dort macht, und das Kind weiß, dass die Eltern dies wissen.

Besondere Risikokonstellationen

Misshandlung und sexueller Missbrauch

Körperliche und emotionale Vernachlässigung, Misshandlung und sexueller Missbrauch führen nicht nur zu akuten somatischen und seelischen Problemen, sondern haben außerdem einen weitreichenden ungünstigen Einfluss auf den Lebenslauf. Trotz zunehmender Sensibilisierung werden indirekte Signale von Missbrauch und Misshandlung oft übersehen. In vielen Städten gibt es Beratungsstellen für betroffene Kinder und Jugendliche.

Andererseits werden – auch falsche – Missbrauchsvorwürfe immer wieder in Sorgerechtsprozessen eingesetzt, um die Position des Ex-Partners zu schwächen.

Die Langzeitfolgen sind unspezifisch, u. a. Schlafstörungen, Autoaggression, Sprachentwicklungsverzögerungen, sozialer Rückzug oder soziale Überanpassung und nicht alterstypisches sexuelles Verhalten. Psychische Störungen wie Depressionen, Alkohol- und Drogenmissbrauch, Somatisierungs- und Borderline-Persönlichkeitsstörungen sind gelegentliche Spätfolgen.

Kindesschutz vorrangig

Bei der Behandlung misshandelter und missbrauchter Kinder muss zunächst deren Schutz und der Schutz der Geschwister gewährleistet werden. Für die Planung angemessener Maßnahmen werden spezialisierte Fachleute aus Kinderschutz und Jugendamt hinzugezogen.

Scheidung, Trennung der Eltern

Die Trennung der Eltern kann von Kindern als sehr belastend erlebt werden. Hilfreich zur Bewältigung sind ein „faires“ Auseinandergehen der Eltern, ein guter Zusammenhalt in der weiteren Familie und die Orientierung an externen Wertordnungen. Machen die Eltern sich z. B. gegenseitig schlecht oder wird das Kind als Druckmittel benutzt, begünstigt dies psychische Störungen.

Zur Unterstützung der Kinder werden immer häufiger gruppentherapeutische Programme angeboten. Stellungnahmen zu Sorge- oder Umgangsrecht müssen sich am Kindeswohl orientieren, Bindungen des Kindes und dessen Wünsche sind das wichtigste Kriterium. Dabei muss das Kind vor übermäßiger Verantwortung und Loyalitätskonflikten geschützt werden.

Behinderungen und chronische Erkrankungen

Kinder mit Behinderung oder einer chronischen Erkrankung bewältigen alterstypische Entwicklungsaufgaben schwerer oder gar nicht. Zur Vorbeugung psychischer Störungen muss die Behinderung möglichst früh diagnostiziert und behandelt und das Kind bestmöglich gefördert werden. Unterwie Überforderung sind gleichermaßen ungünstig. Bei ungünstigen familiären Coping-Strategien, etwa übermäßigem Verwöhnen des Kindes oder Verheimlichung der Behinderung, ist Beratung und Therapie der Familie erforderlich.

Wichtig ist, dass die Betroffenen neben sozialer auch emotionale Unterstützung erhalten. Die ganze Familie muss lernen, mit einer Behinderung umzugehen. Selbsthilfegruppen helfen bei dieser Auseinandersetzung.

Abhängigkeitserkrankungen der Eltern

Abhängigkeitserkrankungen der Eltern belasten die Kinder in verschiedener Hinsicht. Schon vorgeburtlich können Alkohol- und Drogenmissbrauch die kindliche Entwicklung schädigen. Oft können die kranken, sozial nicht integrierten Eltern die Kinder nicht versorgen und erziehen, und das Vernachlässigungs- und Misshandlungsrisiko ist stark erhöht.

Immer wieder muss geprüft werden, ob die Kinder in ihrer familiären Situation ausreichend geschützt sind. Frühzeitig sollten Kindern und Eltern Hilfen angeboten werden, da die Kinder nicht nur ein höheres Risiko für späteres Abhängigkeitsverhalten haben **(Transgenerationeneffekt)**, sondern auch für andere psychische Störungen.

Allgemeine Therapieprinzipien

NOTFALL! Notwendigkeit einer sofortigen Behandlung bei:
- Misshandlung, sexuellem Missbrauch
- Bedrohlicher Vernachlässigung
- Hohem Suizidrisiko, suizidalen Handlungen
- Bedrohlicher Intoxikation mit Alkohol oder Drogen
- Schwerer Anorexie und Bulimie
- Akuten Krisen bei Trennungsangst oder Zwangsstörungen
- Schweren Verläufen manischer, depressiver und schizophrener Störungen.

Psychische Störungen im Kindesalter müssen behandelt werden, falls sie die Entwicklung des Kindes gefährden.

Ambulante Therapien sind – bei Kooperation der Eltern – möglich, wenn die Krankheitsintensität nicht zu hoch ist. Therapeutisch erzielte Verhaltensänderungen können so gleich im Alltag erprobt werden. Behandlung im natürlichen Milieu ist besonders sinnvoll bei chronischen Störungen, die sich im sozialen Umfeld des Kindes stark auswirken, z. B. bei hyperkinetischen Störungen. *Teilstationäre Behandlung* ist sinnvoll, um dem Kind für eine gewisse Zeit intensive Lern- und Entwicklungsmöglichkeiten zu geben. *Stationäre Behandlung* ist notwendig in Notfallsituationen, bei sehr schweren Störungen, wenn die Trennung des Kindes von seiner Umgebung indiziert ist oder wenn keine geeigneten ambulanten oder teilstationären Behandlungsangebote in erreichbarer Nähe sind.

Wichtigste Psychotherapieverfahren sind Verhaltenstherapie, tiefenpsychologisch orientierte Verfahren und Familientherapie. Der Einbezug der Familie ist bei allen Verfahren von großer Bedeutung. Diese werden dem Entwicklungsstand des Kindes angepasst, z. B. durch spielerische Elemente wie Sternchen-Sticker-Kleben als „positive Verstärkung" in Verhaltenstherapieprogrammen. Neben Sprache werden z. B. Spielbeobachtung und gemeinsames Rollen- oder Puppenspiel zur Kommunikation verwendet. Daneben spielen bei Kindern **Übungsbehandlungen** („Heilpädagogik") und Ergotherapie eine besondere Rolle.

Manchmal ist eine Milieuveränderung für das Kind nötig, z. B. die Unterbringung in einer heilpädagogischen Einrichtung, die meist durch das Jugendamt erfolgt.

38.6.2 Autismusspektrumstörungen

DEFINITION

Autismusspektrumstörungen: Tiefgreifende, in der frühen Kindheit beginnende Entwicklungsstörungen mit:
- Störungen der sozialen Interaktion
- Störung der Kommunikation
- Ritualisierten, stereotypen Verhaltensweisen.

Zusätzlich bestehen fast immer Wahrnehmungsauffälligkeiten wie gesteigerte Lärmempfindlichkeit oder verringertes Schmerzempfinden, oft auch Störungen des Schlaf-wach-Rhythmus, scheinbar grundlose Angst- und Wutausbrüche und Intelligenzminderung.
Die beiden wichtigsten Formen sind:
- Der **frühkindliche Autismus** *(Kanner-Syndrom)* mit gestörtem Spracherwerb und häufig geistiger Behinderung. Viele Betroffene brauchen auch als Erwachsene Unterstützung
- Das **Asperger-Syndrom** ohne sprachliche oder kognitive Entwicklungsverzögerungen, jedoch mit Auffälligkeiten in Kommunikation, Interaktion und Verhaltensritualen. Die Betroffenen gehen oft Spezialinteressen mit großer Intensität nach.

Krankheitsentstehung

Die Ursache von **Autismusspektrumstörungen** ist unklar. Möglicherweise führt eine Entwicklungsstörung der rechten Hirnhälfte zur Beeinträchtigung zentraler Wahrnehmungsprozesse. Es gibt eine genetische Disposition.

Keine Schuld

Autismus ist *nicht* Folge familiärer Konflikte oder frühkindlicher Traumata.

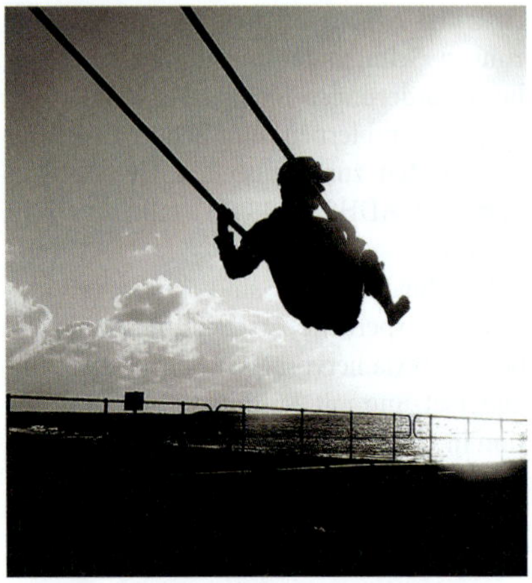

Abb. 38.17 Autistische Kinder haben eine Vorliebe für rhythmische, sich wiederholende Bewegungen, z. B. Schaukeln. [J787]

Symptome, Befund und Diagnostik

Autistische Kinder zeigen kaum Reaktionen auf emotionale Signale. Sie wirken ichversunken und desinteressiert an anderen. Säuglinge reagieren oft nicht auf Lächeln oder Ansprache, suchen keinen Blickkontakt und lächeln andere nicht an. Später zeigen sie kein Nachahmungsverhalten.

Auch wenn die Kinder sprachliche Fähigkeiten entwickeln, wenden sie diese möglicherweise nicht oder nur unter besonderen Bedingungen an. Ihre Sprache ist oft monoton, auffällig sind z. B. Echolalien (Nachsprechen gehörter Wörter) und Neologismen (Wortneubildungen).

Beim Spiel autistischer Kinder fallen stereotype und ritualisierte Handlungen auf (→ Abb. 38.17). Kleinkinder spielen keine Rollenspiele oder Als-ob-Spiele. Viele Kinder entwickeln bizarre Eigeninteressen. Sie können erstaunliche Spezialkenntnisse besitzen, wenden sie aber nicht sinnvoll an.

Manche Kinder fügen sich selbst Verletzungen zu **(Automutilation)**.

Die Diagnose beruht auf dem klinischen Bild. Wichtig sind der Ausschluss von Behinderungen wie Blind- oder Taubheit, die Beurteilung der geistigen Entwicklung und die Abgrenzung gegenüber anderen psychischen Störungen.

Behandlungsstrategie

Eltern und Geschwister des Kindes werden umfassend aufgeklärt und entlastet. Heilung ist nicht möglich, wohl aber Besserungen der Symptomatik.

Das Kind wird nach Möglichkeit verhaltenstherapeutisch von einem Spezialisten behandelt, der systematisch pathologisches

Verhalten abbaut und alternative Verhaltensweisen einübt. Besonderes Gewicht liegt weiterhin auf der Sprachanbahnung. Zusätzlich erfolgen z. B. Ergotherapie und Heilpädagogik, bei starken Spannungszuständen oder Autoaggressionen evtl. eine Psychopharmakotherapie.

Eltern und Erziehende sollten als Co-Therapeuten geschult und einbezogen werden. Das Kind sollte im lebenspraktischen Alltagsbereich und im Spielverhalten gefördert werden. Hierfür existieren Instruktionssysteme, z. B. TEACCH. Bei der Beschulung können autistische Kinder durch Schulbegleiter unterstützt werden [12].

Pflege

Da autistische Kinder sehr in Routinen gefangen sind, erfragen Pflegende bei einer stationären Aufnahme Tagesablauf, Gewohnheiten, Vorlieben und Abneigungen. Wichtig ist auch, welche Reize nicht vertragen werden, z. B. Geräusche oder kratzige Stoffe, und welche beruhigen, z. B. Glattes oder Enges. Beobachtung ist wesentlich, um Auslöser für gewolltes und nicht gewolltes Verhalten zu erkennen.

Die Kinder brauchen meist die Möglichkeit der Reizabschirmung und des Rückzugs, wenn auch nicht immer aus eigenem Antrieb. Pflegende nähern sich ihnen frontal, nicht von der Seite. Körperlichen Kontakt empfinden die meisten als unangenehm. Die Kommunikation ist klar, eindeutig und ggf. mit Nachdruck (nicht „Sollten wir jetzt nicht Zähne putzen?“, sondern „Du gehst jetzt ins Bad und putzt dir die Zähne“). Regeln und Absprachen werden mitgeteilt und auf die Einhaltung geachtet. Häufig benötigen die Kinder Unterstützung beim Essen, Anziehen und der Körperhygiene.

38.6.3 ADHS

DEFINITION

ADHS *(Aufmerksamkeitsdefizit-Hyperaktivitätssyndrom, -störung, hyperkinetisches Syndrom):* Kombination von Aufmerksamkeitsstörung, motorischer Überaktivität und Impulskontrollstörung in unterschiedlicher Gewichtung. Beginn vor dem 5. Lebensjahr. Bestehen der Symptome über längere Zeit und in unterschiedlichen Umgebungen. Häufigkeit etwa 3–4 % aller Kinder und 2 % aller Jugendlichen, vorwiegend Jungen. Mit zunehmendem Alter meist Besserung, jedoch oft Restsymptome bei Erwachsenen. Prognose stark abhängig vom Vorhandensein sekundärer Probleme.

Krankheitsentstehung

Bei der Entstehung des **ADHS** gilt eine genetische Komponente als sicher. Die häufigen und meist geringen neurologischen Auffälligkeiten weisen zudem auf organische Gehirnveränderungen als Mitursache zumindest bei einem Teil der Kinder hin.

Familiäre und Umweltfaktoren beeinflussen Schwere, Verlauf und Auftreten sekundärer Symptome. Nahrungsmittelallergien spielen wohl eher eine geringe Rolle, Lebensmittelfarbstoffe und chemische Konservierungsmittel hingegen können hyperkinetische Symptome verstärken.

Symptome, Befund und Diagnostik

Die Unruhe von Kindern mit ADHS zeigt sich besonders, wenn sie ruhig sitzen sollen, beim Essen, beim Vorlesen oder Basteln und später in der Schule. Sie zappeln, wackeln mit den Beinen oder stehen auf und laufen umher. Aufgaben werden schnell abgebrochen; die Kinder sind leicht ablenkbar, es fällt ihnen schwer, ihre Aufmerksamkeit zu fokussieren. Im Verhalten mit anderen sind sie unangemessen impulsiv. Oft missachten sie soziale Regeln, indem sie anderen ins Wort fallen oder sich nicht an festgelegte Reihenfolgen halten. Kinder mit ADHS geraten aufgrund ihrer Impulsivität auch öfter in gefährliche Situationen und haben häufiger Unfälle.

Die Gewichtung der Symptome ist unterschiedlich: Insbesondere bei Mädchen kann z. B. die Unruhe weitgehend fehlen.

Das Verhalten ist für die Umwelt nur schwer zu ertragen. Disziplinprobleme führen zu Tadel und Strafen, oft sind die Kinder auch bei Gleichaltrigen unbeliebt. So geraten sie in einen Teufelskreis: Sie werden in eine Außenseiterrolle gedrängt und fühlen sich selbst als Störenfriede oder Versager. Darauf reagieren sie je nach Persönlichkeit mit mangelndem Selbstwertgefühl, depressivem Rückzug, psychosomatischen Störungen, Aggressivität oder dissozialem Verhalten.

Die Diagnose stützt sich auf das klinische Bild. Ganz wichtig ist, dass die Symptome nicht nur zu Hause *oder* in der Schule, sondern in *verschiedenen* Umgebungen bestehen. Zur hierzu nötigen Beurteilung des Kindes durch Eltern, Erziehende und Lehrkräfte haben sich Fragebögen bewährt.

Abgegrenzt werden müssen eine **reaktiv bedingte Unaufmerksamkeit und Unruhe** infolge z. B. belastender Lebensumstände [13].

Über- und unterdiagnostiziert

Das ADHS wird einerseits häufig übersehen und fehldiagnostiziert, andererseits auch vorschnell bei solchen Kindern diagnostiziert, deren Unruhe und Unaufmerksamkeit in erster Linie psychogen oder sozial bedingt sind.

Behandlungsstrategie und Pflege

Eine Behandlung ist wegen der sonst fast zwangsläufigen Folgeprobleme unbedingt erforderlich.

Im **Elterntraining** werden die Eltern umfassend informiert. Sie üben, soziales Verhalten beim Kind zu erkennen und zu verstärken.

Aufgaben und Anforderungen an das Kind werden so weit reduziert, bis sie vom Kind bewältigt werden können. Verhaltenstherapeutisch (operante Konditionierung → 38.4.1) wird positives Verhalten systematisch unterstützt, auf fortgesetztes Problemverhalten wird mit Time-out, z. B. ruhiges Sitzen auf einem Stuhl, reagiert. Nach Möglichkeit wird in Schule oder Kindergarten vergleichbar geübt. Daneben kann das Kind Selbstinstruktionsverfahren erlernen, die ihm eine bessere Selbstkontrolle ermöglichen. Heilpädagogik und weitere Therapieformen ergänzen diesen Behandlungsansatz.

Wichtig sind nicht nur Verhaltensänderungen, das Kind muss auch wieder Freude am Leben und Lernen gewinnen.

Bei unzureichendem therapeutischem Erfolg, Gefährdung des Kindes oder seiner Umgebung, drohender Sonderschulbedürftigkeit oder Heimunterbringung wird das Kind zusätzlich pharmakologisch behandelt, in erster Linie mit Stimulanzien wie Methylphenidat (z. B. Ritalin®, Medikinet®), seltener mit dem Noradrenalin-Reuptake-Inhibitor Atomoxetin (z. B. Strattera®).

Psychopharmaka nur ein Baustein

Viele Therapeutinnen sehen den zunehmenden Einsatz von Psychopharmaka im Kindesalter sehr kritisch. Ohne gleichzeitige Psychotherapie sollte keine medikamentöse Behandlung erfolgen.

Im Umgang mit Kindern mit ADHS, die wegen körperlicher Erkrankungen stationär behandelt werden, sind klare, einfache Regeln und gleichzeitige liebevolle emotionale Unterstützung wichtig. Auch bei impulsiven „Ausrutschern“ und wiederholtem „Vergessen“ bleiben Pflegende ruhig und zugewandt. Nach Möglichkeit bieten sie Bewegungsräume an.

SPICKZETTEL

ADHS

Definition: Aufmerksamkeits-, Impulskontrollstörung und motorische Überaktivität in unterschiedlicher Ausprägung.
Ursache/Risikofaktoren: Multifaktoriell.
Symptome: Ab dem Kindergartenalter Zappeln, Umherlaufen etc. in Situationen, in denen normalerweise still gesessen werden soll. Kein Dranbleiben an einer Sache, Abbrechen von Aufgaben, Missachten sozialer Regeln wie z. B. Abwarten. Dadurch erhebliche Folgeprobleme.
Diagnostik: Klinisch, durch spezielle Fragebögen.
Therapie/Pflege: Verhaltenstherapie unter Einbezug von Eltern, möglichst auch Erziehenden und Lehrkräften, Selbstinstruktion, evtl. Psychopharmaka (in der Regel Stimulanzien).

38.6.4 Emotionale Störungen des Kindesalters

Emotionale Störungen bei Kindern sind häufig, haben aber meist eine gute Prognose.

Die **Trennungsangststörung** ist gekennzeichnet durch eine nicht altersgemäße Bindung an eine Bezugsperson. Die Kinder reagieren auf drohende Trennung mit irrationaler Angst oder Panik, evtl. verweigern sie Kindergarten- oder Schulbesuch. Zur Behandlung muss die Trennungssituation eingeübt werden. Vermeidungsverhalten darf nicht unterstützt werden (keine Befreiung vom Schulbesuch!). Oft benötigen die Eltern ebenso Unterstützung wie das Kind.

Belastung Krankenhaus

Kinder mit Trennungsangststörung sind bei Krankenhausaufnahme wegen körperlicher Erkrankungen stark belastet. Nach Möglichkeit wird die Hauptbezugsperson mit aufgenommen: Der Zeitpunkt ist ungeeignet zur Behandlung der psychischen Störung.

Bei **phobischen Störungen des Kindesalters** sind altersspezifische Ängste, z. B. die Angst vor Gewitter, pathologisch verstärkt. Wie bei weiteren Phobien wirkt der Umgang mit Angst in der Familie vorbildhaft. Die Behandlung erfolgt verhaltenstherapeutisch.

38.6.5 Essstörungen

Anorexia nervosa

DEFINITION

Anorexia nervosa *(Magersucht, Pubertätsmagersucht):* Essstörung mit absichtlichem, teils lebensbedrohlichem Gewichtsverlust unter 85 % des zu erwartenden Gewichts oder BMI < 17,5 kg/m². Dabei Körperbildstörung mit tief verwurzelter Gewissheit, zu dick zu sein, oder Angst, zu dick zu werden. Überwiegend bei Mädchen (Häufigkeit etwa 1–2 %), Altersgipfel bei etwa 14–15 Jahren. Prognose desto besser, je früher die Behandlung einsetzt. Tödliche Verläufe seltener als früher.

Körperbildstörung *(Körperschemastörung):* Störung mit verzerrter, negativer Wahrnehmung des eigenen Körpers, negativen Gefühlen und Gedanken diesem gegenüber sowie entsprechenden Verhaltensweisen (z. B. Kontroll-, Vermeidungsverhalten).

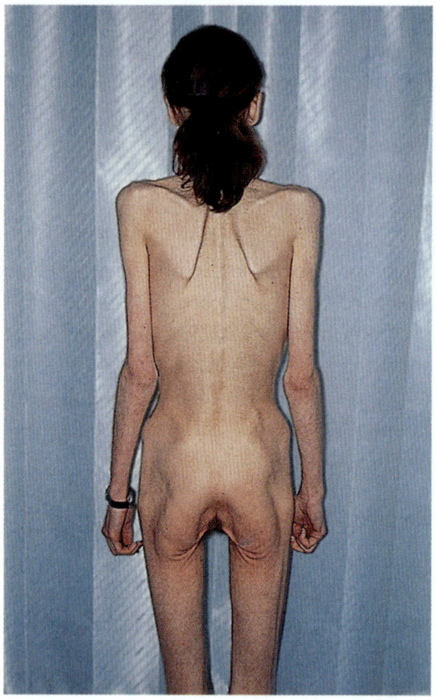

Abb. 38.18 Patientin mit Anorexia nervosa. [R246]

Krankheitsentstehung

Auch bei der **Anorexia nervosa** spielen verschiedene Faktoren eine Rolle:

- Genetisch bedingte Empfindsamkeit des serotonergen Systems
- Persönlichkeitsmerkmale wie Rigidität, Perfektionismus, Introversion und Harmoniebedürfnis
- Soziokulturelle Faktoren mit hohem Druck durch das Schlankheitsideal
- Vulnerabilität gegenüber Nahrungsmitteleinschränkung
- Die Herausforderungen des vom Jugendlichen zu leistenden Autonomie- und Ablösungsprozesses.

Symptome, Befund und Diagnostik

Leitsymptom ist der erwünschte, starke Gewichtsverlust (→ Abb. 38.18), dessen Bedeutung von den Betroffenen oft geleugnet wird. Dennoch empfinden sich die Patientinnen als zu dick. Sie essen sehr wenig, teilweise führen sie absichtlich Erbrechen herbei, nehmen Laxanzien oder treiben übermäßig Sport. Die Monatsblutung setzt oft schon früh aus [14].

Psychopathologisch wirken die Betroffenen oft depressiv und wenig flexibel, das Denken ist auf Essen, Diäten, Figur und Gewicht eingeengt. Weitere psychische Erkrankungen, v. a. depressive, Angst-, Zwangs- und Persönlichkeitsstörungen, treten gehäuft auf.

Laborchemisch werden zahlreiche Veränderungen als Folge des Nahrungsmangels festgestellt, z. B. eine Hypokaliämie. Bei längerer Erkrankung ist eine Osteoporose möglich. In schweren Fällen zeigt sich im CT eine – reversible – Gehirnatrophie.

Behandlungsstrategie

Die Behandlung kann oft ambulant erfolgen, u. a. mit regelmäßigen ärztlichen Gewichtskontrollen, Ernährungs- und Bewegungsprotokollen. Bei bedrohlicher Gewichtsabnahme, somatischen Komplikationen, Suizidalität, schwerer depressiver Verstimmung oder fehlendem Therapieerfolg ist eine stationäre Aufnahme nötig.

Zunächst muss die körperliche Verfassung verbessert werden, damit Psychotherapiefähigkeit erreicht wird. Nahrungsmenge, Mahlzeitendauer, körperliche Aktivität und notwendige Gewichtszunahme werden festgelegt und kontrolliert, Gewichtszunahmen positiv verstärkt. Bei Erreichen des Zielgewichts werden die Vereinbarungen gelockert, die Patientin muss dann lernen, selbst ihr Gewicht zu halten.

Psychotherapeutisch werden in erster Linie die subjektive Wahrnehmung der Patientin und ihre Autonomiewünsche bearbeitet, in zweiter Linie problematische Beziehungen. Die Eigenverantwortung wird gestärkt. Auch nach Stabilisierung des Körpergewichts ist eine langfristige Behandlung notwendig.

Der Einbezug der Familie in die Behandlung ist von großer Bedeutung. Oft müssen die Regelungen rund um das Essen mit allen Familienmitgliedern neu ausgehandelt werden. Die Eltern müssen die schwierige Balance zwischen Fürsorge für ihr Kind einerseits und Unterstützung seiner Unabhängigkeitsentwicklung andererseits vor dem Hintergrund einer potenziell lebensbedrohlichen Erkrankung finden.

Pflege

Die Patientinnen werden regelmäßig in Unterwäsche gewogen. Es hängt vom Behandlungskonzept ab, ob ihnen das Gewicht mitgeteilt wird. Nach Möglichkeit essen die Patientinnen mit anderen Patientinnen gemeinsam, um Lernen am Modell zu ermöglichen. Ein Essensplan kann die Angst vor unkontrollierbarer Gewichtszunahme nehmen. Manche Patientinnen benötigen eine stärker kontrollierende Begleitung, da sie aus Angst vor Gewichtszunahme manipulative Strategien anwenden. Typisch sind Verstecken von Lebensmitteln, Trinken großer Flüssigkeitsmengen vor dem Wiegen (bei Verdacht Urinkonzentration kontrollieren), selbstinduziertes Erbrechen nach den Mahlzeiten und übermäßige, z. T. heimliche Bewegung.

SPICKZETTEL

Anorexia nervosa
Definition: Vor allem junge Mädchen betreffende Essstörung mit erheblichem, teils bedrohlichem Gewichtsverlust.
Ursache/Risikofaktoren: Multifaktoriell.
Symptome: Gestörte Körperwahrnehmung (Empfinden, zu dick zu sein/zu werden), sehr geringe Nahrungszufuhr, evtl. Sport u. a. Maßnahmen, BMI < 17,5 kg/m². Teils körperliche Schäden.
Diagnostik: Körperlicher und psychopathologischer Befund.
Therapie/Pflege: Bei erheblichem Untergewicht zunächst Verbesserung des körperlichen Zustands. Dann/ansonsten Psychotherapie, meist mit Einbeziehung der Familie.

Bulimia nervosa

DEFINITION

Bulimia nervosa *(Bulimie):* Wiederholte Anfälle von Heißhunger mit Aufnahme großer Mengen an Nahrungsmitteln, gleichzeitig übertriebene Beschäftigung mit dem Körpergewicht und Anwenden teils extremer Mittel, um eine Gewichtszunahme trotz der Essanfälle zu verhindern. Häufigkeit ca. 3 % der jungen Frauen, Beginn oft um das 18.–20. Lebensjahr. Prognose insgesamt günstiger als bei Anorexie.

Krankheitsentstehung

Psychopathologisch fällt bei den Patientinnen mit **Bulimia nervosa** der Widerspruch zwischen hohen Selbstansprüchen und geringem Selbstwertgefühl auf. Nachahmungseffekte und der Wunsch, gesellschaftliche Normen an das körperliche Erscheinungsbild zu erfüllen, spielen eine wichtige Rolle bei der Entstehung. Manchmal bestand zuvor eine Anorexie.

Symptome, Befund und Diagnostik

Die Betroffenen sind andauernd mit Nahrung, Essen und Gewicht beschäftigt. Oft verwenden sie viel Energie zur Vorbereitung ihrer meist heimlichen Essanfälle, bei denen hohe Kalorienmengen bis 6.000 kcal verzehrt werden. Auf die Essanfälle folgen heftige Scham- und Schuldgefühle. Um nicht dick zu werden, spucken die Patientinnen durchgekaute Nahrung wieder aus, erbrechen, hungern zwischen den Anfällen oder nehmen Abführmittel oder Diuretika.

Bei der körperlichen Untersuchung finden sich oft Zahn- und Mundschäden als Folge des Erbrechens, bei den Laborwerten fallen Elektrolytverschiebungen auf.

Behandlungsstrategie

Die Therapie zielt auf die Verbesserung des gestörten Essverhaltens mit regelmäßigen Mahlzeiten. Bei Untergewicht wird eine Gewichtszunahme angestrebt. Ist eine Gewichtsreduktion erforderlich, erfolgt sie langfristig und steht nicht im Vordergrund. Psychotherapeutisch werden Selbstbewertung und Selbstansprüche besprochen und Selbstfürsorge eingeübt. Auch das Körperbild und die weibliche Rolle werden thematisiert, Konflikte und ungünstige Interaktionsmuster in der Familie werden bearbeitet.

Pflege

Pflegende unterstützen die Patientinnen dabei, zu regelmäßigen Mahlzeiten sowie angemessenen Portionen zurückzufinden, und trainieren den Umgang mit dem Erbrechensdruck, z. B. mithilfe ablenkender Beschäftigung.

38.7 Organisch bedingte psychische Störungen

DEFINITION

Organisch bedingte psychische Störung (*OPS, symptomatisch begründbare psychische Störung, körperlich begründbare psychische Störung,* früher *exogene Psychose*): Psychische Störung, deren Ursache eine diagnostizierbare körperliche Erkrankung ist.

Zu den **organisch bedingten psychischen Störungen** gehören nach ICD-10 u. a. die Demenzen (→ 37.11.3), das nicht alkoholbedingte Delir und Persönlichkeitsveränderungen nach Erkrankungen oder Schädigungen des Gehirns.

Krankheitsentstehung

Zahlreiche körperliche Erkrankungen können zu psychischen Störungen führen, wobei die Krankheit im ZNS lokalisiert sein kann, z. B. Hirntumor, oder das Gehirn sekundär in Mitleidenschaft ziehen kann, z. B. bei Leberschäden.

Viele Ursachen
Unterschiedliche Ursachen können zum gleichen klinischen Bild führen!

Symptome

Akute organisch bedingte psychische Störung

Leitsymptom der **akuten organisch bedingten psychischen Störung** ist die *Bewusstseinsstörung* (→ 38.2.1). Typische klinische Bilder sind die Verwirrtheit und das **Delir** mit Bewusstseinsstörung, Desorientierung, (ängstlicher) Unruhe, meist optischen Halluzinationen, Verkennung der Umgebung, Angst, Schwitzen, Tremor und Schlaflosigkeit.

Akute organisch bedingte psychische Störungen bilden sich mit Besserung der ursächlichen Erkrankung meist in Tagen bis Wochen zurück.

Chronische organisch bedingte psychische Störung

Die wichtigsten Erscheinungsbilder **chronischer organisch bedingter psychischer Störungen** *(hirnorganische Psychosyndrome)* sind:

- **Gedächtnisstörung.** Diese betrifft in der Regel zunächst das Kurzzeitgedächtnis
- **Organisch bedingte Persönlichkeitsveränderung.** Diese zeigt sich gelegent-

lich durch eine Zuspitzung bereits vorhandener Persönlichkeitszüge (sparsam → geizig, vorsichtig → misstrauisch), erhöhte Reizbarkeit, weinerliche Affektlabilität, Verlangsamung und Antriebsminderung, oder auch durch auffällige Veränderung des prämorbiden Verhaltens (Verhalten *vor* der Erkrankung)
- Fortschreitender Verlust geistiger Fähigkeiten im Sinne einer **Demenz** (→ 37.11.3).

Chronische organisch bedingte psychische Störungen sind häufig irreversibel.

Diagnostik

Die Diagnose wird durch den psychopathologischen Befund (→ 38.2), standardisierte Tests und technische Untersuchungen zur Erkennung der zugrunde liegenden Erkrankung gestellt.

Körperlich begründbare psychische Störungen können anderen psychischen Erkrankungen sehr ähneln, z. B. einer Depression oder Schizophrenie. Daher müssen bei psychischen Störungen organische Erkrankungen ausgeschlossen werden.

Behandlungsstrategie und Pflege

Ursächliche Erkrankungen müssen behandelt werden. Gleichzeitig ist oft eine symptomatische Behandlung mit Psychopharmaka nötig.

Die pflegerischen Maßnahmen hängen von den Symptomen ab. Bei Unruhe und Verwirrtheit müssen Betroffene besonders engmaschig überwacht werden. Merkfähigkeitsstörungen erfordern ständig wiederholte, geduldige Anleitung. Als Orientierungshilfe kann man große Schilder anbringen, z. B. mit Piktogrammen, Tieren oder Pflanzen, oder ein Namensschild an der Zimmertür (→ 38.1.5). Das Milieu der Station sollte ruhig und angstmindernd sein.

38.8 Abhängigkeit

DEFINITION

Abhängigkeit *(Abhängigkeitssyndrom, Sucht)*: Unbeherrschbares Verlangen, sich eine bestimmte Substanz immer wieder zuzuführen oder eine bestimmte Tätigkeit immer wieder auszuführen, obwohl man sich selbst oder anderen dadurch schadet.

Umgangssprachlich wird oft der Ausdruck *Sucht* verwendet. WHO, ICD und Fachpublikationen verwenden den neutralen Begriff **Abhängigkeit.**

38.8.1 Krankheitsentstehung, Symptome und Diagnostik

Krankheitsentstehung

Unterschiedliche Gefährdung

Im Prinzip kann jeder Mensch abhängig werden. Aber nicht jeder Mensch ist gleichermaßen gefährdet.

Trotz zahlreicher Theorien sind die Ursachen der Abhängigkeitsentwicklung weiter unklar. Es spielen sowohl die Eigenschaften der Substanz als auch individuelle und gesellschaftliche Faktoren eine Rolle, z. B.:
- Wirkungen und Abhängigkeitspotenzial der Substanz
- Verfügbarkeit der Substanz, z. B. frei (→ Abb. 38.19), unter bestimmten Bedingungen legal verfügbar, illegaler Erwerb
- Persönlichkeit des Einzelnen, beeinflusst von genetischen Faktoren und bisheriger Entwicklung
- Auslösende Faktoren, v. a. Lebenskrisen, z. B. Arbeitslosigkeit oder Tod von Angehörigen
- Näheres und weiteres soziales Umfeld, also beispielsweise Trinkgewohnheiten in der Familie oder der Gesellschaft.

Als psychische Voraussetzung gilt heute eine *süchtige Fehlhaltung*. Drogen ermöglichen Abhängigen z. B. Gefühle höherer Leistungsfähigkeit, Angstfreiheit, Ruhe, Entspannung oder neue Erfahrungen. Alltagsprobleme oder Symptome psychischer Erkrankungen, v. a. bei Depressionen und Schizophrenien, scheinen kurzfristig erträglicher. Nach der Traumwelt der Droge erscheint die Realität härter und bedrückender. Da liegt es für viele nahe, erneut zur Droge zu greifen, um so wenigstens für kurze Zeit den Alltag zu vergessen.

In der Biografie Abhängigkeitskranker findet man relativ häufig gestörte Familienverhältnisse *(Broken home)*, auch ein Erziehungsstil mit übermäßiger Verwöhnung und unangemessenem Schutz des Kindes soll zur Abhängigkeitsentwicklung beitragen. Oft leiden Eltern oder Geschwister ebenfalls unter Abhängigkeitserkrankungen oder Persönlichkeitsstörungen.

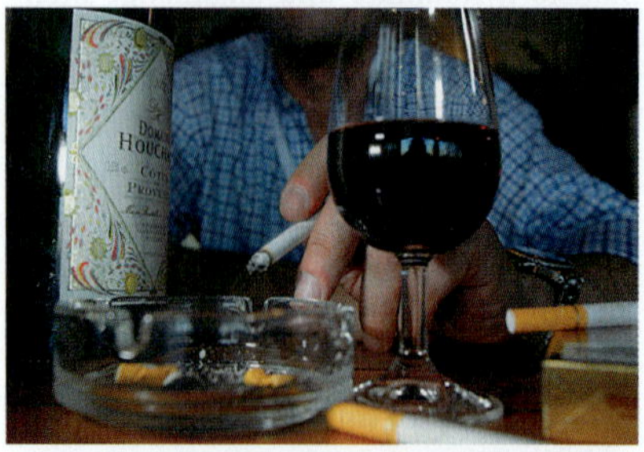

Abb. 38.19 Alkohol und Zigaretten – abhängigkeitserzeugend und frei verfügbar. [J787]

Substanz auch gesellschaftsabhängig

Welche Drogenabhängigkeit in einer Gesellschaft am häufigsten ist, hängt auch von deren Einstellung zu den verschiedenen Drogen ab. Alkohol etwa wird im Islam missbilligt, ist aber „in Maßen" in westlichen Ländern üblich (→ Abb. 38.21). Alkoholische Getränke werden offen zum Verkauf angeboten, die Werbung dafür ist legal. Nicht wenige Abhängige erhalten ihre Droge, z. B. Benzodiazepine, sogar durch das medizinische Versorgungssystem.

Einteilung

Man unterscheidet **stoffgebundene Abhängigkeiten** *(Stoffsüchte)* und **nicht stoffgebundene Abhängigkeiten** *(Verhaltens-, Tätigkeitssüchte)*.

Nicht stoffgebundene Abhängigkeiten

Praktisch jede Tätigkeit und jedes Verhalten kann „entgleisen". Am häufigsten sind Esssucht (*Bulimie* → 38.6.5), Spielsucht (*zwanghaftes Spielen* → Abb. 38.20) und dranghaftes Stehlen *(Kleptomanie)*. Aber auch Arbeiten *(Workaholic)* oder Sporttreiben können zur Sucht werden. Tätigkeitssüchte erfordern eine spezielle psychotherapeutische Behandlung.

Ob die nicht stoffgebundenen Abhängigkeiten eher als Suchterkrankungen oder z. B. als Impulskontrollstörung angesehen werden sollten, wird weiterhin diskutiert.

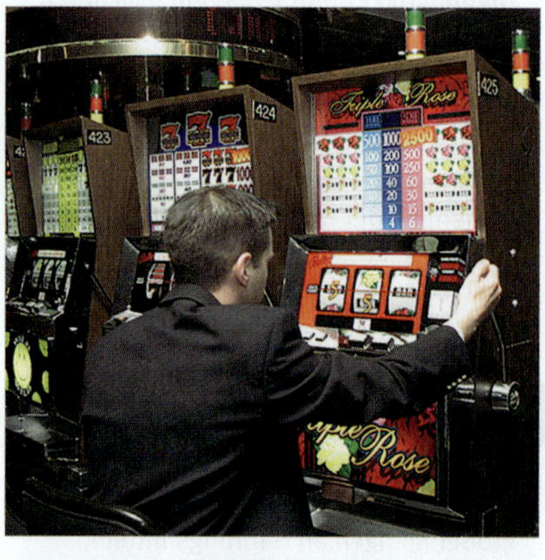

Abb. 38.20 Nicht stoffgebundene Abhängigkeiten sind wohl häufiger, als man zunächst glauben mag: Ca. 1 % der Bevölkerung sollen z. B. glücksspielsüchtig sein. [J787]

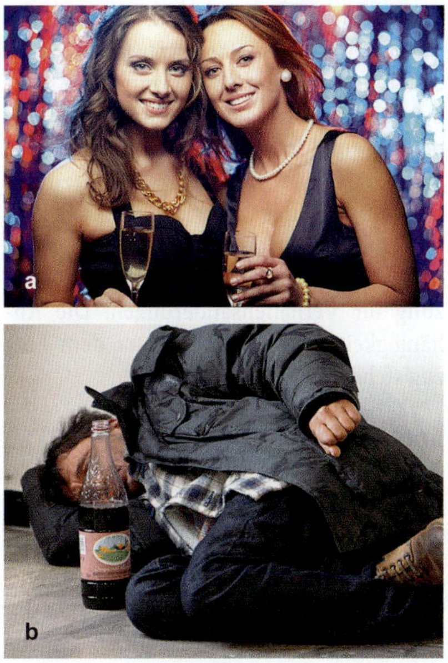

Abb. 38.21 Suchtmittel werden von der Gesellschaft unterschiedlich bewertet. Zum einen können sie sozial akzeptiert sein oder sogar das Image verbessern (a), zum anderen sind sie Symbol des sozialen Abstiegs (b). [J787]

Stoffgebundene Abhängigkeiten

Der Begriff **Droge** bezeichnet meist zur Abhängigkeit führende **psychotrope** *(psychoaktive)* **Substanzen,** *Rauschmittel* und *Alkohol* (→ 38.8.3). Ihnen gemeinsam ist, dass sie Bewusstsein oder Erleben verändern und im weitesten Sinne „angenehme" Gefühle hervorrufen können. Es gibt auch psychotrope Substanzen, die diese Eigenschaften nicht besitzen, z. B. Antipsychotika und Antidepressiva. Sie „eignen" sich nicht als Suchtmittel.

Ob eine Abhängigkeit nach einmaligem „Probieren", vielfachem Konsum oder gar nicht entsteht, hängt von Genetik und Persönlichkeit des Betreffenden und den Eigenschaften der Droge ab. Kontrollierter Alkoholkonsum ohne Abhängigkeitsentwicklung ist z. B. vielen möglich, kontrollierter Nikotinkonsum nur wenigen. Heroin führt binnen weniger Tage zur Abhängigkeit, Crack (ein Kokainprodukt) manchmal schon nach einmaligem Gebrauch.

> **Schmerzbehandlung**
> Bei Schmerzpatientinnen führen Opioide nicht zu *psychischer* Abhängigkeit.

Einteilung und Substanzen

Unterschieden wird oft in **bewusstseinsaktivierende** und damit *anregende,* **bewusstseinsverengende** und damit *beruhigende* sowie **bewusstseinsverändernde** und damit *halluzinogene* Drogen.
Alkohol → 38.8.3

Amphetamine, Kokain. **Aufputschmittel** *(Psychostimulanzien),* z. B. *MDMA, Ecstasy, Methamphetamin* (Crystal Meth, Ice). Illegal, stark bewusstseinsaktivierend. Oft hoher Suchtdruck und starke psychische Abhängigkeit. Körperlicher Entzug meist ungefährlich.

Benzodiazepine (→ 38.3.4). Von Ärztinnen verschrieben oder illegal erworben. Etwa 1,2–1,5 Million Abhängige in Deutschland, v. a. ältere Frauen [15]. Bewusstseinsverengend, beruhigend. Körperlich und v. a. psychisch lang dauernder und sehr unangenehmer Entzug, evtl. Entzugskrämpfe. Deshalb schrittweise Dosisreduktion [15].

Cannabis, Cannabinoide. Cannabis ist der wissenschaftliche Name für Hanf und wird oft synonym für den Hauptwirkstoff *THC (Tetrahydrocannabinol)* benutzt. *Haschisch* wird aus dem Harz, *Marihuana* aus den Blüten und Blättern der Pflanze hergestellt. *Cannabinoide* sind natürliche (Phytocannabinoide) oder synthetisch hergestellte Abkömmlinge der in der Hanfpflanze vorkommenden Terpenphenole.

Der Konsum ist legal, aber ohne Genehmigung sind Anbau, Erwerb, Besitz und Vertrieb strafbar. THC unterliegt dem BtMG. Bewusstseinsverengend. Es besteht v. a. eine psychische Abhängigkeit. Langzeitfolge ist oft Motivationsverlust. Unter THC und v. a. synthetischen Cannabinoiden kommt es häufiger zu Psychosen.

Medizinisch wird v. a. *Cannabidiol (CBD)* eingesetzt. Es wirkt u. a. muskelentspannend, gegen Übelkeit und appetitanregend. Verschreibungen von Cannabisprodukten müssen von der Krankenkasse genehmigt oder selbst bezahlt werden.

GBL *(γ-Butyrolacton),* im Körper rasche Umwandlung in **GHB** *(γ-Hydroxybuttersäure,* z. B. Liquid, Gamma, Blue Nitro, G). In niedriger Dosis bewusstseinsaktivierend, rauschhaft. In höherer Dosis schläfrig bis komatös machend. Gelegentlich als K.-o.-Tropfen eingesetzt. Unangenehmer Entzug mit z. T. starken Symptomen wie starkem Schwitzen, Unruhe, epileptischen Anfällen, Durchfall, Aggressivität und psychotischen Symptomen.

Koffein. Legal, bewusstseinsaktivierend. Im Entzug körperliches Unwohlsein und Kopfschmerzen möglich.

LSD *(Lysergsäurediethylamid).* Illegal, bewusstseinsverändernd, ruft Halluzinationen und verändertes Erleben hervor.

Neue psychoaktive Substanzen *(NPS, Designerdrogen, Legal highs).* Viele verschiedene synthetisch hergestellte Substanzen, welche Rauschzustände bewirken, z. T. beruhigend, z. T. anregend und halluzinogen. Beispiele: Badesalz (amphetaminartige Substanzen), Abkömmlinge von Benzodiazepinen, Indol-3-alkylamin, Ergolenen/LSD, Phenethylamin und Tryptamin sowie die synthetischen Cannabinoide. Wirkung oft nicht vorhersehbar, gelegentlich ausgeprägte Ängste und psychotische Phasen mit Eigen- und Fremdgefährdung.

Nikotin. Legal, bewusstseinsaktivierend. Macht schnell abhängig. Dauer des körperlichen Entzugs wenige Tage, des psychischen sehr viel länger, oft jahrelanger Suchtdruck.

Opiate *(Morphium, Heroin,* aber auch Schmerzmittel wie *Oxycodon* oder *Tramadol*). Illegal und bewusstseinsverengend, unterliegen dem BtMG. Oft sehr unangenehmer körperlicher Entzug, u. a. mit Muskelschmerzen, Durchfall, Hitze- und Kälteschauern, daher meist schrittweises Abdosieren [15].

Schnüffelstoffe (z. B. *Äther, Klebstoffe, Chloroform*). Legal erhältlich, wirken v. a. halluzinogen. Langzeitschäden u. a. an ZNS, Leber und Lunge.

Nicht selten kommen Abhängige zwar von einer Droge „los", werden aber dafür von einer anderen Substanz abhängig. Der Grund für dieses „Umsteigen" wird in der süchtigen Fehlhaltung der Betroffenen gesehen. Auch der Konsum mehrerer Substanzen nimmt zu. Bei **Polytoxikomanie** werden mindestens zwei Substanzen wahllos konsumiert, ohne dass eine im Vordergrund steht.

> **Nikotinabhängigkeit**
> Lange wurde Rauchen als Gewohnheit oder „Willensschwäche" abgetan. Heute steht fest, dass **Nikotin** psychisch und physisch abhängig macht (→ 23.1.3). Wer eigene Erfahrungen mit der Nikotinentwöhnung gesammelt hat, kann sich besser in die Schwierigkeiten Alkohol- oder Heroinabhängiger einfühlen.

Entwicklung und Symptome

Konsum und Missbrauch von Alkohol und Drogen steigen im *Jugendalter* steil an. Wichtige Gründe sind die komplexen Entwicklungsaufgaben, die sich den Jugendlichen stellen und die durch Drogen scheinbar erleichtert werden, sowie der Einfluss der Peergroup. Viele Jugendliche reduzieren als junge Erwachsene ihren Substanzkonsum, wenn er mit ihrer Lebenssituation, z. B. dem Beruf, nicht mehr vereinbar ist. Einige Jugendliche aber entwickeln eine Abhängigkeit. Ein Teil davon zeigt auch dissoziale oder Anpassungsstörungen.

Schädlicher Gebrauch, Abhängigkeit

Eine Abhängigkeit entwickelt sich typischerweise über mehrere Stadien.

Schädlicher Gebrauch *(Missbrauch, Abusus)* wird definiert als übermäßiger Konsum einer Substanz, sodass es zu körperlichen und psychosozialen Schäden kommt. Schädlicher Gebrauch liegt also z. B. beim Auszubildenden vor, der „bekifft" am Arbeitsplatz erscheint und dem nun die Kündigung droht.

Der schädliche Gebrauch kann in die **psychische** und **physische** *(körperliche)* **Abhängigkeit** übergehen.

Die **psychische Abhängigkeit** ist das weitaus größere Problem. Die Abhängige kann dem Sog der Droge nicht widerstehen, ihr Verlangen *(Craving)* danach ist unbeherrschbar. Sie interessiert nur noch, wie sie an ihre Droge kommt und vernachlässigt Verpflichtungen und bisherige Interessen. Hat sie die Droge endlich beschafft, kann sie nicht mehr kontrollieren, wie sie sie zu sich nimmt, z. B. teilt sie die Nadel mit anderen *(Needle sharing)*, obwohl sie die Gefahren kennt. Auch wie viel sie konsumiert, hat sie nicht im Griff.

Als Folge der **physischen Abhängigkeit** muss die Dosis gesteigert werden, um die gleiche Wirkung zu erzielen *(Toleranzentwicklung)*. Bei Wegfall der Droge, z. B. bei Beschaffungsproblemen oder Krankenhausaufenthalt, entwickeln sich körperliche **Entzugserscheinungen** wie Schwitzen, Zittern, Darmkrämpfe und zerebrale Anfälle.

Abwärtsspirale

Schnell bildet sich ein Teufelskreis: Durch die Abhängigkeit entstehen soziale Probleme. Die Fähigkeit der Abhängigen, Probleme zu lösen, hat sich jedoch durch die Krankheit noch weiter verringert, was weiteren Drogenkonsum begünstigt, der wiederum die Probleme vergrößert. Viele Betroffene finden aus dieser Abwärtsspirale allein nicht heraus.

Psychische Störungen durch psychotrope Substanzen

Da Drogen auf das ZNS wirken, können sie zu organisch bedingten psychischen Störungen (→ 38.7) führen, etwa zum Entzugssyndrom mit Delir (→ 38.8.3) oder substanzinduzierten psychotischen Störungen.

Diagnostik

Die Diagnose ist teilweise schwierig, v. a. wenn die Betroffene ihren Alltag noch einigermaßen aufrechterhalten kann. Sie stützt sich auf Eigen- und Fremdanamnese, evtl. ergänzt durch Fragebögen und Beobachtung. Laboruntersuchungen können oft die Aufnahme der Substanz nachweisen, nicht aber die Abhängigkeit.

Diagnosekriterien der Abhängigkeit

Mindestens drei der folgenden Kriterien müssen laut ICD-10 erfüllt sein [10, 16]:

- Starker, zwangartiger Wunsch, psychotrope Substanzen zu konsumieren
- Verminderte Kontrollfähigkeit bezüglich des Beginns, der Beendigung und der Menge des Konsums
- Körperliches Entzugssyndrom bei Beendigung oder Reduktion des Konsums
- Toleranz. Um die ursprünglich durch niedrigere Dosen erreichten Wirkungen der psychotropen Substanz hervorzurufen, sind zunehmend höhere Dosen erforderlich
- Fortschreitende Vernachlässigung anderer Interessen und Verpflichtungen zugunsten des Substanzkonsums, erhöhter Zeitaufwand, um die Substanz zu beschaffen, zu konsumieren oder sich von den Folgen des Konsums zu erholen
- Anhaltender Substanzkonsum trotz Nachweis eindeutig schädlicher psychischer, physischer und sozialer Folgen u. U. trotz des Wissens um die Folgen.

38.8.2 Behandlungsstrategie und Pflege

Oberstes Ziel in der Behandlung Abhängigkeitskranker ist meist die *dauernde* Abstinenz.

Motivationsphase

Am Anfang steht die **Motivation** der Kranken, z. B. durch Beratungsstellen, Ärztinnen, Freunde oder Verwandte. Bewährt hat sich das *Motivational interviewing* [17]. Zuerst muss eine Beziehung aufgebaut werden. Dann wird die Patientin motiviert, positive und negative Aspekte des Substanzkonsums zu formulieren und zu betrachten, Veränderungsziele zu entwickeln und eine Entscheidung für die Abstinenz zu treffen. Diese Entscheidung ist Voraussetzung für Verhaltensänderungen. Die Abhängigkeitskranke muss „hinter dem Entzug stehen".

Entgiftungsphase

Bei manchen Drogen, u. a. Alkohol und Benzodiazepinen, sind die körperlichen Entzugserscheinungen in Extremfällen lebensbedrohlich und erfordern eine Intensivpflege. Daher wird die **Entgiftung** in der Regel stationär in einem Akutkrankenhaus durchgeführt. Alternativen sind speziell ausgestattete psychiatrische Krankenhäuser. Die Entgiftung dauert ungefähr zwei Wochen. Oft erlebt die Patientin sie als sehr unangenehm: Zusätzlich zu den körperlichen Problemen hat sie Angst, ist unruhig und verspürt ein unbeherrschbares Verlangen nach der Droge. Es besteht erhöhte Suizidgefahr.

Bezüglich der Arzneimittelgabe während dieser Phase gibt es unterschiedliche Ansichten, denn es besteht die Gefahr, dass sich die Abhängigkeit auf die für den Entzug verwendete Substanz verschiebt. In der Regel wird sie von der Stärke der Entzugssymptomatik abhängig gemacht.

Pflegende beobachten die Patientinnen auf Symptome und Komplikationen:

- Vitalzeichen, vegetative Funktionen (Schwitzen, Tremor)
- Anzeichen eines epileptischen Anfalls (→ 37.8)
- Anzeichen eines Delirs (fluktuierende Bewusstseinsstörungen, Suggestibilität, Halluzinationen, Orientierungsstörungen → 38.8.3)
- Anzeichen für heimlichen Konsum, z. B. ungewöhnlich weite oder enge Pupillen, Sedierung, ungewöhnliches Verhalten.

Außerdem sind einfühlsame Unterstützung, Ermutigung und wiederholte Motivation zum Durchhalten besonders wichtig. Eine Konfrontation mit dem eigenen Verhalten oder die forcierte Auseinandersetzung mit Problemen ist nicht sinnvoll: Die Patientin ist noch nicht zu konstruktiver Mitarbeit in der Lage. Auch Angehörige brauchen oft Rat und Unterstützung.

Es wird auch besprochen, wie es nach der Entgiftung weitergehen soll:

- Oft wird eine Entwöhnungstherapie empfohlen
- Der Umgang mit Craving wird erarbeitet, z. B. Ablenkung, Bewegung, Beschäftigung, Anticravingmittel
- Tagesstrukturierung nach der Entlassung.

Substitutionstherapien

Bei Patientinnen mit i. v.-Drogenabusus ist das soziale Umfeld oft zerstört, der körperliche Gesundheitszustand schlecht und das Ziel einer Abstinenz zunächst unrealistisch (keine Abstinenzwilligkeit). Für opiatabhängige Problempatientinnen gibt es mittlerweile **Substitutionstherapien** mit Opioiden wie Methadon, Polamidon oder Buprenorphin.

Die Substitution ist keine Entwöhnungsmaßnahme, die Abhängigkeit besteht weiter. Im besten Fall ermöglicht sie aber den Wegfall der Beschaffungskriminalität und der Prostitution, eine Minderung des Infektionsrisikos und die soziale Reintegration.

Nachsorge- und Resozialisierungsphase

Bei der **Nachsorge** und **Resozialisierung** muss manchmal das gesamte Umfeld verändert werden. Partner, Freunde und evtl. der Arbeitgeber werden einbezogen. Oft ist eine jahrelange Weiterbehandlung notwendig. Selbsthilfegruppen sind von großer Bedeutung.

Umgang mit Abhängigkeitskranken

Stoffgebundene Abhängigkeiten sind chronische, nicht selten schubartig verlaufende Erkrankungen mit hohem Rezidivrisiko: Zwei Drittel aller entwöhnten Patientinnen greifen früher oder später erneut zur Droge. **Rückfälle** gehören zur Krankheit und dürfen weder als Misserfolg der Patientin noch des Behandlungsteams angesehen werden. Wichtig ist, den **Abstinenzverletzungseffekt** zu kennen und mit der Patientin zu bearbeiten: Bei einem Rückfall haben Patientinnen meist das Gefühl, dass jetzt sowieso alles verloren ist und sie sich daher nicht mehr anzustrengen brauchen, den Konsum der Droge zu begrenzen. Dem wird entgegengewirkt, wenn der Rückfall nicht als größtmögliche Katastrophe, sondern als ein mögliches, aber bewältigbares Problem in der Behandlung kommuniziert wird.

Für die Arbeit hat die hohe Rückfallgefahr praktische Konsequenzen. Gutgläubigkeit im Umgang mit der Patientin ist falsch. Es ist immer damit zu rechnen, dass sie sich ihr Suchtmittel verschaffen will, etwa über Besucher, den Griff in den unbeaufsichtigten Arzneimittelschrank oder das Einschmuggeln von „Notvorräten".

In der Haltung gegenüber Betroffenen sind zwei hoch problematische Extrempositionen möglich. Bei der einen wird die Patientin als willensschwach und selbst schuld angesehen – sie wird also nicht als Kranke akzeptiert und ernst genommen. So eingestellte Pflegende verhalten sich im Umgang mit Abhängigen schnell vorwurfsvoll oder gar aggressiv. Bei der anderen wird die Patientin als unschuldiges Opfer schwieriger Verhältnisse betrachtet – die gesunden Anteile und Möglichkeiten zur Selbstverantwortung werden übersehen und nicht gestärkt.

> **Feste Regeln**
> Viele Konflikte zwischen Team und Abhängigkeitskranken werden vermieden durch eine klare, offene und konsequente Kommunikation sowie Regeln, die für alle Patientinnen gelten und von allen Pflegenden beachtet werden.

Mangelndes Selbstwertgefühl und unbefriedigende Lebensumstände stehen oft am Beginn einer Abhängigkeitserkrankung und nehmen im Verlauf noch zu. Die Therapeutinnen stärken das Selbstwertgefühl des abhängigen Menschen und unterstützen ihn bei der Suche nach Zukunftsperspektiven. Auch kleine Erfolge sollten wahrgenommen und gespiegelt werden. Der Patientin sollte das Gefühl vermittelt werden, als der Mensch angenommen zu sein, der sie ist. Hierzu gehört, sich Zeit für die Patientin zu nehmen, auf sie und ihre Probleme einzugehen und sie nicht wie ein unmündiges Kind zu behandeln. Alle Bezugspersonen sollten ein einheitliches Konzept verfolgen.

38.8.3 Alkoholkrankheit und Alkoholentzugsdelir

> **DEFINITION**
> **Alkoholkrankheit** *(Alkoholismus):* Alkoholkrank ist, wer länger als ein Jahr größere Mengen an Alkohol konsumiert, die Kontrolle über den Alkoholkonsum verloren hat und dadurch körperlich, psychisch und in seiner sozialen Stellung geschädigt ist.

Die **Alkoholkrankheit** ist sehr häufig. 6,7 Millionen der 18- bis 64-Jährigen in Deutschland zeigen einen *riskanten Konsum* (Alkoholkonsum in Deutschland → Abb. 38.22), etwa 1,6 Millionen gelten als alkoholabhängig, jährlich sterben ca. 74.000 Menschen an den Folgen ihres Alkoholmissbrauchs [18].

> **VORSICHT!** Besonders bedenklich ist die hohe Zahl der **Jugendlichen,** die größere Alkoholmengen in kurzer Zeit trinkt (**Rauschtrinken,** *Binge-drinking*) bis hin zu lebensbedrohlichen Alkoholvergiftungen.

Krankheitsentstehung

Sicher spielen zahlreiche Faktoren bei der Entstehung eine Rolle, u. a. die genetische Veranlagung (erhöhtes Risiko bei nahen Verwandten von Alkoholabhängigen), das soziale Umfeld (Umgang mit Konflikten, Rolle des Alkohols in der Familie) sowie Krisen (eher als Auslöser denn als Ursache).

Manche Alkoholabhängige leiden an weiteren psychischen Erkrankungen, besonders Angststörungen und Depressionen. Alkoholmissbrauch kann hier Versuch einer Selbstmedikation sein. Umgekehrt fördert langjähriger Alkoholkonsum eine Depression.

Symptome

Viele Alkoholabhängige sind äußerlich und bei nur flüchtigen Kontakten unauffällig, und die Fassade der Normalität bleibt bis kurz vor dem Zusammenbruch erhalten.

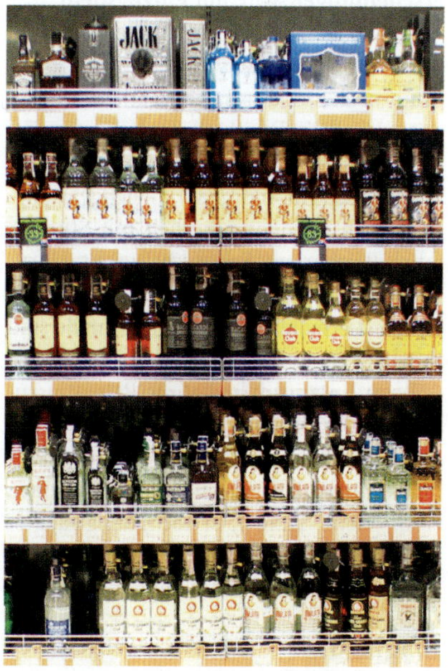

Abb. 38.22 2020 trank jeder über 15-Jährige in Deutschland durchschnittlich 10,8 l reinen Alkohol, entsprechend 38,5 0,7-l-Flaschen 40%igen Wodka oder 654 0,33-l-Flaschen 5%-iges Bier. [J787]

Alkoholassoziierte Erkrankungen

Akute Alkoholintoxikation → 14.5.3

Die Alkoholkrankheit führt zu gravierenden körperlichen Schäden:

- Alkoholbedingte Leberschäden bis zur Leberzirrhose (→ 25.4.5)
- Am Nervensystem:
  - Epileptische Anfälle (im Entzug), **Entzugsdelir** mit akuten psychotischen Symptomen
  - **Korsakow-Syndrom** mit massiver Störung des Kurzzeitgedächtnisses, Desorientiertheit und *Konfabulationen* („erfundene Geschichten")
  - **Wernicke-Enzephalopathie** mit Gangunsicherheit, Augenmuskellähmungen, Reflex- und Bewusstseinsstörungen
  - **Polyneuropathien** (häufig, → 37.15.1)
- Makrozytäre Anämie (→ 27.6.1)
- Herzinsuffizienz infolge alkoholbedingter dilatativer Kardiomyopathie (→ 21.9)
- Pankreatitiden (→ 25.6.1, → 25.6.2)
- Gehemmte Gegenregulation bei Hypoglykämien
- Abwehrschwäche mit stark erhöhtem Risiko u. a. für Tuberkulose, Pneumonie
- Erhöhtes Risiko u. a. für Magen-Darm-, Pankreas-, Mammakarzinom.

Alkoholentzug und -entzugsdelir

Bei Unterbrechung der Alkoholzufuhr, z. B. wegen Krankenhausaufnahme, kommt es zu unterschiedlich ausgeprägten **Entzugserscheinungen,** evtl. mit **Entzugsdelir.**

Mäßig abhängige Patientinnen durchleben „nur" ein **Prädelir** mit einem Maximum nach 1–2 Tagen. Die Patientin leidet unter Übelkeit, Durchfall, Tachykardie, Fieber, Schweißausbrüchen, Tremor (Zittern) der Hände (v. a. morgens), Gleichgewichtsstörungen (Gangunsicherheit mit Sturzgefahr), Reizbarkeit, Schreckhaftigkeit, Unruhe und Schlafstörungen. Die Orientierung ist meist erhalten. Epileptische Anfälle sind möglich.

Beim **Entzugsdelir** hat die Patientin zusätzlich wechselnde Bewusstseinsstörungen, örtliche und zeitliche Desorientiertheit, szenenhafte visuelle Halluzinationen (z. B. „kleine Tiere"), ist hochgradig suggestibel und unruhig und durchlebt Phasen von extremer Angst oder Euphorie.

Diagnostik

Allgemeine Abhängigkeitsdiagnostik → 38.8.1

Gesprächsführung bei Verdacht auf Alkoholerkrankung

Beim Versuch, den Alkoholkonsum einer Patientin zu klären, werden folgende **Gesprächsfallen** vermieden:

- „Frage-Antwort-Falle". Autoritäres Nachfragen ermöglicht der Patientin letztlich nur Ja- oder Nein-Antworten
- „Verleugnungsfalle". Scharfe Konfrontation löst Abwehr aus („Die anderen trinken noch mehr")
- „Etikettierungsfalle". Es wird eine Fehldiagnose gestellt, weil die Untersucherin unbedingt eine Diagnose stellen will
- „Fokussierungsfalle". Durch Konzentration auf das Thema „Abhängigkeit" werden wesentliche Mitteilungen der Patientin über andere Probleme ignoriert.

Experten empfehlen Fragen wie:

- Haben Sie schon einmal versucht, Ihren Alkoholkonsum zu verringern?
- Ärgern Sie sich, wenn man Sie auf Ihren Alkoholkonsum anspricht?
- Haben Sie Schuldgefühle oder fühlen Sie sich schlecht wegen Ihres Alkoholkonsums?
- Trinken Sie gelegentlich morgens, um in die Gänge zu kommen?

Weitere Fragen klären u. a., ob die Patientin schon Filmrisse *(Blackouts)* gehabt hat, ob sie ihren Alkoholkonsum kontinuierlich steigert oder alkoholische Getränke hinunterstürzt, damit die Wirkung schnell eintritt.

Geeignet zum Screening sind z. B. der AUDIT- und AUDIT-C-Fragebogen [19].

Das Gespräch sollte empathisch sein. Die Patientin sollte spüren, dass sie selbst für Verhaltensänderungen zuständig ist und ihr Gegenüber ihr dies auch zutraut. Von Anfang an sollten alternative Verhaltensmöglichkeiten *(Gegenaktivitäten)* thematisiert werden.

Weitere Untersuchungen

Eine Erhöhung von γ-GT *und* MCV im Blut weist auf Alkoholmissbrauch hin. Ein erhöhtes **CDT** (*Kohlenhydrat-defizientes Transferrin* → 25.4.3) ist sehr spezifisch für eine länger dauernde erhöhte Alkoholaufnahme, sagt aber nichts über eine Abhängigkeit aus. Vitamin B_1, B_6 und B_{12} können vermindert sein. Durch eine Ultraschalluntersuchung werden z. B. Leberschäden erfasst.

Behandlungsstrategie

Die **Entgiftung** erfolgt je nach Einzelfall ambulant, tagesklinisch oder stationär [19].

Bei der anschließenden **Alkoholentwöhnung** haben sich neben stationären Angeboten insbesondere für gut integrierte, z. B. berufstätige, Patientinnen ambulante Entwöhnungsprogramme mit anfangs täglichem Kontakt etabliert. Betroffene müssen neue Strategien zur Krisen- und Frustrationsbewältigung erlernen und erproben.

In Selbsthilfegruppen wie den *Anonymen Alkoholikern,* die eine wertorientierte Therapie anbieten, oder dem *Blauen Kreuz* können die Patientinnen die auf Dauer notwendige Unterstützung finden.

Bei einigen Alkoholabhängigen wird auch ein „kontrolliertes Trinken" als Schadensbegrenzung *(Harm reduction)* als realistischeres Ziel akzeptiert.

Behandlungsstrategie beim Entzug und Entzugsdelir

Ziel ist, notwendige medizinische Behandlungen sicherzustellen und die extreme Stresssituation der Patientinnen zu mildern.

Die medikamentöse Therapie umfasst:

- Benzodiazepine (→ 38.3.4) oral gegen die Entzugserscheinungen
- Clomethiazol (z. B. Distraneurin®) oral, wegen der Gefahr der raschen Abhängigkeitsentwicklung langsames Absetzen nach maximal zwei Wochen, keine ambulante Verordnung. Die fast immer auftretende Zunahme der Bronchialsekretion bereitet v. a. bei Frischoperierten und Patientinnen mit vorbestehenden Lungenerkrankungen Probleme
- Clonidin (z. B. Clonidin-ratiopharm®) bei Hypertonie, dämpft auch vegetative Symptome. Nicht in Kombination mit Betablockern
- Haloperidol (z. B. Haldol®) oder Risperidon (z. B. Risperdal®) oral bei Delir
- Parenterale Ernährung mit Flüssigkeits- und Elektrolytsubstitution (v. a. Hypokaliämie → 33.10.3)
- Vitamin B_1 täglich oral, bei V. a. Korsakow-Syndrom oder Wernicke-Enzephalopathie i. v. – dann Gefahr seltener allergischer Reaktionen
- Bei vorbekannten epileptischen Anfällen Prophylaxe, z. B. mit Levetirazetam
- Bei epileptischen Anfällen z. B. Lorazepam oder Diazepam i. v.

Zunehmend werden in der Entwöhnung neben psycho- und soziotherapeutischen Verfahren auch Arzneimittel ohne Abhängigkeitspotenzial unterstützend eingesetzt. Einen gesicherten Effekt bei der Rückfallverhütung haben die *Anticraving-Substanzen* Acamprosat (z. B. Campral®) und Naltrexon (z. B. Adepend®).

Pflege

Alkoholabhängigen sollte ohne Vorurteile, wertfrei und mit der gleichen Fürsorge begegnet werden wie anderen Patientinnen auch. Ein wichtiges therapeutisches Prinzip ist die *motivierende Gesprächsführung (Motivational interviewing)* [17]. Ziel ist eine „von innen kommende" Motivation durch aktives, respektvolles Zuhören, Aufzeigen widersprüchlicher Gefühle und Wünsche (Ambivalenzen) und Stärken der Zuversicht, sich ändern zu können. Es wird nicht konfrontiert.

Besonderheiten bei der Pflege:

- Vielfach sehen Alkoholabhängige Pflegenden und Ärztinnen zunächst als Gegner an, da diese ihnen den Alkohol entziehen. Der Beziehungsaufbau ist erschwert
- Meist ist ein längerer Lernprozess nötig, bis die Alkoholabhängige erkennt, dass sie krank ist und über längere Zeit Hilfe braucht. Schuldzuweisungen und Anklagen werden vermieden
- Debatten über Alkohol im Allgemeinen und den Alkoholkonsum der Patientin im Besonderen sind sinnlos
- Wenn zu Beginn der Behandlung äußerer Druck eine Rolle spielt, ist diese dadurch nicht zum Scheitern verurteilt. Allerdings muss der Erarbeitung von ausreichendem Veränderungswillen viel Energie gewidmet werden
- Mögliche Rückfälle dürfen nicht überbewertet werden, um Versagensgefühle nicht zu steigern und die Patientin davon abzuhalten, in alte Muster zurückzufallen (Abstinenzverletzungseffekt → 38.8.2)
- Die Angehörigen werden beraten, wie sie die Patientin unterstützen können, ohne ihr abhängiges Verhalten zu fördern. Co-abhängige Partner und Angehörige brauchen eine spezielle Beratung.

Pflegende unterstützen Betroffene bei der Kontaktaufnahme, z. B. zu Selbsthilfegruppen und Suchtberatungsstellen. Mit den Betroffenen werden Risikofaktoren für einen Rückfall und Copingstrategien erarbeitet und ein Notfallplan bei drohendem oder erfolgtem Rückfall vereinbart.

Pflege bei Entzugsdelir

Zeichnet sich bei einer Patientin ein beginnendes Delir ab, wird sie engmaschig überwacht, die Ärztin informiert und die medikamentöse Behandlung nach Anweisung begonnen.

Bewusstsein, Blutdruck, Puls und Atmung werden überwacht. Bei höherem Fieber erfolgen fiebersenkende Maßnahmen (→ 5.4, → 5.5). Ist die Patientin bereit zu trinken, erhält sie Mineralwasser oder Tee nach Belieben, ist sie nach Gabe von Distraneurin® sehr verschleimt, muss sie ggf. abgesaugt werden. Wegen der Sturzgefahr darf sie nur in Begleitung aufstehen. Einige Patientinnen müssen fixiert werden (→ 38.1.10), um eine Infusionstherapie zu gewährleisten und das Personal zu schützen. Selbstschädigungen, z. B. durch herausgerissene Infusionsschläuche, müssen durch permanente Überwachung verhindert werden.

VORSICHT! Alkoholabhängige sind insbesondere bei gerade zusammengebrochenem sozialem Umfeld in hohem Maß **suizidgefährdet** (→ 38.16).

SPICKZETTEL

Alkoholkrankheit

Definition: Abhängigkeit von Alkohol mit daraus resultierenden körperlichen, psychischen und/oder sozialen Schäden.
Ursache/Risikofaktoren: Multifaktoriell.
Symptome: Oft lange unerkannt. Steigernder (häufiger, mehr) Alkoholkonsum, der meist verheimlicht, heruntergespielt, geleugnet wird. Verhaltensänderungen (z. B. Aggressivität). Schließlich körperlicher Abbau, häufig körperliche Komplikationen (v. a. Nervensystem, Leber), Zusammenbruch der „Fassade".
Diagnostik: Eigen-, Fremdanamnese, Fragebögen, Beobachtung. Blutuntersuchungen hin-, aber nicht beweisend.
Therapie/Pflege: Motivationsphase (oft länger dauernd), Entgiftungsphase (bei Entzugsdelir Intensivpflege), Entwöhnungsphase (ambulant oder stationär), Nachsorge- und Resozialisierungsphase (jahrelang bis lebenslang, oft mit Unterstützung durch Selbsthilfegruppen).

38.9 Erkrankungen des schizophrenen Formenkreises

38.9.1 Schizophrenie

DEFINITION

Schizophrenie: Psychische Erkrankung mit Verlust von Einheit und Ordnung der Wahrnehmung, des Denkens, der Affekte (→ Abb. 38.23) und der Identität. Da es viele Erscheinungsformen der Schizophrenie gibt, spricht man auch von *Erkrankungen des schizophrenen Formenkreises* oder *Schizophrenien*. Häufigkeit ca. 0,5 % der Bevölkerung, Manifestationsgipfel 15.–35. Lj., bei Männern früher als Frauen [20]. Schwere Erkrankung mit einer hohen Suizidrate von 5–10 %.

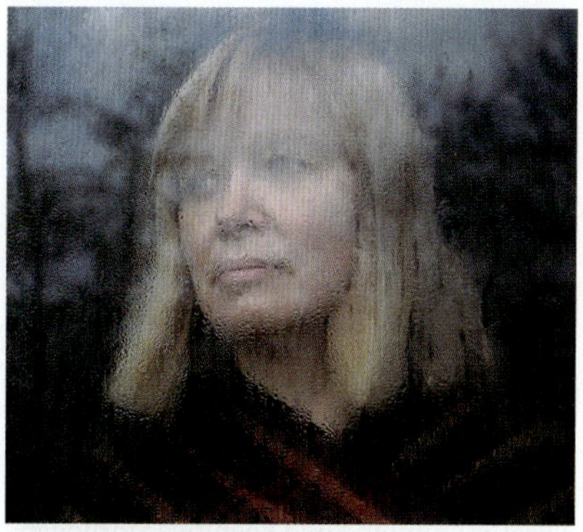

Abb. 38.23 Manche Patientinnen leiden unter einer Gefühlssperre, durch die sie vollkommen gleichgültig wirken. Die Gefühle sind aber nicht verschwunden, eher hinter einer Tür verschlossen, die die Betroffene nicht öffnen kann. [J787]

Faustregel: In ⅓ keine/wenige Rezidive, keine Residuen (= bleibende Veränderungen), in ⅓ häufige Rezidive, unterschiedlich ausgeprägte Residuen, in ⅓ ungünstiger Verlauf mit auf Dauer deutlich beeinträchtigenden Symptomen.

Krankheitsentstehung

Das *Vulnerabilitäts-Stress-Modell* wurde zunächst für die **Schizophrenie** entwickelt (→ Abb. 38.1). Dabei zeigen Familien- und Zwillingsstudien, dass Schizophrenien deutlich genetisch mitbedingt sind.

Neurobiochemisch wird eine Störung des Neurotransmitterhaushalts im Gehirn vermutet, v. a. des Dopamin-, Serotonin- und Glutamathaushalts. Diese Veränderungen sollen zu einer Störung der Informationsverarbeitung führen, als deren Folge die Patientin z. B. nicht mehr Wichtiges von Unwichtigem trennen kann *(Filterstörung)*.

Symptome und Einteilung

Schizophrene Erlebnisweisen sind so ungewöhnlich, dass man sie schlecht mitteilen oder nachvollziehen kann. Im Zentrum stehen charakteristische Veränderungen von Denken, Wahrnehmung und Affekt, wobei *nicht alle* Symptome bei einer Patientin und *nicht gleichzeitig* auftreten müssen. Der Bezug zur Realität ist gestört. Die intellektuellen Fähigkeiten bleiben in der Regel erhalten.

Positiv- und Negativsymptome

Bei den Symptomen werden *Positiv-* und *Negativsymptome* unterschieden.

- **Positivsymptome** *(Plussymptome)* sind Phänomene, die bei einem gesunden Menschen nicht auftreten, z. B. Wahn,

Halluzinationen, Ich-Störungen und Denkzerfahrenheit, sowie Aggressivität und Gereiztheit in deutlich ausgeprägterem Maße als bei Gesunden
- Auffällig verminderte oder fehlende psychische Funktionen heißen **Negativsymptome** *(Minussymptome).* Beispiele sind Affektarmut, Antriebs- und Sprachverarmung, Lustlosigkeit, sozialer Rückzug und Mangel an Körperpflege.

Bei Akutkranken stehen meist Positivsymptome im Vordergrund, in der Rehabilitation Negativsymptome und kognitive Störungen.

Formale Denkstörungen

Die typischen **formalen Denkstörungen** bei Schizophrenie sind die *Denkzerfahrenheit* – die Gedanken sind zusammenhanglos und verlaufen quasi im Sand – und das *Gedankenabreißen* (→ 38.2.5). Dieses wird von Patientinnen oft als Folge eines *Gedankenentzugs* beschrieben: Der Gedanke sei plötzlich weg, irgendjemand habe ihn weggenommen. Die formale Denkstörung wird also als Störung des Ich-Erlebens wahrgenommen.

Die Bedeutungen der verschiedenen Wörter werden nicht mehr scharf gegeneinander abgegrenzt **(Begriffszerfall).** Manchmal bilden die Patientinnen durch Verknüpfung von Begriffen neue Wörter **(Neologismen),** z. B. „Eiskönigschießen".

Affektstörungen

Im emotionalen Bereich gilt die **Ambivalenz** als charakteristisch: Zwei gegensätzliche, unvereinbare Gefühlsregungen, Wünsche oder Bestrebungen stehen sich beziehungslos gegenüber. Beispielsweise lacht und weint eine Patientin gleichzeitig.

Typisch ist auch die **Parathymie.** Dabei ist die innere Zusammengehörigkeit von Erlebnis und begleitendem Affekt zerbrochen. Grauenhafte Erlebnisse werden munter lächelnd erzählt – und umgekehrt.

Viele Betroffene haben außerdem große Angst oder zusätzliche Depressionen.

Autismus

Ein weiteres Grundsymptom ist der **Autismus.** Hierunter versteht man bei der Schizophrenie eine „Ich-Versunkenheit" und Abkapselung von der Realität. Vorsicht: andere Bedeutung des Begriffs bei Autismusspektrumstörungen (→ 38.6.2).

Autismus ist ein Mechanismus, durch den sich die ichgestörte Patientin vor Überforderungen schützt. Bei extremer Ausprägung nehmen die Betroffenen keinen Anteil an ihrer Umgebung, sprechen kaum *(Mutismus)* oder bewegen sich nicht *(Stupor).*

Störungen des Ich-Erlebnisses

Zum Kern der Schizophrenie gehört die Veränderung des **Ich-Erlebens.** Die Erkrankten können sich selbst als fremd oder unheimlich erleben *(Depersonalisation).* So erzählt eine Patientin, in ihrem Körper sei rechts ein Pfarrer und links ein Soldat, die sich ständig streiten würden.

Die Grenze zwischen „Ich" und „Umwelt" kann zerbrechen, sodass Betroffene die eigenen Denk- und Willensprozesse nicht mehr als eigene erkennen. Im Bereich des Denkens führt das zu den Symptomen Gedankeneingebung, Gedankenausbreitung und Gedankenentzug (→ 38.2.5). Werden Bewegungen und Handlungen als von außen gelenkt erlebt, spricht man von *Willensbeeinflussung.*

Störungen des Antriebs und der Psychomotorik

Katatone Erscheinungen durch Störungen von Antrieb und Psychomotorik sind heute weniger ausgeprägt als früher. Dazu gehören z. B. motorische Erstarrung, bizarre Haltungen, Automatismen, Manierismen, Grimassieren oder Bewegungsstürme. Die Patientinnen nehmen wahr, was in ihrer Umwelt geschieht, können sich aber nicht am Geschehen beteiligen. Katatonie geht meist mit starker innerer Anspannung der Patientin einher.

! **NOTFALL!** Sehr selten, aber lebensbedrohlich ist die **perniziöse** *(maligne)* **Katatonie** mit hochgradiger Erregung, Fieber, Kreislaufstörungen und Herzrasen. Sie erfordert eine intensivmedizinische Behandlung.

Sehr häufig ist eine ausgeprägte **Apathie,** die die Rehabilitation massiv erschwert.

Wahrnehmungsstörungen

Nahezu jede Betroffene hat im Verlauf der Erkrankung **Wahrnehmungsstörungen.** Besonders häufig sind akustische und Körperhalluzinationen.

Bei den akustischen Halluzinationen unterscheidet man:
- **Kommentierende Stimmen,** die Bemerkungen zum Verhalten der Kranken machen („Sie wäscht sich")
- **Imperative Stimmen,** die Befehle geben und gefährlich sein können („Wirf dich vor den Zug!")
- **Dialogisierende Stimmen,** also mehrere Stimmen, die sich unterhalten
- **Gedankenlautwerden,** d. h., die Patientin hört ihre eigenen Gedanken laut von außen.

Körperhalluzinationen werden typischerweise als von „außen gemacht" empfunden. Die Patientinnen erzählen etwa, sie würden bestrahlt oder mit Nadeln durchbohrt *(leibliche Beeinflussungserlebnisse).*

Inhaltliche Denkstörungen: Wahn

Die Patientin erkennt die genannten Symptome nicht als krankheitsbedingt, sie erlebt sie als wirklich. In der Auseinandersetzung mit diesem Erleben suchen viele Patientinnen eine Erklärung und konstruieren dazu einen **Wahn** (→ 38.2.5). Es riecht z. B. nach Gas, weil die Nachbarn Gas in die Wohnung einleiten, oder die Patientin hört Stimmen, weil Gott zu ihr spricht. Am häufigsten sind der Beziehungs- und Verfolgungswahn.

Frühe Zeichen

Der manifesten Erkrankung gehen oft längere Zeit unspezifische Symptome voraus. Dazu zählen Schlafstörungen, Wahrnehmungsveränderungen, z. B. intensiveres Wahrnehmen oder das Gefühl, dass die Umgebung verändert ist, Denkstörungen oder sozialer Rückzug.

Bei Jugendlichen sind Schulprobleme, Antriebsminderung, sozialer Rückzug, depressive Verstimmung und diskrete Denkstörungen oft erste Zeichen.

Residuum

Eine akute Krankheitsepisode kann bleibende Veränderungen hinterlassen. Das **schizophrene Residuum** ist durch lang anhaltende Negativsymptome wie Verlust von Spannkraft und Schwung, Konzentrations- und Gedächtnisstörungen gekennzeichnet. Auch Autismus mit Abkapselung und Realitätsferne, Affektverflachung und inadäquater Affekt, Denkzerfahrenheit und fehlende Krankheitseinsicht treten auf.

Diagnostik

Diagnosekriterien der Schizophrenie

Nach ICD-10 muss ein eindeutiges Symptom der Gruppen 1–4 oder zwei der Gruppen 5–8 über mindestens einen Monat vorliegen [16, 20]:
1. Gedankenlautwerden, -eingebung, -entzug, -ausbreitung
2. Kontroll- oder Beeinflussungswahn; Gefühl, dass Körperbewegungen, Gedanken, Tätigkeiten oder Empfindungen gemacht werden; Wahnwahrnehmungen
3. Kommentierende oder dialogische Stimmen
4. Anhaltender, kulturell unangemessener oder völlig unrealistischer Wahn

5. Anhaltende Halluzinationen jeder Sinnesmodalität
6. Gedankenabreißen oder -einschiebungen in den Gedankenfluss
7. Katatone Symptome
8. Negative Symptome.

Organische Störungen müssen ausgeschlossen werden.

Behandlungsstrategie

Die Behandlung besteht aus medikamentöser, Psycho- und Soziotherapie.

Medikamentöse Therapie

Medikamente erster Wahl in der akuten Phase sind atypische Antipsychotika (→ 38.3.1). Bei starken Angstzuständen werden zusätzlich Anxiolytika (→ 38.3.4) gegeben. Meist ist eine Langzeitmedikation sinnvoll, bevorzugt mit dem Antipsychotikum, auf das die Patientin in der Akutphase angesprochen und das sie gut vertragen hat.

Psycho- und Soziotherapie

Zu Beginn der Behandlung steht die **Psychoedukation** der Patientin und der Angehörigen im Vordergrund.

Kognitive Verhaltenstherapien können die Positivsymptomatik bessern. So kann z. B. der Umgang mit Halluzinationen, insbesondere das Hören von Stimmen, bearbeitet werden. Dabei kann die Patientin lernen, sich gegen die Stimmen zu behaupten oder sie zu kontrollieren, z. B. indem sie ihnen gezielt Aufmerksamkeit schenkt und wieder entzieht, ihnen Benimmregeln mitteilt oder mit ihnen in einen Dialog tritt [2]. Verhaltenstherapeutisch werden auch emotionale Störungen wie Angst oder Depression bearbeitet.

Auslösende Situationen und Faktoren werden analysiert, um das Coping zu verbessern. Die Patientin muss lernen, wie sie Belastungen sinnvoll bewältigen kann.

Rollenspiele können soziale Kompetenzen verbessern. Bei den häufigen Konzentrations- und kognitiven Störungen ist **kognitives Training** wichtig.

Studien legen nahe, dass Rückfälle häufiger sind, wenn in der Familie der Patientin ein besonders emotionaler, oft vorwurfsvoller Umgangston herrscht *(Expressed-emotions-Konzept)*. Betroffene Familien können in **Familientherapien** andere Kommunikationsstile erarbeiten und einüben.

Psychoanalytisch orientierte Verfahren werden nur in Ausnahmefällen und in speziellen Modifikationen angewandt, da die Gefahr einer emotionalen Überstimulation mit Anstieg der Rezidivhäufigkeit besteht.

Ein großes Problem für die soziale Reintegration ist die Minussymptomatik, die auf Arzneimittel oder sprachliche Behandlungsmethoden schlecht anspricht. Für die notwendige Aktivierung ist die psychiatrische Pflege, z. B. bei der Alltagsbewältigung, besonders wichtig. Ergänzt wird das Behandlungskonzept z. B. durch körperliche Aktivierung, Ergo- und Arbeitstherapie.

Pflege

Pflegeziel bei Schizophrenie

Ziel der Pflege schizophrener Patientinnen ist, den Betroffenen eine äußere Struktur zu vermitteln und ihnen den Bezug zur Realität zu erleichtern.

Der Zerfall des Ichs und der Grenzen zur Außenwelt bedroht die Patientin, viele Symptome der Schizophrenie sind mit großem Leidensdruck verbunden. Zunächst soll sich die Patientin ernst genommen und sicher fühlen.

Die Bezugspersonen müssen ein ausgewogenes Verhältnis von **Nähe und Distanz** finden: Zu viel Nähe wirkt für schizophren Erkrankte oft bedrohlich und kann die Krankheit verschlimmern, zu viel Distanz verstärkt die soziale Isolation und lässt sie mit ihrer Angst allein.

Wichtig sind klare, einfache und übersichtliche Informationen und ein eindeutiger **Kommunikationsstil.** Ironische Bemerkungen, komplizierte Erklärungen und vage Aussagen werden vermieden („Um 9:00 Uhr komme ich zum Skatspiel" und nicht „Vielleicht spielen wir nachher zusammen").

Der Umgang mit der Erkrankten sollte sachlich und authentisch sein. Wahninhalte werden nicht infrage gestellt, aber auch nicht verstärkt.

Oft ergeben sich aus den Symptomen Hinweise auf mögliche **seelische Konflikte,** etwa wenn eine Patientin die Stimme eines ehemaligen Bekannten hört, in den sie unglücklich verliebt war und der sie nun auffordert, sich auszuziehen. Solche Hinweise werden zunächst im Gespräch nicht aufgegriffen, denn dazu ist das „Ich" der Patientinnen in der akuten Krankheitsphase nicht stabil genug. Konflikte und auslösende Bedingungen werden erst besprochen, wenn die positiven Symptome abgeklungen sind.

Pflegende ermöglichen stark psychotischen Patientinnen genügend **Rückzugsmöglichkeiten.** Die Teilnahme an Therapien oder mehr als die notwendige Körperpflege werden nicht erzwungen. Um eine Beziehung zu diesen schwer Erkrankten aufzubauen, eignen sich besonders einfache gemeinsame Tätigkeiten. Die Betroffenen werden vor Reizüberflutung durch Lärm, emotionalen Belastungen, zu vielen sozialen Kontakten oder Überforderung durch Therapien geschützt. Über- und Unterstimulation werden vermieden, um weder die Minussymptome durch zu wenig Reize noch die Plussymptome durch Reizüberflutung zu begünstigen.

Akutkranke **essen** manchmal nicht, z. B. wegen Vergiftungsängsten. Solange sie genug trinken, kann diese Essensverweigerung kurzzeitig toleriert werden. Manchmal hilft es, Obst oder originalverpacktes Essen anzubieten. Beispielsweise trinkt eine Patientin, die das Stationsessen verweigert, evtl. Säfte aus vor ihren Augen geöffneten Flaschen.

Häufig muss die Patientin in der akuten Phase und bei ausgeprägten Negativsymptomen bei der **Körperpflege** unterstützt werden.

Der **Schlaf** ist oft aus vielfältigen Gründen gestört. Die Ursachen werden geklärt – häufig sind es Ängste oder Unruhe – und entsprechende Maßnahmen vorgeschlagen.

Stimmenhören kann durch folgende Maßnahmen gelindert werden:

- Genaue Selbstbeobachtung, wodurch die Stimmen gefördert werden
- Laut lesen oder sich unterhalten
- Ablenken, z. B. mit Spielen, Bewegung, Malen
- Musik oder Geschichten mit tragbaren Geräten hören oder einen einzelnen Ton summen [2].

In jeder Krankheitsphase versuchen die Pflegenden, die gesunden Anteile der Patientin zu entdecken und zu fördern. Erfährt man beispielsweise, dass eine Patientin gern spielt, kann diese Fähigkeit durch das tägliche Schachspielen mit einer Pflegenden gestärkt werden. Für eine Patientin, die wieder arbeiten möchte, ist nach ausreichender Stabilisierung die Arbeitstherapie geeignet.

Nach Abklingen der akuten Symptome wird die Entlassung vorbereitet: Tagesstruktur, ambulante Anbindung, Wohnen, Arbeiten, soziale Kontakte [20].

Prävention und Gesundheitsberatung

- Über die Erkrankung, insbesondere Warnzeichen für eine neue akute Phase, aufklären. Dies hilft der Patientin, selbstverantwortlich mit der Erkrankung umzugehen, Krisen rechtzeitig zu erkennen und eine Ärztin aufzusuchen
- Die Notwendigkeit einer regelmäßigen und lang dauernden Medikamenteneinnahme vermitteln
- Die Bedeutung einer Tagesstruktur erklären
- Ggf. Angehörige als wichtige Partner mit einbeziehen.

SPICKZETTEL

Schizophrenie

Definition: Schwere, meist chronische psychische Erkrankung mit zahlreichen möglichen Symptomen, in der Akutphase mit erheblich gestörtem Realitätsbezug.
Ursache/Risikofaktoren: Multifaktoriell (Vulnerabilitäts-Stress-Modell).
Symptome: In der Akutphase v. a. Positivsymptome („zu viel"). Denkstörungen (v. a. Denkzerfahrenheit, Gedankenentzug, Wahn), Halluzinationen (v. a. Stimmenhören), Ich-Störungen (v. a. Depersonalisation), affektive Störungen (v. a. Ambivalenz, Parathymie), Autismus („Abkapseln" von der Realität), Antriebs- und Psychomotorikstörungen. Als Residuum v. a. Negativsymptome („zu wenig"). Suizidgefahr.
Diagnostik: Psychopathologischer Befund, Ausschluss organischer Erkrankungen.
Therapie/Pflege: (Atypische) Antipsychotika, als Psychotherapien v. a. kognitive Verhaltenstherapie, kognitives Training. Bei Minussymptomatik Aktivierung. Beratung von Patientin und Angehörigen, Erarbeitung von Coping-Strategien.

38.9.2 Schizoaffektive Störungen

Bei **schizoaffektiven Störungen** treten gleichzeitig schizophrene *und* affektive Symptome auf. Sie haben eine bessere Prognose als Schizophrenien und sprechen oft auf eine Phasenprophylaxe an.

38.10 Affektive Störungen

DEFINITION

Affektive Störungen: Psychische Erkrankungen, bei denen krankhafte Veränderungen der *Stimmung* im Vordergrund stehen. Bei gesenkter Stimmung spricht man von **depressiven Störungen,** bei gehobener Stimmung von **Manie** (→ Abb. 38.24). Insbesondere Depressionen können bei unterschiedlichen psychischen Erkrankungen auftreten und führendes Symptom oder Teil einer komplexen Störung sein.

Krankheitsentstehung

Heute wird davon ausgegangen, dass **affektive Störungen** multifaktoriell bedingt sind, d. h. durch ein Zusammenspiel von genetischer Veranlagung und Umwelteinflüssen. Belastende Lebensereignisse, hormonelle Umstellungen oder körperliche Erkrankungen sind mögliche Auslöser.

Einteilung

Es wird zwischen **unipolaren** – nur depressive oder nur *eine* manische Episode(n) – und **bipolaren** Störungen – mindestens eine (hypo)manische und eine depressive Episode oder mehr als eine manische Episode – unterschieden.

Das DSM-5 unterscheidet eine **Bipolar-I- und -II-Störung.** Bei der Bipolar-I-Störung liegt neben mindestens einer depressiven Episode eine manische vor, bei der Bipolar-II-Störung eine hypomanische.

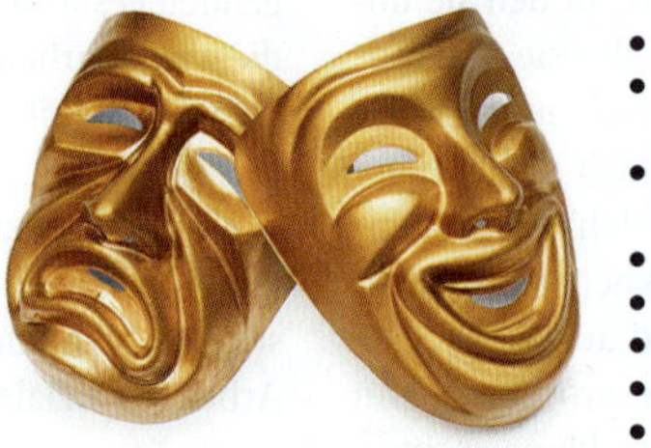

Abb. 38.24 Die beiden Pole der affektiven Störung: Depression und Manie. [J787, V492]

Einteilung nach ICD-10

Die ICD-10 unterscheidet:

- **Manische Episode**
- **Depressive Episode**
- **Rezidivierende depressive Störungen** mit wiederholten depressiven Episoden
- **Bipolare affektive Störungen** mit depressiven und manischen Episoden
- **Anhaltende affektive Störungen.**

Der Schweregrad wird durch Klassifizierung in „leicht", „mittelschwer", „schwer ohne psychotische Symptome" und „schwer mit psychotischen Symptomen" beschrieben.

Traditionelle Einteilung

Im Gegensatz dazu enthalten traditionelle psychiatrische Diagnosebegriffe Vorstellungen über die mögliche Ursache:

- **Affektive Psychose** *(Zyklothymie, bipolare Psychose, manisch-depressive Krankheit).* Endogen bedingte (→ 38.5) affektive Störung. Phasenweise depressive oder manische Verstimmung. Die Phasen können rezidivieren, heilen aber in der Regel folgenlos aus. Häufigkeit ca. 1 %, familiär gehäuft. In ⅔ der Fälle monopolar mit ausschließlich depressiven Phasen, in ⅓ bipolar.
  Assoziierte Begriffe aus der ICD-10: bipolare affektive Störung, rezidivierende depressive Störung
- **Endogene Depression,** auch *Melancholie, zyklothyme Depression* oder engl. *Major depression.* Depressive Phase der affektiven Psychose.
  Assoziierte Begriffe aus der ICD-10: bipolare affektive Störung, rezidivierende depressive Störung
- **Organische Depression.** Ausdruck einer körperlichen Erkrankung, z. B. einer Schilddrüsenunterfunktion.
  Assoziierte Begriffe aus der ICD-10: organische depressive Störung
- **Psychogene Depression.** Depression, ausgelöst durch psychische Faktoren.
  Assoziierte Begriffe aus der ICD-10: depressive Episode, rezidivierende depressive Störung, anhaltende affektive Störung, Reaktion auf schwere Belastung und Anpassungsstörung
- **Reaktive Depression.** Psychogene Depression, ausgelöst durch belastende äußere Faktoren, z. B. Tod eines Angehörigen.
  Assoziierte Begriffe aus der ICD-10: Reaktion auf schwere Belastung und Anpassungsstörung
- **Neurotische Depression.** Psychogene Depression, bei der unbewusste, nicht

ausreichend gelöste seelische Konflikte die depressive Symptomatik hervorrufen
- **Erschöpfungsdepression.** Psychogene Depression als Antwort des Organismus auf Dauerbelastung.

Diese Unterscheidung wurde im ICD-10 aufgegeben, da die – mutmaßliche – Ursache keine Aussagen über die Effektivität der Therapien und die Prognose zulässt. In Psycho- und Soziotherapien werden Ursachen und Belastungsfaktoren natürlich einbezogen.

38.10.1 Depression

DEFINITION

Depression: Affektive Störung mit krankhaft niedergedrückter Stimmung, die mit einer Vielzahl psychischer, psychosozialer und körperlicher Symptome einhergehen kann.
Sehr häufig: Etwa 15 % aller Menschen leiden mindestens einmal im Leben an einer behandlungsbedürftigen Depression.

Für die chronische und rezidivierende **Depression** gibt es ein Disease-management-Programm (DMP, → 40.3.3).

Krankheitsentstehung

Neben den oben beschriebenen psychosozialen Belastungsfaktoren werden neurobiochemisch Neurotransmitterstörungen v.a. im Serotonin- und Noradrenalinhaushalt als Ursachen diskutiert.

Depressionen treten im Alter gehäuft auf, sind aber keine natürliche Folge des Alterungsprozesses. Ihre Entstehung wird begünstigt durch die im Alter oft abnehmende Fähigkeit zur Stressbewältigung, belastende Life events, etwa der Verlust von Freunden oder des Ehepartners, sowie neurodegenerative Veränderungen.

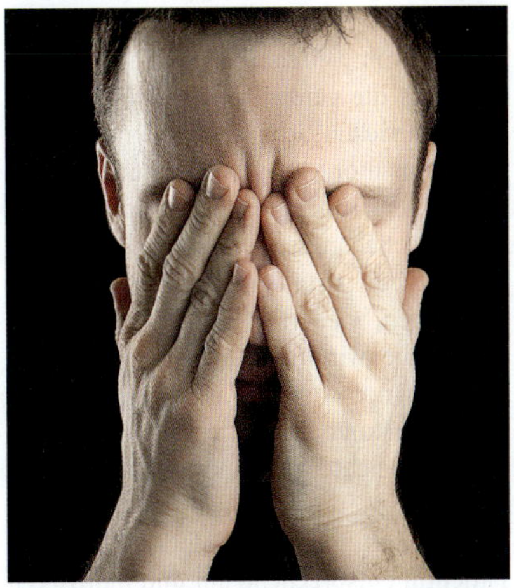

Abb. 38.25 Menschen, die an einer Depression erkrankt sind, grübeln nicht selten über immer die gleichen, bedrückenden Themen. [J787]

Symptome

Keine normale Traurigkeit

Depressionen sind nicht nur durch besondere Schwere und Dauer von Trauer und Niedergeschlagenheit im Vergleich zu normaler Niedergedrücktheit gekennzeichnet, sie sind auch qualitativ anders als die „normale" Traurigkeit. Sie verändern den Menschen und können von ihm allein oft nicht bewältigt werden.

Depressive Patientinnen sind *niedergeschlagen* und *freudlos*. Einige bezeichnen sich als traurig, andere betonen, dass sie noch nicht einmal echte Traurigkeit empfinden können, sie seien vielmehr „leer" und „wie abgestorben" *(Gefühl der Gefühllosigkeit)*. Oft leiden sie insbesondere unter dem Fehlen liebevoller Gefühle gegenüber anderen. Auch sich selbst können depressive Menschen nicht mehr positiv wahrnehmen. Sie fühlen sich wertlos, überflüssig oder schuldig *(Insuffizienzgefühle)*. Sie haben keine Hoffnung auf Besserung oder eine schöne Zukunft. Oft erscheint ihnen das Weiterleben unerträglich und sinnlos, sodass sie den Suizid als letzten Ausweg ansehen.

Betroffene können weder für Hobbys noch für ihren Beruf Interesse aufbringen. Der Antrieb ist typischerweise vermindert, die Patientinnen haben keinen Schwung und werden schnell müde. Sie bewegen sich nur langsam, der Gesichtsausdruck ist leidend oder erstarrt. In Extremfällen kommt es zum **depressiven Stupor:** Die Betroffene ist nahezu bewegungslos und stumm und reagiert nicht auf die Umwelt.

Wegen dieser **Antriebshemmung** kann man die innere Unruhe nur schwer wahrnehmen, die viele Patientinnen quält. Oft leiden sie auch unter Angst. Manchmal aber sind depressive Patientinnen psychomotorisch erregt, sie ringen die Hände, laufen rastlos auf und ab. Dann spricht man von **agitierter Depression.**

Auch das Denken ist erschwert und verlangsamt *(Denkhemmung)*. Manchmal grübeln Betroffene zwanghaft über einige wenige bedrückende Themen (*Grübelzwang*, → Abb. 38.25). Daneben sind Störungen von Konzentration, Aufmerksamkeit und Gedächtnis häufig. Sie können so ausgeprägt sein, dass gerade bei älteren Menschen eine Demenz statt einer Depression diagnostiziert wird (*Pseudodemenz* → 37.11.3).

Fühlen, Denken und Handeln beeinflussen sich gegenseitig (**Dreieck der Depression** → Abb. 38.26) und können in eine Abwärtsspirale münden **(Depressionsspirale)**.

Gelegentlich werden Depressionen stark körperlich erlebt. Erkrankte klagen über Druck- oder Schweregefühl im Brustbereich, Gesichtsschmerzen oder schwere Glieder. Typische vegetative Symptome sind Ein- und Durchschlafstörungen mit morgendlichem Früherwachen, Appetitstörungen, Verstopfung und Durchfall, Herzjagen, Libido- und Potenzstörungen und Schwitzen. Tagesschwankungen mit Morgen- oder Abendtief weisen auf eine Störung des Biorhythmus hin.

Larvierte Depression

Bei einer **larvierten Depression** (larviert = maskiert) stehen die körperlichen Beschwerden so im Vordergrund, dass sie die depressive Verstimmung überdecken (maskieren).

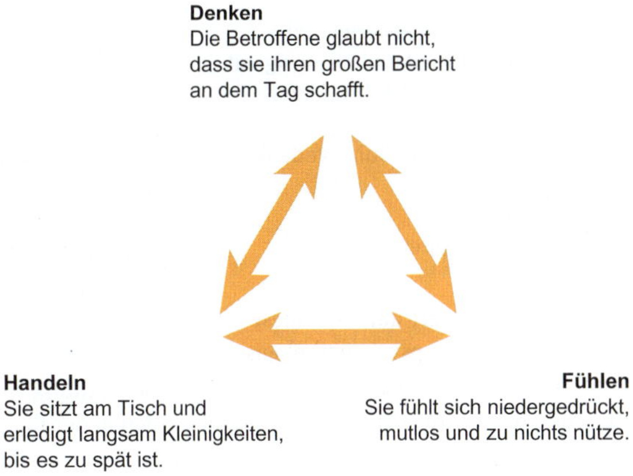

Abb. 38.26 Dreieck der Depression. Denken, Fühlen und Handeln beeinflussen sich gegenseitig und können in eine Abwärtsspirale führen. Umgekehrt kann auch an allen drei Punkten angesetzt werden, um den Weg wieder aufwärts zu gehen. [J787, V492]

Bei schweren Depressionen können *psychotische Symptome* (Wahn, Halluzinationen) auftreten. Der Wahninhalt spiegelt typischerweise das negative Erleben der Kranken: Schuld-, Verarmungs- und hypochondrischer Wahn sind am häufigsten.

Beispiel. Eine depressive Patientin fühlt sich schuldig an einer schweren Erkrankung ihrer Tante, weil sie diese vor Jahren gekränkt und ihr so das Herz gebrochen habe.

Die Phasendauer rezidivierender depressiver Störungen schwankt zwischen Tagen und Jahren, im Durchschnitt beträgt sie ein halbes Jahr. Schwere Depressionen führen häufig zu Suiziden.

Kindliche Depressionen

Auch Kinder können depressiv sein. Bei kleinen Kindern zeigt sich eine Depression vornehmlich durch uncharakteristische Symptome wie Spielunlust, Schlafstörungen oder Appetitveränderungen (zu viel oder zu wenig). Ältere Kinder sind über Wochen „ohne Grund" traurig, können sich schlecht konzentrieren, haben oft keine Lust mehr, sich mit Freunden zu verabreden, und ein geringes Selbstwertgefühl.

Diagnostik

Diagnosekriterien der Depression

Die Diagnose erfordert nach ICD-10 das Vorliegen zweier **Hauptsymptome** über mindestens zwei Wochen an der Mehrzahl der Tage. Dies sind:

- Gedrückte oder depressive Stimmung
- Interessenverlust oder Freudlosigkeit
- Erhöhte Ermüdbarkeit, verminderte Energie, Aktivitätseinschränkung.

Die Schweregradeinteilung richtet sich v. a. danach, wie viele **Zusatzsymptome** vorhanden sind:

- Verminderte Konzentration und Aufmerksamkeit
- Vermindertes Selbstwertgefühl
- Gefühle von Schuld und Wertlosigkeit
- Negative, pessimistische Zukunftsperspektiven
- Selbstverletzungen, Suizidgedanken, -handlungen
- Schlafstörungen
- Verminderter Appetit [16].

Die Diagnostik basiert auf Anamnese einschließlich Biografie, psychopathologischer Symptomatik und aktueller Lebenssituation. Aus dem Krankheitsverlauf ergibt sich, ob eine rezidivierende depressive Störung oder eine depressive Episode einer bipolaren affektiven Störung vorliegt. Möglicherweise ist dem Beginn der depressiven Symptomatik ein belastendes Ereignis vorausgegangen, dessen Bewältigung der Patientin nicht gelungen ist.

Wichtig ist die Abgrenzung zu anderen psychischen Erkrankungen, bei denen die Depression ein mögliches Symptom darstellt, z. B. Angst- oder schizoaffektive Störungen, sowie zu organisch bedingten psychischen Störungen, z. B. bei Schilddrüsenunterfunktion (→ 26.3.4).

Behandlungsstrategie

Ob eine ambulante oder stationäre Behandlung sinnvoller ist, hängt von Schwere der Erkrankung, Suizidgefahr, sozialem Umfeld und Persönlichkeit der Betroffenen ab. Einige Patientinnen empfinden die Krankenhausaufnahme als Entlastung (Entlastung von Pflichten, „Anerkennung" als Kranke), für andere ist sie eine Belastung mit Gefahr der Krankheitsverschlimmerung.

Die Therapie von Depressionen stützt sich auf:

- Aufklärung und Psychoedukation von Patientin und möglichst auch Angehörigen
- Psychotherapie
- Kunst-, Ergo-, Sporttherapie, Aktivierung
- Antidepressiva, akut ab mittelschwerer Depression, zur Phasenprophylaxe bei rezidivierenden depressiven Störungen
- Medikamentöse Augmentation (Vermehrung), v. a. Lithium, das auch antisuizidal wirkt.

Schlafentzugsbehandlung, Lichttherapie oder – bei schweren therapieresistenten depressiven Störungen – Elektrokonvulsionstherapie sind weitere Behandlungsmöglichkeiten [21].

Antidepressiva

Schätzungsweise 70 % der Patientinnen mit rezidivierenden depressiven Störungen sprechen gut auf **Antidepressiva** an. Bei den übrigen Formen sind die Erfolge nicht so gut. Die Antidepressiva werden nach Abklingen der depressiven Phase zur Vermeidung eines Rezidivs noch 4–9 Monate gegeben (Erhaltungstherapie) und dann ausgeschlichen oder, v. a. bei mehrfachen Episoden, prophylaktisch über Jahre verabreicht. Bei Patientinnen mit chronisch depressiver Verstimmung ist eventuell eine jahrelange Behandlung indiziert. Antidepressiva werden in der Regel oral appliziert.

Psychotherapie

Prinzipiell werden bei depressiven Störungen alle **Psychotherapieverfahren** angewendet. Aspekte sind u. a.:

- Aktiv, flexibel und stützend vorgehen, Ermutigung und Hoffnung vermitteln
- Subjektives Krankheitsmodell explorieren, aktuelle Motivation und Therapieerwartungen der Patientin klären
- Verständnis der Symptome, ihrer Behandelbarkeit und Prognose vermitteln
- Biopsychosoziales Krankheitsmodell vermitteln zur Entlastung der Patientin von Schuld- und Versagensgefühlen sowie Selbstvorwürfen
- Aktuelle äußere Problemsituationen klären, von aktuell überfordernden Pflichten und Ansprüchen entlasten
- Beim Formulieren und Erreichen konkreter, erreichbarer Ziele zum Wiedergewinnen von Erfolgserlebnissen unterstützen
- Angehörige einbeziehen, Ressourcen stärken
- Suizidimpulse ansprechen, Krisenmanagement erarbeiten.

Ein besonderer verhaltenstherapeutischer Ansatz ist die Bearbeitung kognitiver Inhalte (→ Abb. 38.26), besonders der negativen Selbstwahrnehmungen und Gedankenkreise. Daneben wird der Umgang der Patientin mit Belastungssituationen eingeübt.

Schlafentzug

Einer Theorie zufolge ist das morgendliche Früherwachen bei Depressiven ein Selbstheilungsversuch des Körpers. Entsprechend soll **Schlafentzug** *(Wachtherapie)* diesen Selbstheilungsversuch unterstützen. Insbesondere depressive Störungen mit ausgeprägten Tagesschwankungen reagieren darauf.

Beim kompletten Schlafentzug wird die Patientin die ganze Nacht wach gehalten, beim partiellen Schlafentzug wird sie um 1:30 Uhr morgens geweckt und nur der Schlaf der frühen Morgenstunden entzogen. Die Behandlung kann nach ca. einer Woche, bei partiellem Schlafentzug nach drei Tagen, wiederholt werden und hat selten Nebenwirkungen. Schlafentzug ist meistens nur wenige Tage wirksam. Aber auch eine kurze Besserung ist für viele eine große Erleichterung und gibt ihnen die Kraft, den Wirkungseintritt der Arzneimittel abzuwarten. Die Pflegenden klären die Patientin entsprechend auf und motivieren sie.

Schlafentzug

Ein Schlafentzug stellt hohe Anforderungen an die Pflegenden. Die müden, erschöpften Patientinnen sehnen sich nach Ruhe – und sollen auf ihre letzte Rückzugsmöglichkeit, ein paar Stunden Schlaf, auch noch verzichten. Schon ein kurzes Nickerchen hebt die Wirkung des gesamten Schlafentzugs auf! Am besten wird Schlafentzug in einer Gruppe durchgeführt, um Erfahrungsaustausch und gemeinsame Beschäftigung zu ermöglichen. Die Patientinnen sollten komplett angezogen bleiben und sich nicht im Patientenzimmer aufhalten. Nachts gibt es keine Therapien, die die Zeit vertreiben könnten, Beschäftigungsangebote hängen von der Fantasie der Pflegenden im Nachtdienst ab. Möglichkeiten zur Ablenkung sind beispielsweise leichte Lektüre, Fernsehen und Gesellschaftsspiele. Am folgenden Tag dürfen die Patientinnen erst am Abend zu Bett gehen, da sonst die Wirkung der Therapie aufgehoben wird.

Lichttherapie

Beobachtungen einer Häufung von Depressionen im Winter lenkten das Augenmerk auf die Bedeutung des (Sonnen-)Lichts.

Bei der **Lichttherapie** wird die Patientin bis zu 2 Std. täglich, meist vormittags, einem Licht ausgesetzt, das ungefähr dem Lichtspektrum eines hellen Sommertags entspricht. Ein von normalen Leuchtmitteln beleuchteter Raum reicht nicht. Die Behandlung ist so gut wie nebenwirkungsfrei und insbesondere bei der **saisonalen Depression** *(Winterdepression)* wirksam.

Elektrokonvulsionsherapie

Die **Elektrokonvulsionsherapie** *(Elektrokrampftherapie, EKT)* ist die wirksamste und nebenwirkungsärmste Therapie einer Depression. Vielen Patientinnen behagt die Vorstellung nicht, sodass die Elektrokonvulsionstherapie meist erst bei ansonsten therapieresistenten depressiven Störungen angewendet wird. Bei schweren Depressionen mit Schuldwahn ist sie Therapie der ersten Wahl. Sie erfolgt in Narkose und unter medikamentöser Muskelentspannung, um Muskelkrämpfe zu vermeiden. Sie führt nicht zu bleibenden Persönlichkeitsveränderungen. Häufige Folge sind leichte, *vorübergehende* Gedächtnisstörungen sowie Spannungskopfschmerzen.

Pflegende überwachen die Patientin nach der Kurznarkose und unterstützen bei Gedächtnisstörungen.

Phasenprophylaxe

Nach zwei depressiven Episoden sollte eine **medikamentöse Rezidivprophylaxe** mit Antidepressiva erwogen werden. Die lange Behandlungsdauer über mindestens 2 Jahre erfordert viel Motivation und Krankheitsverständnis seitens der Patientin.

Zur Phasenprophylaxe gehören auch psychotherapeutische Betreuung und Anpassungen des Lebensstils, z. B. Stressbewältigung.

Pflege

Nicht zu viel und nicht zu wenig

Der wichtigste Grundsatz bei der Pflege depressiver Menschen ist, die Balance zwischen sinnvollen aktivierenden Maßnahmen und Überforderung zu finden.

Depressive Menschen befinden sich bildhaft ausgedrückt in einem seelischen Gefängnis, aus dem sie andere emotional nicht mehr erreichen können. Es ist schwer, eine Gefühlsbindung zu ihnen aufzubauen. Auch durch Zuwendung vonseiten der Pflegenden werden die traurigen Gedanken nicht überwunden.

Unangebrachter Trost („Es ist doch völlig unnötig, dass Sie sich wegen solcher Kleinigkeiten schuldig fühlen") ist falsch, denn hierdurch signalisiert die Pflegende der Patientin, dass sie sie nicht versteht. Es hilft eher, genau zuzuhören, worüber die Patientin klagt, und ihr zu erklären, dass diese Symptome zum Krankheitsbild gehören, z. B. dass man ähnliche Schuldgefühle von anderen Patientinnen kenne. Sie seien mit der Krankheit verknüpft und würden verschwinden. Sachliche Informationen erreichen die Patientin und helfen ihr, auch wenn sie das oft zunächst nicht ausdrücken kann.

Besserungssignale müssen von der Patientin kommen. Es bringt sie unter Druck, wenn man sagt, dass es „offensichtlich" schon aufwärts gehe. Sinnvoller ist es, die Patientin beschreiben zu lassen, wie sie sich fühlt, und sie durch Fragen zu motivieren, Besserungen wahrzunehmen. Provozieren Fragen nach dem Befinden im Einzelfall immer wieder stereotype, klagende Antworten, bewährt es sich, nach Aktivitäten zu fragen („Was haben Sie denn am Wochenende gemacht?").

Depressive Patientinnen lösen bei ihren Mitmenschen nach einer kurzen Phase des „Mitleidens" oft Wut, Hoffnungslosigkeit und Hilflosigkeit aus. Ihr monotones Klagen strengt an, und irgendwann entsteht das Gefühl, dass sie sich eigentlich in ihrer depressiven Haltung ganz wohlfühlen. Damit übernimmt man die negative Sicht der Patientin und ihre depressive Selbsteinschätzung. Diese Gegenübertragung, die die Krankheit der Patientin nicht ernst nimmt, muss erkannt werden, damit sie sich nicht gegen die Patientin richtet.

Akute schwere Depression: Entlastung

Depressive Patientinnen können nur unter großer Anspannung und für kurze Zeiträume äußeren Anforderungen gerecht werden. Sie müssen zunächst entlastet werden. Aufforderungen, sich „zusammenzureißen" und „positiv zu denken", sind falsch. Das müssen auch die Angehörigen wissen.

Aktivierung: Fördern ohne Überfordern

Zu starker Rückzug und Schonung sind problematisch. Schlafen am Tag verstärkt z. B. die Schlafprobleme in der Nacht. Baldmöglichst beginnen daher aktivierende Maßnahmen, die die Patientin nicht überfordern. Denn: Tatsächliche Überforderung bestätigt die Patientin in ihrer negativen Selbstwahrnehmung.

Vor allem bei psychotherapeutisch orientierten Behandlungen unterstützen Pflegende die Patientin in der Umsetzung von positiven und entlastenden Aktivitäten, integrieren diese in die Tagesstruktur und vermitteln den Zusammenhang zwischen Denken, Fühlen und Handeln, z. B. mit einer Stimmungsskala. Für die Teilnahme an Aktivitäten und Therapien sollten Pflegende ein positives, authentisches Feedback geben.

Viele Patientinnen brauchen Hilfe bei der Körperpflege. Außerdem beobachten die Pflegenden die Nahrungs- und Flüssigkeitsaufnahme und kontrollieren wöchentlich das Gewicht der Patientin, auch um Gewichtszunahme durch einige Antidepressiva früh zu erkennen.

Bei gemeinsamen Arbeiten, z. B. Küchendiensten, und Therapien erfahren die Patientinnen, dass sie mehr können, als sie sich zugetraut hätten. Da sie oft langsam sind, braucht die begleitende Pflegefachperson Geduld.

Bei Schlafstörungen helfen neben Arzneimitteln eine ruhige Umgebung am Abend, warme Milch als Schlummertrunk und Entspannungstechniken (➔ 43.8). Die Pflegenden fördern den Tag-Nacht-Rhythmus und versuchen, den depressionsfördernden Schlaf tagsüber zu verhindern.

Depressive haben sich im Vorfeld oft zurückgezogen und soziale Kontakte einschlafen lassen. Pflegende unterstützen die Patientin, diese wieder zu aktivieren. In Gruppentherapien kann die soziale Interaktion geübt werden.

VORSICHT! Ein großes Problem ist die **Selbsttötungsgefahr.** Bei Patientinnen mit wahnhaften Depressionen ist die Absprachefähigkeit (→ 38.16) erheblich gemindert. Die Suizidalität wird täglich, ggf. mehrmals am Tag eingeschätzt. Vorsicht bei einer Antriebsbesserung vor Stimmungsaufhellung sowie plötzlicher Entspannung und friedlicher Ruhe – dies ist oft ein Zeichen für einen Entschluss zum Suizid!

Die Pflegenden motivieren die Patientin zur regelmäßigen Medikamenteneinnahme. Zudem informieren sie sie ggf. mehrfach über den verzögerten Wirkungseintritt – oft erst nach zwei Wochen – und die gleich auftretenden, aber meist nur 3–5 Tage anhaltenden Nebenwirkungen. Wichtig ist die Überwachung der Medikamenteneinnahme, um ein Sammeln für einen Suizidversuch zu verhindern.

SPICKZETTEL

Depression

Definition: Affektive Störung mit krankhaft niedergedrückter Stimmung.
Ursache/Risikofaktoren: Multifaktoriell und je nach Depressionsform unterschiedlich.
Symptome: Niedergeschlagenheit, Freudlosigkeit, Traurigkeit, die aber qualitativ anders ist als normale Traurigkeit. Interesse-, Antriebslosigkeit. Konzentrations-, Aufmerksamkeits-, Gedächtnisstörungen. Negatives Selbstbild. Oft verschiedenste körperliche Beschwerden, z. B. thorakaler Druck, Schlaf-, Magen-Darm-Beschwerden. Suizidgefahr.
Diagnostik: Psychopathologischer Befund, Ausschluss organischer Erkrankungen (etwa Schilddrüsenunterfunktion).
Therapie/Pflege: Psychotherapien je nach Auslöser und Belastbarkeit der Patientin. Verschiedene Therapien zur Aktivierung (ohne zu überfordern). Ab mittelschwerer Depression Antidepressiva, ggf. als Langzeittherapie und zur Phasenprophylaxe. Evtl. Schlafentzug, Lichttherapie, bei Therapieresistenz Elektrokonvulsionstherapie. Beratung von Patientin und Angehörigen.

38.10.2 Manie

DEFINITION

Manie: Affektive Störung mit gehobener Stimmung, Antriebssteigerung, Denkstörungen sowie manchmal Wahn. Episode bei bipolaren affektiven Störungen. Manische Zustände sind auch bei Intoxikationen mit Psychostimulanzien, Schizophrenien, Benzodiazepinentzug oder Gehirnerkrankungen möglich.

Symptome

Manische Patientinnen sind grundlos heiter, ihre Stimmung ist gehoben, übermütig strahlend und ansteckend. Oft überschätzen sie ihre Möglichkeiten. Sie fühlen sich sehr wohl und keineswegs krank. Im Verlauf werden manche gereizt und aggressiv, v. a. wenn ihre Umgebung sich ihnen widersetzt.

Typische Denkstörung ist die *Ideenflucht.* Die Kranken denken schnell, flüchtig und hüpfen von Einfall zu Einfall. Durch äußere Eindrücke werden sie sofort abgelenkt, sie können sich nicht konzentrieren.

Entsprechend der Grundstimmung dominieren beim Wahn *Größenideen.*

Beispiel. Eine manische Patientin ist der felsenfesten Überzeugung, durch ihre Spenden die Armut auf der Welt beseitigt zu haben, und feiert dies mit allen Mitpatientinnen.

Die *Antriebssteigerung* führt zu einer psychomotorischen Erregung mit gesteigertem Bewegungsdrang und Logorrhö (Redeflut). Manische Patientinnen eilen von einer Beschäftigung zur nächsten – meist ohne Ergebnis – und entwickeln große Energie. In schweren Fällen sind sie so erregt, dass sie toben und Gegenstände zerstören.

Gehobene Stimmung, Größenideen und Antriebssteigerung führen oft zu *Realitätsverlust* und unüberlegten Handlungen. Typisch sind Verschuldung durch maßlose Einkäufe, Übernahme unerfüllbarer Verpflichtungen und unüberlegte Geschäftsgründungen. Zwischenmenschliche Kontakte werden schnell hergestellt und ebenso schnell wieder gelöst, manchmal kommt es zu sexuellen Exzessen.

Dadurch entsteht nicht nur großes Leid für die Angehörigen, sondern auch Schaden für die Betroffene, etwa Verschuldung und Zerstörung partnerschaftlicher Bindungen. Die fehlende Realitätseinschätzung kann auch zu akuter Selbstgefährdung führen, z. B. durch grenzenloses Verhalten beim Autofahren.

Vegetative Symptome, besonders eine Verkürzung der Schlafdauer, kommen vor, werden aber nicht als störend erlebt. Die Libido ist gesteigert.

Die Phasen dauern in der Regel Tage bis Wochen, selten Jahre.

Behandlungsstrategie

Obwohl manische Patientinnen sich subjektiv bestens fühlen, müssen sie behandelt werden, um Schaden von ihnen und ihrer Umgebung abzuwenden.

Die Therapie stützt sich v. a. auf die Gabe von Lithium und Antipsychotika. Zur Phasenprophylaxe werden v. a. Lithium, Valproinsäure und atypische Antipsychotika eingesetzt. Psychotherapie ist in der akuten Phase nur eingeschränkt möglich, da die Patientin ihre Probleme oft nicht erkennen kann.

Pflege

Dem inneren Gefängnis depressiver Menschen steht die Grenzenlosigkeit manischer Patientinnen gegenüber. Grenzen und Regeln werden deutlich vermittelt, ohne die Patientinnen in ihrem übersteigerten Aktivitätsdrang zu stark einzuschränken, da zu geringe Freiräume reizbar und aggressiv machen und die Adhärenz verringern. Günstig sind großzügige Bewegungsräume und Arbeiten zum Abreagieren überflutender Energie: Malen auf großen Flächen, Gartenarbeiten, Sportangebote.

Pflegende sollten manische Patientinnen in ihrer ansteckenden Heiterkeit nicht bestärken und im Umgang ruhig bleiben. Auf ihre übersteigerte Selbsteinschätzung und Wahnideen sollte weder verstärkend noch konfrontativ eingegangen werden, da die Betroffenen auf Widerspruch mit Wut reagieren können.

Aufgrund ihrer erhöhten Vitalität nehmen die Patientinnen Warnsymptome ihres Körpers wie Schmerzen oder Überhitzung nicht wahr. Die Pflegenden achten auf entsprechende Hinweise, besonders um eine Herz-Kreislauf-Gefährdung zu vermeiden, und auf eine ausreichende Nahrungs- und Flüssigkeitszufuhr. Das Gewicht wird wöchentlich kontrolliert.

Wichtig ist der Schutz der Patientinnen vor unsinnigen Geldausgaben. Telefonate und die Internetnutzung werden nach Absprache beschränkt, damit sich die Patientinnen nicht durch Bestellungen finanziell ruinieren.

Mitpatientinnen werden geschützt, indem z. B. Geld- und Tauschgeschäfte mit und Geschenke von manischen Patientinnen unterbunden werden und auf das Einhalten der Stationsregeln geachtet wird. Sexuelle Kontakte mit anderen Patientinnen und Patienten werden grundsätzlich verhindert. Eventuell müssen die Pflegenden Patientinnen mit geringer Belastbarkeit von manisch Erkrankten räumlich trennen. Da manische Patientinnen meist keine Krankheitseinsicht haben, müssen die Pflegenden die Medikamenteneinnahme intensiv begleiten.

Um selbst nicht überfordert zu werden, übernehmen Pflegende die Betreuung manischer Patientinnen möglichst zu zweit. Durch anzügliche Bemerkungen und derbe Witzeleien sollten sie sich nicht gekränkt fühlen – diese sind krankheitsbedingt.

Nach der Akutphase leiden die Patientinnen häufig unter Scham- und Schuldgefühlen, bei deren Bewältigung Krankheitsaufklärung und Verständnis helfen. Häufige depressive Nachschwankungen gehen mit erhöhter Suizidgefahr einher, da die „Fallhöhe" nach der euphorischen Phase besonders hoch ist.

38.11 Belastungs- und Anpassungsstörungen

DEFINITION

Erlebnisreaktion: Psychische Störung bei zuvor psychisch gesunden Menschen als Folge einer extremen (äußeren) Belastung. Unterteilt in **Belastungsstörungen** nach akuter und ungewöhnlicher und **Anpassungsstörungen** bei nicht außergewöhnlicher Belastung.

In der Psychiatrie überwiegt die Lehrmeinung, dass extreme Erlebnisse wie Vergewaltigungen, dramatische Unfälle (→ Abb. 38.27), politische Verfolgungen oder Naturkatastrophen psychische Erkrankungen nicht nur *auslösen,* sondern auch *verursachen* können. Die Persönlichkeit der Betroffenen, ihre körperliche Disposition und ihr soziales Umfeld haben zusätzlichen Einfluss auf die Krankheitsentstehung.

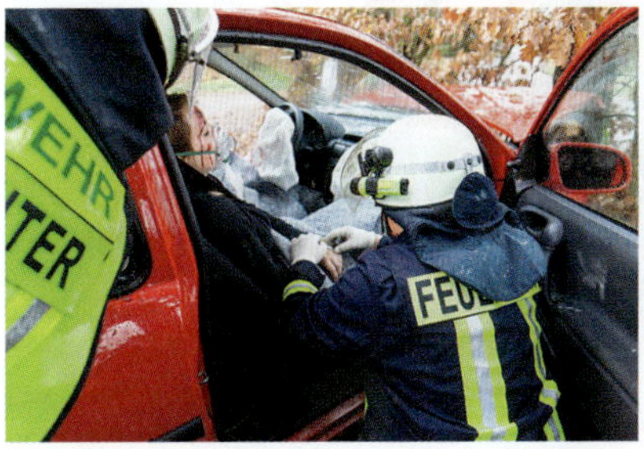

Abb. 38.27 Die individuellen Verarbeitungsmöglichkeiten *(Coping mechanisms)* und die persönliche Belastbarkeit sind von Mensch zu Mensch unterschiedlich: Die Verwicklung in einen dramatischen Unfall kann, muss aber nicht zu einer psychischen Erkrankung führen. [J787]

Erlebnisreaktionen sind charakterisiert durch:

- Ein notwendiges auslösendes Erlebnis. Es ist nicht vorstellbar, dass es ohne das Ereignis zur Erkrankung gekommen wäre
- Einen zeitlichen Zusammenhang zwischen Erlebnis und Reaktion
- Häufig einen thematischen Zusammenhang zwischen Erlebnis und Reaktion.

38.11.1 Belastungsstörungen

Akute Belastungsstörung

Eine **akute Belastungsstörung** *(Krisenreaktion, Nervenschock)* ist Folge akuter Ereignisse und tritt innerhalb weniger Minuten nach der extremen Belastung auf.

Zunächst kommt es zu einer Art „Betäubung". Die Aufmerksamkeit der Betroffenen ist eingeschränkt und sie ist orientierungslos. Dann folgen vielfältige Symptome wie Depression, Angst, Ärger, Verzweiflung, Wut, Überaktivität (als Fluchtreaktion) oder innerer Rückzug (Erstarrung).

Nach Stunden, spätestens Tagen, klingen die Symptome ab. Pflegende unterstützen die Patientin, indem sie Ruhe und Sicherheit vermitteln und Gespräche zur emotionalen Entlastung anbieten.

Posttraumatische Belastungsstörung

Bei der **posttraumatischen Belastungsstörung** *(PTBS)* tritt die Reaktion verzögert Wochen bis Monate nach der Extremsituation ein [23].

Die Betroffene erlebt die Katastrophe in der Erinnerung immer wieder (*Nachhallerinnerungen,* **Flashbacks**), träumt von ihr und fürchtet sich vor allem, was die Erinnerung wachhalten könnte, z. B. Fotos, Bücher oder Gespräche. Sie verliert die Lebensfreude und das Interesse an ihrer Umgebung und zieht sich emotional und sozial zurück. Hinzu kommt eine vegetative Übererregtheit mit Schlaflosigkeit, Schreckhaftigkeit und erhöhter Wachsamkeit. Depressionen, Angst und Suizidgedanken treten auf, und manchmal entsteht ein Abhängigkeitsproblem, z. B. Flucht in den Alkohol.

Die posttraumatische Belastungsstörung verläuft wechselhaft. Oft, jährlich in ca. 5 % ohne Therapie, v. a. aber bei psychotherapeutischer Unterstützung, kommt es zur Heilung.

Pflegende unterstützen in akuten Phasen in Absprache im Team, indem sie:

- Ruhe und Sicherheit vermitteln
- Körperkontakt vermeiden
- Trigger erkennen und vor ihnen schützen
- Gespräche zur emotionalen Entlastung anbieten
- Zu Teilnahme an Therapie und Aktivitäten ermutigen
- Helfen, Alltagstätigkeiten zu übernehmen, den Tag zu strukturieren und Ressourcen zu fördern.

38.11.2 Anpassungsstörungen

Bei **Anpassungsstörungen** führte eine nicht katastrophale, gelegentlich länger dauernde Belastung zur Erkrankung, etwa eine schwere Erkrankung oder der Wechsel in ein Altenheim.

Die Betroffenen sind ängstlich und depressiv mit fließendem Übergang zu depressiven Episoden (→ 38.10.1). Sie fühlen sich unfähig, mit der neuen Lebenssituation umzugehen und haben Schwierigkeiten mit der Alltagsbewältigung. Gerade bei Jugendlichen sind Störungen im Sozialverhalten häufig.

Neben psychotherapeutischer Bearbeitung der Erlebnisse ist die Wiedereinbindung ins gesellschaftliche Leben durch sozialpsychiatrische Maßnahmen wichtig.

Pflegende unterstützen die Patientin, alternative Denk- und Verhaltensmuster zu erlernen, und ermuntern sie, z. B. eine Psychotherapie zu beginnen und Selbsthilfegruppen aufzusuchen.

38.12 Angst- und Zwangsstörungen

38.12.1 Angststörungen

DEFINITION

Angststörungen: Psychische Erkrankungen mit Angst als dominierendem Symptom. Meist unterteilt in:

- **Generalisierte Angststörung** mit länger dauernder, diffuser Angst, verbunden mit Anspannung und weiteren körperlichen Beschwerden
- **Panikstörungen** mit wiederholten, schweren Angstanfällen ohne besondere Auslöser
- **Phobien** mit Angst vor bestimmten ungefährlichen Objekten oder Situationen.

Häufige Störungen (Lebenszeithäufigkeit ca. 15–30 %), alle Formen bei Frauen häufiger als bei Männern [24].

Angst als *psychopathologisches Phänomen* kommt bei nahezu allen psychischen Krankheiten vor. Bei **Angststörungen** wird sie zum *zentralen Symptom.*

Bei Kindern treten Angststörungen v. a. ab dem Schulalter auf. Sie sind daran zu erkennen, dass sie nicht die „alterstypischen" Motive haben und das Kind im Alltag z. T. erheblich beeinträchtigen.

Generalisierte Angststörung und Panikstörung

Bei der **generalisierten Angststörung** sind Betroffene über Jahre ständig ängstlich und besorgt und erwarten Schlimmes, z. B. Unfälle, Krankheiten in der Familie oder Katastrophen, ohne dass ein konkreter Anlass besteht. Generalisierte Angststörungen gehen mit motorischer Anspannung, Allgemein- und vegetativen Symptomen einher und treten oft über längere Zeit auf.

Panikattacken sind Angstanfälle, die meist nur Minuten anhalten. Betroffene haben das Gefühl, sie müssten gleich sterben oder verrückt werden, können jedoch nicht sagen, wovor sie genau Angst haben. Nicht wenige klagen über somatische Beschwerden, häufig Herzsymptome *(Herzneurose).* Sie werden z. B. mit „Herzschmerzen, Druck und Angst" in die internistische Notaufnahme gebracht. Die Anfälle sind nicht vorhersehbar, und nicht selten führt schon nach kurzer Zeit die Angst, einen Anfall zu erleiden und dann ohne Hilfe zu sein, zu ausgeprägtem Vermeidungsverhalten der Betroffenen, z. B. keine Wanderung allein, keine Bootstour.

Die Behandlung von Angst- und Panikstörungen erfolgt primär mit Verhaltenstherapie, unterstützend Antidepressiva (besonders SSRI, SNRI → 38.3.2), seltener psychodynamischer Psychotherapie [24].

Phobien

Bei **Phobien** *(phobischen Störungen)* empfindet die Patientin unangemessene Angst angesichts *bestimmter* Gegenstände oder Situationen. Sie erlebt diese Angst als quälend und unsinnig. Eine Patientin mit Angst vor großen Plätzen weiß genau, dass sie vor dem Überqueren eines Platzes keine Angst haben müsste, hat sie aber trotzdem (→ Abb. 38.28).

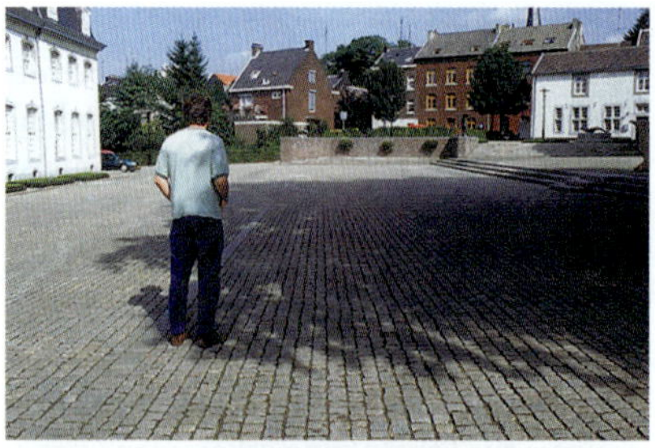

Abb. 38.28 Ein Mensch mit einer Phobie vor einem Platz, den er nicht zu überqueren wagt. [K183]

Typischerweise versuchen die Betroffenen, die angstauslösende Situation zu vermeiden, etwa indem sie einen Umweg durch kleine Straßen gehen, sodass die Phobie den Handlungsspielraum zunehmend einschränkt (→ Abb. 38.29). Oft leiden die Patientinnen schon vor der eigentlichen angstbehafteten Situation unter *Erwartungsangst.* Phobien gehen oft mit Depressionen einher.

Unter **Agoraphobie,** die früher nur die Angst vor großen Plätzen bezeichnete, versteht man heute eine Gruppe von Phobien. Sie äußern sich beispielsweise als Angst, das Haus zu verlassen, ein Geschäft zu betreten, mit Bus oder Bahn zu reisen, in Warteschlangen zu stehen, in Wartezimmern zu sitzen oder eine Menschenmenge zu durchqueren. Gemeinsam ist den gefürchteten Situationen, dass man sich ausgeliefert fühlt und sich ihnen nicht einfach und schnell entziehen kann. Diese Phobien sind besonders bedrohlich, da sie die Patientin in ihrer sozialen Beweglichkeit massiv einschränken.

Soziale Phobien beziehen sich auf Situationen, in denen man sich dem Blick eines anderen ausgesetzt fühlt, z. B. gemeinsames Essen, Treffen mit Angehörigen des anderen Geschlechts oder Sprechen in kleineren Gruppen. Die Betroffenen befürchten, etwas zu tun, was für sie peinlich oder beschämend wäre, z. B. zu erbrechen, einzunässen oder zu erröten. Oft leiden die Kranken auch unter niedrigem Selbstwertgefühl und Angst vor Kritik.

Spezifische Phobien beziehen sich auf genau umgrenzte Situationen. Praktisch jedes Objekt kann Gegenstand einer Phobie werden, daher gibt es unendlich viele – und überflüssige – Namen. Am häufigsten sind:

- **Tierphobien,** z. B. Angst vor Spinnen
- **Klaustrophobie** (Angst vor geschlossenen Räumen, z. B. Fahrstühlen)
- **Akrophobie** (Angst vor Höhe).

Hinter den sog. **Schulphobien** bei Kindern und Jugendlichen verbirgt sich oft eine Trennungsangst oder soziale Angststörung. Sie muss dringend behandelt werden und der Schulbesuch so rasch wie möglich wieder erfolgen.

Überwiegend werden Verhaltenstherapien angewendet, insbesondere Konfrontations- und kognitive Verfahren (→ 38.4.1) [24].

Pflege

Angststörungen werden in der Regel ambulant behandelt. Manchmal müssen die Patientinnen aber wegen massiver Probleme im Alltag oder begleitender Depressionen ins Krankenhaus aufgenommen werden. Pflegende sollten diesen Patientinnen Sicherheit und Wohlbefinden vermitteln und sie dabei unterstützen, durch gezielte Übungen mehr Alltagsfertigkeit zu erlangen.

Benzodiazepine tragen nicht zur effektiven, dauerhaften Bewältigung bei und sind wegen des hohen Abhängigkeitsrisikos problematisch [24].

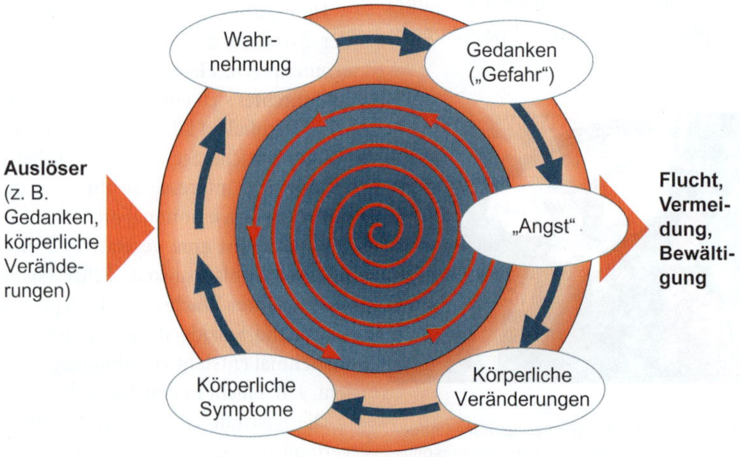

Abb. 38.29 Bei Angststörungen entsteht ein sich selbst aufrechterhaltender Teufelskreis aus Vermeidung und Angst. [L190]

38.12.2 Zwangsstörungen

DEFINITION

Zwangsstörung *(Zwangserkrankung, -neurose):* Psychische Erkrankung mit Zwangsgedanken und/oder -handlungen als Leitsymptom, etwa zwanghaftem Händewaschen. Die Betroffene erkennt ihren Zwang meist als unsinnig, empfindet aber beim Versuch, die Zwangsphänomene zu unterbinden, großen inneren Druck und Angst. Unbehandelt Neigung zur Verschlimmerung, durch Behandlung meist deutliche Besserung, jedoch häufig keine völlige Symptomfreiheit.

Krankheitsentstehung

Als gesichert in der Entstehung einer **Zwangsstörung** gelten erbliche Faktoren, Neurotransmitterstörungen und Lernerfahrungen.

Symptome

Leichte **Zwänge** sind häufig. Viele Menschen können z. B. nicht aus dem Haus gehen, ohne sich dreimal vergewissert zu haben, dass sie den Schlüssel bei sich haben.

Bei **Zwangsstörungen** sind diese Phänomene ausgeprägt, dass sie die Patientin in ihrer Lebensführung beeinträchtigen. Die Betroffene schaut dann nicht dreimal, sondern hundertmal nach dem Schlüssel. Sie erlebt die Handlung als sinnlos, kann sie aber trotzdem nicht unterlassen.

Zwangsgedanken

Zwangsgedanken sind Ideen, Vorstellungen oder Impulse, die sich der Betroffenen gegen ihren Willen aufdrängen. Sie sind oft obszön oder gewalttätig und werden als sehr quälend erlebt.

Beispiel. Eine Mutter hat immer, wenn sie ein Messer sieht, den Impuls, damit ihre Tochter zu erstechen. Sie hat panische Angst, diesen Impuls eines Tages nicht mehr kontrollieren zu können.

Zwangsimpulse führen aber in der Regel nicht zu Gewalttätigkeiten. Oft entwickeln sich **Zwangsrituale,** durch die der Impuls abreagiert wird. Die Patientinnen drehen sich z. B. um die eigene Achse, gehen ein paar Schritte rückwärts oder sprechen einen bestimmten Satz.

Zwangshandlungen

Unter **Zwangshandlungen** *(Zwangsverhalten)* versteht man Tätigkeiten, die die Betroffene unter innerem Zwang ständig wiederholt, obwohl sie weder Spaß bereiten noch eine sinnvolle Funktion haben. Die Patientinnen wissen das, können aber die entsprechende Handlung nicht unterlassen, ohne in Angst und Spannung zu geraten. Am häufigsten sind Wasch-, Ordnungs-, Zähl- und Kontrollzwänge.

Beispiel. Ein junger Mann leidet unter der Vorstellung, sich durch Berührung von Türklinken, Händen oder anderen Gegenständen mit HIV zu infizieren. Kommt es trotz seiner Anstrengung, jeden Kontakt zu verhindern, dennoch zu einer vermeintlichen Beschmutzung, wäscht er sich bis zu zweihundertmal hintereinander die Hände.

Behandlungsstrategie

Möglich sind verhaltens- und psychoanalytisch orientierte Psychotherapien. In einem verhaltenstherapeutischen Programm lernen die Patientinnen z. B. zunächst, Situationen zu erkennen, die Zwänge auslösen, und trainieren dann, sich den Zwängen stärker zu widersetzen und die damit verbundene Angst auszuhalten. Als erfolgreichste Behandlungsstrategie gilt eine Therapie mit Serotonin-Wiederaufnahme-Hemmern (SSRI → 38.3.2) in Kombination mit Verhaltenstherapie.

Pflege

Die Betreuung von Menschen mit Zwangsstörungen kann im Stationsalltag zu Problemen führen. Patientinnen mit Waschzwängen blockieren oft stundenlang Bad und WC, Patientinnen mit Kontrollzwängen geraten manchmal in Konflikte mit ihren Zimmernachbarinnen.

Pflegende müssen die Patientin und ihre zwanghaften Verhaltensweisen zunächst durch gute Beobachtung kennenlernen und eine Vertrauensbasis aufbauen. Der Behandlungsplan zum Abbau der Zwangshandlungen wird interdisziplinär entwickelt und von Pflegenden begleitet. Motivation, Anerkennung bei erwünschtem Verhalten und Aufbau positiver Aktivitäten unterstützen die Patientin.

38.13 Dissoziative Störungen

DEFINITION

Dissoziative Störung *(Konversionsstörung, -reaktion, -syndrom, Hysterie):* Psychische Erkrankung mit Verlust der normalen Kontrolle über Erinnerungen, Identitätsbewusstsein, Empfindungen oder Körperbewegungen. Äußert sich als Funktionsstörung ohne organische Ursache, z. B. als Erinnerungsverlust **(dissoziative Amnesie),** Pseudoanfall **(dissoziativer Anfall)** oder Lähmung **(dissoziative Bewegungsstörung).** Meist Ausdruck eines verdrängten psychischen Konflikts.

Krankheitsentstehung

Nach psychoanalytischer Lehre wird ein ungelöster psychischer Konflikt auf körperliche Erscheinungen „verschoben" und so eine Scheinlösung erreicht. Sicher spielen auch soziale Faktoren, etwa Nachahmung, sekundärer Krankheitsgewinn und Reaktionen der Umwelt, eine Rolle.

Symptome

Die Patientinnen entwickeln funktionelle Störungen ohne pathologische Organveränderungen. Besonders häufig sind Lähmungen, verschiedene Anfälle, Zittern, Empfindungsstörungen, Gedächtnisverlust, Schmerzen, Erbrechen, Blind- oder Taubheit.

Die Erscheinungen passen nicht so recht zu einer Organerkrankung. So sind die Lähmungen oder die Sensibilitätsstörungen nicht mit der Innervation der gelähmten Gebiete in Einklang zu bringen, oder die „epileptischen Anfälle" gehen regelmäßig ohne Stürze und Verletzungen einher. Vor anderen Menschen werden die Symptome in der Regel stärker, bei fehlender Beachtung durch die Umwelt nehmen sie ab.

Die Symptome haben häufig Symbolcharakter: Eine Lähmung der Beine kann z. B. bedeuten, dass es „nicht mehr weitergeht". Die Patientinnen verleugnen oft Probleme, die für alle anderen offensichtlich sind.

Beispiel. Eine Frau wurde von ihrem alkoholabhängigen Mann verprügelt. Nach einem Schlag auf den linken Hinterkopf trat plötzlich eine Lähmung der linken Körperhälfte auf. Eine organische Ursache wurde ausgeschlossen. Nach Ansicht der Patientin gab es keine seelischen/sozialen Probleme. Ihre einzige Sorge sei die Lähmung, wegen der sie nicht nach Hause könne.

Dissoziative Identitätsstörung

Bei der **dissoziativen Identitätsstörung** oder *multiplen Persönlichkeitsstörung* verhalten sich die Betroffenen so, als bestünden sie aus zwei oder mehr Persönlichkeiten. Jede Persönlichkeit hat ihren eigenen Namen, ihre eigenen Interessen, Vorlieben und Erinnerungen. Vermutlich ist die Störung sehr selten.

Behandlungsstrategie und Pflege

Meist werden Patientinnen mit dissoziativen Störungen zunächst auf somatische Stationen zur Diagnostik eingewiesen. In diesem Rahmen neigen viele Ärztinnen und Pflegende zur Verharmlosung der Beschwerden. Bemerkungen wie „Das bilden Sie sich doch nur ein!" oder „Sie machen uns was vor" sind falsch. Pflegende sollten die Symptome ernst nehmen, ohne sie in den Mittelpunkt der Beziehung zu stellen oder ihnen zu viel Beachtung zu schenken. Viel sinnvoller ist die Fokussierung auf Ressourcen und krankheitsferne Themen.

Die Behandlung erfolgt psychotherapeutisch. Ob diese verhaltens- oder konfliktorientiert ist oder ob der Patientin z. B. physiotherapeutische Übungen als „Weg aus der Krankheit ohne Gesichtsverlust" zusätzlich angeboten werden, hängt vom Einzelfall ab. Im Idealfall lernen Betroffene, ihr Symptom als Signal „aus dem Inneren" zu verstehen und sich mit den damit verbundenen Konflikten aktiv auseinanderzusetzen.

Die Pflegenden unterstützen den therapeutischen Prozess, indem sie mögliche Trigger identifizieren und möglichst vermeiden, mögliche Traumata nicht thematisieren und den Körperkontakt auf das Nötigste beschränken. Bei Gangunsicherheiten und dissoziativen Anfällen ergreifen sie Maßnahmen zur Sturzprophylaxe.

38.14 Persönlichkeitsstörungen

DEFINITION

Persönlichkeitsstörung: „Extremvariante" des menschlichen Charakters mit so starker Ausprägung grundsätzlich bei jedem Menschen vorhandener Eigenschaften, dass Betroffene oder ihre Umwelt darunter leiden. Das Verhalten der Betroffenen ist unflexibel und weicht anhaltend und situationsübergreifend deutlich von kulturell akzeptierten Normen ab. Häufigkeit bis 10 % der Bevölkerung.

Manche Menschen fallen im Alltag durch die starke Ausprägung einzelner Charakterzüge auf: Sie sind ordentlicher, besorgter oder fröhlicher als der „Durchschnittsmensch". Nicht wenige provozieren da-

Tab. 38.4 Persönlichkeitsstörungen (Auswahl).

Eigenschaften der Betroffenen	Haltung der Pflegenden
Paranoide Persönlichkeitsstörung	
• Sind kränkbar, nachtragend, misstrauisch, teils unbelehrbar und streitsüchtig • Deuten neutrale oder freundliche Handlungen anderer als feindselig um	• Authentisch und glaubwürdig sein • Klare Aussagen machen, Zusagen einhalten • Modell für vertrauensvolle Zusammenarbeit sein • Misstrauen nicht persönlich nehmen
Schizoide Persönlichkeitsstörung	
• Sind kühl, distanziert, empfinden wenig Freude • Können Gefühle schlecht zeigen, bauen wenige oder keine tiefen Beziehungen auf. Einzelgänger • Haben wenig Interesse an sexuellen Erfahrungen mit anderen Menschen • Erkennen und beachten gesellschaftliche Regeln nur schwer • Zeigen auch auf Lob und Kritik nur wenig Reaktion	• Distanz akzeptieren, aber immer wieder Kontakte und Gespräche anbieten • Auf Regeln bestehen und sie erklären • Positive Rückmeldungen (müssen authentisch sein) geben und erläutern • Soziale Kompetenzen trainieren • Misstrauen nicht persönlich nehmen
Dissoziale Persönlichkeitsstörung	
• Missachten soziale Normen • Sind wenig einfühlsam • Haben wenig Angst und Schuldbewusstsein • Lernen kaum aus negativen Erfahrungen • Zeigen geringe Frustrationstoleranz • Sind oft aggressiv	• Auf Regeln bestehen, deren Gründe und Bedeutung erklären • Klare Aussagen machen, Zusagen einhalten • Soziales Verhalten bestärken • Soziale Kompetenzen trainieren
Zwanghafte Persönlichkeitsstörung	
• Sind extrem ordnungsliebend (→Abb. 38.30) • Sind gewissenhaft und perfektionistisch	• Angst hinter dem Zwang wahrnehmen, zu mehr „Chaos" animieren • Andere Ressourcen fördern • Entspannung fördern
Ängstlich vermeidende Persönlichkeitsstörung	
• Sind besorgt, angespannt, selbstunsicher, in sozialen Kontakten befangen • Zeigen sich sehr empfindlich gegenüber Kritik • Sehnen sich nach Zuneigung und Akzeptanz	• Beziehung vorsichtig aufbauen, professionelle Distanz wahren • Positives betonen • Gelungenes loben, Ressourcen aktivieren • Soziale Kompetenzen trainieren
Abhängige Persönlichkeitsstörung	
• Sind passiv, fühlen sich schwach und hilflos • Vermeiden es, Entscheidungen zu treffen und Verantwortung für sich zu übernehmen • Haben Angst, verlassen zu werden, zeigen daher oft Unterordnung und Aufopferung für andere	• Bei Beziehungsaufbau Autonomie der Patientin fördern • Bei Entscheidungsfindung unterstützen • Ressourcen aktivieren • Soziales Kompetenztraining durchführen • Ambulante Hilfen wie beispielsweise Tagesstätten, sozialpsychiatrischen Dienst organisieren
Histrionische Persönlichkeitsstörung	
• Zeigen oberflächliche, labile Affektivität • Drücken Gefühle übermäßig aus • Haben ein übermäßiges Bedürfnis nach Aufmerksamkeit und äußeren Reizen, Genusssucht • Sind in ihren Ansichten stark beeinflussbar	• Zeigen, dass die Patientin wahrgenommen wird • Sachlich bleiben, Aussagen und Verhalten spiegeln und auf angemessenes Maß hinweisen • Angemessen loben und kritisieren
Narzisstische Persönlichkeitsstörung	
• Haben ein gebrochenes Selbstbild mit übertriebener Selbstdarstellung nach außen und z. B. Anspruchsdenken bei oft niedrigem inneren Selbstbild • Sind gegenüber anderen Menschen oft abwertend	• Meist geringes Selbstwertgefühl beachten, Kränkungen vermeiden • Abwerten von Personal oder Mitpatientinnen nicht dulden • Soziales Kompetenztraining durchführen

Tab. 38.4 Persönlichkeitsstörungen (Auswahl). *(Forts.)*

Eigenschaften der Betroffenen	Haltung der Pflegenden
Emotional instabile Persönlichkeitsstörung (Impulsiver und Borderline-Typ, siehe Text)	
• Sind impulsiv • Zeigen stark schwankende Grundstimmung • Verlieren in Krisen nicht selten die Kontrolle über sich selbst, z. B. mit Wutausbruch und Aggression ohne Rücksicht auf mögliche Konsequenzen.	• Auf ausreichende Distanz in der Beziehung achten, auch körperlich • Auf Regeln bestehen, deren Gründe und Bedeutung erklären • Verlässlich sein, Zusagen einhalten • Realitätsbezug herstellen • Bei Borderline-Typ immer wieder im Team reflektieren • Dialektisch-behaviorale Therapie (DBT, siehe Text), soziales Kompetenztraining durchführen.

durch ihre Umwelt. Aber erst wenn die Dominanz einzelner Merkmale so stark, starr und andauernd ist, dass es zu Störungen im sozialen Bereich oder zu persönlichem Leid kommt, ist es gerechtfertigt, von einer **Persönlichkeitsstörung** zu sprechen (→ Abb. 38.30).

Persönlichkeitsstörungen beginnen in Kindheit oder Jugend und dauern beim Erwachsenen an. Ihre Ursache ist ungeklärt. Je nach Schule werden erbliche Faktoren, ein falsch erlernter „Stil" oder frühe Konflikte als ursächlich angesehen.

Therapeutisch stehen Psychotherapien und sozialtherapeutische Methoden im Vordergrund, wobei sich auf die spezielle Störung zugeschnittene Formen als am geeignetsten erwiesen haben. Vorsichtig wird versucht, die einseitige Wahrnehmung und das automatisierte, starre Verhalten zu verändern. Die Bewältigung akuter Krisen und die Hilfe im Alltag stehen oft im Zentrum.

Umgang bei Persönlichkeitsstörung

Die pflegerische Grundhaltung muss klar und für die Betroffenen durchschaubar sein. Im Stationsalltag werden die eingeschränkten, zum Leidensdruck führenden Verhaltensweisen reflektiert und neue Verhaltensstrategien eingeübt. Um das häufig gestörte Verhalten im zwischenmenschlichen Bereich bewusst zu machen und zu verbessern, ist eine tragfähige, vertrauensvolle Beziehung zwischen Patientin und (Bezugs-) Pflegefachperson wichtig.

Je nach Ausprägung einzelner Persönlichkeitszüge werden Persönlichkeitsstörungen weiter unterteilt (→ Tab. 38.4).

Borderline-Persönlichkeitsstörung

Die **Borderline-Persönlichkeitsstörung** (Borderline, *engl.* Grenzgebiet) gehört neben dem impulsiven Typ (→ Tab. 38.4) zu den **emotional instabilen Persönlichkeitsstörungen** nach ICD-10. Sie bezeichnet eine Persönlichkeitsstörung, die von instabilen zwischenmenschlichen Beziehungen, instabilem Selbstbild und instabilen Affekten sowie deutlicher Impulsivität geprägt ist. Für die Entstehung existieren verschiedenste Modelle, z. B. dass durch frühe traumatische Erfahrungen die Verarbeitung der Gefühle im limbischen System dauerhaft gestört wird.

Die Patientinnen sind sehr impulsiv, zeigen ausgeprägte Stimmungsschwankungen und reagieren überaus empfindlich auf Kritik. Die Beziehungen zu anderen sind intensiv und schwanken zwischen übermäßiger Idealisierung und massiver Entwertung. Die Menschen in der Umgebung werden entweder als absolut gut oder als absolut böse wahrgenommen, die „Guten" werden oft idealisiert und dann beim ersten „Versagen" entthront und als „Böse" enttarnt. Die Impulskontrollstörung kann zu Abhängigkeitsproblemen oder Essstörungen führen. Daneben beschreiben die Patientinnen ein Gefühl innerer Leere und diffuse Ängste. Depersonalisations- und Derealisationserlebnisse treten gehäuft auf. So wird z. B. der eigene Körper als fremd erlebt. Oft empfinden die Patientinnen hohe innere Anspannung und können nicht aktiv entspannen. Sie neigen zu Selbstverletzungen wie Kratzen, Zufügen von Hautschnitten oder Verbrennungen. Die Suizidneigung ist hoch.

Diagnostische Kriterien nach ICD-10: Borderline-Typus

- Ausgeprägte und andauernde Identitätsstörung, z. B. im Selbstbild, in der sexuellen Orientierung, der Zukunftsplanung, in der persönlichen Wertvorstellung und in der Wahl der Freunde und Partner
- Instabile zwischenmenschliche Beziehungen mit typischem Wechsel zwischen Idealisierung und Abwertung
- Ausgeprägte Stimmungsschwankungen
- Chronisches Gefühl der Leere und Langeweile
- Verzweifeltes Bemühen, ein echtes oder imaginäres Alleinsein zu verhindern
- Impulsivität mit potenziell selbstschädigen Handlungen, Substanzmissbrauch, Diebstahl u. a.
- Wiederholte Suizidandrohungen oder -versuche
- Übermäßig starke Wut und Unfähigkeit, diese zu kontrollieren.

Die Patientinnen können durch ihre spezifischen Beziehungsstörungen therapeutische Teams schnell auseinanderbringen („spalten"): Die Teammitglieder übernehmen die Wertung der Patientin in gute und böse Mitarbeiter. Sie nehmen sie unterschiedlich wahr und entwickeln heftige Sympathien oder Antipathien ihr gegenüber; die innere Zerrissenheit der Patientin spiegelt sich in Auseinandersetzungen des Teams. Besonders wichtig ist daher der Schutz des Teams durch Reflexion der ausgelösten Gefühle, Supervision und engen Gesprächskontakt untereinander.

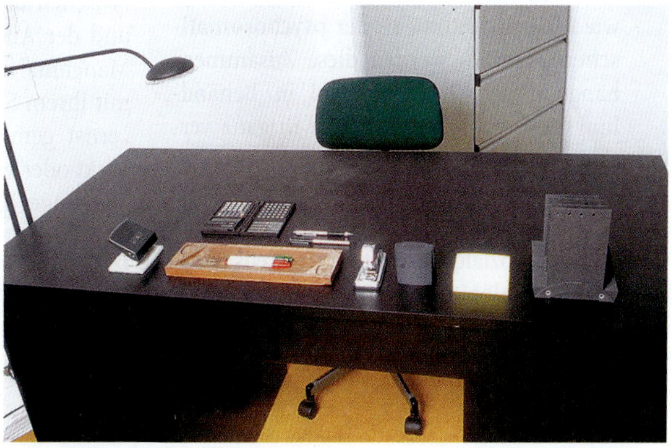

Abb. 38.30 Bei Persönlichkeitsstörungen ist nicht die Eigenschaft an sich krankhaft, sondern ihre Ausprägung und die Unflexibilität des Verhaltens. Ordnung ist durchaus eine Tugend. Wird sie jedoch zum Selbstzweck, müssen z. B. alle Arbeitsgeräte parallel zur Tischkante liegen, erlangt die Störung Krankheitswert. [K183]

In der pflegerischen Beziehung sind Kontinuität und Verlässlichkeit von großer Bedeutung.

Mit selbstverletzungsgefährdeten Patientinnen werden weniger gefährliche Strategien zur Druckentlastung erarbeitet, etwa Schnalzenlassen eines Gummibands am Handgelenk, Reiben der Haut mit Eiswürfeln, Finalgon-Verband, Zerbeißen einer Chilischote, Kraft- oder Ausdauersport, Boxen am Boxsack, oder auch Ablenkungsstrategien durch gezielten Beginn eines Gesprächs, Hören eines Musikstücks oder Spiele. Auf eine erfolgte Selbstverletzung reagieren Pflegende nicht mit Vorwürfen, sondern reflektieren die auslösende Situation und vermitteln Bewältigungsmöglichkeiten.

Als störungsspezifische Behandlungsmethode wird die **dialektisch-behaviorale Therapie** *(DBT)* nach *Marsha Linehan* eingesetzt. In der Einzeltherapie stehen zunächst die therapeutische Beziehung und der Aufbau des therapeutischen Bündnisses mit wechselseitigen Verpflichtungen von Patientin und Therapeutin im Mittelpunkt. Die Patientinnen führen Tagebuchkarten, die gemeinsam analysiert werden. Sie sollen lernen, wie sie Spannungsaufbau vermeiden und neue Fertigkeiten in ihren Alltag einbauen können. Weiterer Baustein ist das Fertigkeitentraining in der Gruppe. Bei Krisen sind telefonische Kontakte zur Therapeutin nach zuvor etablierten Regeln möglich.

38.15 Psychosomatische Störungen

DEFINITION

Psychosomatische Störungen: Erkrankungen, bei denen psychische Faktoren Krankheitsentstehung und -verlauf wesentlich mitbestimmen.

Die Verflechtung zwischen körperlichen Prozessen, sozialen Lebensbedingungen und seelischem Erleben wird heute in Pflege wie Medizin betont. In der **psychosomatischen Medizin** werden diese Zusammenhänge gezielt erforscht und in Behandlungskonzepte umgesetzt, die in ganz verschiedenen klinischen Bereichen angewendet werden:

- Bei körperlichen Erkrankungen mit biopsychosozialen Aspekten wie Krebs (**Psychoonkologie**) oder Asthma bronchiale
- Bei funktionellen Störungen, die zu körperlichen Beschwerden wie Schmerzen oder Atemnot führen, ohne dass ein krankhafter somatischer Befund vorliegt
- Bei körperlichen Störungen im Zusammenhang mit seelischen Konflikten oder Traumata
- Bei Ess- und Schlafstörungen
- Bei Konversionsstörungen.

Entsprechend der Vielzahl möglicher Störungen existieren zahlreiche Behandlungsansätze. Wichtig ist, dass die Patientin im Alltag erlebt, dass sie ihrer Erkrankung nicht hilflos ausgeliefert ist, sondern selbst Einfluss nehmen kann. Entsprechend spielen Ressourcenaktivierung und Kompetenzsteigerung im Behandlungsplan eine wesentliche Rolle.

38.16 Suizid

DEFINITION

Suizid: *(Selbsttötung, Freitod):* Absichtliche Selbsttötung. Häufigkeit in Deutschland ca. 12 auf 100.000 Einwohner pro Jahr, hohe Dunkelziffer [25]. Eine der häufigsten Todesursachen bei Jugendlichen und jungen Erwachsenen. Noch erheblich höher ist die kaum schätzbare Zahl der **Suizidversuche.**

Der Begriff „Selbstmord" enthält eine unzeitgemäße wertende Komponente und wird nicht mehr verwendet.

Von einem **gemeinsamen Suizid** spricht man, wenn mehrere Menschen zusammen Suizid begehen.

Bei einem **erweiterten Suizid** tötet der suizidale Mensch zuerst andere Personen, dann sich selbst.

Weniger als 5 % der Suizide sind echte *Bilanzsuizide,* bei denen ein psychisch Gesunder nach langem Denken seine „Rechnung" macht und sich dann das Leben nimmt.

Viel häufiger sind Suizidhandlungen *Kurzschlussreaktionen* bei Lebenskrisen. Die Betroffene sieht keinen anderen Ausweg, als „Schluss zu machen". Oft liegen zwischen dem Entschluss zur Selbsttötung und der Ausführung nur wenige Stunden. Manchmal scheint es, die Patientin habe es mit ihrem Suizidversuch gar nicht wirklich „ernst gemeint", weil er so demonstrativ wirkt oder weil die gewählten Mittel auffallend ungeeignet waren.

Beispiel. Eine Patientin trinkt einige Gläser Sekt, nimmt fünf Kopfschmerztabletten ein und ruft sofort danach ihren Exfreund an.

Trotzdem darf das Ereignis nicht verharmlost werden, sondern muss zumindest als dringender Ruf nach Hilfe verstanden werden. Auch das Bedürfnis nach Ruhe kann zum Suizidversuch – meist mit Schlaftabletten – führen.

VORSICHT! Jeder **Suizidversuch** muss ernst genommen werden, ebenso jede Ankündigung!

Oft geht einem Selbsttötungsversuch bei nicht psychotischen Patientinnen ein **präsuizidales Syndrom** voran. Sie fühlen sich einsam und ziehen sich von ihrer Umwelt zurück. Praktisch bei jedem Suizid ist eine Kränkung – von außen oder innerlich empfunden – vorhanden. Betroffene entwickeln Aggressionen gegen ihre Mitmenschen, denen sie aber keinen Ausdruck verleihen. Schließlich wenden sie ihre aggressiven Gefühle gegen sich selbst. In der Fantasie beschäftigen sie sich mit dem Suizid und mit den Folgen für ihre Angehörigen.

Bei psychotischen Patientinnen kommt es dagegen manchmal zum völlig überraschenden, *raptusartigen* Suizid (*lat.* raptus = fortreißen; *med.* = plötzlich einsetzender Erregungszustand).

Menschen in bestimmten Lebenssituationen haben ein **erhöhtes Suizidrisiko:**

- Menschen mit einer psychischen Erkrankung oder Abhängigkeit
- Sehr alte Menschen
- Jugendliche, besonders während der Ablösung vom Elternhaus
- Flüchtlinge und rassisch, religiös oder politisch Verfolgte
- Menschen ohne enge Beziehungen
- Menschen, die schon einmal mit einem Suizid gedroht oder einen Suizidversuch unternommen haben. Nach einem Suizidversuch sinkt die Schwelle, es in späteren Krisen noch einmal zu probieren
- Chronisch oder unheilbar Kranke.

Oft Ausdruck psychischer Erkrankung

Mehr als die Hälfte aller gelungenen Suizide wird von Menschen mit einer psychischen Erkrankung verübt.

Nach einem **Suizidversuch** werden die meisten Patientinnen zunächst in somatischen Abteilungen behandelt, bis sicher ist, dass keine lebensgefährlichen Organkomplikationen mehr drohen. Zur Abschätzung, ob das Suizidrisiko weiter besteht, wird eine Psychiaterin zugezogen. Eventuell erfolgt die Verlegung in die Psychiatrie.

Gibt es das Recht auf Suizid?

Oft wird diskutiert, ob man überhaupt das Recht hat, einen suizidalen Menschen an der Selbsttötung zu hindern, da dieser doch seine Entscheidung frei getroffen habe und keine anderen schädige.

Die meisten Psychiaterinnen und auch der Gesetzgeber gehen aber davon aus, dass zumindest im Rahmen einer akuten Krise die freie Willensbestimmung der Patientin eingeschränkt ist und auch Zwangsmaßnahmen gerechtfertigt sind, um ihr Leben zu retten (➔ 43.2). Hierfür spricht, dass sich die meisten Patientinnen schon bald nach ihrem Suizidversuch positiv darüber äußern, dass man sie von der Ausübung des geplanten Suizids abgehalten hat.

Behandlungsstrategie

Bei psychotischen Erkrankungen oder schweren Depressionen wird zunächst die Grundkrankheit behandelt. Der Versuch, in einer psychotischen Krise Lebensprobleme zu bearbeiten, darf nur mit äußerster Vorsicht durchgeführt werden.

Bei nicht psychotischen Patientinnen werden im Rahmen einer *akuten Krisenintervention* die auslösenden Faktoren, aber auch die oft im Hintergrund bestehenden lang andauernden Probleme bearbeitet. Manchmal muss die Patientin ihre Lebensgestaltung tiefgreifend ändern, manchmal benötigt sie sozialpsychiatrische Hilfe.

Pflege

Wichtig ist zunächst, Suizidalität zu erkennen. Gefährliche Phasen sind z. B. akute Depressionen, depressive Nachschwankungen bei Manien sowie Schizophrenien in der Rehabilitationsphase, während der sich die Betroffenen mit ihren Defiziten auseinandersetzen müssen. Ein besonders hohes Risiko besteht nach einer Entlassung.

VORSICHT! Warnsignale für einen drohenden Suizid können sein:

- Antriebssteigerung durch Arzneimittel bei weiter bestehender depressiver Verstimmung
- Plötzliche, unerklärliche Ruhe und Freude. Sie sind oft Ausdruck der Erleichterung durch den Entschluss, sich zu töten *(präsuizidale Aufhellung)*
- Schreiben eines Testaments
- Verschenken von Sachen
- Sammeln von Arzneimitteln
- Heftige Schuldvorwürfe, Schuldwahn
- Aussagen über Sinnlosigkeit des Lebens, Hoffnungslosigkeit
- Reden über Tod und Suizid, v. a. bei Angabe konkreter Vorstellungen und Pläne
- Bericht über drängende Impulse, sich umzubringen
- Angabe von *imperativen* (befehlenden) *Stimmen*, die den Suizid befehlen.

Jede Beobachtung, die auf akute Suizidgefahr hinweist, wird an das Team und die Ärztin weitergegeben!

Um sich vom Wunsch und den Gedanken an den Tod lösen zu können, muss die Betroffene wieder in Beziehung zu ihren Mitmenschen treten. Pflegende sorgen für regelmäßige und engmaschige Kontrolle und sprechen die Patientin auf Suizidalität an. Das kann indirekt geschehen („Was meinen Sie damit, dass das ganze Leben sinnlos sei?“, „Warum verschenken Sie Ihre Bücher?“), aber auch direkt („Denken Sie daran, sich zu töten?“, „Planen Sie einen Suizid?“ ➔ Abb. 38.31). Viele Pflegende haben Angst, die Patientin damit erst auf Selbsttötungsideen zu bringen. Das Gegenteil ist aber richtig: Das Gespräch über Todeswünsche und -gedanken entlastet und befreit die Patientin aus ihrer Isolation.

Eine Strategie ist, Absprachen über einen konkreten Zeitraum, z. B. bis zum nächsten Morgen, zu treffen, einen sog. *Non-Suizid-Vertrag.* Die Patientin verspricht, sich in dieser Zeit nichts anzutun und drängende Impulse oder Pläne mitzuteilen. Allerdings ist nicht jede Patientin absprachefähig. Evtl. ist sie infolge ihrer Krankheit nicht frei in ihrer Entscheidung, etwa, wenn sie imperative Stimmen hört (➔ 38.9.1).

Für akut suizidale oder nicht absprachefähige Patientinnen muss das Team die Sicherheit schaffen, für die sie selbst im Moment nicht sorgen können. Hierzu gehören z. B. die Unterbringung auf einer geschützten Station, die Kontrolle bezüglich gefährlicher Gegenstände sowie eine engmaschige Überwachung durch eine Bezugspflegende. Die notwendigen Kontrollen erfolgen so, dass sie die Patientin nicht kränken, die Maßnahmen werden ihr erklärt.

Selbsttötungen auf Station

Verarbeitung nötig

Nicht jeder Suizid lässt sich verhindern. Nach einem Suizid braucht das Team Zeit und Raum für Gespräche, um sich mit Trauer, Angst, Schuld- und Versagensgefühlen auseinanderzusetzen (➔ 16.4.4), auch im Rahmen einer Supervision, an der das gesamte multiprofessionelle Team teilnimmt. Insbesondere die Pflegende, die die Tote gefunden hat, die Bezugspflegende sowie Auszubildende können in eine persönliche Krise geraten.

Von Suiziden geht eine gefährliche Faszination aus, sie regen zur Nachahmung an (*Werther-Effekt;* nach der Romanfigur von Goethe). Daher sollte das Team einen Suizid auf der Station mit den übrigen Patientinnen offen besprechen, damit diese ihrer Angst, Unsicherheit und Betroffenheit Ausdruck verleihen können. Ein Suizid lässt sich nicht verheimlichen.

Je mehr Fragen im Sinne der angegebenen Antwort beantwortet werden, umso höher muss das Suizidrisiko eingeschätzt werden.

	Ja	Nein
1. Haben Sie in letzter Zeit daran denken müssen, sich das Leben zu nehmen?		
2. Häufig?		
3. Haben Sie auch daran denken müssen, ohne es zu wollen? Haben sich Selbstmordgedanken aufgedrängt?		
4. Haben Sie konkrete Ideen, wie Sie es machen wollen?		
5. Haben Sie Vorbereitungen getroffen?		
6. Haben Sie schon zu jemandem über Ihre Selbstmordabsichten gesprochen?		
7. Haben Sie einmal einen Selbstmordversuch unternommen?		
8. Hat sich in Ihrer Familie oder in Ihrem Freundes- und Bekanntenkreis schon jemand das Leben genommen?		
9. Halten Sie Ihre Situation für aussichts- und hoffnungslos?		
10. Fällt es Ihnen schwer, an etwas anderes als an Ihre Probleme zu denken?		
11. Haben Sie in letzter Zeit weniger Kontakte zu Ihren Verwandten, Bekannten und Freunden?		
12. Haben Sie noch Interesse daran, was in Ihrem Beruf und in Ihrer Umgebung vorgeht?		
13. Haben Sie jemanden, mit dem Sie offen und vertraulich über Ihre Probleme sprechen können?		
14. Wohnen Sie zusammen mit Familienmitgliedern oder Bekannten?		
15. Fühlen Sie sich unter starken familiären oder beruflichen Verpflichtungen stehend?		
16. Fühlen Sie sich in einer religiösen bzw. weltanschaulichen Gemeinschaft verwurzelt?		

Anzahl der entsprechend beantworteten Fragen ____ Endzahl maximal 16

Abb. 38.31 Fragenkatalog zur Abschätzung der Suizidalität nach Pöldinger. Er kann nicht nur als „fertiger“ Katalog benutzt werden, sondern auch für die Formulierung eigener Fragen hilfreich sein. [G048]

39

KOMMUNIKATION UND KONFLIKTMANAGEMENT

Heike Schambortski

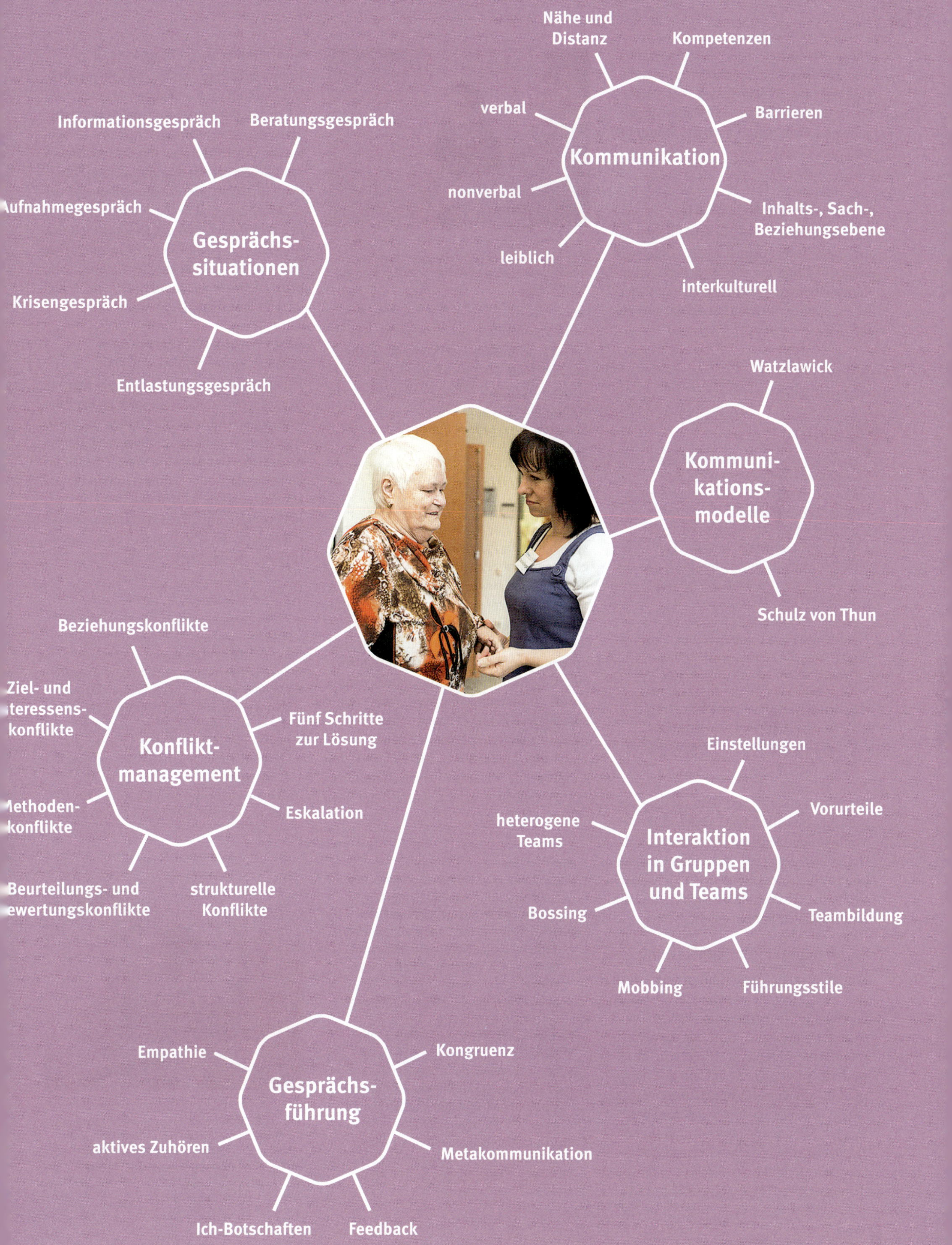

Kommunikation
Nähe und Distanz
Kompetenzen
verbal
Barrieren
nonverbal
Inhalts-, Sach-, Beziehungsebene
leiblich
interkulturell
Gesprächs-situationen
Informationsgespräch
Beratungsgespräch
ufnahmegespräch
Krisengespräch
Entlastungsgespräch
Kommuni-kations-modelle
Watzlawick
Schulz von Thun
Konflikt-management
Beziehungskonflikte
Ziel- und
teressens-
konflikte
Fünf Schritte zur Lösung
ethoden-
konflikte
Eskalation
Beurteilungs- und
ewertungskonflikte
strukturelle Konflikte
Interaktion in Gruppen und Teams
Einstellungen
heterogene Teams
Vorurteile
Bossing
Teambildung
Mobbing
Führungsstile
Gesprächs-führung
Empathie
Kongruenz
aktives Zuhören
Metakommunikation
Ich-Botschaften
Feedback

Pflege ist immer auch Kommunikation. Wie gut diese Kommunikation gelingt, beeinflusst das Wohlbefinden des Gegenübers, die Qualität der Informationsweitergabe und nicht zuletzt auch die Stimmung im Team.

39.1 Kommunikation

Kommunikation zwischen Menschen ist die Basis jeder Gemeinschaft. Ohne Gemeinschaft und die verschiedenen Verbindungen in ihr kann der Mensch nicht überleben: Kommunikation ist lebensnotwendig.

39.1.1 Was ist Kommunikation?

DEFINITION

Kommunikation (*lat.* communicare = verbinden): Menschen stehen durch Kommunikation miteinander in Verbindung. Sie verständigen sich untereinander, indem sie Informationen und Botschaften übermitteln. Dies kann mit Worten (verbal) und wortlos (nonverbal), zum Beispiel über den Gesichtsausdruck, geschehen.

Kommunikationsforschung: Diese untersucht, wie Kommunikation funktioniert, was die Kommunikation beeinflusst und welche Störungen es geben kann. Die Erkenntnisse der Forschung helfen zu verstehen, warum es Missverständnisse gibt. Sie können dazu beitragen, die Kommunikation zu verbessern.

Kommunikation ist die Umwandlung persönlicher Gedanken und Gefühle in Wörter, Symbole oder Zeichen *(Signale)*, auf die das Gegenüber reagieren kann. Kommunikation ist ein Prozess, bei dem der Mensch abwechselnd die Position des Senders und des Empfängers einnimmt.

Wann beginnt Kommunikation?

Kommunikation findet immer statt, wenn sich zwei Menschen etwas mitteilen oder miteinander in Verbindung stehen. Dabei ist unter „Mitteilen" nicht nur die sprachgebundene Mitteilung (Gespräch, Briefwechsel) zu verstehen, sondern alle möglichen Botschaften, die ausgetauscht werden. Bereits bei kurzen und zufälligen Begegnungen beginnen Menschen zu kommunizieren, sei es durch einen kurzen Blickkontakt, ein freundliches Lächeln oder das demonstrative Wegschauen (→ Abb. 39.1).

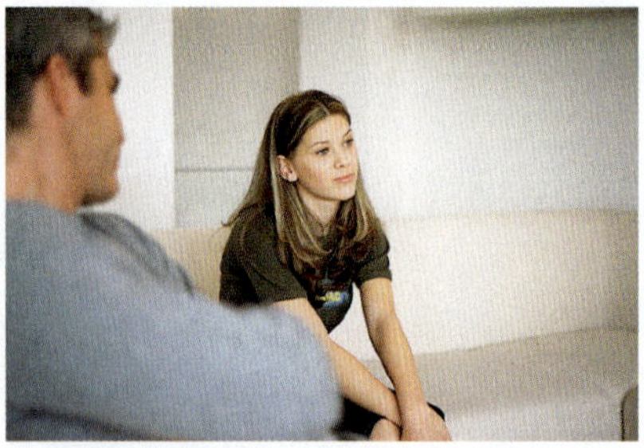

Abb. 39.1 Auch wer sich gelangweilt vom Gesprächspartner abwendet, kommuniziert eine Botschaft. [J787]

Kommunikation ist also nicht an die Sprache gebunden. Der Kommunikationsforscher *Paul Watzlawick* hat die bekannte These aufgestellt: „Man kann nicht *nicht* kommunizieren".

Kommunikationsmodell nach Watzlawick → 39.2.1

Kommunikation in der Pflege

Kommunikation ist in der Pflege besonders wichtig. Die Pflegenden stehen als Mittler zwischen dem Patienten, seinen Angehörigen, dem Arzt oder der Ärztin (im Folgenden: der Arzt) sowie anderen Fachpersonen vor besonderen Anforderungen in ihrer Kommunikation. Kommunikative Kompetenz und ein hohes Maß an Flexibilität sind notwendig, um sich auf sehr unterschiedliche Gesprächspartner mit unterschiedlichem Kommunikationsverhalten und sprachlichen Fähigkeiten einstellen zu können. Hinzu treten spezielle Verhaltensrichtlinien und Maßnahmen, die Pflegende im Umgang mit Menschen mit Kommunikationsstörungen beachten müssen (→ 10.4, → 10.5, → 10.6).

Kommunikative Fähigkeiten

Kommunikative Kompetenz gehört zum Anforderungsprofil an Pflegende. Sie brauchen kommunikative Fähigkeiten beispielsweise in folgenden Situationen:

- Beim Ausbalancieren von Nähe und Distanz, z. B. gegenüber Patienten, Kollegen, Vorgesetzten (→ 16.4.3)
- Beim Erkennen der eigenen Interpretationen und Gefühle
- Beim Einstellen auf den Gesprächspartner, z. B., indem sie sich der Sprache des Gegenübers anpassen
- In sehr unterschiedlichen Gesprächssituationen (→ Tab. 39.1), z. B. bei der gezielten Informationsweitergabe.

Dazu benötigen die Pflegenden Wissen zur Inhalts-, Sach- und Beziehungsebene (→ 39.2.1) bei der Kommunikation.

Kommunikation im Pflegealltag

Kommunikation findet **im Pflegealltag** ständig statt. Informationen werden zwischen den Pflegenden und anderen Mitgliedern des therapeutischen Teams ausgetauscht. Auch die Arbeit mit dem Menschen mit Pflegebedarf ist Kommunikation: Informationen über die Pflegehandlungen, das Wahrnehmen und Beobachten von Reaktionen darauf oder etwa das Gespräch mit den Angehörigen. Nicht zuletzt ist jedes Formular, z. B. ein „Röntgenschein", und jedes Blatt im Dokumentationssystem ein Mittel der betriebsinternen Kommunikation.

Gespräche im Pflegeprozess

Kommunikationssperren → 39.3.3
Patientenschulung und -beratung → Kap. 40

Es gibt einige zentrale **Gespräche im Pflegeprozess**(→ Kap. 1). Sie können für einen speziellen Abschnitt im Pflegeprozess typisch sein, etwa das Aufnahmegespräch im Rahmen der Informationssammlung. Sie können aber auch wiederkehrend zu verschiedenen Zeitpunkten stattfinden, wie die Pflegevisite (→ 47.7.5) oder Beratungsgespräche (→ Abb. 39.2).

Gespräche benötigen Zeit

Pflegende führen häufig Gespräche mit Patientinnen und Patienten (im Folgenden: Patienten), während sie andere Tätigkeiten verrichten, z. B. beim Verbandwechsel. Diese Art der Kommunikation ist auch wertvoll, aber wichtige Gespräche sind so nicht möglich, da sich die Pflegenden nicht auf sämtliche Signale konzentrieren können. Um ein Gespräch gelingen zu lassen (→ 39.3.1), muss sich die Pflegende dem Patienten ganz widmen können. Das benötigt v. a. Zeit.

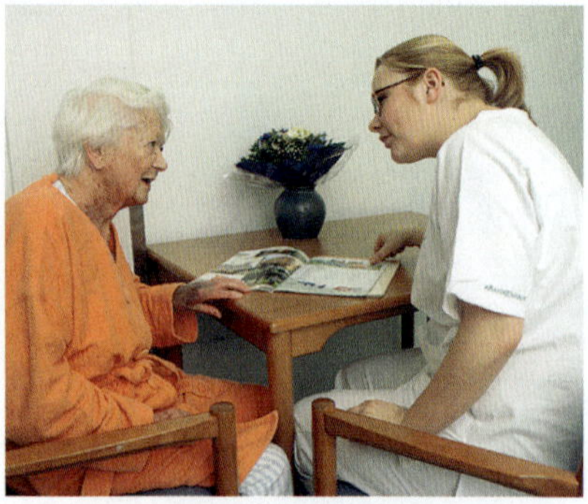

Abb. 39.2 Beim Beratungsgespräch unterstützt die Pflegefachperson ihr Gegenüber darin, Entscheidungen zu fällen. Da es dabei meist um sehr persönliche Angelegenheiten geht, empfiehlt es sich, einen ruhigen und ungestörten Raum aufzusuchen. [K115]

Tab. 39.1 Gespräche im Pflegeprozess (*Voraussetzungen gelingender Gesprächsführung* →39.3.1, *hilfreiche Gesprächstechniken* →39.3.2).

Gespräche	Aufnahmegespräch	Informationsgespräch (→40.2)	Beratungsgespräch (→40.4)	Krisengespräch	Entlastungsgespräch
Anlass	Aufnahme im Krankenhaus, auf der Station, in der häuslichen Betreuung	Informationsdefizite, Wunsch nach Aufklärung, anstehende Untersuchungen	Gespräch vor Entscheidungen und bei Problemen	Gespräch bei existenzbedrohenden Diagnosen, z. B. Krebserkrankungen	Patient will sich von Problemen entlasten, sucht Nähe und Hilfe
Ziele	Informationen gewinnen über Pflegebedürftigkeit, Gewohnheiten und Wünsche des Patienten, benötigte Hilfsmittel, Informationen geben über Räumlichkeiten der Station, Tagesablauf, Namen der zuständigen Ärzte und Pflegenden	Informationsdefizite abbauen, Sicherheitsgefühl des Patienten steigern, informierte Entscheidung ermöglichen	Klarheit über Probleme, Unterstützung bei Entscheidungsprozessen	Begleitung und Information, Aussprache über Probleme, Umgang mit der Erkrankung unterstützen, Krisenintervention	Entlastung, Problemlösung und konkrete Hilfestellung
Wann?	Unmittelbar nach der Aufnahme	Auf Wunsch des Patienten, z. B. nach Aufklärung; bei neuen Situationen, z. B. Kostumstellung	Nach Vereinbarung, z. B. zur Beratung bei Hilfsmitteln	Fortdauernd oder auch plötzlicher Bedarf	Wenn Person Hilfsbedürfnis äußert
Wer?	Bezugsperson, die für die Pflege verantwortlich ist, mit dem Patienten und evtl. Angehörigen	Medizinische Informationen werden vom Arzt gegeben, Fragen nach Verhalten vor Untersuchungen, Operationen u. a. beantwortet die Pflegefachperson	Jede Pflegefachperson bzw. auch Experten, z. B. bei Diabetesschulung	Jede Pflegefachperson, medizinische Informationen werden vom Arzt gegeben	Jede Pflegefachperson
Wo?	Ruhiger Raum, damit die Intimsphäre gewahrt werden kann	Im Patientenzimmer, Schutz der Intimsphäre	Ruhiger Raum, Schutz der Intimsphäre	Ruhiger Raum, um gute Gesprächsatmosphäre zu ermöglichen	Ruhiger Raum
Wie?	Vorstellen, Wünsche hören, informieren, fragen und zuhören	Sachlich und fachlich korrekt informieren, auf Ängste des Patienten eingehen, verständlich informieren (keine Fremdwörter oder unbekannten Fachausdrücke verwenden bzw. diese ggf. erklären)	Situation klären, Lösungsmöglichkeiten entwickeln, Ziele erarbeiten, Gefühle klären und zulassen (Zeit und Raum geben), Patienten nicht „überberaten"	Zuhören, Gefühle des Patienten zulassen und annehmen (Zeit und Raum geben)	Zuhören, durch kurze Zusammenfassungen des Gesagten zum Sprechen ermutigen, Gefühle ansprechen und akzeptieren, Echtheit, Empathie, Ich-Botschaften (→39.3.1) senden

Sprache als Kommunikationsbarriere

Patienten, die kaum oder gar kein Deutsch verstehen, stellen besondere Anforderungen an die Pflegenden. Sprache kann in diesem Fall eine **Kommunikationsbarriere** sein (→Abb. 39.3). Um der Person Maßnahmen zu erklären, müssen Pflegende oft „mit Händen und Füßen" reden. Schon einfache Handlungen führen so häufig zu Angst bei den Betroffenen, da sie nicht ausreichend erklärt werden können.

Die erkrankte Person selbst kann kaum detaillierte Informationen über sich geben und leidet wiederum unter der Angst, gar nicht oder falsch verstanden und daraufhin evtl. falsch behandelt zu werden. Die Folge sind oft Missverständnisse.

Die Pflegenden sprechen mit einer fremdsprachigen Person dennoch nicht im Telegrammstil oder in einer vereinfachten „Kindersprache". Dies könnte als Respektlosigkeit verstanden werden. Im Umgang mit kaum oder schlecht Deutsch sprechenden Menschen gebrauchen die Pflegenden daher kurze, aber vollständige und grammatikalisch einwandfreie Sätze, möglichst dialektfrei.

Bewährt haben sich spezielle medizinische oder pflegerische **Wörterbücher,** in denen ganze Fragen, Erklärungen und Diagnosen in Deutsch und der jeweiligen Fremdsprache zu finden sind. Aufklärungs- und Einwilligungsbögen für Untersuchungen und Operationen stehen mittlerweile in fast allen Sprachen zur Verfügung und müssen für eine rechtlich wirksame Aufklärung (→42.1) verwendet werden. Empfehlenswert sind auch Übersetzungsprogramme, z. B. als App für das Smartphone, die die Übersetzungen direkt in korrekt ausgesprochene Worte der jeweiligen Sprache umwandeln.

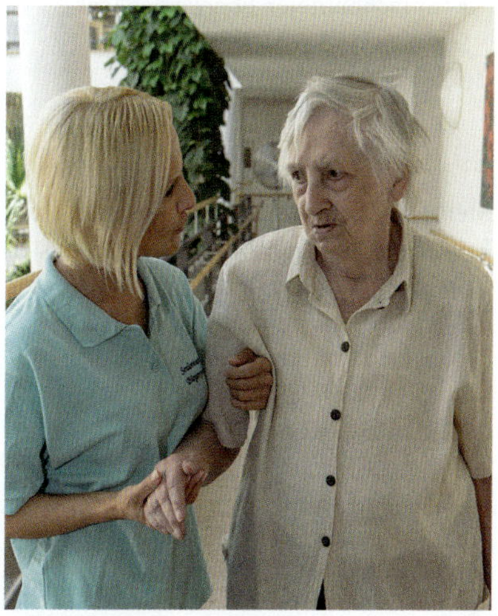

Abb. 39.3 Der Anteil von Menschen mit Migrationshintergrund in Deutschland ist hoch. Sprachbarrieren sind daher ein häufiges Problem in der Pflege. [K157]

Interkulturelle Kommunikation

Verständigungsschwierigkeiten und Informationsdefizite von Menschen mit Migrationshintergrund führen zu Barrieren – wobei die Sprachbarriere die wichtigste und schwierigste ist. Personenbezogen pflegen bedeutet, dass Pflegende auch die Lebensumstände von Menschen mit Migrationshintergrund berücksichtigen, z. B. Geschlechterrolle, Kultur oder Religion (→ 39.2). Kliniken und Pflegeeinrichtungen setzen nicht nur vermehrt **Dolmetscher** ein, sondern beschäftigen auch zunehmend interkulturell kompetente Mitarbeitende, z. B. Menschen mit Migrationshintergrund. Spezielle Trainings qualifizieren die Beschäftigten für das Miteinander mit anderen Kulturen und die interkulturelle Kommunikation. Da auch viele pflegerische und medizinische Fachpersonen aus dem Ausland kommen, betrifft das auch die Kommunikation in den Teams.

SPICKZETTEL

Pflege und Kommunikation

Gesprächssituationen in der Pflege
- Aufnahmegespräch.
- Informationsgespräch.
- Beratungsgespräch.
- Krisengespräch.
- Entlastungsgespräch.

Voraussetzungen
- Kommunikationskompetenz der Pflegenden.
- Ruhige Gesprächsatmosphäre.
- Genügend Zeit für Gespräche.
- Sprachbarrieren überwinden (ggf. Dolmetscher, Software).

39.1.2 Kommunikationsarten

Menschen nehmen auf verschiedene Arten Kontakt miteinander auf. Die wichtigsten **Kommunikationsarten** sind:
- Verbale Kommunikation (Sprache)
- Nonverbale Kommunikation (Körpersprache, Gestik, Mimik und räumliches Verhalten)
- Leibliche Kommunikation (z. B. Stimmklang und Stimmlage).

Verbale Kommunikation

DEFINITION

Verbale Kommunikation: Sprachgebundene Kommunikation, die aus Worten, Zeichen oder sonstigen Informationsträgern bestehen kann.

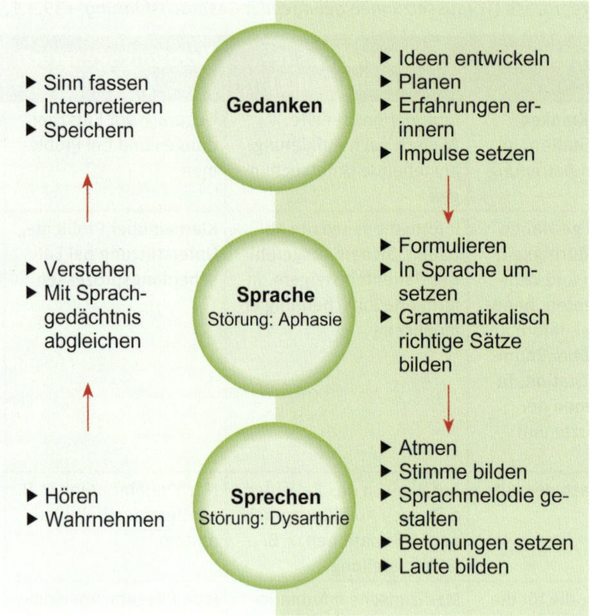

Abb. 39.4 Eine verbale Äußerung ist ein komplexer und störanfälliger Vorgang. [A400]

Gesprochene und geschriebene verbale Kommunikation

Voraussetzung für eine Verständigung ist, dass sich alle Beteiligten an einen übereinstimmenden **Code** (gleiche Sprache, Begriffe bzw. Synonyme) halten, also zum „Arm" nicht plötzlich „Bein" sagen. Es muss die gleiche Verständnisebene geschaffen bzw. genutzt werden. So können komplizierte Formulierungen, Fachausdrücke, unterschiedlicher Sprachgebrauch und unvollständige Sprachkenntnisse zu Schwierigkeiten in der Verständigung führen. Der Kommunikationsprozess zwischen Sender und Empfänger wird durch vielfältige Störfaktoren beeinträchtigt (→ Abb. 39.4). Da der Sender nie weiß, was genau beim Empfänger ankommt, muss er sich immer wieder rückversichern (→ 39.3.1).

Unabhängig davon, ob ein Mensch schreibt oder spricht: Jede Äußerung in Worten oder Zeichen ist ein komplizierter Vorgang. Zunächst fasst man einen Gedanken, überlegt also, was man sagen möchte. Im nächsten Schritt wird der Gedanke in Worten ausformuliert, dazu wird auf den Wortschatz (Lexikon) und den Satzbau zurückgegriffen (Gedächtnisleistung). Erst danach werden Atmung, Kehlkopf, Stimmbänder, Lippen und Zunge durch Nervenimpulse zum eigentlichen Sprechen aktiviert. Gleichzeitig findet während der Äußerung eine Kontrolle statt: Der Sprecher hört sich zu und der Schreiber liest zur Kontrolle mit. Dadurch kann man z. B. einen „Versprecher" erkennen und korrigieren. Bei jeder Äußerung laufen also „motorische" (Sprechen, Schreiben) und „sensorische" (Realisieren, Verstehen) Vorgänge gleichzeitig ab. Dieses funktionelle Bild des Sprechvorgangs ermöglicht das Verständnis unterschiedlicher Störungen:
- **Psychische Störungen** können Betroffene behindern, klare Gedanken zu fassen oder Ideen zu entwickeln, und sie „stören" beim Interpretieren und Abspeichern (Erinnern) von Informationen (→ Kap. 38)
- **Störungen der Sprache** betreffen das Formulieren und Verstehen von Informationen (*Aphasie,* → 37.2.10). Die Betroffenen können meist weder sprechen noch schreiben
- **Störungen des Sprechens** liegen vor, wenn die Umsetzung in hörbare Sprache scheitert, z. B. bei Stottern oder nach Kehlkopfoperationen (*Dysarthrie,* → 10.3.2). Die Betroffenen können aber schreiben und lesen.

Erweiterter Sprachbegriff

In der Kommunikationslehre ist „Sprache" nicht gleichbedeutend mit „(Fremd-)Spra-

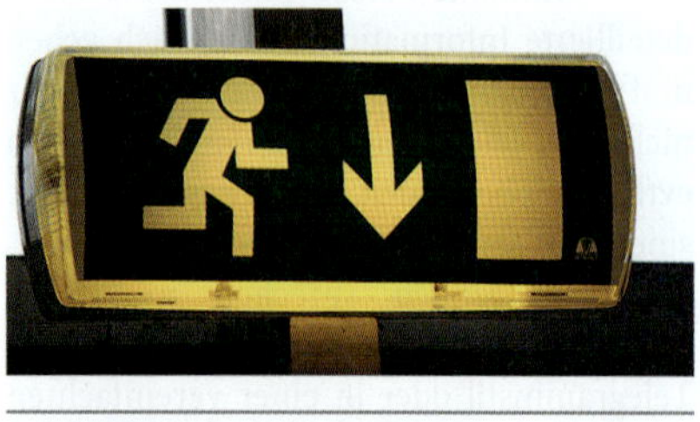

Abb. 39.5 Piktogramme sind genauso aussagekräftig wie Worte und werden zudem überall auf der Welt verstanden. [J787]

che" wie z. B. Englisch, Deutsch oder Latein, also einem Set aus Wortschatz und Grammatik. Auch andere Symbole wie Verkehrsschilder oder Piktogramme *(Bildsymbole)* dienen der Kommunikation (→ Abb. 39.5).

Nonverbale Kommunikation

DEFINITION

Nonverbale Kommunikation: Kommunikation ohne Worte, nicht an Sprache gebundene Kommunikation. Die Wirkung von nonverbaler Kommunikation ist vielen Untersuchungen zufolge stärker als die ausschließlich verbale Kommunikation, die nur etwa 7 % der Kommunikationswirkung ausmacht [1].

Wichtigster Teil der **nonverbalen Kommunikation** ist die Körpersprache, die durch Körperhaltung, Mimik und Gestik ausgedrückt und visuell wahrgenommen wird. Aber auch das räumliche Verhalten ist ein wichtiger Teil der nonverbalen Kommunikation. Der Abstand zwischen den Gesprächspartnern drückt z. B. Nähe oder Distanz zwischen den Personen aus. Welcher Abstand zwischen Menschen als noch angenehm gilt, ist aber auch stark kulturell geprägt.

Daneben empfängt der Mensch über die anderen Sinnesorgane (Tasten, Schmecken, Riechen) Informationen und steht so mit der Umwelt und den Mitmenschen in kommunikativer Verbindung.

Körpersprache wird durch Nachahmung erlernt, ist teilweise kulturell geprägt und teilweise angeboren.

Übereinstimmung von verbaler und nonverbaler Information

Normalerweise erläutert oder verstärkt Körpersprache das Gesprochene. Die **Übereinstimmung** zwischen verbaler und nonverbaler Information wird als **Kongruenz** bezeichnet. Wenn z. B. jemand betont „Ja" sagt, nickt er in Mitteleuropa gleichzeitig mit dem Kopf.

Zu einer Störung in der Kommunikation kann es kommen, wenn diese Kongruenz nicht besteht, also jemand „Ja" sagt und dabei mit dem Kopf schüttelt. Dadurch verwirrt er den Gesprächspartner. Wenn ein Patient beispielsweise mit versteinerter Miene auf die Frage der Pflegenden, wie es ihm geht, mit „super" antwortet, ist diese Botschaft **inkongruent.**

Kongruenter Kommunikation kommt in der Gestaltung der Beziehung zwischen Pflegenden und Menschen mit Pflegebedarf eine große Bedeutung zu: Je kongruenter die Pflegende kommuniziert, desto klarer und eindeutiger ist ihre Nachricht für ihr Gegenüber zu verstehen. Inkongruente Kommunikation dagegen führt oft zu Misstrauen und Unsicherheit. Fragt z. B. die Pflegende nach dem Befinden eines Bewohners und wendet sich gleichzeitig ab, kann dies den Bewohner verunsichern. Sie bekundet zwar einerseits verbal Interesse an seinem Zustand, andererseits teilt sie aber nonverbal mit: „Ich bin jetzt mit etwas anderem beschäftigt!".

Ein wichtiger Unterschied zwischen verbaler und nonverbaler Kommunikation besteht darin, dass der Mensch die Sprache besser kontrollieren kann als seine Mimik oder Gestik. Daher ist es im Pflegealltag vorteilhaft, die Körpersprache des Gegenübers bewusst zu beachten. Menschen drücken mit ihrem Körper oft unwillkürlich ihr wahres Befinden aus, während sie gleichzeitig mit Worten ihre Situation (z. B. aus Rücksicht oder Tapferkeit) überspielen.

Bemüht sich eine Patientin z. B., mit Späßen ihre Angst vor der Operation zu überspielen, kann man ihr Nervosität sehr wohl an ihrer Körpersprache erkennen, z. B. am leichten Zittern der Hände oder dem angespannten Gesichtsausdruck.

Auf die Körpersprache achten

Weil **nonverbale Signale** meist unbewusst „gesendet" werden, sind sie normalerweise authentisch. Bei fehlender Kongruenz zwischen Worten und Gesten ist es daher sinnvoll, eher auf die Körpersprache zu achten.

Körpersprache dient nicht allein der Kommunikation. Viele Gesten werden nicht ausgesendet, damit jemand darauf reagiert, sondern signalisieren einen Zustand. Beispielsweise drückt ein trauriger Mensch seine Trauer auch dann in der Körpersprache aus, wenn ihn niemand sieht. Bei anderen Bewegungen, etwa beim Greifen nach einem Glas, handelt es sich um zweckgerichtete Handlungen.

Körpersprache, die der Kommunikation dient, lässt sich unterteilen in:

- Körperhaltung
- Gestik (Gebärden mit Armen und Händen)
- Mimik (Gesichtsausdruck).

Körperhaltung

Haltung beobachten und dokumentieren → 9.2

Körperhaltung bezeichnet die Art und Weise, wie der Mensch seinen Körper zeigt. Hängen die Schultern herab, oder geht er „mit geschwellter Brust", liegt er zusammengekauert im Bett, oder ist er locker? Bei den verschiedenen Haltungen lassen sich im Wesentlichen unterscheiden:

- Offene Körperhaltungen
- Geschlossene Körperhaltungen (→ Abb. 39.6).

Offene Körperhaltungen signalisieren: „Mir geht's gut, ich bin zufrieden." Der Körper entspannt sich, die Arme werden geöffnet. Die Beine stehen locker und breit am Boden. Es gibt keinen Anlass, sich schützen zu müssen. Offene Körperhaltungen drücken Selbstsicherheit aus: „Ich habe die Situation im Griff."

Geschlossene Körperhaltungen signalisieren: „Das passt mir nicht, das will ich nicht." Der Körper wird gespannt, die Arme bewegen sich zum Körper. Die geschlossene Körperhaltung drückt prinzipiell Aggression oder Flucht (Angst) aus.

Aggression (→ 16.4.2) zeigt sich im breiten, aber nicht lockeren Aufstellen der Beine und einer Anspannung des Körpers. Im Extremfall wird auch die Hand zur Faust geballt. Das Signal lautet: „Mit mir kannst du das nicht machen, ich kann mich wehren."

Flucht zeigt sich in Anspannung und Davonlaufen. Da dem Menschen seine natürliche Fluchtreaktion im heutigen Alltag nichts nützt oder sie nicht möglich ist (viele Patienten würden gerne vor Operationen davonlaufen), kommt es zu Ersatzreaktionen wie:

- **Verstecken:** Der Körper zieht sich zusammen, der Patient „verkriecht sich in den hintersten Winkel", außerdem irren die Augen umher, der Blickkontakt wird vermieden

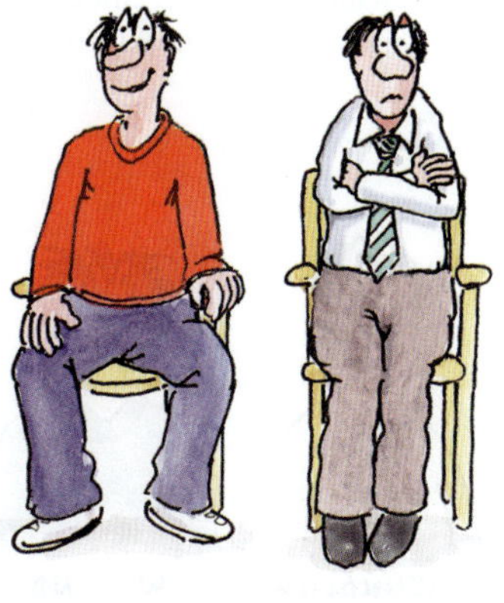

Abb. 39.6 Offene (links) und geschlossene (rechts) Körperhaltung. [L142]

- **Hilfe suchen:** Kann der Patient nicht direkt (sprachlich) um Hilfe bitten, bleibt der Körper zusammengezogen, der Blick wandert seitlich, um den Retter zu suchen
- **Unterwerfen:** In Situationen, die Patienten als aussichtslos empfinden, „beugen sie sich dem Schicksal“. Sie erwarten und erhoffen keine Hilfe mehr. Der Körper fällt in sich zusammen, die Arme hängen am Körper herab.

Gestik

Unter **Gestik** versteht man die Gesamtheit aller Ausdrucksbewegungen des Körpers, vor allem die Bewegungen der Arme und Hände. Sie hängt eng mit der Körpersprache zusammen. Bei der Kommunikation mit Menschen, die die Landessprache nicht beherrschen, muss man – sofern kein Dolmetscher anwesend ist – oft „mit Händen und Füßen sprechen“. Aber auch in der alltäglichen Kommunikation ist die Gestik mit Armen und Händen ein wichtiger Bestandteil, um die verbale Aussage zu untermauern.

Der Gebrauch von Gesten ist stark von Persönlichkeit, Temperament und Selbstbewusstsein sowie vom Kulturkreis abhängig. Extrovertierte, offene Menschen verwenden häufiger ausdrucksstarke Gesten als introvertierte, in sich gekehrte Menschen. Menschen aus südlichen Ländern gestikulieren im Gespräch häufiger als ihre nördlichen Nachbarn.

Auch die soziale Stellung spielt eine Rolle beim Gebrauch von Gesten: Mitarbeitende gebrauchen z. B. Gesten im Gespräch mit dem Chef seltener als umgekehrt.

Mimik

Mit ihren 26 Gesichtsmuskeln können Menschen viele verschiedene Gefühle ausdrücken. Die Bewegung der Gesichtsmuskeln heißt **Mimik** (→ Abb. 39.7).

Am auffälligsten bei der Mimik sind die Augen. Sie können weit aufgerissen oder zusammengezogen werden, sie können sich aber auch bewegen. Ein umherwandernder Blick signalisiert innere Unruhe, kann aber auch Ausdruck von Desinteresse und Langeweile sein. Der Blick kann also je nach Situation und im Zusammenhang mit anderen nonverbalen Signalen gedeutet werden.

Leibliche Kommunikation

DEFINITION

Körper: In der Medizin das Materielle, Stoffliche eines Menschen oder ein Teil davon (sicht- und tastbar).

Leib: Belebter, beseelter Körper (spürbar).

Leibliche Kommunikation: Das Spüren der Leiblichkeit anderer Menschen (z. B. Klang der Stimme, Geruch, Blick) sowie von Gegenständen oder Situationen (z. B. gemeinsamer Rhythmus beim Marschieren).

Eine prägnante **Unterscheidung zwischen Körper und Leib** ist mit folgender Aussage getroffen: „Einen Körper *hat* man. Ein Leib *ist* man.“ Im Unterschied zum Körper ist der Leib nicht abgrenzbar. Während sich die physiologischen Reaktionen von Menschen im Wachkoma eindeutig messen lassen, z. B. durch Blutdruckmessungen, bleibt unbekannt, was sie am Leib spüren – etwa Weite oder Enge? **Leiblich zu kommunizieren** ist über verschiedene Kanäle möglich:

- Über den Blick, der wohlwollend oder abweisend sein kann
- Über die beruhigende oder drohende Stimme
- Über den Atem, der z. B. bei Geburten und Angstzuständen bewusst eingesetzt wird
- Über den Händedruck. Streicheln wie auch Handauflegen können beruhigen, Festhalten im Sinne von Fixieren erzeugt hingegen Panik.

Interessanterweise spielen bei der leiblichen Kommunikation nicht nur Menschen, sondern auch Gegenstände eine Rolle. Stofftiere wirken auf das kranke Kind im Krankenhaus häufig beruhigender als Pflegende, und auch bei Menschen mit Demenz können sie diese Wirkung haben. Besonders in der pflegerischen Betreuung von langzeit- und schwerstkranken Menschen spielt die leibliche Kommunikation eine zentrale Rolle. Intensivpatienten werden oft ruhiger, wenn ihnen ein vertrauter Angehöriger die Hand hält. Die leibliche Kommunikation spielt in der Basalen Stimulation® (→ 12.7) eine entscheidende Rolle [2], [3], [4], [5].

SPICKZETTEL

Formen der Kommunikation

Verbale Kommunikation: Gesprochene und geschriebene Kommunikation, Bildsprache.

Nonverbale Kommunikation: Körperhaltung (offen/geschlossen), Gestik (lebhaft/zurückhaltend), Mimik (Gesichtsausdruck, Augenbewegungen).

Leibliche Kommunikation: Blicke, Stimme, Atem, Berührung.

Zusammenspiel von verbaler und nonverbaler Kommunikation: Kongruent – Übereinstimmung von Gesprochenem und Körpersprache; inkongruent – Widerspruch zwischen Gesprochenem und Körpersprache.

39.2 Kommunikationsmodelle

Kommunikationsmodelle helfen zu verstehen, wie die menschliche Kommunikation funktioniert und warum Kommunikation manchmal nicht gelingt. Wenn in einem Gespräch Missverständnisse oder Störungen entstehen, kann das Wissen über Kommunikation zur „Entstörung“ beitragen. Die Modelle ergänzen sich und bauen teilweise aufeinander auf.

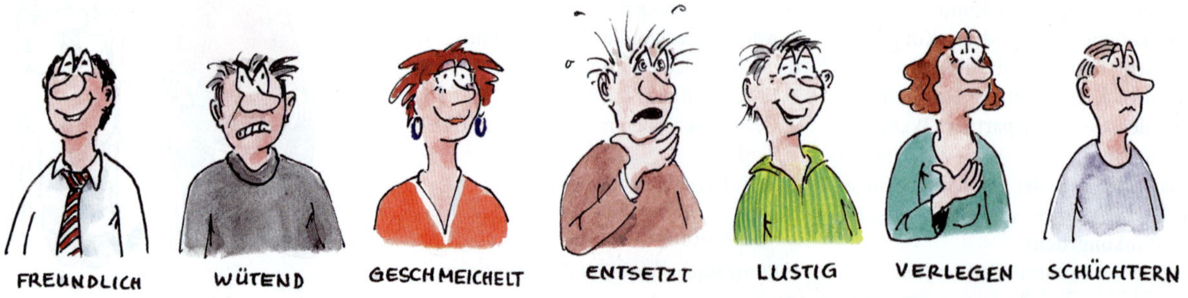

Abb. 39.7 Obwohl hier Augen, Nase und Mund nur angedeutet sind, ist bei diesen Comicfiguren zu erahnen, welche Stimmungen sie ausdrücken. [L142]

39.2.1 Kommunikationsmodell nach Watzlawick

Zusammen mit seinen Mitarbeitern konzipierte der Psychotherapeut *Paul Watzlawick* ein **Kommunikationsmodell,** das auf folgenden fünf Axiomen *(Grundsätzen)* beruht [6]:

1. „Man kann nicht *nicht* kommunizieren"

Nach *Watzlawick* hat *jedes* menschliche Verhalten Mitteilungscharakter. Auch dann, wenn sich ein Mensch von anderen zurückzieht und still in einer Ecke sitzt, teilt er durch dieses Verhalten den anderen Menschen etwas mit, z. B., dass er in Ruhe gelassen werden möchte. Kommunikation besteht dementsprechend nicht nur aus Worten und Sprachverhalten, sondern aus *jedem* Verhalten, z. B. auch aus leiblicher Kommunikation (→ 39.1.2). *Watzlawick* folgert daraus, dass „man nicht *nicht* kommunizieren kann".

Verhalten ist Kommunikation

Verhalten und Kommunikation bilden eine Einheit, sie sind nach *Watzlawick* nur theoretisch, aber nicht praktisch trennbar.

2. Inhalts- und Beziehungsaspekt

Watzlawick zufolge werden durch die zwischenmenschliche Kommunikation immer auch Beziehungen geschaffen bzw. aufrechterhalten. Jede Kommunikation zwischen Menschen hat nach *Watzlawick* demzufolge zwei Aspekte:

- **Inhaltsaspekt:** Beschreibt, *was* gesagt wird. Es geht dabei um den Informationsgehalt einer Nachricht
- **Beziehungsaspekt:** Beschreibt, *wie* etwas gesagt wird. Das drückt sich durch Mimik, Gestik oder Tonfall aus. Es geht dabei auch um unausgesprochene, aus der Sicht des Empfängers wahrgenommene Botschaften.

Der Beziehungsaspekt übermittelt also, *wie* die Nachricht gemeint ist. Er sagt etwas über die eigentliche Aussage aus (*Metakommunikation,* → 39.3.1). Beispielsweise antwortet eine Pflegende auf die Frage eines Patienten, wofür er eine bestimmte Tablette nehmen müsse: „Die ist für Ihr Herz." Wendet sie sich während dieser Aussage zum Patienten und schaut ihn an, ermuntert sie ihn dadurch, weiter nachzufragen. Sie drückt also als Beziehungsaspekt aus: „Ich habe Zeit, fragen Sie nur!" Spricht die Pflegende exakt den gleichen Wortlaut in herablassendem Ton und blättert dabei geschäftig in den Patientenunterlagen, drückt sie als Beziehungsaspekt aus: „Mehr weiß ich nicht, mehr will (darf) ich Ihnen nicht sagen."

Kommunikation und Metakommunikation

„Der **Inhaltsaspekt** vermittelt die Information, der **Beziehungsaspekt** weist an, wie die Information aufzufassen ist" [6].

3. Kommunikation als kreisförmiger Prozess

In der menschlichen Kommunikation ist der Mensch immer zugleich Sender und Empfänger von Nachrichten. Jede Kommunikation löst eine Reaktion aus, ist aber gleichzeitig durch das Verhalten des Gegenübers verursacht. Jedes Verhalten ist immer Reaktion auf etwas Vorangegangenes und selbst auch ein neuer Reiz. Das nennt *Watzlawick* **Interaktion.** Das Verhalten kann als Ursache oder Folge beziehungsweise Reaktion ausgelegt werden. Da dies aber jeder Gesprächsteilnehmer für sich festlegt, sind willkürliche Interpretationen häufig Ursache für Beziehungskonflikte, vor allem dann, wenn Uneinigkeit über den ursächlichen Auslöser besteht.

Berühmt geworden ist das Beispiel *Watzlawicks* von einem Ehepaar, bei dem der Mann sich zurückzieht und die Frau deshalb „nörgelt", woraufhin er sich noch weiter zurückzieht usw. Jeder sieht den anderen als Ursache des eigenen Verhaltens und glaubt, er selbst reagiere nur (→ Abb. 39.8). So entstehen Teufelskreise, die sich schwer auflösen lassen. Wenn der Gesprächspartner als Ursache für das eigene Verhalten gesehen wird, spricht *Watzlawick* von **Interpunktion.**

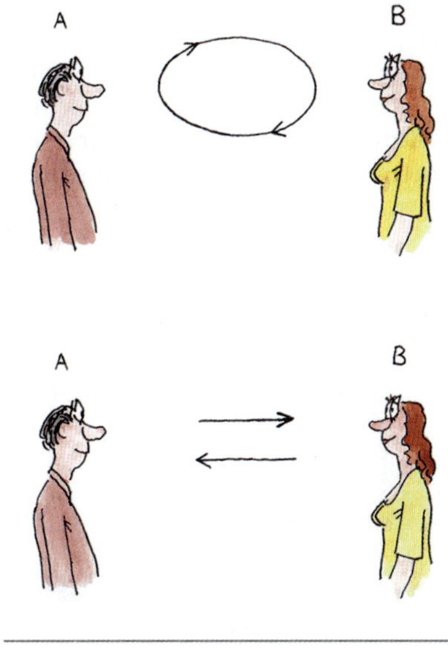

Abb. 39.8 Kommunikationstheorien sehen Kommunikation als kreisförmigen Prozess (Interaktion, oben). Viele Menschen neigen jedoch dazu, Kommunikation nach Ursache und Wirkung zu strukturieren (Interpunktion, unten): Jeder erlebt das eigene Verhalten als Reaktion auf den anderen. [L142]

4. Analoge und digitale Kommunikation

Sieht man sich im Ausland Nachrichten an, kann es sein, dass man zwar die Sprache und damit das Gesagte nicht versteht, aber durch Mimik und Gestik dennoch emotionale Botschaften nachvollziehen kann. Mimik und Gestik des Nachrichtensprechers stehen für die **analoge Vermittlung in der Kommunikation,** welche die Beziehungsebene anspricht. Analog heißt, dass es eine Ähnlichkeitsbeziehung zum Gegenstand gibt.

Wenn ein Patient etwas nicht verstanden hat, kann er das digital ausdrücken („Ich habe das nicht verstanden") oder analog, indem er die Stirn runzelt und fragend schaut. Das gesprochene Wort steht für die **digitale Kommunikation,** mit der vor allem Sachinhalte vermittelt werden. Begriffe werden willkürlich einem Objekt zugeordnet, weil es in unserer Sprache so definiert ist.

Beide Kommunikationsformen zusammen gibt es nur im menschlichen Bereich. Wenn sie sich ergänzen, erleichtert ihr Zusammenwirken die Kommunikation. Sie führen zu Verständnisproblemen, wenn sie nicht übereinstimmen. Teilt eine Ärztin z. B. dem Patienten eine ungünstige Diagnose mit einem Lächeln mit, hat der Empfänger der Nachricht ein Verständnisproblem. Er nimmt den Sachinhalt der Nachricht womöglich gar nicht auf. In Situationen, in denen die Verständigung auf der analogen Ebene erschwert ist, z. B. beim Tragen eines Mundschutzes, können besonders leicht Missverständnisse entstehen.

5. Symmetrische und komplementäre Beziehungen

Gleichheit und Verschiedenheit

„**Symmetrische Beziehungen** zeichnen sich durch Streben nach Gleichheit und Verminderung von Unterschieden zwischen den Partnern aus, während **komplementäre Interaktionen** auf sich gegenseitig ergänzenden Unterschiedlichkeiten basieren" [6].

Komplementäre Beziehungen zeichnen sich dadurch aus, dass die Partner unterschiedliche Handlungsmöglichkeiten haben, die sich ergänzen. Dabei kann ein Partner dem anderen gegenüber eine über- bzw. untergeordnete Position einnehmen. Die komplementäre Beziehung kann biologisch, sozial und auch kulturell bedingt sein, z. B. Mutter/Kind oder Lehrerin/Schüler. Ein Beispiel für eine komplementäre Interaktion im Pflegealltag ist die Beziehung zwischen Pflegenden und Ärzten. Sie haben unterschiedliche Aufgaben, die sich sinnvoll ergänzen. Eine zu starre komplementäre Beziehung birgt die Gefahr von Abhängigkeiten, die ein Kommunikationspartner aufrechterhalten möchte. Das ist z. B. der Fall, wenn die komplementäre Beziehung zwischen Auszubildende und Praxisanleiterin nach dem Ende der Ausbildung fortbesteht, weil die junge Pflegefachperson sich gerne bei der erfahrenen „anlehnen" und keine eigenen Entscheidungen treffen möchte. Es kann aber auch sein, dass die Praxisanleiterin die ehemalige Auszubildende in ihrer neuen Rolle als Pflegefachperson nicht akzeptiert.

Eine typische **symmetrische Beziehung** besteht z. B. zwischen zwei gleich qualifizierten Pflegefachpersonen eines Teams oder zwei Auszubildenden im gleichen Lehrjahr. Hier sind die Kommunikationspartner bestrebt, eine spiegelbildliche Beziehung zu erreichen und aufrechtzuhalten. Ungleichheiten wird entgegengewirkt, was die Gefahr eines „Wettkampfs" beinhaltet. Derjenige, der das Gefühl hat, nicht mehr ebenbürtig zu sein, versucht, den anderen zu übertrumpfen, um die Symmetrie wiederherzustellen.

Mögliche Störungen in der Kommunikation nach Watzlawick

Inhalts- und Beziehungsebene einer Botschaft können inkongruent (→ 39.1.2) sein. Dann weiß der Empfänger oft nicht so recht, was er von der Botschaft halten soll, und wird vor die Entscheidung gestellt, auf welchen Aspekt er antworten will. Im Verlauf längerer Gespräche kann man deutlich erkennen, wie solche Differenzen die Beziehung stören können: Aus einer sachlichen Auseinandersetzung kann ein Streit entstehen.

Diese **Störung** zeigt sich z. B. in Kritikgesprächen. Wird eine sachlich berechtigte Kritik (Inhaltsebene) in einem scharfen, aggressiven Tonfall vorgetragen, wird der Kritisierte sich gegen diesen Ton wehren und deshalb auf den Beziehungsaspekt antworten. Der Inhalt spielt dann im weiteren Verlauf keine Rolle mehr, sodass die Chance einer echten Verbesserung vertan wird.

Bestehen Konflikte nur auf der Inhaltsebene, sind sie relativ leicht zu lösen. Sie beziehen sich auf sachliche Probleme und sind dadurch meist durch begründete Argumente schnell aus der Welt zu schaffen.

Bei Störungen auf der Beziehungsebene und bei analogen Darstellungen hingegen kann es durch die großen Interpretationsspielräume leicht zu **Missverständnissen** kommen. Um diesen vorzubeugen, ist es wichtig, im Gespräch intensiv auf Mimik und Gestik des Gesprächspartners zu achten, um ihn besser verstehen zu können. Auch bei sich selbst achten die Pflegenden auf die Übereinstimmung von Worten und Gestik (→ Abb. 39.9).

Störanfällig sind auch einseitig komplementäre Kommunikationsformen. Ein bekanntes Beispiel ist der von *Schulz von Thun* (→ 39.2.2) aufgezeigte „helfende Kommunikationsstil", der sich komplementär zum „bedürftig-abhängigen Kommunikationsstil" verhält. Der Helfer will unablässig helfen, komplementär dazu verhält sich der Hilflose immer hilfloser. Problematisch wird dieses Verhältnis, wenn sich der Helfer stets durch den Hilflosen bestätigen lässt, wie gut, hilfreich, edel seine Person ist. Das „unersättliche" Verlangen nach Bestätigung spielt eine große Rolle beim sog. Helfersyndrom (→ 16.4.3). Gleichzeitig wird der Hilfebedürftige in Abhängigkeit gehalten, seine noch vorhandenen Ressourcen zur Selbsthilfe werden nicht aktiviert.

Konsequenzen

Häufig wird über ein Sachthema gestritten, aber der Kern des Konflikts liegt auf der Beziehungsebene. Ein Konflikt kann aber nur auf der Ebene gelöst werden, auf der er aufgetreten ist. Ansonsten entwickelt sich ein „Pseudokonflikt", bei dem das Problem auf eine andere Ebene verlagert wird, sozusagen um die eigentliche Konfliktursache herumgeredet wird. Das behindert die erfolgreiche Bewältigung des ursprünglichen Konflikts.

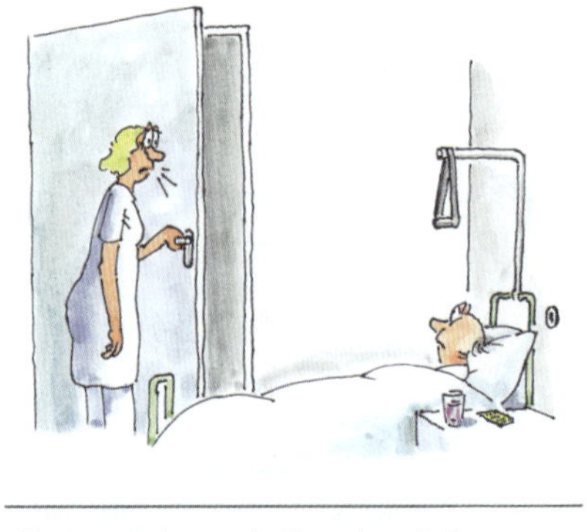

Abb. 39.9 Es hat wenig Sinn, einen Patienten zu fragen, ob er noch einen Wunsch hat, und gleichzeitig mit der Hand nach der Türklinke zu greifen. Die deutliche Geste des Gehenwollens hält den Patienten evtl. davon ab, noch eine Bitte zu äußern. [L142]

Viele Konflikte beruhen aber auch auf der Tatsache, dass Sender und Empfänger nicht über den gleichen Informationsstand verfügen, dies aber im Gespräch gar nicht bemerken.

Ursache und Wirkung

Jedes **Verhalten in Kommunikationskonflikten** ist immer zugleich Ursache und Wirkung des Verhaltens des anderen Partners [6].

SPICKZETTEL

Fünf Axiome der Kommunikation nach Watzlawick

1. **„Man kann nicht nicht kommunizieren":** Jedes menschliche Verhalten ist Kommunikation.
2. **Inhalts- und Beziehungsaspekt:** Informationsgehalt und unausgesprochene Botschaften.
3. **Kommunikation als kreisförmiger Prozess:** Jede Kommunikation ist eine Reaktion und löst selbst eine Reaktion aus.
4. **Analoge und digitale Kommunikation:** Die digitale Kommunikation bezieht sich auf eine rein sachbezogene Mitteilung auf der Sprachebene, die analoge durch nonverbale Signale (Mimik, Gestik) ausgedrückte Botschaften.
5. **Symmetrische und komplementäre Beziehungen:** Symmetrisch bedeutet Kommunikation zwischen gleichrangigen Personen, komplementär zwischen Personen mit unterschiedlichen, einander ergänzenden Handlungsmöglichkeiten (z. B. Pflegende/Arzt).

Mögliche Störungen: Inkongruenz zwischen Inhalts- und Beziehungsaspekt, starre komplementäre Beziehungen.

39.2.2 Kommunikationsmodell nach Schulz von Thun

Die vier Ebenen der Kommunikation

Der Psychologe *Friedemann Schulz von Thun* bezeichnet vier Ebenen der Kommunikation als das **Quadrat der Nachricht** (→ Abb. 39.10) [7]. Das Modell wird auch als **Vier-Seiten-Modell** bezeichnet.

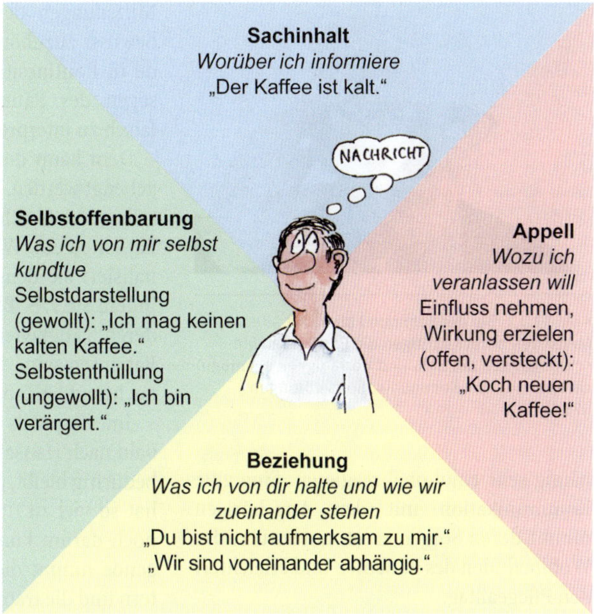

Abb. 39.10 Das Quadrat der Nachricht. [L142]

Kommunikation setzt zwei Partner voraus: einen Sender und einen Empfänger (→ 39.1.1). Für beide ist die Nachricht aus **vier Botschaften** zusammengesetzt:

- Die eigentliche Sache
- Das momentane Befinden des Sprechers
- Die Beziehung der beiden Partner
- Der Zweck, den der Sender erreichen möchte.

Entsprechend den vier Botschaften der Nachricht des Senders hat der Empfänger – bildlich gesprochen – nicht nur ein Ohr, sondern gleich vier Ohren, mit denen er hören kann (→ Abb. 39.11, [7]):

- **Sachohr:** Wie ist der Sachverhalt zu verstehen? Um welche Informationen, Argumente und Entscheidungen geht es?
- **Selbstoffenbarungsohr:** Wer ist der Sender? Was gibt der Sender von sich preis?
- **Beziehungsohr:** Wie redet der Sender mit mir? Wen glaubt er vor sich zu haben? Wie steht er zu mir?
- **Appellohr:** Wozu möchte mich der Sender veranlassen? Was soll ich aufgrund seiner Mitteilung denken oder fühlen?

Mögliche Störungen in der Kommunikation nach Schulz von Thun

Eine der häufigsten **Kommunikationsstörungen** lässt sich als **Sender-Empfänger-Problem** bezeichnen. Dabei beabsichtigt der Sender, einen der vier Aspekte einer Nachricht zu vermitteln, der Empfänger hört aber nicht auf dem entsprechenden, sondern auf einem anderen der vier Ohren.

Dies veranschaulicht folgendes Beispiel: Der Arzt und die Pflegende sind gemeinsam im Stationszimmer. Der Arzt sagt: „Mir ist kalt." Die Pflegende reagiert darauf ärgerlich: „Sie können das Fenster auch selbst schließen!"

Analysiert man das Beispiel nach dem Kommunikationsmodell von *Schulz von Thun,* entsteht folgendes Bild:

- Auf die Mitteilung „Mir ist kalt" könnte die Pflegende auf der Sachebene antworten: „Ja, es ist kühl – das Fenster ist offen"
- Auf die Selbstoffenbarung „Mir ist kalt" könnte die Pflegende erwidern: „Mir auch" oder „Mir nicht"
- Wenn die Pflegende auf den Beziehungsaspekt reagiert, könnte die Antwort lauten: „Brauchen Sie immer jemanden, der die Dinge für Sie erledigt?"
- Versteht sie die Aussage als Appell, antwortet sie: „Ja, ich mache das Fenster sofort zu."

Die Pflegende im obigen Beispiel hat hier mehr auf dem Beziehungs- und Appell-Ohr gehört. Bei ihr ist die Botschaft so angekommen: „Mir ist kalt, machen Sie doch mal das Fenster zu!" Das hat der Arzt aber so nicht gesagt. Ob er es so gemeint hat, könnte die Pflegende durch eine Rückfrage leicht herausfinden.

Die Neigung, auf bestimmten Ohren besonders „gut" zu hören, unterscheidet sich je nach Persönlichkeit des Empfängers. Es gibt hilfsbereite Menschen, die ganz schnell auf der Appellebene reagieren. Manche Menschen hören eher Sachbotschaften, wenn eigentlich Beziehungsbotschaften gesendet wurden, andere sind sehr schnell beleidigt, weil sie jede Nachricht als Beziehungsbotschaft interpretieren.

Konsequenzen

Das Modell zeigt auf, wie schnell Missverständnisse entstehen können, weil der Empfänger mit einem anderen Ohr hört als vom Sender gewünscht oder beabsichtigt. Um solche Missverständnisse zu vermeiden, können die Pflegenden als Sender in ihrer Aussage selbst deutlich machen, wie diese zu verstehen ist, z. B.

- Informationen als solche kennzeichnen („Wir möchten Sie informieren …")
- Appelle deutlich machen; klare, aber freundliche Ansagen tätigen („Bitte belasten Sie Ihr Bein die nächsten sieben Tage noch nicht").

Die Pflegenden als Empfänger können nicht immer sicher sein, die Botschaft des Patienten mit dem richtigen Ohr gehört zu haben und umgekehrt. Es lohnt sich immer, nachzufragen oder dem Patienten zu „spiegeln", wie die Botschaft angekommen ist. Das gilt natürlich auch für Gespräche mit Kolleginnen.

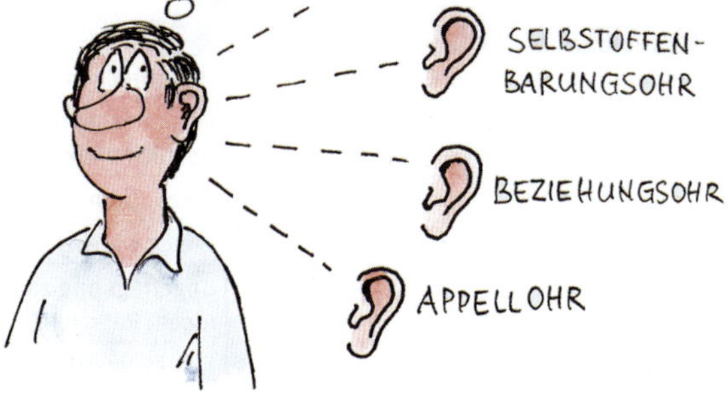

Abb. 39.11 Der „vierohrige" Empfänger. [L142]

Nachfragen lohnt sich

Unter **Spiegeln** wird das Wiederholen der aufgenommenen Information mit eigenen Worten als Rückversicherung verstanden: „Habe ich Sie richtig verstanden, dass ..." oder „Sie meinen, dass ..."

SPICKZETTEL

Das Kommunikationsmodell nach Schulz von Thun

Jede Nachricht eines Senders ist aus vier Botschaften zusammengesetzt. Ein Beispiel:
Sachinhalt: Das Fenster ist offen.
Selbstoffenbarung: Mir ist kalt.
Beziehung: Du bist nicht aufmerksam mir gegenüber.
Appell: Bitte schließe das Fenster.
Jeder Empfänger hat damit nicht nur ein Ohr, sondern „vier Ohren", mit denen er hören kann: Sachohr, Selbstoffenbarungsohr, Beziehungsohr und Appellohr.
Mögliche Störung: Sender möchte z. B. Sachinhalt vermitteln, Empfänger hört mit „Beziehungsohr" oder umgekehrt.

39.3 Gespräche führen

Pflegende führen professionelle Gespräche unter anderem mit Patienten, Angehörigen, im Pflegeteam oder mit Vertretern der anderen Professionen. Damit verbunden sind sehr unterschiedliche Anforderungen an die Gesprächsführung. Im Gespräch mit der behandelnden Ärztin beispielsweise ist es angemessen, auch medizinische Fachbegriffe zu benutzen. Dem Patienten, Bewohner oder Angehörigen gegenüber sind solche Fachbegriffe zu vermeiden. Hier gilt es, je nach Wissensstand und Bildungshintergrund des Gesprächspartners, mit den passenden Worten den Sachverhalt zu erläutern.

Der pflegebedürftige Patient kann sich darüber hinaus in einer besonderen Situation befinden, wie

- Lebensbedrohliche Erkrankung
- Große Angst, z. B. vor Operationen oder diagnostischen Eingriffen
- Auseinandersetzung, z. B. mit einer nicht heilbaren Erkrankung.

Der Aufbau einer vertrauensvollen **Beziehung** und die Fähigkeit, sich in die Situation, Erlebnis- und Bedürfnislage des Patienten hineinzuversetzen, spielen dann eine besonders große Rolle (→ Abb. 39.12). Das gilt auch für die Angehörigen, die sich ebenfalls in einer Ausnahmesituation befinden und aufgrund von Sorgen und Ängsten

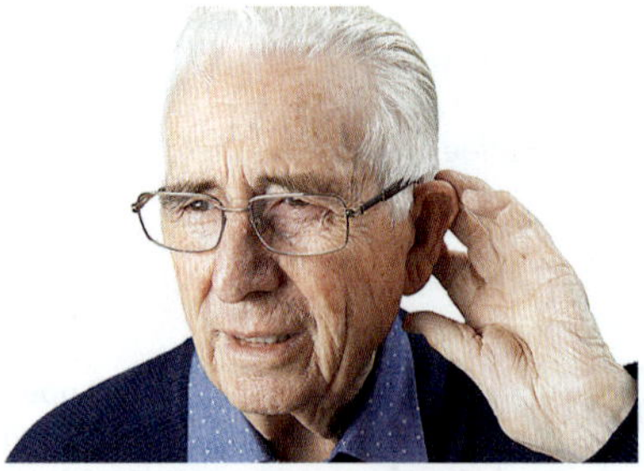

Abb. 39.12 Bei der Kommunikation mit älteren Menschen berücksichtigen die Pflegenden Einschränkungen der Seh- und Hörfähigkeit als mögliche Ursache von Kommunikationsstörungen. [J787]

häufig sehr emotional reagieren. Eine gute Kommunikation mit den Angehörigen nimmt deren Sorgen ernst, unterstützt das Wohlbefinden des Patienten und erleichtert den Pflegealltag.

Die Bewältigung dieser sehr unterschiedlichen Kommunikationsanforderungen erfordert eine hohe Qualifikation und Flexibilität in der **Gesprächsführung** seitens der Pflegenden. Sie brauchen die Fähigkeit zur Einfühlung, Flexibilität, Situationseinschätzung, Herstellung von **Nähe** bei ausreichender professioneller **Distanz** und eine hohe Belastbarkeit.

Neben dem Gesprächspartner (Patienten, Angehörige), den Umgebungsfaktoren (Gesprächsort) und der zur Verfügung stehenden Zeit spielen die Grundeinstellungen *(Grundhaltung)* und die Gesprächstechniken bei der Gesprächsführung eine wichtige Rolle.

39.3.1 Voraussetzungen gelingender Gesprächsführung

Aktives Zuhören

Ein lebendiges Gespräch zu führen, heißt nicht nur Worte mit Bedacht zu wählen und zu sprechen, sondern offen zu sein für die Mitteilungen des Gesprächspartners, also bewusst zuzuhören. Pflegende laufen gerade in Routinesituationen Gefahr, die Aussagen des Patienten zu überhören oder falsch zu interpretieren.

Dem kann durch **aktives Zuhören** vorgebeugt werden. Die Pflegefachperson fühlt sich in die Gefühls- und Gedankenwelt des Patienten ein. Während des Gesprächs signalisiert sie dem Patienten „Ich höre zu", indem sie z. B. Blickkontakt hält, keine anderen Tätigkeiten nebenher ausführt, dem Patienten seine Aussagen spiegelt und ggf. nachfragt (→ Tab. 39.2).

Im Gespräch mit einem Patienten, der bald nach Hause entlassen wird und pflegebedürftig bleibt, äußert dieser: „Unser Sohn hat so viel zu tun, dass er sich nicht auch noch darum kümmern kann ..." Die Pflegende nimmt die herabgesunkenen Schultern und die traurige Stimme wahr und antwortet: „Fühlen Sie sich mit all den Problemen ziemlich allein gelassen, zum Beispiel wie Sie im Alltag zurechtkommen sollen?" Patient: „Nun ja, der Junge hat viel zu tun ..." Pflegende: „Meinen Sie, dass Sie dafür Verständnis zeigen müssen, und haben Sie nicht auch gleichzeitig Angst vor der neuen Situation zu Hause?"

An diesem Beispiel wird deutlich, dass aktives Zuhören die Voraussetzung zum „Spiegeln" (→ 39.2.2) der Aussagen des Gegenübers ist. Auch verbalisiert die Pflegende unausgesprochene Botschaften, z. B. zum Gefühlszustand des Patienten. Indem sie die Angst anspricht, erleichtert sie dem Patienten das Sprechen darüber und signalisiert gleichzeitig Verständnis (→ 39.3.2).

Verständnis und Einverständnis

Zu*hören* heißt nicht Zu*stimmen.* Die Bereitschaft, den **Standpunkt** des Gesprächspartners **zu verstehen,** ist nicht gleichzusetzen damit, den Standpunkt **zu teilen.**

Tab. 39.2 Kommunikationsfördernde und -hemmende Verhaltensweisen zum aktiven Zuhören in Gesprächssituationen.

Kommunikationsfördernd	Kommunikationshemmend
Den anderen ausreden lassen	Unterbrechen
Mit dem Kopf nicken, „mmh" sagen	Verschlossene, abwehrende Körperhaltung/Gestik/Mimik
Blickkontakt halten	Wegblicken
Gesagtes zusammenfassen	Gleich widersprechen
Rückfragen	Ungefragt und zu Beginn des Gesprächs eigene Ideen, Ratschläge unterbreiten
Verbalisieren (→ 39.3.2), Spiegeln (→ 39.2.2)	Frühzeitiges Interpretieren, Deuten
Zentrale Aussagen zusammenfassen	Thema wechseln

Ich-Botschaften

Die Psychoanalytikerin *Ruth Cohn* hat im Rahmen der sog. **Themenzentrierten Interaktion** (TZI) mit der Forderung, **Ich-Botschaften** zu senden, eine Hilfsregel formuliert, die einen authentischen (*griech.* echt, zuverlässig) Kommunikationsstil fördert: *„Vertreten Sie sich selbst in Ihren Aussagen; sprechen Sie per ‚ich' – und nicht per ‚wir' oder ‚man'"* [8].

Manchen Menschen fällt es schwer, die eigene Meinung zu vertreten. Sie verstecken sich mit Formulierungen wie „Man muss …" oder „Jeder denkt …" hinter der Allgemeinheit oder einer Gruppe. Ich-Botschaften sind jedoch für eine kongruente Kommunikation (→ 39.1.2) unerlässlich. Die Pflegende übernimmt damit die Verantwortung für das Gesagte. Sie gibt sich so, wie sie ist, und bemüht sich z. B. nicht, Spannungen und eigene Gefühle zu unterdrücken.

Das zeigt das Beispiel eines Patienten, der zum wiederholten Mal zur Einstellung seines Diabetes mellitus stationär behandelt wird: Er hält sich offensichtlich nicht an die empfohlenen diätetischen Maßnahmen.

Die Pflegende: „*Ich* erschrecke wirklich über Ihren hohen Blutzucker. Und es frustriert *mich* ganz schön, dass Sie die Diät nicht einhalten." Patient: „Wissen Sie, mir geht es eigentlich auch so. Und ich weiß nicht, wie das weitergehen soll."

Spricht die Pflegende dagegen mit Schuldzuweisungen und nicht per Ich-Botschaft, z. B.: „Sie sollten sich mal an die Vereinbarungen halten! So geht das nicht!", antwortet der Patient: „Das sagen Sie so leicht, Sie sind ja gesund!" Damit ist das Gespräch beendet, während im ersten Fall ein konstruktives Gespräch in Gang kommt (→ Abb. 39.13).

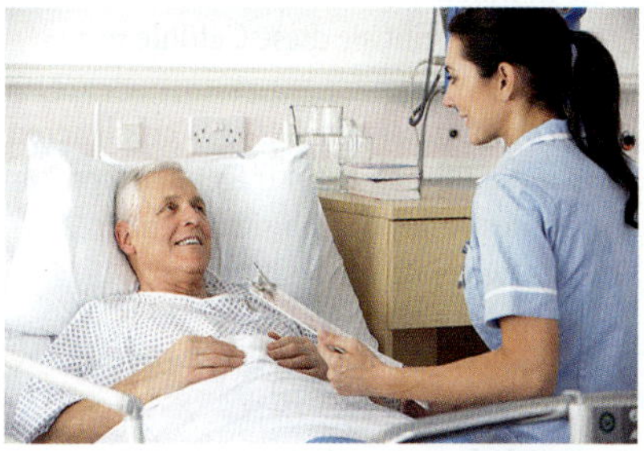

Abb. 39.13 Um ein konstruktives Gespräch zu führen, sollten Pflegende Ich-Botschaften kommunizieren und das häufig geläufige „man" oder „wir" vermeiden. [J787]

Feedback

DEFINITION

Feedback (*engl.* Rückkoppelung, Reaktion): Zurückgemeldete Nachricht, die dem Gesprächspartner zeigt, wie seine Nachricht bzw. sein Verhalten empfunden wird, und die ihn über die eigenen Gefühle und Bedürfnisse im Zusammenhang mit der aktuellen Kommunikation informiert. Dem Systemtheoretiker *Norbert Wiener* wird die Aussage zugeschrieben: „Ich weiß nicht, was ich gesagt habe, bevor ich nicht die Antwort des anderen darauf gehört habe."

Das **Feedback** ist im (Berufs-)Alltag meist spontan, nonverbal, unbewusst und nicht eindeutig. Um eine offene Kommunikation zu ermöglichen und Missverständnisse zu vermeiden, ist ein bewusstes Feedback erforderlich. Es bietet die Möglichkeit, dem Gegenüber zurückzumelden, wie eine Information oder eine Verhaltensweise auf den Gesprächspartner wirkt. So lassen sich Interpretationen überprüfen. Damit Feedback in einer strukturierten und hilfreichen Form ablaufen kann, gibt es Regeln für das Geben und Empfangen von Feedback (→ Tab. 39.3).

Feedback kann in „Ich-Botschaften" Ausdruck finden. Die Aussage: „Das ist unverschämt, du hast mich beleidigt" unterscheidet sich deutlich von „*Mich* hat deine Aussage verletzt". Denn während „Du-Botschaften" vom Gegenüber schnell als Angriff verstanden werden können, eröffnen „Ich-Botschaften" durch ihren selbstoffenbarenden Charakter eher die Möglichkeit zu einem konstruktiven Gespräch.

Insbesondere „Du-Botschaften", die Diagnosen oder Interpretationen enthalten, sind ungünstig für den Gesprächsverlauf, z. B. „Du weißt ja sowieso alles besser!". Solche Feedbacks werden meist als unannehmbar zurückgewiesen und nützen – unabhängig vom Wahrheitsgehalt – letztlich keinem der Gesprächspartner.

Metakommunikation

DEFINITION

Metakommunikation (*griech.* meta = über): Kommunikation über Kommunikation.

Im (Berufs-)Alltag kann es leicht zu Missverständnissen kommen. Häufig reagiert man nicht auf das tatsächliche Verhalten des anderen, sondern auf seine eigenen Interpretationen, was wiederum die Beziehungen zu den Gesprächspartnern beeinflusst. Ohne eine offene Kommunikation und die Überprüfung von Zusammenhängen bleiben viele Menschen mit ihren Interpretationen alleine.

Beispielsweise sitzt eine Pflegefachperson während ihrer Pause im Aufenthaltsraum. Der neue Stationsarzt betritt den Raum und sagt: „Sie sind mir aber eine Kollegin, Sie lassen es sich hier gut gehen und die anderen arbeiten …" Der Arzt hat dies nicht wörtlich, sondern als lockeren Gesprächseinstieg gemeint. Allerdings kommt es bei der Pflegenden so nicht an. Sie antwortet gar nichts und denkt sich: „Das ist ja wirklich unverschämt, der denkt wohl, ich würde den lieben langen Tag die anderen arbeiten lassen, was hält der eigentlich von mir?" Wenn die Pflegende nicht dabei stehen bleibt, beleidigt zu reagieren, sondern sich fragt, ob sie den Arzt auch hätte anders verstehen können, begibt sie sich auf die Ebene der Metakommunikation.

Bei der **Metakommunikation** handelt es sich um ein reflektierendes Gespräch über einen erfolgten Kommunikationsprozess. Kommunikationsstörungen können so besser erklärt und verstanden werden, sodass sich Lösungsansätze für Konflikte (→ 39.4.2) finden lassen.

Tab. 39.3 Feedback-Regeln.

Regeln für das Geben von Feedback	Regeln für das Empfangen von Feedback
Möglichst unmittelbar nach dem Gesagten bzw. beobachteten Verhalten	Nur annehmen, wenn man sich dazu in der Lage fühlt
Beschreibend und nicht wertend, konstruktiv, veränderbares Verhalten ansprechen	Aktiv zuhören, in einem nächsten Schritt nachfragen und klären
Ich-Botschaften formulieren	Nicht diskutieren, argumentieren oder sich rechtfertigen
Sich an der Situation und der Belastbarkeit des Empfängers orientieren	Rückmelden, wie man das Feedback erlebt, z. B. hilfreich, verletzend
Offen und authentisch sein	Offen sein
Keinen Veränderungszwang ausüben	Appell wahrnehmen

Die Perspektive wechseln

Innerhalb der **Metakommunikation** geht es darum, sich einen anderen Blick auf die (misslungene) Kommunikation zu verschaffen.

Mit den vorgestellten Kommunikationsmodellen kann die Fähigkeit zur Metakommunikation erweitert werden: Sie können als Wahrnehmungshilfe genutzt werden, um bewusst nachzuzeichnen, was sich in einem selbst und zwischen den Beteiligten abspielt. So kann mit dem Quadrat der Nachricht und den vier Empfangskanälen nachvollzogen werden, wo eine Nachricht falsch aufgefasst wurde, sozusagen mit dem „falschen Ohr" gehört wurde.

Insbesondere das Modell von *Schulz von Thun* (→ 39.2.2) bietet Ansatzpunkte, die eigene Perspektive zu wechseln, nicht rechthaberisch auf dem eigenen Standpunkt zu beharren, sondern sich bewusst zu machen, dass eine Nachricht auch anders verstanden werden kann.

Auch die eigenen Empfangsgewohnheiten (z. B. „Höre ich vorwiegend auf dem Beziehungsohr?") und daraus resultierende mögliche Probleme („Deshalb kriege ich kaum noch den Sachinhalt mit, weil ich immer mit der Beziehungsebene beschäftigt bin") lassen sich mit Metakommunikation klären.

Kommunikationsmuster erkennen

Professionalität und kommunikative Kompetenz zeigen sich besonders darin, dass Pflegende in der Lage sind zu erkennen, wo die **Beziehungsebene die Sachebene beeinflusst.** Schwierigkeiten auf der Beziehungsebene oder Missverständnisse zwischen Teammitgliedern können durch Feedback und Metakommunikation geklärt werden, denn „Unausgesprochenes belastet die Kommunikation" [7].

SPICKZETTEL

Erfolgreich Gespräche führen

- **Aktiv zuhören:** Auf das Gegenüber konzentrieren, sich auf seine Gedanken- und Gefühlswelt einlassen, Rückfragen stellen, Gesagtes wiederholen/spiegeln, Unausgesprochenes verbalisieren.
- **Ich-Botschaften:** Aussagen aus der Ich-Perspektive heraus formulieren, keine Verallgemeinerungen, keine Schuldzuweisungen.
- **Feedback:** Rückmeldung an den Gesprächspartner, wie seine Botschaft/sein Verhalten beim Empfänger ankommt.
- **Metakommunikation:** Reflexion über einen erfolgten Kommunikationsprozess, Analyse von Kommunikationsmustern mit dem Ziel einer Klärung von Missverständnissen.

39.3.2 Hilfreiche Gesprächstechniken

Techniken und Mittel der Gesprächsführung können unter professioneller Anleitung gelernt und geübt werden. Auch im Rahmen einer Supervision (→ 16.4.4) kann durch Reflexion und Analysieren von Situationen im Pflegealltag die eigene kommunikative Kompetenz erweitert werden.

Patientenzentrierte Gesprächsführung

Viele hilfreiche Gesprächstechniken gehen auf die klientenzentrierte Therapie des Psychotherapeuten *Carl R. Rogers* zurück. Sie wurde in Deutschland von *Reinhard Tausch* und seinen Schülern weiterentwickelt.

Eine hilfreiche Beziehung hängt nach *Rogers* entscheidend von der Grundhaltung des Therapeuten ab, die durch das Zutrauen in die Entwicklungsfähigkeit eines Menschen gekennzeichnet ist. In der klientenzentrierten Gesprächspsychotherapie wendet sich der Therapeut bewusst dem Menschen *(Klienten)* zu. Die von *Rogers* formulierten drei Merkmale eines Therapeuten zur Anerkennung des Klienten eignen sich auch für die **patientenzentrierte Gesprächsführung** in der Pflege:

- **Echtheit:** Die Pflegende tritt dem Menschen mit Pflegebedarf als Person gegenüber, die offen für ihr eigenes Erleben ist und die sich nicht hinter einer Rolle versteckt. Sie gibt sich so, wie sie ist, und bringt Spannungen und eigene Gefühle konstruktiv zum Ausdruck
- **Positive Wertschätzung und Akzeptanz:** Die Pflegeperson akzeptiert ihr Gegenüber vollständig und bedingungslos als Person. Sie nimmt ihn so, wie er ist, ohne zu werten. Das bedeutet nicht, dass sie sich seine Meinung zu eigen macht oder mit seinen Anschauungen übereinstimmen muss.
- **Empathie:** Die Pflegende versucht, die Situation des Gegenübers aus dessen Sicht zu sehen und zu verstehen, d. h., sie versucht die Dinge so wahrzunehmen, wie er sie sieht und wahrnimmt (→ Abb. 39.14).

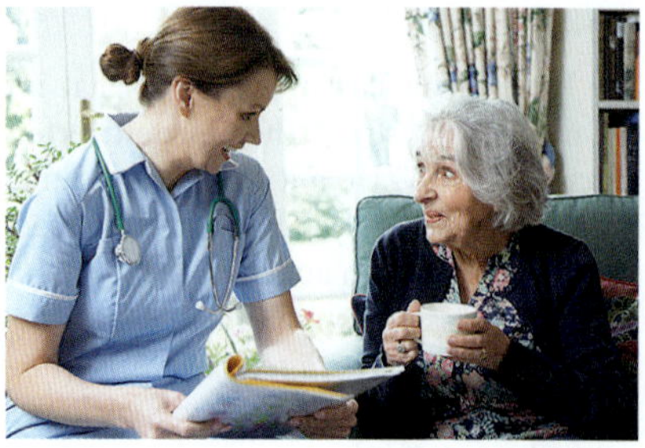

Abb. 39.14 Patientenzentrierte Gesprächsführung: Die Pflegende zeigt eine zugewandte, wertschätzende Haltung. [J787]

Techniken und Mittel patientenzentrierter Kommunikation

Ein entscheidendes Kennzeichen der patientenzentrierten Gesprächsführung ist, dass dem Menschen mit Pflegebedarf keine Interpretationen, Ratschläge oder vorgefertigten Lösungsmöglichkeiten angeboten werden. Er wird unterstützt und zur Selbsthilfe angeregt, ohne dass direktiv Einfluss genommen wird.

Es gibt einige **Techniken und Mittel** der patientenzentrierten Gesprächsführung, die diese Gesprächshaltung unterstützen. Sie bieten dem Gegenüber einen Rahmen, sich seiner selbst und seiner eigenen Gefühle (z. B. Angst, Wut) bewusst zu werden.

- **Aktives Zuhören** (→ 39.3.1)
- **Paraphrasieren:** (*Spiegeln,* → 39.2.2) Die Pflegende wiederholt die Aussagen des Patienten oder Bewohners, indem sie diese mit ihren eigenen Worten umschreibt. So macht sie deutlich, dass sie gedanklich den Ausführungen ihres Gegenübers folgt, und kann gleichzeitig überprüfen, ob sie ihn richtig verstanden hat
- **Verbalisieren:** Die Verbalisierung emotionaler Inhalte geht über das Paraphrasieren hinaus. Die Pflegende greift gezielt die Gefühle auf, die in den Äußerungen des Gegenübers enthalten sind oder die sie in ihnen vermutet. Mit ihren Antworten umschreibt sie diese Gefühle mit eigenen Worten.

Beim Paraphrasieren bzw. Verbalisieren spricht die Pflegende im fragenden Ton, als „fragendes Angebot", ob sie die andere Person richtig verstanden hat.

Gesprächshemmende Faktoren vermeiden

Gesprächshemmende Faktoren führen oft zu einer Abwehrhaltung (→ Abb. 39.15): Der Patient oder Bewohner sagt nicht, was er denkt, sondern verschließt sich. Er spürt,

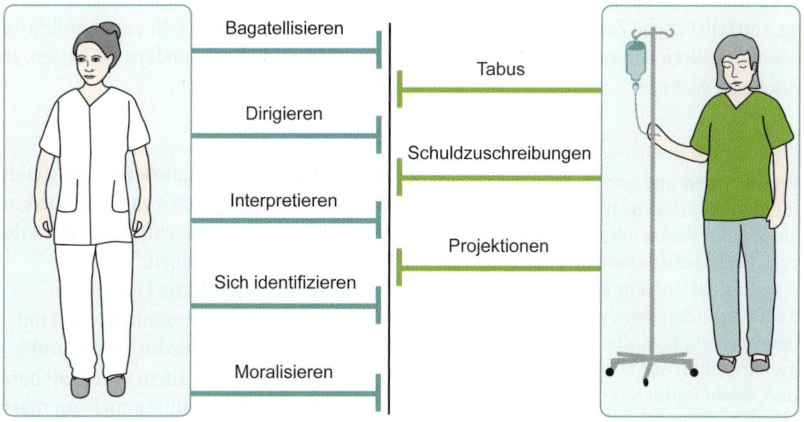

Abb. 39.15 Gesprächshemmende Faktoren und Kommunikationssperren. [L143]

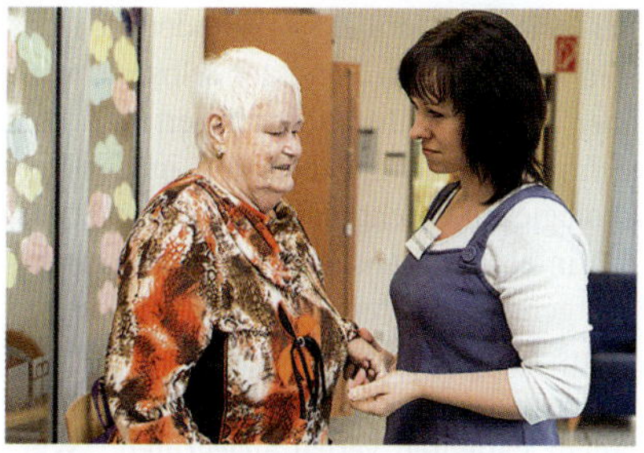

Abb. 39.16 Wenn eine Pflegeperson ein geäußertes Problem herunterspielt, um ihr Gegenüber zu beruhigen, fühlt sich die Person häufig nicht ernst genommen. [K157]

dass seine persönlichen Gefühle und Empfindlichkeiten nicht beachtet werden, und sieht sich nicht auf Augenhöhe akzeptiert. Zu vermeiden sind:

- **Bagatellisieren:** Die Pflegende spielt das Problem herunter, sagt beispielsweise, dass „alles wieder gut" werde, dass es nicht so schlimm sei. Sie verfolgt damit die Absicht, den Patienten oder Bewohner zu beruhigen und ihn zu einer optimistischen Sicht der Dinge zu bewegen. Tatsächlich erreicht sie damit häufig nur, dass ihr Gegenüber sich nicht ernst genommen fühlt (→ Abb. 39.16)
- **Dirigieren:** Die Pflegende sagt dem Patienten oder Bewohner, was er tun soll. Dadurch schränkt sie die selbstständige Entscheidung des Gegenübers ein bzw. untergräbt sie
- **Diagnostizieren/Interpretieren/Examinieren:** Es kommt vor, dass die Pflegende die Informationen, die sie bekommt, unverzüglich in eine Diagnose oder Interpretation ummünzt. Dann besteht die Gefahr, dem Gegenüber etwas überzustülpen, das ihn befremdet und ihn auf Distanz gehen lässt. Gestaltet sie das Gespräch zudem wie ein „Examen", indem sie den Patienten ausfragt, belastet sie die Atmosphäre zusätzlich, z. B. „Ihnen ist sicher übel, weil Sie etwas Falsches gegessen haben. Was genau haben Sie denn heute gegessen?"
- **Identifizieren:** Die Pflegende gibt zu verstehen, dass ihr so etwas auch schon einmal passiert ist. Vordergründig scheinen solche Äußerungen Verständnis zu signalisieren. Tatsächlich führt das Identifizieren vom Anliegen und den Sorgen des Patienten weg
- **Moralisieren:** Die Aussagen des Patienten werden an moralischen Kategorien (→ 49.1.1) gemessen und verurteilt. Dadurch können Schuldgefühle hervorgerufen werden, die der Klärung der eigentlichen Probleme entgegenstehen. Ein Beispiel: Der Patient sagt, dass er Schwierigkeiten habe, die Diät einzuhalten, und die Pflegeperson antwortet: „Wenn Sie sich nicht an Ihren Diätplan halten, schaden Sie bewusst Ihrer Gesundheit – und für die Folgen muss dann die Allgemeinheit aufkommen!"

SPICKZETTEL

Patientenzentriert kommunizieren

- **Haltung der Pflegenden:** Echtheit, positive Wertschätzung und Akzeptanz, Empathie.
- **Gesprächstechniken:** Aktiv zuhören, Paraphrasieren, Verbalisieren.
- **Gesprächshemmende Faktoren vermeiden:** Bagatellisierung oder Diagnostizieren/Interpretieren des Problems, Dirigieren, Moralisieren, sich mit dem Problem des Patienten identifizieren (auf eigene ähnliche Erfahrung verweisen).

39.3.3 Widerstände und Kommunikationssperren

Pflege von Patienten mit Kommunikationsstörungen → 10.4, → 10.5, → 10.6

Es ist für viele Menschen nicht einfach, über ihre Ängste oder Befürchtungen zu sprechen, erst recht nicht am Anfang, wenn sich die Beziehung zwischen der pflegebedürftigen Person und der Pflegenden gerade erst entwickelt. Individuelle Einstellungen, Verdrängungs- und Verarbeitungsmechanismen können die Kommunikation blockieren (→ Abb. 39.15).

Tabus

DEFINITION

Tabu (*polynesisch* = verboten): Sittliche Schranke, „Vermeidungsvorschrift" innerhalb einer Gesellschaft. Kann sich z. B. auf Personen, Gegenstände oder Handlungen beziehen.

Besonders Gespräche über Themen, die von der Gesellschaft mit **Tabus** belegt sind, gestalten sich äußerst schwierig. Beispielsweise haben viele Menschen die Vorstellung, „es gehöre sich nicht", über

- Schmerzen zu klagen (man hat stark und tapfer zu sein)
- Tod oder Sterben laut nachzudenken
- Ängste zu reden (sie könnten andere anstecken)
- (die eigene) Sexualität zu sprechen.

In solchen Fällen findet der Mitteilungsdrang des Patienten oder Bewohners oft seltsame Wege, sich doch – wenn auch versteckt – mitzuteilen. Um angemessen auf diese „Äußerungen" zu reagieren, suchen die Pflegenden nach der „Botschaft hinter der Botschaft".

Eine mögliche Form, die eigentliche Botschaft in einer anderen zu verpacken oder sich durch ein bestimmtes Verhalten mitzuteilen, ist die Projektion.

Projektion

DEFINITION

Projektion (psychoanalytisch): Verlagerung eigener, oft unbewusster Vorstellungen, Gefühle und Konflikte auf einen anderen Menschen, an dem diese dann wahrgenommen und evtl. kritisiert werden.

Bei einem Diaprojektor befindet sich das Bild (das Dia) im Projektor selbst, es wird aber auf die Leinwand projiziert und dort sichtbar gemacht. **Projektion** in der Psychologie entspricht diesem Vorgang: Etwas, das in einem Menschen steckt, wird sichtbar gemacht, indem es auf einen anderen Menschen projiziert wird.

Beispielsweise wird eine Pflegende von einem Patienten verbal angegriffen: „Warum schauen Sie denn immer so traurig?" Die Pflegende findet dies völlig unangemessen. Erkennt sie die Projektion nicht, wird sie vielleicht unwirsch kontern: „Aber ich schaue doch gar nicht traurig!" Aber gerade die Tatsache, dass der Vorwurf unberechtigt ist, müsste die Pflegende stutzig machen. Wenn sie – bevor sie antwortet – einen Moment lang nachdenkt, wird sie die Botschaft hinter der Botschaft erkennen: Der Patient ist vielleicht selbst traurig, weil seine Genesung nicht die erwarteten Fortschritte macht, oder er hält sich für so schwer krank, dass alle sehr traurig dreinschauen müssten, wenn sie ihn so daliegen sehen. Die Pflegende könnte stattdessen spiegeln: „Sie finden, dass ich traurig schaue?" Und so ein Gesprächsangebot machen.

Ein häufiger Fall von Projektion ist die **Schuldzuschreibung.** Wer nicht wahrhaben will, für seinen Zustand selbst verantwortlich zu sein, projiziert gerne die Schuld auf andere(s):

- Raucher schieben ihren Husten auf das schlechte Wetter, den Nebel oder die kalte Luft
- Diabetiker, die ihre Diät nicht eingehalten haben, „beschuldigen" das Labor, fehlerhaft hohe Blutzuckerwerte ermittelt zu haben
- Magenkranke machen Stress für ihre Beschwerden verantwortlich und lenken dabei von den eigenen ungesunden Ernährungsgewohnheiten ab.

Ein anderes Beispiel ist der „notorische Klingler", ein Patient, der ständig wegen vermeintlicher Kleinigkeiten klingelt, bis die Pflegende schließlich sagt: „Also, ich weiß mir jetzt wirklich nicht mehr zu helfen, ständig ist etwas anderes! Wir haben schließlich noch mehr Patienten!"

Hier wäre es denkbar, dass der Patient selbst nicht weiß, wie und was er zu seiner Genesung beitragen kann. Das will er aber nicht zugeben; daher ruft er die Pflegende immer wieder, bis sie fühlt, was er fühlt: „Ich weiß mir nicht mehr zu helfen."

Die Pflegende reagiert auf einen solchen Patienten richtig, wenn sie ihm keine Vorwürfe macht, sondern herauszufinden versucht, was hinter der „Klingelei" steckt. Das mag zunächst mehr Zeit kosten, langfristig ist es aber hilfreicher, nach der eigentlichen Ursache zu suchen.

> **Verborgene Bedürfnisse**
> **Projektionen** und andere teils sehr subtile Wege, Unbewusstes auszudrücken, sind in der Praxis oft schwer zu erkennen. Nicht jede Schuldzuschreibung ist eine Projektion, und auch das Verhalten der Pflegenden kann von ihrem Unterbewusstsein beeinflusst werden. Pflegende sollten aber immer stutzig werden, wenn Patienten oder Bewohner scheinbar „unangemessen" reagieren oder z. B. unberechtigte Vorwürfe erheben. Dahinter stecken sehr oft Gefühle und Probleme, die diese nicht offen ausdrücken können, die ihnen selbst vielleicht gar nicht bewusst sind, sie aber dennoch sehr quälen.

39.4 Konfliktmanagement

Kommunikation und Konflikte hängen eng zusammen: Kommunikation bezeichnet wertfrei, was sich zwischen Menschen abspielt. Konflikt wird meist als etwas Unangenehmes, Unerwünschtes in zwischenmenschlichen Beziehungen empfunden. Häufig sind Missverständnisse (als missglückte Kommunikation) eine wichtige Ursache von Konflikten. Zur Lösung eines Konflikts eignet sich ein bewusstes **Konfliktmanagement.**

39.4.1 Was ist ein Konflikt?

> **DEFINITION**
> **Konflikt:** Aufeinandertreffen zweier unterschiedlicher, sich gegenseitig ausschließender oder unvereinbar erscheinender Positionen oder Motive. Sie können zwischen Personen oder Gruppen stattfinden (z. B. Interessenskonflikte oder Verteilungskonflikte) oder innerhalb einer Person als intrapersonaler Konflikt auftreten (z. B. als Gewissenskonflikt oder Rollenkonflikt). Die Spannung entsteht dadurch, dass eine Entscheidung für die eine oder andere Position oder für einen Kompromiss erforderlich ist.

Konflikte gehören zum Alltag. Sie werden genau wie Schmerzen in erster Linie als etwas Negatives wahrgenommen. Aber Konflikte haben – wie der Schmerz – auch eine positive Funktion: Sie sind ein Warnsignal für eine bedrohliche Situation, der entgegengewirkt werden muss. So verstanden geht es nicht darum, sich eine konfliktfreie Welt zu wünschen, sondern zu lernen, mit Konflikten umzugehen.

Konfliktarten

Im Pflegealltag begegnen den Pflegenden unterschiedliche Arten von Konflikten, die nach ihren Ursachen entsprechend aufgeschlüsselt werden können:

- **Beziehungskonflikte:** Hier treffen unterschiedliche Persönlichkeiten mit unterschiedlichen Bedürfnissen und Verhaltensweisen aufeinander. Oft beruhen Beziehungskonflikte auch auf massiven Verletzungen, an denen ehemals gute Beziehungen zerbrochen sind. Es wird oft übereinander und nicht mehr miteinander gesprochen
- **Ziel- und Interessenkonflikte:** Es prallen unterschiedliche Ziele und Interessen aufeinander. Beispielsweise kann ein Teil des Pflegeteams das Ziel haben, die Arbeit möglichst schnell zu erledigen, um keine Überstunden machen zu müssen, andere Teammitglieder möchten die Arbeit aber gründlich machen, um ihrem Anspruch an fachgerechte Pflege zu genügen
- **Methodenkonflikte:** Es herrscht zwar Einigkeit über das Ziel, aber es gibt Streit über die richtige Methode. Beispielsweise möchten alle Mitglieder des Behandlungsteams, dass ein Patient möglichst schnell mobilisiert wird. Uneinigkeit besteht zwischen Physiotherapeutinnen, Ärzten und Pflegenden darin, wie das am besten erreicht werden kann
- **Beurteilungs- und Bewertungskonflikte:** Diese zeichnen sich dadurch aus, dass der gleiche Sachverhalt unterschiedlich bewertet wird. So kann sich das Team darüber verständigt haben, dass das Dienstzimmer nach der Schicht aufgeräumt zu hinterlassen ist. Aber ob das heißt, dass alles an seinem Platz sein muss oder ob auch noch alle Arbeitsflächen gewischt sein müssen, darüber können unterschiedliche Vorstellungen herrschen
- **Verteilungskonflikte:** Diese beruhen auf knappen Ressourcen. So kann beispielsweise darüber Streit entstehen, ob die knappe Zeit des Pflegepersonals für die Begleitung der ärztlichen Visite eingesetzt wird oder für die Erledigung von pflegerischen Tätigkeiten am Patienten
- **Strukturelle Konflikte:** Hier liegen widersprüchliche oder unpassende Strukturen vor, die unabhängig von den persönlichen Motiven, Interessen und Be-

Tab. 39.4 Konfliktphasen und -Eskalationsstufen nach *Glasl* [8].

Konfliktphase	Konflikt-Eskalationsstufe
I. Win-Win (Gewinn für beide Seiten): Alle Beteiligten sind noch am Wohlergehen der Konfliktparteien interessiert. Es wird die Möglichkeit gesehen, dass beide gegnerischen Parteien als Sieger aus dem Konflikt hervorgehen.	1. **Verschlimmerung und Verhärtung:** Erste Spannungen, Aufeinanderprallen von Meinungen.
	2. **Polarisierung und Debatte:** Es wird für die eigene Position argumentiert und Druck gemacht.
	6. **Taten statt Worte:** Gespräche werden abgebrochen, Mitgefühl für den anderen geht verloren.
II. Win-Lose (Gewinn für eine Seite): Die Vorstellung, dass nur noch einer gewinnen kann, tritt in den Vordergrund. Alle Bemühungen konzentrieren sich auf den eigenen Sieg.	3. **Sorge und Ansehen:** Es werden Verbündete für die eigene Sache gesucht, der Gegner wird schlecht gemacht.
	7. **Gesichtsverlust:** Vernichtung des Gegners durch Unterstellungen, Verlust der moralischen Glaubwürdigkeit.
	8. **Gewaltandrohung:** Mit Drohungen wird Macht demonstriert.
III. Lose-Lose (Verluste für beide Seiten): Es wird realisiert, dass keiner gewinnen kann. In dieser Phase geht es darum, dem Gegner einen größeren Schaden zuzufügen, als einem selber zugefügt wird.	4. **Begrenzte Vernichtungsschläge:** Dem Gegner wird empfindlich geschadet. Er wird nicht mehr als Mensch wahrgenommen.
	5. **Zersplitterung:** Das Unterstützungssystem des Gegners soll zerstört werden.
	6. **Gemeinsam in den Abgrund:** Die eigene Vernichtung wird in Kauf genommen, um dem Gegner zu schaden.

ziehungen zu Konflikten führen. Das können beispielsweise unklare Festlegungen darüber sein, welche Schicht für welche Aufgabe zuständig ist. Dieses strukturelle Defizit führt immer wieder zu Konflikten zwischen den Pflegeschichten.

Stufen der Eskalation von Konflikten

Konflikte haben eine Geschichte. Um sie zu verstehen und Lösungen zu finden, ist es erforderlich zu klären, in welcher Phase sich ein Konflikt befindet.

Ein Modell, das Konflikte in Eskalationsstufen einteilt und die jeweilige Konfliktphase analysiert, beruht auf einem Modell von *Friedrich Glasl* (➔ Tab. 39.4), einem österreichischen Ökonomen und Konfliktforscher.

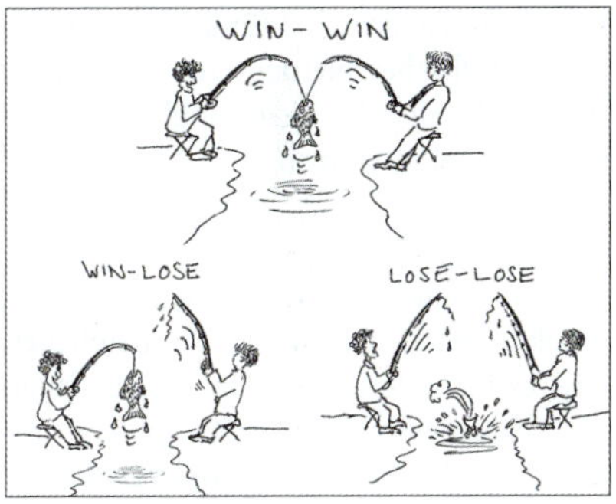

Abb. 39.17 Konfliktphasen nach *Glasl*. [L276]

Glasl definiert drei **Konfliktphasen** (➔ Abb. 39.17), denen jeweils drei Konfliktstufen zugeordnet sind. Diese charakterisieren die zunehmende Eskalation des Konflikts [8]. Je weiter sich der Konflikt im Verlauf zuspitzt, umso schwieriger wird es, eine Lösung zu finden. Deshalb ist es wichtig, Konflikte nicht zu tabuisieren, sondern diese frühzeitig anzusprechen.

Das Modell beschreibt allgemein den Verlauf von Konflikten, wie sie nicht nur zwischen Personen und in Arbeitsteams eskalieren können, sondern auch im persönlichen Bereich (Scheidung, Nachbarschaftskonflikte) oder zwischen Staaten und politischen Parteien.

Konflikte sind mit starken Gefühlsempfindungen verbunden. Es geht um Existenzielles, um Wertschätzung und Anerkennung. Ein Auslöser für Konflikte ist häufig, dass sich ein Konfliktträger verletzt, nicht beachtet oder übergangen fühlt. Die Gefühle überlagern oft das eigentliche Problem und verhindern, dass sachlich und konstruktiv nach Lösungen gesucht werden kann. Bei der Bearbeitung von Konflikten ist es deshalb wichtig, dass man sich mit den eigenen Gefühlen und den Gefühlen, die man bei der anderen Konfliktpartei ausgelöst hat, auseinandersetzt.

Bei einer *konstruktiven* Konfliktlösung darf es **keine Sieger oder Verlierer** geben. Eine für beide Seiten akzeptable und dauerhafte Lösung kann nicht darin bestehen, dass einer der Beteiligten sich auf Kosten des anderen durchsetzt; sonst würde kurz darauf der nächste Konflikt entstehen. Eine – in diesem Sinne „echte" – Lösung vollzieht sich in fünf Schritten.

39.4.2 Fünf Schritte zur Lösung

1. „Wir haben einen Konflikt"

Der erste Schritt zur Lösung eines Konflikts ist das **Eingeständnis, einen Konflikt zu haben.** Solange einer der Beteiligten dies abstreitet, wird er kaum konstruktiv an der Lösung mitarbeiten. Wie sollte er auch mitarbeiten an etwas, das es für ihn gar nicht gibt? Der erste Schritt ist nur erfolgreich abgeschlossen, wenn die Bestandsaufnahme von beiden Seiten akzeptiert wird und beide Seiten bereit sind, den Konflikt zu lösen.

2. Beschreibung der Konfliktsituation

Der zweite Schritt besteht darin, dass die Beteiligten ihre **Positionen darstellen.** Hierbei ist es vorteilhaft, einen neutralen Diskussionsleiter einzuschalten, der die Sachinformationen aus den oft emotionsgeladenen und verallgemeinernden Stellungnahmen herausfiltert. Dies geschieht am besten durch W-Fragen: Wie, wann, wer? usw.

Beispiel

In der Auseinandersetzung mit der Stationsärztin beschwert sich eine Pflegende: „Immer, wenn wir mitten in der Arbeit stecken, wollen Sie Visite machen!" Der Diskussionsleiter fragt daraufhin nach: „Wie oft kam das vor? Wann ist für Sie ein günstiger Zeitpunkt für die Visite?"

Sollten sich bei der Konfliktbeschreibung Zweifel ergeben, ob die im ersten Schritt gemachten Aussagen und Vereinbarungen noch gültig sind, ist nochmals mit dem ersten Schritt zu beginnen.

3. Konflikt versachlichen

Die Aussagen und Behauptungen aus dem vorherigen Schritt werden im dritten Schritt möglichst von allen Emotionen und unsachlichen Verallgemeinerungen befreit, bis – oft erst nach mehreren Zwischenschritten – eine gemeinsam getragene, **sachliche Beschreibung** des Konflikts vorliegt. Diese weist meist bereits auf eine mögliche Lösung hin.

Beispiel

Eine sachliche Beschreibung des Konflikts im obigen Beispiel lautet: Es bestehen unterschiedliche Vorstellungen, wann ein günstiger Zeitpunkt für die Visite ist. Die Pflegenden finden es z. B. günstig, die Visite in den späteren Vormittag zu legen, nachdem die Arbeitsspitzen vorüber sind, der Stationsarzt findet einen früheren Termin günstig.

Es wird deutlich, dass die Lösung darin besteht, einen für beide Seiten tragbaren Visitenzeitpunkt zu finden; ein Kompromiss ist hier erforderlich. Sollte es nicht gelingen, eine Konfliktbeschreibung zu finden, der alle Beteiligten zustimmen können, muss nochmals von vorne begonnen werden; u. U. liegen mehrere Konflikte vor.

Die Verknüpfung mehrerer Konflikte läuft oft auf eine Art „Handel" hinaus: „Gibst du mir hier nach, komme ich dir da entgegen." Um eine befriedigende Lösung zu finden, muss aber jeder Konflikt für sich gelöst werden – also zurück zum ersten Schritt: Wir haben zwei Konflikte.

4. Lösung aushandeln

Im vierten Schritt müssen die Beteiligten zunächst alle möglichen **Lösungen sammeln und bewerten.** Nach dem Grundsatz „Alles ist möglich" darf keine Lösung von vornherein ausgeschlossen werden. Hier ist Kreativität gefragt. Oft liegt die beste Lösung außerhalb dessen, was zunächst vorgeschlagen wurde. Dann werden die Lösungen bewertet: Was spricht dafür und was dagegen? Ziel ist ein Konsens, also eine Entscheidung für eine Lösung, der alle Beteiligten zustimmen.

Beispiel

Im Beispiel erntet der Vorschlag einer Pflegenden, nachmittags Visite zu machen, zunächst nur Verwunderung. Ein anderer Vorschlag, für einen Teil der Patienten früher, für den anderen Teil später Visite zu machen, findet ebenfalls kaum Zustimmung. Die Lösung beinhaltet dann etwas von beidem: Für die pflegeintensiven Patienten soll die Visite nachmittags, für alle anderen vormittags nach 10 Uhr stattfinden. Nach einer Erprobungszeit von einem Monat soll darüber gesprochen werden, ob diese Lösung tatsächlich praktikabel ist.

5. Umsetzen und beibehalten

Nachdem so viel Aufwand betrieben wurde, eine tragbare Lösung zu finden, kann niemand daran interessiert sein, schon bald wieder in einen Konfliktlösungsprozess eintreten zu müssen. Im letzten und fünften Schritt geht es darum, die Umsetzung – evtl. auf Probe – festzulegen. Auch wird beschlossen, was geschehen soll, wenn sich ein Beteiligter nicht an die Vereinbarungen hält. Solche „Sanktionen" müssen keine Strafen sein. Wer aber ernsthaft an einer Lösung interessiert ist, kann nichts dagegen haben, „Ausreißer" von vornherein zu vermeiden.

Wenn der Konflikt eskaliert

Es gibt auch Konflikte, bei deren Lösung die Beteiligten scheitern. Oft schwelen Konflikte lange, die Vorgeschichte ist voll von Missverständnissen, Kränkungen und Beschuldigungen, sodass kaum Hoffnung auf eine einvernehmliche Lösung besteht. In diesem Fall muss zunächst von einem Dritten (meist dem Vorgesetzten) eine vorläufige Lösung angeordnet werden, um nach einer Phase der Beruhigung eine echte, definitive Lösung zu erarbeiten.

Sind Konflikte erst eskaliert, sind sie viel schwerer zu lösen. Daher ist es wichtig, rechtzeitig zu intervenieren. Wenn der Konflikt eigentlich auf der Beziehungsebene stattfindet („die Ärzte halten sich für etwas Besseres und nehmen nie Rücksicht auf unsere Interessen"), ist es schwierig, ihn auf der Sachebene („einvernehmliche Visitenzeiten") zu lösen, ohne den dahinter liegenden Konflikt zu klären (→ 39.2.1).

39.4.3 Eskalation vermeiden

Angehörige der sozialen Berufe sind mehr als Angehörige anderer Berufsgruppen bereit, die eigenen Bedürfnisse hintanzustellen und sich nach den Wünschen der von ihnen Betreuten zu richten. Sie entwickeln dabei oft ein hohes Maß an Duldsamkeit.

Dieses Verhalten ist im Konfliktfall wenig hilfreich. Oft vergeht zu viel Zeit, in der der Konflikt unnötig eskaliert, bis der Leidensdruck groß genug ist, etwas zu unternehmen. Dann bringt der berühmte Tropfen aber gleich ein ganzes Fass zum Überlaufen: Was sich seit Langem angestaut hat, entlädt sich z. B. in einem Wutausbruch, in einer Beschimpfung oder Trotzreaktion (*Aggression* → 16.4.2). Eine Rückkehr zu einer sachlichen Auseinandersetzung ist nach einer solchen Explosion enorm schwer und schlimmstenfalls unmöglich.

Keine Konfliktvermeidung

Nicht der Konflikt ist schlimm und soll vermieden werden, sondern seine Eskalation. Zur Vermeidung einer Eskalation ist Mut zur Offenheit und Sachlichkeit nötig: Nie löst sich ein Konflikt von selbst.

SPICKZETTEL

- **Konfliktarten:** Beziehungskonflikt, Ziel- und Interessenkonflikt, Methodenkonflikt, Beurteilungs- und Bewertungskonflikt, Verteilungskonflikt, struktureller Konflikt.
- **Eskalationsstufen:** 1. Win-Win (beide Parteien sind an einer Lösung interessiert), 2. Win-Lose (beide Parteien sind nur noch an der Durchsetzung der eigenen Position interessiert), 3. Lose-Lose (beide Parteien verlieren, jeder ist nur noch daran interessiert, dem anderen Schaden zuzufügen).
- **Fünf Schritte der Konfliktlösung:** 1. Konflikt realisieren, 2. Konflikt beschreiben, 3. Konflikt versachlichen, 4. Lösung aushandeln, 5. Lösung umsetzen und beibehalten.

39.5 Interaktion in Gruppen und Teams

Die vorgestellten Kommunikationsmodelle (→ 39.2) zeigen, dass individuelles Verhalten nicht isoliert betrachtet werden kann, sondern immer durch die **Interaktion** mit anderen Personen **innerhalb einer Gruppe** oder **eines Teams** beeinflusst wird.

Für die Beziehungen zwischen Pflegenden und Patienten, aber auch für die Beziehungen der Mitarbeitenden untereinander sind die (sozial-)psychologischen Erkenntnisse zur Gruppe hilfreich: So tragen z. B. wechselseitige Anerkennung und Kooperation innerhalb eines Pflegeteams nicht nur zur Zufriedenheit des Patienten bei, sondern auch zur Berufszufriedenheit der Pflegenden.

Gute Zusammenarbeit gelingt dann, wenn sich die Teammitglieder in ihrer Unterschiedlichkeit respektieren und anerkennen, dass jede Person, mit ihrer speziellen Profession und ihrem Erfahrungshintergrund (wie Alter, Geschlecht, Herkunft oder Kultur) einen wichtigen Beitrag zum Gruppenziel leistet. Eine Voraussetzung dafür ist, dass Zeit für Teamgespräche und Konfliktbearbeitung zur Verfügung steht und sich jedes Teammitglied in diese Gespräche aktiv einbringt.

Soziales Kraftfeld

Der Psychologe *Kurt Lewin* prägte den Ausdruck **soziales Kraftfeld,** der beinhaltet, dass es keine Situation gibt, die für einen Menschen neutral ist. Jede Situation ist subjektiv gefärbt und besitzt anziehende oder abstoßende Kräfte. Die dynamische Struktur des sozialen Kraftfelds (z. B. in einer

Gruppe) bestimmt somit das individuelle Verhalten einer Person in der jeweiligen Situation [9].

39.5.1 Einstellungen und Vorurteile

Haltung und Einstellung → 49.1.2

DEFINITION

Einstellung: Gelernte Bereitschaft, bestimmte Objekte (Menschen, Gruppen, Situationen, leblose Dinge) in einer bestimmten Weise wahrzunehmen.

Eine **Einstellung** kann nicht direkt beobachtet, sondern nur aus dem beobachteten Verhalten eines Menschen erschlossen werden, z. B. aus verbalen Äußerungen oder beobachtbaren Handlungen.

Einstellungen dienen dem Menschen zur Orientierung in seiner komplexen sozialen Umwelt. Sie können dabei mehrere Funktionen haben:

- Durch die Übernahme von Einstellungen einer Gruppe wird man von ihr geachtet und anerkannt
- Sie vereinfachen die komplexe Welt und geben eine Anleitung für angemessenes Verhalten in neuen Situationen
- Durch Projektion eigener negativer Einstellungen auf andere Personen kann man sich vor negativen Gefühlen gegenüber sich selbst schützen (→ 39.3.3).

Selektive Wahrnehmung

Als besonders bedeutsam wird der Einfluss von Einstellungen auf die menschliche Informationsverarbeitung angesehen **(selektive Wahrnehmung).** Einstellungen beeinflussen nachweislich:

- Welche Informationen aktiv gesucht oder auch vermieden werden
- Wie Informationen wahrgenommen und bewertet werden
- Welche Informationen im Gedächtnis gespeichert werden (→ 2.1).

Soziale Vorurteile und **Stigmatisierungen** (*griech.* stigma = Merkmal) sind eine besondere Form der Einstellung. Als wertende Vorstellung von bestimmten Menschen oder Gruppen schreiben sie einer Person oder Gruppe allgemeine (meist negative) Merkmale zu, ohne die individuellen Unterschiede zu berücksichtigen. Diese Zuschreibungen werden auch bei eigentlich sich widersprechenden Erfahrungen nicht verändert, weil sie im Sinne des Vorurteils umgedeutet werden, z. B. „Alle Ausländer sind faul, aber der fleißige türkische Kollege, den ich kenne, ist eine Ausnahme, der die Regel bestätigt". Ebenso wie Einstellungen haben Vorurteile eine Orientierungsfunktion, führen aber aufgrund ihrer Starrheit und der unzulässigen Verallgemeinerungen zu fehlerhaften Schlussfolgerungen.

Vorurteile entstehen häufig ohne eigene Erfahrungen und Kontakte mit dem „Vorurteilsobjekt", d. h. gegenüber bestimmten Gruppen, ohne diese zu kennen. Der **Abbau von Vorurteilen** ist sehr schwierig. Direktes Kennenlernen mehrerer Angehöriger einer stigmatisierten Gruppe in einem interaktionsfördernden Umfeld, gemeinsame Ziele und gemeinsames Tun können dazu beitragen, Fremdheit abzubauen und Vertrautheit und Sicherheit zu schaffen.

39.5.2 Gruppe und Team

DEFINITION

Gruppe: Drei oder mehr Personen, die über eine gewisse Zeit in Interaktion stehen und sich wechselseitig beeinflussen. Merkmale einer Gruppe sind:

- Definierte Anzahl von Mitgliedern
- Gemeinsames Ziel oder Interesse
- Gruppenstruktur, Rollenverteilung
- Kommunikationswege
- Gemeinsame Normen (→ 49.1.1) und Werte (→ 49.1.2)
- Gruppenzusammenhalt („Wir-Gefühl").

Team: Gruppe, bei der die Beiträge aller Mitglieder zum Erreichen eines gemeinsamen Ziels oder zur Lösung einer gemeinsamen Aufgabe eingebracht werden.

Innerhalb einer **Gruppe** oder eines **Teams** können gemeinsame Ergebnisse erzielt werden, die gegenüber der individuellen Leistung der einzelnen Mitarbeitenden einen Mehrwert haben.

Formelle und informelle Gruppen

Innerhalb von Organisationsstrukturen werden verschiedene Arten von Gruppen unterschieden:

Bei **formellen Gruppen** sind die Ziele, Normen und Rollen ausdrücklich und nach rationalen Kriterien festgelegt. So bildet die Organisationsstruktur im Krankenhaus oder in einem ambulanten Pflegedienst (→ 47.1.2) den Rahmen der Arbeitsbeziehungen zwischen den einzelnen Mitarbeitenden. Die Hierarchie *(Rangfolge)* innerhalb dieser Organisation legt die Entscheidungs- und Weisungsbefugnisse der Mitarbeitenden fest, d. h., je höher die Rangfolge innerhalb der Organisationsstruktur, desto größer ist auch der Verantwortungsbereich. Ein Pflegeteam ist eine formelle Gruppe, weil sie durch den Arbeitszusammenhang gebildet wird.

Bei **informellen Gruppen** bilden sich Gruppenmerkmale wie Rollen und damit Rangfolgen spontan, z. B. im Freundeskreis. In größeren Gruppen und bestehenden Organisationen – wie z. B. in der Krankenhausorganisation – entstehen neben der offiziell festgelegten formellen Struktur eigenständige und informelle Gruppen. Die formelle Struktur garantiert, dass die betrieblichen und leistungsorientierten Ziele erreicht werden, während die informellen Gruppen den individuellen, emotionalen und sozialen Bedürfnissen der Mitarbeitenden Rechnung tragen.

Heterogene Teams und Teambildung

Homogene Teams setzen sich aus Menschen ähnlicher Qualifikation zusammen, während **heterogene Teams** unterschiedliche, sich ergänzende Qualifikationen vorhalten. Zunehmend werden auch Pflegeteams heterogener, weil neben Hauswirtschaftskräften, Alltagsbetreuenden, Hilfskräften, Pflegefachpersonen auch akademisch qualifizierte Pflegende unterschiedlicher Spezialisierungen das Team ergänzen können. In diesem Zusammenhang spricht man auch von **Skill-Mix** oder **Qualifikationsmix.**

Beispiel

In einem Pflegeteam kommt es immer wieder zu Konflikten, weil die Pflegefachpersonen bei schlecht heilenden Wunden die Wundmanagerin nicht oder zu spät hinzuziehen. Es stellt sich im Teamgespräch heraus, dass die Pflegenden den Eindruck haben, ihnen würden Fehler in der Wundversorgung unterstellt, wenn es zu Problemen kommt. Die Einbeziehung der Wundmanagerin erleben sie als „Scheitern" ihrer Pflege – während die Wundmanagerin den Eindruck hat, dass ihr Wissen nicht geschätzt wird.

Worauf ist zu achten, damit eine gute **Zusammenarbeit in heterogenen Teams** gelingt? Eine gemeinsame professionelle Sprache und ein gemeinsames Berufsethos sind die Basis der Teamarbeit, ebenso ein Bewusstsein dafür, dass die Heterogenität eine Bereicherung ist und die Voraussetzung für eine gute Pflege ist. Die Hauswirtschaftskräfte oder Alltagsbegleitenden beobachten andere Ressourcen oder mögliche Pflegeprobleme als eine akademische gebildete Pflegeexpertin, weil sie die Pflegebedürftigen anders erleben, einen anderen Zugang zu ihnen finden und eine andere Perspektive einnehmen.

Damit sich alle Teammitglieder ernst genommen und als gleichberechtigte Mitglieder akzeptiert fühlen, sollte Zeit in die **Teambildung** investiert werden. Dazu gehört der gemeinsame Austausch über Beobachtungen und pflegerische Herausforderungen (→ Abb. 39.18). Hier ist die Teamleitung besonders gefordert, jede Perspektive zu Wort kommen zu lassen und zu würdigen. Auch wenn in einem heterogenen Team nicht alle das Gleiche tun, wirken sie zusammen und sind gleich wichtig. Dafür ist erforderlich, dass erkannt wird, für welche Pflegeprobleme Spezialwissen erforderlich ist und dass die Bereitschaft besteht, dieses einzubeziehen. Das erfordert Offenheit, sich die eigenen fachlichen Grenzen einzugestehen und gleichzeitig ein sensibles Vorgehen der Pflegeexpertinnen. Es kann sonst schnell zu Konflikten kommen. Hilfreich ist, wenn für alle transparent ist, wer über welches Wissen bzw. welche Qualifikation verfügt und mit welcher Qualifikation welche Aufgabe übernommen werden darf.

Gruppenstrukturen: Rolle und Position

Einflussfaktor Rolle → 15.3.1

i DEFINITION

Rolle: Individuelle Verhaltenserwartungen gegenüber einer Person, die eine bestimmte Funktion in einer Gruppe hat (→ 15.3.1).

Position: Platz, den eine Person innerhalb einer Gruppe einnimmt, statischer Aspekt einer Rolle.

Die Personen innerhalb einer Gruppe stehen in vielfältigen Beziehungen zueinander: Die **Gruppenstruktur** bildet sich aus dem

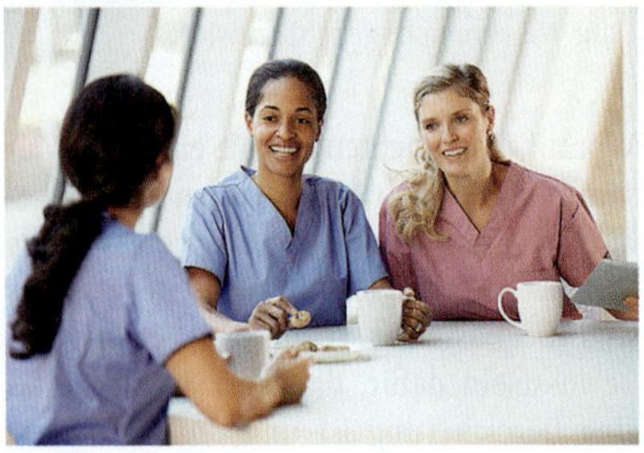

Abb. 39.18 Alle Teammitglieder sind gleichwertig und gleichberechtigt. Damit sich auch heterogene Teams als Team fühlen, muss die Perspektive aller berücksichtigt werden. [J787]

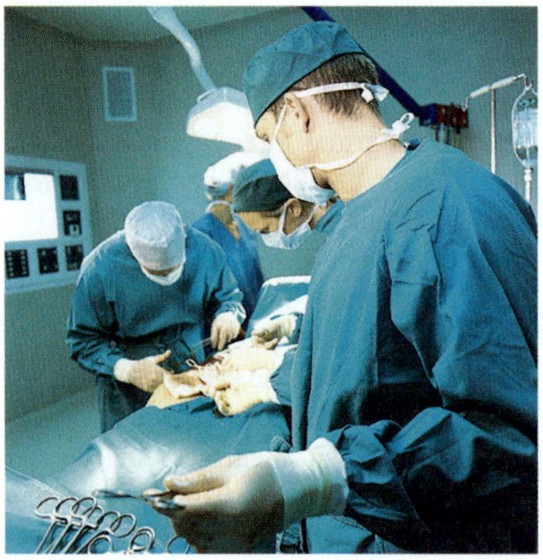

Abb. 39.19 Nur durch das Zusammenspiel aller Mitglieder eines Teams kann das gemeinsame Ziel erreicht werden. [J787]

Muster der Beziehungen der Gruppenmitglieder, die unterschiedliche **Positionen** einnehmen. Die **Regeln,** wer was wann tut, gestalten die Interaktionen zwischen den Gruppenmitgliedern.

Gruppenstrukturen lassen sich gut am Beispiel eines Operationsteams nachzeichnen: Jedes Mitglied agiert von einer bestimmten Position aus, wobei jede Position durch bestimmte Aufgaben beschrieben werden kann. Jede Position steht wiederum mit allen anderen Positionen in Beziehung. Dabei sind bestimmte Kommunikationsmuster typisch. Der Erfolg einer Operation hängt einerseits von individuellen Leistungen ab, z. B. des Chirurgen, ist aber andererseits nur durch eine koordinierte Anstrengung des gesamten Teams zu erreichen (→ Abb. 39.19).

In Gruppen können sich typische Rollen-Positionen entwickeln, die die Dynamik prägen. Der österreichische Psychoanalytiker und Psychiater *Raoul Schindler* [10] beschrieb diese in seinem **Rangdynamikmodell** folgendermaßen:

- Es gibt die **Alpha-Position,** die eine Führungsrolle einnimmt. Das muss nicht unbedingt die Person sein, die per Hierarchie die Führungsposition innehat. Die Person, die diese Rolle innehat, agiert zielorientiert und motiviert die Gruppe, ihre Pläne umzusetzen
- Daneben nimmt die **Beta-Position** eine neutrale Expertenrolle ein, die auf Basis von Fachwissen berät. Diese Position steht in der Regel loyal zur Führungsrolle und wird die Alpha-Position nur stürzen, wenn sie das Wohl der Gruppe und die Zielerreichung durch die Alpha-Position gefährdet sieht
- Die **Gamma-Position** bezeichnet die Gruppenmitglieder, die zuarbeiten, ohne einen Führungsanspruch zu erheben
- Eine besondere Rolle nimmt dagegen die **Omega-Position** ein, die eine kritische Gegenposition zur Alpha-Position darstellt. Sie ist ein wichtiger Bestandteil der Gruppe, weil sie oft frühzeitig Probleme aufdeckt. Sie wird aber oft als störend empfunden und hat einen schweren Stand in der Gruppe.

Zusätzlich zur Einteilung der Rollen nach dem gruppendynamischen Modell können in Teams immer wiederkehrende Rollenverteilungen beobachtet werden, die mit der Persönlichkeit der Teammitglieder zusammenhängen. Teammitglieder nehmen deshalb häufig die gleichen Rollen in verschiedenen Gruppen ein. Diese Team-Rollen werden beispielsweise von dem britischen Forscher *Raymond Meredith Belbin* [11] so eingeteilt:

Die handlungsorientierte Rolle

- Macher: Übernimmt schnell Verantwortung, arbeitet konzentriert auch unter Druck und sorgt für rasche Entscheidungen
- Umsetzer: Arbeitet zuverlässig und diszipliniert
- Perfektionist: Arbeitet genau, zuverlässig und sorgt für die Einhaltung aller Details. Prüft lieber alles persönlich.

Die kommunikationsorientierte Rolle

- Koordinator: Arbeitet selbstsicher, entschlusskräftig und kommunikativ. Koordiniert und delegiert Aufgaben
- Team-Arbeiter: Sorgt für ein angenehmes Arbeitsklima und Harmonie
- Wegbereiter: Baut nützliche Kontakte außerhalb des Teams auf und findet neue Lösungsmöglichkeiten.

Die wissensorientierte Rolle

- Neuerer/Erfinder: Arbeitet kreativ und bringt neue, auch ungewöhnliche Ideen ein. Findet auch für schwierige Probleme Lösungen
- Beobachter: Arbeitet nüchtern und strategisch, verschafft sich einen Überblick über alle relevanten Möglichkeiten
- Spezialist: Richtet sein Interesse vorwiegend auf den fachlichen Teil der Arbeit und bringt dort sein Expertenwissen ein.

Damit Teams gut funktionieren, ist der richtige Rollenmix wichtig. Dabei muss nicht jede Rolle in jedem Team vertreten sein, es kommt auf die jeweilige Aufgabe an. Eine Person kann auch mehrere Rollen gleichzeitig übernehmen, beispielsweise die Macher- und Erfinder-Rolle.

Im Gesundheitswesen ist die **Teamarbeit interprofessionell,** unterschiedliche Berufsgruppen sind an der Betreuung, Versorgung, Diagnostik und Behandlung der Patienten beteiligt. Jede Profession hat dabei eine eigene Rolle, nur im Zusammenspiel kann ein optimales Ergebnis für den Patienten erzielt werden.

An die Pflegenden werden vielfältige Anforderungen und damit auch Rollenerwartungen gestellt (→ Abb. 39.20), die zu Intra- und Inter-Rollen-Konflikten (→ 15.3.1) führen können.

SPICKZETTEL

Gruppenstrukturen

- **Formelle Gruppen:** Rollen und Rangfolgen sind innerhalb der Organisationsstruktur festgelegt (z. B. Ärzte, Stationsleitung, Pflegende im Krankenhaus).
- **Informelle Gruppen:** Rollen und Rangfolgen bilden sich spontan heraus (z. B. im Freundeskreis).
- **Rolle:** Individuelle Verhaltenserwartung an eine Person in ihrer Funktion
- **Position:** Rang bzw. Funktion innerhalb einer Gruppe.
- **Rangdynamik-Modell:** Alpha-Position (Führungsrolle); Beta-Position (Expertenrolle); Gamma-Position (Zuarbeitende ohne Führungsanspruch); Omega-Position (Opposition).
- **Team-Rollen:** Handlungsorientiert (Macher, Umsetzer, Perfektionist), kommunikationsorientiert (Koordinator, Team-Arbeiter, Wegbereiter), wissensorientiert (Neuerer/Erfinder, Beobachter, Spezialist).

39.5.3 Gruppenführung

Das Entscheidungsverhalten in einer Gruppe hängt davon ab, welche Führungsprozesse ablaufen. Während die **Führungsfunktion** eigentlich von jedem Team- bzw. Gruppenmitglied übernommen werden kann, ist die **Leitungsfunktion** an eine Person gebunden, die formal eingesetzt wird, z. B. die Stationsleitung. Eine gute Leitung zeichnet sich allerdings dadurch aus, dass sie ihr Team nicht nur leitet, sondern auch führt.

Die Unterteilung der klassischen **Führungsstile** in „autoritär", „demokratisch" und „laissez-faire" geht auf den deutschen Sozialpsychologen *Kurt Lewin* zurück. Je nach Führungsstil der Leitung werden die Wünsche und Erwartungen der Teammitglieder berücksichtigt [21].

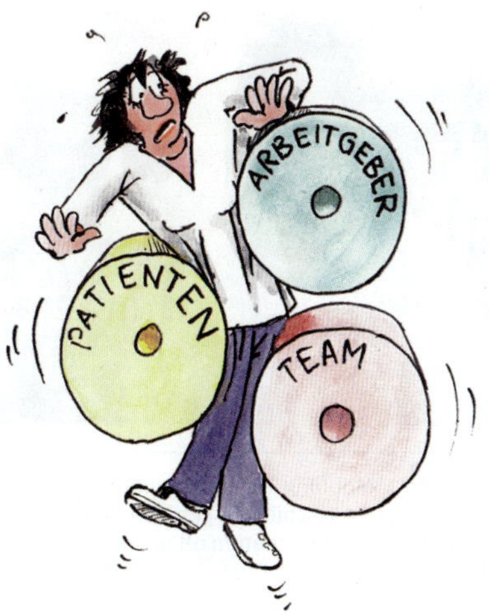

Abb. 39.20 Um langfristig im Pflegeberuf zufrieden arbeiten zu können, achten Pflegende darauf, dass sie nicht zwischen den verschiedenen Rollenerwartungen aufgerieben wird und dass die eigenen Interessen nicht zu kurz kommen. [L142]

Der Zusammenhang zwischen dem Führungsverhalten und der Gesundheit der Beschäftigten gilt mittlerweile als belegt [12], [13]. Deshalb wird gute Führung auch als wichtiger Beitrag zur Erhaltung von Gesundheit und Leistungsfähigkeit von Teams betrachtet.

Autoritärer Führungsstil

Autoritärer Führungsstil zeichnet sich durch starke Lenkung und Kontrolle durch die Führungsperson aus, die sich nicht von ihren Mitarbeitenden beeinflussen lässt. Die Entscheidungs- und Handlungsbefugnis obliegt ausschließlich der Führungsperson. Anordnungen und Handlungsvorgaben durch die Führungsperson müssen von Mitarbeitenden eingehalten werden.

Demokratischer oder partizipativer Führungsstil

Gespräche, Abstimmung und v. a. gegenseitiger Respekt zwischen Führungspersonen und Mitarbeitenden stehen beim **demokratischen Führungsstil** im Vordergrund. Es wird Wert auf Vertrauen und Toleranz gelegt: Mitspracherecht und Handlungsfreiheiten werden ermöglicht, Kooperationsbereitschaft gefördert. Das Pflegeteam wird in die Entscheidungsprozesse einbezogen, erhält Anerkennung für die geleistete Arbeit. Die Führungsperson ist kritikfähig und kompromissbereit.

Laissez-faire-Stil

Führung im eigentlichen Sinne fehlt beim **Laissez-faire-Stil** (*franz.* = Treibenlassen): Richtungsweisung, aber auch eine koordinierte Aufgabenverteilung bleiben aus. Folgen sind z. B. mangelnde/fehlende Aufgabenerfüllung, lückenhafte Dokumentation und lückenhafte/mangelnde Information der Mitarbeitenden. Der Arbeitsablauf ist unkoordiniert, niemand fühlt sich für etwas zuständig.

Situativer Führungsstil

Der situative Führungsstil geht davon aus, dass es den einen idealen Führungsstil nicht gibt. Denkt man z. B. an eine Notfallsituation, in der eine Person das Kommando übernehmen muss, um den Patienten retten zu können, wären lange Diskussionen und demokratische Abstimmungen fehl am Platz. So passt sich der Führungsstil der jeweiligen Situation und den darin agierenden Menschen an, was der Führungsperson allerdings viel abverlangt. **Situatives Führen** heißt der Ansatz der beiden US-amerikanischen Forscher *Paul Hersey* und *Ken Blanchard.* Die Führungsperson reagiert hierbei flexibel auf die anstehenden Aufgaben und die Persönlichkeiten der Mitarbeitenden. Deren „Reifegrad" und die jeweilige Situation entscheiden darüber, ob die Führungsperson diktiert, argumentiert, partizipiert oder delegiert [14], [15], [16].

Transformationaler und transaktionaler Führungsstil

Die Grundannahme des **transaktionalen Führungsstils** ist die des Austauschs: Gibt die Führungsperson einem Mitarbeiter, was er sich wünscht, so bekommt sie im Austausch dafür, was sie von ihm erwartet, z. B. beim Führen durch Zielvereinbarungen. Doch reines Rationalitäts- und Effizienzdenken macht noch keine erfolgreiche Führung aus.

In den letzten Jahren hat sich Führungsforschung vermehrt der Frage gewidmet, inwieweit das Ansprechen von Emotionen wesentlich für gute Führung ist. Das kennzeichnet den **transformationalen Führungsstil,** bei dem die Führungsperson durch Ausstrahlung, Glaubwürdigkeit und Inspiration überzeugt. Den Mitarbeitenden wird Vertrauen entgegengebracht und ihre Selbstverantwortung gestärkt. Sie bekommen Raum für eigene Initiativen; so sollen Neuerungen und Veränderungsbereitschaft gefördert werden. Die Vorzüge des transformationalen Führungsstils werden durch viele Studien belegt [17]. Für die Gesundheit der Beschäftigten hat sich der „Leader-Member-Exchange" als besonders vorteilhaft erwiesen. Hier steht die gute individuell gestaltete Beziehung zwischen Führungskraft und Mitarbeitendem im Fokus [13].

SPICKZETTEL

Führungsstile

Autoritär: Starke Lenkung und Kontrolle durch die Führungsperson; Mitarbeitende haben keine Entscheidungsbefugnisse.
Demokratisch/partizipativ: Mitarbeitende werden in Entscheidungen einbezogen, erhalten Handlungsfreiräume und Anerkennung durch die Führungsperson.
Laissez-faire: Fehlende Führung und Koordination durch Führungsperson; fehlende Zuordnung von Verantwortlichkeiten.
Situativ: An die Erfordernisse der jeweiligen Situation und an die Fähigkeiten der Mitarbeitenden angepasstes Führungsverhalten.
Transaktional: Führung durch Zielvereinbarungen.
Transformational: Führungsperson überzeugt und motiviert durch ihre Persönlichkeit, fördert Eigeninitiative und Veränderungsbereitschaft der Mitarbeitenden.

39.5.4 Mobbing und Bossing

Der Begriff **Mobbing** wurde seit Anfang der 1990er-Jahre im deutschen Sprachraum populär; entsprechende Bücher tragen Untertitel wie etwa „Psychoterror am Arbeitsplatz". Das Kunstwort „Mobbing" entstammt dem *engl.* „to mob" und bedeutet u. a. „über jemanden herfallen, angreifen, anpöbeln". Mobbing kann von Kollegen oder Vorgesetzten ausgehen. Wenn das Mobbing ausschließlich durch Vorgesetzte betrieben wird, spricht man auch von **Bossing.**

Mobbing als Verlust von Anerkennung

20 % der Beschäftigten in der Pflege geben bei Umfragen an, im Laufe ihres Arbeitslebens von Mobbing betroffen gewesen zu sein [18].

Mobbing ist eine extreme Form des Verlusts von Anerkennung und Akzeptanz der Pflegenden untereinander. Nach *Heinz Leymann,* der als Pionier in der Mobbingforschung gilt, kann man fünf Klassen von Handlungen unterscheiden, die, wenn sie wiederholt und über einen längeren Zeitraum auftreten, Mobbing ausmachen [19]:

- Angriffe auf die Möglichkeit zu kommunizieren: In den Pausen wird die Person

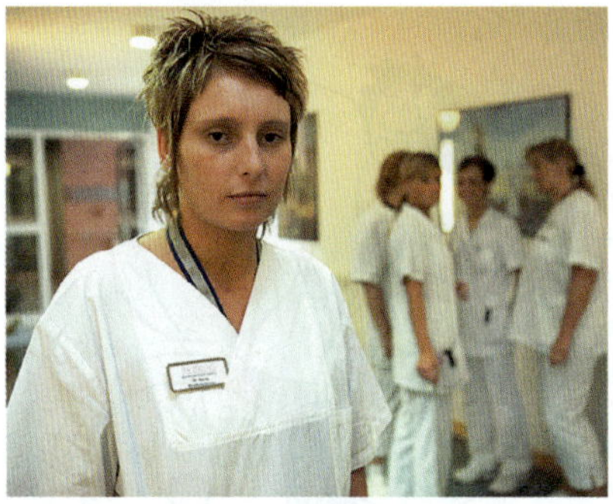

Abb. 39.21 Mobbing – auch abschätzige Blicke, Tuscheln und Ausschließen gehören dazu. Für die Betroffenen ist die Situation oft unerträglich. [K157]

z. B. geschnitten, niemand redet mit ihr mehr als das Nötigste. Wichtige Informationen werden ihr vorenthalten (→ Abb. 39.21)
- Angriffe auf die sozialen Beziehungen: Die betroffene Person wird z. B. nicht mehr zu Besprechungen eingeladen
- Angriffe auf das soziale Ansehen: Es werden z. B. Gerüchte, Unwahrheiten und Witze zulasten der betroffenen Person erzählt, die sie in ein negatives Licht rücken
- Angriffe auf die Qualität der Berufs- und Lebenssituation: Weil die betroffene Person von wichtigen Informationen ausgeschlossen ist, leiden ihre Arbeitsergebnisse
- Angriffe auf die Gesundheit: Wenn es niemand sieht, wird der Person z. B. eine Türe in den Rücken geknallt oder ein Bein gestellt.

Durch Mobbing-Handlungen wird das Leistungsvermögen der betroffenen Person manchmal so stark beeinträchtigt, dass sie u. U. langfristig nicht mehr in der Lage ist, ihre Fähigkeiten angemessen einzubringen und ihre beruflichen Aufgaben wahrzunehmen. Die ständigen Kränkungen nagen am Selbstwertgefühl, Depressionen sind die Folge (→ Abb. 39.22). Am Ende eines jahrelangen Mobbings steht oft die Berufs- bzw. Arbeitsunfähigkeit.

Mobbing als Folge struktureller Probleme

Mobbing ist kein „Zufall". Es lassen sich **strukturelle Merkmale** der Arbeitssituation erkennen, die das Auftreten von Mobbing begünstigen. Mobbing ist Folge einer Entwicklung, in der durch **Führungsschwäche, Gleichgültigkeit** oder nicht mehr kompensierbare **Arbeitsüberlastung** das Minimum an gegenseitiger Anerkennung und Bestätigung der Mitarbeitenden untereinander verloren geht. Es werden dann Sündenböcke gesucht, an denen Stress und Frust abreagiert werden. Damit aus

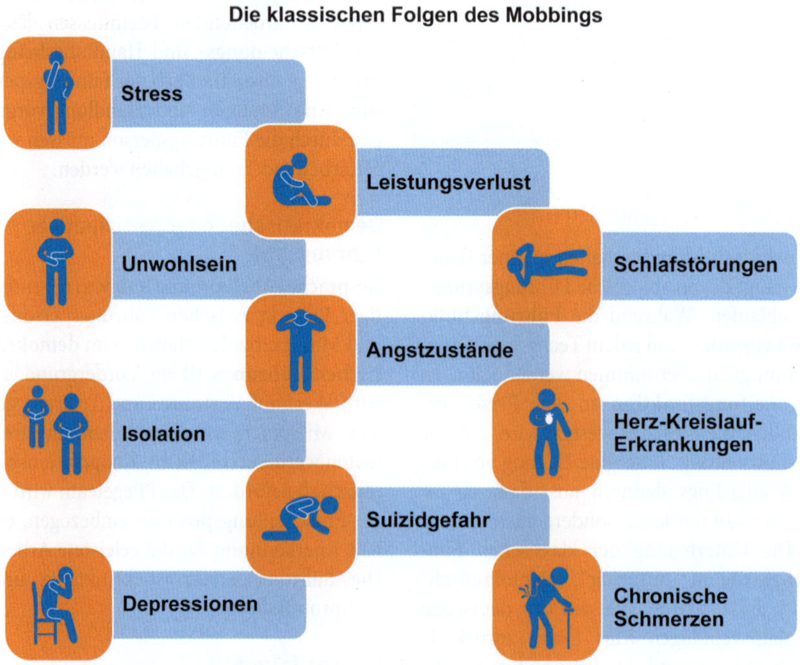

Abb. 39.22 Mobbing kann schwere gesundheitliche Folgen haben. [L143]

Neid, Antipathie, Frustration oder falsch verstandenem Ehrgeiz Mobbing wird, bedarf es begünstigender Umstände im Betrieb. Oft sind es die Führungspersonen, die ein Mobbingklima fördern, indem sie nicht entschieden genug den Anfängen entgegentreten oder sogar selbst mobben, um von eigenen Fehlern abzulenken.

Verantwortungsvolle Unternehmen gehen offensiv mit dem Thema Mobbing um. Es werden beispielsweise Betriebsvereinbarungen mit den Betriebsräten abgeschlossen, die deutlich machen, dass ein Mobbing-Verhalten nicht geduldet wird, und in denen klare Regeln im Umgang damit vereinbart werden.

Wie können Betroffene reagieren?

Es ist nicht einfach, den Teufelskreis Mobbing aus eigener Kraft zu durchbrechen. Doch gerade in der Anfangsphase lassen sich Konflikte vielleicht durch ein klärendes Gespräch lösen. Auch für das eigene Selbstbewusstsein ist es besser, aktiv zu werden und das Mobbing nicht nur stumm zu erleiden. In jedem Fall ist es hilfreich, das Mobbing für andere sichtbar zu machen. Gute Ansprechpartner im Betrieb sind dafür die Vorgesetzten oder die Personalleitung (wenn es sich nicht um Bossing handelt), die betrieblichen Interessenvertretungen, Gleichstellungsbeauftragte oder auch der Betriebsarzt. Es gibt aber auch außerbetriebliche Anlaufstellen bei Gewerkschaften, Kirchen oder Wohlfahrtsverbänden, die Beratung anbieten.

Die *Bundesanstalt für Arbeitsschutz und Arbeitsmedizin (BAuA)* hat in einer Broschüre Empfehlungen für die Betroffenen zusammengestellt [20]. → Tab. 39.5 gibt einen Überblick.

Es gibt nicht das typische Mobbingopfer, es gibt allerdings besonders gefährdete Berufsfelder und Personengruppen. Die sozialen Berufe und Gesundheitsberufe gehören zu den stärker Mobbing-gefährdeten Berufsfeldern. Frauen, Auszubildende und ältere Beschäftigte sind häufiger betroffene Personengruppen.

Nicht wegschauen

Kollegen, die wahrnehmen, dass jemand im Team systematisch gemobbt wird, sollten ebenfalls aktiv dagegen vorgehen. Sie können das Thema in Teambesprechungen einbringen oder eine Supervision einfordern. Mobbing zerstört Teams und schadet dem Arbeitsklima.

Bossing als gezieltes Herausdrängen aus dem Arbeitsverhältnis

Vorgesetzte sind überdurchschnittlich häufig am Mobbing beteiligt, laut einer Umfrage der *BAuA* gehen fast 40 % der Mobbing-Aktivitäten von Vorgesetzten aus [20].

Die psychische Belastung für die Betroffenen ist umso größer, wenn der Vorgesetzte die treibende Kraft für das Mobbing ist. Die von *Leymann* beschriebenen Mobbing-Handlungen entfalten durch die Machtposition des Vorgesetzten eine noch verheerendere Wirkung. In einigen Unternehmen gilt Bossing als „günstiges“ Mittel, um Beschäftigte zur Kündigung und so aus dem Betrieb zu drängen.

Beim Bossing haben Betroffene kaum eine Chance, ohne fremde Hilfe dagegen anzugehen. Kollegen haben in dieser Situation häufig Angst, selbst Ziel der Mobbing-Attacken des Vorgesetzten zu werden, und bieten deshalb in der Regel wenig Unterstützung. Neben dem Einschalten der Personal- oder Betriebsräte ist hier eine frühe Rechtsberatung sinnvoll.

Rechtliche Situation

Es gibt zwar in Deutschland kein eigenes Anti-Mobbing-Gesetz, wie beispielsweise in Schweden. Dennoch greifen auch hier Gesetze, die Mobbing-Opfer schützen. Das **Grundgesetz** endet nicht am Werkstor, und auch das **Betriebsverfassungsgesetz** gibt vor, dass Arbeitgeber Gesundheit und Entfaltung der Persönlichkeit der Beschäftigten fördern und schützen müssen. Das heißt, Arbeitgeber müssen alles tun, um Mobbing zu unterbinden. Seit 2006 ist außerdem das **Allgemeine Gleichstellungsgesetz (AGG)** in Kraft. Wenn die Mobbinghandlungen eine Form der Diskriminierung, z. B. aufgrund des Geschlechts, der Religionszugehörigkeit, einer Behinderung, der sexuellen Orientierung oder des Alters darstellen, können sich Mobbing-Opfer auch auf das AGG berufen. Hier kann Beratung und Unterstützung bei der Antidiskriminierungsstelle des Bundes eingeholt werden, die als Anlaufstelle für Betroffene eingerichtet wurde.

Der erste Schritt, sich rechtlich gegen das Mobbing zu wehren, sollte immer eine Beschwerde bei den zuständigen betrieblichen Stellen sein. Dabei ist es immer möglich und auch ratsam, ein Mitglied des Betriebs- oder Personalrats hinzuziehen.

- Eine Beschwerde muss vom Arbeitgeber geprüft werden, und er muss Stellung beziehen
- Die Mobbing-Betroffenen haben die Möglichkeit, Schadensersatz- und Schmerzensgeldansprüche geltend zu machen
- Je nach Einzelfall können strafrechtliche Konsequenzen für die Täter drohen, z. B. wegen Beleidigung, Nötigung oder Körperverletzung.

SPICKZETTEL

Mobbing und Bossing

- **Mobbing:** Willkürliche Ausgrenzung am Arbeitsplatz, häufig durch Führungsschwäche und dauerhafte Arbeitsüberlastung verursacht.
- **Bossing:** Gezieltes Herausdrängen aus dem Arbeitsverhältnis durch Vorgesetzte.
- **Unterstützung für Mobbingopfer:** „Verbündete“ im Kollegenkreis, Personal- oder Betriebsrat, Rechtsberatung der Gewerkschaften, evtl. Geschäftsleitung informieren.
- **Rechtliche Situation:** Aus verschiedenen Gesetzen ergibt sich ein Mobbingverbot; Opfer können Schadensersatz und Schmerzensgeld einfordern.

Tab. 39.5 Empfehlungen für den Umgang mit Mobbing. [20]

Verhalten im Team	• Frühzeitig wehren • Aussprache mit dem Täter/der Täterin suchen • Ursachen des Konflikts suchen und Lösungsvorschläge machen • Kompromissbereitschaft zeigen • Kolleginnen und Kollegen ansprechen und Verbündete suchen.
Unterstützung suchen	• Inner- und außerbetriebliche Hilfs- und Beratungsangebote nutzen • Rechtsberatung, z. B. der Gewerkschaften, nutzen • Personal-/Betriebsrat einschalten, evtl. die Geschäftsleitung informieren • Vorgänge aufzeichnen • Tagesprotokoll über die eigene Arbeitsleistung anfertigen.
Selbstfürsorge	• Stressabbau durch Sport, Entspannungstechniken etc. • Aufbauende Angebote nutzen, z. B. Fortbildungen, Selbsthilfegruppen, Beratung • Auszeit nehmen, z. B. Urlaub oder Kur antreten.

40

INFORMATION, SCHULUNG, BERATUNG UND ANLEITUNG

Angelika Zegelin
German Quernheim (40.5)
Martin Schieron

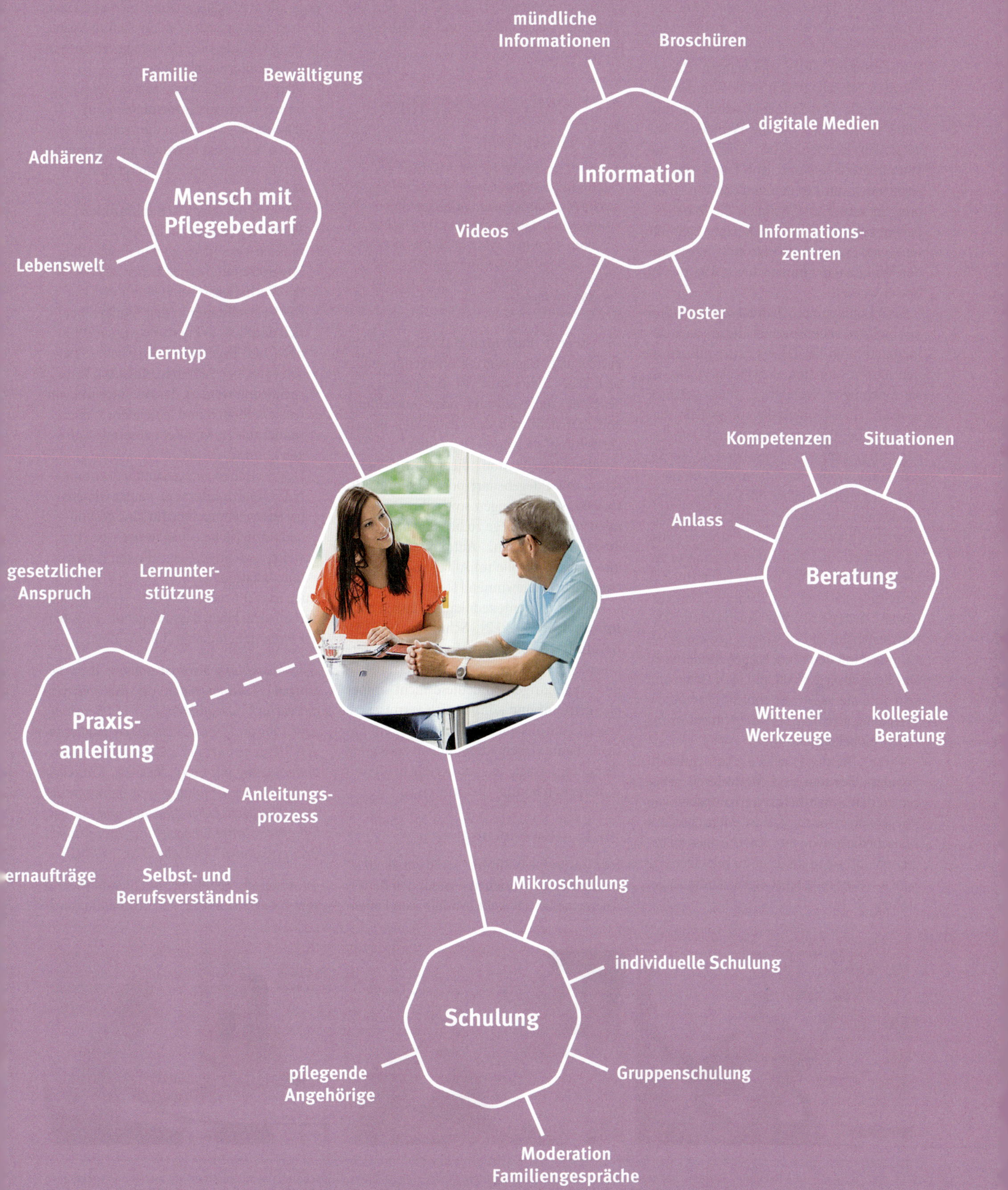

Mensch mit Pflegebedarf
Familie
Bewältigung
Adhärenz
Lebenswelt
Lerntyp
Information
mündliche Informationen
Broschüren
digitale Medien
Videos
Informations-zentren
Poster
Beratung
Kompetenzen
Situationen
Anlass
Wittener Werkzeuge
kollegiale Beratung
Praxis-anleitung
gesetzlicher Anspruch
Lernunter-stützung
Anleitungs-prozess
ernaufträge
Selbst- und Berufsverständnis
Schulung
Mikroschulung
individuelle Schulung
Gruppenschulung
pflegende Angehörige
Moderation Familiengespräche

Herr Schmidt, 75, ist an einem Diabetes mellitus Typ 2 erkrankt. Er leidet schon seit Langem an „offenen Beinen“, was ihn sehr belastet. Zweimal pro Woche kommt eine Wundexpertin eines ambulanten Pflegedienstes. Sie schaut sich seine Wunden an, erneuert die Verbände und schult ihn und seine Ehefrau, wie sie die Wunden selbst versorgen können. Auch erklärt sie die Wundmaterialien und gibt Tipps, was sie sonst noch tun können, um die Wundheilung zu verbessern. Seitdem die Wundexpertin kommt, fühlen sich Herr Schmidt und seine Frau viel sicherer im Umgang mit den Wunden, die nun auch von Tag zu Tag besser werden.

Frau Dahlmann, 65, betreut schon seit drei Jahren ihren Lebenspartner, der an einer Demenz erkrankt ist. Da sein Zustand sich in den letzten Monaten verschlechtert hat, ist sie zunehmend erschöpft. Erstmals sucht sie deshalb eine Demenz-Beratungsstelle auf, die von einer Pflegefachperson und Demenzexpertin geleitet wird. Diese berät sie, was sie tun kann, wenn ihr Mann sich morgens nicht ankleiden möchte oder nachts immer wieder aufsteht. Auch ermutigt die Demenzexpertin sie, sich wieder mehr um sich selbst zu kümmern und sich Unterstützung zu suchen. Sie erfährt, dass in ihrer Nähe eine Tagespflegeeinrichtung ist, die ihren Mann tageweise betreuen könnte. Auch lädt die Demenzexpertin sie zu einem gemeinsamen Gespräch mit den erwachsenen Kindern ein. Das Beratungsgespräch hilft Frau Dahlmann sehr und sie ist zuversichtlich, dass sie die Betreuung ihres Partners mit Unterstützung weiter hinbekommen wird.

Diese Beispiele zeigen: **Informieren, Schulen, Beraten** und **Moderieren** gehören zu den wesentlichen Kernaufgaben von Pflegefachpersonen. Ziel ist, Menschen mit Pflegebedarf sowie ihre Angehörigen zu begleiten und sie in die Lage zu versetzen, ihr Leben weiter möglichst eigenständig zu gestalten.

Anleiten ist eine weitere Aufgabe von Pflegefachpersonen. Diese bezieht sich vor allem auf Auszubildende und andere beruflich tätige Personen (→ 40.5).

40.1 Patientenedukation

i DEFINITION

Patientenedukation (*engl.* patient education): Pädagogische und psychologische Maßnahmen zur Verbesserung des Gesundheitszustands. Menschen sind immer Teil eines Systems. Daher richten sich alle Aktivitäten immer auch an Bezugspersonen bzw. die Familie der betroffenen Person.

Der Begriff **Patientenedukation** ist ein Fachbegriff. Das zugrunde liegende englische Wort „education“ ist weit gefasst – es bedeutet auch Bildung oder Ausbildung und darf nicht mit dem deutschen Begriff „Erziehung“ gleichgesetzt werden.

Patientenedukation dient dazu, Menschen mit Pflegebedarf oder gesundheitlichen Einschränkungen sowie ihre Angehörigen zur Selbstpflege zu befähigen. Das soll ihnen ermöglichen, Autonomie, Würde und Selbstkontrolle im Alltag zu bewahren oder zurückzugewinnen [1], [2].

Bei der Patientenedukation lassen sich **Information** (→ 40.2), **Schulung** (→ 40.3), **Beratung** (→ 40.4) und **Moderation** unterscheiden [3]. Im Kontakt mit Betroffenen und Angehörigen sind diese nicht immer klar getrennt und können sich vermischen. Das ist zum Beispiel der Fall, wenn ein Patient beim Üben der Stomaversorgung (Schulung) fragt, wie es beruflich für ihn weitergehen könnte (Beratung).

40.1.1 Bedeutung

Jede Gesundheitsstörung – und vor allem jede chronische Krankheit – ist für den Betroffenen eine Lernaufgabe. Mithilfe von Patientenedukation lässt sich die Bereitschaft fördern, diese Aufgabe anzunehmen und einen Beitrag zum eigenen Wohlergehen zu leisten. Weitere Gründe, die Betroffenen verstärkt in ihre Genesung einzubeziehen:

- Menschen mit Erkrankungen werden immer mehr zu **„informierten Entscheidern“.** Sie haben die Wahl zwischen mehreren Behandlungsoptionen und benötigen dafür Hintergrundinformationen
- Die Zahl der **chronisch erkrankten Menschen** nimmt zu. Diese Menschen müssen Veränderungen in ihren Alltag integrieren und vieles lernen, z. B. wichtige Verhaltensregeln (→ Abb. 40.1)
- Die **Verweildauer** in den Kliniken hat sich deutlich verkürzt. Betrug sie 1991 noch 14,0 Tage, lag sie 2019 bei 7,2 Tagen [4]. Über Patientenedukation kann vermieden werden, dass es aufgrund von Unsicherheiten und fehlendem Wissen wiederholt zu Krankenhauseinweisungen kommt
- Das Erreichen von Gesundheitskompetenz (**Health Literacy**) – einer wissensbasierten Kompetenz für eine gesundheitsförderliche Lebensweise – ist eine weitere wichtige Zielgröße von Patientenedukation.

Auch das Pflegeberufegesetz (PflBG) fordert ausdrücklich, dass Pflegende Aufgaben der Patientenedukation übernehmen:

„Die Ausbildung soll insbesondere dazu befähigen (1), die folgenden Aufgaben eigenverantwortlich auszuführen: […] 1 f.) Beratung, Anleitung und Unterstützung von zu pflegenden Menschen bei der individuellen Auseinandersetzung mit Gesundheit und Krankheit sowie bei der Erhaltung und Stärkung der eigenständigen Lebensführung und Alltagskompetenz unter Einbeziehung ihrer sozialen Bezugspersonen“. (§ 5 Abs. 3 Nr. 1 PflBG)

Information, Schulung und Beratung sind somit Gegenstand in den Ausbildungsord-

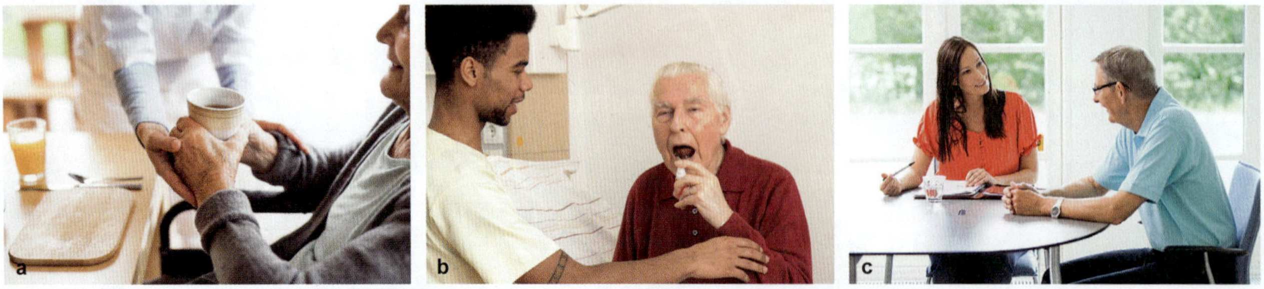

Abb. 40.1 Informieren – Schulen – Beraten. Pflegende übernehmen diese Aufgaben, indem sie z. B. ältere Menschen hinsichtlich einer ausreichenden Trinkmenge informieren (a), in der Nutzung des Asthmasprays schulen (b) oder Menschen zum Umgang mit einer chronischen Erkrankung beraten (c). [J787, K115]

nungen der Pflegeberufe geworden. Auch in Expertenstandards (→47.7.1) und klinischen Behandlungspfaden (→47.6.2) spielt die Edukation eine große Rolle.

Die Notwendigkeit zur Patientenedukation wird zudem in diversen **Pflegetheorien** aufgegriffen. Auch die **Gesundheitswissenschaft** hat durch eine Reihe von Erkenntnissen die Patientenedukation beeinflusst, u. a. durch das Wissen über die Bedeutung von subjektiven Krankheits- und Gesundheitstheorien. Die wesentlichen theoretischen Grundlagen der Patientenedukation sind in der Übersicht zusammengefasst (→Tab. 40.1). Neben den aufgeführten Beispielen existieren noch zahlreiche andere Konzepte.

Netzwerk Patientenedukation

Das **Netzwerk Patienten- und Familienedukation in der Pflege e. V.** (www.patientenedukation.de) koordiniert Aktivitäten im Bereich der Patientenedukation, dient dem Austausch und führt z. B. Tagungen durch. Dabei geht es um eine Weiterentwicklung pflegebezogener Information, Schulung und Beratung. Auf dieser Website finden sich auch zahlreiche gute Beispiele von preisgekrönten Broschüren, bei denen man sich gute Anregungen holen kann.

Forschung

Der Bedarf und die Anforderungen an Information, Schulung und Beratung sind Gegenstand aktiver **Forschung,** in Deutschland hauptsächlich in Medizin, Psychologie und Gesundheitswissenschaften. Forschungsfragen betreffen z. B. Komplikationen, Krankenhausverweildauer und Kontaktaufnahme der Betroffenen zum Gesundheitssystem. Auch subjektiv empfundene Beeinträchtigungen bzw. die Lebensqualität werden erhoben. International finden sich zahlreiche Studien zur Patientenedukation.

SPICKZETTEL

Patientenedukation

- **Pädagogische und psychologische Maßnahmen:** Informieren, Schulen, Beraten, Moderieren zur Verbesserung des Gesundheitszustands.
- **Partizipation:** Einbeziehung des pflegebedürftigen Menschen und der Angehörigen in den Genesungsprozess.
- **Ziele:** Befähigung zur Selbstpflege, Erhalt/Wiedererlangung von Autonomie, Würde und Selbstkontrolle im Alltag.
- **Theoretische Grundlagen:** Pflegetheorien *(Henderson, Orem),* Salutogenese-Modell *(Antonovsky),* Health-Belief-Modell, Stressmodell *(Lazarus),* Empowerment.

40.1.2 Voraussetzungen seitens der Pflegenden

Kommunikationsmodelle (→39.2)
Gespräche führen (→39.3)

Die Pflegenden benötigen für die Aufgaben der Patientenedukation zusätzliche Fachkenntnisse: Neben Expertenwissen in einzelnen Bereichen der Pflege sind für die Patientenedukation – ähnlich wie bei der Praxisanleitung (→40.5) – **pädagogische und psychologische Kenntnisse** erforderlich:

- Alltagsrelevante Aspekte ansprechen
- Möglichst viel visualisieren, anschaulich machen, z. B. durch Zeichnungen, Modelle, Beispiele
- Praktische Übungsmöglichkeiten anbieten
- Aufnahmefähigkeit der Person nicht durch ein Überangebot an Informationen überfordern
- Pausen berücksichtigen, Rückmeldung geben, loben und ermutigen
- Bei den vermittelten Inhalten Prioritäten setzen; nicht alle Aspekte sind gleich wichtig
- Familiäres und soziales Netzwerk für eine positive Verstärkung nutzen.

Generell ist es bei der Patientenedukation günstig, wenn immer dieselbe Pflegefachperson die Verantwortung für die zu beratende Person im Lernprozess übernimmt. Von grundlegender Bedeutung ist eine **wertschätzende Haltung** der Pflegeperson gegenüber den Betroffenen.

Fachkompetenz

Die Beratenden sollten ihre eigenen Grenzen kennen und bei Bedarf Experten hinzuziehen. Je nach Themenspektrum erfordert die Patientenedukation eine hohe Fachkompetenz, wie sie etwa durch akademisch ausgebildete klinische Pflegespezialisten (*Advanced Nursing Practice,* →51.4.5) gewährleistet wird [5].

40.1.3 Situation der Betroffenen

Eine Erkrankung kann für den Betroffenen und sein Umfeld einen tiefen Einschnitt darstellen. Je nach Schwere der Erkrankung ist das gesamte Familiensystem betroffen. Für alle ist die **Bewältigung der neuen Situation** eine Herausforderung (→Abb. 40.2). So können sich die Rollen ändern, z. B. wenn Jugendliche die Aufgaben der erkrankten Mutter übernehmen müssen oder wenn ältere Eltern plötzlich pflegebedürftig werden. Beziehungen gestalten sich neu – aber nicht zwangsläufig kommt es durch die Krankheit zu Beziehungsbrüchen. Familien können durch Pflegesituationen auch zusammenwachsen und ihren Zusammenhalt stärken. Eine lang andauernde Pflegeübernahme führt allerdings oft zu einer enormen Überlastung der Angehörigen. Hier ist die beratende Begleitung der Angehörigen sehr wichtig.

Die Perspektiven der Betroffenen und der Familienmitglieder sind meist unterschiedlich: Besonders anfänglich geben die Betroffenen häufig Verantwortung ab, weil sie Sorgen haben, die Situation nicht bewältigen zu können.

Tab. 40.1 Theoretische Grundlagen der Patientenedukation

Ansatz	Ziele	Beispiele
Pflegetheorien	• Das Wissen und den Willen von Betroffenen bestärken • Sie darin unterstützen, ihre täglichen Lebensaktivitäten möglichst selbstständig auszuführen • Ihre Ressourcen stärken und gesundheitsrelevantes Wissen vermitteln • Maßgeschneiderte Angebote für alle Betroffenen finden.	• Modell der 14 Grundbedürfnisse nach Virginia Henderson (→50.3.4) • Das Modell der Selbstpflege nach Dorothea E. Orem (→50.3.4).
Gesundheitswissenschaftliche Modelle	• Das Kohärenzgefühl (→16.1.2) der Betroffenen fördern und ihnen helfen, die Dinge „in den Griff" zu bekommen • Die Selbstwirksamkeit fördern und ihnen helfen, einen eigenen Beitrag zu ihrer Gesundung zu leisten • Ängste reduzieren und die Betroffenen durch Wissen befähigen, ihr „Schicksal" selbst in die Hand zu nehmen.	• Salutogenese-Modell von Aaron Antonovsky (→16.1.2) • Health-Belief-Modell (→16.1.4) • Stressmodell nach Lazarus (→16.1.5) • Empowerment (→16.3.1).

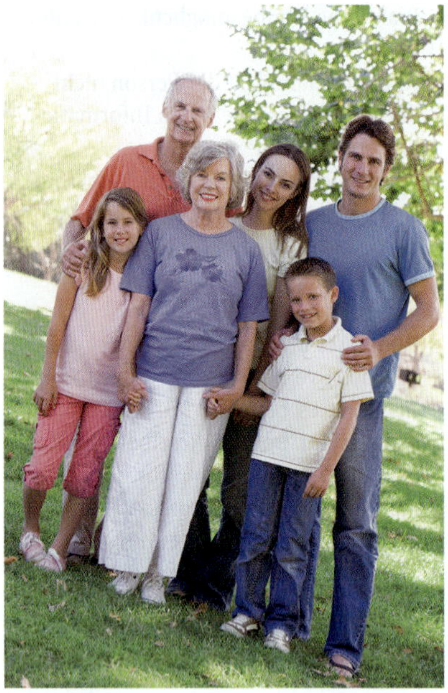

Abb. 40.2 Bei der Patientenedukation ist immer die Perspektive der gesamten Familie zu berücksichtigen. Oft ist das ganze Familiensystem betroffen. [J787]

Lerntypen

Menschen lernen unterschiedlich. Die pädagogische Psychologie unterscheidet **verschiedene Lerntypen.** Manche Menschen begreifen eher über das praktische Tun, andere müssen zuerst die Hintergründe verstehen. Auch die Nutzung der einzelnen Sinne ist verschieden, u. a. werden Typen des Sehens *(visuell),* des Hörens *(auditiv)* und des Tuns *(motorisch)* differenziert (→ Abb. 40.3). Es hat sich herausgestellt, dass Menschen Dinge besser im Gedächtnis behalten, wenn verschiedene Kanäle kombiniert werden. Die Merkleistung ist:

- Beim bloßen Zuhören mit 20 % am niedrigsten
- Beim bloßen Sehen 30 %
- Bei der Kombination von Hören *und* Sehen 50 %
- Beim Nachsprechen weiter gesteigert
- Beim selbstständigen Durchführen mit 90 % am höchsten.

Mitarbeit der Betroffenen

Für eine dauerhaft erfolgreiche Behandlung ist die **Mitarbeit** der erkrankten Person entscheidend. Insbesondere bei langfristigen, oft einschneidenden Maßnahmen (z. B. Einhalten einer Diät) ist es sehr wichtig, dass die chronisch erkrankten Menschen den gemeinsam vereinbarten Behandlungsplan einhalten. Das wird auch als Therapietreue oder **Adhärenz** bezeichnet *(engl.* „adherence", einhalten, befolgen). Diese beinhaltet eine (anfängliche) Übereinkunft zwischen der betroffenen Person und der Pflegefachperson (oder der Ärztin), die im weiteren Verlauf eingehalten wird. Eine Adhärenz setzt das informierte Einverständnis der betroffenen Person voraus. Grundlage dafür ist, dass die Person ihre Erkrankung akzeptiert und bewusst einer Behandlung zustimmt [6].

Früher wurde meist der Begriff **„Compliance"** (Fügsamkeit, einhalten, befolgen) verwendet. Damit war gemeint, dass die betroffene Person dem ärztlichen Rat folgt und das empfohlene Verhalten wie Einnahme eines Medikaments oder Einhalten einer Diät zeigt. Therapietreue im Sinne von Compliance bedeutete also, dass die betroffene Person das tut, was der Arzt von ihr verlangt. Diese Sichtweise gilt heute als nicht mehr zeitgemäß.

Werden Abmachungen nicht eingehalten, wird das als **Non-Adhärenz,** früher als **Non-Compliance,** bezeichnet. Eine Non-Adhärenz kann viele Ursachen haben: So können im Alltag unerwartete Schwierigkeiten auftreten – etwa, wenn die Beschaffung von Medikamenten, die Kosten oder die Zeitumstände zum Problem werden. Genauso können plötzliche Ereignisse die Situation verändern und Einfluss auf die Adhärenz haben.

Die Bedeutung der eigenen Lebenswelt

Letztlich müssen sich die Betroffenen und ihre Angehörigen mit den Veränderungen **in ihrer eigenen Lebenswelt** arrangieren und **Alltagswissen** im Umgang mit ihrer Krankheit entwickeln. Dieses Alltagswissen gilt es zu respektieren. Der berufliche Auftrag der Pflegenden ist es, notwendiges Wissen zu vermitteln und so die Selbstständigkeit der Betroffenen vorzubereiten.

Betroffene stellen vor allem Alltagsfragen in Bezug auf die Erkrankung – sie wollen kein verkleinertes Profi-Wissen! Solche Fragen stellen sie eher den Pflegenden als der Ärztin.

Seitens der Pflegenden ist daher eine entsprechende Kompetenz nötig, um das jeweilige Informationsbedürfnis und eine drohende Überforderung bei den Betroffenen und ihren Angehörigen zu erkennen: So hat es z. B. keinen Sinn, eine Ehefrau in vielen Informations- und Beratungsgesprächen zu veranlassen, ihren demenzkranken Partner weiterhin zu Hause zu betreuen, wenn sie bereits zu diesem Zeitpunkt am Ende ihrer Kräfte ist.

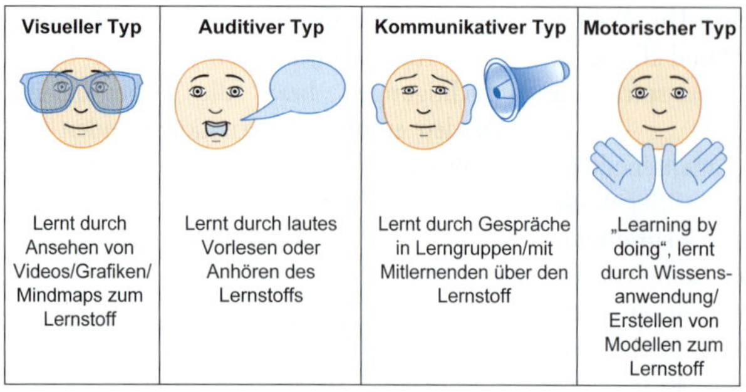

Abb. 40.3 Überblick über die verschiedenen Lerntypen. [L143]

Konzept zu Patientenedukation erstellen

Für psychologisch-pädagogische Tätigkeiten in der Pflege ist es grundsätzlich wichtig, ein **Konzept** zu haben und die Maßnahmen der Patientenedukation als „Programm" zu etablieren. Um die Maßnahmen nicht dem „Zufall" zu überlassen, empfehlen sich Gesprächsleitfaden oder Checklisten zum Abhaken, Kitteltaschenkarten o. Ä. (→ Abb. 40.4). Diese gehören zur Pflegedokumentation, auch mit Zeitangaben und Unterschrift, und erlauben später eine Evaluation der edukativen Maßnahmen.

SPICKZETTEL

Herausforderungen der Patientenedukation

- Veränderungen des Rollen- und Beziehungsgefüges im sozialen Umfeld der betroffenen Person.
- Risiko der Überforderung pflegender Angehöriger.
- Berücksichtigung unterschiedlicher Lerntypen (visuell, auditiv, motorisch).
- Maßnahmen an die individuelle Alltagswirklichkeit der Betroffenen anpassen.
- Konzept zur Patientenedukation entwickeln und Maßnahmen dokumentieren.

Gesprächsleitfaden zur Thromboseprophylaxe (Auszug)

1. Erfragen Sie das **Vorwissen** der Patientin/des Patienten	☐
2. Erklären Sie mit einfachen Worten, was eine **Thrombose** ist und wie es dazu kommt	☐
3. Erläutern Sie kurz die **Risikofaktoren** für eine Thrombose, – Persönliche Risiken: Z. B. frühere Thrombose, höheres Lebensalter, Übergewicht – Akutrisiken: Z. B. operative Eingriffe oder Immobilität	☐
4. Nennen Sie **Anzeichen** und **Gefahren** einer Thrombose	☐
5. Erläutern Sie **Maßnahmen** zur Thrombosevorbeugung – (Früh-Mobilisation) – Bewegungsübungen – Venenkompression – Medizinische Thromboseprophylaxestrümpfe – Medikamentöse Thromboseprophylaxe	☐
6. Leiten Sie zu **Eigenübungen** an und erklären Sie, warum eine ausreichende Flüssigkeitszufuhr wichtig ist (Kontraindikationen beachten)	☐

Abb. 40.4 Beispiel für einen Gesprächsleitfaden zur Patientenedukation. [L143]

40.2 Patienteninformation

DEFINITION

Patienteninformation: Informationen zu Fragen von Gesundheit und Pflege sowie zu Erkrankungen und Untersuchungs- bzw. Behandlungsmöglichkeiten. Diese können mündlich, schriftlich oder digital erfolgen, z. B. in Form von Patientenbroschüren.

Beispiel Information

Susanne T.s Tochter wird zu früh in der 30. Schwangerschaftswoche geboren. Frau T. möchte ihr Kind gerne stillen, doch noch ist die Kleine zu schwach, um an der Brust zu trinken und wird mithilfe einer Sonde ernährt. Frau T. ist in Sorge, nicht genügend Milch zu produzieren. Die Pflegefachperson informiert sie über natürliche Möglichkeiten, die Milchproduktion anzuregen, zum Beispiel über regelmäßiges Ausstreichen der Muttermilch (mindestens 6- bis 8-mal am Tag), die Verwendung einer Milchpumpe oder Brustmassagen vor dem Ausstreichen oder Abpumpen. Damit Frau T. sich weiter informieren kann, gibt ihr die Pflegende eine Broschüre zum „Stillen von Frühgeborenen".

Informieren ist eine besonders häufige Interaktion im Pflegealltag: Pflegende informieren z. B. über die Vorbereitung und den Ablauf einer Darmspiegelung, geben Hinweise zum Besuch des MDK-Gutachters, weisen auf Selbsthilfegruppen hin oder erklären die Medikamenteneinnahme.

In der Regel überwiegt hierbei die mündliche Information. Ein **strukturiertes Gespräch,** das sich an Vorgaben zu Inhalt und Ablauf orientiert, sichert eine umfassende Information des Patienten. Dieses kann durch Leitfäden und schriftliche Ergänzungen, z. B. eine Patientenbroschüre, unterstützt werden [7].

Der Jurist Volker Großkopf weist darauf hin, dass auch vor Pflegeinterventionen (z. B. Einlauf, Verbandwechsel) Information und Einverständnis der betroffenen Personen wichtig sind [8].

Informationsbroschüren

Um Informationen auch schriftlich weitergeben zu können, eignen sich Broschüren. Diese werden in ein Informationsgespräch eingebettet. Selbsthilfegruppen, Krankenkassen, Stiftungen (z. B. *Krebshilfe*), Bundesbehörden (z. B. *Bundeszentrale für gesundheitliche Aufklärung*) und auch bestimmte Akteure der Gesundheitsindustrie (z. B. Pharmaunternehmen) bieten zahlreiche Broschüren kostenlos an. Zuvor sollten die Pflegenden die Materialien allerdings sichten und auf ihre Qualität und ihren Inhalt hin prüfen. Fehlt geeignetes Material, so liegt es nahe, eigene Infoblätter oder Broschüren zu entwickeln.

Wichtig ist, vor allem bei selbsterstellten Broschüren, diese von Experten prüfen zu lassen und intern mit der Einrichtung abzustimmen. Erste Entwürfe eines Informationsblatts sollten zudem bei der Zielgruppe getestet und ggf. angepasst werden. Betroffene Menschen haben oft andere Fragen, als die Pflegenden vermuten, und häufig sind die Texte und Abbildungen zu kompliziert.

Als Grundlage zur Entwicklung und Testung von Broschüren kann die „Wittener Liste" des Netzwerks Patientenedukation dienen (→ Abb. 40.5). Diese enthält zehn Kriterien zur Gestaltung von Broschüren und stützt sich auf einschlägige Fachliteratur zur Patientenedukation. Zudem werden darin Qualitätsansprüche – z. B. aus Kriterien evidenzbasierter Patienteninformation – berücksichtigt.

Im Bereich der Information können auch kreative Wege genutzt werden, z. B. Fotomappen, Poster und Videos. In Krankenhäusern eignen sich z. B. Wartezonen oder Fahrstühle zum Aushang von Informationsmaterialien. Bei der Auswahl der Fotos in Patientenbroschüren gibt es einiges zu beachten. Eine Auswahlhilfe kann hier unterstützend eingesetzt werden [9].

Die Zielgruppe beachten

Bestimmte Patientengruppen müssen **speziell berücksichtigt** werden: Kinder oder Jugendliche benötigen altersentsprechende Unterlagen (→ Abb. 40.6). Auch die Bedürfnisse von Menschen mit Migrationshintergrund sollten berücksichtigt werden. Dabei müssen bei der Übersetzung von Texten auch kulturelle Besonderheiten bedacht werden. Zunehmend sind auch Broschüren in „Leichter Sprache" [10] für Menschen mit kognitiven Einschränkungen verfügbar.

1. Zielgruppe und Ziel angegeben?	☐
2. Alltagsbezug vorhanden? Relevanz der Information?	☐
3. Positive Bewältigung beabsichtigt? Persönliche Ansprache?	☐
4. Umfang und Schriftgröße?	☐
5. Verständlichkeit?	☐
6. Layout/Überschriften/Abbildungen/Gliederung?	☐
7. Neuzeitliches Wissen/Literaturstützung/Quellen/Datum?	☐
8. Autorenhinweise/Finanzierung/Abhängigkeit?	☐
9. Weiterführende Hinweise/Adressen?	☐
10. Vollständigkeit?	☐

Abb. 40.5 Wittener Liste zur Erstellung und Bewertung von Broschüren. [T644, L143]

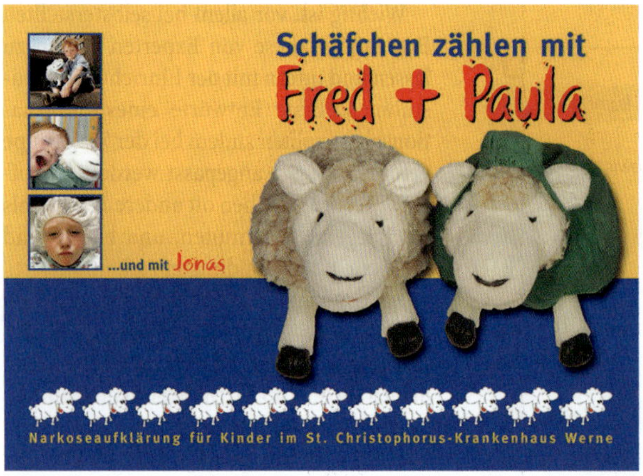

Abb. 40.6 Die Broschüre „Schäfchen zählen mit Fred und Paula" des St.-Christophorus-Krankenhauses Werne erklärt kindgerecht den Ablauf eines Operationstags. [T641]

Digitale Medien

Auch **digitale Medien** – z. B. Podcasts und Apps zur Gesundheitsförderung und Krankheitsbewältigung sowie Videos – bieten Möglichkeiten zur sinnvollen Patienteninformation. Hauptinformationsquelle ist allerdings das **Internet** mit seinem kaum überschaubaren Angebot an spezifischen Webseiten, Foren und sozialen Medien. Hier ist es für die Betroffenen wichtig, unseriöse Informationen schnell zu erkennen. Da dies nicht immer leicht ist, sollten Pflegende die seriösen Internetangebote aus ihrem Fachgebiet kennen und die Betroffenen darauf hinweisen. Das *Aktionsforum Gesundheitsinformationssystem e. V. (afgis)* bietet eine Checkliste mit Qualitätskriterien für medizinische Webseiten an [11]. Das Institut für Qualität und Wirtschaftlichkeit im Gesundheitswesen (IQWIG) stellt auf seiner Internetseite www.gesundheitsinformation.de evidenzbasierte, patientengerecht aufbereitete Informationen zu zahlreichen Gesundheitsfragen zur Verfügung.

Im Gesundheitsfeld haben sich zahlreiche **Online-Beratungen** etabliert, durchaus auch zu Pflegefragen. Hier wäre es wünschenswert, dass sich die beruflich Pflegenden mehr beteiligen [12].

Patienteninformationszentren

Mittlerweile gibt es vielerorts auch **Patienteninformationszentren (PIZ).** In diesen haben Betroffene und Angehörige die Möglichkeit, sich mithilfe einer Bibliothek bzw. Mediathek umfassend zu informieren. Nach dem Vorbild des „Patient Learning Center" in einer Klinik in Boston (USA) wurde 1999 auch in Deutschland ein erstes Patienteninformationszentrum eingerichtet. Das Konzept dafür erarbeitete eine Arbeitsgruppe aus Pflegenden, Pflegestudierenden und Managern in Zusammenarbeit mit dem *Department für Pflegewissenschaft an der Universität Witten-Herdecke.* Im PIZ helfen Pflegende den Betroffenen und Angehörigen, die geeigneten Informationen zu finden. Inzwischen gibt es in vielen Institutionen ähnliche Zentren (→ Abb. 40.7).

40.3 Schulung

DEFINITION

Schulung *(Anleitung, Unterweisung, Training):* Inhalte und Fertigkeiten werden in einem schrittweise geplanten Prozess vermittelt. Am Ende steht ein definiertes Ziel (evtl. mit Überprüfung). Eine Schulung kann sich an einen oder mehrere Adressaten richten.

Beispiel Schulung

Der Pflegefachmann Marten arbeitet auf einer chirurgischen Station und ist ausgebildeter Stomatherapeut. Regelmäßig schult er die Patientinnen und Patienten, die ein Stoma bekommen haben, sowie ihre Angehörigen in einer einstündigen Schulung. In dieser vermittelt er Wissen zu modernen Versorgungsformen, Ernährung, Hautpflege und möglichen Komplikationen, aber auch zu Themen wie Urlaub, Berufstätigkeit und persönliche Herausforderungen im Umgang mit dem Stoma. Er bekommt häufig Rückmeldung von den Betroffenen, die ihm sagen, wie hilfreich diese Schulung für sie ist.

Man unterscheidet folgende **Schulungsformen:**
- Mikroschulungen
- Individuelle Schulungen
- Gruppenschulungen.

Patienten mit chronischen Krankheiten brauchen oft eine aufwändige Patientenedukation, um mit der neuen Situation zurechtzukommen. Hier empfiehlt sich ein schrittweises Vorgehen analog zum Pflegeprozess (→ Kap. 1). In einer Anamnese werden zunächst wichtige Informationen zur Person und Situation erhoben (Alltagssituationen, Lerntyp usw.). Hier gibt es auch zahlreiche diagnosebezogene Assessmentinstrumente zur Patientenedukation. Anschließend werden die Ziele gemeinsam mit dem Patienten festgelegt. Danach erfolgt ein individuell passendes Angebot an Maßnahmen. Wichtig ist, dass die Maßnahmen immer auf ihren Erfolg hin überprüft und bei Bedarf angepasst werden.

40.3.1 Mikroschulungen

Mikroschulungen richten sich an ein bis zwei Adressaten. Unterrichtet wird jeweils *eine* bestimmte Intervention, Verhaltensweise oder Wissensportion. Als Inhalte eignen sich konkrete Maßnahmen, z. B. subkutane Selbstinjektion, Gabe von Sondenkost,

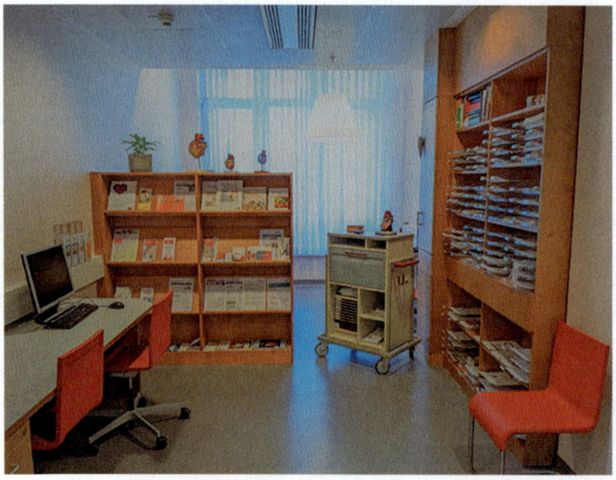

Abb. 40.7 Beratungs- und Informationszentrum (BIZ) am Universitäts-Herzzentrum Bad Krozingen. [T1215]

Medikamentenmanagement [13] oder Umgang mit dem Insulin-Pen. Mikroschulungen sollten nicht länger als eine halbe Stunde dauern und wiederholt werden können. Für jede Mikroschulung liegt ein schriftliches Konzept vor, an dem sich die Durchführenden orientieren [14].

In der Pflege ist eine Vielzahl von Themen denkbar, die für eine standardisierte Mikroschulung aufbereitet werden können. Bei der **Durchführung der Mikroschulungen** sind folgende Punkte zu berücksichtigen:

- Lernfördernde Atmosphäre
- Ängste und Sorgen der Betroffenen
- Möglichkeiten zur Motivation, um das Gelernte in den Alltag zu integrieren
- Hemmnisse bei der späteren häuslichen Umsetzung.

Zunächst sind daher die Voraussetzungen zu klären: die fachlichen und pädagogischen Fachkenntnisse des Anleitenden sowie die Fähigkeiten, Bedürfnisse und Lernmöglichkeiten des Betroffenen.

Mikroschulungen umfassen den aktuellen, evidenzbasierten Wissensstand zum Thema (→ 50.2.5), der in einer Literaturrecherche erarbeitet werden muss. Es muss im Team sichergestellt sein, dass alle Pflegenden das Gleiche vermitteln.

Schritte der Mikroschulungen

- Die Pflegefachperson vermittelt didaktisch und pädagogisch aufbereitete Inhalte in kleinen Lernschritten
- Sie und die zu schulende Person besprechen gemeinsam die Ziele
- Notwendige Inhalte werden evtl. noch ergänzt
- Die Pflegefachperson demonstriert ggf. den Schulungsinhalt
- Die betroffene Person führt die Handlung durch und übt diese ein, die Pflegefachperson beantwortet dabei aufkommende Fragen
- Abschließend wird das Wichtigste in einer Ergebnissicherung noch einmal zusammengefasst, evtl. erfolgt ein Wissenstest
- Die betroffene Person gibt zum Ende der Mikroschulung eine mündliche Rückmeldung. Dieses Feedback ist ein Schritt zur Evaluation der Schulung. Alle Mikroschulungen sollten zusätzlich über einen längeren Zeitraum evaluiert werden.

Das Schulungsmaterial kann durch Kärtchen, Fotos oder ein zusätzliches Merkblatt ergänzt werden. Ausgangslage, Verlauf und Ergebnis der Mikroschulungen sind auf Dokumentationsbögen festzuhalten.

Häusliche Einzelschulungen

Im Rahmen der Pflegeversicherung sind neben Kursen für pflegende Angehörige (§ 45 SGB XI) auch individuelle **häusliche Einzelschulungen** möglich (→ Abb. 40.8). Sie ergänzen die Pflegekurse und bieten ein individuelles Angebot vor Ort an. In der Regel sind es beruflich Pflegende, die z. B. einen Transfer zeigen, eine Bobath-Lagerung erklären, über Schmerzmanagement informieren oder eine Kontinenzberatung durchführen.

Im Prinzip handelt es sich dabei um ein ähnliches Vorgehen wie bei der Mikroschulung, allerdings ohne ein schriftliches Konzept. Es wäre von Vorteil, wenn auch hier ein strukturiertes und wissenschaftsbasiertes Vorgehen gefordert würde.

40.3.2 Individuelle Schulungen

Individuelle Schulungen sind strukturierte Fortbildungen, die sich an Menschen mit bestimmten Erkrankungen richten, z. B. an Menschen mit Asthma, Epilepsie [15] oder Diabetes. In den Schulungen wird besonders darauf geachtet, dass die relevanten Inhalte von der betroffenen Person verstanden und im Alltag umgesetzt werden können (→ Tab. 40.2). Häufig werden diese Schulungskonzepte von der Industrie – meist kostenlos – zur Verfügung gestellt. Für die Patientenedukation in der Pflege müssen diese Programme zu individuellen Schulungen umgearbeitet werden.

Bei komplexen Krankheiten müssen die Betroffenen und Angehörigen viel lernen, um die Veränderungen in ihren Alltag zu integrieren, zum Beispiel wenn eine Person ein Tracheostoma bekommt. Hier sind **umfängliche Programme** notwendig, bestehend aus Mikroschulungen, Beratungen, Broschüren, Familiengesprächen etc. Die Betroffenen sollen zum Experten in eigener Sache werden. Dies kann schon beim ersten Krankenhausaufenthalt vorbereitet werden. Ein gutes Beispiel für ein strukturiertes Programm ist die „Anleitung zur Tracheostoma-Pflege". Dieser Leitfaden für schulende Pflegende ist unter: www.fahl.de abrufbar (unter: Informationen > Leitfaden/Anleitung).

Tab. 40.2 Gesprächskarte Epilepsie. Die Karten im „Kitteltaschenformat" umfassen Schulungs- und Wissensthemen, die in 10 Minuten pro Sitzung oder auch in längeren Gesprächen vermittelt werden können – auch ist es möglich, alle Aspekte in *einem* Gespräch anzusprechen.

Gespräch 3c (Arzt/Pflege)
Inhalt: Freizeitaktivitäten
Epilepsie und Sport • Anfälle werden nicht durch Sport provoziert • 30–80 % aller tödlichen Unfälle passieren im Wasser • GRUNDREGEL: Nicht allein ins Wasser gehen!
Epilepsie und Reisen • Flugreisen selbst sind kein Provokationsfaktor • Schlafentzug und Zeitumstellung jedoch schon • Bei Zeitumstellung mit Tagesverlängerung (Westen) sollte ca. ein Drittel der Tagesdosis nachgenommen werden • Bei hoher Anfallsfrequenz zusätzliche Gabe von Diazepam • Bei langen Reisen: Mitführen eines Notfallausweises.
Reiseerkrankung/Impfung/Prophylaxe • Präparate gegen Reisekrankheit (Kinetose) können Sedierung verstärken bzw. Krampfschwelle beeinflussen • Kohletabletten bei Diarrhö beeinträchtigen Medikamentenresorption ⟶ Wirkspiegel von Antiepileptika sinkt • Prophylaktika gegen Malaria erhöhen Anfallsbereitschaft • Grundsätzlich gleicher Impfschutz nötig • Cholera-, Typhus- und Gelbfieberimpfung: Leicht erhöhtes Komplikationsrisiko.

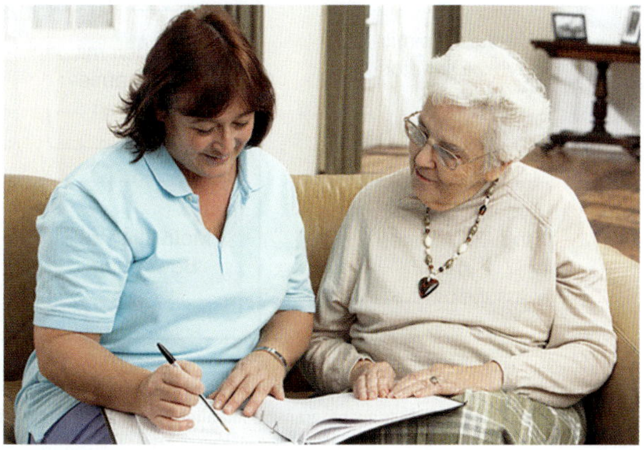

Abb. 40.8 Häusliche Einzelschulung. Diese wird nach Antragstellung durch den Pflegebedürftigen von der Krankenkasse genehmigt. [J787]

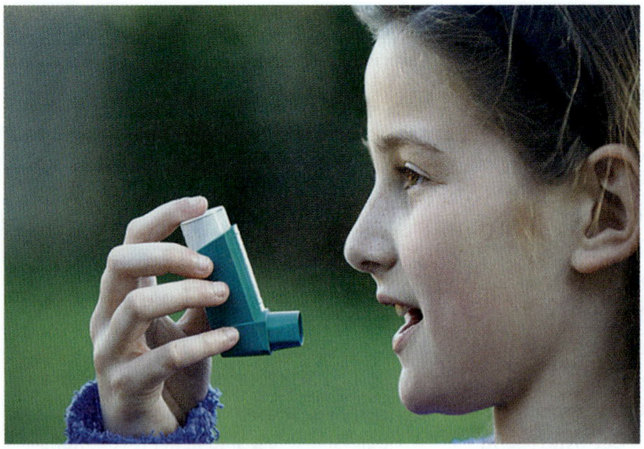

Abb. 40.9 Die Anleitung durch Pflegefachpersonen zur Benutzung eines Inhalationsgeräts ist unverzichtbarer Bestandteil der Asthmaschulung von Eltern und ihren Kindern. [K115]

In anderen Ländern, z. B. in den USA, wird bereits vor der eigentlichen Aufnahme *(prästationär)* Kontakt zu den Betroffenen aufgenommen, um sie auf das Bevorstehende vorzubereiten, z. B. durch eine Schulung zum Umgang mit einer PEG. Auch nach der Entlassung *(poststationär)* sind Information und Beratung entscheidend.

40.3.3 Gruppenschulungen

Einige Gruppenschulungen sind in der Medizin seit Langem bekannt, etwa die Diabetes- oder die Rheumaschulung sowie die Asthmaschulung bei Kindern (→ Abb. 40.9). Fest etabliert ist die Hilfe für Menschen mit Gesundheits- und Krankheitsfragen, beispielsweise in Selbsthilfeorganisationen (→ 17.2.5).

Die Qualität der vorhandenen Schulungsprogramme ist dabei unterschiedlich: Viele Programme sind nicht patienten-, sondern „lehrerorientiert" und sprechen überwiegend die kognitive Ebene (Vermittlung von Wissen) an. Wichtig ist jedoch, dass auch Gefühle, Motivation und Erfahrungen in den Schulungen zur Sprache kommen. Schulungsprogramme sollten zudem nicht nur die Kliniksituation, sondern vor allem auch den Lebensalltag des Betroffenen in den Blick nehmen. Ein Schulungsprogramm für Menschen mit Typ-2-Diabetes kann sich dabei auf grundlegende Inhalte beziehen, aber auch spezifische Probleme in den Blick nehmen, z. B. wenn häufig Hypoglykämien auftreten (→ Abb. 40.10).

Mit dem Aufbau von **Disease-Management-Programmen** (strukturierte Behandlungsprogramme für einzelne Krankheitsbilder, z. B. Asthma) haben die Krankenkassen zunehmend Informationskampagnen gestartet. Auch die Pflegeversicherung fördert einige Beratungs- und Schulungsaktivitäten, z. B. Pflegekurse und individuelle Patientenschulungen im häuslichen Bereich.

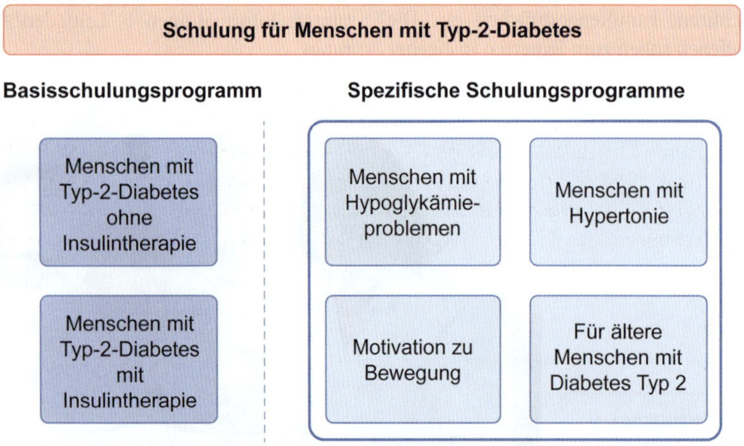

Abb. 40.10 Beispiel für Schulungsprogramme mit allgemeinen und spezifischen Inhalten. [L143]

Gruppenprogramme für pflegende Angehörige

Als Leistung der Pflegeversicherung werden Kurse für **pflegende Angehörige** finanziert. In diese Kurse sind Pflegefachpersonen als Lehrpersonen eingebunden. Untersuchungen zeigen, dass Angehörige mit bestimmten Erwartungen in die Pflegekurse kommen und ihre Zeit knapp bemessen ist. Neben Sachinformationen ist ihnen der Austausch mit anderen wichtig. Sie möchten die Pflegesituation reflektieren und auch etwas für sich selbst tun. In der inhaltlichen Gestaltung dieser Programme ist dies zu berücksichtigen: Es geht also nicht um eine Vermittlung beruflicher Fachpflege, sondern um eine klare Orientierung am Bedarf der Teilnehmenden [16]. Inzwischen werden auch zahlreiche Online-Schulungen angeboten.

Moderation von Familiengesprächen

Seit einigen Jahren übernehmen weitergebildete Pflegende auch zunehmend Klärungsgespräche in den Familien, etwa im Rahmen des Entlassmanagements (→ 47.6.3) oder auch bei langfristig drohender Überforderung daheim [17]. Pflegende, die Familienmoderationen übernehmen, benötigen eine entsprechende Qualifizierung.

SPICKZETTEL

Formen der Patientenschulung

- **Mikroschulungen:** Kurze Schulungen zu einzelnen Interventionen (z. B. zum Medikamentenmanagement oder zum Umgang mit dem Insulin-Pen).
- **Individuelle Schulungen:** Strukturierte Schulungsprogramme, die sich an bestimmte Patientengruppen richten, z. B. Menschen mit Asthma, Diabetes oder einem Stoma.
- **Gruppenschulungen:** Hierzu gehören Disease-Management-Programme der Krankenkassen sowie Kurse für pflegende Angehörige.

40.4 Beratung

Grundlagen der Kommunikation → Kap. 39

DEFINITION

Beratung: Ergebnisoffener und dialogischer Prozess, bei dem eine „maßgeschneiderte", individuelle (Problem-)Lösung vorbereitet wird.

Beispiel Beratung

Der Architekt Matthias König, 55, kümmert sich um seine 87-jährige Mutter, die allein in ihrer Wohnung lebt und zweimal pro Woche von einem Pflegedienst betreut wird. Doch Frau König baut zunehmend ab und ist mit dem Haushalt, dem Kochen und der Körperpflege sichtlich überfordert. Auch kommt sie nur noch selten aus dem Haus und hat kaum noch soziale Kontakte. Ihr Sohn ist besorgt, dass eine Betreuung in den eigenen vier Wänden für Frau König bald nicht mehr möglich ist. Er trifft sich mit der Leiterin des Pflegedienstes zu einem Beratungsgespräch. In diesem spielen die beiden verschiedene Möglichkeiten der zusätzlichen Betreuung durch, wie Tagespflege, stationäre Pflege oder Unterstützung über eine osteuropäische Betreuungskraft. Das Gespräch hilft Herrn König, sich einen Überblick über die vorhandenen Optionen zu verschaffen und anschließend mit seiner Mutter das Gespräch zu suchen.

Im Gegensatz zu Information und Schulung bedeutet **Beratung** ein „ergebnisoffenes" Vorgehen – der Ausgang ist ungewiss. Gemeinsam mit der betroffenen Person wird eine individuelle und passgenaue Lösung erarbeitet. Dazu muss die beratende Person sich auf die Perspektive der Betroffenen einlassen – genau darin liegt die Kunst. Das oberste Qualitätsmerkmal einer gelungenen Beratung ist die Zufriedenheit des Ratsuchenden. Das wichtigste Fundament hierfür ist eine gute Beziehung.

Beratung ist eine Grundkompetenz in der Pflege. In allen Pflegetheorien (→ 50.3) und Beschreibungen zum Berufsbild „Pflege", z. B. in den Rollenbeschreibungen *Hildegard Peplaus* (→ 50.3.4), hat Beratung eine zentrale Bedeutung.

Die Kenntnis der Familiensituation und eine gute Beziehung sind Grundlagen für eine Beratung. Beruflich Pflegende genießen Vertrauen, eine gemeinsame Basis zwischen der ratsuchenden Person und der beratenden Pflegenden ist meist bereits vorhanden.

Beratungsgespräch oder Pflegeberatung?

Pflegeberatung ist als Oberbegriff für Beratungsgespräche in der Pflege *nicht* geeignet. In Deutschland wird unter dem Begriff „Pflegeberatung" eine eher **organisatorisch-rechtliche Beratung im Rahmen des SGB XI** (→ 47.2.2, → 17.2.4) verstanden. Pflegeberatung erfolgt z. B. durch die Angestellten der Pflegekassen, in Pflegestützpunkten, bei kommunalen Stellen sowie durch ambulante Pflegedienste.

40.4.1 Beratungssituationen

Menschen in akuten und langfristigen Pflegesituationen sind in vielen Bereichen beeinträchtigt: Sie leiden körperlich unter ihrer Erkrankung, können sich nicht um ihre eigene Sicherheit kümmern, machen sich Sorgen um ihre Zukunft und fühlen sich abhängig.

Häufig befinden sich die Betroffenen auch in existenziellen Krisen. Sie und ihre Angehörigen brauchen auch seelische Unterstützung: Sie müssen einen Schlaganfall oder Herzinfarkt überwinden, sich mit einer Amputation oder Darmresektion auseinandersetzen, ein behindertes Kind annehmen oder mit der Diagnose Demenz fertig werden. Der **Beratungsbedarf** kann dabei – trotz gleicher Ausgangslage – ganz unterschiedlich sein.

Beratungssituationen in der Pflege ergeben sich oft spontan, manchmal neben anderen Tätigkeiten, z. B. im Rahmen der Körperpflege. Durch diesen niederschwelligen Zugang ergibt sich eine **besondere Chance** für die Begleitung der Menschen mit Pflegebedarf und ihrer Angehörigen (→ Abb. 40.11).

Wichtig ist, dass die Beratungsgespräche unter guten **Rahmenbedingungen** stattfinden:

- Ausreichender Schutz der Privatsphäre
- Kein Zeitdruck
- Gute Vorbereitung der Beratungsperson
- Kulturelle Sensibilität (→ 15.3.8).

Beratung ist auch Psychologie

In vielen Bereichen der medizinischen und pflegerischen Versorgung ist psychologisches Wissen nötig, um die betroffene Person zu begleiten. Fehlt diese Unterstützung, besteht die Gefahr, dass sich der Genesungsprozess verlängert und eine Chronifizierung der Probleme eintritt.

Neben der Beratung „zwischen Tür und Angel" ergeben sich in der Pflege auch längerfristige, geplante Beratungen, z. B. wenn Eltern sich auf die Entlassung ihres frühgeborenen Kinds einstellen oder eine Wundexpertin einen Menschen mit Ulcus cruris begleitet.

Beratungsanlässe sind in der Pflege außerordentlich zahlreich. Sie begleiten den gesamten Pflegeprozess. Zum Teil sind sie definiert, wie etwa im Rahmen des Entlassmanagements (→ 47.6.3) oder eines Begleitprogramms, z. B. bei Menschen mit Kehlkopfkrebs.

Pflegende können einer Person die Beratung aktiv anbieten. Nicht selten ergibt sie sich aber auch spontan. Zu beachten ist: Langfristig Kranke und Pflegebedürftige suchen Hilfe in ihrem Wohnviertel. Etabliert sind dort oft nur niedergelassene Ärztinnen und Ärzte sowie ambulante Pflegedienste – beide mit eingeschränkten Handlungskorridoren. Der Hilfebedarf ist allerdings umfassender, besonders pflegende Angehörige brauchen vielerlei Unterstützung. Nötig ist eine Zusammenarbeit der (oft konkurrierenden) Leistungsanbieter und eine Mitwirkung der Pflegeberufe. Kommunen und Gesundheitsämter fühlen sich meist nicht zuständig. **Quartiersprojekte** zeigten, dass Verbesserungen durch **Moderation** von Fachpflegenden möglich sind [18]. Das neue Berufsfeld „Community Health Nursing" könnte hier wirksam werden (→ 51.4.5).

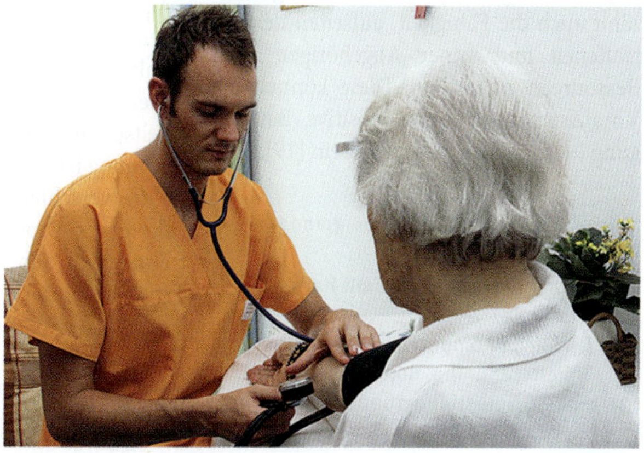

Abb. 40.11 Beratungssituationen in der Pflege ergeben sich oft spontan, z. B. während der morgendlichen Versorgung. [K333]

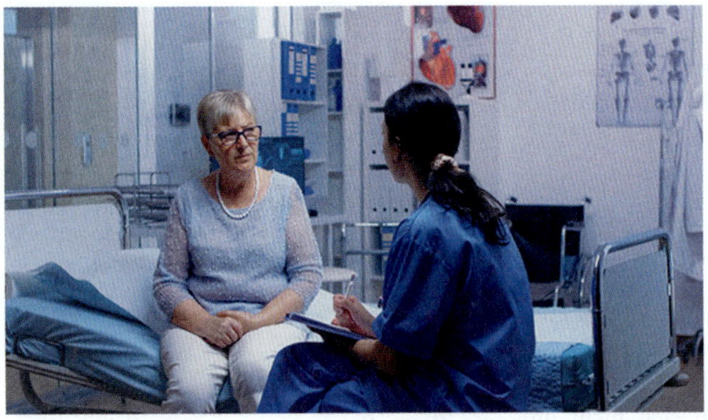

Abb. 40.12 Eine gute Patientenberatung kann erlernt werden. Sie erfordert Zuwendung, Empathie, Zeit und einen Wechsel der Perspektive. [J787]

40.4.2 Wichtige Kompetenzen

Für eine **Beratung** ist eine hohe fachliche, methodische und personale **Kompetenz** notwendig, die Pflegende in ihrer Ausbildung erwerben (→ 51.4.1). Einige Menschen besitzen allein aufgrund ihrer Persönlichkeit beraterische Fähigkeiten. Sie werden als „gute Zuhörer" angesehen und zeichnen sich durch Offenheit aus. Beratungskompetenz kann aber auch in Seminaren geübt und vertieft werden (→ Abb. 40.12).

Um eine geeignete Atmosphäre für die Beratung zu schaffen, in der die Gesprächsperson aussprechen kann, was sie bewegt, beachten Pflegende folgende Strategien (→ 39.3.2):

- **Zuwendung:** Die beratende Person wendet sich mit Interesse dem Gegenüber zu
- **Konzentration auf das Gespräch:** Sie hängt nicht eigenen Gedanken nach, sondern hört „aktiv" zu, um Feinheiten herauszuhören
- **Wechsel der Perspektive:** Sie versucht, sich in die Lage des Gegenübers hineinzuversetzen
- **Empathie:** Sie fühlt sich in den anderen Menschen ein; Empathie gilt als Schlüssel zur guten Beratung
- **Zeit zur Einschätzung:** Sie stellt keine zu schnelle „Diagnose"; denn oft führt solche in eine falsche Richtung und stellt den Beratungserfolg infrage.

Zur Beratungskompetenz der Pflegenden zählt auch die Fähigkeit, aufseiten des Betroffenen und seiner Angehörigen nach Ressourcen zu suchen. Diese können die Voraussetzung für eine positive Bewältigung (→ 15.5.1) der Situation sein [19].

Voraussetzungen für einen gelungenen Beratungsprozess

Beratung einer Patientin mit Harninkontinenz

- Fachliche Kompetenz: Wissen über Toilettentraining, Inkontinenzmaterialien, Selbsthilfegruppen usw.
- Personale Kompetenz: Besondere Situation der Patientin beachten, ihre Sorgen wahrnehmen, z. B. Reaktion des Ehemannes
- Methodische Kompetenz: Veränderungen der Patientin während der Beratungssituation erkennen und Ziele anpassen, z. B. Wechsel des Inkontinenzmaterials.

Für viele Pflegende ist Beratung eine große **Herausforderung.** Manche haben Bedenken, „das Heft aus der Hand zu geben" und in einem Beratungsprozess mit der zu beratenden Person ins Ungewisse zu gehen. Pflegende befürchten, keine Antwort zu wissen und dies als „Versagen" zu empfinden. Sie übersehen dabei, dass sie in ihrem pflegerischen Alltag die notwendigen Kompetenzen bereithalten und häufig Beratungen durchführen, wenngleich nicht in einem definierten und systematisierten Rahmen.

Schutz vor Überforderung

Für Pflegende ist es wichtig, für die Gesprächsarbeit zu lernen, in schwierigen Situationen **Grenzen zu ziehen** und **Hilfen zu aktivieren.** Hier kann die **kollegiale Beratung** (→ 40.4.4) eine gute Unterstützung sein [20].

Als ein Hemmnis von Beratung wird häufig der **Zeitmangel** der Pflegenden genannt. Dabei lässt sich die Qualität von Gesprächen nicht nach Zeit bewerten: Nicht die Zeitspanne, sondern die Intensität der Begegnung ist wichtig.

In verschiedenen Beispielen kommentierte der Diplom-Psychologe *Günther G. Bamberger* aus psychologischer Sicht Gespräche in der Pflege [21], [22]. Es zeigte sich, dass innerhalb weniger Minuten – etwa während der Begleitung zur Toilette – alle **Elemente eines guten Beraterverhaltens** vorkamen: Pflegende erweiterten die Perspektive des Ratsuchenden, suchten mit ihm nach Lösungen, fokussierten Probleme, machten Komplimente etc. Überhaupt widmeten sie sich in dieser kurzen Zeit ganz der zu pflegenden Person bzw. dem Angehörigen. Die Pflegenden konnten sprachliche „Türöffner" aufnehmen, augenzwinkernd eine Verständigungsebene herstellen, den Blick nach vorne richten und Verlässlichkeit signalisieren. Aus Sicht von *Bamberger* ist die wichtigste Grundhaltung bei der Beratung, sich auf das Gegenüber einzulassen [22].

SPICKZETTEL

Patientenberatung

- **Beratungssituationen:** Diese reichen von aktiven Beratungsangeboten bis zur Beratung „nebenbei" im Rahmen anderer Pflegetätigkeiten.
- **Beratungsanlässe:** Anlässe können akute oder langfristige Beeinträchtigungen sowie Krisensituationen sein.
- **Regeln der Gesprächsführung:** Dazu gehören Zuwendung und Konzentration auf die zu beratende Person, Perspektivwechsel, Empathie und ausreichend Zeit.

40.4.3 Beratungstheorien

Viele der für die pflegerische Beratung geltenden Theorien entstammen der Gesprächspsychotherapie. Hier lassen sich verschiedene **Beratungstheorien** unterscheiden, etwa mit personenzentrierten, tiefenpsychologischen, verhaltensorientierten oder systemischen Grundlagen. Die meisten dieser Ansätze gehen von einem längerfristigen Beratungsprozess aus, in dem Klient und Berater Termine vereinbaren und in einem ruhigen Setting miteinander reden.

Nichtdirektive Beratung

Der US-amerikanische Psychologe und Psychotherapeut *Carl Rogers* hat die klientenzentrierte Gesprächsführung (→ 39.3.2) begründet. Dieses Konzept wurde in die Pflege übernommen und unter dem Begriff **nichtdirektive Beratung** weitergeführt. „Nichtdirektiv" bedeutet, dass der Ratsuchende mit seinen Wünschen und Möglichkeiten im Vordergrund steht, nicht etwa die Führung durch die beratende Person. Diese zeichnet sich durch Akzeptanz und Wertschätzung aus und bleibt als Person mit eigenen Gefühlen authentisch.

40.4.4 Beratungsstrategien

Wittener Werkzeuge

In den letzten Jahren wurden einige pflegespezifische Beratungskonzepte entwickelt. Dazu gehören die **Wittener Werkzeuge** [23]. Es handelt sich dabei um einen Beratungsansatz, der es Pflegenden ermöglicht, die Kommunikation mit zu beratenden Menschen in einer förderlichen Weise zu gestalten (→ Abb. 40.13). Ausgangspunkt sind die Bestandteile von Gesprächen: Sehen, Hören, Fühlen, Sprechen und Handeln. Jedem dieser Phänomene werden bestimmte Elemente als „Werkzeuge" guter Beratung zugeordnet. Diese Werkzeuge sind zum Teil klientenbezogen, zum Teil richten sie sich an die beratende Person selbst.

Klientenbezogene Werkzeuge (PatientCare)

- **Achtsamkeit:** Im Hier und Jetzt präsent sein. In einem entwicklungsfördernden Klima konzentriert sich die beratende Person auf den Ratsuchenden
- **Einlassung:** Sich dem Ratsuchenden zuwenden und aktiv zuhören (→ 39.3.1). Es gilt, auch das Ungesagte herauszuhören und evtl. dahinterliegende Gefühle aufzugreifen
- **Mitgefühl:** Es ist wichtig, sich einfühlen zu können, um zu verstehen, wie es dem Ratsuchenden geht. Mitgefühl gilt als das wichtigste Werkzeug
- **Ermutigung:** Gemeinsam nach Kraftquellen und nach Erweiterung der eigenen Möglichkeiten suchen. Jeder Mensch hat in sich vielfältige Potenziale, die es zu erschließen gilt
- **Berührung:** In einem Beratungsgespräch kann Nähe hergestellt werden, indem etwa die Hand ergriffen oder die Schulter berührt wird. Berührung ist ein grundlegendes Merkmal vieler Pflegetätigkeiten. Sie kann heilsam sein und gilt auch als „Türöffner" für Gespräche.

Technik allein genügt nicht

Viele Gesprächsführungskurse in der Pflege vermitteln bestimmte **Techniken,** wie das Stellen von „offenen" Fragen, das Aufgreifen von Schlüsselwörtern, das Wiederholen von Äußerungen (→ 39.2.2) oder das Rückmelden. Diese Strategien sind hilfreich, bleiben aber vordergründige Technik, wenn sie ohne innere Beteiligung „abgespult" werden. Manches ist im Umgang mit Schwerkranken auch problematisch: Eine Patientin mit Schmerzen oder Atemnot ist z. B. oft nicht in der Lage, umfangreich auf offene Fragen zu antworten.

Beraterbezogene Werkzeuge (SelfCare)

Weitere Elemente einer guten Beratung beziehen sich auf die beratende Person, denn ein guter Berater geht auch mit sich selbst professionell um. All das, was in Beratungsgesprächen angestrebt wird, kann nur wirken, wenn die beratende Person es für sich in gleicher Weise beansprucht. Die beraterbezogenen Werkzeuge heißen:

- **Selbstachtung:** Die beratende Person geht achtsam mit sich um
- **Intuition:** Sie spürt, worum es eigentlich geht
- **Selbstspürung:** Sie konzentriert sich auf ihr Selbst und ist bei sich
- **Selbststärkung:** Sie trägt gut Sorge für sich selbst, strebt Ausgleich an, prüft Ansprüche, pflegt Freundschaften und Hobbys
- **Selbstermutigung:** Sie instruiert sich selbst positiv.

Kognitive Elemente als Hilfen in pflegerischen Gesprächen

Denken und Emotionen beeinflussen sich gegenseitig, wie die Neurowissenschaften belegen konnten. In Beratungsgesprächen kann es daher hilfreich sein, mit dem Ratsuchenden gemeinsam „Denkarbeit" zu leisten. Die entsprechenden **kognitiven Strategien** sind zum Teil einfach und auch in kurzen Gesprächen einsetzbar:

- Die ratsuchende Person setzt sich ihre Ziele selbst, nur sie kann Tempo und Realisierung richtig beurteilen
- Sie betrachtet ihre Situation aus einer anderen Perspektive. Dem Geschehenen einen neuen Rahmen zu geben *(Reframing),* kann auch Vorteile einer Krankheitssituation aufzeigen, z. B. Krankheit als Auszeit, als Zeit, um zur Ruhe zu kommen, als Phase der Neuorientierung
- Sich vom „Alles-oder-Nichts"-Denken verabschieden: Der Alltag besteht aus vielen Abstufungen, und es braucht Sensibilität, um die Schattierungen wahrzunehmen
- Pflegende können erkrankten Menschen dabei helfen, wieder positive Seiten zu sehen, evtl. auch in Erinnerung an frühere gute Gefühle sowie auf der Suche nach Ressourcen und kleinen Lichtblicken
- Die ratsuchende Person beschäftigt sich vorab mit einem ungünstigen Ausgang,

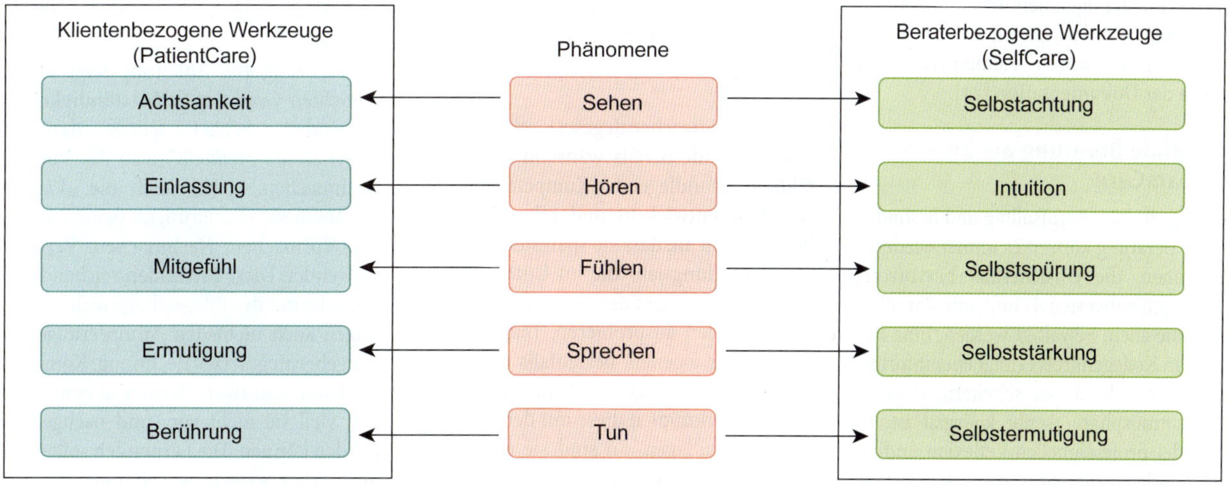

Abb. 40.13 Die „Wittener Werkzeuge" für Beratungsgespräche in der Pflege. [T644, L143]

um damit fertigzuwerden und weitere Optionen zu entwickeln.

Hoffnung stärken als Grundstrategie pflegerischen Handelns

Hoffnung, Durchhalten, Weitermachen sind grundlegende menschliche Orientierungen. Hoffnung ist einerseits stabil („die Hoffnung stirbt zuletzt"), andererseits passt sie sich an die Situation an und kann sich immer wieder neu ausrichten.

In Krankheitssituationen ist Hoffnung besonders wichtig. Sie macht Leiden erträglich und hat selbst eine heilsame Wirkung. Ähnliches ist mit dem „Kohärenzgefühl" (→ 16.1.2) gemeint. Ebenso wichtig ist, dass Menschen dem Verlauf ihres Lebens einen Sinn geben (→ 15.4). Auch dies geht oft mit Zuversicht und Hoffnung einher. Die Quellen von Sinngebung sind zahlreich. Sie sind hauptsächlich im bisherigen Leben des Menschen begründet und können die Familie, der Glaube, der Beruf, Hobbys, Tiere und vieles mehr sein.

Hoffnung oder Illusion?

Pflegende und Ärzte sollten grundsätzlich ermutigend wirken, wenn eine Person Hoffnungen verbalisiert. Dabei sind mit Hoffnung jedoch weder Illusionen noch ein oberflächlicher Optimismus („das wird schon wieder") gemeint. Hoffnung ist stattdessen eine tiefe und ehrliche Regung, sichtbar daran, dass Menschen von der Zukunft sprechen und sich an der Krankheitsbewältigung beteiligen wollen.

Hoffnung ist eines der wichtigsten Konzepte in der Pflege. Das Hoffen eines erkrankten Menschen oder seiner Familie sollte zum Thema der täglichen Arbeit in der Pflege gemacht werden, durch Benennung in der Übergabe, durch Fallbesprechungen oder in der Dokumentation [24].

Kollegiale Beratung als Beispiel für TeamCare

Im pflegerischen Berufsalltag und besonders bei der Beratung kommt es immer wieder zu Situationen, die Unsicherheit hervorrufen und Fragen aufwerfen. Häufig müssen solche Probleme allein bewältigt werden. Eine Ratsuche im Kollegenkreis erfolgt eher informell oder kann z. B. daran scheitern, dass die Arbeitsatmosphäre wenig kollegial ist. Im Sinne der professionellen Reflexion und zur Qualitätssicherung sind hier strukturierte Konzepte des **TeamCare,** z. B. das der **Kollegialen Beratung,** gefordert [20].

Kollegiale Beratung findet innerhalb einer Gruppe statt, die sich konstant und regelmäßig trifft. Mit ihr bietet sich die Möglichkeit, berufliche Anforderungen auf gleicher Ebene professionell zu bewältigen. Praxisfragen werden gemeinsam reflektiert und Lösungsmöglichkeiten entwickelt. Statt einen „externen Experten" als Supervisor einzuladen, findet ein Austausch im Kollegenkreis statt. Ziel der kollegialen Beratung ist es, gemeinsam Ideen zu entwickeln und Lösungsmöglichkeiten aufzuzeigen.

SPICKZETTEL

Beratungsstrategien

- **Wittener Werkzeuge:** Klientenbezogen – Achtsamkeit, Einlassung, Mitgefühl, Ermutigung, Berührung (PatientCare) sowie beraterbezogen – Selbstachtung, Intuition, Selbstspürung, Selbststärkung, Selbstermutigung (SelfCare).
- **Kognitive Elemente:** Bewusste Zielsetzung durch den Ratsuchenden, dem Geschehenen einen neuen Rahmen geben, positive Seiten suchen, Zukunftsoptionen entwickeln.
- **Stärkung von Hoffnung:** Förderung der wichtigen Ressource, die heilsame Wirkung zeigt; Hoffnung zum Thema der täglichen Pflege machen.
- **Kollegiale Beratung (TeamCare):** Gemeinsame Reflexion von Praxisfragen, Lösungsstrategien im Kollegenkreis entwickeln.

40.5 Praxisanleitung

DEFINITION

Praxisanleitung: Methoden der Berufs- und Pflegepädagogik zur Steuerung der professionellen, planmäßigen und zielbewussten praktischen Aus-, Fort- und Weiterbildung.

Das neue Pflegeberufegesetz schreibt vor, dass Lernende bereits während ihrer Ausbildung grundlegende Kompetenzen des Anleitens entwickeln und erlernen. Dazu bietet es sich an, dass sie spätestens im dritten Ausbildungsjahr die im Unterricht gelernten Grundlagen der Anleitung mit neuen Lernenden ausprobieren. Dabei imitieren sie ihre eigenen, bestenfalls als positiv erlebten Erfahrungen mit Praxisanleitenden und verknüpfen diese mit den theoretischen Grundlagen. So sind sie auch nach ihrem Examen gut vorbereitet, um neue Berufskollegen und zukünftige Auszubildende fundiert anzuleiten.

Der folgende Abschnitt bezieht sich auf die Praxisanleitung durch Lernende. Diese ersetzt nicht die Anleitung durch Praxisanleitende, sondern ist eine sinnvolle Möglichkeit, Lernende auf die künftige Aufgabe der Praxisanleitung vorzubereiten. Die anleitenden Lernenden sollten dabei immer von einer examinierten Pflegeperson begleitet und unterstützt werden.

Anspruch auf Praxisanleitung

Generell gilt: Alle Auszubildenden haben ein **Anrecht auf Praxisanleitung!** Ihnen stehen pro Praxiseinsatz **mindestens 10 Prozent geplante und dokumentierte Praxisanleitung** zu. Wird dieser Umfang nicht erreicht, ist zunächst die Leitung des Praxisortes, dann die Schule und, wenn auch das nicht hilft, die Aufsichtsbehörde oder Pflegekammer zu informieren.

40.5.1 Ziele und Methoden

Praxisanleitung zielt darauf ab,

- Lernende zu unterstützen, berufliche Handlungskompetenz zu erlangen
- Lernenden zu zeigen, wie sie in der Praxis bestimmte Handlungen selbstständig durchführen
- Lernende in ihrem professionellen Selbst- und Berufsverständnis zu bestärken.

Für eine gezielte Anleitung reicht es nicht aus, Lernende „nur" mitzunehmen und ihnen Pflege durch Beobachtung beizubringen. Im aktuellen Verständnis von Anleitung werden Auszubildende selbst zum eigentlichen „Lernmotor" und erschließen sich mithilfe der Praxisanleitenden ihren Beruf [25]. Dabei sind Anleitende immer auch Vorbilder. Dazu werden pädagogische und psychologische Kenntnisse (→ 40.1.2) benötigt.

Der Erfolg von Anleitung zeigt sich am erreichten Grad der **Selbstständigkeit** der Lernenden. Früher wurde dazu die *„Zwei-Stufen-Methode"*, also das Vor- und Nachmachen, später auch die *„Vier-Stufen-Methode"* (Erklärungen beim Vorbereiten, Vormachen, Nachmachen, Vertiefen) verwendet. Diese Methoden reichen für die Komplexität des Pflegealltags nicht aus und tragen auch nicht den Anforderungen des Pflegeberufegesetzes Rechnung. Kompetenzen kann man zwar erlernen, aber nicht lehren, weil sie nicht vor- und nachgemacht werden können. Die Lernenden sollten darum **vorher wissen,** was sie tun. Im Nachgang reflektieren die Lernenden dann den Grad der erreichten Kompetenz.

Eine neue Lernende weiß z. B. zu Beginn der Ausbildung nicht, welche Merkmale der Krankenbeobachtung für die Pflege wichtig sind. Darum erklärt der anleitende Auszubildende dem Lernenden *vor* Betreten des Patientenzimmers, auf welche Details zu achten ist oder empfiehlt einen entsprechenden Lernauftrag (→ 40.5.2).

Lernen mit Assoziationen

DEFINITION

Assoziation (*lat.* associare = vereinigen): Verknüpfung, z. B. von neuem Wissen mit bereits vorhandenem Wissen.

Die Hirnforschung belegt, dass Wahrnehmungen stets selektiv sind und auf solche Umweltreize ausgerichtet sind, die für das Überleben wichtig sind. Im Gehirn werden neue Informationen weiter sortiert, und zwar zuerst nach den Merkmalen *bekannt – unbekannt* und anschließend nach den Kriterien *wichtig – unwichtig* [25].

Assoziationen spielen daher beim Behalten eine entscheidende Rolle. Neue Informationen, die Lernende zuordnen können, merken sie sich auch besser, z. B. einzelne Laborwerte mit Bezug zu einer Diagnose. Daraus ergeben sich wichtige Grundregeln für die Anleitung:

- Vom Bekannten zum Unbekannten
- Vom Allgemeinen zum Besonderen
- Vom Leichten zum Schweren.

Lernen durch Einsicht

Die **gezielte Anleitung** beruht auf dem **Lernen durch Einsicht.** Wissen, das nur mit Worten vermittelt wird, wird oft vergessen. Das, was Menschen mit linker und rechter Hemisphäre „gehirngerecht" verarbeitet und mit Emotionen „durchlebt" haben, entspricht einer anderen Qualität von Wissen. Eine Einsicht, die die Lernenden selbst entdecken, prägt sich nachhaltiger ein.

Lernen in der Praxis

Um das Anleiten lernen zu können, werden im Unterricht Anleitungstechniken vorgestellt und z. B. im Rollenspiel trainiert. Im Gegensatz zum Experiment in der Schule sind Anleitungssituationen in der Praxis real. Hier geht es um echte Menschen mit Pflegebedarf, deren Sicherheit unbedingt zu gewährleisten ist. Darum sind die ersten Anleitungsübungen immer unter Aufsicht von gelernten Pflegefachpersonen durchzuführen (→ Abb. 40.14).

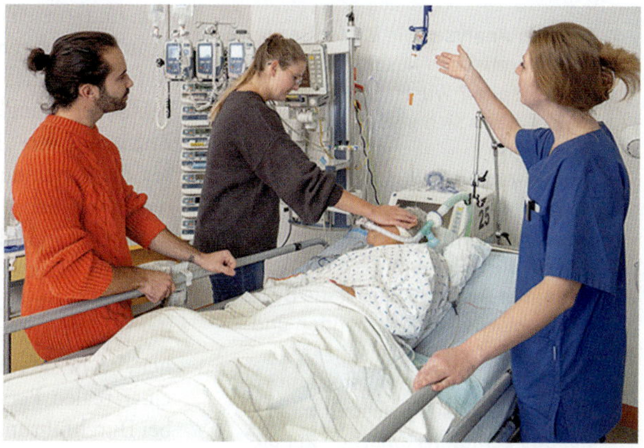

Abb. 40.14 Das Üben in der Praxis erfolgt grundsätzlich unter Aufsicht einer gelernten Pflegefachperson. [K115]

40.5.2 Prozess der Anleitung

Zu den **Prozessschritten** der gezielten Anleitung gehören:

1. Analyse der Bedingungen
2. Lernauftrag
3. Vorgespräch
4. Durchführung
5. Nachgespräch
6. Trainingsphase
7. Evaluation (→ Abb. 40.15).

Die für Mikroschulungen (→ 40.3.1) beschriebenen Voraussetzungen und Vorgehensweisen, wie z. B. lernfördernde Atmosphäre, gelten auch im Setting der Praxisanleitung.

Analyse der Bedingungen

Die **Analyse der Bedingungen** wirkt wesentlich auf den Erfolg der Lernsituation ein [25].

Analysefragen vor der Anleitungssituation

1. **Lernenden-Analyse:** Lerntyp, Alter, Motivation, Ressourcen, Probleme, Lernstand

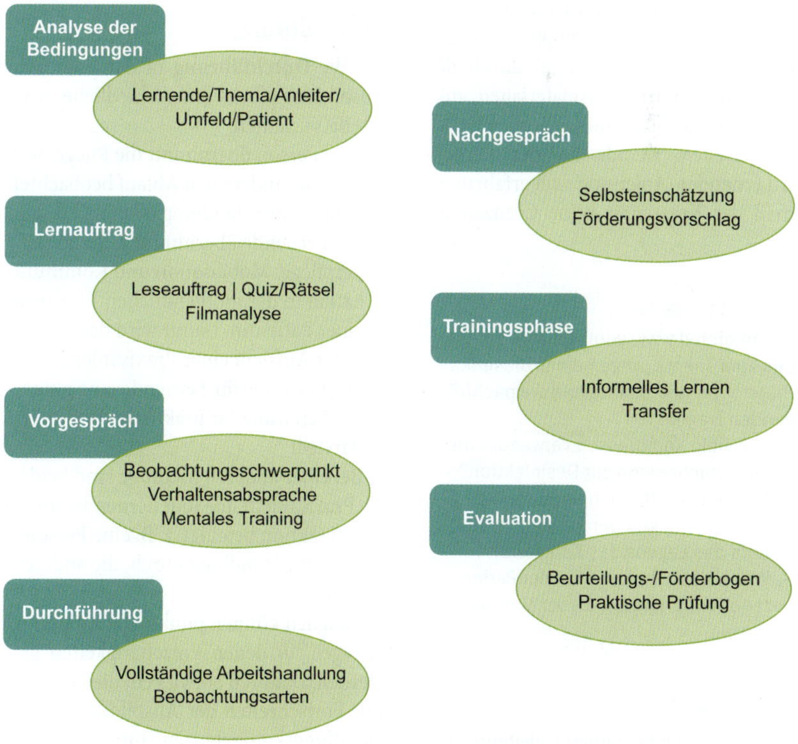

Abb. 40.15 Handlungsschritte einer gezielten Anleitung. Dieses Raster gibt den Lernenden, die jetzt selbst die Anleitung trainieren möchten, bei ihrer Anleitungspremiere mehr Sicherheit. [L143]

2. **Themen-Analyse:** Wie ist der Bezug zur theoretischen Ausbildung/Ausbildungsplan? Wie ist Schwierigkeitsgrad? Lassen sich geeignete Medien einsetzen?
3. **Umfeld-Analyse:** Wurde der Anleitungstermin abgesprochen und im Dienstplan vermerkt? Ist genügend Zeit für die Anleitung?
4. **Patienten-Analyse:** Wie ist die Beziehung zwischen dem Lernenden und dem Patienten? Wie ist sein Krankheitszustand, was weiß er schon?
5. **Anleiter-Analyse:** Welche Qualität hat das Verhältnis zwischen der anleitenden Person und dem Lernenden? Wie ist das Verhältnis zwischen der anleitenden Person und dem Patienten?

Im Anschluss an die Bedingungsanalyse wird das **Anleitungsformular** erstellt. Dieser Bogen beinhaltet die Zielsetzung der Maßnahme und die erforderlichen Kompetenzen sowie die Lernziele und Lerninhalte. Auch werden geeignete Medien und Methoden festgehalten. Das Formular dient der anleitenden Person als roter Faden für das Vorgespräch.

Lernauftrag

Die Anleitenden erstellen einen **Lernauftrag,** mit dem an das vorhandene Wissen des Anzuleitenden angeknüpft wird. Der Auftrag lässt sich zeitsparend durch den Einsatz von Informationsmaterialien, inkl. digitaler Medien und Online-Rechercheaufträge, erteilen. Gerade bei der Lernenden-Lernenden-Anleitung sind erfahrungsgemäß der Kreativität keine Grenzen gesetzt.

Beispiel Lernauftrag

Schau dir bei www.youtube.com ein Video zum Thema „Legen eines Blasenkatheters“ an und beantworte die nachfolgenden Fragen:
1. Wie viele Kompressen verwendet die Pflegefachperson zur Desinfektion?
2. Mit welchen Themen lenkt sie die Aufmerksamkeit der Patientin während des Legens des Katheters?
3. Wie schätzt du den Grad der Patientenorientierung bei dieser Maßnahme ein?

Vorgespräch

Im **Vorgespräch** benennen Anleitende, was Lernende ansonsten nicht beobachten können, und nutzen dazu z. B. die Methode des **„Lauten Denkens“.** Diese fokussiert die Aufmerksamkeit auf die wesentlichen Aspekte der Handlung. Dabei verbalisieren Anleitende ihre Handlungsschritte und lassen die Lernenden so an der Logik der Tätigkeit teilhaben. Handlungslisten- bzw. Karten untergliedern den einzelnen Ablauf.

Durch Trockenübungen trainieren die Lernenden im Rahmen des Vorgesprächs das Handling. Dadurch erlangen sie Sicherheit, bevor sie eine Maßnahme erstmals bei einer realen Person ausführen. Der Druck bei Durchführung einer Injektion wird z. B. an einem Übungskissen probiert, oder der Lernende übt die kinästhetische Berührung an den Massen vorher an seiner Anleiterin. Erst danach erfolgt die Premiere bei dem Patienten.

Eine **Verhaltensabsprache** zwischen Anleitenden und Lernenden klärt vor Patientenkontakt, welche (Teil-)Aufgaben von wem durchzuführen sind. Auch können diskrete Hilfssignale vereinbart werden, damit sich niemand bloßgestellt fühlt.

Mentales Training definiert sich als geistiges Durchdenken der einzelnen Teilhandlungen. Die Lernenden werden dabei zum Abschluss des Vorgesprächs aufgefordert, kleinschrittig ihre Handlungen und Gedanken zu schildern.

Durchführung

Für die **Durchführung** in der praktischen Ausbildung gibt es unterschiedliche methodische Varianten:
- Eine Person übernimmt die Pflege, während die andere den Ablauf beobachtet, ohne an der Handlung beteiligt zu sein. Die Lernende übernimmt z. B. die Körperpflege, Mobilisation und Kommunikation in der morgendlichen Versorgung einer Patientin. Damit wird das Arbeiten unter Aufsicht einer Praxisanleitenden trainiert, was für Lernende eine gute Vorbereitung für praktische Prüfungen darstellt
- Bei einer anderen Methode sind beide (Praxisanleitende und Lernende) an der Interaktion beteiligt, z. B. eine Person führt die Handlung durch, die andere assistiert.

Anfänglich können punktuelle Anleitungen erfolgen, in denen Einzeltätigkeiten geübt werden. Dadurch entwickeln die Lernenden mit Fortschreiten der Ausbildung situative Handlungskompetenzen, um **vollständige Arbeitshandlungen** umzusetzen.

Nachgespräch

Im **Nachgespräch** beschreibt die Lernende zunächst ihre Selbstwahrnehmung. Im nächsten Schritt gibt die Praxisanleitende ihr Feedback. Leistungen werden gewürdigt und etwaige Fehler sowie die nächste Phase besprochen.

Trainingsphase

Das **Trainieren** am Praxisort ist manchmal erfolgreicher als das Lernen in der Theorie: Lernende können unter Aufsicht der Praxisanleitenden vor Ort handeln, übernehmen Verantwortung und schätzen sich dabei selbst ein.

In Kooperation mit der Schule und den Praxisanleitenden wird an manchen Ausbildungsorten das Projekt „Schüler leiten eine Station“ angeboten. Hier lassen sich notwendige Anleitungskompetenzen intensiv einüben.

Evaluation

Am Ende dieser Phase kann die Gesamtleistung mit Unterstützung von Beobachtungs- und Beurteilungsbögen sowie in praktischen Zwischen- und Abschlussprüfungen evaluiert werden.

Gerade in Bezug auf die **generalistische Pflegeausbildung** ist darauf zu achten, dass die Lernenden am jeweiligen Praxiseinsatzort die vom Ausbildungsplan [25] vorgesehenen Pflegesettings und Altersgruppen kennenlernen und mittels Arbeits- und Lernaufgaben intensivieren. Das setzt voraus, dass sich Praxisanleitende, Lernende und Lehrende in der Praxisbegleitung auf ähnliche kompetenzorientierte Zielsetzungen verständigen. Diese Aspekte sollten in die Lernsituation vor Ort einbezogen werden.

40.5.3 Weitere Anleitungsformen

Beim **Impulslernen** übergeben Anleitende ihren Lernenden beispielsweise eine Checkliste mit einer konkreten Aufgabenstellung. → Tab. 40.3 verdeutlicht dies am Thema „Essen verteilen“.

Die Liste umfasst **Fragestellungen, die Neugier wecken.** Dadurch wird ein Impuls gesetzt, und der Auszubildende wird zum **Lernmotor.** Über **Reflexionsaufgaben** gelingt es, auch die Haltungen und Einstellungen der Lernenden in den Blick zu nehmen und sich im Dialog auszutauschen.

Tab. 40.3 Checkliste „Essen verteilen“.

Aufgaben und Fragestellungen
• Verteile während des Dienstes alle Haupt- und Zwischenmahlzeiten • Überprüfe anschließend, bei welchen Pflegebedürftigen Probleme auftreten • Interviewe die Personen, warum sie so wenig oder so viel essen • Welche typischen Beobachtungen oder Verhaltensweisen passen zum jeweiligen Krankheitsbild? • Welche Konsequenzen haben die Wünsche des Pflegebedürftigen bezüglich weiterer Essensanforderungen? (z. B. Bestellkarten abändern) • Durch welche pflegerischen Maßnahmen kann die Esseneinnahme erleichtert werden? (Nachttisch herrichten, Tischplatte ausklappen etc.) • Bitte berichte bei der heutigen Übergabe, welche der pflegebedürftigen Personen Probleme beim Essen haben.

In der Literatur [25] wird beschrieben, welche weiteren Methoden eingesetzt werden können, z. B.

- Wochenthemen, Rätsel, Quiz
- Orientierungsspiele bzw. Gamification (mittels Smartphones)
- Einsatz/Leseauftrag von Fachartikeln
- Etablierung von sog. Lerninseln (Rückzugsmöglichkeit am Praxisort, um Reflexionsaufgaben u. a. umzusetzen)
- Praxisanleitervisite
- Rollenspiele zwischen Anleitendem und Lernendem
- Einsatz von Virtual-Reality-Brillen.

Ein selbstorganisiertes Lernen kann gefördert werden über:

- Einsatz von Reflexions- und Transferaufgaben
- Übernahme von Verantwortung im Rahmen von Projektarbeit
- Führung von Lerntagebüchern/Portfolios, die eine Selbsteinschätzung anregen
- Lernberatung bei individuellen Problemsituationen
- Arbeit an professionellen Einstellungen und Haltungen der Lernenden.

SPICKZETTEL

Praxisanleitung

Ziele: Erlangung von pflegerischer Handlungskompetenz, Selbstständigkeit in der Praxis. Aufbau eines professionellen Selbstverständnisses.
Methoden: Arbeiten mit Assoziationen/Eselsbrücken, Erreichen von Einsicht/Reflexion der Pflegeinterventionen, Impulslernen, z. B. mit Fragenlisten, Einsatz von Lernspielen.
Anleitungsprozess: Analyse – Lernauftrag – Vorgespräch – Durchführung – Nachgespräch – Trainingsphase – Evaluation.

41

HYGIENE

Stefan Drees

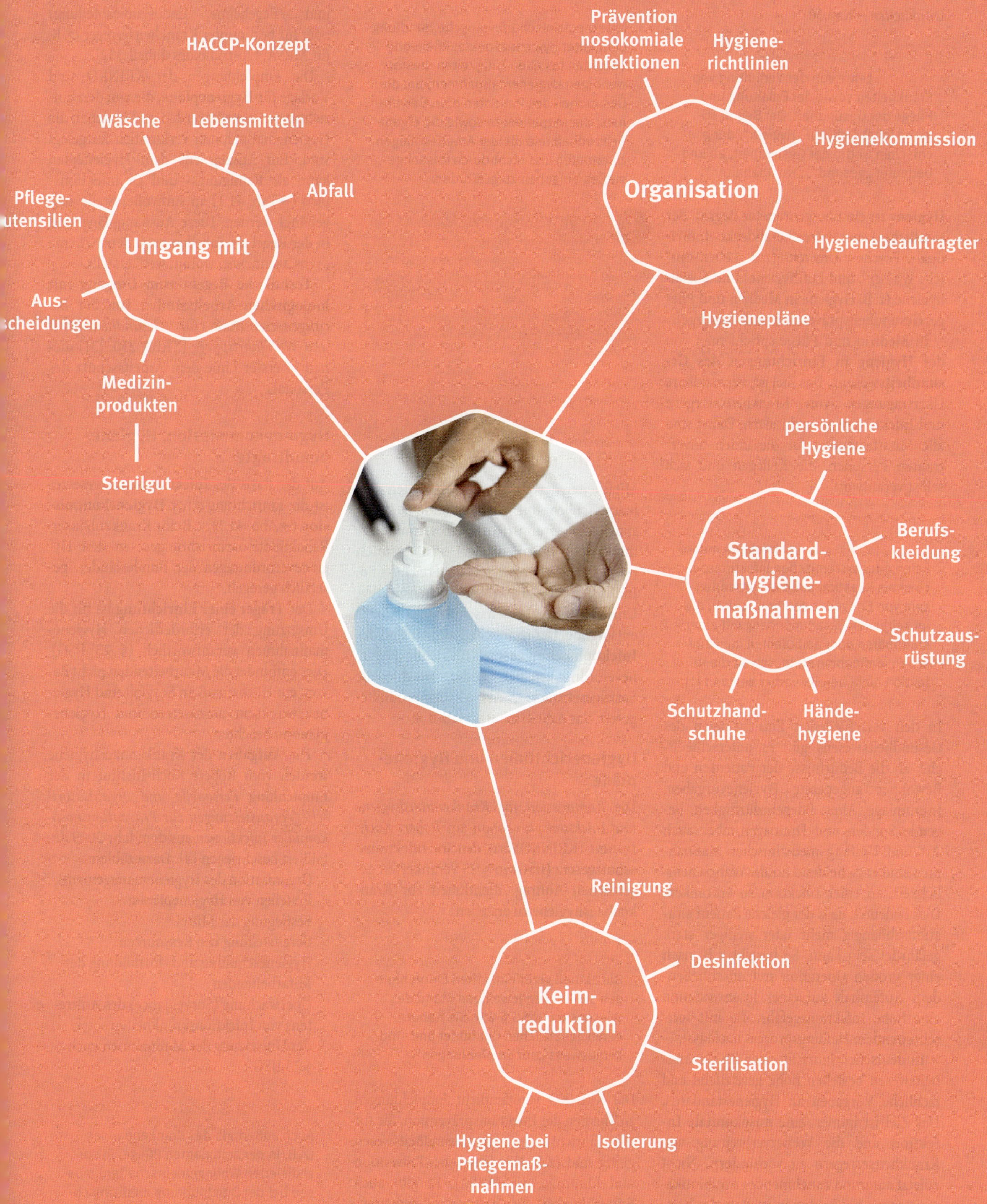
Umgang mit
HACCP-Konzept
Wäsche
Lebensmitteln
Abfall
Pflege-
utensilien
Aus-
scheidungen
Medizin-
produkten
Sterilgut
Organisation
Prävention
nosokomiale
Infektionen
Hygiene-
richtlinien
Hygienekommission
Hygienebeauftragter
Hygienepläne
Standard-
hygiene-
maßnahmen
persönliche
Hygiene
Berufs-
kleidung
Schutzaus-
rüstung
Schutzhand-
schuhe
Hände-
hygiene
Keim-
reduktion
Reinigung
Desinfektion
Sterilisation
Hygiene bei
Pflegemaß-
nahmen
Isolierung

Pflege von Menschen mit Infektionskrankheiten → Kap.30

DEFINITION

Hygiene: Lehre von der Verhütung von Krankheiten sowie der Erhaltung und Pflege der Gesundheit. Der Begriff Hygiene leitet sich von „Hygieia", der griechischen Göttin der Gesundheit, ab und bedeutet „gesund", „wohlbehalten".

Hygiene ist ein übergeordneter Begriff, der sämtliche Lebensbereiche abdeckt: Individual-, Psycho-, Umwelt- (z. B. Lebensmittel-, Wasser-, und Lufthygiene) und Sozialhygiene (z. B. Hygiene in Medizin und Pflege, Gesundheitsprävention und -fürsorge).

In Medizin und Pflege spricht man von der **Hygiene in Einrichtungen des Gesundheitswesens.** Das Ziel ist, vermeidbare Übertragungen von Krankheitserregern und Infektionen zu verhindern. Dabei sind alle Mitarbeitenden für die ihnen anvertrauten Personen, die Kollegen und sich selbst verantwortlich.

DEFINITION

Nosokomiale Infektion: Infektion mit lokalen oder systemischen Infektionszeichen als Reaktion auf das Vorhandensein von Erregern oder ihrer Toxine, die im zeitlichen Zusammenhang mit einer stationären oder ambulanten medizinischen Maßnahme steht, soweit die Infektion nicht bereits vorher bestand [1].

In den verschiedenen Einrichtungen des Gesundheitswesens gibt es unterschiedliche, an die Bedürfnisse der Patienten und Bewohner angepasste Hygienevorgaben. Immunlage, Alter, Pflegebedürftigkeit, liegende Sonden und Drainagen, aber auch Art und Umfang medizinischer Maßnahmen sind entscheidend für die Wahrscheinlichkeit, an einer Infektion zu erkranken. Dies bedeutet, dass der gleiche Patient situationsabhängig mehr oder weniger stark gefährdet sein kann. So besteht z. B. nach einer großen Operation mit anschließendem Aufenthalt auf einer Intensivstation eine hohe Infektionsgefahr, die mit fortschreitendem Heilungsprozess nachlässt.

In deutschen Einrichtungen im Gesundheitswesen bestehen hohe gesetzliche und fachliche Vorgaben an Hygienestandards. Das Ziel ist immer, eine **nosokomiale Infektion** und die Weiterverbreitung von Krankheitserregern zu **verhindern.** Nicht zuletzt aufgrund zunehmender Antibiotikaresistenzen bei Bakterien ist stets der bestmögliche Infektionsschutz anzustreben.

Hygiene spielt immer eine Rolle

Jede medizinisch-pflegerische Handlung beinhaltet Hygieneaspekte. Pflegende beachten bei allen Tätigkeiten die notwendigen Hygienemaßnahmen, um die Gesundheit des Patienten bzw. Bewohners, der Mitpatienten sowie die eigene Gesundheit und die der Arbeitskollegen zu erhalten und nicht durch unsachgemäßes Vorgehen zu gefährden.

VORSICHT! Mangelnde Hygiene kann zu Infektionen führen. Dies hat nicht nur für den Betroffenen Folgen, sondern kann auch für die Verantwortlichen ernste Konsequenzen haben. In mehreren Urteilen deutscher Gerichte wurde die unterlassene Händedesinfektion als „grobe Fahrlässigkeit" gewertet.

41.1 Organisation der Hygiene in Einrichtungen des Gesundheitswesens

Mitarbeiter der Hygiene beschäftigten sich hauptsächlich mit der Prävention, Erfassung, Auswertung *(Surveillance)* und Vermeidung **nosokomialer Infektionen** (→ 30.2.3). Weitere Aufgabenbereiche sind: Individual-, Sozial-, Arbeits-, Lebensmittel-, Umwelthygiene, Arbeitsschutz und Abfallentsorgung. Der rechtliche Rahmen sind das **Infektionsschutzgesetz** (IfSG), die Hygieneverordnungen der Länder, verschiedene Sozialgesetzbücher, das Medizinproduktegesetz, das Arbeitsschutzgesetz u. a.

Hygienerichtlinien und Hygienepläne

Die *Kommission für Krankenhaushygiene und Infektionsprävention* am *Robert Koch-Institut* (KRINKO) hat den im Infektionsschutzgesetz (IfSG) in § 23 verankerten gesetzlichen Auftrag, Richtlinien zur Krankenhaushygiene zu erstellen.

Mehr als nur Empfehlungen

Die aktuell veröffentlichten Empfehlungen stellen den jeweiligen Stand des Wissens dar (IfSG § 23). Sie haben einen gesetzlichen Charakter und sind keineswegs „nur Empfehlungen".

Die KRINKO veröffentlicht Empfehlungen zu Themen der Infektionsprävention, die für alle Einrichtungen im Gesundheitswesen gültig sind (z. B. Händehygiene, Prävention und Kontrolle von MRSA). Es gibt auch Empfehlungen für bestimmte Patientengruppen (z. B. Frühgeborene, Immunsupprimierte), für bestimmte Bereiche (z. B. Alten- und Pflegeheime, Endoskopieabteilung) oder für bestimmter Krankheitserreger (z. B. für MRSA, Clostridioides difficile) [2].

Die Empfehlungen der KRINKO sind Vorlage für **Hygienepläne,** die von den Einrichtungen erstellt werden und in denen die Hygienemaßnahmen verbindlich festgelegt sind. Ein Auszug aus dem Hygieneplan kann als Reinigungs- und Desinfektionsplan (→ Tab. 41.1) an sinnvoller Stelle ausgehängt werden. Diese Aushangpläne sind in der Regel als Tabellen nach dem Schema „Was, wann, wie, womit, wer" erstellt.

Technische Regeln zum Umgang mit biologischen Arbeitsstoffen von der *Berufsgenossenschaft für Gesundheitsdienst und Wohlfahrtspflege* (TRBA 250, [3]) dienen in erster Linie dem Arbeitsschutz des Personals.

Hygienekommission, Hygienebeauftragte

Auf der Basis des Infektionsschutzgesetzes ist die Einrichtung einer **Hygienekommission** (→ Abb. 41.1), z. B. für Krankenhäuser, Rehabilitationseinrichtungen, in den Hygieneverordnungen der Bundesländer, gesetzlich geregelt.

Der **Träger einer Einrichtung** ist für die Umsetzung der erforderlichen Hygienemaßnahmen verantwortlich (§ 23 IfSG). Dies entbindet die Mitarbeitenden nicht davon, ein Höchstmaß an Sorgfalt und Hygienebewusstsein umzusetzen und Hygienepläne zu beachten.

Die **Aufgaben** der Krankenhaushygiene werden vom Robert Koch-Institut in der Empfehlung *Personelle und organisatorische Voraussetzungen zur Prävention nosokomialer Infektionen* aus dem Jahr 2009 detailliert beschrieben [4]. Dazu zählen:

- Organisation des Hygienemanagements
- Erstellen von Hygieneplänen
- Festlegung der Mittel
- Bereitstellung von Ressourcen
- Hygieneschulung und -fortbildung der Mitarbeitenden
- Überwachung (Surveillance) des Auftretens von Infektionskrankheiten sowie der Umsetzung der Maßnahmen nach § 23 IfSG.

Spezifische Empfehlungen

Auch außerhalb des Krankenhauses (z. B. in der ambulanten Pflege, in spezialisierten Wohngemeinschaften) müssen bei der Durchführung medizinisch-pflegerischer Maßnahmen die notwen-

Tab. 41.1 Beispiel für einen Reinigungs- und Desinfektionsplan, gültig für eine Normalstation ohne besondere Infektionsrisiken.

Was?	Wann?	Wie?	Womit?	Wer?
Wäsche-, Verbands- und Sitzwagen, Rollstühle	Bei sichtbarer Verschmutzung sofort, sonst nach Gebrauch, mindestens jedoch 1 × täglich	Mit Desinfektionslösung und Einmaltuch abwischen, vollständig benetzen, nicht nachtrocknen	Incidin® pro, 0,5 %, EWZ* 30 Min.	Z. B. Reinigungskraft, Pflegende
Arbeitsflächen	• Vor hygienerelevanten Tätigkeiten (z. B. Infusionsvorbereitung) • Nach Kontamination • Mindestens 1 × täglich	Fläche mit desinfektionsmittelgetränktem Tuch abwischen, nicht nachwischen; bei der laufenden Desinfektion darf die Fläche nach Abtrocknung sofort benutzt werden	Incidin® pro, 0,5 %, EWZ* 30 Min.	Z. B. Pflegende
Patientenschrank, Bettgitter, Nachttisch	• 1 × täglich • Bei Bedarf • Nach Entlassung/Verlegung des Patienten	Mit Desinfektionsmittel abwischen	Incidin® pro, 0,5 %, EWZ* 30 Min.	Z. B. Pflegende, Stationshilfe, Reinigungskraft
Badewanne, Dusche	Nach Gebrauch	Trockene Wanne mit Desinfektionsmittel auswischen, nach EWZ mit Wasser abspülen	Hexaquart® S, 1,5 %, EWZ* 60 Min.	Z. B. Pflegende, Stationshilfe

* EWZ = Einwirkzeit. Die Einwirkzeiten variieren je nach Präparat; die Herstellerangaben sind zu beachten.

digen Hygienemaßnahmen eingehalten werden. Zum Teil gibt es für diese Einrichtungen spezifische Empfehlungen, anhand derer der **Hygienebeauftragte** Hygienepläne nach § 11 Heimgesetz und weiteren Ländervorgaben erstellt [5], [6].

Infektionsschutzgesetz → 30.4

SPICKZETTEL

Hygiene in Gesundheitseinrichtungen

- **Ziele und Aufgaben:** Prävention, Erfassung, Auswertung und Kontrolle nosokomialer Infektionen; Information, Schulung, Ansprechpartner für Mitarbeiter für die Hygiene.
- **Rechtlicher Rahmen:** Infektionsschutzgesetz, Hygieneverordnungen der Länder, Medizinprodukte-, Arbeitsschutzgesetz u. a.
- **Hygienerichtlinien:** Vorgaben und Empfehlungen KRINKO, verbindlich für alle Einrichtungen im Gesundheitswesen. **Hygieneplan:** Einrichtungsinterne Vorgaben zur Umsetzung der Richtlinien der KRINKO u. a. Vorgaben.
- **Hygienekommission:** Organisation des Hygienemanagements in Krankenhäusern und Rehaeinrichtungen.
- **Hygienebeauftragter:** Verantwortliche Person für die Hygiene in ambulanten Pflegediensten, Pflegeeinrichtungen und anderen gemeinschaftlichen Wohnformen.

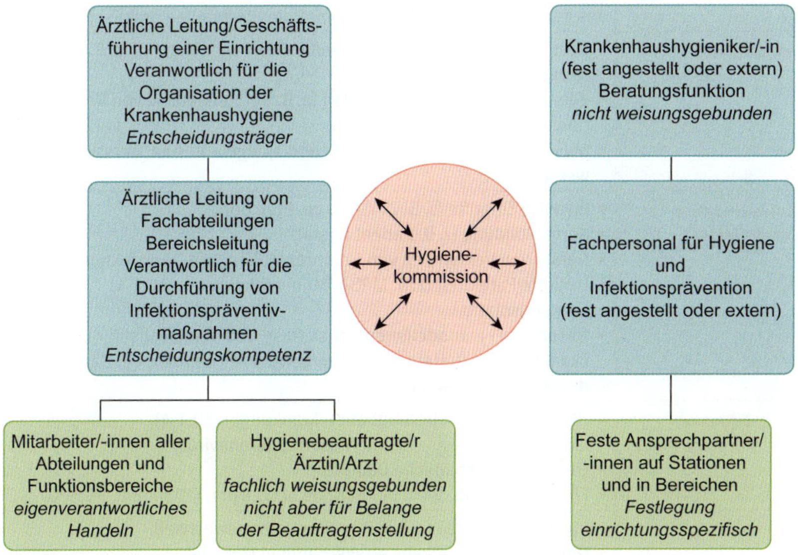

Abb. 41.1 Zusammensetzung der Hygienekommission im Krankenhaus [3]. [L143]

41.2 Standardhygienemaßnahmen

Infektion – Infektionskrankheit → 30.2.1
Infektionskette → 30.2.2
Nosokomiale Infektion → 30.2.3
Infektionsprophylaxe → 30.3

Standardhygienemaßnahmen (*Basishygienemaßnahmen* → 30.1.3) sind die grundlegenden Hygienemaßnahmen, die bei allen Patienten und Bewohnern einzuhalten sind. Es gibt nur wenige Gründe für deren Unterlassung, z. B. Notfallsituationen. Dies bedeutet aber auch, dass z. B. ein ohne Hautdesinfektion gelegter venöser Zugang schnellstmöglich entfernt und durch einen unter korrekten Bedingungen gelegten Zugang ersetzt werden muss.

41.2.1 Persönliche Hygiene

Hygiene in Einrichtungen des Gesundheitswesens beginnt mit der **persönlichen Hygiene** aller Personen, die an der Therapie und Pflege des Patienten bzw. Bewohners beteiligt sind. Sie stellt eine Verpflichtung ihnen gegenüber dar, aber auch gegenüber den Mitarbeitenden.

Maßnahmen der persönlichen Hygiene sind:

- **Körperhygiene:** Ein gepflegtes und sauberes Erscheinungsbild ist selbstverständlich; dazu gehört auch eine regelmäßige Mundhygiene. Der Arbeitsplatz ist mit sauberen Händen und Fingernägeln zu betreten.
- **Haare:** Da Haare ein Reservoir für Mikroorganismen darstellen, werden lange Haare zusammengebunden. Bei bestimmten Tätigkeiten bzw. in bestimmten Arbeitsbereichen wird eine Haarabdeckung (beispielsweise OP-Haube) getragen.

- **Hände:** Fingernägel sollen kurz geschnitten sein und mit den Fingerkuppen abschließen. Nagellack sowie künstliche Fingernägel sind nicht gestattet. In sämtlichen Bereichen, in denen eine Händedesinfektion (→ 41.2.3) durchgeführt wird, dürfen an Händen und Unterarmen keine Ringe, Armbänder, Armbanduhren oder Piercings (z. B. Dermal Anchor) getragen werden [7], [8].

41.2.2 Berufskleidung

Berufskleidung *(Dienstkleidung)* soll vom Arbeitgeber gestellt werden und ggf. private Kleidung vollständig bedecken. Sie wird ausschließlich am Arbeitsplatz getragen, d. h., vor Arbeitsbeginn angelegt und vor Verlassen des Arbeitsplatzes gegen Privatkleidung gewechselt.

In der häuslichen und der Altenpflege darf grundsätzlich private Kleindung getragen werden. Voraussetzung ist, der Dienstgeber stellt Schutzkleidung (v. a. Schutzkittel) zur Verfügung, um die Privatkleidung vor Kontamination zu schützen.

Der **Wechsel der Berufskleidung** hängt von den jeweiligen Gegebenheiten ab und sollte möglichst täglich, aber spätestens nach zwei Tagen erfolgen. Verschmutzte bzw. kontaminierte Kleidung ist schnellstmöglich zu wechseln. Da Dienstkleidung mit nachgewiesenen desinfizierenden Verfahren gewaschen wird (TRBA 250, BGR 250), ist es nicht erlaubt, diese privat zu Hause zu waschen [8]. Pflegende tragen bei der Arbeit am Patienten keine langärmelige Kleidung, da dies eine korrekte Händehygiene erschwert (Ausnahme: Schutzkittel der persönlichen Schutzausrüstung).

In speziellen Klinikbereichen (OP, Intensivstation, Endoskopie usw.) wird **Bereichskleidung** getragen, die häufig eine andere Farbe aufweist. Diese wird ausschließlich im deklarierten Bereich getragen und ist täglich bzw. bei Bedarf zeitnah zu wechseln [9].

Besonderes Augenmerk sollte auf bequeme und gutsitzende Schuhe gelegt werden, weil Pflegende viel gehen und stehen. Geeignete **Dienstschuhe** erfüllen folgende Kriterien [10]:

- Vorne geschlossen
- Fester Fersenriemen
- Gut profilierte, großflächige und dämpfende Sohle
- Flacher Absatz
- Anatomisch geformtes Fußbett
- Wasserabweisendes, strapazierfähiges und pflegeleichtes Material.

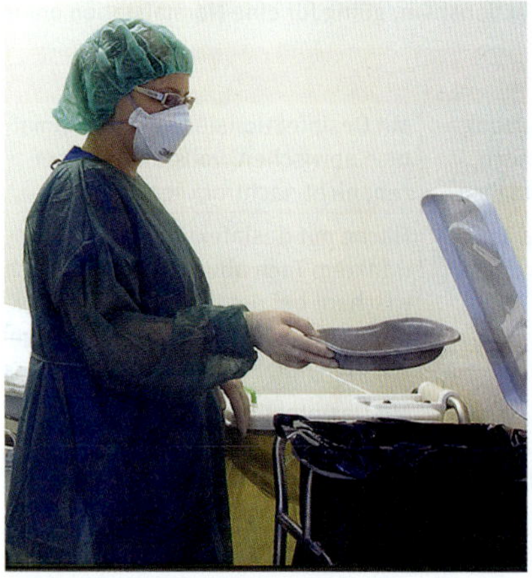

Abb. 41.2 Persönliche Schutzausrüstung. [K115]

Bei sichtbarer Verschmutzung erfolgt eine Wischdesinfektion der Schuhe. Aus hygienischer Sicht spielen Schuhe eine untergeordnete Rolle.

Persönliche Schutzausrüstung

Die **persönliche Schutzausrüstung** (PSA) ist Kleidung, die dazu dient, die Berufskleidung und den eigenen Körper vor Kontamination jeder Art zu schützen (→ Abb. 41.2). Weiterhin schützt sie abwehrgeschwächte Patienten vor der Übertragung von Keimen durch das Pflegepersonal.

Jeder Träger einer Einrichtung im Gesundheitswesen hat eine Gefährdungsbeurteilung für die verschiedenen Arbeitsbereiche vorzunehmen (nach TRBA 250) und den Mitarbeitenden dann die notwendige Schutzausrüstung zur Verfügung zu stellen. Diese sind verpflichtet, die Schutzausrüstung zu tragen. In welcher Situation welche Schutzausrüstung zu tragen ist, ist im **Hygieneplan** der Einrichtung verbindlich festgelegt (→ Tab. 41.2) [8], [11].

Die Schutzkleidung muss korrekt sitzen. Beim Ablegen darf weder die Umgebung oder die Person mit Erregern oder Ver-

Tab. 41.2 Komponenten und Anwendungsbereiche der persönlichen Schutzausrüstung [8].

Komponenten	Indikation (Beispiele)
Medizinische Schutzhandschuhe (Einmalhandschuhe)	• Schutz des Trägers vor einer Kontamination mit Blut, Sekreten oder Exkreten (z. B. vor möglichem Kontakt mit Blut, Sekreten oder kontaminierten Utensilien) • Schutz des Trägers vor Chemikalieneinwirkung (z. B. zum Schutz für Feuchtigkeit und chemischen Substanzen, → 41.2.4)
Einmalschürze, Schutzkittel mit langen Armen und Bündchen	• Enger Patientenkontakt, Risiko der Kontamination, Verschmutzung oder Durchnässung der Dienstkleidung, Risiko des Kontakts mit potenziell erregerhaltigem Material, Pflege von isolierten Patienten (→ 30.1.4) • Nur immer beim selben Patienten verwenden, Einmalkittel nach Gebrauch verwerfen • Falls Kittel zur mehrfachen Verwendung benutzt werden, mit der Innenseite nach außen aufhängen und nach Schichtende entsorgen; Plastikschürzen/Vorbinder nach einmaliger Anwendung entsorgen
Schutzanzug	Pflege von Patienten mit unbekannten Krankheitserregern und Erregern des hämorrhagischen Fiebers; kommt im Pflegealltag praktisch nicht vor
Schutzbrille	• Schutz vor Tröpfcheninfektion mit infektiösem Material (z. B. beim Absaugen) • Verspritzen von Gefahrenstoffen (z. B. bei Herstellung von Desinfektionsmitteln) • Muss gut sitzen, soll beschlags- und spiegelarm sein, muss desinfiziert werden
Mund-Nasen-Schutz (MNS)	• Invasive Eingriffe (z. B. ZVK-Anlage, Punktion) • Aerosolbildung (z. B. Patient hustet) • Gefahr von Verspritzen von Gefahrenstoffen, wie Desinfektionsmitteln • Isolierte Patienten (z. B. MRSA, Meningokokken, → 30.1.4) • Umkehrisolation • Nasenbügel anmodellieren, muss Nase und Mund vollständig bedecken; muss nach Herunterziehen gewechselt werden; ein Bart verhindert einen dichten Sitz
FFP2/3-Maske (Face Filtering Piece)	• (Risiko) aerogen-übertragbare Erkrankung (→ 30.1.4) • Isolierte Patienten (z. B. mit Masern-, Coronavirus) • Gesundheitsschädliche Dämpfe • FFP2 filtert mind. 94 % der Partikel bis 0,6 µm, FFP3 mind. 99,5 %
Kopfhaube	• Invasive Eingriffen (z. B. OP, großer Verbandwechsel), • Gefahr des Verspritzens erregerhaltigen Materials • Schutzisolierung (→ 27.1.4) • Muss Kopf, Stirn und seitliche Barthaare bedecken

schmutzung kontaminiert werden. Die Entsorgung bzw. Aufbereitung erfolgt nach Hygieneplan.

SPICKZETTEL

Allgemeine Hygiene und Dienstkleidung

Persönliche Hygiene:
- Regelmäßige Körperreinigung, Haarpflege, Mundhygiene, gepflegtes Äußeres.
- Längere Haare zusammenbinden, ggf. Haarabdeckung.
- Saubere Hände, kurz geschnittene und saubere Fingernägel.

Dienstkleidung:
- Bereitstellung und Waschen durch die Einrichtung.
- Wechsel möglichst täglich, mindestens zweitägig, bei Verschmutzung zeitnah.
- Bequemes, sicheres Schuhwerk.

Persönliche Schutzausrüstung:
- Einmalhandschuhe, Schutzkittel, Schürzen, Schutzbrille, Mund- und Nasenschutz, FFP2/3-Maske, Kopfhaube.
- Anwendungsbereiche gemäß Hygieneplan der Einrichtung.

41.2.3 Händehygiene

„Die Hände des Personals werden bei Maßnahmen am Patienten sowie bei Kontakt mit der unmittelbaren Patientenumgebung mit potenziell pathogenen Erregern kontaminiert und sind die wichtigsten Überträger von Krankheitserregern. Die hygienische Händedesinfektion gilt weltweit als die wirksamste Einzelmaßnahme zur Unterbrechung von Infektionsketten." [7]

Die Evidenz der Händehygiene wurde erstmalig 1847/48 von Ignaz Semmelweis bewiesen und inzwischen durch zahlreiche Studien belegt. Ihr kommt, auch aufgrund einer zunehmenden Resistenzbildung von Bakterien, eine unvermindert hohe Bedeutung zu.

Maßnahmen der Händehygiene sind:
- Händewaschen
- Hygienische Händedesinfektion
- Chirurgische Händedesinfektion (→ 44.4.3)
- Haut- und Nagelpflege (→ 6.1.4, → 6.9.4)
- Tragen von medizinischen Schutzhandschuhen (→ 41.2.4)
- Tragen von sterilen Handschuhen.

Grundsätzlich sollten die Fingernägel kurz geschnitten und unlackiert sein. Das Tragen von Ringen, Uhren und Armbändern ist in Bereichen, in denen eine Händedesinfektion erforderlich ist, untersagt [7], [8].

Händewaschen

VORSICHT! Händewaschen ist hautbelastend und zeitraubender als die Händedesinfektion. Das Waschen gewährleistet eine sehr begrenzte Keimreduktion. Die Hände werden nur in ausgewählten Situationen gewaschen. Händewaschen stellt *keine* Alternative zur hygienischen Händedesinfektion dar [7].

Ziel des Händewaschens ist das Entfernen von Schmutz und Verunreinigungen. Weiterhin werden Erreger, die mit der hygienischen Händedesinfektion nicht erreicht werden (z. B. bakterielle Sporen), mechanisch entfernt.

Die Waschlotion wird in einem Spender angeboten. Die Verwendung von Seifenstücken ist aufgrund der Verkeimung nicht gestattet. Dies gilt auch für Handtücher, die mehrfach verwendet werden. Hier sind Papierhandtücher, die im Anschluss verworfen werden, Mittel der Wahl [7]. Pflegende in der ambulanten Pflege bitten Angehörige um eine Waschlotion und ein frisches Handtuch oder Einmalhandtücher.

Waschpräparate mit antibakteriellen Zusätzen werden in keinem Regelwerk gefordert und bieten gegenüber herkömmlicher Seife keine bessere Wirksamkeit [7].

Die **Reinigung** der Hände mit Wasser und Waschlotion erfolgt:
- Bei Beginn und Beendigung einer Arbeitsschicht
- Bei sichtbarer Verschmutzung
- Nach der Toilettenbenutzung
- Nach der Versorgung von Patienten mit sporenbildenden Bakterien (v. a. *Clostridioides difficile*).

Ein **Waschbecken** ist immer als **unreiner Bereich** anzusehen, da der Abfluss (Siphon) ein Reservoir diverser Erreger ist. Aus diesem Grund ist auf einen ausreichenden Abstand zwischen Waschbecken und „reinen" Arbeitsplätzen (z. B. zur Medikamentenvorbereitung) zu achten (Wasser kann bis zu 1,85 m weit verspritzen und Flächen mit Erregern kontaminieren), ggf. ist ein Spritzschutz notwendig [7].

Vorgehen bei sichtbarer Kontamination
- Punktuelle Verschmutzungen mit einem mit Händedesinfektionsmittel getränkten Einmaltuch von den Händen entfernen
- Stark verschmutzte Hände vorsichtig (Spritzwasser!) abspülen, dann waschen
- Anschließend hygienische Händedesinfektion der trockenen Hände.

Hygienische Händedesinfektion

Bei jeder möglichen oder tatsächlichen Kontamination der Hände mit Mikroorganismen ist eine hygienische Händedesinfektion durchzuführen. Sie hat das Ziel, die **transiente Hautflora** (Mikroorganismen, die sich zeitweilig auf der Haut befinden) weitgehend zu vernichten.

Mikroorganismen an den Händen

Transiente *(zeitweilige)* **Hautflora:** Mikroorganismen, die durch Kontakt mit anderen Menschen, Flächen und Gegenständen auf die Hände gelangen. Sollen durch die hygienische Händedesinfektion abgetötet werden.

Residente Hauflora *(Standortflora):* Mikroorganismen, die zur körpereigenen Hautflora gehören. Sollen durch die chirurgische Händedesinfektion reduziert werden.

Im medizinischen Bereich werden ausschließlich Präparate eingesetzt, die durch den *Verbund für angewandte Hygiene (VAH)* zugelassen wurden. In **stationären Einrichtungen** gibt es festmontierte Desinfektionsmittelspender. In der **ambulanten Pflege** wird auf mobile Spender oder Kitteltaschenflaschen zurückgegriffen. Diese müssen regelmäßig wischdesinfiziert werden, da sie von außen kontaminieren. Das Umfüllen von Desinfektionsmitteln in eine andere Flasche ist nicht gestattet [12]. Das Anbruchs- oder das Ablaufdatum (sechs Monate nach Anbruch) muss auf dem Behälter vermerkt werden. Händedesinfektionsmittel müssen ausreichend und an den wichtigen Einsatzorten zur Verfügung stehen.

Indikationen

Die *Weltgesundheitsorganisation (WHO)* hat das Konzept der **Five Moments of Hand Hygiene** entwickelt und legt fünf Indikationsgruppen für eine hygienische Händedesinfektion fest. Das *RKI* sowie die *Aktion Saubere Hände* haben sich diesem Modell angeschlossen. Zur leichteren räumlichen Vorstellung werden eine direkte und eine erweiterte Patientenumgebung unterschieden (→ Abb. 41.3, → Tab. 41.3).

Weitere Indikationen sind: vor dem Umgang mit Medikamenten, Sondennahrung und Lebensmitteln.

In Alten- und Pflegeheimen gelten für immobile Bewohner die gleichen fünf Indikationen. Für mobile Bewohner werden von der Aktion saubere Hände die Indikationen 1–4 genannt (→ Abb. 41.3). In der ambulan-

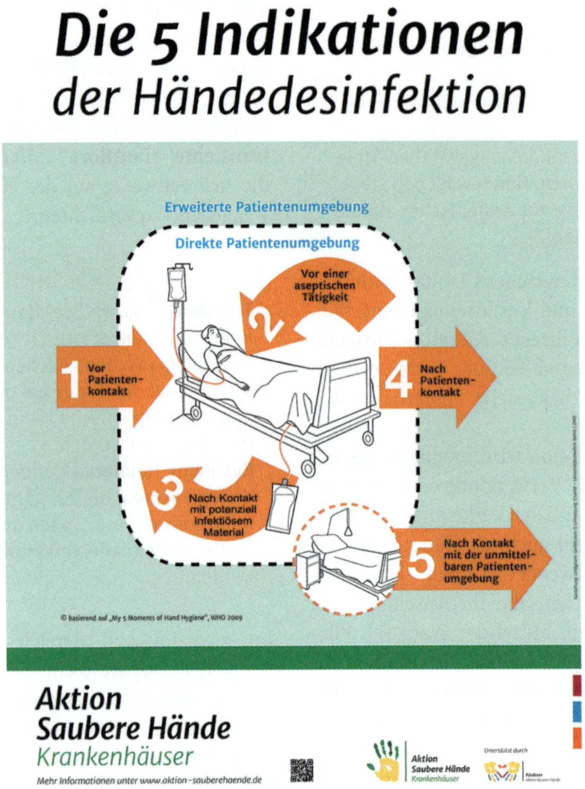

Abb. 41.3 Die fünf Indikationen der Händedesinfektion nach WHO. [W953]

ten Versorgung wird zwischen nichtinvasiven Maßnahmen (Indikationen 1–4) und invasiven Maßnahmen (Indikationen 1–5) unterschieden [13].

Durchführung

Das Präparat in die trockenen Hände einreiben. Um eine Verdünnung der Desinfektionsmittelkonzentration zu verhindern, müssen die Hände ganz trocken sein (z. B. nach dem Händewaschen, nach dem Ablegen von Handschuhen), ggf. trocknen.

Korrekte Technik ist entscheidend

Ausreichende Menge (Hohlhand, ca. 3–5 ml) des alkoholischen Händedesinfektionsmittels über sämtliche Bereiche der Hände verteilen:
- In den Handinnenflächen
- Über beide Handaußenflächen
- Die Außenseiten der vorderen Finger
- Beide Daumen
- Die Fingerkuppen
- Die Handgelenke.

Die genannten Bereiche sind über die vom Hersteller vorgegebene Einwirkzeit von 30 Sek. feucht zu halten. Bei Bedarf muss Desinfektionsmittel nachgenommen werden.

Bei bestimmten Erregern, z. B. *Mycobacterium tuberculosis,* kann eine verlängerte

Tab. 41.3 Indikationen der hygienischen Händedesinfektion [13].

Indikationsgruppe	Begründung gemäß „Aktion saubere Hände“
1. Vor Patientenkontakt	• Patientenkontakt ist immer als Kontakt mit Haut, Schleimhäuten oder Wunden definiert **Ziel:** Schutz des Patienten vor Kolonisation mit Erregern, welche die Hand der Mitarbeitenden temporär besiedeln
2. Vor aseptischen Tätigkeiten	• Vor jedem Kontakt mit nicht intakter Haut und Wunde • Zwischen Entfernen des alten und Anlegen des neuen Verbands • Konnektion bzw. Diskonnektion geschlossener Systeme (Gefäßkatheter-, Drainage- oder Beatmungssysteme) • Vorbereiten von Infusionen und Injektionen • Richten und Zubereiten von Medikamenten, Injektionen und Punktionen • Kontakt mit Schleimhäuten, z. B. bei Mund- und Zahnpflege. **Ziel:** Schutz des Patienten vor dem Eintrag potenziell pathogener Erreger (inklusive seiner eigenen Standortflora) in sterile/nicht kolonisierte Körperbereiche
3. Nach Kontakt mit potenziell infektiösen Materialien	• Nach dem Ablegen von Handschuhen • Nach Kontakt mit Körperflüssigkeiten, Schleimhäuten, nicht intakter Haut oder Wundverbänden, vor dem Wechsel von besiedelten zu nicht besiedelten Körperbereichen **Ziel:** Schutz des Personals und der erweiterten Patientenumgebung vor potenziell pathogenen Erregern, Schutz nachfolgender Patienten
4. Nach Patientenkontakt	• Unmittelbar nach direktem Patientenkontakt (Haut, Schleimhaut oder Wundkontakt) • Nach dem Ablegen von Handschuhen **Ziel:** Schutz des Personals und der erweiterten Patientenumgebung vor potenziell pathogenen Erregern, Schutz nachfolgender Patienten
5. Nach Kontakt mit Oberflächen in unmittelbarer Umgebung des Patienten	Als direkte Patientenumgebung werden folgende Bereiche definiert: • Auf Normalstationen: Patientenbett mit dazugehörigem Nachttisch und den darin befindlichen persönlichen Gegenständen des Patienten sowie alle dem Patienten zugeordneten Geräte etc. • Auf Intensivstationen: Patientenbett mit Infusionspumpen/Perfusoren, Beatmungseinheit, Überwachungsmonitor sowie alle dem Patienten zugeordneten Geräte etc. Auch in diesen Fällen ist die Händedesinfektion nach dem Ablegen der Handschuhe durchzuführen. **Ziel:** Schutz des Personals und der erweiterten Patientenumgebung vor potenziell pathogenen Erregern, Schutz nachfolgender Patienten

Einwirkzeit oder eine zweifache Händedesinfektion erforderlich sein (Herstellerangaben beachten!).

Präparat vollständig einreiben

Desinfektionsmittel während der Einwirkzeit und vollständig einreiben. Ein „Verwedeln" zum schnelleren Abtrocknen des Mittels verkürzt die Einwirkzeit und führt zum Austrocknen der Hände, da der Haut dadurch Lipide (Hautfette) entzogen werden.

Zum Erlernen kann die **Standardeinreibemethode gemäß DIN EN 1500** (sechs Schritte der Händedesinfektion) hilfreich sein, bietet gegenüber einer eigenverantwortlichen Einreibetechnik aber keinen Vorteil. Pflegende sollten ihre Einreibetechnik regelmäßig kritisch überprüfen und häufige Wirkungslücken beachten (→ Abb. 41.4).

Das „schmierige" Gefühl nach erfolgter Händedesinfektion entsteht durch Pflegestoffe, die in die Rezeptur des Desinfektionsmittels eingearbeitet wurden. Eine korrekt durchgeführte Händedesinfektion bedeutet somit aktive Hautpflege.

Chirurgische Händedesinfektion → Kap. 44.4

Haut- und Nagelpflege

Hautpflege gehört dazu

Rissige, schuppige und ungepflegte Haut bietet Erregern ideale Lebensbedingungen. An diesen Arealen und an entzündeten Stellen der Hände ist eine Desinfektion nicht möglich, da das Mittel die Erreger nicht erreicht. Das wird als **Infektionsflora** bezeichnet. Aus diesem Grund kann Hautpflege als berufliche Pflicht angesehen werden.

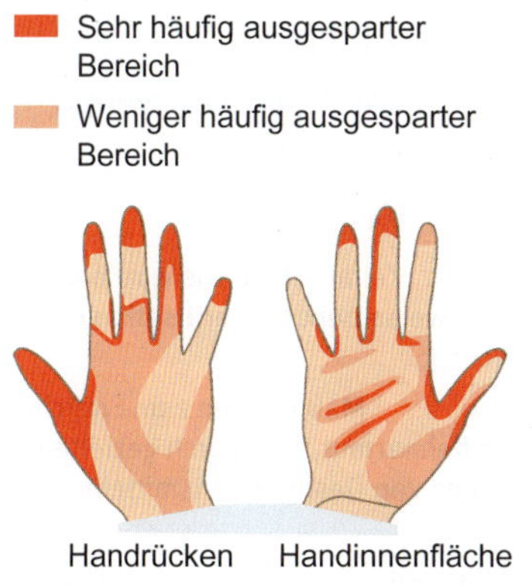

Abb. 41.4 Areale, die bei der hygienischen Händedesinfektion häufig vergessen werden. Diese Wirkungslücken finden sich v. a. an Daumen, Handinnenflächen, Fingerspitzen und Fingerzwischenräumen. [L138]

Eine sorgfältige **Hautpflege** der Hände ist wichtig, um Hautschädigungen zu vermeiden. Der Träger einer Einrichtung ist verpflichtet, eine Gefährdungsbeurteilung in den verschiedenen Bereichen vorzunehmen, einen Hautschutzplan zu erstellen und den Mitarbeitern geeignete Hautschutz- und Hautpflegemittel in Tuben oder Spendern zur Verfügung zu stellen. Offene Cremedosen zum Hineingreifen sind nicht gestattet, weil es zu einer Verkeimung der Creme kommt. Die Hände sollen nicht unmittelbar vor der hygienischen Händedesinfektion eingecremt werden, da die Wirksamkeit der Desinfektion vermindert wird [14], [15].

Die **Nagelpflege** stellt ebenfalls eine berufliche Sorgfaltspflicht dar. Fingernägel, Nagelfalze und die Räume unter den Nägeln sind Reservoire für Mikroorganismen. Bei langen Fingernägeln besteht zudem Verletzungsgefahr für Patienten und Kollegen und das Risiko der Perforation von Handschuhen. Grundsätze der Nagelpflege:

- Fingernägel dürfen die Fingerkuppen nicht überragen
- Räume unter den Fingernägeln regelmäßig reinigen
- Nagellack und künstliche Fingernägel sind nicht erlaubt, da auch ein optisch intakter Nagellack mikroskopische Risse aufweist, die ein Keimreservoir darstellen.

SPICKZETTEL

Händehygiene

Händewaschung:

- **Ziel:** Entfernen von Verunreinigungen sowie von Sporen von Erregern.
- **Indikationen:** Beginn und Beendigung der Arbeitsschicht, bei sichtbarer Verschmutzung, nach Toilettengang.
- **Mittel:** Waschlotion aus dem Spender, keine Seifenstücke, antibakterielle Zusätze nicht notwendig.
- **Anwendung:** Punktuelle Verschmutzungen mit Desinfektionstuch entfernen, stärkere Verschmutzung vorsichtig abspülen, dann mit Waschlotion waschen, sorgfältig mit Einmalhandtüchern trocknen.

Hygienische Händedesinfektion:

- **Ziel:** Schnelle und effektive Reduktion der transienten Hautflora.
- **Indikationen:** Situationen, bei denen die Übertragung von potenziell krank machenden Erregern auf Menschen, Gegenstände und Oberflächen besteht (fünf Indikationen nach WHO).
- **Händedesinfektionsmittel:** Nur zugelassene Präparate gemäß VAH-Liste; Umfüllen nicht zulässig, Kitteltaschenflaschen von außen desinfizieren.
- **Anwendung:** Nur auf vollständig trockenen Händen; ca. eine Hohlhand voll einreiben, auf vollständige Benetzung achten; wahrend Einwirkzeit von 30 Sek. Mittel komplett einreiben, typische bzw. häufige Wirkungslücken beachten.

41.2.4 Schutzhandschuhe

Es gibt **Schutzhandschuhe** für unterschiedliche Situationen, z. B. Schutz des Trägers vor Kontamination mit Blut, Ausscheidungen (medizinische Einmalhandschuhe), Schutz vor Chemikalien oder Strahlen, Schutz vor Nässe und Reinigungsmitteln bei Putzarbeiten, Reduzierung der Schweißmenge (textile Unterziehhandschuhe) oder zum Schutz des Patienten bei aseptischen Tätigkeiten (sterile Einmalhandschuhe) [7], [16]. Der **Träger der Einrichtung** hat im Hygieneplan festzulegen, in welcher Situation welche Schutzhandschuhe zu tragen sind und diese in ausreichender Menge zur Verfügung zu stellen.

Medizinische Einmalhandschuhe

Medizinische Einmalhandschuhe (Einmalhandschuhe) dienen u. a. dem Schutz der Hände der Pflegenden vor **groben Verschmutzungen** (→ Tab. 41.2), immer wenn der Kontakt mit Blut, Körpersekreten oder kontaminierten Gegenständen wahrscheinlich ist. Für den Wechsel der Einmalhandschuhe gelten die gleichen Indikationen wie für die hygienische Händedesinfektion (→ Tab. 41.3). Nach dem Ablegen der Handschuhe ist immer eine hygienische Händedesinfektion durchzuführen.

! VORSICHT! Handschuhe verhindern nicht die Keimübertragung *(Transmission)* auf den Patienten. Daher muss vor Entnahme von Handschuhen aus dem Spender eine hygienische Händedesinfektion durchgeführt werden. Das Mitführen von Handschuhen in Kitteltaschen ist nicht zulässig, da die Handschuhe dadurch kontaminiert werden.

Medizinische Einmalhandschuhe gibt es aus verschiedenen Materialien (z. B. Latex, Vinyl, Nitril), die eine unterschiedliche Stabilität gegenüber Belastung und Chemikalien aufweisen. Sie müssen einen bestmöglichen Schutz, Tragekomfort, Tastgefühl und Greifvermögen gewährleisten [7].

Desinfektion der behandschuhten Hand

Ob und wann die Desinfektion behandschuhter Hände gestattet ist, ist im Hygieneplan festzulegen. Behandschuhte Hände sollten nur in speziellen Fällen desinfiziert werden, z. B. wenn ein häufiger Handschuhwechsel schwierig zu realisieren ist.
Voraussetzung ist, dass der Handschuh die notwendige Chemikalienbeständigkeit nach EN 374 aufweist, intakt sowie nicht erkennbar kontaminiert ist. Ferner dürfen die Handschuhe nur bei einem Patienten getragen werden [7].

Handschuhe werden indikationsgerecht nach Hygieneplan angezogen und nach Verwendung abgelegt. Die Tragezeit ist möglichst kurz zu halten, da die Haut schwitzt und aufweicht. Dadurch verliert die Haut ihre natürliche Barrierefunktion gegen Mikroorganismen (→ 6.1.1).

Nach dem Ablegen erfolgt immer eine hygienische Händedesinfektion.

Beim Tragen von Schutzhandschuhen beachten

- Vor dem Anlegen und nach dem Ablegen der Handschuhe eine hygienische Händedesinfektion durchführen
- Nur bei vollständig trockenen Händen anziehen
- Tragezeit so kurz wie möglich halten, Handschuhe erst unmittelbar vor der Tätigkeit anziehen
- Bei notwendiger längerer Tragezeit Unterziehhandschuhe aus Baumwolle tragen oder geeignetes fettfreies Hautschutzprodukt auftragen
- Feuchte Hände nach dem Ablegen mit Einmaltuch trocknen
- In den Pausen und nach Dienstende Hautpflege durchführen
- Ausziehen, ohne die Umgebung oder eigene Körperteile zu kontaminieren (→ Abb. 41.6).

Umgang mit sterilen Handschuhen

Bei der Durchführung bestimmter aseptischer Pflegemaßnahmen, z. B. beim Katheterisieren der Harnblase, beim endotrachealen Absaugen, bei der Wundversorgung oder Operationen sind **sterile Handschuhe** zum Schutz des Patienten vor Infektionen erforderlich.

Das An- und Ausziehen von sterilen Handschuhen erfordert Übung und Sorgfalt, um die Außenflächen nicht zu kontaminieren (→ Abb. 41.5, → Abb. 41.6). Vor dem Anlegen und nach dem Ablegen der sterilen Handschuhe ist eine hygienische Händedesinfektion erforderlich. Die Hände müssen vor dem Anlegen vollständig trocken sein.

Bei sterilen Handschuhen ist eine Desinfektion der behandschuhten Hand nicht zulässig.

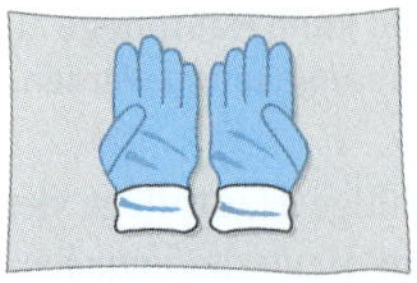

a Verpackung öffnen, ohne die Handschuhe unsteril zu machen.

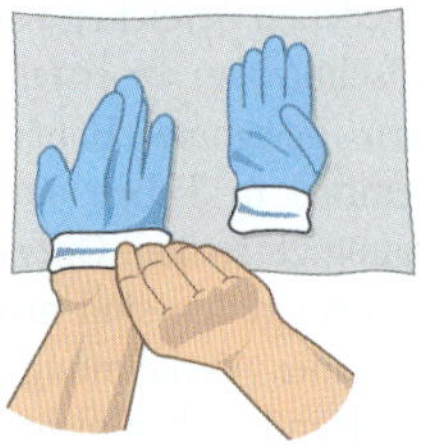

b Erste Hand einführen.

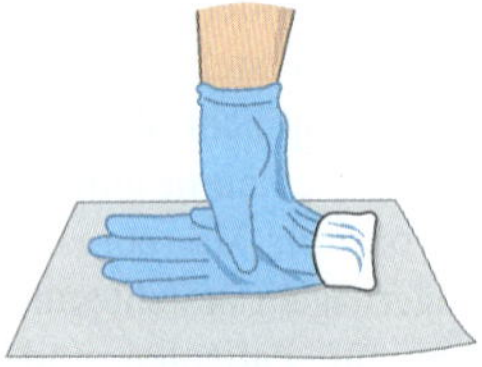

c Zweiten Handschuh ergreifen.

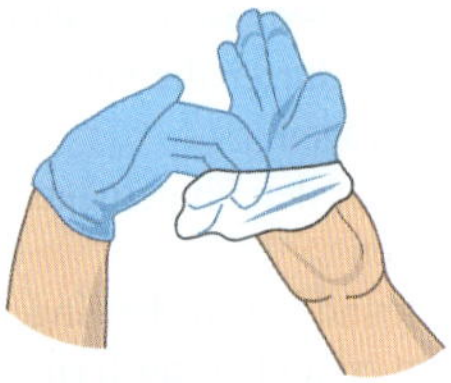

d Handschuh weiter nach unten ziehen, ohne die sterile Außenfläche unsteril zu machen.

Abb. 41.5 Sterile Handschuhe anziehen. [L138]

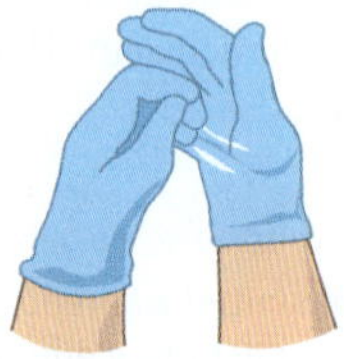

a Einen Handschuh an der Handinnenfläche greifen, abziehen und festhalten.

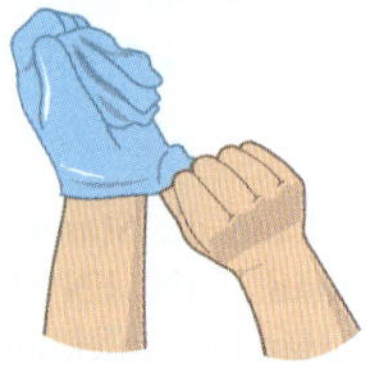

b Mit der unbehandschuhten Hand unter den Stulpen des Handschuhes fassen und ihn abziehen. Dieses Vorgehen verhindert, dass die Hände mit den kontaminierten Außenseiten der Handschuhe in Kontakt kommen.

Abb. 41.6 Handschuhe ausziehen. [L138]

SPICKZETTEL

Schutzhandschuhe

Medizinische Einmalhandschuhe:

- **Indikationen:** Schutz vor grober Verschmutzung, z. B. mit Blut, Körperausscheidungen, auch gegen Chemikalien und Feuchtigkeit.
- **Anwendung:** Händedesinfektion vor und nach dem Tragen; Desinfektion der behandschuhten Hand nur in Ausnahmefällen; nur auf trockene Hände anziehen; Tragezeit kurz halten; feuchte Hände vor Händedesinfektion abtrocknen.

Sterile Einmalhandschuhe:

- **Indikationen:** Aseptische Tätigkeiten wie Katheterisierung, endotracheales Absaugen, Wundversorgung.
- **Anwendung:** Mit desinfizierten Händen aus der Schutzverpackung entnehmen, innere Verpackung auf dem Tisch liegend seitlich öffnen; Außenflächen der Handschuhe beim An- und Ausziehen nicht berühren, sonst wie medizinische Einmalhandschuhe.

41.3 Maßnahmen zur Keimreduktion

Infektionsquellen, Übertragungswege, Eintrittspforten → 30.2.2

i DEFINITION

Asepsis: Keimfreiheit. Die wird beispielsweise bei der **Sterilisation** erreicht.

Antisepsis: Maßnahmen zum Erreichen von **Keimarmut**, z. B. durch gezielten Einsatz von Desinfektionsmitteln.

Es gibt drei verschiedene, qualitativ abgestufte Maßnahmen zur **Keimreduktion** (→ Abb. 41.7):

- Reinigung
- Desinfektion
- Sterilisation.

41.3.1 Reinigung

DEFINITION

Reinigung: Entfernung von Verunreinigungen (Staub, Schmutz usw., Infektionsquelle → 30.2.2) unter Verwendung von Wasser mit reinigungsverstärkenden Zusätzen. Es findet keine Abtötung/Inaktivierung von Mikroorganismen statt. Eine Reinigung führt zu einer 50–80%igen Reduktion der Erreger [17].

Zu reinigende Flächen, Reinigungsintervall und -mittel werden in Abhängigkeit von einer Risikobeurteilung im Reinigungs- und Desinfektionsplan festgelegt. Dort ist auch definiert, welche Flächen gereinigt und welche desinfiziert werden müssen [17].

In der ambulanten Pflege ist eine Feuchtreinigung im Umfeld des Pflegebedürftigen in der Regel ausreichend. Die Handkontaktflächen von Fahrzeugen des ambulanten Pflegedienstes sollten regelmäßig gereinigt und ggf. desinfiziert werden [18].

41.3.2 Desinfektion und Sterilisation

DEFINITION

Desinfektion: Gezielte Keimreduktion von Gegenständen, Flächen, Haut und Schleimhäuten, Händen bzw. Wunden, sodass von ihnen keine Infektionsgefahr mehr ausgeht. Keimreduktion um 99,999 %.

Sterilisation: Völlige Keimfreiheit durch das Abtöten bzw. Inaktivieren aller Mikroorganismen und deren Dauerformen. Man spricht von einem sterilen oder aseptischen Gegenstand. Keimreduktion um 99,9999 %.

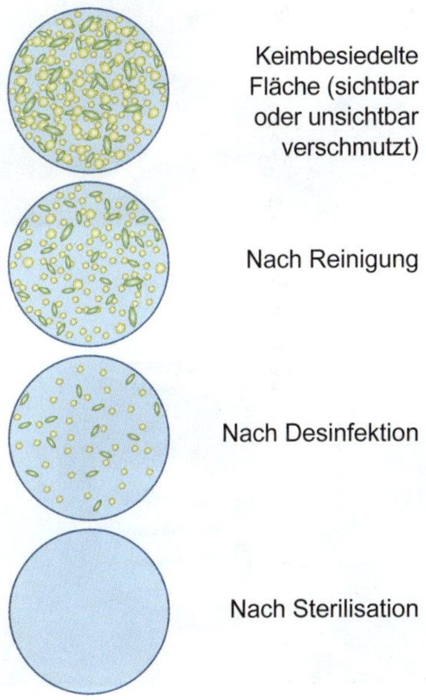

Abb. 41.7 Unterschied zwischen Reinigung, Desinfektion und Sterilisation hinsichtlich der Keimzahl. [L138]

Desinfektion

Desinfektionsmaßnahmen sind immer an die jeweilige Situation anzupassen und müssen geprüfte und anerkannte Verfahren darstellen [19]. Es gibt Erreger, die durch routinemäßige Desinfektion nicht eliminiert werden (z. B. Noroviren, Sporen von *Clostridium difficile*). Hier ist ggf. auf spezielle, wirksamere Mittel zurückzugreifen, eventuell sind längere Einwirkzeiten zu berücksichtigen.

Verschmutzungen müssen vor der Desinfektion entfernt werden. Anderenfalls erreicht das Desinfektionsmittel die Erreger erst gar nicht. Alle Oberflächen müssen komplett benetzt werden. Dies ist bei einer „Tauchdesinfektion" verschmutzter oder hohler Instrumente sehr schwer zu gewährleisten.

Desinfektionsverfahren

Hautantiseptik → 42.5.1
Wundantiseptik → 43.13.4

Physikalische Verfahren basieren auf Hitze (thermische Desinfektion), Filtration oder Strahlung. Physikalische Verfahren sind im Allgemeinen umweltverträglicher und in der Anwendung sicherer als chemische Verfahren. Allerdings finden in stationären Bereichen in der Regel chemische Verfahren Anwendung, da diese vor Ort im Rahmen der Wischdesinfektion umsetzbar sind.

Chemische Verfahren nutzen die keimschädigende Wirkung vieler Chemikalien. Sie werden auch dann angewandt, wenn Materialien thermische Verfahren nicht aushalten *(thermolabil)* oder die Anwendung bei zu großen Geräten nicht möglich ist.

Für eine **erfolgreiche Desinfektion** ist immer ein ausgewogenes Verhältnis folgender Faktoren erforderlich **(Sinner-Kreis):**

- Chemie (Desinfektionsmittel, Konzentration)
- Zeit (Einwirkzeit)
- Mechanik (Wisch-, Sprühdesinfektion)
- Temperatur.

Die einzelnen Angaben dazu werden von den Herstellern der Mittel vorgegeben und sind unbedingt einzuhalten, da anderenfalls die Wirksamkeit nicht gewährleistet ist.

Die eingesetzten Mittel, Konzentrationen, Einwirkzeiten und Methoden entsprechen den Vorgaben der Hersteller und sind in der Desinfektionsmittelliste vom Verbund für angewandte Hygiene e. V. (VAH-Liste) veröffentlicht. Nur dort gelistete Präparate dürfen verwendet werden.

Bei der **Flächendesinfektion** wird unterschieden:

- **Laufende (routinemäßige) Desinfektion:** Die Fläche darf wieder benutzt werden, wenn das Mittel abgetrocknet ist, da es sich noch auf der Oberfläche befindet und wirkt (Remanenz).
- **Gezielte Desinfektion nach Kontamination:** Die komplette Einwirkzeit (nach Herstellerangabe) muss eingehalten werden, z. B. bei Gebärwannen, Medizinprodukten.
- **Schlussdesinfektion,** z. B. nach Entlassung infektiöser Patienten.

Bei der **desinfizierenden Reinigung** erfolgen Reinigung und Desinfektion in einem Arbeitsgang. Die verwendeten Mittel müssen dafür ausdrücklich deklariert sein. Auf keinen Fall dürfen Reinigungs- und Desinfektionslösungen eigenmächtig miteinander gemischt werden.

Im Fall einer behördlich angeordneten Desinfektionsmaßnahme und im Seuchenfall sind die Bestimmungen des RKI zu beachten.

Anwendungsbereiche von Desinfektionsmitteln

Die *VAH-Liste* definiert die Wirkbereiche einzelner Desinfektionsmittel (→ Tab. 41.4).

Maßnahmen zur routinemäßigen (laufenden) sowie zu Schlussdesinfektionen sind im Hygieneplan der Einrichtung hinterlegt.

Flächendesinfektion

Bei der **Flächendesinfektion** sind folgende Punkte zu **beachten:**

- Zu desinfizierende Fläche mit einem sauberen Tuch unter leichtem Druck vollständig benetzen (Wischdesinfektion); dadurch werden auch Schmutz und Staub entfernt

Tab. 41.4 Wirkungsbereiche von Desinfektionsmitteln [20].

Wirkbereich	Wirksam gegen
Begrenzt viruzid	Bakterien, Pilze, behüllte Viren (z. B. HBV, HCV, Influenza)
Begrenzt viruzid PLUS	Behüllte Viren + Adeno-, Rota- und Noroviren
Viruzid	Behüllte und unbehüllte Viren (z. B. Enteroviren)

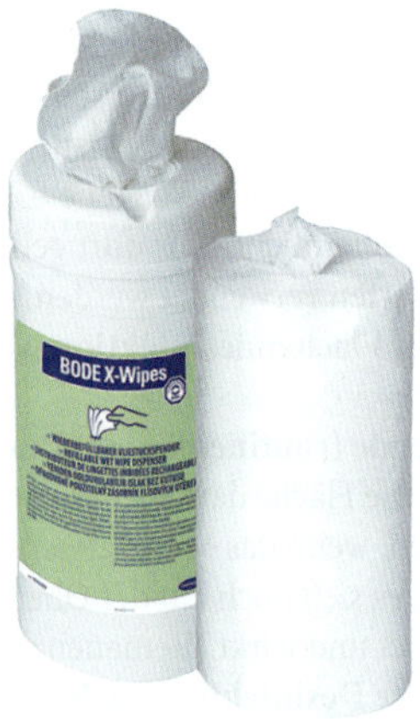

Abb. 41.8 Tuchspendesystem (Wipes) in unterschiedlichen Größen. Zum eigenständigen (Wieder-)Befüllen nach Herstellerangaben die Vliestuchrolle mit gebrauchsfertiger oder selbstangesetzter Desinfektionslösung übergießen. Alternativ stehen gebrauchsfertige Einmal-Tuchspendesysteme zur Verfügung. [U120]

- Ein Tuch nur so lange benutzen, wie es Feuchtigkeit abgibt
- Um eine Erregerverschleppung zu vermeiden, die Benutzung des Tuchs auf einen Bereich beschränken; für jeden Patientenplatz eigene Desinfektionstücher verwenden
- Ein benutztes Tuch nicht wieder in die Desinfektionsmittellösung eintauchen
- Desinfizierte Fläche nicht nachtrocknen, um die Einwirkzeit zu gewährleisten
- Sichtbar verschmutze Lösungen zeitnah erneuern.

VORSICHT! Beim Sprühen bilden sich Aerosole, die eingeatmet werden, die Schleimhaut reizen und zu allergischen Reaktionen führen können. Die Sprühdesinfektion wird nur dann angewendet, wenn eine Wischdesinfektion nicht möglich ist. Beim Sprühen besteht weiterhin das Risiko, dass nicht die gesamte Fläche zuverlässig mit Desinfektionsmittel benetzt wird (Sprühschatten).

Umgang von Desinfektionslösungen

Grundsätze:

- Anwenderhinweise beachten
- Beim Umgang mit Desinfektionsmittelkonzentraten Schutzkleidung wie Schutzbrille, geeignete Schutzhandschuhe tragen
- Keine Seifen, andere Reinigungsmittel oder Duftstoffe der Lösung hinzugeben
- Behältnis mit der Gebrauchslösung beschriften: Inhalt (Produktname), Dosierung/Konzentration , Einwirkzeit und Ansatzdatum bzw. Wechseldatum, Handzeichen
- Behälter immer verschließen, um das Aufsteigen von Dämpfen und ein Austrocknen der Tücher zu verhindern.

Entnahme aus Dosiergerät:

- Mindestentnahmemenge beachten
- Durchfeuchtungszeit nach dem Befüllen beachten (→Abb. 41.8)
- Standzeit (regelhaft 28 Tage) beachten
- Wiederbefüllbare Behälter für Desinfektionstücher (Wipes-Systeme, →Abb. 41.8) nach Herstellerangabe aufbereiten oder verwerfen, da sich ein bakterieller Biofilm bilden kann.

Manueller Ansatz:

- Genaue Dosierung/Konzentration beachten (→Kasten), Wasser und Desinfektionsmittel mit einem Messbecher genau abmessen bzw. Dosierhilfen verwenden; Unterdosierung führt zu Unwirksamkeit, Überdosierung zur Toxizität
  Nur kaltes Wasser zum Ansetzen einer Lösung verwenden, um das Entstehen gesundheitsschädlicher Dämpfe zu vermeiden
- Immer zuerst das Wasser in den Behälter füllen, dann das Desinfektionsmittelkonzentrat hinzugeben
- Täglicher Wechsel der Lösung, bei sichtbarer Verschmutzung sofort.

Desinfektionsmittellösung manuell herstellen

Gewünscht werden 5 l einer 0,5%igen gebrauchsfertigen Lösung.
5.000 ml → 1 % = 50 ml, 0,5 % = 25 ml
5.000 ml = 25 ml Desinfektionsmittelkonzentrat + 4.975 ml Wasser

Sterilisation

Die **Sterilisation** von Instrumenten erfolgt in Krankenhäusern regelhaft in der **Aufbereitungseinheit für Medizinprodukte** (AEMP). Die Instrumente sind vor der Sterilisation zu reinigen und zu desinfizieren (→Abb. 41.9). Dies erfolgt üblicherweise in einem Reinigungs- und Desinfektionsgerät (RDG). Zur Sterilisation stehen verschiedene Verfahren zur Verfügung:

- Dampfsterilisation mit feuchter Hitze (134 °C für ≥ 3 Min. bzw. 121 °C für ≥ 5 Min.)
- Gassterilisation mit Formaldehyd
- Sterilisation mit ionisierenden Strahlen
- Plasmasterilisation.

Die übliche Methode ist die Dampfsterilisation. Die übrigen Verfahren kommen v. a. bei der Sterilisation hitzeempfindlicher Materialien zum Einsatz.

In der stationären Langzeitpflege und in der ambulanten Pflege werden meist In-

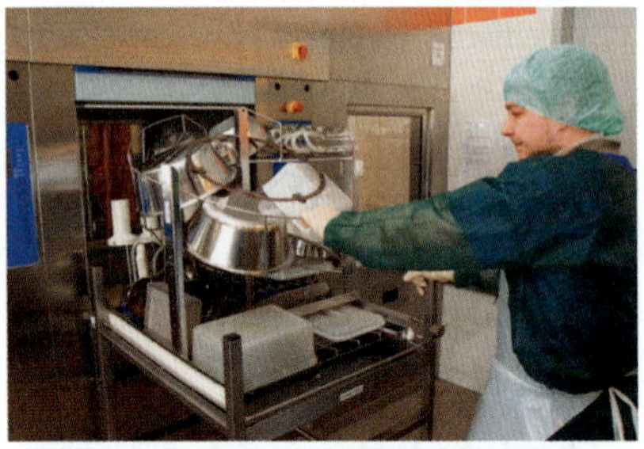

a Die gebrauchten Medizinprodukte werden zunächst in einer Spülmaschine gereinigt,

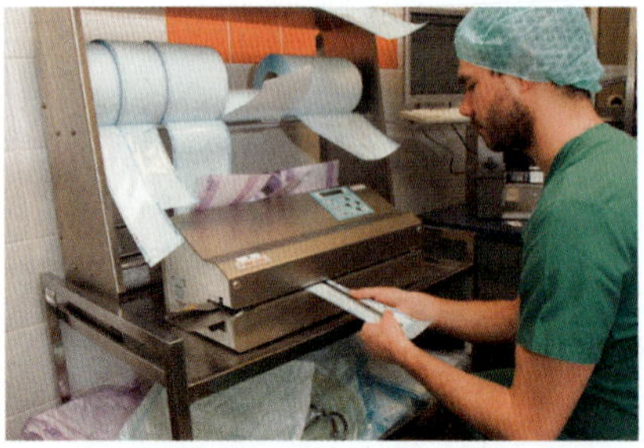

b dann in Folien verpackt

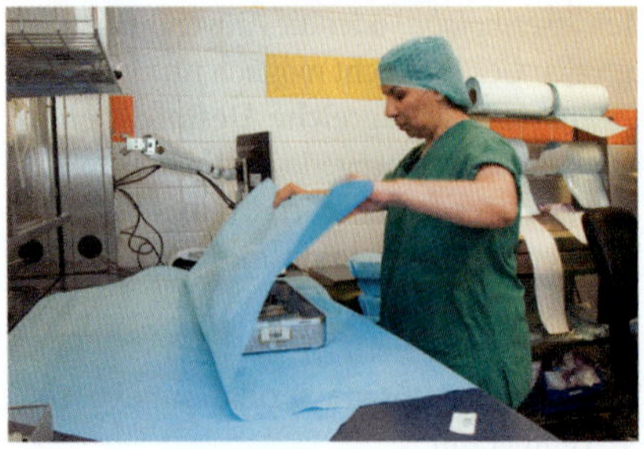

c oder in das Instrumentensieb einsortiert sowie mit Spezialpapier umhüllt

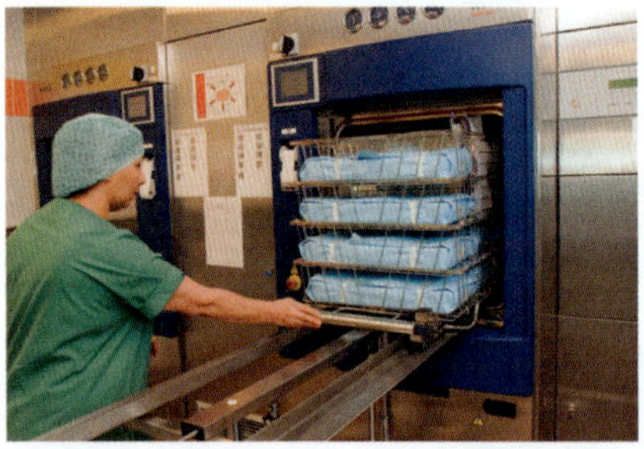

d und anschließend in den Sterilisator gegeben.

Abb. 41.9 Instrumentenaufbereitung. [K115]

strumente zum Einmalgebrauch verwendet, z. B. bei der Wundversorgung.

41.3.3 Ungezieferbekämpfung

Parasitär bedingte Hauterkrankungen →32.5.4

Die Bekämpfung oder Vernichtung von Körper- und Wohnungsungeziefer, z. B. Kopfläusen, Krätzmilben, Flöhen, Schaben, Silberfischchen, Hausstaubmilben, Ameisen erfolgt mit chemischen oder gasförmigen Stoffen. Bei Wohnungsungeziefer wird ein Kammerjäger gerufen.

41.3.4 Isolierung

DEFINITION

Isolierung: Unterbrechung einer Infektionskette durch Absonderung eines infektiösen Patienten (Quellenisolierung) bzw. eines potenziellen Infektionsempfängers (Schutzisolierung).

Bei der **Quellenisolierung** (→30.1.4) wird die Umgebung vor Erregern des Patienten (oft schon bei Verdacht) geschützt, um eine Übertragung zu verhindern. Medizinisches Personal trägt zusätzlich persönliche Schutzausrüstung (PSA →41.2.2) [21].

Bei der **protektiven Isolierung** (*Umkehrisolation, Schutzisolation* →27.1.4) werden abwehrgeschwächte Patienten vor Erregern aus der Umgebung geschützt, z. B. nach großflächigen Verbrennungen, Organ- und Knochenmarktransplantation oder bei hoch dosierter Zytostatikatherapie.

Das **Life Island** *(Sterilbetteinheit)* ist die Intensivierung der protektiven Isolierung.

Ein **Isolierzimmer** ist ein zur Einzelunterbringung nutzbares Zimmer auf einer Normalstation. **Isolierstationen** finden sich in Krankenhäusern mit Fachdisziplinen, die häufig kontagiöse Patienten stationär behandeln.

SPICKZETTEL

Keimreduktion

Reinigung:
- **Ziel:** Entfernen von Verschmutzungen an Gegenständen und Oberflächen; definitionsgemäß findet keine Abtötung von Mikroorganismen statt.
- **Mittel:** Wasser mit Zusatz von Reinigungsmitteln.

Chemische Desinfektion:
- **Ziel:** Keimreduktion auf Flächen, Gegenständen, Haut, Schleimhaut und Wunden.
- **Indikationen:** Abtötung von Bakterien, Pilzen, Sporen, Viren.
- **Desinfektionsmittel:** Herstellung der Lösung nach Herstellerangaben, kein Zusatz von Reinigungsmitteln; Standzeit beachten, Abfüll- bzw. Ablaufdatum vermerken.
- **Anwendung:** Fläche/Gegenstand vollständig benetzen, nicht nachtrocknen; Tücher müssen feucht sein, nicht wiederverwenden; Einwirkzeit nach Herstellerangaben; Sprühdesinfektion nur, wenn Wischdesinfektion nicht möglich.
- **Sterilisation von Instrumenten:** Erfolgt in der Aufbereitungseinheit für Medizinprodukte oder beim Hersteller.

Isolierung:
- **Quellenisolierung:** Schutz der Umgebung und der Mitpatienten vor Krankheitserregern eines Patienten.
- **Schutzisolierung:** Schutz eines abwehrgeschwächten Patienten vor Krankheitserregern aus der Umgebung.
- **Maßnahmen:** Unterbringung in Isolierzimmer oder auf Isolierstation, Betreten des Zimmers nur mit Schutzkleidung.

41.4 Hygienegerechtes Verhalten

Hygienegerechtes Verhalten ist eine selbstverständliche Aufgabe von Pflegenden bei allen Pflegemaßnahmen. Patienten bzw. Bewohner und (pflegende) Angehörige werden bei Bedarf angeleitet.

41.4.1 Allgemeine Hygieneregeln

- Luftbewegung, Durchzug und Aufwirbeln von Staub nach Möglichkeit vermeiden. Vor Tätigkeiten wie Verbandwechsel, Punktionen oder Katheterisierung Fenster schließen und Reinigungsarbeiten während der Maßnahmen unterlassen.
- Topfpflanzen sind aufgrund der in der Erde lebenden Keime im Krankenhaus nicht erwünscht bzw. bei immunsupprimierten Patienten nicht gestattet. Bei Schnittblumen regelmäßig das Wasser wechseln. Pflanzen nicht in der Nähe von Pflegeutensilien oder Sterilgut platzieren
- Materialien aus dem Patientenbett (z. B. Lagerungsschiene) nicht auf dem Boden ablegen. Heruntergefallene Kissen oder Decken frisch beziehen, andere Materialien nach Bodenkontakt mit einem Flächendesinfektionsmittel desinfizieren
- Als Ablageflächen genutzte Stühle o. Ä. vorher und im Anschluss desinfizieren, um einer Keimverschleppung vorzubeugen. Wäsche- und Abfallwagen sind als Ablagefläche nicht geeignet
- Schuhe, Unterarmgehstützen u. Ä. nicht im Patientenbett ablegen, da sie mit dem Fußboden in Berührung gekommen sind
- Patientenbett nicht als Ablagefläche für Utensilien wie Blutdruckmanschette, Blutentnahme- oder Verbandmaterialien nutzen
- Sekret- und Katheterbeutel wegen des hohen Risikos aufsteigender Infektionen nicht auf dem Fußboden ablegen
- Bei zu erwartender Kontamination (z. B. bei Kontakt mit Ausscheidungen, großen Verbandwechseln) Schutzkittel anlegen. In vielen Krankenhäusern ist der Schutzkittel oder eine Plastikschürze zum Schutz vor Durchfeuchtung bei der morgendlichen Grundversorgung Standard
- Potenziell kontagiöse Materialien wie Kontinenzartikel, entferntes Verbandmaterial sofort in einem flüssigkeitsdichten Abwurfbehälter entsorgen.

41.4.2 Vorbereitung von Pflegemaßnahmen

- Erforderliche Materialien vollständig vorbereiten und sinnvoll anordnen, um ein zügiges Vorgehen zu ermöglichen und unnötige Verzögerungen zu vermeiden
- Pflegematerialien nicht in unmittelbarer Nähe, z. B. von Utensilien, des Patienten platzieren
- Arbeitsplatz in eine reine und eine unreine Seite trennen
- Arbeitsplatz vor reinen oder aseptischen Tätigkeiten (z. B. Medikamentenvorbereitung, Verbandwechsel usw.) wischdesinfizieren (→Abb. 41.10).

41.4.3 Durchführung invasiver Maßnahmen

Invasive Eingriffe (z. B. Legen eines transurethralen Katheters, Verbandwechsel) stellen ein Infektionsrisiko für den Betroffenen dar. In diesen Fällen ist eine **aseptische Arbeitsweise** notwendig, um den Patienten vor Infektionen zu schützen:

- Grundsätze der hygienischen Händedesinfektion beachten (→41.2.3)
- Materialien auf einer desinfizierten Arbeitsfläche bereitlegen (→Abb. 41.10), sterile ausgepackte Materialien nur auf steriler Unterlage ablegen
- Abwurfbehälter bereitstellen
- Sterile Materialien erst unmittelbar vor Gebrauch öffnen

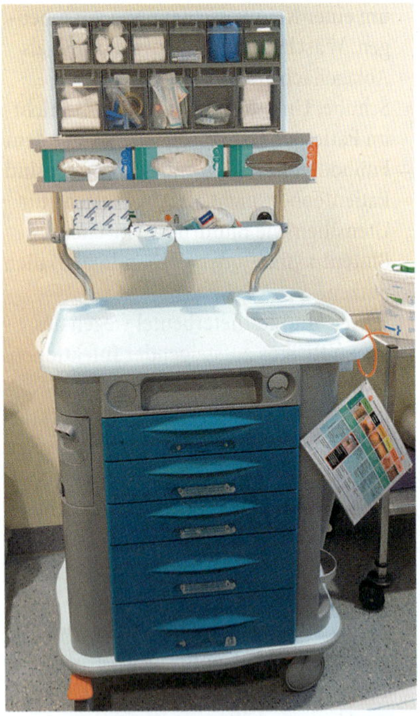

Abb. 41.10 Verbandwagen mit einer wischdesinfizierten Arbeitsfläche als Ablage für sterile Verbandmaterialien. Vor der Entnahme aus Schubfächern muss eine hygienische Händedesinfektion durchgeführt werden. Alte Verbände, Verpackungsmaterial und gebrauchte Instrumente werden sofort entsprechend entsorgt. [M291]

- **Non-Touch-Prinzip** anwenden: Körperstellen (z. B. Eintrittsstellen von Gefäßkathetern), Wunden und sterile Materialien (z. B. Wundauflagen) ausschließlich mit sterilen Instrumenten (u. a. Pinzette) oder sterilen Handschuhen und bestenfalls überhaupt nicht berühren [22]
- Bei aufwändigen Maßnahmen, unruhigen Patienten sowie Kindern zu zweit arbeiten (assistierende Pflegefachperson reicht Materialien an)
- Während der Durchführung nicht sprechen, husten oder niesen, evtl. Mundschutz tragen
- Nach Beendigung der Tätigkeit Arbeitsflächen desinfizieren
- Kontaminierte Gegenstände, Abfall und Wäsche möglichst direkt in geeignete Sammelbehältern abwerfen und entsprechend entsorgen.

SPICKZETTEL

Hygiene in der Pflege

Allgemeine Maßnahmen:

- Keine Topfpflanzen im Zimmer, bei Schnittblumen regelmäßiger Wasserwechsel.
- Kein Patientenkontakt mit Gegenständen, die Bodenberührung hatten.
- Sekret- und Katheterbeutel nie auf den Boden legen.
- Patientenbett nicht als Ablagefläche verwenden, andere Ablageflächen vor und nach Benutzung desinfizieren.
- Potenziell kontagiöses Material sofort in dafür vorgesehenen Abfallbehälter entsorgen.

Vorbereitung und Durchführung von (invasiven) Pflegemaßnahmen:

- Arbeitsplatz in reine und unreine Seite trennen, vor und nach Benutzung desinfizieren.
- Hygienische Händedesinfektion, Indikationen beachten.
- Sterile Materialien nur auf steriler Unterlage ablegen, erst unmittelbar vor Gebrauch öffnen.
- Non-Touch Technik bei der Durchführung: Nicht sprechen, husten, niesen, ggf. Mundschutz tragen.

41.4.4 Umgang mit Lebensmitteln

Enterale Ernährung → 7.7.4

Pflegende gehen im Krankenhaus und in Pflegeeinrichtungen täglich mit **Lebensmitteln** um. Neben der Darreichung von fertig zubereiteten oder verpackten Speisen werden u. a. Brote geschmiert, Sondennahrung zubereitet und Essen zum späteren Verzehr aufgehoben. Durch dieses Inverkehrbringen dürfen die Lebensmittel keinen nachteiligen Beeinflussungen ausgesetzt werden, z. B. Kontamination durch Mikroorganismen, falsche Temperatur, tierische Schädlinge, Reinigungsmittel.

Rechtliche Grundlage für den Umgang mit Lebensmitteln ist die **Lebensmittel-Hygiene-Verordnung** (LMHV) [23], [24]. Zur Sicherstellung einwandfreier Produkte ist das **HACCP-Konzept** (Hazard Analysis Critical Control Point) anzuwenden. Es wird in der **EU-Hygiene-Verordnung für Lebensmittel** verlangt. Es ist ein systematisches Kontroll- und Interventionsmodell, das bei der Produktion der Lebensmittel beginnt und mit Abgabe an den Konsumenten endet. Einrichtungsintern beginnt das Konzept bei der Annahme der Waren und endet mit der Ausgabe an den Patienten bzw. Bewohner [23].

Grundsätze des HACCP-Konzepts:

1. Identifikation von Gefahren
2. Bestimmung von kritischen Lenkungspunkten zur Kontrolle der bei 1. identifizierten Gefahren
3. Festlegung von Grenzwerten (z. B. Lagerungstemperatur), die eine effektive Kontrolle ermöglichen
4. Einrichtung eines Kontrollsystems
5. Festlegung von Korrekturmaßnahmen bei Überschreitung eines kritischen Grenzwerts
6. Regelmäßige Überprüfung des HACCP-Konzepts
7. Dokumentation, Aufzeichnung.

Ziel des HACCP-Konzepts ist, an kritischen Stellen, an denen eine potenzielle Gefährdung der Lebensmittel vorliegt, diese durch Sicherheitsmechanismen auszuschließen. Dazu gehört beispielsweise eine lückenlose Temperaturüberwachung von Kühlschränken.

Pflegende sind überwiegend an der Ausgabe von Lebensmitteln beteiligt. Durch unsachgemäßen Umgang mit den Lebensmitteln besteht v. a. die Gefahr einer mikrobiologischen Kontamination.

Grundregeln zum Umgang mit Lebensmitteln:

- Händehygiene vor dem Kontakt zu Lebensmitteln durchführen
- Kühlkette kühlpflichtiger Lebensmittel (z. B. Joghurt) einhalten
- Heiße Speisen, die aufgehoben werden, abkühlen lassen, dann kühl aufbewahren (Kühlschrank) [25], oder besser bis zur Ausgabe bei ≥ 65 °C warmhalten
- Abgekühlte Speisen auf eine Kerntemperatur von ≥ 65 °C wiedererwärmen. Da das Erwärmen üblicherweise in einer Mikrowelle geschieht, sind genaue Angaben bezüglich der Mikrowelleneinstellung vorzulegen (z. B. im Hygieneplan)
- Ausgegebene, nicht verzehrte Speisen verwerfen. Das gilt auch für verpackte Lebensmittel
- Umgang mit Sondennahrung → 7.7.4
- Angebrochene Mineralwässer und andere Getränke nach 24 Std. verwerfen oder gekühlt aufbewahren.

Diese Grundregeln müssen in das bestehende HACCP-Konzept integriert werden.

VORSICHT! Kritische Situationen mit Lebensmitteln und Speisen entstehen:

- Beim Zurückstellen warmer Speisen für den späteren Verzehr, wenn diese nicht schnell in einem Kühlschrank heruntergekühlt werden
- Beim Wiedererwärmen „nach Gefühl" in der Mikrowelle bzw. bei zu geringer Erhitzung (‹ 65 °C)
- Beim offenen Lagern
- Bei Kühlschränken, die nicht ausreichend kühlen.

Belehrung durch das Gesundheitsamt

Personen, die gewerbsmäßig Lebensmittel herstellen, behandeln oder in den Verkehr bringen, benötigen gem.

§ 43 Abs. 1 IfSG eine Belehrung durch das Gesundheitsamt. Bei bestimmten Infektionskrankheiten dürfen diese Tätigkeiten nicht ausgeübt werden [26]. **Beschäftigte in der Pflege** mit ausreichenden Kenntnissen im Umgang mit Lebensmitteln und Speisen müssen **nicht belehrt** werden [27].

Umgang mit Lebensmitteln im häuslichen Bereich

Im häuslichen Bereich sollten die allgemeinen Empfehlungen der WHO im Umgang mit Lebensmitteln beachtet werden:

- Sauberkeit in der Küche und Lagerräumen, bei Küchenutensilien, Hände waschen
- Ungegarte Lebensmittel von gekochtem Essen trennen
- Vollständig durchgaren bzw. auf > 65 °C erhitzen, korrektes Wiedererwärmen
- Zubereitetes Essen bei Raumtemperatur abkühlen lassen, dann kühlen, Lagerungszeiträume in Kühl-, Gefrierschrank beachten, Tiefgefrorenes im Kühlschrank oder in der Mikrowelle auftauen
- Sauberes Wasser verwenden (z. B. beim Waschen von Obst), bedarfsgerecht einkaufen, leicht verderbliche Lebensmittel in beschädigter Verpackung entsorgen, ebenso faules Obst, Gemüse.

41.4.5 Umgang mit Wäsche

Benutzte Leib- und Bettwäsche von Patienten bzw. Bewohnern kann mit Krankheitserregern kontaminiert sein. In Krankenhäusern und z. T. in Pflegeheimen kommen daher desinfizierende Waschverfahren zur Anwendung. Im Hygieneplan ist der Umgang mit normaler und infektiöser Wäsche festgelegt. Die Aufbereitung benutzter Wäsche im Krankenhaus oder Pflegeheim erfolgt in einer dafür zertifizierten Wäscherei.

Benutzte Wäsche wird sofort in den Wäschesack gegeben, saubere Wäsche in geschlossenen Schränken gelagert.

Im häuslichen Bereich kann benutzte Leib- und Bettwäsche i. d. R. mit den im Haushalt üblichen Methoden gewaschen werden, eine Trennung der Patienten- und Angehörigenwäsche ist nicht notwendig. Empfehlenswert ist eine Waschtemperatur von mindestens 60 °C.

Pflegende betrachten benutzte Wäsche des Patienten als potenziell kontaminiert und desinfizieren ihre Hände nach dem Kontakt. Bei sichtbarer Verschmutzung und bei (V. a.) z. B. MRSA tragen sie entsprechende Schutzausrüstung (→ 30.1.5).

Bei infektiösen Gastroenteritiden (→ 30.7.6, → 30.7.7) wird die kontaminierte Wäsche bis zum Waschen separat in einer Plastiktüte aufbewahrt und dann bei 90 °C gewaschen.

Saubere Wäsche muss trocken sein, bevor sie in einem Schrank gelagert wird. Restfeuchte begünstigt die Bildung von Schwarzschimmel *(Aspergillus niger)*, der bei älteren und abwehrgeschwächten Menschen Atemwegsinfektionen verursachen kann.

41.4.6 Umgang mit Pflegeutensilien

Im Krankenhaus und in Pflegeheimen sind **Pflegeutensilien** wie Toilettenstühle, Steckbecken oder Rasierapparate nicht für jeden Patienten oder Bewohner vorhanden und kommen deshalb mit wechselnden Personen in Kontakt. Aus diesem Grund:

- Alle Pflegeartikel nach Gebrauch gemäß den Vorgaben des Reinigungs- und Desinfektionsplans und Herstellerangaben aufbereiten
- Seifenreste (z. B. in Waschschüsseln) vor der Desinfektion entfernen (Reinigung), um einen Wirkverlust der Desinfektionsmittel (sog. Seifenfehler) zu vermeiden
- Vor der Aufbereitung Pflegeutensilien so weit wie möglich zerlegen und bis zur Wiederverwendung trocken und staubgeschützt aufbewahren.

VORSICHT! Patienten mit Infektionskrankheiten, die isoliert sind, benötigen eigene Pflegeutensilien, die im Patientenzimmer verbleiben und dann entsprechend aufbereitet oder verworfen werden.

In der häuslichen Pflege ist eine routinemäßige Desinfektion der Pflegeutensilien nicht erforderlich. Wird ein geliehenes Hilfsmittel oder Medizinprodukt (z. B. Pflegebett) nicht mehr benötigt, wird es desinfiziert, bevor es ein anderer Patient bekommt.

41.4.7 Umgang mit Ausscheidungen

Im Krankenhaus und in Pflegeheimen werden Urinflaschen und Steckbecken in **Spülautomaten/Steckbeckenspülen** entleert und desinfiziert. Waschschüsseln, Mundpflegeartikel u. Ä. gehören **nie** in die Steckbeckenspüle.

In Privathaushalten erfolgt die Entsorgung über die **Toilette.** Zum Ausspülen dient Leitungswasser (Vorsicht vor Verspritzen). Zum Auswischen und Trocknen des Steckbeckens verwenden Pflegende Papiertücher (nicht in die Toilette geben, Verstopfungsgefahr) oder Toilettenpapier.

Eine routinemäßige Desinfektion von Urinflaschen und Steckbecken ist nicht erforderlich. Bei infektiösem Stuhl (z. B. bei viraler Darmerkrankung) wird das Steckbecken anschließend mit einem Flächendesinfektionsmittel wischdesinfiziert.

SPICKZETTEL

Umgang mit verunreinigten Gegenständen

Schmutzwäsche:

- Krankenhaus, Pflegeeinrichtung: Waschen durch zertifizierte Wäscherei.
- Ambulanten Pflege: Wäsche möglichst bei 60 °C, bei bestimmten Erregern bei 90 °C gesondert aufbewahren und waschen.
- Nur vollständig trockene Wäsche in den Schrank räumen.

Pflegeutensilien:

- Aufbereitung gemäß Hygieneplan und Herstellerangaben.
- Möglichst weit zerlegen, von Seifenresten reinigen, trocken und staubgeschützt aufbewahren.
- Isolierter Patient: Utensilien verbleiben bei ihm, danach aufbereiten oder verwerfen.

Steckbecken und Urinflaschen:

- Krankenhaus, Pflegeeinrichtung: Entleerung und Desinfektion in Spülautomat/Steckbeckenspüle.
- Ambulanten Pflege: In die Toilette entleeren, ausspülen, auswischen und trocken, bei infektiösem Stuhl desinfizieren.

Steckbeckenspülen sind ausschließlich zur Aufbereitung von Steckbecken und Urinflaschen zu verwenden. Pflegeartikel, z. B. zur Mund- oder Körperpflege, werden hier nicht aufbereitet.

41.5 Umgang mit Medizinprodukten

DEFINITION

Medizinprodukte (MP): Produkte mit medizinischer Zweckbestimmung, die vom Hersteller für die Anwendung am Menschen bestimmt sind (z.B. Produkte zur Injektion und Infusion, Katheter, Verbandsmaterialien, medizinische Geräte und Instrumente) und primäre physikalisch wirken. Sie unterliegen der europäischen Medizinprodukteverordnung (MDR) und dem deutschen Medizinproduktedurchführungsgesetz (MPDG).

Ob es sich bei einem Gegenstand um ein **Medizinprodukt (MP)** handelt, wird vom Hersteller angegeben. Dieser muss verbindliche Angaben über Zweck, Anwendung und Aufbereitung machen. MP werden u. a. nach Hygienegesichtspunkten unterteilt:

- **Unkritisch:** Kontakt mit intakter Haut, z. B. Blutdruckmessgerät, EKG-Elektroden, Kompressionsstrümpfe
- **Semikritisch:** Kontakt mit krankhaft veränderter Haut und/oder Schleimhaut, z. B. Wundauflagen, Endoskope
- **Kritisch:** Haut- und Schleimhautdurchdringung, z. B. Venenkatheter, OP-Instrumente.

Daran orientieren sich Art und Umfang der Aufbereitung, wenn es kein Einmalprodukt ist: Unkritische MP dürfen von ungeschulten Mitarbeitern nach Hygieneplan, semikritische und kritische MP ausschließlich von qualifiziertem Personal aufbereitet werden. Eine Schere kann als unkritisch (Verbandsschere), aber auch als kritisch (Verwendung während Operationen) eingestuft werden.

Eine **sachgerechte Aufbereitung** umfasst folgende Einzelschritte [28], [29]:

- Vorbereitung: Sammlung (in durchstoßsicheren, verschließbaren Behältnissen), ggf. Vorreinigung und Zerlegen (häufig schon am Einsatzort)
- Reinigung, Desinfektion und Trocknung (→ Abb. 41.9a)
- Prüfung auf Sauberkeit und Unversehrtheit
- Funktionsprüfung, Pflege und Instandsetzung (Instrumente mit Gelenken werden z. B. geölt)
- Ggf. Kennzeichnung
- Verpackung (→ Abb. 41.9b, c)
- Ggf. Sterilisation (→ Abb. 41.9d)
- Dokumentierte Freigabe.

Eine maschinelle Aufbereitung ist der manuellen Aufbereitung vorzuziehen. Die manuelle Aufbereitung muss nachweislich die gleichen Qualitätsstandards erfüllen.

41.5.1 Sterile Medizinprodukte

Eine vollkommene Keimfreiheit **(Sterilität)** ist erforderlich, wenn ein Medizinprodukt die Haut und/oder Schleimhaut durchdringt, sowie bei Produkten zur Anwendung von Blut, Blutprodukten und sterilen Arzneimitteln. Viele **sterile Medizinprodukte** werden als Einmalprodukte angeboten.

Ob und wie oft ein Medizinprodukt **aufbereitet** werden darf, ist auf der Verpackung **gekennzeichnet.** Ein Einmalprodukt erkennt man an einer durchgestrichenen 2 in einem Kreis (→ Abb. 41.11). Beispiele sind Spritzen, Infusionssysteme, Kanülen, Wundauflagen. Eine 5 im Kreis bedeutet, dass das Produkt fünfmal aufbereitet werden darf.

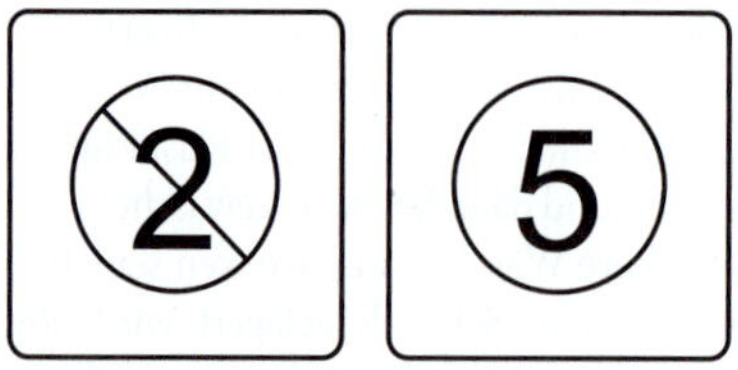

Abb. 41.11 Kennzeichnung zur Wiederaufbereitung von Medizinprodukten. [L143]

Die Sterilität der MP geht nicht nur beim Einsatz am Patienten verloren, sondern auch dann, wenn das Produkt versehentlich vor der Verwendung unsteril gemacht wird. Das kann z. B. geschehen, wenn die Verpackung feucht oder anderweitig beschädigt wird. In diesem Fall ist das Produkt zu verwerfen oder der Aufbereitung zuzuführen. Der Anwender hat sich vor der Verwendung davon zu überzeugen, dass die Verpackung intakt und das Haltbarkeitsdatum nicht abgelaufen ist.

Beim Umgang mit sterilen Materialien sind drei Fixpunkte von Bedeutung:

- Verpackung
- Lagerung
- Handhabung.

41.5.2 Verpackungssystem

Das **Verpackungssystem** besteht aus der **Primärverpackung** und der **Schutzverpackung** (z. B. Karton oder doppelte Sterilverpackung). Transportkartons, in denen diese Materialien geliefert werden, sind immer als kontaminiert anzusehen und sollten nicht in Schränken bzw. in sensiblen Bereichen wie Operationseinheiten abgestellt werden.

Auf der Verpackung sind u. a. folgende Hinweise zu finden (→ Abb. 41.12):

- Hersteller und Inhalt
- CE-Kennzeichnung
- Chargennummer (alle Artikel aus einem Produktionsprozess haben dieselbe Nummer)
- Sterilisationsmethode, -datum
- Zeitpunkt, bis zu dem die Sterilität gewährleistet ist (Haltbarkeits-, Verfallsdatum)
- Einmalprodukt oder Aufbereitung.

41.5.3 Lagerung

Die Lagerdauer hängt ganz entscheidend von der sach- und fachgerechten **Lagerung** ab (→ Tab. 41.5). Die Lagerung muss trocken, staubfrei, lichtgeschützt, geschützt vor mechanischen Beschädigungen und großen Temperaturschwankungen sowie getrennt von unsterilen Produkten erfolgen [30], [31].

Sterile Medizinprodukte im Sterilbarrieresystem sollen immer geschützt gelagert werden, z. B. in der Schutzverpackung, die nach Entnahme wieder verschlossen wird (→ Abb. 41.13), in geschlossenen Schränken oder Schubladen (→ Abb. 41.10). Ungeschützt ist die Lagerung z. B. auf offenen Regalen, Arbeitsflächen, Fensterbänken oder in geöffneter Schutzverpackung.

Tab. 41.5 Empfohlene Lagerdauer für sterile Medizinprodukte gemäß DIN 58953–8:2010 [34].

Art der Verpackung und Lagerung	Lagerdauer
Sterilbarrieresystem (Primärverpackung) ohne Schutzverpackung, offene/ungeschützte Lagerung	Dient der Bereitstellung zum alsbaldigen Verbrauch (nach maximal 48 Std.)
Sterilbarrieresystem (Primärverpackung), geschützte Lagerung (z. B. in Sterilgutschrank, Verbandwagen)	6 Monate, jedoch maximal bis zum angegebenen Verfallsdatum
Verpackungssystem (Kombination aus Sterilbarrieresystem und Schutzverpackung, Staubschutz)	5 Jahre, sofern vom Hersteller nicht anders angegeben

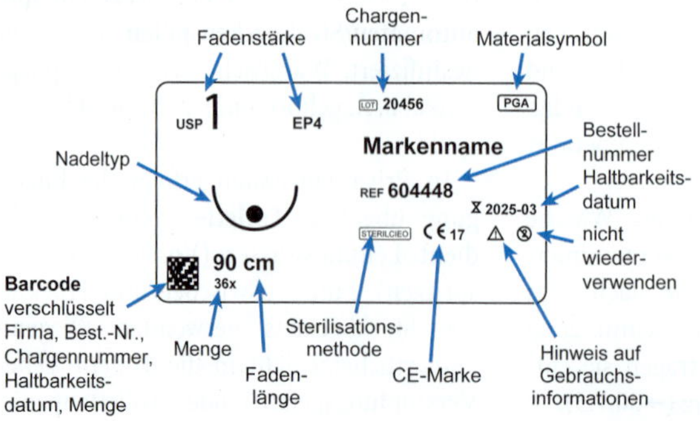

Abb. 41.12 Nahtmaterialverpackung und verfügbare Informationen auf der Primärverpackung. [L106]

41.5.4 Handhabung

Für die **Handhabung** gilt:

- Die Lagerhaltung soll dem tatsächlichen Verbrauch entsprechen, d. h., große Vorräte vermeiden
- Neu angelieferte sterile Medizinprodukte immer nach hinten bzw. nach unten in Schränke räumen (First-in/First-out)
- Sterilbarrieresystem nicht pressen, drücken oder bündeln, nicht in Kitteltaschen mitführen oder mit Gummibändern zusammenhalten, um Beschädigungen der Sterilverpackung zu verhindern
- Vor dem Öffnen hygienische Händedesinfektion, auf Haltbarkeitsdatum, intakte und trockene Verpackung, intakte Schweißnähte überprüfen
- Das Sterilbarrieresystem erst unmittelbar vor der Anwendung und an der vorgesehenen Stelle öffnen (Peeling-Methode → Abb. 41.14)
- Sterile Medizinprodukte regelmäßig auf Haltbarkeit kontrollieren, selten benötigte Artikel rechtzeitig vor Ablauf ins Zentrallager zurückgeben.

VORSICHT! Medizinprodukte in durchnässten oder beschädigten Verpackungen sind als unsteril zu betrachten und dürfen nicht mehr verwendet werden. Dasselbe gilt für MP nach Ablauf des Haltbarkeitsdatums.

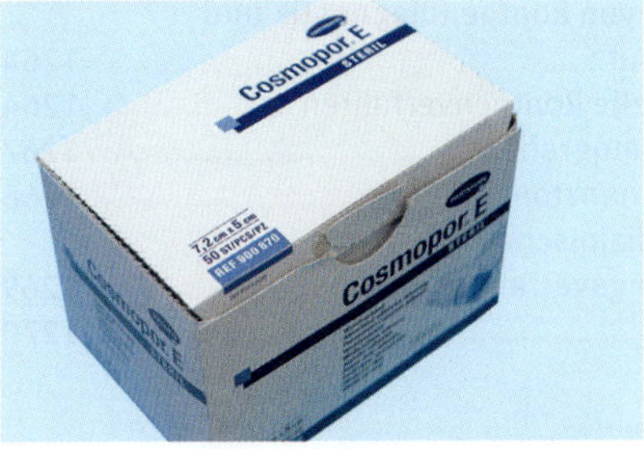

Abb. 41.13 Geschützte Lagerung: Die sterilen Materialien sind vor Staub und Sonneneinstrahlung geschützt. [K115]

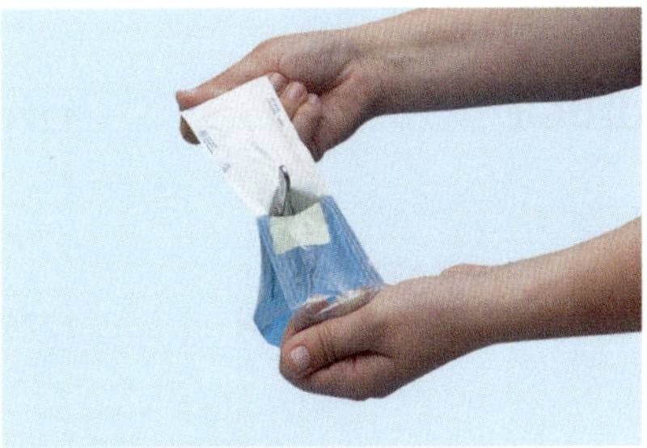

Abb. 41.14 Öffnen einer sterilen Pinzette mit der Peeling-Methode. [K115]

SPICKZETTEL

Hygienischer Umgang mit Medizinprodukten

- Einteilung in unkritische, semikritische und kritische Medizinprodukte.
- Aufbereitung nach Hygieneplan, semikritische und kritische Medizinprodukte nur durch geschultes Personal.

Sterile Medizinprodukte:

- Zulässigkeit und Häufigkeit der Aufbereitung sowie Haltbarkeit nach Herstellerangaben, keine Aufbereitung von Einmalprodukten.
- Geschützt vor Feuchtigkeit, Staub, Licht, mechan. Beschädigungen lagern.
- Entnahme: Händedesinfektion, Haltbarkeitsdatum, Unversehrtheit der Verpackung überprüfen; erst unmittelbar vor Verwendung öffnen.

41.6 Umgang mit Abfall

Die **Länderarbeitsgemeinschaft Abfall (LAGA)** hat 2021 überarbeitete *Empfehlungen für die Entsorgung von Abfällen aus Einrichtungen des Gesundheitswesens* herausgegeben. Die Benennung der Abfallgruppen beruht auf dem Europäischen Abfallkatalog. Dort werden Abfälle mit einer sechsstelligen Ziffer (Abfallschlüsselnummer) definiert [32].

Scharfe und spitze Gegenstände (180101)

Erste Hilfe bei Nadelstichverletzung → 14.5.10

Scharfe und spitze Gegenstände werden in stichfesten und bruchsicheren Behältnissen gesammelt, die verschlossen werden, wenn die Befüllungsgrenze erreicht ist. Sie werden dann mit den nichtinfektiösen Krankenhausabfällen entsorgt.

Körperteile, Organe, Blutbeutel, Blutkonserven (180102)

Die Entsorgung von **Körperteilen** erfolgt aus ethischen Gründen getrennt von anderen Abfällen. Die Sammlung geschieht direkt im endgültigen Entsorgungsbehältnis, die Verbrennung in dafür zugelassenen Anlagen. Beschriftung: „Körperteile und Organe".

Infektiöse Abfälle (180103)

Infektiöse Abfälle sind mit Erregern kontaminiert, die nach § 17 IfSG im Zusammenhang mit §§ 6 und 7 IfSG meldepflichtig sind (→ 30.4). Sie werden in speziellen Entsorgungsbehältnissen gesammelt und in zugelassenen Anlagen verbrannt. Es ist auf eine korrekte Kennzeichnung (Aufkleber mit ausgefüllten Freifeldern) dieser Behälter zu achten: Symbol „Biohazard"; UN 3291 – infektiöse Abfälle (→ Abb. 41.15).

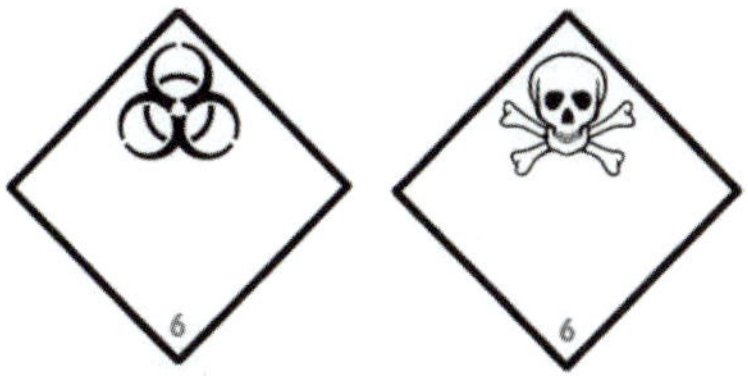

Abb. 41.15 Abfallkennzeichnung. Links: Biohazard-Symbol für infektiöse Abfälle. Rechts: Totenkopf-Symbol für zytotoxische und zytostatische Abfälle.

Nichtinfektiöser krankenhausspezifischer Abfall (180104)

An die Sammlung und Entsorgung **nichtinfektiöser krankenhausspezifischer Abfälle** (z. B. Wund-, Gipsverbände, Inkontinen-, Einwegartikel) werden aus infektionspräventiver Sicht keine besonderen Anforderungen gestellt. Sie werden sofort in reißfeste, feuchtigkeitsbeständige Behältnisse gegeben, die nicht im Krankenzimmer verbleiben, und in einem größeren Müllsack gesammelt.

Zytotoxische und zytostatische Medikamente (180108)

Nur die **stark kontaminierten Abfälle** müssen gesondert entsorgt werden, z. B. Reste einer konzentrierten Lösung, Infusionsmengen über 20 ml. Diese werden in stich- und bruchfesten Einwegbehältnissen transportiert und in speziellen Entsorgungsanlagen verbrannt. Beschriftung: Symbol „Totenkopf"; UN 2811 – zytotoxische und zytostatische Abfälle (→ Abb. 41.15).

Arzneimittel mit Ausnahme von Nr. 180108 (180109)

Bei Arzneimitteln erfolgen die zugriffssichere Sammlung und Verbrennung in der Müllverbrennungsanlage. Kleine Mengen können wie 180104 entsorgt werden. Im ambulanten Bereich werden Abfälle über den Hausmüll (Siedlungsabfall) entsorgt.

Wertstoffe

In Krankenhäusern und Pflegeeinrichtungen werden **Wertstoffe,** wie Papier, Pappe, Glas oder Bioabfall, getrennt gesammelt und der Wiederverwertung zugeführt. Auf den Stationen stehen dafür Wertstoffsammelwagen.

Abfall- und Hygienepläne

Der differenzierte Umgang mit den unterschiedlichen Abfällen ist im Abfallplan der Einrichtung festgelegt. Auch stationäre und ambulante Pflegeeinrichtungen benötigen Vorgaben zum Umgang mit Abfall [2].

42

DIAGNOSTIK

Ulrich Kamphausen
Unter Mitarbeit von Christine Keller

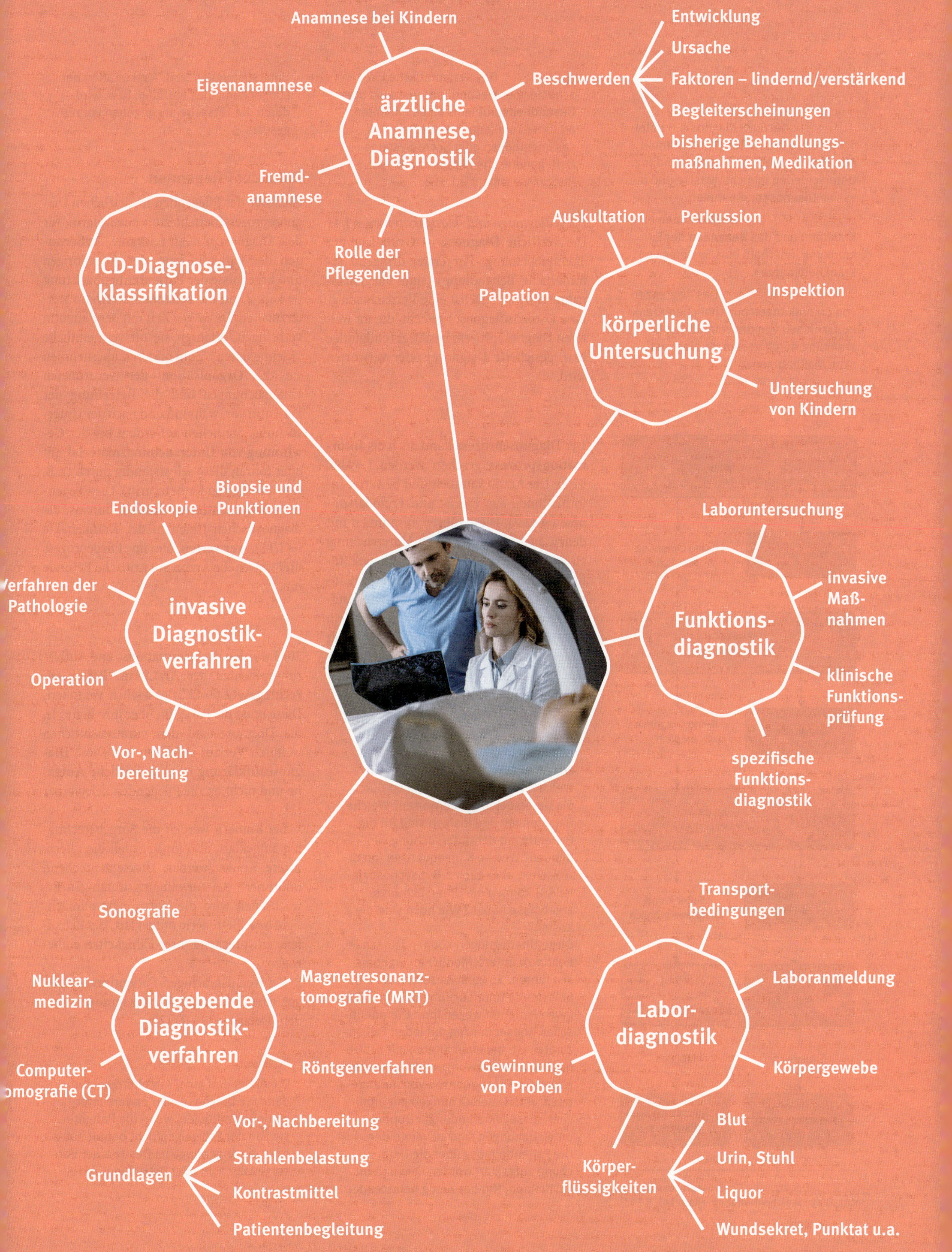

ärztliche Anamnese, Diagnostik
Anamnese bei Kindern
Eigenanamnese
Fremdanamnese
Rolle der Pflegenden
Beschwerden
Entwicklung
Ursache
Faktoren – lindernd/verstärkend
Begleiterscheinungen
bisherige Behandlungsmaßnahmen, Medikation
ICD-Diagnoseklassifikation
körperliche Untersuchung
Auskultation
Perkussion
Palpation
Inspektion
Untersuchung von Kindern
invasive Diagnostikverfahren
Endoskopie
Biopsie und Punktionen
Verfahren der Pathologie
Operation
Vor-, Nachbereitung
Funktionsdiagnostik
Laboruntersuchung
invasive Maßnahmen
klinische Funktionsprüfung
spezifische Funktionsdiagnostik
bildgebende Diagnostikverfahren
Sonografie
Nuklearmedizin
Magnetresonanztomografie (MRT)
Computeromografie (CT)
Röntgenverfahren
Grundlagen
Vor-, Nachbereitung
Strahlenbelastung
Kontrastmittel
Patientenbegleitung
Labordiagnostik
Transportbedingungen
Laboranmeldung
Körpergewebe
Gewinnung von Proben
Körperflüssigkeiten
Blut
Urin, Stuhl
Liquor
Wundsekret, Punktat u.a.

42.1 Einführung

DEFINITION

Diagnostik: (*Griech.* diagnosis = unterscheidende Beurteilung, Erkenntnis): Alle Maßnahmen zur Diagnosefindung. Unterschieden in nichtinvasive und invasive Diagnosemaßnahmen.

Ärztliche Diagnose: Das **Erkennen** einer Krankheit und das **Benennen** der Erkrankung innerhalb eins Systems von Krankheitsnamen.

Differenzialdiagnostik: Das Abgrenzen von Erkrankungen mit ähnlichen Krankheitszeichen von der vermuteten Erkrankung durch geeignete diagnostische Maßnahmen.

Assessment: Das systematische Einschätzen des Gesundheitszustands oder Gesundheitsproblems eines Patienten, oft unter Zuhilfenahme spezieller Assessmentbögen oder Score-Systeme (z. B. geriatrisches Assessment → 42.3, Pflegeassessment → 1.6).

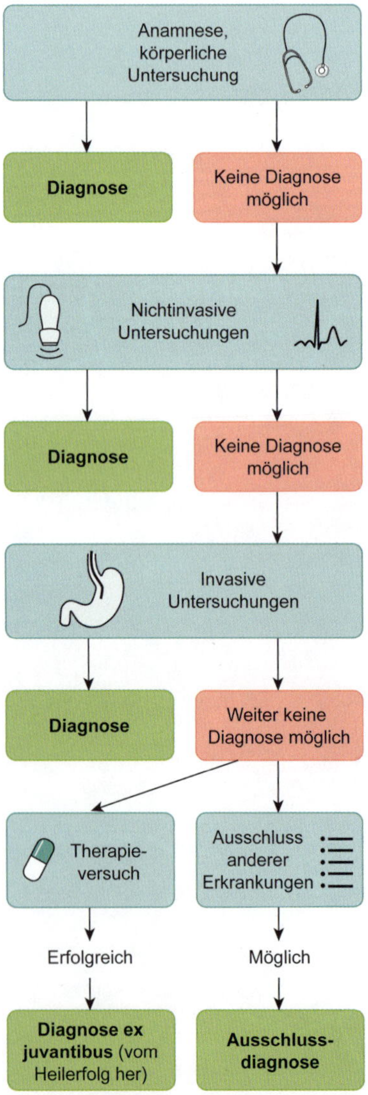

Abb. 42.1 Der ärztliche Diagnoseprozess (vereinfacht, Diagnostik bei Notfällen → Kap. 14). [L143]

Pflegediagnosen und -klassifikationen → 1.11

Die **ärztliche Diagnose** ist Grundlage der Therapieplanung. Für erste, dringend erforderliche Behandlungs- und Pflegemaßnahmen wird zunächst eine Verdachtsdiagnose (Arbeitsdiagnose) gestellt, die im weiteren Diagnoseprozess bestätigt (endgültige bzw. gesicherte Diagnose) oder verworfen wird.

42.1.1 Diagnoseprozess

Der **Diagnoseprozess** kann auch als **Informationsprozess** gesehen werden (→ Abb. 42.1): Die Ärztin sammelt und bewertet Informationen aus Eigen- und Fremdanamnese (→ 42.2). Diese führen zusammen mit denen aus der körperlichen Untersuchung zu einer **Verdachtsdiagnose.** Weitere Informationen aus nichtinvasiver und ggf. invasiver Diagnostik führen dann zur **(endgültigen) Diagnose.** Manchmal kann allein aufgrund von Anamnese und körperlicher Untersuchung eine Diagnose gestellt werden, gelegentlich bleibt sie trotz intensiver Diagnostik (zunächst) unklar.

Überlegungen vor der Diagnostik

Diagnostische Maßnahmen müssen **zielgerichtet** und **angemessen** sein. Welcher Informationsgewinn ist durch die Untersuchung zu erwarten? Welche Belastungen und Risiken sind für die Patientin mit der Untersuchung verbunden? Welche Konsequenzen (medizinischer, aber auch z. B. psychosozialer Art) können die Untersuchungsergebnisse haben? Wie hoch sind die Kosten?

Diese Überlegungen können je nach Patientin zu unterschiedlichen Ergebnissen führen. So kann es sein, dass eine belastende Untersuchung bei einer jüngeren Patientin wegen ihrer therapeutischen Konsequenzen auf jeden Fall anzuraten ist, bei einer älteren mit schweren Begleiterkrankungen jedoch wegen fehlender Konsequenzen von ihr abgeraten wird. Untersuchungen mit ähnlicher Aussagekraft oder gar Doppeluntersuchungen sind zu vermeiden.

Die Patientin muss über die Untersuchung aufgeklärt worden sein und ihr zustimmen. Nur bei wenig belastenden Untersuchungen (z. B. Auskultation der Lunge) kann dies entfallen bzw. wird durch die Tatsache als gegeben vorausgesetzt.

Rolle der Pflegenden

Die Rolle der Pflegenden im ärztlichen Diagnoseprozess besteht zum einen darin, für den Diagnoseprozess relevante **Äußerungen** der Patientin bzw. der Angehörigen und Ergebnisse der **Patientenbeobachtung** (→ Kap. 2) an die behandelnde Ärztin weiterzuleiten. Da sie viel Zeit mit der Patientin verbringen, erfahren sie oft vermeintliche „Kleinigkeiten". Zum anderen übernehmen sie die **Organisation** der verordneten Untersuchungen und die **Betreuung** der Patientin vor, während und nach der Untersuchung. Sie helfen außerdem bei der **Gewinnung von Untersuchungsmaterial** mit oder führen diese selbstständig durch (z. B. Gewinnung von Katheterurin). Die Pflegenden **dokumentieren** darüber hinaus die diagnostischen Daten in der Krankenakte (→ 1.11), **verwerten** sie im Pflegeprozess und weisen die Ärztin auf kritische Befunde hin.

42.1.2 Diagnoseaufklärung

2013 wurden die Informations- und Aufklärungspflichten der Ärztin im **Patientenrechtegesetz** (→ 43.2) gesetzlich verankert. Diese muss die Patientin über ihre Befunde, die Diagnose und den voraussichtlichen weiteren Verlauf aufklären [1]. Diese **Diagnoseaufklärung** ist eine **ärztliche Aufgabe** und nicht an die Pflegenden delegierbar [2].

Bei Kindern werden die Sorgeberechtigten aufgeklärt, also im Regelfall die Eltern. Ältere Kinder werden altersentsprechend informiert. Bei einwilligungsunfähigen Erwachsenen wird die Vorsorgebevollmächtigte bzw. Betreuerin aufgeklärt, die Betroffene entsprechend ihrer Fähigkeiten einbezogen.

Bei fremdsprachigen Patientinnen muss ggf. eine Dolmetscherin hinzugezogen werden (Details → 39.1.1) [2].

Informationen an Angehörige

Die Ärztin darf einer Angehörigen nur dann die Diagnose oder andere Informationen mitteilen, wenn die Patientin sie von der Schweigepflicht befreit hat bzw. die Angehörige im Besitz einer Vorsorgevollmacht oder Betreuungsverfügung ist.

Diagnoseaufklärung bei unheilbar Erkrankten

Auch Patientinnen mit **unheilbaren Erkrankungen** und schlechter Prognose (etwa sehr weit fortgeschrittener Krebserkrankung) haben ein Recht auf Mitteilung der Diagnose. Gerade hier ist die **Aufklärung** aber ein **Prozess.** Es ist i. d. R. nicht sinnvoll, diese in einem Gespräch mit allen Fakten zu konfrontieren. Besser ist es, die Patientin in ruhigem, vertraulichem Rahmen die grundsätzliche Diagnose mitzuteilen und sich im weiteren Vorgehen nach ihrem Tempo und ihren Bedürfnissen zu richten, ihr Zeit für Fragen, aber auch für Pausen zu lassen. Meist sind mehrere Gespräche empfehlenswert, weil die Patientin in ihrer Ausnahmesituation vieles gar nicht aufnimmt. Durch die folgende Verarbeitung der Informationen treten dann erst Fragen und Ängste auf. Wesentlich ist, die Fragen und Gefühle der Patientin ernst zu nehmen und auf diese einzugehen. Reagiert die Betroffene auf die Diagnose mit Verdrängung, wird dies akzeptiert. Gespräche werden immer wieder angeboten, aber nicht aufgezwungen.

Eventuell bitten Angehörige, die Betroffene nicht aufzuklären, um sie zu schonen. Ein **Aufklärungsverzicht** kann jedoch nur von der Patientin selbst ausgehen. Auch einem allgemeinen therapeutischen Privileg (Nichtaufklärung zum Wohle der Patientin) hat die Rechtsprechung eine Absage erteilt. Nur bei (konkreten) Anhaltspunkten für eine erhebliche und irreversible Gesundheitsschädigung der Patientin kann die Aufklärung in Ausnahmefällen eingeschränkt werden oder unterbleiben [1], [2].

Schwierig, aber meist sinnvoll

Schwerkranke reagieren zwar zunächst meist mit heftigen Gefühlen auf die Diagnose und möglicherweise auch mit Verdrängung. Eine auf die Einzelne zugeschnittene Aufklärung ist jedoch die Basis für eine tragfähige Beziehung der Patientin zum therapeutischen Team und zu den Angehörigen. Dies kann die Angst reduzieren, was es der Patientin ermöglicht, die noch verbleibende Lebenszeit mit wichtigen und wertvollen Menschen zu verbringen und sich mit drängenden Fragen zu befassen.

Zusammenarbeit zwischen Pflegenden und Ärztinnen

Zwischen Ärztinnen und Pflegenden erfolgt grundsätzlich ein **Informationsaustausch** über den **Aufklärungsstand** der Patientin.

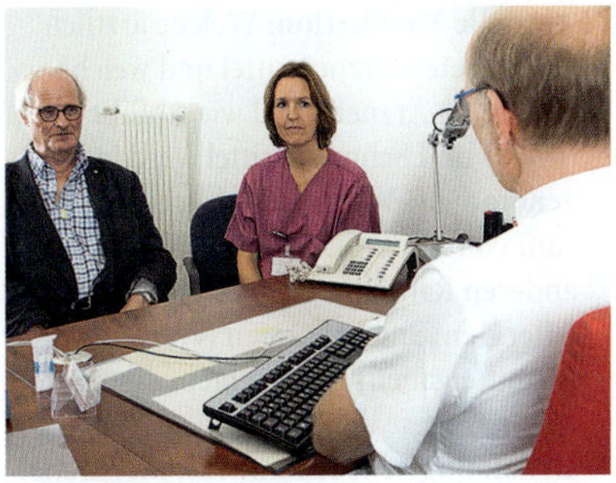

Abb. 42.2 Aufklärungsgespräch. Bei schweren, möglicherweise unheilbaren Erkrankungen ist die Teilnahme der Bezugspflegenden am Aufklärungsgespräch oft hilfreich. [K115]

Bei schweren, möglicherweise unheilbaren Erkrankungen ist es am besten, wenn – mit Einverständnis der Patientin – die Bezugspflegende und ggf. auch Angehörige am Aufklärungsgespräch teilnehmen (→ Abb. 42.2). So entsteht eine gemeinsame Informationsbasis und in einer vertrauensvollen Atmosphäre fühlt sich die Patientin mit ihren Ängsten nicht alleine gelassen.

Wendet sich die Patientin nach dem Aufklärungsgespräch mit **Fragen** an die Pflegenden, dürfen sie ihr z. B. weitere **Erläuterungen** geben und auf ihre Bedürfnisse eingehen. Wissen sie hingegen nicht, inwieweit die Patientin aufgeklärt ist, ist die Grenzziehung zwischen (unerlaubter) Erstaufklärung und (erlaubter) Erläuterung kaum möglich und sie können nur auf die Ärztin verweisen. Können oder dürfen Pflegefachpersonen Fragen der Patientin nicht beantworten oder wünscht diese ein (erneutes) Gespräch mit der Ärztin, informieren die Pflegenden die Ärztin und helfen der Patientin ggf., ihre Fragen zu formulieren.

Die **Reaktion der Patientin** auf Informations- und Aufklärungsgespräche ist Teil der Krankenbeobachtung. Teilen die Pflegenden der Ärztin mit, wie die Patientin auf die Diagnoseaufklärung reagiert hat, kann diese evtl. erforderliche weitere Aufklärungsschritte besser planen.

42.2 Ärztliche Anamnese

DEFINITION

Anamnese (*griech.* anamnesis = Erinnerung): Vorgeschichte der Patientin.

Symptom: Krankheitszeichen.

Syndrom: Für ein bestimmtes Krankheitsbild typische Symptomkombination.

Pflegeanamnese → 1.5.1

Wenn möglich, wird die ärztliche Anamnese als **Eigenanamnese** erhoben. Dabei schildert die Patientin ihre Beschwerden und antwortet auf Fragen der Untersucherin. Bei der **Fremdanamnese** geben Dritte Auskünfte über die Patientin und den Krankheitsverlauf, z. B. Angehörige oder Augenzeugen. Eigen- und Fremdanamnese schließen einander nicht aus: Während bei

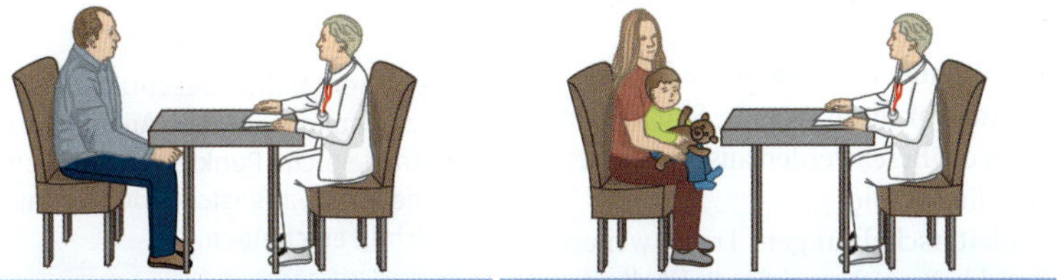

Eigenanamnese

- **Aktuelle Anamnese** (Zum Arztbesuch führende Beschwerden)
  - Lokalisation, Art und Stärke
  - Beginn und Entwicklung
  - Begleiterscheinungen
- **Vegetative Anamnese** (Körperfunktionen, z. B. Schlaf, Appetit) einschl. aktuelle Medikation
- **Psychische Anamnese**
- **Frühere Anamnese** (Vorerkrankungen)
- **Sozialanamnese**
- **Familienanamnese**

Fremdanamnese

Wenn Eigenanamnese unmöglich oder nicht ausreichend

- Bei Kindern
- Bei geistig behinderten Menschen
- Bei bestimmten psychischen Störungen
- Bei Orientierungsstörungen/ Desorientiertheit
- Bei Bewusstseinsstörung/ Bewusstlosigkeit

Abb. 42.3 Die Elemente der Eigen- und der Fremdanamnese. [L138]

Säuglingen oder Bewusstlosen nur eine Fremdanamnese möglich ist, ergänzen sich z. B. bei älteren Kindern oder psychisch Kranken Eigen- und Fremdanamnese (→ Abb. 42.3).

Eine Anamnese wird meist im **direkten Gespräch** zwischen Ärztin und Patientin erhoben. Fragebögen werden v. a. vorbereitend oder unterstützend eingesetzt, etwa vor Operationen (→ 44.2).

Zu Beginn des Gesprächs stellt sich die Untersucherin der Patientin mit Namen und Funktion vor und erläutert kurz das weitere Vorgehen. Im Idealfall sind Untersucherin und Patientin während der Anamneseerhebung ungestört. Zuhörer sind nur mit Einverständnis der Patientin erlaubt.

42.2.1 Aktuelle Anamnese

Die aktuelle Anamnese beginnt nach der Erhebung identifizierender Daten (z. B. Name, Vorname, Geburtsdatum) mit den **aktuellen Beschwerden:**

- **Lokalisation:** Ort, Art und Stärke?
- **Zeitliche Entwicklung:** Sind sie plötzlich oder langsam entstanden, dauern sie ohne Unterbrechung an oder lassen sie immer mal wieder nach?
- **Unfallhergang:** Was ist konkret passiert? Gab es eine äußere Ursache (z. B. Sturz mit dem Fahrrad, weil ein Tier über die Fahrbahn lief)? Gab es eine innere Ursache (z. B. plötzlicher Schwindel, der auf eine Herz-Kreislauf-Erkrankung hindeuten kann)? Exakte Angaben ermöglichen Rückschlüsse auf mögliche Verletzungen
- **Auslösende, verstärkende oder lindernde Faktoren:** Welche Situationen lösen die Beschwerden aus, verstärken oder lindern sie?
- **Begleiterscheinungen:** Treten weitere Krankheitszeichen auf, z. B. Übelkeit, Schwindel? Wann treten diese auf?
- **Bisherige Behandlungsmaßnahmen:** Was wurde bisher durch die Patientin unternommen? Hat schon eine Behandlung stattgefunden? Welche Behandlung? Bei wem?

Es folgen Fragen nach aktuellen Erkrankungen im Umfeld, Auslandsaufenthalten und Tierkontakten sowie nach beruflichen Belastungen.

42.2.2 Vegetative Anamnese

- **Körperfunktionen:** Appetit, Gewicht/Gewichtsverlauf, Durst, Stuhlgang, Wasserlassen, Schwitzen, Schlafverhalten und Belastbarkeit u. a.
- **Aktuelle Medikation:** Welche ärztlich verordneten Arzneimittel und welche rezeptfreien Arzneimittel wie Abführ-, Schlaf- und Schmerzmittel werden eingenommen? Wie gestaltet sich der Konsum von Koffein, Alkohol, Nikotin und anderen Rauschmitteln?
- **Allergien:** Sind Allergien (v. a. auf Arzneimittelgaben) in der Eigen- oder Familienanamnese bekannt?
- **Gynäkologische Anamnese:** Menarche? Menopause? Postmenopausenblutungen? Geburten, Fehlgeburten? Vorsorgeuntersuchungen?

42.2.3 Psychische Anamnese

Leitbefunde und Weg zur Diagnose bei psychischen Erkrankungen → 38.2

Psychische bzw. psychiatrische Probleme können Grund für die aktuellen Beschwerden sein oder körperliche Symptome (mit-) auslösen. Die Ärztin fragt u. a. nach Ängsten, Traurigkeit, Gefühlen von Hoffnungslosigkeit bzw. nimmt diese während des Diagnoseprozesses wahr. Sie fragt nach einer bestehenden psychiatrischen Diagnose, auch in der Vergangenheit.

42.2.4 Frühere Anamnese

An welche **Vorerkrankungen** erinnert sich die Patientin? Sinnvoller ist meist die Frage, an welche Operationen und Krankenhausaufenthalte sie sich erinnert. Die Erinnerung daran ist meist präsenter.

> **Notfallanamnese**
> Bei einem Notfall beschränkt sich die Ärztin auf die aktuelle Anamnese und erfragt solche Punkte der früheren Anamnese, die angesichts des Notfalls wichtig erscheinen.

42.2.5 Sozial- und Familienanamnese

Bei der **Sozialanamnese** wird nach den nächsten Angehörigen oder anderen Bezugspersonen, der aktuellen Wohnsituation sowie dem erlernten und ausgeübten Beruf der Patientin gefragt. Sie ist z. B. bei älteren Menschen zur Abschätzung der Versorgungslage wichtig.

Da viele Erkrankungen erblich mitbedingt sind, ist oft eine **Familienanamnese** sinnvoll. Die Ärztin fragt u. a. nach auffällig frühen Herz-Kreislauf- oder bösartigen Erkrankungen sowie Diabetes mellitus in der Verwandtschaft des Patienten.

42.2.6 Anamneseerhebung bei Kindern

Grundsätzlich entspricht die Anamneseerhebung bei Kindern den gleichen Grundsätzen.

- Bei **Säuglingen** und **Kleinkindern** kann diese nur von den Eltern oder anderen Begleitpersonen erfragt werden
- Bei **Schulkindern** sind evtl. verschiedene Hilfsmittel sinnvoll (z. B. eine Puppe oder ein Teddy), damit das Kind Lokalisation und Ausdehnung z. B. von Schmerzen zeigen kann. Alternativ können kindgerechte Schmerzskalen (z. B. Faces Pain Scale, → Abb. 13.7) verwendet werden
- **Teenager** können i. d. R. selbst zu ihrer Situation Auskunft geben.

> **Ärztliche Schweigepflicht**
> Ärztinnen sind verpflichtet, Stillschweigen über das, was ihnen die Patientinnen anvertrauen, zu wahren. § 203 StGB legt dies fest. Die Schweigepflicht gilt auch bei der Behandlung Minderjähriger und muss im Bedarf auch gegenüber den Erziehungsberechtigten gewahrt werden. Maßgeblich ist der Wille der Minderjährigen, soweit sie die Tragweite ihrer Erklärung erfassen kann. Eine Einsichts- und Urteilsfähigkeit wird im Allgemeinen ab dem 14.–18. Lebensjahr unterstellt.
> Eine Befreiung von der Schweigepflicht kann nur schriftlich mit Datum und Unterschrift der Patientin erfolgen.

Die Ärztin fragt zusätzlich nach Schwangerschafts- und Geburtsverlauf, Wachstum und Entwicklung sowie Verhalten des Kindes. Wichtige Informationsquellen sind auch Mutterpass, Vorsorgeheft und Impfausweis.

42.3 Körperliche Untersuchung

An die Anamnese schließt sich die **körperliche Untersuchung** an. Sie umfasst:

- **Allgemeinuntersuchung**
- Ggf. die Erhebung von **Lokalbefunden,** etwa einer Hautveränderung
- Evtl. **fachärztliche (Konsiliar-)Untersuchungen,** z. B. der Augen oder der Haut.

Für eine gründliche Allgemeinuntersuchung sollten Ärztin, evtl. assistierende Pflegefachperson und Patientin ungestört sein. Der Raum muss so warm sein, dass die (teil-) entkleidete Patientin nicht friert. Das Schamgefühl der Patientin wird z. B. durch einen Sichtschutz und Abdecken nicht untersuchter Körperregionen gewahrt. Ängste und Unsicherheiten werden direkt angesprochen. Dies gilt auch für Kinder. Die Anwesenheit von Bezugspersonen (bei Kindern die Eltern, bei desorientierten Patientinnen vertraute Personen) kann hilfreich sein. Auch wenn sich ein älterer Mensch unsicher fühlt, kann die Anwesenheit einer nahestehenden Person sinnvoll sein.

Alle Untersuchungsergebnisse werden **dokumentiert.** Dabei können Tabellen hilfreich sein.

Jede Untersuchung beinhaltet:

- **Inspektion** *(Betrachtung)*: z. B. von Haut (bei Lebererkrankungen evtl. gelblich verfärbt), Gliedmaßen (z. B. Gelenkschwellung?), aber auch des ganzen Menschen (z. B. Körperhaltung, Gangbild, Mimik)
- **Palpation** *(Tastuntersuchung)*: z. B. Fühlen des Pulses, Abtasten innerer Organe (z. B. der Leber) durch die Bauchdecke
- **Perkussion** *(Klopfuntersuchung)*: z. B. der Lunge
- **Auskultation** *(Abhorchen)* mit dem Stethoskop.

42.3.1 Routineuntersuchung

Der Untersuchungsumfang hängt von der aktuellen Fragestellung, dem Alter und den Vorerkrankungen der Patientin ab. Als Anhaltspunkt für eine **Routineuntersuchung** (→ Abb. 42.4) gilt:

- Der **Allgemeinzustand** wird anhand von Körpergröße, -gewicht, Körperhaltung, Beweglichkeit, Atemfrequenz, Verfärbung von Haut und Schleimhäuten, Mimik und Sprache eingeschätzt
- Der **Blutdruck** wird an beiden Armen gemessen
- Bei Verdacht auf **Fieber** wird die Körpertemperatur gemessen
- **Mundhöhle** und **Rachen** werden betrachtet, **Schilddrüse** und **Halslymphknoten** abgetastet
- **Herz** und **Lungen** werden auskultiert und perkutiert, die **Mammae** inspiziert
- Alle **Pulse** werden beidseits getastet, bei älteren Menschen die **großen Arterien** auskultiert, um ggf. Stenosegeräusche zu hören
- Das **Abdomen** wird auf Druckschmerz oder Resistenzen abgetastet, die Größe von Leber und Milz werden abgeschätzt
- **Äußeres Genitale** und **Analregion** werden inspiziert, **Hoden** und **Leistenlymphknoten** palpiert, bei Alter > 40 Jahren erfolgt eine **rektale Untersuchung** (Blut am Fingerling? Beurteilung der Prostata?)

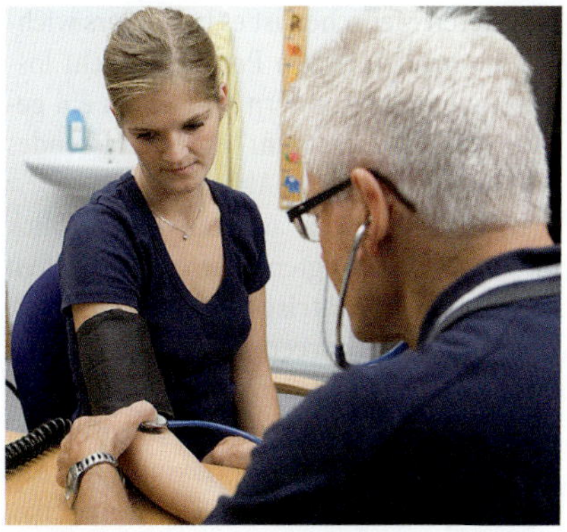

Abb. 42.4 Routineuntersuchung. Auch bei leichten Erkrankungen junger Menschen sollte eine kurze Allgemeinuntersuchung erfolgen. [J787]

- Die Untersuchung des **Nervensystems** erfolgt durch Beobachtung der Sprache, Bewegungen, Koordination, Prüfung der wichtigsten Reflexe, Pupillenreaktion und der groben Kraft.

42.3.2 Untersuchung bei Kindern

Physiologische Entwicklung bei Kindern → 18.2

Bei Kindern werden stets **Größe** und **Gewicht** festgestellt, bei jüngeren Kindern auch der **Kopfumfang.** Da Mittelohrentzündungen bei Kindern sehr häufig sind, werden fast immer auch die **Ohren** untersucht. Bei Kindern, die noch Windeln tragen, achtet die Untersucherin auf den Hautzustand im **Windelbereich.** Der motorische und sensorische **Entwicklungsstand** wird überprüft, ggf. auch (ab Kleinkindalter) die soziale und emotionale Entwicklung.

Kinder sind in ihren Reaktionen auf Schmerzen oder unangenehme Empfindungen unberechenbar. Daher werden Säuglinge und kleinere Kinder zum Schutz vor Verletzungen bei allen Maßnahmen schonend, aber sicher gehalten (→ Abb. 42.5); bei älteren Kindern wird das Vorgehen im Einzelfall entschieden. Die Eltern werden gefragt, ob sie das Festhalten übernehmen möchten (Vermeidung eines Rollenkonflikts, weil Eltern eine Beschützerrolle innehaben).

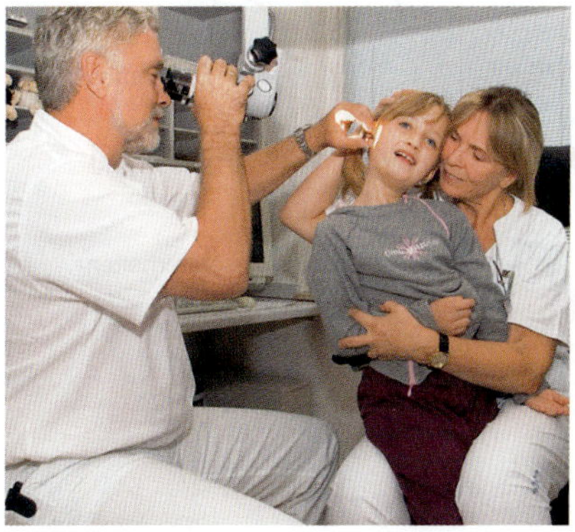

Abb. 42.5 Halten eines Kindes bei der Ohrspiegelung. Arme und Kopf werden sicher fixiert, damit sich das Kind nicht durch Abwehrbewegungen verletzen kann. [K115]

Untersuchungen von kleineren Kindern

Bei Untersuchungen von Kindern gilt:

- Jede anstehende Maßnahme wird altersentsprechend erklärt, evtl. auch an Puppe oder Teddy demonstriert.
- Unangenehme oder gar schmerzhafte Untersuchungen werden angesprochen; Verharmlosen zerstört das Vertrauen des Kindes.
- Eltern werden zu Zuspruch und Trost ermutigt und ggf. angeleitet, wie sie ihrem Kind am besten beistehen können.
- Das Kind soll ein vertrautes Spielzeug oder Kuscheltier mitnehmen.
- Ein Kind, das geschickt abgelenkt und gut gehalten wird, verspürt häufig nur den halben Schmerz.
- Nach jedem Eingriff wird das Kind getröstet und möglichst auf den Arm genommen.

VORSICHT! Ärztin und Pflegefachpersonen achten auch auf Hinweise auf **Kindesmisshandlung** und **Vernachlässigung:** Hämatome (v. a. an untypischen Stellen wie Gesäß, Rücken), Knochenbrüche im 1. Lebensjahr, Verbrennungen, unklare Bewusstlosigkeit im Säuglings- und Kleinkindalter (fragliches Schütteltrauma/Shaken-Baby-Syndrom) und mangelnder Pflegezustand. Hinweise auf **sexuellen Missbrauch** sind Verletzungen im Genitalbereich, sexuell übertragbare Infektionen, unklare Unterleibsschmerzen und psychische Auffälligkeiten.
Widersprechen sich elterliche Schilderungen und Symptome des Kindes oder erfolgt die Vorstellung bei der Ärztin erst Tage nach der Verletzung, ist erhöhte Aufmerksamkeit geboten [3].

42.3.3 Untersuchung bei älteren Menschen

Für Anamnese und Untersuchung älterer Menschen sollte genügend **Zeit** eingeplant werden. Sie sind oftmals umfangreicher und der ältere Menschen brauchen für vieles länger. Die Untersucherin nimmt **Rücksicht** auf die individuellen Ressourcen und Einschränkungen (z. B. Seh-, Hörbehinderung). Bei Bewegungseinschränkungen sollte jemand beim Ent- und Bekleiden unterstützen können. Zusätzlich zu den Maßnahmen der Routineuntersuchung achtet die Untersucherin in besonderem Maße auf:

- Ernährungszustand, Flüssigkeitshaushalt (Dehydratationszeichen?)
- Mobilität, Grad der Einschränkungen bzw. Selbstständigkeit
- Haut- und Gefäßveränderungen (Durchblutungsstörungen?).

Geriatrisches Assessment

Assessments → 1.5
Timed Up-and-Go-Test → 9.2

DEFINITION

Geriatrisches Assessment: Systematische, mehrdimensional interdisziplinäre Untersuchung der Ressourcen und Defizite eines älteren Menschen, v. a. mit Blick auf die Alltagskompetenzen.

Multimorbidität *(Polymorbidität, Mehrfacherkrankung):* Gleichzeitiges Vorhandensein mehrerer Erkrankungen. Prinzipiell in jedem Lebensalter möglich, jedoch im Alter wesentlich häufiger.

Bei älteren Menschen ist es besonders wichtig, die medizinischen Probleme nicht losgelöst zu sehen, sondern sich durch ein **geriatrisches Assessment** ein umfassendes Bild zu verschaffen (→ Abb. 42.6).

Meist erfolgt bei auf den ersten Blick nicht beeinträchtigten älteren Menschen zunächst ein **geriatrisches Screening,** z. B. das geriatrische Screening nach Lachs. Bei erkennbaren Beeinträchtigungen oder Auffälligkeiten folgt das **geriatrische Basisassessment** mit genauerer Erfassung von Alltagskompetenzen, Mobilität, Sturzrisiko, Ernährung, kognitiven und psychischen Beeinträchtigungen sowie Lebensqualität und sozialer Situation. Es kann durch vertiefende Untersuchungen erweitert werden, z. B. urologische Abklärung der Ursache einer Urininkontinenz [4].

Besonderheiten in ambulanter Pflege und Pflegeeinrichtungen

In der ambulanten Pflege oder in Pflegeeinrichtungen sind es nicht selten die Pflegenden, die auf eine **Zustandsveränderung** des Pflegebedürftigen aufmerksam werden. Pflegefachpersonen informieren die behandelnde Ärztin über:

- Die durch Patientenbeobachtung, Pflegeanamnese und/oder geriatrisches Assessment gewonnenen Parameter wie Vitalzeichen, Symptome
- Ggf. der Ärztin noch nicht bekannte Einschränkungen, z. B. Inkontinenz oder Immobilität
- Für die Untersuchung wichtige Umstände wie Verwirrtheit
- Nutzbare Ressourcen, z. B. kooperative Angehörige oder Wissen der Patientin.

Falls erforderlich, richten die Pflegenden die Umgebung für die Untersuchung her, sorgen z. B. für genügend Licht oder ausreichend Arbeitsfläche und unterstützen die Ärztin bei der Untersuchung.

SPICKZETTEL

Diagnoseprozess Teil 1

Ärztliche Anamnese:

- Aktuelle Anamnese (jetzige Beschwerden), aktuelle Körperfunktionen (z. B. Vitalzeichen, Schlaf, Ausscheidung), psychische Situation.
- Sozial- und Familienanamnese, Vorerkrankungen.
- Eigenanamnese (durch die Patientin selbst) oder Fremdanamnese (z. B. durch Angehörige, mitgebrachte Befunde).
- Körperliche Untersuchung: Inspektion, Palpation, Perkussion, Auskultation, einschl. Prüfung von Reflexen, Vitalzeichenkontrolle u. a. je nach Situation.
- Ggf. Nutzung von Assessments und standardisierten Tests, z. B. bei älteren Menschen, V. a. Demenz.

Pflegerische Maßnahmen:

- Informationssammlung im Rahmen der Pflegeanamnese und ggf. Weitergabe von bedeutsamen Informationen an die Ärztin.
- Durchführung von diagnostische Maßnahmen, z. B. Blutzucker- und Vitalzeichenkontrolle, Gewicht, EKG schreiben.

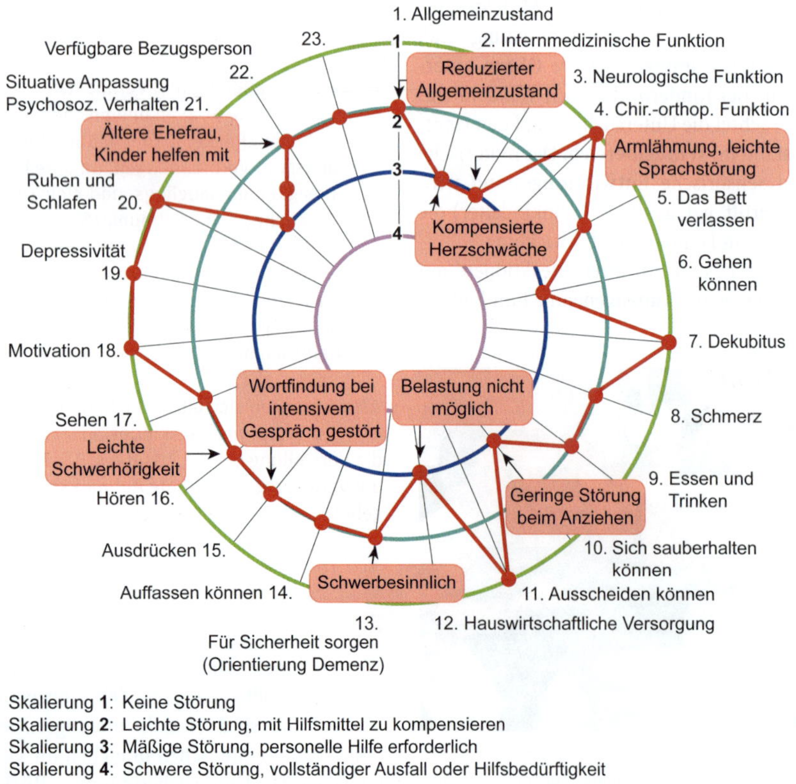

Abb. 42.6 Geriatrisches Assessment. [L143]

42.4 Funktionsdiagnostik

DEFINITION

Funktionsdiagnostik: Systematische Prüfung der spezifischen Leistungen eines Organs oder Organsystems unter möglichst standardisierten Bedingungen, meist mit technischen Hilfsmitteln.

Bei der **Funktionsdiagnostik** werden die spezifischen Leistungen eines Organs oder eines Organsystems systematisch untersucht, dokumentiert und mit Referenzwerten verglichen. Funktionsdiagnostik gibt es in allen medizinischen Fachgebieten, sie ist mit sehr unterschiedlichem technischem Aufwand verbunden:

- Für **klinische Funktionsprüfungen** sind keine oder nur einfache technische Hilfsmittel notwendig. Dazu zählen z. B. die systematische Beweglichkeitsprüfung der Gelenke (→ 9.3) oder der Schellong-Test (→ 22.3.1)
- **Laboruntersuchungen** zur Funktionsdiagnostik beginnen mit Routineblut- und Urinuntersuchungen. Weiterführende Untersuchungen erfordern u. U. die Verabreichung einer stimulierenden Substanz und die Gewinnung mehrerer Proben in definierter zeitlicher Abfolge. Ein Beispiel ist der Glukosetoleranztest (→ 26.6.2)
- Weitere **nichtinvasive Maßnahmen** der Funktionsdiagnostik sind u. a. EKG, Belastungs-EKG (→ 21.3.3), EEG (→ 37.3.3), Ultraschalluntersuchung oder Lungenfunktionsprüfung (→ 23.3.2)
- Funktionsdiagnostik kann auch **invasive Untersuchungen** erfordern, etwa eine Herzkatheteruntersuchung (→ 21.3.6) zur Ermittlung der Druckverhältnisse im Herzen.

42.5 Labordiagnostik

DEFINITION

Labordiagnostik: Laboruntersuchungen von Körperflüssigkeiten oder selten auch Körpergeweben.

Jede **Laboruntersuchung** kann einem bestimmten **Untersuchungsmedium** (z. B. Blut, Urin) und einer bestimmten **Untersuchungsmethode** (z. B. klinisch-chemisch, hämatologisch, immunologisch, bakteriologisch) zugeordnet werden. Die Grenzen zwischen den Untersuchungsmethoden sind allerdings teilweise unscharf.

Labordiagnostik wird i. d. R. im Labor durchgeführt. Für einige Analysen gibt es aber (zusätzlich) Verfahren, die z. B. zu Hause, im Rettungswagen oder auf Station möglich sind. Diese werden als **patientennahe Sofortdiagnostik** (auch Point-of-care-testing, POCT) bezeichnet. Beispiele sind die Blutzucker- (→ 26.6.12) oder INR- (→ 27.4.3) Selbstkontrolle durch den Patienten, der CRP-Schnelltest (→ 30.5.2) in der Praxis, der Troponinschnelltest (→ 21.5.2) im Rettungswagen oder die Blutgasanalyse (→ 23.3.4) auf Intensivstationen.

Zuverlässige Ergebnisse

Für die Zuverlässigkeit von Labordiagnostik sind wesentlich:

- Sorgfältige Vorbereitung der Patientinnen (z. B. nüchtern lassen)
- Gewissenhafte Beschriftung/Etikettierung der Probengefäße (nicht z. B. deren Deckel) vor Probenentnahme mit Patientendaten, um Verwechslungen zu vermeiden
- Korrekte Probengewinnung, z. B. Hautdesinfektion (→ 42.5.1) oder Uringewinnung (→ 42.5.2)
- Einhalten der vorgeschriebenen Transportbedingungen (bei seltenen Untersuchungen rechtzeitig vorher erkundigen).

42.5.1 Untersuchungsmedium Blut

Am häufigsten wird das **Blut** untersucht, da zahlreiche Erkrankungen dessen Zusammensetzung verändern. Sowohl die **venöse** als auch die **kapilläre** Blutentnahme sind meist schmerzarm. Die **arterielle** Blutentnahme (→ 23.3.4) ist aufwändiger, für die Patientinnen unangenehmer und mit zusätzlichen Risiken behaftet, außer bei liegendem arteriellen Katheter (→ 45.3.2).

Einflussgrößen bei Blutuntersuchungen

Viele Blutwerte hängen von verschiedenen Einflussgrößen ab. Einige davon, z. B. Alter, Geschlecht, bestehende Erkrankungen und evtl. Arzneimittel, können nicht ausgeschaltet werden. Sie werden auf der Laboranforderung dokumentiert, damit die Untersuchungsresultate richtig bewertet werden können. Andere Einflussgrößen sind jedoch veränderlich und sollten grundsätzlich ausgeschlossen werden (→ Tab. 42.1).

Standard für die venöse Blutentnahme

Um Störfaktoren zu minimieren und eine möglichst große Vergleichbarkeit von Untersuchungen zu erreichen, wurde folgender **Standard für die planbare venöse Blutentnahme** entwickelt [5]:

- Morgens zwischen 7 und 9 Uhr
- An der nüchternen Patientin (auch vor der Arzneimitteleinnahme). Nüchtern = 12 Stunden nicht essen und trinken, Wasser ist erlaubt. Kein Alkohol in den letzten 24 Stunden. Nicht rauchen. Individuelle Ausnahmen: Diabetikerinnen, Patientinnen mit terminierter Medikamentenverordnung (mit der Ärztin abstimmen).
- Ohne körperliche Anstrengung in den letzten 3 Std.
- Nach vorherigem Liegen für 10 Min. (falls nicht zu verwirklichen, ruhiges Sitzen).
- Nicht länger als eine Minute stauen; Stauung lösen, sobald Blut fließt oder Stau-Pausen einlegen; Muskulatur am Stauarm nicht anspannen (nicht „Pumpen" oder Faust bilden).

Hautdesinfektion vor Injektion und Punktion

Standardhygienemaßnahmen → 41.2
Hygienische Händedesinfektion → 41.2.3

Im Rahmen von Injektionen und Punktionen sind hygienische Maßnahmen notwendig: immer eine **Hautdesinfektion (Hautantiseptik)**, ggf. auch Schutzkleidung, sterile Kompressen und Abdeckung der Punktionsstelle (→ Tab. 42.2). Eine evtl. notwendige Arbeitsfläche muss zuvor wischdesinfiziert und ggf. steril abgedeckt werden.

Zwei Vorgehensweisen sind möglich:

1. Hautdesinfektionsmittel auf die Haut aufsprühen, Einwirkzeit einhalten
2. Hautdesinfektionsmittel auf keimarmen oder sterilen Tupfer satt aufsprühen, Haut damit abwischen, Einwirkzeit einhalten.

Tab. 42.1 Die wichtigsten veränderlichen Einflussgrößen bei Blutuntersuchungen.

Einflussfaktor	Eventuell verfälschter Messwert
Nahrungsaufnahme	Blutzucker, Bluteiweiß, Blutfette (v. a. Triglyzeride), Harnsäure, Phosphat, Kalium, Kalzium, einige Leberwerte
Stehbelastung, langes Stauen (→ Hämokonzentration)	Blutzellen, Bluteiweiß, Blutfette, Kalzium, Noradrenalin, Aldosteron, Renin
Körperliche Anstrengung → Stehbelastung; zusätzlich nach mehreren Stunden	Muskelenzymen (CK, LDH, AST)
Tageszeit	Maximum morgens: Kortisol, Adrenalin, Noradrenalin
	Maximum nachmittags: Eisen
	Maximum nachts: Aldosteron, Parathormon, Renin, Wachstumshormon

Bezüglich der **Einwirkzeit** sind die Herstellerangaben und Hygiene- bzw. Infektions- und Punktionspläne der Einrichtung zu beachten. Häufig empfohlen werden:

- 15 Sek. vor Injektionen und Blutentnahmen bei talgdrüsenarmen Hautbezirken (z. B. Arme, Oberschenkel, Gesäß, Bauch)
- 1 Min. präoperativ oder vor Gelenkpunktionen bei talgdrüsenarmen Hautbezirken
- Präparatabhängig 2–10 Min. präoperativ oder vor Punktionen bei talgdrüsenreicher Haut (v. a. Kopf, Achseln, vordere/hintere Schweißrinne, Genitoanalregion).

Die Injektion bzw. Punktion darf erst erfolgen, wenn das Desinfektionsmittel auf der Haut getrocknet ist. Insbesondere eine Sprühdesinfektion benötigt eine lange Trocknungszeit. Nach der Desinfektion darf nur noch mit sterilen Handschuhen palpiert werden.

Tipps zur Hautdesinfektion

- Für die Hautdesinfektion nur Haut-, keine Händedesinfektionsmittel benutzen. Letztere enthalten rückfettende Substanzen, die z. B. das Haften von Pflastern verhindern.
- Bei Blutentnahmen zur Alkoholbestimmung keine alkoholhaltigen Desinfektionsmittel verwenden, da sie das Ergebnis verfälschen. In der Regel erfolgen diese Blutentnahmen mit speziellen Sets, die ein geeignetes Desinfektionsmittel enthalten.

Sichere Instrumente

Bei allen Tätigkeiten, bei denen potenziell infektiöse Körperflüssigkeiten gewonnen werden (z. B. Blutentnahmen, Punktionen), ist zum Schutz vor Nadelstichverletzungen (→ 14.6.10) die Verwendung **sicherer Instrumente** vorgeschrieben (Beispiele → Abb. 42.10, Abb. 43.13). Herkömmliche Instrumente dürfen nur eingesetzt werden, wenn

- der Einsatz sicherer Instrumente technisch nicht möglich ist oder
- das Infektionsrisiko vernachlässigt werden kann, z. B. bestätigt durch entsprechende, dokumentierte Gefährdungsbeurteilung einer Ärztin.

Wegen der Gefahr von geringerer Akzeptanz und Fehlbedienung ist es i. d. R. nicht sinnvoll, in einem Bereich für die gleiche Anwendung sichere *und* herkömmliche Instrumente zu nutzen [7], [8].

Kapilläre Blutentnahme

Indikationen für die **kapilläre Blutentnahme** sind u. a. Blutzucker- oder INR-Bestimmung (→ 27.4.3), CRP- (→ 30.4.2) oder Troponin-Schnelltest (→ 21.5.2), Blutgasanalyse (→ 23.3.4), Neugeborenen-Screening (→ 18.2.2), im ambulanten Bereich auch z. B. die Hämoglobin-Bestimmung.

Außerdem kann bei manchen normalerweise mit Venenblut durchgeführten Untersuchungen bei extrem schlechten Venenverhältnissen auf Kapillarblut ausgewichen werden; die Ergebnisse sind dann aber unzuverlässiger. Auch die kapilläre Blutentnahme ist ein Eingriff in die körperliche Unversehrtheit und bedarf der **Erlaubnis.**

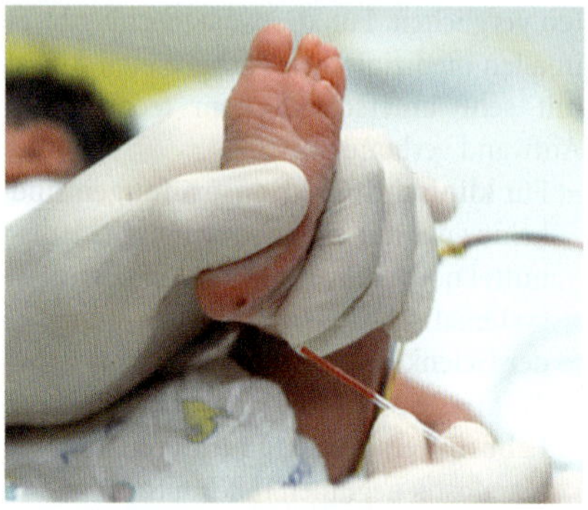

Abb. 42.7 Kapilläre Blutabnahme beim Säugling am Fuß. Eingestochen wird an der Außenseite der Ferse, um eine Knochenentzündung am Fersenbein zu vermeiden. [K115]

Als **Abnahmeorte** eignen sich bei älteren Kindern und Erwachsenen die seitlichen Fingerkuppen – dort beeinträchtigt der Stich das Tasten nicht – oder die Ohrläppchen. Bei Säuglingen wird die laterale Ferse punktiert (→ Abb. 42.7). Kinder oder desorientierte Erwachsene müssen sicher gehalten werden. Zur hygienischen und gefahrlosen Kapillarblutentnahme gibt es Sicherheitslanzetten mit Klinge oder Nadel sowie geschlossene Entnahmesysteme (z. B. Microvette®, MiniCollect®, → Abb. 42.8).

Tab. 42.2 Hygienemaßnahmen vor häufigen Injektionen und Punktionen, gekürzt nach [6].

Maßnahme	Tupfer	Abdeckung*	Zusätzlich erforderlich
Risikogruppe 1**			
i. c.-, i. m.-, s. c.-Injektion	KA	Nein	Nichts
Kapilläre, i. v.-Blutentnahme, periphere i. v.-Injektion	KA	Nein	Keimarme Handschuhe (= Schutzhandschuhe)
Risikogruppe 2**			
s. c.-Infusion, i. m.-Injektion bei Risikopatientinnen/erhöhtem Risiko durch das Medikament, Dialyseshuntpunktion	S	Nein	Keimarme Handschuhe (= Schutzhandschuhe)
Portkammerpunktion, Blasenpunktion	S	Nein	Sterile Handschuhe
Lumbalpunktion	S	Ja	Sterile Handschuhe
Pleura-, Aszitespunktion	S	Nein	Sterile Handschuhe, Mund-Nasen-Schutz für die Ärztin
Risikogruppe 3**			
Beckenkamm-, Organpunktion, Amniozentese, transvaginale Punktion	S	Ja	Sterile Handschuhe für die Ärztin
Intrathekale Medikamentengabe, Spinalanästhesie (single shot)	S	Ja	Sterile Handschuhe für die Ärztin, Mund-Nasen-Schutz für Ärztin und Pflegefachperson
Gelenkpunktion, ggf. mit Einzelinjektion	S	Ja	Sterile Handschuhe; bei Spritzenwechsel Mund-Nasen-Schutz für Ärztin und Pflegefachperson

KA = Keimarme (sterilisierte, einfache) Tupfer, z. B. Zelletten® Zellstofftupfer. Sie werden nach der Herstellung sterilisiert und auf Rollen zum Einsetzen in die entsprechenden Spender geliefert.
S = Sterile Tupfer, einzeln oder zu mehreren steril verpackt.
* Steriles Abdeck- oder Lochtuch.
** Risikogruppe (der Punktion): Methodenspezifisches Risiko, von 1–3 ansteigend.

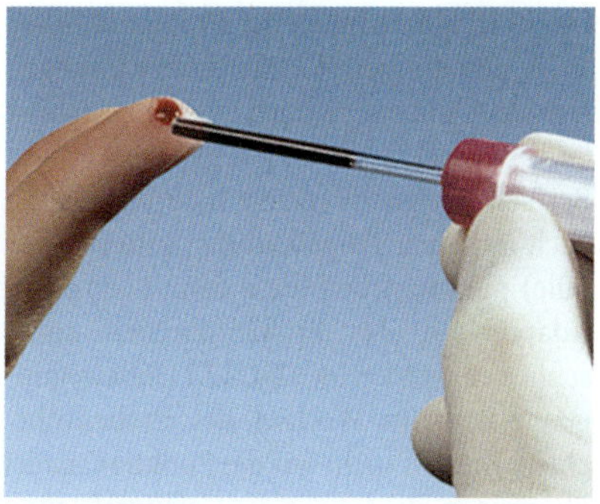

Abb. 42.8 Kapilläre Blutabnahme mit geschlossenem Entnahmesystem. Die (Kunststoff-)Kapillare wird vorher auf das Röhrchen gesteckt oder ist bereits integriert. [V153]

Vorbereitung

- Patientin informieren
- Durchblutung ggf. durch Herabhängenlassen des Armes, leichtes Massieren der vorgesehenen Punktionsstelle oder Erwärmen (z. B. durch Eintauchen der Finger in warmes Wasser) verbessern
- Materialien bereitlegen: Hände- und Hautdesinfektionsmittel, Schutzhandschuhe, keimarme Tupfer, Lanzette/Stechhilfe (für Säuglinge gibt es spezielle Stechhilfen), Kapillare, ggf. Probenröhrchen, Teststreifen oder Messgerät, ggf. Laborformular, Spitzenabwurf, kleine Pflaster
- Säuglingen je nach hausinternen Richtlinien 2–3 Min. vor der Punktion Glukose- oder Saccharose-Lösung zu trinken geben, die durch Freisetzung körpereigener Endorphine schmerzlindernd wirkt (z. B. bei Neugeborenen > 2.000 g 2 ml 20%ige Saccharose-Lösung). Auch gleichzeitiges Saugen (Schnuller), Hautkontakt, Wärme oder (leise) Musik wirken möglicherweise schmerzlindernd [9]
- Bei kapillärer Blutentnahme am Ohrläppchen für eine Blutgasanalyse den Punktionsort etwa 10 Min. vor der Punktion durch Einreiben mit durchblutungsfördernder Salbe (z. B. Finalgon® 4 mg/g) hyperämisieren, um bei der Punktion arterialisiertes Kapillarblut zu erhalten. Dabei sorgfältig darauf achten, dass keine Salbe ins Gesicht der Patientin gelangt; dies könnte Gesichtsschwellung und -schmerz, an den Augen Bindehautreizung, Augenbrennen oder Sehstörungen bzw. am Mund Entzündungen der Mundschleimhaut hervorrufen (Patientin darauf hinweisen).

Durchführung und Nachbereitung

- Hände desinfizieren
- Ggf. Patientin Hände waschen lassen, ggf. Salbenreste abwischen
- Haut desinfizieren. Bei der kapillären Blutentnahme durch die Patientin selbst im häuslichen Bereich liegt es in deren Verantwortung, ob sie die Haut desinfiziert oder nicht. Bei Durchführung durch medizinisches Personal wird immer desinfiziert [6], [10], [11]
- Schutzhandschuhe anziehen und Lanzette/Stechhilfe aus der Verpackung nehmen
- Warten, bis die Haut trocken ist, dann punktieren. Bei Benutzung einer nicht-automatischen Lanzette zügig einstechen (zögerliches Einstechen ist schmerzhafter und geht oft nicht tief genug)
- Kapillarblut luftfrei in die Kapillare aufnehmen, auf den Teststreifen auftragen oder ins Probenröhrchen tropfen lassen. Dabei nicht quetschen (verfälscht die Messergebnisse durch Austritt von Gewebewasser oder Hämolyse), allenfalls Finger leicht ausstreichen
- Einstichstelle kurz mit einem Tupfer komprimieren und ggf. mit einem Pflaster versorgen.

Venenpunktion und venöse Blutentnahme

Indikationen für eine **Venenpunktion** sind die venöse Blutentnahme (für Diagnostik, Blutspende oder Aderlass), i. v.-Injektionen (➔ 43.4.5), das Legen einer Venenverweilkanüle (➔ 43.5.3), eines peripheren (➔ 43.5.3) oder zentralen (➔ 43.5.4) Venenkatheters. In der Regel wird bei älteren Kindern und Erwachsenen eine Ellenbeugen-, Unterarminnenseiten- oder Handrückenvene punktiert. Bei Schwerkranken wird die (mediale) Ellenbeugenvene geschont, da über sie ein ZVK (➔ 43.5.4) vorgeschoben werden kann. Bei Patientinnen mit Nierenfunktionsstörungen werden die Handrückenvenen punktiert, weil die Unterarmvenen für eine spätere Shuntanlage gebraucht werden (➔ 33.1.7). Bei Dialysepatienten wird nicht am Shuntarm, bei Frauen nach einer Brustkrebsoperation nicht am Arm der betroffenen Seite punktiert. Bei Säuglingen punktiert die Ärztin oft die Kopfhautvenen, Fußrücken- oder Knöchelvenen.

Materialien für die Venenpunktion

Spritzentablett mit (➔ Abb. 42.9):

- Staubinde, flüssigkeitsdichter Unterlage, ggf. Unterarmpolster/-schiene
- Hände- und Hautdesinfektionsmittel
- Schutzhandschuhen
- Punktionskanülen bzw. Spritze; Blutspendeeinheiten haben meist eine integrierte Punktionskanüle
- Anästhesierendem Pflaster, z. B. ELMA® Pflaster, für Kinder und ängstliche Personen
- Abwurfgefäß für Kanülen, ggf. einem weiteren für Abfall
- Wundschnellverband, ggf. Heftpflaster für einen Druckverband
- Blutkonservenbeutel bei Blutspende (auch Eigenblutspende). Sie enthalten einen Stabilisator zur Haltbarkeitssteigerung des Bluts (➔ 27.5.8)
- Vakuumflaschen für Aderlässe.

Zusätzlich für die venöse Blutabnahme:

- Ausgefüllte und ggf. von Ärztin ergänzte/ausgefüllte Laborformulare, ggf. Transportbehälter für den Transport zum Labor
- Mit Patientinnenetikett beklebte Blutprobenröhrchen für die verschiedenen Untersuchungen (➔ Tab. 42.3). In den meisten Häusern wird ein eventueller Infektionsverdacht (z. B. Hepatitis B, HIV) zum Schutz des Laborpersonals vermerkt, was jedoch nicht für jedermann erkennbar/lesbar sein darf, um nicht gegen die Schweigepflicht und den Datenschutz zu verstoßen.

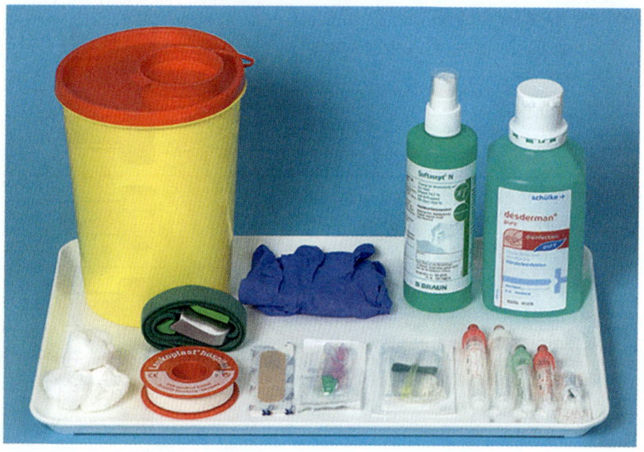

Abb. 42.9 Spritzentablett mit den Materialien für die venöse Blutentnahme. [K115]

Sarstedt-Monovetten®-System

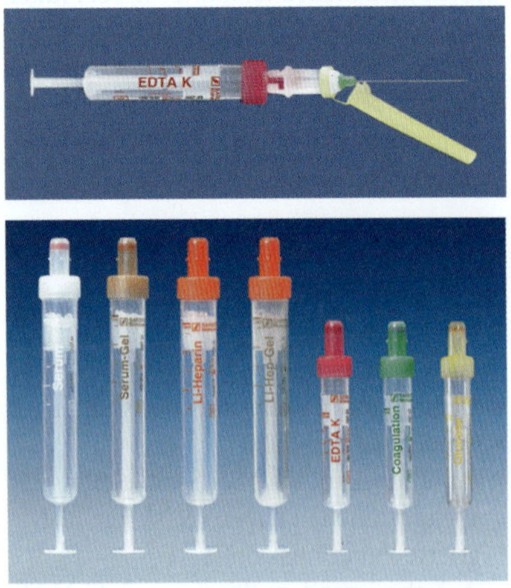

Für Vakuumtechnik Kolben vor Aufstecken des Röhrchens komplett, für Aspirationstechnik nach Aufstecken langsam zurückziehen. Am Schluss Kolben zurückziehen, abbrechen.

BD Vacutainer®-System

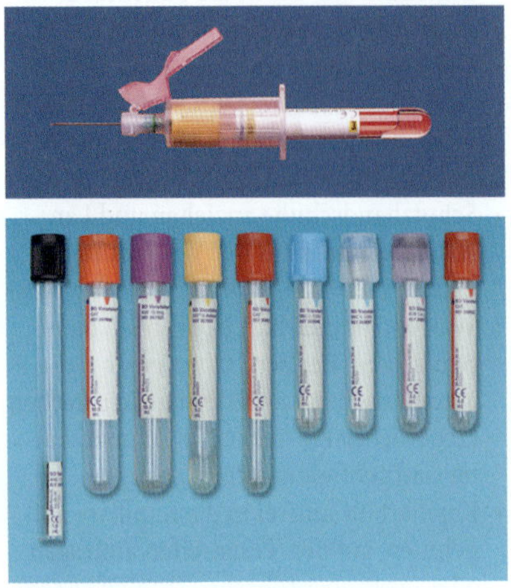

Probenröhrchen nach Vakuumtechnik. Röhrchen nach Venenpunktion in den Halter schieben und Verschlussstopfen durchstoßen.

Abb. 42.10 Links Sarstedt-Monovetten®-, rechts BD-Vacutainer®-System als Beispiele geschlossener Blutentnahmesysteme für die venöse Blutentnahme. [V153, K115, V342]

Systeme für die venöse Blutentnahme

Heutige **Entnahmesysteme** bestehen aus **Punktionseinheit** und **Probenröhrchen** (z. B. BD Vacutainer®-, Sarstedt-Monovetten®-System, ➔ Abb. 42.10). Sie ermöglichen die Entnahme mehrerer Blutproben ohne Blutrückfluss bei Röhrchenwechsel und vermindern so das Risiko, mit Patientinnenblut in Berührung zu kommen. Die Röhrchen sind bereits mit den für die jeweilige Untersuchung notwendigen Trennmitteln oder Gerinnungshemmern versehen. Die Verschlusskappen der Probenröhrchen sind für die jeweiligen Untersuchungen farblich unterschiedlich gekennzeichnet (➔ Tab. 42.3).

Bei schwierigen Venenverhältnissen kann auch mit einer **Flügelkanüle** (Butterfly-Kanüle) punktiert und diese dann über einen Adapter an das Probenröhrchen angeschlossen werden (➔ Abb. 42.11). Bewegungen z. B. beim Wechsel des Probenröhrchens werden nicht auf die Punktionsnadel übertragen, die Gefahr der Gefäßverletzung ist wesentlich geringer.

Für **kleine Kinder** gibt es kleine Probenröhrchen mit geringerem Volumen. Eventuell punktiert die Ärztin die Vene mit einer Kanüle (spezielle Neonatal-Kanüle oder Nr. 1 = gelb, Nr. 2 = grün) und lässt das Blut dann ins Röhrchen tropfen.

Vorbereitung und Durchführung der Venenpunktion

Die Durchführung der Venenpunktion ist Aufgabe der Ärztin. Sie kann diese aber an weitergebildete Pflegefachpersonen delegieren:

- Bei Kindern und ängstlichen Personen ggf. 1 Stunde vorher ein lokal anästhesierendes Pflaster auf die Punktionsstelle aufkleben (z. B. EMLA® Pflaster). Punktionszeitpunkt evtl. mit Elternbesuch koordinieren

Tab. 42.3 Farbkodierung und Zusätze bei Blutentnahmesystemen (Herstellerangaben). Für Spezialuntersuchungen sind weitere Röhrchen erhältlich (z. B. für Schwermetalle, Homozystein). Bei vielen Laboranmeldebögen zeigt auch ein farbiger Rand um die anzukreuzenden Werte, welches Röhrchen nötig ist. Die Zahlen zeigen die Reihenfolge der Röhrchen bei der Abnahme. Die Empfehlungen sind teilweise nicht einheitlich, daher hausinterne Richtlinien beachten. [Fotos: V153, V342]

Untersuchung (Bsp.)	EuroNorm 14820 (z. B. Sarstedt Monovetten®)	DIN/ISO 6710 (z. B. Vacuette®, Vacutainer®)	Röhrchen/Zusätze
① Blutkulturen (➔ Kap. 30)			
② Für Bestimmungen aus Serum: klinische Chemie, Serologie, Blutgruppe, viele Medikamente, Spurenelemente	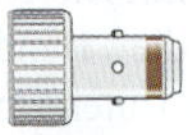	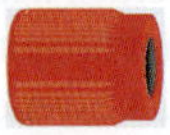	Serumröhrchen mit Gerinnungsaktivator ohne weiteren Zusatz
	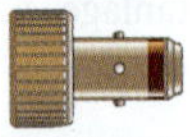	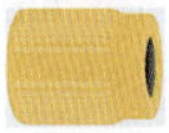	Serumröhrchen mit Gerinnungsaktivator und Trenngel
③ Für Bestimmungen aus Zitrat-Blut/-Plasma: Gerinnung, Thrombozyten, D-Dimere, AT III	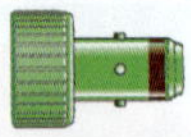	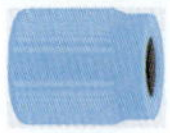	Na^+-Zitrat 1:10 (Zitrat hemmt Gerinnung)
④ Nur für BSG	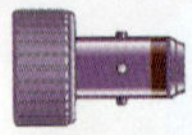	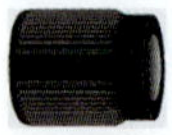	Na^+-Zitrat 1:5 (Zitrat hemmt Gerinnung)
⑤ Für die meisten Bestimmungen aus Heparin-Blut/-Plasma: z. B. klinische Chemie, Blutgase	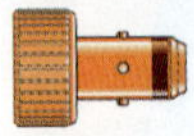	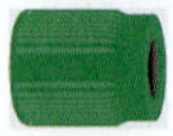	Li^+-Heparin (Heparin hemmt Gerinnung)
⑥ Für Bestimmungen aus EDTA-Blut/-Plasma: Blutbild (inkl. Retikulozyten), HbA_{1c}, einige Medikamente	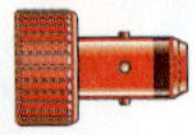	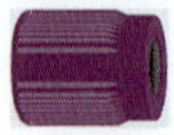	K^+-EDTA (EDTA hemmt Gerinnung)
⑦ Nur für Glukose, Laktat	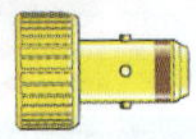	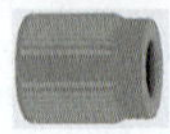	Na^+-Fluorid (Fluorid hemmt Glykolyse)

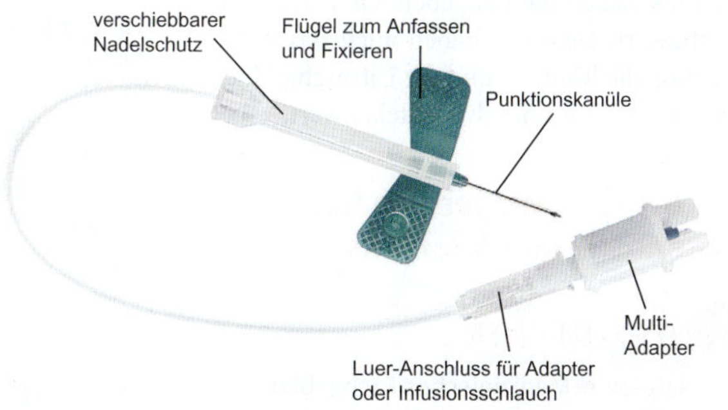

Abb. 42.11 Flügelkanüle (hier Safety-Multifly®-Kanüle). Statt des Adapters kann auch eine Spritze aufgesteckt oder ein Infusionsschlauch (v. a. für Kurzinfusionen) angeschlossen werden. [V153]

- Patientin informieren. Bei schlechten Venenverhältnissen vor der Punktion z. B. feucht-warmen Wickel anlegen (erweitert die Venen) oder Arm herabhängen lassen. Die Nutzung von Kanülen mit optischer Blutflusskontrolle, z. B. Vacuette® Viso plus Kanüle oder von Infrarot-Venenfindern kann die Punktion bei schlechten Venenverhältnissen erleichtern
- Ruhige Atmosphäre schaffen, ggf. Besucherinnen hinausbitten
- Patientin hinlegen oder hinsetzen (lassen), störende Kleidung entfernen
- Für ausreichend Licht sorgen
- Punktionsort mit Unterarmpolster unterstützen, flüssigkeitsdichte Unterlage unterlegen. Bei desorientierter Patientin ggf. den Arm auf einer Schiene fixieren. Kinder gut festhalten (→ Abb. 42.12)
- Hände desinfizieren
- Geeigneten Punktionsort suchen, Vene zur Vermeidung einer Arterienpunktion palpieren (Arterie pulsiert)
- Handschuhe anziehen, Haut desinfizieren, Staubinde ca. eine Handbreit proximal der Punktionsstelle anlegen bzw. bei kleinen Kindern mit der Hand stauen (Radialispuls muss noch tastbar sein), gewählten Punktionsort nicht mehr berühren
- Bei Blutabnahme zur Diagnostik Stauung maximal 1 Minute belassen; länger andauernde Stauung verfälscht die Blutwerte; ggf. Staupausen einlegen
- Vene im flachen Winkel punktieren und Blut abnehmen bzw. Arzneimittel injizieren.

Durchführung der venösen Blutentnahme

- Röhrchen für Gerinnungsanalysen und Zitratröhrchen genau bis zur Markierung füllen
- Blut und Zusatz durch mehrfaches, vorsichtiges Kippen des Röhrchens gründlich vermischen
- Stauschlauch öffnen, Nadel bei bereits aufgelegtem Tupfer entfernen, ggf. Sicherheitsmechanismus aktivieren und sofort in den Abwurfbehälter entsorgen.

Nachbereitung

- Punktionsstelle mehrere Minuten komprimieren (lassen). **Arm** in der Ellenbeuge **gestreckt** lassen und möglichst hochlagern. Dies vermindert die Hämatombildung, da beim Ausstrecken des Arms nach vorherigem Beugen (aber auch bei intensiven Bewegungen) die durch die Punktion verletzten Gewebe erneut voneinander gelöst und so Blutungen hervorgerufen würden
- Punktionsstelle versorgen (Pflaster reicht meist)
- Benutzte Materialien entsorgen, Spritzentablett desinfizieren
- Nach Blutentnahme zur Diagnose Angaben auf dem Laborformular mit denen auf den Blutproben vergleichen, um Verwechslungen zu vermeiden
- Für baldigen (ggf. sofortigen) Transport der Proben ins Labor sorgen.

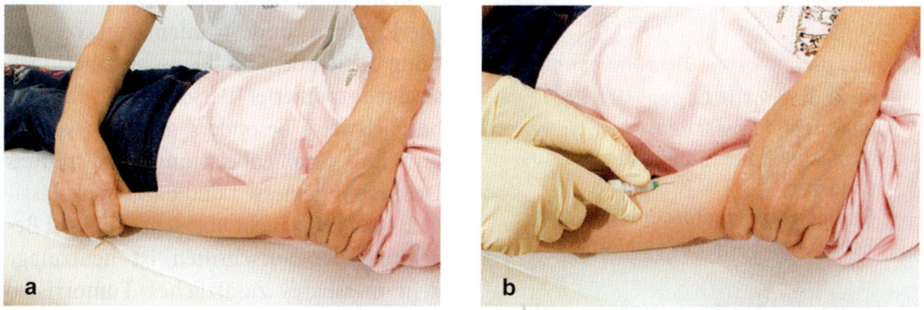

a Zur Punktion der Armvene wird das Kind an Armen und Beinen sicher fixiert.
b Sobald das Kind merkt, dass der Schmerz nachlässt, kann die Fixierung gelockert werden, die Hand der Pflegenden staut weiter die Vene (bei kleinen Kindern wird auf einen Stauschlauch meist verzichtet).

Abb. 42.12 Punktion der Armvene beim Kind. [K115]

Umgang mit Befunden

- Vom Labor eingehende Befunde werden der Ärztin zur Begutachtung vorgelegt und dann im Dokumentationssystem abgelegt. Über problematische Befunde informieren die Pflegenden die Ärztin sofort
- Die Patientin hat ein Recht darauf, von der Ärztin über die Ergebnisse der Blutuntersuchung zeitnah informiert zu werden. In Altenpflegeeinrichtungen übernehmen Pflegefachpersonen oft die Nachfrage und informieren die Bewohnerin oder ggf. die gesetzliche Betreuerin. In der Pädiatrie werden die Eltern informiert.

42.5.2 Untersuchungsmedium Urin

Uringewinnung und -untersuchungen → 8.1.2
Urinuntersuchungen → 33.2.2

Urinuntersuchungen erlauben v. a. bei Erkrankungen der Harn- und Geschlechtsorgane sowie des Hormon-, Flüssigkeits- und Elektrolythaushalts Rückschlüsse auf die Krankheitsursache oder ermöglichen Verlaufskontrollen. Die Pflegenden sind entscheidend an der **Probengewinnung** beteiligt:

- Meist ist **Spontanurin** (→ 8.1.2) für die Untersuchung ausreichend. Am häufigsten wird dabei der **Mittelstrahlurin** (→ 8.1.2) untersucht. Für Säuglinge und Kleinkinder gibt es spezielle aufklebbare Kollektoren zum Auffangen des Spontanurins (→ Abb. 8.5)
- Manchmal muss die Harnblase katheterisiert oder punktiert werden. Dann ist die Uringewinnung für den Patienten belastender und nicht risikofrei (Infektion, Schleimhautverletzung). Das **Katheterisieren** der Harnblase (→ 8.1.5) wird meist von Pflegefachpersonen durchgeführt, die **suprapubische Blasenpunktion** (→ 33.1.4) ist eine ärztliche Aufgabe
- Für gewisse Untersuchungen ist **Sammelurin** (→ 8.1.2) erforderlich.

In einigen Häusern, v.a. im Ambulanzbereich, nachts, am Wochenende und in Pflegeeinrichtungen führen die Pflegenden **Streifenschnelltests** durch und legen **Urinkulturen** an (→33.2.1).

42.5.3 Andere Untersuchungsmedien

Stuhl wird seltener untersucht als Blut oder Urin, z.B. bei der Vorsorgeuntersuchung auf okkultes Blut (→24.3.1), Malabsorption oder V.a. Darminfektionen.

Liquor cerebrospinalis (*Gehirn-Rückenmark-Flüssigkeit,* kurz *Liquor*) wird in erster Linie bei Erkrankungen des ZNS untersucht, z.B. bei V.a. Meningitis (→37.9.1). Er wird durch eine Lumbalpunktion gewonnen und dann beurteilt (→37.3.2).

Krankhafte Körperflüssigkeiten sind beispielsweise Wundsekrete, Eiteransammlungen, ein Gelenkerguss (→29.3.3), Pleuraerguss (→23.13.2) oder Aszites (→25.2.2). Die Untersuchung dieser Flüssigkeiten erlaubt i.d.R. Rückschlüsse auf die Ursache der Erkrankung (z.B. durch Bakterien-, Tumorzellnachweis).

SPICKZETTEL

Diagnoseprozess Teil 2

Funktionsdiagnostik:
- Prüfung von Gelenkbeweglichkeit, Gehfähigkeit, kognitive Tests u.a.
- EKG, Belastungs-EKG, Lungenfunktionsprüfung, Herzkatheteruntersuchung u.a.

Labordiagnostik:
- Blutuntersuchung: Kapilläre Blutabnahme (z.B. für Blutgasanalyse, Neugeborenen-Screening, Blutzucker), venöse Blutabnahme (z.B. Blutbild und -gerinnung, klinische Chemie, Spiegelbestimmung von Medikamenten).
- Urinuntersuchung: Gewinnung als Spontan-, Mittelstrahl-, Blasenpunktions-, Katheter- und Sammelurin.
- Stuhluntersuchung, z.B. Blut, Bakterien, Viren.
- Liquoruntersuchung, z.B. bei V.a. Meningitis.
- Untersuchung von Wundabstrichen, Ergüssen (Pleura, Gelenk), Aszites, Punktaten.

42.6 Bildgebende Diagnostikverfahren

Bildgebende Diagnostikverfahren stellen in ihrer Gesamtheit heute den Schwerpunkt der medizinischen Diagnostik dar. Besonders die rasant fortschreitende Computertechnik haben die bildgebenden Verfahren verbessert. Dennoch haben auch das konventionelle Röntgen und die Ultraschalldiagnostik noch immer ihren Stellenwert.

42.6.1 Grundlagen von Röntgendiagnostik und Strahlenschutz

DEFINITION

Radiologie: Medizinisches Fachgebiet, das die Diagnostik mit Hilfe ionisierender Strahlung (z.B. Röntgenstrahlung), kernphysikalischer und sonografischer Verfahren zum Gegenstand hat. Umfasst auch therapeutische interventionelle, minimalinvasive radiologische Verfahren wie z.B. die Wiedereröffnung verschlossener Gefäße.

Strahlentherapie →43.11

Grundlagen der Röntgendiagnostik

Als Quelle der **Röntgenstrahlung,** einer hochenergetischen elektromagnetischen Strahlung, dient eine **Röntgenröhre.** Das Nutzstrahlenbündel verlässt den Apparat und die Röntgenstrahlen durchdringen die Patientin, wobei die verschiedenen Gewebe die Strahlen in unterschiedlichem Ausmaß abschwächen (absorbieren). Der Strahlenanteil, der den Körper durchdrungen hat, also nicht absorbiert wurde, wird analog mittels **Film-Folien-Kombinationen** oder digital durch **digitale Detektorsysteme** (z.B. Festkörperdetektoren) registriert und sichtbar gemacht (→Abb. 42.13). Röntgendichte Gewebe wie Knochen haben einen hohen Absorptionsanteil, d.h., sie lassen nur wenig Strahlung durch. Ein Röntgenfilm wird also nur gering geschwärzt und erscheint im Negativ hell.

Strahlenschutz

Aussagekraft versus Strahlenschutz

Röntgendiagnostik bewegt sich im Spannungsfeld zwischen:
- Möglichst hoher diagnostischer Aussagekraft
- Strahlenschutzanforderungen zum Schutz von Patientin und Personal.

Die im Körper absorbierte Röntgenstrahlung entfaltet auf die Körperzellen biologische Wirkungen und kann sie schädigen (→27.5.5). Daher hat der **Strahlenschutz** von Patientin und Personal große Bedeutung:
- **Abschirmung** durch bauliche Maßnahmen (Betonschichten) und Strahlenschutzkleidung aus Blei. Personal verlässt möglichst den Raum oder trägt, falls dies nicht möglich ist, Bleischürzen. Die Patientin erhält eine Bleiabdeckung für die Keimdrüsenregion in passender Größe. Ein vollständiger Schutz der Keimdrüsen vor der Strahlung ist jedoch wegen der Streustrahlung nicht zu erreichen (→Abb. 42.13)
- **Abstandhalten.** Die Strahlungsintensität nimmt mit zunehmendem Abstand von der Strahlenquelle ab. Als Faustregel gilt, dass bei doppeltem Abstand die Strahlung nur noch ein Viertel so stark ist
- Möglichst **kurze Aufenthaltszeit** (Expositionszeit)
- Vermeidung der Aufnahme radioaktiver Substanzen durch Tragen von Schutzkleidung, Ess- und Trinkverbot im Strahlenschutzbereich.

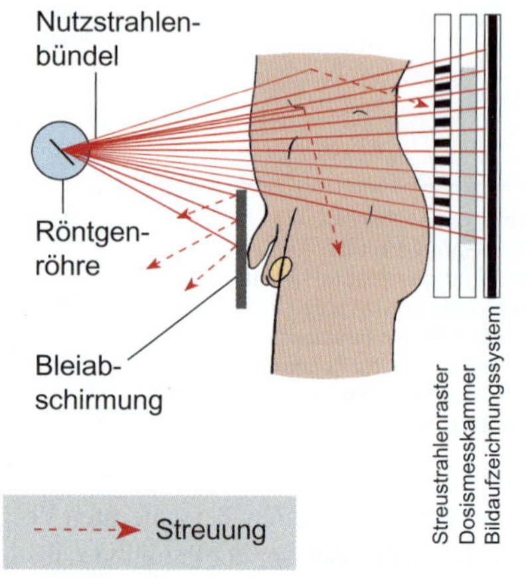

Abb. 42.13 Schematische Darstellung der Bildentstehung bei konventionellen Röntgenverfahren und Keimdrüsenschutz durch Bleiabschirmung. Die Strahlen des Nutzstrahlenbündels, die direkt auf die Keimdrüsen treffen würden, werden durch die Abschirmung abgefangen. Streustrahlen jedoch können die Keimdrüsen erreichen. [L190]

Die **Röntgen- und Strahlenschutzverordnung** dienen dem Strahlenschutz beruflich strahlenexponierter Personen. Sie müssen beispielsweise besonders geschult werden und ihre Strahlenbelastung wird mittels **Dosimeter** gemessen und darf eine zulässige Höchstdosis nicht überschreiten. Bei Beachtung der Vorschriften ist heutzutage kein messbares zusätzliches Tumorrisiko gegeben [12], [13].

42.6.2 Konventionelle Röntgenverfahren

Konventionelle Röntgenverfahren basieren auf dem dargestellten Prinzip. Dabei erfolgt die Bildaufzeichnung heute standardmäßig **digital.** Die Strahlenbelastung ist dabei geringer als bei analogen Verfahren. Die Bilder stehen schnell zur Verfügung, können am PC nachbearbeitet (z. B. Ausschnittvergrößerung) und befundet, in eine elektronische Patientenakte eingebunden und elektronisch verschickt werden.

Konventionelle Röntgenleeraufnahmen

Bei den **konventionellen Röntgenleeraufnahmen (Röntgennativaufnahmen)** resultieren die Helligkeitsunterschiede im Röntgenbild allein aus der unterschiedlichen Absorption der Röntgenstrahlen durch die Gewebe. Typische Anwendungsgebiete sind:

- Röntgenleeraufnahme des Thorax
- Abdomenleeraufnahme bei V. a. Magen-Darm-Perforation (Luftsicheln unter dem Zwerchfell) oder Ileus (typische Spiegel in den Darmschlingen an der Grenze zwischen Flüssigkeit und Luft, → Abb. 21.20a)
- Röntgenleeraufnahme bei V. a. Fraktur eines Knochens (→ 29.3.2).

Durchleuchtungen (DL) erlauben durch kontinuierliches Röntgen die Beobachtung von Abläufen. Trotz moderner Bildverstärkungstechniken ist die Strahlenbelastung durch die lange Expositionszeit relativ hoch. Daher ist die Indikation eng zu stellen. Bei manchen Fragestellungen, z. B. Herzkatheteruntersuchungen, ist die Durchleuchtung allerdings unverzichtbar.

Die **Tomografie** *(Schichtaufnahme)* bildet einzelne Schichten scharf ab, darüber und darunter liegende Schichten erscheinen verwaschen.

Röntgenleeraufnahme des Thorax

Eine der häufigsten Röntgenleeraufnahmen ist die **Röntgenleeraufnahme des Thorax** in zwei Ebenen (*Rö.-Thorax*, → Abb. 42.14). Sie ermöglicht Aussagen über Lungen, Herzgröße und -form sowie benachbarte Strukturen wie Ösophagus, Mediastinum und Aorta. In den Lungen weisen flächige Verschattungen oder Verdichtungen (im Röntgenbild hell) z. B. auf eine Pneumonie oder runde Gebilde auf einen Tumor hin. Die Röntgenleeraufnahme des Thorax erfolgt nicht nur bei konkretem V. a. Lungenerkrankung, sondern z. B. auch zum präoperativen Screening.
Eine besondere Vorbereitung der Patientinnen ist nicht erforderlich. Wenn möglich, sollte die Patientin bei der Röntgenaufnahme stehen, da dies die Beurteilung verbessert.

Pflege

Bei Röntgenleeraufnahmen haben die Pflegefachpersonen folgende Aufgaben:

- Untersuchung anmelden; für Diabetiker (z. B. Nüchternheit für Abdomenleeraufnahme) einen möglichst frühen Termin vereinbaren
- Mobilen Patientinnen den Weg zur Röntgenabteilung erklären und alle notwendigen Unterlagen mitgeben, z. B. Patientinnenkurve, Etiketten; für immobile Patientinnen Transport organisieren; schwerkranke Menschen beim Transport und der Untersuchung begleiten
- Vorbereitung:
  - Röntgendichte Gegenstände (Uhren, Schmuck) und ggf. störende Verbände, Pflaster und Schienen entfernen, leicht zu entfernende Kleidung tragen lassen
  - Infusions- und Drainagesysteme sichern
  - Vor Abdomenleeraufnahme ggf. entblähende Arzneimitteln (z. B. Sab simplex®) geben, Patientinnen nüchtern lassen, Diabetikerinnen erhalten kein Insulin
  - Säuglinge und Kleinkinder: vorher füttern, außer bei notwendiger Nüchternheit; Windel, Spielsachen mitnehmen
  - Ambulanten Patientinnen und Bewohnerinnen von Pflegeeinrichtungen: Transport und ggf. Begleitung organisieren. Bei länger dauernder Untersuchung Medikamente, Getränke, Zwischenmahlzeiten und ggf. Pflegeutensilien mitnehmen.

Röntgenverfahren mit Kontrastmittel

Oft reichen die natürlichen Dichteunterschiede der Gewebe nicht zur zuverlässigen Differenzierung der verschiedenen Strukturen aus. Dann können **Röntgenkontrastmittel** durch Kontrastverstärkung eine bessere Darstellung ermöglichen (→ Tab. 42.4):

- **Positive Röntgenkontrastmittel** wie Iod oder Barium absorbieren die Röntgenstrahlen besonders stark und erscheinen daher im Röntgenbild hell. Sie werden v. a. zur Darstellung von Magen-Darm-Trakt (*Magen-Darm-Passage, Kolonkon-*

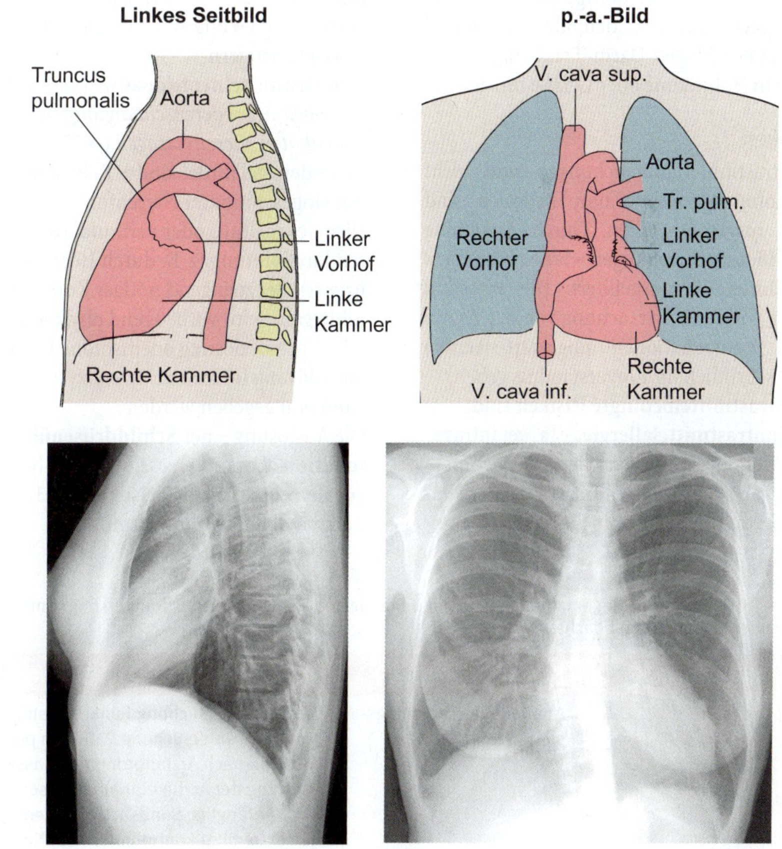

Abb. 42.14 Röntgenbild des Thorax. Links Ansicht von der Seite, rechts von vorn (p. a.-Bild = posterior-anterior-Bild, d. h. Strahlengang von hinten nach vorne). [A300, M500]

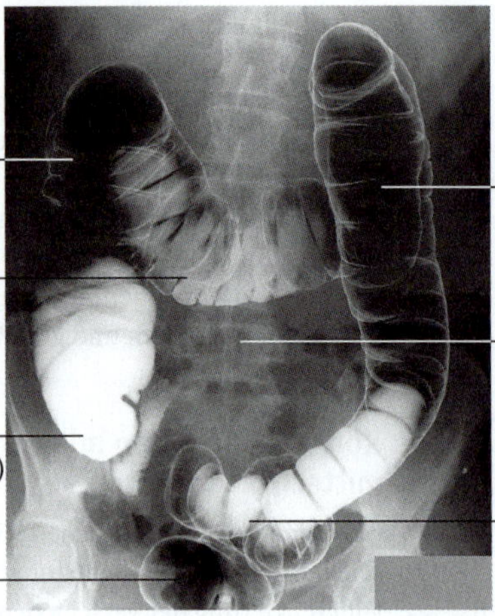

Abb. 42.15 Doppelkontrastaufnahme des Kolons (hier ein Normalbefund). Durch nacheinander eingesetzte positive und negative Kontrastmittel resultiert ein dünner Schleimhautbeschlag mit dem positiven Kontrastmittel. So stellen sich auch kleine pathologische Veränderungen gut dar, die bei Prallfüllung mit positivem Kontrastmittel oft übersehen werden. [G064]

trasteinlauf, → 24.3.2), Urogenitaltrakt (*Urografie,* → 33.3.4) sowie Gefäßen (*Angiografie,* → 22.3.2) verwendet

- **Negative Röntgenkontrastmittel,** z. B. Luft oder CO_2, haben eine sehr niedrige Dichte und erscheinen im Röntgenbild dunkel. Sie verbessern die Darstellung z. B. bei Doppelkontrastmethoden (→ Abb. 42.15).

Je nach Art der Zubereitung und der Fragestellung werden die Röntgenkontrastmittel geschluckt, durch Sonden oder mittels Einlauf in den Magen-Darm-Trakt eingebracht oder in Hohlräume oder Gefäße injiziert.

Risiken

Kontrastmitteluntersuchungen sind nicht risikofrei, schwere Komplikationen sind aber insgesamt selten. Durch Anamnese und Blutuntersuchungen werden besonders Gefährdete herausgefiltert. Die Patientin muss vor der Untersuchung von der Ärztin über Komplikationen aufgeklärt werden und schriftlich ihr Einverständnis geben.

Kontrastmittelbedingte Risiken sind:

- **Kontrastmittelallergie,** v. a. bei intravenöser oder intraarterieller Kontrastmittelgabe: Sie zeigt sich meist in der ersten Viertelstunde nach Injektion durch eine **allergische Sofortreaktion** (→ 31.2) bis zum **anaphylaktischen Schock** (→ 14.5.4). Risikogruppen sind Menschen mit vorangegangenen Kontrastmittelzwischenfällen, Allergien und chronisch-obstruktiven Atemwegserkrankungen (→ 23.6). Ist bei ihnen eine Kontrastmittelgabe unumgänglich, kann eine medikamentöse Vorbehandlung mit H_1- und H_2-Rezeptoren-Blockern (z. B. Fenistil® und Tagamet® → Pharma-Info 31.1) sowie Glukokortikoiden (→ Pharma-Info 26.1) das Risiko verringern
- **Kontrastmittelnephropathie** *(kontrastmittelbedingte Nierenschädigung)* bis zum *akuten Nierenversagen* (→ 33.5.7): Besonders gefährdet sind z. B. Patienten mit eingeschränkter Nierenfunktion, Diabetes mellitus oder verminderter Nierendurchblutung (z. B. durch Herzinsuffizienz). Bei zwingend nötiger Kontrastmittelgabe wird vorbeugend physiologische Kochsalzlösung oder isotone Bikarbonatlösung infundiert. Azetylzystein kann oral gegeben werden
- Die Auslösung einer **Schilddrüsenüberfunktion** (*Hyperthyreose,* → 26.3.3) bis zur **thyreotoxischen Krise** (→ 26.3.3) durch iodhaltige Kontrastmittel.

Weitere Komplikationen sind durch die Art der Untersuchung bedingt. So kann sich nach einer arteriellen Gefäßpunktion ein Thrombus in der Arterie bilden und zu Durchblutungsstörungen führen.

Pflege

Allgemeine Maßnahmen sind:

- Blutwerte nach Arztanordnung bestimmen lassen, z. B. Kreatinin
- Medikamente auf Arztanordnung absetzen, z. B. bestimmte Antihypertonika zur Minderung des Nephropathierisikos, vor Arterienpunktion Thrombozytenaggregationshemmer/Antikoagulanzien
- Patientin ab 6 Std. vor der Untersuchung nüchtern lassen (Aspirationsgefahr bei Zwischenfällen, ggf. notwendige Intubation), Medikamente am Untersuchungstag nach Arztanordnung verabreichen
- Lose Zahnprothesen entfernen
- Venösen Zugang legen (lassen)
- Sauerstoffgerät und Notfallkoffer/-wagen (→ 14.2) bereitstellen
- Patientin während und bis 30 Min. nach der Untersuchung auf die Symptome einer Kontrastmittelunverträglichkeit/-allergie beobachten (→ 31.2, → 42.6.2): Juckreiz oder Hautrötung, Vitalzeichen, um schnell eine lebensbedrohliche Atem- und Herz-Kreislauf-Störungen zu erkennen, Äußerungen des Patientin wie „mir wird so komisch" unbedingt ernst nehmen. Dann unverzüglich Ärztin benachrichtigen
- Nach parenteraler Kontrastmittelgabe auf ausreichendes Trinken achten, um die Ausscheidung des Kontrastmittels zu forcieren (Gefahr einer Nierenschädigung); Arztrücksprache nehmen, wenn eine Flüssigkeitsbeschränkung (z. B. bei Herzinsuffizienz, Dialysepatienten) vorliegt.

Spezielle Pflegemaßnahmen → Tab. 42.4:

Tab. 42.4 Besondere Pflegemaßnahmen bei den wichtigsten Röntgenuntersuchungen mit Kontrastmittel (Grundsätzliches → Text). Hausinterne Richtlinien beachten.

Untersuchung	Indikation (Bsp.)	Besonderheiten in der Pflege
Arteriografie* (→ 22.3.2), Koronarangiografie (→ 21.3.6)	Arterielle Durchblutungsstörung	• Vor der Untersuchung Punktionsstelle enthaaren/Haare kürzen (→ 42.7.2) • Nach der Untersuchung Patientin punktierte Extremität gestreckt halten lassen und Druckverband nach Arztanordnung belassen; nach Punktion der A. femoralis Bettruhe nach Anordnung der Ärztin einhalten lassen (abhängig von Punktions- und ggf. Verschlusstechnik), anfänglich Sandsack auflegen; Vitalzeichen, periphere Pulse und Haut der punktierten Extremität kontrollieren; auf Nachblutungen und Infektionszeichen achten
Cholangiografie inkl. PTC (→ 25.3.2)	Steine in Gallenblase und -wegen	Nach der Untersuchung 24 Std. Bettruhe einhalten lassen; Vitalzeichen und Temperatur kontrollieren; Abdomen auf Veränderungen (Abwehrspannung, Entzündungszeichen an der Einstichstelle) beobachten; nach Bauchschmerzen fragen

Tab. 42.4 Besondere Pflegemaßnahmen bei den wichtigsten Röntgenuntersuchungen mit Kontrastmittel (Grundsätzliches → Text). Hausinterne Richtlinien beachten. *(Forts.)*

Untersuchung	Indikation (Bsp.)	Besonderheiten in der Pflege
Enteroklysma nach Sellink (→ 24.6.4)	Chronisch-entzündliche Darmerkrankung, Divertikel, Fistel	• Vor der Untersuchung Abführmaßnahmen nach hausinternen Richtlinien durchführen; ab 2 Tagen vor der Untersuchung ballaststoffarme Kost bestellen, viel trinken lassen; am Vortag der Untersuchung bis mittags leichte Kost geben, danach nur noch klare Flüssigkeit trinken lassen • Am Untersuchungstag nicht trinken, keinen Kaugummi kauen, nicht rauchen und nicht Zähne putzen lassen
Kolonkontrastaufnahme (→ 24.3.2)	Tumor, Divertikel, Polypen	• Vor der Untersuchung Abführmaßnahmen nach hausinternen Richtlinien durchführen; ggf. Atropin/Spasmolytika nach Anordnung der Ärztin verabreichen • Nach der Untersuchung Patientinnen auf Veränderungen des Abdomens und Blut im Stuhl beobachten
Lymphografie (→ Abb. 42.1)	Unklare Lymphabflussstörung	• Vor der Untersuchung Punktionsstelle enthaaren/Haare kürzen (→ 42.7.2) • Nach der Untersuchung Bettruhe nach Anordnung der Ärztin einhalten lassen
Myelografie, Myelo-CT	Bandscheibenvorfall, Rückenmarktumor, enger Spinalkanal	Nach der Untersuchung Bettruhe mit Oberkörperhochlagerung nach Klinikstandard bzw. Anordnung der Ärztin einhalten lassen; Befinden regelmäßig kontrollieren (Vitalzeichen, Kopfschmerzen, Sensibilitätsstörungen)
Ösophagografie (Ösophagusbreischluck), Magen-Darm-Passage (→ 24.3.2)	Funktionsstörung, Tumor	• Vor der Untersuchung ggf. Atropin/Spasmolytika nach Arztanordnung verabreichen • Am Untersuchungstag nicht trinken, kein Kaugummi kauen, nicht rauchen, bei Magen-Darm-Passage auch die Zähne nicht putzen • Nach der Untersuchung bei Obstipationsneigung wegen des Bariumbreis abführende Maßnahmen ergreifen
Phlebografie (→ Abb. 42.1; → 22.3.2)	Thrombose	Nach der Untersuchung (mobile) Patientinnen 30 Min. umhergehen oder Bein bewegen lassen
Urografie (→ 33.3.4)	Nierensteine, Harnleiterstenose, Tumor	• Vor der Untersuchung abführende Maßnahmen nach Anordnung der Ärztin durchführen, da Darmgasüberlagerungen die Darstellung verschlechtern; keine Flüssigkeitskarenz, ggf. Infusionen nach Anordnung der Ärztin • Kurz vor der Untersuchung Patientinnen Blase entleeren lassen

* Angiografie bezeichnet im engeren Sinne die Blutgefäßdarstellung (Arterio-, Phlebografie), im weiteren Sinne außerdem die Lymphgefäßdarstellung (Lymphografie).

42.6.3 Computertomografie

DEFINITION

Computertomografie *(CT)*: Röntgenverfahren, bei dem ein Computer aus zahlreichen, aus verschiedenen Richtungen angefertigten Röntgenbildern zwei- oder dreidimensionale Bilder erstellt.

Die **Computertomografie** (→ Abb. 42.16) ist aus der Diagnostik nicht mehr wegzudenken, z. B. bei V. a. Tumoren, komplizierten Verletzungen, aber auch Lungen- und Gefäßerkrankungen (z. B. Lungenfibrose, Aortenaneurysma). Die CT hat inzwischen viele invasive Diagnostikverfahren verdrängt, kann aber im Gegensatz zu diesen nur begrenzt zum therapeutischen Eingriff erweitert werden, aber Tumordarstellung und gleichzeitige Strahlentherapie sind bereits möglich. Geräte, die ohne Röhre auskommen, ermöglichen mobile Einsätze (z. B. im OP, Rettungswagen) und wirken auf die Patientinnen weniger beengend.

Heute üblich ist die **Spiral-CT** mit kontinuierlichem Vorschieben des Tisches. Weiterentwicklungen sind:

- **Mehrzeilen-Spiral-CT** *(Multi-slice-CT, MSCT)*: mit mehreren Detektorzeilen nebeneinander

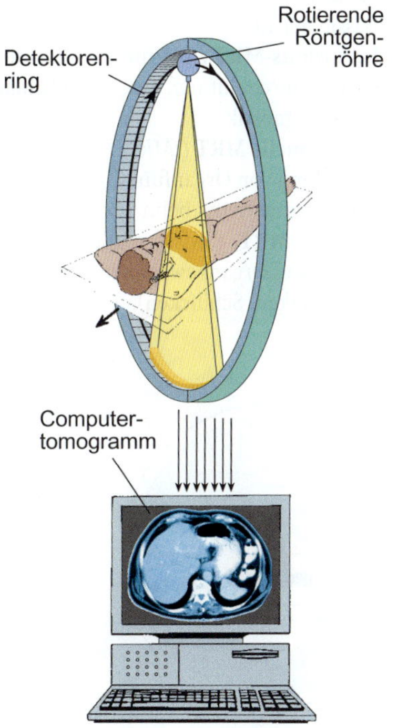

Abb. 42.16 Im Ring des Computertomografen befinden sich eine rotierende Röntgenröhre und ein Detektorenring. Die jeweils gegenüberliegenden Detektoren messen die Strahlung, die den Körper des Patienten durchdrungen hat. [L215]

- **Dual-source-CT** *(DSCT)*: mit zwei um 90° versetzten Mehrzeilen-Systemen und dadurch sehr viel kürzerer Untersuchungszeit
- **Hochauflösende CT** *(High-resolution-CT, HRCT)*: mit sehr dünnen Schichten und Kontrastanhebung
- **Volumen-CT:** mittels Flächendetektoren können ganze Organe wie Herz oder Niere mit *einer* Umdrehung komplett abgebildet werden
- **Intraoperative CT:** Kommt ohne Röhre aus. Installation in OP-Sälen zur bildlichen Darstellung der OP-Situation ist möglich, etwa um Implantate in der Nähe kritischer Strukturen exakt zu platzieren
- **Flash-CT** (schnelle CT): Ganzkörperscan in weniger als 5 Sekunden und dadurch Reduzierung der Strahlenbelastung um mehr als die Hälfte. Aufnahmen bewegter Organe (z. B. Herz) sind ohne Bewegungsunschärfe möglich. Für die Patientinnen entfallen das Luftanhalten und das absolute Stillliegen
- **CT-Gitter-Interferometrie:** Eine Kombination aus CT und Interferometrie ermöglicht (bei geringerer Strahlenbelastung) durch enorme Kontrastverbesserung dreidimensionale Darstellungen im Nanobereich.

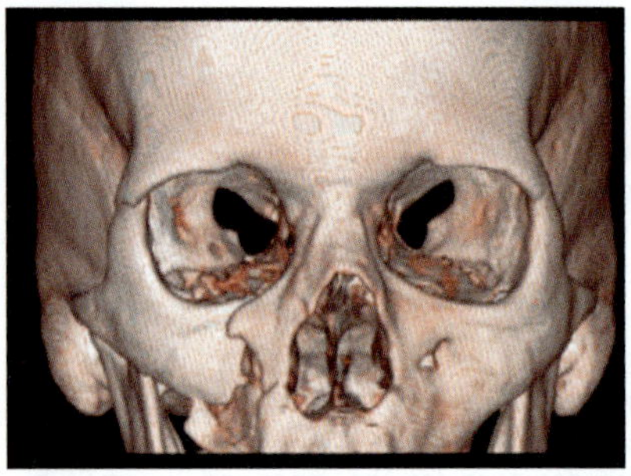

Abb. 42.17 Jochbogenfraktur rechts in der 3-D-CT. Für die Operationsplanung besonders geeignet ist die Verfügbarkeit zwei- und dreidimensionaler CT-Bilder. [S008-3]

Die Weiterentwicklungen bilden die Basis für Gefäßdarstellungen (**CT-Angiografie,** *Angio-CT, CTA*) oder 3-D-Rekonstruktionen, z. B. zur Operationsplanung (**3-D-CT,** → Abb. 42.17).

Pflege

Die CT ist wenig belastend, manche Menschen empfinden allerdings die Enge in der Röhre als unangenehm. Da die Patientin während der Untersuchungszeit ruhig liegen muss, kann bei unruhigen Patientinnen oder kleinen Kindern eine medikamentöse Beruhigung, selten eine Kurznarkose, mit entsprechenden pflegerischen Maßnahmen notwendig sein. Diese unangenehmen Begleiterscheinungen entfallen beim Einsatz moderner CTs.

CTs ohne Kontrastmittel erfordern keine besonderen pflegerischen Maßnahmen. Die Patientin legt alle metallhaltigen Gegenstände (z. B. Schmuck, Prothesen, Haarspangen) vor Untersuchungsbeginn ab.

Bei CTs mit Kontrastmittel entsprechen die Pflegemaßnahmen denen bei konventionellen Röntgenverfahren mit Kontrastmittel (→ 42.6.2).

42.6.4 Magnetresonanztomografie

DEFINITION

Magnetresonanztomografie *(MRT, Kernspintomografie, NMR, Nuclear magnetic resonance):* Computergestütztes bildgebendes Verfahren, das durch Magnetfelder eine schichtweise Darstellung des Körpers in beliebigen Schnittebenen ermöglicht.

Die **Magnetresonanztomografie** liefert ebenfalls Schnittbilder, arbeitet aber nicht mit Strahlung, sondern mit **Magnetfeldern** (→ Abb. 42.18). Sie eignet sich sehr gut zur Darstellung von **Weichteilen,** z. B. von Gehirn und Rückenmark, Bandscheiben, aber auch der weiblichen Brust. Auch Gelenke mit ihren komplexen Strukturen sind gut darstellbar (→ Abb. 42.19).

Varianten sind:

- **MR-Angiografie** *(MRT-Angio, MRA)* zur Gefäßdarstellung, die oft eine invasive Gefäßdarstellung (Angiografie) überflüssig macht
- **Perfusions-MRT** zur Untersuchung der Gewebedurchblutung, z. B. in der Schlaganfalldiagnostik
- **Funktionelle MRT** *(fMRT, fMRI)* zur Abbildung von Organfunktionen, z. B. der Gehirnaktivität beim Sprechen
- **Echtzeit-MRT,** gewissermaßen ein „Film" von Organbewegungen (z. B. Herztätigkeit, Schlucken).

Bei **metallischen Implantaten** (z. B. Gefäßclips, Nägel) oder Fremdkörpern besteht die Gefahr der Implantaterhitzung und -verlagerung. Hier muss im Einzelfall entschieden werden, ob die Untersuchung möglich ist. Neuere Endoprothesen, Stents oder andere Implantate sind oft aus nicht magnetisierbaren Metallen und somit unproblematisch. In Zweifelsfällen hilft nur eine Herstelleranfrage.

Bei **elektrischen Implantaten** wie Herzschrittmachern, implantierten Medikamentenpumpen, Nervenstimulatoren sowie Cochlea-Implantaten besteht außerdem die Gefahr einer Funktionsstörung. Sie sind daher Kontraindikationen für eine MRT. Es gibt zwar „MRT-fähige" Herzschrittmacher,

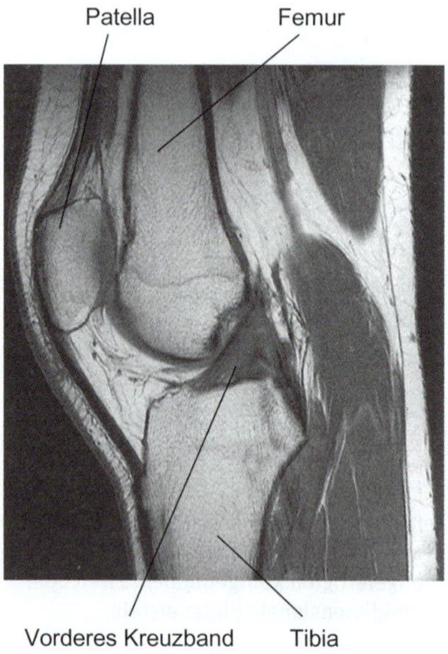

Abb. 42.19 MRT des Kniegelenks. [E467]

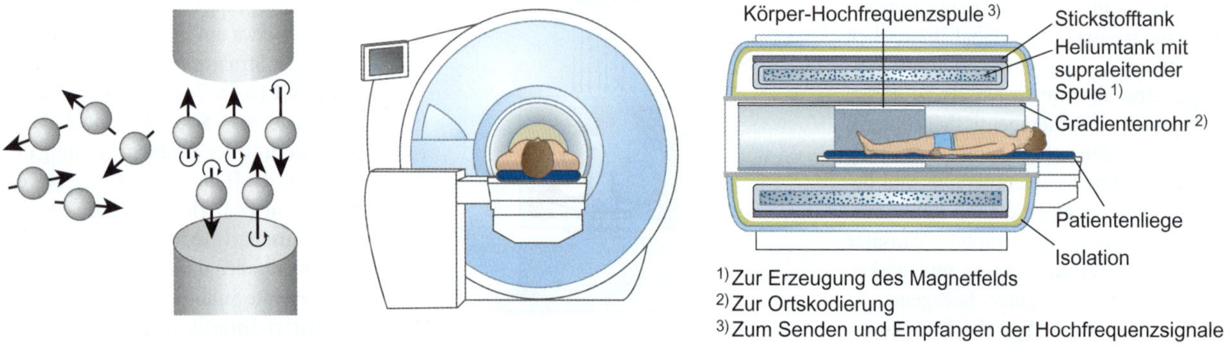

Abb. 42.18 Magnetresonanztomografie. Die Wasserstoffkerne (Protonen) im Körper sind normalerweise ungeordnet (ganz links). Im Magnetfeld des Kernspintomografen richten sie sich parallel aus und kreiseln etwas (links). Durch kurze Hochfrequenzimpulse werden sie leicht gekippt und das Kreiseln synchronisiert. Bei Rückkehr in den parallel ausgerichteten Zustand senden die Kerne ihrerseits elektromagnetische Wellen aus, die durch Sensoren registriert werden (Mitte und rechts). Ein Computer erstellt daraus die Schichtbilder (→ Abb. 42.1). T_1- und T_2-gewichtete Bilder unterscheiden sich in der Art der Messung und sehen dadurch unterschiedlich aus. [L138]

bei denen aber besondere Vorsichtsmaßnahmen nötig sind. Die MRT ist die Ausnahme, wenn diagnostische Alternativen fehlen.

Manchmal ist auch bei einer MRT eine **Kontrastmittelgabe** erforderlich. Die dabei verwendeten gadoliniumhaltigen Kontrastmittel sind gut verträglich. Bei hochgradiger Nierenfunktionsstörung dürfen sie allerdings wegen der Gefahr von Fibrosen nicht gegeben werden.

Die **Xenon-MRT** scheint die Magnetresonanzdiagnostik noch einmal zu revolutionieren. Hier wird das ungiftige Edelgas Xenon inhalativ oder i. v. verabreicht, spezielle Spulen messen die Xenonkonzentration Die Methode hat Vorteile [14]:

- Die Xenon-MRT ist fast 900-mal empfindlicher als die MRT: Kleinste krankhafte Strukturen können so in nur wenigen Sekunden dargestellt werden (waren vorher fast unsichtbar)
- Die Kontrastmittelgabe kann reduziert werden, wodurch die Gefahr allergischer Reaktionen gemindert wird
- Mit der verbesserten Datenverarbeitung kann mit einer einzigen Aufnahme (single shot) eine Bilderserie mit bis zu 1.000 Bildern verschiedener Kontrastintensität generiert werden.

Pflege

Eine besondere Vor- oder Nachbereitung (z. B. Nahrungskarenz) ist nicht nötig. Bei MRTs mit Kontrastmitteln beachten die Pflegenden trotz der sehr guten Verträglichkeit die gleichen Vorsichtsmaßnahmen wie bei anderen Röntgenverfahren mit Kontrastmittel (→ 42.6.2).

Nach wie vor dauert eine MRT länger als eine CT. Die Patientinnen müssen in dieser Zeit absolut ruhig liegen, was z. B. bei Wirbelsäulenproblemen schmerzhaft sein kann. Je nach Untersuchung müssen sie außerdem für 10–30 Sek. die Luft anhalten.

Patientinnen mit Angst vor engen Räumen erhalten ggf. ein Beruhigungsmittel nach Anordnung der Ärztin. Gegen die erhebliche Geräuschbelästigung (Brummen, Klopfen) bei der MRT erhält die Patientin einen Gehörschutz, z. B. einen Schallschutz-Kopfhörer, über den ggf. Musik eingespielt wird. Viele Patientinnen beruhigt es zu wissen, dass sie jederzeit über eine Notrufklingel Assistenzpersonal rufen können. Falls die Klinik nicht über ein seitlich offenes MRT verfügt, kann sich bei kleinen Kindern evtl. ein Elternteil mit dem Kind in die Röhre legen und ihm so Sicherheit vermitteln. Dennoch kann manchmal eine leichte Sedierung erforderlich sein. MRTs in Kurznarkose sind auch bei Kindern die Ausnahme.

VORSICHT! Bei MRT-Untersuchungen immer beachten:

- **Magnetische Gegenstände,** z. B. Schlüssel, Münzen, Haarspangen, Heftpflasterrollen, dürfen nicht in die Nähe des MRTs gebracht werden. Sie können von seinem Magnetfeld angezogen werden und wie ein Geschoss wirken. Verletzungen beim Patienten und Beschädigungen am Gerät sind möglich.
- **Metallische Gegenstände** am oder im Körper (z. B. Armbanduhr, Piercing) können sich erhitzen und im ungünstigsten Fall zu Verbrennungen führen.
- Codierungen auf **Magnetstreifen,** z. B. bei Bankkarten, und elektronische Datenträger, z. B. USB-Sticks, können durch das Magnetfeld gelöscht werden.

42.6.5 Nuklearmedizinische Untersuchungsverfahren

DEFINITION

Nuklearmedizin: Medizinisches Fachgebiet, das sich mit dem diagnostischen Einsatz von radioaktiven Substanzen und kernphysikalischen Verfahren sowie mit der therapeutischen Anwendung radioaktiver Substanzen (→ 43.11) befasst.

Radionuklide *(Radioisotope)* sind radioaktive Isotope eines chemischen Elements, die instabil sind und sich nach statistischen Gesetzmäßigkeiten wieder in stabile (nichtradioaktive) Isotope umwandeln. Bei dieser Umwandlung senden sie Strahlen aus, die mit einer **γ-Kamera** registriert und dargestellt werden können **(Szintigrafie).** Die Strahlung kann sowohl in Abhängigkeit von der Lokalisation als auch von der Zeit oder beidem gemessen werden.

Da der menschliche Körper radioaktive Isotope eines Elements genauso aufnimmt und verarbeitet wie nicht radioaktive, können Stoffwechselvorgänge untersucht werden, ohne die Tätigkeit der Organe zu beeinträchtigen. Im Vordergrund stehen die Abbildung und Beurteilung der Organfunktionen.

Die bekannteste Szintigrafie ist die der Schilddrüse (→ 26.3.1). Weitere Szintigrafien sind die Nieren- (→ 33.3.4), die Myokard- (→ 21.3.5) und die Skelettszintigrafie (→ Abb. 42.20). Aber auch die Funktion von Lunge, Gehirn, Nebennieren, Leber und Blutsystem lassen sich mit Hilfe der Szintigrafie untersuchen.

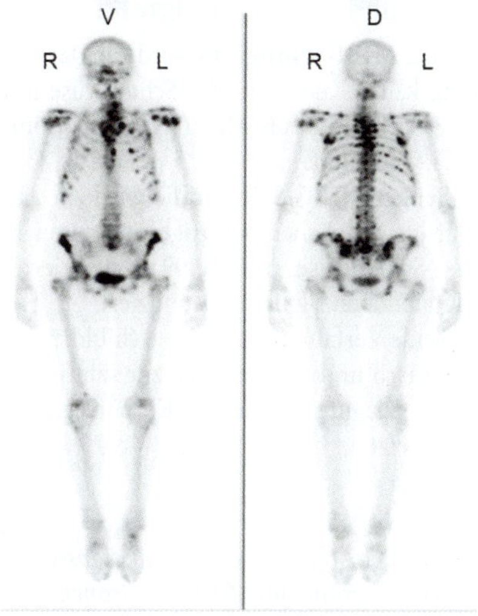

Abb. 42.20 Skelettszintigrafie, hier bei einer Brustkrebspatientin mit zahlreichen Knochenmetastasen (dunkle Flecken = Mehranreicherung des Radionuklids) in Wirbelsäule, Becken, Schultergürtel und Rippen. V = ventral, D = dorsal, R = rechts, L = links. [F246]

Welches **Radiopharmakon** *(Tracer)* gewählt und wie es verabreicht wird, hängt vom zu untersuchenden **Organ** ab:

- Für die meisten Untersuchungen wird das Radionuklid Technetium-99 m (Tc-99 m) genutzt. Für spezielle Untersuchungen kommen auch Indium-111, Iod-123 und Iod-131 zum Einsatz
- Für die Patientin ist es am angenehmsten, wenn sie das Radiopharmakon schlucken kann, z. B. das ^{123}J-Natriumiodid in der Schilddrüsendiagnostik (→ 26.3.1)
- Meist müssen die Substanzen aber i. v. gespritzt werden, z. B. bei der Skelettszintigrafie oder der Nierendiagnostik (→ 33.3.4). Bei der Leukozytenszintigrafie zur Lokalisation unklarer Entzündungen werden der Patientin weiße Blutkörperchen mit einer Blutprobe entnommen, radioaktiv markiert und anschließend intravenös zurückgespritzt. Die Leukozyten wandern dann entsprechend ihrer physiologischen Funktion zum Entzündungsherd
- Zur Lungenfunktionsdiagnostik kann das Radiopharmakon auch inhaliert werden.

Auch in der Nuklearmedizin besteht eine **Strahlenbelastung** für Patientin und Personal:

- Die Strahlenbelastung für die Patientin wird durch die Auswahl kurzlebiger Radionuklide, deren Träger zudem rasch ausgeschieden werden, verringert
- Bei Schwangeren sind nuklearmedizinische Untersuchungen nur bei vitaler Indikation zulässig.

MIBI- und MIBG-Szintigrafie

Bei der **MIBI-Szintigrafie** wird zur Darstellung kalter Knoten in der Schilddrüse mit Tc-99m markiertes Methoxyisobutylisonitril i. v. injiziert.

Bei der **MIBG-Szintigrafie** wird zur Abklärung möglicher bösartiger Tumoren in der Schilddrüse mit Tc-99m markiertes Metaiodobenzylguanidine injiziert.

Beide Verfahren sind nicht schilddrüsenspezifisch und werden auch zur szintigrafischen Diagnostik anderer Körperregionen eingesetzt.

SPECT und PET

Bei **SPECT** *(Single-photon-emissions-Computertomografie)* und **PET** *(Positronenemissionstomografie)* werden die Daten der γ-Kamera (SPECT) bzw. spezieller Ringdetektoren (PET) im Computer zu Schnittbildern wie bei der CT weiterverarbeitet. Eingesetzt werden beide derzeit v. a. im Bereich des Herzens, des Gehirns, der Knochen und zur Tumorsuche (höhere Verstoffwechselung des radioaktiv markierten Zuckers im Bereich des Tumors).

Hybrid-Scanner kombinieren SPECT oder PET mit CT oder MRT, z. B. **SPECT/CT** (→ Abb. 42.21), **PET/CT, PET/MRT.** Dadurch können funktionelle oder metabolische Abläufe bzw. Veränderungen exakt lokalisiert und anatomischen Strukturen zugeordnet werden.

Pflege

- Keine Untersuchungen mit iodhaltigem Kontrastmittel vor der Schilddrüsenszintigrafie planen, da das Iod die Anreicherung des Radionuklids in der Schilddrüse verhindert. Das Szintigramm wäre dann nicht beurteilbar. Daher erfolgen Untersuchungen mit iodhaltigen Kontrastmitteln (z. B. Urografie, Angiografie, CT) *nach* einer Schilddrüsenszintigrafie
- Mindestens drei Tage *vor* der Nierenszintigrafie keine Kontrastmitteluntersuchungen durchführen, da Kontrastmittel meist über die Nieren ausgeschieden werden und somit zu Überlagerungen führen würden
- Untersuchung anmelden und Unterlagen bereitlegen
- Ggf. Medikamente nach Arztanordnung absetzen
- Mahlzeiten am Untersuchungstag nach Anordnung der Ärztin bzw. hausinternen Richtlinien; eine Nüchternheit ist meist nicht erforderlich
- Metallhaltige Gegenstände ablegen lassen, da Metalle die Strahlung absorbieren
- Zur Beschleunigung der Radiopharmakon-Ausscheidung (über die Nieren) Patientin vor der Untersuchung ca. 1 l Flüssigkeit und danach für mindestens einen Tag vermehrt trinken und die Blase oft entleeren lassen. Kindern reichlich Flüssigkeit anbieten und häufig wickeln, damit der „strahlende" Harn nicht zu lange in der Windel und damit in der Nähe der Keimdrüsen bleibt
- Ggf. Patientin, Mitpatientinnen und Besucherinnen informieren, dass die von der Patientin abgegebene Strahlendosis zu gering ist, um schädlich zu sein.

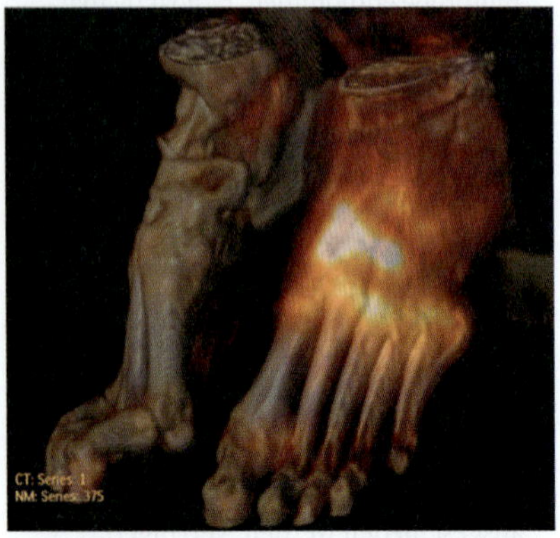

Abb. 42.21 SPECT/CT. Durch Fusion von SPECT- und CT-Bild kann beim SPECT/CT ein krankhafter Prozess exakt lokalisiert werden. [M478]

42.6.6 Sonografie

> **DEFINITION**
>
> **Sonografie** *(Ultraschalldiagnostik):* Bildgebendes Verfahren, das darauf beruht, dass Ultraschall durch menschliches Gewebe teils reflektiert, teils absorbiert und teils gestreut wird und dann mithilfe spezieller Sensoren und Geräte als Bild darstellbar ist.
>
> **Ultraschall:** Mechanische Schwingungen mit einer Frequenz oberhalb der menschlichen Hörgrenze (ca. 20 kHz; 1 kHz = 1.000 Schwingungen/Sekunde).

Eine **Sonografie** ist heute bei vielen Fragestellungen die erste technische Untersuchung: Sie hat keine Strahlenbelastung (kann bei Schwangere und Kinder nach heutigen Erkenntnissen ohne Bedenken durchgeführt werde) und die Bilder stehen mit wenigen Ausnahmen sofort zur Verfügung.

Die **Ultraschallwellen** werden von einem speziellen **Schallgeber** im **Schallkopf** produziert und impulsförmig oder als Dauerschall ausgesendet. Ein **Gel** dient als Kontaktmedium zwischen Schallkopf und Körperoberfläche der Patientin, um Luftbrücken zu vermeiden. Die von den Geweben reflektierten Schwingungen (Echos) werden dann durch **Sensoren** im gleichen Schallkopf wieder aufgefangen. Elektronische Weiterverarbeitung der Daten im Gerät liefert schließlich das Ultraschallbild (→ Abb. 42.22).

Das **B-Bild-Verfahren** (*B-, Brightness-, Helligkeits-Scan,* → Abb. 42.22) liefert die bekannten zweidimensionalen Schnittbilder in verschiedenen Graustufen, das **Time-motion-Verfahren** (*M-Scan* → Abb. 42.22) dient der zweidimensionalen Darstellung von Organbewegungen. Zunehmend werden sie durch **3-D- und 4-D-Sonografien** (→ Abb. 42.22) ersetzt. Durch Computerbearbeitung können Schnittbilder aus verschiedenen Blickwinkeln beurteilt werden, z. B. bei der Echokardiografie Muskel- und Klappenbewegungen des Herzens in Echtzeit.

Treffen Ultraschallwellen auf eine sich bewegende Grenzfläche, z. B. die Membran eines Blutkörperchens, werden sie mit veränderter Frequenz zurückgeworfen (reflektiert), wobei die Frequenzänderung u. a. von der Strömungsgeschwindigkeit abhängt. Aufgrund dieses Dopplereffekts stellt die **Doppler-Sonografie Strömungsgeschwindigkeiten** als Ton oder als Fläche ober- und unterhalb einer Nulllinie dar (→ Abb. 42.22).

Die Doppler-Sonografie kann mit dem B-Bild-Verfahren kombiniert werden, sodass Blutströmung und Gefäß gleichzeitig dargestellt werden. Diese **Duplex-Sonografie** ist der einfachen Doppler-Sonografie überlegen. Standard ist heute die **Farb-Duplex-Sonografie** *(farbkodierte Doppler-Sonografie, Triplex-Sonografie)* mit Farbkodierung der Strömungsrichtung (→ Abb. 42.22): Rot bedeutet Fluss in Richtung auf den Schallkopf, Blau Fluss vom Schallkopf weg (Umprogrammierung am Gerät möglich). Helle Farbtöne zeigen eine schnelle, dunkle eine langsame Strömung. Mithilfe der **transkranialen Doppler-Sonografie** kann sogar der Blutfluss in bestimmten Gehirnarterien eingeschätzt werden.

Ultraschallkontrastmittel (sog. Echoverstärker zur i. v.-Injektion) bestehen aus winzig kleinen Mikrobläschen, die so klein sind, dass sie die Kapillaren passieren können, und die den Ultraschall stark reflektieren. Die **Kontrastmittel-Sonografie** wird nur bei speziellen Fragestellungen eingesetzt, beispielsweise unklaren Lebertumoren, zur Überprüfung der Eileiterdurchgän-

Prinzip der Sonografie

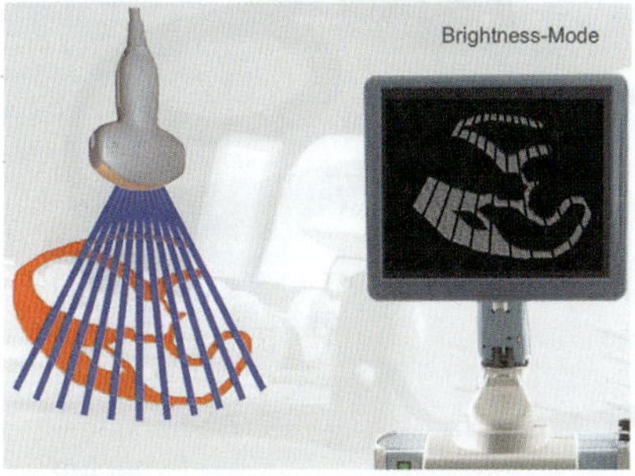

Aussenden von Ultraschallwellen durch den Schallkopf → Reflexion der Wellen an Grenzflächen → Empfang der reflektierten Wellen durch den Schallkopf → Bilderstellung im Gerät.

B-Bild-Verfahren (B-, Brightness-, Helligkeits-Scan)

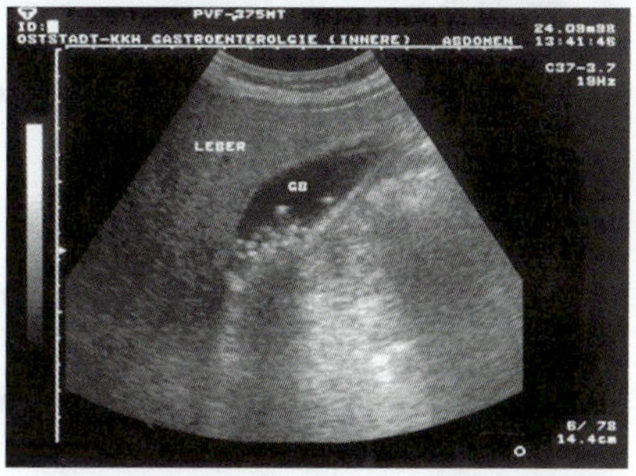

Zweidimensionales Schnittbild, i.d.R. als **(2-D-)Echtzeitverfahren** (*schneller B-, Realtime-Scan*). In fast allen Fachgebieten, z.B. Abdomensonografie, Sonografien in der Schwangerschaft.

Doppler-Sonografie

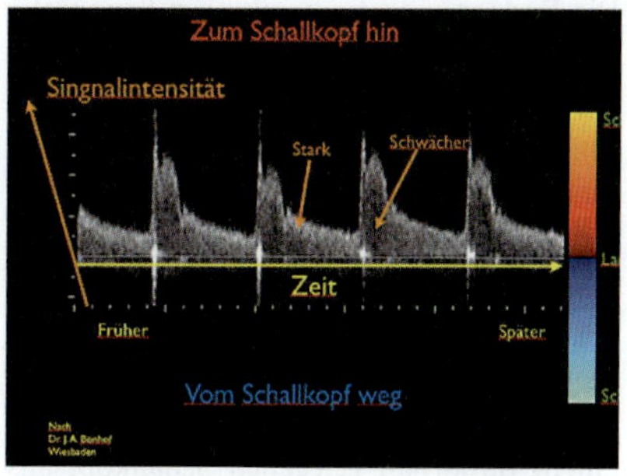

Darstellung der Strömungsgeschwindigkeit als Ton oder Fläche ober- und unterhalb einer Nulllinie, z.B. Überwachung der kindlichen Herztöne in der Schwangerschaft, Gefäßdiagnostik.

Time-Motion-Verfahren (M-Scan)

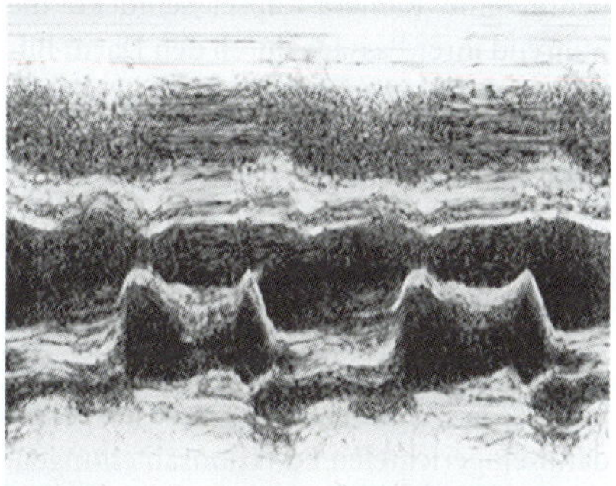

Eindimensionale Darstellung von Bewegungen (Motion), v.a. der Herzklappen bei der **M-Mode-Echokardiografie**.

3-D-Sonografie

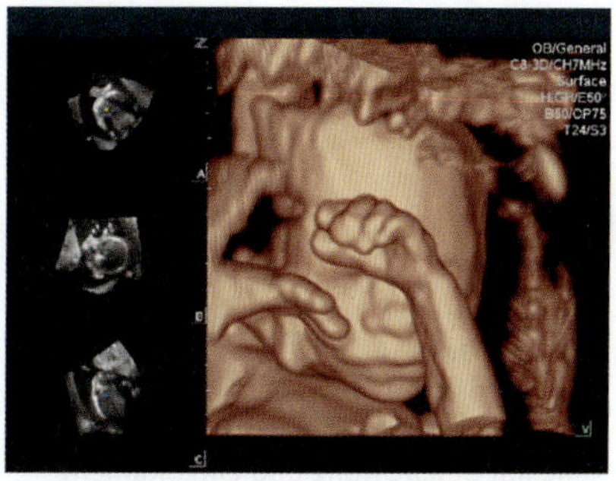

Dreidimensionale Darstellung durch Verrechnung vieler 2-D-Bilder im Computer, bei schnellen Aufbauzeiten **4-D-Sonografie** mit Bewegungen, z.B. in der Geburtshilfe, bei Herzfehlern.

Farb-Duplex-Sonografie (FKDS, farbkodierte Duplexsonografie)

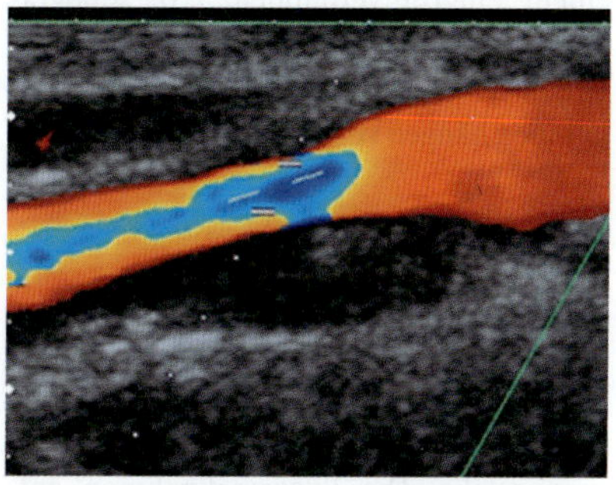

B-Bild-Verfahren plus Farb-Doppler-Sonografie. Dadurch Darstellung von Gefäß und Blutströmung (in Rot- und Blautönen).

Abb. 42.22 Prinzip der Sonografie und die häufigsten Sonografieverfahren in der Übersicht. [V621, E314, M181, M388, M677]

gigkeit oder bei V. a. Harnrückfluss aus der Blase Richtung Nieren (vesikoureteraler Reflux, ➔ 33.5.1). Es sind keine allergischen Reaktionen zu erwarten, da sich die Mikrobläschen schon nach Minuten auflösen und keine allergenen Substanzen wie Iod enthalten.

Die Sonografie ist schmerzlos, allerdings bei Verwendung von Spezialschallköpfen zum Einführen in Ösophagus, Vagina oder Rektum evtl. unangenehm.

Merke

Die neue Strahlenschutzverordnung von 2020 verbietet ab 01.01.2021 nicht medizinisch notwendige Doppler-, Duplex-, 3D- oder 4D-Ultraschalluntersuchungen in der Schwangerschaft.

Pflege

- Da Darmgasüberlagerungen die Beurteilung der Bauchorgane erschweren oder unmöglich machen, sollte die Patientin am Vortag eines Abdomenultraschalls keine blähenden Speisen essen. Gegebenenfalls wird ein entblähendes Arzneimittel (z. B. Sab simplex®) verabreicht. Zur Untersuchung bleibt die Patientin nüchtern (Zeitdauer nach Anordnung), da sich durch Nahrungsaufnahme die gefüllte Gallenblase entleeren würde und somit kaum beurteilbar wäre
- Ultraschalluntersuchungen werden *vor* Röntgenkontrastdarstellungen eingeplant, da das v. a. zur Darstellung des Magen-Darm-Trakts verwendete Kontrastmittel Barium die sonografische Darstellung behindert
- Manche Organe können besser durch Flüssigkeit als Schallfenster betrachtet werden. Vor der Untersuchung der Harnblase und der weiblichen Geschlechtsorgane soll die Patientin reichlich trinken, damit die Harnblase gefüllt ist. Bei einer vaginalen Ultraschalluntersuchung der Unterbauchorgane muss die Harnblase jedoch leer sein
- Eine besondere Nachbereitung ist nicht erforderlich
- Pflegende sind älteren Patientinnen beim An- und Auskleiden behilflich, besonders aber beim Abwischen des Gels von der untersuchten Körperstelle.

Sonderformen der Sonografie

Endosonografie

Die **Endosonografie** kombiniert Sonografie und Endoskopie (→ 42.7.1): Sonografiert wird nicht von der Körperoberfläche aus, sondern die Ärztin führt den an einem Endoskop befestigten Schallkopf in Körperöffnungen der Patientin ein. So kann sie z. B. von einem im Ösophagus gelegenen Schallkopf aus Teile des Herzens besser einsehen (*transösophageale Echokardiografie* → 21.3.5) oder bei Tumoren des Magen-Darm-Trakts von einem tumornah gelegenen Schallkopf aus die Ausdehnung des Tumors besser abschätzen (→ 24.3.3, → 25.3.5).

Die Pflege der Patientin umfasst die für den endoskopischen Eingriff notwendigen Maßnahmen (→ Tab. 42.5).

Interventionelle Sonografie

Die **interventionelle Sonografie** ist mit einem Eingriff verbunden, z. B. sonografisch gesteuerte Punktion, Biopsie oder Drainage. Die erforderlichen Pflegemaßnahmen hängen von der Art des Eingriffs ab (→ 42.7.2).

Intravaskuläre Sonografie

Bei der **intravaskulären Sonografie** wird ein winziger Ultraschallkopf mithilfe eines (Herz-)Katheters in das Gefäßsystem eingeführt, z. B. zur Untersuchung der Herzkranzgefäße. Die Pflegemaßnahmen entsprechen denen bei der Herzkatheteruntersuchung (→ 21.3.6).

Intraoperative Sonografie

Bei der **intraoperativen Sonografie** (*intraoperativer Ultraschall,* kurz *IOUS*) führt die Chirurgin die Sonografie im Operationsgebiet durch, also z. B. im eröffneten Abdomen.

SPICKZETTEL

Diagnoseprozess Teil 3

Bildgebende Verfahren:

- Mithilfe von Röntgenstrahlung: Röntgenleeraufnahme, Röntgen mit Kontrastmittel, CT und weiterentwickelte CT-Techniken.
- Mithilfe von Magnetfeldern: MRT und weiterentwickelte MRT-Techniken.
- Mithilfe von radioaktiven Substanzen (Radionuklide) = nuklearmedizinische Untersuchung: Szintigrafie und weiterentwickelte Techniken.
- Mithilfe von Ultraschall: Sonografie, Sonografie mit Kontrastmittel, Endosonografie, interventionelle , intravaskuläre und -operative Sonografie.

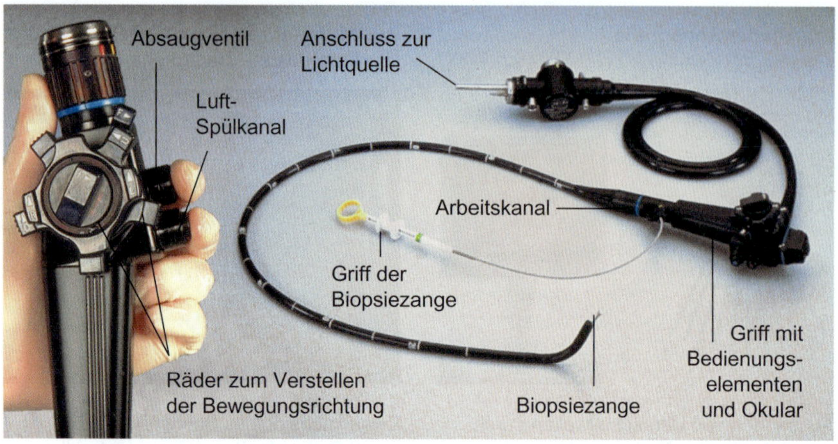

Abb. 42.23 Links Bedienungsteil eines Endoskops, rechts Endoskop mit in den Arbeitskanal eingeschobener Biopsiezange. [K183, V218]

42.7 Invasive Diagnostikverfahren

42.7.1 Endoskopische Untersuchungen

DEFINITION

Endoskopische Untersuchungen: Direkte Betrachtung von Körperhohlräumen oder Hohlorganen mittels spezieller, röhrenförmiger Instrumente (**Endoskope** → Abb. 42.23), die über optische Systeme mit Beleuchtung und einer Kamera zur Übertragung der Bilder auf einen Monitor und ein Speichermedium verfügen.

Diagnostische Endoskopien werden heutzutage in nahezu allen Fachdisziplinen durchgeführt (→ Tab. 42.5). Bei entsprechenden Befunden ist eine Erweiterung zur **therapeutischen Endoskopie** Standard. Beispielsweise kann die Ärztin die bei einer Koloskopie festgestellten Dickdarmpolypen (→ Abb. 42.24) meist in derselben Sitzung entfernen. Werden chirurgische Eingriffe, die früher eine offene Operation erforderten, endoskopisch durchgeführt, spricht man auch von **minimal-invasiver Chirurgie** (*MIC* → 43.12).

Endoskopien sind nicht risikofrei. Hauptkomplikationen sind Blutungen (v. a. nach Entnahme von Gewebeproben), Infektionen oder Perforationen. Die Patientin muss deshalb vor der Untersuchung von der Ärztin aufgeklärt werden und eine Einverständniserklärung unterzeichnen. Grundsätzlich ist die Gefahr von Komplikationen bei diagnostischen Endoskopien geringer als bei therapeutischen.

Sonderform ist die **Video-Kapselendoskopie** *(Kapselendoskopie),* bei der die Patientin eine Kamera-Kapsel schluckt, die während ihrer Passage durch den Darm Bilder aufnimmt. Sie wird v. a. im Bereich des Dünndarms eingesetzt. Therapeutische Eingriffe sind nicht möglich.

Pflege

Manche Endoskopien werden im OP durchgeführt, z. B. die diagnostische Laparoskopie oder die Arthroskopie, andere in speziell dafür eingerichteten Funktionsabteilungen, z. B. die Gastro- oder Rektoskopie. Dort wird die Patientin während der Untersuchung von dafür weitergebildeten Pflegefachpersonen betreut.

Die Vor- und Nachbereitung übernehmen die Pflegenden der Station. Ob Thrombozytenaggregationshemmer und Antikoagulanzien abgesetzt oder umgestellt werden müssen, hängt von der Indikation, der Medikation, vom Risikoprofil der Patientin und vom vorgesehenen Eingriff ab. Die An-

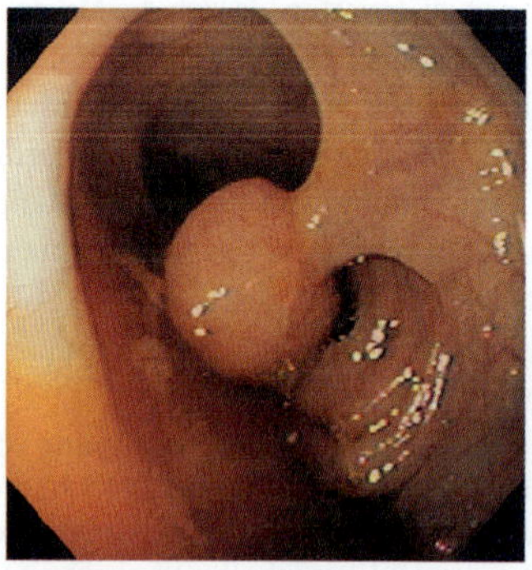

Abb. 42.24 Endoskopisches Bild eines gestielten Kolonpolypen. [E803]

Tab. 42.5 Übersicht über besondere Pflegemaßnahmen bei den wichtigsten endoskopischen Untersuchungen (allgemeine Pflege siehe Text). Endoskopische Untersuchungen, die keine besonderen Pflegemaßnahmen erfordern, sind nicht aufgeführt. Nach therapeutischen Endoskopien hängen die pflegerischen Maßnahmen vom durchgeführten Eingriff ab.

Untersuchung	Indikation (Bsp.)	Besonderheiten in der Pflege
Arthroskopie (→29.3.4)	Unklare Gelenkbeschwerden	• Vor der Untersuchung Patientin wie zu einer kleinen Operation vorbereiten (→44.2) • Nach der Untersuchung Gelenk kühlen und hoch- bzw. nach Arztanordnung lagern; DMS-Kontrollen (→29.1.3) an der operierten Extremität durchführen, auf Nachblutung achten; im weiteren Verlauf auf Infektionszeichen achten, Extremität nach Arztanordnung bewegen und belasten
(Direkte) Laryngoskopie (→36.3.1)	• Unklare Heiserkeit • V. a. Stimmbandpolypen/Kehlkopfkarzinom	• Vor der Untersuchung Patientin wie zu einer kleinen Operation vorbereiten (→44.2) • Nach der Untersuchung auf Atembeschwerden achten und Patientin anhalten, die Stimme zu schonen
Bronchoskopie (→23.3.5)	V. a. Bronchialkarzinom	• Vor der Untersuchung Patientin nach Arztanordnung vorbereiten • Nach der Untersuchung Patientin auf Atembeschwerden und Blutungen aus den Atemwegen beobachten
Ösophagogastroduodenoskopie (ÖGD), Enteroskopie ERCP (→24.3.3)	• V. a. Ulcus, Tumor • Unklare Beschwerden • Blutungen • Cholestase	• Vor der Untersuchung nach Ärztinanordnung evtl. Entschäumer geben (z. B. Endo-Paractol®) • Nach der Untersuchung besonders auf Veränderungen des Abdomens achten (z. B. Spannung), nach ERCP auf Arztanordnung Lipase im Blut kontrollieren lassen (→25.3.2)
Koloskopie, Sigmoidoskopie, Rektoskopie (→24.3.3)	• V. a. Tumor • Unklare Beschwerden • Blutungen	• Vor der Untersuchung Abführmaßnahmen nach Vorschriften des Hauses durchführen, bei Rekto-/Sigmoidoskopie meist Klysma am Untersuchungstag, bei Koloskopie orthograde Darmspülung (→24.1.5) • Nach der Untersuchung auf Blut im Stuhl und Veränderungen des Abdomens achten; Patientin informieren, dass Blähungen nach der Untersuchung durch Abgang der eingeblasenen Luft normal sind
Laparoskopie (→25.3.5)	• V. a. Leber- und Gallenerkrankungen • Gynäkologische Erkrankungen	• Vor der Untersuchung Patientin wie zu einer kleinen Operation vorbereiten (→44.2) • Nach der Untersuchung Patientin 4–6 Std. flach auf dem Rücken positionieren; nach Biopsie Punktionsstelle durch Sandsack komprimieren, auf Nachblutungen achten; nach Schmerzen durch das eingeblasene Gas erkundigen (auch ausstrahlend in die Schulter) und bei Bedarf Analgetika nach Arztanordnung verabreichen
Mediastinoskopie (→23.3.6)	• V. a. Tumor • Veränderungen der Hilumlymphknoten	• Vor der Untersuchung Patientin wie zu einer kleinen Operation vorbereiten (→44.2) • Nach der Untersuchung Patientin mit leicht erhöhtem Oberkörper positionieren; Patientin besonders auf Atemnot, Heiserkeit, Nachblutungen beobachten, in den Folgetagen zusätzlich auf Infektionszeichen
Thorakoskopie (→23.3.6)	• V. a. Pleuratumor • V. a. thoraxwandnahen Lungentumor	• Vor der Untersuchung Patientin wie zu einer kleinen Operation vorbereiten (→44.2) • Nach der Untersuchung Patientin insbesondere auf Atemnot, Heiserkeit, Blutungen und Infektionszeichen beobachten; Pflege bei Pleuradrainage →23.1.6
Zystoskopie (→33.3.6)	V. a. Tumor	• Vor der Untersuchung ggf. Dauerkatheter entfernen • Nach der Untersuchung darauf achten, ob die Patientin spontan Wasser lassen kann, Beschwerden dabei erfragen und Urin auf Blut beobachten
Hysteroskopie (→34.12, →34.6.1)	• Unklare Blutungen • V. a. Tumor	Nach der Untersuchung Patientin auf vaginale Blutungen (Vorlage anbieten) und im weiteren Verlauf auf Entzündungszeichen beobachten; bei Bedarf Analgetika nach Arztanordnung verabreichen

ordnung trifft die Ärztin. Da Pausieren oder Umstellung der Medikamente meist mehrere Tage vor dem Eingriff beginnt, informieren Pflegefachpersonen die Ärztin frühzeitig über den vorgesehenen Termin.

Vorbereitungen auf Station

- Aufklärungsbogen mit Einverständniserklärung bereitlegen
- Blutuntersuchungen nach Arztanordnung/hausinternem Standard organisieren (meist Blutbild, Gerinnungsstatus wegen Biopsieentnahme), ggf. weitere Vorbereitungen (→Tab. 42.5) und nach Arztanordnung
- Patientin zur Untersuchung nüchtern lassen
- Venösen Zugang legen (lassen)
- Ggf. angeordnete Prämedikation verabreichen, ggf. weitere Maßnahmen nach Anordnung der Ärztin
- Vor der Untersuchung: Patientin Toilette aufsuchen und herausnehmbare Zahnprothesen entfernen lassen.

Nachbereitung auf Station

- Patientin in Empfang nehmen und nach ihrem Befinden fragen
- Informationen einholen über Untersuchungsverlauf, therapeutische Maßnahmen, Komplikationen, Gabe von Beruhigungsmitteln
- Vitalzeichen kontrollieren, Allgemeinbefinden (Schmerzen, Übelkeit) erfragen, nach Endoskopien des Magen-Darm-Trakts Abdomen überwachen (z. B. zunehmende Spannung, Schmerzen, anale Blutung; →Tab. 42.5)
- Ggf. Nahrungskarenz einhalten lassen, bis z. B. eine Rachenanästhesie abgeklungen ist
- Erste Mobilisation nach Allgemeinanästhesie in Begleitung einer Pflegefachperson
- Ggf. Punktionsstelle (Verband) auf Nachblutungen oder Entzündungszeichen kontrollieren.

Endoskopie bei Kindern

- Aufklärung und Einverständnis durch die Eltern, Kinder werden altersentsprechend miteinbezogen
- Wenn nötig, Kinderärztin und -anästhesistin hinzuziehen

- Die Eltern das Kind begleiten lassen, bis es eingeschlafen ist, sie sollte auch beim Aufwachen wieder anwesend sein
- Kind und Eltern bleiben noch für ca. zwei Stunden unter Aufsicht in der Endoskopieabteilung bzw. im Aufwachraum. Nach einem Gespräch mit der Ärztin können sie nach Hause. In Ausnahmefällen muss das Kind zur weiteren Beobachtung über Nacht im Krankenhaus bleiben.

42.7.2 Punktionen und Biopsien

DEFINITION

Punktion: Einstechen mit spezieller Nadel in Gefäße, Körperhohlräume oder Organe, um Körperflüssigkeiten oder Gewebe zu entnehmen (z. B. Schilddrüsenpunktion, venöse Blutentnahme).

Biopsie: Entnahme einer Gewebeprobe am lebenden Patienten. Es können sowohl aus dem Gewebeverband herausgelöste Zellen (z. B. Aspirationsbiopsie) als auch Gewebestücke entnommen werden (z. B. Magen- oder Darmbiopsien bei Endoskopie).

Fast bei jeder endoskopischen Untersuchung wird eine **Gewebeprobe** entnommen, beispielsweise eine Probe der Magenschleimhaut im Rahmen einer Ösophagogastroduodenoskopie. Unter endoskopischer, radiologischer oder sonografischer Kontrolle sind auch Punktionen und Biopsien tiefer gelegener Strukturen wie etwa des Pankreas möglich (→ Abb. 42.25).

Viele Punktionen dienen nicht nur diagnostischen, sondern auch therapeutischen Zwecken, z. B. der Entlastung bei Pleuraerguss (→ 23.13.2) oder Aszites (→ 25.2.2), der Spülung von Körperhöhlen oder dem Einbringen von Arzneimitteln.

Bei jeder Punktion und Biopsie sind **Komplikationen** möglich, insbesondere Blutung, Perforation oder Infektion.

Pflege

Die verschiedenen pflegerischen Maßnahmen vor und nach einer Punktion bzw. Biopsie finden sich in den entsprechenden Kapiteln.

42.7.3 Operationen zu diagnostischen Zwecken

Perioperative Pflege → Kap. 44

Manchmal kann die Erkrankung der Patientin trotz aller Diagnostik nicht zweifelsfrei aufgeklärt werden. Häufig lässt sich beispielsweise nicht feststellen, ob ein Tumor gut- oder bösartig ist. Dann ist eine (offene oder minimalinvasive) **Operation** erforderlich. Manchmal dient eine solche OP allein der Diagnostik, oft aber erfolgt in derselben Sitzung die Therapie, z. B. Tumorentfernung.

Die Vorbereitung der Patientinnen auf den Eingriff hängt von der Verdachtsdiagnose ab und entspricht derjenigen für die größere der möglichen Operationen. Auch die Aufklärung durch die Ärztin berücksichtigt die Komplikationsmöglichkeiten bei der größtnötigen OP.

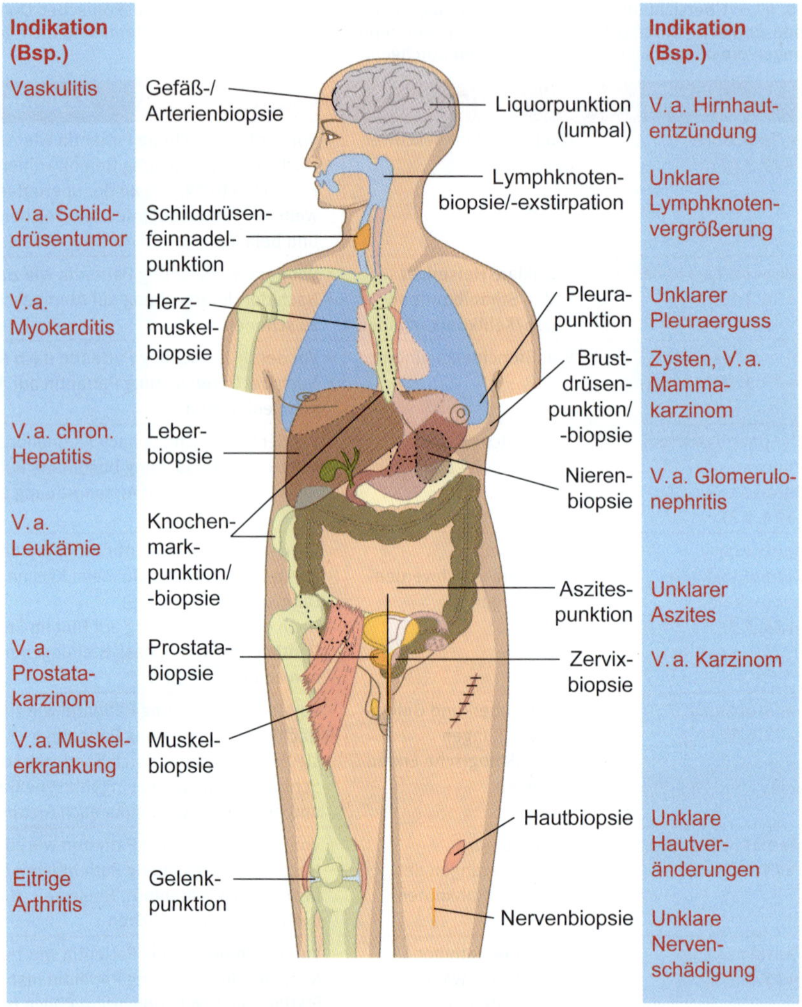

Abb. 42.25 Häufige Punktionen und Biopsien. Weitere Punktionen und Biopsien sind im Rahmen endoskopischer Untersuchungen (→ 42.7.1) möglich, z. B. eine Magenschleimhautbiopsie im Rahmen einer Ösophagogastroduodenoskopie. [L138]

42.8 Untersuchungsmethoden in der Pathologie

Makroskopische Verfahren

Zu den makroskopischen Verfahren gehört zum einen die **Obduktion** *(Autopsie, Sektion, innere Leichenschau):*

- Die **klinische Obduktion** bei **natürlichem Tod** erfolgt durch eine **Pathologin** und ist nicht gegen den Willen der Verstorbenen bzw. ihrer Angehörigen möglich. Die Umsetzung (Zustimmungs-, Informations-, Widerspruchslösung) variiert aber von Bundesland zu Bundesland
- Bei **unklarer/unnatürlicher Todesursache** führt eine **Rechtsmedizinerin** die von Richterin oder Staatsanwältin angeordnete **gerichtliche** *(forensische)* **Obduktion** durch, auch gegen den Willen der Verstorbenen oder ihrer Angehörigen

- Auch die Obduktion nach dem **Infektionsschutzgesetz** durch die **Pathologin** ist gegen den Willen der Verstorbenen bzw. ihrer Angehörigen möglich.

Zum anderen werden auch während einer Operation entnommene Organe und Gewebe vor der mikroskopischen Beurteilung zunächst makroskopisch begutachtet.

Mikroskopische Verfahren

Zytodiagnostik

Untersucht die Pathologin lediglich aus dem Zellverband herausgelöste (Einzel-) Zellen, handelt es sich um **Zytodiagnostik** oder **zytologische Untersuchungen.** Die Zellen können z. B. durch Gewinnung von Körpersekreten (Urin, Sputum), Punktion oder Abstrichentnahme gewonnen werden.

Histologische Untersuchung

Zur Beurteilung der Gewebestruktur ist die **histologische Untersuchung** eines kleinen Gewebestücks erforderlich, das z. B. durch eine Stanzbiopsie, aber auch intraoperativ gewonnen werden kann.

Bei einer **Schnellschnittuntersuchung** untersucht die Pathologin den Tumor noch während der OP. Der weitere Verlauf der OP, besonders die Größe des Eingriffs, hängt vom Befund der Pathologin ab. Nach der OP wird das Tumorgewebe nochmals sorgfältig aufgearbeitet und abermals unter dem Mikroskop begutachtet.

Molekularbiologische Verfahren

Die **molekulare Diagnostik** ergänzt morphologische und immunhistologische Verfahren. Sie dient dem Nachweis krankheits-, diagnose- und therapierelevanter Veränderungen der Erbsubstanz. Basis der Untersuchungsverfahren ist jeweils die spezifische Vermehrung von Erbsubstanz (DNA) durch die **Polymerasekettenreaktion (PCR).** Alle DNA-Tests können an formalinfixierten Gewebeproben bzw. zytologischen Präparaten durchgeführt werden. Einsatzgebiete sind u. a.:

- Onkologische Diagnostik
- Erregernachweis und Bestimmung der Viruslast mittels PCR (z. B. COVID-19, → 30.8.10)
- In der Humangenetik Untersuchungen z. B. bei Erkrankungen des Stoffwechsels und Gastrointestinaltrakts
  - Fruktose- und Lactoseintoleranz
  - Zöliakie (→ 24.6.3), primäre Hämochromatose (→ 25.4.4)
  - Thrombose- und kardiovaskuläres Risiko
  - Prothrombinmutation (Gendefekt, der das Thromboserisiko erhöht)
  - Faktor-V-Leiden-Mutation (Gendefekt, der die Blutgerinnung stört)
- Pharmakokinetik: DPD-Enzymmangel (Ausschluss von bestimmten Zytostatika)
- Zeckendiagnostik.

Vor genetischen Untersuchungen sind eine ausführliche Patienteninformation und die schriftliche Einverständniserklärung zwingend vorgeschrieben.

Das Untersuchungsergebnis darf der Patientin grundsätzlich nur von der beratenden Ärztin mitgeteilt werden. Für Notfallsituationen, z. B. Gefahr für Leib und Leben, beschreibt das Gendiagnostikgesetz (GenDG) Ausnahmeregeln. Widerspricht die Patientin der Information, darf ihr das Untersuchungsergebnis nicht mitgeteilt werden.

SPICKZETTEL

Diagnoseprozess Teil 4

Invasive Verfahren:

- Endoskopie: (Betrachtung von Hohlräumen), z. B. Bronchoskopie, Koloskopie.
- Punktion: Einstechen mit spezieller Nadel, um Flüssigkeiten, Gewebe zu entnehmen; auch als therapeutische Maßnahme.
- Biopsie: Entnehmen einer Gewebeprobe.
- Operation zu diagnostischen Zwecken: Z. B. Laparatomie, teils in Kombination mit therapeutischer Maßnahme.

Untersuchungen in der Pathologie:

- Obduktion: Aus klinischem Interesse oder gerichtlich angeordnet.
- Zytodiagnostik: Untersuchung von Zellen aus Körpersekreten (z. B. Urin, Sputum, Wundsekret).
- Histologische Diagnostik: Untersuchung von Geweben, z. B. von Biopsien, entfernten Tumoren; Schnellschnitt = histologische Untersuchung noch während der OP.
- Molekularbiologische Untersuchungen: PCR, z. B. zum Erregernachweis, DNA-Untersuchung, z. B. bei V. a. genetische Erkrankungen..

42.9 Diagnoseklassifikationen: ICD-Diagnoseklassifikation

DEFINITION

Diagnoseklassifikation *(Diagnoseschlüssel):* Einordnungssystem für Krankheiten.

Zuverlässige und einheitliche **Diagnoseklassifikationen** sind z. B. für den Vergleich verschiedener Therapiemethoden, für die Risikoabschätzung bestimmter Technologien oder zur Leistungserfassung und Kostensteuerung im Gesundheitswesen nötig. Wichtige Diagnoseklassifikationen sind v. a. die große Familie der **ICD** und das **TNM-System** (→ 27.4.6).

Internationale Pflegeklassifikationen → 1.8.2

ICD-Diagnoseklassifikation

Die *Internationale statistische Klassifikation der Krankheiten* (engl. *International statistical classification of diseases and related health problems,* kurz **ICD**) ist eine weltweit angewendete Diagnoseklassifikation der WHO.

- In der Bundesrepublik Deutschland ist die an das deutsche Sozialgesetzbuch angepasste **ICD-10-GM Version 2021** (GM = German modification) sowohl in der ambulanten als auch in der stationären Patientenversorgung die verbindliche Diagnoseklassifikation. Der Diagnoseschlüssel besteht aus mehreren Zahlen und Buchstaben, ein akuter transmuraler Vorderwandinfarkt wird z. B. als I21.0 kodiert.
- Spezialausgaben der ICD werden den besonderen Erfordernissen des Fachgebiets gerecht. So wurde z. B. für die Kodierung bösartiger Erkrankungen die **ICD-O-3** *(Internationale Klassifikation der Krankheiten für die Onkologie, 3. Ausgabe)* erarbeitet.
- Grundlage der Todesursachenstatistik ist die **ICD-10-WHO,** also die exakte deutsche Übersetzung der englischen **ICD-10.**

ICD-Familie

Die ICD gehört zu einer großen Gruppe gesundheitsrelevanter Klassifikationen:

- **Internationale Klassifikation der Funktionsfähigkeit, Behinderung und Gesundheit** (International classification of functioning, disability and health, **ICF,** → 17.2.2)
- Internationale Klassifikation der Prozeduren in der Medizin (ICPM) oder genauer deren deutsche Modifikation, der **Operationen- und Prozedurenschlüssel (OPS)**
- ICD-10-GM und OPS sind die Basis der **Diagnosis Related Groups (DRGs,** diagnosebezogene Fallgruppen), eines Patientenklassifikationssystems zur pauschalierenden Abrechnung im Krankenhausbereich (→ 47.3.1).

43

HEILMETHODEN UND THERAPIE

Ulrich Kamphausen (43.1–43.11, 43.14), Kerstin Protz (43.13), Christine Keller (43.13.3)
Unter Mitarbeit von Christine Keller

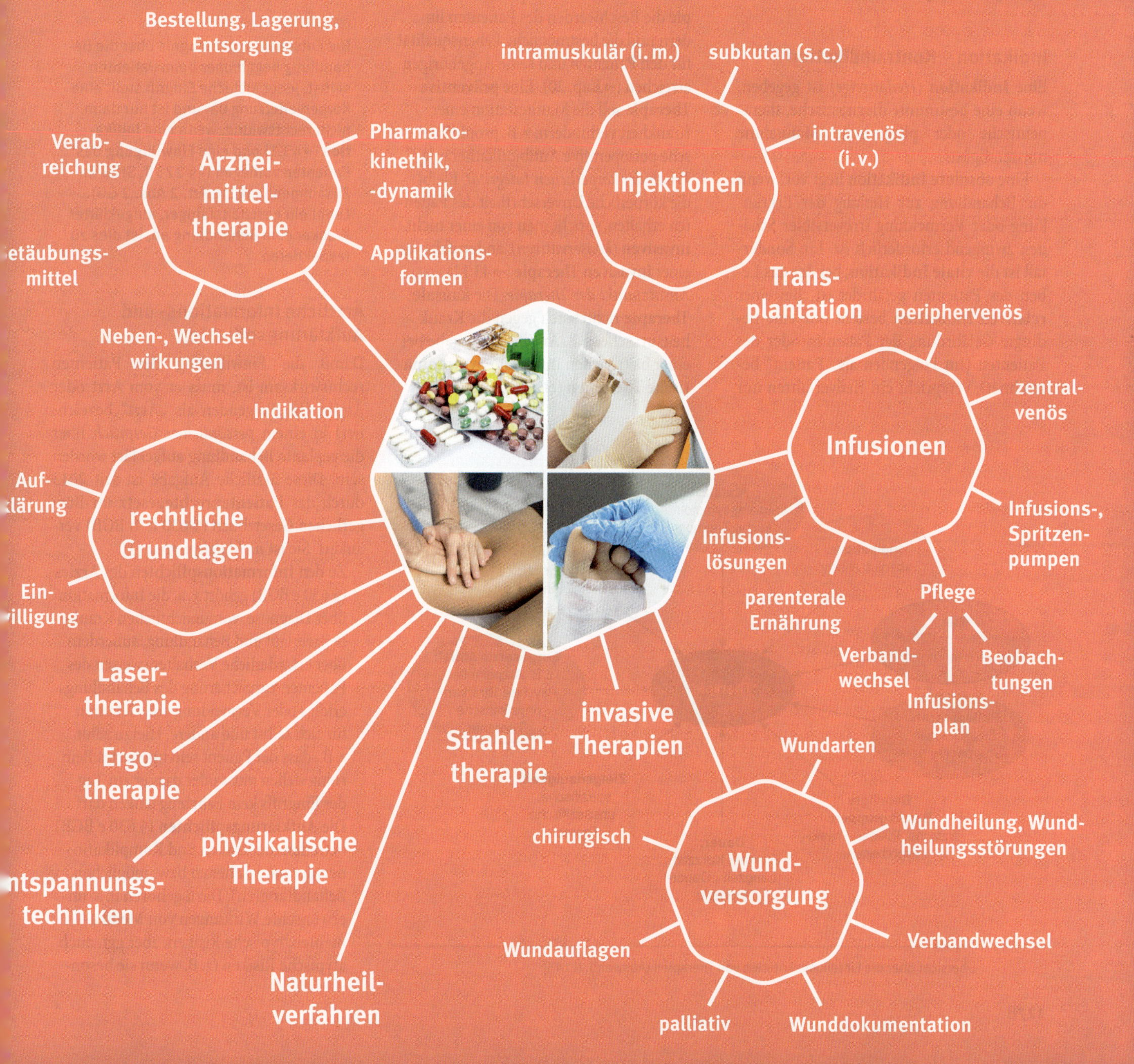

Arzneimitteltherapie
Bestellung, Lagerung, Entsorgung
Pharmakokinethik, -dynamik
Applikationsformen
Neben-, Wechselwirkungen
Verabreichung
Betäubungsmittel
Injektionen
intramuskulär (i. m.)
subkutan (s. c.)
intravenös (i. v.)
Transplantation
Infusionen
periphervenös
zentralvenös
Infusions-, Spritzenpumpen
Infusionslösungen
parenterale Ernährung
Pflege
Verbandwechsel
Infusionsplan
Beobachtungen
rechtliche Grundlagen
Indikation
Aufklärung
Einwilligung
Lasertherapie
Ergotherapie
Entspannungstechniken
physikalische Therapie
Naturheilverfahren
Strahlentherapie
invasive Therapien
Wundversorgung
Wundarten
Wundheilung, Wundheilungsstörungen
chirurgisch
Verbandwechsel
Wundauflagen
palliativ
Wunddokumentation

43.1 Einführung

DEFINITION

Therapie (*griech.* therapeia = Dienst, Pflege, Heilung): Krankenbehandlung und -heilung.

Ziele jeder **Therapie** sind die Förderung bzw. Wiederherstellung von Gesundheit, die Linderung von Leiden und die Verhütung von Krankheit.

Pflegeplanung

Parallel zur Therapieplanung anderer Berufsgruppen (z. B. Ärzte, Physiotherapeuten) planen Pflegefachpersonen nach dem Stellen der Pflegediagnose(n) geeignete Pflegemaßnahmen (→ 1.6.4).

Indikation – Kontraindikation

Eine **Indikation** *(Heilanzeige)* ist gegeben, wenn eine bestimmte diagnostische, therapeutische oder pflegerische Maßnahme notwendig ist.

Eine **absolute Indikation** liegt vor, wenn die Behandlung zur Heilung der Erkrankung oder Vermeidung irreversibler Schäden zwingend erforderlich ist. Ein Sonderfall ist die **vitale Indikation,** bei der das Leben des Patienten gefährdet ist. Bei einer **relativen Indikation** besteht nur eine bedingte Gefährdung der Patientin oder des Patienten (Im Folgenden als „Patient" bezeichnet), verspricht ein Heilverfahren nur bedingt Erfolg oder gibt es mehrere **Therapieverfahren** *(Behandlungsmöglichkeiten).*

Liegen **Kontraindikationen** *(Gegenanzeigen)* vor, darf die jeweilige Behandlung nur mit besonderer Vorsicht **(relative Kontraindikation)** oder gar nicht **(absolute Kontraindikation)** vorgenommen werden.

Therapeutische Strategien

Die verschiedenen Therapieformen können nach zahlreichen Kriterien unterschieden werden, wobei diese nicht einheitlich sind und sich auch überlappen können. Besonders häufig wird unterschieden nach (weitere Kriterien → Abb. 43.1):

- *Ziel der Therapie.* Bei einer **kurativen Therapie** ist Heilung das Ziel. Ist Heilung nicht möglich, soll eine **palliative Therapie** die Beschwerden des Patienten lindern und die bestmögliche Lebensqualität für den Patienten und seine Angehörigen erreichen (→ Kap. 20). Eine **präventive Therapie** soll die Manifestation einer Krankheit verhindern, z. B. prophylaktische perioperative Antibiotikatherapie
- *Erhalt der körperlichen Integrität.* Bleibt die körperliche Unversehrtheit des Patienten erhalten, spricht man von einer **nicht-invasiven** *(konservativen),* andernfalls von einer **invasiven Therapie** (→ 43.12)
- *Ansatzpunkt der Therapie.* Die **kausale Therapie** richtet sich gegen die Krankheitsursache, z. B. Antibiotikumgabe bei einer bakteriellen Infektion. **Symptomatische Therapien** (etwa Schmerztabletten) bekämpfen lediglich die Krankheitszeichen *(Symptome)*
- *Zielgenauigkeit.* **Unspezifische Maßnahmen** sollen günstige Allgemeinbedingungen schaffen (z. B. Schonung). Mit **spezifischen Maßnahmen** wird gezielt in das Krankheitsgeschehen eingegriffen (z. B. Entfernung eines Polypen im Darm).

Der **Therapiefortschritt** wird regelmäßig kontrolliert. Führt die Behandlung nicht zum gewünschten Erfolg, werden sowohl Therapie als auch Diagnose neu überdacht.

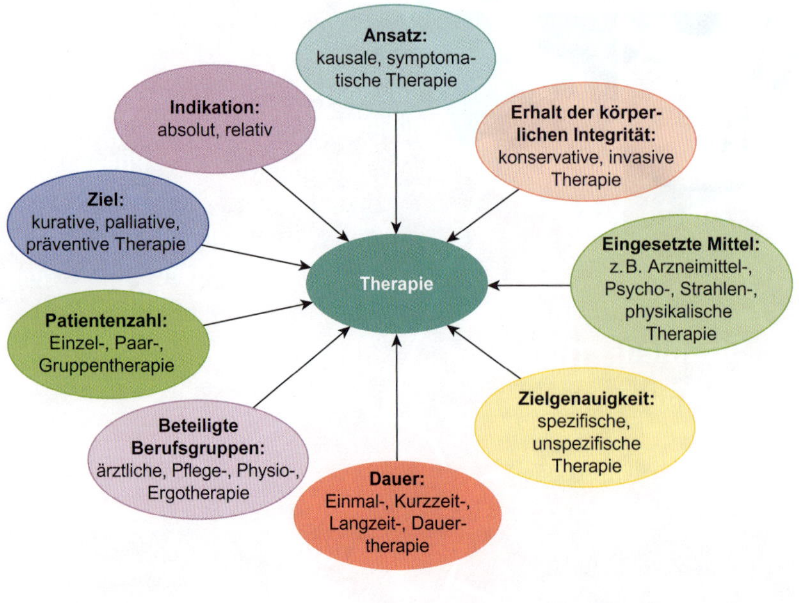

Abb. 43.1 Übersicht über die Einteilungskriterien von Therapien (Auswahl). [L143]

43.2 Rechtliche Grundlagen einer Behandlung

Patientenverfügung → 48.3.4

Patient entscheidet

Die Entscheidungsbefugnis über die Behandlung liegt *immer* beim Patienten selbst. Jeder ärztliche Eingriff stellt eine Körperverletzung dar und ist nur dann nicht rechtswidrig, wenn eine **Indikation** (→ 43.1) *und* eine **Einwilligung** des Patienten vorliegen (§§ 223 ff. StGB im Zusammenhang mit Art. 2 Abs. 2 GG). Lehnt ein geschäftsfähiger, aufgeklärter Kranker eine Behandlung ab, ist dies zu respektieren.

Ärztliche Informations- und Aufklärungspflichten

Damit die Einwilligung des Patienten rechtswirksam ist, muss er vom Arzt oder Ärztin (Im Folgenden als „Arzt" bezeichnet) in einem *persönlichen Gespräch* über die geplante Behandlung aufgeklärt worden sein. Diese ärztliche Aufgabe ist seit 2013 durch das **Patientenrechtegesetz** im Bürgerlichen Gesetzbuch (§ 630 b–h BGB) verankert. Sie ist *nicht delegierbar* [1].

- Zu den **Informationspflichten** des Arztes (§ 630 c BGB) gehört v. a. die Information über Diagnose, voraussichtlichen Krankheitsverlauf und Behandlung, außerdem über erforderliche Verhaltensweisen des Patienten zur Sicherung des Behandlungserfolgs oder Vermeidung von Gefahren für sich selbst und andere. Hierzu zählt z. B., dass der Patient sein operiertes Bein ruhig stellen muss oder dass er am Tag des Eingriffs kein Fahrzeug lenken darf
- Die **Aufklärungspflichten** (§ 630 e BGB) betreffen die Risiken und Komplikationen der vorgesehenen bzw. möglichen Behandlung(en). Dazu gehören u. a. unerwünschte Wirkungen von Medikamenten, typische Risiken, aber ggf. auch atypische Risiken (z. B. wenn sie beson-

ders schwerwiegend oder für den Patienten aufgrund seines Berufs besonders bedeutsam sind), mögliche zeitweilige oder bleibende Schäden oder die Folgen beim Misslingen des Eingriffs [2], [3].

Die Aufklärung muss dem Bildungsstand, dem Informationsbedürfnis und ggf. dem Beruf des Patienten Rechnung tragen (eine veränderte Fingerbeweglichkeit hat für einen Pianisten andere Folgen als für einen Lagerarbeiter).

Nur bei einfachen und allgemein bekannten Diagnose- und Behandlungsmaßnahmen (z. B. EKG, Kompressionstherapie) kann die Einwilligung schon durch den Arztbesuch als gegeben vorausgesetzt werden, wenn der Patient keinen Widerspruch äußert. Vorgefertigte **Aufklärungsbögen und Einwilligungserklärungen** können ergänzend genutzt werden, ersetzen aber nicht das Gespräch mit dem Arzt.

Die Aufklärung muss so rechtzeitig erfolgen, dass dem Patienten eine angemessene Bedenkzeit bleibt. Was als angemessen gilt, hängt u. a. von Schwere und Dringlichkeit der Behandlung ab.

Die Aufklärung (einschließlich der wesentlichen Inhalte) muss in der Patientenakte dokumentiert und ein ggf. verwendeter Aufklärungsbogen beigelegt werden. Auch ein ausdrücklicher Aufklärungsverzicht des (einwilligungsfähigen) Patienten wird dokumentiert.

Partizipative Entscheidungsfindung

Fast alle Patienten wünschen, vom Arzt informiert zu werden. Mehr als die Hälfte möchte die Entscheidung über die Behandlung *gemeinsam* mit dem Arzt treffen **(partizipative Entscheidungsfindung).** Der Patient wird heute als aktiv an der Therapie Beteiligter und nicht mehr als passiv Behandelter gesehen. Entsprechend verdrängt der Begriff **(Therapie-)Adhärenz** (Einhaltung gemeinsam gesetzter Behandlungspläne) zunehmend die Bezeichnung **Compliance** (*Therapietreue*, Einhaltung der Therapievorgaben durch den Patienten).

Ausnahmen und Sonderfälle

- Bei *Bewusstlosen* dürfen nicht aufschiebbare Maßnahmen auch ohne ärztliche Information und Aufklärung erfolgen, um das Leben des Betroffenen zu retten und/oder schwere Schädigungen abzuwenden, z. B. eine Operation bei inneren Blutungen. Dann wird dem Bewusstlosen als mutmaßlicher Wille der Wunsch zu überleben unterstellt **(mutmaßliche Einwilligung).** Dies gilt auch für Patienten nach Suizidversuch (→ 38.16)
- Bei *Kindern* muss die Einwilligung der Sorgeberechtigten, also in der Regel der Eltern, eingeholt werden. Bei kleineren Maßnahmen reicht die Zustimmung nur eines Elternteils, bei größeren sollten beide einwilligen. Verweigern diese die Zustimmung und kann ein Gerichtsentscheid aufgrund der Dringlichkeit der Situation nicht abgewartet werden, darf der Arzt die Behandlung vornehmen. Jugendliche ab 14 Jahren können selbst einwilligen, sofern sie das notwendige Verständnis und Urteilsvermögen besitzen. Schwerwiegende Eingriffe bei Jugendlichen erfordern das Einverständnis sowohl des Jugendlichen als auch der Eltern
- Bei *einwilligungsunfähigen Erwachsenen* ist der gesetzliche Betreuer des Kranken zustimmungsberechtigt. Aber auch hier wird der Patient entsprechend seiner Fähigkeiten einbezogen
- Bei *fremdsprachigen Patienten* muss ein Dolmetscher hinzugezogen werden, wobei der Patient die Kosten dafür trägt. Bei gehörlosen Menschen muss ein Gebärdendolmetscher hinzugezogen werden. Oft können auch Kollegen oder Angehörige übersetzen, allerdings muss der Arzt überprüfen, ob diese über die notwendigen Sprachkenntnisse verfügen.
- Bei *Selbst- oder Fremdgefährdung*, etwa wenn ein psychisch Kranker droht, sich und/oder andere umzubringen, kann eine Zwangsunterbringung und -behandlung erfolgen (→ 38.1.10).

43.3 Arzneimitteltherapie

43.3.1 Definition eines Arzneimittels

DEFINITION

Arzneimittel *(Pharmakon, engl.* Drug*):* „Arzneimittel sind Stoffe oder Zubereitungen aus Stoffen,

1. die zur Anwendung im oder am menschlichen oder tierischen Körper bestimmt sind und als Mittel mit Eigenschaften zur Heilung oder Linderung oder zur Verhütung menschlicher oder tierischer Krankheiten oder krankhafter Beschwerden bestimmt sind oder
2. die im oder am menschlichen oder tierischen Körper angewendet oder einem Menschen oder einem Tier verabreicht werden können, um entweder
   a. die physiologischen Funktionen durch eine pharmakologische, immunologische oder metabolische Wirkung wiederherzustellen, zu korrigieren oder zu beeinflussen oder
   b. eine medizinische Diagnose zu erstellen" [4].

Medikament: Teils synonym zum Begriff Arzneimittel benutzt, teils abgrenzend nur für Arzneimittel, die in einer bestimmten Dosierung zur Vorbeugung oder Behandlung einer Erkrankung dienen. Arzneimittel zur diagnostischen Anwendung wie etwa Röntgenkontrastmittel sind nach dieser Definition keine Medikamente.

Ein Arzneimittel besteht aus einem oder mehreren **Wirkstoffen** sowie **Hilfsstoffen,** etwa zur Konservierung oder zur Steuerung des Wirkungseintritts (z. B. Freisetzung nicht im Magen, sondern im Darm).

Ausnahme ist das **Placebo** *(Scheinmedikament)*, das keine Wirkstoffe enthält, aber „echten" Arzneimitteln täuschend ähnelt. Placebos können Wirkungen entfalten, wie, ist noch nicht abschließend geklärt. Erwünschte Wirkungen werden als **Placebo-Effekt,** unerwünschte als **Nocebo-Effekt** bezeichnet. Placebos werden v. a. im Rahmen klinischer Studien gegeben. In der Praxis ist der Einsatz umstritten.

Arzneirezepturen werden einzeln in der Apotheke hergestellt, **Fertigarzneimittel**

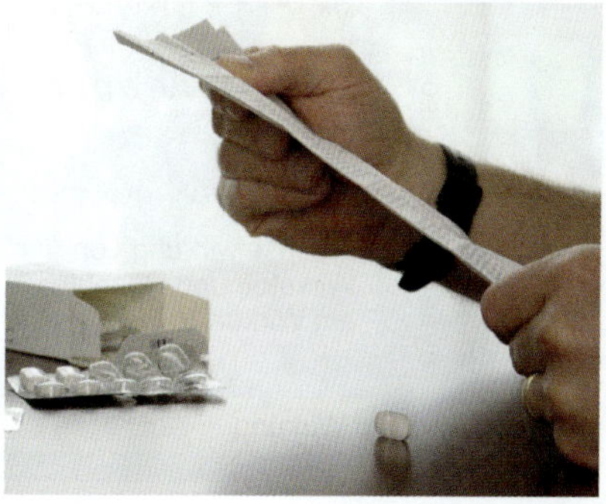

- Name des Arzneimittels
- Wirkstoff, Stärke, Darreichungsform
- Verwendergruppe (Säuglinge, Kinder, Erwachsene)
- Indikation oder Wirkungsweise
- Kontraindikationen bzw. Vorsichtsmaßnahmen
- Wechselwirkungen (mit Arznei-, Nahrungs-, Genussmitteln)
- Warnhinweise
- Anwendungshinweise, u. a. Dosierung, Art/Häufigkeit der Verabreichung, Anwendung in Schwangerschaft/Stillzeit
- Nebenwirkungen (inkl. ihrer Häufigkeit)
- Weitere Angaben, z. B. Zusatzstoffe, Aufbewahrungsvorschriften

Abb. 43.2 Die wichtigsten Informationen der Packungsbeilage. [J787]

(Arzneimittelspezialitäten, -präparate) industriell produziert. Letztere machen heute den größten Teil der verordneten Arzneimittel aus. Ihre Verpackung und **Packungsbeilage** müssen bestimmte Informationen in allgemein verständlicher Form enthalten (➔ Abb. 43.2).

Arzneimittelnamen

Jedes Arzneimittel hat in der Regel drei Namen:

- Den **chemischen Namen.** Die genaue chemische Bezeichnung der Substanz, z. B. 2-Acetoxybenzoesäure, ist in erster Linie für den Apotheker und den Chemiker interessant
- Den **internationalen Freinamen** *(INN, Generic name).* Der Freiname, hier Azetylsalizylsäure, entspricht meist der chemischen Kurzbezeichnung der Substanz
- Den **Handelsnamen** *(Präparatenamen).* Unter dieser Bezeichnung wird das Arzneimittel vom jeweiligen Hersteller vertrieben. Der Handelsname ist durch ® (**R**egistered trademark = eingetragenes Warenzeichen) gekennzeichnet. Beispiele für unterschiedliche Handelsnamen des gleichen Wirkstoffs sind Aspirin® und ASS ratiopharm®.

Nach Ablauf von Schutzfristen können andere Pharmafirmen den Wirkstoff eines **Originalpräparats** unter anderem Namen in den Handel bringen. Diese **Generika** (Einzahl: Generikum) unterscheiden sich nicht im Wirkstoff, evtl. aber in Herstellung und Hilfsstoffen vom Originalpräparat. Dagegen sind **Me-too-Präparate** *(Analogpräparate)* wirkstoffähnliche, aber neue Präparate, die noch während der Schutzfrist des Originalpräparats auf den Markt gebracht und ebenfalls patentiert werden können.

43.3.2 Arzneimittelgesetz

Das **Arzneimittelgesetz** *(AMG)* enthält Vorschriften über die Herstellung, Zulassung, Kontrolle, Verschreibung und Abgabe von Arzneimitteln sowie die Produkthaftung des Herstellers.

Im Alltag sind v. a. die Vorschriften über die Verschreibung und Abgabe der Arzneimittel von Bedeutung:

- **Frei verkäufliche Arzneimittel,** z. B. bestimmte pflanzliche Tees oder Mineralstoffpräparate, sind in Apotheken, Drogerien und (z. T.) Supermärkten erhältlich. Sie können von jedermann ohne Kontrollen gekauft werden
- **Apothekenpflichtige Arzneimittel** *(Ap),* z. B. viele Schmerz- oder Abführmittel, dürfen nur in Apotheken verkauft werden. Es besteht ein Selbstbedienungsverbot, um die Möglichkeit zu einem Beratungsgespräch sicherzustellen. Apothekenpflichtige Arzneimittel sind die typischen Arzneimittel zur Selbstmedikation (scheinbar) leichter Erkrankungen. Der freie Zugang bedeutet aber nicht, dass diese Mittel „harmlos" sind. Insbesondere bei längerer Anwendung können ernste Schäden auftreten. Apothekenpflichtige Arzneimittel werden auch als **OTC-Präparate** (*engl.* Over the counter = über den Ladentisch) bezeichnet
- **Verschreibungspflichtige** *(rezeptpflichtige)* **Arzneimittel** *(Rp),* z. B. Antibiotika, werden vom Apotheker nur auf Vorlage einer *schriftlichen ärztlichen Verordnung* (eines **Rezepts**) abgegeben, da diese Arzneimittel bei unkontrollierter Einnahme zu Schäden führen können oder nicht selten missbräuchlich verwendet werden
- Verschreibungsfähige Betäubungsmittel wie etwa Morphin oder Buprenorphin (z. B. Temgesic®) werden nur auf ein **Betäubungsmittelrezept** (➔ 43.3.10) und nur bis zu einer bestimmten Maximalmenge vom Apotheker abgegeben.

43.3.3 Pharmakokinetik und Pharmakodynamik

Mit den Wechselwirkungen zwischen Arzneistoffen und Organismus befasst sich die **Pharmakologie** *(Arzneimittelkunde).* Sie wird unterteilt in (➔ Abb. 43.3):

- **Pharmakokinetik.** Befasst sich mit **Resorption** *(Aufnahme),* **Verteilung, Biotransformation** *(Verstoffwechselung)* und **Elimination** *(Ausscheidung)* des Arzneistoffs im Körper („Was macht der Körper mit der Substanz?")
- **Pharmakodynamik.** Hat die erwünschten und unerwünschten Wirkungen eines Arzneistoffs auf den Organismus zum Gegenstand („Was macht die Substanz mit dem Körper?").

Diese Vorgänge laufen nicht bei jedem Patienten gleich ab und werden z. B. durch Alter, Erkrankungen oder andere Arzneimittel beeinflusst. Insbesondere bei alten Menschen und bei Menschen mit Leber- und Nierenerkrankungen kann die Ausscheidung des Arzneimittels so beeinträchtigt sein, dass sich die Substanz im Körper anreichert **(kumuliert)** und möglicherweise zu Vergiftungserscheinungen führt. Auch

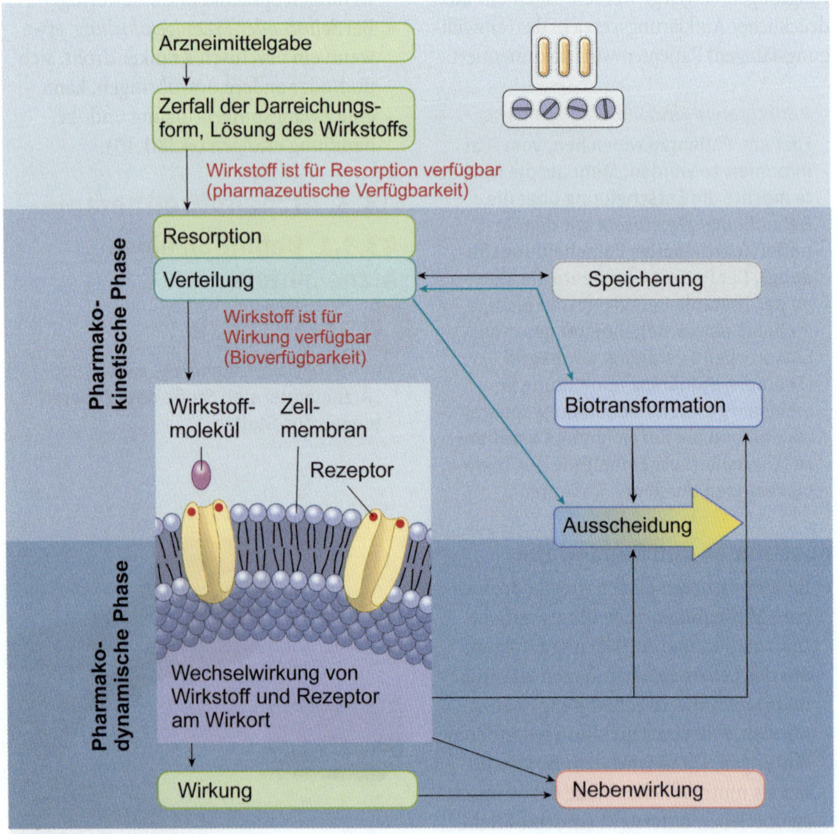

Abb. 43.3 Arzneimittelgabe, Pharmakokinetik und Pharmakodynamik eines Arzneimittels. [L190]

bei Kindern können Pharmakokinetik und Pharmakodynamik teils erheblich vom Erwachsenen abweichen. Generell werden Arzneimittel bei Kindern oft nach kg Körpergewicht dosiert.

DEFINITION

Therapeutische Breite: Dosisunterschied zwischen der zur Erzielung der therapeutischen Wirkung erforderlichen Dosis und derjenigen, die gefährliche Überdosierungserscheinungen nach sich zieht.

- Große therapeutische Breite = „sicheres" Arzneimittel
- Geringe therapeutische Breite = relativ risikoreiches Arzneimittel mit ggf. erhöhtem Überwachungsbedarf des Patienten.

Veränderungen im Alter

Aufgrund ihrer höheren Erkrankungshäufigkeit und Multimorbidität (➔ 19.2.2) nehmen ältere Menschen durchschnittlich mehr Arzneimittel ein als jüngere, meist mehrere Präparate nebeneinander. Gleichzeitig reagieren Ältere *quantitativ* wie *qualitativ* anders auf zahlreiche Arzneimittel, sodass sich Probleme mit *Arzneimittelnebenwirkungen* und *Arzneimittelinteraktionen* (-wechselwirkungen) häufen.

- Durch die Abnahme des Wasser- und die Zunahme des Fettanteils im Körper kann sich das Verteilungsvolumen des Arzneimittels ändern
- Viele Arzneimittel werden im Blut an Proteine (Eiweiße) gebunden. Bei älteren Menschen sind weniger Proteine vorhanden als bei jüngeren. Der wirksame nichtproteingebundene Teil kann deshalb zunächst höher, aber auch der Abbau beschleunigt sein. Die Wirkung ist dann stärker, aber kürzer
- Durch die Alterungsvorgänge der Nieren werden nierengängige Arzneimittel verzögert ausgeschieden, sodass die Gefahr der Anreicherung *(Kumulation)* bis hin zur Arzneimittelvergiftung erhöht ist (➔ Abb. 43.4)
- Manche Arzneimittel, etwa Beruhigungsmittel, wirken bei einigen älteren Menschen *qualitativ* anders, z. B. führt ein Schlafmittel zu Erregung. Eine mögliche Ursache dieser **paradoxen Wirkungen** sind Veränderungen des Rezeptorengefüges im Gehirn.

Es gibt Medikamente, die im Alter besonders häufig zu Problemen führen. Für den deutschen Raum werden diese *potenziell inadäquaten Medikamente (PIM)* in der **Priscus-Liste** (*lat.* priscus = alt, altehrwürdig) aufgeführt, in der auch Alternativen aufgezeigt werden [5], [6], [7].

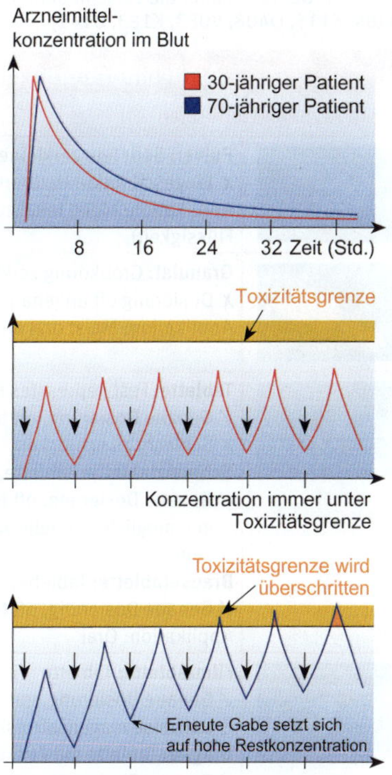

Abb. 43.4 Elimination von Arzneimitteln. Die verlängerte Ausscheidungszeit von Arzneimitteln bei älteren Menschen ist bei der einmaligen Gabe eines Arzneimittels unwichtig (oben). Gefährlich ist jedoch die Anreicherung des Arzneimittels, wenn regelmäßig Einzeldosen gegeben werden – beim jüngeren Menschen reicht ein beispielsweise achtstündiges Intervall, um die Substanz weitgehend abzubauen (Mitte), beim älteren jedoch nicht (unten). [A400]

Bei älteren Patienten

- Patienten nach Änderung der Medikation sorgfältig auf unerwünschte Nebenwirkungen beobachten. Diese können auch erst nach mehreren Tagen auftreten. Möglichst immer nur ein Arzneimittel verändern, um den „Verursacher" der Nebenwirkungen besser feststellen zu können
- Tagesmedikamentenplan übersichtlich halten (möglichst wenige Arzneimittel zu möglichst wenigen Zeiten), um Einnahmefehler zu vermeiden
- Rücksicht auf Sehbehinderung bzw. eingeschränkte motorische Fähigkeiten nehmen, evtl. Tabletten aus der Verpackung drücken, Uhrzeiten auf dem Medikamentendispenser in ausreichend großer Schrift festhalten
- Bei Schluckstörungen und Gabe über eine enterale Ernährungssonde Rücksprache mit dem Arzt oder Apotheker halten, ob die Medikamente ggf. zermörsert oder in anderer Form verabreicht werden können (➔ 43.3.9)
- Medikamenteneinnahme bei Patienten mit kognitiver Einschränkung überwachen, ggf. assistieren
- Bei abendlicher Gabe von „Schlafmitteln" (➔ Pharma-Info 11.1) oder anderen das zentrale Nervensystem beeinflussenden Präparaten den Patienten nachts wegen erhöhter Sturzgefahr nicht allein aufstehen lassen.

43.3.4 Arzneimittelneben- und -wechselwirkungen

Arzneimittelnebenwirkungen

Bei jeder Arzneimitteltherapie können *unerwünschte Arzneimittelwirkungen (UAW)* auftreten, meist **Nebenwirkungen** genannt.

Allergische Reaktionen (➔ 31.2) sind auf jedes Arzneimittel möglich, sowohl gegen den Wirkstoff als auch gegen die in der jeweiligen Zubereitung enthaltenen Hilfsstoffe. Meist bleibt es bei relativ harmlosen Erscheinungen, z. B. Hautausschlägen. Allergische Sofortreaktionen bis zum anaphylaktischen Schock (➔ 14.4.4, ➔ 31.2) treten v. a. nach parenteraler Gabe auf.

Substanzspezifische Nebenwirkungen reichen von leichten Befindlichkeitsstörungen bis zu ernsten Organschäden. Inwieweit Nebenwirkungen toleriert werden (müssen), hängt auch von der Grunderkrankung ab – je schwerer die Grunderkrankung, desto eher müssen auch ernste Nebenwirkungen in Kauf genommen werden.

Die Nebenwirkungen eines Arzneimittels können der *Packungsbeilage* entnommen werden. Sie sind dort auch bezüglich ihrer Häufigkeit gewichtet.

Häufigkeit von Nebenwirkungen

- „Sehr häufig" heißt bei über 10 % der Behandelten
- „Häufig" bedeutet 1–10 %
- „Gelegentlich" meint 0,1–1 %
- „Selten" heißt 0,01–0,1 %
- „Sehr selten" bedeutet weniger als 0,01 %.

Arzneimittelwechselwirkungen

Arzneimittelwechselwirkungen *(Arzneimittelinteraktionen)* können bei Einnahme zweier oder mehr Medikamente auftreten und in allen Phasen von der Arzneimittelaufnahme bis zur Arzneimittelausscheidung begründet sein. Sie sind nicht nur zwischen rezeptpflichtigen, sondern allen Medikamenten möglich, und auch Mineralstoffpräparate können z. B. die Resorption eines Arzneimittels verändern.

Arzneimittelwechselwirkungen können den Patienten durch Wirkungsabschwächung oder -verstärkung der Medikamente gefährden. Je größer die Zahl der eingenommenen Präparate, desto größer ist das Risiko.

43.3.5 Formen der Arzneimitteltherapie

Prinzipiell werden zwei Formen der Arzneimitteltherapie unterschieden:

- Bei der **lokalen** *(örtlichen)* **Arzneimitteltherapie** ist das Ziel eine *örtlich begrenzte* Wirkung (*ohne* Wirkung auf den Gesamtorganismus). Typisches Beispiel ist das Auftragen einer Creme auf die Haut bei einer Pilzinfektion
- Bei der **systemischen Arzneimitteltherapie** gelangt das Arzneimittel in die Blutbahn und damit in den gesamten Organismus. Typisches Beispiel ist das Schlucken eines Antibiotikums bei einer Harnwegsinfektion.

Allerdings gelangen bei vielen Arzneimitteln zur Lokaltherapie geringe Mengen des Wirkstoffs in die Blutbahn, z. B. durch Resorption über die Haut.

43.3.6 Arzneimittel- und Applikationsformen

Arzneimittelformen

Viele Arzneimittel sind in verschiedenen **Arzneimittelformen** *(Zubereitungen, Darreichungsformen)* erhältlich, z. B. als Tablette oder Injektionslösung (→Tab. 43.1). Beim Anordnen des Arzneimittels gibt der Arzt die Arzneimittelform stets mit an.

Applikationsformen

Welche **Applikationsform** gewählt wird, d. h., wie das Arzneimittel verabreicht wird (→Tab. 43.2), hängt von mehreren Faktoren ab:

- Der *Art* des Wirkstoffs, insbesondere seiner Resorptionsfähigkeit. Viele Stoffe, v. a. Eiweiße wie etwa Insulin, werden bei oraler Gabe durch die Verdauungsenzyme zerstört. Sollen sie systemisch wirken, kommen nur parenterale Applikationen in Betracht
- Dem gewünschten *Wirkort* des Arzneimittels (lokal oder systemisch), *Wirkungseintritt* und *Wirkdauer*. So sind viele Antirheumatika sowohl als Salbe zur lokalen als auch als Tablette zur sys-

Tab. 43.1 Überblick über die verschiedenen Arzneimittelformen. ✓ = Vorteil, ✗ = Nachteil. [Fotos: K115, O408, V083, K183, U142]

Arzneimittelform, mögliche Applikationsformen	
Feste Arzneimittelformen	
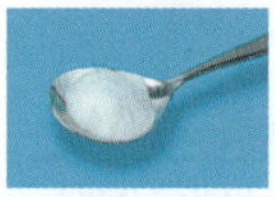	**Pulver:** Sehr fein zerkleinerte, feste Substanzen ✗ Eingeschränkte Haltbarkeit, Dosierung oft ungenau Applikation: Meist lokal zum Auftragen auf die Haut (Puder). Seltener oral (in Flüssigkeit)
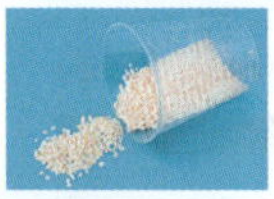	**Granulat:** Grobkörnig zerkleinerte, feste Substanzen ✗ Dosierung oft ungenau Applikation: Meist oral mit Flüssigkeit
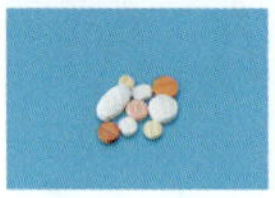	**Tablette:** Fest gepresstes Pulver in meist runder Form ✓ Genaue Dosierung, oft teilbar ✗ Schlecht zu schlucken **Schmelztablette:** Tablette, die im Mund ohne weitere Flüssigkeitszufuhr zergeht ✓ Genaue Dosierung, oft teilbar, Einnahme auch im Liegen/bei Schluckstörungen möglich, schnelle Wirkung; Mundschleimhaut muss ausreichend feucht sein **Brausetablette:** Tablette, die in Wasser aufgelöst wird ✓ Genaue Dosierung, oft teilbar, schnelle Wirkung Applikation: Oral
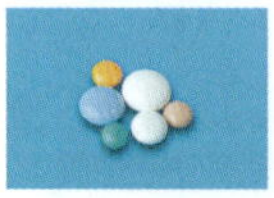	**Filmtablette:** Tablette mit dünnem, nicht aus Zucker bestehendem Überzug ✓ Genaue Dosierung, gut zu schlucken, geschmacksneutral. Teilweise teilbar, teilweise magensaftresistent (Wirkstofffreisetzung im Dünndarm) **Dragee:** Tablette mit Zuckerüberzug, nicht teilbar ✓ Genaue Dosierung, gut zu schlucken, angenehmer Geschmack **Retardtablette:** Tablette mit verzögerter Wirkstofffreisetzung (Wirkung setzt verzögert ein, hält aber länger an), nicht teilbar. Sonst wie Filmtablette Applikation: Oral
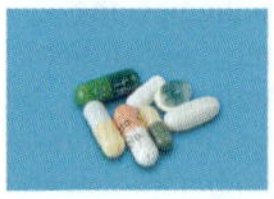	**Kapsel:** Feste oder flüssige Arzneisubstanz in verdaulicher Hülle (Stärke, Hart-, Weichgelatine) ✓ Öffnen oft möglich ✗ Nicht teilbar **Zerbeißkapsel:** Kapsel mit flüssigem Inhalt, die zerbissen wird, sodass der Inhalt über die Mundschleimhaut resorbiert wird ✓ Schnelle Wirkung Applikation: Meist oral, Kapselinhalt kann gelegentlich für ein Inhalat genutzt werden
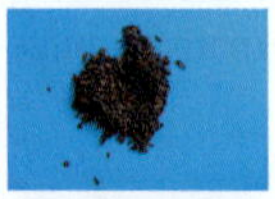	**Tee:** Getrocknete (zerkleinerte) Pflanzenteile (Phytotherapie →43.9) Applikation: Meist oral nach Zubereitung eines Aufgusses mit kochend heißem Wasser
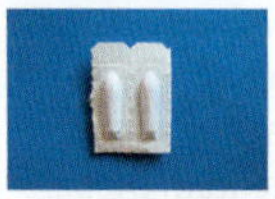	**Zäpfchen** *(Suppositorium):* Wirkstoff in einer Fettgrundlage, die bei Körpertemperatur schmilzt ✗ Effektive Wirkstoffmenge stark schwankend Applikation: Rektal, bei Vaginalzäpfchen vaginal
Gasförmige Arzneimittelformen	
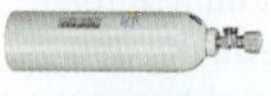	**Gas:** Medizinisches Gas höchster Reinheit Applikation: Pulmonal, z. B. Narkosegase, Sauerstoff
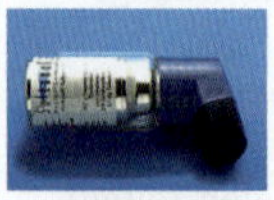	**Aerosol:** Feste oder flüssige (Wirkstoff-)Teilchen in einem Gas schwebend verteilt Applikation: Pulmonal, z. B. Dosieraerosole, Pulverinhalate (→23.5)
Flüssige Arzneimittelformen (dermatologische Lokaltherapeutika →32.4.1)	
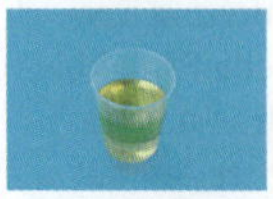	**Lösung:** Fester Wirkstoff, vollständig gelöst in einem Lösungsmittel (z. B. Wasser, Alkohol) Applikation: Kutan, oral, parenteral, zur Inhalation
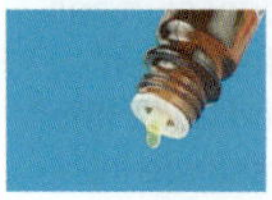	**Tinktur:** Alkoholischer Auszug aus pflanzlichen oder tierischen Stoffen Applikation: Kutan, oral

temischen Therapie erhältlich. Parenteral verabreichte Arzneimittel wirken meist schneller als oral eingenommene Präparate

- *Zustand* und *Wunsch* des Patienten. Die meisten Patienten bevorzugen Tabletten, Dragees oder Kapseln. Ein Patient mit starker Übelkeit aber wünscht vielleicht ein Zäpfchen oder eine Spritze.

Enteral – parenteral

Erfolgt die Arzneimittelgabe wie etwa beim Schlucken einer Tablette über den Magen-Darm-Trakt, spricht man von einer **enteralen Applikationsform** (*griech.* enteral = auf den Darm bezogen). Am häufigsten ist die **orale Applikation.** Auch die rektale Verabreichung, z. B. eines Suppositoriums stellt eine enterale Applikation dar.

Wird der Magen-Darm-Trakt umgangen, z. B. bei einer Injektion, handelt es sich um eine **parenterale Applikationsform** (parenteral = am Darm vorbei).

Nicht verwechseln

Die Applikationsform macht keine Aussage darüber, ob das Arzneimittel lokal oder systemisch wirkt. Zwar werden z. B. nach oraler Applikation die meisten Arzneimittel im Dünndarm resorbiert und wirken dann systemisch. Es gibt aber auch Medikamente, die nach oraler Applikation nicht resorbiert werden und somit eine Lokaltherapie der Magen-Darm-Schleimhäute darstellen.

Tab. 43.1 Überblick über die verschiedenen Arzneimittelformen. ✓ = Vorteil, ✗ = Nachteil. [Fotos: K115, O408, V083, K183, U142] *(Forts.)*

Arzneimittelform, mögliche Applikationsformen	
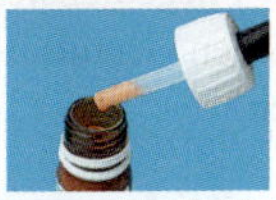	**Suspension:** Aufschwemmung eines festen Wirkstoffs in Flüssigkeit. Vor Gebrauch schütteln! Applikation: Kutan, oral, zur Inhalation
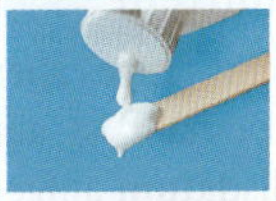	**Emulsion:** Mischung zweier nicht ineinander löslicher Flüssigkeiten, v. a. Öl-in-Wasser- und Wasser-in-Öl-Emulsion Applikation: Kutan, oral
Halbfeste Arzneimittelformen	
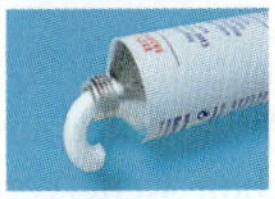	**Salbe:** Wirkstoff eingebettet in streichfähiger Grundmasse auf Fettbasis **Paste:** Salbe mit hohem Puderanteil, dadurch relativ fest **Creme:** Weiche „Salbe“ mit höherem Wassergehalt (Wasser-in-Öl- oder Öl-in-Wasser-Emulsion) **Gel:** Wirkstoff eingebettet in wasserlöslicher Grundmasse Applikation: Kutan, auf Schleimhaut
Sonderformen (Bsp.)	
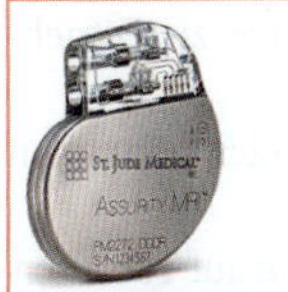	**Implantat:** Dauerhaft in Körperhöhlen oder Organe eingebrachtes (implantiertes) Fremdmaterial Applikation: Operativ, z. B. Herzschrittmacher (→ 21.7.5), „Hormonstäbchen“
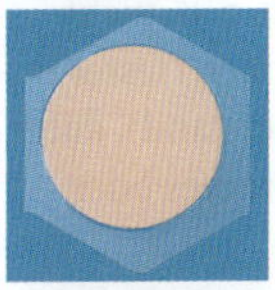	**Transdermales therapeutisches System** *(TTS):* Pflasterartige, selbstklebende Trägerfolie, die auf die Haut geklebt wird und den Wirkstoff kontinuierlich über einen längeren Zeitraum freisetzt. Wirkstoffresorption über die Haut Applikation: Kutan
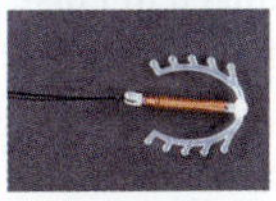	**Intrauterinpessar** *(IUP, Spirale)*, **-system** *(Hormonspirale):* In den Uterus eingelegtes Gebilde aus Kunststoff und Kupfer Applikation: Intrauterin (in der Gebärmutterhöhle)

Tab. 43.2 Die gebräuchlichsten Applikationsformen (Verabreichungsformen) von Arzneimitteln.

Applikationsform	Definition
Bukkal	In die Wangentasche des Mundhöhlenvorhofs
Intraarteriell *(i. a.)*	In eine Arterie (durch Injektion)
Intraartikulär *(i. art.)*	In ein Gelenk (durch Injektion)
Intrakardial	In das Herz (durch Injektion)
Intrakutan *(i. c.)*	In die Haut (durch Injektion)
Intramuskulär *(i. m.)*	In einen Muskel (durch Injektion)
Intraossär *(i. o.)*	In einen Knochen (mittels Spezialkanüle)
Intrathekal *(i. th.)*	In den Liquorraum (durch Injektion)
Intravenös *(i. v.)*	In eine Vene (durch Injektion)
Konjunktival	Auf die Augenbindehaut (z. B. Augentropfen)
Kutan *(epi-, per-, transkutan, transdermal)*	Auf/Durch die Haut (z. B. Salben oder Cremes)
Nasal	In die Nase (z. B. Nasenspray)
Oral *(peroral)*	Durch den Mund (z. B. Schlucken einer Tablette)
Peridural *(epidural)*	In den Epiduralraum (durch Injektion)
Pulmonal	In die tieferen Atemwege (z. B. Inhalate)
Rektal	In den Mastdarm (Rektum, z. B. Zäpfchen)
Subkutan *(s. c.)*	Unter die Haut ins Unterhautfettgewebe (durch Injektion)
Sublingual	Unter die Zunge
Vaginal	In die Scheide (vaginal, z. B. Vaginalsupp.)

43.3.7 Bestellung, Lagerung und Entsorgung von Arzneimitteln

VORSICHT! Arzneimittel sind **potenziell gefährlich.** Durch sorgfältigen Umgang kann sichergestellt werden, dass sie nicht in unbefugte Hände geraten oder ein Patient z. B. durch falsche Dosierung Schaden nimmt.

Bestellung von Arzneimitteln

Alle Arzneimittel werden schriftlich in der Krankenhausapotheke bestellt, heute meist elektronisch. Einige Apotheken können zentral den Medikamentenbestand auf den Stationen feststellen und für die entsprechende Bevorratung sorgen. Grundsätzlich sollen notwendige Anpassungen des Medikamentenbestands an ein verändertes Patientenspektrum (z. B. bei epidemischen Durchfallerkrankungen) schnell und unkompliziert möglich sein. Dies wird u. a. durch die Zusammenarbeit mit großen Zentralapotheken gewährleistet.

Die Bestellmenge wird dem jeweiligen Bedarf angepasst. Der Vorrat auf Station sollte nicht länger als 3–14 Tage reichen, damit der Arzneimittelschrank nicht unübersichtlich wird und Arzneimittel nicht verfallen. Beim Auspacken der bestellten Arzneimittel ist der beiliegende Anforderungsschein mit der Lieferung zu vergleichen.

Besonderheiten in Pflegeeinrichtungen und der ambulanten Pflege

In Pflegeeinrichtungen werden die von niedergelassenen Ärzten verschriebenen Medikamente von der Einrichtung besorgt, *in der ambulanten Pflege* übernimmt dies der Klient selbst oder dessen Angehörige. Sind diese dazu nicht in der Lage, kümmern sich Pflegefachpersonen um die Besorgung. Viele Apotheken liefern die Medikamente auch in die Einrichtung bzw. ins Haus.

Lagerung von Arzneimitteln

! **VORSICHT! Arzneimitteldiebstähle** sind leider häufig. Wichtigste Vorsichtsmaßnahmen:
- Arzneimittelschrank immer abschließen
- Auch das vorbereitete Medikamententablett unter Verschluss nehmen
- Beim Verteilen der Medikamente das Tablett nicht unbeaufsichtigt, z. B. vor dem Patientenzimmer, stehen lassen.

Arzneimittel werden *im Krankenhaus* und *in Pflegeeinrichtungen* in einem **abschließbaren Schrank** gelagert, der immer abgeschlossen sein muss, damit Unbefugte nicht an die Arzneimittel gelangen können. Wird eine Pflegefachperson beim Richten der Arzneimittel weggerufen, muss sie eine andere Pflegende oder einen Arzt mit der Überwachung beauftragen oder alle Arzneimittel einschließlich der bereits gerichteten Arzneimittel in den Schrank zurückräumen und diesen verschließen.

Meist werden *im Krankenhaus* Arzneimittel zur oralen Applikation, Ampullen für die parenterale Anwendung und Zäpfchen getrennt gelagert. Arzneimittel mit späterem Verfallsdatum werden *hinter* die mit baldigem Verfallsdatum einsortiert. Beim Richten wird dann von vorne genommen (**first in – first out,** *alt vor neu*). Angebrochene Packungen werden gekennzeichnet und zuerst verbraucht.

Der Arzneimittelschrank wird mindestens 1-mal monatlich gereinigt und dabei auf verfallene Arzneimittel kontrolliert. Mindestens 2-mal im Jahr kontrolliert ein Krankenhausapotheker die adäquate Lagerung der Arzneimittel. Arzneimittel, die nicht mehr benötigt werden oder kurz vor dem Verfallsdatum stehen, werden an die Apotheke zurückgegeben.

Die **Lagerungstemperatur** für ein Arzneimittel ist aus der Packungsbeilage und/oder der Arzneimittelverpackung ersichtlich:
- Die meisten Arzneimittel (inkl. Zäpfchen) können bei Zimmertemperatur, d. h. bei 15–25 °C, aufbewahrt werden
- Einige Arzneimittel, z. B. viele Impfstoffe, müssen im Kühlschrank bei 2–8 °C lagern. In diesem Kühlschrank dürfen keine Nahrungsmittel aufgehoben werden
- Wenige Arzneimittel (z. B. Fresh frozen plasma → 27.5.8) bedürfen der Tiefkühlung. Sie werden zentral in der Krankenhausapotheke verwahrt und bei Bedarf abgegeben
- Feuergefährliche Stoffe wie Alkohol oder Äther dürfen nicht in der Nähe von Hitzequellen (Heizung) gelagert und müssen vor Sonne geschützt werden (Explosionsgefahr). Sie werden in verschließbaren, bruchsicheren Behältern mit Flammensymbol aufbewahrt
- Einige Arzneimittel müssen vor Licht geschützt werden. Sie dürfen nicht vorzeitig aus der Umverpackung genommen werden, z. B. lichtempfindliche Infusionslösungen wie Aminosäurelösungen.

! **VORSICHT!** Um **Verwechslungen** zu vermeiden, dürfen Arzneimittel nie in andere Gefäße umgefüllt werden, sondern bleiben zusammen mit der Packungsbeilage in der Originalverpackung. Verfallsdatum und Chargennummer dürfen nicht unkenntlich gemacht oder entfernt werden.

Besonderheiten in Pflegeeinrichtungen

In Pflegeeinrichtungen werden Medikamente im Medikamentenschrank *bewohnerbezogen* aufbewahrt, z. B. in einem namentlich gekennzeichneten Fach oder einer Box. Auch auf der Medikamentenpackung wird der Name des Bewohners vermerkt.

Für jeden Bewohner werden zusätzlich folgende Informationen zu den verordneten Medikamenten dokumentiert: Name, Geburtsdatum und Krankenkasse des Bewohners sowie Name, Anschrift und Telefonnummer des verordnenden Arztes und der Lieferapotheke.

Besonderheiten in der ambulanten Pflege

In der ambulanten Pflege sind Medikamente – auch Betäubungsmittel – Eigentum des Klienten, welcher darüber verantwortlich verfügt. Pflegefachpersonen beraten ggf. zur sicheren Aufbewahrung, z. B. wenn Kinder im Haushalt sind.

Eventuell lässt der Klient seine Medikamente in den Räumen des Pflegedienstes lagern. Dann gelten die gleichen Grundsätze wie in Pflegeeinrichtungen.

Haltbarkeit von Arzneimitteln

Die meisten Arzneimittel sind lange, aber nicht unbegrenzt haltbar. Deshalb ist auf allen Packungen das **Verfallsdatum** aufgedruckt, das aber nur für originalverschlossene Arzneimittel gilt.

Ist bei flüssigen Arzneimitteln die Flasche geöffnet oder wurden Arzneimittel aus der Folie gedrückt oder schon weiterverarbeitet (z. B. Antibiotikalösungen aus Pulver und Lösungsmittel), hält sich das Arzneimittel nur noch kurz. Details diesbezüglich sind der Packungsbeilage zu entnehmen.

Verfallene Arzneimittel fallen häufig auf durch:
- Verfärbungen, etwa Flecken auf Tabletten
- Konsistenzveränderungen, z. B. nicht aufschüttelbare Suspensionen (fester Bodensatz mit flüssigem Überstand), aufgeplatzte Oberflächen bei Dragees oder verklebte Kapseln
- Ungewöhnliche Beimengungen in Flüssigkeiten, etwa Trübungen oder Flocken in Infusionslösungen
- Geruchsveränderungen, etwa bei ranzigen Salben.

Auch Arzneimittel, die noch nicht verfallen sind und diese Veränderungen aufweisen, werden entsorgt.

Hat die Pflegefachperson Zweifel, ob das Arzneimittel noch in Ordnung ist, fragt sie den zuständigen Apotheker oder gibt das jeweilige Arzneimittel zur Kontrolle in die Apotheke.

Entsorgung von Arzneimitteln

Nicht benötigte (oder verfallene) Arzneimittel werden *im Krankenhaus* in die Apotheke zurückgeschickt, damit sie – z. B. auf anderen Stationen – vor Ablauf des Verfallsdatums weiterverwendet werden können. Sonderregelungen gelten für Zytostatika (→ 27.5.1) und radioaktive Stoffe.

In der ambulanten Pflege und *in stationären Pflegeeinrichtungen* erfolgt die Entsorgung von Arzneimitteln überwiegend über den Hausmüll in der Restmülltonne (kommunale Vorgaben beachten). Restmüll wird verbrannt, sodass keine Rückstände in der Umwelt bleiben. Wichtig: Arzneimittel nie über das Abwasser (z. B. Toilette, Waschbecken entsorgen) [8].

43.3.8 Zubereiten und Richten von Arzneimitteln

Der Arzt verordnet Arzneimittel schriftlich durch Eintrag in das Dokumentationssystem:

- Arzneimittel mit Namen, Darreichungsform und Konzentration
- Dosierung, bei Bedarfsmedikation neben der Einzeldosis auch die Maximaldosis innerhalb von 24 Std.
- Zeitpunkt der Verabreichung bzw. bei Bedarfsmedikation Anlass der Gabe, Mindestzeitabstand zwischen zwei Gaben
- Evtl. zeitliche Befristung der Gabe.

Richten von Arzneimitteln

Arzneimittel werden *im Krankenhaus* und *in Pflegeeinrichtungen* überwiegend von Pflegefachpersonen gerichtet. Empfehlenswert ist eine Gegenkontrolle durch eine Kollegin, um Fehler rechtzeitig zu entdecken, denn nach wie vor zählen Medikationsfehler zu den häufigsten Behandlungsfehlern im Krankenhaus. Zunehmend werden in Kliniken, Pflegeeinrichtungen und in der ambulanten Pflege die Medikamente auch patientenindividuell verblistert (siehe unten).

Häufig werden Medikamente von einer Pflegefachperson gerichtet und von einer anderen verteilt. Dann haftet jede Pflegende für ihr Tun, d. h. die eine für das Richten, die andere für das Austeilen der Arzneimittel. Dennoch sollte sich eine Pflegende, die nicht selbst gerichtete oder patientenindividuell verblisterte Medikamente verteilt, davon überzeugen, dass es sich um die richtigen Medikamente handelt. Diese Kontrolle setzt voraus, dass die Pflegende die Medikamente eindeutig identifizieren kann, z. B. anhand des Aufdrucks auf der Blisterfolie. Ist dies nicht möglich, hilft im Zweifelsfall ein Vergleich mit dem Medikament in der Originalpackung.

6-R-Regel

Arzneimittel sollten zu einer möglichst ruhigen Zeit und an einem möglichst ruhigen Ort gerichtet werden, damit sich die Pflegefachperson konzentrieren kann. Um folgenschwere „Flüchtigkeitsfehler" zu vermeiden, gilt die **6-R-Regel:**

- **R**ichtiger Patient
- **R**ichtiges Arzneimittel
- **R**ichtige Dosierung/Konzentration
- **R**ichtige Applikationsart
- **R**ichtiger Zeitpunkt
- **R**ichtige Dokumentation, z. B. Abweichungen von der Verordnung.

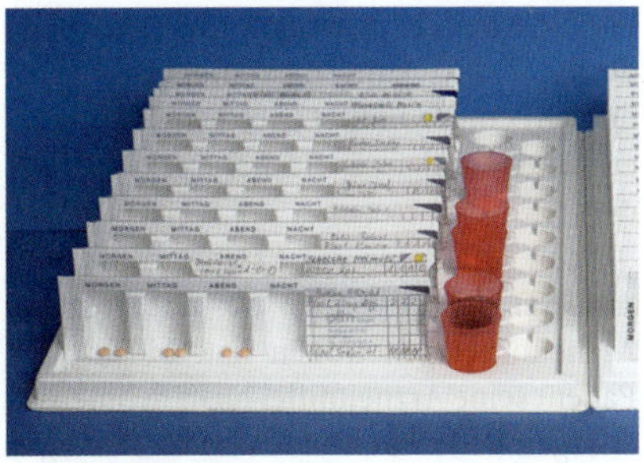

Abb. 43.5 Stationstablett mit Tagesdispensern für die Patienten. Rechts von ihnen können jeweils zwei Mulden pro Patient Medikamentenbecher für Tropfen oder Saft aufnehmen. [K183]

Meist erhält der Patient seinen gesamten Tagesbedarf an Medikamenten in einem **Dispenser** (→ Abb. 43.5). In Pflegeeinrichtungen oder in der ambulanten Pflege kommen auch **Wochendispenser** zum Einsatz, die den Medikamentenbedarf für eine ganze Woche enthalten, in der Regel in Form von sieben **Tagesdispensern.** Auf dem Dispenser steht der *vollständige* Name des Patienten bzw. Bewohners, ggf. mit Zimmernummer. Bei Tropfen wird zunächst ein leerer Medikamentenbecher auf das Medikamententablett gestellt, auf dem der Name des Patienten vermerkt ist. Der Becher wird erst unmittelbar vor Verabreichung mit den Tropfen und etwas Wasser gefüllt.

Grundregeln für das Richten von Arzneimitteln sind:

- Vor jedem Umgang mit Arzneimitteln Arbeitsflächen und Hände desinfizieren, die Dispenser werden nach Hygieneplan gespült bzw. desinfiziert
- Arzneimittel aus der bereits angebrochenen Packung oder aus der Packung mit dem kürzesten Verfallsdatum nehmen
- Arzneimittel 3-mal auf seine Richtigkeit überprüfen: beim Herausholen der Packung aus dem Schrank, bei der Entnahme der jeweiligen Dosis und beim Zurückstellen der Packung
- Arzneimittel auf Aussehen und Geruch kontrollieren
- Eingeschweißte (verblisterte) Arzneimittel möglichst in ihrer Folie lassen, damit eine nochmalige Kontrolle vor dem Verabreichen möglich ist
- Arzneimittel nicht mit der bloßen Hand berühren
- Arzneimittel in der Originalverpackung an ihren ursprünglichen Platz zurückstellen und fehlende oder in Kürze ausgehende Arzneimittel neu bestellen. Packungsbeilage in der Arzneimittelpackung belassen, bis die letzte Tablette aufgebraucht ist
- Nach dem Richten der Arzneimittel das Tablett bis zum Austeilen in den Arzneimittelschrank stellen und verschließen.

Patientenindividuelles Verblistern

Insbesondere ältere Menschen in der häuslichen Umgebung sind häufig mit dem Richten ihrer Medikamente überfordert. Für sie ist – neben Richten der Medikamente durch Angehörige oder einen Pflegedienst – **patientenindividuelles Verblistern durch die Apotheke** eine Möglichkeit. Verblisterung erfolgt immer häufiger auch in Krankenhausapotheken und für Bewohner in Pflegeeinrichtungen, um Fehler zu minimieren und Kosten zu sparen.

In der Apotheke werden *feste* Arzneimittel entsprechend der Arztanordnung aus den Originalverpackungen entnommen und in Durchdrückblister oder Endlosschlauchbeutel verpackt. Je nach Erfordernissen werden Einzeldosen **(Unit-dose-Versorgung)** oder Tages-, Wochen- bzw. Monatsblister (**Multi-dose-Versorgung** → Abb. 43.6) hergestellt. Bei Letzteren werden alle zu einem Zeitpunkt einzunehmenden Medikamente in eine Mulde der Blisterkarte bzw. ein Segment des Schlauchbeutels eingeschweißt. Auf der Folie sind u. a. Patientenname, Arzneimittel und Dosierung aufgedruckt. Manche, z. B. flüssige, lichtempfindliche oder kühlschrankpflichtige Medikamente können nicht verblistert werden.

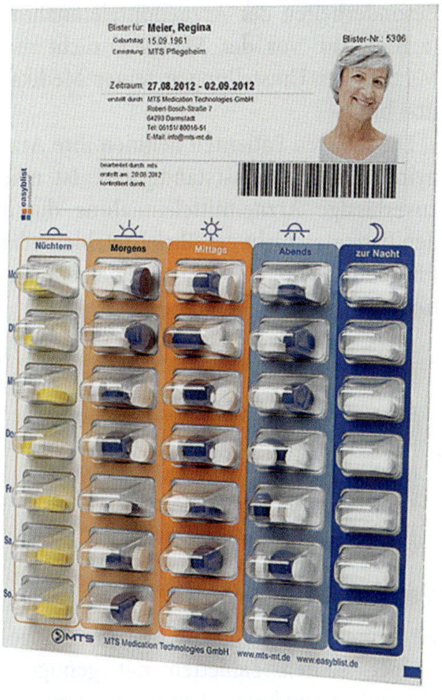

Abb. 43.6 Mehrdosis-Durchdrückblister, hier ein Wochenblister mit fünf Einnahmezeitpunkten täglich. [U348]

Die rechtlichen Grundlagen für die Verblisterung sind im Arzneimittelgesetz geregelt.

Haftung
Die Verblisterung stellt eine Arzneimittelherstellung dar. Bei fehlerhafter Verblisterung haftet demnach die Apotheke. Besteht ein Versorgungsvertrag zwischen einer externen Apotheke und einer Pflegeeinrichtung, haftet auch der Heimträger, wenn er die Verblisterung auf die Apotheke übertragen hat. Die Apotheke ist in diesem Fall als „Erfüllungsgehilfe" tätig.
Bei fehlerhafter Medikamentenentnahme und Verabreichung durch Pflegende haften der Einrichtungsträger und die Pflegefachperson.

43.3.9 Verabreichung von Arzneimitteln

Besonderheiten im Umgang mit Arzneimitteln in der Psychiatrie → 38.3.5
Applikation von Augentropfen und -salben → 35.1.5
Dermatologische Lokaltherapeutika und Durchführung → 32.4.1, → 32.4.2
Verabreichen von Dosieraerosolen → 23.5
Applikation von Salben und Tropfen in Nase und Ohr → 36.1.2
Vaginaltherapeutika → Pharma-Info 34.2

Beim Austeilen der Arzneimittel weisen Pflegefachpersonen den Patienten ggf. auf Besonderheiten der Arzneimitteleinnahme (z. B. 1 Std. vor der Mahlzeit, nicht mit Milch) oder Umstellungen seiner Medikation hin.

Die meisten Patienten nehmen ihre Arzneimittel dann selbstständig ein. Ist eine zuverlässige Arzneimitteleinnahme durch den Patienten nicht gewährleistet, bleibt die Pflegende während der Einnahme beim Patienten.

Informiert sein motiviert
Gut über ihre Arzneimittel informierte Patienten sind auch über den Krankenhausaufenthalt hinaus eher zu einer konsequenten Einnahme bereit.

Verabreichung von Tabletten

Ist keine Flüssigkeitseinschränkung angeordnet, sollten Tabletten mit genügend Flüssigkeit (am besten Leitungswasser) eingenommen werden, da sie dann besser geschluckt werden können. Präparatespezifische Einschränkungen sind auch in der Packungsbeilage vermerkt. Beispielsweise dürfen Tetrazykline nicht mit Milch(produkten) eingenommen werden, da das dort enthaltene Kalzium die Resorption behindert.

Beim Abräumen des Essenstabletts kontrollieren die Pflegenden, ob der Patient die Arzneimittel genommen hat. Möchte ein Patient seine Arzneimittel nicht nehmen, so erfragen sie seine Gründe und verständigen den Arzt, zwingen aber den Patienten auf keinen Fall zum Einnehmen. Zweifel von Patienten an der Richtigkeit der Medikamente (z. B. „Gestern hatte ich aber keine rote Tablette") müssen ernst genommen und überprüft werden.

Verabreichung von Arzneimitteln über enterale Sonde

Bei Patienten, die eine enterale Sonde zur Ernährung (→ 7.7) haben oder schlecht schlucken können, müssen vor der Arzneimittelgabe mögliche, spezielle Vorgehensweisen mit dem Arzt oder Apotheker geklärt werden:

- Welche Medikamente müssen unbedingt über die enterale Sonde verabreicht werden und welche können durch andere Applikationsformen, z. B. Suppositorium, ersetzt werden?
- Welche festen Arzneimittel können durch flüssige Formen, z. B. Tropfen, ersetzt werden?
- Welche Tabletten, Dragees, Kapseln dürfen zermörsert bzw. geöffnet werden? Insbesondere bei magensaftresistenten oder Retard-Präparaten (→ Tab. 43.1) kann dies zu erheblicher Resorptionsveränderung führen.

Mörsern von Tabletten
- Arzneimittel sollen nur im Ausnahmefall gemörsert werden, besser in Wasser auslösen (suspendieren)
- Zum Mörsern spezielle Tablettenmörser mit glatter Oberfläche verwenden, damit das Tablettenpulver nicht haften bleibt
- Müssen mehrere Arzneimittel gemörsert bzw. aufgelöst werden, muss das einzeln geschehen. Das Vermischen verschiedener Arzneimittel stellt die Herstellung eines neuen Arzneimittels dar und ist verboten.

VORSICHT! Nicht gemörsert werden dürfen:
- **Magensaftresistente Arzneimittel.** Durch die Zerstörung des magensaftresistenten Überzugs kann der Wirkstoff durch die Magensäure zerstört werden oder der Wirkstoff wirkt nachteilig auf die Magenschleimhaut. Für diese Wirkstoffe stehen **MUPS** *(Multi unit pellet system, Mikropellets)* zur Verfügung. Diese dürfen in Wasser aufgelöst, aber nicht gemörsert werden.
- **Retard- oder Depotarzneimittel.** Durch die Zerstörung des speziellen Überzugs, der den Wirkstoff über viele Stunden langsam freigibt, wird der Wirkstoff auf einmal frei, was zu einer Überdosierung führt und später zu einer Unterdosierung [9].

Arzneimittel über die Sonde verabreichen

- Patienten informieren und in eine aufrechte Position bringen
- Materialien vorbereiten: verordnete Arzneimittel, 50–100 ml Spritze, lauwarmes abgekochtes Wasser, evtl. Mörser mit Pistil [10]
- Arzneimittel in Wasser auflösen: Tropfen in ca. 15 ml Wasser, visköse Säfte in ca. 30 ml Wasser, gemörserte bzw. aufgelöste Tabletten in ca. 15 ml
- Arzneimittel applizieren: Sonde mit ca. 30 ml abgekochtem Wasser durchspülen, aufgelöstes Arzneimittel in die Sonde einspritzen, Sonde nach jeder Eingabe eines Arzneimittels mit ca. 10 ml Wasser durchspülen, zum Abschluss Sonde mit ca. 30 ml Leitungswasser durchspülen

Medikamente werden grundsätzlich getrennt von der Sondenkost gegeben, da manche Medikamente zum Ausflocken der Sondenkost führen und die Sonde verstopfen kann.

Ggf. die verabreichten Milliliter Wasser in der Flüssigkeitsbilanz berücksichtigen.

VORSICHT! Bei **Fehlern in der Arzneimittelgabe** muss *sofort* der Arzt verständigt werden, damit der Schaden für den Patienten möglichst gering bleibt. Aus Angst und Scham zu schweigen in der Hoffnung, „dass nichts passiert", ist unverantwortlich.

Anwendung transdermaler therapeutischer Systeme (TTS)

- Hautstelle auswählen, TTS (→ Tab. 43.1) nur auf intakte Haut
- Bei starker Behaarung Haare kürzen
- Haut mit Wasser (ohne Seife o. Ä.) reinigen und abtrocknen, keine Hautlotionen, Öle u. Ä. benutzen
- Pflaster nur zerschneiden, wenn das laut Herstellerangaben ausdrücklich erlaubt ist. Keine beschädigten TTS verwenden
- Klebefolie nicht berühren, da auch sie wirkstoffhaltig ist, TTS ca. 30 Sek. andrücken
- Hautbezirk vor starker Wärme schützen, da diese die Resorption erhöht und somit zur Überdosierung führen kann. Du-

schen und baden bei einer Wassertemperatur von max. 37 °C sind möglich, jedoch sollte möglichst keine Seife an den beklebten Bereich gelangen
- Beim Wechsel zuerst altes TTS entfernen, dann neues aufkleben. Anwendungsort möglichst wechseln.

VORSICHT! Ein **abgelöstes Pflaster** kann durch Überkleben mit „normalem" Pflaster wieder fixiert werden.

Arzneimittelgabe bei Kindern

In der Regel wird versucht, „kinderfreundliche" Formen eines Arzneimittels anzubieten. Ein Saft ist leicht zu schlucken und sieht meist hübsch aus. Zäpfchen sind v. a. für Säuglinge gut geeignet. Ältere Kinder nehmen ihre Medikamente selbstständig unter Aufsicht ein. Verweigert das Kind die Arzneimittelgabe, wird der Arzt informiert.

Arzneimittelgabe bei Kindern

Folgende Regeln erleichtern die Arzneimittelgabe bei Kindern:
- Einfach, kurz und kindgerecht erläutern, warum die Medizin wichtig ist und wie sie eingenommen wird
- Ehrlich sein, nichts Falsches versprechen wie z. B. „Das schmeckt gut" oder „Die Spritze tut gar nicht weh"
- Praktische Hilfestellung bei der Einnahme anbieten, z. B. eine Tablette weit hinten in den Mund schieben
- Verständnis zeigen für die Sorgen und Ängste des Kindes („Es ist in Ordnung, wenn du weinen musst")
- Zeitpunkt der Medikation – soweit medizinisch vertretbar – individuell wählen. Manche Kinder nehmen ihre Medikamente z. B. lieber in Anwesenheit der Eltern
- Rasch und entschlossen handeln, keine langen Vorbereitungen vor den Augen des Kindes, z. B. Spritze außerhalb der Sichtweite des Kindes aufziehen
- Dem Kind nicht die Wahl lassen, ob es das Arzneimittel will oder nicht, ihm allerdings Mitspracherecht zu Details der Arzneimittelgabe einräumen, etwa mit welcher Flüssigkeit es das Arzneimittel nimmt
- Nach einer schwierigen Einnahmesituation das Kind loben
- Kind auf Nebenwirkungen des Medikaments beobachten.

Verabreichung von Säften und Tropfen

- Arzneimittel niemals direkt in eine Trinkflasche des Kindes geben. Es könnte durch die Nahrung verändert werden und wenn das Kind einen Rest in der

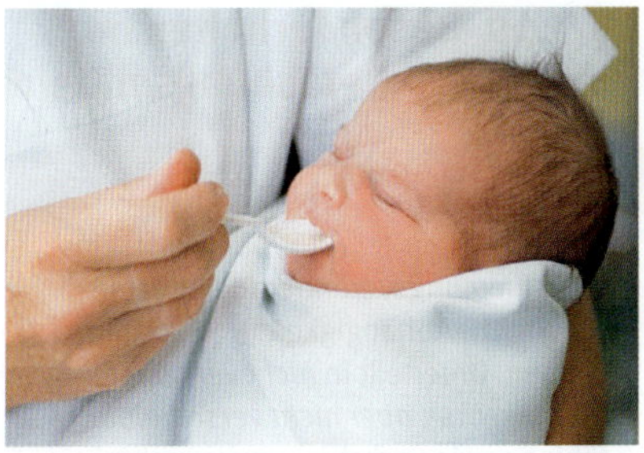

Abb. 43.7 Arzneimittelgabe beim Säugling. Die Pflegende führt den Löffel an die Lippen des Säuglings und lässt in dem Augenblick, wenn er zu saugen beginnt, die Flüssigkeit in den Mund hineinlaufen. [K115]

Flasche lässt, ist unklar, wie viel es von dem Arzneimittel tatsächlich aufgenommen hat
- Arzneimittel immer mit einem Löffel (→ Abb. 43.7), einem Medikamentenbecher oder einer Spritze eingeben: Bittere Tropfen evtl. auf einem Stück Würfelzucker verabreichen oder mit gesüßten Flüssigkeiten mischen. Hierfür werden möglichst wohlschmeckende, nicht alltägliche Flüssigkeiten gewählt. Manche Kinder lehnen z. B. Milch oder Wasser längere Zeit ab, wenn sie/es einmal (unangenehm) anders geschmeckt hat
- Kind evtl. durch interessante Becher oder Behältnisse dazu bewegen, auch unangenehm schmeckende Medikamente zu nehmen. Manchen Kindern macht es z. B. Spaß, sich Saft in den Mund zu „spritzen".

Verabreichung von Tabletten

- Tablette auf einen Löffel geben und mit Flüssigkeit auflösen. Bei Tabletten, die sich nicht auflösen, klären, ob Zermörsern erlaubt ist
- Tabletten zur Rachitisprophylaxe (z. B. D-Fluoretten®) dem Säugling in die Wangentasche legen, die Tabletten lösen sich dort auf
- Evtl. Tee oder Saft nachtrinken lassen.

Verabreichung von Suppositorien (Zäpfchen)

- Säuglinge und Kleinkinder wie zum Fiebermessen lagern (auf den Rücken legen, Beine im Gabelgriff festhalten → Abb. 5.10). Größere Kinder und Erwachsene auf die Seite legen lassen, Intimsphäre wahren
- Schutzhandschuh oder wenigstens Fingerling anziehen
- Suppositorium erst unmittelbar vor dem Einführen aus der Umhüllung nehmen
- Kein Gleitmittel wie z. B. Vaseline verwenden, da die Resorption der Arzneistoffe beeinflusst werden könnte. Bei empfindlichen Patienten das Suppositorium für kurze Zeit in der Hand erwärmen, sodass die äußere Schicht anschmilzt und das Suppositorium gleitfähiger wird
- Suppositorium mit der Spitze voran weit in das Rektum schieben. Nur bei lokaler Anwendung (z. B. bei Hämorrhoiden) das Suppositorium direkt hinter den äußeren Schließmuskel platzieren. Bei Säuglingen und Kleinkindern Pobacken noch 1–2 Min. zusammenhalten. Ältere Kinder und Erwachsene können das Suppositorium nach Anweisung evtl. selbst einführen.

Arzneimittelgabe in der ambulanten Pflege

VORSICHT! Ältere Menschen wehren sich häufig gegen Veränderungen der Medikamentenverordnung, insbesondere, wenn sie über Jahre hinweg bestimmte Medikamente gewohnt sind. Eine patientengerechte Information ist daher besonders wichtig.

In der ambulanten Pflege muss sich die Arzneimittelgabe in das Umfeld und die Organisation des Klienten und seiner Familie einfügen:
- Evtl. mit dem Hausarzt eine Umstellung von Arzneimitteln auf eine Applikationsform, die der ältere Mensch handhaben kann, besprechen
- Gemeinsam mit dem Klienten einen „Stammplatz" für die Medikamente suchen, z. B. eine gut sichtbare Schachtel auf dem Esstisch, ein Medikamentenschränkchen im Bad. Dieses enthält die verordneten Medikamente sowie eine gut lesbare Verordnungsliste, ggf. mit Hinweisen auf Besonderheiten bei der Einnahme
- Bei Bedarf Unterstützung bei der Arzneimitteleinnahme mit der Familie besprechen, ggf. muss der ambulante Pflegedienst die Verabreichung komplett übernehmen
- Gibt es keine Bezugspersonen, ggf. die Arzneimittel gemeinsam mit dem Klienten für den Zeitraum bis zum nächsten Besuch richten, ggf. auch verblistert durch die Apotheke. Dabei darauf achten, ob der ältere Mensch Arzneimittelflaschen, besonders solche mit Sicherheitsverschluss, öffnen kann. Falls nicht, den Original- gegen einen alternativen Verschluss, z. B. einen Weinflaschenverschluss austauschen.

SPICKZETTEL

Umgang mit Arzneimitteln

- Korrekte Lagerung beachten: Verschlossen, bei richtiger Temperatur, ggf. lichtgeschützt, in Originalverpackung, Beipackzettel belassen, first in – first out.
- Haltbarkeit beachten, auf Veränderungen kontrollieren.
- Vorrat kontrollieren, ggf. nachbestellen bzw. verordnen lassen.

Richten von Arzneimitteln:

- Händedesinfektion, saubere Arbeitsfläche.
- Nach den 6 Rs.
- In geeignetem Behältnis, z. B. Tagesblister.

Verabreichung und Beobachtung:

- Verabreichung abhängig von der Patientensituation und Applikationsart, z. B. unter Aufsicht verabreichen, über enterale Sonde, Besonderheiten bei Kindern.
- Auf Wirkung und mögliche Nebenwirkungen beobachten, Patienten nach Befinden fragen, kontrollieren, ob Arzneimittel eingenommen wurden.

43.3.10 Besonderheiten im Umgang mit Betäubungsmitteln

DEFINITION

Betäubungsmittel *(BtM)*: Bewusstseins- und stimmungsverändernde Substanzen, die zu Abhängigkeit (→ 38.8) führen können. Unterteilt in *nicht verkehrsfähige, verkehrs-, aber nicht verschreibungsfähige* sowie *verkehrs- und verschreibungsfähige Betäubungsmittel.* Letztere werden in der Medizin v. a. zur Bekämpfung schwerer Schmerzen eingesetzt (Opioid-Analgetika → Pharma-Info 13.2).

Um zu verhindern, dass Unbefugte Zugang zu Betäubungsmitteln erlangen, wurden in der **Betäubungsmittel-Verschreibungsverordnung** *(BtMVV)* und im **Betäubungsmittelgesetz** *(BtMG)* strenge Vorschriften im Umgang mit Betäubungsmitteln festgelegt:

- Die Verordnung von Betäubungsmitteln ist nur auf einem dreiteiligen amtlichen Formular möglich, dem **Betäubungsmittelrezept** *(BtM-Rezept).* Teil I und II werden der Apotheke vorgelegt, die Teil I 3 Jahre archiviert. Teil II gibt sie weiter an den Kostenträger. Teil III bleibt beim verordnenden Arzt, er muss ihn 3 Jahre aufbewahren. Für die BtM-Anforderung im Krankenhaus gibt es spezielle **Betäubungsmittelanforderungsscheine.** Die verordnenden Ärzte und ihre Rezepte werden vom Bundesinstitut für Arzneimittel und Medizinprodukte registriert
- Alle Arzneimittel, die unter das Betäubungsmittelgesetz fallen, müssen in Kliniken und Pflegeeinrichtungen getrennt von den übrigen Arzneimitteln unter *ständigem* Verschluss aufbewahrt werden. Dafür besitzen die stationsüblichen Arzneimittelschränke ein separates, zusätzlich abschließbares Fach. Die Schichtleitung trägt den Schlüssel für dieses Fach stets bei sich und ist für seine sichere Aufbewahrung verantwortlich
- In diesem Extrafach werden auch das **Betäubungsmittelbuch** (mit fortlaufend nummerierten Seiten) oder die **Betäubungsmittelkarten** (→ Abb. 43.8) aufbewahrt. Dort sind alle auf der Station vorrätigen Betäubungsmittel mit Bezeich-

Bezeichnung[1)] des Betäubungsmittels: Morphin 10mg Amp.		Nachweispflichtiger Teilnehmer (Name oder Firma und Anschrift der Apotheke bzw. tierärztlichen Hausapotheke, Name und Anschrift - des Arztes, Zahnarztes bzw. Tierarztes - des Krankenhauses bzw. der Tierklinik und Bezeichnung der Teileinheit)			MARIENSTIFT – STAT. C3 HAUPTSTR. 12 99999 BEISPIELHAUSEN		Lfd. Nr. der Karte 13 (für das bezeichnete Betäubungsmittel)
Datum des Zugangs bzw. des Abgangs	Bei Zugang: Name oder Firma und Anschrift des Lieferers oder sonstige Herkunft. Bei Abgang: Name oder Firma und Anschrift des Empfängers oder sonstiger Verbleib	Zugang (In g, mg, ml oder Stück)	Abgang (In g, mg, ml oder Stück)	Bestand (In g, mg, ml oder Stück)	Name und Anschrift des Arztes, Zahnarztes bzw. Tierarztes[2)]	Nummer des Betäubungsmittelrezeptes oder Betäubungsmittelanforderungsscheines[3)]	Datum der Prüfung und Namenszeichen des i.S. der BtMVV verantwortlichen Arztes, Zahnarztes, Tierarztes bzw. Apothekers
			Übertrag ▸	19			
1.5.22	Müller, Karl		1	18	Dr. Lothar 14³⁰ H. Markus		
3.5.22	Friedrichs, Ernst		1	17	Herberger 7¹⁵ Stefanie Groß		
~~04/05/22~~	~~MEYER, HILDEGARD~~		~~1~~	~~16~~	~~HERBERGER 9¹⁵ KAI BECKER~~	Gestrichen. Zeugen: S. Peters	K. BECKER
7.5.22	Müller, Karl		1	16	Dr. Semmelweis 8³⁰ Peter Maier		
7.5.22	Schmitt, Petra		1	15	Dr. Semmelweiß 10¹⁵ Marthe Roß		
7.5.22	Adler-Apotheke	20		35	13⁰⁰ Peter Maier	X 123456-78	8/5/18 Mustermann
8.5.22	Naumann, Willy		1	34	Herberger 21⁴⁰ Doris Mank		
			Übertrag ▸				

1) Bei Fertigarzneimitteln Arzneimittelbezeichnung, Darreichungsform, Bezeichnung und Gewichtsmenge – bei homöopathischen Arzneimitteln statt dessen Verdünnungsgrad – des enthaltenen Betäubungsmittels je Packungseinheit bzw. je abgeteilte Form.

2) Nicht erforderl., wenn mit der Angabe unter „Nachweispflichtiger Teilnehmer" identisch.

3) In Apotheken im Falle der Abgabe auf Verschreibung, in Krankenhäusern und Tierkliniken im Falle des Erwerbs auf Verschreibung.

Abb. 43.8 BTM-Karte, in die alle aus der Apotheke gelieferten und auf der Station verabreichten oder verworfenen Betäubungsmittel eingetragen werden. Die Betäubungsmittel-Verschreibungsverordnung sieht vor, dass der Name des verschreibenden Arztes dokumentiert wird und BtM-Zugänge mit der Nummer des Betäubungsmittelanforderungsscheins zu versehen sind. [W329]

nung, Darreichungsform und Menge verzeichnet. Ändert sich der Bestand (durch Lieferung aus der Apotheke, Abgabe an einen Patienten), wird das Betäubungsmittelbuch oder die -karte aktualisiert: Datum, Uhrzeit, vollständiger Patientenname, Art und Menge des entnommenen Betäubungsmittels, verordnender Arzt sowie oft auch entnehmende Pflegefachperson. Auch zu Bruch gegangene Ampullen werden protokolliert (möglichst mit Zeugen, um falschen Verdächtigungen vorzubeugen).
Bei Schreibfehlern wird das falsch geschriebene Wort *einmal* durchgestrichen (→ Abb. 43.8). Auf keinen Fall dürfen Seiten herausgerissen oder Korrekturen vorgenommen werden, die das Geschriebene völlig unkenntlich machen (z. B. durch Tipp-Ex®). Das Betäubungsmittelbuch darf auch elektronisch geführt werden, sofern eine nachträgliche Manipulation der Daten ausgeschlossen ist und Ausdrucke entsprechend der gesetzlichen Vorschriften möglich sind
- Der BtM-Bestand und das BtM-Buch bzw. die BtM-Karten werden regelmäßig vom dafür zuständigen Arzt kontrolliert. Die Kontrolle wird durch Unterschrift dokumentiert.

43.4 Injektionen

43.4.1 Überblick

DEFINITION

Injektion: *Einspritzen* von sterilen Arzneimitteln in den Körper mit einer Spritze und einer Hohlnadel. Im Gegensatz zur *Infusion* (→ 43.5) wird das Arzneimittel innerhalb von Sekunden bis zu wenigen Minuten verabreicht.

VORSICHT! Eine Injektion darf **nur mit Einverständnis des Patienten** verabreicht werden (→ 43.2). Ordnet der Arzt eine Injektion an, können die Pflegenden grundsätzlich davon ausgehen, dass der Patient sich nach ausreichender Aufklärung einverstanden erklärt hat. Verweigert der Patient eine Injektion, darf trotz vorhergehenden Einverständnisses nicht gegen seinen Willen gehandelt werden.

Delegation und Substitution → Abb. 48.7

Alle **Injektionen** müssen vom Arzt *verordnet* werden.

Die *Durchführung* kann bei einem Teil der Injektionen an die Pflegenden delegiert werden, die dann auch die **Durchführungsverantwortung** übernehmen.

Für die subkutane (s. c.) und intramuskuläre (i. m.) Injektion erwerben Pflegefachpersonen durch ihre dreijährige Ausbildung **Handlungskompetenz** *(Durchführungskompetenz)*. Auf ärztliche Anordnung übernehmen sie die Durchführung dieser Injektionen eigenverantwortlich.

Andere Injektionen, insbesondere intravenöse (i. v.) Injektionen, dürfen vom Arzt nur an Pflegende mit spezieller Weiterbildung (z. B. Anästhesie-, Intensivpflege) delegiert werden.

Eine dritte Gruppe von Injektionen, etwa die intraarterielle (i. a.) Injektion, wird ohne Ausnahme vom Arzt durchgeführt.

S. c.-Injektionen, die wiederholt nötig sind (z. B. Insulin, Heparin), können durch den Patienten selbst oder seine Angehörigen verabreicht werden. Die Schulung des Patienten bzw. seiner Angehörigen zur Selbstinjektion fällt in der Regel ebenfalls in den Aufgabenbereich der Pflegenden (→ 26.6.8, → 40.3.2).

Arten von Injektionen

Die verschiedenen **Injektionsarten** werden durch das Gewebe bezeichnet, in das injiziert wird (→ Tab. 43.3, → Abb. 43.9).

Tab. 43.3 Verschiedene Injektionsarten.

Injektionsart	Gewebe/Struktur
Intraarteriell *(i. a.)*	Arterie
Intraartikulär *(i. art.)*	Gelenk
Intrakardial	Herz
Intrakutan *(i. c.)*	Haut
Intramuskulär *(i. m.)*	Muskel
Intraossär *(i. o.)*	Knochen
Intrathekal *(i. th.)*	Liquorraum
Intravenös *(i. v.)*	Vene
Subkutan *(s. c.)*	Unterhaut = Subkutis

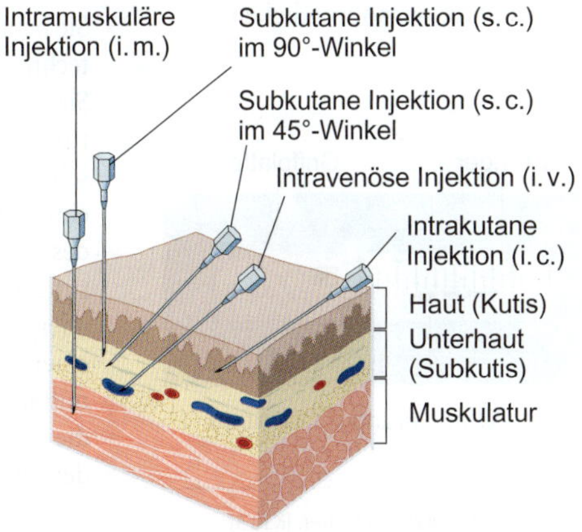

Abb. 43.9 Injektionen. Subkutane, intramuskuläre und intravenöse Injektion sind die häufigsten Injektionsarten. [L190]

Vorteile von Injektionen

Vorteile von Injektionen sind:
- **Schneller Wirkungseintritt.** Innerhalb von Sekunden bei der i. v.- und i. a.-Injektion, 10–15 Min. bei der i. m.-Injektion (verzögert bei öligen Injektionslösungen) und 20–30 Min. bei der s. c.-Injektion
- **Kein Wirkstoffverlust.** Durch die parenterale Verabreichung werden Wirkstoffverluste vermieden, die bei der oralen Gabe infolge Resorptionsstörungen oder Inaktivierung durch Verdauungsenzyme auftreten
- **Hohe Konzentration am Wirkort.** Beispielsweise können mit der intraartikulären (i. art.) Injektion Arzneimittel direkt an den Ort des Geschehens gebracht werden
- **Exakte Dosierbarkeit.** Während z. B. Tabletten oder Dragees schwer oder gar nicht zerteilt werden können, kann von einer Injektionslösung jede beliebige Menge entnommen werden
- **Bessere Steuerung von Wirkungseintritt und -dauer.** Durch die Auswahl von Injektionsart und Injektionslösung (z. B. Depotpräparate) können Wirkungsbeginn und Wirkdauer beeinflusst werden
- **Vermeiden von Magen-Darm-Beschwerden.** Durch die Umgehung des Magen-Darm-Trakts wird die bei oraler Applikation häufige Schleimhautschädigung vermieden. Sind die Beschwerden (z. B. Übelkeit) allerdings Folge der *systemischen* Wirkung des Arzneimittels, können sie auch durch eine parenterale Gabe nicht verhindert werden
- **Unabhängigkeit von den Ressourcen des Patienten.** Eine parenterale Arzneimittelgabe ist auch möglich bei Bewusstlosen, Patienten mit Schluckstörungen oder desorientierten Patienten.

Komplikationen von Injektionen

Unverträglichkeitsreaktionen

Unverträglichkeitsreaktionen, z. B. allergische Reaktionen, zeigen sich v. a. durch Hautrötung, Juckreiz oder Hautausschlag, Kopf-, Gelenk- und Gliederschmerzen, Unruhe, Angst, Übelkeit, Erbrechen, Temperaturanstieg, Hitzewallungen/Schweißausbruch, Atemnot sowie Tachykardie und Blutdruckabfall bis hin zum Schock. Diese Reaktionen können nach *jeder* Arzneimittelgabe, egal in welcher Form, auftreten, sind aber nach parenteraler Gabe ausgeprägter und setzen schneller – oft ohne Vorboten – ein.

Folgen einer falschen Injektionstechnik

Folgen einer **falschen Injektionstechnik** treten auf:

- Bei irrtümlicher s. c.- statt i. m.-Injektion, z. B. zu kurzer Kanüle bei adipösen Patienten → Schmerzen, verlängerte Resorptionszeit mit verzögertem Wirkungseintritt und verlängerter Wirkungsdauer, Gewebenekrose
- Bei irrtümlicher i. m.- statt s. c.-Injektion, z. B. zu langer Kanüle bei kachektischen Patienten → beschleunigte Resorption mit schnellerem Wirkungseintritt und verkürzter Wirkdauer
- Beim Durchstechen des Gefäßes durch falsche i. v.-Injektionstechnik oder nicht ausreichend lange und intensive Kompression der Einstichstelle → Einblutungen in das Gewebe mit Hämatombildung und Schmerzen
- Bei irrtümlicher Injektion eines Arzneimittels neben die Vene in das umliegende Gewebe (paravenös) → Schmerzen, Nervenschädigungen, Gewebenekrosen
- Bei irrtümlicher i. a.-Injektion eines nicht dafür geeigneten Arzneimittels → evtl. dramatisches Bild mit Schmerzen, Gefäßverschluss, Ischämie, Nekrosen bis hin zur Amputationsnotwendigkeit

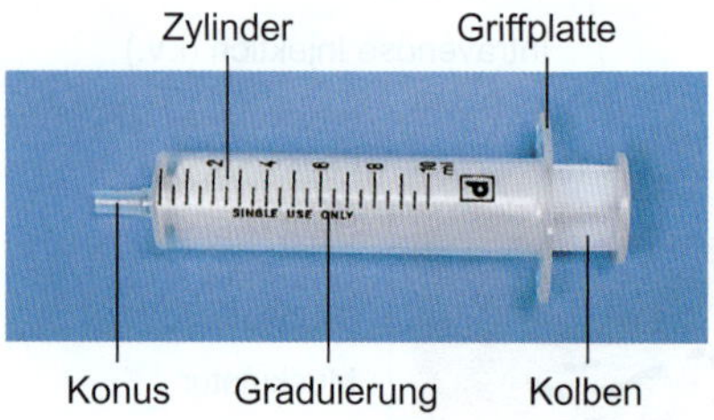

Abb. 43.10 Einwegspritze nach Luer. [K115]

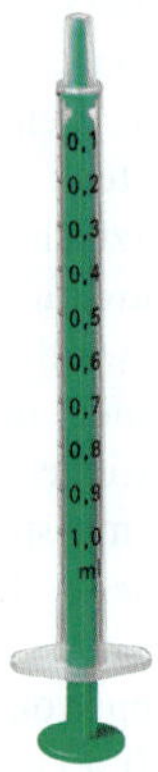

Abb. 43.11 Feindosierungsspritze (Tuberkulinspritze) mit 0,01-ml-Skalierung. Der sog. Spardorn auf dem Kolben verhindert, dass Medikamentenreste im Konus der Spritze verbleiben. [U223]

- Bei Verletzung eines Nervs oder Injektion in die unmittelbare Nähe eines Nervs → Nervenschädigung, neurologische Ausfälle, Schmerzen
- Bei Missachtung der Hygienevorschriften, z. B. bei nicht korrekter Hände- oder Hautdesinfektion oder Rekontamination des bereits desinfizierten Injektionsorts durch erneutes Palpieren → lokale Infektionen (z. B. Spritzenabszess), Sepsis, Schmerzen.

43.4.2 Vorbereitung einer Injektion

Anforderungen an die Pflegefachperson

- Die Pflegefachperson wurde vom Arzt mit der Durchführung beauftragt
- Sie kennt Indikationen, Kontraindikationen, Wirkungen und mögliche Nebenwirkungen des Arzneimittels. Ist dies nicht der Fall, so muss sie sich zunächst darüber informieren. Kann sie die fehlende Information nicht einholen, muss sie die Injektion ablehnen
- Sie beherrscht die geforderte Injektionstechnik
- Sie kann erkennen, wenn die Durchführung der Verordnung zu gefährlich erscheint oder sich verbietet. Hier sind z. B. eine zwischenzeitliche Verschlechterung des Allgemeinzustands, die Verweigerung der Injektion durch den Patienten oder Unverträglichkeitsreaktionen nach einer früheren Injektion dieses Arzneimittels zu nennen. In diesen Fällen muss die Pflegefachperson die Durchführung der Injektion ablehnen.

Vorbereitung des Patienten

- Die Pflegefachperson vergewissert sich, dass das Informationsgespräch durch den Arzt stattgefunden hat und der Patient ggf. das Protokoll unterschrieben hat
- Sie weist den Patienten auf Verhaltensregeln hin, z. B. das Einhalten von (kurzzeitiger) Bettruhe
- Auch in der ambulanten und der pädiatrischen Pflege werden Patient bzw. Angehörige (z. B. Eltern) über Wirkungen und Nebenwirkungen sowie Verhaltensregeln informiert.

Spritzen und Kanülen zur Injektion

Injektionsspritzen

Es gibt **Injektionsspritzen** zum einmaligen und zum mehrmaligen Gebrauch. Heute überwiegen steril verpackte **Einmalspritzen** aus Kunststoff mit einem Volumen von 1, 2, 5, 10 und 20 ml. Die **Standardspritze** besteht aus zwei Teilen, dem **Kolben** und dem **Zylinder** (→ Abb. 43.10). Die **Feindosierungsspritze** *(Tuberkulinspritze)* zu 1 ml hat einen Skalenwert von 0,01 ml zur exakten Dosierung auch kleinster Mengen (→ Abb. 43.11).

Nur noch sehr selten eingesetzt werden Insulinspritzen, die als U100- (gelbe Kappe) und U40-Spritze (rote Kappe) für Insulinlösungen mit 100 bzw. 40 IE/ml erhältlich sind. Sie bergen eine große Verwechslungsgefahr mit schwerwiegenden Folgen (Fehldosierung). Zur Insulinverabreichung werden heute überwiegend Insulinpens verwendet (→ Abb. 26.21).

Der **Konus** kann unterschiedlich geformt sein (→ Abb. 43.12). Am gebräuchlichsten sind der **Luer-Steckansatz** mit einer großen Kontaktfläche, sodass die Kanüle nach dem Aufstecken gut sitzt, und der **Luer-Lock-Ansatz,** der aufgeschraubt wird. Bei Spritzen ab 5 ml kann der Steckansatz auch exzentrisch sitzen (Luer-Lock-Verbindungen → 43.5.2).

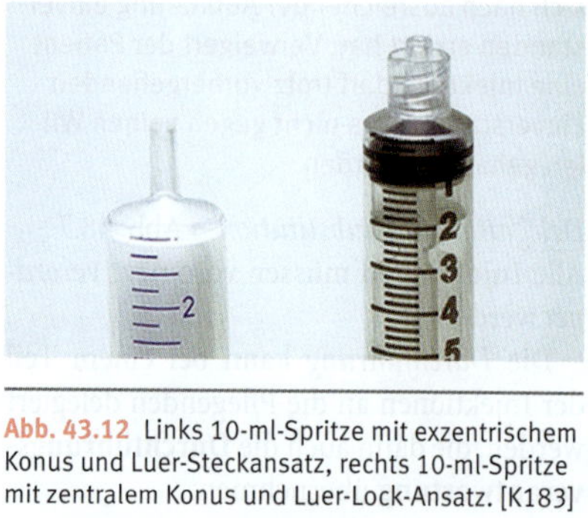

Abb. 43.12 Links 10-ml-Spritze mit exzentrischem Konus und Luer-Steckansatz, rechts 10-ml-Spritze mit zentralem Konus und Luer-Lock-Ansatz. [K183]

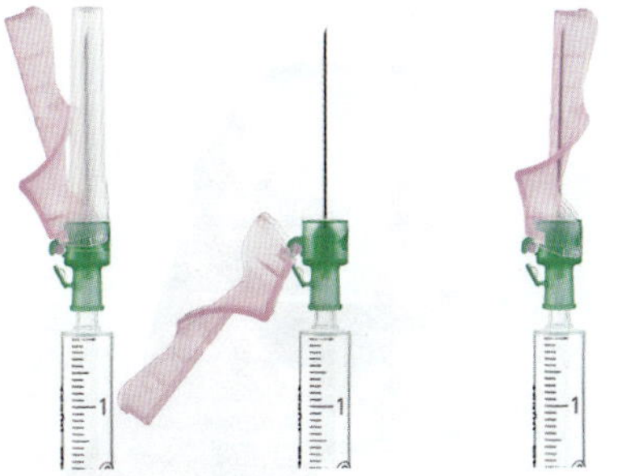

Abb. 43.13 Sicherheitskanüle (hier: BD Eclipse™). Die Kanüle wird auf die Spritze aufgesetzt und die durchsichtige Schutzkappe entfernt. Nach der Injektion wird das rosa Schutzschild aktiviert, das hör- und fühlbar über der Kanüle einrastet. Die Kanüle kann so entsorgt werden, ohne dass die Gefahr einer Stichverletzung besteht. [K115]

Injektionskanülen

Zur Injektion werden im Stationsalltag ausschließlich **Einwegkanülen** in genormten Größen verwendet. Sterile, einzeln verpackte Einmalkanülen sind mit unterschiedlichem Außendurchmesser und verschiedener Länge erhältlich. Sie können aufgrund ihrer Farbmarkierung leicht voneinander unterschieden werden (→Tab. 43.4). Die *Technischen Regeln für biologische Arbeitsstoffe (TRBA 250)* schreiben zwingend vor, zum Schutz vor Nadelstichverletzungen (→14.5.10) Sicherheitskanülen zu verwenden (→Abb. 43.13).

Vorbereitung der Materialien

Für ein ruhiges und hygienisch einwandfreies Arbeitsumfeld mit ausreichender Arbeitsfläche sorgen, notwendige Materialien befinden sich in Griffnähe (→Abb. 43.14).

Medikamente zur Injektion werden erst unmittelbar vor der Verabreichung aufgezogen. Einer Einwanderung bzw. Vermehrung von Keimen kann so vorgebeugt werden.

Die Pflegefachperson desinfiziert sich die Hände.

Für die **s. c.- und i. m.-Injektion** werden benötigt:

- Arzneimittel
- Ggf. Zellstofftupfer (z. B. Zelletten®) zum Aufbrechen der Glasampulle
- Aufzieh- und Injektionskanülen
- Spritze
- Ggf. Belüftungskanülen mit Bakterienfilter für Stechampullen (→Abb. 43.18) statt Aufziehkanüle
- Ggf. Überleitungskanüle, wenn Medikament aufgelöst werden muss (Abb. 43.19)
- Spritzentablett mit keimarmen/sterilisierten Tupfern, Hautdesinfektionsmittel (→Abb. 43.15)
- Abwurfgefäß für Glas und Kanülen.

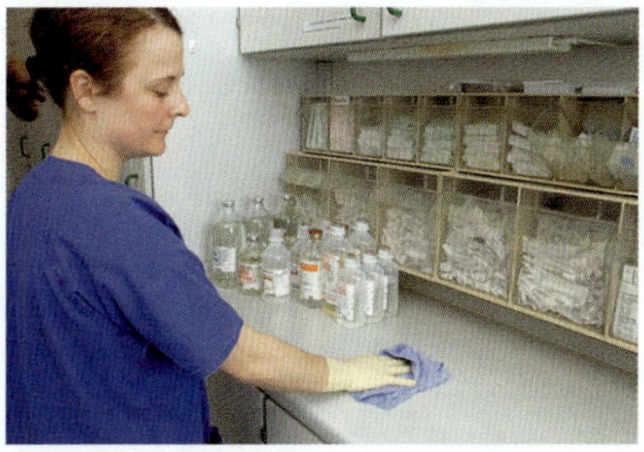

Abb. 43.14 Desinfizierte Arbeitsfläche mit griffbereiten Materialien für die Vorbereitung einer Injektion. In den durchsichtigen Schütten befinden sich Kanülen und Spritzen verschiedener Größen sowie zusätzliche Utensilien. [K115]

Für die **i. v.-Injektion** werden zusätzlich benötigt:

- Staubinde
- Flüssigkeitsdichte Unterlage
- Schutzhandschuhe
- Ggf. Unterarmpolster, Unterarmschiene bei verwirrten Patienten.

Für die **i. a.-Injektion** werden außerdem benötigt:

- Sterile Tupfer
- 2–4 sterile Mullkompressen
- Pflasterstreifen, Druckverband (mehrere Kompressen)
- Evtl. Sandsack, Einmalrasierer [11].

Tab. 43.4 Verschiedene Einmalkanülen (Pen-Kanülen →43.4.3). Die Farbkodierung erfolgt nach EN ISO 7864 und DIN 13097. Angaben und Abbildungen: Sterican® Einmalkanülen (B. Braun). Alle Kanülen gibt es auch als Sicherheitskanülen (→Abb. 43.13). [U223]

Farbkodierung von Einmalkanülen nach EN ISO 7864 und DIN 13097				
	Größe/Farbe	**Ø x Länge (mm)**	**ID (mm)**	**Verwendung***
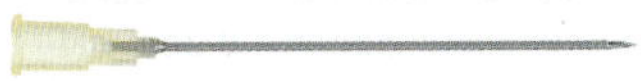	1 gelb	0,9 × 40, auch erhältlich in Stichlängen 25/50/70/120	0,65	i. v.[1)], (tief-)i. m., Blutentnahme
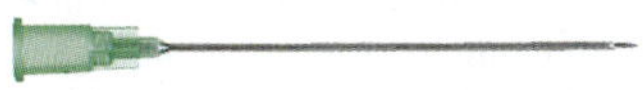	2 grün	0,8 × 40, auch erhältlich in Stichlängen 25/50/80	0,57	i. v.[2)], (tief-)i. m.[3)], Blutentnahme
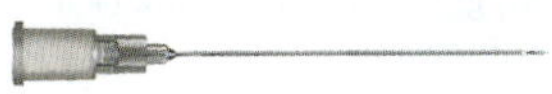	12 schwarz	0,7 × 30, auch erhältlich in Stichlänge 40	0,47	i. v., i. m., Blutentnahme
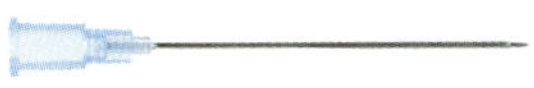	14 blau	0,6 × 30, auch erhältlich in Stichlängen 60/80	0,39	i. v., i. m. Kleinmengen, Neuraltherapie
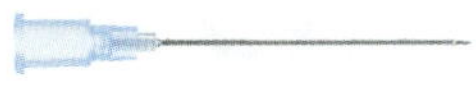	16 blau	0,60 × 25	0,39	i. v., i. m. Kleinmengen
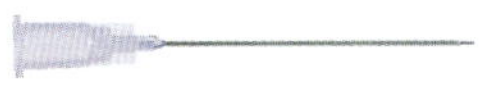	17 lila	0,55 × 25	0,37	i. v., s. c., Handvene Pädiatrie
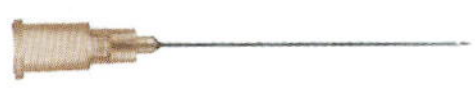	18 braun	0,45 × 25, auch erhältlich in Stichlänge 12	0,27	i. v., s. c., Handvene Pädiatrie, Insulin
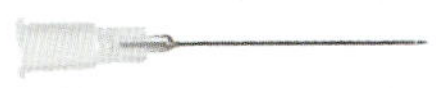	20 grau	0,4 ×20, auch erhältlich in Stichlänge 12	0,22	i. v., s. c., Insulin

* Bei den genannten Indikationen handelt es sich lediglich um Empfehlungen aufgrund der jeweiligen Abmessungen. Die Verantwortung hinsichtlich des Einsatzes der einzelnen Größen liegt beim Anwender.
ID = Innendurchmesser; [1)] für dickflüssige Lösungen; [2)] für große Mengen; [3)] für wässrige Lösungen

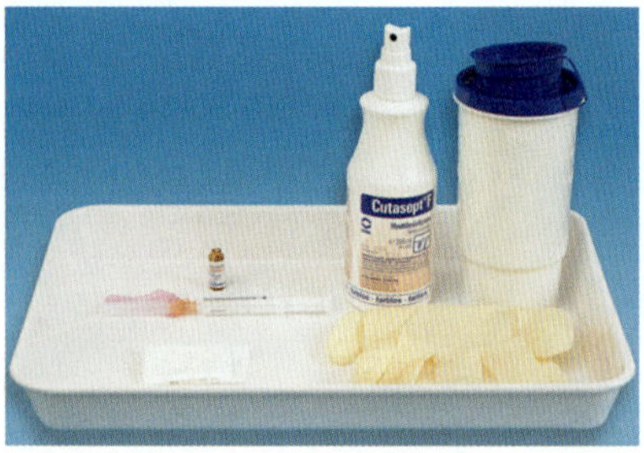

Abb. 43.15 Gerichtetes Spritzentablett mit aufgezogener Spritze, leerer Ampulle des aufgezogenen Arzneimittels, Hautdesinfektionsmittel, unsterilen Handschuhen, sterilisierten Tupfern und Kanülenabwurf. [K115]

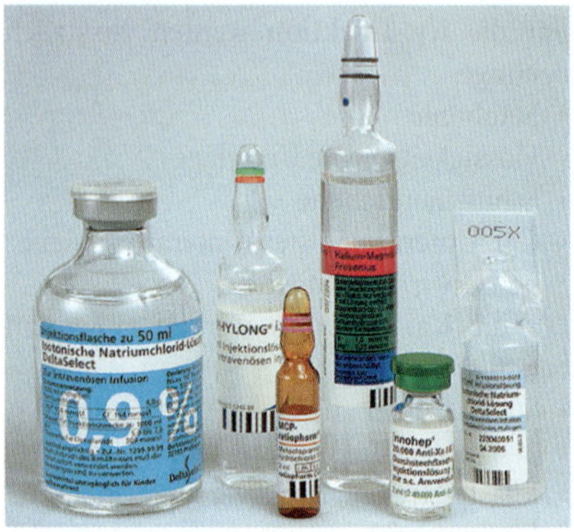

Abb. 43.16 Verschiedene Ampullen. [K115]

Aufziehen des Arzneimittels

Injektionslösungen werden in unterschiedliche Ampullen abgefüllt (→ Abb. 43.16).

Aufziehen aus Brechampullen

Aufziehen aus **(Glas-)Brechampullen:**

- Ggf. die Injektionslösung aus dem Ampullenkopf in die Ampulle zurückbefördern, z. B. durch Beklopfen, Bewegung aus dem Handgelenk heraus
- Zur Vermeidung von Schnittverletzungen einen Zellstofftupfer mit dem Zeigefinger hinter den Ampullenhals klemmen (→ Abb. 43.17a). Handschuhe sind nur nötig, wenn ein Kontakt des Medikaments zur Haut vermieden werden muss, etwa bei hautgängigen oder stark allergen wirkenden Substanzen
- Den Ampullenkopf mit einer ruckartigen Bewegung abbrechen (→ Abb. 43.17b): *One-point-cut-Ampullen (OPC-Ampullen)* haben einen Punkt auf den Ampullenkopf, von dem aus der Kopf nach hinten abgebrochen wird. *Colour-break-ring-Ampullen (CBR-Ampullen)* und *Score-ring-Ampullen (SCO-Ampullen)* sind mit einem Ring an der Sollbruchstelle des Ampullenhalses markiert und können in alle Richtungen abgebrochen werden
- Ampulleninhalt auf Glassplitter kontrollieren (Sichtkontrolle). Kleinstmögliche Kanüle verwenden, damit kleinste Glaspartikel nicht aufgezogen werden. Alternativ eine Kanüle mit Partikelfilter (z. B. Sterifix® Filternadel) verwenden
- Die Injektionslösung *restlos* aufziehen, dabei die Ampulle schräg halten und die Kanüle mit dem Schliff so drehen, dass auch der letzte Tropfen aufgezogen werden kann (→ Abb. 43.17c).
- Die Aufziehkanüle abziehen, im Spritzenabwurf entsorgen
- Die Luft aus der Spritze entfernen: Konus nach oben halten, durch leichtes Beklopfen Luftblasen nach oben bringen und Luft vorsichtig herausspritzen
- Injektionskanüle aufsetzen, Kanülenschutz nicht abziehen
- Die Spritze und die leere Ampulle auf das mit dem Namen des Patienten versehene Spritzentablett legen (→ Abb. 43.15)

Aufziehen aus Stechampullen

Aus **Stechampullen** (Inhalt 1–200 ml) werden Arzneimittel wie folgt entnommen:

- Metall- bzw. Plastikverschluss entfernen

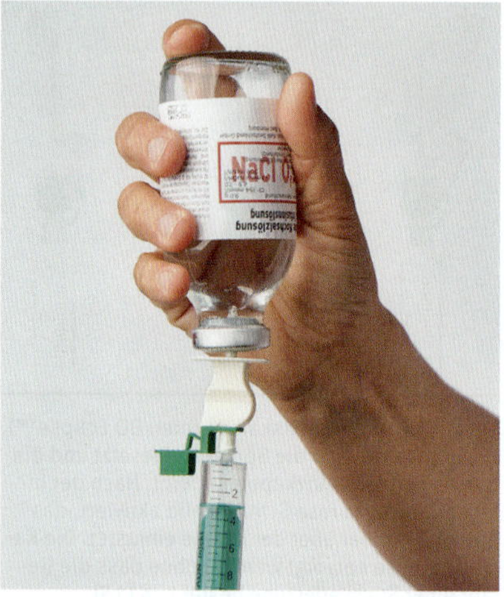

Abb. 43.18 Stechampulle mit Belüftungskanüle (Mini-Spike®). [K115]

- Gummistopfen durch Aufsprühen eines Hautdesinfektionsmittels desinfizieren, Einwirkzeit beachten – das Desinfektionsmittel muss restlos verflogen sein
- Bei der Entnahme von Teilmengen („Mehrdosisbehälter") eine Mehrfachentnahmekanüle mit Belüftungsfilter (Mini-Spike® → Abb. 43.18) verwenden (kein Einspritzen von Luft in die Ampulle und wiederholtes Einstechen von Kanülen bei erneuter Entnahme notwendig). Nach Entnahme Spike sofort verschließen [11].

Teilentleerte Stechampullen

Für die Lagerung teilentleerter Stechampullen Herstellerangaben auf dem Beipackzettel beachten. Stechampulle mit Datum und Uhrzeit der ersten Entnahme beschriften und bald verbrauchen (max. 24 Std., Ausnahme z. B. Insulinampullen → 26.6.8), ggf. im Kühlschrank (+ 4 bis + 7 °C) aufbewahren.

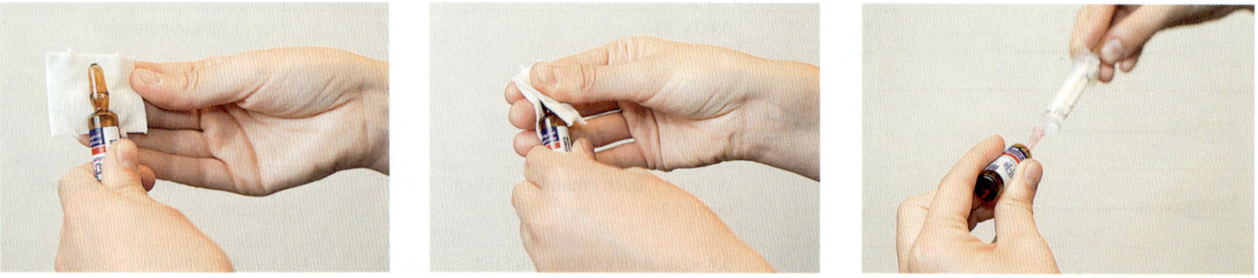

a Tupfer mit dem Zeigefinger hinter den Ampullenhals klemmen.

b Ampullenkopf mit dem Zeigefinger als Hebel abbrechen.

c Lösung aus der Glasampulle aufziehen.

Abb. 43.17 Aufziehen aus einer (Glas-)Brechampulle. [K115]

Die Belüftungskanüle (z. B. Mini-Spike®) wird verschlossen und verbleibt in der Stechampulle. Für jede Entnahme aus einem Mehrdosisbehälter muss eine neue Spritze verwendet werden. Einmalkanülen dürfen nicht im Mehrdosisbehälter verbleiben [12].

- Spritze entlüften und ggf. zu viel aufgezogenes Arzneimittel vorsichtig herausspritzen
- Injektionskanüle aufsetzen
- Spritze und leere Stechampulle mit den übrigen Materialien auf das mit dem Namen des Patienten versehene Spritzentablett legen, Spritze mit Patientennamen und Inhalt beschriften, besser: Klebeetikett verwenden.

Auflösen von Trockensubstanzen

Trockensubstanzen müssen vor der Injektion vollständig aufgelöst werden. Zu diesem Zweck dürfen nur die mitgelieferten oder die auf der Ampulle bzw. dem Beipackzettel angegebenen Lösungsmittel verwendet werden.

Befinden sich Lösungsmittel und Trockensubstanz in **(Glas-)Brechampullen:**

- Glasampullen öffnen (→ Abb. 43.17) und Lösungsmittel aufziehen
- Lösungsmittel mit nur geringem Druck auf die Trockensubstanz spritzen (Schaumbildung vermeiden)
- Abwarten, bis sich die Trockensubstanz aufgelöst hat; *nicht* mit der Kanüle rühren oder die Ampulle schütteln.

Bei **Stechampullen:**

- Metall-/Plastikverschluss entfernen, Gummistopfen desinfizieren (siehe oben)
- Überleitungskanüle in die Stechampulle mit dem Lösungsmittel einstechen
- Stechampulle mit der Trockensubstanz auf das zweite Ende der Überleitungskanüle aufstecken
- Das gesamte Lösungsmittel überleiten (→ Abb. 43.19)
- Vollständige Auflösung der Trockensubstanz abwarten, ggf. Stechampulle vorsichtig zwischen den Handflächen rollen.

Eigenschutz vor Kontakt

Beim Auflösen von Antibiotika zum Eigenschutz Handschuhe tragen.

Einige Arzneimittel werden in sog. *Zweikammerspritzen* angeboten, Trockensubstanz und Lösungsmittel sind darin getrennt eingebracht. Durch Betätigung eines speziellen Mechanismus, der in der Packungsbeilage erklärt wird, werden Trockensubstanz und Lösungsmittel gemischt. Auch hier wird vor der Injektion das vollständige Auflösen der Trockensubstanz abgewartet.

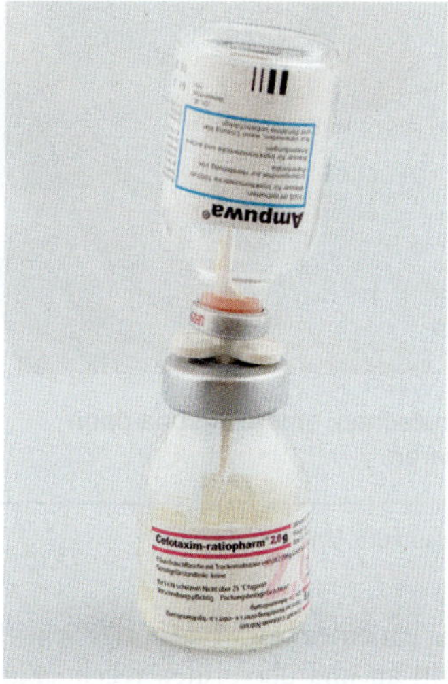

Abb. 43.19 Überleitungskanüle mit aufgesteckten Stechampullen während der Überleitung. [K115]

VORSICHT! Eine **unbeschriftete Spritze** oder eine Spritze, neben der keine leere Ampulle steht und deren Inhalt unklar ist, muss verworfen werden.

6-R-Regel

Bei der Vorbereitung und Durchführung von Injektionen gilt wie für das Richten von Arzneimitteln die **6-R-Regel** (→ 43.3.8).

43.4.3 Durchführung der subkutanen Injektion

DEFINITION

Subkutane Injektion *(s. c.-Injektion):* Einspritzen der Injektionslösung in die Unterhaut *(Subkutis).*

Geeignet für eine **subkutane Injektion** sind alle isotonischen, wässrigen Lösungen wie z. B. Insulin und Heparin.

Kontraindikationen sind Störungen der Hautdurchblutung, Entzündungen, Ödeme, Hauterkrankungen und Narben im Injektionsgebiet sowie Schock, da im Schockzustand Haut und Muskulatur nur unzureichend durchblutet werden, sodass injizierte Arzneimittel nicht (vollständig) resorbiert werden, nicht oder unzureichend wirken und das Gewebe schädigen können.

Injektionsorte

Alle Körperregionen mit ausgeprägtem Unterhaut(fett)gewebe sind zur s. c.-Injektion geeignet (→ Abb. 43.20). Bevorzugt werden:

- Die Bauchdecke um den Bauchnabel und dabei besonders der Bereich unterhalb des Bauchnabels, da dort mehr Fläche zur Verfügung steht und das subkutane Fettgewebe stärker ausgeprägt ist. Um den Nabel 2 cm frei lassen
- Die seitlichen und vorderen Flächen beider Oberschenkel.

Material und Vorbereitung

Vorbereitung der Materialien und Aufziehen des Arzneimittels → 43.4.2, → Abb. 43.15.

Für die s. c.-Injektion werden feine, kurze Einmalkanülen (→ Tab. 43.4) oder Pen-Kanülen verwendet (Pen-Kanülen → Tab. 26.10).

Durchführung

Durchführung der Insulininjektion → 26.6.8

- Hände desinfizieren
- Haut desinfizieren (→ 42.5.1) [11]
- Bei Erwachsenen mit Daumen und Zeigefinger eine Hautfalte bilden, dabei darauf achten, dass die Falte ausschließlich aus Haut und Subkutis und nicht auch aus Muskulatur besteht (→ Abb. 43.21). Die vorgesehene Einstichstelle nicht mehr berühren und zügig senkrecht in die Hautfalte einstechen.
  Die Injektion mit sehr kurzen Kanülen (4–5 mm, z. B. Pen-Kanüle) in die Bauchhaut erfolgt *ohne* Bildung einer Hautfalte (Ausnahme: sehr schlanke bzw. kachektische Patienten).

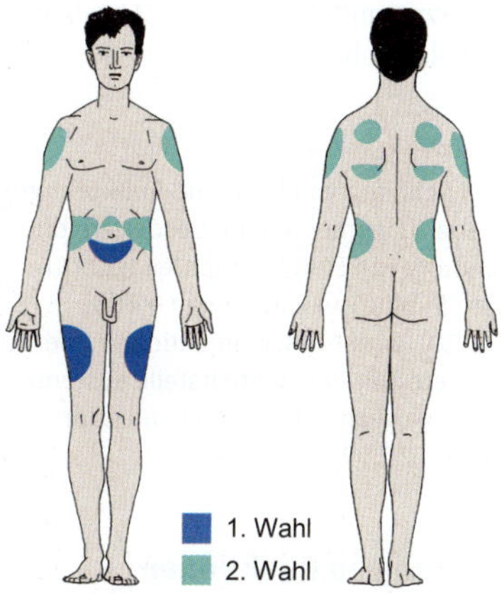

Abb. 43.20 Injektionsorte der ersten und zweiten Wahl für subkutane Injektionen. [L215]

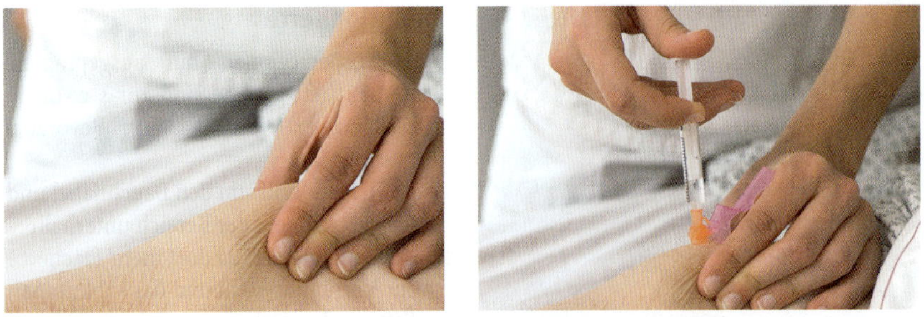

a Mit Daumen und Zeigefinger eine Hautfalte bilden.

b Einstechen, umgreifen und dann injizieren.

Abb. 43.21 Durchführung der subkutanen Injektion in eine Hautfalte. [K115]

Bei Kanülenlänge ≥ 6 mm ist alternativ eine Injektion im 45°-Winkel möglich, dann ohne Bildung einer Hautfalte [11]

- Bei Kindern ist das Vorgehen grundsätzlich gleich wie bei Erwachsenen (Bildung einer Hautfalte und senkrechtes Einstechen). Bei älteren Kindern (ab ca. 6 Jahren) kann bei Verwendung von 4 mm langen Kanülen auch ohne Hautfaltenbildung injiziert werden, 6 mm lange Kanülen können alternativ im 45°-Winkel (ohne Bildung einer Hautfalte) eingestochen werden [12]
- Arzneimittel langsam injizieren, Kanüle noch ca. 5 Sek. in der Injektionsposition belassen, um Rückfluss des Arzneimittels zu vermeiden
- Kanüle zügig entfernen, ggf. Hautfalte loslassen und Einstichstelle mit einem trockenen Tupfer komprimieren
- Kanüle in Spritzenabwurf entsorgen.

Die Frage, ob vor einer s. c.-Injektion aspiriert werden soll, lässt sich nicht grundsätzlich beantworten. Bei der Injektion von Heparin wird dies wegen der möglichen Hämatombildung nicht empfohlen, bei anderen Arzneimitteln sind die Angaben der Hersteller zu beachten.

Injektionsstellen wechseln

Um Schäden von Haut und Subkutangewebe zu vermeiden, insbesondere die Bildung von Lipodystrophien (gutartigen Subkutiswucherungen → Abb. 26.20), wird bei s. c.-Injektionen über längere Zeit die Einstichstelle systematisch gewechselt (Spritzenkalender → Abb. 26.19).

Anleitung zu Injektionen

Müssen Patienten zu Hause weiterhin z. B. Heparin zur Thromboseprophylaxe spritzen, erfordert dies entsprechende Beratung und Schulung (→ 40.3). Pflegefachpersonen leiten Patienten bzw. Angehörige Schritt für Schritt an und überprüfen regelmäßig die korrekte Durchführung der Injektion einschließlich der notwendigen Hygienemaßnahmen und der korrekten Entsorgung der Kanülen.

43.4.4 Durchführung der intramuskulären Injektion

DEFINITION

Intramuskuläre Injektion *(i. m.-Injektion)*: Arzneimittelgabe in einen Skelettmuskel. Die Arzneimittelaufnahme ist schneller als bei subkutaner, aber langsamer als bei intravenöser Applikation.

Für bestimmte Arzneimittel (v. a. Depotpräparate, z. B. Vitamin B_{12}, oder Impfstoffe) ist die **intramuskuläre Injektion** ausdrücklich vorgeschrieben. Die Kontraindikationen der i.m-Injektion entsprechen denen der s. c.-Injektion (→ 43.4.3). Zusätzlich:

- Schwierige anatomische Gegebenheiten, z. B. bei Adipositas und Kachexie
- Erhöhte Blutungsneigung, auch therapeutisch durch Antikoagulanzien oder Lysetherapie (→ 22.6)
- Verdacht auf Herzinfarkt, Schlaganfall, akuten Arterienverschluss anderer Lokalisation, tiefe Venenthrombose oder Lungenembolie, da ggf. eine Lysetherapie indiziert ist, die zu Einblutungen in den Muskel führen kann.

Injektionsorte

VORSICHT! Bei nicht fachgerechter Injektion in die Gesäßmuskulatur ist der **N. ischiadicus** sehr verletzungsgefährdet. Auch ist die i. m.-Injektion die Injektion mit der höchsten **Infektionsgefahr** (z. B. Spritzenabszess).

Bevorzugte Injektionsorte für die i. m.-Injektion sind:

- Der *M. gluteus medius* zwischen Spina iliaca anterior superior (vorderer oberer Darmbeinstachel), Crista iliaca (Darmbeinkamm) und Trochanter major (großer Rollhügel)
- Der *M. vastus lateralis* zwischen Trochanter major und Patella (Kniescheibe), also die laterale (seitliche) Fläche am Oberschenkel
- Der *M. deltoideus* am Oberarm (ca. 6 cm unterhalb des Akromions/der Schulterhöhe). Wegen der geringen Muskelmasse dürfen hier jedoch keine öligen oder aggressiven Injektionslösungen oder Mengen über 2 ml injiziert werden. Bei kleinen Kindern ist dieser Injektionsort wegen noch unzureichender Muskelmasse nicht möglich.

In veränderte Haut-/Muskelregionen (z. B. Narbengewebe) oder Operationsgebiete darf nicht injiziert werden.

Materialien und Vorbereitung

Vorbereitung der Materialien und Aufziehen des Arzneimittels → 43.4.2

Die **Länge der Injektionskanüle** (→ Tab. 43.4) hängt von Alter und Körpergewicht des Patienten ab: Bei einem höheren Körpergewicht muss von einer dickeren Subkutis ausgegangen und eine längere Kanüle gewählt werden. Bei älteren normalgewichtigen Menschen nimmt die Dicke der Subkutis ab, sodass oft eine kürzere Kanüle ausreicht.

Kanülenlänge bei **normalgewichtigen** Patienten und Injektion in Gesäß oder Oberschenkel

- Bei größeren Kindern 4 cm
- Bei Erwachsenen 5–6 cm.

Kanülenlänge bei **übergewichtigen** Patienten und Injektion in Gesäß/Oberschenkel:

- Bei größeren Kindern 5–6 cm
- Bei Erwachsenen 7 cm.

Handschuhe sind nur bei einem erhöhten Infektionsrisiko oder bestimmten Medikamenten nötig.

Für die i. m.-Injektion in Gesäß oder Oberschenkel sollte der Patient möglichst liegen.

Erfolgt die Injektion ausnahmsweise im Stehen, so verlagert der Patient das Gewicht auf die Gegenseite und entspannt das Bein der Injektionsseite so gut wie möglich.

Für die i. m.-Injektion in den M. deltoideus sitzt der Patient am besten. Die Kanülen sind kürzer, für Jugendliche und normalgewichtige Erwachsene wird eine Kanülenlänge von 2,5–3 cm empfohlen.

Lokalisation des Injektionsorts

Zur **Lokalisation des Injektionsorts** bieten sich folgende Methoden an.

- M. gluteus medius:
  - Ventrogluteale Methode nach *von Hochstetter*
  - Crista-Methode (ventrogluteale Injektion nach *Sachtleben*)
- M. vastus lateralis: Methode nach *von Hochstetter*
- M. deltoideus.

Ventrogluteale Methode nach von Hochstetter

Mit der **ventroglutealen Methode nach von Hochstetter** kann der Injektionsort am M. gluteus medius zuverlässig bestimmt werden. Sie ist für die i. m.-Injektion beim Erwachsenen die sicherste Methode und kann auch bei größeren Kindern ab ca. 150 cm Körpergröße angewendet werden, nicht jedoch bei kleineren, da die Erwachsenenhand hier im Verhältnis zu groß ist.

> **Sicherer Injektionsort**
>
> Der sichere **Injektionsort nach von Hochstetter** (→ Abb. 43.22) liegt in einem gedachten Dreieck zwischen Spina iliaca anterior superior (vorderem oberen Darmbeinstachel), Crista iliaca (Darmbeinkamm) und Trochanter major (großem Rollhügel).

Der Patient liegt entspannt auf der *rechten* oder *linken* Seite und hat die Beine leicht angewinkelt.

Die Pflegefachperson kann *vor* oder *hinter* dem Patienten stehen. Dementsprechend wird die rechte oder linke Hand zum Auffinden der Injektionsstelle gewählt.

Kann oder darf der Patient nicht auf der Seite liegen, ist auch die Rückenlage möglich.

Unabhängig von der Ausgangsposition und der Händigkeit der Pflegefachperson tasten immer Zeige- und Mittelfinger die Spina iliaca anterior superior und den Darmbeinkamm, nie Daumen und Zeigefinger.

- Spina iliaca anterior superior und Darmbeinkamm ertasten
  - Wenn der Patient auf der *rechten* Seite liegt und die Pflegefachperson *vor* dem Patienten steht, tastet der Zeigefinger ihrer *rechten* Hand den vorderen oberen Darmbeinstachel, der abgespreizte Mittelfinger den Darmbeinkamm (→ Abb. 43.22a)
  - Liegt der Patient auf der *rechten* Seite, steht aber die Pflegefachperson *hinter* dem Patienten, so tastet der Zeigefinger ihrer *linken* Hand den Darmbeinkamm, der Mittelfinger den vorderen oberen Darmbeinstachel
  - Das Vorgehen bei Patienten in Linksseitenlage ist analog, nur dass die jeweils andere Hand der Pflegefachperson tastet
- Tastende Hand flächig auflegen, Zeige- und Mittelfinger bleiben gespreizt
- Finger auf dem vorderen oberen Darmbeinstachel liegen lassen und mit der ganzen Hand ca. 2 cm bauchwärts (ventral) rutschen, sodass der Handteller auf dem Trochanter major zu liegen kommt (→ Abb. 43.22b). Die Spitze des Dreiecks zwischen Zeige- und Mittelfinger ist die Injektionsstelle (→ Abb. 43.22c).

Injektion nach der Crista-Methode

Eine zweite Möglichkeit zum Auffinden des sicheren Injektionspunkts am M. gluteus medius ist die **Crista-Methode** (→ Abb. 43.23). Sie wird bevorzugt bei Säuglingen und kleineren Kindern angewandt, aber auch beim Erwachsenen.

> **Sicherer Injektionsort**
>
> Der sichere **Injektionsort nach der Crista-Methode** liegt auf einer gedachten Linie zwischen dem höchsten Punkt der Crista iliaca und dem Trochanter major.

Der Patient liegt entspannt auf der Seite und hat die Beine leicht angewinkelt. Steht die Pflegefachperson vor dem Patienten, hat das den Vorteil, dass sie ihn während der Injektion beobachten kann, was besonders bei Säuglingen und Kleinkindern wichtig ist. Das Vorgehen beim Stehen hinter dem Patienten oder Linkshändern ist aber prinzipiell gleich:

- Trochanter major ertasten, falls er sich nicht deutlich hervorhebt
- Mit der rechten Hand die höchste Stelle der Crista iliaca *(Eminentia cristae iliacae)* ertasten. Sie liegt etwa in der Mitte der Crista iliaca (→ Abb. 43.23a)
- Die Injektionsstelle befindet sich auf einer gedachten Linie zwischen der Eminentia cristae iliacae und dem Trochanter major
  - Beim Säugling und Kleinkind (Körpergröße ≤ 100 cm) ein Querfinger (ca. 2 cm) unter der Eminentia cristae iliacae
  - Beim Kind von 3 bis 12 Jahren (Körpergröße 100–150 cm) zwei Querfinger (ca. 4 cm) unterhalb der Eminentia cristae iliacae
  - Beim Jugendlichen und Erwachsenen (Körpergröße ≥ 150 cm) drei Querfinger (ca. 6 cm) unterhalb der Eminentia cristae iliacae (→ Abb. 43.23b)
- Um die Entfernung der Injektionsstelle von der Eminentia cristae iliacae zu bestimmen, die linke Hand mit dem Zeigefinger an den Darmbeinkamm anlegen und entsprechend einen, zwei oder drei Finger abspreizen (→ Abb. 43.23c).

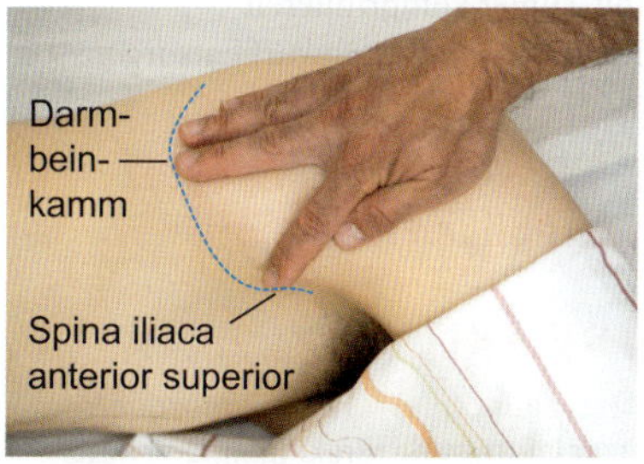

a Ertasten der knöchernen Anhaltspunkte (Spina iliaca anterior superior und Darmbeinkamm) mit Zeige- und Mittelfinger.

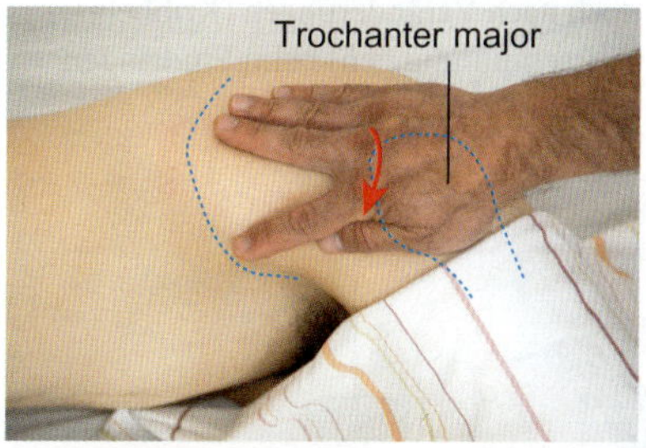

b Bauchwärts-Drehen der Hand um ca. 2 cm (→ Handfläche auf Trochanter major). Zeigefinger auf der Spina iliaca anterior superior liegen lassen.

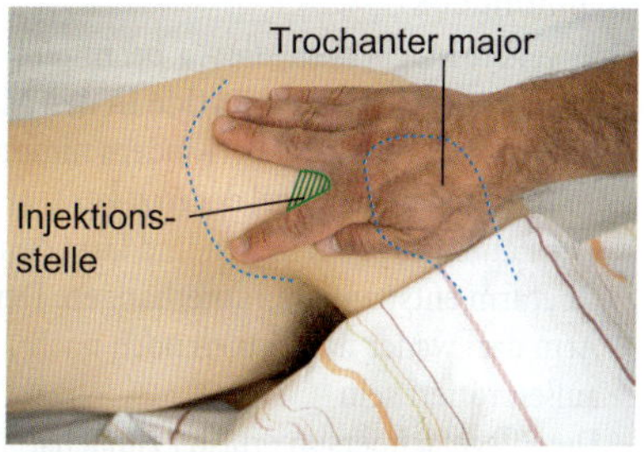

c Lokalisation der geeigneten Injektionsstelle in der Spitze des Dreiecks zwischen Zeige- und Mittelfinger.

Abb. 43.22 Aufsuchen der Injektionsstelle nach von Hochstetter. [K115, L138]

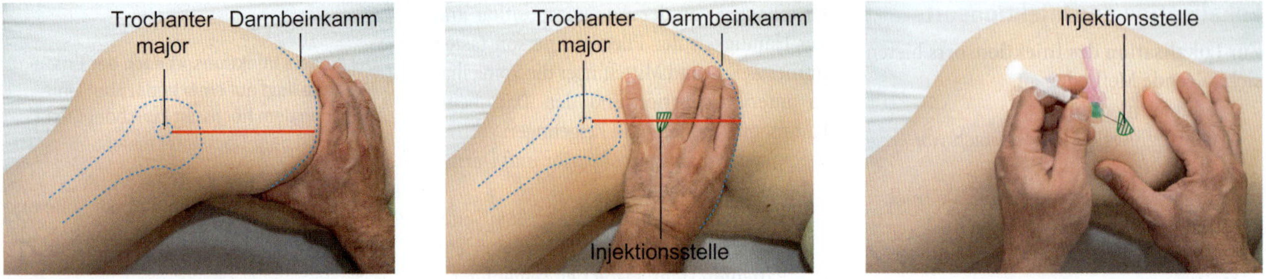

a Die Pflegefachperson tastet den höchsten Punkt der Crista iliaca (Darmbeinkamm). Die Injektionsstelle liegt auf einer gedachten Linie zwischen diesem und dem Trochanter major.

b Beim Erwachsenen liegt die Injektionsstelle drei Querfinger unterhalb des höchsten Punkts der Crista iliaca.

c Die Injektion erfolgt in Richtung Bauchnabel. Wichtig ist ausreichend tiefes Einstechen.

Abb. 43.23 Aufsuchen der Injektionsstelle nach der Crista-Methode (nach Sachtleben). [K115, L138]

Intramuskuläre Injektion in den Oberschenkel

Eine Alternative zur ventroglutealen Injektion, z. B. bei Verletzungen oder Verbrennungen im Bereich des Musculus gluteus medius, ist die *senkrechte* **Injektion in den Oberschenkelmuskel** (*M. vastus lateralis* des *M. quadriceps femoris*), ebenfalls nach der Beschreibung von *von Hochstetter* (→ Abb. 43.24).

Der Injektionsort liegt im mittleren Drittel einer gedachten Linie zwischen Trochanter major und Patella:

- Patienten in eine entspannte Rückenlage bringen
- Das zur Injektion vorgesehene Bein leicht nach innen rotieren
- Trochanter major ertasten und eine gedachte Linie zwischen Trochanter major und Patella ziehen: Im mittleren Drittel dieser Linie liegt der Injektionspunkt.

! VORSICHT! Eine Handbreit unterhalb des Trochanters und eine Handbreit oberhalb des Knies darf **nicht injiziert** werden!

Intramuskuläre Injektion in den M. deltoideus

Eine weitere Möglichkeit, die v. a. bei Impfungen genutzt wird, ist die **Injektion in den M. deltoideus am Oberarm.** Bei Kindern nimmt diese Injektion in der Regel der Arzt vor.

- Der Patient sitzt am besten und lässt den Oberarm entspannt herunterhängen. Der Arm darf weder nach innen noch nach außen rotiert sein
- Die Pflegefachperson ertastet zunächst die Schulterhöhe (Akromion)
- Der Injektionsort liegt beim Erwachsenen in der Mitte der Oberarmaußenseite im Bereich der stärksten Vorwölbung des M. deltoideus. Diese befindet sich etwa 6 cm bzw. drei Querfinger unterhalb der Schulterhöhe (bei kräftigen Männern etwas mehr)
- Die Injektionsrichtung ist senkrecht zur Hautoberfläche.

Erfolgen Impfungen mit Fertigspritzen, ist die Kanülenlänge zu beachten. Kurze Kanülen von ca. 1,5 cm müssen ganz eingestochen werden, um die richtige Einstichtiefe zu erreichen.

Durchführung

- Patienten informieren
- Injektionsort sorgfältig lokalisieren
- Injektionspunkt mit Daumennagel oder Tupferreibungen (Haut rötet sich) bzw. mit gefärbtem Desinfektionsmittel markieren
- Hände desinfizieren
- Punktionsstelle desinfizieren (→ 42.5.1), danach nicht mehr berühren
- Injektionskanüle zügig und *senkrecht* einstechen. Ein zaghaftes, stückweises Einstechen der Injektionskanüle löst Abwehrspannung im Muskel aus, der Patient hat Schmerzen und das Muskelgewebe wird übermäßig geschädigt.
  Sich nach Veränderungen (Kribbeln/Missempfindungen) beim Eindringen der Kanüle in den Muskel erkundigen. Ggf. Kanüle sofort wieder herausziehen, Arzneimittel nicht injizieren!
- Nach dem Einstich *aspirieren,* d. h., die Spritze in der Position halten und den Spritzenstempel leicht zurückziehen. Wird Blut aspiriert, Injektion mit neuer Kanüle an einer anderen Stelle durchführen, da das Arzneimittel sonst in die Blutbahn gelangen kann (irrtümliche i. v.- oder i. a.-Injektion).
  Ist das Arzneimittel stark mit Blut vermischt, muss es verworfen und neu aufgezogen werden
- Wurde bei der Injektion der Knochen getroffen, Kanüle 1–2 cm zurückziehen, sodass die Kanülenspitze sicher im Muskel liegt. Wurde der Nerv getroffen, klagt der Patient über Missempfindungen und nachfolgend Schmerzen → keine Stichkanalkorrektur vornehmen, sondern Vorgang abbrechen und Arzt informieren
- Das Arzneimittel *langsam* injizieren (ca. 2 ml/Min.), damit sich die Lösung schmerzlos im Muskelgewebe verteilt
- Kanüle rasch zurückziehen, Injektionsort mit Tupfer komprimieren
- Kanüle in Spritzenabwurf entsorgen.

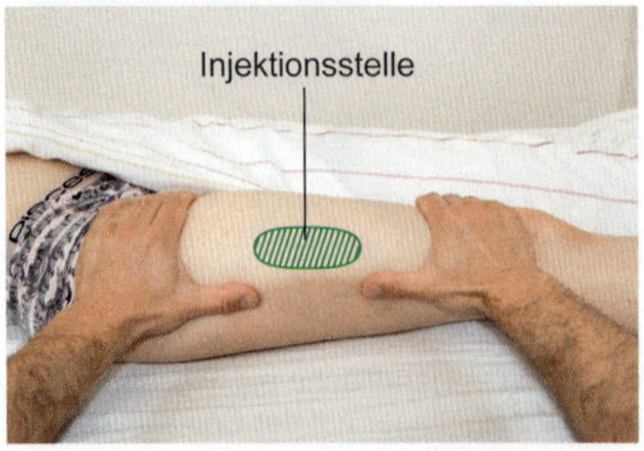

Abb. 43.24 Injektionsstelle bei der intramuskulären Injektion in den Oberschenkel. [K115, L138]

43.4.5 Vorbereitung einer intravenösen Injektion

i DEFINITION

Intravenöse Injektion *(i. v.-Injektion):* Arzneimittelgabe direkt in eine Vene. Wird gewählt, wenn eine schnelle Wirkung des Arzneimittels erforderlich ist, Kontraindikationen für andere Injektionsarten bestehen oder keine andere Verabreichungsform für das Arzneimittel erlaubt ist.

Venenpunktion und **i.v.-Injektion** sind Aufgabe des Arztes oder von weitergebildeten Pflegenden, etwa Fachpflegepersonen in der Intensivpflege, Anästhesie und Dialyse.

Pflegefachpersonen richten die Materialien (→ 43.3.4). Länge und Dicke der Injektionskanüle hängen von den individuellen Vorlieben des Injizierenden ab. Meist werden gelbe oder grüne Kanülen (Nr. 1 bzw. 2) bevorzugt (→ Tab. 43.4). Sind mehrere i.v.-Injektionen nacheinander erforderlich, wird häufig eine **Flügelkanüle** (*Butterfly* → Abb. 42.11) oder eine Venenverweilkanüle gelegt (→ 43.5.3).

Venenpunktion und venöse Blutentnahme → 42.5.1

43.4.6 Maßnahmen nach einer Injektion

Die Entsorgung der gebrauchten Materialien ist Aufgabe des Injizierenden. Der Patient wird auf sein Befinden, die Injektionsstelle bzw. der Verband auf Nachblutungen und Infektionszeichen beobachtet. Die Maßnahme wird an entsprechender Stelle dokumentiert.

Komplikationen und Nebenwirkungen

- Hämatome und **Paravasate** (versehentliche Injektion in das Gewebe neben der Vene) werden gekühlt (Kühlelemente, Alkoholumschläge) und später mit Heparinsalbe behandelt
- Sind gewebeschädigende Arzneimittel (z. B. Zytostatika → 27.5.1) nicht in die Vene, sondern in das umliegende Gewebe gelaufen, klagt der Patient über Schmerzen. Besteht ein Verdacht auf Nervenschädigungen (z. B. Lähmungen, Empfindungsstörungen) oder wurde irrtümlich i. a. injiziert (Durchblutungsstörungen distal der Injektionsstelle), wird sofort der Arzt benachrichtigt
- Auch bei allergischen Reaktionen ist unverzüglich der Arzt zu benachrichtigen, da sich zunächst harmlos erscheinende Beschwerden rasch verstärken können (Arzneimittel → 14.4.4, → 31.2).

SPICKZETTEL

Injektionen durchführen

- Häufigste Arten: Subkutan, intramuskulär, intravenös.
- Vorteile: Schneller Wirkungseintritt und bessere Steuerung, kein Wirkstoffverlust, exakte Dosierung, unabhängig von der Magen-Darmfunktion und Schluckfähigkeit des Patienten.
- Komplikationen: Unverträglichkeit/Nebenwirkungen, falsche Injektionstechnik, Spritzenabszess, Verletzung von Nerven, Knochen, Blutgefäßen u. a.

Vorbereitung:

- Eindeutige schriftliche Verordnung.
- Patient ist informiert und einverstanden.
- Materialien: Arzneimittel (Injektionslösung), alles zum Aufziehen des Arzneimittels, Spritze, geeignete Kanüle, Haut- und Händedesinfektionsmittel, sterilisierte/sterile Kompressen, Spritzenabwurf, ggf. Handschuhe, Stauschlauch.

Arzneimittel aufziehen: Injektionslösung abhängig von der Art der Ampulle aufziehen.

Durchführung:

- Patienten in geeignete Position bringen.
- Haut- und Händedesinfektion durchführen.
- Injektionsort bestimmen
  - Subkutan: In der Regel Bauchdecke um den Bauchnabel, seitliche und vordere Oberschenkel
  - Intramuskulär: M. gluteus medius (v. g.-Injektion nach von Hochstetter oder Sachtleben), M. vastus lateralis (nach von Hochstetter), M. deltoideus
  - Intravenös: Direkt in eine periphere oder zentrale Vene oder über einen peripheren oder zentralen Venenkatheter.
- Injektion durchführen (abhängig vom Injektionsort).

Nachsorge:

- Patienten beobachten, nach Beschwerden fragen.
- Auf Wirkung und Nebenwirkungen beobachten.
- Materialien entsorgen.
- Maßnahme dokumentieren.

43.5 Infusionen

DEFINITION

Infusion: Langsames, meist tropfenweises Einfließen größerer Flüssigkeitsmengen in den Körper.

Unter einer **Infusion** versteht man im klinischen Sprachgebrauch die **intravenöse Infusion** *(in eine Vene hinein, i. v.-Infusion)*, weshalb sich die folgenden Ausführungen auf diese Applikationsart konzentrieren.

Intraarterielle Infusionen *(i. a.-Infusionen)* werden nur selten eingesetzt, beispielsweise in der Angiologie bei arteriellen Durchblutungsstörungen (→ 22.5.2).

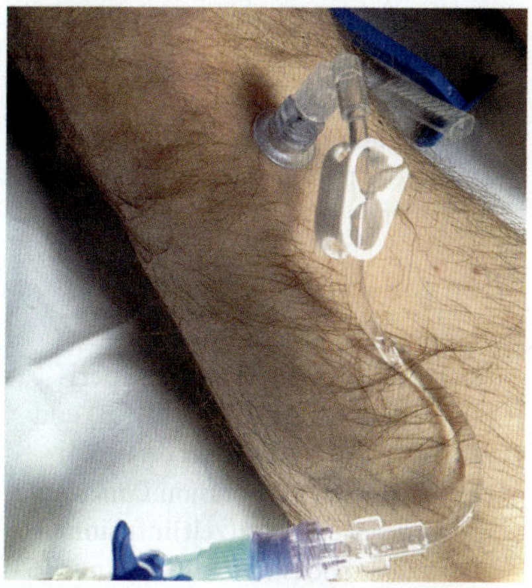

Abb. 43.25 Intraossärer Zugang in der proximalen Tibia eines Erwachsenen. Nach Punktion des Knochens mit einer speziellen Kanüle (z. B. Jamshidi-Nadel → Abb. 27.14a) wird das Infusionssystem mit Dreiwegehahn zur Medikamentenapplikation angeschlossen. [M840]

Subkutane Infusionen (*s. c.-Infusionen* → 43.5.5) haben v. a. in der ambulanten Pflege, in Altenpflege- und Palliativeinrichtungen Bedeutung, um ein leichtes bis mäßiges Trinkdefizit (Dehydratation) auszugleichen. Sie sind technisch einfach und können von Pflegefachpersonen durchgeführt werden.

Intraossäre Infusionen (*i. o.-Infusionen,* in einen Röhrenknochen, vorzugsweise die proximale Tibia) mittels spezieller Kanülen (→ Abb. 43.25) können im Notfall sowohl bei Kindern als auch bei Erwachsenen lebensrettend sein, wenn z. B. bei Schock keine Vene zu finden ist. Bei kurzer Liegedauer des Zugangs sind Komplikationen selten.

Ziele der Infusionstherapie sind:

- Korrektur von Wasser-, Elektrolyt-, Säure-Basen-Haushalt
- Nährstoffzufuhr (→ 43.5.6)
- Arzneimittelverabreichung
- Offenhalten von Gefäßen.

Die Infusionstherapie ist Aufgabe des Arztes. Er kann Vorbereitung, praktische Durchführung und Überwachung an Pflegefachpersonen mit entsprechender Handlungskompetenz delegieren.

Pflegefachpersonen können *Durchführungsverantwortung* übernehmen für:

- Vorbereiten von Infusionslösungen
- Zumischen von Arzneimitteln zur Infusionslösung
- Auswechseln von Infusionslösungen bei bestehendem venösem Zugang
- Auswechseln der Zu- und Überleitungssysteme
- Überwachung und Steuerung des Infusionsablaufs.

Durch Weiterbildung können Pflegende Durchführungskompetenz erwerben für:

- Das Anlegen von Infusionen
- Die Injektion von Arzneimitteln in die Zuspritzvorrichtung der Infusionszuleitung oder der Venenverweilkanüle.

Arten von i. v.-Infusionen

Unterschieden werden:

- Nach Art der punktierten Vene **periphervenöse Infusionen** (→ 43.5.3) und **zentralvenöse Infusionen** (→ 43.5.4)
- Nach Zeitdauer der Infusion *Dauer-* und *Kurzinfusionen.* **Kurz(zeit)infusionen** laufen über höchstens 3 Std. (oft nur 15–30 Min.), **Dauerinfusionen** länger, nicht selten 24 Std. am Tag.

43.5.1 Infusionslösungen

DEFINITION

Infusionslösung: Sterile (keimfreie) und pyrogenfreie (frei von fiebererzeugenden Substanzen) Flüssigkeit. Erhältlich in Glasflaschen, Kunststoffflaschen und Kunststoffbeuteln mit 50 bis 1.000 ml Fassungsvermögen. Sonderform: Mehrkammerbeutel mit zwei oder drei unterschiedlichen Lösungen, die unmittelbar vor der Verabreichung gemischt werden.

Osmolarität: Maß für die Stärke des Lösungsmittelübergangs bei der Osmose (Übergang eines Lösungsmittels, z. B. Wasser, durch eine semipermeable Membran zum Ort höherer Teilchenkonzentration). Definiert als Menge der osmotisch aktiven Teilchen pro *Liter Lösung* (osmol/l).

Die **Osmolarität** ist wichtig für die praktische Arbeit mit Infusionslösungen:

- **Isotone Infusionslösungen** entsprechen in ihrer Osmolarität (nicht in ihrer Zusammensetzung) dem Blutplasma, d. h., die Osmolarität liegt bei etwa 300 mosmol/l
- **Hypotone Infusionslösungen** haben eine Osmolarität unter 270 mosmol/l, **hypertone Infusionslösungen** von über 310 mosmol/l. Diese Lösungen können die Venenwände und Erythrozyten schädigen (Erythrozyten „saugen" in hypotoner Lösung Wasser auf, bis sie platzen, in hypertoner Lösung geben sie Wasser ab und schrumpfen). Infusionslösungen mit einer Osmolarität > 800 mosmol/l müssen über einen zentralvenösen Katheter verabreicht werden (Angaben auf der Infusionsflasche beachten). Beim Austritt aus dem Katheter werden sie durch die im Vergleich zur peripheren Vene große Blutmenge rasch verdünnt und schädigen Venenwände und Erythrozyten deshalb nicht.

Infusionslösungen können nach Zusammensetzung und Indikationen unterschieden werden (→ Tab. 43.5).

Tab. 43.5 Übersicht über häufige Infusionslösungen.

Infusionslösung	Kurzcharakterisierung, Besonderheiten, Handelsnamen (Bsp.)
Lösungen zur Elektrolytzufuhr (Ziel: Korrektur des Wasser- und Elektrolythaushalts)	
Vollelektrolytlösungen	• Na^+-Konzentration ≥ 120 mmol/l • Mit und ohne Kohlenhydratzusatz • Z. B. Ringer-Lactat Lösung, Jonosteril®, Jonosteril® D5, Sterofundin®
⅔-, ½- und ⅓-Elektrolytlösungen	• Na^+-Konzentration absteigend von 120–61 mmol/l • Z. B. Jonosteril HD5®
Spezielle Elektrolytlösungen	• Kaliumfreie Elektrolytlösungen, z. B. isotone Kochsalzlösung • Korrigierende Elektrolytlösungen bei Azidose oder Alkalose (z. B. Natriumhydrogencarbonat 4,2 %/8,4 %) • Lösungen zum Ersatz bestimmter Elektrolyte (z. B. Kalium) • Elektrolytkonzentrate zum Zumischen zu anderen Infusionslösungen, z. B. Kalziumchlorid
Lösungen zur Energie- und Nährstoffzufuhr	
Kohlenhydratlösungen	• Glukose- = Dextroselösungen (5–70 %), z. B. Glucose 5 % B. Braun® • Mit oder ohne Elektrolyte • Niedrig konzentrierte Lösung (z. B. Glukose 5 %) entspricht der Zufuhr freien Wassers • Bei hoher Konzentration ZVK erforderlich
Fettlösungen	• 10- bis 30%ige Fettemulsionen auf Soja-, Fisch-, Kokosnuss- oder Olivenölbasis (z. B. Lipofundin®) • Kontinuierlich periphervenös oder im Bypass eines zentralen Venenkatheters (Fette sind osmotisch unwirksam und reizen die Venen nicht) • Gleichzeitig zu Kohlenhydrat- und/oder Aminosäurelösung geben, nicht mit anderen Substanzen wie Elektrolytlösungen mischen • Zu Beginn langsam infundieren, dann steigern • Unverträglichkeitsreaktionen möglich, z. B. Fieber, Schüttelfrost
Aminosäurelösungen	• Mit und ohne Kohlenhydrate bzw. Elektrolyte (z. B. Intrafusin®) • Spezielle Aminosäurelösungen für Leber- und Nierenkranke (z. B. Aminofusin® 5 % Hepar, Nephrotect®) und Kinder (Aminoven® infant 10 %) • Gleichzeitige Kohlenhydratzufuhr, da der Körper die Aminosäuren sonst zur Energiegewinnung abbaut
Kombinationslösungen zur parenteralen Ernährung	• Mit Aminosäuren, Kohlenhydraten und Elektrolyten zur Erleichterung der Infusionsplanung (z. B. Aminomix® 1, 2, 5) • Bei Mehrkammerbeuteln Herstellerangaben beachten
Lösungen zur Osmotherapie	
Mannitol-Lösung 10–20 %	• Hypertone, stark wasserbindende Lösungen (z. B. Osmofundin® 15 %, Osmosteril® 20 %), die zunächst im Blutkreislauf, dann in der Niere wirken • Bei Hirnödem, zur Steigerung der Diurese bei bestimmten Vergiftungen oder beginnendem akutem Nierenversagen, bei akutem Glaukomanfall
Lösungen zum Volumenersatz und bei Mikrozirkulationsstörungen	
Gelatinelösungen	• V. a. bei (drohendem) Volumenmangelschock • Z. B. Gelafundin®

43.5.2 Vorbereitung einer Infusion

Vorbereitung einer Infusion und Aufklärung des Patienten wie bei einer Injektion (→ 43.4.2).

Zusätzlich sind Angaben bezüglich Dosierung, Infusionsabfolge, Einlaufgeschwindigkeit (Tropfen/Min. oder ml/Std.), Applikationsart (über peripheren Zugang, zentralen Venenkatheter oder Infusionspumpe) und eventueller Zusatzarzneimittel zu beachten.

Zeitnah richten

Infusionen dürfen erst kurz vor ihrer Verabreichung gerichtet werden, damit evtl. eingebrachte Erreger keine Zeit zur Vermehrung haben.

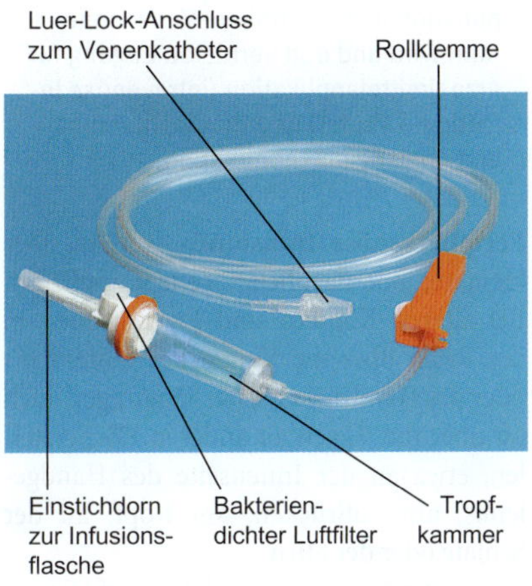

Abb. 43.26 Infusionssystem. [K115]

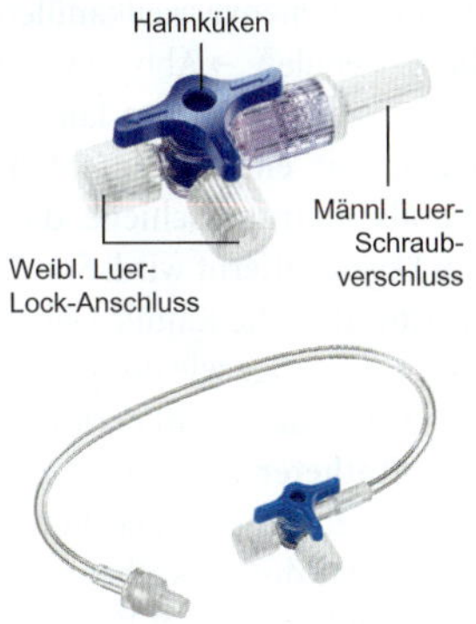

Abb. 43.27 Dreiwegehähne. Oben ohne, unten mit integrierter Verlängerungsleitung. [U223]

Infusionsbehälter

Es gibt Glas- und Kunststoffflaschen/Kunststoffbeutel sowie Mehrkammersysteme. Das Fassungsvermögen der Behälter reicht von 50 ml bis 1.000 ml. Für die Mischung von Infusionslösungen auf Station stehen *Mixbeutel* (z. B. Freka®Mix) in verschiedenen Größen (150–3.000 ml) zur Verfügung.

Infusionszubehör

Infusionssysteme *(-geräte, -bestecke, Überleitsysteme)*, ggf. mit integriertem Rückschlagventil, stellen die Verbindung zwischen Infusionsflasche und Flügel-, Venenverweilkanüle oder zentralem Venenkatheter her (→ Abb. 43.26).

An weiterem Zubehör sind erhältlich:

- Dreiwegehahn (mit oder ohne Verlängerungsleitung → Abb. 43.27), Mehrfachverbinder (→ Abb. 43.28), Hahnbank (→ Abb. 43.29)
- Durchflussregler (teils auch ins Infusionsbesteck integriert → Abb. 43.41), Infusionspumpen und -spritzenpumpen (→ Abb. 43.42) zur Sicherstellung einer konstanten Einlaufgeschwindigkeit
- Spezielle Infusionsgeräte für Infusionspumpen oder -spritzenpumpen
- Infusionsfilter (→ Abb. 43.30).

! **VORSICHT! Infusionssysteme** sollen spätestens alle 72 Std. **gewechselt** werden, bei Lipidlösungen spätestens alle 24 Std., bei Blut und Blutprodukten alle 6 Std. [11].

Venenkatheter:

- Periphervenöse Venenkatheter (→ 43.5.3)
- Zentralvenöse Venenkatheter (→ 43.5.4)

Vorbereitung von Infusionslösungen

Nach der Wischdesinfektion der Arbeitsfläche stellen Pflegende alle benötigten Materialien zusammen:

- Verordnete Infusionslösung, ggf. Aufhängevorrichtung
- Ggf. verordnete Arzneimittel zum Zumischen
- Bei Bedarf Infusionsständer
- Alkoholisches Desinfektionsmittel
- Infusionssystem (→ Abb. 43.26)
- Ggf. Infusionsfilter (→ Abb. 43.30)
- Ggf. Dreiwegehähne (→ Abb. 43.27), Mehrfachverbindungen (→ Abb. 43.28).

Es folgt das **Richten der Infusion.** Bei Antibiotikalösungen dazu Schutzhandschuhe anziehen:

- Infusionsflasche/-beutel auf Unversehrtheit, Verfallsdatum, Trübung, Kristallisierung oder Ausflockung kontrollieren
- Hygienische Händedesinfektion durchführen
- Metall- bzw. Plastikverschluss entfernen
- Gummistopfen desinfizieren, Einwirkzeit beachten – das Desinfektionsmittel muss restlos verflogen sein [11]
- Infusionsbesteck auspacken, Durchflussregler und Belüftungsventil/Bakterienfilter schließen (bei nicht geschlossenem Ventil kann dieses feucht und damit unbrauchbar werden)
- Dorn des Infusionsbestecks in die *stehende* Flasche bzw. den schräg gehaltenen Beutel stechen
- Infusionsflasche/-beutel aufhängen
- Tropfkammer durch Komprimieren und Loslassen zu ⅔ (bis zur Markierung) füllen
- Belüftungsventil öffnen. Bei Plastikflaschen kann, bei Glasflaschen muss der Belüftungsfilter geöffnet werden

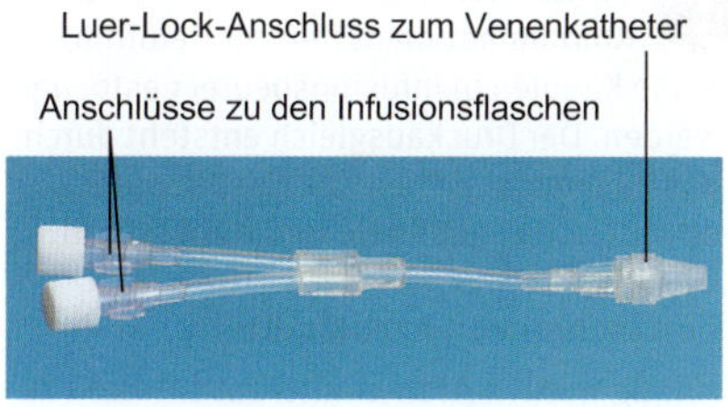

Abb. 43.28 Y-Stück. Mehrfachverbindungen zur Applikation mehrerer Infusionen über einen Zugang gibt es in verschiedenen Ausführungen (2-, 3-, 4- oder 5-fach-Verbinder). Über ein Y-Stück können zwei Infusionen gleichzeitig angeschlossen werden. Es wird patientennah zwischen Infusionsbesteck und Dreiwegehahn angebracht. [K115]

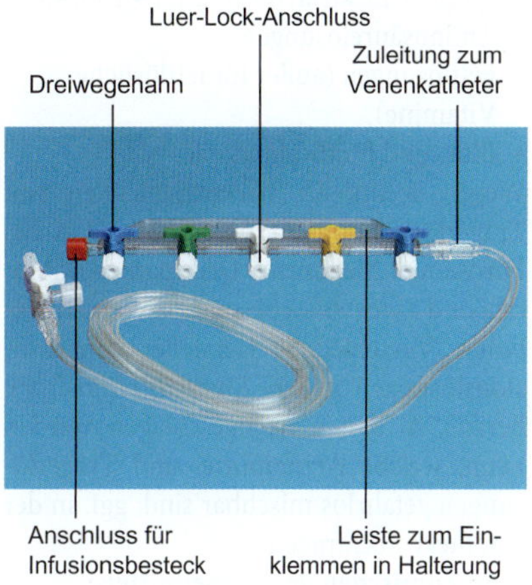

Abb. 43.29 Hahnbank. Mehrere Dreiwegehähne sind fest miteinander verbunden und ermöglichen die gleichzeitige Verabreichung verschiedener Infusionen und/oder Arzneimittel. Die Hahnbank hat zusätzlich eine Verlängerung und einen weiteren Dreiwegehahn. Verträglichkeit der Infusionen untereinander beachten. [K115]

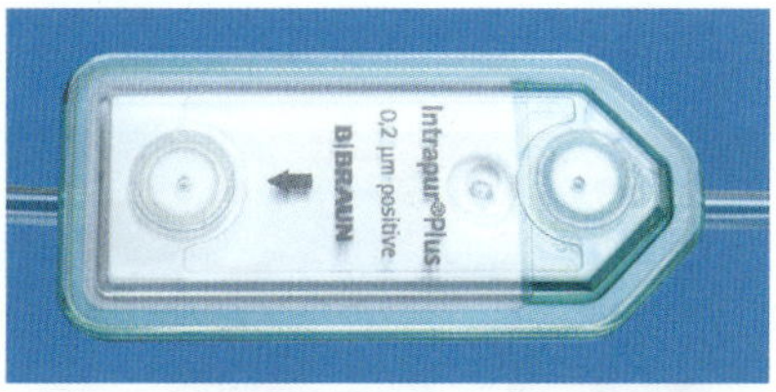

Abb. 43.30 Infusionsfilter. Er ermöglicht die Verwendung eines Infusionssystems über 2–4 Tage ohne erhöhtes Infektionsrisiko, zudem wird die Einschwemmung von Partikeln in den Körper vermieden. Der Pfeil zeigt die Flussrichtung der Infusion zum Patienten an. [K115]

- Durchflussregler langsam öffnen, Infusionsleitung blasenfrei füllen und Durchflussregler wieder schließen
- Patientenaufkleber auf die Infusionsflasche kleben.

VORSICHT! Wegen der **Gefahr einer Kontamination** dürfen zur Belüftung keine Kanülen in Infusionsbeutel gestochen werden. Der Druckausgleich entsteht durch das Zusammenziehen der Plastikbeutel oder über das geöffnete Belüftungsventil.

Zumischen von Arzneimitteln

Häufig werden Arzneimittel zur Infusion zugemischt. Als **Trägerlösung** geeignet sind:
- Physiologische Kochsalzlösung (NaCl 0,9 %)
- Glukose 5–10 %
- Elektrolytlösungen mit niedriger Konzentration.

Nicht geeignet sind:
- Hoch konzentrierte Glukoselösungen, spezielle Elektrolytlösungen (→ Tab. 43.5)
- Aminosäurelösungen
- Fettlösungen (außer für fettlösliche Vitamine)
- Blut- und Blutbestandteile.

Wegen eventueller Unverträglichkeit von Trägerlösung und Arzneimittel ist z. B. bei Furosemid, Metamizol, Diazepam, Antibiotika und Zytostatika besondere Vorsicht geboten. Verschiedene Hersteller von Infusionslösungen geben *Kompatibilitätslisten* heraus, in denen nachgeschlagen werden kann, welche Arzneimittel und Trägerlösungen gefahrlos mischbar sind, ggf. in der Apotheke nachfragen.

Zum **Zumischen des Arzneimittels:**
- Verschlussstopfen des Infusionsbehältnisses desinfizieren [11]
- Das verordnete Arzneimittel unmittelbar vor dem Zumischen aufziehen (→ 43.4.2)
- Die Injektionskanüle an der markierten Stelle des Verschlussstopfens der stehenden Flasche bzw. des schräg gehaltenen Beutels einstechen und das Arzneimittel vorsichtig einspritzen (Schaumbildung vermeiden)
- Um beim Einspritzen größerer Arzneimittelvolumina (> 5 ml) einen Überdruck in der Infusionsflasche zu vermeiden, vorher entsprechende Flüssigkeitsmenge aus der Flasche abziehen
- Die Infusionslösung zur gleichmäßigen Durchmischung mehrmals vorsichtig kippen (nicht schütteln). Tritt nach der Arzneimittelzugabe eine ungewöhnliche Veränderung (z. B. Ausflockung, Trübung) der Infusionslösung auf, darf sie nicht infundiert werden
- Zugemischte Arzneimittel mit vollständigem Namen, Menge und Konzentration auf der Infusionsflasche vermerken (Klebeetikett verwenden).

VORSICHT! Beim Zumischen von Arzneimitteln beachten:
- **Arzneimittel zumischen,** bevor der Dorn der Infusionsleitung in die Flasche eingestochen ist
- **Lichtempfindliche Arzneimittel** (z. B. Vitamine) durch Verwendung eines lichtundurchlässigen Flaschenüberzugs und einer lichtdichten Infusionsleitung schützen.

43.5.3 Periphervenöse Infusion und periphervenöser Zugang

DEFINITION

Periphervenöse Infusion: Einlaufen lassen einer Infusionslösung über eine oberflächliche periphere Vene.

Peripherer Venenzugang *(periphervenöse Venenverweilkanüle, PVK):* Kanüle aus Kunststoff, die durch eine Venenpunktion in die periphere Vene eingeführt wird und dort verbleibt. Zugang für Arzneimittelapplikation (intravenöse Injektion → 43.4.5) und für die Infusions- und Transfusionsapplikation.

Periphervenöse Infusionen werden über kleinere, oberflächliche Venen appliziert. Bei älteren Kindern und Erwachsenen in der Regel über die Venen des Unterarms oder des Handrückens, bei Säuglingen auch oft über die Venen an anderen Körperstellen, etwa an der Innenseite des Handgelenks, am Fußrücken, am Kopf, an der Schläfe oder der Stirn.

Hauptindikationen sind Kurzinfusionen und die (meist kurzzeitige) Infusionstherapie mit *isotonen* Lösungen.

Voraussetzung für eine periphervenöse Infusion ist ein **periphervenöser Zugang.** Dazu werden Venenverweilkanülen (z. B. Braunüle®, Venüle® → Abb. 43.31b) verwendet. Das sind 19–50 mm lange Kunststoffkanülen mit eingelegtem Stahl-Mandrin, der als Führungsschiene dient und nach dem Legen entfernt wird. Somit ist die Gefahr gering, dass die Kanüle während der Liegezeit (nur so lange wie nötig, i. d. R. maximal 72–96 Std) das Gefäß perforiert [13].

Midline-Katheter sind 10–20 cm lange periphere Venenkatheter aus Polyurethan oder Silikon. Das distale Katheterende liegt in einer großen Vene (meist V. basilica oder V. cephalica oberhalb der Armbeuge punktiert), aber nicht zentral. Die Liegedauer beträgt bei guter Verträglichkeit ca. 4 Wochen. Da Midline-Katheter quasi „zu kurze" zentrale Venenkatheter sind, entsprechen Vorbereitungen, Legen und Pflege denen eines zentralen Venenkatheters (→ 43.5.4).

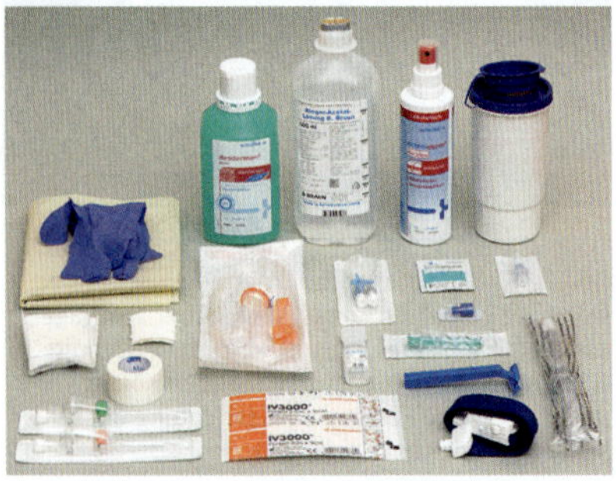

a Set für das Legen eines periphervenösen Zugangs mit Materialien für das Anhängen einer Infusion.

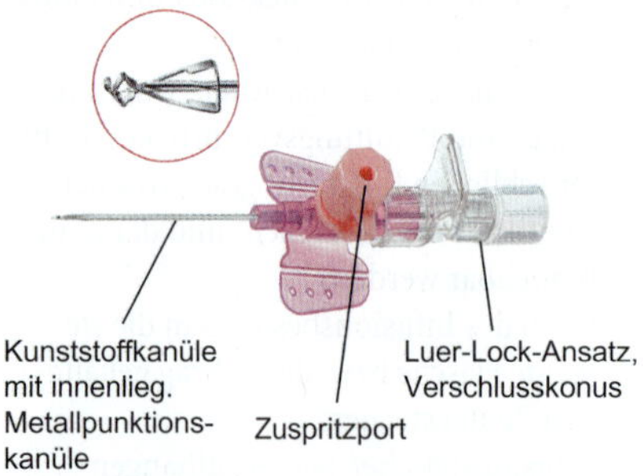

b Sicherheitsvenenverweilkanüle (Bsp.). Der Safety-Clip (Ausschnitt) umschließt die Nadelspitze nach dem Herausziehen.

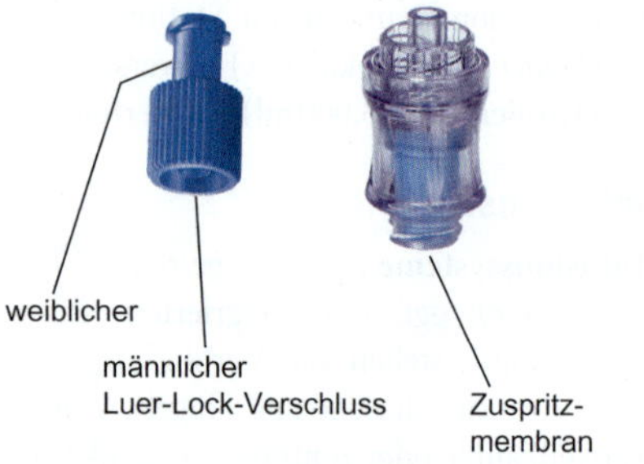

c Links Kombiverschlusskonus zum Verschluss von Luer-Anschlüssen, rechts nadelfreies Konnektionsventil (NFC).

Abb. 43.31 Materialien und Zubehör für einen periphervenösen Zugang. Vor Benutzung eines nadelfreien Konnektionsventils zum Zuspritzen ohne Nadel (c) muss eine Desinfektion der Membranoberfläche erfolgen (Einwirkzeit 15 Sek.). Wie oft und wie lange ein nadelfreies Konnektionsventil maximal benutzt werden darf, ist den Herstellerangaben zu entnehmen. [K115, U223]

Tab. 43.6 Größe und Durchflussrate verschiedener Venenverweilkanülen (die Durchflussrate gilt für NaCl 0,9 %). Bei der Transfusion von Blut ist die Durchflussrate etwa ⅓ niedriger. Bei Notfällen mit hohem Infusions-/Transfusionsbedarf wird die größtmögliche Kanüle gewählt. Größenbezeichnung und Farbkodierung gemäß ISO-Standard 10.555–1/5.

Farbkodierung von Verweilkanülen							
Größenangabe (Gauge)	24 G	22 G	20 G	18 G	17 G	16 G	14 G
Farbe	gelb	blau	rosa	grün	weiß	grau	orangebraun
Außendurchmesser (mm)	0,7	0,9	1,1	1,3	1,5	1,7	2,1
Innendurchmesser (mm)	0,4	0,6	0,8	1,0	1,1	1,3	1,7
Durchfluss (ml/min)	22	35	60	95	125	195	330
Stichlänge (mm)	19	25	33	33/45	45	50	50
Verwendung	Kinder						
		Erwachsene					
		Dünne Venen		Infusionen, Transfusionen		Notfälle, Schnellinfusionen	

Nur bei Kurzinfusionen ist eine **Flügelkanüle** *(Butterfly* → Abb. 42.11) sinnvoll, da die scharfe Hohlnadel das Gefäß bereits bei geringfügigen Bewegungen des Patienten perforieren kann.

Materialien für das Legen eines periphervenösen Zugangs

Folgende Materialien werden für das Legen eines periphervenösen Zugangs gerichtet (→ Abb. 43.31):

- Flüssigkeitsdichte Unterlage als Bettschutz
- Schutzhandschuhe
- Ggf. Clipper zur Haarkürzung
- Hände- und Hautdesinfektionsmittel
- Stauschlauch
- Sterilisierte/keimarme Tupfer [13]
- Venenverweilkanülen verschiedener Größe (→ Tab. 43.6) oder Flügelkanüle mit kurzer Anschlussleitung (→ Abb. 42.11)
- Verlängerungsleitung (Extensionsset) und Dreiwegehahn (→ Abb. 43.27)
- Ggf. Materialien für die Lokalanästhesie (v. a. bei großlumigen Kanülen)
- Materialien für die Fixierung und den Schutz des Venenzugangs: hautfreundliches Heftpflaster, Folienverband, sterile Kompressen
- Abwurf, Spritzenabwurf
- Sterile Verschlusskappe (→ Abb. 43.31c)
- Ggf. Infusionslösung mit entlüfteten Anschlüssen, z. B. Infusionssystem, Mehrfachverbinder, Extensionsset, Bakterienfilter
- Evtl. Injektionskissen für den Arm.

Durchführung

Das Legen eines periphervenösen Zugangs ist eine ärztliche Aufgabe, die an Pflegefachpersonen mit entsprechenden Kenntnissen und Fertigkeiten delegiert werden kann. Richten der benötigten Materialien, Betreuung des Patienten und evtl. auch Assistenz des Arztes sind pflegerische Tätigkeiten.

- Bei geplanten Venenzugängen bei Kindern eine Stunde vorher lokal anästhesierendes Pflaster auf die vorgesehene Punktionsstelle kleben, z. B. Emla® Pflaster
- Patienten informieren und Toilettengang ermöglichen
- Für Licht im Patientenzimmer und Abstellfläche für Materialientablett sorgen
- Patienten in eine entspannte, für die Venenpunktion geeignete Lage bringen, störende Bekleidung ausziehen
- Bei Bedarf Haare im Bereich der vorgesehenen Punktionsstelle kürzen
- Ggf. Lokalanästhesie setzen (Arzt)
- Ggf. die Venenfüllung verbessern (Venenpunktion → 42.5.1)
- Ängstliche Patienten beruhigen, ablenken
- Venenpunktion durchführen (Arzt): Hände desinfizieren, Schutzhandschuhe anziehen, Vene stauen (distaler Puls bleibt tastbar). Punktionsstelle wählen und Haut desinfizieren (→ 42.5.1). Haut mit der passiven Hand spannen und fixieren und mit der Verweilkanüle Haut rasch im Winkel von 45° durchstechen, dann Vene flach punktieren. Wenn Blut am transparenten Kanülenansatz erscheint, Venenverweilkanüle ein kurzes Stück ins Venenlumen vorschieben, Punktionsnadel etwas zurück-, aber nicht herausziehen, *gleichzeitig* Plastikkanüle vorschieben. Stauschlauch lösen. Punktionsnadel entfernen, dabei die Vene auf der Höhe der Kanülenspitze abdrücken
- Venenverweilkanüle mit NaCl 0,9 % durchspülen, auf freie Durchgängigkeit achten, abstöpseln *oder* Infusionslösung über entlüftete Anschlüsse, z. B. Infusionsset, Bakterienfilter, mit der Venenverweilkanüle verbinden
- Kanüle fixieren und Verband anbringen (→ Abb. 43.32)
- Auf Veränderungen im Bereich der Punktionsstelle achten (Hämatom? Paravasat?). Patienten erst verlassen, wenn sicher ist, dass die Lösung korrekt einfließt
- Gebrauchte Materialien entsorgen.

Fixieren periphervenöser Zugänge

Die einstichnahe Fixierung des periphervenösen Zugangs darf nur mit sterilem Material erfolgen. Unsterile Pflasterstreifen von der Rolle (z. B. Leukoplast®) dürfen dazu nicht verwendet werden [13].

Bei Kindern werden venöse Zugänge besonders gut gesichert. Das zusätzliche Fixieren der Hände z. B. am Bett ist möglichst zu vermeiden. Dazu wäre die schriftliche Einverständniserklärung der Sorgeberechtigten einzuholen. Eine Sitzwache während der Dauer der Infusion, evtl. auch durch einen Elternteil, ist die bessere Lösung.

43.5.4 Zentralvenöse Infusion und zentraler Venenkatheter

DEFINITION

Zentralvenöse Infusion: Infusion, die mittels eines zentralen Venenkatheters verabreicht und so direkt in die **obere Hohlvene** *(V. cava superior)* vor dem rechten Vorhof des Herzens geleitet wird.

Zentraler Venenkatheter *(ZVK, Cavakatheter):* Katheter, dessen Spitze in der oberen Hohlvene (V. cava superior) liegt, unmittelbar vor dem rechten Vorhof.

Peripher eingeführter zentraler Venenkatheter (*engl.* Peripherally inserted central venous catheter, *PICC*): Zentraler Venenkatheter, der über eine periphere Vene (z. B. in der Ellenbeuge) eingeführt wird.

Implantierter zentraler Venenkatheter: Operative Anlage eines zentralen Venenkatheters, als vollimplantiertes Portsystem oder teilimplantiert mit einem subkutanen Tunnel.

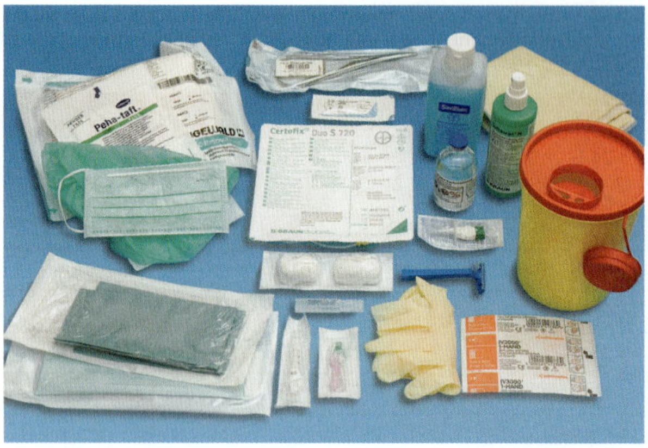

Abb. 43.33 Materialien zum Legen eines zentralen Venenkatheters. [K115]

Ein **zentraler Venenkatheter** ist für länger dauernde Infusionstherapien (etwa bei der parenteralen Ernährung), bei Massen- und Druckinfusionen, bei hypertonen Infusionslösungen (→ 43.5.1), bei Infusionen mit gefäßwandreizenden Arzneimitteln (z. B. Zytostatika) sowie zur Messung des zentralvenösen Drucks (ZVD → 21.1.3) erforderlich. Zentrale Venenkathater sind:

- Nichtimplantierbare zentrale Venenkatheter
- Teil- und vollimplantierbare Katheter

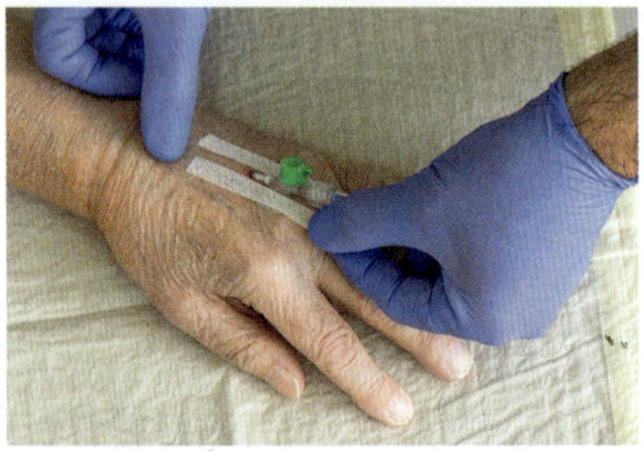

a Sterile Pflasterstreifen aus der Verpackung nehmen und beide Kanülenflügel damit fixieren.

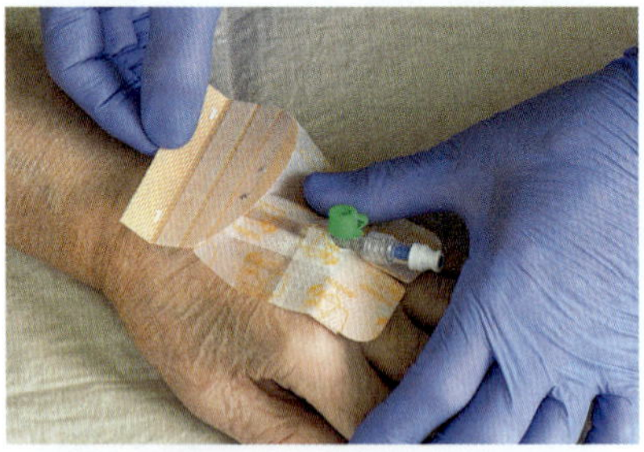

b Papier vom transparenten Teil des Pflasters lösen und Pflaster so aufkleben, dass Zuspritzstopfen der Kanüle im Schlitzende liegt. Dann restliche Papierabdeckungen nacheinander entfernen und Pflasterflügel festkleben.

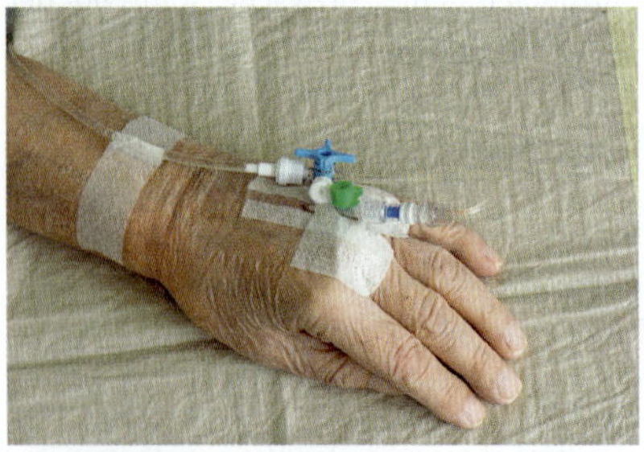

c Abschließend Infusion mit Verlängerungsleitung anschließen. Verlängerungsleitung in eine Schlaufe legen und Pflasterstreifen zum Schutz vor Zug anbringen. Benötigt der Patient keine Infusion (mehr), kann die Verlängerungsleitung am Dreiwegehahn abgestöpselt werden.

Abb. 43.32 Fixieren einer Venenverweilkanüle. [K115]

Nichtimplantierbare zentrale Venenkatheter

Nichtimplantierbare zentrale Venenkatheter verbleiben nur kurzzeitig im Körper. Sie können vorgeschoben werden (Punktionsort):

- Auf kurzem Weg („von zentral") über die V. subclavia, die V. brachiocephalica oder – bevorzugt – über die V. jugularis interna
- Mit einem langen Venenkatheter über eine periphere Vene **(PICC),** vorzugsweise die V. basilica oder die V. cephalica. Wegen des größeren Komplikationsrisikos ist der Weg über eine periphere Vene beim Erwachsenen Ausnahmefällen vorbehalten.
  Bei Kindern kommen außerdem die V. femoralis, V. tibialis posterior, V. temporalis sup. sowie bei Neugeborenen bis etwa Ende der ersten Lebenswoche die Nabelvene in Betracht.

Materialien

Erforderliche Materialien (→ Abb. 43.33):

- Hände- und Hautdesinfektionsmittel
- Flüssigkeitsdichte Unterlage
- Lokalanästhetikum (z. B. Lidocain® 1 %), 10-ml-Spritze und dünne Kanüle (z. B. Nr. 18)
- Ggf. Clipper zur Haarkürzung
- 10-ml-Spritze mit NaCl 0,9 % zum Durchspülen des Katheters
- Sterile Lanzette oder spitzes Skalpell (wenn nicht im Katheterset)

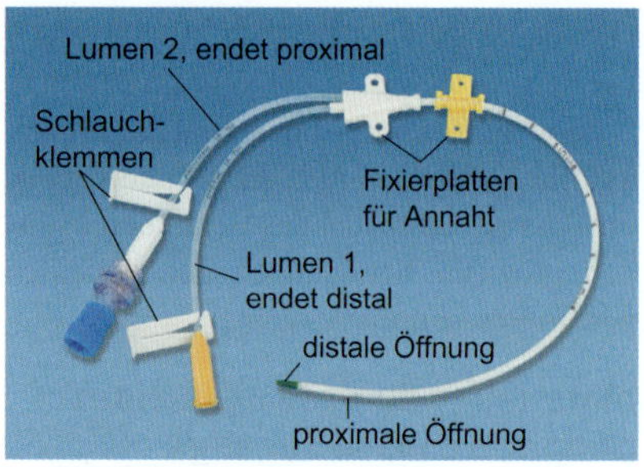

Abb. 43.34 Zweilumiger Subclavia-Katheter. [K115]

- Sterile Tupfer/Kompressen, steriles Lochtuch, sterile Handschuhe, langärmeliger steriler Kittel, Haube, Mund-Nasen-Schutz [14]
- Mehrere Venenkatheter. Heute werden Katheter aus Polyurethan bzw. Silikon bevorzugt, da sie eine geringe Thrombogenität haben. Für besondere Indikationen werden spezielle Venenkatheter benutzt, z. B. **Multilumenkatheter** (→ Abb. 43.34) bei inkompatiblen Infusionslösungen oder Patienten in der Intensivmedizin
- Verschiedene Kathetereinführsysteme (je nach vom Arzt bevorzugter Technik). In den meisten Kliniken werden steril verpackte Einmalpunktionssets verwendet, die alles Notwendige für die jeweilige Punktionstechnik enthalten (→ Abb. 43.35)
- Ggf. Ultraschallgerät zur Kontrolle der Katheterlage während des Vorschiebens, steriler Überzug für Schallkopf und Kabelzuleitung
- Ggf. Nahtmaterial und Nadelhalter zur Fixierung des Venenkatheters, alternativ spezielles ZVK-Fixierpflaster
- Verbandmaterial, z. B. Folienverband
- Infusion, Infusionssystem, Dreiwegehähne/Mehrfachverbindungen, Bakterienfilter
- Abwurf, Spritzenabwurf.

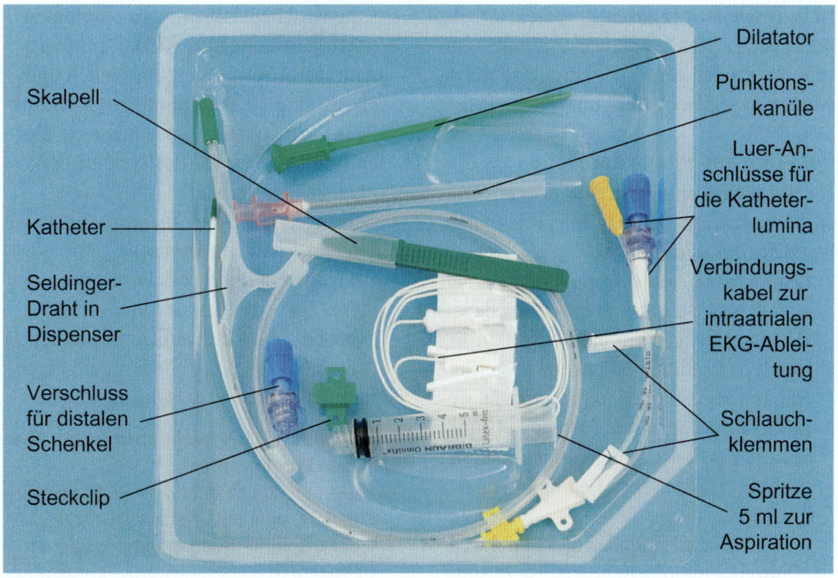

Abb. 43.35 Fertigset mit zweilumigem Venenkatheter. [K115]

Durchführung

Der zentrale Venenkatheter wird vom Arzt in der Regel in einem speziellen Eingriffsraum unter sonografischer Kontrolle gelegt. Aufgaben der Pflegenden sind die Vorbereitung von Material und Patienten, die Betreuung des Patienten währenddessen und die Assistenz des Arztes:

- Patienten informieren, Möglichkeit zum Toilettengang geben
- Störende Bekleidung entfernen, ggf. OP-Hemd anziehen (lassen)
- Ängstliche Patienten beruhigen und durch Gespräch ablenken. Selten ist eine Prämedikation mit Schmerz- und/oder Beruhigungsmitteln nötig
- Patienten positionieren:
  - Für einen über die V. jugularis oder V. subclavia vorgeschobenen ZVK das Bett bzw. die Untersuchungsliege in Arbeitshöhe hochfahren, eine Kopftieflage von ca. 15° zur besseren Venenfüllung und Vermeidung von Luftembolien einstellen, das Kopfkissen entfernen und eine flüssigkeitsdichte Unterlage unter Kopf und Schulter legen. Den Kopf des Patienten zur Gegenseite drehen (lassen)
  - Für einen über die V. basilica oder V. cephalica vorgeschobenen ZVK eine flüssigkeitsdichte Unterlage unter den Arm legen und Arm ggf. auf Injektionskissen positionieren
- Hygienische Händedesinfektion durchführen, Materialien auf desinfizierter Fläche bereitlegen – sterile Materialien auf einer sterilen Fläche (z. B. Innenseite der Verpackung des Kathetersets) und dem Arzt anreichen
- Venenkatheter legen (Arzt):
  - Hautdesinfektion und Lokalanästhesie
  - Bei der **Seldingertechnik** wird nach der Venenpunktion mit einer Spritze mit NaCl 0,9 % zuerst ein Führungsdraht durch die Vene vorgeschoben, über den dann der zentrale Venenkatheter eingebracht wird. Der Führungsdraht wird anschließend wieder entfernt
  - Bei der **Braunülentechnik** wird der Katheter über einen braunülenähnlichen Kurzkatheter vorgeschoben
  - Das Vorschieben des Katheters kann mittels Sonografie dargestellt werden
  - Bei vermuteter korrekter Lage wird eine Infusion (Kochsalzlösung) zum Offenhalten angeschlossen
- Katheter fixieren, i. d. R. über Annaht der gelochten Fixierplatte oder mit speziellem ZVK-Fixierpflaster
- Punktionsstelle reinigen, desinfizieren und verbinden (→ Abb. 43.43)
- Patienten beobachten (Puls, Blutdruck, Atmung), abschließende Lagekontrolle erfolgt durch EKG-Ableitung über den Seldingerdraht und Thorax-Röntgen (schließt auch einen Pneumothorax aus)
- Maßnahme und Verlauf dokumentieren.

Nachbereitung

Patienten beim Anziehen und bei der Positionierung unterstützen. Die eigentliche Infusionstherapie beginnt erst, wenn mittels Thorax-Röntgenaufnahme die korrekte Lage bestätigt und ein Pneumothorax ausgeschlossen wurde.

Komplikationen

Häufigste Komplikationen sind:

- Hämatom an der Punktionsstelle
- Pneumothorax (→ 23.10)
- Irrtümliche *arterielle* Punktion mit Gefahr des *Hämatothorax* (Ansammlung von Blut im Pleuraraum → 23.13.2) oder eines *Dissektionsaneurysmas* (Aufsplittung der Gefäßwand → 22.5.6). Die Erstmaßnahmen bestehen in der sofortigen Entfernung der Kanüle sowie evtl. einem Druckverband für mindestens 5 Min. und dem Auflegen eines Eisbeutels
- Luftembolie
- Bei linksseitiger Punktion Verletzung des Ductus thoracicus mit *Chylothorax* (Ansammlung der fetthaltigen Lymphe des Ductus thoracicus im Pleuraraum → 23.13.2)
- Verletzungen des *Plexus brachialis* (den Arm versorgendes Nervengeflecht in der Halsregion)
- Katheterfehllage mit Herzrhythmusstörungen bei zu weitem Vorschieben des Katheters beim Legen oder bei Armbewegungen, durch die sich ein von peripher gelegter ZVK bis zu 10 cm, ein von zentral gelegter ZVK um 1–5 cm nach zentral bewegen kann
- Infektionen, v. a. mit Staphylococcus aureus und Staphylococcus epidermidis (→ 30.7.2)
- Thrombose in der Vene.

Implantierbare zentrale Venenkatheter

Einige Patienten benötigen über einen längeren Zeitraum einen zentralvenösen Zugang, etwa zur parenteralen Ernährung oder bei wiederholten Zytostatikatherapien. Um diesen Patienten zusätzliche Schmerzen und Komplikationen zu ersparen, wird operativ ein **teil- oder vollimplantierbarer (zentraler) Venenkatheter** gelegt.

- Teilimplantierbare Venenkatheter wie z. B. der *Hickman-*, *Broviac-*, *Quinton-* und *Groshong-Katheter* liegen nur teilweise im Körper: Das proximale Katheterende wird operativ in die V. cava superior bis zum Übergang in den rechten Vorhof vorgeschoben. Der Katheter wird über einen subkutanen Tunnel durch die Haut geführt (→ Abb. 43.36). Infusionen werden am außen liegenden, distalen Katheterende angeschlossen. Bei guter Pflege kann der Katheter 2–3 Jahre verbleiben

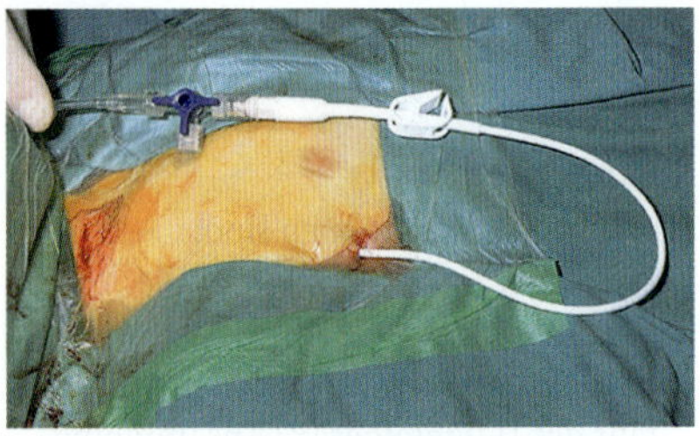

Abb. 43.36 Hickman-Katheter als Beispiel eines teilimplantierten ZVK. [K183]

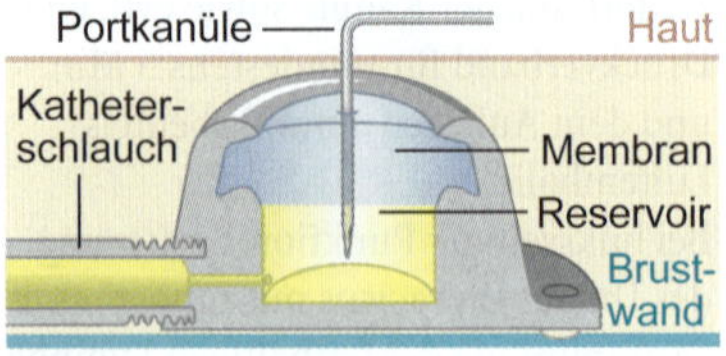

Abb. 43.37 Schnitt durch einen implantierten Portkatheter (Schemazeichnung). [L138]

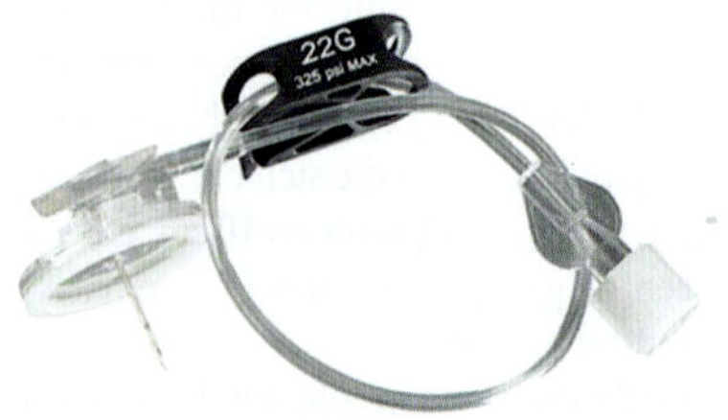

Abb. 43.38 Sicherheitsportkanüle mit speziellem, nichtstanzendem Schliff. [U223]

- Vollimplantierbare Venenkatheter (*Portkatheter* → Abb. 43.37) liegen vollständig im Körper. Ein subkutan implantiertes Reservoir **(Port)** wird mit einem (röntgendichten) Katheter verbunden, der in eine zentrale Vene gelegt wird. Für Injektionen oder Infusionen wird der Port mit speziellen Nadeln (z. B. *Huber-*, *Gripper®-Nadel* → Abb. 43.38) durch die Haut punktiert. Aufgrund ihres besonderen, löffelartigen Schliffs stanzen sie keine Stückchen aus der Silikonmembran. Da das System vollständig von Haut bedeckt ist, stört es den Betroffenen während der infusionsfreien Zeiten kaum. Über die besonders druckstabilen **Hochdruck-Portsysteme** können mit speziellem Zubehör bis zu 300 ml/Min. verabreicht werden. Außerdem gibt es *Doppelportkatheter* mit zwei getrennten Reservoiren und Kathetern sowie *Brachialportsysteme* für die Anlage am Arm.

Neben den intravenösen gibt es arterielle, peritoneale, pleurale sowie „spinale" (intrathekale oder peri- = epidurale) Portsysteme mit vergleichbarer Funktionsweise.

Punktion und Pflege des Ports

Die **Punktion eines Ports** kann vom Arzt an besonders qualifizierte Pflegefachpersonen delegiert werden:

- Benötigte Materialien bereitlegen (für den ambulanten Bereich bieten verschiedene Hersteller fertige Portpunktionssets an): Hände-, Hautdesinfektionsmittel, sterile Handschuhe, sterile Kompressen, ggf. sterile Schlitzkompressen, Portnadel, 10-ml-Spritze, Kochsalzlösung, Verbandmaterial
- Port unter aseptischen Bedingungen punktieren:
  - Hygienische Händedesinfektion durchführen. Physiologische Kochsalzlösung in eine 10-ml-Spritze aufziehen und mit der Portkanüle bzw. dem Verlängerungsschlauch der Portkanüle verbinden. Kanüle und Schlauch entlüften
  - Haut großzügig desinfizieren, Punktionsstelle danach nicht mehr berühren
  - Sterile Handschuhe anziehen [11]
  - Portkammer mit Daumen und Zeigefinger oder zwei Fingern fixieren und dann punktieren (→ Abb. 43.39)
  - System mit Kochsalzlösung spülen und auf Durchgängigkeit prüfen (Blut muss aspiriert werden können), anschließend eigentliche Injektion verabreichen oder Infusion anschließen, ggf. fixieren und Verband anbringen.

Die weitere **Pflege** umfasst:

- Nach Beendigung der Infusion bzw. vor der Entfernung der Portnadel System mit 10 ml Kochsalzlösung durchspülen. Die Spülung mit Heparin-Kochsalz-Lösung wird heute nicht mehr empfohlen (Arztanordnung beachten). Dann Portnadel samt Spritze langsam ziehen und gleichzeitig die Portkammer in Richtung Brustkorb drücken. Ggf. steriles Pflaster aufbringen, ruhende Portsysteme benötigen keinen Verband
- Bei länger dauernder Therapie Portnadel 1-mal wöchentlich wechseln
- Bei längerem Ruhen des Portsystems dieses auf ärztliche Anordnung alle 4 Wochen spülen und auf Durchgängigkeit prüfen (unterschiedliche Empfehlungen)
- Dem Patienten Portpass aushändigen.

! VORSICHT! Bei **Injektion/Infusion über den Port** beachten:

- Patienten täglich auf lokale (z. B. gerötete Einstichstelle) und systemische (z. B. Fieber, Schüttelfrost) Infektionszeichen beobachten
- Keine Spritzen unter 10 ml verwenden, da diese einen zu hohen Druck erzeugen und den Port schädigen können
- Injektion/Infusion sofort abbrechen, wenn der Patient Brennen, Schmerzen, Unbehagen angibt oder sich eine Schwellung in der Portumgebung zeigt. Es kann eine Fehlpunktion oder Systemundichtigkeit vorliegen!
- Jegliche Probleme und Unregelmäßigkeiten (→ Tab. 43.7) dem Arzt melden.

43.5.5 Subkutane Infusion

Subkutane Injektion → 43.4.3

i DEFINITION

Subkutane Infusion *(s. c.-Infusion):* Einbringen einer größeren Flüssigkeitsmenge in die Subkutis (Unterhautfettgewebe), in der Regel bei leichter bis mittlerer Dehydrierung.

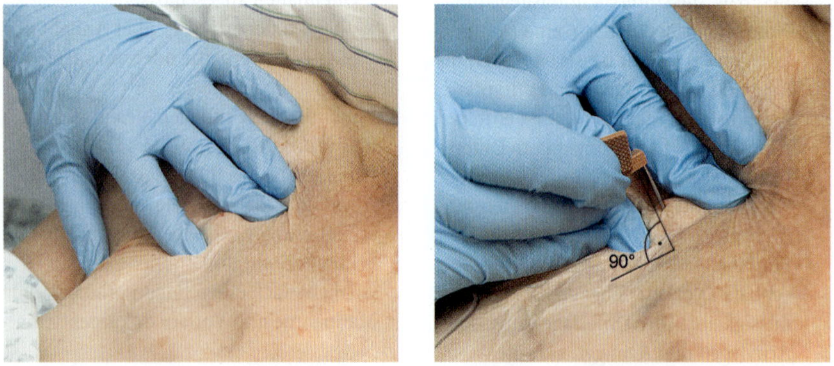

a Portkammer mit zwei Fingern fixieren und die Haut über der Kammer leicht spannen.

b Portnadel senkrecht (90°-Winkel zur Membran) einstechen, bis der Portboden erreicht ist.

Abb. 43.39 Punktion eines Ports. [K115]

Tab. 43.7 Häufige Probleme beim Umgang mit dem Port und ihre möglichen Ursachen.

Komplikation	Mögliche Ursache
Keine Aspiration von Blut möglich	• Anliegen der Katheterspitze an der Gefäßwand • Blutgerinnsel im Katheterlumen
Hoher Druckwiderstand bei Applikation	• Katheterschlauch abgeklemmt • Okklusionsbedingt, z. B. Verlegung des Katheterlumens durch ein Blutgerinnsel • Lagebedingt durch Portkanüle, z. B. an der Portwand anliegende Kanülenöffnung
Feuchtigkeit unter dem Folienverband	• Fehllage der Nadel, falsche Nadellänge • Beschädigter Port • Durch Duschen, Schwitzen
Schmerzen, Schwellung, Entzündung	• Fehllage der Nadel (nicht in der Portkammer) • Infektion

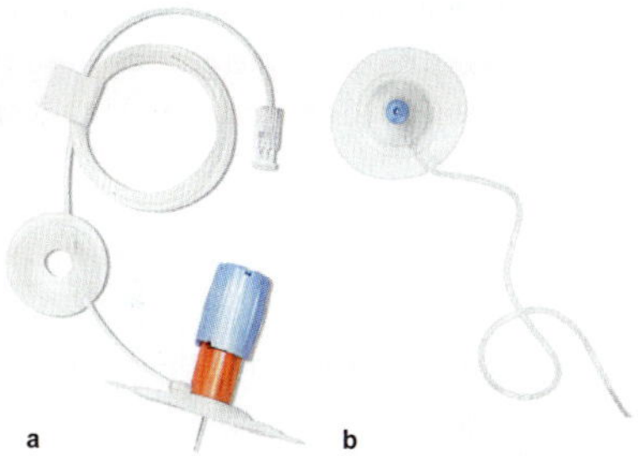

Abb. 43.40 Subkutaner Katheter (hier: Vygon Saflo™90), der in unterschiedlichen Kanülenlängen erhältlich ist (a). Nach der Punktion wird die Stahlkanüle entfernt, sodass nur die Kunststoffkanüle im Gewebe zurückbleibt (b). [V157]

Während die **subkutane Infusion** im Krankenhausalltag wenig zum Einsatz kommt, wird sie in der ambulanten und stationären Altenpflege häufiger angewendet. Dabei wird eine Lösung, vorrangig NaCl 0,9 % oder eine andere Elektrolytlösung (→ Tab. 43.5), ins Unterhautfettgewebe infundiert. Zur Arzneimittelverabreichung wird diese Methode in der Regel nicht eingesetzt. Eine Ausnahme bildet die Palliativmedizin: Dort werden über subkutane Infusionen auch Opiatzusätze verabreicht.

Die Infusion wird bevorzugt an Bauchdecke und Oberschenkeln, aber auch am Rücken zwischen den Schulterblättern oder an den Flanken angelegt. Die Verantwortung für die Indikationsstellung liegt beim Arzt, die praktische Durchführung kann an Pflegefachpersonen delegiert werden [15].

Indikationen und Kontraindikationen

Mögliche **Indikationen:**

- Der Patient ist nicht in der Lage, den Flüssigkeitsbedarf über das Trinken zu decken → Dehydratation, z. B. auch als Folge von Fieber, Diarrhö
- Eine intravenöse Flüssigkeitssubstitution ist nicht möglich ist oder soll vermieden werden, z. B. in einer Pflegeeinrichtung oder im häuslichen Umfeld
- Eine enterale Sonde (z. B. PEG → 18.8.1) soll (noch) nicht angelegt werden.

Kontraindikationen sind u. a.:

- Schwere Dehydratation mit Störung des Elektrolythaushalts
- Gestörte Blutgerinnung
- Volumensubstitution in einer Notfallsituation
- Schockzustand.

Anlage einer subkutanen Infusion

Subkutane Infusionen werden am besten nachts oder während der Mittagsruhe verabreicht, um die Mobilität des Patienten nicht unnötig einzuschränken.

Material und Vorbereitung

- Schutzhandschuhe
- Hände- und Hautdesinfektionsmittel
- Sterile Tupfer
- Ggf. steriles Fixierpflaster, wenn nicht mit dem subkutanen Katheter kombiniert
- Subkutaner Katheter (→ Abb. 43.40), alternativ Butterfly-Kanüle (die starre Kanüle verursacht jedoch bei längerer Liegedauer häufiger Reizung, Rötung, Entzündung)
- NaCl 0,9 %, 10-ml Spritze
- Vorbereite Infusionslösung mit Infusionssystem (→ 43.5.2)
- Infusionsständer, ggf. Halterung für die Infusionsflasche
- Abwurf
- Patienten informieren, Einwilligung einholen, Toilettengang ermöglichen
- Punktionsort festlegen und Patienten entsprechend positionieren.

Durchführung

- Händedesinfektion durchführen, Schutzhandschuhe anziehen
- Hautdesinfektion durchführen (→ 42.5.1)
- Subkutanen Katheter mit NaCl 0,9 % entlüften
- Haut von der darunterliegenden Muskulatur mit Zeigefinger und Daumen abheben
- Katheterkanüle einstechen (Subkutankatheter: 90°-Winkel; Butterfly [Flügelkanüle → 43.4.3]: 30°- bis 45°-Winkel), ggf. Punktionskanüle entfernen. Die Katheterspitze liegt im subkutanen Gewebe und ist leicht beweglich
- Ggf. Kanüle fixieren und steril verbinden
- Infusionslösung anschließen und Tropfgeschwindigkeit einstellen.

Die Tropfgeschwindigkeit der subkutan verabreichten Infusion sollte bei 60 Tr./Min. (1 Tr./Sek.) liegen, 1.000 ml Lösung werden in ca. 6 Std. verabreicht. Die Tageshöchstdosis liegt bei 2 l, wovon jedoch die maximal infundierte Menge an einer Einstichstelle 1 l nicht überschreiten sollte.

Eine Schwellung im Bereich der Kanüle sowie Kältegefühl und Blässe im Hautareal sind Konsequenzen der Therapie und nicht als Komplikation anzusehen.

Beendigung und Entfernung der Kanüle

Nach Verabreichung der Infusionslösung wird die Kanüle zeitnah entfernt:

- Händedesinfektion, Schutzhandschuhe anziehen
- Pflaster lösen und Kanüle entfernen
- Einstichstelle kurz mit sterilem Tupfer komprimieren, steriles Pflaster aufbringen.

Komplikationen

→ Tab. 43.8 gibt eine Übersicht über mögliche Komplikationen.

43.5.6 Pflege während der Infusionstherapie

Gewährleistung der verordneten Infusionsabläufe

Die Pflegenden achten darauf, dass:

- Die auf dem Infusionsplan vorgegebene Infusionsreihenfolge gewährleistet ist
- Die angeordnete Einlaufgeschwindigkeit eingehalten wird.

Infusionen können gesteuert werden:

- Mittels **Schwerkraft und einfachem Infusionssystem** (→ Abb. 43.26). Meist reicht es aus, die errechnete Tropfenzahl in etwa über die Rollklemme einzustellen
- Mittels **Schwerkraft und Infusionssystem mit Durchflussregler** (→ Abb. 43.41). Damit kann eine präzisere Laufgenauigkeit erreicht werden

Tab. 43.8 Komplikationen bei der s. c.-Infusion und Vorgehensweise.

Komplikation	Vorgehen
Infusion läuft nicht	• Punktionsort wechseln • Einstichwinkel flacher wählen
Blut im Schlauch des subkutanen Katheters	Erneute Punktion
Frühzeitiger Schmerz (10–20 Min. nach Infusionsbeginn)	• Flacheren Einstichwinkel wählen • Punktionsort wechseln
Später Schmerz (bis 120 Min. nach Infusionsbeginn)	• Infusionsgeschwindigkeit reduzieren • Punktionsort wechseln
Rötung der Punktionsstelle	Kühlung
Lokale Infektion	Arzt kontaktieren
Verzögerte Resorption, persistierende Schwellung (> 4 Std.)	• Infusionsgeschwindigkeit reduzieren • Infusionsvolumen reduzieren
Schwellungen im Genitalbereich	Meist reversibel nach Infusionsende

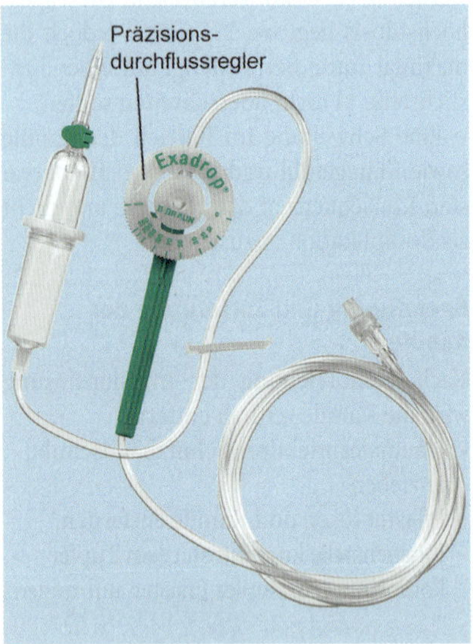

Abb. 43.41 Schwerkraftinfusionssystem mit Präzisionsdurchflussregler. Hiermit lässt sich die Laufgeschwindigkeit (ml/Std.) präziser steuern als mit einer Rollklemme. [U223]

- Als **Druckinfusion.** Die Infusionslösung in einem Plastikbeutel wird in eine aufpumpbare Manschette gesteckt. Durch den Druck von außen kann im Notfall sehr schnell Flüssigkeit substituiert werden (nicht bei Portsystemen)
- Mittels **Infusions- und Spritzenpumpen** mit entsprechenden Überleitungssystemen (z. B. Infusomat® bzw. Perfusor® → Abb. 43.42). Diese elektronisch gesteuerten Geräte dürfen nur von Pflegenden angewendet oder überwacht werden, die eine Einweisung gemäß der Medizinprodukte-Betreiberverordnung (MPBetreibV § 10 in Anlage 1) erhalten haben und als anwendungsberechtigte Personen in das Medizinproduktebuch (MPBetreibV § 12) eingetragen wurden. Die Einweisung darf nur durch den Hersteller, eine Person, die im Einvernehmen des Herstellers handelt oder durch eine vom Betreiber beauftragte Person erfolgen. Ist die Pflegefachperson in der Bedienung unsicher, z. B. weil sie das Gerät längere Zeit nicht bedient hat, muss sie sich um eine Auffrischung kümmern.

VORSICHT! Infusionen mittels **Schwerkraft** und **Infusomat®** und/oder **Perfusor®** dürfen nicht parallel über denselben venösen Zugang infundiert werden. Zum einen wird die durch Druck infundierte Lösung in die durch Schwerkraft übertragene Infusionslösung gedrückt. Zum anderen kann es zu einer unerwünschten und evtl. gefährlichen **Bolusgabe** kommen. Möglich ist eine parallele Infusion nur, wenn die Schwerkraftinfusion über ein Infusionssystem mit Rückschlagventil erfolgt.

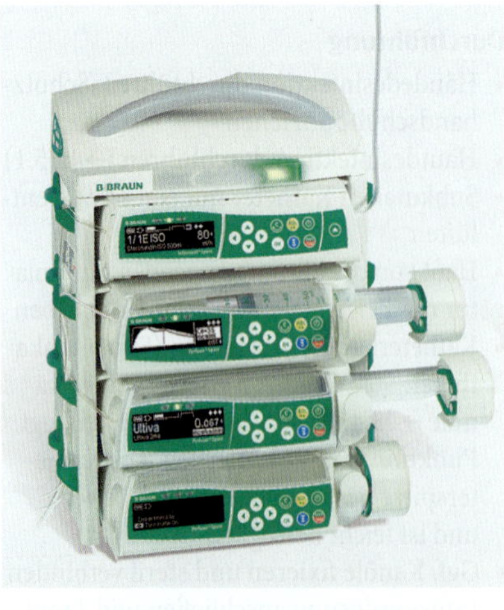

Abb. 43.42 Infusionspumpe Infusomat® Space (oben) hier kombiniert mit drei Spritzenpumpen (Perfusor®Space, darunter) in einem transportablen Gehäuse. [U223]

Berechnung der Infusionsgeschwindigkeit

Grundlage: 1 ml entspricht 20 Tropfen, 1 Tropfen/Min. = 3 ml/Std.
Berechnung der Tropfenzahl pro Minute bei angeordneter Gesamtmenge der Infusionen und Infusionszeit

$$\frac{\text{Infusionsmenge in ml} \times 20\ \text{Tropfen/ml}}{\text{Infusionsdauer in Std.} \times 60\ \text{Min./Std.}}$$

$$= \frac{\text{Gesamttropfenzahl}}{\text{Infusionsdauer in Min.}} = \frac{\text{Tropfen}}{\text{Min.}}$$

Beispiel: 500 ml Infusionslösung sollen in 12 Std. durchlaufen.

$$\frac{500 \times 20\ \text{Tropfen/ml}}{12 \times 60\ \text{Min./Std.}} = \frac{10.000\ \text{Tropfen}}{720\ \text{Min.}}$$

$$= \frac{13{,}88\ \text{Tropfen}}{\text{Min.}}$$

$$\frac{60\ \text{Sek./Min.}}{13{,}88\ \text{Tropfen/Min.}} = 4{,}32\ \text{Sek./Tropfen}$$

→ Ungefähr alle 4 Sek. muss ein Tropfen fallen.

Umgang mit peripheren und zentralen Venenzugängen

Grundregeln zur Vermeidung von Komplikationen, insbesondere lokaler oder systemischer Infektionen, sind [13], [14]:

- Vor jeder Manipulation an Verweilkanüle, Venenkatheter oder Verbindungsstellen hygienische Händedesinfektion durchführen. Wenn mit dem Austreten von Blut zu rechnen ist, Schutzhandschuhe anziehen. Generell Venenverweilkanülen/-katheter so wenig wie möglich berühren
- *Zentrale Venenkatheter* möglichst nicht abstöpseln, da dann die Gefahr der Thrombenbildung im Lumen besteht. Bei erneuter Infusion kann es dann zur Einschwemmung des Thrombus in die Blutbahn kommen. Das Infusionsprogramm möglichst so berechnen, dass es über 24 Std. läuft
- Um eine Thrombosierung des Kanülenlumens zu vermeiden, *periphere Venenverweilkanülen* nach Einlaufen der Infusion mit NaCl 0,9 % durchspülen. Eine Heparin-Kochsalz-Lösung hat hier keinen Vorteil [13]. Anschließend die Infusionsverlängerung mit einem sterilen Verschluss *(Luer-Lock)* abstöpseln
- Sowohl Venenverweilkanülen als auch ZVKs sollen nur so lange liegen bleiben, wie sie tatsächlich benötigt werden, d. h., Indikation täglich neu prüfen. Nicht mehr benötigte Verweilkanülen umgehend entfernen [13], da Komplikationen

nach 3–4 Tagen Liegezeit deutlich zunehmen
- Vor Mobilisation des Patienten sicherstellen, dass Verbindungsstücke, Dreiwegehahn und/oder Infusionen fest miteinander verschraubt sind
- Verstopfte Venenzugänge nicht freispritzen, da im Kanülenlumen haftende Blutgerinnsel in die Blutbahn gespritzt werden können. Arzt informieren
- Infusionsfilter (→ Abb. 43.30) unmittelbar an den Venenkatheter anschließen. Vorsicht, nicht alle Arzneimittel dürfen über den Filter gespritzt werden (dann z. B. Dreiwegehahn zwischen Katheter und Filter einbauen)! Filter nach Herstellerangaben wechseln
- Vor jeder Manipulation an Katheteransatzstücken oder Dreiwegehähnen, z. B. zum Wechsel der Zuleitungssysteme, Konnektionsstellen desinfizieren. Nach jeder Diskonnektion neuen sterilen Verschlussstopfen verwenden [14]
- Infusionen wechseln, wenn die Infusionsflasche leer ist, der Spiegel in der Tropfkammer aber noch besteht. Ist dieser Zeitpunkt verpasst worden, muss eine neue Infusionsleitung entlüftet und angeschlossen werden
- Zum Wechsel des Infusionssystems eines zentralen Venenkatheters Dreiwegehahn zudrehen bzw. Katheter abklemmen, um einer Luftembolie oder Blutungen aus dem ZVK vorzubeugen
- Mobile Patienten zum richtigen Umgang mit Infusionen und Infusionsständer anleiten, sie sollen besonders Zug auf den Venenkatheter vermeiden.

Verbandwechsel bei peripheren und zentralen Venenzugängen

Die Pflege der Punktionsstelle und der fachgerechte Verbandwechsel beugen Infektionen vor:

Empfehlungen der KRINKO

- Konventionelle (Gaze-) und Transparentverbände sind aus infektiologischer Sicht grundsätzlich gleichwertig. Transparente Verbände haben Vorteile: seltenerer Wechsel, bessere Inspektion
- Verbände täglich, besser noch, 1-mal pro Schicht kontrollieren. Bei subjektiven Beschwerden des Patienten sofort: konventionelle (Gaze-)Verbände durch Palpation, transparente Verbände durch Inspektion. Bei nicht kooperativen oder bewusstlosen Patienten, die bei der Palpation ihres konventionellen (Gaze-)Verbands keine verwertbaren Angaben machen können, muss der Verbandwechsel täglich erfolgen
- Bei Verschmutzung, Ablösung, Durchfeuchtung, Blutung oder Verdacht auf das Vorliegen einer Infektion, Verband wechseln
- Ohne Verdacht auf eine lokale Komplikation:
  - Konventionelle (Gaze-)Verbände nicht häufiger als alle 72 Std. wechseln
  - Folienverbände nicht vor Ablauf von 7 Tagen wechseln
  - Herstellerangaben beachten [13], [14].

- Patienten informieren und in eine geeignete Lage bringen
- Arbeitsfläche desinfizieren und benötigte Materialien zurechtlegen
- Hygienische Händedesinfektion durchführen
- Schutzhandschuhe anziehen, alten Verband abnehmen und mit den Handschuhen in den Abwurf entsorgen
- Hygienische Händedesinfektion durchführen
- Einstichstelle und Umgebung inspizieren (Entzündungszeichen an der Einstichstelle oder im Venenverlauf? Paravasat? Hautmazerationen durch Auslaufen von Infusionslösung an der Einstichstelle? Allergische Hautreaktionen?)
- Einstichstelle und umgebende Hautgebiet mit NaCl-0,9 %-Lösung bzw. Hautdesinfektionsmittel, einem sterilen Handschuh und sterilen Kompressen, Kugeltupfern oder Watteträgern reinigen. Von innen nach außen wischen, dabei die Lage des Venenzugangs nicht verändern
- Neuen Verband (Gaze- oder Transparentverband → Abb. 43.43) anbringen. Ggf. Infusionsleitung zusätzlich gegen Zug fixieren.

Nach Arztanordnung (z. B. bei Infektionsverdacht) venösen Zugang ziehen. Die Katheterspitze kann zur Keim- und Resistenzbestimmung ins Labor geschickt werden (→ Abb. 30.14). Einstichstelle desinfizieren und steril verbinden.

Bei Paravasaten und/oder Venenentzündungen kann der geschwollene Bezirk zusätzlich mit heparinhaltigen Salben behandelt werden (Zytostatika-Paravasate → 27.5.1).

- Nach dem Verbandwechsel ungehindertes Einfließen der Infusionslösung überprüfen.

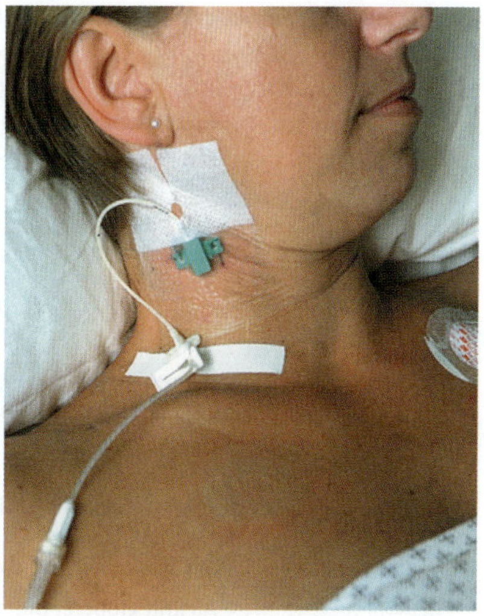

Abb. 43.43 Jugulariskatheter mit Folienverband. Fixiert ist der ZVK durch die Annaht rechts und links an der Fixierplatte. Der Pflasterzügel soll Zug auf den Katheter verhindern. [K115]

Pflege der Einstichstelle

Unsterile Pflasterstreifen von der Rolle (z. B. Leukoplast®) dürfen nicht einstichnah als Fixierung verwendet werden [13], [14].

Patientenbeobachtung und Dokumentation

Die engmaschige Beobachtung des Patienten mit Infusionstherapie ist Aufgabe von Pflegefachpersonen. Dazu gehören:
- Allgemeinzustand des Patienten: Körpergewicht, Hautturgor, Ödeme, Unverträglichkeitsreaktionen
- Zustand der Einstichstelle (Entzündungszeichen?)
- Vitalzeichen, insbesondere Blutdruck, Puls, Temperatur (Temperaturerhöhung als Frühzeichen einer Infektion)
- Ggf. zentralen Venendruck messen (→ 21.1.3)
- Flüssigkeitsbilanzierung und Blutuntersuchungen nach ärztlicher Anordnung.

Zusätzliche Dokumentation:
- Alle Infusionen mit genauer Bezeichnung, Menge, ggf. Zumischungen, eingestellter Tropfenzahl, Einlaufbeginn und -ende
- Abweichungen und Unterbrechungen im Infusionsprogramm
- Komplikationen (Art der Komplikation, Erstmaßnahmen, durchgeführte Arztanordnungen → Tab. 43.9)
- Durchgeführte Pflegemaßnahmen und Beobachtungen.

Tab. 43.9 Die Hauptrisiken von Infusionen, Beobachtungskriterien und Erstmaßnahmen.

Komplikation	Beobachtungskriterien	(Sofort-)Maßnahmen
Thrombophlebitis (→22.7.2)	• Entzündungszeichen im Venenverlauf • Schmerzäußerungen des Patienten	• Periphere Verweilkanüle entfernen, evtl. Alkoholumschläge auflegen oder heparinhaltige Salben auftragen, Arzt informieren, wenn nötig, neuen peripheren Zugang legen lassen • Bei ZVK Arzt informieren und Anordnungen abwarten
(Katheter-)Sepsis (→30.5)	• Plötzlich auftretendes, hohes Fieber, oft mit Schüttelfrost • Sepsissymptome (→30.6)	• Infusion stoppen, Zugang belassen • Arzt sofort informieren • Blutkultur vorbereiten (→30.5.3) • Weitere Maßnahmen nach Arztanordnung durchführen
Allergische Reaktionen (→31.2)	• Hautrötung, Juckreiz, Hautausschlag • Kopf-, Gelenk- und Gliederschmerzen • Unruhe, Angst • Übelkeit, Erbrechen • Temperaturanstieg, Hitzewallungen • Atemnot • Schockzeichen (→14.4)	• Infusion sofort abstellen, Venenzugang belassen • Unverzüglich Arzt rufen (lassen), beim Patienten bleiben, ihn beobachten und beruhigen • Kreislaufsituation einschätzen, Patienten evtl. in Schocklage bringen • Atemsituation einschätzen, ggf. Oberkörper erhöht positionieren, Sauerstoff auf Arztanordnung verabreichen (→3.5)
Blutverlust	• Austritt größerer Blutmengen aus dekonnektiertem venösem Zugang • Umfangreiche Hämatome im Hals- und Thoraxbereich (bei ZVK)	• Dekonnektierten Zugang verschließen oder Infusion mit neuem Infusionssystem wieder anhängen • Kreislauf kontrollieren • Arzt sofort informieren und Anordnungen abwarten
Luftembolie (sehr selten)	• Plötzlicher, stechender Schmerz im Brustkorb • Atemnot, Zyanose • Tachykardie, Hypotonie, Schock	• Arzt sofort rufen (lassen), beim Patienten bleiben, ihn beobachten und beruhigen • Kreislauf und Atmung beurteilen wie bei allergischer Reaktion (→31.2)

Komplikationen

Eine Infusionstherapie ist immer mit Risiken für den Patienten verbunden (Übersicht →Tab. 43.9). Hinzu kommt, dass viele Patienten infolge ihrer Grunderkrankung anfälliger gegenüber Infektionen sind.

SPICKZETTEL

Infusionstherapie

Vorbereitung der Infusion:
- Desinfizierte Arbeitsfläche, Händedesinfektion, Desinfektion der Gummistopfen.
- Infusionslösung und ggf. Arzneimittelzusatz nach Arztanordnung.
- Infusionssystem, ggf. Dreiwegehahn, Mehrfachverbindung, Verlängerung.
- Arzneimittel aufziehen und der Infusionslösung zufügen, Aufkleber.
- Infusionssystem einstechen und inkl. Zubehör entlüften.

Periphere Venenverweilkanüle legen lassen:
- Materialien auf Spritzentablett richten, u. a. periphere Venenverweilkanüle oder Flügelkanüle, Verbandmaterial.
- Ggf. Haarkürzung an der Punktionsstelle, Lokalanästhesie.
- Assistenz des Arztes bei der Punktion: Materialien steril anreichen.
- Fixierung der Kanüle, Verband.

Zentralen Venenkatheter legen lassen:
- Materialien auf Spritzentablett richten, u. a. Lokalanästhesie, Katheterset, ggf. Ultraschallgerät, Naht- und Verbandmaterial.
- Ggf. Haarkürzung an der Punktionsstelle, Lokalanästhesie.
- Assistenz des Arztes bei der Anlage: Materialien steril anreichen.
- Fixierung des ZVK, Röntgenkontrolle veranlassen.

Subkutane Infusion:
- Materialien auf Spritzentablett richten, u. a. subkutanen Katheter.
- Punktionsstelle wählen, Katheter subkutan legen und fixieren, Verband.
- Infusion einlaufen lassen, ca. 1 Tropfen/Sek.

Umgang mit einem Port:
- Nur Kanülen/Portnadel mit speziellem Schliff verwenden.
- Hände- und Hautdesinfektion vor der Punktion, Portkammer senkrecht anstechen.
- Liegende Portnadel fixieren, 1-mal pro Woche wechseln.
- Vor und nach einer Verabreichung Port durchspülen.

Pflege bei Infusionstherapie:
- Einlaufen angeordneter Infusionen sicherstellen mittels Schwerkraft, Schwerkraft mit Durchflussregler, Druckmanschette, Infusions- oder Spritzenpumpe (nur nach Einweisung).
- Händedesinfektion vor jeder Manipulation.
- Wechsel von Infusionssystem und Zubehör nach Herstellerangaben bzw. Hausstandard.
- Venenzugänge nur so lange wie nötig belassen.
- ZVK möglichst nicht abstöpseln, sondern mittels Infusion offen halten.
- Kontrolle der Einstichstelle mind. 1-mal täglich; bei V. a. Komplikationen Arzt informieren, Venenkatheter entfernen (lassen).
- Aseptische Verbandwechsel, Häufigkeit abhängig vom Verbandmaterial; bei Durchfeuchtung und V. a. Infektion sofort.
- Patienten beobachten, u. a. Allgemeinbefinden, Vitalzeichen, Unverträglichkeit, ggf. Flüssigkeitsbilanzierung.
- Exakte Dokumentation der einlaufenden Infusionen, u. a. Menge, Zeit.

43.5.7 Parenterale Ernährung

DEFINITION

Parenterale Ernährung (*griech.* para = neben, enteron = Darm): Künstliche Ernährung unter Umgehung des Magen-Darm-Trakts. In der Regel *intravenöse* Zufuhr von Flüssigkeit, Kohlenhydraten, Amino-, Fettsäuren, Vitaminen, Mengen- und Spurenelementen, oft über einen ZVK.

Enterale Ernährung →7.7.3

Kann der Nährstoffbedarf des Patienten weder durch orale noch durch (künstliche) enterale Ernährung gedeckt werden, wird eine intravenöse, **parenterale Ernährung** erforderlich.

- Bei der **partiellen** *(inkompletten)* **parenteralen Ernährung** deckt das Infusionsregime den Energie- und Flüssigkeitsbedarf des Patienten *teilweise.* Die noch fehlenden Nährstoffe und Flüssigkeit werden oral oder enteral zugeführt. Die partielle parenterale Ernährung erfolgt z. B. bei Patienten mit Tumorerkrankungen, die infolge Appetitlosigkeit oder Therapie nicht ausreichend essen und trinken können, und wenn eine enterale Ernährung nicht ausreichend möglich ist

- Bei der **totalen** *(kompletten)* **parenteralen Ernährung** *(TPE)* wird der Verdauungstrakt völlig umgangen. Das Infusionsregime deckt den gesamten Nährstoff-, Energie- und Flüssigkeitsbedarf des Patienten, z. B. bei Ileus (→ 24.6.1), Stenosen im Magen-Darm-Trakt oder schwerem Kurzdarmsyndrom (→ 24.6.4) [16].

Die parenterale Ernährungstherapie unterliegt dem Arzneimittelgesetz, da es sich bei den Lösungen nicht um Lebens-, sondern um Arzneimittel handelt.

Kann der Patient voraussichtlich nach 2–3 Tagen wieder essen, werden Flüssigkeit, Elektrolyte und Glukose über einen **periphervenösen Zugang** gegeben (→ 43.5.3). Bei länger dauernder totaler parenteraler Ernährung ist eine Bedarfsdeckung nur mit höher osmolaren Infusionslösungen möglich. Diese müssen über einen **zentralvenösen Katheter** gegeben werden (→ 43.5.4).

Täglicher Flüssigkeitsbedarf

Der tägliche Flüssigkeitsbedarf im Rahmen der Infusionstherapie ist je nach individuellen Bedürfnissen zu berechnen und berücksichtigt auch weitere Erkrankungen des Patienten, z. B. Durchfall, Fieber. Als Orientierung sind 30–40 ml pro Kilogramm Körpergewicht zu berücksichtigen (→ 7.12.2). Der Flüssigkeitsbedarf muss regelmäßig, z. B. durch Bilanzierung, überprüft werden!

Stufenschema der parenteralen Ernährung

Flüssigkeitszufuhr mit geringer Kaloriengabe

Bei einer voraussichtlichen Nahrungskarenz von weniger als 48 Std. kann es reichen, den Flüssigkeitsbedarf und wenig Energie über einen periphervenösen Zugang zu verabreichen. Meist werden fertige Vollelektrolytlösungen, z. T. mit 5 %igem Glukosezusatz (z. B. Ringer-Lösung, Sterofundin BG-5®), gewählt. Die Kalorienzufuhr ist gering.

Diese Form der Infusionstherapie zählt nicht als Ernährungstherapie und sollte nur kurzzeitig und bei Patienten mit gutem Ernährungszustand ohne Mangelerscheinungen erfolgen.

Periphervenöse Basisernährung

Bereits bei einer Nahrungskarenz über 2–3 Tage oder leicht kataboler (abbauender) Stoffwechsellage braucht der Patient eine parenterale Ernährungstherapie, also neben Flüssigkeit auch Kohlenhydrate und Aminosäuren.

Bilanzierte vollständige parenterale Ernährung

Bei einer längeren Nahrungskarenz oder schlechtem Ernährungszustand muss der Patient über einen zentralen Venenkatheter vollständig parenteral ernährt werden.

Am praktischsten sind standardisierte **All-in-one-Lösungen** *(AIO).* Diese Nährstoffmischungen gibt es sowohl für die periphervenöse als auch für die zentralvenöse parenterale Ernährung. Die Mehrkammerbeutel sind einfach und hygienisch zu handhaben. Die Mischung der Nährstoffe erfolgt durch Aufdrücken der Trennnähte. Vitamine und Spurenelemente können hinzugegeben werden.

Beispielsweise bei Leber- oder Nierenfunktionsstörungen und langfristigen Therapien ist eine *individuelle* Zusammensetzung erforderlich. Aminosäurelösungen (10- bis 15%ig), Glukoselösungen (20- bis 50%ig), Fettemulsionen (10- bis 20%ig), Elektrolyt- und Spurenelementlösungen werden für den einzelnen Patienten optimal aufeinander abgestimmt. Vitamine und Spurenelemente werden kurz vor Verabreichung hinzugegeben [16], [17].

Pflege bei parenteraler Ernährung

Bei allen Formen der parenteralen Ernährung besteht die Aufgabe der Pflegenden in [16], [17]:

- Fachgerechter Vorbereitung der Infusionen und ihrer Überwachung (→ 43.5.2, → 43.5.5)
- Pflege des venösen Zugangs (→ 43.5.6)
- Patientenbeobachtung (→ 43.5.6, → Tab. 43.9)
- Soor- und Parotitisprophylaxe (→ 6.7.6, → 6.7.7)
- Flüssigkeitsbilanzierung (→ 8.1.2)
- Kontrolle des Ernährungszustands (→ 7.2)
- Kontrolle von Blutwerten wie z. B. Blutzucker oder Elektrolyten nach Arztanordnung.

Nach Beendigung der parenteralen Ernährung erfolgt – je nach Stufe der parenteralen Ernährung – der Kostaufbau enteral oder oral. Der orale Kostaufbau erstreckt sich über 2–8 Tage, bei Magen-Darm-Erkrankungen langsamer. Der Kostaufbau beginnt mit Tee, d. h. flüssiger Kost, geht über Milchsuppe und Brei bis hin zur leichten Kost, die dann bis zur Vollkost gesteigert wird.

43.6 Physikalische Therapie

DEFINITION

Physikalische Therapie: Aktivierung der Heilkräfte des Körpers durch physikalische Faktoren wie Wärme/Kälte, Licht, Wasser, mechanische Energie, dynamische Kräfte und Elektrizität. Dabei sollen sowohl kurzfristige Reaktionen auf die Reize provoziert als auch langfristige Regulationsvorgänge in Gang gesetzt werden.

Im Folgenden sind ausgewählte **physikalische Therapien** dargestellt, bei denen den Pflegenden eine besondere Rolle zukommt. Für physikalische Therapien ist eine Arztanordnung erforderlich.

43.6.1 Physiotherapie

DEFINITION

Physiotherapie: Uneinheitlich genutzter Begriff. Bezeichnet teilweise spezielle Bewegungstherapien (früher *Krankengymnastik*) und wird teilweise gleichbedeutend mit „physikalischer Therapie" benutzt.

Hauptziel der **Physiotherapie** ist es, Patienten mit einer Bewegungsstörung durch den gezielten Einsatz aktiver und passiver

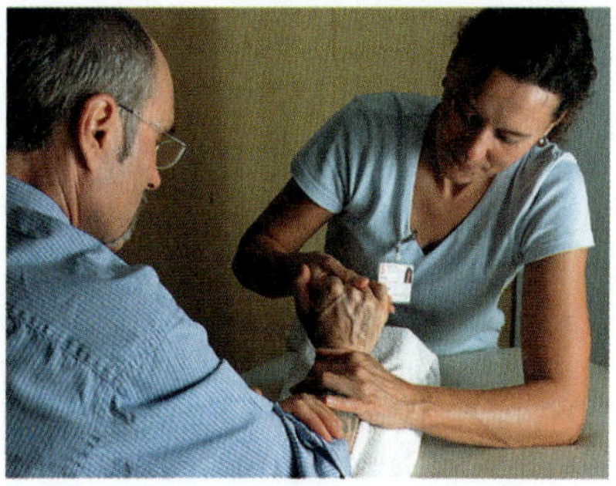

Abb. 43.44 Physiotherapie. Die passive und aktive Physiotherapie soll nach Verletzungen und Operationen die Gelenkbeweglichkeit und die volle Muskelkraft wiederherstellen. [K115]

Techniken bei der (Wieder-)Erlangung physiologischer Bewegungsmuster zu helfen (→ Abb. 43.44). Sie wird in allen Versorgungsfeldern eingesetzt, z. B.:

- Präventiv zur Vermeidung von berufs- und freizeitbedingten Fehlhaltungen und -belastungen
- In der stationären oder ambulanten Therapie und Rehabilitation in der:
  - Orthopädie, z. B. bei Erkrankungen des Bewegungsapparats
  - Traumatologie, z. B. nach Amputationen und Frakturen
  - Inneren Medizin, z. B. bei rheumatischen Erkrankungen, nach Herzinfarkt
  - Neurologie, z. B. nach Schlaganfall
  - Gynäkologie, z. B. Schwangerschafts- und Rückbildungsgymnastik
  - Pädiatrie, z. B. bei spastischen Störungen, Skoliose.

Aufgaben der Pflegenden

Die Tätigkeitsfelder von Physiotherapie und Pflege berühren und überschneiden sich an vielen Stellen, z. B. bei der Kontrakturenprophylaxe (→ 9.7). Durch Absprachen und Abstimmung zwischen Physiotherapeuten und Pflegenden lässt sich eine optimale Patientenversorgung erzielen. Physiotherapeutische Maßnahmen können ergänzend in die Pflegeplanung aufgenommen werden.

Ein ständiger Dialog zwischen Pflegenden, Ärzten und Physiotherapeuten stellt sicher, dass die Beanspruchung des Patienten während der Physiotherapie stets seiner individuellen Belastbarkeit entspricht.

43.6.2 Hydrotherapie

DEFINITION

Hydrotherapie: Systematische Anwendung von Wasser zu Behandlungszwecken.

Anwendungsformen der **Hydrotherapie** sind:

- **Waschungen** mit kaltem oder warmem Wasser
- **Güsse,** bei denen ein Wasserstrahl die Haut weich umspült
- **Wickel und Auflagen**
- **Packungen** (Wickel, die mehr als die Hälfte des Körpers einhüllen)
- **Teil-** oder **Ganzkörperbäder,** evtl. mit Zusatz von Pflanzenauszügen, Kohlensäure oder Luftsprudel oder in Kombination mit elektrischen oder mechanischen Reizen.

Wickel und Auflagen

DEFINITION

Wickel: Einwickeln eines Körperteils in mehrere Tücher.

Auflagen: Auflegen einer Auflage bzw. einer Kompresse auf eine bestimmte Körperstelle.

Wickel und Auflagen können je nach Indikation heiß, temperiert (warm) oder kalt, trocken oder feucht angewendet werden und mit verschiedenen Zusätzen (z. B. Tees, ätherischen Ölen und Salben) versehen sein [18].

Die **Temperatur** des Wickels wird individuell dem Alter, der Herzfunktion und der Körpertemperatur des Patienten sowie dem Ziel des Wickels angepasst. Als Richtwerte können gelten:

- **Kalte Wickel** haben die Temperatur des Leitungswassers (ca. 17 °C)
- **Warme Wickel** nicht zu heiß auflegen, aber wärmer als die Körpertemperatur (ca. 38 °C)
- **Heiße Wickel** mit ca. 80 °C (eher zu warm) vorbereiten und mithilfe des Dampfs, den der Wickel verströmt, den Patienten langsam an die Wärme gewöhnen
- Bei **kühlen** bis **lauwarmen** Wickeln wirkt eher das zugesetzte Mittel, bei heißen Wickeln die Wärme und das Wasser.

Heiße Wickel regen an, lauwarme beruhigen.

Prinzipien bei der Anwendung

- Anwendung mit dem behandelnden Arzt abstimmen
- Maßnahme sinnvoll in den Tagesablauf des Patienten einplanen
- Sich beim Patienten nach seinem Befinden und der Wirkung des Wickels erkundigen: Wärmewirkung? Schmerzlinderung? Juckreizmilderung?
- Häufigkeit individuell bestimmen, meist wird ein Wickel/Kompresse ein- bis mehrmals täglich angewendet, z. B. kühlende Wickel
- Dokumentation: Art und Wirkung, individuelle Patientensituation.

Vorbereitung

- Maßnahme mit dem Patienten besprechen, Toilettengang anbieten
- Zimmer lüften und für Ruhe sorgen
- Temperatur der Füße kontrollieren, bei kalten Füßen Wärmflasche (60 °C) oder Fußbad anwenden
- Materialien vorbereiten: Innen-, Zwischen-, Außentuch, ätherisches Öl einem fetten Öl (z. B. Mandelöl) zusetzen: 10 ml fettes Öl + 2 Tropfen (Kinder > 6 J.), 3–4 Tropfen (Kinder < 6 J.), Jugendliche, Erwachsene 6 Tropfen, ggf. Quark

Anwendung

Wadenwickel → 5.4.3

- Keine synthetischen Stoffe als Innen- oder Außentücher verwenden (Gefahr des Wärmestaus). Als Innentuch eignen sich z. B. Baumwollwindeln, Geschirrtücher oder Stofftaschentücher, als Zwischentücher Waschlappen oder Frotteetücher, als Außentücher z. B. Duschtücher, Stecklaken, Molton-Flanelltücher, im ambulanten Bereich auch Wolltücher
- Innentuch nass machen, auswringen und faltenfrei auflegen oder anlegen; Leinen- oder Baumwolltuch darüber wickeln und ggf. mit einem Wolltuch abdecken
- Bei einem feucht-warmen Wickel zusätzlich eine Wärmflasche auflegen
- Patienten informieren, sich bei unangenehmen Empfindungen (z. B. Hitze, Brennen, Jucken) sofort zu melden
- Beim Abnehmen des Wickels Haut genau auf (allergische) Reaktionen beobachten, dann abtrocknen.

Die folgende **Nachruhe** sollte mindestens 30 Min. dauern; Pflegende achten darauf, dass der Patient nicht gestört wird. Bei Auffälligkeiten messen sie Puls und Blutdruck.

VORSICHT! Bei **heißen** Wickeln und Auflagen beachten:

- Nie Wärmflaschen mit kochend heißem Wasser zubereiten (Gefahr von Verbrennungen). Die Wassertemperatur für Wärmflaschen beträgt ca. 50–60 °C
- Das Temperaturempfinden ist individuell unterschiedlich. Die Äußerungen des Patienten sind immer ernst zu nehmen
- Keine heißen Wickel bei Patienten mit eingeschränktem Temperaturempfinden anwenden, z. B. bei Wahrnehmungsstörungen, instabilen Kreislaufverhältnissen etc. Hier sind Ölkompressen besser geeignet
- Patienten nicht unbeabsichtigt im Wickel schwitzen lassen, denn Schwitzen belastet den Kreislauf.

Arten

Je nach **Zusatz** oder **Applikationsort** unterscheidet man:

- **Kompressen mit ätherischen Ölen** sind wegen ihrer leichten Handhabung und schnellen Zubereitung gut einsetzbar (→ Tab. 43.12). Sie lassen sich gefahrlos bei Patienten mit eingeschränktem Temperaturempfinden sowie in der Palliativpflege und Sterbebegleitung einsetzen.

Öle werden nur stark verdünnt auf die Haut aufgetragen

- **Feucht-heiße/warme Kompressen** kommen z. B. bei Patienten mit Bauchkrämpfen, Blähungen, Obstipation, prämenstruellem Syndrom sowie bei Kindern mit „Kummerbauchweh" zur Anwendung, auch in Verbindung mit einer Ölkompresse

VORSICHT! Nicht angewendet werden darf eine **Ölkompresse,** wenn der Patient allergisch reagiert oder den Duft nicht mag.

Feucht-heiße Bauchauflagen dürfen **nicht durchgeführt** werden bei unklaren akuten Bauchschmerzen, schwerer Herzinsuffizienz, Gerinnungsstörungen oder akuten Nieren- und Gallenkoliken mit Fieber.

- **Quarkauflagen** wirken schmerzlindernd, kühlend, entzündungshemmend und abschwellend. Sie werden z. B. angewendet bei Verstauchungen, Prellungen, oberflächlicher Thrombophlebitis, Sonnenbrand, Insektenstichen, Halsschmerzen und Mastitis. Neben Quark gibt es noch weitere Zusätze, die als Wickel oder Auflagen aufgebracht werden können (→ Tab. 43.10).

Besonderheiten bei Kindern

- Kleinkinder und Säuglinge reagieren empfindlicher auf Wärme und Kälte. Daher sind Wickel und Auflagen grundsätzlich weniger heiß bzw. weniger kalt anzuwenden: ein kalter Wickel sollte handwarm, ein heißer Wickel warm sein
- Ätherische Öle erst bei Kindern ≥ 6 Monaten in geringer Konzentration einsetzen (0,5–1,5 %)
- Wickel dürfen nur angewendet werden, wenn der Körper des Kindes warm ist
- Bei Kindern, die sich sprachlich noch nicht verständlich machen können, die Reaktionen auf die Maßnahme genau beobachten
- Kinder in die Maßnahme einbeziehen, z. B. Quark auf die Kompresse streichen lassen. Bei skeptischen Kindern kann die Anwendung vorher z. B. an einer Puppe demonstriert werden oder das Kind darf selbst einen Wickel an einer Puppe anlegen.

43.6.3 Thermotherapie

Wickel und Auflagen → 43.6.2

DEFINITION

Thermotherapie: Therapeutische Anwendung von Wärmeenergie. Man unterscheidet **Kältetherapie** *(Kryotherapie, Wärmeentzug)* und **Wärmetherapie** *(Thermotherapie im engeren Sinne, Wärmezufuhr).*

Die **Kältetherapie** wird meist *lokal* angewendet. Sie wirkt antiödematös, entzündungs- und schmerzhemmend, temperatursenkend und über eine Gefäßerweiterung (nach anfänglicher Vasokonstriktion) auch durchblutungsfördernd.

Applikationsformen sind:

- Der **Kryopack,** eine vorgefertigte, plastikummantelte Silikatkompresse, die auch kalt gut formbar ist und mehrfach verwendet werden kann (→ Abb. 43.45)
- Die **Kryomanschette,** eine von Eiswasser durchflossene Manschette
- Der **Eisbeutel,** eine mit Eiswürfeln und etwas Wasser gefüllte Plastiktüte oder Gummiflasche
- Die **Frottierhandtuchtechnik** mit einem eiskalten Frottierhandtuch, das in Salzwasser getaucht und bei –15 °C eingefroren wurde

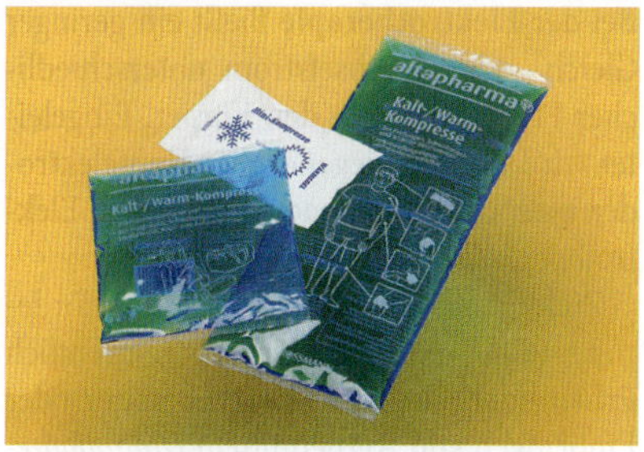

Abb. 43.45 Kryopack-Silikatkompressen in unterschiedlichen Größen für verschiedene Körperregionen. [K115]

- Die **Eismassage** oder **Eisabreibung** mit Eiswürfeln
- Das **Eistauchbad,** bei dem die zu behandelnde Extremität in Eiswasser (zwei Teile Wasser, ein Teil Eis) eingetaucht wird.

Durch **Wärmetherapie** können die oberen Gewebeschichten (bis etwa 3 cm) erwärmt werden (tiefere Strukturen erreicht die Elektrotherapie → 43.6.4). Die Wärme ruft eine verbesserte Durchblutung, Stoffwechselsteigerung, Entspannung der Muskulatur und Hemmung der Schmerzempfindung hervor.

Hauptanwendungsformen sind:

- Die **heiße Rolle** aus fest zusammengerollten, mit (fast) kochendem Wasser durchtränkten Frottetüchern
- **Feucht-heiße Kompressen** (→ 43.6.2) bzw. **Kataplasmen** *(feucht-heiße Breiumschläge).* Sie haben eine bessere Tiefenwirkung als trockene Wärme
- **Peloide,** das sind *Moor* (Torf), *Schlamm* (z. B. *Fango*) oder *Heilerden.* Sie werden zu Packungen und Bädern verwendet. Insbesondere industriell vorgefertigte Peloid-Kompressen werden oft auch im Krankenhaus verabreicht
- Warme Bäder (→ Tab. 6.5)
- Infrarotbestrahlung und Lichtbogen.

Aufsicht nötig

Kinder und verwirrte Menschen sind bei Kälte- oder Wärmeanwendungen engmaschig zu überwachen oder sogar ständig zu beaufsichtigen, um Kälte- oder Hitzeschäden zu vermeiden.

43.6.4 Elektrotherapie

DEFINITION

Elektrotherapie: Einsatz von Strom zu therapeutischen Zwecken.

Tab. 43.10 Übersicht über verschiedene feste Zusätze und ihre Anwendungsmöglichkeiten [18].

Zusatz	Einsatzmöglichkeit (Bsp.)	Durchführung
Zwiebel	• Ohrenschmerzen, -entzündung • Zahnschmerzen • Gelenkentzündung	Kleingeschnittene, angewärmte Zwiebel in Mullkompresse auf die entsprechende Region legen, alternativ auf die Fußsohlen (Zwiebelsocken)
Leinsamen	• Stirnhöhlenentzündung • Bronchitis • Furunkel	Brei aus Leinsamen und heißem Wasser herstellen, auf Kompresse aufstreichen und auf die betreffende Region auflegen
Zitrone	• Husten, Bronchitis • Halsentzündung	Heißes Zitronenwasser durch Einritzen der Schale und Ausdrücken einer halben Zitrone herstellen, Brust- oder Halswickel anlegen; alternativ Zitrone in Scheiben schneiden, Scheiben nebeneinander in ein Tuch legen, einschlagen und ausdrücken
Kamillenblüten	• Magen-, Darmkrämpfe • Träge Verdauung, Blähungen • Schlafstörungen, Unruhe	Teezubereitung als Aufguss mit echten Kamillenblüten, feucht-warme Kompresse, -wickel auf dem Bauch anlegen

Bei der **Elektrotherapie** fließt ein geringer Gleich- oder Wechselstrom unterschiedlicher Frequenz durch den Körper. Eingeleitet wird er überwiegend über Hautelektroden oder ein Wasserbad, selten durch Elektroden im Gewebe.

Ziele sind meist Durchblutungsförderung und Schmerzlinderung, gelegentlich Erhalt oder Stärkung von Muskulatur oder Einbringen von Arzneimitteln *(Iontophorese)*. Zur Elektrotherapie gehört auch die *transkutane elektrische Nervenstimulation* (kurz **TENS)** in der Schmerztherapie (→ 13.3.2). Kontraindikation ist z. B. ein Herzschrittmacher.

Die Elektrotherapie wird in der Regel in den Funktionsabteilungen der Krankenhäuser durchgeführt. Die Pflegenden achten darauf, dass vor der Untersuchung Metallgegenstände (z. B. Uhr, Schmuck, Haarnadeln) aus dem behandelten Bereich entfernt werden.

43.6.5 Lichttherapie

DEFINITION

Lichttherapie *(Fototherapie):* Nutzung des (Sonnen-)Lichts im infraroten (IR), im sichtbaren und im ultravioletten (UV) Bereich zu therapeutischen Zwecken.

Licht steigert das allgemeine Wohlbefinden und reguliert zahlreiche Stoffwechselvorgänge. Allerdings hat der UV-Anteil des (Sonnen-)Lichts auch nachteilige Wirkungen auf die Haut. Daher ist bei einer Lichttherapie immer der Hauttyp des Patienten zu berücksichtigen.

Die **Infrarot-Therapie** mit *Infrarotstrahlern (Solluxlampen)* kann auch der Thermotherapie zugeordnet werden (→ 43.6.3), da es sich bei der IR-Strahlung um eine Wärmestrahlung handelt. Metallgegenstände werden vorher aus dem Bestrahlungsgebiet entfernt, der Patient trägt während der Bestrahlung eine Schutzbrille.

Sichtbares Licht wird v. a. bei der saisonalen Depression eingesetzt (→ 38.10.1), **UV-Licht** in der Dermatologie (→ 32.4.4).

Kinder benötigen bei Lichttherapien besondere Aufsicht.

43.7 Ergotherapie

DEFINITION

Ergotherapie (*griech.* ergon = Tätigkeit, Aufgabe, Werk): *Beschäftigungs-* und *Arbeitstherapie.*

Ziel der **Ergotherapie** ist die Förderung der Selbstständigkeit des Patienten in allen Aspekten menschlichen Daseins. Sie bedient sich dabei ganz unterschiedlicher Techniken – Übungen verschiedenster Art und Hilfsmittel kommen ebenso zum Einsatz wie handwerkliche und gestalterische Techniken. Immer aber steht das Selbst-Tun des Patienten im Vordergrund.

Selbsthilfe- und funktionelles Training

Das **Selbsthilfetraining** soll dem Patienten ermöglichen, seinen alltäglichen Bedürfnissen (Waschen, Anziehen, Essen usw.) wieder selbstständig nachzukommen. Hierbei werden oft Hilfsmittel eingesetzt, etwa Trinkbecher mit extra breitem Fuß und großem Griff, Teller mit erhöhtem Rand, spezielles Essbesteck, Bürsten mit verstellbaren Griffen für die Körperpflege oder Knöpfhilfen (→ Abb. 28.3).

Zum **funktionellen Training** können z. B. spezielle Schreibübungen gehören, damit der Patient wieder eine Unterschrift leisten kann.

Arbeitstherapie

In der **Arbeitstherapie** steht der Erwerb bzw. die Wiedererlangung von Arbeitsfähigkeiten im Vordergrund (z. B. Belastbarkeit, Entscheidungsfähigkeit).

Aufgabe der Pflegenden

- In Absprache mit dem Ergotherapeuten Therapiemaßnahmen mit den Zielen und Maßnahmen der Pflegeplanung koordinieren
- Für die Ergotherapie bzw. Pflege relevante Ereignisse gegenseitig austauschen
- Den Patienten als *aktiven* Gestalter einbeziehen
- Falschen Ehrgeiz bremsen bzw. in die richtigen Bahnen lenken
- Dem Patienten Mut machen, ihn trösten und bei Bedarf motivieren
- Ergotherapeutische Übungen wie z. B. das Essen mit Hilfsmitteln als Pflegemaßnahme übernehmen
- Jede vorgesehene Maßnahme mit dem Patienten absprechen.

43.8 Entspannungstechniken

Viele Menschen fühlen sich einer chronischen Stressbelastung ausgesetzt: Der natürliche Wechsel von Spannung und Entspannung ist einer *Daueranspannung* gewichen. Diese wirkt sich langfristig negativ auf das körperliche und seelische Befinden aus. Bei *chronisch Kranken* wirkt die (primär körperliche) Krankheit als Stressfaktor.

Durch **Entspannungstechniken** soll der Betroffene lernen, willentlich und bewusst zu entspannen. Die (Dauer-)Anspannung soll gelöst werden, Körper und Psyche zu einem neuen Gleichgewicht finden, der Betroffene im Alltag gelassener und ruhiger werden. Der verbesserte Umgang mit den individuellen Stressfaktoren führt zu einem besseren körperlichen und seelischen Befinden.

Es gibt zahlreiche verschiedene Entspannungstechniken. Die meisten müssen mithilfe eines Therapeuten erlernt und geübt werden. Beherrscht der Patient die Technik, kann er sie im Alltag selbstständig anwenden.

Welche Methode am besten geeignet ist, hängt wesentlich von der Persönlichkeit des Patienten ab (→ Abb. 43.46). So können sich manche Patienten nur sehr schwer in meditative Techniken einfinden, für sie sind körperbetonte Verfahren besser geeignet.

Die bekanntesten **körperbetonten Verfahren** sind:

- Das **autogene Training,** ein übendes Verfahren zur *Selbstentspannung.* Der Patient soll lernen, sich mithilfe der Konzentration auf kurze, prägnante Übungsformeln (z. B. „Der rechte Arm ist schwer") zu entspannen und diese Entspannung dann schrittweise wieder zurückzunehmen
- Die schneller erlernbare **progressive Muskelrelaxation nach Jacobson** (auch *Tiefenmuskelentspannung, TME*). Hier soll der Patient durch bewusste An- und Entspannung von Muskeln den Gegensatz zwischen beidem wahrnehmen lernen und dadurch Entspannung im ganzen Körper erreichen

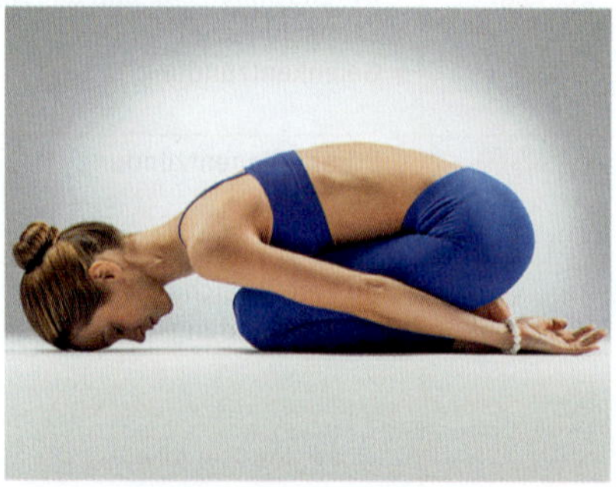

Abb. 43.46 Entspannungstechniken. Sie sollen helfen, die gesundheitsschädliche Daueranspannung zu beseitigen. [J787]

- Auch **bewegungsorientierte Therapien,** z. B. Feldenkrais-Methode nach Moshe Feldenkrais oder Eutonie nach Gerda Alexander, eignen sich zur Entspannung, v. a. für motorisch unruhige Patienten.

Meditationstechniken stammen ursprünglich aus dem asiatischen Raum und haben einen spirituellen Hintergrund. Ihre entspannende Wirkung wird zunehmend auch in unserem Kulturkreis genutzt, z. B.:

- **Qigong,** eine heilgymnastisch-meditative Technik der Traditionellen Chinesischen Medizin
- **Yoga,** ein in der indischen Kultur seit Jahrtausenden verwurzeltes Selbsterfahrungssystem mit ebenfalls starken gymnastischen Elementen.

Beim **Biofeedback** werden zunächst unbewusste Körperfunktionen wie Atemfrequenz oder Hautwiderstand (als Maß für die Anspannung) durch geeignete Geräte registriert und bewusst gemacht. In einem zweiten Schritt lernt der Patient, diesen Wert und damit letztlich das vegetative Nervensystem zu beeinflussen, zuerst mit, später ohne Rückmeldung durch das Gerät.

Imaginative Verfahren wie etwa **Fantasiereisen** bedienen sich der Vorstellungskraft, um Entspannung zu erreichen oder zu vertiefen.

43.9 Naturheilverfahren

DEFINITION

Naturheilkunde: Behandlung von Krankheiten durch Anregung der *selbstregulativen Kräfte* im Patienten. Übergeordneter Begriff für die klassischen und die traditionellen **Naturheilverfahren.**

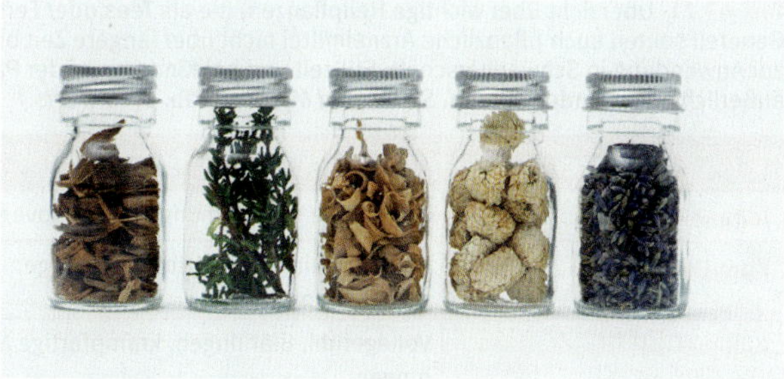

Abb. 43.47 Heilpflanzen werden seit Jahrtausenden zur Linderung von Beschwerden und Behandlung von Krankheiten genutzt. [J787]

Oft gelangen in der **Naturheilkunde** in der Natur vorkommende Stoffe wie etwa Luft, Licht, Pflanzenextrakte oder Wasser zur Anwendung. Diese als **klassische Naturheilverfahren** bezeichneten Anwendungen sind auch in der Schulmedizin weitgehend anerkannt:

- Hydrotherapie (→ 43.6.2)
- Thermotherapie (→ 43.6.3)
- Ernährungstherapie
- Bewegungstherapie
- Ordnungstherapie (im weitesten Sinne geregelte Lebensweise, Lebensstruktur)
- Phytotherapie *(Pflanzenheilkunde).*

Traditionelle europäische und asiatische **Naturheilverfahren** haben z. T. Eingang in die Schulmedizin gefunden, z. B. *Kneipp-Anwendungen, Akupunktur, Akupressur.* Andere, wie *Homöopathie* oder *Edelsteintherapie,* sind umstritten.

Die Wirksamkeit der meisten naturheilkundlichen Verfahren ist bislang nicht mit wissenschaftlichen Methoden bewiesen.

Sinnvolles Miteinander

Die Grenzen zwischen Schulmedizin und Naturheilkunde sind fließend. Zum Wohl des Patienten sollten sie sich ergänzen.

Phytotherapie

DEFINITION

Phytotherapie *(Pflanzenheilkunde):* Behandlung von Krankheiten mit Pflanzen, Pflanzenteilen oder Pflanzeninhaltsstoffen.

Seit Jahrtausenden setzen die Menschen Heilkräuter gegen Erkrankungen ein (→ Abb. 43.47, → Tab. 43.11). Bei einem Teil der Heilpflanzen wie etwa dem Fingerhut *(Digitalis)* konnten wirksame Bestandteile isoliert und synthetisch hergestellt werden. Es ist aber immer wieder zu beobachten, dass die ganze Pflanze anders wirkt als ihre isolierten Inhaltsstoffe.

Meist ist das Verhältnis zwischen erwünschten und unerwünschten Wirkungen in der **Phytotherapie** gut. Allerdings sind v. a. bei hoch dosierter oder längerer Anwendung teils schwere Nebenwirkungen möglich. Zudem kann es wie bei synthetischen Medikamenten zu Wechselwirkungen kommen. So ist Johanniskraut nach heutigem Wissen in ausreichend hoher Dosierung durchaus wirksam gegen (mäßige) Depressionen. Neben einer erhöhten Licht-

Tab. 43.11 Übersicht über wichtige Heilpflanzen, die als Tees oder Fertigarzneimittel (z. T. Kombinationspräparate) angewendet werden können. Generell sollten auch pflanzliche Arzneimittel nicht über längere Zeit ohne Arztrücksprache eingenommen werden, und es müssen die Angaben zur Anwendung in Schwangerschaft, Stillzeit und bei Kindern auf der Packungsbeilage beachtet werden. Viele Heilpflanzen können außerdem äußerlich angewendet werden. *Salbei und Myrrhe* → Tab. 6.10

Pflanze	Indikation	Anwendung
Anis	Atemwegsinfekte, Blähungen, Magen-Darm-Beschwerden	Tee, Fertigarzneimittel, z. B. Bronchoforton®
Baldrianwurzel	Nervosität, Schlafstörungen	Tee, Fertigarzneimittel, z. B. Baldrian®
Bärentraubenblätter	Harnwegsinfekte	Tee, Fertigarzneimittel, z. B. Cystinol akut®
Brennnessel (Blätter, Wurzeln)	Dysurie bei Prostatavergrößerung, Harnwegsinfekten	Tee, Fertigarzneimittel, z. B. Bazoton® uno
Efeublätter	Atemwegsinfekte, chronische Bronchitis	Fertigarzneimittel, z. B. Efeu 1A Pharma® Hustensaft
Eibisch (Blätter, Wurzeln)	Schleimhautreizungen von Mund, Rachen, Atemwegen, Magen	Tee, Fertigarzneimittel, z. B. Phytohustil® Hustenreizstiller Sirup
Eukalyptusblätter	Atemwegsinfekte	Fertigarzneimittel, z. B. Soledum® Kps.
Fenchel	Blähungen, krampfartige Magen-Darm-Schmerzen, Atemwegsinfekte	Tee, Fertigarzneimittel, z. B. Fenchel Diamant Natuur® Kps.
Ingwerwurzel	Appetitlosigkeit, Übelkeit, Magenbeschwerden	Tee, Fertigarzneimittel, z. B. Zinton®

Tab. 43.11 Übersicht über wichtige Heilpflanzen, die als Tees oder Fertigarzneimittel (z. T. Kombinationspräparate) angewendet werden können. Generell sollten auch pflanzliche Arzneimittel nicht über längere Zeit ohne Arztrücksprache eingenommen werden, und es müssen die Angaben zur Anwendung in Schwangerschaft, Stillzeit und bei Kindern auf der Packungsbeilage beachtet werden. Viele Heilpflanzen können außerdem äußerlich angewendet werden. *Salbei und Myrrhe* → Tab. 6.10 *(Forts.)*

Pflanze	Indikation	Anwendung
Johanniskraut	Depressive Verstimmungen, psychovegetative Störungen	Tee (nicht bei Depression), Fertigarzneimittel, z. B. Felis®
Kamillenblüten	Mundschleimhautentzündung, Magen-Darm-Entzündungen, -krämpfe	Tee (bei Mundschleimhautentzündung → Tab. 6.10), Fertigarzneimittel, z. B. Kamille Diamant Natuur® Kps.
Kümmel	Völlegefühl, Blähungen, krampfartige Magen-Darm-Störungen	Tee, Fertigarzneimittel, z. B. Iberogast®
Kürbissamen	Dysurie bei Prostatavergrößerung, Reizblase	Einnahme von gemahlenen/zerhackten Samen (ohne Schale) mit Flüssigkeit, Fertigarzneimittel, z. B. Granu Fink®
Mariendistelfrüchte	Leberschäden	Fertigarzneimittel, z. B. Legalon®
Melissenblätter	Unruhe, Schlafstörungen, Magen-Darm-Beschwerden	Tee, Fertigarzneimittel, z. B. Euvegal® 320/160 mg
Pfefferminzblätter	Blähungen, krampfartige Beschwerden von Magen, Darm und Gallenwegen, Atemwegsinfekte	Tee, Fertigarzneimittel, z. B. Carvomin®, Gastrarctin®
Rosskastaniensamen	Varikosis, chronisch-venöse Insuffizienz, postop. Weichteilschwellung	Fertigarzneimittel, z. B. Venoruton® Retard Rosskastanie
Sägepalmenfrüchte	Dysurie bei Prostatavergrößerung	Fertigarzneimittel, z. B. Prostagutt® mono
Sennesblätter/-früchte	Obstipation (kurzzeitige Anwendung)	Tee, Fertigarzneimittel, z. B. Grünwalder Sennalax®
Spitzwegerichkraut	Atemwegsinfekte, Mund- und Rachenentzündung	Tee, Fertigarzneimittel, z. B. Spitzwegerich Sirup®
Weißdorn (Blätter, Blüten)	Leichte Herzinsuffizienz, funktionelle Herzbeschwerden	Tee, Fertigarzneimittel, z. B. Crataegutt® Tbl.

empfindlichkeit als unerwünschter Wirkung sind aber Wechselwirkungen z. B. mit oralen Kontrazeptiva („Pille") und Ciclosporin, einem Immunsuppressivum, zu beachten. Auch sind Allergien gegen Pflanzenpräparate genauso häufig wie gegen andere Arzneimittel.

Im Pflegealltag sind v. a. die verschiedenen Kräutertees bedeutsam. Pflegefachpersonen sollten darüber hinaus über Grundkenntnisse zu frei verkäuflichen Fertigarzneimitteln auf Pflanzenbasis verfügen.

Akupunktur

Die **Akupunktur** hat ihren Ursprung in der *Traditionellen Chinesischen Medizin* **(TCM)** und ist eine *Reflextherapie.* Nadeln unterschiedlicher Länge und unterschiedlichen Durchmessers, heute zumeist sterile Einmal-Stahlnadeln, werden in genau festgelegte Hautpunkte gestochen. Ob und wie Akupunktur wirkt, ist trotz vieler Forschungen nach wie vor unklar.

Am bekanntesten ist die **Körperakupunktur,** bei der über 300 Akupunkturpunkte auf insgesamt 22 **Meridianen** über den ganzen Körper verteilt liegen. Meridiane sind gedachte Längslinien auf dem menschlichen Körper und entsprechen nach den Vorstellungen der TCM Kanälen, durch die die Lebensenergie fließt. Bei der **Ohrakupunktur** *(Auriculo-Therapie)* liegen alle Akupunkturpunkte auf der Ohrmuschel, auf der sämtliche Organe des menschlichen Körpers repräsentiert sein sollen. Bei der **Laser-Akupunktur** wird die Nadel durch einen Laserstrahl ersetzt, bei der **Akupressur** erfolgt die Reizung durch Druck oder Massage.

Aromapflege

DEFINITION

Aromapflege: Verwendung von reinen ätherischen Pflanzenölen zu pflegerischen Zwecken und bei einfachen Befindlichkeitsstörungen.

Aromapflege wird häufig bei chronischen Zuständen (z. B. Schmerzen) und in palliativen Situationen angewendet (→ Kap. 20). Zunehmend finden ätherische Öle auch in anderen Bereichen Einsatz, z. B. bei Schlafstörungen, Unruhe und Ängsten, zur Aktivierung oder bei Blähungen und Verdauungsbeschwerden.

In Deutschland werden ätherische Öle zur Aromapflege derzeit am häufigsten zur Raumaromatisierung, als Zusatz im Waschwasser bei der Körperpflege, bei Massagen, Wickeln und Auflagen verwendet (→ Tab. 43.12).

Der Patient muss der Anwendung von ätherischen Ölen zustimmen. Vor der Anwendung einer Raumaromatisierung wird eine Geruchsprobe durchgeführt, vor der Anwendung einer Einreibung oder Kompresse ein Allergietest (Auftragen einer geringen Menge Öl in der Ellenbogenbeuge des Patienten und abwarten, ob Hautreaktionen auftreten). In der Regel werden Maßnahmen der Aromapflege mit dem Arzt abgesprochen, insbesondere wenn es sich um eine *therapeutische Maßnahme* handelt, z. B. um eine Auflage oder einen Wickel im Rahmen einer Diagnose.

Während und nach der Anwendung wird der Patient auf körperliche Reaktionen, psychisches Befinden und Gefühlsreaktionen beobachtet und um ein Feedback gebeten.

43.10 Lasertherapie

DEFINITION

Laser: Lichtverstärkung durch stimulierte Emission von Strahlung. Bezeichnet fast paralleles Licht einer Wellenlänge *(monochromatisch),* gleicher Phasendifferenz *(kohärent)* und hoher Energiedichte.
Lasertherapie: Behandlung mit Laserstrahlen.

Lasermedien wechseln durch Energiezufuhr von außen auf ein höheres Energieniveau und kehren bei weiterer Energiezufuhr unter Aussendung *monochromatischen, kohärenten Lichts* wieder in ihren Grundzustand zurück. Durch geeignete technische „Tricks" wird das entstandene Licht verstärkt und verlässt schließlich als fast paralleles, monochromatisches, kohärentes Lichtstrahlenbündel hoher Energiedichte die Apparatur.

Tab. 43.12 Übersicht über verschiedene ätherische Öle und ihre Anwendungsmöglichkeiten. Alle Öle haben weitere Wirkungsweisen [19].

Öl	Wirkung	Einsatzmöglichkeiten	Anwendung	Besonderheiten/ Kontraindikationen
Lavendel (Lavandula augustifolia)	• Beruhigend • Harmonisierend	• Unruhe, Nervosität, Stress • Angst • Schlafstörungen	Brust: Ölkompresse, Einreibung Raumbeduftung	Darf auch unverdünnt auf die Haut aufgetragen werden
Melisse (Melissa officinalis)	• Beruhigend • Krampflösend	• Schlafstörungen • Bauchkrämpfe	Bauch: Ölkompresse, Einreibung Raumbeduftung	• In der Schwangerschaft nur unter fachl. Aufsicht • Kann sehr empfindliche Haut reizen
Johanniskraut (Hypericum perforatum) Rotöl (Johanniskraut in Olivenöl)	• Wärmend • Schmerzstillend • Stimmungsaufhellend	• Muskelverspannungen • Ischialgie, Neuralgie • Depressive Verstimmung	Rücken, schmerzende Region: Ölkompresse, Einreibung	Gelegentlich allergische Reaktion
Thymian (Thymian linalool)	• Hustenreizmildernd • Antibakteriell	• Reizhusten • Bronchitis	Brust: Ölkompresse, Einreibung	• Kann hautreizend sein → Hauttest • Bei Kindern besonders stark verdünnen (0,5 %)
Eukalyptus (Eukalyptus globulus)	• Entzündungshemmend • Krampflösend	• Harnverhalt • Blasenentzündung	Blasenbereich: Ölkompresse	Allergie auf Inhaltsstoffe → Hauttest
Pfefferminze (Mentha piperita)	• Kühlend • Schmerzlindernd • Verdauungsfördernd	• Kopfschmerzen • Konzentrationsstörungen • Fieber • Meteorismus, Übelkeit	Schläfen und Stirn: Einreibung Raumbeduftung	• Bei Säuglingen nur in geringster Konzentration (‹ 0,5 %) • Schleimhäute reagieren empfindlich, bei Bädern niedrige Konzentration (1–1,5 %)
Rosmarin (Rosmarinus officinalis)	• Mukolytisch • Kreislaufanregend • Konzentrationsfördernd	• Bronchitis, Sinusitis • Hypotonie • Antriebsschwäche	Brust: Ölkompresse, Einreibung Füße: Massage Waschung, Bad	Bei Säuglingen nur in geringster Dosierung (‹ 0,5 %)
Orange (Citrus sinensi)	• Entspannend, aufhellend • Angstlösend • Spasmolytisch	• Angst, Unruhe • Depressive Verstimmung • Magen-Darm-Krämpfe	Einreibung, Massage Raumbeduftung Bad	Schwach fotosensiblisierend (Licht-, Sonnenstrahlung kann bei empfindlichen Menschen zu Hautveränderungen, z. B. Erythem, Juckreiz, führen)
Zitrone (Citrus limonum)	• Reinigend, klärend • Antiviral • Tonisierend	• Infektion Respirationstrakt • Herpes • Depressive Verstimmung • Konzentrationsmangel	Raumbeduftung Einreibung Bad	• Kann Hautreizend sein → Hauttest • Schwach fotosensibilisierend

Die Wellenlänge des Lichtstrahlenbündels und damit letztlich die Anwendungsmöglichkeiten, z. B. oberflächliche oder tiefe Koagulation, Schneiden, Verdampfen, hängen vom verwendeten Lasermedium ab, weshalb man z. B. von **CO_2-Laser, Argon-Laser, Krypton-Laser** oder **Neodym-YAG-Laser** spricht.

Indikationen

Laserstrahlen werden in zahlreichen medizinischen Fachgebieten genutzt, z. B.:

- In der Chirurgie zum Schneiden und zur Blutstillung
- In der Augenheilkunde zur Behandlung von Netzhauterkrankungen
- In der Dermatologie zum Entfernen von Hautveränderungen
- In der Urologie zur Steinzertrümmerung (Laserlithotripsie)
- In verschiedenen Disziplinen zur Tumorbehandlung, z. B. Offenhalten der Ösophaguslichtung bei stenosierendem Ösophaguskarzinom.

43.11 Strahlentherapie

i DEFINITION

Strahlentherapie *(Bestrahlungstherapie): Nutzung ionisierender Strahlung* zu therapeutischen Zwecken (**radiologische Strahlentherapie,** *Radiotherapie*). Medizinisches Fachgebiet. Therapien mit offenen Radionukliden sind Bestandteil der *Nuklearmedizin* (→ 42.6.5).

Die therapeutische Nutzung nichtionisierender Strahlung (etwa Licht-, Lasertherapie) gehört nicht zur Strahlentherapie.

Nebenwirkungen und Pflege bei Strahlentherapie → 27.5.5

Ionisierende Strahlung ist sehr energiereich. Diese Energie wird von der durchstrahlten Materie zu einem Teil aufgenommen *(absorbiert),* und es entstehen chemisch sehr reaktionsfreudige Moleküle (sog. freie Radikale). Dadurch kommt es im menschlichen Körper zu einer Reihe **biologischer Strahlenwirkungen,** insbesondere zu DNA-, aber auch zu Enzym- und Membranschäden, die zur Zellschädigung bis zum Zelltod führen.

Indikationen

Aufgrund vieler *Langzeitwirkungen,* u. a. Häufung von Organtumoren und Leukämien, wird die Indikation zur Strahlenbehandlung *gutartiger* Erkrankungen sehr eng gestellt. Ein Beispiel ist die niedrig dosierte

„Schmerzbestrahlung" bei schweren Arthrosen älterer Patienten (→ 29.6.3).

Überwiegend werden bösartige Tumoren hoch dosiert strahlentherapeutisch behandelt. Tumorzellen teilen sich schneller als gesunde Körperzellen, gleichzeitig funktionieren die Reparaturmechanismen, beispielsweise zur Reparatur von DNA-Schäden, schlechter als bei gesunden Zellen. Beides führt zu einer höheren Strahlenempfindlichkeit des Tumors im Vergleich zum gesunden Gewebe.

Bestrahlungstechniken

Vor jeder Strahlentherapie erfolgen eine aufwändige bildgebende Diagnostik und exakte, computergestützte Bestrahlungsplanung.

- Bei der **perkutanen Strahlentherapie** *(Teletherapie)* wird der krankhafte Prozess von außen durch die intakte Haut hindurch bestrahlt:
  - Die zur Tumorvernichtung erforderliche Strahlendosis kann in vielen kleinen Dosen *(fraktioniert)* und zeitlich verzögert *(protrahiert)* appliziert werden. Das gesunde Gewebe erholt sich besser als das Tumorgewebe
  - Die Bestrahlung wird durch Bestrahlung aus verschiedenen Richtungen (z. B. *Mehrfeld-, Pendelbestrahlung*) und Nutzung von Blendensystemen möglichst genau an das Zielvolumen angepasst (→ Abb. 43.48), um die Belastung der umliegenden gesunden Gewebe zu minimieren. Dies wird als **3-D-konformale Strahlentherapie** bezeichnet.
    Bei der **intensitätsmodulierten Strahlentherapie** *(IMRT)* wird außerdem die Strahlungsintensität innerhalb des Bestrahlungsfelds optimiert.
    Eine besonders komplexe Variante ist die **stereotaktische Radiotherapie,** bei der der zu bestrahlende Körperteil außerdem vollständig immobilisiert wird. Erfolgt eine stereotaktische Radiotherapie in nur einer Sitzung, heißt dies auch **Radiochirurgie**
  - Es kann mit verschiedenen Strahlen gearbeitet werden. Üblich sind derzeit Elektronenbeschleuniger zur Erzeugung von **Elektronen- oder Photonenstrahlung. Protonen- und Ionenstrahlung** können sehr genau auf den Tumor gelenkt werden. Die erforderlichen Beschleuniger sind allerdings so aufwändig, dass diese Verfahren nur in speziellen Zentren und für bestimmte Indikationen (beispielsweise Hirnstammtumoren) in Betracht kommen

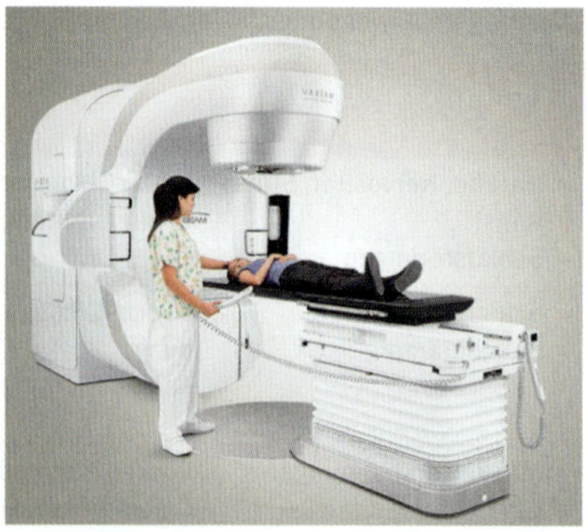

Abb. 43.48 Strahlentherapie. Moderne Geräte ermöglichen eine exakte Steuerung der Bestrahlung. Wichtig ist die Patientenpositionierung. [V801]

- Bei der **Brachytherapie** *(Kurzdistanztherapie)* befindet sich die Strahlenquelle in unmittelbarer Tumornähe. Genutzt wird Strahlung von nur geringer Reichweite, um die umliegenden gesunden Gewebe zu schonen:
  - Bei der **Kontakttherapie** liegt die Strahlenquelle der Haut oder Schleimhaut unmittelbar auf
  - Bei der **intrakavitären Bestrahlung** werden radioaktive Substanzen in Körperhöhlen eingebracht, z. B. in die Gebärmutter eingelegte Kunststoffschläuche mit Caesiumkügelchen befüllt
  - Bei der **interstitiellen Strahlentherapie** wird der Tumor, z. B. ein Mundbodenkarzinom, mit dem radioaktiven Material förmlich gespickt
- In der Nuklearmedizin wird durch die Gabe **offener Radionuklide** (→ 42.6.5) bestrahlt. Bekanntestes Beispiel ist die Radiojodtherapie (→ 26.3.6).

43.12 Invasive Therapien

DEFINITION

Invasive Therapien: Behandlungsverfahren, die die körperliche Integrität des Patienten verletzen.

Operation *(OP)*: Chirurgischer Eingriff zu diagnostischen oder therapeutischen Zwecken.

Interventionelle Therapie: Behandlung einer Erkrankung von außen mit Punktionsnadeln oder mit Instrumenten, die über einen Katheter vorgeschoben werden, in der Regel unter Kontrolle bildgebender Verfahren (z. B. Durchleuchtung, Ultraschall).

Invasive Therapien verletzen die körperliche Unversehrtheit des Patienten. Entsprechend erfordern sie dessen umfassende Aufklärung und schriftliche Einverständniserklärung (→ 43.2).

Operationen

Operationen, genauer gesagt **offene Operationen** mit breiter Eröffnung des Operationsgebiets, wurden schon in der Antike durchgeführt. Mit dem Ziel, die Belastungen für den Patienten zu verringern, erfolgten in den 1980er-Jahren erste endoskopische Operationen. Seitdem hat sich diese **minimalinvasive Chirurgie** rapide weiterentwickelt und ist bei nicht wenigen Operationen zum Standard geworden.

Operationen und perioperative Pflege → Kap. 44

Interventionelle Therapien

Interventionelle Therapien sind z. B. die Erweiterung von Gefäßen mit Kathetern (z. B. Ballondilatation von Herzkranzgefäßen → 21.5.1), Punktionen und Drainageeinlagen sowie die Embolisation von Tumorgefäßen, z. B. bei bösartigen Lebertumoren. Die Grenzen zu den minimalinvasiven Operationen sind unscharf.

Interventionelle Therapien erfolgen in speziellen Eingriffsräumen unter sterilen Bedingungen. Sie sind nicht risikolos und erfordern eine sorgfältige pflegerische Betreuung (Details in den jeweiligen Organ-Kapiteln):

- Patienten wegen des Risikos einer Allgemeinanästhesie wie für eine minimalinvasive Operation vorbereiten (→ 43.12)
- Nach dem Eingriff Patienten Bettruhe nach Arztanordnung einhalten lassen, Punktionsstelle nach Arztanordnung mit Sandsack oder Druckverband komprimieren, um das Risiko einer Nachblutung zu vermindern, Vitalzeichen kontrollieren
- Nach Gabe nierengängiger Kontrastmittel Patienten zu reichlichem Trinken anhalten, mögliche Kontraindikationen beachten (→ 42.6.2).

43.13 Wundversorgung

DEFINITION

Wunde (*lat.* vulnus = Verwundung): Durch Zellschädigung, Zerstörung oder Trennung von Körpergewebe entstandener Gewebedefekt, häufig verbunden mit Substanzverlust und/oder Funktionseinschränkung.

Unter **akuten Wunden** versteht man in der Regel solche, die durch ein Trauma (inkl.

Operation) entstanden sind. Sie heilen meist komplikationslos, kleine Wunden (Gelegenheitswunden) oft ohne besondere Maßnahmen, größere Wunden nach chirurgischer Wundversorgung (→ 43.13.3).

Eine Wunde gilt als chronisch, wenn sie unter fachgerechter Therapie nach 8 Wochen nicht abgeheilt ist oder zu ihrer Versorgung die Behandlung der zugrunde liegenden Ursache erforderlich ist (z. B. Einstellung eines Diabetes mellitus bei diabetischem Fußulkus). Solche Wunden gelten von ihrer Entstehung an als chronisch [20].

Pflegerische Fortbildungen

Es gibt verschiedene Fortbildungen für Pflegefachpersonen für die Wundversorgung mit unterschiedlichem Aufwand und Inhalt. Fortbildungen mit Zertifikat sind z. B. Wundexperte ICW®, Fachtherapeut Wunde ICW®, Pflegetherapeut Wunde ICW®, Wundassistent WAcert® oder Wundtherapeut WAcert® GGfW und Wundassistent DDG (speziell für Versorgung diabetischer Fußulzera).

43.13.1 Entstehung von Wunden

Nach ihrer **Entstehung** werden unterschieden:

- **Mechanische Wunden** durch äußere Gewalteinwirkung (→ Tab. 43.13). Dazu gehören auch alle zu diagnostischen oder zu therapeutischen Zwecken herbeigeführten Wunden, z. B. OP-Wunden

Tab. 43.13 Die verschiedenen mechanischen Wunden und ihre Nomenklatur. Die genannten Wundarten können auch kombiniert auftreten, etwa als Riss-Quetsch-Wunde. [L190]

Bezeichnung	Abbildung	Kurzcharakterisierung
Platzwunde ①	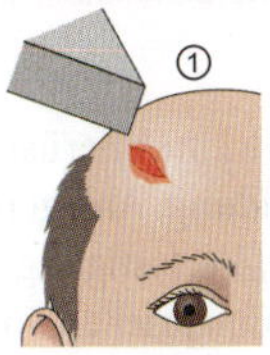	Durch starken Druck oder Schlag bedingte oberflächliche Wunde mit ausgerissenen Wundrändern (Aufplatzen der Haut) und Prellung benachbarter Gewebe
Schnittwunde ②	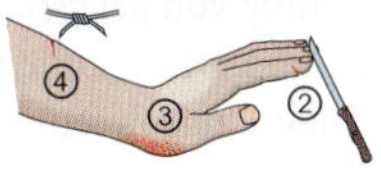	Durch scharfe Instrumente entstandene, unterschiedlich tiefe Wunde mit glatten Rändern
Schürfwunde ③		Oberflächliche Wunde, bei der nur die oberen Hautschichten bis zur Lederhaut zerstört sind. Durch Eröffnung der Blutgefäße in der Lederhaut punktförmige Blutungen
Risswunde ④		Durch scharfe/spitze Instrumente (z. B. Nägel) bedingte Wunde mit unregelmäßigen, zerfetzten Wundrändern (Haut zerrissen, nicht zerschnitten)
Stichwunde ⑤	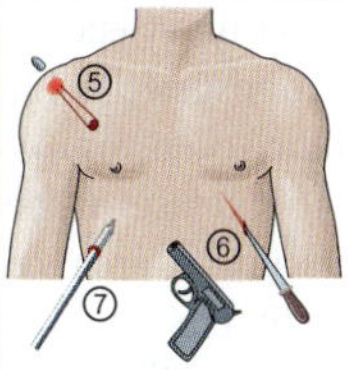	Durch spitze Instrumente verursachte Wunde mit oft nur kleiner äußerer Wunde, aber tiefem Stichkanal
Schusswunde ⑥		Durch Schuss entstandene Wunde mit oft erheblicher Gewebezerstörung. Differenzierung zwischen **Streifschuss** (Kugel streift den Körper tangential), **Steckschuss** (Kugel dringt in den Körper ein und verbleibt im Gewebe) und **Durchschuss** (Kugel durchschlägt den Körper, Ausschussöffnung meist erheblich größer als Einschussöffnung)
Pfählungsverletzung ⑦		Durch Einstoßen pfahlartiger Gegenstände verursachte Wunde. Oft sehr tief und mit erheblicher Gewebezerstörung einhergehend
Ablederungswunde ⑧ (Décollement)	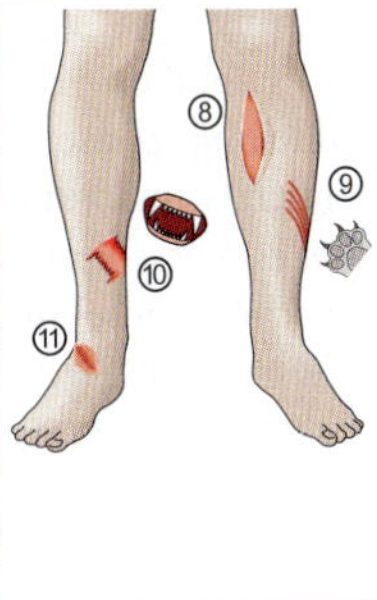	Durch tangential einwirkende Kräfte (Scherkräfte) hervorgerufene, meist großflächige Wunde mit Ablösung oberflächlicher von tiefen Hautschichten bzw. der Haut von tiefer liegenden Weichteilen
Kratzwunde ⑨		Oberflächliche Risswunde, z. B. durch Tierkrallen, aber auch Kratzen aufgrund von Juckreiz
Bisswunde ⑩		Durch Tier- oder Menschenbiss bedingte Wunde mit unterschiedlicher Gewebequetschung
Quetschwunde ⑪		Wundentstehung ähnlich Platzwunde, jedoch oft Zerstörung tieferer Gewebeschichten mit Bildung tiefer Wundtaschen. Hautoberfläche evtl. intakt

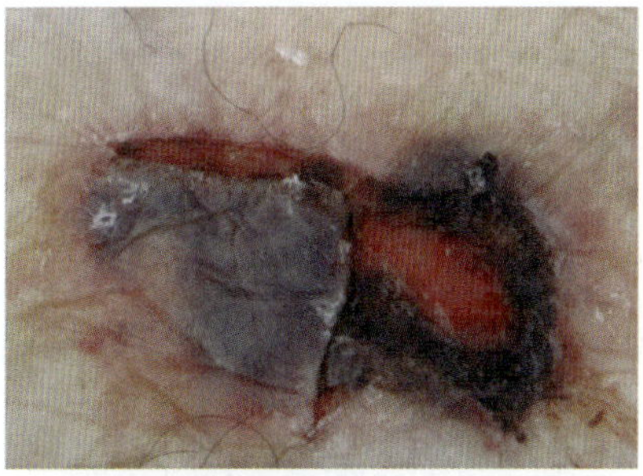

Abb. 43.49 Skin Tear. [O1087]

- **Skin Tears** *(Einrisse fragiler Haut)*: Akute traumatische Wunde, die oft bei älteren Menschen (nicht mehr voll belastbare Haut) oder bei Kindern < 3 Jahre (noch nicht voll entwickelte Haut) infolge von Reibung, Scherkräften oder stumpfer, mechanischer Krafteinwirkung entsteht. Epidermis und Dermis werden gewaltsam voneinander und ggf. vom darunter liegenden Gewebe getrennt (→ Abb. 43.49)
- **Thermische Wunden** durch Einwirkung extremer Temperaturen. Unterschieden werden **Verbrennungen** (→ 14.5.5), z. B. durch offene Flammen, Strom oder heiße Gegenstände, **Verbrühungen** durch heiße Flüssigkeiten und **Erfrierungen** (Kälteschäden der Gewebe → 14.5.6)
- **Strahlenschäden,** z. B. durch Radioaktivität, Bestrahlung bei Tumoren (→ 27.5.5)
- **Chemische Wunden** durch Chemikalien, allen voran **Verätzungen** (→ 14.5.4)
- **MARSI** *(Medical Adhesive Skin Injuries)*: Hautschädigungen durch klebende Verbandmittel.

Keimgehalt von Wunden

Aseptische Wunden sind fast keimfrei, zeigen keine Entzündungszeichen und entstehen durch Operationen oder Verletzungen (nicht älter als 4–6 Std.). Die Wundränder sind glatt durchtrennt und liegen dicht beieinander. Sie werden durch Nähte, Klammern, Kleber oder Wundnahtstreifen (→ 44.4.3, → Abb. 44.21) verschlossen und heilen primär ab.

Kontaminierte Wunden zeigen ebenfalls keine Entzündungszeichen, allerdings liegt eine Besiedelung mit sich nicht vermehrenden Bakterien vor. Solche Wunden werden offen behandelt und heilen sekundär. Beispiele sind Verbrennungen, Drainageaustrittstellen oder bewusst offen gehaltene Wunden (z. B. Tracheostoma, Anus praeter).

Kolonisierte Wunden werden ebenfalls offen behandelt. In diesen finden sich bereits sich vermehrende Bakterien, die die Wundheilung jedoch nicht nachhaltig beeinflussen. Beispiele sind chronische Wunden wie Dekubitus (→ 6.11), Ulcus cruris (→ 22.2.3) oder diabetisches Fußulkus (→ 26.6.6).
Kritisch kolonisierte Wunden weisen eine erhöhte Besiedelung durch vermehrungsfähige Keime auf und stellen ein Übergangsstadium zur infizierten Wunde dar.
Infizierte Wunden zeigen die signifikanten *Entzündungszeichen* Rötung, Schwellung, Überwärmung, Schmerzen und Funktionseinschränkung. Weitere typische Symptome sind hohe Exsudatmenge, unangenehmer Geruch, eitriges Exsudat und bei Gewebeuntersuchungen eine hohe Keimzahl über 10^5 koloniebildender Einheiten (KBE) pro Gramm Gewebe. Die Keimbesiedelung ist auf den Körper übergegangen, der Wirt reagiert. Unterschieden werden:

- **Lokale Wundinfektionen,** die in der Regel auch lokal behandelt werden, z. B. mit Antiseptika
- **Systemische Wundinfektionen,** bei denen sich die Infektion über Haut, Blutbahn und Lymphsystem im ganzen Körper ausgebreitet hat und die (nach Blutkultur und Resistenzbestimmung) auch systemisch therapiert wird.

Prävention

Die Pflegenden tragen große Mitverantwortung bei der Prävention von Wundinfektionen: Die hygienische Händedesinfektion (→ 41.2.3) vor und nach dem Verbandwechsel, das Tragen von Schutzhandschuhen und steriles Arbeiten sind obligat.

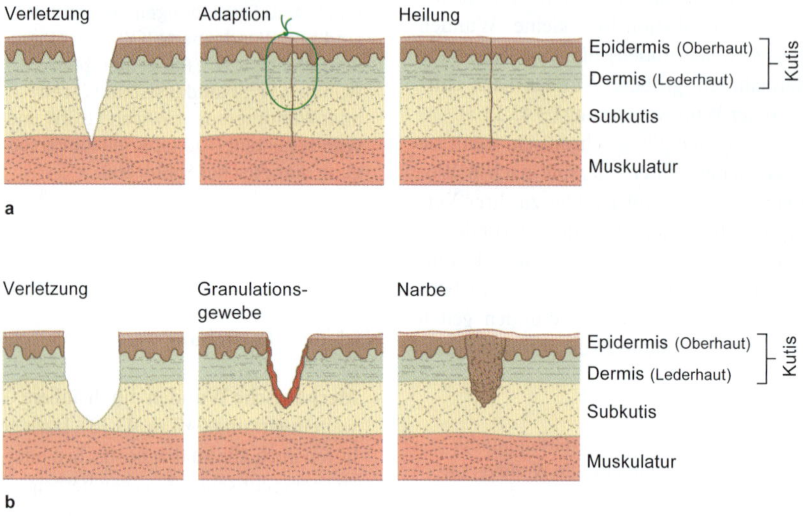

Abb. 43.50 Wundheilung. **a** Primäre Wundheilung, hier nach einer sofort chirurgisch versorgten Verletzung. **b** Sekundäre Wundheilung. Diese erfolgt nach und nach vom Wundgrund aus. Dabei bildet sich zunächst Granulationsgewebe, das schließlich die Höhe der Epidermis erreicht. Dann schieben sich Epithelzellen vom Wundrand her über die Wunde und verschließen sie. Die sekundäre Wundheilung verläuft wesentlich langsamer als die primäre und geht oft mit ausgeprägter Narbenbildung einher. [L190, L138]

43.13.2 Wundheilung und Wundheilungsstörungen

DEFINITION

Wundheilung: Gesamtheit aller physiologischen Prozesse zur Wiederherstellung des geschädigten oder zerstörten Gewebes. Beginn bereits wenige Minuten nach Entstehung der Wunde.

Primäre Wundheilung: Wundheilung unter weitgehender Wiederherstellung der normalen Strukturen und geringer Narbenbildung (→ Abb. 43.50a). Bei aseptischen OP-Wunden, infektionsfreien akuten Verletzungen (nicht älter als ca. 6 Std.) mit aneinanderliegenden, glatten und gut durchbluteten Wundrändern, die mittels Naht, Klammerung, Wundkleber oder Klammerpflaster verschlossen werden.

Sekundäre Wundheilung: Offene Wundheilung mit verzögertem Heilungsverlauf unter teils ausgedehnter Narbenbildung (→ Abb. 43.50b). Bei allen Wunden, bei denen ein primärer Wundverschluss nicht möglich ist, z. B. klaffende und/oder kontaminierte, kolonisierte, infizierte, großflächige oder chronische Wunden.

Physiologische Wundheilung

Die **Wundheilung** verläuft in drei sich überlappenden Phasen:

- **Exsudationsphase** *(Reinigungsphase).* Blutstillung durch Engstellung der Gefäße und Blutgerinnung, Abwehrzellen (Leukozyten, v. a. Phagozyten) wandern ein und bauen Bakterien und Gewebsnekrosen ab. Die in dieser Phase hohe Exsudation ist ein Zeichen der Reinigungs- und Abwehrleistung des Körpers. Sie spült Zelltrümmer, Abfallstoffe und Keime aus und ermöglicht die Verteilung von Wundheilungsfaktoren. Bei akuten Wunden ist die Reinigungsphase üblicherweise nach 2–3 Tagen abgeschlossen.
- **Proliferationsphase** *(Granulationsphase).* Einwanderung von Fibroblasten und Aufbau eines Gerüsts für die Gewebeneubildung, Anlagerung von Endothelzellen, Verfestigung durch Kollagenfasern, Einsprießen von Kapillaren, Ausbildung von gefäßreichem Granulationsgewebe. Die Wunde ist in dieser Phase sauber, tiefrot, feucht glänzend, gut durchblutet und zeigt abnehmende Exsudation. Die Granulationsphase beginnt bei akuten Wunden frühestens ab dem 2. Tag und kann bis zu 14 Tage andauern.
- **Reparationsphase** *(Epithelisierungsphase).* Wundkontraktion durch Abgabe von Wasser und Gefäßrückbildung im Granulationsgewebe, Einwanderung der Epithelzellen vom Wundrand, Ausbildung von faserreichem Narbengewebe, Verschluss durch Verdickung der Zellschicht. Das Epithelgewebe ist rosa, hellrosa bis weißlich, es wird nur noch wenig Exsudat gebildet. Die Epithelisierungsphase beginnt bei akuten Wunden ab dem 4. Tag und kann bis zu 21 Tage dauern.

Bei chronischen Wunden, z. B. diabetischem Fußulkus, Dekubitus, laufen die Wundheilungsphasen aufgrund der bestehenden Grunderkrankung wie periphere arterielle Verschlusskrankheit (→ 22.5.2), chronische venöse Insuffizienz (→ 22.7.4), Diabetes mellitus (→ 26.6) und weiterer Einflussfaktoren wesentlich langsamer ab und können sogar Wochen, Monate bis hin zu Jahren andauern.

Wundheilungsstörungen

Die Wundheilung kann durch zahlreiche Faktoren gestört werden.

Lokale und systemische Störfaktoren

Lokale Störfaktoren wirken oft von außen, meist örtlich begrenzt, auf die Wunde ein:

- Keimbesiedelung der Wunde (siehe Kasten), Wundinfektion
- Unzureichende Ruhigstellung der verletzten Region
- Druck oder Spannung auf der Wunde, was zu Naht- bzw. Wunddehiszenz führen kann
- Traumatische Verbandwechsel
- Austrocknung/Auskühlung der Wunde
- Nekrosen, Hämatome
- Unterminierung, z. B. Höhlen, Taschen, Fisteln
- Fremdkörper in der Wunde
- Vorgeschädigtes Gewebe, z. B. nach Bestrahlung, Tumoren.

Systemische Störfaktoren sind Faktoren, die den gesamten Organismus betreffen:

- Höheres Alter (ab 65 Jahren)
- Stoffwechselstörungen, z. B. Diabetes mellitus (→ 26.6), Nieren- und Leberfunktionsstörungen
- Immunologische Erkrankungen, z. B. AIDS
- Störungen im Ernährungs- und/oder Flüssigkeitshaushalt, z. B. Mangelernährung, Flüssigkeitsmangel
- Erkrankungen des Herz-Kreislauf-Systems, z. B. Herzinsuffizienz, pAVK, CVI
- Nikotin-, Drogen- und Alkoholabusus
- Medikamente, die die Wundheilung stören, insbesondere Immunsuppressiva, Antikoagulanzien
- Systemische Infektionen.

Hämatome

Blutet es längere Zeit nach, bildet sich ein **Hämatom** *(Bluterguss)* im Wundbereich (→ Tab. 43.14), das den Wundspalt vergrößert und die Wundheilung stört. Die Wundregion schwillt an, spannt und schmerzt.

Tab. 43.14 Hämatome. Anhand der Farbveränderung kann das Alter eines Hämatoms eingeschätzt werden.

Farbe	Alter
Rot, rötlich-blau	Bis 24 Stunden
Purpur, dunkel, dunkelblau	1–4 Tage
Grünlich, gelbgrünlich	5–7 Tage
Gelblich, bräunlich	8–10 Tage
Abklingen der Verfärbung	1–3 Wochen

Wundinfektion

Finden die in nahezu jeder unfallbedingten oder sekundärheilenden Wunde vorhandenen Bakterien „gute" Bedingungen vor (z. B. Wundtaschen, schlechte Durchblutung), können sie sich vermehren und zur lokalen **Wundinfektion** mit den klassischen Entzündungszeichen führen, evtl. auch zur systemischen Infektion (siehe Kasten).

Fibrin und Nekrosen

Fibrin ist ein Protein, das als „Klebstoff" bei der Blutgerinnung fungiert. Aufgrund eines beständigen Reizes (z. B. durch Entzündungsreaktionen) bildet es sich insbesondere auf chronischen Wunden übermäßig aus und muss entfernt werden. Fibrin ist von weicher bis zäher Struktur, die Farbe variiert von hellgelb bis leicht bräunlich.

Nekrosen sind avitales Gewebe. Sie fördern bakterielles Wachstum und unterbinden gleichzeitig die Granulation. Da eine Beobachtung des Wundgrunds nicht möglich ist, lässt sich eine Infektion oder eine Unterminierung tieferer Gewebsschichten nicht erkennen. Die Beschaffenheit von Nekrosen variiert von trocken bis feucht, ihre Farbe von Schwarz über Braun, Grünlich bis Gelb. **Wundrandnekrosen** entstehen v. a. in Wunden mit mangelhafter Blutversorgung einzelner Gewebsbezirke.

Unterminierungen

Unterminierungen wie Taschen und Fistelungen bieten Keimen gute Bedingungen, da sie beim Verbandwechsel oft schlecht erreichbar sind. Es besteht zudem die Gefahr, dass sich ein solcher Hohlraum schließt und sich darin unbemerkt eine Infektion entwickelt.

Wunddehiszenz

Als **Wunddehiszenz** wird das Auseinanderweichen primär verschlossener Wundränder bezeichnet („Aufplatzen der Wunde"). Ursache ist zu große Spannung auf den Wundrändern, etwa durch Hämatome oder Wundinfektionen. Das therapeutische Vorgehen hängt von Ausmaß und Ursache der Wunddehiszenz ab.

Ursachenbeseitigung

Erst durch eine optimale Behandlung bzw. Behebung der Störfaktoren kann eine stadiengerecht angepasste Wundversorgung erfolgreich sein (→ 43.13.4, → Tab. 43.15):

- Bei allen Wunden sind **lokale und systemische Störfaktoren** bestmöglich zu behandeln bzw. auszuschalten
- Größere und/oder infizierte Hämatome müssen chirurgisch ausgeräumt werden, kleinere resorbieren sich in der Regel selbst
- **Nekrosen und Fremdkörper** werden vom Arzt entfernt
- **Infizierte Wunden** werden mit Antiseptika (z. B. Octenisept®, Polihexanidlösung → 43.13.4) behandelt; bei systemischer Infektion ist neben der Lokalantiseptik ggf. eine systemische Antibiotikatherapie nach Antibiogramm (→ 30.5.2) erforderlich
- Eine **arterielle Durchblutungsstörung** ist durch Revaskularisation mittels Dilatation, Stent oder Bypass zu beseitigen (→ 22.5.2), bevor eine sachgerechte Wundversorgung zum Einsatz kommt
- Bei einem **Dekubitus** (→ 6.11) sind primär Druck-, Reibe-, und Scherkräfte auszuschließen
- Ausschlaggebend für den Heilungsverlauf des **Ulcus cruris venosum** ist die unterstützende sach- und fachgerechte Kompressionstherapie (→ 22.2.3)
- Beim **diabetischen Fußulkus** (→ 26.6.6) muss eine gute Diabeteseinstellung (→ 26.6.7, → 26.6.8) gewährleistet sein. Dazu kommen u. a. die Überprüfung des Gefäßstatus, ggf. Revaskularisationsmaßnahmen, absolute Druckentlastung des betroffenen Fußes, sorgfältige Fußpflege durch Fachpersonal (Podologen), tägliche Fußinspektion, angepasste Hautpflege, orthopädische Schuhversorgung und Patientenschulung (→ 26.6.12)
- Abhängig vom Wundstadium sind nach entsprechender Diagnosestellung und Behandlung der Wundursache (Kausaltherapie) die dem Zustand der Wunde angemessene Verbandmittel (nach ärztlicher Anordnung) zu wählen (→ Tab. 43.15).

43.13.3 Chirurgische Wundversorgung

DEFINITION

Chirurgische Wundversorgung: Behandlung einer Wunde mit chirurgischen Techniken, z. B. Wundexzision oder Wundnaht.

Patienten mit einer größeren akuten Wunde suchen meist einen Arzt auf (z. B. Hausarzt, Notaufnahme im Krankenhaus). Dieser und die Pflegefachpersonen erfragen den Verletzungshergang, um den Verschmutzungsgrad der Wunde und mögliche Begleitverletzungen abschätzen zu können.

Sie begutachten die Wunde und ggf. den ganzen Körper, wenn weitere Verletzungen nicht ausgeschlossen werden können. Anschließend erfolgt die Behandlung der Wunde. Komplexe Wunden müssen ggf. operativ versorgt werden, z. B. Schuss- oder Pfählungswunden (→ Tab. 43.13).

Es werden zwei Formen der **chirurgischen Wundversorgung** unterschieden:

- **Primäre** *(geschlossene)* **Wundversorgung** mit:
  - Reinigung von Wunde und Wundumgebung
  - Ggf. Wundexzision (→ Abb. 43.51), Fremdkörperentfernung, Blutstillung
  - Wundverschluss mittels Naht (Primärnaht), Klammern oder Wundnahtstreifen (→ Abb. 44.21)

  Ein Wundverschluss ist, von Ausnahmen abgesehen, nur möglich bei sauberen Wunden, die nicht älter als 6–8 Std. sind. Zudem müssen die Wundränder glatt durchtrennt sein und dicht beieinanderstehen. Ziel ist die primäre Wundheilung (→ 43.13.2) ohne Infektion mit weitgehender Wiederherstellung der normalen Strukturen und minimaler Narbenbildung (→ Abb. 43.50a).
- **Sekundäre** *(offene)* **Wundversorgung.** Hier erfolgt kein Wundverschluss und die Wundheilung verläuft (zunächst) sekundär, d. h. nach und nach aus der Tiefe heraus (→ Abb. 43.50b). Sie ist indiziert bei:
  - Wunden mit erhöhter Gefahr für eine Wundinfektion, z. B. bei stark verschmutzten oder vermutlich kontaminierten Wunden wie etwa Bisswunden
  - Wunden, die älter als 6–8 Std. sind und/oder Entzündungszeichen aufweisen
  - Wunden, bei denen eine Naht nicht möglich ist, weil sie zu sehr unter Spannung stehen würde, z. B. bei stark geschwollener Wundumgebung, großflächigen Wunden.

Oft kann zunächst eine offen versorgte Wunde zu einem späteren Zeitpunkt chirurgisch mit Naht oder Klammern verschlossen werden **(Sekundärnaht).**

Impfschutz kontrollieren

Die Versorgung einer akuten offenen Wunde beinhaltet immer eine Kontrolle des Tetanusschutzes und ggf. eine aktive und passive Impfung (→ 30.3.2, → 30.7.12).

Die Frage des Tollwutschutzes stellt sich derzeit in Deutschland nur bei Bisswunden durch Fledermäuse oder illegal importierte Hunde und Katzen aus nicht tollwutfreien Ländern.

Vorbereitung

Benötigte Materialien

- Händedesinfektionsmittel, wasserdichte Unterlage, Schutzhandschuhe, ggf. Einmalplastikschürze, Mund-Nasen-Schutz, Kopfhaube
- Ggf. alles zur Lokalanästhesie: Hautdesinfektionsmittel, Spritze und Kanüle, Lokalanästhetikum, sterile Tupfer
- Für die Wundversorgung:
  - Ringer- oder NaCl-0,9 %-Lösung, Wund- bzw. Schleimhautdesinfektionsmittel, ggf. sterile Gefäße zum Einfüllen der Lösungen
  - Sterile Handschuhe, steriles Abdeck-, Lochtuch, ggf. steriler Kittel
  - Sterile Instrumente: u. a. anatomische und chirurgische Pinzette, Splitterpinzette, Schere, Kanüle, Knopfkanüle und 10-/20-ml-Spritzen, Skalpell, Klemme, ggf. Bürste
  - Sterile Tupfer, Kompressen in ausreichender Menge und Größe
  - Steriler Nadelhalter und Nahtmaterial oder Klammergerät. Alternativ: Wundnahtstreifen (Klammerpflaster, z. B. 3M™Steri-Strip™, → 44.4.4) oder Gewebekleber (z. B. Histoacryl™)
  - Materialien zur Wundbehandlung, u. a. Drainagen (z. B. Silikon-Kurzdrainage, Penrose-Lasche → Abb. 44.25), Wunddistanzgitter (verhindert Verkleben des Verbands mit der Wunde), Wundschnellverband
- Für die Wundabdeckung, z. B. transparenter Hydrokolloidverband (→ Tab. 43.16), Wundschnellverband (Pflaster), sterile Kompressen und selbstklebendes Vlies (z. B. Fixomull®), Verbandsschere oder elastische bzw. Mullbinden zur Fixierung
- Abwurf, Spritzenabwurf, Abwurf für gebrauchte Instrumente.

Vorbereitung des Patienten

Der Arzt informiert den Patienten über das geplante Vorgehen. Die Pflegenden positionieren die verletzte Körperregion gut zugänglich auf einer wasserundurchlässigen Unterlage. Ein evtl. vorhandener Erstverband wird erst unmittelbar vor der Wundversorgung entfernt, um die Wunde nicht unnötig lange den Keimen der Raumluft auszusetzen.

Durchführung

Die Wundversorgung beginnt immer mit einer sorgfältigen Reinigung und Inspektion der Wunde, um über das weitere Vorgehen entscheiden zu können. Zeitraum seit der Verletzung, Größe der Wunde, Verschmutzungsgrad und Beschaffenheit der Wundränder und der Wunde bestimmen, ob eine Wunde primär verschlossen werden kann oder (zunächst) sekundär versorgt werden muss.

Kleine, saubere Wunden

Der Arzt zieht sterile Handschuhe an und setzt ggf. eine Lokalanästhesie. Danach desinfiziert er Wunde und Wundumgebung und verschließt die Wunde mittels Primärnaht oder Klammern. Bei kleinen Wunden, die nicht unter Spannung stehen, können alternativ topische Hautkleber (z. B. Dermabond®, LiquiBand®) oder Wundnahtstreifen (z. B. Steri-Strip®, Leukostrip®) zum Wundverschluss eingesetzt werden (→ Abb. 44.21). Als Wundabdeckung recht oft ein steriler Wundschnellverband (Pflaster).

Größere und/oder verschmutzte Wunden

Die Pflegefachperson entfernt zunächst evtl. groben Schmutz um und aus der Wunde. Je nach Größe, Lokalisation und Verschmutzungsgrad der Wunde sowie der Gewebeschädigung setzt der Arzt eine Lokalanästhesie oder lässt vom Anästhesisten eine Regional- oder Allgemeinanästhesie durchführen.

Wirkt die (örtliche) Betäubung, reinigt der Arzt die Wunde durch Spülen und/oder mechanisch. Dann inspiziert er die Wunde, entfernt vorhandene Fremdkörper und schließt Begleitverletzungen von Sehnen, Nerven und

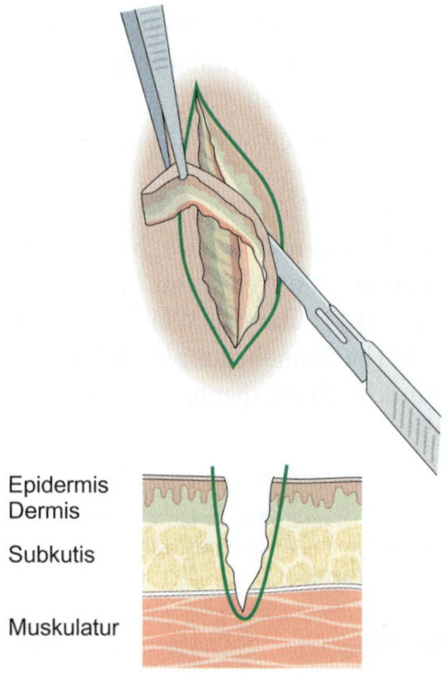

Abb. 43.51 Friedrich-Wundexzision. Die Wundränder werden nach Lokalanästhesie mit dem Skalpell exzidiert (ausgeschnitten). Danach kann meist ein primärer Wundverschluss mittels Naht erfolgen. [L190]

anderen anatomischen Strukturen aus. Stark gequetschtes, schlecht durchblutetes, zerfetztes und verschmutztes Gewebe schneidet er aus, um glatte und saubere Wundränder zu erhalten (Friedrich-Wundexzision →Abb. 43.51, Débridement →43.13.4). Im Gesicht, Hals und an den Fingern wird nur sparsam oder gar nicht ausgeschnitten. Eventuell kann dann ein primärer Wundverschluss mittels Naht erfolgen.

Heilt die Wunde sekundär, ordnet der Arzt eine geeignete Wundbehandlung und Wundabdeckung an. Es gelten die Prinzipien der phasengerechten Wundbehandlung (→Tab. 43.15, →Tab. 43.16).

Weiteres Vorgehen

Zeigt eine offen versorgte Wundbehandlung nach 5–7 Tage eine gute Heilungstendenz ohne Infektionszeichen, kann der Arzt sie mit einer sekundären Wundnaht schließen, um die Heilungszeit zu verkürzen und das kosmetische Ergebnis zu verbessern.

Eine weitere Möglichkeit zur Deckung einer großflächigen Wunde ist ein **Haut- oder Spalthauttransplantat** (→Abb. 14.10). Voraussetzung ist ein gut durchbluteter, infektionsfreier Wundgrund. Auch eine **plastisch-chirurgische Wundabdeckung** stellt eine Möglichkeit dar.

Wird die Wunde nicht sekundär verschlossen, heilt sie sekundär über Granulation und Epithelisierung (→Abb. 43.50b).

Nachsorge

Nach komplikationsloser primärer Wundnaht reichen Wundkontrollen am 2. und 7. Tag aus. Die Fäden werden ja nach Körperregion am 5.–14. Tag gezogen, bei Kindern früher (Durchführung →44.5.6). Der Patient soll die verletzte Region schonen und sich bei Beschwerden (z.B. Schmerzen, Schwellung, Rötung) beim Arzt vorstellen.

Bei offen versorgten Wunden ist alle 1–2 Tage ein Verbandwechsel erforderlich. Bei der Verwendung hydroaktiver Wundauflagen können die Verbandwechsel seltener stattfinden (→Tab. 43.16).

Verbandwechsel →43.13.6

43.13.4 Grundprinzipien der Wundversorgung

Die folgenden Ausführungen konzentrieren sich v.a. auf die Versorgung chronischer Wunden.

Abhängig von der **Wundheilungsphase** und dem **Wundzustand** (z.B. Nekrose, infizierte Wunde, mazerierter Wundrand) verordnet der Arzt die entsprechenden Verbandmittel und bei Bedarf geeignete Fixierungen (→Tab. 43.15).

Pflegefachpersonen haben die Aufgabe, im Rahmen des Verbandwechsels die Wunde genau zu beurteilen, Veränderungen wahrzunehmen und diese Beobachtungen im Rahmen einer umfassenden **Wunddokumentation** (→43.13.6) festzuhalten.

Tab. 43.15 Verschiedene Wundstadien und deren Versorgungsmöglichkeiten. [M291]

Aussehen der Wunde	Geeignete Wundauflagen (→Tab. 43.16)
Primäre Wundheilung	
Geschlossene Wunde mit dicht aneinanderliegenden Wundrändern 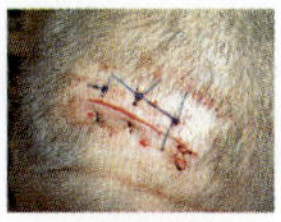	• Steriler Wundschnellverband: Haftendes Trägermaterial, auf dessen Innenseite eine saugende Auflage angebracht ist • Moderne Post-OP-Verbände vermeiden die Bildung von Spannungsblasen durch Silikonbeschichtung (z.B. Mepilex® Border Post-OP) oder transparenten Polyurethanfilm (z. B Leukomed® Control), was zudem die Wundbeurteilung ermöglicht • Sprühpflaster • Sterile Kompressen und Fixiervlies • Semipermeable Transparentfolie
Sekundäre Wundheilung	
Trockene Nekrose 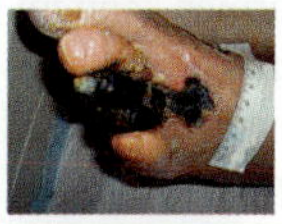	Abb.: pAVK mit trockener Nekrose am Vorfuß. **Achtung:** Bei einer peripheren arteriellen Verschlusskrankheit (pAVK) sind trockene Nekrosen erst im Anschluss an eine erfolgreiche Revaskularisation zu entfernen. Bis dahin dürfen sie keinesfalls angeweicht werden, d.h. nur trockene Verbandwechsel durchführen!
Trockene Beläge 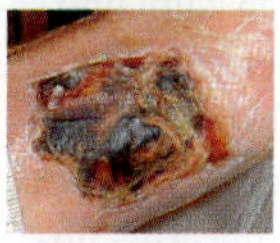	Die Wundauflage soll die körpereigenen Reinigungsvorgänge unterstützen: • Hydrogel in Gel- oder Kompressenform • Wundauflage zur Nasstherapie
Feuchte Beläge 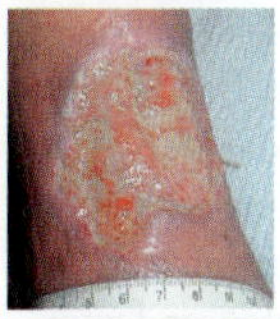	Die Wundauflage soll die körpereigenen Reinigungsvorgänge unterstützen: • Alginat (nur bei ausreichend Feuchtigkeit) • Hydrofaser/Hydrofiber
Infizierte Wunde 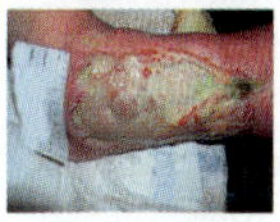	Die Wundauflage soll Keime sicher einschließen bzw. binden, ggf. abtöten oder inaktivieren: • Silberhaltige Wundauflage • Aktivkohleverband mit Silber • Hydrophobe (keimbindende) Wundauflage • Wundauflage mit PHMB (Polyhexanid)
Stark exsudierende Wunde 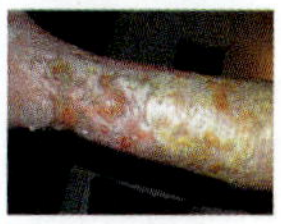	Die Wundauflage soll viel Exsudat, Abfallstoffe und Gerüche aufnehmen und möglichst auch unter einer Kompressionsversorgung halten, um Mazerationen von Wundrand und -umgebung zu vermeiden: • Vlieskompresse mit Superabsorber • Feinporiger Polyurethanschaum-/Hydropolymerverband mit Superabsorber bzw. „Plus"-Funktion • Lokale Unterdruck-/V.A.C.®-Therapie
Wundgeruch 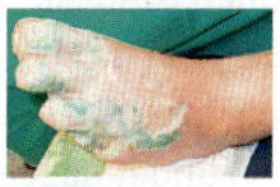	Typisch für infizierte Wunden und exulzerierende Tumorwunden. Neben der ursächlichen Behandlung kommen Wundauflagen zum Einsatz, die Toxine und Geruchsmoleküle binden: • Aktivkohleverband mit/ohne Silber
Unterminierte Wunde 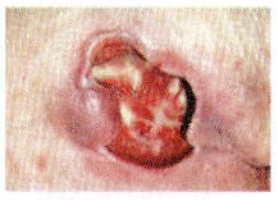	Produkte müssen Kontakt zum Wundgrund haben. Sie füllen bzw. tamponieren Wundhöhlen, Taschen oder Fistelungen auf. **Achtung:** Auf rückstandsfreies Entfernen achten! • Alginat • Cavity-Polyurethanschaum • Hydrofaser/Hydrofiber • Lokale Unterdrucktherapie/V.A.C.®-Therapie

Tab. 43.15 Verschiedene Wundstadien und deren Versorgungsmöglichkeiten. [M291] *(Forts.)*

Aussehen der Wunde	Geeignete Wundauflagen
Granulierende Wunde 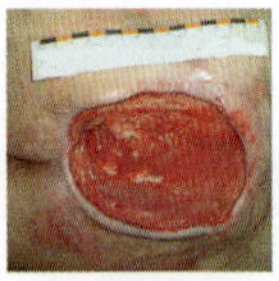	Die Wundauflage soll eine lange Wundruhe gewährleisten, nicht mit der Wunde verkleben und die Wunde feucht und warm halten: • Feinporiger Polyurethanschaumverband • Hydrokolloidverband • Hydrokolloidähnliche Wundauflage • Hydrogelkompresse
Epithelisierende Wunde 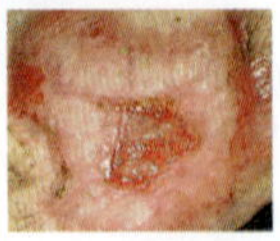	Die Wundauflage soll die Wunde feucht halten, damit die Epithelzellen einwandern können, das empfindliche neue Gewebe nicht traumatisieren und eine lange Wundruhe ermöglichen: • Dünner/transparenter Hydrokolloidverband • Hydrokolloidähnliche Wundauflage • Dünner oder speziell beschichteter (z. B. mit Silikon) feinporiger Polyurethanschaumverband • Hydrogelkompresse • Semipermeable Transparentfolie • Wunddistanzgitter (zwischen Wunde und Sekundärverband)

Anforderungen an zeitgemäße Wundauflagen

Grundsätzlich erfüllen **zeitgemäße Wundauflagen** alle Bedingungen, die für eine physiologische Wundheilung Voraussetzung sind [21]:

- Feuchthalten der Wunde. Die Zellen können sich nur in einem feuchten Milieu frei bewegen. Ein trockener Wundgrund hemmt die Bildung von Granulationsgewebe und lässt das Verbandmaterial mit der Wunde verkleben
- Gewährleistung des Austauschs von Sauerstoff und Kohlendioxid und Vorbeugung einer infektionsbegünstigenden feuchten Kammer
- Schutz vor möglicherweise eindringenden Keimen
- Schutz vor Auskühlung: Eine Heilung findet erst ab 28 °C statt, da dann die Mitose (Zellteilung) beginnt. Moderne Wundauflagen können Temperaturen von ca. 30–33 °C halten
- Optimale Aufnahme von Abbauprodukten, Keimen, Blut und überschüssigem Wundexsudat
- Gewährleistung der Wundruhe in der Granulations- und Epithelisierungsphase
- Schutz des empfindlichen Neugewebes in der Epithelisierungsphase
- Gewährleistung eines atraumatischen Verbandwechsels.

Allgemeine Empfehlungen für die Wundbehandlung

- Wundspüllösungen, z. B. NaCl 0,9 %, Ringer-Lösung, und Antiseptika sollten auf Körpertemperatur angewärmt werden, um Schmerzen und Auskühlung der Wunde zu vermeiden. Das Erwärmen kann im Wasserbad, im Wärmeschrank oder – bei kleineren Mengen – unter laufendem Warmwasser erfolgen. Ungeeignet sind Mikrowellengeräte, da die Temperatur innerhalb der Flasche variieren kann und somit Verbrennungsgefahr besteht
- Der Verbandwechsel wird zügig durchgeführt, d. h., die Wunde nicht lange unverbunden lassen (Gefahr der Auskühlung und Keimeinschleppung)
- Alle Wundauflagen mit direktem Wundkontakt müssen steril sein. Das Symbol „durchgestrichene 2" auf der Verpackung markiert Einmalprodukte
- Die Packungsbeilage liefert Informationen zu Anwendungsgebieten und zum Umgang mit der Wundauflage. Viele Wundauflagen dürfen z. B. nicht zurechtgeschnitten werden
- Vor Einsatz der Materialien ist immer das Verfallsdatum zu beachten
- Die Notwendigkeit des Verbandwechsels richtet sich nach Exsudation und Wundzustand (z. B. Infektion → Tab. 43.15) sowie nach den Herstellerangaben
- Infizierte Wunden werden in der Akutphase *nicht* mit feucht haltenden, folienbeschichteten Wundauflagen abgedeckt, denn das feucht-warme Milieu ist ideal, um eine Infektion zu fördern. Bei diesen Wunden ist eine Versorgung mit Antiseptika und antiinfektiven Wundauflagen ohne Folienbeschichtung angebracht.

Hautschutz und -pflege

Die permanente Feuchtigkeit stark exsudierender Wunden, aber auch Ausscheidungen wie Schweiß, Urin und Stuhl können zum Aufweichen des Wundrands (**Mazeration**) führen. Auch Klebeflächen von Wundauflagen können die Haut belasten. Eine angepasste Hautreinigung und -pflege (→ 6.1.4, → 6.1.5) sowie der Einsatz eines **Hautschutzprodukts** ergänzen die phasengerechte moderne Wundversorgung. Bei Applikation des Hautschutzes sind auch intakte Hautareale innerhalb der Wunde wie Stege oder Inseln zu schützen. Zur besseren Beobachtung der Haut empfiehlt sich *ein transparenter Wundrandschutz* (z. B. 3M™ Cavilon™, Esenta®, Askina® Barrier Film, Cutimed® PROTECT, Sensi-Care™). Dieser hat eine Barrierewirkung von 3–4 Tagen und ermöglicht nicht nur den Gasaustausch, sondern verstärkt auch die Haftung der Wundauflage.

Zu meiden sind Öle, Fette und Pasten, denn sie decken die Hautporen regelrecht ab und behindern dadurch den Gasaustausch der Haut (→ 6.1.5). Außerdem haften auf ihnen die Wundauflagen nicht mehr.

Bei Patienten mit Stuhlinkontinenz kann bei Wunden in Anusnähe der Einsatz von Analtampons, Fäkalkollektoren oder Stuhldrainagesystemen hilfreich sein (→ 8.2.4).

Bei problematischer Umgebungshaut sind Wundauflagen ohne Klebeflächen oder besonders hautfreundliche, z. B. mit Silikon beschichtete Wundauflagen, zur Abdeckung empfehlenswert.

Wundspülung

Ergänzend zum Débridement (siehe unten) sollte eine **Wundspülung** erfolgen, um Restbeläge, Verbandrückstände, Zelltrümmer und Bakterien aus der Wunde zu entfernen.

Geeignete Wundspüllösungen

Wundspüllösungen sollten physiologisch, steril, farblos, nicht reizend/schmerzerzeugend, erwärmbar und frei von resorbierbaren Bestandteilen sein. Geeignet sind:

- Unkonservierte, wirkstofffreie Lösungen:
  - NaCl-0,9 %-Lösung
  - Ringer-Lösung
- Konservierte, wirkstoffhaltige Lösungen:
  - Mit *Polihexanid* konservierte Zubereitungen, z. B. Prontosan®, HydroClean® Solution, Lavasorb HydroClean® Solution, Allrinse® und Lavanid®-Spüllösung
  - Mit *Octenidin* konservierte Zubereitungen, z. B. Octenilin® Wundspüllösung
  - Weitere, mit unterschiedlichen Substanzen (u. a. *hypochlorige Säure/Chlorbleichlauge* und *Natriumhypochlorit*) konservierte Lösungen, z. B. ActiMaris® intensive/sensitive, Granudacyn®, Flamirins®, Hydrocyn® aqua, KerraSol™,

LAVANOX®, Microdacyn®, UCSol™-Debridement, Veriforte™Med.

VORSICHT! Zur **Wundspülung** dürfen nur sterile Lösungen oder alternativ durch einen 0,2-µm-Filter (endständiger Wassersterilfilter) gefiltertes Leitungswasser verwendet werden. Wundbäder sind nicht steril und sollten somit nicht erfolgen. Die Keime können in der Wanne nicht abfließen und werden immer wieder an die Wunde geschwemmt, wodurch eine zusätzliche Infektionsgefahr bzw. Keimverschleppung entsteht. Ausduschen der Wunde ist wegen verkeimter Duschköpfe oder Ablagerungen in den Rohrsystemen ebenfalls problematisch, es sei denn, es werden endständige Wassersterilfilter verwendet [22].

Antiseptika

Antiseptika sind Arzneimittel, die Keime abtöten. Sie kommen bei infektionsgefährdeten, also kritisch kolonisierten oder infizierten Wunden zum Einsatz.

Geeignete Antiseptika

Antiseptika sollten folgende Kriterien erfüllen:

- Umfassendes Keimspektrum
- Kein/Geringer Eiweißfehler, d. h., das Produkt darf beim Kontakt mit eiweißhaltigen Flüssigkeiten wie Blut oder Wundexsudat nicht inaktiv werden
- Keine Resistenzbildung
- Lange *Remanenz* (Wirkdauer), in der Regel bis zu 24 Std.
- Farb- und geruchlos
- Nicht/Nur gering schmerzverursachend
- Hohe Gewebeverträglichkeit, nicht allergisierend
- Auf Körpertemperatur anwärmbar.

Geeignet sind z. B. Octenisept®- oder Polihexanidlösung als Apothekenzubereitung mit 0,02 bzw. 0,04 % Polihexanid oder als Fertigarzneimittel, z. B. Serasept® 1/2 [22].

VORSICHT! Octenisept® darf **nicht unter Druck** in die Wunde eingebracht werden, sondern nur durch direktes Ausgießen aus der Flasche, Aufsprühen oder mittels getränkter Tupfer/Kompressen.
Wenn **Polihexanid oder Octenidin nur als konservierende Stoffe** deklariert sind, also der Spüllösung nur zugesetzt sind, um sie haltbar zu machen, handelt es sich bei den betreffenden Produkten um Medizinprodukte. Trotz der antiseptischen Zusätze sind sie lediglich Spüllösungen und keine Antiseptika, d. h., sie finden *keine* Anwendung bei infektionsgefährdeten und infizierten Wunden.

Weitere Antiseptika

Produkte, die auf **PVP-Jod** basieren (z. B. Betaisodona®, Braunovidon®), gehören zu den traditionellen und weitestverbreiteten Antiseptika. Sie:

- Haben einen schnellen Wirkeintritt von 30 Sek. bis zu 1 Min.
- Erschweren die Wundbeobachtung und -beurteilung durch Verfärbung
- Verursachen Schmerzen
- Haben einen Eiweißfehler. Der Kontakt mit körpereigenem Eiweiß (z. B. Blut, Wundexsudat) inaktiviert das Produkt; dies ist erkennbar an der Entfärbung von Braun zu Gelb
- Werden vom Körper resorbiert und sind deshalb bei Schilddrüsenerkrankungen, Schwangerschaft und Stillzeit kontraindiziert
- Dürfen nicht gleichzeitig mit Octenisept® verwendet werden.

Allerdings kann PVP-Jod im Gegensatz zu Octenidin und Polihexanid auf Knorpelgewebe angewendet werden und ist für Biss-, Schuss- und Stichverletzungen als Antiseptikum der 1. Wahl empfohlen [22].

VORSICHT! Viele Produkte, die traditionell zur Lokalantiseptik eingesetzt wurden, sind **nicht mehr zeitgemäß** und sollten daher nicht mehr zum Einsatz kommen.
Ethanol z. B. erzeugt eine Hyperämie und Schmerzen. *Destilliertes Wasser* gilt bei langdauernder Anwendung als zelltoxisch. *Wasserstoffperoxid* (H_2O_2 3 %) erzeugt Schmerzen, schädigt das Granulationsgewebe und kann ggf. Gasembolien auslösen. *Ethacridinlaktat* (Rivanol®) verfärbt die Wunde (gelb), trocknet die Haut aus und zerstört frisch gebildete Zellen. *Farbstoffe* enthalten Schwermetalle, gerben den Wundgrund und behindern die Granulation und Epithelisierung. Es bildet sich Schorf, und die Wunde trocknet aus. Die Einfärbung behindert zudem die Wundbeurteilung. *Lokalantibiotika* können zu Kontaktallergien sowie Resistenzbildung führen.

Haltbarkeit von Spüllösungen und Antiseptika

Ringer- und NaCl-0,9 %-Lösung sind unkonserviert und direkt nach Anbruch zu verwerfen. Konservierte Spüllösungen und Antiseptika haben nach Anbruch eine Haltbarkeit von wenigen Tagen bis zu 3 Jahren. Maßgeblich sind die Herstellerangaben. Das Anbruchdatum ist auf der Flasche zu vermerken.

Débridement

DEFINITION

Débridement (*franz. „abzäumen", Wundreinigung, Wundtoilette*): Entfernung von avitalem (nekrotischem) Gewebe und Belägen aus der Wunde.

Ziele des **Débridements** sind Sanierung des Wundbetts und Herstellung eines physiologischen Wundmilieus. Dies fördert den Wundheilungsprozess und beugt Wundinfektionen vor. Eine saubere Wunde ist Voraussetzung für die Wundheilung.

In einem Positionspapier der Initiative Chronische Wunden (ICW) e. V. wird Débridement als „Entfernung von anhaftendem, abgestorbenem Gewebe, Krusten oder Fremdkörpern aus Wunden" [23] definiert. Die ICW betont, dass sich das chirurgische Débridement ausschließlich auf das Areal der Wundfläche bezieht. Gegebenenfalls kann es notwendig sein, den Wundrand mit einzubeziehen. Andere therapeutische Maßnahmen am Wundrand/in der Wundumgebung gelten als Wundrand- oder Hautreinigung. [23]

VORSICHT! Ein **Débridement** darf bei arteriellen Durchblutungsstörungen (pAVK → 22.5.2) erst **nach erfolgreicher Revaskularisation** durchgeführt werden!

Chirurgisches und scharfes Débridement

Laut ICW-Positionspapier ist das **chirurgische Débridement** die „vollständige Abtragung von avitalem Gewebe bis in intakte Gewebestrukturen. Hierbei kommt es meist zu Gewebe- und Gefäßverletzungen mit Blutstillungen" [23]. Als Abgrenzung dazu geht es beim **scharfen Débridement** um „Interventionen bis an den Rand des avitalen Gewebes in Wunden" [23], ohne avitales Gewebe vollständig abzutragen. Diese Methode ist auch ambulant durchführbar, meist treten keine Blutungen auf. Im Anschluss an ein scharfes Débridement erfolgt oft eine Behandlung mit anderen Débridementmethoden.

Das chirurgische Débridement ist die schnellste, effektivste und radikalste Art der Wundreinigung. Dabei entfernt der Arzt abgestorbenes Gewebe und Beläge bis in intakte Strukturen mit Skalpell und Pinzette, Ringkürette, Wasserskalpell oder Shaver und eröffnet ggf. Wundtaschen. Größere Débridements finden im OP statt. Die Pflegenden bereiten den Patienten nach Arztanordnung vor; bei Bedarf erhält er eine lokale und/oder systemische Analgesie oder Anästhesie. Achtung: Die Einnahme von Gerinnungshemmern sowie eventuelle Gerinnungsstörungen sind vorab abzuklären!

Mechanisches Débridement

Beim **mechanischen Débridement** werden Zelltrümmer, Beläge und Verbandrückstände mithilfe steriler Kompressen, spezieller Reinigungspads, Spritzen, Knopfkanülen oder Spülkathetern aus der Wunde herausgewischt oder -gespült.

Autolytisches Débridement

Das **autolytische Débridement** nutzt die physikalische Wirkung von Feuchtigkeit auf Beläge. Durch Einsatz von z. B. Hydrogelen in Gelform werden Beläge aufgeweicht (→ Tab. 43.16). Dies erleichtert deren mechanische Entfernung. Darüber hinaus unterstützt die zusätzliche Feuchtigkeit körpereigene Reinigungsprozesse. Diese Methode ist schonend und schmerzarm, aber zeitaufwändig. Außerdem besteht Mazerationsgefahr für die Wundumgebung.

Biochirurgisches Débridement

Beim **biochirurgischen Débridement** werden avitales Gewebe und Beläge durch steril gezüchtete Fliegenlarven (Larven der Gattung *Lucilia sericata*), die in einem Nylonbeutel (BioBag®) eingeschlossen sind, entfernt. Die im Larvenspeichel enthaltenen proteolytischen Enzyme verflüssigen die Beläge. Zudem wirken die Ausscheidungen der Larven antibakteriell. Für Patienten ist diese Maßnahme teilweise schmerzhaft und mit Ekelgefühlen verbunden. Die Anwendungshinweise des Herstellers sind unbedingt zu beachteten. So dürfen z. B. an der Wunde keine Antiseptika angewendet werden.

Enzymatisches Débridement

Beim **enzymatischen Débridement** werden biosynthetisch hergestellte proteolytische Enzyme (Chlostridiopeptidase, Streptokinase/Streptodornase, andere Proteasen) zum Abbau von avitalem Gewebe genutzt, um den Heilungsprozess durch Aktivierung körpereigener Reaktionen zu fördern. Enzympräparate (z. B. Iruxol® N) sind derzeit als verschreibungspflichtige Arzneimittel zugelassen. Auf trockenen Nekrosen wirken die Enzyme nicht. Durch die kurze Wirkdauer sind häufige Verbandwechsel (mindestens 1-mal täglich) notwendig, was diese Débridement-Form unwirtschaftlich und kostenintensiv macht.

43.13.5 Verschiedene Wundauflagen

Die Kenntnis der verschiedenen **Wundauflagen** und ihrer Eigenschaften (→ Tab. 43.16) ist Voraussetzung für eine fachgerechte Anwendung. Die Verweildauer der einzelnen Produkte ist abhängig vom jeweiligen Wundzustand und der Heilungsphase. Je nach Exsudation ist eine entsprechende Wundauflage zu wählen. Es gibt über 4.000 Produkte zur Wundversorgung auf dem Markt [24]. Im Rahmen dieses Buchs kann nur auf eine kleine Auswahl eingegangen werden.

Sekundärverband

Sekundärverbände bzw. -abdeckungen fixieren primäre Wundauflagen, z. B. Alginate oder Cavity-Schäume (→ Tab. 43.16). Die Wahl des Sekundärverbands hängt von der Wundsituation und der Hautbeschaffenheit des Patienten ab. Grundsätzlich achten Pflegefachpersonen darauf, hautschonendes Fixiermaterial zu verwenden. Insbesondere bei Patienten mit empfindlicher Haut und bei Kindern ist Fixiermaterial so sparsam wie möglich einzusetzen und besonders hautschonend zu wählen, z. B. elastische Schlauchverbände. Elastische Mullbinden bergen das Risiko, dass diese zu Einschnürungen und Hautläsionen führen. Bei empfindlicher Haut sind z. B. Materialien mit Silikonbeschichtung gut geeignet. Dabei ist zu beachten, dass Silikon nicht klebt,

Tab. 43.16 Übersicht über die gängigsten Wundauflagen. [M291]

Produktgruppe	Eigenschaften	Produktnamen* (Auswahl)
Wundauflagen zum routinemäßigen Einsatz in der modernen Wundversorgung		
Alginate 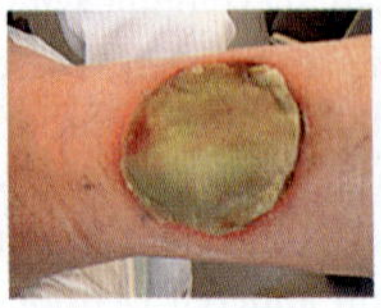	• Als Tamponade und Kompresse erhältlich • Wundreinigend, granulationsfördernd, blutstillend • Bei Aufquellen saugkräftig • Achtung: Bei Druck auf das Alginat Risiko von Wundrandmazeration • Zum Tamponieren von unterminierten, tiefen Wunden geeignet • Sekundärabdeckung erforderlich • Geruchsbildung möglich • Beim Verbandwechsel auf vollständige Entfernung achten • Verweildauer: 1–7 Tage	• Askina® Sorb (B. Braun) • Biatain® Alginate (Coloplast) • Cutimed® Alginate (Essity) • Draco®Algin (Dr. Ausbüttel & Co) • Kaltostat® (ConvaTec) • Melgisorb® plus (Mölnlycke)
Hydrofiber *(Hydrofaser)* 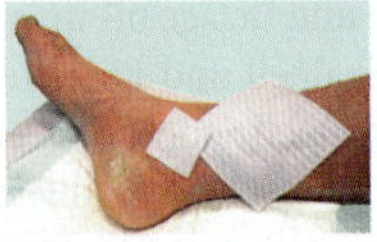	• Als Kompresse und Tamponade erhältlich • Durch vertikale Flüssigkeitsaufnahme Schutz vor Wundrandmazeration • Gelbildung unter Exsudataufnahme • Wundreinigend • Sekundärabdeckung erforderlich • Verweildauer: 1–7 Tage	• AQUACEL® Extra (ConvaTec) • Biatain® Fiber (Coloplast) • Cutimed® Gelling Fiber (Essity) • DracoHydrofaser® (dr. Ausbüttel) • Durafiber® (Smith & Nephew) • Exufiber® (Mölnlycke) • Suprasorb® Liquacel (Lohmann & Rauscher) • 3M™ KerraCel® (3M Deutschland)
Hydrogele in Gelform 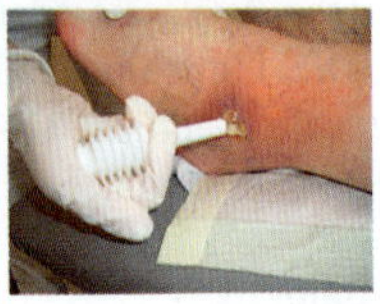	• Aufweichen von Nekrosen und Belägen • Anfeuchten und Feuchthalten von trockenen Wunden oder freiliegenden Strukturen (z. B. Knochen, Sehnen) • Dick (0,3–0,5 cm) auftragen • Sekundärabdeckung (z. B. sterile semipermeable Transparentfolie) erforderlich • Verweildauer: 1–3 Tage	**Unkonservierte Hydrogele** • Cutimed® Gel (Essity) • Hydrosorb® Gel (HARTMANN) • IntraSite® Gel (Smith&Nephew) • Purilon® Gel (Coloplast) **Konservierte Hydrogele:** • **Mit Polihexanid:** LAVANID®-Wundgel (SERAG Wiessner), Prontosan® Wound Gel (B. Braun) • **Mit Octenidin:** Octenilin® Wundgel (Schülke & Mayr) • **Andere konservierte Hydrogele:** z. B. ActiMaris® (CHEMOMEDICA), Granudacyn® Wundgel (Mölnlycke), LAVANOX® (SERAG Wiessner)

Tab. 43.16 Übersicht über die gängigsten Wundauflagen. [M291] *(Forts.)*

Produktgruppe	Eigenschaften	Produktnamen* (Auswahl)
Wundauflagen zum routinemäßigen Einsatz in der modernen Wundversorgung		
Hydrogelkompressen 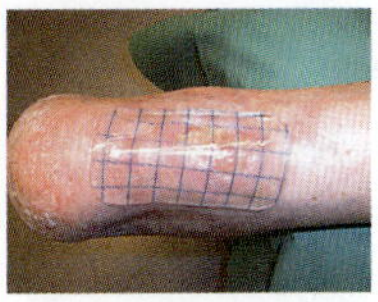	• Je nach Produkt mit/ohne Transparentkleberand erhältlich (Fixieren von Produkten ohne Kleberand z. B. mit elastischem Schlauchverband) • Feuchthalten der Wunde • Rehydration trockener Wunden • Schmerzlindernd durch kühlenden Effekt • Kein Verkleben (bei Produkten ohne Klebeflächen) • Verweildauer: 1–7 Tage	• Hydrotac® transparent (Hartmann) • Suprasorb® G Gel-Kompresse (Lohmann & Rauscher)
Hydrokolloidverbände 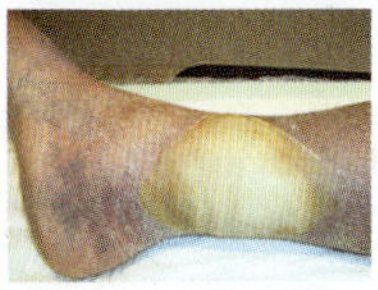	• Als Standard- und dünnes/transparentes Produkt erhältlich • Feuchthaltend, granulationsfördernd • Verflüssigung oberflächlicher Beläge • Aufnahme von überschüssigem Wundexsudat unter Bildung von Blasen und gelbem Gel (kein Eiter!) • Wasserundurchlässig, als Duschverband geeignet • Verweildauer: 1–7 Tage	• Algoplaque® (URGO) • VariHesive® (ConvaTec) • Comfeel® Plus (Coloplast) • Hydrocoll® (HARTMANN) • Replicare® (Smith & Nephew) • Suprasorb® H (Lohmann & Rauscher)
Feinporige Polyurethanschaumverbände 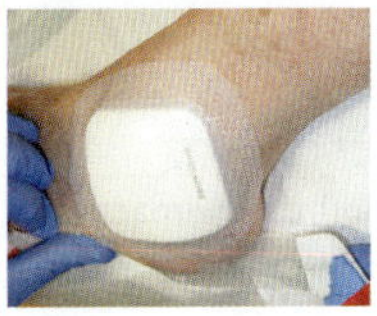	• Mit/ohne Klebefläche und als Cavity-Produkt zum Tamponieren erhältlich • Setzen Granulationsreiz • Aufnahme von überschüssigem Wundexsudat, Zelltrümmern und Keimen, hohe Aufnahmekapazität • Hinterlassen keine Rückstände in der Wunde • Unter begleitender Kompressionstherapie einsetzbar • Cavity-Produkte benötigen eine Sekundärabdeckung • Achtung: Bei gesättigtem Produkt Mazerationsgefahr • Verweildauer: 1–7 Tage	• Allevyn® (Smith & Nephew) • Askina® Foam (B. Braun) • Biatain® (Coloplast) • Mepilex® (Mölnlycke) **Cavity-Produkte** zum Austamponieren: • Biatain® Cavity (Coloplast) • Cutimed® Cavity (Essity)
Semipermeable Transparentfolie 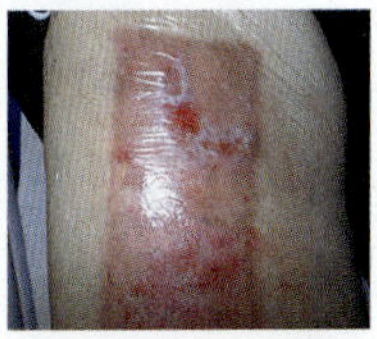	• Wasserdampfdurchlässig • Wasser- und keimdicht • Selbstklebend • Hautverträglich • Als Duschverband geeignet • Zur Fixierung/Abdeckung von Wundauflagen • Keine Exsudataufnahme • **Achtung:** Folien spannungsfrei aufkleben! • Verweildauer: 1–7 Tage	**Steril:** • Askina® Derm (B. Braun) • Hydrofilm® (Hartmann) • 3M™ Tegaderm™ (3M Deutschland) **Unsteril von der Rolle:** • Fixomull® transparent (Essity) • Mepore® Film Roll (Mölnlycke) • OpSite® Flexifix® (Smith & Nephew) • Suprasorb® F (Lohmann & Rauscher)
Hydrokolloidähnlicher Wundverband 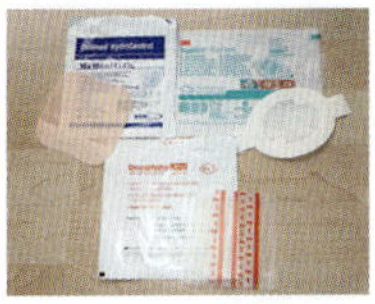	• Gruppe unterschiedlich aufgebauter Produkte • Für schwach bis mäßig exsudierende Wunden • Relativ dünn und anschmiegsam • Aufgenommenes Exsudat wird auch unter Druck nicht wieder abgegeben • Hinterlässt im Gegensatz zu Hydrokolloidverbänden kein gelbes Gel • Als Sekundärverband auch z. B. über Alginaten • Verweildauer je nach Exsudation und Produkt bis zu 7 Tage; einzelne Produkte auch länger	• 3M™ Tegaderm™ Absorbent (3M Deutschland) • Cutimed® HydroControl (Essity) • DracoHydro® Ultra (Dr. Ausbüttel & Co.)
Wundauflage zur Nasstherapie 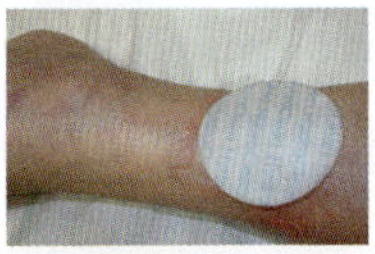	• Mit Ringerlösung aktiviertes superabsorbierendes Saugkissen • Als Cavity-Produkt auch für Wundhöhlen geeignet • Wunde wird kontinuierlich feucht gehalten • Wundreinigend durch Lysierung von Nekrosen und Belägen • Aufnahme und Binden von überschüssigem Wundexsudat • Sekundärabdeckung/Fixierung erforderlich • Verweildauer: Bis zu 3 Tage	• HydroClean® (Hartmann) • HydroClean® Cavity (Hartmann)
Wundauflagen zur Anwendung bei hohen Exsudatmengen		
Vlieskompressen mit Superabsorber 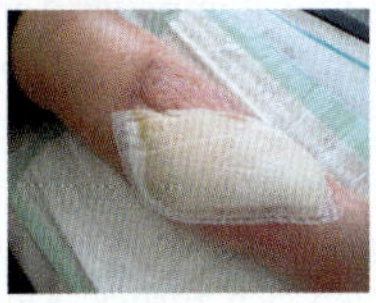	• Hohe und schnelle Saugleistung unter Aufrechterhaltung eines feuchten Wundklimas; je nach Kompressengröße können einige 100 ml Flüssigkeit aufgenommen werden • Volumen- und Gewichtzunahme der Wundauflage (aufgrund der Saugleistung) → ggf. Druckbelastung von Wunde und Wundumgebung • **Achtung:** Wundauflage darf nicht zugeschnitten, zerrissen oder geöffnet werden • Verweildauer: Je nach Exsudation, jedoch höchstens 4 Tage	• 3M Kerramax® Care (3M Deutschland) • ConvaMax® Superabsorber (ConvaTec) • Curea® P1 (Curea medical) • Mextra® Superabsorbent (Mölnlycke) • Cutimed® Sorbion Sachet S (Essity) • Vliwasorb® (Lohmann & Rauscher) • Zetuvit® plus (Hartmann)

Tab. 43.16 Übersicht über die gängigsten Wundauflagen. [M291] *(Forts.)*

Produktgruppe	Eigenschaften	Produktnamen* (Auswahl)
Wundauflagen zur Anwendung bei infizierten Wunden		
Silberhaltige Wundauflage 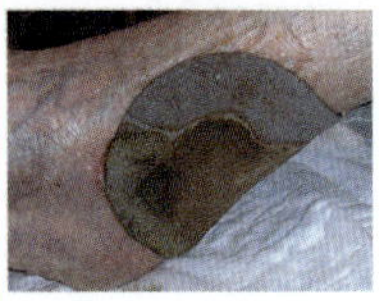	• Bakterizid und fungizid • Keine Resistenzbildung • Einige Produkte sind nur für infektgefährdete, aber nicht für infizierte Wunden geeignet (Beipackzettel beachten!) • Bei einigen Produkten Sekundärabdeckung erforderlich • **Achtung:** Bei einigen Produkten kann es durch Silberionenfreisetzung zu schwarzen Verfärbungen der Wunde kommen → erschwerte Wundbeurteilung • Verweildauer je nach Produkt, Exsudation und Wunde sehr unterschiedlich: Ca. 1–7 Tage	**Silberhaltige Wundauflage:** • Acticoat® (Smith & Nephew) **Silberhaltiger Polyurethanschaum:** • Biatain® Ag (Coloplast) • Mepilex® Ag (Mölnlycke) **Silberhaltiges Alginat:** • 3M Silvercel® (3M Deutschland) • Suprasorb® A+ Ag (Lohmann&Rauscher) • UrgoSorb Silver (URGO) **Silberhaltige Hydrofaser:** • Aquacel® Ag Extra (ConvaTec) • Durafiber® Ag (Smith & Nephew) **Silberhaltige Wundgaze/Wunddistanzgitter:** • Atrauman® Ag (Hartmann) • Urgotül® Silver (URGO)
Silber-Aktivkohle-Verband 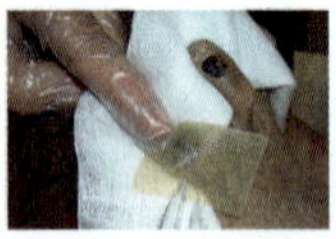	• Bakterizid • Geruchs- und toxinbindend • Keine Resistenzbildung • Bei einigen Produkten Sekundärabdeckung erforderlich • Verweildauer: 1–3 Tage	• 3M Actisorb® silver 220 (3M Deutschland), • Vliwaktiv® Ag (Lohmann & Rauscher)
Hydrophobe (wasserabweisende), keimbindende Wundauflage 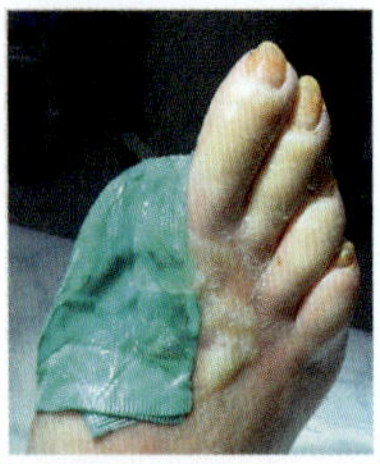	• Bindet hydrophobe Wundbakterien und Pilze • Nicht zelltoxisch • Keine Resistenzbildung • Je nach Produkt Sekundärabdeckung erforderlich • Verweildauer: 1–4 Tage je nach Produkt und Exsudation (siehe Packungsbeilage)	• Cutimed® Sorbact, Cutimed® Sorbact Hydroactive, Cutimed® Sorbion Sorbact, Cutimed® Siltec Sorbact, Cutimed® Sorbact gel (Essity)
Wundauflagen zur Geruchsbindung		
Aktivkohleverband 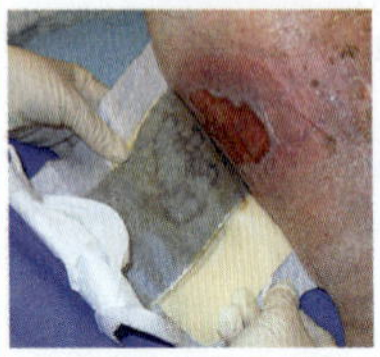	• Geruchsbindend • Bindet Eiweißmoleküle und Bakterien • Verweildauer je nach Geruchsentwicklung und Exsudation: 1–3 Tage	• Askina® Carbosorb (B. Braun) • CarboFlex® (ConvaTec) • Carbonet® (Smith & Nephew)
Lokale Unterdrucktherapie 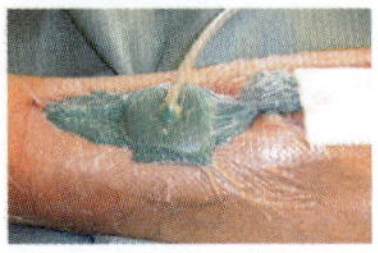	• Wundkonditionierung • Abtransport von Toxinen • Stimulation der Gewebsneubildung • Granulationsfördernd • Reduktion des Wundödems • Verweildauer: 1–4 Tage	• RENASYS® EZ MAX/GO/TOUCH (Smith & Nephew) • V.A.C.™ Ultra-Unterdruck-Wundtherapie-System (KCI) • CNP P3 (Lohmann & Rauscher) • Vivano® Tec Unterdruckeinheit (Hartmann)

* Die Produktnennungen erfolgen ohne Anspruch auf Vollständigkeit. Zur besseren Übersichtlichkeit sind Beschreibung und Anwendung der Materialien bewusst kurzgehalten. Maßgeblich sind immer die Herstellerhinweise.

sondern lediglich haftet. Diese Verbände sind daher bei Wunden, die Scherkräften ausgesetzt sind, z. B. im Sakralbereich, nicht geeignet bzw. bedürfen einer zusätzlichen Fixierung am Rand, z. B. mit semipermeablen Transparentfolien.

Einige Wundauflagen, z. B. feinporige Polyurethanschaumverbände, können sowohl als Primär- als auch als Sekundärverband über anderen Verbandmitteln eingesetzt werden.

Lokale Unterdrucktherapie

Die **lokale Unterdrucktherapie** (*Vakuumtherapie-* oder *V. A. C.® [Vacuum assisted closure]-Therapie*) ist eine zusätzliche Behandlungsmöglichkeit für großflächige Defektwunden, unterminierte Wunden, Wundhöhlen und -taschen. Unter Verwendung von Wundfüller (Schaum oder Wundgaze), Schlauchsystem, Folie und Pumpe wird in der Wunde ein Unterdruck erzeugt (→ Abb. 43.52). Dadurch werden Granulation und Gewebsneubildung gefördert und überschüssiges Exsudat abgesaugt. Evtl. vorhandene Wundödeme bilden sich zurück, Keime werden aus der Wunde entfernt und in

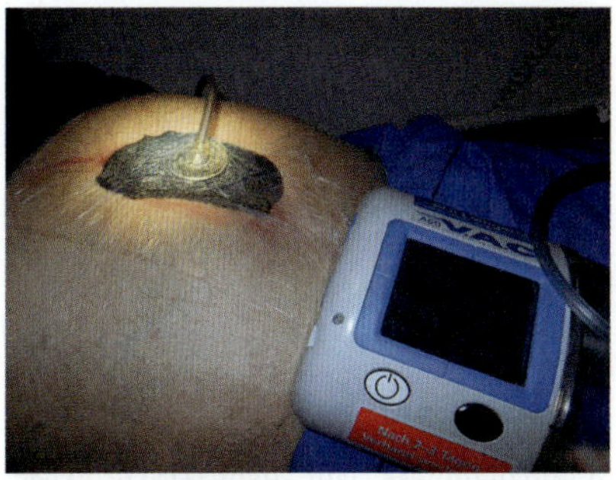

Abb. 43.52 Lokale Unterdrucktherapie. Die Wunde ist mit passend zugeschnittenem Polyurethanschaum ausgefüllt und mit transparentem Filmverband komplett abgedeckt. Über der mittigen Öffnung im Filmverband ist die Drainageverbindung angebracht, die über den Drainageschlauch mit der Vakuumpumpe und dem Exsudatauffanggefäß verbunden ist. [M291]

einem Gefäß aufgefangen; das geschlossene System beugt Kreuzinfektionen vor.

Da sich bei Sogausfall schnell eine feuchte Kammer bildet, die eine Infektion mit Sepsisgefahr zur Folge haben kann, gibt die Pumpe Alarm, sobald die Sogleistung absinkt.

VORSICHT! Beim **Versiegeln frei liegender Gefäße** im Wundgebiet kann die Blutungsgefahr durch Schädigung der Gefäßwand erhöht sein.

43.13.6 Verbandwechsel

Ziele des **Verbandwechsels** sind:

- Wundkontrolle und -beurteilung, ggf. Therapieanpassung
- Verhinderung der Einschleppung von Keimen
- Bekämpfung einer bereits bestehenden oder beginnenden Infektion
- Unterstützung der physiologischen Heilungsvorgänge durch geeignete Maßnahmen und Wundauflagen.

Verbandwechsel oder die Entfernung von Nahtmaterial bzw. Drainagen können mit Tablettsystem, d. h., alle benötigten Materialien werden auf einem Tablett gerichtet und zum Patienten gebracht, oder mit Verbandwagen durchgeführt [25].

Verbandwagen

Der **Verbandwagen** dient zum Transport und zur Aufbewahrung der benötigten Verbandmaterialien und Hilfsmittel. Die Arbeitsfläche zur Vorbereitung der benötigten Utensilien sollte stets frei sein. Meist erfolgt eine Wischdesinfektion aller Außenflächen des Verbandwagens nach jeder Verbandsvisite und eine Wischdesinfektion des gesamten Verbandwagens einschließlich Kontrolle auf Vollständigkeit und Verfallsdatum aller Materialien 1-mal wöchentlich (Hygieneplan des Hauses bzw. der Abteilung beachten).

„Die Benutzung unterschiedlicher Verbandwägen für aseptische und infizierte Wunden ist nicht erforderlich – entscheidend ist, den Wagen grundsätzlich vor Kontamination zu schützen. Im Übrigen sind bei diesen Manipulationen die Regeln der Basishygiene einzuhalten (Kat. II)" (→41.2) [25].

Allgemeine Richtlinien

Reihenfolge der Verbände

Beim Verbandwechsel sollte folgende Reihenfolge eingehalten werden, um die Gefahr der Keimverschleppung zu minimieren:

- **Aseptische Wunden** (beispielsweise alle OP-Wunden ohne Infektionszeichen, Venenkatheter) werden zuerst verbunden
- Danach werden **kontaminierte und kolonisierte Wunden** (beispielsweise offen heilende Verletzungen, Spalthautentnahmestellen, Dekubitus) verbunden
- Dann sind **infizierte Wunden** zu versorgen (alle Wunden, die Entzündungszeichen aufweisen)
- Zuletzt werden **mit resistenten Keimen besiedelte Wunden** (z. B. mit MRE, MRGN →30.1.5) verbunden.

Prinzipien beim Verbandwechsel

Keimeinschleppung verhindern

Jeder Verbandwechsel erfolgt grundsätzlich unter **aseptischen Bedingungen,** um eine (zusätzliche) Keimbesiedlung der Wunde mit evtl. nachfolgender Wundheilungsstörung zu vermeiden. Dies gilt sowohl für die Versorgung primär als auch sekundär heilender Wunden sowie für bereits infizierte/septische Wunden.

- Zugluft vermeiden, Fenster und Türen schließen. Dafür sorgen, dass keine anderen Tätigkeiten während des Verbandwechsels im Patientenzimmer ausgeführt werden (z. B. Putzarbeiten, Bettenmachen) und keine Besucher ins Zimmer kommen (Intimsphäre des Patienten wahren, ggf. Sichtschutz organisieren)
- Bei aufwändigen Verbandwechseln (z. B. lokale Unterdrucktherapie) zu zweit arbeiten und diese ggf. in einem separaten Zimmer durchführen
- Nach dem **„Non-touch-Prinzip"** arbeiten: Die Wunde wird nur mit sterilen Instrumenten bzw. sterilen Handschuhen berührt, nie mit bloßen Händen. Dies bedeutet: Unsterile Materialien berühren nie die Wunde!
- Beim Nutzen steriler Instrumente zum Eigen-/Fremdschutz Schutzhandschuhe tragen
- Darauf achten, mit bereits kontaminierten Handschuhen keine Gegenstände anzufassen, die später andere Hände wieder berühren, also z. B. auch nicht die Türklinke, um fehlendes Material zu holen
- Gebrauchte und kontaminierte Materialien sofort entsorgen (nicht zwischenlagern!): Einmalmaterial in Abwurfbeutel, resterilisierbares Material in entsprechende Abwurfbehälter.

Vorbereitung

Vorbereitung der Materialien und des Arbeitsplatzes

- Reihenfolge der Verbände festlegen
- Arbeitsfläche im Zimmer schaffen, z. B. Arbeitsfläche des Verbandwagen oder Patientenklapptisch (ggf. vorher leerräumen und wischdesinfizieren) nutzen. Darauf alle benötigten Utensilien bereitstellen. Keine Materialien auf dem Patientenbett ablegen
- Materialien richten (→Tab. 43.17), z. B. Kompressen mit Spüllösung tränken

Tab. 43.17 Auswahl häufig benötigter steriler und unsteriler Materialien zum Verbandwechsel.

Sterile Materialien
• Einmalhandschuhe (paarweise oder einzeln verpackt) • Einzeln verpackte Kompressen unterschiedlicher Größen, z. B. (Schlitz-)Kompressen, Kugeltupfer („Pflaumen") • Verschiedene Wundauflagen (→Tab. 43.16) • Schnellpflaster, z. B. Cutiplast® steril, Hansapor® steril • (Einmal-)Abdecktücher • Pinzette, Schere • Fadenmesser, Skalpell, Klammerentferner • Knopfkanüle und Spritze • NaCl-0,9 %- bzw. Ringer-Lösung • Ggf. Materialien für eine Lokalanästhesie
Unsterile Materialien
• Fixierpflaster, Verbandschere • Persönliche Schutzausrüstung: Schutzhandschuhe, wasserabweisende Einmalschürze, ggf. Mund-Nasen-Schutz, ggf. Kopfhaube • Haut- bzw. Schleimhautdesinfektionsmittel • Flächendesinfektionsmittel • Ggf. Bettschutz (z. B. Moltex®) • Ggf. Nierenschalen • Abwurf für Einmalmaterialien • Abwurf für spitze und scharfe Materialien • Abwurf für gebrauchte, resterilisierbare Instrumente

- Sterile Materialien immer patientenfern, unsterile patientennah ablegen
- Für gute Beleuchtung sorgen. Bei unterminierten Wunden zum Ausleuchten ggf. Stirnlampe einsetzen.

Vorbereitung des Patienten

- Den Patienten über geplante Maßnahmen informieren und den Verbandwechsel in den Tagesablauf einplanen
- Ist der Verbandwechsel mit Schmerzen verbunden, rechtzeitig vorher die verordnete Schmerzmedikation verabreichen
- Ggf. für Sichtschutz sorgen
- Patienten so positionieren, dass das Wundgebiet gut zugänglich ist
- Falls nötig, Bettschutz unterlegen.

Durchführung

- Einmalschürze anlegen (keine langärmeligen Jacken, Shirts bzw. Kittel tragen) und hygienische Händedesinfektion durchführen. Ggf. Mund-Nasen-Schutz und Kopfhaube anlegen, z. B. bei großflächigen bzw. stark infektionsgefährdeten Wunden
- Schutzhandschuhe anziehen
- Verbandfixierung ggf. aufschneiden und abnehmen. Anklebungen vorher durch Anfeuchten, z. B. mit NaCl-0,9 %-Lösung, lösen
- Wundabdeckung oder tiefer liegende Tamponaden mit steriler Pinzette entfernen
- Alte Wundauflage inspizieren (Blut- bzw. Eiterauflagerungen? Durchfeuchtung mit Wundexsudat?) und in Abwurfbehälter entsorgen, benutzte Pinzette in Instrumentenabwurf legen
- Handschuhwechsel und hygienische Händedesinfektion durchführen
- Ggf. **Wundabstrich** entnehmen (→ Abb. 30.11). Abstriche zum Nachweis bzw. Ausschluss multiresistenter Erreger, z. B. *Essener Wundkreisel* (→ Abb. 43.53), werden ohne vorherige Wundreinigung vorgenommen [26]. Bei Wundabstrichen zur Identifikation des ursächlichen Erregers bei klinisch bedeutsamer Wundinfektion oder zum Nachweis einer Besiedelung/Infektion mit Hefepilzen, z. B. mittels Levine-Technik, erfolgt zuvor eine Wundreinigung. Dazu dürfen *keine* Antiseptika oder konservierte Wundspüllösungen verwendet werden, da so das Abstrichergebnis verfälscht würde. Die Abstrichentnahme mit *Levine-Technik* erfolgt unter leichtem Druck von einem ca. 1 cm^2 großen, infiziert erscheinenden Wundbereich

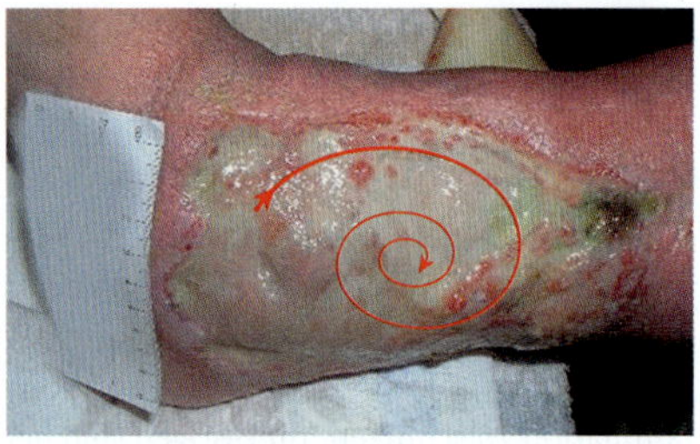

Abb. 43.53 Essener Wundkreisel. Der Abstrichtupfer wird unter leichtem Druck spiralförmig über die gesamte Wundfläche von außen nach innen geführt. [M291]

- Zur Diagnosesicherung, z. B. bei V. a. maligne Entartung, kann der Arzt eine Gewebeprobe (Biopsie → 42.7.2) durchführen
- Sterile **Wundreinigung** bzw. -spülung durchführen (→ 43.13.4). Die Wundreinigung erfolgt bei allen Wunden von innen nach außen („von der Wunde weg"), um zu verhindern, dass (zusätzlich) Hautkeime in die Wunde gelangen [27]
- Wundumgebung nicht tupfen, sondern wischen. Pro Wischgang eine neue sterile Kompresse oder sterilen Tupfer verwenden
- Gereinigte Wunde beurteilen, ggf. fotografieren (siehe Wunddokumentation)
- Handschuhe wechseln, dabei hygienische Händedesinfektion durchführen
- Ggf. Klammern/Fäden entfernen, dazu neue sterile Instrumente verwenden
- Je nach Wunde und Wundzustand **phasen- und stadiengerechte Wundversorgung** (→ 43.13.2) nach ärztlicher Anordnung durchführen
- Wundverband fixieren
- Schutzhandschuhe ausziehen und entsorgen
- Hygienische Händedesinfektion durchführen.

Nachbereitung

- Patienten fragen, ob der Verband bequem sitzt. Ist dies nicht der Fall, Sitz des Verbands überprüfen und ggf. Verband neu anbringen
- Patienten informieren, sich bei Beschwerden oder Veränderungen am Verband (Schwellungen, Schmerzen o. Ä.) zu melden
- Abwurfbeutel verschließen und außerhalb des Zimmers entsorgen, hygienische Händedesinfektion durchführen
- Gebrauchte Instrumente zur Resterilisation geben. Trockenentsorgung bevorzugen, ansonsten Instrumente in Desinfektionslösung bis zur Wiederaufbereitung lagern [26], [28]
- Verbandwechsel einschließlich der Wundbeobachtungen in der Patientenakte dokumentieren (ggf. auch Fotodokumentation).

Wunddokumentation

Wundanamnese

Die **Wundanamnese** bildet die Grundlage für eine adäquate Wunddokumentation. Beispielhafte Inhalte der pflegerischen Wundanamnese laut dem *DNQP-Expertenstandard „Pflege von Menschen mit chronischen Wunden"* [29] sind:

- **Patienten-/Angehörigenwissen,** z. B. zu Wundursache(n), Bedeutung spezieller Maßnahmen wie Kompressionstherapie und Druckentlastung/-verteilung, Wundheilung und Vorstellung zur Abheilungszeit
- **Wund- und therapiebedingte Einschränkungen,** z. B. Schmerzen, Mobilitäts-/Aktivitätseinschränkungen, unangenehme Gerüche, Juckreiz, Schwellungen der Beine, Schwierigkeiten bei der persönlichen Hygiene und Abhängigkeit von fremder Hilfe
- **Psychosoziale Aspekte,** z. B. Frustration, soziale Isolation, Ängste, Einschränkungen bei Kleider- und Schuhauswahl, Schlafstörungen
- **Bereits vorhandene wundbezogene Hilfsmittel,** z. B. An- und Ausziehhilfen, medizinische Kompressionsstrümpfe (→ 22.1.3), orthopädische Schuhversorgung, druckverteilende Matratzen, Sitzkissen (→ 6.11.4) und Positionierungshilfsmittel (→ 11.6)
- **Selbstmanagementkompetenzen von Patienten/Angehörigen,** z. B. zu:
  - Umgang mit wund- und therapiebedingten Einschränkungen
  - Verbandwechsel, Hautschutz/-pflege
  - Ernährung, Blutzuckereinstellung, Nikotinentwöhnung
  - Erhalt von Mobilität und Alltagsaktivitäten, z. B. Bewegungsübungen, Gefäßsport (→ 22.1.1)
  - Krankheitsspezifischen Maßnahmen wie Fußpflege und -inspektion (→ 26.6.10), Kompressionstherapie oder entstauende Maßnahmen, z. B. Aktivierung der Muskelpumpen, Hochlegen der Beine über Herzniveau (→ 22.1.1).

Wundspezifisches Assessment

Ein **wundspezifisches Assessment** (*engl.* Assessment = Beurteilung, → 1.5) verdeutlicht gleichermaßen die geleistete Pflege wie auch den aktuellen Zustand bzw. Heilungsverlauf der Wunde [29].

- **Medizinische Wunddiagnose:** Grunderkrankung, Wundart und Schweregradeinteilung der Wunde bzw. der Grunderkrankung (→ 22.2.3, → 43.13)
- **Wundlokalisation:** Schriftlich ausformuliert und auf einem Schaubild eingezeichnet; ggf. Fotodokumentation
- **Wunddauer:** Notwendig, um Belastungen, (Selbst-)Pflegezeiten und Heilungszeit für den Patienten einzuschätzen
- **Rezidive:** Erfassung von Anzahl und rezidivfreier Zeit
- **Wundgröße:** Größte Länge und Breite orientiert an den Körperachsen (Breite steht dabei im 90°-Winkel zur Länge), Tiefe in cm, Erfassung von Taschen/Untertunnelungen/Fisteln anhand der Uhrmethode (12 Uhr kopfwärts, 6 Uhr fußwärts)
- **Wundrand/-umgebung,** z. B. unterminiert, mazeriert, ödematös, gerötet
- **Wundgrund/Gewebeart,** z. B. Nekrose, Fibrin, Granulation, Knochen, Sehne
- **Wundgeruch:** Ja/nein
- **Exsudation:** Menge, Beschaffenheit, Farbe, Geruch
- **Infektionsanzeichen:** Ja/nein
- **Wundschmerzen.**

Zudem sollten Angaben zur Therapie, Produktname und -größe, Datum und Handzeichen der durchführenden Pflegefachperson enthalten sein.

Jeder Verbandwechsel und jede Veränderung der Wunde im Vergleich zum Vorzustand sind in der Dokumentation zu vermerken. Ein vollständiges Wundassessment inkl. Wundvermessung erfolgt bei akuten Wunden 1-mal/Woche, bei chronischen Wunden mindestens alle 4 Wochen sowie zusätzlich nach wundbezogenen Interventionen bzw. akuten Veränderungen, z. B. chirurgischem Débridement. Spätestens alle 4 Wochen wird die Wirksamkeit aller Maßnahmen überprüft.

Fotodokumentation

- Technische Voraussetzungen abklären:
  - Digitalkamera mit Blitz- und Makrofunktion
  - Ausreichend große Speicherkarte
  - Computer mit Archivierungssoftware mit Suchfunktion, Kameraanschlussmöglichkeit (z. B. über USB), Farbdrucker und Fotopapier
- Patienten über die Fotoerstellung und den Verbleib der Bilder aufklären, Zustimmung des Patienten/seines gesetzlichen Betreuers einholen (§ 201a StGB Verletzung des höchstpersönlichen Lebensbereichs durch Bildaufnahmen) und dokumentieren
- Foto erst *nach* der Wundreinigung erstellen; Ausnahme: Besondere Auffälligkeiten sollen vorab festgehalten werden.
- Auf gleichen Abstand, Aufnahmewinkel (90° zur Wunde) und gleiche Position des Patienten wie bei vorangegangenen Aufnahmen achten; Angaben in der Akte vermerken
- Bildausschnitt festlegen (Wunde sollte mindestens ⅓ des Fotos einnehmen)
- Um Wundgröße und -verlauf kenntlich zu machen, Einmalmaßband anlegen (immer an der gleichen Stelle). Ggf. Körperregion/-seite vermerken
- Neutralen, ruhigen Hintergrund verwenden, z. B. einfarbige Tücher unterlegen (keine weißen Tücher wegen Problemen mit dem Weißabgleich beim Blitzen)
- Auf ausreichende Bildschärfe sowohl der Wunde als auch der Umgebung achten, ggf. Makro- oder Automatikfokus nutzen
- Schattenbildung vermeiden
- Auf gleiche Lichtverhältnisse/Tageszeit wie bei vorangegangenen Aufnahmen, realistische Farbwiedergabe, hohe Auflösung achten; entscheiden, ob mit/ohne Blitz fotografiert wird und beibehalten
- Erstellungsdatum, Patientencode oder Name und Geburtsdatum auf dem Foto vermerken (das Foto muss dem Patienten eindeutig zuordenbar sein, Initialien sind nicht ausreichend!).

Einschränkungen der Fotodokumentation

Der Fotoausdruck kann abhängig von Bearbeitungssoftware, Drucker und Papier variieren. Bei Wunden mit Unterminierungen oder Fistelgängen sind der Fotodokumentation Grenzen gesetzt. Solche Wundzustände können durch eingelegte sterile Messsonden oder auf der Wundumgebung angebrachte Transparentfolien mit eingezeichneten Markierungen verdeutlicht werden.

43.13.7 Palliative Wundversorgung

DEFINITION

Malignom-assoziierte Wunde *(exulzerierender Tumor):* Wunde, die durch einen primären Hauttumor, einen durch die Haut durchbrechenden Tumor oder Metastasen entstanden ist. Neben der Haut werden Blut- und Lymphgefäße infiltriert.

Palliative Wundversorgung: Wundbehandlung, bei der nicht die Wundheilung das Ziel ist, sondern die Linderung von Symptomen und der Erhalt bzw. Wiederherstellung einer bestmöglichen Lebensqualität. Die lokale Wundbehandlung ist somit nur eine unterstützende Maßnahme [30].

Pflege in der letzten Lebensphase → Kap. 20

Eine besondere Herausforderung für die Pflegefachpersonen stellen Patienten mit **nicht mehr verheilenden Wunden** wie Malignom-assoziierte Wunden (→ Abb. 43.54) oder Dekubitalgeschwüre bei Palliativpatienten dar.

Diese Wunden sind für Patienten und ihre Umgebung ein anhaltendes, sichtbares Zeichen der Schwere und des Voranschreitens ihrer Erkrankung. Teilweise kommt es zur sichtbaren Entstellung (v. a. bei Tumoren im Gesichtsbereich), was für alle Beteiligten nur schwer zu ertragen ist. Zusätzlich beeinträchtigen oft Schmerzen, Juckreiz, Geruchsbildung und starke Exsudation die Lebensqualität. Aufwändige Verbandwechsel und die Gefahr von Blutungen stellen zusätzliche Pflegeprobleme dar.

Ziele

- Linderung der Symptome wie Schmerzen, Geruchsbildung
- Wahrung von Würde und Selbstbestimmung
- Verhalt bzw. Verbesserung der Lebensqualität
- Erhalt von sozialen Kontakten.

Palliative Wundbehandlung

Die **palliative Wundbehandlung** berücksichtigt immer die individuelle Situation und will die bestmögliche Lebensqualität erreichen [30], [31].

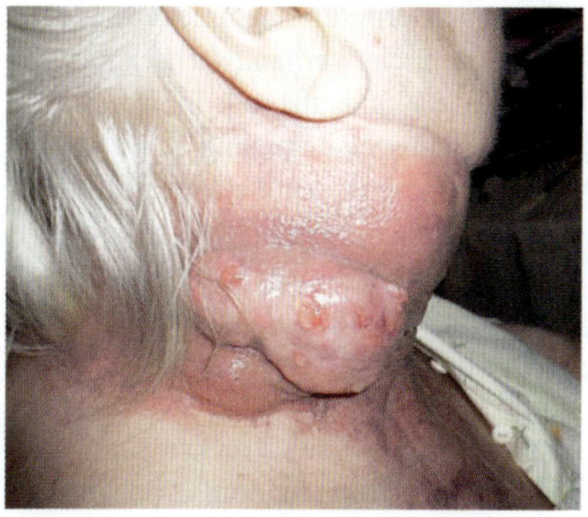

Abb. 43.54 Exulzerierender Tumor am Hals. Die Epidermis ist fast noch intakt, es gibt nur sehr kleine, oberflächliche Läsionen. Es besteht aber die Gefahr, dass der Tumor bald großflächig durch die Haut bricht. [M845]

Schmerzprävention

- Rechtzeitig vor dem Verbandwechsel ein schnellwirksames Analgetikum verabreichen
- Verbandmaterialien ohne Klebefläche, mit hautfreundlicher Beschichtung (z. B. Silikon) verwenden
- Verbände vorsichtig ablösen, vorher befeuchten
- Wundspüllösungen auf Körpertemperatur anwärmen
- Reinigung mit weichen Vlieskompressen oder Reinigungspads vorsichtig durchführen.

Geruchsreduktion

- Wunde sorgfältig reinigen, Lokalantiseptika verwenden
- Nekrotisches Gewebe ggf. chirurgisch abtragen lassen
- Metronidazol lokal auf die Wunde auftragen oder oral, i. v. (Off-Label-Use)
- Wundauflagen mit Aktivkohle und/oder Silber verwenden, ggf. Wunde kurzfristig mit einem Folienverband abdecken (z. B. für Besuch), 2 %ige Chlorophylllösung auf wundabgewandte Kompressenseite (Off-Label-Use)
- Verbandwechsel häufiger durchführen
- Geruchsminderung im Zimmer: Kleidung und Bettwäsche bei Bedarf wechseln, Aromadiffuser, Raumspray, Schalen mit Kaffeepulver oder Katzenstreu.

Exsudatmanagement

- Verbandmaterial verwenden, das viel Exsudat aufnehmen kann, z. B. mit Superabsorbern, Wundhöhlen austamponieren
- Ggf. Stoma-, Drainagebeutel aufbringen
- Lokale Unterdrucktherapie abwägen.

Blutungen stoppen

- Verbesserung der Blutgerinnung anstreben, ggf. Gerinnungshemmer absetzen
- Atraumatische Verbandwechsel: nichtklebende Wundauflage, keine/vorsichtige mechanische Reinigung
- Absprachen mit dem Patienten für den Notfall treffen, Notfallplan erstellen
- Bei leichten Blutungen kühlen, ggf. Einsatz von Alginaten; bei stärkeren Blutungen Antifibrinolytika (systemisch, lokal), mit Adrenalin 0,1 % getränkte Kompressen (Off-Label-Use), Druckverband, ggf. chirurgische Intervention.

Juckreiz mindern

Pruritus → 32.2.2

- Auf Unverträglichkeiten gegenüber Verbandmaterial achten.

Kreative und individuelle Lösungen

Die Lebensqualität steht im Mittelpunkt. Aus diesem Grund müssen mitunter kreative Lösungen gefunden werden, auch wenn sie nicht den Standardprinzipien der Wundversorgung und des Verbandwechsels entsprechen.
Patient und Angehörige werden einfühlsam begleitet. Der Patient darf nie das Gefühl haben, dass sich Pflegefachpersonen vor ihm ekeln, deshalb im Team besprechen, wer diese Wunde versorgen kann.

43.14 Transplantationen

DEFINITION

Transplantation: Übertragung von Zellen, Geweben oder Organen entweder auf ein anderes Individuum oder eine andere Körperstelle des gleichen Individuums.

Bei einer **Transplantation** werden Zellen, Gewebe oder Organe von einem Individuum auf ein anderes oder von einer Körperstelle auf eine andere Körperstelle des gleichen Individuums übertragen.

Häufig transplantierte **Organe:** Nieren, Leber, Herz, Lunge, Pankreas, Dünndarm.

Häufig transplantierte **Gewebe:** Hornhaut des Auges, Herzklappen, Blutgefäße, Knochen, Weichteilgewebe, Haut, Eihaut der Fruchtblase (Amnion), Inselzellen.

Bei einer **Transfusion** (→ 27.5.8) werden Blutzellen übertragen, bei einer **Knochenmarktransplantation** (→ 27.5.9) Stammzellen des Bluts.

Ein Teil der Transplantate übernimmt die Aufgaben des zerstörten Empfängergewebes nur für kurze Zeit, bis dieses sich regeneriert hat, etwa Knochentransplantate als vorübergehende Stütze nach einer Fraktur oder Fremdhauttransplantate nach Verbrennungen. Andere Transplantate sollen das funktionsunfähige Empfängerorgan dauerhaft ersetzen, z. B. Hornhaut, Nieren oder Herz.

Stammzellen

Jede noch nicht ausdifferenzierte Zelle, die sich (unbegrenzt) teilen und noch entwickeln kann, ist eine **Stammzelle.**

- **Embryonale Stammzellen** finden sich, wie der Name schon sagt, im Embryo. Ihr Einsatz in der Medizin ist in Deutschland grundsätzlich verboten, in der Forschung gibt es eng umgrenzte Ausnahmen (Stammzellgesetz, StZG)
- Es gibt jedoch auch nach der Geburt noch Stammzellen, die aus dem Knochenmark (Knochenmarktransplantation) oder dem Blut (periphere Blutstammzelltransplantation) gewonnen werden können. Eine Besonderheit der Stammzellengewinnung aus dem Blut ist die Gewinnung aus dem Plazentarest- oder dem Nabelschnurblut (→ 27.5.9).

Einteilung nach immunologischen Aspekten

- Bei der **autogenen** *(autologen)* **Transplantation** wird Gewebe von einer Körperstelle auf eine andere Körperstelle des gleichen Individuums übertragen, z. B. Hauttransplantationen nach Verbrennungen. Abstoßungsreaktion treten nicht auf (körpereigenes Gewebe)
- **Syngene Transplantation** *(isogene, isologe Transplantation)* erfolgen zwischen eineiigen Zwillingen, also genetisch identischen Individuen. Auch hier findet keine Abstoßungsreaktion statt
- Bei der **allogenen Transplantation** (*homogene* oder *homologe Transplantation*) sind Spender und Empfänger zwei genetisch verschiedene Personen. Abstoßungsreaktionen unterschiedlicher Stärke sind die Regel.

Komplikationen nach Transplantationen

Abstoßungsreaktionen

Die Prognose einer Transplantation wird entscheidend von den **Abstoßungsreaktionen** bestimmt. In der Regel bekämpft der Organismus des Empfängers das Spendergewebe. Dieser Typ der Abstoßung heißt **Host-versus-graft-Reaktion** (*HVGR, engl.* host = Wirt, versus = gegen, graft = Pfropf, hier Transplantat). Ausnahme ist die Blutstammzelltransplantation (→ 27.5.9), bei der sich immunkompetente Zellen des Spenders gegen den Empfänger richten (**Graft-versus-host-Reaktion,** *GVHR*). Die Transplantation von Geweben mit wenig Blut- und Lymphgefäßen wie etwa der Hornhaut bietet die geringsten Probleme.

Ursache für die Immunreaktionen sind Unterschiede in den **MHC-Antigenen** *(HLA-Antigenen).* Für Transplantationen bedeutsam sind HLA-A, HLA-B und HLA-DR, außerdem die Blutgruppenmerkmale. Abgesehen von eineiigen Zwillingen unterscheiden sich die Menschen in den MHC-Antigenen. Eine teilweise Übereinstimmung verringert die Abstoßungsreaktionen und erhöht die Chancen einer erfolgreichen Transplantation.

Außerdem wird die Abwehr des Patienten vor und nach der Transplantation durch eine medikamentöse **Immunsuppression** unterdrückt (Immunsuppressiva → Pharma-Info 31.2). Sie ist zunächst sehr intensiv und wird dann auf das individuell erforderliche Maß reduziert. Abgesehen von der Blutstammzelltransplantation ist die Immunsuppression lebenslang nötig.

Akute Abstoßungsreaktionen können oft durch eine (zeitweilige) Dosiserhöhung der Immunsuppressiva beherrscht werden. Chronische Abstoßungsreaktionen hingegen führen meist nach Jahren zu einem Funktionsverlust des transplantierten Organs.

Weitere Risiken von Transplantationen

Der Empfänger ist nicht nur durch Abstoßungsreaktionen gefährdet:

- Bei jeder Transplantation können Krankheitserreger (Zytomegalie-Viren → 30.8.4, HIV → 30.8.14, Hepatitis-Viren → 25.4.1) und Tumorzellen übertragen werden
- Durch die Immunsuppression steigt die Infektgefährdung
- Langfristig ist das Malignomrisiko erhöht, da die Abwehr körpereigener Tumorzellen beeinträchtigt wird
- Hinzu kommen die spezifischen Nebenwirkungen der jeweiligen Arzneimittel, wie z. B. Nierenschäden unter Ciclosporinbehandlung.

Kontraindikationen für Transplantationen sind prognostisch ungünstige Begleiterkrankungen (z. B. nicht ausgeheilte Tumorerkrankung), weitere schwere Erkrankungen, die den Transplantationserfolg gefährden, psychosoziale Faktoren, welche die nötige zuverlässige Mitarbeit des Patienten fraglich machen.

Ethische Probleme

> **Ethisch umstritten**
>
> (Allogene) Transplantationen gehören zu den ethisch am meisten diskutierten Therapien.

Leichenspende

Meist werden die Organe Verstorbener transplantiert **(Leichenspende).** Nach medizinisch-naturwissenschaftlichem Verständnis ist der **Hirntod,** also der unwiderrufliche Ausfall der zentralnervösen Funktionen, das entscheidende Todeskriterium. Erst nach dem Hirntod dürfen Organe zur Transplantation entnommen werden.

Zur **Feststellung des Hirntods** sind genaue Kriterien festgelegt. So müssen zwei untersuchende Ärzte, die nichts mit der Transplantation zu tun haben und von denen wenigstens einer über langjährige Erfahrung in der Intensivmedizin verfügt, unabhängig voneinander den Hirntod feststellen und dokumentieren. Darüber hinaus sind Wartezeiten und/oder technische Untersuchungen erforderlich.

In Deutschland gilt die *Entscheidungslösung* (**Organspendegesetz** von 1997, letzte Änderung 2020). Der Bürger kann einer Organspende nach seinem Tod zustimmen, sie einschränken, ihr widersprechen oder eine Person seines Vertrauens mit der Entscheidung beauftragen. Eine Pflicht zur Entscheidung oder ein Organspenderregister gibt es aber nicht. Ist der Wille eines Verstorbenen nicht bekannt, entscheiden seine nächsten Angehörigen.

Um die Spendenbereitschaft zu erhöhen, wurden bei der letzten Gesetzesänderung zusätzliche Maßnahmen beschlossen wie die Einrichtung eines Online-Registers beim Bundesamt für Arzneimittel sowie Medizinprodukte und Informations- und Beratungsmöglichkeiten. **Organspendeausweise** sind u. a. in Apotheken, bei Hausärzten, im Krankenhaus und bei den Krankenkassen zu bekommen.

Die Regelungen zu Hirntoddiagnostik und Organspende sind in Europa von Land zu Land unterschiedlich. Um sicherzustellen, dass Spender bzw. Empfänger *überregional* gesucht und zusammengebracht werden sowie um eine gerechte Zuteilung zu ermöglichen, wurden internationale Koordinationszentren errichtet, z. B. *Eurotransplant* in den Niederlanden.

Lebendspende

Bei einigen Organen ist eine **Lebendspende** möglich, d. h., das Transplantat wird einem lebenden Menschen entnommen. Abgesehen von der Blutspende ist dies für den Spender immer mit einem Risiko verbunden: Wird z. B. dem Spender eine Niere entnommen, setzt das voraus, dass die andere funktionstüchtig bleibt. Um Missbrauch zu verhindern, sind in den deutschsprachigen Ländern Spenden Lebender nur unter bestimmten Bedingungen und unentgeltlich erlaubt, etwa die Nierenspende einer Mutter für ihr Kind.

> **Organmangel**
>
> Aufgrund des Organmangels und der guten Ergebnisse haben Lebendspenden von Niere und Leberteilen deutlich zugenommen.

Konflikte des Empfängers

Auch für den Empfänger ist eine Transplantation kein „normaler" Eingriff. Viele potenzielle Empfänger haben psychische Probleme. Etliche haben z. B. ein schlechtes Gewissen, weil sie geradezu auf den Tod eines anderen Menschen hoffen. Fast alle ertragen das lange Warten nur schwer, v. a. wenn kein technischer Organersatz möglich ist.

Nach der Transplantation bestimmt nach anfänglicher Erleichterung meist die Frage, „wie lange das Organ halten wird", das Denken des Patienten. Zudem bestehen oft körperliche Probleme, und der Patient muss zahlreiche Arzneimittel exakt einnehmen und ärztliche Kontrollen strikt einhalten.

Pflege

Postoperativ wird der Patient je nach Organ auch bei komplikationslosem Verlauf bis zu einer Woche auf einer Intensivstation betreut (→ Kap. 45). Die übrige perioperative Pflege entspricht im Wesentlichen den üblichen Richtlinien (→ 44.4), ergänzt um eine engmaschige Überwachung der Organfunktion, die Pflege bei Abwehrschwäche (→ 27.1.4) und die bei Einnahme von Immunsuppressiva (→ Pharma-Info 31.2). Die Pflege nach einer Blutstammzelltransplantation ist in → 27.5.9 detailliert dargestellt.

In den Folgewochen und -monaten stabilisiert sich der Gesundheitszustand des Betroffenen meist und die verschiedenen Schutzmaßnahmen können schrittweise reduziert werden. Die Transplantationszentren geben in der Regel entsprechende Broschüren für ihre Patienten heraus.

Wird ein Transplantierter aus anderem Grund stationär aufgenommen, ist immer eine sorgfältige Überwachung der Vitalfunktionen und der Funktion des transplantierten Organs sowie eine penible Einhaltung aller Hygienerichtlinien erforderlich. Oft empfiehlt sich die Rücksprache mit dem Transplantationszentrum.

> **Prävention und Gesundheitsberatung**
>
> Pflegefachpersonen weisen transplantierte Patienten auf die Bedeutung der regelmäßigen Einnahme von Immunsuppressiva, die regelmäßige Selbstkontrolle z. B. von Blutdruck oder Temperatur und das Wahrnehmen der Kontrolltermine hin.

44

PERIOPERATIVE PFLEGE

Christine Keller, German Quernheim (44.4.4)

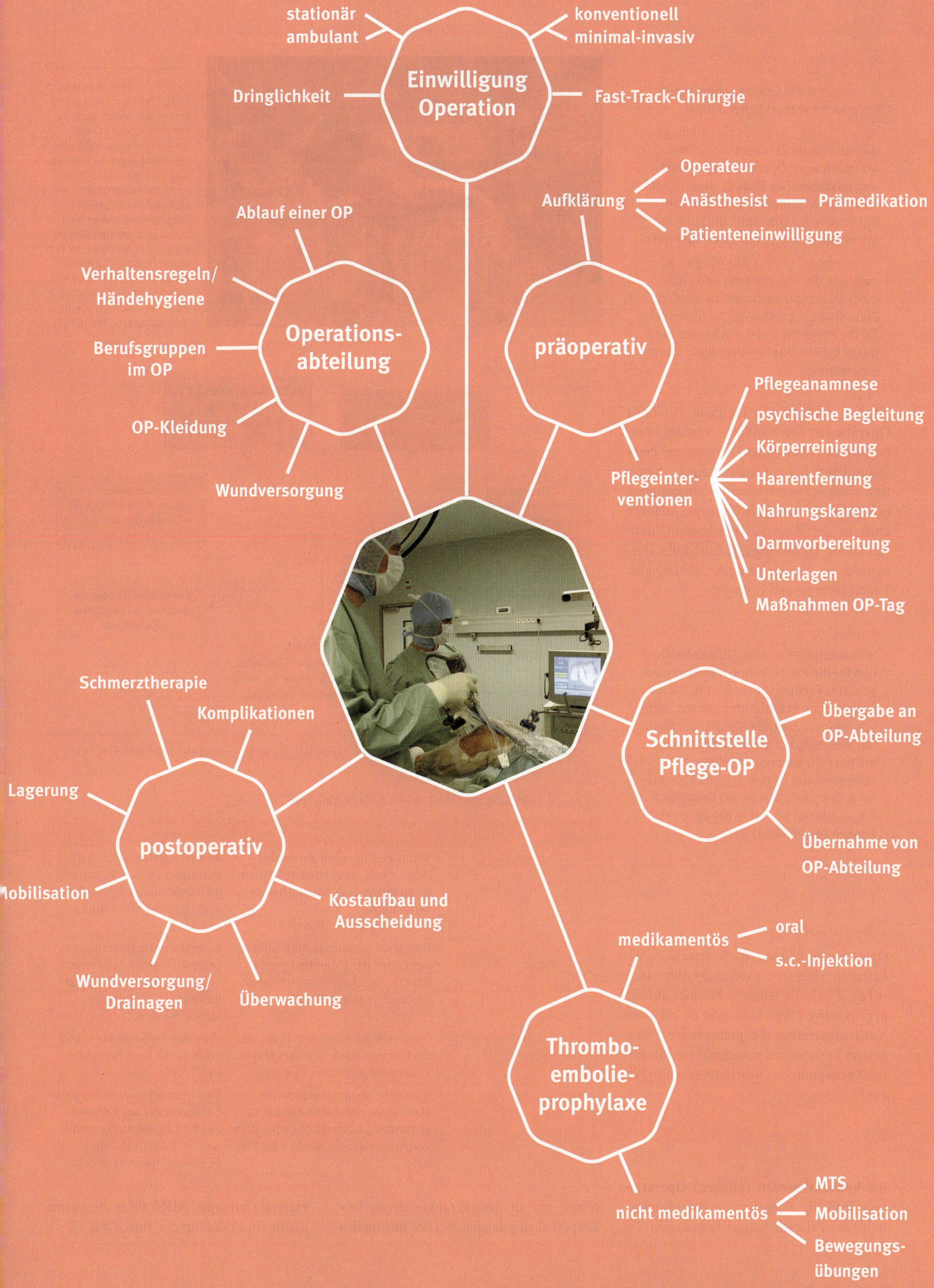

stationär
ambulant
konventionell
minimal-invasiv
Dringlichkeit
Einwilligung Operation
Fast-Track-Chirurgie
Operateur
Aufklärung
Anästhesist
Prämedikation
Patienteneinwilligung
Ablauf einer OP
Verhaltensregeln/ Händehygiene
Berufsgruppen im OP
Operations-abteilung
präoperativ
OP-Kleidung
Wundversorgung
Pflegeanamnese
psychische Begleitung
Körperreinigung
Pflegeinter-ventionen
Haarentfernung
Nahrungskarenz
Darmvorbereitung
Unterlagen
Maßnahmen OP-Tag
Schmerztherapie
Komplikationen
Lagerung
postoperativ
obilisation
Kostaufbau und Ausscheidung
Wundversorgung/ Drainagen
Überwachung
Schnittstelle Pflege-OP
Übergabe an OP-Abteilung
Übernahme von OP-Abteilung
medikamentös
oral
s.c.-Injektion
Thrombo-embolie-prophylaxe
nicht medikamentös
MTS
Mobilisation
Bewegungs-übungen

DEFINITION

Operation *(OP)*: Chirurgischer Eingriff am oder im menschlichen Körper.

Perioperative Phase: Zeitlich nicht genau definierter Zeitraum vor, während und nach einer Operation (**prä-, intra-** und **postoperative Phase**). Bezeichnet im weiteren Sinne den Zeitraum vom Entschluss zur Operation bis zur vollständigen Erholung nach der Operation.

Perioperative Pflege: Alle Pflegemaßnahmen, die vor, während und nach einer Operation durchgeführt werden. Ziele sind die größtmögliche Sicherheit für die Patientin und die schnellst- und bestmögliche Wiederherstellung ihrer Gesundheit.

Jährlich werden in Deutschland Millionen **Operationen** durchgeführt – von der wenige Minuten dauernden Versorgung eines Dammrisses bis zur vielstündigen Operation eines Schwerstverletzten. Operationen erfolgen nicht nur in der Chirurgie, sondern auch in der Augen-, Hals-Nasen-Ohren-Heilkunde, Gynäkologie, Geburtshilfe, Dermatologie, Neurochirurgie, Orthopädie, Unfallchirurgie und Urologie.

Patientinnen kennen keine „Routine"

Jede Operation ist eine Ausnahmesituation für die Patientin und ihre Angehörigen. Das Fachpersonal, das täglich mit Operationen in Berührung kommt, mag v. a. kleinere Eingriffe als „banale Routine" ansehen, bei der Patientin ist das nie der Fall. Sie braucht Information, professionelle Begleitung und Ermunterung, um dieser von ihr als bedrohlich empfundenen Situation begegnen zu können (→Abb. 44.1).

44.1 Einteilung von Operationen

Operationen können nach verschiedenen Kriterien eingeteilt werden (→Abb. 44.2, →Tab. 44.1), die teilweise Einfluss auf die perioperative Pflege haben. So ist bei einer Not(fall)operation die präoperative Phase extrem kurz, sodass manchmal nur die absolut notwendigen Vorbereitungen möglich sind.

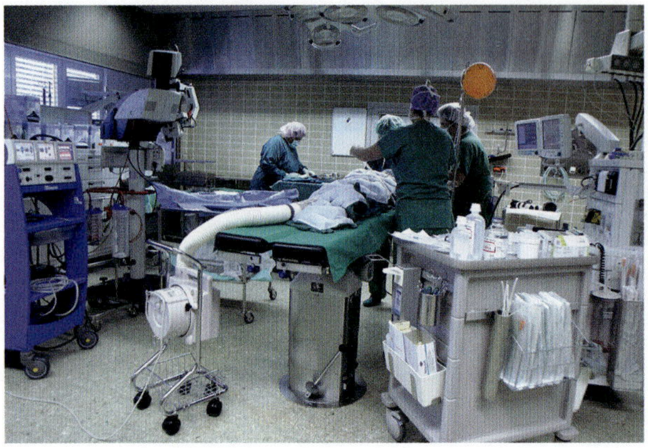

Abb. 44.1 Blick in einen OP-Saal. Eine Operation macht fast immer Angst, ganz besonders solche in Allgemeinanästhesie (Vollnarkose). Nicht sagen zu können, was man möchte und was nicht, keine Kontrolle über sich und die Situation zu haben, von anderen Menschen und Geräten abhängig zu sein, das bereitet fast allen Menschen Unbehagen, auch wenn sie die Notwendigkeit der Operation einsehen und sich von ihr Besserung erhoffen. [J787]

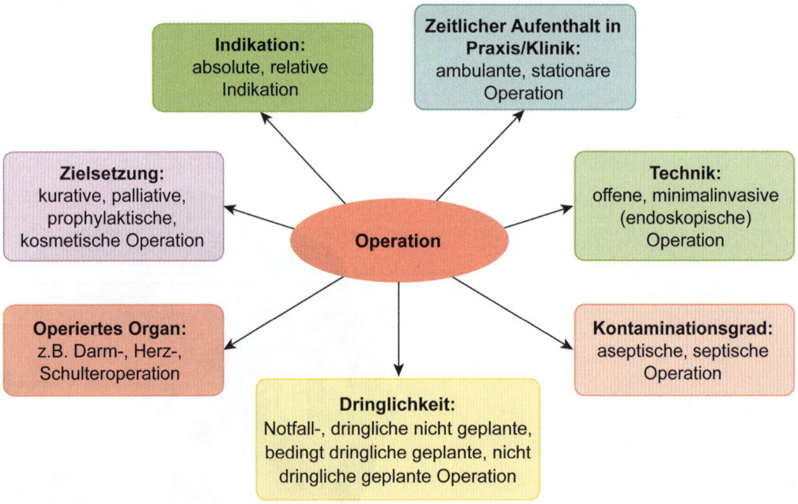

Abb. 44.2 Einteilungskriterien von Operationen (Auswahl). Die Kriterien sind nicht einheitlich. [L143]

Tab. 44.1 Einteilung von Operationen nach Dringlichkeit.

Art der Operation	Definition	Beispiele
Not(fall)operation	• Sofortige Operation als einzige Möglichkeit, das Leben der Patientin zu retten oder Dauerschäden zu verhindern • Vorbereitungszeit: Minuten	Arterielle Gefäß- (→22.8.1), Milzruptur (→25.7.2), schneller intrakranialer Druckanstieg nach Schädel-Hirn-Trauma (→37.5.3)
Dringliche nicht geplante Operation	• Operation als einzige Möglichkeit, das Leben der Patientin zu retten oder Dauerschäden zu verhindern • Vorbereitungszeit: Stunden	Eingeklemmter Leistenbruch (→24.9.2), akute Appendizitis (→24.6.5), Schenkelhalsfraktur (→29.11.9), Darmverschluss (→24.6.1)
Bedingt dringliche geplante Operation	• Operation als wichtigste Therapie, um Folgeschäden zu verhindern • Vorbereitungszeit: wenige Tage	Viele Tumoroperationen, chronisch subdurales Hämatom (→37.7.3)
Nicht dringliche geplante Operation *(Wahleingriff, Elektiveingriff)*	• Operation als prophylaktische Maßnahme, um Folgeschäden zu verhindern, kosmetische Operation • Vorbereitungszeit: Wochen bis Monate	Implantation einer Hüftgelenk-Endoprothese bei Arthrose (→29.11.8), Brustrekonstruktion nach Mastektomie (→34.4.2), Narbenkorrektur

44.1.1 Konventionelle und minimalinvasive Operationen

Bei **konventionellen (offenen) Operationen** wird die Körperregion bzw. Körperhöhle der Patientin vergleichsweise weit eröffnet, um an das erkrankte Organ bzw. Körperteil zu gelangen. Bei der **minimalinvasiven Chirurgie (MIC)** führt die Operateurin ein Endoskop ein, durch das sie die

Körperhöhle mit Luft oder Flüssigkeit aufdehnt und das erkrankte Organ ansieht. Über weitere kleine Hautschnitte werden miniaturisierte OP-Instrumente eingeführt (→ Abb. 44.3). Bei **computer- und roboterassistierten Operationen** wird die Chirurgin durch diese unterstützt.

Minimalinvasive Operationen sind für die Patientin insgesamt schonender und weniger schmerzhaft, sodass sie oft schneller entlassen werden bzw. ambulant operiert werden kann. Die sichtbaren Narben sind nur klein. Allerdings sind Überblick über das OP-Gebiet und Operationsmöglichkeiten oft eingeschränkt. Bei Komplikationen muss evtl. zu einer offenen Operation übergegangen werden.

Die Zahl der Eingriffe, die minimalinvasiv durchgeführt werden können, hat in den letzten Jahren stetig zugenommen. Die Kombination von offenen und minimalinvasiven (Teil-)Schritten bei einer Operation ist möglich.

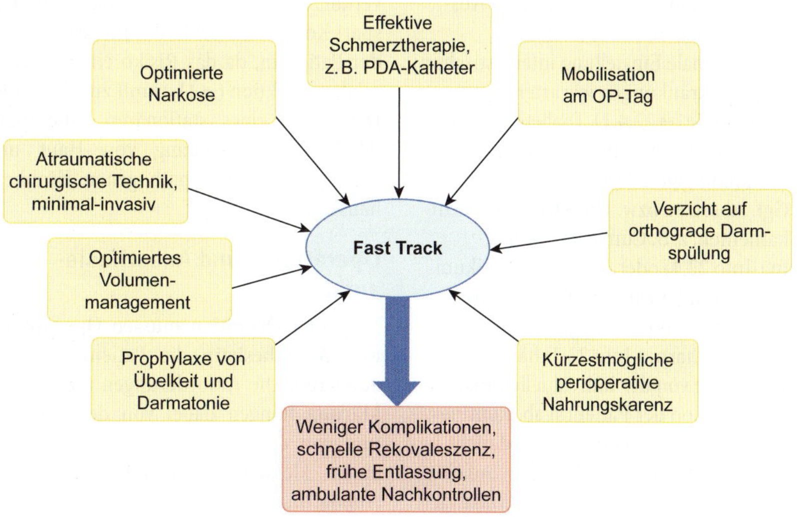

Abb. 44.4 Die Bausteine des Fast-Track-Konzepts, an dem Chirurgin, Anästhesistin und Pflegefachpersonen beteiligt sind. Fast-Track setzt eine gute Information und Mitarbeit der Patientin sowie eine intensive pflegerische Betreuung voraus. [L143]

44.1.2 Fast-Track-Chirurgie

Fast-Track-Chirurgie (engl. *Überholspur, „schnelle Schiene“*, auch *enhanced recovery after surgery, ERAS*) bezeichnet ein standardisiertes multimodales Konzept (→ Abb. 44.4), das den psychischen und körperlichen perioperativen Stress der Patientin minimiert und eine schnelle Erholung ermöglichen soll. Es wird bevorzugt in der Darmchirurgie (→ 24.6.10) eingesetzt [1], [2].

44.1.3 Besonderheiten bei Kindern

Das Kind im Krankenhaus → 18.4

Kann ein **Eingriff bei Kindern** nicht ambulant durchgeführt werden, ist es zumindest für jüngere Kinder meist am besten, wenn ein Elternteil mit aufgenommen wird. Auch bei älteren Kindern sollten Bezugspersonen so oft wie möglich anwesend sein.

Während Kinder unter 6 Monaten eine Trennung von den Eltern i. d. R. gut verkraften, wenn eine Ersatzperson in der Nähe ist, reagieren Kinder von ca. 6 Monaten bis 4 Jahren hierauf am heftigsten und ängstigen sich vor unbekannten Menschen („fremdeln“). Kinder ab dem Vorschulalter haben bereits ein einfaches Verständnis von Gesundheit und Krankheit und können mithilfe von Kinderbüchern, z. B. Conni im Krankenhaus, aufgeklärt werden. Nicht unbedingt erforderliche Eingriffe (z. B. die Entfernung eines großen Muttermals am Rumpf) werden möglichst bis ins späte Kindergarten- oder frühe Schulalter verschoben [3].

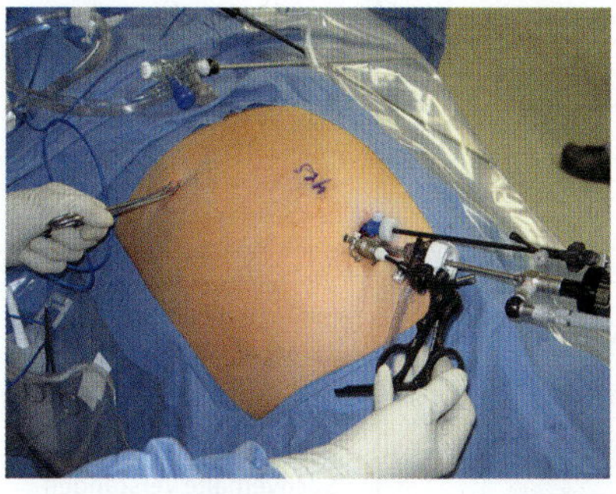

Abb. 44.3 Setting einer laparoskopischen Cholezystektomie. Die Instrumente werden durch Stichkanäle in der Bauchdecke in den Bauchraum eingebracht und unter Sichtkontrolle auf dem Videoschirm bedient. [F615]

44.1.4 Ambulante Operationen

Bei ambulanten Operationen verbringt die Patientin die Nächte vor und nach der Operation zu Hause; sie bleibt lediglich ein paar Stunden nach der Operation in der Klinik bzw. chirurgischen Praxis. **Beispiele** für häufige ambulante Operationen sind Varizenoperationen, viele arthroskopische Operationen, bei Kindern die Adenotomie oder bei älteren Menschen die Kataraktoperation. In einem bundesweit gültigen OP-Katalog ist festgelegt, welche Operationen i. d. R. ambulant durchzuführen sind. Nur in begründeten Ausnahmefällen sind diese Eingriffe noch stationär möglich.

Vonseiten der Patientin müssen bestimmte **Voraussetzungen** erfüllt sein, z. B. kein hohes individuelles Komplikationsrisiko, Fähigkeit zur Kooperation. Außerdem muss in den ersten 24 Stunden postoperativ ein Erwachsener bei der Patientin zu Hause sein.

44.2 Präoperative Pflege

Ziele in der präoperativen Phase

Alle Maßnahmen der **präoperativen Phase** dienen der optimalen Vorbereitung der Patientin auf die Operation, um das Operationsrisiko so gering wie möglich zu halten. Sie bieten Ärztin und Pflegefachpersonen auch die Möglichkeit, Kontakt zur Patientin aufzunehmen und eine vertrauensvolle Atmosphäre zu schaffen, die für den anschließenden Heilungs- und Genesungsprozess von großer Bedeutung ist.

44.2.1 Prästationäre Phase

Eine **prästationäre Phase** gibt es nur bei **geplanten Operationen.** Die OP-Indikation wird zumeist im Rahmen einer ambulanten Vorstellung gestellt, und im Idealfall beginnt dann bereits die präoperative Vorbereitung der Patientin.

Ziele und Maßnahmen in dieser Phase sind:

- Beurteilung der Operations- und Anästhesiefähigkeit der Patientin
- Operations- und Anästhesie-Aufklärung inkl. Einwilligung in OP und Anästhesie

- Bei Frauen im gebärfähigen Alter Ausschluss einer Schwangerschaft
- Ggf. optimale Einstellung internistischer Begleiterkrankungen wie arterieller Hypertonie (→ 22.4.1), Diabetes mellitus (→ 26.6) oder chronischer Atemwegserkrankungen (23.6)
- Ggf. Absetzen bzw. Umsetzen von Medikamenten, z. B. Cumarine (→ Pharma-Info 22.4) oder das Antidiabetikum Metformin (→ Tab. 26.7). Bei anderen (etwa Thrombozytenaggregationshemmern, → Pharma-Info 22.2) hängt die Einnahme von der individuellen Risikokonstellation der Patientin ab. Routinemäßiges Absetzen der Pille wird nicht mehr empfohlen, stattdessen ist auf eine angemessene Thromboseprophylaxe zu achten
- Ggf. Sanierung der Hautverhältnisse im Operationsgebiet, z. B. bei Hautinfektionen
- Ggf. Patient-Blood-Management
- Ggf. Gewichtsreduktion. Übergewichtige Patientinnen sollten sich aber in den letzten zwei Wochen präoperativ normal ernähren, damit der Stoffwechsel zur Operation ausgeglichen ist
- Ggf. Ausräumung organisatorischer Schwierigkeiten, z. B. Anforderung einer Kostenträgerzusage bei unklaren Versicherungsverhältnissen.

Operations- und Anästhesiefähigkeit

Die Operations- und Anästhesiefähigkeit einer Patientin hängt nicht nur von ihrer Erkrankung und dem geplanten Eingriff ab, sondern auch von – evtl. bisher unbekannten – Risikofaktoren und Begleiterkrankungen.
Zur **Risikobeurteilung** erfolgen:

- Anamnese einschließlich Medikamenten, standardisierte Blutuntersuchung (Screening auf erhöhte Blutungsneigung) mittels standardisierter Fragebögen, Abschätzung der körperlichen Belastbarkeit
- Körperliche Untersuchung mit Beurteilung von Atemwegen, Herz und Lungen.

Weitergehende Labor- oder technische Untersuchungen werden nicht mehr routinemäßig empfohlen, sondern bei V.a. Organerkrankungen.

Die Einnahme bestimmter Medikamente ist abhängig von der geplanten Operation. Pflegefachpersonen beachten diesbezüglich die Anordnung der Ärztin bzw. den hausinternen Standard [4].

Die ambulante Durchführung präoperativ notwendiger Untersuchungen und optimale Einstellung von Vorerkrankungen verkürzen die präoperative Liegezeit. Das spart Kosten und senkt das Infektionsrisiko der Patientin, da das Risiko einer nosokomialen Infektion (→ 41.1) mit zunehmender Dauer des eines stationären Aufenthalts durch die Besiedelung von Haut und Schleimhäuten mit pathogenen Krankenhauskeimen steigt [7].

Operations- und Anästhesieaufklärung

Vor einer Operation müssen **Operateurin** und **Anästhesistin** die Patientin separat aufklären. Die Anforderungen an die **Aufklärung** hängen dabei von der Patientin und von der Operation ab. So reicht bei einem kleinen ambulanten Eingriff eine Aufklärung am Tag des Eingriffs; Aufklärung und Eingriff müssen aber deutlich zeitlich abgegrenzt sein. Bei stationären und/oder größeren Operation erfolgt die Aufklärung frühestmöglich (z. B. bei Vereinbarung des OP-Termins), spätestens aber am Vortag. Je nach Operation (z. B. kosmetische oder schwerwiegende Eingriffe) können allerdings auch 24 Std. vorher als zu wenig erachtet werden. Die Patientin muss genügend Zeit haben, die Einwilligung in die OP abzuwägen und sich mit Personen ihres Vertrauens zu besprechen.

Die Aufklärungspflicht der Operateurin **umfasst** (anästhesiologische Aufklärung → 46.7.1):

- Art und Umfang des Eingriffs
- Allgemeine Operationsrisiken (z. B. Läsion eines Hautnervs, Wundheilungsstörung)
- Typische spezifische Operationsrisiken (z. B. Verletzungen des Samenstrangs bei Leistenbruchoperation), nicht typische spezifische Risiken bei besonderer Bedeutung für die Patientin (z. B. geringe Störung der Beweglichkeit eines Fingers bei einer Pianistin)
- Evtl. Zusatzeingriffe oder Notwendigkeiten zur Erweiterung des Eingriffs
- Evtl. Implantation von Fremdgewebe (z. B. Fremdknochen)
- Evtl. Risikoerhöhung durch individuelle Risiken (z. B. bei Herzerkrankung)
- Typischer postoperativer Verlauf
- Nachbehandlung (z. B. Rehabilitation, weitere Operationen)
- Alternativen zur Operation
- Beantwortung von Fragen der Patientin.

Aufklärung und anschließende **Einwilligung** der Patientin in die Operation werden schriftlich dokumentiert. Vorgefertigte Aufklärungsbögen (→ Abb. 44.5) können genutzt werden, ersetzen aber keinesfalls das Arzt-Patienten-Gespräch.

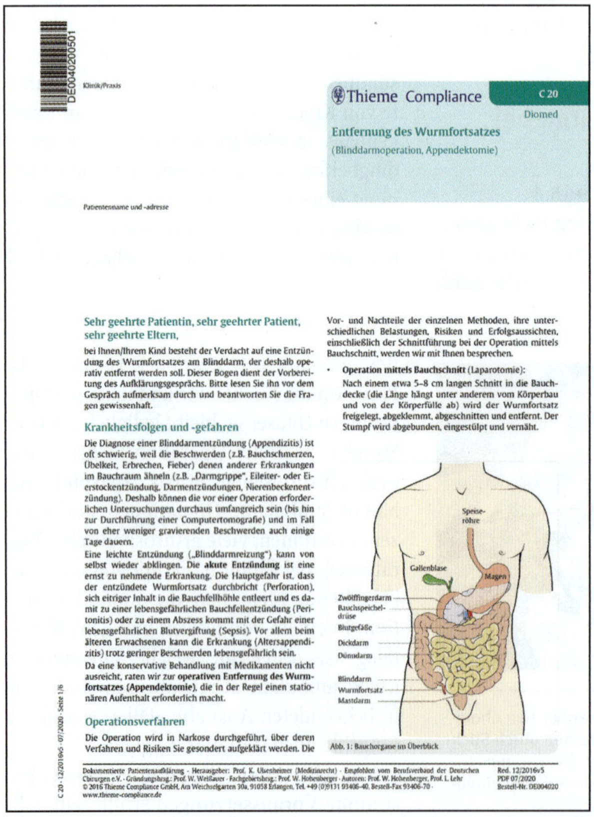
DE004020200501

Klinik/Praxis

Thieme Compliance C 20

Diomed

Entfernung des Wurmfortsatzes

(Blinddarmoperation, Appendektomie)

Patientenname und -adresse

Sehr geehrte Patientin, sehr geehrter Patient, sehr geehrte Eltern,

bei Ihnen/Ihrem Kind besteht der Verdacht auf eine Entzündung des Wurmfortsatzes am Blinddarm, der deshalb operativ entfernt werden soll. Dieser Bogen dient der Vorbereitung des Aufklärungsgesprächs. Bitte lesen Sie ihn vor dem Gespräch aufmerksam durch und beantworten Sie die Fragen gewissenhaft.

Krankheitsfolgen und -gefahren

Die Diagnose einer Blinddarmentzündung (Appendizitis) ist oft schwierig, weil die Beschwerden (z.B. Bauchschmerzen, Übelkeit, Erbrechen, Fieber) denen anderer Erkrankungen im Bauchraum ähneln (z.B. „Darmgrippe", Eileiter- oder Eierstockentzündung, Darmentzündungen, Nierenbeckenentzündung). Deshalb können die vor einer Operation erforderlichen Untersuchungen durchaus umfangreich sein (bis hin zur Durchführung einer Computertomografie) und im Fall von eher weniger gravierenden Beschwerden auch einige Tage dauern.

Eine leichte Entzündung („Blinddarmreizung") kann von selbst wieder abklingen. Die **akute Entzündung** ist eine ernst zu nehmende Erkrankung. Die Hauptgefahr ist, dass der entzündete Wurmfortsatz durchbricht (Perforation), sich eitriger Inhalt in die Bauchfellhöhle entleert und es damit zu einer lebensgefährlichen Bauchfellentzündung (Peritonitis) oder zu einem Abszess kommt mit der Gefahr einer lebensgefährlichen Blutvergiftung (Sepsis). Vor allem beim älteren Erwachsenen kann die Erkrankung (Altersappendizitis) trotz geringer Beschwerden lebensgefährlich sein.

Da eine konservative Behandlung mit Medikamenten nicht ausreicht, raten wir zur **operativen Entfernung des Wurmfortsatzes (Appendektomie)**, die in der Regel einen stationären Aufenthalt erforderlich macht.

Operationsverfahren

Die Operation wird in Narkose durchgeführt, über deren Verfahren und Risiken Sie gesondert aufgeklärt werden. Die Vor- und Nachteile der einzelnen Methoden, ihre unterschiedlichen Belastungen, Risiken und Erfolgsaussichten, einschließlich der Schnittführung bei der Operation mittels Bauchschnitt, werden wir mit Ihnen besprechen.

- **Operation mittels Bauchschnitt** (Laparotomie):
  Nach einem etwa 5–8 cm langen Schnitt in die Bauchdecke (die Länge hängt unter anderem vom Körperbau und von der Körperfülle ab) wird der Wurmfortsatz freigelegt, abgeklemmt, abgeschnitten und entfernt. Der Stumpf wird abgebunden, eingestülpt und vernäht.

Abb. 1: Bauchorgane im Überblick

Dokumentierte Patientenaufklärung · Herausgeber: Prof. K. Ulsenheimer (Medizinrecht) · Empfohlen vom Berufsverband der Deutschen Chirurgen e.V. · Gründungshrsg.: Prof. W. Weißauer · Fachgebietshrsg.: Prof. W. Hohenberger · Autoren: Prof. W. Hohenberger, Prof. L. Lehr
© 2016 Thieme Compliance GmbH, Am Weichselgarten 30a, 91058 Erlangen, Tel. +49 (0)9131 93406-40, Bestell-Fax 93406-70 · www.thieme-compliance.de

Red. 12/2016v5
PDF 07/2020
Bestell-Nr. DE004020

C 20 · 12/2016v5 · 07/2020 · Seite 1/6

Abb. 44.5 Aufklärungsbogen, hier zur Appendektomie (Entfernung des Wurmfortsatzes). Vorgefertigte Aufklärungsbögen und Einwilligungserklärungen sind eine Hilfe bei der Patientenaufklärung, alleine jedoch nicht ausreichend. Für die Rechtswirksamkeit ist immer ein persönliches Gespräch mit der Ärztin erforderlich, die sich davon überzeugen muss, dass die Patientin die wesentlichen Sachverhalte verstanden hat. Am Ende unterschreiben Ärztin und Patientin (ggf. Erziehungsberechtigte, Betreuerin oder Vorsorgebevollmächtigte) den Aufklärungsbogen. [E114]

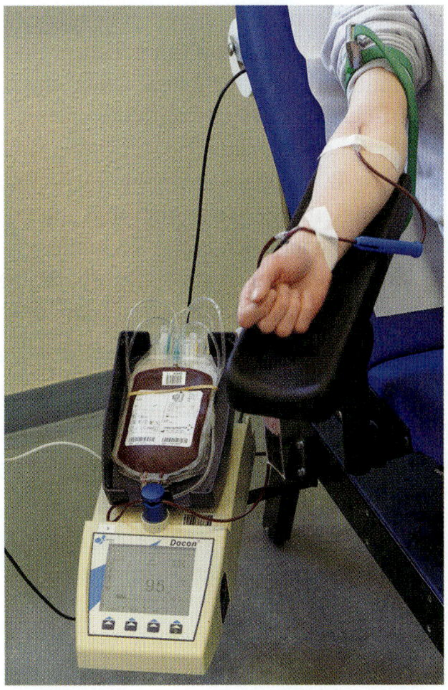

Abb. 44.6 Patientin bei der Eigenblutspende. [K115]

Bei Notfällen gelten geringere Anforderungen.

Patient-Blood-Management

Transfusionen → 27.5.8

Bei Fremdblutgaben *(Transfusionen)* sind Unverträglichkeitsreaktionen auf die Fremdeiweiße und eine Übertragung von Infektionserregern möglich. Deshalb muss die Ärztin die Patientin vor geplanten Operationen mit einer Transfusionswahrscheinlichkeit ≥ 10 % über fremdblutsparende Maßnahmen aufklären. Noch umfassender ist das Konzept des **Patient-Blood-Managements** (PBM), ein interdisziplinäres Konzept aus:

- Rechtzeitigem präoperativen Screening auf eine Anämie, ggf. Behandlung
- Fremdblutsparenden Maßnahmen
- Strenger Indikation für Fremdblutgaben.

Fremdblutsparende Maßnahmen

Fremdblutsparende Maßnahmen beinhalten sowohl die **Minimierung von Blutverlusten,** z. B. durch überlegte Blutentnahmen und intraoperative Vermeidung von Blutverlusten (Blutsperre, intraoperatives Gerinnungsmanagement u. a.), als auch Eigenblutgaben **(autologe Hämotherapie)**.

Eigenblutspende

Bei der **Eigenblutspende** werden der Patientin 2–5 Wochen vor der Operation ein- oder mehrfach ca. 500 ml Blut entnommen (→ Abb. 44.6). Das abgenommene Vollblut wird in **Eigenerythrozytenkonzentrate** (autologes Erythrozytenkonzentrat, AEK, Haltbarkeit 7 Wochen) und **Eigenplasmapräparate** (EPL) getrennt, die sofort tiefgefroren werden, um die Blutgerinnungsaktivität zu erhalten [5].

Kontraindikationen sind (schwere) Erkrankungen des Herz-Kreislauf-Systems oder der Atemwege, eine Anämie mit einem Hämoglobin < 11 g/dl (→ 27.6.1), Gerinnungsstörungen (→ 27.9), akute Infektionskrankheiten sowie bösartige Tumoren. Insgesamt ist die Zahl der Eigenblutspenden in den letzten Zahlen deutlich zurückgegangen und eher selten geworden.

Akute normovolämische Hämodilution

Bei der **akuten normovolämischen Hämodilution** (ANH) werden der Patientin unmittelbar vor der Operation ca. 10–20 ml pro kg Körpergewicht Blut entnommen. Der Volumenverlust wird durch **Plasmaexpander** (kolloidale Lösungen, die den kolloidosmotischen Druck aufrechterhalten bzw. wiederherstellen, → Tab. 43.5) ausgeglichen.

Die Patientin verliert während der Operation also verdünntes, erythrozytenarmes Blut. Die Blutverdünnung verbessert außerdem die Mikrozirkulation und mindert das Thromboserisiko. Während oder unmittelbar nach der Operation erhält die Patientin ihr Eigenblut retransfundiert. Diese Möglichkeit kommt nur bei hochnormalem präoperativen Hämoglobin in Betracht. Indikationen und Kontraindikationen entsprechen denen der Eigenblutspende [5].

Maschinelle Autotransfusion

Bei der **maschinellen Autotransfusion** (MAT, Wundblut-Retransfusion) wird während der Operation **abgesaugtes Blut** aufgefangen, in einem speziellen Gerät (z. B. Cell Saver®, → Abb. 44.7) aufbereitet und innerhalb von 6 Std. retransfundiert. Auch unmittelbar nach der Operation in **Wunddrainagen** gesammeltes Wundblut kann so aufbereitet werden (Waschen). Typische Einsatzgebiete sind Operationen mit hohem intraoperativen Blutverlust und Notfalleingriffe mit starker Blutung. Kontraindikationen sind i. d. R. Tumoroperationen, akute Entzündungen im Wundgebiet oder Sepsis (mögliche Streuung von Tumorzellen bzw. Keimen) [5].

Ambulante Operation: Vor dem OP-Tag

- Beurteilung der Eignung für eine ambulante Durchführung von Anästhesie und Operation
- Voruntersuchungen und Vorbesprechung für Anästhesie und Operation entsprechend den dargestellten Grundsätzen
- Besprechung der Verhaltensregeln für den Operationstag (Nahrungskarenz).

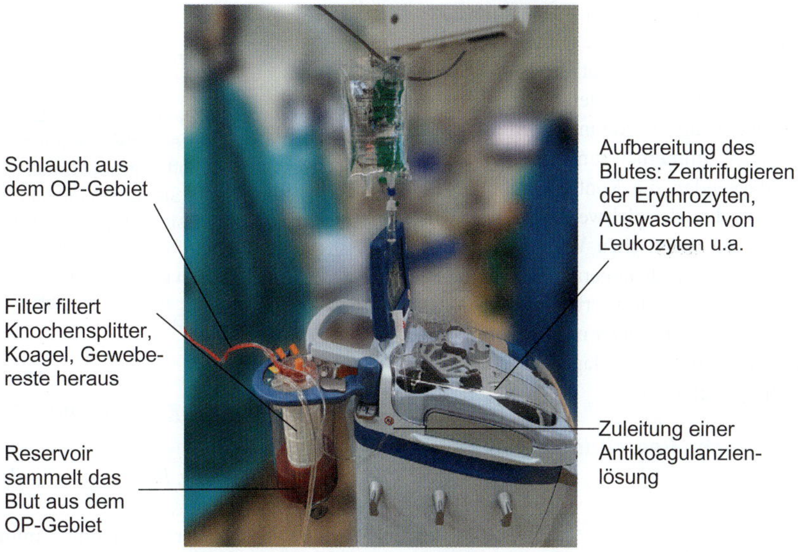

Abb. 44.7 Maschinelle Autotransfusion. Im Cell Saver® wird das während der Operation abgesaugte Blut filtriert und gewaschen. Danach kann es der Patientin retransfundiert werden. [M845]

44.2.2 Stationäre Phase: präoperative Pflege

Pflege als kommunikativer Prozess → 39.2

Bei **ungeplanten Eingriffen** kommt die Patientin aufgrund eines unvorhersehbaren Ereignisses in die Klinik. Wie viele Tage vor einem **geplanten Eingriff** die Patientin aufgenommen wird, hängt von den notwendigen Vorbereitungen ab. Bei kleineren Eingriffen kommt sie i. d. R. am OP-Vortag ins Krankenhaus, bei größeren Eingriffen oder herabgesetzter Operationsfähigkeit meist einige Tage vorher.

Pflegerisches Aufnahmegespräch und Pflegeanamnese

So früh wie möglich erfolgt zwischen der Patientin und der sie betreuenden Pflegefachperson das **pflegerische Aufnahmegespräch,** der Ausgangspunkt für eine vertrauensvolle Zusammenarbeit. Bei diesem Gespräch erhebt die Pflegefachperson auch die **Pflegeanamnese,** um sich einen Eindruck von Pflegeproblemen und Ressourcen der Patientin zu machen (→ Tab. 39.1, → 1.2).

Erfährt die Pflegefachperson von medizinischen Problemen (z. B. Allergien, akuter Infekt), informiert sie die zuständige Ärztin. Wird in dem Gespräch deutlich, dass die Patientin noch Fragen zum geplanten Eingriff hat, bittet sie die Ärztin noch einmal zur Patientin.

Im Rahmen der pflegerischen Aufnahme werden die Körpermaße (Körpergröße und -gewicht) und Vitalzeichen (Puls, Blutdruck, Temperatur) gemessen und dokumentiert. Die Patientenunterlagen werden auf Vollständigkeit überprüft und noch erforderliche präoperative Untersuchungen vorbereitet. Müssen Blutkonserven bereitgestellt werden, organisieren das i. d. R. die Pflegenden auf Anordnung der Ärztin.

Bei der Zimmerbelegung berücksichtigen die Pflegenden die Kontaminationsgefahr von Wunden. Beispielsweise dürfen Patientinnen mit aseptischen Wunden, z. B. *vor* oder *nach* Knochenoperationen, nicht zu Patientinnen mit infizierten Wunden oder nach Bauchoperationen mit Eröffnung von Hohlorganen (z. B. Magen, Gallenblase, Darm) gelegt werden.

Psychische Begleitung

Psychische Begleitung durch Pflegefachpersonen

Jede Operation, auch ein kleiner Eingriff, stellt für die Patientin und ihre Angehörigen eine Ausnahmesituation dar. Gute perioperative Pflege bedeutet daher nicht nur die Sorge um die körperlichen Belange der Patientin, sondern immer auch die Begleitung der Patientin in ihrer individuellen Situation über den gesamten stationären Aufenthalt.

Typische **Ängste** vor einer Operation und Allgemeinanästhesie sind u. a.:

- Nicht mehr aufzuwachen
- Postoperativ starke Schmerzen zu haben
- Nicht wie geplant operiert werden zu können
- Schlimmer als vermutet bzw. inoperabel krank zu sein
- Bleibende körperliche Veränderungen zu erleiden, z. B. durch Amputation oder Enterostomaanlage.

Diese Ängste können durch angemessene **psychische Begleitung** gemildert werden:

- Umfassende Aufklärung über Operation und Anästhesie, Verlauf und evtl. Komplikationen durch Operateurin und Anästhesistin (→ 44.2.1)
- Kein Abtun von Fragen und Ängsten, sondern Verständnis, Gesprächsbereitschaft, sachliche Informationen, offene und ehrliche Antworten ohne Halbwahrheiten oder Beschönigungen
- Auf Wunsch der Patientin Einbeziehung von Angehörigen
- Altersgerechte Information bei größeren Kindern und Jugendlichen und Beachtung ihres Mitbestimmungsrechts
- Ggf. Einbeziehen von Seelsorgerin, Sozialdienst, Selbsthilfegruppe, Psychologinnen.

Bezugspersonen nicht außer Acht lassen

Auch für Angehörige, besonders für Eltern, ist eine bevorstehende Operation belastend, sie sind oft in großer Sorge (→ 15.5.3, → 18.4.3). Sie dürfen nie das Gefühl haben, dass sie lästig sind. Eine Visitenkarte der Station mit den wichtigen Telefonnummern und dem Hinweis „Sie dürfen jederzeit anrufen" schafft Vertrauen und Sicherheit.

Patientenanleitung, -schulung und -beratung

Information, Schulung, Beratung und Anleitung → Kap. 40

Patientinnen, die über Maßnahmen informiert sind, sie verstehen und aktiv einbezogen werden, sind i. d. R. motivierter und kooperativer und haben meist einen günstigeren postoperativen Verlauf. Eine gezielte Patientenedukation mit mündlichen und schriftlichen Informationen und durch praktisches Tun ist deshalb eine wichtige pflegerische Maßnahme.

Eine z. B. auf die Atmung bezogene **Patientenanleitung, -schulung und -beratung** bei abdominalen Eingriffen umfasst:

- Auswirkung von Allgemeinanästhesie und Beatmung auf Atmung, Husten und Sekretproduktion
- Zusammenhang von Schmerzen und Schonatmung, Möglichkeiten der Schmerzbehandlung
- Wichtigkeit des Hustens, Abhustens sowie Hustentechnik und Körperhaltung, Sinn und Anwendung von Atemtrainern
- Wichtigkeit der frühen Mobilisation und Vorgehen.

Da die meisten Patientinnen nach einer Operation müde sind und Schmerzen haben, empfiehlt es sich, verschiedene Fertigkeiten schon präoperativ einzuüben, z. B. das Gehen mit Unterarmgehstützen, Atem- und Hustentechniken, den Gebrauch von Atemtrainern, Essen und Trinken in flacher Rückenlage, En-bloc-Aufstehen oder Aufstehen über die Bauchlage.

Körperreinigung

Ziel einer gründlichen Körperreinigung (→ 6.2) ist die Reduzierung von Hautkeimen. Sie ist damit ein wichtiger Beitrag zur Reduzierung von postoperativen Wundinfektionen *(Surgial Site Infektion, SSI).* Wenn möglich, sollte die Patientin am Morgen des Operationstags **duschen,** ansonsten am Vorabend. Besonders vor Bauchoperationen muss der **Nabel** gründlich gereinigt werden. Vor Eingriffen an den Extremitäten ist auf eine sorgfältige Nagelpflege und Reinigung insbesondere der **Zwischenfinger- bzw. -zehenräume** zu achten. Weniger mobile Patientinnen erhalten die Unterstützung der Pflegenden. Die Haut darf nach dem Waschen oder Duschen nicht eingecremt werden, weil sich eingefettete Haut nicht ausreichend desinfizieren lässt.

Nach der Körperreinigung zieht die Patientin frische Wäsche an. Make-up und Nagellack werden entfernt, da sie eine zuverlässige Beurteilung von Hautfarbe und Durchblutung des Nagelbetts unmöglich machen [7].

Antiseptische Waschlotionen

Es gibt keine Empfehlung für die generelle Verwendung antiseptischer Waschlotionen [7].

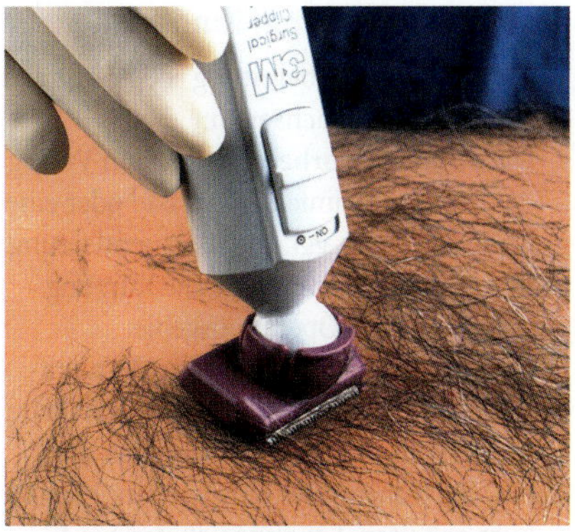

Abb. 44.8 Schonende Haarkürzung mit einem Clipper. Sie kann nass oder trocken durchgeführt werden, Schieben und Ziehen sind möglich. [V072]

Haarentfernung bzw. -kürzung im Operationsfeld

Heute erfolgt überwiegend keine konventionelle Rasur mehr, da Mikroverletzungen das Risiko für eine postoperative Wundinfektion erhöhen. Ist eine **(Teil-)Haarentfernung** notwendig, sollte eine **Haarkürzung** (Clipping) mit einem speziellen Gerät erfolgen (→ Abb. 44.8). Soll doch rasiert werden, erfolgt dies am besten unmittelbar vor dem Eingriff im OP. Bei geringer Behaarung kommt auch eine **Enthaarungscreme** in Betracht. Da sie eine allergische Reaktion auslösen kann, muss sie zuvor an einer kleinen Stelle außerhalb des OP-Gebiets getestet werden [7].

Pflegende halten bei der Haarentfernung bzw. -kürzung einen Sicherheitsabstand von 15–20 cm um den geplanten Hautschnitt ein. In vielen Kliniken gibt es **Haarentfernungspläne** (Rasurschemata) für die verschiedenen Operationen (→ Abb. 44.9).

> **Inspektion der Haut**
> Während der Haarentfernung besteht nochmals die Möglichkeit, die Haut im Operationsgebiet zu inspizieren. Bei Besonderheiten und Auffälligkeiten (z. B. einem Eiterpickel) wird die Operateurin informiert.
> Bei Operationen im Gesicht werden die Augenbrauen nicht rasiert, da sie nur sehr schlecht nachwachsen.

Nahrungsabbau und Nahrungskarenz

Eine nicht nüchterne Patientin kann bei der Anästhesieeinleitung erbrechen. Dabei können Speisereste und Magensaft aufgrund fehlender Schutzreflexe in die unteren Atemwege gelangen (**Aspiration**, →7.10) mit der Gefahr eine Lungenentzündung. Aus diesem Grund ist eine **Nahrungskarenz** vor der Operation notwendig. Studien zeigen aber, dass eine katabole Stoffwechsellage durch lange Nüchternzeit ein schwerwiegender Stressfaktor für den Köper ist.

Bei **Eingriffen außerhalb des Magen-Darm-Trakts** darf der Patient ab 6 Stunden vor Einleitung der Anästhesie (außer bei Infiltrationsanästhesie, →46.9.4) nicht essen, nicht rauchen und keinen Kaugummi kauen (regt die Magensaftproduktion an). Klare Flüssigkeiten wie Mineralwasser oder leicht gesüßter Tee dürfen bis 2 Std. vorher getrunken werden [8]. Vor **Eingriffen am Magen-Darm-Trakt** findet ggf. ein **Nahrungsabbau** über mehrere Tage statt in Verbindung mit einer notwendigen Darmvorbereitung, die präoperative Nahrungskarenz ist länger. Im Rahmen des Fast-Track-Konzepts (→ Abb. 44.4) sind Nahrungsabbau und -karenz deutlich verkürzt worden [8].

Bei Patienten in einem reduzierten Allgemeinzustand ordnet die Ärztin häufig eine intravenöse Flüssigkeitszufuhr oder parenterale Ernährung an (→ 43.5.7).

Ungeplant und notfallmäßig aufgenommene Patientinnen dürfen bis zum Entscheid für oder gegen eine Operation nichts essen und trinken. Ggf. wird die Narkose trotz fehlender Nahrungskarenz eingeleitet (Crash-Einleitung, → 46.12.1).

> **Nahrungs- und Flüssigkeitskarenz**
> Stellen die Pflegenden fest, dass die Patientin die Nahrungs- und Flüssigkeitskarenz nicht eingehalten hat, informieren sie Operateurin und Anästhesistin. Die orale Einnahme der Dauer- und Prämedikation (nach Anordnung der Anästhesistin) widerspricht nicht dem Nüchternheitsgebot.

Darmvorbereitung

In vielen Kliniken existieren hausinterne Standards zur präoperativen Darmvorbereitung für die verschiedensten Operationen. Abweichungen davon werden von der Ärztin angeordnet.

Bei kurz dauernden, extraabdominalen Eingriffen wird meist auf eine Darmreinigung verzichtet. Ansonsten ist bei **Eingriffen außerhalb des Magen-Darm-Trakts** die Entleerung des Rektums, z. B. mittels eines Klysmas oder Suppositoriums (→ 8.2.6), am Vorabend der Operation üblich, um eine intraoperative Darmentleerung zu vermeiden. Vor **abdominalen Eingriffen** ist ein Klysma oder Reinigungseinlauf erforderlich, um die Operationsbedingungen zu verbessern (ein voller Darm verdrängt die benachbarten Organe). In den letzten Jahren ist unter Einfluss der Fast-Track-Chirurgie (→ 44.1) die früher übliche orthograde Darmspülung (→ 24.1.5) vor Kolonoperationen in vielen Häusern durch weniger invasive Maßnahmen ersetzt worden. Vor Stomaanlage ist sie jedoch nach wie vor notwendig.

> **Zeitpunkt der Abführmaßnahmen**
> Die Pflegenden wählen den Zeitpunkt der Abführmaßnahmen so, dass die Nachtruhe der Patientin möglichst nicht gestört ist.

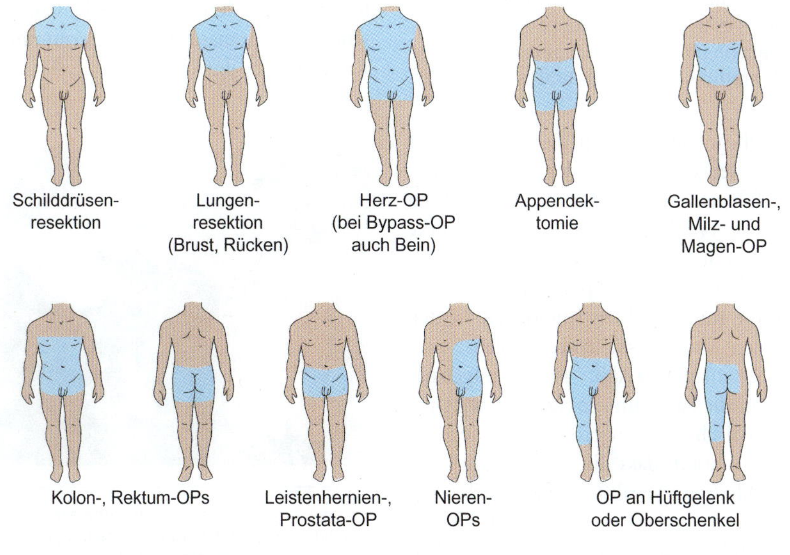

Abb. 44.9 Pläne zur Haarentfernung bzw. -kürzung bei verschiedenen Operationen. [L157]

Prämedikation

Die Medikation für die unmittelbare präoperative Phase wird von der Anästhesistin angeordnet. Sie legt im Rahmen der anästhesiologischen Vorbereitung (→ 44.7) fest, wie mit der **Dauermedikation** der Patientin zu verfahren ist (z. B. mit Antidiabetika oder Antihypertensiva) und ordnet die **Prämedikation** zur Angstminderung **(Anxiolyse)** an. Dazu erhält die Patientin meist Benzodiazepine oral, die erste Dosis am OP-Vorabend und die zweite „auf Abruf" kurz vor der Operation (→ 46.7.2). Nach Einnahme der Prämedikation soll die Patientin wegen der erhöhten Sturzgefahr nicht mehr alleine aufstehen.

Maßnahmen am Operationstag und Transport in den OP-Bereich

Ruhe vermitteln

Pflegefachpersonen führen alle Tätigkeiten am Operationstag in Ruhe aus, da sich Hektik auf die ohnehin schon angespannte Patientin überträgt.

Unmittelbar vor dem **Transport in den OP-Bereich** legt die Patientin **Zahnprothesen, Brille/Kontaktlinsen, Hörgeräte, Perücke** und **Schmuck** ab. Die **Wertgegenstände** werden entweder im verschließbaren Wertfach im Patientenschrank aufbewahrt (Schlüssel verwahren die Pflegenden, alternativ gibt es ein Nummernschloss) oder in einem beschrifteten Umschlag in einem zentralen Tresor (Maßnahme in der Pflegedokumentation dokumentieren). Bei Patientinnen, die ohne Hilfsmittel extrem schlecht sehen oder hören und damit das Geschehen schlecht verfolgen können, kann das Ablegen von Brille, Hörgerät auch erst nach dem Einschleusen in den OP-Bereich erfolgen. Gleiches gilt für Patientinnen mit Perücke, die sich ohne diese unwohl fühlen. Dann sorgen die Pflegenden dafür, dass die Hilfsmittel nach dem Einschleusen sicher zurück auf die Station gebracht werden.

Die Patientin erhält ein frisches **Klinikhemd** und eine **Kopfhaube,** die beim Einschleusen in den OP-Bereich aufgesetzt wird (→ Abb. 44.10). Medizinische Thromboseprophylaxestrümpfe sind in ihrer Wirkung inzwischen umstritten und werden in vielen Krankenhäusern nicht mehr verwendet (→ 4.3.2). Ggf. werden **Lagerungshilfsmittel** mitgegeben, z. B. zum Hochlagern einer Extremität.

Nach Hausstandard wird ggf. das frisch bezogene Bett mit dem Namen der Patientin und der Station versehen, damit sie nach der Operation in ihr Bett umgelagert wird. Die postoperativ notwendigen Lagerungsmittel verbleiben im Bett.

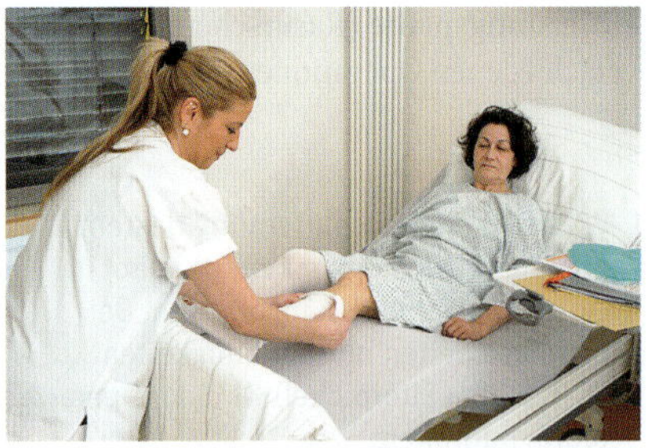

Abb. 44.10 Die letzten Vorbereitungen für die Operation. Die Patientin trägt ein frisches Klinikhemd. Schmuck, Brille und Zahnprothesen hat sie bereits abgelegt. Die Pflegefachperson zieht auf Anordnung der Ärztin die MTS an. Sie hat die benötigten Unterlagen schon bereitgelegt. [K115]

Folgende **Unterlagen** werden mit in den OP gegeben:

- Aktuelle Patientenakte mit Patientenkurve, Laborwerten und Untersuchungsbefunden
- Ggf. Unterlagen früherer Klinikaufenthalte
- Einverständniserklärungen für Operation und Anästhesie
- Anästhesieprotokolle vorangegangener Eingriffe
- Röntgenaufnahmen
- Ggf. Patientenetiketten.

Falls möglich, wird die Patientin von einer ihr vertrauten Pflegefachperson in den OP-Bereich gebracht.

Transport prämedizierter Patientinnen

Aufgrund möglicher Komplikationen muss eine prämedizierte Patientin immer von einer Pflegefachperson in die Operationsabteilung gebracht werden.

Die Pflegenden bringen die Patientin zur OP-Schleuse, stellen sie der dort zuständigen Pflegefachperson vor und informieren diese über Besonderheiten (z. B. starke Schmerzen, Schwerhörigkeit, Nicht-Beherrschen der deutschen Sprache). Sie übergeben die mitgebrachten Unterlagen. In den meisten Kliniken ist in der Schleuse eine Umbettanlage (→ Abb. 44.17) eingebaut, mit der die Patientin vom Bett auf den Operationstisch umgelagert wird. Pflegende achten darauf, dass die Intimsphäre beim Einschleusen gewahrt bleibt. Nach dem Umlagern verabschieden sich die Pflegenden von der Patientin und stellen das Bett in dem dafür vorgesehenen Bereich ab.

Besonderheiten bei Kindern

Die Operationsvorbereitung bei **Kindern** ähnelt der bei Erwachsenen:

- Die **üblichen Vorbereitungen** am Vortag der Operation umfassen ein Bad oder eine Ganzwaschung, ggf. eine Darmentleerung und bei Jugendlichen evtl. die Kürzung von Haaren im Operationsgebiet
- Bei **Säuglingen und Kleinkindern** entscheidet die Ärztin, wann diese das letzte Mal gestillt bzw. gefüttert werden dürfen, die Nahrungskarenz wird möglichst kurz gehalten. Säuglinge dürfen bis 4 Std. präoperativ Milch haben, bis 2 Std. vorher klare Flüssigkeit. Bei älteren Säuglingen gilt für feste Nahrung die 6-Std.-Grenze. Säuglinge und Kinder werden zudem möglichst früh im OP-Plan berücksichtigt
- Auch Kinder erhalten i. d. R. eine **Prämedikation** (→ 46.7.2).

Um ein schmerzfreies Legen einer Venenverweilkanüle zu ermöglichen, kann die voraussichtlich punktierte Hautregion präoperativ mit einer **anästhesierenden Salbe** eingerieben werden (Hautregion, Präparat und Zeitpunkt nach Anordnung der Ärztin).

Durch **spielerisches Arbeiten** lenken die Pflegenden die Kinder ab und erklären alles kindgerecht, z. B. mithilfe einer Geschichte oder eines Bilderbuchs. Wenn möglich, dürfen Kinder pflegerische und medizinische Utensilien anschauen und anfassen (→ Abb. 44.11). Die Bezugsperson wird möglichst lange miteinbezogen, in den meisten Kliniken darf sie das Kind bis in den OP-Bereich begleiten. Viele Krankenhäuser bieten die Mitaufnahme einer Bezugsperson an (Rooming-in) bzw. empfehlen sie bei Kindern bis zum 9. Lj. Unter bestimmten Voraussetzungen übernimmt die Krankenkasse die Kosten.

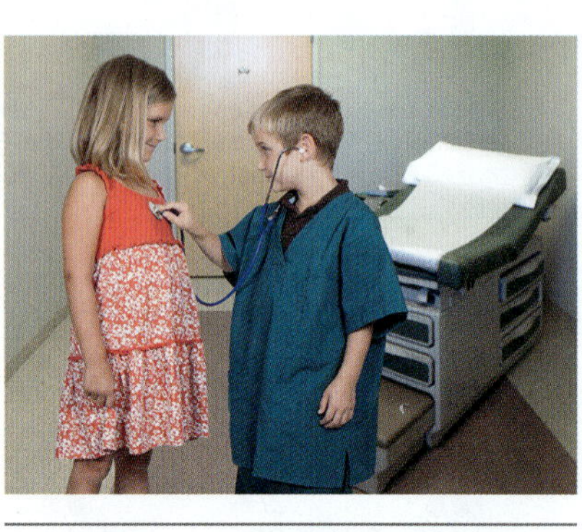

Abb. 44.11 Psychische Vorbereitung auf die Operation bei Kindern. Der spielerische Umgang mit medizinischem Zubehör mindert bei Kindern die Angst vor der Operation. [J787]

SPICKZETTEL

Präoperative Pflege

- Patientin aufgeklärt, Einverständniserklärungen unterschrieben?
- Unterlagen für Operateurin und Anästhesistin vollständig?
- Körperreinigung einschl. Bauchnabel, Zehen- und Fingernägel durchgeführt, Haare im Operationsfeld gekürzt bzw. entfernt?
- Notwendige Abführmaßnahmen erfolgt?
- Nahrungs- und Flüssigkeitskarenz eingehalten?
- Thromboemboliepropyhlaxe begonnen?
- Klinikhemd, ggf. medizinische Thromboseprophylaxestrümpfe angezogen?
- Schmuck, Hörgerät, Prothese, Perücke abgelegt?
- Wertsachen sicher verschlossen?
- Prämedikation nach Anordnung der Ärztin verabreicht, ggf. auch Dauermedikation nach Anordnung der Anästhesistin?
- Postoperativ notwendige Hilfsmittel und Utensilien vorbereitet? Blutkonserven bereitgestellt?

44.3 Perioperative Thromboembolieprophylaxe

Thrombosembolieprophylaxe → 4.3
Tiefe Venenthrombose → 22.7.3

Venenthrombose ohne Prophylaxe häufig

Ohne ausreichende Prophylaxe erleiden 15–40 % der operierten Erwachsenen in der Allgemeinchirurgie, 40–60 % derjenigen mit Hüft- oder Kniegelenkersatz oder Hüftfraktur und 40–80 % der polytraumatisierten Erwachsenen eine tiefe Bein- oder Beckenvenenthrombose. 90 % der Lungenembolien entstehen als Folge einer tiefen Bein- oder Beckenvenenthrombose [9].

Das perioperative **Thromboserisiko** ergibt sich aus [9]:

- Risikofaktoren der Patientin (→ 4.3, → 22.7.3)
- Art und Umfang der Operation bzw. Verletzung.

Da Beinvenenthrombosen überwiegend schon *während* der Operation entstehen, wird mit der **VTE-Prophylaxe** (venösen Thromboembolieprophylaxe) spätestens am Morgen des OP-Tags begonnen. Die Patientin ist über die Gefährdung informiert und weiß um die Wichtigkeit prophylaktischer Maßnahmen.

44.3.1 Nichtmedikamentöse VTE-Prophylaxe

Die nichtmedikamentöse VTE-Prophylaxe umfasst Basis- und physikalische Maßnahmen (→ 4.3.3).

Basismaßnahmen

Abhängig von der Operation und dem Allgemeinbefinden erfolgt die **Mobilisation** der Patientin frühestmöglich, nach Möglichkeit am Operationstag (Sofortmobilisation) oder ersten postoperativen Tag (Frühmobilisation). Zusätzlich erfolgen **Bewegungsübungen,** sowohl mit Physiotherapeutinnen bzw. Pflegenden als auch durch die Patientin alleine (→ 4.3.3).

Physikalische Maßnahmen

Das Tragen von **medizinischen Thromboseprophylaxestrümpfen** (MTS) soll den venösen Rückfluss beschleunigen (Wirkung inzwischen umstritten).

Nichtmedikamentöse VTE-Prophylaxe

Bei Patientinnen mit niedrigem Thromboserisiko sollen Basismaßnahmen immer angewendet und ggf. durch physikalische Maßnahmen ergänzt werden. Bei hohem Thromboserisiko ist eine medikamentöse Prophylaxe notwendig, ergänzt durch Basis- und physikalische Maßnahmen. Bei Kontraindikationen zur medikamentösen Thromboseprophylaxe sind die nichtmedikamentösen Maßnahmen besonders wichtig [9].

44.3.2 Medikamentöse VTE-Prophylaxe

Die medikamentöse VTE-Prophylaxe ist die wirksamste (Einzel-)Maßnahme zur Thromboseprophylaxe und heute Standard. Auf sie wird nur bei niedrigem Thromboserisiko **verzichtet,** also bei:

- Kindern und Jugendlichen unter 14 Jahren (es sei denn, sie weisen besondere Risiken auf)
- Kurzen Operationen (unter 30 Min.) und Verletzungen mit geringem Weichteilschaden, wenn die Patientinnen keinerlei Risikofaktoren aufweisen und nach der Operation schnell mobilisiert werden können [4].

Die **Low-Dose-Heparinisierung** (→ Pharma-Info 22.3) ist die häufigste Form der medikamentösen VTE-Prophylaxe. Bevorzugt wird die einmal tägliche subkutane Injektion eines **niedermolekularen Heparins.** Die Injektion erfolgt außerhalb des Lymphabflussgebiets des Operationsbereichs, z. B. nach einer linksseitigen Leistenbruchoperation in den rechten Unterbauch oder rechten Oberschenkel. Dadurch soll eine Blutungsgefahr durch eine höhere lokale Konzentration des gerinnungshemmenden Medikaments vermieden werden.

Hämatome bei medikamentöser VTE-Prophylaxe

Oft sehen Patientinnen die (sehr häufigen) blauen Flecke in der Haut um den Injektionsort herum als Folge einer falschen Injektionstechnik an. Hier hilft der Hinweis, dass diese durch die stärkere Gerinnungshemmung und dadurch erhöhte Blutungsneigung bedingt sind und von alleine wieder weggehen.

Weitere Arzneimittel zur perioperativen Thromboembolieprophylaxe sind v. a. **Fondaparinux** zur s.c.-Injektion (→ Pharma-Info 22.3) und zur oralen Gabe **Apixaban, Rivaroxaban** und **Dabigatran** (→ Pharma-Info 22.4).

Eine Low-Dose-Heparinisierung wird bei geplanten Operationen meist präoperativ begonnen, wohingegen die VTE-Prophylaxe mit den übrigen Substanzen erst postoperativ beginnt. Bei rückenmarknahen Anästhesien müssen besondere Zeitabstände beachtet werden. Die medikamentöse VTE-Prophylaxe erfolgt so lange, wie das Risiko besteht, unabhängig davon, ob die Patientin noch stationär aufgenommen ist oder schon entlassen wurde. Soll eine Thromboseprophylaxe mit s.c. zu injizierenden Arzneimitteln nach Entlassung fortgesetzt werden, leiten die Pflegenden die Patientin rechtzeitig an.

44.4 Pflege in der Operationsabteilung

An einer Operation sind verschiedenste Berufsgruppen beteiligt, die in einem interdisziplinären Team zusammenarbeiten:

- Operateurin, eine oder mehrere Assistentinnen und OP-Fach(pflege)personen
- Anästhesistin und Anästhesie-Fach(pflege)personen (→ 46.1)
- Andere Helfer, z. B. zum Abholen von Blutkonserven aus dem Labor
- Reinigungspersonal.

Gefordert sind neben der fachlichen Qualifikation auch Konzentrationsfähigkeit, Disziplin, Flexibilität und die Bereitschaft, in einem Team auf engem Raum zusammenzuarbeiten.

44.4.1 Pflegende in der Operationsabteilung

Die Tätigkeit in der Operationsabteilung erfordert spezielle Kenntnisse und Fertigkeiten, die nicht Bestandteil der dreijährigen Pflegeausbildung sind. Pflegefachpersonen können dennoch nach einer umfassenden Einarbeitung in der OP-Abteilung arbeiten.

Weiterbildung Fachpflegekraft für den Operationsdienst

Pflegefachpersonen können sich nach Erfüllung entsprechender Voraussetzungen in einer 2-jährigen berufsbegleitenden Weiterbildung zur **Fachpflegeperson für den Operationsdienst** qualifizieren [10].

Alternativ gibt es die 3-jährige Ausbildung zum **operationstechnischen Assistenten** (OTA) bzw. **medizinisch-technischen Operationsassistenten** (MTOA), die unmittelbar für die Arbeit im Operationssaal qualifiziert.

Die **Aufgaben** der **OP-Fach(pflege)person** (OP-Schwester/-Pfleger) sind Instrumentation, Springertätigkeit und Lagerung der Patientin. Anhand des OP-Plans informiert sie sich zu Dienstbeginn, in welchem Saal und für welche Tätigkeit sie eingesetzt ist.

- Die **Instrumentierende** *(sterile Schwester)* trifft alle Vorbereitungen für die Operation und richtet die benötigten Instrumente und Geräte (→ Abb. 44.12). Während der Operation reicht sie der Operateurin die Instrumente an, nimmt sie wieder entgegen und ist verantwortlich für das Einhalten der Sterilität und der Antisepsis. Nach der Operation zählt sie die verwendeten Tupfer, Bauchtücher, Kompressen und Instrumente, kontrolliert deren Vollständigkeit und leitet die Reinigung der gebrauchten Instrumente und die Resterilisierung der Instrumentensiebe in die Wege
- Die **Springerin** *(Beidienst, unsterile Schwester)* assistiert der instrumentierenden Fachperson. Sie erfüllt Aufgaben, welche die steril eingekleidete Instrumentierende nicht wahrnehmen kann, z. B. Bedienung von Geräten. Sie dokumentiert kontinuierlich alle Pflegemaßnahmen, z. B. die Art der Positionierung oder der OP-Feldabdeckung. Mit der Kontrolle des gereinigten OP-Saals endet ihre Aufgabe
- Das OP-Personal hilft auch mit beim Ein- und Ausschleusen (→ Abb. 44.17), bei der Positionierung auf dem OP-Tisch (→ Tab. 44.2) oder dem Transport der Patientin innerhalb des OP-Bereichs. In orthopädischen oder unfallchirurgischen Abteilungen hilft es meist auch beim Anlegen von postoperativen Schienen oder Gipsverbänden.

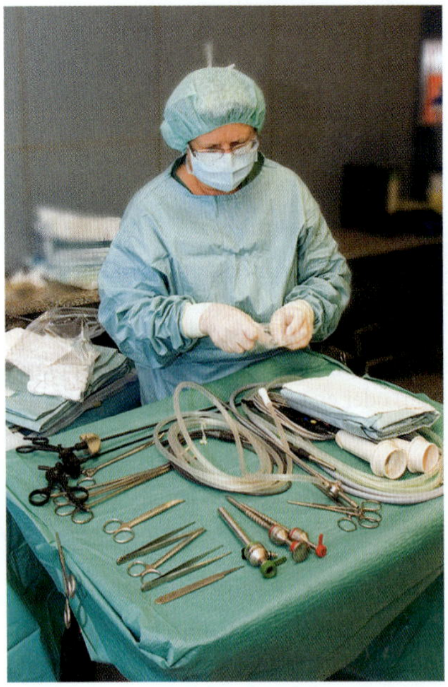

Abb. 44.12 Richten des Instrumententisches. [K115]

44.4.2 Bauliche Anforderungen an eine Operationsabteilung

Zu einer Operationsabteilung gehören:

- Ein oder mehrere **Operationssäle** (-räume, → Abb. 44.13)
- Raum für die **Anästhesieeinleitung**
- Patientenübergaberaum **(Patientenschleuse)** und Warteplatz (Holding Area) für Patientinnen (→ Abb. 44.17)
- Personalumkleideräume **(Personalschleuse)**
- **Sterilgutlager** und Lager für saubere Geräte und andere Vorräte
- **Unreiner Arbeitsraum** für die Aufbereitung unreiner und benutzter Geräte
- **Entsorgungsraum** für Materialien, die den OP-Bereich verlassen, z. B. Müll
- Raum für Putzutensilien
- Mitarbeiteraufenthaltsraum
- Raum für Dokumentations- und Verwaltungsaufgaben [6].

In OP-Abteilungen werden höchste Anforderungen an die Hygiene gestellt. Ziel ist, Patientinnen und Mitarbeiterinnen bestmöglich vor nosokomialen bzw. berufsbedingten Infektionen zu schützen.

Zum Infektionsschutz tragen, neben gut ausgebildetem und geschultem Personal, betrieblich-organisatorische, funktionell-bauliche und apparativ-technische **Präventionsmaßnahmen** bei, z. B. [6]:

- Räumliche Trennung vom übrigen Krankenhausbereich
- Zutritt zur OP-Abteilung nur über eine Schleuse
- Aufteilung in unreinen und reinen Bereich (→ Abb. 44.13)
- Abwaschbare Flächen, Wände
- Raumluftableitung, -klimatisierung (keine oder nicht zu öffnende Fenster)
- Dicht- bzw. selbstschließende Türen
- Trennung von Ver- und Entsorgungswegen

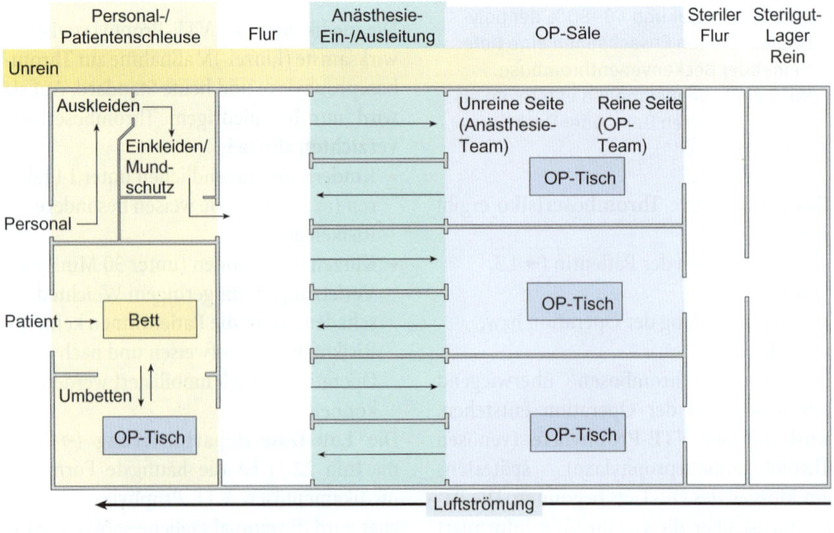

Abb. 44.13 Schematischer Aufbau einer Operationsabteilung. Die Pfeile stellen die möglichen Wege innerhalb der OP-Abteilung dar. [L190]

- Kurze Personal- und Materialwegeführung
- Tragen von Bereichskleidung.

Wichtig ist auch die Anbindung des OP-Trakts an die externen Zulieferer und Abnehmer, z. B. Labor, Aufwachraum, Aufzüge zu den Bettenstationen **(Schnittstellenproblematik).** Der Aufwachraum liegt bevorzugt am Übergang von der OP-Abteilung zum übrigen Krankenhaus.

Operationsräume für ambulante Operationen oder Eingriffsräume, z. B. in einer Notfallaufnahme, sind anders gestaltet.

Unreiner und reiner Bereich

Grundsätzlich unterscheidet man im OP-Bereich einen **unreinen** und einen **reinen** (keimarmen) **Bereich** (→ Abb. 44.13):

- Der **unreine** Bereich umfasst die Personal- und die Patientenschleuse
- Im **reinen** Bereich liegen die eigentlichen **OP-Säle** (→ Abb. 44.1), die dazugehörigen **Räume zur Anästhesieeinleitung,** die **Waschräume** zur Händedesinfektion sowie verschiedene **Nebenräume** zur Lagerung von Instrumentensets und weiteren Geräten (z. B. Extensionstisch, Kameratürme für endoskopische Operationen). Ebenfalls im reinen Bereich liegt der **Aufenthaltsraum** für das OP-Personal.

Zentrale Sterilisationsversorgungsabteilung

In den meisten Krankenhäusern gibt es eine **zentrale Sterilisationsversorgungsabteilung** (ZSVA, Sterilgutversorgungsabteilung), die alle Operationssäle, Ambulanzen und Bettenstationen mit Sterilgut versorgt. Ihr unreiner Bereich ist i. d. R. über eine Verbindungstür/-fenster mit der unreinen, ihr reiner Bereich mit der reinen Seite der Operationsabteilung verbunden. Ein weiterer Zugang zum unreinen Bereich ermöglicht das Anliefern von Sterilgut von den Stationen und den Ambulanzen.

Auf der unreinen Seite wird das gebrauchte Sterilgut gereinigt und dann in die Sterilisationsanlage eingebracht, auf der reinen Seite kann es nach Ende des jeweiligen Sterilisationsvorgangs entnommen werden.

44.4.3 Verhalten im OP-Bereich

Einschleusen

Der reine OP-Bereich darf nicht von Unbefugten, in Straßenkleidung oder normaler Berufskleidung betreten werden. Beim Einschleusen in den OP-Bereich entkleidet sich das OP-Personal im **unreinen Bereich** der Personalschleuse bis auf die Unterwäsche, legt jeglichen Schmuck ab und führt eine hygienische Händedesinfektion durch. Dann betritt das OP-Personal den **reinen Bereich** der Schleuse und zieht **Bereichskleidung** und **OP-Schuhe** an. Die Haare werden vollständig unter einer **Kopfhaube** verborgen, Nase und Mund zusätzlich durch einen **Mund-Nasen-Schutz** bedeckt. Anschließend führt die Mitarbeiterin nochmals eine **hygienische Händedesinfektion** durch.

> **Einbahnstraße Personalschleuse**
> Die Personalschleuse ist eine **Einbahnstraße** vom unreinen in den reinen Bereich (→ Abb. 44.13). Nur so kann die Keimeinschleppung in den OP minimiert werden.
> Neue Mitarbeiterinnen werden am ersten Tag vor dem OP-Bereich abgeholt und gründlich in das Vorgehen beim Einschleusen und das notwendige Tragen von Bereichskleidung, -schuhen und Kopfhaube eingewiesen.

Umgang mit dem Mund-Nasen-Schutz

- Vor der Entnahme des **Mund-Nasen-Schutzes** erfolgt immer eine hygienische Händedesinfektion
- Der Mund-Nasen-Schutz muss Mund, Nase und ggf. Bart vollständig und dicht umschließen
- Er ist zu wechseln:
  - Ca. alle 2 Stunden
  - Wenn er von Nase und/oder Mund gezogen wurde
  - Bei Durchfeuchtung
  - Nach jeder Operation (auch Springerin und Anästhesiepersonal)
  - Nach häufigem Husten und Niesen
- Manipulationen von außen sind zu unterlassen.

Präoperative Händehygiene

Händehygiene → 41.2.3

Nach der **hygienischen Händedesinfektion** beim Einschleusen ist die **transiente Hautflora** *(Kontaktflora, Anflugkeime)* auf den Händen weitgehend vernichtet, d. h. die Keime, die sich z. B. nach einem Patientenkontakt vorübergehend dort befinden. Dies reicht aber für die hygienischen Belange einer Operation nicht aus. Operateurin, Assistentinnen und Instrumentierende, also alle Personen mit direktem Kontakt zum Operationsgebiet, müssen eine **chirurgische Händedesinfektion** durchführen, um die **residente Hautflora** *(physiologische Hautflora, Standortflora)* abzutöten. Damit soll das Risiko einer nosokomialen Infektion nochmals reduziert werden [12].

Nagelpflege

Die Fingernägel von Ärztinnen und OP-Fach(pflege)personen müssen sauber und kurz sein, künstliche Fingernägel und Nagellack sind nicht erlaubt. Bei Entzündungen im Bereich der Hände ist die Betriebsärztin aufzusuchen. Die Verwendung einer Bürste soll auf die Fingernägel beschränkt bleiben, um Hautverletzungen vorzubeugen [12], [13].

Chirurgische Händewaschung

Da die Hände zu Dienstbeginn mit Bakteriensporen belastet sein können, die durch die Händedesinfektion nicht ausreichend abgetötet werden, werden die **Hände** vor Dienstbeginn **gewaschen.** Ansonsten wird das Händewaschen optisch sauberer Hände nicht mehr generell als erforderlich angesehen.

Hände und Unterarme werden mit Seifenlösung 0,5–1 Min. gewaschen. Dabei sind sie immer nach oben gerichtet, damit das ablaufende Wasser über die Ellenbogen abfließt. Dann werden die Hände sorgfältig mit einem Einmalhandtuch getrocknet.

Wasserhähne, Seifen- und Desinfektionsmittelspender sind mit Sensoren oder speziellen Griffen versehen, die mit dem Ellenbogen bedient werden [13].

> **Wartezeit beachten**
> Zwischen Waschen und Desinfizieren muss mindestens ein Abstand von 10 Min. liegen, damit die Haut ausreichend trocknen kann. Nur dann wirkt alkoholisches Hautdesinfektionsmittel optimal [12].

Chirurgische Händedesinfektion

Die chirurgische Händedesinfektion wird nach der erstmalig am Tag durchgeführten Händewaschung durchgeführt, vor dem Anziehen der sterilen OP-Handschuhe. Es ist folgender **Ablauf** empfohlen (→ Abb. 44.14): Zunächst werden die Hände, dann die Unterarme vollständig benetzt. Dann schließt sich die Phase der Händedesinfektion mittels eingeübter Einreibetechnik an. Besonderes Augenmerk ist auf Fingerkuppen, Nagelfalze und Fingerzwischenräume zu legen, weil hier oft Benetzungslücken entstehen. Alle Bereiche der Hand müssen während der notwendigen Einwirkzeit (Herstellerangaben beachten, da präparatabhängig) feucht sein. Danach müssen die Hände an der Luft trocknen, bevor die OP-Handschuhe angezogen werden [13].

Nach der chirurgischen Händedesinfektion darf nichts mehr mit den Händen berührt werden.

Nach Operationen mit einer Dauer < 60 Min. reicht eine Händedesinfektion für 1 Min. vor der nächsten Operation ohne nochmaliges Händewaschen.

Haut ist nur keimarm

Auch die chirurgische Händedesinfektion tötet nicht alle Keime auf der Haut ab. Hände und Unterarme sind danach **keimarm,** aber nicht keimfrei (steril). Daher werden nach der chirurgischen Händedesinfektion sterile OP-Handschuhe angezogen (→Abb. 44.15).

Einkleiden in sterile OP-Kleidung

Nach der chirurgischen Händedesinfektion betreten Operateurinnen und Instrumentierende den OP-Saal. Die Instrumentierende zieht sich mithilfe der Springerin an (Anziehen der Handschuhe, →Abb. 44.15). Dann hilft sie den Operateurinnen in den sterilen Kittel und die sterilen Handschuhe.

Allgemeine Verhaltensregeln

Allgemeine Verhaltensregeln im OP bewahren die **Keimarmut** (bzw. stellen sie wieder her) und schützen die Patientinnen so vor Infektionen [15]:

- Im Operationssaal wird auf einen ökonomischen Bewegungsablauf geachtet und unnötiges Umhergehen bzw. Türöffnen sollte vermieden werden
- Häufige Gespräche während der Operation steigern die Zahl der Wundinfektionen und lenken ab. Deshalb werden während der Operation nur unbedingt notwendige Gespräche geführt
- Sollte bei einer aseptischen Operation unerwartet ein Eiterherd eröffnet werden, müssen spezielle Regelungen am Ende der Operation befolgt werden, um eine Keimausbreitung zu vermeiden. Diese sind im Hygieneplan festgelegt. Der OP-Saal kann erst nach entsprechenden Desinfektionsmaßnahmen für weitere aseptische OPs genutzt werden.

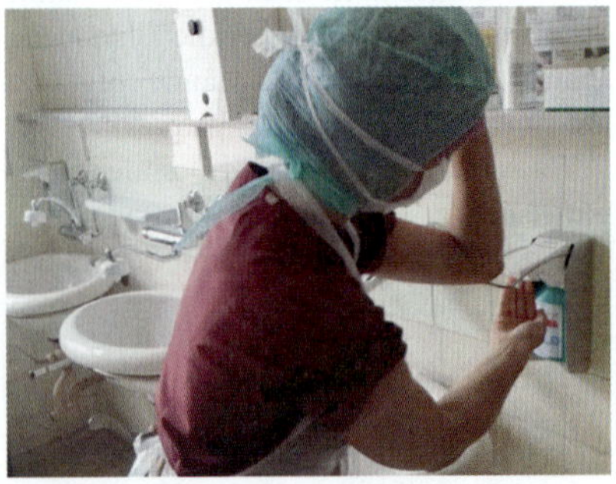

Desinfektionsmittel in die hohle Hand geben, Spender dabei mit dem Ellenbogen bedienen.

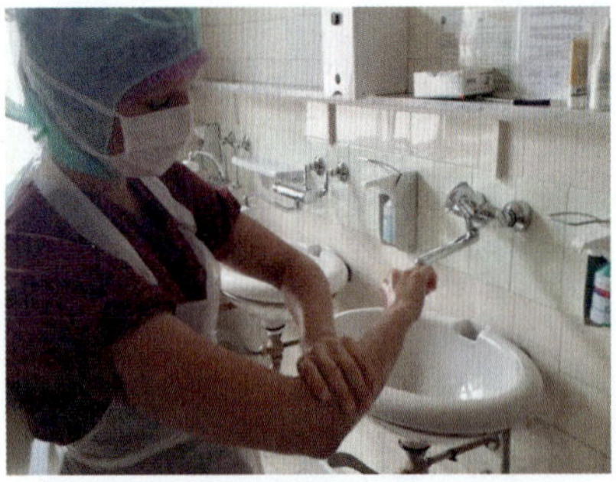

Hände und Unterarm bis zum Ellenbogen vollständig benetzen, dann nach Einreibeverfahren desinfizieren.

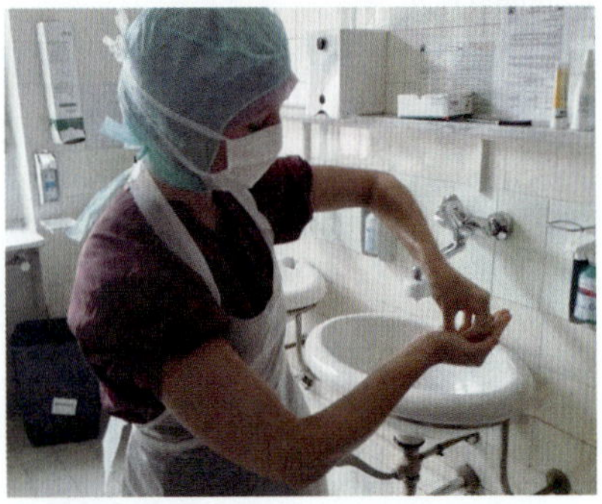

Benetzungslücken vermeiden, besonders auf Fingerkuppen, Nagelfalze und Fingerzwischenräume achten.

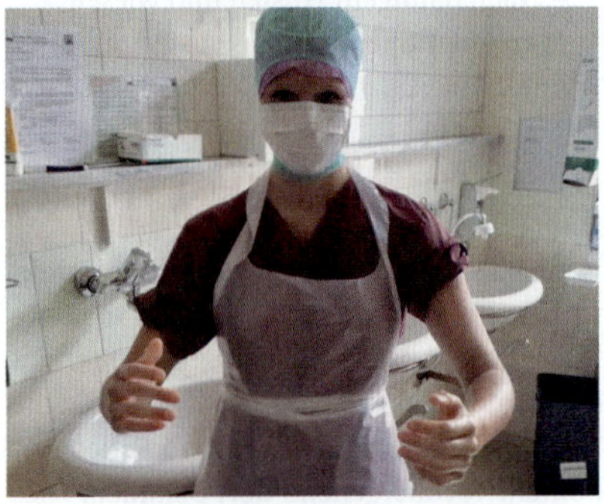

Ggf. erneut Desinfektionsmittel nehmen, um die notwendige Einwirkzeit zu erreichen. Hände an der Luft trocknen lassen.

Abb. 44.14 Chirurgische Händedesinfektion. [K389]

DEFINITION

Aseptische Operation: Operation an einem keimfreien Organ, z. B. operative Stabilisierung geschlossener Frakturen, Herzoperation.

Septische Operation: Operation mit Freisetzung von Bakterien, z. B. Abszesseröffnung. Geplant in einem septischen Operationssaal, der getrennt von den aseptischen Sälen liegt, oder am Ende des Tagesprogramms.

- Werden Patientinnen mit HIV oder Hepatitis B operiert, sind alle an der Operation beteiligten Personen zu informieren. Operateurinnen und Instrumentierende tragen zum Eigenschutz Brillen und doppelte bzw. dickere OP-Handschuhe. Wäsche und Müll werden nach hausinternen Vorgaben entsorgt
- Bei Röntgen im OP bezieht die Instrumentierende bereits vor der OP die Teile des Röntgengeräts mit einer sterilen Schutzhülle. Die Patientin bekommt einen Röntgenschutz auf die Keimregion, Operateurinnen und Instrumentierende tragen unter der sterilen Kleidung eine Röntgenschürze. Alle Personen, die während des Röntgens nicht unbedingt anwesend sein müssen, verlassen den Operationssaal
- Gipse werden wegen der damit verbundenen Staubentwicklung möglichst in einem speziellen Gipsraum angelegt. Zum Schutz der OP-Kleidung werden abwaschbare Schürzen getragen. Während der Gipsanlage kann die Allgemeinanästhesie weitergeführt werden.

VORSICHT! Bemerkt eine Person im OP-Saal, dass ein am OP-Tisch Stehender sich selbst oder einen sterilen Gegenstand versehentlich **unsteril** gemacht hat, muss sie dies sofort mitteilen. Typisches Beispiel ist das Berühren der sterilen Lampengriffe mit dem Kopfschutz.

44.4.4 Ablauf einer größeren Operation

Warten auf die Operation

Patientinnen, die auf eine Operation warten, befinden sich in einer besonders stressreichen Situation. Kommt dann noch eine **OP-Verzögerung** hinzu, erleben viele das als Durchhalten. Die Reaktionen hierauf sind unterschiedlich, z. B. unverändert nervös-ängstlich, eher ruhig und gelassen oder zwischen beiden Zuständen wechselnd. Später,

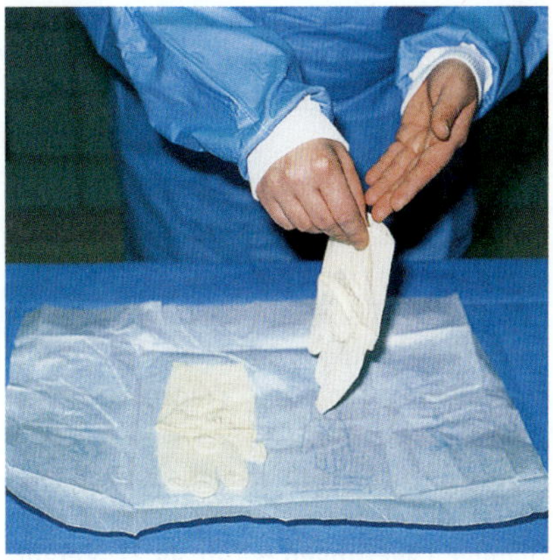

Den Handschuh am umgestülpten, später unsterilen Bereich fassen.

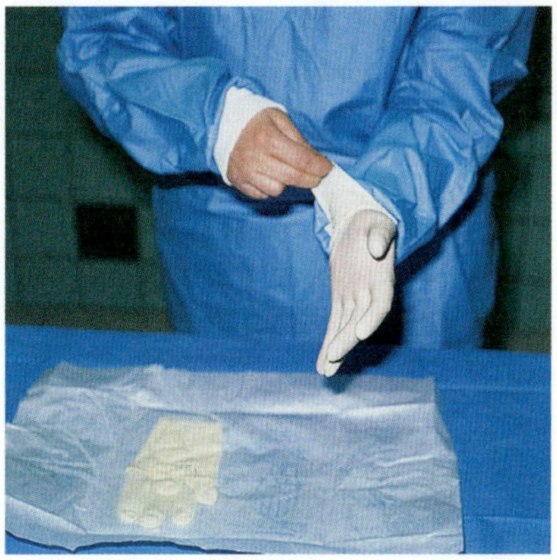

Mit der Hand hineinschlüpfen und den immer noch umgestülpten Handschuh hochziehen.

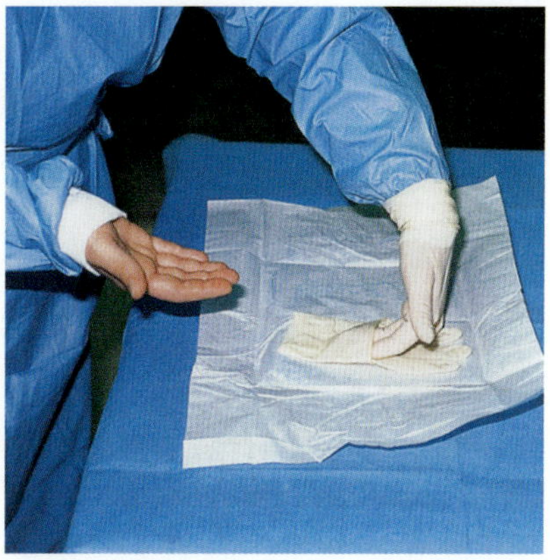

Mit der behandschuhten (sterilen) Hand die Umstülpung des zweiten Handschuhs fassen (später steriler Bereich)

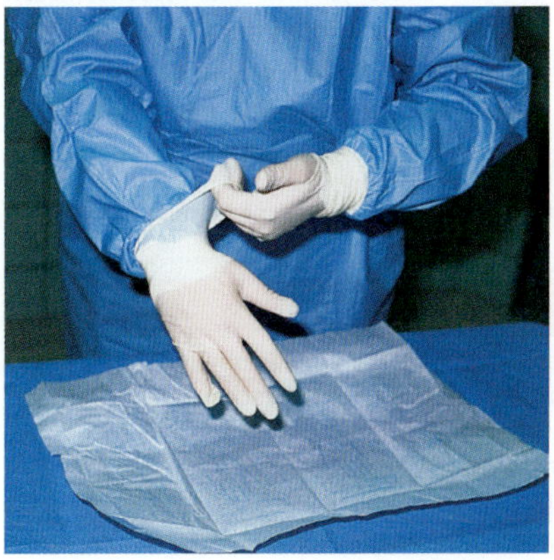

Links: Mit der zweiten Hand in den Handschuh fahren. Erste Hand in der Umstülpung lassen und Handschuh hochziehen.

Rechts: Zuletzt mit der zweiten Hand unter die Umschlagfalte des zuerst angezogenen Handschuhs fassen (steriler Bereich) und Handschuh vollständig hochziehen.

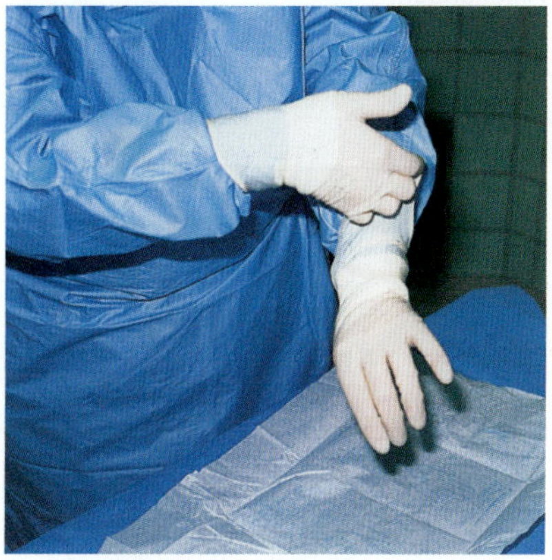

Abb. 44.15 Anziehen steriler Handschuhe ohne Helfer. [M161]

ab einem „Breaking Point“, kann sich die Einstellung der Patientin hin zu Resignation, Hoffen auf weitere Verschiebung oder Eskalation ändern. Fehlende soziale Unterstützung verschlimmert die Situation (→Abb. 44.16).
Patientinnen möchten den Grund für die OP-Verzögerung kennen. Sie wünschen sich auch explizit Auskünfte zum laufenden OP-Programm und eine Einschätzung, wann sie drankommen. Sie erwarten freundliche und respektvolle Pflegende, die sich um sie kümmern und z. B. bei Verzögerungen auch die wartenden Angehörigen zu Hause anrufen.
Pflegende und Ärztinnen müssen sensibler werden für die Auswirkungen, die eine Verschiebung für die Patientin hat. Dann kann davon ausgegangen werden, dass sich die negativen Auswirkungen für die Patientin reduzieren lassen [14].

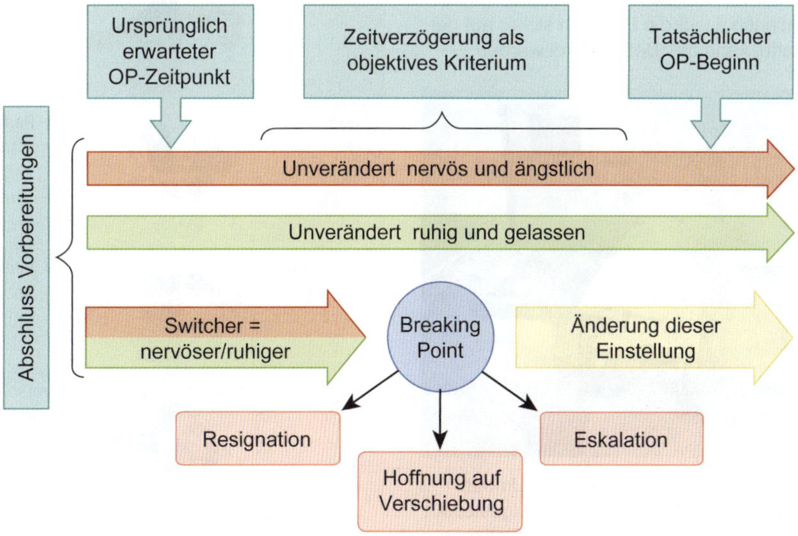

Abb. 44.16 Dramaturgie des Wartens. [M679, L143]

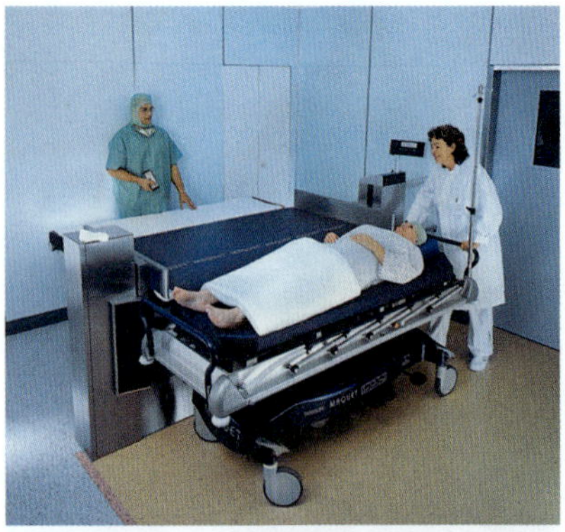

Die Pflegende der Station stellt das Bett flach, bringt es auf Höhe der Umbettplatte und schiebt es dicht an diese heran. Sie stellt die Bremsen fest und reicht dem OP-Pflegendem gegebenfalls Zu- und Ableitungen.

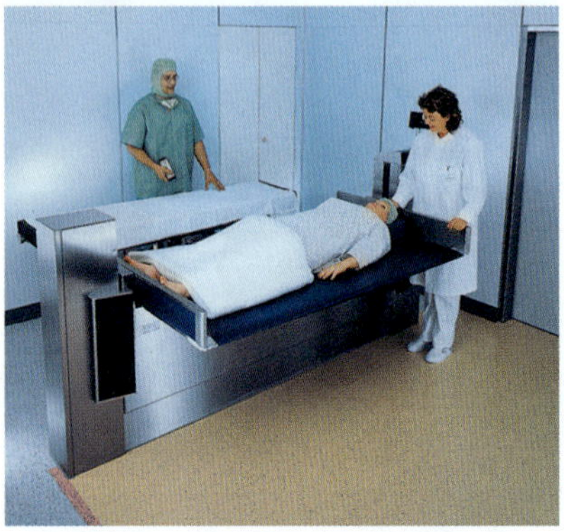

Der OP-Pflegende bedient die Umbettanlage. Die Umbettplatte schiebt sich unter die Patientin und bewegt sie zur Seite des OP-Bereichs. Die Pflegende der Station achtet v. a. auf den Kopf und beruhigt die Patientin. Liegt die Patientin sicher auf der Platte, kann das Bett entfernt werden.

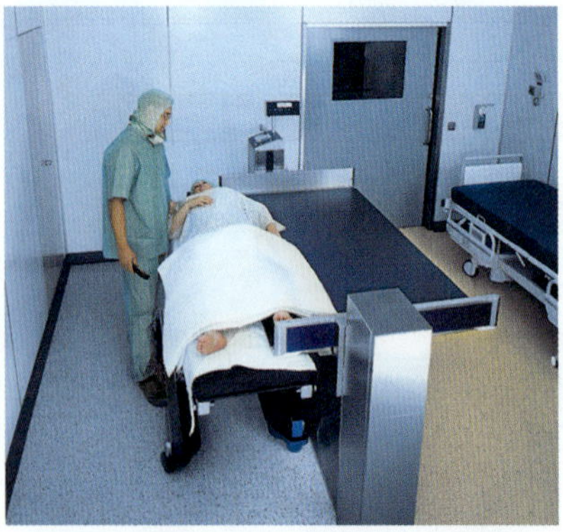

Auf der anderen Seite lässt die Umbettplatte die Patientin auf den bereitgestellten OP-Tisch gleiten. Erst wenn die Patientin sicher auf dem OP-Tisch liegt, verlässt die Pflegende der Station die Einschleuse.

Abb. 44.17 Einschleusen einer Patientin in den OP-Bereich mithilfe einer Umbettanlage. [V141]

Einschleusen der Patientin

Die Patientin wird in der **Patientenschleuse** *(Umbettschleuse)* von einer OP- oder Anästhesie-Fach(pflege)person in Empfang genommen. Diese stellt sich der Patientin vor. Dann überprüft sie:

- Identität der Patientin (durch Ansprechen mit Namen)
- Vollständigkeit der Unterlagen.

Das Einschleusen geschieht heute in vielen Kliniken mithilfe einer **Umbettanlage** (→ Abb. 44.17).

Anästhesieeinleitung

Nach dem Einschleusen wird die Patientin auf einem fahrbaren OP-Tisch in den **Anästhesie-Einleitungsraum** gebracht. Anästhesistin und Anästhesie-Fach(pflege)person stellen sich der Patientin vor, überprüfen nochmals ihre Identität und erklären das weitere Vorgehen. Das Anästhesie-Team trifft ggf. Vorbereitungen an der Patientin (z. B. Legen eines zentralen Venenkatheters) und leitet die Anästhesie ein (→ 46.8.3).

Lagerung der Patientin

Nach der Anästhesieeinleitung wird die Patientin in den Operationssaal gefahren. Der fahrbare OP-Tisch wird über die im Boden eingebaute Säule geschoben, die Säule hochgefahren und die Transportvorrichtung entfernt.

Anschließend wird die Patientin entsprechend der geplanten Operation gelagert (häufige **Lagerungen** → Tab. 44.2). Verantwortlich für die Lagerung ist die Operateurin, die v. a. bei komplizierten Lagerungen, z. B. Bauch- oder sitzender Lagerung, zugegen sein sollte. Je nach den Erfordernissen der Operation werden die Lagerungen modifiziert. Gelegentlich ist eine intraoperative Umlagerung der Patientin nötig [15].

Tab. 44.2 Verschiedene intraoperative Lagerungsarten und typische in dieser Lagerung durchgeführte Operationen [15] . [L215]

Lagerung		Indikation
Rückenlage	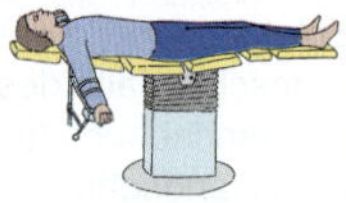	• Abdominale Eingriffe, z. B. Appendektomie • Versorgung von Frakturen des Oberschenkelknochens, Implantation einer Hüft-TEP • Handoperationen • Herzchirurgische Operationen
Bauchlage	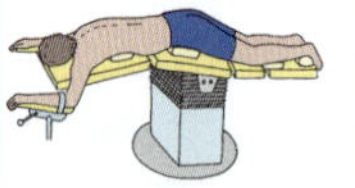	• Eingriffe an der Wirbelsäule, z. B. Skoliose-, Bandscheibenoperation • Schwenklappenoperation zur Deckung von Hautdefekten bei einem Dekubitus
Seitenlage	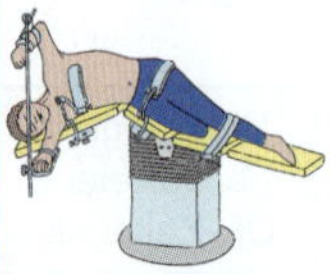	• Thoraxchirurgische Eingriffe, z. B. Lungenteilentfernung • Implantation einer Hüft-TEP • Eingriffe an der Wirbelsäule
Steinschnittlage	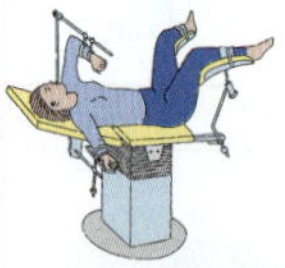	• Perianealabszesse, Hämorrhoiden-Operationen • Transanale Entfernung von Rektumtumoren • Vaginale Entfernung der Gebärmutter, Abrasio • Transurethrale Eingriffe in der Urologie, z. B. TUR Prostata
Oberkörperhochlage	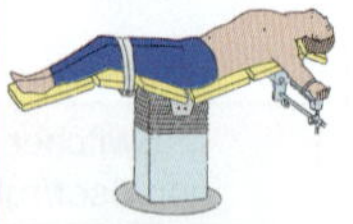	• Versorgung einer Humeruskopffraktur • Schilddrüsenoperationen • Chirurgische Tracheotomie
Lagerung auf dem Extensionstisch	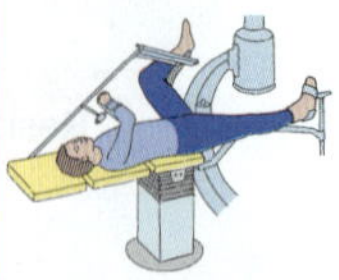	Versorgung von Frakturen (leichtere Reposition der Fraktur und Halten des Repositionsergebnisses)
Sitzende Lage	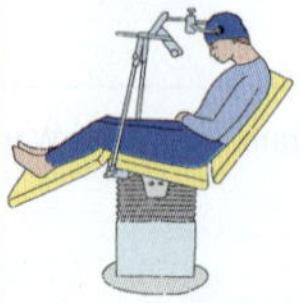	Neurochirurgische Eingriffe, z. B. Entfernung eines Hirntumors, Hämatomausräumung

Für die Lagerung des Kopfes und des Infusionsarms ist meist die Anästhesistin zuständig.

Prophylaxe von Lagerungsschäden

Eine unsachgemäße Lagerung kann nicht nur den Zugang zum Operationsfeld erschweren, sondern durch zu starken Druck und/oder Zug auch irreversible Folgeschäden an Haut und Nerven verursachen. Zur **Prophylaxe von Lagerungsschäden** gilt [15]:

- Druckempfindliche Körperregionen, z. B. Schienbeinkanten, Wadenbeinköpfchen (Nähe zum N. peroneus) und Ellenbogen (Nähe zum N. ulnaris) gesondert polstern
- Extremitäten gegen Herabfallen sichern, z. B. ausgelagerten Arm auf dem am OP-Tisch angebrachten Armbänkchen
- Überstreckung der Gelenke vermeiden
- Beine nicht über den OP-Tisch hinausragen lassen und nicht überkreuzen (Gefahr von Druckstellen im Bereich der Achillessehnen oder des Kniegelenks)
- Arme nicht über 90° abspreizen (Gefahr einer Plexus-brachialis-Zerrung)
- Bei Patienten in schlechtem Allgemeinzustand und bei längeren Operationen Kreuzbein gesondert unterpolstern (Dekubitusgefahr durch die lagebedingte Ischämie)
- In Bauchlage zusätzlich darauf achten, dass die Augäpfel frei liegen, da sonst Sehstörungen bis hin zur Erblindung drohen
- In Seitenlage ein ausreichendes Polster zwischen die Knie legen und auf eine ausreichende Stützung des Kopfes achten.

Während der OP muss die Hornhaut der meist nur zum Teil geschlossenen Augen vor Austrocknung geschützt werden, z. B. durch in beide Augen eingebrachte Augensalbe.

Weitere Vorbereitungen

Hochfrequenzgeräte

Hochfrequenzgeräte *(HF-, Diathermiegeräte, Elektrokauter)* dienen der Blutstillung *(Elektrokoagulation)* oder dem elektrischen Schneiden. Die Hauptgefahr besteht in Verbrennungen bei unsachgemäßem Anlegen der Neutralelektrode, die bei den meisten Geräten erforderlich ist.

Blutsperre und Blutleere

Zur Verbesserung der Übersicht im OP-Gebiet und zur Minimierung von Blutverlusten wird bei Operationen im Bereich der Extremitäten häufig eine Blutsperre oder eine Blutleere nach Esmarch verwendet. Zunächst wird eine aufblasbare Druckmanschette locker an Oberarm bzw. Oberschenkel ohne Hautfaltenbildung angelegt.

- Für die **Blutsperre,** die v. a. bei Operationen an Bein oder Fuß Anwendung findet, wird die Extremität anschließend für 1–3 Min. hochgehalten, ehe die Manschette nach Anordnung der Ärztin aufgepumpt wird
- Für die **Blutleere nach Esmarch** wird die Extremität zunächst mit einer breiten elastischen Gummibinde von distal nach proximal ausgewickelt, bevor die Druckmanschette mithilfe eines Geräts beim Erwachsenen am Oberschenkel auf ca. 400 mmHg und am Oberarm auf ca. 300 mmHg aufgepumpt wird. Danach wird die Gummibinde wieder abgewickelt.

Blutsperre und Blutleere sollten nicht länger als 2 Std. aufrechterhalten werden, da es sonst zu Nervenläsionen oder anderen Gewebeschäden kommen kann. Sie können aber ggf. nach 20-minütiger Freigabe der Extremitätendurchblutung erneut hergestellt werden. Beide Maßnahmen erhöhen das Thromboserisiko [15].

Hautdesinfektion und steriles Abdecken

Die **Hautdesinfektion** im Operationsgebiet erfolgt großflächig. Zunächst wird die Haut mit farblosem Alkohol entfettet und anschließend 1- bis 2-mal mit einer gefärbten Desinfektionslösung bepinselt. Durch die Farbe kann genau beurteilt werden, ob die Haut vollständig mit der Desinfektionslösung benetzt wurde.

Nach Abwarten der Einwirkzeit wird die Patientin mit Ausnahme des OP-Felds und des Kopfbereichs nach einem standardisierten Schema mit **sterilen Tüchern abgedeckt.** (Ausnahme: Bei Eingriffen an Kopf oder Hals wird auch der Kopfbereich abgedeckt.)

Als Letztes werden der Schlauch des Saugers und das Diathermiegerät angeschlossen, die sterilen OP-Lampengriffe angebracht und das Licht auf das OP-Feld ausgerichtet.

Operation

Entsprechend der geplanten **Operation** setzt die Operateurin den **Hautschnitt** (→ Abb. 44.18). Anschließend präpariert sie

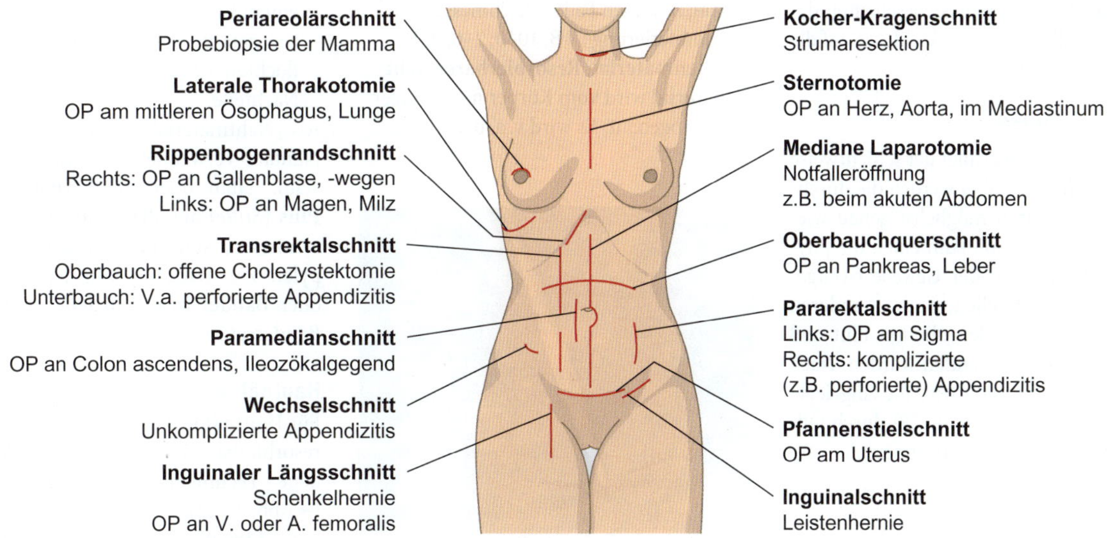

Abb. 44.18 Häufige Hautschnitte und Beispiele typischer Operationen. [L138]

das Unterhautfettgewebe bis auf die Muskelfaszie und durchtrennt diese. Danach werden die Muskulatur und ggf. auch andere anatomische Strukturen durchtrennt oder zur Seite gehalten.

Nach **Präparation des OP-Felds** und Darstellung der notwendigen anatomischen Strukturen erfolgt die eigentliche **Operation,** z. B. die Entfernung der Gallenblase.

Bestimmte Operationen erfordern **Zusatzeingriffe,** z. B. die Entnahme von körpereigenem *(autologem)* Knochenmaterial über einen zweiten Hautschnitt am Beckenkamm. Diese sind meist schon vor Beginn der Operation absehbar und mit der Patientin besprochen.

Manchmal wird die Operateurin aber auch intraoperativ von neuen oder unerwartet schweren Befunden überrascht (z. B. von einem ausgedehnteren Tumorbefall als zunächst angenommen) oder es treten Komplikationen ein (z. B. eine starke Blutung). Dann ist eine **Erweiterung des Eingriffs** notwendig, z. B. die Entfernung größerer Darmabschnitte als geplant.

(Wund-)Drainagen

Versorgung von Wunddrainagen → 44.5.5

Vor dem Verschluss einer OP-Wunde werden i. d. R. eine oder mehrere **(Wund-) Drainagen** (→ 44.5.5) zur Ableitung von Wundsekret in die Wundhöhle oder andere eröffnete Hohlräume eingebracht. Das senkt das Infektionsrisiko, da Wundsekret einen optimalen Nährboden für Bakterien darstellt, und beugt durch Verminderung von Spannung einer **Nahtdehiszenz** *(Aufklaffen von Wundrändern, Aufgehen einer Naht)* vor. Bekommt eine Patientin mehrere Drainagen, werden diese beschriftet, damit bei Auffälligkeiten Rückschlüsse auf die Lokalisation möglich sind.

Wundverschluss

Nach der Operation erfolgt der schichtweise **Wundverschluss.** Dabei werden die durchtrennten Strukturen möglichst genau wieder adaptiert. Dies soll zum einen die physiologische Funktion der Gewebe (weitgehend) wiederherstellen, zum anderen Wundhöhlen vermeiden, die mit Blut und Gewebeflüssigkeit volllaufen würden. Nach Abschluss der Hautnaht wird die eingelegte Redon-Drainage (→ Abb. 44.29) durch Öffnen der Klemmen unter Sog gesetzt.

Chirurgische Nadeln

Chirurgische Nadeln sind i. d. R. kreisförmig gebogen. Es gibt sie in verschiedenen Varianten, um den unterschiedlichen Geweben und ihren Erfordernissen gerecht zu werden. Einteilungskriterien sind [16]:

- **Nadelgröße** und **Krümmungsradius:** Je stärker die Nadel gebogen ist, desto enger liegen Ein- und Austrittsstelle zusammen
- **Nadelkörperquerschnitt:** Es gibt **Rundnadeln** zur Naht weicher und drei- oder mehrkantige **schneidende Nadeln** zur Naht derber Gewebe
- **Nadelspitze:** z. B. stumpf, flach, spatelförmig
- **Verbindung von Nadel und Faden: Nadeln mit Nadelöhr** (→ Abb. 44.19) sind preiswerter, aber durch das Einfädeln des Fadens zeitaufwändiger, und das Gewebe kann durch den gedoppelten Faden am Nadelöhr traumatisiert werden. Bei den teureren **atraumatischen Nadeln** (→ Abb. 44.20) ist der Faden mit der Nadel stufenlos fest verbunden. Dadurch ist der Stichkanal kleiner und das Gewebe wird weniger traumatisiert.

Chirurgisches Nahtmaterial

Chirurgisches Nahtmaterial dient nicht nur dem Wundverschluss, sondern z. B. auch der Unterbindung *(Ligatur)* von Gefäßen oder der Annaht von Drainageschläuchen. Am gebräuchlichsten sind **Fäden.** Sie werden unterschieden nach (→ Abb. 44.21) [16]:

- **Fadenstärke:** Für Hersteller in der EU ist das Europäische Arzneibuch (EP) verpflichtend. Die Maßeinheit ist metric; 1 metric = 0,1 mm (z. B. 0,1; 5). Viel benutzt wird aber nach wie vor die Einteilung der United States Pharmacopeia (Amerikanisches Arzneibuch, USP) ohne Zusammenhang zwischen Fadendurchmesser und Nummerierung (z. B. 10–0; 2–0; 0; 7)
- **Fadenmaterial: Resorbierbares Nahtmaterial** wird vom Körper nach einiger Zeit abgebaut. Es wird v. a. bei schnell heilenden Geweben (Schleimhäute, Organe, Muskeln) verwendet, bei denen keine lang dauernde Adaptation nötig ist. **Nicht resorbierbares Nahtmaterial** kann nicht abgebaut werden. Es verbleibt im Körper oder muss entfernt werden. Es kommt überall da zum Einsatz, wo es auf eine sichere und dauerhafte Verbindung ankommt (Sehnen- und Gefäßnähte, Gefäßligaturen). Es wird auch für Hautnähte verwendet
- **Fadenaufbau, -verarbeitung: Monofile Fäden** (z. B. Prolene®) bestehen aus einem Filament. Sie haben eine glatte Oberfläche und gleiten gut im Gewebe. **Polyfile Fäden** (z. B. Dexon®, Vicryl®, Mersilene®, Seide) bestehen aus mehreren Einzelfädchen, die miteinander verdreht oder verflochten sind. Ihre Knoten sitzen besser, die Oberfläche ist aber rau („Sägewirkung" im Gewebe). **Pseudomonofile Fäden** (z. B. Supramid® pseudo-monofil) bestehen ebenfalls aus mehreren Einzelfädchen, die jedoch mit einem Überzug versehen sind. So ergänzen sich die Vorteile monofiler und geflochtener Fäden bei Minimierung der Nachteile.

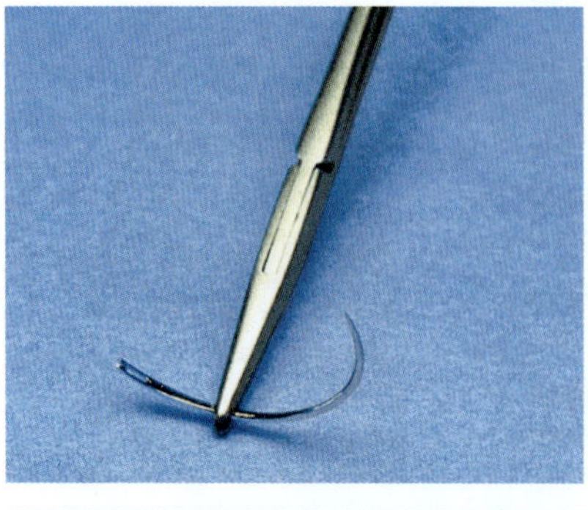

Abb. 44.19 Nadelhalter und gebogene chirurgische Nadel mit Nadelöhr. [K183]

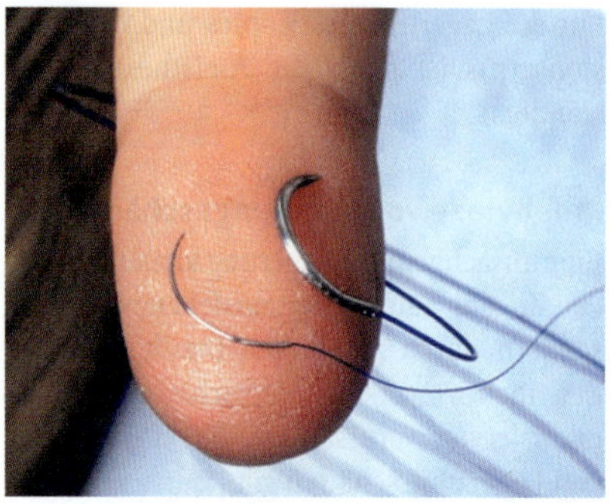

Abb. 44.20 Atraumatische Nadel. [K183]

Als „Nahtmaterial" werden außerdem Implantate verwendet, z. B. **Clips** aus Edelstahl, Titan oder PDS® (Polydioxanon), **Pins** *(Stifte)* aus PDS® für kleinere Osteosynthesen, **Netze bzw. Kissen** aus Polypropylen zur Deckung von Fasziendefekten oder **Bänder bzw. Kordeln** aus PDS® als Bandersatz.

Hautnähte

Für **Hautnähte** werden am häufigsten nicht resorbierbare Fäden verwendet. Verschiedene Techniken stehen zur Verfügung (→ Abb. 44.22):

- Bei **Einzelknopfnähten** wird der Faden nach jedem Stich aus der Haut ausgeleitet und verknotet

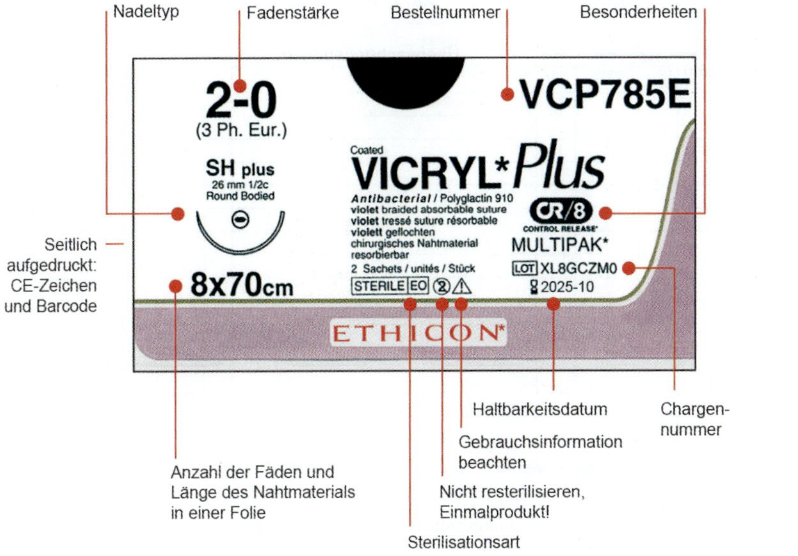

Abb. 44.21 Verpackungskennzeichnung, hier des Nahtmaterial-Herstellers Ethicon. [V135]

- Alternative bei langen OP-Wunden ist eine **Klammernaht** mittels eines **Einmal-Hautklammerinstruments,** das einzelne Metallklammern in das Gewebe eindrückt
- Bei einer **Intrakutannaht** wird die Haut so adaptiert, dass der Faden nicht bei jedem Stich aus der Haut ausgestochen, sondern nur die beiden Fadenenden aus der Haut ausgeleitet und neben der Wunde fixiert werden. Das kosmetische Ergebnis ist weit besser, Voraussetzung ist aber ein spannungsfreier Wundverschluss
- **Wundnahtstreifen** (Klammerpflaster, z.B. Leukostrip®) und **Fibrinkleber** (z. B. Beriplast P Combi-Set®) werden eher in der chirurgischen Ambulanz verwendet, um kleine Wunden ohne Spannung zu verschließen.

Wundverband

Nach der Hautnaht wird die OP-Region von Blut- und Sekretresten gesäubert, und die Wundränder werden nochmals desinfiziert. Anschließend werden Wunde einschließlich der mit Schlitzkompressen umgebenen Austrittsstellen der Wunddrainagen mit sterilem **Wundverband** abgedeckt. Moderne Verbandsmaterialien, z. B. mit Silikonbeschichtung, verhindern ein Verkleben.

VORSICHT! Klebevliese dürfen nicht gespannt werden, damit keine Spannungsblasen entstehen.

Anschließend entfernt die Ärztin das Abdeckmaterial. Die Pflegenden decken die Patientin wegen der Auskühlungsgefahr sofort zu. Ist postoperativ ein Kompressions- oder Gipsverband erforderlich, wird dieser meist unmittelbar im Anschluss noch im Operationssaal oder im Gipsraum des OP-Bereichs angelegt.

Anästhesieausleitung

Gegen Ende der Operation beginnt die **Anästhesieausleitung** (➔ 46.8.3). Bei stabilen Herz-Kreislauf-Verhältnissen und guter Spontanatmung wird die Patientin noch im OP extubiert, in Begleitung der Anästhesistin zur Patientenschleuse gefahren, dort in ein – möglichst vorgewärmtes – Bett umgelagert und in den Aufwachraum bzw. auf die Intensivstation gebracht.

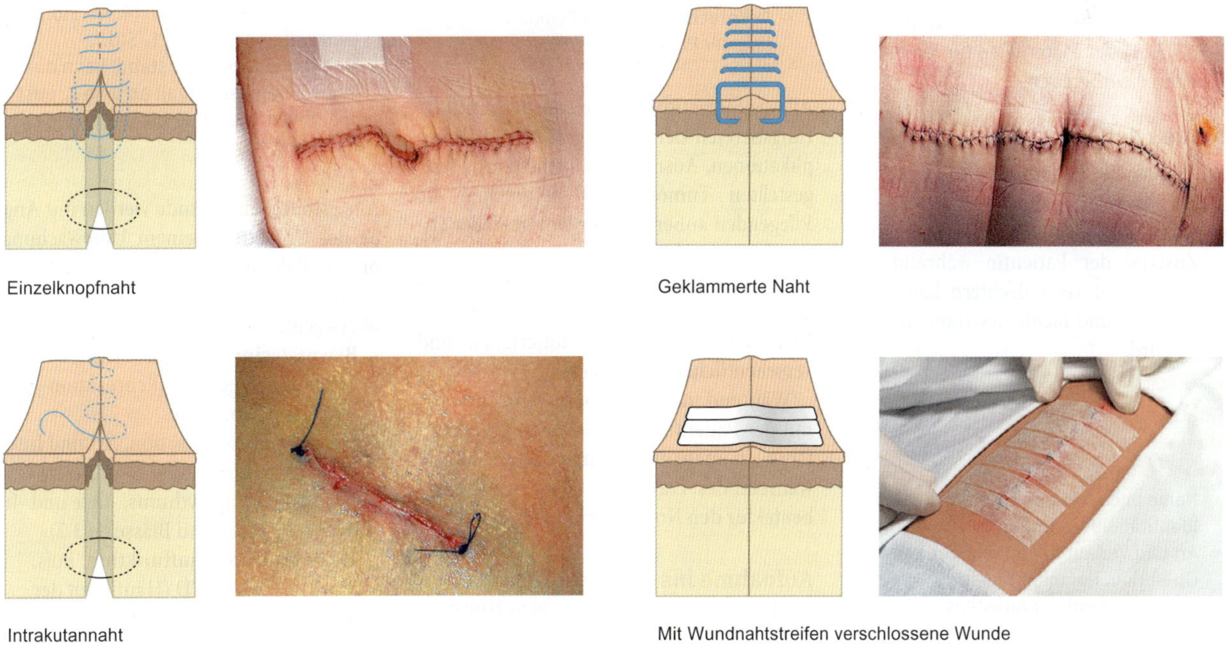

Abb. 44.22 Verschiedene Hautnähte. [L138, L190, E816, E896, K183]

44.5 Postoperative Pflege

44.5.1 Übernahme der Patientin aus dem Aufwachraum

Nach kleinen oder mittelgroßen Operationen können die meisten Patientinnen nach 1–2 Std. vom Aufwachraum auf die Station verlegt werden. Die Pflegenden der Station werden dann telefonisch gebeten, die Patientin abzuholen.

Vorbereitungen auf Station

Bevor die Patientin abgeholt wird, sollte ihr Zimmer vorbereitet sein, damit sie in einer ruhigen Atmosphäre versorgt werden kann und nicht durch unnötige Hektik verunsichert wird.

Zu den **Vorbereitungen** gehören:

- Bettenplatz richten (z. B. Platz für neues Bett schaffen, Besucher aus dem Zimmer bitten, überprüfen, ob Rufanlage vorhanden und funktionsfähig ist)
- Lagerungshilfsmittel bereitlegen (falls nicht schon in den OP bzw. in den Aufwachraum mitgegeben)
- Blutdruckmessgerät, Stethoskop und Überwachungsprotokoll bereitlegen
- Voraussichtlich benötigte Pflegeutensilien vorbereiten (Nierenschalen, Zellstoff, Urinflasche, Steckbecken, Zubehör für Mund- und Nasenpflege)
- Je nach OP Sauerstoffgerät, Beatmungsbeutel, Absauggerät und anderes Notfallzubehör bereithalten
- Ggf. Infusions- oder Spritzenpumpe (→ 43.5.5) oder Materialien für die Blutabnahme vorbereiten.

Abholen der Patientin

Das Abholen der Patientin sollte nach Möglichkeit **zu zweit** erfolgen. Eine Person muss eine Pflegefachperson sein, da sich der Zustand der Patientin während des Transports akut verschlechtern kann und ggf. schnelles und fachliches Handeln notwendig wird.

Informationen und Kontrollen bei Übernahme einer Patientin vom Aufwachraum

- Name und Alter der Patientin zur Identitätsüberprüfung
- Art und Verlauf der durchgeführten Operation, Komplikationen
- Art und Verlauf der Anästhesie, Komplikationen
- Transfusionen, Infusionen, Drainagen und Katheter der Patientin
- Verlauf der Aufwachphase, z. B. Vitalparameter, bei Diabetikern Blutzuckerwerte, subjektive Beschwerden wie etwa Übelkeit
- Durchgeführte Therapie- und Pflegemaßnahmen, z. B. Druckverband, Schmerztherapie, Transfusionen, Einmalkatheterisierung oder Sauerstoffgabe
- Verordnete Nachbehandlung und Kontrollen, z. B. Lagerung, Schmerzmedikation, Antibiotikagabe, Labor- und Röntgenkontrollen, Infusionstherapie
- Vollständigkeit der Patientenunterlagen einschl. OP- und Anästhesieprotokoll
- Ansprechbarkeit und Reaktionsfähigkeit der Patientin.

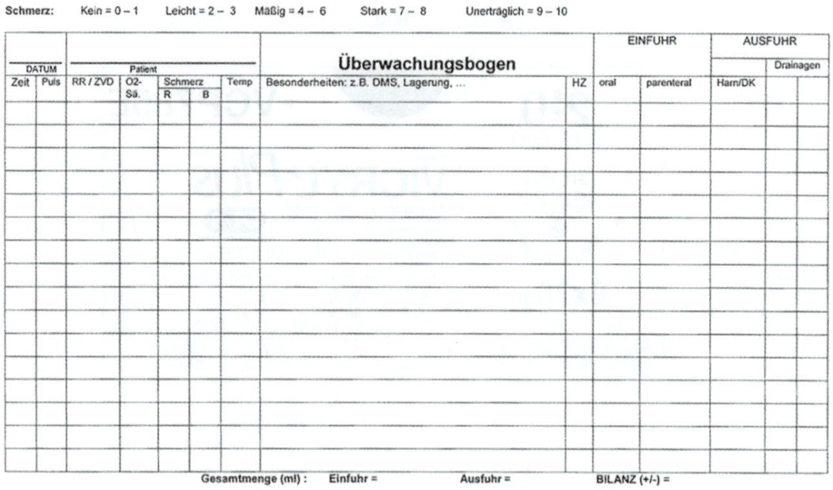
Schmerz: Kein = 0 – 1 Leicht = 2 – 3 Mäßig = 4 – 6 Stark = 7 – 8 Unerträglich = 9 – 10

DATUM		Patient					Überwachungsbogen		EINFUHR		AUSFUHR		
												Drainagen	
Zeit	Puls	RR / ZVD	O2-Sä.	Schmerz R	Schmerz B	Temp	Besonderheiten: z.B. DMS, Lagerung, …	HZ	oral	parenteral	Harn/DK		

Gesamtmenge (ml): Einfuhr = Ausfuhr = BILANZ (+/-) =

Abb. 44.23 Postoperatives Überwachungsprotokoll (Beispiel). [K115]

Alle Informationen, die in den Aufklärungsbereich der Ärztin fallen (z. B. Komplikationen, Ausmaß des intraoperativ festgestellten Tumorbefalls) besprechen die Pflegenden außerhalb der Hörweite der Patientin.

Vor dem Rücktransport sichern die Pflegenden Infusionsflaschen, Drainagen und Urinableitung gegen Herunterfallen und versehentliches Herausziehen.

Während des Transports sprechen sie mit der Patientin und beobachten sie sorgfältig. In manchen Kliniken ist es üblich, während des Transports einen Beatmungsbeutel für den Notfall bereitzuhalten.

Aufnahme ins Patientenzimmer und postoperative Überwachung

Im Patientenzimmer überprüft die Pflegefachperson eine ggf. angeordnete Positionierung und vergewissert sich, dass die Patientin bequem liegt. Sie sorgt dafür, dass sie die Patientenrufanlage gut erreichen kann. Evtl. werden Mitpatientinnen und Besucherinnen um Rücksichtnahme gegenüber der Frischoperierten gebeten.

Ärztlich angeordnete Maßnahmen (z. B. Röntgen-, Laborkontrollen, Infusionstherapie) werden von den Pflegenden vorbereitet, durchgeführt und dokumentiert.

Postoperative Überwachung

Die postoperative Überwachung kann nach folgender **Vierer-Regel** durchgeführt werden: 4-mal alle 15 Min. (1. Std.), 4-mal alle 30 Min. (2. und 3. Std.), 4-mal alle 60 Min. (4.–7. Std.), 1-mal alle 4 Std. (8.–11. Std.).
Sind die Vitalzeichen stabil, kann das Überwachungsintervall ab dem 1. postoperativen Tag auf 2- bis 3-mal täglich verlängert werden.

Alle ermittelten Befunde werden mit Angabe der Uhrzeit auf einem Überwachungsprotokoll dokumentiert (→ Abb. 44.23).

Folgende Parameter werden postoperativ überwacht:

- **Bewusstsein:** Ansprechbarkeit, Orientiertheit und ggf. Pupillenreaktion (→ 12.2, → Tab. 37.3)
- **Schmerzen:** Lokalisation, Art und Intensität der Schmerzen (→ 13.2)
- **Atmung:** Atemrhythmus, -tiefe und -frequenz, Zyanose und Blässe (→ 3.2)
- **Herz- und Kreislauffunktion:** Puls, Blutdruck, ggf. ZVD (Häufigkeit der Messung nach Anordnung der Ärztin) (→ 21.1.3)
- **Körpertemperatur:** Messintervall nach Zustand der Patientin und letztem ge-

messenen Wert festlegen. Anfangs besteht die Gefahr der Auskühlung, später ist Resorptionsfieber bis 38,5 °C normal (→ 5.4)

- **Urinausscheidung:** Bei liegendem Dauerkatheter auf ungehinderten Abfluss achten und Ausscheidungsmenge regelmäßig kontrollieren (Zeitabstände abhängig von Operation, Zustand der Patientin und eventuellen Vorerkrankungen). Eine Patientin ohne Dauerkatheter sollte spätestens 8 Std. postoperativ Spontanurin gelassen haben
- **Venöse Zugänge:** (→ 43.5.3, → 43.5.4) pflegen und beobachten, **Infusionsprogramm** (→ 43.5.2) und ggf. **Bluttransfusionen** (→ 27.5.8) überwachen/steuern
- **Wundverband:** Bei leicht durchgeblutetem Verband mit einem Stift Umriss des durchgebluteten Bereichs markieren und Uhrzeit dokumentieren. Bei stark durchgeblutetem Verband Ärztin informieren, Verband wechseln. Vor allem bei Verbänden an den Extremitäten auf Einschnüren des Verbands, Blässe oder zyanotische Verfärbung der Finger oder Zehen achten
- **Gipsverband:** Durchblutung, Sensibilität und aktive Beweglichkeit der Extremität (→ 29.1.3)
- **Drainagen:** Art, Lage, Funktion und Fixation der Drainage, Menge und Beschaffenheit des Drainagensekrets; bei raschem Volllaufen der Drainagen insbesondere mit blutigem Sekret frühzeitig die Operateurin informieren (→ 44.5.5)
- **Labor- und Röntgenkontrollen:** Nach Anordnung der Ärztin organisieren.

Bei (neu aufgetretenen) Unregelmäßigkeiten informieren die Pflegenden unverzüglich die diensthabende Ärztin oder die Operateurin und dokumentieren dies ebenfalls im Überwachungsprotokoll.

Aufklärung ist Arztaufgabe

Immer wieder fragen Patientinnen oder Angehörige die Pflegefachpersonen nach dem Verlauf der Operation. Die Beantwortung dieser Frage ist jedoch wie andere Aufklärungsgespräche Aufgabe der Ärztin. Deswegen verweisen die Pflegenden in dieser Situation auf die Ärztin und organisieren ggf. ein Gespräch.

Besonderheiten bei Kindern

Falls möglich, sollte ein Elternteil bereits unmittelbar postoperativ im Aufwachraum anwesend sein und das Aufwachen begleiten können. Die postoperative Betreuung von **Kindern** entspricht der bei Erwachsenen. Zusätzlich ist zu beachten:

- Die Pflegefachpersonen beobachten besonders kleine Kinder, die sich noch nicht ausreichend verständlich machen können, auf Zeichen von Schmerzen (→ 13.2), Übelkeit und Erbrechen und lagern das Kind zur Aspirationsprophylaxe bei Bedarf in Seitenlage
- Neugeborene und Säuglinge kühlen rasch aus und werden deshalb in einen Inkubator oder in ein Wärmebett gelegt
- Manche Kinder, v. a. Kleinkinder, sind in der Aufwachphase nicht orientiert. Sie sollten dann möglichst in Ruhe (aber nicht alleine) gelassen werden
- Es besteht die Gefahr, dass unruhige Kinder sich evtl. Drainagen oder Sonden entfernen. Daher sitzt möglichst eine Bezugsperson am Bett.

Ambulante Operation: Entlassung

Nach der Operation wird die Patientin im Aufwachraum so lange betreut, bis sie nach Hause entlassen werden kann. Meist kommen Operateurin und Anästhesistin einige Stunden postoperativ zu einer Abschlussuntersuchung und entscheiden dann über die Entlassungsfähigkeit. Die Patientin darf vor der Entlassung auch schon ein paar Schlucke trinken.

Die Patientin darf nicht alleine nach Hause fahren. Für die Betreuung am OP-Tag und die darauffolgende Nacht muss ein Erwachsener bei der Patientin zu Hause sein.

Für den Fall von Problemen müssen Operateurin bzw. Krankenhaus 24 Std. erreichbar sein. Die Patientin muss über zu erwartende postoperative Beschwerden (etwa das Ausmaß von lokalem Wundschmerz und Nachblutung) informiert sein und wissen, bei welchen Problemen sie sich bei der Operateurin melden oder in der Klinik vorstellen muss.

Wichtig sind auch Informationen der Operateurin, wie sich die Patientin weiter zu verhalten hat:

- Wann soll sich die Patientin nochmals vorstellen und wo?
- Was ist erlaubt (z. B. Beugung – Streckung bei Eingriffen an den Gelenken, Belastung), was sollte vermieden werden (z. B. Bücken und Tragen)?
- Wann darf geduscht werden?
- Wann werden die Fäden entfernt und von wem?
- Sind anschließende Rehamaßnahmen, z. B. Physiotherapie, notwendig?

44.5.2 Postoperative Beschwerden und Komplikationen

Jede Operation führt zu lokalen Gewebeschäden und meist auch zu zumindest leichten postoperativen Schmerzen und vorübergehenden Funktionseinbußen. Insbesondere größere Operationen verursachen darüber hinaus Veränderungen des gesamten Organismus, v. a. Freisetzung von Stresshormonen, erhöhte Sympathikusaktivität, Gerinnungsaktivierung, Freisetzung von Entzündungsbotenstoffen, gesteigerter Sauerstoffverbrauch, Glukoseverwertungsstörung, Fett- und Eiweißabbau. Diese Veränderungen werden als **Postaggressionssyndrom** *(Postaggressionsstoffwechsel)* zusammengefasst (→ Abb. 44.24).

Meist treten postoperativ **lokale oder generalisierte Beschwerden** auf (→ Tab. 44.3). Diese sind bis zu einem gewissen Grad normal, können aber auch auf **Komplikationen** hinweisen. Pflegefachpersonen fragen die Patientin regelmäßig nach ihrem Befinden und beobachten sie auf auffällige Veränderungen (→ 44.5.1). Bei Verdacht auf Komplikationen benachrichtigen sie die Ärztin.

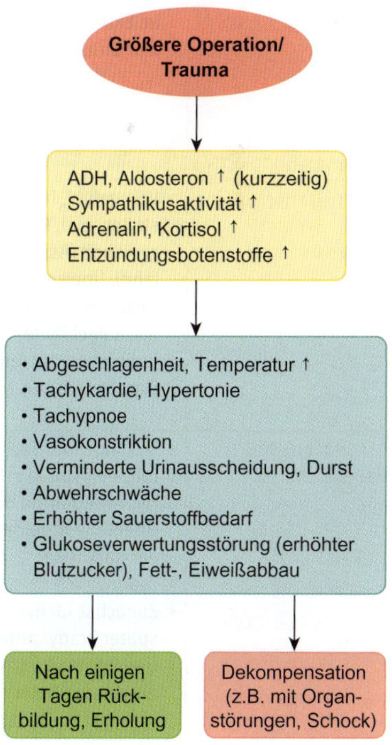

Abb. 44.24 Postaggressionssyndrom (vereinfacht). Das Postaggressionssyndrom ist eine normale Reaktion des Körpers auf Verletzungen, kann aber dem Körper bei sehr starker Ausprägung schaden oder zur Dekompensation vorbestehender Erkrankungen führen. [L143]

Tab. 44.3 Häufige postoperative Beschwerden und Komplikationen sowie pflegerische Erstmaßnahmen.

Komplikationen/ Beschwerden	Symptome	Mögliche Ursachen	Erstmaßnahmen
Aspiration →7.10			
Fieber →5.4			
Harnverhalt →33.2.6 Richtlinie: erster Spontanurin postoperativ nach spätestens 8 Std.	• Unruhe • Tachykardie, Hypertonie • Unterbauchschmerz, evtl. Harndrang, tastbare prall gefüllte Blase im Unterbauch	• Restwirkung rückenmarknaher Anästhesien (→46.9.2), aber auch nach Allgemeinanästhesie • Reflektorische Miktionshemmung (bei Benutzung des Steckbeckens, wenn jemand danebensteht) • Schwellung im OP-Gebiet bei Eingriffen im Genitalbereich	• Wenn Aufstehen erlaubt ist und bei guten Kreislaufverhältnissen Nachtstuhl/Toilette benutzen lassen • Bei Bettruhe Patientin zum Wasserlassen im Bett aufrichten, falls erlaubt Kopfteil hochstellen; sie möglichst alleine lassen, Mitpatienten evtl. aus dem Zimmer bitten • Wasser am Waschbecken laufen oder Patientin Hände in warmes Wasser halten lassen (oft „bahnend") • Auf Anordnung der Ärztin Parasympathomimetikum verabreichen, bei Erfolglosigkeit (einmal-)katheterisieren
Herzinsuffizienz durch Volumenüberlastung →21.6 Erhöhtes Risiko bei älteren Patienten	• Dyspnoe, Rasselgeräusche • Tachykardie, Blutdruckabfall • Grau-fahle Haut	Meist Kombination verschiedener Faktoren wie lange Narkose, Überangebot an Flüssigkeit und Minderperfusion bei bis dahin kompensierter Herzschwäche, verminderte Urinausscheidung	• Ärztin informieren, evtl. Sauerstoff geben (Anordnung der Ärztin) • Herzbettlagerung durchführen (→Abb. 21.1) • Flüssigkeitsbilanz erstellen, Flüssigkeitszufuhr einschränken • Nach Anordnung der Ärztin Medikamente verabreichen, z. B. Diuretika • Vitalzeichen engmaschig überwachen
Hypertonie →22.4.1	• Oft symptomlos • Vor allem bei sehr hohen Werten Kopfschmerzen, Schwindel, Übelkeit oder verschwommenes Sehen	• Schmerzen, Angst, Atemnot • Volle Harnblase • Zu große Infusionsmenge • Vorbestehende Hypertonie (i. d. R. präoperativ erfasst)	• Auslösende Ursache suchen und beseitigen, z. B. Schmerzen lindern, Harnblase entleeren (lassen) • Blutdrucksenkende Medikamente nach Anordnung der Ärztin geben (Achtung: RR nicht zu schnell senken, da Gefahr einer Durchblutungsstörung im Gehirn) • Blutdruck engmaschig kontrollieren • Flüssigkeitsbilanz erstellen
Laryngospasmus (*Stimmritzenkrampf*) bei Erwachsenen sehr selten	• Inspiratorischer Stridor, Dyspnoe, Zyanose, Angst, Tachykardie • Im Extremfall Herz-Kreislauf-Stillstand	• Reizung der Rachen- oder Kehlkopfschleimhaut, z. B. durch Sekret, Blut, Erbrochenes, Beatmungstubus • Chirurgische Eingriffe im Rachen oder am Kehlkopf	• Ärztin informieren • Ruhe vermitteln, Schmerzreize vermeiden • Auslösende Reize beseitigen, z. B. Guedel-/Wendl-Tubus herausnehmen, Atemwege ggf. absaugen • Atemwege freihalten (Esmarch-Handgriff, →14.3.2) • Sauerstoff geben (Anordnung der Ärztin) • Ggf. Verlegung auf die Intensivstation/Intubation vorbereiten, notfalls reanimieren (→14.3)
Lungenembolie →23.11.1			
Magen-Darm-Atonie	• Völlegefühl, häufiges Aufstoßen, evtl. Reflux von Mageninhalt (Aspirationsgefahr!), Übelkeit, Erbrechen • Gespanntes, schmerzhaftes, aufgeblähtes Abdomen • Spärliche oder fehlende Darmgeräusche	• Reflektorisch durch mechanische Manipulation am Darm während der Operation (paralytischer Ileus, →24.6.1) • Intraabdominale Hämatome oder Infektionen (z. B. Abszesse, Peritonitis) • Eiweißmangel, Mikrozirkulationsstörungen	• Magensonde und Darmrohr legen (Anordnung der Ärztin) • Abführmittel, Klysmen oder Einläufe verabreichen (Anordnung der Ärztin) • Auf Anordnung der Ärztin motilitätsfördernde Arzneimittel (z. B. Motilium®) zur Anregung der Darmtätigkeit geben • Kostaufbau erst steigern, wenn die Magen-Darm-Funktion wieder eingesetzt hat • Behandlung von Übelkeit und Erbrechen (→Pharma-Info 24.1)
Respiratorische Insuffizienz	• Dyspnoe und Tachypnoe (ohne Dyspnoe z. B. bei Hypoventilation durch Überhang atemdepressiver Narkotika) • Zyanose • Zunächst Tachykardie, später Bradykardie • Unruhe, Bewusstseinsveränderung (Verwirrtheit, später Eintrübung)	• Verlegung der Atemwege (Zunge, Schleim, Sekret, Fremdkörper) • Narkotikaüberhang (Opiate, Relaxanzien) • Vorbestehende Lungenerkrankung • Schmerzen, zu straffe Verbände an Thorax oder Oberbauch • Zwerchfellhochstand bei postoperativer Magen-Darm-Atonie • Pneumonie	• Patientin auf dem Rücken mit erhöhtem Oberkörper lagern und zum tiefen Durchatmen anhalten • Sekret mobilisieren, z. B. durch Abhusten (Wunde ggf. mit Händen komprimieren, um Schmerzen zu vermeiden) • Bei Schmerzen Analgetika aus der Bedarfsmedikation verabreichen, zu straffe Verbände lockern • Ggf. Atemwege durch Absaugen (→3.4.5), Guedel- oder Wendl-Tubus (→Abb. 14.25, →Abb. 46.8) frei machen und frei halten • Sauerstoff auf Anordnung der Ärztin geben (→3.5) • Blutentnahme zur BGA vorbereiten (→23.3.4) • Beatmungsbeutel (→Abb. 46.7) bereithalten, bei zunehmender Ateminsuffizienz Intubation und Verlegung auf Intensivstation vorbereiten
Schluckauf (*Singultus*) Gefahr der Nahtinsuffizienz bei Darmanastomosen und OP-Nähten	Wiederholt hörbare Inspirationen mit nachfolgendem geräuschvollen Verschluss der Stimmritze	• Reizung des Zwerchfells (häufig nach Eingriffen im Oberbauch) oder des N. phrenicus • Sehr selten Erkrankungen des Gehirns	• Patientin Luft anhalten und – falls erlaubt – etwas trinken lassen • Patientin ablenken, z. B. durch Gespräche • Bei anhaltendem Singultus Medikamente nach Anordnung der Ärztin verabreichen

Tab. 44.3 Häufige postoperative Beschwerden und Komplikationen sowie pflegerische Erstmaßnahmen. *(Forts.)*

Komplikationen/ Beschwerden	Symptome	Mögliche Ursachen	Erstmaßnahmen
Übelkeit, Erbrechen → 24.2.1			
Verwirrtheit *(Durchgangssyndrom)* → 12.4	• Desorientiertheit, Unruhe • Sinnlose, teils aggressive und selbstgefährdende Handlungen • Meist bei älteren Patientinnen	• Oft vorbestehende Arteriosklerose der Hals-/Gehirnarterien (→ 22.5.1) mit vorübergehender Verstärkung der Durchblutungsstörungen durch die OP (z. B. durch Blutdruckabfall) • Wichtige Differenzialdiagnosen: Entzug bei Arzneimittel- oder Alkoholabhängigkeit, Sauerstoffmangel	• Kontakt zu vertrauten Personen herstellen, bekannte Gegenstände (z. B. Bilder) in Sichtweite stellen • Blutdruck kontrollieren (normal hochhalten) • Blutentnahme zur BGA vorbereiten (→ 23.3.4), ggf. Sauerstoff verabreichen (Anordnung der Ärztin) • Katheter und Drainagen gegen Herausziehen sichern • Auf Anordnung der Ärztin Arzneimittel verabreichen und/oder Patienten zum Eigenschutz fixieren • Bei Selbstgefährdung Sitzwache anfordern • Ggf. Verlegung auf die Intensivstation vorbereiten • Verwirrtheitsprophylaxe (→ 12.4.2)
Volumenmangel → 33.10.2	• Tachykardie, Blutdruckabfall, erniedrigter ZVD • Rückgang der Urinausscheidung	• Unzureichende Flüssigkeitszufuhr • Größere Blut- und Flüssigkeitsverluste (z. B. über Drainagen, bei Erbrechen)	• Nach auslösender Ursache suchen (Nachblutung?) • Vitalzeichen, ZVD, Flüssigkeitsbilanz erstellen • Patientin nicht allein aufstehen lassen • Infusionen nach Anordnung der Ärztin geben • Auf ausreichende Flüssigkeitzufuhr achten
Wundheilungsstörungen → 43.13.2			

Postoperative Schmerzen

Pflege von Menschen mit Schmerzen → Kap. 13

Eine der Hauptängste der Patientinnen betreffen postoperative Schmerzen. Schmerzen unmittelbar postoperativ sind am häufigsten akute **Wundschmerzen** durch die intraoperative Gewebeverletzung. Sie klingen i. d. R. nach drei Tagen deutlich ab und werden durch geeignete Schmerzmittel und unterstützende pflegerische Maßnahmen behandelt.

Vom Wundschmerz unterschieden werden müssen **Schmerzen durch:**

- Zu straffe Verbände oder zu enge Gipse
- Falsche oder einseitige Positionierung
- Blähungen, Harnverhalt
- Arterielle Minderdurchblutung oder Verschluss
- Infektionen
- Nervenschädigung.

In diesen Fällen besteht die Behandlung in der Beseitigung der Ursache. Ein Schmerzmittel würde das klinische Bild nur verschleiern und die Patientin evtl. sogar gefährden – Schmerz als Alarmsignal! Schmerzen, die erst Tage nach der Operation beginnen, weisen oft auf Komplikationen hin, z. B. eine Wundinfektion.

> **Schmerzen erfragen**
>
> Nicht alle Patientinnen mit Schmerzen wenden sich an Pflegende oder Ärztinnen. Deshalb fragen Pflegende regelmäßig bei operierten Patientinnen nach, ggf. mithilfe einer geeigneten Schmerzskala. Sie achten auch auf Begleitsymptome von Schmerzen wie Tachykardie, Hypertonie, Unruhe, Schwitzen, Schonhaltung/-lagerung, oberflächliche Atmung.

> **Säuglingen und Kleinkindern** zeigen Schmerzen zusätzlich über Grimassieren, Jammern, Weinen (lässt sich nicht beruhigen), Abwehrhaltung, Trinkschwäche.
>
> Pflegefachpersonen erläutern der Patientin bzw. den Eltern die Wichtigkeit einer ausreichenden Schmerztherapie und klären über Wirkung und mögliche Nebenwirkungen auf. Mit Abnahme der Schmerzen kann die Patientin z. B. bei der Mobilisation besser mitarbeiten, tiefer atmen und effektiver abhusten.

Systemische medikamentöse Schmerztherapie

Auf der Allgemeinstation erfolgt die Schmerztherapie oral, rektal, s. c. oder als langsam laufende (Kurz-)Infusion. Folgendes **Stufenschema** hat sich bewährt:

- Bei mäßigen Schmerzen werden **Nicht-Opioid-Analgetika** (→ Pharma-Info 13.1) eingesetzt. Diese Substanzen führen zu keiner Atemdepression
- Gerade in den ersten drei postoperativen Tagen reichen diese häufig nicht aus. Dann wird ein **schwächeres Opioid-Analgetikum** (→ Pharma-Info 13.2) zusätzlich oder als Monotherapie gegeben. Gebräuchlichste Substanzen sind hier Tilidin (in Kombination mit Naloxon in Valoron® N) und Tramadol (z. B. 20–40 Tropfen Tramal® alle 4–6 Std. oder 1 Amp. Tramal® à 1 ml in 100 ml NaCl als Kurzinfusion, deren Tropfenzahl je nach Schmerzintensität eingestellt werden kann)
- Sind die Schmerzen auch mit dieser Medikation nicht zu beherrschen, werden **stärkere Opioid-Analgetika** gegeben, z. B. Dipidolor®, Temgesic® oder MST®.

Große Bedeutung in der Chirurgie hat außerdem die **PCA** (patient controlled analgesia, patientenkontrollierte Analgesie) erlangt (→ 13.3.1).

Lokale medikamentöse Schmerztherapie

Neben der systemischen Schmerztherapie stehen eine Reihe von **Regionalanästhesieverfahren** zur Verfügung, z. B. PDA-Katheter (→ 13.3.1).

Ergänzende Maßnahmen

Oft können physikalische Maßnahmen Schmerzen verbessern, z. B. Hochlagerung und Ruhigstellung operierter Extremitäten oder Auflage von Eisbeuteln (→ 43.6.3). Nach abdominalen Eingriffen empfinden viele Patientinnen eine bauchdeckenentspannende Lagerung mittels Knierolle als schmerzlindernd. Wärme unterstützt die Muskelentspannung und hilft bei Blähungen. Zuwendung und Ablenkung können ebenfalls helfen. Eine schnellstmögliche Mobilisation fördert das Lebensgefühl. Wichtig ist, Druck, Zug und Spannung auf OP-Wunde und Drainagen zu vermeiden.

44.5.3 Postoperativer Kostaufbau

Maßnahmen bei Nahrungskarenz → 7.8

Der **postoperative Kostaufbau** ist in den meisten Krankenhäusern durch klinikinterne Standards festgelegt, ggf. trifft die Ärztin gesonderte Anordnungen (z. B. wenn sich der Allgemeinzustand der Patientin verschlechtert). Ziel ist ein früher und zügiger Kostaufbau, da eine lange Nahrungskarenz den Stress im Körper vermehrt.

Während der Flüssigkeits- und Nahrungskarenz geben die Pflegenden der Patientin die Möglichkeit, die Mundschleimhaut feucht zu halten (z. B. Mundspülung, in Tee getränkte Wattestäbchen, künstlicher Speichel) und die Lippen einzucremen.

Die folgenden Aussagen sind Richtwerte, die von Klinik zu Klinik variieren können.

Kostaufbau nach Operationen außerhalb des Abdomens

- Nach **Operationen in Regionalanästhesie** (→ 46.9) darf die Patientin nach 2 Std. essen und trinken
- Nach **Operationen in Allgemeinanästhesie** (→ 46.8) darf die Patientin nach 6 Std. trinken und leichte Kost zu sich nehmen, wenn sie ausreichend wach ist und die Schutzreflexe vorhanden sind. Ab dem 1. postoperativen Tag erhält sie i. d. R. normale Kost. Bei Übelkeit oder Erbrechen wird mit der Nahrungsaufnahme noch etwas gewartet, der Kostaufbau langsamer durchgeführt. Die Pflegenden überwachen die Rückkehr der Magen-Darm-Funktion (Peristaltik? Blähungen, Winde? Stuhlgang?). Die Patientin soll am 2.–3. postoperativen Tag abgeführt haben, ggf. werden Abführmaßnahmen eingeleitet (→ 8.2.6).

Kostaufbau nach abdominalen Operationen

- Nach Eingriffen **ohne Eröffnung des Magen-Darm-Trakts** (z. B. Appendektomie, Cholezystektomie) erhält die Patientin meist am OP-Tag zu trinken und eine klare Suppe, Brei, wenn sie vollständig wach ist. Setzt die Magen-Darm-Funktion ein, wird die Nahrung zügig aufgebaut, bei Bedarf erfolgen Abführmaßnahmen
- Nach Operationen **mit Eröffnung des Magen-Darm-Trakts** dauert die postoperative Nahrungs- und Flüssigkeitskarenz (abhängig von der OP) meist einige Tage, um die Anastomosen/Nähte im Magen-Darm-Trakt zu entlasten. Daher werden diese Patientinnen zunächst parenteral (→ 43.5.7) ernährt. Im Anschluss daran wird die Kost über ca. fünf Tage wieder aufgebaut. Beim Fast-Track-Konzept (→ 24.6.10) erfolgt der Kostaufbau wesentlich rascher, z. B. schluckweise Wasser/Tee am OP-Abend, fettarme Brühe/Suppe, Joghurt und Flüssignahrung am ersten postoperativen Tag, ballaststoffarme leichte Kost und Trinknahrung am 2.–3. postoperativen Tag und leichte Vollkost in den darauffolgenden Tagen.

44.5.4 Postoperative Mobilisation

Mobilisation → 9.6

Bei der **postoperativen Mobilisation** wird die Mobilisation am Operationstag **(Sofortmobilisation)** von der Mobilisation am 1. postoperativen Tag **(Frühmobilisation)** und später unterschieden.

Grundsätzlich wird eine zügige Mobilisation angestrebt, die Patientin darf aber auch nicht überfordert werden. Wie rasch eine Patientin mobilisiert werden kann, hängt nicht nur von der durchgeführten Operation ab, sondern auch von ihrer Allgemein- und Kreislaufsituation und seinem individuellen Schmerzempfinden. Ggf. erhält die Patientin rechtzeitig vor der Mobilisation ein Schmerzmittel (Achtung, viele Schmerzmittel wirken kreislaufdepressiv!).

Nach Operationen an Wirbelsäule, Becken und unterer Extremität legt die Ärztin die erste Mobilisation und den Grad der Belastbarkeit fest (→ 29.1.3).

Bei abdominalen Operationen wird die Patientin zum bauchdeckenschonenden Aufstehen über die Seitenlage angeleitet (→ Abb. 44.25), bei geplanten Operationen schon präoperativ. Patientinnen haben manchmal Angst, dass die OP-Naht aufgehen könnte. Pflegefachpersonen informieren, dass die Gefahr gering ist, und achten darauf, dass das OP-Gebiet möglichst wenig Spannung hat.

Gefahr der orthostatischen Dysregulation

Wegen der Gefahr eines Blutdruckabfalls bis zum Kollaps wird die Patientin schrittweise mobilisiert:

- Patientin im Liegen Bewegungsübungen mit Beinen und Armen durchführen lassen, um den Kreislauf anzuregen
- Vitalzeichen kontrollieren
- Patientin an den Bettrand setzen und Füße und Beine bewegen lassen, zum tiefen Durchatmen auffordern
- Sie dann aufstehen und auf der Stelle treten lassen, immer wieder nach ihrem Befinden fragen
- Bei gutem Befinden mit der Patientin gehen
- Nach der Mobilisation nochmals die Vitalzeichen kontrollieren.

Die Mobilisation muss abgebrochen werden, wenn die Patientin kaltschweißig und blass wird und Schwindel oder Übelkeit angibt.

Darf die Patientin nicht mobilisiert werden, leiten Pflegenden sie zu aktiven und isometrischen Bewegungsübungen im Bett an.

44.5.5 Versorgung von Wunddrainagen

Drainagen in der Urologie → 33.1.3, → 33.1.4, → 33.1.5
Pleuradrainage → 23.1.6
Spül-Saug-Drainage → 29.6.4
T-Drainage → 25.5.2

Die meisten Patientinnen haben postoperativ eine oder mehrere **Wunddrainagen.** Diese beugen einerseits durch Ableitung von Sekret und Blut Komplikationen vor und ihre Beobachtung kann frühzeitig z. B. auf eine Nachblutung oder Infektion hinweisen. Andererseits können Drainagen als Fremdkörper das Gewebe schädigen, die Wundheilung verzögern und eine „Leitschiene" für Keime sein.

Wunddrainagen können nach verschiedenen **Kriterien** eingeteilt werden, z. B. [16]:

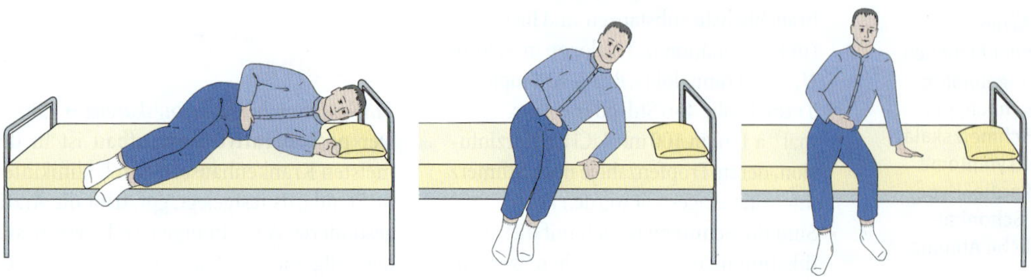

Abb. 44.25 Bauchdeckenschonendes Aufsetzen. Der Patient dreht sich in die Seitenlage, schiebt die Beine über den Bettrand und richtet sich dann auf. Gleichzeitig übt er mit der flachen Hand Druck auf die Operationswunde aus. Bei Bedarf unterstützen die Pflegenden das Aufstehen. [L190]

- **Lage:** z. B. **Weichteil-, Pleura-, intraperitoneale Drainage**
- **Indikation: präventive** Drainagen zur prophylaktischen Ableitung (z. B. Redon-Drainage) und **kurative** Drainagen als Therapie (z. B. Pleuradrainage bei Hämatothorax)
- **Arbeitsweise: passive** Drainagen drainieren mittels Schwerkraft, **aktive** Drainagen mit Sog (Saugvorrichtung/Pumpe oder Vakuumbehältnis nötig)
- **Verbindung zur Außenwelt: Offene** Drainagen leiten das Sekret in einen Verband. Bei **halboffenen** Drainagen versteht eine trennbare Verbindung zwischen Drainageschlauch und Sekretbehältnis, sie können aktiv oder passiv arbeiten. Bei **geschlossenen** Drainagen ist eine solche Trennung nicht möglich, ggf. verhindert ein Ventil den Rücklauf von Sekret, die Entleerung erfolgt über einen Ablasshahn am Sekretbeutel.

Wunddrainagen im Bereich von Anastomosen (*Verbindung von anatomischen Strukturen*, z. B. Darmteile) heißen auch **Zieldrainagen.** Eine Veränderung von Sekretaussehen oder -menge lässt frühzeitig eine Anastomoseninsuffizienz *(-undichtigkeit)* erkennen.

Drainagen ohne Sog

Gummilasche, Silikon-Kurzdrain, Penrose-Drainage, Easy-Flow-Drain

Gummilasche, Silikon-Kurzdrain, Penrose-Drainage (Drainage mit eingezogenem Gazestreifen) und **Easy-Flow-Drain** (innen geriffeltes Kunststoffrohr) werden zur Ableitung von Sekreten in oberflächliche Wundhöhlen eingelegt, der Easy-Flow-Drain auch in die Bauchhöhle (→ Abb. 44.26). Eine sterile Sicherheitsnadel (seltener eine Naht) vermeidet, dass der Drain in die Wunde hineinrutscht.

Das Wundsekret wird ohne Sog infolge des Kapillareffekts (Dochtwirkung) in die Wundauflage oder beim Easy-Flow-Drain und der Silikon-Kurzdrainage auch in einen Adhäsivbeutel abgeleitet (→ Abb. 44.27).

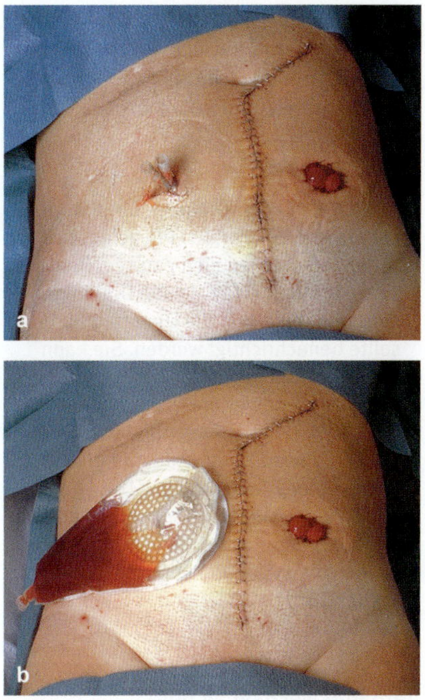

Abb. 44.27 Wundversorgung mit Easy-Flow-Drain. a) Eingelegter Easy-Flow-Drain rechts, links Enterostoma. b) Ableitung des Sekrets in einen Adhäsivbeutel. [K183]

Bei fortschreitender Wundheilung (wenig Sekret, Granulationsgewebe) kürzt die Ärztin diese Drainagen zunächst und entfernt sie spätestens nach 4–6 Tagen.

Verbandswechsel

Der Verband, in den das Wundexsudat abfließt (ohne Adhäsivbeutel), wird nach Bedarf gewechselt. Prinzipien und Durchführung entsprechen denen bei anderen Verbandswechseln (→ 43.13.6). Zusätzlich:

- Sekretmenge im Verband abschätzen
- Geruch, Farbe und Konsistenz des Sekrets, Drainageaustrittsstellen und Haut auf Entzündung beobachten
- Lage von Drain oder Lasche kontrollieren und ggf. von der Ärztin korrigieren lassen: sie sollen das Hautniveau etwa 2–3 cm überragen und sind knapp über der Haut mit einer Sicherheitsnadel versehen
- Die Haut ggf. durch das Auftragen eines transparenten Hautschutzprodukts (→ 43.13.4) oder durch Anlegen einer Hydrokolloid-Hautschutzplatte (z. B. Varihesive® extra dünn) vor dem Sekret schützen
- Schlitzkompresse um Drain bzw. Lasche legen (unterhalb der Sicherheitsnadel, um Druckstellen vorzubeugen), Drain- bzw. Laschenende mit Saugkompressen abdecken, ohne Druck auszuüben.

Wird das Wundsekret in einen Adhäsivbeutel abgeleitet (→ Abb. 44.27), diesen 1 × täglich bzw. bei Bedarf entleeren, das Sekret auf Geruch, Farbe, Konsistenz beobachten und die Sekretmenge messen. Ein Beutelwechsel erfolgt i. d. R. nur bei Bedarf, z. B. wenn sich die Fixierung löst..

Robinson-Drainage

Die **Robinson-Drainage** ist ein geschlossenes Wunddrainagesystem, bei dem der Beutel fest mit der Drainage verbunden ist und nur über einen Ablaufstutzen entleert werden kann (→ Abb. 44.28). Sie wird intraabdominal am tiefsten Punkt des Operationsgebiets eingelegt und arbeitet ohne Sog.

Der Ableitungsschlauch darf nicht abgeknickt werden oder in einer großen Schlaufe durchhängen (Schwerkraftdrainage) und der Sekretbeutel muss unter Wundniveau hängen, damit sich das Sekret nicht staut oder zurückfließt. Das Wundsekret wird täglich auf Farbe, Geruch, Konsistenz und Beimengungen kontrolliert und die aus dem Beutel abgelassene Menge dokumentiert. Der Verbandswechsel entspricht dem bei der Redon-Drainage. Fließt nur noch wenig Sekret ab, wird die Robinson-Drainage gezogen (Vorgehen wie bei Redon-Drainage).

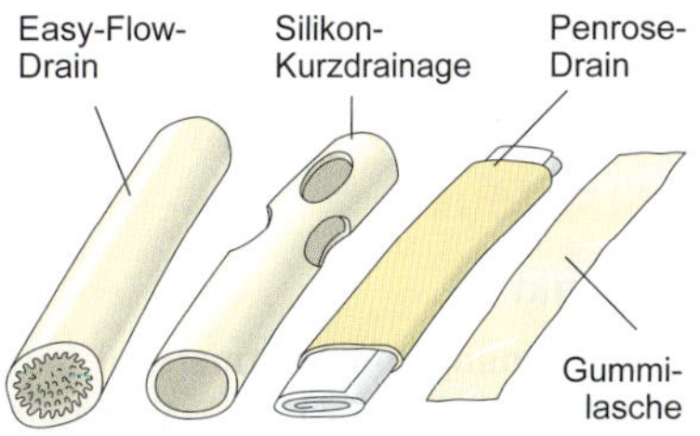

Abb. 44.26 Wunddrainagen ohne Sog. [L190]

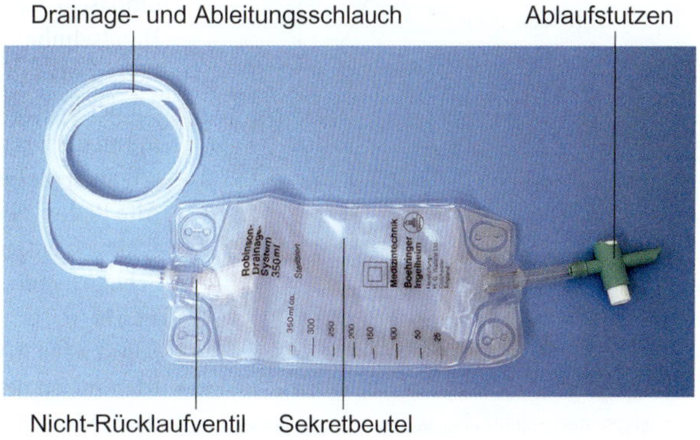

Abb. 44.28 Robinson-Drainage. Bei der Robinson-Drainage ist der Drainage- und Ableitungsschlauch fest mit dem Beutel verbunden. Der Beutel kann daher nicht gewechselt, sondern nur entleert werden. [K183]

Drainagen mit Sog: Redon-Drainagen

Redon-Drainagen (*Redon-Saugdrainagen*, →Abb. 44.29, →Abb. 44.31) bestehen aus zwei Teilen:

- **Kunststoffschlauch:** Sein distales Ende besitzt zur Aufnahme des Sekrets Löcher und bleibt in der Wunde, sein anderes Ende wird intraoperativ mit einem Spieß durch die Haut geleitet und mit einer Vakuum-Saugflasche verbunden. Damit der Schlauch nicht versehentlich herausgezogen werden kann, wird er mit Pflaster oder einer Annaht fixiert
- **Vakuum-Saugflasche:** Diese gibt es in verschiedenen Größen. Sie ist mit einer Klemme versehen, die erst nach dem Wundverschluss geöffnet wird, damit sich das Vakuum nicht ausgleicht. Ist das Vakuum der Flasche erschöpft, etwa weil sie voll ist, wird sie unter sterilen Bedingungen gewechselt.

Redon-Drainagen liegen meist im Gelenk *(intraartikulär)*, unter der Muskelfaszie *(subfaszial)* oder im Unterhautfettgewebe *(subkutan)*. Durch den Sog werden die Wundflächen zusammengezogen, wodurch sie schneller verkleben und zuwachsen.

Umgang mit Redon-Drainagen

Nach der Übernahme der Patientin aus dem OP und nach jedem Betten und Lagern überprüfen die Pflegefachpersonen:

- Festigkeit der Steckverbindungen zwischen Ableitungsschlauch und Redon-Flasche
- Klemmen (müssen beide offen sein)
- Lage und Durchgängigkeit des Ableitungsschlauches: Ist er abgeknickt oder verdreht? Kann er zu Druckstellen führen?
- Sekret (Menge, Farbe, Konsistenz, Beimengungen)
- Befestigung der Flasche am Bett
- Beschriftung (z. B. I, II, III) bei mehreren Drainagen.

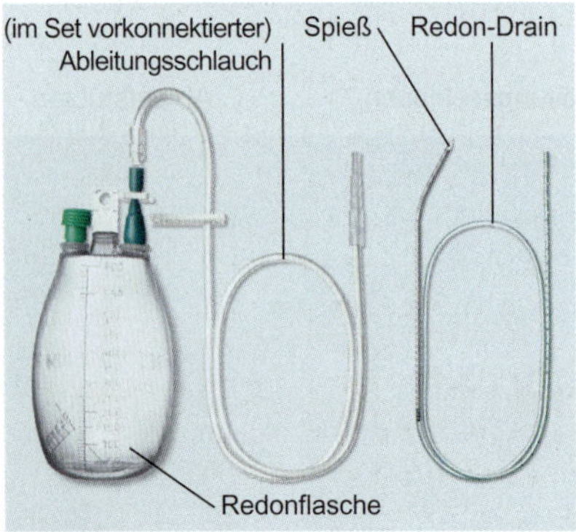

Abb. 44.29 Bestandteile einer Redon-Drainage. [V490]

Mindestens 1 × täglich wird die Sekretmenge abgelesen und auf der Flasche (Aufkleber, Strich mit Uhrzeit) und/oder im Dokumentationssystem protokolliert.

> **Zwischenfälle bei Redon-Drainagen**
>
> Fördert die Redon-Drainage überhaupt kein Sekret, überprüfen Pflegefachpersonen, ob die Klemmen ganz geöffnet sind. Ist dies der Fall, ist die Drainage meist verstopft und die Operateurin sollte benachrichtigt werden. Sie kann dann die Drainage etwas drehen oder herausziehen. Weitere Manipulationen (z. B. Anspülen, Drainage hineinschieben) sind unzulässig und erhöhen das Risiko einer Infektion.
> Wurde die Drainage versehentlich entfernt, informieren die Pflegenden unverzüglich die Ärztin und kontrollieren den Verband auf nachfließendes Blut bzw. Sekret.

Verbandswechsel an der Redon-Drainage

Verbandswechsel →43.13.6

Die Drainagenaustrittstelle wird nach den Prinzipien des aseptischen Verbandswechsels verbunden. Die Abdeckung erfolgt mit Schlitzkompresse und Kompresse. Bei der Abklebung der Wundauflagen wird der Drainagesschlauch ausgespart, damit der folgende Verbandswechsel erleichtert und der Schlauch nicht aus Versehen mit herausgezogen wird.

Wechsel der Redon-Flasche

Die Flasche wird ausgewechselt, wenn sie voll oder das Vakuum erschöpft ist (→Abb. 44.30). Beim Flaschenwechsel werden die Regeln der Asepsis eingehalten (→Abb. 44.31):

- Hygienische Händedesinfektion durchführen
- Neue Redon-Flasche auf Beschädigungen und Intaktheit des Vakuums prüfen, dabei darauf achten, dass der Ansatz des Ableitungsschlauchs steril bleibt; Vakuumflasche nicht auf dem Boden abstellen
- Handschuhe zum Eigenschutz anziehen, Bettschutz unterlegen
- An der liegenden Drainage zuerst Klemme an der Flasche, dann am Ableitungsschlauch schließen (→Abb. 44.31)
- Alte Redon-Flasche von Ableitungsschlauch entfernen (→Abb. 44.31)
- Schlauchende sprühdesinfizieren (→Abb. 44.31)
- Sofort neue Redon-Flasche aufstecken
- Klemme an neuer Redon-Flasche öffnen, dann Klemme am Ableitungsschlauch langsam öffnen, „frischer" Sog kann schmerzen (→Abb. 44.31)
- Sekretabfluss beobachten
- Ggf. kliniküblich beschriften
- Alte Redon-Flasche ungeöffnet mit Inhalt entsorgen
- Flaschenwechsel und Sekretmenge dokumentieren.

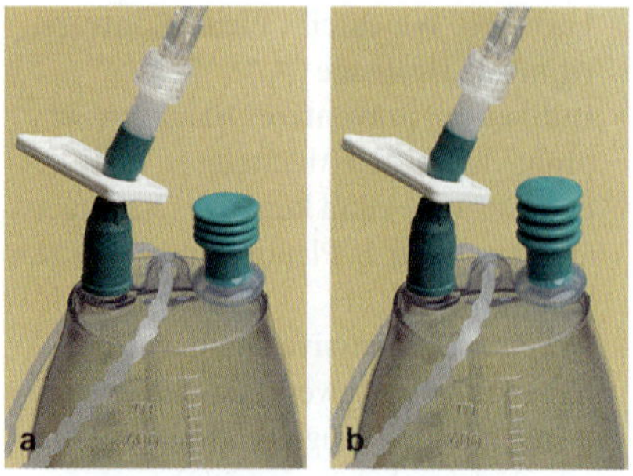

Abb. 44.30 Vakuum bei Redon-Flaschen. Der Vakuumindikator („Ziehharmonika") zeigt an, ob das Vakuum in der Redon-Flasche noch ausreichend ist. a) Zusammengepresster Vakuumindikator = Vakuum ist ausreichend. b) Voll entfalteter Indikator = Vakuum ist erschöpft. [K115]

Da es sich um ein geschlossenes System handelt, gilt das Sekret als nicht kontaminiert und ist für mikrobiologische Untersuchungen geeignet.

Entfernen der Redon-Drainage

Redon-Drainagen werden i. d. R. nach 48–72 Std. gezogen, da sie dann nur noch wenig Sekret fördern und die Gefahr einer aufsteigenden Infektion zunimmt. Die Entfernung kann schmerzhaft sein. Ggf. erhält die Patientin vorher ein Schmerzmittel.

Vor dem Ziehen der Drainage wird die Wundregion desinfiziert. Nach Lösen der Fixation fasst die Ärztin mit der einen Hand den Ableitungsschlauch, in der anderen Hand hält sie eine sterile Kompresse zum Auffangen von Wundsekret. Dann zieht sie den Ableitungsschlauch zügig heraus. Die Drainageaustrittsstelle wird mit einem sterilen Wundverband abgedeckt. Die Pflegefachperson dokumentiert Entfernung und Sekretmenge.

Bei Verdacht auf eine Wundinfektion (z. B. trübes Sekret, Eiter) wird das Schlauchende bakteriologisch untersucht.

44.5.6 Entfernung von Nahtmaterial

Zeitpunkt

Die **Entfernung von Nahtmaterial** hängt von mehreren Faktoren ab. Nahtmaterialien in gut durchbluteten Hautpartien können früher als durchschnittlich entfernt

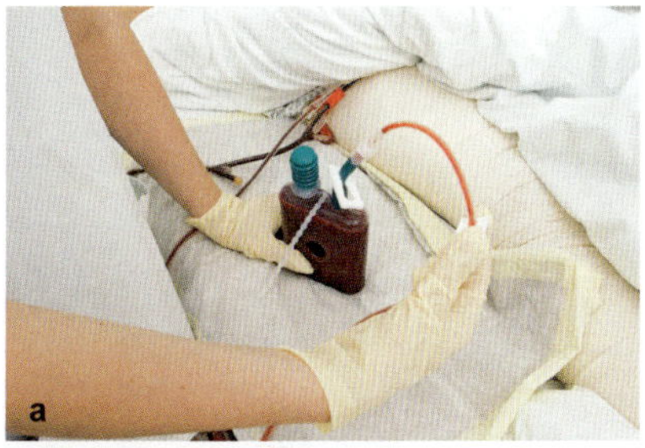

Ableitungsschlauch abklemmen und Flasche verschließen, Klemme an der Flasche ist schon verschlossen.

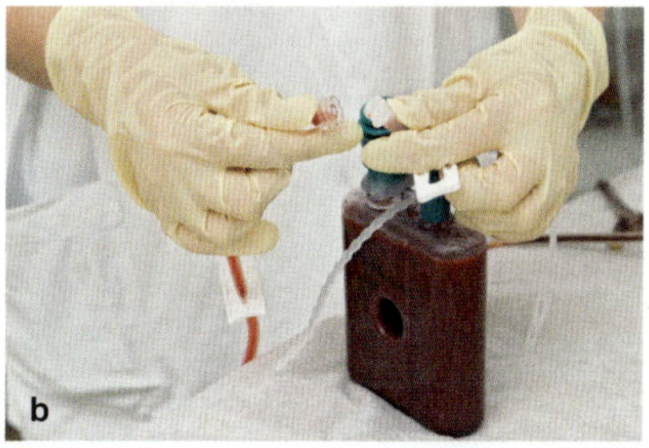

Schlauch flaschennah über einer Überlage diskonnektieren und Flasche entfernen.

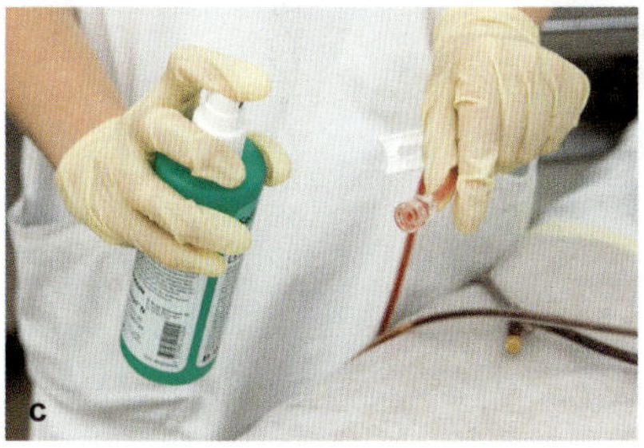

Schlauchende, das von der Patientin kommt, sprühdesinfizieren, dann an die neue Redon-Flasche anstecken.

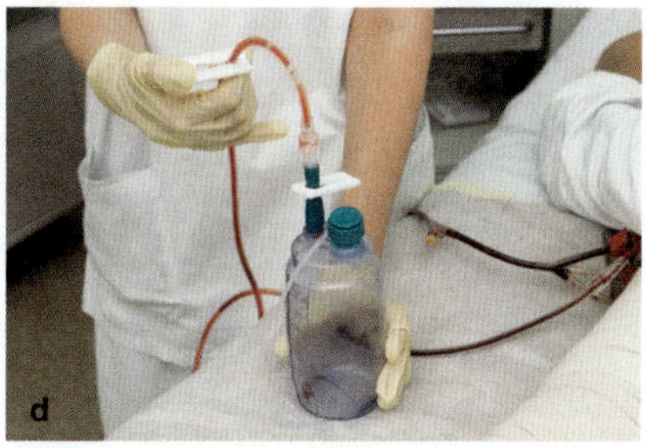

Klemmen öffnen, zuerst an der Flasche, dann vorsichtig am Ableitungsschlauch.

Abb. 44.31 Wechsel einer Redon-Flasche. [K115]

werden, Intrakutannähte sollten länger belassen werden. Steht die Naht unter Spannung, werden die Fäden ebenfalls länger als normal belassen.

- An Rumpf und Extremitäten werden die Hautnähte meist am 10.–14. Tag entfernt (streckseitig später als beugeseitig, über Gelenken ggf. noch später)
- Im Gesicht und bei Kindern kann dies bereits nach 4–7 Tagen erfolgen
- Am Hals kann ein Teil der Fäden ab dem 4. Tag entfernt werden.

Abhängig vom Lokalbefund kann zunächst nur ein Teil der Fäden bzw. Klammern **(Teilfäden-, Klammerentfernung)** entfernt werden, die übrigen dann ein bis mehrere Tage später.

Durchführung

Grundsätzlich wird Nahtmaterial nach sorgfältiger Hautdesinfektion und nur mit sterilen Instrumenten entfernt.

Entfernen von Einzelknopfnähten

Mit einer anatomischen Pinzette wird der Knoten angehoben und der Faden mit einem Fadenziehmesser, einer Schere oder einem spitzen Skalpell **dicht über der Haut** abgeschnitten (→ Abb. 44.32). So wird das kontaminierte, über der Haut gelegene Fadenende nicht durch den Stichkanal gezogen.

Bei kleinen Kindern kann eine Kurznarkose sinnvoll sein.

Entfernen von Intrakutannähten

Nach Hautdesinfektion wird **einer** der beiden Knoten dicht über der Haut abgeschnitten (auf keinen Fall dürfen beide Knoten abgeschnitten werden). Dann wird der Faden am anderen Ende vorsichtig herausgezogen. Hilfreich ist es, das gezogene Fadenende um eine Pinzette zu wickeln, damit es nicht zu lang wird. Der Faden kann sonst überdehnt werden und abreißen. Geschieht dies, wird die Ärztin informiert.

Entfernen von Hautklammern

Zum Entfernen von Hautklammern werden Klammerentfernungsgeräte verwendet. Die untere Greifbacke wird unter die Hautklammer geschoben. Durch Zusammendrücken der beiden Zangenteile wird die Hautklammer aufgebogen und lässt sich dann entfernen (→ Abb. 44.33).

Nachbereitung

Nach Entfernung der Fäden bzw. Klammern wird die Wundregion nochmals desinfiziert und nach dem Abtrocknen mit einem Pflaster bedeckt. Am nächsten Tag darf die Patientin das Pflaster entfernen und duschen.

SPICKZETTEL

Postoperative Pflege

- **Vorbereitungen auf Station vor Abholen der Patientin aus dem Aufwachraum:** Bettenplatz richten, ggf. Lagerungshilfsmittel vorbereiten, Blutdruckmessgerät, Stethoskop, Überwachungsprotokoll und benötigte Pflegeutensilien bereitlegen, ggf. auch Sauerstoffgerät, Beatmungsbeutel, Absauggerät, Infusions-, Spritzenpumpe.
- **Informationen bei Übernahme der Patientin:** Patientendaten, Operation, Anästhesie (jeweils Art, Verlauf, Komplikationen), Infusionen/Transfusionen, Drainagen, Katheter, Verlauf der Aufwachphase, angeordnete Nachbehandlung und Kontrollen, aktuelles Befinden der Patientin. Patientenunterlagen vollständig?
- **Postoperative Patientenbeobachtung:** Bewusstsein, Schmerzen, Herz-Kreislauf-Funktion, Atmung, Temperatur, Urinausscheidung, Wund-/Gipsverband, venöse Zugänge und Infusionen, Drainagen.
- **Postoperative Maßnahmen:** Schmerztherapie, Kostaufbau und Ausscheidung, Mobilisation, Versorgung der Drainagen, Entfernung von Nahtmaterial nach Standard für die jeweilige Operation und/oder nach Anordnung der Ärztin.

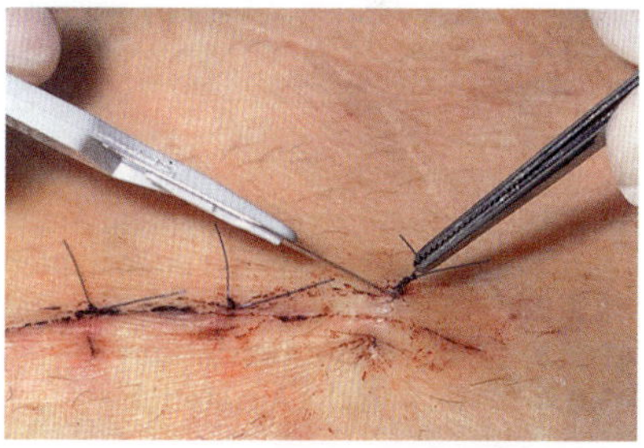

Abb. 44.32 Entfernen von Einzelknopfnähten mit Pinzette und Skalpell. [K183]

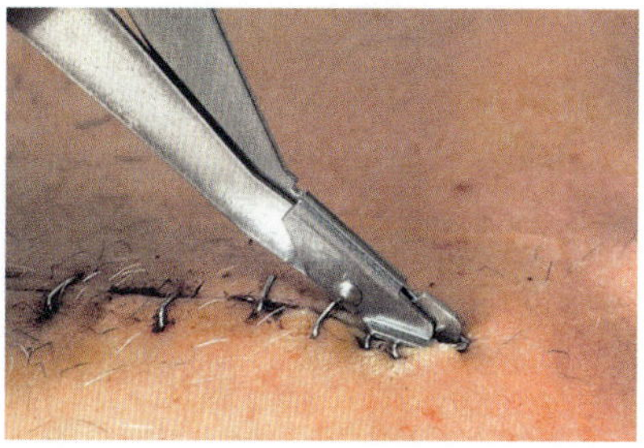

Abb. 44.33 Entfernung von Hautklammern mit Klammerentfernungsgerät. [K183]

45

INTENSIVPFLEGE

Gabriele Schmidl
Unter Mitarbeit von Christine Keller

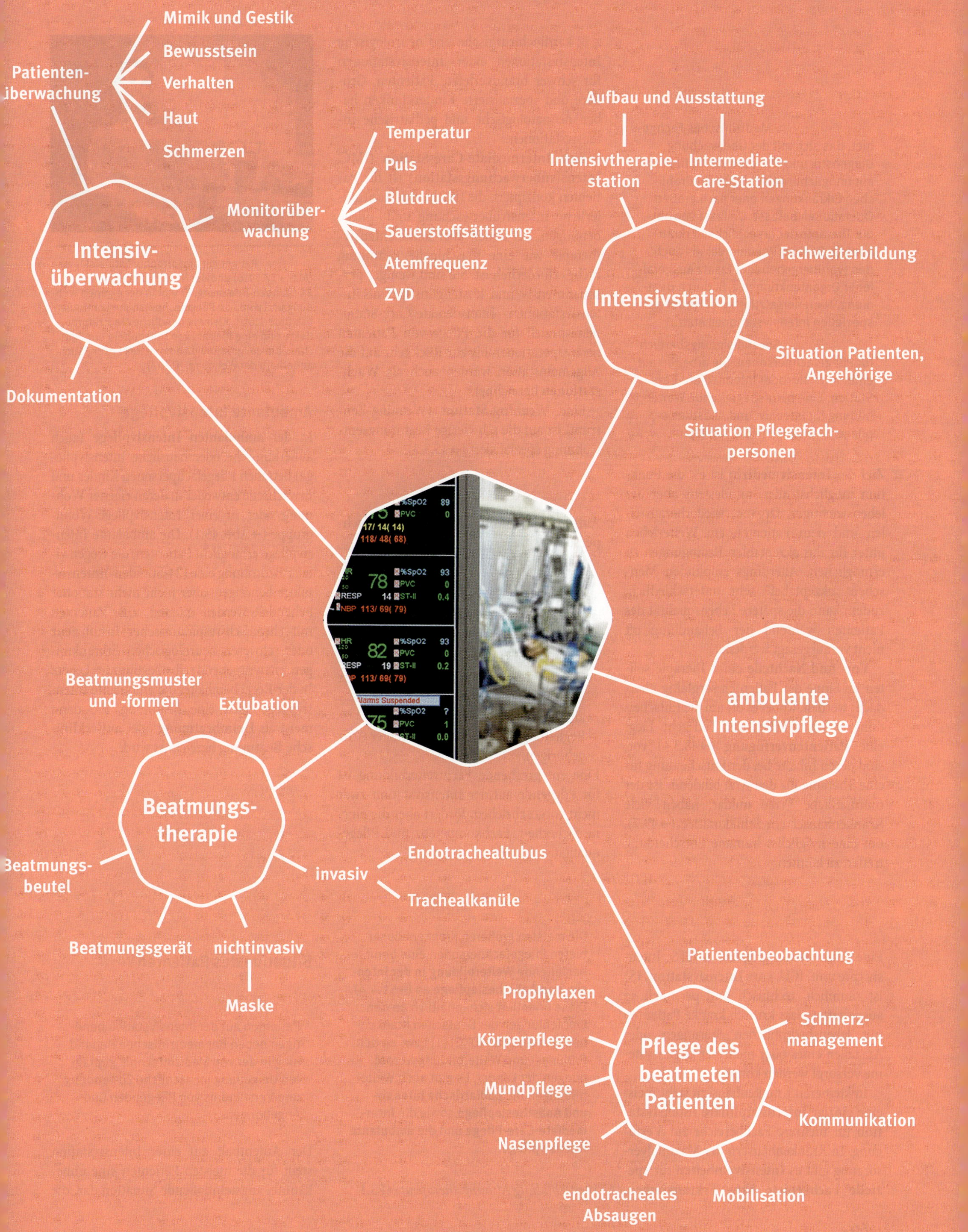
Intensiv-
überwachung
Patienten-
überwachung
Mimik und Gestik
Bewusstsein
Verhalten
Haut
Schmerzen
Monitorüber-
wachung
Temperatur
Puls
Blutdruck
Sauerstoffsättigung
Atemfrequenz
ZVD
Dokumentation
Intensivstation
Aufbau und Ausstattung
Intensivtherapie-
station
Intermediate-
Care-Station
Fachweiterbildung
Situation Patienten,
Angehörige
Situation Pflegefach-
personen
ambulante
Intensivpflege
Beatmungs-
therapie
Beatmungsmuster
und -formen
Extubation
Beatmungs-
beutel
invasiv
Endotrachealtubus
Trachealkanüle
Beatmungsgerät
nichtinvasiv
Maske
Pflege des
beatmeten
Patienten
Patientenbeobachtung
Prophylaxen
Schmerz-
management
Körperpflege
Mundpflege
Kommunikation
Nasenpflege
endotracheales
Absaugen
Mobilisation

45.1 Das medizinische Fachgebiet

DEFINITION

Intensivmedizin: Medizinisches Fachgebiet, das sich mit der Überwachung, Diagnostik und Therapie von Patienten mit (möglicherweise) lebensbedrohlichen Erkrankungen oder nach großen Operationen befasst. Umfasst sowohl die Therapie der ursächlichen Erkrankung (z. B. einer Pneumonie) als auch den (vorübergehenden) Ersatz ausgefallener Organfunktionen z. B. durch Beatmung, Nierenersatztherapie. Findet auf speziellen Intensivstationen statt.

Intensivpflege: Spezialisierungsbereich für Pflegefachpersonen. Sie arbeiten auf einer Intensiv- oder Intermediate-Care-Station. Eine berufsbegleitende Weiterbildung für Intensiv- und Anästhesiepflege ist möglich (→ 51.4.4) [1].

Ziel der **Intensivmedizin** ist es, die Funktion möglichst aller, mindestens aber der lebenswichtigen Organe, wiederherzustellen und dem Patienten ein Weiterleben unter für ihn akzeptablen Bedingungen zu ermöglichen. Allerdings empfinden Menschen „akzeptabel" sehr unterschiedlich, zudem kann die spätere Lebensqualität des Patienten während der Behandlung oft nicht vorausgesagt werden.

Vor- und Nachteile einer Therapie sollten im Sinne des Patienten sorgfältig überdacht werden, wobei es oft um die Entscheidung zwischen Leben und Tod geht. Liegt eine **Patientenverfügung** (→ 48.3.4) vor, sind deren Inhalte bei der Entscheidung für eine Therapie für den Arzt bindend. Ist der mutmaßliche Wille unklar, haben viele Krankenhäuser ein Ethikkomitee (→ 49.7), um eine möglichst humane Entscheidung treffen zu können.

45.1.1 Spezialisierung von Intensivstationen

Eine **Intensivtherapiestation** (ITS, Intensiv care unit, ICU, kurz **Intensivstation, IS**) ist räumlich, technisch und personell so ausgestattet, dass kritisch kranke Patienten mit lebensbedrohlichen Störungen oder Ausfällen eines oder mehrerer Organsysteme versorgt werden können.

In kleineren Krankenhäusern steht meist eine einzige **interdisziplinäre Intensivstation** für mehrere Fachbereiche zur Verfügung. In Krankenhäusern der Maximalversorgung gibt es **Intensiveinheiten** für **spezielle Fachgebiete bzw. Erkrankungen,** z. B. kardiochirurgische und neurologische Intensivstationen oder Intensivstationen für schwer brandverletzte Patienten. Größere und spezialisierte Kinderkliniken haben neonatologische und pädiatrische Intensivstationen.

Eine **Intermediate-Care-Station** (IMC, **Intensivüberwachungsstation**) ist für Patienten konzipiert, die (noch) eine kontinuierliche Intensivüberwachung und -pflege benötigen, bei denen aber keine Intensivtherapie wie eine maschinelle Beatmung mehr erforderlich ist. Sie sind weniger personalintensiv und kostengünstiger als Intensivstationen. Intermediate-Care-Stationen speziell für die Pflege von Patienten nach Operationen bis zur Rückkehr auf die Allgemeinstation werden auch als **Wachstationen** bezeichnet.

Eine **Weaning-Station** (Weaning-Zentrum) ist auf die schwierige Beatmungsentwöhnung spezialisiert (→ 45.3.3).

45.1.2 Intensivpflege

Aufgaben von **Intensivpflege-Pflegefachpersonen** sind:

- Unterstützung oder Übernahme der eingeschränkten oder aufgehobenen Aktivitäten des täglichen Lebens
- Lückenlose Überwachung und engmaschige Beobachtung des Patienten
- Bereitstellung, sichere Bedienung und Kontrolle der medizintechnischen Geräte
- Assistenz bei Diagnostik, Therapie, Reanimation
- Begleitung des Patienten und seiner Angehörigen.

Eine entsprechende Fachweiterbildung ist für Pflegende auf der Intensivstation zwar nicht vorgeschrieben, fördert aber die eigene Sicherheit, Fachkompetenz und Pflegequalität.

Fachweiterbildung Anästhesie und Intensivpflege

Die meisten größeren Krankenhäuser bieten Pflegefachpersonen eine berufsbegleitende **Weiterbildung in der Intensiv- und Anästhesiepflege** an (→ 51.4.4). Diese orientiert sich inhaltlich an den Empfehlungen der Deutschen Krankenhausgesellschaft (DKG) [1] bzw. an den Prüfungs- und Weiterbildungsverordnungen der Länder. Es gibt auch Weiterbildungen die **pädiatrische Intensiv- und Anästhesiepflege** sowie die **Intermediate-Care-Pflege** und die **ambulante Intensivpflege.**

Weiterbildung Atmungstherapeut → 23.1

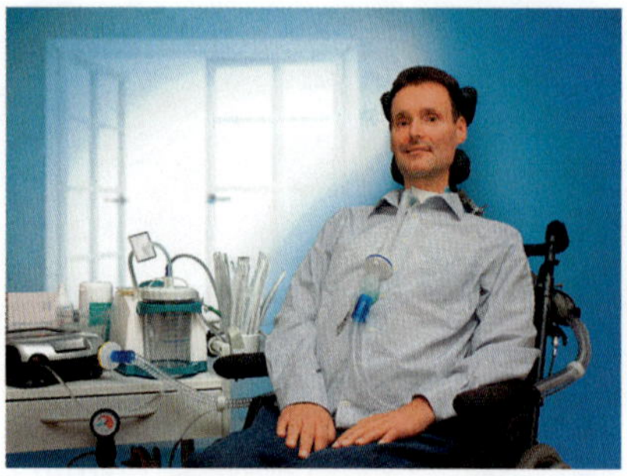

Abb. 45.1 Patient mit amyotropher Lateralsklerose (ALS → 37.11.6) und der Notwendigkeit einer 24-Stunden-Beatmung. Er lebt in der eigenen Wohnung und wird von Pflegefachpersonen kontinuierlich unterstützt. Kleinere handliche Medizinprodukte und eine Vielzahl von Hilfsmitteln ermöglichen ihm ein größtmöglich normales Leben, auch außerhalb der Wohnung. [O707]

Ambulante Intensivpflege

In der **ambulanten Intensivpflege** (auch außerklinische oder häusliche Intensivpflege) betreuen Pflegefachpersonen Kinder und Erwachsene entweder in deren eigener Wohnung oder in einer Intensivpflege-Wohngruppe (→ Abb. 45.1). Die ambulante Intensivpflege ermöglicht Patienten, die wegen vitaler Bedrohung eine (24-Stunden-)Intensivpflege benötigen, aber nicht mehr stationär behandelt werden müssen, z. B. Patienten mit chronisch-respiratorischer Insuffizienz oder schweren neurologischen Erkrankungen, ein weitgehend selbstbestimmtes Leben. In der Regel beinhaltet die ambulante Intensivpflege auch eine Beatmung, die dann meist als **Heimbeatmung** oder **außerklinische Beatmung** bezeichnet wird.

45.2 Besonderheiten und Organisation einer Intensivstation

45.2.1 Situation von Patienten, Angehörigen und Pflegenden in der Intensivmedizin

Situation des Patienten

Psychische Begleitung

Patienten auf der Intensivstation benötigen neben der medizinischen Behandlung in der von Medizintechnik geprägten Umgebung menschliche Zuwendung und Verständnis von Pflegenden und Angehörigen.

Der Aufenthalt auf einer Intensivstation stellt für die meisten Patienten eine unbekannte, angsteinflößende Situation dar, die noch dazu oft mit Todesangst verbunden ist (→ Abb. 45.2). Einfluss auf die **Situation des Patienten** hat auch, unter welchen Umständen er auf die Station eingeliefert wird und in welchem Ausmaß er Pflege und Intensivbehandlung benötigt:

- Ein Patient mit Herzinfarkt z. B. wird notfallmäßig eingeliefert und bedarf anfangs einer intensiven Überwachung und Therapie, fühlt sich aber meist bald besser und kann nach kurzer Zeit auf eine Normalstation verlegt werden
- Ein schwer Unfallverletzter, der ebenso plötzlich aus dem Leben gerissen wird, muss u. U. Wochen oder Monate intensivmedizinisch betreut, z. B. länger beatmet oder wegen Komplikationen wiederholt operiert werden
- Patienten, bei denen eine große Operation geplant ist, können sich dagegen auf den Aufenthalt auf der Intensivstation vorbereiten, sie evtl. besichtigen und die betreuenden Pflegefachpersonen kennenlernen. Aber auch diese Patienten werden Momente großer Angst und Unsicherheit durchleben.

Pflegende informieren den Patienten über alle Handlungen und Veränderungen in einer ihm verständlichen Weise. Damit wird ein **Vertrauensverhältnis** zwischen Patienten und Pflegenden möglich, das den Heilungsverlauf positiv beeinflusst. Durch ruhiges, einfühlsames Arbeiten kann der Patient erfahren, dass nicht die Technik, sondern er als Mensch im Vordergrund steht.

Kinder auf der Intensivstation

Für Kinder ist der Aufenthalt auf der Intensivstation eine Extremsituation, die – neben den gesundheitlichen Problemen und den häufig damit verbundenen Schmerzen – oft von großer **Angst** geprägt ist: vor der fremden Umgebung, den vielen Geräten und lauten Geräuschen, der ständigen Unruhe und den vielen fremden Personen. Die Auswirkungen dieser Angst sind sehr unterschiedlich: Manche Kinder werden unruhig, andere verschlossen. Auch die Gefühle der Eltern (oft Angst und Hilflosigkeit) können sich auf die Kinder übertragen und den Genesungsprozess ungünstig beeinflussen. Daher begegnen *alle* beteiligten Personen den Kindern *und* ihren Eltern mit besonderem Einfühlungsvermögen und Verständnis. Ebenso sind eine kindgerechte Aufklärung und Information und das Einbeziehen der Kinder eine gute Grundlage, Vertrauen zu schaffen und Ängste zu lindern.

Charta für Kinder im Krankenhaus →Abb. 18.18

Situation der Angehörigen

Angehörige, Familie als Mitbetroffene → 15.4.5
Bewältigungshandeln von Familien → 15.5.3

Die **Angehörigen** spielen bei Genesungsprozess und Krankheitsbewältigung eine **wichtige Rolle.** Sie vermitteln dem Patienten menschliche Wärme und Nähe und halten die Verbindung zu seinem gewohnten Leben aufrecht. Den Pflegenden können sie wichtige Informationen über Vorlieben und Abneigungen des Patienten geben sowie bei der Interpretation seiner Mimik und Gestik helfen. Gleichzeitig befinden sich die Angehörigen selbst in einer Krise und haben Ängste und Sorgen – um den Patienten und die Zukunft. Technische Geräte und Leitungen stören den Kontakt mit dem Patienten (→ Abb. 45.3). Oft ist die Kommunikation erheblich erschwert, etwa während einer Beatmungstherapie. Informationen zu den medizintechnischen Geräten helfen, Unsicherheiten abzubauen, und erleichtern so den menschlichen Kontakt zwischen dem Patienten und seinen Angehörigen.

Viele Angehörige sind froh, wenn sie nicht nur passiv abwarten müssen. Die Möglichkeiten der **Mithilfe** werden mit ihnen ebenso besprochen wie die Notwendigkeit, bei bestimmten Tätigkeiten das Zimmer zu verlassen, z. B. beim Absaugen.

Ebenfalls kann ein **Intensivtagebuch,** das von Pflegekräften und Angehörigen erstellt wird, dazu beitragen, dass Angehörige die Situation, in der sie sich und ihr Angehöriger befinden, bewältigen können [2].

Im Sinne einer **angehörigenfreundlichen Intensivstation** ist es obligat, dass die **Besuchszeiten flexibel** mit den Wünschen und Möglichkeiten des Patienten und dessen Angehörigen abgestimmt werden [3]. Auch müssen die Pflegenden wissen, ob Angehörige bei einer akuten Verschlechterung sofort, d. h. auch nachts, verständigt werden möchten. Für die Betreuung der Angehörigen bei Trauer, Angst und Verzweiflung sollten Psychologen oder Seelsorger zur Verfügung stehen.

Mitbetroffene Eltern

Eltern von Kindern auf einer Intensivstation befinden sich häufig in einer besonders schwierigen Situation. Zu den Sorgen und dem Wunsch, möglichst viel Zeit mit dem kranken Kind zu verbringen, kommt nicht selten die Belastung, den Bedürfnissen von Geschwisterkindern gerecht zu werden und den Berufsalltag zu bewältigen. Zu den Gefühlen von Hilflosigkeit, Ohnmacht, Angst, Misstrauen, Hoffnungslosigkeit und evtl. auch Schuldgefühlen tritt dann oft noch das Gefühl völliger Überforderung dazu. Die Pflegenden versuchen, ein gutes Vertrauensverhältnis zu den Eltern aufzubauen und die Gesamtsituation möglichst positiv zu beeinflussen. Grundlage dafür ist der sichere und professionelle Umgang mit dem Kind. Ferner helfen Information und Aufklärung der Eltern, der ehrliche und vertrauensvolle Umgang miteinander sowie eine insgesamt elternbejahende Atmosphäre. Die Pflegenden nehmen die Belange der Eltern ernst, erfragen die Gewohnheiten des Kindes und beziehen diese – soweit möglich – in die tägliche Pflege mit ein.

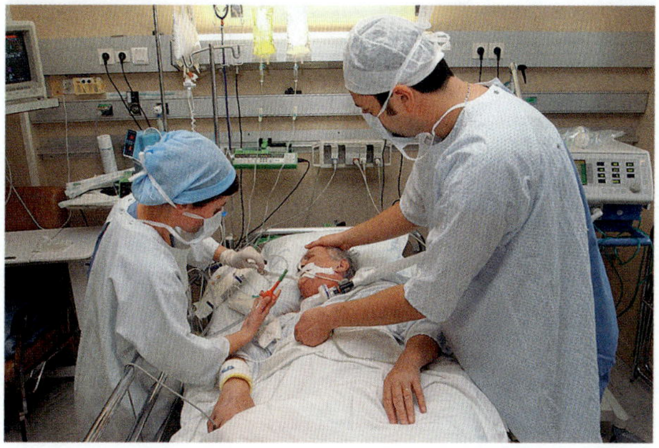

Abb. 45.2 Intensivstation. Intensivtherapie ist häufig von sehr viel Medizintechnik geprägt. Die vielen Geräte und die damit verbundenen Geräusche wirken auf den Patienten oft sehr beängstigend. In dieser Situation ist menschliche Zuwendung vonseiten des Behandlungsteams für den Patienten sehr wichtig. [J787]

Situation der Pflegenden

Auch die **Pflegenden** der Intensivstation sind extremen **physischen und psychischen Anforderungen** ausgesetzt:

- Sie müssen eine Vielzahl von Medizinprodukten „wie im Schlaf" bedienen, bei ärztlichen Maßnahmen assistieren, oft unter Zeitdruck pflegen und jederzeit im Notfall oder bei Veränderungen sicher reagieren können

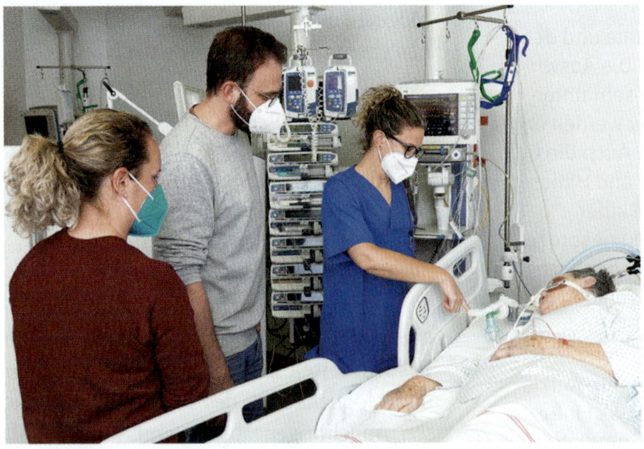

Abb. 45.3 Der erste Kontakt mit dem beatmeten Patienten ist für Angehörige oft schockierend. Pflegefachpersonen bereiten die Angehörigen einfühlsam und verständlich vor, ehe sie diese ans Patientenbett begleiten. Sie leiten die Angehörigen an, den Kranken anzusprechen sowie zu berühren, und betreuen diese in der Anfangszeit des Besuchs. [K115]

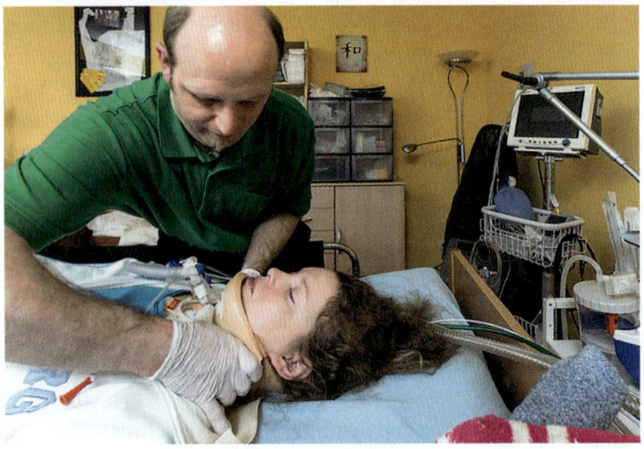

Abb. 45.4 In der außerklinischen Intensivpflege können Pflegende den Patienten mit viel Zeit und sehr individuell pflegen. Die oft jahrelange Versorgungssituation, die Nähe zur Familie und die fehlende Rückzugsmöglichkeit (bei der Pflege in der Patientenwohnung) stellen aber eine besondere Herausforderung dar. [K115]

- Sie müssen sich mit der Leidensgeschichte des Patienten und seiner Angehörigen auseinandersetzen und sie verarbeiten. Leiden, Sterben und Tod sind ständig präsent
- Sie erleben den Erfolg ihrer Arbeit nur bedingt, da die meisten Patienten bald nach der Stabilisierung auf eine Normalstation verlegt werden [4].

Pflegefachpersonen in der ambulanten Intensivpflege können ihre Patienten intensiver und mit mehr Zeit pflegen. Bei der 1 : 1-Versorgung sind sie aber immer alleine und tragen auch alleine die Verantwortung (→ Abb. 45.4). In speziellen Intensiv-Wohngemeischaften versorgt ein Pflegender 2-3 Patienten und arbeitet in einem Team.

Zur besseren Bewältigung dieser Belastungen wird den Pflegenden empfohlen, für einen guten **Ausgleich** zu sorgen („gesunde Distanz“, z. B. körperliche Bewegung, Freizeitsport, Entspannung) und an **Balintgruppen** (→ 15.6.2) und **Supervisionen** (→ 16.4.4) teilzunehmen.

45.2.2 Personelle Besetzung einer Intensivstation

Voraussetzung für die gute intensivmedizinische Versorgung ist die Besetzung mit **qualifiziertem Pflegepersonal.** Je nach Aufgabenstellung und Auslastung der Intensivstation liegt der Stellenschlüssel (Verhältnis Vollzeitstellen/Intensivbettplatz) bei tagsüber 2:1 und nachts 3 : 1 [5].

Die *Deutsche interdisziplinäre Vereinigung für Intensiv- und Notfallmedizin (DIVI)* empfiehlt für Intensivstationen eine Mindestbesetzung von einer Pflegefachperson für zwei Behandlungsplätze pro Schicht [4], für den IMC-Bereich wird eine Mindestbesetzung von einer Pflegefachperson für vier Patienten pro Schicht [6].

In vielen (kleineren) Kliniken sind die **Anästhesisten** für die Leitung der Intensivstation zuständig. Spezialisierte Intensivstationen, beispielsweise kardiologische, neurochirurgische oder nephrologische Intensivstationen, werden (zusätzlich) von einem **Facharzt** betreut [5].

Reanimations- bzw. MET-Teams (→ 14.2) werden i. d. R. von den Pflegefachpersonen und Ärzten der Intensivstation gestellt. Dies muss bei der personellen Besetzung der Intensivstation berücksichtigt werden.

45.2.3 Räumliche Ausstattung

Intensivstationen liegen idealerweise in der Nähe von Notfallaufnahme, Radiologie, OP, Aufwachraum und IMC.

Zur **räumlichen Ausstattung** einer Intensivstation gehören meist:

- **Wartebereich** für Besucher mit Gegensprechanlage außerhalb der ITS
- Patienten-, Personal- und Besucherschleuse
- **Zentraler Arbeitsplatz** mit Sicht auf möglichst alle Patienten und zentraler Überwachungsanlage
- **Erstversorgungszimmer** (mit Röntgengerät) für Eingriffe (z. B. Intubation, Legen eines ZVK, Thoraxröntgen) bei neu aufgenommenen Patienten
- **2-Bett-Zimmer**
- **1-Bett-Zimmer mit Schleuse** für Patienten mit Infektionserkrankungen oder Abwehrschwäche
- Lager- und Entsorgungsräume.

Das **Patientenzimmer** ist mit Waschbecken und Schränken für Versorgungsmaterial ausgestattet.

An jeden **Intensivbettplatz** (→ Abb. 45.5) gehört eine spezielle medizintechnische Ausstattung, aber auch Nachtschränkchen, Patientenruf, Telefon und Radio.

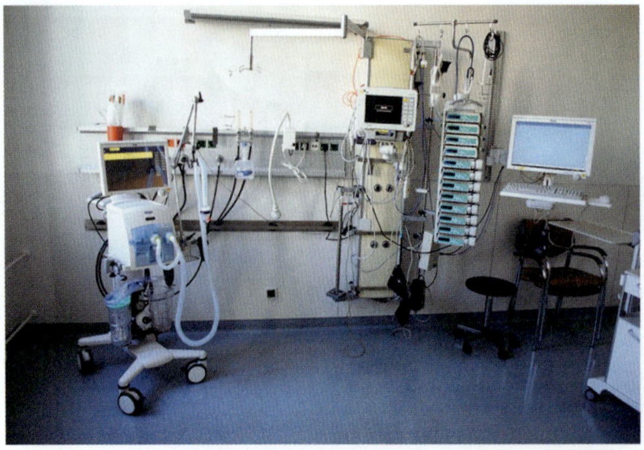

Abb. 45.5 Intensivbettplatz, vorbereitet für die Aufnahme eines beatmeten Patienten. Der Platz hat u. a. Sauerstoff-, Druckluft- und Vakuumanschlüsse, ein Beatmungsgerät, einen Überwachungsmonitor, mehrere Spritzen- und Infusionspumpen und eine Absaugvorrichtung. Bei Bedarf werden weitere Medizinprodukte bereitgestellt. [M561]

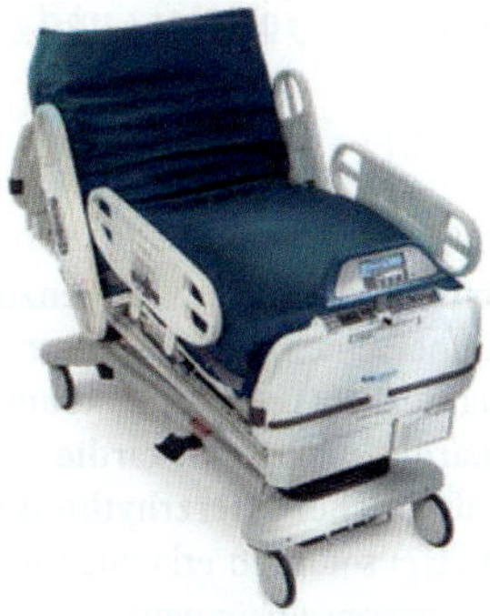

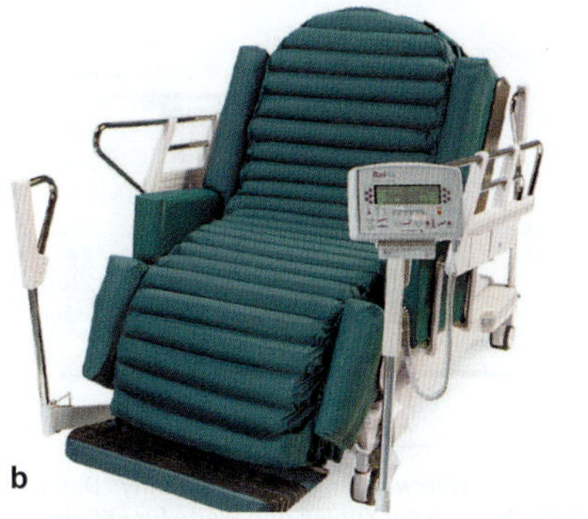

Abb. 45.6 Links Luftkissenbett, rechts bariatrisches Luftkissenbett, u. a. mit Waage und Stuhlausstieg. [V558, V558–001]

Betten

Patienten, die voraussichtlich nur kurzzeitig auf der Intensivstation bleiben, werden auch auf der Intensivstation in einem konventionellen Patientenbett (→ Abb. 11.9) versorgt.

Intensivpflegebett

Das **Intensivpflegebett** ist höhenverstellbar und ermöglicht eine Herzbett- und Stufenbettlagerung. Die Rückenlehne besteht nicht aus einem Gitter, sondern einer durchgehend röntgendurchlässigen Fläche. Mittels CPR-Hebel oder -schalter kann das Bett umgehend in Reanimationslage gebracht werden. Seitlich angebrachte Schienen ermöglichen das Befestigen von Geräten.

In der neonatologischen und pädiatrischen Intensivpflege stehen **Inkubatoren** (→ Abb. 34.93) und spezielle **Kinderbetten** (→ Abb. 11.11) zur Verfügung.

Häufig werden spezielle **Wechseldruck-Matratzenauflagen bzw. -Matratzen** zur Dekubitusprophylaxe (→ 6.11.4) verwendet.

Bei einem **Luftkissenbett** zirkuliert ständig (temperaturregulierbare) Luft in den Kissen, der Luftdruck kann variiert werden und bei Bedarf können einzelne Kissen (z. B. im Bereich der Fersen) entfernt werden, um diese frei zu positionieren (→ Abb. 45.6).

Für schwergewichtige Patienten stehen spezielle **bariatrische Luftkissenbetten** zur Verfügung. Zusätzliche Möglichkeiten sind eine Pulsations- und Perkussionstherapie, eine Positionierungshilfe (mit max. 20° Seitwärtsneigung) sowie eine Aufstehfunktion (→ Abb. 45.6).

Mikroglaskugelbett

Das **Mikroglaskugelbett** wird bei Patienten mit Dekubitalulzera, großflächigen Verbrennungen oder anderen großflächigen Hautverletzungen eingesetzt. Ein Gebläse wirbelt Mikroglaskugeln auf, wodurch der Auflagedruck minimiert wird. Wird das Gebläse abgestellt, modellieren die Kügelchen den Körper des Patienten nach und positionieren ihn stabil. Wird dieser z. B. vorher in die Seitenposition gebracht, sind Pflegetätigkeiten an Rücken oder Gesäß möglich, ohne dass eine zweite Pflegende den Patienten halten muss.

> **Weichlagerung nur bei Bedarf**
> Dem Vorteil der Druckentlastung stehen bei luftgefüllte Matratzen/-Auflagen und Mikroglaskugelbett auch **Nachteile** gegenüber: eingeschränkte Beweglichkeit, erschwerte Mobilisation, Beeinträchtigung der Körperwahrnehmung und Schlafstörung durch die Geräusche des Gebläses. Deshalb sollen sie nur so lange wie unbedingt notwendig eingesetzt werden. Grundsätzlich ist die Bewegungsförderung der Weichlagerung vorzuziehen.

Spezialbetten zur kinetischen Therapie

In einem **Spezialbett zur kinetischen Therapie** wird der Patient in seiner Längsachse bewegt, d. h., das Bett rotiert langsam von einer zur anderen Seite. Damit der Patient auch beim Rotieren über einen Winkel von 35° hinaus nicht aus dem Bett fallen kann, wird er mit Polstern und Gurten gesichert. Manche Betten bieten zusätzlich die Möglichkeit von Vibration oder Perkussion im Thoraxbereich. Diese Betten werden v. a. bei Patienten mit schweren pulmonalen Erkrankungen (z. B. ARDS → 23.15) eingesetzt, die nicht in (135°-)Bauchlage gebracht werden dürfen. Durch den kontinuierlichen Positionswechsel wird die Lunge gleichmäßiger durchblutet und belüftet.

45.2.4 Technische Ausstattung

Die umfassenden Aufgaben der Intensivversorgung erfordern eine entsprechende **technische Ausstattung** (→ Abb. 45.5):

- **Überwachungsgeräte** (→ 45.2.2) dienen der Kontrolle einzelner oder mehrerer Körperfunktionen des Patienten. **Patientennahe** Überwachungsgeräte sind Monitore, die vitale Funktionen wie etwa den Herzrhythmus kontinuierlich messen, anzeigen und speichern. **Patientenferne** Überwachungsgeräte auf der Intensivstation sind v. a. Notfall-Laborgeräte, z. B. RapidLab®
- **Behandlungsgeräte** sind Geräte zur Therapie, etwa Spritzen- und Ernährungspumpen, Inhalatoren, Absauggeräte, Beatmungsgeräte (→ 45.3.3) oder ECMO (extrakorporale Membranoxygenierungsgeräte) und iLA (interventional LungAssist) sowie Defibrillatoren.

45.3 Intensivüberwachung

> **Intensivüberwachung**
> Die Intensivüberwachung ist wesentlicher Bestandteil der Intensivpflege. Um bedrohliche Änderungen der **Vitalwerte** früh erkennen und behandeln zu können, ist deren kontinuierliche Kontrolle unerlässlich. Die Intensivüberwachung setzt sich aus **Patientenbeobachtung** und **Monitorüberwachung** zusammen. Ziel ist, den Zustand des Patienten in seiner Gesamtheit zu erfassen. Unverzichtbar sind dabei die **Zusammenschau** von beobachtbaren und messbaren Informationen und die Beurteilung nicht allein von Einzelwerten, sondern auch deren **Änderungen im Verlauf.**
> So kann z. B. eine Tachykardie bei nicht ansprechbaren Patienten durch Herzerkrankung, aber auch Schock, Anämie, Lungenembolie oder Schmerzen bedingt sein.

45.3.1 Patientenbeobachtung

Beobachtung des Bewusstseins

Bewusstsein → Kap. 12

Erkrankung und Therapie (z. B. Gabe von Sedativa) führen häufig zu einer **Bewusstseinsveränderung** des Intensivpatienten.

Beim Umgang mit dem Patienten geben Sprachfähigkeit und -verständnis sowie Bewegungen Aufschluss über seinen Bewusstseinszustand. Skalen zur Beurteilung von Schwere und Verlauf einer Bewusstseinsstörung sind z. B. die **Glasgow Coma Scale** (GKS → Tab. 37.2) und die **Richmond Agitation Sedation Scale** (RASS), die gleichzeitig eine evtl. Agitiertheit des Patienten miteinbezieht und v. a. zur Beurteilung einer Sedierung eingesetzt sowie für die Frühmobilisation der Patientinnen herangezogen wird [7].

Eine weitere Untersuchung zur Beurteilung der Gehirnfunktion ist die Kontrolle der **Pupillenreaktion** (→ Tab. 37.3).

Beobachtung des Verhaltens

Das **Verhalten** eines Intensivpatienten ist oft schwer zu interpretieren, da einerseits verschiedene Menschen unterschiedlich auf die gleiche Situation reagieren, andererseits verschiedene Ursachen zur gleichen Reaktion führen können. Beispielsweise kann ein Patient, der sich nicht klar äußern kann, auf die „Ausnahmesituation Intensivstation" mit Apathie reagieren, ein anderer hingegen mit Unruhe. Unruhe kann allerdings Zeichen von Angst, Schmerzen, einem beginnenden Delir oder der Versuch sein, mit der Umgebung Kontakt aufzunehmen.

Zur Einschätzung von Schmerzen kommt in der Intensivpflege vor allem die **Behavioral Pain Scale** (BPS) zum Einsatz, die auch für nicht oder nur bedingt kommunikationsfähige Patienten geeignet ist (→ 13.2.2). Der **Berner Schmerzscore** (BSN) eignet sich für die Neonatologie und den Neugeborenenbereich. Für kognitiv stark beeinträchtigte Kinder und Jugendliche gibt es die **Paediatric Pain Profil-Schmerzskala.** Erst durch die systematische Erfassung der Schmerzen wird eine adäquate Schmerztherapie möglich [8].

Scores zum Delir-Screening (z. B. Confusion Assessment Method for the Intensive Care Unit, **CAM-ICU**) ermöglichen es, ein Delir zu erkennen bzw. auszuschließen. Für Säuglinge liegt der **psCAM-ICU** und für Kinder der **pCAM-ICU** vor.

Beobachtung von Mimik und Gestik

Bei beatmeten Patienten, die in ihrer Kommunikation eingeschränkt sind, sind Veränderungen der **Mimik** und **Gestik** ein wichtiges Beobachtungskriterium: Angst, Ärger, Schmerzen, Überraschung und Interesse können damit zum Ausdruck gebracht werden. Eine veränderte Mimik kann aber auch auf eine Erkrankung hinweisen, z. B. können inkompletter Lidschluss und hängender Mundwinkel Zeichen für eine Fazialisparese sein.

Beobachtung der Haut

Veränderungen der **Hautfarbe** und **-temperatur** (→ 6.1.3) geben u. a. Hinweise auf die Kreislaufsituation und die Sauerstoffversorgung. Blasse, kaltschweißige Haut deutet z. B. auf eine Zentralisation des Kreislaufs hin. Eine Zyanose zeigt einen Sauerstoffmangel von Körperteilen oder des ganzen Organismus an.

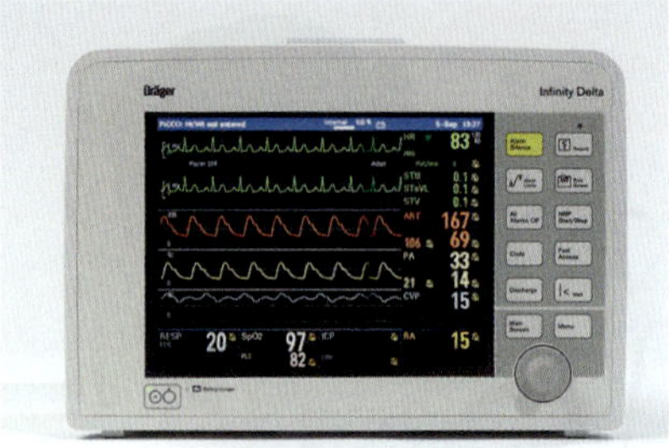

Abb. 45.7 Überwachungsmonitor Infinity® Delta XL mit Anzeige der Kurven und Werte für EKG/Herzfrequenz (grün), Sauerstoffsättigung (weiß), Blutdruck (rot) und EEG (blau). Über- oder Unterschreitung von eingestellten Alarmgrenzen werden akustisch und optisch angezeigt. [V749]

45.3.2 Monitorüberwachung

DEFINITION

Monitorüberwachung: Kontinuierliche Überwachung des Patienten durch ständige bzw. engmaschige Messung und Anzeige der Vitalzeichen (→ Abb. 45.7). **Nichtinvasive Überwachungsmethoden** sind ohne Eingriff in den Körper möglich, z. B. Überwachung von Herz- und Atemfrequenz/-rhythmus, Blutdruck, peripher-arterieller Sauerstoffsättigung oder elektrischer Gehirnaktivität. **Invasive Überwachungsmethoden** verletzen die Integrität des Körpers, z. B. direkte arterielle Blutdruckmessung, ZVD-Kontrolle, Messung des pulmonalarteriellen Drucks oder Hirndruckmessung.

Die Pflegenden kontrollieren und dokumentieren die Werte in regelmäßigen Abständen (je nach Zustand des Patienten alle 5–60 Min.).

Alarmgrenzen richtig einstellen

Die Alarmgrenzen an Überwachungsgeräten (→ Abb. 45.7) weder zu eng einstellen, weil dadurch die Gefahr häufiger Fehlalarme besteht, die den Patienten stören und beunruhigen, noch zu großzügig wählen, damit Komplikationen nicht zu spät bzw. nicht erkannt werden. Deshalb individuelle Grenzwerte für jeden Patienten definieren und ggf. immer wieder anpassen. Zu Schichtbeginn die Alarmgrenzen prüfen.

Überwachung von Herz und Kreislauf

EKG → 21.3.1

Herzfrequenz, -rhythmusüberwachung

Die kontinuierliche **Herzfrequenzüberwachung** über einen **EKG-Monitor** (→ Abb. 45.7) ermöglicht es, Veränderungen wie **Tachykardie** und **Bradykardie** sowie **lebensbedrohliche Herzrhythmusstörungen** (→ 21.7) sofort zu erkennen und rasch darauf reagieren zu können.

Für die EKG-Ableitung werden je nach Gerät drei oder fünf Elektroden benötigt. Diese werden so am Patienten platziert, dass Artefakte (künstlich hervorgerufene Störungen, etwa durch Bewegungen des Patienten) minimiert werden (→ Abb. 45.8). Artefakte zeigen sich auf dem Bildschirm als höhere und/oder unregelmäßige Herzfrequenz und führen zu Fehlalarmen. Die Pflegenden dokumentieren die Herzfrequenz i. d. R. stündlich.

Für Kinder gibt es spezielle, sehr weiche Elektroden mit kleiner Klebefläche. Die Klebeelektroden werden jeden Tag etwas anders geklebt, um Hautschäden zu vermeiden.

Schrittmacherüberwachung

Herzschrittmachertherapie → 21.7.5

Zur **Schrittmacherüberwachung** genügt die übliche Herzfrequenzüberwachung nicht, da das vom Schrittmacher ausgeübte Aktionspotenzial *(Spike)* vom Gerät als Herzaktion gezählt werden kann. Zum einen können Spike und Antwort des Myokards als zwei Herzschläge gezählt werden und Tachykardie-Fehlalarme verursachen, zum anderen kann eine ausbleibende Erregung des Myokards übersehen und eine Bradykardie oder Asystolie nicht erkannt werden. Hier gibt es zwei Möglichkeiten:

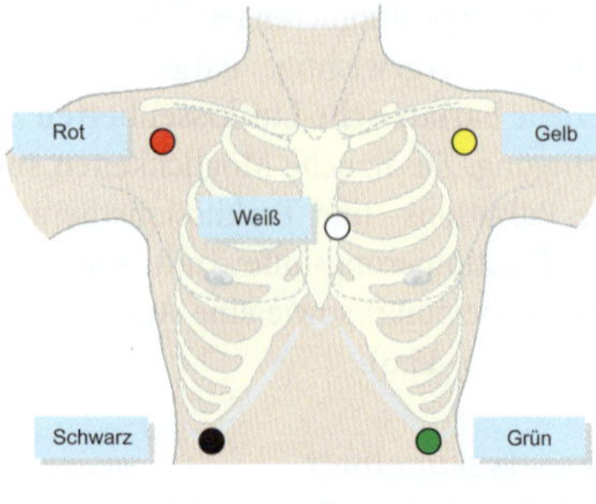

Abb. 45.8 Position der Elektroden zur Herzfrequenzüberwachung. Mit einem Wahlschalter kann die günstigste Ableitung (großer Ausschlag = geringe Artefakte) am Monitor eingestellt werden. [L157]

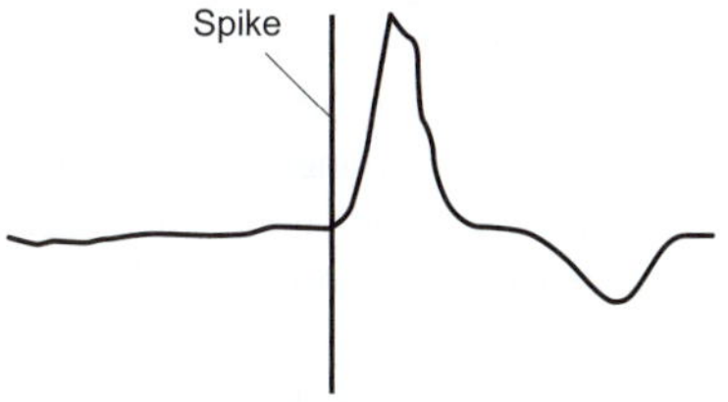

Abb. 45.9 Normales Schrittmacher-EKG mit Schrittmacherstimulationsimpuls (Spike) und Antwort des Myokards. [L143]

- **Herzfrequenzüberwachung mit Schrittmachererkennung** (→ Abb. 45.9): Der Monitor wird so eingestellt, dass er den Schrittmacherimpuls erkennt und nur den QRS-Komplex als Herzaktion zählt
- **Periphere Pulsüberwachung:** Über Sensoren an Finger/Ohr wird jede in der Peripherie ankommende Pulswelle erfasst (→ 23.3.3, → Abb. 23.10).

Arrhythmieüberwachung

Manche Monitore können **Arrhythmien** erkennen und unterscheiden, z. B. ventrikuläre Extrasystolen (→ 21.7.1). Dazu muss zuvor die normale Herzaktion des Patienten eingespeichert werden. Das Gerät registriert Abweichungen vom Ausgangs-EKG und löst entsprechend Alarm aus.

Blutdruckmessung

Indirekte Blutdruckmessung → 4.2.2

Bei der **invasiven** *(direkten)* **Blutdruckmessung** wird über einen arteriellen Katheter (z. B. in der A. radialis) mittels Druckumwandler *(Transducer)* der mechanisch gemessene arterielle Druck in elektrische Signale umgewandelt. Diese werden vom Monitor als Kurve wiedergegeben (→ Abb. 45.10). Damit sich keine Blutgerinnsel am Katheter bilden, wird eine kontinuierliche Druckspülung mit physiologischer Kochsalzlösung angeschlossen. Die Pflegenden inspizieren und verbinden die Einstichstelle des arteriellen Katheters täglich bzw. – bei Klarsichtverbänden – nach Hygienestandard des Hauses und bei Verschmutzung. Außerdem beobachten sie die punktierte Extremität auf Zeichen einer Durchblutungsstörung.

VORSICHT! Um eine versehentliche Injektion intravenöser Arzneimittel in die arterielle Kanüle zu vermeiden, ist eine **Kennzeichnung arterieller Zugänge** erforderlich. Die Druckspülung wird mit einem roten Dreiwegehahn und der Katheterverband mit dem Hinweis „Arterie“ versehen.

ZVD- und HZV-Messung

Die ZVD-Messung erfolgt elektronisch mit einem Transducer (Druckaufnehmer, → Abb. 21.2). HZV (Herzzeitvolumen) und weitere hämodynamische Parameter werden in der Intensivmedizin überwiegend mittels **PiCCO-Technologie** gemessen. Benötigt werden ein ZVK und ein möglichst herznaher, arterieller PiCCO®-Katheter (→ 21.1.3). Indikationen für ein PiCCO-System sind z. B. der septische und kardiogene Schock sowie ein akutes Lungenversagen.

Überwachung der Atmung

Pulsoximetrie → 23.3.3
Blutgasanalyse → 23.3.4

Atemüberwachung

Zur **Atemfrequenzüberwachung** bei **nicht beatmeten Patienten** werden zwei der Elektroden für die Herzfrequenzüberwachung rechts und links an der unteren Thoraxapertur angebracht (→ Abb. 45.8). Dort sind die Atembewegungen am kräftigsten und daher am besten registrierbar. Die Atembewegungen werden am Monitor als Atemkurve dargestellt. Bewegungen des Patienten, Muskelzittern und zu flache Atmung können zu Fehlalarmen führen.

Die Lunge sollte täglich auskultiert werden, um die Belüftung zu kontrollieren und auffällige Atemgeräusche zu erkennen.

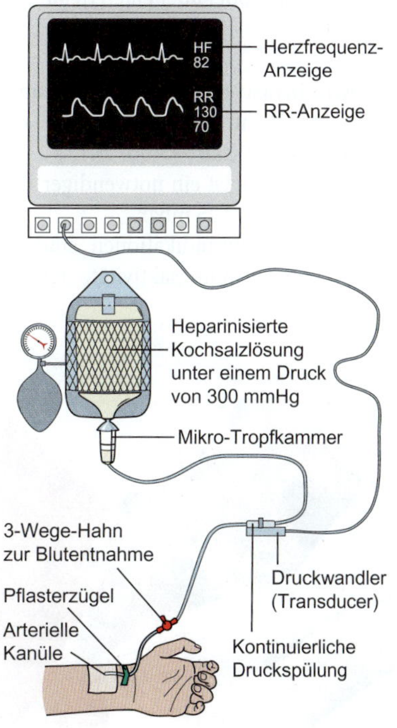

Abb. 45.10 Prinzip der invasiven (direkten) Blutdruckmessung. [L190]

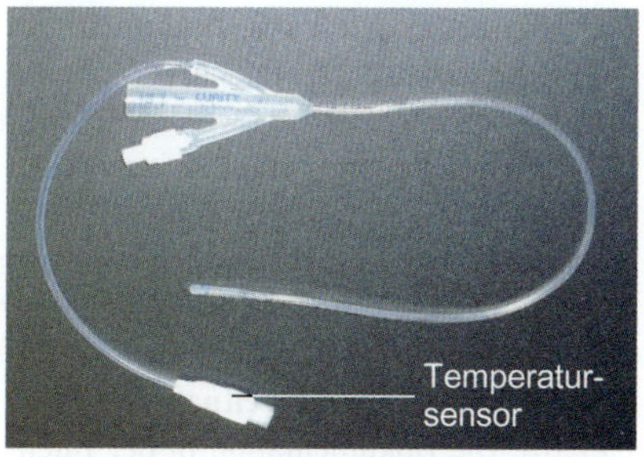

Abb. 45.11 Blasendauerkatheter mit integriertem Temperatursensor. [U244]

Bei **beatmeten Patienten** erfolgt die Überwachung immer über das Beatmungsgerät.

Kritischer Blick

Pflegefachpersonen vergleichen die Monitorwerte für Atemfrequenz und Sauerstoffsättigung immer mit weiteren Messwerten und Beobachtungen, z. B. Puls, Hautfarbe (Auftreten einer Zyanose?) und Thoraxbewegungen (symmetrisch?).

Überwachung der Temperatur

Thermometerarten → 5.2.2
Messorte und -methoden → 5.2.3

Die Temperatur kann kontinuierlich oder intermittierend gemessen werden. Besondere Messverfahren auf der Intensivstation sind:

- Meist wird ein **Blasendauerkatheter** (→ Abb. 45.11) mit integriertem Temperatursensor verwendet, um die Temperatur kontinuierlich abzuleiten
- Alternative bei vorhandener Notwendigkeit zur Herz-Kreislauf-Überwachung ist die **intravasale Temperaturüberwachung** über einen ZVK mit integrierter Temperatursonde oder PiCCO®-Katheter
- Die **ösophageale Temperaturüberwachung** kommt insbesondere bei therapeutischer Hypothermie nach Reanimation zum Einsatz. Die Temperatursonde wird über Nase oder Mund bis in den Ösophagus vorgeschoben. Wegen der Gefahr von Schleimhautschäden wird die Sonde baldmöglichst wieder entfernt; v. a. bei älteren Patienten besteht die Gefahr von Blutungen im Nasen-Rachen-Raum.

45.3.3 Dokumentation

Für die Dokumentation der engmaschigen Überwachungs-, Behandlungs- und Pflegemaßnahmen bedarf es einer speziellen **Tageskurve** *(Intensivpflegekurve)*. Die Kurve umfasst 24 Std. In der Regel wird täglich zu einer festgesetzten Zeit (meist am Vormittag) eine neue Tageskurve begonnen und die pflegerischen und ärztlichen Maßnahmen für den nächsten Tag werden geplant. Viele Intensivstationen arbeiten inzwischen mit einer EDV-gestützten Dokumentation, d. h., die Patientenakte wird elektronisch (über Eingabe-Computer am Patientenplatz) geführt. Grundsätzlich gilt: Die Dokumentation ist immer **zeitnah** zu führen (→ 1.10). Die Dokumentation in der Intensivpflege umfasst:

- **Patientenbeobachtung** (→ 45.2.1), Werte der **Monitorüberwachung** (→ 45.2.2), ggf. weitere Werte (z. B. Fußpulse)
- **Flüssigkeitsbilanz** (→ 8.1.2), ggf. bis zu 3 × täglich
- **Arzneimittel,** zur besseren Übersicht je nach medizinischem Fachgebiet in einer bestimmten Reihenfolge
- Ggf. **Beatmung,** je nach verwendetem Dokumentationsmaterial entweder in der Tageskurve oder auf einem gesonderten Beatmungsprotokoll
- **Pflegerische Maßnahmen** (evtl. auf gesondertem Bogen), z. B. Mund-, Ganzkörperpflege, Basale Stimulation, Positionierung, (Früh-)Mobilisation, Verbandswechsel, Beratung von Angehörigen
- **Pflegebericht,** z. B. Zustand und Äußerungen des Patienten, Reaktionen des Patienten auf pflegerische Maßnahmen, Änderungen von Pflegezielen und -maßnahmen
- **Ärztliche Dokumentation,** z. B. klinischer Verlauf, aktuelle Laborwerte, Anordnungen.

45.4 Beatmungstherapie

DEFINITION

Beatmungstherapie: Unterstützung oder Ersatz der Spontanatmung, entweder kontinuierlich oder intermittierend, teilweise oder vollständig durch ein Beatmungsgerät sowie invasiv (über Endotrachealtubus, Trachealkanüle, → 45.4.2) oder nicht invasiv (über eine Maske, → 45.4.1). Die Beatmung erfolgt manuell mit einem **Beatmungsbeutel** oder **maschinell** mit einem **Beatmungsgerät** *(Respirator).*

Die Beatmungstherapie ist aufgrund der veränderten Druckverhältnisse im Thorax **unphysiologisch:** Während bei der Spontanatmung die Luft durch einen Unterdruck (im Vergleich zum Atmosphärendruck) im Thorax in die Lunge strömt und sich somit eine wellenförmige Druckkurve ergibt, wird bei der maschinellen Beatmung die Luft durch Überdruck in die Alveolen gepresst (→ Tab. 45.2). Die Ausatmung erfolgt in beiden Fällen passiv.

Indikation zur Beatmungstherapie ist die respiratorische Insuffizienz (→ 23.3.4). Auch bei bestimmten Formen der Allgemeinanästhesie ist eine Beatmung des Patienten notwendig (→ 46.5).

Komplikationen treten v. a. bei einer länger dauernden invasiven Beatmungstherapie auf: Infektionen (z. B. beatmungsassoziierte Pneumonie, Ventilator Associated Pneumonia, VAP), beatmungsbedingte Lungenschädigung (Ventilator Induced Lung Injury, VLI), Pneumothorax (→ 23.10), Aspiration. Als Folge der veränderten intrathorakalen Druckverhältnisse kann es zu einer Abnahme der Nierendurchblutung kommen.

Eine Beatmungstherapie ist auch im häuslichen Umfeld möglich (**außerklinische Beatmung,** *Heimbeatmung;* → Abb. 45.1, → Abb. 45.4), fälschlicherweise auch gleichgesetzt mit außerklinischer Intensivtherapie.

45.4.1 Nichtinvasive Beatmung

DEFINITION

Nichtinvasive Beatmung *(Noninvasive Ventilation, NIV):* Beatmung über eine Maske (Vollgesichts-, Nasen-Mund-, Nasenmaske) oder über einen Helm (selten).

Die **nicht invasive Beatmung** erfolgt meist über eine dicht sitzende **Nasen-** oder **Mund-Nasen-Maske** (→ Abb. 45.12).

Voraussetzung ist ein notwendiger Beatmungsdruck unter 25 mbar.

Absolute Kontraindikationen sind fehlende Spontanatmungsaktivität, fehlende Schutzreflexe (wegen der Aspirationsgefahr), Verlegung der Atemwege, gastrointestinale Blutungen oder Ileus. Bei relativen Kontraindikationen (z. B. massive Unruhe des Patienten) muss im Einzelfall entschieden werden, ob eine NIV möglich ist.

Hauptvorteil ist, dass eine Intubation oder Tracheotomie mit all den damit verbundenen Komplikationen und Nebenwirkungen umgangen wird. Hauptnachteil ist die **Aspirationsgefahr,** da die Abdichtung der Atemwege durch den Cuff des Endotrachealtubus oder der Trachealkanüle entfällt. Deshalb sind eine lückenlose Überwachung und die intensive psychische Betreuung des Patienten unerlässlich. Ggf. erhält der Patient eine leichte (Analgo-)Sedierung. Häufig werden Patienten mit COPD (→ 23.6) mit einer NIV behandelt.

45.4.2 Invasive Beatmung

DEFINITION

Invasive Beatmung: Beatmung über einen Endotrachealtubus (über Mund oder Nase in die Luftröhre eingelegt) oder eine Trachealkanüle (nach vorherige Tracheotomie → 36.1.6).

Intubation

Bei der Intubation (→ 46.8.3) wird ein **Endotrachealtubus** über Mund oder Nase und Rachen in die Luftröhre vorgeschoben. Erfolgt die Intubation als geplanter Eingriff und nicht in einer Notfallsituation, wird der Patient vorher umfassend aufgeklärt.

Die Pflegefachperson

- Stellt Beatmungsgerät, Absaugmöglichkeit und Sauerstoffgabe sicher
- Richtet die benötigten Materialien (sind i. d. R. auf dem Notfallwagen)

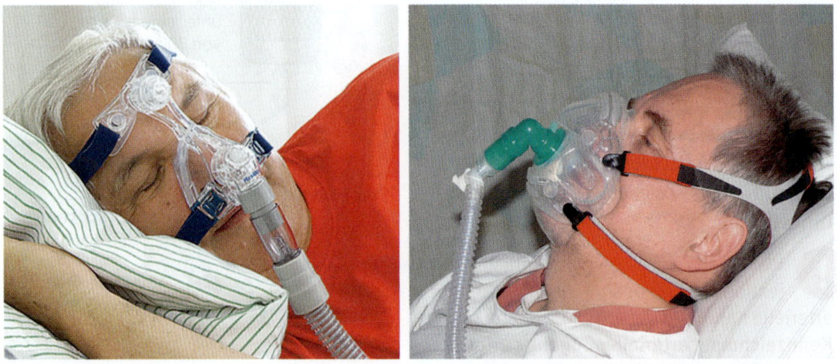

Abb. 45.12 Nichtinvasive Beatmung, links über eine Nasenmaske und rechts über eine Mund-Nasen-Maske. [V081]

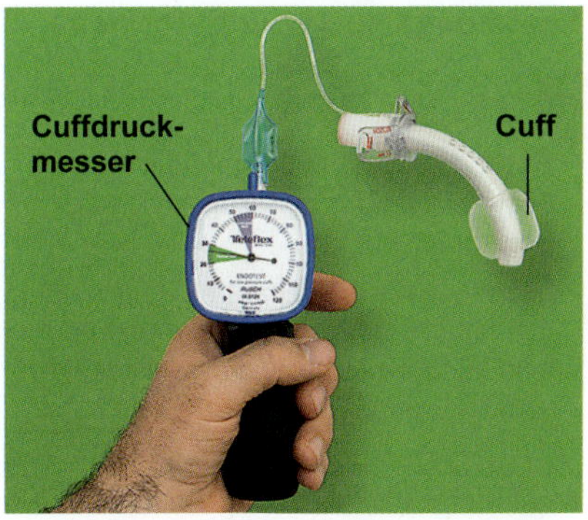

Abb. 45.13 Cuffdruckmesser zum Blocken des Cuffs eines Tubus oder einer Trachealkanüle. Der Cuff (luftgefüllter Ballon, hier: an einer Trachealkanüle) dichtet die Trachea ab und optimiert die Beatmung, weil keine Luft am Tubus oder der Trachealkanüle vorbei entweichen kann. Die Maßeinheit des Cuffdrucks ist cmH_2O. [M251]

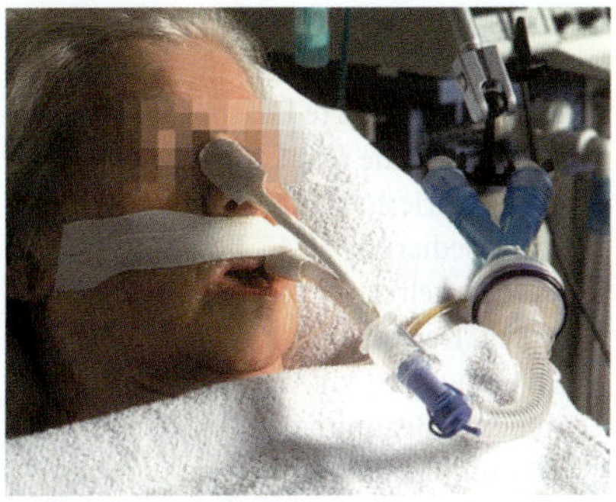

Abb. 45.14 Fixiermöglichkeit des endotrachealen Tubus bei oraler Intubation. [K183]

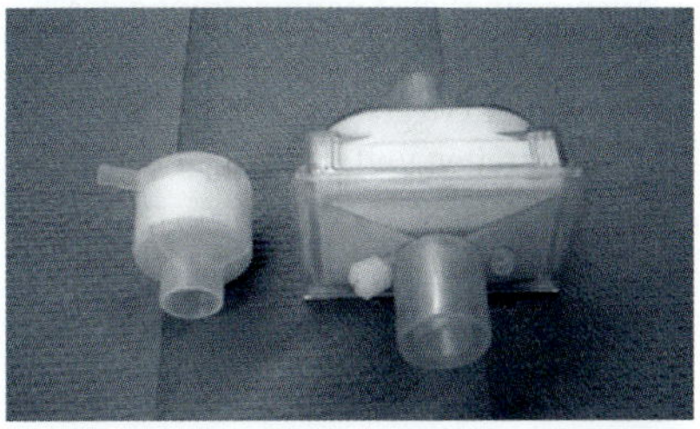

Abb. 45.15 Passive Atemgasklimatisierung. Links HME (auch: künstliche Nase) zum Aufsetzen auf einen Tubus oder Trachealkanüle bei spontanatmenden Patienten, rechts HME zur Anwendung im Beatmungssystem bei beatmeten Patienten. [M251]

- Kontrolliert den Cuff des Tubus auf Dichtigkeit
- Injiziert Medikamente nach Arztanordnung
- Fixiert den Tubus und kontrolliert den Cuffdruck (→ Abb. 45.13)
- Dokumentiert die Maßnahme (u. a. Uhrzeit, Tubuslage, -größe, Cuffdruck, Medikamente).

Der Arzt
- Führt die Intubation durch
- Kontrolliert die Tubuslage (hört zuerst den Magen und dann die Lungen ab)
- Schließt den Patienten ans Beatmungsgerät an.

VORSICHT! Die **Tubusfixierung** soll den endotrachealen Tubus in seiner Lage sichern, darf aber keine Druckulzera an Mundwinkel, Mund- oder Nasenschleimhaut hervorrufen.
Es gibt zahlreiche Varianten der Tubusfixierung (→ Abb. 45.14), z. B. werden Tubus und ggf. eingelegter Beißschutz mit speziellen Tubusfixierbändchen (mit Klettverschluss oder Klebestreifen) fixiert. Nur im Notfall sowie v. a. kurzzeitig in der Anästhesie (→ 46.8.3) werden Pflasterstreifen zur Fixierung benutzt. Grundsätzlich dürfen nur Materialien verwendet werden, die für diesen Zweck zugelassen sind (Medizinproduktegesetz → 48.4.5) [9].

Tracheotomie

Tracheotomie, Tracheostoma, Trachealkanülen und -pflege → 36.1.6

Bei der **Tracheotomie** wird eine Verbindung zwischen Halsoberfläche und Luftröhre geschaffen. In der Intensivmedizin erfolgt die Tracheotomie i. d. R. als **Punktionstracheotomie** im Patientenbett (→ Tab. 36.1). Die Luftröhre wird in Lokalanästhesie mit einer Nadel punktiert und die Punktionsstelle anschließend mit speziellen Dilatationsinstrumenten so weit aufgedehnt, dass eine Trachealkanüle eingeführt werden kann. Wird die Trachealkanüle in den ersten Tagen nach der Punktionstracheotomie (versehentlich) entfernt, muss i. d. R. eine konventionelle Intubation erfolgen, um den Patienten weiterbeatmen zu können.

Ein **Tracheostoma** wird meist als weniger störend empfunden als eine Intubation, Mund- und Nasenpflege sind einfacher, der Patient kann prinzipiell trinken und essen und mithilfe eines Sprechventils sprechen (→ Abb. 36.9). Aufgrund des kleineren Totraums und des geringeren Strömungswiderstands der Trachealkanüle ist die Atemarbeit für den Patienten geringer. Dies erleichtert den Weaningprozess (*Entwöhnung* oder *Abtrainieren vom Beatmungsgerät*).

Atemgasklimatisierung

Durch den Tubus bzw. die Trachealkanüle gelangt die Atemluft direkt in die Trachea. Dadurch fallen die physiologischen Funktionen der oberen Atemwege aus (→ 36.1.6) und das empfindliche Flimmerepithel der Atemwege wird geschädigt.

Ins Beatmungsschlauchsystem eingesetzte **Atemgasanfeuchter** (Aktivbefeuchter, mit sterilem angewärmten Wasser = aktive Befeuchtung) oder **Klimatisierungsfilter** (Heat-and-Moisture-Exchanger/HME, Wärme- und Feuchtigkeitsaustauscher = passive Befeuchtung) (→ Abb. 45.15) können die physiologischen Nasenfunktionen teilweise ersetzen und so Komplikationen verringern. Moderne HME haben zusätzlich eine antibakterielle und antivirale Funktion (HME-F). HME zum Aufstecken auf Tubus und Trachealkanüle bei spontan atmenden Patienten werden umgangssprachlich auch als **künstliche (feuchte) Nase** bezeichnet und sind kleiner als die bei maschineller Beatmung. Der Selbstreinigungsmechanismus der Atemwege wird durch regelmäßiges Absaugen des Trachealsekrets (→ 45.3.4) unterstützt.

Patientenbeobachtung

Patienten mit einer künstlichen Nase bedürfen einer ebenso sorgfältigen pflegerischen Überwachung wie maschinell beatmete, da z. B. bei Verlegung der künstlichen Nase durch einen Schleimpfropf Erstickungsgefahr droht.

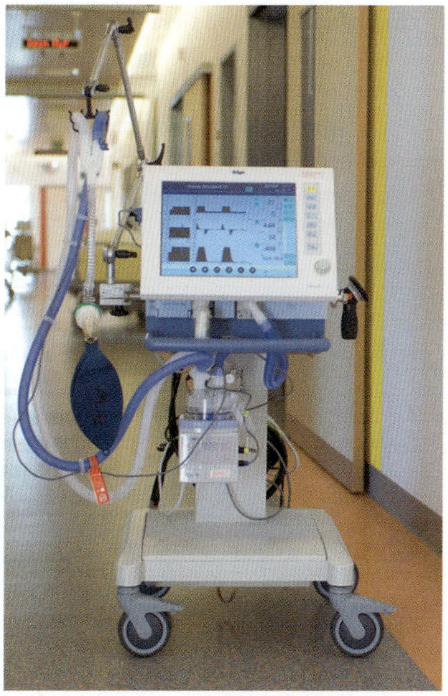

Abb. 45.16 Respirator EVITA® XL mit digitaler Anzeige der Parameter. [K115]

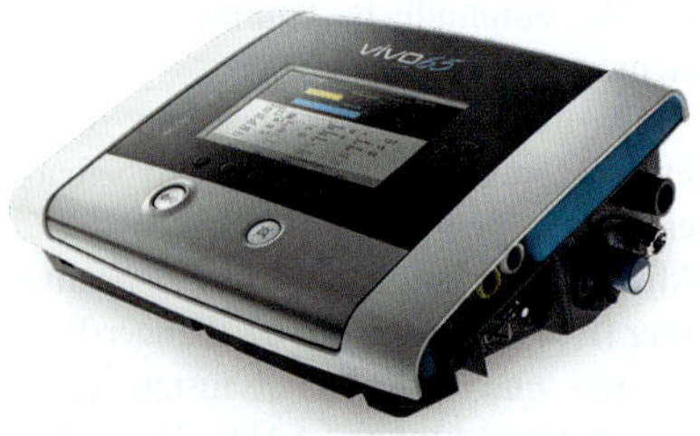

Abb. 45.17 Heimbeatmungsgerät Vivo 65 für Kinder und Erwachsene. Diese Geräte sind kleiner und leichter, trotzdem können sie den Patienten mit verschiedenen Beatmungsmodi und -formen beatmen, haben Alarmgrenzen und auch eine zusätzliche Sauerstoffgabe ist möglich. [V082]

45.4.3 Beatmungsgerät, Beatmungsmuster und -formen

Beatmungsgerät

DEFINITION

Beatmungsgerät *(Respirator):* Gerät, das die unzureichende oder ausgefallene Atmung des Patienten unterstützt oder ersetzt und die Beatmung überwacht (→ Abb. 45.16, → Abb. 45.17).

Aufbau

Die Funktionskomponenten sind:

- **Versorgungssystem:** Regelt die Zusammensetzung des Sauerstoff-Druckluft-Gemischs
- **Bedienungssystem:** Für die Einstellung der Beatmungsparameter (→ Tab. 45.1)
- **Schlauchsystem:** Für die Luftführung zwischen Patient und Gerät
- **Überwachungssystem:** Zur Kontrolle von Atemfrequenz, Atemzug-, Atemminutenvolumen, Temperatur und Sauerstoffkonzentration des verabreichten Gasgemischs, Beatmungsdruck.

Funktionsweise

Vor Inbetriebnahme wird das Beatmungsgerät mit einem sterilen Versorgungs- und Schlauchsystem ausgerüstet, an Sauerstoff, Druckluft und Stromnetz angeschlossen und anschließend auf seine Funktionsfähigkeit überprüft.

Heimbeatmungsgeräte werden nur an den Strom angeschlossen, ggf. wird Sauerstoff über eine externe Quelle (z. B. Flüssigsauerstoff → Abb. 3.37) zugegeben.

Vom Versorgungssystem fließt das Sauerstoff-Druckluft-Gemisch über den **Inspirationsschlauch** des Schlauchsystems zum Patienten. In- und Exspirationsschlauch sind über ein Y-Stück mit einem Beatmungsfilter und einem ziehharmonikaartigen Schlauchstück (der Tubusverlängerung) und dieses wiederum mit dem Tubus oder der Trachealkanüle verbunden. Sowohl die Ein- als auch die Ausatemluft muss den Tubus bzw. die Trachealkanüle, die Tubusverlängerung und das Y-Stück passieren. Die Ausatmung erfolgt über den **Exspirationsschlauch** des Schlauchsystems.

Transport-Beatmungsgerät

Muss ein beatmeter Patient z. B. in den OP gebracht werden, wird ein **transportables Beatmungsgerät** eingesetzt (→ Abb. 45.18).

Tab. 45.1 Wichtige Beatmungsparameter und ihre Funktion.

Beatmungsparameter	Funktion
Sauerstoffgehalt (F_iO_2)	Sauerstoffanteil der Inspirationsluft (21–100 Vol.-% O_2)
Inspirationsflow	Flussgeschwindigkeit der Inspirationsluft
Inspirationsdruck (IPAP, p_{insp})	Druck, der während der Inspiration aufgebaut wird
Tidalvolumen (V_t)	Volumen, das während des Beatmungszyklus ein- und wieder ausgeatmet wird
Trigger (engl. Trigger = Auslöser), Triggerschwelle	Schaltelement am Respirator, das eine Einatembemühung des Patienten erkennt und so kann dieser einen Atemhub auslösen; die Triggerschwelle ist das Maß, wie stark die Einatembemühung sein muss
PEEP (positiver endexspiratorischer Atemwegsdruck)	Positiver Druck am Ende der Ausatmung in den Atemwegen, der den Kollaps der Alveolen und die Bildung von Atelektasen verhindert, die funktionelle Residualkapazität erhöht und den pulmonalen Gasaustausch verbessert
Frequenz (f, AF)	Beatmungsfrequenz = Atemhübe pro Minute
Inspirationszeit (t_{insp})	Dauer der Einatmung; Inspirationszeit und Frequenz bestimmen das **Atemzeitverhältnis** (Inspiration : Exspiration, kurz I : E)

Beatmungsmuster und -formen

DEFINITION

Beatmungsmuster: Beschreibet einen Beatmungszyklus in Bezug auf Druck, Flow, Volumen.

Beatmungsform (Atemhilfe): Beschreibt den Anteil der Atemarbeit, den der Patient leisten muss bzw. das, was der Respirator übernimmt.

Es gibt folgende **Beatmungsformen:**

- Bei der **kontrollierten Beatmung** (Controlled mechanical/mandatory ventilation, CMV) übernimmt das Beatmungsgerät die Atmung **vollständig.** Ein Trigger wird meist zugeschaltet, damit eventuelle Atembemühungen des Patienten vom Respirator erkannt und „beantwortet" werden – je nach gewählter Beatmungsform z. B. mit einem voreingestellten maschinellen Atemzug = **assistierte kontrollierte Beatmung.** Damit der Patient eine rein kontrollierte Beatmung toleriert, ist oft eine hochdosierte Analgosedierung (→ 45.3.4) und selten eine Muskelrelaxation (→ 46.3.2) erforderlich. Der Übergang zur selbstständigen Atmung ist v. a. nach längerer kontrollierter Beatmung oft schwierig und mit Komplikationen verbunden, da die kontrollierte Beatmung die Atemmuskulatur (weiter) schwächt
- Bei der **assistierten Beatmung** unterstützt das Gerät (in unterschiedlicher Ausprägung) die Spontanatmung des Patienten. Voraussetzung ist, dass der Patient die Triggerschwelle (→ Tab. 45.1) unterschreiten und damit die Inspirationen auslösen kann. Die assistierte Beatmung erfordert weniger Sedierung und erleichtert die Entwöhnung vom Beatmungsgerät *(Weaning)*

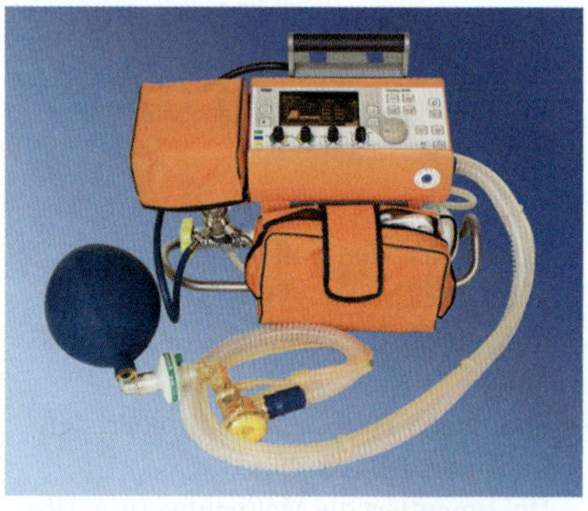

Abb. 45.18 Transport-Beatmungsgerät Oxylog® 3000. [K115]

Tab. 45.2 Wichtige Beatmungsformen (Inspiration grün, Exspiration rot). Allerdings sind die Bezeichnungen nicht einheitlich, z. B. auch abhängig vom Hersteller des Beatmungsgeräts. Teilweise können die Beatmungsformen miteinander kombiniert werden, etwa ASB und CPAP. [L143]

Beatmungsform Schemazeichnung	Kurzcharakterisierung
CPPV (Continuous positive pressure ventilation)	
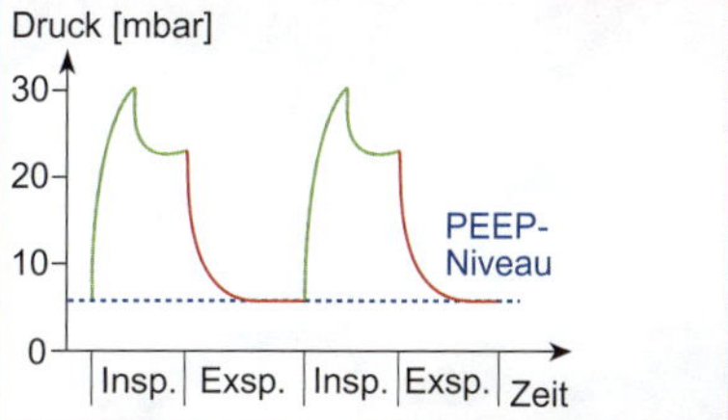	Kontinuierliche Überdruckbeatmung mit positivem Atemwegsdruck bei In- und Exspiration (also mit PEEP, →Tab. 45.1): • **Volumenkontrollierte Form** (siehe links) mit Verabreichung eines fest eingestellten Tidalvolumen bei variablem Druck (Druckobergrenze erforderlich) • **Druckkontrollierte Form** mit voreingestelltem Inspirationsdruck und variablem Tidalvolumen
BIPAP (Biphasic positive airway pressure)	
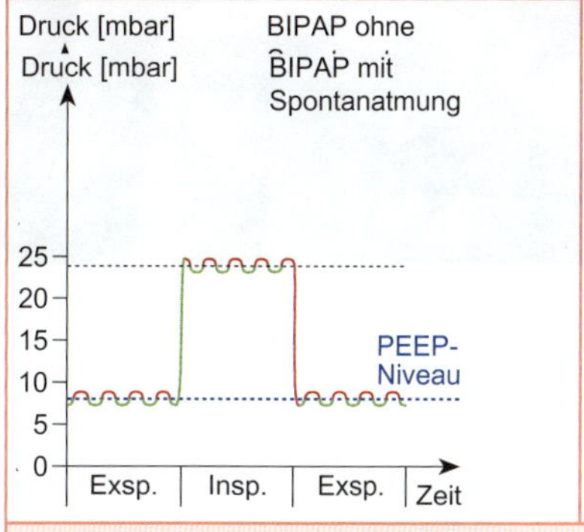	• Beatmung durch intermittierenden Wechsel zwischen oberem und unterem Druckniveau • Auf beiden Druckniveaus sind zusätzliche Atemzüge durch den Patienten möglich, aber nicht nötig • Geeignet für die gesamte Zeit der Beatmung, von der rein maschinellen (druckkontrollierten, auf zwei verschiedenen CPAP-Niveaus) Beatmung bis zur Spontanatmung (auf einem CPAP-Niveau)
ASB (Assisted spontaneous breathing, assistierte Spontanatmung, PS, Pressure support)	
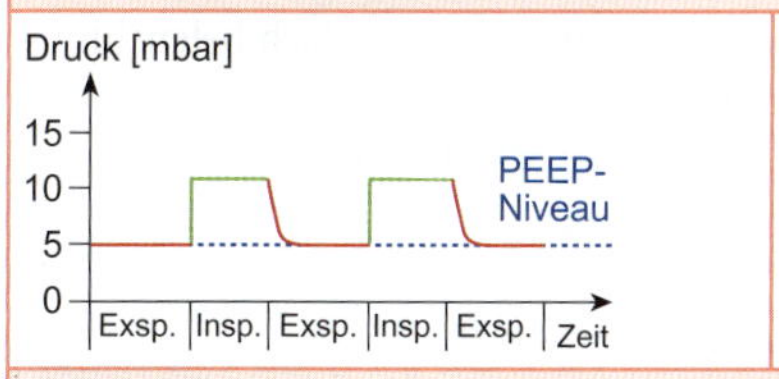	Spontanatmung mit maschineller Druckunterstützung während der Inspiration und PEEP
CPAP (Continuous positive airway pressure)	
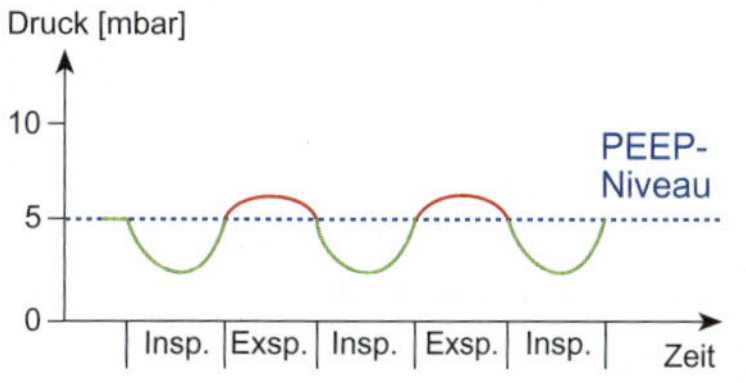	Spontanatmung bei kontinuierlich positivem Atemwegsdruck (PEEP) ohne inspiratorische Druckunterstützung

- Bei der **unterstützten Spontanatmung** bestimmt der Patient Beginn und Ende des Atemzugs, der insuffiziente Atemzug wird lediglich durch maschinelle Druckerhöhung unterstützt. Dies erleichtert Patienten mit vorhandenem Atemantrieb, aber nicht genügend Kraft für einen vollständigen Atemzug, die Einatmung.

Dokumentation der Beatmungsparameter

Nach jeder Änderung der Beatmungsparameter und zu Beginn jeder Schicht kontrollieren die Pflegenden die Einstellung des Beatmungsgeräts und dokumentieren sie im **Beatmungsprotokoll:**

- Beatmungsmuster und -form
- Flow und Sauerstoffkonzentration des zugeführten Atemgases
- Beatmungsdrücke, PEEP
- Atemzeitverhältnis (Verhältnis Inspiration : Exspiration)
- Atemfrequenz, Tidalvolumen/Atemhubvolumen, Atemminutenvolumen.

Die Alarmgrenzen des Beatmungsgeräts werden von den Pflegefachpersonen regelmäßig der aktuellen Beatmungssituation des Patienten angepasst.

Weaning

Das **Weaning** (*Entwöhnung vom Beatmungsgerät*) ist die Stunden bis Wochen umfassende Phase, in der die maschinelle Beatmung schrittweise zurückgenommen wird und der Patient zunehmend selbstständig atmet. Viele Intensivstationen benutzen dazu **Weaningprotokolle.** Basierend auf Tests zur Erfassung der Spontanatemfähigkeit wird für den Patienten ein Plan mit Wechsel von Spontanatmung und maschinellen Beatmungsphasen (in Minuten oder Stunden) erstellt und Kriterien für den Abbruch der Entwöhnung bzw. den Einsatz alternativer Verfahren werden festgelegt.

Der Zeitabstand zwischen den einzelnen Entwöhnungsschritten variiert abhängig davon, wie rasch der Patient sich erholt und selbst Atemarbeit leisten kann. Insbesondere nach Langzeitbeatmung findet die Entwöhnung anfangs v. a. tagsüber statt. Strengt dies den Patienten sehr an, erfolgt nachts evtl. eine Beatmung mit einem größeren maschinellen Unterstützungsanteil, damit sich der Patient erholen kann.

Um das Weaning zu beginnen, wird die Sedierung ausgesetzt und ein Spontanatmungsversuch – **Spontaneous Breathing Trial** (SBT) gestartet. Der Patient wird dabei mit einer Oberkörperhochpositionierung unterstützt. Davor wird täglich ein **Rapid Shallow Breathing Index** (RSBI) durchgeführt, um einen Trend beim Patienten in Richtung Entwöhnbarkeit zu erkennen [10].

Überanstrengung vermeiden

Das Weaning kann für den Patienten sehr anstrengend sein, insbesondere wenn die Atemmuskulatur nach Langzeitbeatmung geschwächt ist. Kann der Patient den erforderlichen Eigenanteil der Atemarbeit nicht mehr leisten, kommt es zur **respiratorischen Erschöpfung.** Um dies möglichst zu vermeiden, sind eine engmaschige Vitalzeichenkontrolle, Beobachtung und Befragen des Patienten sowie regelmäßige Blutgasanalysen erforderlich.

Erschöpfungszeichen sind:

- Tachypnoe, Tachykardie
- Anfangs Hyper-, dann Hypotonie
- Motorische Unruhe
- Schweißausbruch
- Niedrige Sauerstoffsättigung (→ 23.3.3), niedriges pO_2, hohes pCO_2 in der Blutgasanalyse (→ 23.3.4).

Weaning-Stationen oder -Zentren sind auf die schwierige Beatmungsentwöhnung spezialisiert, etwa auf das Weaning von Patienten mit schwerer COPD (→ 23.6). Manchmal gelingt das Weaning nicht, d. h., der

Patient muss (intermittierend) beatmet bleiben. Dann ist die Heimbeatmung (➔45.1.2) die Möglichkeit für die weitere Versorgung.

Extubation

Die **Extubation** ist möglich, sobald die Werte der Blutgasanalyse unter Spontanatmung auf eine ausreichende Eigenatmung hinweisen bzw. die Beatmung nicht invasiv fortgesetzt werden kann und kein Grund mehr besteht, die Atemwege durch einen Tubus zu sichern.

Die Pflegefachperson
- Bereitet eine Maske oder Sonde für die Sauerstoffgabe vor
- Legt die Materialien zum endotrachealen Absaugen bereit
- Bringt den Patienten in eine aufrechte Position
- Saugt Mund- und Rachenraum ab.

Der Arzt
- Saugt endotracheal ab, während die Pflegefachperson den Tubus entblockt, und entfernt diesen unter Sog, i. d. R. wird der Patient dabei husten
- Bittet den Patienten zu husten und sich zu räuspern, um Sekret zu entfernen, dann fordert er ihn auf, „A" zu sagen, um zu hören, ob die Stimmbänder frei von Sekret sind.

Die Pflegefachperson
- Verabreicht Sauerstoff über Maske oder Sonde und unterstützt beim Abhusten
- Kontrolliert die Vitalzeichen einschl. Sauerstoffsättigung (➔23.3.3), später macht sie eine Blutgasanalyse (➔23.3.4)
- Dokumentiert die Maßnahme.

SPICKZETTEL

Beatmungstherapie
- **Zugang:** Nichtinvasive Beatmung über Masken, invasive Beatmung über direkten Zugang zur Luftröhre (Trachealkanüle, Endotrachealtubus).
- **Beatmungparameter:** Sauerstoffgehalt, Inspirationsflow und -druck, Atemhub- und -minutenvolumen, Trigger, PEEP, Atemfrequenz, Inspirationszeit, Atemzeitverhältnis.
- **Beatmungsformen:** Kontrollierte Beatmung, assistierte Beatmung, unterstützte Spontanatmung.
- **Weaning:** Entwöhnung vom Beatmungsgerät und schrittweises Wiedererlernen der selbstständigen Atmung.

45.4.4 Pflege des Intensivpatienten

Die Pflege des Intensivpatienten erfordert **große Sorgfalt** und **hohen Zeitaufwand.** Welche Unterstützung der Patient benötigt, ist neben der körperlichen Einschränkung durch seine Erkrankung auch von seinem Bewusstseinszustand abhängig: Der Patient kann medikamentös sediert, erkrankungsbedingt komatös, desorientiert und unruhig, aber auch wach, orientiert und fähig zur Kooperation bei den Pflegemaßnahmen sein.

Situation des Patienten

Der Patient auf der Intensivstation ist in besonderem Maße von der Außenwelt isoliert. Um dem Gefühl der **Isolation entgegenzuwirken,** sollte er aktiv an seiner Tagesgestaltung beteiligt sein. Je nach Belastbarkeit kann der Patient z. B. lesen, Radio oder Musik hören. Eine Uhr in Blicknähe ermöglicht die zeitliche Orientierung. Besuche sollten ermöglicht werden (➔45.1.1).

Die verschiedenen Altersstufen bei Kindern und Jugendlichen erfordern von den Pflegenden einen einfühlsamen Zugang zu den Patienten im Sinne einer familienzentrierten Begleitung (➔15.4.5, ➔15.5.3). Die Pflegenden informieren und betreuen die Eltern und Geschwisterkinder gleichermaßen mit, um dem kranken Kind möglichst viel familiäre Geborgenheit zu ermöglichen.

Schlafen

Schlaf ➔ Kap. 11

Der Schlaf und der Schlaf-wach-Rhythmus eines Intensivpatienten sind durch die nötige engmaschige Überwachung und notwendiger therapeutische Maßnahmen sowie durch die Sedativa i. d. R. **stark beeinträchtigt.** Dies bedeutet für den Patienten zusätzlichen Stress, der sich ungünstig auf den Heilungsverlauf auswirken kann.

Folgendes Verhalten ermöglicht dem Intensivpatienten dennoch eine gewisse Erholung und **ungestörte Schlafperioden:**
- Pflegemaßnahmen zu Dienstbeginn planen und zeitlich bündeln
- Geräuschkulisse durch Vermeiden von (Fehl-)Alarmen minimieren, z. B. Infusionen rechtzeitig wechseln, Alarmgrenzen korrekt einstellen
- Aktivitäten und Lichtverhältnisse dem Tag-Nacht-Rhythmus anpassen, z. B. Routinetätigkeiten tags einplanen, Patienten am Tag aktivieren (z. B. mobilisieren, vom Beatmungsgerät entwöhnen), Licht nachts auf Nachtbeleuchtung umschalten
- Individuell Schlaf fördern.

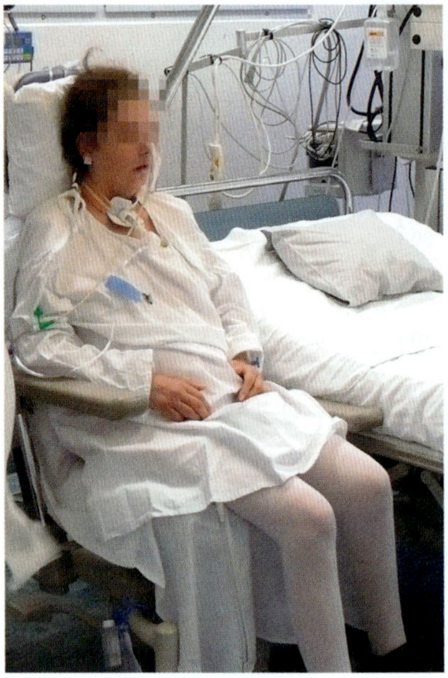

Abb. 45.19 (Früh-)Mobilisation. Die Mobilisation bietet der beatmeten Patientin die Möglichkeit, ihre Umgebung aus einer neuen, „normalen" Perspektive zu betrachten. [M251]

Bewegen

Bewegung ➔ Kap. 9

Der Intensivpatient (auch mit Beatmung) ist nicht zwangsläufig immobil, jedoch in seiner Beweglichkeit sowohl durch die Erkrankung, therapeutische Maßnahmen, Zu- und Ableitungen sowie Monitoring erheblich eingeschränkt. Um Komplikationen durch die Immobilität zu vermeiden, sollen auch beatmete Intensivpatienten so früh wie möglich mobilisiert werden (➔Abb. 45.19; **Frühmobilisation** = Beginn der Mobilisation innerhalb von 72 Std. nach Aufnahme auf die Intensivstation).

Voraussetzung ist, dass die Patienten täglich hinsichtlich ihrer Mobilisierbarkeit überprüft werden, (klinikinterne) Mobilisationsschemata existieren und Ausschlusskriterien für eine Frühmobilisation definiert sind (z. B. aktive Blutungen, Frakturen).

Elemente der Mobilisierung, die stufenweise eingesetzt werden, sind:
- Regelmäßige Umpositionierungen (➔9.6.2)
- Passive und aktive Bewegungen im Bett (➔9.6.8)

- Passiver Transfer an die Bettkante und in den Stuhl (→ 9.6.7)
- Aktive Bewegungen im Bett, z. B. Sitzen oder Drehen im Bett
- Aktive Mobilisation: Sitzen an der Bettkante, Stehen vor dem Bett, auf der Stelle bzw. später ein Stück weit gehen.

Die aktive Mobilisation eines beatmeten Intensivpatienten soll von mindestens zwei Pflegefachpersonen vorgenommen werden. Empfohlen wird die Integration eines Physiotherapeuten.

Die Frühmobilisation beatmeter Patienten verbessert die Muskelkraft und Balance des Patienten, kann ein Delir und weitere (Beatmungs-)Komplikationen vermindern oder verhindern und hat positive Effekte auf die Beatmungs- und die gesamte Krankenhaus-Behandlungsdauer [11].

Die Belastbarkeit des Patienten ist i. d. R. stark eingeschränkt. Ob im Einzelfall die Mobilisation im Vordergrund steht oder zunächst das Weaning (→ 45.4.3), wird individuell entschieden. Eventuell kann auch beides parallel erfolgen.

Alle Maßnahmen dienen auch der Dekubitus- (→ 6.11), Kontraktur- (→ 9.7) und Thromboseprophylaxe (→ 4.3).

Körperpflege

Haut- und Körperpflege → Kap. 6

Die Körperpflege des Patienten ist auch eine Möglichkeit der Kontaktaufnahme, Zuwendung und Aktivierung. Schläfrige, teilnahmslose Patienten werden oft wacher, sehr agile Patienten werden gefordert und sind nach der (Ganzkörper-)Waschung oft ruhiger. Bei Patienten mit eingeschränktem Bewusstsein oder Verwirrtheit kann die Körperpflege gezielt mit Maßnahmen der Basalen Stimulation® wie der belebenden oder beruhigenden Ganzkörperwäsche verbunden werden (→ Tab. 6.4).

Mundpflege bei oraler Intubation

Soor- und Parotitisprophylaxe → 6.7.6, → 6.7.7

Die Mundpflege (→ 6.7.8) beim oral intubierten Patienten wird von zwei Pflegenden durchgeführt, damit der Tubus nicht versehentlich verrutscht bzw. herausrutscht. Der Patient wird informiert und soll ruckartige Bewegungen mit dem Kopf vermeiden.

Die Pflegefachperson

- Positioniert den Patienten mit erhöhtem Oberkörper
- Erhöht den Cuffdruck zum Aspirationsschutz
- Entfernt die Fixierung, ggf. den Beißschutz, während die andere Pflegende den Tubus hält
- Inspiziert die Mundhöhle, putzt die Zähne und führt die weitere Mundpflege durch; häufig wird ein Schleimhautantiseptikum (z. B. Chlorhexidin) zur Keimreduktion verwendet [12]
- Saugt Mund und Rachen bei Bedarf ab
- Legt den Tubus in den anderen Mundwinkel und fixiert ihn
- Auskultiert die Lunge, um eine seitengleiche Belüftung/Beatmung zu überprüfen
- Kontrolliert den Cuffdruck, dieser soll 20–25 cmH_2O nicht übersteigen.

Die Mundpflege wird 2 × pro Schicht durchgeführt, bei Bedarf auch häufiger. Die Umlagerung des Tubus erfolgt meist 1 × täglich. Die Dokumentation beinhaltet Zeitpunkt, Zustand von Mundschleimhaut und Zunge, Lage des Tubus nach der Fixierung sowie die Tiefe des Tubus in cm.

Nasenpflege bei nasaler Intubation

Applikation von Nasensalben, -tropfen → 36.1.2

Der Tubus wird 1 × täglich neu fixiert, bei Bedarf häufiger.

Die Pflegefachperson

- Löst die Fixierung und entfernt alte Pflasterreste mit Seifenlösung oder NaCl 0,9 %
- Säubert die Nasenschleimhaut mit Watteträgern, die mit NaCl 0,9 % getränkt sind
- Polstert ggf. den Tubus in der Nasenhöhle, z. B. mit Polyurethanschaum
- Fixiert den Tubus am Nasenrücken mit dünnem Hydrokolloid, z. B. Varihesive-E
- Trägt eine pflegende Nasensalbe auf die Nasenschleimhaut auf
- Auskultiert die Lunge und kontrolliert den Cuffdruck (wie bei oraler Intubation)
- Dokumentiert die Maßnahme einschl. Zustand der der Nase.

Augenpflege

Augenpflege → 6.4

Vielen bewusstlosen Patienten fehlt der Lidschlag. Dem Schutz der Hornhaut vor dem Austrocknen dienen (→ 35.1.5):

- Gelartiger Tränenersatz alle 2 Std., z. B. Vidisic®
- Augensalbe, z. B. Bepanthen®, die das Auge zwar länger schützt, jedoch die Beurteilung der Pupille erschwert.

Ernährung

Enterale Ernährung → 7.7.4

Intubierte Patienten können nicht oral ernährt werden, da das Schlucken durch den Tubus erschwert ist. Sie werden sobald wie möglich auf dem enteralen Weg über eine Magen- oder PEG-Sonde ernährt (→ 7.7). Dies ist im Vergleich zur parenteralen Ernährung (→ 43.5.7) wesentlich physiologischer. Zudem reduziert es das Aufsteigen von Darmkeimen und dient damit auch der Vorbeugung einer Beatmungspneumonie (ventilatorassoziierte Pneumonie, VAP). Nur wenn die enterale Ernährung kontraindiziert ist, ist die parenterale Ernährung unvermeidlich.

Bei **tracheotomierten Patienten** kann bei entblockter Kanüle und Sprechaufsatz ein Schlucktest (unter endoskopischer Kontrolle) erfolgen. Bei unauffälligem Schlucktest darf der Patient im Sitzen und unter Aufsicht bei entblockter Trachealkanüle essen und trinken. Die Pflegenden kontrollieren dabei insbesondere zu Beginn öfter die Stimme des Patienten. Eine „kloßige“ oder „gurgelnde“ Stimme weist auf einen nicht vollständigen Schluckakt und Speisereste im Rachen hin.

Beatmete Patienten sind besonders anfällig für **Stressulzera** der Magenschleimhaut. Deshalb bekommen sie prophylaktisch H_2-Blocker (z. B. Zantic®), Protonenpumpeninhibitoren (z. B. Pantoprazol®) oder Schutzfilmbildner (z. B. Ulcogant®), je nach Präparat i. v. oder über die Magensonde (→ Pharma-Info 24.3).

Ausscheidung

Fast alle Patienten auf Intensivstation benötigen wegen ihrer Erkrankung oder zur Bilanzierung eine kontinuierliche Urinableitung über einen suprapubischen (→ 33.1.4) oder transurethralen Blasendauerkatheter (→ 8.1.5). Nur sehr selten kann hierauf verzichtet werden.

Durch mangelnde Mobilisation, evtl. Arzneimittel und parenterale Ernährung neigt der Intensivpatient zur Obstipation. Deshalb funktioniert die Darmentleerung oft nur mithilfe regelmäßiger Abführmaßnahmen wie Klysmen oder Einläufen (→ 8.2.6). Manche Kliniken haben Abführschemata für bestimmte Grunderkrankungen bzw. Operationen, in denen die Abfolge der einzelnen Abführmaßnahmen geregelt ist.

Atmung

Pneumonieprophylaxe

Pneumonieprophylaxe → 3.4

Der Tubus ermöglicht den Eintritt von Keimen direkt in die Atemwege. Deshalb beinhaltet die Pneumonieprophylaxe beim beatmeten Patienten unbedingt ein steriles Arbeiten bei der Intubation, bei jeder Manipulation am Beatmungsschlauch und beim endotrachealen Absaugen.

Endotracheales Absaugen

Absaugen von Atemwegssekret → 3.4.5

DEFINITION

Endotracheales Absaugen: Absaugen von Atemwegssekret oder aspirierten Stoffen über einen durch den Endotrachealtubus oder die Trachealkanüle in die Trachea vorgeschobenen Absaugkatheter.

Vorbereitung

Es gelten die allgemeinen **Vorbereitungen** (→ 3.4.5). Zusätzlich ist zu beachten:

- Absaugkatheter bereitlegen. Der Absaugkatheter wird halb so groß wie der Innendurchmesser des Endotrachealtubus bzw. der Trachealkanüle gewählt.
- Beatmungsbeutel (mit O_2-Reservoir) und Maske greifbar bereithalten
- Zur Aspirationsprophylaxe möglichst Oberkörper hochpositionieren
- Je nach Sauerstoffsättigung unmittelbar vor dem Absaugen für ca. 3 Min. Beatmung mit 100 % O_2 (Präoxygenierung)
- Bei PEEP > 5 mbar kann dieser nach ärztlicher Anordnung schrittweise reduziert werden.

Durchführung bei offener Absaugung

Bei der **offenen Absaugung** wird der Beatmungsschlauch bzw. die feuchte Nase vom Endotrachealtubus bzw. der Trachealkanüle diskonnektiert.

Die Pflegefachperson trägt Schutzhandschuhe, Mund-Nasen-Schutz, Schutzkittel und ggf. eine Schutzbrille. Über der katheterführende Hand zieht sie einen sterilen Handschuh.

Nachteile offenes endotracheales Absaugen

Der beatmete Patient ist während des Absaugens nicht beatmet, es kommt zum Verlust der Sauerstoffversorgung und des PEEP. Deshalb soll der Absaugvorgang maximal 15 Sekunden dauern. Es besteht die Gefahr einer Kontamination von Patient, Pflegefachperson und Umgebung durch Tröpfcheninfektion, besonders wenn der Patient hustet.

- Alarm des Beatmungsgeräts inaktivieren (Geräuschkulisse reduzieren), Sauerstoffanreicherungs- und Diskonnektionstaste aktivieren
- Zur akustischen Überwachung der Herzfrequenz akustisches Pulssignal am Monitor einschalten (Bradykardiegefahr beim Absaugen)
- Patienten informieren
- Beatmungsschlauch mit der unsterilen Hand vom Tubus lösen und auf einer Sterilfläche (z. B. Verpackungsinnenseite des sterilen Handschuhs) ablegen
- Tubus mit der unsterilen Hand fixieren oder durch zweite Pflegefachperson halten lassen
- Atraumatischen Absaugkatheter mit Sog einführen, bis Sekret abgesaugt werden kann (typisches Absauggeräusch)
- Absaugkatheter langsam mit Sog herausziehen, dabei zwischen Daumen und Zeigefinger rollen und Vitalzeichen des Patienten beobachten (Bradykardie? Sauerstoffsättigung? Zyanose? Bronchospasmus?)
- Beatmungsschlauch sofort konnektieren bzw. feuchte Nase aufsetzen
- Katheter entsorgen, Absaugschlauch durchspülen
- Ggf. Vorgang nach kurzer Pause mit neuem sterilen Katheter und neuen Handschuhen wiederholen
- Alarm des Beatmungsgeräts aktivieren und akustisches Pulssignal ausschalten
- Lunge mit Stethoskop auskultieren (Rasselgeräusche als Zeichen für verbliebenes Sekret?)
- Vitalzeichen kontrollieren und mit dem Absaugvorgang dokumentieren.

Durchführung bei geschlossener Absaugung

Bei einem **geschlossenen Absaugsystem** (z. B. Trach Care®) befindet sich der Absaugkatheter in einer sterilen Hülle, die über ein T-Stück mit dem Tubus verbunden ist (→ Abb. 45.20), sodass der Beatmungsschlauch nicht vom Tubus bzw. von der Kanüle diskonnektiert werden muss. So kann die Beatmung während des Absaugens fortgeführt werden. Der Katheter wird durch die Hülle vorgeschoben und wieder zurückgezogen. Nach dem Absaugen wird der Katheter über den Katheter-Spülansatz mit Aqua dest. gespült.

Das geschlossene Absaugsystem kann nach Herstellerangaben 24–72 Std. verwendet werden.

Die geschlossene Absaugung ist in vielen Kliniken Standard bei beatmeten Patienten.

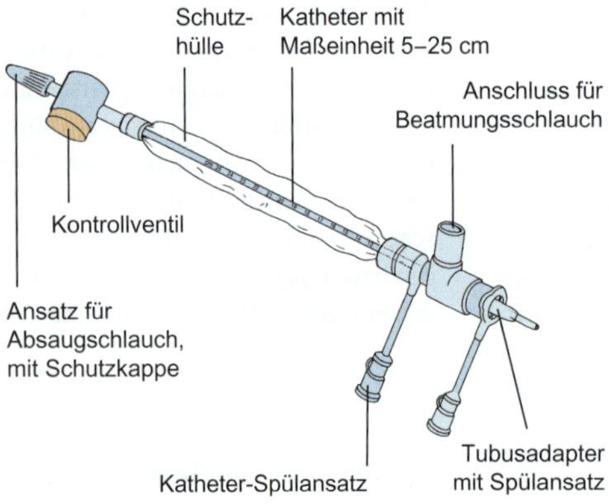

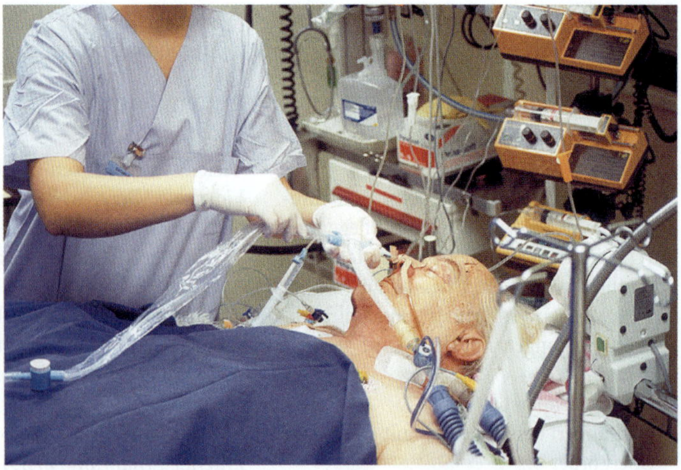

Abb. 45.20 Links geschlossenes System für das endotracheale Absaugen, rechts Absaugen mit geschlossenem System. Der Absaugkatheter bleibt die ganze Zeit in der Hülle, die Beatmung muss für das Absaugen nicht unterbrochen werden. [L157, K183]

In der außerklinischen Intensivpflege wird sie selten verordnet.

Vorteile geschlossenes Absaugen

- Weitgehend konstante Sauerstoffsättigung, weniger Bradykardien und schnellere Erholung des Patienten infolge der kontinuierlichen Beatmung
- Erleichtertes Absaugen in speziellen Positionierungen, z. B. Bauchlage
- PEEP bleibt konstant erhalten
- Infektionsschutz für Patient, Pflegefachperson und Umgebung.

Schmerzen

Pflege bei Schmerzen → Kap. 13

Viele Intensivpatienten geben an, während der Intensivbehandlung unter starken **Schmerzen** gelitten zu haben. Schmerzen sind psychisch enorm belastend, durch vegetative Reaktionen des Patienten (z. B. Hypertonie), oberflächliche Atmung und Sekretretention gefährlich und behindern die Mobilisation.

Da der intubierte und beatmete Patient Schmerzen nur bedingt angeben kann, beobachten Pflegende Puls, Blutdruck, Atmung, Mimik, Gestik und Haut (Schwitzen). Bewährt haben sich Scores zur Einschätzung der Schmerzintensität bzw. der Wirksamkeit verabreichter Analgetika, z. B. die **Behavioral Pain Scale** (BPS) für Erwachsene und für Kinder z. B. die **Face Legs Activity Cry Consolability** (FLACC) (→ 13.2.2).

Zur Schmerztherapie stehen verschiedene Analgetikagruppen und -methoden zur Verfügung (→ 13.3.1). Es kommen auch nichtmedikamentöse Maßnahmen, z. B. Wärme oder Kälte, zum Einsatz (→ 13.3.2).

Analgesie bei bewusstlosen Patienten

Auch Bewusstlose empfinden Schmerzen und es liegt mit in der Hand der Pflegenden, schmerzbedingte Reaktionen, z. B. einen Pulsanstieg, rechtzeitig zu erkennen und eine ärztliche Anordnung für Analgetika einzuholen.

Kommunikation

Die Kommunikation mit Intensivpatienten ist erheblich **beeinträchtigt.** Gründe sind u. a. die häufige Sedierung, die fehlende Sprachfähigkeit bei geblocktem Tubus oder Trachealkanüle, eine akute Verwirrtheit (→ 12.4) und Deprivation (→ 12.5). Pflegefachpersonen erkennen die Kommunikationsmöglichkeiten und fördern sie. Sie geben Orientierung, nutzen Blickkontakt, Mimik und Gestik, sprechen selbst langsam, deutlich und in einer leicht verständlichen Sprache. Die Pflegenden geben den Patienten genügend Zeit zu reagieren. Sie setzen frühestmöglich Hilfsmittel wie Kommunikations- und Symbolkarten, Papier und Stift ein (→ 10.4). Pflegerische Konzepte wie die Basale Stimulation® (→ 12.7) und Kinästhetik (→ 9.5) haben vielfältige Möglichkeiten der nonverbalen Kommunikation.

Kommunikation mit bewusstlosen Patienten

Somnolenz oder Koma können Ausdruck des inneren Rückzugs eines Patienten sein. Über die **Basale Stimulation®** (→ 12.7) können Pflegende und Angehörige versuchen, mit dem Patienten Kontakt aufzunehmen und ihn aus seiner seelischen Isolation zu holen. Es ist davon auszugehen, dass auch komatöse Patienten Geräusche und Berührungen wahrnehmen. Deshalb gelten für sie die gleichen Umgangsformen wie bei wachen Patienten.

46

ANÄSTHESIEPFLEGE

Gotthilf Fischle
Unter Mitarbeit von Christine Keller

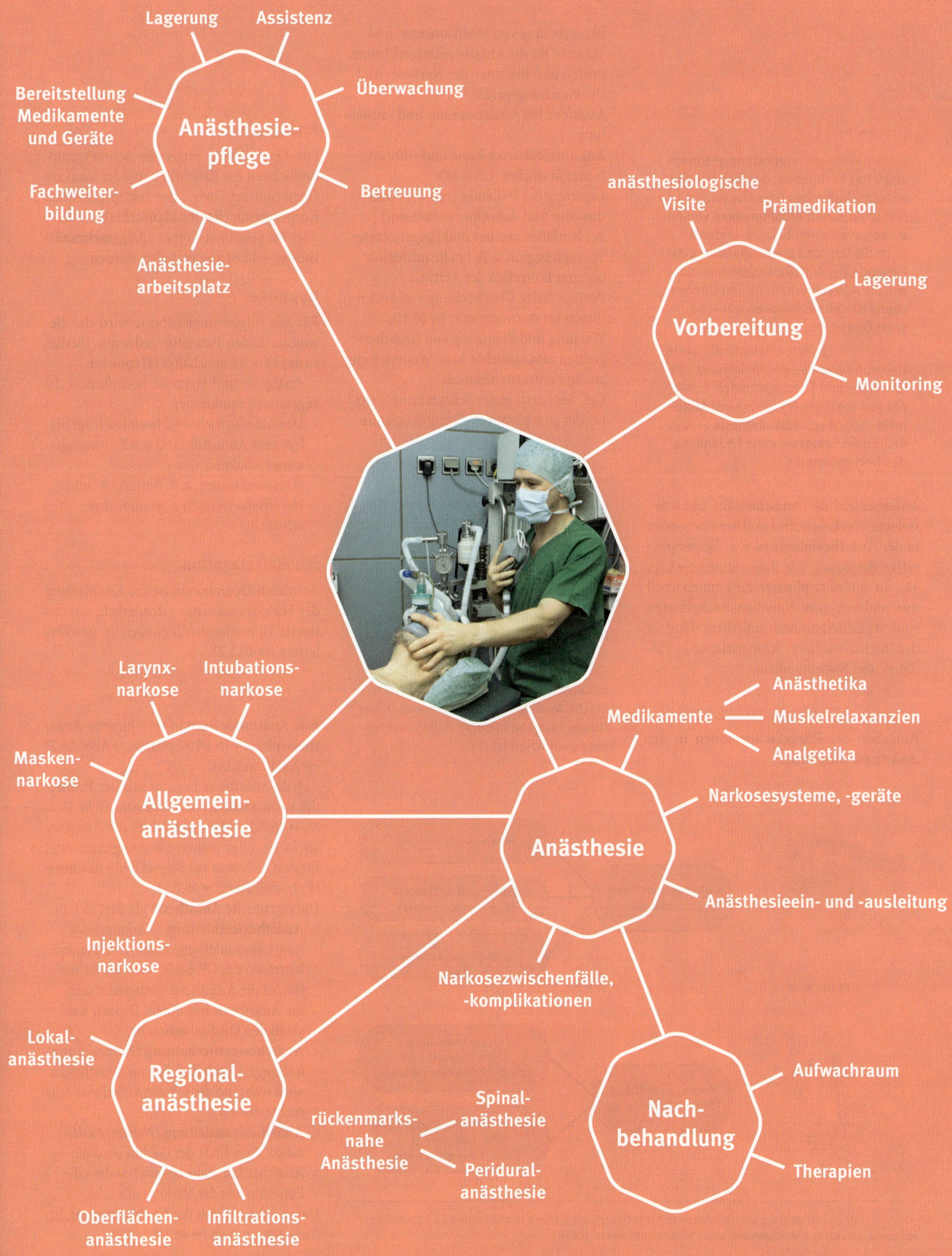
Anästhesie-
pflege
Lagerung
Assistenz
Überwachung
Betreuung
Anästhesie-
arbeitsplatz
Fachweiter-
bildung
Bereitstellung
Medikamente
und Geräte
Vorbereitung
anästhesiologische
Visite
Prämedikation
Lagerung
Monitoring
Allgemein-
anästhesie
Larynx-
narkose
Intubations-
narkose
Masken-
narkose
Injektions-
narkose
Anästhesie
Medikamente
Anästhetika
Muskelrelaxanzien
Analgetika
Narkosesysteme, -geräte
Anästhesieein- und -ausleitung
Narkosezwischenfälle,
-komplikationen
Regional-
anästhesie
Lokal-
anästhesie
rückenmarks-
nahe
Anästhesie
Spinal-
anästhesie
Peridural-
anästhesie
Oberflächen-
anästhesie
Infiltrations-
anästhesie
Nach-
behandlung
Aufwachraum
Therapien

46.1 Einführung

46.1.1 Das medizinische Fachgebiet

DEFINITION

Anästhesiologie: Eigenständiges medizinisches Fachgebiet, das sich mit den wissenschaftlichen Grundlagen und den praktischen Anforderungen von Anästhesieverfahren befasst. Umfasst auch die Vor- und Nachbehandlung der Patientin bei Anästhesieverfahren sowie die Aufrechterhaltung und Überwachung der Vitalfunktionen während einer Operation.

Anästhesie (*griech.* Unempfindlichkeit): Unempfindlichkeit gegen Schmerz-, Berührungs- und Temperaturreize. Entweder gewünschtes Ergebnis einer **Allgemein-** oder **Regionalanästhesie** (→Abb. 46.1) oder Symptom einer Erkrankung des Nervensystems.

Aufgabenfeld der **Anästhesistin** *(Anästhesiologin, Narkoseärztin)* und der Pflegenden in der **Anästhesiologie** ist v. a. die perioperative Betreuung der Patientinnen (→Kap. 44). In interdisziplinärer Zusammenarbeit mit anderen medizinischen Fachgebieten sind Anästhesistinnen außerdem tätig in der Intensivmedizin, Schmerztherapie, Palliativ- und Notfallmedizin.

46.1.2 Anästhesiepflege

Aufgaben der **Pflegefachpersonen in der Anästhesieabteilung:**

- Bereitstellung von Medikamenten und Zubehör für die Anästhesiedurchführung
- Prüfen und Bedienen der Narkose- und Überwachungsgeräte
- Assistenz bei Anästhesieein- und -ausleitung
- Anästhesieüberwachung und -führung (unter ärztlicher Aufsicht)
- Lagerung der Patientin (mit der Anästhesistin und dem Operationsteam)
- Bei Notfällen rascher und zielgerichteter Therapiebeginn, z. B. bei Reanimation bis zum Eintreffen der Ärztin
- Postoperative Überwachung von Patientinnen im Aufwachraum (→46.10)
- Wartung und Reinigung von Anästhesiegeräten und -zubehör bzw. Weiterleitung an die Zentralsterilisation
- Ggf. Assistenz in der Schmerzambulanz, bei der präoperativen Eigenblutspende.

Fachweiterbildung Intensivpflege und Anästhesie

Die meisten größeren Kliniken bieten Pflegefachpersonen nach Abschluss der Ausbildung und anschließender 18- bis 24-monatiger Berufserfahrung (davon mindestens 6 Monate in der Anästhesie oder Intensivpflege) eine zweijährige berufsbegleitende **Fachweiterbildung Intensivpflege** (→Kap. 45) **und Anästhesie** an [1].

Ein eigenständiger Beruf mit dreijähriger Ausbildung ist die **anästhesietechnische Assistentin** (ATA), die jedoch nur für die Tätigkeit in der Anästhesieabteilung qualifiziert ist [2].

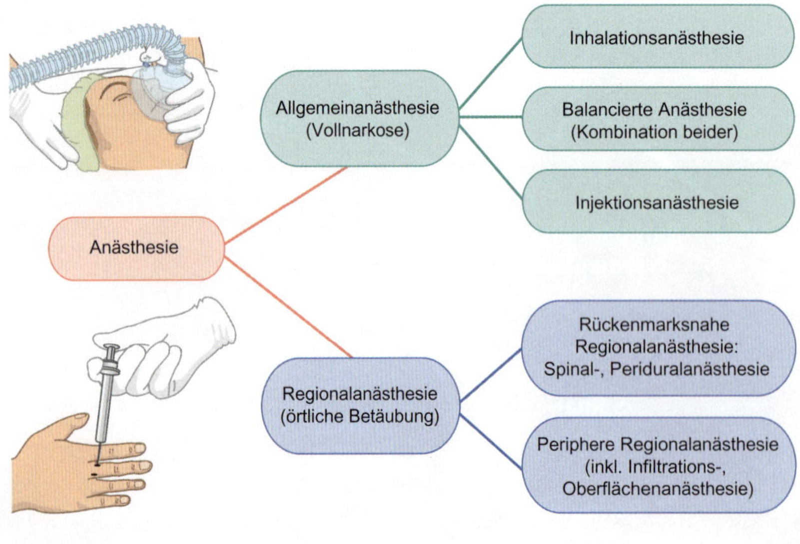

Abb. 46.1 Übersicht über die verschiedenen Anästhesieverfahren. Diese können teilweise miteinander kombiniert werden, z. B. Allgemein- und Periduralanästhesie. [L138]

46.2 Grundlagen der Anästhesie

46.2.1 Die drei Pfeiler

Analgesie

Für Operationen muss die Schmerzempfindlichkeit der Patientin entweder lokal am Operationsort bzw. der entsprechenden Körperregion (**Regionalanästhesie,** →46.9) oder im gesamten Körper (**Allgemeinanästhesie,** →46.8) ausgeschaltet werden.

Hypnose

Für die Allgemeinanästhesie wird das Bewusstsein der Patientin gedämpft **(Sedierung)** bzw. ausgeschaltet **(Hypnose).**

Analgesie und Hypnose beeinflussen die vegetativen Funktionen:

- Der Atemantrieb wird beeinträchtigt bis hin zum Atemstillstand mit Beatmungsnotwendigkeit
- Stressreaktionen, z. B. Blutdruck- und Herzfrequenzanstieg, werden abgeschwächt.

Muskelrelaxation

Bei vielen Operationen ist die Erschlaffung der Skelettmuskulatur erforderlich, um optimale Operationsbedingungen zu gewährleisten (→46.3.2).

46.2.2 Anästhesiephasen

Jede Anästhesie kann in verschiedene **Anästhesiephasen** (Narkosephasen, →Abb. 46.2) eingeteilt werden.

Jede Anästhesie beginnt mit der **Prämedikationsvisite** (*präanästhesiologische Visite,* →46.7.1). Meist verordnet die Anästhesistin ein oder mehrere Beruhigungsmittel für den Zeitraum vor Beginn der Anästhesie (Prämedikation, →46.7.2).

Die eigentliche **Anästhesie** gliedert sich in:

- **Anästhesieeinleitung** *(Narkoseeinleitung):* Im Einleitungsraum, meist einem Vorraum des OP-Saals, wird die Patientin auf die Anästhesie vorbereitet und die Anästhesie begonnen. Danach wird sie in den OP-Saal gebracht
- **Anästhesieunterhaltung** *(Narkoseunterhaltung):* Durch Zufuhr von Anästhetika wird während der OP die Anästhesie aufrechterhalten
- **Anästhesieausleitung** *(Narkoseausleitung):* Zum Ende der OP hin wird die Anästhetikazufuhr beendet, sodass die Patientin aus der Narkose erwacht.

Daran schließt sich die **Nachbetreuung** im Aufwachraum an (→46.10).

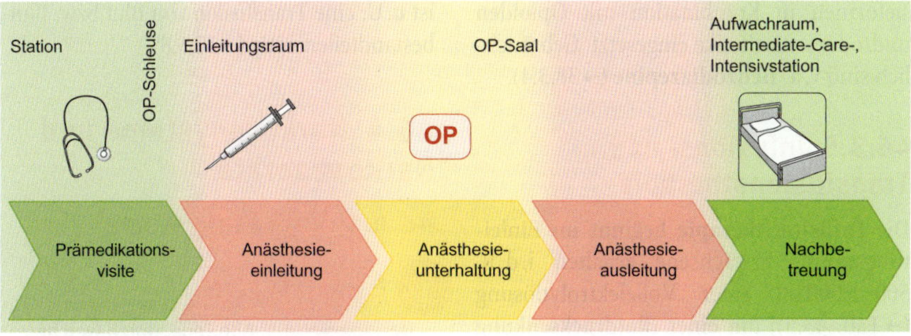

Abb. 46.2 Anästhesiephasen bei einer geplanten Operation. Bei ungeplanten Operationen bzw. im Notfall muss davon abgewichen werden. [L143]

46.2.3 Anästhesieprotokoll

Im **Anästhesieprotokoll** *(Narkoseprotokoll)* werden alle für die Anästhesie wichtigen Informationen über die Patientin vermerkt, alle Tätigkeiten an der Patientin während der Anästhesie und der Verlauf der Anästhesie dokumentiert sowie die Anordnungen für die postoperative Überwachung und Therapie (→46.10) getroffen. Die Formulare enthalten deshalb u. a. folgende Angaben:

- Patientendaten
- Diagnose, Art der Operation
- Beginn und Ende der Anästhesie, Anästhesieverfahren, ggf. Komplikationen
- Name der Anästhesistin und der Anästhesiepflegenden
- Größe und Art von Gefäßzugängen, Tubus, Larynx-/Beatmungsmaske
- Lagerung der Patientin
- Datum, Beginn und Ende der OP, Namen der beteiligten Personen
- Bei Allgemeinanästhesie Narkosegerätetyp, Beatmungsform, -verlauf
- Injektionen, Infusionen, Transfusionen
- Verlauf der Vitalparameter, ggf. ZVD, Urinausscheidung, Temperatur
- Blutverlust
- Wichtige intraoperative Ereignisse (z. B. Dauer einer Blutsperre)
- Postoperative Anordnungen (→46.10)
- Bei Teilnahme an der externen Qualitätssicherung die Daten des aktualisierten Kerndatensatzes Anästhesie [3].

46.3 Die wichtigsten Arzneimittel in der Anästhesie

Lokalanästhetika →46.9.1

46.3.1 Anästhetika

DEFINITION

Anästhetika: Arzneimittel zur Allgemein- oder Lokalanästhesie. Oft Synonym zu **Narkotika** (Arzneimittel zur Erzeugung einer Allgemeinanästhesie).

Es gibt verschiedene Möglichkeiten, dem Patienten **Anästhetika** zu verabreichen. Am gebräuchlichsten sind:

- **Inhalationsanästhetika,** die über die Lungen *(per inhalationem)* verabreicht werden
- **Injektionsanästhetika,** die intravenös (i. v.) verabreicht werden.

Oft wird eine Kombination beider Verabreichungswege angewendet, z. B. Injektionsanästhetika zur Anästhesieeinleitung sowie Inhalationsanästhetika und/oder Injektionsanästhetika zur Anästhesieunterhaltung.

Inhalationsanästhetika

Bei den **Inhalationsanästhetika** *(Narkosegasen)* unterscheidet man:

- Bei Raumtemperatur gasförmige Stoffe wie z. B. Lachgas (Stickoxydul, N_2O)
- Bei Raumtemperatur flüssige Stoffe (*volatile Anästhetika,* volatil = flüchtig, verdunstend), z. B. Sevofluran (z. B. Sevorane®), die in speziellen Verdampfern (→46.4.2) in die gasförmige Phase überführt werden.

Inhalationsanästhetika werden der Patientin während der Allgemeinanästhesie über die Beatmung mit einem Gasgemisch zugeführt. Dabei gelangen sie zunächst aus den Lungen ins Blut und von dort an ihren eigentlichen Wirkort, das ZNS. Am Ende einer Allgemeinanästhesie nehmen sie den umgekehrten Weg vom Gehirn ins Blut und dann in die Lungen. Wenn die Konzentration der Inhalationsanästhetika im Gehirn abgesunken ist, erwacht die Patientin.

Analgetische, hypnotische und muskelerschlaffende Wirkung sind bei den verschiedenen Präparaten unterschiedlich stark ausgeprägt, wobei Lachgas das einzige Inhalationsanästhetikum ist, das stark analgetisch wirkt.

Unerwünschte Wirkungen aller Inhalationsanästhetika (dosisabhängig) sind Atemdepression, Blutdruckabfall und Hirndruckanstieg. Bei erhöhtem Hirndruck und maligner Hyperthermie (→46.11) dürfen sie nicht verwendet werden.

Injektionsanästhetika

Injektionsanästhetika *(intravenöse Anästhetika)* wirken wesentlich schneller als Inhalationsanästhetika. Sie werden v. a. zur Anästhesieeinleitung und in Kombination mit Inhalationsanästhetika, Anxiolytika (→46.3.4), Opioid-Analgetika (→46.3.3) und Muskelrelaxanzien (→46.3.2) zur Anästhesieunterhaltung benutzt.

Am häufigsten wird Propofol (z. B. Disoprivan®) eingesetzt. Weitere Injektionsanästhetika sind u. a. Ketamin (z. B. Ketanest® S), Methohexital (z. B. Brevimytal®) und Thiopental (z. B. Trapanal®).

Injektionsanästhetika wirken kreislaufdepressiv (Ausnahme: Ketamin). Sie erfordern daher eine langsame Injektion und eine engmaschige Kreislaufkontrolle.

46.3.2 Muskelrelaxanzien

DEFINITION

Muskelrelaxanzien: Arzneimittel, die zu einer reversiblen Erschlaffung der Skelettmuskulatur führen.

Für die Intubation sowie bei bauch-, thorax- und neurochirurgischen Operationen ist häufig eine **Muskelrelaxation** *(Muskelrelaxierung, Erschlaffung der Skelettmuskulatur)* erforderlich. Dafür stehen zwei Gruppen von **Muskelrelaxanzien** zur Verfügung:

- **Depolarisierende Muskelrelaxanzien** binden wie körpereigenes Acetylcholin an die Rezeptoren der Muskelzelle und lösen eine Kontraktion *aller* quergestreiften Skelettmuskelzellen aus, die sich als Muskelzucken an der Patientin zeigt. Nach dieser einmaligen Kontraktion bleiben die Muskeln für eine bestimmte Zeit erschlafft **(Depolarisationsblock),** bis das Muskelrelaxans wieder abgebaut ist. Einzige eingesetzte Substanz ist das Succinylcholin (z. B. Lysthenon®). Seine Wirkung setzt innerhalb weniger Sekunden nach der Injektion ein und klingt nach etwa 2 Min. wieder ab. Wichtige Kontraindikationen sind maligne Hyperthermie (→46.11), Hyperkaliämie, Verbrennungen, Bettlägerigkeit und neuromuskuläre Erkrankungen

- **Nicht depolarisierende Muskelrelaxanzien,** etwa Rocuronium (z. B. Esmeron®), binden an die Rezeptoren auf der Muskelzelle, lösen jedoch keine Kontraktion aus. Acetylcholin kann nicht an die schon besetzten Rezeptoren binden, die Erregung wird nicht vom Nerv auf die Muskelzelle übertragen und der Muskel bleibt schlaff. Nicht depolarisierende Muskelrelaxanzien wirken ca. 15–60 Min. Kontraindikation für nicht depolarisierende Muskelrelaxanzien ist die Myasthenia gravis (→ 37.16.1).

VORSICHT! Wirkt ein nicht depolarisierendes Muskelrelaxans noch bei Operationsende, muss die Patientin entweder weiterbeatmet werden, bis die Wirkung sicher abgeklungen ist, oder es ist eine **Antagonisierung** des nicht depolarisierenden Muskelrelaxans nötig: i. v.-injizierte Cholinesterasehemmer (etwa Neostigmin, z. B. Neostig®, → 37.16.1) hemmen den Acetylcholinabbau, das dadurch vermehrt vorhandene Acetylcholin verdrängt das Muskelrelaxans aus der Rezeptorbindung und hebt die Muskelrelaxation auf.
Die Nebenwirkungen von Acetylcholin (u. a. Bradykardie, Bronchokonstriktion, vermehrte Speichel- und Bronchialsekretion) können durch die gleichzeitige Gabe von Atropin unterdrückt werden.
Die Halbwertszeit eines nicht depolarisierenden Muskelrelaxans kann länger sein als die seines Antagonisten. Deshalb müssen die Vitalfunktionen so lange überwacht werden, bis die Wirkung des Muskelrelaxans sicher abgeklungen ist.
Die Muskelrelaxierung durch Rocuronium kann durch die intravenöse Gabe von Sugammadex (z. B. Bridion®) (Bildung einer wasserlöslichen Einschlussverbindung) aufgehoben werden.

46.3.3 Opioid-Analgetika

Opioid-Analgetika (→ 13.3.1, → Pharma-Info 13.2) werden in der Anästhesie zur Anästhesieeinleitung und -unterhaltung sowie zur postoperativen Schmerzbehandlung eingesetzt.

VORSICHT! Die Bindung der Opioid-Analgetika an Opioid-Rezeptoren kann durch Opioid-Antagonisten (wie Naloxon, z. B. Naloxon-Actavis®) aufgehoben werden. Da das Opioid erheblich länger wirken kann als der Antagonist, muss nach einer **Opioid-Antagonisierung** die Überwachung der Vitalfunktionen sichergestellt werden, bis die Opioidwirkung sicher abgeklungen ist.

46.3.4 Anxiolytika

In der Anästhesie werden **Anxiolytika** *(Beruhigungsmittel)* sowohl zur Prämedikation (→ 46.7.2) als auch bei bestimmten Anästhesieformen in Kombination mit Opioiden und/oder Anästhetika eingesetzt. Gebräuchlich sind v. a. **Benzodiazepine** (→ 38.3.4).

46.3.5 Infusions- und Transfusionstherapie

Die **Infusionstherapie** beginnt im Einleitungsraum. Erwachsene erhalten i. d. R. 500–1.000 ml einer Vollelektrolytlösung (→ Tab. 43.5), um einer Blutdrucksenkung durch die Anästhetika vorzubeugen. Gleichzeitig wird damit das Flüssigkeitsdefizit ausgeglichen, das durch die präoperative Nüchternheit entstanden ist. Bei bestimmten Vorerkrankungen wie etwa Herz- oder Niereninsuffizienz muss die Infusionsmenge reduziert werden, um eine Volumenüberlastung zu vermeiden.

Die **intraoperative Flüssigkeitstherapie** soll den normalen Erhaltungsbedarf decken und die operationsbedingten Flüssigkeitsverluste ausgleichen. Als Richtwert für eine 1- bis 2-stündige OP gelten bei Erwachsenen 500–1.000 ml einer Vollelektrolytlösung. Bei größeren OPs mit erheblichen Flüssigkeits- oder Blutverlusten kann der Bedarf auf ein Vielfaches steigen. Zur Abschätzung des Bedarfs werden Herzfrequenz, Blutdruck und Urinausscheidung herangezogen [4].

Größere **Blutverluste** können teilweise mit kolloidalen Volumenersatzmitteln ausgeglichen werden (→ Tab. 43.5). Evtl. kann durch maschinelle Autotransfusion (→ 44.2.1) die Gabe von Fremdblut vermindert oder vermieden werden. Bei größeren Blutverlusten ist u. U. eine Transfusion von Blut bzw. Blutbestandteilen nötig (→ 27.5.8).

46.4 Narkosesysteme und Narkosegeräte

46.4.1 Narkosesysteme

DEFINITION

Narkosesystem: Alle Teile, durch welche die Narkosegase und Sauerstoff von der Gasquelle zur Patientin und von der Patientin zur Narkosegasabsaugung fließen.

Es stehen drei **Narkosesysteme** zur Verfügung:

- Am häufigsten verwendet wird das **halbgeschlossene System.** Es ist ein Kreissystem mit *teilweiser* Rückatmung des Exspirationsgemischs nach der Entfernung von CO_2 in einem Absorber (→ Abb. 46.3). Dadurch werden Sauerstoff und Inhalationsanästhetika eingespart sowie Feuchtigkeit und Wärme des Exspirationsgases der Patientin zum Großteil wieder zugeführt
- Beim **geschlossenen System** wird das Exspirationsgas nach Entfernung des CO_2 *komplett* rückgeatmet. Es werden lediglich der verbrauchte Sauerstoff und das verstoffwechselte Inhalationsanästhetikum im Frischgasflow zugeführt
- Beim **halboffenen System** wird das gesamte Exspirationsgas durch die Narkosegasabsaugung entfernt (keine Rückat-

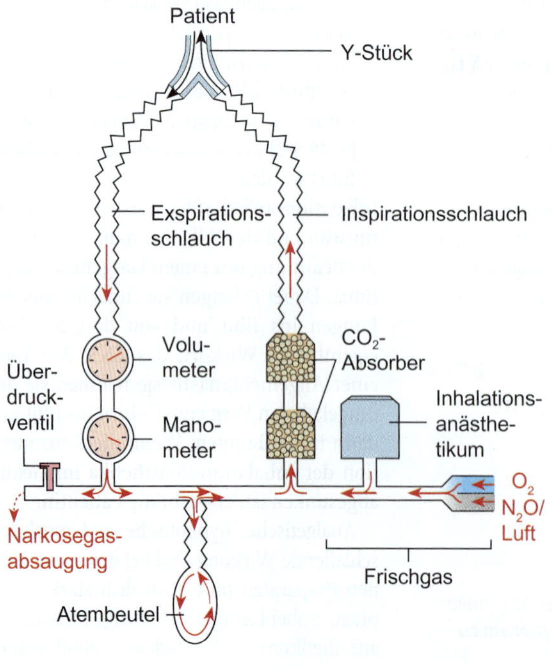

Abb. 46.3 Schema des halbgeschlossenen Narkosesystems. Im Kreissystem sind mehrere Ventile zur Lenkung des Gasstroms eingebaut. Der Frischgasflow (Frischgasflussrate) ist relativ niedrig, jedoch stets höher als der Gasverbrauch. Das überschüssige Gas wird über die Narkosegasabsaugung entfernt. [A400]

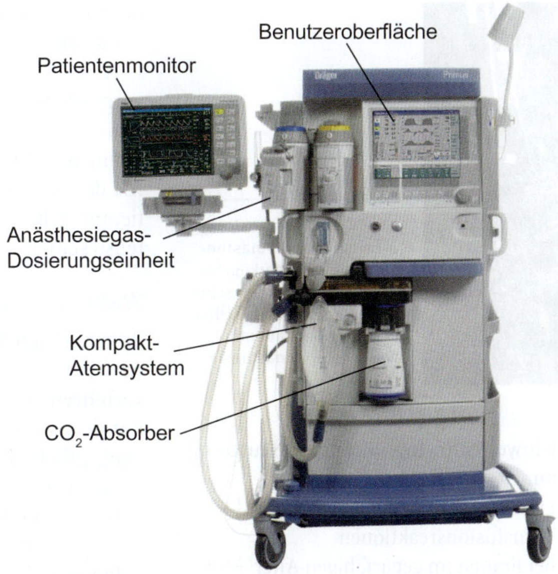

Abb. 46.4 Beispiel für ein Narkosegerät, hier: Dräger Primus®. [V749]

mung, hoher Frischgasflow). Vorteil ist die gute Steuerbarkeit der Narkose.

46.4.2 Narkosegeräte

Die meisten Allgemeinanästhesien erfordern eine Beatmung der Patientin. In der Regel werden **Narkosegeräte** *(Narkosebeatmungsgeräte, -respiratoren, -apparate,* → Abb. 46.4) eingesetzt.

Aufbau

Narkosegeräte bestehen aus:

- Grundgerät mit Anästhesiegas-Dosierungseinheit
- Beatmungseinheit
- Narkosemittelverdunster für Inhalationsanästhetika
- Messgerät für die Gaskonzentrationen (O_2, CO_2, Inhalationsanästhetikum) im In- und Exspirationsgemisch
- Vorrichtung zum Anschluss der Narkosegasabsaugung
- Narkosesystem mit Volumeter, Manometer, CO_2-Absorber, Atembeutel, Beatmungsschläuchen, Y-Stück
- Absaugvorrichtung, -katheter
- Schlauchanschlüssen (→ Tab. 46.1).

Tab. 46.1 Kennzeichnung von Schlauchsteckanschlüssen und Druckschläuchen.

Anschluss für	Farbneutral	Europanorm
Sauerstoff (O_2)	Schwarz	Weiß
Druckluft (AIR)	Schwarz	Schwarz/Weiß
Lachgas (N_2O)	Schwarz	Blau
Vakuum (VAC)	Schwarz	Gelb

46.5 Beatmung in der Anästhesie

46.5.1 Grundeinstellung der Beatmungsparameter

Bei der manuellen Beatmung mit dem Beatmungsbeutel bzw. der maschinellen Beatmung bestimmen die physiologischen Werte der jeweiligen Altersgruppe für Atemzugvolumen und Atemfrequenz die **Grundeinstellung des Beatmungsgeräts.** Je nach klinischem Zustand muss das Beatmungsmuster angepasst werden.

Für den Gasaustausch in den Alveolen ist die **funktionelle Residualkapazität** (FRC) von entscheidender Bedeutung. Die FRC lässt sich **vergrößern** durch:

- **PEEP** (positiver endexspiratorischer Druck → Tab. 45.1)
- **Veränderung des I : E-Verhältnisses** (Verhältnis von Inspiration zu Exspiration, physiologisch bei 1 : 2): Wird die Exspiration verlängert, wird die Abatmung erleichtert, z. B. bei obstruktiven Lungenerkrankungen. Wird die Inspiration verlängert, wird die Diffusion von Sauerstoff ins Blut verbessert.

46.5.2 Monitoring während der Beatmung

Die Beatmung wird während der gesamten Allgemeinanästhesie genau überwacht.

Klinische Beobachtung

Folgende klinische Zeichen sprechen für eine **korrekte Beatmung:**

- Rosige Farbe von Haut, Lippen und Fingernägeln
- Bewegung beider Brustkorbhälften
- Auskultationsgeräusche beider Lungen, keine neuen pathologischen Geräusche
- Normalwerte für Herzfrequenz und Blutdruck
- Normale Farbe des Bluts.

Apparative Überwachung

Die Überwachung erfolgt mittels folgender **Messinstrumente:**

- **Volumeter:** Misst Atemhub- und -minutenvolumen im Exspirationsschenkel (→ Abb. 46.3)
- **Manometer:** Misst Beatmungsdrücke bei In- und Exspiration
- **Kapnometer:** Misst den Kohlendioxidgehalt im In- und Exspirationsschenkel
- **O_2-Messung:** Misst Sauerstoffkonzentration im In- und Exspirationsgemisch
- **Pulsoximeter:** Misst die (arterielle) Sauerstoffsättigung des Hämoglobins (→ 23.3.3).

Vor Beginn der Allgemeinanästhesie werden die für die jeweilige Patientin gültigen **Alarmgrenzen** eingestellt. Bei jedem Alarm muss die Ursache gesucht und behoben werden. Ein **Diskonnektionsalarm** wird ausgelöst, wenn es zu Undichtigkeit im Kreissystem kommt.

Vor allem bei längeren Operationen und Risikopatienten erfolgen zudem regelmäßige arterielle Blutgasanalysen (→ 23.3.4).

46.6 Der Anästhesiearbeitsplatz

Regelmäßig kontrollieren

Sowohl im Routinebetrieb als auch im Notfall ist die **vollständige und funktionstüchtige Ausrüstung des Anästhesiearbeitsplatzes** (→ Abb. 46.5) von größter Bedeutung für die Patientin.

Vor jeder Anästhesie sind umfangreiche Kontrollen sowohl im Einleitungsraum als auch im OP-Saal nötig. Meist sind die Pflegenden damit betraut, die Anästhesistin trägt jedoch letztlich die Verantwortung. Diese **Kontrollen** umfassen:

- Prüfung aller Geräte einschl. Geräte für das Monitoring
- Kontrolle der benötigten Instrumente für die Anästhesie und weiterer Maßnahmen
- Prüfung von Arzneimitteln einschl. Notfallmedikamenten, Infusionen, Transfusionen.

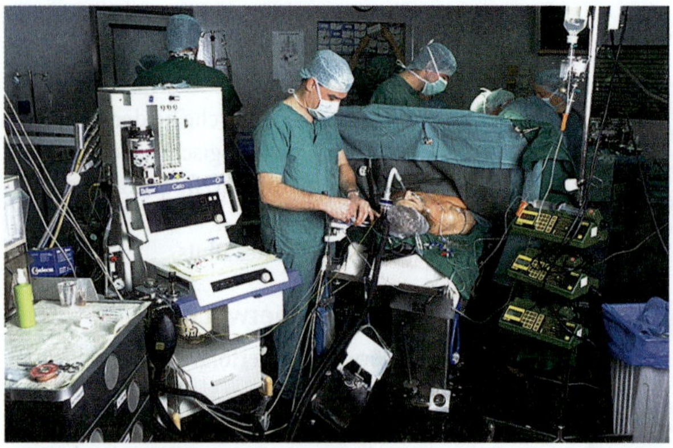

Abb. 46.5 Anästhesiearbeitsplatz mit Anästhesiewagen und Narkosebeatmungsgerät mit verschiedenen Monitoren zur Überwachung der Patientin während der Anästhesie. [K183]

Viele Anästhesieabteilungen arbeiten mit **Standard Operating Procedures** (SOP), in denen die Standardvorgehensweise vor bzw. bei bestimmten Operationen bzw. Anästhesien sowie bei möglichen Komplikationen festgelegt ist.

Um eine Keimverschleppung von einer Patientin zur anderen zu verhindern, ist eine regelmäßige Desinfektion bzw. Sterilisation aller patientennah eingesetzten Materialien und Geräte erforderlich (Ausnahme Einmalmedizinprodukte). Vor der Wiederverwendung wird die Funktionstüchtigkeit und -sicherheit geprüft.

46.7 Vorbereitung der Patientin

Ärztliche Anamnese → 42.2

46.7.1 Anästhesiologische Visite

Außer bei Notfalleingriffen visitiert die Anästhesistin die Patientin vor Durchführung der Anästhesie in der Prämediaktionsambulanz oder auf der Station (**anästhesiologische Visite,** *Prämedikationsvisite*).

Anamnese

- Verträglichkeit früherer Anästhesien
- Aktuelle Erkrankungen, Infekte
- (Schwere) frühere Erkrankungen
- Chronische Erkrankungen, z. B. Herz-Kreislauf-, Lungen-, Stoffwechselerkrankungen
- Impfstatus (u. a. COVID)
- Muskelerkrankungen bei der Patientin bzw. in der Familie (Kontraindikation für Muskelrelaxanzien? Hinweise auf maligne Hyperthermie?)
- Allergien
- Medikamenteneinnahme
- Alkohol-, Nikotin-, Drogenkonsum
- Hinweise für eine Störung der Blutgerinnung (→ 27.9)
- Frühere Bluttransfusionen und evtl. Transfusionsreaktionen
- Bei Frauen im gebärfähigen Alter: Möglichkeit einer Schwangerschaft?

Je nach Vorerkrankungen und Art des Eingriffs ordnet die Anästhesistin ggf. weitere Untersuchungen an, etwa Blutuntersuchungen, (Belastungs-)EKG, Echokardiografie, Röntgenaufnahme des Thorax oder Lungenfunktionsprüfung.

Körperliche Untersuchung

Immer erfolgt eine (kurze) Allgemeinuntersuchung einschließlich Auskultation von Herz und Lungen, Überprüfung der Halswirbelsäulenbeweglichkeit und der Fähigkeit zur Mundöffnung, Erhebung des Zahnstatus, Fragen nach Schluckstörungen und Heiserkeit.

Risikoabschätzung

Nach Vorliegen aller Befunde schätzt die Anästhesistin das **Anästhesierisiko** der Patientin ein. Am häufigsten benutzt sie dazu die Klassifikation der American Society of Anesthesiologists (**ASA-Klassifikation,** → Tab. 46.2).

Tab. 46.2 ASA-Klassifikation zur Einstufung des Anästhesierisikos.

ASA	Merkmale
1	Normale, gesunde Patientin
2	Patientin mit leichter Allgemeinerkrankung ohne Leistungsminderung
3	Patientin mit schwerer Allgemeinerkrankung und Leistungsminderung
4	Patientin mit schwerer Allgemeinerkrankung, die eine ständige Lebensbedrohung darstellt
5	Patientin, bei der zu erwarten ist, dass sie die nächsten 24 Std. nicht überlebt

Abhängig vom Anästhesierisiko und der vorgesehenen Operation plant die Anästhesistin den Umfang der Überwachungsmaßnahmen während der Anästhesie und die Art der postoperativen Versorgung der Patientin, z. B. die Überwachung auf der Intensivstation.

Wahl des Anästhesieverfahrens

Basierend auf den Befunden wird je nach Art des Eingriffs ein geeignetes **Anästhesieverfahren** ausgewählt und das Vorgehen mit der Patientin besprochen. Die **Aufklärungspflicht der Anästhesistin** umfasst:

- Mögliche Anästhesieverfahren und Gründe für das geeignetste Verfahren
- Typische Risiken dieser Verfahren
- Präoperative Flüssigkeits-, Nahrungs- und Nikotinkarenz
- Gabe von Beruhigungsmitteln vor der Anästhesie (Prämedikation)
- Postoperative Betreuung (Aufwachraum oder Intensivstation)
- Evtl. Nachbeatmung
- Evtl. Möglichkeiten der Schmerztherapie
- Evtl. Gabe von Bluttransfusion mit damit verbundenen Infektionsrisiken (→ 27.5.8), Möglichkeiten der Eigenblutspende oder der maschinellen Autotransfusion (MAT → 44.2.1)
- Beantwortung von Fragen der Patientin.

Danach willigt die Patientin (bzw. deren gesetzliche Vertreterin) – durch Unterschrift dokumentiert – in das Anästhesieverfahren ein (**Einverständniserklärung** → 43.2).

46.7.2 Prämedikation

Prämedikation bei Kindern → 46.8.4

Nach der anästhesiologischen Visite verordnet die Anästhesistin die **Prämedikation** für den OP-Vorabend und OP-Morgen. Ziel der Prämedikation ist eine angstarme/-freie, entspannte, erweckbare und orientierte Patientin. Zur Prämedikation werden hauptsächlich verwendet:

- **Benzodiazepine** wie Midazolam (z. B. Dormicum®, ca. 60–90 Min. vor Anästhesiebeginn) können oral gegeben und sowohl für den OP-Vorabend als auch für die Prämedikation am OP-Tag verordnet werden
- **Anticholinergika** (wie Atropin, z. B. Atropinsulfat B. Braun®) werden zusätzlich verordnet bei Eingriffen am oberen Respirationstrakt, bei denen eine stärkere Bronchialsekretion vermieden werden soll.

46.7.3 Lagerung der Patientin

Einleitungsraum

Patientenidentifikation/-einwilligung
Vor Beginn der Anästhesieeinleitung wird – häufig anhand einer Checkliste – geprüft, ob Identität, mitgebrachte Papiere und geplanter Eingriff/geplantes Anästhesieverfahren der Patientin übereinstimmen und die Einwilligungen zur Anästhesie und Operation vorliegen. Die Operationsseite (rechts/links) sollte mittels einer von der Operateurin aufgebrachten Markierung gekennzeichnet sein.

Notfall- und Intensivpatientinnen werden bereits in der Schleuse von den Ärztinnen und Pflegenden der Anästhesieabteilung übernommen. Ansonsten übernehmen die Pflegenden die Patientin nach dem Einschleusen in den OP (→ 44.4.3) im **Einleitungsraum.** Pflegende und Ärztin stellen sich der Patientin mit Namen und Funktion vor. Die Patientin wird bequem gelagert und mit Tüchern zugedeckt.

Ggf. wird mit dem perioperativen Wärmemanagement begonnen [2]. Die Patientin wird mit einem Gurt festgeschnallt, die Arme werden auf gepolsterten Armschienen fixiert. Bei Erkrankungen der Wirbelsäule ist auf eine wirbelsäulengerechte Lagerung zu achten.

Im Einleitungsraum werden alle notwendigen Zugänge gelegt, das Monitoring angelegt und die Patientin erhält die Allgemein- oder Regionalanästhesie (→ 46.8, → 46.9). Sie wird im Einleitungsraum nicht allein gelassen, um sie ggf. zu beruhigen und eventuelle Komplikationen der Prämedikation rechtzeitig zu erkennen. Auch besteht die Gefahr, dass sie trotz (Bauch)-Gurtfixierung vom schmalen OP-Tisch herunterfallen könnte.

Perioperative Hypothermie → 46.11

OP-Saal

Im Operationssaal wird die Patientin für die Operation gelagert. Die häufigste Lagerung ist die Rückenlage (häufige Lagerungen → 44.4.4). Bevor die Patientin mit sterilen Tüchern abgedeckt wird, ist auf einen freien Zugang zu einer i. v.-Verweilkanüle zu achten. Besteht intraoperativ keine Möglichkeit einer Korrektur der Tubuslage (z. B. bei Eingriffen in Bauchlage), wird nochmals die Tubuslage kontrolliert und die Beatmungsschläuche werden z. B. durch Pflasterverklebung gegen Diskonnektion gesichert.

46.7.4 Monitoring in der Anästhesie

VORSICHT! Während jeder Allgemein- oder Regionalanästhesie ist eine **lückenlose Überwachung** der Patientin erforderlich. Neben der Monitorüberwachung ist die sorgfältige Patientenbeobachtung unabdingbar.

Beim **Routinemonitoring** werden diese Parameter kontinuierlich bzw. engmaschig überwacht [5]:

- EKG über drei Klebeelektroden am Thorax der Patientin
- Blutdruck (automatische Messung über Manschetten)
- Sauerstoffsättigung (Pulsoximetrie, → 23.3.3)
- Beatmungsparameter (→ 46.5) bei Allgemeinanästhesien.

Das **erweiterte Monitoring** bei größeren Eingriffen und Risikofaktoren der Patientin umfasst [5]:

- Temperaturmessung
- Blutgasanalyse(n)
- Überwachung der Nierenfunktion durch Legen eines Blasenkatheters und Messen der Urinausscheidung
- **Relaxometrie,** d. h. Einschätzung der muskulären Entspannung durch einen peripheren Nervenstimulator. Über zwei aufgeklebte Hautelektroden werden elektrische Reize appliziert und die resultierende Muskelkontraktion gemessen
- Invasive arterielle Blutdruckmessung über eine arterielle Kanüle
- ZVD-Messung (→ 21.1.3)
- **Apparative Einschätzung der Narkosetiefe** mittels EEG (→ 37.3.3), akustisch evozierter Potenziale (→ 37.3.4), Bispektralindex (BIS).

Das **spezielle Monitoring** bei hohem Anästhesierisiko (z. B. aufgrund der Art des Eingriffs und/oder der Vorerkrankungen der Patientin) umfasst u. a. [5]:

- **Rechtsherzkatheter** (Swan-Ganz-Katheter, → 21.3.6): Messung von ZVD, Pulmonalarteriendruck, Lungenkapillarenverschlussdruck (Wedge-Druck) und Herzzeitvolumen
- **PiCCO-System** (→ 21.1.3): Damit können neben dem Herzzeitvolumen auch das intrathorakale Blutvolumen, das gesamte enddiastolische Volumen sowie das extravaskuläre Lungenwasser berechnet werden. Diese Parameter geben Hinweise auf den Volumenhaushalt der Patientin
- **Echokardiografie:** Überwachung der Kontraktiliät und des kardialen Füllungszustands (→ 21.3.4).

46.8 Allgemeinanästhesie

DEFINITION

Allgemeinanästhesie *(Voll-, Allgemeinnarkose):* Durch Verabreichung von **Anästhetika** (*Narkotika,* → 46.3.1) herbeigeführter, reversibler Zustand, in dem Operationen in Schmerzfreiheit, Bewusstlosigkeit und ohne Abwehrreaktionen durchgeführt werden können.

Inhalationsanästhesie *(Inhalationsnarkose):* Narkose unter alleiniger Verwendung von Inhalationsanästhetika. Nebenwirkungen (→ 46.3.1) infolge hoher Gaskonzentrationen.

Injektionsanästhesie *(Injektionsnarkose, totale intravenöse Anästhesie, TIVA):* Narkose unter alleiniger Verwendung von Injektionsanästhetika, meist Kombination eines kurzwirksamen Injektionsanästhetikums mit einem Opioid-Analgetikum.

Balancierte Anästhesie: Kombination von Injektions- und Inhalationsanästhesie. Nach Narkoseeinleitung mit einem Opioid-Analgetikum und einem Injektionsanästhetikum Narkoseunterhaltung mit der Kombination eines Inhalationsanästhetikums mit einem Opioid und ggf. einem Injektionsanästhetikum.

Die Verfahren der Allgemeinanästhesie werden – abhängig vom geplanten Eingriff und der Ausgangssituation der Patientin – als Maskennarkose (→ 46.8.1), Larynxmaskennarkose (→ 46.8.2) oder Intubationsnarkose (→ 46.8.3) durchgeführt.

46.8.1 Maskennarkose

DEFINITION

Maskennarkose: Allgemeinanästhesie mit Spontanatmung, assistierter Spontanatmung oder kontrollierter Beatmung über eine Beatmungsmaske.

Indikation für eine **Maskennarkose** sind kurz dauernde Eingriffe (unter ca. 20 Min.) außerhalb der Körperhöhlen bei nüchternen Patienten, z. B. Ausschabungen der Gebärmutter *(Abrasio uteri)* oder Wundversorgungen. Als **Maskeneinleitung** ist sie zudem eine mögliche Methode zur Narkoseeinleitung bei Kindern, um eine schmerzhafte Venenpunktion zur Injektion eines i. v.-Anästhetikums zu vermeiden. Eine Maskennarkose erfordert die ständige Anwesenheit einer assistierenden Person, da die Anästhesistin die Maske und den Kiefer der Patientin ununterbrochen festhalten muss (→ Abb. 46.10).

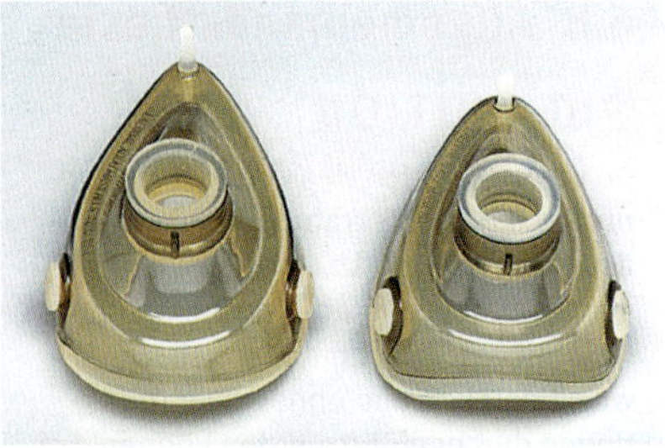

Abb. 46.6 Zwei verschieden große Beatmungsmasken für Erwachsene aus durchsichtigem Kunststoff. [K183]

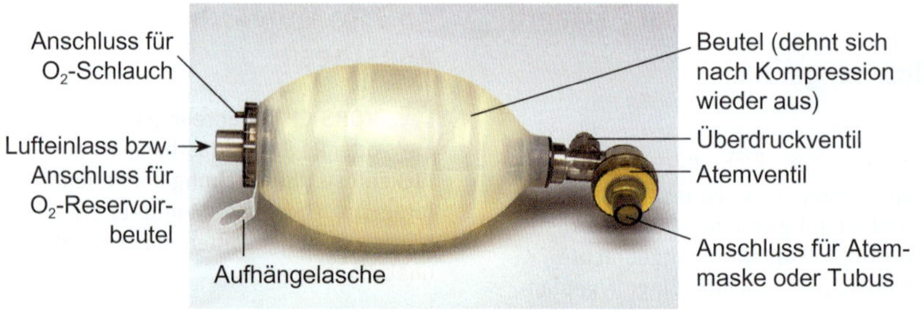

Abb. 46.7 Hand-Beatmungsbeutel von Laerdal®. Er dehnt sich nach jeder Kompression von selbst wieder aus. Zur Erhöhung der inspiratorischen O_2-Konzentration kann ein O_2-Schlauch oder -Reservoir angeschlossen werden. [K183]

Kontraindikationen sind längere Operationsdauer, Eingriffe in Körperhöhlen, fehlende Nüchternheit (→ 46.12.1), erhöhtes Aspirationsrisiko und ausgeprägte Adipositas.

Beatmungsmasken

Beatmungsmasken *(Narkosemasken)* dienen zur Beatmung bei einer Maskennarkose, während einer Reanimation (überbrückend bis zur Intubation, → 14.6.2) sowie zur nichtinvasiven Beatmung (→ 45.4.1). Sie bedecken Mund und Nase. Sie stehen in verschiedenen Formen, Ausführungen und Materialien zur Verfügung (→ Abb. 46.6). Alle können über einen genormten Konus an das Y-Stück eines Narkosesystems oder einen Hand-Beatmungsbeutel (→ Abb. 46.7) angeschlossen werden.

Pharyngeale Tuben

Pharyngeale Tuben halten die Atemwege bis zur Epiglottis offen, indem sie die Zunge von der Rachenhinterwand nach vorne drängen.

- **Oropharyngeale Tuben** *(Mund-Rachen-Tuben,* z. B. Guedel-Tubus, → Abb. 46.8, → Abb. 46.9) sind abgeflachte und gebogene feste Kunststoffröhren. Das kurze gerade Stück am proximalen Ende ist innen verstärkt; dies verhindert, dass die Patientin das Innenlumen verschließen kann, wenn sie bei einliegendem Guedel-Tubus die Zähne zusammenbeißt. Die schildförmige Platte am proximalen Ende zeigt die Größe des Oropharyngealtubus (von 000 für Frühgeborene bis 5 für große Erwachsene). Sie werden als Beißschutz bei oraler Intubation und bei Beatmungsschwierigkeiten während einer Maskennarkose verwendet
- **Nasopharyngeale Tuben** *(Nasen-Rachen-Tuben,* z. B. Wendl-Tuben, → Abb. 46.8) sind relativ weich und werden nach Anfeuchtung durch die Nase so weit in den Rachen vorgeschoben, bis die Atemluft frei strömen kann.

Durchführung

Zunächst erhält die Patientin 2 Min. reinen Sauerstoff über eine vorgehaltene Maske. Danach wird die Narkose mit einem i. v.-Injektionsanästhetikum eingeleitet. Nach Optimierung der Atemwegsdurchlässigkeit (Esmarch-Handgriff, → Abb. 14.24) wird die Maske dicht schließend aufgesetzt (C-Griff → Abb. 46.10), ggf. wird ein Guedel-Tubus eingelegt. Die weitere Maskennarkose (→ Abb. 46.11) ist unter Spontanatmung, Unterstützung mit einem Atembeutel oder kontrollierter Beatmung über das Narkosegerät möglich, die Narkosetiefe wird durch Veränderung der Anästhetikazufuhr (Dosis der Injektionsanästhetika oder der Narkosegaskonzentration) gesteuert. Ausgeleitet

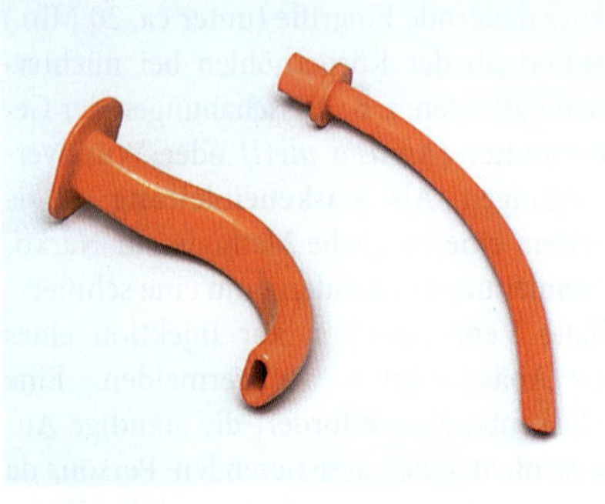

Abb. 46.8 Pharyngeale Tuben (links Guedel-, rechts Wendl-Tubus). [K183]

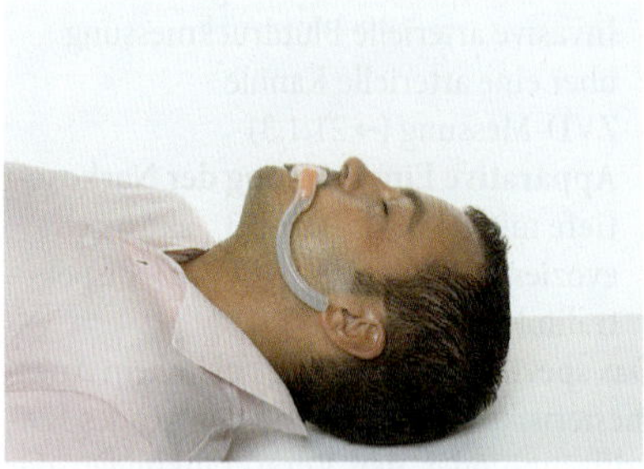

a Größenermittlung Guedel-Tubus

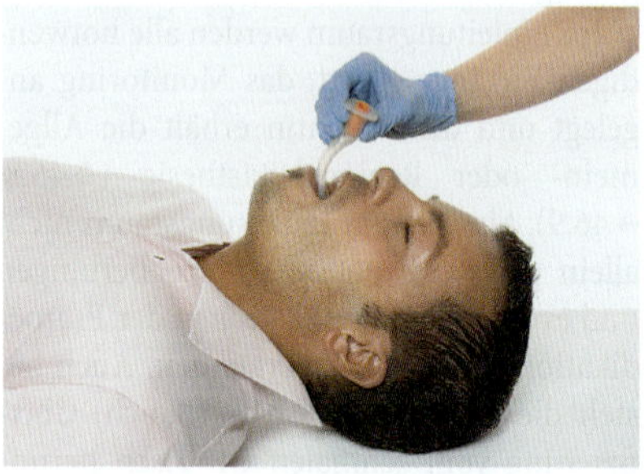

b Guedel-Tubus einführen

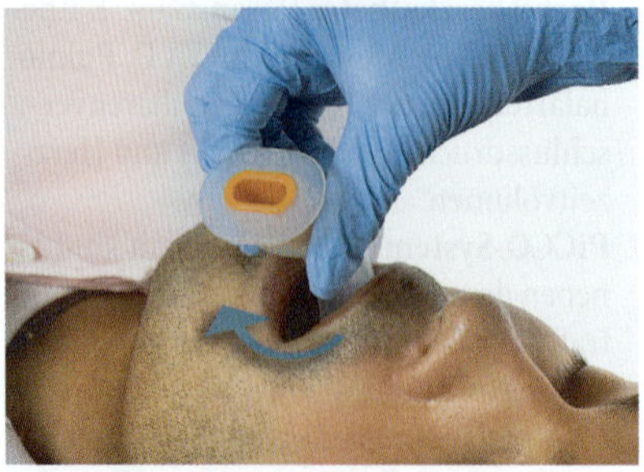

c Guedel-Tubus beim Einführen um 180° drehen

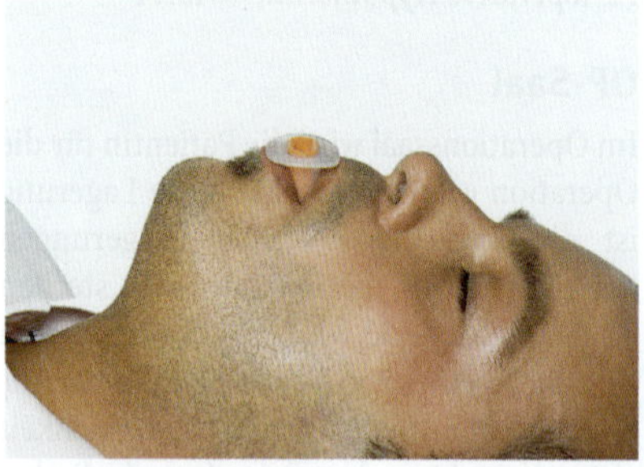

d Guedel-Tubus in situ

Abb. 46.9 Einführen eines Guedel-Tubus. [J747]

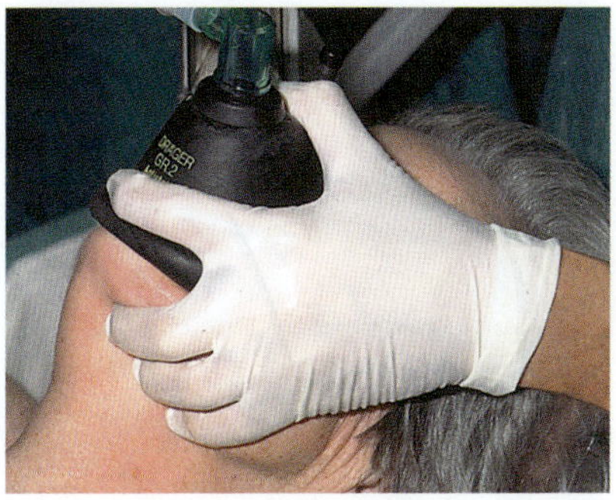

Abb. 46.10 C-Griff. Durch den C-Griff (Daumen und Zeigefinger umgreifen die Maske wie ein C) kann die Atemmaske auch über eine längere Zeitdauer dicht abschließend auf Mund und Nase des Patienten gehalten werden. [K183]

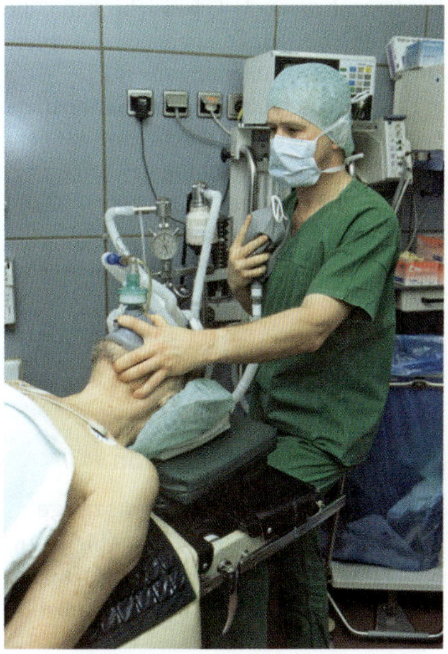

Abb. 46.11 Maskenbeatmung bei der Narkoseeinleitung. [K115]

wird die Maskennarkose durch Beenden der Anästhetikagabe. Circa 3–5 Min. vor Beendigung der Narkose wird über das Beatmungsgemisch reiner Sauerstoff zugeführt.

46.8.2 Larynxmaskennarkose

DEFINITION

Larynxmaskennarkose *(Kehlkopfmaskennarkose)*: Allgemeinanästhesie mit Spontanatmung oder maschineller Beatmung über eine Larynxmaske *(Kehlkopfmaske)*.

Die **Larynxmaske** besteht aus einer flexiblen Röhre, die sich zu einer löffelähnlichen Mulde öffnet. Diese Mulde ist von einem aufblasbaren Luftkissenring *(Cuff)* umgeben, der bei exakter Position der Maske den Larynxeingang verschließt (→ Abb. 46.12, → Abb. 46.13). Vorteile sind [6]:

- Die Anästhesistin hat beide Hände frei
- Die Larynxmaske ist weniger invasiv als die endotracheale Intubation
- Eine Muskelrelaxierung zur Positionierung der Maske ist nicht erforderlich
- Die Maske wird auch in geringer Narkosetiefe toleriert.

Larynxmasken der zweiten Generation, wie etwa die LMA ProSeal™, haben ein zusätzliches Lumen, das bei korrekter Lage in der Speiseröhre mündet, und einen veränderten Cuff. Durch den besseren Aspirationsschutz sind auch Operationen mit Muskelrelaxation möglich [7].

Indikationen für eine Larynxmaskennarkose sind kurze und mittellange Eingriffe (ca. 20–120 Min.), z. B. Varizen-OP, Kniegelenk-Arthroskopie. Außerdem kann bei Misslingen einer endotrachealen Intubation versucht werden, die Beatmung über eine Larynxmaske sicherzustellen.

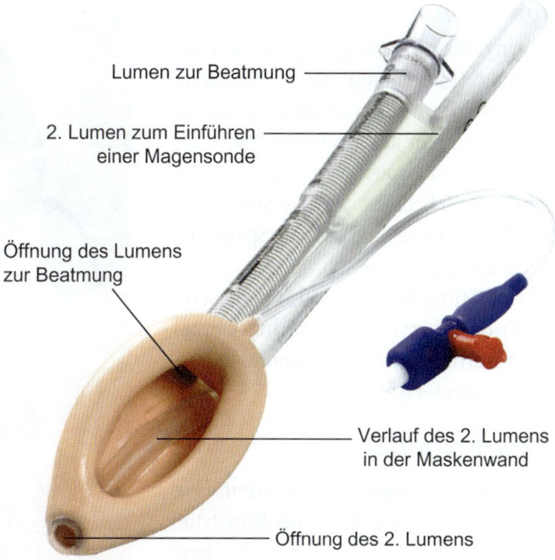

Abb. 46.12 Larynxmaske ProSeal®. Mit freundlicher Genehmigung der Firma Teleflex incorporated. © [2018] Teleflex Incorporated. Alle Rechte vorbehalten. [V814]

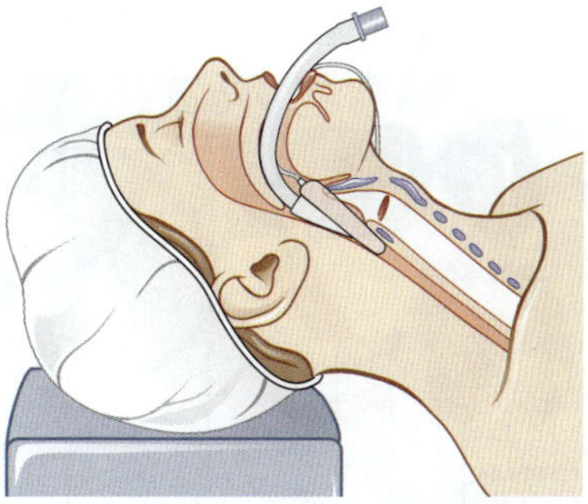

Abb. 46.13 Korrekt am Kehlkopfeingang positionierte Larynxmaske. [L126]

Eine Larynxmaske kann während der OP verrutschen. Daher ist eine dauernde Überwachung der korrekten Lage erforderlich. Bei hohem Beatmungsdruck schließt sie nicht mehr dicht ab, sodass Beatmungsluft in den Magen gepresst und Mageninhalt aspiriert werden kann. Hauptkontraindikationen sind folglich zu erwartender hoher Beatmungsdruck und ein erhöhtes Aspirationsrisiko, z. B. bei fehlender Nüchternheit [6], [7].

Das Vorgehen bei Larynxmaskennarkose gleicht dem bei der Maskennarkose.

46.8.3 Intubationsnarkose

DEFINITION

Intubationsnarkose (ITN): Allgemeinanästhesie mit endotrachealer Intubation.

Endotracheale Intubation: Einführen eines Tubus in die Trachea zum Offenhalten der Atemwege, zur manuellen oder maschinellen Beatmung und zum Schutz vor Aspiration. Bei der **orotrachealen Intubation** Einführen des Tubus durch den Mund, bei der **nasotrachealen Intubation** durch die Nase.

Die **Indikation zur Intubationsnarkose** besteht bei [6].

- Operationen längerer Dauer
- Operationen unter Muskelrelaxation (Bauch-, Thorax-, retroperitoneale Eingriffe) oder Pneumoperitoneum (laparoskopische Eingriffe)
- Operationen im Bereich von Kopf, Hals oder Atemwegen
- Patientinnen mit erhöhtem Aspirationsrisiko
- Operationen in bestimmten Lagerungen (z. B. Bauch-, Seitenlage).

Laryngoskop

Ein **Laryngoskop** *(Kehlkopfspiegel)* dient der Betrachtung (Einstellung) des Kehlkopfeingangs und wird zur endotrachealen Intubation benötigt. Es besteht aus Griff und Spatel, die über ein Scharniergelenk zusammengesetzt werden. Im Griff befindet sich eine Stromquelle. Es gibt gebogene und gerade Spatel mit zahlreichen Varianten (→ Abb. 46.14).

Können Stimmbänder und Tracheaeingang mit dem Laryngoskop nicht sichtbar gemacht werden, wird ein **Videolaryngoskop** verwendet (→ Abb. 46.15).

Endotracheale Tuben

Endotracheale Tuben *(Luftröhrentuben)* sind relativ biegsame Röhren aus Kunststoff mit rundem Querschnitt. Eine aufblasbare Manschette (Cuff, Ballon) im distalen Drittel dichtet die Trachea unterhalb der Glottis ab, sodass Luft gezielt in die Trachea eingebracht, aber kein Magen- und Rachensekret in die Trachea eindringen kann. Aufgeblasen wird der Cuff über einen kleinen Schlauch mit Ventil. Tuben für Säuglinge und Kleinkinder gibt es auch ohne Cuff (meist werden aber Tuben mit Cuff eingesetzt). Endotrachealtuben sind Einmalartikel [6].

Tubusarten

Der meistverwendete Tubus ist der **Magill-Tubus** (→ Abb. 46.14). Es gibt ihn als oralen oder als nasalen Tubus, er kann mit oder ohne Führungsstab platziert werden.

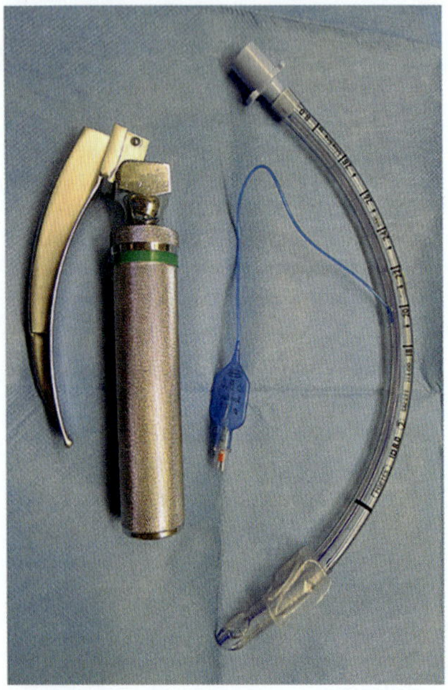

Abb. 46.14 Links Laryngoskop mit gebogenem Macintosh-Spatel, rechts Magill-Tubus. [O647]

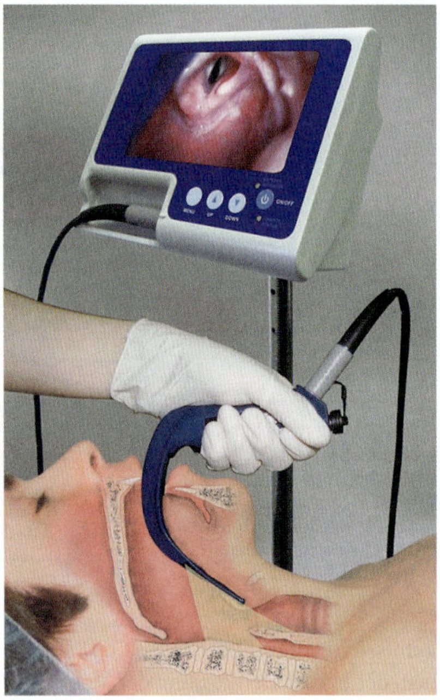

Abb. 46.15 Mit dem Videolaryngoskop lässt sich der Kehlkopf bei schwierigen Atemwegen besser darstellen. [E909]

Neben den häufigsten Tubusarten (Magill-, Oxford-non-Kinking-, Spiraltubus) gibt es zahlreiche Varianten, z. B. spezielle Tuben, die nur den rechten oder linken Hauptbronchus belüften (Doppellumentuben). Damit kann eine seitengetrennte Beatmung der linken bzw. rechten Lunge durchgeführt werden, z. B. bei Eingriffen an Lunge, Thorax oder Wirbelsäule.

Tubusgröße

Tuben gibt es in verschiedenen **Größen,** angegeben in Innendurchmesser (ID, in mm) oder in Außenumfang (in Ch = Charrière; 1 Ch ≙ ⅓ mm). Anhaltspunkt für die passende Tubusgröße ist der kleine Finger der

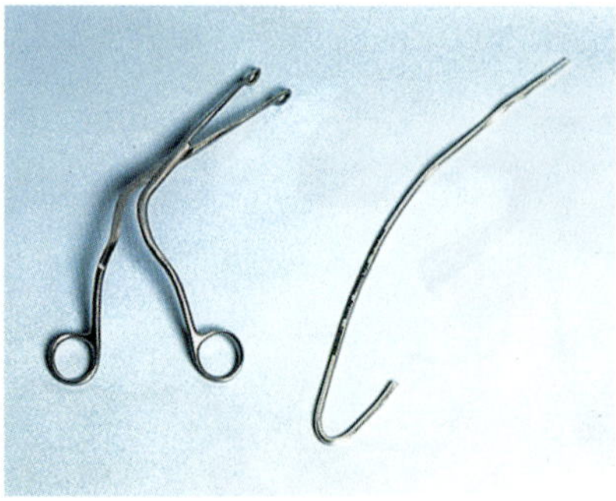

Abb. 46.16 Intubationszange (hier Magill-Zange) und Führungsstab. [K183]

Patientin. Standardgrößen sind: ID 7,0 mm für Frauen und ID 8,0 mm für Männer. Bei Kindern ab dem 3. Lebensjahr kann die passende Tubusgröße abgeschätzt werden: 18 + Alter [J] = Außenumfang [Ch].

Die durchschnittliche **Intubationstiefe** bei oraler Intubation (Markierung auf dem Tubus auf Höhe der Zahnreihe) beträgt bei Frauen ca. 21 cm, bei Männern ca. 23 cm. Bei Kindern gilt ungefähr:

- Intubationstiefe oral (cm) = ½ Lebensalter (J) + 12 cm
- Intubationstiefe nasal = Intubationstiefe oral + 20 %.

Weitere Materialien zur endotrachealen Intubation

Führungsstab und Intubationszange

Ein **Führungsstab** (*Mandrin,* → Abb. 46.16) besteht aus Metall, ist meist kunststoffbeschichtet und stabilisiert bei der Intubation den Tubus von innen.

Die **Intubationszange** (→ Abb. 46.16) ist eine gebogene Fasszange, die u. U. bei der nasalen Intubation eingesetzt wird, um das distale Tubusende aus dem Hypopharynx in die Trachea vorzuschieben.

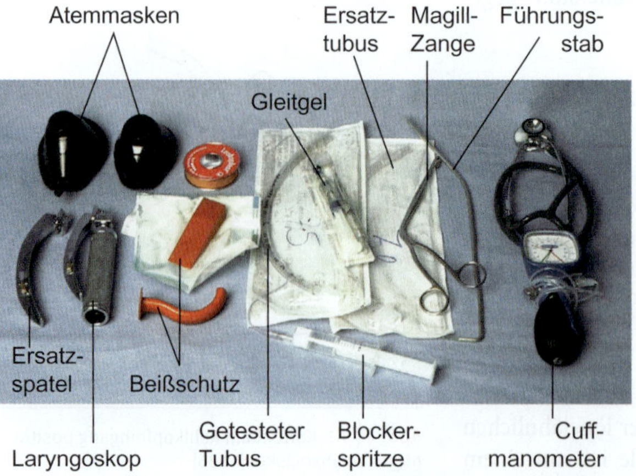

Abb. 46.17 Intubationsset zur endotrachealen Intubation. Die Magill-Zange wird nur für eine nasale Intubation benötigt. Bei einem nasalen Tubus ist kein Beißschutz erforderlich. [K183]

Blockerspritze und Cuffmanometer

Sobald der endotracheale Tubus platziert ist (Tubuscuff in der Trachea distal der Stimmlippen), wird der Cuff mit Luft aufgeblasen (geblockt). Dies geschieht meist mit einer 10-ml-Injektionsspritze **(Blockerspritze)**; alternativ mit dem **Cuffmanometer** *(Cuffdruckmesser* ➔ Abb. 45.13), mit dem auch der Druck im Cuff kontrolliert wird, der die Trachea abdichtet.

Sonstiges Material

Intubationsset ➔ Abb. 46.17

- Anästhesierendes Gleitmittel (z. B. Lidocain®-Gel) für die Rachenschleimhaut (reduziert Würgereflex)
- Stethoskop: Zur Auskultation der Lungen nach erfolgter Intubation (Lagekontrolle, seitengleiche Belüftung)
- Beißschutz: Verhindert bei oraler Intubation, dass die Patientin auf den Tubus beißt (z. B. Gummikeil, Guedel-Tubus)
- Material zur Tubusfixierung, z. B. Fixierbändchen
- Absauggerät
- Ersatztuben verschiedener Größen.

SPICKZETTEL

Materialien für die endotracheale Intubation

- Endotrachealtubus passender Größe (Cuffdichtigkeit prüfen), Ersatztuben in verschiedenen Größen.
- Gleitmittel, Führungsstab.
- Laryngoskop mit verschieden großen Spateln, ggf. Videolaryngoskop.
- 10-ml-Spritze (Blockerspritze) und Cuffmanometer.
- Material zur Tubusfixierung.
- Beatmungsbeutel und -maske, mit Sauerstoffanschluss oder O_2-Reservoirbeutel.
- Oropharyngealtubus (Guedel-Tubus).
- Absauggerät, verschieden große Absaugkatheter.
- Stethoskop zur Lagekontrolle.
- Sedativa, Kurznarkotika, Muskelrelaxanzien.
- Magill-Zange (bei nasaler Intubation).

Durchführung

Anästhesieeinleitung und -unterhaltung

Einleitung wie bei Maskennarkose. Bei problemloser Beatmung über die Beatmungsmaske wird das Muskelrelaxans (➔ 46.3.2) i. v. injiziert, dann intubiert.

Prinzip der oralen Intubation [6]:

- Patientin optimal lagern: Ggf. erhöhter Oberkörper, Kopf auf Intubationskissen

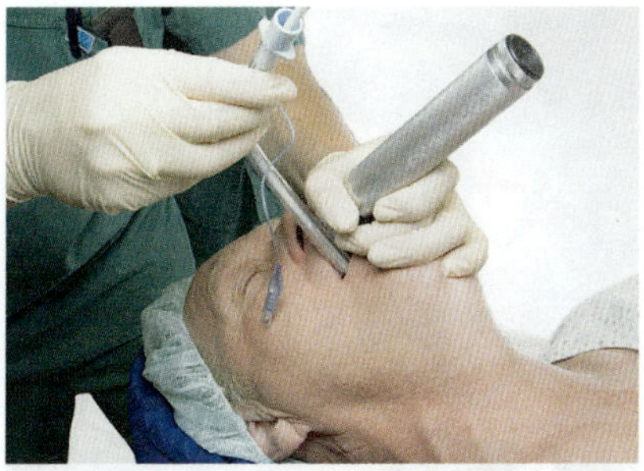

Abb. 46.18 Orale Intubation. [J747]

- Laryngoskop in linke Hand nehmen und bei überstrecktem Kopf Laryngoskopspatel so weit über den Mund einführen, bis die Epiglottis sichtbar ist
- Angereichten Tubus mit der rechten Hand einführen, Laryngoskop vorsichtig entfernen (➔ Abb. 46.15, ➔ Abb. 46.18)
- Tubuscuff blocken, Cuffdruck überprüfen (➔ Abb. 45.13), korrekte Tubuslage (➔ Abb. 46.19) durch Auskultation kontrollieren (seitengleiche Beatmung)
- Beißschutz einlegen und Tubus fixieren.

Bei schwierigem Atemweg (z. B. eingeschränkter Mundöffnung, anatomischen Veränderungen im Hals-Rachen-Bereich, eingeschränkter Beweglichkeit der Halswirbelsäule) wird die Intubation unter endoskopische Sicht (**fiberoptische Intubation** ➔ Abb. 46.15) durchgeführt. Sie ist auch bei Spontanatmung der Patientin möglich.

Anästhesieausleitung

- Schrittweise Reduktion der Anästhetika
- Zum Schluss Beatmung mit reinem Sauerstoff für mindestens 5 Min., um einer Hypoxie vorzubeugen
- Ggf. Nachbeatmung oder Antagonisierung der Muskelrelaxation (➔ 46.3.2)
- Bei ausreichender Spontanatmung, Rückkehr der Schutzreflexe und ansprechbarer Patientin Absaugen von Mund und Rachen und Extubation mit anschließendem Vorhalten der Maske unter hohem Sauerstoffflow
- Bei guter Spontanatmung Verlegung der Patientin in den Aufwachraum zur weiteren Überwachung.

Komplikationen

Durch die Intubation:

- Verletzung von Zähnen, Lippen, Mundschleimhaut, Stimmbändern, Trachea
- Ösophageale Intubation
- Einseitige (= zu tiefe) Intubation mit Tubuslage in einem Hauptbronchus
- Aspiration (➔ 7.10).

Während der Anästhesie:

- Tubusdislokation
- Verlegung des Atemwegs, z. B. durch Abknicken des Tubus; Verlegung des Tubuslumens durch Blut, Sekrete
- Diskonnektion der Beatmungsschläuche
- Bronchospasmus.

Bei und nach der Extubation:

- Laryngospasmus (Stimmritzenkrampf)
- Aspiration
- Shivering (postoperatives Zittern; perioperative Hypothermie ➔ 46.11)
- Schluckauf.

46.8.4 Allgemeinanästhesie bei Kindern

Kinder sind keine kleinen Erwachsenen. Anatomie und Physiologie unterscheiden sich z. B. hinsichtlich der Atemwegsanatomie (etwa kurzer Hals, hochstehender Kehlkopf) und der Normalwerte von Blutdruck, Herz- und Atemfrequenz. Je jünger ein Kind ist, desto geringer sind seine Reserven und desto rascher muss bei Problemen gehandelt werden.

Bei Kindern sind **alle Formen der Allgemeinanästhesie** (➔ 46.8.1, ➔ 46.8.2, ➔ 46.8.3, ➔ Abb. 46.20) möglich. Das entsprechende Verfahren wird bei der anästhesiologischen Visite (➔ 46.7.1) mit den Eltern und evtl. auch mit dem Kind besprochen und festgelegt. Dabei wird auf eine angstfreie Darstellung geachtet. Wichtig ist eine gute Prämedikation, z. B. mit Midazolam, das oral, nasal oder rektal gegeben werden kann [8].

Häufig wird präoperativ von der Anästhesistin ein Lokalanästhetika-haltiges Pflaster (z. B. EMLA®-Pflaster) verordnet, um eine schmerzarme bzw. -freie Venenpunktion zu ermöglichen.

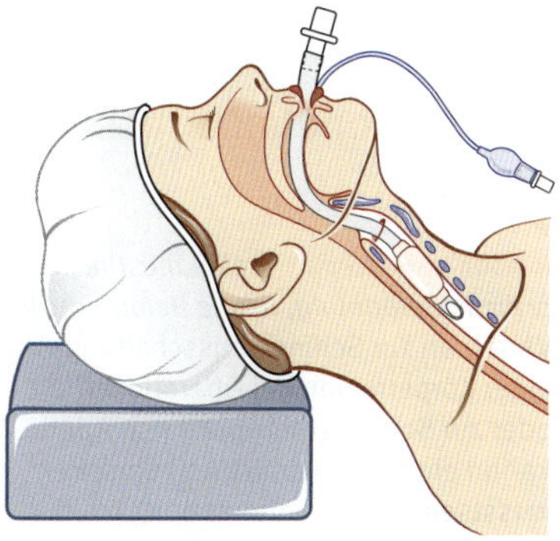

Abb. 46.19 Korrekte Lage eines oralen Tubus. Der geblockte Cuff befindet sich unterhalb der Stimmlippenebene (Glottis). [L126]

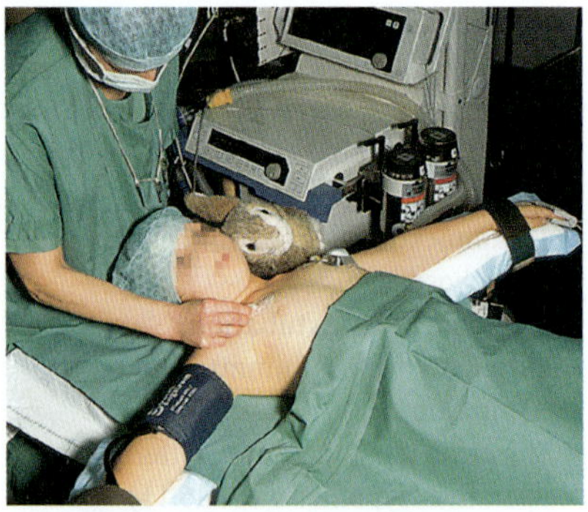

a Ruhige Atmosphäre, kindgerechte Utensilien und evtl. ein Stofftier mindern die Angst des Kindes.

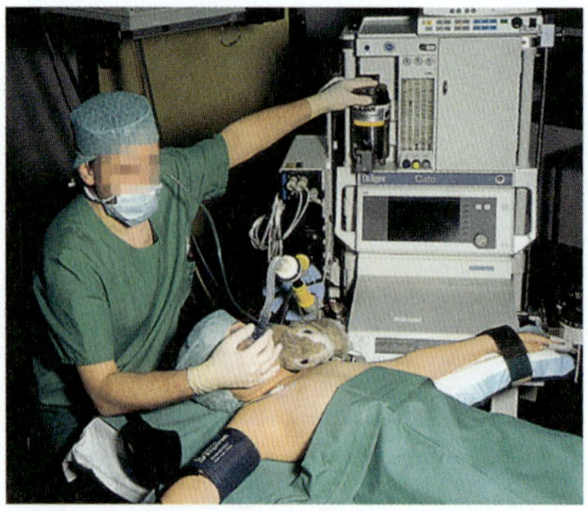

b Das durch die Prämedikation sedierte Kind schläft nach wenigen Atemzügen. Evtl. ist die Atmung zu unterstützen.

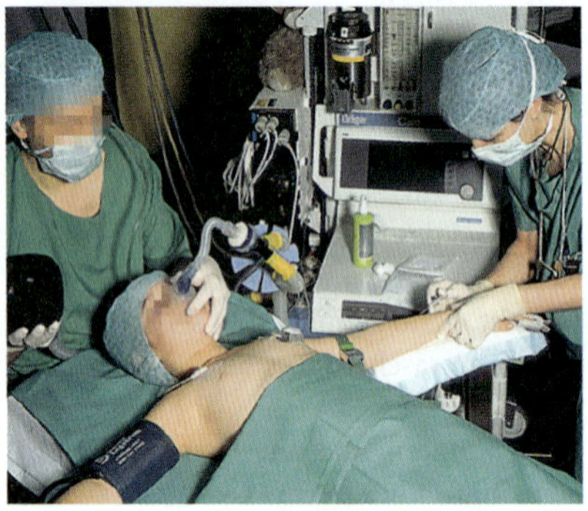

c Am schlafenden Kind werden weitere Vorbereitungen getroffen.

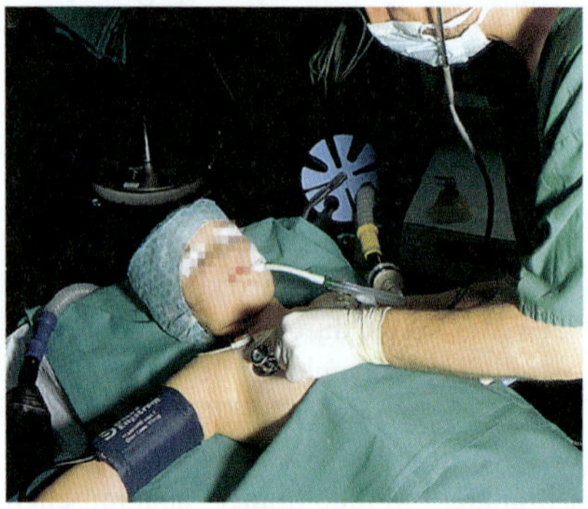

d Nach der Intubation wird die korrekte Tubuslage auskultatorisch kontrolliert.

Abb. 46.20 Kindernarkose mit Anästhesieeinleitung über eine Maske und nachfolgender Intubation. [K183]

VORSICHT! Selten kommt es auf Midazolam zu einer **paradoxen Reaktion,** d. h., das Kind ist unruhig und schreit.

Einleitungsraum und OP werden auf mindestens 24 °C erwärmt. Die Narkoseeinleitung kann i. v., über eine Atemmaske (→ Abb. 46.20), rektal (das Kind schläft dann z. B. auf dem Arm der Eltern ein) oder in Ausnahmefällen auch i. m. erfolgen.

46.9 Regionalanästhesie

DEFINITION

Regionalanästhesie *(Lokalanästhesie, örtliche Betäubung, lokale Betäubung):* Verfahren zur Schmerzausschaltung einer Körperregion bei Operationen oder zur Schmerztherapie durch Applikation eines Lokalanästhetikums; Bewusstsein und Spontanatmung bleiben erhalten. Man unterscheidet **periphere** und **rückenmarksnahe** Regionalanästhesie.

Periphere Regionalanästhesie *(periphere Leitungsanästhesie, periphere Nervenblockade):* Blockade eines einzelnen peripheren Nervs (z. B. N. pudendus in der Geburtshilfe) oder eines Nervenbündels (z. B. Plexus axillaris). Hierzu zählen auch:

- **Infiltrationsanästhesie** *(Feldblock):* Anästhesie eines OP-Gebiets durch intradermale, s. c.- oder i. m.-Applikation des Lokalanästhetikums. Sonderform **intravenöse Regionalanästhesie.**
- **Oberflächenanästhesie:** Haut- oder Schleimhautanästhesie durch Aufsprühen eines Lokalanästhetikums (z. B. Lidocain 2 %, in Xylocain®-Spray), z. B. auf die Rachenschleimhaut bei einer Gastroskopie, oder durch Auftragen einer anästhetischen Creme (z. B. Emla®-Creme) auf die Haut, z. B. vor Anlage eines venösen Zugangs.

Rückenmarksnahe Regionalanästhesie *(zentrale Nervenblockade):* **Spinal-** und **Periduralanästhesie.**

Kontraindiziert sind die Verfahren der **Regionalanästhesie** u. a. bei neurologischen Erkrankungen, die das Anästhesiegebiet betreffen, bei lokalen Infektionen an der Einstichstelle sowie bei Allergien gegen Lokalanästhetika. Nachteilig sind die durch den verzögerten Wirkungseintritt der Regionalanästhesie bedingte lange Vorbereitungszeit sowie eine manchmal nicht ausreichende Anästhesie.

46.9.1 Lokalanästhetika

Lokalanästhetika blockieren im Nerveninneren reversibel die Erregungsfortleitung. Dünne Nervenfasern werden dabei schneller und länger blockiert als dicke. Deshalb werden zuerst die dünnen Sympathikusfasern blockiert – die Patientin spürt eine Erwärmung im anästhesierten Gebiet. Dann fallen nacheinander die Empfindungen für Schmerz, Temperatur, Berührung und Druck aus. Nach Abklingen der Lokalanästhetikawirkung kehren die Funktionen in umgekehrter Reihenfolge zurück.

Manche Lokalanästhetika enthalten Zusätze zur Wirkungsverstärkung, z. B. Adrenalin, das durch Vasokonstriktion am Wirkort den Abtransport des Lokalanästhetikums vermindert und so die Wirkdauer verlängert.

Gebräuchliche Lokalanästhetika sind:

- Mit kurzer Wirkungsdauer (30–45 Min.) z. B. Procain (u. a. Procain Puren®)
- Mit mittlerer Wirkungsdauer (1–3 Std.) z. B. Lidocain (u. a. Xylocain®), Mepivacain (u. a. Scandicain®), Prilocain (z. B. Xylonest®)
- Mit langer Wirkungsdauer (2–12 Std.) z. B. Bupivacain (u. a. Carbostesin®), Ropivacain (z. B. Naropin®).

Nebenwirkungen

Da Lokalanästhetika auch in den Blutkreislauf aufgenommen werden, können sie systemische unerwünschte Wirkungen hervorrufen, v. a. Blutdruckabfall, Bradykardie, Übelkeit und Erbrechen, allergischen Reaktionen bis zum anaphylaktischen Schock (→ 14.4.4) sowie ZNS-Symptomen wie Unruhe, Schwindel, Muskelzittern, Seh-, Hör-, Sprachstörungen und Bewusstseinsveränderungen.

VORSICHT! Aufgrund dieser **Risiken** dürfen Regionalanästhesien nur unter folgenden Voraussetzungen durchgeführt werden:

- Venöser Zugang
- Alle Vorbereitungen für eine Allgemeinanästhesie, um im Falle vonKomplikationen oder einer unzureichenden Wirkung „umsteigen“ zu können

- Ständige Anwesenheit einer Ärztin und einer Pflegefachperson
- Monitoring der Patientin wie bei Allgemeinanästhesie (*46.7.4*).

Intoxikation

Bei versehentlicher Injektion eines Lokalanästhetikums in ein Blutgefäß oder bei Überschreiten der Höchstdosis kann der Blutspiegel des Lokalanästhetikums stark ansteigen und eine **Intoxikation** auslösen [9].

VORSICHT! Warnsymptome einer **Intoxikation mit Lokalanästhetika** sind:
- Übelkeit, Unruhe
- Taubheitsgefühl, Kribbeln im Mund- und Zungenbereich
- Metallischer Geschmack auf der Zunge
- Bradykardie, Kreislaufkollaps
- Verwirrtheit, zerebraler Krampfanfall.

Erstmaßnahmen sind:
- Sofortiger Abbruch der Injektion
- Sauerstoffgabe, Kreislaufstabilisierung
- Gabe einer 20%-igen Fettlösung, Beginn mit 1,5 ml/kgKG, d. h. bei einer Patientin mit einem Körpergewicht von 70 kg Gabe von ca. 100 ml *(Lipid Rescue)*
- Ggf. Durchbrechung von Krampfanfällen (z. B. mit Diazepam i. v.), kardiopulmonale Reanimation.

46.9.2 Rückenmarksnahe Regionalanästhesieverfahren

DEFINITION

Spinalanästhesie: Regionalanästhesie durch Injektion des Lokalanästhetikums in den liquorhaltigen Subarachnoidalraum.

Periduralanästhesie (PDA, *Epiduralanästhesie):* Regionalanästhesie durch Injektion des Lokalanästhetikums in den Epiduralraum.

Rückenmarksnahe Regionalanästhesieverfahren werden bei erhaltener Spontanatmung v. a. bei einer OP unterhalb des Bauchnabels durchgeführt, z. B. in der Geburtshilfe, bei Eingriffen am Urogenitaltrakt und an der unteren Extremität. Spinal- und Periduralanästhesie (→ Abb. 46.23) können miteinander kombiniert werden, ebenso Peridural- und Allgemeinanästhesie.

Kontraindikationen sind u. a. Störungen der Blutgerinnung, Therapie mit Antikoagulanzien, Sepsis, Hypovolämie, Schock. Wegen Blutungsgefahr sind bei medikamentöser Thromboseprophylaxe und Thrombozytenaggregationshemmung vor und nach Punktion/Katheterentfernung präparatabhängige Wartezeiten zu beachten [10].

Tab. 46.3 Abschätzung der Ausbreitung des Lokalanästhetikums im Rückenmarksbereich anhand der anästhesierten Dermatome.

Dermatom	Anatomische Struktur	Durchführbare OP (Bsp.)
Th4*	Mamillen	Kaiserschnitt
Th10	Bauchnabel	Vaginale Entbindung, Hüft-, Leistenhernien-, Varizen-OP
L1	Leiste	Kniegelenkarthroskopie, Sprunggelenk-OP

* Ab Anästhesiehöhe Th4 oder höher Gefahr von Bradykardie und Lähmung der Atemhilfsmuskulatur

Nebenwirkungen

Bei den rückenmarksnahen Regionalanästhesieverfahren kommt es durch Blockade der sympathischen Fasern zur Gefäßweitstellung mit Blutdruckabfall (je größer das anästhesierte Gebiet, desto stärker). Die Patientin gibt ein Wärmegefühl an. Blutdruck und Puls müssen deshalb engmaschig überwacht werden.

Prophylaktisch empfiehlt sich vor der Anästhesie die Infusion von 500 ml Elektrolytlösung. Die Therapie des Blutdruckabfalls besteht in der Beschleunigung der Infusion und/oder der Gabe eines Antihypotensivums, z. B. Akrinor®.

Anästhesiehöhe

Da die Spinalnerven des Rückenmarks sensibel bestimmte Hautareale *(Dermatome)* versorgen, kann vom anästhesierten Hautgebiet auf die Ausbreitung des Lokalanästhetikums am Rückenmark und damit auf die anästhesierten inneren Organe und Muskeln geschlossen werden. Die **Anästhesiehöhe** lässt sich abschätzen (→ Tab. 46.3).

Anästhesiologische Visite

Anästhesiologische Visite → 46.7.1

Viele Patientinnen haben Angst davor, bei der Operation wach zu sein und alles mitzubekommen. Kann die Angst auch durch das Angebot einer Sedierung nicht beseitigt werden, wird die Patientin nicht zu einer Regionalanästhesie überredet, sondern ihr Wunsch nach einer Allgemeinanästhesie akzeptiert. Bei hohem Risiko bei einer Allgemeinanästhesie wird die Patientin ausführlich über Nutzen und Risiken informiert, die Beratung wird genau dokumentiert.

Viele Patientinnen fürchten, Schmerzen zu empfinden. Ihnen hilft, dass bei unzureichender Anästhesie sofort zu einer Allgemeinanästhesie übergegangen wird. Deshalb wird für diese ebenfalls aufgeklärt.

Materialien

Sets für die Spinal- oder die Periduralanästhesie enthalten:
- Steriles Abdeck-/Lochtuch
- Sterile Tupfer und Kompressen
- Verschieden große Spritzen und Kanülen
- Bei Spinalanästhesie: **Spinalnadeln** (*Spinalkanülen,* → Abb. 46.21, → Abb. 46.22), evtl. mit Einführkanüle
- Bei Periduralanästhesie: **Periduralnadeln** (*Periduralkanülen,* → Abb. 46.21, → Abb. 46.22), Periduralkatheter, Injektionsfilter.

Zusätzlich werden benötigt:
- Hautdesinfektionsmittel, sterile Handschuhe
- Lokalanästhetikum, z. B. Lidocain 1 %, Mepivacain 1 %
- Mund-Nasen-Schutz und OP-Haube für Ärztin und Pflegende
- Bei Katheteranlage langärmeliger steriler Kittel für die Ärztin
- Wundschnellverband und ggf. Material zur Fixierung des Periduralkatheters (in manchen Sets enthalten).

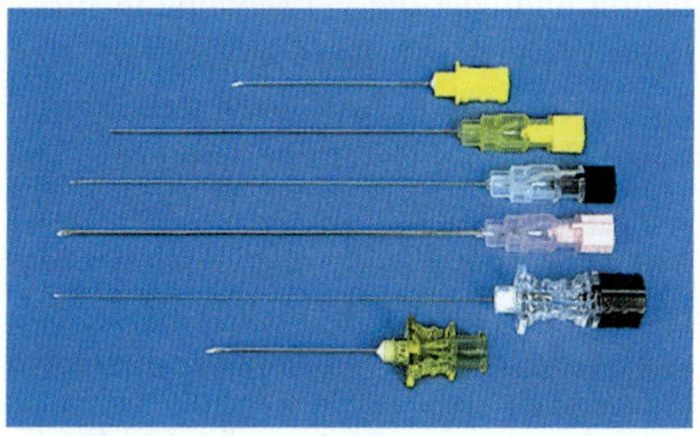

Abb. 46.21 Punktionsnadeln zur Spinal- und zur Periduralanästhesie mit zugehörigen Mandrins. Spinalnadeln sind stets dünner als Nadeln für die Periduralanästhesie. Ganz unten eine Einführkanüle für sehr dünne Spinalnadeln. [K183]

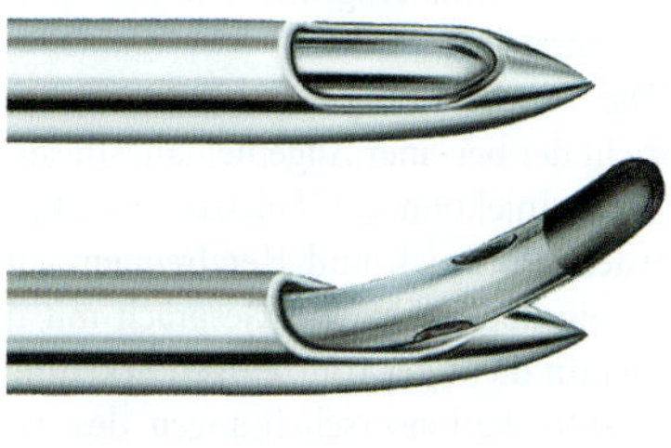

Abb. 46.22 Nadelspitzen von Sprotte®-Kanülen (atraumatische Spinalnadel mit geschlossener Spitze und seitlicher Öffnung). Oben mit Mandrin, unten mit durchgeschobenem Katheter. [V152]

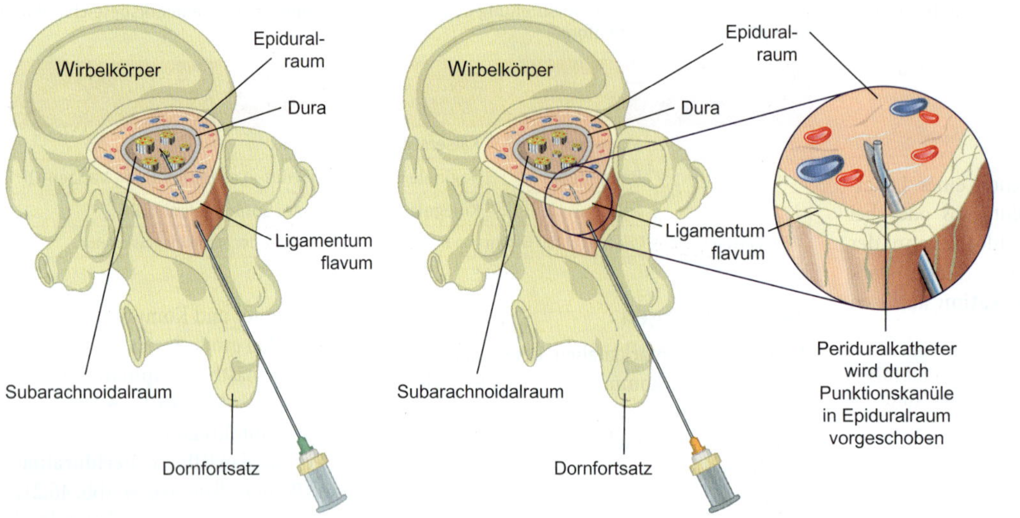

Abb. 46.23 Spinal- und Periduralpunktion. Links Spinalpunktion. Die Spitze der Kanüle liegt im liquorgefüllten Subarachnoidalraum, durch den Fasern der Cauda equina ziehen. Mitte Periduralpunktion. Die Spitze der Kanüle liegt im Epiduralraum. Rechts Detail während des Vorschiebens eines Periduralkatheters. [L138]

Spinalanästhesie

Bei der **Spinalanästhesie** (→ Tab. 46.4) werden Wirbelsäulenbänder und Dura mater durchstochen und 1–4 ml Lokalanästhetikum in den Subarachnoidalraum direkt in den Liquor appliziert (→ Abb. 46.23).

Der Punktionsort für die Spinalanästhesie liegt im Bereich der Lendenwirbelsäule (LWS) zwischen zwei Dornfortsätzen, meist bei L3/4 oder L4/5. Die Verteilung des Lokalanästhetikums auf andere Rückenmarksegmente erfolgt durch Umlagerung der Patientin und/oder die Verwendung nichtisobarer Lösungen (haben im Vergleich zum Liquor ein höheres bzw. niedrigeres spezifisches Gewicht). *Hyperbare* Lösungen sind schwerer als Liquor und sinken nach unten, *hypobare* steigen nach oben. Soll z. B. das rechte Knie operiert werden, wird die Spinalanästhesie in Rechtsseitenlage mit einem hyperbaren Lokalanästhetikum angelegt. Die Patientin verbleibt in dieser Lage, bis das Lokalanästhetikum fixiert ist, d. h., die Anästhesie sich nicht weiter ausbreitet. Im Idealfall ist nur das rechte Bein betäubt.

Die **Anschlagszeit** (Zeit bis zum Beginn der Wirkung) liegt bei ca. 10–15 Min. Für länger dauernde Eingriffe kann ein **Spinalkatheter** gelegt werden.

Die Vorbereitung der Patientin entspricht der bei einer Allgemeinanästhesie.

Nach Injektion des Lokalanästhetikums werden Blutdruck und Herzfrequenz engmaschig überwacht. Ein Gespräch mit der Patientin dient der frühzeitigen Erkennung von Intoxikationserscheinungen des ZNS. Anästhesiewirkung und -höhe können mit kaltem Spray überprüft werden („Wo keine Kälte, ist auch kein Schmerz.“). Danach wird die Ausbreitung dokumentiert.

Nach Beendigung der OP wird die Patientin bis zum Rückgang der Anästhesie unterhalb Th10 und zur Rückkehr der Zehenbeweglichkeit weiter überwacht.

Komplikationen

- **Totale Spinalanästhesie** durch Ausbreitung des Lokalanästhetikums in die Gehirnventrikel mit Lähmung der zentralen vegetativen Zentren und Notwendigkeit einer intensivmedizinischen Therapie
- Postoperativer Harnverhalt
- Postpunktionaler Kopfschmerz.

Postoperative Überwachung

- RR und Pulskontrollen wie nach Allgemeinanästhesie durchführen
- Auf Wasserlassen achten, da die Patientin den Harndrang aufgrund der Lokalanästhetikawirkung nicht wahrnimmt. Ein Harnverhalt ist gelegentlich Ursache eines Blutdruckanstiegs nach rückenmarksnaher Regionalanästhesie
- Patientin nach Kopf- und Rücken befragen
- Auf Rückkehr von Sensibilität und Motorik im anästhesierten Bereich achten.

Die Patientin muss bis zur kompletten Rückkehr der Sensibilität und Motorik Bettruhe einhalten.

Periduralanästhesie

Bei der **Periduralanästhesie** (PDA, → Tab. 46.4) wird das Lokalanästhetikum in den Epiduralraum (Periduralraum) injiziert, d. h. zwischen Lig. flavum (Band zwischen den Wirbelbögen) und Dura mater (→ Abb. 46.23). Es verteilt sich dort unabhängig vom spezifischen Gewicht; entscheidend für die Ausbreitung ist die injizierte Menge: Je

Tab. 46.4 Spinal- und Periduralanästhesie im Vergleich (LA = Lokalanästhetikum).

	Spinalanästhesie	Periduralanästhesie
Punktionsort	Lumbal	Meist lumbal, prinzipiell aber auch zervikal, thorakal, im Sakralkanal des Kreuzbeins (Kaudalanästhesie)
Injektionsort	Subarachnoidalraum	Epiduralraum
Menge des LA	Gering	Groß
Wirkungseintritt	Rasch (wenige Minuten)	Verzögert
Wirkungsdauer	Kürzer	Länger
Ausbreitung	Steuerbar (durch Volumen und Lagerung je nach LA)	Schlecht steuerbar (nur über Volumen)
Qualität der Anästhesie	Sehr gut	Gut
Motorische Blockade	Sehr gut	Abgeschwächt
Toxische Reaktionen auf das LA	Unwahrscheinlich	Möglich
Postpunktionelle Kopfschmerzen	In bis zu 10 %	Nein

mehr Lokalanästhetikum injiziert wird, desto mehr Segmente werden blockiert.

Da das Lokalanästhetikum aus dem Periduralraum durch die Dura zu den Wurzeln der Spinalnerven diffundieren muss, ist die Anschlagszeit bei der Periduralanästhesie mit etwa 20–30 Min. deutlich länger als bei der Spinalanästhesie. Auch ist die Betäubung hier meist nicht so vollständig (die Patientin hat keine Schmerzen, kann jedoch evtl. Druck, Zug und Berührung spüren).

Der Punktionsort für die Periduralanästhesie kann im gesamten Bereich der Wirbelsäule liegen; es wird jedoch die lumbale Wirbelsäule bevorzugt.

Katheter-Periduralanästhesie

Für länger dauernde Eingriffe hat sich die **Katheter-Periduralanästhesie** *(kontinuierliche Epiduralanästhesie)* bewährt. Durch die Punktionsnadel wird ein **Periduralkatheter** (PDA-Katheter, PDK) vorgeschoben, dessen Ende z. B. am Rücken entlang bis auf Schulterhöhe geführt werden kann (➔ Abb. 46.24). So kann Lokalanästhetikum ohne Lageveränderung der Patientin injiziert werden. Mit dem PDK kann auf eine notwendige OP-Verlängerung mit Nachinjektion reagiert oder die postoperative Schmerztherapie durchgeführt werden. Wichtigste Komplikation ist die Dislokation der Katheterspitze in ein Blutgefäß oder in den Spinalraum mit nachfolgender Spinalanästhesie, die wegen der großen Lokalanästhetikamengen lebensbedrohlich sein kann.

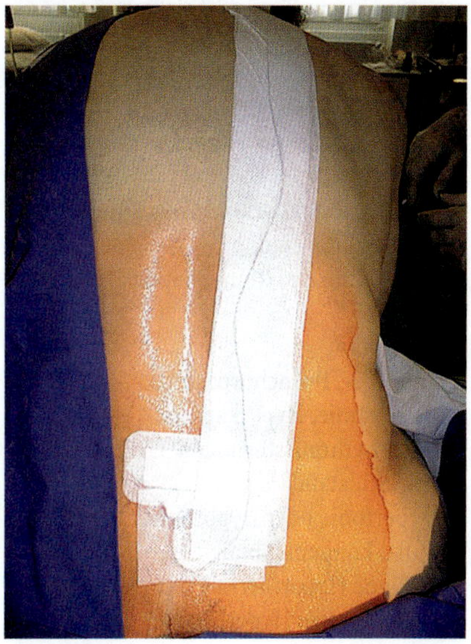

Abb. 46.24 Periduralkatheter. Das Ende des Katheters wird wellenförmig neben der Wirbelsäule nach oben zur Schulter geführt und fixiert. Wird die Eintrittsstelle mit einer durchsichtigen Wundfolie bedeckt, lässt sich diese gut kontrollieren. [M161]

VORSICHT! Wegen der **Verwechslungsgefahr** ist das Ende des Periduralkatheters deutlich als solches zu kennzeichnen, damit es z. B. bei Pflasterfixierung an Schulter/Hals sicher von einem ZVK unterschieden werden kann. Sowohl die versehentliche Injektion von Lokalanästhetikum in das Venensystem als auch die Injektion/Infusion von i. v.-Medikamenten/Infusionen in den Periduralkatheter sind potenziell lebensgefährlich.

Postoperative Überwachung

- RR- und Pulskontrollen wie nach Allgemeinanästhesie durchführen
- Auf postoperatives Wasserlassen achten
- Aseptischer Verbandswechsel an der Eintrittsstelle, tägliche Inspektion der Einstichstelle und Lagekontrolle, tägliches Wechseln des Injektionsfilters
- Patientenbeobachtung auf Allergien, Überdosierungen (z. B. Muskelzittern, Taubheitsgefühl von Zunge und Lippen, Sehstörungen)
- Vorsichtige Mobilisation, Ausfall der sensorischen und motorischen Nerven berücksichtigen
- Essen und Trinken nach Abklingen einer Sedierung und bei stabiler Herz-Kreislauf-Situation und Atmung (sofern keine OP-Kontraindikationen).

46.9.3 Periphere Regionalanästhesie

Bei der **peripheren Regionalanästhesie** *(periphere Leitungsanästhesie, periphere Nervenblockade)* wird ein einzelner Nerv oder ein Nervenbündel (Plexus) mit Lokalanästhetikum umspritzt und so die Anästhesie im sensiblen Versorgungsbereich des Nerven(-bündels) herbeigeführt (übliche Verfahren ➔ Tab. 46.5.)

Indikationen der peripheren Leitungsanästhesie sind lokal begrenzte Eingriffe, v. a. bei Risikopatientinnen, nicht nüchternen Patientinnen und ambulanten Eingriffen. Nachteile sind die lange Anschlags- und Vorbereitungszeit, mögliche unzureichende Anästhesiequalität und die Gefahr einer Nerven- und/oder Gefäßverletzung.

Lagerungsschäden und Verletzungen vermeiden

Da die Sensibilität und Motorik der betäubten Extremität vermindert bzw. aufgehoben sind, ist die Verletzungsgefahr erhöht. Deshalb achten Pflegefachpersonen darauf, die anästhesierte Extremität gut gepolstert zu lagern und ggf. zu fixieren.

Eine Leitungsanästhesie ist unter den gleichen aseptischen Bedingungen wie eine Operation durchzuführen. Wegen des Risikos ernster Nebenwirkungen und einer unzureichenden Anästhesie wird die Patientin wie zu einer Vollnarkose vorbereitet (Nüchternheit, Monitoring, Intubationsbereitschaft).

46.9.4 Infiltrationsanästhesie

Die **Infiltrationsanästhesie** erreicht die Schmerzfreiheit durch intradermale, s. c.- oder i. m.-Injektion eines Lokalanästhetikums in das OP-Gebiet oder durch Umspritzung desselben.

Tab. 46.5 Verfahren der peripheren Regionalanästhesie und ihre Indikationen.

Verfahren	Indikation: Eingriffe an/am ...
Obere Extremität	
Blockade des Plexus brachialis	Je nach Injektionsort Klavikula, Schulter, Arm ganz oder teilweise
Blockaden des N. ulnaris, N. medianus, N. radialis	Distaler Unterarm, Hand (jeweilige Versorgungsgebiete)
Leitungsanästhesie der Finger *(Oberst-Anästhesie)*	Einzelne Finger
Körperstamm	
Interkostalblockade (Interkostalnerven)	Rippenfraktur
Pudendusblockade (N. pudendus)	Schmerzausschaltung in der Austreibungsphase der Geburt
Untere Extremität	
Blockaden des Plexus lumbosacralis	Bein ganz oder teilweise
Blockaden des N. ischiadicus (proximal/distal), **N. femoralis**	Bein (jeweilige Versorgungsgebiete)
Fußblock (Blockaden des N. tibialis post., N. peroneus profundus, N. saphenus oder N. peroneus superficialis und N. suralis)	Fuß (jeweilige Versorgungsgebiete)
Leitungsanästhesie der Zehen *(Oberst-Anästhesie)*	Einzelne Zehen

Sie findet bei kleineren chirurgischen und diagnostischen Eingriffen Anwendung, z. B. bei chirurgischer Wundversorgung, schmerzhaften Punktionen mit dicklumigen Kanülen, Exzision kleiner Tumoren der Haut oder des subkutanen Gewebes.

Intravenöse Regionalanästhesie

Die **intravenöse Regionalanästhesie** (IVRA, *Bier-Block)* ist eine Sonderform der Infiltrationsanästhesie. Sie erfolgt bei Extremitäteneingriffen in Blutleere (→44.4.4). Das Lokalanästhetikum wird nach Anlegen der Blutleere in einen venösen Zugang an der zu operierenden Extremität gespritzt.

Nach Öffnen der Druckmanschette muss die Patientin wegen möglicher Intoxikationserscheinungen durch Einschwemmen des Lokalanästhetikums in den Körperkreislauf mindestens eine Stunde überwacht werden.

46.10 Betreuung nach der Narkose

46.10.1 Übernahme in den Aufwachraum

Soll die Patientin auf eine normale Pflegestation zurückverlegt werden, wird sie postoperativ im **Aufwachraum** so lange überwacht, bis ihre Vitalfunktionen wieder stabil sind (→Abb. 46.25).

Bei bestimmten Eingriffen, Vorerkrankungen oder intraoperativen Komplikationen ist es erforderlich, die Patientin unmittelbar nach der Operation auf einer Intermediate-Care- oder Intensivstation weiterzubetreuen (→45.1.1). Die Indikation hierzu stellen Anästhesistin und Operateurin gemeinsam.

Bei Übernahme einer Patientin in den Aufwachraum erfolgt eine detaillierte Übergabe durch die Anästhesistin, deren Inhalte schriftlich im Anästhesieprotokoll festgehalten werden. Sie enthält u. a. folgende Angaben:

- Präoperative Erkrankungen, Allergien, Unverträglichkeiten, Medikation
- Art des Eingriffs und der Narkose
- Intraoperative Vorkommnisse, evtl. Komplikationen
- Anordnungen des Operateurs (z. B. bestimmte Lagerung)
- Evtl. zu erwartende Problemen
- Akzeptable Werte für Vitalzeichen, Drainageverlust, Urinausscheidung
- Laboruntersuchungen, -ergebnisse
- Infusions-, Schmerztherapie
- Erreichbarkeit verantwortlicher Ärztinnen.

46.10.2 Überwachung und Therapie im Aufwachraum

Die **Überwachung** wird in **Aufwachraumprotokoll** dokumentiert und umfasst:

- EKG-Monitoring, Blutdruck, Sauerstoffsättigung, Atemfrequenz, -rhythmus
- Urinausscheidung
- Drainagen und Gastroduodenalsonde
- Bewusstsein, Pupillen, Kontrolle auf neurologische Ausfälle.

Die **Therapie** beinhaltet:

- Infusions-, Transfusionstherapie
- Schmerztherapie
- Therapie von Shivering (→46.8.3), Übelkeit und Erbrechen
- Betreuung der Patientin und ggf. der Angehörigen/Eltern: Information der Patientin, dass die Operation vorüber ist und sie sich jetzt im Aufwachraum befindet (ggf. wiederholt, je nach Orientierung), beruhigendes und freundliches Eingehen auf die Patientin.

46.10.3 Verlegung aus dem Aufwachraum

Über die **Verlegung des Patienten aus dem Aufwachraum** entscheidet die Anästhesistin. Voraussetzungen sind:

- Patientin ansprechbar, wach und orientiert bzw. wie präoperativ
- Schmerzarmut, gute Schmerzkontrolle
- Stabile Atem-, Herz-Kreislauf-Funktion
- Kontrolle von Übelkeit und Erbrechen
- Bei beabsichtigter Verlegung auf eine normale Pflegestation präparatabhängiger Mindestabstand zur letzten Gabe von atemdepressiven Opioid-Analgetika und Muskelrelaxanzien bzw. deren Antagonisten (→46.3.2), entscheidend ist der klinische Zustand der Patientin.

Bei der Verlegung aus dem Aufwachraum werden für die weitere Betreuung auf der Station wichtige Anordnungen schriftlich fixiert, z. B. Zeitabstand und Dauer der Vitalparameter-Überwachung, Schmerz-, Infusionstherapie, evtl. Laborkontrollen, aus anästhesiologischer Sicht frühester Zeitpunkt einer oralen Flüssigkeits- oder Nahrungszufuhr. Die Pflegenden der Normalstation erhalten eine sorgfältige Übergabe (→44.5.1).

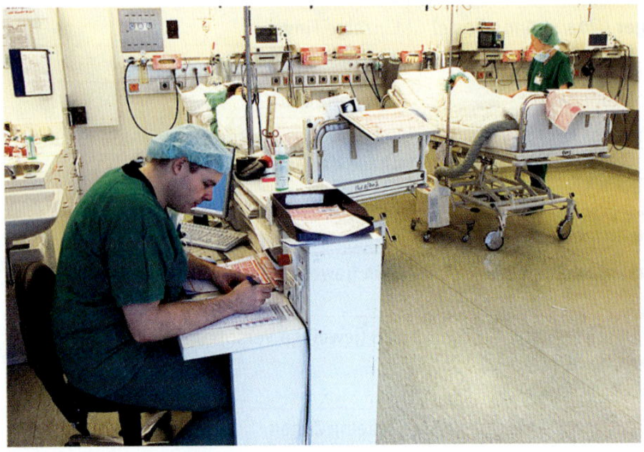

Abb. 46.25 Blick in einen Aufwachraum. [K115]

46.11 Narkosezwischenfälle und -komplikationen

DEFINITION

Narkosezwischenfall: Ereignis, das während oder nach einer Anästhesie auftritt, in direktem Zusammenhang mit Anästhetika oder anästhesiologischen Techniken steht und zum Tod der Patientin oder bleibenden Störungen der Gehirnfunktion führt. Sehr selten. Das Risiko, an einer Allgemeinanästhesie zu sterben, ist kleiner als 1 : 200.000.

Narkosekomplikation: Leichtere Zwischenfälle. Sie sind häufiger, jedoch weniger folgenschwer.

Beide Begriffe werden aber nicht einheitlich und häufig auch synonym verwendet.

Wichtige **Narkosekomplikationen und -zwischenfälle** sind:

- Allergische Reaktion, anaphylaktischer Schock
- Aspiration
- Laryngo-, Bronchospasmus
- Hypoxämie, Hyperkapnie
- Herzrhythmusstörungen, Herz-Kreislauf-Stillstand
- Hypertonie oder Hypotonie
- Luft-, Lungenembolie
- Maligne Hyperthermie
- Perioperative Hypothermie
- Schwierige oder unmögliche Intubation.

Bei relevanten Zwischenfällen wie z. B. schwieriger oder unmöglicher Intubation, einer allergischen Reaktion, maligner Hyperthermie sollte der Patientin ein **An-**

ästhesiepass ausgestellt werden, in dem die Diagnosen aufgeführt werden.

VORSICHT! Narkosezwischenfälle haben häufig menschliches Versagen als Ursache und sind somit prinzipiell vermeidbar.

46.11.1 Maligne Hyperthermie

DEFINITION

Maligne Hyperthermie (MH): Lebensbedrohliche Narkosekomplikation mit extremer Steigerung wärmeproduzierender Stoffwechselprozesse und raschem Anstieg der Körpertemperatur, unbehandelt auf bis zu 43 °C. Ausgelöst durch bestimmte Anästhetika **(Triggersubstanzen).**

Die **maligne Hyperthermie** beruht auf einem seltenen, wahrscheinlich autosomal dominant vererbten genetischen Defekt. Die Gabe sog. **Triggersubstanzen** (Succinylcholin, volatile Inhalationsanästhetika, einige Lokalanästhetika, wahrscheinlich auch Ketamin) führt zu einer massiven Kalziumfreisetzung in der Skelettmuskulatur mit nachfolgender Stoffwechselentgleisung.

Gefährdet sind Patientinnen mit Muskelerkrankungen, erhöhter Serum-CK und Verwandten, die an einer Muskelerkrankung leiden. Bei ihnen muss eine Narkose ohne Verwendung von Triggersubstanzen durchgeführt werden.

VORSICHT! Warnzeichen einer malignen Hyperthermie während der Anästhesie und bis zu 24 Std. danach sind:
- Verlängerte Muskelrigidität
- Unerklärbare Tachykardie, Blutdruckschwankungen
- Abfall des arteriellen pO_2, Anstieg des pCO_2, Tachypnoe
- Anstieg der Körpertemperatur
- Azidose, Hyperkaliämie, Myoglobinämie, Myoglobinurie.

Die Zufuhr des Anästhetikums wird sofort unterbrochen, die Patientin erhält **Dantrolen** (peripher wirkendes Muskelrelaxans) und wird für mindestens 3 Tage auf eine Intensivpflegestation verlegt [11].

46.11.2 Perioperative Hypothermie

DEFINITION

Perioperative Hypothermie: Perioperativer Abfall der Körpertemperatur unter 36 °C.

Perioperativ kommt es nicht selten zu einem Abfall der Körpertemperatur, oft unbemerkt. Die Häufigkeit einer **perioperativen Hypothermie** hängt u. a. ab von Patientenfaktoren (z. B. Kinder, ältere Menschen, Untergewicht), Art und Dauer von Anästhesie und Operation sowie Temperatur im Einleitungsraum und OP. Folgen sind nicht nur ein **postoperatives Kältezittern, (Shivering)** und ein dadurch **erhöhter Sauerstoffverbrauch,** sondern auch ein erhöhtes Risiko von **Komplikationen,** z. B. Wundheilungsstörungen oder -infektionen, sowie postoperativen Gerinnungsstörungen.

Maßnahmen des **perioperatives Wärmemanagement** sind z. B. [12]:
- Ausreichende Temperatur im OP (bei Erwachsenen mind. 21 °C, bei Kindern 24 °C)
- Prä- und intraoperative Kontrolle der Körpertemperatur der Patientin
- Präoperatives Vorwärmen der Patientin
- Ggf. Gabe gewärmter Infusionslösungen
- Ggf. prä- sowie intraoperatives Wärmen/Wärmeisolierung der Patientin mittels spezieller Decken/Abdeckung.

46.12 Anästhesie in besonderen Situationen

46.12.1 Die nicht nüchterne Patientin

Nicht nüchtern im anästhesiologischen Sinn sind alle Patientinnen, die:
- In den letzten 6 Std. vor der Narkose gegessen oder in den letzten 2 Std. getrunken haben
- Eine krankhaft hohe Nüchtern-Magensäure-Sekretion oder eine verlängerte Entleerungszeit des Magens (z. B. bei Ileus, Magenausgangsstenose) haben
- Eine akute Erkrankung der Bauchorgane haben (z. B. akute Appendizitis, eingeklemmte Leistenhernie)
- Nach einem Unfall erstversorgt werden
- Sehr starke Schmerzen haben
- Schwanger sind.

Das Risiko einer Aspiration von Mageninhalt und einer Aspirationspneumonie ist dann deutlich erhöht. Kann die Operation nicht verzögert durchgeführt werden und ist auch keine Regionalanästhesie möglich, ist zur **Aspirationsprophylaxe** ein spezielles Vorgehen bei der Allgemeinanästhesie notwendig, die sog. **Ileuseinleitung** (Crush-Einleitung, Rapid Sequence Induction/RSI).

46.12.2 Anästhesie bei geriatrischen Patientinnen

Aufgrund altersbedingter Organveränderungen kommt es zu einer verminderten Belastbarkeit und Kompensationsfähigkeit bei älteren Menschen und damit zu einem **erhöhten Narkoserisiko.** Man schätzt, dass die anästhesiebedingte Mortalität älterer Menschen etwa dreimal so hoch ist wie bei jüngeren.

Durch gezielte Anamnese, sorgfältige körperliche Untersuchung, laborchemische und apparative Diagnostik muss das erhöhte Narkoserisiko eingeschätzt und ein angemessenes Narkoseverfahren ausgewählt werden. Aufgrund der verminderten Kompensationsfähigkeit müssen Veränderungen gegenüber dem Ausgangswert (z. B. Blutdruck) früher und aggressiver therapiert werden. Gegebenenfalls ist die Ausweitung des Monitorings (z. B. arterieller und/oder zentralvenöser Katheter, Urindauerkatheter) für die schnellere Erkennung von Komplikationen erforderlich. Postoperativ ist häufig eine verlängerte Überwachung im Aufwachraum, auf einer Wach- oder Intensivstation notwendig.

46.12.3 Ambulante Anästhesie

Die Zahl **ambulant durchgeführter operativer Eingriffe** nimmt stetig zu. Unter bestimmten Voraussetzungen sind prinzipiell Allgemein- als auch Regionalanästhesien ambulant möglich [13]:
- Guter Gesundheitszustand der Patientin (ASA I und II, → Tab. 46.2)
- Zuverlässige Patientin (bzw. bei Kindern zuverlässige Eltern), da die Einhaltung der präoperativen Verhaltensregeln nicht kontrolliert werden kann
- Vorhandensein aller notwendigen Unterlagen (z. B. Laborwerte)
- Gesicherte Heimfahrt und postoperative Betreuung der Patientin durch Angehörige für mindestens 24 Std.
- Rasche Erreichbarkeit der Operateurin und Anästhesistin für den Fall von Komplikationen, kurzer Weg (max. 20–30 Min.) zum Krankenhaus.

Für ambulante Anästhesien gelten die gleichen Richtlinien wie für stationäre, bevorzugt werden kurzwirksame Medikamente.

Nach der Operation bleibt die Patientin eher länger im Aufwachraum, da nach der Entlassung keine medizinische Überwachung mehr vorhanden ist. Für Patientinnen nach Spinal- oder Periduralanästhesie wird postoperativ ein Tagesbett benötigt.

Voraussetzung für die Entlassung sind u. a. stabile Atmung und Herz-Kreislauf-Verhältnisse, das Trinken klarer Flüssigkeit bei guter Verträglichkeit, gute Schmerzkontrolle und subjektives Wohlbefinden. Den genauen Entlassungszeitpunkt legen Anästhesistin und Operateurin gemeinsam fest.

47

PFLEGE IM GESUNDHEITSSYSTEM

Bärbel Dangel

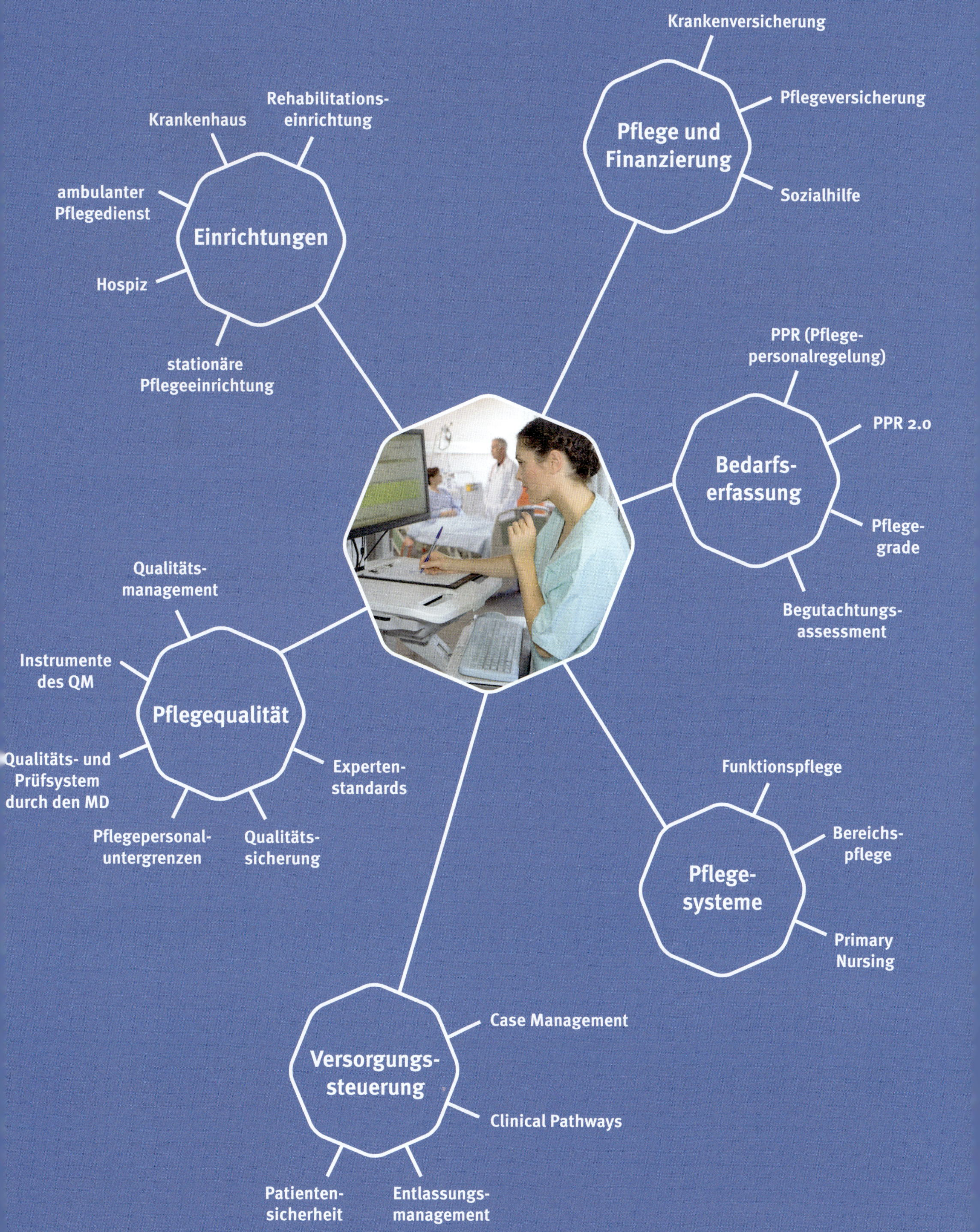
Einrichtungen
Krankenhaus
Rehabilitations-einrichtung
ambulanter Pflegedienst
Hospiz
stationäre Pflegeeinrichtung
Pflege und Finanzierung
Krankenversicherung
Pflegeversicherung
Sozialhilfe
Bedarfs-erfassung
PPR (Pflege-personalregelung)
PPR 2.0
Pflege-grade
Begutachtungs-assessment
Pflegequalität
Qualitäts-management
Instrumente des QM
Qualitäts- und Prüfsystem durch den MD
Pflegepersonal-untergrenzen
Qualitäts-sicherung
Experten-standards
Pflege-systeme
Funktionspflege
Bereichs-pflege
Primary Nursing
Versorgungs-steuerung
Case Management
Clinical Pathways
Entlassungs-management
Patienten-sicherheit

Der Pflege kommt in der gesundheitlichen Versorgung eine zunehmende Bedeutung zu. Die Zahl pflegebedürftiger Menschen steigt kontinuierlich an. 2019 haben ca. 4,1 Millionen Menschen Leistungen der gesetzlichen Pflegeversicherung in Form von stationärer, teilstationärer oder ambulanter Pflege in Anspruch genommen. Davon werden 2,1 Millionen ausschließlich von Angehörigen gepflegt [1]. Pflegebedarf besteht auch bei Menschen in Krankenhäusern und Rehabilitationseinrichtungen sowie bei Menschen, die vorübergehend oder dauerhaft von ambulanten Pflegediensten versorgt werden.

Die gesundheitlich-pflegerische Versorgung ist zunehmend gekennzeichnet von chronischen Krankheiten, Beeinträchtigungen und auf Dauer bestehendem Hilfebedarf. Die Akutbehandlung verliert demgegenüber an Stellenwert. Die Zahl der Krankenhäuser und Krankenhausbetten nimmt ab; die Verweildauer in Krankenhäusern lag 2019 bei durchschnittlich 7,2 Tagen (2011: 7,7 Tage, 2001: 9,4 Tage, 1991: 14,0 Tage) [2]. Durch die Verlagerung der Versorgung in außerklinische Bereiche und Zunahme der kontinuierlichen Versorgungsnotwendigkeit sind Steuerungsprozesse, neue Versorgungsansätze und andere Aufgabenverteilungen zwischen den Berufen und Einrichtungen erforderlich.

Die **Aufgaben und Tätigkeiten der Pflege** haben sich ausgeweitet. Zugenommen haben beispielsweise Beratung, Schulung von Menschen mit Pflegebedarf und Angehörigen, Steuerungsprozesse der Versorgung oder die Durchführung übertragener ärztlicher Tätigkeiten. Aber auch die Anforderungen an die pflegerische Versorgung sind gestiegen, und die Formen der Versorgung haben sich verändert, z. B. durch die Laienpflege, neue Wohnformen oder auch die außerklinische Intensivpflege. Das 2017 beschlossene Pflegeberufegesetz legt Vorbehaltsaufgaben fest, die nur von Pflegefachpersonen durchgeführt werden dürfen (→ 51.1.4).

Pflege wird an unterschiedlichen Orten erbracht. Von Bedeutung für pflegerische Leistungen sind die Qualifikation der Erbringer, der Bedarf an Pflege, die Finanzierung, aber auch die Qualität der Pflege und ihre Sicherung. Die Qualität der Versorgung wird zunehmend aus Sicht von kranken und pflegebedürftigen Menschen betrachtet und bewertet (→ 47.6.4).

47.1 Berufe und Einrichtungen der Versorgung

Seit 2020 erfolgt die pflegerische Ausbildung generalistisch und schließt mit den Berufsbezeichnungen „Pflegefachfrau" und „Pflegefachmann" ab (→ 51.1.5). Pflegerische Berufe können nach den Ebenen ihrer Ausbildung in Hilfeberufe, Fachberufe und weitergebildete Fachkräfte bzw. nach dem im Studium erworbenen Grad in Pflegefachfrau und -mann mit Bachelor- und Masterabschluss unterschieden werden.

Die **Einrichtungen der Versorgung** unterscheiden sich nach ihrem Versorgungsauftrag und ihrer Finanzierung. Der Versorgungsauftrag reicht von einer akuten allgemeinen, intensivmedizinisch-pflegerischen oder (hoch) spezialisierten Versorgung in Krankenhäusern, einer auf Gesundung oder Rehabilitation oder Versorgung am Lebensende zielenden Ausrichtung bis hin zu einer ambulanten Versorgung und Unterstützung im Alltag und bei den täglichen Verrichtungen in der häuslichen Umgebung. Seit einiger Zeit existieren daneben auch Versorgungsformen „zwischen" ambulanter und stationärer Pflege, z. B. Wohngemeinschaften oder -gruppen.

47.1.1 Pflegeberufe in der gesundheitlich-pflegerischen Versorgung

Angehörige der Pflegeberufe stellen die größte Berufsgruppe im Gesundheitswesen. Das *Statistische Bundesamt* weist in der **Gesundheitsberichterstattung** für die Bundesrepublik im Jahr 2019 5.749.000 im Gesundheitswesen tätige Personen aus. Insgesamt sind 1.677.000 Personen in der Pflege tätig, das entspricht einem Anteil von 29 % am Gesundheitspersonal (→ Abb. 47.1). Im Vergleich dazu werden 400.000 Ärztinnen und Ärzte (ca. 7 %) dokumentiert (→ Tab. 47.1) [3].
Unschärfen bestehen aufgrund ungenauer Zuordnung der Berufe. So ist bei Ärztinnen und Ärzten auch medizinisch-technisches nichtärztliches Personal inkludiert, die Kategorie Leitungs- und Aufsichtstätigkeit fasst Rettungsdienst, Geburtshilfe und Krankenpflege zusammen. Eine hochschulische Ausbildung der Pflege ist nicht erkennbar.

47.1.2 Einrichtungen der gesundheitlich-pflegerischen Versorgung

Die Versorgung von kranken und pflegebedürftigen Menschen findet in verschiedenen **Einrichtungen** unterschiedlicher Trägerschaft statt.

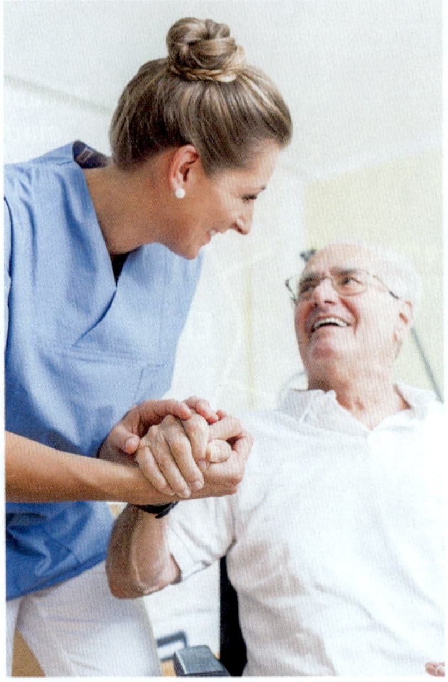

Abb. 47.1 Pflegende stellen die größte Berufsgruppe im Gesundheitswesen dar und machen knapp 30 % des gesamten Gesundheitspersonals aus [3]. [J787]

Krankenhäuser

Die Zahl der Krankenhausbetten in Deutschland betrug 2019 494.300. Sie verteilen sich auf 1.914 Krankenhäuser. Das *Statistische Bundesamt* gibt für 2019 eine Bettendichte von 595 auf 100.000 Einwohner an [2].

DEFINITION

Krankenhäuser: Zugelassene Einrichtungen, in denen vollstationäre, teilstationäre, vor- und nachstationäre, stationsäquivalente und ambulante Krankenbehandlung erbracht wird (§ 39 SGB V).

Das SGB V definiert Krankenhäuser, Vorsorge- oder Rehabilitationseinrichtungen folgendermaßen (§ 107 SGB V):

„(1) **Krankenhäuser** im Sinne dieses Gesetzbuchs sind Einrichtungen, die

1. der Krankenhausbehandlung oder Geburtshilfe dienen,
2. fachlich-medizinisch unter ständiger ärztlicher Leitung stehen, über ausreichende, ihrem Versorgungsauftrag entsprechende diagnostische und therapeutische Möglichkeiten verfügen und nach wissenschaftlich anerkannten Methoden arbeiten,
3. mithilfe von jederzeit verfügbarem ärztlichem, Pflege-, Funktions- und medizi-

Tab. 47.1 Berufe in der Pflege nach Zahlen des Statistischen Bundesamts [3].

Gesundheitspersonal 2019	5.749.000	
davon Berufe in der *Gesundheits- und Krankenpflege* (ohne Spezialisierung)	881.000 **davon** „Helfer“ Fachkraft	 197.000 684.000
Berufe in der Fachkrankenpflege	79.000	
Berufe in der Fachkinderkrankenpflege	6.000	
Berufe in der Gesundheits- und Krankenpflege (sonst. spezifische Tätigkeitsangabe)	6.000	
Aufsicht, Führung – Krankenpflege, Rettungsdienst, Geburtshilfe	28.000	
Insgesamt: Berufe Krankenpflege	**1.000.000**	
Berufe der *Altenpflege*	667.000 **davon** Berufe in der Altenpflege (ohne Spezialisierung) **davon** „Helfer“ Fachkraft Spezialist Berufe der Altenpflege (sonst. spezifische Tätigkeitsangabe) Führungskräfte der Altenpflege	 658.000 319.000 336.000 3.000 8.000 1.000
Insgesamt: Berufe Altenpflege	**667.000**	
Insgesamt: Berufe in der Alten- und Krankenpflege	**1.667.000** **davon** Pflegefachpersonen	 1.151.000

nisch-technischem Personal darauf eingerichtet sind, vorwiegend durch ärztliche und pflegerische Hilfeleistung Krankheiten der Patienten zu erkennen, zu heilen, ihre Verschlimmerung zu verhüten, Krankheitsbeschwerden zu lindern oder Geburtshilfe zu leisten, und in denen

4. die Patienten untergebracht und verpflegt werden können.

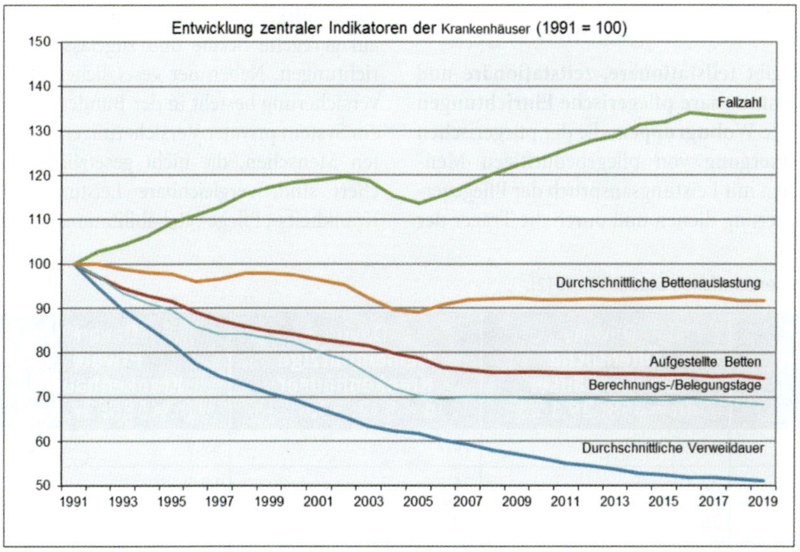

Abb. 47.2 Entwicklung der Krankenhausversorgung [2]. [W193-012]

(2) **Vorsorge- oder Rehabilitationseinrichtungen** im Sinne dieses Gesetzbuchs sind Einrichtungen, die

1. der stationären Behandlung der Patienten dienen, um absehbaren Krankheiten vorzubeugen, Krankheitsfolgen zu lindern, den Behandlungserfolg zu sichern oder drohende Behinderung oder Pflegebedürftigkeit abzuwenden,
2. fachlich-medizinisch unter ständiger ärztlicher Verantwortung und unter Mitwirkung von besonders geschultem Personal darauf eingerichtet sind, den Gesundheitszustand der Patienten nach einem ärztlichen Behandlungsplan zu verbessern, und in denen
3. die Patienten untergebracht und verpflegt werden können.“

Von 1991 bis 2019 hat sich die Arbeit in der stationären Krankenhausversorgung auf allen Ebenen verdichtet (→ Abb. 47.2): Die Zahl der Krankenhäuser verringert sich in diesem Zeitraum auf 79,3 % und die Bettenzahl nimmt auf 74,3 % ab. Damit sind die strukturellen stationären Voraussetzungen der Versorgung um ein Fünftel bis zu einem Viertel ausgedünnt, während die Leistungsdaten deutlich zugenommen haben: Die Fallzahlen sind auf 133 %, bezogen auf 100.000 Einwohner auf 128 % gestiegen. Die jährliche Verweildauer ist fast auf die Hälfte gesunken (14,0 bis 7,2 Tage), und die Berechnungs- und Belegungstage haben auf 68,2 % abgenommen [2].

Krankenhäuser können nach ihrer Trägerschaft, nach der Bettenzahl und nach der fachlichen Orientierung unterschieden werden.

Trägerschaft

Nach ihrer **Trägerschaft** können Krankenhäuser **öffentlich** (Bund, Länder, Kommunen, Gebietskörperschaften), **gemeinnützig** (Wohlfahrtsverbände, Kirchen, Stiftungen) oder **privat** (Personen, Unternehmen) getragene Einrichtungen sein. Zwischen 1991 und 2019 hat sich die Gesamtzahl der Krankenhäuser um rund 20,6 % von 2.411 auf 1.914 Einrichtungen verringert. Im selben Zeitraum hat sich der Anteil der privaten Krankenhäuser mehr als verdoppelt; entsprechend ging der Anteil an Krankenhäusern in öffentlicher Trägerschaft deutlich zurück [2] (→ Abb. 47.3).

Bettenzahl

Eine weitere Unterscheidung von Krankenhäusern wird anhand der Bettenzahl vorgenommen (→ Tab. 47.2).

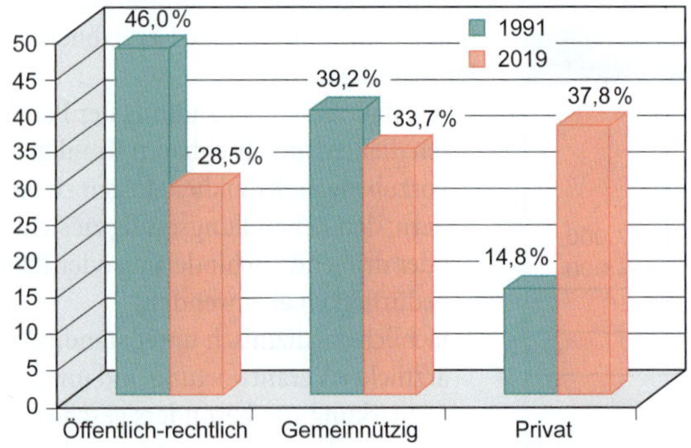

Abb. 47.3 Anteil der Krankenhäuser nach Trägerschaft 1991 und 2019 [2]. [W193-07, L143]

Fachliche Orientierung

Bezüglich der **fachlichen Orientierung** werden Krankenhäuser eingeteilt in:

- **Allgemeinkrankenhäuser:**
  - Hochschulkliniken im Sinne des Hochschulbauförderungsgesetzes (HBFG)
  - Plankrankenhäuser: Krankenhäuser im Krankenhausplan eines Landes
  - Krankenhäuser mit Versorgungsvertrag (§ 108 SGB V)
  - Krankenhäuser ohne Versorgungsvertrag
- **Sonstige Krankenhäuser:** Krankenhäuser, die nicht unter die oben genannten Kategorien fallen, z. B. Tages-/Nachtkliniken, psychiatrische Kliniken.

DEFINITION

Versorgungsvertrag: Vertrag zwischen einem Krankenhaus(träger) und einem oder mehreren Landesverbänden der Krankenkassen bzw. Verbänden der Ersatzkassen. Krankenhäuser ohne Versorgungsvertrag sind nicht zur Behandlung von Versicherten der gesetzlichen Krankenversicherung zugelassen.

Palliativmedizinische Stationen und Hospize

Es gibt zudem stationäre Einrichtungen, die keine Krankenhäuser sind und die der Behandlung und Pflege von Menschen dienen, bei denen keine Aussicht auf Heilung besteht. **Palliativmedizinische Stationen** in Krankenhäusern oder **Hospize** nach § 39a SGB V dienen der Erhaltung oder Verbesserung der Lebensqualität der meist chronisch kranken Menschen oder in der Begleitung am Lebensende (→ Kap. 20).

Ambulante Pflegedienste

Ambulante Pflege von kranken oder pflegebedürftigen Menschen wird von **ambulanten Pflegediensten** erbracht, die in unterschiedlicher Trägerschaft bestehen (gemeinnützig, privat, selten: öffentlich). Sie erbringen Leistungen des SGB V (im Fall von Krankheit) bzw. SGB XI (bei Pflegebedürftigkeit). Leistungen der häuslichen Krankenpflege werden auch in Schulen, Kindergärten, betreuten Wohnformen oder in Einrichtungen der Behindertenhilfe (neben der ärztlichen Behandlung) erbracht. Für beide Leistungsbereiche (SGB V und SGB XI) müssen die entsprechenden Verträge mit den Kranken- bzw. Pflegekassen vorliegen (Versorgungsvertrag, Leistungsvertrag, Finanzierungsregelung).

Stationäre Pflegeeinrichtungen

Es gibt **teilstationäre, zeitstationäre** und **vollstationäre pflegerische Einrichtungen** sowie **Wohngruppen,** die der pflegerischen Versorgung von pflegebedürftigen Menschen mit Leistungsanspruch der Pflegeversicherung dienen und durch die Träger der Sozialhilfe oder die Bewohner selbst finanziert werden. Ambulante, teilstationäre, zeitstationäre und vollstationäre pflegerische Einrichtungen sind nach § 71 Abs. 1 und 2 SGB XI Einrichtungen, die „selbstständig wirtschaften“ und unter „ständiger Verantwortung einer Pflegefachkraft Pflegebedürftige versorgen“.

SPICKZETTEL

Versorgungseinrichtungen

- Krankenhäuser: Dienen der stationären Behandlung oder Geburtshilfe und stehen fachlich-medizinisch unter ständiger ärztlicher Leitung (Trägerschaft: öffentlich, gemeinnützig oder privat).
- Vorsorge- und Rehabilitationseinrichtungen: Einrichtungen zur Behandlung, Rehabilitation und Pflege nach Arbeitsunfällen und Berufskrankheiten (in Trägerschaft der gesetzlichen Unfallversicherung).
- Palliativmedizinische Stationen und Hospize zur Versorgung chronisch kranker Menschen und am Lebensende.
- Ambulante Pflegedienste, Ambulanzen.
- Stationäre Pflegeeinrichtungen: Teil-, zeit- und vollstationäre Einrichtungen, Wohngruppen.

47.2 Pflegeleistungen im Sozialrecht

Leistungen zur gesundheitlichen, pflegerischen, rehabilitativen und sozialen Versorgung sind in den Sozialgesetzbüchern (SGB) auf Bundesebene geregelt. Sie beziehen sich auf geregelte Berufe und zugelassene Einrichtungen. Neben der gesetzlichen Sozialversicherung besteht in der Bundesrepublik ein System privater Versicherungen. Sie bieten Menschen, die nicht gesetzlich versichert sind, vergleichbare Leistungen im Krankheits-, Pflege-, Rehabilitationsfall oder

Tab. 47.2 Krankenhäuser 2019 – Zahl der Betten nach der amtlichen Statistik in % [2].

Allgemeine Krankenhäuser (n = 1.576) nach der Bettenzahl	**Allgemeine Krankenhäuser insgesamt** (n = 1.576)	Davon **Öffentliche Krankenhäuser** (n = 458; 29,1 %)	Davon **Gemeinnützige Krankenhäuser** (n = 532; 33,8 %)	Davon **Private Krankenhäuser** (n = 586; 37,2 %)
Bis 99 Betten	29,8	9,0	14,7	59,9
100–199 Betten	22,7	22,1	26,7	19,5
200–499 Betten	30,6	36,2	43,6	14,5
500 und mehr Betten	16,9	32,7	15,0	6,1
Summe	100	100	100	100

am Lebensende. Private Versicherungen schließen Verträge mit Einzelpersonen ab und kalkulieren die Beiträge anhand von Alter und Krankheitsrisiko der Versicherten. Gegenwärtig gibt es ca. 97 gesetzliche und 42 private Kranken-/Pflegeversicherungen [4]. Nachrangig zur Sozialversicherung ist die Soziale Fürsorge (Sozialhilfe, Kinder- und Jugendhilfe) mit Leistungszuständigkeit auf Landesebene – auch für gesundheitlich-pflegerische Leistungen – geregelt. Ein steuerfinanziertes Versorgungssystem ist zuständig für Beamte des Bundes und der Länder bei beeinträchtigter Gesundheit.

Pflegerische Leistungen sind in verschiedenen Sozialgesetzbüchern geregelt. Am wichtigsten sind die Regelungen zur Pflege im **Krankenversicherungsgesetz (SGB V)** und im Gesetz zur **sozialen Pflegeversicherung (SGB XI).** Sie geben die wesentlichen Begriffe und Strukturen vor und markieren die entscheidenden Unterschiede bei den pflegerechtlichen Regelungen:

- Pflegerische Leistungen nach **SGB V** sind Teil der Behandlung, sie sind ärztlich angeordnet und verantwortet, auch wenn Pflegefachpersonen die volle Verantwortung für die Durchführung der Pflege tragen
- Pflege im Rahmen des **SGB XI** zielt nicht auf Behandlung von Krankheit und Heilung, sondern auf den Erhalt und die Wiedererlangung von Fähigkeiten und Selbstständigkeit des Pflegebedürftigen. Pflege ist hier in Zielsetzung und Durchführung eine eigenständig verantwortete Leistung der Pflegefachpersonen. Der Pflegebedarf wird durch eine Begutachtung durch den *Medizinischen Dienst (MD)* festgestellt, und die Pflegekasse legt auf dieser Grundlage den Pflegegrad fest (→ 47.4.2). Das ist die Voraussetzung für den Bezug von Leistungen.

In nahezu allen Bereichen der **sozialen Sicherung** (→ Abb. 47.4), die durch die einzelnen Sozialgesetzbücher ausgestaltet sind, werden Leistungen aufgrund einer ärztlichen Diagnose oder Verordnung bewilligt (sog. Arztvorbehalt). Lediglich in der Pflegeversicherung geschieht dies auf Antrag der Versicherten, anhand der Begutachtung durch den MD und auf Basis der Einstufung durch die Pflegekasse und nicht durch ärztliche Diagnose oder Verordnung.

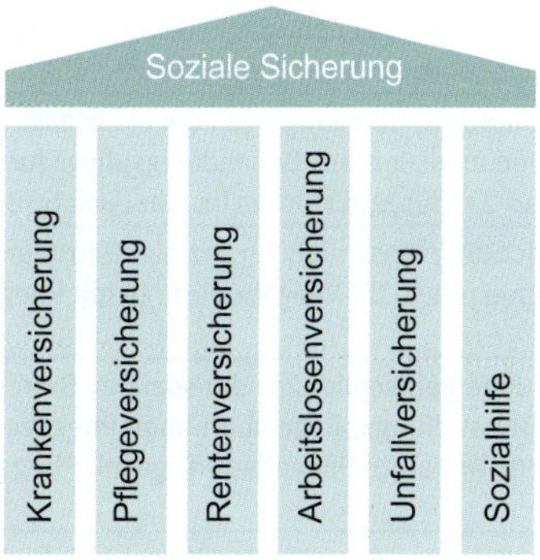

Abb. 47.4 Die Säulen der sozialen Sicherung. [A400]

47.2.1 Krankenversicherung

Pflege wird nach den Regelungen der **Krankenversicherung** (→ Tab. 47.3) unter verschiedenen Begriffen in den Fällen von Krankheit und Behandlung sowie in der Schwangerschaft und bei der Geburt finanziert. Die Leistung ist daran gebunden, dass andere Personen, die in der Familie, der Partnerschaft oder anderer Gemeinschaft mit dem Pflegebedürftigen leben, diese Leistungen nicht erbringen können. Man spricht vom sogenannten **Subsidiaritätsprinzip.** Das bedeutet, dass

Tab. 47.3 Gesetzliche Regelungen zur Pflege im Krankenversicherungsrecht (SGB V).

Sozialrechtliche Kategorie	Leistungen der Krankenversicherung
Häusliche Krankenpflege	• Grund- und Behandlungspflege, hauswirtschaftliche Versorgung durch „geeignete Pflegekräfte“, wenn eine „Krankenhausbehandlung geboten, aber nicht ausführbar ist, oder wenn sie durch die häusliche Krankenpflege vermieden oder verkürzt wird“ (§ 37 (1) SGB V) • Anspruch auf Grundpflege und hauswirtschaftliche Versorgung an geeigneten Orten, wenn keine Pflegebedürftigkeit vorliegt nach schwerer Krankheit, bei akuter Verschlimmerung einer Krankheit, nach Krankenhausaufenthalt oder ambulanter Operation (§ 37 (1a) SGB V) • Behandlungspflege, satzungsgebunden und nachrangig auch Grundpflege und hauswirtschaftliche Versorgung, zur Sicherung der (ambulanten) ärztlichen Behandlung (Sicherungspflege) (§ 37 (2) SGB V) • Ambulante Palliativversorgung (wird im Rahmen der häuslichen Krankenpflege gemäß § 37 Abs. 1 und 2 erbracht) (§ 37 (2b) SGB V)
Häusliche Pflege	Anspruch auf häusliche Pflege wegen Schwangerschaft oder Entbindung (§§ 24c, 24g SGB V)
Soziotherapie	Anspruch besteht zeitbegrenzt bei schwerer psychischer Krankheit und Unfähigkeit der selbstständigen Inanspruchnahme ärztlicher Versorgung; Koordinierung von verordneten Leistungen, Anleitung, Motivation zur Inanspruchnahme; Patienten mit psychiatrischer Krankheit (§ 37a SGB V)
Spezialisierte ambulante Palliativversorgung	Anspruch besteht bei nicht heilbarer, fortschreitender, weit fortgeschrittener Krankheit; aufwändiger Versorgung, Koordination, Schmerztherapie, -kontrolle mit hohem Versorgungsaufwand, umfasst ärztliche und pflegerische Leistungen (§ 37b SGB V)
Außerklinische Intensivpflege	Anspruch besteht bei besonders hohem Bedarf an medizinischer Behandlungspflege. Er liegt vor, „wenn die ständige Anwesenheit einer geeigneten Pflegefachkraft zur individuellen Kontrolle und Einsatzbereitschaft oder ein vergleichbar intensiver Einsatz einer Pflegefachkraft erforderlich ist“ (§ 37c SGB V)
Haushaltshilfe	Anspruch besteht bei schwerer Krankheit, ihrer akuten Verschlimmerung, nach Krankenhausaufenthalt, ambulanter Operation sowie bei Schwangerschaft und Geburt. Lebt im Haushalt ein Kind unter zwölf Jahren oder ein behindertes Kind, verlängert sich der Anspruch auf 26 Wochen (§ 38 SGB V)
Krankenhauspflege	Krankenpflege im Rahmen der Krankenhausbehandlung (§ 39 SGB V)
Stationäre und ambulante Hospizleistungen	Pflege im Rahmen ambulanter oder stationärer palliativ-medizinischer Behandlung oder Beratung, in Kinderhospizen, der Hospizversorgung oder Sterbebegleitung als Zuschuss (§ 39a SGB V)
Kurzzeitpflege bei fehlender Pflegebedürftigkeit	Anspruch auf Kurzzeitpflege für eine Übergangszeit, wenn keine Pflegebedürftigkeit vorliegt, bei schwerer Krankheit oder akuter Verschlimmerung einer Krankheit, nach Krankenhausaufenthalt, ambulanter Operation und wenn Leistungen der häuslichen Krankenpflege nicht ausreichen (§ 39c SGB V).
Übergangspflege im Krankenhaus	Anspruch besteht für maximal 10 Tage im Jahr, wenn unmittelbar nach einer Krankenhausbehandlung „erforderliche Leistungen der häuslichen Krankenpflege, der Kurzzeitpflege, Leistungen zur medizinischen Rehabilitation oder Pflegeleistungen nach dem Elften Buch nicht oder nur unter erheblichem Aufwand erbracht werden“ können (§ 39e SGB V)

staatliche Eingriffe und öffentliche Leistungen grundsätzlich nur dann erfolgen sollen, wenn die jeweils tiefere hierarchische Ebene (Länder, Kommunen, Familien) nicht in der Lage ist, die erforderliche Leistung zu erbringen.

47.2.2 Pflegeversicherung

Die **Pflegeversicherung** hat das Ziel, Menschen mit drohendem oder bestehendem Hilfebedarf ein Leben in Selbstständigkeit und Selbstbestimmung vorrangig in häuslicher Umgebung zu ermöglichen, „das der Würde des Menschen entspricht". Ausdrücklich sollen die Leistungen rehabilitativ ausgerichtet sein, um „die körperlichen, geistigen und seelischen Kräfte der Pflegebedürftigen, auch in Form der aktivierenden Pflege, wiederzugewinnen oder zu erhalten" (§ 2 Abs. 1 SGB XI) (→ Kap. 17).

Leistungen wegen Pflegebedürftigkeit sind gegenüber behandlungsbezogenen Sozialleistungen nachrangig (Subsidiarität) und gegenüber Sozialhilfe vorrangig (→ 47.2.1).

Pflegebedürftig sind Menschen, „die gesundheitlich bedingte Beeinträchtigungen der Selbstständigkeit oder der Fähigkeiten aufweisen und deshalb der Hilfe durch andere bedürfen". Voraussetzung ist, dass die Betroffenen diese Beeinträchtigungen und Belastungen nicht selbstständig kompensieren oder bewältigen können. Die Pflegebedürftigkeit muss auf Dauer, voraussichtlich für mindestens sechs Monate bestehen (§ 14 Abs. 1 SGB XI). Die gesundheitlich bedingten Beeinträchtigungen der Selbstständigkeit oder der Fähigkeiten werden aufgrund von Kriterien bewertet, die in sechs Module geordnet sind (→ 47.4.2).

Leistungen für Pflegebedürftige

Die Leistungen werden erbracht als

- **Pflegesachleistung:** Sach- bzw. Dienstleistung durch zugelassene Pflegeeinrichtungen oder
- **Pflegegeld:** Zweckgebundene Geldleistung für selbstbeschaffte Pflegehilfen oder
- **Wählbare Kombination** aus Pflegesachleistung oder Pflegegeld
- **Pflegerische Betreuungsmaßnahmen, Hilfen bei der Haushaltsführung**
- **Leistungen der medizinischen Behandlungspflege** (bei stationärer Pflege).

Alle Leistungen der Pflegeversicherung (→ Tab. 47.4) sind in Umfang, Betrag bzw. Dauer begrenzt. Sie sollen Hilfe oder Zuschuss zur Selbstorganisation oder Sicherstellung der Pflege sein, die häusliche Pflege durch (nicht erwerbsmäßig tätige) Pflegepersonen (Laienpflegekraft) ergänzen und diese Pflegepersonen entlasten.

Prinzip der Subsidiarität

Hinsichtlich der Leistungsformen gilt das Prinzip der **Subsidiarität.** (→ 47.2.1). Eine teilstationäre Leistung wird bewilligt, wenn eine häusliche Pflegehilfe nicht ausreicht. Vollstationäre Leistungen werden gewährt, wenn die ambulante und teilstationäre Leistungsform für eine adäquate Versorgung nicht ausreicht.

Prävention (Vermeiden von Pflegebedürftigkeit) und **Rehabilitation** (Erhalt von Selbstständigkeit, Reduzierung von Hilfebedarf durch medizinische Rehabilitation) haben **Vorrang vor Pflegeleistungen** (§ 5 SGB XI).

Wenn ein Bedarf an Leistungen der Prävention und Rehabilitation festgestellt wird, ist die Krankenversicherung hierfür zuständig und muss die Empfehlung verpflichtend umsetzen (→ Kap. 17).

Leistungen für Pflegepersonen

DEFINITION

Pflegeperson: Sozialrechtlich definierter Begriff; bezeichnet „Personen, die nicht erwerbsmäßig einen Pflegebedürftigen [...] in seiner häuslichen Umgebung pflegen" (§ 19 SGB XI). Als Pflegepersonen werden also Laien bezeichnet, die ihre Angehörigen zu Hause pflegen.

Tab. 47.4 Leistungen zur Pflege im Pflegeversicherungsrecht (SGB XI).

Sozialrechtliche Kategorie	Leistungen der Pflegeversicherung
Pflegesachleistung (Häusliche Pflegehilfe)	Körperbezogene Pflegemaßnahmen, pflegerische Betreuungsmaßnahmen und Hilfen bei der Haushaltsführung, ambulant durch geeignete Pflegekräfte (§ 36 SGB XI)
Pflegegeld für selbst beschaffte Pflegehilfen	Pflegebedürftige der Pflegegrade 2–5 können anstelle der Pflegesachleistung selbst ein zweckgebundenes Pflegegeld für eine selbst beschaffte Pflegehilfe beantragen. Die Sicherstellung der Pflege wird halb- oder vierteljährlich durch eine Pflegefachperson festgestellt und beraten (§ 37 SGB XI).
Kombinationsleistung	Kombination von Sach- und Geldleistung, Anteile werden nach Wahl des Pflegebedürftigen festgelegt (§ 38 SGB XI).
Zusätzliche Leistungen für Pflegebedürftige in ambulant betreuten Wohngruppen	Zuschlag von (pauschal) 214 Euro monatlich für Pflegebedürftige, die in einer ambulant betreuten Wohngruppe leben, wenn bestimmte Voraussetzungen erfüllt sind (§ 38a SGB XI).
Häusliche Pflegehilfe bei Verhinderung der Pflegeperson	Personale Pflege oder Pflegegeld bei Verhinderung der Pflegeperson (Urlaub, Krankheit), Ersatzpflege für sechs Wochen pro Jahr (§ 39 SGB XI).
Pflegehilfsmittel, Wohnumfeldverbesserung	Pflegebedürftige Menschen haben Anspruch auf **Pflegehilfsmittel** und **wohnumfeldverbessernde Maßnahmen,** die von der Kranken- oder der Pflegekasse bewilligt werden können (§ 40 SGB XI).
Tages- und Nachtpflege	Teilstationäre Pflege einschließlich sozialer Betreuung und medizinischer Behandlungspflege für Pflegebedürftige mit Pflegegrad 2–5 (§ 41 SGB XI).
Digitale Pflegeanwendung	Anspruch auf „Versorgung mit Anwendungen, die wesentlich auf digitalen Technologien beruhen und von den Pflegebedürftigen oder in der Interaktion von Pflegebedürftigen, Angehörigen und zugelassenen ambulanten Pflegeeinrichtungen genutzt werden, um Beeinträchtigungen der Selbstständigkeit oder der Fähigkeiten des Pflegebedürftigen zu mindern und einer Verschlimmerung der Pflegebedürftigkeit entgegenzuwirken" (§ 40a SGB XI), sofern nicht andere Leistungsträger zuständig sind.
Kurzzeitpflege	Pflege in vollstationärer Einrichtung für Übergangszeit oder in Krisensituation inkl. sozialer Betreuung und medizinischer Behandlungspflege für Pflegebedürftige mit Pflegegrad 2–5 für acht Wochen im Jahr (§ 42 SGB XI).
Vollstationäre Pflege	Pflege in vollstationärer Einrichtung einschließlich sozialer Betreuung und medizinischer Behandlungspflege für Pflegebedürftige mit Pflegegrad 2–5 (§ 43 SGB XI).
Pflege in vollstationären Einrichtungen der Behindertenhilfe	Für pflegebedingte Aufwendungen einschließlich der sozialen Betreuung und der medizinischen Behandlungspflege übernimmt Pflegeversicherung bis max. 266 Euro pro Monat für Pflegebedürftige mit Pflegegrad 2–5 (§ 43a SGB XI).
Zusätzliche Betreuung und Aktivierung in stationären Pflegeeinrichtungen	Wenn der Bedarf über die nach Art und Schwere der Pflegebedürftigkeit notwendige Versorgung hinausgeht (§ 43b SGB XI).

Pflegepersonen haben Anspruch auf folgende Leistungen:

- Versicherungsschutz in der gesetzlichen Unfallversicherung
- Zuschüsse zur gesetzlichen Renten-, Kranken- und Pflegeversicherung (§§ 44, 44a SGB XI)
- Bei kurzzeitiger Organisation der Pflege: Ausgleich für entgangenes Arbeitsentgelt (Pflegeunterstützungsgeld) für bis zu insgesamt zehn Arbeitstage, wenn der Arbeitgeber keine Entgeltfortzahlung für die Pflegezeit gewährt
- Teilnahme an Pflegekursen (§ 45 SGB XI)
- Förderung einer Weiterbildung zur Unterstützung des beruflichen Wiedereinstiegs nach der Pflegezeit.

Pflegeberatung

Die Pflegeversicherung bietet neben den allgemeinen Leistungen (→Tab. 47.4) seit 2008 eine verbindliche und unabhängige **Pflegeberatung** (§ 7a und b SGB XI). Demnach hat jeder Pflegebedürftige einen Anspruch auf eine individuelle Beratung zu Hilfen bzw. zu deren Erschließung, Planung und Durchführung. Die Pflegeberatung ist ein wichtiges Instrument zur Steuerung der Versorgung, um unnötige Krankenhausaufenthalte bzw. Umzüge in vollstationäre Pflegeeinrichtungen zu vermeiden und die Selbstständigkeit der Betroffenen zu erhalten und zu fördern.

> **Der Weg zur Pflegeberatung**
> Pflegeberatung findet in **Pflegestützpunkten** (§ 7c SGB XI), aber auch in neutralen und unabhängigen **Beratungsstellen** (§ 37 Abs. 7 SGB XI) oder auf Wunsch auch in der **Wohnumgebung** statt. Die Pflegekasse soll jedem Antragsteller auf Leistungen der Pflegeversicherung eine Kontaktperson und einen Beratungstermin benennen, der innerhalb von zwei Wochen nach Antragstellung liegen soll (§ 7b Abs. 1 SGB XI).

Die **Aufgaben der Pflegeberatung** nach § 7a Abs. 1 SGB XI entsprechen den Schritten des Fallmanagements mit:

- Systematischer Erfassung und Analyse des Hilfebedarfs (mit Berücksichtigung der Ergebnisse der Begutachtung des Medizinischen Dienstes)
- Erstellung eines Versorgungsplans
- Hinwirken auf die Durchführung der Maßnahmen des Versorgungsplans
- Überwachung der Umsetzung des Versorgungsplans, ggf. Anpassungen vornehmen
- Auswertung und Dokumentation des Prozesses „bei besonders komplexen Fallgestaltungen"
- Information über Leistungen zur Entlastung der Pflegeperson.

Die Pflegeberatung wird durch Pflegefachpersonen sowie Sozialversicherungsangestellte und Sozialarbeiter erbracht. Für die Qualifikation hat der *Spitzenverband der gesetzlichen Krankenversicherung (GKV)* Empfehlungen herausgegeben [5]. Pflegeberatung stellt ein wichtiges Tätigkeitsfeld für Pflegefachpersonen dar.

47.2.3 Sozialhilfe

Menschen, die nicht arbeitsvertraglich erwerbstätig und damit gesetzlich sozialversicherungspflichtig bzw. familienversichert oder privat versichert sind, können pflege- und gesundheitsbezogene Leistungen der Sozialhilfe (SGB XII) in Anspruch nehmen. Diese sind gegenüber den Sozialversicherungsleistungen nachrangig und setzen Bedürftigkeit voraus. Dazu gehören z. B. vorbeugende Gesundheitsleistungen, Hilfen bei Krankheit und Pflegebedürftigkeit, bei Familienplanung, Schwangerschaft und Mutterschaft, Leistungen der Alten- und Blindenhilfe, digitale Pflegeanwendungen und Verbesserungen des Wohnumfelds.

Die Leistungen zu Gesundheit, Krankheit, Reproduktion und Schwangerschaft, Wiedereingliederung/Rehabilitation und Pflege entsprechen mehr oder weniger den Regelungen des Kranken- und Pflegeversicherungsrechts, der Sozialhilfeträger hat jedoch eigene Ermessensspielräume bei der Bewilligung der Leistungen.

Hinsichtlich der Pflegebedürftigkeit sind die Entscheidungen der Pflegeversicherung für den Träger der Sozialhilfe bindend. Reichen die vorrangigen Leistungen der Pflegeversicherung nicht aus, können nach den Kategorien der Sozialhilfe Leistungen ergänzend oder aufstockend zur Pflege in Anspruch genommen werden. Dies ist regelmäßig bei einer sog. 24-Stunden-Pflege (Assistenzpflege) der Fall, bei der aus den verfügbaren Mitteln, auch trägerübergreifend, eine vertraglich geregelte Pflege organisiert wird. Ergänzende Leistungen können aber auch bei Maßnahmen zur Bewältigung psychosozialer Problemlagen, zur Tagesstrukturierung oder zur kognitiven Aktivierung in Anspruch genommen werden. Leistungen zur Rehabilitation nach §§ 28, 29 SGB IX, aus der Pflegeversicherung (SGB XI) bzw. der Hilfe zur Pflege (SGB XII) können zu sog. persönlichen Budgets zusammengeführt und nach eigenen Bedarfen des Betroffenen eingesetzt werden. Besteht ein Bedarf an Leistungen im Umfeld der Pflege, die in der Pflegeversicherung nicht geregelt sind, kann dies über die Sozialhilfe geleistet werden.

> **SPICKZETTEL**
> **Zuständigkeit für pflegebezogene Leistungen nach SGB**
> **Leistungen der Krankenversicherung (SGB V):** Pflegerische Leistungen aufgrund ärztlicher Anordnung, z. B. häusliche (Kranken-)Pflege und hauswirtschaftliche Versorgung, Pflege im Krankenhaus, Palliativpflege/Hospizleistungen.
> **Leistungen der Pflegeversicherung (SGB XI):** Sachleistung und/oder zweckgebundene Geldleistung mit dem Ziel der Erhaltung bzw. Wiedererlangung von Fähigkeiten und Selbstständigkeit des Pflegebedürftigen und weitere ergänzende Leistungen, z. B.
> - Pflegeberatung.
> - Häusliche Pflege/hauswirtschaftliche Versorgung.
> - Vollstationäre Pflege sowie stationäre Tages-, Nacht- und Kurzzeitpflege.
> - Unfallversicherungsschutz und Zuschüsse für private Pflegepersonen.
>
> **Leistungen der Sozialhilfe (SGB XII):** Kostenübernahme für pflegebezogene Leistungen, die der Pflegebedürftige nicht aus eigenen Mitteln bzw. aus der Pflegeversicherung abdecken kann.
> **Subsidiaritätsprinzip in der Pflegeversicherung:**
> - Häusliche Pflege → teilstationär → vollstationär.
> - Prävention → Rehabilitation → Pflegeleistungen.

47.3 Finanzierung von Pflege und Versorgung

Leistungen der Pflege und Versorgung von versicherten Personen werden überwiegend aus den Beiträgen der Pflichtversicherten und der freiwillig versicherten Mitglieder finanziert. Die Beiträge sind einkommensabhängig und werden zur Hälfte von Arbeitnehmern und Arbeitgebern getragen. Sie werden an den **Gesundheitsfonds** entrichtet, der die Mittel der Pflege- und der Krankenkassen den einzelnen gesetzlichen Krankenkassen entsprechend ihrer jeweiligen Mitgliederzahl, für die Krankenkasse in Form eines Grundbetrags und risikoorientierter Zu- oder Abschläge zuweist (SGB V). Dies stellt die wirtschaftliche Basis der Krankenkassen dar. Decken die zugewiesenen Mittel die Kosten nicht, können die Krankenkassen Zusatzbeiträge von den Mitgliedern erheben. Diese werden wiederum zu gleichen Teilen von Arbeitnehmern und Arbeitgebern getragen.

47.3.1 Krankenhausleistungen

Grundlage für die **Finanzierung der Leistungen** zur Versorgung von Menschen **im Krankenhaus** ist das **Krankenhausfinanzierungsgesetz** (Gesetz zur wirtschaftlichen Sicherung der Krankenhäuser und zur Regelung der Krankenhauspflegesätze – Krankenhausfinanzierungsgesetz, kurz: *KHG*). Das Gesetz dient der wirtschaftlichen Sicherung der Krankenhäuser, „um eine qualitativ hochwertige, patienten- und bedarfsgerechte Versorgung der Bevölkerung mit leistungsfähigen digital ausgestatteten, qualitativ hochwertig und eigenverantwortlich wirtschaftenden Krankenhäusern zu gewährleisten und zu sozial tragbaren Pflegesätzen beizutragen" (§ 1 Abs. 1 KHG) [6].

Entsprechend den Regelungen des Krankenhausfinanzierungsgesetzes wurde für die allgemeinen Krankenhausleistungen „ein durchgängiges, leistungsorientiertes und pauschalierendes Vergütungssystem" eingeführt (§ 17b KHG), das *German Diagnosis-Related Groups System (G-DRG-System):* Jeder stationäre Behandlungsfall wird durch eine entsprechende **DRG-Fallpauschale** vergütet [7]. Auch stationäre Leistungen von psychiatrischen und psychosomatischen Kliniken oder Fachabteilungen werden pauschaliert vergütet (§ 17d KHG). Der Komplexität von Diagnosen und Begleitkrankheiten *(Komorbiditäten)* soll hierbei Rechnung getragen werden.

Seit 2020 sind die unmittelbaren Pflegepersonalkosten auf bettenführenden Stationen ausgegliedert worden. Die Pflegepersonalkosten werden seither diagnosebezogen über ein Pflegebudget finanziert. Das Pflegebudget wird von den Krankenhausträgern und Sozialleistungsträgern für jedes Krankenhaus vereinbart. Grundlage sind die Pflegepersonalkosten des Vorjahres und die erwarteten Veränderungen vor allem im Hinblick auf Zahl und Qualifikation von Pflegefachpersonen (§ 6a KHEntgG) [8]. Die Ausgliederung der unmittelbar mit der Pflege von Patientinnen und Patienten verbundenen Pflegepersonalkosten aus den Fallpauschalen ist sinnvoll. Allerdings ist problematisch, dass dies DRG- oder diagnosebezogen erfolgt und nicht aufgrund eines durch pflegefachlich fundierte Kriterien erhobenen Bedarfs.

Tab. 47.5 Beispiele für Vergütungen von Leistungen in der häuslichen Krankenpflege nach der Vereinbarung über Gebühren für Leistungen der Häuslichen Krankenpflege in Bayern vom 09.02.2021 [13].

Leistung	Zahl der Einsätze	Einsatzpauschalen (Euro)
S. c.-/i. m.-Injektionen bei Verwendung von Fertigspritzen (bis zu 2 Injektionen pro Besuch). Die Fertigspritzen sind nicht vom Pflegedienst zu stellen.		4,16
Grundpflege, z. B. Ausscheidungen, Ernährung, Körperpflege, ggf. einschl. der allg. pflegerischen Prophylaxen, Lagern und Mobilität	Höchstens 2 × je Tag berechenbar	26,47
Anleiten bei s. c.-/i. m.-Injektionen bei Verwendung von Fertigspritzen für bis zu 2 Injektionen pro Besuch. Die Fertigspritzen sind nicht vom Pflegedienst zu stellen.		6,23
Anleiten bei Grundpflege in der Häuslichkeit (Zuschlag von 50 % zu Position „Grundpflege")		39,70

DEFINITION

Diagnosebezogene Fallgruppen (DRGs) „stellen eine Methode dar, mit der sich stationäre Behandlungsepisoden von Patienten in Kategorien einteilen und messen lassen." [9].

Das DRG-System muss regelmäßig und kontinuierlich den Veränderungen im Gesundheitssystem angepasst werden (z. B. veränderte Verläufe durch neue Behandlungen).

Die Dokumentation der Diagnosen (ICD-10) wird ergänzt durch einen *Operationen- und Prozedurenschlüssel (OPS)* [10], nach dem Operationen, Prozeduren und die allgemeinen medizinischen Maßnahmen im Krankenhaus festgehalten werden. Beide Dokumentationen sind Grundlage des pauschalierten Entgeltsystems (G-DRG).

Das *Statistische Bundesamt* führt eine fallbezogene Krankenhausstatistik (DRG-Statistik) [11]. Sie basiert auf der *Internationalen statistischen Klassifikation der Krankheiten und verwandter Gesundheitsprobleme* (*kurz:* ICD-10-GM) [12].

47.3.2 Pflegeleistungen bei Krankheit und Pflegebedürftigkeit

Leistungen der häuslichen Krankenpflege und ambulante Pflegeleistungen der Pflegeversicherung sind unterschiedlich geregelt und finanziert.

Häusliche Krankenpflege wird gemäß § 37 SGB V durch eine Vergütungsvereinbarung oder einen Finanzierungsvertrag zwischen einem gemeinnützigen Träger bzw. einer privaten Pflegeorganisation und einem Krankenkassenverband eines Bundeslandes vereinbart. Die Leistungen (Behandlungs-, Grundpflege, hauswirtschaftliche Versorgung) werden auf Basis der jeweils möglichen Teilleistungen und täglichen Einsätze vergütet (→ Tab. 47.5). Einige Leistungen sind monatlich pauschaliert.

Nach den Regelungen der **Pflegeversicherung** sind die Leistungen pauschaliert und gedeckelt. Sie unterscheiden sich im budgetierten Umfang der Sachleistung und in der Höhe des Pflegegelds nach den Pflegegraden (→ Tab. 47.6). Der Dienstleister der häuslichen Pflege schließt mit dem pflegebedürftigen Menschen einen Pflegevertrag, in dem die Einzelheiten der zu leistenden Pflege geregelt sind. Übersteigen die erbrachten Leistungen das Budget der Pflegeversicherung, sind diese Beträge von den Pflegebedürftigen selbst zu zahlen.

SPICKZETTEL

Leistungsvergütung

Grundlagen der Vergütung für Krankenhausleistungen:

- Fallpauschalen gemäß den diagnosebezogenen Fallgruppen (DRGs), Pflegepersonalkosten werden als Pflegebudget diagnosebezogen ausgewiesen.
- Operationen- und Prozedurenschlüssel (OPS) für allgemeine medizinische Leistungen im Krankenhaus.

Vergütung von Pflegeleistungen:

- Häusliche *Kranken*pflege: Einsatzpauschalen für Grund- und Behandlungspflege sowie hauswirtschaftliche Versorgung auf Basis einer Vereinbarung zwischen dem Träger des Pflegedienstes und den Krankenkassenverbänden eines Bundeslandes.
- Ambulante und (teil-)stationäre Pflege: Monatliche Pauschalen der Pflegekassen auf Basis des Pflegegrades.

Tab. 47.6 Leistungen der Pflegeversicherung nach SGB XI – Vergütung in Euro (pro Monat, wenn nicht anders angegeben), gestaffelt nach Pflegegraden 1–5 (Stand: Februar 2022).

	1	2	3	4	5
Ambulante Pflege nach SGB XI					
Pflegegeld (§ 37)	–	316	545	728	901
Pflegesachleistung (§ 36)	–	724	1.363	1.693	2.095
Kombinationsleistung (§ 38)	–	Jeweils gewünschte Anteile von Sach- und Geldleistung, festgelegt für ein halbes Jahr in Prozent			
Entlastungsbetrag	125	125	125	125	125
Zusätzliche Leistungen für ambulant betreute Wohngruppen*	214	214	214	214	214
* einmalige Anschubfinanzierung zur Gründung von ambulant betreuten Wohngruppen (§ 45e SGB XI) für alle Pflegegrade: 2.500 Euro/Person, 10.000 Euro/Wohngruppe					
Verhinderungspflege (§ 39) (pro Kalenderjahr)					
Durch nahe Angehörige (1,5-Faches des Pflegegelds)	–	474	817,50	1.092	1.351,50
Durch andere Pflegepersonen	–	1.612	1.612	1.612	1.612
Stationäre Pflege nach SGB XI					
Tages- und Nachtpflege (§ 41)	–	698	1.298	1.612	1.995
Kurzzeitpflege (§ 42)**	–	1.612	1.612	1.612	1.612
Vollstationäre Pflege (§ 43)	Zuschuss 125	770	1.262	1.775	2.005
Pflege in vollstationären Einrichtungen der Hilfe für behinderte Menschen (§ 43a)	–	266			
Zusätzliche Betreuung und Aktivierung in stationären Pflegeeinrichtungen (§ 43b)	–	Vergütungszuschläge für die zusätzliche Betreuung und Aktivierung			

* einmalige Anschubfinanzierung zur Gründung von ambulant betreuten Wohngruppen (§ 45e SGB XI) für alle Pflegegrade: 2.500 Euro/Person, 10.000 Euro/Wohngruppe
** pro Kalenderjahr
Weitere pauschale Leistungen betreffen die Wohnraumanpassung (§ 40 SGB XI; insgesamt 4.000 Euro) oder Verbrauchsprodukte (z. B.: Inkontinenzmaterial; 40 Euro/Monat)

47.4 Bedarfserfassung, Dokumentation und Abrechnung von Pflegeleistungen

Für die **Bedarfs- und Leistungserfassung** gibt es verschiedene Instrumente. Diese wurden z. T. auch in Deutschland erprobt, haben aber bislang keinen verbindlichen Eingang in das Leistungsgeschehen gefunden. Im Folgenden werden die Instrumente dargestellt, die zurzeit die Grundlage der Leistungserfassung bzw. der Bedarfserhebung in der pflegerischen Versorgung darstellen (sollen).

Der pflegerische Bedarf wird generell im Rahmen des ersten Schritts des Pflegeprozesses (→ Kap. 1) erhoben und in entsprechenden Formularen der Pflegedokumentation niedergeschrieben oder elektronisch dokumentiert. Die systematische Erhebung des Pflegebedarfs ist Grundlage für die weiteren Schritte des Pflegeprozesses. Zur Ermittlung spezifischer Bedarfe (z. B. bei Sturz, Dekubitus) kommen spezifische Instrumente zum Einsatz. Die systematische Erhebung des Pflegebedarfs ist eine Aufgabe, die Pflegefachpersonen vorbehalten ist.

Diese Erfassung und Dokumentation der pflegerischen Bedarfe findet in der Krankenhausversorgung, in der ambulanten und stationären pflegerischen Versorgung und in den weiteren Versorgungsbereichen statt. Zur Erfassung des pflegerischen Aufwands im Krankenhaus (→ 47.4.1) und für die Erhebung des Pflegebedarfs zur Feststellung der Pflegebedürftigkeit im Rahmen der Begutachtung (→ 47.4.2) liegen besondere Instrumente vor.

47.4.1 Erfassung des pflegerischen Aufwands in der Krankenhausversorgung

Pflegepersonalregelung

Die **Pflegepersonalregelung** *(„Regelung über Maßstäbe und Grundsätze für den Personalbedarf in der stationären Krankenpflege", PPR)* wurde 1993 erstmals – allerdings auf drei Jahre begrenzt – in Deutschland flächendeckend eingeführt. Sie ist ein System zur quantitativen und qualitativen **Ermittlung des Pflegeaufwands** als Grundlage der Personalberechnung.

Ziel war, eine ausreichende wirtschaftliche und zweckmäßige Pflege in einer umfassend ausgerichteten Versorgung zu erreichen und den Bedarf an erforderlichem Fachpersonal zu ermitteln.

Zum 1. Januar 1997 wurde die PPR aufgehoben, weil die Zahl der aufgrund der PPR geschaffenen Pflegestellen die vom Gesetzgeber angestrebte Zahl bereits 1995 deutlich überstieg [14]. Die PPR wird jedoch von vielen Kliniken als internes Steuerungsinstrument weitergeführt, um einen Überblick über den Pflege- und Personalaufwand zu erhalten. Die dokumentierten Leistungen werden unterteilt in *allgemeine Pflege* (A) und *spezielle Pflege* (S) mit jeweils drei „Pflegestufen" (A1–A3 und S1–S3). Innerhalb dieser Kategorien wurden jeweils drei Ausprägungen unterschieden: Grundleistungen, erweiterte Leistungen, besondere Leistungen. Daraus ergeben sich in neun Kategorien die Minutenwerte für jeweils eine Pflegestufe (1–3). (→ Tab. 47.7). Kinder, Jugendliche und Erwachsene werden getrennt eingestuft.

PPR 2.0

Der Deutsche Pflegerat (DPR), die Deutsche Krankenhausgesellschaft (DKG) und die Gewerkschaft ver.di haben auf der Basis der PPR ein „Interimsinstrument" PPR 2.0 entwickelt. Sie verständigten sich mit dem GKV-Spitzenverband im Rahmen der Konzertierten Aktion Pflege auf die Erarbeitung

Tab. 47.7 Kategorisierung der Minutenwerte auf der Grundlage der PPR in allgemeine Pflege (A1 – A3) und spezielle Pflege (S1 – S3) mit den Minutenwerten zur Abbildung des Pflegeaufwands für einen Patienten [14].

Allgemeine Pflege	Spezielle Pflege (Minuten)		
	S1 Grundleistungen	S2 Erweiterte Leistungen	S3 Besondere Leistungen
A1 Grundleistungen	52	62	88
A2 Erweiterte Leistungen	98	108	134
A3 Besondere Leistungen	179	189	215

eines **Personalbemessungsinstruments** [15]. Dies ist in § 137k SGB V aufgenommen worden. Demnach soll bis 31.12.2024 ein Pflegepersonalbemessungsverfahren entwickelt und erprobt sein. Der Koalitionsvertrag 2021 legt fest, dass **„die Pflegepersonalregelung 2.0 (PPR 2.0) als Übergangsinstrument mit dem Ziel eines bedarfsgerechten Qualifikationsmixes“** kurzfristig eingeführt wird [16].

Auch bei der PPR 2.0 werden die Patientinnen und Patienten täglich eingestuft:

- In die **vier Leistungsstufen der allgemeinen Pflege,** z. B. Körperpflege, Ernährung oder Mobilisation, in: Grundleistungen (A1), erweiterte Leistungen (A2), besondere Leistungen (A3) und hochaufwendige Leistungen (A4). Bei der Körperpflege wäre A2 z. B. Hilfe bei überwiegend selbstständiger Körperpflege, A3 die überwiegende oder vollständige Übernahme der Körperpflege und A4 die volle Übernahme der Körperpflege (5 × tgl., davon mind. 1 × Ganzkörperpflege). A1 bedeutet, dass der Patient nicht A2, A3 oder A4 zugeordnet werden kann [17]
- In die **vier Leistungsstufen der speziellen Pflege** in: Grundleistungen (S1), erweiterte Leistungen (S2), besondere Leistungen (S3) und hochaufwendige Leistungen (S4). Im Rahmen von operativen Maßnahmen oder Wundversorgung wäre S2 z. B. ein aufwendiger Verbandwechsel (VW), die Behandlung großflächiger oder tiefer Wunden oder großer Hautareale oder ein einfacher Verbandwechsel mind. 2 × tgl., S3 wäre ein aufwendiger VW mind. 2 × tgl., die Behandlung großflächiger oder tiefer Wunden oder großer Hautareale mind. 2 × tgl. oder ein einfacher VW mind. 3 × tgl., bei S4 müsste mindestens ein Einordnungsmerkmal aus zwei Leistungsbereichen der Leistungsstufe S3 zutreffen. S1 bedeutet, dass der Patient nicht S2, S3 oder S4 zugeordnet werden kann [17].

Jeder Leistungsstufe sind bestimmte Minutenwerte zugeordnet. Zusätzlich gibt es für jeden Patienten einen täglichen Grundwert, und zwar für Leistungen, die keinen direkten Patientenbezug haben, sowie einen einheitlichen Fallwert, der z. B. Aufnahmen und Entlassungen berücksichtigt. In der Summe ergibt sich so ein Zeitwert pro Patient, der den Pflegepersonalbedarf abbildet. Aus den zusammengefassten Werten aller Patienten ergibt sich der Pflegepersonalbedarf des Hauses.

Konzertierte Aktion Pflege

Die Konzertierte Aktion Pflege (KAP) ist 2018 von drei Bundesministerien ins Leben gerufen worden. Zentrale Ziele der KAP: Verbesserung des pflegerischen Arbeitsalltags und der Ausbildungs- und Arbeitsbedingungen in der Pflege, z. B. eine bundeseinheitliche Personalbemessung. Zu diesen Maßnahmen sollen auf Bundes- und Landesebene mit den für die Pflege relevanten Akteuren (z. B. Verbände, Krankenkassen) konkrete Maßnahmen entwickelt werden. Hierzu wurden fünf Arbeitsgruppen (AG) eingerichtet [15]:
AG 1: Ausbildungsoffensive Pflege (2019–2023)
AG 2: Personalmanagement, Arbeitsschutz und Gesundheitsförderung
AG 3: Innovative Versorgungsansätze und Digitalisierung
AG 4: Pflegekräfte aus dem Ausland
AG 5: Entlohnungsbedingungen in der Pflege.

SPICKZETTEL

PPR und PPR 2.0

Pflegepersonalregelung (PPR):

- Ermittlung des Pflegebedarfs als Grundlage für die Berechnung des Personalbedarfs.
- Unterscheidung in *allgemeine* und *spezielle* Pflege mit jeweils drei „Pflegestufen“ (Grund-, erweiterte und besondere Leistungen, A1–A3, S1–S3),

PPR 2.0:

- Auf Basis der PPR soll nach vorliegenden Kriterien der Leistungsbedarf eingeschätzt werden.
- Unterscheidung in *allgemeine* und *spezielle* Pflege mit jeweils vier „Pflegestufen“ (Grund-, erweiterte, besondere und hochaufwendige Leistungen, A1–A4, S1–S4).

47.4.2 Erfassung des Pflegebedarfs und Feststellung der Pflegebedürftigkeit

Der Hilfebedarf im Rahmen der Pflegeversicherung wird durch die von den Pflegekassen beauftragte Begutachtung vom Medizinischen Dienst (MD) oder von einem anderen unabhängigen Gutachter festgestellt. Das gewählte Verfahren gestattet eine von ärztlichen Diagnosen unabhängige **Feststellung der Pflegebedürftigkeit** und ersetzt die nicht vorhandenen Pflegediagnosen.

Begutachtungsassessment

Grundlage der Feststellung der Pflegebedürftigkeit ist das Begutachtungsinstrument. In sechs Modulen wird die gesundheitsbedingte Beeinträchtigung der Selbstständigkeit oder von Fähigkeiten erhoben. Hieraus ermittelt der Medizinische Dienst oder ein Gutachter die Empfehlung eines Pflegegrads an die Pflegekasse. In diesem Formulargutachten wird auch die bestehende Pflege dokumentiert und ein Bedarf an Pflege und Rehabilitation erhoben. Aufgrund der Begutachtungsergebnisse, der Empfehlung eines Pflegegrads und der Hinweise zur Rehabilitation (→Kap. 17) entscheidet die Pflegekasse über die Einstufung und über weitere Maßnahmen.

Die Module und Kriterien des Begutachtungsinstruments

Die folgenden **Kriterien in sechs Modulen** sind Grundlage für die Einstufung der Pflegebedürftigkeit nach § 14 Abs. 2 SGB XI [18]:

1. **Mobilität:** Positionswechsel im Bett, Halten einer stabilen Seitenposition, Umsetzen, Fortbewegen innerhalb des Wohnbereichs, Treppensteigen
2. **Kognitive und kommunikative Fähigkeiten:** Erkennen von Personen aus dem näheren Umfeld, örtliche Orientierung, zeitliche Orientierung, Erinnern an wesentliche Ereignisse oder Beobachtungen, Steuern von mehrschrittigen Alltagshandlungen, Treffen von Entscheidungen im Alltagsleben, Verstehen von Sachverhalten und Informationen, Erkennen von Risiken und Gefahren, Mitteilen von elementaren Bedürfnissen, Verstehen von Aufforderungen, Beteiligen an einem Gespräch
3. **Verhaltensweisen und psychische Problemlagen:** Motorisch geprägte Verhaltensauffälligkeiten, nächtliche Unruhe, selbstschädigendes und autoaggressives Verhalten, Beschädigen von Gegenständen, psychisch aggressives Verhalten gegenüber anderen Personen, verbale Aggression, andere pflegerelevante vokale Auffälligkeiten, Abwehr pflegerischer und anderer unterstützender Maßnahmen, Wahnvorstellungen, Ängste, Antriebslosigkeit bei depressiver Stimmungslage, sozial inadäquate Verhaltensweisen, sonstige pflegerelevante inadäquate Handlungen
4. **Selbstversorgung:** Waschen des vorderen Oberkörpers, Körperpflege im Bereich des Kopfes, Waschen des Intimbereichs, Duschen und Baden

einschließlich Waschen der Haare, An- und Auskleiden des Oberkörpers, An- und Auskleiden des Unterkörpers, mundgerechtes Zubereiten der Nahrung und Eingießen von Getränken, Essen, Trinken, Benutzen einer Toilette oder eines Toilettenstuhls, Bewältigen der Folgen einer Harninkontinenz und Umgang mit Dauerkatheter und Urostoma, Bewältigen der Folgen einer Stuhlinkontinenz und Umgang mit Stoma, Ernährung parenteral oder über Sonde, Bestehen gravierender Probleme bei der Nahrungsaufnahme bei Kindern bis 18 Monaten, die einen außergewöhnlich pflegeintensiven Hilfebedarf auslösen

5. **Bewältigung von und selbstständiger Umgang mit krankheits- oder therapiebedingten Anforderungen und Belastungen in Bezug auf:**
   a. Medikation, Injektionen, Versorgung intravenöser Zugänge, Absaugen und Sauerstoffgabe, Einreibungen sowie Kälte- und Wärmeanwendungen, Messung und Deutung von Körperzuständen, körpernahe Hilfsmittel
   b. Verbandwechsel und Wundversorgung, Versorgung mit Stoma, regelmäßige Einmalkatheterisierung und Nutzung von Abführmethoden, Therapiemaßnahmen in häuslicher Umgebung
   c. Zeit- und technikintensive Maßnahmen in häuslicher Umgebung, Arztbesuche, Besuche anderer medizinischer oder therapeutischer Einrichtungen, zeitlich ausgedehnte Besuche medizinischer oder therapeutischer Einrichtungen, Besuch von Einrichtungen zur Frühförderung bei Kindern
   d. Einhalten einer Diät oder anderer krankheits- und therapiebedingter Verhaltensvorschriften
6. **Gestaltung des Alltagslebens und sozialer Kontakte:** Gestaltung des Tagesablaufs und Anpassung an Veränderungen, Ruhen und Schlafen, Sich beschäftigen, Vornehmen von in die Zukunft gerichteten Planungen, Interaktion mit Personen im direkten Kontakt, Kontaktpflege zu Personen außerhalb des direkten Umfelds.

Beurteilung der Selbstständigkeit

Eine Begutachtung erfolgt auf der Grundlage der Beurteilung der Selbstständigkeit. Dabei vergibt die gutachtende Person des Medizinischen Dienstes anhand eines Fragekatalogs Punkte pro Modul. Je unselbstständiger die pflegebedürftige Person ist, desto mehr Punkte erhält sie. Vier Stufen der Selbstständigkeit sind vorgesehen [18]:

- **0 = selbstständig:** „Die Person kann die Handlung bzw. Aktivität in der Regel selbstständig durchführen. Möglicherweise ist die Durchführung erschwert oder verlangsamt oder nur unter Nutzung von Hilfs-/Pflegehilfsmitteln möglich. Entscheidend ist jedoch, dass die Person keine personelle Hilfe benötigt. Vorübergehende oder nur vereinzelt auftretende Beeinträchtigungen sind nicht zu berücksichtigen"
- **1 = überwiegend selbstständig:** „Die Person kann den größten Teil der Aktivität selbstständig durchführen. Dementsprechend entsteht nur ein geringer, mäßiger Aufwand für die Pflegeperson." Überwiegend selbstständig ist demnach eine Person, die lediglich folgende Hilfestellungen benötigt: Zurechtlegen, Richten von Gegenständen, Aufforderung, Unterstützung bei der Entscheidungsfindung, partielle Beaufsichtigung und Kontrolle, punktuelle Übernahme von Teilhandlungen, Anwesenheit aus Sicherheitsgründen
- **2 = überwiegend unselbstständig:** „Die Person kann die Aktivität nur zu einem geringen Anteil selbstständig durchführen. Es sind aber Ressourcen vorhanden, sodass sie sich beteiligen kann. Dies setzt ggf. ständige Anleitung oder aufwändige Motivation auch während der Aktivität voraus, oder Teilschritte der Handlung müssen übernommen werden. Zurechtlegen und Richten von Gegenständen, wiederholte Aufforderungen oder punktuelle Unterstützungen reichen nicht aus." Weitergehende Unterstützung umfasst vor allem ständige Motivation, ständige Anleitung, ständige Beaufsichtigung und Kontrolle, Übernahme von Teilhandlungen
- **3 = unselbstständig:** „Die Person kann die Aktivität in der Regel nicht selbstständig durchführen bzw. steuern, auch nicht in Teilen. Es sind kaum oder keine Ressourcen vorhanden. Ständige Motivation, Anleitung und Beaufsichtigung reichen auf keinen Fall aus. Die Pflegeperson muss alle oder nahezu alle Teilhandlungen anstelle der betroffenen Person durchführen. Eine minimale Beteiligung ist nicht zu berücksichtigen (zum Beispiel, wenn sich die antragstellende Person im sehr geringen Umfang mit Teilhandlungen beteiligt)."

Für die Module 2, 3 und 5 kommt eine abgewandelte Form dieser Skala zum Einsatz.

Grade der Pflegebedürftigkeit (§ 15 SGB XI)

- **Pflegegrad 1:** Geringe Beeinträchtigungen der Selbstständigkeit oder der Fähigkeiten (12,5 bis unter 27 Gesamtpunkte)
- **Pflegegrad 2:** Erhebliche Beeinträchtigungen der Selbstständigkeit oder der Fähigkeiten (27 bis unter 47,5 Gesamtpunkte)
- **Pflegegrad 3:** Schwere Beeinträchtigungen der Selbstständigkeit oder der Fähigkeiten (47,5 bis unter 70 Gesamtpunkte)
- **Pflegegrad 4:** Schwerste Beeinträchtigungen der Selbstständigkeit oder der Fähigkeiten (70 bis unter 90 Gesamtpunkte)
- **Pflegegrad 5:** Schwerste Beeinträchtigungen der Selbstständigkeit oder der Fähigkeiten mit besonderen Anforderungen an die pflegerische Versorgung (90 bis unter 100 Gesamtpunkte) [18].

Bei Kindern ist der zusätzliche Hilfebedarf gegenüber einem gesunden gleichaltrigen Kind ausschlaggebend. Hier gilt ein verändertes Punktesystem.

Begutachtungsverfahren

Für die Erhebung des Bedarfs zur Feststellung der Pflegebedürftigkeit ist ein **Verfahren** (→Abb. 47.5) festgelegt. Der Antragsteller hat den Anspruch auf Übermittlung und Erläuterung seines Gutachtens [18].

SPICKZETTEL

Pflegebedürftigkeit und Pflegegrad

6 Module des Begutachtungsinstruments: (1) Mobilität, (2) kognitive und kommunikative Fähigkeiten, (3) Verhaltensweisen und psychische Problemlagen, (4) Selbstversorgung, (5) Bewältigung von und selbstständiger Umgang mit krankheits- oder therapiebedingten Anforderungen und Belastungen, (6) Gestaltung des Alltagslebens und sozialer Kontakte.

5 Pflegegrade: Beeinträchtigung der Selbstständigkeit oder der Fähigkeiten: (1) gering, (2) erheblich, (3) schwer, (4) schwerste Beeinträchtigung, (5) schwerste Beeinträchtigung mit besonderen Anforderungen an die pflegerische Versorgung.

47.5 Pflegeorganisationssysteme

Arbeit ist immer in irgendeiner Form geregelt, so auch die pflegerische Arbeit. Dies kann sich beziehen auf Inhalte und Umfang, Wissen und Fähigkeiten, Qualifikatio-

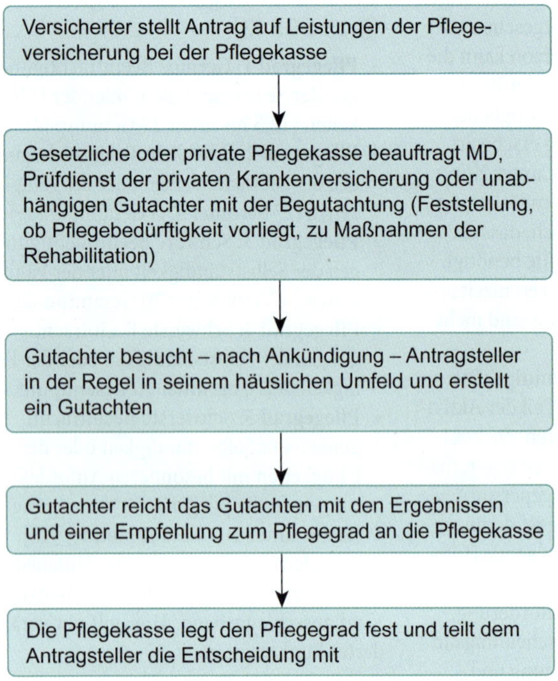

Abb. 47.5 Ablauf des Begutachtungsverfahrens. [M672, L143]

nen des Personals oder auch auf die Arbeitseinheit. Die Organisation der pflegerischen Arbeit wird in der Literatur unterschiedlich bezeichnet, häufig als **Pflegesystem** oder **Pflegeorganisationssystem** (→ Tab. 47.8).

DEFINITION

Pflegesystem: Fasst die inhaltliche und die arbeitsorganisatorische Ausrichtung der Pflege begrifflich zusammen. Das inhaltliche Spektrum spannt sich zwischen funktions- und patientenzentrierten Systemen auf. Organisationseinheiten bezeichnen verschieden umfangreiche Einheiten vom Patienten über die Station bis hin zum Krankenhaus [21].

Es lassen sich verschiedene **Pflegesysteme** unterscheiden, z. B.:

- Funktionspflege
- Bereichspflege, Gruppenpflege, Zimmerpflege
- Bezugspflege, Primary Nursing.

In der Praxis finden sich jedoch zahlreiche Abstufungen und Mischformen.

47.5.1 Funktionspflege

DEFINITION

Funktionspflege (*funktionelle Pflege,* gelegentlich auch als *Stationspflege* bezeichnet): Gliedert die Arbeit in Funktionen oder einzelne Tätigkeiten, die von den Pflegefachpersonen entsprechend ihrer Qualifikation bei allen Patienten ausgeführt werden.

Der **Funktionspflege** (→ Abb. 47.6) liegt das aus der industriellen Produktion stammende Konzept der Arbeitsteilung (Fließband) zugrunde [19]. Für die Ausführung einfacher oder anspruchsloserer Tätigkeiten wird weniger qualifiziertes Personal eingesetzt als für komplexe Aufgaben. Eine Pflegefachperson versorgt etwa alle Wundverbände der Patienten, während eine Krankenpflegehelferin parallel dazu bei allen Patienten der Station Puls, Blutdruck und Körpertemperatur misst und eine Stationshilfe das Essen verteilt.

Der **Stationsleitung** kommt bei der Funktionspflege eine entscheidende Rolle zu. Sie plant und koordiniert die Pflege bei allen Patientinnen und Patienten und delegiert die Durchführung von Einzelaufgaben an ihre Mitarbeitenden. Gleichzeitig laufen bei ihr alle Informationen von Ärzten, Pflegefachpersonen und oft auch Angehörigen zusammen, die sie an ihre Mitarbeitenden weitergibt. Sie hat die Gesamtverantwortung für die Pflege, ihr Kontakt zu Patienten ist begrenzt, z. B. bei der Visite.

Die **Pflegefachpersonen** haben ebenfalls keinen Gesamteindruck von den zu pflegenden Menschen, die sie versorgen, weil

Tab. 47.8 Kennzeichen verschiedener Pflegesysteme [19], [20].

	Funktionspflege	Bereichspflege	Primary Nursing
Sicht des Patienten	• Keine feste Ansprechperson • Fragen können ggf. nicht beantwortet werden, Maßnahmen (z. B. Beratung) werden nicht durchgeführt, wenn die angesprochene Pflegefachperson eine andere Funktion hat („Kollegin kommt gleich!") • Patient muss sich selbst um seine Angelegenheiten kümmern.	• Eine Ansprechperson pro Schicht • Patient kann seine Anliegen mit einer Person besprechen, Probleme der Informationsübermittlung können bei Dienstübergaben entstehen.	• Feste Ansprechperson für den Gesamtaufenthalt ermöglicht langfristige Absprachen • Pflege für den Patienten nachvollziehbar • Primary Nurse hat Pflege geplant, verfügt über alle Informationen zum Patienten; dieser kann davon ausgehen, dass die anderen Beteiligten informiert sind.
Reflexion (Möglichkeit, die eigene Pflege zu beurteilen und dazuzulernen)	• Ähnliche Tätigkeiten, bei mehreren Patienten an einem Tag ausgeführt, ermöglichen sehr schnell einen Vergleich (bezogen auf die Einzeltätigkeit).	• Verschiedene Tätigkeiten bei einem Patienten ausgeführt, erleichtern es, sich in seine Lage zu versetzen, seine Belastbarkeit und Kooperationsfähigkeit einzuschätzen • Ermöglicht, die Gesamtheit der Maßnahmen und ihre Wirkung bei Patienten zu erfahren.	• Ergebnis der gesamten Versorgung im Krankenhaus und der eigene Anteil daran können beurteilt werden; Gesamtbild, das am ehesten der Sicht des Patienten nahekommt • Verantwortung für eigene Tätigkeit • Argumentations- und Begründungsfähigkeit für pflegerische Handlungen.

Tab. 47.8 Kennzeichen verschiedener Pflegesysteme [19], [20]. *(Forts.)*

	Funktionspflege	Bereichspflege	Primary Nursing
Qualifikation der Pflegefachperson	• Je nach Tätigkeit können unterschiedlich qualifizierte Pflegende (auch Hilfskräfte) eingesetzt werden • Das Reduzieren der Pflege auf einzelne Handlungen kann zum Abbau von Qualifikationen und zu Unsicherheiten bei weniger häufig ausgeführten Maßnahmen führen.	• Pflegefachperson benötigen fachliche Qualifikation, weil sie alle Tätigkeiten durchführen • Möglichkeit zur Gestaltung und Entwicklung, indem Pflegefachpersonen mehr Verantwortung erhalten • Hoher Anspruch an die Pflegefachpersonen, weil umfassende Qualifikationen und breit gefächerte Kenntnisse nötig sind.	• Pflegefachliche Ausbildung erforderlich, um verantwortliche und eigenständige Pflege durchzuführen • Kommunikative und koordinierende Kompetenzen erforderlich • Fachliche und fachsprachliche Kompetenzen erforderlich • Pflegefachperson kann Handlungen begründen und nachvollziehbar machen • Umfassende Verantwortung trägt zur Selbstständigkeit bei.
Zeitfaktor	• Ggf. Zeitersparnis durch Routine • Ggf. Zeitverluste durch erhöhten Koordinationsaufwand • Zeitverlust durch vergessene oder nicht korrekte Maßnahmen, Kontrollmechanismen erforderlich • Keine Verantwortlichkeit für gesamten Prozess.	• Zeitersparnis möglich durch Integration verschiedener Tätigkeiten in sinnvolle Abläufe (z. B. Patienten unmittelbar nach Ganzwaschung einreiben, ehe er sich wieder angezogen hat) • Gestaltung nach Fähigkeiten und Bedürfnissen des Patienten; spart Zeit, weil Patienten sich beteiligen.	• Eindeutige Kommunikations- und Informationsstrukturen sparen Zeit • Zufriedenheit der Patienten steigt, Adhärenz nimmt zu • Einbeziehen des Patienten in Handlungen steigert das Verständnis, seine Beteiligung und Übernahme von Maßnahmen (Selbstmanagement).
Flexibilität bei wechselnder Belegung oder Personalstärke	• Gefahr, dass Patienten zu kurz kommen, Maßnahmen vergessen werden.	• Innerhalb einer Schicht können Maßnahmen flexibel verschoben werden.	• Prioritäten können gesetzt und Maßnahmen bei Bedarf verschoben werden.
Auswirkungen auf die Pflegequalität	• Qualität kann nur bezogen auf die isolierte Maßnahme beurteilt werden.	• Wechselnde Schwerpunkte und unterschiedliche Pflegequalität sind möglich.	• Qualität bei der Ausführung von Pflegemaßnahmen ist konstant • Zusammenarbeit mit anderen Berufsgruppen erfolgt kontinuierlich.
Einarbeitung von neuen Mitarbeitenden, Ausbildung	• Einüben einer neuen Tätigkeit ist in kurzer Zeit möglich (hohe Übungsfrequenz) • Zusammenhänge von Maßnahmen und Wirkung erschließen sich nicht.	• Evtl. besteht ein erhöhter Zeitbedarf, um Lernziele zu erreichen • Kurzfristige (Wechsel-)Wirkungen pflegerischer oder ärztlicher Maßnahmen sind erfahrbar, z. B. die Reaktion auf Arzneimittel.	• Kontinuierliche Arbeit mit denselben Patienten und Mitarbeitenden erhöht Lernmöglichkeiten • Prozesshaftes Verständnis entwickelt sich • Wirkungen von Maßnahmen werden deutlich und begründbar • Konsequenzen für eigene Arbeit können gezogen werden.
Materialvorhaltung	Gering, z. B. genügen wenige Blutdruckapparate, da eine Pflegefachperson bei allen Patienten der Station den Blutdruck misst.	Höher, da mehrere Pflegefachpersonen unabhängig voneinander ähnliche Tätigkeiten ausführen.	

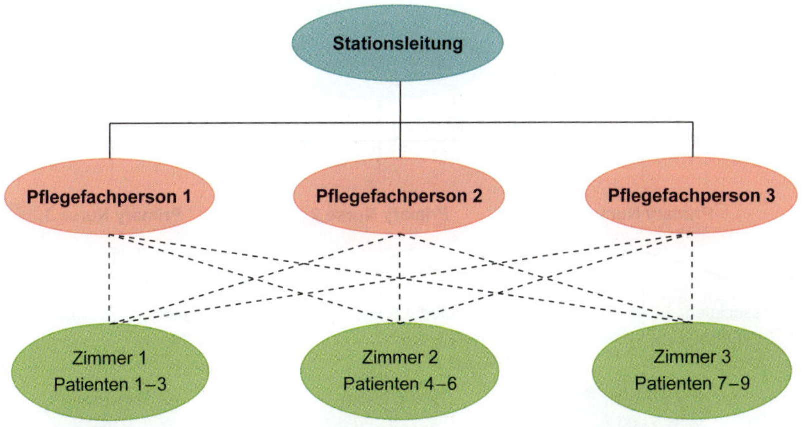

Abb. 47.6 Bei der Funktionspflege geht eine Pflegefachperson von Zimmer zu Zimmer und verrichtet überall die gleiche Tätigkeit, z. B. bestimmt sie bei allen Patientinnen und Patienten das Körpergewicht und dokumentiert dieses anschließend in der Pflegedokumentation. [L143]

sie jeweils nur für einzelne Tätigkeiten zuständig sind. Dies kann einerseits zu einem mangelnden Verantwortungsgefühl gegenüber den Patientinnen und Patienten führen. Auf der anderen Seite unterfordert es die Pflegefachpersonen, die über weitergehende und spezifischere Fähigkeiten verfügen, als sie abgefordert und eingesetzt werden.

Der **Patient** hat bei der Funktionspflege eine Vielzahl von Kontakten zum Pflegepersonal. Er hat jedoch keinen konstanten Ansprechpartner. Er könnte daher irritiert sein und nicht wissen, an wen er sich mit seinen Fragen oder Anliegen wenden sollen.

47.5.2 Bereichspflege

DEFINITION

Bereichspflege *(Gruppenpflege, Zimmerpflege)*: Einteilung einer Station in mehrere Bereiche (*Gruppen*, meist 2–4 Zimmer mit etwa 4–12 Patienten). Während einer Schicht ist eine Pflegefachperson für die Pflegeplanung und alle patientenbezogenen Pflegehandlungen in ihrem Bereich verantwortlich. Die Pflege wird als Einheit gesehen, eine Zergliederung der Maßnahmen ist ausgeschlossen.

Die **Bereichspflege** orientiert sich an dem Bedürfnis der Patienten nach einem festen Ansprechpartner pro Schicht sowie an der Person der Pflegefachperson selbst, deren Verantwortungsgefühl und Berufszufriedenheit bei dieser Art der Arbeitsorganisation steigt. Anders als bei der Funktionspflege umfasst der Verantwortungsbereich alle beim Patienten anfallenden Tätigkeiten, von der Erhebung der Pflegeanamnese über die Erstellung und Veränderung der Pflegeplanung bis zur Durchführung der Maßnahmen, z. B. Hilfe bei der Körperpflege, Mobilisation, Blutdruckmessung, Verbandwechsel oder Anleitung zur selbstständigen Versorgung.

Der **Patient** weiß, wer momentan für ihn zuständig ist. Dadurch entsteht ein Vertrauensverhältnis und im Vergleich zur Funktionspflege eine erhöhte Kontinuität.

Die **Stationsleitung** kann in diesem Pflegesystem selbst eine Gruppe von Patienten übernehmen (→ Abb. 47.7). Häufig erledigt sie den „Außendienst" (patientenferne Aufgaben bei Bereichspflege und Primary Nursing).

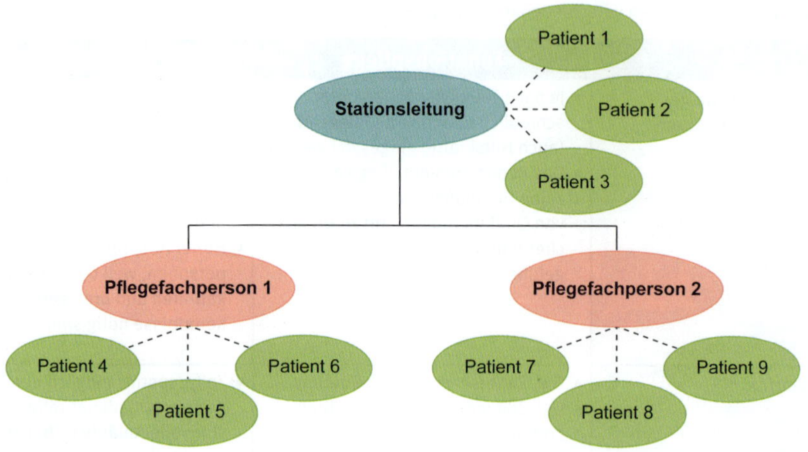

Abb. 47.7 In der Bereichspflege ist eine Pflegefachperson pro Schicht für alle pflegerischen Aufgaben bei einer kleinen Gruppe von Patientinnen und Patienten zuständig. [L143]

47.5.3 Primary Nursing

DEFINITION

Primary Nursing *(primäre Pflege)*: Jedem Patienten ist eine Pflegefachperson, die *Primary Nurse (PN)*, fest zugeordnet. Von der Aufnahme bis zur Entlassung ist sie für seine Pflege und Versorgung verantwortlich. In ihrer Abwesenheit übernimmt die zugeordnete Pflegefachperson *(Associate Nurse, AN)* die Pflege des Patienten, hält sich dabei aber an den von der Primary Nurse aufgestellten Pflegeplan.

Primary Nursing wurde in den USA entwickelt und wird besonders in englischsprachigen Ländern und in Skandinavien umgesetzt [20], [21]. Dabei ist eine Pflegefachperson – die *Primary Nurse (PN)* – für die Pflege einer bestimmten Zahl von Patienten umfassend verantwortlich (→ Abb. 47.8). Die Primary Nurse erstellt in Absprache mit dem Patienten den Pflegeplan, der für alle anderen Pflegefachpersonen verbindlich ist, und sie bewertet den Erfolg der Pflege. Wenn die Primary Nurse nicht im Dienst ist, übernehmen zugeordnete Pflegefachpersonen *(Associate Nurses, AN)* die Pflege des Patienten. Die Pflegeplanung der Primary Nurse ist für sie verbindlich, es sei denn, akute Veränderungen im Zustand des Patienten erfordern sofortige Reaktionen.

Die Primary Nurse übernimmt die Verantwortung für einen Patienten und die Qualität der Pflege für 24 Std. und 7 Tage pro Woche. Die Verantwortung für die Pflege endet somit nicht beim Schichtwechsel, sodass eine größtmögliche Kontinuität der Pflege gegeben ist. Weitere Vorteile und Ziele von Primary Nursing sind eine umfassende Autonomie der Primary Nurse sowie eindeutige Verantwortungsbereiche und Kommunikationswege.

Wie viele Patientinnen und Patienten eine Primary Nurse übernehmen kann, hängt vom Stationstyp und vom Pflegebedarf ab. In aller Regel versorgt die Primary Nurse während ihrer Schicht aber nicht nur ihre eigenen Patienten, sondern übernimmt als vertretende Pflegefachperson (Associate Nurse) auch Patienten einer Primary Nurse, die gerade nicht im Dienst ist.

Die **Stationsleitung** sorgt für die sinnvolle Verteilung der Patienten auf die Primary Nurses und erstellt einen an das Pflegesystem angepassten Dienstplan. Sie kann selbst als Primary Nurse arbeiten, als zugeordnete Pflegefachperson oder auch, ohne Patienten zu übernehmen.

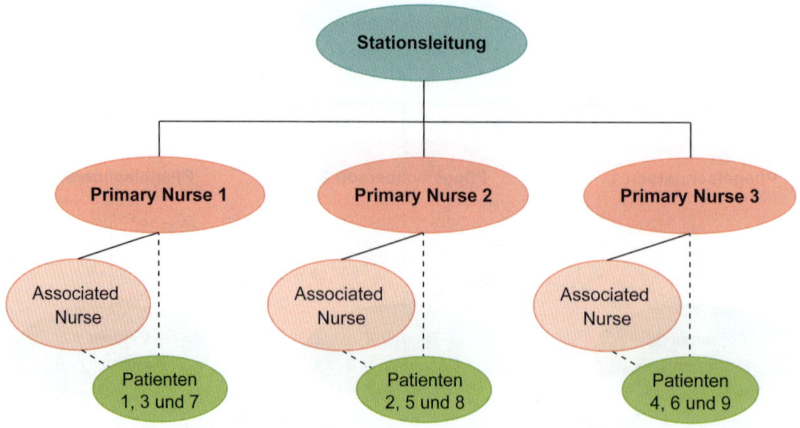

Abb. 47.8 Beim Primary Nursing übernimmt eine Pflegefachperson die umfassende Verantwortung für die Pflege des Patienten von der Aufnahme über die Pflegeplanung bis zur Entlassung. [L143]

Primary Nursing ist das modernste Pflegesystem, aber auch das anspruchsvollste. Es bietet den Rahmen, pflegerisches Handeln zu planen, umzusetzen und zu bewerten. Allerdings sind Fortbildungen erforderlich, um die Pflegefachpersonen mit dem System vertraut zu machen. Auch sind Veränderungen der Strukturen und Abläufe erforderlich.

SPICKZETTEL

Formen der Pflegeorganisation

Funktionspflege: Jede Pflegefachperson ist pro Schicht entsprechend ihrer Qualifikation für bestimmte Tätigkeiten bei allen Patienten zuständig.
Bereichspflege: Pro Schicht übernimmt je eine Pflegefachperson für eine Gruppe von Patienten (meist 2–4 Zimmer) alle anfallenden Maßnahmen, einschließlich Pflegeanamnese und Pflegeplanung. Ihre Zuständigkeit endet mit Schichtende.
Primary Nursing: Jedem Patienten ist eine Pflegefachperson zugeordnet und für alle Maßnahmen von der Aufnahme bis zur Entlassung zuständig. Bei Abwesenheit wird sie durch eine zugeordnete Pflegefachperson vertreten.

47.6 Steuerung der Versorgung

Es stellt seit Jahren eine Herausforderung in der pflegerisch-gesundheitlichen Versorgung dar, eine kontinuierliche und angemessene Versorgung von kranken und pflegebedürftigen Menschen sicherzustellen – über Sektoren-, Einrichtungs-, Berufsgrenzen hinweg und innerhalb der jeweiligen Versorgungssettings. Maßnahmen und Regelungen haben bislang nicht dazu geführt, Probleme bei Versorgungsübergängen zu lösen. Die Verkürzung der Krankenhausverweildauer erfordert eine unmittelbar anschließende Versorgung und ein für die Bedarfe ausgebautes ambulantes Versorgungsangebot. Veränderungen in der Bevölkerung wie Alterung oder soziale Ausdifferenzierung führen zu einer Änderung von Versorgungsbedarfen und Anforderungen.

Der Mangel an Pflegefachpersonal erfordert, Menschen mit Pflegebedarf und Angehörige zur Selbstversorgung zu befähigen und in die Versorgung einzubeziehen. Dies weist auf die Notwendigkeit hin, die Versorgung gut zu steuern, um Qualität und Angemessenheit zu gewährleisten. Veränderungen wirken auch auf die Anforderungen und Tätigkeiten von Pflegefachpersonen: Edukation, Beratung, Information von zu pflegenden Menschen und ihren Angehörigen gewinnen an Bedeutung, vor allem mit dem Ziel, diese zur Selbstversorgung und zum Selbstmanagement zu befähigen und weitgehende Unabhängigkeit von professioneller Versorgung zu bewahren. Deshalb spielt Patientenorientierung eine zentrale Rolle bei der Steuerung von Versorgung [22].

Wer zählt zu den Angehörigen?

Mit Angehörigen sind die unmittelbaren Bezugspersonen von Patienten bzw. pflegebedürftigen Menschen gemeint. Dies betrifft auch Personen, die in keinem familialen oder verwandtschaftlichen Verhältnis zu dem Menschen mit Pflegebedarf stehen. „Die Festlegung, wer „enger Angehöriger" ist, hängt immer von der Zuordnung durch Patienten bzw. pflegebedürftigen Menschen selbst und ihrer Zustimmung ab." [23]

Pflegefachliche Steuerung der Versorgung hat unterschiedliche Ausrichtungen: *Inhaltlich* geht es um die Anwendung fachlicher Instrumente und *patientenorientiert* um die Befähigung von Menschen mit Pflegebedarf in ihren eigenen Angelegenheiten und ihrer Versorgung. *Organisatorisch* stehen kooperative, koordinierende Tätigkeiten und die Erschließung von Leistungen im Vordergrund. Pflegefachpersonen müssen für diese Aufgaben qualifiziert sein und dies anwenden können.

Das Pflegeberufegesetz legt hierfür die Grundlage, indem die selbstständig auszuführenden Tätigkeiten der Pflege betont werden (→ 51.1.5). Zentraler Stellenwert kommt dem Pflegeprozess mit seinen Phasen zu (→ Kap. 1).

Von Bedeutung für die Versorgungssteuerung ist auch der pflegefachliche Vorbehalt. Er umfasst:

- Erhebung und Feststellung des individuellen Pflegebedarfs und Planung der Pflege
- Organisation, Gestaltung und Steuerung des Pflegeprozesses
- Analyse, Evaluation, Sicherung und Entwicklung der Qualität der Pflege [25].

Nicht unter den fachlichen Vorbehalt fällt die Phase der Durchführung der Pflege. Das heißt, die Durchführung von pflegerischen Maßnahmen kann von Pflegefachpersonen an pflegerisches Assistenzpersonal delegiert werden. Eine Delegation setzt voraus, dass die durchführende Person über die für die Maßnahme erforderliche Qualifikation und die Fähigkeiten verfügt, die Handlung bei dem Patienten durchzuführen (→ 48.4.1). Die Pflegefachperson muss diese Voraussetzungen prüfen und entscheiden, ob sie die Maßnahme delegieren kann. Delegation ist deshalb Bestandteil pflegefachlicher Tätigkeit und von Bedeutung bei der Versorgungssteuerung [24] [40].

Instrumente zur Steuerung der Versorgung sind unter anderem die Beratung (→ 40.4), die Begutachtung von Pflegebedürftigkeit (→ 47.4.2) oder auch Case Management (→ 47.6.1), Clinical Pathways und Entlassungsmanagement (→ 47.6.3).

47.6.1 Case Management

DEFINITION

Case Management *(Fallmanagement)*: Eine fallbezogene Arbeitsweise, die hilft, die notwendige Unterstützung festzustellen, zu organisieren, zu koordinieren und ihre Ergebnisse oder Folgen zu beurteilen.

Im Vordergrund des **Case Managements** steht die Bewältigung der individuellen Situation in Pflege, Krankheit und Versorgung. Seinen Ursprung hat das Case Management in den USA, wo es in der gesundheitlich-pflegerisch-sozialen Versorgung angewendet wird [26], [27]. In Deutschland ist es v. a. als „klassisches" Instrument der sozialen Arbeit bekannt und lange eingeführt. Durch die Aufnahme der Pflegeberatung in das Pflegeversicherungsgesetz (§ 7a SGB XI), die mittels eines Fallmanagements durchgeführt werden soll, hat das Case Management auch in der Pflege an Bedeutung gewonnen.

Der Case-Management-Prozess verläuft wie der Pflegeprozess (→ Kap. 1) in Phasen [28]:

1. Identifikation von Hilfebedürftigen bzw. Hilfebedarf
2. Assessment des Bedarfs
3. Versorgungs-/Hilfeplanung
4. Umsetzung der Versorgungs-/Hilfeplanung
5. Monitoring der Leistungserbringung
6. Evaluation.

Der Case Manager kann dabei unterschiedliche Rollen wahrnehmen (→ Tab. 47.9).

Das Case Management zielt darauf, integrierte Unterstützung basierend auf der Lebenswelt der Menschen mit Pflegebedarf anzubieten. Dies geschieht systematisch nach den Schritten des Case-Management-Prozesses und in partnerschaftlichem Austausch mit der betroffenen Person und ihren Angehörigen. Case Manager erheben den Bedarf, vereinbaren Lösungen und be-

Tab. 47.9 Rollen des Case Managers.

Rollen	Mögliche Rolleninhalte
Anwalt	• Vertretung der Interessen von Menschen, die durch ihre Beeinträchtigungen dazu nicht in der Lage sind • Information, Beratung, Edukation und Erschließung von Hilfen, um Menschen mit Pflegebedarf zu befähigen, ihre eigenen Angelegenheiten so weit wie möglich wahrzunehmen.
Broker (Vermittler)	• Verhandlungen mit Leistungsanbietern, um für Menschen mit Pflegebedarf ein zielorientiertes und angemessenes Versorgungspaket zusammenzustellen • Vermittlung von Diensten (ohne in den Versorgungsprozess der Leistungserbringer einzugreifen).
Gatekeeper	• Steuerung der Versorgung des Menschen mit Pflegebedarf, v. a. im Hinblick auf Wirtschaftlichkeit und den Zugang zu erforderlichen Leistungen.

sprechen mit den Betroffenen Wege, wie die gemeinsam vereinbarten Ziele zu erreichen sind. Insofern tragen auch die Menschen mit Pflegebedarf Verantwortung im Case Management.

Neue Aufgaben für die Pflege

Case Manager erleben in ihrer beruflichen Tätigkeit einen Zuwachs an Autonomie, der aber auch mit der Übernahme von Verantwortung für Ergebnisse und Kosten verbunden ist. Folglich sind sie sowohl dem erkrankten oder pflegebedürftigen Menschen als auch dem Gesundheitssystem gegenüber verpflichtet. Zur Bewältigung der neuen Aufgaben müssen Case Manager durch adäquate Qualifikation in ihrer Kompetenzentwicklung unterstützt werden.
Das **Case Management** wird für die Pflege künftig einen hohen Stellenwert haben. Für Pflegefachpersonen entstehen damit in der Versorgung von pflegebedürftigen Menschen in ambulanten, teil- und vollstationären pflegerischen Einrichtungen, in Krankenhäusern und Rehabilitationseinrichtungen und in der palliativen Versorgung neue Tätigkeitsfelder.

47.6.2 Clinical Pathways

DEFINITION

Clinical Pathways (*engl.* = „klinische Behandlungspfade"): Standardisierte fachliche, inhaltliche, zeitliche und institutionelle Festlegung der Pflege- oder Behandlungspläne von Pflegefachpersonen oder Ärzten. Ziel ist eine gesicherte und optimale Abfolge von Interventionen der Diagnostik, Behandlung, Beratung, Rehabilitation oder Verweisung. Klinische Behandlungspfade schreiben die einzelnen Maßnahmen bestimmten Fachkräften verbindlich zu und evaluieren Wirkungen und Ergebnisse.

Clinical Pathways dienen der Optimierung von Behandlungsprozessen. Sie verlangen berufsübergreifende Abstimmungen zu Inhalt und Ablauf der Behandlung unter Einbeziehung gesicherter Erkenntnisse, und sie stehen auch im Zusammenhang mit der Wirtschaftlichkeit der Behandlung. Sie können zum Einsatz kommen, wenn der Ablauf der diagnostischen und therapeutischen, pflegerischen, ärztlichen und anderen Maßnahmen zur Behandlung eines Krankheitsbilds gut vorhersagbar ist und weitgehende professionelle Einigkeit darüber besteht, wie der Patient zu versorgen ist.

Clinical Pathways legen fest, welche Maßnahmen (z. B. Untersuchungen, Patientenschulungen, Pflegemaßnahmen) zu welchem Zeitpunkt (z. B. am Tag der Aufnahme, am Vormittag des zweiten Tages) durch wen (z. B. verantwortliche Pflegefachperson, Arzt, Röntgenabteilung) zu erbringen sind.

Der Einsatz von Clinical Pathways zielt darauf ab, trotz kürzerer Verweildauer im Krankenhaus die Qualität zu sichern, bessere Behandlungsergebnisse zu erzielen und die Zusammenarbeit der beteiligten Berufe zu optimieren. Kritiker befürchten allerdings, dass in diesem System die individuellen Bedürfnisse der Patienten zu kurz kommen.

SPICKZETTEL

Case Management und Clinical Pathways

Case Management: Fallbezogene Arbeitsweise
- Identifikation und Erfassung des Hilfebedarfs.
- Betreuungs-/Versorgungs-/Behandlungsplanung und Umsetzung.
- Monitoring/Evaluation.

Clinical Pathways: Prozessbezogene Regelungen
- Standardisierte Festlegung und Umsetzung von Pflege- oder Behandlungsplänen.
- Zuordnung der festgelegten Maßnahmen zu bestimmten Fachkräften.
- Geeignet für Krankheitsbilder mit gut vorhersehbarer Entwicklung.

47.6.3 Pflegerisches Entlassungsmanagement

DEFINITION

Pflegerische Entlassungsplanung *(Entlassungsmanagement)*: Alle Tätigkeiten im Zusammenhang mit der Entlassung oder Verlegung *(Transfer)* eines Patienten aus einer Klinik in eine weiterversorgende Einrichtung oder nach Hause. Ziel ist, das Risiko von Versorgungsproblemen und den Pflege- und Unterstützungsbedarf des Patienten frühzeitig festzustellen, die weitere Versorgung zu planen und zu organisieren. Diese findet berufs- und einrichtungsübergreifend in Verantwortung der Pflege über Versorgungsgrenzen hinweg statt [29].

Seit der fallpauschalierten Finanzierung von Krankenhausleistungen (→47.3.1) hat sich die Verweildauer von Patienten im Krankenhaus deutlich verkürzt (→Abb. 47.1). Deshalb hat eine angemessene **pflegerische Entlassungsplanung** Bedeutung für die Patientinnen und Patienten selbst und die Einrichtungen. Entlassungsplanung verlangt ein systematisches Vorgehen. Für Pflegefachpersonen sind die Phasen des Entlassungsprozesses verbindlicher Bestandteil pflegefachlicher Tätigkeit.

Neben der fachlichen Verbindlichkeit liegen im Krankenversicherungsrecht Regelungen zur Sicherung der Versorgungskontinuität vor. Krankenhäuser müssen nach § 11 Abs. 4 SGB V ein Versorgungsmanagement gewährleisten, um die Kontinuität der Versorgung zu sichern und Versorgungsbrüche zu vermeiden. § 39 Abs. 1a SGB V sieht ein (ärztliches) Entlassmanagement zur Unterstützung einer sektorenübergreifenden Versorgung beim Übergang nach der Krankenhausbehandlung vor. Seit einigen Jahren existiert ein Rahmenvertrag, der die Verbindlichkeit des Entlassmanagements für Kliniken erhöht hat. Mittlerweile wird immer deutlicher, dass Versorgungsbrüche auch bei Verlegungen innerhalb der Klinik oder aus ambulanten oder stationären Pflegesettings entstehen. Deshalb geht es darum, Versorgungsübergänge generell fachlich zu begleiten [30].

Gerade an **Schnittstellen,** die zwischen versorgenden Einrichtungen und Personen bei Versorgungsübergängen entstehen, kommt es leicht zu Problemen, z. B. durch mangelnde Informationsweitergabe oder unklare Aufgabenverteilung. Durch festgelegte Zuständigkeiten und Informationswege können diese Probleme vermieden werden: Die für die Entlassungsplanung des Patienten verantwortliche Pflegefachperson wird über Gespräche der Beteiligten, deren Verlauf und die Ergebnisse informiert, sodass sie den Überblick über den gesamten Entlassungsprozess hat.

Unzureichend geplante Entlassungen führen nicht selten zu Wiedereinweisungen („Drehtüreffekt"), die für den Patienten belastend und für den Träger der Einrichtung kostenträchtig sind.

Die fachliche Grundlage der *pflegerischen* Entlassungsplanung ist der Expertenstandard „Entlassungsmanagement in der Pflege". Pflegefachpersonen übernehmen die Verantwortung für diesen Prozess, indem sie den Bedarf systematisch erheben, planen und die Umsetzung der Planung verantwortlich moderieren sowie anschließend den Prozess evaluieren.

Entlassungsmanagement oder Entlassmanagement?

Entlassungsmanagement und Entlassmanagement sind zwei Begriffe mit unterschiedlicher Bedeutung [31].

Entlassmanagement: Sozialrechtlich geregelt und Teil der ärztlichen Behandlung (§ 39a SGB V), ein Rahmenvertrag zwischen der Deutschen Krankenhausgesellschaft, der Kassenärztlichen Bundesvereinigung und dem GKV-Spitzenverband erhöht die Verbindlichkeit der Umsetzung.

Pflegerisches Entlassungsmanagement: Evidenzbasierte pflegefachliche Norm zu diesem Thema, definiert aufgrund des Expertenstandards.

Expertenstandard „Entlassungsmanagement"

Durch den **Expertenstandard „Entlassungsmanagement in der Pflege"**, der 2004 veröffentlicht, 2009 und 2019 aktualisiert wurde [30], ist eine pflegefachliche Grundlage für einen strukturierten, systematischen und gesteuerten Prozess der Entlassung aus dem Krankenhaus gegeben.

Das Ziel des Expertenstandards (Standardaussage) lautet: „Jede*r Patient*in mit erwartbaren poststationären Versorgungsproblemen und einem daraus resultierenden Pflege- und Unterstützungsbedarf erhält ein individuelles Entlassungsmanagement zur Sicherung einer kontinuierlichen bedarfsgerechten Versorgung" (S. 25) [30].

Entlassungsprozess

Grundlage der Entlassungsplanung ist nach dem Expertenstandard „Entlassungsmanagement in der Pflege" der pflegerische **Entlassungsprozess** mit den Schritten: Assessment (Bedarfserhebung), Planung, Durchführung und Evaluation (Auswertung).

Damit alle Schritte nachvollziehbar sind, werden sie dokumentiert. Mit der Umsetzung des Expertenstandards „Entlassungsmanagement in der Pflege" werden Patienten erkannt, für die das Risiko besteht, nach der Entlassung aus dem Krankenhaus keine angemessene und ausreichende Versorgung zu haben. Zur Sicherung der Versorgungskontinuität werden erforderliche Maßnahmen geplant, durchgeführt und evaluiert. Pflegerisches Entlassungsmanagement trägt zur Patientensicherheit bei (→ 47.6.4).

Assessment

Die pflegerische Entlassungsplanung beginnt mit der **Erhebung des Bedarfs** (*Assessment*, → 1.7) am Aufnahmetag, meist bei der Pflegeanamnese. Diese Informationssammlung besteht aus zwei Schritten: Zuerst wird eine **erste kriteriengeleitete Ein-**

Initiales Assessment im Rahmen der Entlassungsplanung

Patientenname

Patient hat bereits professionelle ambulante Pflege ❑
Patient lebt im Heim ❑

Bereiche des Versorgungsbedarfs	nein	ja
1. Verrichtungen und Aktivitäten des täglichen Lebens		
Körperpflege		
Ausscheiden		
An- und auskleiden		
Ernährung		
Mobilität		
Kommunikation		
Soziale Bereiche des Lebens sichern		
Situationsangemessenes Verhalten und Orientierung		
Für Sicherheit sorgen		
Sich beschäftigen		
2. Hauswirtschaftliche Versorgung		
3. Lebenssituation-, Wohn- und Versorgungssituation		
Lebenssituation		
Wohnsituation		
Versorgungssituation		
Lebensverändernde Ereignisse		
Sozialbelastetes Umfeld		
Weitere Aspekte		
4. Hilfsmittel		
5. Rehabilitative Maßnahmen und Trainings		
6. Besonderheiten in Diagnostik und Behandlung		
7. Spezielle Pflege und Pflegesituationen		
8. Leistung und Finanzierung der Pflege		
9. Betreuung und Schutz		
10. Andere Service-Dienste		

Datum __________ Unterschrift ____________________________________

© Dangel/Korporal; Institut für Pflege- und Gesundheitswissenschaft (ipg), Postfach 360 352, 10973 Berlin; Mail: ipg@macdirect.de

Abb. 47.9 Beispiel für eine erste kriteriengeleitete Einschätzung. [M672, T221]

schätzung (initiales Assessment) (→ Abb. 47.9) bei allen Patientinnen und Patienten durchgeführt. Es klärt, ob ein erhöhtes Risiko für Versorgungsprobleme oder ein möglicher nachstationärer Pflege- bzw. Unterstützungsbedarf vorliegen wird. Dieses erste (orientierende) Assessment erfolgt auf der Basis von festgelegten, fachlichen Kriterien, die Pflegefachpersonen mit dem Patienten durchgehen und deren Ergebnisse sie dokumentieren. Sie fragen z. B. danach, in welcher sozialen oder räumlichen Umgebung der Patient lebt und wie er bisher zurechtgekommen ist. Verändert sich der Versorgungsbedarf des Patienten während des Krankenhausaufenthalts, z. B. durch die Entzündung einer Wunde, ist der Bedarf erneut zu erheben.

Durch diese erste kriteriengestützte Befragung lassen sich Patienten erkennen, die eine Entlassungsplanung benötigen. Bei ihnen wird eine zweite, genaue und umfassende Informationssammlung **(differenziertes Assessment)** durchgeführt. Die Pflegefachpersonen erheben damit weitere Informationen, z. B. zum Hilfebedarf, zur Wohn- und Lebenssituation, zu Hilfsmitteln sowie zu den Vorstellungen und Wünschen zur künftigen Lebensweise der Patienten. Zudem holen sie bei den Angehörigen und ggf. bei anderen beteiligten Berufen Informationen ein.

Bei älteren pflegebedürftigen Menschen steht oft die Frage im Mittelpunkt, wo sie zukünftig leben wollen. Es geht darum festzustellen, ob eine Rückkehr in die häusliche Umgebung möglich ist bzw. welche Unterstützung dafür erforderlich ist. Wurde bereits ein Pflegedienst eingeschaltet, nehmen die Pflegefachpersonen im Laufe der Entlassungsplanung Kontakt zu diesem auf.

Häufig führt ein Krankenhausaufenthalt zu einem nicht gewünschten Umzug in ein Pflegeheim, weil über andere Möglichkeiten der Versorgung nicht ausreichend informiert und beraten wurde. Um eine unerwünschte Übersiedelung in ein Pflegeheim zu vermeiden, sind Maßnahmen der Edukation und Beratung wichtig. Darüber gelingt es, eine bedarfsangemessene Versorgung zu planen und die Patienten mit ihren Angehörigen in die Lage zu versetzen, die Versorgung durchzuführen bzw. sich um notwendige Unterstützung zu kümmern. Patientenorientierung ist ein zentraler Aspekt im pflegerischen Entlassungsmanagement.

Planung

Die **Planung** der Entlassung des Patienten erfolgt auf Grundlage der Informationssammlung auf der Station (→ Tab. 47.10). Gemeinsam mit dem Patienten, seinen Angehörigen und den beteiligten Berufen stimmen die Pflegefachpersonen die geplanten Tätigkeiten ab und dokumentieren sie. Durch die Planung sichern die Pflegefachpersonen eine den Bedürfnissen des Patienten angepasste Entlassung und die weitere Versorgung.

Es ist eine wichtige Voraussetzung für die Umsetzung der Entlassungsplanung, den voraussichtlichen Entlassungszeitpunkt frühzeitig, am besten kurz nach der Aufnahme, festzulegen. Dies sollte in Abstimmung zwischen Arzt, Pflegepersonal, Patienten und Angehörigen geschehen.

Durchführung

Patientenedukation → 40.1

Auf Grundlage der Planung findet die **Durchführung** der Maßnahmen des Entlassungsmanagements statt. Hier haben die Pflegefachpersonen verschiedene Aufgaben:

- Information und Beratung
- Anleitung und Schulung
- Organisation von Hilfsmitteln und Dienstleistungen
- Abstimmung und Koordination der an der Versorgung Beteiligten.

Gerade wenn nach dem Krankenhausaufenthalt keine professionell Pflegenden an der Versorgung des Patienten beteiligt sind, haben Information und Beratung (→ Kap. 40) von Patienten und Angehörigen besondere Bedeutung. Information und Beratung beziehen sich dabei z. B. auf Pflegehilfsmittel und -techniken, Leistungsansprüche durch die Kranken- bzw. Pflegekasse oder das Sozialamt sowie Möglichkeiten zur Entlastung der Angehörigen, etwa durch ambulante Pflegedienste. Es ist auch erforderlich, Angehörige über Pflegekurse (§ 45 SGB XI), pflegeerleichternde Hilfsmittel und Angebote der Selbsthilfe zu informieren. Je nach Bedarf des Patienten finden Information und Beratung fortlaufend während des gesamten Krankenhausaufenthalts statt.

Anleitung und Schulung sind Bestandteile des Entlassungsprozesses. Sie umfassen die Erklärung, die Demonstration und das Üben von Pflegehandlungen. Weil sich der Patient und die Angehörigen vor manchen Pflegehandlungen, z. B. Injektionen, zunächst vielleicht scheuen, beginnen Pflegefachpersonen auf der Station frühzeitig mit der Anleitung und Schulung.

Hilfreich ist manchmal auch Schulungsmaterial, z. B. um Handlungen zunächst als „Trockenübung" auszuprobieren. Eine auf die Fähigkeiten des Patienten abgestimmte Anleitung ist Voraussetzung, um die Situation nach dem Krankenhausaufenthalt optimal vorzubereiten. Wichtig ist, dass sich Pflegefachpersonen vergewissern, ob der Patient oder die Angehörigen die Maßnahme durchführen können, ob Fragen oder weiterer Schulungsbedarf vorliegen. Das ist auch deshalb wichtig, weil Patienten häufig nicht nachfragen, wenn sie unsicher sind. Durch die immer kürzere Verweildauer von

Tab. 47.10 Beispiele für die Erhebung von Informationen für die Entlassungsplanung.

Informationen für die Entlassungsplanung
• Wo lebt der Patient (z. B. Pflegeheim, häusliche Umgebung)? • Lebt der Patient allein? Ergeben sich daraus Probleme? • In welchem Stockwerk lebt der Patient? Gibt es einen Aufzug, muss der Patient Treppen steigen? Hat die Treppe ein Geländer? • Wie sieht es mit Ein- und Ausstiegsmöglichkeiten aus Badewanne oder Dusche oder einer Rutschsicherung aus? Kann der Patient die Armaturen im Badezimmer bedienen? • Ist bei Bedarf eine Person in der Nähe, z. B. ein hilfsbereiter Nachbar? • Braucht der Patient Hilfe bei der Körperpflege? • Sind Teppiche und Bodenbeläge rutsch- und stolpersicher? • Kann der Patient sich zwischen den Möbeln bewegen? • Ist ggf. genügend Platz für einen Rollator/Rollstuhl vorhanden? • Ist ein Pflegebett notwendig? Wo ist ggf. Platz, um es aufzustellen? • Welche Heizung ist vorhanden? Kann der Patient mit ihr umgehen? • Wie sind die Lichtverhältnisse? Sind alle Zimmer gut ausgeleuchtet, um Stürze zu vermeiden? • Kann der Patient das Telefon erreichen? Hört er den Klingelton? Benötigt er einen Lautsprecher? Ist ein Hausnotrufsystem notwendig? • Wie ist die Küche ausgestattet? Kann sich der Patient die Nahrung selbst zubereiten? Benötigt er Hilfsmittel? Kann er den Herd (sicher) bedienen? Gibt es arbeitserleichternde Geräte, z. B. eine Spülmaschine? • Gibt es ein Geschäft in der Nähe, bzw. wer kauft für den Patienten ein? Soll „Essen auf Rädern" bestellt werden, oder kann jemand die Mahlzeiten portionsweise zubereiten und einfrieren? • Müssen Haustiere versorgt werden? Wer kann dies übernehmen? • Welche spirituellen Bedürfnisse hat der Patient? Wünscht er z. B. den Besuch eines Geistlichen?

Patienten im Krankenhaus ist es möglicherweise erforderlich, dass Schulungen, die in der Klinik begonnen wurden, zu Hause durch einen ambulanten Pflegedienst weitergeführt werden.

Edukation und Beratung haben einen immer höheren Stellenwert bei Versorgungsübergängen. Ziel ist, Patienten und Angehörige in die Lage zu versetzen, sich selbstständig versorgen zu können bzw. sie zum Selbstmanagement zu befähigen [31].

Wird der Patient nach dem Krankenhausaufenthalt weiter pflegerisch versorgt, erhält die neue Einrichtung neben der frühzeitigen mündlichen Information über den Pflege- und Unterstützungsbedarf des Patienten auch einen schriftlichen Überleitungsbogen. Dieser enthält neben den Patientendaten alle relevanten Informationen zu Pflegeproblemen, Zielen der Pflege, angewandten Pflegemaßnahmen, zum Status des Patienten, zu von ihm getroffenen Regelungen und ggf. weiteren Besonderheiten. Der Patient sollte eine Kopie des Bogens erhalten.

Kontaktaufnahme anbieten

Die Pflegefachpersonen weisen den Patienten darauf hin, dass sie auch **nach der Entlassung** weiterhin für Fragen zur Verfügung stehen, und übergeben ihm z. B. eine Visitenkarte mit Namen und dienstlicher Telefonnummer der für ihn verantwortlichen Pflegefachperson.

Evaluation

Die **Auswertung** des Entlassungsprozesses erfolgt in zwei Schritten. 24 Std. vor der Entlassung werten die Pflegefachpersonen ihre Tätigkeiten im Entlassungsprozess aus. Sie prüfen, ob die Durchführung der Planung entspricht und ob weitere Informationen, Anleitung oder Organisation notwendig sind, z. B. bei akuter Verschlechterung des Gesundheitszustands oder wenn das benötigte Pflegebett noch nicht geliefert wurde. Geprüft wird auch, ob der Patient für seine Versorgung zu Hause vorbereitet ist, ob er noch Fragen hat oder ggf. Beratungsbedarf besteht.

Im zweiten Schritt nehmen Pflegefachpersonen nach Absprache und im Einverständnis 48–72 Std. nach der Entlassung Kontakt auf mit dem Patienten und seinen Angehörigen bzw. der nachsorgenden Einrichtung. Sie fragen, ob die geplanten Maßnahmen verwirklicht wurden, z. B. ob der Pflegedienst täglich kommt. Der Patient kann Fragen stellen, Probleme ansprechen, und die Pflegefachpersonen können ggf. weitere Maßnahmen einleiten. Der Kontakt nach der Entlassung des Patienten sollte auf der Grundlage eines abgestimmten Fragenkatalogs erfolgen.

Wichtig ist, dass die Pflegefachperson, die den Patienten vorrangig in der Klinik versorgt hat (Bezugspflegefachperson), die Auswertung vornimmt. Sie kann die Situation des Patienten am besten beurteilen. Wie bei der Pflegeplanung ist die Evaluation zentral für die Beurteilung, ob die Maßnahmen im Prozess zum Erreichen des Ziels geführt haben.

Durch die Evaluation liegen der Klinik Daten und Ergebnisse zum Entlassungsprozess vor, die Auskunft über die Qualität geben und einen Indikator für die Gewährleistung von Patientensicherheit markieren.

Aus Fehlern lernen

Pflegefachpersonen wird durch die Auswertung eine **Verbesserung der Entlassungsplanung** bei anderen Patienten ermöglicht.

Beteiligte Einrichtungen und Personen

Eine fachliche und systematische Überleitung ist auch bei der **Verlegung zwischen Einrichtungen,** z. B. von häuslicher oder heimstationärer Pflege in ein Krankenhaus oder auf eine andere Station, wichtig und wirkt sich auf die Versorgungsqualität aus.

Je nach Pflege- und Unterstützungsbedarf des Patienten sind verschiedene Personen an der Entlassungsplanung beteiligt, es handelt sich um eine multiprofessionelle Aufgabe:

- Direkt beteiligte Berufe, z. B. Pflegefachpersonen, Ärzte, Therapeutinnen (Physio-, Ergotherapeutinnen, Logopäden)
- Weitere Berufe wie Sozialarbeiterinnen, Seelsorger, Psychologinnen, Diätassistenten, Hilfsmittelberaterinnen
- Externe Dienstleister und ehrenamtlich tätige Personen, z. B. Pflegeexpertinnen zur Stomaversorgung und Angehörige von Selbsthilfegruppen
- Verwaltungen, z. B. Kostenträger, Medizinischer Dienst.

Da viele Aufgaben der Entlassungsplanung nicht direkt mit der Pflege oder der medizinischen Versorgung zu tun haben, wurde die Entlassungsplanung bislang oft nicht von Pflegefachpersonen ausgeführt. Die Durchführung des Entlassungsmanagements ist aber **eine pflegefachliche Aufgabe,** sie findet integriert in den Pflegeprozess statt. Darüber haben Pflegefachpersonen einen kontinuierlichen und häufigen Kontakt zum Patienten und seinen Angehörigen. Zudem steht nach der Entlassung meist die Pflege im Mittelpunkt.

Dokumentation

Informationsmanagement und Pflegedokumentation → 1.10

Alle Schritte im Entlassungsprozess werden dokumentiert. Die Dokumentation ist haftungsrechtlich relevant. Der **Überleitungsbogen** übermittelt, fachlich zutreffend, die Informationen, die für die pflegerische Weiterversorgung notwendig sind. Großen Stellenwert hat die pflegerische Fachsprache (→ 1.11.3). Erfolgt die Dokumentation fachsprachlich nicht korrekt, können Informationen falsch aufgefasst werden. Informations- und Dokumentationsdefizite sind häufig der Anlass für Probleme bei Versorgungsübergängen.

Datenschutz beachten

Bei der Weitergabe des Überleitungsbogens an die weiterversorgende Einrichtung bzw. Person müssen die Pflegefachpersonen den **Datenschutz** beachten. Werden Patientendaten an Dritte übermittelt, ist stets eine Einwilligung im Sinne des Art. 9 Abs. 2 DSGVO erforderlich. Das heißt, dass ohne die Zustimmung des Patienten keine Datenverarbeitung erfolgen darf. Das Überleitungsformular ist von der Pflegefachperson und (falls möglich) vom Patienten zu unterschreiben. Es ist ein wichtiges Merkmal eines patientenorientierten Krankenhauses, dem Patienten eine Kopie des ausgefüllten Bogens auszuhändigen.

Erforderliche Kompetenzen der Pflegefachpersonen

Entlassungsplanung erfordert fachliche und soziale Kompetenzen (→ 51.4.1), sie setzt methodisches und durchdachtes Arbeiten voraus und eröffnet neue Aufgabengebiete (→ Tab. 47.11). Dazu gehören:

- Erfahrungen in verschiedenen Fachbereichen, auch in der häuslichen Pflege (ggf. kann fehlendes Wissen durch Hospitationen ergänzt werden), Strukturkompetenz in der Versorgung
- Organisationsvermögen und Methodenkompetenz
- Kommunikative Kompetenz und Verhandlungsgeschick
- Beratungskompetenz, pädagogische Fähigkeiten
- Sozialrechtliche Kenntnisse.

Tab. 47.11 Kernkompetenzen von Pflegenden in der Entlassungsplanung.

Kompetenzen	Anforderungen
Erfahrung in verschiedenen Fachbereichen, auch in der häuslichen Pflege (ggf. kann fehlendes Wissen durch Hospitationen ergänzt werden), Strukturkompetenz in der Versorgung	• Breites pflegerisches Wissen, da die Patientinnen und Patienten aus verschiedenen Fachbereichen kommen • Kenntnis der Möglichkeiten der poststationären Versorgung • Kenntnis der Stationsabläufe • Einfühlungsvermögen, um den Bedürfnissen des Patienten gerecht zu werden • Kenntnis von Anforderungen und Wegen pflegerischer Versorgung außerhalb des Krankenhauses.
Organisationsvermögen und Methodenkompetenz	• Planung, Koordination und Überwachung des Entlassungsprozesses • Anwenden von Instrumenten, z. B. Assessment-Instrumenten, zur Erhebung des Versorgungsbedarfs vor und nach der Entlassung.
Kommunikative Kompetenz und Verhandlungsgeschick	• Kooperation mit anderen Berufsgruppen und Leistungsträgern • Kommunikation mit Patienten und Angehörigen in für sie schwierigen Lebenssituationen • Moderation von Abläufen und Prozessen der Versorgung.
Beratungskompetenz, pädagogische Fähigkeiten	• Unterstützung der Problembewältigung bei Patienten und Angehörigen • Patientenberatung zu leistungsrechtlichen Zuständigkeiten und ergänzender Hilfen • Patientenberatung zu Hilfsmitteln • Beratungsgespräche und Schulungen für Angehörige nach SGB XI • Beurteilung einer Pflegesituation • Beratung von Patienten und Angehörigen zu Wegen und Alternativen der pflegerischen Versorgung • Organisation und Durchführung von Fortbildungen zur Entlassungsplanung • Vorstellung des Konzepts der Entlassungsplanung in der Aus- und Weiterbildung.
Sozialrechtliche Kenntnisse	• Verhandlungen mit Kostenträgern • Beratung von Patienten bei leistungsrechtlichen Problemen, Umgang mit möglichen Konflikten • Kenntnis des MD und seiner Funktion • Modellhafte Weiterentwicklung der vorhandenen Regelungen.
Bereitschaft zur Fort- und Weiterbildung im Sinne von lebenslangem Lernen im Beruf	
Kreativität, Flexibilität und Reflexionsvermögen als Voraussetzungen für Problemlösung und Innovation, Fähigkeit zur Präsentation	
Bereitschaft zur Verantwortung in der eigenfachlichen und berufsübergreifenden Versorgung	

SPICKZETTEL

Pflegerisches Entlassungsmanagement

- Sicherstellung der notwendigen Versorgung eines Patienten nach der Entlassung oder Überleitung in eine andere Einrichtung.
- Berufs- und einrichtungsübergreifende Planung.
- Strukturiertes Vorgehen gemäß Expertenstandard: 1. Bedarfserhebung (erste Einschätzung am Aufnahmetag), 2. Planung mit dem Patienten, Angehörigen und weiteren Berufsgruppen, 3. Durchführung (Beratung, Schulung, Anleitung, Organisation von Hilfsmitteln und Dienstleistungen), 4. Auswertung (dazu 48–72 Std. nach Entlassung Kontaktaufnahme zu dem Patienten/Angehörigen oder der nachsorgenden Einrichtung).

47.6.4 Patientensicherheit als zentrales Ziel in der Versorgung

DEFINITION

Patientensicherheit: „Patientensicherheit ist das aus der Perspektive der Patienten bestimmte Maß, in dem handelnde Personen, Berufsgruppen, Teams, Organisationen, Verbände und das Gesundheitssystem

1. einen Zustand aufweisen, in dem unerwünschte Ereignisse selten auftreten, Sicherheitsverhalten gefördert wird und Risiken beherrscht werden,
2. über die Eigenschaft verfügen, Sicherheit als erstrebenswertes Ziel zu erkennen und realistische Optionen zur Verbesserung umzusetzen, und
3. ihre Innovationskompetenz in den Dienst der Verwirklichung von Sicherheit zu stellen in der Lage sind" (S. 11) [32].

Fehler *(engl. = error)*: Nichterreichen eines geplanten Handlungszieles, bei dem eine Abweichung vom Plan, ein falscher Plan oder kein Plan vorliegt. Ein Fehler kann zu einem unerwünschten Ereignis führen, muss es aber nicht.

Unerwünschtes Ereignis *(engl. = adverse event, harm)*: Ein unbeabsichtigtes negatives Ergebnis geht auf die Behandlung zurück und ist nicht der bestehenden Krankheit geschuldet. Es kann vermeidbar oder unvermeidbar sein.

Kritisches Ereignis *(engl. = critical incident)*: Ein Ereignis, das das Risiko für das Eintreten eines schwerwiegenden unerwünschten Ereignisses erhöht oder tatsächlich in ein schwerwiegendes unerwünschtes Ereignis mündet. Ein kritisches Ereignis bedingt die sofortige Untersuchung und Reaktion.

Patientensicherheit ist in den letzten Jahren zunehmend wichtiger und immer präsenter geworden. Sie ist eng verknüpft mit der Qualität der Versorgung, ihrer Gewährleistung durch die Einrichtung (Qualitätsmanagement) und den Kosten der gesundheitlichen Versorgung.

Grundsätzlich soll jede Behandlung oder Versorgung das für den und mit dem Patienten gesetzte (Behandlungs-)Ziel erreichen und zum geplanten und gewünschten Ergebnis führen. In diesem Zusammenhang ist Patientensicherheit immer Indikator und Prüfkriterium der Ergebnisqualität (→47.7.1).

Patientensicherheit lässt sich – über die strukturellen Parameter hinaus – beschreiben als Vermeidung (Reduktion) von unerwünschten (vermeidbaren) Ereignissen durch „gute"

- Behandlung
- Kommunikation
- Organisation von Behandlungsprozessen (mit funktionierendem Risiko-/Fehlermanagement) [33].

Durch Veränderungen der Rahmenbedingungen der Versorgung (v. a. Kostenorientierung im Gesundheitswesen, Verweildauerverkürzung) können Risiken, Unterbrechungen, unerwünschte Ereignisse und Fehler in der Versorgung entstehen. Die Ursachen sind u. a. Informations- und Dokumentationsdefizite, zu späte oder unzureichende Planung und Organisation der Versorgung sowie nicht zur Verfügung stehende Kapazitäten. Eine weitere Ursache ist die unzureichende Information der Beteiligten, z. B. bei der Entlassung aus dem Krankenhaus, Übergaben oder der Medikamentenversorgung.

Konsequenzen für Patientinnen und Patienten sind in der Regel verlängerte Behandlungszeiten, Beeinträchtigung ihres gesundheitlichen Zustands, Unsicherheiten und Mehraufwände. Neben dem Leid, das für Patienten entsteht, führen nicht angemessene, diskontinuierliche Versorgungsverläufe oder Fehler in der Versorgung immer auch zu Kostensteigerungen. Vor diesem Hintergrund hat sich der Gesetzgeber dem Thema Patientensicherheit in der gesundheitlichen Versorgung angenommen und verschiedene Maßnahmen ergriffen. Eckpunkte für den Stellenwert der Patientensicherheit sind:

Unabhängige Patientenberatung

Um Patientinnen und Patienten in gesundheitlichen und rechtlichen Fragen oder Belangen unabhängig zu informieren und zu beraten, wurde 2000 die Unabhängige Patientenberatung in Deutschland (UPD) etabliert mit dem Ziel, Patientenorientierung im Gesundheitswesen zu stärken und auf vorhandene Probleme aufmerksam zu werden. Zur Gewährleistung des Ziels beginnt gegenwärtig eine Neuausrichtung der UPD, die ab 2024 etabliert sein soll (§ 65b SGB V).

Patientenrechtegesetz

Im Jahr 2013 ist das Patientenrechtegesetz [34] verabschiedet worden. Dieses soll der veränderten Rolle von Patienten zum „selbstbewussten Beitragszahler“ und „kritischen Verbraucher“ [35] Rechnung tragen und seine Position stärken. Regelungen des Patientenrechtegesetzes betreffen beispielsweise den Behandlungsvertrag, die Informations- und Aufklärungspflicht, die Dokumentation sowie die Einsicht in Behandlungs-/Versorgungsunterlagen.

Ziel des Gesetzes ist, den Patienten umfassende Transparenz zu vermitteln, z. B. über Diagnosen, Risiken, Abläufe und Folgen, aber auch über ggf. entstehende Kosten, die nicht durch die Krankenkasse übernommen werden. Dies betrifft alle an der Versorgung beteiligten Berufsgruppen. Nachvollziehbarkeit und Verständnis von Prozessen sind wichtige Aspekte der Patientensicherheit, da eine aktive Beteiligung, Adhärenz und Bewältigung seitens der Patienten voraussetzen, informiert zu sein und verstanden zu haben, welche Maßnahmen warum mit welchen Konsequenzen umgesetzt werden.

Regelungen zur Qualitätssicherung

Patientensicherheit ist in den letzten Jahren zunehmend auch in den Mittelpunkt der Regelungen zur Qualitätssicherung gerückt, indem in Krankenhäusern durchzuführende Maßnahmen konkretisiert und verbindlich festgelegt werden (→ Tab. 47.12), (→ 47.7.5). Werden die formulierten Qualitätsanforderungen nicht eingehalten, können sanktionierende Maßnahmen durch den Gemeinsamen Bundesausschuss (G-BA) (§ 137 SGB V) ergriffen werden, z. B. Vergütungsabschläge.

Im Rahmen des Krankenversicherungsrechts, aber auch in die Ausbildungen von Fachpersonen sind Maßnahmen zur Verbesserung der Patientensicherheit aufgenommen worden, z. B. das Beschwerdemanagement sowie Mindeststandards für Risiko- und Fehlermeldesysteme (→ 47.7.5).

Aktionsbündnis Patientensicherheit

2005 hat sich das Aktionsbündnis Patientensicherheit (APS) gegründet. Der Verein wird getragen von Vertreterinnen und Vertretern von Patientenorganisationen, Berufen und ihren Verbänden, Fachgesellschaften, Krankenhäusern, Krankenkassen, Selbstverwaltungen u. a. Das APS geht davon aus, dass unerwünschte Ereignisse als ungewollte Ergebnisse die Patientensicherheit gefährden. Deshalb setzt es sich dafür ein, Strategien zur Vermeidung und zum Umgang mit unerwünschten Ereignissen zu entwickeln. Laut dem APS geschehen unerwünschte Ereignisse häufig durch Fehler, die im Rahmen von arbeitsteiligen und komplexen Handlungsprozessen entstehen. Deshalb ist das gemeinsame Lernen aus Fehlern ein wichtiges Instrument, um die Patientensicherheit zu verbessern [36].

47.7 Qualitätssicherung und Qualitätsmanagement

Qualität, Qualitätssicherung und Qualitätsmanagement sind für die Pflege seit Einführung der Pflegeversicherung 1995 ein wichtiges Thema geworden. Die Beurteilung von Qualität hat eine zentrale Rolle im Gesundheitswesen erhalten.

47.7.1 Qualität und Pflegequalität

DEFINITION

Qualität: Im Gesundheitswesen hat sich die Definition des Qualitätsbegriffs des amerikanischen Professors für Public Health *Avedis Donabedian* durchgesetzt. Demnach ist Qualität der Grad der Übereinstimmung zwischen den Zielen des Gesundheitswesens und der tatsächlich geleisteten Pflege oder Behandlung [37].

Qualität ist grundsätzlich ein neutraler Begriff. Er bezeichnet allgemein die Beschaffenheit oder Eigenschaft z. B. eines Produkts oder einer Dienstleistung. Die Definition von Qualität in der gesundheitlich-pflegerischen Versorgung ist davon abhängig, unter welchen Rahmenbedingungen sie stattfindet und aus welchem Blickwinkel Qualität betrachtet wird. Kranke und pflegebedürftige Menschen sowie Angehörige

Tab. 47.12 Ebenen der Struktur-, Prozess- und Ergebnisqualität.

Strukturqualität	Prozessqualität	Ergebnisqualität
Rahmenbedingungen, unter denen Leistungen erbracht werden: • Personelle Ausstattung: Art, Anzahl, Qualifikation • Materielle Ausstattung: Art und Umfang (z. B. technische Ausstattung, Hilfsmittel, ...) • Organisation: z. B. Pflegeorganisationssystem, ...	Abläufe der Versorgung, Maßnahmen, die im Rahmen der Versorgung erfolgen. Es geht darum, was, wie durchgeführt wird: • Wie werden die Leistungen durchgeführt? • Anwendung der fachlichen Standards bei der Versorgung (z. B. Expertenstandards).	Ergebnis der Leistung im Abgleich mit dem angestrebten Ziel der Pflege, z. B. • Messen von Veränderungen im pflegerischen Zustand (z. B. Fähigkeiten der Selbstpflege, Mobilität, ...) • Messen von Risiken der pflegerischen Versorgung (z. B. Sturz, Kontrakturen, ...) • Zufriedenheit von Patienten.

haben in ihrer individuellen Sicht ein anderes Verständnis von Qualität als diejenigen, die in diesem Bereich beruflich tätig sind. Insofern ist eine Definition von Qualität, die alle Einflussfaktoren auf die Versorgung berücksichtigt, nicht möglich.

Vor dem Hintergrund der Schwierigkeit, Qualität zu definieren, schlägt *Donabedian* vor, Qualität auf den Ebenen **Struktur, Prozess** und **Ergebnis** zu beurteilen (→Tab. 47.12). Dieser Ansatz hat sich bewährt und findet breite Anwendung im Gesundheitswesen, zum Beispiel auch beim Aufbau der Expertenstandards.

Qualität in der Pflege ist nicht statisch, sondern entwickelt sich durch neues Wissen und Ergebnisse der Forschung weiter. Die **Expertenstandards** sind ein Beispiel dafür. Ein Expertenstandard stellt das Niveau der Pflege bezogen auf das jeweilige Thema zum genannten Zeitpunkt dar. Deshalb sind Expertenstandards Ausdruck von Qualitätsentwicklung. Sie werden in der Regel alle fünf Jahre überprüft, indem eine Analyse der nationalen und internationalen Fachliteratur erfolgt und überprüft wird, ob der Expertenstandard verändert werden muss.

Nationale Expertenstandards

1999 beschloss die *Gesundheitsministerkonferenz (GMK)* im Rahmen einer Qualitätsstrategie im Gesundheitswesen u. a. die Entwicklung von ärztlichen Leitlinien und Pflegestandards für zehn wichtige Krankheiten. Bis heute liegen folgende **Expertenstandards** vor:

- Dekubitusprophylaxe in der Pflege (→6.11.4)
- Entlassungsmanagement in der Pflege (→47.6.3)
- Schmerzmanagement in der Pflege (→13.2)
- Sturzprophylaxe in der Pflege (→9.8)
- Förderung der Harnkontinenz in der Pflege (→8.1.6)
- Pflege von Menschen mit chronischen Wunden (→6.11.5)
- Ernährungsmanagement zur Sicherung und Förderung der oralen Ernährung in der Pflege (→7.2)
- Erhalt und Förderung der Mobilität in der Pflege
- Förderung der physiologischen Geburt
- Beziehungsgestaltung in der Pflege von Menschen mit Demenz
- Förderung der Mundgesundheit in der Pflege.

Expertinnen und Experten aus Pflegewissenschaft und -praxis erarbeiten im Auftrag des *Deutschen Netzwerks für Qualität in der Pflege (DNQP, www.dnqp.de)* die Standards auf der Basis einer umfassenden Literaturanalyse. Sie stellen sie anschließend auf einer Konsensus-Konferenz der Fachöffentlichkeit vor, diskutieren und verabschieden sie (fachlicher Konsens). Bevor der Standard für den Regeleinsatz freigegeben wird, durchläuft er eine empirische Erprobung mit Auswertung (sowie ggf. Anpassung) in einigen Einrichtungen. Der Bearbeitung von Expertenstandards liegt ein definiertes Verfahren zugrunde [38].
Expertenstandards sind für Pflegefachpersonen verbindliche Grundlage. Das SGB V regelt, dass Leistungen „dem jeweiligen Stand der wissenschaftlichen Erkenntnisse entsprechen und in der fachlich gebotenen Qualität erbracht werden" müssen (§135a (1) SGB V).

47.7.2 Qualitätssicherung

Beginn der Qualitätssicherung

Der Beginn der Qualitätssicherung im Bereich der gesundheitlichen Versorgung reicht zurück in die 1970er-Jahre. Zu dieser Zeit entstanden die sog. Perinatalstudien, die jede Geburt in einer Klinik, zunächst in Bayern, hinsichtlich einiger Merkmale dokumentierten und die **Qualität der Versorgung** auswerteten. Anlass hierfür waren die Zahlen der Totgeburten und die Säuglingssterblichkeit, die in der damaligen Bundesrepublik (West) gegenüber der DDR deutlich erhöht waren.
Die Perinatalstudien waren die erste zunehmend flächendeckend eingeführte Form einer einheitlichen externen medizinischen Qualitätssicherung. Auf diesen Erfahrungen basierend wurden Ansätze externer Qualitätssicherung für weitere Bereiche der medizinischen Versorgung entwickelt und eingeführt. Die Perinatalstudien waren auch Grundlage für die ersten sozialrechtlichen Regelungen zur Qualitätssicherung im Krankenversicherungsrecht (1989/1992) [39].

Qualitätssicherung ist in der gesundheitlich-pflegerischen Versorgung ein wichtiges und zentrales Thema. Dafür sind v. a. die Festschreibung der Qualitätssicherung im SGB V und SGB XI, die Umsetzung in Richtlinien und die daraus folgenden Maßnahmen verantwortlich. Qualitätssicherung bestimmt seither den Rahmen von Leistung, Kosten und Qualität der Gesundheits- und Pflegehandlungen.

Qualität und Kosten von medizinischen und pflegerischen Dienstleistungen können so überprüft, Leistungen transparent und nachvollziehbarer dargestellt werden. Qualitätssicherung soll auch kranken und pflegebedürftigen Menschen bei der Auswahl von Einrichtungen der Versorgung, z. B. Pflegeheimen, unterstützen.

Für die **Entwicklung und Professionalisierung der Pflege** hat Qualitätssicherung erhebliche Bedeutung. Sie ermöglicht, pflegerische Tätigkeiten, Leistungen, Prozesse und Dienste inhaltlich zu beschreiben und die erforderlichen Kompetenzen für Dienstleistungen festzulegen.

Eine Systematisierung pflegerischer Tätigkeiten existiert bisher nicht. Das Pflegeversicherungsgesetz bietet hierfür jedoch einen Rahmen: Pflege ist ein eigenständiges und eigenverantwortetes professionelles Tätigkeitsgebiet. Es umfasst eine Vielzahl von Aufgaben und Handlungen, die pflegefachlich ausgestaltet werden müssen – von der Begutachtung, Beratung, Schulung, Anleitung und Begleitung bis hin zur Qualitätssicherung. Die Beschreibung und Festlegung von Inhalten pflegerischer Tätigkeit ist auch für Pflegewissenschaft und -forschung eine wichtige Aufgabe.

Formen der Qualitätssicherung

Externe Qualitätssicherung erfolgt durch einrichtungsfremde und unabhängige Fachkräfte oder Experten mit standardisierten, wissenschaftlich begründeten und methodisch geprüften Erhebungsinstrumenten anhand festgelegter Kriterien. Vergleiche von Einrichtungen sind auf dieser Basis möglich. Am Ende steht eine Qualitätsberichterstattung.
Zur **internen Qualitätssicherung** dienen unterschiedliche Maßnahmen, die in einer Einrichtung zentral oder dezentral durchgeführt werden. Sie sind auf Strukturen, Funktionen, Abläufe oder Probleme der Einrichtung bezogen und können vielfältige Formen haben (z. B. Qualitätszirkel). Ihre Fragestellungen beziehen sich auf Transparenz, Klärung oder Problemlösung.
Qualitätsmanagement (→47.7.5) ist ein Instrument der Organisationsentwicklung mit dem Ziel, Prozesse und Abläufe zu optimieren. Entsprechend beschäftigen sich Qualitätsmanagement-Ansätze mit den Strukturen und Abläufen in Einrichtungen. Zugrunde liegen bekannte oder zu klärende Strukturen oder Prozesse, die analysiert, modifiziert und anschließend beurteilt werden. Qualitätsmanagement wird häufig irrtümlich als interne Qualitätssicherung bezeichnet. Regelungen des Qualitätsmanagements orientieren sich immer mehr an der Perspektive von Patientinnen und

Patienten mit dem Ziel, Patientensicherheit, Akzeptanz und Adhärenz zu gewährleisten (→47.6.4).

SPICKZETTEL

Qualität und Qualitätssicherung

Qualität in der Pflege

- Strukturqualität: Rahmenbedingungen der Pflege (personell, materiell, organisatorisch).
- Prozessqualität: Abläufe in der Versorgung (Anwendung fachlicher Standards, z. B. Expertenstandards).
- Ergebnisqualität: Ergebnis der Leistung im Abgleich mit den Zielen.

Qualitätssicherung

- Externe Qualitätssicherung durch unabhängige Fachkräfte mit standardisierten Erhebungsinstrumenten.
- Interne Qualitätssicherung durch Mitarbeitende der Einrichtung; Maßnahmen zur Klärung und Optimierung von Funktionen und Abläufen in der Versorgung.

Qualitätsmanagement: Analyse, Modifizierung und Bewertung von Prozessen ggf. mithilfe von Qualitätsmanagementsystemen (z. B. ISO-Normen).

47.7.3 Rechtliche Regelungen zur Qualitätssicherung

Sozialrechtliche Regelungen zur Qualitätssicherung in der gesundheitlich-pflegerischen Versorgung sind v. a. in die Sozialgesetzbücher V und XI aufgenommen worden:

- Im **Krankenversicherungsrecht** (SGB V) gibt es keine spezifischen Regelungen für die Pflege. Pflege ist aber im Rahmen der Qualitätssicherung angesprochen, weil Grund- und Behandlungspflege – als pflegerische Leistungen – Teil der ärztlichen Behandlung sind
- Im **Pflegeversicherungsrecht** (SGB XI) liegen detaillierte Regelungen vor.

Die Regelungen zur Qualitätssicherung betreffen in beiden Gesetzbüchern Maßnahmen der externen und internen Qualitätssicherung und die Einrichtung eines Qualitätsmanagements.

Regelungen zur Qualitätssicherung im SGB V

Im **Krankenversicherungsrecht** (SGB V) ist Qualitätssicherung im Abschnitt 9 „Sicherung der Qualität der Leistungserbringung" geregelt (§§ 135–139 SGB V).

Auf den ersten Blick scheinen die rechtlichen Regelungen wenig mit Pflege zu tun zu haben. Von spezifischer Bedeutung ist § 135a SGB V, der alle Leistungserbringer zur Qualitätssicherung verpflichtet und wissenschaftliche Erkenntnisse als Grundlage der Leistungserbringung festlegt. Dies betrifft auch die Expertenstandards, die – für ihren jeweiligen Bereich – den gegenwärtigen Stand des (internationalen) Wissens darstellen und somit verbindliche Grundlage für die pflegerische Leistungserbringung sind. Regelungen, die übergreifend für die Versorgung formuliert wurden, sind auch für die Pflege bindend.

Die Entwicklung der Regelungen zur Qualitätssicherung macht deutlich, dass Qualität, ihre Entwicklung und Sicherung immer mehr an Bedeutung für das Gesundheitswesen gewinnen und die Versorgung zunehmend steuern, vor allem auch unter dem Aspekt der Kosten. Der *Gemeinsame Bundesausschuss (G-BA)* ist hierfür die zentrale Einrichtung. Seit wenigen Jahren gibt es weitere Regelungen, die spezifisch die pflegerische Versorgung im Krankenhaus betreffen. Regelungen zu Pflegepersonaluntergrenzen, Festlegung eines Pflegepersonalquotienten und die Etablierung eines Verfahrens zur Personalbemessung der Pflege im Krankenhaus (ab 2025) sind zur Gewährleistung der Strukturqualität aufgenommen worden (§§ 137i, j, k SGB V).

Pflegepersonaluntergrenzen

Im Jahr 2019 wurden Pflegepersonaluntergrenzen eingeführt, um eine Unterbesetzung in sogenannten pflegesensitiven Bereichen im Krankenhaus zu vermeiden. Sie galten zunächst in den Bereichen Geriatrie, Intensivmedizin, Unfallchirurgie und Kardiologie, mittlerweile sind sie für 15 fachliche Bereiche eingeführt (Herzchirurgie, Neurologie, neurologische Schlaganfalleinheit, neurologische Frührehabilitation, der allgemeinen Chirurgie, der Inneren Medizin, der Pädiatrie, der pädiatrischen Intensivmedizin, Gynäkologie und Geburtshilfe).

Die Untergrenzen werden als maximale Anzahl von Patientinnen und Patienten pro Pflegekraft (Pflegefachperson und Pflegehilfskräfte) festgelegt (→Tab. 47.13). Die Krankenhäuser sind verpflichtet, monatlich zu ermitteln, ob sie die Durchschnittswerte einhalten. Dafür müssen sie pro Quartal die Schichten anzeigen, in denen die Grenzen unterschritten wurden. Wurden die Grenzwerte unterschritten, müssen die Krankenhäuser Vergütungsabschläge zahlen [40].

An den Personalgrenzen wird vor allem kritisiert, dass sich diese Mindestbesetzung an den schlechtesten 25 % der Kliniken orientieren. Auch beziehen sich die geforderten Zahlen nicht auf die einzelnen Schichten, sondern auf Durchschnittswerte. Schlecht besetzte Schichten können somit durch besser besetzte Schichten „ausgeglichen" werden.

Aufgrund der Richtlinien, die der *G-BA* erlässt, werden in Krankenhäusern verpflichtende Maßnahmen zur Qualitätssicherung und zu den Anforderungen an ein einrichtungsinternes Qualitätsmanagementsystem vorgeschrieben. Zudem soll die Qualitätssicherung sektorenübergreifend anhand von Diagnosen und Indikatoren erfolgen. Dazu beauftragt der *G-BA* eine unabhängige Institution mit der Instrumentenentwicklung, der Durchführung der externen Qualitätssicherung (die das Ziel hat, Versorgungsqualität zu messen und darzustellen), der Dokumentation und der verständlichen Berichterstattung. Weitere Anforderungen der Qualitätssicherung betreffen z. B. die Verpflichtung der Versorgungseinrichtungen, die Qualifikation des Fachpersonals und seine Fort- und Weiterbildung nachzuweisen.

Gemeinsamer Bundesausschuss (G-BA)

Der G-BA wird nach § 91 Abs. 1 SGB V gebildet von

- Den *Kassenärztlichen Bundesvereinigungen*
- Der *Deutschen Krankenhausgesellschaft*
- Dem *Spitzenverband Bund der Krankenkassen.*

An den Beratungen beteiligt werden maximal fünf Patientenvertreter, die nicht stimmberechtigt sind. Eine pflegerische Vertretung im G-BA ist bislang nicht vorgesehen, obwohl Pflegeverbände dies schon lange fordern.

Tab. 47.13 Pflegepersonaluntergrenzen in ausgewählten pflegesensiblen Bereichen ab dem 1. Februar 2021 [40].

Bereich	Tagdienst	Nachtdienst
Intensivmedizin und pädiatrische Intensivmedizin	2 Patienten pro Pflegekraft	3 Patienten pro Pflegekraft
Innere Medizin und Kardiologie	10 Patienten pro Pflegekraft	22 Patienten pro Pflegekraft
Neurologische Schlaganfalleinheit	3 Patienten pro Pflegekraft	5 Patienten pro Pflegekraft
Pädiatrie	6 Patienten pro Pflegekraft	10 Patienten pro Pflegekraft

Der G-BA beschließt verbindliche Richtlinien für eine *ausreichende, zweckmäßige* und *wirtschaftliche* ärztliche Versorgung der (gesetzlich) Versicherten nach dem allgemeinen Stand der *medizinischen Erkenntnisse*. Die Versorgung muss einen nachgewiesenen diagnostischen oder therapeutischen *Nutzen* haben, medizinisch *notwendig* und *wirtschaftlich* sein bzw. wirtschaftliche Behandlungsmöglichkeiten mit vergleichbarem Nutzen darstellen.

Regelungen zur Qualitätssicherung im SGB XI

In der **Pflegeversicherung** (SGB XI) liegen umfassende **rechtliche Regelungen zur Qualitätssicherung** vor. Die Pflegeversicherung beinhaltet mit der Laienpflege (Pflegegeld) und der professionellen Pflege zwei Formen von Pflege. Beiden liegen verschiedene Ansätze der Qualitätssicherung zugrunde.

Bei der **Laienpflege** wird durch einen Beratungsbesuch durch eine Pflegefachperson eines ambulanten Pflegedienstes oder einer Beratungsstelle nach § 37 Abs. 7 SGB XI geprüft, ob die (ambulante) **Pflege sichergestellt** ist. Die zeitlichen Abstände für die Beratungsbesuche sind festgelegt (Pflegegrad 2 und 3 halbjährlich, Pflegegrad 4 und 5 vierteljährlich). Gleichzeitig soll nach § 37 Abs. 3 SGB XI der Besuch der Beratung der Pflegeperson dienen. Die Durchführung des Besuchs muss gegenüber den Pflegekassen bestätigt werden. Die gewonnenen Ergebnisse über die Möglichkeiten zur Verbesserung der häuslichen Pflegesituation sollen dem Pflegebedürftigen und mit dessen Einwilligung der Pflegekasse mitgeteilt werden.

Für die **professionelle Pflege** (Sachleistungen und stationäre Pflege) sind differenzierte Regelungen zur Qualitätssicherung und zu den Verfahren festgelegt. Danach hat der Träger der Pflegeeinrichtung die Verantwortung für die Qualität der Leistungen sowie die Sicherung und Weiterentwicklung der Pflegequalität (§ 112 SGB XI). Pflegeeinrichtungen sind verpflichtet, sich an Maßnahmen der internen und externen Qualitätssicherung zu beteiligen und ein Qualitätsmanagement einzurichten, das darauf zielt, die Pflegequalität zu sichern und weiterzuentwickeln. Hierzu werden verbindliche Vereinbarungen getroffen (§ 113 SGB XI). Expertenstandards sind verbindliche Grundlage der Leistungserbringung im SGB XI (§ 113a). Die pflegerischen Einrichtungen sind verpflichtet, an den externen Qualitätsprüfungen mitzuwirken.

47.7.4 Qualitäts- und Prüfsystem durch den Medizinischen Dienst

DEFINITION

Medizinischer Dienst (MD): Gemeinsam von den gesetzlichen Kranken- und Pflegekassen getragene Einrichtung auf Landesebene, die von den Landesverbänden der Krankenkassen finanziert wird (§ 275 SGB V). Der MD ist zuständig für die Beratung, Begutachtung, Prüfung (u. a. Leistungen, Inanspruchnahmen) sowie die Auswertung von Leistungsdaten im Rahmen der gesetzlichen Kranken- und Pflegeversicherung. Die Verfahren, die der MD anwendet, sind mit den Landesverbänden der Kranken- bzw. Pflegekassen abgestimmt und entsprechen den gesetzlichen Vorgaben.

Aufgrund der rechtlichen Regelungen sind verbindliche **Verfahren** für die Qualitätsprüfung festgelegt. Es handelt sich um externe, vergleichende Prüfungen. Diese werden durch den *Medizinischen Dienst,* den *Prüfdienst der Privaten Krankenversicherung* oder durch bestellte Sachverständige durchgeführt (§ 114 SGB XI). Sie werden im Auftrag der Landesverbände der Pflegekassen oder der privaten Krankenkassen tätig. Diese erteilen den Prüfauftrag und legen Umfang und Gegenstand der Prüfung fest. Unterschieden werden:

- Regelprüfung (in regelmäßigem Rhythmus, einmal jährlich)
- Anlassprüfung (z. B. aufgrund von Beschwerden über eine Einrichtung)
- Wiederholungsprüfung (zur Feststellung, ob Mängel behoben wurden).

Die **Regelprüfungen** werden nach einem festgelegten Verfahren durchgeführt und einen Tag zuvor angemeldet (§§ 114, 114a SGB XI). Die Prüfungen erstrecken sich auf alle Leistungen der Pflegeversicherung (Pflege, soziale Betreuung, Zusatzleistungen, Unterkunft und Verpflegung). Sie richten sich auch auf die Leistungen der häuslichen Krankenpflege, Regelungen des Infektionsschutzgesetzes und ggf. auf die Abrechnung der Leistungen. Im Rahmen der Regelprüfung werden die Ergebnis-, Prozess- und Strukturqualität betrachtet (➔ Tab. 47.12). Grundlage der Prüfung sind Richtlinien mit einem einheitlichen und verbindlichen Prüfkatalog. Über die externe Qualitätsprüfung hinaus müssen die Einrichtungen ein internes Qualitätsmanagement einführen (➔ 47.7.5).

Für die vollstationäre Pflege, z. B. in Altenpflegeeinrichtungen, ist seit dem 1. Oktober 2019 das Qualitäts- und Prüfsystem inhaltlich neu ausgerichtet und aufeinander abgestimmt worden. Es umfasst drei Bereiche [41]:

- **Indikatorendaten:** Jedes halbes Jahr erfassen die Pflegeeinrichtungen selbst bestimmte Informationen bei ihren Bewohnerinnen und Bewohnern. Diese Daten schicken die Einrichtungen anonymisiert an die Datenauswertungsstelle. Von dort erhalten sie einen Überblick über ihren Qualitätsstatus und können sich mit anderen Einrichtungen vergleichen
- **Qualitätsprüfung** durch den MD bzw. den Prüfdienst der privaten Krankenversicherung (PKV-Prüfdienst): Bei diesem Prüfverfahren werden neun Bewohne-

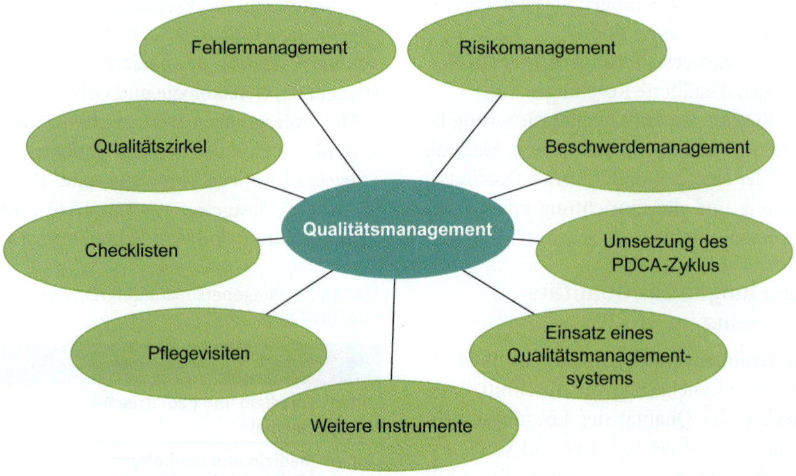

Abb. 47.10 Instrumente des Qualitätsmanagements. [L143]

rinnen und Bewohner zufällig ausgewählt und von den Mitarbeitenden des MD auf der Grundlage des Prüfbogens begutachtet. Bei sechs Bewohnern prüfen sie außerdem die Plausibilität der Indikatorendaten. Anschließend findet noch ein Gespräch mit den Pflegefachpersonen (Teamgespräch) statt.
- **Qualitätsdarstellung:** Hierbei werden die Indikatorenergebnisse sowie ausgewählte Prüfergebnisse des MD und Angaben der Pflegeeinrichtungen zu ihrer Struktur für die Verbraucherinnen und Verbraucher veröffentlicht [41].

Pflegeheime mit guten Indikatoren- und Prüfergebnissen sollen danach nur noch alle zwei Jahre regelhaft geprüft werden [41].

Der MD hat im Rahmen der Krankenversicherung und Pflegeversicherung unterschiedliche Aufgaben. Bei der **Krankenversicherung** begutachtet und berät er z. B. zu:
- Erfüllung von Voraussetzungen, Art und Umfang einer Leistung, Abrechnung der Leistung bei Auffälligkeiten
- Arbeitsunfähigkeit
- Krankenhausbehandlung im Hinblick auf Voraussetzungen, Umfang, Dauer
- Erfordernis ambulanter Krankenpflege.

Bei der **Pflegeversicherung** sind es:
- Begutachtung der Pflegebedürftigkeit
- Mitwirkung bei der Qualitätssicherung
- Beratung der Pflegekassen in allgemeinen Fragen der pflegerischen Versorgung
- Überprüfung anderer, nicht pflegerischer Leistungen auf ihre Notwendigkeit
- Führen von pflegebezogenen Statistiken
- Mitwirkung in einschlägigen Gremien auf Landesebene (Landespflegerat).

SPICKZETTEL

Sozialrechtliche Vorgaben zur Qualitätssicherung

Krankenversicherungsrecht:
- Verpflichtung der Leistungserbringer zur Qualitätssicherung (§§ 135a, 137a-k SGB V).
- Verpflichtende Umsetzung der Richtlinien des G-BA, §§ 136, 136a-c SGB V.

Pflegeversicherung:
- Pflegeberatungsbesuch (§ 37 Abs. 3 SGB XI).
- Regelungen zur Sicherung und Weiterentwicklung der Pflegequalität (§ 112 SGB XI).
- Verpflichtende Anwendung von Expertenstandards (§113a SGB XI).
- Qualitätsprüfung durch den *MD, den Prüfdienst der Privaten Krankenversicherung* oder bestellte Sachverständige (§ 275 SGB V, § 114 SGB XI).

47.7.5 Instrumente des Qualitätsmanagements

Einrichtungen im Gesundheitswesen müssen ein Qualitätsmanagement einrichten. Dies ist in den rechtlichen Regelungen des SGB V (§ 135a SGB V) und SGB XI (§§ 112, 113 SGB XI) festgelegt. Maßnahmen des Qualitätsmanagements dienen der Steuerung der Qualität mit dem Ziel, Qualität zu erreichen und zu verbessern (Qualitätsentwicklung). Es gibt Richtlinien für die Umsetzung und den Einsatz verschiedener Instrumente (→ Abb. 47.10).

Für das Qualitätsmanagement ist die Leitung der Einrichtung verantwortlich. Sie soll alle an den jeweiligen Abläufen beteiligten Personen einbeziehen. Es geht darum, dass die vereinbarte Qualität unter Berücksichtigung der fachlichen Standards erbracht, überprüft und verbessert wird [42].

Qualitätsmanagement im Krankenhaus

Im Mittelpunkt des **Qualitätsmanagements im Krankenhaus** stehen die Sicherheit der Patientinnen und Patienten sowie die Verbesserung der Versorgung und Organisationsentwicklung. Erreicht werden sollen eine
- Festlegung von Abläufen/Prozessen, die Überprüfung der Umsetzungsergebnisse, ggf. Anpassung von Strukturen/Prozessen
- Ausrichtung der Abläufe an fachlichen Standards, gesetzlichen und vertraglichen Grundlagen
- Kommunikation der Bedeutung von Qualitätsmanagement für die Patientensicherheit an alle Mitarbeitenden
- Optimierung der Prozesse
- Zufriedenheit aller Beteiligten.

Folgende Merkmale kennzeichnen das Qualitätsmanagement:
- Kontinuierlicher Prozess
- Ausrichtung an konkreten Zielen zur Struktur-, Prozess- und Ergebnisqualität
- Umsetzung der Ziele basierend auf dem PDCA-Zyklus
- Erkennen/Vermeiden von Risiken durch transparente Abläufe und ihre Sicherung
- Messen und Bewerten von Strukturen, Prozessen und Ergebnissen der Organisation, um die Ziele des Qualitätsmanagements zu erreichen.

Ein Qualitätsmanagement soll folgende Elemente enthalten:
- Patientenorientierung einschließlich Patientensicherheit
- Mitarbeiterorientierung einschließlich Mitarbeitersicherheit
- Prozessorientierung
- Kommunikation und Kooperation
- Informationssicherheit und Datenschutz
- Verantwortung und Führung [42].

DEFINITION

PDCA-Zyklus: Problemlösungskreislauf, ähnlich wie der Pflegeprozess. Mit den vier Schritten **P**lan – **D**o – **C**heck – **A**ct werden Maßnahmen systematisch geplant, umgesetzt, überprüft und ggf. Änderungen vorgenommen. Er ist Grundlage der Qualitätsmanagementsysteme.

Methoden, die eingesetzt werden sollen, sind
- Messen und Bewerten von Qualitätszielen
- Erhebung des Ist-Zustands und Selbstbewertung
- Regelung von Verantwortlichkeiten und Zuständigkeiten
- Prozess- bzw. Ablaufbeschreibungen
- Teambesprechungen
- Fortbildungs- und Schulungsmaßnahmen
- Patienten-, Mitarbeiterbefragungen
- Patienteninformation und -aufklärung
- Prävention von und Hilfe bei Missbrauch und Gewalt.

Einige Maßnahmen müssen umgesetzt werden (→ Tab. 47.14).

Zentrale Bedeutung für die Patientensicherheit haben:
- Notfallmanagement: Ausstattung, Schulung und Trainings der Mitarbeitenden im Erkennen und Handeln bei Notfällen
- Hygienemanagement: Sachgerechter Umgang mit allen Strukturen und Prozessen, die mit Hygiene zu tun haben
- Arzneimitteltherapiesicherheit: Vermeiden von Medikamentenfehlern und Risiken bei der Verordnung und Verabreichung von Medikamenten; optimaler Medikationsprozess, Identifikation, Vermeidung und Reduktion von Risiken
- Schmerzmanagement: Schmerzerfassung und -therapie zur Vermeidung, Reduktion und Behandlung von Schmerzen
- Sturzprophylaxe: Vorbeugen/Minimieren von Stürzen, Einschätzen von Risiken.

Qualitätsmanagement in Pflegeeinrichtungen

Ein **Qualitätsmanagement in Pflegeeinrichtungen** umfasst die Maßnahmen zur Steuerung der vereinbarten Leistungserbringung und ggf. deren Verbesserung mit dem Ziel, die Qualität kontinuierlich zu si-

Tab. 47.14 Verbindlich umzusetzende Methoden des Qualitätsmanagements für Krankenhäuser auf Grundlage der Richtlinie des Gemeinsamen Bundesausschusses für die Anforderungen eines Qualitätsmanagements [42].

Checkliste für OPs mit mind. 2 Ärzten oder sedierten Patienten	• Erkennen und Vermeiden unerwünschter Ereignisse • Fragen zum Vorhandensein von Material, Instrumenten • Fragen zur Funktion von Material und Instrumenten.
Beschwerdemanagement	• Ein patientenorientiertes Beschwerdemanagement ist verpflichtend • Patientinnen müssen über persönliche oder anonyme Beschwerdemöglichkeiten vor Ort informiert werden • Beschwerden analysieren, bewerten, ggf. folgen Veränderungen • Beschwerdeführende erhalten, wenn möglich, eine Rückmeldung.
Risikomanagement	• Hat zentralen Stellenwert zur Vermeidung von kritischen Ereignissen, Risiken und Fehlern bei der Patientenversorgung • Dient der Patientensicherheit • Berücksichtigt die Patienten- und Mitarbeiterperspektive, nutzt Informationen aus dem Qualitätsmanagement • Entwickelt eine Risikostrategie.
Fehlermeldesystem	• Aufgrund eines Lern- und Berichtssystems sollen kritische Ereignisse der Patientenversorgung vermieden werden können: Prävention von Fehlern und Schäden • Soll einfach und niederschwellig für alle Berufsgruppen im Krankenhaus erreichbar und nutzbar sein • Freiwillige, anonyme, sanktionsfreie Meldungen durch Mitarbeitende • Systematische Aufarbeitung der Meldungen • Handlungsempfehlungen zur Prävention • Evaluation der Wirksamkeit der präventiven Maßnahmen werden abgeleitet, umgesetzt und deren Wirksamkeit im Rahmen des Risikomanagements evaluiert.

chern und weiterzuentwickeln [43], [44]. Durch Qualitätsmanagement soll sichergestellt werden, dass

- „die vereinbarten Leistungen zu der vereinbarten Qualität erbracht werden
- sich die Erbringung der vereinbarten Leistungen an den Bedürfnissen der Bewohner und den fachlichen Erfordernissen orientiert und dass sie stetig überprüft und ggf. verbessert wird
- Verantwortlichkeiten, Abläufe und die eingesetzten Methoden/Verfahren in den Leistungsbereichen der Einrichtung beschrieben und nachvollziehbar sind" [36].

Auch hier sollen die Ziele durch die Umsetzung des PDCA-Zyklus erreicht werden.

Maßnahmen, die in pflegerischen Einrichtungen umgesetzt werden, sind vergleichbar denjenigen, die für das Krankenhaus beschrieben sind (Beschwerdemanagement, Risikomanagement etc.). Darüber hinaus finden sich Ansätze, die zur kontinuierlichen Verbesserung der Pflegequalität eher in Pflegeeinrichtungen eingesetzt werden (→ Tab. 47.15).

Tab. 47.15 Instrumente des Qualitätsmanagements für Pflegeeinrichtungen auf der Grundlage der Maßstäbe und Grundsätze zur Qualität.

Qualitätszirkel	Arbeitsgruppe, die • Sich mit Problemen aus dem unmittelbaren Arbeitsumfeld befasst • Auf freiwilliger Basis arbeitet • Sich regelmäßig für eine festgelegte Zeitdauer im Rahmen der Arbeitszeit trifft • Sich mit selbstgewählten Themen aus dem unmittelbaren Arbeitsumfeld beschäftigt • Einen festen Teilnehmerkreis (ca. 5–12 Teilnehmer) hat • Keine Leitungspersonen beteiligt • Sich damit beschäftigt, systematisch, methodisch gestützt, Probleme zu identifizieren, zu analysieren und Lösungswege zu skizzieren.
Qualitätsbeauftragte	• Kann bezogen auf eine Einrichtung oder übergreifend für mehrere Einrichtungen zuständig sein • Verantwortlich für die Umsetzung des Qualitätsmanagements mit seinen Methoden und Instrumenten • Begleitet die Prozesse der externen Qualitätsprüfungen, Zertifizierungen • Einführung der Expertenstandards in der Einrichtung, Schulung der Mitarbeitenden • Durchführung interner Audits, ggf. Evaluationen • Dokumentation, Berichterstattung.

Pflegevisite

Bei der Pflegevisite handelt es sich um ein Instrument der „regelmäßigen Informationssammlung" zum aktuellen pflegerischen Zustand von kranken und pflegebedürftigen Menschen. In diesem Sinn ist eine Visite ein fachliches Gespräch zwischen Pflegefachperson und Patient. Grundlage des Gesprächs sollte immer die fachlich-objektive Sicht der Pflegefachperson aufgrund ihrer Wahrnehmungen und der subjektiven Sicht des Patienten sein. Im Rahmen der Visite werden die weitere Pflege besprochen, Maßnahmen ausgewertet, Entwicklungen und Ergebnisse diskutiert, Einverständnisse hergestellt. Probleme kommen zu Sprache. Ziele können überprüft und neue Ziele oder veränderte Maßnahmen diskutiert werden.

Im Rahmen der Umsetzung eines internen Qualitätsmanagements hat eine Pflegevisite einen anderen Charakter. Sie wird als „ein inhaltlich und gestalterisch flexibles Instrument zur Überprüfung der Umsetzung des Pflegeprozesses sowie der Sicherung und Weiterentwicklung der Pflegequalität" eingesetzt [46]. Es gibt unterschiedliche Verständnisse und Einsatzmöglichkeiten:

- Als Instrument des Austauschs zwischen Pflegefachperson und Patient, bei dem der Patient mit seinen Bedarfen, dem Verlauf und der Wirkung der pflegerischen Versorgung und den folgenden Konsequenzen im Mittelpunkt steht
- Als Instrument für ein kollegiales Gespräch über die pflegerische Versorgung eines Patienten, zur Reflexion über die Pflege eines Patienten, ggf. Fallgespräch (47)
- Als Instrument, das mit dem Ziel kollegialer Beratung durch Pflegefachpersonen durchgeführt wird und auch der Einarbeitung neuer Pflegefachpersonen dient (47)
- Als Instrument der Überprüfung, inwieweit die für den jeweiligen Patienten geplante Pflege tatsächlich umgesetzt wurde (Kontrolle, in der Regel von einer leitenden Pflegefachperson durchgeführt).

Wichtig für Pflegevisiten ist,

- Festzulegen, wie häufig und in welchem zeitlichen Abstand Pflegevisiten stattfinden (festgehalten in einem Plan)
- Die Pflegefachpersonen über Zweck der Pflegevisite informieren, ggf. fortbilden
- Ein Verfahren in der Einrichtung festzulegen, wie sie durchgeführt werden (z. B. in der Form einer Verfahrensanweisung oder eines Ablaufdiagramms)

- Ein Pflegevisitenprotokollformular mit vorgedruckten Kriterien, die bei der Pflegevisite beachtet werden sollen (ggf. separate Formulare für die unterschiedlichen Varianten der Pflegevisite).

Durch die Auswertung von Pflegevisitenprotokollen lassen sich Aussagen über die Qualität der Pflege treffen, Ansatzpunkte und fachliche Themen für Fortbildungen oder Schulungen können deutlich werden. Die Durchführung kollegialer Pflegevisiten fördert durch die hierarchiefreie und wechselseitige (kollegiale) Begutachtung und durch die Vermittlung der Ergebnisse die fachliche Kommunikation und die Fähigkeit, Wahrnehmungen zu reflektieren, zu begründen und zu vermitteln. Das Gespräch mit dem Patienten über seine Pflege fördert die Adhärenz und die Zufriedenheit.

SPICKZETTEL

Qualitätsmanagement

Im Krankenhaus:

- Festlegung, Überprüfung und Anpassung von Prozessen.
- Umsetzung der Ziele gemäß PDCA-Zyklus (Plan – Do – Check – Act).
- Verpflichtend anzuwendende Instrumente: Mindestens Beschwerde-, Risiko- und Fehlermanagement, Checklisten für Operationen.

In der Pflege:

- Qualitätszirkel (Mitarbeitende der Einrichtung, freiwillige Teilnahme).
- Qualitätsbeauftragte der Einrichtung (verantwortlich für die Umsetzung des Qualitätsmanagements).
- Pflegevisiten.

Tab. 47.16 Qualitätsmanagementsysteme (Auswahl).

QM-System	Merkmale
DIN EN ISO 9000 ff.: 9004	• Industrienorm • Für das Gesundheitswesen angepasst
EFQM European Foundation for Quality Management	• Beinhaltet keine externen Audits oder Zertifizierungen • Selbstbewertung der Prozesse/Ergebnisse durch das EFQM-Modell • Bei Erreichen bestimmter Punktzahl: Bewerbung für Europäischen Qualitätspreis, Begutachtung durch externen EFQM-Assessor • Exzellenz durch kontinuierliche Qualitätsverbesserung
KTQ® Transparenz und Qualität im Krankenhaus	• Deutsches System, zunächst für Krankenhäuser entwickelt • Ausdifferenzierung für Arztpraxen, Pflegeeinrichtungen etc.
TQM Total Quality Management	• Umfassendste Qualitätsstrategie eines Unternehmens • Mitwirkung aller Mitarbeitenden einer Einrichtung • Qualität und Kundenzufriedenheit stehen im Mittelpunkt • Ziele: Geschäftserfolg, Nutzen für Mitarbeitende der Gesellschaft.

47.7.6 Qualitätsmanagementsysteme

Grundlage für die Qualitätsmanagementsysteme (→ Tab. 47.16) ist die internationale Norm ISO 9000. Sie beschreibt die Begriffe für die Qualitätsmanagementsysteme, die Grundsätze und Merkmale zur Anwendung. Die Normenreihe wird ständig weiterentwickelt [48].

DEFINITION

Zertifizierung: Prüfverfahren, in dem geprüft wird, ob die Anforderungen oder Vorgaben des jeweiligen Qualitätsmanagementsystems erfüllt sind. Die Prüfung wird durch eine anerkannte Institution (Zertifizierungsstelle), die für diese Tätigkeit autorisiert ist, durchgeführt. Das Zertifizierungsverfahren durchläuft mehrere Phasen: Vorprüfung, Bewertung der schriftlichen Unterlagen und eine Vorortbegutachtung [49].

48

RECHT

Manfred Mürbe

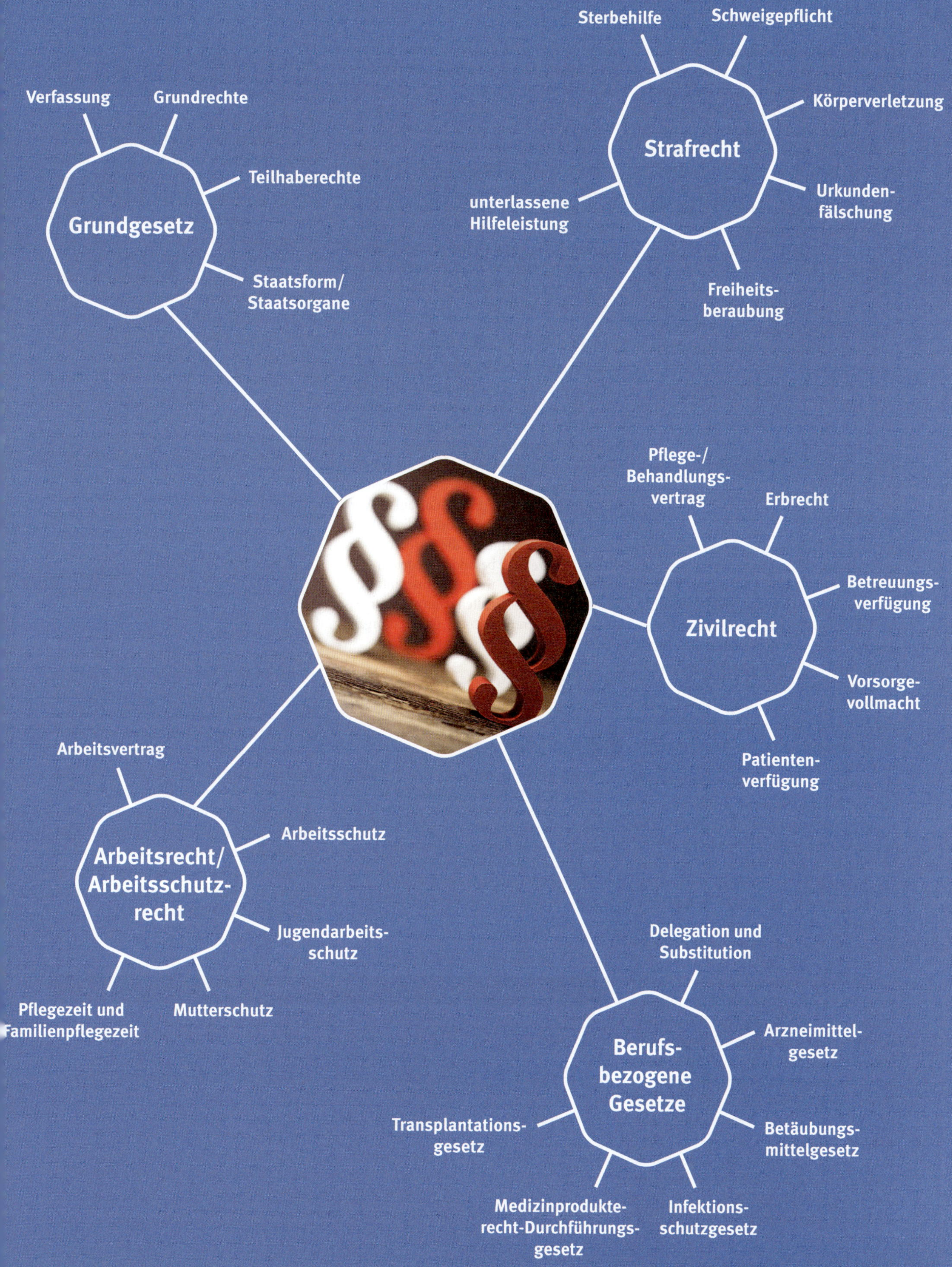

Grundgesetz
Verfassung
Grundrechte
Teilhaberechte
Staatsform/
Staatsorgane
Strafrecht
Sterbehilfe
Schweigepflicht
Körperverletzung
Urkunden-
fälschung
Freiheits-
beraubung
unterlassene
Hilfeleistung
Zivilrecht
Pflege-/
Behandlungs-
vertrag
Erbrecht
Betreuungs-
verfügung
Vorsorge-
vollmacht
Patienten-
verfügung
Arbeitsrecht/
Arbeitsschutz-
recht
Arbeitsvertrag
Arbeitsschutz
Jugendarbeits-
schutz
Mutterschutz
Pflegezeit und
Familienpflegezeit
Berufs-
bezogene
Gesetze
Delegation und
Substitution
Arzneimittel-
gesetz
Betäubungs-
mittelgesetz
Infektions-
schutzgesetz
Medizinprodukte-
recht-Durchführungs-
gesetz
Transplantations-
gesetz

Rechtliche Rahmenbedingungen bestimmen die Pflichten und Entscheidungsmöglichkeiten der Pflegenden ganz maßgeblich. Deshalb ist rechtliches Grundlagenwissen für Pflegende vor allem dort wichtig, wo sie beruflich mit dem Recht in Berührung kommen oder wo das Recht für ihre berufliche Existenz von Bedeutung ist. Von dieser Zielsetzung her werden deshalb hier folgende Bereiche angesprochen:

- Das Grundgesetz (→48.1)
- Strafrecht (→48.2)
- Zivilrecht (→48.3)
- Ausbildungs- und berufsbezogene Gesetze, z. B. Pflegeberufegesetz (→48.6), Infektionsschutzgesetz, Medizinproduktegesetz (→48.4)
- Arbeitsrecht und Arbeitsschutzrecht (→48.5).

48.1 Das Grundgesetz

48.1.1 Was ist das Grundgesetz?

In vielen Diskussionen beziehen sich Beteiligte auf das Grundgesetz, ohne aber um seine genaue Bedeutung zu wissen. Zur Erklärung, was das Grundgesetz ist, hilft auch der Satz „Das Grundgesetz ist unsere Verfassung" nicht so recht weiter. Der Inhalt dieses Satzes ist zwar richtig, aber was ist dann eine Verfassung?

Diese Frage führt dann aber zur richtigen Antwort: Eine Verfassung enthält zwar nicht die Rechtsnormen, die wir für die Abwicklung unseres Alltags benötigen und die unser tägliches Leben bestimmen. Vielmehr enthält sie die (rechtlichen) Regelungen zur grundlegenden Ordnung eines Staates. Das hat zwei Konsequenzen: Grundlagen müssen sehr allgemein gehalten sein, weil sie sich auf das Wesentliche beschränken müssen. Sie stellen damit nur einen (sehr weiten) Rahmen dessen dar, was dann in seinen Einzelheiten durch Gesetze geregelt werden muss. Für den Einzelnen hat die Verfassung aber trotzdem unmittelbare Bedeutung. Pflegende sehen das etwa an der Gewährleistung der Berufsfreiheit im Grundgesetz: Wer die notwendige Qualifikation nachweist, kann einen Pflegeberuf ausüben, ohne auf weitere staatliche Genehmigungen angewiesen zu sein.

Grundlagen sollen außerdem lange Zeit Bestand haben. Eine Verfassung ist also nicht darauf abgestellt, wie das „einfache" Recht laufend geändert oder angepasst zu werden. Sie soll im Gegenteil so lange wie möglich unverändert bleiben. Das macht es notwendig, die Grundlagen möglichst allgemein zu formulieren, um dem „einfachen" Recht Platz genug zu geben, die täglichen Entwicklungen aufzunehmen und umzusetzen, ohne die Verfassung zu verletzen.

Eine andere Bedeutung hat dagegen die in Art. 79 Abs. 3 des Grundgesetzes (GG) enthaltene **„Ewigkeitsgarantie"**: Sie erklärt einige grundlegende Regelungen des Grundgesetzes für unabänderlich, weil sie nach den Erfahrungen mit dem Nationalsozialismus die Grundlagen der Demokratie dagegen schützen will, auf „legalem" Weg – also durch eine Verfassungsänderung – abgeschafft zu werden.

Inhalt des Grundgesetzes

Das Grundgesetz beginnt in Abschnitt I mit der Darstellung der Grundrechte der einzelnen Menschen. Darin unterscheidet es sich von vielen anderen Verfassungen, in denen – wie zum Beispiel auch in der Weimarer Verfassung – die Grundrechte erst an späterer Stelle dargestellt sind. Dieser Unterschied hat historische Gründe: Als Reaktion auf die Verbrechen der NS-Zeit sollte durch die Aufnahme der Grundrechte an die erste Stelle des Grundgesetzes ihre besondere Bedeutung betont werden. Die weiteren Abschnitte des Grundgesetzes beinhalten dann die Grundlagen über unsere Staatsform, die Staatsorgane und die Staatsorganisation (→Tab. 48.1).

48.1.2 Welche Grundrechte gibt es?

DEFINITION

Grundrechte: Grundrechte sind in erster Linie Abwehrrechte des einzelnen Menschen gegenüber dem Staat. Das bedeutet, dass staatliche Eingriffe in diese Rechte der Menschen entweder ganz ausgeschlossen sind oder nur unter bestimmten Voraussetzungen erlaubt sind. Aber auch dann, wenn Eingriffe erlaubt sind, dürfen sie den Kerngehalt eines Grundrechts nicht infrage stellen.

Ein Beispiel für ein Grundrecht, in das Eingriffe vollständig verboten sind, ist das Recht auf Leben (Art. 2 Abs. 2 GG). In die körperliche Unversehrtheit (ebenfalls in Art. 2 Abs. 2 GG garantiert) darf aufgrund eines Gesetzes eingegriffen werden, solange der Kerngehalt der körperlichen Unversehrtheit nicht verletzt wird. Damit darf z. B. im Rahmen strafrechtlicher Ermittlungen eine Blutentnahme durch einen Arzt angeordnet werden. Denn eine sachgerecht durchgeführte Blutentnahme – deshalb die Pflicht zur Ausführung durch einen Arzt – ist nur ein ungefährlicher kleiner Eingriff. Dem steht der Nutzen gegenüber, dass mithilfe dieser Blutentnahme etwa die Schuldfähigkeit eines Täters anhand des Grades seiner Alkoholisierung sachgerecht beurteilt werden kann. Dagegen wäre es mit dem Grundrecht auf körperliche Unversehrtheit unvereinbar – weil dann sein Kerngehalt verletzt wäre –, wenn man Menschen zur Duldung operativer Eingriffe verpflichten würde.

Grundrechte sind aber auch **Teilhaberechte.** Das bedeutet, dass der einzelne Mensch Anspruch auf Leistungen des Staates oder auf die Nutzung staatlicher Angebote haben kann. So leitet man aus dem Schutz der Menschenwürde den Anspruch auf die Grundsicherung ab und aus dem Recht auf freie Berufswahl den Anspruch darauf, dass der Staat vorhandene Ausbildungskapazitäten – etwa Studienplätze – tatsächlich zur Verfügung stellt. Im einfachen Recht steht der Grundsatz des Teilhaberechts auch dafür, dass schutzbedürftigen Gruppen Ansprüche auf Ausgleichsmaßnahmen gewährt werden: So sieht das **Bundesteilhabegesetz** (BTHG) zum Beispiel für Menschen mit Behinderungen mehr Möglichkeiten der Teilhabe, mehr Selbstbestimmung und weitere Verbesserungen vor.

Tab. 48.1 Inhalte des Grundgesetzes.

Grundgesetz	Regelungen
Abschnitt I	Grundrechte der einzelnen Menschen (→48.1.2)
Abschnitt II	Staatsform (Demokratieprinzip, Sozialstaatsprinzip und Bundesstaatsprinzip) und Verhältnis zwischen Bund und Ländern
Abschnitte III–VI	Bundesorgane: Bundestag, Bundesrat, Bundespräsident und Bundesregierung
Abschnitt VII	Verteilung der Gesetzgebungskompetenz zwischen Bund und Ländern, Regelungen zum Gesetzgebungsverfahren des Bundes
Abschnitte VIII und VIIIa	Ausführung der Bundesgesetze (meist über die Verwaltung der Länder), die Bundesverwaltung und die Gemeinschaftsaufgaben (Bereiche, die Bund und Länder gemeinsam regeln)
Abschnitte IX, X und Xa	Rechtsprechung, Finanzwesen und Verteidigungsfall

Schließlich lösen die Wertentscheidungen des Grundgesetzes auch die sog. „**mittelbare Drittwirkung**" in anderen Rechtsgebieten aus. Der Gleichheitsgrundsatz (Art. 3 GG) verpflichtet zum Beispiel im Arbeitsrecht jeden Arbeitgeber, seine Arbeitnehmer gleich zu behandeln. Dazu gehört vor allem auch, dass eine unterschiedliche Bezahlung von Männern und Frauen für dieselbe Arbeit unzulässig ist.

Wichtige Grundrechte

- Art. 1 GG beinhaltet die **Unantastbarkeit der Menschenwürde** und gewährleistet die Menschenrechte. Im Bereich der Pflege stellen etwa die Regelungen zum Hospizwesen und zur Sterbebegleitung eine Umsetzung dieser Grundsätze dar.
- Art. 2 Abs. 1 GG garantiert die **allgemeine Handlungsfreiheit.** Das bedeutet: Alles, was nicht verboten ist, ist erlaubt. Der Unterschied zu einer Regelung, die besagt, dass man nur tun darf, was erlaubt ist, ist gewaltig.
- Art. 2 Abs. 2 GG gewährleistet neben dem **Recht auf Leben** und **körperliche Unversehrtheit** die **Freiheit der Person.** Letztere wird in Art. 104 GG – einem sog. Justizgrundrecht – noch näher geregelt. So muss bei einem kurzfristig unumgänglichen Freiheitsentzug (z. B. einer Haft oder Unterbringung) ein Richter bis zum Ablauf des nachfolgenden Tages entscheiden, ob eine Fortsetzung des Freiheitsentzugs zulässig ist. Für den Bereich der Pflege bedarf eine auch kurzzeitige Freiheitsentziehung, z. B. durch eine Fixierung, ebenfalls einer richterlichen Genehmigung (→ 48.2.5).
- Art. 3 GG garantiert den **Gleichheitsgrundsatz** und die Gleichberechtigung von Mann und Frau. Er verbietet Bevorzugungen oder Benachteiligungen etwa wegen des Geschlechts, der Rasse, der Herkunft oder der Religion eines Menschen.
- Art. 5 GG gewährleistet das **Recht der freien Meinungsäußerung** und der freien Information, die **Rundfunk- und Pressefreiheit** und schließlich die Wissenschaftsfreiheit.
- Art. 9 Abs. 3 beinhaltet die sog. **Koalitionsfreiheit.** Damit ist v. a. die Bildung freier Gewerkschaften geschützt.
- Art. 12 GG gewährleistet die **Freiheit von Berufsausübung und Berufswahl.** Die wichtigste Konsequenz hieraus ist, dass der Staat einem Menschen nicht vorschreiben darf, welchen Beruf er zu erlernen oder auszuüben hat.
- Art. 14 GG garantiert das **Recht am Eigentum** und das **Erbrecht.**

SPICKZETTEL

Grundgesetz und Grundrechte

- **Grundgesetz:** Verfassung der Bundesrepublik Deutschland; hier sind die wichtigsten Regelungen für den Staat und damit auch für das Zusammenleben der Menschen festlegt. In Abschnitt I ist dargestellt, welche Grundrechte jeder einzelne Mensch hat.
- **Grundrechte:** Rechte des Einzelnen – Abwehrrechte gegenüber dem Staat, u. a. Unantastbarkeit der Menschenwürde, Recht auf Leben, körperliche Unversehrtheit und Freiheit, Gleichheit vor dem Gesetz, Meinungs-, Informations- und Pressefreiheit etc.
- **Einschränkung von Grundrechten:** Ausnahmeregelungen, die jedoch nicht den Wesensgehalt der Grundrechte antasten dürfen.

48.2 Strafrecht

DEFINITION

Strafrecht: Teil des öffentlichen Rechts; umfasst Gesetze, die es dem Staat ermöglichen, Verletzungen von Rechtsgütern durch Sanktionen zu ahnden. Sie sind u. a. im **Strafgesetzbuch** (StGB) zusammengefasst.

48.2.1 Sterbehilfe

Bei der **Sterbehilfe** wird zwischen Beihilfe zur Selbsttötung sowie zwischen indirekter, passiver und aktiver Sterbehilfe unterschieden (→ Abb. 48.1). Eine gesetzliche Regelung zur Sterbehilfe fehlt weitgehend. Im Februar 2020 wurde der bis dahin geltende § 217 StGB, der die **geschäftsmäßige Förderung der Selbsttötung** unter Strafe gestellt hatte, für verfassungswidrig erklärt. Begründet hat dies das Verfassungsgericht mit dem Recht auf Selbstbestimmung, dem Recht auf einen selbstbestimmten Tod und damit dem Recht auf die Freiheit, sich das Leben zu nehmen.

Damit lässt sich folgende generelle Abgrenzung ziehen: Jede Unterstützung einer freiwilligen, eigenverantwortlich und selbst herbeigeführten Tötung bleibt straffrei, während die von einem Dritten auf den ausdrücklichen und ernsthaften Willen des Getöteten ausgeführte Tötung weiterhin nach § 216 StGB strafbar ist (nähere Ausführungen in → 20.6).

Für Pflegende besonders wichtig

Im Krankenhaus werden Entscheidungen auf dem Gebiet der Sterbehilfe in aller Regel auf der ärztlichen Ebene getroffen. In Alten- und Pflegeheimen sind Pflegefachpersonen dagegen oft die Vertrauten der alten Menschen, sodass der Wunsch, das Sterben zu unterstützen oder herbeizuführen, durchaus an sie herangetragen werden kann. Eine Pflegeperson sollte bei einer ethisch und rechtlich so schwierigen Entscheidung niemals allein handeln, sondern sich mit Personen ihres Vertrauens besprechen und sich zur rechtlichen Problematik kompetent beraten lassen.

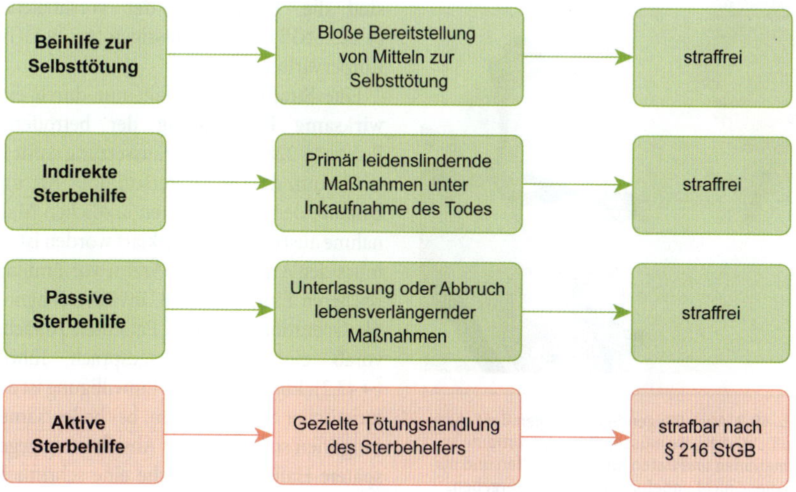

Abb. 48.1 Formen der Sterbehilfe und ihre rechtliche Einordnung. Modifiziert nach Siefahrt, 2015. [L143]

48.2.2 Verletzung der Schweigepflicht

Die **Schweigepflicht** umfasst alle Informationen über Patientinnen und Patienten, die Pflegende in der Ausübung ihres Berufs erfahren und die nicht offenkundig sind. Dazu gehören z. B. Diagnosen, der Krankheits- oder Pflegeverlauf, persönliche Daten und Gewohnheiten (→ Abb. 48.2). Auch interne Abläufe am Arbeitsplatz müssen Pflegende vertraulich behandeln. Innerhalb des Behandlungs- oder Pflegeablaufs gilt die Schweigepflicht dagegen nicht. So dürfen und müssen alle Pflegenden, denen ein Patient oder Pflegebedürftiger anvertraut ist, erfahren, an welcher Krankheit diese Person leidet oder welcher Pflegeablauf erforderlich ist. Die Grundlage der Schweigepflicht bildet vor allem die in § 203 StGB geregelte Verletzung von Privatgeheimnissen.

VORSICHT! Ein **Verstoß gegen die Schweigepflicht** liegt auch vor, wenn Unbefugte aufgrund eines sorglosen Umgangs mit Dokumentationen Einblick in schützenswerte Daten nehmen können.

Ausnahmen von der Schweigepflicht

Nach dem **Gesetz zur Kooperation und Information im Kinderschutz (KKG)** sind Angehörige von Heilberufen unter gewissen Voraussetzungen berechtigt, beim Verdacht auf Kindesmisshandlung entsprechende Informationen an das Jugendamt weiterzugeben. Es liegt dann kein strafbarer Verstoß gegen die Schweigepflicht vor. Das Gleiche gilt für die Meldung des Auftretens bestimmter Infektionskrankheiten an das Gesundheitsamt gemäß **Infektionsschutzgesetz** (IfSG, → 48.4.4). Ein Verstoß gegen diese Meldepflicht kann unter Umständen sogar strafrechtlich geahndet werden.

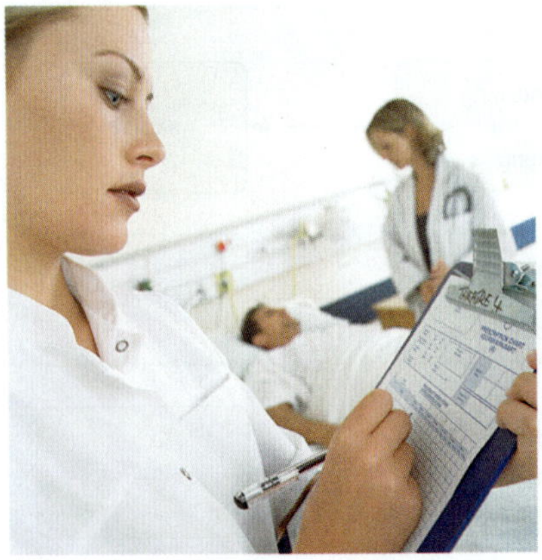

Abb. 48.2 Auch Pflegende unterliegen der Schweigepflicht, d. h., sie müssen ihnen anvertraute Informationen und Daten für sich behalten und dürfen diese nicht unbefugt an Dritte weitergeben. [J787]

Für Pflegende besonders wichtig

Besonders leicht kann eine Pflegende bei telefonisch oder auch im Gespräch erteilten Auskünften gegen die Schweigepflicht verstoßen. Das vermeidet sie, wenn sie sich insoweit strikt an die Dienstanweisungen hält und sie vor allem bei ihr nicht bekannten Anrufern größte Zurückhaltung walten lässt.
Der zweite Problemkreis sind Gespräche im Kollegenkreis, z. B. wenn nicht darauf geachtet wird, ob wirklich alle Anwesenden mit dem zu Pflegenden, über den gerade gesprochen wird, befasst sind.

48.2.3 Körperverletzung

Jede körperliche Misshandlung und jede Gesundheitsschädigung eines Menschen sind aus juristischer Sicht eine **Körperverletzung.** Eine körperliche Misshandlung ist jeder Eingriff in die körperliche Unversehrtheit eines Menschen; eine Gesundheitsschädigung ist jede Herbeiführung oder Steigerung eines regelwidrigen Körperzustands. Damit erfasst dieser Tatbestand nicht nur operative oder diagnostische (z. B. eine Blutentnahme) Eingriffe. Vielmehr ist z. B. auch die Verabreichung eines Arzneimittels, das unerwünschte Wirkungen verursachen kann, eine Körperverletzung. Dabei spielt es zunächst keine Rolle, ob der Eingriff kunstgerecht oder fehlerhaft durchgeführt wurde. Die wichtigsten gesetzlichen Regelungen sind die Tatbestände der vorsätzlichen (§ 223 StGB) oder fahrlässigen (§ 229 StGB) Körperverletzung.

Eine Strafbarkeit entfällt nur durch eine **wirksame Einwilligung** der betroffenen Person (§ 228 StGB). Voraussetzung dafür ist wiederum, dass diese Person über Art und Umfang der beabsichtigten ärztlichen Maßnahme ausreichend aufgeklärt worden ist. So muss der Arzt oder die Ärztin vor umfangreicheren Eingriffen (z. B. invasive Diagnostik, Operation) mit dem Patienten zunächst vorab ein Aufklärungsgespräch führen (→ 43.2). Eine mündliche Einwilligung ist aus juristischer Sicht wirksam, bei bedeutsamen Eingriffen sollte aber zur Absicherung gegen spätere Haftungsansprüche eine schriftliche Einwilligung eingeholt werden.

Stillschweigende Einwilligung

Bei kleinen, alltäglichen Maßnahmen – etwa bei der Beseitigung von Karies an einem Zahn – sind keine näheren Erörterungen notwendig. Die Einwilligung des Patienten ist im Abschluss des Behandlungsvertrags mit dem Arzt zu sehen [1].

Ist ein Patient noch minderjährig, so muss die Einwilligung grundsätzlich durch seinen gesetzlichen Vertreter erklärt werden. Auch wenn Eltern als gesetzliche Vertreter eigentlich nur gemeinsam handeln können, kann nach allgemeiner Rechtsauffassung bei „alltäglichen Fällen“ die Einwilligung auch von einem Elternteil allein wirksam erteilt werden. Vor dem Erreichen ihrer Volljährigkeit können Jugendliche bereits dann selbst wirksam in eine Behandlung oder Medikation einwilligen, wenn sie für die betreffende Maßnahme hinreichend einsichtsfähig sind. Eine ungefähre Altersgrenze liegt hier bei 16 Jahren.

Für Pflegende besonders wichtig

Pflegende dürfen sich in der Regel darauf verlassen, dass der Arzt die notwendige Einwilligung eines Patienten für einen Eingriff eingeholt und ihn ordnungsgemäß aufgeklärt hat. Wissen sie allerdings, dass keine Aufklärung oder Einwilligung dieser Person vorliegt, machen sie sich strafbar, wenn sie dennoch Maßnahmen vornehmen, die einen Eingriff darstellen (z. B. Injektionen).

48.2.4 Urkundenfälschung

Alle Teile einer Patienten- oder Pflegedokumentation gelten als Urkunden und können bei Gerichtsverfahren zur Beweissicherung herangezogen werden. Mit dem Abschluss eines Eintrags, den eine Pflegeperson in eine solche Dokumentation vornimmt, endet in der Regel ihre Verfügungsbefugnis über diese Eintragung. Nachträgliche Veränderungen oder Ergänzungen stellen sich dann schnell als eine nach§ 267 StGB strafbare **Urkundenfälschung** dar.

Wird bereits **digital** dokumentiert, dann gilt anstelle des § 267 StGB der Tatbestand der Fälschung beweiserheblicher Daten (§ 269 StGB). Diesen Tatbestand erfüllt, wer unbefugt Daten so verändert oder ergänzt, dass bei ihrer Wahrnehmung eine Urkundenfälschung vorliegen würde.

Für Pflegende besonders wichtig

Natürlich kann es einmal vorkommen, dass Pflegende bei der Pflegedokumentation etwas vergessen oder falsch eingetragen haben (z. B. Medikament verabreicht, obwohl man es vergessen und erst 2 Std. später verabreicht hat). Pflegende dürfen auch durchaus nachträglich eintragen oder berichtigen. Um nicht in eine Strafbarkeit wegen Urkundenfälschung „hineinzulaufen", ist dabei Folgendes wichtig: Sie dürfen nicht an der ursprünglichen Eintragung herummanipulieren oder diese einfach ergänzen, sondern müssen den Nachtrag oder die Berichtigung ausdrücklich auch so kennzeichnen. Entsprechendes gilt auch für eine digital geführte Dokumentation.

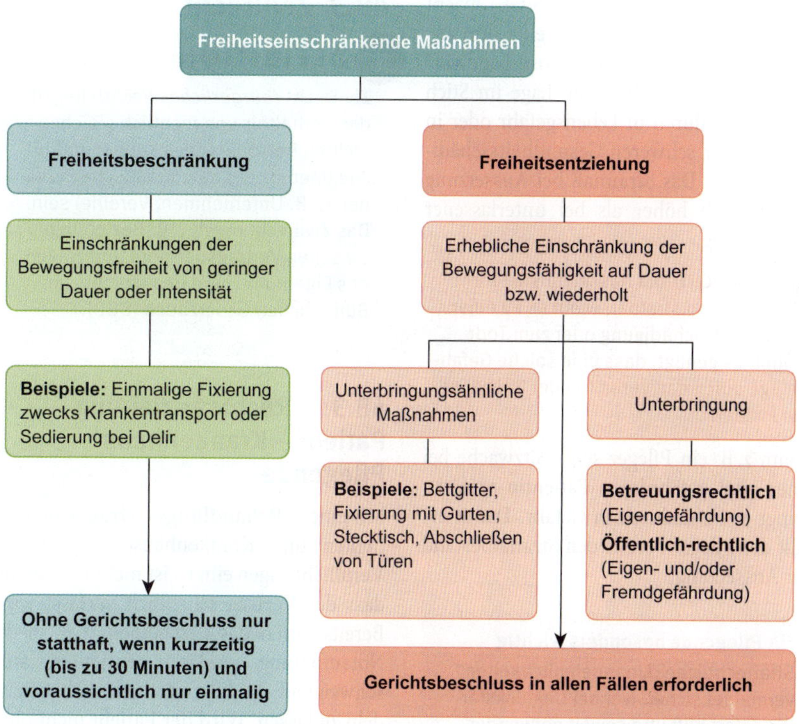

Abb. 48.4 Freiheitseinschränkende Maßnahmen. [L143]

48.2.5 Freiheitsberaubung

Als Freiheitsberaubung bezeichnet man alle Maßnahmen, die den natürlichen Willen eines Menschen zur Fortbewegung verhindern oder zumindest einschränken, z. B. Anbringen eines Bettgitters, Fixierung, Absperren des Zimmers zur Nachtzeit (→ Abb. 48.3). Auch bei Menschen mit Demenz oder kognitiver Beeinträchtigung ist jede Aufhebung oder Einschränkung der Fortbewegungsfreiheit grundsätzlich als Freiheitsberaubung anzusehen. Es spielt dabei keine Rolle, dass diese Maßnahmen den Betroffenen vor Schaden bewahren sollen, also ein „gutes Ziel" verfolgen. Die Strafbarkeit einer Freiheitsberaubung ist in § 239 StGB geregelt.

Freiheitseinschränkende Maßnahmen ohne Einwilligung des Betroffenen (→ Abb. 48.4) sind nur dann nicht strafbar, wenn **zuvor** eine richterliche Genehmigung eingeholt wird. Liegt „Notwehr" (z. B. Gewalttätigkeit, § 32 StGB) oder ein „rechtfertigender Notstand" (z. B. erhebliche akute Eigengefährdung, § 34 StGB) vor, so kann ein Arzt oder die Pflegedienstleitung eine Fixierung (→ 38.1.10) oder eine anderweitige Einschränkung der Bewegungsfreiheit auch ohne vorherigen richterlichen Beschluss anordnen. Hat eine solche Maßnahme mehr als nur eine unerhebliche Zeit angedauert – die Grenze wird man bei etwa 30 Minuten sehen müssen –, so muss die richterliche Genehmigung dann umgehend nachholt werden.

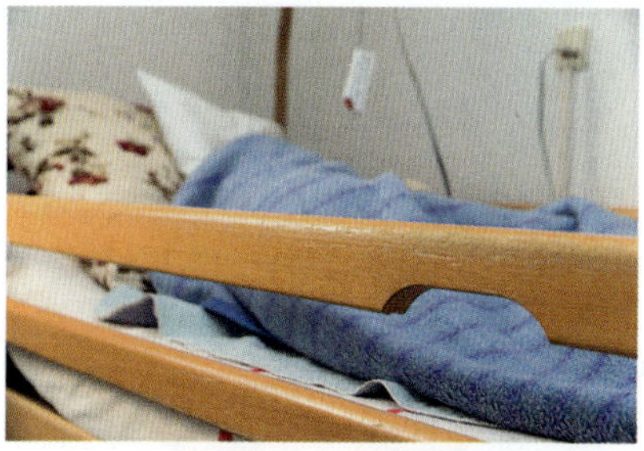

Abb. 48.3 Bereits das Anbringen eines Bettgitters ohne die Patienteneinwilligung stellt einen Straftatbestand dar. [K157]

Besteht keine Gefahr mehr, dass der Betroffene sich selbst oder andere schädigt, ist die Beschränkung unverzüglich aufzuheben, weil sonst der Straftatbestand der **Freiheitsberaubung** nach § 239 StGB wieder erfüllt ist [2].

Für Pflegende besonders wichtig

Pflegefachpersonen dürfen sich im Regelfall darauf verlassen, dass Anordnungen eines Arztes oder der Pflegedienstleitung zu Recht erfolgen.

48.2.6 Unterlassene Hilfeleistung und Aussetzung

Bei Unglücksfällen oder Gefahr für die Allgemeinheit muss jedermann Hilfe leisten, soweit dies notwendig und der zur Hilfe verpflichteten Person zumutbar ist. Wird eine solche Hilfeleistung unterlassen, macht man sich strafbar. Der entsprechende Straftatbestand der **unterlassenen Hilfeleistung** (§ 323c StGB) ist eines der wenigen Unterlassungsdelikte, die für jedermann gelten. Für beruflich Pflegende gilt § 323c StGB natürlich auch („jedermann"). Während es außerhalb ihres Dienstes aber damit sein Bewenden hat, kann eine unterlassene Hilfeleistung im Dienst sogar zu einer weitergehenden Strafbarkeit führen.

Denn im Dienst haben Pflegende für die ihnen anvertrauten Personen im strafrechtlichen Sinn auch eine **Garantenstellung.** Unterlassen sie eine gebotene Hilfeleistung und führt dies bei der anvertrauten Person zu einem weiteren Schaden in einem strafrechtlich geschützten Bereich, so haben sie diesen Tatbestand durch Unterlassen verwirklicht. Ein Beispiel: Eine verwirrte Bewohnerin hat sich bei einem Sturz ihr Knie blutig geschlagen. Ihre Pflegeperson kümmert sich nicht um die Versorgung dieser Wunde, was aber ohne weitere Folgen bleibt. Das führt zur Strafbarkeit wegen unterlassener Hilfeleistung. Entzündet sich die Wunde hingegen, weil sie nicht desinfiziert wurde, so führt das zur Strafbarkeit wegen Körperverletzung durch Unterlassen.

Wegen **Aussetzung** (§ 221 StGB) macht sich schließlich strafbar, wer eine ihm anvertraute Person in eine hilflose Lage versetzt oder in einer hilflosen Lage im Stich lässt und dadurch in Lebensgefahr oder in Gefahr einer schweren Gesundheitsschädigung bringt. Das Strafmaß bei Aussetzung ist erheblich höher als bei unterlassener Hilfeleistung.

VORSICHT! Die Aussetzung ist *nicht* erst dann strafbar, wenn es zu einer Gesundheitsschädigung oder zum Tode kommt. Es genügt, dass eine solche Gefahrenlage durch das Verhalten der Pflegeperson entsteht.

Wenn z. B. ein Pfleger seine Sitzwache bei einer vital gefährdeten Patientin verlässt, bringt er sie dadurch in Gefahr. Damit erfüllt der Pfleger bereits den Straftatbestand der Aussetzung.

Für Pflegende besonders wichtig

Strafrechtliche „Unannehmlichkeiten" vermeidet sicher, wer bei Unglücksfällen sofort hilft und soweit notwendig weitere Hilfe anfordert. Das Risiko einer Strafbarkeit wegen Aussetzung vermeidet man dadurch, dass man die zum Schutz des Betroffenen angeordneten Anwesenheitspflichten korrekt erfüllt und bei gesundheitlichen Zwischenfällen jeglicher Art sofort die geeignete Hilfe organisiert.

SPICKZETTEL

Straftatbestände in der Pflege

- **Tötung auf Verlangen:** Aktive Sterbehilfe, z. B. Verabreichung einer letalen Dosis eines Medikaments.
- **Schweigepflichtverletzung:** Unbefugte Weitergabe von Informationen über Patienten/Pflegebedürftige an Dritte, unzureichender Schutz vor Einsichtnahme Dritter in Patientenakten.
- **Meldepflichtverletzung:** Unterlassene Meldung von Fällen übertragbarer Infektionskrankheiten.
- **Körperverletzung:** Eingriffe in die körperliche Unversehrtheit, z. B. Injektionen, ohne Einwilligung des Betroffenen.
- **Urkundenfälschung:** Manipulation der Pflegedokumentation etc.
- **Freiheitsberaubung:** Bettgitter, Fixierung etc. ohne richterliche Genehmigung bzw. ohne Vorliegen von Notwehr oder rechtfertigendem Notstand.
- **Unterlassene Hilfeleistung** und **Aussetzung.**

48.3 Zivilrecht

DEFINITION

Zivilrecht *(bürgerliches Recht):* Regelt das Verhältnis von rechtlich gleichgestellten Personen. Dies können natürliche (Menschen) oder juristische Personen (z. B. Unternehmen, Vereine) sein. Das Zivilrecht regelt z. B. Beziehungen zwischen Vertragspartnern und Fragen des Eigentums- und Besitzrechts im Bürgerlichen Gesetzbuch (BGB).

48.3.1 Rechtsbeziehung Patient – Krankenhaus – Pflegende

Mit einem **Behandlungsvertrag** gehen Patienten und Krankenhäuser gegenseitige Verpflichtungen ein. Es ist nicht notwendig, dass der Vertrag schriftlich verfasst wird. Bereits durch das Erscheinen, z. B. in der Notaufnahme, erklären Patienten stillschweigend ihre Bereitschaft, sich behandeln zu lassen. Wird der Patient nicht ohne Behandlung wieder weggeschickt, ist es zum Abschluss eines Behandlungsvertrags durch das sog. „schlüssige Verhalten" gekommen. Bricht ein Patient von sich aus eine Behandlung ab, so hat das eine doppelte Bedeutung: 1. Er kündigt – was rechtlich möglich ist – den Behandlungsvertrag mit sofortiger Wirkung 2. Er hat seine zuvor (ausdrücklich oder stillschweigend) erklärte Einwilligung in eine Behandlung ab diesem Zeitpunkt widerrufen.

Von dem Vertrag zwischen Krankenhaus und Patienten sind Pflegende zunächst nicht betroffen. Ihre Rechtsstellung gegenüber den Patienten ergibt sich aus den Verpflichtungen, die sie beim Abschluss ihres **Arbeitsvertrags** eingegangen sind (➔ Abb. 48.5). Die gleichen Rechtsbeziehungen gelten auch zwischen dem Pflegebedürftigen, dem Träger einer Einrichtung oder eines Pflegedienstes und den Pflegenden.

Pflege-/Behandlungsvertrag

Bei **gesetzlich versicherten Patienten** besteht der **Behandlungsvertrag** zwischen der Krankenkasse und dem Krankenhaus. **Privatpatienten** sind hingegen selbst Vertragspartner.
Der **Pflegevertrag** wird direkt zwischen der pflegebedürftigen Person und dem Träger der Pflegeeinrichtung bzw. des Pflegedienstes abgeschlossen.

Pflicht zum Schadensersatz

Wer schuldhaft Rechtsgüter eines anderen verletzt, ist zum **Ersatz des Schadens** verpflichtet, der dem Verletzten dadurch entsteht.

Es gibt zum einen sog. absolute Rechtsgüter wie das Leben, die körperliche Unversehrtheit oder das Eigentum. Sie sind gegen jede Verletzung durch andere geschützt. Wer sie verletzt, haftet unabhängig davon, ob er zum Verletzten gleichzeitig vertragliche Beziehungen unterhält oder nicht (**Haftung**).

Gegenüber seinen Vertragspartnern haftet man unabhängig vom betroffenen Rechtsgut für jeden Schaden, der durch eine Verletzung vertraglicher Pflichten eintritt. Eine Pflicht zum Schadensersatz gibt es in Vertragsverhältnissen nicht nur für das eigene Verhalten, sondern auch für das Verhalten der sog. Hilfspersonen (Erfül-

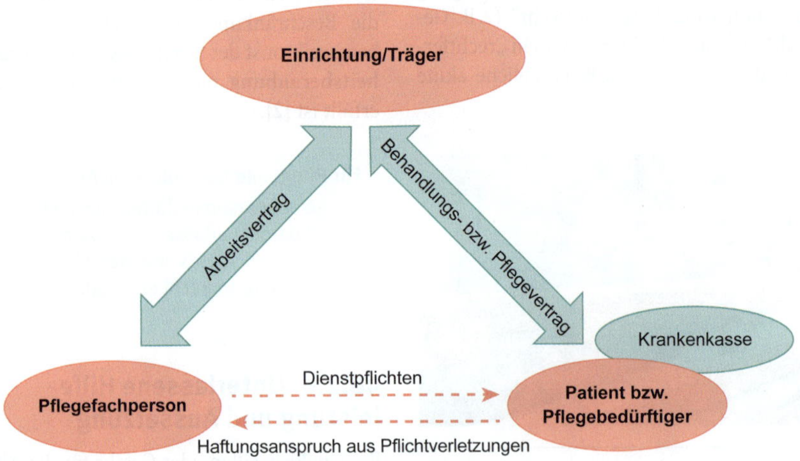

Abb. 48.5 Zwischen Patient, Einrichtung und Pflege besteht rechtlich eine „Dreiecksbeziehung". [L143]

lungsgehilfen, § 278 BGB). Hilfsperson ist, wer von einem anderen – dem „Geschäftsherrn" – bei der Erfüllung seiner Aufgaben eingeschaltet wird. Für das Fehlverhalten der Hilfsperson haftet der Geschäftsherr uneingeschränkt wie für eigene Fehler.

Werden Patienten im Rahmen einer ärztlichen Behandlung schuldhaft geschädigt, haben sie gegen Krankenhaus und Arzt **Schadensersatzansprüche.** Neben dem Ersatz des eigentlichen Schadens steht ihnen für erlittene körperliche Beeinträchtigungen auch noch das sog. **Schmerzensgeld** zu.

Für Pflegende besonders wichtig

Allein die Beteiligung an einer fehlerhaft durchgeführten ärztlichen Behandlung führt nicht zu einer Schadensersatzpflicht von Pflegefachpersonen. Sie haften vielmehr nur dann, wenn sie Aufgaben aus ihrem eigenen Pflichtenkreis nicht korrekt erfüllt haben (etwa die falschen Tabletten verabreicht haben) oder wenn sie Aufgaben ausgeführt haben, die sie gar nicht übernehmen durften.

Geschäftsführung ohne Auftrag

Patienten, die z. B. aufgrund einer Erkrankung (Verwirrtheit, Bewusstlosigkeit) nicht in der Lage sind, eine wirksame Einwilligung zu geben, dürfen im Rahmen der **Geschäftsführung ohne Auftrag** (§ 677 BGB) trotzdem behandelt werden. Die Behandlung hat so zu erfolgen, wie es das mutmaßliche Interesse des Patienten erfordert (→ 43.2).

48.3.2 Erbrecht – Formen des Testaments

Mit dem Tod eines Menschen fällt dessen Vermögen seinen Erben zu. Hat ein Verstorbener kein Testament errichtet, greift die sog. **gesetzliche Erbfolge** ein. Erben werden dann nach gesetzlich geregelten Vorgaben neben dem Ehepartner die nächsten Verwandten, also in erster Linie die Kinder. Hat ein Erblasser weder einen Ehepartner noch Kinder, so werden die entfernteren Verwandten Erben. Das Erbrecht erlaubt es aber jedem Testierfähigen, selbst zu bestimmen, wer sein Erbe sein soll. Voraussetzung dafür ist, dass er eine sog. „letztwillige Verfügung" getroffen hat. Sie führt dann dazu, dass die **gewillkürte Erbfolge** eintritt. Die „letztwillige Verfügung" kann durch einen **Erbvertrag** oder durch ein **Testament** vorgenommen werden.

Bei den Testamenten unterscheidet man die ordentlichen Testamente und die Nottestamente. Ein **ordentliches Testament** kann jederzeit errichtet werden und ist – wenn es nicht später widerrufen wird – von seiner Errichtung bis zum Tod des Erblassers gültig. Ein ordentliches Testament kann entweder als **notarielles Testament** (Beurkundung durch Notar) oder aber als **eigenhändiges Testament** (eigenhändig geschrieben und unterschrieben) errichtet werden. Ein eigenhändiges Testament kann ein Erblasser selbst bei sich aufbewahren. Er kann es aber auch gerichtlich verwahren lassen. Darüber wird dann das „Zentrale Testamentsregister" informiert. So kann man sicher verhindern, dass man ein Testament „verschwinden lässt".

Nottestamente können dagegen nur in bestimmten Ausnahmesituationen errichtet werden und gelten nur für drei Monate. Lebt der Betroffene nach Ablauf dieser Zeit noch, wird das Nottestament ungültig. Das Erbrecht kennt verschiedene Arten von Nottestamenten. Für Pflegende ist v. a. das **Dreizeugentestament** (§ 2250 BGB) von Bedeutung. Ein Testament vor drei volljährigen Zeugen ist gültig, wenn bestimmte Bedingungen erfüllt sind, wie: Der Erblasser befindet sich in Todesgefahr, er ist aber bei Bewusstsein und geschäftsfähig. Er unterschreibt vor drei Zeugen eigenhändig das Testament, oder im Testament ist darauf hingewiesen, dass er dazu nicht in der Lage ist. Die Zeugen sind nicht in gerader Linie mit dem Erblasser verwandt, erlangen aus der Willensbekundung keinen rechtlichen Vorteil, und es besteht kein Interessenkonflikt.

Für Pflegende besonders wichtig

Ein Dreizeugentestament kann nur dann wirksam errichtet werden, wenn die Errichtung eines ordentlichen Testaments voraussichtlich nicht mehr rechtzeitig möglich sein wird. Daher ist in Situationen, in denen die Errichtung eines Dreizeugentestaments im Raum steht, stets zu prüfen (und auch zu dokumentieren), dass ein Notar nicht mehr rechtzeitig kommen kann und ein ordentliches Testament nicht mehr möglich ist.

48.3.3 Vorsorgevollmacht und Betreuungsverfügung

Häufig sind ältere Menschen in ihren letzten Lebensjahren nicht mehr in der Lage, ihre Angelegenheiten selbst sachgerecht wahrzunehmen. Sie benötigen dann einen Betreuer (§ 1896 BGB), der sich um ihre Belange kümmert. Viele Menschen aber möchten gerade eine solche Fremdbestimmtheit in ihrem letzten Lebensabschnitt so weit wie möglich vermeiden. Dieses Ziel lässt sich neben der Patientenverfügung (→ 48.3.4) durch die Errichtung einer Vorsorgevollmacht und/oder einer Betreuungsverfügung erreichen.

Mit einer **Vorsorgevollmacht** kann man für den Fall, dass man selbst einmal nicht mehr handlungsfähig ist, schon vorab einen Bevollmächtigten bestellen. In der Vorsorgevollmacht wird festgelegt, welche rechtsgeschäftlichen, gesundheitsrelevanten oder persönlichen Entscheidungen der Bevollmächtigte treffen darf. Wenn eine solche Vorsorgevollmacht vorliegt, muss das Gericht im Regelfall keinen Betreuer bestellen.

Wenn keine Vorsorgevollmacht vorliegt oder eine Situation eintritt, in der die nötigen Entscheidungsbefugnisse nicht in der Vorsorgevollmacht benannt sind, muss das Gericht einen Betreuer bestellen. Für solche Fälle kann man durch eine **Betreuungsverfügung** Vorsorge treffen. Darin kann man dem Gericht eine Person vorschlagen, die die Betreuung übernehmen soll. Diese Person untersteht dann der Kontrolle durch das Betreuungsgericht. Dies zeigt sich vor allem auch darin, dass ein Betreuer zur Einwilligung in gefährliche ärztliche Behandlungen (§ 1904 BGB) oder in ärztliche Zwangsmaßnahmen (§ 1906a BGB) einer Genehmigung des Betreuungsgerichts bedarf.

48.3.4 Patientenverfügung

In einer **Patientenverfügung** (§ 1901a BGB) kann man festlegen, ob und wie man in bestimmten Krankheitssituationen behandelt werden möchte. Ein häufiger Inhalt von Patientenverfügungen besteht etwa darin, bei einem Krankheitsverlauf, der aller Voraussicht nach unumkehrbar zum Todeseintritt führt, lebensverlängernde Maßnahmen zu untersagen und nur noch Maßnahmen zur Schmerzlinderung zuzulassen. Diese Wünsche sind dann vom Arzt bzw. der Ärztin zu respektieren. Eine Zuwiderhandlung gilt als Körperverletzung. Auch ein Bevollmächtigter oder ein Betreuer müssen den in einer Patientenverfügung festgelegten Wünschen Geltung verschaffen.

! **VORSICHT!** Patientenverfügungen sind grundsätzlich gültig, müssen aber auf den konkreten Behandlungsfall anwendbar sein.

Ob die eingetretene Situation von der Patientenverfügung erfasst wird oder ob auf der Grundlage des mutmaßlichen Willens eines Patienten zu entscheiden ist (§ 1901a Abs. 2 BGB), muss der Bevollmächtigte oder der Betreuer entscheiden. Grundlage dieser Entscheidung ist ein Gespräch mit dem behandelnden Arzt, in dem dieser die von seiner Seite indizierten Maßnahmen und die bestehende Prognose erörtert (§ 1901b BGB). Bei Problemen im Umgang mit einer Patientenverfügung kann auch die Schiedsstelle der Deutschen Hospizstiftung oder das Ethikkomitee einer Einrichtung hinzugezogen werden (→ 49.7).

Reanimationspflicht contra Patientenverfügung

Eine häufig kontrovers diskutierte Frage im Zusammenhang mit einer Patientenverfügung ist das rechtlich korrekte Vorgehen bei einem akuten Notfall. Denn in einer lebensbedrohlichen Situation bleibt oft keine Zeit, den (mutmaßlichen) Patientenwillen sorgfältig zu ermitteln, um auf dieser Basis die richtige Entscheidung zu treffen.

Fallbeispiel

Ein schwerkranker 90-jähriger Bewohner einer Pflegeeinrichtung befindet sich augenscheinlich in der Sterbephase und ist kaum noch ansprechbar. In der Nacht erleidet er einen Herz-Kreislauf-Stillstand. Weder ein Arzt noch der vom Patienten Bevollmächtigte sind in der Kürze der Zeit zu erreichen. In der Patientenverfügung ist festgelegt, dass der Bewohner keine Wiederbelebungsmaßnahmen wünscht, wenn er sich aller Wahrscheinlichkeit nach unabwendbar im Sterbeprozess befindet. Das Pflegeteam ist über die Verfügung informiert.

In dieser Situation steht die Pflegefachperson vor einer schwierigen (und eiligen) Entscheidung: Soll sie sich an die Patientenverfügung halten, keine Reanimation einleiten und damit riskieren, für ihr Verhalten womöglich strafrechtlich belangt zu werden? Oder soll sie Reanimationsmaßnahmen einleiten, wie es ein Notfall normalerweise gebietet? Dann handelt sie unter Umständen gegen den Patientenwillen und macht sich der Körperverletzung schuldig.

Eine tatsächliche Rechtssicherheit für die Umsetzung der Patientenverfügung gibt es in diesem konkreten Fall für die Pflegende nur, wenn vor dem Eintritt der oben dargestellten Situation die beiden folgenden Voraussetzungen erfüllt sind:

- Der behandelnde Arzt hat das unwiderrufliche Eintreten in die Sterbephase, etwa anhand der klinischen Zeichen des bevorstehenden Todes (→ 20.7.1), festgestellt und schriftlich in der Dokumentation bescheinigt
- Für den Fall dieser Feststellung hat der Betreuer oder Bevollmächtigte festgelegt, dass Wiederbelebungsmaßnahmen nicht mehr vorzunehmen sind.

An diese Festlegung ist dann auch die Pflegefachperson gebunden. Sie darf in diesem Fall weder selbst reanimieren noch den Notarzt rufen.

Wenn eine solche schriftlich dokumentierte Entscheidung fehlt, muss sich die Pflegende vergegenwärtigen, dass es nicht in ihren Kompetenzbereich fällt, die aktuelle Situation rechtssicher zu bewerten. In diesem Fall ist sie verpflichtet, Reanimationsmaßahmen einzuleiten.

Für Pflegende besonders wichtig

Wo unvermittelt gesundheitlich kritische Situationen auftreten können – also vor allem auf Intensivstationen und in Pflegeeinrichtungen –, sollte nach Möglichkeit vorab geklärt sein, ob eine Patientenverfügung vorliegt und welchen Inhalt sie hat.

SPICKZETTEL

Vorsorgevollmacht – Betreuungsverfügung – Patientenverfügung

- **Vorsorgevollmacht:** Berechtigt den Bevollmächtigten, in der Vollmacht festgelegte rechtsgeschäftliche, gesundheitsrelevante oder persönliche Entscheidungen für den Vollmachtgeber zu treffen, falls dieser nicht mehr entscheidungsfähig ist.
- **Betreuungsverfügung:** Schlägt diejenige Person vor, die vom Gericht als gesetzlicher Betreuer bestellt werden soll; kann Wünsche und Anregungen für die Ausgestaltung der Betreuung enthalten.
- **Patientenverfügung:** Legt den Patientenwillen hinsichtlich der Behandlungsoptionen in konkreten Krankheitssituationen fest; verpflichtet Bevollmächtigten/Betreuer, nach Rücksprache mit dem Arzt festzulegen, welche Behandlungsmaßnahmen oder Unterlassungen in einer konkreten Krankheitssituation dem Patientenwillen entsprechen.

48.4 Berufsbezogene Gesetze und Vorschriften

Zu den **berufsbezogenen Gesetzen und Vorschriften** zählen das Infektionsschutzgesetz, das Arzneimittelgesetz, das Betäubungsmittelgesetz, das Medizinprodukterecht-Durchführungsgesetz und das Transplantationsgesetz sowie Regelungen zur Delegation und Substitution ärztlicher Tätigkeiten (→ Abb. 48.6, → Abb. 48.7).

48.4.1 Übertragung ärztlicher Tätigkeiten an Pflegefachpersonen

Mit dem Pflegeweiterentwicklungsgesetz von 2008 wurde im **Fünften Sozialgesetzbuch** (SGB V) erstmals die Möglichkeit der **Übertragung ärztlicher Tätigkeiten** an Pflegefachpersonen im Rahmen von Modellvorhaben aufgenommen (§ 63 Abs. 3c SGB V). Inzwischen muss spätestens seit dem 1.1.2023 in jedem Bundesland mindestens ein solches Modellvorhaben durchgeführt werden.

Voraussetzung hierfür ist, dass die Pflegefachperson die für die jeweilige Tätigkeit erforderliche Zusatzqualifikation nachweisen kann. Der *Gemeinsame Bundesausschuss (GBA)* hat nach einem Stellungnahmeverfahren eine Richtlinie erarbeitet, in der festgelegt ist, welche ärztlichen Tätigkeiten übertragen werden dürfen (→ Tab. 48.2) und welche Qualifikation hierfür erforderlich ist [3].

Ein Rechtsanspruch auf die Zuweisung dieser Aufgaben besteht nicht, die Entscheidung liegt beim zuständigen Arzt bzw. der Ärztin. Pflegefachpersonen übernehmen diese Tätigkeiten im Sinne einer **selbstständigen Ausübung der Heilkunde.** Das heißt, dass sie in die volle fachliche, wirtschaftliche und rechtliche Verantwortung für die Durchführung dieser Tätigkeiten eintreten.

48.4.2 Arzneimittelgesetz

Das **Arzneimittelgesetz (AMG)** (→ 43.3.2) richtet sich in erster Linie an die Hersteller und Vertreiber von Arzneimitteln. Es definiert, welche Substanzen als Arzneimittel zu betrachten sind, und umfasst u. a.

- Qualitätskriterien und Bestimmungen für die Herstellung, Zulassung, Registrierung, Kennzeichnung und Abgabe von Arzneimitteln
- Regeln für Verpackungen, Information für Verbraucher und Fachpersonen sowie Werbung für Arzneimittel
- Vorschriften zur Haftung bei unerwünschten Wirkungen.

Was bedeutet Delegation?	Delegation bedeutet, dass Aufgaben und Kompetenzen auf die hierarchisch nachgeordnete organisatorische Ebene übertragen werden. Bei der Delegation übernimmt z. B. eine Pflegefachperson eine ärztlich veranlasste Aufgabe und führt diese stellvertretend für den Arzt bzw. die Ärztin aus.
Welche ärztlichen Aufgaben können übertragen werden?	Delegiert werden können z. B. Injektionen, Infusionen, Blutentnahmen, die Behandlung von Wunden, intravenöse Arzneimittelgaben, enterale oder parenterale Ernährungstherapien, das Legen von urethralen Blasenkathetern etc.
Welche Aufgaben dürfen nicht übertragen werden?	Einige Aufgaben gehören dem Kernbereich des ärztlichen Handelns an und dürfen **nie** delegiert werden, z. B. das Anlegen und Wechseln von Blutkonserven bei Transfusionen, Patientenaufklärungen, ärztliche Untersuchungen und Beratungen, Operationen, Therapieentscheidungen etc. Auch die Verabreichung von besonders gefährlichen Wirkstoffen, bei denen häufig Zwischenfälle auftreten, z. B. Röntgenkontrastmittel, Zytostatika, Antiarrhythmika, darf nicht delegiert werden. Jedoch sind hier in Bereichen mit erhöhter Arztanwesenheit wie Intensivstationen, Anästhesie oder Radiologie Ausnahmen möglich.
Wer trägt die Verantwortung bei der Delegation?	Die Verantwortung für die richtige Anordnung der diagnostischen oder therapeutischen Maßnahmen liegt auf ärztlicher Seite **(Anordnungsverantwortung)**. Der Arzt muss sich auch davon überzeugen, dass die Pflegefachperson, an die er die Aufgabe delegiert, die formelle und materielle Qualifikation mitbringt. Der Pflegefachperson obliegt die **Durchführungsverantwortung**. Damit ist die Verantwortung gemeint, dass die übertragene Maßnahme sach- und fachgerecht durchgeführt wird.
Können Pflegende bei Fehlern haftbar gemacht werden?	Tritt bei der Durchführung einer delegierten Aufgabe ein Fehler auf, z. B. aufgrund mangelnder Kenntnis, Erfahrung, Überforderung oder Übermüdung, macht sich die Pflegeperson der Übernahme schuldig und ist somit (bei Fehlern) haftbar. Für eine fehlerhafte Anordnung ist hingegen der Arzt haftbar.
Dürfen Pflegende übertragene Aufgaben ablehnen?	Bei der Übertragung von Aufgaben an Pflegende und Lernende gilt grundsätzlich: Werden ihnen Aufgaben übertragen, die sie nicht übernehmen dürfen oder denen sie sich nicht gewachsen fühlen, ob aus mangelnder Kenntnis oder Überforderung, können sie von ihrem **Remonstrationsrecht** Gebrauch machen. Dieses beschreibt das Recht bzw. die Pflicht, eine Aufgabe abzulehnen, zu der man sich aus unterschiedlichen Gründen nicht in der Lage sieht.
Was bedeutet Substitution?	Bei der Substitution werden heilkundliche Tätigkeiten selbstständig und ohne ärztliche Anordnung von qualifizierten Pflegefachpersonen übernommen, z. B. im Rahmen von Modellvorhaben bei der Behandlung chronischer Wunden und des Diabetes mellitus Typ II.

Abb. 48.6 Delegation und Substitution. [L143]

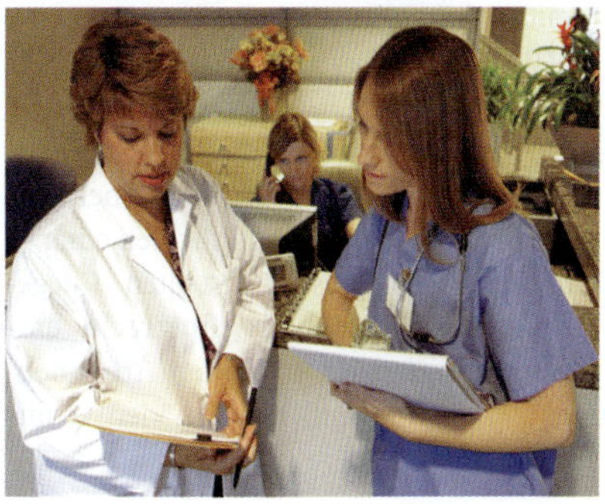

Abb. 48.7 Fühlen sich Lernende oder Pflegende nicht sicher genug, um eine delegierte Aufgabe auszuführen, haben sie das Recht bzw. die Pflicht, die Aufgabe abzulehnen. [G1138]

Tab. 48.2 Übertragung ärztlicher Tätigkeiten an Pflegefachpersonen im Rahmen von Modellvorhaben [3].

Diagnosebezogen	Prozedurenbezogen (Auswahl)
Assessment, Planung einzuleitender Interventionen und Umsetzung des Therapieplans bei • Diabetes mellitus Typ 1 und Typ 2 • Chronischen Wunden • Demenz (nicht-palliativ) • Hypertonie (außer Schwangerschaftshypertonie).	Übernahme heilkundlicher Tätigkeiten in den Bereichen • Injektionen/Infusionstherapie • Stomatherapie • Tracheostoma-Management • Anlage und Versorgung von Magensonden sowie suprapubischen und transurethralen Blasenkathetern • Atemtherapie • Ernährung und Ausscheidung • Verordnung von und Versorgung mit Pflegehilfsmitteln und Medizinprodukten • Patienten-/Case-/Überleitungsmanagement • Psychosoziale Versorgung.

48.4.3 Betäubungsmittelgesetz

Der Umgang mit Substanzen, die Suchtpotenzial besitzen, ist im **Betäubungsmittelgesetz (BtMG)** geregelt. In der Anlage III zum Gesetz, die regelmäßig aktualisiert wird, sind die verschreibungsfähigen Wirkstoffe einzeln aufgeführt. Gemeinsam mit der **Betäubungsmittel-Verschreibungsverordnung** (BtMVV) bildet das BtMG die rechtliche Grundlage für die Verwahrung, Dokumentation und Abgabe von Betäubungsmitteln in den Einrichtungen des Gesundheitswesens (→ 43.3.10).

Für Pflegende besonders wichtig

Betäubungsmittel müssen gesondert und diebstahlsicher in verschließbarem Schrank gelagert werden, der Schlüssel darf nicht frei zugänglich sein. Der Verbleib und der Bestand der Betäubungsmittel müssen in dem hierfür vorgesehenen Betäubungsmittelbuch exakt dokumentiert werden (→ 43.3.10).

48.4.4 Infektionsschutzgesetz

Das **Infektionsschutzgesetz (IfSG)** verfolgt das Ziel, übertragbaren Krankheiten beim Menschen vorzubeugen, Infektionen frühzeitig zu erkennen und ihre Weiterverbreitung zu verhindern. Mit diesem Gesetz wird neben allgemeiner Aufklärungsarbeit vor allem auch die Organisation von Schutzimpfungen geregelt. Das Infektionsschutzgesetz umfasst auch die Pflicht, das Auftreten bestimmter Infektionskrankheiten dem zuständigen Gesundheitsamt zu melden (→ 30.4). Die Meldepflicht gilt in erster Linie für Ärztinnen und Ärzte, aber auch für Leitungspersonen von Einrichtungen, in denen sich regelmäßig viele Menschen auf engem Raum aufhalten (beispielsweise Pflegeheime, Krankenhäuser, Justizvollzugsanstalten). Im Zusammenhang mit dem Auftreten der Coronapandemie haben vor allem die in § 5 des IfSG geregelte epidemische Lage von nationaler Tragweite und die dann statthaften Einschränkungen zahlreicher Grundrechte Bedeutung gewonnen.

Schließlich gibt es eine Reihe von Aufenthalts- und Beschäftigungsverboten für Personen, die an den genannten Infektionen erkrankt sind oder diese übertragen können („Ausscheider").

48.4.5 EU-Verordnung 2017/745 und Medizinprodukterecht-Durchführungsgesetz

i DEFINITION

Rechtslage und Gesetzeszweck: Die EU-Verordnung 2017/745 ist innerhalb der EU verbindliches nationales Recht und gewährleistet somit innerhalb der EU die Rechtseinheitlichkeit im Bereich der Medizinprodukte. Das **Medizinprodukterecht-Durchführungsgesetz (MDPG)** dient der Umsetzung und in Randbereichen der Ergänzung dieser EU-Verordnung im nationalen Recht.

Medizinprodukte: Alle einzeln oder miteinander verbunden verwendeten Instrumente, Apparate, Geräte, Software, Implantate, Reagenzien, Materialien oder andere Gegenstände, die für Menschen bestimmt sind und allein oder in Kombination einen oder mehrere spezifische medizinische Zwecke erfüllen sollen.

Die entsprechende EU-Verordnung und das MPDG haben das Ziel, den Verkehr mit Medizinprodukten und Anforderungen an ihre Qualität europaweit einheitlich zu regeln. Medizinprodukte, die diesen Anforderungen entsprechen, tragen das „CE-Zeichen" *(Communauté Européenne).*

In der ergänzenden **Medizinprodukte-Betreiberverordnung** (MPBetreibV) finden sich v. a. umfangreiche Regelungen zu den Anforderungen an den Betrieb von Medizinprodukten und an die Qualifikation der Personen, die diesen Betrieb verantworten.

Für Pflegende besonders wichtig

Laut dem MDPG muss das Gesundheitspersonal in die Bedienung der zu nutzenden Geräte eingewiesen sein. Pflegende und Lernende sollten deshalb Unterstützung anfordern, wenn sie ein Gerät nutzen müssen, in das sie noch nicht eingewiesen sind.

48.4.6 Transplantationsgesetz

Das **Transplantationsgesetz (TPG)** enthält v. a. folgende Regelungen:

- Auftrag zur Aufklärung der Bevölkerung über Organspenden und Organtransplantationen
- Bestimmungen über die Abgabe der Erklärung zur Organspende und zu den Spenderausweisen
- Voraussetzungen für die Entnahme von Geweben und Organen bei toten und lebenden Spendern
- Regelungen über die Durchführung der Entnahmen und die Verteilung der Spenderorgane sowie Dokumentationspflichten.

SPICKZETTEL

Gesetze und Verordnungen im Bereich Medizin/Pflege

- **Delegation ärztlicher Tätigkeiten an Pflegefachpersonen** (§ 63 SGB V): Selbstständige Ausübung der Heilkunde im Rahmen von Modellprojekten.
- **Arzneimittelgesetz** (AMG): Regelungen für die Herstellung und den Vertrieb von Arzneimitteln.
- **Betäubungsmittelgesetz** (BtMG): Festlegung, welche Substanzen verschreibungsfähig sind, und Regelungen zur Verwahrung, Dokumentation und Abgabe dieser Substanzen.
- **Infektionsschutzgesetz** (IfSG): Maßnahmen zum Schutz vor Infektionskrankheiten und deren Ausbreitung; Beschäftigungsverbote v. a. im Umgang mit Lebensmitteln.
- **EU-Verordnung 2017/745 und Medizinprodukterecht-Durchführungsgesetz** (MPDG): Regelungen zur Qualitätssicherung sowie zum Betrieb von Medizinprodukten.
- **Transplantationsgesetz** (TPG): Regelungen zur Entnahme und Verteilung von Spenderorganen, Dokumentationspflicht, Aufklärung der Bevölkerung.

48.5 Arbeitsrecht und Arbeitsschutzrecht

i DEFINITION

Arbeitsrecht: Oberbegriff für die rechtlichen Regelungen im Zusammenhang mit dem Arbeitsverhältnis eines Menschen.

Das **Arbeitsrecht** regelt die Rechtsverhältnisse zwischen Arbeitgeber und Arbeitnehmer, also etwa Rechte und Pflichten einer in einem Krankenhaus angestellten Pflegefachperson. Das **Arbeitsschutzrecht** enthält Bestimmungen, die einen Arbeitnehmer vor gesundheitlichen Schäden schützen sollen.

48.5.1 Arbeitsvertrag

Ein **Arbeitsvertrag** kann zwar grundsätzlich noch immer formlos abgeschlossen werden, aus Nachweisgründen ist aber immer ein schriftlicher Abschluss zu empfehlen. Zudem fordert das Nachweisgesetz, dass ein Arbeitgeber seinem Arbeitnehmer spätestens einen Monat nach Beginn eines Arbeitsverhältnisses einen schriftlichen Nachweis aushändigt, der alle wesentlichen Regelungen des Arbeitsvertrags enthält.

Ein Arbeitsvertrag beinhaltet für beide Seiten eine Vielzahl von **Pflichten.** Für einen **Arbeitnehmer** sind hierbei besonders wichtig:

- **Pflicht zur Arbeitsleistung:** Der Arbeitnehmer muss seine Leistung zu den Zeiten und an dem Ort, den der Arbeitsvertrag festlegt, so gut wie möglich erbringen
- **Pflicht zum Gehorsam:** Der Arbeitnehmer muss Anordnungen (ausgenommen zur Begehung von Straftaten und Ordnungswidrigkeiten) befolgen
- **Treuepflicht:** Der Arbeitnehmer muss die Interessen seines Arbeitgebers bestmöglich wahren
- **Verschwiegenheitspflicht:** Der Arbeitnehmer darf nach außen nichts darüber preisgeben, was er im Rahmen seiner Tätigkeit erfährt
- **Wettbewerbsverbot:** Der Arbeitnehmer darf seinem Arbeitgeber weder selbstständig noch durch eine Tätigkeit bei einer Firma, die zu seiner Firma in Wettbewerb steht, Konkurrenz machen.

Für einen **Arbeitgeber** ist besonders zu beachten:

- **Pflicht zur Zahlung des Arbeitsentgelts:** Der Arbeitgeber muss Lohn oder Gehalt pünktlich zahlen
- **Fürsorgepflicht:** Der Arbeitgeber muss von seinem Arbeitnehmer alle vermeidbaren Gefahren abwenden
- **Gleichbehandlungsgrundsatz:** Der Arbeitgeber muss seine Arbeitnehmer gleich behandeln.

Weitere wichtige Regelungsinhalte im Arbeitsvertrag:

- Beschreibung des Tätigkeitsfelds
- Arbeitszeiten und Urlaub
- Vergütung
- Beendigung des Arbeitsverhältnisses.

Beendet werden Arbeitsverhältnisse durch ordentliche oder außerordentliche *(fristlose)* Kündigungen, durch Aufhebungsverträge, Zeitablauf (bei befristeten Arbeitsverträgen) oder das Erreichen der Altersgrenze für den Eintritt in den Ruhestand.

Bei der Beendigung eines Arbeitsverhältnisses hat ein Arbeitnehmer Anspruch darauf, ein **Arbeitszeugnis** zu erhalten. Dieses Zeugnis ist zwar wohlwollend abzufassen, muss aber trotzdem wahrheitsgemäß sein.

> **Für Pflegende besonders wichtig**
> Pflegende sollten auf eine genaue Beschreibung der Tätigkeit im Arbeitsvertrag achten und wenn möglich den Abschluss befristeter Arbeitsverträge vermeiden.

48.5.2 Arbeitsschutzrecht

Im Rahmen des **Arbeitsschutzrechts** sind die folgenden Gesetze von besonderer Bedeutung.

Arbeitszeitgesetz

Verhinderung von Überforderungen und damit verbundenen Gesundheitsschäden durch Festlegung von täglichen und wöchentlichen Höchstarbeitszeiten, durch einen Anspruch auf Pausen spätestens nach 6 Std. durchgehender Arbeitszeit (→ Abb. 48.8) und von Mindestruhezeiten zwischen zwei Schichten.

Bundesurlaubsgesetz

Erhaltung der Gesundheit von Arbeitnehmern durch Festlegung eines jährlichen Mindesturlaubs von 24 Werktagen. In der Praxis ist ein Urlaubsanspruch von etwa 30 Arbeitstagen üblich. Bei der Festlegung der Urlaubszeit sollen die Belange von Arbeitgeber und Arbeitnehmer berücksichtigt werden. Arbeitnehmer mit schulpflichtigen Kindern sollen mindestens einen erheblichen Teil des Urlaubs während der Schulferien erhalten.

Entgeltfortzahlungsgesetz

Sicherstellung, dass im Falle einer Erkrankung zunächst für sechs Wochen Lohn oder Gehalt weiterhin bezahlt wird, sodass eine Erkrankung für einen Arbeitnehmer keine Bedrohung seiner Existenz darstellt. Nach dem Ablauf der 6-wöchigen Frist besteht im Regelfall ein Anspruch auf Krankengeld, das jedoch nicht das volle Entgelt abdeckt.

Jugendarbeitsschutzgesetz

Sicherung der ungestörten Entwicklung von Jugendlichen durch verschiedene Beschäftigungsverbote:

- Grundsätzlich gilt für Kinder bis zu 14 Jahren und für Jugendliche bis zu 15 Jahren ein generelles Beschäftigungsverbot
- Jugendliche bis zu 18 Jahren dürfen grundsätzlich pro Woche höchstens 40 Std. und pro Tag höchstens 8 Std. beschäftigt werden
- Bei frühzeitigem Beginn des Berufsschulunterrichts (vor 9:00 Uhr) oder länger dauerndem Unterricht (mehr als 5 Unterrichtsstunden) dürfen Jugendliche am selben Tag nicht mehr im Betrieb beschäftigt werden
- Nach Beendigung der täglichen Arbeitszeit müssen Jugendliche mindestens 12 Std. durchgängig Freizeit erhalten
- Jugendliche haben einen Anspruch auf einen erhöhten Mindesturlaub.

Mutterschutzgesetz

Dient dem Schutz der Gesundheit von Mutter und (ungeborenem) Kind und stellt einen ungestörten Verlauf der Schwangerschaft durch Beschäftigungsverbote sicher, beispielsweise Heben schwerer Lasten, Nachtschichten, Kontakt mit infektiösen Materialien, gefährlichen chemischen Substanzen oder Strahlung.

Es gilt ein vollständiges Beschäftigungsverbot 6 Wochen vor und 8 Wochen nach der Entbindung. Weiter enthält das Gesetz ein Kündigungsverbot während der Schwangerschaft bis 4 Monate nach der Entbindung. Darüber hinaus gilt: Gefährdungen für werdende und stillende Mütter sind so weit wie möglich zu vermeiden, wozu der Arbeitgeber

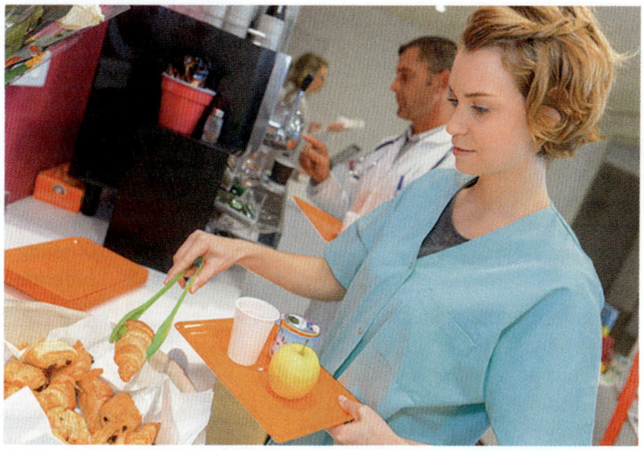

Abb. 48.8 Das Arbeitszeitgesetz legt fest, dass Mitarbeitende spätestens nach 6 Std. Arbeit einen Anspruch auf eine Pause haben. [J787]

eine Gefährdungsbeurteilung vorzunehmen hat. Die eine Schwangere betreuende Ärztin kann jederzeit Beschäftigungsverbote aussprechen, wenn eine Fortsetzung der Beschäftigung eine Gefahr für Mutter oder das ungeborene Kind bedeuten würde.

Für Pflegende besonders wichtig

Eine Schwangerschaft soll dem Arbeitgeber so bald wie möglich mitgeteilt werden. Nur so lassen sich erst die Schutzbestimmungen umsetzen, denen gerade wegen der hohen Infektionsgefahren in der Pflege eine besondere Bedeutung zukommt.

Pflegezeit- und Familienpflegezeitgesetz

Bei akuter Erkrankung eines nahen Angehörigen kann sich ein Arbeitnehmer für bis zu 10 Tage pro Jahr von der Arbeit freistellen lassen. Eine Fortzahlung des Arbeitsentgelts erfolgt aber nur, wenn dies – etwa durch einen Tarifvertrag – vereinbart ist. Darüber hinaus sieht das Pflegezeitgesetz in größeren Betrieben (mehr als 15 Beschäftigte) bei Pflegebedürftigkeit eines nahen Angehörigen einen Anspruch auf ganze oder teilweise Freistellung von der Arbeit für bis zu 6 Monate vor. Das Familienpflegezeitgesetz weitet die Freistellungsansprüche für Arbeitnehmer in größeren Betrieben (mindestens 25 Beschäftigte) noch aus. Hier besteht vor allem der Anspruch, für die Pflege naher Angehöriger für die Dauer von maximal 2 Jahren die wöchentliche Arbeitszeit auf bis zu 15 Std. reduzieren zu dürfen.

Für Pflegende besonders wichtig

Achten Sie bei Abschluss eines Arbeitsvertrages auch darauf, dass bei einer Freistellung wegen akuter Erkrankung eines nahen Angehörigen die Fortzahlung des Arbeitsentgelts zugesichert ist.

SPICKZETTEL

Arbeitsrecht und Arbeitsschutz

- **Arbeitsvertrag:** Rechte und Pflichten der Arbeitnehmer und Arbeitgeber; Regelungen zu Tätigkeitsfeld, Vergütung, Arbeitszeiten, Urlaub, Beendigung des Arbeitsverhältnisses etc.
- **Arbeitsschutz:** Regelungen zu Arbeitszeiten, Urlaubsanspruch, Entgeltfortzahlung im Krankheitsfall, Arbeitsschutz für Jugendliche, Schwangere sowie Mütter nach der Entbindung.
- **Pflegezeit und Familienpflegezeit:** Freistellung durch den Arbeitgeber bei akuter Erkrankung oder Pflegebedürftigkeit eines Angehörigen.

48.6 Gesetz zur Ausbildung

Das **Pflegeberufegesetz** (PflBG) vom 17.7.2017 hat die Ausbildung für die Bereiche der Alten-, Kranken- und Kinderkran-

Tab. 48.3 Gesetzliche Regelungen zur Ausbildung in der Pflege (PflBG).

Regelungsbereich	
Geschützte Berufsbezeichnungen	• Pflegefachfrau/Pflegefachmann • Pflegefachfrau/Pflegefachmann mit akademischem Grad • Gesundheits- und Kinderkrankenpflegerin/-pfleger • Altenpflegerin/Altenpfleger.
Voraussetzungen für die Erlaubnis zur Ausübung	• Absolvierung der im Gesetz vorgeschriebenen Ausbildung und Abschluss mit staatlicher Prüfung • Keine Hinweise auf ein Verhalten, aus dem sich eine Unzuverlässigkeit für die Ausübung des Berufs ergibt • Gesundheitliche Eignung • Für die Berufsausübung ausreichende Kenntnisse der deutschen Sprache.
Voraussetzungen für die Zulassung zur Ausbildung	• Realschulabschluss oder eine gleichwertige, abgeschlossene zehnjährige Schulbildung, oder • Hauptschulabschluss und erfolgreicher Abschluss einer mindestens zweijährigen Berufsausbildung oder • Hauptabschluss und erfolgreicher Abschluss einer mindestens einjährigen Ausbildung als Krankenpflegehelfer/-helferin oder Altenpflegehelferin/-helferin.
Ausbildungsdauer	• 3 Jahre Vollzeit • Bis 5 Jahre Teilzeit.
Ausbildungsstruktur	• 2.100 Stunden theoretischer Unterricht • 2.500 Stunden praktische Ausbildung (bei hochschulischer Pflegeausbildung mind. 2.300 Stunden) • Abschluss mit mündlicher, schriftlicher und praktischer Prüfung.
Ausbildungsstätten	**Krankenpflege:** Theoretischer Unterricht und praktische Ausbildung an einer staatlichen oder staatlich zugelassenen Krankenpflegeschule, die an ein Krankenhaus oder Klinikum angeschlossen ist **Kinderkrankenpflege:** • Theoretischer Unterricht und praktische Ausbildung an einer staatlichen oder staatlich zugelassenen Kranken- oder Kinderkrankenpflegeschule, die an ein Krankenhaus oder Klinikum angeschlossen ist • Praktische Ausbildung im letzten Ausbildungsdrittel in einem Bereich der Versorgung von Kindern und Jugendlichen. **Altenpflege:** • Theoretischer und praktischer Unterricht an einer staatlichen oder staatlich anerkannten Altenpflegeschule, praktische Ausbildung in einer mit der Schule kooperierenden Einrichtung(1) *oder* • Theoretischer Unterricht und praktische Ausbildung an einer staatlichen oder staatlich zugelassenen Pflegeschule, die an ein Krankenhaus oder Klinikum angeschlossen ist • Praktische Ausbildung im letzten Ausbildungsdrittel in einem Bereich der Versorgung von alten Menschen. **Hochschulische Pflegeausbildung:** • Theoretische und praktische Lehrveranstaltungen an einer staatlichen oder staatlich anerkannten Hochschule • Praxiseinsätze in Einrichtungen der Krankenpflege, Kinderkrankenpflege und/oder Altenpflege.
Ausbildungsvertrag bei der Ausbildung an Kranken-, Kinderkranken- und Altenpflegeschulen	• Mit dem Träger der praktischen Ausbildung • Es ist eine Ausbildungsvergütung zu zahlen • Die Ausbildung ist ab 2020 generell kostenfrei.

(1) Altenpflegeschulen, die vor Inkrafttreten des PflBG nach § 5 des AltPflG vom März 2003 staatlich anerkannt wurden, gelten nach dem PflBG weiterhin als staatlich anerkannt und dürfen die generalistische Pflegeausbildung durchführen, sofern sie die Erfüllung der Mindestanforderungen an Pflegeschulen nach § 9 PflBG bis zum 1. Januar 2028 nachweisen.

kenpflege weitgehend vereinheitlicht (generalisierte Pflegeausbildung). Erst nach zwei Jahren generalisierter Ausbildung können im dritten Ausbildungsjahr weiterhin die gesonderten Abschlüsse Gesundheits- und Kinderkrankenpfleger/in und Altenpfleger/in erworben werden oder es kann auch im dritten Jahr die generalisierte Ausbildung fortgesetzt werden. Vor dem 31.12.2019 begonnene Ausbildungen nach altem Recht (Kranken- und Altenpflegesetz) können noch bis Ende 2024 fortgesetzt werden. Die Qualifikationen, die im Rahmen einer vor dem Jahr 2020 begonnenen bzw. abgeschlossenen Ausbildung erworben wurden, werden weiterhin anerkannt.

Seit Inkrafttreten des Pflegeberufegesetzes besteht auch die Möglichkeit, die primärqualifizierende Pflegeausbildung an einer Hochschule zu absolvieren.

Einige wichtige Regelungen im Überblick

- Die generalistische Ausbildung ist in allen EU-Mitgliedsstaaten anerkannt; die Berufsbezeichnung lautet: Pflegefachfrau/-mann
- Die Ausbildung dauert 3 Jahre (in Teilzeit max. 5). Am Ende des zweiten Ausbildungsjahres ist eine Zwischenprüfung abzulegen, ihr Bestehen ist Voraussetzung, um die Ausbildung fortzusetzen.
- Die Ausbildung besteht aus 2.100 Std. theoretischem Unterricht und 2.500 Std. praktische Ausbildung (bei hochschulischer Pflegeausbildung mind. 2.300 Std.)
- Lehrpersonen und Schulleitungen müssen ein bestimmtes Qualifikationsniveau nachweisen, dieses soll eine qualitativ hochwertige Ausbildung in allen Fachbereichen sichern
- Für die Altenpflege ist das Schulgeld seit 2020 abgeschafft, es ist eine Ausbildungsvergütung zu zahlen (außer im Studium)
- Ein Realschulabschluss ist Voraussetzung für eine Ausbildung zur Pflegefachfrau/zum Pflegefachmann. Wer einen Hauptschulabschluss hat, kann über eine andere erfolgreich abgeschlossene Ausbildung oder über die Pflegehelferausbildung in die Ausbildung einsteigen.

→ Tab. 48.3 gibt einen Überblick über die jeweiligen gesetzlichen Regelungen.

Vorbehaltene Tätigkeiten

Erstmals sind im Pflegeberufegesetz vorbehaltene Tätigkeiten geregelt worden. Bestimmte berufliche Tätigkeiten dürfen nach dem Gesetz also nur von entsprechend ausgebildetem Personal ausgeführt werden:

- Erhebung und Feststellung des individuellen Pflegebedarfs
- Organisation, Gestaltung und Steuerung des Pflegeprozesses
- Analyse, Evaluation, Sicherung und Entwicklung der Qualität der Pflege.

Mehr zum Pflegeberufegesetz → 51.1.5, → Tab. 51.1

49

ETHISCHES HANDELN

Wolfgang M. Heffels

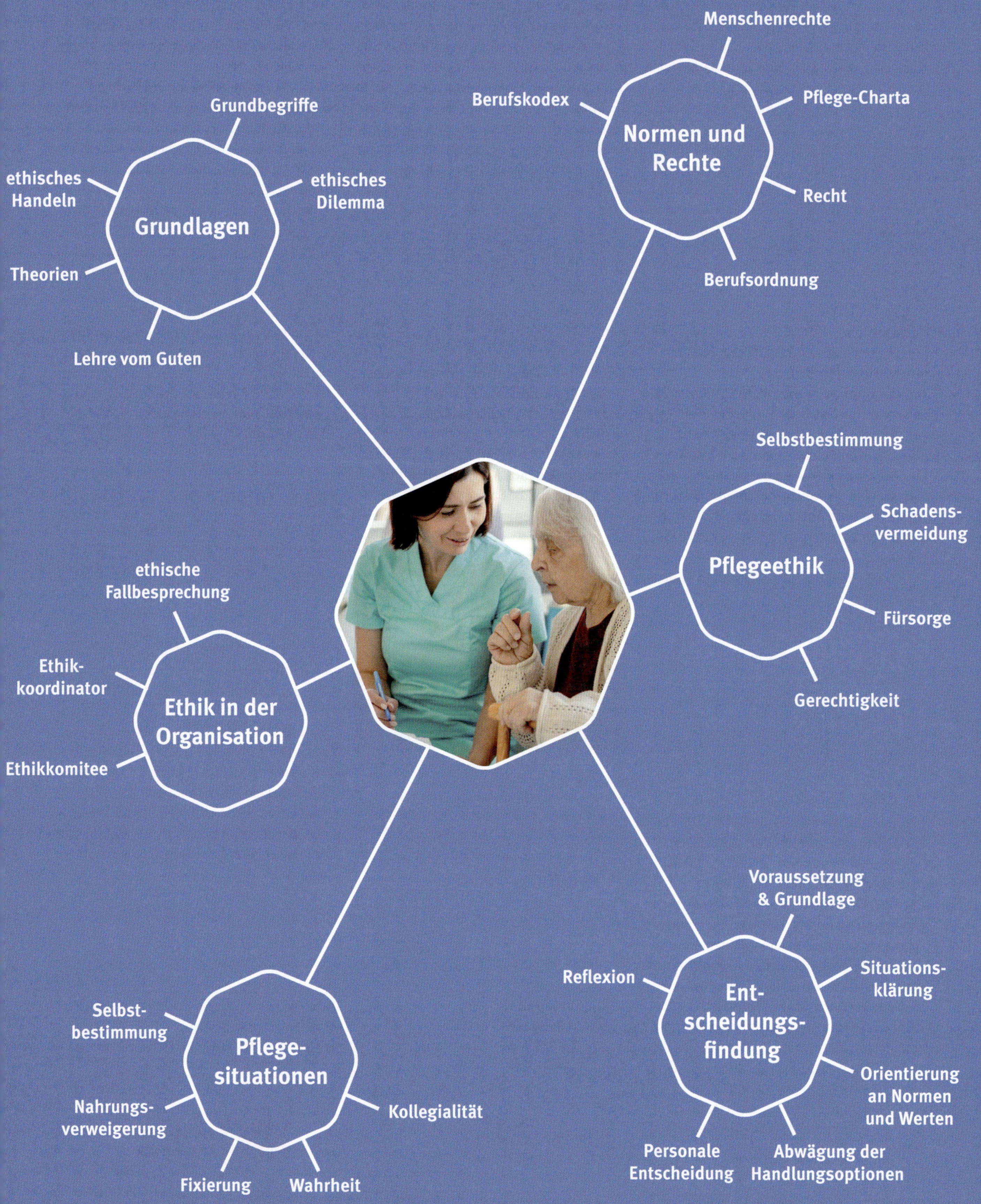
Grundlagen
Grundbegriffe
ethisches Dilemma
ethisches Handeln
Theorien
Lehre vom Guten
Normen und Rechte
Menschenrechte
Berufskodex
Pflege-Charta
Recht
Berufsordnung
Pflegeethik
Selbstbestimmung
Schadensvermeidung
Fürsorge
Gerechtigkeit
Ethik in der Organisation
ethische Fallbesprechung
Ethikkoordinator
Ethikkomitee
Pflegesituationen
Selbstbestimmung
Nahrungsverweigerung
Fixierung
Wahrheit
Kollegialität
Entscheidungsfindung
Voraussetzung & Grundlage
Reflexion
Situationsklärung
Orientierung an Normen und Werten
Abwägung der Handlungsoptionen
Personale Entscheidung

In ihrer beruflichen Tätigkeit sind Pflegende oft mit der Frage konfrontiert: Wie verhalte ich mich richtig? Wie sollte ich z. B. reagieren, wenn sich eine alte Dame mit Demenz weigert, ihre Medikamente zu nehmen? Oder wenn eine Angehörige darauf besteht, dass ihr 90-jähriger Vater auf der Intensivstation noch eine Dialyse bekommt, trotz gegenteiliger Patientenverfügung? Oder wenn ein junger Mann mit Knochenkrebs seine Therapie abbrechen möchte, und das ohne Angabe von Gründen? In Situationen wie diesen sehen Pflegefachpersonen sich einerseits in der Fürsorgepflicht, andererseits sind sie mit Menschen konfrontiert, die ihre eigenen Ansichten, Bedürfnisse und Wünsche haben. Und diese können der eigenen beruflichen Fürsorgepflicht widersprechen.

Gerade im pflegeberuflichen Alltag geht es sehr oft um ethische Probleme und Fragen, die nicht einfach zu lösen sind und eine ethische Kompetenz erfordern. **Ethisches Handeln** bedeutet, dass die Grundlage von Handlungen sich nicht nur an den eigenen Interessen orientiert (egoistisches Handeln), sondern an den Interessen aller Beteiligten.

Grundlage dafür sind Kenntnisse in den folgenden Bereichen:

- Ethische Grundlagen (→ 49.1)
- Rechtliche und ethische Normen, wie z. B. Berufsordnung (→ 49.2)
- Pflegeethik (→ 49.3)
- Schritte, wie man zu einem ethischen Urteil findet (→ 49.4)
- Anwendung in Pflegesituationen (→ 49.5)
- Umsetzung in der Pflegeorganisation (→ 49.7).

Ein Reflektieren des eigenen Handelns ist besonders in der Pflege sehr wichtig. In vielen Fällen geht Pflegebedarf durch Krankheit oder Alter mit einer existenziellen Krise einher (→ Abb. 49.1). Oft sind pflegebedürftige Menschen von ihrer Pflegeperson abhängig, in ihrer Autonomie eingeschränkt und besonders schutzbedürftig. Ein Reflektieren des eigenen Handelns ist auch deshalb wichtig, da Pflegesituationen in der Regel durch eine **asymmetrische Beziehung** gekennzeichnet sind, d. h., dass eine Person hierarchisch höher steht als die andere. Auch diese Konstellation erfordert eine besondere ethische Kompetenz.

Doch was bedeutet es, das eigene Handeln zu reflektieren? Verweigert eine Bewohnerin z. B. die Körperpflege, kann die Pflegeperson ihre Handlung unterbrechen und nachdenken, was in dieser Situation als „gut" ausgewiesen werden kann. Ist eine Körperpflege zum jetzigen Zeitpunkt wirklich erforderlich? Oder kann diese auf morgen verschoben werden, wenn die Tochter zu Besuch kommt? Was können mögliche Gründe für die Verweigerung sein? Wenn die Pflegeperson sich auf diese Fragen einlässt, handelt sie ethisch. Sie hinterfragt ihre Handlungen und bestimmt dadurch die Qualität ihres Tuns. Dazu gehört auch, das eigene Handeln nachträglich in den Blick zu nehmen: Habe ich den Bewohner oder die Patientin in ihrer Befindlichkeit und Vulnerabilität ausreichend wahrgenommen? Habe ich die pflegerische Situation angemessen gemeistert?

Beim **ethischen Nachdenken** geht es darum, sich selbst zu vergewissern, alles richtig zu machen. Das betrifft jeden Menschen:

- Primär in **eigenen Entscheidungsbereichen** des alltäglichen Lebens, z. B. gebe ich einem Bettler eine Geldspende oder nicht?
- Sekundär bei Fragestellungen, die **außerhalb der eigenen Möglichkeiten** liegen, z. B. wie geht die Sozialpolitik mit der Situation der Bettler um?

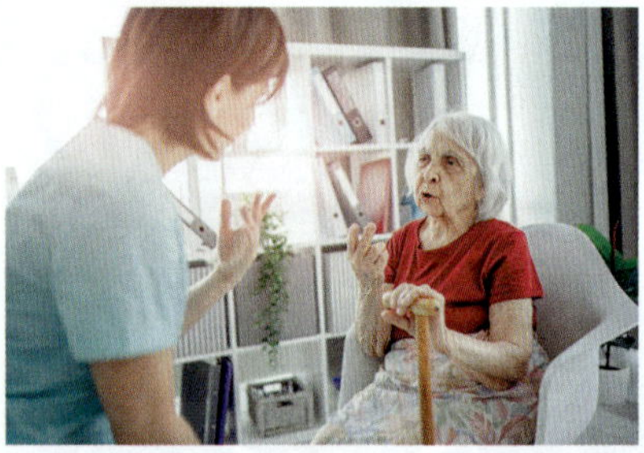

Abb. 49.1 Pflegebedürftige Menschen befinden sich aufgrund von Krankheit oder anderen Beeinträchtigungen häufig in einer existenziellen Krise. Das erfordert von den Pflegenden, das eigene Handeln gut zu hinterfragen und zu beachten, was der pflegebedürftige Mensch für sich selbst als wichtig erachtet. [J787]

Auch in der beruflichen Pflege und Medizin sind das eigene Entscheidungsaufgaben, aber auch Fragestellungen in besonderen Situationen, z. B.:

- Ist die Stellenbesetzung ausreichend?
- Sollen lebensverlängernde Maßnahmen durchgeführt werden?
- Soll man einem Menschen die Wahrheit über seinen Gesundheitszustand verschweigen? (→ 49.5.2)
- Darf ich einen Patienten fixieren? (→ 49.5.3)

Derartige Fragen sind nicht einfach mit Ja oder Nein zu beantworten. Erst durch ethisches Nachdenken kann man sich einer Entscheidung annähern und dementsprechend ethisch handeln. **Ethisches Handeln** setzt demnach moralische Vorstellungen, Sachkenntnis und Selbsterkenntnis voraus. Grundsätzlich lässt sich die Ethik in **Individualethik** und in **Sozialethik** unterscheiden (→ Abb. 49.2).

49.1 Grundlagen der Ethik

Warum soll ich ehrlich sein? Warum soll ich hygienisch arbeiten? Warum soll ich mich bei jemandem entschuldigen, den ich beleidigt habe?

Solche Fragen hat sich jeder schon einmal gestellt. Sie bringen zum Ausdruck, dass gewisse Erwartungen an eine Person gestellt werden, die diese Person aber hinterfragt. Es geht also darum, das eigene Verhalten einerseits an Regeln auszurichten, andererseits diese *Regeln aber zu reflektieren und ihnen nicht blindlings zu folgen*. Dabei stellt sich zunächst die Frage, um welche Art von Regel es sich jeweils handelt. Um die Unterschiede zwischen den verschiedenen Regeln zu kennen, ist es wichtig, die **Grundbegriffe der Ethik** genau zu unterscheiden.

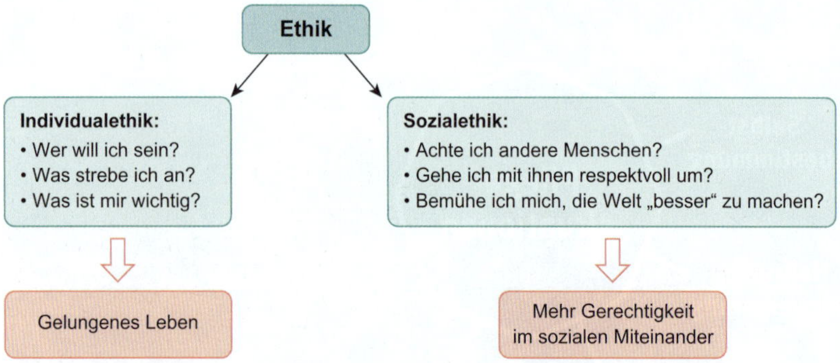

Abb. 49.2 Unterschiede zwischen Sozialethik und Individualethik. [L143]

49.1.1 Grundbegriffe der Ethik

DEFINITION

Werte: Ethische Zielvorstellungen und Grundüberzeugungen, die Einzelne oder Gruppen für erstrebenswert halten, z. B. Toleranz, Freiheit oder Ehrlichkeit. Wertebezogene Aussagesysteme einer Gruppe sind z. B. ein Berufskodex oder eine Berufsordnung (→ 49.2).

Normen (*lat.* norma = Maßstab, Regel, Richtschnur): Regeln des menschlichen Verhaltens, die aus Gesetzen oder aus Werten abgeleitet sind. Damit gehen bestimmte Erwartungen oder auch Anforderungen einher. Normativ bedeutet, ein bestimmtes Verhalten wird eingefordert oder erwartet, z. B. „Sei pünktlich!" oder „Sei ehrlich!"

Moral: Summe der Normen und Werte, die für die einzelnen Mitglieder einer Gemeinschaft oder einer Gruppe von Menschen als verbindlich gelten. Ein Verhalten gilt als **moralisch,** wenn es dem Anspruch der Gruppennorm entspricht. **Unmoralisch** (*non*konform) dagegen bedeutet, dass der Anspruch an sich oder das eigene Verhalten nicht der Gruppennorm entspricht.

Kultur: Summe der Moralvorstellungen in einer Gemeinschaft oder einer Gruppe von Menschen (→ 15.3.8).

Gewissen: Eine Instanz im Menschen, die ihm bei Missachtung seiner Überzeugungen eine unangenehme Bewusstheit auslöst. Das Gewissen wird meist als abhängig von gesellschaftlichen Normen sowie von individuellen Einstellungen der Person angesehen.

Jede Gruppe hat ihre Regeln und Handlungskonventionen, nach denen ihr soziales Miteinander funktioniert. Insofern ist **Moral** der Oberbegriff für alle Normen und Werte, durch die das Zusammenleben in einer Gruppe von Menschen bestimmt wird. Moral ist dabei ein wertneutraler Begriff, der eine bindende Kraft besitzt.

Normen beziehen sich vor allem auf Erwartungen, die an ein Mitglied einer Gemeinschaft herangetragen werden. Beruflich kann das z. B. bedeuten, pünktlich zum Dienst zu erscheinen und die Betriebsroutine einzuhalten. **Werte** hingegen sind das, was der einzelne Mensch für sich als wichtig und damit wertig erachtet. „Mir ist es wichtig, Zeit für meine Patienten zu haben", sagt die Pflegende. Sie nimmt sich Zeit für ihre Patienten und relativiert dadurch andere Werte, z. B. die Pflicht zu einer sorgfältigen Dokumentation. Sie legt sich fest. Wertefestlegungen stellen Grundüberzeugungen und Sinnvorstellungen des einzelnen Menschen dar. Diese entstehen durch folgende Festlegungen:

- Welche **Einstellung** habe ich zu mir, zu meinem Gegenüber, zu meiner Arbeit?
- Welche **Haltung** habe ich zur Gerechtigkeit, zur Bildung, zur Wahrheit?
- Welchen **Sinn** gebe ich meinem Leben?

Moralisch handelt ein Mensch immer dann, wenn er entsprechend den bestehenden Normen und Werten handelt. Unmoralisch handelt ein Mensch dann, wenn er eine oder mehrere sozial anerkannte Normen außer Acht lässt. In diesem Sinne sind alle Regelwerke, die das soziale Miteinander bestimmen, moralische Aussagen. Sie sind sozial wirksam, d. h., sie sind so lange gültig und existent, wie sie bei Nichteinhaltung von den Gruppenmitgliedern sanktioniert *(bestraft)* werden. Normen, die aufgestellt werden, ohne dass ihre Einhaltung überprüft wird, sind moralisch nicht wirksam.

49.1.2 Das ethische Dilemma

DEFINITION

Dilemma: Eine Situation, die mehrere Möglichkeiten der Entscheidung bietet, die jeweils zu einem unerwünschten Resultat führen.

Bei einem Dilemma stehen sich meist zwei ethische Werte gegenüber, die nicht miteinander vereinbar sind. Dies kann z. B. die Frage sein: Sollen wir eine Patientin, die unheilbar erkrankt ist, künstlich ernähren? Der Wert „Leben erhalten" (Ernährung geben) steht dem Wert „Leiden lindern" (Ernährung absetzen) gegenüber. Denn eine künstliche Ernährung würde das Leben und somit evtl. das Leiden der Person verlängern. Steht ein Team vor so einer Situation, muss gemeinsam – bestenfalls mit der betroffenen Person und den Angehörigen – eine Handlungsoption ausgewählt werden. Hier geht es in der Regel um eine **Werteabwägung:** Welcher Wert ist uns in der jetzigen Situation wichtiger? Zur Unterstützung dieser Entscheidungsprozesse kann das Team ein Ethikkomitee hinzuziehen oder eine ethische Fallbesprechung einberufen (→ 49.7).

Fallbeispiel

Herr T. wird nachts betrunken in die Notaufnahme gebracht. Er hat eine größere Wunde am Kopf, die genäht werden muss, sowie erhebliche Gleichgewichtsstörungen, die eine Sturz- und Verletzungsgefahr bedeuten. Herr T. will sich nicht behandeln lassen, er möchte nach Hause und droht sogar mit Gewalt. Nur eine intensive 1:1-Betreuung kann Herrn T. daran hindern, einfach fortzulaufen. Er wird von einer Notfallfachpflegeperson betreut, die für fünf weitere Patienten zuständig ist, u. a. ein Patient mit V. a. Myokardinfarkt, der dringend weitere diagnostische und therapeutische Maßnahmen benötigt. Die Pflegefachperson hat aber aufgrund der intensiven Betreuung von Herrn T. nicht die Zeit, die anderen Patienten adäquat zu betreuen [1].

Das ethische Dilemma, das sich in diesem Fall für die Pflegefachperson stellt, lautet: Soll sie die nötige 1:1-Betreuung für Herrn T. weiter leisten? Schließlich will er trotz Kopfverletzung die Notaufnahme unbedingt verlassen und zeigt sich gewaltbereit. Oder sollte sie sich besser um die fünf anderen Patienten kümmern? Bei ihnen sind weitere wichtige Abklärungen nötig und niemand anderes kann sich um sie kümmern. Das ethische Dilemma berührt insbesondere die Frage, wie die knappen Ressourcen verteilt werden sollen (→ Abb. 49.3).

Bei diesem Fallbeispiel müssen mehrere Werte miteinander abgewogen werden [1]:

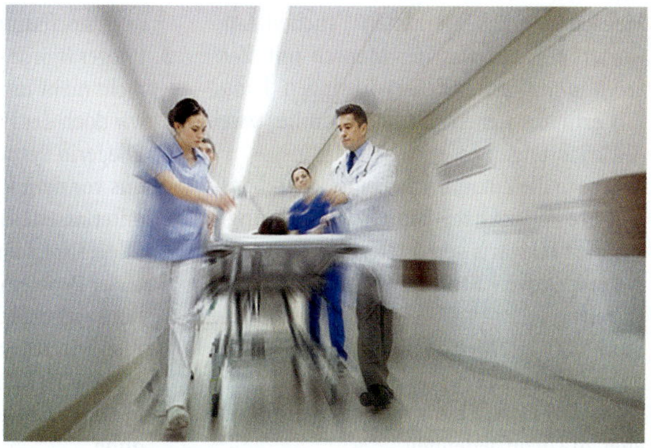

Abb. 49.3 In Notfallsituationen ist das ärztliche und pflegerische Fachpersonal gefordert, Leben zu retten. Alle anderen Anforderungen, Bedürfnisse und Vorstellungen treten in den Hintergrund. Es sei denn, die betroffene Person lehnt die Notfallmaßnahmen ab. [J787]

Autonomieprinzip: Nach diesem Prinzip steht jeder Person zu, sich frei für oder gegen eine medizinische Behandlung zu entscheiden. Herr T. will sich nicht behandeln lassen. Sollte der Arzt Herrn T. gehen lassen – trotz der Sturz- und Verletzungsgefahr? Wie viel Gewicht hat der Wille von Herrn T., wo dieser schwer betrunken ist? Ist er noch urteilsfähig? Oder soll er besser gegen seinen Willen in der Notaufnahme gehalten werden?

Gerechtigkeitsprinzip: Dieses Prinzip fordert eine faire Verteilung von Gesundheitsleistungen. Ist es gerecht, für eine Person, die sich selbst in diesen Zustand gebracht hat und eine Behandlung vehement ablehnt, die notwendige Betreuung von fünf anderen zu vernachlässigen? Verletzt das nicht das Gerechtigkeitsprinzip?

Fürsorgepflicht/Schadensvermeidung: Arzt und Pflegeperson sind nach dem Fürsorgeprinzip verpflichtet, aktiv das Wohl des Patienten zu fördern und ihm damit zu nützen. Herr T. findet jedoch nicht, dass eine Behandlung ihm guttut. Wenn man einem Patienten nicht helfen kann, solle man ihm wenigstens nicht schaden, so besagt das Schadensvermeidungsprinzip. Doch schadet man Herrn T., wenn der Arzt seine Kopfverletzung gegen seinen Willen näht? [1]

49.1.3 Ethik als Lehre vom Guten

DEFINITION

Ethik: Die wissenschaftliche Lehre vom guten Leben und rechten Handeln. Sie beschäftigt sich mit der Rechtfertigung von Lebensentwürfen und Handlungsweisen.

Ethik als Lehre vom guten Leben bezieht sich auf die Ausgestaltung des Lebens eines einzelnen Menschen innerhalb einer Kultur und Gemeinschaft. Fragen wie „Was ist der Sinn des Lebens?“ oder „Was kann der Mensch vom Leben erhoffen?“ suchen Antworten auf das, was der Mensch mit *Vernunft und Verstand* hervorbringen kann. Ein erfülltes Leben hat dabei immer zwei Blickrichtungen:

- Eine in die Zukunft schauende, erstrebenswerte Perspektive – **Sinn bzw. Hoffnung**
- Eine rückwärts gerichtete, bewertende Perspektive – **Stolz bzw. Unzufriedenheit.**

Stolz kann ein Mensch sein, wenn er denkt, etwas Besonderes geleistet zu haben. Schwere Enttäuschungen im Leben führen eher zu Unzufriedenheit.

Ethik als Lehre vom rechten Handeln untersucht, welche allgemeinen *Gründe* für ein Handeln aufgeführt werden können, damit dieses Handeln als „gut“ klassifiziert werden kann. Der Ausgangspunkt aller ethischen Theorien ist es, das Gute zu wollen.

Der gute Wille

Der Philosoph *Immanuel Kant* (1724–1804) schreibt: ***„Es ist überall nichts in der Welt, ja und überhaupt außer derselben zu denken möglich, was ohne Einschränkung für gut könnte gehalten werden, als alleine ein guter Wille.“*** [2]

„Gut“ ist dabei für Kant derjenige Wille, der durch Gründe der praktischen Vernunft bestimmt wird und nicht durch Neigungen. Der **„gute Wille“** ist Voraussetzung für den Menschen, um Gutes zu bewirken. Aber wonach kann man sein Handeln als gut bemessen? Diese Frage führt zu unterschiedlichen Argumentationen. Dazu das folgende Beispiel:

Fallbeispiel

Frau G., 86 Jahre alt und verwitwet, wurde vor zwei Wochen stationär aufgenommen. Sie ist geistig orientiert, hat aber durch eine Gelenkerkrankung stark ausgeprägte Kontrakturen in allen großen Gelenken. Schmerzen begleiten ihr Leben. Die tägliche Mobilisation vom Bett in den Stuhl stellt für die Patientin eine starke Belastung dar. Plötzlich sagt sie gegenüber einer Pflegenden: „Ich will das nicht mehr – immer diese Schmerzen – lassen Sie mich doch bitte im Bett liegen!“

In der Dienstübergabe berichtet die Pflegefachperson diese Situation, und es kommt unter den Pflegenden zu folgendem Disput:

1. Pflegerin Anja: „Ja, das kann ich mir gut vorstellen. Ich hätte auch keine Lust auf diese Quälerei.“
2. Pflegerin Petra: „Ja, klar. Aber man muss sie doch mobilisieren, ansonsten wird's doch noch immer schlimmer.“
3. Pfleger Björn: „Ach Petra, es geht doch nicht mehr um Gesunderhaltung – lassen wir doch der Patientin ihren Willen.“
4. Pflegerin Petra: „Und dann können wir uns vor dem Richter verantworten – unterlassene Hilfeleistung oder so was.“
5. Pflegerin Lydia: „Wisst ihr, das ist nicht unser Problem, lassen wir doch den Stationsarzt entscheiden.“
6. Pflegerin Anja: „Wie auch immer, wir müssen weitermachen, die anderen Patienten brauchen auch unsere Zuwendung.“

Unterstellt man, dass alle beteiligten Personen das Beste für die Patientin „tun wollen“ **(Absicht),** dann wird auch deutlich, dass das „gute Tun“ **(rechtes Handeln)** aufgrund unterschiedlicher Argumente nicht eindeutig zu bestimmen ist.

Welche Argumente stehen hinter den konkreten Äußerungen?

1. **Lust:** „Ich finde gut, was mir gefällt.“
2. **Patientenwohl:** „Ich finde gut, was der Fachwissenschaft entspricht.“
3. **Patientenwille:** „Ich finde gut, dass der einzelne Mensch über sich entscheiden kann.“
4. **Legalität:** „Ich finde gut, dass wir nur das tun, was juristisch haltbar ist.“
5. **Delegation:** „Ich finde gut, dass Entscheidungen auf andere Menschen übertragen werden können.“
6. **Allgemeinwohl vor Einzelwohl:** „Ich finde gut, wenn es den meisten Patienten gut geht, auch wenn es Einzelfälle gibt, die sich nicht so wohlfühlen.“

Jede Äußerung beinhaltet eine bestimmte ethische Argumentation. Und jede Argumentation für sich genommen ist zutreffend. Aber was ist dann „das Gute“ in der oben beschriebenen Situation? Was sollte man tun?

Rechtes Handeln

Ethik liefert wissenschaftliche Theorieaussagen (→ 49.1.4), die Hinweise zum rechten Handeln geben.

Ethisches Handeln berücksichtigt alle Wert- und Normaussagen, die in einer bestimmten Situation relevant sind. Treffen in einer Pflegesituation konkurrierende Werte und Normen aufeinander, bedeutet ethisches Handeln, auf Basis einer vertretbaren Haltung die bestmögliche Handlungsoption zu wählen.

Im aufgeführten Beispiel geht es zunächst darum, die belastende Situation der betagten Patientin wahrzunehmen, anzuerkennen und danach zu fragen, was geschehen kann, um die Mobilisationssituation angenehmer zu gestalten. Mit dem eigenen Fachwissen wären Alternativen der Mobilisation zu überdenken, sodass diese weniger schmerzhaft für die Patientin ist. Mit dem Arzt wäre zu klären, ob die Schmerztherapie optimiert werden kann. Aus den so gewonnenen Erkenntnissen könnten unter Berücksichtigung der Patientenautonomie (→ 49.3.2) gemeinsam mit der Patientin alternative Verfahrensweisen erörtert und vereinbart werden. Letztendlich geht es darum, der Patientin Angebote zu unterbreiten, die dieser für die Gestaltung ihres Lebens sinnvoll und wertig erscheinen.

49.1.4 Ethische Theorien

DEFINITION

Ethische Theorien: Diese liefern Entscheidungskriterien, damit der Einzelne so entscheiden kann, dass sein Handeln nach einem „Gut" ausgerichtet ist. Sie können damit eine Art Richtlinie für gutes Handeln bieten.

Die **ethischen Theorien** lassen sich in drei Bereiche einteilen (→ Tab. 49.1):

- Gesinnungsethik: Handlungsentscheidung aus einer Grundüberzeugung heraus
- Formale Ethiken: Bewertung einer Handlungsentscheidung auf Basis formaler Aussagen
- Beachtung grundsätzlicher Werte, Prinzipien und Normen:
  - Prinzipienethik
  - Hedonismus
  - Utilitarismus
  - Werteethik
  - Kontraktethik
  - Verantwortungsethik.

Gesinnungsethik

Eine Gesinnung zu haben, bedeutet, sein Leben aus Überzeugung in einer bestimmten Art und Weise zu führen. Bei der **Gesinnungsethik** orientiert sich das konkrete Handeln an eine bestimmte Gesinnung, Überzeugung, den Glauben etc. und diese Orientierung ist der einzige Maßstab des Handelns. Handlungen werden nach dieser Ethik vor allem danach bewertet, ob sie den eigenen Werten und Prinzipien folgen – ungeachtet der zu erwartenden Handlungsfolgen. Ein Beispiel ist z. B. die Haltung der Zeugen Jehovas, die eine Bluttransfusion ablehnen, selbst wenn sie dadurch ihr eigenes Leben gefährden.

Formale Ethiken

Werden Formeln der Ethik zugrunde gelegt, die man bei der Urteilsbildung zu beachten hat, dann handelt es sich um **formale Ethiken.** Dazu gehören z. B.:

- **Goldene Regel:** „Was du nicht willst, das man dir tu', das füg' auch keinem anderen zu!"
- **Kategorischer Imperativ:** „Handle nur nach derjenigen Maxime, durch die du zugleich wollen kannst, dass sie ein allgemeines Gesetz werde!" *(Immanuel Kant).* Dies bedeutet, der Imperativ gebietet allen Menschen, Handlungen darauf zu prüfen, ob sie logisch (inhaltlich stimmig) und verallgemeinerbar (für alle Menschen gleichermaßen gültig) sind.

Prinzipienethik

Prinzipienethik geht davon aus, dass der Mensch sich oberste Grundsätze setzt und diese nicht weiter hinterfragt. Diese Grundsätze bestimmen sein Handeln.

Im Unterschied zu „Prinzip" bedeutet „prinzipiell", dass vereinzelt Ausnahmen vom Prinzip vorkommen können, z. B. arbeitet man prinzipiell hygienisch oder sagt prinzipiell die Wahrheit. Insofern gibt es prinzipienethisch zwei unterschiedliche Ansätze:

- Das **Prinzip** zählt immer und überall
- Das **Prinzipielle** zählt überwiegend, d. h., es gibt Ausnahmen vom Prinzip.

Stehen sich zwei Prinzip-Aussagen gegenüber, ist der Handelnde gefordert, sich für ein Prinzip zu entscheiden. Diese Güterabwägung erfolgt nach der Bewertung des kleineren Übels für den jeweiligen Menschen. Wird z. B. bei einer Person, die gerne viel isst, die übergewichtig und hyperton ist, ein Diabetes mellitus diagnostiziert, dann muss sie sich zwischen dem Prinzip „Lebensgenuss" und dem Prinzip „Lebensdauer" entscheiden. Entscheidet sie sich für das Prinzip „Lebensdauer", kann sie *prinzipiell* diesem Prinzip folgen und Ausnahmen davon zulassen oder *aus Prinzip* vom Lebensgenuss grundsätzlich Abstand nehmen.

Hedonismus

Bei der ethischen Theorie des **Hedonismus** (*griech.* hedone = Lust) geht es um die individuelle Vermeidung von Schmerz oder Frustration und damit um die Vermehrung von Glück. Maßstab ist das eigene Empfinden. Hiernach ist zu rechtfertigen, dass die Vermehrung von Glück ethisch richtig ist.

Der ethische Hedonismus besagt somit, dass es von der Steigerung der Lust und der Verringerung des Schmerzes abhängt, wie wir handeln sollen oder welche Handlung richtig ist. Da der Mensch aber nicht allein auf der Welt ist, ist bei der Anwendung dieser ethischen Theorie die Folgenethik *(Utilitarismus)* mit zu beachten.

Utilitarismus

Der **Utilitarismus** (*lat.* utilitas = Nutzen; *Folgenethik*) bezieht sich auf die absehbaren Folgen eines Handelns. Damit eine Handlung gerechtfertigt werden kann, muss die

Tab. 49.1 Ethische Prinzipien.

Ethisches Prinzip	Definition	Beispiel
Gesinnungsethik	Das Handeln wird an eine bestimmte Gesinnung gebunden	Zeuge Jehova lehnt Bluttransfusion aus religiöser Überzeugung ab
Formale Ethiken	Frage: Möchte ich, dass sich alle Menschen für meine Handlungsmaxime entscheiden?	Goldene Regel: „Was du nicht willst, das man dir tu', das füg auch keinem anderen zu!"
Prinzipienethik	Das Handeln erfolgt aufgrund von Prinzipien; vereinzelte Ausnahmen können dabei vorkommen	Die Lebenserhaltung steht in der Medizin an oberster Stelle
Hedonismus	Individuelle Vermeidung von Schmerz oder Frustration, Vermehrung von Glück	Person wünscht vor allem Genuss und denkt sich: „Solange ich niemandem schade, will ich das Leben in vollen Zügen genießen"
Utilitarismus	Berücksichtigung der absehbaren Folgen eines Handelns	Pflegeperson widmet einem einzelnen Patienten nur begrenzte Zeit, damit auch die Versorgung der anderen Patienten gewährleistet ist.
Werteethik	Dem, was dem Einzelnen lieb und teuer ist, wird ein Wert zugeschrieben	Person orientiert sich bei ihren Handlungen v. a. an ihren persönlichen Werten, z. B. Ehrlichkeit und Toleranz
Kontraktethik	Handeln aufgrund von verbindlichen Vereinbarungen zwischen verschiedenen Parteien	Zwei Pflegende vereinbaren, den Dienst zu tauschen
Verantwortungsethik	Abwägendes Handeln vor dem Hintergrund einer Absicht	Die Pflegeperson priorisiert die Maßnahmen, von denen sie sich den größtmöglichen Erfolg für den Patienten verspricht

Mehrheit der von der Entscheidung betroffenen Menschen von den Folgen des Handelns profitieren können. Der Philosoph *Francis Hutcheson* formulierte das Prinzip so: „Diejenige Handlung ist die beste, die das größte Glück für die größte Zahl herbeiführt."

Nach diesem Prinzip ist z. B. eine Organspende eine erstrebenswerte Handlung. Werden einem Hirntoten Organe entnommen, könnten mehrere bedrohlich erkrankte Menschen gerettet werden.

Werteethik

Die **Werteethik** ist eine ethische Theorie, die dem, was dem Einzelnen lieb und teuer ist, einen Wert zuschreibt. Der Mensch strebt danach, die ihm wichtig erscheinenden Werte zu realisieren, z. B. im Bereich Lebensqualität „gut zu essen". Drei Bereiche sind voneinander zu unterscheiden:

- Das **individuell situativ** für bedeutsam oder wichtig Gehaltene, z. B. „ich möchte jetzt essen"
- Das **individuell im Allgemeinen** für bedeutsam oder wichtig Gehaltene, z. B. „ich möchte nicht übergewichtig werden"
- Das **gesellschaftlich normativ** Festgelegte, was bedeutsam oder wichtig sein soll, z. B. die Vorstellungen vom Normalgewicht oder von der Idealfigur.

Kontraktethik

Ein Kontrakt besteht immer dann, wenn das Miteinander über eine Vereinbarung geregelt wird. Der Vereinbarungsgegenstand wird von den Vertragspartnern auf der Basis der gesetzlichen Bestimmungen vereinbart, z. B. regelt die Pflegeversicherung (→ 47.2.2) die Leistungsgewährung bei Pflegebedürftigkeit (→ 16.1.1). Oder die Regelung liegt als Bestimmung vor, z. B. regelt eine Patientenverfügung (→ 48.3.4) die Willensbekundung geschäftsfähiger Personen.

Da Gesetze und Verträge gemacht werden, damit man sich verträgt, wenn man in einem Verfahren plötzlich unterschiedlicher Auffassung ist, beinhaltet die **Kontraktethik** die ethischen Kriterien „Fairness" und „Rechtmäßigkeit". **Fairness** bezieht sich auf die Aushandlung der Vereinbarung, d. h., beide Parteien kennen die jeweiligen Bestimmungen und ihre Bedeutungen. Die **Rechtmäßigkeit** beinhaltet, dass die Bestimmungen nicht gegen geltende Gesetze verstoßen. Rechtmäßigkeit ist einklagbar, Fairness dagegen nicht.

Verantwortungsethik

Das Wesentliche der **Verantwortungsethik** ist die Annahme, dass ein Mensch für die Entwicklung seines Person-Seins, die Gestaltung seines Lebens sowie für sein Tun und Lassen verantwortlich ist. Verantwortungsethisch gut ist, wenn ein Mensch alle Aspekte, die in einer Situation bedacht werden können, berücksichtigt, umsichtig agiert und für sein Handeln einsteht. Die Verantwortungsethik bezieht alle anderen Ethiken und Ethik-Theorien (→ Tab. 49.1) mit ein.

49.1.5 Ethisches Handeln

DEFINITION

Verhalten: Beschreibt ein gewohnheitsmäßiges Reagieren in einer bestimmten Situation.

Handeln: Bewusstes Tun, das ein Durch- und Überdenken der Situation erfordert.

Tut man etwas, ohne großartig darüber nachzudenken, spricht man von **Verhalten.** Überlegt man, was man tun soll, dann ist **Handeln** im Spiel. Fraglich bleibt jedoch, wie intensiv man sich mit welchen Inhalten gedanklich auseinandersetzt.

Ein **verantwortliches Handeln** stellt eine Art Suchbewegung dar. Man will herausfinden, was in einer Entscheidungssituation als das Bestmögliche zu rechtfertigen ist. Das bedeutet, eine begründete Antwort für ein Tun oder Lassen zu finden, die sich unter Abwägung vielfältiger Aspekte argumentativ rechtfertigen lässt. Um diese begründete Antwort herauszufinden, bedarf es eines Lösungsverfahrens (→ 49.4.2).

Verantwortliches Handeln geschieht auf Basis einer **Analyse der Situation** und der damit zusammenhängenden **Werte und Normen** (→ Abb. 49.4). Anders als bei einer Entscheidung nach Prinzipien werden die Maßnahmen nicht von einem Prinzip abgeleitet, sondern ausgehend von der wahrgenommenen Situation umfassend betrachtet. Diese ethische Urteilsfindung kann in folgende Teilschritte untergliedert werden:

- Wahrnehmen einer gegebenen Situation → erfordert Wachheit
- Analyse einer Situation → erfordert Durch- und Überdenken der Situation
- Bestimmung der moralischen und ethischen Dimension → erfordert Analyse bestehender Normen und Werte
- Bestimmung von Handlungsoptionen → erfordert die Kenntnis der vorhandenen Möglichkeiten zum Handeln
- Wahl der bestmöglichen Handlungsoption → erfordert Abwägung und Entscheidung (→ 49.4.2).

Situativ entscheiden

Situativ entscheiden und werten bedeutet, in einer konkreten Situation eine Entscheidung zu treffen. Diese Entscheidung kann im Einklang oder im Widerspruch zu einer auf Dauer angelegten Wertevorstellung stehen. Der einzelne Mensch hat dabei drei Möglichkeiten zur Entscheidungsfindung:

- **Prinzipiell:** Er entscheidet sich, indem er einem Prinzip folgt
- **Willkürlich:** Er entscheidet sich für das, was ihm spontan in der Situation richtig erscheint
- **Verantwortlich:** Er analysiert die Situation und die damit zusammenhängenden Normen und Werte und entscheidet sich dann, um abwägend zu handeln (→ 49.4).

Ethisches Handeln richtet sich danach, woraufhin das Handeln gerichtet ist. Es bedeutet, das zu tun, was mit guten Gründen zu rechtfertigen ist. Es geht also darum, Gutes zu tun!

Auf die Frage „Was ist das jeweils Gute?" gibt es jedoch keine eindeutige und einhellige Antwort. Daher muss der Handelnde folgende Fragen bestimmen:

- Worauf richte ich mein Handeln aus? **(Sinndimension),** z. B. Pflege als kuratives oder palliatives Handeln
- Welche Inhalte fließen in meine Denkprozesse ein? **(Verstandesdimension),** z. B. Berücksichtigung von Fachwissen wie Expertenstandards

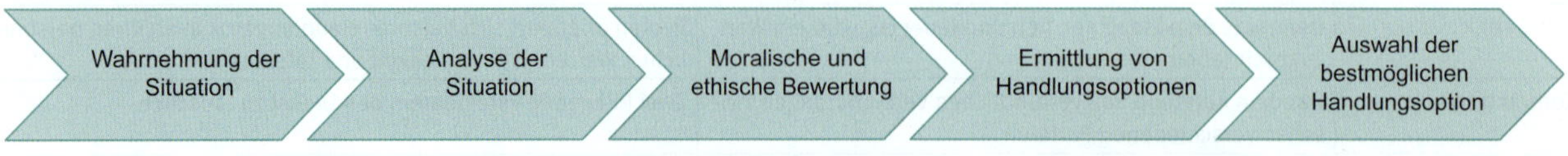

Abb. 49.4 Der Weg zum verantwortlichen, ethischen Handeln. [L143]

- Wie gestalte ich den Abwägungsprozess zur Ermittlung des Guten? **(Vernunftdimension),** z. B. in einer Konfliktsituation zunächst abwarten, bis man sich beruhigt hat, um danach über angemessene Handlungsweisen nachzudenken.

Damit alle drei Dimensionen (Sinn, Verstand und Vernunft) immer und überall wirksam werden, bedarf es noch einer vierten Dimension, einer *Haltung* zum verantwortlichen Handeln – einer **Moralität.**

Moralität

Die **Moralität des ethischen Handelns** kann man sich als eine Instanz im Menschen vorstellen, die den Handelnden dazu veranlasst, verantwortlich zu handeln. Diese individuelle Wert- und Normsetzung führt dazu, dass bei Nichteinhaltung dieser Werte im Tun beim Handelnden ein schlechtes Gewissen entstehen kann. Die Ausbildung des Gewissens beinhaltet eine Verinnerlichung bzw. Selbstsetzung von Werten und Normen, also von dem, was man sich selbst und anderen zugesteht.

Im Bereich der Pflege findet die Moralität als **Haltung des Pflegenden,** z. B. durch die Beantwortung folgender Fragen, Anwendung:

- Wie gehe ich mit der Wahrheit gegenüber den zu pflegenden Menschen um?
- Nehme ich den hilfe- und pflegebedürftigen Menschen in jeder Pflegesituation ausreichend wahr?
- Was sind bei Zeitdruck und Personalengpässen die wesentlichen, nicht reduzierbaren Pflegemaßnahmen?
- Wie gehe ich mit meinen Stimmungen und Launen in der beruflichen Praxis um?

Das **Gewissen** schlägt eigentlich nur an den Polen „Besonders gut" oder „Besonders schlecht" deutlich aus. „Besonders gut" wird von einem positiven Gefühl begleitet („Das habe ich richtig gut gemacht"). Eine Handlung, die das Gewissen ablehnt, geht mit einem negativen Gefühl einher („Ich habe wieder zu schnell reagiert, ohne nachzudenken"). Diese positiven und negativen Ausschläge sind als Befolgung oder Nichtbefolgung selbstgesetzter Werte und Normen zu verstehen.

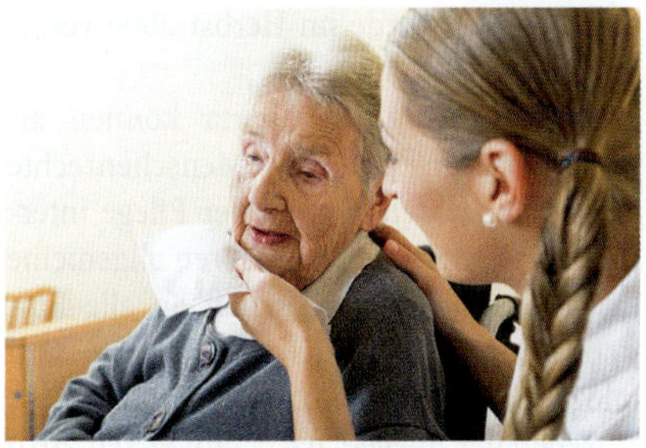

Abb. 49.5 Hilfe- und pflegebedürftige Menschen benötigen neben einer hohen Fachlichkeit in besonderem Maße Mitmenschlichkeit. Ethische und rechtliche Normen fördern Handlungen, die eine zugewandte, empathische Pflege gewährleisten. [J787]

49.2 Ethische und rechtliche Normen

Ethische und rechtliche Normen legen fest, welche Stellung und welche Rechte der Einzelne in der Gesellschaft hat. Dabei gibt es einen zentralen Unterschied: Ethische Normen sind im Unterschied zu rechtlichen Normen nicht erzwingbar und nicht einklagbar. Wenn mein Gegenüber eine ethische Norm übertritt, gibt es auch keine Zwangsinstanz, die das mir zugefügte moralische Unrecht ahnden könnte.

Eine gesellschaftlich zentrale Frage ist, wie mit alten, kranken und pflegebedürftigen Menschen umgegangen werden soll. Denn der hilfe- und pflegebedürftige Mensch benötigt in besonderem Maße Mitmenschlichkeit und die Solidarität der Gesellschaft (→ Abb. 49.5). Folgende vier Normen geben ein Gesamtbild darüber, welche Stellung der pflegebedürftige Mensch in Deutschland hat:

- Menschenrechte
- Pflege-Charta für Menschen mit Pflege- und Hilfebedarf
- Rechtliche Grundlagen (Schutzrechte)
- Berufsordnung und Berufskodex.

49.2.1 Menschenrechte

Alle Menschen sollten bestimmte Rechte haben, unabhängig in welchem Land oder Staat sie leben. Dazu gehört zum Beispiel das Recht auf Leben, auf freie Meinungsäußerung und körperliche Unversehrtheit. Diese **Menschenrechte** wurden von den Vereinten Nationen im Jahr 1948 verabschiedet (→ Abb. 49.6). Alle Staaten dieser Welt sind laut der **Menschenrechtsdeklaration** der Vereinten Nationen (*engl.* United Nations Organization, *kurz:* UNO) gehalten, dem Anspruch dieser Menschenrechte gerecht zu werden [3].

Etwa 75 Jahre später ist es leider keineswegs selbstverständlich, dass die Menschenrechte anerkannt sind. In vielen Ländern werden sie von der Staatsmacht missachtet. Dennoch gibt es viele Staaten, die die Menschenrechte in ihrer Verfassung als sogenannte Grundrechte festgeschrieben haben. Auch in Deutschland war die Menschenrechtsdeklaration Ausgangspunkt für das **Grundgesetz der Bundesrepublik Deutschland.** Dieses garantiert z. B. die Unantastbarkeit der Menschenwürde (Artikel 1), das Recht auf Leben, Freiheit und körperliche Unversehrtheit, das Recht der freien Meinungsäußerung etc. (→ 48.1).

Artikel 1 des Grundgesetzes

(1) Die Würde des Menschen ist unantastbar. Sie zu achten und zu schützen ist Verpflichtung aller staatlichen Gewalt.
(2) Das Deutsche Volk bekennt sich darum zu unverletzlichen und unveräußerlichen Menschenrechten als Grundlage jeder menschlichen Gemeinschaft, des Friedens und der Gerechtigkeit in der Welt.
(3) Die nachfolgenden Grundrechte binden Gesetzgebung, vollziehende Gewalt und Rechtsprechung als unmittelbar geltendes Recht.

i DEFINITION

Würde als absoluter Begriff: Wert- und Achtungsanspruch jedes Menschen, unabhängig von Stand, Herkunft und Eigenschaften.

Würde als lebensweltlicher Begriff: Individuelles Verständnis von Würde in konkreten Lebenssituationen.

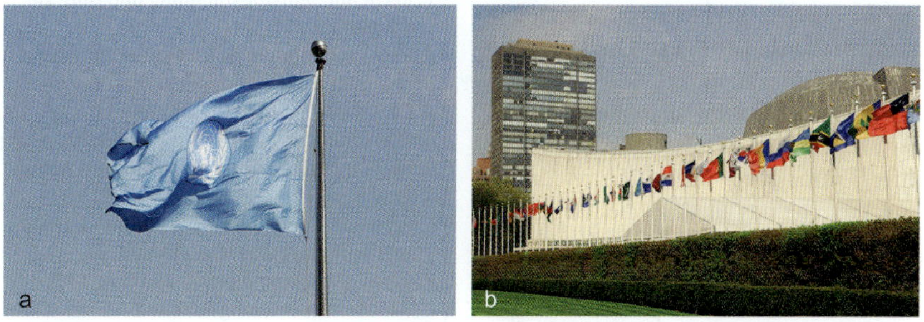

Abb. 49.6 Am 26. Juni 1945 unterzeichneten Delegierte aus 50 Nationen in San Francisco die UNO-Charta. Sie wurde am 10. Dezember 1948 um die Allgemeine Menschenrechtserklärung ergänzt. Der Sitz der Vereinten Nationen ist heute New York. [J787]

Würde als absoluter Begriff bedeutet, dass jeder Mensch schon deshalb zu achten ist, weil er zur **Gattung der Menschen** gehört. Hiermit verbunden ist die Anerkennung des Menschen als Mensch, unabhängig von seinen Taten und seinem Leistungsvermögen. Daraus folgt zum einen, dass die Andersartigkeit des anderen respektiert werden soll; zum anderen ergibt sich aus dieser Definition ein **Tötungsverbot.** *Albert Schweitzer* erweiterte diesen Anspruch auf alle lebendigen Wesen als „Achtung vor dem Leben".

Die Würde des Menschen als höchstes „Gut" ist zu achten, das bedeutet, ihn in seiner Einzigartigkeit wahrzunehmen und vor ungerechtfertigten Übergriffen zu schützen. Im alltäglichen Miteinander von Menschen wird der Begriff „Würde" vielfältig verwandt. So können z. B. konkrete Ereignisse im Leben dazu führen, dass

- Menschen sich „unwürdig" behandelt fühlen in der Art und Weise, wie mit ihnen kommuniziert wird
- Menschen aufgrund ihres körperlichen oder seelischen Verfalls ihre Situation als „menschenunwürdig" bewerten.

Dieser Würdebegriff unterscheidet sich deutlich von dem, was in der Menschenrechtsdeklaration oder dem Grundgesetz zum Ausdruck gebracht wird: Die dort beschriebene „Unantastbarkeit der Würde eines Menschen" bezieht sich nicht auf eine konkrete Situation im Leben, sondern gilt unabhängig von Krankheiten, Behinderungen und sozialen Umständen. Damit ist der Mensch in seinem Menschsein gemeint, d. h., weil der Mensch Mensch ist, besitzt er Würde. Diese allgemeine Wertzuschreibung verleiht jedem Menschen einen grundlegenden, von allen zu achtenden *(normativen)* Schutz.

49.2.2 Pflege-Charta für Menschen mit Hilfe- und Pflegebedarf

Menschen mit Hilfe- und Pflegebedarf sollen die gleichen Rechte haben wie andere Menschen auch. Die **Pflege-Charta** fasst in acht Artikeln zusammen, wie sich diese Rechte im Alltag hilfe- und pflegebedürftiger Menschen widerspiegeln sollen [4]. An ihrer Entwicklung waren Vertreterinnen und Vertreter aus allen für die Pflege relevanten Bereiche der Wissenschaft und Praxis beteiligt. Die Charta stellt grundlegende Ansprüche von hilfe- und pflegebedürftigen Menschen dar, um zu einer verbesserten Pflege und Betreuung dieser Menschen beizutragen. Sie wurde im Herbst 2006 veröffentlicht (→ Tab. 49.2).

Die Aussagen der Charta können als Konkretisierungen der Menschenrechte (→ 49.2.1) für den Bereich der Pflege interpretiert werden. Sie formulieren allgemeine Erwartungen der Gesellschaft an alle Einrichtungen und Personen, die sich hilfe- und pflegebedürftiger Menschen annehmen.

Neben der Pflege-Charta gibt es seit 2010 die **Charta zur Betreuung schwerstkranker und sterbender Menschen** [5]. In fünf Leitsätzen sind hier die Aufgaben, Ziele und Handlungsbedarfe formuliert, um die Betreuung schwerstkranker und sterbender Menschen in Deutschland zu verbessern. Träger der Charta sind die *Deutsche Gesellschaft für Palliativmedizin (DGP),* der *Deutsche Hospiz- und Palliativverband (DHPV)* und die *Bundesärztekammer (BÄK).* Hauptanliegen ist eine Palliativversorgung, die sich nach den tatsächlichen Bedürfnissen unheilbar kranker und sterbender Menschen richtet (→ Tab. 49.2).

49.2.3 Rechtliche Grundlagen

Auf der Basis des Grundgesetzes (→ 48.1) hat der Gesetzgeber allgemeine Rechtsnormen erlassen, um die Grundrechte des einzelnen Menschen zu schützen. Rechtsnormen im Bereich der Betreuung von pflegebedürftigen Menschen sind z. B.:

- Schutz des Lebens **(Tötungsverbot)**
- Schutz der Unversehrtheit des Menschen **(Verbot der Körperverletzung)**
- Schutz der Freiheit des Einzelnen, v. a. in der Bestimmung seines Aufenthalts und seiner Bewegungsaktivitäten oder im Umgang mit freiheitsentziehenden Maßnahmen
- Schutz vor körperlicher, seelischer oder materieller Schädigung durch Dritte **(Sicherheitsvorgaben)**
- Schutz vor Weitergabe vertraulicher Daten **(Datenschutzbestimmungen, Schweigepflicht)**
- Schutz der Mitarbeitenden vor Überforderung und Ausbeutung **(Arbeitsrechte und Arbeitspflichten).**

Personen, die mit pflegebedürftigen Menschen umgehen, müssen die rechtlichen Schutzbestimmungen beachten, ansonsten laufen sie Gefahr, rechtlich belangt zu werden.

49.2.4 Berufsordnung und Berufskodex

DEFINITION

Berufsordnung: Von landespolitischen Organen oder Kammern rechtmäßig erlassen; beinhaltet schwerpunktmäßig, *welche* Aufgaben von den Berufsangehörigen zu erfüllen sind.

Berufskodex: Von einem autorisierten Organ der Berufsgruppe erarbeitet; beinhaltet schwerpunktmäßig, *woraufhin* und *wie* die Aufgaben zu erfüllen sind.

Einen wichtigen Orientierungsrahmen zur beruflichen Ausübung der Pflege stellt der **Ethikkodex für Pflegende** des *International Council of Nurses* dar (→ Abb. 49.7). Er wurde im Jahr 1953 verabschiedet und seither mehrfach überarbeitet [6]. Die im Ethikkodex formulierten Aussagen zu den Aufgaben und Pflichten Pflegender sind Grundlage der vom *Deutschen Pflegerat (DPR)* entwickelten Rahmenberufsordnung und der auf Länderebene existierenden Berufsordnungen.

Tab. 49.2 Rechte, die in den acht Artikeln der Pflege-Charta und den fünf Leitsätzen der Charta zur Betreuung schwerstkranker und sterbender Menschen festgelegt sind.

Rechte hilfe- und pflegebedürftiger Menschen	Rechte schwerstkranker und sterbender Menschen
1. Recht auf Selbstbestimmung und Hilfe zur Selbsthilfe 2. Recht auf körperliche und seelische Unversehrtheit, Freiheit und Sicherheit 3. Recht auf Privatheit 4. Recht auf Pflege, Betreuung und Behandlung 5. Recht auf Information, Beratung und Aufklärung 6. Recht auf Kommunikation, Wertschätzung und Teilhabe an der Gesellschaft 7. Recht gemäß der eigenen Religion, Kultur und Weltanschauung zu leben 8. Recht auf palliative Begleitung und Sterben in Würde.	1. Recht auf ein Sterben unter würdigen Bedingungen 2. Recht auf umfassende, den individuellen Bedürfnissen entsprechende Betreuung und Begleitung 3. Recht auf angemessene, qualifizierte, bei Bedarf multiprofessionelle Behandlung und Begleitung 4. Recht auf Behandlung und Betreuung nach dem allgemein anerkannten Stand der Erkenntnisse 5. Recht auf Berücksichtigung etablierter und anerkannter internationaler Empfehlungen und Standards in der Palliativversorgung.

ICN-Ethikkodex für Pflegende (Auszug)

International Council of Nurses
The global voice of nursing

Präambel

Pflegefachpersonen haben vier grundlegende Verantwortlichkeiten:
Gesundheit fördern, Krankheiten verhüten, Gesundheit wiederherstellen sowie Leiden lindern und ein würdiges Sterben unterstützen.

Der Pflege inhärent ist die Achtung der Menschenrechte, einschließlich der kulturellen Rechte, des Rechts auf Leben und Wahlfreiheit, das Recht auf Würde und respektvolle Behandlung. Die Pflege ist respektvoll und uneingeschränkt in Bezug auf die Merkmale Alter, Hautfarbe, Kultur, kulturelle Zugehörigkeit, Behinderung oder Krankheit, Geschlecht, sexuelle Orientierung, Nationalität, Politik, Sprache, ethnische Zugehörigkeit, religiöse oder spirituelle Überzeugungen, rechtlicher, wirtschaftlicher oder sozialer Status.

Pflegefachpersonen zeigen professionelle ethische Werte wie Respekt, Gerechtigkeit, Empathie, Verlässlichkeit, Fürsorge, Mitgefühl, Vertrauenswürdigkeit und Integrität.

Der Kodex

Der ICN-Ethikkodex für Pflegefachpersonen umfasst vier Hauptelemente, die einen Rahmen für ethisches Verhalten bilden.

1 Pflegefachpersonen und Patientinnen und Menschen mit Pflegebedarf

Pflegefachpersonen fördern ein Umfeld, in dem die Menschenrechte, Werte, Bräuche, religiösen und spirituellen Überzeugungen von Einzelnen, Familien und Gemeinschaften von allen anerkannt und respektiert werden. Die Rechte von Pflegefachpersonen sind Teil der Menschenrechte und sind zu wahren und zu schützen.

Pflegefachpersonen stellen sicher, dass Einzelne und Familien verständliche, genaue, ausreichende und rechtzeitige Informationen erhalten, angepasst an die Kultur der Patientinnen, ihre sprachlichen, kognitiven und körperlichen Bedürfnisse sowie an ihren mentalen Zustand. Sie bilden die Grundlage für die Zustimmung zur Pflege und die dazu gehörige Behandlung.

Pflegefachpersonen behandeln personenbezogene Daten vertraulich. Sie respektieren die Privatsphäre, Vertraulichkeit und die Interessen der Patientinnen bei der rechtmäßigen Erhebung, der Verwendung, dem Zugriff auf personenbezogene Daten sowie ihrer Übermittlung, Speicherung und Offenlegung

Pflegefachpersonen respektieren die Privatsphäre und die vertraulichen Informationen von Kolleginnen und Menschen mit Pflegebedarf, und wahren die Integrität des Pflegeberufs persönlich und in allen Medien, einschließlich der sozialen Medien.

2 Pflegefachpersonen und die Praxis

Pflegefachpersonen sind persönlich verantwortlich und rechenschaftspflichtig für die ethische Pflegepraxis und die Aufrechterhaltung ihrer Kompetenzen, durch kontinuierliche berufliche Weiterentwicklung und lebenslanges Lernen.

Pflegefachpersonen halten ihre fachlichen Kompetenzen aktuell, damit sie ihre Fähigkeit, eine qualitativ hochwertige und sicher Pflege zu gewährleisten, nicht gefährden.

Pflegefachpersonen praktizieren innerhalb der Grenzen ihrer individuellen Kompetenz und dem gesetzlich vorgegebenen Verantwortungsbereich. Sie verwenden professionelles Urteilsvermögen, wenn sie Verantwortung übernehmen und delegieren.

Pflegefachpersonen wertschätzen ihre eigene Würde, ihr Wohlbefinden und ihre Gesundheit. Um dies zu erreichen, braucht es positive Arbeitsumgebungen, die geprägt sind von beruflicher Anerkennung, Bildung, Reflexion, Unterstützungsstrukturen, angemessener Ressourcenausstattung, solide Managementpraktiken sowie Gesundheitsschutz und Arbeitssicherheit.

3 Pflegefachpersonen und der Beruf

Pflegefachpersonen übernehmen die führende Rolle bei der Festlegung und Umsetzung „evidence-informed“, akzeptabler Standards der klinischen Pflegepraxis, des Managements, der Forschung und der Ausbildung.

Pflegefachpersonen und Pflegewissenschaftlerinnen sind aktiv in der Erweiterung des forschungsbasierten, aktuellen Berufswissens, das eine „evidence-informed“ Praxis unterstützt.

Pflegefachpersonen sind aktiv bei der Entwicklung und Erhaltung eines Kerns von beruflichen Werten.

Pflegefachpersonen beteiligen sich durch ihre Berufsorganisation an der Schaffung einer positiven und konstruktiven Arbeitsumgebung, welche die klinische Pflege, die Ausbildung, die Forschung, das Management und die Führung umfasst.

4 Pflegefachpersonen und globale Gesundheit

Pflegefachpersonen erachten die Gesundheitsversorgung als Menschenrecht und bekräftigen das Recht auf universellen Zugang zur Gesundheitsversorgung für alle.

Pflegefachpersonen wahren die Würde, die Freiheit und den Wert aller Menschen und wenden sich gegen alle Formen der Ausbeutung, wie Menschenhandel und Kinderarbeit.

Pflegefachpersonen übernehmen eine Führungsrolle oder tragen zu einer soliden gesundheitspolitischen Entwicklung bei.

Pflegefachpersonen tragen zur Gesundheit der Bevölkerung bei und arbeiten auf die Erreichung der Nachhaltigen Entwicklungsziele der Vereinten Nationen (SDG) hin.

Abb. 49.7 Der ICN-Ethikkodex für Pflegende. [W907, W267]; [6]

49.2.5 Bestehende Normen in der Pflegepraxis

Hilfe- und pflegebedürftige Menschen und ihre Angehörigen sehen aufgrund bestehender allgemeiner Moralansprüche bestimmte **Normen** als **für Pflegende verbindlich** an, z. B.:

- Den Dienst gewissenhaft, verständnisvoll, freundlich und angemessen ausführen
- Stets ansprechbar und mitfühlend sein, „ein offenes Ohr und Herz haben".

Die **Moral der Organisation,** z. B. in der Klinik oder Pflegeeinrichtung, beinhaltet u. a. folgende Anforderungen:

- Fachlich korrekt arbeiten
- Arbeiten zügig erledigen
- So arbeiten, dass keine Beschwerden kommen
- Bereit sein, immer „einzuspringen"
- Innovative Veränderungsprozesse des Managements tatkräftig unterstützen.

Wichtig ist es, dass die Teammitglieder miteinander sprechen, wenn sie das Gefühl haben, dass Normen im Pflegeteam verletzt werden. Das kann z. B. ein ruppiger Ton gegenüber Patientinnen und Patienten sein oder ein wenig wertschätzender Umgang mit Auszubildenden. Geht ein Team offen miteinander um, kann so etwas ein guter Anlass sein, sich mit ethischen Fragestellungen im Team auseinanderzusetzen. Auch wenn jemand auf ein ethisches Problem hinweist oder eine ethische Fragestellung aufwirft, sollte das im Team diskutiert werden.

Ebenso wichtig ist, bestehende Normen im Team zu hinterfragen, z. B. die Erwartung, möglichst schnell zu arbeiten oder die Bereitschaft, für erkrankte Kollegen aus dem Frei einzuspringen. Werden solche bestehenden – und oft nicht hinterfragten – Normen als gegeben genommen, kann das für Frust der Teammitglieder sorgen oder eine vorhandene Unzufriedenheit verstärken. Wichtig ist, dass eine solche Unzufriedenheit wahrgenommen, angesprochen und gemeinsam nach alternativen Lösungen gesucht wird.

49.3 Pflegeethik

Pflegefachpersonen sind mit Situationen konfrontiert, in denen sie ethische Entscheidungen treffen müssen, sowohl gegenüber dem einzelnen Menschen mit Pflegebedarf als auch bei Fragestellungen, die die Organisation betreffen. Die **Pflegeethik** stellt Wissen und Methoden zur Verfügung, damit Pflegende ihre Entscheidungen nach einer „guten" Vorgehensweise ausrichten können. Sie unterstützt damit das Entscheidungshandeln in der Pflege.

49.3.1 Das „Gute" in der Pflege

DEFINITION

Das Gute in der Pflege: Das **„Gute" in der Pflege** ist kein feststehender Katalog von Maßnahmen und Verhaltensregeln, sondern ein Gütemaß, welches sich einerseits aus den Bedürfnissen und Belangen des hilfe- und pflegebedürftigen Menschen ergibt und andererseits aus berufsethischen Regeln und gesetzlichen Bestimmungen (→ 49.2).

„Das Gute" in der Pflege ist nur unter Beteiligung des hilfe- und pflegebedürftigen Menschen ermittelbar. Somit gilt für jede Pflegefachperson die Grundnorm, die Sichtweisen, Einstellungen, Befindlichkeiten und Sinnvorstellungen eines jeden pflegebedürftigen Menschen zu beachten.

Damit eine Pflegefachperson so handeln kann, muss sie sich dafür entscheiden, **„das Gute" zu wollen,** und diesen Willen dauerhaft aktivieren. Das heißt, die Erbringung einer guten Pflege ist an die Entscheidungs- und Ausführungskraft einer jeden Pflegefachperson gebunden. Dies kann als eine Art **selbstauferlegte Pflicht** erlebt werden. Hält die Pflegefachperson diese Pflicht ein, empfindet sie möglicherweise Zufriedenheit und bei Nichtbeachtung eher Unzufriedenheit.

Das Gute im Pflegeprozess

Professionelles Handeln in der Pflege erfordert Aushandlungsprozesse zwischen Pflegenden und Pflegebedürftigen bzw. ihren Angehörigen. Die Pflegewissenschaftlerin *Andrea Zielke-Nadkarni* stellt in einer ethnografischen Studie [7] fest, dass sich diese Aushandlungsprozesse allerdings nur dann förderlich für die hilfe- und pflegebedürftigen Menschen auswirken, wenn die darin erfassten „relevanten Deutungs-, Sinn- und Handlungsstrukturen" des pflegebedürftigen Menschen im Pflegeprozess (→ Kap. 1) auch berücksichtigt werden. Hierdurch wird das subjektive Erleben und Befinden des Menschen integraler Bestandteil pflegerischen Handelns: Pflegefachliches Wissen und das Verständnis des Einzelfalls müssen sich ergänzen, um zu bestimmen, was das jeweils Gute in der Pflegesituation ist.

49.3.2 Ethische Prinzipien in der Pflege

Für den medizinischen und pflegerischen Bereich wurden von *Tom L. Beauchamp* und *James F. Childress* vier ethische Prinzipien aufgestellt („Principles of Biomedical Ethics)" [8], die sich weltweit zum Standardmodell entwickelt haben (→ Abb. 49.8).

Ethik in der Forschung → 50.2.3

Selbstbestimmung

Das **Prinzip Selbstbestimmung** resultiert aus der Anerkennung des Respekts vor dem Patienten und beinhaltet die Beachtung seiner **Autonomie** (*engl.* autonomy). Mit dem Autonomieprinzip wird *juristisch* jeder geschäftsfähigen Person das Recht zugestanden, eigene Entscheidungen – auch in Bezug auf das Lebensende – in einer vorausverfügten Willenserklärung *(Patientenverfügung)* festzulegen, die verbindlich zu beachten ist (→ 48.3.4).

SPICKZETTEL

Ethische und rechtliche Normen in der Pflege

- Menschenrechtsdeklaration der UNO.
- Pflege-Charta.
- Charta zur Betreuung schwerstkranker und sterbender Menschen.
- Rechtsnormen in der Pflege (Tötungsverbot, Verbot der Körperverletzung, Freiheitsrechte, Sicherheitsvorgaben, Schweigepflicht und Datenschutz).
- Berufsordnungen und Berufskodex.

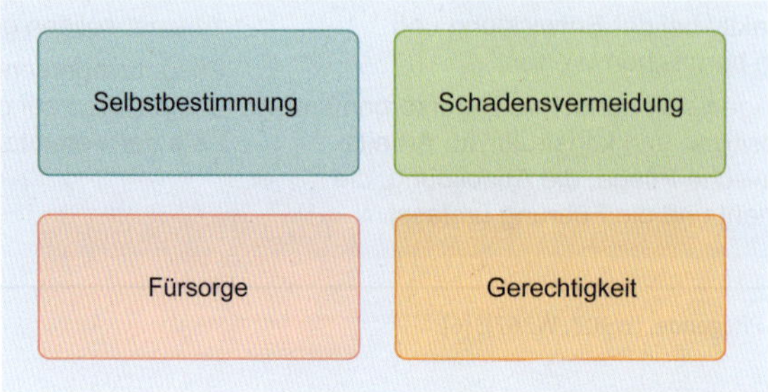

Abb. 49.8 Prinzipienethik nach *Beauchamp* und *Childress.* [L143]

Darüber hinaus findet das Autonomieprinzip seinen Ausdruck v. a. in der Forderung des **informierten Einverständnisses** (*engl.* informed consent) im pflegerischen Alltag. Jede pflegerische, diagnostische oder therapeutische Maßnahme muss durch die ausdrückliche Einwilligung des Patienten legitimiert werden (→ 48.2.3).

Für die Pflege bedeutet dies, dass der zu pflegende Mensch über die geplante Pflege und jede Pflegemaßnahme zunächst aufgeklärt werden und anschließend zustimmen muss, damit die Pflege einerseits „rechtlich" legal und andererseits „ethisch" legitim ausgeführt wird (→ 49.7). Wenn die zu pflegende Person nach Ankündigung der Pflegemaßnahme keine verbalen oder nonverbalen Einwände erhebt, kann dies als stillschweigendes und zustimmendes Einverständnis betrachtet werden.

Der Respekt vor der Autonomie des zu pflegenden Menschen erfordert zugleich ein kritisches Hinterfragen, ob alle **Bedingungen für eine autonome Willensbekundung** erfüllt sind, die einen geäußerten Patientenwunsch zu einem autonomen Wunsch machen. Dazu gehört die Einsichtsfähigkeit bezüglich der Folgen einer autonom getroffenen Entscheidung. Diese Bedingungen zu beurteilen, erweist sich im klinischen Alltag oft als komplexe Herausforderung. Wenn z. B. ein Mensch mit beginnender Demenz wegen einer akuten Erkrankung ins Krankenhaus eingeliefert wird und dort alle pflegerischen Maßnahmen verbal ablehnt, muss seine Einsichtsfähigkeit infrage gestellt werden.

Selbstbestimmung in der Pflege

Pflegende respektieren die Autonomie des zu pflegenden Menschen.

Schadensvermeidung

Das **Prinzip Schadensvermeidung** beinhaltet, dass die Pflegende nach neuestem Wissen ihre Pflege so ausführen soll, dass physisch, psychisch, sozial und spirituell Schaden vom zu pflegenden Menschen abgewendet wird. Die Unterlassung jeglicher pflegerischen Maßnahmen auf Wunsch des zu pflegenden Menschen würde unweigerlich zu einem vermeidbaren körperlichen Schaden führen. Andererseits kann die Ausführung der Maßnahmen gegen den Willen der zu pflegenden Person unter Umständen zu einem psychischen Schaden führen.

Schadensvermeidung in der Pflege

Pflegende fügen dem Menschen mit Hilfe- und Pflegebedarf keinen Schaden zu.

Fürsorge

Das **Prinzip Fürsorge** (*engl.* beneficence) zielt darauf ab, das individuelle Wohlergehen (Wohlfühlen) zu fördern. Es erfordert das Ermitteln der aktuell erlebten und empfundenen Lebenswirklichkeit des Menschen mit Pflegebedarf und setzt diese Erkenntnisse in einen biografischen Zusammenhang der betreffenden Person (→ 19.6.6). Die gewonnenen Einblicke dienen dann als Grundlage der Handlungsentscheidung (→ 49.4.2).

So erlebt ein Mensch mit kognitiver Beeinträchtigung, der aus seiner vertrauten Umgebung herausgenommen wird, möglicherweise Gefühle von Angst und Ausgeliefertsein. Seine Verweigerung elementar wichtiger Pflegemaßnahmen kann dann als Hilferuf gedeutet werden. In diesem Fall würde Fürsorge zunächst darin bestehen, Vertrauen und eine angenehme und beruhigende Atmosphäre zu schaffen.

Fürsorge in der Pflege

Pflegende handeln zum Wohle des Menschen mit Hilfe- und Pflegebedarf.

Gerechtigkeit

Das **Prinzip Gerechtigkeit** (*engl.* justice), beinhaltet eine gerechte Verteilung der Ressourcen im pflegerischen Alltag. Dabei geht es auch um die Beantwortung der Frage: „Jedem das Seine oder allen das Gleiche?" Das Prinzip der Gerechtigkeit fordert die Pflegenden dazu auf, innerhalb ihrer organisatorischen Möglichkeiten den einzelnen Menschen in seiner Individualität wahrzunehmen und diese Erkenntnisse zur Grundlage des Handelns werden zu lassen. Insofern wird hier deutlich, dass das Gerechtigkeitsprinzip und das Fürsorgeprinzip Hand in Hand gehen.

Gerechtigkeit in der Pflege

Pflegende behandeln alle Menschen mit Hilfe- und Pflegebedarf gleich, unabhängig von Herkunft, Religiosität, Geschlecht, Alter oder Bildung und sozialem Status.

49.4 Ethische Entscheidung

Wenn eine Pflegende ihr Tun oder Lassen vor dem Hintergrund ethischer Theorien überlegt und bestimmt, so handelt sie ethisch verantwortlich. Sie kann damit ihre Handlungen auf gute Gründe stützen und trifft eine **ethische Entscheidung.**

Pflegefachpersonen beziehen in ihre Entscheidung **Fachwissen** und **juristische, moralische sowie ethische** Aspekte ein.

Sie sind für ihr Tun und Lassen verantwortlich:

- **Fachwissen** beinhaltet die Berücksichtigung der geltenden wissenschaftlichen Lehraussagen („state of the art")
- **Juristische Aspekte** umfassen die zivil- oder strafrechtliche Komponente (→ 49.2.3)
- **Moralisch** ist zu fordern, dass den allgemeinen Erwartungen vonseiten der Menschen mit Pflegebedarf sowie deren Angehörigen und des Managements der Organisation gleichermaßen entsprochen werden soll
- **Ethisch** ist die Pflegefachperson ihrem Gewissen unterworfen. Sie muss sich Fragen stellen wie z. B. „Entspricht das, was ich professionell tue, meiner Moralität?" „Ist mein Handeln für den pflegebedürftigen Menschen nützlich?"

49.4.1 Formen der Entscheidungsfindung

Die **Formen der Entscheidungsfindung** beziehen sich auf die Art der Beteiligungsform, z. B. allein oder im Team. Man unterscheidet vier Formen (→ Abb. 49.9):

- **Individuelle Lösung:** Die Pflegefachperson ist aufgefordert, eine Entscheidung zu treffen
- **Dialoglösung:** Der Fragesteller wählt einen Dialogpartner mit der Erwartung: „Hilf mir, dass ich eine gute Antwort auf meine Frage finde." Der Partner wird zum Berater, Ratgeber und Gesprächspartner, wobei die Entscheidung beim Fragesteller verbleibt
- **Diskurslösung:** Die Entscheidungsfindung findet in einer Gruppe nach einem festgelegten Verfahren statt, z. B. im Rahmen einer ethischen Fallbesprechung (→ 49.7). Das Ergebnis kann als der Prozess einer Entscheidungsfindung innerhalb einer Gruppe bezeichnet werden
- **Delegation:** Die Entscheidungsfindung wird an eine andere Person/ein anderes Gremium weitergeleitet.

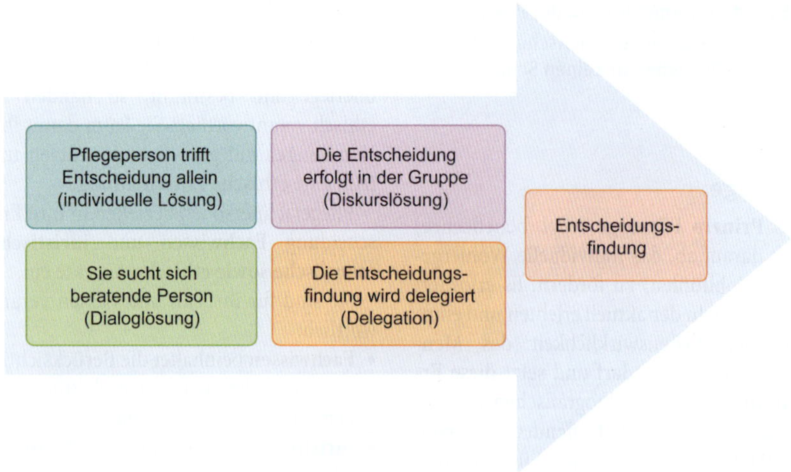

Abb. 49.9 Möglichkeiten, um zu einer ethischen Entscheidung zu kommen. [L143]

49.4.2 Verfahren zur Entscheidungsfindung

Ein **Verfahren zur Entscheidungsfindung** zeigt → Abb. 49.10. Dabei geht es darum, die Schritte zu durchlaufen und Antworten auf die jeweiligen Fragen zu finden:

I. Voraussetzung und Grundlage
II. Situationsklärung
III. Orientierung an Gemeinwohl, Normen und Werten, ethischen Prinzipien der Pflege wie Fürsorge, Selbstbestimmung
IV. Abwägen der Handlungsoptionen und personale Entscheidung
V. Reflexion.

Die einzelnen Schritte werden nachfolgend an einem Beispiel veranschaulicht.

Fallbeispiel

Die Patientin Eva Müller (76) ist im Krankenhaus morgens häufig unwirsch, müde und adynamisch. Sie möchte von den Pflegenden unterstützt werden, obwohl sie sich, wenn auch beschwerlich, allein versorgen könnte. Bis zum plötzlichen Tod ihres Ehemannes vor anderthalb Jahren wurde sie bestens von ihm umsorgt. Er las ihr buchstäblich alle Wünsche von den Lippen ab. Und wenn dies einmal nicht funktionierte, so erzählt sie, musste sie nur ein wenig klagen, dann klappte es. Eine Depression oder verlängerte Trauer liegt laut einem psychologischen Konsil nicht vor. Die Pflegenden stehen vor der Frage: Wie kann es gelingen, Frau Müller wieder mehr zur Aktivierung und sozialen Teilhabe zu bewegen? Das erscheint schwierig, denn die Patientin scheint die Rundum-Versorgung als selbstverständlich hinzunehmen und zeigt keine Anstalten, selbstständiger zu werden. Das Pflegeteam ist ratlos, wie es mit Frau Müller umgehen soll.

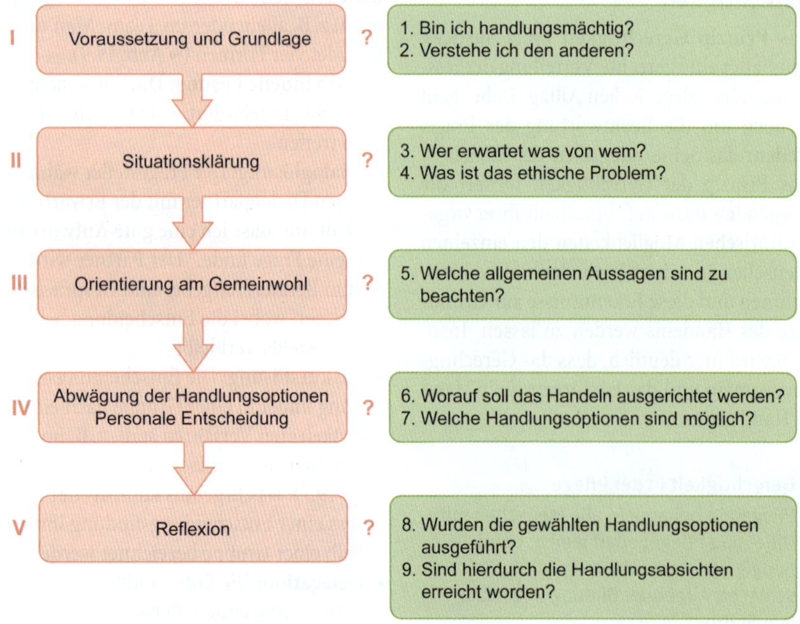

Abb. 49.10 Lösungsverfahren bei ethischen Fragestellungen – das Modell ist gedanklich von oben nach unten zu durchlaufen. [M625, L143]

I Voraussetzung und Grundlage

Der erste Fragebereich bildet die **Voraussetzung und Grundlage** des verantwortlichen Handelns ab. Dabei wird davon ausgegangen, dass die betreffende Person handlungsmächtig ist und den anderen versteht (→ Abb. 49.10):

Handlungsmächtig zu sein bedeutet, der Entscheider hat die Fähigkeit, dem ethischen Problem sach- und fachgerecht begegnen zu können, d. h., der Handelnde besitzt als Voraussetzung und Grundlage bestimmte Kenntnisse und Fertigkeiten in Bezug auf das, was verantwortungsethisch zu befinden und umzusetzen ist.

- *Fragestellung:* „**Bin ich handlungsmächtig?** Verfüge ich über die notwendigen Kenntnisse und Fertigkeiten zur Situationsbearbeitung?" Wenn nicht, ist eine Delegation notwendig
- *Im Fallbeispiel:* „Sind die Pflegenden handlungsmächtig?" Ja, die notwendigen Kenntnisse und Fertigkeiten liegen vor, und die Pflegenden sind zuständig.

Verstehen der anderen Person bezieht sich auf alle Situationen, in denen andere Menschen beteiligt sind. Hier geht es v. a. darum, dass die Wirklichkeit des anderen Menschen in einem selbst präsent wird. Was denkt, empfindet, fühlt der andere? Welche Lebensperspektive nimmt er ein? Warum argumentiert er so und nicht anders? Durch die Beantwortung dieser Fragen wird einerseits der Einzigartigkeit eines jeden Rechnung getragen, andererseits wird vorschnellen Beurteilungen entgegengewirkt.

- *Fragestellung:* „**Verstehe ich den anderen?** Weiß ich, mit wem ich es konkret zu tun habe, wie der andere denkt und fühlt?" Wenn nicht, ist ein Nachfragen erforderlich

- *Im Fallbeispiel:* „Verstehen die Pflegenden Frau Müller?" Ja, Frau Müller signalisiert den Pflegenden deutlich, dass sie auf ihre gewohnte und als angenehm empfundene Rundum-Versorgung auch im Krankenhaus nicht verzichten möchte.

II Situationsklärung

Im Bereich der **Situationsklärung** geht es im Kern um die schrittweise Herausarbeitung der ethischen Problemstellung (→ Abb. 49.10).

„Situation" verweist auf die gegebenen Rahmenbedingungen und erfasst die betroffenen Personen mit ihren Interessen und Bedürfnissen. In einer Pflegesituation begegnen sich Personen in unterschiedlichen Rollen (→ 39.5.2): Pflegeperson – Arzt – Patient – Angehöriger – Betreuer. Sie treffen in einem kulturellen Kontext, z. B. Station im Krankenhaus, mit jeweils eigenen Erwartungen aufeinander. Kommt es zur Überschneidung unterschiedlicher Interessen oder besteht bei einem der Beteiligten das Bedürfnis, ein bestimmtes Anliegen zu erörtern, dann bedarf es einer Situationsklärung.

- *Fragestellung:* „**Wer erwartet was von wem?**" Die Beantwortung dieser Frage führt zur Darstellung der moralischen Dimension in dieser Situation. Dies gilt vor allem dann, wenn Werte, Normen und Moralvorstellungen miteinander kollidieren
- *Im Fallbeispiel:* Die Patientin erwartet Fürsorge (Patientenwille). Das kommt in der Wunschvorstellung der Rundum-Versorgung zum Ausdruck. Demgegenüber steht die aktivierende Pflege (→ 17.3.1) als fachlich begründete Notwendigkeit zur Erhaltung der Mobilität (Patientenwohl). Im Rahmen der „Hilfe zur Selbsthilfe" sollen nur die Unterstützungsleistungen von den Pflegenden erbracht werden, die von Frau Müller nicht selbstständig ausgeführt werden können. In allen anderen Belangen unterstützen die Pflegenden Frau Müller darin, diese selbstständig auszuführen

Unter Berücksichtigung der moralischen Problemstellung gilt es nun, die ethische Problemstellung auf den Punkt zu bringen.

- *Fragestellung:* „**Was ist das ethische Problem?**" Übergeordnet geht es im sozialen Miteinander um Fragen der Gerechtigkeit und im Bereich der individuellen Lebensführung um Fragen der individuellen Lebensvorstellung. Dabei können die Werte und Normen der unterschiedlichen Beteiligten miteinander kollidieren (→ Abb. 49.11)
- *Im Fallbeispiel:* Das ethische Problem in der Bewältigung der beschriebenen Pflegesituation besteht in dem scheinbaren Widerspruch zwischen den eigenen Lebenserfahrungen und -gewohnheiten der Patientin und der fachlichen Notwendigkeit einer aktivierenden Pflege.

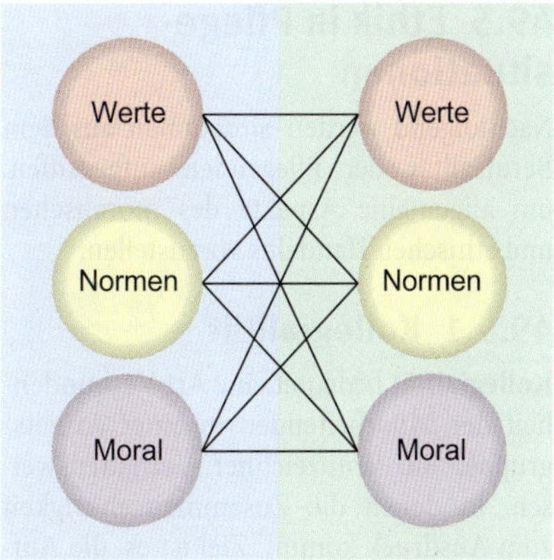

Abb. 49.11 Bei ethischen Problemen kollidieren Werte, Normen sowie Moralvorstellungen miteinander oder untereinander. [M625]

III Orientierung an Gemeinwohl, Normen und Werten

Auf der Ebene der **Gemeinwohlorientierung/Wert- und Normorientierung** wird das konkrete Problem auf allgemeine ethische Aussagen bezogen. Wer verantwortungsethisch entscheiden will, muss sich zunächst vergegenwärtigen, welche allgemeinethischen Aussagen (z. B. ICN-Kodex, Leitbild der Einrichtung, gesetzliche Normen) zu berücksichtigen sind.

- *Fragestellung:* „**Welche allgemeinen Aussagen sind zu beachten?**" Diese Abstraktion von der konkreten Situation auf eine allgemeine Ebene führt zu einer Art Besonnenheit, um sich klarzumachen, welche einschlägigen Gesetze, ethischen Prinzipien, Normen, Werte, Leitbilder, ethischen Leitsätze usw. in der Entscheidung zu berücksichtigen sind. Da die Gemeinwohlorientierung aber nur orientierungsgebende Funktion hat, ist auf dieser Ebene noch keine Lösung möglich
- *Im Fallbeispiel:* Rechtlich könnte der Vorwurf der „unterlassenen Hilfeleistung" entstehen, wenn Frau Müller durch die fehlenden Unterstützungsleistungen in Inaktivität verfällt und in der Folge Sekundärerkrankungen auftreten sollten (→ 49.2.3). Moralisch besteht ein Widerspruch zwischen Patientenwille und Patientenwohl. Zu berücksichtigen sind außerdem die Leitlinie der Einrichtung (→ 49.2.5) sowie die berufsethischen Bestimmungen (→ 49.2.4).

IV Handlungsoptionen und personale Entscheidung

Auf Basis der Vergegenwärtigung allgemeinethischer Aussagen gilt es nun, auf der **personalen Entscheidungsebene** zu klären, woraufhin das verantwortliche Handeln auszurichten ist. Werden die relevanten Anliegen gleichermaßen gewichtet, oder erhält ein Anliegen einen höheren Stellenwert? Auf diese Entscheidung der Pflegenden richten sich die **Handlungsoptionen** in den weiteren Schritten aus (→ Abb. 49.10).

Ist die Ausrichtung des angestrebten Handelns (Sinndimension) geklärt, sind die grundsätzlichen Handlungsoptionen zu überlegen.

- *Fragestellung:* „**Woraufhin soll das Handeln ausgerichtet werden?**" Sind z. B. unterschiedliche Anliegen gleichermaßen wichtig, dann ist ein Kompromiss zu suchen
- *Im Fallbeispiel:* „Was ist in der konkreten Situation das „Gute" in der Pflege? Die Gewährleistung eines ‚Verwöhnprogramms' oder die Motivation hin zu einer aktivierenden Pflege?"

Erst wenn alle denkbar möglichen Handlungsoptionen erfasst sind, beginnt die Phase der Auswahl der Maßnahmen – auch unter Berücksichtigung möglicher Konsequenzen. Diese Auseinandersetzung über die Vor- und Nachteile der einzelnen Maßnahmen führt zu einer Abwägung von Nutzen und Wirkung.

- *Fragestellung:* „**Welche Handlungsoptionen sind möglich?** Welche von den genannten Handlungsoptionen kann als die bestmögliche begründet werden?" Das Ergebnis eines solchen Abwägungsvorgangs stellt dann diejenige Handlungsoption dar, die als **bestmögliche Maßnahme** gewählt und gewürdigt werden kann
- *Im Fallbeispiel:* Entweder entscheidet das gesamte Pflegeteam, oder jede einzelne Pflegefachperson entscheidet für sich, wie sie mit dem Problem umgeht: Die Pflegende lässt Frau Müller ihren Willen und kommt diesem nach, oder sie führt einen Dialog mit Frau Müller. Eine ein-

seitige Bestimmung durch die Pflegenden würde der Berücksichtigung des Patientenwillens widersprechen. Der Dialog mit Frau Müller zur Klärung der widersprüchlichen Situationsanforderungen ist notwendig. Die Lösung wird dem Team mitgeteilt und dokumentiert, sodass die Pflege entsprechend der Vereinbarung durch alle Teammitglieder erfolgt.

Ein derartiges abwägendes, vielfältige Aspekte berücksichtigendes Suchen nach der bestgeeigneten Handlungsoption entspricht der Formulierung „nach bestem Wissen und Gewissen“.

Pflegende in ethischen Fallbesprechungen →49.7

V Reflexion

Reflexion bedeutet das Nachdenken und Überprüfen dessen, was entschieden wurde und was man erreichen wollte (→Abb. 49.10).

- *Fragestellung:*
  1. Wurden die gewählten Handlungsoptionen ausgeführt?
  2. Sind hierdurch die Handlungsabsichten erreicht worden?

  Die Beantwortung dieser beiden Fragen ermöglicht einen erfahrungsbezogenen Lernprozess und hilft den Pflegenden, in ähnlichen Situationen den ethischen Entscheidungsprozess umzusetzen.
- *Im Fallbeispiel:* Das gesamte Pflegeteam hat sich entschieden, einen Mittelweg zwischen Eigenständigkeit und Unterstützung der Patientin anzubieten und gleichzeitig die Eigenständigkeit positiv zu erwähnen. Leider hat diese Wirkung die Absicht verfehlt. Die Patientin ist weiter unwirsch, spricht sogar von bewusster Manipulation. Das Pflegeteam kommt daher erneut zusammen, um eine neue Lösung zu erarbeiten.

SPICKZETTEL

Ethische Entscheidungen treffen

- Voraussetzungen und Grundlagen klären (eigene Handlungsmächtigkeit, eigenes Verständnis der Wünsche und Bedürfnisse des Patienten).
- Situation klären (Erwartungen der Beteiligten, ethisches Problem).
- Orientierung an Gemeinwohl, Normen und Werten.
- Handlungsoptionen klären und auswählen.
- Reflexion über das Ergebnis der Handlung.

49.5 Ethik in Pflegesituationen

Nachfolgend werden Situationen aus dem Berufsalltag der Pflegenden aufgegriffen, um allgemeine Aspekte des moralischen und ethischen Handelns vorzustellen.

49.5.1 Kollegialität

Kollegialität bedeutet eine Art Verbundenheit der Mitarbeitenden in einer Arbeitsgruppe. Sie kennzeichnet Verhaltensweisen, in denen die Zusammengehörigkeit zum Ausdruck kommt. Ziel ist es, die Aufgaben gemeinsam erfolgreich zu erledigen und nach außen als eine geschlossene Gruppe aufzutreten.

Kollegialität führt zur Loyalität, d.h. einer Verpflichtung, die Meinungen und Wertvorstellungen der Kollegen zu vertreten. Nicht kollegial ist damit jemand, der sich gegen die Vorstellungen der Arbeitsgruppe, z.B. auf einer Station, stellt. Deutlich wird dies z.B., wenn ein Mitarbeiter offensichtlich aus Bequemlichkeit seine Arbeitsleistung dauerhaft auf ein Mindestmaß reduziert.

Situation und ethische Fragestellung

Wie verhält es sich mit der Kollegialität, wenn man am Wochenende einspringen soll? Hier gibt es eine klassische Doppelmoral: Ja, selbstverständlich muss man einspringen. Aber wenn man nicht erreichbar ist, liegt auch keine „Nicht-Kollegialität“ vor. Und derjenige, der gutmütig ist und immer einspringt, wird über die Kollegialität angesprochen und zugleich als „zu gutmütig“ angesehen.

Ebenfalls zwiespältig wird der Kollegialitätsgedanke, wenn ein Fehlverhalten eines Mitarbeiters (z.B. eine versäumte Materialbestellung) aus Gründen der Kollegialität stillschweigend ausgeglichen wird, um den verantwortlichen Mitarbeiter nicht zu belasten.

Handlungsempfehlung

Diese beiden Beispiele belegen, dass Kollegialität Unterschiedliches bedeuten kann und in jedem konkreten Einzelfall ethisch hinterfragt werden sollte: Was und welche Werte verbergen sich hinter dem Begriff der Kollegialität? Ist die damit einhergehende moralische Forderung vertretbar?

49.5.2 Wahrheit und Verschwiegenheit

Wahrheit und Verschwiegenheit stellen im Pflegekontext zwei wichtige Aspekte dar. Bei der Wahrheit geht es um die Aufklärungspflicht bzw. das Aufklärungsrecht und bei der Verschwiegenheit um die Schweigepflicht. Beide Aspekte können aber auch zwei Seiten einer Medaille darstellen, wenn sie im konkreten Miteinander aufeinander zu beziehen sind:

Die **Wahrheit** bezieht sich einerseits auf einen objektiven Befund und andererseits auf das, was der Einzelne begreifen und annehmen kann. Wenn jemand einen objektiven Befund mit einer schlechten Prognose mitzuteilen hat, stellt sich die Frage: Was sage ich dem Patienten, wann und wie?

Bei der **Verschwiegenheit** steht die beruflich geforderte Schweigepflicht im Mittelpunkt (→48.2.2). Wem darf ich was sagen? Wichtig ist, dass der zu pflegende Mensch bestimmt, wer welche Informationen erhalten soll.

Situation und ethische Fragestellung

Ein Risiko besteht darin, dass Ärzte und Pflegende beurteilen, wie die Fähigkeit des Betroffenen ist, den Befund zu verarbeiten. „Das kann man keinem Patienten zumuten!“ könnte eine Aussage sein, die diese Position widerspiegelt. Hier erhält der Patient nicht die Gelegenheit, sich aktiv zu entscheiden, ob er aufgeklärt wird oder nicht. Der Patient wird bewusst nur insoweit informiert, wie die Ärzte und

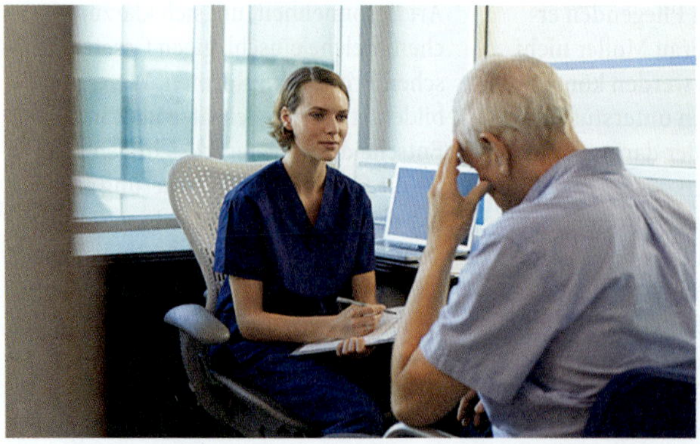

Abb. 49.12 Nach einem ärztlichen Befundgespräch haben die Patientinnen und Patienten oft Unsicherheiten und Sorgen, die aus der Diagnose resultieren, z.B. „Wie sage ich es meiner Frau?", „Wie geht es nun weiter?" Hier sind die Pflegenden wichtige Ansprechpartner und können durch weiterführende Fragen und Impulse Anregungen zur Selbsthilfe bieten. [J787]

Pflegenden dies für „richtig" erachten (→ Abb. 49.12). Sie bestimmen das Maß des Zumutbaren und entmündigen den Patienten auf gewisse Weise.

Handlungsempfehlung

Pflegende sollten verstehen und einschätzen, was dem Patienten und seinen Angehörigen zu welchem Zeitpunkt mitgeteilt werden kann. Hierbei hat der Patient natürlich das Recht, die Informationen abzulehnen, aber genauso hat er das Recht, informiert zu werden. Insofern muss am Anfang geklärt werden, wo der Patient steht und ob er aufgeklärt werden möchte. Im weiteren Verlauf geht es dann darum herauszufinden, wie und in welchen Schritten der objektive Befund mit seinen möglichen subjektiven Deutungen und prognostischen Konsequenzen in ein Gespräch eingebettet werden kann. Diese individuelle Aufklärung bedarf der Kompetenz zum Fallverstehen und Gesprächsfertigkeit mit Fingerspitzengefühl. Dies eröffnet dem Patienten und seinen Angehörigen die Chance zur Auseinandersetzung.

Für die Pflegenden ergeben sich für eine derartige Gestaltung der Kommunikation zwischen Wahrheit und Verschwiegenheit zwei wesentliche konkrete Fragestellungen:

- Wie sensibel und aufmerksam nehme ich die Äußerungen des Patienten und dessen Angehörigen wahr, wie er „aufgeklärt" werden möchte?
- Wie ist innerhalb der Pflege und im Behandlungsteam geregelt, wer dem Patienten und seinen Angehörigen was und wie mitteilt, und darüber hinaus, wer die Verarbeitung begleitet?

49.5.3 Freiheitseinschränkende Maßnahmen

DEFINITION

Freiheitseinschränkende Maßnahmen: Alle Maßnahmen, die jemanden daran hindern, einen bestimmten Ort aufzusuchen, oder ihn an der Bewegung (Aufstehen) hindern, z. B. Sitzfixierung im Rollstuhl, durch Bettgitter, Bettgurte, verschlossene Türen etc.

Bei der Frage, ob eine **Fixierung** zulässig und sinnvoll ist, stehen zwei Werte einander gegenüber: Freiheit und Sicherheit. Für Einrichtungen im Gesundheitswesen in Deutschland gelten die Rechtsvorschriften und Gesetze. Demzufolge sind freiheitseinschränkende Maßnahmen nur unter ganz bestimmten Gründen rechtlich vertretbar (→ 48.2.5). Die Absicht des Gesetzgebers ist es, dem Patientenschutz eine besondere Stellung einzuräumen, um ihn vor ungerechtfertigten Übergriffen zu schützen.

Situation und ethische Fragestellung

Erlaubt sind freiheitsentziehende Maßnahmen wie Bettgurte, Bettgitter, Handfesseln, Sitzfixierung im Rollstuhl u. v. m. nur dann, wenn es sich um eine **kurzfristige Maßnahme < 30 Min.** handelt, die den Patienten oder andere Menschen schützen soll. Diese Maßnahme zur Abwendung einer akuten Gefahr (Notwehr oder Notstand) bedarf der schriftlichen Anordnung des Arztes. Längerfristige freiheitsentziehende Maßnahmen – i d. R. ab etwa 30 Minuten – benötigen grundsätzlich einen richterlichen Beschluss durch das Betreuungsgericht.

Handlungsempfehlung

Werden diese gesetzlichen Regelungen (Notstand, ärztliche Anordnung, richterlicher Beschluss) beachtet, so kann eine Fixierung ein **legales** und auch ein moralisch **legitimes** Handeln sein. Jedoch: Besteht keine Gefahr, dass der Betroffene sich selbst oder andere schädigt, ist die Beschränkung unverzüglich aufzuheben. Sonst ist der Straftatbestand der Freiheitsberaubung (§ 239 StGB) erfüllt (→ 48.2.5).

Zuvor ist immer zu prüfen, ob die Maßnahme wirklich gerechtfertigt ist oder ob sie auch durch andere Mittel erreicht werden könnte, z. B. wenn ein Mensch mit Demenz durch Beschäftigung und Zuwendung davon abgehalten werden kann, immer wieder den Wohnbereich zu verlassen. Auch ein prinzipiell **legales Handeln** sollte immer moralisch überprüft werden, um zu einem **legitimen Handeln** zu werden.

DEFINITION

Legalität: Die Handlung entspricht den rechtlichen Bestimmungen.

Legitimität: Die Handlung entspricht einer ethischen Überlegung.

49.5.4 Nahrungsverweigerung bei Menschen mit Demenz

Nahrungsverweigerung bei Menschen mit Demenz kann objektive Ursachen haben, wie z. B. Schmerzen beim Schlucken oder Schwierigkeiten, Geschirr und Besteck zu erkennen. Können objektive Gründe ausgeschlossen werden, kann z. B. der fehlende Lebenswille eine Ursache sein. Lehnt ein Mensch bewusst die Zufuhr von Nahrung und Getränken ab, führt dieser freiwillige Verzicht zur Beendigung des Lebens. Ein natürlicher Suizid? Bei Menschen mit Demenz stellt sich nun die Frage, ob dieses sog. „Sterbefasten" als bewusste und freiwillige Entscheidung aufgefasst werden kann. Hierzu können folgende Aspekte herangezogen werden:

- Eine bewusste und freiwillige Willenserklärung des Menschen mit Demenz vor der Erkrankung
- Eine eindeutig verfasste Patientenverfügung durch den Betroffenen
- Eindeutig kongruente Verhaltensweisen des Menschen mit Demenz, d. h. das Schließen und Zusammenpressen des Mundes bei jeglichem Nahrungs- und Flüssigkeitsangebot über eine längere Zeit auch dann, wenn das Nahrungsangebot durch unterschiedliche Personen gereicht wird
- Eine eindeutige Rekonstruktion des mutmaßlichen Willens des Menschen mit Demenz durch Krankenhausmitarbeiter
- Eine ethische Fallbesprechung nach den Bestimmungen des Ethikkomitees des Krankenhauses.

Situation und ethische Fragestellung

In dieser Situation ist eine Ernährung über die PEG-Sonde möglich. Allerdings könnte aufgrund eines schlechten Allgemeinzustands des Menschen mit Demenz die Frage aufkommen, ob die Nahrungs- und Flüssigkeitszufuhr noch angemessen ist oder nur den Leidensweg dieses Menschen künstlich verlängert.

Handlungsempfehlung

Ausgangspunkt dieser Überlegung ist die Übertragung der eigenen Wertvorstellungen auf den Menschen mit Demenz und ein „Nicht-Aushalten-Können" einer leidvollen Situation. Hier gilt es, wie in vielen anderen Situationen mit Änderung des Therapieziels, die vier Formen der Entscheidungsfindung (→ 49.4.1) zu nutzen und das Verfahren zur Entscheidungsfindung (→ 49.4.2) rational durchzuführen, damit der emotionale Ausgangspunkt mit guten Gründen bestätigt oder verworfen werden kann.

49.5.5 Selbstbestimmung am Lebensende

Selbstbestimmung am Lebensende ist für viele Menschen sehr wichtig. Sie machen sich Gedanken über ihren möglichen Sterbeprozess. Im gesunden Zustand legen sie fest, was geschehen soll, wenn der Tod naht. Um ihre Vorstellungen abzusichern, kön-

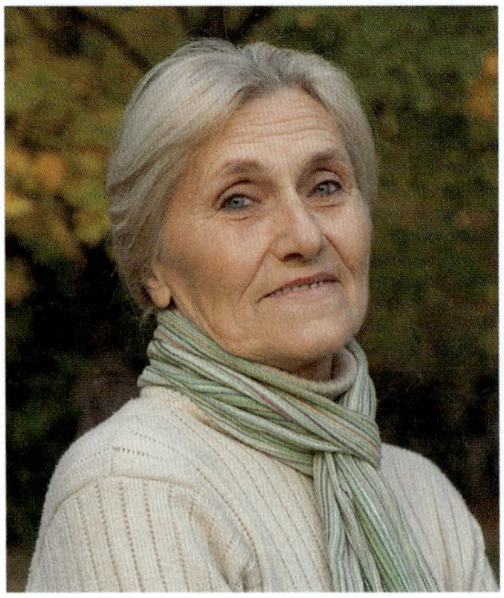

Abb. 49.13 Die Selbstbestimmung von Menschen zu wahren, ist eine wichtige ethische Aufgabe des pflegerischen Personals. Hier ist entscheidend: Achten Sie auf den Patientenwillen, eine vorliegende Patientenverfügung oder den mutmaßlichen Willen. Äußerungen aus der Vergangenheit spielen dabei eine wichtige Rolle. [J787]

nen sie eine Patientenverfügung schreiben und einer vertrauensvollen Person eine Vollmacht erteilen (→ Abb. 49.13). Diese Dokumente sind dann von Bedeutung, wenn die erkrankte Person nicht mehr über sich entscheiden kann.

Häufig tritt aber der Fall ein, dass die Patientenverfügung nicht eindeutig auslegbar ist und der Bevollmächtigte auch nicht weiß, was genau geschehen soll. Hier gilt es, den **mutmaßlichen Willen** der betroffenen Person herauszufinden. Ist dies nicht möglich, sollte eine ethische Fallbesprechung stattfinden.

Anders sieht die Situation aus, wenn eine Person mit einer schlechten Prognose in einem leidvollen Gesamtbild therapiert wird. Hier kann sich die Pflegende die Frage stellen: „Was soll das? Wäre es nicht besser, die Person in Ruhe sterben zu lassen, anstatt noch unnötig das Leid zu verlängern?"

Situation und ethische Fragestellung

Der Übergang von einer kurativen zu einer palliativen Medizin (→ 20.3.1) ist eine bewusst zu setzende Änderung des Therapieziels, die vom Arzt angeordnet wird, aber mit dem mutmaßlichen Patientenwillen im Einklang stehen muss. Voraussetzung für diesen Schritt sind die Einsicht der Angehörigen, die Prüfung der rechtlichen Aspekte und die Sicherheit, dass über medizinische Maßnahmen das Leid des Betroffenen beseitigt werden kann.

Handlungsempfehlung

In einer Situation mit Kontrasterleben, also einer inneren, mit emotionaler Beteiligung einhergehenden Unstimmigkeit, sollte die Pflegende sich selbst hinterfragen und klären, was in ihr geschieht. Nach dieser Selbstreflexion ist die Situation zu klären und vor allem mit dem Arzt über den Vorgang zu sprechen, um die rationalen Gründe der Therapieführung zu erfahren. Unter Umständen kann die Pflegende durch das Einbringen eines neuen rationalen Arguments die Therapieführung verändern.

> **Ethisches Handeln in der Pflegeausbildung vermitteln**
>
> Menschen in Pflegeberufen sind immer wieder mit moralischen Herausforderungen konfrontiert. Deshalb ist es wichtig, ethische Lernprozesse in die Pflegeausbildung zu integrieren und damit das Handwerkszeug für ein verantwortliches Handeln zu liefern. Hilfreich sind dabei didaktische Materialien, die die Wissens- und Handlungskompetenzen der Auszubildenden fördern, z. B. „Ethisch urteilen und handeln – Unterrichtsmaterialien für die Pflegeausbildung" [9].

49.6 Ethische Herausforderungen im Gesundheitswesen

War das Gesundheitswesen in der Vergangenheit überwiegend von religiös geprägter Fürsorglichkeit bestimmt, so hat seit vielen Jahren die Ökonomie Einzug in das moderne Gesundheitswesen gehalten (→ Abb. 49.14). An den ethischen Fragen, die durch diese Entwicklung aufgeworfen werden, entzünden sich engagierte Debatten. Stichworte wie Spitzenmedizin, Sterbehilfe oder

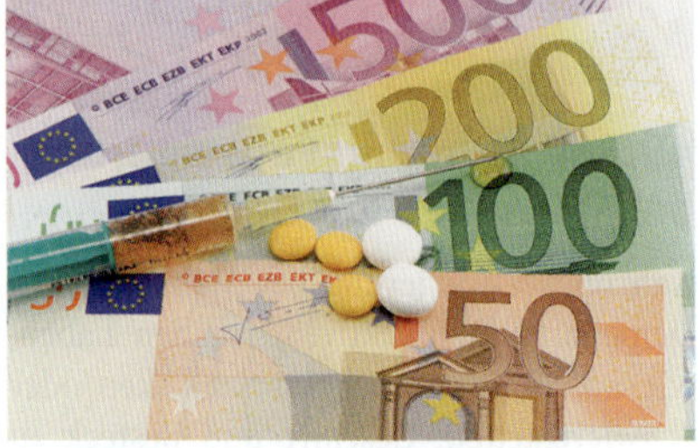

Abb. 49.14 Steigende Kosten im Gesundheitswesen führen auch zu ethischen Fragestellungen. [J787]

Kostenexplosion prägen die fachliche wie die öffentliche Diskussion und zwingen zur Auseinandersetzung. Gesundheitsökonomie und die daraus entstehenden ethischen Probleme bilden eine neue Herausforderung für alle Berufstätigen im Gesundheitswesen.

Die große **Herausforderung der Ethik im Gesundheitswesen** ist die Gestaltung eines zukunftsfähigen Gesundheitssystems. Aber wie ist diese Aufgabe bei so unterschiedlichen Interessen und Interessensgruppen lösbar?

Der Politik fällt hierbei eine Steuerungsfunktion zu. Seit Jahren wird über verschiedene Ansätze versucht, unser Gesundheitssystem zukunftssicher zu machen. Dabei ist die Frage eines stabilen Gesundheitswesens noch einmal eingebunden in die umfassendere Diskussion über die Zukunft unseres Sozialstaats.

Ethik im Gesundheitswesen stellt die Frage, wie es möglich ist, dass das Gesundheitswesen seine Leistungen auf hohem Niveau, mit ausreichenden Versorgungseinrichtungen und adäquat ausgebildetem und vorhandenem Personal sicherstellen kann. Konkret geht es um die Gesamtheit der politischen Regulierungen zur Abfederung von Lebensrisiken (Krankheit, Pflegebedürftigkeit) und sozialen Folgen (Arbeitslosigkeit, Alter, Invalidität). Letztendlich wird in der Ethik im Gesundheitswesen soziale Gerechtigkeit und Sicherheit im Rahmen der rechtsstaatlichen Ordnung angestrebt.

> **Soziale Gerechtigkeit**
>
> **Soziale Gerechtigkeit** beinhaltet politisch zwei Dimensionen:
>
> - **Verfahrensgerechtigkeit** bedeutet die Herstellung von Regelwerken, welche die Gleichheit aller Menschen in unserer Gesellschaft sicherstellen, z. B. durch die staatlich geregelte Erhebung von Sozialabgaben (Kranken-, Renten-, Arbeitslosen-, Unfall- und Pflegeversicherung)
> - Bei der **Verteilungsgerechtigkeit** geht es im Kern um die Zuordnung von beschränkten Ressourcen an potenzielle Verwender *(Allokation)*. Welche Not- und Leidsituationen werden in welchem Umfang mit den vorhandenen Mitteln abgemildert (Diskussion über die Gestaltung der Pflegegrade, die Finanzierung von Krankenhäusern, Pflegeeinrichtungen usw.)?

49.7 Ethik in der Organisation

DEFINITION

Organisationsethik: Lehre von der Normbildung und Moral in einem Unternehmen.

Organisationsethische Überlegungen: Konkrete Denkprozesse zur Normenbildung im Unternehmen.

Die **Organisationsethik** beschäftigt sich mit der Art und Weise der Dienstleistungserbringung zur Sicherstellung der Auftragserfüllung in Organisationen. Im Bereich des Gesundheits- und Sozialwesens geht es in der Organisationsethik um das Zusammenspiel von Fachlichkeit, Wirtschaftlichkeit und Mitmenschlichkeit.

Die **organisationsethischen Regelungen** stellen die Rahmenbedingungen für ethisches Handeln dar. In der Organisationsethik geht es um die Beachtung und Etablierung von Normen als konkrete Erwartungsanforderungen an alle Mitarbeitenden.

Organisationsethik erstellt diese Normen, damit einzelne Entscheidungen im Sinne der Organisationsphilosophie gefällt werden. Hierzu hält die Organisationsethik verschiedene Instrumente bereit:

- **Ethische Fallbesprechungen** zur Bearbeitung konkreter, individueller Pflegesituationen
- **Ethikkoordinatoren,** die bei der Lösung einer konkreten ethischen Problemstellung unterstützen
- **Ethikkomitees** zur Sicherung allgemeiner ethischer Normen.

Ethische Fallbesprechung

DEFINITION

Ethische Fallbesprechung: Verfahren zur Lösung einer ethischen Fragestellung eines Patienten oder Bewohners.

METAP-Modell: Multimodales Modell der ethischen Entscheidungsfindung.

Ethische Fallbesprechungen sind immer dann indiziert, wenn Unstimmigkeiten zur Ausführung des Behandlungsplans auftreten. Nach dem METAP-Modell [10] können je nach involvierten Personen vier **Formen der ethischen Fallbesprechung** unterschieden werden:

- Patient und Pflegeperson, Ärzte, Therapeuten
- Pflegerisches und ärztliches Fachpersonal
- Große Runde, in der alle am Fall beteiligten Berufsgruppen anwesend sind
- Beauftragung von Ethikexperten.

Bei all diesen Besprechungsformen geht es darum, dass das fachwissenschaftlich Anerkannte im Einvernehmen mit dem Patientenwillen gestaltet wird. Die Autonomie des Patienten bzw. Bewohners ist dabei maßgeblich. Der Betroffene kann seinen Willen äußern, in einer Patientenverfügung festlegen und einen Betreuer oder Bevollmächtigten benennen. Neben diesen direkten Formen, den Patientenwillen zu berücksichtigen, gibt es noch eine indirekte Form, den mutmaßlichen Willen. Der mutmaßliche Wille ist dann zu erheben, wenn keine direkten Patientenäußerungen vorliegen bzw. erhoben werden können [11].

Mutmaßlicher Wille

Bei der Ermittlung des mutmaßlichen Willens sind die Wegbegleiter des Patienten zu befragen, ob sie sich daran erinnern können, wie er sich in vergleichbaren Situationen geäußert hat. Wenn all diese Äußerungen stimmig sind, dann kann von einem mutmaßlichen Willen gesprochen werden.

Wenn der mutmaßliche Wille nicht ermittelbar ist, dann wird in der großen Runde das generelle Kriterium des allgemeinen Wohls zugrunde gelegt.

Ethische Fallbesprechungen werden zeitnah zum auftretenden Problem einberufen. Niederschwellig sind die beiden Formen, die zwischen den Kollegen oder mit dem Patienten direkt verhandelt werden. Die große Runde bedarf der Moderation und einer klaren Gesprächsstruktur (→ Abb. 49.15). An dieser Form nehmen Vertreterinnen und Vertreter der Ärzteschaft, der Pflege, des Sozialen Dienstes, der Seelsorge sowie ggf. ein Ethikberater teil. Inwieweit Betroffene und Angehörige hier beteiligt werden, ist in der Literatur und der konkreten Ausführung umstritten. Diese Art der Fallbesprechung dauert ca. eine Stunde. Als letzte Möglichkeit zur Lösung einer ethischen Fragestellung können dann, wenn keine der vorherigen ethischen Fallbesprechungen zu einer Lösung geführt hat, Ethikexperten hinzugezogen werden.

Elemente der Fallbesprechung sind:

- **Klärung der Ausgangslage** (→ Abb. 49.15, Leitfaden 0., 1., 3.): Warum wurde von wem die ethische Fallbesprechung einberufen? Wie sehen die anderen Beteiligten das Problem? Durch die Erhebung von Fakten unter verschiedenen Gesichtspunkten (pflegerisch, medizinisch, biografisch, psychosozial, seelsorgerisch usw.) kann die Sachlage gemeinschaftlich eingeschätzt werden
- **Feststellung des ethischen Problems** (→ Abb. 49.15, Leitfaden 4.): Im ersten Schritt des Diskurses wird die intuitive Ebene verlassen und der argumentative Diskurs eröffnet
- Da im Vorfeld der ethischen Fallbesprechung der (mutmaßliche) **Patientenwille** nicht ermittelbar war, steht jetzt die folgende Frage im Zentrum: Was kann als **allgemeines Wohl** für diesen speziellen Patienten in seiner aktuellen Lebenssituation ausgewiesen werden? Welche allgemeinen Aussagen sind dabei zu beachten (→ Abb. 49.15, Leitfaden 5.)?
- **Sammlung möglicher Handlungsoptionen** (→ Abb. 49.15, Leitfaden 6., 7.): Hier geht es zunächst darum, sämtliche (möglicherweise auch gegensätzliche) Handlungsoptionen, die infrage kommen könnten, aufzunehmen
- **Bewertung** der Handlungsoptionen (→ Abb. 49.15, Leitfaden 8.): Vor dem Hintergrund bestimmter ethischer Prinzipien (*Beauchamp* und *Childress*, → 49.3.2), gesetzlicher Bestimmungen und des ermittelten Patientenwillens wird die bestmögliche Handlungsoption – auch vor dem Hintergrund möglicher Folgen der jeweiligen Handlung – ermittelt
- **Formulierung einer Empfehlung für den Entscheidungsträger:** Das Ergebnis der ethischen Fallbesprechung wird dem Entscheidungsträger schriftlich mit Anführung der Gründe mitgeteilt. Inwieweit diese Entscheidung dann umgesetzt wird, ist abhängig von den organisationsethischen Bestimmungen.

Ziel ist es, ohne Berücksichtigung der Hierarchie nach dem besten Argument zur Lösung des ethischen Problems zu suchen. Alle Beteiligten sollten dem Ergebnis der ethischen Fallbesprechung zustimmen können. Kommt keine einheitliche Meinung zustande, kann im Zweifelsfall auch das Aufzeigen der Stimmenverteilung das Ergebnis repräsentieren.

Pflegende in ethischen Fallbesprechungen

Alle an der ethischen Fallbesprechung teilnehmenden Personen (Pflegende, ärztliches und therapeutisches Personal, ggf. Patient) sollten das Verfahren und den Leitfaden zur ethischen Fallbesprechung (→ Abb. 49.15) kennen, damit sie sich auf die Besprechung am „runden Tisch“ vorbereiten können.

Die teilnehmende Pflegefachperson spricht sich schon im Vorfeld mit anderen Pflegenden ab, damit sie eine Gesamtmeinung des Pflegeteams argumentativ vertreten kann. In der ethischen Fallbesprechung vertritt die Pflege ihren Standpunkt mit entsprechenden Argumenten und tritt aktiv in den Diskurs ein.

Ethikkoordinator

DEFINITION

Ethikkoordinator: Person mit der Aufgabe, für ethische Probleme systematisch eine Lösung zu finden.

Der **Ethikkoordinator** unterstützt das ärztliche und pflegerische Personal bei der Lösung einer konkreten ethischen Problemstellung – entweder als Moderator einer ethischen Fallbesprechung am „Runden Tisch" oder er führt mit den am Problem beteiligten Personen Einzelgespräche und erarbeitet aus dem Konsens der Gespräche eine Problemlösung.

Die Tätigkeit eines Ethikkoordinators setzt eine grundlegende ethische Weiterbildung voraus, in der neben ethischen Methoden wesentliche Kenntnisse aus dem Bereich der Ethik vermittelt werden. Der Ethikkoordinator hat im Unternehmen entweder eine entsprechende Stabsstelle oder übernimmt zusätzlich zu seiner eigentlichen Aufgabe diese spezielle Funktion.

Ethikkomitee

DEFINITION

Ethikkomitee: Gremium zur Entwicklung von ethischen Leitlinien.

Das **Ethikkomitee** ist ein Gremium, das sich innerhalb einer Einrichtung, aber außerhalb der üblichen Hierarchien (meist als Stabsstelle des Trägers) mit häufig wiederkehrenden ethischen Problemstellungen des Unternehmens beschäftigt. Das Gremium kann innerhalb einer Einrichtung oder auch außerhalb der üblichen Hierarchie (meist als Stabsstelle des Trägers) angesiedelt sein. Mitglieder sind meist 10–20 Personen aus den Berufsgruppen der Einrichtung und ausgewählte Bürgervertreter. Das Ethikkomitee hat drei (ggf. vier) Hauptfunktionen [12]:

- Entwicklung von trägerspezifischen ethischen Leitlinien
- Organisation von ethischen Fortbildungen
- Berichterstattung an den Träger und die Öffentlichkeit
- Ggf. Moderation von ethischen Fallbesprechungen.

Ethikkomitee und Ethikkommission

Das **Ethikkomitee** ist für die Entwicklung von Entscheidungskriterien zuständig, nach denen die in der Praxis Tätigen häufig wiederkehrende ethische Problemstellungen lösen können. Im Gegensatz dazu ist eine medizinische **Ethikkommission** (→ 50.2.3) für die ethische Beurteilung von Forschungsvorhaben zuständig.

Das Ethikkomitee setzt sich z. B. mit folgenden Themen auseinander:

- Entwicklung eines Leitfadens zur ethischen Fallbesprechung (→ Abb. 49.15)
- Entwicklung von Dokumentationsinstrumenten
  - Zur ethischen Fallbesprechung
  - Zur Aufklärung von Patienten
- Umgang mit Patientenverfügung, Vorsorgevollmacht, Betreuungsverfügung (→ 48.3.3, → 48.3.4)
- Umgang mit ethischen Konflikten am Lebensende und mit Therapiezieländerungen (→ 20.6)
- Umgang mit Notfallsituationen (→ 14).

Das Ethikkomitee unterbreitet die Ergebnisse solcher Auseinandersetzungsprozesse der Geschäftsführung bzw. dem Träger in Form einer ethischen Verfahrensbeschreibung. Deren Ziel und Zweck ist es, den Mitarbeitenden „im Falle eines Falles" Orientierungshilfen an die Hand zu geben, wie sie im Sinne des Unternehmens mit einem bestimmten ethischen Problem umgehen können bzw. sollen. Diese Verfahrensbeschreibung kann mit **unterschiedlicher Verbindlichkeit** ins Unternehmen eingeführt werden:

- **Ethische Empfehlung:** Mitarbeitende müssen die Aussagen zur Kenntnis nehmen
- **Ethische Leitlinie:** Mitarbeitende müssen die Aussagen berücksichtigen, können aber in der Praxis davon abweichen
- **Ethische Richtlinie:** Mitarbeitende müssen den Aussagen in der Praxis Folge leisten.

Das Ethikkomitee trägt mit seinen ethischen Verlautbarungen zur Gewährleistung der humanitären Dienstleistungserbringung bei und will zugleich das Unternehmen vor möglichen Klagefällen schützen.

Legalität und Legitimität

Legalität und Legitimität bestimmen die ethischen Entscheidungen des Ethikkomitees. Legal bedeutet, den rechtlichen Bestimmungen entsprechend; legitim bedeutet, einer ethischen Überlegung entsprechend. Eine Handlung kann demnach folgende Charakteristika aufweisen:

- Legal, aber nicht legitim, z. B. einem Patienten unfreundlich gegenübertreten
- Legal und legitim, z. B. wird die Einverständniserklärung für eine Operation mit dem Patienten verständlich besprochen
- Nicht legal, aber legitim, z. B. wird einem nahen Verwandten ohne Einverständnis eine Information über einen Patienten mitgeteilt
- Nicht legal und nicht legitim, z. B. die Tötung eines Patienten (aktive Sterbehilfe).

SPICKZETTEL

Instrumente der Organisationsethik

Ethische Fallbesprechung: Verfahren zur Lösung einer ethischen Fragestellung zu einem Patienten/Bewohner mit mehreren oder allen Beteiligten.

- Klärung der Ausgangslage.
- Feststellung des (mutmaßlichen) Patientenwillens.
- Sammlung und Bewertung von Handlungsoptionen.
- Formulierung einer Empfehlung.

Ethikkoordinator: Unterstützt ärztliches und pflegerisches Personal bei der Lösung einer konkreten ethischen Problemstellung als Moderator oder in Einzelgesprächen.

Ethikkomitee: Gremium (meist Stabsstelle des Trägers) mit folgenden Aufgaben:

- Entwicklung einrichtungsspezifischer ethischer Leitlinien.
- Organisation von ethischen Fortbildungen.
- Berichterstattung an Träger und Öffentlichkeit.
- Moderation ethischer Fallbesprechungen.

Phase	Frage	Erläuterung
I Voraussetzung und Grundlage ?	0. Warum sind wir zusammengekommen?	Einladungsgrund und Bericht der Problemlage
	1. Sind die Personen handlungsmächtig?	Klärung der Zuständigkeiten in der Besprechung und der Ergebnisverwendung (Empfehlung oder Entscheidung?)
	2. Verstehe ich den anderen?	▷ Wer kann erhellen, wie der Betroffene gelebt hat und was für ihn besonders wichtig war? ▷ Wer kann etwas zum mutmaßlichen Willen des Betroffenen sagen?
II Situationsklärung ?	3. Wer erwartet was?	▷ Welche Positionen nehmen die beteiligten Personen ein? ▷ Wie werden diese Positionen begründet? ▷ Welche Prognosen sind zugrunde zu legen?
	4. Was ist das ethische Problem?	▷ Welche Werte oder Normen kollidieren?
III Orientierung am Gemeinwohl ?	5. Welche allgemeinen Aussagen sind zu beachten?	▷ Welche rechtlichen Bestimmungen müssen beachtet werden? ▷ Welche Leitlinien müssen beachtet werden? ▷ Welche ethischen Prinzipien werden tangiert? ▷ Welche religiösen Vorstellungen sollen berücksichtigt werden?
IV Personale Entscheidung ?	6. Woraufhin soll das Handeln ausgerichtet werden?	▷ Was soll bei diesem hilfe- und pflegebedürftigen Menschen angestrebt werden?
	7. Welche Handlungsoptionen sind möglich?	▷ Was kann alles gemacht werden?
	8. Welche von den genannten Handlungsoptionen kann als die bestmögliche begründet werden?	▷ Welche der möglichen Maßnahmen ist auch unter Berücksichtigung absehbarer Folgen die beste?

Abb. 49.15 Leitfaden einer ethischen Fallbesprechung – das Modell ist gedanklich von oben nach unten zu durchlaufen. [M625, L143]

50

PFLEGEWISSENSCHAFT

Hanna Mayer (50.1, 50.2.1-50.2.4), Yvonne Lehmann (50.2.5, 50.3)

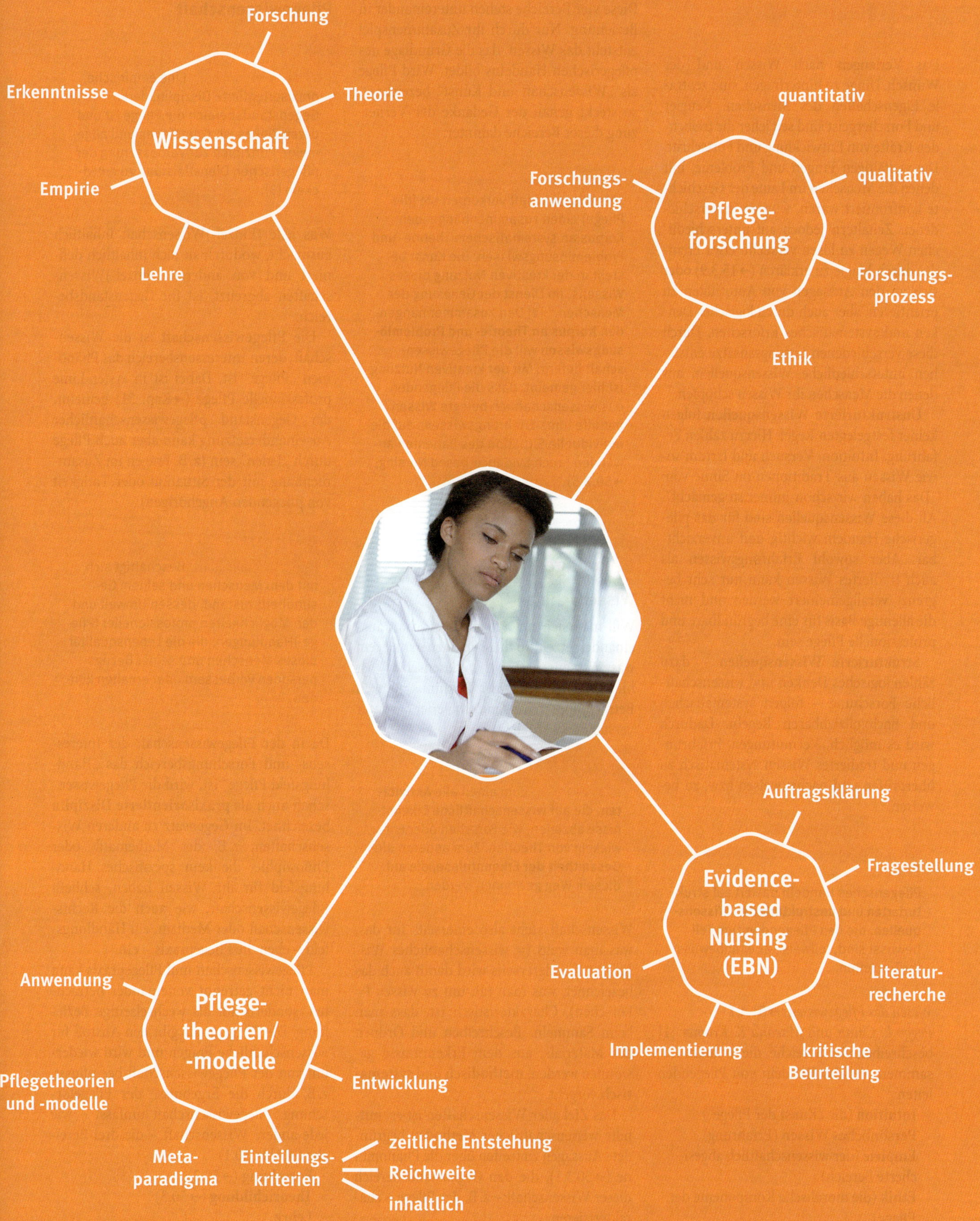
Wissenschaft
Forschung
Theorie
Erkenntnisse
Empirie
Lehre
Pflege-
forschung
quantitativ
qualitativ
Forschungs-
anwendung
Forschungs-
prozess
Ethik
Evidence-
based
Nursing
(EBN)
Auftragsklärung
Fragestellung
Literatur-
recherche
kritische
Beurteilung
Implementierung
Evaluation
Pflege-
theorien/
-modelle
Anwendung
Pflegetheorien
und -modelle
Entwicklung
Meta-
paradigma
Einteilungs-
kriterien
zeitliche Entstehung
Reichweite
inhaltlich

50.1 Pflege als Wissenschaft

Das Verlangen nach Wissen und der Wunsch, Dinge zu hinterfragen, sind zentrale Eigenschaften des Menschen. Neugier und Forschergeist sind seit jeher die treibenden Kräfte von Entwicklung und Fortschritt. Die vielfältigen Fragen und Probleme, mit denen die Menschen im Laufe der Geschichte konfrontiert waren, wurden in verschiedenen Zeitaltern jedoch auf unterschiedlichen Wegen zu lösen versucht: etwa Fremdes durch Magie zu erklären (→ 15.3.9) oder sich an den Aussagen von Autoritäten zu orientieren, aber auch durch logisches Denken und systematisches Erforschen. Durch diese verschiedenen Lösungsansätze entstehen unterschiedliche Wissensquellen, aus denen die Menschen ihr Wissen schöpfen.

Unstrukturierte Wissensquellen folgen keiner festgelegten Regel. Hierzu zählen Erfahrung, Intuition, Versuch und Irrtum sowie Wissen aus Traditionen im Sinne von: „Das haben wir schon immer so gemacht“. All diese Wissensquellen sind für das pflegerische Handeln wichtig und unverzichtbar. Aber sowohl Erfahrungswissen als auch tradiertes Wissen kann nur sehr begrenzt verallgemeinert werden und nicht die alleinige Basis für eine begründbare und professionelle Pflege sein.

Strukturierte Wissensquellen – dazu zählen logisches Denken und wissenschaftliche Forschung – folgen systematischen und nachvollziehbaren Regeln. Dadurch wird es möglich, Vermutungen, Erfahrungen und tradiertes Wissen systematisch zu überprüfen und nachzuweisen bzw. zu beweisen.

Wissensquellen für pflegerisches Handeln

Pflegerisches Handeln basiert auf **strukturierten** und **unstrukturierten Wissensquellen,** die den Pflegenden zum Teil bewusst sind, teilweise aber unbewusst ihr Tun leiten.

Wesen des Pflegewissens → 51.4.1

Peggy L. Chinn und *Maeona K. Kramer* [1] beschreiben vier Bereiche, die in ihrem Zusammenspiel das Handeln von Pflegenden leiten:

- **Intuition** (die „Kunst der Pflege“)
- **Persönliches Wissen** (Erfahrung)
- **Empirie** (der wissenschaftlich abgesicherte Bereich)
- **Ethik** (die moralische Komponente der Pflege).

Diese vier Bereiche stehen untereinander in Beziehung. Nur durch ihr Zusammenspiel entsteht das Wissen, das die Grundlage des pflegerischen Handelns bildet. Wird Pflege als „Wissenschaft und Kunst“ bezeichnet, so steckt genau der Gedanke der Vernetzung dieser Bereiche dahinter.

Pflege als Wissenschaft und Kunst

„Als Wissenschaft verkörpert sie [die Pflege] einen zusammenhängenden Korpus an systematischem Theorie- und Problemlösungswissen. Die Kunst besteht in der kreativen Nutzung dieses Wissens, im Dienst der Genesung der Menschen.“ [2] Den zusammenhängenden **Korpus an Theorie- und Problemlösungswissen** will die Pflegewissenschaft liefern: Mit der kreativen Nutzung ist hier gemeint, dass die Pflegenden das wissenschaftlich belegte Wissen mithilfe ihres Erfahrungswissens auf die individuelle Situation des Patienten anwenden (auch Evidence-based Nursing, → 50.2.5).

50.1.1 Theoretische Grundlagen

Wissenschaft

Will man sich mit Pflegewissenschaft auseinandersetzen, so muss man zuerst klären, was **Wissenschaft** ist. „Wissenschaft“ ist hierbei kein eindeutiger Terminus. Je nach Betrachtungsweise kann zweierlei darunter verstanden werden.

DEFINITION

Wissenschaft: Zum einen alle **Aktivitäten,** die auf wissenschaftliche Erkenntnisse abzielen, wie Forschen oder Entwickeln von Theorien. Zum anderen die **Gesamtheit der Erkenntnisse,** die auf diesem Weg gewonnen werden.

Wissenschaft steht also einerseits für das, was man weiß (= wissenschaftliches Wissen), und andererseits wird damit auch das bezeichnet, was man tut, um zu wissen (= Forschen). Charakteristisch ist, dass man beim Sammeln, Beschreiben und Ordnen des Materials, aus dem Erkenntnisse gewonnen werden, **methodisch** und **systematisch** vorgeht.

Das **Ziel** aller Wissenschaften ist es, mithilfe wissenschaftlicher Methoden begründete Aussagen zu treffen über die Phänomene (→ 50.3.1), die den Gegenstandsbereich dieser Wissenschaft – z. B. der Pflege – charakterisieren.

Pflegewissenschaft

DEFINITION

Pflegewissenschaft: Eine empirische, praxisorientierte Disziplin, deren Gegenstandsbereich die Pflege ist und deren Ziel es ist, Grundlagen und allgemeine Prinzipien zur Verbesserung der pflegerischen Dienstleistung zu entwickeln [3].

Was jede (Einzel-)Wissenschaft inhaltlich ausmacht, wodurch sie sich inhaltlich definiert und von anderen (Einzel-)Wissenschaften abgrenzt, ist ihr Gegenstandsbereich.

Die **Pflegewissenschaft** ist die Wissenschaft, deren Interessensbereich das Phänomen „Pflege“ ist. Dabei ist in erster Linie professionelle Pflege (→ Kap. 51) gemeint, der Gegenstand pflegewissenschaftlicher Auseinandersetzung kann aber auch Pflege durch „Laien“ sein (z. B. Fragen im Zusammenhang mit der Situation oder Tätigkeit von pflegenden Angehörigen).

DEFINITION

Pflegewissenschaft: Beschäftigt sich mit dem Menschen und seinem Gesundheitszustand, dessen Umwelt und den Möglichkeiten professioneller (Pflege-)Handlungen, die die Lebensqualität dieses Menschen und seiner Bezugspersonen verbessern oder erhalten können.

Da in der Pflegewissenschaft der Interessens- und Forschungsbereich das „Handlungsfeld Pflege“ ist, wird die Pflegewissenschaft auch als **praxisorientierte Disziplin** bezeichnet. Im Gegensatz zu anderen Wissenschaften, z. B. der Mathematik oder Philosophie, die kein spezifisches Handlungsfeld für ihr Wissen haben, schließt Pflegewissenschaft, wie auch die Rechtswissenschaft oder Medizin, ein Handlungsfeld – eben die Pflegepraxis – ein.

Pflegewissenschaft und Pflegepraxis kann man nicht getrennt voneinander betrachten, sondern nur als wechselseitige Beziehung. Die Pflegepraxis gibt den Anstoß für wissenschaftliche Fragen und wird wiederum von der Pflegewissenschaft beeinflusst, z. B. durch die Ergebnisse der Pflegeforschung. Pflegewissenschaft umfasst – wie jede andere Wissenschaft – die drei Bereiche (→ Abb. 50.1):

- **Forschung** (→ 50.2)
- **Theoriebildung** (→ 50.3)
- **Lehre.**

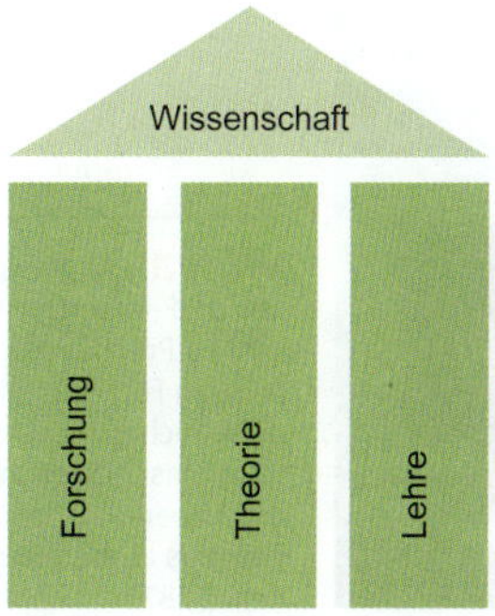

Abb. 50.1 Das Gebäude der Wissenschaft wird von drei Säulen getragen. [L143]

Diese drei Bereiche stehen aber nicht jeder für sich, sondern sie stehen miteinander in Verbindung: Durch Forschung kann es zur Theoriebildung kommen, Theorien sind wiederum Ausgangspunkt für Forschung, und Lehre wird aus Forschungserkenntnissen und aus Theorien gespeist. Im Diskurs können wiederum neue Anstöße für Forschung oder theoretische Erkenntnisse entstehen.

Anforderungen an Pflege ändern sich

Durch den Wandel im Gesundheitssystem kommen **neue Aufgaben** auf die Pflege zu. Will die Pflege diese Verantwortung wahrnehmen und Fakten statt Vermutungen zur Grundlage ihres Handelns und zum Ausgangspunkt für gesundheitspolitische Entscheidungen machen, braucht sie dafür die Pflegewissenschaft.

50.1.2 Anfänge der Pflegewissenschaft

Die Geschichte der Pflege als Beruf und Wissenschaft ist noch relativ kurz: Mitte des 19. Jahrhunderts legten die Schriften von *Florence Nightingale* (→ Abb. 50.2) den Grundstein für die Pflege als eigene Profession. Sie können auch als Anstoß für die Entwicklung der Pflege als Wissenschaft gesehen werden (→ Tab. 50.4). *Nightingale* suchte als Erste nach wissenschaftlichen Beweisen für die von ihr bei der Pflege britischer Soldaten im Krimkrieg beobachteten Phänomene. Dabei erkannte sie, dass die genaue Aufzeichnung der Ergebnisse pflegerischer und medizinischer Betreuung wichtig für die Entwicklung einer effizienten Betreuung und Behandlung kranker Menschen ist. Sie verfügte über Fachkenntnisse in Statistik und Epidemiologie (Wissenschaft von der Entstehung, Verbreitung und Bekämpfung von Krankheiten, → Kap. 30) und war in ihrem Denken dem heutigen Anliegen der Pflegewissenschaft sehr nahe. Gesundheitsförderung und Krankheitsprävention (→ Kap. 16) waren z. B. bereits zentrale Anliegen ihrer Arbeit [3], [4].

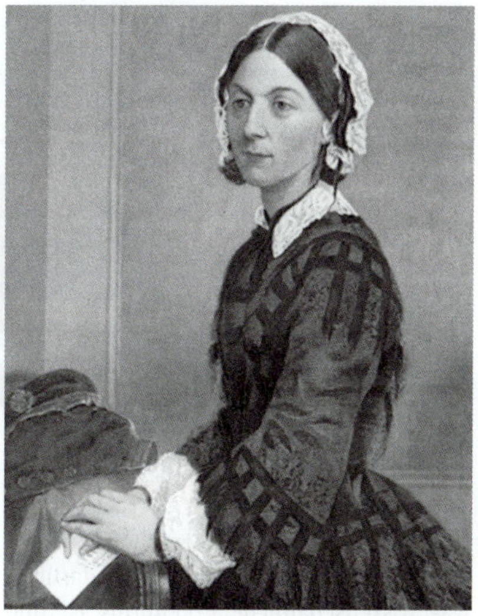

Abb. 50.2 *Florence Nightingale* gilt als Gründerin der modernen Krankenpflege und als erste Pflegewissenschaftlerin. [G033]

Die Entwicklung der Pflegewissenschaft und -forschung ist mit der Etablierung der Pflege an den Universitäten (Akademisierung) verknüpft. Diese begann Anfang des 20. Jahrhunderts in den USA. Den ersten Lehrstuhl für Krankenpflege hatte die kanadische Krankenschwester *Mary Adelaide Nutting* inne. 1907 wurde sie als Professorin für Krankenhauswirtschaft an das *Teachers College* der *Columbia University* in New York berufen. 1910 wurde dort eine eigene Abteilung „Krankenpflege und Gesundheitsfürsorge" eingerichtet, der Lehrstuhl hieß „Kranken- und Gesundheitspflege" [5]. Bereits 1952 erschien in den USA „Nursing Research", die erste wissenschaftliche Zeitschrift für Pflegeforschung.

Bei der Entwicklung von Pflegewissenschaft und -forschung in Europa gab es große zeitliche Unterschiede zwischen den einzelnen Ländern: 1956 gelangte die Pflege zuerst in Großbritannien an die Universität, in den mittel- und südeuropäischen Ländern folgte die Akademisierung der Pflege nur schleppend. Sie ist jedoch die wichtigste Voraussetzung für die Entwicklung der Pflegeforschung.

Studiengänge in der Pflege → 51.4.5

50.2 Pflegeforschung

DEFINITION

Forschung: Mittel zum wissenschaftlichen Erkenntnisgewinn. Vermehrung von Wissen in einem Gegenstandsbereich durch systematische, wissenschaftliche Methoden.

Nach *Lisbeth Hockey* [6] ist Pflegeforschung Forschung auf dem Gebiet des Gesundheitswesens, in dem die Pflegepersonen den größten Teil der Verantwortung tragen. Pflegeforschung will das Wissen vermehren, das Pflegepersonen brauchen, um effektiv zu wirken.

Zentrale Aufgabe von Pflegeforschung ist die systematische **Wissensvermehrung.** Im Mittelpunkt steht fundiertes Wissen, um die Pflege von kranken und pflegebedürftigen Menschen qualitativ besser und effektiver gestalten zu können. Diese spezifische Wissensgrundlage ist notwendig, da die Anforderungen an die Pflege steigen und das Gesundheitssystem sowie die Bedürfnisse der zu pflegenden Menschen und ihrer Angehörigen immer komplexer werden.

Der Gegenstandsbereich der Pflegeforschung kann sich natürlich mit dem anderer Wissenschaften decken, z. B. das Problem von Entzündungen der Mundschleimhaut als Nebenwirkung von Zytostatika (→ 27.5.1). Die Forschungsfragen der Pflege richten sich aber nach der Verantwortlichkeit, den professionellen Aufgaben und Handlungsmöglichkeiten der Pflegenden. Pflegeforschung fragt daher nicht danach, wie ein Zytostatikum zusammengesetzt sein müsste, um weniger Nebenwirkungen hervorzurufen, sondern sie untersucht, welche prophylaktischen Pflegemaßnahmen den besten Schutz vor möglichen Nebenwirkungen bieten.

Ziel von Pflegeforschung

Vorrangig ist, durch die Entwicklung von wissenschaftlich fundiertem Grundlagenwissen die Pflegequalität zu sichern und zu verbessern. Im zentralen **Fokus der Pflegeforschung** stehen Fragen aus der direkten Pflegepraxis (Pflegephänomene, pflegerische Interventionen etc.), aber auch Fragen der Organisation von Pflege. Pflegeepidemiologie, Berufspolitik, Berufsgeschichte und Pflegeausbildung sind ebenfalls thematische Schwerpunkte.

Für eine so junge Disziplin wie die Pflegewissenschaft geht es aber nicht nur darum, Wissen für die Praxis zu erzeugen. Ziel der

Forschung ist es auch, einen theoretischen Rahmen und theoretisch gut fundierte Konzepte (→ 50.3.1) für die Praxis zu entwickeln. Pflegetheorien (→ 50.3), die auf empirischer Forschung basieren, sind genauso wichtig wie empirisch fundierte Konzepte, die die Grundlage für standardisierte Pflegediagnosen (→ 1.11) bilden. Darüber hinaus kann durch Pflegewissenschaft auch ein berufspolitisches Ziel verfolgt werden. Die wissenschaftliche Fundierung der Pflege liefert einen wichtigen Beitrag zur Professionalisierung des Berufs und somit zur Emanzipation der Pflege.

Rolle der Pflegenden

Eine forschungsbasierte Pflege ist essenziell für eine zeitgemäße und qualitätsvolle Pflegepraxis. Daher müssen alle Pflegepersonen in irgendeiner Form mit Pflegeforschung befasst sein. Es gibt aber unterschiedliche Ebenen, auf denen Pflegende an Pflegeforschung beteiligt sein können. Diese sind:

- Mitarbeit bei der Anwendung von Forschungserkenntnissen (→ 50.2.4)
- Anwenden von Forschungserkenntnissen (→ 50.2.4)
- Mitarbeit an Forschungsprojekten (→ 50.2.1)
- Durchführung eigenständiger wissenschaftlicher Forschung (→ 50.2.1)
- Leitung von Forschungsstellen und Koordinierung von Forschungsprojekten.

Man kann auch sagen: Es geht zum einen um die Nutzung von Forschungsergebnissen für die eigene pflegerische Tätigkeit, zum anderen um die wissenschaftliche Tätigkeit des Forschens. Dabei sind immer der Ausbildungsgrad und die zentrale berufliche Aufgabe (Berufsrolle) der Pflegenden ausschlaggebend.

Für die professionelle Pflege heißt dies, dass alle Pflegenden ein Grundlagenwissen über Forschung besitzen sollten, das sie befähigt, Pflegeforschung als einen integralen Anteil der Pflegepraxis zu verstehen, (Forschungs-)Fragen zu stellen und das ihnen die Mitarbeit bei der Anwendung von Forschungsergebnissen in der Praxis ermöglicht. Pflegende, die eine spezielle Aufgabe beim Wissenstransfer in die Praxis haben, z. B. **Advanced Nurse Practitioners/Pflegeexperten** (→ 51.4.5), sollten so viele Kenntnisse über Pflegeforschung besitzen, dass sie Forschungsergebnisse lesen, kritisch analysieren und für die Anwendung in der Praxis aufbereiten können (→ Abb. 50.3). Die Pflegewissenschaftler sind diejenigen, die wissenschaftlich arbeiten, d. h. Forschung durchführen.

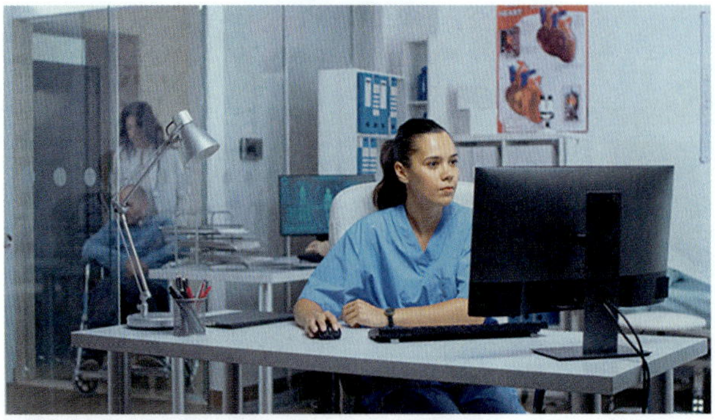

Abb. 50.3 Pflegeexpertinnen und -experten wie Advanced Practice Nurses müssen Forschungsergebnisse recherchieren, kritisch einschätzen und für die Anwendung in der Pflegepraxis aufbereiten können. [J787]

50.2.1 Ansätze und Methoden

Es gibt – je nach Wissenschaftszweig – unterschiedliche Auffassungen darüber, was wissenschaftliche Erkenntnis ist und welche Wege zu diesen Erkenntnissen führen. Die Auseinandersetzung mit dieser Frage ist Thema der **Wissenschaftstheorie.** Diese unterschiedlichen Auffassungen wirken auf die Phänomene, die studiert werden. Sie beeinflussen aber auch die Methoden und Techniken, die man dafür anwendet.

In der Forschung haben sich zwei große Richtungen herausgebildet, die sich in unterschiedlichen **Forschungsansätzen** ausdrücken: der **quantitative** und der **qualitative** Forschungsansatz. Diese unterscheiden sich in ihrer Auffassung davon, wie sich Wirklichkeit darstellt und demnach, wie man wissenschaftliches Wissen gewinnt, d. h., wie Daten gesammelt, ausgewertet und interpretiert werden (→ Tab. 50.1).

Zwei Forschungsansätze

Pflegewissenschaft braucht quantitative *und* qualitative Forschung, um der Vielfalt an Fragen im Handlungsfeld Pflege gerecht zu werden.
Die **Wahl des Forschungsansatzes** hängt in erster Linie von der jeweiligen Fragestellung ab, die man beantworten möchte.

Quantitative Forschung

Typische Fragestellungen

Forschungsfragen, die mittels **quantitativer Forschung** bearbeitet werden, beziehen sich auf die Darstellung von Häufigkeiten, die Frage nach Zusammenhängen *(Kausalitäten)* oder Beziehungen zwischen einzelnen Variablen (Themen), z. B.:

- Wie wirkt sich eine gezielte Patientenedukation auf die Adhärenz

Tab. 50.1 Quantitative und qualitative Forschung – eine Gegenüberstellung.

	Quantitative Forschung	Qualitative Forschung
Grundorientierung	Naturwissenschaften	Human- oder Geisteswissenschaften
Verständnis von Wirklichkeit	Existenz einer objektiv messbaren Wirklichkeit	Wirklichkeit ist subjektiv, so wie sie vom Einzelnen wahrgenommen wird
Funktion von Wissenschaft	Wissenschaftliche Aussagen bilden die Wirklichkeit ab	Wissenschaftliche Aussagen beschreiben das Erscheinungsbild der Wirklichkeit
Ziel	Gesetzmäßigkeiten entdecken, allgemeingültige Aussagen treffen	Konzepte aus der subjektiven Perspektive der Betroffenen heraus entwickeln
Forschungslogik	• Deduktiv • Theorieprüfend	• Induktiv • Offen: Orientiert am Forschungsgegenstand • Theorieentwickelnd
Datenerhebung	Standardisierte „Messmethoden"	Offene Erhebungsmethoden
Stichprobe	Zufallsstichprobe: Große Anzahl von Teilnehmenden, Prinzip der Repräsentativität	• Gezielte Auswahl • Geringe Anzahl von Teilnehmenden • Prinzip der „Sättigung"
Daten	„Harte" Daten: Zahlenmaterial	„Weiche" Daten: Verbale Beschreibungen

(→40.1.3) von Menschen mit Typ-2-Diabetes aus?
- Wie häufig und in welcher Form kommen Aggressionsereignisse gegen professionell Pflegende im häuslichen Setting vor? Welche Faktoren sind auslösend und welche Rolle spielt dabei der prädisponierende Faktor Demenz?

Quantitative Forschung orientiert sich am Verständnis der Naturwissenschaften. Demzufolge unterscheiden sich Menschen aufgrund messbarer biologischer, psychologischer und sozialer Merkmale. Ziel quantitativer Forschung ist es, ein möglichst vom Zusammenhang unabhängiges Bild der Merkmale zu erfassen. Dabei geht man davon aus, dass die Wirklichkeit objektiv messbar ist. Quantitative Forschung geht in der Regel deduktiv vor.

DEFINITION

Deduktives Vorgehen: Aufstellen einer **Hypothese** *(unbewiesene Vermutung)* aufgrund wissenschaftlicher Vorerkenntnisse und Bestätigen oder Widerlegen der Hypothese mittels Forschung.

Beispiel

Folgende **Hypothese** wird aufgestellt: Kältetherapie hilft, Entzündungen im Mundschleimhautbereich unter einer Chemotherapie zu lindern oder zu verhindern – gestützt auf die theoretische Überlegung, dass lokale Kälteeinwirkung zu einer kurzfristigen Minderdurchblutung im Gewebe führt. Mittels Forschung soll überprüft werden, ob diese theoretische Überlegung in der Praxis nachgewiesen werden kann.

Untersucht werden meist begrenzte Personengruppen (sog. **Stichprobe**). Können deren Ergebnisse unter bestimmten Voraussetzungen für einen größeren Personenkreis *(Population)* verallgemeinert werden, spricht man von einer **repräsentativen Stichprobe.**

DEFINITION

Population *(Grundgesamtheit):* Gesamtheit aller Individuen mit einem bestimmten Merkmal, z. B. alle Typ-1-Diabetiker oder alle Kinder bis 14 Jahre.

Quantitative Forschung bedient sich standardisierter Erhebungsmethoden und statistischer Auswertungsmethoden, um möglichst objektive Daten zu produzieren. Ziel ist es, aus den Ergebnissen allgemeingültige Aussagen abzuleiten.

Grundsätzlich lassen sich in der quantitativen Forschung **experimentelle** von **nicht-experimentellen Designs** unterscheiden.

DEFINITION

Forschungsdesign: Grundsätzliches Vorgehen bei einer Forschungsarbeit; es legt den Weg fest, den die Forschenden gehen möchten.

Experimentelle Forschung

Das **Experiment** ist die klassische Forschungsmethode der Naturwissenschaften, um Hypothesen bzw. Theorien zu überprüfen. Das Interesse liegt auf der Erforschung von Ursache und Wirkungszusammenhängen. Untersucht wird, inwieweit ein bestimmter Faktor *(Variable)* eine Situation, einen Zustand oder ein Verhalten beeinflusst. Dazu vergleicht man zwei (oder mehrere) Gruppen miteinander.

Es gibt verschiedene Varianten experimenteller Designs. Beim klassischen Experiment (Prätest-Posttest-Design) werden aus einer Gesamtmenge von Personen (oder Gegenständen) im Normalfall zwei miteinander vergleichbare Gruppen gebildet. Eine dieser Gruppen bezeichnet man als **Versuchsgruppe.** Bei ihr wird nun eine bestimmte Handlung *(Intervention)* gesetzt, deren Wirkung man überprüfen möchte (**unabhängige Variable** oder **Wirkungsvariable**). Die andere Gruppe, die sog. **Kontrollgruppe,** erfährt keine Intervention – bleibt also unverändert. Bei beiden Gruppen wird anschließend gemessen, was sich durch die Intervention ändern sollte **(abhängige Variable).**

Um eine mögliche Veränderung feststellen zu können, muss diese Messung vor *(Prätest)* und nach der Intervention *(Posttest)* erfolgen. Anschließend kann verglichen werden, bei welcher Gruppe der Faktor größer ist. Die Kontrollgruppe dient dabei – wie der Name sagt – der Kontrolle, ob die Veränderung auf die Intervention zurückzuführen ist, nur zufällig auftrat oder auf andere einflussnehmende Faktoren zurückzuführen ist.

Zur Messung der Ergebnisse können verschiedene Methoden eingesetzt werden: entweder eine **Messung** im naturwissenschaftlichen Sinn (beispielsweise das Messen von Blutdruck, Puls und Temperatur) oder **deskriptive (beschreibende) Methoden** (beispielsweise Befragung oder Beobachtung).

Es gibt verschiedenste Variationen des „klassischen" Experiments, u. a. können mehrere Gruppen gebildet werden, um unterschiedliche Interventionen miteinander zu vergleichen.

Beispiel

Liossi et al. führten ein Experiment durch, um die Wirksamkeit von Selbsthypnose in Bezug auf Schmerz-, Angst- und Distressreduktion krebskranker Kinder und Jugendlicher während eines medizinischen Eingriffs zu untersuchen. Drei randomisierte Gruppen wurden miteinander verglichen:
- Gruppe 1: Schmerzmittel und Selbsthypnose
- Gruppe 2: Schmerzmittel und „Aufmerksamkeit"
- Gruppe 3: Schmerzmittel.

Die Messung der Schmerzstärke erfolgte durch Selbsteinschätzung mittels visueller Analogskala (VAS). Es zeigte sich, dass die Kombination von Selbsthypnose und Schmerzmittel zu einer signifikant stärkeren Reduktion von Schmerz, Angst und Disstress führt [7].

In manchen Fällen ist auch kein Prätest notwendig (oder möglich), man spricht dann von einem Posttest-Design (Posttest-Only-Design).

SPICKZETTEL

Kennzeichen eines Experiments

Randomisierung. Verteilung der Versuchspersonen auf die Versuchs- und Kontrollgruppe nach einem Zufallsschema.
Manipulation. Bewusste Veränderung einer oder mehrerer Variablen.
Kontrolle aller Variablen, die möglicherweise ebenfalls einen Einfluss auf das Ergebnis haben. Die Kontrolle ist notwendig, damit die Auswirkung der Manipulation ausschließlich auf die zu überprüfende Intervention zurückgeführt werden kann.
Messung der Auswirkungen.

Treffen alle diese Kennzeichen zu, spricht man von einer **randomisiert-kontrollierten Studie** (*Randomized controlled trial,* kurz: *RCT*).

Fällt eines der Kennzeichen weg, z. B. die Randomisierung, so spricht man von einem „quasi-experimentellen" Design.

Nicht-experimentelle Forschung

Im Unterschied zur experimentellen beinhaltet die **nicht-experimentelle Forschung** keine Veränderung von Variablen. Es gibt eine sehr große Variationsbreite nicht-experimenteller Designs, viele sind sog. **deskriptive Studien.** Sie haben das

Ziel, ein Phänomen (über das noch wenig bekannt ist), einen Ist-Zustand, eine bestimmte Situation oder ein bestimmtes Verhalten möglichst vollständig zu beschreiben und zu analysieren. Dieses Design wird gewählt, wenn es darum geht, genaue Informationen über Merkmale von Gruppen, Institutionen oder Situationen oder über die Häufigkeit eines bestimmten Phänomens (→ 50.3.1) zu sammeln.

Beispiel

Schnelli et al. wollten herausfinden, wie häufig und in welcher Form professionell Pflegende im häuslichen Setting Aggressionsereignisse erleben, was die auslösenden Faktoren für das Entstehen von aggressiven Verhaltensweisen sind und welche Rolle der prädisponierende Faktor „Demenz" dabei spielt. Zu diesem Zweck führten sie eine deskriptive, quantitative Studie durch. Hierzu wurden Angehörige der Gesundheitsberufe, die in der häuslichen Pflege in der Schweiz tätig waren, befragt. Es wurden zwei Instrumente eingesetzt: der Survey of Violence Experienced by Staff German Version-Revised (SOVES-G-R) und die Impact of Patient Aggression on Carers Scale (IMPACS). 852 Personen beteiligten sich an der Umfrage. Die Daten wurden mithilfe von deskriptiven statistischen Verfahren ausgewertet [8].

Methoden der Datenerhebung und Datenanalyse

In der quantitativen Forschung werden als Methoden zur **Datenerhebung** neben Messungen im naturwissenschaftlichen Sinn in erster Linie die schriftliche Befragung bzw. das standardisierte Interview und die standardisierte Beobachtung eingesetzt. Auch die Analyse von bestehendem Material (z. B. Pflegedokumentationen, Tagebücher, Einträge in Internetforen) ist möglich – dann spricht man von der Methode der Dokumentenanalyse (oder Inhaltsanalyse). Im Rahmen der quantitativen Verfahren können in der Pflegeforschung aber auch Messungen im biomedizinischen Sinne eingesetzt werden, z. B. Körpertemperatur, Blutdruck, Hautzustand, Entzündungsparameter.

Die **Analyse** quantitativer Daten erfolgt durch statistische Berechnungen. Mittels deskriptiver Statistik werden die Daten aufgrund ihrer unterschiedlichen Merkmale beschrieben und zu leicht handhabbaren Größen zusammengefasst. Zu diesen Größen zählen:

- **Häufigkeitsverteilungen** in absoluten Zahlen und Prozenten
- **Verteilungsmaße,** z. B. das arithmetische Mittel (sog. Mittelwert)
- **Streuungsmaße** geben Aufschluss über die Verteilung von Daten
- **Korrelationen** überprüfen den statistischen Zusammenhang zwischen verschiedenen Merkmalen.

Mithilfe der sog. **schließenden Statistik** (die auf dem Grundprinzip der Wahrscheinlichkeitstheorie beruht) will man Aussagen darüber treffen, inwiefern ein Ergebnis eher für den Zufall oder eher für eine Gesetzmäßigkeit spricht. Die **statistische Signifikanz** steht in diesem Sinne für die Aussagekraft eines Ergebnisses. Man will damit ausschließen, dass ein Ergebnis (z. B. ein Unterschied zwischen Gruppen oder ein Zusammenhang) zufällig (z. B. durch unterschiedlich große Gruppen) entstanden ist.

Gütekriterien

Die Qualität von quantitativen Forschungsergebnissen hängt wesentlich von der wissenschaftlichen Güte der zur Datenerhebung (Messung) eingesetzten Instrumente ab. Diese **Gütekriterien** einer Messung sind:

- **Objektivität.** Diese bezeichnet die Unabhängigkeit der Testergebnisse von der forschenden Person
- **Validität** *(Gültigkeit).* Sie zeigt an, ob ein Messinstrument tatsächlich das misst, was es messen soll. So ist z. B. ein Instrument, das Angst messen soll, aber eigentlich Stress misst, nicht valide
- **Reliabilität** *(Beständigkeit, Zuverlässigkeit).* Diese zeigt an, ob wiederholte Messungen immer die gleichen Werte liefern. Befragen z. B. zwei Pflegende mittels Fragebogen einen Patienten zu seiner präoperativen Angst, so sollten die Ergebnisse weitgehend identisch sein.

Qualitative Forschung

Typische Fragestellungen

Forschungsfragen, die mittels **qualitativer Methoden** beantwortet werden können, beziehen sich auf die Art der Erfahrung oder des Erlebens, z. B.:

- Was bedeutet Lebensqualität für Menschen mit Typ-2-Diabetes?
- Wie entstehen Aggressionsereignisse im häuslichen Pflegesetting bei der professionellen Pflege von Menschen mit demenzieller Erkrankung?
- Wie gehen Frauen, die an einem vulvären Karzinom erkrankt sind, mit der krankheitsbezogenen Ungewissheit um?

In der **qualitativen Forschung** geht man davon aus, dass soziale Wirklichkeit nicht einfach besteht, sondern das Ergebnis gemeinsam in sozialer Interaktion hergestellter Bedeutungen und Zusammenhänge ist. Wahrheit wird nicht als etwas Objektivierbares gesehen, wie z. B. in den Naturwissenschaften, sondern als etwas Subjektives. Da jeder Einzelne die Dinge anders wahrnimmt und anders interpretiert, kann es keine objektive Wahrheit geben, die unabhängig und für alle gleich ist. Wahrheit ist vom Kontext und von dessen Interpretation abhängig. Mittels qualitativer Forschung will man Erfahrungen eines Menschen in seiner natürlichen Umgebung untersuchen und herausfinden, welche Bedeutung sie für ihn haben. Qualitative Forschung will menschliches Erleben aus der Perspektive der Betroffenen wahrnehmen und verstehen (→ Abb. 50.4). Die Denklogik qualitativer Forschung ist **induktiv.**

DEFINITION

Induktives Vorgehen: Theorien oder Konzepte (→ 50.3.1) werden vom Einzelfall ausgehend entwickelt.

Um z. B. ein pflegerelevantes Konzept zum Thema „Privatsphäre im Krankenhaus" zu entwickeln, muss zunächst geklärt werden, was Privatsphäre aus der Sicht der Patientinnen und Patienten überhaupt ist, was sie ausmacht, wann sie gewahrt bzw. gestört ist. Dazu werden die Betroffenen befragt – in Form eines möglichst offenen Interviews –, um tatsächlich ihre Perspektive zu erfahren und sich nicht von anderen Theorien leiten zu lassen.

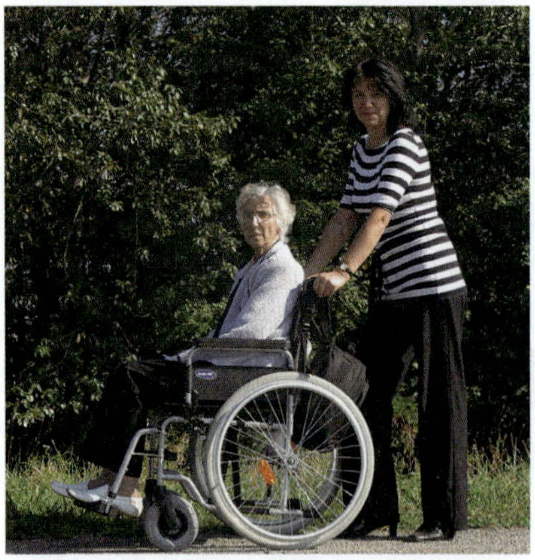

Abb. 50.4 Wie erleben pflegende Angehörige den Alltag mit einem an Demenz erkrankten Familienmitglied? Das ist eine typische Fragestellung, die mittels qualitativer Forschung untersucht werden kann. [J787]

Anders als in der quantitativen Forschung, bei der die Untersuchungsteilnehmenden nach dem Zufallsprinzip ausgewählt werden, werden die Teilnehmenden in der qualitativen Forschung nach bestimmten Merkmalen gezielt ausgesucht.

Qualitative Forschung bedient sich „offener", nichtstandardisierter Erhebungsverfahren und interpretativer Auswertungsmethoden. Man erhält keine numerischen Daten, sondern Beschreibungen. Ziel ist die Entwicklung von Strukturen, Konzepten und Theorien ausgehend vom individuell Erlebten, jedoch nicht die Verallgemeinerung der Daten und das Aufstellen von allgemein gültigen Gesetzen.

Beispiel

Schnelli et al. führten eine qualitative Studie durch, um Erklärungsansätze zu entwickeln, wie Aggressionsereignisse bei der professionellen häuslichen Pflege von Menschen mit Demenz entstehen. Um die Komplexität des Phänomens zu berücksichtigen und eine differenzierte und verdichtete Betrachtung zu ermöglichen, wurden verschiedene Datenquellen einbezogen (sog. Multiple Case Study): Interviews mit professionell Pflegenden, Interviews mit betreuenden Angehörigen, Beobachtungen während der pflegerischen Einsätze und die Pflegedokumentation der letzten zwei Monate inklusive der Pflegeplanung. Die Daten (Pflegebericht, Pflegeplanung, Interviews und Beobachtungsprotokolle) wurden transkribiert und zunächst fallweise und danach fallübergreifend kodiert und analysiert.
Während des ganzen Prozesses gab es mehrere Analyse-Runden im Projektteam. Das finale theoretische Modell, das aus den Daten im Kodierprozess generiert werden konnte, wurde zudem mit einer Gruppe von Pflegeexpertinnen diskutiert und validiert [9].

Richtungen qualitativer Forschung

In der qualitativen Forschung wird weniger nach dem Design unterschieden (jede qualitative Forschung ist eine Form der deskriptiven Forschung), sondern eher nach Richtungen. Zwei wichtige **Richtungen** qualitativer Forschung sind die **Phänomenologie** und die **Grounded Theory.**

Phänomenologische Forschung: Diese hat ihren Ursprung in der Philosophie. Der Grundgedanke ist, an den Perspektiven der einzelnen Menschen anzuknüpfen, an ihren Intentionen und den subjektiven Bedeutungen, die bestimmte Phänomene für sie haben. Das Ziel phänomenologischer Forschung ist es, Phänomene, so wie sie sind bzw. wie sie von den Menschen in ihrer eigenen Welt erlebt und gedeutet werden, zu beschreiben und zu verstehen. Es gibt aber nicht *die* Phänomenologie, sondern verschiedene Strömungen mit ihren jeweils etwas anderen philosophischen Wurzeln und Ansichten. Prominente Vertreter sind z. B. *Edmund Husserl, Martin Heidegger, Jean-Paul Sartre, Maurice Merleau-Ponty* oder *Hans-Georg Gadamer.*

Im Feld der qualitativen Forschung ist der Anwendungsbereich der Phänomenologie sehr breit. Man hinterfragt dabei in erster Linie, was es bedeutet, ein bestimmtes Erlebnis zu haben, z. B. „Wie erleben jugendliche Rheumakranke Schmerz?", oder wie sich ein bestimmtes Phänomen darstellt, z. B. „Was bedeutet Berühren in der Pflege?".

Grounded Theory *(gegenstandsbezogene Theorie):* Dieses Verfahren wurde von *Barney G. Glaser* und *Anselm L. Strauss* in den 1960er-Jahren entwickelt. Mithilfe der Grounded Theory sollen erklärende Theorien für menschliches Verhalten und soziale Prozesse geschaffen werden. Diese Theorien sind „gegenstandsbezogen", weil sie direkt aus der Situation (dem Gegenstand der Untersuchung), also der Wirklichkeit heraus entwickelt werden. Die Theoriebildung erfolgt in strikter Auseinandersetzung mit den erhobenen Daten. Aus ihnen werden theoretische Konzepte entwickelt, die wiederum laufend anhand der Daten überprüft werden. Das Besondere der Grounded Theory als Methode der qualitativen Forschung ist daher die Vorgangsweise, denn Datensammlung und -auswertung gehen nicht nacheinander vor sich, sondern wechseln einander ab.

Auch für die Datenauswertung wurde ein spezielles Vorgehen entwickelt, das diesem prozesshaften Aufbau entspricht [10]. Forschungsfragen, die typisch für die Anwendung der Grounded Theory sind, weisen einen starken Handlungsbezug auf oder stellen Prozesse in den Vordergrund, z. B. „Wie gestaltet sich der Entscheidungsprozess der Anlage einer PEG-Sonde eines neurologisch beeinträchtigten Kindes aus Sicht der Eltern?" oder „Wie entsteht Vertrauen in der pflegerischen Beziehung?"

Methoden der Datenerhebung und Datenanalyse

Zur **Erhebung qualitativer Daten** benötigt man „offene" Erhebungsmethoden, um tatsächlich die subjektive Sichtweise zu erforschen. Das Interview und die Beobachtung sind die am häufigsten eingesetzten Methoden zur Datenerhebung.

Bei der **qualitativen Datenanalyse** handelt es sich um interpretative *(deutende)* Verfahren. Die Möglichkeiten dabei sind sehr vielfältig und stehen in engem Zusammenhang mit der jeweiligen Erhebungsmethode. Es geht im Grunde darum, das, was erzählt oder beobachtet wurde, in abstrakte Kategorien zusammenzufassen, um so zu einer theoretischen Aussage, einem Konzept oder einer Theorie über das zu untersuchende Phänomen zu gelangen.

Gütekriterien

Die klassischen **Gütekriterien** der quantitativen Forschung können nicht einfach auf die qualitative Forschung übertragen werden. Für qualitative Forschung gelten eigene Kriterien, mit denen man die Güte der Forschungsarbeiten beurteilen kann. *Lincoln* und *Guba* fassen diese in vier zentrale Prinzipien zusammen [11]:

- **Glaubwürdigkeit.** Die Ergebnisse der Auswertung sind aus der Sicht der Forschungsteilnehmenden oder anderer Forschender korrekt, d. h. richtig interpretiert
- **Folgerichtigkeit.** Alle Schritte des Forschungsprozesses (→ 50.2.2) sind nachvollziehbar
- **Angemessenheit.** Die Wirklichkeit der untersuchten Personen oder das untersuchte Phänomen wird so beschrieben, dass sie dieser bzw. diesem entspricht.
- **Übertragbarkeit.** Es besteht die Möglichkeit, die Ergebnisse auf andere Settings oder Gruppen übertragen zu können.

50.2.2 Forschungsprozess

DEFINITION

Forschungsprozess: Ablauf einer Forschungsarbeit.

Eine Forschungsarbeit folgt einem logischen Ablauf, den man als **Forschungsprozess** bezeichnet. Die Schritte im Forschungsprozess sind im Folgenden einfach und linear dargestellt, in der Praxis verläuft der Prozess jedoch eher schleifenförmig mit vielen Querverbindungen (→ Abb. 50.5). Das Grundprinzip bleibt immer gleich, auch wenn quantitative Forschungsarbeiten z. T. anders angelegt sind als qualitative (→ 50.2.1).

Am Beginn einer Forschungsarbeit steht immer der Wunsch, neue Erkenntnisse zu gewinnen. Das Erkenntnisinteresse kann sich z. B. richten auf:

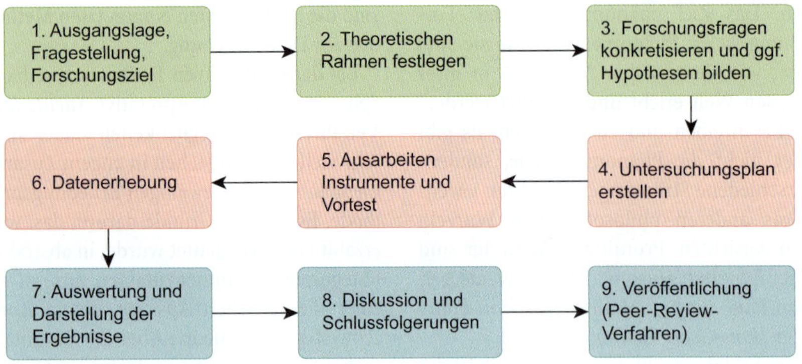

Abb. 50.5 Die neun Schritte des Forschungsprozesses. [L143]

- Ein zu lösendes Problem
- Die Frage, ob eine bestimmte Pflegemaßnahme effizient ist
- Einen bestimmten Sachverhalt oder eine Patientensituation, über die man mehr erfahren möchte

Schritt 1: Ausgangslage, Fragestellung und Forschungsziel formulieren

Das Erkenntnisinteresse wird präzisiert, damit die Forschenden wissen, was sie erforschen möchten und welchen Weg sie dazu einschlagen müssen. Dabei ist es wichtig, die **Ausgangslage,** das **Forschungsziel** und **eine erste,** grobe **Fragestellung** zu formulieren.

Zu diesem Zweck wird das Problem zunächst analysiert und beschrieben. Die Beschreibung des Problems führt zur Forschungsfrage, der in der Untersuchung nachgegangen werden soll. Das Studium von Fachliteratur (→ 50.2.4) ist notwendig zur Formulierung, Eingrenzung und Präzisierung der Forschungsfrage, aber auch, um aufzuzeigen, an welchen Wissensstand die neue Frage anschließt, und um die pflegewissenschaftliche Relevanz argumentieren zu können.

Schritt 2: Theoretischen Rahmen festlegen

Das Literaturstudium dient auch dazu, bereits existierende Forschungsarbeiten zum gewählten Thema zu finden. Zudem wird durch das Aufarbeiten der Fachliteratur der **theoretische Rahmen** festgelegt. Er bildet das Fundament jeder Forschungsarbeit und bestimmt sowohl das Vorgehen in der Untersuchung als auch die Ergebnisinterpretation (Schritt 7).

Schritt 3: Forschungsfragen konkretisieren und Hypothesen bilden

Nach dem Literaturstudium kann die Forschungsfrage konkretisiert und festgelegt werden. Bei Untersuchungen, die dem deduktiven Ansatz folgen (→ 50.2.1), ist dies der Zeitpunkt, um **Hypothesen** aufzustellen.

> **DEFINITION**
>
> **Hypothese:** Theoretisch begründete Vermutung über die Beziehung zwischen zwei oder mehreren Variablen (unabhängige und abhängige, → 50.2.1).

> **Beispiel**
>
> Folgende **Hypothese** könnte durch eine Forschungsarbeit überprüft werden: Bei Menschen, die eine lokale Kryotherapie (das Lutschen von Eis = unabhängige Variable) während einer Fluorouracil-Therapie (Zytostatikatherapie) zusätzlich zu standardmäßigen prophylaktischen Maßnahmen (Mundpflege) verabreicht bekommen, tritt Mukositis weniger stark auf (= abhängige Variable), als bei denjenigen, die nur die standardmäßige Mundpflege erhalten.

Schritt 4: Untersuchungsplan erstellen

Im **Untersuchungsplan** werden wichtige Einzelheiten, die das weitere Vorgehen bestimmen, überlegt und geplant. Ein Untersuchungsplan berücksichtigt folgende Punkte:

- **Forschungsdesign und Wahl der Methode.** Das Design bzw. die Erhebungsmethode(n) müssen so gewählt werden, dass die Forschungsfrage damit beantwortet werden kann
- **Bestimmung der Stichprobe.** Personen oder Daten, die in der Studie untersucht werden sollen. Dabei sind die Fragen „Wer?“ (Zusammensetzung der Stichprobe,), das „Wie?“ (Wege der Stichprobengewinnung) und „Wie viele?“ (Stichprobengröße) von zentraler Bedeutung
- **Finanzielle und personelle Ressourcen**
- **Ethische Freigabe der Studie und Erlangen von Erlaubnissen.** Spätestens an diesem Punkt des Forschungsprozesses wird es notwendig, sich mit den ethischen Fragestellungen der geplanten Forschungsarbeit auseinanderzusetzen. Je nach landesüblicher gesetzlicher Situation muss für jede Studie oder nur für Studien mit besonderen Risiken (z. B. bei Experimenten oder bei Personen, die nicht in der Lage sind, ihre Zustimmung zu geben) das Votum einer **Ethikkommission** (→ 50.2.3) eingeholt werden.

Schritt 5: Ausarbeiten der Instrumente und Vortest

Das **Ausarbeiten der Instrumente** zur Datenerhebung (z. B. Fragebögen, Interviewleitfäden, Beobachtungsleitfäden, Mess-Skalen) ist der nächste Schritt im Forschungsprozess. Ist das Erhebungsinstrument erstellt, wird ein **Vortest** (Prätest) zur inhaltlichen und formalen Überprüfung des Instruments durchgeführt, z. B.: Kann der Fragebogen gut ausgefüllt werden? Sind die Fragen verständlich? Oder: Lässt sich die Beobachtung im realen Umfeld durchführen? Zeigt das Instrument Schwächen oder Fehler bzw. lässt sich damit das Phänomen nicht erfassen, muss das Instrument überarbeitet bzw. die Vorgangsweise überdacht werden.

Schritt 6: Datenerhebung

In dieser Phase werden die **Daten** mit der jeweiligen Methode und dem gewählten Instrument **erhoben.**

Schritt 7: Datenauswertung und Darstellung der Ergebnisse

Nun erfolgt die **Auswertung** der Daten, bei der ein hohes Maß an kritischem Denken und Kreativität nötig ist. Dabei wird im Falle quantitativer Forschung gezählt und es werden statistische Berechnungen angestellt, die die gewonnenen Daten miteinander verknüpfen und interpretierbar machen. Bei qualitativen Studien werden Daten, die aus Erzählungen oder Beobachtungen gewonnen wurden, zusammengefasst und in Themenbereiche geordnet oder sog. Kategorien (übergeordnete Begriffe) gebildet.

Bei der Darstellung quantitativer Ergebnisse werden Daten oder Zahlen aufgelistet, die mithilfe der Statistik gewonnen wurden. Diese können beschrieben, in Tabellen geordnet oder durch Grafiken veranschaulicht werden. Die Ergebnisse qualitativer Studien werden mit Worten beschrieben.

Schritt 8: Diskussion und Schlussfolgerungen

Bei der **Ergebnisinterpretation (bzw. -diskussion)** beschäftigt man sich mit der Bedeutung der Resultate: Bei quantitativen Studien wird den Zahlen, bei qualitativen Studien den Konzepten oder Kategorien eine Bedeutung zugeordnet. Zur Diskussion der Ergebnisse greifen die Forschenden auf die Problemstellung, die Forschungsfrage und den theoretischen Rahmen zurück. So werden die neuen Erkenntnisse in das bestehende Wissen eingebunden.

Am Ende des Forschungsprozesses steht der Auftrag, die gewonnenen Erkenntnisse einer sinnvollen Verwertung zugänglich zu machen. Im Mittelpunkt stehen z.B. folgende Überlegungen: Was können die Ergebnisse für die Praxis bedeuten? Welche Empfehlungen lassen sich für die Pflegepraxis ableiten? Wie kann dieses Wissen am besten in der Praxis umgesetzt oder integriert werden?

Schritt 9: Veröffentlichung

Forschung und Forschungsergebnisse sollten immer auch Anwendung in der Praxis finden und zur Lösung eines Problems beitragen. Dazu ist es notwendig, die Forschungsarbeit z.B. in Fachzeitschriften zu **veröffentlichen,** um sie anderen Personen zugänglich zu machen.

50.2.3 Forschung und Ethik

Ethik im Gesundheitswesen → 49.6

DEFINITION

Forschungsethik: Die Auseinandersetzung mit ethischen Problemen, die durch Forschung entstehen können; die Frage, welche Maßnahmen zum Schutz der an Forschung teilnehmenden Person durchgeführt werden, insbesondere unter Berücksichtigung der Vulnerabilität (Verletzlichkeit) der Personen, die an der Untersuchung teilnehmen [12].

Wissenschaftliche Forschung, die sich auf Menschen bezieht, wirft immer auch **ethische Fragen** auf. Forschung heißt nicht automatisch, dass die beteiligten Personen einen Nutzen daraus ziehen können. Manchmal ist sogar das Gegenteil der Fall: Forschung – v.a. experimentelle Forschung – kann durchaus belastende Nebenwirkungen haben.

Für Forschung in der Pflege dürfen keine anderen ethischen Grundsätze gelten als für die Pflegepraxis selbst. Auch in der Forschung haben Pflegende die Pflicht, Menschenwürde und Menschenrechte der zu pflegenden Menschen zu schützen und zu wahren. Die Interessen der Forschung dürfen nicht höher stehen als die Interessen des Menschen. Unter keinen Umständen darf Pflegeforschung Leid oder Schmerz zufügen (→ Abb. 50.6).

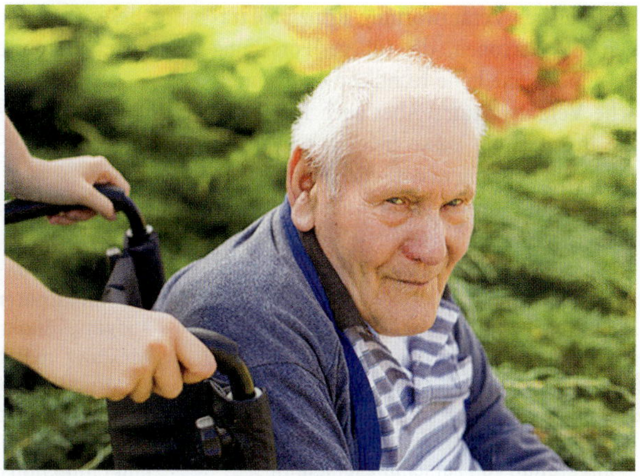

Abb. 50.6 Eine ethische Prüfung von Forschungsprojekten, z.B. über eine Ethikkommission, ist vor allem dann unerlässlich, wenn die zu untersuchenden Personen nicht selbst in der Lage sind, der Teilnahme an der Studie zuzustimmen. [J787]

Verschiedene Vereinigungen der Pflege haben Empfehlungen und Richtlinien für Forschungsethik herausgegeben, z.B. die *American Nurses Association* oder der *International Council of Nurses* (→ 49.2.4), [13]. Sie stellen damit Richtlinien auf, die gewährleisten sollen, dass die Rechte der Menschen, die an Forschung in der Pflege beteiligt sind, gewahrt werden. Alle diese Richtlinien basieren auf den Grundprinzipien der biomedizinischen Ethik (→ 49.3.2).

Persönlichkeitsschutz wahren

Faktoren des **Persönlichkeitsschutzes** als Grundlage ethischer Fragen in der Forschung sind:

- Umfassende Information und freiwillige Zustimmung aller Teilnehmenden (freiwillige Teilnahme)
- Wahrung der Anonymität
- Schutz der Teilnehmenden vor evtl. psychischen und physischen Schäden.

Diese Grundsätze sind der Ausgangspunkt der Diskussionen um ethische Fragen in der Forschung. Anhand dieser kann jede Forschungsarbeit oder jeder Forschungsantrag diskutiert und geprüft werden.

In vielen Ländern wurden dafür eigene (Forschungs-)**Ethikkommissionen** (direkt an den Krankenhäusern oder übergeordnet) eingerichtet.

DEFINITION

Ethikkommission: Gremium aus Vertreterinnen und Vertretern verschiedener relevanter Berufsgruppen (z.B. Juristen, Mediziner, Pflegende), das prüft, ob bei einem Forschungsprojekt die Menschenwürde und Menschenrechte der Probanden (Teilnehmenden an einer Studie) gewahrt sind.

Die **Ethikkommission** (→ 49.7) prüft in erster Linie, ob durch die Teilnahme an einem Forschungsprojekt Menschen physisch oder psychisch gefährdet sind oder in ihrer Menschenwürde verletzt werden. Sie kann dann verschiedene Voten abgeben:

- Ein positives Votum (also eine Zustimmung zur Durchführung)
- Ein vorbehaltliches positives Votum (mit Empfehlungen, welche Änderungen vorzunehmen sind)
- Ein negatives Votum (Ablehnung).

Auf diese Weise will man sicherstellen, dass die Entscheidung darüber, ob eine Studie aus ethischen Gesichtspunkten vertretbar ist und daher unbedenklich durchgeführt werden kann, nicht Einzelpersonen (den Forschenden) allein überlassen bleibt. Ethikkommissionen prüfen u.a., ob das Forschungsvorhaben fachlich von Bedeutung ist, ob der Versuchsplan solide ist und ob die Grundrechte der Versuchspersonen gewahrt werden. Sie prüfen zudem die Kompetenz der Forschenden.

Eine Prüfung durch eine Ethikkommission wird dann besonders wichtig, wenn die Versuchsperson z.B. aufgrund einer Demenz oder Bewusstlosigkeit über Verlauf und Zweck der Untersuchung nicht (oder nicht vollständig) aufgeklärt werden und dadurch ihre Zustimmung nicht geben kann.

Ethikkommissionen sind zwar wichtige Instanzen, die helfen, die Rechte der Probanden zu schützen und sie vor Schaden durch Forschung zu bewahren. Sie entbinden aber nicht den einzelnen Menschen von seiner persönlichen Verantwortung. Prinzipiell tragen alle Personen, die (Pflege-)Forschung betreiben, eine hohe rechtliche und moralische Verantwortung. Aber auch Pflegende, die an Forschung passiv beteiligt sind – also nicht selbstständig wissenschaftlich arbeiten, sondern nur Arbeiten durchführen, die ihnen aufgetragen werden –, übernehmen ethisch-moralische Verantwortung.

50.2.4 Forschungsanwendung

DEFINITION

Forschungsanwendung: Systematische Integration von Forschungserkenntnissen in die Pflegepraxis. Ziel ist eine Pflegepraxis, die sich an Forschung orientiert.

Wenn Forschung dazu beitragen soll, die Praxis weiterzuentwickeln und die Qualität des pflegerischen Handelns zu verbessern, kann dies nur geschehen, wenn die Ergebnisse von Forschungsarbeiten Einzug in die Pflegepraxis halten. Der erste Schritt dazu ist die Veröffentlichung von Forschungsergebnissen. Nur was publiziert ist, kann gelesen werden, und nur was gelesen wird, kann auch Anwendung finden. Dies ist Pflicht jeder Forscherin.

Die **Anwendung von Forschung** im praktischen Kontext entzieht sich jedoch meist der direkten Einflussnahme der Wissenschaftler. Die Aufgabe, Pflege nach dem aktuellen Stand der Wissenschaft auszurichten, fällt in den Kompetenzbereich der Pflegepraxis. Es ist jedoch eine Fehlannahme, zu glauben, allein weil Forschungsergebnisse vorliegen, würden diese in die Praxis umgesetzt. Die Schnittstelle zwischen primärer Forschung und pflegerischen Entscheidungen ist zu breit und viel zu komplex, als dass sie so einfach von der einen oder von der anderen Seite überwunden werden könnte. Daher braucht man Strategien und systematische Vorgehensweisen, um die Berücksichtigung von Forschungsergebnissen im Rahmen klinischer Entscheidungsfindungen, bei der Entwicklung von klinischen Guidelines oder bei der Auswahl von pflegerischen Konzepten voranzutreiben. Dieser komplexe Prozess wird als „**Wissenstranslation**" bezeichnet. Dabei geht es um einen „Übersetzungsprozess" in einen ganz anderen Kontext als der, in dem das Wissen produziert wurde. Für diesen existieren unterschiedliche Modelle, die meist aus der Tradition von Evidence-based Nursing (→ 50.2.5) kommen. Nachfolgend werden in einfacher Form die Kernelemente dieses Prozesses im Sinne eines Wissenstransfers dargestellt.

Prozess der Forschungsanwendung

Beispiel: Forschungsanwendungsprojekt

Prävention von Infektionen bei Blasenverweilkathetern

Ausgangspunkt des Projekts „Praxisentwicklung im Rahmen von Evidence-based Nursing" (→ 50.2.5) war das über die Medien verbreitete Wissen, Preiselbeer- bzw. Cranberrysaft solle helfen, einer Infektion der Harnwege vorzubeugen. Nach einer Literaturrecherche und -bearbeitung wurde der hausinterne Standard zur Pflege bei Blasenverweilkatheter (Dauerkatheter/Suprapubische Blasendrainage) ergänzt: Basierend auf den aktuellen Forschungsergebnissen wurde Patientinnen und Patienten mit Blasenverweilkatheter – sie gelten als Hochrisikogruppe für Harnwegsinfektionen – Preiselbeer- bzw. Cranberrysaft angeboten. Dieser Standard wurde an einer Interventionsgruppe (159 Patienten) umgesetzt und mit den Daten einer Kontrollgruppe (423 Patienten) verglichen.

Die Ergebnisse der Evaluation zeigen, dass die positiven Uricult-Befunde (≥ 10^5) der Patienten mit Blasenverweilkatheter im Jahr 2006 um 16,3 % im Vergleich zu 2005 reduziert werden konnten. Dieser Gruppenunterschied erwies sich auch als statistisch signifikant.

Das Ergebnis dieses Projekts zeigt, dass durch gezielte und begründete Wahl von pflegerischen Maßnahmen ein nachweisbarer Nutzen für die Patienten bewirkt werden konnte: eine bestmögliche Prävention von Infektionen bei Blasenverweilkathetern im Krankenhaus. Zudem wird den Patienten Wissen zu Maßnahmen vermittelt, die auch im Alltag im Rahmen der Gesundheitsförderung durchgeführt werden können [14].

Der Prozess der Forschungsanwendung kann in fünf Phasen beschrieben werden (→ Abb. 50.7):

1. **Ausgangspunkt** ist immer ein Problem, das sich in der Praxis stellt. Wie im Forschungsprozess (→ 50.2.2) wird eine präzise Frage formuliert, um bei der Suche nach geeigneten Forschungsarbeiten gezielt vorgehen zu können
2. **Recherche** der zu dieser Frage vorliegenden Forschungsarbeiten. Findet man mehrere Forschungsarbeiten zum gesuchten Thema, so werden die Ergebnisse zusammengefasst. Anschließend erfolgt eine kritische Bewertung, wobei nicht nur die Qualität der Studien an sich ausschlaggebend ist. Von zentraler Bedeutung ist zudem die Frage danach, ob die Bedingungen und Ergebnisse auf die Situation vor Ort übertragbar sind
3. **Planungsphase.** Aufgrund der vorliegenden Ergebnisse werden Neuerungen für die Praxis entwickelt. Dabei sind die strukturellen Voraussetzungen, personelle und finanzielle Ressourcen sowie die Gegebenheiten vor Ort zu berücksichtigen. Geplant wird sowohl die Neuerung als auch das Vorgehen bei ihrer Einführung, z. B. eine Schulung der Mitarbeitenden
4. **Phase der Erprobung** der Neuerung. Nach einer bestimmten Zeit wird überprüft, ob die gewünschten Ziele erreicht wurden. Zudem werden Vor- und Nachteile sowie die Sichtweise der Patienten (patient related outcomes) geprüft

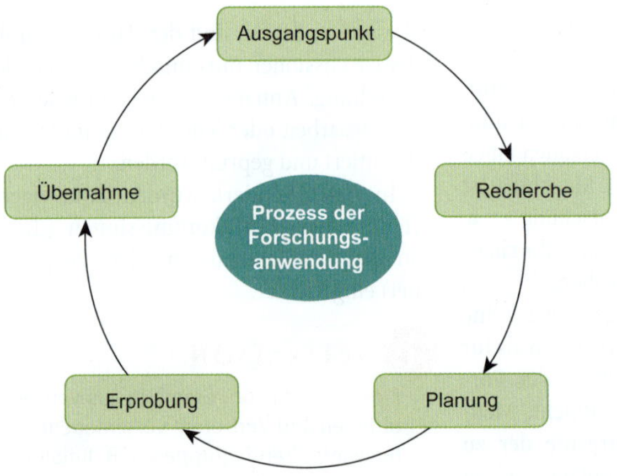

Abb. 50.7 Der Forschungsanwendungsprozess. [L143]

5. Entscheidet man sich für eine **Übernahme der Neuerung** in die Praxis, gilt es Strategien zu entwickeln, wie diese Neuerung auch auf anderen Stationen dauerhaft eingeführt werden kann.

Literaturrecherche: Forschungsarbeiten finden

Sowohl für das Durchführen einer Forschungsarbeit (→ 50.2.2) als auch für das Umsetzen von Forschungsergebnissen in die Praxis (→ 50.2.5) ist eine **Literaturrecherche** notwendig. Die Suche nach geeigneten Forschungsarbeiten ist oft zeitaufwendig und erfordert Fachkenntnisse und Ausdauer. Eine Literaturrecherche ist mehr als eine ungezielte Informationssuche im Internet oder in einer Bibliothek, sondern ein Suchprozess, der nach bestimmten Regeln abläuft [15].

Der Prozess der Literaturrecherche kann grob in drei Phasen gegliedert werden:
1. Bestimmung des Untersuchungsgegenstands
2. Literaturrecherche (Suche, Sichtung, Export, Auswahl)
3. Lektüre, Bewertung, Interpretation und Synthese

Phase 1: Bestimmung des Untersuchungsgegenstands

Vor Beginn der Literaturrecherche sollte möglichst genau eingegrenzt werden, wonach gesucht wird. Je genauer der **Untersuchungsgegenstand** feststeht, desto erfolgreicher wird die Suche sein. Daher muss noch vor der eigentlichen Recherche ein Thema gewählt und die Fragestellung festgelegt werden.

Je nach Ziel, mit dem der Suchende an die Literaturrecherche herangeht, sind die Vorstellungen vage oder bereits sehr konkret. Handelt es sich um ein klinisches Problem, lassen sich die gesuchten Variablen und Begriffe meist genau bestimmen. Existieren jedoch nur unpräzise Vorstellungen vom Thema, muss dieses zuallererst konkretisiert, d.h. eine genaue Fragestellung gefunden werden, die dann in die für die Recherche notwendigen Suchbegriffe zerlegt wird.

> **Beispiel**
> Auf der Suche nach Arbeiten zum Thema „Belastung und Unterstützung von Angehörigen Demenzkranker" wird das Thema zunächst in die verschiedenen Komponenten zerlegt, z. B. Angehörige, Demenzkranke, Belastung, Unterstützung. Dann sucht man für jede Komponente die geeigneten Suchbegriffe, z. B. für Angehörige: Angehörige, pflegende Angehörige, Familie, Tochter, Sohn, Partner, Ehepartner, Mann, Männer, Frau, Kinder [15].

Phase 2: Literaturrecherche

Die zweite Phase umfasst die eigentliche Literaturrecherche. Ziel dieser Phase ist es, mit geeigneten Suchhilfen und den passenden Suchbegriffen zu nützlichen Literaturquellen zu kommen. Die Dokumentation und das Ordnen der Literaturzitate, die Auswahl relevanter Literatur anhand der vorab definierten Ein- und Ausschlusskriterien sowie die Beschaffung der entsprechenden Literatur schließen diese Phase ab.

> **DEFINITION**
> **Literaturzitat:** Angabe der identifizierenden Merkmale einer Publikation, z. B. Autor, Titel, Erscheinungsjahr.
>
> **Suchbegriffe:** Worte, die den gesuchten Inhalt repräsentieren und zu relevanten Literaturzitaten führen.
>
> **Datenbank:** Elektronisches System, das große Datenmengen speichern, ordnen und nach verschiedenen Gesichtspunkten suchbar machen kann.

Die Wahl der **Suchhilfe** hängt vom Ziel der Suche und vom Thema ab. Zu den Suchhilfen gehören:
- Freihandbestand einer Bibliothek
- Fachzeitschriften
- Bibliothekskataloge
- Fachdatenbanken, z. B.
  - CareLit [16]
  - MEDLINE [17]
  - CINAHL [18]
- Suchmaschinen im Internet
- Informationsvermittlungsstellen.

Weitere Möglichkeiten:
- Literaturangaben in Fachpublikationen
- Bibliografien
- Expertenbefragungen.

> **Mehrere Suchhilfen nutzen**
> Für eine **umfassende Recherche** sind unbedingt mehrere Suchhilfen notwendig.

Die Suche selbst wird mittels Suchhilfen (z. B. Datenbanken) und Suchbegriffen durchgeführt.

Suchstrategien: Je nach Typ der Suchhilfe können verschiedene Suchstrategien die Recherche erleichtern, präzisieren und umfassender gestalten. So können z. B. verschiedene Eingabefelder genutzt, Begriffe verknüpft und Kriterien ein- oder ausgeschlossen werden. Sucht man z. B. nach bestimmten Autoren oder nach bestimmten Forschungsdesigns, so gibt es bei den meisten Datenbanken dafür eigene „Felder", in die diese eingetragen werden können.

Je nach erzieltem Erfolg wird die Recherche ausgeweitet oder eingegrenzt. Dieser Teil des Suchprozesses funktioniert wie ein Regelkreis: War die erste Recherche nicht erfolgreich, geht der Suchende einen Schritt zurück, wählt neue Suchbegriffe oder andere Verknüpfungen und startet die Suche aufs Neue.

Suchprotokoll: Dieses dokumentiert den Suchprozess. Es verhindert, dass der Suchende den Faden verliert oder nicht mehr weiß, wonach er bereits gesucht hat. Das Protokoll ermöglicht zudem, die Suche später nachvollziehen zu können.

Auswahl und Ordnung: Anhand vorher festgelegter Ein- und Ausschlusskriterien werden die relevanten Literaturzitate ausgewählt und in eine Ordnung gebracht. Auf diese Weise verschafft sich der Suchende einen Überblick und überprüft, ob es noch Lücken in der Recherche gibt. Ordnen lässt sich z. B. nach inhaltlichen Kriterien, nach Autoren, Land, Erscheinungsjahr. Das Verwenden von **Literaturverwaltungsprogrammen** wie z. B. Citavi oder Endnote erweist sich dabei als äußerst nützlich.

Literaturbeschaffung: Mittlerweise erfolgen die Online-Suche sowie die Literaturbeschaffung über elektronische Datenbanken. Da auch das Herunterladen von Artikeln für Einzelpersonen im Volltext meist mit Kosten verbunden ist, ist es wichtig, dass Ausbildungs- und Forschungsinstitutionen über eigene Zugänge zu diesen Datenbanken verfügen. So genannte Open-Access-Zeitschriften stehen hingegen allen Personen kostenlos zur Verfügung. Bücher erhält man entweder online oder in gedruckter Form im Buchhandel oder in Bibliotheken. Literatur, die nicht online zur Verfügung steht, in keiner nahe gelegenen Bibliothek oder die im Buchhandel erhältlich ist, bekommt man über sog. Literaturdienste, wie z. B. subito [19].

> **DEFINITION**
> **Dokumentenlieferdienst:** Dienstleister, der auf Bestellung und gegen Bezahlung Literatur wie Aufsätze, Buchbeiträge oder Berichte elektronisch oder als Kopien in kurzer Zeit direkt an den Nutzer liefert.

Phase 3: Lektüre, Bewertung, Kritik

In der dritten Phase finden **das kritische Lesen, die Bewertung** sowie **die Synthese** *(Zusammenführung)* des gefundenen Wissens statt. Dies hat nicht mehr direkt mit der Suche zu tun, schließt jedoch den Rechercheprozess ab.

Die bei der Recherche gefundenen Informationen müssen einer kritischen Bewertung unterzogen werden, bevor man sie als Wissensquelle verwendet. Die Bewertung erfolgt zum einen nach der Relevanz, die die Quellen für das eigene Thema haben, zum anderen nach formalen und inhaltlichen Qualitätskriterien. Die gefundene Literatur ist nicht immer von gleicher bzw. gleich hoher Qualität. Eine kritische Überprüfung von Quelle und Inhalt ist daher immer angebracht. Wichtig ist, sich dazu mit den wichtigsten **Studienarten** auszukennen (→ Tab. 50.2).

Im letzten Schritt werden die gefundenen Informationen – Konzepte, Theorien, Aussagen oder Forschungsergebnisse – miteinander in einen Zusammenhang gebracht. Dies ist der Prozess der Synthese, dessen Ziel es ist, Antworten auf die zu Beginn gestellten Fragen zu finden.

Forschungsarbeiten lesen

Das **Lesen von Forschungsarbeiten** ist nicht so einfach, wie es auf den ersten Blick scheinen mag. Der Leser wird dabei nicht nur mit einer anderen Sprache – der Wissenschaftssprache – konfrontiert, sondern auch mit einer Fülle neuer Begriffe. Zudem ist der Text oft sehr komprimiert, da es sich bei Forschungsarbeiten, die in Fachzeitschriften abgedruckt werden, immer um Zusammenfassungen umfangreicher Forschungsberichte handelt. Die Publikation einer Forschungsarbeit ist meist folgendermaßen aufgebaut:

- In der **Einleitung** werden die Ausgangslage bzw. die Problemdarstellung, die Forschungsfrage(n) – bei quantitativen und v. a. bei experimentellen Untersuchungen die Hypothese(n) – und die Ziele der Arbeit geschildert
- Im **theoretischen Teil** wird kurz der theoretische Hintergrund der Arbeit beschrieben. In Forschungsartikeln wird dieser Abschnitt aus Platzgründen stark gekürzt dargestellt oder sogar ganz weggelassen. Eine kurze Darstellung der maßgeblichen Theorien bzw. der vorliegenden Forschungsergebnisse findet sich dann in der Einleitung
- Der **Methodenteil** dient dazu, die Vorgangsweise des Forschenden nachvollziehbar zu machen. Hier sollten die Methode der Datenerhebung und -auswertung sowie die Vorgehensweise bei der Erhebung geschildert werden, ebenso die Stichprobe
- Die **Ergebnisdarstellung** beschreibt die erhobenen Daten sachlich
- Im letzten Abschnitt werden die Ergebnisse ausgewertet, diskutiert und daraus **Schlussfolgerungen** gezogen. Eine Zusammenfassung bildet meist den Abschluss der Darstellung.

Um eine Forschungsarbeit verstehen zu können, sollte der Leser alle Teile lesen und zusammenfassen, um sich ein Bild vom Ganzen machen zu können. Der Blick auf die Ergebnisse allein reicht nicht aus, um die Arbeit wirklich zu verstehen.

Zusammenfassung einer Forschungsarbeit

Um eine Forschungsarbeit zu verstehen, ist es sinnvoll, zuerst folgende Fragen zu bearbeiten:

- Wer ist der Autor der Studie?
- Was war das Problem, der Anstoß zu dieser Studie?
- Welches Ziel wurde mit dieser Studie verfolgt?
- Wie lautet bzw. lauten die Forschungsfrage(n), die Hypothese(n)?
- Welcher Forschungsansatz und welches Design wurden gewählt?
- Mit welchen Methoden wurden die Daten erhoben?
- Wer wurde beforscht (Stichprobe)?
- Wie wurden die Teilnehmenden ausgewählt (Stichprobengewinnung)?
- Mit welchen Methoden wurden die Daten ausgewertet?
- Zu welchen Ergebnissen sind die Forschenden gekommen?
- Welche Schlussfolgerungen ziehen sie für die Praxis?

Das Zusammenfassen allein genügt allerdings nicht. Denn auf der Suche nach Forschungsliteratur zu einem bestimmten Thema wird der Suchende mit einer Fülle von Arbeiten unterschiedlicher Art und Qualität konfrontiert.

Bei der Beurteilung einer Arbeit wird zwischen der **formalen Qualität** (Logik und Vollständigkeit des Artikels, formale Korrektheit wie Zitation, Quellenangaben) und der **inhaltlichen Qualität** unterschieden. Auf den ersten Blick sind es die formalen Aspekte, die hervorstechen – das Einhalten gewisser formaler Richtlinien ist für eine wissenschaftliche Arbeit eine Grundvoraussetzung. Um die Ergebnisse nutzen zu können, ist jedoch die inhaltliche Qualität ausschlaggebend, denn sie ist für die Güte der Forschungsarbeit und ihre Brauchbarkeit wesentlich.

Die **Gütekriterien** quantitativer und qualitativer Forschung (→ 50.2.1) können dafür einen groben Rahmen zur Einschätzung bilden. Differenzierter lassen sich Forschungsarbeiten anhand eines Fragenkatalogs einschätzen, der sich am Forschungsprozess orientiert und jeden Schritt kritisch betrachtet. Dabei sollte nach internationalen Standards vorgegangen und internatio-

Tab. 50.2 Einige Studienarten im Überblick.

Art der Studie	Durchführung
Randomisiert-kontrollierte Studie	Klassische Form des Experiments: Studienteilnehmende werden nach dem Zufallsprinzip einer Gruppe (Interventions- oder Kontrollgruppe) zugeordnet; idealerweise: „Doppelblindstudie" – weder Teilnehmende noch Forschende wissen, wer in welcher Gruppe ist.
Multizenterstudie	Eine Studie, die parallel an mehreren Einrichtungen (z. B. Kliniken oder Pflegeheimen) mit demselben Design (Protokoll) an derselben Population durchgeführt wird.
Mix-Method-Studie	Bei diesem Design werden qualitative und quantitative Methoden kombiniert.
Querschnittstudie	Studiendesign, bei dem zu einem bestimmten Zeitpunkt Daten einer Stichprobe gesammelt werden.
Längsschnitt-studie	Untersuchungsdesign, bei dem zu mindestens zwei verschiedenen Zeitpunkten dieselben Methoden zur Datenerhebung eingesetzt werden.
Prävalenzstudie	Die Häufigkeit, mit der ein Phänomen auftritt, z. B. Dekubitus, Bettlägerigkeit, wird in einer bestimmten Population zu einem definierten Zeitpunkt gemessen.
Kohortenstudie	Eine definierte Gruppe (eine Kohorte) wird über einen bestimmten Zeitraum untersucht, z. B. pflegende Angehörige.
Metaanalyse	Quantitative Untersuchungsergebnisse aus mehreren Studien werden durch übergreifende statistische Berechnungen zusammengefasst.
Review	Quantitative Untersuchungsergebnisse aus mehreren Studien werden gesammelt, geprüft, nach einem festgelegten Schema analysiert und zusammengefasst.

nal übliche Checklisten genutzt werden (z. B. vom JBI oder der Cochrane Collaboration).

Das Abwägen der Güte einer Forschungsarbeit und – daraus resultierend – ihrer Glaubwürdigkeit und Nutzbarkeit der Ergebnisse setzt gute Kenntnisse über wissenschaftliche Methoden voraus. Daher ist es zu Beginn oft sehr schwer, eine kritische Beurteilung vorzunehmen. Aus diesem Grund haben Mayer et al. [15] grundlegende Fragen zur Einschätzung der methodischen Qualität einer Forschungsarbeit – in Abhängigkeit vom gewählten Ansatz – identifiziert, die man z. B. für die Einschätzung der Studienqualität im Rahmen einer Fachbereichs- oder Bachelorarbeit leichter anwenden kann.

50.2.5 Evidence-based Nursing (EBN)

DEFINITION

Evidence-based Nursing (*engl.* evidence = Beweis, Beleg): Integration der derzeit besten wissenschaftlichen Belege in die tägliche Pflegepraxis unter Einbeziehung des theoretischen Wissens und der Erfahrungen der Pflegenden, der Vorstellungen des individuellen Patienten und der vorhandenen Umgebungsbedingungen [21].

Wörtlich übersetzt bedeutet **Evidence-based Nursing (EBN)** „auf Beweise gestützte Pflege". EBN ist ein Konzept, das dazu beiträgt, die derzeit besten wissenschaftlichen Belege in die Pflegepraxis einzubeziehen. Damit stellt EBN eine Konkretisierung und Erweiterung des Prozesses der Forschungsanwendung (→ 50.2.4) dar.

EBN entstand Mitte der 1990er-Jahre als eine Anpassung des aus der Medizin stammenden Konzepts **Evidence-based Medicine** (EBM, „auf Beweise gestützte Medizin"). Heute werden die Konzepte Evidence-based Medicine (EBM) und Evidence-based Nursing (EBN) neben vergleichbaren Denk- und Handlungsweisen der anderen Berufsgruppen des therapeutischen Teams unter dem Begriff Evidence-based Health Care (EBHC) oder allgemeiner als **Evidence-based Practice** (EBP) zusammengefasst [22].

Unter „besten wissenschaftlichen Belegen" werden Forschungsergebnisse verstanden, die unter Anwendung möglichst objektiver, valider und reliabler Methoden (→ 50.2.1) erarbeitet wurden. „Wissenschaftlich" allein ist dabei keine Qualitätsaussage, sondern zunächst nur eine Aussage über die Methodik der Erkenntnisfindung (→ 50.1.1). Nicht jede Forschungsarbeit eignet sich für eine Anwendung in der Praxis. Nicht alles, was veröffentlicht wird, ist von gleich guter Qualität. Deshalb gehört zum Lesen und Diskutieren von Forschungsarbeiten die Beantwortung der Frage dazu, wie glaubwürdig und anwendbar die Forschungsergebnisse sind. Das kritische Fragen nach deren **Vertrauenswürdigkeit** (d. h. der formalen und inhaltlichen Qualität) und **Anwendbarkeit** (d. h. der Relevanz für die eigene Entscheidungssituation, → 50.2.4) ist ein wesentlicher Gedanke von EBN. Verschiedene Beurteilungsbögen für Studien mit unterschiedlichen Forschungsansätzen bieten hierbei Hilfestellung [23].

Tab. 50.3 Die sechs Schritte des EBN-Prozesses [25].

Schritt	Inhalt
1. Auftragsklärung	Bevor für die Lösung eines Problems nach wissenschaftlichen Belegen gesucht wird, sollte geprüft werden, ob dieses Problem überhaupt in den pflegerischen Aufgabenbereich gehört. Erst dann sollte mit der Bearbeitung der Schritte des EBN-Konzepts fortgefahren werden. Sonst werden ggf. wertvolle Ressourcen der Pflege in die Bearbeitung von Problemen anderer Berufsgruppen investiert.
2. Fragestellung	Aus dem Problem wird nun eine präzise, beantwortbare Fragestellung abgeleitet. Bei quantitativen Fragestellungen gibt das sogenannte PIKE-Schema eine gute Orientierung: • **P** – Personengruppe: Beschreibung der Patienten bzw. Pflegebedürftigen bzw. ggf. anderer Personen (z. B. Pflegende) • **I** – Intervention: Pflegeintervention (meist eine neue Maßnahme) • **K** – Kontrollintervention: Pflegeintervention zum Vergleich (meist die bisherige Maßnahme) • **E** – Ergebnismaß: Merkmal, an dem die Unterschiede zwischen der Intervention und der Kontrollintervention gemessen werden sollen. **Beispiele:** • Kann bei beatmeten erwachsenen Patienten durch eine Musiktherapie im Vergleich zu keiner ergänzenden Therapie bzw. zur Standardbetreuung Angst reduziert und Entspannung gefördert werden? • Ist bei Patienten mit Schluckstörungen das Andicken von Getränken anderen Maßnahmen zur Aspirationsprophylaxe überlegen?
3. Literaturrecherche	Auf der Suche nach der aktuell besten Evidenz wird i. d. R. eine Recherche in einer großen medizinischen Fachdatenbank wie MEDLINE [17] in einer pflegerelevanten Datenbank wie CINAHL [18] sowie in einer Datenbank mit methodisch hochwertigen Systematischen Übersichtsarbeiten wie der Cochrane Library (www.cochranelibrary.com) durchgeführt. Je nach vorhandenen Ressourcen und der Tragweite der zu treffenden Entscheidungen wird die Recherchestrategie eher allgemein und breit (und damit aufwendiger) oder eher eng begrenzt (und damit weniger aufwendig) angelegt.
4. Kritische Beurteilung (critical appraisal)	Die gefundenen Studien werden nun auf ihre Eignung und ihre Qualität hin beurteilt, wofür es spezifische Beurteilungsbögen gibt. Für die gefundenen Studien erfolgt dann eine kritische Beurteilung bzw. Auswertung (critical appraisal). Damit ist die sorgfältige systematische Analyse von Studien und systematischen Übersichtsarbeiten hinsichtlich ihrer Aussagen, Vertrauenswürdigkeit und Anwendbarkeit gemeint. Die kritische Beurteilung der Studien erfolgt mit dem Ziel zu entscheiden, ob diese zur Lösung des vorliegenden Problems geeignet sind.
5. Implementierung	Die Einführung der neuen Pflegemaßnahme kann auf verschiedenen Ebenen stattfinden: • Auf der individuellen Ebene (Mikroebene) – bei kleineren und sehr speziellen Problemen • Auf der institutionellen Ebene (Mesoebene) – etwa bei häufigen Problemen innerhalb eines Krankenhauses oder einer Pflegeeinrichtung • Auf einer einrichtungsübergreifenden Ebene, ggf. auf der Ebene des gesamten Gesundheitssystems (Makroebene) – bei häufigen, generellen Problemen. Es ist auch möglich, dass die bisherige Praxis mit den recherchierten und kritisch beurteilten Studien bestätigt wird. Dann muss die bisherige Pflegeintervention selbst nicht verändert werden oder sie kann einheitlicher gestaltet werden, womit ein wichtiger Beitrag zur Qualitätssicherung geleistet wird.
6. Evaluation	Bei der Evaluation wird z. B. geprüft, ob die Ergebnisse aus den gefundenen Studien auch in der eigenen Pflegepraxis erzielt werden konnten. Wurde durch die recherchierten Studien die bisherige Praxis bestätigt, können natürlich Veränderungen auf der Ergebnisebene nur schwerlich gemessen werden. Hier kann jedoch eine detaillierte Betrachtung der Strukturen und Prozesse auf der institutionellen Ebene sinnvoll sein, um im Rahmen des Qualitätsmanagements (→ 47.7.1) Hinweise auf weitere Optimierungen zu gewinnen.

Orientierung bei der Beschreibung der wissenschaftlichen Güte von Forschungsarbeiten bieten zudem die sog. **Evidenzhierarchien** und **Einteilungen zur Stärke von Empfehlungen.** Das sind Ordnungssysteme, in denen Forschungsarbeiten aufgrund ihrer quantitativen oder qualitativen Forschungsdesigns (→50.2.1) ein bestimmter Grad (Level) zugeordnet wird – als ein Maß für ihre Qualität, Verallgemeinerbarkeit und Übertragbarkeit der erarbeiteten Studienergebnisse auf andere Praxisorte und Patientengruppen [24].

Dem EBN-Konzept liegt ein systematischer, schrittweiser Prozess zur Lösung von Problemen bzw. Fragestellungen der Pflegepraxis mittels wissenschaftlicher Belege zugrunde. Dieses methodische Vorgehen ist dem Vorgehen im Pflege-, Forschungs- oder auch Qualitätsmanagementprozess in Form eines Regelkreises bzw. Problemlösungsprozesses ähnlich (→Tab. 50.3).

EBN ist dabei nicht als starre rezeptartige Anwendung wissenschaftlicher Belege zu verstehen. Vielmehr ist mit EBN eine Haltung und ein Handeln professioneller Pflege in Verantwortung für ihre Wirkungen verbunden (Verantwortungsethik).

Dabei stellen Forschungsergebnisse (externe Evidenz) nur eine Komponente einer professionellen Pflege dar. Daneben sind in der individuellen Entscheidungssituation immer auch die Vorstellungen, Ziele und Verhaltensweisen der zu pflegenden Menschen, das Wissen und die Erfahrungen (Expertise) der Pflegenden sowie die vorhandenen Umgebungsbedingungen zu berücksichtigen. Auf diese Weise sind in der Begegnung zwischen Pflegenden und Menschen mit Pflegebedarf professionell begründete Entscheidungen zu treffen bzw. Vorgehensweisen zu wählen (→Abb. 50.8) [26].

DEFINITION

Externe Evidenz: Ergebnisse der Forschung, z. B. die erwiesene Wirksamkeit von Pflegeinterventionen und diagnostischen Verfahren.

Interne Evidenz: Ergebnis der gemeinsamen Klärung von Zielen und Vorstellungen in der Begegnung und Verständigung zwischen professionellen Pflegenden und der zu pflegenden Menschen.

Beispiel

Die Umsetzung wissenschaftlicher Erkenntnisse (externe Evidenz) in die Pflegepraxis erfordert vielfach Überzeugungsarbeit, Geduld sowie ein strategisches und systematisches Vorgehen. So muss häufig von der bisherigen Pflegepraxis Abstand genommen und eine neue Arbeitsweise erlernt und angewandt werden. Zudem sind mit der Anwendung einer neuen oder veränderten Intervention ggf. limitierende oder zu legitimierende äußere Bedingungen verbunden – etwa höhere Kosten als bisher oder eine notwendige Umstrukturierung bisheriger Organisationsprozesse. Vielleicht entscheidet sich ein Patient auch gegen eine Intervention, deren Wirksamkeit und Überlegenheit gegenüber bisherigen Interventionen wissenschaftlich belegt wurde. Hier obliegt es dem Wissen, der Erfahrung und der Kompetenz der Pflegenden, um die Sichtweisen und Wünsche des zu pflegenden Menschen in die gemeinsame Entscheidungsfindung einzubinden und eine qualitativ gute Pflege zu praktizieren [27].

Ein sinnvolles Vorgehen zur Implementierung des EBN-Konzepts als Denk- und Handlungsweise professioneller Pflege in Einrichtungen des Gesundheits- und Sozialwesens ist, wenn alle Pflegenden über ein Grundverständnis dieses Konzepts verfügen und die Arbeit nach der der methodischen Vorgehensweise im EBN-Konzept von akademisch qualifizierten Pflegenden, etwa in der Rolle sogenannter Praxisentwickler oder Pflegeexperten (**Advanced Practice Nurses**) unterstützt wird durch:

- Aufgreifen von Problemen der Pflegenden und Überführen des Problems in eine bearbeitbare Fragestellung
- Recherche von Forschungsergebnissen zur Fragestellung
- Kritische Beurteilung dieser Forschungsergebnisse
- Aufbereitung der Forschungsergebnisse für die Anwendung in der Praxis, z. B. in Form einer Leitlinie oder eines Praxisstandards (→47.7.5)
- Unterstützung bei der Schaffung der notwendigen Rahmenbedingungen und Unterstützen, Begleiten und Beraten der Pflegenden in der Praxis bei der Anwendung der Forschungsergebnisse (→50.2.4).

Die Umsetzung des EBN-Konzepts ist auf allen drei Ebenen der Gesundheits- bzw. pflegerischen Versorgung zu verorten, beginnend auf der individuellen Ebene einzelner Patienten und Pflegender vor Ort, die vor einem Problem stehen (**Mikroebene**). Dieses Problem kann meist nicht (allein) von den Pflegenden im täglichen Arbeitsprozess nebenbei entlang der Schritte des EBN-Prozesses beantwortet werden. Ihre Aufgabe besteht vielmehr darin, Probleme zu erkennen, zu benennen und zur pflegewissenschaftlichen Bearbeitung weiterzugeben. Diese Bearbeitung erfolgt dann auf institutioneller Ebene durch dafür zuständige Pflegepraxisentwickler oder Pflegeexperten mit pflegewissenschaftlicher Qualifikation (**Mesoebene**). Sie überführen das erkannte Problem in eine bearbeitbare Fragestellung, setzen eine Literaturrecherche um, nehmen die kritische Beurteilung der identifizierten Studien vor und bereiten die Ergebnisse verständlich, z. B. in Form eines einrichtungsinternen Praxisstandards auf. Dann unterstützen, begleiten und beraten sie die Pflegenden als Forschungsanwender bei der Implementierung bzw. Anwendung der Forschungsergebnisse in der Praxis, etwa einer neuen Pflegeintervention, sowie bei der Evaluation dieser Neuerung.

Ein erkanntes Problem kann aber auch auf einer einrichtungsübergreifenden, übergeordneten Ebene (**Makroebene**) bearbeitet werden. Auf der Makroebene werden

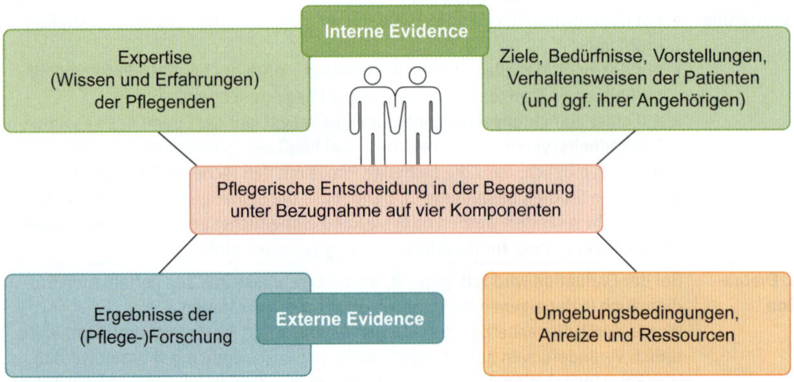

Abb. 50.8 Die Komponenten einer professionellen evidenzbasierten Pflege [27]. [L143]

dazu z. B. die nationalen Expertenstandards in der Pflege erstellt (→ 47.7.1).

Zwischen den drei Ebenen und auch zwischen den einzelnen Schritten der drei Ebenen, findet dabei idealerweise ein Austausch statt. Auf diese Weise trägt EBN zum Theorie-Praxis-/Praxis-Theorie-Transfer bzw. zur Zirkulation des Wissens bei, um die Pflegepraxis forschungsgestützt weiterzuentwickeln [27], [28].

50.3 Pflegetheorien und Pflegemodelle

Neben Forschung (→ 50.2) und Lehre bildet **Theorie** die dritte Säule der (Pflege-)Wissenschaft (→ Abb. 50.1). Theorie bedeutet „Durchblick", d. h. das Erfassen der Sinn- und Ursachenzusammenhänge von dem, was erlebt oder getan wird. Professionelle Pflege kann nur geleistet werden, wenn ein theoretisch fundierter Durchblick vorhanden ist.

Theorien als Basis für pflegerisches Handeln

Beziehen Pflegende Theorien in ihr pflegerisches Handeln ein, gewinnen sie an persönlicher Identität und Selbstsicherheit. Eine auf Theorien gestützte **professionelle Identität** bildet die Basis, von der aus Pflegende ihr Handeln begründen können und von dem aus sie Einfluss nehmen können auf die Weiterentwicklung des Pflegeberufs und der Pflegepraxis [29].

50.3.1 Klärung der Begriffe

Pflegetheorien und Pflegemodelle

Pflege bedient sich vielfach der wissenschaftlichen Erkenntnisse und Theorien anderer Disziplinen, z. B. der Medizin, Psychologie, Soziologie und Pädagogik. Seit den 1950er-Jahren werden zudem **Theorien** innerhalb der Disziplin Pflege entwickelt. Die Entwicklung eigener Theorien trägt entscheidend zur Weiterentwicklung der (Pflege-)Profession bei (→ 51.2.3).

Der Begriff (Pflege-)Theorie ist kein eindeutiger Begriff, sondern mit einer Reihe verschiedener Definitionen und Auffassungen verbunden [30]. In diesem Kapitel wird dabei von folgendem Verständnis ausgegangen:

DEFINITION

Theorie: Gedankenkonstrukt aus miteinander in Zusammenhang stehenden und begründeten Aussagen, um bestimmte Tatsachen oder Erscheinungen (Phänomene) und die ihnen zugrunde liegenden Gesetzmäßigkeiten nachvollziehen, beschreiben, erklären oder voraussagen zu können.

Bezogen auf die Pflege bedeutet dies: Pflegetheorien sind Gedankenkonstrukte von Aussagen zur Beschreibung und Erklärung der Disziplin Pflege oder von Teilen daraus. Sie definieren, was Pflege ist oder im Idealfall sein sollte und worin sich Pflege von anderen Disziplinen unterscheidet [31]. Der Nutzen von Pflegetheorien besteht in folgenden Aspekten [31, 32]:

- Geordnetes und nachprüfbares Wissen über Pflege zur Verfügung zu stellen
- Lernenden das Verständnis von Pflege zu erleichtern
- Komplexe Pflegeabläufe beobachten, analysieren, strukturieren und im Rahmen des Pflegeprozesses (→ Kap. 1) begründet gestalten zu können
- Pflegenden zu ermöglichen, die Praxis aus einer anderen Perspektive zu betrachten und so Chancen zur Veränderung zu entdecken
- Eine Sprache zur Beschreibung und Erklärung pflegerischer **Phänomene** und **Konzepte** zur Verfügung zu stellen
- Das Handlungsfeld, d. h. die Grenzen bzw. den Rahmen der Disziplin Pflege, abzustecken
- Fragen für die Pflegeforschung aufzuwerfen (→ 50.2).

Die Begriffe **Theorie** und **Modell** sowie weitere im Zusammenhang mit pflegetheoretischen Arbeiten verwendete Begriffe werden in der Literatur sowohl gleichbedeutend *(synonym)* als auch widersprüchlich verwendet. Einzelne Begriffe haben oft mehrere Bedeutungen oder sind im angloamerikanischen Raum – aus dem die meisten der frühen Pflegetheorien stammen (→ 50.3.2) – mit anderen Bedeutungen als hierzulande verbunden. Zudem entstehen Widersprüche durch Übersetzungsfehler und eigenwillige Wortneuschöpfungen.

DEFINITION

Modell *(Entwurf, Nachbildung)*: Vereinfachende Abbildung eines Gegenstands oder Sachverhalts; mehrere Formen von Modellen, z. B. gegenständliche Modelle, Modelle in Form von Worten und Sätzen, mathematischen Symbolen, Abbildungen oder Schemata [33].

Ein Modell kann auch verwendet werden, um eine (Pflege-)Theorie vereinfacht darzustellen. *Angelika Zegelin* stellte z. B. in ihrer durch Forschung entwickelten Theorie zum Prozess des Bettlägerigwerdens die zahlreichen diesen Prozess beeinflussenden Faktoren schematisch in einem Phasenmodell dar (→ Abb. 50.9).

Dieses Modell ermöglicht einen Überblick und ein Grundverständnis zur Entste-

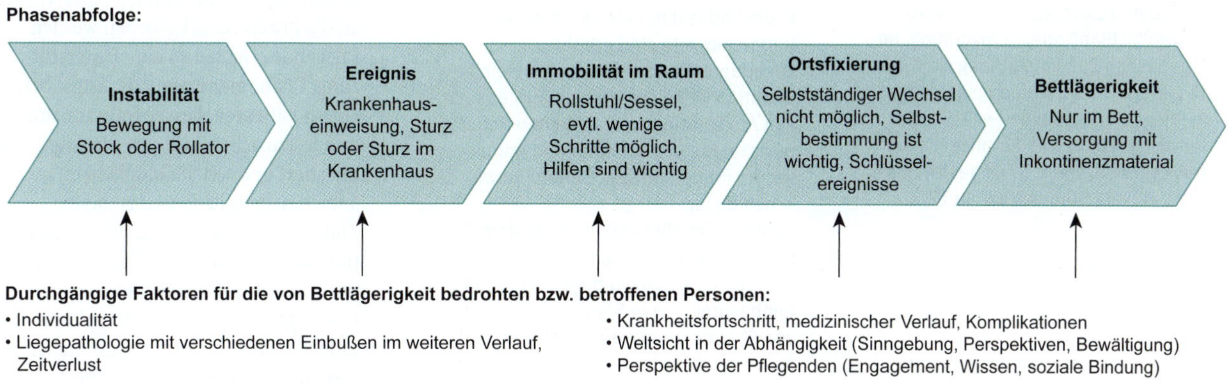

Abb. 50.9 Modell der Phasen im Prozess des Bettlägerigwerdens (Phasenmodell im zeitlichen Verlauf, [34]). [L143]

hung des Phänomens Bettlägerigkeit. Wie es kommt, dass Menschen bettlägerig werden und welche Faktoren diesen Prozess beeinflussen, erklärt sie ausführlich in Textform logisch nachvollziehbar, begründet und überprüfbar, d. h. in Form einer Pflegetheorie.

Prävention von Bettlägerigkeit → 9.4

Pflegekonzepte

DEFINITION

Konzept *(theoretischer Begriff, Kategorie, Grundaussage)*: Ein Begriff, um ein Phänomen oder eine Gruppe von Phänomenen konkret zu benennen und systematisch zu beschreiben [35].

Konzepte können als Bestandteile bzw. Bausteine einer Theorie verstanden werden. Wie Mörtel in einer Mauer verbinden die Aussagen der Theorie die einzelnen Konzepte miteinander. Dabei können Theorien aus unterschiedlich vielen Konzepten bestehen. In vielen Theorien gibt es ein oder mehrere Konzepte, die besondere Bedeutung haben. Diese werden als **zentrale Konzepte** *(Kernkategorien)* bezeichnet [36]. Konzepte in der Theorie zum Prozess des Bettlägerigwerdens und zugleich in dessen vereinfachter Darstellung, dem Phasenmodell (→ Abb. 50.9), sind demnach die Begriffe Instabilität, Ereignis, Immobilität im Raum, Ortsfixierung und Bettlägerigkeit. Als zentrales Konzept der Theorie identifizierte *Angelika Zegelin* die allmähliche Ortsfixierung.

Begriffsbedeutung „Konzept"

Der in der Wissenschaftssprache bzw. im Zusammenhang mit (Pflege-)Theorien verwendete Begriff **Konzept** als Übersetzung des englischen Worts „concept" ist nicht gleichbedeutend mit dem sonst üblicherweise im Deutschen verwendeten „Konzept" im Sinne von „Entwurf", „Plan" oder „Programm". Im pflegerischen Zusammenhang sind dies z. B. „Pflege- und Betreuungskonzepte" von Pflegeeinrichtungen (→ 47.5) oder „Handlungskonzepte" für pflegerische Interventionen, wie z. B. Kinaesthetics (→ 9.5), Basale Stimulation® (→ 12.7).

Pflegephänomene

DEFINITION

Phänomen: Mit den Sinnen wahrnehmbare Erscheinung, ein sich der Erkenntnis darbietender Bewusstseinsinhalt.

Pflegephänomen: Ein Aspekt der Gesundheit, der Pflegeinterventionen erfordert. In der Literatur häufig gleichbedeutend *(synonym)* für „Pflegeproblem" oder „Pflegediagnose" (→ 1.11) verwendet.

Menschen leben nicht nur, sondern sie *erleben* – und was sie erleben, hat eine Bedeutung für sie.

Die **Phänomenologie** *(Lehre von den Erscheinungen)*, als ein Bereich der Philosophie, befasst sich wissenschaftlich mit Erscheinungen bzw. Phänomenen. Dabei beschränkt sie sich nicht darauf, die sinnlich wahrnehmbaren Erscheinungen zu beschreiben, sondern untersucht auch, wie Menschen diese erleben und interpretieren (→ 50.2.1). Mit dem Ziel, zu einem vertieften Patientenverstehen zu gelangen, führte *Patricia Benner* die „phänomenologische Methode" in die Pflege(-forschung) ein [37].

In der Pflege sind das Erkennen, Beschreiben und Analysieren von Pflegephänomenen im Erleben von Patienten zentral. Pflegende begeben sich auf die Suche nach einer Antwort auf die Frage, was der Patient erlebt und wie er dieses Erleben interpretiert. So ist es möglich, ihn in seinem Krankheitserleben zu verstehen und Pflege als ein individuell darauf angepasstes Angebot zu gestalten.

Beispiel: Pflegephänomen Angst

Angst ist ein Phänomen, das jeder aus eigener Erfahrung kennt. Dabei erlebt jeder Angst auf seine eigene Art. Auch die Ausdrucksformen des Phänomens Angst können von Person zu Person unterschiedlich sein. Es ist anzunehmen, dass Patienten, die auf den Befund einer möglicherweise lebensbedrohlichen Erkrankung warten, Angst haben. Der eine Patient wirkt während des Wartens auf den Befund vielleicht äußerlich ruhig und zieht sich zurück, spricht kaum und isst nur wenig. Puls- und Blutdruckwerte sind erhöht.
Ein anderer Patient wird in der gleichen Situation vielleicht mit weit aufgerissenen Augen und hochgezogenen Schultern ständig umherlaufen und immer wieder fragen, ob sein Befund inzwischen da ist.
Aufgabe der Pflegenden ist es, dem Patienten unvoreingenommen und einfühlend *(empathisch)* zu begegnen, ihn zu beobachten, seine Signale als Ausdruck von Phänomenen wahrzunehmen und sie vor dem Hintergrund ihres Wissens zu interpretieren. Das ist wesentlich, um gemeinsam mit dem Patienten die für ihn angemessenen Pflegeinterventionen auswählen und eine individuelle Pflege planen und umsetzen zu können.

Theoretiker können die von Pflegenden wahrgenommenen Phänomene aufgreifen, untersuchen und in Form von Konzepten beschreiben. Dieser Vorgang wird als **Begriffsanalyse** bezeichnet. Beispielsweise wurde von *Silvia Käppeli* eine Begriffsanalyse für das Phänomen Angst vorgenommen [38], indem die unterschiedlichen Dimensionen von Angst identifiziert und genau beschrieben wurden, ebenso die unterschiedlichen Weisen, wie Menschen ihre Angst zeigen und damit umgehen.

DEFINITION

Begriffsanalyse *(Konzeptanalyse)*: Systematische Analyse von Phänomenen, um sie zu definieren und ihre Charakteristika und Attribute in Form von Konzepten zu beschreiben. Die Begriffsanalyse gilt als eine zentrale Methode bzw. Strategie der Theorieentwicklung [39].

Käppeli veröffentlichte als Herausgeberin eine ganze Reihe von Pflegekonzepten zu Phänomenen im Erleben von Krankheit und Umfeld. Beispiele hierfür sind Hilflosigkeit, Hoffnung, Einsamkeit, Macht und Bewältigung bzw. Coping. Diese Konzepte wurden von verschiedenen Pflegenden – während ihres weiterführenden Studiums – auf die gleiche Weise anhand eines Rasters analysiert und beschrieben. Das ist in vielfacher Hinsicht wichtig:

- Da Pflegekonzepte die Bausteine für Pflegetheorien sind und die Basis der Disziplin Pflegewissenschaft darstellen, sind die Entwicklung neuer und die Erweiterung bestehender Konzepte essenziell für die Erweiterung des Pflegewissens [40]
- Die entwickelten Pflegekonzepte können einzeln oder als Bestandteil einer Theorie an die Praxis zurückgegeben werden. Pflegende erhalten so eine Unterstützung, Phänomene, wie z. B. Angst bei einem Patienten, besser wahrzunehmen und festzustellen, wie sich die Angst manifestiert und welche Möglichkeiten sich anbieten, dem Patienten zu helfen
- Zudem ist eine klare und präzise Definition und Beschreibung *(Begriffsanalyse)* notwendig, weil theoretische Begriffe *(Konzepte)* in einzelnen Disziplinen oft unterschiedliche Bedeutungen haben. So bedeutet z. B. das Konzept „Depression" in der Medizin etwas anderes als etwa in der Wirtschaft, wo es die Reaktion auf

einen ausgeprägten Abschwung der Konjunktur beschreibt [41].

50.3.2 Entwicklung der Pflegetheorien

Theorieentwicklung in den USA

Mit Pflegetheorien sind in erster Linie die Denkgebäude der heute als „Theoretikerinnen" bezeichneten US-amerikanischen Pflegewissenschaftlerinnen wie *Virginia Henderson, Hildegard Peplau, Dorothea Orem* und *Martha Rogers* (→50.3.4) gemeint. In der Anfangsphase der **Pflegetheorieentwicklung** wurden vielfach Theorien aus anderen Disziplinen – z. B. der Psychologie, Soziologie und Pädagogik – genutzt und auf pflegespezifische Fragestellungen abgewandelt [42].

In ihren Arbeiten ging es den frühen, „klassischen" Pflegetheoretikerinnen zunächst erst einmal darum, das Berufsfeld Pflege abzustecken, die Wissensbasis der Pflege von der Medizin sowie anderen Bezugsdisziplinen zu lösen und als gleichberechtigt im Feld der wissenschaftlichen Disziplinen zu verorten. Ihren Werken legten sie vielfach ihre eigenen Standpunkte zugrunde, die sie durch Erfahrung und Reflexion gewonnen hatten. Diese Arten von „Pflegetheorien" gehören aus heutiger Sicht eher ins Reich der Meinungen als der Wissenschaft, was ihre große historische Bedeutung aber nicht schmälert. Mit ihnen wurde der Grundstein für die weitere Entwicklung von Theorien (→Abb. 50.10) und gleichsam der Pflegewissenschaft (→50.1) gelegt.

Theorieentwicklung im europäischen und deutschsprachigen Raum

Eine eigenständige Theoriebildung setzte in Europa und v. a. im deutschsprachigen Raum erst in den 1980er-Jahren ein. Dies liegt v. a. daran, dass die Akademisierungs- und Professionalisierungsbestrebungen (→51.2.3) in Europa viel später begonnen hatten. Die frühen europäischen Pflegetheorien stammen daher aus Großbritannien und den skandinavischen Ländern, in denen die Pflegeausbildung zuerst an Hochschulen verortet wurde [45]. Die in Europa wohl am meisten verbreitete und einflussreichste pflegetheoretische Arbeit stammt von *Roper, Logan* und *Tierney* (→50.3.4).

Im deutschsprachigen Raum wurden seit Anfang der 1960er-Jahre vereinzelt US-amerikanische Pflegetheorien aufgenommen und angepasst. Sie dienten z. B. zur Entwicklung und Begründung von Ausbildungskonzepten und Lehrplänen. Der Anfang einer eigenständigen Theorieentwicklung hierzulande ist mit Namen wie *Liliane Juchli, Monika Krohwinkel* und *Karin Wittneben* verbunden (→50.3.4). Noch immer aber besteht im deutschsprachigen Raum ein Theoriedefizit und nimmt die Zahl theoretischer Arbeiten nur langsam zu [46].

Beispiel: Eine kritische Theorie der Pflegewissenschaft

Ein Beispiel für einen neueren Theorieentwurf aus dem deutschsprachigen Raum ist *Heiner Friesachers* „Entwurf einer Kritischen Theorie der Pflegewissenschaft". Friesacher stellte fest, dass bisherige Theorien zentrale Aspekte pflegerischer Wirklichkeit wie deren Ökonomisierung, Macht- bzw. Herrschaftsverhältnisse sowie organisatorische Zwänge weitgehend unberücksichtigt lassen. Diese Rahmenbedingungen aber prägen pflegerisches Denken und Handeln bis in seine Kernbereiche. Sie befördern Entfremdungen, Umdeutungen und Veränderungen in der Berufsausübung, welche letztlich eine professionelle Pflege bedrohen oder auch verhindern. Vor diesem Hintergrund und mit Rückgriff auf Theorieansätze der Soziologie nimmt er in seiner Theorie eine differenzierte Beurteilung der bestehenden Arbeits-, Verständigungs-, Anerkennungs-, Selbst- und Sozial-, Zeit- und Naturverhältnisse in der Pflege vor. Die Theorie dient dem Aufzeigen von Repressionen und Defiziten und zugleich der Begründung zum Erreichen „vernünftiger Zustände" in der Pflegepraxis [47].

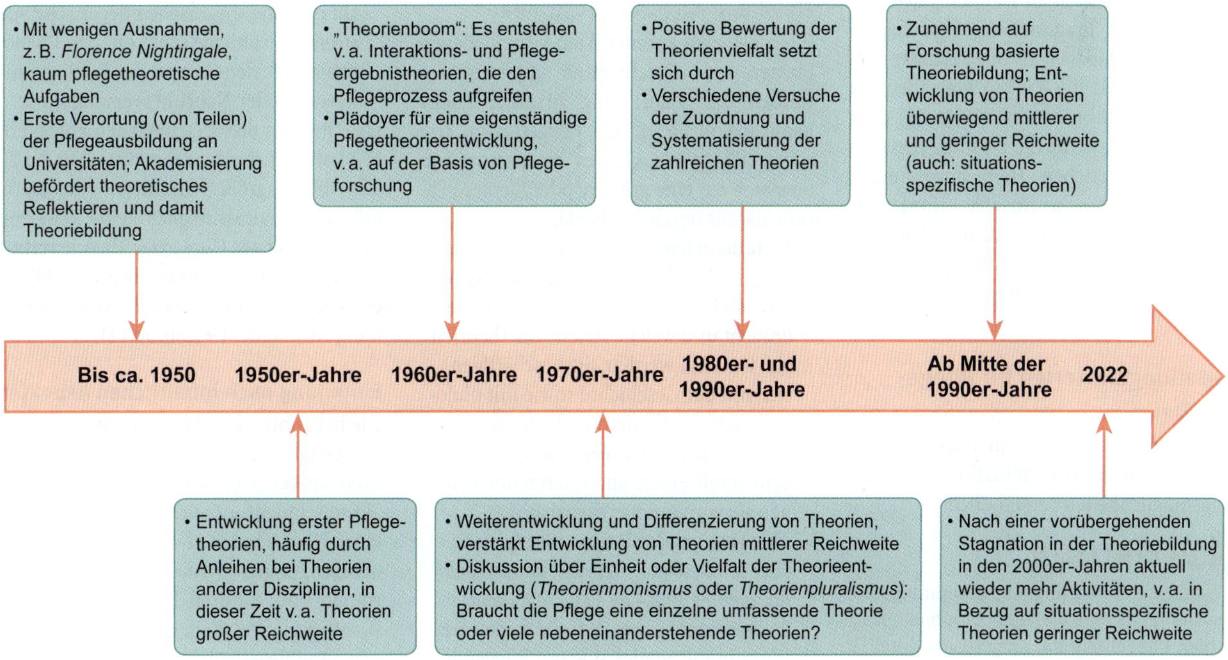

Abb. 50.10 Phasen der Theorieentwicklung in der Pflege, v. a. im US-amerikanischen Raum [43], [44]. [L143]

50.3.3 Einteilungen und Zuordnungen von Pflegetheorien

Metaparadigma der Pflege

DEFINITION

Meta: Bedeutet sinngemäß „auf einer höheren Stufe bzw. Ebene befindlich" oder „übergeordnet".

Metaparadigma: „Weltanschauung" einer Disziplin; steckt den Geltungsbereich einer Disziplin ab und verdeutlicht, worin sie sich von anderen Disziplinen unterscheidet. Es beschreibt die zentralen Begriffe (Schlüsselkonzepte), die für die Theorien einer Disziplin Gültigkeit besitzen.

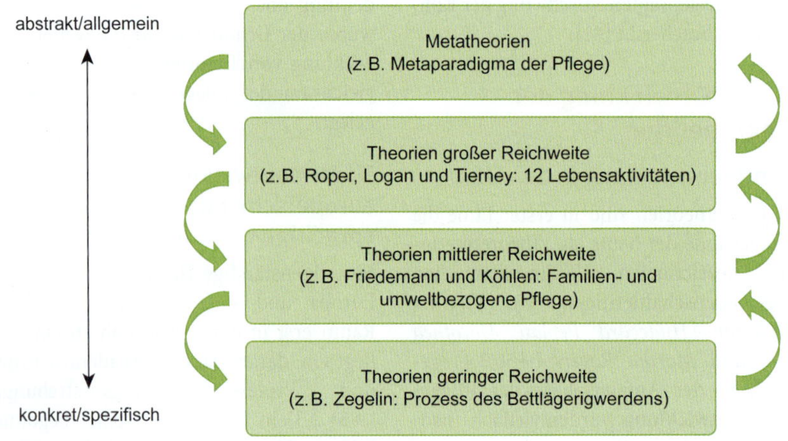

Abb. 50.11 Die vier Ebenen der Pflegetheorien beeinflussen sich wechselseitig in ihrer Entwicklung [50]. [L143]

Ob es sich bei einer Theorie um eine pflegespezifische Theorie handelt, lässt sich nach dem Vorschlag von *Jacqueline Fawcett* anhand des von ihr hergeleiteten **Metaparadigmas der Pflege** prüfen. Das Metaparadigma der Pflege besteht aus den vier Schlüsselkonzepten **Person, Umwelt, Gesundheit und Pflege** [48]. Eine Pflegetheorie muss demnach – wenn sie eine Pflegetheorie sein soll – Aussagen zu diesen Schlüsselkonzepten enthalten.

Besonders in den Anfängen der Entwicklung der Pflegewissenschaft (→ 50.1.2) wurde angestrebt, eine für alle Bereiche der Pflege gültige Theorie *(Einheitstheorie)* zu entwickeln. Dieses Anliegen stellte sich angesichts der Vielzahl an Handlungsfeldern, Aufgaben und Fragestellungen professionell Pflegender jedoch als unerreichbar heraus. Heute wird die Vielfalt von Theorien *(Theorienpluralismus)* anerkannt in dem Bewusstsein, dass für die Deutung der vielfältigen pflegerischen Herausforderungen mehrere theoretische Ansätze erforderlich sind. Sie erweitern den Blick auf Pflege und das Spektrum der dort auftretenden Herausforderungen und Lösungsmöglichkeiten [49].

Einteilungskriterien für Pflegetheorien

Angesichts der Vielzahl an Pflegetheorien ist die Suche nach systematischen Einteilungsmöglichkeiten verständlich.

DEFINITION

Typologie: Einteilungs- bzw. Ordnungssystem, das eine Vielzahl von Objekten (hier: Pflegetheorien) anhand von Kriterien oder Merkmalen in überschaubare, abgrenzbare Gruppen ordnet.

(Pflege-)Theorien lassen sich nach verschiedenen Kriterien bzw. Merkmalen unterscheiden und ordnen. **Einteilungskriterien** können dabei u. a. sein:

- Zeitliche Entstehung, d. h. die Phasen der (Pflege-)Theorieentwicklung (→ Abb. 50.10)
- Ebene bzw. Reichweite (→ Abb. 50.11)
- Inhaltliche Aussagen
- Ob sie auf Erfahrungen und Annahmen beruhen, wie die frühen Arbeiten in der Pflegetheorieentwicklung (→ 50.3.2), oder ob sie durch Forschung entwickelt wurden (→ 50.3.6).

Einteilung nach der Reichweite

Pflegetheorien können nach verschiedenen Ebenen bzw. **Reichweiten** unterschieden werden. Die Zuordnung zu einer Ebene hängt davon ab, ob die Pflegetheorie versucht, Pflege als Ganzes zu beschreiben oder sich auf eine größere oder kleinere Facette daraus beschränkt [51]:

- **Metatheorien** gehen übergeordneten Fragen über die Pflege nach. Sie fragen z. B., ob Pflege überhaupt eine Theorie braucht und welche Arten von Theorien ggf. benötigt werden. Sie beschäftigen sich mit der Geschichte sowie mit philosophischen und methodologischen Fragen der Pflegetheorieentwicklung. Zudem beschreiben, analysieren und ordnen sie vorhandene Theorien
- **Theorien großer Reichweite** *(globale oder umfassende Theorien, konzeptuelle Rahmen,* → 50.3.4, → Tab. 50.4) sind übergeordnete Theorien. Sie fragen z. B.: Was tun Pflegende? Wie tun Pflegende, was sie tun? Zugespitzt lässt sich sagen, dass ihre Aussagen gleichermaßen z. B. auf die Pflege im Akutkrankenhaus, in der ambulanten Kinderkrankenpflege und in der stationären Langzeitpflege alter Menschen zutreffen sollten. Dafür müssen sie notwendigerweise allgemein *(abstrakt)* gehalten sein
- **Theorien mittlerer Reichweite** (→ 50.3.5) sind konkreter und praxisnäher. Sie beschreiben ein enger gestecktes Handlungsfeld der Pflege, z. B. Pflege in der Psychiatrie, der Gerontopsychiatrie, der Pädiatrie oder der Rehabilitation
- **Theorien geringer Reichweite** *(situations- oder gegenstandsbezogene Theorien, praxisnahe* → 50.3.5) beziehen sich auf einzelne spezifische pflegerische Situationen, Probleme und konkrete Phänomene, z. B. den Prozess des Bettlägerigwerdens oder Nahrungsverweigerung.

Die Theorien der verschiedenen Ebenen haben jeweils ihre eigene Funktion. Mit der Zuschreibung „große", „mittlere" oder „geringe" Reichweite ist folglich keine Bewertung der Qualität bzw. Güte einer Theorie verbunden. Die Theorien der verschiedenen Ebenen ergänzen sich und stehen in Wechselbeziehung zueinander (→ Abb. 50.11).

Einteilung nach inhaltlichen Aspekten

Die bekannte Metatheoretikerin *Afaf I. Meleis* erstellte eine Typologie mit zunächst drei, später vier Kategorien, die sie als „Denkschulen" bezeichnete. Die Vertreter einer Denkschule teilen bestimmte Grundüberzeugungen (→ Tab. 50.4). Andere Autorinnen und Autoren haben ebenfalls versucht, geeignete Kriterien für das Einordnen von Pflegetheorien zu benennen. Dabei entstand eine Reihe verschiedener Typologien. Das Vorliegen mehrerer Typologien

Tab. 50.4 Einteilung der Pflegetheorien großer Reichweite nach *Afaf I. Meleis* [52].

Gruppe von Pflegetheorien („Denkschule")	Zentrale Fragestellung	Beispiele
Bedürfnistheorien (Denkschule der Bedürfnisse) definieren die Aufgabe der Pflege v. a. als Hilfe bei der Erfüllung von Bedürfnissen und der Lösung von Pflegeproblemen; sie setzen sich mit Ursachen und der Einschätzung von Pflegebedarfen auseinander	• Was tun Pflegende? • Was sind ihre Rollen und Funktionen?	• Virginia Henderson (→ 50.3.4) • Dorothea Orem (→ 50.3.4) • Nancy Roper, Winifred W. Logan und Alison J. Tierney (→ 50.3.4)
Interaktionstheorien (Denkschule der Interaktionen) betrachten Pflege v. a. unter dem Aspekt der Beziehungsgestaltung zwischen Pflegeperson und zu pflegendem Menschen	Wie tun Pflegende das, was sie tun?	• Hildegard Peplau (→ 50.3.4) • Ida Jean Orlando-Pelletier
Humanistische Theorien (Denkschule der Humanisten) sehen Pflege als mitmenschliche Anteilnahme, Fürsorge *(Caring)* und bewusste Präsenz von beiden, d. h. von zu pflegender Person und Pflegeperson; sie verbinden Pflege mit moralischen Aussagen	• Wie erleben zu pflegende Person und Pflegende die Pflegebeziehung? • Wie ist Pflege zu gestalten? • Wie können Pflegende eine fürsorgende und heilende Umgebung gestalten?	• Florence Nightingale • Jean Watson • Madeleine Leininger (→ 50.3.4)
Pflegeergebnistheorien (Denkschule der Ergebnisse) betrachten Pflege v. a. aus der Sicht der gewünschten Ziele bzw. Ergebnisse	Warum und mit welchem Ziel bzw. Ergebnis tun Pflegende das, was sie tun?	• Martha Rogers • Callista Roy (→ 50.3.4)

ist zunächst kein Anlass zur Skepsis, denn unterschiedliche Typologien lassen sich – vergleichbar mit dem Sortieren von Akten in einem Büro – durch unterschiedliche Ordnungsinteressen begründen [53]. Trotzdem werden Typologien zum Teil kontrovers diskutiert:

- Mitunter sind die Gruppen *(Kategorien)* innerhalb einer Typologie nicht ausreichend und eindeutig definiert. So können z. B. einzelne Theorien zugleich in zwei oder sogar in alle Denkschulen der von *Meleis* entwickelten Typologie (→ Tab. 50.4) eingeordnet werden
- Einzelne Theorien werden unterschiedlich zugeordnet. Der eine Autor stuft die gleiche Theorie, beispielsweise die von *Peplau* (→ 50.3.4), als Theorie großer, der andere als eine Theorie mittlerer Reichweite ein
- Einige Autoren halten die Zuordnung ihrer Theorie für nicht zutreffend. *Monika Krohwinkel* (→ 50.3.4) z. B. spricht sich gegen die Einordnung ihrer Arbeit zu den bedürfnisorientierten Theorien aus. Sie sieht ihre Theorie durch eine solche Einordnung in eine „Schublade" gesteckt. Wesentliche Facetten, z. B. zu Interaktionen zwischen zu pflegender Person und Pflegeperson sowie zu Pflegeergebnissen, die ihre Theorie auch enthält, würden so nicht mehr ausreichend berücksichtigt werden [54].

SPICKZETTEL

Pflegetheorien

Definition: Systeme von Aussagen zur Beschreibung und Erklärung der Disziplin Pflege oder von Teilen daraus. Sie definieren, was Pflege ist oder im Idealfall sein sollte und worin sich Pflege von anderen Disziplinen unterscheidet.

Entwicklung von Pflegetheorien begann in den USA in den 1950er-Jahren; in Europa ab den 1980er-Jahren; hängt eng mit der Akademisierung zusammen.
Einteilung nach der Reichweite in Metatheorien, Theorien großer, mittlerer und geringer Reichweite. Denkschulen von Pflegetheorien sind Bedürfnis-, Interaktions-, Pflegeergebnistheorien sowie Humanistische (auch: Caring-)Theorien.

50.3.4 Theorien großer Reichweite

Im Folgenden werden exemplarische **Pflegetheorien großer Reichweite** vorgestellt. Die Zuordnung der Theorien orientiert sich an den Denkschulen von *Meleis* (→ Tab. 50.4).

Übertragbarkeit theoretischer Ansätze anderer Länder

Es ist sinnvoll, die theoretischen Ansätze anderer Länder zur Kenntnis zu nehmen, sie aufzuarbeiten und ihre Relevanz für die Pflege hierzulande zu diskutieren. Dabei darf jedoch die Frage nach der **Übertragbarkeit von Theorien,** die einer anderen Kultur und national unterschiedlichen gesellschaftlichen Bedingungen entstammen, nicht vergessen werden.

Bedürfnistheorien

Henderson: Theorie der 14 Grundbedürfnisse

Virginia Henderson gilt als eine der ersten Pflegetheoretikerinnen überhaupt. Sie formulierte eine bedürfnisorientierte Pflegetheorie, die **Theorie der 14 Grundbedürfnisse.** Hierfür diente ihr die von dem Psychologen *Abraham Maslow* entwickelte Bedürfnispyramide des Menschen (→ Abb. 50.12).

Im Verständnis von *Henderson* findet pflegerisches Handeln auf der Basis einer systematischen Bedarfseinschätzung und eines Pflegeplans statt. Für diese zieht sie die 14 Grundbedürfnisse (→ Abb. 50.13) als Strukturierungshilfe heran. Sie zeigt damit das erst viele Jahre später allgemein geforderte Pflegeprozessdenken (→ Kap. 1) auf. Pflegehandeln wird nach *Henderson* von verschiedenen Einflussfaktoren aufseiten des Pflegebedürftigen bestimmt. Dazu zählt sie:

- Alter
- Gemütszustand (emotionaler Zustand) und Temperament
- Sozialer und kultureller Hintergrund
- Körperliche und geistige Fähigkeiten
- Art der Erkrankung oder Behinderung, die pflegerische Unterstützung notwendig macht.

Henderson wird mitunter als defizitorientiert kritisiert, weil in ihrer Theorie das Unvermögen des zu pflegenden Menschen, seine Grundbedürfnisse selbst zu befriedigen, der Ausgangspunkt für Pflegehandeln ist. Insgesamt stellt ihr Gedankengut, das sie in ihrem 1955 erschienen Hauptwerk *„Grundprinzipien der Krankenpflege"* zusammenfasste, einen wichtigen Schritt in der Entwicklung des heutigen Pflegeverständnisses dar. Förderliche Impulse, die von *Henderson* ausgingen, sind:

- Entwicklung des Pflegeverständnisses weg von einer rein krankheitsbezogenen Pflege
- Orientierung an individuellen Bedürfnissen
- Ansatz einer geplanten, zielgerichteten Pflege
- Forderung nach Aktivierung des zu pflegenden Menschen, d. h., dass sich Pflege letztlich überflüssig machen soll [55].

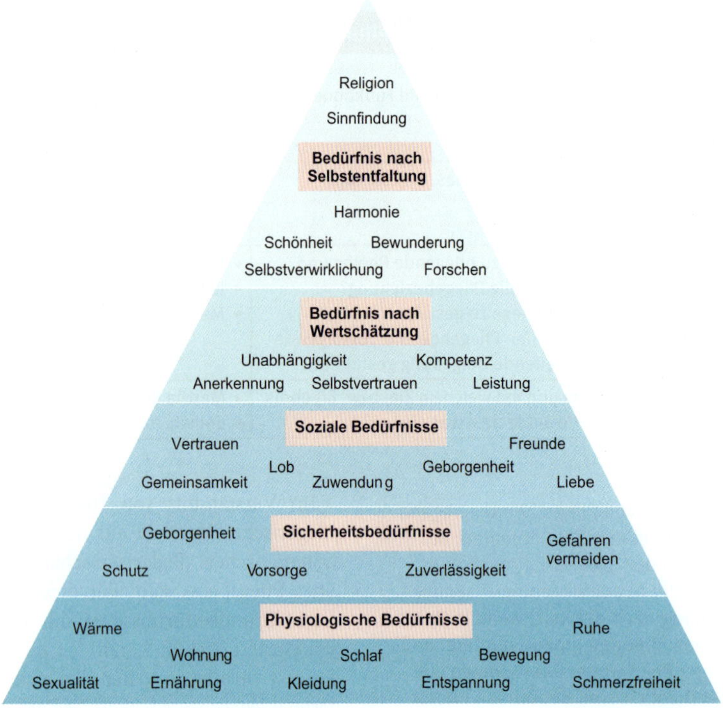

Abb. 50.12 Bedürfnispyramide nach *Abraham Maslow*. Hieran orientierte sich *Virginia Henderson* bei der Konzeption ihrer Pflegetheorie. *Maslow* geht von einer Hierarchie der Bedürfnisse aus. Seiner Ansicht nach wendet sich der Mensch nur dann „höheren" Bedürfnissen zu, wenn die Basisbedürfnisse befriedigt sind. Heute ist diese hierarchische Anordnung umstritten. Religiös motiviertes Fasten ist z. B. ein bewusster Verzicht, das Bedürfnis „Ernährung" zu befriedigen, um sich dadurch besser Fragen der Sinnfindung zuwenden zu können. Dennoch bietet die Pyramide eine nutzbare Struktur, um menschliche Bedürfnisse zu ordnen und darüber nachzudenken. [A400]

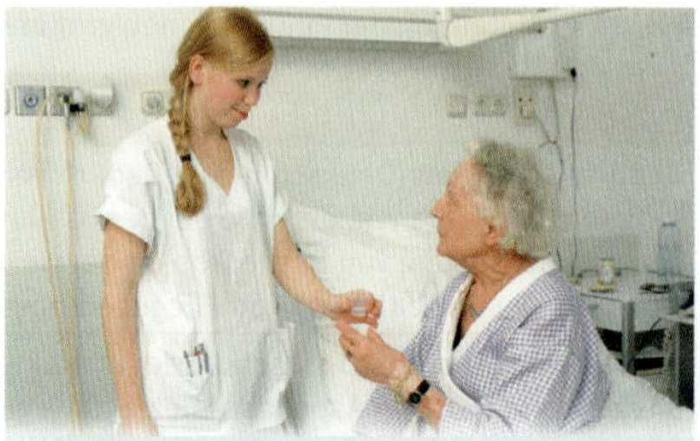

- Normal atmen
- Ausreichend essen und trinken
- Abfallprodukte des Körpers ausscheiden
- Sich bewegen und eine gewünschte Körperhaltung beibehalten
- Ruhen und Schlafen
- Passende Kleidung auswählen und sich an- und auskleiden
- Körpertemperatur durch passende Kleidung und Veränderung der Umwelt im Normalbereich halten
- Den Körper reinigen, pflegen und die Haut schützen
- Gefahren für sich und andere vermeiden
- Kommunikation durch das Ausdrücken von Emotionen, Bedürfnissen, Ängsten oder Meinungen
- Seine Religion ausüben
- So arbeiten, dass sich ein Gefühl der Erfüllung einstellt
- Zu Spielen oder an verschiedenen Formen der Erholung teilnehmen
- Lernen, entdecken und Neugierde befriedigen zur normalen Entwicklung und Gesundheit sowie Gesundheitsvorsorgeeinrichtungen nutzen.

Abb. 50.13 Die 14 Grundbedürfnisse des Menschen nach *Virginia Henderson*. [Foto: K115]

Roper, Logan und Tierney: 12 Lebensaktivitäten

Der von *Nancy Roper, Winifred W. Logan* und *Alison J. Tierney* in den 1970er- und 1980er-Jahren an der Universität von Edinburgh entwickelte pflegetheoretische Ansatz hat Ähnlichkeiten mit dem früheren Denkansatz von *Henderson*. Während *Henderson* von Grundbedürfnissen des Pflegebedürftigen sprach, bei deren Befriedigung der Pflegebedürftige von Pflegenden unterstützt wird, nutzen *Roper, Logan* und *Tierney* bewusst den Begriff **Lebensaktivitäten** (LA).

Damit soll die aktive Rolle des zu pflegenden Menschen betont und einem möglichen Defizitverständnis, wie es an *Henderson* kritisiert wurde, entgegengewirkt werden.

Roper, Logan und *Tierney* betonen, dass Pflege nur da nötig wird, wo Einschränkungen in einer oder mehreren der 12 Lebensaktivitäten vorliegen. Sie gehen davon aus, dass Menschen prinzipiell aktiv die Erfüllung ihrer Bedürfnisse verfolgen und bei gesundheitlichen Einschränkungen so schnell wie möglich wieder selbstständig werden wollen [56]. Ihre Gedanken wurden wiederum von anderen Pflegetheoretikerinnen – beispielsweise im deutschsprachigen Raum von *Liliane Juchli* und *Monika Krohwinkel* – aufgegriffen, angepasst und weiterentwickelt.

Krohwinkel: Fördernde Prozesspflege als System

Die deutsche Pflegeprofessorin *Monika Krohwinkel* hat das Konzept der 12 Lebensaktivitäten von Roper, Logan und Tierney erweitert und insgesamt als **13 Aktivitäten und existenzielle Erfahrungen des Lebens** (AEDL®) beschrieben [57].

Diese AEDL® stellen einen von fünf Bausteinen ihrer Theorie „Fördernde Prozesspflege als System" dar (→Abb. 50.14). Die Theorie wurde 1993 erstmals veröffentlicht und erhielt in den 2000er-Jahren eine begriffliche und inhaltliche Überarbeitung [58]. Dabei änderte *Krohwinkel* u. a. die Bezeichnung des AEDL®- in das **ABEDL®-Strukturierungsmodell (ABEDL®: Aktivitäten, Beziehungen und existenzielle Erfahrungen des Lebens).**

Krohwinkels „Fördernde Prozesspflege" fand hierzulande besonders in der ambulanten und stationären Alten- bzw. Langzeitpflege und -betreuung Anwendung.

Orem: Selbstpflegedefizit-Theorie

Dorothea Orem entwickelte ihre Theorie seit Ende der 1950er-Jahre und veröffentlichte sie 1971 in ihrem Werk *„Nursing: Concepts of Practice"* (deutsch: „Strukturkonzepte der Pflegepraxis"). Ihre Theorie gliedert sich in drei „Untertheorien" bzw. Teiltheorien:

- Die **Selbstpflegetheorie** befasst sich mit dem Phänomen der Selbstpflege einer Person
- Die **Theorie des Selbstpflegedefizits** erklärt, unter welchen Bedingungen eine Person Pflege durch andere benötigt
- Die **Theorie der Pflegesysteme** eruiert, wer bei Bestehen eines individuellen Selbstpflegedefizits einer pflegebedürftigen Person, deren Selbstpflege, unterstützen kann und wie diese Unterstützung gestaltet werden sollte [59], [60].

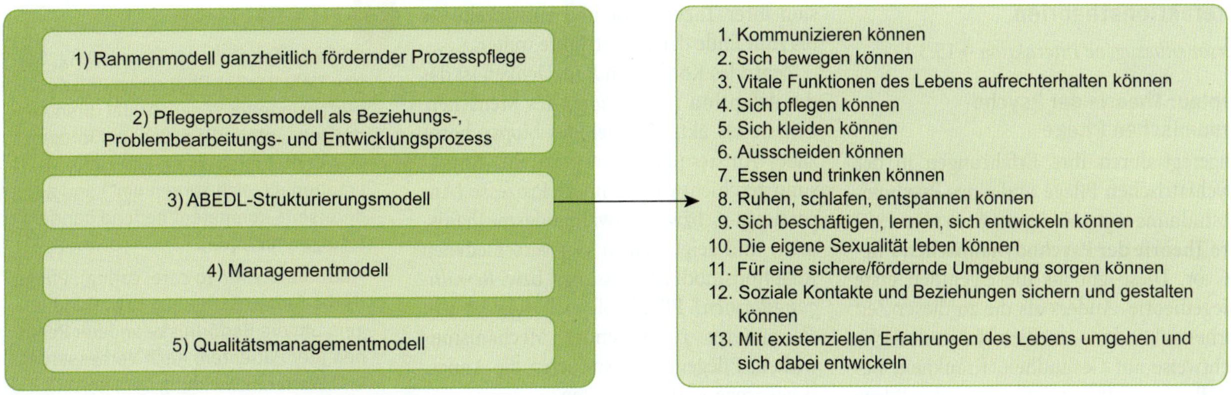

Abb. 50.14 „Fördernde Prozesspflege als System" nach Krohwinkel im Überblick. Eingebettet in ein theoretisches Rahmenkonzept setzt sich Krohwinkels Theorie aus fünf „Teiltheorien" zusammen – eine stellt das ABEDL®-Strukturierungsmodell dar [58]. [L143]

DEFINITION

Selbstpflege *(Self care)*: Sich selbst pflegen; erlerntes, zielgerichtetes Verhalten, das zur Lebenserhaltung, zu Gesundheit und Wohlbefinden sowie zur eigenen Entwicklung beiträgt.

Ausgangspunkt der theoretischen Überlegungen von *Orem* ist das Konzept der **Selbstpflege.** Nach ihrer Vorstellung erlernen Menschen Selbstpflege in der Auseinandersetzung mit ihrem sozialen Umfeld. Selbstpflege ist etwas Individuelles und wird durch Faktoren wie Alter, Geschlecht, Familie, soziokulturelle Aspekte und den Gesundheitszustand beeinflusst. Befinden sich **Selbstpflegeerfordernisse** (→ Tab. 50.5) und Selbstpflege im Gleichgewicht, ist der Mensch gesund. Wird dieses Gleichgewicht z. B. durch eine Erkrankung gestört, kann ein **Selbstpflegedefizit** entstehen. Um dieses auszugleichen, braucht der Mensch pflegerische Unterstützung. Je nach Art und Umfang des Selbstpflegedefizits ist unterschiedliches pflegerisches Handeln notwendig. Dieses beschreibt *Orem* in drei prinzipiellen Formen, den sog. Pflegesystememen:

- **Vollständig kompensatorisches System,** d. h. die vollständige Unterstützung eines Menschen durch eine Pflegende bei Pflegehandlungen (z. B. bei der Körperpflege), wenn die pflegebedürftige Person diese nicht mehr selbst durchführen kann. Die Person führt hier keine Selbstpflegeaktivitäten durch
- **Teilweise kompensatorisches System,** d. h. die teilweise Übernahme von Pflegehandlungen durch eine Pflegende in Ergänzung zu den Selbstpflegeaktivitäten der pflegebedürftigen Person (z. B. nur die Waschmaterialien bereitlegen und Rücken von der Pflegenden waschen). Den Rest bewältigt die Person allein
- **Anleitend-unterstützendes System,** d. h., die Selbstpflege wird vom pflegebedürftigen Menschen prinzipiell allein geleistet. Er erhält hierfür jedoch Information, Beratung und Schulung (z. B. in Hinblick auf den Einsatz von Hilfsmitteln) [61].

Orems Gedanken haben wesentlichen Einfluss auf das heutige Pflegeverständnis:

- Nach Orem ist es unsinnig, von „*Kranken*pflege" zu sprechen, weil Krankheit nur einer von vielen Faktoren ist, die die Selbstpflegefähigkeit beeinträchtigen. Zudem ist es nicht eine Krankheit, die das Pflegehandeln bestimmt, sondern das Erleben der Krankheit und ihrer Auswirkungen
- Es gehört nach *Orem* zu den erlernten Fähigkeiten eines Menschen, für sich und andere Menschen sorgen zu können. Professionelle Pflege nimmt ihm diese Verantwortung nicht ab, sondern hilft ihm dabei, ihr gerecht zu werden
- Die Betonung der Aktivierung oder Reaktivierung der Selbstpflegefähigkeiten macht diese Theorie besonders für den Bereich der Rehabilitation (→ Kap. 17) interessant.

Tab. 50.5 Die verschiedenen Selbstpflegeerfordernisse nach *Dorothea Orem.*

Universelle (auch: allgemeine) Selbstpflegeerfordernisse	Situative Selbstpflegeerfordernisse		
	Entwicklungsbedingte Selbstpflegeerfordernisse		Gesundheitsbedingte Selbstpflegeerfordernisse bei
	In den jeweiligen Lebensphasen	Zur Vermeidung, Milderung oder Überwindung von Bedingungen, die nachteilig beeinflussen können	
• Atmung • Flüssigkeitsaufnahme • Nahrungsaufnahme • Ausscheidung • Gleichgewicht zwischen Aktivität und Ruhe • Vorbeugung von Gefahren • Gleichgewicht zwischen Alleinsein und sozialer Interaktion • Aktivität und Entwicklung innerhalb sozialer Gruppen	• Ungeborenes • Säugling • Kleinkind • Kind • Jugendlicher • Erwachsener bis alter Mensch	• Eingeschränkte Möglichkeiten, Erziehung und Bildung zu erwerben • Soziale Anpassungsprobleme • Verlust von beruflicher Sicherheit und Existenzgrundlage • Abrupte Veränderung des Wohnsitzes in unbekannte Umgebung • Eingeschränkte Gesundheit oder körperliche oder geistige Behinderung • Verlust von Bezugspersonen • Unheilbare Krankheit/nahender Tod	• Bestehender oder zu erwartender Gesundheitsstörung/Krankheit, Behinderung • Diagnostischen und therapeutischen Maßnahmen • Beschwerden oder Nebenwirkungen • Notwendiger Veränderung im Verhalten und Lebensgewohnheiten

Interaktionstheorien

Personenbezogene Interaktion → 15.3.1

Peplau: Theorie der Psychodynamischen Pflege

Angeregt durch ihre Erfahrungen in der psychiatrischen Pflege und eines Psychologiestudiums legte *Hildegard E. Peplau* 1952 ihre **Theorie der Psychodynamischen Pflege** vor. Diese gilt als die eigentlich erste Pflegetheorie. Anders als die zu dieser Zeit vorherrschende medizinisch-technische Sichtweise auf Gesundheit, Krankheit, Behandlung und Pflege definiert *Peplau* Pflege als einen „signifikanten, therapeutischen, zwischenmenschlichen Prozess" [61]. Sie stellt die Bedeutung der Patient-Pflegenden-Beziehung in den Mittelpunkt ihrer Betrachtungen und erklärt dabei, was passiert, wenn sich eine Pflegende einem Patienten unterstützend zuwendet.

Ihrem Verständnis nach lässt sich diese Zuwendung in mehreren Phasen beschreiben, in denen sich die Rollenerwartungen des Patienten an die Pflegende verändern (→ 15.3.1). *Peplau* geht davon aus, dass der Mensch in einem instabilen Gleichgewicht lebt, welches es aufrechtzuerhalten bzw. wiederherzustellen gilt. Pflege kann dabei Unterstützung anbieten, indem sie anleitend-unterstützend auf den Patienten wirkt und in gemeinsamer Anstrengung mit ihm seine persönliche Entwicklung fördert. Gesundheit ist nach *Peplaus* Ansicht dann gegeben, wenn der Mensch zu einer kreativen, konstruktiven, produktiven, persönlichen und gemeinschaftlichen Lebensführung in der Lage ist. Bedeutsam an *Peplaus* Werk ist die Aufmerksamkeit für die Beziehungsgestaltung und die Interaktion in der Pflege [62].

Pflegeergebnistheorien

Roy: Adaptionsmodell

Die Grundidee für ihr **Adaptionsmodell** *(Anpassungsmodell)* entwickelte die Ordensschwester *Callista Roy* während ihrer Tätigkeit als Kinderkrankenschwester. Die Fähigkeiten von Kindern, sich Gesundheitsproblemen anzupassen, beeindruckten sie nachhaltig. Diese Erfahrungen beschäftigten sie während und nach ihrem Soziologiestudium weiter. Sie stellte sich die Frage, was von ihren Beobachtungen bei Kindern auf Erwachsene übertragbar ist und wie diese in ihrem Anpassungsprozess an stetig eintreffende äußere Reize (z. B. widrige Umwelteinflüsse) und innere Reize (z. B. Schmerz) durch pflegerisches Handeln unterstützt werden können. 1964 legte sie die erste Version ihrer Theorie vor und entwickelte sie bis zum Ende der 1970er-Jahre weiter.

Zentrales Konzept in *Roys* Denken ist das der **Adaption** *(Anpassung)* des Menschen, den sie als aktiv handelndes biopsychosoziales Anpassungssystem versteht. Anpassung geschieht durch innere Prozesse (Anpassungs- bzw. Bewältigungsmechanismen) und zeigt sich in vier verschiedenen Adaptionsmodi *(Anpassungs-* bzw. *Bewältigungsformen)*. Pflege soll nach *Roys* Ansicht als äußerer regulierender Mechanismus wirken. Pflegende unterstützen die Anpassungsprozesse des Patienten.

Eine Stärke an *Roys* Werk ist, dass es einen umfangreichen Rahmen für die Situationseinschätzung von Patientenbedürfnissen in den verschiedenen Adaptionsbereichen und ein Ordnungssystem für die vielen auf einen Menschen wirkenden Reize bietet – im Sinne eines Assessmentinstruments (→ 1.5). Kritiker bemängeln, dass ihre Annahmen stark auf naturwissenschaftlichen Grundlagen basieren. Ihre Tendenz, menschliche Verhaltensweisen auf chemische und neuronale Reizreaktionen zu reduzieren, sehen sie als Widerspruch zu *Roys* Forderung nach einem Pflegeverständnis, das den Patienten in all seinen Dimensionen, d. h. mit Körper, Geist, Seele und sozialen Beziehungen, sieht [63], [64].

Humanistische Theorien

> **DEFINITION**
>
> **Humanismus** *(Menschlichkeit, Menschenfreundlichkeit)*: Denken und Handeln im Bewusstsein der Würde des Menschen.

Humanistische Pflegetheorien zeichnen sich dadurch aus, dass sie ein Ideal pflegerischen Handelns normativ vorgeben. Das einfache Da-Sein-Können, die Fähigkeit, Trost zuzusprechen und in Beziehung mit den zu pflegenden Menschen treten zu können, sind Ausdruck einer humanistischen Haltung. Pflege ohne eine solche Haltung ist nach Ansicht humanistischer Pflegetheoretikerinnen keine wirkliche (professionelle) Pflege [65]. Ein wiederkehrendes zentrales Konzept in diesen Pflegetheorien ist das der **Zuwendung** und **Fürsorge** *(Care)* bzw. **des Fürsorgens** *(Caring)*, weshalb sie auch als **Caring-Theorien** bezeichnet werden [66]. Zudem weisen sie der Pflege eine (moralische) Verantwortlichkeit für das Wohlergehen des Patienten bis hin zur Weiterentwicklung der Gesellschaft zu.

> **DEFINITION**
>
> **Fürsorge** *(engl.* care = Zuwendung, Sorge): Universelles Phänomen und Kern professioneller Pflege; findet ihren Ausdruck in unterstützenden und fördernden Verhaltensweisen, einerseits emotional („sich sorgen um") und andererseits kompetent helfend handeln („sorgen für") [67].
>
> **Fürsorgen** (*engl.* to care, caring): Pflegerische Sorge, Betreuung bzw. Handlungen, um die Bedürfnisse anderer Personen (der Patienten) nach Verbesserung und Weiterentwicklung der menschlichen Lebensbedingungen oder Lebensweisen bzw. nach einem besseren Umgang mit dem Tod zu befriedigen [67].

Leininger: Pflegen als kulturell geprägte Fürsorge

Bei ihrer Arbeit in einer psychiatrischen Einrichtung erkannte *Madeleine Leininger* bereits Mitte der 1950er-Jahre, dass die Pflege von Kindern aus anderen Kulturen ohne Berücksichtigung ihrer kulturell geprägten Lebensweise wenig erfolgreich ist. Basierend auf dieser Erfahrung, einem Anthropologiestudium und ihrer ethnografischen Forschung in Papua-Neuguinea erarbeitete sie in den 1970er-Jahren ihre **Theorie der kulturspezifischen Fürsorgevielfalten und -gemeinsamkeiten.**

> **DEFINITION**
>
> **Anthropologie** *(Wissenschaft vom Menschen)*: Eine mehrere Disziplinen übergreifende Wissenschaft von Eigenschaften und Verhaltensweisen des Menschen, die sich besonders mit den biologischen, philosophischen, pädagogischen und theologischen Aspekten beschäftigt.
>
> **Ethnografische Forschung** *(Ethnografie)*: Spezielle Form der qualitativen Forschung (→ 50.2.1), deren zentrales Anliegen es ist, die Lebenswelt der Menschen aus deren Sichtweise zu verstehen und das Spezifische, (Kultur-)Typische, das diese Lebenswelt ausmacht [68].

Für *Leininger* ist menschliche Fürsorge ein universelles Phänomen. Jede Kultur verfügt über ein eigenes Fürsorgewissen mit unterschiedlichen Bedeutungen, Werten und Ausdrucksformen (→ Abb. 50.15). Ohne Fürsorge sind *Leiningers* Ansicht nach Heilung, Wohlbefinden, Entwicklung sowie der Umgang und die Bewältigung von Krankheit, Behinderung und Tod nicht möglich. *Leininger* schlussfolgert, dass Pflege nur dann effektiv und erfolgreich erbracht werden kann, wenn sie kulturkongruent erfolgt, d. h., wenn sie den spezifischen kulturellen Hintergrund des individuellen Patienten berücksichtigt. Voraussetzung hierfür sind entsprechendes Wissen über kulturspezifische Werte und Ausdrucksformen der Fürsorge. Mit diesen befasst sich die **transkulturelle Pflege** [69]. *Leininger* legte damit einen Grundstein für die vertiefte Auseinandersetzung mit und die Förderung von transkulturellen Kompetenzen bzw. – inzwischen umfassender verstanden – von **transkategorialen Kompetenzen.** Diese benötigen Pflegende in unseren heutigen pluralisierten Gesellschaften für eine gelingende Interaktion mit Teammitgliedern sowie mit pflegebedürftigen Menschen und ihren Angehörigen, von denen viele komplexe Identitäten, Lebenswelten und Biografien aufweisen. Dabei ist ihre jeweilige kulturelle Herkunft nur ein Aspekt von vielen [70].

DEFINITION

Transkulturell: Kulturübergreifend; über die Grenzen einer Kultur hinweg.

Transkulturelle Pflege: Setzt sich mit dem Pflegewissen anderer Kulturen auseinander.

Transkategorial: Stigmatisierungen vermeidend, individuelle Lebenswelten und Wertvorstellungen berücksichtigend, die etwa durch kulturelle Herkunft, Lebensalter, Gender, Behinderung, Mobilität oder auch sexuelle Orientierung mitgeprägt sind.

Person-zentrierte Pflege und Betreuung

Mehrere Theorien in der Pflege orientieren sich an der durchaus inzwischen als Basisphilosophie zu bezeichnenden **Personenzentrierung** in der Pflege, aber auch in anderen Gesundheitsberufen sowie in verschiedenen Gesundheitssystem weltweit. Die Ursprünge der *Person-centred Care* finden sich dabei in der humanistischen Psychologie von *Carl Rogers* Anfang der 1950er-Jahre. Sie wurden u. a. im person-zentrierten Ansatz im Umgang mit verwirrten Menschen des britischen Psychologen *Tom Kitwood* [72] aufgegriffen oder in der werteorientierten Theorie der personenzentrierten Pflege *(Person-Centred Nursing Care)* der britischen Pflegewissenschaftler *Brendan McCormack* und *Tanya McCance* [73]. Dieser Ansatz wird in zunehmend mehr Ländern als ein Leitbild für die Forschung und Praxisentwicklung (Practice Development) in der gesundheits- und pflegebezogenen Versorgung genutzt [74], [75]; auch im deutschsprachigen Raum [76].

Bei der personenzentrierten Betreuung und Praxisentwicklung geht es darum, den Personen mit einem Pflege- und Betreuungsbedarf in ihrer Gesamtheit wertschätzend und respektvoll zu begegnen. Es wird bewusst darauf geachtet, die zu pflegenden Menschen – und ggf. ihre Familien und weitere Bezugspersonen – partnerschaftlich und aktiv in die Klärung ihrer Bedarfe und Bedürfnisse sowie in die Planung und Umsetzung ihrer Pflege und Betreuung einzubeziehen. Ebenso wird anerkannt, dass auch den Pflegenden selbst mit Wertschätzung und Respekt zu begegnen ist, etwa wenn es um die Gestaltung von Arbeitsbedingungen sowie beruflichen Entwicklungs- und Entfaltungsmöglichkeiten geht.

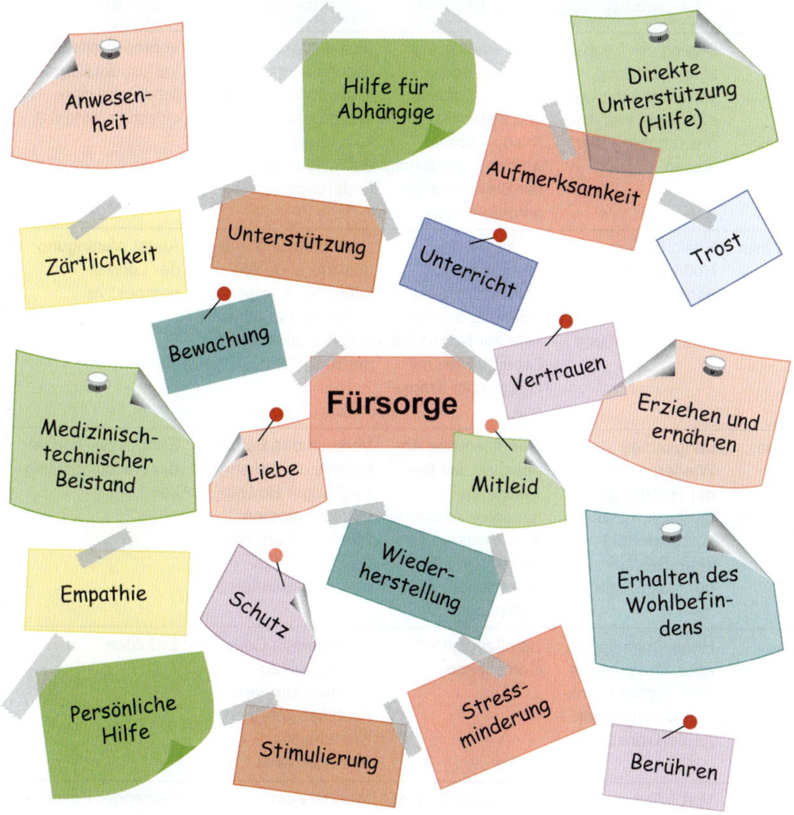

Abb. 50.15 (Für-)Sorge manifestiert sich in vielen unterschiedlichen Formen und unterscheidet sich u. a. nach Kultur, Ort und Zeit [71]. [L143]

50.3.5 Theorien mittlerer und geringer Reichweite

In der Entwicklung von Pflegetheorien ist eine Verschiebung der Schwerpunktsetzung erkennbar. An den „klassischen“ Theorien großer Reichweite aus den 1950er- bis 1980er-Jahren wird nur noch vereinzelt gearbeitet. Begründet wird das damit, dass sie:

- Durch ihre allgemeinen Aussagen die Disziplin Pflege zwar breit erfassen, aber kaum etwas konkret erklären
- Selten durch Forschungsergebnisse (empirisch) gestützt sind
- Bis auf wenige Ausnahmen (z. B. *Leininger*, → 50.3.4) kaum kulturell begründete Besonderheiten beachten
- Vielfach normative Anweisungen (Handlungsvorschläge) enthalten, die beim Versuch einer rezeptartigen Umsetzung in die Pflegepraxis zu Passungsproblemen und Frustration führen [77].

Dem stehen Theorien neueren Typs gegenüber, die seit den 1980er-Jahren verstärkt entwickelten **Theorien mittlerer und geringer Reichweite** (Einteilung, → 50.3.3). Diese Theorien entstehen einerseits durch Anpassungen und Weiterentwicklungen vorhandener Theorien und andererseits neu. In beiden Fällen nimmt die forschungsbasierte Theoriebildung an Bedeutung zu (→ 50.3.6, [78]).

Theorien mittlerer Reichweite beziehen sich in der Regel auf den Einsatz in spezifischen Handlungsfeldern wie Intensiv-, Onkologie-, Palliativ-, gerontopsychiatrische Pflege oder auf einzelne Patienten- bzw. Klientengruppen, z. B. chronisch erkrankte Menschen oder Familien mit Unterstützungsbedarf.

Theorien geringer Reichweite bzw. situationsspezifische Theorien (auch: gegenstandsbezogene oder praxisnahe Theorien) befassen sich mit konkreten Problemen oder Phänomenen, z. B. Nahrungsverweigerung, Leiden, Körperbild und Körperbildungsstörung sowie Comfort und Empathie. Indem solche Theorien Konzepte, Fakten und Prinzipien aus einem begrenzten Ausschnitt der Disziplin Pflege zu einem überschaubaren begründeten Ganzen zusammenfügen, bieten sie einen konkreten Rahmen für pflegerisches Handeln [79] (→ Tab. 50.6).

Mehrere Theorien mittlerer Reichweite basieren z. B. auf Forschungsarbeiten zu chronischen Krankheiten, deren Erleben, Bewältigung und Bedeutung für das Leben und den Alltag der Erkrankten in ihrem sozialen Umfeld:

- *Juliet Corbin* und *Anselm Strauss* entwickelten seit Ende der 1960er-Jahre eine Theorie, in der das Konzept „Trajectory" (Trajectory model: Verlaufskurvenmodell) zentral ist [80]. Das sog. **„Corbin-Strauss-Modell"** veranschaulicht chronische Krankheitsverläufe sowie ihre Bewältigung durch den Betroffenen in der Interaktion mit seinen Bezugspersonen. Zudem lassen sich damit mögliche Probleme der Versorgungsgestaltung verdeutlichen, was z. B. hilfreich ist für Pflegende mit Case-Management-Aufgaben (→ 47.6.1)
- *Mieke Grypdonck* entwickelte Mitte der 1990er-Jahre ihr **„Modell der Pflege chronisch Kranker"**, das verdeutlicht, wie wichtig es für die Lebensqualität chronisch erkrankter Menschen ist, dass Pflege das Ziel verfolgt, dem Leben Vorrang vor der Krankheit zu verschaffen [81]
- *Doris Schaeffer* und *Martin Moers* fassen ihre Erkenntnisse aus verschiedenen, von ihnen durchgeführten Studien und anknüpfend an das Verlaufskurvenmodell von *Corbin* und *Strauss* in einem **„Modell der Bewältigung chronischer Krankheit"** zusammen. In diesem Phasenmodell (→ Abb. 50.16) zeigen sie, dass das Bewältigungshandeln der Erkrankten v. a. auf das durch die Krankheit beschädigte und bedrohte Leben und nicht vordergründig auf die Krankheit selbst zielt. Der Charakter und die Zielsetzung des Umgangs mit der Krankheit, nämlich das Leben mit chronischer Krankheit „in einer Balance zu halten", ändern sich dabei im Verlauf der Krankheit nicht wesentlich, wohl aber variieren die Bewältigungsbemühungen (auch: „Überlebensstrategien"). Damit verbunden ändern sich im Zeitverlauf die Patientenrolle und die Aufgaben der Pflegenden und anderer Gesundheitsberufsangehörige in der Unterstützung des chronisch erkrankten

Phasen	1 Vor der Diagnose	2 Beginn der Krankheit	3 Restabilisierung/Renormalisierung	4 Leben im Auf und Ab der Krankheit	5 Beginn der Abwärtsentwicklung	6 Abwärtsentwicklung und Sterben
Krankheitsgeschehen	Erste Krankheitssymptome	Krisenhafte Zuspitzung der Krankheitssymptome: Diagnosestellung	Beginn der Langzeitbehandlung verbunden mit Umstellungs- und Anpassungserfordernissen	Wiederholter Wechsel von relativer Stabilität und Instabilität mit Krisen – immer wieder Veränderung der Bewältigungsanforderungen	Sich sukzessiv beschleunigende Krankheitsdynamik und größer und komplexer werdende Bewältigungsanforderungen	Voranschreitender Verlust der körperlichen und psychischen Integrität
Erleben der Krankheitssituation	Irritation, Beunruhigung	Biografische Zäsur	Erleichterung, Hoffnung auf Renormalisierung des durch die Krankheit gestörten Lebens	Erkennen der Bedeutung von Chronizität: gestörte Hoffnung auf Rückkehr zur Normalität, Leben lernen mit chronischer Krankheit	Überforderung, Verunsicherung, Verbitterung, Kampf um Lebensperspektiven trotz Voranschreiten der Krankheit	Angst, Verengung der Lebensperspektive
Bewältigungshandeln	Normalisierung der Krankheitssymptome	Schockbedingte Irritation der Handlungsfähigkeit: „Trudeln"	Langsames Wiedererlangen der Handlungsfähigkeit, Herauskristallisierung einer Bewältigungsstrategie	Oberflächliche Anpassung des Bewältigungshandelns an die Krankheitsrealität, Beibehalten der entwickelten Bewältigungsstrategie	Versuch des Beibehaltens nicht mehr tragfähiger Bewältigungsstrategien, Festhalten am Bild des handlungsfähigen Patienten	Endgültiger Verlust der Handlungsfähigkeit
Krankheitsmanagement	Abwarten bzw. kognitive Vermeidung	Orientierungslosigkeit	Hohe Compliance, aber: Umgang mit chronischer Krankheit wie mit einer Akuterkrankung	„Großzügigere" Compliance	Wechselnde Compliance mit zunehmendem Vernachlässigen des Krankheitsmanagements	Erdulden
Umgang mit der Patientenrolle	–	Passiver Patient	Vorbildlicher, aktiver Patient	„Normaler" Patient	Wandel zum „kritischen" Patienten	Leidender Patient

Abb. 50.16 „Überlebensstrategien" – Phasenmodell zum Bewältigungshandeln chronisch erkrankter Menschen [83]. [L143]

Tab. 50.6 Pflegetheorien mittlerer und geringer Reichweite in der Übersicht.

Begründer(innen) der Theorie; Hauptschaffenszeit	Kurzbeschreibung der Theorie (ggf. eines zentralen Modells oder einer veröffentlichten Arbeit zur Theorie)
Afaf I. Meleis, US-amerikanische Pflegewissenschaftlerin; ab 1970er-Jahre	**Theorie der Transitionen in der Pflege:** Zahlreiche Ereignisse (z. B. der Eintritt einer schweren Erkrankung oder die erhebliche Verschlechterung einer Erkrankung, ein Unfall oder die Übernahme der Rolle als pflegender Angehöriger) können kritische Übergänge zwischen Lebensphasen darstellen und eine grundlegend veränderte, herausfordernde Lebenssituation für den Betroffenen nach sich ziehen. Diese Veränderungen können Bewältigungsstrategien erforderlich machen. *Meleis* forschungsgestützt erarbeitete Theorie der Transitionen bzw. der Übergänge in der Pflege *(Transitions theory in nursing)* zufolge haben Pflegende die Aufgabe, Patienten bzw. Klienten bei der Bewältigung kritischer Übergänge (auch: Transitionen) zu unterstützen. Ihre Theorie, die seit den 1970er-Jahren kontinuierlich weiterentwickelt wurde, zeigt hierzu Wege auf [84] und bietet Pflegenden einen wichtigen Zugang zum Verstehen solcher Übergänge und der damit verbundenen Herausforderungen [85].
Marie-Luise Friedemann, Schweizerin mit US-amerikanischem Pflegeabschluss, und **Christina Köhlen,** deutsche Pflegeforscherin; ab 1990er-Jahre	**Familien- und umweltbezogene Pflege** *(Theorie des systemischen Gleichgewichts): Friedemann* entwarf ihre Theorie auf der Basis ihrer Erfahrungen in der Gemeindepflege u. a. unter Einbezug von Erkenntnissen der Systemtheorie und entwickelte sie gemeinsam mit *Köhlen* weiter. Ihre Theorie hilft, ein besseres Verständnis dafür zu gewinnen, was im System „Familie" passiert [86] (→ 15.3.3). Dies ist für Pflegende in der präventiven Begleitung junger Eltern und ihrer Kinder (Familiengesundheitspflege) genauso wichtig wie für Pflegende in der Langzeitpflege bei der Begleitung von Familien in Krisensituationen mit akuten somatischen und psychischen Krankheiten, bei chronischen Leiden und bei sterbenden Menschen [87].
Cora van der Kooij, niederländische Pflegefachperson und Historikerin, seit Ende der 1980er-Jahre	**Mäeutisches Pflege- und Betreuungsmodell:** *van der Kooij* entwickelte ihren theoretischen Ansatz einer erlebnisorientierten, empathischen Begleitung beeinflusst durch das Konzept der Validation von *Naomi Feil.* Darin gibt sie Pflegenden eine Anleitung, wie sie intensiven Kontakt zu pflegebedürftigen Personen, insbesondere solchen mit Demenz, herstellen können. Es geht ihr darum, bewusste Kontakt- bzw. Erlebnismomente der Nähe, Wertschätzung und Geborgenheit zu gestalten. Damit soll dazu beigetragen werden, dass das Selbstbild und das emotionale Gleichgewicht der betroffenen Personen positiv gestärkt wird, um es möglichst lange zu erhalten [88].
Corry Bosch, niederländische Pflegeforscherin; 1990er-Jahre	**Theorie der Vertrautheit:** *Bosch* erforschte die Frage „Wie erleben dementierende alte Menschen ihre Wirklichkeit?". Sie erarbeitete tiefe Einblicke in die „Wirklichkeit" und „Realität" dieser Menschen. Sie gelangte darüber zu Erklärungen für das auf Pflegende und andere Außenstehende häufig befremdlich wirkende Verhalten. Aus den Ergebnissen ihrer Forschung entwickelte sie ihre Theorie. Zentrales Konzept darin ist „Vertrautheit" mit drei Unterkategorien „Sich nach Vertrautheit sehnen", „Vertrautheit erfahren" und „Vertrautheit schaffen" [89].
Phill Barker und Poppy Buchanan-Barker, britische Theoretiker der psychiatrischen Pflege; seit den 2000er-Jahren	**Gezeiten-Modell:** Dieser Ansatz gibt Anleitung für eine recovery-orientierte psychiatrische Pflege. In ihm wird grundsätzlich nicht von den medizinischen Diagnosen der Personen mit beeinträchtigter psychischer Gesundheit ausgegangen, sondern von ihren persönlichen Geschichten und Erfahrungen sowie von der Überzeugung, dass jeder Person die Möglichkeit innewohnt, sich auf ihre innere Stärke zu besinnen und mit vorsichtigen Angeboten, etwa durch Fachpflegende, ihre Genesung (recovery) selbst in die Hand zu nehmen und zu lernen, trotz bleibender psychischer Probleme ein zufriedenes, erfülltes Leben zu führen. Die Geschichten und Erfahrungen der Person zu erschließen, wird als Schlüssel zur gesundheits- und wachstumsförderlichen Begleitung und der Entwicklung emotionaler Sicherheit der Betroffenen gesehen [90].

Menschen. Das Modell stellt aus der Sicht der chronisch Erkrankten deren Bewältigungshandeln in seiner Logik und Sinnhaftigkeit vor. So unterstützt es u. a. Pflegende, das aus ihrer Expertensicht vielfach unangemessen und irrational erscheinende Patientenhandeln nachvollziehen, verstehen und angemessen darauf reagieren zu können [82].

50.3.6 Beziehung zwischen Theorien, Forschung und Praxis

Pflege ist dann eine Wissenschaft, wenn sie geordnetes und nachprüfbares Wissen über Pflege in Form von Theorien zur Verfügung stellt. Wissen in Form von Theorien kann prinzipiell auf zwei Arten entstehen: einerseits durch „theoretische" (gedankliche) Arbeit, wie dies v. a. für die frühen Pflegetheorien (→ 50.3.2) zutrifft, andererseits – und dieser Weg wird heute favorisiert – durch Forschung (→ 50.2). **Pflegeforschung** und **Theoriebildung** sind dabei nicht losgelöst voneinander zu betrachten.

DEFINITION

Theoriebildung *(Theoriegenerierung, -entwicklung):* Art und Weise, wie wissenschaftliche Erkenntnisse (in Form von Theorien) erlangt werden. Dies kann prinzipiell auf zwei Arten geschehen: durch **Induktion** und durch **Deduktion** (→ 50.2.1).

Pflegetheorien können – wie am Beispiel der Theorien zu chronischen Krankheiten, ihrem Erleben und ihrer Bewältigung gezeigt – Ergebnis von Pflegeforschung sein. Sie können zugleich Grundlage für (weitere) wissenschaftliche Erkenntnisgewinnung durch Forschung bilden. Beispiele für derartige theoriegeleitete Pflegeforschung sind die Auseinandersetzung mit der Selbstpflegedefizit-Theorie von *Dorothea Orem* (→ 50.3.4), [91]. Besonders der belgische Pflegewissenschaftler *George Evers* war hier aktiv. Er erarbeitete auf der Basis von *Orems* Theorie ein Standardwerk zur Erfassung von Selbstpflegedefiziten (für das Assessment im Rahmen des Pflegeprozesses) [92]. Zudem regte er viele Forschungsarbeiten basierend auf *Orems* Theorie an, z. B. zur Selbstpflege von Dialysepatienten (→ 33.1.7), von Menschen mit Ulcus cruris venosum (→ 22.2.3), von querschnittgelähmten Menschen (→ 37.13.2) zur Regulierung der Stuhlausscheidung sowie von Menschen mit Diabetes zur Prävention des Diabetischen Fußsyndroms (→ 26.6.6). Ein ähnlich dynamischer Prozess zwischen Pflegeforschung und der (Weiter-)Entwicklung von Theorien ging von *Afaf I. Meleis* „Transitions Theory" aus [93].

Theoriebildung als Prozess

Forschungsarbeiten, die das Ziel der **Theoriebildung** verfolgen, führen i. d. R. nicht zu „fertigen", „endgültigen" Theorien. Vielmehr liefern sie erste oder weitere, ggf. korrigierende Beiträge für eine Theorie. Sie führen zu einer „vorläufigen" Theorie bzw. stellen einen Theorieansatz dar, der durch weitere Forschung weiterzuentwickeln ist. Theoretisches Denken und Forschung haben somit keinen Anfang und kein Ende. Sie befinden sich in einem stetigen Entwicklungsprozess [94].

50.3.7 Anwendung von Pflegetheorien

Pflegetheorien können die **Entwicklung der Pflegepraxis** und ein sinnerfülltes Arbeiten und Erfolgserleben der einzelnen Pflegenden und der Pflegeteams enorm fördern. Grundlagen hierfür sind theoriegenerierende und -geleitete Forschung (→ 50.3.6), theoriegestützte Aus- und Weiterbildung (→ 51.4), das Heranziehen von Theorien für die Organisation von Pflege und das Qualitätsmanagement auf Einrichtungsebene sowie das theoriegeleitete Entscheiden und Handeln in konkreten Pflegesituationen [95].

Pflegetheorien in der Anwendung auf Einrichtungsebene

Zahlreiche Erfahrungsberichte und Forschungsarbeiten konnten Erfolge im Sinne einer effektiveren und effizienteren Pflege mit größerer Selbstständigkeit und Lebensqualität der Gepflegten und dem Erleben sinnerfüllten, wirksamen Pflegehandelns aufseiten der Pflegenden belegen, z. B.

- Bei der Umorganisation von Pflege in Krankenhäusern und Rehabilitationseinrichtungen auf der Basis von *Krohwinkels* Theorie der Fördernden Prozesspflege (→ 50.3.4), insbesondere durch die Einführung der Bezugspflege (→ 47.5.3), die Strukturierung der Arbeit nach dem Pflegeprozessmodell, die Dokumentation der Pflegebedarfe, -ziele und -ergebnisse mittels des ABEDL-Strukturierungsmodells und des gezielten interdisziplinären Austauschs [96]
- Für die Einführung von *Cora van der Kooijs* Mäeutischem Pflege- und Betreuungsmodell (→ Tab. 50.6) in der stationären Langzeitpflege durch die Schaffung kleiner Wohneinheiten und Milieugestaltung, Mitarbeiterschulung zum Verstehen und zum einfühlenden Umgang mit Menschen mit Demenz sowie Biografiearbeit [97].

Theoriegeleitetes Handeln in konkreten Pflegesituationen

Mittels **Pflegetheorien** lassen sich zudem **konkrete Pflegesituationen** beleuchten, hinterfragen und Lösungsmöglichkeiten im Sinne individuell geeigneter Pflegeinterventionen entwickeln. Dazu ein **Fallbeispiel:**

Herr Tau ist 78 Jahre alt und seit zwei Jahren Witwer. Bis zur Krankenhauseinweisung lebte er allein in seinem kleinen Reihenhaus am Stadtrand. Sein einziger Sohn wohnt mit seiner Familie in der gleichen Stadt und unterstützt den Vater bei großen Einkäufen oder Arztbesuchen. Das Mittagessen kocht sich Herr Tau meist selbst. Einmal pro Woche kommt eine Nachbarin zum Putzen ins Haus. Vor zwei Tagen wurde Herr Tau mit Verdacht auf Schlaganfall eingewiesen. Im CT zeigte sich eine intrazerebrale Blutung der A. cerebri. Aufgrund der Blutung hat Herr Tau eine Hemiparese, einen Gesichtsfeldausfall sowie eine Aphasie.

Die Aufgaben der Pflege im Rahmen der medizinisch-therapeutischen Maßnahmen sind unabhängig von Pflegetheorien immer gleich. Darüber hinaus geben die verschiedenen Pflegetheorien – abhängig davon, was sie als Ziel, Aufgabe und Handlungsweise der Pflege definieren – unterschiedliche Hinweise und Handlungsempfehlungen für die Pflege und Begleitung von Herrn Tau:

- Folgt man z. B. der **bedürfnisorientierten Theorie** von *Orem* (→ 50.3.4), steht bei der Aufnahme von Herrn Tau die systematische Erfassung seiner Selbstpflegedefizite und Ressourcen im Vordergrund, um daraus Pflegediagnosen abzuleiten und auf die Selbstpflege orientierte Pflegeinterventionen zu planen, durchzuführen und zu evaluieren
- Geht man nach den **Prinzipien** von *Leininger* (→ 50.3.4) vor, dann ist es bei der Aufnahme wichtig festzustellen, wie der Alltag für Herrn Tau bislang aussah und was er aufgrund seiner kulturellen Herkunft von der Pflege erwartet. So können die Pflegenden kulturkongruente Pflegemaßnahmen anbieten
- Auf der Basis der **Interaktionstheorien** (→ 50.3.4) kann die Unterstützung von Herrn Tau und seinen Angehörigen bei der Krankheitsbewältigung als pflegerische Aufgabe verstanden werden. Die Bezugspflegende von Herrn Tau wird die Kommunikation mit ihm und seinen Angehörigen, z. B. basierend auf *Peplaus* **Theorie psychodynamischer Pflege** (→ 50.3.4), phasenorientiert mit jeweils angepasster Unterstützung im physischen wie v. a. auch im emotionalen Bereich gestalten. Hierfür können ihr zudem das Modell zur Bewältigung chronischer Krankheiten von *Schaeffer* und *Moers* (→ 50.3.5) und das **Corbin-Strauss-Modell** (→ 50.3.5) hilfreich sein. Durch Beobachtung, empathische Zugewandtheit und vorsichtige Fragen wird sie versuchen festzustellen, in welcher Phase des Krankheitserlebens und -verarbeitens Herr Tau und seine Angehörigen sind. Die Kenntnis darüber wird die Interaktion zwischen dem Patienten, seinen Angehörigen und der Pflegenden und den Einsatz angemessener Unterstützungsangebote mitbestimmen.

An diesem Beispiel zeigt sich, dass sich komplexes pflegerisches Handeln im Regelfall nicht mittels einer einzelnen Pflegetheorie hinreichend erklären und gestalten lässt. Um der jeweiligen Patienten- und Handlungssituation gerecht zu werden, empfiehlt es sich, flexibel auf verschiedene Erklärungs- und Lösungsansätze, d. h. auf die dafür jeweils „brauchbaren" Theorien oder einzelnen Konzepte daraus, zurückzugreifen. Während die eine Theorie z. B. dabei unterstützt, Pflegephänomene in einer spezifischen Situation zu erkennen und geeignete Interventionen zu finden, gibt eine andere Theorie eher Auskunft darüber, wie eine Pflegende gemeinsam mit dem Patienten zu einem befriedigenden Pflegeergebnis gelangt. Die Theorien ergänzen sich also. Was dabei entsteht, kann als **Multitheorie** *(„Patchworktheorie", theoriepluralistischer Ansatz)* bezeichnet werden [98].

Theorien sind keine Rezepte

Theorien sind **Hilfsmittel für die Analyse und Reflexion** der Pflegepraxis und bieten Hinweise für adäquates Handeln. Sie sollen zu einer verantwortungsvoll begründeten Gestaltung der Pflegepraxis beitragen. Dies schließt aus, sie wie fertige Rezepte 1:1 in der Praxis anwenden zu wollen.

Beurteilung der Brauchbarkeit einer Theorie

Die verschiedenen Theorien haben unterschiedliche Schwerpunkte und Zwecke und ergänzen einander. Auf den ersten Blick ist es schwer, die einzelnen Stärken und Schwächen einer Theorie zu erkennen. Dies ist jedoch wichtig, um entscheiden zu können, ob eine Theorie für die Anwendung etwa auf bestimmte Einrichtungen, Patientengruppen und Handlungsfelder geeignet ist. Hierfür bietet sich eine Theorieanalyse an.

DEFINITION

Theorieanalyse: Systematische Untersuchung einer Theorie hinsichtlich ihrer Bedeutung, inneren Logik und Verständlichkeit, ihres Nutzens, ihrer Allgemeingültigkeit und Überprüfbarkeit [99].

Die Theorieanalyse erfolgt schrittweise. Sie beginnt mit dem sorgfältigen Lesen der Theorie. Von dem so gewonnenen Verständnis der Theorie ausgehend, kann dann eine kritische Analyse und Beurteilung der Konzepte, theoretischen Grundlagen und ihrer logischen Verknüpfung in der Theorie erfolgen. Mehrere Autoren, z. B. *Afaf I. Meleis* [100] oder im deutschsprachigen Raum *Gert Hunink* [101], haben hierzu „Leseanleitungen" mit Analysekriterien entwickelt und Vorgehensweisen zur Theorieanalyse für die Praxisanwendbarkeit beschrieben.

51

BERUF UND PROFESSION

Julia Lademann

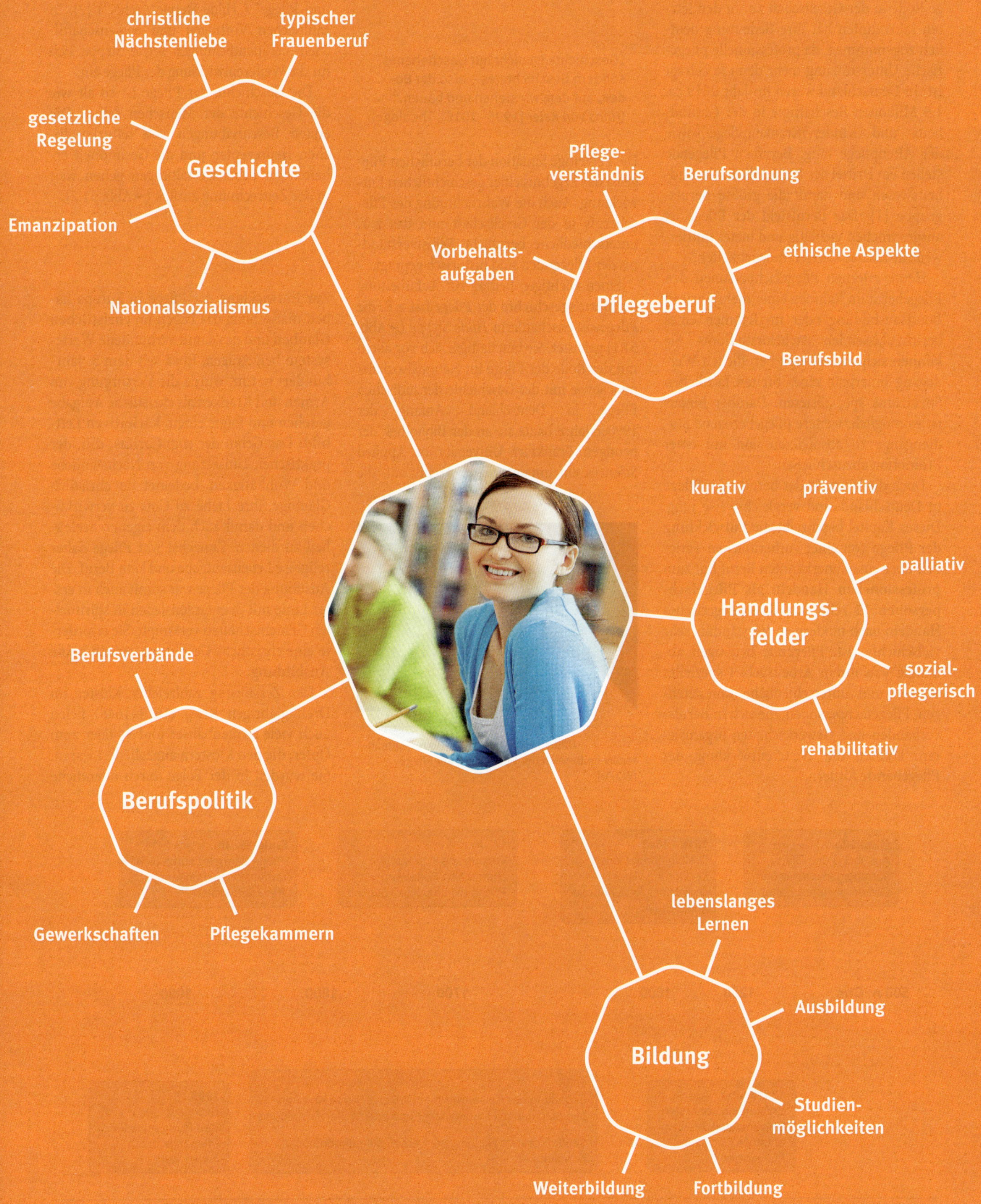
Geschichte
christliche Nächstenliebe
typischer Frauenberuf
gesetzliche Regelung
Emanzipation
Nationalsozialismus
Pflegeberuf
Pflegeverständnis
Berufsordnung
Vorbehaltsaufgaben
ethische Aspekte
Berufsbild
Handlungsfelder
kurativ
präventiv
palliativ
sozialpflegerisch
rehabilitativ
Berufspolitik
Berufsverbände
Gewerkschaften
Pflegekammern
Bildung
lebenslanges Lernen
Ausbildung
Studienmöglichkeiten
Weiterbildung
Fortbildung

Pflegeberufen kommt seit jeher eine wichtige Rolle in der Gesellschaft zu. In den letzten Jahrzehnten hat ihre Bedeutung deutlich zugenommen, da professionelle pflegerische Unterstützung mehr denn je gefragt ist. In Deutschland waren im Jahr 2019 ca. 1,9 Millionen Beschäftigte in der Gesundheits- und (Kinder-)Krankenpflege sowie der Altenpflege tätig. Beruflich Pflegende stellen ein Drittel des Personals im Gesundheitswesen und damit die größte Berufsgruppe [1]. Das Berufsfeld der Pflege ist ausgesprochen vielfältig und bietet mittlerweile attraktive Karrieremöglichkeiten.

Heute erlernen Pflegefachpersonen den Pflegeberuf im Rahmen einer mehrjährigen Berufsausbildung oder im Rahmen eines berufszulassenden Bachelorstudiums. Sie können sich im weiteren beruflichen Werdegang innerhalb eines breiten fachlichen Spektrums spezialisieren. Darüber hinaus ist es möglich, weitere pflegebezogene Studiengänge zu absolvieren und mit einer Promotion abzuschließen.

Doch die Wurzeln der beruflichen Pflege in Deutschland sind vergleichsweise jung. Dieses Kapitel beschreibt die **Entwicklung der Pflege** von einer vorberuflichen Tätigkeit über einen anerkannten Beruf hin zum **professionellen Handeln als Pflegefachpersonen.** Es zeigt sich, dass pflegerisches Handeln nach modernem Verständnis sehr vielschichtig ist. Pflegende benötigen abhängig von ihrem Arbeitsgebiet spezielles Wissen und unterschiedliche Kompetenzen. Pflegefachpersonen, die sich in Berufsverbänden und Gewerkschaften organisieren, können die Weiterentwicklung der Pflegeberufe fördern.

51.1 Geschichte der Pflege

Bedeutung von Geschichte

„Geschichte ist nicht nur Geschehenes, sondern Geschichtetes – also der **Boden,** auf dem wir stehen und bauen."
(*Hans von Keler* [1925–2016], Theologe)

Die derzeitige Situation der beruflichen Pflege ist das Ergebnis einer geschichtlichen Entwicklung. Auch die Wahrnehmung des Pflegeberufs in der Gesellschaft und das z. T. unterschiedliche berufliche Selbstverständnis der Pflegenden sind historisch geprägt.

Einen wichtigen Beitrag zur Aufarbeitung der **Berufsgeschichte** der Pflege hat z. B. die Pflegewissenschaftlerin *Hilde Steppe* (→ Abb. 51.1) geleistet. Sie beschäftigte sich vor allem mit der Rolle der Pflege im Nationalsozialismus sowie mit der Geschichte der jüdischen Pflege in Deutschland. Anfang der 1990er-Jahre baute sie an der Bibliothek der heutigen Frankfurt University of Applied Sciences ein umfangreiches Archiv auf, die „Historische Sondersammlung Soziale Arbeit und Pflege" („Hilde-Steppe-Archiv") [2]. In zahlreichen Vorträgen und wissenschaftlichen Veröffentlichungen setzte Steppe sich für die Weiterentwicklung der Pflege ein.

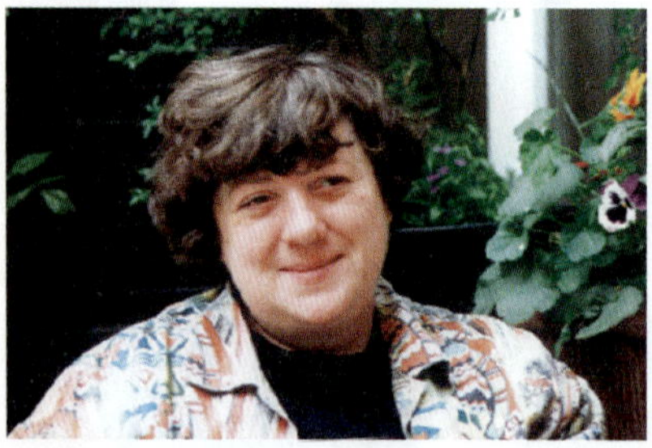

Abb. 51.1 *Hilde Steppe* (1947–1999) forschte intensiv im Bereich der Geschichte der Pflege. [W270]

Die Geschichte der Pflege ist so alt wie die Geschichte der Menschen selbst. Die ersten Beschreibungen von naturkundlichen Heilrezepten und die Gesundheit erhaltenden Lebensgestaltungen gehen weit in der Zeitrechnung zurück (→ Abb. 51.2).

51.1.1 Pflege aus christlicher Nächstenliebe

Zur Entwicklung der Pflege in Europa haben maßgeblich das Leben im **christlichen Glauben** und das damit verbundene Wertesystem beigetragen. Etwa seit dem 5. Jahrhundert n. Chr. wurde die Versorgung von Armen und Kranken als christliche Aufgabe gesehen und folgte einem **karitativen Leitbild:** Das Gebot der sog. **Caritas,** d. h. der praktischen Umsetzung von Nächstenliebe und Wohltätigkeit, bedeutet für christlich Gläubige, ihre Liebe zu Gott zu verwirklichen und damit auch dem eigenen Seelenheil zu dienen. Zunächst war Pflege daher religiöse Lebensaufgabe und kein Beruf. Die Ausübung der Pflege war somit auch in erster Linie mit dem Ordensleben in spirituellen Gemeinschaften verknüpft. Sie erforderte eine christliche Gesinnung, jedoch **keine Ausbildung.**

Der Zerstörung zahlreicher Klöster im Dreißigjährigen Krieg (1618–1648) fielen auch viele Armenhäuser und Spitäler zum Opfer, die den Klöstern angegliedert waren. Sie wurden in der Folge durch öffentliche

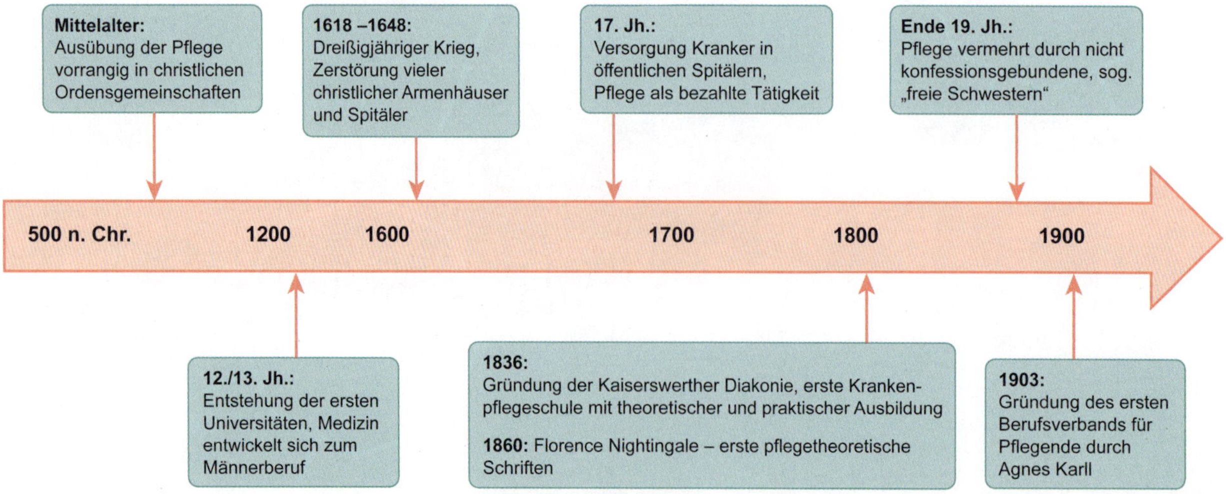

Abb. 51.2 Historische Entwicklung des Pflegeberufs. [L143]

Spitäler ersetzt. Die Versorgung von Kranken wurde so zunehmend zu einer gemeinschaftlichen Aufgabe. Pflege entwickelte sich vom „Liebesdienst gegen Gotteslohn" zur bezahlten Tätigkeit [3].

51.1.2 Pflege als Aufgabe von Frauen

Dass Pflege lange Zeit vor allem als **Aufgabe von Frauen** angesehen wurde, ist Ergebnis einer gesellschaftlichen Entwicklung. Zunächst wurde die Sorge um Kranke und Bedürftige in Klöstern sowohl von Nonnen als auch von Mönchen geleistet. In dieser Zeit entwickelte sich auch die Klostermedizin. Hier waren Heilkunde und Krankenpflege nicht voneinander getrennt; sie wurden von Frauen und Männern gleichermaßen betrieben.

Als im 12. und 13. Jahrhundert die ersten Universitäten entstanden, vollzog sich die **Trennung zwischen Medizin und Krankenpflege.** Die Medizin entwickelte sich in dieser Zeit zum „Männerberuf", denn Frauen war ein Studium – und speziell das der Medizin – bis zum Beginn des 20. Jahrhunderts verboten. Gleichzeitig wurde die Krankenpflege erst im 19. Jahrhundert zu einem „typischen Frauenberuf". Die Pflegewissenschaftlerin *Claudia Bischoff* hat in einer historischen Analyse [4] aufgezeigt, dass diese geschlechterspezifische Arbeitsteilung zwischen Frauen und Männern dem **bürgerlichen Rollenverständnis** entsprach, das sich damals entwickelte: Die Erwerbsarbeit und die Beteiligung am öffentlichen Leben (z. B. in Politik, Wissenschaft und Wirtschaft) war Männern vorbehalten. Die Bestimmung der bürgerlichen Frau wurde in der Haus- und Familienarbeit gesehen. Die verheiratete Frau kümmerte sich in der Familie um Kinder, Ältere und Kranke oder Behinderte. Unverheiratete Frauen oder Witwen aus wohlhabenden Verhältnissen arbeiteten ehrenamtlich in Spitälern oder Pflegeanstalten. Die vormals christlich motivierte Pflege aus Nächstenliebe entwickelte sich somit zu einem „Liebesdienst", den Frauen privat in den Familien und somit für die Gesellschaft erbrachten.

Diese klaren Rollenbilder von Männern und Frauen hatten auch Auswirkungen darauf, welche Kompetenzen und Qualifikationen für die Ausübung der Pflege vorausgesetzt wurden. Fähigkeiten, die in Pflegeberufen eine besondere Rolle spielen – wie Fürsorglichkeit, Empathie und Geduld –, wurden als „natürlich weibliche" Eigenschaften von Frauen aufgefasst. Auch wurden von den pflegerisch tätigen Frauen ein „gutes sittliches Verhalten" und die bedingungslose Unterordnung unter die von Männern dominierte Medizin erwartet.

> **Rollenbilder**
> Wie sich Frauen und Männer in unserer Gesellschaft verhalten bzw. was als „typisches" und damit „richtiges" Verhalten gilt, ist auch heute noch von den oben beschriebenen traditionellen **Rollenbildern** geprägt. Diese wiederum wirken sich aus auf die Vorstellungen von der Pflege als Beruf, auf die beruflichen Inhalte und Kompetenzen sowie die beruflichen Qualifikationsmöglichkeiten.

Obwohl die traditionellen Rollenbilder von Frauen und Männern heute nicht mehr so ausgeprägt sind, scheint die Vereinbarkeit des Pflegeberufs mit einem modernen Männerbild immer noch schwierig. Während in der Medizin der Anteil der Frauen in den vergangenen Jahrzehnten kontinuierlich und deutlich zugenommen hat, liegt der Anteil der Männer in der beruflichen Pflege nach wie vor bei etwa 20 %. Das bedeutet, dass Männer in der Pflege als Ausnahme wahrgenommen werden, die in einem als immer noch „weiblich" geltenden Beruf tätig sind. Nicht selten gelten sie als „Softies", die fürsorglich, emphatisch und damit „unmännlich" sind. Oder es wird ihnen unterstellt, nur deshalb in der Pflege zu arbeiten, weil sie keine Karriere in der Medizin zuwege gebracht haben. Gerade in dieser Annahme zeigt sich, dass der Pflege nach wie vor nur ein untergeordneter Wert beigemessen wird. Andererseits übernehmen Männer in der Pflege häufiger als Frauen attraktive, besser bezahlte Tätigkeiten oder Führungspositionen [5].

51.1.3 Pflege im Nationalsozialismus

Die Rolle der Pflege in Deutschland zwischen 1933 und 1945 stellt ein trauriges Kapitel der Pflegegeschichte dar. Eine erste historische Aufarbeitung erfolgte erst in den 1980er-Jahren durch die Pflegewissenschaftlerin *Hilde Steppe* [6]. Wie alle anderen gesellschaftlichen Bereiche auch, wurde das Gesundheits- und Pflegewesen von der nationalsozialistischen Ideologie geprägt. Angehörige von Gesundheitsberufen wurden angewiesen, das rassistische Weltbild mit Vorstellungen zu angeblich „minderwertigem" und „hochwertigem" Leben zu unterstützen. Sie beteiligten sich an Patientenmorden, Zwangssterilisierungen und Menschenversuchen bei Personengruppen, die dem nationalsozialistischen Idealbild nicht entsprachen. Mit diesen Verbrechen gegen die Menschlichkeit verletzten viele Pflegefachpersonen sowie andere Gesundheitsberufe ihre christlichen und humanen Werte.

Die Entwicklung von Pflegeberufen war stark durch Hierarchien geprägt. Sie mussten sich den Anordnungen der konfessionellen Mutterhäuser und den ärztlichen Leitungen unterwerfen. Gehorsamkeit und Disziplin haben Pflegende als wichtigste Tugenden gelernt, Individualität, Meinungsvielfalt oder gar kritisches Denken waren verpönt. Auf diese Art und Weise sozialisiert, haben Pflegende zwar durchaus das menschliche Elend und Leid, welches sie mit verantwortet haben, gesehen, sich aber dennoch beteiligt [7].

Daneben gab es aber auch mutige Pflegefachpersonen, die sich gegen das nationalsozialistische Regime und dessen Anordnungen im Verborgenen oder auch ganz offen gewandt haben. Darüber ist relativ wenig bekannt, aber viele Angehörige von Gesundheitsberufen, die in den Widerstand gingen, wurden vom System verfolgt und ermordet [6].

Dieses historische Erbe sollte Pflegefachpersonen stets daran erinnern, dass sie ihren Beruf verantwortungsvoll und reflektiert ausüben. Die heute gültigen ethischen Richtlinien für Pflegeberufe (→ 49.2) verbieten u. a. jegliche Form von Rassismus und Antisemitismus.

> **SPICKZETTEL**
> **Traditionen und Rollenbilder in der Pflege**
> - Mittelalter: Ausübung der Pflege vorrangig durch Angehörige christlicher Ordensgemeinschaften.
> - 17. Jahrhundert: Öffentliche Spitäler ersetzen die Armenhäuser und Spitäler der christlichen Klöster; Versorgung von Kranken wird zur Gemeinschaftsaufgabe, Pflege zur bezahlten Tätigkeit.
> - 19. Jahrhundert: Pflege als „typischer Frauenberuf" – Medizin als „Männerberuf".
> - Pflege im Nationalsozialismus: Gehorsam und Disziplin als oberste Tugenden verdrängen christlich-humanes Leitbild und ermöglichen Verbrechen gegen die Menschlichkeit.
> - Modernes Pflegeverständnis auf Basis ethischer Richtlinien: das Wohl der Anderen als Aufgabe und Ziel.
> - Traditionelle Rollenbilder prägen nach wie vor das Berufsbild der Pflege, ihr Ansehen und die Qualifikationsmöglichkeiten für Pflegende.

51.1.4 Entwicklung zur beruflichen Tätigkeit

Einführung von Pflegeausbildungen

In den Pflegeorden stand der christliche Auftrag der Nächstenliebe im Mittelpunkt der Versorgung von kranken und armen Menschen. Diese dienende, innere Haltung wurde als Voraussetzung erwartet und war durch **Ausbildung** nicht erreichbar. In den auf Pflege spezialisierten Mutterhäusern der Ordensgemeinschaften erfolgte daher lediglich eine praktische Einarbeitung durch erfahrene Schwestern, ohne theoretischen Unterricht [8].

1836 gründeten *Friederike Fliedner* und ihr Mann *Theodor Fliedner* in Kaiserswerth den „Evangelischen Verein für christliche Krankenpflege", um den zunehmenden sozialen Problemen der Industrialisierung zu begegnen. Die **Kaiserswerther Diakonie** (→ Abb. 51.3) umfasste eine protestantische Krankenpflegeschule, die erstmals eine theoretische und eine praktische Ausbildung für die Krankenpflege vorsah. Die „Diakonissen" lebten gemeinsam in einem Wohnhaus und widmeten sich vollständig der Pflege Kranker. Theodor Fliedner betrachtete die Krankenpflege weiterhin als eine religiös motivierte Aufgabe. Seinem Verständnis entsprach auch, dass die pflegenden Frauen ihren Dienst verrichteten, ohne dabei die Kompetenzen der Ärzte zu berühren oder eigene Anordnungen zu treffen. Die gut ausgebildeten Diakonissen genossen in der Gesellschaft und in den Krankenhäusern, in denen sie Anstellungsverträge erhielten, hohes Ansehen.

Die erste theoretische Unterrichtung von Pflegenden erfolgte durch Ärzte, die auch entsprechende Lehrbücher verfassten. Allerdings gab es auch viele Stimmen innerhalb der Ärzteschaft, die sich gegen eine Ausbildung in der Pflege aussprachen. Sie befürchteten, dass Pflegende das so erworbene Wissen als „Kurpfuscher" anwenden könnten. Dennoch haben einige Mediziner erkannt, dass gut ausgebildete Pflegefachpersonen die ärztliche Arbeit besser unterstützen können. Während die Religion an gesellschaftlicher Bedeutung verlor, gewann die Medizin durch ihr Engagement in der theoretischen Pflegeausbildung an Einfluss: Die kirchliche Autorität, der Pflegende bis dahin unterstellt waren, wurde durch die ärztliche Autorität abgelöst [3].

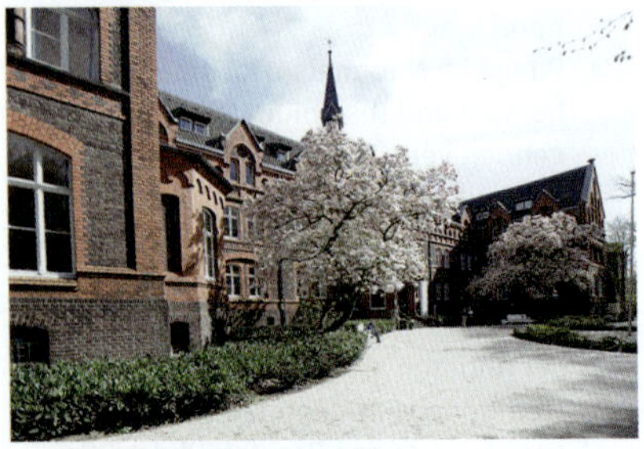

Abb. 51.3 Mutterhaus der Kaiserswerther Anstalten, heute Hotel Mutterhaus der Kaiserswerther Diakonie. [X229]

Ein prominenter ärztlicher Vertreter zur Förderung der Pflegeausbildung für Krankenwärterinnen und -wärter war *Franz Anton Mai* (1742–1814). Er setzte sich für die Zuordnung der Krankenpflege zu den Heilberufen ein und forderte eine universitäre Ausbildung und Prüfung. Er hielt in Heidelberg Vorlesungen über „Krankenwärterlehre", scheiterte aber letztendlich bei einer nachhaltigen Umsetzung seiner innovativen Ansätze.

Weitere gesellschaftliche Einflüsse prägten die Entwicklung der Pflege. Vor allem erforderten die zahlreichen Kriege im 19. Jahrhundert die Versorgung von Kriegsverwundeten in den Lazaretten. In dieser Zeit begründete die Engländerin *Florence Nightingale* (1820–1910) die oftmals so benannte „moderne" Krankenpflege (→ 50.1.2). Sie wurde bekannt durch ihren planerischen und praktischen Einsatz bei der Versorgung von Kriegsverletzten. Später erarbeitete sie mit wissenschaftlichen Methoden (u. a. der Statistik) eine theoretische Grundlage für die Krankenpflege – die 1860 veröffentlichten „Notes on Nursing". Florence Nightingale setzte sich ihr Leben lang dafür ein, dass die Pflege als eigenständiger Beruf mit einer fundierten theoretischen und praktischen Ausbildung Anerkennung findet [9].

Beginnende Emanzipation

Mit der aufkommenden Frauenbewegung und der **Emanzipation** vom rein männlich dominierten Gesellschaftsmodell ging auch eine Veränderung in der beruflichen Entwicklung der Pflege einher. Die „modernen Frauen" brachten sich mit eigenen Forderungen in die durch Männer bestimmte Gesellschaft ein. Sie setzten z. B. durch, selbst einer abgesicherten und bezahlten Erwerbsarbeit nachgehen zu dürfen. Ende des 19. Jahrhunderts waren in der Pflege neben den konfessionellen Schwesternschaften und den Krankenwärtern auch sogenannte **freie Schwestern** tätig. Diese hatten meist keinerlei Arbeitsschutz, und auch die Bezahlung sowie die Arbeitsbedingungen waren nicht verbindlich festgelegt. Zudem wurden die freien Schwestern von pflegenden Ordensschwestern und Diakonissen nicht als gleichwertige Berufsangehörige angesehen. So erklärt sich auch der oft verwendete Begriff der „wilden Schwestern", die sich keinem Mutterhaus unterstellen wollten.

Zu diesen freiberuflich Pflegenden zählte *Agnes Karll* (1868–1927, → Abb. 51.4). Sie initiierte 1903 in Berlin mit Unterstützung bürgerlicher Frauenverbände die Gründung der *Berufsorganisation der Krankenpflegerinnen Deutschlands (B. O. K. D.)*. Aus dieser Organisation, die sich auch als Fachverband verstand, ging der heutige *Deutsche Berufsverband für Pflegeberufe (DBfK)* hervor (→ 51.5.1). Karll forderte, die Pflege als Beruf jeder Frau zugänglich zu machen – ohne den Zwang, in einen Orden eintreten zu müssen. Ihr Engagement trug wesentlich dazu bei, dass sich die Situation für freiberuflich tätige Pflegende in Deutschland verbesserte. Karll setzte sich zeitlebens für die Einführung fundierter gesetzlicher Regelungen des Pflegeberufs und eine dreijährige Berufsausbildung ein (→ 51.1.4). Im Zuge dieser Entwicklungen entstanden an zahlreichen nicht konfessionell gebundenen Krankenhäusern Ausbildungsstätten für Pflegende, um für den eigenen Personalbedarf entsprechend ausbilden zu können. Ein deutschlandweit geltendes Gesetz für die dreijährige Berufsausbildung wurde jedoch erst 1965 erlassen.

Die berufliche Entwicklung der Pflege war und ist kein einheitlicher Weg, der von allen Pflegenden gemeinsam angestrebt und entwickelt wurde. Traditionen und ge-

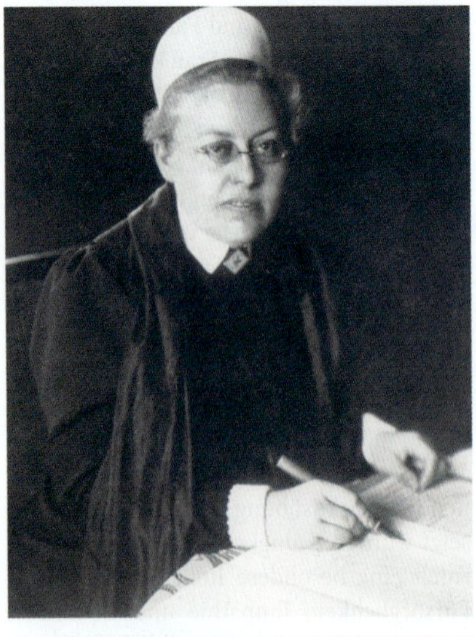

Abb. 51.4 *Agnes Karll* (1868–1927), Gründerin der *Berufsorganisation der Krankenpflegerinnen Deutschlands (B. O. K. D.)*. [W267]

sellschaftliches Denken sowie konfessionelle Beeinflussungen führten zu Kontroversen innerhalb der unterschiedlichen Gruppierungen der beruflich Pflegenden. Sie zeigen sich heute noch in der Vielfalt der berufsständischen Organisationen, die sich unter dem Dach des *Deutschen Pflegerats* zusammengeschlossen haben. Dieser versteht sich als gemeinsame Organisation aller Pflegenden über konfessionelle und berufsspezifische Grenzen hinweg (→ 51.5.1).

SPICKZETTEL

Emanzipation des Pflegeberufs

- **Friederike und Theodor Fliedner:** 1836 Gründung der Kaiserswerther Diakonie mit der ersten Krankenpflegeschule mit theoretischer und praktischer Ausbildung.
- **Franz Anton Mai** (1742–1814): Erster Befürworter einer universitären Ausbildung und Prüfung in der Krankenpflege.
- **Florence Nightingale** (1820–1910): Begründerin der „modernen" Krankenpflege, erste Schriften zur Pflegetheorie.
- **Agnes Karll** (1868–1927): Gründung der Berufsorganisation für Krankenpflegerinnen als Vorläufer des heutigen *Deutschen Berufsverbands für Pflegeberufe (DBfK)*, Engagement für die gesetzliche Regelung des Pflegeberufs und der Pflegeausbildung.

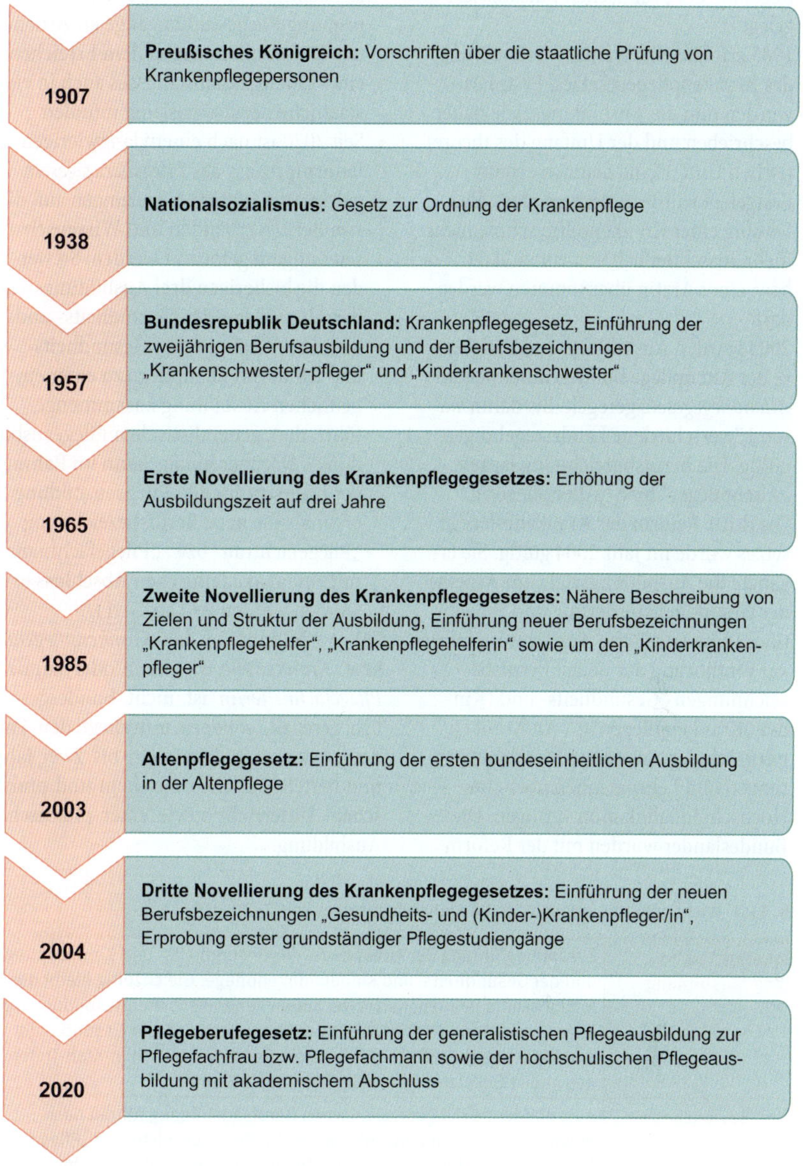

Abb. 51.5 Entwicklung der Berufsgesetze in Deutschland. [L143]

51.1.5 Pflege als gesetzlich geregelter Beruf

Anfang des 20. Jahrhunderts begann der Prozess der staatlichen Regulierung von **Ausbildungen für Pflegeberufe.** Seitdem ist eine Vielzahl von Berufen entstanden, die sich mit Pflege, Betreuung und Versorgung von Menschen befassen. In der Pflege gehörten hierzu die Alten-, Kranken- und Kinderkrankenpflege, die im neuen Pflegeberufegesetz seit 2020 in der generalistischen Pflegeausbildung zusammengefasst sind. Darüber hinaus gibt es die Berufe der Hebammen und Entbindungspfleger/innen, Familienpfleger/innen, Heilerziehungspfleger/innen oder Dorfhelfer/innen. Für alle diese Berufe gibt es Vorschriften zur Qualifizierung und damit Vorgaben zur Erlaubnis des Tragens der Berufsbezeichnung

Für die Kranken- und Altenpflege lässt sich die **Entwicklung der Berufsgesetze** wie folgt zusammenfassen (→ Abb. 51.5):

- 1907 wurden vom Königreich Preußen erstmals in Deutschland *Vorschriften über die staatliche Prüfung von Krankenpflegepersonen* eingeführt. Sie legten u. a. eine einjährige Ausbildung und eine ordentliche Prüfung als Voraussetzung für die Zulassung zum Pflegeberuf fest
- 1938 trat unter dem nationalsozialistischen Regime eine für ganz Deutschland geltende Regelung in Kraft, das *Gesetz zur Ordnung der Krankenpflege.* Dieses schrieb u. a. die ärztliche Leitung von Krankenpflegeschulen vor. Diese Regelung wurde bis in die 1960er-Jahre beibehalten. Sie sicherte somit die Dominanz der Medizin über die Pflege auch in der Ausbildung
- Nach dem Zweiten Weltkrieg dauerte es 12 Jahre, also bis 1957, bis in der Bundesrepublik Deutschland eine Reform erfolgte. Dieses *Krankenpflegegesetz* regelte sowohl die Krankenpflege als auch die Kinderkrankenpflege und legte eine zweijährige Berufsausbildung fest. Gesetzlich geschützte Berufsbezeichnungen waren „Krankenschwester", „Krankenpfleger" und „Kinderkrankenschwester"
- Mit der 1965 relativ schnell folgenden Novellierung wurde die Ausbildungsdauer auf drei Jahre erhöht. Darüber hinaus wurden ein Rahmenlehrplan für den theoretischen Unterricht und eine

Regelung der praktischen Einsätze festgelegt
- 1985 erfolgte eine weitere Veränderung des Krankenpflegegesetzes. Erstmals wurden nun die Ausbildungsziele näher beschrieben und der Umfang des theoretischen Unterrichts deutlich erhöht. Festgelegt wurde außerdem, dass die Leitung einer Krankenpflegeschule nicht mehr ausschließlich von einem Arzt bzw. einer Ärztin übernommen werden darf
- 2003 wurden Ausbildung und Tätigkeit in der Altenpflege bundeseinheitlich im *Altenpflegegesetz* geregelt. Bis dahin waren 17 verschiedene Landesregelungen gültig. Die Berufsbezeichnung lautete „Altenpfleger" bzw. „Altenpflegerin"
- Die dritte Reform des Krankenpflegegesetzes wurde im Jahr 2004 gültig. Sie ergänzte die Ausbildungsziele um Aspekte der Gesundheitsförderung und Prävention. Diese erweiterte Ausrichtung führte zur Einführung der neuen Berufsbezeichnungen „Gesundheits- und (Kinder-)Krankenpfleger/in". An Krankenpflegeschulen müssen seither Schulleitungen und Lehrpersonen über eine Hochschulqualifikation verfügen. Die Bundesländer wurden mit der Reform ermächtigt, zur zeitlich befristeten Erprobung Pflegestudiengänge einzurichten. Diese sollten neben dem Erreichen eines Hochschulabschlusses auch in eine staatliche Berufszulassung münden
- Seit 2020 ist nach einem langwierigen Reformprozess das *Pflegeberufegesetz* gültig. Dieses greift Neuerungen auf, die von Berufsverbänden und Wissenschaft seit Langem gefordert werden: So werden die bisherigen drei Ausbildungswege der Altenpflege, der Gesundheits- und Krankenpflege und der Gesundheits- und Kinderkrankenpflege zu einer einheitlichen Ausbildung zusammengeführt, der „generalistischen Pflegeausbildung". Darüber hinaus kann im Rahmen der hochschulischen Pflegeausbildung erstmals die neue Berufsbezeichnung „Pflegefachfrau" bzw. „Pflegefachmann" mit einem akademischen Abschluss erworben werden (→ Tab. 51.1).

Die Ausbildung in der *Krankenpflegehilfe* bzw. *Krankenpflegeassistenz* oder zum/zur *Pflegefachhelfer/in* ist nicht bundesgesetzlich geregelt, sondern unterliegt den Landesgesetzen. Sie dauert ein bis zwei Jahre und besteht aus theoretischem und praktischem Unterricht sowie einer praktischen Ausbildung.

Tab. 51.1 Wichtigste Neuerungen des Pflegeberufegesetzes seit 2020 [10].

Generalistische Pflegeausbildung	Zusammenführung der Altenpflege, der Gesundheits- und Krankenpflege und der Gesundheits- und Kinderkrankenpflege. Gleichzeitig bleibt die Möglichkeit bestehen, nach zwei Jahren generalistischer Ausbildung weiterhin gesonderte Abschlüsse in der Altenpflege und der Gesundheits- und Kinderkrankenpflege zu erwerben. Sechs Jahre nach In-Kraft-Treten des neuen Gesetzes wird diese Regelung überprüft.
Berufsbezeichnung	Auszubildende der generalistischen Berufsausbildung führen nach einem erfolgreichen Berufsabschluss die Berufsbezeichnung „Pflegefachfrau" oder „Pflegefachmann". Die bisherigen Berufsbezeichnungen „Altenpfleger/in" sowie „Gesundheits- und Kinderkrankenpfleger/in" bleiben erhalten.
Vorbehaltene Tätigkeiten	Erstmals werden Vorbehaltsaufgaben für die Pflege festgelegt, welche nur von beruflich Pflegenden mit erfolgreich abgeschlossener mindestens 3-jähriger Ausbildung durchgeführt werden dürfen: 1. Erhebung und Feststellung des individuellen Pflegebedarfs 2. Organisation, Gestaltung und Steuerung des Pflegeprozesses 3. Analyse, Evaluation, Sicherung und Entwicklung der Qualität der Pflege. Diese Tätigkeiten dürfen nicht an geringer qualifizierte Pflegende delegiert werden und auch nicht von anderen Berufsgruppen übernommen werden.
Regelung der hochschulischen Ausbildung	Künftig kann die primärqualifizierende Ausbildung auch an einer Hochschule absolviert werden. Die Berufsbezeichnungen „Pflegefachfrau" oder „Pflegefachmann" werden mit dem akademischen Grad Bachelor ergänzt. Das Pflegestudium vermittelt weitergehende fachliche und personale Kompetenzen auf wissenschaftlicher Grundlage und Methodik.
Finanzierung	Die Ausbildung ab 2020 ist für alle Pflegeberufe kostenfrei, eine angemessene Vergütung muss gezahlt werden. Die Finanzierung erfolgt über Umlageverfahren, auf Landesebene gibt es Ausgleichfonds. Dies gilt bislang nicht für das Pflegestudium und muss noch geregelt werden.

51.2 Verständnis von Pflege und Pflegeberuf

Das **berufliche Pflegeverständnis** bezieht sich darauf, was unter Pflege und pflegerischer Tätigkeit zu verstehen ist. Das **Berufsverständnis** beschreibt darüber hinaus Haltungen und Verhaltensnormen für eine Berufsgruppe. Dabei bezieht sich das Berufsverständnis zugleich auf den Hauptgegenstand der beruflichen Tätigkeit und damit für Pflegefachpersonen auch auf das Pflegeverständnis. (→ Abb. 51.6).

Was ist unter Pflege eigentlich zu verstehen? Was macht den Kern oder das Wesen von Pflege aus? *Florence Nightingale* war vermutlich die Erste, die sich dieser Frage wissenschaftlich genähert hat. In „Notes of Nursing" hielt sie 1858 fest, „*... dass die eigentlichen Elemente der Krankenpflege noch völlig unbekannt sind*" [9].

Seitdem versuchen Akteure aus Pflegepraxis, Wissenschaft und Politik, diese Frage zu beantworten.

51.2.1 Pflegeverständnis

DEFINITION

Pflegeverständnis: Das Pflegeverständnis wird von fachlich-inhaltlichen, berufspolitischen, gesellschaftlichen und gesetzlichen Aspekten geprägt.

Berufliches Pflegeverständnis

Pflege wird vor allem mit körpernaher Unterstützung in Verbindung gebracht: Jemanden pflegen bedeutet, ihn oder sie bei der Körperpflege zu unterstützen, beim Bewegen, beim Essen usw. Es entsteht der Eindruck, als handele es sich in erster Linie um mehr oder weniger einfache technische Verrichtungen. Doch diese Verrichtungen bedürfen einer fachlichen Grundlage. So ist es beispielsweise keineswegs trivial, eine an Demenz erkrankten Bewohnerin eines Pflegeheims beim Frühstück zu unterstützen. Um einen Menschen fachgerecht pflegen zu können, ist darüber hinaus die Beziehung zwischen diesem und der pflegenden Person entscheidend [11]. Diese Beziehung – so kurz sie auch sein mag – bedarf ebenfalls einer fachlich korrekten und damit professionellen Gestaltung [12]. Eine Pflegefachperson ist damit nicht nur für die Durchführung einzelner Tätigkeiten zuständig, sondern kümmert sich um Sicherheit und Wohlergehen der zu pflegenden Menschen, indem sie pflegerische Maßnahmen auf deren individuelle Situation anpasst. Viele Gesundheitsberufe – gerade im Kran-

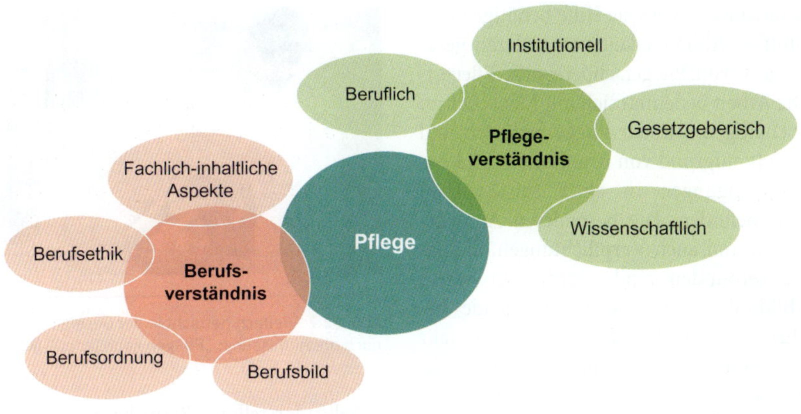

Abb. 51.6 Pflegeverständnis und Berufsverständnis. [L143]

kenhaus – sind nur punktuell für Patientinnen und Patienten zuständig. So führt z. B. die Chirurgin die notwendige Operation durch und der Physiotherapeut kann die Mobilität gezielt aufbauen. Pflegefachpersonen unterstützen Patienten in diesem Prozess und haben den gesamten Ablauf im Blick.

Dass Pflege ein sehr breites Spektrum an Aufgaben und Zuständigkeiten hat, wird aus der weltweit gültigen Definition von Pflege deutlich. Diese wurde von dem internationalen Bund der Pflegefachpersonen (International Council of Nurses, ICN) formuliert. Darauf berufen sich auch hierzulande viele Pflegefachpersonen. Die Definition wurde vom *Deutschen Berufsverband für Pflegeberufe (DBfK)* folgendermaßen übersetzt:

„Pflege umfasst die eigenverantwortliche Versorgung und Betreuung, allein oder in Kooperation mit anderen Berufsangehörigen, von Menschen aller Altersgruppen, von Familien oder Lebensgemeinschaften sowie von Gruppen und sozialen Gemeinschaften, ob krank oder gesund, in allen Lebenssituationen (Settings). Pflege schließt die Förderung der Gesundheit, Verhütung von Krankheiten und die Versorgung und Betreuung kranker, behinderter und sterbender Menschen ein. Weitere Schlüsselaufgaben der Pflege sind Wahrnehmung der Interessen und Bedürfnisse (Advocacy), Förderung einer sicheren Umgebung, Forschung, Mitwirkung in der Gestaltung der Gesundheitspolitik sowie im Management des Gesundheitswesens und in der Bildung." [13]

Aus dieser Definition wird deutlich, dass auch politische Aspekte sowie Fragen zur Bildung wichtige Tätigkeitsbereiche der Pflege darstellen (→ 51.4, → 51.5).

Eine weitere Grundlage für ein berufliches Pflegeverständnis bildet in Deutschland das Pflegeberufegesetz. Was Pflege an sich ist, wird hier zwar nicht definiert, aber es werden:

- Voraussetzungen zur Führung der Berufsbezeichnung festgelegt
- Ausschließliche pflegerische Aufgaben benannt (sog. Vorbehaltsaufgaben)
- Das Ausbildungsziel definiert
- Inhalte der Ausbildung in der Ausbildungs- und Prüfungsverordnung für die Pflegeberufe festgelegt.

Das berufliche Pflegeverständnis prägt auch Pflegeleitbilder, z. B. von Krankenhäusern, Pflegeheimen und ambulanten Pflegdiensten. Darüber hinaus spielt die Sozialgesetzgebung ebenfalls eine wichtige Rolle, da hier die Finanzierung pflegerischer Leistungen festgelegt wird, welche von Kranken- und Pflegekassen übernommen wird. Nicht zuletzt schließt sich der Kreis zum beruflichen Verständnis über eine wissenschaftliche Betrachtung und Fundierung. Wie alle Gesundheitsberufe baut auch die Pflege auf wissenschaftlich erworbenes Wissen.

Institutionelles Pflegeverständnis

Das **Pflegeverständnis von Institutionen** wird in vielen Einrichtungen in einem Pflegeleitbild festgeschrieben und z. B. in Patientenbroschüren und auf Internetseiten veröffentlicht. Vielfach werden solche Pflegeleitbilder nach einer umfangreichen Beschäftigung mit den theoretischen Grundlagen der Pflege in Arbeitsgruppen erstellt. Die Beschreibungen im Pflegeleitbild richten sich v. a. an die Klienten bzw. Patienten. So können sich Pflegeleitbilder deutlich in ihrem Fokus unterscheiden: Eine Klinik, die Menschen mit psychiatrischen Erkrankungen versorgt, wird ein anderes Pflegeleitbild verfolgen als z. B. ein Pflegeheim, ein Hospiz oder ein ambulanter Kinderpflegedienst.

Pflegeverständnis in der Sozialgesetzgebung

In den **Sozialgesetzen** spiegelt sich zumindest teilweise das gesellschaftliche Pflegeverständnis wider, da sie aufgreifen, was gesellschaftlich als relevant erachtet wird. In Deutschland hat der Gesetzgeber 1994 im Elften Sozialgesetzbuch (SGB XI, Soziale Pflegeversicherung) definiert, was unter „Pflegebedürftigkeit" zu verstehen ist (→ 16.1.1). Diese Definition wurde in der Folge sowohl von Betroffenen als auch von beruflich Pflegenden und der Pflegewissenschaft kritisiert, weil sie nach modernem Pflegeverständnis zu eng gefasst war. Der Gesetzgeber ist dieser Argumentation gefolgt: Mittlerweile liegt ein neuer, seit 2017 geltender Pflegebedürftigkeitsbegriff vor. Dieser berücksichtigt nun stärker die Bedürfnisse von Menschen mit Demenz und mit geistigen oder psychischen Beeinträchtigungen. Diese und weitere Reformen finden seit 2015 mit drei Pflegestärkungsgesetzen ihren gesetzlichen Niederschlag [14].

Wissenschaftliches Pflegeverständnis

Ein **wissenschaftlich fundiertes Pflegeverständnis** erfolgt über einen theoretischen und empirischen Zugang. **Theoretisch** bedeutet, dass man im Rahmen unterschiedlicher Denkmodelle (also Theorien) überlegt, was Pflege ist bzw. sein soll. Diese Pflegetheorien (→ 50.3) stellen jeweils ein übergeordnetes wissenschaftliches Pflegeverständnis dar. Aus den Theorien können konkrete Anforderungen an Pflegende, deren Aufgaben sowie Inhalte einer Pflegeausbildung abgeleitet werden. **Empirisch** bedeutet, dass man neben theoretischen Überlegungen auch praktisch in und über Pflege forscht. In der Wissenschaft beeinflussen daher sowohl Theorien als auch Ergebnisse von Studien das Denken über Pflege.

SPICKZETTEL

Aspekte des Pflegeverständnisses

- **Beruflich:** Pflegefachpersonen formulieren Zuständigkeiten und Inhalte auf der Grundlage von Unterstützungsbedarfen verschiedener Zielgruppen von Pflege.
- **Institutionell:** Entwicklung von Pflegeleitbildern der Einrichtungen und Anbieter.
- **Gesetzgeberisch:** Anpassung von Gesetzen und Regelungen an aktuelle Entwicklungen in der Pflege.
- **Wissenschaftlich:** Berücksichtigung von Pflegetheorien und Erkenntnissen aus der Pflegeforschung.

51.2.2 Berufsverständnis

DEFINITION

Berufsverständnis: Grundlagen, Tätigkeiten, Ziele und Pflichten der beruflichen Tätigkeit bilden das Berufsverständnis einer Berufsgruppe. Berufsspezifische Verbände und Organisationen beschreiben das jeweilige Berufsverständnis, das für alle Angehörigen der Berufsgruppe verbindlich zu beachten ist.

Fachlich-inhaltliche Aspekte

Ein Berufsverständnis beruht in erster Linie auf der Formulierung fachlich-inhaltlicher Aspekte durch die Berufsangehörigen selbst. So definieren Pflegefachpersonen ihr eigenes berufliches Verständnis von Pflege. Diese Aufgabe übernehmen in der Regel Berufsorganisationen, wie der Weltbund der Pflegefachpersonen „International Council of Nurses“ (ICN) (→ 51.2.1). Auf dieser Ebene geht es darum, ein einheitliches Pflegeverständnis zu formulieren, um daraus ein übergreifendes Berufsverständnis ableiten zu können. Dazu beschreiben sie **Kernelemente und Ziele** der Pflege sowie eine grundsätzliche berufliche Haltung des gesamten Berufsstands der Pflegenden.

Da die Definition weltweit Gültigkeit haben soll, wird ein sehr breites Spektrum an Aufgabengebieten und Versorgungsstrukturen für die Pflege beschrieben. Sie muss für die Arbeit einer Gemeindepflegeperson in einem afrikanischen Ort genauso zutreffen wie für die Arbeit einer Intensivpflegefachperson in Kanada. Eine so umfassende Definition kann nicht alle unterschiedlichen Berufsfelder der Pflege abbilden. Um ein fundiertes Berufsverständnis von Pflege zu entwickeln, sind eindeutigere Beschreibungen und Definitionen nötig, die sich jeweils auf die konkreten Berufsfelder in der Pflege beziehen.

Ethische Aspekte

Das Berufsverständnis wird nicht nur von der Definition von Pflege bestimmt. Eine Ausrichtung der pflegerischen Arbeit muss immer auch **ethische und moralische Wertmaßstäbe** berücksichtigen. Pflegerische Arbeit ist in hohem Maße personenbezogen, d. h., es handelt sich um Arbeit *mit* Menschen. Im Gegensatz zu anderen personellen Dienstleitungen (z. B. Friseur, Gastronomie) werden die Leistungen der Pflege aber nicht auf der Basis von Freiwilligkeit in Anspruch genommen: Menschen suchen es sich nicht aus, dass sie Hilfe benötigen und damit in Abhängigkeit von anderen geraten, u. a. von Pflegefachpersonen. Pflegerische Arbeit bedeutet, sich mit Menschen zu beschäftigen, die der Pflege bedürfen und sich oft aufgrund von Krankheiten und Beeinträchtigungen in einer existenziellen Krise befinden. Die besonderen Anforderungen und auch Verpflichtungen, die damit verbunden sind, werden in einem **Ethikkodex** von und für Pflegende beschrieben (→ 49.2.4). Dieser wurde im Jahr 1953 vom ICN verabschiedet, die letzte aktualisierte Version stammt aus dem Jahr 2021. Der Ethikkodex legt fest, wie professionell Pflegende mit ihren Mitmenschen umgehen und was sie während der Berufsausübung beachten sollen. Er ist der Wertekompass, dem sich Pflegefachpersonen weltweit verpflichtet haben.

Berufsordnungen

In Deutschland haben einige Bundesländer (z. B. Bremen, Hamburg, Saarland und Rheinland-Pfalz) durch die jeweiligen Landesregierungen bzw. den Senat oder eine Pflegekammer spezifische **Berufsordnungen** für Pflegende erlassen. Dort werden die Ziele der Berufsausübung, die Berufsaufgaben sowie die zentralen Berufspflichten beschrieben, z. B. Schweigepflicht, Beratungspflicht, Dokumentationspflicht, Informations- und Beteiligungspflicht. Darüber hinaus finden sich auch konkrete Verhaltensregeln, z. B. wird die Annahme von Geldgeschenken oder geldwerten Leistungen untersagt. Der Verstoß gegen die Berufsordnung entspricht einer Ordnungswidrigkeit und kann somit potenziell geahndet werden. Ohne eine kontrollierende und prüfende Organisation wie eine Pflegekammer (→ 51.5.2) stellt eine Berufsordnung hauptsächlich eine Selbstverpflichtung für die beruflich Pflegenden dar.

Berufsbild

Das berufliche Selbstverständnis prägt das **Berufsbild,** also die Vorstellung einer beruflichen Tätigkeit, die innerhalb und auch außerhalb des Berufs geteilt wird. Das Bild der beruflichen Pflege wird v. a. von folgenden Faktoren geprägt:

- Auftrag und Ziel
- Wissen bzw. Kenntnisse, Kompetenzen bzw. Fertigkeiten
- Berufsspezifische Aufgaben
- Ethische Grundlagen
- Stellung und Bedeutung in der Gesellschaft und im Gesundheitswesen: Ansehen, Wertschätzung, Bezahlung (Image und Prestige)

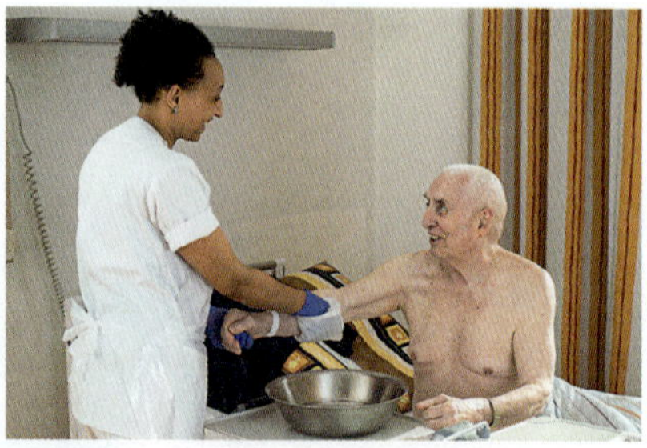

Abb. 51.7 Vielfach herrscht in der Gesellschaft noch die Auffassung: „Pflegen kann jeder!“ [K115]

- Selbstdarstellung, Berufsbezeichnung, Anrede
- Qualifikations- und Karrieremöglichkeiten
- Rechtlicher Rahmen: Festlegung von Aufgaben, Qualifikation, berufliche Autonomie.

Das Berufsbild spiegelt die berufliche Identität. Es zeigt auch, wie selbstbewusst eine Berufsgruppe nach innen und außen auftritt und inwieweit sie mit ihrem eigenen Berufsverständnis in der Öffentlichkeit wahrgenommen wird. Ein klares Berufsbild dient außerdem einer gemeinsamen Interessenvertretung sowie der Qualitätssicherung, indem Qualifikationen und Kompetenzen deutlich gemacht werden.

Obwohl die Pflege als Berufsgruppe großes Vertrauen in der Bevölkerung genießt, besteht doch noch in weiten Teilen die Auffassung: „Pflegen kann jeder!“ Eine gemeinschaftliche Darstellung eines professionellen pflegerischen Berufsverständnisses und Berufsbildes ist den Pflegenden in Deutschland bisher noch nicht gelungen (→ Abb. 51.7). Um dies zu entwickeln, kann eine Orientierung an internationalen Vorbildern hilfreich sein, z. B. ein stärkeres berufspolitisches Engagement. Es geht darum, die Bedeutung von pflegerischer Versorgung und die dafür notwendigen Rahmenbedingungen für die Bevölkerung zu verdeutlichen und politisch zu vertreten.

SPICKZETTEL

Elemente des Berufsverständnisses

- **Fachlich-inhaltliche Aspekte:** Kernelemente und Ziele der Pflege.
- **Ethische Aspekte:** ICN-Ethikkodex für Pflegende.
- **Berufsordnungen:** Verhaltensregeln für Pflegende.
- **Berufsbild:** Berufliche Identität, Qualifikation, Außendarstellung und Außenwahrnehmung, Interessenvertretung.

51.2.3 Entwicklung zur Profession

Formelle Pflege: Beruf und Profession

DEFINITION

Beruf: Öffentlich anerkannte, wirtschaftlich orientierte Tätigkeit, die bestimmte, durch Ausbildung erworbene fachspezifische Kenntnisse und Fertigkeiten voraussetzt und der Sicherung des Lebensunterhalts dient.

Einen **Beruf** erkennt man insbesondere an den folgenden Kriterien:
- Erwerbstätigkeit
- Gesetzlich geregelte Ausbildung
- Bestimmung von Tätigkeiten, die durch Berufsangehörige durchgeführt werden dürfen
- Spezielle Interessenvertretungen, in denen Berufsangehörige sich organisieren.

Diese Kriterien erfüllen die gesetzlich geregelten Pflegeberufe. Die berufliche Pflege grenzt sich als sogenannte **formelle Pflege** von der *informellen* Pflege ab. In diesem Zusammenhang wird auch professionelle Pflege von Laienpflege unterschieden. Allerdings wird hier der Begriff „professionell" eher umgangssprachlich genutzt [15].

Eine **Profession** im berufssoziologischen Sinn zeichnet sich durch Merkmale und Handlungsorientierungen aus, die über die Kriterien eines Berufs hinausgehen. Den Weg von einer nichtberuflichen Tätigkeit über einen Beruf hin zu einer wissenschaftlichen Disziplin und Profession bezeichnet man als **Professionalisierung.**

DEFINITION

Profession: Im berufssoziologischen Sinn ein Beruf, der zentrale gesellschaftliche Werte vertritt und Aufgaben erfüllt, die für den Fortbestand der Gesellschaft notwendig sind. Für die Ausübung wird ein besonderes Maß an wissenschaftlich gewonnenem Fachwissen und Fachkönnen benötigt. Eine hohe berufliche Autonomie sichert dessen Umsetzung. Berufliche Aufgaben und Berufsbezeichnung sind staatlich geschützt. Die Berufsgruppe vertritt nach außen deutlich sichtbar berufsspezifische Werte und ihre eigenen Interessen. Mithilfe starker Berufsorganisationen regelt sie eigene Belange selbst [15].

Professionalisierung: Weiterentwicklung eines Berufs zu einer Profession im berufssoziologischen Sinn.

Im Berufsfeld Pflege sind diese Merkmale und Handlungsorientierungen einer Profession zumindest in Ansätzen ausgeprägt: Die sich entwickelnde Pflegewissenschaft sorgt dafür, dass eine fundierte Wissensbasis geschaffen wird. Auch kommen die gesellschaftliche Bedeutung und der ethische Hintergrund von Pflege sowie berufsständische Aspekte vermehrt in die fachliche und öffentliche Diskussion. Damit ist der Weg für eine Weiterentwicklung der Pflege zur Profession geebnet.

Informelle Pflege

DEFINITION

Informelle Pflege: *(Angehörigenpflege, Nächstenpflege,* früher *Laienpflege):* Übernahme von Tätigkeiten, die eine pflegebedürftige Person nicht selbstständig ausüben kann, durch Bezugspersonen ohne pflegerische Ausbildung (z. B. familiäre Angehörige, Nachbarn, Freunde oder Freundinnen). In der pflegewissenschaftlichen Literatur werden überwiegend die Begriffe „pflegende Angehörige/Zugehörige" verwendet. Der Begriff bezieht sich nicht nur auf familiär verwandte Menschen, sondern ausdrücklich auf das gesamte soziale Umfeld einer pflegebedürftigen Person [16].

Die Hilfe und Unterstützung durch Angehörige nehmen von jeher eine wichtige Rolle ein. Vor Einführung der Sozialversicherungen (Renten-, Kranken-, Pflege-, Unfall- und Arbeitslosenversicherung) war die Familie die wichtigste Stütze, die bei Krankheit oder Pflegebedürftigkeit ein Überleben sichern konnte. In anderen Kulturen ist dies nach wie vor der Fall. Dort gelten Kinder als Garanten für eine Versorgung im Alter, bei Gebrechlichkeit und im Falle einer Krankheit.

Die wesentliche Abgrenzung der **informellen Pflege** zur formellen bzw. beruflichen Pflege ist, dass Pflegefachpersonen ihren Beruf gemäß den oben genannten Merkmalen und Handlungsorientierungen systematisch erlernt haben. Im Unterschied zu pflegenden Angehörigen müssen sie ihr Handeln nach Maßgabe ihres fachlichen und wissenschaftlichen Wissens begründen und einsetzen können. Sie sind also verpflichtet, ihre Handlungen und Entscheidungen darzulegen.

Es gibt aber auch Angehörige, die durch die jahrelange Pflege und Spezialisierung auf eine Person schon sehr viel Wissen über deren Pflegebedürftigkeit und die richtige

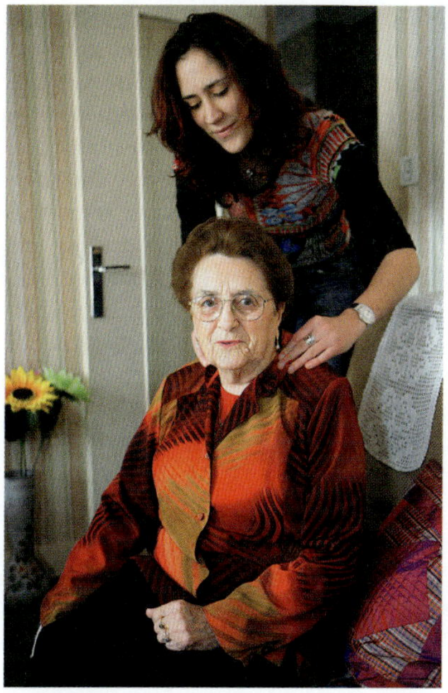

Abb. 51.8 Pflegende Angehörige sind wichtige Partner in der Versorgung kranker und alter Menschen. [J787]

Form der Versorgung haben, z. B. bei der Tracheostomapflege. Sie können als Experten für ihren „eigenen Pflegefall" gelten [17]. In vielen Fällen kommt informelle Pflege den Bedürfnissen der Pflegebedürftigen stärker entgegen als die formelle berufliche Pflege, weil sich die Betroffenen lieber von einem Bekannten, Freund oder Familienmitglied pflegen lassen als von einem fremden „Pflegeprofi" (→ Abb. 51.8). Allerdings kann es auch umgekehrt sein, dass man sich aufgrund der Nähe und möglichen „Verstrickungen" im familiären und Freundesumkreis lieber von anderen Menschen pflegen lässt.

Bedeutung pflegender Angehöriger

Pflegende Angehörige werden oft als „größter Pflegedienst" der Nation bezeichnet. Gemäß der letzten Pflegestatistik werden von den 4,1 Mill. Pflegebedürftigen in Deutschland der Großteil nämlich 3,3 Mill. zu Hause versorgt. Von diesen werden rund 2,1 Mill. allein von Angehörigen, der Rest zusammen mit ambulanten Diensten gepflegt [18].

Vor diesem Hintergrund erscheint es weder zeitgemäß noch professionell, Angehörige als „bequeme/günstige pflegerische Leistungserbringer" oder als „lästige Störfaktoren" zu betrachten. Vielmehr können formelle und informelle Pflege sich gut ergänzen und gegenseitig stärken. Pflegende Angehörige sollten daher in die Koordination und Umsetzung einer patientenorientierten Pflege einbezogen werden. Professionelle Pflegende verfügen über ein systematisch erlerntes und aktuelles Fachwissen, mit dem sie Angehörige in der Pflege unterstützen können. Außerdem sind sie kompetent in den Bereichen Anleitung, Schulung und Beratung (→Kap. 40). Damit können Pflegefachpersonen einen Beitrag zur Sicherstellung einer qualitativ guten pflegerischen Versorgung durch Angehörige leisten [16].

Abgrenzung zu Pflegehilfstätigkeiten

Von der informellen Pflege ist die Arbeit von **Pflegehilfskräften** abzugrenzen. Diese übernehmen ebenfalls ohne besondere berufliche Qualifikation unterstützende Tätigkeiten in der Pflege und Betreuung sowie im Haushalt Pflegebedürftiger. Sie kommen aber nicht aus dem sozialen Umfeld der Pflegebedürftigen, sondern arbeiten meist als Angestellte in Pflegeeinrichtungen oder in der ambulanten Pflege. Seit einigen Jahren können Pflegehilfskräfte eine „Basisqualifikation" erlangen. Im Rahmen eines mehrwöchigen Kurses und eines Praktikums werden dabei die wichtigsten theoretischen und praktischen Grundlagen pflegerischer Hilfstätigkeiten vermittelt. Diese Basisqualifikation wird inzwischen vielfach als Voraussetzung für die Arbeit als Pflegehilfskraft erwartet. Allerdings unterliegen die Ausbildungen von Pflegehilfskräften den Bundesländern und sind daher in Deutschland sehr heterogen.

Nicht zuletzt aufgrund des zunehmenden Bedarfs an pflegerischer Betreuung und Versorgung einerseits und dem ebenfalls steigenden Fachkräftemangel andererseits, werden zunehmend Helfer- und Assistenzberufe in der Pflege eingesetzt. Daher ist es künftig wichtig, deren Qualifizierungswege sowie Aufgaben verbindlich festzulegen und eine berufliche Weiterentwicklung sicherzustellen [19].

VORSICHT! Die Bezeichnung „Pflegehilfskraft" darf nicht verwechselt werden mit den geschützten Berufsbezeichnungen „Krankenpflegehilfe", „Krankenpflegeassistenz", „Pflegefachhelfer/in" und „Altenpflegehelfer/in". Für diese Tätigkeiten ist eine 1- oder 2-jährige berufliche Ausbildung zu absolvieren und mit einer Prüfung abzuschließen.

Auch der Bedarf an Hilfe und Unterstützung im eigenen Haushalt vor allem älterer Menschen nimmt zu. Hier entwickelt sich seit einigen Jahren ein neuer Markt in Deutschland, nämlich die Vermittlung von **Haushaltshilfen und Betreuungskräften, überwiegend aus osteuropäischen Ländern.** Diese leben für mehrere Wochen oder Monate in den Haushalten der zu Betreuenden. Es handelt sich hierbei um einen Graubereich an „care work", über den wenig bekannt ist: Wie viele – überwiegend – Frauen aus welchen Ländern, unter welchen Bedingungen, welche Arbeiten verrichten, ist bislang erst ansatzweise bekannt.

Das Phänomen der wenig transparenten „care work" in unserer Gesellschaft ist nicht neu. Früher waren es v. a. die Töchter, Schwiegertöchter, Mütter und Ehefrauen, die Betreuungs- und Pflegearbeiten nicht selten rund um die Uhr übernommen haben – und das ohne finanzielle Absicherung und meist auch ohne gesellschaftliche Wertschätzung. Bis heute scheinen wir mit der tatsächlichen Wertschätzung von pflegerischen und betreuenden Aufgaben in der Gesellschaft nicht viel weitergekommen zu sein [20]. Daher ist es umso wichtiger, dass eine professionelle Auseinandersetzung mit diesem Phänomen stattfindet.

SPICKZETTEL

Einordnung von Pflegetätigkeiten

- **Pflege als Beruf:** Ausübung der Pflege als Erwerbstätigkeit auf Basis einer anerkannten Ausbildung und definierter Aufgaben und Pflichten.
- **Pflege als Profession:** Gesellschaftlich relevante Tätigkeit auf Basis wissenschaftlicher Kenntnisse und hoher Fachkompetenz, geschützte Berufsbezeichnung mit akademischem Abschluss.
- **Informelle Pflege:** Pflege durch Angehörige und sonstige Personen („Zugehörige"); keine fachliche Qualifikation, oft aber wertvolle Kenntnisse und Kompetenzen im Hinblick auf den individuellen Pflegefall.
- **Pflegehilfskräfte:** Keine Berufsausbildung, aber Basisqualifikation möglich; Übernahme einfacher Pflegetätigkeiten und Betreuungsaufgaben.

51.3 Pflegerische Aufgaben und Berufsfelder

Im Vergleich zu vielen anderen Berufen gibt es für Pflegefachpersonen ein breites Spektrum beruflicher Einsatzbereiche. Dies betrifft sowohl den Einsatzort als auch das Fachgebiet und damit die pflegerischen Inhalte. So gibt es beispielsweise große Unterschiede zwischen der beruflichen Tätigkeit im Operationsdienst und in der ambulanten Pflege.

Betätigungsfelder können sein:

- Allgemeinkrankenhäuser, Universitätskliniken, Fachkliniken
- Ambulante Pflegedienste
- Alten- und Pflegeeinrichtungen
- Wohnheime für Menschen mit Behinderungen
- Gesundheitszentren und Facharztpraxen
- Wohngemeinschaften für Menschen mit Demenz oder mit Intensivpflegebedarf
- Kranken- und Pflegekassen und Medizinischer Dienst der Krankenversicherung
- Beratungsstellen (z. B. Pflege-, Wohnberatung)
- Unternehmen im Gesundheitsbereich (z. B. Pharmafirmen, Hilfsmittelhersteller).

In erster Linie sind Pflegefachpersonen in der direkten Versorgung pflegebedürftiger Menschen tätig. Oft haben sie häufigen und engen Kontakt zu Menschen mit Pflegebedarf in sehr unterschiedlichen Lebenslagen. Sie tragen eine hohe Verantwortung für die Sicherheit und das Wohlergehen der Pflegebedürftigen. Daher benötigen sie fundierte soziale, fachliche und ethische Kompetenzen, die in der Aus- und Weiterbildung systematisch aufgebaut und gestärkt werden (→51.4).

51.3.1 Kernaufgaben und Ziele

Das neue Pflegeberufegesetz präzisiert in § 1 (Ausbildungsziele) die **Kernaufgaben** von Pflegefachpersonen. Dabei wird unterschieden zwischen Maßnahmen, die Pflegefachpersonen gänzlich selbstständig durchführen, darunter auch Vorbehaltsaufgaben, und Aufgaben im Rahmen der Mitwirkung.

Vorbehaltsaufgaben

Pflegeberufegesetz § 4: Erstmals hat das Pflegeberufegesetz Aufgaben definiert, die *ausschließlich* mindestens dreijährig ausgebildeten Pflegefachpersonen vorbehalten sind [10]:

- Erhebung und Feststellung des individuellen Pflegebedarfs
- Organisation, Gestaltung und Steuerung des Pflegeprozesses
- Analyse, Evaluation, Sicherung und Entwicklung der Qualität der Pflege.

Weitere selbstständig durchzuführende Maßnahmen

- Planung und Durchführung der Pflege sowie Dokumentation der angewendeten Maßnahmen

- Bedarfserhebung und Durchführung präventiver und gesundheitsfördernder Maßnahmen
- Beratung, Anleitung und Unterstützung von zu pflegenden Menschen bei der individuellen Auseinandersetzung mit Gesundheit und Krankheit sowie bei der Erhaltung und Stärkung der eigenständigen Lebensführung und Alltagskompetenz
- Erhaltung, Wiederherstellung, Förderung, Aktivierung und Stabilisierung individueller Fähigkeiten insbesondere im Rahmen von Rehabilitationskonzepten
- Pflege und Betreuung bei Einschränkungen der kognitiven Fähigkeiten
- Einleitung lebenserhaltender Sofortmaßnahmen bis zum ärztlichen Eintreffen und Durchführung von Maßnahmen in Krisen- und Katastrophensituationen
- Anleitung, Beratung und Unterstützung von anderen Berufsgruppen und Ehrenamtlichen in den jeweiligen Pflegekontexten sowie Mitwirkung an der praktischen Ausbildung von Angehörigen von Gesundheitsberufen.

Aufgaben im Rahmen der Mitwirkung

- Eigenständige Durchführung ärztlich angeordneter Maßnahmen, insbesondere Maßnahmen der medizinischen Diagnostik, Therapie oder Rehabilitation
- Interdisziplinäre fachliche Kommunikation und effektive Zusammenarbeit mit anderen Berufsgruppen, um Lösungen bei Krankheitsbefunden zu entwickeln und im Team umzusetzen.

Die Festlegung der Aufgaben und Ziele einer professionellen Pflege beruht auf fachlich fundierten Überlegungen. Darüber hinaus orientiert sich das Pflegeberufegesetz bei der Festlegung der Ausbildungsziele an der ICN-Definition von Pflege (→ 51.2.2). Aus den Ausbildungszielen ergeben sich folgende Aufgabenbereiche:

- Gesundheitsförderliche und präventive Pflege
- Kurative Pflege
- Rehabilitative Pflege
- Palliative Pflege
- Sozialpflegerische Maßnahmen.

Das Pflegeberufegesetz macht auch deutlich, dass pflegerische Aufgaben gemäß wissenschaftlichen Erkenntnissen und einer professionellen Berufsethik durchzuführen sind. Bei allen pflegerischen Maßnahmen müssen die individuelle Lebenssituation der zu pflegenden Menschen berücksichtigt und ihre Selbstständigkeit und Selbstbestimmung gefördert werden.

Gesundheitsförderliche und präventive Pflege

Gesundheitsförderung und Prävention → Kap. 16

Das Thema der **Gesundheitsförderung** hat in den vergangenen Jahren wesentlich an Bedeutung gewonnen. Schon im Krankenpflegegesetz von 1985 war das Anleiten zu gesundheitsförderndem Verhalten als Aufgabe von Pflegefachpersonen festgelegt. Im neuen Pflegeberufegesetz sind gesundheitsfördernde Maßnahmen als pflegerische Aufgaben festgeschrieben und präzisiert.

Aufgaben in der Gesundheitsförderung

Pflegeberufegesetz § 5 Abs. 3 Nr. 3 g: „Erhaltung, Wiederherstellung, Förderung, Aktivierung und Stabilisierung individueller Fähigkeiten der zu pflegenden Menschen insbesondere im Rahmen von Rehabilitationskonzepten sowie Pflege und Betreuung bei Einschränkungen der kognitiven Fähigkeiten." [10]

Prävention ist ein fester Bestandteil der Gesundheitsversorgung und gehört seit jeher zu den Aufgaben Pflegender. So zählt der gesamte Bereich der Prophylaxen zur Strategie der Prävention, z. B. Anleitung eines Patienten zur Muskelpumpentätigkeit im Bett, um eine Thrombose zu verhindern. Präventiv ausgerichtet sind z. B. auch die Sturzpräventions- und Inkontinenzberatung oder die Einschätzung eines bestimmten Risikos anhand von Einschätzungsinstrumenten (→ 1.5).

Die theoretischen Grundlagen von Gesundheitsförderung und Prävention erschließen sich aus den Modellen der **Salutogenese** (Entstehung von Gesundheit: „Gesundheitslehre") und der **Pathogenese** (Entstehung von Krankheit: „Krankheitslehre") (→ 16.1.2). Um gesundheitsförderliche Ziele und Maßnahmen zu formulieren und umzusetzen, ist eine Beschäftigung mit diesen wissenschaftlich fundierten Konzepten notwendig [21], [22], [23].

Kurative Pflege

Kuration ist abgeleitet von „heilen" (*lat.* curare). Die meisten Menschen denken dabei in erster Linie an die ärztliche Tätigkeit, also das Heilen einer Erkrankung durch Medikamente, Operation oder konservative Therapie. Aber auch andere, nichtärztliche Berufe übernehmen in der Gesundheitsarbeit kurative Beiträge, z. B. Heilpraktikerinnen oder Physiotherapeuten bei der Behandlung von Schmerzen.

Auch Pflegende leisten einen hohen Anteil an kurativer Arbeit. Die Gabe von verordneten Medikamenten, die Wundversorgung oder die Atmungsunterstützung (z. B. durch Absaugen oder sekretlösende Lagerungen) sind typische Elemente der kurativen Pflege. Ohne die Umsetzung kurativer Maßnahmen durch Pflegefachpersonen und ohne pflegerische Begleitung wäre eine Heilung oft nicht möglich.

Rehabilitative Pflege

Rehabilitation → Kap. 17

Rehabilitation bedeutet *Wiedereingliederung.* Pflegerische Rehabilitation findet immer dann statt, wenn Pflegefachpersonen die Pflege so planen und umsetzen, dass Patienten ihre Selbstständigkeit wiedererlangen können. Alle Trainings mit einem Patienten sind Elemente der Rehabilitation: die frühe Mobilisation nach einer Operation, das Kontinenztraining (→ 8.1.6) oder das Trainieren einer eigenständigen Stomaversorgung (→ 8.2.7). Viele weitere Aktivitäten gehen in diese Richtung. Einem Diabetiker den Umgang mit einem Insulin-Pen zu erläutern und dies zu trainieren, ist genauso Teil der Rehabilitation wie das Richten und Anreichen von Körperpflegeutensilien bei Menschen mit kognitiven Beeinträchtigungen oder Bewegungseinschränkungen.

Palliative Pflege

Hospizbewegung und Palliative Care → 20.1

Mit **palliativer Pflege** ist die pflegerische Versorgung und Begleitung von Menschen, die an einer lebensbedrohlichen oder unheilbaren Erkrankung leiden, und ihren Familien gemeint. Ziel ist es, diesen Menschen eine möglichst gute Lebensqualität zu ermöglichen (→ Abb. 51.9). Die Palliativpflege erfolgt idealerweise in einem multidisziplinären Team, d. h. in Zusammenarbeit mit

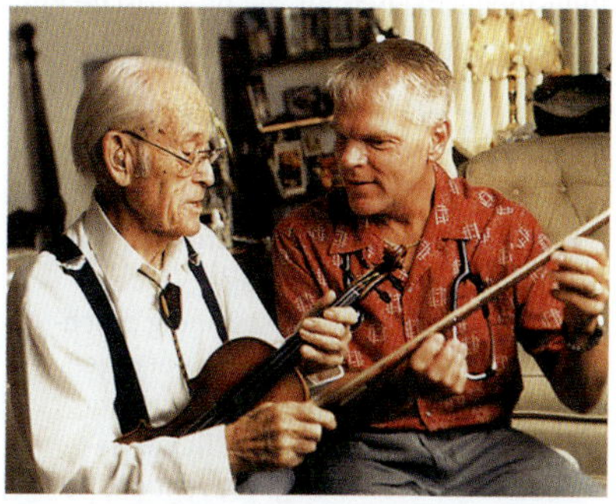

Abb. 51.9 Ein Ziel von palliativer Pflege ist es, die Lebensqualität der Betroffenen in ihrer verbleibenden Zeit zu verbessern. [G1140]

anderen Berufsgruppen. Dies entspricht dem Konzept von *Palliative Care.* Zur Beschreibung dieses Konzepts stützt sich der *Deutsche Hospizverband* auf die von der WHO 2002 erstellte Definition (→ 20.4).

Zu den Bausteinen von Palliative Care zählen eine konsequente Orientierung an den Bedürfnissen des Patienten und ein vertiefter und reflektierter Umgang der Pflegenden mit den Themen „Tod und Sterben". Pflegefachpersonen übernehmen in der Palliativpflege Aufgaben im Rahmen des Schmerz- und Symptommanagements sowie beim Einbezug und der Begleitung von Angehörigen [24], [25].

Sozialpflege

Gemäß der ICN-Definition von Pflege stellt die Betreuung von Menschen aller Altersgruppen sowie von Familien und sozialen Gemeinschaften einen Kernbereich von Pflege dar, **die Sozialpflege.** Dazu zählen vor allem sozialpflegerische Maßnahmen wie die Begleitung und Tagesgestaltung pflege- und unterstützungsbedürftiger Personen in ihrem Alltag. Pflegerische Betreuungsleistungen können sowohl in der häuslichen als auch in der stationären Pflege erbracht werden: Hilfestellungen zur Orientierung kognitiv beeinträchtigter Personen zählen ebenso dazu wie die Unterstützung zur Aufrechterhaltung sozialer Kontakte und die Gestaltung von Freizeitaktivitäten.

Sozialpflegerische Maßnahmen können z. B. auch im Rahmen der Familien- sowie der Schulgesundheitspflege erbracht werden. Dazu zählen beispielsweise die Unterstützung einer gesundheitsförderlichen Alltags- und Freizeitgestaltung sowie Hilfestellungen bei psychosozialen Problemlagen. Der Begriff der „sozialpflegerischen Maßnahmen" ist im neuen Pflegeberufegesetz erstmals aufgetaucht und bedarf noch einer genaueren pflegewissenschaftlichen und auch sozialrechtlichen Bestimmung, damit konkrete Umsetzungsmöglichkeiten für die pflegerische Praxis weiterentwickelt werden können [26].

SPICKZETTEL

Pflegerische Aufgaben

- **Gesetzlich definierte Aufgaben** (Ausbildungsziele) der Pflege: Vorbehaltsaufgaben, selbstständig durchzuführende Maßnahmen, Aufgaben im Rahmen der Mitwirkung.
- **Aufgabenbereiche der Pflege:** Gesundheitsförderung, Prävention, Rehabilitation zur Wiederherstellung der Selbstständigkeit, palliative Pflege, Sozialpflege.

51.3.2 Chancen und Herausforderungen des Pflegeberufs

Pflegefachpersonen sind im Gesundheitswesen diejenigen Fachpersonen, die in der Regel den engsten und längsten Kontakt zu den zu pflegenden Menschen haben. Im Laufe ihrer Berufstätigkeit lernen sie viele unterschiedliche Persönlichkeiten kennen. Dies kann manchmal herausfordernd, aber hauptsächlich sehr bereichernd sein. Soziale Kompetenzen, v. a. kommunikative Fähigkeiten, sind daher besonders wichtig (→ 51.4.1).

Fachliche Spezialisierung

Pflegeberufe bieten auch ein breites Spektrum an fachlichen Einsatzbereichen. Neben verschiedenen Beschäftigungsfeldern wie Krankenhäusern, ambulanten Pflegediensten oder Alten- und Pflegeheimen können beruflich Pflegende sich auch **fachlich spezialisieren,** z. B.

- Medizinisch orientierte Spezialisierung: Internistische, chirurgische, gynäkologische, onkologische, psychiatrische Pflege, Intensiv- und Anästhesiepflege, OP-Pflege u. a.
- Wundpflege, Pflege von Menschen mit Schmerzen („Pain Nurse"), Pflege von Menschen mit Brustkrebs („Breast Care Nurse"), Pflege von sterbenden Menschen (Palliativpflege)
- Familiengesundheitspflege, Schulgesundheitspflege
- Fallmanagement („Case Management")
- Pflegebegutachtung und Pflegeberatung
- Pflegeinformatik (Dokumentation, Datenverarbeitung, Informationssysteme), pflegerische Hilfsmittel, pflegerisch- und medizinisch-technische Gerätschaften
- Management und Führung: Stations-, Abteilungs-, Pflegedienstleitung, Qualitätsmanagement
- Pflegepädagogik: Praxisanleiter/in, Lehrperson für Pflegeberufe
- Wissenschaft: Forschung und Lehre, Entwicklung von Pflege- und didaktischen Konzepten
- Berufspolitik.

Diese Aufzählung ist nicht vollständig, sie zeigt aber deutlich, dass Pflegeberufe ausgesprochen vielfältig sind. Eine fachliche Spezialisierung erfordert meist eine Qualifikation durch Fort- und Weiterbildung bzw. ein Studium (→ 51.4.4, → 51.4.5). Ein Pflegeberuf bietet damit für jede Pflegefachperson die Chance zur Weiterentwicklung sowohl fachlich als auch im Sinne eines beruflichen Aufstiegs.

Rahmenbedingungen und Belastungen

Damit die Chancen und positiven Entwicklungsmöglichkeiten eines Pflegeberufs genutzt werden können, ist es wichtig, die passende Arbeitsstelle zu finden. Hilfreich kann sein, sich zu überlegen:

- Was interessiert mich am Pflegeberuf besonders, welche Tätigkeiten machen mir Spaß?
- Was belastet mich und wie kann ich Belastungen reduzieren?
- Was brauche ich, um im Pflegeberuf gesund und zufrieden zu arbeiten?

Die meisten Pflegefachpersonen sind in der direkten Patientenversorgung tätig und arbeiten überwiegend im Schichtdienst. In der Regel erfolgt der Einsatz im Früh-, Spät- und Nachtdienst im Wechsel. Auch das Arbeiten an Sonn- und Feiertagen ist im Pflegeberuf oft unumgänglich. Da dies eine besondere Belastung darstellt, sind Schichtzulagen zum Grundgehalt sowie eine Regelung von ausreichend dienstfreien Zeiten üblich (dies ist arbeitsrechtlich abgesichert). Viele Pflegende richten sich mit diesen Regelungen gut ein, anderen fällt z. B. die Vereinbarkeit mit dem Privat- und Familienleben eher schwer.

Der Bruttoverdienst in der Pflegebranche liegt im Durchschnitt bei 2.000–3.500 € pro Monat [27]. Mit zunehmender Berufserfahrung und Spezialisierung steigt das Gehalt, ebenso durch Schicht- und Wochenendzulagen. Umfragen zufolge sind Pflegefachpersonen im Vergleich zu anderen Berufsfeldern häufiger mit ihrer aktuellen Tätigkeit und vor allem mit ihrem Gehalt relativ unzufrieden. Auch geben sie eine vergleichsweise hohe Arbeitsbelastung an, die vor allem auf Stress, körperliche und psychische Erschöpfung zurückzuführen ist. Dies liegt allerdings nicht am Pflegeberuf an sich, sondern v. a. am zunehmenden Personal- und Fachkräftemangel in der Pflege sowie der ungenügenden Finanzierung zeitaufwändiger Kommunikation mit Patienten, Klientinnen und Angehörigen sowie innerhalb von Teams [28].

Hohen Belastungen im Pflegeberuf kann mit Maßnahmen wie regelmäßiger Supervision und Teamentwicklung begegnet werden. Auch Angebote der betrieblichen Gesundheitsförderung und Prävention, z. B. für rückenschonendes Arbeiten oder Kurse zum Umgang mit Stress, sollten Pflegefachpersonen zur Verfügung stehen [21].

Engagement für gute Rahmenbedingungen

Pflegende können sich auf vielfältige Weise berufspolitisch engagieren. Die Mitarbeit in Berufsverbänden, Pflegekammern und Gewerkschaften bietet die Möglichkeit, sich aktiv für gute Rahmenbedingungen in den Pflegeberufen einzusetzen (→51.5).

51.4 Pflegebildung

Die Inhalte der pflegerischen Arbeit, das berufliche Selbstverständnis und die gesetzlich formulierten Ansprüche an Pflegende sind immer auch Ausdruck aktueller gesellschaftlicher Vorstellungen. Das bedeutet, dass sich der Pflegeberuf in einem ständigen Wandel befindet. Es reicht heute nicht mehr aus, etwas zu erlernen und es dann über die gesamte Dauer seiner beruflichen Tätigkeit immer genau so anzuwenden. Heutzutage ist **lebenslanges Lernen** notwendig (→Abb. 51.10). Daher müssen die Struktur und die Inhalte beruflicher Bildung auf gesetzlicher Ebene und in der Praxis regelmäßig angepasst werden.

Lebenslanges Lernen

Memorandum der Europäischen Union zu lebenslangem Lernen: „Wissen, Fähigkeiten und Einsichten, die wir als Kinder und Jugendliche in Familie, Schule, Ausbildung und Studium erwerben, bewahren ihre Gültigkeit nicht während des gesamten Lebens. Das Lernen stärker im Erwachsenenleben zu verankern, ist zwar ein ganz wesentlicher Aspekt der praktischen Implementierung des lebenslangen Lernens, aber eben doch nur ein Teilaspekt eines größeren Ganzen. Beim lebenslangen Lernen werden sämtliche Lernaktivitäten als ein nahtloses, „von der Wiege bis zum Grab" reichendes Kontinuum gesehen." [29]

In Deutschland befasst sich der *Deutsche Bildungsrat für Pflegeberufe (DBR)* mit der Aus-, Fort- und Weiterbildung von Pflegenden. Er setzt sich zusammen aus Bildungsexpertinnen aller relevanten pflegerischen Berufsverbände. Der DBR ist das gemeinsame Forum für Bildungsfragen der Alten-, Kranken- und Kinderkrankenpflege. Mit seinem 2009 vorgelegten Konzept „Pflegebildung – offensiv" setzt sich der DBR für eine „Durchlässigkeit" der verschiedenen Qualifizierungswege und Abschlüsse ein [30]. So kann über einen Hauptschulabschluss und entsprechende Weiterqualifizierungen ein Studium bis zur Promotion absolviert werden. Auch eine nichtakademische Weiterqualifizierung in Form von Anpassungsweiterbildungen ist weiterhin möglich.

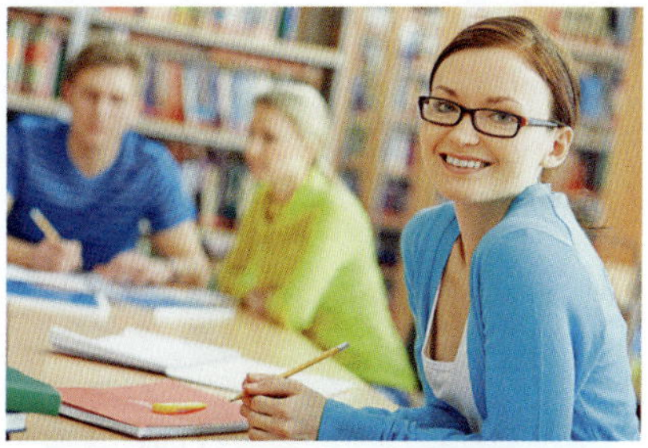

Abb. 51.10 Lernen wird heute als lebenslanger Prozess verstanden. [J787]

Pflegeausbildung in Österreich und der Schweiz

In **Österreich** wurde mit der Novelle des Gesundheits- und Krankenpflegegesetzes von 2016 die Pflegeausbildung neu geregelt. Dabei löst das Bachelorstudium Gesundheits- und Krankenpflege im gehobenen Dienst die bisherige Diplomausbildung in der Gesundheits- und Krankenpflege ab. Daneben gibt es die einjährige Ausbildung zur Pflegeassistenz und die zweijährige Ausbildung zur Pflegefachassistenz. Diese dreistufige Gesundheits- und Krankenpflegeausbildung wird mit einer Übergangsfrist bis 2024 einheitlich in den Bundesländern umgesetzt.
Die Ausbildung in der Altenpflege dauert in Österreich je nach Fachschule zwei bis drei Jahre, z. B. als Sozialbetreuer.
In der **Schweiz** erfolgt die dreijährige Ausbildung an einer Fachhochschule oder einer Höheren Fachschule und wird mit einem Diplom abgeschlossen. Die Berufsbezeichnung lautet „Diplomierte Pflegefachfrau" bzw. „Diplomierter Pflegefachmann". An Fachhochschulen kann die Ausbildung mit einem Bachelorstudiengang kombiniert werden. Universitäten bieten Masterstudiengänge an, die zum Tragen der Berufsbezeichnung „Advanced Practice Nurse" berechtigen. Auch ist es möglich, den Masterstudiengang „Community Health Nursing" zu belegen. Eine eigene Altenpflegeausbildung gibt es in der Schweiz nicht.

Mit dem beständigen Wandel verbunden ist auch die Frage nach der Gestaltung der beruflichen Bildung. Wie lässt sich umfassendes pflegerisches Arbeiten am besten lernen? Wie beurteilen Lernende berufliche Situationen und verständigen sich über unterschiedliche Handlungsmöglichkeiten in der Praxis? Welche Rahmenbedingungen sind dafür notwendig? Mit diesen und weiteren Fragen beschäftigt sich die **Pflegepädagogik.**

i DEFINITION

Pflegepädagogik: Pädagogik *(Erziehungswissenschaft)* umfasst die Theorie und Praxis von Erziehung und Bildung. In der *Pflegepädagogik* steht die Beschäftigung mit Lernen und Lehren in der Pflege im Fokus.

Bildungsarbeit muss beständig neuen Erkenntnissen der Pflege- und Bildungsforschung, den gesellschaftlichen Entwicklungen (z. B. demografischer Wandel) und den neuen gesetzlichen Anpassungen folgen. Das betrifft auch die Art und Weise, wie Pflegeunterricht gestaltet wird. So wurde z. B. die traditionelle Fachsystematik durch **Lernfelder** ersetzt. In den Lernfeldern wird pflegerisches Wissen nicht nach einzelnen Verrichtungen oder Krankheitsbildern vermittelt, sondern durch die Bearbeitung komplexer Fälle und anhand von konkreten Praxisbeispielen. Dabei geht es nicht nur um reine Wissensvermittlung und Imitation von Handlungen. Vielmehr sollen die Auszubildenden berufliche Kompetenzen erwerben, indem sie sich aktiv und kritisch mit bestehendem Wissen und routinierten Handlungen auseinandersetzen.

51.4.1 Wissen und Kompetenzen

Bildung ist Selbst-Bildung. Sie erfordert die Fähigkeit, sich **Wissen** selbst zu erschließen, es zu sortieren und zu verarbeiten. Zur Umsetzung in der Praxis sind wiederum **Kompetenzen** notwendig, die sowohl in der beruflichen Ausbildung als auch im Rahmen des lebenslangen Lernens erworben werden. Im neuen Pflegeberufegesetz wird die Bedeutung lebenslanger Bildungsarbeit hervorgehoben:

Ausbildungsziele

Pflegeberufegesetz § 5: „Die Ausbildung zur Pflegefachfrau oder zum Pflegefachmann vermittelt die für die selbstständige, umfassende und prozessorientierte Pflege von Menschen aller Altersstufen in akut und dauerhaft stationären sowie ambulanten Pflegesituationen erforderlichen fachlichen und personalen Kompetenzen einschließlich der zugrunde liegenden methodischen, sozialen, interkulturellen und kommunikativen Kompetenzen und der zugrunde liegenden Lernkompetenzen sowie der Fähigkeit zum Wissenstransfer und zur Selbstreflexion. Lebenslanges Lernen wird dabei als ein Prozess der eigenen beruflichen Biographie verstanden und die fortlaufende persönliche und fachliche Weiterentwicklung als notwendig anerkannt." [10]

Das Wesen des Pflegewissens

Pflege als Wissenschaft → 50.1

Pflegerisch relevantes Wissen wird aus verschiedenen Quellen gewonnen [31]. *Peggy L. Chinn* und *Maeona K. Kramer*, zwei US-amerikanische Pflegewissenschaftlerinnen, haben sich erstmals intensiv mit der Frage beschäftigt, was das Wesen des **Pflegewissens** ist [32]. Für sie gibt es vier Wissensbestände, die erst im Zusammenspiel die Gesamtheit des pflegerischen Wissens ergeben (→ Abb. 51.11):

- **Empirie und Theorie:** Die grundlegenden wissenschaftlichen Aspekte der Pflege
- **Ethik:** Moralische Erkenntnisse in der Pflege
- **Persönliches Wissen:** Individuelle private und berufliche Erfahrungen
- **Intuition:** „Situativ erspürtes", spontan vorhandenes Wissen.

Auf diese grundlegenden Quellen des Wissens in der Pflege beziehen sich viele aktuelle pflegewissenschaftliche Überlegungen.

Empirisches Wissen ist das, was an Erkenntnissen aus der Forschung über pflegerisch relevante Themen gewonnen wird (→ Kap. 50). Dieses Faktenwissen stellt einen wichtigen Teilaspekt des Pflegewissens dar. Mithilfe empirischer Methoden und theoretischer Überlegungen können auch ethische, persönliche und intuitive Wissensbestände in der Pflege beschrieben, analysiert und kritisch reflektiert werden.

Ethisches Wissen wird in der Beschäftigung mit Aspekten der Moral, d.h. mit Werten und Normen, erworben. Ethisch vertretbare Entscheidungen zu treffen, bedeutet aber manchmal, sich mit widersprüchlichen Wertmaßstäben, Interessen oder Grundsätzen auseinanderzusetzen (→ Kap. 49). So kann etwa das Recht einer Patientin auf Selbstbestimmung mit der Fürsorgepflicht der Pflegenden in Konflikt geraten, z. B. wenn eine sturzgefährdete Bewohnerin mit Demenz dazu neigt, allein die Einrichtung zu verlassen. In einem solchen

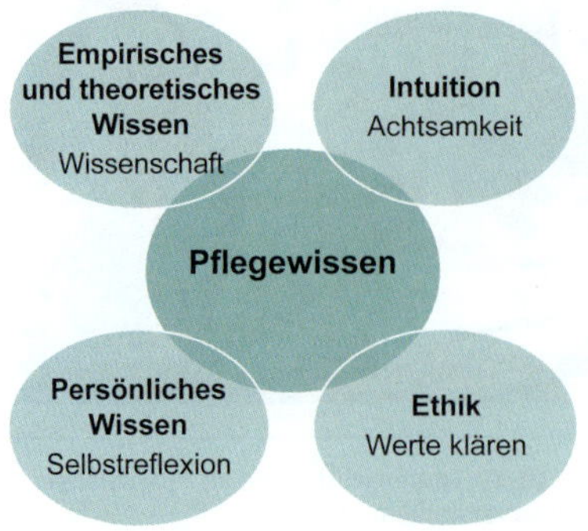

Abb. 51.11 Pflegewissen speist sich aus Wissenschaft, Ethik, persönlichem Wissen und Intuition. [L143]

ethischen Dilemma gibt es kein eindeutiges „Richtig" oder „Falsch", sondern nur Alternativen, von denen keine völlig akzeptabel erscheint. Derartige Konflikte zu erkennen, sich darüber klar zu werden, warum man welche Entscheidung trifft, das sind Elemente des ethisch-moralischen Wissens.

Persönliches Wissen in der Pflege bezieht sich auf die individuellen Erfahrungen, die ein Mensch im Laufe der Entwicklung zu einem bewussten Selbst erfährt. Jeder Mensch ist von seiner persönlichen Lebensgeschichte geprägt. Dies führt nicht nur im Privatleben, sondern auch im Beruf zu bestimmten Haltungen, Einstellungen und Verhaltensweisen. So kann z. B. die Erfahrung einer sehr behüteten Erziehung dazu führen, dass eine Pflegende zu übermäßiger Fürsorglichkeit neigt und daher zu wenig auf den Erhalt der Selbstständigkeit eines Pflegebedürftigen achtet. Sich darüber bewusst zu werden und zu erkennen, wie die eigenen Lebenserfahrungen das pflegerische Handeln beeinflussen, ist ein wichtiger Wissensschatz aller Pflegenden.

Intuitives Wissen spielt in der Pflege ebenfalls eine wichtige Rolle. Dieses Wissen ist mit einer besonderen Form der Achtsamkeit verbunden. Diese ermöglicht es, in Situationen etwas zu „erspüren", d. h., intuitiv wahrzunehmen, noch bevor es mit den physischen Sinnen (z. B. Sehen, Hören) festgestellt oder gemessen werden kann. Diese intuitive Wahrnehmung und eine spontan sinnvolle Reaktion darauf werden daher auch als pflegerische Kunstfertigkeit verstanden. So können z. B. sehr erfahrene Pflegefachpersonen Vorzeichen einer bedrohlichen Krise bei einem Patienten „spüren" und entsprechende Maßnahmen einleiten.

Alle Wissensformen sind wichtig, um ein umfassendes Pflegewissen aufzubauen. Eine professionelle Pflegefachperson sollte sich nicht ausschließlich auf eine der Wissensquellen verlassen.

Das Konzept der Kompetenz

Jeder Beruf benötigt eine bestimmte Wissensgrundlage. Allerdings reicht das Wissen alleine nicht aus. Maßgeblich ist auch, inwieweit es umgesetzt werden kann. Daher hat die *Kultusministerkonferenz der Länder (KMK)* als Ziel beruflicher Ausbildung die Vermittlung von **Handlungskompetenz** für Berufe festgeschrieben (→ Abb. 51.12).

DEFINITION

Handlungskompetenz: Wird verstanden als „die Bereitschaft und Befähigung des Einzelnen, sich in beruflichen, gesellschaftlichen und privaten Situationen sachgerecht durchdacht sowie individuell und sozial verantwortlich zu verhalten. Handlungskompetenz entfaltet sich in den Dimensionen von Fachkompetenz, Humankompetenz und Sozialkompetenz." [33]

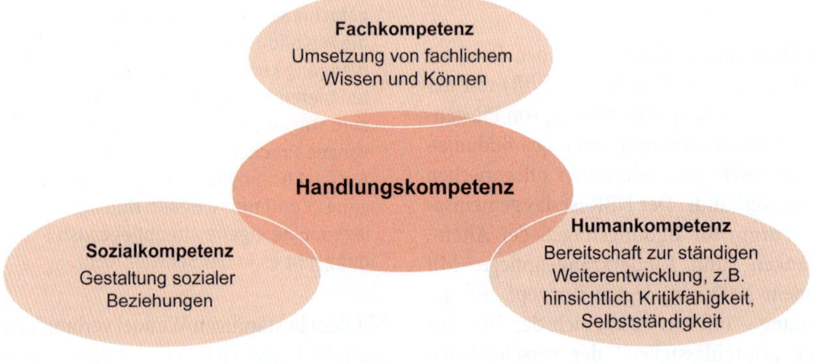

Abb. 51.12 Das Konzept der Handlungskompetenz. [L143]

Die **Fachkompetenz** ist die Bereitschaft und Befähigung, auf der Grundlage fachlichen Wissens und Könnens Aufgaben und Probleme zielorientiert, sachgerecht, methodengeleitet und selbstständig zu lösen sowie das Ergebnis zu beurteilen.

Die **Humankompetenz** beinhaltet u. a. die Bereitschaft und Befähigung, als individuelle Persönlichkeit die eigenen Entwicklungschancen, Anforderungen und Einschränkungen in Familie, Beruf und öffentlichem Leben zu klären, zu durchdenken und zu beurteilen. Der Definition der KMK zufolge umfasst die Humankompetenz Eigenschaften wie Selbstständigkeit, Kritikfähigkeit, Selbstvertrauen, Zuverlässigkeit, Verantwortungs- und Pflichtbewusstsein. Zu ihr gehören insbesondere auch die Entwicklung durchdachter Wertvorstellungen und die selbstbestimmte Bindung an diese Werte.

Die **Sozialkompetenz** bezeichnet die Bereitschaft und Befähigung, soziale Beziehungen zu leben und zu gestalten, Zuwendung und Spannungen zu erfassen und zu verstehen sowie sich mit anderen rational und verantwortungsbewusst auseinanderzusetzen und zu verständigen.

Mit dem Konzept der Kompetenzen in der beruflichen Bildung wird deutlich, dass Fachwissen alleine nicht ausreicht, um ein Ausbildungsziel zu erreichen.

Pflegekompetenz

Christa Olbrich, ehemalige Professorin für Pflegepädagogik, hat ein im deutschsprachigen Raum breit anerkanntes Modell für **Pflegekompetenz** entwickelt [34]. Sie hat hierfür die Praxis von Pflegefachpersonen erforscht und so „Dimensionen pflegerischen Handelns" erkannt. Diese beschreiben aufeinander aufbauende Aspekte von Pflegekompetenz (➔ Abb. 51.13).

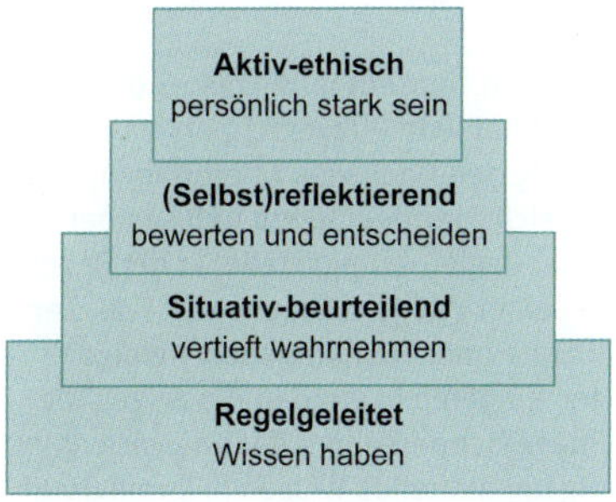

Abb. 51.13 Christa Olbrichs aufeinander aufbauende Handlungsdimensionen der Pflegekompetenz [34]. [L143]

Für ein **regelgeleitetes Handeln** werden Wissen und Fähigkeiten benötigt. Diese können dann gemäß allgemein gültigen Vorgaben angewendet werden. So benötigen Pflegefachpersonen Wissen über die Inhalte der Pflege und deren Umsetzung in der Praxis. Dieses Wissen findet sich z. B. in Leitlinien und pflegerischen Expertenstandards (➔ 47.7.1), die evidenzbasiert, d. h. wissenschaftlich nachweislich wirksam sind.

Situativ-beurteilendes Handeln berücksichtigt die individuelle Situation eines Patienten und seines Umfelds. Hierfür sind eine vertiefte Wahrnehmung und Einfühlung notwendig. So gilt es z. B. zu erkennen, warum ein Patient pflegerische Maßnahmen ablehnt: Hat er Schmerzen? Ist er ängstlich? Fehlen ihm wichtige Informationen? Gibt es biografisch relevante Erlebnisse?

Zu einer **reflektierten Einschätzung** gehören zum einen ein bewusster Umgang mit der subjektiven Situation von Menschen mit Pflegebedarf und ihrem Umfeld, zum anderen eine bewusste Auseinandersetzung mit Aspekten der eigenen Person. Ein reflektierter Umgang mit eigenen Gefühlen wie z. B. Wut oder Angst führt dazu, diese bei sich selbst und auch bei anderen besser verstehen zu können. Statt diese Gefühle zu verdrängen oder als sozial nicht akzeptabel einzuordnen, kann darüber nachgedacht und gesprochen werden, um einen angemessenen Umgang damit zu finden.

Kompetenz im **aktiv-ethischen Handeln** bedeutet, dass pflegerisch relevante Werte und Verstöße gegen diese bewusst aufgegriffen werden. Dies erfordert eine gewisse persönliche Stärke. Ethisch begründete Entscheidungen, Handlungen und Ansichten können gegebenenfalls auch gegen andere Meinungen argumentativ verteidigt werden.

Das Modell von *Olbrich* geht davon aus, dass die Kompetenzen in den verschiedenen Dimensionen pflegerischen Handelns bei kompetenten Pflegefachpersonen alle gleichermaßen entwickelt sind. Dagegen beschreibt die amerikanische Pflegewissenschaftlerin *Patricia Benner* ein Fünf-Stufen-Modell [35]: Demnach werden die verschiedenen Stufen von Pflegekompetenz nacheinander erreicht (➔ Abb. 51.14).

51.4.2 Internationale Entwicklungen

Möchte man die Entwicklungen von Bildungsprozessen im eigenen Land verstehen und beurteilen, ist ein Blick über die Landesgrenzen hinaus interessant. Allerdings sind auch die Pflegeberufe immer noch in sehr unterschiedlichen Gesundheits- und Bildungssystemen verortet. Daher verfügen diese Berufe international über ein weites Spektrum an Aufgaben und Zuständigkeiten (➔ 51.2.1). Dementsprechend unterscheiden sich auch die Qualifikationswege und Berufsabschlüsse. Ein direkter Vergleich ist daher pauschal kaum möglich, da die unterschiedlichen Rahmenbedingungen von Gesundheits- und Bildungssystemen differenziert betrachtet werden müssen [36], [37].

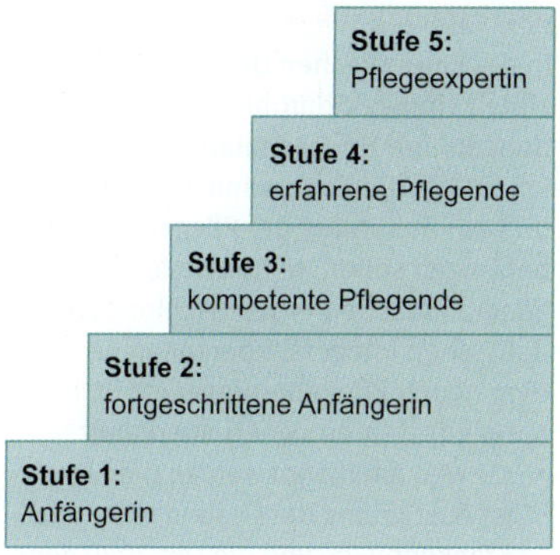

Abb. 51.14 Stufen zur Pflegekompetenz nach Benner [35]. [L143]

Grundsätzlich dominiert in den meisten Ländern (auch in Europa) ein akademischer Bildungsweg für Pflegeberufe mit Aufgaben gemäß der Definition des ICN. Daneben gibt es wenige Länder, wie Deutschland, in denen der Berufsabschluss ganz überwiegend im Rahmen einer berufsfachschulischen Ausbildung erworben wird.

Neben Qualifikationen auf unterschiedlichen Bildungsniveaus und in unterschiedlichen Schul- bzw. Hochschulformen existieren auch Unterschiede bezüglich der Dauer der Ausbildung (zwischen drei und vier Jahren) und der Möglichkeiten der anschließenden Spezialisierung. In den meisten Ländern gibt es keine Erstausbildungen im Bereich der Kinderkranken- oder Altenpflege, wie dies lange in Deutschland üblich war. Die hochschulische Pflegeausbildung ist grundsätzlich generalistisch ausgerichtet. International werden Qualifikationen für den Bereich der gerontologischen und pädiatrischen Pflege zusätzlich im Anschluss an eine pflegerische Grundausbildung erworben.

Anerkennung von Abschlüssen in der EU

In der Europäischen Union besteht prinzipiell Einigkeit darüber, dass Ausbildungen und Hochschulabschlüsse in allen EU-Ländern anerkannt werden und dort zur Ausübung der Pflegetätigkeit befähigen sollen. Mittlerweile wird der generalistische Berufsabschluss von deutschen Pflegefachpersonen gemäß dem neuen Pflegeberufegesetz in allen Mitgliedsstaaten der EU anerkannt.

- EU-weit anerkannt werden die bisherige Ausbildung der Gesundheits- und Krankenpflege und die seit 2020 generalistische Ausbildung zur Pflegefachfrau bzw. zum Pflegefachmann mit und ohne akademischen Abschluss
- Die Gesundheits- und Kinderkrankenpflege wird nach EU-Recht (EU-Richtlinie zur Arbeitnehmerfreizügigkeit) als „Fachpflegeberuf" gewertet. Die in Deutschland erworbene Ausbildung wird in einigen, aber nicht in allen EU-Staaten auf Antrag bei den zuständigen Behörden anerkannt. In einigen Ländern muss eine Eignungsprüfung absolviert werden
- Eine Ausbildung in der Altenpflege gab es europaweit nur in Deutschland. Deshalb muss auch für die Anerkennung dieser Qualifikation im EU-Ausland ein Antrag bei den zuständigen Behörden gestellt werden.
- Zusatzqualifikationen, die in Deutschland in Fachweiterbildungen oder in einem pflegebezogenen Studium erworben wurden, werden im Aufnahmeland individuell geprüft.

51.4.3 Grundausbildung

Pflege als gesetzlich geregelter Beruf → 51.1.4

Mit dem neuen Pflegeberufegesetz wurde das Modell der **generalistischen Pflegeausbildung** eingeführt, wie es in den meisten europäischen Staaten schon lange üblich ist. Mittlerweile ist es daher auch in Deutschland möglich, eine pflegerische Grundausbildung über ein Studium an der Hochschule zu erwerben. Pflegefachpersonen, die ihre Berufsausbildung in Kombination mit einem Studium absolviert haben, werden mit Pflegenden zusammenarbeiten, die eine Berufsausbildung an einer Berufsschule oder an einer Schule des Gesundheitswesens abgeschlossen haben. In anderen Ländern (z. B. in den Niederlanden) ist das seit Jahren Normalität.

51.4.4 Weiterqualifizierung

Im Sinne eines professionellen Berufsverständnisses ist eine kontinuierliche Aktualisierung von Wissen und Kompetenzen notwendig. Ausgebildeten Pflegefachpersonen stehen eine Vielzahl an Fort- und Weiterbildungsmöglichkeiten sowie die Möglichkeit eines grundständigen und weiterführenden Pflegestudiums offen.

Fortbildung

i DEFINITION

Fortbildungen: Dienen dazu, berufliches Wissen und Kompetenzen aufzufrischen, zu erweitern und zu vertiefen. Es handelt sich überwiegend um spezialisierte Themen, z. B. um bestimmte Pflegekonzepte oder gesundheitsförderliche Arbeitstechniken. Fortbildungen dienen vor allem auch dazu, neue pflegerisch relevante Erkenntnisse kennenzulernen und in der Praxis umzusetzen.

Eine **Fortbildung** muss nicht notwendigerweise außerhalb des Betriebs stattfinden. Innerhalb der großen Institutionen, die Pflegende beschäftigen, gibt es oftmals eine eigene Abteilung für die **innerbetriebliche Fortbildung (IBF),** die regelmäßig Fortbildungen zu Pflegethemen anbietet (→ Abb. 51.15).

Auch Einweisungen in neue Geräte oder das Vorstellen eines neuen Präparats entsprechen einer Fortbildung. Gleiches gilt für den Besuch einer Fachmesse oder eines Kongresses mit Vorträgen und Seminaren. Darüber hinaus gibt es weitere Veranstalter, etwa die Berufsverbände (→ 51.5.1) oder auch Fachverlage, die Seminare oder Tagungen mit Fortbildungscharakter anbieten.

Fortbildungsanbieter nutzen zunehmend die digitalen Möglichkeiten durch **E-Learning** *(elektronisches Lernen).* So gibt es Fernlehrgänge für unterschiedliche Bereiche (z. B. Wundmanagement), die meist berufsbegleitend von zu Hause aus belegt werden können. Arbeitsaufgaben im Selbststudium und feste Zeiten in „Chats" und Videokonferenzen werden miteinander verbunden und ermöglichen ein flexibles Arbeiten. E-Learning wird weiter an Bedeutung zunehmen, die klassischen Fortbildungen werden so sinnvoll ergänzt und methodisch erweitert.

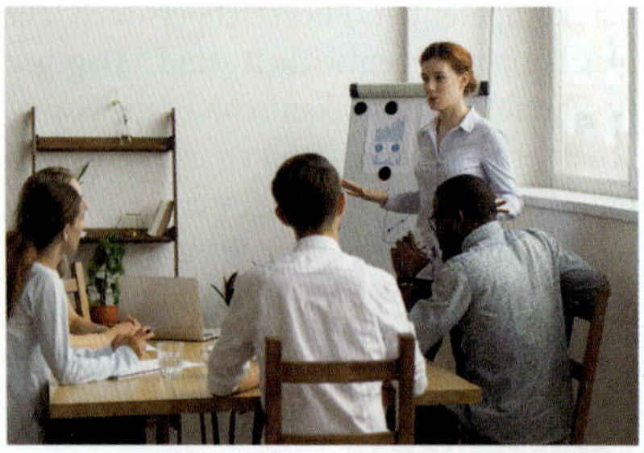

Abb. 51.15 Viele Kliniken und großen Pflegeeinrichtungen bieten regelmäßige innerbetriebliche Fortbildungen zu Pflegethemen an. [J787]

Während Weiterbildungen auf ein neues Aufgabengebiet vorbereiten, also in der Regel mit einem Wechsel der Position oder des Arbeitsplatzes verbunden sind, haben Fortbildungen die Aufgabe, die Qualifikation des Mitarbeiters an seinem Arbeitsplatz zu erhalten bzw. auszubauen. Eine Fortbildung muss jedoch nicht unbedingt ein spezifisches Pflegethema beinhalten. Es gibt auch Fortbildungen allgemeiner Art, z. B. EDV-Schulungen und Fortbildungen zur Kommunikation. Themenschwerpunkte berufsspezifischer Fortbildungen in der Pflege können sein:

- Pflegekonzepte, z. B. Kinaesthetics, Basale Stimulation®, alternative Pflegemethoden (Wickel und Auflagen) oder Pflege nach dem Bobath-Konzept
- Pflegeinformatik, z. B. EDV in der Pflege, computergestützte Patientenverwaltung und Leistungsanforderung, computergestützte Pflegeplanung (→ 1.10)
- Arbeitstechniken, z. B. rückengerechte Arbeitsweise, neue Pflegemethoden
- Maßnahmen der Qualitätssicherung
- Psychosoziale Themen, z. B. Kommunikation, Selbstreflexion, Sterbebegleitung
- Reanimationstraining
- Rechtliche Themen, z. B. Dokumentation, Haftungsrecht in der Pflege.

An einem systematischen Wissensaufbau und einer strukturierten Wissensaktualisierung hat auch das Management von Einrichtungen im Gesundheitswesen großes Interesse. Daher gibt es ein Anrecht der Mitarbeitenden auf Fortbildungstage, die der Arbeitgeber meist nicht nur mit einer Freistellung, sondern vielfach auch finanziell unterstützt.

Fortbildung als Qualifikationsnachweis

In vielen Ländern (z. B. USA, Großbritannien) hat jede Pflegefachperson regelmäßig den Nachweis zu erbringen, dass sie sich fortbildet. Dazu müssen bei einer Registrierungsstelle, in der Regel bei einer Pflegekammer (→ 51.5.2), Zertifikate oder Teilnahmebescheinigungen eingereicht werden. So zeigen die Pflegefachpersonen, dass sie sich ständig um aktuelles Wissen in ihrem Beruf bemühen. Ohne entsprechende Fortbildungen verlieren Pflegende ihre Registrierung und damit auch die Zulassung für die Berufsausübung.

In Deutschland existiert eine Initiative, die auf eine **freiwillige Registrierung** der Pflegefachpersonen setzt. Unter dem Dach des *Deutschen Pflegerats (DPR)* (→ 51.5.1) wurde in Berlin eine solche Registrierungsstelle eingerichtet (www.regbp.de). Für die Pflegefachpersonen selbst, aber auch für die Arbeitgeber gilt die Registrierung als Qualitätsprädikat, da nur diejenigen sich als registrierte beruflich Pflegende ausweisen dürfen, die entsprechende Qualifizierungsnachweise über ihre Fortbildungen erbringen. Die Registrierung berechtigt zur Führung des Kürzels „RbP" („Registrierung beruflich Pflegender") hinter dem Namen. Fortbildungen werden nach Art und Dauer bewertet. Alle zwei Jahre wird der Nachweis einer bestimmten Punktanzahl benötigt, um die Registrierung verlängern zu lassen. Mittlerweile sieht man bei vielen Tagungen, Kongressen und Fortbildungsveranstaltungen das Logo des DPR und den Hinweis, mit wie vielen Punkten der Besuch von der Registrierungsstelle anerkannt wird.

Weiterbildung

DEFINITION

Weiterbildungen: Dienen einer erweiterten beruflichen Qualifizierung: Sie schließen mit einer staatlichen Prüfung ab und beinhalten eine erweiterte bzw. neue Berufsbezeichnung. Sie sind inhaltlich und zeitlich umfassender angelegt als Fortbildungen. Weiterbildungen qualifizieren in erster Linie zur Ausübung klar beschriebener Tätigkeitsfelder, z. B. für die Anästhesie- und Intensivpflege oder zur Übernahme einer Stationsleitungsposition.

Eine **Weiterbildung in der Pflege** schließt sich an die grundständige Ausbildung (→ 51.4.3) an, um sich für eine bestimmte Tätigkeit oder ein berufliches Betätigungsfeld zu spezialisieren. Hier sind oftmals spezifische Kenntnisse und Fähigkeiten erforderlich, die im Rahmen der Grundausbildung nicht umfassend vermittelt werden. So bedarf es etwa besonderer Kenntnisse über medizinische Geräte (z. B. Beatmungs-, Dialysegeräte), wenn man auf einer Intensivstation oder in der anästhesiologischen Abteilung eines Krankenhauses arbeitet (→ Abb. 51.16).

So vielfältig die beruflichen Felder der Pflege sind, so vielfältig sind auch die Weiterbildungsangebote für eine fachliche Vertiefung (→ Tab. 51.2). Eine Reihe von Weiterbildungen folgt mittlerweile in Aufbau und Umfang den Empfehlungen der *Deutschen Krankenhausgesellschaft (DKG)*. Diese seit dem 1. November 2015 geltenden Empfehlungen regeln eine pflegerische Weiterbildung in den Fachgebieten Pflege in der Endoskopie, Intensiv- und Anästhesiepflege, Intermediate Care Pflege, Pflege in der Nephrologie, Pflege in der Onkologie, Pflege im Operationsdienst, Pädiatrische Intensiv- und Anästhesiepflege, Pflege in der Psychiatrie, Psychosomatik und Psychotherapie, Leitung einer Station/eines Bereiches, Praxisanleitung [38]. Auch eine Pflegekammer (→ 51.5.2) kann Fort- und Weiterbildungsordnungen erlassen. Darüber hinaus können pflegerische Weiterbildungen auch in Form eines Studiums erworben werden (→ 51.4.5).

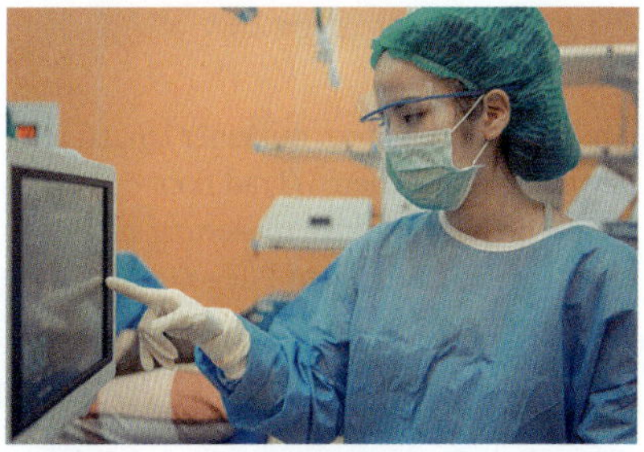

Abb. 51.16 Die Tätigkeit in der Intensivpflege erfordert spezielle Kenntnisse, die in der grundständigen Pflegeausbildung nicht vermittelt werden. [J787]

Die Inhalte und die Prüfungen der meisten Weiterbildungsinstitute richten sich nach diesen Regelungen. Die Empfehlungen werden in landesspezifische Regelungen bzw. Erlasse aufgenommen, nicht zuletzt um eine geschützte Bezeichnung (z. B. „Gesundheits- und Krankenpflegerin für die Intensiv- und Anästhesiepflege DKG") zu schaffen. Dies ist notwendig, um ein bestimmtes Qualitätsniveau in den Fachweiterbildungen zu garantieren.

Ähnlich wie sich die pflegerische Grundausbildung ständig weiterentwickelt, unterliegen auch die Weiterbildungen permanenten Veränderungen. Neben den traditionellen Weiterbildungsstätten werden mittlerweile auch an Hochschulen Qualifizierungen angeboten, die sich auf ein bestimmtes berufliches Feld beziehen. Es ist davon auszugehen, dass langfristig einige

Tab. 51.2 Beispiele pflegerischer Weiterbildungen gemäß der Deutschen Krankenhausgesellschaft (DKG) [38].

Weiterbildung	Inhalte der theoretischen Module (Auswahl Basis- und Fachmodule)
Für alle Fachweiterbildungen	*Basismodule* • Theoriegeleitet pflegen • Ethisch denken und handeln • In Projekten arbeiten • Qualitätsmanagement. Dauer: 2–5 Jahre 720 Stunden Theorie und 1.800 Stunden Praxiseinsätze
Intensiv- und Anästhesiepflege	• Kernaufgaben in der Intensivpflege, z. B. Patienten überwachen, Ergebnisse bewerten, Notfallsituationen erkennen und angemessen handeln • Patienten mit intensivpflichtigen Erkrankungen betreuen, z. B. die Situation des atmungsbeeinträchtigten oder des herzkreislaufbeeinträchtigten Patienten einschätzen und folgerichtig handeln • Patienten in besonderen Lebenssituationen wahrnehmen und begleiten • Pflegerische Aufgaben in der Anästhesie wahrnehmen.
Pflege im Operationsdienst	• Hygienische Anforderungen umsetzen • Perioperative Prozesse gestalten • Im multiprofessionellen Team agieren • Professionell im OP handeln • Operative Verfahren verstehen, instrumentieren und assistieren.
Pflege in der Onkologie	• Krebs- und therapiebedingte Auswirkungen einschätzen und positiv beeinflussen • Agieren im Team und in Netzwerken, Behandlungsorganisation in der Onkologie unterstützen • Onkologisch beraten, die Krankheitsbewältigung kommunikativ unterstützen • Palliativ pflegen.
Pflege in der Psychiatrie, Psychosomatik und Psychotherapie	• Psychiatrisch pflegen im Netzwerk unterschiedlicher Versorgungsstrukturen • Kommunikation und Interaktion professionell gestalten • Sich selbst und andere erfahren • Professionell handeln in komplexen Pflegesituationen in der Psychiatrie, Psychosomatik und Psychotherapie.

der genannten Weiterbildungen im Rahmen von Bachelor- oder Masterabschlüssen erworben werden können, wie dies bereits international der Fall ist (→ 51.4.5). So müssen künftig die Praxisanleitenden, die in der hochschulischen Pflegeausbildung tätig sind, über einen akademischen Abschluss verfügen. Diesen können sie beispielsweise mit einem Bachelorstudium im Bereich der Berufspädagogik für Pflege- und Gesundheitsberufe erwerben.

SPICKZETTEL

Weiterqualifizierung in der Pflege

Fortbildung:
- Aktualisierung und Vertiefung beruflichen Wissens.
- Häufig spezielle Themenbereiche wie Arbeitstechniken oder Pflegekonzepte.
- Externe oder betriebsinterne Lehrgänge und Vorträge.
- Besuch von Fachmessen und Kongressen.
- Zunehmend internetbasiert (E-Learning).

Weiterbildung:
- Erweiterung der vorhandenen beruflichen Qualifikation.
- Spezialisierung auf ein Fachgebiet (z. B. Intensiv- und Anästhesiepflege).
- Qualifizierung für leitende Positionen.
- Inhalte und Struktur der Weiterbildung gemäß Empfehlungen der *Deutschen Krankenhausgesellschaft* (Dauer: 2–5 Jahre, 720 Stunden Theorie und 1.800 Stunden Praxiseinsätze).
- Abschluss mit Zertifikat und Erlaubnis zum Tragen geschützter Berufsbezeichnungen.

51.4.5 Pflegestudium

Akademisierung der Pflege

Die **Akademisierung der Pflege** begann in den USA, Großbritannien und Skandinavien bereits zu Beginn des 20. Jahrhunderts. Im deutschsprachigen Raum erfolgte eine dauerhafte Etablierung deutlich später: In der DDR wurden Mitte der 1960er-Jahre, in der Bundesrepublik in den späten 1980er-Jahren erste **Studiengänge für Pflege** eingerichtet.

Mittlerweile hat sich auch in den deutschsprachigen Ländern die **Pflegewissenschaft** als eigene Wissenschaftsdisziplin etabliert – wenn auch im internationalen Vergleich mit deutlicher Verzögerung.

Pflegestudiengänge in Deutschland

Anders als in Ländern mit einer langen pflegewissenschaftlichen Tradition hat in Deutschland die Akademisierung nicht mit einem grundständigen Pflegestudium mit Berufszulassung begonnen. Hierzulande entstanden zunächst Studiengänge in den Bereichen Pflegemanagement und Pflegepädagogik für Leitungspersonen und Lehrende. Später schlossen sich dann pflege- und gesundheitswissenschaftliche Studiengänge an. Erst ab 2004 wurden in Deutschland erste Studiengänge für ein grundständiges Studium der Pflege angeboten, die in Kooperation mit Pflegeschulen auch zur Berufsausübung qualifizierten [39]. Mit dem neuen Pflegeberufegesetz können nun Hochschulen in Kooperation mit Praxiseinrichtungen die generalistische Pflegeausbildung in alleiniger Verantwortung anbieten (→ 51.1.4).

In der deutschen Hochschullandschaft kann zwischen den eher anwendungs- und praxisorientierten Hochschulen (früher als Fachhochschulen bezeichnet) und den forschungs- und wissenschaftsorientierten Universitäten unterschieden werden. Ob man an einer Fachhochschule oder einer Universität studiert, kann damit auch einen gewissen Einfluss auf die Inhalte des Studiums haben.

Ziele des Studiums

Grundsätzlich ist es das Ziel des Studiums, die Studierenden mit theoretischen Modellen, Ergebnissen der Forschung und Techniken wissenschaftlichen Arbeitens vertraut zu machen. Für spätere Tätigkeiten in der praktischen Pflege, im Pflegeunterricht oder in leitenden Tätigkeiten werden sie in die Lage versetzt, aktuelle wissenschaftliche Erkenntnisse zu recherchieren, zu verstehen und umzusetzen. Mit einem pflegewissenschaftlichen Schwerpunkt werden sie vor allem zur Mitarbeit in der Forschung ausgebildet.

Grundständige hochschulische Pflegeausbildung

Inzwischen existieren in Deutschland einige Angebote an grundständigen Pflegestudiengängen. Sie werden in Kooperation mit der pflegerischen Praxis (z. B. Krankenhäusern, Pflegeheimen und ambulanten Pflegediensten) durchgeführt. Mit der hochschulischen Pflegeausbildung erhält man sowohl die pflegerische Berufszulassung als auch den Bachelorgrad als ersten akademischen Abschluss.

Pflegewissenschaftliche Studiengänge

In Deutschland gibt es unterschiedliche Studienrichtungen mit pflegewissenschaftlicher Grundausrichtung, die mit einem Bachelor- oder Masterabschluss verbunden sind, z. B.
- Praktische (klinische) Pflege mit Berufszulassung zur Pflegefachperson mit akademischem Abschluss (hochschulische Pflegeausbildung)
- Praktische (klinische) Pflege mit Schwerpunkt, z. B. Versorgung von Menschen mit Demenz, psychiatrische Pflege
- Erweiterte Pflegepraxis (Advanced Nursing Practice)
- Community Health Nursing
- Pflegewissenschaft mit unterschiedlichen Schwerpunktsetzungen
- Pflege-/Gesundheitsmanagement
- Pflege-/Gesundheitspädagogik (Berufspädagogik für Pflege- und Gesundheitsberufe).

Die meisten Pflegestudiengänge (die hochschulische Pflegeausbildung ausgenommen) erfordern neben einer Hochschulzugangsberechtigung eine Berufszulassung in einem Pflegeberuf bzw. einem anderen Gesundheitsberuf. In den Studiengängen „Management" und „Pädagogik" sind daher nicht selten Studierende aus verschiedenen Gesundheitsberufen vertreten (z. B. Medizinische Fachangestellte, Heilerziehungspfleger). Darüber hinaus gibt es noch eine Reihe von anderen Studiengängen, in denen pflegerisch relevante Inhalte vermittelt werden, z. B. Gerontologie oder Gesundheitswissenschaften *(Public Health).*

Studium Advanced Nursing Practice

Um die gesundheitliche Versorgung der Bevölkerung langfristig sicherzustellen, werden Pflegefachpersonen künftig verstärkt Aufgaben in der Schulung und Beratung, in Diagnostik, Therapie und Koordination übernehmen müssen. Bereits seit 2011 gibt es mit der Richtlinie § 63 (Absatz 3c) des SGB V die Möglichkeit, dass Pflegefachpersonen heilkundliche Tätigkeiten übernehmen. Dazu benötigen sie vertieftes Wissen, Fähigkeiten zur Entscheidungsfindung bei komplexen Sachverhalten und klinische Kompetenzen. Nach Auffassung des *Deutschen Berufsverbands für Pflegeberufe* sowie gemäß internationalen Vorbildern müssen diese Kenntnisse und Kompetenzen im Rahmen eines Masterstudiums erworben werden [40]. Entsprechende Studiengänge für eine solche **erweiterte Pflegepraxis (Advanced Nursing Practice, kurz: ANP)** gibt es in den USA bereits seit den 1970er-Jahren (→ Abb. 51.17). Inzwischen werden

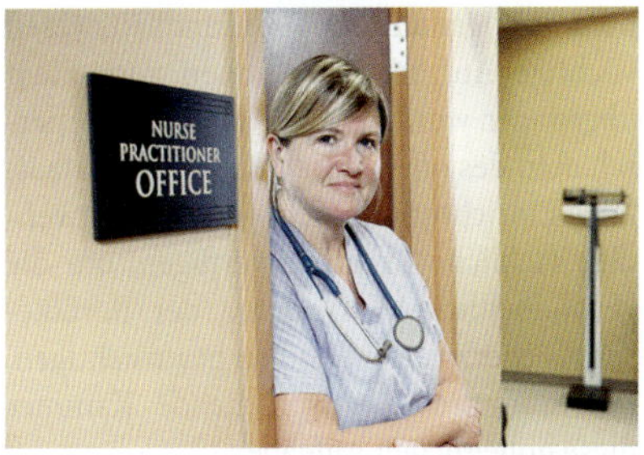

Abb. 51.17 Advanced Practice Nurses können in anderen Ländern in eigenen Praxen arbeiten. Sie dürfen körperliche Untersuchungen vornehmen und bestimmte Medikamente verschreiben. [G1141]

auch an Universitäten und Hochschulen in Deutschland, Österreich und der Schweiz Bachelor- und Masterstudiengänge in Advanced Nursing Practice angeboten.

SPICKZETTEL

Pflegestudium in Deutschland

- Praktisch-klinisch orientierte Pflegestudiengänge, z. B grundständige hochschulische Pflegeausbildung, Pflegestudium mit Spezialisierung oder Advanced Nursing Practice.
- Studiengänge Management für Pflege- und Gesundheitsberufe, für Leitungs- und Koordinationsaufgaben.
- Studiengänge Berufspädagogik für Pflege- und Gesundheitsberufe, zum Einsatz in der Fort-, Aus- und Weiterbildung oder als Pflegelehrer/in an Gesundheitsfachschulen.
- Studiengänge Pflegewissenschaft, mittlerweile eher selten, da alle oben genannten Studiengänge pflegewissenschaftlich fundiert sind und einen Zugang zur Promotion ermöglichen.

51.5 Berufspolitik

DEFINITION

Berufspolitik: Wer sich gezielt und öffentlich sichtbar für die Verbesserung der Pflege und der Rahmenbedingungen des Pflegeberufs einsetzt, betreibt Berufspolitik.

Es gibt in Deutschland eine Vielzahl berufs- und wirtschaftsständischer Vereinigungen und Kammern. Diese vertreten die berufsständischen Anliegen der Angehörigen einer Berufsgruppe oder eines ganzen Wirtschaftszweigs.

Auch in der Pflege und bei deren Weiterentwicklung haben solche **Interessenvertretungen** wesentlichen Anteil. Neben den Trägerverbänden, die überwiegend eigene wirtschaftliche Interessen vertreten, gibt es drei Formen von Interessenvertretungen für beruflich Pflegende in Deutschland (➔ Tab. 51.3):

- **Berufsverbände:** Der *Deutsche Berufsverband für Pflegeberufe (DBfK)* ist der größte nicht konfessionell gebundene Berufsverband in Deutschland
- **Pflegekammern:** Die 2016 eingerichtete *Landespflegekammer Rheinland-Pfalz* war die erste Pflegekammer in Deutschland. Sie hat gemeinsam mit dem Deutschen Pflegerat die Gründung der Bundespflegekammer angestoßen; seitdem haben weitere Bundesländer mit der Errichtung von Pflegekammern begonnen, allerdings nicht immer erfolgreich (Niedersachsen, Schleswig-Holstein). 2022 hat sich die Pflegekammer Nordrhein-Westfalen konstituiert, in vielen anderen Bundesländern herrscht noch „Stillstand“
- **Gewerkschaften:** Wichtigste Gewerkschaft für das Gesundheitswesen ist die *Vereinte Dienstleistungsgewerkschaft ver.di.*

Neben einer Mitgliedschaft in einer oder mehreren Organisationen können sich Pflegefachpersonen und Auszubildende auch individuell bei Informationsveranstaltungen, Kundgebungen, Demos und anderen öffentlichen Aktionen beteiligen. Auch der Besuch von Kongressen und Tagungen kann sowohl der inhaltlichen als auch der berufspolitischen Auseinandersetzung dienen. Seit 2014 findet in Berlin jährlich der **Deutsche Pflegetag** statt. Der vom *Deutschen Pflegerat (DPR)* initiierte Kongress mit jährlich rund 8.000 Besuchern schafft mediale Aufmerksamkeit und rückt die Belange der Pflege stärker in den öffentlichen Blickpunkt. Je mehr Pflegende bei solchen Gelegenheiten über inhaltliche und berufliche Belange sprechen, umso weniger können sie von Gesellschaft und Politik übersehen werden.

Pflege in den sozialen Medien

Seit einigen Jahren machen zunehmend einzelne Pflegefachpersonen über die sozialen Medien, Internet und auch in Buchveröffentlichungen auf Missstände in der Pflege aufmerksam. Sie erzeugen damit gesellschaftliche Aufmerksamkeit und werden auch von Politik und Medien wahrgenommen. Allerdings handelt es sich bei diesen Beiträgen immer um subjektive Erfahrungen und Bewertungen, die nicht stellvertretend für die gesamte Berufsgruppe gelten. So wichtig engagierte Einzelpersonen sind – es braucht pflegerische Interessenvertre-

Tab. 51.3 Wichtige Organisationsformen zur Interessenvertretung für Pflegefachpersonen.

Organisation	Struktur und Ziele	Mitgliedschaft	Aufgaben und Leistungen
Berufsverband (➔ 51.5.1)	• Gemeinnützige Organisation • Leistungen für Mitglieder • Politische Lobbyarbeit • Öffentlichkeitsarbeit.	Freiwillige Mitgliedschaft von: • Angestellten • Selbstständigen • Auszubildenden • Ehemals Berufstätigen.	• Berufshaftpflicht • Rechtsschutz in Arbeits- und Haftungsfragen • Fort- und Weiterbildungen • Beratung • Fachzeitschrift/neue Medien (Newsletter, Online-Portal).
Kammer (➔ 51.5.2)	• Körperschaft des öffentlichen Rechts und damit Übertragung staatlicher Aufgaben • Qualitätssicherung für Pflege • Selbstverwaltung Pflegeberuf • Öffentlichkeitsarbeit.	Pflichtmitgliedschaft für alle Berufsausübenden im Kammerbezirk	• Qualitätssicherung der Pflege für die Bevölkerung • Mitwirkung bei der Gesetzgebung • Regelung von Berufspflichten und Berufsausübung sowie der Qualifizierung • Registrierung beruflich Pflegender • Beratung • Pflegerische Begutachtung.
Gewerkschaft (➔ 51.5.3)	• Interessenvertretung von abhängig Beschäftigten in der Pflege • Tarifpolitik: Wirtschaftliche Interessen • Verbesserung von Arbeitsbedingungen • Öffentlichkeitsarbeit.	Freiwillige Mitgliedschaft von: • Angestellten • Auszubildenden • Ehemals Berufstätigen.	• Aushandeln und Abschließen von Tarifverträgen • Streikorganisation • Rechtsschutz in Arbeitsfragen • Schulung und Beratung von Betriebs- bzw. Personalräten.

tungen, die mit vereinter Stimme über Entwicklungen und Missstände sprechen können, wie Berufsverbände und Kammern. Nur wenn sich möglichst viele Pflegende gemeinsam organisieren, lassen sich berufspolitisch wichtige Ziele gemeinsam erreichen.

51.5.1 Berufsverbände

DEFINITION

Berufsverband: Freiwilliger Zusammenschluss von Angehörigen eines Berufs zur Durchsetzung berufspolitischer Interessen.

In Deutschland gibt es eine Vielzahl von **Pflege-Berufsverbänden,** die z. T. nur wenige Hundert Mitglieder haben. Dies erklärt sich aus der langen Tradition der Berufsentwicklung und den unterschiedlichen kirchlichen und öffentlichen Organisationen, in denen Pflegende arbeiten.

Der größte Berufsverband für Pflegeberufe mit mehreren Zehntausend Mitgliedern ist der *Deutsche Berufsverband für Pflegeberufe (DBfK).* Er besteht aus einem Bundesverband mit Sitz in Berlin und vier Regionalverbänden (Nordwest, Nordost, Südwest, Südost), denen die einzelnen Bundesländer zugeordnet sind.

Der DBfK vertritt Deutschland in zahlreichen nationalen und internationalen Netzwerken, wie z. B. dem *International Council of Nurses* (→ 51.2.2) und der *European Federation of Nurses Associations.* Neben dem DBfK gibt es zahlreiche weitere Berufsverbände, u. a.

- *Arbeitsgemeinschaft christlicher Schwesternverbände und Pflegeorganisationen in Deutschland e. V. (ADS)*
- *Verband der Schwesternschaften vom Deutschen Roten Kreuz e. V. (VdS)*
- *Deutscher Berufsverband für Altenpflege (DBVA)*
- *Deutsche Gesellschaft für Fachkrankenpflege und Funktionsdienste e. V. (DGF)*
- *Berufsverband Kinderkrankenpflege Deutschland e. V. (BeKD).*

Zentrale Aufgabe eines Berufsverbands ist es, die Angelegenheiten des Berufs in Gesellschaft und Politik zu vertreten. Beispielsweise verfassen Berufsverbände Stellungnahmen zu Gesetzesvorlagen, wirken an der Entwicklung neuer Gesetze mit und führen auch politische Eingaben bei Landes- und Bundesministerien durch. Darüber hinaus veranstalten die meisten Berufsverbände Fort- und Weiterbildungen, die ihre Mitglieder zu ermäßigten Beiträgen besuchen können. Sie bieten einen Versicherungsschutz (Berufshaftpflichtversicherung) und berufsrelevante Informationen in Form von Fachzeitschriften, Broschüren und neue Medien an. Die meisten Verbände veröffentlichen ihre Mitgliederzahlen nicht, aber aufgrund von Schätzungen kann davon ausgegangen werden, dass in Deutschland nur etwa 10 % aller beruflich Pflegenden in einem Verband organisiert sind [41].

Junge Pflege

Einige Berufsverbände sprechen gezielt Auszubildende und Studierende in der Pflege an. So stellt beispielsweise das Bündnis *„Junge Pflege"* des DBfK eine Interessenvertretung von und für junge Menschen in Pflegeberufen dar. Es ist wichtig, dass sich gerade Auszubildende, Studierende und Berufsanfänger gemeinsam engagieren, um eine moderne Entwicklung von Pflege und Pflegeberuf anzustoßen und mitzugestalten. Mit innovativen Ideen kann so ein frischer Wind in manche traditionell festgefahrenen berufspolitischen Diskussionen gebracht werden.

Um in der Öffentlichkeit mit einer Stimme für die Pflege zu sprechen, wurde von führenden Pflegeverbänden 1998 der *Deutsche Pflegerat e. V. (DPR)* gegründet. Ihm gehören derzeit 18 Verbände an (Stand: Juli 2022). Der DPR vertritt umfassend die Interessen von allen im Pflege- und Hebammenwesen Tätigen und setzt sich für eine professionelle Weiterentwicklung der Berufe ein. Er steht für ein einheitliches Auftreten in der Öffentlichkeit und der Politik und wird bei Gesetzesentscheidungen und Änderungen im Gesundheitswesen als politische Instanz zu Rate gezogen.

51.5.2 Pflegekammern

DEFINITION

Kammer: Nach Landesrecht eingerichtete Institution mit vom Staat übertragenen Rechten, die es Angehörigen einer Berufsgruppe ermöglichen, berufsinterne Fragen selbst zu klären. Im Gesundheitswesen stellen Kammern wichtige Akteure und Ansprechpartner für die Regelung ihrer jeweiligen fachlichen und beruflichen Belange dar.

Viele Gesundheitsberufe sind in **Kammern** organisiert, z. B. Ärzte, Apothekerinnen oder Psychotherapeuten. Kammern übernehmen gerade im Gesundheitswesen wichtige Aufgaben, die ihnen vom Staat übertragen wurden. Somit sind sie „Körperschaften des öffentlichen Rechts". Da staatliche Einrichtungen nicht über die notwendige fachliche Expertise verfügen, um die gesundheitliche Versorgung der Bevölkerung sicherzustellen und zu beaufsichtigen, übernimmt eine entsprechende Kammer diese hoheitlichen Aufgaben.

Über die Einrichtung von **Pflegekammern** wird in Deutschland seit den 1980er-Jahren kontrovers diskutiert. International und auch in Europa gibt es dagegen viele Vorbilder für Pflegekammern, deren Gründungsjahre zwischen 1900 und 1950 datieren, z. B. in den USA, England, Kanada, Schweden, Frankreich, Irland. 2016 wurde hierzulande mit der Landespflegekammer Rheinland-Pfalz die erste Pflegekammer errichtet. Weitere Pflegekammern in anderen Bundesländern sind in der Aufbauphase. Die Pflegekammern in Niedersachsen und Schleswig-Holstein wurden in 2021 aufgelöst, nachdem die Mitglieder in einer Abstimmung für die Abschaffung der jeweiligen Landeskammer votierten.

Kammern nehmen stellvertretend für den Staat gesellschaftlich relevante Interessen wahr; damit handeln sie zum Wohle der Bevölkerung. Sie verfügen über eine gesetzlich festgelegte Handlungsfreiheit, um Belange von Pflege und Beruf in Selbstverwaltung und unabhängig von pflegerischen Berufsverbänden und von anderen Berufen (z. B. der Medizin) zu regeln. Das Hauptziel einer Kammer für Pflegeberufe ist die Gewährleistung einer fachgerechten professionellen Pflege für alle Bürgerinnen und Bürger. Hierfür übernimmt die Kammer vor allem folgende Aufgaben:

- Qualitätssicherung der Pflege für die Bevölkerung: Sicherstellung einer fachgerechten Pflege gemäß pflegewissenschaftlichen Erkenntnissen
- Regelung von Berufspflichten und Berufsausübung (Berufsaufsicht) sowie der Fort- und Weiterbildung durch eine verbindliche Berufsordnung und ethische Richtlinien
- Registrierung von Pflegefachpersonen, um einen Überblick über Anzahl und Qualifikation beruflich Pflegender zu erhalten und deren Weiterqualifizierung sicherzustellen
- Mitwirkung bei der Gesetzgebung, z. B. in Form von Gutachten, Teilnahme und Stellungnahme bei politischen Anhörungen und Beratungen

- Vertretung der Belange von Pflegenden im Gesundheitswesen und innerhalb der Gesellschaft (Öffentlichkeit, Politik) sowie deren Information und Beratung.

Gegner einer Pflegekammer kritisieren die Pflichtmitgliedschaft sowie die Finanzierung über Mitgliedsbeiträge. Zudem stehen sowohl Gewerkschaften als auch Arbeitgeberverbände einer Kammerbildung kritisch bis ablehnend gegenüber. Sie befürchten möglicherweise einen Verlust an Mitgliedern bei den Gewerkschaften und einen politischen Machtverlust der Arbeitgeberverbände, wenn eine starke Interessenvertretung der Pflegenden ins Spiel kommt.

Deutlich ist aber: Je besser sich Pflegende über Struktur, Aufgaben und Ziele einer Pflegekammer informiert fühlen, desto eher sprechen sie sich für deren Einrichtung aus und desto höher ist ihre Akzeptanz.

51.5.3 Gewerkschaften

DEFINITION

Gewerkschaften: Demokratische Vereinigungen von **Arbeitnehmern** (abhängig Beschäftigte, keine Selbstständigen), die sich zur Wahrung ihrer gemeinsamen Interessen freiwillig und auf Dauer zusammengeschlossen haben als Gegengewicht zu den Vereinigungen der Arbeitgeber (Arbeitgeberverbände).

Traditionell sind **Gewerkschaften** aus Zusammenschlüssen von Arbeitern entstanden, die sich um eine Verbesserung der Arbeitsbedingungen, der Löhne und der Absicherung bei Unfall, Krankheit und Arbeitsplatzverlust bemühten.

Gewerkschaften kümmern sich um alle Fragen des Arbeitsrechts, des Tarifrechts und der Arbeitssicherheit. Nicht nur die **Tarifabschlüsse** über die Vergütung, sondern auch Fragen der Arbeitsbelastung fallen in ihren Zuständigkeitsbereich. Das schließt die Aushandlung der Anzahl von Urlaubstagen und der Arbeitszeit ein. Gewerkschaften gewähren außerdem einen Rechtsschutz für Fragen des Arbeitsrechts, z. B. bei drohender Kündigung. Ein weiteres Aufgabengebiet ist die Beratung und Schulung von Betriebs- bzw. Personalräten, die innerhalb des Betriebs – von den Beschäftigten gewählt – deren Interessen vertreten.

Gewerkschaft für Pflegende

Von den gewerkschaftlich organisierten Pflegenden sind die meisten zusammen mit Angehörigen einer Vielzahl anderer Berufe in **ver.di,** der **Vereinten Dienstleistungsgewerkschaft,** vertreten.

Als wichtigstes Druckmittel gegenüber den Arbeitgebern setzen die Gewerkschaften den **Streik** ein. Durch das vorübergehende Aussetzen der regulären Arbeit soll der Betrieb unter Druck gesetzt werden, die Forderungen der Gewerkschaft zu akzeptieren. Dafür benötigt die Gewerkschaft eine Abstimmung mit der Mehrheit der Mitglieder, die sog. Urabstimmung.

Somit gehören auch die Organisation eines Streiks und die Ersatzleistungen für den Verdienstausfall (Streikkasse) während des Streiks zu den Aufgaben einer Gewerkschaft. Ebenso wie die Berufsverbände wirken die Gewerkschaften auf der politischen Ebene bei der Meinungsbildung mit.

SPICKZETTEL

Interessenvertretungen

Berufsverbände in der Pflege:
- Gemeinnützige Organisation, freiwillige Mitgliedschaft.
- Berufspolitische Interessenvertretung für alle Pflegenden.
- Berufsbezogene Haftpflicht- und Rechtschutzversicherung.
- Fortbildungsangebote, Beratung und Information.

Pflegekammern:
- Körperschaften öffentlichen Rechts, Pflichtmitgliedschaft für alle Berufsangehörigen eines Kammerbezirks.
- Regelung von Berufspflichten und Berufsausübung in Selbstverwaltung.
- Sicherstellung und Qualitätssicherung der pflegerischen Versorgung.
- Öffentlichkeitsarbeit und Mitwirkung an der pflegebezogenen Gesetzgebung.

Gewerkschaften:
- Interessenvertretung von abhängig Beschäftigten in der Pflege, freiwillige Mitgliedschaft.
- Tarifpolitik und Streikorganisation.
- Rechtsschutz in arbeitsrechtlichen Fragen.
- Öffentlichkeitsarbeit, Engagement für verbesserte Arbeitsbedingungen.

52

LABORWERTE

Nicole Menche

- Sortierprinzip: Alphabetisch, griechische Buchstaben und Ziffern ignorierend
- Indikation: Bestimmung v. a. bei Verdacht auf/als
- Normwerte: Für Kinder > 1 Jahr und Erwachsene, falls nichts anderes vermerkt. Angaben zu Normwerten und Probenanforderungen des jeweiligen Labors beachten
- Bei Sammelurin immer 24-Std.-Urinmenge messen, dokumentieren und angeben
- Quellen:
  - Niederau C, Böhm, BO. Klinikleitfaden Labordiagnostik. 7. A. München: Elsevier, 2021
  - Thomas L. Labor und Diagnose. Elektronische Ausgabe, https://www.labor-und-diagnose-2020.de/, Ausgabe 2022.

Normwert	Indikation	Probe/Besonderheiten
AFP (Alpha-, α-Fetoprotein)		
< 10 µg/l (7 IU/ml) Schwangere je nach SSW wesentlich mehr	Tumormarker für primäres Leberzellkarzinom und Keimzelltumoren	1 ml Serum/Plasma
Albumin		
• Serum 60,6–68,6 % des Serumeiweißes (35–53 g/l), alte Menschen etwas weniger • Liquor altersabhängig < 0,5–0,8 % des Serumalbumins • Urin < 30 mg/24 Std.	Wie Gesamteiweiß	1 ml Serum/Heparin-Plasma, 1 ml Liquor oder 10 ml (Sammel-)Urin
Alkalische Phosphatase (AP)		
• **Gesamt-AP** ♀ < 105 U/l, ♂ < 130 U/l Kinder altersabhängig bis 370 U/l • **Knochen-AP** *(Ostase, BAP)* ♀ < 30 U/l, ♂ < 40 U/l, stark methodenabhängig	Lebererkrankungen, Cholestase (Gallenstau), Knochenerkrankungen	1 ml Serum/Heparin-Plasma
ALT (Alanin-Amino-Transferase, GPT, Glutamat-Pyruvat-Transaminase)		
♀ < 34 U/l, ♂ < 45 U/l Kinder altersabhängig	Lebererkrankungen	1 ml Serum/Plasma
Ammoniak		
< 70 µg/dl (41 µmol/l) Neugeborene < 150 µg/dl (88 µmol/l)	Vor allem Lebererkrankungen, bei Kindern angeborene Stoffwechselstörungen	1 ml EDTA-/Heparin-Plasma (sofort auf Eiswasser ins Labor)
α-Amylase (Alpha-Amylase)		
• **Gesamt-α-Amylase** < 107 U/l • **Pankreas-α-Amylase** < 53 U/l Kinder altersabhängig weniger	Pankreaserkrankungen, Parotitis. Wegen höherer Spezifität jedoch Bestimmung der Lipase empfohlen	1 ml Serum/Heparin-Plasma
Antithrombin (AT)		
• Aktivität 70–120 % • Konzentration 140–390 mg/l	Verbrauchskoagulopathie, nephrotisches Syndrom, angeboren (→ erhöhte Thrombosegefährdung)	1 ml Zitratplasma

Normwert	Indikation	Probe/Besonderheiten
AST (ASAT, Aspartat-Amino-Transferase, GOT, Glutamat-Oxalazetat-Transaminase)		
♀ < 31 U/l, ♂ < 35 U/l Kinder altersabhängig	Herz-, Leber-, Skelettmuskelerkrankungen	1 ml Serum/Plasma
Bilirubin		
• **Gesamt-Bilirubin** < 1,1 mg/dl (18,8 µmol/l) • **Direktes Bilirubin** < 0,3 mg/dl (5,1 µmol/l) • **Indirektes Bilirubin** (Gesamt-Bili – direktes Bili) < 0,8 mg/dl (13,7 µmol/l) • **Bilirubin im Urin** negativ	Lebererkrankungen, Cholestase, Hämolyse	1 ml Serum/Plasma (EDTA-/Heparin-) oder 100 µl Kapillarblut
Blutgasanalyse (BGA)		
• **pH** (arteriell) 7,37–7,45 • **paO_2** (altersabhängig) > 70 mmHg (9,5 kPa) • **paCO_2** 32–46 mmHg (4,3–6,1 kPa) • **Standardbikarbonat** 21–26 mmol/l • **BE** *(Basenüberschuss)* –3 bis +3 mmol/l • **Sauerstoffsättigung** 95–98,5 %	Lungenerkrankungen, Beatmungskontrolle	Arterialisiertes Kapillarblut oder 1–2 ml arterielles Blut in mit Heparin benetzter Spritze oder speziellem Entnahmeröhrchen (sofortige bzw. kurzfristige Analyse)
Blutkörperchensenkungsgeschwindigkeit (BSG, BKS, BSR)		
♀ < 50 J. ≤ 20 mm/1. Std., ≥ 50 J. ≤ 30 mm/1. Std. ♂ < 50 J. ≤ 15 mm/1. Std., ≥ 50 J. ≤ 20 mm/1. Std.	Infektionen, nichtinfektiöse Entzündungen, Bluterkrankungen, (fortgeschrittene) Tumoren	2 ml Zitratblut (0,4 ml Zitrat + 1,6 ml Blut)
CDT (Carbohydrat-defizientes Transferrin)		
< 2,5 % des Gesamt-Transferrins, stark methodenabhängig	Alkoholabusus (mind. 50–80 g täglich über mind. 1–2 Wochen)	1 ml Serum
Chlorid (Cl^-)		
• Serum 95–105 mmol/l Kinder 96–109 mmol/l • Urin je nach Serumelektrolyten und Säure-Basen-Haushalt	Störungen des Wasser- und Elektrolythaushalts	1 ml Serum/Heparin-Plasma oder 5 ml Sammelurin
Cholesterin		
Normgrenze strittig, meist < 200 mg/dl (5,2 mmol/l)	Fettstoffwechselstörungen	1 ml Serum/Plasma (meist besser Heparin-Plasma)
Cholinesterase		
♀ 3,9–10,8 kU/l, ♂ 4,6–11,5 kU/l, stark methodenabhängig	Lebererkrankungen (Maß der Lebersyntheseleistung), bestimmte Vergiftungen	1 ml Serum/Heparin-Plasma
CRP (C-reaktives-Protein)		
< 5 mg/l	Entzündungen, Infektionen, Low-Grade-Inflammation als Indikator des kardiovaskulären Risikos	1 ml Serum/Plasma
Cystatin C (CysC)		
< 50 J. < 1 mg/l, > 50 J. < 1,3 mg/l	Niereninsuffizienz	1 ml Serum/Plasma (EDTA/Heparin)
D-Dimere		
< 0,5 mg/l	Gerinnungsstörung, erhöhte Thrombosegefährdung, kardiovaskuläre Risikobeurteilung	1 ml Zitratplasma
Differenzialblutbild (E = Erwachsene, K = Kinder)		
Leukozyten gesamt E 4–10/nl, K 4,5–12/nl	Veränderungen der Leukozytenzahl, Infektionen, bösartige hämatologische Erkrankungen	2 ml EDTA-Blut oder 100 µl Kapillarblut
Stabkernige neutrophile Granulozyten E 3–5 %, K 3–6 %		
Segmentkernige neutrophile Granulozyten E 50–70 %, K 30–75 %		
Eosinophile Granulozyten E 1–4 %, K < 5 %		
Basophile Granulozyten E < 1 %, K < 1 %		
Lymphozyten E 25–45 %, K 13–55 %		
Monozyten E 3–7 %, K 4–10 %		

Normwert	Indikation	Probe/Besonderheiten
Entzündungswerte (Screening)		
Siehe Blutkörperchensenkungsgeschwindigkeit, CRP, Differenzialblutbild, Leukozyten		
Erythrozyten (Erys)		
♀ 3,5–5,0/pl, ♂ 4,3–5,9/pl Kinder 3,9–5,1/pl	Anämie, Polyglobulie	1 ml EDTA-Blut oder 50 µl Kapillarblut
Erythrozytenindizes		
• **MCV** *(mittleres Erythrozytenvolumen)* 81–96 fl (81–96 µm³) • **MCH** *(mittlerer Hb-Gehalt der Erythrozyten)* 27–34 pg (1,7–2,1 fmol), Kinder etwas weniger • **MCHC** *(mittlere Hb-Konzentration des Erythrozyten)* 32–36 g/dl Ery (19,9–22,3 mmol/l) • **RDW** *(Red cell distribution width, Erythrozytenverteilungsbreite)* < 15 % • **%HYPO** *(Anteil hypochromer Erythrozyten)* ≤ 5 % • **HbR** (*mittlerer Hb-Gehalt der Retikulozyten* = Maß für die aktuelle Eisenverfügbarkeit) 28–35 pg	DD der Anämien	1 ml EDTA-Blut oder 50 µl Kapillarblut
Ferritin		
Methodenabhängig, z. B. 20–60 J. ♀ 9–140 µg/l, ♂ 18–360 µg/l Kinder 9–78 µg/l	Eisenmangel (DD der Anämien), Eisenüberladung	1 ml Serum/Plasma
Fibrinogen		
1,8–4,0 g/l	Gerinnungsstörung, erhöhte Thrombosegefährdung, kardiovaskuläre Risikobeurteilung	1 ml Zitratplasma
Folsäure		
≥ 4 µg/l (Normgrenze strittig)	DD der Anämien	1 ml Serum/EDTA-Plasma
Gerinnung (Screening)		
Siehe Quick, partielle Thromboplastinzeit, Thrombozyten		
Gesamteiweiß		
• Serum 66–83 g/l Kinder 57–80 g/l • Liquor 0,2–0,4 g/l • Urin ≤ 150 mg/24 Std.	Eiweißmangel, Produktion abnormer Eiweiße (z. B. multiples Myelom), Entzündungen	1 ml Serum/Plasma, 1 ml Liquor oder 10 ml Sammelurin
Glukose		
• Plasma (nüchtern) < 100 mg/dl (< 5,6 mmol/l). Kapillar-/venöses Vollblut 10 % weniger • Glukosetoleranztest → 26.6.2 • Urin < 150 mg/l (0,84 mmol/l), Teststreifen negativ	• Blut: Diabetes mellitus, Insulinom • Urin (bei normaler Plasmaglukose): Nierenerkrankungen	1 ml Serum/Plasma/NaF-Vollblut oder 10–50 µl Kapillarblut. 5 ml Spontanurin bzw. Urin definierter Sammelperioden
Glutamat-Dehydrogenase (GLDH)		
♀ < 5 U/l, ♂ < 7 U/l Kinder < 5 U/l	(Schwere, mit Zelluntergang einhergehende) Lebererkrankungen	1 ml Serum/Plasma
γ-Glutamyl-Transferase (γ-GT, GGT)		
♀ < 40 U/l, ♂ < 60 U/l Kinder altersabhängig < 15–39 U/l	Lebererkrankungen, Cholestase (Gallenstau)	1 ml Serum/Plasma (EDTA/Heparin)
Hämatokrit (Hkt)		
♀ 34–44 %, ♂ 36–48 % Kinder 31–40 %	Anämie, Polyglobulie, Störungen des Wasserhaushalts	1 ml EDTA-Blut oder 50 µl Kapillarblut
Hämoglobin (Hb)		
♀ 12–15 g/dl (7,5–9,3 mmol/l) ♂ 13,6–17,2 g/dl (8,4–10,7 mmol/l) Kinder 11,3–14,9 g/dl (7–9,2 mmol/l)	Anämie, Polyglobulie, Störungen des Wasserhaushalts	1 ml EDTA-Blut oder 50 µl Kapillarblut
Haptoglobin		
30–200 mg/dl	(Hämolytische) Anämie (bei Entzündung falsch normal)	1 ml Serum

Normwert	Indikation	Probe/Besonderheiten
Harnsäure		
• Serum ♀ ‹ 6 mg/dl (357 µmol/l), ♂ ‹ 7 mg/dl (416 µmol/l) • Urin ‹ 900 mg/24 Std. (5,4 mmol/24 Std.), bei normaler Ernährung (kostabhängig)	Gicht, Nierensteine	1 ml Serum/Heparin-Plasma oder 5 ml Sammelurin
Harnstoff (Urea)		
10–50 mg/dl (1,7–8,3 mmol/l) Kinder etwas weniger	Niereninsuffizienz	1 ml Serum/Plasma (kein NH_3-Heparin)
HbA_{1c}		
‹ 5,7 % (39 mmol/mol) Bei HbA_{1c} ≥ 6,5 % (48 mmol/mol) Diabetes gesichert Zielwert bei Diabetes ‹ 6,5–7,5 % (48–58 mmol/mol), individuelle Festlegung	Diabetes mellitus (Diagnose, Blutzuckerkontrolle der letzten Wochen)	1 ml Heparin-/EDTA-Blut
HDL-Cholesterin		
40–90 mg/dl (1,0–2,3 mmol/l)	Fettstoffwechselstörungen	1 ml Serum/Plasma (meist besser Heparin-Plasma)
Homozystein		
‹ 10(–12) µmol/l Kinder weniger	Indikator des kardiovaskulären und Thromboserisikos, bei Kindern Stoffwechselstörungen	1 ml EDTA-Plasma (Blut eisgekühlt sofort ins Labor)/innerhalb 30 min zentrifugieren
INR (International normalized Ratio)		
0,85–1,15	v. a. Kontrolle einer Cumarintherapie (→ Pharma-Info 22.4)	1 ml Zitratplasma oder 25–100 µl Kapillarblut
Kalium (K^+)		
Serum 3,7–5,1 mmol/l Plasma 3,5–4,6 mmol/l Kinder 3,3–4,6 mmol/l	Störungen des Elektrolythaushalts, z. B. bei Niereninsuffizienz, Azidose	1 ml Serum/Heparin-Plasma (hämolysefrei)
Kalzium (Ca^{2+})		
• Serum Gesamtkalzium 2,2–2,6 mmol/l (8,8–10,3 mg/dl) • Urin ♂ ‹ 300 mg/24 Std. (7,5 mmol/24 Std.), ♀ ‹ 250 mg/24 Std. (6,2 mmol/24 Std.), kostabhängig	Störungen des Elektrolythaushalts, Nebenschilddrüsenerkrankungen	1 ml Serum/Heparin-Plasma (Gesamtkalzium) oder 5 ml Sammelurin
Kortisol		
• **Kortisol im Serum** 8 Uhr 50–250 µg/l (138–690 nmol/l), 0 Uhr ‹ 50 µg/l (‹ 138 nmol/l) • **Freies Kortisol im Speichel** 8 Uhr 2–17 µg/l (5–46 nmol/l), 0 Uhr ‹ 2,3 µg/l (6,4 nmol/l)	Nebennierenrindenerkrankungen (z. B. Cushing-Syndrom)	1 ml Serum/Heparin-Plasma oder 1 ml Speichel (Einlegen eines Wattetupfers)
Kreatinin (Krea)		
♀ ‹ 1 mg/dl (84 µmol/l) ♂ ‹ 1,2 mg/dl (104 µmol/l) Kinder altersabhängig weniger	Niereninsuffizienz	1 ml Serum/Plasma (EDTA-/Heparin-)
Kreatinin-Clearance		
Alters-, geschlechts- und methodenabhängig, z. B. 25-jährige ♀ 70–110 ml/(min × 1,73 m² Körperoberfläche), 25-jähriger ♂ 95–140 ml/(min × 1,73 m² Körperoberfläche) Mit dem Alter abnehmend	(Beginnende) Nierenfunktionsstörung. Bei Serumkreatinin ≥ 2 mg/dl ohne diagnostischen Nutzen	1 ml Serum/Plasma und 5 ml Sammelurin (Gewicht und Größe des Patienten bzw. der Patientin mit angeben)
Kreatinkinase (CK)		
• **Gesamt-CK** ♀ ‹ 170 U/l, ♂ ‹ 190 U/l Kinder ca. 20 U/l weniger • **CK-MB** ‹ 10 µg/l (methodenabhängig)	Skelett-, Herzmuskelerkrankungen (v. a. Herzinfarkt)	1 ml Serum/Heparin-Plasma
Laktat (Milchsäure)		
0,5–2,2 mmol/l (45–200 mg/l)	Hypoxie, Azidose	2 ml ven. Vollblut oder Plasma, Kapillarblut
LDH (Laktatdehydrogenase)		
• **Gesamt-LDH** ‹ 250 U/l Kinder altersabhängig mehr • **LDH_1** *(Hydroxibutyratdehydrogenase, HBDH)* ‹ 50 U/l	• **Gesamt-LDH:** Herz-, Leber-, Skelettmuskelerkrankungen, DD der Anämien • **LDH_1:** Herzinfarkt, Hämolyse	1 ml Serum/Plasma

Normwert	Indikation	Probe/Besonderheiten
LDL-Cholesterin		
< 115 mg/dl (3 mmol/l), Normgrenzen strittig. Zielwert bei Risikofaktoren oder arteriosklerosebedingten Erkrankungen weniger, bis < 40 mg/dl (1 mmol/l)	Fettstoffwechselstörungen	1 ml Serum/Plasma (meist besser Heparin-Plasma)
Leberwerte (Screening)		
Siehe ALT, Alkalische Phosphatase, AST, Bilirubin, γ-Glutamyl-Transferase, LDH, Quick		
Leukozyten		
4–10/nl (4.000–10.000/µl) Kinder bis ca. 12/nl (12.000/µl)	Entzündungen, Infektionen, bösartige Bluterkrankungen, Knochenmarkschädigung	1 ml EDTA-Blut oder 100 µl Kapillarblut
Lipase		
Methodenabhängig, z. B. < 60 U/l Kinder altersabhängig weniger	Pankreaserkrankungen	1 ml Serum/Heparin-Plasma
Magnesium (Mg^{2+})		
0,7–1 mmol/l (1,7–2,6 mg/dl) Kinder 0,6–1 mmol/l (1,5–2,3 mg/dl)	Störungen des Elektrolythaushalts	1 ml Serum/Plasma
Natrium (Na^+)		
135–145 mmol/l Kinder 134–143 mmol/l	Störungen des Wasser- und Elektrolythaushalts	1 ml Serum/Plasma
Natriuretische Peptide		
Normwerte methoden-, alters- und geschlechtsabhängig. Bei akuter Luftnot Herzinsuffizienz sehr unwahrscheinlich bei **NT-proBNP** < 300 ng/l oder **BNP** < 100 ng/l, Herzinsuffizienz wahrscheinlich bei NT-proBNP > 450 ng/l (unter 50 Jahren), > 900 ng/l (50–75 Jahren), > 1.800 ng/l (über 75 Jahren) oder BNP > 400 ng/l	Unklare Luftnot, Herzinsuffizienz	1 ml EDTA-Plasma
Partielle Thromboplastinzeit (aPTT, PTT)		
28–40 s	Gerinnungsstörungen, Kontrolle einer therapeutischen Heparinisierung	1 ml Zitratplasma
Phosphat (anorganisch)		
0,84–1,45 mmol/l (2,6–4,5 mg/dl) Kinder 1–2 mmol/l (3,1–6 mg/dl)	Nieren-, Knochen-, Nebenschilddrüsenerkrankungen	1 ml Serum/Heparin-Plasma
PSA (Prostataspezifisches Antigen)		
< 3–4 µg/l	Tumormarker des Prostatakarzinoms	1 ml Serum/Plasma
Quick (Prothrombinzeit, Thromboplastinzeit, TPZ)		
80–130 %	Gerinnungsstörungen, Kontrolle einer Cumarintherapie, V. a. Vit.-K-Mangel, Beurteilung der Lebersyntheseleistung	1 ml Zitratplasma oder 25–100 µl Kapillarblut
Retikulozyten (Retis)		
0,5–2 % der Erys Kinder etwas mehr	DD der Anämien, Knochenmarkschädigung	2 ml EDTA-Blut oder 50 µl Kapillarblut
Schilddrüsenwerte (Screening)		
Siehe Thyroidea stimulierendes Hormon, Thyroxin, Trijodthyronin		
Serumeiweißelektrophorese		
• **Albumin** 60,6–68,6 % • **α_1-Globulin** 1,4–3,4 % • **α_2-Globulin** 4,2–7,6 % • **β-Globulin** 7,0–10,4 % • **γ-Globulin** 12,1–17,7 %	Veränderungen des Gesamteiweißes, auffällige BSG, Entzündung, Eiweißverlustsyndrom, Verdacht auf multiples Myelom	1 ml Serum

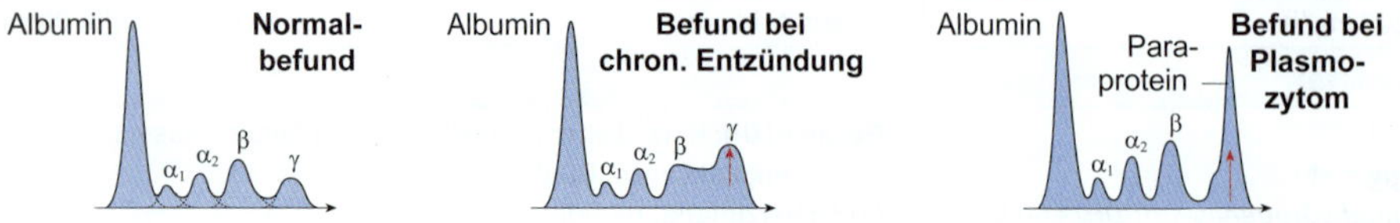

Normwert	Indikation	Probe/Besonderheiten
Thrombinzeit (TZ, Plasmathrombinzeit, PTZ)		
17–24 s	Gerinnungsstörungen, Kontrolle einer Fibrinolyse- oder Heparintherapie	1 ml Zitratplasma
Thrombozyten (Thrombos, Blutplättchen)		
150–450/nl (150.000–450.000/µl) Kinder 150–350/nl (150.000–350.000/µl)	Blutungsneigung, bösartige Bluterkrankungen, Knochenmarkschädigung	1 ml EDTA-Blut oder 50 µl Kapillarblut
Thyroxin (T_4)/Freies Thyroxin (fT_4)		
• **Gesamt-Thyroxin** 56–123 µg/l (72–158 nmol/l) • **Freies Thyroxin** 9,9–16,2 ng/l (12,7–20,8 pmol/l)	Erkrankungen von Hypothalamus, Hypophysenvorderlappen und Schilddrüse	1 ml Serum
Thyroidea stimulierendes Hormon (TSH)		
0,3–2,5 mU/l Grauzone bis 4,2 mU/l	Erkrankungen von Hypothalamus, Hypophysenvorderlappen und Schilddrüse	1 ml Serum
(Löslicher) Transferrinrezeptor (sTfR)		
Methodenabhängig, z. B. Erwachsene 0,8–2,3 mg/l, Kinder 0,8–2,9 mg/l	Beurteilung von Erythropoese und Eisenhaushalt	1 ml Serum/Plasma (je nach Laborangaben)
Transferrinsättigung (TfS)		
Erwachsene 16–45 % Kinder 5–44 %	DD der Anämien	1 ml Serum/Plasma (kein EDTA-Plasma)
Trijodthyronin (T_3)/Freies Trijodthyronin (fT_3)		
• **Gesamt-Trijodthyronin** 0,8–1,8 µg/l (1,2–2,8 nmol/l) • **Freies Trijodthyronin** 2,5–4,4 ng/l (3,9–6,7 pmol/l)	Erkrankungen von Hypothalamus, Hypophysenvorderlappen und Schilddrüse	1 ml Serum
Triglyzeride (Neutralfette)		
< 150 mg/dl (1,7 mmol/l)	Fettstoffwechselstörungen	1 ml Serum/Plasma (meist besser Heparin-Plasma)
(Kardiales) Troponin T und I (cTnT, cTnI)		
• **hs-cTnT** (hs = high sensitivity): < 14 ng/l, bei > 100 ng/l Herzinfarkt sehr wahrscheinlich, dazwischen kontrollbedürftig • **hs-cTnI:** methodenabhängig	Akutes Koronarsyndrom, Herzinfarkt, Kontrolle einer Lysetherapie	1 ml Serum/Plasma (nach Herstellerangaben) Schnelltest Vollblut
Vitamin B_{12}		
Methodenabhängig, z. B. ≥ 250 ng/l	DD der Anämien, neurologische Störungen	1–2 ml Serum/Plasma

LITERATUR UND KONTAKTADRESSEN

KAPITEL 1

Literaturnachweis

1. Gesetz über die Pflegeberufe (PflBG). www.gesetze-im-internet.de/pflbg/ (letzter Abruf: 12.04.2022)
2. Klie T, Krautz B. Vorbehaltsaufgaben für die Pflege gemäß § 4 Pflegeberufegesetz: pflegerechtlicher Meilenstein auf dem Weg der Professionalisierung? Teil 1. PflegeRecht 2021; 7: 419–425.
3. Klie T, Krautz B. Vorbehaltsaufgaben für die Pflege gemäß § 4 Pflegeberufegesetz: pflegerechtlicher Meilenstein auf dem Weg der Professionalisierung? Teil 2. In: PflegeRecht 2021; 8: 490–497.
4. Büker C, Lademann J. Beziehungsgestaltung in der Pflege. Stuttgart: Kohlhammer, 2019.
5. Yura H, Walsh M. The nursing process: assessing, planning, implementing, evaluating. 5th ed. Norwalk: Appleton & Lange, 1988.
6. Brobst R. Der Pflegeprozess in der Praxis. 2. A. Bern: Hans Huber, 2007.
7. Fiechter V, Meier M. Pflegeplanung. Eine Anleitung für die Praxis. Fritzlar: Recom, 1998.
8. Wilkinson JM. Der Pflegeprozess. Bern: Hans Huber, 2012.
9. Helberg D, Frei IA, Vincenzi C, Spirig R. Welches Modell eignet sich zur Abbildung von Patientenzuständen in der Pflegepraxis? Pflegewissenschaft. 2010; 10: 548–557.
10. Schöniger U, Zegelin-Abt A. Hat der Pflegeprozess ausgedient? Die Schwester/Der Pfleger. 1998; 4: 305–310.
11. Stratmeyer P. Ein historischer Irrtum der Pflege? Dr. med. Mabuse. 1997; 3: 34–38.
12. Medizinischer Dienst der Spitzenverbände der Krankenkassen e. V. Grundsatzstellungnahme Pflegeprozess und Dokumentation. April 2005. https://md-bund.de/fileadmin/dokumente/Publikationen/SPV/Grundsatzstellungnahmen/30_Pflegeprozess_Dok_2005.pdf (letzter Abruf: 12.04.2022)
13. Schrems B. Der Prozess des Diagnostizierens in der Pflege. Wien: Facultas, 2021.
14. Kreikenbaum J, Lay R. Pflegeplanung leicht gemacht. 8. A. München: Elsevier, 2018.
15. Das epaSystem. www.epa-cc.de/ (letzter Abruf: 12.04.2022)
16. Hellmann S, Rößlein R. Praxisratgeber: Von der SIS® zur Maßnahmenplanung. Formulierungshilfen zu den Themenfeldern – pflegefachliche Einschätzung & Maßnahmen. Hannover: Schlütersche (pflege kolleg), 2017. Online verfügbar unter www.content-select.com/index.php?id=bib_view&ean=9783842689107 (letzter Abruf: 12.04.2022)
17. Müller-Staub M et al. Pflegeklassifikationen. Bern: Hogrefe, 2016.
18. Stefan H et al. POP – PraxisOrientierte Pflegediagnostik. 3. A. Wien: Springer, 2022.
19. König P. Implementierung von Pflegediagnosen. PrInterNet. 2000; 5: 100–106.
20. Ehmann M, Völkel I. Pflegediagnosen in der Altenpflege. 6. A. München: Elsevier, 2020.
21. Kamitsuru S et al. NANDA-I-Pflegediagnosen: Definitionen und Klassifikationen 2021–2023. 3. Aufl. Kassel: Recom 3, 2022.
22. Moser I, Pensa J. Ergebnismessung zur Zielerreichung mittels epa-AC (c). Bachelorarbeit. Bern: Berner Fachhochschule Fachbereich Gesundheit, 2012.
23. Rappold E. Prüfung der Konformität des epa-LEP-Prozesses mit den gesetzlichen Anforderungen an eine Pflegeprozessdokumentation gemäß GuKG § 5. Gesundheit Österreich (Hrsg.). www.epa-cc.de/wp-content/uploads/2021/01/goeg_gutachten_epa_lep_bericht_2020.pdf (letzter Abruf: 18.04.2022)
24. Mathes T, Pieper D, Jaschinski T et al. Instrumente zur Erfassung des individuellen Pflegebedarfs: DIMDI. https://portal.dimdi.de/de/hta/hta_berichte/hta342_bericht_de.pdf (letzter Abruf: 18.04.2022)
25. Reuschenbach B, Mahler C. Handbuch pflegebezogener Assessment-Methoden. Bern: Hans Huber, 2009.
26. Gordon M. Assessment Notes. Bern: Hans Huber, 2013.
27. Klugkist M, Sedemund-Adib B, Schmidtke C et al. Confusion Assessment Method for the Intensive Care Unit (CAMICU). Diagnostik des postoperativen Delirs bei kardiochirurgischen Patienten. Anaesthesist. 2008; 57: 464–474.
28. National Pressure Ulcer Advisory Panel: PUSH Tool 3.0. www.wund-akut.de/Dokumente/PUSH%20Tool%20deutsch.pdf (letzter Abruf: 30.04.2018)
29. Kleinpell RM. Outcome Assessment in Advanced Practice Nursing. New York: Springer, 2013.
30. Waltz CF, Strickland OL, Lenz ER. Measurement in nursing and health research. New York: Springer, 2010.
31. Reuschenbach B, Funke J. Ambulantes Assessment. In: Hornke L, Amelang M, Kersting M. Leistungs-, Intelligenz- und Verhaltensdiagnostik (Enzyklopädie der Psychologie, Themenbereich B, Serie II, Band 3). Göttingen: Hogrefe, 2010.
32. Becker S, Kaspar R, Kruse A. Heidelberger Instrument zur Erfassung der Lebensqualität Demenzkranker. Bern: Hans Huber, 2011.
33. Moosbrugger H, Kelava A. Testtheorie und Fragebogenkonstruktion. Berlin: Springer, 2007.
34. Gerken L et al. Pflegerisches Schmerzassessment aus Patientenperspektive. Qualitative Querschnittsuntersuchung am Beispiel der NRS. Der Schmerz. 2017; 31: 2: 123–130.
35. Bersoff DM, Bersoff DN. Ethical issues in the collection of self-report data. In: Stone AA, Turkhan JS, Bachrach CA et al. The science of self-report. Implications for research and practice. Mahwah: Erlbaum, 2010.

KAPITEL 2

Literaturnachweis

1. Fernstudium Psychologie. 2.1 Wahrnehmung. www.fernstudium-psychologie.eu/wahrnehmung (letzter Abruf: 22.05.2022).
2. Lauber A, Schmalstieg P. Wahrnehmen und Beobachten. 4 A. Stuttgart: Thieme, 2018.
3. Rey GD. Methoden der Entwicklungspsychologie – Datenerhebung und Datenauswertung. www.methoden-psychologie.de/beobachtungsarten_1.html (letzter Abruf: 22.05.2022).
4. Fley G, Schneider F. Pflege Heute Pädiatrische Pflege. München: Elsevier, 2019.
5. Schulze S. Kurzlehrbuch Medizinische Psychologie Medizinische Soziologie. München: Elsevier, 2014.

KAPITEL 3

Literaturnachweis

1. Illing S, Claßen M. Klinikleitfaden Pädiatrie, 11. A. Tolerable Grenzen für die Atemfrequenz. München, Elsevier 2020.
2. Deutsche Gesellschaft für Allgemeinmedizin und Familienmedizin e. V. S3-Leitlinie Akuter und chronischer Husten, Stand 2/2021. https://www.awmf.org/uploads/tx_szleitlinien/053-013l_S3_akuter-und-chronischer-Husten_2022-01.pdf (letzter Abruf: 09.08.2022).
3. Deutsche Gesellschaft für Pneumologie und Beatmungsmedizin e. V. S2k-Leitlinie zur Diagnostik und Therapie von Patienten mit chronisch obstruktiver Bronchitis und Lungenemphysem (COPD), Stand

1/2018. www.awmf.org/uploads/tx_szleitlinien/020-006l_S2k_COPD_chronisch-obstruktive-Lungenerkrankung_2018-01.pdf (letzter Abruf: 09.08.2022).
4. Borg G. Psychophysical bases of perceived exertion. Medicine & Science in Sports & Exercise. 1982; 14: 377–381. Borg_28345_CR10_AnweisungSkala(German)_rev2021.pdf (letzter Abruf: 09.08.2022).
5. Wiederhold D et al. Pneumonieprophylaxe. In: Behrens J, Langer G. Handbuch Evidence-based Nursing. Bern, Hans Huber 2010, 107–130.
6. Bienstein C et al. Atmen. Stuttgart, Thieme 2000.
7. Kraus S, Runge K, Bartoszek G. Hintergründe kennen – Risiko gezielt einschätzen. Die Schwester Der Pfleger 2012; 2; 112–115.
8. Behrens J, Langer G. Handbuch Evidence-based Nursing. Bern, Hans Huber 2010.
9. Deutsche Gesellschaft für Pneumologie und Beatmungsmedizin e. V. Epidemiologie, Diagnostik und Therapie erwachsener Patienten mit nosokomialer Pneumnonie – Update 2017. https://pneumologie.de/fileadmin/user_upload/Dahlhoff_et_al_2017.pdf (letzter Abruf: 09.08.2022).
10. Haslinger-Baumann E, Bruns E. Pflegediagnose „Gefahr einer Pneumonie“ Evaluierung und Vergleich evidenzbasierter und pflegepraktischer Interventionen. Pflege 2007; 20: 337–342.
11. Kraus S, Runge K, Bartoszek G. Pneumonieprophylaxe wissenschaftlich untersucht. Die Schwester Der Pfleger 2012; 2: 116–121.
12. Möhler, R. Intensive Mundpflege Kann sie Pneumonien vorbeugen? Die Schwester Der Pfleger 2019; 10: 38–40.
13. Schmidt J et al. Präoperative Patientenschulung. Die Schwester Der Pfleger 2016; 4: 47–49.
14. Schmidt M. Mundpflege senkt Pneumonierisiko. Pflegezeitschrift 2009; 11: 668–670.
15. Robert Koch-Institut. Impfempfehlungen der Ständigen Impfkommission (STIKO) am Robert Koch-Institut, Stand 8/2021. https://www.rki.de/DE/Content/Infekt/EpidBull/Archiv/2021/Ausgaben/34_21.pdf?__blob=publicationFile (letzter Abruf: 09.082022).
16. Winkler MMP, Seifried J et.al. Influenza-Impfstatus in der Akutversorgung. Pflege 2021; 1–2: 66–68.
17. Weise S, Kardos P et. al. Deutsche Atemwegsliga. Empfehlungen zur Atemphysiotherapie, 2.A. München, Dustri-Verlag Dr. Karl Feistle 2019. https://www.atemwegsliga.de/tl_files/eigene-dateien/empfehlungen/empfehlungen_physiotherapeutischen_atemtherapie.pdf (letzter Abruf: 09.082022).
18. Rutte R, Sturm S. Atemtherapie, §. A. Heidelberg, Springer 2017.
19. Deutschen Gesellschaft für Anästhesiologie und Intensivmedizin e. V. S2e-Leitlinie Lagerungstherapie zur Prophylaxe oder Therapie von pulmonalen Funktionsstörungen, Stand 2015 (abgelaufen). https://www.awmf.org/uploads/tx_szleitlinien/001-015l_S2e_Lagerungstherapie_Fruehmobilisation_pulmonale_Funktionsstoerungen_2015-05-abgelaufen.pdf (letzter Abruf: 09.082022).
20. Kopke K. Nichtmedikamentöse Maßnahmen zur Reduktion chronischer Schmerzen bei älteren Menschen. Pflegezeitschrift 2012; 11: 656–660.
21. Schiff A. Rückenmassage und verwandte Techniken zur Förderung des Schlafes bei älteren Menschen. Eine Literaturanalyse. Pflege 2006; 19: 163–173.
22. Schürenberg A. Altes und Neues zur atemstimulierenden Einreibung. Die Schwester Der Pfleger Teil 1 2004; 7: 500–503.
23. Keifel F. Sekretlösende Techniken. In: Kolster C. et al. Handbuch Physiotherapie. Berlin, Der Medizinverlag Dr. Kolster 2017.
24. Deutsche Gesellschaft für Pneumologie und Beatmungsmedizin e. V. S2k-Leitlinie zur Diagnostik und Therapie von Patienten mit chronisch obstruktiver Bronchitis und Lungenemphysem (COPD), Stand 1/2018. www.awmf.org/uploads/tx_szleitlinien/020-006l_S2k_COPD_chronisch-obstruktive-Lungenerkrankung_2018-01.pdf (letzter Abruf: 09.08.2022).
25. Arbeitsgruppe Aerosolmedizin der Deutschen Gesellschaft für Pneumologie. Empfehlungen für die Auswahl von Inhalationssystemen zur Medikamentenverabreichung. Pneumologie 2001; 55: 579–586.
26. Konietzko B. Inhalation, Vibration, Abklopfen. In: Bienstein C et al. Atmen. Stuttgart, Thieme 2000, 241–245.
27. Bartoszek G, Sirsch E. Atempflegerische Interventionen im Überblick. Die Schwester Der Pfleger 2005; 12: 942–946.
28. Hesse G, Seeling S. Die heilende Wirkung des Thymians. Die Schwester Der Pfleger 2006; 1: 28–30.
29. Robert Koch-Institut: Prävention der nosokomialen beatmungsassoziierten Pneumonie. Bundesgesundheitsblatt. 2013; https://www.rki.de/DE/Content/Infekt/Krankenhaushygiene/Kommission/Downloads/Pneumo_Rili.pdf?__blob=publicationFile (letzter Abruf: 09.082022).
30. Diesener P. Absaugen von Atemwegssekreten. In: Keller C (Hrsg.) Fachpflege Außerklinische Intensivpflege, 2. A. München, Elsevier 2021, 316–324.
31. Schäfer S et al. Fachpflege Beatmung. München, Elsevier 2015.
32. Kuchenreuther C. Konsequente Sauerstoff-Langzeit-Therapie: „Reisekonzentratoren“ im Alltag!?. O_2-Report 2015; 1: 15–19.
33. Fachausschuss „Chemie“ der Deutschen Gesetzlichen Unfallversicherung (DGUV). Betreiben von Sauerstoffanlagen, Stand 3/2008. BGR 500. Betreiben von Arbeitsmitteln, Kap. 2.32; www.bgbau-medien.de/dguv/100_500/2_32_inhalt.htm (Abgerufen: 22.5.2018).
34. Grensemann J et al. High-Flow-Sauerstofftherapie – Chancen und Risiken. Pneumologe 2022; 19(1): 21–26. https://www.ncbi.nlm.nih.gov/pmc/articles/PMC8491602/ (letzter Abruf: 09.08.2022).
35. Deutsche Geellschaft für Pneumologie und Beatmungsmedizin e. V. Leitlinie zzu Langzeit-Sauerstofftherapie, Stand 7/2020. www.awmf.org/uploads/tx_szleitlinien/020-002l_S2k_Langzeit_Sauerstofftherapie_2020-08.pdf (letzter Abruf: 09.08.2020).

Kontaktadressen

Deutsche SauerstoffLiga LOT e. V., Selbsthilfegruppe für Sauerstoff-Langzeittherapie, www.sauerstoffliga.de
Deutsche Lungenstiftung e. V. (DLS), www.lungenstiftung.de
Lungeninformationsdienst, www.lungeninformationsdienst.de
Deutsche Atemwegsliga e. V., www.atemwegsliga.de
Deutsche Gesellschaft für Pneumologie und Beatmungsmedizin e. V. (DGP), www.pneumologie.de
COPD – Deutschland e. V.: www.copd-deutschland.de

KAPITEL 4

Literaturnachweis

1. Deutsche Herzstiftung. Blutdruck messen: So bekommen Sie verlässliche Werte, Stand 12/2021. https://www.herzstiftung.de/ihre-herzgesundheit/gesund-bleiben/bluthochdruck/blutdruck-messen (letzter Abruf: 20.06.2022).
2. Eberius K. Blutdruckmessung: eine Kunst für sich. Pflegezeitschrift 8/2004, S. 530–531.
3. Hochdruckliga. Bluthochdruck bei Kindern. https://www.hochdruckliga.de/betroffene/bluthochdruck-bei-kindern (letzter Abruf: 20.06.2022).
4. Hochdruckliga. Ab welchem Wert ist der Blutdruck zu hoch? https://www.hochdruckliga.de/betroffene/bluthochdruck-bei-kindern-1 (letzter Abruf: 20.06.2022).
5. Deutsche Gesellschaft für Phlebologie u. a. S2k-Leitlinie Medizinische Kompressionstherapie der Extremitäten mit Medizinischem Kompressionsstrumpf (MKS), Phlebologischem Kompressionsverband (PKV) und Medizinischen adaptiven Kompressionssystemen (MAK) 5/2019; https://www.awmf.org/uploads/tx_szleitlinien/037-005l_S3k_Medizinische-Kompressionstherapie-MKS-PKV_2019-05.pdf (letzter Abruf: 20.06.2022).
6. Protz K. Viele Wege zum Ziel AWMF-Leitlinie zur Kompressionstherapie. Die Schwester Der Pfleger. 2020; 1:14–19.
7. AWMF. S3-Leitlinie Prophylaxe der venösen Thromboembolie (VTE), Stand 10/2015. LL in Überarbeitung. https://www.awmf.org/uploads/tx_szleitlinien/003-001l_S3_VTE-Prophylaxe_2015-10-abgelaufen_01.pdf (letzter Abruf: 20.06.2022).
8. Bartoszek G, Nadolny S. Thromboembolie: So können Sie vorbeugen. Die Schwester Der Pfleger. 2013; 4: 324–329.
9. Müller G, Fritz E, Them C. Übersetzung der englischen „Autar Deep Vein Thrombosis (DVT) Scale“ zur Einschätzung des Thromboserisikos. Pflegezeitschrift. 2008; 2: 45–58.
10. Fritz E., Them C., Hackl J. Thromboseprävention im pflegerischen Alltag an einer Universitätsklinik. Pflege. 2005; 18: 43–50.
11. Lottko B., Maier I. Modifizierte Pflegemethoden zur Thromboseprophylaxe. Die Schwester Der Pfleger. 2003; 7: 506–511.
12. Stephan A., Möhler R. Kommentar: Strümpfe sind nicht in jedem Fall nötig. Die Schwester Der Pfleger. 2016; 4: 88

13. Protz K. Kompressionsverband: Wie er akzeptiert wird und die Lebensqualität erhöht. Die Schwester Der Pfleger. 2021; 3:22–24.
14. Thieme D, Rafler H, Langer G, Behrens J. Evidenzbasierte physikalische Thromboseprophylaxe in der Pflege. Die Schwester Der Pfleger. 2009; 1: 32–38.
15. Möhler R. Prophylaxe konsequent umsetzen. Venöse Thromboembolie. Die Schwester Der Pfleger. 2021; 4: 42–44.
16. Schemmel N. Thrombosen vorbeugen. Heilberufe 2020; 4: 35–36.
17. Protz, K. Neue Leitlinie Interview: Status quo in der Kompressionstherapie. Pflege Zeitschrift 2019; 11: 33.

Kontaktadressen

Deutsche Gesellschaft für Phlebologie (DGP) e. V., www.phlebology.de
Deutsche Gesellschaft Venen (DGV) e. V., www.dgvenen.de
Deutsche Hochdruckliga (DHL) e. V. – Deutsche Gesellschaft für Hypertonie und Prävention, www.hochdruckliga.de
Deutsche Venenliga (DVL) e. V., www.venenliga.de
Venenratgeber, www.venenratgeber.de

KAPITEL 5

Literaturnachweis

1. Keller HCW GmbH. Grundlagen der Infrarot-Temperaturmessung. www.keller.de/de/its/pyrometer/applikationen/grundlagen/grundlagen-der-infrarot-temperaturmessung.htm (letzter Abruf: 30.12.2021).
2. Fieberthermometer Online. Schnullerthermometer. https://fieberthermometer-online.de/schnullerthermometer/ (letzter Abruf: 30.12.2021).
3. Kinder- und Jugendärzte im Netz. Stirn- und Ohrthermometer messen nicht so exakt wir Fieberthermometer am Darmausgang. www.kinderaerzte-im-netz.de/news-archiv/meldung/article/stirn-und-ohrthermometer-messen-nicht-so-exakt-wie-fieberthermometer-am-darmausgang/ (letzter Abruf: 30.12.2021).
4. Steiger S, Diebold C. Axilläre Temperaturmessung beim Neugeborenen als empfehlenswerte Alternative. Hebamme. 2017; 115 (6): 12–13.
5. Deutsche Gesellschaft für Kinder- und Jugendmedizin e. V. Mein Kind hatte einen Krampfanfall. www.dgkj.de/eltern/dgkj-elterninforma tionen/elterninfo-fieberkrampf#c4450 (letzter Abruf: 30.12.2021).
6. Thüler M. Wohltuende Wickel: Wickel und Kompressen in der Kranken- und Gesundheitspflege. 10. A. Worb: Thüler, 2013: 75–77.
7. Lauber A, Schmalstieg P. Wahrnehmen und Beobachten. Band 2. Kapitel 19 Schweiß. 4. A. Stuttgart: Thieme, 2018.
8. Blaser G. Schweißreduzierende Ganzkörperwäsche mit Salbeitee. Heilberufe. 2002; 4: 54.

KAPITEL 6

Literaturnachweis

1. Arbeitsgemeinschaft Dermatologische Prävention. www.unserehaut.de/de/unsere-haut/ (letzter Abruf: 01.07.2022)
2. Bundesamt für Strahlenschutz. Die verschiedenen Hauttypen. www.bfs.de/DE/themen/opt/uv/wirkung/hauttypen/hauttypen_node.html (letzter Abruf: 01.07.2022)
3. Haut- und Allergikerhilfe e. V. Hautgesundheit. www.dha-hautpflege.de/haut-und-hautpflege/grundlagen-hautpflege/hautreinigung.html (letzter Abruf: 01.07.2022)
4. Stiftung Zentrum für Qualität in der Pflege. Körperpflege – Praxistipps für den Pflegealltag. 7. A. 2021. www.zqp.de/wp-content/uploads/ZQP-Ratgeber-Koerperpflege.pdf (letzter Abruf: 01.07.2022)
5. Nydahl P, Bartoszek G. Basale Stimulation: Wege in der Pflege Schwerstkranker. 7. A. München: Elsevier; 2020
6. Deutsches Netzwerk für Qualitätsentwicklung in der Pflege. Expertenstandard Förderung der Mundgesundheit in der Pflege. 2021. www.dnqp.de (letzter Abruf: 12.08.2022)
7. Ratgeber Mukositis – Informationen für Betroffene und Angehörige. www.mukositits.net (letzter Abruf: 01.07.2022)
8. Hug MJ. Mukositis Die Qual im Mund. www.pharmazeutische-zeitung.de/ausgabe-362016/die-qual-im-mund/ (letzter Abruf: 12.08.2022)
9. Hüttmann J. Aphthen. www.apotheken-umschau.de/krankheiten-symptome/zahnkrankheiten/aphthen-734089.html (letzter Abruf: 12.08.2022)
10. Gollick H. Lippenherpes: Ursachen, Therapie, Vorbeugen. www.apotheken-umschau.de/krankheiten-symptome/hautkrankheiten/lippenherpes-ursachen-therapie-vorbeugen-734287.html (letzter Abruf: 12.08.2022)
11. Mayser P. Soor und andere Candida-Infektionen. www.apotheken-umschau.de/krankheiten-symptome/infektionskrankheiten/soor-und-andere-candida-infektionen-734675.html (letzter Abruf: 12.08.2022)
12. Deutsches Netzwerk für Qualitätsentwicklung in der Pflege. Expertenstandard Dekubitusprophylaxe in der Pflege. 2017. www.dnqp.de (letzter Abruf: 12.08.2022)
13. Kottner J, Schröder G. Dekubitus und Dekubitusprophylaxe. Bern: Hans Huber; 2012
14. Speckmann EJ, Hescheler J, Köhling R. Physiologie. München: Elsevier; 2013
15. Defloor T, Grypdonck MHF. Sitting Posture and prevention of pressure ulcers. Applied Nursing Research 1999; 3: 140–149
16. Strupeit S, Bauernfeind G. Bewegung fördern, Druck entlasten. Die Schwester Der Pfleger 2016; 12: 26–29
17. Deutsches Netzwerk für Qualitätsentwicklung in der Pflege. Expertenstandard Pflege von Menschen mit chronischen Wunden. 2015. www.dnqp.de (letzter Abruf: 12.08.2022)

Kontaktadressen

European Pressure Ulcer Advisory Panel, www.epuap.org
Dekubitus.de, www.dekubitus.de
Deutsche Dermatologische Gesellschaft e. V. (DDG), www.derma.de
Deutsches Netzwerk für Qualitätsentwicklung in der Pflege, www.dnqp.de
Deutscher Kinderschutzbund e. V. (DKSB), www.dksb.de
Industrieverband Körperpflege und Waschmittel, www.ikw.org
Institut für Innovationen im Gesundheitswesen und angewandte Pflegeforschung e. V., www.igap.de
Zentrum für Qualität in der Pflege, www.zqp.de

KAPITEL 7

Literaturnachweis

1. Deutsches Netzwerk für Qualitätsentwicklung in der Pflege. Expertenstandard Förderung der oralen Ernährung, 1. A. Osnabrück: 2017
2. Huch R, Jürgens KD. Mensch Körper Krankheit. 8. A. München: Elsevier; 2019
3. Biesalski HK et al. Ernährungsmedizin. 4. A. Stuttgart: Thieme; 2010
4. Deutsche Gesellschaft für Ernährung (Hrsg.). Referenzwerte für die Nährstoffzufuhr. 3. A. Neustadt: Neue Umschau; 2017
5. Medizinischer Dienst der Spitzenverbände der Krankenkassen e. V. (MDS). Ernährung und Flüssigkeitsversorgung älterer Menschen. Grundsatzstellungnahme. Mai 2014. www.mds-ev.de/fileadmin/dokumente/Publikationen/SPV/Grundsatzstellungnahmen/_EssenTrinken_im_Alter_Lesezeichen.pdf (letzter Abruf: 31.07.2022)
6. Deutsche Gesellschaft für Ernährung e. V. Ausgewählte Fragen und Antworten zur Energiezufuhr, DGE 6/2015. www.dge.de/fileadmin/public/doc/ws/faq/FAQs-Energie.pdf (letzter Abruf: 31.07.2022)
7. Deutsche Gesellschaft für Ernährung e. V. (DGE). Energie. www.dge.de/wissenschaft/referenzwerte/energie/?L=0 (letzter Abruf: 31.07.2022)
8. Deutsche Gesellschaft für Ernährung e. V. Was versteht man unter Mangelernährung? www.station-ernaehrung.de/fachinformationen/spezielle-kostformen/mangelernaehrung (letzter Abruf: 31.07.2022)
9. Deutsche Gesellschaft für Ernährungsmedizin (DGEM) e. V. Leitlinie DGEM-Terminologie in der Klinischen Ernährung. Stand 2013. Aus: www.dgem.de/sites/default/files/PDFs/Leitlinien/Terminologie.pdf (letzter Abruf: 31.07.2022)
10. Hoehl M, Kullick P. Gesundheits- und Kinderkrankenpflege. 5. A. Stuttgart: Thieme; 2019
11. Hommel S. Klassifikation und Diagnostik von frühkindlichen Fütter- und Essstörungen. Pädiatrie 2010; 4+5: 8–16
12. Bundesanstalt für Landwirtschaft und Ernährung. Ernährung von Säuglingen. Stand 2018. www.gesund-ins-leben.de/fileadmin/resources/import/pdf/fortbildung_saeuglinge_handbuch.pdf (letzter Abruf: 31.07.2022)
13. Stiftung Kindergesundheit. Warum Stillen das Beste für Mutter und Baby ist. Ausgabe 3/2018. file:///C:/Users/Nutzer/Downloads/Newsletter_03%20(1).pdf (letzter Abruf: 31.07.2022)

14. Forschungsinstitut für Kinderernährung Dortmund (FKE). Von Nährstoffen zu Lebensmitteln und Mahlzeiten: das Konzept der Optimierten Mischkost für Kinder und Jugendliche in Deutschland. Aktuel Ernahrungsmed 2017; 42: 304–315
15. Bundeszentrale für gesundheitliche Aufklärung. Fluoridversorgung. www.kindergesundheit-info.de/themen/risiken-vorbeugen/zahngesundheit/gesunde-zaehne/fluoridversorgung (letzter Abruf: 31.07.2022)
16. Löser C. Unter- und Mangelernährung. Stuttgart: Thieme; 2011
17. Riebandt S, Möhler R. Kleine Veränderungen können Wunder wirken. Pflegezeitschrift 2011; 12: 728–732
18. Bundeszentrale für gesundheitliche Aufklärung. Einführung der Beikost. www.kindergesundheit-info.de/themen/ernaehrung/0-12-monate/beikosteinfuehrung/ (letzter Abruf: 31.07.2022)
19. Forschungsinstitut für Kinderernährung Dortmund (FKE). Vegetarische Kostformen in der Kinderernährung? Eine Bewertung aus Pädiatrie und Ernährungswissenschaft. Aktuel Ernahrungsmed 2018; 43: 78–85
20. Kommission für Krankenhaushygiene und Infektionsprävention. Infektionsprävention in Heimen, Stand 2005. www.rki.de/DE/Content/Infekt/Krankenhaushygiene/Kommission/Downloads/Heimp_Rili.pdf?__blob=publicationFile (letzter Abruf: 31.07.2022)
21. Voigt V, Reinbold T. Was bei Sonden zu beachten ist. Pharmazeutische Zeitung online 11/2009. www.pharmazeutische-zeitung.de/index.php?id=29296 (letzter Abruf: 31.07.2022)
22. Fresenius Kabi. Leitlinie zur Pflege eines Buttons. www.fresenius-kabi.com/de/documents/Leitlinie_zur_Pflege_eines_Buttons.pdf (letzter Abruf: 31.07.2022)
23. Deutsche Gesellschaft für Ernährungsmedizin. DGEM-Terminologie in der Klinischen Ernährung. Aktuelle Ernährungsmedizin 2013; 38: 97–111
24. Nusser-Müller-Busch R. Die Therapie des Facio-Oralen Trakts. 4. A. Berlin: Springer; 2015
25. Stiftung Deutsche Schlaganhilfe. Schlaganfall-Vorsorge: Trinken Sie wirklich genug? www.schlaganfall-hilfe.de/de/verstehen-vermeiden/risiken-erkennen-und-vermeiden/tipps-zur-vorsorge/trinken#:~:text=Besonders%20f%C3%BCr%20Schlaganfall%2DPatientinnen%0und,um%20bis%20zu%2025%20Prozent (letzter Abruf: 31.08.2022)
26. Mücke S et al. Der Einfluss der Flüssigkeitszufuhr auf erneuten Schlaganfall. Eine prospektive Studie. NeurolWissenschaft 2012; 1: 82–87
27. Deutsche Gesellschaft für Ernährung. Richtwerte für die Zufuhr von Wasser, Stand 2000. www.dge.de/wissenschaft/referenzwerte/wasser/ (letzter Abruf: 31.07.2022)
28. Zeeh J. Exsikkose im Alter – vom Umgang mit Patienten, die zu wenig trinken. Ärzteblatt Thüringen 2009; 2: 256–259
29. Huhn S. Praxisheft Dehydratation. Austrocknung erkennen und prophylaktisch handeln. DBfK Nordost Berlin 2014. www.dbfk.de/de/shop/artikel/Praxisheft-Dehydratation.php (letzter Abruf: 31.07.2022)
30. Deutsche Gesellschaft für Ernährung. Richtig trinken – fit bleiben. 2014; www.dge-medienservice.de/wasser-trinken-fit-bleiben-10er-pack.html (letzter Abruf: 31.08.2022)
31. Huhn S. Subkutane Infusion. Effektiv und praktikabel. Die Schwester Der Pfleger. 2012; 9: 866–871
32. Huhn S. Leitfaden Geriatrie Pflege. München: Elsevier; 2020

Kontaktadressen

Adipositas Verband Deutschland e. V., www.adipositasverband.de
Arbeitsgemeinschaft Klinische Ernährung (AKE), www.ake-nutrition.at
Bundesamt für Verbraucherschutz und Lebensmittelsicherheit (BVL), www.bvl.bund.de
Bundesverband kleinwüchsiger Menschen und ihrer Familien e. V. (BKMF), www.bkmf.de
Bundeszentrale für gesundheitliche Aufklärung (BZgA), www.bzga.de
Deutsche Adipositas Gesellschaft e. V. (DAV), www.adipositas-gesellschaft.de
Deutsche Gesellschaft für Ernährung e. V. (DGE), www.dge.de
Deutsche Gesellschaft für Ernährungsmedizin e. V. (DGEM), www.dgem.de
Deutsche interdisziplinäre Gesellschaft für Dysphagie, www.dg-dysphagie.de
Deutsche Seniorenliga e. V. (DSL), www.deutsche-seniorenliga.de
ESPEN (Europäische Gesellschaft für Ernährung und Stoffwechsel), www.espen.org
Fachgesellschaft für Ernährungstherapie und Prävention e. V. (FET), www.fet-ev.eu
Forschungsdepartment Kinderernährung e. V. (FKE), www.fke-do.de
Klub langer Menschen Deutschland e. V. (KLM), www.klub-langer-menschen.de
La Leche Liga Deutschland e. V., www.lalecheliga.de
Medizinischer Dienst des Spitzenverbandes Bund der Krankenkassen e. V., www.mds-ev.de
Moby Kids, www.mobykids.de
Vegetarierbund Deutschland e. V. (VEBU), www.vebu.de

KAPITEL 8

Literaturnachweis

1. Füsgen I. Problemfeld Katheterisierung. Prävention, Diagnostik und Therapie einer katheterassoziierten Harnwegsinfektion. Die Schwester Der Pfleger 2003; 8: 578–583
2. Geng V. Harnkatheter: Neue Leitlinie gibt Hinweise zur Pflege. Die Schwester Der Pfleger 2013; 3: 242–245
3. Kommission für Krankenhaushygiene und Infektionsprävention. Prävention und Kontrolle Katheter-assoziierter Harnwegsinfektionen. www.rki.de/DE/Content/Infekt/Krankenhaushygiene/Kommission/Tabelle_Harnwegskatheter_Rili.html (letzter Abruf: 09.08.2022)
4. AWMF (Arbeitsgemeinschaft der wissenschaftlichen medizinischen Fachgesellschaften). Management und Durchführung des Intermittierenden Katheterismus (IK) bei Neurogenen Blasenfunktionsstörungen (Stand 09/2016). Leitlinie der Deutschen Gesellschaft für Urologie (DGU). www.awmf.org/uploads/tx_szleitlinien/043-048l_S2k_Management_IK_Neurogene_Blasenfunktionsst%C3%B6rungen_2016-10-abgelaufen.pdf (letzter Abruf: 01.02.2020)
5. Arbeitskreis Krankenhaus und Praxishygiene der AWMF (Hrsg.). Die Harndrainage. www.awmf.org/uploads/tx_szleitlinien/029-007l_S1_Harndrainage_2015-02_01.pdf (letzter Abruf: 01.02.2020)
6. Liedl B. Katheterassoziierte Harnwegsinfektionen. Urologie 2015; 54 (9): 1301–1310
7. Deutsches Netzwerk für Qualitätsentwicklung in der Pflege (DQNP) (Hrsg.). Expertenstandard Förderung der Harnkontinenz in der Pflege. www.dnqp.de
8. Deutsche Gesellschaft für Geriatrie (Hrsg.). S2e-Leitlinie – Harninkontinenz bei geriatrischen Patienten, Diagnostik und Therapie 2019. www.awmf.org/uploads/tx_szleitlinien/084-001l_S2e_Harninkontinenz_geriatrische_Patienten_Diagnostik-Therapie_2019-01.pdf (letzter Abruf: 02.02.2020)
9. Müller G et al. Inkontinenzassoziierte Dermatitis Grundlagen – Assessment – Interventionen. Wien: Facultas; 2016
10. Steininger A, Jukic-Puntigam M, Müller G. Wenn sich eine Inkontinenz-assoziierte Dermatitis zur Inkontinenz gesellt. http://pflege-professionell.at/wenn-sich-eine-inkontinenz-assoziierte-dermatitis-zur-inkontinenz-gesellt (letzter Abruf: 10.08.2022)
11. Woodley SJ et al. Pelvic floor muscle training for prevention and treatment of urinary and faecal incontinence in antenatal and postnatal women. www.cochranelibrary.com/cdsr/doi/10.1002/14651858.CD007471.pub3/epdf/full (letzter Abruf: 10.08.2022)
12. Deutsche Kontinenz Gesellschaft. www.kontinenz-gesellschaft.de
13. Das Portal für die gesunde Darmflora. Darmflora-Ratgeber. Die Macht der Darmbakterien. www.darmflora-ratgeber.de/darmflora-mikrobiom.html (letzter Abruf: 10.08.2022)
14. Deutsche Kontinenz Gesellschaft. Stuhlinkontinenz. www.kontinenz-gesellschaft.de/fileadmin/user_content/startseite/patienten/krankheiten_therapien/stuhlinkontinenz/DKG_Stuhlink_05-14.pdf (letzter Abruf: 10.08.2022)
15. Inkontinenz Selbsthilfe e. V. Analtampon – Hilfe bei Stuhlinkontinenz. www.inkontinenz-selbsthilfe.com/analtampon (letzter Abruf: 10.08.2022)
16. Böhme H. Wer darf digital ausräumen? Die Schwester Der Pfleger 2017; 11: 80
17. Fachgesellschaft für Stoma, Kontinenz und Wunde e. V. Weiterbildung zum Pflegeexperten Stoma, Kontinenz und Wunde. www.fgskw.org/skwbildung/bildungsangebote/ (letzter Abruf: 10.08.2022)
18. Glatzle J et al. Chirurgische Stomaanlage und urologische Harnableitungen. In: Gruber G. Ganzheitliche Pflege bei Patienten mit Stoma. Berlin: Springer; 2017

19. Deutsche Kontinenz Gesellschaft e. V. www.kontinenz-gesellschaft.de (letzter Abruf: 10.08.2022)
20. Deutsche ILCO e. V. – Vereinigung für Stomaträger und Menschen mit Darmkrebs, www.ilco.de (letzter Abruf: 10.08.2022)
21. Das Selbsthilfeportal für Stomaträger. www.stoma-welt.de/ (letzter Abruf: 10.08.2022)
22. Coloplast. Das kleine Stomahandbuch für Pflegekräfte. www.coloplast.de/Global/Germany/Ueber%20uns/Documents_PDF/OC/Coloplast%20Stomahandbuch.pdf (letzter Abruf: 10.08.2022)
23. BBraun. Anleitung Versorgungswechsel. file:///C:/Users/Nutzer/Downloads/Anleitung%20versorgungswechsel.pdf (letzter Abruf: 10.08.2022)
24. BBraun. Irrigation bei Stoma. www.bbraun.de/de/patienten/versorgungsbereiche/stoma/meine-versorgung/irrigation.html# (letzter Abruf: 10.08.2022)
25. Schmidt J. Die besten Methoden der Uringewinnung bei Harnwegsinfektionen. Pädiatrie 2021; 33: 58

Kontaktadressen

DVET Fachverband Stoma und Inkontinenz e. V., www.dvet.de
Deutsche ILCO e. V. Selbsthilfeorganisation für Stomaträger und Menschen mit Darmkrebs, www.ilco.de
Deutsche Kontinenz Gesellschaft e. V., www.kontinenz-gesellschaft.de
European Association of Urology Nurses (EAUN), www.uroweb.org
Fachgesellschaft Stoma, Kontinenz und Wunde e. V. (FgSKW), www.fgskw.org
Gastro Liga e. V., www.gastro-liga.de
Inkontinenz Selbsthilfe e. V., www.inkontinenz-selbsthilfe.com
International Continence Society (ICS), www.ics.org
Initiative Trockene Nacht e. V. Rat und Hilfe für Bettnässer und Enuresis-Patienten, www.initiative-trockene-nacht.de
International Ostomy Association (IOA). Internationale Stomavereinigung, www.ostomyinternational.org

KAPITEL 9

Literaturnachweis

1. Deutsches Netzwerk für Qualitätsentwicklung in der Pflege. Expertenstandard nach § 113a SGB XI Erhaltung und Förderung der Mobilität in der Pflege, Aktualisierung 2020. www.gs-qsa-pflege.de/wp-content/uploads/2020/12/Expertenstandard-%E2%80%9EErhaltung-und-Fo%CC%88rderung-der-Mobilita%CC%88t-in-der-Pflege%E2%80%9C-Aktualisierung-2020.pdf (letzter Abruf: 01.09.2022)
2. Deutsches Institut für Medizinische Dokumentation und Information (DIMDI). Internationale Klassifikation der Funktionsfähigkeit, Behinderung und Gesundheit, Version 2005. www.dimdi.de/static/de/klassifikationen/icf/icfhtml2005/zusatz-02-vor-einfuehrung.htm (letzter Abruf: 01.09.2022)
3. Rehadat ICF-Loste. b710 Funktionen der Gelenkbeweglichkeit. www.rehadat-icf.de/de/klassifikation/koerperfunktionen/b7/b710/ (letzter Abruf: 15.08.2022)
4. Manz R. et al. Körperlich-sportliche Aktivität und Nutzung elektronischer Medien im Kindes- und Jugendalter. Bundesgesundheitsbl 2014; 57: 840–848
5a Zegelin A. „Festgenagelt sein" – der Prozess des Bettlägerigwerdens. 2. A. Bern: Hans Huber; 2013
5b Abt-Zegelin A. Mobilität erhalten – Bettlägerigkeit vermeiden. Praxis pflegen 2012; 8: 13–17
Abt-Zegelin A. Beweggründe statt Mobilisationsübungen. Pro Alter KDA 2013; 1–2: 29–31
5c Zegelin A. Nicht schwächeln. Pflegen Demenz 2013; 26: 8–13
5d Zegelin A. Auf die Füße stellen. Altenpflege 2013; 5: 33–37
5e Zegelin A. Autonomie im Alter. Mabuse 2014; 11: 24–26
5f Zegelin A. Mobilitätsförderung contra Sturzvermeidung? Rechtsdepesche 2017; 14: 122–127
5g Zegelin A. Bewegungsförderung durch Biografiearbeit. DSDP 2020; 59 (12): 44–49
5h Zegelin A, Langner B. Mehr Biografie-Arbeit, bitte! Pflegezeitschrift 2020; 73: 49–51
5i Zegelin A. Bewegung muss wieder einen Sinn ergeben. Pflegen (EFAKS) 2018; 1+2: 6–7
5j Zegelin A. Zentrale pflegerische Aufgabe: Bewegungsfähigkeit erhalten. Pflegezeitschrift 2017; 70 (7): 9–11
6. Asmussen M. Praxisbuch Kinaesthetics. 2. A. München: Elsevier; 2009
7. EKA – European Kinaesthetics Association. www.kinaesthetics-net.eu (letzter Abruf: 15.08.2022)
8. Deusches Netzwerk für Qualitätsentwicklung in der Pflege (DNQP). Expertenstandard nach § 113a SGBXI Erhaltung und Förderung der Mobilität in der Pflege. Abschlussbericht 2014. www.gkv-spitzenverband.de/pflegeversicherung/qualitaet_in_der_pflege/expertenstandards/expertenstandards.jsp (letzter Abruf: 15.08.2022)
9. Deutsche Gesellschaft für Orthopädie und Unfallchirurgie e. V. Nachbehandlungsempfehlungen 2019. https://dgou.de/fileadmin/user_upload/Dokumente/Qualitaet_und_Sicherheit/2019_Nachbehandlungsempfehlungen.pdf (letzter Abruf: 15.08.2022)
10. Wingenfeld K et al. Entwicklung und Erprobung von Instrumenten zur Beurteilung der Ergebnisqualität in der stationären Altenhilfe. www.bagfw.de/fileadmin/user_upload/Abschlussbericht_Ergebnisqualitaet_.pdf (letzter Abruf: 15.08.2022)
11. Huhn S. Strategien der Kontrakturprophylaxe bei Mobilitätseingeschränkten Bewohnern von Pflegeheimen. Norderstedt: Grin; 2011
12. Döderlein L. Bedeutung der Muskulatur für die Entwicklung neuromuskulärer Deformitäten. Neue diagnostische und therapeutische Aspekte. www.bagfw.de/fileadmin/user_upload/Abschlussbericht_Ergebnisqualitaet_.pdf (letzter Abruf: 15.08.2022)
13. Huhn S. Erkenntnisgewinn und Wissenstransfer in der Kontrakturprophylaxe. Pflegezeitschrift 2017; 7: 22–25
14. Scheffel S, Hantikainen V. Präventive Maßnahmen zur Kontrakturprophylaxe in der Geriatrischen Pflege. Eine systematische Übersichtsarbeit. Pflege 2011; 3: 183–194
15. Deutsches Netzwerk für Qualitätsentwicklung in der Pflege. Expertenstandard Sturzprophylaxe in der Pflege. Osnabrück 2013
16. Huhn S. Expertenstandards – Wegweiser für die Pflegepraxis. Die Schwester Der Pfleger 2013; 7: 696–699
17. Huhn S. Nicht nach Schema F: Sturzassessment. Die Schwester Der Pfleger 2016; 7: 28–31
18. Projektgruppe ReduFix. Alternativen zu Fixierungsmaßnahmen oder: Mit Recht fixiert? Hannover: Vincentz; 2007
19. Köpke S et al. Effect of a Guidline-based Multi-component Intervention in Use of Physical Restraints in Nursing Homes. A Cluster Randomized Controlled Trial. JAMA 2012; 307: 2177–2184
20. Freiburger Innovations- und Forschungsverbund e. V. der Evangelischen Fachhochschule Freiburg, Arbeitsschwerpunkt Gerontologie und Pflege. Redufix-Projekt zur Reduktion körpernaher Fixierung. www.redufix.de (letzter Abruf: 15.08.2022)
21. Huhn S. Mobilitätsförderung. Bewegungsförderung sorgt für Unabhängigkeit und Selbstbestimmung. Das Projekt – Beilage: Praxis Pflegen 2016; 25: 1–18
22. Huhn S. Achtung Sturzgefahr. Angehörige pflegen 2017; 1: 22–24

Kontaktadressen

Deutsches Netzwerk für Qualitätsentwicklung in der Pflege (DNQP), www.dnqp.de
Deutsche Gesellschaft für Kinästhetik und Kommunikation e. V., www.kinästhetik.de
Deutsches Netzwerk für Qualitätsentwicklung in der Pflege, www.dnqp.de
Integrative Leib- und Bewegungstherapie (IBT) e. V., www.ibt-verein.de
Kinaesthetics Deutschland, www.kinaesthetics.de
Kinaesthetics-Movement-Learning-Health (KMLH) GmbH, www.kinaesthetics.com
LiN-Arge e. V., www.lin-arge.de
VIV-ARTE® Kinästhetik-Plus, www.kinästhetik-plus.de

KAPITEL 10

Literaturnachweis

1. Zehrfeld C. Kleines Wörterbuch der Jugendsprache: Wissen Sie, was „cringe" bedeutet. www.t-online.de/leben/familie/schulkind-und-jugendliche/id_18055098/cringe-cornern-und-co-das-kleine-woerterbuch-der-jugendsprache.html (letzter Abruf: 12.04.2022).
2. Mai J. Körpersprache deuten: So dechiffrieren Sie Gesten. In: Karrierebibel. https://karrierebibel.de/koerpersprache/ (letzter Abruf: 12.04.2022).

3. Deutscher Berufsverband für Logopädie e.V. Sprachentwicklungsstörungen. www.dbl-ev.de/logopaedie/stoerungen-bei-kindern/stoerungsbereiche/sprache/sprachentwicklungsstoerungen#:~:text=Eine%20Sprachentwicklungsst%C3%B6rung%20(SES)%20tritt%20zu,Lebensjahr)%20verursacht. (letzter Abruf: 12.04.2022).
4. Buschmann A, Dittmann F. Broschüre Sprachentwicklungsstörungen. www.zel-heidelberg.de/upload/Eltern/Broschueren/Elternbroschuere_Sprachentwicklungsstoerung_ZEL_Buschmann.pdf (letzter Abruf: 12.04.2022).
5. Bundeszentrale für gesundheitliche Aufklärung. Das Sehvermögen des Säuglings. www.kindergesundheit-info.de/themen/entwicklung/0-12-monate/sehen/ (letzter Abruf: 12.04.2022).
6. Bundesverband für die Rehabilitation der Aphasiker e.V. Kommunikation und Umgang mit aphasischen Menschen. https://aphasiker.de/kommunikation-und-umgang-mit-aphasischen-menschen/ (letzter Abruf: 12.04.2022).
7. Gesellschaft für Unterstützte Kommunikation e.V. Wer? Wie? Was? Warum? Fragen und Antworten zu Thema Unterstützte Kommunikation. file:///C:/Users/Nutzer/Downloads/wer-wie-was-warum%20(1).pdf (letzter Abruf: 12.04.2022).
8. Gesellschaft für Unterstützte Kommunikation e.V. Handbuch der Unterstützten Kommunikation. 7. Aufl. Karlsruhe: Von Loeper, 2022.
9. Metacom Symbolsystem zur Unterstützten Kommunikation. www.metacom-symbole.de (letzter Abruf: 09.06.2022).
10. Rehadat – Institut der deutschen Wirtschaft Köln e.V. Kommunikation und Information. www.rehadat-hilfsmittel.de/de/produkte/kommunikation-information/ (letzter Abruf: 12.04.2022).
11. Eine Frage des Verstehens – Kommunikation mit Schwerhörigen. In: Die Schwester Der Pfleger 1/2018. www.bibliomed-pflege.de/sp/artikel/34032-eine-frage-des-verstehens (letzter Abruf: 12.04.2022).
12. Deutscher Schwerhörigenbund e.V. DSB-Ratgeber 2 Tipps für schwerhörige und gut hörende Menschen im Umgang miteinander. www.schwerhoerigen-netz.de/fileadmin/user_upload/dsb/Dokumente/Information/Service/Ratgeber/Ratgeber2_Tipps_fuer_den_Umgang_miteinander.pdf (letzter Abruf: 12.04.2022).
13. Deutscher Schwerhörigenbund e.V. DSB-Ratgeber 8 Das Chochlea-Implantat. www.schwerhoerigen-netz.de/fileadmin/user_upload/dsb/Dokumente/Information/Service/Ratgeber/Ratgeber8_Das_Cochlea_Implantat.pdf (letzter Abruf: 12.04.2022).
14. Institut für Deutsche Gebärdensprache und Kommunikation Gehörloser, www.idgs.uni-hamburg.de/ueber-das-institut/ggkg.html (letzter Abruf: 12.04.2022).
15. Deutscher Gehörlosen-Bund e.V. Deutsche Gebärdensprache. www.gehoerlosen-bund.de/faq/deutsche%20geb%C3%A4rdensprache%20(dgs) (letzter Abruf: 12.04.2022).
16. Bundesverband der Dolmetscher und Übersetzer. Deutsche Gebärdensprache. https://bdue.de/gebaerdensprache (letzter Abruf: 12.04.2022).
17. Deutscher Blinden- und Sehbehindertenverband e.V. Zum Umgang mit sehbehinderten und blinden Seniorinnen und Senioren. file:///C:/Users/Nutzer/Downloads/Zum%20Umgang%20mit%20sehbehinderten%20Menschen_2020_08%20(3).pdf (letzter Abruf: 12.04.2022).
18. Deutscher Blinden- und Sehbehindertenverband e.V. Broschüren. www.dbsv.org/broschueren.html (letzter Abruf: 12.04.2022).
19. Deutscher Blinden- und Sehbehindertenverband e.V. Beratungsstellen. www.dbsv.org/beratungsstellen.html (letzter Abruf: 12.04.2022).
20. Oberlin Lebenswelten. Informationen über Taubblindheit. https://oberlin-lebenswelten.de/informationen/schwerpunkte/taubblindheit (letzter Abruf: 12.04.2022).

Kontaktadressen

Bundesverband der Dolmetscher und Übersetzer, www.bdue.de
Bundesverband für die Rehabilitation der Aphasiker e.V., www.aphasiker.de
Deutscher Berufsverband für Logopädie e.V., www.dbl-ev.de
Deutscher Blinden- und Sehbehindertenverband e.V., www.dbsv.org
Deutscher Gehörlosen-Bund e.V., www.gehoerlosen-bund.de
Deutscher Schwerhörigenbund e.V., www.schwerhoerigen-netz.de
Deutsches Taubblindenwerk gGmbH, www.taubblindenwerk.de
Gesellschaft für unterstützte Kommunikation e.V. www.gesellschaft-uk.org
Infoportal Sprach- und Sprechstörung, www.sprachheilpaedagogik.de
Institut für Deutsche Gebärdensprache und Kommunikation Gehörloser, www.idgs.uni-hamburg.de

KAPITEL 11

Literaturnachweis

1. Maurer JT, Weeß H-G, Schredl M. Physiologische Grundlagen des normalen und gestörten Schlafes. In: Stuck B.A. et al. Praxis der Schlafmedizin. Berlin: Springer 2018.
2. AWMF S3-Leitlinie Nicht erholsamer Schlaf/Schlafstörungen, Update 2016. www.dgsm.de/downloads/aktuelles/S3%20LL%20Nicht-erholsamer%20Schlaf%20Kap%20Insomnie%20Somnologie%202017.pdf (letzter Abruf: 10.05.2022).
3. Eberhardt W. Schlafstörungen bei Depressionen. Stand 08.12.2020. https://www.apotheken-umschau.de/krankheiten-symptome/psychische-krankheiten/schlafstoerungen-bei-depressionen-719595.html (letzter Abruf: 10.05.2022).
4. Deutsche Gesellschaft für Schlafforschung und Schlafmedizin e.V. Schlafstörungen bei Säuglingen, Kleinkindern und Jugendlichen. Stand 01/2018. https://www.dgsm.de/fileadmin/patienteninformationen/ratgeber_schlafstoerungen/Schlafstoerungen_bei_Saeuglingen_Kleinkindern_Kindern_und_Jugendlichen.pdf (letzter Abruf: 10.05.2022).
5. Netzer N, Pramsohler S, Frohnhofen H. Schlaf beim alten Menschen. In: Somnologie 2018; Volume 22, issue 4:240–244.
6. Edinger JD, Arnedt JT, Bertisch S. Behavioral and psychological treatments for chronic insomnia disorder in adults: an American Academy of Sleep Medicine systematic review, meta-analysis, and GRADE assessment. In Journal Clinical Sleep Medicine, Volume 15, Issue 2, S. :263–298, 2021.
7. Holzinger B., Klösch G. Schlafstörungen: Psychologische Beratung und Schlafcoaching. 2018; Springer. Berlin.
8. Auld FL, Marschaue E, Morrison I et al. Evidence for the efficacy of melatonin in the treatment of primary adult sleep disorders. In: Sleep Medicine Reviews; 2017, Volume 34: 10–22.
9. LiN-Arge e.V. Definition LiN und Ziele. https://www.lin-arge.de/de/definition (letzter Abruf: 10.05.2022).
10. Institut für Innovationen im Gesundheitswesen und angewandte Pflegeforschung e.V. Mikrolagerung – Eine unterstützende Maßnahme zur Prävention von Sekundärerkrankungen. https://www.dekubitus.de/pw-tipps/mikrolagerung (letzter Abruf: 10.05.2022).
11. Arbeitsgemeinschaft der Wissenschaftlichen Medizinischen Fachgesellschaften. Prävention des plötzlichen Säuglingstods, Stand 9/2017. https://www.awmf.org/uploads/tx_szleitlinien/063-002l_S1_Pravention-des-ploetzlichen-Saeuglingstodes_2018-07.pdf (letzter Abruf: 10.05.2022).
12. Bundeszentrale für gesundheitliche Aufklärung. Ein schmerzliches Thema: Der plötzliche Kindstod. www.kindergesundheit-info.de/themen/risiken-vorbeugen/ploetzlicher-kindstod-sids/sids (letzter Abruf: 10.05.2022).

Kontaktadressen

Deutsche Akademie für Gesundheit und Schlaf (DAGS) e.V, www.dags.de
Deutsche Gesellschaft für Schlafforschung und Schlafmedizin (DGSM) e.V. www.dgsm.de

KAPITEL 12

Literaturnachweis

1. Nydahl P, Bartoszek G (Hrsg). Basale Stimualation – Wege in der Pflege Schwerstkranker, 7 A. München, Elsevier 2020.
2. Simon FB. Einführung in die Systemtheorie und Konstruktivismus, 9. A. Heidelberg, Carl Auer 2017.
3. Bender A et al. Wachkoma und minimaler Bewusstseinszustand. Dtsch Arztbl Int 2012; 112: 235–42; DOI: 10.3238/arztebl.2015.0235. https://www.aerzteblatt.de/archiv/169015/Wachkoma-und-minimaler-Bewusstseinszustand (letzter Abruf: 20.08.2022).
4. Huber M, Hund-Georgiadis. Langzeitverlaufsbeobachtung bei Menschen mit dem Syndrom der reaktionslosen Wachheit, Stand 11/2021. https://www.rosenfluh.ch/psychiatrie-neurologie-2021-05/langzeitverlaufsbeobachtung-bei-menschen-mit-dem-syndrom-der-reaktionslosen-wachheit (letzter Abruf: 20.08.2022).

5. Frieß J. Demenz. Kundenzufriedenheit einfacher messen. In: Heilberufe 66 (4) 3 2014.
6. Deutsches Netzwerk für Qualitätsentwicklung in der Pflege. Expertenstandard Beziehungsgestaltung von Menschen mit Demenz, Osnabrück 2019. www.dnqp.de.
7. Rehadat. Geistige Behinderung. https://www.rehadat.de/lexikon/Lex-Geistige-Behinderung/#:~:text=Die%20Weltgesundheitsorganisation%20(%20WHO%20)%20definiert%20geistige,motorische%20und%20sozio%2Demotionale%20F%C3%A4higkeiten (letzter Abruf: 20.08.2022).
8. Bayerisches Staatsministerium für Gesundheit und Pflege. Menschen mit Behinderung im Krankenhaus, Stand 11/2015. https://digab.de/wp-content/uploads/2018/11/DIGAB_Menschen_mit_Behinderung_Krankenhaus.pdf (letzter Abruf: 20.08.2022).
9. Bienstein C, Fröhlich A. Basale Stimulation® in der Pflege. Die Grundlagen, 9. A. Bern, Hogrefe 2021.
10. Fröhlich A, Mohr M, Zündel A. Basale Stimulation® Das Handbuch. Bern, Hogrefe 2021.
11. Schürenberg A. Basales Berühren. Schnell M.W. Leib. Körper. Maschine. Interdisziplinäre Studien über bedürftige Menschen. 2004; Bundesverband für Körper- und Mehrfachbehinderte. Düsseldorf, 71–104.
12. Helmbold A. Berühren in der Pflegesituation: Intentionen, Botschaften und Bedeutung. Bern, Huber 2007.

Vertiefungsliteratur

Schürenberg A. Beobachtung von Berührung innerhalb elementarer Pflegehandlungen. Masterarbeit. Arbeit für Studiengang Pflegewissenschaft der Universität Witten/Herdecke 2006.

Bienstein C, Fröhlich A (Hrsg.). Bewusstlos, 4. A. Bundesverband f. Körper- u. Mehrfachbehinderte. Düsseldorf 2000.

Buchholz T et al. Begegnungen. Basale Stimulation® in der Pflege – Ausgesuchte Fallbeispiele 2. A. Bern, Hans Huber 2010.

Buchholz T, Schürenberg A. Basale Stimulation® in der Pflege alter Menschen. Anregungen zur Lebensbegleitung, 4. A. Bern, Hans Huber 2013.

Fröhlich A. Basale Stimulation® in der Pflege – das Arbeitsbuch, 3. A. Bern, Hogrefe 2016.

Hatz-Casparis M, Roth-Sigrist M. Basale Stimulation in der Akutpflege. Bern, Hans Huber 2012.

Kostrzewa S, Kutzner M. Was wir noch tun können! Basale Stimulation® in der Sterbebegleitung, 5. A. Bern, Hans Huber 2013.

Schiff A. Schlafförderung durch Atemstimulierende Einreibung bei älteren Menschen: Eine pflegewissenschaftliche Interventionsstudie. Bern, Hans Huber 2006

Kontaktadressen

Basale Stimulation – Der Verein: www.basale-stimulation.de
Deutsche Alzheimer Gesellschaft e. V.: www.deutsche-alzheimer.de
Deutsche Gesellschaft für Medizin für Menschen mit geistiger oder mehrfacher Behinderung, www.dgmgb.de
Kompetenznetz Schlaganfall: www.kompetenznetz-schlaganfall.de
Österreichische Wachkoma Gesellschaft: www.wachkoma.at
Schädel-Hirnpatienten in Not e. V.: www.schaedel-hirnpatienten.de
Verein Patienten im Wachkoma – PIW e. V.: www.piw-ev.de

KAPITEL 13

Literaturnachweis

1. International Association of the Study of Pain. Announces Revised Definition of Pain. https://www.iasp-pain.org/publications/iasp-news/iasp-announces-revised-definition-of-pain/ (letzter Abruf: 30.09.2022).
2. Prävalenz von Rücken- und Nackenschmerzen in Deutschland. Ergebnisse der Krankheitslast-Studie BURDEN 2020, Robert Koch-Institut, Berlin, 2021 in Journal of Health Monitoring, 2021_6, S.3, DOI 10.25646/7854.
3. Knieps F, Pfaff H (Hrsg). Mobilität – Arbeit – Gesundheit. BKK Gesundheitsreport 2020, https://www.bkk-dachverband.de/fileadmin/Artikelsystem/Publikationen/2020/Gesundheitsreport_2020/BKK_Gesundheitsreport_2020_web.pdf (letzter Abruf: 30.09.2022).
4. Robert Koch Institut. Migräne und Spannungskopfschmerz in Deutschland. Prävalenz und Erkrankungsschwere im Rahmen der Krankheitslast-Studie BURDEN 2020. Journal of Health Monitoring · 2020_5, S.6, DOI 10.25646/6988.2.
5. Seitz NN, John L et al. Kurzbericht Epidemiologischer Suchtsurvey 2018. Tabellenband: Medikamenteneinnahme und Hinweise Konsumabhängigkeit und -missbrauch nach Geschlecht und Alter im Jahr 2018. München, IFT Institut für Therapieforschung.
6. Bundesverband der Arzneimittel-Hersteller e. V. Der Arzneimittelmarkt in Deutschland – Zahlen und Fakten aus 2020. https://www.bah-bonn.de/index.php?id=2&type=565&file=redakteur_filesystem/public/Weitere_oeffentliche_Dateien/BAH_Zahlenbroschuere_2020_21-05-07_WEB.pdf (letzter Abruf: 30.09.2022).
7. Erlenwein J et al. Personelle und organisatorische Voraussetzungen für Schmerzdienste in Krankenhäusern. Empfehlung der Deutschen Gesellschaft für Anästhesiologie und Intensivmedizin e. V. (DGAI). Anästh Intensivmed 2019; 60:266. DOI: 10.19224/ai2019.266.
8. Lukas A, Mayer B et al. Schmerztherapie deutscher Pflegeeinrichtungen im europäischen Vergleich – Ergebnisse der SHELTER Studie 2015. Schmerz DOI 10.1007/s00482-015-0004-6. file:///C:/Users/admin/Downloads/LukasDenkinger_ShelterSchmerz_DerSchmerz 2015.pdf (letzter Abruf: 30.09.2022).
9. Krause L, Sarganas G, Thamm R, Neuhauser H. Kopf-, Bauch- und Rückenschmerzen bei Kindern und Jugendlichen in Deutschland – Ergebnisse aus KiGGS Welle 2 und Trends. Bundesgesundheitsbl 2019 · 62:1184–1194, DOI: 10.1007/s00103-019-03007-8.
10. Sendera M, Sendera A. Schmerztherapie im Alter. Chronischer Schmerz. Springer, Vienna. https://doi.org/10.1007/978-3-7091-1841-2_18 (letzter Abruf: 30.09.2022).
11. Schmerznachrichten Nr.1b/2020, Zeitschrift der Österreichischen Schmerzgesellschaft, Wien.
12. Deutsches Netzwerk für Qualitätsentwicklung in der Pflege. Expertenstandard Schmerzmanagement in der Pflege – Aktualisierung 2020. Osnabrück,
13. McCaffery M. Nursing practice theories related to cognition, bodily pain, and man- environment interactions. 1968; UCLA Students' Store (University of California). Los Angeles.
14. Brief Pain inventory (BPI). www.mdanderson.org/research/departments-labs-institutes/departments-divisions/symptom-research/symptom-assessment-tools/brief-pain-inventory.html (letzter Abruf: 30.09.2022).
15. Deutsche Schmerzgesellschaft e. V. Deutscher Schmerzfragebogen. https://www.schmerzgesellschaft.de/schmerzfragebogen (letzter Abruf: 30.09.2022).
16. Deutsches Kinderschmerzzentrum. Multidimensionale Instrumente zur Schmerzerfassung. https://www.deutsches-kinderschmerzzentrum.de/ueber-uns/frageboegen-und-tagebuecher/multidimensionale-instrumente-zur-schmerzerfassung/ (letzter Abruf: 30.09.2022).
17. Deutsche Schmerzgesellschaft e. V. – DGGS Arbeitskreis „Schmerz und Alter". Strukturiertes Schmerzinterview für geriatrische Patienten. https://www.schmerzgesellschaft.de/fileadmin/pdf/Schmerzinter view_Geriatrie.pdf (letzter Abruf: 30.09.2022).
18. Deutsche Schmerzliga e. V. Schmerztagebuch. https://schmerzliga.de/wp-content/uploads/2019/05/Schmerztagebuch.pdf (letzter Abruf: 30.09.2022).
19. Deutsche Schmerzgesellschaft e. V. Schmerztagebücher. https://www.schmerzgesellschaft.de/patienteninformationen/schmerz diagnostik/schmerztagebuecher (letzter Abruf: 30.09.2022).
20. Arbeitskreis Schmerz und Alter der Deutschen Schmerzgesellschaft e. V. BESD. https://www.schmerzgesellschaft.de/fileadmin/pdf/BESD_Fassung_Dezember_2008.pdf (letzter Abruf: 30.09.2022).
21. Arbeitskreis Schmerz und Alter der Deutschen Schmerzgesellschaft e. V. Hinweise zur Verwendung von BESD, Stand 2013. https://www.schmerzgesellschaft.de/fileadmin/pdf/BESD_Kurzanleitung_130626.pdf (letzter Abruf: 30.09.2022).
22. Arbeitskreis Schmerz und Alter der Deutschen Schmerzgesellschaft e. V. BISAD. https://www.schmerzgesellschaft.de/fileadmin/pdf/BISAD_1111.pdf
23. Arbeitskreis Schmerz und Alter der Deutschen Schmerzgesellschaft e. V. Hinweise zur Verwendung der BISAD. https://www.schmerz gesellschaft.de/fileadmin/pdf/BISAD_Kurzanleitung_2012_06.pdf (letzter Abruf: 30.09.2022).
24. Handel E (Hrsg). ZOPA® Zurich Observation Pain Assessement. Bern, Huber 2010.

25. International Association of the Study of Pain. Deklaration von Montreal (Deutsche Übersetzung), 2015. https://iaspfiles.s3.amazonaws.com/production/public/2021/Deklaration_von_Montreal_German_Translation.pdf (letzter Abruf: 30.09.2022).
26. Deutsche Gesellschaft für Schmerztherapie. Interdisziplinäre-multimodale Schmerztherapie. https://www.schmerzgesellschaft.de/topnavi/patienteninformationen/netzwerke-der-versorgung/interdisziplinaer-multimodale-schmerztherapie (letzter Abruf: 30.09.2022).
27. Cochrane Kompakt. Saccharose zur Schmerzfreiheit (Schmerzlinderung) bei Neugeborenen während schmerzhafter Eingriffe, 17.07.2016. https://www.cochrane.org/de/CD001069/NEONATAL_saccharose-zur-schmerzfreiheit-schmerzlinderung-bei-neugeborenen-wahrend-schmerzhafter-eingriffe (letzter Abruf: 30.09.2022).
28. Deutsche Schmerzgesellschaft e. V. Pflegefachfrau/-mann für Spezielle Schmerzpflege. https://www.schmerzgesellschaft.de/topnavi/schmerz-akademie/kurs-spezielle-schmerzpflege (letzter Abruf: 30.09.2022).
29. Standardisierte Module zum Erwerb erweiterter Kompetenzen zur Ausübung heilkundlicher Aufgaben, https://www.bibb.de/dienst/veroeffentlichungen/de/publication/show/17717 (letzter Abruf: 30.09.2022).

Kontaktadressen

Deutsche Gesellschaft für Schmerzmedizin e. V. (DGS), www.dgschmerzmedizin.de
Deutsches Kinderschmerzzentrum, www.deutsches-kinderschmerzzentrum.de
Deutsche Migräne- und Kopfschmerzgesellschaft e. V., www.dmkg.de
Deutsche Schmerzgesellschaft e. V. (DGSS), www.dgss.org
Deutsche Schmerzliga e. V., www.schmerzliga.de
International Association of the Study of Pain (IASP), www.iasp-pain.org
Österreichische Schmerzgesellschaft (ÖSG), www.oesg.at
Swiss Pain Society, www.swisspainsociety.ch

KAPITEL 14

Literaturnachweis

1. European Resuscitation Council. Guidelines 2021. https://cprguidelines.eu/ (letzter Abruf: 11.06.2022).
2. German Resuscitation Council – Deutscher Rat für Wiederbelebung. Reanimationsleitlinien 2021, Stand 25.03.2021. https://www.grc-org.de/wissenschaft/leitlinien. (letzter Abruf: 11.06.2022).
3. Blank I. Traumatologie: Amputationsverletzungen versorgen. Stand Mai 2017. http://www.rettungsdienst.de/magazin/tipps-wissen/traumatologie-amputationsverletzungen-versorgen-47727. (letzter Abruf: 11.06.2022).
4. Deutsches Rotes Kreuz. Knochenbrüche. https://www.drk.de/hilfe-in-deutschland/erste-hilfe/knochenbruch/knochenbrueche/. (letzter Abruf: 11.06.2022).
5. Der Querschnitt.de – Das Informationsportal der Manfred-Sauer-Stiftung. Erste Hilfe bei Verdacht einer Rückenverletzung. https://www.der-querschnitt.de/archive/24510. (letzter Abruf: 11.06.2022).
6. Hafer C, Kielstein JT. Therapie akuter Intoxikationen. Intensivmedizin up2date 10 e2014 eDOI. https://www.thieme-connect.de/products/ejournals/pdf/10.1055/s-0034-1377271.pdf. (letzter Abruf: 11.06.2022).
7. Deutsches Rotes Kreuz. Verätzungen. https://www.drk.de/hilfe-in-deutschland/erste-hilfe/veraetzungen/. (letzter Abruf: 11.06.2022).
8. Deutsche Gesellschaft für Verbrennungsmedizin (DGV) e. V. Leitlinie Behandlung thermische Verletzungen des Erwachsenen, Stand 2/2021. https://www.awmf.org/uploads/tx_szleitlinien/044-001l_S2k_Behandlung-thermischer-Verletzungen-des-Erwachsenen_2021-07.pdf. (letzter Abruf: 11.06.2022).
9. Melzer M. Kälteschäden: Wie Sie richtig reagieren. Apotheken Umschau 09.05.2019. https://www.apotheken-umschau.de/krankheiten-symptome/hautkrankheiten/kaelteschaeden-wie-sie-richtig-reagieren-742217.html. (letzter Abruf: 11.06.2022).
10. Berufsgenossenschaft für Gesundheitsdienst und Wohlfahrtspflege. Stich- oder Schnittverletzung. Leitfaden zum Vorgehen bei potenziell infektiösen Verletzungen oder Kontaminationen, Stand 3/2021. BGW 09-20-002.
11. Deutsche AIDS-Gesellschaft u. a. S2k-Leitlinie zur medikamentösen Postexpositionsprophylaxe (PEP) nach HIV-Exposition, Stand 2022. https://www.awmf.org/uploads/tx_szleitlinien/055-004l_S2k_Medikamentoese-Postexpositionsprophylaxe-PEP-nach-HIV-Exposition_2022-04.pdf. (letzter Abruf: 11.06.2022).
12. German Resuscitation Council. Basismaßnahmen zur Wiederbelebung Erwachsener. Stand 2021. Notfall Rettungsmed 2021 · 24:386–405. https://cprguidelines.eu/assets/guidelines-translations/Basisma%C3%9Fnahmen-Zur-Wiederbelebun.pdf. (letzter Abruf: 11.06.2022).
13. German Resuscitation Council. Erweiterte lebensrettende Maßnahmen für Erwachsene. Stand 2021. Notfall Rettungsmed 2021 · 24: 406–446. https://cprguidelines.eu/assets/guidelines-translations/Erweiterte-Lebensrettende-Ma%C3%9Fnah.pdf. (letzter Abruf: 11.06.2022).
14. German Resuscitation Council. Ethik der Reanimation und Entscheidungen am Lebensende. Stand 2021. Notfall Rettungsmed 2021 · 24: 720–749. https://cprguidelines.eu/assets/guidelines-translations/Ethik_LL_2021.pdf. (letzter Abruf: 11.06.2022).
15. German Resuscitation Council. Postreanimationsbehandlung. Stand 2021. https://cprguidelines.eu/assets/guidelines-translations/Postreanimationsbehandlung_LL_2021.pdf. (letzter Abruf: 11.06.2022).
16. German Resuscitation Council. Lebensrettende Maßnahmen bei Kindern (Paediatric Life Support). Stand 2021. Notfall Rettungsmed 2021 · 24:650–719. https://link.springer.com/content/pdf/10.1007/s10049-021-00887-9.pdf. (letzter Abruf: 11.06.2022).
17. German Resuscitation Council. Erste Hilfe. Stand 2021. Notfall Rettungsmed 2021 · 24:577–602. https://cprguidelines.eu/assets/guidelines-translations/Erste-Hilfe_LL_2021.pdf. (letzter Abruf: 11.06.2022).
18. Deutsche Gesellschaft Interdisziplinäre Notfall- und Akutmedizin (DGINA) e. V. u. a. Empfehlung zum strukturierten Übergabeprozess in der zentralen Notaufnahme Konsensuspapier, Stand 12/2020. Notfall Rettungsmed 2022 · 25:10–18.
19. Vereinigung der Pflegenden in Bayern. Von Null auf 100: Pflege in der Notaufnahme. https://www.vdpb-bayern.de/pflege-erleben/pflege-in-der-notaufnahme/ (letzter Abruf: 11.06.2022).
20. Schuffenhauer H, Güzel-Feuerstein. Gewalt gegen Pflegende in der Notaufnahme. https://www.vdpb-bayern.de/pflege-erleben/pflege-in-der-notaufnahme/Zeitschrift für medizinische Prävention 31.05.2019. https://www.asu-arbeitsmedizin.com/wissenschaft/gewalt-gegen-pflegende-notaufnahmen (letzter Abruf: 11.06.2022).

Kontaktadressen

Bundesamt für Bevölkerungsschutz und Katastrophenhilfe – Bundesakademie für Bevölkerungsschutz und Zivile Verteidigung, www.bbk.bund.de/DE/Themen/Akademie-BABZ/akademie-babz_node.de
Bundesanstalt für Arbeitsschutz und Arbeitsmedizin (BAuA), www.baua.de
Deutscher Berufsverband Rettungsdienst (DBRD) e. V., www.dbrd.de
Deutsche Gesellschaft für Verbrennungsmedizin (DGV) e. V., www.verbrennungsmedizin.de
Deutsche Gesellschaft Interdisziplinäre Notfall- und Akutmedizin (DGINA) e. V., www.dgina.de
Deutsche Intrdisziplinäre Vereinigung für Intensiv- und Notfallmedizin (DIVI) e. V., www.divi.de
Deutscher Rat für Wiederbelebung – German Resuscitation Council (GRC) e. V., www.grc-org.de/ – Leitlinien 2021: https://cprguidelines.eu/assets/posters/Leitlinien-kompakt_08.11.2021.pdf
European Resuscitation Council, www.erc.edu
Gesellschaft für neonatologische und pädiatrische Intensivmedizin (GNPI) e. V., www.gnpi.de
Paulinchen e. V. – Initiative für brandverletzte Kinder, www.paulinchen.de
Verein für Förderung der Behandlung Brandverletzter (VFBB) e. V., www.vfbn.net

KAPITEL 15

Literaturnachweis

1. Schneider W, Lindenberger U. Entwicklungspsychologie. Weinheim: Beltz, 2018: 28.
2. Watson JB. Behaviorism. Norton, New York 1924, zitiert nach Oerter R, Montada L. Entwicklungspsychologie. Weinheim: Beltz Psychologie Verlagsunion, 2008: 28.
3. Havighurst RJ. Developmental Tasks and Education. New York: Longman Inc, 1948.
4. Erikson EH. Der vollständige Lebenszyklus. Frankfurt a. M.: Suhrkamp Verlag, 1988.
5. Spitz R. Vom Säugling zum Kleinkind. Naturgeschichte der Mutter-Kind-Beziehung im ersten Lebensjahr. Stuttgart: Klett-Cotta Verlag, 2005.
6. Quensel S. Das Elend der Suchtprävention. Analyse – Kritik – Alternative. Wiesbaden: VS Verlag für Sozialwissenschaften, 2004.
7. Rousseau JJ. Emile oder von der Erziehung. Stuttgart: UTB Wissenschaft, 1998.
8. Pestalozzi JH. Lienhard und Gertrud. Bad Heilbrunn: Verlag Julius Klinkhardt, 1999.
9. Mead GH. Geist, Identität und Gesellschaft. Frankfurt a. M.: Suhrkamp Verlag, 1973: 216 ff.
10. Turner R. Role-taking: process versus conformity. Rose A. Human behavior and social processes. Mifflin Verlag. Boston: Mifflin Verlag, 1982: 20–40.
11. Eliot L. Wie verschieden sind sie? Die Gehirnentwicklung bei Mädchen und Jungen. Berlin: Berlin-Verlag, 2010.
12. Peplau H. Zwischenmenschliche Beziehungen in der Pflege. Ausgewählte Werke. 2. A., Bern: Verlag Hans Huber, 2009.
13. Zielke-Nadkarni A. Pflegehandeln personenbezogen ausrichten. Themenbereich 5: Analyse und Vorschläge für den Unterricht. Reihe: Warmbrunn A (Hrsg.): Werkstattbücher zu Pflege heute. München: Elsevier/Urban & Fischer Verlag, 2006.
14. Liebesleben. Sexuelle Orientierung und sexuelle Vielfalt. https://www.liebesleben.de/fuer-alle/sexuelle-orientierung/sexuelle-orientierung-und-sexuelle-vielfalt/ (letzter Abruf: 07.03.2022).
15. Büro zur Umsetzung von Gleichbehandlung e. V. https://www.bug-ev.org/themen/schwerpunkte/dossiers/diskriminierung-von-trans-personen/trans-geschlechtlichkeit-hat-viele-auspraegungen/identifikation-als-trans/transsexuell-transgender-und-transident (letzter Abruf: 07.03.2022).
16. Volkmann S. Geschlechtsspezifische Unterschiede in Manifestation und Verlauf der arteriellen Verschlusskrankheit. 2006; Martin-Luther-Universität Halle-Wittenberg. Halle.
17. Statista: Entwicklung der Lebenserwartung bei Geburt in Deutschland nach Geschlecht in den Jahren von 1950 bis 2060. https://de.statista.com/statistik/daten/studie/273406/umfrage/entwicklung-der-lebenserwartung-bei-geburt--in-deutschland-nach-geschlecht (letzter Abruf: 07.03.2022).
18. Destatis. Kohortensterbetafeln für Deutschland. Methoden- und Ergebnisbericht zu den Modellrechnungen für Sterbetafeln der Geburtsjahrgänge 1920–2020. www.destatis.de/DE/Themen/Gesellschaft-Umwelt/Bevoelkerung/Sterbefaelle-Lebenserwartung/Publikationen/Downloads-Sterbefaelle/KohortensterbetafelnBericht5126206209004.html (letzter Abruf: 07.03.2022).
19. Der sechste Armuts- und Reichtumsbericht der Bundesregierung. Hrsg. v. Bundesministerium für Arbeit und Soziales. Bonn 2021, S. LV. www.armuts-und-reichtumsbericht.de/SharedDocs/Downloads/Berichte/sechster-armuts-reichtumsbericht.pdf (letzter Abruf: 07.03.2022).
20. Der sechste Armuts- und Reichtumsbericht der Bundesregierung. Hrsg. V. Bundesministerium für Arbeit und Soziales, Kurzfassung. Bonn 2021, www.armuts-und-reichtumsbericht.de/SharedDocs/Downloads/Berichte/sechster-armuts-reichtumsbericht-kurzfassung.pdf (letzter Abruf: 07.03.2022).
21. Friedemann ML, Köhlen C. Familien- und umweltbezogene Pflege. Bern: Verlag Hans Huber, 2003.
22. Künemund H. Die Zukunft familialer Beziehungen im Alter. Impulse. 2011; 73: 9–10.
23. Schilder M et al. „Alles für die Oma". Pflegen. 1/2/2010; 24–28.
24. Statistisches Bundesamt (Hrsg.): Statistisches Jahrbuch 2016. Wiesbaden 2015, S. 51 ff.
25. Gaschler K, Buchheim A. Kinder brauchen Nähe: Sichere Bindungen aufbauen und erhalten. Stuttgart: Schattauer Verlag, 2012.
26. Bundeszentrale für politische Bildung. Datenreport 2016. Reihe Zeitbilder. Hrsg.: Statistisches Bundesamt (Destatis); Wissenschaftszentrum Berlin für Sozialforschung (WZB). Bonn, 2016, S. 52.
27. Brock D. Soziale Ungleichheiten, Klassen und Schichten. Schäfers B, Zapf W. Handwörterbuch zur Gesellschaft Deutschlands. Opladen: Leske & Budrich Verlag, 1998. S. 608–622.
28. Hollander J. Lebenswelten im Alter – Konvergenzen von Altenhilfe und Behindertenhilfe. Dissertation, Universität Münster. 2009. S. 21 ff.
29. Sinus-Institut: Informationen zu den Sinus-Milieus. 2021. https://www.sinus-institut.de/media/pages/sinus-milieus/6191c4121c-1623420390/informationen-zu-den-sinus-milieus.pdf (letzter Abruf: 07.03.2022).
30. Charta der 1. Internationalen Konferenz zur Gesundheitsförderung – Ottawa. Franzkowiak P, Sabo P. Dokumente der Gesundheitsförderung. 2. A. Schwabenheim: Fachverlag Peter Sabo, 1998. S. 96–101.
31. Lampert T, Kuntz B. Bundesgesundheitsblatt: Tabak- und Alkoholkonsum bei 11- bis 17-jährigen Jugendlichen. 2014; 57, Berlin Heidelberg: Springer-Verlag: 830–839.
32. KIGGS-Studie: Die Gesundheit von Kindern und Jugendlichen in Deutschland – 2013. Hrsg. v. Robert Koch-Institut, Berlin, 2014.
33. Manz K et al. Körperlich-sportliche Aktivität und Nutzung elektronischer Medien im Kindes- und Jugendalter. Bundesgesundheitsblatt. 2014; 57/7: 840–848.
34. Muff C, Weyers S. Sozialer Status und Ernährungsqualität. In: Ernährungsumschau 2/2010 S. 84. www.ernaehrungs-umschau.de/fileadmin/Ernaehrungs-Umschau/pdfs/pdf_2010/02_10/EU02_2010_084_089.qxd.pdf (letzter Abruf: 07.03.2022).
35. Destatis. 3,1 Millionen Erwerbstätige waren 2019 hierzulande von Armut bedroht. Pressemitteilung vom 28. Januar 2021. https://www.destatis.de/DE/Presse/Pressemitteilungen/2021/01/PD21_N008_634.html;jsessionid=707AEE72B78EA5EBE0E887382D908BB8.live742 (letzter Abruf: 07.03.2022).
36. Schulte von Drach MC. „Armut führt zu mehr Misshandlungen". www.sueddeutsche.de/leben/interview-zur-gewalt-gegen-kinder-armut-fuehrt-zu-mehr-misshandlungen-1.232096 (letzter Abruf: 07.03.2022).
37. Taylor E. Primitive culture. London 1971 (1. Aufl. 1871), S. 1, zit. n. Brunkhorst, H. Kultur. Kerber H, Schmieder A. Handbuch Soziologie. Zur Theorie und Praxis sozialer Beziehungen. Reinbek: Rowohlt Verlag, 1984. S. 321.
38. Zielke-Nadkarni A. Individualpflege als Herausforderung in multikulturellen Pflegesituationen. Habilitationsschrift. Bern: Verlag Hans Huber, 2003.
39. Wied S, Warmbrunn A. Pschyrembel Pflege. 3. A., Berlin: Verlag de Gruyter, 2012.
40. Bargatzky T. Einführung in die Ethnologie. Hamburg: Buske Verlag, 1989. S. 119 f.
41. Zielke-Nadkarni A. Intensivpflege – interkulturelle Perspektiven der Pflege. Salomon F. Praxisbuch Ethik in der Intensivmedizin. Berlin: Medizinisch Wissenschaftliche Verlagsgesellschaft, 2012. S. 219–228.
42. Evangelische Kirche im Rheinland. Die wichtigsten Religionen und Weltanschauungen. Ein Leitfaden für Mitarbeitende im Krankenhaus, in Einrichtungen der Altenhilfe und im Hospiz. Dezember 2017. http://medienpool.ekir.de/archiv/A/Medienpool/88944?encoding=UTF-8 (letzter Abruf: 07.03.2022).
43. Simmank J. Gesundheit und Psychologie. „Das ist ein gigantischer Effekt". Interview mit dem Psychiater Adam Kaplin. 16. Juni 2021. https://www.zeit.de/gesundheit/2021-06/sinn-im-leben-gesundheit-psychologie-adam-kaplin (letzter Abruf: 07.03.2022).
44. Eagelton T. Der Sinn des Lebens. Berlin: Ullstein Verlag, 2008.
45. Damasio A. Der Spinoza-Effekt. Wie Gefühle unser Leben bestimmen. Berlin: List Verlag, 2003.
46. Endreß M, Renn J. Alfred Schütz Werkausgabe. Der sinnhafte Aufbau der sozialen Welt. Eine Einleitung in die verstehende Soziologie. Konstanz: UVK Verlagsgesellschaft, 2004.
47. Frankl VE. ... trotzdem Ja zum Leben sagen – Ein Psychologe erlebt das Konzentrationslager. München: dtv-Verlag, 1998.
48. Frankl VE. Der Mensch vor der Frage nach dem Sinn. München: Piper Verlag, 2005.

49. Boyle, Patricia A., et al. Effect of purpose in life on the relation between Alzheimer disease pathologic changes on cognitive function in advanced age. Archives of general psychiatry 69.5 (2012): 499–504.
50. Fegg MJ, Kramer M et al. The Schedule for Meaning in Life Evaluation (SMiLE): Validation of a new instrument for meaning-in-life research. Journal of Pain and Symptom Management. 2008; 35: 4. 356–364.
51. von Schlippe A, Theiling S. Editorial. In: Familiendynamik 38 (2/2013): 38–39.
52. von Schlippe A. Chronische Krankheit im Kontext sozialer Systeme. In: systema 17, (1/2003): 20–37.
53. [53] Willig W, Kommerell T. Geistes- und Sozialwissenschaften pflegerelevant. Balingen: Verlag Wolfgang Willi, 2005.
54. Lazarus R, Folkman S. Stress, Appraisal, and Coping. New York: Springer Verlag, 1984.
55. Deutsche Hauptstelle für Suchtfragen: Sucht am Arbeitsplatz. www.sucht-am-arbeitsplatz.de (letzter Abruf: 10.03.2022).
56. Görres H et al. Krankheit und Bedrohung. Formen psychosozialer Bewältigung der Multiplen Sklerose. Zeitschrift für Psychosomatische Medizin. 1988: 34.
57. Kübler-Ross E. Interviews mit Sterbenden. 6. A., Freiburg: Kreuz-Verlag (Herder), 2014.
58. Engelke E. Phasenmodelle in der Kritik – Sterben nach Plan? Die Schwester Der Pfleger 7/2014.
59. Retzlaff R. Familien-Stärken: Behinderung, Resilienz und systemische Therapie. Stuttgart: Klett-Cotta, 2016.
60. Rolland JS. Families, illness and disability – An integrative treatment model. In: Retzlaff R. Familien-Stärken, Stuttgart: Klett-Cotta, 2016. S. 37 ff.
61. Wright ML et al. Familienzentrierte Pflege – Lehrbuch für Familien-Assessment und Intervention, 3. A., Bern: hogrefe, 2019.
62. Käppeli S (Hrsg.): Phänomene im Erleben von Krankheit und Umfeld. In: Käppeli S: Pflegekonzepte. Band 1. Bern: Verlag Hans Huber, 2000.
63. Bühlman J. Angst. In: Käppeli S. Pflegekonzepte. Band 1. Bern: Verlag Hans Huber, 2000.

KAPITEL 16

Literaturnachweis

1. Weltgesundheitsorganisation (WHO): Erklärung von München, 2000. www.euro.who.int/__data/assets/pdf_file/0008/53855/E93016G.pdf (letzter Abruf: 17.03.2022).
2. Laaser U et al. Handbuch Gesundheitswissenschaften. Weinheim: Juventa Verlag, 2006.
3. Hurrelmann K, Franzkowiak P. Gesundheit. In: Bundeszentrale für gesundheitliche Aufklärung (BZgA, Hrsg.): Leitbegriffe der Gesundheitsförderung. www.leitbegriffe.bzga.de/alphabetisches-verzeichnis/gesundheit/ (letzter Abruf: 17.03.2022).
4. Robert Koch-Institut (Hrsg.): Gesundheit in Deutschland 2015, Kapitel 03: Welche Faktoren beeinflussen die Gesundheit? www.rki.de/DE/Content/Gesundheitsmonitoring/Gesundheitsberichterstattung/GBEDownloadsGiD/2015/03_gesundheit_in_deutschland.pdf (letzter Abruf: 17.03.2022).
5. Bundesgerichtshof, Urteil v. 23.03.1958. BGHSt 11, 304–316.
6. Bundessozialgericht, Urteil v. 15.05.1972. BSGE 32, 202.
7. Antonovsky A. Salutogenese – zur Entmystifizierung der Gesundheit. Tübingen: dgvt-Verlag, 1997.
8. Bundeszentrale für gesundheitliche Aufklärung (BZgA). Was erhält Menschen gesund? Antonovskys Modell der Salutogenese – Diskussionsstand und Stellenwert. 2001; BZgA. Köln.
9. Brieskorn-Zinke M. Die pflegerische Relevanz der Grundgedanken des Salutogenese-Konzepts. Pflege. 2000; 13: 373–380.
10. Robert Koch-Institut/Bundesamt für Statistik: Mundgesundheit. Gesundheitsberichterstattung des Bundes, GBE-Heft 07/2009.
11. Schwarzer R. Optimistische Kompetenzerwartung: Zur Erfassung einer personellen Bewältigungsressource. Diagnostica. 1994; 40: 2. 105–123.
12. Schwarzer R. Psychologie des Gesundheitsverhaltens. Göttingen: Hogrefe, 2004.
13. Lazarus RS. Psychological Stress and the Coping Process. New York: McGraw Hill, 1966.
14. Kumpfer LK. Factors and processes contributing to resilience: The resilience framework. Glantz MD. Johnson JL. Resilience and development: Positive life adaptations. New York: Academic/Plenum, 1999.
15. Wustmann C. Die Blickrichtung der neueren Resilienzforschung. Wie Kinder Lebensbelastungen bewältigen. Zeitschrift für Pädagogik. 2005; 51: 2. 192–206.
16. WHO (Hrsg.): Erklärung von Alma-Ata, 1978. www.euro.who.int/__data/assets/pdf_file/0017/132218/e93944G.pdf (letzter Abruf: 18.03.2022).
17. WHO (Hrsg.): Ottawa-Charta zur Gesundheitsförderung, 1986. www.euro.who.int/__data/assets/pdf_file/0006/129534/Ottawa_Charter_G.pdf (letzter Abruf: 18.03.2022).
18. WHO (Hrsg.): Gesundheit21 – Das Rahmenkonzept „Gesundheit für alle“ für die Europäische Region der WHO, 1992. www.euro.who.int/__data/assets/pdf_file/0009/109287/wa540ga199heger.pdf (letzter Abruf: 18.03.2022).
19. WHO-Regionalkomitee Europa (Hrsg.): Gesundheit21 – Das Rahmenkonzept „Gesundheit für alle“ für die Europäische Region der WHO. www.euro.who.int/de/publications/abstracts/health21-the-health-for-all-policy-framework-for-the-who-european-region (letzter Abruf: 18.03.2022).
20. WHO (Hrsg.): Die Jakarta Erklärung zur Gesundheitsförderung für das 21. Jahrhundert (4. Internationale Konferenz zur Gesundheitsförderung, 21.–25. Juli 1997, Jakarta, Indonesien) www.who.int/healthpromotion/conferences/previous/jakarta/en/hpr_jakarta_declaration_german.pdf (letzter Abruf: 18.03.2022).
21. Welthungerhilfe (Hrsg.). Welthunger-Index – Hunger und Konflikte: Ernährungssysteme ändern, Frieden fördern. Synopse zum Welthunger-Index 2021. https://www.globalhungerindex.org/pdf/de/2021/synopse.pdf (letzter Abruf: 22.03.2022).
22. Welthunger-Index. Trends: Global, Regional, National. https://www.globalhungerindex.org/de/trends.html (letzter Abruf: 22.03.2022).
23. Brieskorn-Zinke M. Die Rolle der Pflegeberufe in Prävention und Gesundheitsförderung. Impulse für Gesundheitsförderung. 2005; 47 (6): 4 f.
24. Hurrelmann K, Klotz T, Haisch J. Lehrbuch Prävention und Gesundheitsförderung. 4. A., Bern: Verlag Hans Huber, 2014.
25. Hasselborn, H. M. et al.: NEXT-Studie: Relevanz der Ergebnisse für Deutschland. Vortrag auf der 36. Delegiertenversammlung des Deutschen Berufsverbandes für Pflegeberufe am 30. April 2005 in Berlin.
26. Techniker Krankenkasse (Hrsg.): Gesundheitsreport 2019 – Pflegefall Pflegebranche? So geht's Deutschlands Pflegekräften. www.tk.de/resource/blob/2066542/2690efe8e801ae831e65fd251cc77223/gesundheitsreport-2019-data.pdf (letzter Abruf: 22.03.2022).
27. Barmer Institut für Gesundheitssystemforschung. Barmer Pflegereport 2020. Belastungen der Pflegekräfte und ihre Folgen. https://www.socium.uni-bremen.de/uploads/News/2020/20201201_BARMER_Pflegereport_2020.pdf (letzter Abruf: 25.03.2022).
28. Alice Salomon Hochschule Berlin: Gratifikationskrise – 40 Prozent der Pflegenden ziehen Jobaufgabe in Betracht. 14.01.2022. https://www.kma-online.de/aktuelles/pflege/detail/40-prozent-der-pflegenden-ziehen-jobaufgabe-in-betracht-46956 (letzter Abruf: 25.03.2022).
29. Teigeler B. „Es braucht einen empathischen Umgang mit Ekelgefühlen“. Ein Interview mit Christine Sowinski. NOVAcura 10/21: 9–12.
30. Huhn S. Intimität, Nähe und Distanz in Pflegebeziehungen. NOVAcura 10/21: 22–24.
31. Pernlochner-Kügler C. Ekel und Scham bei der Arbeit mit dem menschlichen Körper. München: GRIN-Verlag, 2013.
32. Kraemer H. Das Trauma der Gewalt. München: Kösel-Verlag, 2003.
33. Schablon A, Wendeler D, Kozak A, Nienhaus A, Steinke S. Prevalence and Consequences of Aggression and Violence towards Nursing and Care Staff in Germany – A Survey. Int. J. Environ. Res. Public Health 2018, 15(6): 1274.
34. Vincent-Höper S, Adler M, Stein M et al. Sexually Harassing Behaviors from Patients or Clients and Care Workers' Mental Health: Development and Validation of a Measure (2020). International Journal of Environmental Research and Public Health
35. International Labor Organisation (2019): ILO-Übereinkommen 190 zur Beendigung von Gewalt und Belästigung in der Arbeitswelt. https://www.ilo.org/wcmsp5/groups/public/---ed_norm/---relconf/documents/meetingdocument/wcms_729964.pdf (letzter Abruf: 25.03.2022).

36. Schambortski H. Mitarbeitergesundheit und Arbeitsschutz. Gesundheitsförderung als Führungsaufgabe. München: Elsevier/Urban & Fischer Verlag, 2008.
37. Wesuls R. et al. Professionelles Deeskalationsmanagement. Stuttgart: Unfallkasse Baden-Württemberg, 2005.
38. BGW (Hrsg.) Trauma – was tun? Hamburg: BGW, 2012.
39. BGW (Hrsg.). Gewalt und Aggression gegen Beschäftigte in Betreuungsberufen (BGW 08-00-070). Hamburg: BGW, 2016.
40. BGW (Hrsg.). Gefährdungsbeurteilung in der Pflege. Hamburg: BGW, 2017.
41. Maunz S, Steyrer J. Das „Burnout-Syndrom" in der Krankenpflege: Ursachen – Folgen – Prävention. The Middle European Journal of Medicine. 2001; 113: 296–300.
42. Kersting K. „Coolout in der Pflege". https://www.hwg-lu.de/fileadmin/user_upload/fachbereiche/fachbereich-1/GIP/Veranstaltung/GoeG_11/Vortraege/Kersting_Denkanstoss_Vortrag_Coolout_in_der_Pflege_Gesundheitsoekonomische_Gespraeche.pdf (letzter Abruf: 22.03.2022).
43. Kersting K. Was ist Coolout? 2016. https://opac.hs-lu.de/repository/DOC000001/B00207512.pdf (letzter Abruf: 22.03.2022).
44. Schmidbauer W. Helfersyndrom und Burnoutgefahr. München: Urban & Fischer Verlag, 2002.
45. Schwarz R. Supervision in der Pflege. Leitfaden für Pflegemanager und Praktiker. Bern: Hogrefe, 2007.
46. Buresh B, Gordon S. Der Pflege eine Stimme geben. Bern: Hogrefe, 2016.
47. Quernheim G, Zegelin A. Berufsstolz in der Pflege. 2. A., Bern: Hogrefe, 2021.

KAPITEL 17

Literaturnachweis

1. ICF. Internationale Klassifikation der Funktionsfähigkeit, Behinderung und Gesundheit. Version 2005. Genf: WHO. https://www.bfarm.de/DE/Kodiersysteme/Klassifikationen/ICF/_node.html6 (letzter Abruf: 07.07.2022).
2. Schuntermann MF. Einführung in die ICF. Grundkurs – Übungen – offene Fragen. Landsberg: Ecomed, 2009.
3. Dangel B, Kolleck B, Korporal J. Rehabilitation Pflegebedürftiger. Konzept – Umsetzung – Ergebnisse. München: Elsevier, 2005.
4. Nationale Kontakt- und Informationsstelle zur Anregung und Unterstützung von Selbsthilfegruppen (NAKOS). Verbreitung von Selbsthilfegruppen. https://www.nakos.de/informationen/fachwissen/deutschland/key@4227 (letzter Abruf: 07.07.2022).
5. Bundesministerium für Gesundheit. Selbsthilfeförderung. https://www.bundesgesundheitsministerium.de/service/begriffe-von-a-z/s/selbsthilfefoerderung.html (letzter Abruf: 07.07.2022).
6. Grote A, Thiele H. Rehabilitation. Stuttgart: Kohlhammer, 2014.
7. Schmidt R, Thiele H, Leibig A (Hrsg.). Pflege in der Rehabilitation – Medizinische Rehabilitation und Pflegeinterventionen. Stuttgart: Kohlhammer, 2011.
8. Dangel B, Korporal J. Pflegerische Rehabilitation: Bedeutung für die kontinuierliche Versorgung und den Erhalt der Selbständigkeit von Menschen mit Versorgungsbedarf. G&S Gesundheits- und Sozialpolitik. 2017; 71(5): 25–36.
9. Dangel B, Korporal J. Kann Pflege im Rahmen der Pflegeversicherung Grundlage eines spezifischen Ansatzes der Rehabilitation sein? Zeitschrift für Gerontologie und Geriatrie. 2003; 36(1): 50–62.
10. Bundesarbeitsgemeinschaft für Rehabilitation e. V. (BAR) (Hrsg.). Vom Antrag bis zur Nachsorge – für Ärzte, Psychologische Psychotherapeuten und andere Gesundheitsberufe. Berlin: Springer, 2018.
11. Bundesarbeitsgemeinschaft für Rehabilitation e. V. (BAR) (Hrsg.). Empfehlungen zur Neurologischen Rehabilitation von Patienten mit schweren und schwersten Hirnschädigungen in den Phasen B und C. Stand 1995. Empfehlung_neurologische_Reha_Phasen_B_und_C.pdf (letzter Abruf: 07.07.2022).
12. Schönle PW. Frühe Phasen der Neurologischen Rehabilitation: Differentielle Schwergradbeurteilung bei Patienten in der Phase B (Frührehabilitation) und der Phase C (Frühmobilisation/Postprimäre Rehabilitation) mit Hilfe des Frühreha-Barthel-Index (FRB). Zeitschrift für Neurologische Rehabilitation. 1996; 1: 21–25.
13. Dangel B. Pflegerische Entlassungsplanung. München: Elsevier, 2004.
14. Bartels F, Eckardt C, Wittrich A. Aktivierend- therapeutische Pflege in der Geriatrie. Band 1: Grundlagen und Formulierungshilfen. Stuttgart: Kohlhammer, 2019.
15. Becker G. et al. Rehabilitationsverlauf und Nachhaltigkeit – Erste Ergebnisse einer Studie zur Rehabilitation älterer Schlaganfallpatienten. Zeitschrift für Gerontologie und Geriatrie. 2006; 39(5): 365–370.

Kontaktadressen

Bundesarbeitsgemeinschaft Selbsthilfe von Menschen mit Behinderung und chronischer Erkrankung und ihren Angehörigen e. V. (BAG SELBSTHILFE), www.bag-selbsthilfe.de
Deutsche Alzheimer Gesellschaft e. V. Selbsthilfe Demenz (DAlzG), www.deutsche-alzheimer.de
Deutsche Arbeitsgemeinschaft Selbsthilfegruppen e. V. (DAG SHG), www.dag-shg.de
Deutsche Hauptstelle für Suchtfragen e. V. (DHS), www.dhs.de
Deutsche Patientenliga Atemwegserkrankungen – DPLA e. V., www.pat-liga.de
Deutscher Allergie- und Asthmabund e. V. (DAAB), www.daab.de
Deutscher Paritätischer Wohlfahrtsverband, Gesamtverband e. V., www.der-paritaetische.de
Deutsches Arthrose-Forum, www.deutsches-arthrose-forum.de
Nationale Kontakt- und Informationsstelle zur Anregung und Unterstützung von Selbsthilfegruppen (NAKOS), www.nakos.de
Stiftung Deutsche Schlaganfall-Hilfe, www.schlaganfall-hilfe.de

KAPITEL 18

Literaturnachweis

1. Pawlik V. Statistiken zum Thema Kinder. 23.04.2021. https://de.statista.com/themen/29/kinder/ (letzter Abruf: 06.05.2022).
2. Statistisches Bundesamt. Bevölkerung – Geburten, Stand 2021. https://www.destatis.de/DE/Themen/Gesellschaft-Umwelt/Bevoelkerung/Geburten/_inhalt.html (letzter Abruf: 11.05.2022).
3. Anzahl der Kinder und Jugendlichen in Deutschland nach Altersgruppen im Jahr 2020. https://de.statista.com/statistik/daten/studie/1174053/umfrage/minderjaehrige-in-deutschland-nach-altersgruppen/ (letzter Abruf: 06.05.2022).
4. Bundesministerium für Familie, Senioren, Frauen und Jugend (Hrsg.). Gelebte Vielfalt: Familien mit Migrationshintergrund in Deutschland. Berlin: 2020. https://www.bmfsfj.de/resource/blob/116880/83c02ec19dbea15014d7868048f697f2/gelebte-vielfalt--familien-mit-migrationshintergrund-in-deutschland-data.pdf (letzter Abruf: 06.05.2022).
5. Bundesministerium für Familie, Senioren, Frauen und Jugend. VN-Kinderrechtskonvention. https://www.bmfsfj.de/bmfsfj/themen/kinder-und-jugend/kinderrechte/vn-kinderrechtskonvention/vn-kinderrechtskonvention-86544 (letzter Abruf: 06.05.2022).
6. National Coalition Deutschland – Netzwerk zur Umsetzung der UN-Kinderrechtskonvention e. V. #KinderrechteChampion. https://kinderrechtechampion.de (letzter Abruf: 06.05.2022).
7. Bertelsmann Stiftung. Factsheet Kinderarmut in Deutschland. Gütersloh: 2020. https://www.bertelsmann-stiftung.de/fileadmin/files/BSt/Publikationen/GrauePublikationen/291_2020_BST_Facsheet_Kinderarmut_SGB-II_Daten__ID967.pdf (letzter Abruf: 06.05.2022).
8. Deutscher Kinderschutzbund e. V. Kinderarmut in Deutschland. Berlin: 2022. https://www.dksb.de/de/unsere-arbeit/schwerpunkte/soziale-sicherung/ (letzter Abruf: 06.05.2022).
9. Rehrmann N. Armut macht Kinder krank. Verband für Unabhängige Gesundheitsberatung. https://www.ugb.de/kinder-gesund-ernaehren/armut-macht-kinder-krank/ (letzter Abruf: 06.05.2022).
10. KiGGS Studie zur Gesundheit von Kindern und Jugendlichen in Deutschland. Kiggs-Welle-2: Ergebnisse. https://www.kiggs-studie.de/ergebnisse/kiggs-welle-2/ergebnisse-nach-themen.html (letzter Abruf: 06.05.2022).
11. Deutsche Lebensbrücke e. V. Deutsche Lebensbrücke, Kinderhilfsorganisation seit 1989 – Unser Blog –. https://blog.lebensbruecke.de/ (letzter Abruf: 06.05.2022).
12. Büsching U, Riedel, R. BLIKK-Medien: Bewältigung, Lernverhalten, Intelligenz und Kommunikation. Kinder und Jugendliche im Umgang mit elektronischen Medien. 2017. https://www.bundesgesundheits ministerium.de/fileadmin/Dateien/5_Publikationen/Praevention/

Berichte/Abschlussbericht_BLIKK_Medien.pdf (letzter Abruf: 06.05.2022).
13. Bundeszentrale für gesundheitliche Aufklärung (BZgA) (Hrsg.). Chronische Erkrankungen im Kindesalter. Ein gemeinsames Thema von Elternhaus, Kindertagesstätte und Schule. https://shop.bzga.de/pdf/20401000.pdf (letzter Abruf: 06.05.2022).
14. Renz-Polster H, Menche N, Schäffler A. Gesundheit für Kinder. Kinderkrankheiten verhüten, erkennen, behandeln. 8. A. München: Kösel, 2020.
15. Bundesministerium für Gesundheit. Gesundheitsuntersuchungen für Kinder und Jugendliche. 21.02.2022. https://www.bundesgesundheitsministerium.de/themen/praevention/kindergesundheit/frueherkennungsuntersuchung-bei-kindern.html (letzter Abruf: 06.05.2022).
16. Paul IM, Schaefer EW, Miller JR et al. Weight Change Nomograms for the First Month After Birth. Pediatrics. 2016; 138(6): 2016–2625.
17. Flaherman VJ, Schaefer EW, Kuzniewicz MW et al. Early Weight Loss Nomograms for Exclusively Breastfed Newborn. Pediatrics. 2015; 135(1): e16–e23.
18. Bundeszentrale für gesundheitliche Aufklärung. Sicher aufwachsen: Unfallverhütung. https://www.kindergesundheit-info.de/themen/sicher-aufwachsen/ (letzter Abruf: 11.05.2022).
19. Schneider W, Lindenberger U. Entwicklungspsychologie. 8. A. Weinheim: Beltz, 2018.
20. KiGGS – Studie zur Gesundheit von Kindern und Jugendlichen in Deutschland. www.kiggs-studie.de/deutsch/home.html (letzter Abruf: 06.05.2022).
21. Kamtsiuris P, Atzpodien K, Ellert U et al. Prävalenz von somatischen Erkrankungen bei Kindern und Jugendlichen in Deutschland. Ergebnisse des Kinder- und Jugendgesundheitssurveys (KiGGS). Bundesgesundheitsblatt – Gesundheitsforschung – Gesundheitsschutz. 2007; 50: 686–700.
22. Neuhauser H., Poethko-Müller C. Chronische Erkrankungen und impfpräventable Infektionserkrankungen bei Kindern und Jugendlichen in Deutschland. Ergebnisse der KiGGS-Studie – Erste Folgebefragung (KiGGS Welle 1). Bundesgesundheitsblatt – Gesundheitsforschung – Gesundheitsschutz. 2014; 57: 779–788.
23. Aktionskomitee Kind im Krankenhaus e. V. (AKIK-Bundesverband). EACH-Charta. https://www.akik.de/was-wir-tun/each/each-charta/ (letzter Abruf: 06.05.2022).
24. Fox N, Nelson CA, Zeanah CH. The Effects of Early Severe Psychosocial Deprivation on Children's Cognitive and Social Development: Lessons from the Bucharest Early Intervention Project. In: Landale NS, McHale SM, Booth A (Hrsg.). Families and Child Health. New York: Springer 2013. S. 33–44.
25. Ewert K. Hospitalismus. https://www.planet-wissen.de/gesellschaft/psychologie/hospitalismus-100.html#:~:text=Eine typische körperliche Folge von,Heranwachsende leiden unter körperlichen Entwicklungsstörungen (letzter Abruf: 06.05.2022).
26. Sobel A, Sobel S. Stärke fürs Leben entwickeln: So meistern Sie den Alltag mit einem behinderten Kind. Cuxhaven: Neufeld, 2018.
27. Retzlaff R. Familien stärken. Behinderung, Resilienz und systemische Therapie. Stuttgart: Klett Cotta, 2013.
28. Wright LM, Leahey M, Shajani Z et al. Familienzentrierte Pflege. 3. A. Bern: Hogrefe 2021.
29. Friedemann M-L, Köhlen C. Familien- und umweltbezogene Pflege. 4. A. Bern: Hans Huber, 2017.
30. Rist S. Plädoyer für NIDCAP in Deutschland. Intensiv. 2011; 19(5): 254–258.

Kontaktadressen

Aktionskomitee Kind im Krankenhaus Bundesverband e. V. (AKIK), www.akik-bundesverband.de

Bundesarbeitsgemeinschaft Kind und Krankenhaus e. V. (BAKUK), https://www.bakuk.de/home

Bundesarbeitsgemeinschaft Mehr Sicherheit für Kinder e. V., www.kindersicherheit.de

Das Heidelberger Modell der „sanften und entwicklungsfördernden Betreuung Frühgeborener und kranker Neugeborener", www.klinikum.uni-heidelberg.de/IV-Neonatologie.6498.0.html

Das Kindernetzwerk e. V., https://www.kindernetzwerk.de/de

Deutsche Liga für das Kind in Familie und Gesellschaft e. V., https://liga-kind.de

European Association for Children in Hospital (EACH), https://each-for-sick-children.org

Gesellschaft für Kinderkrankenhäuser und Kinderabteilungen in Deutschland e. V. (GKind), https://www.gkind.de

KAPITEL 19

Literaturnachweis

1. Destatis. Bevölkerung Deutschlands bis 2060. 14. Koordinierte Bevölkerungsvorausberechnung. Statistisches Bundesamt, Wiesbaden 2019. https://www.bpb.de/kurz-knapp/zahlen-und-fakten/soziale-situation-in-deutschland/61541/bevoelkerungsentwicklung-und-altersstruktur/#:~:text=Ein besonders steiler Anstieg ist,mindestens 20%2C9 Millionen wachsen (letzter Abruf: 02.05.2022).
2. Statistisches Bundesamt. Altersquotient – Bevölkerung im erwerbsfähigen Alter. https://www.destatis.de/DE/Themen/Querschnitt/Demografischer-Wandel/Aspekte/demografie-altenquotient.html#:~:text=Im Jahr 2020 hatten die,) und Hessen (35) (letzter Abruf: 02.05.2022).
3. Statista. Entwickung der Fallzahlen in deutschen Krankenhäusern nach Altersgruppen in den Jahren 2015–2030. https://de.statista.com/statistik/daten/studie/472117/umfrage/entwicklung-der-fallzahlen-in-deutschen-krankenhaeusern-nach-altersgruppen/ (letzter Abruf: 02.05.2022).
4. Bürger M. Altern und Krankheit als Problem der Biomorphose. 4. A. Leipzig: Thieme, 1960.
5. United Nations. World Population Ageing 2015. www.un.org/en/development/desa/population/publications/pdf/ageing/WPA2015_Report.pdf (letzter Abruf: 02.05.2022).
6. Deutsche Gesellschaft für Geriatrie (DGG). Was ist Geriatrie? http://www.dggeriatrie.de/nachwuchs/91-was-ist-geriatrie.html (letzter Abruf: 02.05.2022).
7. Deutsches Zentrum für Alterfragen (Hrsg.). Gerontopsychiatrie und Alterspsychotherapie in Deutschland: Expertisen zum Dritten Altenbericht der Bundesregierung. Band 4. Opladen: Leske + Budrich, 2001.
8. Rosenmayr L. Die späte Freiheit. Das Alter, ein Stück bewußt gelebten Lebens. Berlin: Severin und Siedler, 1983.
9. Generali Deutschland AG (Hrsg.). Generali Altersstudie 2017. Berlin: Springer, 2017. https://link.springer.com/content/pdf/bfm%3A978-3-662-50395-9%2F1.pdf (letzter Abruf: 02.05.2022)
10. Statistisches Bundesamt. Gesundheit auf einen Blick: Ausgabe 2009. https://www.statistischebibliothek.de/mir/receive/DEMonografie_mods_00000121 (letzter Abruf: 02.05.2022).
11. Robert Koch Institut (Hrsg.). Gesundheit in Deutschland. Berlin: 2015. https://www.rki.de/DE/Content/Gesundheitsmonitoring/Gesundheitsberichterstattung/GesInDtld/GesInDtld_inhalt.html (letzter Abruf: 02.05.2022).
12. Bundesministerium für Bildung und Forschung. Wie krank sind wie wirklich? Erstmal liegen verlässliche Daten zu Mehrfahrerkrankungen im Alter vor. https://www.gesundheitsforschung-bmbf.de/de/wie-krank-sind-wir-wirklich-erstmals-liegen-verlassliche-daten-zu-mehrfacherkrankungen-im-3113.php (Abruf: 02.05.2022).
13. CORDIS. Gebrechlichkeit und Stürze bei älteren Menschen. https://cordis.europa.eu/article/id/83742-frailty-and-falling-in-the-elderly/de (letzter Abruf: 28.05.2022).
14. Alzheimer Europe. Dementia in Europe Yearbook 2019. https://www.alzheimer-europe.org/sites/default/files/alzheimer_europe_dementia_in_europe_yearbook_2019.pdf (letzter Abruf: 02.05.2022).
15. Robert Bosch Stiftung. Praxisleitfaden zum Aufbau demenzsensibler Krankenhäuser. https://www.bosch-stiftung.de/sites/default/files/publications/pdf/2019-11/Praxisleitfaden_demenzsensible_Krankenhaeuser.pdf (letzter Abruf: 02.05.2022).
16. Busch MA et al. Prävalenz von depressiver Symptomatik und diagnostizierter Depression bei Erwachsenen in Deutschland. Ergebnisse der Studie zur Gesundheit Erwachsener (DEGS1). Bundesgesundheitsblatt. 2013; 56: 733–739.
17. Robert Koch Institut. Depressive Symptomatik bei Erwachsenen in Deutschland. Journal of Health Monitoring. 2017; 2(3): 81–88. https://www.rki.de/DE/Content/Gesundheitsmonitoring/Gesundheitsberichterstattung/GBEDownloadsJ/FactSheets/JoHM_03_2017_Praevalenz_Depressive_Symptomatik.pdf?__blob=publicationFile#:~:text=Bei Frauen besteht eine depressive,Kontext der bisherigen Datenlage diskutiert (letzter Abruf: 02.05.2022).

18. Max-Planck-Gesellschaft zur Förderung der Wissenschaft. Berliner Altersstudie. https://www.base-berlin.mpg.de/de (letzter Abruf: 02.05.2022).
19. Inoye S K et al. Delirium in elderly people. Lancet. 2014; 383: 911–922.
20. Lampert T et al. Soziale Unterschiede in der Mortalität und Lebenserwartung in Deutschland. Aktuelle Situation und Trends. In: Journal of Health Monitoring. 2019; 4(1). https://edoc.rki.de/handle/176904/5909 (letzter Abruf: 02.05.2022).
21. Wahl H-W. Die neue Psychologie des Alterns. München: Kösel, 2017.
22. Berliner Altersstudie II. Sex ist immer ein Thema – auch im hohen Alter. https://www.base2.mpg.de/aktuelles-presse/sex-ist-immer-ein-thema-auch-im-hohen-alter (letzter Abruf: 02.05.2022).
23. Antidiskriminierungsstelle des Bundes. Umgang mit sexueller Belästigung am Arbeitsplatz – Lösungsstrategien und Maßnahmen zur Intervention. https://www.antidiskriminierungsstelle.de/SharedDocs/forschungsprojekte/DE/Studie_Umgang_mit_sex_Bel_am_ArbPlatz.html (letzter Abruf: 02.05.2022).
24. Depauli C, Plaute W. „Stopp! Ich möchte das nicht!" Die Schwester Der Pfleger. 2016; 4. https://www.bibliomed-pflege.de/sp/artikel/24000-stopp-ich-moechte-das-nicht (letzter Abruf: 28.05.2022).
25. WHO Aktiv Altern. Rahmenbedingungen und Vorschläge für politisches Handeln. http://apps.who.int/iris/bitstream/10665/67215/2/WHO_NMH_NPH_02.8_ger.pdf (letzter Abruf: 02.05.2022).
26. Lawton M P, Nahemow L. Ecology and the aging process. In: Eisdorfer C, Lawton M P. The psychology of adult development and aging. Washington: American Psychological Association, 1973. S. 619–674.
27. Wright, M.: Stufen der Partizipation. 4. Workshop im Rahmen der Fortbildungsreihe „Praxisnahe Qualitätsentwicklung in der Gesundheitsförderung" – Kooperationsveranstaltung der BGV und HAG vom 7. September 2011. Hamburg: 2011.
28. Baltes M. Verlust der Selbständigkeit im Alter: Theoretische Überlegungen und empirische Befunde. Psychologische Rundschau. 1995; 46: 159–170.
29. Landesstiftung Baden-Württemberg (Hrsg.). Training bei Demenz. Dokumentation zum Kongress „Training bei Demenz" im Dezember 2008. Schriftenreihe der Landesstiftung Baden-Württemberg. Stuttgart: 2009.
30. Schmidt-Hackenberg U. Wahrnehmen und Motivieren. Die 10-Minuten-Aktivierung für die Begleitung Hochbetagter. Hannover: Vincentz Network, 2010.
31. Killick J, Craig C. Kreativität und Kommunikation bei Menschen mit Demenz. Bern: Hans Huber, 2013.
32. Leuchtturmprojekt Demenz. Berlin: BMG, 2011.
33. MAKS®. www.maks-therapie.de (letzter Abruf: 02.05.2022).
34. Woraus besteht MAKS®-m? https://www.world-of-genesis.org/images/genesis_versionen/maks-m/Woraus_Besteht_Maks.pdf (letzter Abruf: 02.05.2022)
35. Lind S. Tagestrukturierung für Demenzkranke. Die Schwester Der Pfleger. 2005; 12: 38–41.
36. Bartels F (Hrsg.). Aktivierend-therapeutische Pflege in der Geriatrie. Band 1: Grundlagen und Formulierungshilfen. 2. A. Stuttgart: Kohlhammer, 2019.
37. Böhm E. Psychobiografisches Pflegemodell nach Böhm. Band 1: Grundlagen. 4. A. Breitenau: Maudrich, 2019.
38. Feil N, de Klerk-Rubin V. Validation. Ein Weg zum Verständnis verwirrter alter Menschen. 11 A. München: Ernst Reinhard, 2017. Validation Training Institute: What is validation? www.vfvalidation.org/web.php?request=what_is_validation (Abgerufen: 9.4.2018).
39. Leuenberger B. Validieren heisst: In den Schuhen des anderen gehen. Curaviva. 2010; 2: 10–13. https://www.curaviva.ch/files/4VBUM3U/validation_nach_naomi_feil__artikel_fachzeitschrift_curaviva__februar_2010.pdf (letzter Abruf: 02.05.2022).
40. Richard N. „Sie sind sehr in Sorge": Die Innenwelt von Menschen mit Demenz gelten lassen. Curaviva. 2010; 2: 4–8. http://www.integrative-validation.de/files/iva/pdf/Artikel%20Curaviva.pdf (letzter Abruf: 02.05.2022).
41. Kitwood T. Demenz. Der person-zentrierte Ansatz im Umgang mit verwirrten Menschen. 8. A. Bern: Hogrefe, 2019.
42. Mietzel G. Wege in die Entwicklungspsychologie. Erwachsenenalter und Lebensende. 2. A. Weinheim: Beltz, 1997.
43. Roger U. View through a window may influence recovery from surgery. Science. 1984; 224(4647): 420–421.
44. Nickl-Weller C, Eichenauer T, Matthys S. Health Care der Zukunft 4: Healing Architecture. Berlin: Medizinisch Wissenschaftliche Verlagsgesellschaft, 2013.
45. Sozialverband VdK Deutschland e.V. Farbe und Licht sind für Demenzkranke wichtig. https://www.vdk.de/deutschland/pages/themen/pflege/69935/farbe_und_licht_sind_fuer_demenzkranke_wichtig?dscc=ok (letzter Abruf: 02.05.2022).
46. Kuratorium Deutsche Altershilfe (KDA). Licht + Farbe. Wohnqualität für ältere Menschen. Band 1. Köln: 2009.
47. „WohnLichtZimmer" wirken aufhellend – Studie über Pilotprojekt in Klinik. In: Trostberger Tageblatt, 01.04.2019. https://www.pnp.de/lokales/landkreis-traunstein/WohnLichtZimmer-wirken-aufhellend-Studie-ueber-Pilotprojekt-in-Klinik-3277251.html (letzter Abruf: 28.05.2022).
48. Chalfont GE. Praxishandbuch Dementia Green Care. Göttingen: Hogrefe, 2020.
49. Deutsche Gesellschaft für Geriatrie (DGG). Vorbild NRW – Krankenhausplan stellt Weichen für eine bessere Versorgung älterer Patienten. Pressemeldung vom 2.8.2013. www.dggeriatrie.de/presse-469/601-pm-vorbild-nrw-krankenhausplan-stellt-weichen-fuer-eine-bessere-versorgung-aelterer-patienten.html (letzter Abruf: 02.05.2022).
50. Kompetenz-Centrum Geriatrie. Assessments in der Geriatrie. https://www.kcgeriatrie.de/assessments-in-der-geriatrie/ (letzter Abruf: 02.05.2022).
51. General Hospital Study – GHoSt. Zusammenfassung einer repräsentativen Studie zu kognitiven Störungen und Demenz in den Allgemeinkrankenhäusern von Baden-Württemberg und Bayern. Stuttgart: Robert Bosch Stiftung, 2016.
52. Nationale Demenzstrategie. Gemeinsam handeln für Menschen mit Demenz in Deutschland. https://www.nationale-demenzstrategie.de (letzter Abruf: 02.05.2022).

Kontaktadressen

Aktivierungstherapie für Menschen mit Demenz, www.maks-therapie.de
Arbeitskreis Geriatrische Onkologie der Deutschen Gesellschaft für Hämatologie und medizinische Onkologie, www.dgho.de/arbeitskreise/a-g/geriatrische-onkologie
Bundesarbeitsgemeinschaft der Seniorenorganisationen (BAGSO) e.V., www.bagso.de
Deutsches Bündnis gegen Depression e.V., www.buendnis-depression.de
Deutsche Gesellschaft für Alternsforschung (DGfA) e.V., www.alternsforschung.org
Deutsche Gesellschaft für Geriatrie (DGG) e.V., www.dggeriatrie.de
Deutsche Gesellschaft für Gerontologie und Geriatrie (DGGG) e.V., www.dggg-online.de
Deutsche Gesellschaft für Gerontotechnik® (GGT) mbH, www.gerontotechnik.de
Deutsche Gesellschaft für Gerontopsychiatrie und -psychtherapie (DGGPP) e.V., www.dggpp.de
Deutsche SNOEZELEN Stiftung, www.snoezelen-stiftung.de
Deutsches Zentrum für Altersfragen, www.dza.de
Fachkreis Gerontopsychologie des Berufsverbands Deutscher Psychologinnen und Psychologen, www.bdp-gus.de/gus/gerontops.htm
Forschungsgesellschaft für Gerontologie (FFG) e.V., Institut für Gerontologie an der TU Dortmund, www.ffg.tu-dortmund.de/cms/de
genesis Systems gGmbH, www.world-of-genesis.org
Institut für Psychogerontologie (IPG), www.geronto.fau.de
Integrative Validation nach Richard, www.integrative-validation.de
Kuratorium Deutsche Altershilfe (KDA) e.V., www.kda.de
Raumgestaltung bei Demenz, www.raumunddemenz.de
Sektion Alter(n) und Gesellschaft der Deutschen Gesellschaft für Soziologie (DGS), www.alternssoziologie.de
Wohnraumgestaltung für ältere Menschen, www.pflegeraumart.de
Zuhause im Alter, eine Initiative des Bundesministeriums für Familie, Senioren, Frauen und Jugend, www.serviceportal-zuhause-im-alter.de/wohnen/laenger-zuhause-wohnen.html

KAPITEL 20

Literaturnachweis

1. Deutsche Gesellschaft für Palliativmedizin (DGP) e. V. et al. S3-Leitlinie Palliativmedizin für Patienten mit einer nicht heilbaren Krebserkrankung, Stand 9/2020. https://www.awmf.org/uploads/tx_szleitlinien/128-001OLl_S3_Palliativmedizin_2020-09_02.pdf (letzter Abruf: 15.05.2022).
2. Deutsche Gesellschaft für Palliativmedizin (DGP) e. V. WHO Definition Palliative Care 2002. https://www.dgpalliativmedizin.de/images/stories/WHO_Definition_2002_Palliative_Care_englisch-deutsch.pdf (letzter Abruf: 15.05.2022).
3. Deutscher Hospiz- und PalliativVerband e. V. Hospizidee. https://www.dhpv.de/themen_hospizidee.html (letzter Abruf: 15.05.2022).
4. Charta zur Betreuung schwerstkranker und sterbender Menschen in Deutschland. Die fünf Leitsätze. https://www.charta-zur-betreuung-sterbender.de/files/dokumente/2020_Charta%20Broschuere_Stand_Jan2020.pdf (letzter Abruf: 15.05.2022).
5. Bundesministerium für Gesundheit. Hospiz- und Palliativgesetz. https://www.bundesgesundheitsministerium.de/service/begriffe-von-a-z/h/hospiz-und-palliativgesetz.html (letzter Abruf: 15.05.2022).
6. Luzerner Kantonsspital. Wenn Kinder sterben – Leitfaden für das Personal. https://www.kispi-wiki.ch/application/files/4715/8819/8073/Sterbeleitfaden_Kinder_f_Personal.pdf (letzter Abruf: 08.07.2022).
7. Feichtner A. „Ich kann nicht mehr, ich möchte sterben". Der Sterbewunsch und die Rolle der Pflege. Zeitschrift für Palliativmedizin. 2014; 15(3): e1–e3.
8. Saunders C, Baines M. Leben mit dem Sterben. Betreuung und medizinische Behandlung totkranker Menschen. Bern: Hans Huber, 1991.
9. Fachgesellschaft Palliative Geriatrie. Total Pain in der palliativen Geriatrie – Grundsatzpapier. Stand 9/2020. https://www.fgpg.eu/wp-content/uploads/2020/11/20201103_Total-Pain-in-der-Palliativen-Geriatrie_EndV_20200909.pdf (letzter Abruf: 15.05.2022).
10. Bausewein C et al. Flüssigkeitsgabe. In: Bausewein C, Roller S, Voltz R. (Hrsg.). Leitfaden Palliative Care. 7. A. München: Elsevier, 2021. S. 24–28.
11. Ridder M. Medizin am Lebensende: Sondenernährung steigert nur selten die Lebensqualität. Deutsches Ärzteblatt. 2008; 105: 9.
12. Samarel N. Der Sterbeprozess. In: Wittkowski J (Hrsg.). Sterben, Tod und Trauer. Stuttgart: Kohlhammer, 2003. S. 131–151.
13. Ochsmann R. Sterbephasen. In: Student J-C (Hrsg.). Sterben, Tod und Trauer. Handbuch für Begleitende. 3. A. Freiburg: Herder, 2008. S. 217–219.
14. Ohnsorge K. et al. ‚Ambivalence' at the end of life: how to understand patients' wishes ethically. Nursing Ethics. 2012; 19(5): 629–641.
15. Wittkowski J. Sterben und Trauern: Jenseits der Phasen. Pflegezeitschrift. 2004; 57(12): 2–10.
16. Siehms J. Die Bedeutung von Übergangsritualen nach dem Dreiphasenmodell von Arnold von Gennep. Studienarbeit. München: GRIN, 2018.
17. Nationaler Ethikrat. Selbstbestimmung und Fürsorge am Lebensende. Stand 2006. https://www.ethikrat.org/fileadmin/Publikationen/Stellungnahmen/Archiv/Stellungnahme_Selbstbestimmung_und_Fuersorge_am_Lebensende.pdf (letzter Abruf: 15.05.2022).

Kontaktadressen

Dachverband HOSPIZ Österreich, www.hospiz.at
Deutsche Gesellschaft für Palliativmedizin (DGP) e. V., www.dgpalliativmedizin.de
Deutsche Hospiz- und PalliativStiftung, www.dhp-stiftung.de
Deutscher Hospiz- und PalliativVerband (DHPV) e. V., www.dhpv.de
Fachgesellschaft Palliative Geriatrie (FGPG) e. V., www.fgpg.eu

KAPITEL 21

Literaturnachweis

1. Pulsion Medical Systems SE. Informationen rund um den PiCCO-Katheter. https://www.getinge.com/de/produktkatalog/picco/ (letzter Abruf: 21.1.2022).
2. Deutsche Stiftung Organtransplantation (Hrsg.). Organspende und Transplantation in Deutschland 2021. Frankfurt/Main: 2022.
3. Empfehlung der Kommission für Krankenhaushygiene und Infektionsprävention beim Robert Koch-Institut (RKI) Prävention postoperativer Infektionen im Operationsgebiet. Bundesgesundheitsblatt – Gesundheitsforschung – Gesundheitsschutz. 2007; 3: 377–389.
4. Deutsche Gesellschaft für Neurologie (Hrsg.). Synkopen. Langfassung, Stand Januar 2020. https://www.awmf.org/uploads/tx_szleitlinien/030-072l_S1_Synkopen_2020-04.pdf (letzter Abruf: 21.1.2022).
5. Deutsches Netzwerk für Qualitätsentwicklung in der Pflege. Expertenstandard Sturzprophylaxe in der Pflege, 1. Aktualisierung 2013.
6. Empfehlung der Kommission für Krankenhaushygiene und Infektionsprävention beim Robert Koch-Institut (RKI). Prävention von Infektionen, die von Gefäßkathetern ausgehen, Teil 1 – Nichtgetunnelte zentralvenöse Katheter. Bundesgesundheitsblatt – Gesundheitsforschung – Gesundheitsschutz. 2017; 60: 171–206.
7. Kompetenznetz Angeborene Herzfehler. Angeborene Herzfehler. https://www.kompetenznetz-ahf.de/wir/presse/zahlen-und-fakten/ (letzter Abruf: 21.1.2022).
8. Nationale VersorgungsLeitlinie Chronische KHK. Langfassung. 5. A. 2019. https://www.leitlinien.de/themen/khk/5-auflage (letzter Abruf: 21.1.2022).
9. 2019 ESC Guidelines for the diagnosis and management of chronic coronary syndromes. The Task Force for the diagnosis and management of chronic coronary syndromes of the European Society of Cardiology (ESC). European Heart Journal. 2020; 41(3): 407–477.
10. Giannitsis E, Hamm CW, Zahn R, Katus HA. Kommentar zur vierten universellen Definition des Myokardinfarkts der gemeinschaftlichen ESC/ACCF/AHA/WHF Task Force. Der Kardiologe. 2019; 13(6): 337–345.
11. Deutsche Gesellschaft für Kardiologie – Herz-und Kreislaufforschung e. V. (Hrsg.). ESC Pocket Guidelines. Therapie des akuten Herzinfarktes bei Patienten mit ST-Streckenhebung (STEMI), Version 2017. https://leitlinien.dgk.org/files/2018_Pocket_Leitlinie_STEMI_Internetversion_Neu.pdf (letzter Abruf: 22.1.2022).
12. Thiele H, Bauersachs J, Mehilli J et al. Kommentar zu den 2020er Leitlinien der Europäischen Gesellschaft für Kardiologie (ESC) zum Management des akuten Koronarsyndroms ohne persistierende ST-Strecken-Hebungen. Der Kardiologe. 2021; 15(1): 19–31.
13. Nationale VersorgungsLeitlinie Chronische Herzinsuffizienz. Langfassung. 3. A. 2019, Version 3, Stand September 2021. https://www.leitlinien.de/themen/herzinsuffizienz/pdf/herzinsuffizienz-3aufl-vers3.pdf (letzter Abruf: 23.1.2022).
14. 2021 ESC Guidelines for the diagnosis and treatment of acute and chronic heart failure. Developed by the Task Force for the diagnosis and management of acute and chronic heart failure of the European Society of Cardiology (ESC). European Heart Journal. 2021; 42(00): 1–128.
15. Schlimpert V. Herzinsuffizienz-Leitlinie 2021 – das ist neu, das hat sich geändert. https://www.kardiologie.org/esc-kongress-2021/akute-herzinsuffizienz-und-lungenoedem/neue-herzinsuffizienz-leitlinie---das-ist-neu--das-hat-sich-geae/19609474 (letzter Abruf: 23.1.2022).
16. Reisdorf S. Herzinsuffizienz mit erhaltener Ejektionsfraktion (HFpEF): Lang ersehnter Fortschritt für die Therapie. Deutsches Ärzteblatt 2021; 118(41) Supplement Perspektiven der Kardiologie: S20.
17. Deutsche Stiftung für chronisch Kranke. Mein Herz-Tagebuch. https://www.dsck.de/fileadmin/Media/Downloads/Infos_Tagebuch_web.pdf (letzter Abruf: 12.2.2022).
18. AOK Die Ortskrankenkasse. https://www.aok.de/pk/fileadmin/user_upload/Universell/05-Content-PDF/herzinsuffizienz-tagebuch.pdf (letzter Abruf: 12.2.2022).
19. Veltmann C, Ehrlich JR, Gassner UM et al. Wearable-basierte Detektion von Arrhythmien. Der Kardiologe. 2021; 15(4): 341–353.
20. Begutachtungsleitlinien zur Kraftfahreignung. Stand 12/2019. https://bast.opus.hbz-nrw.de/files/2330/M115-2019.pdf (letzter Zugriff 24.1.2022).

Kontaktadressen

Bundesverband Herzkranke Kinder e. V., www.bvhk.de
Deutsche Gesellschaft für Kardiologie – Herz- und Kreislaufforschung (DGK) e. V., www.dgk.org
Deutsche Gesellschaft für Pädiatrische Kardiologie (DGPK) e. V., www.kinderkardiologie.org

Deutsche Gesellschaft für Prävention und Rehabilitation von Herz-Kreislauf-Erkrankungen (DGPR) e. V., www.dgpr.de
Deutsche Gesellschaft für Thorax-, Herz- und Gefäßchirurgie (DGTHG) e. V., www.dgthg.de
Deutsche Herzstiftung e. V., www.herzstiftung.de
HERZKIND e. V., www.herzkind.de
Kompetenznetz Angeborene Herzfehler e. V., www.kompetenznetz-ahf.de
Kompetenznetz Vorhofflimmern e. V., www.kompetenznetz-vorhofflimmern.de

KAPITEL 22

Literaturnachweis

1. Deutsche Gesellschaft Phlebologie u. a. S2k-Leitlinie Medizinische Kompressionstherapie der Extremitäten mit Medizinischem Kompressionsstrumpf (MKS), Phlebologischem Kompressionsverband (PKV) und Medizinischen adaptiven Kompressionssystemen (MAK), Stand 5/2019. www.awmf.org/uploads/tx_szleitlinien/037-005l_S3k_Medizinische-Kompressionstherapie-MKS-PKV_2019-05.pdf (letzter Abruf: 27.1.2022).
2. Protz, K. Entscheidend ist die richtige Anwendung! In: Die Schwester Der Pfleger 56. Jahrg. 11/17, S. 26–30.
3. Konsensusempfehlung des WundDACH Kompressionstherapie bei Patienten mit Ulcus cruris venosusum, 1. A. 2016.
4. Panfil E, Schröder G. Pflege von Menschen mit chronischen Wunden. 3. A. Bern: Huber, 2015.
5. Deutsches Netzwerk für Qualitätsentwicklung in der Pflege (DNQP). Expertenstandard Pflege von Menschen mit chronischen Wunden, 1. Aktualisierung. Osnabrück, 2015.
6. Protz K. Moderne Wundversorgung. 9. A. München: Elsevier, 2019.
7. Neuhauser H, Kuhnert R, Born S. 12-Monats-Prävalenz von Bluthochdruck in Deutschland. https://www.rki.de/DE/Content/Gesundheitsmonitoring/Gesundheitsberichterstattung/GBEDownloadsJ/FactSheets/JoHM_2017_01_gesundheitliche_lage3.pdf?__blob=publicationFile (letzter Abruf: 27.1.2022).
8. Deutsche Gesellschaft für Kardiologie – Herz-und Kreislaufforschung e. V. Deutsche Hochdruckliga e. V. (Hrsg.). ESC/ESH Pocket Guidelines. Management der arteriellen Hypertonie, Version 2018. https://leitlinien.dgk.org/files/28_2018_pocket_leitlinien_arterielle_hypertonie.pdf (letzter Abruf: 28.1.2022).
9. Williams B, Mancia G, Spiering W et al. 2018 ESC/ESH Guidelines for the management of arterial hypertension. https://academic.oup.com/eurheartj/article-pdf/39/33/3021/31148893/ehy339.pdf (letzter Abruf: 28.1.2022).
10. Stiftung Gesundheitswissen. Hypertonie – Leben mit Bluthochdruck, Stand 5/2021. https://www.stiftung-gesundheitswissen.de/wissen/hypertonie/leben-mit-bluthochdruck (letzter Zugriff: 12.2.2022).
11. Bundesministerium der Justiz und für Verbraucherschutz. Verordnung über das Errichten, Betreiben und Anwenden von Medizinprodukten (Medizinprodukte-Betreiberverordnung – MPBetreibV), Anlage 2, 1.3. www.gesetze-im-internet.de/mpbetreibv/anlage_2.html (letzter Abruf: 28.1.2022).
12. Kittner P. Periphere arterielle Verschlusskrankheit. Stand 2/2019. https://www.gelbe-liste.de/krankheiten/periphere-arterielle-verschlusskrankheit-pavk (letzter Abruf: 29.1.2022).
13. Deutsche Gesellschaft für Kardiologie – Herz-und Kreislaufforschung e. V. Deutsche Hochdruckliga e. V. (Hrsg.). Diagnose und Therapie der peripheren arteriellen Erkrankung, Version 2017. https://leitlinien.dgk.org/files/23_2017_pocket_leitlinien_pad.pdf (letzter Abruf: 29.1.2022).
14. Hardung D, Behne A, Boral M et al. Antithrombotische Therapie der peripheren arteriellen Verschlusskrankheit. Deutsches Ärzteblatt. 2021; 118(31–32): 528–535.
15. Klein-Wegel P, Sander O, Reinhold S et al. Raynaud-Phänomen: vaskuläres Akrosyndrom mit langfristigem Versorgungsbedarf. Deutsches Ärzteblatt. 2021; 118(16): 273–280.
16. Deutsche Gesellschaft für Gefäßchirurgie und Gefäßmedizin (Hrsg.). S3-Leitlinie zu Screening, Diagnostik, Therapie und Nachsorge des Bauchaortenaneurysmas. Stand 7/2018. https://www.awmf.org/uploads/tx_szleitlinien/004-014l__S3_Bauchaortenaneurysma_2018-08.pdf (letzter Abruf: 29.1.2022).
17. Deutschen Gesellschaft für Phlebologie (federführende Fachgesellschaft). S2k – Leitlinie Diagnostik und Therapie der Varikose. Stand 3/2019. https://www.awmf.org/uploads/tx_szleitlinien/037-018l_S2k_Varikose_Diagnostik-Therapie_2019-07.pdf (letzter Abruf: 31.1.2022).
18. Deutsche Gesellschaft für Angiologie (Hrsg.). S2k-Leitlinie zur Diagnostik und Therapie der Venenthrombose und der Lungenembolie. Pocket-Version 2017. Köln: Deutscher Ärzteverlag, 2017.
19. Gesellschaft Deutschsprachiger Lymphologen (Hrsg.). Leitlinie Diagnostik und Therapie der Lymphödeme. Stand 7/2019. https://www.awmf.org/uploads/tx_szleitlinien/058-001l_S2k_Diagnostik_und_Therapie_der_Lymphoedeme_2019-07.pdf (letzter Abruf: 31.1.2022).

Kontaktadressen

AVK-Selbsthilfegruppen Bundesverband e. V., www.avk-bundesverband.de
Berufsverband der Lymphologen e. V., www.lymphologen.de
Deutsche Gefäßliga e. V., www.deutsche-gefaessliga.de
Deutsche Gesellschaft für Angiologie – Gesellschaft für Gefäßmedizin (DGA) e. V., www.dga-gefaessmedizin.de
Deutsche Gesellschaft für Gefäßchirurgie e. V., www.gefaesschirurgie.de
Deutsche Gesellschaft für Lymphologie (DGL) e. V., www.dglymph.de
Deutsche Gesellschaft für Phlebologie (DGP) e. V., www.phlebology.de
Deutsche Gesellschaft Venen (DGV) e. V., www.dgvenen.de
Deutsche Hochdruckliga (DHL) e. V. – Deutsche Gesellschaft für Hypertonie und Prävention, www.hochdruckliga.de
Deutsche Venenliga (DVL) e. V., www.venenliga.de
Initiative Chronische Wunden (ICW) e. V., www.icwunden.de
Lymphselbsthilfe e. V. – Bundesverband für lymphostatische Erkrankungen, www.lymphselbsthilfe.de

KAPITEL 23

Literaturnachweis

1. Deutsches Krebsforschungszentrum (Hrsg.). Tabakatlas Deutschland 2020. www.dkfz.de/de/tabakkontrolle/download/Publikationen/sonstVeroeffentlichungen/Tabakatlas-Deutschland-2020_dp.pdf (letzter Abruf: 10.02.2022).
2. Rice VH. et al. Nursing interventions for smoking cessation. Cochrane database of Systematic Reviews 2013. Übersetzung nach: Richter C, Abraham J, Richter C, Abraham J. Rauchfrei durch pflegerische Unterstützung? Die Schwester Der Pfleger 6/2016, 94.
3. Der Fagerström-Test zur Zigarettenabhängigkeit. www.rauchfrei-info.de/aufhoeren/machen-sie-den-test/zigarettenabhaengigkeitstest-fagerstroem/ (letzter Abruf: 10.02.2022).
4. Arbeitsgemeinschaft der Wissenschaftlichen Medizinischen Fachgesellschaften (Hrsg.). S3-Leitlinie Rauchen und Tabakabhängigkeit: Screening, Diagnostik und Behandlung. Stand März 2021. www.awmf.org/uploads/tx_szleitlinien/076-006k_S3_Rauchen-_Tabakabhaengigkeit-Screening-Diagnostik-Behandlung_2021-03.pdf (letzter Abruf: 10.02.2022).
5. Deutsche Stiftung Organtransplantation (Hrsg.). Organspende und Transplantation in Deutschland 2021. Frankfurt/Main: 2022.
6. Atemtherapie mit EzPAP®. Keller C (Hrsg.). Fachpflege Außerklinische Intensivpflege, 2. A. München: Elsevier 2021, S. 301f.
7. Kommission für Krankenhaushygiene und Infektionsprävention (KRINKO) beim Robert Koch-Institut. Kommentar zur Empfehlung Anforderungen an die Hygiene bei Punktionen und Injektionen. Epidemiologisches Bulletin. 2021; 26: 13–15.
8. Kerscher M. Thoraxdrainage: System mit Risiken. In: Die Schwester Der Pfleger Januar 2018; 36–40.
9. Criée C. P., Baur X., Berdel D. et al. Leitlinie zur Spirometrie. Pneumologie 2015; 69: 03. 147–164.
10. Deutsche Atemwegsliga e. V. Informationsmaterial für Betroffene: Peak-Flow-Messung, 02/2021. www.atemwegsliga.de/asthma.html?file=tl_files/eigene-dateien/informationsmaterial/22%20Peak-Flow.pdf (letzter Abruf: 11.02.2022).
11. RKI-Ratgeber für Ärzte. Influenza (Teil 1): Erkrankungen durch saisonale Influenzaviren, Stand 2018. www.rki.de/DE/Content/Infekt/EpidBull/Merkblaetter/Ratgeber_Influenza_saisonal.html (letzter Abruf: 11.02.2022).
12. Winkler M P, Seifried, J et.al. Influenza-Impfstatus in der Akutversorgung. In: Pflege Zeitschrift 1–2.2021; 66–68.
13. Deutsche Gesellschaft für Pneumologie und Beatmungsmedizin e. V. (federführende Fachgesellschaft). Leitlinie Behandlung von erwach-

senen Patienten mit ambulant erworbener Pneumonie – Update 2021. Langfassung. www.awmf.org/uploads/tx_szleitlinien/020-020l_S3_Behandlung-von-erwachsenen-Patienten-mit-ambulant-erworbener-Pneumonie__2021-05.pdf (letzter Abruf: 11.02.2022).
14. Robert-Koch-Institut (Hrsg.). Bericht zur Epidemiologie der Tuberkulose in Deutschland für 2020. Berlin: Robert Koch-Institut, 2021.
15. Williams G, Osterbrink J. Kampf gegen Tuberkulose – Internationales Anti-Tuberkulose-Projekt. In: Die Schwester Der Pfleger 11/2014; 1084–1086.
16. Suárez I, Fünger SM, Kröger S et al. Diagnostik und Therapie der Tuberkulose. Deutsches Ärzteblatt. 2019; 116 (43). 729–735.
17. Robert-Koch-Institut (Hrsg.). RKI-Ratgeber für Ärzte: Tuberkulose, Aktualisierung November 2019. www.rki.de/DE/Content/Infekt/EpidBull/Merkblaetter/Ratgeber_Tuberkulose.html (letzter Abruf: 11.02.2022).
18. Nationale VersorgungsLeitlinie Asthma. Langfassung. 4. A. 9/2020. www.leitlinien.de/themen/asthma/pdf/asthma-4aufl-vers1-lang.pdf (letzter Abruf: 11.02.2022).
19. Global Initiative for Asthma. Global Strategy for Asthma Management and Prevention (2021 update). https://ginasthma.org/wp-content/uploads/2021/05/GINA-Main-Report-2021-V2-WMS.pdf (letzter Abruf: 11.02.2022).
20. Buhl R, Bals R, Baur X et al. S2k-Leitlinie zur Diagnostik und Therapie von Patienten mit Asthma – Addendum 2020. Pneumologie. 2021; 75 (03): 191–200.
21. Asthmaschulungsprogramme. ABUS: Asthma-Behandlungs- und Schulungsprogramm, Heinrich-Heine-Universität, Düsseldorf – AFAS: Ambulantes Fürther Asthma Schulungsprogramm, Klinikum Fürth – SAAT: Strukturiertes ambulantes Asthma Therapieprogramm; aus: ABUS entwickelt L®iku(r)s: Schulungsprogramm für Kinder und Erwachsene bis 18 Jahre, Kinderkrankenhaus Osnabrück.
22. Scharrer C. Selbstmanagement. Fachliche Grundlagen zu Selbstmanagement und Selbstwirksamkeit. Uniklinik Köln 10.10.2015. www.dgho.de/arbeitskreise/p-z/pflege/praesentationen/2015%20Grundlagen%20zum%20Selbstmanagement%20%20Cindy%20Scharrer.pdf (letzter Abruf: 11.02.2022).
23. Teigeler B. Leichter Atmen bei Asthma – Nationale Versorgungsleitlinie. In: Die Schwester Der Pfleger 10/2021; 28–31.
24. Worth H. Bock R. et al. Ambulanter Lungensport und körperliches Training bei Patienten mit Atemwegs- und Lungenkrankheiten. Empfehlungen der Arbeitsgemeinschaft Lungensport in Deutschland und der Deutschen Atemwegsliga. Oberhaching: Dustri Dr Karl Feistle 2021.
25. Nationale VersorgungsLeitlinie COPD. Langfassung. 2. A. 2021. Version 1. www.leitlinien.de/themen/copd/pdf/copd-2aufl-vers1.pdf (letzter Abruf: 13.02.2022).
26. Global Initiative for Chronic Obstructive Lung Disease (GOLD). Global Strategy for Prevention, Diagnosis and Management of COPD (2022 Report). goldcopd.org/wp-content/uploads/2021/12/GOLD-REPORT-2022-v1.1-22Nov2021_WMV.pdf (letzter Abruf: 13.02.2022).
27. Deutsche Gesellschaft für Pneumologie und Beatmungsmedizin e. V. et al. S2k-Leitlinie Nichtinvasive und invasive Beatmung als Therapie der chronischen respiratorischen Insuffizienz. Revision 2017. Pneumologie 2017; 71: 11. 722–795.
28. AG Lungensport in Deutschland e. V. Aktiv im Alltag: Übungen für das häusliche Training. www.lungensport.org/service/videos/training-im-alltag.html (letzter Abruf: 13.02.2022).
29. COPD-Deutschland e. V. COPD und Ernährung – Informationen für Betroffene und Interessierte, Stand 2019. www.lungenemphysem-copd.de/downloads/send/2-patientenratgeber/27-ernaehrung.html (letzter Abruf: 14.02.2022).
30. Kreuter M, Müller-Ladner U, Costabel U et al. Diagnostik und Therapie der Lungenfibrosen. Deutsches Ärzteblatt. 2021; 118(09): 152–162.
31. Robert Koch-Institut und Gesellschaft der epidemiologischen Krebsregister in Deutschland e. V. (Hrsg.). Krebs in Deutschland für 2017/2018. Berlin: 2021.
32. Deutsche Gesellschaft für Hämatologie und Medizinische Onkologie e. V. (Hrsg.). Onkopedia Leitlinien. Lungenkarzinom, nicht-kleinzellig (NSCLC), Stand Juli 2021. www.onkopedia.com/de/onkopedia/guidelines/lungenkarzinom-nicht-kleinzellig-nsclc (letzter Abruf: 14.02.2022).
33. Deutsche Gesellschaft für Hämatologie und Medizinische Onkologie e. V. (Hrsg.). Onkopedia Leitlinien. Lungenkarzinom, kleinzellig (SCLC), Stand September 2019. www.onkopedia.com/de/onkopedia/guidelines/lungenkarzinom-kleinzellig-sclc (letzter Abruf: 14.02.2022).
34. Siegle A., Vetter, I. et al. Vertrauensvolle Zusammenarbeit. In: Die Schwester Der Pfleger 11/2021, 34–38.
35. Kulka HC, Zeller A, Fornaro J et al. Akute Lungenarterienembolie. Diagnostik und Therapie aus multidisziplinärer Sicht. Deutsches Ärzteblatt. 2021; 118(37): 618–628.
36. Deutsche Gesellschaft für Kardiologie – Herz-und Kreislaufforschung e. V. (Hrsg.). ESC Pocket Guidelines. Management der akuten Lungenembolie, Version 2019. https://leitlinien.dgk.org/files/06_2019_pocket_leitlinien_lungenembolie.pdf (letzter Abruf: 14.02.2022).
37. Deutsche Gesellschaft für Pneumologie und Beatmungsmedizin e. V. S3 Leitlinie Sauerstoff in der Akuttherapie beim Erwachsenen, Stand 2021. www.awmf.org/uploads/tx_szleitlinien/020-021l_S3_Sauerstoff-in-der-Akuttherapie-beim-Erwachsenen_2021-06.pdf (letzter Abruf: 17.02.22)
38. Stuck BA, Schöbel C, Wiater A, Triché D. Klug entscheiden: Obstruktive Schlafapnoe. Deutsches Ärzteblatt. 2021; 118(19–20): 996–1000.
39. Meyer, C., Graepler-Mainka, U. Mukoviszidose: Neue Therapien bieten Leben. In: Die Schwester Der Pfleger 5/2021, 30–33.
40. Arbeitskreis Pflege im Mukoviszidose e. V. Pflegeleitlinien bei Mukoviszidose – ambulant und stationär, 6. A. Stand 2021. https://www.muko.info/fileadmin/user_upload/mediathek/lehrmaterial/pflegeleitlinien.pdf (letzter Abruf: 15.02.2022).
41. El Botani, K, van den Velde, A et al. Pflege nah am Patienten. Krankheitsbild Mukoviszidose. In: Die Schwester Der Pfleger 7/2021, 60–63.
42. Becher C. et al. Transition – Wie Jugendliche mit Cystischer Fibrose und ihre Eltern den Übertritt von der Kinder- in die Erwachsenenmedizin erleben. Pflege. 2014; 27: Verlag Hans Huber. 359–368.
43. Lagerungstherapie. Keifert H. Das Beatmungsbuch 7. A. Langenau 2019, S. 399ff.

Kontaktadressen

AG Lungensport in Deutschland e. V., www.lungensport.org
Bundeszentrale für gesundheitliche Aufklärung (BZgA), www.rauchfrei-info.de
Deutsche Atemwegsliga e. V., www.atemwegsliga.de
Deutsche Emphysemgruppe e. V., www.emphysem.de
Deutsche Krebsgesellschaft e. V., www.krebsgesellschaft.de
Deutsche Krebshilfe e. V., www.krebshilfe.de
Deutsche Lungenstiftung e. V., www.lungenstiftung.de
Deutsche Sarkoidose-Vereinigung e. V., www.sarkoidose.de
Deutscher Allergie- und Asthmabund e. V. (DAAB), www.daab.de
Deutsches Krebsforschungszentrum, Rauchen und Gesundheitsschutz, www.dkfz.de/de/tabakkontrolle
Global Initiative for Asthma (GINA), http://ginasthma.org
Global Initiative for Chronic Obstructive Lung Disease (GOLD), www.goldcopd.org
Kompetenznetz ambulant erworbene Pneumonie, www.capnetz.de
Krebsinformationsdienst des Deutschen Krebsforschungszentrums, www.krebsinformationsdienst.de
Mukoviszidose e. V. – Bundesverband Selbsthilfe bei Cystischer Fibrose (CF), www.muko.info
Selbsthilfe Lungenkrebs e. V., www.selbsthilfe-lungenkrebs.net
Stop TB Partnership, World Health Organization, www.stoptb.org

KAPITEL 24

Literaturnachweis

1. Deutsche Gesellschaft für Gastroenterologie, Verdauungs- und Stoffwechselkrankheiten und Deutsche Gesellschaft für Neurogastroenterologie & Motilität (federführende Fachgesellschaften). Aktualisierte S2k-Leitlinie chronische Obstipation. Stand April 2022. https://www.dgvs.de/wp-content/uploads/2022/04/Leitlinie-LL-chronische-Obstipation_08.04.22.pdf (letzter Abruf: 07.05.2022)
2. Robert Koch-Institut und Gesellschaft der epidemiologischen Krebsregister in Deutschland e. V. Krebs in Deutschland für 2017/2018. 13. A. Berlin: Robert Koch-Institut, 2021.
3. Deutsche Gesellschaft für Gastroenterologie, Verdauungs- und 2. A. Stoffwechselkrankheiten (federführende Fachgesellschaft). S3-Leitlinie Diagnostik und Therapie der Plattenepithelkarzinome und Adenokarzinome des Ösophagus. Langversion 3.0, Stand Oktober 2021.

https://www.awmf.org/uploads/tx_szleitlinien/021-023OLl_S3_Plattenepithel_Adenokarzinom_Oesophagus_2021-11.pdf (letzter Abruf: 07.02.2022).

4. Deutsche Gesellschaft für Kinderchirurgie e. V. (federführende Fachgesellschaft). Leitlinie Hypertrophe Pylorusstenose. Version 5.0, Stand April 2020. https://www.awmf.org/uploads/tx_szleitlinien/006-056l_S1_Hypertrophe-Pylorusstenose_2020-11.pdf (letzter Abruf: 07.02.2022).
5. Deutsche Gesellschaft für Gastroenterologie, Verdauungs- und Stoffwechselkrankheiten (federführende Fachgesellschaft). Aktualisierte S2k-Leitlinie Helicobacter pylori und gastroduodenale Ulkuskrankheit. Stand Juli 2022. https://www.dgvs.de/wp-content/uploads/2022/07/Leitlinie-LL-HP_final_15.07.22.pdf (letzter Abruf: 19.7.2022).
6. Moll D. Paradigmenwechsel bei Helicobacter pylori: Infektion allein ist eine Krankheit. Deutsche Apotheker Zeitung. https://www.deutsche-apotheker-zeitung.de/news/artikel/2021/12/01/paradigmenwechsel-bei-helicobacter-pylori-infektion-allein-ist-eine-krankheit (letzter Abruf: 07.02.2022).
7. Deutsche Gesellschaft für Hämatologie und Medizinische Onkologie e. V. (Hrsg.). Onkopedia Leitlinien. Magenkarzinom. Stand März 2021. https://www.onkopedia.com/de/onkopedia/guidelines/magenkarzinom/@@pdf-latest?filename=magenkarzinom.pdf (letzter Abruf: 08.02.2022).
8. Felber J, Bläker H, Fischbach W et al. Aktualisierte S2k-Leitlinie Zöliakie der Deutschen Gesellschaft für Gastroenterologie, Verdauungs- und Stoffwechselkrankheiten (DGVS). Stand Dezember 2021. https://www.dgvs.de/wp-content/uploads/2021/12/Leitlinie-LL-Zo%CC%88liakie_final_13.12.21.pdf (letzter Abruf: 08.02.2022).
9. Sturm A, Atreya R, Bettenworth D et al. Aktualisierte S3-Leitlinie „Diagnostik und Therapie des Morbus Crohn“ der Deutschen Gesellschaft für Gastroenterologie, Verdauungs- und Stoffwechselkrankheiten (DGVS). Langfassung, Stand August 2021. https://www.dgvs.de/wp-content/uploads/2021/08/Leitlinie-LL-MC_25.08.2031_final.pdf (letzter Abruf: 08.02.2022).
10. Kucharzik T, Dignass AU, Atreya R et al. S3-Leitlinie Colitis ulcerosa – Living Guideline: Überprüfung 2021. https://www.dgvs.de/wp-content/uploads/2021/04/ZfG_Leitlinie_LLColitis-ulcerosa-2020_Ueberpruefung-2021_Stand-26.04.21.pdf (letzter Abruf: 08.02.2022).
11. Téoule P, de Laffolie J, Rolle U, Reißfelder C. Akute Appendizitis im Kindes- und Erwachsenenalter. Deutsches Ärzteblatt. 2020; 117(45): 764–774.
12. Deutsche Gesellschaft für Gastroenterologie, Verdauungs- und Stoffwechselkrankheiten, Deutsche Gesellschaft für Allgemein- und Viszeralchirurgie (federführende Fachgesellschaften). S3-Leitlinie Divertikelkrankheit/Divertikulitis. Stand November 2021. https://www.dgvs.de/wp-content/uploads/2021/12/Leitlinie-LL-Divertikulitis_17.12.21_final.pdf (letzter Abruf: 09.02.2022).
13. Deutsche Gesellschaft für Gastroenterologie, Verdauungs- und Stoffwechselkrankheiten e. V., Deutsche Gesellschaft für Neurogastroenterologie und Motilität e. V. (federführende Fachgesellschaften). Update S3-Leitlinie Reizdarmsyndrom: Definition, Pathophysiologie, Diagnostik und Therapie des Reizdarmsyndroms. Langfassung, Stand Juni 2021. https://www.dgvs.de/wp-content/uploads/2021/07/Leitlinie-RDS_20210629_final.pdf (letzter Abruf: 10.02.2022).
14. Kraus TW, Berkhoff S, Grimm K et al. Therapie des kolorektalen Karzinoms. Hessisches Ärzteblatt. 2021; 82(11): 606–615.
15. Deutsche Gesellschaft für Gastroenterologie, Verdauungs- und Stoffwechselkrankheiten (federführende Fachgesellschaft). S3-Leitlinie Kolorektales Karzinom. Langversion 2.1., Januar 2019. https://www.dgvs.de/wp-content/uploads/2019/01/LL_KRK_Langversion_2.1.pdf (letzter Abruf: 10.02.2022).
16. Deutsche Gesellschaft für Koloproktologie (federführende Fachgesellschaft). S3-Leitlinie – Hämorrhoidalleiden. Stand April 2019. https://www.awmf.org/uploads/tx_szleitlinien/081-007l_S3__H%C3%A4morrhoidalleiden_2019-07_01.pdf (letzter Abruf: 10.02.2022).

Kontaktadressen

Deutsche Gesellschaft für Gastroenterologie, Verdauungs- und Stoffwechselkrankheiten e. V., www.dgvs.de

Deutsche ILCO e. V., Die Selbsthilfevereinigung für Stomaträger und Menschen mit Darmkrebs sowie deren Angehörige, www.ilco.de

Deutsche Morbus Crohn/Colitis ulcerosa Vereinigung e. V. (DCCV), www.dccv.de

Deutsche Zöliakie-Gesellschaft e. V. (DZG), www.dzg-online.de

Familienhilfe Polyposis coli e. V., https://familienhilfe-polyposis.de

Kompetenznetz Darmerkrankungen e. V. (Morbus Crohn, Colitis ulcerosa), www.kompetenznetz-ced.de

5 am Tag e. V. www.5amtag.de

KAPITEL 25

Literaturnachweis

1. Deutsche Gesellschaft für Gastroenterologie, Verdauungs- und Stoffwechselkrankheiten e. V. (federführende Fachgesellschaft). Komplikationen der Leberzirrhose. https://www.awmf.org/uploads/tx_szleitlinien/021-017l_S2k_Komplikationen-der-Leberzirrhose_2019-04.pdf (letzter Abruf: 07.03.2022).
2. Robert Koch-Institut (Hrsg.). Anforderungen an die Hygiene bei Punktionen und Injektionen. Empfehlungen der Kommission für Krankenhaushygiene und Infektionsprävention beim Robert Koch-Institut. Bundesgesundheitsblatt-Gesundheitsforschung-Gesundheitsschutz 2011; 54 (9/10): 1135–1144.
3. Robert Koch-Institut Infektionsepidemiologisches Jahrbuch meldepflichtiger Krankheiten für 2020. Berlin: Robert-Koch-Institut, 2021.
4. Deutsche Gesellschaft für Gastroenterologie, Verdauungs- und Stoffwechselkrankheiten e. V. (federführende Fachgesellschaft). Prophylaxe, Diagnostik und Therapie der Hepatitis-B-Virus-Infektion. Langfassung, Stand Juli 2021. https://www.awmf.org/uploads/tx_szleitlinien/021-011l_S3_Prophylaxe-Diagnostik-Therapie-der-Hepatitis-B-Virusinfektion_2021-07.pdf (letzter Abruf: 07.03.2022).
5. Deutsche Gesellschaft für Gastroenterologie, Verdauungs- und Stoffwechselkrankheiten e. V. (federführende Fachgesellschaft). Prophylaxe, Diagnostik und Therapie der Hepatitis-C-Virus(HCV)-Infektion. Addendum, Stand November 2020. https://www.awmf.org/fileadmin/user_upload/Leitlinien/021_D_Ges_fuer_Verdauungs-_und_Stoffwechselkrankheiten/021-012addl_S3-Hepatitis-C-Virus_HCV-Infektion_Addendum_2020-11.pdf (letzter Abruf: 07.03.2022).
6. Kommission für Krankenhaushygiene und Infektionsprävention (KRINKO) beim Robert Koch-Institut Infektionsprävention im Rahmen der Pflege und Behandlung von Patienten mit übertragbaren Krankheiten. Bundesgesundheitsblatt – Gesundheitsforschung – Gesundheitsschutz. 2015; 58: 1151–1170.
7. Deutsche Gesellschaft für Gastroenterologie, Verdauungs- und Stoffwechselkrankheiten e. V. (federführende Fachgesellschaft). Aktualisierte S2k-Leitlinie nicht-alkoholische Fettlebererkrankung der Deutschen Gesellschaft für Gastroenterologie, Verdauungs- und Stoffwechselkrankheiten (DGVS). Stand April 2022. https://www.dgvs.de/wp-content/uploads/2022/04/LL-NAFLD_deutsch_final_28.04.22.pdf (letzter Abruf: 07.05.2022).
8. Alkohol – Risiken. https://www.dhs.de/suechte/alkohol/risiken (letzter Abruf: 07.03.2022).
9. Deutsche Stiftung Organtransplantation (Hrsg.): Organspende und Transplantation in Deutschland 2021. Frankfurt/Main: 2022.
10. Plauth M., Schütz T., Pirlich M. et al. S3-Leitlinie der Deutschen Gesellschaft für Ernährungsmedizin (DGEM) in Zusammenarbeit mit der GESKES, der AKE und der DGVS. Klinische Ernährung in der Gastroenterologie (Teil 1) – Leber. Aktuelle Ernährungsmedizin. 2014; 39: e1–e42.
11. Deutsche Gesellschaft für Gastroenterologie, Verdauungs- und Stoffwechselkrankheiten (federführende Fachgesellschaft). S3-Leitlinie Diagnostik und Therapie von Gallensteinleiden. Stand April 2018. https://www.dgvs.de/wp-content/uploads/2018/04/Leitlinie-Gallensteine-11.04.2018.pdf (letzter Abruf: 08.03.2022).
12. Gutt C, Schläfer S, Lammert F. Behandlung von Gallensteinleiden. Deutsches Ärzteblatt. 2020; 117(9): 148–158.
13. Deutsche Gesellschaft für Gastroenterologie, Verdauungs- und Stoffwechselkrankheiten (federführende Fachgesellschaft). S3-Leitlinie Pankreatitis. Langfassung, Stand September 2021. https://www.dgvs.de/wp-content/uploads/2021/09/Leitlinie-LL-Pankreatitis_final_07.09.21.pdf (letzter Abruf: 08.03.2022).
14. Robert Koch-Institut und Gesellschaft der epidemiologischen Krebsregister in Deutschland e. V. Krebs in Deutschland für 2017/2018. 13. A. Berlin: Robert-Koch-Institut, 2021.
15. Deutsche Gesellschaft für Gastroenterologie, Verdauungs- und Stoffwechselkrankheiten (federführende Fachgesellschaft). S3-Leitlinie exokrines Pankreaskarzinom. Langfassung, Stand Dezember 2021.

https://www.dgvs.de/wp-content/uploads/2022/01/Leitlinie-Langversion-LL-Pankreaskarzinom_31.12.2021.pdf (letzter Abruf: 09.03.2022).
16. Laws HJ, Baumann U, Bogdan C et al. Impfen bei Immundefizienz. Bundesgesundheitsblatt-Gesundheitsforschung-Gesundheitsschutz 2020; 63 (5): 588–644.
17. Robert Koch-Institut (Hrsg.). STIKO-Empfehlung zur COVID-19-Impfung: Personen mit Immundefizienz | Koadministration mit Totimpfstoffen. Epidemiologisches Bulletin. 2021; 39. https://www.rki.de/DE/Content/Infekt/EpidBull/Archiv/2021/Ausgaben/39_21.pdf?__blob=publicationFile (letzter Abruf: 30.04.2022).

Kontaktadressen

Arbeitskreis der Pankreatektomierten e. V., AdP, www.bauchspeicheldruese-pankreas-selbsthilfe.de
Deutsche Leberhilfe e. V., www.leberhilfe.org
Deutsche Leberstiftung, www.deutsche-leberstiftung.de
Lebertransplantierte Deutschland e. V., www.lebertransplantation.de

KAPITEL 26

Literaturnachweis

1. Bartsch DK, Luster M, Lorenz D et al. Operationsindikation bei der benignen Struma des Erwachsenen. Deutsches Ärzteblatt. 2018; 115: 1–2. 1–7.
2. Salewski B. Morgendliche Nüchterneinnahme kein Muss. Deutsche Apothekerzeitung. 2013; 15: 56.
3. Hashimoto-Thyreoiditis. Hashimoto-Thyreoiditis – eine neue Volkskrankheit. www.hashimoto-thyreoiditis.de/ursachen/volkskrankheit-hashimoto-thyreoiditis#:~:text=Die Hashimoto-Thyreoiditis hat sich,kann in jedem Lebensalter auftreten (letzter Abruf: 25.04.2022).
4. Robert Koch-Institut und Gesellschaft der epidemiologischen Krebsregister in Deutschland e. V. Krebs in Deutschland für 2017/2018. 13. A. Berlin: Robert Koch-Institut, 2021.
5. Nauck M, Petermann A, Müller-Wieland D et al. Definition, Klassifikation und Diagnostik des Diabetes mellitus. Diabetologie. 2017; 12(S2). S94–S100.
6. Deutsche Diabetes Gesellschaft und Deutsche Diabetes-Hilfe (Hrsg.). Deutscher Gesundheitsbericht Diabetes 2022. www.deutsche-diabetes-gesellschaft.de/fileadmin/user_upload/Gesundheitsbericht_2022_final.pdf (letzter Abruf: 25.04.2022).
7. Deutsche Diabetes Gesellschaft (Federführende Fachgesellschaft). S3-Leitlinie Therapie des Typ-1-Diabetes. 2. A. https://www.deutsche-diabetes-gesellschaft.de/fileadmin/Redakteur/Leitlinien/Evidenzbasierte_Leitlinien/2018/S3-LL-Therapie-Typ-1-Diabetes-Auflage-2-Langfassung-09042018.pdf (Abruf: 25.04.2022).
8. Landgraf R, Kellerer M, Fach EM et al. Therapie des Typ-2-Diabetes. Diabetologie. 2017; 12(S2): S141–S156.
9. Kleinwechter H, Schäfer-Graf U, Bührer C et al. Gestationsdiabetes mellitus (GDM) – Diagnostik, Therapie und Nachsorge. Diabetologie. 2017; 12(S2): S218–S232.
10. Morbach S, Müller E, Reike H et al. Diabetisches Fußsyndrom. Diabetologie. 2017; 12(S 2): S181–S189.
11. Schrader R, Hirsch A, Dreyer M. Gut leben mit Typ-1-Diabetes: Arbeitsbuch zur Basis-Bolus-Therapie. 9. A. München: Elsevier, 2018.
12. Bedarf es einer Hautdesinfektion vor der subkutanen Insulininjektion? www.rki.de/SharedDocs/FAQ/Krankenhaushyg/Insulingabe/Krankenhaushyg_Insulingabe.html (letzter Abruf: 24.04.2022).
13. Mehrfache Verwendung von Injektionsnadeln bei Insulinpens und Insulin-Einmalspritzen? www.rki.de/SharedDocs/FAQ/Krankenhaushyg/Insulingabe/Krankenhaushyg_Insulingabe.html (letzter Abruf: 25.04.2022).
14. Esefeld K, Zimmer P, Stumvoll M, Halle M. Diabetes, Sport und Bewegung. Diabetologie. 2017; 12(S2): S212–S217.
15. Diabetes Ratgeber: Die richtige Fußpflege bei Diabetes. Stand Juni 2021. www.diabetes-ratgeber.net/Diabetisches-Fusssyndrom/Die-richtige-Fusspflege-bei-Diabetes-55380.html (letzter Abruf: 25.04.2022).
16. Schumacher W, Toeller M. KH-Tabelle für Diabetiker: bei Diabetes Typ 1 und Typ 2 mit Hinweisen zum Glykämischen Index. 11. A. Mainz: Kirchheim, 2016.
17. Schienkiewitz A, Mensink GBM, Kuhnert R, Lange C. Übergewicht und Adipositas bei Erwachsenen in Deutschland. Journal of Health Monitoring. 2017; 2(2): 21–28.
18. Schienkiewitz A, Mensink GBM, Kuhnert R, Lange C. Übergewicht und Adipositas im Kindes- und Jugendalter in Deutschland – Querschnittergebnisse aus KiGGS Welle 2 und Trends. Journal of Health Monitoring. 2018; 3(1): 16–22.
19. Robert Koch-Institut. Referenzperzentile für anthropometische Maßzahlen. 2. A. 2013. www.rki.de/DE/Content/Gesundheitsmonitoring/Gesundheitsberichterstattung/GBEDownloadsB/referenzperzentile/taille_huefte.pdf?__blob=publicationFile (letzter Abruf: 25.04.2022).
20. Deutsche Adipositas-Gesellschaft (federführende Fachgesellschaft). Interdisziplinäre Leitlinie der Qualität S3 zur Prävention und Therapie der Adipositas. Stand April 2014 (LL in Überarbeitung). http://www.adipositas-gesellschaft.de/fileadmin/PDF/Leitlinien/050-001l_S3_Adipositas_Praevention_Therapie_2014-11.pdf (letzter Abruf: 25.04.2022).
21. Deutsche Gesellschaft für Allgemein- und Viszeralchirurgie (federführende Fachgesellschaft). S3-Leitlinie: Chirurgie der Adipositas und metabolischer Erkrankungen. Stand Februar 2018. http://www.awmf.org/uploads/tx_szleitlinien/088-001l_S3_Chirurgie-Adipositas-metabolische-Erkrankugen_2018-02.pdf (letzter Abruf: 25.04.2022).
22. Arbeitsgemeinschaft Adipositas im Kindes- und Jugendalter (AGA). Konsensbasierte (S2) Leitlinie zur Diagnostik, Therapie und Prävention von Übergewicht und Adipositas im Kindes- und Jugendalter. Stand Oktober 2015. http://www.adipositas-gesellschaft.de/fileadmin/PDF/Leitlinien/AGA_S2_Leitlinie.pdf (letzter Abruf: 25.04.2022).
23. Unfallkassen und Berufsgenossenschaften. Schwergewichtige Patienten gesund und sicher versorgen. www.sicheres-krankenhaus.de/bereichsuebergreifende-themen/bereichsuebergreifende-themen/schwergewichtige-patienten-gesund-und-sicher-versorgen (letzter Abruf: 25.04.2022).
24. Deutsche Gesellschaft für Kardiologie – Herz- und Kreislaufforschung e. V. (Hrsg.). ESC/EAS Pocket Guidelines. Diagnostik und Therapie der Dyslipidämien. Version 2019. www.ldl-senken.de/fachkreise/acl-inhibition?gclid=EAIaIQobChMI37XX_8ux9wIVV53VCh3WmAT5EAAYASAAEgINAvD_BwE (letzter Abruf: 25.04.2022).
25. Deutsche Gesellschaft für Rheumatologie (Hrsg.). Langfassung zur S2e-Leitlinie Gichtarthritis (fachärztlich). Stand April 2016 (LL in Überarbeitung). www.awmf.org/uploads/tx_szleitlinien/060-005l_S2e_Gichtarthritis_2016-08-abgelaufen.pdf (letzter Abruf: 25.04.2022).
26. Purintabelle. de. www.purintabelle.de (letzter Abruf: 25.04.2022).
27. Deutsche Gesellschaft für Gastroenterologie, Verdauungs- und Stoffwechselkrankheiten (federführende Fachgesellschaft). S2k Leitlinie Neuroendokrine Tumore. Stand Februar 2018. https://www.dgvs.de/wp-content/uploads/2018/04/Leitlinie-NET-incl_-Report.pdf (letzter Abruf: 14.04.2018).

Kontaktadressen

Arbeitskreis Jodmangel e. V., www.jodmangel.de
Bund Diabetischer Kinder u. Jugendlicher e. V., www.bund-diabetischer-kinder.de
Deutsche Adipositas-Gesellschaft e. V., www.adipositas-gesellschaft.de
Deutsche Diabetes-Gesellschaft e. V. (DDG), www.deutsche-diabetes-gesellschaft.de
Deutsche Gesellschaft für Endokrinologie e. V., www.endokrinologie.net
Deutsche Gesellschaft zur Bekämpfung von Fettstoffwechselstörungen und ihren Folgeerkrankungen DGFF (Lipid-Liga) e. V., www.lipid-liga.de
Deutscher Diabetiker Bund e. V. (DDB), www.diabetikerbund.de
Informationszentrum für Sexualität und Gesundheit e. V. (ISG), www.isg-info.de
Netzwerk Hypophysen- und Nebennierenerkrankungen e. V., www.glandula-online.de
Verband der Diabetes-Beratungs- und Schulungsberufe in Deutschland e. V. (VDBD), www.vdbd.de

KAPITEL 27

Literaturnachweis

1. Robert Koch-Institut und Gesellschaft der epidemiologischen Krebsregister in Deutschland e. V. Krebs in Deutschland für 2017/2018. 13. A. Berlin: Robert Koch-Institut, 2021.
2. Deutsche Krankenhausgesellschaft. Fachweiterbildung in der Onkologie. 2022. https://www.dkgev.de/themen/personal-weiterbildung/aus-und-weiterbildung-von-pflegeberufen/pflege-in-der-onkologie/ (letzter Abruf 19.04.2022).

3. Glaus A, Stolz-Baskett P. Erfassung psychosozialer Belastungen in der onkologischen Routine-Praxis. Der Onkologe. 2016; 22(9): 622–630.
4. Deutsches Krebsforschungszentrum (dkfz) – Krebsinformationsdienst. Krankheitsverarbeitung: Krebs verkraften und bewältigen. http://www.krebsinformationsdienst.de/leben/krankheitsverarbeitung/bewaeltigung.php (letzter Abruf 19.04.2022).
5. Krebsinformationsdienst (KID). Diagnose Krebs: Wie geht mein Leben jetzt weiter? – Psychoonkologische Hilfen: Anlaufstellen für Krebspatienten. http://www.krebsinformationsdienst.de/wegweiser/iblatt/iblatt-psychoonkologie.pdf (letzter Abruf 19.04.2022).
6. Kompetenznetzwerk Leukämie. Karnofsky-Index und ECOG-Status. 2015. https://www.kompetenznetz-leukaemie.de/content/aerzte/scores/performance_status/ (letzter Abruf 19.04.2022).
7. Kommission für Krankenhaushygiene und Infektionsprävention beim Robert Koch-Institut (RKI). Anforderungen an die Hygiene bei der medizinischen Versorgung von immunsupprimierten Patienten. Bundesgesundheitsblatt – Gesundheitsforschung – Gesundheitsschutz. 2021; 64(2): 232–264.
8. Deutsche Gesellschaft für Hämatologie und medizinische Onkologie e.V. (Hrsg.). Onkopedia Leitlinien. Fieber unbekannter Genese (FUO) bei neutropenischen Patienten. Stand Juni 2018. https://www.onkopedia.com/de/onkopedia/guidelines/fieber-unbekannter-genese-fuo-bei-neutropenischen-patienten/@@guideline/html/index.html (letzter Abruf 19.04.2022).
9. Berger AM, Mooney K, Alvarez-Perez A et al. Cancer-Related Fatigue, Version 2.2015. Journal of the National Comprehensive Cancer Network. 2015; 13(8): 1012–1039.
10. Fabi A, Bhargava R, Fatigoni S et al. Cancer-related fatigue: ESMO Clinical Practice Guidelines for diagnosis and treatment. Annals of Oncology. 2020; 31(6): 713–723.
11. Stiftung Deutsche Krebshilfe (Hrsg.), in Zusammenarbeit mit der Deutschen Krebsgesellschaft und der Deutschen Fatigue Gesellschaft. Fatigue. Chronische Müdigkeit bei Krebs. Stand Juli 2021. https://www.krebshilfe.de/infomaterial/Blaue_Ratgeber/Fatigue-Chronische-Muedigkeit-bei-Krebs_BlaueRatgeber_DeutscheKrebshilfe.pdf (letzter Abruf 19.04.2022).
12. Deutsche Gesellschaft für Hämatologie und medizinische Onkologie e.V. (Hrsg.). Onkopedia Leitlinien. Antiemese bei medikamentöser Tumortherapie. Stand Mai 2021. https://www.onkopedia.com/de/onkopedia/guidelines/antiemese-bei-medikamentoeser-tumor therapie/@@guideline/html/index.html (letzter Abruf 19.04.2022).
13. Common Terminology Criteria for Adverse Events (CTCAE). Version 5.0, Stand November 2017. https://ctep.cancer.gov/protocolDevelopment/electronic_applications/docs/CTCAE_v5_Quick_Reference_5x7.pdf (letzter Abruf 19.04.2022).
14. Leitlinienprogramm Onkologie (Deutsche Krebsgesellschaft, Deutsche Krebshilfe, AWMF). Supportive Therapie bei onkologischen PatientInnen. Stand Februar 2020. https://www.leitlinienprogramm-onkologie.de/fileadmin/user_upload/Downloads/Leitlinien/Supportivtherapie/LL_Supportiv_Langversion_1.3.pdf (letzter Abruf 19.04.2022).
15. Deutsches Krebsforschungszentrum – Krebsinformationsdienst. Medikamentöse Tumortherapien: Nebenwirkungen an Haut und Nägeln. Stand Januar 2020. https://www.krebsinformationsdienst.de/service/iblatt/iblatt-hautnebenwirkungen.pdf (letzter Abruf 19.04.2022).
16. Berufsgenossenschaft für Gesundheitsdient und Wohlfahrtspflege. Zytostatika im Gesundheitsdienst. Hamburg, 2022.
17. Deutsche Gesellschaft für Radioonkologie e.V. Leitlinie Supportive Maßnahmen in der Radioonkologie. Stand Februar 2015. http://mitglieder.degro.org/dav/html/leitlinien/LLSupportivtherapie.pdf (letzter Abruf 19.04.2022).
18. Karow T, Lang-Roth R. Allgemeine und spezielle Pharmakologie und Toxikologie 2022. 30. A., Pulheim, 2021.
19. Deutsche Gesellschaft für Hämatologie und Medizinische Onkologie e.V. (Hrsg.). Onkopedia Leitlinien. Eisenmangel und Eisenmangelanämie. Stand Juli 2021. https://www.onkopedia.com/de/onkopedia/guidelines/eisenmangel-und-eisenmangelanaemie/@@guideline/html/index.html (letzter Abruf 20.04.2022).
20. Deutsche Gesellschaft für Hämatologie und Medizinische Onkologie e.V. (Hrsg.). Onkopedia Leitlinien. Polycythaemia vera. Stand August 2021. https://www.onkopedia.com/de/onkopedia/guidelines/polycythaemia-vera-pv/@@guideline/html/index.html (letzter Abruf 20.04.2022).
21. Deutsche Gesellschaft für Hämatologie und Medizinische Onkologie e.V. (Hrsg.). Onkopedia Leitlinien. Chronische Myeloische Leukämie (CML). Stand Juni 2018. https://www.onkopedia.com/de/onkopedia/guidelines/chronische-myeloische-leukaemie-cml/@@guideline/html/index.html (letzter Abruf 20.04.2022).
22. Deutsche Gesellschaft für Hämatologie und Medizinische Onkologie e.V. (Hrsg.). Onkopedia Leitlinien. Chronische Lymphatische Leukämie (CLL). Stand September 2020. https://www.onkopedia.com/de/onkopedia/guidelines/chronische-lymphatische-leukaemie-cll/@@guideline/html/index.html (letzter Abruf 20.04.2022).
23. Deutsche Gesellschaft für Hämatologie und Medizinische Onkologie e.V. (Hrsg.). Onkopedia Leitlinien. Hodgkin Lymphom. Stand Februar 2021. https://www.onkopedia.com/de/onkopedia/guidelines/hodgkin-lymphom/@@guideline/html/index.html (letzter Abruf 20.04.2022).
24. Miesbach W, Schwäble J, Müller M, Seifried E. Therapiemöglichkeiten der Hämophilie. Deutsches Ärzteblatt. 2019; 116(47): 791–798.

Kontaktadressen

Arbeitsgemeinschaft hämato-onkologischer Pflegepersonen in Österreich, www.ahop.at
Arbeitskreis Supportive Maßnahmen in der Onkologie, www.onkosupport.de
Berufsgenossenschaft für Gesundheitsdienst und Wohlfahrtspflege (BGW), www.bgw-online.de
Deutsche Fatigue Gesellschaft e.V. (DFaG), www.deutsche-fatigue-gesellschaft.de
Deutsche Gesellschaft für Palliativmedizin (DGP) e.V., www.dgpalliativmedizin.de
Deutsche Hämophiliegesellschaft e.V. (DHG), www.dhg.de
Deutsche Kinderkrebsstiftung, www.kinderkrebsstiftung.de
Deutsche Krebsgesellschaft e.V. (DKG), www.krebsgesellschaft.de
Deutsche Krebshilfe e.V., www.krebshilfe.de
Deutsche Leukämie- und Lymphom-Hilfe e.V. (DLH), www.leukaemie-hilfe.de
Deutsche Stammzellspenderdatei, www.stammzellspenderdatei.de
Deutsches Krebsforschungszentrum Krebsinformationsdienst (KID), www.krebsinformationsdienst.de
DKMS Deutsche Knochenmarkspenderdatei gGmbH, www.dkms.de
DKMS LIFE gGmbH, www.dkms-life.de
Fachverband Onkologiepflege Schweiz, www.onkologiepflege.ch
Flüsterpost e.V. – Unterstützung für Kinder krebskranker Eltern, www.kinder-krebskranker-eltern.de
Informationsseite zur Aufbewahrung von Nabelschnurblut und Stammzelltherapie, www.nabelschnurblut.de
Interessengemeinschaft Hämophiler e.V. (IGH), www.igh.info
Kompetenznetz Leukämie, www.kompetenznetz-leukaemie.de
Kompetenznetz Maligne Lymphome e.V., www.lymphome.de
Konferenz Onkologischer Kranken- und Kinderkrankenpflege (KOK) der Deutschen Krebsgesellschaft e.V., www.kok-krebsgesellschaft.de
McDonald's Kinderhilfe, www.mcdonalds-kinderhilfe.org

KAPITEL 28

Literaturnachweis

1. Wie häufig ist Gelenkrheuma bei Kindern und Jugendlichen? www.gkjr.de/fur-patienten-und-eltern/krankheitsbilder/ (letzter Zugriff: 17.01.2022).
2. Deutsche Rheuma-Liga (Hrsg.). Gelenkschutz im Alltag – gewusst wie! www.rheuma-liga.de/fileadmin/public/main_domain/Dokumente/Mediencenter/Publikationen/Broschueren/A23_Gelenkschutz.pdf (letzter Zugriff: 17.01.2022).
3. Deutsche Rheuma-Liga (Hrsg.). Die richtige Ernährung bei Rheuma. Bonn: 2020.
4. Deutsche Rheuma-Liga (Hrsg.). Ist es Rheuma? www.rheuma-liga.de/rheuma/ist-es-rheuma (letzter Zugriff: 17.01.2022).
5. Muntau AC: Pädiatrie hoch2. München: Elsevier, 2018.
6. Deutsche Gesellschaft für Rheumatologie e.V. (federführende Fachgesellschaft). Interdisziplinäre Leitlinie Management der frühen rheumatoiden Arthritis. www.awmf.org/uploads/tx_szleitlinien/060-002l_S3_Fruehe_Rheumatoide-Arthritis-Management_2019-12_01.pdf (letzter Zugriff: 17.01.2022).

7. Smolen JS, Landewé RBM, Bijlsma JWJ et al. EULAR recommendations for the management of rheumatoid arthritis with synthetic and biological disease-modifying antirheumatic drugs: 2019 update. Annals of the Rheumatic Diseases. 2020; 79(6): 685–699.
8. Hasseli-Fräbel R, Müller Ladner U. Pharmakotherapie der rheumatoiden Arthritis: Vorteile und Limitationen. Deutsches Ärzteblatt. 2021; 118 (Supplement Perspektiven der Immunologie 1): 10–15.
9. Deutsche Gesellschaft für Rheumatologie e. V. (federführende Fachgesellschaft). Langfassung zur S3-Leitlinie Axiale Spondyloarthritis inklusive Morbus Bechterew und Frühformen. Aus: www.awmf.org/uploads/tx_szleitlinien/060-003l_S3_Axiale-Spondyloarthritis-Morbus-Bechterew-Fruehformen-2019-10.pdf (letzter Zugriff: 18.01.2022).
10. Stefanski AL, Tomiak C, Pleyer U et al. Diagnostik und Therapie des Sjögren-Syndroms. Deutsches Ärzteblatt. 2017; 114(20): 354–361.
11. Deutsche Rheuma-Liga (Hrsg.). Kollagenosen – wenn Rheuma unter die Haut geht. 3. A. Bonn: 2019.
12. Aringer M, Costenbader K, Daikh D et al. 2019 European League Against Rheumatism/American College of Rheumatology Classification Criteria for Systemic Lupus Erythematosus. Arthritis & Rheumatology. 2019; 71(9): 1400–1412.
13. Fanouriakis A, Kostopoulou M, Alunno A et al. 2019 update of the EULAR recommendations for the management of systemic lupus erythematosus. Annals of the Rheumatic Diseases. 2019;78(9):736–745
14. Deutsche Schmerzgesellschaft (Hrsg.). Definition, Pathophysiologie, Diagnostik und Therapie des Fibromyalgiesyndroms. Stand Juli 2019. Aus: www.awmf.org/uploads/tx_szleitlinien/145-004l_S3_Fibromyalgiesyndrom_2019-11_1.pdf (letzter Zugriff: 19.01.2022).

Kontaktadressen

Bundesverband zur Förderung und Unterstützung rheumatologisch erkrankter Kinder und deren Familien e. V., www.kinderrheuma.com
Deutsche Fibromyalgie Vereinigung (DFV) e. V., www.fibromyalgie-fms.de
Deutsche Gesellschaft für Rheumatologie e. V. (DGRh), www.dgrh.de
Deutsche Rheuma-Liga e. V., www.rheuma-liga.de
Deutsche Vereinigung Morbus Bechterew e. V. (DVMB), www.bechterew.de
Gesellschaft für Kinder- und Jugendrheumatologie (GKJR), www.gkjr.de
Kinder-Rheumastiftung, www.kinder-rheumastiftung.de
Lupus Erythematodes Selbsthilfegemeinschaft e. V., www.lupus-rheumanet.net
Lupus-Selbsthilfe im Internet, www.lupus-selbsthilfe.de.
Rheuma-Links, www.rheumanet.org.
Scleroderma Liga e. V., www.scleroliga.de
Sklerodermie Selbsthilfe e. V., www.sklerodermie-selbsthilfe.de

KAPITEL 29

Literaturnachweis

1. Deutsche Gesetzliche Unfallversicherung (DGUV). Durchgangsarztbericht (Formular). https://www.dguv.de/medien/formtexte/aerzte/f_1000/f1000-2.pdf (letzter Abruf: 23.08.2022).
2. Deutsche Gesellschaft für Orthopädie und Unfallchirurgie. Nachbehandlungsempfehlungen 2021. https://dgooc.de/images/pdf/NBE_2021_web.pdf (letzter Zugriff: 10.6.2018).
3. Nationale VersorgungsLeitlinie Nicht-spezifischer Kreuzschmerz. Langfassung. 2. A. 2017. www.leitlinien.de/mdb/downloads/nvl/kreuzschmerz/kreuzschmerz-2aufl-vers1-lang.pdf (letzter Abruf: 23.08.2022).
4. Arbeitskreis Krankenhaus- und Praxishygiene der AWMF. Empfehlungen zur Hygiene in Klinik und Praxis. Intraartikuläre Punktionen und Injektionen: Hygienemaßnahmen. Stand August 2015. www.awmf.org/fileadmin/user_upload/Leitlinien/029_AWMF-AK_Krankenhaus-_und_Praxishygiene/HTML-Dateien/029-006l_S1_Hygiene_intraartikulaere_Punktionen_Injektionen_2015-08.htm – in Überarbeitung (letzter Abruf: 23.08.2022).
5. Orthofix Srl. Pin-Pflege bei Versorgung mit Fixateur externe. abs.orthofix.it/db/resources/EF-1401-PL-G2.pdf (letzter Abruf: 23.08.2022).
6. Deutsche Gesellschaft für Neurologie. S1-Leitlinie Diagnostik und Therapie komplexer regionaler Schmerzsyndrome, Stand 9/2018. https://dgn.org/leitlinien/ll-030-116-diagnostik-und-therapie-komplexer-regionaler-schmerzsyndrome-crps-2018/ (letzter Abruf: 23.08.2022).
7. MDS Essen, Fachgebiet Hilfsmittel. Profilerhebungsbogen für die Versorgung mit Beinprothesen. Stand 2.6.2008. Aus: www.gkv-spitzenverband.de/media/dokumente/krankenversicherung_1/hilfsmittel/fortschreibungen_aktuell/HiMi_Fortschr_Profilerhebungsbogen_Produktgruppe_24_2008.pdf (letzter Abruf: 23.08.2022).
8. Hadji P, Klein S, Gothe H et al. Epidemiologie der Osteoporose – Bone Evaluation Study. Deutsches Ärzteblatt. 2013; 110: 4. 52–57.
9. Dachverband Osteologie e. V. (Hrsg.). Prophylaxe, Diagnostik und Therapie der Osteoporose bei postmenopausalen Frauen und bei Männern. Stand 2017. https://www.awmf.org/uploads/tx_szleitlinien/183-001l_S3_Osteoporose-Prophylaxe-Diagnostik-Therapie_2019-02.pdf (letzter Abruf: 23.08.2022).
10. Deutsches Netzwerk für Qualitätsentwicklung in der Pflege. Expertenstandard Sturzprophylaxe in der Pflege, 1. A. Osnabrück 2013.
11. Deutsche Gesellschaft für Orthopädie und Orthopädische Chirurgie e. V. et al. S2e-Leitlinie Rotatorenmanschette. Stand 3/2017 (in Überarbeitung). www.awmf.org/uploads/tx_szleitlinien/033-041l_S2e_Rotatorenmanschette_2017-04_02.pdf (letzter Abruf: 23.08.2022).
12. Deutsche Gesellschaft für Unfallchirurgie e. V. et al. Leitlinie Distale Radiusfraktur. Stand 2/2015. www.awmf.org/uploads/tx_szleitlinien/012-015l_S2e_Distale_Radiusfraktur_2015-02.pdf (letzter Abruf: 23.08.2022).
13. Deutsche Gesellschaft für Unfallchirurgie e. V. (federführende Fachgesellschaft). Leitlinie Schenkelhalsfraktur des Erwachsenen. Stand 10/2015. www.awmf.org/uploads/tx_szleitlinien/012-001l_S2e_Schenkelhalsfraktur_2015-10_01.pdf (letzter Abruf: 23.08.2022).
14. Deutsche Gesellschaft für Unfallchirurgie e. V. et al. Leitlinie Oberschenkelschaftfraktur, Stand 7/2018. https://www.awmf.org/uploads/tx_szleitlinien/012-027l_S1_Oberschenkelschaftfraktur_2018-07_01.pdf (letzter Abruf: 23.08.2022).
15. Deutsche Gesellschaft für Orthopädie und Orthopädische Chirurgie et al. S2k-Leitlinie Gonarthrose. Stand 1/2018. www.awmf.org/uploads/tx_szleitlinien/033-004l_S2k_Gonarthrose_2018-01_1.pdf (letzter Abruf: 23.08.2022).
16. Deutsche Gesellschaft für Unfallchirurgie (federführende Fachgesellschaft). Frische Außenbandruptur am Oberen Sprunggelenk. Stand 8/2017. www.awmf.org/uploads/tx_szleitlinien/012-022l_S1_Aussenbandruptur_oberes_Sprunggelenk_2017-08.pdf (letzter Abruf: 23.08.2022).

Kontaktadressen

Amputierten-Selbsthilfe-Netzwerk des Bundesverbandes für Menschen mit Arm- und Beinamputation e. V., www.bmab.de; Übersichtsseite mit Selbsthilfegruppen in Deutschland: www.bmab.de/Selbsthilfegruppen
Bundesselbsthilfeverband für Osteoporose e. V. (BfO), www.osteoporose-deutschland.de
Bundesverband für Körper- und Mehrfachbehinderte e. V., www.bvkm.de
Bundesverband Selbsthilfe Körperbehinderter e. V., www.bsk-ev.de
Bundesverband Skoliose-Selbsthilfe e. V., www.bundesverband-skoliose.de
Deutsche Arthrose-Hilfe e. V., www.arthrose.de
Deutsche Gesellschaft für Orthopädie und Unfallchirurgie (DGOU) e. V., www.dgou.de
Deutsche Gesetzliche Unfallversicherung (DGUV), www.dguv.de
Deutsche Interessensgemeinschaft für Verkehrsunfallopfer (dignitas) e. V., www.divo.de
Fördergemeinschaft der Querschnittsgelähmten e. V., www.fgq.de
Kinderhüftdysplasie: Seite mit vielen wertvollen Informationen zum Thema angeborene Hüftdysplasie einschl. verschiedenster Hilfsmittel, www.kinderhueftdysplasie.de
Netzwerk Osteoporose e. V., www.netzwerk-osteoporose.de
REHADAT – Informationssystem zur beruflichen Rehabilitation, www.rehadat.de
Wissenschaftlicher Dachverband Osteologie e. V., http://www.dv-osteologie.org

KAPITEL 30

Literaturnachweis

1. Mielke M, Nassauer A. Herleitung von risikominimierenden, hier infektionspräventiven Maßnahmen in der Praxis. www.rki.de/DE/Content/Infekt/Krankenhaushygiene/Erreger_ausgewaehlt/Einleit_pdf.pdf?__blob=publicationFile (letzter Abruf 4.4.2022).

2. Bund/Länder-Arbeitsgemeinschaft Abfall. Vollzugshilfe zur Entsorgung von Abfällen aus Einrichtungen des Gesundheitsdienstes. Stand 1/2021. https://www.rki.de/DE/Content/Infekt/Krankenhaushygiene/Kommission/Downloads/LAGA-Rili.pdf?__blob=publicationFile (letzter Abruf 4.4.2022).
3. Kommission für Krankenhaushygiene und Infektionsprävention (KRINKO) beim Robert Koch-Institut. Infektionsprävention im Rahmen der Pflege und Behandlung von Patienten mit übertragbaren Krankheiten. Bundesgesundheitsblatt – Gesundheitsforschung – Gesundheitsschutz. 2015; 58(10): 1151–1170.
4. Kommission für Krankenhaushygiene und Infektionsprävention (KRINKO) beim Robert Koch-Institut. Erratum zu: Infektionsprävention im Rahmen der Pflege und Behandlung von Patienten mit übertragbaren Krankheiten. Bundesgesundheitsblatt – Gesundheitsforschung – Gesundheitsschutz. 2016; 59(1): 124–129.
5. Centers for Disease Control and Prevention. 2007 Guideline for Isolation Precautions: Preventing Transmission of Infectious Agents in Healthcare Settings. Update Juli 2019. https://www.cdc.gov/infectioncontrol/pdf/guidelines/isolation-guidelines-H.pdf (letzter Abruf 4.4.2022).
6. Kommission für Krankenhaushygiene und Infektionsprävention (KRINKO) beim Robert Koch-Institut Empfehlungen zur Prävention und Kontrolle von Methicillinresistenten Staphylococcus aureus-Stämmen (MRSA) in medizinischen und pflegerischen Einrichtungen. Bundesgesundheitsblatt – Gesundheitsforschung – Gesundheitsschutz. 2014; 57(6): 696–732.
7. Kommission für Krankenhaushygiene und Infektionsprävention (KRINKO) beim Robert Koch-Institut Hygienemaßnahmen bei Infektionen oder Besiedlung mit multiresistenten gramnegativen Stäbchen. Bundesgesundheitsblatt – Gesundheitsforschung – Gesundheitsschutz. 2012; 55: 1311–1354.
8. MRE-Netzwerke in Niedersachsen. Arbeitshilfen und Stellungnahmen. www.mre-netzwerke.niedersachsen.de/dokumente/stationaere_einrichtungen/informationen-und-materialien-fuer-stationaere-einrichtungen-132059.html (letzter Abruf 4.4.2022).
9. MRE-Netzwerke in Niedersachsen. Informationen und Materialien für Ärzte, ambulante Pflegedienste und Kranken- und Rettungstransportdienste. www.mre-netzwerke.niedersachsen.de/dokumente/aertze_und_ambulante_dienste/informationen-und-materialien-fuer-aerzte-ambulante-pflegedienste-und-kranken--und-rettungstransportdienste-132062.html (letzter Abruf 4.4.2022).
10. Gesetz zur Verhütung und Bekämpfung von Infektionskrankheiten beim Menschen (IfSG) vom 20.7.2000 https://www.gesetze-im-internet.de/ifsg/ (letzter Abruf 4.4.2022).
11. Robert Koch-Institut. Neue Schätzung zur Krankheitslast durch Krankenhaus-Infektionen. Pressemitteilung des Robert Koch-Instituts, 15.11.2019. https://www.rki.de/DE/Content/Service/Presse/Pressemitteilungen/2019/14_2019.html (letzter Abruf 4.4.2022).
12. Mitteilung der Ständigen Impfkommission am Robert Koch-Institut (RKI) Empfehlungen der Ständigen Impfkommission (STIKO) beim Robert Koch-Institut 2022. Epidemiologisches Bulletin. 2022; 4: 2–57.
13. Robert-Koch-Institut. Sicherheit von Impfungen, Stand 2/2021. https://www.rki.de/DE/Content/Kommissionen/STIKO/Impfsicherheit/sicherheit_impfungen_node.html (letzter Abruf 5.4.2022).
14. Robert Koch-Institut (Hrsg.). Neuer Arztmeldebogen gemäß §§ 6, 8, 9 IfSG – Mustervorschlag des RKI https://www.rki.de/DE/Content/Infekt/IfSG/Meldeboegen/Arztmeldungen/arztmeldung_vorschlag_des_rki_pdf.pdf?__blob=publicationFile (letzter Abruf 5.4.2022).
15. Kommission für Krankenhaushygiene und Infektionsprävention (KRINKO) beim Robert Koch-Institut. Prävention von Infektionen, die von Gefäßkathetern ausgehen. Hinweise zur Blutkulturdiagnostik. Informativer Anhang 1 zur Empfehlung der Kommission für Krankenhaushygiene und Infektionsprävention (KRINKO) beim Robert Koch-Institut. Bundesgesundheitsblatt – Gesundheitsforschung – Gesundheitsschutz. 2017; 60(2): 216–230.
16. Deutsche Sepsis Gesellschaft e. V. (federführende Fachgesellschaft). S3-Leitlinie Sepsis – Prävention, Diagnose, Therapie und Nachsorge. Langfassung 3.1–2018. https://www.awmf.org/uploads/tx_szleitlinien/079-001l_S3_Sepsis-Praevention-Diagnose-Therapie-Nachsorge_2020-03_01.pdf (letzter Abruf 5.4.2022).
17. Collin C. Erysipel (Wundrose). In: Apotheken Umschau 16.08.2021. https://www.apotheken-umschau.de/krankheiten-symptome/hautkrankheiten/erysipel-wundrose-741307.html (letzter Abruf 5.4.2022).
18. Robert Koch-Institut (Hrsg.). Ratgeber für Ärzte – Meningokokken, invasive Erkrankungen (Neisseria meningitidis). Stand 5/2021. https://www.rki.de/DE/Content/Infekt/EpidBull/Merkblaetter/Ratgeber_Meningokokken.html;jsessionid=32D2442CDFB9485D32FEF83F256AB51C.internet071 (letzter Abruf 5.4.2022).
19. Robert Koch-Institut (Hrsg.). Ratgeber für Ärzte – Salmonellose (Salmonellen-Gastroenteritis). Stand 4/2016. www.rki.de/DE/Content/Infekt/EpidBull/Merkblaetter/Ratgeber_Salmonellose.html#doc2374560bodyText14 (letzter Abruf 5.4.2022).
20. Robert Koch-Institut (Hrsg.). Ratgeber für Ärzte – Shigellose. Stand 2/2021. https://www.rki.de/DE/Content/InfAZ/S/Shigellose/Shigellose.html;jsessionid=C8921FC48672B2C126869E9EC0D0A945.internet111?cms_box=1&cms_current=Shigellose&cms_lv2=2382732 (letzter Abruf 5.4.2022).
21. Verordnung über die Qualität von Wasser für den menschlichen Gebrauch (Trinkwasserverordnung – TrinkwV 2001). https://www.gesetze-im-internet.de/trinkwv_2001/ (letzter Abruf 5.4.2022).
22. Robert Koch-Institut (Hrsg.). Ratgeber für Ärzte – Legionellose. Stand 10/2021. https://www.rki.de/DE/Content/Infekt/EpidBull/Merkblaetter/Ratgeber_Legionellose.html;jsessionid=3D83D5AC31017E64BE583A3660CE9E4A.internet112 (letzter Abruf 6.4.2022).
23. Robert Koch-Institut (Hrsg.). Ratgeber für Ärzte – Pertussis (Keuchhusten). Stand 3/2022. https://www.rki.de/DE/Content/Infekt/EpidBull/Merkblaetter/Ratgeber_Pertussis.html;jsessionid=1AF69F32AB9B3077C2F0E7D35CEA48B6.internet072 (letzter Abruf 6.4.2022).
24. Robert Koch-Institut (Hrsg.). RKI-Ratgeber für Ärzte. Windpocken, Herpes zoster (Gürtelrose). Stand 11/2019. https://www.rki.de/DE/Content/Infekt/EpidBull/Merkblaetter/Ratgeber_Varizellen.html;jsessionid=B9E378388AB554A1CDC7FDCCD2AC241C.internet071 (letzter Abruf 6.4.2022).
25. Robert Koch-Institut (Hrsg.). RKI-Ratgeber für Ärzte. Masern. Stand 7/2021. https://www.rki.de/DE/Content/Infekt/EpidBull/Merkblaetter/Ratgeber_Masern.html;jsessionid=617CB685A7044D17ED6792F79BAE2422.internet112 (letzter Abruf 6.4.2022).
26. BBraun. Ernährungsmanagement von Corona-Patienten. https://www.bbraun.de/de/produkte-und-therapien/ernaehrungstherapie/ernaehrungsmanagement-von-corona-patienten.html# (letzter Abruf 6.4.2022).
27. BibliomedPflege. COVID-19: Patienten adäquat ernähren. 31.03.2021. https://www.bibliomed-pflege.de/pi/artikel/41351-covid-19-patienten-adaequat-ernaehren (letzter Abruf 6.4.2022).
28. Robert Koch Institut. Hygienemaßnahmen im Rahmen der Behandlung und Pflege von Patienten mit einer Infektion durch SARS-CoV-2. Stand 12/2021. https://www.rki.de/DE/Content/InfAZ/N/Neuartiges_Coronavirus/Hygiene.html (letzter Abruf 6.4.2022).
29. Robert Koch Institut. Prävention und Management von COVID-19 in Alten- und Pflegeeinrichtungen. Stand 2/2022. https://www.rki.de/DE/Content/InfAZ/N/Neuartiges_Coronavirus/Pflege/Dokumente.html (letzter Abruf 6.4.2022).
30. Robert Koch Institut. Hinweise für ambulante Pflegedienste im Rahmen der COVID-19-Pandemie. Stand 11/2020. https://www.rki.de/DE/Content/InfAZ/N/Neuartiges_Coronavirus/Altenpflegeheime.html (letzter Abruf 6.4.2022).
31. Robert Koch Institut. Erweiterte Hygienemaßnahmen im Gesundheitswesen im Rahmen der COVID-19 Pandemie. Stand 12/2021. https://www.rki.de/DE/Content/InfAZ/N/Neuartiges_Coronavirus/erweiterte_Hygiene.html;jsessionid=B9DF3FAEFEC0BA24669DBA0A0F9AE83B.internet052?nn=13490888 (letzter Abruf 6.4.2022).
32. Robert Koch-Institut (Hrsg.). Ratgeber für Ärzte – Hantavirus-Erkrankung. Stand 11/2020. https://www.rki.de/DE/Content/Infekt/EpidBull/Merkblaetter/Ratgeber_Hantaviren.html;jsessionid=797EC37FF3DF5FC9656328D83929E84A.internet071 (letzter Abruf 7.4.2022).
33. Robert Koch-Institut (Hrsg.). Schätzung der Zahl der HIV-Neuinfektionen und der Gesamtzahl von Menschen mit HIV in Deutschland. Epidemiologisches Bulletin 47/2021: 3–17.

34. UN AIDS. Fact Sheet 2021. www.unaids.org/sites/default/files/media_asset/UNAIDS_FactSheet_en.pdf (letzter Abruf 7.4.2022).
35. Hoffmann C, Rockstroh JC. HIV 2020/2021. https://www.hivbuch.de/wp-content/uploads/2020/11/HIV2020-21-1.pdf (letzter Abruf 7.4.2022).
36. Schneider E, Whitmore S, Glynn MK et al. Revised Surveillance Case Definitions for HIV Infection Among Adults, Adolescents, and Children Aged ‹ 18 Months and for HIV Infection and AIDS Among Children Aged 18 Months to ‹ 13 Years – United States, 2008. MMWR 2014; 63(3): 3–7.
37. Deutsche AIDS-Gesellschaft (DAIG, federführende Fachgesellschaft): Deutsch-Österreichische Leitlinien zur antiretroviralen Therapie der HIV-1-Infektion. Stand 9/2020. https://www.awmf.org/uploads/tx_szleitlinien/055-001l_Antiretrovirale_Therapie_der_HIV_Infektion__2021-06.pdf (letzter Abruf 7.4.2022).

Kontaktadressen

Borreliose und FSME Bund Deutschland (BFBD) e. V., www.bfbd.de
Centers for Disease Control and Prevention (CDC), www.cdc.gov
Deutsche AIDS-Gesellschaft (DAIG) e. V., www.daignet.de
Deutsche AIDS-Hilfe e. V., www.aidshilfe.de
Deutsche Gesellschaft für Hygiene und Mikrobiologie (DGHM) e. V., www.dghm.org
Deutsche Gesellschaft für Infektiologie (DGI) e. V., www.dgi-net.de
Deutsche Gesellschaft für Krankenhaushygiene (DGKH) e. V., www.dgkh.de
Deutsche Gesellschaft für Pädiatrische Infektiologie (DGPI) e. V., www.dgpi.de
Deutsche Gesellschaft für Tropenmedizin und Internationale Gesundheit (DTG) e. V., www.dtg.org
Robert Koch-Institut (RKI), www.rki.de

KAPITEL 31

Literaturnachweis

1. Wahn V. Primäre Immundefekte (PID). https://www.immundefekt.de/primaere-immundefekte-pid (letzter Abruf 12.4.2022).
2. Robert Koch-Institut. Gesundheit in Deutschland. Gesundheitsberichterstattung des Bundes. Gemeinsam getragen von RKI und Destatis. Berlin: Robert Koch-Institut, 2015.
3. Allergieinformatiionsdienst. Die Hygienehypothese, Stand 11/2018. https://www.allergieinformationsdienst.de/immunsystem-allergie/risikofaktoren/die-hygienehypothese.html (letzter Abruf 12.4.2022).
4. Kommission Umwelthygiene am Robert-Koch-Institut. Stellungnahme der Kommission zur Hygienehypothese, Stand 2/2014. https://www.rki.de/DE/Content/Kommissionen/UmweltKommission/Stellungnahmen_Berichte/Downloads/stellungnahme_hygiene hypothese.html (letzter Abruf 12.4.2022).
5. Haahtela T. A biodiversity hypothesis. Allergy. 2019; 74(8): 1445–1456.
6. Deutsche Gesellschaft für Allergologie und klinische Immunologie e. V. (federführende Fachgesellschaft). Leitlinie Akuttherapie und Management der Anaphylaxie. AllergoJournal. 2021; 30(3). 1–25.
7. Worm M, Reese, I, Ballmer-Weber B et al. Update Leitlinie zum Management. IgE-vermittelter Nahrungsmittelallergien. Allergologie; 2021; 44(7): 488–541
8. Kempe S. 16. Deutscher Allergiekongress in Dresden. Forschung, Fakten und Fachgespräche rund um die Allergologie. AllergoJournal. 2021; 30(7): 40–47.

Kontaktadressen

Arbeitsgemeinschaft Allergiekrankes Kind (AAK) e. V., www.aak.de
Arbeitsgemeinschaft pädiatrische Immunologie (API) e. V., www.api-ev.eu
Deutsche Gesellschaft für Allergologie und klinische Immunologie (DGAKI) e. V., www.dgaki.de
Deutsche Gesellschaft für Immunologie (DGFI) e. V., www.dgfi.org
Deutsche Haut- und Allergiehilfe (DHA) e. V., www.dha-allergien.de
Deutscher Allergie- und Asthmabund (DAAB) e. V., www.daab.de
European Society for Immunodeficienciens (ESID), www.esid.org
ImmunDefektCentrum der Charité, www.immundefekt.de

KAPITEL 32

Literaturnachweis

1. Deutsche Dermatologische Gesellschaft (DDG, federführende Fachgesellschaft). S2k-Leitlinie Diagnostik und Therapie des chronischen Pruritus, Stand 3/2022. https://www.awmf.org/uploads/tx_szleitlinien/013-048l_S2k_Diagnostik-Therapie-des-chronischen-Pruritus_2022-03.pdf (letzter Zugriff: 22.04.2022).
2. Jung M. Teufelskreis aus Jucken und Kratzen. Die Schwester Der Pfleger. 2017; 56: 08. 46–48.
3. Deutsche Dermatologische Gesellschaft (DDG, federführende Fachgesellschaft). S1-Leitlinie zur Diagnostik und Therapie der Skabies. Stand 12/2016 (LL in Überarbeitung. www.awmf.org/uploads/tx_szleitlinien/013-052l_S1_Skabies-Diagnostik-Therapie_2016-12.pdf (letzter Zugriff: 22.04.2022).
4. Deutsche Pediculosis Gesellschaft. www.pediculosis-gesellschaft.de/html/haufige_fragen.html (letzter Zugriff: 22.04.2022).
5. Deutsche Dermatologische Gesellschaft (DDG, federführende Fachgesellschaft). Leitlinie Neurodermitis. Stand 3/2015 (LL in Überarbeitung – aktualisiert: Systemtherapie bei Neurodermitis 6/2020). www.awmf.org/uploads/tx_szleitlinien/013-027l_S2k_Neurodermitis_2020-06-abgelaufen.pdf (letzter Zugriff: 22.04.2022).
6. Leinmüller R. Studien im Fokus. Atopische Dermatitis bei Kindern und Jugendlichen. Probiotika-Mix senkt den Steroidbedarf und bessert Hautsymptome. Deutsches Ärzteblatt. 2018; 115: 9. 390
7. Fath R. Psoriasis vulgaris: Die Last der Begleiterkrankungen. Deutsches Ärzteblatt. 2016; 113: 27–28. 1326
8. Schumacher B. Schuppen und Jucken im Griff. Artikel der Ärzte Zeitung vom 26.10.2016. www.aerztezeitung.de/medizin/krankheiten/haut-krankheiten/article/922350/psoriasis-schuppen-jucken-griff.html (letzter Zugriff: 22.04.2022).
9. Nast A, Amelunxen L, Augustin M et al. S3-Leitlinie zur Therapie der Psoriasis vulgaris. Update 2017, Stand 12/2017 (LL in Überarbeitung, verländert bis 30.06.2022). www.awmf.org/uploads/tx_szleitlinien/013-001l_S3_Therapie_Psoriasis-vulgaris_2017-12.pdf (letzter Zugriff: 22.04.2022).
10. Robert Koch-Institut und Gesellschaft der epidemiologischen Krebsregister in Deutschland e. V. Krebs in Deutschland für 2017/2018. 13. A. 2017; Robert Koch-Institut. Berlin.
11. Leitlinienprogramm Onkologie (Deutsche Krebsgesellschaft, Deutsche Krebshilfe, AWMF). S3-Leitlinie zur Diagnostik, Therapie und Nachsorge des Melanoms. Stand 7/2020. www.awmf.org/uploads/tx_szleitlinien/032-024OLl_S3_Melanom-Diagnostik-Therapie-Nachsorge_2020-08.pdf (letzter Zugriff: 22.04.2022).

Kontaktadressen

Arbeitsgemeinschaft Pädiatrische Dermatologie, www.paediatrische-dermatologie.de
Deutsche Gesellschaft für Dermatochirurgie (DGDC) e. V., www.dgdc.de
Deutsche Gesellschaft für Dermatologie (DDG) e. V., www.derma.de
Deutsche Hautkrebsstiftung, www.hautkrebsstiftung.de
Deutsche Pediculosis Gesellschaft e. V., www.pediculosis-gesellschaft.de
Deutscher Allergie- und Asthmabund e. V. (DAAB), www.daab.de
Deutscher Neurodermitis Bund e. V., www.neurodermitis-bund.de
Deutscher Psoriasis Bund e. V. (DPB), www.psoriasis-bund.de
Gesellschaft zur Förderung der sexuellen Gesundheit e. V. (Deutsche STI Gesellschaft), www.dstig.de
urticaria network e. V. (UNEV), www.urtikaria.net

KAPITEL 33

Literaturnachweis

1. Deutsche Krankenhausgesellschaft, Aus- und Weiterbildung: Pflege in der Nephrologie. https://www.dkgev.de/themen/personal-weiterbildung/aus-und-weiterbildung-von-pflegeberufen/pflege-in-der-nephrologie/(letzter Abruf: 28.2.2022).
2. Deutsches Netzwerk für Qualitätsentwicklung in der Pflege. Expertenstandard Förderung der Harnkontinenz in der Pflege. 1. Akt. 2014, S. 17.
3. Empfehlungen der Kommission für Krankenhaushygiene und Infektionsprävention beim Robert-Koch-Institut. Anforderungen an die Hygiene bei Punktionen und Injektionen. Bundesgesundheitsblatt – Gesundheitsforschung – Gesundheitsschutz 2011; 54 (9/10); S. 1135–1144.

4. Kommission für Krankenhaushygiene und Infektionsprävention. Kommentar zu Empfehlung Anforderungen an die Hygiene bei Punktionen und Injektionen. Stand 7/2021. https://edoc.rki.de/handle/176904/8470 (letzter Abruf: 28.2.2022).
5. Wagner M. Kälte reduziert Schmerzen bei Shunt-Punktion. Die Schwester Der Pfleger. 03/2018; 40–42.
6. Wiederhold D. „Pflege von Lebensadern" Dialyse-Shunts. Die Schwester Der Pfleger. 03/2013; 254–257.
7. Kuratorium für Dialyse und Nierentransplantation e. V. Mangelernährung vermeiden. Vital leben. Stand 2021. https://www.kfh.de/fileadmin/user_upload/KfH_Malnutrition_web.pdf (letzter Abruf: 28.2.2022).
8. Schmidt M. Vertrauen aufbauen – Patienten in der Dialyse. Die Schwester Der Pfleger. 07/2017; 50–51.
9. von Gontard A, Kuwertz-Bröking E. Diagnose und Behandlung der Enuresis und der funktionellen Harninkontinenz tagsüber. Deutsches Ärzteblatt. 2019; 116(16): 279–285.
10. Helbig S, Mandraka F. Klinische Leitlinie: Unkomplizierte Harnwegsinfektion. Was ist neu? Internistische Praxis. 2019; 61(3): 1–14.
11. Robert Koch-Institut und Gesellschaft der epidemiologischen Krebsregister in Deutschland e. V. Krebs in Deutschland für 2017/2018. 12. A. Berlin: Robert Koch-Institut, 2021.
12. Deutsche Gesellschaft für Urologie (federführende Fachgesellschaft). Leitlinienprogramm Onkologie. S3-Leitlinie Früherkennung, Diagnose, Therapie und Nachsorge des Harnblasenkarzinoms. Langversion 2.0, 3/2020. https://www.leitlinienprogramm-onkologie.de/fileadmin/user_upload/Downloads/Leitlinien/Blasenkarzinom/Version_2.0/LL_Harnblasenkarzinom_Langversion_2.0.pdf (letzter Abruf: 2.3.2022).
13. Deutsche Gesellschaft für Gefäßchirurgie und Gefäßmedizin (federführende Fachgesellschaft). Leitlinie Erkrankungen der Nierenarterie. Version 1.1, Stand 9/2019. https://www.awmf.org/uploads/tx_szleitlinien/004-008l_S2k_Erkrankungen-der-Nierenarterien_2020-01_01.pdf (letzter Abruf: 2.3.2022).
14. Rovin BH, Adler SG, Barratt J et al. Executive Summary of the KDIGO 2021 Guideline for the Management of Glomerular Diseases. Kidney International 2021; 100(4): 753–779.
15. Deutsche Gesellschaft für Klinische Chemie und Laboratoriumsmedizin, Deutsche Gesellschaft für Nephrologie (Hrsg.). Interdisziplinäre S2k-Leitlinie Rationelle Labordiagnostik zur Abklärung Akuter Nierenschädigungen und Progredienter Nierenerkrankungen. Stand 4/2021. https://www.awmf.org/uploads/tx_szleitlinien/115-001l_S2k_Rationelle_Labordiagnostik_Abkl%C3%A4rung_Nieren sch%C3%A4digungen_Nierenerkrankungen_2021-09_01.pdf (letzter Abruf: 2.3.2022).
16. Chronische Niereninsuffizienz. Stand 7/2019. https://www.gelbe-liste.de/krankheiten/chronische-niereninsuffizienz (letzter Abruf: 2.3.2022).
17. Deutsche Gesellschaft für Allgemeinmedizin und Familienmedizin e. V. S3-Leitlinie Versorgung von Patienten mit chronischer nicht-dialysepflichtiger Nierenerkrankung in der Hausarztpraxis. Stand 2019. https://www.awmf.org/uploads/tx_szleitlinien/053-048l_S3_Versorgung-von-Patienten-mit-nicht-dialysepflichtiger-Nieren insuffizienz__2021-01.pdf (letzter Abruf: 2.3.2022).
18. Schaeffer D, Moers M. Bewältigungshandeln im Verlauf chronischer Krankheit – ein Phasenmodell. Schaeffer D. Bewältigung chronischer Krankheit im Lebenslauf. Bern: Huber, 2009.
19. Deutsche Stiftung Organtransplantation (Hrsg.). Organspende und Transplantation in Deutschland 2021. Frankfurt/Main: 2022.
20. Deutsche Gesellschaft für Urologie (federführende Fachgesellschaft). Leitlinienprogramm Onkologie. S3-Leitlinie Früherkennung, Diagnose, Therapie und Nachsorge des Nierenzellkarzinoms. Langversion 3.0, Stand 11/2021. https://www.awmf.org/uploads/tx_szleitlinien/043-017OLl_S3_Diagnostik-Therapie-Nachsorge-Nierenzellkarzinom_2021-12.pdf (letzter Abruf: 2.3.2022).
21. Deutsche Gesellschaft für Urologie e. V. (DGU, federführende Fachgesellschaft). Diagnostik, Therapie und Metaphylaxe der Urolithiasis. Stand 7/2019. https://www.awmf.org/uploads/tx_szleitlinien/043-025l_S2k_Diagnostik_Therapie_Metaphylaxe_Urolithiasis_2019-07_1.pdf (letzter Abruf: 3.3.2022).
22. Miernik K, Gratzke C. Aktuelle Therapie des benignen Prostatasyndroms. Deutsches Ärzteblatt. 2020; 117(49): 843–854.
23. Deutsche Gesellschaft für Urologie (federführende Fachgesellschaft). Leitlinienprogramm Onkologie. S3-Leitlinie Prostatakarzinom. Langversion 6.2, Stand 10/2021. https://www.awmf.org/uploads/tx_szleitlinien/043-022OLl_S3_Prostatakarzinom_2021-10.pdf (letzter Abruf: 3.3.2022).
24. Deutsche Gesellschaft für Urologie (federführende Fachgesellschaft). Leitlinienprogramm Onkologie. S3-Leitlinie Diagnostik, Therapie und Nachsorge der Keimzelltumoren des Hodens. Version 1.1, Stand 2/2020. https://www.leitlinienprogramm-onkologie.de/fileadmin/user_upload/Downloads/Leitlinien/Hodentumoren/LL_Hoden tumoren_Langversion_1.1.pdf (letzter Abruf: 3.3.2022).
25. Deutsche Gesellschaft für Kinderchirurgie, Deutsche Gesellschaft für Urologie (federführende Fachgesellschaften). Leitlinie Operative Behandlung der distalen, mittleren und proximalen Hypospadie. Stand 3/2021. https://www.awmf.org/uploads/tx_szleitlinien/006-026l_S2k_Operative-Behandlung-distale-mittlere-proximale-Hypospadie_2021-09.pdf (letzter Abruf: 4.3.2022).
26. Deutsche Gesellschaft für Kinderchirurgie (federführende Fachgesellschaft). Leitlinie Phimose und Paraphimose bei Kindern und Jugendlichen. Stand 12/2021. https://www.awmf.org/uploads/tx_szleitlinien/006-052l_S2k_Phimose-Paraphimose-Kinder-Jugend liche_2022-03_02.pdf (letzter Abruf: 4.3.2022).

Kontaktadressen

Bundesverband Niere e. V., www.bundesverband-niere.de
Deutsche Gesellschaft für Nephrologie (DGFN) e. V., www.dgfn.eu/aktuell.html
Deutsche ILCO e. V., www.ilco.de
Deutsche Kontinenz Gesellschaft e. V., www.kontinenz-gesellschaft.de
Deutsche Krebsgesellschaft (DKG) e. V., www.krebsgesellschaft.de
Deutsche Krebshilfe e. V., www.krebshilfe.de
Fachverband nephrologischer Berufsgruppen (fnb) e. V., www.nephro-fachverband.de
Kuratorium für Dialyse und Nierentransplantation (KfH) e. V., www.kfh.de
Krebsinformationsdienst des Deutschen Krebsforschungszentrums (KID), www.krebsinformationsdienst.de
Selbsthilfe-Bund Blasenkrebs e. V., www.blasenkrebs-shb.de
Selbsthilfeverband Inkontinenz e. V., www.selbsthilfeverband-inkontinenz.org

KAPITEL 34

Literaturnachweis

1. Deutsches Netzwerk für Qualitätsentwicklung in der Pflege (DNQP) und Verbund Hebammenforschung. Expertinnenstandard Förderung der physiologischen Geburt, 1. Aktualisierung 2013.
2. Deutsche Gesellschaft für Gynäkologie und Geburtshilfe. Harninkontinenz der Frau, Stand 12/2021. https://www.awmf.org/uploads/tx_szleitlinien/015-091l_S2k_Harninkontinenz-der-Frau_2022-03.pdf (letzter Abruf: 23.07.2022):
3. Gesellschaft Deutschsprachiger Lymphologen (Hrsg.). Leitlinie Diagnostik und Therapie der Lymphödeme, Stand 05/2017 (zurzeit in Überarbeitung). www.awmf.org/uploads/tx_szleitlinien/058-001l_S2k_Diagnostik_und_Therapie_der_Lymphoedeme_2017-05.pdf (letzter Abruf: 23.07.2022).
4. Deutsche Gesellschaft für Lymphologie. Alltagstipps für Patienten mit Lymphödemen. https://www.dglymph.de/medizin-informationen/studien/alltagstipps-fuer-patienten (letzter Abruf: 23.07.2022).
5. GynDepeche. FIGO standardisiert Klassifikation. 1/2018. https://www.gyn-depesche.de/nachrichten/figo-standardisiert-klassifikation/(letzter Abruf: 23.07.2022).
6. Lauby-Secretan B, Scoccianti C, Loomis D et al. Breast-Cancer Screening – Viewpoint of the IARC Working Group. The New England Journal of Medicine. 2015; 372: 24. 2353–2358.
7. Koordinations-Konferenz Zytologie. Münchner Nomenklatur III für die gynäkologische Zytodiagnostik der Zervix ab 1.7.2014. www.zytologie.org/media/data/Broschuere-Muenchner-Nomenklatur-III-fuer-die-gynaeko.pdf (letzter Abruf: 23.07.2022).
8. Unabhängiger Beauftragter für Fragen für Frage des sexuellen Kindesmissbrauchs: Fakten und Zahlen zu sexueller Gewalt an Kindern und Jugendlichen, Stand 10/2017. beauftragter-missbrauch.de/fileadmin/Content/pdf/Pressemitteilungen/2017/05_Oktober/6_Fact_Sheet_Zahlen_Ausma%C3%9F_sex_Gewalt.pdf (letzter Zugriff: 30.5.2018).

9. Budeskriminalamt (BKA). Polizeiliche Kriminalstatistik 2020, Strand 20.1.2021, T01 Grundtabelle Fälle. https://www.bka.de/DE/Aktuelle Informationen/StatistikenLagebilder/PolizeilicheKriminalstatistik/PKS2020/PKSTabellen/BundFalltabellen/bundfalltabellen.html (letzter Abruf: 23.07.2022).
10. Bundesministerium für Gesundheit u. a. AWMF S3+ Leitlinie Kindesmisshandlung, -missbrauch, – vernachlässigung unter Einbindung der Jugendhilfe und Pädagogik (Kinderschutzleitlinie). https://www.dgkim.de/dateien/2022_01_03_langfassung_update-kjsg.pdf (letzter Abruf: 23.07.2022).
11. Robert Koch-Institut und Gesellschaft der epidemiologischen Krebsregister in Deutschland e. V. Krebs in Deutschland für 2017/2018. Robert Koch-Institut. Berlin.
12. Deutsche Gesellschaft für Gynäkologie und Geburtshilfe (federführende Fachgesellschaft). Interdisziplinäre S3-Leitlinie für die Früherkennung, Diagnostik, Therapie und Nachsorge des Mammakarzinoms, Stand 2/2020. https://www.awmf.org/leitlinien/detail/ll/032-045OL.html (letzter Abruf: 23.07.2022).
13. Gerlach A, Wiedemann R. Breast Care Nurses – Pflegeexpertinnen für Brusterkrankungen. Ein Weg zur „Advanced Nursing Practice" in Deutschland. Erschienen in: Pflege. 2010; 23: 6. 393–402.
14. Scheefe S. Breast Care Nurse: Weiterbildung mit Anspruch, Interwiew 20.10.2016. www.bibliomed-pflege.de/zeitschriften/artikeldetail seite-ohne-heftzuweisung/29628-breast-care-nurse-weiterbildung-mit-anspruch/(letzter Abruf: 23.07.2022).
15. Mayer H, Zellhofer H. Krebs (ER)LEBEN – Eine pflegewissenschaftliche Perspektive. Wien, Facultas Verlag 2011.
16. Rexrodt von Fircks et al. Im Mittelpunkt Leben: Wieder stark werden nach Brustkrebs. Berlin, Mosaik 2013.
17. Deutsche Gesellschaft für Gynäkologie und Geburtshilfe (federführende Fachgesellschaft). S3-Leitlinie Diagnostik, Therapie und Nachsorge maligner Ovarialtumoren, Stand 3/2020. https://www.awmf.org/leitlinien/detail/ll/032-035OL.html (letzter Abruf: 23.07.2022).
18. Deutsche Krebsgesellschaft u. a. S3-Leitlinie Diagnostik, Therapie und Nachsorge der Patientin mit Zervixkarzinom, Stand 3/2021. https://www.leitlinienprogramm-onkologie.de/fileadmin/user_upload/Downloads/Leitlinien/Zervixkarzinom/Version_2/LL_Zervixkarzinom_Langversion_2.0.pdf (letzter Abruf: 23.07.2022).
19. Deutsche Gesellschaft für Gynäkologie und Geburtshilfe (federführende Fachgesellschaft). S3-Leitlinie Diagnostik, Therapie und Nachsorge der Patientin mit Endometriumkarzinom, Stand 4/2018. https://www.awmf.org/leitlinien/detail/ll/032-034OL.html (letzter Abruf: 23.07.2022).
20. Haag P, Hanhart N, Müller M. et al. Gynäkologie und Urologie 8. A. Breisach, Medizinische Verlags- und Informationsdienst 2016.
21. Deutsche Gesellschaft für Gynäkologie und Geburtshilfe u. a. S3-Leitlinie Peri- und Postmenopause – Diagnostik und Intervention, Stand 9/2020. https://www.awmf.org/uploads/tx_szleitlinien/015-062l_S3_HT_Peri-Postmenopause-Diagnostik-Interventionen_2021-01.pdf (letzter Abruf: 23.07.2022).
22. Goerke K et al. Klinikleitfaden Gynäkologie und Geburtshilfe, 11. A. München, Elsevier Verlag 2021.
23. Charta der „Rechte des Kindes" vor, während und nach der Geburt. http://www.isppm.de//wp-content/uploads/2014/10/Charta_d.pdf (letzter Abruf: 23.07.2022.
24. Richtlinien des Gemeinsamen Bundesausschusses über die ärztliche Betreuung während der Schwangerschaft und nach der Entbindung („Mutterschafts-Richtlinien"), Stand 8/2020. https://www.g-ba.de/downloads/62-492-2301/Mu-RL_2020-08-20_iK-2020-11-24.pdf (letzter Abruf: 23.07.2020).
25. Deutsche Gesellschaft für Gynäkologie und Geburtshilfe u. a. Hypertensive Schwangerschaftserkrankungen: Diagnostik und Therapie, Stand 3/2019. https://www.awmf.org/uploads/tx_szleitlinien/015-018l_S2k_Diagnostik_Therapie_hypertensiver_Schwangerschafts erkrankungen_2019-07.pdf (letzter Abruf: 23.07.2020).
26. Lothrop H. Gute Hoffnung – jähes Ende. Fehlgeburt, Totgeburt und Verluste in der frühen Lebenszeit. Begleitung und neue Hoffnung für Eltern. 2016; Kösel-Verlag. München.
27. Deutsche Gesellschaft für Gynäkologie und Geburtshilfe u. a. Prävention und Therapie der Frühgeburt, Stand 2/2020. https://www.awmf.org/uploads/tx_szleitlinien/015-025l_S2k_Praevention-Therapie_Fruehgeburt_2020-02.pdf (letzter Abruf: 23.07.2020).
28. FIGO consensus guidelines on intrapartum fetal monitoring: Cardiotocography Int J Gynaecol Obstet. 2015 Oct;131(1):13–24.
29. Jenkner G. Von Kopf bis Fuß auf Wochenbettpflege eingestellt – Das Konzept der integrativen, ganzheitlichen Wochenbettpflege. Die Schwester/Der Pfleger. 10/2003; 770–776.
30. Bundeszentrum für Ernährung. Täglich Jod für Schwangere und Stillende, Stand 11/2021. https://www.bzfe.de/service/news/aktuelle-meldungen/news-archiv/meldungen-2021/november/taeglich-jod-fuer-schwangere-und-stillende/ (letzter Abruf: 23.07.2020).
31. Koletzko B, Bauer CP, Cierpka M. et al. Ernährung und Bewegung von Säuglingen und stillenden Frauen. Aktualisierte Handlungsempfehlungen von „Gesund ins Leben – Netzwerk Junge Familie". Monatsschrift Kinderheilkunde. 2016; 164: Suppl 5. 433–457.
32. WHO-Initiative „Babyfreundliches Krankenhaus", www.babyfreundlich.org (letzter Abruf: 23.07.2022).
33. Kuhn A, et. al. Massieren der Brust und manuelles Gewinnen von Muttermilch. Erschienen in: Seminarreihe Intensiv Qualifikation zur Still- und Laktationsberaterin am Europäischen Institut für Stillen und Laktation. www.stillen-institut.com/de/brustmassage.html (letzter Abruf: 23.07.2022).
34. Gesellschaft für Neuropädiatrie (federführende Fachgesellschaft). S3-Leitlinie Diagnose der Fetalen Alkoholspektrumstörungen, Stand 2/2016 (LL in Überarbeitung). www.awmf.org/uploads/tx_szleit linien/022-025l_S3_Fetale_Alkoholspektrumstoerung_Diagnostik_FASD_2016-06.pdf (letzter Abruf: 23.07.2022).
35. Informationszentrum Epilepsie der Deutschen Gesellschaft für Epileptologie e. V. (Hrsg.). Neugeborenenanfälle. www.dgfe.org/home/showdoc,id,400,aid,2800.html (letzter Abruf: 23.07.2022).

Kontaktadressen

Brustkrebs Deutschland e. V., www.brustkrebsdeutschland.de
Bundesverband „Das frühgeborene Kind" e. V., www.fruehgeborene.de
Bundesverband Frauenberatungsstellen und Frauennotrufe – Frauen gegen Gewalt e. V., www.frauen-gegen-Gewalt.de
Deutsche Gesellschaft für Kinderschutz in der Medizin, www.dgkim.de
Deutsche Gesellschaft für Lymphologie Deutsche Gesellschaft für Lymphologie, www.dglymph.de
Deutsche Gesellschaft für Neuropädiatrie, www.gesellschaft-fuer-neuropaediatrie.org
Deutsche Krebsgesellschaft e. V., www.krebsgesellschaft.de
Deutsches Down-Syndrom InfoCenter e. V., www.ds-infocenter.de
Endometriose-Vereinigung Deutschland e. V., www.endometriose-vereinigung.de
Frauenselbsthilfe nach Krebs e. V., www.frauenselbsthilfe.de
Gesund ins Leben, Netzwerk junge Familie, www.gesund-ins-leben.de
Initiative Regenbogen „Glücklose Schwangerschaft" e. V., www.initiative-regenbogen.de
Krebsinformationsdienst, Deutsches Krebsforschungszentrum, www.krebsinformationsdienst.de
La Leche Liga Deutschland (LLL) e. V., www.lalecheliga.de
LymphNetzwerk, www.lymphnetzwerk.de
Pharmakovigilanz- und Beratungszentrum für Embryonaltoxikologie, www.embryotox.de
Rahel e. V. – Erfahrung nach Abtreibung, www.rahel-ev.de
Schatten & Licht e. V. – Initiative peripartale psychische Erkrankungen, www. schatten-und-licht.de
Selbsthilfe nach Abtreibung, www.nachabtreibung.de
Stiftung Deutsche Krebshilfe, www.krebshilfe.de
Verband europäischer Laktationsberaterinnen IBCLC e. V. (VELB), www.stillen-institut.com
Verein „Hab Keine Angst" e. V., www.hab-keine-Angst.de
Wunschkind e. V., www.wunschkind.de

KAPITEL 35

Literaturnachweis

1. Dahlmann C. Sicca-Syndrom. Berlin: Springer, 2019.
2. Deutscher Bilden- und Sehbehindertenverband e. V. Zahlen & Fakten. www.dbsv.org/zahlen-fakten.html (letzter Abruf: 13.01.2022).
3. Deutscher Bilden- und Sehbehindertenverband e. V. Der Schwerbehindertenausweis. www.dbsv.org/iii-der-schwerbehindertenausweis.html (letzter Abruf: 13.01.2022).

4. Schuster AK, Erb C, Hoffmann EM et al. Diagnostik und Therapie der Glaukome. Deutsches Ärzteblatt 2020; 117(13): 225–233.
5. Berufsverband der Augenärzte Deutschlands e. V., Retinologische Gesellschaft und Deutsche Ophthalmologische Gesellschaft e. V. (Hrsg.). Leitlinie retinale arterielle Verschlüsse (RAV). Stand November 2016. http://augeninfo.de/leit/leit32.pdf (letzter Abruf: 13.01.2022).
6. Bechrakis N. E., Dimmer A. Rhegmatogene Netzhautablösung – Epidemiologie und Risikofaktoren. Der Ophtalmologe 2018; 115: 163–178
7. Berufsverband der Augenärzte Deutschlands e. V. und Deutsche Ophthalmologische Gesellschaft e. V. (Hrsg.). Leitlinie Nr. 21. Altersabhängige Makuladegeneration AMD. Stand Oktober 2015. http://augeninfo.de/leit/leit21.pdf (letzter Abruf: 13.01.2022).
8. Aktuelle Stellungnahme der Deutschen Ophthalmologischen Gesellschaft, der Retinologischen Gesellschaft und des Berufsverbandes der Augenärzte Deutschlands zu Nahrungsergänzungsmitteln bei altersabhängiger Makuladegeneration (AMD). http://cms.augeninfo.de/fileadmin/stellungnahmen/zu_Nahrungsergaenzungsmitteln_bei_AMD_Oktober_2014.pdf (letzter Abruf: 13.01.2022).
9. Stellungnahme der Deutschen Ophthalmologischen Gesellschaft, der Retinologischen Gesellschaft und des Berufsverbandes der Augenärzte Deutschlands. Anti-VEGF-Therapie bei der neovaskulären altersabhängigen Makuladegeneration. Stand Februar 2020. https://augeninfo.de/cms/fileadmin/stellungnahmen/Anti-VEGF-Therapie_bei_der_neovaskulaeren_altersabhaengigen_Makulade generation_02_20.pdf (letzter Abruf: 14.04.2022).

Kontaktadressen

Berufsverband der Augenärzte Deutschlands e. V. (BVA): https://augeninfo.de/cms/hauptmenu/startseite.html
Berufsverband Orthoptik e. V. (BOD): www.orthoptik.de
Bundesverband AUGE e. V., Selbsthilfe chronische Erkrankungen: www.bundesverband-auge.de
Bundesverband Glaukom-Selbsthilfe e. V. (BvGS): www.bundesverband-glaukom.de
Deutsche Ophthalmologische Gesellschaft e. V. (DOG): www.dog.org
Deutscher Blinden- und Sehbehindertenverband e. V. (DBSV): www.dbsv.org
Fachbereich Glaukom-Kinder des Bundesverbandes Glaukom-Selbsthife e. V.: www.glaukom-kinder.de
Pro Retina Deutschland e. V., Selbsthilfevereinigung für Menschen mit Netzhautdegenerationen: www.pro-retina.de
Seh-Netz e. V., Infoportal für Blinde und Sehbehinderte: www.seh-netz.info (u. a. Hilfsmittellisten)

KAPITEL 36

Literaturnachweis

1. Protz K. Psychisch und emotional extrem belastend – Palliative Wundversorung. Die Schwester Der Pfleger 10/2016. Melsungen: Bibliomed Verlag.
2. Klemm E. Nowak A. Kompendium der Tracheotomie. 2. A. Heidelberg: Springer, 2018.
3. Schäfer S., Kirsch F., Scheuermann G. et al. Fachpflege Beatmung. 8. A. Müchen: Elsevier, 2019.
4. Schwegler H. Trachealkanülenmanagement. 3. A. Idstein: Schulz-Kirchner, 2020.
5. Keller C. Fachpflege Außerklinische Intensivpflege. 2. A. München: Elsevier, 2021.
6. Kommission für Krankenhaushygiene und Infektionsprävention: Infektionsprävention in Heimen, Stand 2005, S. 1.069. www.rki.de/DE/Content/Infekt/Krankenhaushygiene/Kommission/Downloads/Empfehlung_Wundinfektionen_2018-04.pdf?__blob=publicationFile (letzter Abruf: 28.05.2022).
7. Kommission für Krankenhaushygiene und Infektionsprävention. Prävention postoperativer Wundinfektionen im Operationsgebiet. Bundesgesundheitsbl 2018 · 61:448–473.
8. Kommission für Krankenhaushygiene und Infektionsprävention. Anforderungen an die Hygiene bei der Aufbereitung von Medizinprodukten. Bundesgesundheitsbl 2012 · 55:1244–1310.
9. Deutsche Gesellschaft für Hals-Nasen-Ohren-Heilkunde, Kopf- und Hals-Chirurgie e. V. S3-Leitlinie Chronischer Tinnitus, Stand 9/2021. www.awmf.org/leitlinien/detail/ll/017-064.html (letzter Abruf: 28.05.2022).
10. Deutsche Gesellschaft für Hals-Nasen-Ohren-Heilkunde, Kopf- und Hals-Chirurgie e. V. S2k-Leitlinie Chronische mesotympanale Otitis media. Stand 9/2025. www.awmf.org/leitlinien/detail/ll/017-074.html (letzter Abruf: 28.05.2022).
11. Deutsche Gesellschaft für Hals-Nasen-Ohren-Heilkunde, Kopf- und Hals-Chirurgie e. V. S2k-Leitlinie Cochlea-Implantat Versorgung. Stand 10/2020. www.awmf.org/leitlinien/detail/ll/017-071.html (letzter Abruf: 28.05.2022).
12. Deutsche Gesellschaft für Hals-Nasen-Ohren-Heilkunde, Kopf- und Hals-Chirurgie e. V. et al. S2k-Leitlinie Rhinosinusitis. Stand 4/2017. www.awmf.org/leitlinien/detail/ll/017-049.html (letzter Abruf: 28.05.2022).
13. Robert Koch-Institut und Gesellschaft der epidemiologischen Krebsregister in Deutschland e. V. Krebs in Deutschland für 2017/2017. 13. A. 2021. Robert Koch-Institut. Berlin.
14. Deutsche Gesellschaft für Hals-Nasen-Ohren-Heilkunde, Kopf- und Hals-Chirurgie e. V. S3-Leitlinie Diagnostik, Therapie und Nachsorge des Larynxkarzinoms. Stand 11/2019. www.awmf.org/leitlinien/detail/ll/017-076OL.html (letzter Abruf: 28.05.2022).
15. Glunz M. et al. Laryngektomie – Von der Stimmlosigkeit zur Stimme. 3. A. Heidelberg: Springer, 2019.

Kontaktadressen

Bundesverband der Kehlkopfoperierten e. V., www.kehlkopfoperiert-bv.de
Deutsche Gesellschaft für Hals-Nasen-Ohrenheilkunde, Kopf- und Hals-Chirurgie e. V., www.hno.org
Deutsche Tinnitus-Liga e. V. (DTL), www.tinnitus-liga.de
Deutscher Bundesverband für Logopädie e. V., www.dbl-ev.de
Deutscher Gehörlosen-Bund e. V., www.gehoerlosen-bund.de
Deutscher Schwerhörigenbund e. V. (DSB), www.schwerhoerigen-netz.de
Stimmprothese.com, www.stimmprothese.com

KAPITEL 37

Literaturnachweis

1. Kohl R. Therapeutisch-aktivierende Pflege. Zeitschrift Not durch Hirnverletzung, Schlaganfall oder sonstige erworbene Hirnverletzungen, 6/2012.
2. Lautenschläger S. Therapeutische Pflege in der neurologischen (Früh-)Rehabilitation. Heidelberg: Springer 2019.
3. Bobath Initiative Kranken- und Altenpflege e. V. Definition Therapeutisch aktivierende Pflege. Stand 3/2008. www.bika.de/fileadmin/user_upload/Dateien_Instruktoren/user_upload/Definiton_-_Therapeutisch_aktivierende_Pflege.pdf (letzter Abruf 23.4.2022).
4. Bundesarbeitsgemeinschaft für Rehabilitation (BAR) e. V. Broschüre Empfehlungen zur medizinisch-beruflichen Rehabilitation in der Neurologie. Stand 2011. www.bar-frankfurt.de/fileadmin/dateiliste/_publikationen/reha_vereinbarungen/pdfs/EMMedBeruflNeuro.pdf (letzter Abruf 23.4.2022).
5. Gold K, Geiermann S. Pflege konkret Neurologie, Psychiatrie. 6. A. München: Elsevier, 2022.
6. Medical Research Council (MRC). Guidance. Aids to the examination of the peripheral nervous system. https://www.ukri.org/publications/aids-to-the-examination-of-the-peripheral-nervous-system/ (letzter Abruf 23.4.2022).
7. 7. Deutsche Gesellschaft für Neurologie e. V. (federführende Fachgesellschaft) Leitlinie Neurogene Dysphagie. Stand 5/2020. https://dgn.org/wp-content/uploads/2013/01/030111_LL_Neurogene_Dysphagie_2020.pdf (letzter Abruf 25.4.2022).
8. Bartolome G, Schröter-Morasch H. Schluckstörungen: Interdisziplinäre Diagnostik und Rehabilitation. 6. A. München: Elsevier, 2018.
9. Türk C, Söhlemann S, Rummel H. Das Castillo Morales-Konzept. 2. A. Stuttgart: Thieme, 2020.
10. Nusser-Müller-Busch R. Die Therapie des Facio-Oralen-Trakts. 4. A. Heidelberg: Springer, 2015.
11. Buck M, Beckers D, Adler S. S. PNF in der Praxis: Eine Anleitung in Bildern. 8. A. Heidelberg: Springer, 2019.
12. Bender A, Jox RJ, Grill E et al. Wachkoma und minimaler Bewusstseinszustand – Systematisches Review und Metaanalyse zu diagnostischen Verfahren. Deutsches Ärzteblatt 2015; 112(14): 235–242.
13. Nydal P. Langzeitbetreuung Wachkoma. 4. A. München: Elsevier, 2016.

14. Deutsche Gesellschaft für Neurologie e. V. (federführende Fachgesellschaft) Leitlinie Lumbalpunktion und Liquordiagnostik. Stand 7/2019. https://www.awmf.org/uploads/tx_szleitlinien/030-141l_S1_Lumbalpunktion_und_Liquordiagnostik_2020-01.pdf (letzter Abruf 25.4.2022).
15. Deutsche Gesellschaft für Kinder- und Jugendpsychiatrie, Psychosomatik und Psychotherapie (federführende Fachgesellschaft). Praxisleitlinie Intelligenzminderung. Stand 6/2021. https://www.awmf.org/uploads/tx_szleitlinien/028-042l_S2k_Intelligenzminderung_2021-09.pdf (letzter Abruf 25.4.2022).
16. Deutsche Gesellschaft für Neurologie (Hrsg.). Leitlinie Akuttherapie des ischämischen Schlaganfalls. Stand 5/2021. https://dgn.org/wp-content/uploads/2021/05/030_046_LL_Akuttherapie_Ischaemischer_Schlaganfall_2021.pdf (letzter Abruf 25.4.2022).
17. Dammshäuser B. Bobath-Konzept in der Pflege: Grundlagen, Problemerkennung und Praxis. 2. A. München: Elsevier, 2012.
18. Bobath-Initiative für Kranken- und Altenpflege (Bika® e. V.). Das Bobath-Konzept. https://www.bika.de/bobathkonzept.html (letzter Abruf 25.4.2022).
19. Bobath-Initiative für Kranken- und Altenpflege (Bika® e. V.). Leitlinien. https://www.bika.de/leitlinien.html (letzter Abruf 25.4.2022).
20. Schriften der BAG Rehabilitation, Eysseneckstraße 55, 60322 Frankfurt a. M.; Schriften der BAG Hilfe für Behinderte, Kirchfeldstraße 149, 40215 Düsseldorf; Schriften der Stiftung Deutsche Schlaganfall-Hilfe, Postfach 104, 33311 Gütersloh; Bundesverband für die Rehabilitation der Aphasiker, Robert-Koch-Straße 34, 97080 Würzburg.
21. Petridis AK, Kamp MA, Cornelius JF et al. Aneurysmatische Subarachnoidalblutung. Deutsches Ärzteblatt. 2017; 114(13): 226–236.
22. Heim TM. Subarachnoidalblutung: Tücken der Intensivtherapie nach Clips und Coils. Deutsches Ärzteblatt. 2020; 117(47): 2288–2293.
23. Deutsche Gesellschaft für Neurologie (Hrsg.). Leitlinien für Diagnostik und Therapie in der Neurologie. Erster epileptischer Anfall und Epilepsien im Erwachsenenalter. Stand 4/2017. https://dgn.org/wp-content/uploads/2017/04/030041_LL_Erster-epileptischer-Anfall_2017.pdf (letzter Abruf 26.4.2022).
24. Deutsche Gesellschaft für Neurologie (Hrsg.). Leitlinien für Diagnostik und Therapie in der Neurologie. Status epilepticus im Erwachsenenalter. Stand 6/2020. https://dgn.org/wp-content/uploads/2020/08/030079_LL_Status-epilepticus_2020_V1.2.pdf (letzter Abruf 26.4.2022).
25. MOSES – Das Schulungsprogramm für Menschen mit Epilepsie. https://www.moses-schulung.de (letzter Abruf 26.4.2022).
26. Kommission für Krankenhaushygiene und Infektionsprävention (KRINKO) beim Robert Koch-Institut. Erratum zu: Infektionsprävention im Rahmen der Pflege und Behandlung von Patienten mit übertragbaren Krankheiten. Bundesgesundheitsblatt – Gesundheitsforschung – Gesundheitsschutz. 2016; 59(1): 124–129.
27. Deutsche Gesellschaft für Neurologie (Hrsg.). Leitlinien für Diagnostik und Therapie in der Neurologie. Hirnabszess. Stand 1/2021. https://dgn.org/wp-content/uploads/2021/03/030108_LL_Hirnabszess_2021.pdf (letzter Abruf 26.4.2022).
28. Deutsche Gesellschaft für Neurologie (Hrsg.). Leitlinien für Diagnostik und Therapie in der Neurologie. Frühsommer-Meningoenzephalitis. Stand 1/2020. https://dgn.org/wp-content/uploads/2013/01/030035_LL_FSME_2020.pdf (letzter Abruf 26.4.2022).
29. Robert Koch-Institut (Hrsg.). Ratgeber für Ärzte – FSME (Frühsommer-Meningo-Enzephalitis. Stand 4/2022. https://www.rki.de/DE/Content/Infekt/EpidBull/Merkblaetter/Ratgeber_FSME.html;jsessionid=041039D0332846D46D08803C096B53BB.internet052 (letzter Abruf 26.4.2022).
30. Deutsche Gesellschaft für Neurologie. Leitlinien für Diagnostik und Therapie in der Neurologie. Diagnose und Therapie der Multiplen Sklerose, Neuromyelitis-optica-Spektrum-Erkrankungen und MOG-IgG-assoziierten Erkrankungen. Stand 2/2021. https://dgn.org/wp-content/uploads/2021/04/030050_LL_Multiple_Sklerose_2021.pdf (letzter Abruf 27.4.2022).
31. Krankheitsbezogenes Kompetenznetz Multiple Sklerose e. V. Qualitätshandbuch Multiple Sklerose. Ausgabe 12/2021. https://www.kompetenznetz-multiplesklerose.de/wp-content/uploads/2021/12/KKN_2107_FINAL_medikamentenhandbuch-06.12.2021.pdf (letzter Abruf 27.4.2022).
32. Josten S. Mit Multiple Sklerose leben. Die Schwester Der Pfleger. 4/2015; Bibliomed Verlag.
33. Deutsche Multiple Sklerose Gesellschaft Bundesverband e. V. Fachfortbildung für ‚MS-Schwestern'. https://www.dmsg.de/service/fachfortbildungen/ms-schwester (letzter Abruf 27.4.2022).
34. Deutsche Gesellschaft für Neurologie. Presseinformation vom 3.11.2021. Parkinson-Diagnose mittels Hautbiopsie könnte schon Jahre vor der eigentlichen Erkrankung Aufschluss geben. https://dgn.org/wp-content/uploads/2021/11/211103_PM_Parkinson-Prodromalsymptome-und-Alpha-Synuklein-in-Hautbiopsien.pdf (letzter Abruf 27.4.2022).
35. Deuschl G, Berg D. Parkinson-Krankheit: Wie man die motorischen Symptome kontrolliert. Deutsches Ärzteblatt 2019; 116(37): Supplement Perspektiven der Neurologie.
36. Schubert B. Aus der Starre heraushelfen. Die Schwester Der Pfleger 57. Jahrg 9/2018, S. 50–52.
37. Deutsche Parkinson Vereinigung e. V. Parkinson Nurse. https://www.parkinson-vereinigung.de/diverse-inhalte/parkinson-nurse.html (letzter Abruf 27.4.2022).
38. Medizinischer Dienst des Spitzenverbandes Bund der Krankenkassen e. V. (Hrsg.). Grundsatzstellungnahme Menschen mit Demenz – Begleitung, Pflege und Therapie, 12/2019. https://md-bund.de/fileadmin/dokumente/Publikationen/SPV/Grundsatzstellungnahmen/_19-12-04_MDS_GS_Menschen_mit_Demenz_12-2019_BF.pdf (letzter Abruf 27.4.2022).
39. Karow T, Lang-Roth R. Allgemeine und Spezielle Pharmakologie und Toxikologie 2022. 30. A. Köln: Karow, 2021.
40. Deutsches Netzwerk für Qualitätsentwicklung in der Pflege (Hrsg.). Expertenstandard Beziehungsgestaltung in der Pflege von Menschen mit Demenz. Osnabrück: 2019.
41. Deutsche Netzwerk für Qualitätsentwicklung in der Pflege: Förderung der oralen Ernährung, 1. Aktualisierung. Osnabrück: 2017.
42. Deutsche Gesellschaft für Neurologie (Hrsg.). Leitlinie Motoneuronerkrankungen. Stand 11/2021. https://dgn.org/wp-content/uploads/2021/11/030001_LL_Motoneuronerkrankungen_2021.pdf (letzter Abruf 27.4.2022).
43. Gesellschaft für Neuropädiatrie e. V. (federführende Fachgesellschaft). Leitlinie Spinale Muskelatrophie (SMA), Diagnostik und Therapie. Stand 7/2021. https://www.awmf.org/uploads/tx_szleitlinien/022-030l_S1_Spinale-Muskelatropie-SMA-Diagnostik-Therapie_2021-07_1.pdf (letzter Abruf 27.4.2022).
44. Robert Koch-Institut und Gesellschaft der epidemiologischen Krebsregister in Deutschland e. V. Krebs in Deutschland für 2017/2018. 13. A. Berlin: Robert Koch-Institut, 2021.
45. Deutsche Gesellschaft für Neurologie in Zusammenarbeit mit der Deutschen Migräne- und Kopfschmerzgesellschaft (Hrsg.). S1-Leitlinie Therapie der Migräneattacke und Prophylaxe der Migräne. Stand 12/2020. https://www.awmf.org/uploads/tx_szleitlinien/030-057l_S1_Migraene-Therapie_2020-12.pdf (letzter Abruf 27.4.2022).
46. Prophylaxe der Migräne mit monoklonalen Antikörpern gegen CGRP oder den CGRP-Rezeptor. Stand 8/2019. https://dgn.org/leitlinien/ll-030-057-cgrp-addendum-migraene-leitlinie-2019/ (letzter Abruf 27.4.2022).
47. Ziegeler C, Beikler T, Gosau M, May A. Idiopathische Gesichtsschmerzsyndrome. Deutsches Ärzteblatt 2021; 118(6): 81–87.
48. Deutsche Gesellschaft für Neurologie (Hrsg.). Leitlinien für Diagnostik und Therapie in der Neurologie. Diagnostik bei Polyneuropathien. Stand 10/2019. https://dgn.org/wp-content/uploads/2012/12/030067_LL_Polyneuropathien_2019.pdf (letzter Abruf 28.4.2022).
49. Deutsche Gesellschaft für Orthopädie und Orthopädische Chirurgie (federführende Fachgesellschaft). Leitlinie Konservative, operative und rehabilitative Versorgung bei Bandscheibenvorfällen mit radikulärer Symptomatik. Stand 7/2020. https://www.awmf.org/uploads/tx_szleitlinien/033-048l_S2k_Konservative-operative_rehabilitative-Versorgung-Bandscheibenvorfall-radikulae_2021-06.pdf (letzter Abruf 28.4.2022).
50. Heckmann JG, Urban PP, Pitz S et al. Idiopathische Fazialisparese (Bell's palsy). Diagnostik und Therapie. Deutsches Ärzteblatt 2019; 116(41): 692–701.

Kontaktadressen

Arbeitsgemeinschaft Spina Bifida und Hydrocephalus e. V., www.asbh.de
Begutachtungsleitlinien zur Kraftfahreignung, https://bast.opus.hbz-nrw.de/files/2330/M115-2019.pdf

Bobath-Initiative für Kranken- und Altenpflege e. V. (BIKA), www.bika.de
Deutsche Alzheimer Gesellschaft e. V. (DAlzG), www.deutsche-alzheimer.de
Deutsche Epilepsievereinigung e. V., www.epilepsie-vereinigung.de
Deutsche Gesellschaft für Epileptologie e. V., www.dgfe.org
Deutsche Gesellschaft für intrakranielle Hypertension e. V., www.dgih.org
Deutsche Gesellschaft für klinische Neurophysiologie und funktionelle Bildgebung, www.dgkn.de
Deutsche Gesellschaft für Muskelkranke e. V. (DGM), www.dgm.org
Deutsche Migräne- und Kopfschmerzgesellschaft e. V. (DMKG), www.dmkg.de
Deutsche Multiple Sklerose Gesellschaft, Bundesverband e. V. (DMSG), www.dmsg.de
Deutsche Myasthenie Gesellschaft e. V. (DMG), www.dmg-online.de
Deutsche Parkinson Vereinigung e. V. (dPV), www.parkinson-vereinigung.de
Deutsche Schlaganfall-Gesellschaft e. V., www.dsg-info.de
Informationszentrum Epilepsie der Deutschen Gesellschaft für Epileptologie, www.izepilepsie.de
Kompetenznetz Parkinson e. V., www.kompetenznetz-parkinson.de
Kompetenznetz Schlaganfall, www.kompetenznetz-schlaganfall.de
Krankheitsbezogenes Kompetenznetz Multiple Sklerose, www.kompetenznetz-multiplesklerose.de
MigräneLiga e. V. Deutschland, www.migraeneliga.de
Multiple Sklerose Selbsthilfe e. V., www.multiple-sklerose-e-v.de
Robert Koch-Institut, www.rki.de
Schulungsprogramm für Menschen mit Epilepsie, www.moses-schulung.de
Stiftung Deutsche Schlaganfall-Hilfe Stiftung Deutsche Schlaganfall-Hilfe, www.schlaganfall-hilfe.de

KAPITEL 38

Literaturnachweis

1. Psychische Gesundheit: Herausforderungen annehmen, Lösungen schaffen: Bericht über die Ministerkonferenz der Europäischen Region der WHO. www.euro.who.int/__data/assets/pdf_file/0009/96453/E87301G.pdf (letzter Abruf: 19.03.2022).
2. Sauter D, Abderhalden C, Needham I, Wolff S. Lehrbuch Psychiatrische Pflege. 4. A. Bern: Huber, 2018.
3. Deutsche Gesellschaft für Psychiatrie und Psychotherapie, Psychosomatik und Nervenheilkunde (federführende Fachgesellschaft). S3-Leitlinie Psychosoziale Therapien bei schweren psychischen Erkrankungen (2019). Stand Oktober 2018. www.dgppn.de/_Resources/Persistent/28165ed34c0c09d9e092cbfb138e6edcbcfcc277/S3-LL-PsychosozTherapien_Langversion.pdf (letzter Abruf: 19.03.2022).
4. Townsend M. Pflegediagnosen und Maßnahmen für die psychiatrische Pflege. 3. A. Bern: Huber, 2012.
5. Rakel-Haller T, Lanzenberger A. Pflegetherapeutische Gruppen in der Psychiatrie: planen – durchführen – dokumentieren – bewerten. 3. A. Stuttgart: Wissenschaftliche Verlagsgesellschaft, 2016.
6. Gold K, Schlegel Y, Stein KP. Pflege konkret Neurologie, Psychiatrie. 6. A. München: Elsevier, 2018.
7. Arbeitsgemeinschaft für Methodik und Dokumentation in der Psychiatrie (AMDP). Das AMDP-System: Manual zur Dokumentation psychiatrischer Befunde. 10. A. Göttingen: Hogrefe, 2018.
8. Fähndrich E., Stieglitz R. D. Leitfaden zur Erfassung des psychopathologischen Befundes. 4. A. Göttingen: Hogrefe, 2015.
9. Ledwon L. Wirkfaktoren nach Klaus Grawe in der psychosozialen Beratung. München: GRIN Verlag, 2019.
10. Lieb K. et al. Intensivkurs Psychiatrie und Psychotherapie. 9. A. München: Elsevier, 2019.
11. von Schlippe A., Schweitzer J. Lehrbuch der systemischen Therapie und Beratung – Das Grundlagenwissen. 3. A. Tübingen: Vandenhoeck & Ruprecht, 2016.
12. Deutsche Gesellschaft für Psychiatrie und Psychotherapie, Psychosomatik und Nervenheilkunde und Deutsche Gesellschaft für Psychiatrie und Psychotherapie, Psychosomatik und Nervenheilkunde (federführende Fachgesellschaften). Interdisziplinäre S3-Leitlinie Autismus-Spektrum-Störungen im Kindes-, Jugend- und Erwachsenenalter. Teil 2: Therapie. Stand März 2021. https://www.awmf.org/uploads/tx_szleitlinien/028-047l_S3_Autismus-Spektrum-Stoerungen-Kindes-Jugend-Erwachsenenalter-Therapie_2021-04_1.pdf (letzter Abruf: 22.03.2022).
13. Deutsche Gesellschaft für Kinder- und Jugendpsychiatrie, Psychosomatik und Psychotherapie, Deutsche Gesellschaft für Psychiatrie und Psychotherapie, Psychosomatik und Deutsche Gesellschaft für Sozialpädiatrie und Jugendmedizin (federführende Fachgesellschaften). S3-Leitlinie ADHS bei Kindern, Jugendlichen und Erwachsenen (2018). Langfassung, Stand Mai 2017. www.dgppn.de/_Resources/Persistent/6f514fd31d75221054f1d880bda9637728e2b92d/Langfassung%20ADHS%20Leitlinie_080618.pdf (letzter Abruf: 22.03.2022).
14. Bundeszentrale für gesundheitliche Aufklärung. Essstörungen. http://www.bzga-essstoerungen.de (letzter Abruf: 22.03.2022).
15. Deutsche Gesellschaft für Psychiatrie und Psychotherapie, Psychosomatik und Nervenheilkunde und Deutsche Gesellschaft für Suchtforschung und Suchttherapie (federführende Fachgesellschaften). S3-Leitlinie Medikamentenbezogene Störungen. Langfassung, Stand Januar 2021. https://www.awmf.org/uploads/tx_szleitlinien/038-025l_S3_Medikamtenbezogene-Stoerungen_2021-01.pdf (letzter Abruf: 22.03.2022).
16. Herzog DP. Turner D, Lieb K: Psychiatrie hoch 2. München: Elsevier, 2022.
17. Miller R. M., Rollnick S. Motivierende Gesprächsführung: Motivational Interviewing. 3. A. Freiburg: Lambertus, 2015.
18. Bundesministerium für Gesundheit. Alkohol. Stand 21.2.2022. https://www.bundesgesundheitsministerium.de/service/begriffe-von-a-z/a/alkohol.html (letzter Abruf: 22.03.2022).
19. Deutsche Gesellschaft für Suchtforschung und Suchttherapie und Deutsche Gesellschaft für Psychiatrie und Psychotherapie, Psychosomatik und Nervenheilkunde (federführende Fachgesellschaften). S3-Leitlinie Screening, Diagnose und Behandlung alkoholbezogener Störungen. Langfasseung, Stand Dezember 2020. https://www.awmf.org/uploads/tx_szleitlinien/076-001l_S3-Screening-Diagnose-Behandlung-alkoholbezogene-Stoerungen_2021-02.pdf (letzter Abruf: 22.03.2022).
20. Deutsche Gesellschaft für Psychiatrie und Psychotherapie, Psychosomatik und Nervenheilkunde (federführende Fachgesellschaft). Leitlinie Schizophrenie. Stand März 2019. https://www.awmf.org/uploads/tx_szleitlinien/038-009l_S3_Schizophrenie_2019-03.pdf (letzter Abruf: 22.03.2022).
21. Deutsche Gesellschaft für Psychiatrie, Psychotherapie und Nervenheilkunde et al. S3-Leitlinie/Nationale VersorgungsLeitlinie Unipolare Depression. Langfassung, Version 5 2015. https://www.leitlinien.de/themen/depression/pdf/depression-2aufl-vers5-lang.pdf (letzter Abruf: 23.03.2022).
22. Deutsche Gesellschaft für Psychiatrie und Psychotherapie, Psychosomatik und Nervenheilkunde (federführende Fachgesellschaft). S3-Leitlinie zur Diagnostik und Therapie Bipolarer Störungen. Langfassung, Stand Februar 2019. https://www.awmf.org/uploads/tx_szleitlinien/038-019l_S3_Bipolare-Stoerungen-Diagnostik-Therapie_2020-05.pdf (letzter Abruf: 23.03.2022).
23. Deutschsprachige Gesellschaft für Psychotraumatologie (federführende Fachgesellschaft). S3-Leitlinie Posttraumatische Belastungsstörung. Langfassung, Stand April 2019. https://www.awmf.org/uploads/tx_szleitlinien/155-001l_S3_Posttraumatische_Belastungsstoerung_2020-02_1.pdf (letzter Abruf: 23.03.2022).
24. Deutsche Gesellschaft für Psychosomatische Medizin und Ärztliche Psychotherapie e. V. (federführende Fachgesellschaft). Leitlinie Behandlung von Angststörungen. Stand April 2021. https://www.awmf.org/uploads/tx_szleitlinien/051-028l_S3_Behandlung-von-Angststoerungen_2021-06.pdf (letzter Abruf: 23.03.2022).
25. Statistisches Bundesamt. Todesursachen in Deutschland 2020. www.destatis.de/DE/Themen/Gesellschaft-Umwelt/Gesundheit/Todesursachen/suizid.html (letzter Abruf: 23.03.2022).

Kontaktadressen

ADHS Deutschland e. V., www.adhs-deutschland.de
Akzept e. V., Bundesverband für akzeptierende Drogenarbeit und humane Drogenpolitik, www.akzept.eu
Drugcom: Alles über Drogen, www.drugcom.de
Anonyme Alkoholiker Deutschland (AA), www.anonyme-alkoholiker.de
Autismus Deutschland e. V., Bundesverband zur Förderung von Menschen mit Autismus, www.autismus.de

Bundesarbeitsgemeinschaft der Kinderschutz-Zentren e. V., www.kinderschutz-zentren.org
Bundesverband der Elternkreise suchtgefährdeter und suchtkranker Söhne und Töchter e. V. (BVEK), www.bvek.org
Bundesverband Psychiatrie-Erfahrener e. V. (BPE), www.bpe-online.de
Deutsche Angst-Hilfe e. V., www.angstselbsthilfe.de
Deutsche Gesellschaft Zwangserkrankungen e. V., www.zwaenge.de
Deutsche Hauptstelle für Suchtfragen e. V. (DHS), www.dhs.de
Deutscher Kinderschutzbund (DKSB) e. V., www.dksb.de
Nummer gegen Kummer e. V. (kostenlose Beratungsstelle für Kinder und Jugendliche), www.nummergegenkummer.de
Psychiatrienetz mit folgenden Verbänden: Dachverband Gemeindepsychiatrie e. V., Deutsche Gesellschaft für Soziale Psychiatrie e. V. (DGSP), Bundesverband der Angehörigen psychisch Kranker e. V. (BApK). Gemeinsame Website: www.psychiatrie.de
Stiftung Deutsche Depressionshilfe, www.deutsche-depressionshilfe.de
Zartbitter e. V., Kontakt- und Informationsstelle gegen sexuellen Missbrauch an Mädchen und Jungen, www.zartbitter.de

KAPITEL 39

Literaturnachweis

1. Merhabian A et al. Inference of Attitude from Nonverbal Communication in Two Channels. Journal of Consulting Psychology. 1967; 31: 248–252.
2. Schmitz H. Leib und Gefühl. Materialien zu einer philosophischen Therapeutik. 3. A. Bielefeld: Aisthesis Verlag, 2008.
3. Uzarewicz C. Das Konzept der Leiblichkeit und seine Bedeutung für die Pflege. Pflege & Gesellschaft, Sonderausgabe: Das Originäre der Pflege entdecken. Pflege beschreiben, erfassen, begrenzen. DV Pflegewissenschaft. 2003; 26: Mabuse Verlag. Frankfurt a. M.: 13.
4. Uzarewicz C, Uzarewicz M. Transkulturalität und Leiblichkeit in der Pflege. Intensiv. 2001; 4: 168–175.
5. Böhle F, Fross D. Erfahrungsgeleitete und leibliche Kommunikation und Kooperation in der Arbeitswelt. Bielefeld: Transcript-Verlag, 2015.
6. Watzlawick P et al. Menschliche Kommunikation – Formen, Störungen, Paradoxien. 10. A. Bern: Verlag Hans Huber, 2000.
7. Schulz von Thun F et al. Miteinander reden. Das innere Team und situationsgerechte Kommunikation. 2000; Bd. 1: Rowohlt. Reinbek: 78.
8. Glasl F. Konfliktmanagement. Ein Handbuch für Führungskräfte, Beraterinnen und Berater. 11. A. Bern: Haupt Verlag, 2017.
9. Wellhöfer PR. Gruppendynamik und soziales Lernen. Theorie und Praxis der Arbeit mit Gruppen. Stuttgart: Ferdinand Enke Verlag, 1993: 3 f.
10. Schindler R. Grundprinzipien der Psychodynamik in der Gruppe. Psyche. 1957; 11: S. 308–314.
11. Belbin RM. Team Roles at Work. London: Routledge, 2010.
12. Berufsgenossenschaft für Gesundheitsdienst und Wohlfahrtspflege (BGW) Gesund und motivierend führen. BGW-Themen: Management. Hamburg, BGW, 2017.
13. Gregersen S et al.: Führung und Gesundheit der Beschäftigten. In: Kriwy P, Jungbauer-Gans M (Hg.). Handbuch Gesundheitssoziologie, Wiesbaden: Springer, 2020: 559–579.
14. Harder J, Ammermann L. Die Praxis der Mitarbeiterführung – Situationsgerechtes Führen. Hannover: Vincentz Network, 2005.
15. Stader MA. Wirklich Wirksam Führen. Verhaltenserwerb, Motivation, Situatives Führen und Entscheidungsmanagement für Führungspraktiker. Norderstedt: BoD, 2003.
16. Blanchard K, Zigarmi P, Zigarmi D. Führungsstile. Reinbek: Rowohlt, 2002.
17. Herrmann D, Felfe J, Hardt J. Transformationale Führung und Veränderungsbereitschaft. Zeitschrift für Arbeits- und Organisationspsychologie. 2012; 2: 70–86.
18. Berufsgenossenschaft für Gesundheitsdienst und Wohlfahrtspflege (BGW). Konflikte lösen – Mobbing verhindern. Eine Handlungshilfe. Hamburg: BGW, 2021.
19. Leymann H. Der neue Mobbing-Bericht. Reinbek: Rowohlt, 1995.
20. Bundesanstalt für Arbeitsschutz und Arbeitsmedizin (BAuA)/INQUA Wenn aus Kollegen Feinde werden. Ratgeber zum Umgang mit Mobbing. Berlin: BAuA/INQA 2011.
21. Freund J, Overlander G. Pflegemanagement heute. München: Elsevier, 2020: S. 299.

Kontaktadressen

Private Online-Initiative gegen Mobbing am Arbeitsplatz, www.mobbing-web.de
Antidiskriminierungsstelle des Bundes, www.antidiskriminierungsstelle.de
Deutsches Kompetenzzentrum für internationale Fachkräfte in den Gesundheits- und Pflegeberufen, www.dkf-kda.de

KAPITEL 40

Literaturnachweis

1. Abt-Zegelin A. Patienten- und Familienedukation in der Pflege. Deutscher Verein für Pflegewissenschaft, Das Originäre der Pflege entdecken. Pflege beschreiben, erfassen, begrenzen. Sonderausgabe Pflege & Gesellschaft. Frankfurt a. M.: Mabuse, 2003. 103–115.
2. Koch-Straube R. Beratung in der Pflege. 2. A. Bern: Verlag Hans Huber, 2008.
3. Schieron M, Büker C, Zegelin A (Hrsg.). Patientenedukation und Familienedukation in der Pflege. Bern: Hogrefe, 2021.
4. Destatis Statistisches Bundesamt. Krankenhäuser: Eckdaten der Krankenhauspatientinnen und-patienten. https://www.destatis.de/DE/Themen/Gesellschaft-Umwelt/Gesundheit/Krankenhaeuser/Tabellen/entlassene-patienten-eckdaten.html (letzter Abruf: 27.01.2022).
5. Deutscher Berufsverband für Pflegeberufe (DBfK): Advanced Nursing Practice: Pflegerische Expertise für eine leistungsfähige Gesundheitsversorgung. https://www.dbfk.de/media/docs/download/Allgemein/Advanced-Practice-Nursing-Broschuere-2019.pdf (letzter Abruf: 27.01.2022).
6. Schäfer C. Patientencompliance. Adhärenz als Schlüssel für den Therapieerfolg im Versorgungsalltag. Wiesbaden: Springer Gabler, 2017.
7. Abt-Zegelin A, Gossens J. Strukturiertes Anleitungsprogramm für langzeittracheotomierte Patienten, 2. Teil. Die Schwester Der Pfleger. 2/2006: 142–146.
8. Zegelin A. (2020). Gibt es ein Recht auf pflegerische Information? Interview mit Prof. Dr. V. Großkopf. Pflegezeitschrift, 73 (11), 28–29.
9. Kocks A., Abt-Zegelin A. Bildmaterial für pflegebezogene Patienten- und Familienedukation. Padua. 2013; 8: S. 244–247.
10. Bundesministerium für Arbeit und Soziales (BMAS): Leichte Sprache – Ein Ratgeber. https://www.bmas.de/SharedDocs/Downloads/DE/Publikationen/a752-ratgeber-leichte-sprache.pdf?__blob=publicationFile&v=1 (letzter Abruf: 14.02.2022).
11. Aktionsforum Gesundheitsinformationssystem e. V. (afgis): Checkliste für medizinische Websites. https://www.afgis.de/upload/pdf/afgis-checkliste-medizinische-webseiten-2019.pdf (letzter Abruf: 28.01.2022).
12. Büker C, Sunder N. Patientenedukation per Mausklick. Deutsche Gesellschaft für Pflegewissenschaft e. V. (DGP) Sektion BIS Beraten, Informieren und Schulen – Ausgewählte Beiträge der Sektionsarbeit. Duisburg: DGP, 2017.
13. Mattes M, Mayer H. Unterstützung chronisch Kranker im Umgang mit Medikamenten. Padua. 2021; 16 (1): 57–64.
14. Abt-Zegelin A. Mikroschulungen – Pflegewissen für Patienten und Angehörige. Die Schwester Der Pfleger. 1/2006: 62–65.
15. Abt-Zegelin A. Epilepsie – Beratung und Information. Die Schwester Der Pfleger. 2/2004: 98–101.
16. Abt-Zegelin A, Tolsdorf M, Schönberger C, Tschainer S. Kurs für pflegende Angehörige. Manual zur Kursgestaltung. München: Ernst Reinhardt, 2010.
17. Ouatedem-Tolsdorf M. Familienmoderation bei Pflegebedürftigkeit – auch eine Aufgabe der Pflege. Pflegezeitschrift. 1/2016
18. Zegelin A. Pflege breiter aufstellen. Die Schwester Der Pfleger. 2020; 59 (5): 52–55.
19. Fitzgerald Miller J. Coping fördern – Machtlosigkeit überwinden. Bern: Verlag Hans Huber, 2003.
20. Deutsche Gesellschaft für Pflegewissenschaft. Kollegiale Beratung in der Pflege. Ein praktischer Leitfaden zur Einführung und Implementierung. 2012. https://dg-pflegewissenschaft.de/wp-content/uploads/2017/05/LeitfadenBIS1.pdf (letzter Abruf: 28.01.2022).
21. Bamberger G, Rust L, Abt-Zegelin A. Setzen Sie sich doch einen Moment. Beratungsgespräche. Die Schwester Der Pfleger. 9/2009: 856–861.

22. Teigeler B. „Entscheidend ist eine Haltung der Eingelassenheit". Interview mit Günter G. Bamberger. Die Schwester Der Pfleger. 7/2013: 640–645.
23. Universität Witten-Herdecke: Wittener Werkzeuge. https://www.wittener-werkzeuge.de/ (letzter Abruf: 31.01.2022).
24. Zegelin A. Hoffnung schenken. Angehörige pflegen 2020; 1: 34–35.
25. Quernheim G. Spielend anleiten und beraten. 6. A. München: Elsevier, 2022.

Kontaktadressen

Aktionsforum Gesundheitsinformationssystem e. V. (afgis), www.afgis.de
Institut für Qualität und Wirtschaftlichkeit im Gesundheitswesen (IQWiG), www.gesundheitsinformation.de
Netzwerk Patienten- und Familienedukation in der Pflege e. V., www.patientenedukation.de
Unfallkasse Nordrhein-Westfalen, www.beim-pflegen-gesund-bleiben.de

KAPITEL 41

Literaturnachweis

1. Infektionsschutzgesetz. § 2 Begriffsbestimmungen 8. Nosokomiale Infektion. www.gesetze-im-internet.de/ifsg/__2.html (letzter Abruf: 10.06.2022).
2. Kommission für Krankenhaushygiene und Infektionsprävention. Empfehlungen. www.rki.de/DE/Content/Infekt/Krankenhaushygiene/Kommission/kommission_node.html (letzter Abruf: 10.06.2022).
3. Berufsgenossenschaft für Gesundheitsdienst und Wohlfahrtspflege. BGR 250/TRBA 250 Biologische Arbeitsstoffe im Gesundheitswesen und in der Wohlfahrtspflege, Stand 5/2018 Kap. 4.1.2.6, S. 13. www.bgw-online.de/resource/blob/13696/f7d59061152e53c1b6a32ab254f6acd5/trba250-biologische-arbeitsstoffe-im-gesundheitswesen-und-in-der-wohlfahrtspflege-data.pdf (letzter Abruf: 10.06.2022).
4. Kommission für Krankenhaushygiene und Infektionsprävention beim Robert Koch-Institut. Personelle und organisatorische Voraussetzungen zur Prävention nosokomialer Infektionen. Bundesgesundheitsblatt. 2009; 52: 951–962.
5. Kommission für Krankenhaushygiene und Infektionsprävention beim Robert Koch-Institut (KRINKO). Infektionsprävention in Heimen. Bundesgesundheitsblatt. 2005; 9: 1061–1080.
6. Heimgesetz. § 11 Anforderungen an den Betrieb eines Heimes. www.gesetze-im-internet.de/heimg/__11.html (letzter Abruf: 10.06.2022).
7. Kommission für Krankenhaushygiene und Infektionsprävention beim Robert Koch-Institut. Händehygiene in Einrichtungen des Gesundheitswesens. Bundesgesundheitsblatt. Bundesgesundheitsbl. 2016; 59: 1189–1220.
8. Berufsgenossenschaft für Gesundheitsdienst und Wohlfahrtspflege. TRBA 250 Biologische Arbeitsstoffe im Gesundheitsweisen und in der Wohlfahrtspflege. Stand 2018. www.bgw-online.de/resource/blob/13696/f7d59061152e53c1b6a32ab254f6acd5/trba250-biologische-arbeitsstoffe-im-gesundheitswesen-und-in-der-wohlfahrtspflege-data.pdf (letzter Abruf: 10.06.2022).
9. Deutsche Gesellschaft für Krankenhaushygiene, Sektion Hygiene in der ambulanten und stationären Kranken- und Altenpflege/Rehabilitation. Kleidung und Schutzausrüstung für Pflegeberufe aus hygienischer Sicht. Aktualisierte Fassung 2016. Hygiene & Medizin. 2016; 41: 7–8, 186–192.
10. Berufsgenossenschaft für Gesundheitsdienst und Wohlfahrtspflege, Fachgruppe Rücken. Gut zu Fuß im Pflegeberuf – Kriterien für sichere Arbeitsschuhe. www.bgw-online.de/DE/Home/Branchen/Pflege/Gut-zu-Fuss-Pflegeberuf-Teil1.html (letzter Abruf: 10.06.2022).
11. Deutsche Gesetzliche Unfallversicherung (DGUV). DGUV Regel 112–189 – Benutzung von Schutzkleidung, Stand: 10/2007, Kap. 4.2 und 4.3.16, S. 8–9. https://publikationen.dguv.de/regelwerk/dguv-regeln/1352/benutzung-von-schutzkleidung (in Überarbeitung) (letzter Abruf: 10.06.2022).
12. Aktion Saubere Hände. Positionspapier: mobile Spender und Kitteltaschenflaschen. www.aktion-sauberehaende.de/fileadmin/ash/download-Material/Positionspapiere-Literatur/04-ASH_Positionspapier_Kitteltaschenflaschen_122009.pdf (letzter Abruf: 10.06.2022).
13. Aktion Saubere Hände. Indikation zur Händehygiene. www.aktion-sauberehaende.de/ash/module/krankenhaeuser/5-indikationen/ (letzter Abruf: 10.06.2022).
14. Berufsgenossenschaft für Gesundheitsdienst und Wohlfahrtspflege. Hauptsache Hautschutz, Stand 2019. www.bgw-online.de/bgw-online-de/service/medien-arbeitshilfen/medien-center/hauptsache-hautschutz-14554 (letzter Abruf: 18.03.2022).
15. Berufsgenossenschaft für Gesundheitsdienst und Wohlfahrtspflege. Hautschutz- und Händehygieneplan für Mitarbeiterinnen und Mitarbeiter in der Kranken- und Altenpflege, Stand 2018. www.bgw-online.de/bgw-online-de/service/medien-arbeitshilfen/medien-center/hautschutz-und-haendehygieneplan-fuer-mitarbeiterinnen-und-20186 (letzter Abruf: 18.03.2022).
16. Berufsgenossenschaft für Gesundheitsdienst und Wohlfahrtspflege. Infektionsschutz, Stand 2020. www.bgw-online.de/resource/blob/8880/817fef15d02476b4fa5393ac6889f25d/infektionsschutz-artikel-download-data.pdf (letzter Abruf: 18.03.2022).
17. Kommission für Krankenhaushygiene und Infektionsprävention beim Robert Koch-Institut. Anforderungen an die Hygiene bei der Reinigung und Desinfektion von Flächen. Bundesgesundheitsblatt. 2004; 47: 51–61.
18. Länder-Arbeitskreis zur Erstellung von Hygieneplänen nach §§ 23, 36 IfSG. Hygiene-Rahmenplan für ambulante Pflegedienste. Stand 2/2013. www.uminfo.de/rahmenhygieneplaene/lak-gesundheits einrichtungen/rhp-lak-ambulante-pflegedienste.pdf (letzter Abruf: 10.06.2022).
19. Liste der vom Robert Koch-Institut geprüften und anerkannten Desinfektionsmittel und -verfahren. Bundesgesundheitsblatt. 2017; 60: 1274–1297.
20. Arbeitskreis Viruzidie beim RKI. Empfehlung zur Auswahl viruzider Desinfektionsmittel, Stand 2016. www.krankenhaushygiene.de/referate/d13b4982da4e67a8f40f1d8c674171ed.pdf (letzter Abruf: 18.03.2022).
21. Kommission für Krankenhaushygiene und Infektionsprävention. Infektionsprävention im Rahmen der Pflege und Behandlung von Patienten mit übertragbaren Erkrankungen. Bundesgesundheitsblatt 2015; 58: 1151–1170.
22. Kommission für Krankenhaushygiene und Infektionsprävention. Prävention von Infektionen, die von Gefäßkathetern ausgehen, Teil 2. Bundesgesundheitsblatt 2017; 20: 207–215.
23. Bundesministerium für Ernährung und Landwirtschaft. Rechtsgrundlagen für die Lebensmittelhygiene. www.bmel.de/DE/themen/verbraucherschutz/lebensmittel-hygiene/rechtsgrundlagen-lebens mittelhygiene.html;jsessionid=99132FEA2687FD404663A13016164F54.live921#doc17574bodyText6 (letzter Abruf: 18.03.2022).
24. Verordnung über Anforderungen an die Hygiene beim Herstellen, Behandeln und Inverkehrbringen von Lebensmitteln, Lebensmittelhygiene-Verordnung, geändert durch Art.2 V vom 3.1.2018 I 99. www.gesetze-im-internet.de/lmhv_2007/LMHV.pdf (letzter Abruf: 10.06.2022).
25. Deutsche Gesellschaft für Krankenhaushygiene e. V. Hygiene-Tipp Februar 2017, Speisenkühlung. www.krankenhaushygiene.de (letzter Abruf: 10.06.2022).
26. Robert-Koch-Institut. Belehrung gemäß § 14 Abs. 1 IfSG, Stand 2014. www.rki.de/DE/Content/Infekt/IfSG/Belehrungsbogen/belehrungs bogen_lebensmittel_deutsch.pdf?__blob=publicationFile (letzter Abruf: 18.03.2022).
27. Robert-Koch-Institut, Epidemiologisches Bulletin, 4. Mai 2001/Nr.18, Online unter www.rki.de/DE/Content/Infekt/EpidBull/Archiv/2001/Ausgabenlinks/18_01.pdf?__blob=publicationFile (letzter Abruf: 10.06.2022).
28. Deutsche Gesellschaft für Sterilgutversorgung. Qualitätssicherung im Bereich der Aufbereitung; Teil 2 (Überarbeitung von Empfehlung 13, 16 und 17). Zentralsterilisation. 2/2014. www.dgsv-ev.de/wp-content/uploads/2016/09/AKQ_d_ZT_2_2014_QS_im_Bereich_der_Aufbereitung_Teil_2.pdf (letzter Abruf: 10.06.2022).
29. Kommission für Krankenhaushygiene und Infektionsprävention, Bundesinstitut für Arzneimittel und Medizinprodukte. Anforderungen an die Hygiene bei der Aufbereitung von Medizinprodukten. Bundesgesundheitsblatt. 2012; 55: 1244–1310.
30. DIN EN ISO 11607-1:2009-09. Titel: Verpackungen für in der Endverpackung zu sterilisierende Medizinprodukte – Teil 1: Anforderungen an Materialien, Sterilbarrieresystem und Verpackungssysteme (ISO 11607-1:2006); Deutsche Fassung EN ISO 11607-1:2009. www.beuth.de/de/norm/din-en-iso-11607-1/119326254 (letzter Abruf: 10.06.2022).

31. Deutsche Gesellschaft für Sterilgutversorgung, Empfehlungen des Fachausschusses „Qualität" (85). Empfehlungen zur Lagerdauer für sterile Medizinprodukte. Zentralsterilisation 3/2014. www.dgsv-ev.de/wp-content/uploads/2016/09/AKQ_d_ZT_3_2014_85_Empfehlung_zur_Lagerdauer_f_r_sterile_MP.pdf (letzter Abruf: 10.06.2022).
32. Bund/Länder-Arbeitsgemeinschaft Abfall (LAGA). Vollzugshilfe zur Entsorgung von Abfällen aus Einrichtungen des Gesundheitsdienstes. Stand 6/2021. www.rki.de/DE/Content/Infekt/Krankenhaushygiene/Kommission/Downloads/LAGA-Rili.pdf?__blob=publicationFile (letzter Abruf: 10.06.2022).

KAPITEL 42

Literaturnachweis

1. Gesetz zur Verbesserung der Rechte von Patientinnen und Patienten. Bundesgesetzblatt Jhg. 2013 Teil I Nr. 9, ausgegeben am 25.02.2013.
2. Landesärztekammer Baden-Württemberg mit den Bezirksärztekammern. Merkblatt Die Aufklärungs- und Informationspflichten des Arztes, Stand 2/2016. www.aerztekammer-bw.de/10aerzte/40merkblaetter/10merkblaetter/aufklaerungspflicht.pdf (letzter Abruf: 26.05.2022).
3. Fley G, Schneider F (Hrsg.) Pflege Heute Pädiatrische Pflege. Kindesmisshandlung und sexueller Missbrauch. München. Elsevier 2019, S. 36–39.
4. Kompetenz-Centrum Geriatrie. Assessments in der Geriatrie. www.kcgeriatrie.de/assessments-in-der-geriatrie/ (letzter Abruf: 26.05.2022).
5. Arbeitsgruppe der Deutschen Gesellschaft für Klinische Chemie und Laboratoriumsmedizin (DGKL) e. V. u. a. Standard-Arbeitsanleitung zur peripher venösen Blutabnahme für die labormedizinische Diagnostik. Stand 11/2017. www.dgkl.de/fileadmin/Verbandsarbeit/Extraanalytische_Qualitaet/_Journal_of_Laboratory_Medicine__Standard-Arbeitsanleitung_zur_peripher_vensen_Blutentnahme_fr_die_labormedizinische_Diagnostik.pdf (letzter Abruf: 26.05.2022).
6. Anforderungen an die Hygiene bei Punktionen und Injektionen. Empfehlungen der Kommission für Krankenhaushygiene und Infektionsprävention beim Robert-Koch-Institut. Robert Koch-Institut Bundesgesundheitsblatt – Gesundheitsforschung – Gesundheitsschutz. 2011; 54: 9/10. 1135–1144.
7. Berufsgenossenschaft für Gesundheitsdienst und Wohlfahrtspflege. Risiko Nadelstich. Stand 9/2021. www.bgw-online.de/resource/blob/18152/5158553ce5d2c83b02dca2f3bebd8dbc/bgw09-20-001-risiko-nadelstich-data.pdf (letzter Abruf: 26.05.2022).
8. Berufsgenossenschaft für Gesundheitsdienst und Wohlfahrtspflege u. a. Information zur Vermeidung von Nadelstichverletzungen für Einrichtungen der stationären und ambulanten Pflege. Stand 3/2020. www.bgw-online.de/resource/blob/9160/96003a53c63233a63c1ec9849fcf95ae/merkblatt-sichere-instrumente-pflege-aerzte-data.pdf (letzter Abruf: 26.05.2022).
9. Robert Koch-Institut (Hrsg.). Empfehlungen der Ständigen Impfkommission (STIKO) am Robert Koch-Institut – 2016/2017. Epidemiologisches Bulletin Nr. 34, 29.8.2016.
10. Infektionsprävention in Heimen. Empfehlung der Kommission für Krankenhaushygiene und Infektionsprävention beim Robert Koch-Institut (RKI). Robert Koch-Institut Bundesgesundheitsblatt – Gesundheitsforschung – Gesundheitsschutz. 2005; 48: 9. 1061–1080.
11. Diabetologie-Online. Hausdesinfektion vor Blutzuckermessung? Stand 2016. https://diabetologie-online.de/a/hautdesinfektion-vor-blutzuckermessung-1762409 (letzter Abruf: 26.05.2022).
12. Bundesministerium für Justiz: Gesetz zum Schutz vor Wirkung schädlicher ionisierender Strahlung (Strahlenschutzgesetz). www.gesetze-im-internet.de/strlschg/ (letzter Abruf: 26.05.2022).
13. Verordnung zum Schutz vor schädlicher Wirkung ionisierender Strahlung (Strahlenschutzverordnung) – Verordnung zur weiteren Modernisierung des Strahlenschutzrechts. Bundesgesetzblatt Teil I Nr. 41 vom 05.12.2018.
14. Medica Magazin. Neuer Kontrastmechanismus verbessert Xenon-MRT.14.01.2021. www.medica.de/de/News/Archiv/Neuer_Kontrastmechanismus_verbessert_Xenon-MRT (letzter Abruf: 26.05.2022).

Kontaktadressen

Arbeitsgemeinschaft der Wissenschaftlichen Medizinischen Fachgesellschaften, www.awmf.org
Bundesamt für Strahlenschutz, www.bfs.de
Deutsche Gesellschaft für Interventionelle Radiologie und minimal-invasive Therapie (DeGIR) e. V., www.degir.de
Deutsche Gesellschaft für Klinische Chemie und Laboratoriumsmedizin (DGKL) e. V., www.dgkl.de
Deutsche Gesellschaft für Nuklearmedizin (DGN) e. V., www.nuklearmedizin.de
Deutsche Röntgengesellschaft – Gesellschaft für medizinische Radiologie e. V., www.drg.de
Deutsches Institut für Medizinische Dokumentation und Information (DIMIDI), www.dimdi.de/static/de/index.html
Robert Koch-Institut, www.rki.de

KAPITEL 43

Literaturnachweis

1. Bundesministerium für Gesundheit. Patientengesetz. https://www.bundesgesundheitsministerium.de/service/begriffe-von-a-z/p/patientenrechtegesetz.html (letzter Abruf: 17.06.2022).
2. Landesärztekammer Baden-Württemberg. Die Aufklärungs- und Informationspflichten des Arztes, Stand 2016. https://www.aerztekammer-bw.de/10aerzte/40merkblaetter/10merkblaetter/aufklaerungspflicht.pdf (letzter Abruf: 17.06.2022).
3. Unabhängige Patientenberatung Deutschland. Ärztliche Informations- und Aufklärungspflichten. https://www.patientenberatung.de/de/informationen/recht/aerztliche-informations-und-aufklaerungspflichten (letzter Abruf: 17.06.2022).
4. Gesetz über den Verkehr mit Arzneimitteln (Arzneimittelgesetz – AMG). https://www.gesetze-im-internet.de/bundesrecht/amg_1976/gesamt.pdf (letzter Abruf: 17.06.2022).
5. Bundesministerium für Bildung und Forschung. Medikamente im Alter: Welche Wirkstoffe sind ungeeignet? Stand 2017. https://www.gesundheitsforschung-bmbf.de/files/Medikamente_im_Alter.pdf (letzter Abruf: 17.06.2022).
6. Deutsche Seniorenliga e. V. Medikamente im Alter. https://www.medikamente-im-alter.de/medikamente-im-alter (letzter Abruf: 17.06.2022).
7. Bundesministerium für Bildung und Forschung. Potenziell inadäquate Medikation für ältere Menschen – Die PRISCUS-Liste, Stand 2010. https://www.priscus2-0.de/priscus-1.html (letzter Abruf: 17.06.2022).
8. Bundesinstitut für Arzneimittel und Medizinprodukte. Arzneimittelentsorgung. https://www.bfarm.de/DE/Buergerbereich/Arzneimittel/arzneimittelentsorgung.html (letzter Abruf: 17.06.2022).
9. Fresinius Kabi. Medikamentengaben über Sonde. Stand 2011. https://www.fresenius-kabi.com/de/documents/7346841_Medikamentengabe_über_Sonde.pdf (letzter Abruf: 17.06.2022).
10. Kommission für Krankenhaushygiene und Infektionsprävention. Infektionsprävention in Heimen. Stand 2005. https://www.rki.de/DE/Content/Infekt/Krankenhaushygiene/Kommission/Downloads/Heimp_Rili.pdf?__blob=publicationFile (letzter Abruf: 17.06.2022).
11. Kommission für Krankenhaushygiene und Infektionsprävention. Empfehlung Anforderungen an die Hygiene bei Punktionen und Injektionen. Stand 2011. http://www.rki.de/DE/Content/Infekt/Krankenhaushygiene/Kommission/Downloads/Punkt_Inj_Rili.pdf?__blob=publicationFile (letzter Abruf: 17.06.2022).
12. Verband der Diabetes-Beratungs- und Schulungsberufe in Deutschland e. V. Leitfaden zur Injektion bei Diabetes mellitus. 2. A. 2016. https://www.vdbd.de/fileadmin/portal/redaktion/Publikationen/170621_VDBD-Leitfaden_Injektion_2016_Web.pdf (letzter Abruf: 17.06.2022).
13. Kommission für Krankenhaushygiene und Infektionsprävention. Empfehlung Prävention von Infektionen, die von Gefäßkathetern ausgehen. Teil 2 – Periphervenöse Verweilkanülen und arterielle Katheter. Stand 01/2017. https://www.rki.de/DE/Content/Infekt/Krankenhaushygiene/Kommission/Downloads/Gefaesskath_Inf_Teil2.pdf?__blob=publicationFile (letzter Abruf: 17.06.2022).

14. Kommission für Krankenhaushygiene und Infektionsprävention. Empfehlung Prävention von Infektionen, die von Gefäßkathetern ausgehen. Teil 1 – Nichtgetunnelte zentralvenöse Katheter. Stand 01/2017. https://www.rki.de/DE/Content/Infekt/Krankenhaus hygiene/Kommission/Downloads/Gefaesskath_Inf_Teil1.pdf?__blob=publicationFile (letzter Abruf: 17.06.2022).
15. Gemeinsamer Bundesausschuss. Häusliche Krankenpflege-Richtlinie: Verordnungsfähigkeit einer subkutanen Infusion. Beschlussdatum: 21.02.2013. http://www.aerztezeitung.de/politik_gesellschaft/pflege/article/844301/haeusliche-krankenpflege-vertragsaerzte-duerfen-subkutane-infusionen-verordnen.html (letzter Abruf: 17.06.2022).
16. Mediq Deutschland GmbH. Leitfaden Parenterale Ernährung. 2020_12_07_Auszug_Pflegeleitfaden_IV.pdf (letzter Abruf: 17.06.2022).
17. Deutsche Gesellschaft für Ernährungsmedizin (DGEM) in Zusammenarbeit mit der GESKES und der AKE. S3-Leitlinie Besonderheiten der Überwachung bei künstlicher Ernährung. Stand 2013. www.dgem.de/sites/default/files/PDFs/Leitlinien/S3-Leitlinien/073-022l_S3_Überwachung_bei_künstlicher_Ernährung_2013-10.pdf (letzter Abruf: 26.07.2022)
18. Thüler M. Wohltuende Wickel. 10. A. Eigenverlag, 2013.
19. Wabner D, Beier C (Hrsg.). Aromatherapie Grundlagen-Wirkprinzipien-Praxis. 2. A. München: Elsevier, 2013.
20. Initiative Chronische Wunden e. V. (ICW). Standards/Definitionen für die Wundbehandlung. https://www.icwunden.de/wundwissen/standardsdefinitionen.html (letzter Abruf: 17.06.2022).
21. Protz K. Moderne Wundversorgung. 10. A. München: Elsevier, 2022.
22. Kramer A, Dissemond J, Kim S et al. Consensus on Wound Antisepsis: Update 2018. Skin Pharmacol Physiol. 2018; 31: 28–58.
23. Dissemond et al. Positionspapier ICW zur Nomenklatur des Débridements chronischer Wunden. Hautarzt. 2022; 73(5): 369–375. https://doi.org/10.1007/s00105-022-04944-3 (letzter Abruf: 03.08.2022).
24. Vasel-Biergans A. Wundauflagen. 4. A. Stuttgart: Wissenschaftliche Verlagsgesellschaft, 2017.
25. Empfehlung der Kommission für Krankenhaushygiene und Infektionsprävention (KRINKO) beim Robert Koch-Institut (RKI): Prävention postoperativer Wundinfektionen. In: Bundesgesundheitsblatt 61/2018. https://www.rki.de/DE/Content/Infekt/Krankenhaushygiene/Kommission/Downloads/Empfehlung_Wundinfektionen_2018-04.pdf?__blob=publicationFile (letzter Abruf: 26.07.2022).
26. Schwarzkopf A, Dissemond J. Indikation und praktische Durchführung mikrobiologischer Diagnostik bei Patienten mit chronischen Wunden. JDDG. 2015; 13(3): 203–210.
27. Schwarzkopf A. Wunde auswischen – aber wie? Stellungnahme aus der Sicht eines medizinischen Mikrobiologen. WundManagement. 2017; 11: 6. 304–305.
28. Arbeitskreis Instrumentenaufbereitung. Rote Broschüre: Instrumentenaufbereitung – Instrumente werterhaltend aufbereiten 11. A. 2017. http://www.a-k-i.org/index.php?id=10 (Letzter Abruf: 17.06.2022).
29. Deutsches Netzwerk für Qualitätsentwicklung in der Pflege (Hrsg.). Expertenstandard Pflege von Menschen mit chronischen Wunden. 1. Aktualisierung. Osnabrück: 2015.
30. Deutsche Krebsgesellschaft u. a. Erweiterte S3-Leitlinie Palliativmedizin für Patienten mit einer nicht-heilbaren Krebserkrankung. Stand 9/2020. https://www.awmf.org/uploads/tx_szleitlinien/128-001OLl_S3_Palliativmedizin_2020-09_02.pdf (Letzter Abruf: 17.06.2022).
31. Sektion Pflege der Deutschen Gesellschaft für Palliativmedizin. Exulzerierende Wunden. Stand 2012. https://www.dgpalliativmedizin.de/images/stories/pdf/Leitlinie_exulzerierende_Wunden_end.pdf (Letzter Abruf: 17.06.2022).

Kontaktadressen

Arbeitsgemeinschaft Fuß der DDG, www.ag-fuss-ddg.de
Arbeitsgemeinschaft der Wissenschaftlichen Medizinischen Fachgesellschaften (AWMF), www.awmf-online.de
Bundesinstitut für Arzneimittel und Medizinprodukte (BfArM), www.bfarm.de
Bundesverband der Organtransplantierten (BDO) e. V., www.bdo-ev.de
Bundesverband Medizintechnologie (BVMed) e. V., www.bvmed.de
DAG Deutsche Arbeitsgemeinschaft Selbsthilfegruppen e. V. (DAG SHG), www.dag-shg.de
Deutsche Diabetes Gesellschaft (DDG) e. V., www.deutsche-diabetes-gesellschaft.de
Deutsche Gesellschaft für Ernährung (DGE) e. V., www.dge.de
Deutsche Gesellschaft für Phlebologie e. V., www.phlebology.de
Deutsche Gesellschaft für Wundheilung und Wundbehandlung e. V., www.dgfw.de
Deutsche Stiftung Organtransplantation (DSO), www.dso.de
Deutsche Venen-Liga (DVL) e. V., www.venenliga.de
Gelbe Liste Pharmindex, www.gelbe-liste.de
Initiative Chronische Wunden e. V. (ICW), www.icwunden.de
Nationale Kontakt- und Informationsstelle zur Anregung und Unterstützung von Selbsthilfegruppen, www.nakos.de
Robert Koch-Institut, www.rki.de
Übersicht Wundnetze in Deutschland: www.wundnetze.de
Wundzentrum Hamburg, www.wundzentrum-hamburg.de
www.diewundeverbindet.de (Private Seite von Robert Zimmer, Pflegetherapeut Wunde ICW e. V.)
www.werner-sellmer.de (Private Seite von Werner Sellmer, Fachapotheker für klinische Pharmakologie)

KAPITEL 44

Literaturnachweis

1. Standl T. Das moderne Fast-Track-Konzept 2.0. Anästh Intenvsivmed 2021; 62:452–462
2. Zasttrow I, Fehrs C. Optimal vorbereitet auf die OP. Die Schwester Der Pfleger 2017; 9: 31–34
3. Fley G, Schneider F. Pflege Heute Pädiatrie. Kap. 28: Prä- und postoperative Pflege. München: Elsevier; 2019
4. Böhmer AB, Wappler F, Zwißler B. Präoperative Risikoevaluation – von der Routinediagnostik zur patientenorientierten Strategie. Deutsches Ärzteblatt 2014; 111: 437–446
5. Zeiler T, Dietenbeck R. Die neue Richtlinie Hämotherapie – Anmerkungen zur autologen Hämotherapie. Hämothapie 2018; 30: 11–15
6. Bundesärztekammer. Richtlinie zur Gewinnung von Blut und Blutbestandteilen und zur Anwendung von Blutprodukten. Gesamtnovelle 2017. Kapitel 2.6 Autologe Hämotherapie. www.bundesaerztekammer.de/themen/medizin-und-ethik/wissenschaftlicher-beirat/veroeffentlichungen/haemotherapie-transfusionsmedizin/richtlinie-zur-gewinnung-von-blut-und-blutbestandteilen-und-zur-anwendung-von-blutprodukten-richtlinie-haemotherapie (letzter Abruf: 01.08.2022)
7. Kommission für Krankenhaushygiene und Infektionsprävention. Prävention postoperativer Wundinfektionen. Bundesgesundheitsblatt-Gesundheitsforschung-Gesundheitsschutz 2018; 61: 448–472
8. Deutsche Gesellschaft für Ernährungsmedizin et al. Klinische Ernährung in der Chirurgie. www.awmf.org/uploads/tx_szleitlinien/073-005l_S3_Klinische_Ern%C3%A4hrung_Chirurgie_Transplantationen_2014-02-abgelaufen.pdf (letzter Zugriff: 02.01.2022)
9. S3-Leitlinie Prophylaxe der venösen Thromboembolie. www.awmf.org/uploads/tx_szleitlinien/003-001l_S3_VTE-Prophylaxe_2015-12.pdf (letzter Zugriff: 02.01.2022).
10. Deutsche Krankenhausgesellschaft e. V. (DKG). Pflege im Operationsdienst. www.dkgev.de/themen/personal-weiterbildung/aus-und-weiterbildung-von-pflegeberufen/pflege-im-operationsdienst/ (letzter Zugriff: 02.01.2022)
11. Kommission für Krankenhaushygiene und Infektionsprävention. Anforderungen der Hygiene bei Operationen und anderen invasiven Eingriffen. Bundesgesundheitsblatt – Gesundheitsforschung – Gesundheitsschutz 2000; 43: 644–648
12. Arbeitskreis Krankenhaus- und Praxishygiene der Arbeitsgemeinschaft der wissenschaftlichen medizinischen Fachgesellschaften/AWMF. Leitlinie Händedesinfektion und Händehygiene. www.awmf.org/uploads/tx_szleitlinien/029-027l_S2k_Haendedesinfektion_Haendehygiene_2016-08.pdf (letzter Zugriff: 02.01.2022)
13. Kommission für Krankenhaushygiene und Infektionsprävention Händehygiene in Einrichtungen des Gesundheitswesens. Bundesgesundheitsblatt – Gesundheitsforschung – Gesundheitsschutz 2016; 59: 1189–1220
14. Quernheim G. Warten, aber richtig: Praxishandbuch zum Management wartender Patienten. Bern: Hogrefe; 2017
15. Luce-Wunderle. Klinikleitfaden OP-Pflege. 7. A. München: Elsevier; 2019
16. Kucharek M et al. Lehrbuch für Operationspflegekräfte: Medizinische und pflegerische Grundlagen. 4. A. München: Elsevier; 2013

Kontaktadressen

Bundesverband für ambulantes Operieren e. V.: www.operieren.de
Deutsche Gesellschaft für Chirurgie e. V.: www.dgch.de
Deutsche Gesellschaft für Fachkrankenpflege und Funktionsdienste e. V.: www.dgf-online.de
Deutsche Krankenhausgesellschaft e. V., Aus- und Weiterbildung: www.dkgev.de
Organisation schmerzfreies Krankenhaus: www.schmerzfreies-krankenhaus.de

KAPITEL 45

Literaturnachweis

1. Deutsche Krankenhausgesellschaft. Anlage IV Weiterbildung für Intensiv- und Anästhesiepflege. www.dkgev.de/themen/personal-weiterbildung/aus-und-weiterbildung-von-pflegeberufen/intensiv-und-anaesthesiepflege/ (letzter Abruf: 08.01.2022)
2. Intensivtagebuch – Eine Initiative von Peter Nydal. www.intensivtagebuch.de (letzter Abruf: 03.03.2022)
3. Mayer H, Nagl-Cupal M, Hager I, Puchebner M. Angehörigenfreundliche Intensivstation. Bedürfnisse Angehöriger auf Intensivstationen – Ergebnisse einer Studie an vier Spitälern der Gemeinde Wien. Wien: Institut für Pflegewissenschaft; 2010
4. Isfort M, Weidner F, Gehlen D. Pflege-Thermometer 2012. Eine bundesweite Befragung von Leitungskräften zur Situation der Pflege und Patientenversorgung auf Intensivstationen im Krankenhaus. Deutsches Institut für angewandte Pflegeforschung e. V., Köln. www.dip.de/fileadmin/data/pdf/projekte/Pflege_Thermometer_2012.pdf (letzter Abruf: 03.30.2022)
5. Jorch G, Kluge S, König F et al. Empfehlungen zur Struktur und Ausstattung von Intensivstationen. Deutsche Interdisziplinäre Vereinigung für Intensiv- und Notfallmedizin (DIVI), 2010. www.divi.de/joomlatools-files/docman-files/publikationen/intensivmedizin/20101130-publikationen-empfehlungen-zur-struktur-v-intensiv stationen-langversion.pdf (letzter Abruf: 03.03.2022)
6. Waydhas C, Hertig E, Kluge S et al. Intermediate Care Station, Empfehlungen zur Ausstattung und Struktur. Deutsche Interdisziplinäre Vereinigung für Intensiv- und Notfallmedizin (DIVI), 2017. www.divi.de/empfehlungen/publikationen/intermediate-care-station-1/406-empfehlungen-zur-struktur-von-imc-stationen-langversion/file (letzter Abruf: 03.03.2022)
7. Nydahl P et al. Algorithmen und Checklisten unterstützen Frühmobilisierung. PflegenIntensiv 2016; 4: 12–19
8. Bächle-Helde B. Wie weh tut es? JuKiP 2013; 2: 164–167
9. Rothaug O et al. Praxis der Fixierung des Endotrachealtubus. Medizinsiche Klinik – Intensivmedizin und Notfallmedizin 2013; 6: 507–515
10. Deutsche Gesellschaft für Pneumologie und Beatmungsmedizin e. V. S2k-Leitlinie Prolongiertes Weaning, Stand 09/2019. www.awmf.org/uploads/tx_szleitlinien/020-015l_S2k_Prolongiertes_Weaning_2019_09_1.pdf (letzter Abruf: 03.03.2022)
11. Deutsche Gesellschaft für Anästhesiologie und Intensivmedizin (DGAI). S2e-Leitlinie: Lagerungstherapie und Frühmobilisation zur Prophylaxe oder Therapie von pulmonalen Funktionsstörungen 04/2015. www.awmf.org/uploads/tx_szleitlinien/001-015l_S2e_Lagerungstherapie_Fr%C3%BChmobilisation_pulmonale_Funktionsst%C3%B6rungen_2015-05.pdf (letzter Abruf: 03.03.2022)
12. Deutsche Interdisziplinäre Vereinigung für Intensiv- und Notfallmedizin e. V. (DIVI). S3-Leitlinie Invasive Beatmung und Einsatz extrakorporaler Verfahren bei akuter respiratorischer Insuffizienz, Stand 12/2017. www.awmf.org/uploads/tx_szleitlinien/001-021k_S3_Invasive_Beatmung_2017-12.pdf (letzter Abruf: 03.03.2022)

Kontaktadressen

Deutsche Gesellschaft für Anästhesiologie und Intensivmedizin e. V. (DGAI), www.dgai.de
Deutsche Gesellschaft für Fachkrankenpflege und Funktionsdienste e. V. (DGF), www.dgf-online.de
Deutsche Interdisziplinäre Vereinigung für Intensiv- und Notfallmedizin, www.divi-org.de

KAPITEL 46

Literaturnachweis

1. Deutsche Krankenhausgesellschaft. Anlage IV Weiterbildung für Intensiv- und Anästhesiepflege. www.dkgev.de/themen/personal-weiterbildung/aus-und-weiterbildung-von-pflegeberufen/intensiv-und-anaesthesiepflege/ (letzter Abruf: 11.01.2022)
2. Ausbildung.de. Ausbildung als Anästhesietechnische/r Assistent/in. www.ausbildung.de/berufe/anaesthesietechnischer-assistent/ (letzter Abruf: 11.01.2022)
3. Kerndatensatz Anästhesie Version 3.01/2011. www.dgai.de/projekte/kerndatensatz-anaesthesie (letzter Abruf: 11.01.2022)
4. Dt. Gesellschaft für Anästhesiologie und Intensivmedizin u. a. S3-Leitlinie Intravasale Volumentherpaie bei Erwachsenen, Stand 10/2020. www.awmf.org/leitlinien/detail/ll/001-020.html (letzter Abruf: 11.01.2022)
5. Larsen R. Anästhesie und Intensivmedizin für die Fachpflege. 10. A. Heidelberg: Springer; 2016: 93–102; 103–138
6. Timmermann A, Cremer S. Larynxmasken – Indikationen und Kontraindikationen. Deutsche Akademie für Anästhesiologische Fortbildung. Refresher Course Nr. 40, 2014: 41–47
7. Dt. Gesellschaft für Anästhesiologie und Intensivmedizin. S2k-Leitlinie Medikamentensicherheit in der Kinderanästhesie. www.awmf.org/leitlinien/detail/ll/001-033.html (letzter Abruf: 11.01.2022)
8. Dt. Gesellschaft für Anästhesiologie und Intensivmedizin. S1-Leitlinie Prävention & Therapie der systemischen Lokalanästhesie-Intoxikation (LAST). www.awmf.org/leitlinien/detail/ll/001-044.html (letzter Abruf: 11.01.2022)
9. Dt. Gesellschaft für Anästhesiologie und Intensivmedizin. S1-Leitlinie Rückenmarksnahe Regionalanästhesien und Thrombembolieprophylaxe/antithrombotische Medikation. www.awmf.org/leitlinien/detail/ll/001-005.html (letzter Abruf: 11.01.2022)
10. Dt. Gesellschaft für Anästhesiologie und Intensivmedizin. S1-Leitlinie Therapie der malignen Hyperthermie. www.awmf.org/leitlinien/detail/ll/001-008.html (letzter Abruf: 11.01.2022)
11. Dt. Gesellschaft für Anästhesiologie und Intensivmedizin et al. S3-Leitlinie Vermeidung von perioperativer Hypothermie. https://www.awmf.org/leitlinien/detail/ll/001-018.html (letzter Abruf: 05.10.2022)
12. Hemping-Bovenkerk A, Möllmann M. Anästhesie für ambulante Eingriff. Anästh Intensivmed 2014; 55: 228–244

Kontaktadressen

American Society of Anesthesiologists, www.asahq.org
Deutsche Gesellschaft für Anästhesiologie und Intensivmedizin e. V. (DGAI), www.dgai.de
Deutsche Gesellschaft für Fachkrankenpflege und Funktionsdienste e. V. (DGF), www.dgf-online.de
Deutsche Interdisziplinäre Vereinigung für Intensiv- und Notfallmedizin, www.divi-org.de
PiCCO-Technologie, www.pulsion.com

KAPITEL 47

Literaturnachweis

1. Statistisches Bundesamt: Pflegestatistik 2019. Pflege im Rahmen der Pflegeversicherung. 2020; Deutschlandergebnisse. Wiesbaden.
2. Statistisches Bundesamt: Grunddaten der Krankenhäuser 2019. Wiesbaden 2021.
3. Gesundheitsberichterstattung des Bundes: Gesundheitspersonal in 1.000. Gliederungsmerkmale: Jahre, Deutschland, Alter, Beschäftigungsart, Beruf. https://www.gbe-bund.de/gbe/pkg_olap_tables.prc_set_hierlevel?p_uid=gast&p_aid=97385579&p_sprache=D&p_help=2&p_indnr=96&p_ansnr=92836006&p_version=32&p_dim=D.489&p_dw=44535&p_direction=drill.%20 (letzter Abruf: 27.04.2022).
4. GKV Spitzenverband. Die gesetzlichen Krankenkassen. https://www.gkv-spitzenverband.de/krankenversicherung/kv_grundprinzipien/alle_gesetzlichen_krankenkassen/alle_gesetzlichen_krankenkassen.jsp (letzter Abruf: 27.04.2022),
PKV (Hg.): PKV in Zahlen 2020. 2021; PKV. Köln. https://www.pkv.de/fileadmin/user_upload/PKV/c_Verband/PDF/2020_PKV-in.Zahlen.pdf (letzter Abruf: 27.04.2022).

5. Empfehlungen des GKV-Spitzenverbandes nach § 7a Abs. 3 Satz 3 SGB XI zur erforderlichen Anzahl, Qualifikation und Fortbildung von Pflegeberaterinnen und Pflegeberatern vom 29. August 2008 in der Fassung vom 22. Mai 2018. https://www.gkv-spitzenverband.de/media/dokumente/pflegeversicherung/richtlinien__vereinbarungen__formulare/richtlinien_zur_pflegeberatung_und_pflegebeduerftigkeit/180522_Pflege_Empfehlungen_7a_Abs._3_Satz_3_SGB_XI.pdf (letzter Abruf: 25.2.2022).
6. Bundesministerium der Justiz. Gesetz zur wirtschaftlichen Sicherung der Krankenhäuser und zur Regelung der Krankenhauspflegesätze (Krankenhausfinanzierungsgesetz – KHG). https://www.gesetze-im-internet.de/khg/BJNR010090972.html (letzter Abruf: 27.04.2022).
7. InEK. Fallpauschalen-Katalog 2021 vom 23.11.2021. https://www.g-drg.de/aG-DRG-System_2022/Fallpauschalen-Katalog/Fallpauschalen-Katalog_2022 (letzter Abruf: 27.04.2022).
8. Gesetz über die Entgelte für voll- und teilstationäre Krankenhausleistungen (Krankenhausentgeltgesetz – KHEntgG). Krankenhausentgeltgesetz vom 23. April 2002 (BGBl. I S. 1412, 1422), das zuletzt durch Artikel 6 des Gesetzes vom 11. Juli 2021 (BGBl. I S. 2754) geändert worden ist. http://www.gesetze-im-internet.de/khentgg/BJNR142200002.html (letzter Abruf: 27.04.2022).
9. Institut für das Entgeltsystem im Krankenhaus GmbH (InEK): aG-DRG German Diagnosis Related Groups Version 2022. Definitionshandbuch Kompaktversion. Band 1 (DRGs A01A-K77Z). 2021; Siegburg.
10. OPS-Version 2022. https://www.dimdi.de/static/de/klassifikationen/ops/kode-suche/opshtml2022/ (letzter Abruf: 27.04.2022).
11. Statistisches Bundesamt: Gesundheit. Fallpauschalenbezogene Krankenhausstatistik (DRG-Statistik) Operationen und Prozeduren der vollstationären Patientinnen und Patienten in Krankenhäusern (4-Steller) 2020. 2021; Wiesbaden. https://www.destatis.de/DE/Themen/Gesellschaft-Umwelt/Gesundheit/Krankenhaeuser/Publikationen/Downloads-Krankenhaeuser/operationen-prozeduren-5231401207014.pdf?__blob=publicationFile (letzter Abruf: 27.04.2022).
12. Bundesinstitut für Arzneimittel und Medizinprodukte (BfArM, Hrsg.): Internationale statistische Klassifikation der Krankheiten und verwandter Gesundheitsprobleme 10. Revision German Modification. Version 2022. 2021; Köln. https://www.bfarm.de/DE/Kodiersysteme/Klassifikationen/ICD/ICD-10-GM/_node.html (letzter Abruf: 27.04.2022).
13. Vereinbarung über Gebühren für Leistungen der häuslichen Krankenpflege (§ 37 SGB V) vom 09.02.2021 mit Gültigkeit für ab 01.04.2021–31.12.2022 erbrachte Leistungen (AC/TK 31 02 491). https://www.vdek.com/LVen/BAY/Vertragspartner/pflege-2/haeusliche-krankenpflege/_jcr_content/par/download_1768783445/file.res/GebührenvereinbarungderWohlfahrtsverbändeabdem01.04.2021.pdf (letzter Abruf: 02.05.2022).
14. Zerbe P, Heisterkamp U. Pflege-Personalregelung. Ein Leitfaden zur praktischen Anwendung der Stellenplanberechnung im Pflegedienst. Hannover: Verlag Schlütersche, 1995.
15. Bundesministerium für Gesundheit, Bundesministerium für Familie, Senioren, Frauen und Jugend, Bundesministerium für Arbeit und Soziales (Hrsg.): Konzertierte Aktion Pflege. Erster Bericht zum Stand der Umsetzung der Vereinbarungen der Arbeitsgruppen 1 bis 5. 2020; Berlin.
Bundesministerium für Gesundheit, Bundesministerium für Familie, Senioren, Frauen und Jugend, Bundesministerium für Arbeit und Soziales (Hrsg.): Konzertierte Aktion Pflege. Zweiter Bericht zum Stand der Umsetzung der Vereinbarungen der Arbeitsgruppen 1 bis 5. 2021; Berlin.
16. Mehr Fortschritt wagen. Bündnis für Freiheit, Gerechtigkeit und Nachhaltigkeit. Koalitionsvertrag 2021–2025 zwischen der Sozialdemokratischen Partei Deutschlands (SPD), BÜNDNIS 90/DIE GRÜNEN und den Freien Demokraten (FDP). 2021; Berlin. 81.
17. Entwurf: Handout zur Einstufung PPR 2.0. https://www.dkgev.de/fileadmin/default/Mediapool/2_Themen/2.5._Personal_und_Weiterbildung/2.5.0._PPR_2.0/Entwurf_Handout_Einstufung_PPR2.0_200123.pdf (letzter Abruf: 02.05.2022).
18. Medizinischer Dienst des Spitzenverbandes Bund der Krankenkassen e. V. (MDS)/GKV-Spitzenverband (Hrsg.): Richtlinien des GKV-Spitzenverbandes zur Feststellung der Pflegebedürftigkeit nach dem XI. Buch des Sozialgesetzbuches. 2021; Essen/Berlin. https://www.medizinischerdienst.de/fileadmin/MDK-zentraler-Ordner/Downloads/01_Pflegebegutachtung/21_05_17_BRi_Pflegebeduerftigkeit.pdf (letzter Abruf: 02.05.2022).
19. Elkeles T. Arbeitsorganisation in der Krankenpflege. Zur Kritik der Funktionspflege. Frankfurt a. M.: Mabuse Verlag, 1994.
20. Manthey M. Primary Nursing. Ein personenbezogenes Pflegesystem. Bern: Verlag Hans Huber, 2005.
21. Mischo-Kelling M. Pflege und Pflegeorganisationen in amerikanischen und deutschen Krankenhäusern. Mischo-Kelling M, Schütz-Pazzini P. Primäre Pflege in Theorie und Praxis. Herausforderungen und Chance. Bern: Verlag Hans Huber, 2007.
22. Dangel B. Intention und Relevanz des pflegerischen Entlassungsmanagements (auch) für die pflegerische Versorgung von Kindern. JuKiP 10/2021: 158–163.
23. Dangel B. 2. Aktualisierung des Expertenstandards. CNE.fortbildung 2/2020; 6–12.
24. Dangel B. Der Pflegeprozess als Grundlage pflegerischer Ausbildung und Tätigkeit. CNE.fortbildung. 5/2020, 7–10.
25. Gesetz zur Reform der Pflegeberufe (Pflegeberufereformgesetz – PflBRefG). Bundesgesetzblatt Teil I Nr. 49 vom 24. Juli 2017, 2583–2584.
26. Ewers M. Das anglo-amerikanische Case Management. Ewers M, Schaeffer D. Case Management in Theorie und Praxis. Bern: Verlag Hans Huber, 2005.
27. Cohen EL, Cesta TG. Nursing Case Management. From Concept to Evaluation. St. Louis: Mosby Verlag, 1995.
28. Wendt WR. Case Management im Sozial- und Gesundheitswesen. Eine Einführung. Freiburg i.Br.: Lambertus Verlag, 2014.
29. Dangel B. Pflegerische Entlassungsplanung. Ansatz und Umsetzung mit dem Expertenstandard. München: Elsevier, 2004.
30. Deutsches Netzwerk für Qualitätsentwicklung in der Pflege. Expertenstandard Entlassungsmanagement in der Pflege. 2. Aktualisierung 2019 einschließlich Kommentierung und Literaturstudie. Osnabrück: Fachhochschule Osnabrück, 2019.
31. Dangel B, Korporal J. Der Expertenstandard Entlassungsmanagement und sein Beitrag zu einer grundlegenden Sicherung der Versorgungskontinuität. Gesundheit- und Sozialpolitik 6/2019: 43–51.
32. Schrappe M. APS-Weißbuch Patientensicherheit. Sicherheit in der Gesundheitsversorgung: neu denken, gezielt verbessern. 11, 2018; Berlin: Medizinisch Wissenschaftliche Verlagsgesellschaft, 2018, S. 237–238.
APS. Patientensicherheit. https://www.aps-ev.de/glossar (letzter Abruf: 02.05.2022).
33. Hart D. Patientensicherheit im Medizin- und Gesundheitsrecht. Medizinrecht 7/2019: 509–518.
34. Gesetz zur Verbesserung der Rechte von Patientinnen und Patienten vom 20. Februar 2013.Bundesgesetzblatt Jahrgang 2013 Teil I Nr. 9, ausgegeben zu Bonn am 25. Februar 2013: 277–282.
35. BMG. Parientenrechtegesetz. https://www.bundesgesundheitsministerium.de/service/begriffe-von-a-z/p/patientenrechtegesetz.html (letzter Abruf: 02.05.2022).
36. Aktionsbündnis Patientensicherheit. https://www.aps-ev.de/ (letzter Abruf: 02.05.2022).
37. Donabedian A. Evaluating the quality of medical care. Ertel PY, Aldridge MG. Medical Peer Review. Theory and Practice. Saint Louis: Mosby-Verlag, 1977.
38. Deutsches Netzwerk für Qualitätsentwicklung in der Pflege (Hrsg.): Methodisches Vorgehen zur Entwicklung, Einführung und Aktualisierung von Expertenstandards in der Pflege und zur Entwicklung von Indikatoren zur Pflegequalität auf Basis von Expertenstandards. Version Juni 2019. 2019; Osnabrück. https://www.dnqp.de/fileadmin/HSOS/Homepages/DNQP/Dateien/Weitere/DNQP-Methodenpapier2019.pdf (letzter Abruf: 02.05.2022).
39. Dangel-Vogelsang B. Qualitätssicherung und Pflege. Konzepte, Methoden, Institutionalisierung. Hamburg: E. B.-Verlag, 1999, S. 122–143.
40. BMG: Pflegepersonaluntergrenzen. https://www.bundesgesundheitsministerium.de/themen/pflege/pflegepersonaluntergrenzen.html (letzter Abruf: 02.05.2022).
Verordnung zur Festlegung von Pflegepersonaluntergrenzen in pflegesensitiven Bereichen in Krankenhäusern für das Jahr 2021 (Pflegepersonaluntergrenzen-Verordnung – PpUGV). https://www.gesetze-im-internet.de/ppugv_2021/BJNR235700020.html (letzter Abruf: 29.05.2022).

41. MD-Bund. Qualitätsprüfungen von Pflegeeinrichtungen. https://md-bund.de/themen/pflegequalitaet/qualitaetspruefungen.html (letzter Abruf: 05.05.2022).
Medizinischer Dienst des Spitzenverbandes Bund der Krankenkassen/GKV-Spitzenverband (Hrsg.): Richtlinien des GKV-Spitzenverbandes für die Qualitätsprüfung in Pflegeeinrichtungen nach § 114 SGB XI. Vollstationäre Pflege. https://md-bund.de/fileadmin/dokumente/Publikationen/SPV/PV_Qualitaetspruefung/QPR_vollstationaer_190522.pdf (letzter Abruf: 29.05.2022).
42. Richtlinie des Gemeinsamen Bundesausschusses über grundsätzliche Anforderungen an ein einrichtungsinternes Qualitätsmanagement für Vertragsärztinnen und Vertragsärzte, Vertragspsychotherapeutinnen und Vertragspsychotherapeuten, medizinische Versorgungszentren, Vertragszahnärztinnen und Vertragszahnärzte sowie zugelassene Krankenhäuser (Qualitätsmanagement-Richtlinie/QM-RL) in der Fassung vom 17. Dezember 2015 veröffentlicht im Bundesanzeiger (BAnz AT 15.11.2016 B2) in Kraft getreten am 16. November 2016 zuletzt geändert am 17. September 2020 veröffentlicht im Bundesanzeiger (BAnz AT 08.12.2020 B2) in Kraft getreten am 9. Dezember 2020; https://www.g-ba.de/downloads/62-492-2309/QM-RL_2020-09-17_iK-2020-12-09.pdf (letzter Abruf: 05.05.2022).
43. Medizinischer Dienst Bund. Maßstäbe und Grundsätze für die Qualität und die Qualitätssicherung sowie für die Entwicklung eines einrichtungsinternen Qualitätsmanagements nach §113 SGB XI in der vollstationären Pflege vom 23.11.2018, zuletzt geändert in den Anlagen 1 bis 4 am 07.12.2021. https://md-bund.de/fileadmin/dokumente/Publikationen/SPV/Expertenstandards_113/MuG_stationaer_gesamt_Fassung_vom_07.12.2021.pdf (letzter Abruf: 05.05.2022).
44. Medizinischer Dienst Bund. Maßstäbe und Grundsätze für die Qualität und Qualitätssicherung sowie für die Entwicklung eines einrichtungsinternen Qualitätsmanagements nach § 113 SGB XI in der ambulanten Pflege vom 27. Mai 2011. https://md-bund.de/fileadmin/dokumente/Publikationen/SPV/Expertenstandards_113/PV_Massst_und_Grunds_ambulant.pdf (letzter Abruf: 05.05.2022).
45. Bruhn M. Qualitätsmanagement für Dienstleistungen. Handbuch für ein erfolgreiches Qualitätsmanagement. Grundlagen – Konzepte – Methoden. 12. A., Berlin: Springer, 2020.
46. Deutscher Berufsverband für Pflegeberufe (DBfK). ArbeitsGruppe PflegeQualität Praxisheft Leitfaden zur Pflegevisite. Eine Arbeitshilfe für die Praxis. 5. A., Berlin: DBfK, 2016.
47. Dangel B. Aufgaben und Anforderungen an Pflegefachkräfte. In: Landesamt für Soziales und Versorgung (Hrsg.): Handbuch „Anforderungen an Pflegefachkräfte – Entwicklung innovativer Personalentwicklungs- und Einsatzkonzepte". Heft 2. Aufgaben und Anforderungen an Pflegefachkräfte. Cottbus: LASV, 2019.
48. Kaminske G, Brauer JP. Qualitätsmanagement von A–Z. Erläuterung moderner Begriffe des Qualitätsmanagements. 6. A., München: Carl Hanser Verlag, 2007.
49. Schubert HJ, Ebner H. Zertifizierung. Lauterbach K, Schrappe M. Gesundheitsökonomie, Qualitätsmanagement und Evidence-based Medicine. Eine systematische Einführung. Stuttgart: Schattauer Verlag, 2001.

Kontaktadressen

Aktionsbündnis Patientensicherheit, https://www.aps-ev.de/
Deutscher Hospiz- und Palliativverband e. V., https://www.dhpv.de/start.html
Deutsches Netzwerk für Qualitätsentwicklung in der Pflege (DNQP), https://www.dnqp.de/
Gemeinsamer Bundesausschuss, https://www.g-ba.de/
GKV-Spitzenverband, https://www.gkv-spitzenverband.de/
Institut für das Entgeltsystem im Krankenhaus/DRG-Institut (InEK gGmbH), https://www.g-drg.de/
Kooperation für Transparenz und Qualität im Gesundheitswesen (KTQ), https://www.ktq.de/
Medizinischer Dienst Bund (ehemals Medizinischer Dienst des Spitzenverbandes Bund der Krankenkassen e. V. – MDS), https://md-bund.de/index.html

KAPITEL 48

Literaturnachweis

1. Mürbe M, Stadler A. Berufs-, Gesetzes- und Staatsbürgerkunde – Kurzlehrbuch für Pflegeberufe. 13. A. München: Elsevier/Urban & Fischer, 2019.
2. Grunst S, Sure U. Pflege konkret. Neurologie Psychiatrie. 4. A. München: Elsevier/Urban & Fischer 2010.
3. Gemeinsamer Bundesausschuss (GBA): Richtlinie des Gemeinsamen Bundesausschusses über die Festlegung ärztlicher Tätigkeiten zur Übertragung auf Angehörige der Alten- und Krankenpflege zur selbstständigen Ausübung von Heilkunde im Rahmen von Modellvorhaben. Fassung v. 20.11.2011 Bundesanzeiger Nr. 46 vom 21.03.2012. www.g-ba.de/informationen/richtlinien/77/ (letzter Abruf: 16.02.2022).

KAPITEL 49

Literaturnachweis

1. Streuli JC. Ethik wozu? Fünf Dilemma-Beispiele aus dem Pflege- und Betreuungsalltag und ihre ethischen Fragestellungen. Dilemma 1: Der betrunkene Herr M. will nicht behandelt werden – ein Beispiel aus dem Notfall. Thema im Fokus, 2011; 100: 4–5.
2. Kant I. Grundlegung der Metaphysik der Sitten, BA 52. Weischedel W. Werke in zwölf Bänden. Kritik der reinen Vernunft. Frankfurt a. M.: Suhrkamp, 1974.
3. Generalversammlung der Vereinten Nationen: Allgemeine Erklärung der Menschenrechte vom 10.12.1948. www.un.org/depts/german/menschenrechte/aemr.pdf (letzter Abruf: 15.05.2022).
4. Bundesministerium für Familie, Senioren, Frauen und Jugend, Bundesministerium für Gesundheit (Hrsg.): Die Pflege-Charta. www.pflege-charta.de (letzter Abruf: 15.05.2022).
5. Deutsche Gesellschaft für Palliativmedizin, Deutscher Hospiz- und Palliativverband, Bundesärztekammer (Hrsg.): Charta zur Betreuung schwerstkranker und sterbender Menschen in Deutschland. www.charta-zur-betreuung-sterbender.de (letzter Abruf: 15.05.2022).
6. International Council of Nurses: ICN-Ethikkodex für Pflegende. Deutsche Übersetzung des Deutschen Berufsverbands für Pflegeberufe, 2014. https://www.wege-zur-pflege.de/fileadmin/daten/Pflege_Charta/Schulungsmaterial/Modul_5/Weiterfu%CC%88hrende_Materialien/M5-ICN-Ethikkodex-DBfK.pdf (letzter Abruf: 15.05.2022).
7. Zielke-Nadkarni A. Individualpflege als Herausforderung in multikulturellen Pflegesituationen. Eine ethnografische Studie mit türkischen und deutschen Frauen. Bern: Verlag Hans Huber, 2003.
8. Beauchamp TL, Childress JF. Principles of Biomedical Ethics. 7th ed. New York/London: Oxford University Press, 2013.
9. Heffels WM, Storm A. Ethisch urteilen und handeln – Unterrichtsmaterialien für die Pflegeausbildung. Göttingen: V & R, 2021.
10. Albisser Schleger H. Mertz M. Meyer-Zehnder B. Reiter-Theil S. Klinische Ethik – METAP. Leitlinie für Entscheidungen am Krankenbett. 2. A. Berlin: Springer Verlag, 2019.
11. Steinkamp N. Gordijn B. Ethik in Klinik und Pflegeeinrichtung. München: Luchterhand, 2005.
12. Dörries A, Neitzke G, Simon A. Klinische Ethikberatung. Ein Praxisbuch für Krankenhäuser und Einrichtungen der Altenpflege. Stuttgart: Kohlhammer, 2010.

KAPITEL 50

Literaturnachweis

1. Chinn PL, Kramer MK. Integrated Theory and Knowledge Development in Nursing. St. Louis: Elsevier, 2011.
2. Schaeffer D. Entwicklungsstand und -herausforderungen der bundesdeutschen Pflegewissenschaft. Pflege. 3/1999: 144.
3. Evers G. Die Entwicklung der Pflegewissenschaft in Europa. Pflege. 1/2004: 9–14.
4. Nightingale F. Bemerkungen zur Krankenpflege. Frankfurt a. M.: Mabuse, 2005.
5. Steppe H. Pflege als Wissenschaft – Am Beispiel der Entwicklung in den USA. Seidl E. Betrifft Pflegewissenschaft: Beiträge zum Selbstverständnis einer neuen Wissenschaftsdisziplin. Wien: Maudrich, 1993.

6. Hockey L. Krankenpflegeforschung. Auftrag und Möglichkeiten. Österreichische Krankenhauszeitung. 24/1983: 753.
7. Liossi C, White P, Hatira P. A randomized clinical trial of a brief hypnosis intervention to control venepuncture-related pain of paediatric cancer patients. Pain. 2009; 142: 3: 225–263.
8. Schnelli A, Mayer H, Ott S, Zeller A. Experience of aggressive behavior of health professionals in home care services and the role of persons with dementia. Nursing open 8.2 (2021): 833–843; DOI: 10.1002/nop2.689.
9. Schnelli A, Zeller H, Mayer H. Emerge of aggressive behavior in persons with dementia in home care services: a qualitative multiple case study. QuPuG – Journal für qualitative Forschung in Pflege und Gesundheitswissenschaft, 2022.
10. Strauss A, Corbin J. Grounded Theory: Grundlagen qualitativer Sozialforschung. Weinheim: Psychologie Verlags Union, 1996.
11. Lincoln YS, Guba EG. (1985): Naturalistic inquiry. Newbury Park, CA: Sage Publications, 1985.
12. Schnell MW, Dunger C. Forschungsethik. Informieren – reflektieren – anwenden. 2. A., Bern: Hoegrefe, 2018.
13. ICN: Ethical Guidelines for Nursing Research. Eigenverlag ICN, 2003.
14. Smoliner Projektbericht „Prävention von Infektionen bei Blasenverweilkathetern“. Rudolfinerhaus Wien, 2007.
15. Mayer H, Raphaelis S, Kolbleder A. Literaturreviews für Gesundheitsberufe. Recherchieren – Bewerten – Erstellen. Wien: Facultas, 2021. S. 35.
16. Carelit: Literaturrecherche im Gesundheitswesen, https://www.carelit.de/ (letzter Abruf: 22.04.2022)
17. MEDLINE: Medizinische Literaturdatenbanken, https://www.medline.com/ (letzter Abruf: 22.04.2022)
18. CINAHL Databases, https://www.ebsco.com/products/research-databases/cinahl-complete (letzter Abruf: 22.04.2022)
19. subito: Dokumente aus Bibliotheken e. V., https://www.subito-doc.de/ (letzter Abruf: 22.04.2022)
20. Kirkevold M. Pflegewissenschaft als Praxisdisziplin. Bern: Hans Huber, 2002.
21. Behrens J, Langer G. Evidence-based Nursing and Caring. Methoden und Ethik der Pflegepraxis und Versorgungsforschung – Vertrauensbildende Entzauberung der „Wissenschaft“. 5. A.; Bern: Hogrefe, 2022.
22. Ellis P. Evidence-based Practice in Nursing. 4th Edition 2019; Learning Matters SAGE. London.
23. Mayer H. Pflegeforschung anwenden. 5. A., Wien: Facultas, 2019. S. 379–388.
24. Bartholomeyczik S, Linhart M, Mayer H, Mayer H. Lexikon der Pflegeforschung. Begriffe aus Forschung und Theorie. München und Wien: Elsevier und Facultas, 2008. S. 2.
25. Behrens J, Langer G. Evidence-based Nursing and Caring. Methoden und Ethik der Pflegepraxis und Versorgungsforschung. 5. A., Bern: Hogrefe, 2022. S. 37–38.
26. Ebda., S. 25–31.
27. Ebda., S. 37–44.
28. Ellis P. Evidence-based Practice in Nursing. 4th Edition 2019; Learning Matters SAGE, London. S. 150–171.
29. Chinn PL, Kramer MK. Knowledge Development in Nursing. Theory and Process. 10th Ed. 2018; Elsevier. St. Louis. S. 188–212.
30. Kirkevold M. Pflegetheorien. München: Urban & Schwarzenberg, 1997. S. 17.
31. Neumann-Ponesch S. Modelle und Theorien in der Pflege. 5. A., Wien: Facultas, 2021. S. 28–51.
32. Meleis AI. Theoretical Nursing. Development & Progress. 6th Edition. Philadelphia: Wolters Kluwer, 2018. S. 24–38.
33. Neumann-Ponesch S. Modelle und Theorien in der Pflege. 5. A., Wien: Facultas, 2021. S. 60–64.
34. Zegelin A. „Festgenagelt sein“ – Der Prozess des Bettlägerigwerdens. 2. A., Bern: Hans Huber, 2013. S. 107.
35. Meleis AI. Theoretical Nursing. Development & Progress. 6th Edition. Philadelphia: Wolters Kluwer, 2018. S. 24–38. – vergleichbare Aussage in deutscher Sprache: Meleis AI. Pflegetheorie. Gegenstand, Entwicklung und Perspektiven theoretischen Denkens in der Pflege. Bern: Hans Huber, 1999. S. 328.
36. Ebda. (Originalausgabe), S. 26–27 bzw. in der deutschen Ausgabe: S. 371.
37. Staudacher D. Exzellente Pflege im 21. Jahrhundert. In: Benner P. Stufen zur Pflegekompetenz. 3. A., Bern: Hogrefe, 2017.
38. Käppeli S. Pflegekonzepte. Phänomene im Erleben von Krankheit und Umfeld. Bd. 1, Bern: Hans Huber, 1998. S. 81–101.
39. Bartholomeyczik S, Linhart M, Mayer H, Mayer H. Lexikon der Pflegeforschung. Begriffe aus Forschung und Theorie. München: Elsevier und Wien: Facultas, 2008. S. 6 f.
40. Shaha M, Cox CL, Zichi Cohen M, Belcher AE, Käppeli S. Wissensvermehrung durch Konzeptentwicklung? Das Beispiel Vergänglichkeit. Pflege. 6/2011: 361–372.
41. Bartholomeyczik S, Linhart M, Mayer H, Mayer H. Lexikon der Pflegeforschung. Begriffe aus Forschung und Theorie. München: Elsevier und Wien: Facultas, 2008. S. 112 f.
42. Moers M, Schaeffer D. Pflegetheorien. In: Schaeffer D, Wingenfeld K. Handbuch Pflegewissenschaft (Studienausgabe). Weinheim/München: Beltz Juventa, 2014. S. 37–65.
43. Meleis AI. Theoretical Nursing – Development & Progress. 6th Ed. Philadelphia: Wolters Kluwer, 2018. S. 59–82.
44. Im EO, Meleis AI (Eds.). Situation Specific Theories: Development, Utilization, and Evaluation in Nursing. Cham: Springer, 2021. S. 3–12.
45. Kirkevold M. Pflegetheorien. München: Urban & Schwarzenberg, 1997. S. 12 f.
46. Brandenburg H, Dorschner S (Hrsg.). Pflegewissenschaft 1. Lehr- und Arbeitsbuch zur Einführung in wissenschaftliches Denken und Theorien in der Pflege. 4. A., Bern: Hogrefe, 2021. S. 291–299.
47. Friesacher H. Theorie und Praxis pflegerischen Handelns. Begründung und Entwurf einer kritischen Theorie der Pflegewissenschaft. Osnabrück: V&R Verlag, 2008.
48. Bartholomeyczik S, Linhart M, Mayer H, Mayer H. Lexikon der Pflegeforschung. Begriffe aus Forschung und Theorie. 2008; München: Elsevier und Wien: Facultas, 2008. S. 68.
49. Moers M, Schaeffer D. Pflegetheorien. In: Schaeffer D, Wingenfeld K. Handbuch Pflegewissenschaft (Studienausgabe). Weinheim/München: Beltz Juventa, 2014. S. 52.
50. Utley R, Henry K, Smith L. Framework for Advanced Nursing Practice and Research. Philosophies, Theories, Models and Taxonomies. 2018; Springer, New York. S. 8–10.
51. Meleis AI. Theoretical Nursing: Development & Progress. 6th Ed. Philadelphia: Wolters Kluwer, 2018. S. 33–35.
52. Ebda., S. 160–174.
53. Ebda., S. 156–171.
54. Krohwinkel M. Rehabilitierende Prozesspflege am Beispiel von Apoplexiekranken. Fördernde Prozesspflege als System. 2. A., Bern: Hans Huber, 2007, S. 220.
55. Alligood MR. Nursing Theorists and Their Work. 8th Ed., Oxford: Elsevier/Health Sciences, 2014.
56. Roper N, Logan WW, Tierney AJ. The Elements of Nursing. 2000; Churchill Livingstone. Edinburgh. – als aktuelle Ausgabe in deutscher Sprache: Roper N, Logan WW, Tierney AJ. Das Roper-Logan-Tierney-Modell. Basierend auf den Lebensaktivitäten (LA). 3. A., Bern: Hogrefe, 2016.
57. Krohwinkel M. Rehabilitierende Prozesspflege am Beispiel von Apoplexiekranken. Fördernde Prozesspflege als System. 2. A., Bern: Hans Huber, 2007. S. 207.
58. Krohwinkel M. Fördernde Prozesspflege mit integrierten ABEDLs. Forschung, Theorie und Praxis. Bern: Hans Huber, 2013.
59. Dennis C. Dorothea Orem: Selbstpflege- und Selbstpflegedefizit-Theorie. Bern: Hans Huber, 2001.
60. Taylor S, Renpenning K. Selbstpflege. Wissenschaft, Pflegetheorie und evidenzbasierte Praxis. Bern: Hans Huber, 2013. S. 3–28.
61. Marriner-Tomey AM, Alligood MR. Nursing Theorists and Their Work. St. Louis: Elsevier. Mosby, 2006. S. 267–296 – in der deutschen Fassung: Marriner-Tomey AM. Pflegetheoretikerinnen und ihr Werk. Basel: Recom, 1992.
62. Peplau H. Zwischenmenschliche Beziehungen in der Pflege. 2. A., Bern: Hans Huber, 2009.
63. Johnson Lutjens LR. Callista Roy – An Adaptation Model. In: Metzger Mc Quiston C, Webb AA. Foundations of Nursing Theory. Contributions of 12 Key Theorists. Thousand Oaks: Sage Publications, 1995. S. 108 ff.
64. Roy C, Andrews HA. Das Adaptationsmodell. In: Schaeffer D, Moers M, Steppe H, Meleis A (Hrsg.). Pflegetheorien. Beispiele aus den USA. Bern: Hans Huber, 2008. S. 227–250.

65. Bauer R, Jehl R. Humanistische Pflege in Theorie und Praxis. Stuttgart: Schattauer, 2000. S. V–VII.
66. Meleis AI. Theoretical Nursing: Development & Progress. 6th Ed. Philadelphia: Wolters Kluwer, 2018. S. 166–167.
67. Kohlen H. „Care" und Sorgekultur. Brandenburg H, Güther H. Lehrbuch Gerontologische Pflege. Bern: Hogrefe, 2015. S. 123–129.
68. Bartholomeyczik S, Linhart M, Mayer H, Mayer H. Lexikon der Pflegeforschung. Begriffe aus Forschung und Theorie. 2008; München: Elsevier und Wien: Facultas, 2008. S. 22.
69. Leininger M. Kulturelle Dimensionen menschlicher Pflege. Freiburg i. Br.: Lambertus Verlag., 1998.
70. Domenig D. Transkulturelle und transkategoriale Kompetenz. 3. A., Bern: Hogrefe Verlag, 2021.
71. Evers G. Theorien und Prinzipien der Pflegekunde. Berlin/Wiesbaden: Ullstein Mosby, 1997. S. 175.
72. Kitwood T. Demenz: Der person-zentrierte Ansatz im Umgang mit verwirrten Menschen. 8. A., Bern: Hogrefe, 2019.
73. McCormack B, McCance T. Person-Centred Nursing: Theory and Practice. Oxford: Wiley-Blackwell, 2010.
74. Manley K, Wilson V, Øye C (Eds.). International Practice Development in Health and Social Care. Second Edition. Wiley-Blackwell. Oxford. In einer früheren deutschsprachigen Ausgabe: McCormack B, Manley K, Garbett R (Hrsg.). Praxisentwicklung in der Pflege. Bern: Hans Huber, 2009.
75. McCormack B, McCance T, Bulley C, Brown D, McMillan A, Martin S (Eds.). Fundamentals of Person-Centred Healthcare Practice. Oxfort: Wiley Blackwell, 2021.
76. Frei IA, Massarotto P, Helberg D, Barandun Schäfer U. Praxisentwicklung im Trend der Zeit. Pflegeexpertinnen als Praxisentwicklerinnen: Ein Beispiel aus dem Universitätsspital Basel. Padua 2012; 7(3): 110–115.
77. Stemmer R. Pflegetheorien und Pflegeklassifikationen. Pflege & Gesellschaft. 2/2003: 51–58.
78. Moers M, Schaeffer D. Pflegetheorien. Schaeffer D, Wingenfeld K. Handbuch Pflegewissenschaft (Studienausgabe). Weinheim/München: Beltz Juventa, 2014. S. 37–65.
79. Schaeffer D, Moers M, Steppe H, Meleis A. Pflegetheorien. Beispiele aus den USA. 2. A., Bern: Hans Huber, 2008. S. 291–294.
80. Corbin JM, Strauss AL. Weiterleben lernen. Verlauf und Bewältigung chronischer Krankheit. 3. A., Bern: Hans Huber, 2010.
81. Seidl E. Chronisch kranke Menschen in ihrem Alltag. Das Modell von Mieke Grypdonck, bezogen auf PatientInnen nach Nierentransplantation. Wien: Maudrich, 2005.
82. Schaeffer D, Moers M. Bewältigung chronischer Krankheiten – Herausforderungen für die Pflege. Schaeffer D, Wingenfeld K. Handbuch Pflegewissenschaft (Studienausgabe). Weinheim/München: Beltz Juventa, 2014. S. 329–363.
83. Schaeffer D, Moers M. Überlebensstrategien – ein Phasenmodell zum Charakter des Bewältigungshandelns chronisch Erkrankter. Pflege & Gesellschaft. 1/2008: 6–31.
84. Meleis AI. Transitions Theory. Middle Range and Situation-Specific Theories in Nursing Research and Practice. New York: Springer, 2010.
85. Wingenfeld K. Transitionen. Kritische Phasen im Krankheits- und Lebensverlauf. Psychiatrische Pflege 2019. 4(6): 9–12.
86. Friedemann ML, Köhlen C. Familien- und umweltbezogene Pflege. Die Theorie des systemischen Gleichgewichts und ihre Umsetzung. 4. A., Bern: Hogrefe, 2018.
87. Köhlen C, Friedemann ML. Pflege von Familien. Die familien- und umweltbezogene Pflege in der Praxis. Haan-Gruiten: Verlag Europa Lehrmittel, 2016.
88. van der Kooij C. Das mäeutische Pflege- und Betreuungsmodell. 2. A., Bern: Hogrefe, 2017.
89. Bosch CFM. Vertrautheit – Studie zur Lebenswelt dementierender alter Menschen. Ullstein Medical. Wiesbaden: Ullstein Medical, 1998.
90. Barker P, Buchanan-Barker P. Das Gezeiten-Modell. Der Kompass für eine recovery-orientierte, psychiatrische Pflege. 2. A., Bern: Hogrefe, 2020.
91. Taylor S, Renpenning K. Selbstpflege. Wissenschaft, Pflegetheorie und evidenzbasierte Praxis. Bern: Hans Huber, 2013.
92. Evers G. Professionelle Selbstpflege. Einschätzen – messen – anwenden. Bern: Hans Huber, 2002.
93. Meleis AI. Transitions Theory. Middle Range and Situation-Specific Theories in Nursing Research and Practice. New York; Springer, 2010.
94. Meleis AI. Theoretical Nursing. Development & Progress. 6th Ed. Philadelphia: Wolters Kluwer, 2017, S. 29–31.
95. Chinn PL, Kramer MK. Integrated Theory and Knowledge Development in Nursing. Theory and Process. 7th Ed., St. Louis: Mosby Elsevier, 2009.
96. Krohwinkel M. Rehabilitierende Prozesspflege am Beispiel von Apoplexiekranken. Fördernde Prozesspflege als System. 2. A., Bern: Hans Huber, 2007. S. 191–195.
97. van der Kooij C. Das mäeutische Pflege- und Betreuungsmodell. 2. A., Bern: Hogrefe, 2017.
98. Neumann-Ponesch S. Modelle und Theorien in der Pflege. 5. A., Wien: Facultas, 2021. S. 255–258.
99. Walker LO, Avant KC. Theoriebildung in der Pflege. Wiesbaden: Ullstein Medical, 1998. S. 142
100. Meleis AI. Theoretical Nursing: Development & Progress. 6th Ed.; Philadelphia: Wolters Kluwer, 2017. S. 17260–19774.
101. Hunink G. Pflegetheorien. Elemente und Evaluation. Bocholt: Eicanos Verlag, 1997. S. 142–158.

Kontaktadressen

German Center for Evidence-based Nursing „sapere aude"! – EBN-Zentrum an der Medizinischen Fakultät der Martin-Luther-Universität: https://www.medizin.uni-halle.de/einrichtungen/institute/gesundheits-und-pflegewissenschaft/leistungsspektrum/wissenswertes/ebn-zentrum

Akademie für Mäeutik Deutschland – zur Pflegetheorie der Erlebnisorientierten Pflege und Betreuung: https://afmd.de

Klinikum Stuttgart – Pflegekonzept und Pflegetheorie, Beschreibung basierend auf dem Ansatz von Roper, Logan und Tierney: https://www.klinikum-stuttgart.de/leistungsspektrum/pflege/pflegekonzept-und-pflegetheorie

VPU – Verband der PflegedirektorInnen der Unikliniken – Netzwerk Pflegewissenschaft und Praxisentwicklung: https://www.vpuonline.de/Netzwerk-Pflegewissenschaft-und-Praxisentwicklung/

KAPITEL 51

Literaturnachweis

1. Bundesagentur für Arbeit (2021). Statistik der Bundesagentur für Arbeit Berichte: Blickpunkt Arbeitsmarkt – Arbeitsmarktsituation im Pflegebereich, Nürnberg. https://statistik.arbeitsagentur.de/DE/Statischer-Content/Statistiken/Themen-im-Fokus/Berufe/Generische-Publikationen/Altenpflege.pdf?__blob=publicationFile (letzter Abruf: 24.02.2022).
2. Frankfurt University of Applied Sciences. Historische Sondersammlung Soziale Arbeit und Pflege. https://www.frankfurt-university.de/de/hochschule/bibliothek/historische-sondersammlung/ (letzter Abruf: 24.02.2022).
3. Wolff HP, Wolff J. Krankenpflege: Einführung in das Studium ihrer Geschichte. Frankfurt a. M.: Mabuse Verlag, 2008.
4. Bischoff C. Frauen in der Krankenpflege. Zur Entwicklung der Frauenrolle und Frauenberufstätigkeit im 19. und 20. Jahrhundert. Frankfurt a. M.: Campus Verlag, 1997.
5. Lademann J. Gesundheits- und Krankenpflege. Über die steinige Karriere eines Frauenberufes. Kolip P, Lademann J. Frauenblicke auf das Gesundheitssystem. Weinheim: Juventa Verlag, 2010: 205–222.
6. Steppe H (Hrsg.). Krankenpflege im Nationalsozialismus. Frankfurt a. M.: Mabuse Verlag, 2013.
7. Steppe H, Ulmer EM (Hrsg.). „Ich war von jeher mit Leib und Seele gerne Pflegerin". Über die Beteiligung von Krankenschwestern an den „Euthanasie"-Aktionen in Mesertz-Obrawalde. Frankfurt a. M.: Mabuse Verlag, 2010.
8. Bögemann-Großheim E. Die berufliche Ausbildung von Krankenpflegekräften. Kontinuitäten, Verunsicherungen, Reformansätze und Zukunftsrisiken einer Ausbildung besonderer Art. Frankfurt a. M.: Mabuse Verlag, 2002.
9. Nightingale F. Bemerkungen zur Krankenpflege. Neu übersetzt und kommentiert von Schweikardt C und Schulze-Jaschok S. Frankfurt a. M.: Mabuse Verlag, 2011.
10. Pflegeberufegesetz vom 17.07.2017. Bundesgesetzblatt Teil I Nr. 49 v. 24.07.2017.
11. Müller K. Berufsverständnis. In: Büker C, Lademann J, Müller K. Moderne Pflege heute. Beruf und Profession zeitgemäß verstehen und leben. Stuttgart: Kohlhammer, 2018: 81–102.

12. Büker C, Lademann J. Beziehungsgestaltung in der Pflege. Stuttgart: Kohlhammer, 2019.
13. DBfK: Definition der Pflege – International Council of Nurses ICN. Deutsche Übersetzung durch den DBfK. https://www.dbfk.de/media/docs/download/Allgemein/Definition-der-Pflege-ICN-deutsch.pdf (letzter Abruf: 25.02.2022)
14. BMG: Die Pflegestärkungsgesetze – Das Wichtigste im Überblick. https://www.bundesgesundheitsministerium.de/fileadmin/Dateien/5_Publikationen/Pflege/Broschueren/PSG_Das_Wichtigste_im_Ueberblick.pdf (letzter Abruf: 25.02.2022)
15. Bollinger H, Gerlach A. Profession und Professionalisierung im Gesundheitswesen Deutschlands – zur Reifikation soziologischer Kategorien. Pundt J, Kälble K. Gesundheitsberufe und gesundheitsberufliche Bildungskonzepte. Bremen: Apollon, 2015. 83–103.
16. Büker C. Pflegende Angehörige stärken: Information, Schulung und Beratung als Aufgaben der professionellen Pflege. 3. A. Stuttgart: Kohlhammer Verlag, 2021.
17. Lademann J. Intensivstation zu Hause. Pflegende Angehörige in High-Tech Home Care. Bern: Verlag Hans Huber, 2007.
18. Statistisches Bundesamt (Destatis) (2020). Pflegestatistik 2019. Pflege im Rahmen der Pflegeversicherung Deutschlandergebnisse. Wiesbaden: Statistisches Bundesamt.
19. Jurgschart-Geer H. Pflegehilfskräfte neu entdeckt. Altenheim 6/2021: 48–51.
20. Dibelius O, Piechotta-Henze G. Care Work zu Hause. Die Versorgung von älteren Menschen durch osteuropäische Arbeitsmigrant_innen. Pflegewissenschaft, Sonderausgabe: Die Corona-Pandemie, April 2020: 85–86.
21. Steinbach H. Gesundheitsförderung in der Pflege. Wien: Facultas, 2018.
22. Brieskorn-Zinke M. Gesundheitsförderung in der Pflege. Ein Lehr- und Lernbuch zur Gesundheit. Stuttgart: Kohlhammer, 2006.
23. Weidner F. Professionelle Pflegepraxis und Gesundheitsförderung. Frankfurt a. M.: Mabuse Verlag, 2011.
24. Pleschberger S, Heimerl K. Palliativpflege lehren und lernen. Pleschberger S, Heimerl K, Wild M. Palliativpflege. Grundlagen für Praxis und Unterricht. Wien: Facultas Universitätsverlag, 2005: 15–29.
25. Lexa N. Palliativpflege: Versorgung von Menschen am Lebensende. 2. A., Stuttgart: Kohlhammer, 2019.
26. Meyer-Rentz M, Sander K, Schneider K, Walter U. Präventive, kurative, rehabilitative und sozialpflegerische Maßnahmen am Beispiel der Pflege eines Menschen mit Herzinfarkt. Brake: Prodos Verlag, 2018.
27. Evans M, Ludwig C. Zwischen Aufwertung, Abwertung und Polarisierung. Chancen der Tarif- und Lohnpolitik für eine arbeitspolitische „High-Road-Strategie" in der Altenpflege. Forschungsförderung Nr. 128. März 2019, Hans Böckler Stiftung: 34–35.
28. Schmucker, R. Arbeitsbedingungen in Pflegeberufen. Ergebnisse einer Sonderauswertung der Beschäftigtenbefragung zum DGB-Index Gute Arbeit. In: Jacobs K, Kuhlmey A, Greß S, Klauber J, Schwinger A (Hrsg). Pflege-Report 2019. Mehr Personal in der Langzeitpflege – aber woher? Springer Open: Berlin, 2020.
29. EU – Europäische Union. Memorandum über Lebenslanges Lernen. www.hrk.de/uploads/tx_szconvention/memode.pdf (letzter Abruf: 26.02.2022).
30. DBR – Deutscher Bildungsrat für Pflegeberufe. Pflegebildung offensiv. Weiterqualifizierung. 2009; DBR. Berlin.
31. Brandenburg H, Dorschner S. Pflegewissenschaft. Teil: 1. Lehr- und Arbeitsbuch zur Einführung in das wissenschaftliche Denken in der Pflege. Bern: Hogrefe, 2015.
32. Chinn P, Kramer MK. Pflegetheorie. Konzepte, Kontext, Kritik. Wiesbaden: Ullstein Mosby Verlag, 1996.
33. KMK – Kultusministerkonferenz: Handreichung für die Erarbeitung von Rahmenlehrplänen der Kultusministerkonferenz für den berufsbezogenen Unterricht in der Berufsschule und ihre Abstimmung mit Ausbildungsordnungen des Bundes für anerkannte Ausbildungsberufe. www.kmk.org/fileadmin/veroeffentlichungen_beschluesse/2007/2007_09_01-Handreich-Rlpl-Berufsschule.pdf (letzter Abruf: 26.02.2022).
34. Olbrich C. Pflegekompetenz. 3. A. Bern: Hogrefe, 2018.
35. Benner P. Stufen zur Pflegekompetenz. Bern: Hogrefe, 2017.
36. Lehmann Y, Beutner K, Karge K et al. Bestandsaufnahme der Ausbildung in den Gesundheitsfachberufen im europäischen Vergleich (GesinE) (Hrsg.). Bundesministerium für Bildung und Forschung (Reihe Berufsbildungsforschung, 15), Bonn, 2014.
37. Stiftung Münch, Lehmann Y, Schaepe C, Wulff I, Roßberg H, Ewers M (Hrsg.). Pflege in anderen Ländern: vom Ausland lernen? Heidelberg: medhochzwei, 2019.
38. DKG-Empfehlung zur pflegerischen Weiterbildung in den Fachgebieten Pflege in der Endoskopie, Intensiv- und Anästhesiepflege, Pflege in der Nephrologie, Pflege in der Onkologie, Pflege im Operationsdienst, Pädiatrische Intensiv- und Anästhesiepflege, Pflege in der Psychiatrie, Psychosomatik und Psychotherapie vom 29.09.2015, geändert am 17.09.2018. www.dkgev.de/media/file/22128.DKG-Empfehlung_Weiterbildung_Pflege.pdf (letzter Abruf: 26.02.2022).
39. Büker C, Lademann J, Müller K (2018). Moderne Pflege heute. Beruf und Profession zeitgemäß verstehen und leben. Stuttgart: Kohlhammer, 2018.
40. DBfK – Deutscher Berufsverband für Pflegeberufe. Advanced Nursing Practice. Pflegerische Expertise für eine leistungsfähige Gesundheitsversorgung. 2019; DBfK. Berlin. https://www.dbfk.de/media/docs/download/Allgemein/Advanced-Practice-Nursing-Broschuere-2019.pdf (letzter Abruf: 26.02.2022).
41. Kuhn A. Die Errichtung einer Pflegekammer in Rheinland-Pfalz. Der fehlende Baustein zur Professionalisierung? 1. A., Wiesbaden: Springer, 2016.

Kontaktadressen

Bundespflegekammer, https://bundespflegekammer.de
Deutscher Pflegerat (DPR), www.deutscher-pflegerat.de
Deutscher Pflegetag, www.deutscher-pflegetag.de
Hilde-Steppe-Archiv: Historische Sondersammlung Soziale Arbeit und Pflege an der Frankfurt University of Applied Sciences, https://www.frankfurt-university.de/de/hochschule/bibliothek/historische-sondersammlung/
Hochschulkompass, www.hochschulkompass.de
Landespflegekammer Rheinland-Pfalz, www.pflegekammer-rlp.de
Pflegekammer, www.pflegekammer-jetzt.de
Pflegestudium, www.pflegestudium.de/
Registrierung beruflich Pflegender, www.regbp.de

ABBILDUNGSNACHWEIS

Der Verweis auf die jeweilige Abbildungsquelle befindet sich bei allen Abbildungen im Werk am Ende des Legendentextes in eckigen Klammern.

A300	Reihe Klinik- und Praxisleitfaden, Elsevier GmbH, Urban & Fischer Verlag, München
A400	Reihe Pflege konkret, Elsevier GmbH, Urban & Fischer Verlag, München
B109	M. Oethinger (Hrsg.): Mikrobiologie und Immunologie, 8. Aufl., Jungjohann Verlag Ulm und Lübeck, 1994
B152	H. Hackenberg: EKG-Übungsbuch, 3. Aufl., Jungjohann Verlag, Ulm/Lübeck 1995
E114	Diomed Redaktion in Thieme Compliance GmbH, Erlangen
E273	Mir, M. A.: Atlas of Clinical Diagnosis. 2. A. Philadelphia: Elsevier Saunders, 2003
E277	M. Freund, F. Heckner: Praktikum der mikroskopischen Hämatologie, 10. Aufl., Urban & Fischer Verlag, München 2001
E282	J. Kanski: Clinical Ophtalmology – A Systematic Approach, 5th ed., Elsevier Butterworth-Heinemann 2003
E282-7	J. Kanski: Klinische Ophthalmologie, 7.A., Elsevier Urban & Fischer, 2012
E284	R. McRae, A. Kinninmonth: Orthopaedics and Trauma, 1st ed., Elsevier Churchill Livingstone, 1997
E301	D. James, A. McEwan: Obstetrics in focus, 1st ed., Elsevier Limited 2005
E304	Dhillon R S. Ear, Nose and throat and Head and Neck Surgery. 2. A. East, C. A., Philadelphia: Churchill Livingstone,1999
E305	J. Kanski: Clinical Ophthalmology – A Synopsis, Butterworth-Heinemann, Imprint of Elsevier Science Limited 2004
E306	J. Wilkinson, S. Shaw, D. Orton: Dermatology in focus, 1. ed., Elsevier Limited 2005
E307	Youngs R, Stafford N. ENT in focus. 1. A.: Elsevier, 2005
E314	S. Jackson, R. Thomas: Cross Sectional Imaging Made Easy, Elsevier Churchill Livingstone, 2004
E315	P. Murray, K. Rosenthal, M. Pfaller: Medical Microbiology, 5th ed., Elsevier Mosby 2005
E319	E. Lim, Y. Loke, A. Thompson: Medicine & Surgery – An Integrated Textbook, 1st ed., Elsevier Churchill Livingstone 2007
E325	P. Kumar, M. Clark: Kumar & Clark´s Clinical Medicine, 7th ed., Elsevier Saunders 2009
E326	J. Kanski, B. Bowling: Ophthalmology in focus, 1st ed., Philadelphia: Elsevier Churchill Livingstone 2005
E336	M. LaFleur Brooks, D. LaFleur Brooks: Exploring Medical Language, 7th ed., Elsevier Mosby 2009
E355	L. Goldman et al.: Cecil Medicine, 23rd ed., Philadelphia: Elsevier Saunders 2008
E385	T. Habif: Clinical Dermatology, 5th ed., St. Louis: Elsevier Mosby 2010
E385-001	Habif, T. P.: Clinical Dermatology – A color guide to diagnosis and therapy. Elsevier/Mosby, 5. Aufl. 2010
E394	M. Yanoff, J. Duker: Opthalmology, 3rd ed., Elsevier Mosby 2009
E397	F. Ferri: Ferri´s Color Atlas and Text of Clinical Medicine, 1st ed., Elsevier Saunders 2009
E409	N. McIntosh et al.: Forfar & Arneil´s Textbook of Pediatrics, 7th ed., Philadelphia: Churchill Livingstone 2008
E422	W. Weston, A. Lane, J. Morelli: Colour Textbook of Pediatric Dermatology, 3rd ed., St. Louis Elsevier Mosby 2007
E426	J. Kanski: Clinical Diagnosis in Ophtalmology, 1st ed., Elsevier Mosby 2006
E438	Swartz M. Textbook of physical diagnosis: History and Examination. Elsevier/Saunders, 6.A. 2010
E467	D. Marchiori: Clinical Imaging – With Skeletal, Chest and Abdomen Pattern Differentials. 2nd ed., Elsevier Mosby 2005
E491	Mims C, et al. Medical Microbiology. 2. A.: Elsevier Mosby, 1998
E511	A. J. Wein, L. R. Kavoussi, A. C. Novick et al.: Campell-Walsh Urology, 9th ed., Elsevier Saunders 2007
E527-003	Mosby's Dictionary of Medicine, Nursing & Health Professions, 11th Edition. Elsevier, 2021.
E536	Colledge, N. R./Walker, B. R./Ralston, S. H.: Davidson's Principles and Practice of Medicine. Elsevier/Churchill Livingstone, 21. Aufl. 2010
E546	Thuluvath, Maheshwari: Crash Course: Gastroenterology, American edition, 2006, Saunders
E554	V. Kumar: Robbins and Cotran Pathologic Basis of Disease, 8th ed., Elsevier Saunders 2010
E561	W. Jonas: Mosby's Dictionary of Complementray & Alternative Medicine, 1st edition, Elsevier Mosby 2005
E606-003	Walls, R./Hockberger, R.: Rosen's Emergency Medicine: Concepts and Clinical Practice, Elsevier, 9. Aufl., 2017
E652	P. Rutter: Community Pharmacy: Symptoms, Diagnosis and Treatment, 2nd ed., Churchill Livingstone 2008
E655	Hockenberry & Wilson: Wong's Essentials of Pediatric Nursing, 8th edition, Mosby, 2008
E719	A. Skarin: Atlas of Diagnostic Oncology, 4th ed., Elsevier Mosby 2010
E798	B. Lauritsen Christensen, E. Oden Kockrow: Adult Health Nursing, 6th ed., Elsevier Mosby 2011
E803	S. Lewis: Medical-Surgical Nursing, 8th ed., Mosby 2011
E811	L. Webb: Manual of Eye Emergencies, 2nd ed., Butterworth-Heinemann 2004
E816	Schachner/Hansen: Pediatric Dermatology, 2011, Elsevier Mosby
E847	Krachmer, J. H./et al.: Cornea. Elsevier/Mosby, 3. Aufl. 2010
E896	Thobaben/Hogan: Fundamentals of Nursing – Caring and Clinical Judgment, 2007
E909	Roberts, J. R.; Hedges, J. R.: Clinical Procedures in Emergency Medicine. 5th ed. Elsevier/Saunders 2009.
E916	C. Stephenson: Complementary Therapist´s Guide to Conventional Medicine, 1st ed., Churchill Livingstone 2011
E939	T. Habif et al: Skin Disease: Diagnosis and Treatment, 3rd ed., Elsevier Saunders 2011
E948-002	James, W. D./et al.: Andrews' Diseases of the Skin. Clinical Dermatology. Elsevier/Saunders, 11. Aufl. 2011.
E988	S. Wilson, J. Giddens: Health Assessment for Nursing Practice, 4th ed., Elsevier Mosby 2008
E1076	Fuchs, S. R./et al.: Encyclopedia of Cardiovascular Research and Medicine. Elsevier, 2018.
E1105	Welsby, P. D./et al.: Colour atlas of infectious diseases. Mosby, 2003.
F246	N. Ghanem, M. Uhl et al.: Diagnostic Value of MRI in comparison to scintigraphy, PET, MS-CT and PET/CT for the detection of metastases of bone. In: European Journal of Radiology, Volume 55, Issue 1, July 2005, p. 41–55
F258-004	Gooding, C./et al.: The Oxford Textbook of Trauma & Orthopaedics, Second Edition. In: Injury, Vol. 43, Issue 7, Pag. 1234. Elsevier Science & Technology Journals, July 2012.
F276-008	Bryant, R.J., Catto, J. W. F.: Haematuria. Surgery (Oxford) 26(4):150–153, 2008
F353	M. O´Brien, H. Chandran: The acute scrotum in childhood. In: Surgery (Oxford), Vol. 26, Issue7, Elsevier 2008
F432	P. R. Johnson: Childhood circumcision. In: Surgery (Oxford), Vol. 26, Issue7, Elsevier 2008

F436 Wright, MT; von Unger, H; Block, M (2010) Partizipation in der Zusammenarbeit zwischen Zielgruppe, Projekt und Geldgeber/in. In: Wright, MT (2010) Partizipative Qualitätsentwicklung in der Gesundheitsförderung und Prävention. Bern: Hans-Huber: 35–52.

F453 P. Brychta: Die Verbrennungswunde – Pathophysiologie und Therapieprinzipien. In: HARTMANN WundForum, 3/1995, S. 20, PAUL HARTMANN AG, Heidenheim

F516 L. Radbruch, G. Loick, P. Kiencke, G. Lindena, R. Sabatowski, S. Grond, K. A. Lehmann, Ch. S. Cleeland: Validation of the German Version of the Brief Pain Inventory. Journal of Pain and System Management, Vol. 18, No. 3 (1999) 180–187

F532 R. Taslimi, K. Golshani: Thrombotic and hemorrhagic presentation of congenital hypo/afibrinogenemia. In: The American Journal of Emergency Medicine, Vol. 29, Issue 5, Elsevier 2011

F534 R. Cisco, J. Norton: Surgery for gastrinoma. In: Advances in surgery, Volume 41, Elsevier Mosby 2007

F538 I. Abouliatim/et al.: Early type III endoleak with an Endurant endograft. In: Journal of Vascular Surgery, Volume 52, Issue 6, Elsevier 2010, p. 1665–1667

F581 P. D. Siersema: Esophageal Cancer. In: Gastroenterology Clinics of North America, Vol. 37, Issue 4, p. 943–964

F582 A. R. Moore, A. I. Morris: Assessment and management of gastrointestinal (GI) haemorrhage. In: The Foundation Years, Vol. 4, Issue 7, Elsevier 2008, p. 262–267

F591 J. W. Catto, C. R. Chapple: Urological diagnosis – history and investigations. In: Surgery (Oxford), Vol. 26/4, Elsevier 2008

F594 Wirbelauer C. Management of the Red Eye for the Primary Care Physician, The American Journal of Medicine, Volume 119, Issue 4, April 2006

F615 A. Rawlings, S. Hodgett, B. Matthews et al.: Single-Incision Laparoscopic Cholecystectomy: Initial Experience with Critical View of Safety Dissection and Routine Intraoperative Cholangiography. In: Journal of The American College of Surgeons, Vol. 211, Issue 1 Elsevier 2010, p. 1–7.

F781-034 Olasveengen, T. M.; Semeraro, F.; Ristagno, G./et al. Basismaßnahmen zur Wiederbelebung Erwachsener („Basic Life Support", „BSL") Leitlinien des European Resuscitation Council 2021 Notfall Rettungsmed (2021) www.springermedizin.de/link/10.1007/s10049-021-00885-x

F781-035 Soar, J.; Böttiger, B. W.; Carli, P. et al. Erweiterte lebensrettende Maßnahmen für Erwachsene. Leitlinien des European Resuscitation Council 2021 Notfall Rettungsmed (2021) www.springermedizin.de/link/10.1007/s10049-021-00893-x

F781-041 Patrick Van de Voorde, P.; Turner, M. N.; Djakow, J. et al. Lebensrettende Maßnahmen bei Kindern („Paediatric Life Support, PLS"). Leitlinien des European Resuscitation Council 2021 Notfall Rettungsmed (2021) www.springermedizin.de/link/10.1007/s10049-021-00887-9

F1102 Kumpfer K. L.: Factors and Processes Contributing to Resilience. In: Springer eBook. Springer Nature, Jan. 2002.

G033 Bronzino, J.: Introduction to Biomedical Engineering. Elsevier/Academic Press, 2. Aufl. 2005, 978-0122386626, Abb. 1.2

G034 Fell-Peter, H.: Stomapflege: Enterostomatherapie, Stoma- und Wundversorgung, Bd. 1, Schlütersche Verlagsgesellschaft 2001

G038 A. Tenore, M. Levene: European Master Course in Paediatrics, 1st Ed., Elsevier Churchill Livingstone 2011

G039 Duderstadt, K.: Pediatric Physical Examination. Elsevier/Mosby, 1. Aufl. 2006

G048 Th. Haenel: Suizidhandlungen, 1. Aufl., Springer Verlag 1989

G054 J. Cameron: Current Surgical Therapy, 10th ed., Elsevier Mosby 2011, p. 223–229

G055 E. Jaffe et al.: Hematopathology, 1st ed., Elsevier Saunders 2011

G056 M. Hochberg, A. Silman, J. Smolen et al.: Rheumatology, 5th ed., Elsevier Mosby 2011

G058 Leifer, G.: Study Guide to Accompany Introduction to Maternity & Pediatric Nursing. Elsevier/Saunders, 4. Aufl. 2003, 978-0721693422

G061 E. Duthie: Practice of Geriatrics, 4th ed., Elsevier Saunders 2007

G062 M. Baggish, M. Karram: Atlas of Pelvic Anatomy and Gynecologic Surgery, 3rd ed., Elsevier Saunders 2011

G063 F. Sellke, P. del Nido, S. Swanson: Sabiston & Spencer´s Surgery of the Chest, 8th ed., Elsevier Saunders 2010

G064 J. Weir, P. H. Abrahams, J. D. Spratt, L. R. Salkowski: Imaging Atlas of Human Anatomy, 4. Aufl., Mosby 2011

G068 K. Nouri: Complications in Dermatologic Surgery, 1. ed., Elsevier Saunders 2008

G086 K. Ward, A. McCartney, B. Thakker: Notes on Medical Microbiology; 2nd ed., Churchill Livingstone Elsevier 2009

G168 A. Davison: Herpesviruses: General Features. In: Encyclopedia of Virology, 3rd ed., Elsevier/Academic Press 2008, p. 430–436

G244 Chudleigh, T./Thilaganathan, B.: Ostetric Ultrasound – How, why and when. Elsevier/Churchill Livingstone, 3. Aufl. 2004

G446 Paul R. Weiss: Aesthetic and Reconstructive Surgery of the Breast TRAM Flap Breast Reconstruction, 2010 Saunders Ltd.

G520 Lee, L. A./Werth, V. P.: Dermatology. Elsevier/Saunders, 3. Aufl. 2012

G759 Lissauer, T./Carrol, W.: Illustrated Textbook of Pediatrics. Elsevier, 5. Aufl. 2017

G763-002 Miller, J./Marks, J.: Lookingbill and Marks' Principles of Dermatology. Elsevier, 6. Aufl. 2019.

G765 Borzova et al: Clinical Immunology, Elsevier, 2013

G774 Grundmann: Allgemeine Pathologie und Grundlagen der speziellen Pathologie, 11.A.

G832 Nydahl, P./et al.: Basale Stimulation. Elsevier/Urban & Fischer, 7. Aufl. 2020

G881 Swartz, M. H.: Textbook of Physical Diagnosis: History and Examination. Elsevier, 8. Auflage 2021.

G1026 Dennis, M. et al: Mechanisms of Clinical Signs. Elsevier Science & Technology Journals, 2nd Ed. 2016.

G1125 Conrad, M. F./et al.: Rutherford's Vascular Surgery and Endovascular Therapy, 2-Volume Set. Elsevier 2019.

G1127 Howard, M. R.; Hamilton P. J.: Haematology. Elsevier, 2013.

G1135 Wenzke, D. R./et al.: Textbook of Gastrointestinal Radiology, 2-Volume Set. Elsevier Books, Jan.2015.

G1136 Peggy C. Leonard: Diseases and Disorders. In: Building a Medical Vocabulary: with Spanish Translations. Elsevier, 2022

G1137 Van Der Linden, S./et al.: Firestein & Kelley's Textbook of Rheumatology, 2-Volume Set. Elsevier Books, Jan. 2021.

G1138 Yoder-Wise, P. S.: Leading and Managing in Nursing. Elsevier Science & Technology Journals, Okt. 2014.

G1139 Herschaft, E. E.: Oral and Maxillofacial Pathology. 4th ed., Page 533–571. Elsevier Books, Jan. 2016.

G1140 Harding, M. M./et al.: Palliative Care at End of Life. In: Lewis's Medical-Surgical Nursing, 11th Edition. Elsevier Books, 2020.

G1141 Gerdin, J.: Health Careers Today. Elsevier Science & Technology Journals, March 2022.

G1144 Guptill, J. T./Sanders D. B.: Bradley and Daroff's Neurology in Clinical Practice, 2-Volume Set, Elsevier Books, Jan. 2021.

G1146 Keenan-Lindsay, L./Leifer, G.: Chronic Conditions and Palliative Care. In: Leifer's Introduction to Maternity and Pediatric Nursing in Canada. Elsevier Inc. 2020.

G1162 Kaji/et al.: Emergency Medicine Board Review, 1st Edition. Elsevier Science & Technology Journals, 2021.

J747 GraphikBureau Kronsgaard

J787 Colourbox.com

K115	Andreas Walle, Hamburg
K157	Werner Krüper, Steinhagen
K183	E. Weimer, Würselen
K206	R. Frommann, Hamburg
K313	Stefan Vavra, München
K314	W. Marsch, Universitätsklinik und Poliklinik für Dermatologie und Venerologie, Martin-Luther-Universität Halle
K333	Helmut Tusch, Innsbruck
K340	Andreas Rumpf, Höchstadt
K382	Andrea Mössinger, Talheim
K383	Cornelia Krieger
K389	T. Rommel, Unterhaching
L106	Henriette Rintelen, Velbert
L126	Dr. med. Katja Dalkowski, Erlangen
L138	Martha Kosthorst, Borken
L141	Stefan Elsberger, Planegg
L142	E. Liebermann, Steingaden
L143	Heike Hübner, Berlin
L157	Susanne Adler, Lübeck
L190	Gerda Raichle, Ulm
L215	Sabine Weinert-Spieß, Neu-Ulm
L231	Stefan Dangl, München
L234	Helmut Holtermann, Dannenberg
L239	Otto Nehren, Achern
L241	Tobias Helfen, München
L255	Irina Kart, Berlin
L264	Claudia Flüss, München
L271	Matthias Korff, München
L275	Martin Hoffmann, Neu-Ulm
L276	Thomas Braun MEGANIM
L305	Anne Duchene, München
M114	M. Braun, Cuxhaven
M117	G. Grevers, München
M123	Prof. Dr. med. Thomas Dirschka, Wuppertal
M158	K.-L. Krämer, Köln
M161	Michael Zimmer, Bammental
M174	Prof. Dr. Gernot Rassner, Tübingen
M180	Prof. Dr. med. Viola Hach-Wunderle, Frankfurt am Main
M181	S. Krautzig, Hannover
M251	Frank Kirsch, Schwäbisch Hall
M270	W. Schädle, Babenhausen
M289	G. Motzkus, Heidelberg
M291	Kerstin Protz, Hamburg
M292	B. Dammshäuser, Haina-Hüttenrode
M315	C. Menebröcker, Duisburg
M322	K. Gold, Ibbenbüren
M332	A. Ficklscherer, München
M348	A. Keller, Universitäts-Hautklinik Freiburg i. Br.
M385	Dr. med. Joachim Reuß, Böblingen
M388	L. Steffgen, Mainleus
M430	W. Uhl, Bochum
M436	Prof. Dr. med. Reinhard Hackenberg, SLK-Kliniken
M438	Prof. Dr. med. Marion Kiechle, München
M443	O. Jansen, Kiel
M453	Dr. med. Axel Valet, Frauenklinik Dillenburg
M459	Dr. med. J. Rémi, Großhadern
M460/T420	Dr. H. Pellkofer; Abteilung für Neuroradiologie, Klinikum der Universität München
M467	Prof. Dr. Thomas Gain, Regensburg
M478	W. Weber, Freiburg i. Br.
M481	Dr. V. Peschke, Therapiezentrum Burgau
M500	G. Kauffmann, Heidelberg
M507	B. Radeleff, Heidelberg
M509	Prof. Dr. med. Ulrich Kramer, Tübingen
M511	Prof. Dr. M. Reincke, München
M512	P. Banholzer, München
M551	E. Christophers, Kiel
M552	E. Mayatepek, Düsseldorf
M561	M. von zur Mühlen, Hamburg
M591	Dr. Kim-Christian Heronimus, Vivantes Klinikum im Friedrichshain
M614	Prof. Dr. Wolfgang Rüther, Hamburg
M625	Dr. phil. W.M. Heffels, Baesweiler
M672	B. Dangel, Berlin
M677	Prof. Dr.med C. Arning, Hamburg
M679	Dr. rer. medic. German Quernheim, Montabaur
M703	Dr. Johannes Wüller, Aachen
M840	Stephan Dönitz, Schwarzenbek
M845	Christine Keller, Glonn
M874	Dr. med. Wolfgang Brauer, Freiburg
M1000	K. Theissing, München
O166	M. Asmussen-Clausen, Tinglev (Dänemark)
O168	K. Wilk, München
O403	U. Sure, Münster
O408	M. Gärtner, Gauting
O438	H. Zinsmeister, Stuttgart
O530	Prof. Dr. med. Dr. sci. nat. Christoph Klein
O626	L. Eberle, Geisenfeld
O647	Dr. med. Lars Töpfer, Berlin
O707	Jörg Leipnitz, Berlin
O909	P. Köster, Zentrum für Diabetes, Nieren- und Hochdruckkrankheiten MVZ GmbH, Bielefeld
O1082	A.Ispan, München
O1086	Britta Peter, Unna
O1087	Annedore Winter, Kiel
P164	Dr. Cordula Dahlmann, Berlin
P243	Manfred Vavrinek, Bergen
P644	Roland Böhmer-Breuer
P955	Dr. med. Kathi Hartmann, Aachen
P1033	Deniz Özistanbullu, Frankfurt
P1280	Prof. Dr. päd. Andreas Fröhlich, Kaiserlautern
R110-19	Rössler H., Rüther W.: Orthopädie und Unfallchirurgie. 19.Aufl., Elsevier GmbH, Urban & Fischer 2005
R168	G. Gruber, A. Hansch: CD-Rom: Interaktiver Atlas der Blickdiagnostik, 2. Aufl., Elsevier GmbH, Urban & Fischer Verlag, München 2005–2006
R172	C. Mims, H. Dockrell: Medical Microbiology, 3rd ed., Elsevier Mosby 2004
R179	Meves: Intensivkurs Dermatologie, 1. Aufl., Elsevier GmbH, Urban & Fischer Verlag, München 2006
R185	J. Pitkin, A. B. Peattie, B. Magowan: Obstetrics and Gynaecology, 1st ed., Elsevier Churchill Livingstone 2003
R188	B. Dammshäuser, Bobath-Konzept in der Pflege, 1. Aufl., Elsevier GmbH, Urban & Fischer Verlag, München 2005
R189	R. Marre: Klinische Infektiologie, 1. Aufl., Urban & Fischer Verlag, München 2000
R194	M. Kiechle: Gynäkologie und Geburtshilfe, 1. Aufl., Elsevier GmbH, Urban & Fischer Verlag, München 2007
R194-003	E. Beinder in Kiechle: Gynäkologie und Geburtshilfe, 1. Aufl., Elsevier GmbH, Urban & Fischer Verlag, München 2007
R194-004	F. Kainer in Kiechle: Gynäkologie und Geburtshilfe, 1. Aufl., Elsevier GmbH, Urban & Fischer Verlag, München 2007
R194-006	R. Chaoui in Kiechle: Gynäkologie und Geburtshilfe, 1. Aufl., Elsevier GmbH, Urban & Fischer Verlag, München 2007
R229	Forbes: Farbatlas Innere Medizin, Elsevier GmbH, Urban & Fischer Verlag, München 2008
R230	Mir: Blickdiagnosen, Elsevier GmbH, Urban & Fischer Verlag München 2008
R232	Mayatepek: Pädiatrie, 1. Aufl., Elsevier GmbH, Urban & Fischer Verlag, München 2007
R233	R. Marre et al.: Klinische Infektiologie, 2. Aufl., Elsevier GmbH, Urban & Fischer Verlag, München 2007
R234	H.-P. Bruch, O. Trentz: Berchtold Chirurgie, 6. Aufl., Elsevier GmbH, Urban & Fischer Verlag, München 2008
R234-005	G. Wanner in H.-P. Bruch, O. Trentz: Berchtold Chirurgie, 6. Aufl., Elsevier GmbH, Urban & Fischer Verlag, München 2008
R234-008	W.Uhl in H.-P. Bruch, O. Trentz: Berchtold Chirurgie, 6. Aufl., Elsevier GmbH, Urban & Fischer Verlag, München 2008
R236	M. Classen, V. Diehl, K. Kochsiek: Innere Medizin, 6. Aufl., Elsevier GmbH, Urban & Fischer Verlag 2009
R240	G. Rassner, Dermatologie, 9. Aufl., Elsevier GmbH, Urban & Fischer Verlag 2009
R246	G. Gruber, A. Hansch: Kompaktatlas Blickdiagnosen in der Inneren Medizin, 2. Aufl., Elsevier GmbH, Urban & Fischer Verlag, München 2009
R280	M. Gross: Sonographie. Schritt für Schritt zur Diagnose, 1. Aufl., Elsevier GmbH, Urban & Fischer 2007
R285	Böcker et al.: Pathologie, 5. Auflage, Elsevier Urban & Fischer Verlag, München 2012
R371	Focks, C.: Leitfaden chinesische Medizin – Grundlagen Bd. 1. Elsevier/ Urban & Fischer, 7. Auflage 2017
R390-001	Greenspan: Skelettradiologie 5. A., Urban & Fischer Verlag, Elsevier GmbH, 2016
R390-002	Greenspan/Beltran, Skelettradiologie, 6. Aufl., Elsevier Urban & Fischer Verlag, München 2017

R391 Staubach et al: Kurzlehrbuch Viererband kleine operative Fächer: Urologie, Augenheilkunde, HNO, Orthopädie, 4. Aufl., Elsevier Urban & Fischer, 2008
S008-3 G. Kauffmann: Radiologie, 3. Aufl., Elsevier GmbH, Urban & Fischer Verlag, München 2006
S130-4 P. Deetjen, E.-J. Speckmann, J. Hescheler: Physiologie, 4. Aufl. Elsevier GmbH, Urban & Fischer Verlag, München 2005
T004 L.-A. Hotze, Schilddrüsenpraxis, Mainz-Kastel
T112 J. Bennek, Universität Leipzig, Kinderchirurgie, Leipzig
T127 Prof. Dr. Dr. Peter Scriba, München
T134 F. Müller, Adelebsen
T135 G. Köster, Lorsch
T170 E. Walthers, Marburg-Bauerbach
T173 U. Vogel, Tübingen
T192 Dr. med. Kay Goerke, Hunsrück Klinik, Simmern
T195 R. Bühler, Giengen/Brenz
T196 P. Kaiser, Müllheim
T197 B. Danz, Ulm
T221_M672 Dangel, B., Institut für Pflege-und Gesundheitswissenschaft, Berlin
T353 Klinik für Neurochirurgie, Alfried Krupp Krankenhaus, Essen
T434 Prof. Dr. med. Wilhem Nolte, Gelsenkirchen
T435 Prof. Dr. med. Dr. h. c. Giuliano Ramadori, Göttingen
T436 Prof. Dr. med. Tilman Sauerbruch, Zentrum für Innere Medizin, Bonn
T437 W.-B. Schill, Gießen
T468 Prof. Dr. Albert Roessner, Magdeburg
T477 Prof. Dr. med. Markus Müller-Schimpfle, Frankfurt am Main
T573 PD Dr. med. Bernhard Zrenner, Medizinische Klinik I – Kardiologie und Pulmonologie, Krankenhaus Landshut-Achdorf
T576 Prof. Dr. med. Christian Bruch, Medizinische Klinik – Innere Medizin, St. Josef-Krankenhaus Zell
T607 Bergische Universität Wuppertal, Univ.-Prof. Dr.-Ing. Bernd Hans Müller
T617 Katharinenhof®, Haus Lahnblick, Pflegewohnanlage
T641 St. Christophorus-Krankenhaus Werne
T644 Prof. Dr. A. Zegelin, Department für Pflegewissenschaft, Universität Witten/Herdecke
T719 Prof. Dr. Norbert Kleinsasser, HNO-Klinikum, Universität Würzburg
T742 Prof. Dr. med. Jochen Tröger, Heidelberg
T998 Sinus Institut, Heidelberg
T999 Otto-von-Guericke Universität, Magdeburg
T1116/ K413/ O712 Balthasar Kinder- und Jugendhospiz, Olpe/Fotografie: Kathrin Menke/ Illustrationen: Jan Lingemann, jan@pixelfresser.de
T1215 © Universitätsklinikum Freiburg, Bad Krozingen
T1238 Informationsportal zur Sozialpolitik (www.sozialpolitik-aktuell.de), Institut Arbeit und Qualifikation, Universität Duisburg-Essen
T1239 Kliniken Südostbayern AG, Traunstein
U106 R. Cegla GmbH & Co. KG, Medizinisch-Technische Geräte, Montabaur
U117 Sanofi-Aventis Deutschland GmbH, Frankfurt am Main
U118 Rölke Pharma GmbH, Hamburg
U120 Bode Chemie GmbH, Hamburg
U126 Lilly Deutschland GmbH, Bad Homburg
U136 F. Hoffmann-La Roche AG, Basel
U142 © Abbott, 2022 – Abbott Medical GmbH, Eschborn
U143 Hollister Incorporated, Unterföhring
U143-002 Ardo medical GmbH, Oberpfaffenhofen
U144 Medela Medizintechnik GmbH & Co. Handels KG, Eching
U222-1 Fresenius Medical Care, Bad Homburg
U151 Russka ®, ist ein eingetragenes Zeichen der Firma Ludwig Bertram GmbH, Laatzen
U223 B. Braun Melsungen AG, Melsungen
U242 Allergopharma Joachim Ganzer KG, Reinbek
U244 Medtronic GmbH, Meerbusch
U348 MTS Medication Technologies GmbH, Darmstadt
V067 Pari GmbH, Starnberg
V072 3M Deutschland GmbH, Neuss
V075 Völker, ein Unternehmen der Hill-Rom GmbH, Witten
V081 ResMed GmbH & Co KG, Mönchengladbach
V082 BREAS Medical GmbH, Herrsching
V083 Weinmann Geräte für Medizin GmbH & Co. KG, Hamburg
V090 Smiths Medical Deutschland GmbH, Grasbrunn
V107 Med.SSE-System GmbH, Fürth
V117 Stiegelmeyer GmbH & Co. KG, Herford
V121 MEYRA-ORTOPEDIA Vertriebsgesellschaft mbH, Kalletal-Kalldorf
V130 Coloplast GmbH, Hamburg
V133 Baxter Deutschland GmbH, Unterschleißheim
V135 Johnson & Johnson Medical GmbH
V137 Siemens AG, Erlangen
V141 MAQUET Holding GmbH & Co. KG, Rastatt
V143 Thomas Hilfen für Körperbehinderte GmbH & Co. Medico KG/Vitility International B. V.
V152 Pajunk GmbH Medizintechnologie, Geisingen
V153 Sarstedt AG & Co., Nümbrecht
V155 BSN medical GmbH, Hamburg
V156 Servona GmbH, Troisdorf
V157 VYGON GmbH & Co. KG
V159 Reck-Technik GmbH & Co KG, Betzenweiler
V161 Optiplan GmbH, Düsseldorf
V164 Otto Bock Healthcare, Duderstadt
V193 Sanitätshaus Curt Beuthel GmbH & Co. KG
V203 RUD Ketten Rieger & Dietz GmbH u. Co. KG/Marke Erlau
V216 GN Hearing GmbH, Münster
V218 Olympus Optical Co. GmbH, Hamburg
V220 Paul Hartmann AG, Heidenheim
V221 Karl Storz SE & Co. KG, Tuttlingen
V228 Synthes GmbH, Umkirch
V328 AstraZeneca GmbH, Wedel
V334 SD-nostik Vertrieb und Beratung, Sinsheim
V336 Roche Diagnostics GmbH (© Roche), Mannheim
V342 Becton Dickinson GmbH, Heidelberg
V343 Dornier MedTech Europe, Wessling
V384 Wehrfritz GmbH, Bad Rodach
V385 Meiko Maschinenbau GmbH & Co. KG, Offenburg
V394 Andreas Fahl Medizintechnik-Vertrieb GmbH, Köln
V408 Kimberly-Clark GmbH, Koblenz
V409 GE Healthcare, Freiburg
V410 boso – BOSCH + SOHN GmbH u. Co. KG, Jungingen
V418 ITI-Innovative Technik Ilting, Essen
V419 FotoFinder Systems GmbH, Bad Birnbach
V420 Teleflex Medical GmbH, Kernen
V421 Rehavista GmbH, Bremen
V459 Dr. Paul Koch GmbH, Frickenhausen
V467 SEGUFIX®-Bandagen. Das Humane System GmbH & Co. KG, Jesteburg
V476 Stähle direct, Pforzheim
V481 medi GmbH & Co KG, Bayreuth – www.medi.de
V483 PFLEGE-ZEIT Dokumentationssysteme GmbH, Gettorf
V490 pfm medical ag, Köln
V491 Philips Respironics, Herrsching
V492 ABAVO GmbH, Buchloe
V553 viZaar industrial imaging AG, Weilmünster
V558 Arjo Deutschland GmbH, Mainz-Kastel
V558-001 ArjoHuntleigh GmbH, Wien
V559 MTG – Medical Technology Vertriebs-GmbH, Bruckberg
V561 Thuasne Deutschland GmbH, Burgwedel
V562 Sennheiser GmbH & Co. KG, Wedemark
V564 SALVIA medical GmbH & Co. KG, Kronberg
V566 Kaz Europe SA, Lausanne, Schweiz
V568 Rüdiger Schröder, (Inhaber) pflegeOPTIMAL, Adelheidsdorf.
V587 Cochlear Deutschland GmbH & Co. KG (© Cochlear Limited 2022), Hannover
V611 KUBIVENT GmbH Medizinische Polstersysteme, Fellbach
V620 P. J. Dahlhausen & Co. GmbH, Köln
V621 Hitachi Medical Systems GmbH, Wiesbaden
V648 sanabelle – eine Marke der medi1one medical gmbh, www.sanabelle-medical.com

V672 ZOLL Medical Deutschland GmbH, Köln
V714 Berner International GmbH, Elmshorn
V749 © Drägerwerk AG & Co. KGaA, Lübeck
V763 albrecht GmbH Funktionelle Rehabilitation
V784 Sivantos by Signia, Erlangen
V792 medical ECONET GmbH, Oberhausen
V793 KLINIKA Medical GmbH, Usingen
V794 Mira Art GmbH, Bielefeld
V795 Lifta GmbH, Köln
V796 Soehnle Industrial Solutions GmbH, Backnang
V797 www.wgp-shop.de
V798 BestCon Food GmbH, Osnabrück
V799 www.tens-ems.com
V801 Varian Medical Systems Deutschland GmbH, Darmstadt
V802 Vitalograph GmbH, Hamburg
V804 Uniprox GmbH & Co.KG, Zeulenroda-Triebes
V805 DEHAG Medizin-Technische Produktions GmbH & Co.KG, Rosdorf
V807 OCULUS Optikgeräte GmbH, Wetzlar
V808 Tomed GmbH, Medizinische Produkte, Köln
V809 ©Amoena Medizin-Orthopädie-Technik GmbH, Raubling
V810 medifa GmbH & Co. KG, Finnentrop
V814 Image courtesy of Teleflex Incorporated. © [2022] Teleflex Incorporated. All rights reserved
V815 Achim Ruthner GmbH, Hirschhorn
V818 NIHON KOHDEN EUROPE GmbH, Rosbach v. d. H.
V826 Medisana GmbH, Neuss
V845 STERO Medizinische Geräte Prof. Dr. H. Stegat GmbH & Co. KG
V909 Idee Lebensqualität GmbH, Siebnen (CH)
V977 Joline GmbH & Co. KG, Hechingen
V980 SizeWise Rentals Deutschland GmbH, Senden
V983 DIETZ GmbH, Karlsbad
V986 Avena GmbH & Co. KG, Bad Kreuznach
W162 Deutsche Stiftung Organtransplantation, Frankfurt am Main
W193-07 © Statistisches Bundesamt (Destatis): Gesundheit. Grunddaten der Krankenhäuser 2016. Fachserie 12 Reihe 6.1.1, 2017.
W193-012 © Statistisches Bundesamt (Destatis), Wiesbaden – Grunddaten der Krankenkhäuser 2019.
W193-013 © Statistisches Bundesamt (Destatis), 2022 – Altersaufbau der Bevölkerung Deutschlands bis 2060.
W233-002 Zähneputzen mit KAI – Bundeszentrale für gesundheitliche Aufklärung (BZgA), Köln/www.kindergesundheit-info.de. Stand 2019.
W245 Deutsche Gesellschaft für Ernährung e. V., Bonn
W257 Gemeinsamer Bundesausschuss (G-BA), juristische Person des öffentlichen Rechts, Berlin
W267 DBfK-Bundesverband, Berlin
W270 Fachhochschule Frankfurt am Main, Dokumentationsstelle Pflege/Hilde-Steppe-Archiv
W329 Bundesinstitut für Arzneimittel und Medizinprodukte, Bonn
W337 Methodenzentrum Unterstützte Kommunikation gUG (haftungsbeschränkt) (MEZUK), Oldenburg
W791 F. Baumann, Deutsche Sporthochschule, Köln in „Bewegung und Sport bei Krebs“ ein Ratgeber der Deutschen Krebshilfe e. V.
W873-002 K. von Grebmer, J. Bernstein, C. Delgado, D. Smith, M. Wiemers, T. Schiffer, A. Hanano, O. Towey, R. Ní Chéilleachair, C. Foley, S. Gitter, K. Ekstrom und H. Fritschel. 2021. Welthunger-Index 2021: Hunger und Konflikte: Ernährungssysteme ändern, Frieden fördern. Bonn: Welthungerhilfe und Dublin: Concern Worldwide
W907/W267 International Council of Nurses, Geneva/DBfK-Bundesverband, Berlin
W943 Deutscher Bildungsrat für Pflegeberufe, Berlin
W953 © Aktion Saubere Hände
W1055 A. Kruse, Generali Deutschland AG: Einleitung: Das Alter im Schnittpunkt von Chancen, Einschnitten und Aufgaben: Selbst- und mitverantwortliches Leben älterer Menschen, Springer Verlag, 2017.
W1056 Die Fotos wurden dem Sehbehinderungs-Simulator des Allgemeinen Blinden- und Sehbehindertenvereins Berlin (ABSV) unter www.absv.de entnommen. Foto: Friese
W1076 Aktionskomitee KIND IM KRANKENHAUS AKIK-Bundesverband e. V.
W1187 Netzwerk Gesund ins Leben (Bundeszentrum für Ernährung – BZfE)/ Referat 622, Bonn
W1201 Koordinierungsstelle für Hospiz- und Palliativversorgung in Deutschland, Berlin
X217 Bundesverband Medizintechnologie e. V., Berlin/BVMed-Bilderpool
X221 Robert Koch Institut, Berlin
X221-015 KiGGS-Basiserhebung 2003–2006, RKI
X221-016 KiGGS-Folgebefragung Welle 1, RKI
X229 Kaiserswerther Diakonie, Düsseldorf
X365 ditabu.de

Alle Mindmaps wurden von Heike Hübner [L143] erstellt.
Alle Fotos in den Mindmaps stammen von [J787], bis auf Kap. 1: [O408]; Kap. 2: [K115]; Kap. 6: [K157]; Kap. 25: [E1105]; Kap. 35: [P955]; Kap. 39: [K157]; Kap. 45: [M161]; Kap. 46: [K115].

Illustrationen auf S. I: © Macrovector/shutterstock

Grafiken auf hinterer Umschlaginnenseite: Gerda Raichle [L190]

REGISTER

C

D

E

M

Q

R

S

T

V

W

X

Y

Z